MERRITT
TRATADO DE
Neurologia

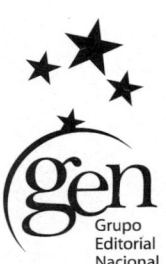

O GEN | Grupo Editorial Nacional – maior plataforma editorial brasileira no segmento científico, técnico e profissional – publica conteúdos nas áreas de ciências da saúde, exatas, humanas, jurídicas e sociais aplicadas, além de prover serviços direcionados à educação continuada e à preparação para concursos.

As editoras que integram o GEN, das mais respeitadas no mercado editorial, construíram catálogos inigualáveis, com obras decisivas para a formação acadêmica e o aperfeiçoamento de várias gerações de profissionais e estudantes, tendo se tornado sinônimo de qualidade e seriedade.

A missão do GEN e dos núcleos de conteúdo que o compõem é prover a melhor informação científica e distribuí-la de maneira flexível e conveniente, a preços justos, gerando benefícios e servindo a autores, docentes, livreiros, funcionários, colaboradores e acionistas.

Nosso comportamento ético incondicional e nossa responsabilidade social e ambiental são reforçados pela natureza educacional de nossa atividade e dão sustentabilidade ao crescimento contínuo e à rentabilidade do grupo.

MERRITT
TRATADO DE Neurologia

Elan D. Louis, MD, MS
Professor of Neurology, Linda and Mitch Hart Distinguished Chair in Neurology,
Chairman, Department of Neurology, University of Texas Southwestern
Medical Center, Dallas, Texas.

Stephan A. Mayer, MD, FCCM, FNCS
Director of Neurocritical Care and Emergency, Neurological Services, Westchester Medical
Center Health Network. Professor of Neurology and Neurosurgery,
New York Medical College, Valhalla, New York.

James M. Noble, MD, MS, CPH, FAAN
Associate Professor of Neurology at CUIMC, Taub Institute for Research on Alzheimer's
Disease and the Aging Brain, G.H. Sergievsky Center. Department of Neurology, Columbia University
Irving Medical Center, Columbia University Vagelos College of Physicians and Surgeons,
NewYork-Presbyterian Hospital, New York, New York.

Revisão Técnica
Elza Márcia Targas Yacubian
Livre-Docente em Neurologia. Professora Adjunta do Departamento de Neurologia
e Neurocirurgia da Universidade Federal de São Paulo.

Tradução
Andrea Delcorso (Capítulos 95 a 109)
Angela Satie Nishikaku (Capítulos 137 a 145, 147, 149 a 152)
Carlos Henrique Cosendey (Capítulos 1 a 94, 120)
Renata Scavone de Oliveira (Capítulos 110 a 119, 121 a 130, 146, 148)
Silvia Mariângela Spada (Capítulos 131 a 136, 153 a 158)

14ª edição

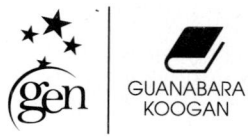

- Os autores deste livro e a editora empenharam seus melhores esforços para assegurar que as informações e os procedimentos apresentados no texto estejam em acordo com os padrões aceitos à época da publicação. Entretanto, tendo em conta a evolução das ciências, as atualizações legislativas, as mudanças regulamentares governamentais e o constante fluxo de novas informações sobre os temas que constam do livro, recomendamos enfaticamente que os leitores consultem sempre outras fontes fidedignas, de modo a se certificarem de que as informações contidas no texto estão corretas e de que não houve alterações nas recomendações ou na legislação regulamentadora.
- Data do fechamento do livro: 29/06/2023.
- Os autores e a editora envidaram todos os esforços no sentido de se certificarem de que a escolha e a posologia dos medicamentos apresentados neste compêndio estivessem em conformidade com as recomendações atuais e com a prática em vigor na época da publicação. Entretanto, em vista da pesquisa constante, das modificações nas normas governamentais e do fluxo contínuo de informações em relação à terapia e às reações medicamentosas, o leitor é aconselhado a checar a bula de cada fármaco para qualquer alteração nas indicações e posologias, assim como para maiores cuidados e precauções. Isso é particularmente importante quando o agente recomendado é novo ou utilizado com pouca frequência.
- Os autores e a editora se empenharam para citar adequadamente e dar o devido crédito a todos os detentores de direitos autorais de qualquer material utilizado neste livro, dispondo-se a possíveis acertos posteriores caso, inadvertida e involuntariamente, a identificação de algum deles tenha sido omitida.
- **Atendimento ao cliente:** (11) 5080-0751 | faleconosco@grupogen.com.br
- Traduzido de:
  MERRITT'S NEUROLOGY, FOURTEENTH EDITION
  Copyright © 2022 Wolters Kluwer.
  Copyright © 2016 Wolters Kluwer, Copyright © 2010 Lippincott Williams & Wilkins, a Wolters Kluwer business.
  All rights reserved.
  2001 Market Street
  Philadelphia, PA 19103 USA
  LWW.com
  Published by arrangement with Wolters Kluwer, U.S.A.
  Wolters Kluwer Health did not participate in the translation of this title.
  ISBN: 9781975141226
- Direitos exclusivos para a língua portuguesa
  Copyright © 2023 by
  Editora Guanabara Koogan Ltda.
  Uma editora integrante do GEN | Grupo Editorial Nacional
  Travessa do Ouvidor, 11
  Rio de Janeiro – RJ – CEP 20040-040
  www.grupogen.com.br
- Reservados todos os direitos. É proibida a duplicação ou reprodução deste volume, no todo ou em parte, em quaisquer formas ou por quaisquer meios (eletrônico, mecânico, gravação, fotocópia, distribuição pela Internet ou outros), sem permissão, por escrito, da Editora Guanabara Koogan Ltda.
- Capa: Bruno Sales
- Imagem da capa: ©Rost-9D (iStock)
- Editoração eletrônica: Know-How Desenvolvimento Editorial
- Ficha catalográfica

CIP-BRASIL. Catalogação na Publicação
Sindicato Nacional dos Editores de Livros, RJ

L926m
14. ed.

Louis, Elan D
Merritt tratado de neurologia / Elan D. Louis, Stephan A. Mayer, James M. Noble ; revisão técnica Elza Márcia Targas Yacubian ; tradução Carlos Henrique Cosendey ... [et al.]. - 14. ed. - Rio de Janeiro : Guanabara Koogan, 2023.
28 cm.

Tradução de: Merritt's neurology
Inclui bibliografia e índice
ISBN 978-85-277-3961-0

1. Sistema nervoso - Doenças - Diagnóstico. 2. Neurologia. 3. Sistema nervoso - Doenças. I. Mayer, Stephan A. II. Noble, James M. III. Yacubian, Elza Márcia Tergas. IV. Cosendey, Carlos Henrique. V. Título.

23-84097
CDD: 616.8
CDU: 616.8

Meri Gleice Rodrigues de Souza - Bibliotecária - CRB-7/6439

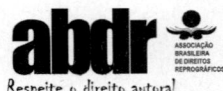

MERRITT
TRATADO DE Neurologia

Prefácio

Quando *Tratado de Neurologia* foi publicado pela primeira vez, em 1955, H. Houston Merritt era o único autor. O livro conquistou popularidade e foi revisado pelo próprio Merritt até a quarta edição. O campo de conhecimento de neurologia cresceu e, na quinta edição, ele finalmente aceitou contribuições de outros colegas. Ainda assim, escreveu a maior parte do livro e continuou a fazê-lo até a sexta edição, apesar de suas graves limitações físicas. Merritt faleceu em 1979, logo após o lançamento da sexta edição.

A sétima edição, publicada e editada por Lewis P. Rowland em 1984, foi elaborada por 70 ex-alunos de Merritt, quase todos com vínculos com a Columbia University. Trinta desses autores chefiavam serviços ou departamentos de neurologia e outros haviam conquistado posições de destaque como médicos, professores e pesquisadores. Essa edição referendou o legado de Merritt como líder singular, cuja carreira estabeleceu modelos nas áreas de investigação clínica (quando ainda se encontrava em seus primórdios), prática médica, ensino, edição de livros e periódicos, administração de departamentos e escolas de Medicina e compromisso com organizações de saúde profissionais e voluntárias em todo o país.

Assim como aconteceu com Houston Merritt, "Bud" Rowland atuou como editor-chefe das cinco edições subsequentes do livro. Durante 30 anos, *Merritt Tratado de Neurologia* estabeleceu firmemente sua posição como um clássico em todo o mundo. No mesmo espaço de tempo, atuando como diretor associado no Neurological Institute of New York, na Columbia University, Rowland treinou e inspirou uma nova geração de neurologistas clínicos e acadêmicos, editou a revista *Neurology*, colaborou como editor associado do *The New England Journal of Medicine* e foi pesquisador e escritor prolífico independente de centenas de artigos científicos.

Em 2016, Rowland transferiu as funções principais da 13ª edição aos doutores Elan D. Louis e Stephan A. Mayer, embora tenha continuado a atuar como editor associado. Esta edição trouxe grande modernização e significativa reformulação em comparação com as anteriores. Nós ampliamos substancialmente o grupo de autores, incluindo outros que não haviam sido treinados ou não tinham trabalhado em Columbia, e contamos com os melhores especialistas de todo o país. Mais importante ainda, acrescentamos um novo foco à missão do Tratado: embora conservando seus melhores elementos e tradições, tivemos como objetivo elaborar um compêndio de neurologia essencialmente moderno com abrangência global.

Na 13ª edição, desapareceram os capítulos amplamente descritivos das edições anteriores. Essa edição continha um índice completamente renovado, incluindo o capítulo de abertura intitulado "Impacto Global da Doença Neurológica", capítulos novos dedicados às doenças neurológicas agudas e cuidados intensivos em neurologia e uma nova seção acrescentada na parte inicial do livro, intitulada "Condições Comuns na Neurologia". A 13ª edição também enfatizava o cuidado de pacientes de acordo com diretrizes baseadas em evidências, algoritmos diagnósticos e terapêuticos úteis, *checklists* terapêuticos e recomendações práticas fundamentais. Pela primeira vez, acrescentamos as citações descritas como "Evidência de nível 1", para embasar todas as recomendações diagnósticas e terapêuticas fundamentadas em ensaios clínicos de alta qualidade, diretrizes de prática clínica baseadas em evidências ou metanálises.

Lewis P. Rowland faleceu em 2017 com 91 anos – 1 ano depois da publicação da 13ª edição. A especialidade de neurologia clínica continua a avançar rapidamente em diversas frentes, e queremos dar boas-vindas ao Dr. James Noble, da Columbia University, como editor associado. Como neurologista cognitivo e educador experiente, o Dr. Noble lecionou em conferências clínicas com o Dr. Rowland até poucas semanas antes de sua morte. Sua inclusão na equipe está de acordo com a longa tradição do *Tratado de Neurologia* de servir como recurso importante à formação em neurologia clínica. Como alunos e admiradores de "Bud" Rowland, temos o orgulho de dedicar essa 14ª edição de *Merritt Tratado de Neurologia* ao Dr. Rowland. Como acontece com qualquer livro em processo constante de aperfeiçoamento, a lista de autores continua a crescer e agora inclui mais de 180 colaboradores. Embora muitos tenham estudado ou trabalhado na Columbia University, continuamos a convidar especialistas mundialmente renomados em suas áreas. Seguindo essa mesma linha, temos procurado manter o estilo literário do Dr. Houston Merritt: textos claros, diretos e sucintos; ênfase em fatos em vez de opiniões sem base de apoio; e utilização ampla de ilustrações e tabelas.

Outras alterações realizadas para esta edição incluem o aperfeiçoamento contínuo de seu *layout* singular, com acréscimo de mais algoritmos, fluxogramas e ilustrações. O livro também pode ser acessado nas telas de *tablets*, *smarthphones* e computadores de mesa, com recursos ampliados de navegação, pesquisa e anotações. O objetivo principal para nossos leitores é fornecer informações selecionadas e clinicamente esclarecedoras à beira do leito, no consultório e até mesmo em sessões clínicas virtuais – quando e onde os médicos precisarem. A internet está repleta de informações, mas é difícil organizá-las; por isso, *Merritt Tratado de Neurologia* oferece informações coerentes e confiáveis de vários especialistas no mesmo lugar.

Esta edição foi completamente atualizada e inclui revisões abrangentes, que refletem avanços marcantes ocorridos nos últimos anos em neurologia experimental, inclusive tratamentos recém-descobertos para doenças que antes não dispunham de terapia farmacológica eficaz. Conteúdos inéditos incluem atualizações de exames de imagem e tratamentos intervencionais para acidente vascular encefálico; fármacos aprovados mais recentemente para enxaqueca, epilepsia e esclerose múltipla; e textos novos sobre cuidados neurológicos aplicáveis em países em desenvolvimento, doença neurológica associada aos coronavírus, encefalopatia séptica e drogadição.

Queremos expressar nossa gratidão a todos os autores por seu trabalho hábil e dedicado. Também gostaríamos de agradecer aos diversos editores de seções por sua orientação cuidadosa e seus esforços incansáveis.

Este projeto jamais teria avançado sem a ajuda de muitos colaboradores da Wolters Kluwer. Na verdade, uma lista enorme de pessoas esteve envolvida no projeto, desde a concepção até sua conclusão. Isso inclui Chris Teja (editora de aquisições), Tim Rinehart e Ariel S. Winter (editores de desenvolvimento de produto), Maribhet Wood (assistente editorial), Stephen Druding (coordenador de *design*), Harold Medina (gerente de projetos de produção) e Kirsten Watrud (gerente de *marketing*). Nossos agradecimentos especiais a Andrea Vosburgh, que elaborou a 13ª edição e possibilitou uma revisão completa do formato deste livro.

Além do Dr. Lewis P. Rowland, o Dr. Louis também dedica este livro ao seu falecido pai, Dr. Sydney Louis, neurologista acadêmico que inspirou sua carreira na área – um modelo de humanista, educador, clínico sagaz com olhar acurado para nuances e detalhes e médico dedicado aos seus pacientes. Amigos e colaboradores incontáveis com os quais trabalhamos no The Neurological Institute of New York, na Columbia University, ao longo dos anos também merecem créditos por nos inspirar, especialmente John Brust, E. Sander Connolly, Stanley Fahn, Matthew E. Fink, Laura Lennihan, Linda Lewis, Karen Marder, J. P. Mohr, Timothy Pedley, Robert A. Solomon e Olajide Williams. Dr. Louis agradece a Bettina Evans, da Yale University, cujos esforços incansáveis desde o início asseguraram que os manuscritos fossem organizados, e os autores, contatados a tempo; assim como ao Dr. David Hafler, catedrático do Departamento de Neurologia da Yale University, por seu apoio ao projeto quando esta edição estava em processo de preparação.

Finalmente, gostaríamos de dedicar pessoalmente este livro aos cônjuges e filhos de todos os colaboradores, especialmente às nossas famílias. Dr. Louis agradece os conselhos sábios e o apoio amoroso de sua esposa, Dra. Avra Louis, e seus filhos, Devin, Ravi e Kiran. A família Mayer inclui Dra. Elissa Fory e seus filhos, Philip, Catherine, Chloe e Soren. O Dr. Noble expressa sua gratidão à família por seu apoio, inclusive a esposa, Anne, e os filhos, Josephine, Salvatore, Benicio e Beatrice.

Editores de Seção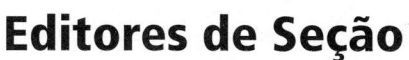

Neeraj Badjatia, MD, MS, FANA, FCCM, FNCS
Chief of Neurocritical Care, Program in Trauma
Professor and Vice Chair, Department of Neurology
University of Maryland School of Medicine
Baltimore, Maryland

Carl W. Bazil, MD, PhD
Professor
Department of Neurology
Columbia University
New York, New York

Thomas H. Brannagan III, MD
Professor of Neurology
Director, Peripheral Neuropathy Center,
    Department of Neurology
Columbia University, College of Physicians and Surgeons
Co-Director, EMG laboratory
NewYork-Presbyterian Hospital
New York, New York

John C. M. Brust, MD
Professor
Department of Neurology
Columbia University Vagelos College of
    Physicians and Surgeons
Attending
Department of Neurology
The New York Neurological Institute/
    NewYork-Presbyterian Hospital
New York, New York

Mitchell S. V. Elkind, MD, MS
Professor
Departments of Neurology and Epidemiology
Columbia University
Attending Neurologist
Department of Neurology
NewYork-Presbyterian Hospital
New York, New York

David A. Hafler, MD
William S. and Lois Stiles Edgerly Professor of
    Neurology and Chairman
Department of Neurology and Professor of Immunobiology
Yale School of Medicine
Neurologist-in-Chief
Department of Neurology
Yale New Haven Hospital
New Haven, Connecticut

Kiwon Lee, MD
Professor of Neurology
Department of Neurology
Rutgers, The State University of New Jersey
Chief of Neurology Service
Department of Neurology
Robert Wood Johnson University Hospital
New Brunswick, New Jersey

Richard B. Lipton, MD
Edwin S. Lowe Professor and Vice Chair
Department of Neurology
Albert Einstein College of Medicine
Director, Montefiore Headache Center
Department of Neurology
Albert Einstein College of Medicine/
    Montefiore Medical Center
Bronx, New York

Elan D. Louis, MD, MS
Professor of Neurology
Linda and Mitch Hart Distinguished Chair
    in Neurology
Chairman, Department of Neurology
University of Texas Southwestern Medical Center
Dallas, Texas

Arthur M. Mandel, MD, PhD
Assistant Professor of Neurology at CUIMC
Department of Neurology, Division of Child Neurology
Columbia University
Assistant Professor
Department of Neurology, Division of Child Neurology
NewYork-Presbyterian Morgan Stanley Children's Hospital
New York, New York

Karen S. Marder, MD, MPH
Sally Kerlin Professor Department of Neurology and Taub
    Institute on Alzheimer's Disease and the Aging Brain
Columbia University
New York, New York

Stephan A. Mayer, MD, FCCM, FNCS
Director of Neurocritical Care and Emergency
    Neurological Services
Westchester Medical Center Health Network
Professor of Neurology and Neurosurgery
New York Medical College
Valhalla, New York

Paul C. McCormick, MD, MPH
Herbert and Linda Gallen Professor of Neurological Surgery
Department of Neurological Surgery
Columbia University Vagelos College of Physicians
    and Surgeons
Director, The Spine Hospital at the Neurological Institute of
    New York
Department of Neurological Surgery
NewYork-Presbyterian/Columbia University Irving
    Medical Center
New York, New York

James M. Noble, MD, MS, CPH, FAAN
Associate Professor of Neurology at CUIMC
Taub Institute for Research on Alzheimer's Disease and the
    Aging Brain
G.H. Sergievsky Center
Department of Neurology
Columbia University Irving Medical Center
Columbia University Vagelos College of Physicians
    and Surgeons
NewYork-Presbyterian Hospital
New York, New York

Fred Rincon, MD, MSc, MBEthics
Associate Professor
Department of Critical Care and Neurotrauma
Thomas Jefferson University
Chief, Cerebrovascular Disease
Department of Critical Care and Neurotrauma
Thomas Jefferson University Hospital
Philadelphia, Pennsylvania

J. Kirk Roberts, MD
Associate Professor
Department of Neurology
Columbia University
Associate Attending
Department of Neurology
NewYork-Presbyterian Hospital
New York, New York

Karen L. Roos, MD
John and Nancy Nelson Professor of Neurology, Neurology
    Residency Program Director
Department of Neurology
Indiana University School of Medicine
Indianapolis, Indiana

Joel Stein, MD
Simon Baruch Professor
Department of Rehabilitation and Regenerative Medicine
Columbia University
Chief
Department of Rehabilitation Medicine
NewYork-Presbyterian Hospital
New York, New York

David H. Strauss, MD
Special Lecturer
Department of Psychiatry
Columbia University
New York, New York

Tobias Walbert, MD, MPH
Associate Professor
Department of Neurology
Wayne State University
Co-Director, Hermelin Brain Tumor Center
Department of Neurology & Neurosurgery
Henry Ford Hospital
Detroit, Michigan

Louis H. Weimer, MD
Professor of Neurology at the Columbia University
    Medical Center
Department of Neurology
Columbia University Vagelos College of Physicians
    and Surgeons
Associate Attending
Department of Neurology
NewYork-Presbyterian Hospital
New York, New York

Colaboradores

Sachin Agarwal, MD, MPH
Assistant Professor of Neurology
Department of Neurology
Columbia University Irving Medical Center
Assistant Professor of Neurology
Department of Neurology
NewYork-Presbyterian Hospital
New York, New York

H. Orhan Akman, PhD
Assistant Professor
Department of Neurology
Columbia University Vagelos College of Physicians and Surgeons
New York, New York

Ashhar S. Ali, DO
Clinical Assistant Professor
Department of Neurology
Wayne State University School of Medicine
Senior Staff Physician
Department of Neurology
Henry Ford Health System
Detroit, Michigan

Fawaz Al-Mufti, MD
Assistant Professor
Associate Director of Neuroendovascular Surgery Fellowship and Neurology Residency
Department of Neurology, Neurosurgery and Radiology
New York Medical College
Medical Director of Neurocritical Care
Director of Neuroendovascular Surgery and Neurological Research
Department of Neurology, Neurosurgery and Radiology
Westchester Medical Center
Valhalla, New York

Hussein Alshammari, MD
Senior Neurology Resident
Westchester Medical Center
New York Medical College
Valhalla, New York

Peter D. Angevine, MD, MPH
Associate Professor
Department of Neurological Surgery
Columbia University
NewYork-Presbyterian Hospital
New York, New York

John Ausiello, MD
Assistant Professor
Department of Medicine
Columbia University
Endocrinologist
Department of Medicine
NewYork-Presbyterian Hospital
New York, New York

Neeraj Badjatia, MD, MS, FANA, FCCM, FNCS
Chief of Neurocritical Care, Program in Trauma
Professor and Vice Chair, Department of Neurology
University of Maryland School of Medicine
Baltimore, Maryland

Jennifer M. Bain, MD, PhD
Assistant Professor
Department of Neurology, Division of Child Neurology and Department of Pediatrics
Columbia University
Departments of Neurology and Pediatrics
NewYork-Presbyterian Hospital
New York, New York

Zahid H. Bajwa, MD, FAHS
Lecturer
Department of Public Health
Tufts University School of Medicine
Boston, Massachusetts

Kelly J. Baldwin, MD, MSMEd
Assistant Professor
Department of Medicine
Tufts University School of Medicine
Boston, Massachusetts
Neuro-Infectious Disease and Neurohospitalist
Department of Neurology
Maine Medical Center
Portland, Maine

Jacob S. Ballon, MD, MPH
Associate Clinical Professor
Department of Psychiatry and Behavioral Science
Stanford University
Co-Director, INSPIRE Clinic
Department of Psychiatry and Behavioral Science
Stanford Health Care
Stanford, California

Emanuele Barca, MD, PhD
Resident
Department of Neurology
Columbia University
Resident
Department of Neurology
NewYork-Presbyterian/Columbia University Irving
  Medical Center
New York, New York

Megan S. Barker, PhD
Postdoctoral Research Scientist
Department of Neurology
Columbia University
New York, New York

Andrés Barrera, MD
Assistant Professor of Clinical Psychiatry
Department of Psychiatry
University of Pennsylvania
Philadelphia, Pennsylvania

Tracy T. Batchelor, MD, MPH
Miriam Sydney Joseph Professor of Neurology
Department of Neurology
Harvard Medical School
Chair
Department of Neurology
Brigham and Women's Hospital
Boston, Massachusetts

Carl W. Bazil, MD, PhD
Professor
Department of Neurology
Columbia University
New York, New York

Michelle Bell, MD
Assistant Professor
Department of Neurology
Columbia University
Adult Neurology Residency Program Director
Department of Neurology
NewYork-Presbyterian Hospital
New York, New York

Gary L. Bernardini, MD, PhD
Professor of Neurology, Vice-Chair
Department of Neurology
Weill Cornell Medical Center
Chair
Department of Neurology
NewYork-Presbyterian Queens
New York, New York

Thomas H. Brannagan III, MD
Professor of Neurology
Director, Peripheral Neuropathy Center,
  Department of Neurology
Columbia University, College of Physicians and Surgeons
Co-Director, EMG laboratory
NewYork-Presbyterian Hospital
New York, New York

Adam M. Brickman, PhD
Professor
Taub Institute for Research on Alzheimer's Disease and
  the Aging Brain
Department of Neurology
Columbia University
New York, New York

Carolyn Barley Britton, MD, MS
Professor of Neurology at CUIMC
Department of Neurology
Columbia University Vagelos College of Physicians
  and Surgeons
NewYork-Presbyterian/Weill Cornell Medical Center,
  NYP Campus
New York, New York

Jeffrey N. Bruce, MD
Professor, Vice Chairman
Department of Neurological Surgery
Columbia University
Attending
Department of Neurological Surgery
NewYork-Presbyterian Hospital
New York, New York

John C. M. Brust, MD
Professor
Department of Neurology
Columbia University Vagelos College of Physicians
  and Surgeons
Attending
Department of Neurology
The New York Neurological Institute/
  NewYork-Presbyterian Hospital
New York, New York

David Cachia, MD
Associate Professor
Department of Neurosurgery
Medical University of South Carolina
Charleston, South Carolina

Joshua Cappell, MD, PhD
Assistant Professor of Pediatrics and Neurology
Columbia University Irving Medical Center
NewYork-Presbyterian Morgan Stanley Children's Hospital
New York, New York

Jason B. Carmel, MD, PhD
Associate Professor
Department of Neurology (in Orthopedics)
Columbia University
Attending Physician
NewYork-Presbyterian Hospital
New York, New York

Alejandro S. Cazzulino
Resident (PGY-1)
Orthopaedic Surgery
University of California, San Francisco
San Francisco, California

Tiffany R. Chang, MD
Associate Professor
Department of Neurosurgery
McGovern Medical School at UTHealth
Houston, Texas

Claudia A. Chiriboga, MD, MPH
Professor of Neurology and Pediatrics at CUIMC
Department of Neurology
Columbia University
Attending Neurologist
Department of Neurology
NewYork-Presbyterian Hospital
New York, New York

Tracey A. Cho, MD
Professor
Department of Neurology
University of Iowa Carver College of Medicine
Director, Neuroimmunology Division
Department of Neurology
University of Iowa Healthcare
Iowa City, Iowa

Huimahn Alex Choi, MD
Associate Professor
Department of Neurosurgery and Neurology
UT Health McGovern Medical School
Director of Neurocritical Care
Department of Neurosurgery
Memorial Hermann Hospital
Houston, Texas

Daniel S. Chow, MD
Assistant Professor-in-Residence
Department of Radiological Sciences
Co-Director, Center for Artificial Intelligence in
    Diagnostic Medicine
University of California, Irvine
Irvine, California

M. Roberta Cilio, MD, PhD
Professor of Pediatric Neurology
Department of Pediatrics
Saint-Luc university Hospital, Université Catholique
    de Louvain
Brussels, Belgium

Comana M. Cioroiu, MD
Assistant Professor of Neurology at CUIMC
Department of Neurology
Columbia University Medical Center
Attending Physician
Department of Neurology
NewYork-Presbyterian Hospital
New York, New York

Jan Claassen, MD
Associate Professor
Department of Neurology
Columbia University
Attending
Department of Neurology
NewYork-Presbyterian Hospital
New York, New York

Gary D. Clark, MD
Professor
Pediatrics-Neurology
Baylor College of Medicine
Houston, Texas

Steven P. Cohen, MD
Professor
Department of Anesthesiology, Neurology, Physical Medicine
    Rehabilitation and Psychiatry
Johns Hopkins & Walter Reed
Chief
Pain Medicine
Johns Hopkins Hospital
Baltimore, Maryland

Kyle J. Coleman, MD
Neuroinfectious Disease Fellow
Department of Neurology
University of Colorado
Aurora, Colorado

Iris Vanessa Marin Collazo, MD
Consultant
Department of Neurology
Mayo Clinic Hospital
Jacksonville, Florida

Stephanie Cosentino, PhD
Associate Professor of Neuropsychology
Department of Neurology
Columbia University
New York, New York

John F. Crary, MD, PhD
Professor
Department of Pathology & Neuroscience
Icahn School of Medicine
Professor
Department of Pathology
Mount Sinai Health System
New York, New York

Barry M. Czeisler, MD
Assistant Professor (Clinical)
Department of Neurology and Neurosurgery
New York University Grossman School of Medicine
Attending Neurointensivist
Department of Neurology and Neurosurgery
NYU Langone Health
New York, New York

Randy S. D'Amico, MD
Assistant Professor of Neurosurgery
Department of Neurological Surgery
Lenox Hill Hospital/Donald and Barbara Zucker School
    of Medicine at Hofstra
New York, New York

Katarina Dakay, DO
Endovascular Surgical Neuroradiology Fellow
Department of Neurosurgery
New York Medical College
Endovascular Surgical Neuroradiology Fellow
Department of Neurosurgery
Westchester Medical Center
Valhalla, New York

Basil T. Darras, MD
Joseph J. Volpe Professor of Neurology
Harvard Medical School
Chief
Division of Clinical Neurology
Boston Children's Hospital
Boston, Massachusetts

Darryl C. De Vivo, MD
Sidney Carter Professor of Neurology, Professor
 of Pediatrics
Department of Neurology and Pediatrics
Columbia University
Attending Neurologist and Pediatrician
Department of Neurology and Pediatrics
NewYork-Presbyterian Hospital
New York, New York

Anna L. Dickerman, MD
Associated Professor of Clinical Psychiatry
Department of Psychiatry
Weill Cornell Medical College
Chief, Psychiatry Consultation-Liaison Service
Department of Psychiatry
NewYork-Presbyterian Hospital/Weill Cornell Medicine
New York, New York

Salvatore DiMauro, MD
Emeritus Professor
Department of Neurology
Columbia University Vagelos College of Physicians
 and Surgeons
New York, New York

James J. Dowling, MD, PhD
Professor
Departments of Pediatrics and Molecular Genetics
University of Toronto
Staff Clinician and Senior Scientist
Division of Neurology and Program for Genetics
 and Genome Biology
Hospital for Sick Children
Toronto, Ontario, Canada

Divyanshu Dubey, MD
Assistant Professor
Department of Neurology and, Laboratory Medicine
 and Pathology
Mayo Clinic
Senior Associate Consultant
Department of Neurology and, Laboratory Medicine
 and Pathology
Mayo Clinic
Rochester, Minnesota

Mitchell S. V. Elkind, MD, MS
Professor
Departments of Neurology and Epidemiology
Columbia University
Attending Neurologist
Department of Neurology
NewYork-Presbyterian Hospital
New York, New York

Charles C. Esenwa, MD, MS
Assistant Professor
Department of Neurology
Albert Einstein College of Medicine
Medical Director, Montefiore Comprehensive Center
 for Stroke
Department of Neurology
Montefiore Medical Center
Bronx, New York

Stanley Fahn, MD
H. Houston Merritt Professor of Neurology
Department of Neurology
Columbia University Vagelos College of Physician and Surgeons
Attending Physician
Department of Neurology
Columbia University Irving Medical Center
New York, New York

Richard S. Finkel, MD
Professor
Department of Neurology
University of Central Florida College of Medicine
Orlando, Florida
Director, Center for Experimental Neurotherapeutics
Translational Neuroscience Program
St. Jude Children's Research Hospital
Memphis, Tennessee

Eoin P. Flanagan, MD
Associate Professor of Neurology
Consultant Neurologist
Department of Neurology
Mayo Clinic
Rochester, Minnesota

Charles L. Francoeur, MD, MSc (epid.), FRCPC
Associate Professor
Division of Critical Care, Department of Anesthesiology
 and Critical Care
Laval University
Intensivist
Department of Anesthesiology and Critical Care
CHU de Québec – Université Laval
Québec, Canada

Pamela U. Freda, MD
Professor of Medicine at CUIMC
Department of Medicine
Columbia University Vagelos College of Physicians
 and Surgeons
Assistant Attending in Medicine
Department of Medicine
NewYork-Presbyterian Hospital
New York, New York

Jennifer A. Frontera, MD
Professor
Department of Neurology
New York University Grossman School of Medicine
Attending Physician
Department of Neurology
NYU Langone Health
New York, New York

Steven J. Frucht, MD
Professor of Neurology
The Marlene and Paolo Fresco Institute for Parkinson's and Movement Disorders, Department of Neurology
New York University School of Medicine
Director
Division of Movement Disorders, The Marlene and Paolo Fresco Institute for Parkinson's and Movement Disorders, Department of Neurology
NYU Langone Health
New York, New York

Robert H. Fryer, MD, PHD
Associate Professor
Department of Neurology
Columbia University
Attending Physician
Division of Child Neurology
Children's Hospital of NY
New York, New York

Licínia Gananca, MD
Psychiatric Department, Hospital Santa Maria
University of Lisbon School of Medicine
Lisbon, Portugal

James H. Garvin, Jr, MD, PhD
Professor of Pediatrics
Department of Pediatrics
Columbia University Irving Medical Center
NewYork-Presbyterian Morgan Stanley Children's Hospital
New York, New York

Nicolas Gaspard, MD, PhD
Assistant Professor of Neurology (Adjunct)
Department of Neurology
Yale University School of Medicine
New Haven, Connecticut
Professor of Neurology and Head of the Neurology Department
Université Libre de Bruxelles – Cliniques Universitaires de Bruxelles – Hôpital Erasme
Brussels, Belgium

Michael D. Geschwind, MD, PhD, FANA, FAAN
Professor
Department of Neurology
Memory and Aging Center
University of California, San Francisco
San Francisco, California

Mark R. Gilbert, MD
Senior Investigator and Chief
Neuro-Oncology Branch
National Cancer Institute/National Institutes of Health
Bethesda, Maryland

Brian J.A. Gill, MD
Resident Physician
Department of Neurological Surgery
Columbia University Vagelos College of Physicians and Surgeons
Resident Physician
Department of Neurological Surgery
NewYork-Presbyterian/Columbia University Irving Medical Center
New York, New York

Emily J. Gilmore, MD, MS, FACNS, FNCS
Associate Professor of Neurology
Department of Neurology
Divisions of Neurocritical Care and Emergency Neurology/Epilepsy
Yale University School of Medicine
New Haven, Connecticut

Peter J. Goadsby, MD, PhD, DSc, FRACP, FRCP
Professor of Neurology
Department of Neurology
University of California, Los Angeles
Los Angeles, California

Jill S. Goldman, MPhil, MS
Professor of Genetic Counseling in Neurology
Department of Neurology
Columbia University Vagelos College of Physicians and Surgeons
New York, New York

Sylvie Goldman, PhD
Assistant Professor
Department of Neurology and G.H. Sergievsky Center Divisions of Cognitive Neuroscience and Child Neurology
Columbia University
Assistant Professor
Department of Neurology, Division of Child Neurology
NewYork-Presbyterian/Columbia University Irving Medical Center
New York, New York

Hernan D. Gonorazky, MD
Assistant Professor
The Hospital for Sick Children
Division of Neurology
Department of Pediatrics
University of Toronto
Toronto, Ontario, Canada

Paul Greene, MD
Associate Professor of Clinical Neurology
Department of Neurology
Yale School of Medicine
Attending Physician
Department of Neurology
Yale New Haven Hospital
New Haven, Connecticut

Jose Gutierrez, MD, MPH
Florence Irving Assistant Professor
Department of Neurology
Columbia University Irving Medical Center
New York, New York

Noam Y. Harel, MD, PhD
Associate Professor
Department of Neurology; Rehabilitation and
  Human Performance
Icahn School of Medicine at Mount Sinai
New York, New York
Staff Physician
Department of Neurology; Spinal Cord Injury
James J. Peters Veterans Affairs Medical Center
Bronx, New York

Christina J. Hayhurst, MD
Assistant Professor of Anesthesiology
Department of Anesthesiology
Program Director, Anesthesia Critical Care
  Medicine Fellowship
Department of Anesthesiology
Vanderbilt University Medical Center
Nashville, Tennessee

Richard A. Hickman, MBChB
Assistant Professor at CUIMC
Department of Pathology and Cell Biology
Columbia University Irving Medical Center
Assistant Attending
NewYork-Presbyterian Hospital
New York, New York

Dominique M. O. Higgins, MD, PhD
Resident
Department of Neurological Surgery
Columbia University
New York, New York

Michio Hirano, MD
Lucy G. Moses Professor
Department of Neurology
Columbia University Vagelos College of Physicians
  and Surgeons
Attending
Department of Neurology
NewYork-Presbyterian Hospital
New York, New York

Lawrence S. Honig, MD, PhD
Professor of Neurology
Taub Institute, G. H. Sergievsky Center,
  and Neurology Department
Columbia University Vagelos College of Physicians and
  Surgeons, Columbia University Irving Medical Center
Attending Neurologist
Department of Neurology
NewYork-Presbyterian Hospital
New York, New York

Erika Santos Horta, MD
Assistant Professor
Department of Neurology
University of Arkansas for Medical Sciences
Little Rock, Arkansas

Edward D. Huey, MD
Associate Professor
Department of Psychiatry and Neurology
Columbia University
New York, New York

Christopher G. Hughes, MD, MS, FCCM
Professor of Anesthesiology
Department of Anesthesiology
Vanderbilt University Medical Center
Chief, Division of Anesthesia Critical Care Medicine Medical
  Director, Neuro ICU
Department of Anesthesiology
Vanderbilt University Medical Center
Nashville, Tennessee

Kevin E. Immanuel, MD
Medical Director
Department of Neurosurgery
Houston Methodist Hospital
Houston, Texas

Fabio M. Iwamoto, MD
Assistant Professor
Department of Neurology
Columbia University Medical Center
New York, New York

Joseph Jankovic, MD
Professor of Neurology
Distinguished Chair in Movement Disorders
Director, Parkinson's Disease Center and Movement
  Disorders Clinic
Department of Neurology
Baylor College of Medicine
Baylor St. Luke's Medical Center at the McNair Campus
Houston, Texas

Hyder A. Jinnah, MD, PhD
Professor
Department of Neurology & Human Genetics
Emory University
Atlanta, Georgia

Jasmin Jo, MD
Affiliate Associate Professor
Division of Hematology/Oncology, Department of Internal
  Medicine, Brody School of Medicine
East Carolina University
Physician Lead, Neuro-oncology
Division of Hematology/Oncology, Department of
  Internal Medicine
Vidant Medical Center
Greenville, North Carolina

Michael G. Kaiser, MD, FAANS, FACS
Sub-specialty Director of Spine Surgery
Neurosurgery
The Valley Hospital
Ridgewood, New Jersey

Thomas J. Kaley, MD
Vice Chair for Clinical Research
Neurology
Memorial Sloan Kettering Cancer Center
New York, New York

Un Jung Kang, MD
Founders Professor of Neurology
Department of Neurology, Neuroscience and Physiology
New York University Grossman School of Medicine
Attending Physician
Department of Neurology
NYU Langone Health
New York, New York

Gurmeen Kaur, MD
Assistant Professor
Department of Neurology, Neurosurgery and Radiology
New York Medical College
Attending Physician
Department of Neurology and Neurosurgery
Westchester Medical Center
Valhalla, New York

Kavneet Kaur, MD
Medical Director
Department of Neurology
Garnet Health Medical Center
Middletown, New York

Steven G. Kernie, MD
Professor of Pediatrics (in Neurology)
Department of Pediatrics
Columbia University Vagelos College of Physicians and Surgeons
Chief, Critical Care and Hospital Medicine
NewYork-Presbyterian Morgan Stanley Children's Hospital
New York, New York

Imad Khan, MD
Assistant Professor
Departments of Neurology and Neurosurgery
University of Rochester School of Medicine and Dentistry
Attending Physician
Neuromedicine Intensive Care Unit
Strong Memorial Hospital
Rochester, New York

Alexander G. Khandji, MD, FACR
Professor of Radiology in Neurological Surgery and Neurology
Department of Radiology
Columbia University
Clinical Director
Department of Radiology
NewYork-Presbyterian Hospital
New York, New York

Inna Kleyman, MD
Assistant Professor
Department of Neurology
Columbia University
Attending Physician
Department of Neurology
NewYork-Presbyterian Hospital
New York, New York

Brian B. Koo, MD
Associate Professor of Neurology
Department of Neurology
Yale University
New Haven, Connecticut

Barbara S. Koppel, MD
Clinical Professor of Neurology
Department of Neurology
New York Medical College
Valhalla, New York

Rupesh Kotecha, MD
Associate Professor
Department of Radiation Oncology
Florida International University Herbert Wertheim College of Medicine
Chief of Radiosurgery
Director of CNS Metastasis
Department of Radiation Oncology
Miami Cancer Institute, Baptist Health South Florida
Miami, Florida

Andreas H. Kramer, MD, MSc, FRCPC
Clinical Associate Professor
Departments of Critical Care Medicine & Clinical Neurosciences
University of Calgary
Calgary, Alberta, Canada

William Charles Kreisl, MD
Assistant Professor of Neurology
The Taub Institute for Research on Alzheimer's Disease and the Aging Brain
Columbia University Irving Medical Center
Attending Neurologist
Department of Neurology
NewYork-Presbyterian/Columbia University Irving Medical Center
New York, New York

Sheng-Han Kuo, MD
Assistant Professor
Department of Neurology
Columbia University
New York, New York

Shouri Lahiri, MD
Assistant Professor
Departments of Neurology, Neurosurgery, and Biomedical Sciences
Cedars-Sinai Medical Center
Interim Director, Neurocritical Care
Departments of Neurology, Neurosurgery, and Biomedical Sciences
Cedars-Sinai Medical Center
Los Angeles, California

Michael W. Lawlor, MD, PhD
Professor
Pathology
Medical College of Wisconsin
Milwaukee, Wisconsin

Matthew R. Leach, MD
Neurocritical Care Fellow
Department of Critical Care Medicine
University of Pittsburgh
Neurocritical Care Fellow
Department of Critical Care Medicine
UPMC Presbyterian Hospital
Pittsburgh, Pennsylvania

Kiwon Lee, MD
Professor of Neurology
Department of Neurology
Rutgers, The State University of New Jersey
Chief of Neurology Service
Department of Neurology
Robert Wood Johnson University Hospital
New Brunswick, New Jersey

Oren Levy, MD, PhD
Assistant Professor (Adjunct)
Department of Neurology
Columbia University Irving Medical Center
New York, New York

Peter A. LeWitt, MD, MMedSc
Professor of Neurology, and Sastry Foundation Endowed Chair in Neurology
Wayne State University School of Medicine
Detroit, Michigan

Lillian Liao, MS
Medical Student
Department of Neurosurgery
Columbia University
New York, New York

Angela Lignelli, MD
Associate Professor
Department of Radiology
Columbia University
Neuroradiology Division Chief
Department of Radiology
NewYork-Presbyterian Hospital
New York, New York

Richard B. Lipton, MD
Edwin S. Lowe Professor and Vice Chair
Department of Neurology
Albert Einstein College of Medicine
Director, Montefiore Headache Center
Department of Neurology
Albert Einstein College of Medicine/
Montefiore Medical Center
Bronx, New York

Vivian P. Liu, MD
Newport Beach, California

Erin E. Longbrake, MD, PhD
Assistant Professor
Department of Neurology
Yale University
New Haven, Connecticut

Elan D. Louis, MD, MS
Professor of Neurology
Linda and Mitch Hart Distinguished Chair in Neurology
Chairman, Department of Neurology
University of Texas Southwestern Medical Center
Dallas, Texas

Hani Malone, MD
Department of Neurosurgery
Scripps Clinic
Department of Neurosurgery
Scripps Green Hospital
La Jolla, California

Arthur M. Mandel, MD, PhD
Assistant Professor of Neurology at CUIMC
Department of Neurology, Division of Child Neurology
Columbia University
Assistant Professor
Department of Neurology, Division of Child Neurology
NewYork-Presbyterian Morgan Stanley Children's Hospital
New York, New York

Christopher E. Mandigo, MD, MS
Assistant Professor of Clinical Neurosugery
Department of Neurological Surgery
Columbia University
New York, New York

Karen S. Marder, MD, MPH
Sally Kerlin Professor Department of Neurology and Taub Institute on Alzheimer's Disease and the Aging Brain
Columbia University
New York, New York

Steven Marks, MD
Section Co-Chief, Cerebrovascular Diseases
Department of Neurology
Westchester Medical Center
Valhalla, New York

Maria Martinez-Lage, MD
Assistant Professor
Department of Pathology
Harvard Medical School
Assistant Pathologist, Associate Residency Program Director
Department of Pathology
Massachusetts General Hospital
Boston, Massachusetts

Paul G. Mathew, MD, DNBPAS, FAAN, FAHS
Assistant Professor
Department of Neurology
Harvard Medical School
Headache Specialist
Department of Neurology
Brigham and Women's Hospital/Harvard Vanguard
Medical Associates
Boston, Massachusetts

Stephan A. Mayer, MD, FCCM, FNCS
Director of Neurocritical Care and Emergency
  Neurological Services
Westchester Medical Center Health Network
Professor of Neurology and Neurosurgery
New York Medical College
Valhalla, New York

Aurélien Mazeraud, MD, PhD
Fellow
Université de Paris
Fellow
Neuroanesthesia and Neurointensive Care Unit
GHU Paris Psychiatrie et Neurosciences
Paris, France

Paul C. McCormick, MD, MPH
Herbert and Linda Gallen Professor of Neurological Surgery
Department of Neurological Surgery
Columbia University Vagelos College of Physicians
  and Surgeons
Director, The Spine Hospital at the Neurological Institute
  of New York
Department of Neurological Surgery
NewYork-Presbyterian/Columbia University Irving
  Medical Center
New York, New York

J. Ricardo McFaline-Figueroa, MD, PhD
Instructor in Neurology
Department of Neurology
Brigham and Women's Hospital, Harvard Medical School
Physician
Center for Neuro-Oncology
Dana-Farber Cancer Institute
Boston, Massachusetts

Andrew McKeon, MD
Professor
Departments of Laboratory Medicine and Pathology,
  and Neurology
College of Medicine, Mayo Clinic
Consultant
Departments of Laboratory Medicine and Pathology,
  and Neurology
Mayo Clinic
Rochester, Minnesota

Minesh P. Mehta, MD, FASTRO
Professor and Chair
Department of Radiation Oncology
FIU Herbert Wertheim College of Medicine
Chief and Deputy Director
Department of Radiation Oncology
Miami Cancer Institute, Baptist Health South Florida
Miami, Florida

Merrick E. Miles, MD
Assistant Professor of Anesthesiology
Department of Anesthesiology
Vanderbilt University Medical Center
Associate Medical Director, Neuro Intensive Care Unit
Department of Anesthesiology
Vanderbilt University Medical Center
Nashville, Tennessee

Heather E. Moss, MD, PhD
Associate Professor
Departments of Ophthalmology and Neurology and
  Neurological Sciences
Stanford University
Attending Physician
Byers Eye Institute at Stanford
Stanford Health Care
Palo Alto, California

Shibani S. Mukerji, MD, PhD
Assistant Professor
Department of Neurology
Harvard Medical School
Associate Director, Neuroinfectious Diseases Unit
Department of Neurology
Massachusetts General Hospital
Boston, Massachusetts

Philip R. Muskin, MD, MA
Professor
Department of Psychiatry
Columbia University Irving Medical Center
Senior Consultant
Consultation-Liaison Psychiatry
Columbia University Irving Medical Center
New York, New York

Lakshmi Nayak, MD
Assistant Professor
Department of Neurology
Harvard Medical School
Director, Center for CNS Lymphoma
Senior Physician, Center for Neuro-Oncology
Dana-Farber Cancer Institute
Department of Neurology
Brigham and Women's Hospital
Boston, Massachusetts

Eric Newman, MD
Neuroradiology Fellow
Department of Radiology
NewYork-Presbyterian Hospital
New York, New York

James M. Noble, MD, MS, CPH, FAAN
Associate Professor of Neurology at CUIMC
Taub Institute for Research on Alzheimer's Disease and
  the Aging Brain
G.H. Sergievsky Center
Department of Neurology
Columbia University Irving Medical Center
Columbia University Vagelos College of Physicians
  and Surgeons
NewYork-Presbyterian Hospital
New York, New York

Setareh Salehi Omran, MD
Assistant Professor of Neurology
Department of Neurology
University of Colorado School of Medicine
Aurora, Colorado

Maria A. Oquendo, MD, PhD
Professor and Chairman
Department of Psychiatry
Perelman School of Medicine, University of Pennsylvania
Chief Psychiatrist
Department of Psychiatry
University of Pennsylvania
Philadelphia, Pennsylvania

Natalie Organek, DO
Neurocritical Care
Houston Methodist
Houston, Texas

Maryam Oskoui, MD, MSc
Associate Professor
Departments of Pediatrics and Neurosciences
McGill University
Director
Division of Pediatric Neurology
McGill University Health Center
Québec, Canada

Alison M. Pack, MD, MPH
Professor
Department of Neurology
Columbia University Irving Medical Center
Attending Physician
Department of Neurology
NewYork-Presbyterian Hospital
New York, New York

Gunjan Y. Parikh, MD
Assistant Professor
Department of Neurology
University of Maryland School of Medicine
Associate Medical Director
Division of NeuroCritical Care and Emergency Neurology
University of Maryland Medical Center and R Adams Cowley Shock Trauma Center
Baltimore, Maryland

Marc C. Patterson, MD
Professor
Departments of Neurology, Pediatrics, and Medical Genetics
Mayo Clinic
Consultant
Departments of Neurology, Pediatrics, and Medical Genetics
Mayo Clinic Hospital
Rochester, Minnesota

Siddharama Pawate, MD
Associate Professor of Neurology
Department of Neurology
Vanderbilt University Medical Center
Nashville, Tennessee

Toni S. Pearson, MBBS
Associate Professor
Department of Neurology
Washington University School of Medicine
Attending Neurologist
Department of Neurology
St. Louis Children's Hospital
St. Louis, Missouri

Jonathan Perk, MD, PhD
Residency Program Director
Department of Neurology
SUNY Downstate Medical Center
Brooklyn, New York

Chiara Pisciotta, MD, PhD
Neurologist
Department of Neurology – Carver College of Medicine
University of Iowa Hospitals and Clinics
Iowa City, Iowa

Sean J. Pittock, MD
Professor of Neurology
Departments of Neurology and Laboratory Medicine and Pathology
Consultant
Departments of Neurology and Laboratory Medicine and Pathology
Mayo Clinic
Rochester, Minnesota

Prashanth S. Ramachandran, MBBS
Assistant Professor, Neurology
UCSF Weill Institute for Neurosciences
School of Medicine
San Francisco, California

Ahmad Riad Ramadan, MD
Staff Neurologist
Department of Neurology
Henry Ford Hospital
Detroit, Michigan

Ashwini K. Rao, EdD, OTR, FAOTA
Professor
Rehabilitation & Regenerative Medicine (Programs in Physical Therapy), G.H. Sergievsky Center
Columbia University
New York, New York

Alexandra S. Reynolds, MD
Assistant Professor
Departments of Neurosurgery and Neurology
Icahn School of Medicine at Mount Sinai
New York, New York

Cássia Righy, MD, PhD
Associate Researcher
Laboratory of Intensive Care Medicine
Oswaldo Cruz Foundation
Assistant Physician
Intensive Care Medicine
Paulo Niemeyer Brain's Institute
Rio de Janeiro, Brazil

Claire S. Riley, MD
Assistant Professor of Neurology
Medical Director, Columbia University Multiple Sclerosis Center
Department of Neurology
Columbia University Irving Medical Center
New York, New York

Alden Doerner Rinaldi, MD
Lecturer
Department of Internal Medicine
Harvard Medical School
Boston, Massachusetts
Staff Physician
Care Dimensions
Danvers, Massachusetts

Fred Rincon, MD, MSc, MBEthics
Associate Professor
Department of Critical Care and Neurotrauma
Thomas Jefferson University
Chief, Cerebrovascular Disease
Department of Critical Care and Neurotrauma
Thomas Jefferson University Hospital
Philadelphia, Pennsylvania

Mikael L. Rinne, MD, PhD
Instructor in Neurology
Department of Neurology
Brigham and Women's Hospital, Harvard Medical School
Physician
Center for Neuro-Oncology
Dana-Farber Cancer Institute
Boston, Massachusetts

J. Kirk Roberts, MD
Associate Professor
Department of Neurology
Columbia University
Associate Attending
Department of Neurology
NewYork-Presbyterian Hospital
New York, New York

David J. Roh, MD
Assistant Professor
Department of Neurology
Columbia University
Attending Neurointensivist
Department of Neurology
NewYork-Presbyterian/Columbia University Irving Medical Center
New York, New York

Gustavo C. Román, MD, DrHC
Professor of Neurology
Houston Neurological Institute
Weill Cornell University
New York, New York
Houston Methodist Hospital
Department of Neurology
Texas A&M
Houston, Texas

Karen L. Roos, MD
John and Nancy Nelson Professor of Neurology, Neurology Residency Program Director
Department of Neurology
Indiana University School of Medicine
Indianapolis, Indiana

Roger N. Rosenberg, MD
Zale Distinguished Chair and Professor of Neurology
Department of Neurology
University of Texas Southwestern Medical Center
Attending Neurologist
Department of Neurology
Clements University Hospital
Dallas, Texas

Sara K. Rostanski, MD
Assistant Professor of Neurology
New York University School of Medicine
Medical Director of Stroke
Bellevue Hospital Center

Tatjana Rundek, MD, PhD
Professor of Neurology, Director
Department of Neurology
University of Miami Miller School of Medicine
Miami, Florida

Dimah N. Saade, MD
Neuromuscular and Neurogenetic Disorders of Childhood Section
National Institute of Neurological Disorders and Stroke
National Institutes of Health
Bethesda, Maryland

Ned Sacktor, MD
Professor
Department of Neurology
Johns Hopkins University School of Medicine
Professor
Department of Neurology
Johns Hopkins Bayview Medical Center
Baltimore, Maryland

Daniel H. Sahlein, MD
Partner
Department of Interventional Neuroradiology
Goodman Campbell Brain and Spine
NIR Director of Stroke
Department of Neurointerventional Radiology
Ascension St. Vincent Hospital – Indianapolis
Indianapolis, Indiana

Ramandeep Sahni, MD
Associate Professor of Neurology
Department of Neurology
New York Medical College
Stroke Director
Department of Neurology
Westchester Medical Center
Valhalla, New York

Arash Salardini, MBBS
Associate Professor
Department of Neurology
UT Health San Antonio and Bigg's Institute for Alzheimer's Disease and Neurodegeneration
Associate Professor
Department of Neurology
University Hospital
San Antonio, Texas

Jacinda B. Sampson, MD, PhD
Professor
Department of Neurology
Stanford University
Palo Alto, California

Sophie Samuel, PharmD, BCPS, BCCCP
Critical Care Clinical Specialist
Department of Pharmacy
Memorial Hermann Hospital
Houston, Texas

Tristan T. Sands, MD, PhD
Assistant Professor
Department of Neurology
Columbia University
Attending
Department of Neurology
NewYork-Presbyterian Hospital
New York, New York

Deanna Saylor, MD, MHS
Assistant Professor of Neurology
Department of Neurology
Johns Hopkins University School of Medicine
Neurology Faculty
Department of Neurology
Johns Hopkins Hospital
Baltimore, Maryland

Nikolaos Scarmeas, MD, MS, PhD
Associate Professor
Department of Neurology
Columbia University
New York, New York

Sara M. Schaefer, MD, MHS
Assistant Professor of Neurology
Department of Neurology
Yale School of Medicine
Faculty
Department of Neurology
Yale New Haven Hospital
New Haven, Connecticut

Heidi Schambra, MD
Assistant Professor
Departments of Neurology and Rehabilitation Medicine
New York University Grossman School of Medicine
Division Director of Neuro-Epidemiology
Department of Neurology
NYU Langone Health
New York, New York

David Schiff, MD
Harrison Distinguished Professor
Division of Neuro-Oncology, Department of Neurology
University of Virginia
Co-Director, Neuro-Oncology Center
Division of Neuro-Oncology, Department of Neurology
University of Virginia Health System
Charlottesville, Virginia

Franklin R. Schneier, MD
Special Lecturer
Department of Psychiatry
Columbia University
Co-Director
Anxiety Disorders Clinic
New York State Psychiatric Institute
New York, New York

David B. Seder, MD
Associate Professor
Department of Medicine
Tufts University
Boston Massachusetts
Chair
Critical Care Services
Maine Medical Center
Portland, Maine

Laurent Servais, MD, PhD
Professor of Paediatric Neuromuscular Diseases
MDUK Oxford Neuromuscular Center
Department of Paediatrics
University of Oxford
Oxford, United Kingdom

Jennifer L. Sevush-Garcy, MD
Clinical Associate Professor of Neurology
Department of Neurology
New York Medical College
Valhalla, New York
Attending Neurologist
Department of Neurology
Northern Westchester Hospital
Mount Kisco, New York

Hiral Shah, MD
Assistant Professor
Department of Neurology
Columbia University
Assistant Professor
Department of Neurology
NewYork-Presbyterian Hospital
New York, New York

Vikram G. Shakkottai, MD, PhD
Associate Professor
Department of Neurology
University of Michigan
Director, Ataxia Clinic
Department of Neurology
Michigan Medicine
Ann Arbor, Michigan

Kumud Sharma, MD
Physician Fellow
Department of Neurocritical Care and Neurotrauma
Thomas Jefferson University
Physician Fellow
Department of Neurocritical Care and Neurotrauma
Thomas Jefferson University Hospital
Philadelphia, Pennsylvania

Tarek Sharshar, MD, PhD
Professor
Neuro-anesthesiology and Intensive Care Medicine
GHU-Paris Psychiatrie et Neurosciences
Université de Paris
Paris, France

Tina T. Shih, MD
Clinical Professor of Neurology
Department of Neurology, UCSF Epilepsy Center
University of California, San Francisco
Medical Director
UCSF Neurodiagnostic Lab
UCSF Medical Center
San Francisco, California

Jeffrey Shije, MD
Assistant Professor
Department of Neurology, Neuromuscular Division
University of Florida, Jacksonville
Jacksonville, Florida

Neil A. Shneider, MD, PhD
Claire Tow Associate Professor of Motor Neuron Disorders
 Director, Eleanor and Lou Gehrig ALS Center
Department of Neurology
Columbia University
Attending Physician
Department of Neurology
NewYork-Presbyterian Hospital
New York, New York

Priya Shoor, MD
Attending Radiologist
Department of Radiology, Emergency Division
Columbia University Irving Medical Center
New York, New York

Michael E. Shy, MD
Professor of Neurology
Department of Neurology – Carver College of Medicine
University of Iowa
Director of the Division of Neuromuscular Medicine,
 Director of the Division of Neurogenetics
Department of Neurology – Carver College of Medicine
University of Iowa Hospitals and Clinics
Iowa City, Iowa

Reet Sidhu, MD
Assistant Professor of Pediatrics
Division of Pediatric Neurology
Emory University
Director, Developmental Neurology Program
Department of Pediatric Neurology
Children's Healthcare of Atlanta
Atlanta, Georgia

Harvey S. Singer, MD
Professor Emeritus
Department of Neurology
Johns Hopkins University
Staff
Department of Neurology
Kennedy Krieger Institute/Johns Hopkins Medicine
Baltimore, Maryland

Michael B. Sisti, MD, FACS
James G. McMurtry III MD Associate Professor of Neurology
Department of Neurology
Columbia University
Attending Neurosurgeon and Co-Director Center for
 Radiosurgery
Department of Neurosurgery
NewYork-Presbyterian Hospital
New York, New York

Robert A. Solomon, MD
Chairman Emeritus
Bennett M. Stein Professor of Neurological Surgery
Columbia University
NewYork-Presbyterian Hospital
New York, New York

Serena Spudich, MD, MA
Gilbert H. Glaser Professor and Chief, Division of
 Neurological Infections and Global Neurology
Department of Neurology
Yale School of Medicine
New Haven, Connecticut

Shraddha Srinivasan, MD
Assistant Professor of Neurology
Department of Neurology
Columbia University Irving Medical Center
Attending Physician
Department of Neurology
NewYork-Presbyterian Hospital
New York, New York

Joel Stein, MD
Simon Baruch Professor
Department of Rehabilitation and Regenerative Medicine
Columbia University
Chief
Department of Rehabilitation Medicine
NewYork-Presbyterian Hospital
New York, New York

Barney J. Stern, MD
Professor
Department of Neurology
Johns Hopkins University
Baltimore, Maryland

Yaakov Stern, PhD
Florence Irving Professor of Neuropsychology
Department of Neurology
Columbia University
Chief
Cognitive Neuroscience Division, Department of Neurology
Columbia University Irving Medical Center
New York, New York

Ian S. Storper, MD
Director, Otology Program
Northwell Physician Partners
Otolaryngology Lenox Hill Hospital
Department of Otolaryngology
Lenox Hill Hospital
New York, New York

T. Scott Stroup, MD, MPH
Professor
Department of Psychiatry
Columbia University
Research Psychiatrist
New York State Psychiatric Institute
New York, New York

Sally M. Sultan, MD, MS
Instructor of Pediatrics at CUIMC
Division of Pediatrics CAH, Department of Pediatrics
NewYork-Presbyterian Hospital
New York, New York

Kurenai Tanji, MD, PhD
Professor
Department of Pathology and Cell Biology
Columbia University
Attending Neuropathologist
Department of Pathology and Cell Biology
NewYork-Presbyterian Hospital
New York, New York

Claudio E. Tatsui, MD
Associate Professor
Department of Neurosurgery
UT MD Anderson Cancer Center
Houston, Texas

Boon Lead Tee, MD, MSc
Assistant Professor
Department of Neurology
University of California, San Francisco
San Francisco, California
Attending Physician
Department of Neurology
Buddhist Tzu Chi Hospital
Hualien, Taiwan

Pichet Termsarasab, MD
Consultant Neurologist
Division of Neurology, Department of Medicine
Faculty of Medicine Ramathibodi Hospital,
    Mahidol University
Bangkok, Thailand

Kiran T. Thakur, MD
Winifred Mercer Pitkin Assistant Professor of Neurology
Department of Neurology
Columbia University Irving Medical Center
Assistant Professor
Department of Neurology
NewYork-Presbyterian Hospital
New York, New York

Rebecca Traub, MD
Assistant Professor
Department of Neurology
University of North Carolina, Chapel Hill
Chapel Hill, North Carolina

Spyridoula Tsetsou, MD
Assistant Professor
Department of Neurosurgery
Icahn School of Medicine at Mount Sinai
New York, New York

Christina M. Ulane, MD, PhD
Assistant Professor of Neurology
Department of Neurology, Division of
    Neuromuscular Medicine
Columbia University Irving Medical Center/
    NewYork-Presbyterian Hospital
New York, New York

Julio R. Vieira, MD, MS
Assistant Professor of Neurology
Department of Neurology
Albert Einstein College of Medicine
Bronx, New York

Tobias Walbert, MD, MPH
Associate Professor
Department of Neurology
Wayne State University
Co-Director Hermelin Brain Tumor Center
Department of Neurology & Neurosurgery
Henry Ford Hospital
Detroit, Michigan

Ruth H. Walker, MB, ChB, PhD
Professor
Department of Neurology
Mount Sinai School of Medicine
New York, New York
Director, Movement Disorders Clinic
Department of Neurology
James J. Peters Veterans Affairs Medical Center
Bronx, New York

Natalie Weathered, MD, MS
Assistant Professor of Neurology
Department of Neurology
Weill Cornell Medicine
Assistant Attending of Neurology
Department of Neurology
NewYork-Presbyterian Hospital
New York, New York

Louis H. Weimer, MD
Professor of Neurology at the Columbia University
    Medical Center
Department of Neurology
Columbia University Vagelos College of Physicians
    and Surgeons
Associate Attending
Department of Neurology
NewYork-Presbyterian Hospital
New York, New York

Michael L. Weinberger, MD
Associate Professor of Anesthesiology
Columbia University Irving Medical Center
New York, New York

Brian G. Weinshenker, MD
Professor
Department of Neurology
Mayo Clinic
Consultant
Department of Neurology
Mayo Clinic
Rochester, Minnesota

Patrick Y. Wen, MD
Professor of Neurology
Harvard Medical School
Director, Center For Neuro-oncology
Medical Oncology
Dana-Farber Cancer Institute
Boston, Massachusetts

Sarah F. Wesley, MD, MPH
Assistant Professor
Department of Neurology
Yale University School of Medicine
New Haven, Connecticut

Andrew J. Westwood, MD, FRCP(Edin)
Assistant Professor
Department of Neurology
Columbia University
Attending
Department of Neurology
NewYork-Presbyterian – Columbia Campus
New York, New York

Eelco F. M. Wijdicks, MD, PhD
Professor of Neurology
Division of Neurocritical Care and Hospital Neurology
Mayo Clinic
Rochester, Minnesota

Joshua Z. Willey, MD, MS
Associate Professor
Department of Neurology
Columbia University Irving Medical Center
Attending
Department of Neurology
NewYork-Presbyterian Hospital
New York, New York

Michael R. Wilson, MD, MAS
Associate Professor
Department of Neurology
University of California, San Francisco
Attending Neurologist
Department of Neurology
University of California, San Francisco Medical Center and Zuckerberg San Francisco General Hospital
San Francisco, California

Christopher J. Winfree, MD, FAANS
Assistant Professor
Department of Neurological Surgery
Columbia University
New York, New York

Scott M. Woolf, DO
Neurology Resident
Department of Neurology
Westchester Medical Center
Chief
Department of Neurology
Westchester Medical Center
Valhalla, New York

Anne Damian Yacoub, MD
Assistant Professor
Department of Neurology
Johns Hopkins School of Medicine
Clinical Associate
Department of Neurology
Johns Hopkins Hospital
Baltimore, Maryland

Christopher Zammit, MD, FACEP
Adjunct Assistant Professor
Emergency Medicine, Neurology, and Neurosurgery
University of Rochester School of Medicine & Dentistry
Rochester, New York
Medical Director, Stroke, Neurologic Emergencies, and Neurosciences ICU
Department of Neurosciences and Critical Care
Good Samaritan Hospital, TriHealth Hospital System
Cincinnati, Ohio

Anastasia Zekeridou, MD, PhD
Assistant Professor
Department of Neurology and Laboratory Medicine and Pathology
Mayo Clinic
Rochester, Minnesota

Joseph R. Zunt, MD, MPH
Professor
Department of Neurology, Global Health, Medicine (Infectious Diseases), Epidemiology
University of Washington
Professor
Harborview Medical Center
Seattle, Washington

Academia de Medicina
GUANABARA KOOGAN
www.academiademedicina.com.br

Atualize-se com o melhor conteúdo da área.

Conheça a **Academia de Medicina Guanabara Koogan**, portal online, que oferece conteúdo científico exclusivo, elaborado pelo GEN | Grupo Editorial Nacional, com a colaboração de renomados médicos do Brasil.

O portal conta com material diversificado, incluindo artigos, *podcasts*, vídeos e aulas, gravadas e ao vivo (*webinar*), tudo pensado com o objetivo de contribuir para a atualização profissional de médicos nas suas respectivas áreas de atuação.

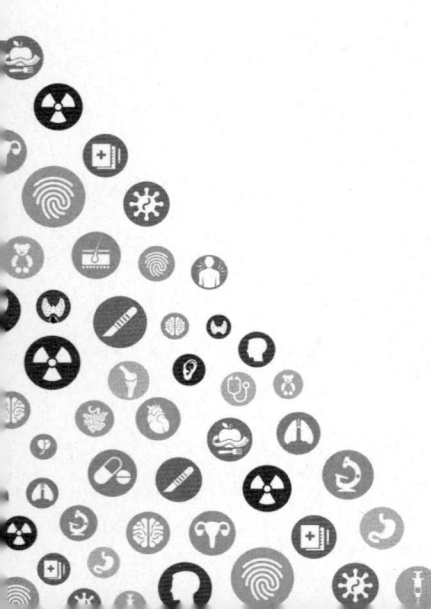
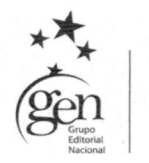

Sumário

SEÇÃO 1
IMPACTO GLOBAL DAS DOENÇAS NEUROLÓGICAS, 1
Editor da Seção: *Mitchell S. V. Elkind*

1. Epidemiologia Global das Doenças Neurológicas, 1
   Jennifer Sevush-Garcy e Mitchel S. V. Elkind
2. Acesso Global aos Cuidados Neurológicos, 8
   Hiral Shah, Serena Spudich e Kiran T. Thakur

SEÇÃO 2
ABORDAGEM AO PACIENTE NEUROLÓGICO, 14
Editor da Seção: *James M. Noble*

3. Anamnese Neurológica, Localização da Doença e Diagnóstico Diferencial, 14
   James M. Noble
4. Exame Neurológico, 25
   James M. Noble

SEÇÃO 3
CONDIÇÕES COMUNS EM NEUROLOGIA, 45
Editor da Seção: *J. Kirk Roberts*

5. Tontura, Vertigem e Perda Auditiva, 45
   J. Kirk Roberts
6. Síncope, 52
   Tina T. Shih
7. Crises Epilépticas, 57
   Michelle Bell, David J. Roh e Jan Claassen
8. Dor, Entorpecimento e Parestesias, 65
   Comana M. Cioroiu
9. Cefaleia e Dor Facial, 71
   Ashhar S. Ali e Julio R. Vieira
10. Distúrbios Visuais, 79
    Heather E. Moss
11. *Delirium*, 90
    Merrick E. Miles, Christina J. Hayhurst e Christopher G. Hughes
12. Demência e Perda de Memória, 97
    Lawrence S. Honig e James M. Noble
13. Movimentos Involuntários, 105
    Sara M. Schaefer e Elan D. Louis
14. Fraqueza, Cãibras e Rigidez Musculares, 112
    Comana M. Cioroiu
15. Distúrbios da Marcha, 124
    Ashwini K. Rao
16. Acidente Vascular Encefálico Agudo: A Primeira Hora, 135
    Barry M. Czeisler e Stephan A. Mayer
17. Síndromes Espinais Agudas, 148
    Natalie Weathered e Noam Y. Harel
18. Lesões Expansivas Focais, 156
    Michelle Bell, Alexander G. Khandji e Fabio M. Iwamoto
19. Estupor ou Torpor e Coma, 172
    Jan Claassen e John C. M. Brust
20. Morte Encefálica, 182
    Eelco F. M. Wijdicks

SEÇÃO 4
EXAMES DIAGNÓSTICOS, 187
Editor da Seção: *James M. Noble*

21. Tomografia Computadorizada, 187
    Priya Shoor, Daniel S. Chow e Angela Lignelli
22. Ressonância Magnética, 193
    Eric Newman e Angela Lignelli
23. Tomografia por Emissão de Pósitrons e Tomografia Computadorizada por Emissão de Fóton Único, 208
    William Charles Kreisl
24. Ultrassonografia Neurovascular, 214
    Tatjana Rundek
25. Angiografia e Neurocirurgia Endovascular, 223
    Katarina Dakay, Scott M. Woolf, Gurmeen Kaur, Daniel H. Sahlein e Fawaz Al-Mufti
26. Eletroencefalografia e Potenciais Evocados, 237
    Nicolas Gaspard e Emily J. Gilmore
27. Eletromiografia, Estudos da Condução Neural e Estimulação Magnética, 250
    Louis H. Weimer
28. Testes da Função Autônoma, 263
    Louis H. Weimer
29. Avaliação dos Sentidos Especiais (Visão, Audição, Olfato e Sistema Vestibular), 268
    J. Kirk Roberts
30. Estudos do Sono, 273
    Andrew J. Westwood e Carl W. Bazil

31 Avaliação Neuropsicológica, 280
Yaakov Stern

32 Punção Lombar e Análise do Líquido Cefalorraquidiano, 286
Kiwon Lee

33 Biopsias de Cérebro, Músculo, Nervo e Pele, 292
John F. Crary, Thomas H. Brannagan III e Kurenai Tanji

34 Pressão Intracraniana e Monitoramento em Cuidados Neurológicos Intensivos, 298
Charles L. Francoeur e Stephan A. Mayer

35 Testes Genéticos e Diagnóstico por DNA, 308
Jill S. Goldman e Jacinda B. Sampson

SEÇÃO 5

DOENÇAS CEREBROVASCULARES, 313
Editor da Seção: *Stephan A. Mayer*

36 Acidente Vascular Encefálico Isquêmico Agudo, 313
Charles C. Esenwa e Stephan A. Mayer

37 Ataque Isquêmico Transitório, 333
Setareh Salehi Omran e Jose Gutierrez

38 Encefalopatia Hipoxicoisquêmica, 337
Sachin Agarwal e Alexandra S. Reynolds

39 Hemorragia Intracerebral, 345
Stephan A. Mayer e Fred Rincon

40 Hemorragia Subaracnóidea, 356
Stephan A. Mayer, Gary L. Bernardini e Robert A. Solomon

41 Trombose de Veias e Seios Venosos Cerebrais, 366
Jennifer A. Frontera e Natalie Organek

42 Malformações Vasculares, 374
Fawaz Al-Mufti e Stephan A. Mayer

43 Vasculites do Sistema Nervoso Central, 383
Kavneet Kaur, Hussein Alshammari, Ramandeep Sahni, Steven Marks, Stephan A. Mayer e Fawaz Al-Mufti

44 Síndrome de Encefalopatia Posterior Reversível e Outras Síndromes Cerebrovasculares, 397
Claire S. Riley, Sara K. Rostanski e Joshua Z. Willey

45 Profilaxias Primária e Secundária de Acidentes Vasculares Encefálicos, 415
Charles C. Esenwa e Mitchell S. V. Elkind

SEÇÃO 6

NEUROTRAUMA, 428
Editor da Seção: *Neeraj Badjatia*

46 Concussão e Encefalopatia Pós-Traumática Crônica, 428
James M. Noble e John F. Crary

47 Lesão Encefálica Traumática, 436
Gunjan Y. Parikh, Neeraj Badjatia e Stephan A. Mayer

48 Traumatismo Raquimedular, 456
Christopher E. Mandigo, Michael G. Kaiser e Peter D. Angevine

49 Lesões Traumáticas de Nervos Cranianos e Nervos Periféricos, 467
Dominique M. O. Higgins, Lillian Liao e Christopher J. Winfree

SEÇÃO 7

DEMÊNCIA, 487
Editora da Seção: *Karen S. Marder*

50 Disfunção Cognitiva Leve, 487
Lawrence S. Honig, Arash Salardini, William Charles Kreisl e James M. Noble

51 Doença de Alzheimer, 495
Lawrence S. Honig e James M. Noble

52 Demência Frontotemporal, 506
Edward D. Huey, Megan S. Barker e Stephanie Cosentino

53 Demências com Corpos de Lewy, 512
Oren Levy, Richard A. Hickman e Karen S. Marder

54 Demência Vascular e Deficiência Cognitiva, 521
Nikolaos Scarmeas e Adam M. Brickman

55 Doenças Causadas por Príons, 527
Boon Lead e Michael Geschwind

SEÇÃO 8

CEFALEIAS E SÍNDROMES DOLOROSAS, 543
Editor da Seção: *Richard B. Lipton*

56 Cefaleias Primárias e Secundárias, 543
Peter J. Goadsby e Richard B. Lipton

57 Distúrbios Dolorosos Faciais e Neuralgias Cranianas Dolorosas, 562
Paul G. Mathew e Zahid H. Bajwa

58 Síndrome Dolorosa Regional Complexa, 574
Steven P. Cohen, Michael L. Weinberger e Thomas H. Brannagan III

59 Dor Neuropática, 582
Jeffrey Shije e Thomas H. Brannagan III

SEÇÃO 9

EPILEPSIA E DISTÚRBIOS PAROXÍSTICOS, 593
Editor da Seção: *Carl W. Bazil*

60 Classificação das Crises Epilépticas e Epilepsia, 593
Shraddha Srinivasan e Carl W. Bazil

61 Tratamento da Epilepsia, 605
Carl W. Bazil e Shraddha Srinivasan

62 Síndrome de Ménière, Vertigem Postural Paroxística Benigna e Neurite Vestibular, 626
Ian S. Storper

63 Amnésia Global Transitória, 632
John C. M. Brust

SEÇÃO 10

INFECÇÕES DO SISTEMA NERVOSO CENTRAL, 634

Editora da Seção: *Karen L. Roos*

64 Meningite Bacteriana Aguda, 634
    Karen L. Roos

65 Abscessos Cerebral, Medular e Epidural e Outras Infecções Parameníngeas, 642
    Tracey A. Cho

66 Outras Infecções do Sistema Nervoso Central e Toxinas Bacterianas, 655
    Kyle J. Coleman

67 Meningite Crônica, 672
    Prashanth S. Ramachandran, Joseph R. Zunt, Kelly J. Baldwin e Michael R. Wilson

68 Infecções Parasitárias, 686
    Gustavo C. Román

69 Infecções Virais, 694
    Shibani S. Mukerji, Maria Martinez-Lage e Kiran T. Thakur

70 Vírus da Imunodeficiência Humana (HIV) e Síndrome de Imunodeficiência Adquirida (AIDS), 726
    Anne Damian Yacoub, Deanna Saylor, Ned Sacktor, Kiran T. Thakur, Carolyn Barley Britton e Barbara S. Koppel

SEÇÃO 11

DOENÇAS DESMIELINIZANTES E INFLAMATÓRIAS, 749

Editor da Seção: *David A. Hafler*

71 Esclerose Múltipla e Outras Doenças Neuroimunes do Sistema Nervoso Central, 749
    Erin E. Longbrake e Sarah F. Wesley

72 Mielite Transversa, 775
    Eoin P. Flanagan e Brian G. Weinshenker

73 Distúrbio do Espectro da Neuromielite Óptica, 783
    Iris Vanessa Marin Collazo e Brian G. Weinshenker

74 Encefalite e Meningite Autoimunes, 794
    Andrew McKeon, Divyanshu Dubey, Eoin P. Flanagan, Anastasia Zekeridou e Sean J. Pittock

75 Neurossarcoidose, 812
    Siddharama Pawate e Barney J. Stern

SEÇÃO 12

DISTÚRBIOS DO MOVIMENTO, 818

Editor da Seção: *Elan D. Louis*

76 Tremor Idiopático, 818
    Elan D. Louis

77 Tiques e Síndrome de Tourette, 824
    Harvey S. Singer

78 Síndrome das Pernas Inquietas, 834
    Brian B. Koo

79 Distonias, 842
    Hyder A. Jinnah

80 Espasmo Hemifacial, 864
    Paul Greene

81 Mioclonias, 868
    Pichet Termsarasab e Steven J. Frucht

82 Ataxias Hereditárias e Adquiridas, 875
    Sheng-Han Kuo e Vikram G. Shakkottai

83 Discinesia Tardia e Outras Síndromes Induzidas por Neurolépticos, 894
    Un Jung Kang e Stanley Fahn

84 Coreias, 900
    Ruth H. Walker e Joseph Jankovic

85 Doença de Huntington, 907
    Karen S. Marder e Richard A. Hickman

86 Doença de Parkinson, 917
    Peter LeWitt

87 Síndromes Parkinson-*Plus*, 940
    Paul Greene

SEÇÃO 13

DOENÇAS NEUROMUSCULARES, 949

Editor da Seção: *Thomas H. Brannagan III*

88 Esclerose Lateral Amiotrófica e Doenças dos Neurônios Motores, 949
    Neil A. Shneider

89 Paralisia de Bell e Neuropatias Cranianas, 961
    Comana M. Cioroiu e Thomas H. Brannagan III

90 Mononeuropatias e Neuropatias por Compressão, 974
    Thomas H. Brannagan III

91 Neuropatias Periféricas Adquiridas, 983
    Thomas H. Brannagan III e Kurenai Tanji

92 Neuropatias Periféricas Adquiridas, 1003
    Chiara Pisciotta e Michael E. Shy

93 Miastenia *Gravis* e Outras Doenças da Junção Neuromuscular, 1011
    Christina M. Ulane

94 Miopatias Inflamatórias e Autoimunes, 1029
    Rebecca Traub, Kurenai Tanji e Christina M. Ulane

95 Miopatia e Neuropatia da Doença Crítica, 1040
    Ahmad Riad Ramadan, Michio Hirano e Louis H. Weimer

96 Miopatias Endócrinas e Tóxicas, 1044
    Christina M. Ulane

97 Paralisia Periódica e Outras Canalopatias, 1050
    Comana M. Cioroiu

98 Síndrome da Pessoa Rígida e Hiperexcitabilidade dos Nervos e Músculos Periféricos, 1057
    Jonathan Perk e Christina M. Ulane

99 Miopatias Metabólicas e Mitocondriais no Adulto, 1064
    Michio Hirano, H. Orhan Akman e Salvatore DiMauro

SEÇÃO 14

NEURO-ONCOLOGIA, 1073
Editor da Seção: *Tobias Walbert*

100 Gliomas, 1073
J. Ricardo McFaline-Figueroa e Patrick Y. Wen

101 Tumores Metastáticos, 1088
Rupesh Kotecha e Minesh P. Mehta

102 Meningiomas, 1105
Thomas J. Kaley

103 Linfoma Primário do Sistema Nervoso Central, 1112
Lakshmi Nayak e Tracy T. Batchelor

104 Tumores Hipofisários, 1120
Pamela U. Freda, John Ausiello e Jeffrey N. Bruce

105 Tumores da Região Pineal, 1129
Jeffrey N. Bruce

106 Neuroma Acústico e Outros Tumores da Base do Crânio, 1136
Randy S. D'Amico e Michael B. Sisti

107 Tumores da Medula Espinal, 1145
David Cachia, Claudio E. Tatsui e Mark R. Gilbert

108 Síndromes Paraneoplásicas, 1156
Erika Santos Horta e Tobias Walbert

109 Complicações da Terapia do Câncer, 1162
Jasmin Jo e David Schiff

SEÇÃO 15

HIDROCEFALIA E EDEMA CEREBRAL, 1170
Editor da Seção: *Fred Rincon*

110 Hidrocefalia, 1170
Kumud Sharma e Fred Rincon

111 Edema Cerebral e Aumento da Pressão Intracraniana, 1183
Stephan A. Mayer

112 Hipotensão Intracraniana Espontânea, 1196
Kevin E. Immanuel, Tiffany R. Chang e Kiwon Lee

SEÇÃO 16

DISTÚRBIOS DA MEDULA ESPINAL, 1202
Editor da Seção: *Paul C. McCormick*

113 Doença do Disco Intervertebral e Radiculopatia, 1202
Hani Malone e Peter D. Angevine

114 Estenoses do Canal Espinal Cervical e Lombar, 1211
Brian J. A. Gill e Paul C. McCormick

115 Mielopatias Adquiridas e Hereditárias, 1217
Natalie Weathered e Noam Y. Harel

SEÇÃO 17

DISTÚRBIOS AUTONÔMICOS E DO SONO, 1227
Editor da Seção: *Louis H. Weimer*

116 Distúrbios Autonômicos, Neuropatia Autonômica e Intolerância Ortostática, 1227
Louis H. Weimer

117 Hiperatividade Simpática Paroxística Depois de Lesão Cerebral Aguda, 1236
Sophie Samuel e Huimahn Alex Choi

118 Distúrbios do Sono, 1241
Andrew J. Westwood e Carl W. Bazil

SEÇÃO 18

FUNÇÕES SISTÊMICAS E SISTEMA NERVOSO, 1255
Editor da Seção: *Kiwon Lee*

119 Interações Cardiocerebrais, 1255
Shouri Lahiri e Stephan A. Mayer

120 Encefalopatia Associada à Sepse, 1262
Aurélien Mazeraud, Cássia Righy, Stephan A. Mayer e Tarek Sharshar

121 Suporte Respiratório às Doenças Neurológicas, 1268
David B. Seder e Stephan A. Mayer

122 Doenças Endócrinas e o Cérebro, 1277
Spyridoula Tsetsou e Alexandra S. Reynolds

123 Doenças Hematológicas e o Cérebro, 1290
Andreas H. Kramer

124 Doença Hepática e o Cérebro, 1310
Charles L. Francoeur e Stephan A. Mayer

125 Doença Renal, Distúrbios Eletrolíticos e o Sistema Nervoso, 1318
J. Kirk Roberts e Stephan A. Mayer

126 Cérebro e Funções Gástrica e Geniturinária, 1327
Alden Doerner Rinaldi e Charles C. Esenwa

127 Doenças Ósseas e o Sistema Nervoso Central, 1335
Roger N. Rosenberg e Alison M. Pack

128 Desnutrição, Má-Absorção e Deficiência de Vitaminas, 1343
Rebecca Traub e Inna Kleyman

129 Doença Neurológica na Gravidez, 1352
Alison M. Pack

130 Complicações Neurológicas do Transplante de Órgão, 1365
Eelco F. M. Wijdicks

SEÇÃO 19

TOXIDROMES NEUROLÓGICAS, 1370
Editor da Seção: *John C. M. Brust*

131 Alcoolismo, 1370
John C. M. Brust

132 Intoxicação e Abstinência de Drogas, 1381
John C. M. Brust

133 Neurotoxicologia, 1388
Christopher Zammit e Stephan A. Mayer

134 Lesões Causadas pela Radiação, 1406
Matthew R. Leach e Christopher Zammit

135 Lesões Causadas por Choques Elétricos e Relâmpagos, 1418
Imad Khan e Christopher Zammit

136 Doença de Descompressão, 1421
Matthew R. Leach e Christopher Zammit

SEÇÃO 20
NEUROLOGIA PEDIÁTRICA, 1426
Editor da Seção: *Arthur M. Mandel*

137 Neurologia Neonatal, 1426
Arthur M. Mandel

138 Desenvolvimento e Malformação do Sistema Nervoso, 1438
Gary D. Clark

139 Erros Inatos do Metabolismo, 1459
Marc C. Patterson

140 Anomalias Cromossômicas e Anormalidades do DNA, 1487
Marc C. Patterson

141 Hipotonia em Recém-Nascidos e Lactentes, 1494
Maryam Oskoui, Laurent Servais e Darryl C. De Vivo

142 Distúrbios do Desenvolvimento Mental e Motor, 1501
Jason B. Carmel, Toni S. Pearson e Reet K. Sidhu

143 Transtornos do Espectro Autista, 1511
Sylvie Goldman e Jennifer M. Bain

144 Encefalomiopatias Mitocondriais, 1520
Salvatore DiMauro, Emanuele Barca e Michio Hirano

145 Síndromes Neurocutâneas, 1536
Marc C. Patterson

146 Atrofias Musculares Espinais da Infância, 1548
Basil T. Darras, Richard S. Finkel e Darryl C. De Vivo

147 Distrofias Musculares e Miopatias Congênitas, 1553
James J. Dowling, Hernan D. Gonorazky, Dimah N. Saade, Michael W. Lawlor e Darryl C. De Vivo

148 Crises Epilépticas e Epilepsias em Recém-Nascidos e Crianças, 1583
Tristan T. Sands e M. Roberta Cilio

149 Acidente Vascular Encefálico Pediátrico, 1597
Sally M. Sultan e Robert H. Fryer

150 Tumores Cerebrais na Infância, 1611
James H. Garvin Jr.

151 Traumatismo Cranioencefálico e Síndrome do Bebê Sacudido, 1654
Joshua Cappell e Steven G. Kernie

152 Vírus da Imunodeficiência Humana, Síndrome Alcoólica Fetal e Efeitos Adversos Farmacológicos, 1661
Claudia A. Chiriboga

SEÇÃO 21
PSIQUIATRIA E NEUROLOGIA, 1670
Editor da Seção: *David H. Strauss*

153 Psicose, 1670
Jacob S. Ballon e T. Scott Stroup

154 Transtornos do Humor, 1678
Andrés Barrera, Licínia Ganança, Alejandro S. Cazzulino e Maria A. Oquendo

155 Transtornos de Ansiedade, Transtorno de Estresse Pós-Traumático e Transtorno Obsessivo-Compulsivo, 1690
Franklin R. Schneier

156 Transtornos de Sintomas Somáticos, 1698
Anna L. Dickerman, Philip R. Muskin e Vivian Liu

SEÇÃO 22
RECUPERAÇÃO E CUIDADOS NO FIM DE VIDA, 1714
Editor da Seção: *Joel Stein*

157 Reabilitação Neurológica, 1714
Joel Stein e Laura Lennihan

158 Cuidados Paliativos e no Fim de Vida em Neurologia, 1722
Tobias Walbert, Fred Rincon e James M. Noble

ÍNDICE ALFABÉTICO, 1730

MERRITT
TRATADO DE
Neurologia

Encarte

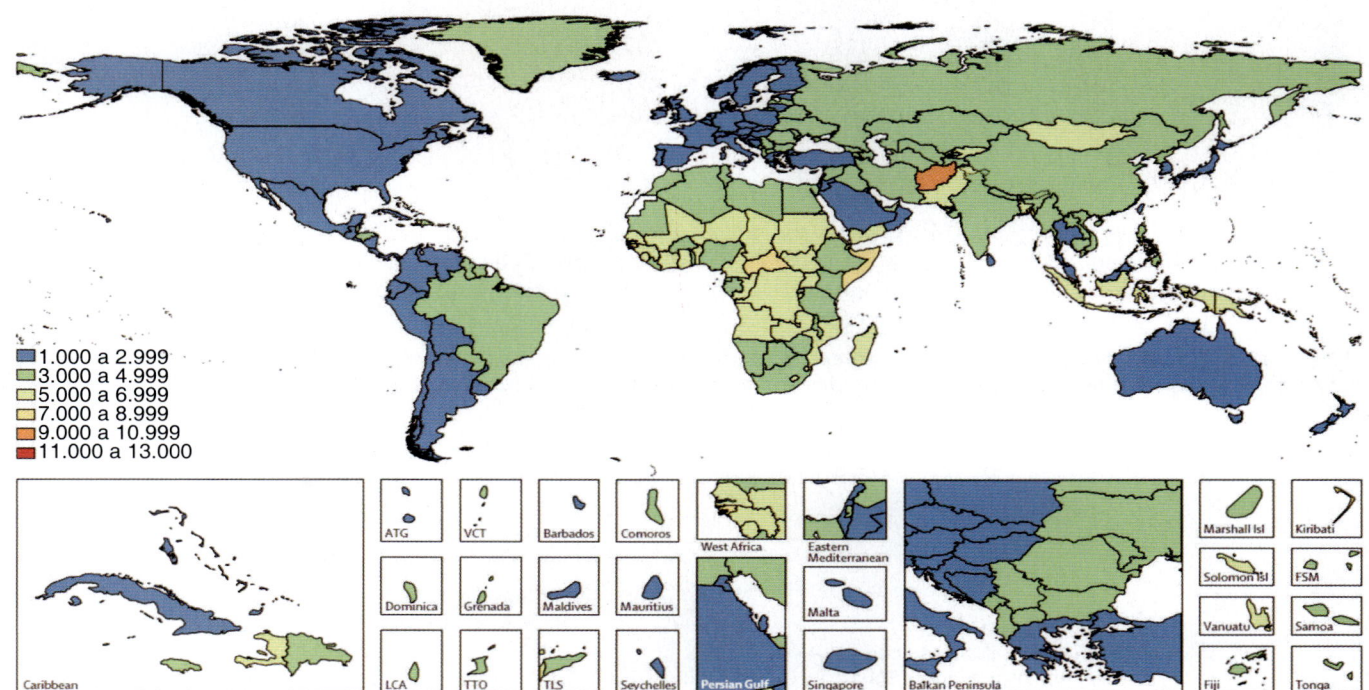

FIGURA 1.3 Índices organizados por anos de vida perdidos ajustados por incapacidade em 100 mil habitantes para todas as doenças neurológicas combinadas no ano de 2015. Esses dados se referem a ambos os sexos. ATG, Antilhas e Barbados; FSM, Estados Federados da Micronésia; LCA, Saint Lucia; Marshall Isl., Ilhas Marshall; Solomon Isl., Ilhas Solomon; TLS, Timor-Leste; TTO, Trinidad e Tobago; VCT, Saint Vincent e Granadinas. (Adaptada de GBD 2015 Neurological Disorders Collaborator Group. Global, regional, and national burden of neurological disorders during 1990-2015: a systematic analysis for the Global Burden of Disease Study 2015. *Lancet Neurol.* 2017;16 [11]:877-897.)

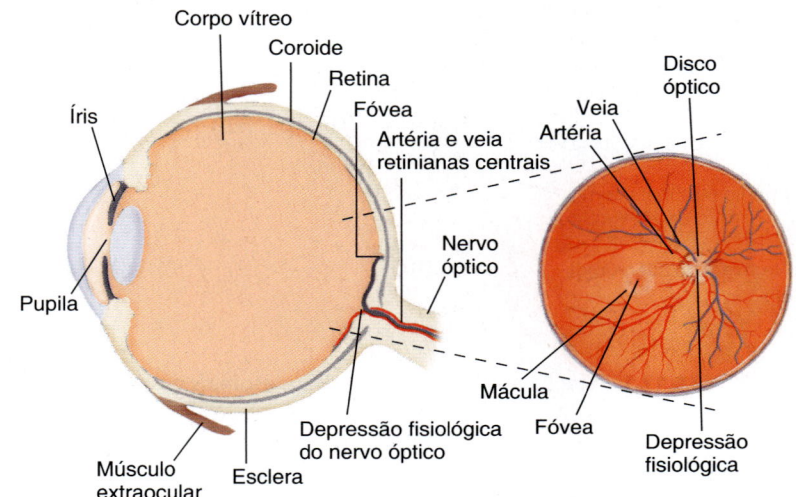

FIGURA 4.4 Ilustração de uma imagem do exame do fundo de olho (*lado direito*). (Fonte: Bickley L. *Bates' Guide to Physical Examination and History-taking*. 11th ed. Philadelphia: Wolters Kluwer Health/Lippincott Williams & Wilkins; 2013.)

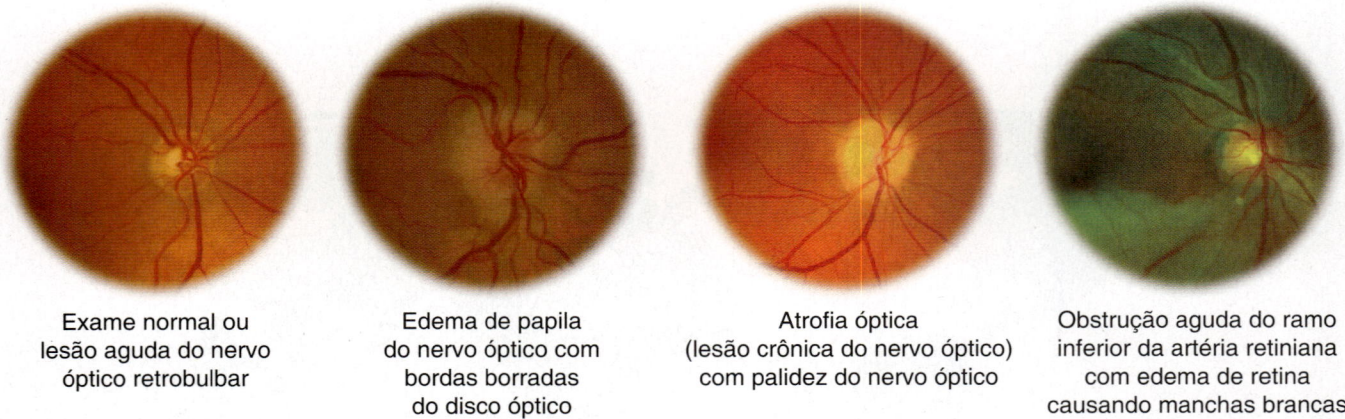

Exame normal ou lesão aguda do nervo óptico retrobulbar

Edema de papila do nervo óptico com bordas borradas do disco óptico

Atrofia óptica (lesão crônica do nervo óptico) com palidez do nervo óptico

Obstrução aguda do ramo inferior da artéria retiniana com edema de retina causando manchas brancas

FIGURA 10.2 Aspectos principais observados ao exame do fundo de olho de pacientes neurológicos. As diferenças de cor do fundo de olho são atribuíveis às particularidades de cada paciente e técnica fotográfica.

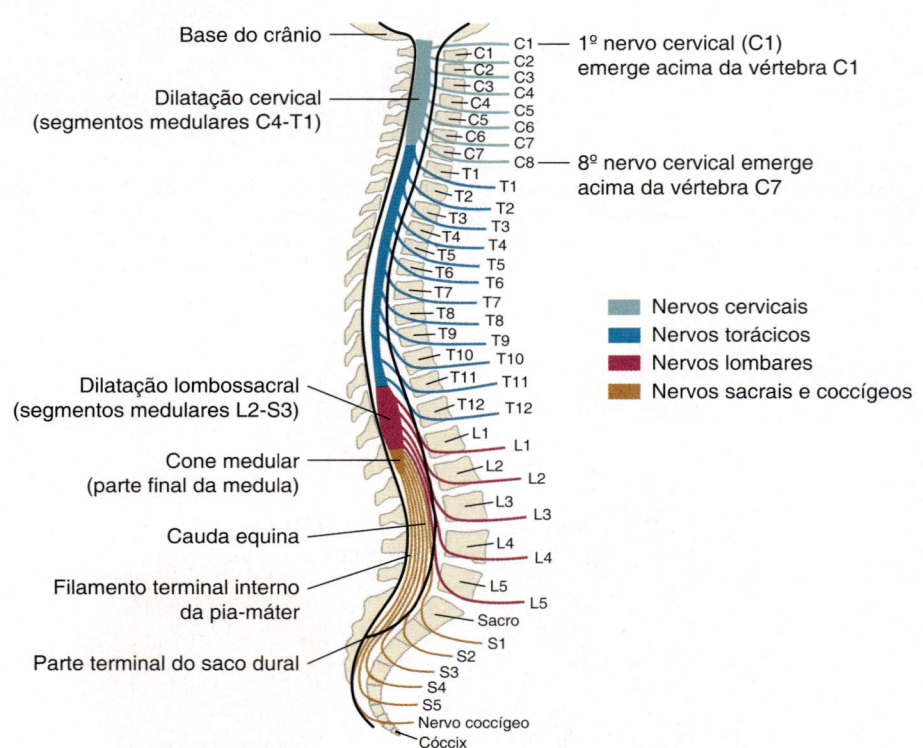

FIGURA 17.1 Relação entre raízes dos nervos espinais e vértebras.

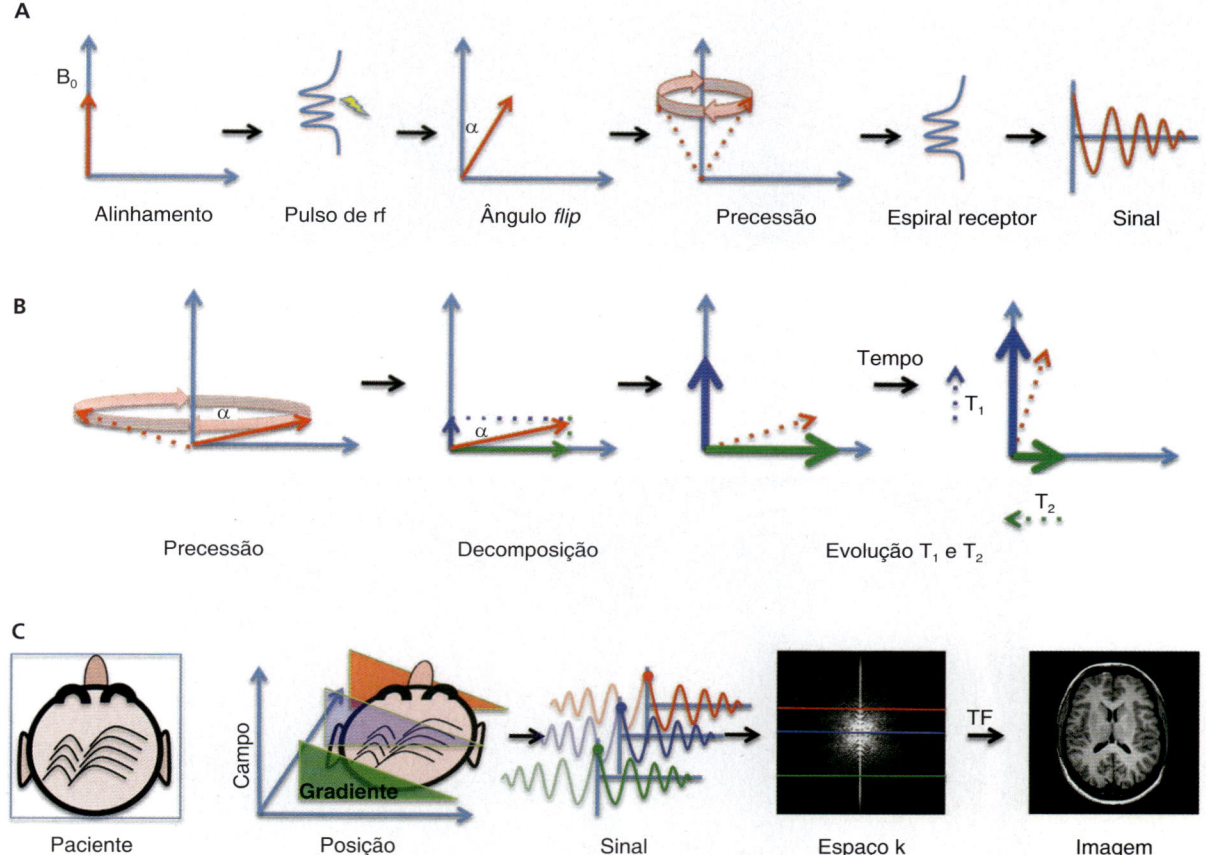

FIGURA 22.1 Representação esquemática da ressonância magnética (RM). **A.** A magnetização (*seta vermelha*) se alinha ao longo do campo magnético principal (B_0). Um pulso de radiofrequência gerado por uma bobina de transmissão "inclina" a magnetização a partir do estado alinhado em um ângulo de inclinação ou de excitação (α). Ocorre precessão da magnetização em torno do campo magnético principal. A precessão resulta em voltagem variável com o tempo em uma bobina de recepção de radiofrequência. Isso é registrado como o sinal de RM. **B.** Enquanto ocorre a precessão da magnetização em torno do campo magnético, o decaimento da magnetização pode ser descrito por duas constantes de tempo exponenciais separadas. O vetor de magnetização pode ser decomposto em um componente longitudinal paralelo ao campo magnético principal e um componente transverso que é ortogonal ao campo magnético principal. O tempo T1 descreve o relaxamento da magnetização de volta ao estado alinhado de equilíbrio. A constante de tempo T2 descreve o decaimento da magnetização transversa. **C.** As imagens são criadas na RM por meio da aplicação de múltiplos gradientes de campo, que codificam em termos posicionais o sinal da RM. Nessa representação esquemática da cabeça de um paciente, a aquisição direta do sinal de cada direção do gradiente possibilita a codificação da dimensão da frequência. A aplicação de um gradiente ortogonal crescente adicional a cada gradiente de codificação de frequência possibilita a codificação da dimensão de fase. O sinal proveniente de uma direção de gradiente corresponde, portanto, a uma linha do espaço k. Após o preenchimento de todas as linhas do espaço k, uma transformada de Fourier (TF) é usada para fazer uma representação da imagem.

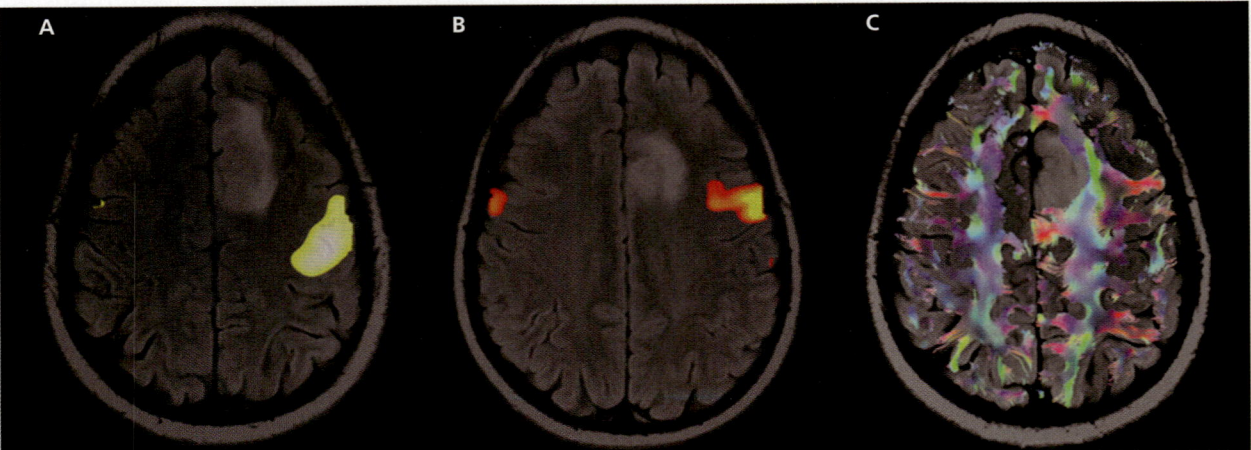

FIGURA 22.8 Imagens de ressonância magnética funcional (RMf) e em tensor de difusão. **A.** A RMf pré-operatória mostrando ativação do córtex motor primário durante uma tarefa motora em um paciente com uma neoplasia frontal esquerda. **B.** RMf pré-operatória mostrando ativação da área de processamento da linguagem frontal esquerda durante uma tarefa de geração semântica. **C.** Acompanhamento de fibras realizado graças aos dados do tensor de difusão mostrando deslocamento dos tratos frontais esquerdos pela massa frontal esquerda.

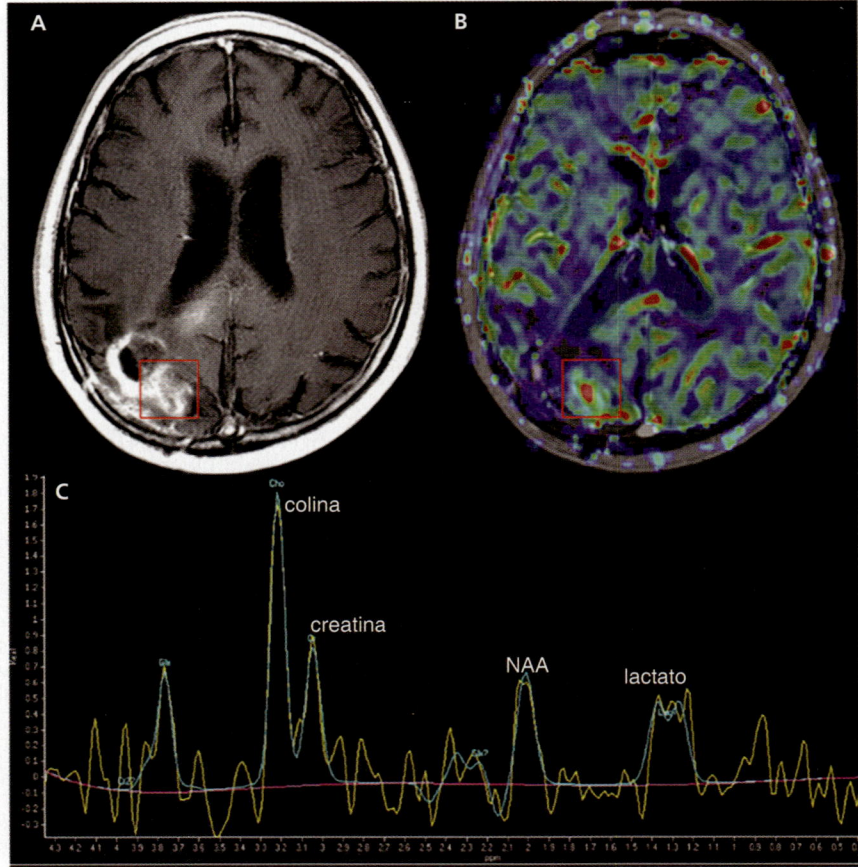

FIGURA 22.10 Ressonância magnética (RM) de perfusão e espectroscopia de RM de glioma de alto grau recorrente. **A.** Imagem pós-contraste mostra realce anormal (*quadrado vermelho*) na região parietal posterior direita. **B.** O estudo de perfusão por RM mostra um foco de aumento do volume sanguíneo cerebral relativo (*quadrado vermelho*). **C.** Espectroscopia por ressonância magnética com tempo de eco (*echo time*) de 288 milissegundos mostra ressonância elevada de colina e ressonância de *N*-aspartato diminuída – achados sugestivos de tumor recorrente. Vê-se um pico duplo de lactato.

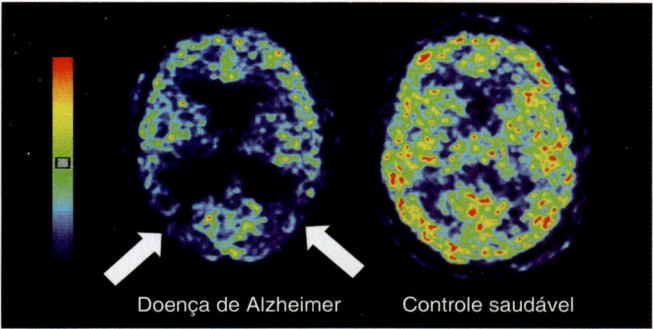

FIGURA 23.1 Exemplo de exame de perfusão com [^{15}O] H_2O. Esse paciente com doença de Alzheimer apresenta perfusão cerebral menor no córtex parietal bilateralmente (*setas*) que o indivíduo-controle de idade compatível e normal do ponto de vista cognitivo. (Cortesia de Robert Innis e William Charles Kreisl, Molecular Imaging Branch, National Institute of Mental Health.)

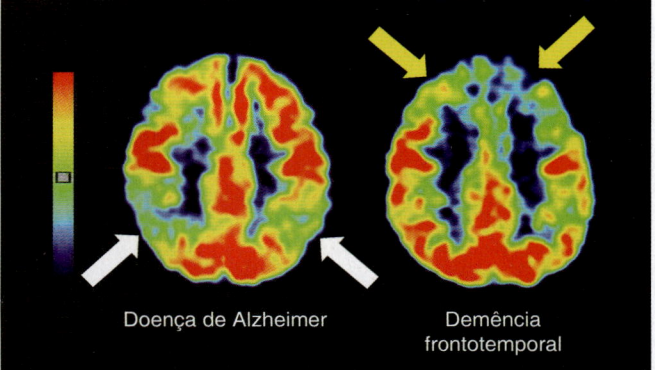

FIGURA 23.2 Utilização de tomografia por emissão de pósitrons com [^{18}F]-fluorodesoxiglicose para diferenciar a doença de Alzheimer da demência frontotemporal. O paciente com doença de Alzheimer, *à esquerda*, apresenta hipometabolismo (*setas brancas*), enquanto o paciente com demência frontotemporal, *à direita*, apresenta hipometabolismo bifrontal (*setas amarelas*). (Cortesia de Robert Innis e William Charles Kreisl, Molecular Imaging, National Institute of Mental Health.)

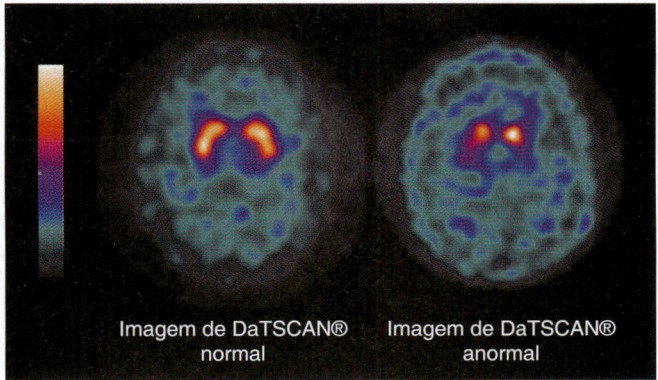

FIGURA 23.3 *À esquerda*: imagem normal de tomografia computadorizada por emissão de fóton único com Ioflupano (^{123}I) (DaTSCAN®). O sinal de SPECT concentrou-se bilateralmente nos núcleos estriados, indicando quantidades normais de transportadores de dopamina pré-sinápticos e integridade da inervação dopaminérgica nigroestriatal. *À direita*: essa imagem anormal obtida com DaTSCAN® mostrou captação reduzida do marcador nos núcleos estriados bilateralmente, embora pior à direita do cérebro. Essa imagem anormal indicava densidade reduzida de transportadores de dopamina pré-sinápticos em consequência de neurodegeneração nigroestriatal.

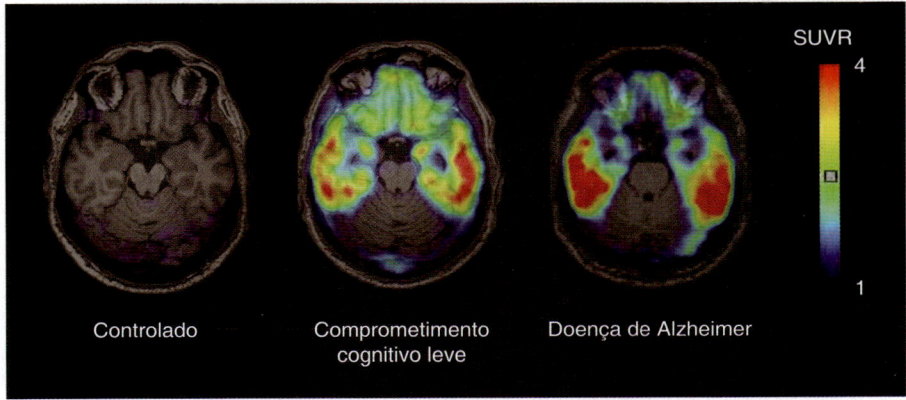

FIGURA 23.5 Tomografia por emissão de pósitrons da proteína tau. [^{18}F]-MK-6240, que se liga ao filamento helicoidal emparelhado tau, não mostra nenhum sinal apreciável em um indivíduo cognitivamente normal (*à esquerda*). No entanto, a ligação do radioligante é evidente em um paciente com comprometimento cognitivo leve, particularmente nos córtices temporal medial e lateral (*centro*). [^{18}F]-MK-6240 é ainda mais intensa no paciente com doença de Alzheimer (*à direita*).

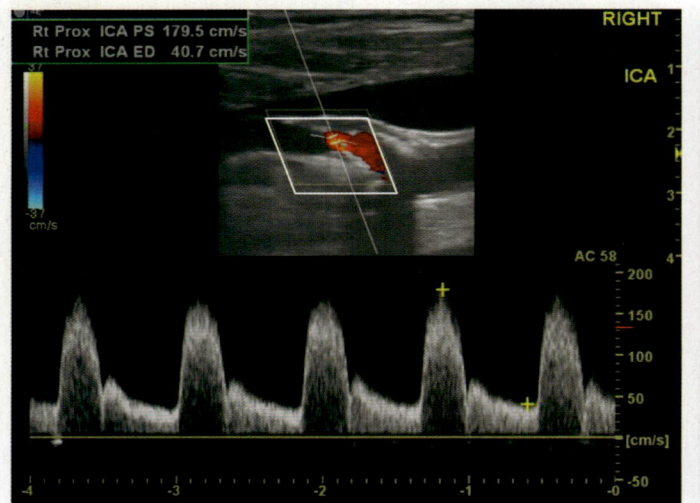 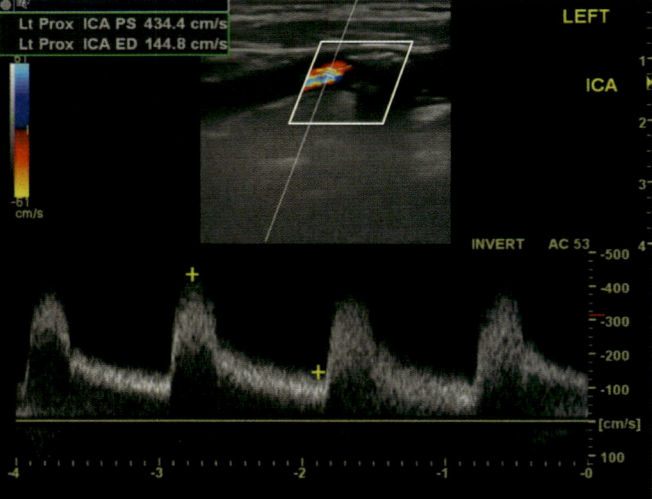

FIGURA 24.2 Dois exames de Doppler das artérias carótidas, ambos demonstrando graus diferentes de estenose das artérias carótidas extracranianas. Os exames demonstram imagem de ultrassonografia (escala de cinza) em modo B (modo de brilho) da artéria carótida interna (ACI) com placa aterosclerótica correspondente, imagem em modo C (modo de cor) com velocidade do fluxo sanguíneo em código de cores na amostra de volume escolhida (*quadrícula selecionada na imagem*) e imagem em modo D (Doppler) com traçados do fluxo sanguíneo representando o perfil de velocidades calculadas a partir do desvio Doppler (traçados demonstrados com velocidades em cm/s em cada quadro da amostra de volume escolhida [representada pela *linha diagonal* dentro da quadrícula selecionada em cor]). As velocidades sistólica de pico e diastólica final estão assinaladas por compassos amarelos nos dois quadros e usadas para avaliar o grau de estenose carotídea. A figura demonstra dois exemplos de graus variáveis de estenose da ACI. **A.** Estenose da ACI de 40 a 60%, com velocidade sistólica de pico de 179,5 cm/s e velocidade diastólica final de 40,7 cm/s (ou estenose de 50 a 70%, com base nos Society of Radiologists in Ultrasound Multidisciplinary Consensus Criteria (Evidência de nível 1).[1] **B.** Estenose da ACI de 60 a 80% (ou > 70%, com base no consenso de ultrassonografia da Society of Radiologists), com velocidade sistólica de pico de 434,4 cm/s e velocidade diastólica final de 144,8 cm/s e fluxo sanguíneo moderadamente turbulento.

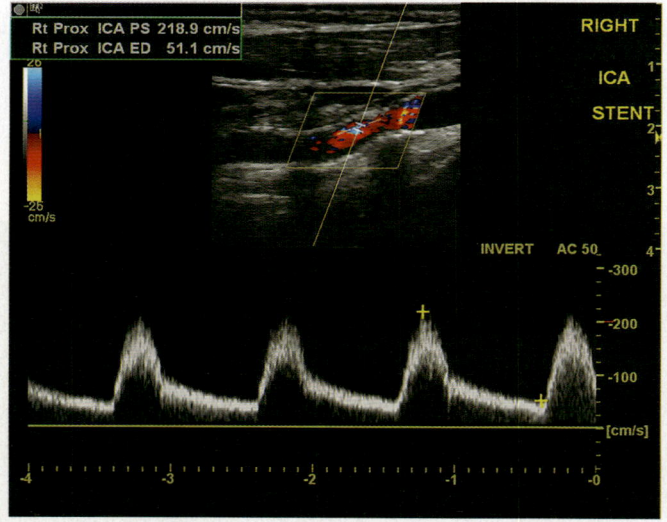

FIGURA 24.3 Estenose intra-*stent* da artéria carótida. Doppler colorido da artéria carótida comum e artéria carótida interna demonstrou a posição dos *stents* nessas duas artérias. O lúmen da artéria carótida interna proximal estava reduzido. As velocidades sistólica de pico e diastólica final estão marcadas com os *compassos amarelos* da imagem espectral e são usadas para avaliar a estenose intra-*stent*. No segmento estreitado, a velocidade SP era de 218,9 cm/s e a velocidade DF era de 51,1 cm/s, indicando estenose intra-*stent* maior que 50%.

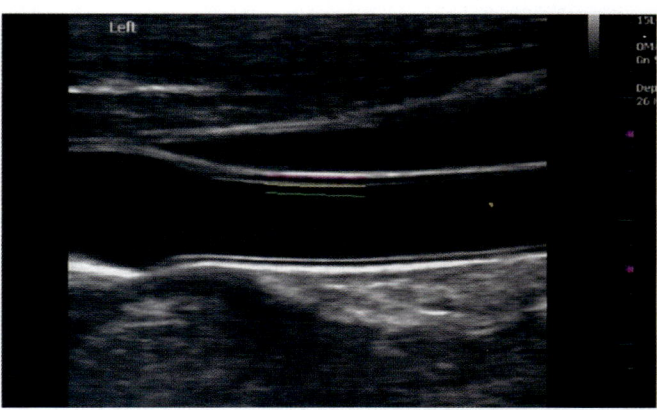
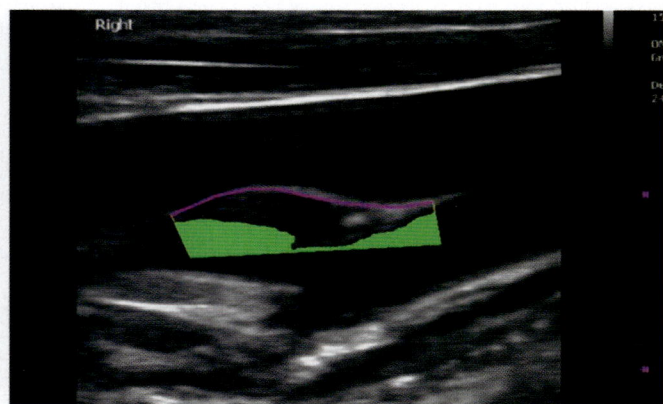

FIGURA 24.4 Dois exames de artérias carótidas com Doppler colorido, ambos demonstrando imagens de ultrassonografia em modo B (modo de brilho). A figura da *esquerda* demonstra medições automatizadas da espessura íntima-média (EIM) das carótidas usando algoritmo para detecção de bordas (*linhas coloridas*) na parede proximal da artéria carótida comum (EIM média de 0,756 mm, que é considerada dentro da faixa normal para adultos). A figura da *direita* mostra placa carotídea volumosa na bifurcação das carótidas, que se estendia até a artéria carótida interna (ACI) e foi medida usando algoritmo para detecção de bordas (a placa está demarcada pela *linha colorida* e pela *área verde* e media 50,28 mm², indicando aterosclerose moderada a grave).

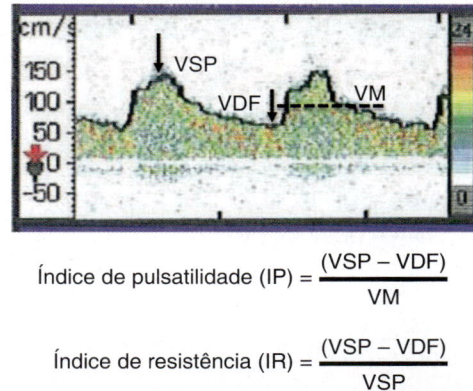

$$\text{Índice de pulsatilidade (IP)} = \frac{(VSP - VDF)}{VM}$$

$$\text{Índice de resistência (IR)} = \frac{(VSP - VDF)}{VSP}$$

FIGURA 24.5 Exemplo de traçado normal da artéria cerebral média com algoritmos para calcular índice de pulsatilidade e índice de resistência. VDF, velocidade diastólica final; VM, velocidade média; VSP, velocidade sistólica de pico.

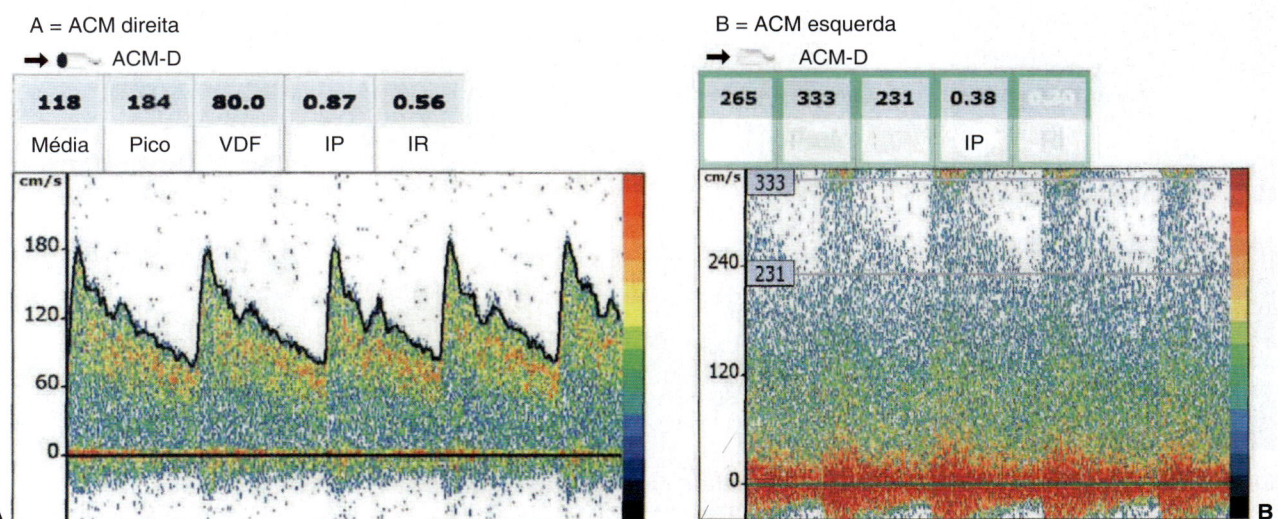

FIGURA 24.6 Exemplos de exames Doppler transcraniano das duas artérias cerebrais médias (ACM) de pacientes com estenose da ACM esquerda. As velocidades espectrais foram obtidas à profundidade de 50 cm dos dois lados da cabeça sobre o osso temporal. O perfil de desvio Doppler da velocidade do fluxo sanguíneo foi calculado com base no sangue da ACM que circulava na direção da sonda (*a seta preta no lado esquerdo das duas imagens estava direcionada para a sonda*). A imagem *à esquerda* (**A**) mostrou fluxo espectral normal com velocidade sistólica de pico de 184 cm/s e velocidade diastólica final de cerca de 80 cm/s nesse indivíduo jovem. A imagem *à direita* (**B**) demonstrou estenose grave da ACM com velocidade de fluxo sanguíneo sistólico acima de 333 cm/s e velocidade de fluxo sanguíneo diastólico final de 231 cm/s e fluxo acentuadamente turbulento.

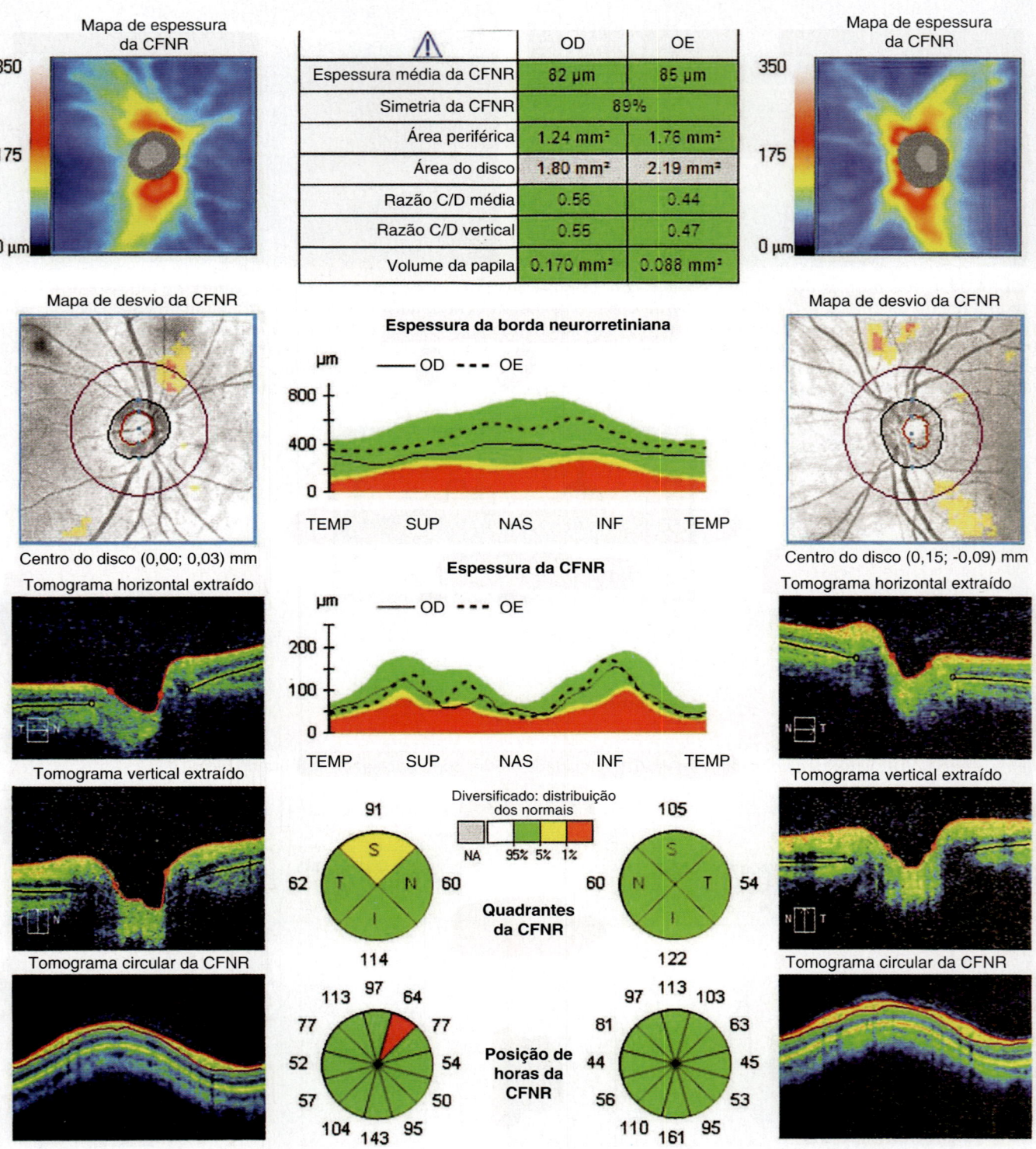

FIGURA 29.3 Tomografia de coerência óptica com ênfase na camada de fibras neurais da retina (CFNR) de um paciente assintomático, que procurou um oftalmologista para realizar exame periódico da saúde visual. Campos da retina: INF, inferior; NAS, nasal; OD, olho direito; OE, olho esquerdo; SUP, superior; TEMP, temporal. As imagens ilustradas *à esquerda* estão referidas à retina direita, enquanto as imagens à *direita* referem-se à retina esquerda. Esse paciente tinha espessura da camada de fibras retinianas menor que 1% no quadrante superior do olho direito, que correspondia mais especificamente à posição de 1 a 2 horas. As espessuras das outras camadas da retina não estão descritas nesta figura, mas foram avaliadas separadamente por meio de OCT.

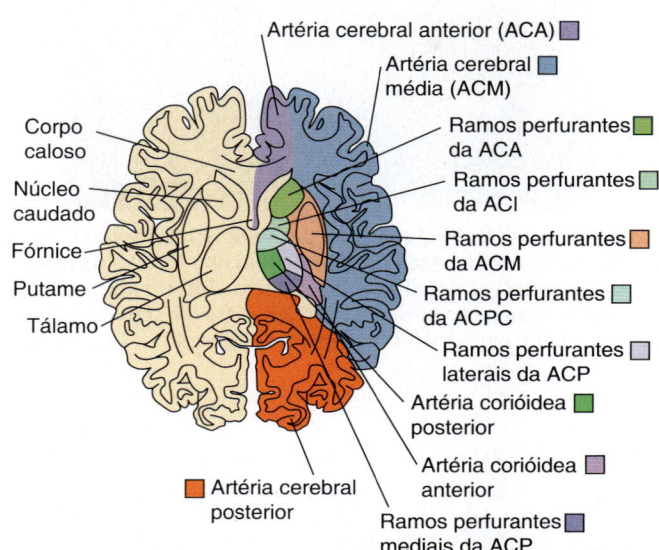

FIGURA 36.5 Irrigação sanguínea do cérebro. ACI, artéria carótida interna; ACP, artéria cerebral posterior; ACPC, artéria cerebral posterior comum.

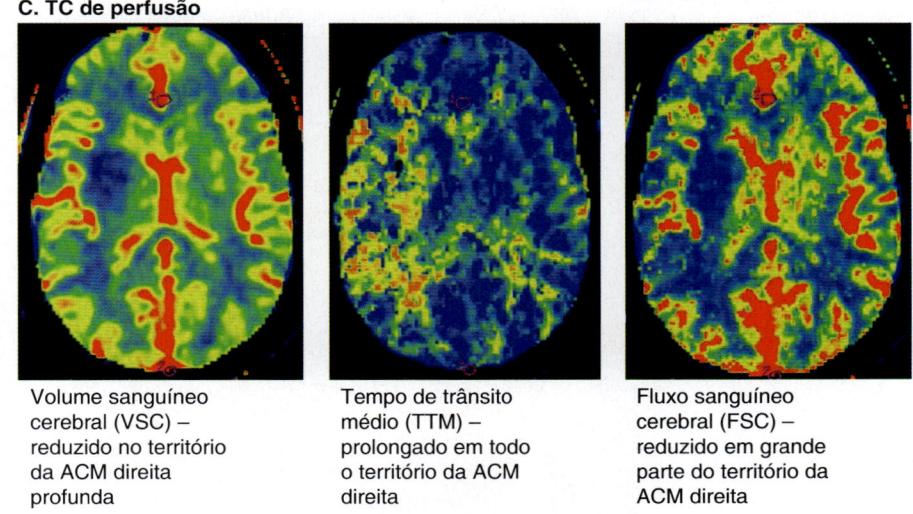

FIGURA 36.6 C. Essa imagem de TC de perfusão demonstrou área de infarto central definida por volume sanguíneo cerebral reduzido, tempo de trânsito médio diminuído e fluxo sanguíneo cerebral reduzido, que estava circundado por uma área difusa de tecidos em risco definidos por volume sanguíneo cerebral relativamente estável, tempo de trânsito médio prolongado e fluxo sanguíneo cerebral reduzido.

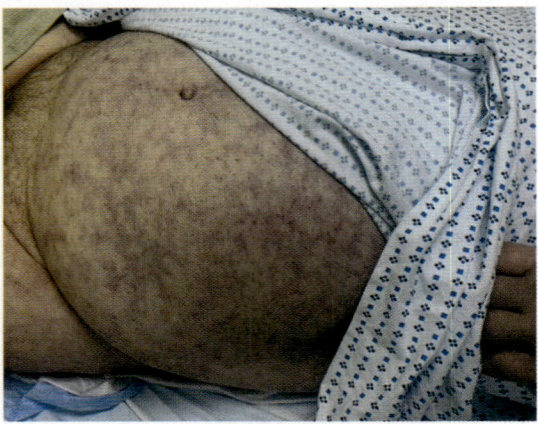

FIGURA 44.8 Homem de 62 anos com síndrome de Sneddon. Esse paciente apresentou confusão mental progressiva em 1 semana, que culminou em queda. Ao exame clínico, o paciente estava delirante (mas não focal) e conseguia apenas dizer seu nome. A imagem de ressonância magnética (RM) de crânio ponderada em difusão demonstrou infarto agudo no território da artéria cerebral posterior esquerda e vários outros infartos pequenos dispersos nos dois hemisférios. No dia seguinte à realização desse exame, o paciente desenvolveu livedo reticular extensivo no abdome e nos membros inferiores. (Cortesia do Dr. Stephan A. Mayer.)

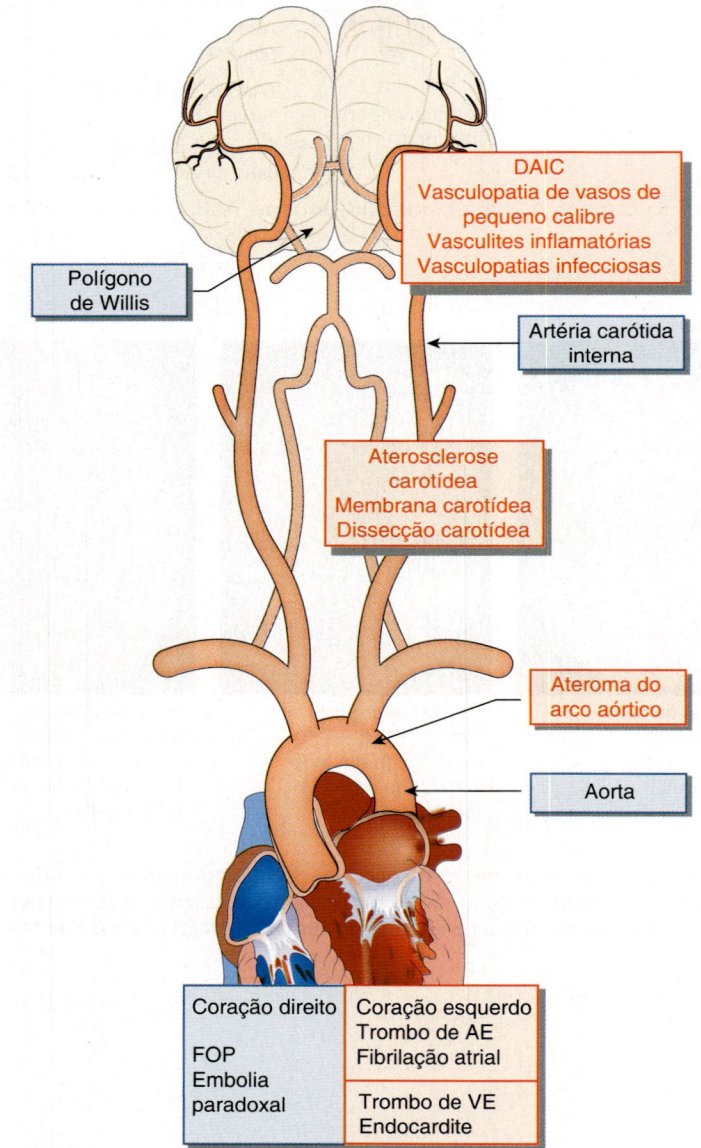

FIGURA 45.2 Mecanismos vasculares comuns do acidente vascular encefálico (AVE) isquêmico. AE, átrio esquerdo; DAIC, doença aterosclerótica intracraniana; FOP, forame oval patente; VE, ventrículo esquerdo.

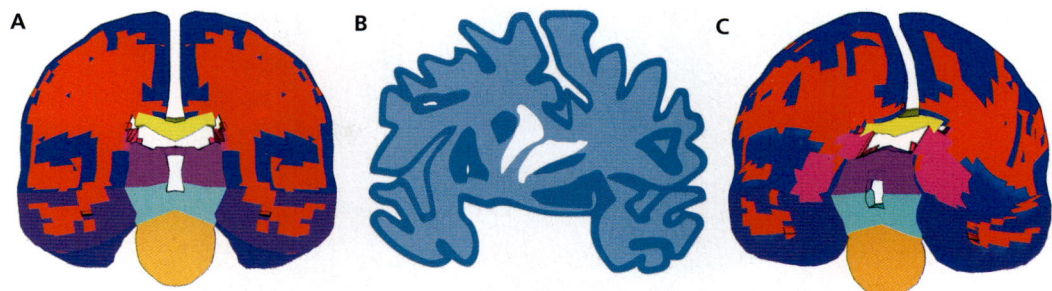

FIGURA 46.1 Deformação do encéfalo humano incluindo simulação de elementos finitos em resposta à aceleração rotacional da cabeça. Cortes coronais. **A.** Modelo de elementos finitos, estado de repouso. **B.** Modelo conceitual de deformação do encéfalo humano no plano coronal. **C.** Simulação de elementos finitos em resposta à aceleração rotacional. A força linear (impacto) aplicada no lado direito da imagem poderia causar deformação encefálica ilustrada em **B** e **C**, em razão da aceleração cerebral regional, mas não por força direta do crânio sobre o cérebro adjacente. A direção da aceleração rotacional encefálica resultante é anti-horária, com o centro do cérebro ficando atrás das regiões externas situadas mais próximas do crânio. O modelo de deformação ilustrado aqui é suficiente para induzir lesão encefálica traumática grave; deformações causadas por lesões encefálicas traumáticas brandas são menos dramáticas. (Cortesia de Barclay Morrison, Professor de Engenharia Biomédica, Columbia University.)

Regiões do encéfalo
- Substância cinzenta cerebral – inferior
- Substância cinzenta cerebral – superior
- Corpo caloso
- Tálamo
- Mesencéfalo
- Ponte
- Núcleos da base
- Substância branca cerebral

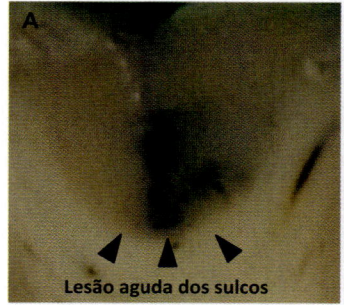 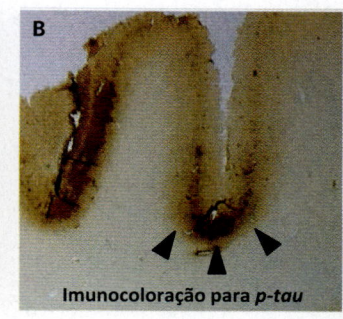 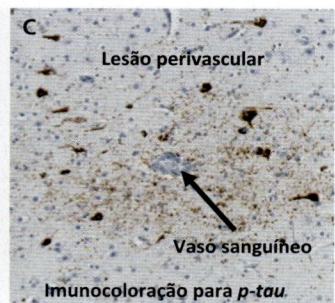

FIGURA 46.2 Vulnerabilidade regional depois de lesão encefálica traumática. **A.** Contusões podem ser demonstradas ao exame macroscópico das áreas profundas dos sulcos neocorticais depois de lesão encefálica traumática aguda (*pontas de seta*). **B.** Essa preparação imuno-histoquímica usando antissoros que se ligam especificamente às proteínas *tau* hiperfosforiladas anormais (*p-tau*) mostrou predileção por sulcos neocorticais (*pontas de seta*) desse jogador de futebol americano aposentado com encefalopatia pós-traumática crônica. **C.** Fotografia de microscopia cerebral de um corte do córtex de um paciente com encefalopatia pós-traumática crônica demonstrando neurônios positivos à imunocoloração para *p-tau* (*pontos marrons*) circundados por um vaso sanguíneo (*seta*). Esse corte foi contracorado com hematoxilina (*em azul*). (**B.** Cortesia da Dra. Ann McKee, Boston University.)

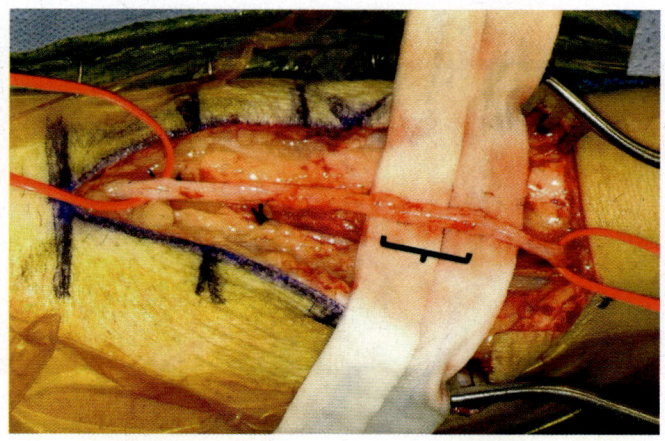

FIGURA 49.3 Fotografia intraoperatória mostrando lesão de nervo sural que ocorreu durante a reparação do tendão do calcâneo. A neurólise externa através do segmento lesionado revelou neuroma traumático indicado pela *chave preta*. O nervo estava em continuidade.

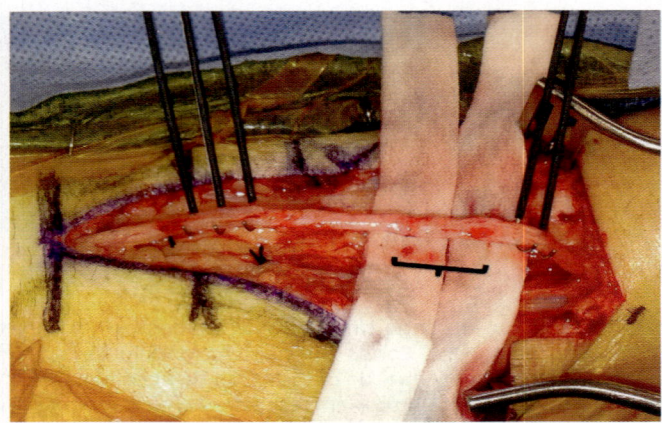

FIGURA 49.4 Fotografia intraoperatória demonstrando neuroma do nervo sural (assinalada por *chave preta*) com preservação de continuidade. Registros dos potenciais de ação neural durante o procedimento usando eletrodos em forma de gancho não demonstraram condução ao longo do segmento lesado. Por essa razão, o neuroma foi retirado e, em seguida, a continuidade foi restabelecida por reparo cirúrgico.

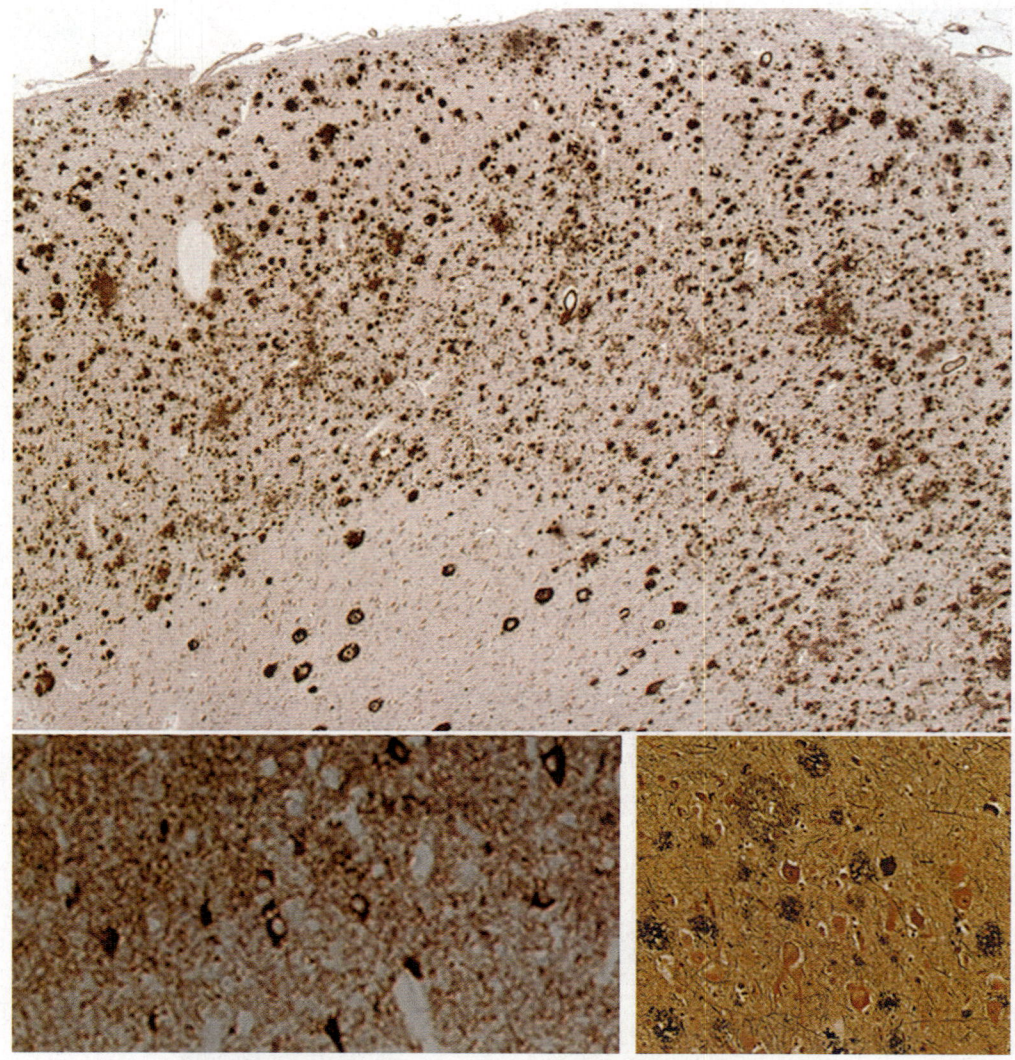

FIGURA 51.2 O *painel superior* mostra um corte do córtex cerebral com coloração imuno-histoquímica com anticorpo contra β-amiloide. São observados depósitos extracelulares corados extensos, que incluem placas, bem como coloração dos vasos sanguíneos na substância branca (angiopatia amiloide). O *painel inferior à esquerda* mostra um corte corado com anticorpo específico contra a proteína tau fosforilada, e os depósitos intracelulares corados consistem em emaranhados neurofibrilares. O *painel inferior à direita* mostra um corte com coloração histoquímica (impregnação de prata com o método de Bielschowsky), demonstrando a presença tanto de placas quanto de emaranhados.

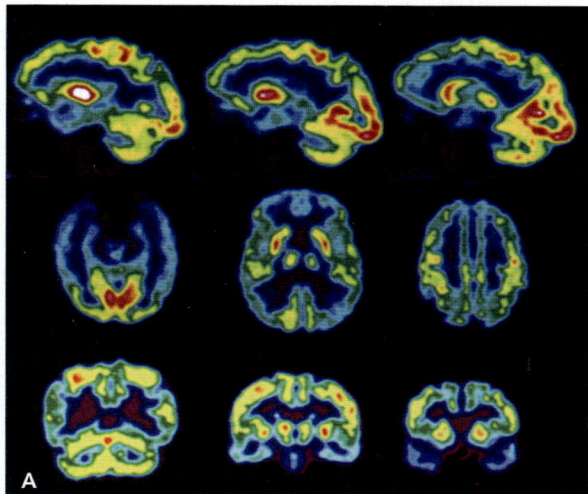

FIGURA 51.5 A. Imagens obtidas de um paciente que fez tomografia por emissão de pósitrons com ^{18}F-fluorodesoxiglicose. A *fileira superior* demonstra cortes sagitais, a *fileira do meio* cortes axiais e a *fileira inferior* cortes coronais. As imagens demonstram diminuição da atividade metabólica cerebral nas regiões parietais, temporais bilaterais e, em menor grau, frontais. Observe que, nesse esquema de codificação de cor, as cores "mais frias", como verde e azul, indicam menor atividade, enquanto as cores "mais quentes", como amarelo, vermelho e branco, representam maior atividade.

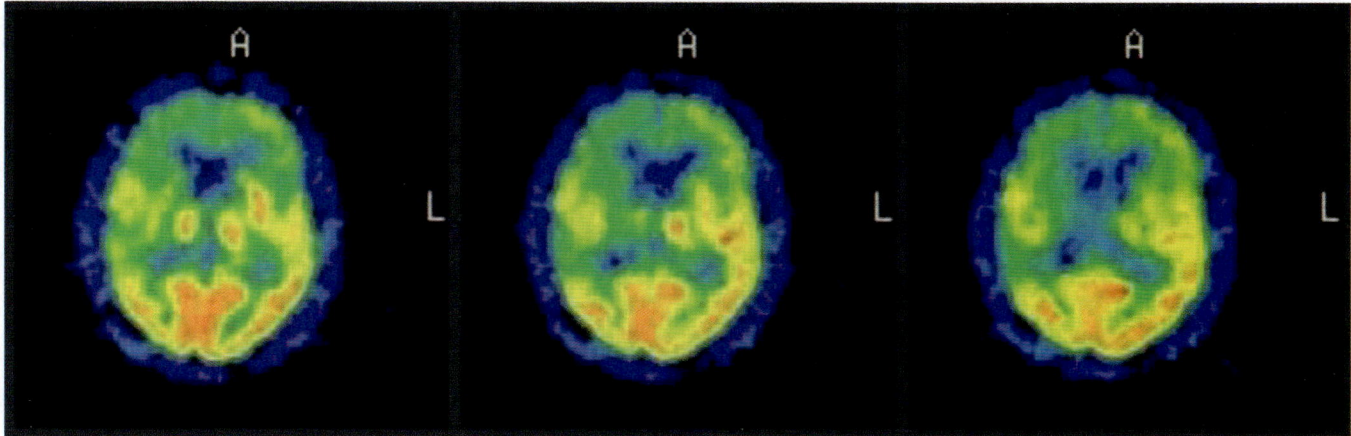

FIGURA 52.4 Imagens de tomografia por emissão de pósitrons demonstrando reduções moderadas a graves da utilização de glicose nas áreas corticais dos lobos frontais, temporais e parietais. Cores mais frias representam utilização reduzida de glicose.

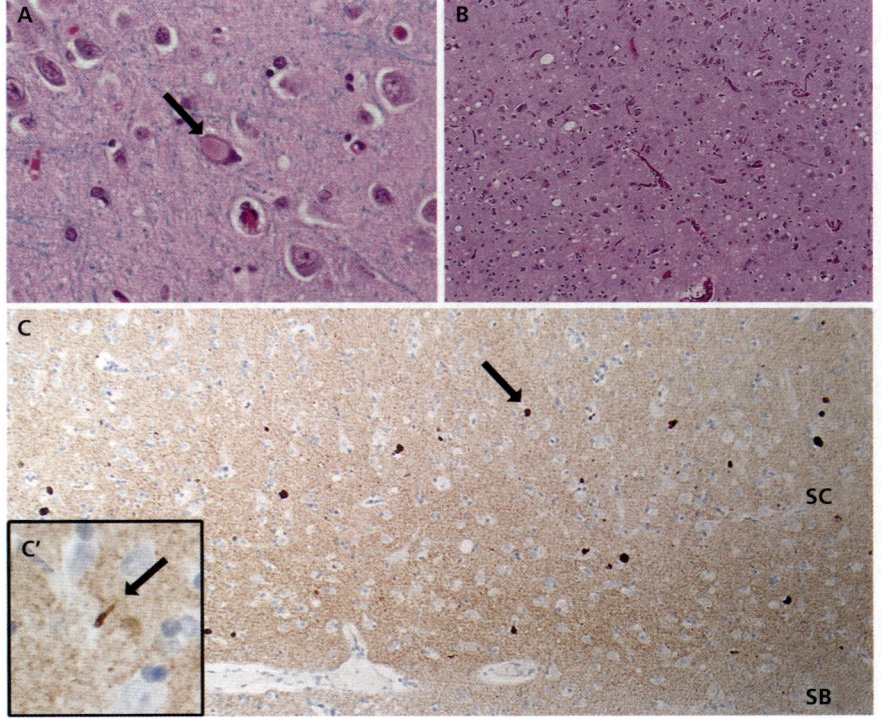

FIGURA 53.1 Aspectos neuropatológicos da demência com corpos de Lewy (DCL). **A.** Fotografia de microscopia de um corpo de Lewy (CL) cortical dentro de um neurônio patológico de um paciente com DCL (camada V, precúneo, ampliação original: 630×). O CL localizado no córtex não tinha halo característico em torno da circunferência da inclusão, e isso contrasta com o CL localizado no tronco encefálico. **B.** Fotografia de microscopia da DCL demonstrando alteração espongiforme, que histologicamente sugere doença de Creutzfeldt-Jakob (camadas V-VI, polo temporal anterior, ampliação original: 100×). **C.** Coloração imuno-histoquímica para α-sinucleína realça CLs generalizados nas camadas infragranulares do córtex (camadas V-VI, giro occipitotemporal, ampliação original: 100×). **C'.** Esse neurito de Lewy dentro do córtex foi realçado por imunocorante para α-sinucleína. SC, substância cinzenta; SB, substância branca.

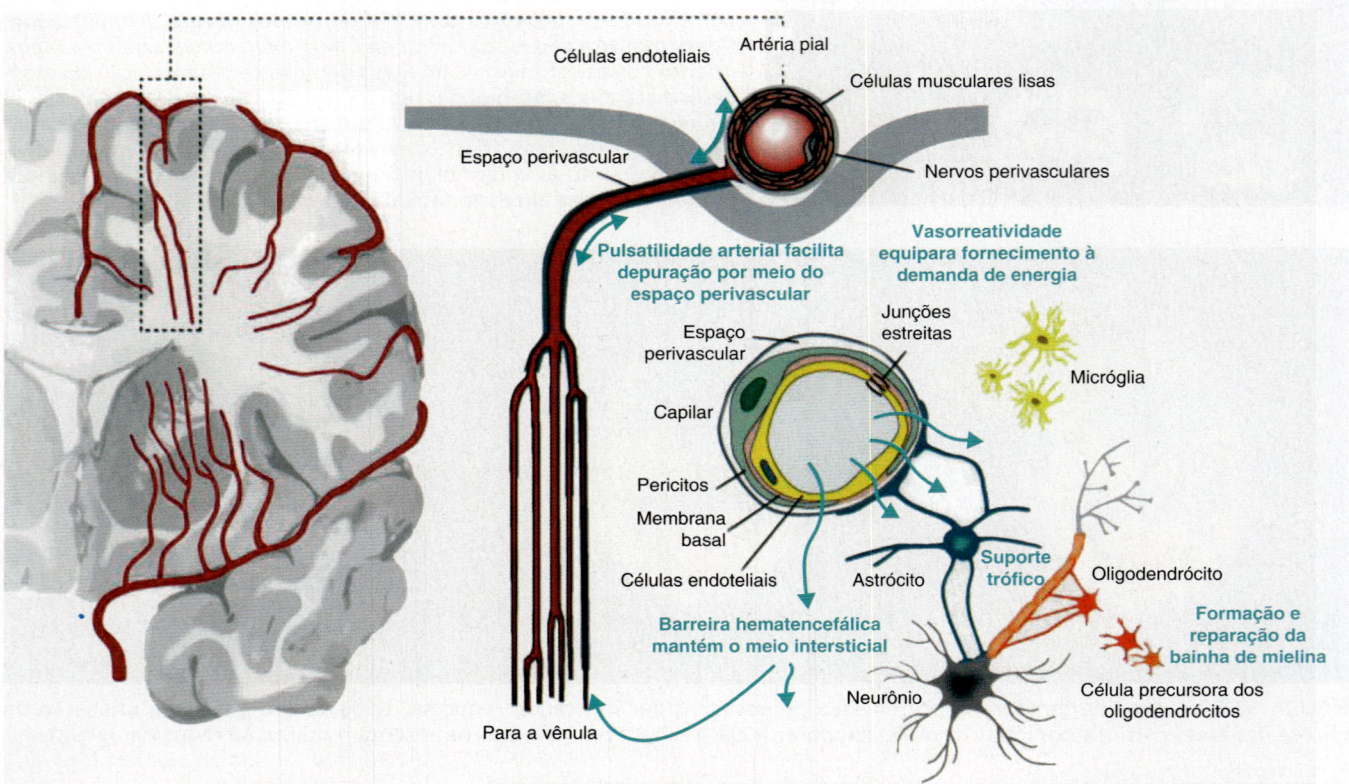

FIGURA 54.1 Componentes fundamentais da unidade neurovascular e possíveis "pontos de acesso" dos mecanismos patogênicos associados à doença cerebrovascular de vasos de pequeno calibre. Arteríolas penetram no encéfalo e ramificam-se em capilares. Cada capilar está circundado por um espaço perivascular, que se comunica com o líquido cefalorraquidiano. A barreira hematencefálica é formada pela reunião de células endoteliais capilares (inclusive suas junções estreitas conectivas), uma membrana basal especializada, pericitos e pseudópodes terminais dos astrócitos. A barreira hematencefálica é essencial à manutenção do meio intersticial. Os astrócitos mantêm o equilíbrio de líquidos intersticiais, fornecem energia aos neurônios e retransmitem sinais dos neurônios (e outras células) para que o sistema vascular possa adequar o fluxo sanguíneo à demanda de energia. Oligodendrócitos produzem e reparam a mielina depositada ao redor dos axônios, aos quais também fornecem suporte metabólico e trófico. No nível celular, a disfunção das células endoteliais e as anormalidades da barreira hematencefálica aumentam a quantidade de líquido e proteínas intersticiais, destroem os pseudópodes terminais dos astrócitos (dificultando a permuta de líquidos intersticiais), bloqueiam a maturação das células precursoras dos oligodendrócitos (que dificultam a mielinização, a reparação da bainha de mielina e o fornecimento de energia aos axônios) e impedem a função normal dos astrócitos (diminuindo o fornecimento de energia aos neurônios). Vários componentes celulares e funcionais da unidade vascular-glioneural (p. ex., células endoteliais, pericitos, astrócitos, oligodendrócitos, neurônios e matriz extracelular) são pontos de acesso potenciais aos mecanismos patogênicos associados à doença cerebrovascular dos vasos de pequeno calibre. (Reproduzida de Wardlaw JM, Smith C, Dichgans M. Small vessel Disease: mechanisms and clinical implications. *Lancet Neurol.* 2019;18(7):684-696.)

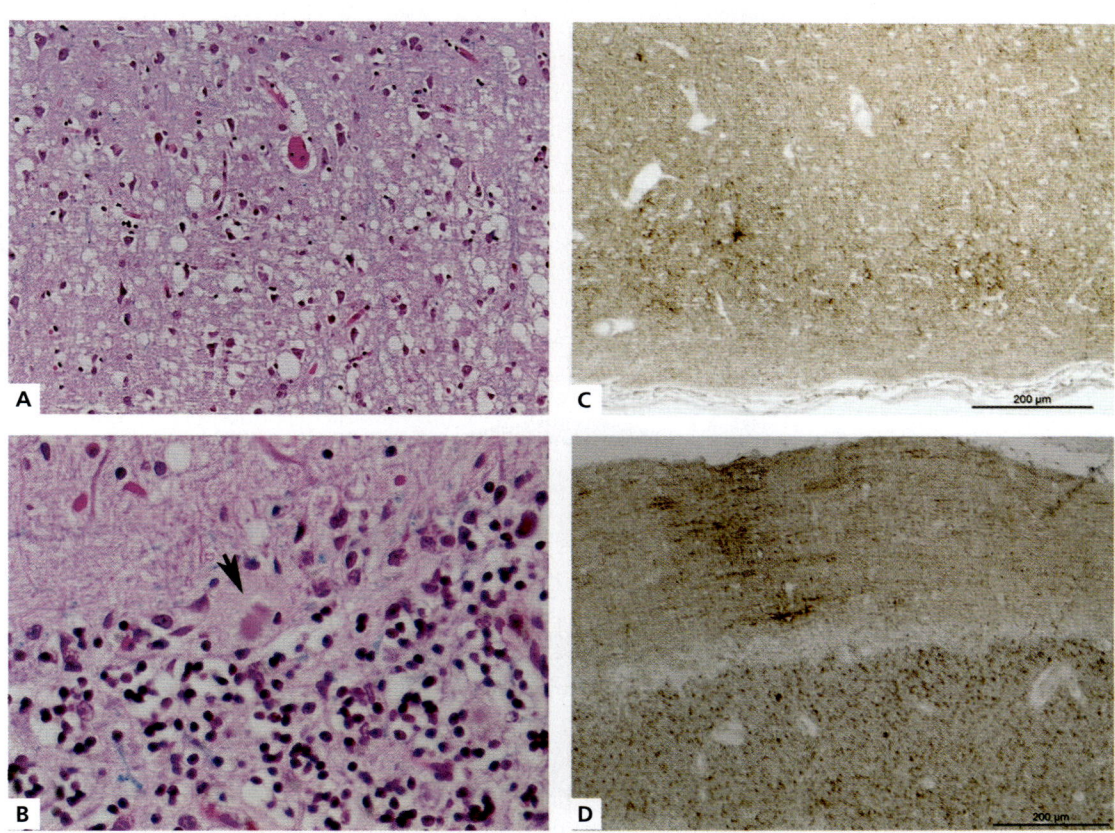

FIGURA 55.1 As imagens **A** e **B** ilustram cortes histológicos de córtex frontal e córtex cerebelar, respectivamente, ambos corados com hematoxilina, eosina e Luxol® rápido. As imagens **C** e **D** mostram cortes corados imuno-histoquimicamente de córtex frontal e córtex cerebelar, respectivamente, ambos corados com anticorpo monoclonal 3F4 específico para PrP^{res} (também conhecida como PrP^{Sc}). As lâminas **A** e **C** estão orientadas com a substância branca em cima e a superfície da pia-máter embaixo. A fotografia **A** mostra vacuolização mais marcante da substância cinzenta que da substância branca – um sinal típico de alteração espongiforme relacionada com príons. A fotografia **C** demonstra coloração castanha dos depósitos granulares de proteína príon anormal, que formavam agregados variáveis, embora mais proeminentes na substância cinzenta que na substância branca. As fotografias **B** e **D** estão orientadas com a camada molecular do cerebelo em cima e a camada de células granulares embaixo. A fotografia **B** mostra alteração espongiforme mínima, mas uma placa de Kuru proeminente (*seta*). A fotografia **D** demonstra coloração marrom dos depósitos granulares de proteína príon anormal na camada molecular. (**A** e **B**, cortesia do Dr. Jean Paul Vonsattel, Columbia University; **C** e **D**, cortesia do Dr. Pierluigi Gambetti, Case Western Reserve University.)

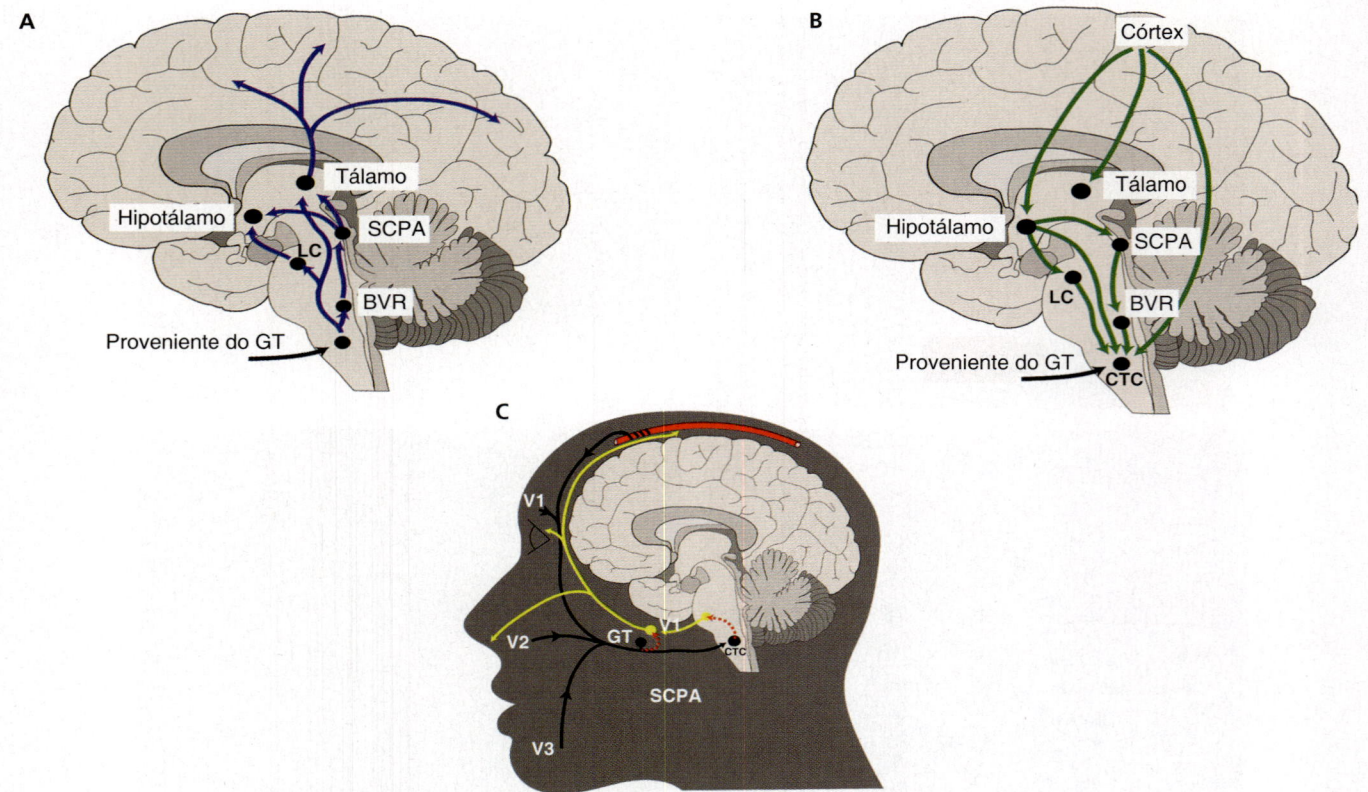

FIGURA 56.1 Fisiopatologia da enxaqueca. Estímulos sensoriais periféricos são transmitidos pelos nervos aferentes trigeminais, que se estendem do gânglio trigeminal (GT) até o complexo trigeminocervical (CTC), que é a interface principal entre os sistemas nervoso central e periférico no processamento da dor de origem trigeminal. Em seguida, neurônios de projeção sobem pelo trato quintotalâmico que cruza no tronco encefálico e estabelece sinapses com neurônios de retransmissão talamocorticais em diversos núcleos talâmicos. Projeções ascendentes colaterais também têm como alvo final vários núcleos, inclusive bulbo ventromedial rostral (BVR), *locus* cerúleo (LC), substância cinzenta periaquedutal (SCPA) e hipotálamo. **A.** A seguir, neurônios de retransmissão talamocorticais transmitem estímulos sensoriais a diversas regiões do córtex. Essa rede de processamento trigeminal da dor recebe estímulos moduladores descendentes em vários níveis. **B.** No nível do CTC, projeções diretas originadas de várias regiões corticais e projeções indiretas que passam pelo hipotálamo, SCPA, BVR e LC exercem efeitos moduladores potentes na despolarização neuronal. **C.** CTC recebe estímulos sensoriais periféricos originados dos nervos aferentes primários que inervam estruturas intracranianas e extracranianas de todos os três dermátomos da cabeça (mandibular [V3], maxilar [V2] e oftálmico [V1]), assim como estímulos convergentes originados da dura-máter posterior e dermátomos cervicais. Além das projeções trigeminotalâmicas ascendentes originadas do CTC, existe um reflexo autonômico-trigeminal entre aferentes sensoriais trigeminais e núcleo salivatório superior (NSS), que regula a ativação parassimpática da face por meio do gânglio esfenopalatino (GEP). As *linhas pontilhadas* representam interfaces potenciais entre os ramos trigeminal e parassimpático do reflexo autônomo-trigeminal, que ainda não foi plenamente caracterizado. (*Segundo* Goadsby PJ, Holland PR. Na update: pathophysiology of migraine. *Neurol Clin*. 2019;37:651-671.)

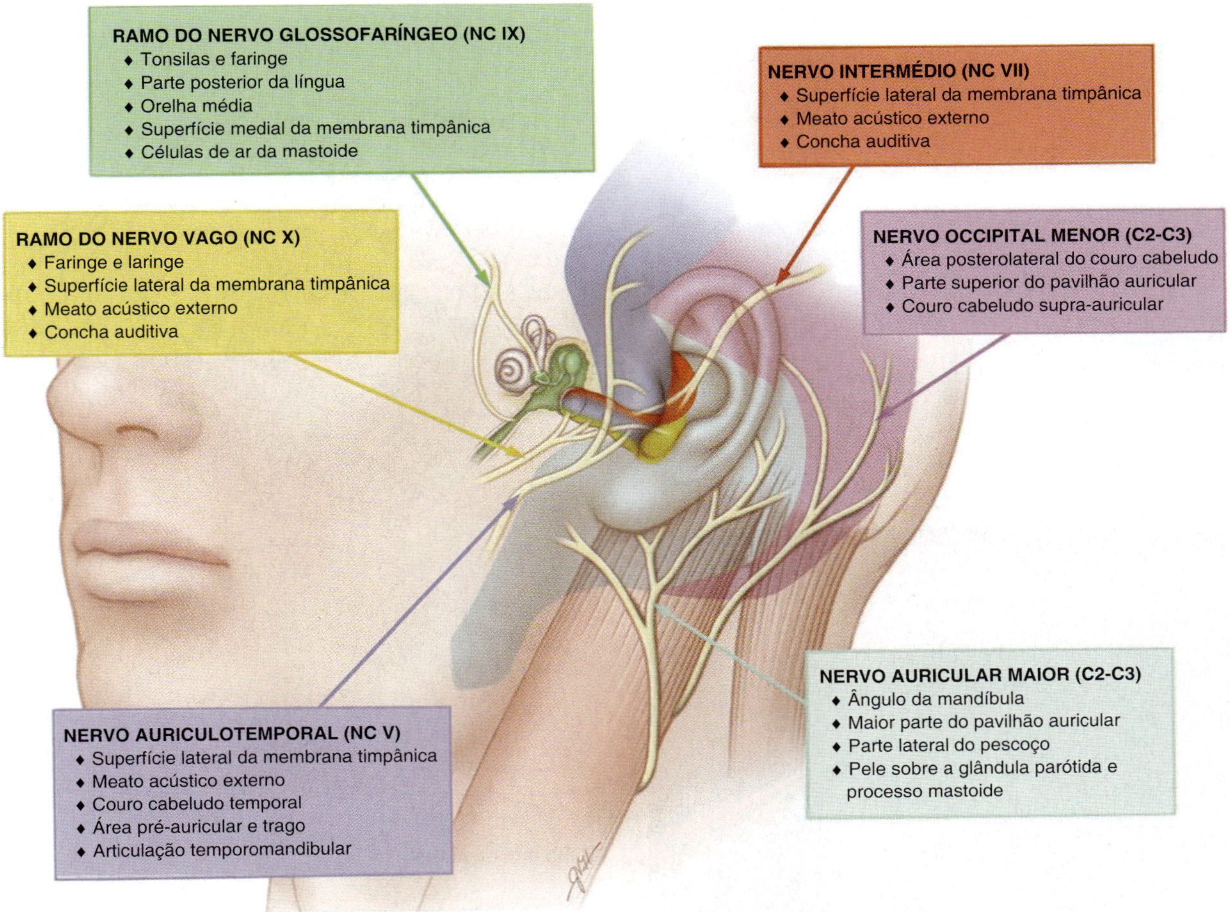

RAMO DO NERVO GLOSSOFARÍNGEO (NC IX)
◆ Tonsilas e faringe
◆ Parte posterior da língua
◆ Orelha média
◆ Superfície medial da membrana timpânica
◆ Células de ar da mastoide
NERVO INTERMÉDIO (NC VII)
◆ Superfície lateral da membrana timpânica
◆ Meato acústico externo
◆ Concha auditiva
RAMO DO NERVO VAGO (NC X)
◆ Faringe e laringe
◆ Superfície lateral da membrana timpânica
◆ Meato acústico externo
◆ Concha auditiva
NERVO OCCIPITAL MENOR (C2-C3)
◆ Área posterolateral do couro cabeludo
◆ Parte superior do pavilhão auricular
◆ Couro cabeludo supra-auricular
NERVO AURICULAR MAIOR (C2-C3)
◆ Ângulo da mandíbula
◆ Maior parte do pavilhão auricular
◆ Parte lateral do pescoço
◆ Pele sobre a glândula parótida e processo mastoide
NERVO AURICULOTEMPORAL (NC V)
◆ Superfície lateral da membrana timpânica
◆ Meato acústico externo
◆ Couro cabeludo temporal
◆ Área pré-auricular e trago
◆ Articulação temporomandibular

FIGURA 57.1 Inervação sensorial do ouvido. (De DeLange JM, Garza I, Robertson CE. Clinical reasoning: a 50-year-old woman with deep stabbing ear pain. *Neurology*. 2014;83[16]:e152-e157.)

Lesão do gânglio trigeminal e raiz do nervo trigêmeo
© 2001 CCND, Winnipeg

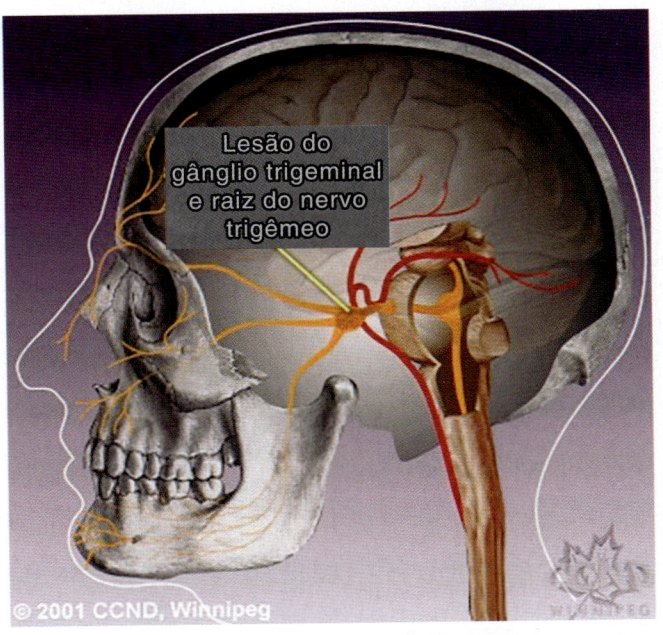

FIGURA 57.3 Rizotomias são realizadas por introdução de agulha percutânea até a zona de saída do nervo trigêmeo sob visão radioscópica.

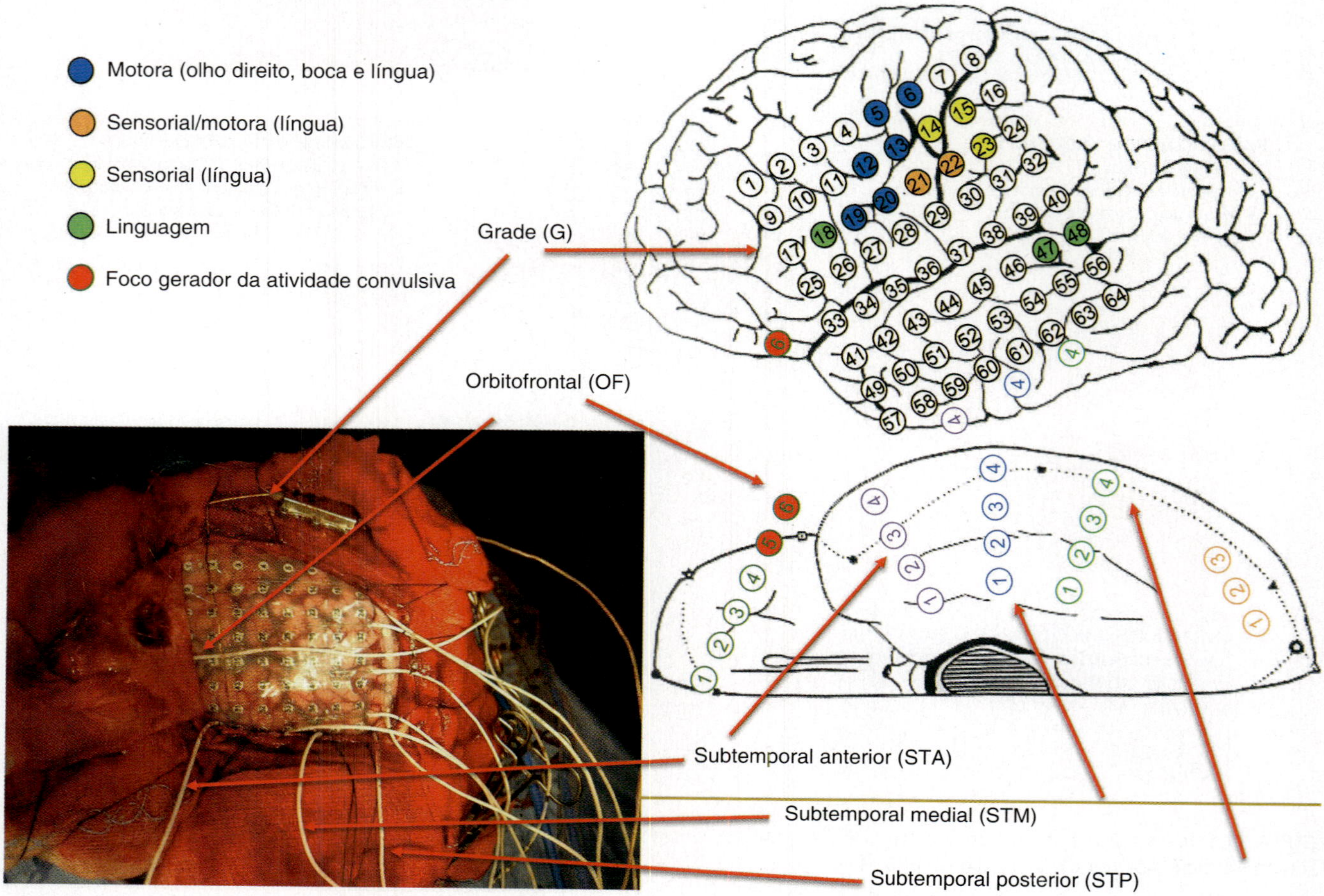

- Motora (olho direito, boca e língua)
- Sensorial/motora (língua)
- Sensorial (língua)
- Linguagem
- Foco gerador da atividade convulsiva

Grade (G)

Orbitofrontal (OF)

Subtemporal anterior (STA)

Subtemporal medial (STM)

Subtemporal posterior (STP)

FIGURA 61.5 Implantação de grade intracraniana em um homem de 29 anos com epilepsia focal resistente a tratamento. O foco inicial da atividade epiléptica foi localizado na faixa de eletrodos da região frontal anterior esquerda; ela ficava distante do córtex eloquente demonstrado pelo mapeamento de estimulação cortical.

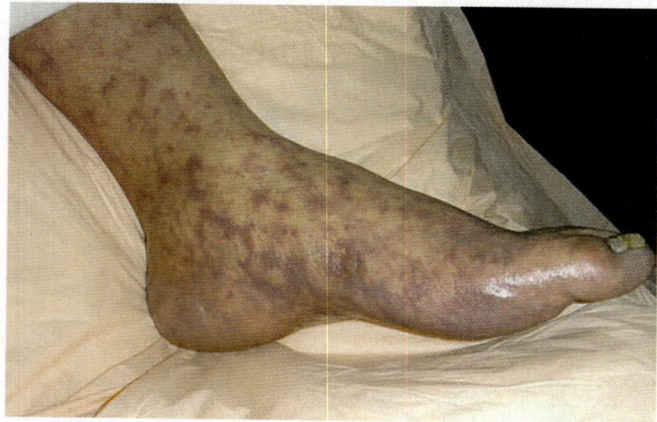

FIGURA 66.2 Estágio final de erupção purpúrico-petequial acometendo planta do pé de um paciente com febre maculosa das Montanhas Rochosas. (Photo/Centers for Disease Control and Prevention.)

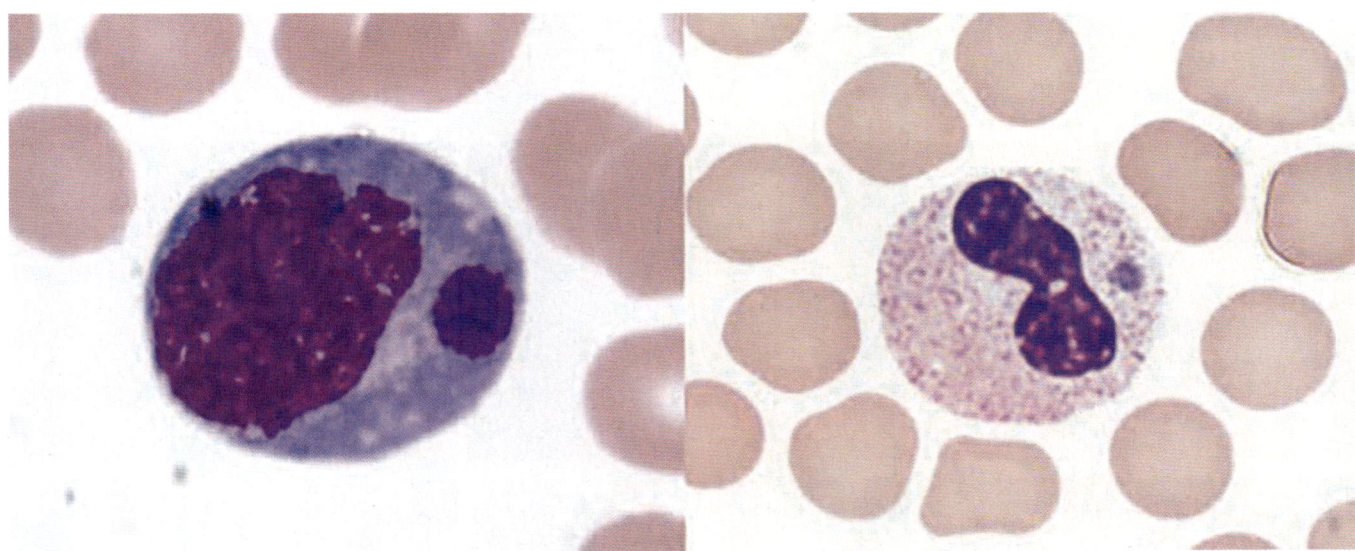

FIGURA 66.4 Lâmina de sangue periférico corado com Wright demonstrando uma mórula intramonocítica associada à infecção por *Ehrlichia chaffeensis* (*à esquerda*) e outra mórula intragranulocítica (*à direita*), que pode ocorrer na infecção por *Ehrlichia ewingii* ou *Anaplasma phagocytophilum*. (Fotos/J. Stephen Dumler, University of Maryland [à esquerda]; e Bobbi S. Pritt, Mayo Clinic [à direita].)

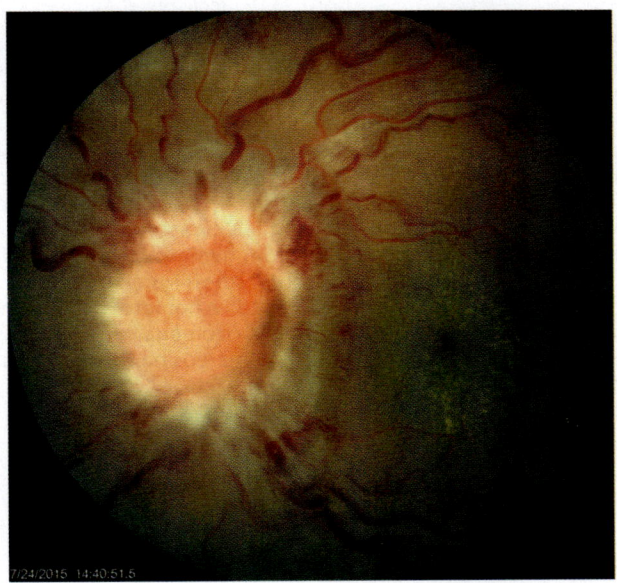

FIGURA 66.5 Neurorretinite com edema grave do nervo óptico e exsudatos maculares associados ("estrela macular"). (De Holdeman NR, Ma L, Tang RA: Cat scratch neuroretinitis. *In J Ophthalmol Clin Res*. 2017;4:71.)

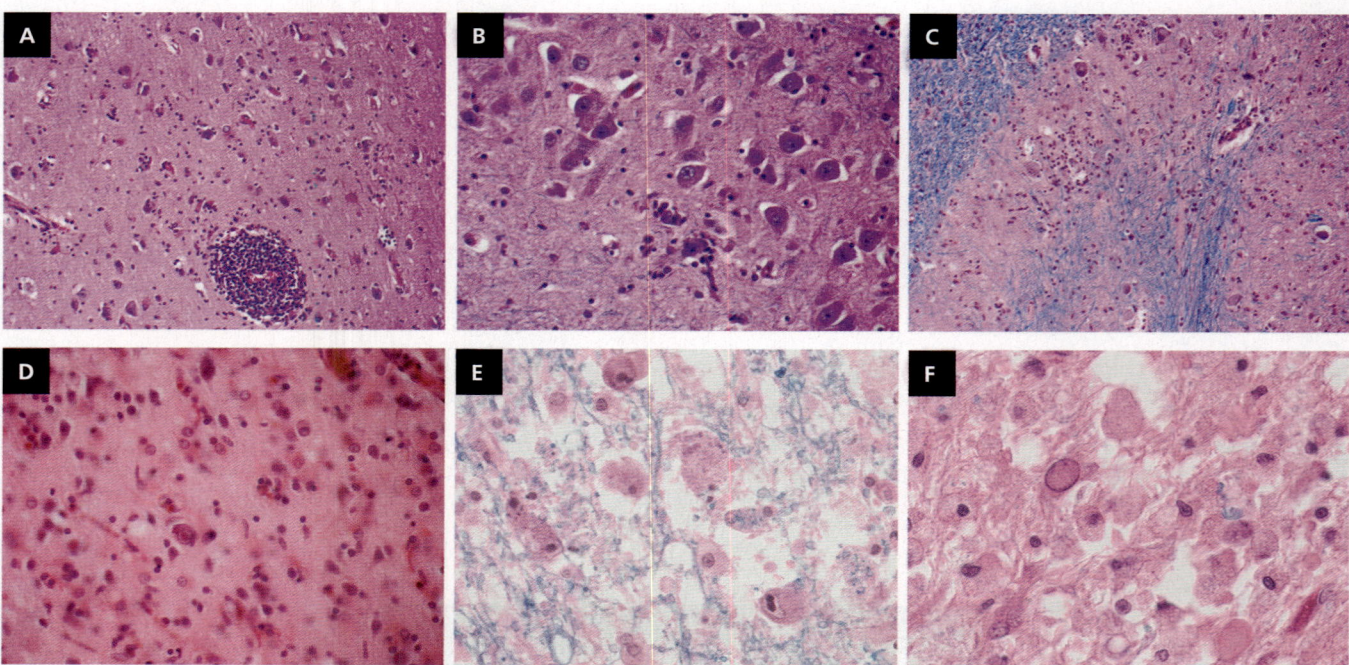

FIGURA 69.1 Aspectos neuropatológicos associados frequentemente às encefalites virais. **A.** Corte histológico dos núcleos da base corados com Luxol Fast Blue® e hematoxilina-eosina demonstrando infiltrados parenquimatoso e perivascular densos difusos de células arredondadas pequenas (infiltrados inflamatórios linfocíticos) típicas de algumas infecções virais. **B.** Corte da camada piramidal do hipocampo corado com Luxol Fast Blue® e hematoxilina-eosina mostrando neuronofagia, que consistia em células microgliais e macrófagos englobando neurônios destruídos. **C.** Corte do núcleo denteado do cerebelo corado com Luxol Fast Blue® e hematoxilina-eosina demonstrando dois nódulos microgliais caracterizados por coleções focais de células microgliais mononucleares pequenas. **D.** Esse corte do córtex cerebral corado com hematoxilina-eosina de um paciente com sarampo associado à panencefalite esclerosante subaguda demonstrou inclusão eosinofílica arredondada típica com halo circundante mais claro de uma célula. **E.** Esse corte do cérebro corado por Luxol Fast Blue® e hematoxilina-eosina de um recém-nascido com encefalite congênita por citomegalovírus mostrou inclusões intranucleares citomegalovirais típicas em diversas células. **F.** Esse corte da substância branca cerebral corado com Luxol Fast Blue® e hematoxilina-eosina de um paciente com leucoencefalite multifocal progressiva demonstrou aspecto vitrificado de uma inclusão intranuclear viral com halo de cromatina escura dentro de uma célula glial aumentada contendo partículas do vírus de John Cunningham.

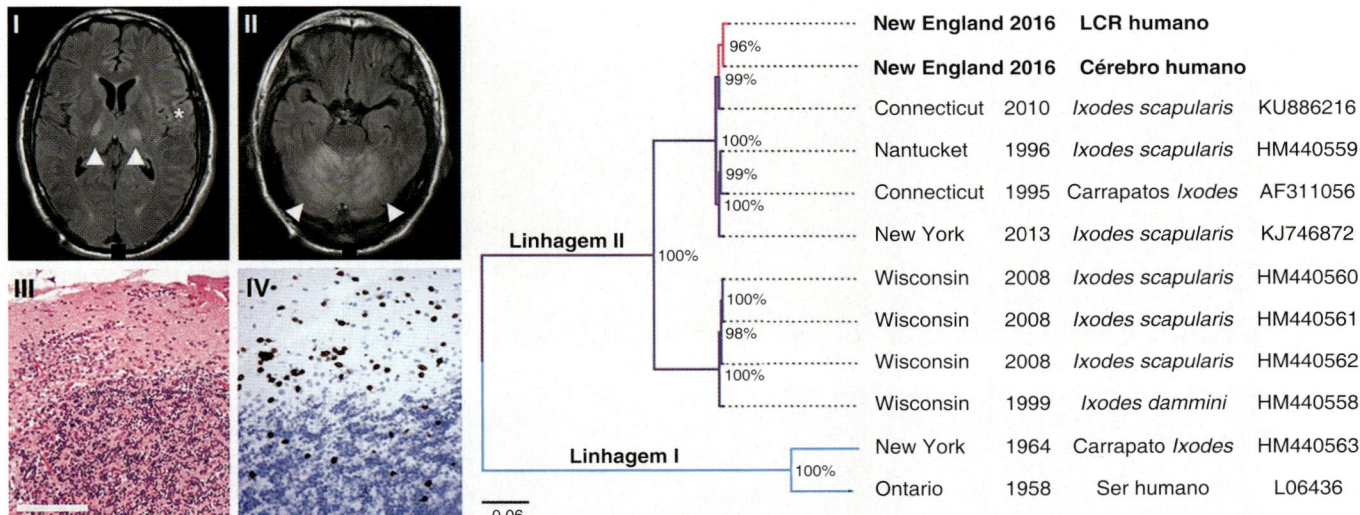

FIGURA 69.2 *Painel à esquerda*: essas imagens axiais de ressonância magnética demonstraram focos de hiperintensidade nas sequências ponderadas em T2/FLAIR (*fluid-attenuated inversion recovery*) bilateralmente nos tálamos (*quadro I, pontas de setas*) e córtex (*quadro I, asterisco*) e focos confluentes de hiperintensidade no cerebelo (*quadro II, pontas de seta*). A coloração por hematoxilina-eosina de um espécime de biopsia da fossa posterior mostrou infiltração linfocítica extensiva e espessamento da dura-máter com inflamação difusa do cerebelo (*quadro III*). Coloração do tecido cerebelar para antígeno CD3 evidenciou infiltrado linfocítico com predominância de linfócitos T nas camadas de células granular e molecular (*quadro IV*). Barra de escala = 100 μm. *Painel à direita*: árvore filogenética dos genomas dos vírus de Powassan. Os ramos estão assinalados com localização, data, origem e número de identificação (ID) no GenBank® para cada genoma do vírus de Powassan. Ramificações com suporte de inicialização mínimo de 80% estão marcadas com porcentagens de suporte de inicialização. (Adaptada de Piantadosi A, Kanjilal S, Ganesh V et al. Rapid detection of Powassan virus in a patient with encephalitis by metagenomic sequencing. *Clin Infect Dis*. 2018;66[5]:789-792, doi: 10.1093/cid/cix792.)

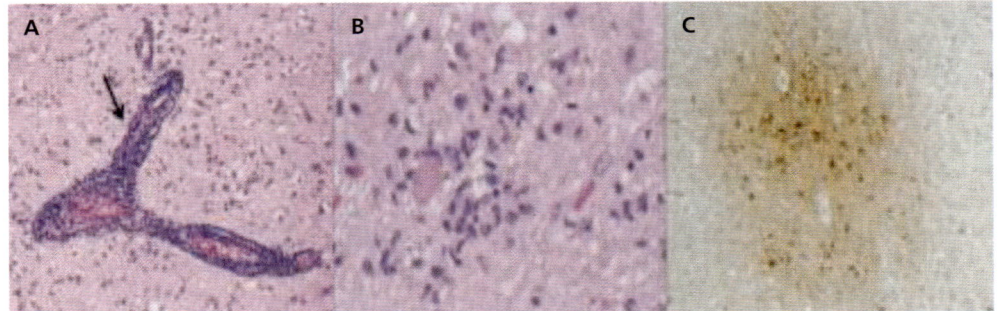

FIGURA 69.4 Aspectos histopatológicos da encefalite equina oriental (EEOr). **A.** Corte histológico do tálamo corado com hematoxilina-eosina demonstrando constrição perivascular (*seta*) (ampliação de 20×). **B.** Corte corado com hematoxilina-eosina mostrando degeneração neuronal e inflamação. **C.** Corte do córtex frontal corado com anticorpo específico para EEOr. (Cortesia do Dr. Pedro Ciarliani.)

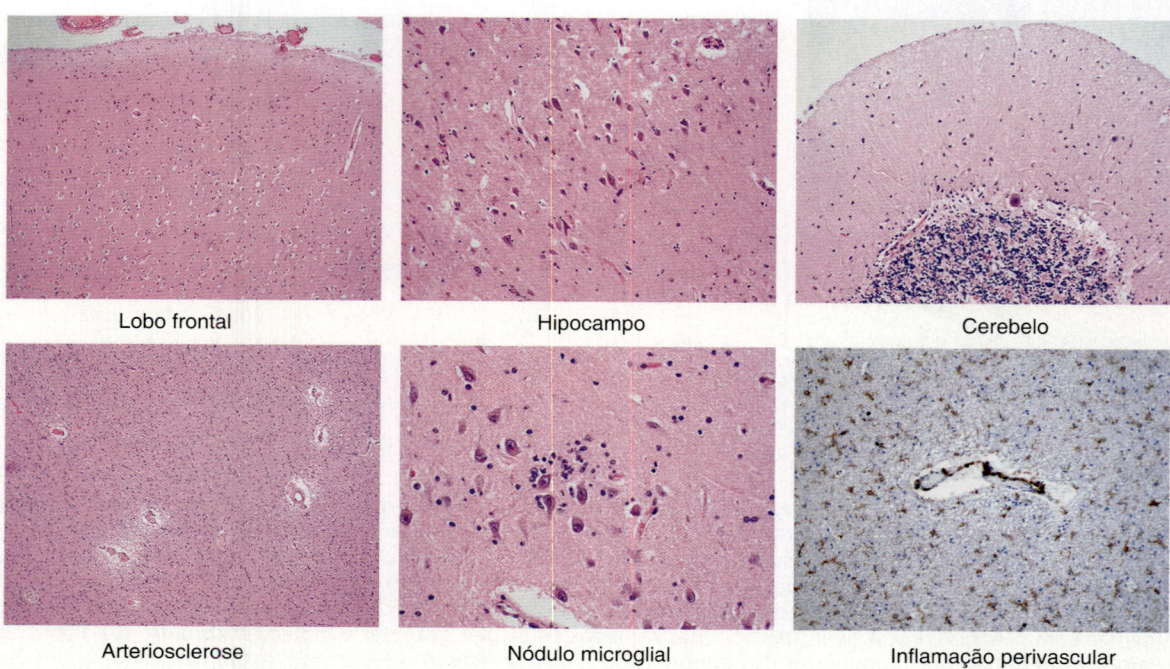

FIGURA 69.8 Alterações histopatológicas de pacientes com covid-19 demonstrando lesão hipoxicoisquêmica aguda com destruição neuronal e presença de neurônios vermelhos no lobo frontal, hipocampo e cerebelo; arteriosclerose com rarefação perivascular; nódulo microglial; e inflamação perivascular com micróglia dispersa (CD45). (De Solomon IH, Normandin E, Bhattacharyya S et al. Neuropathological features of covid-19 [publicado antecipadamente *online* a 12 de junho de 2020.] *N Engl J Med.* doi:10.1056/NEJMc2019373.)

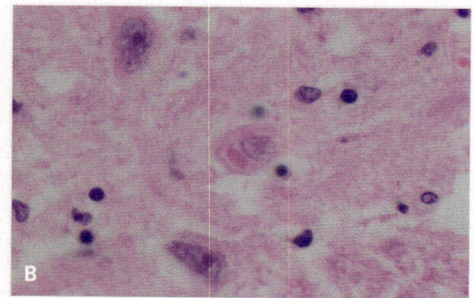

FIGURA 69.9 B. Corte histológico corado com hematoxilina-eosina mostrando neurônios da medula espinal com típicas inclusões eosinofílicas nitidamente demarcadas (*corpos de Negri*) em um paciente com raiva encefalítica.

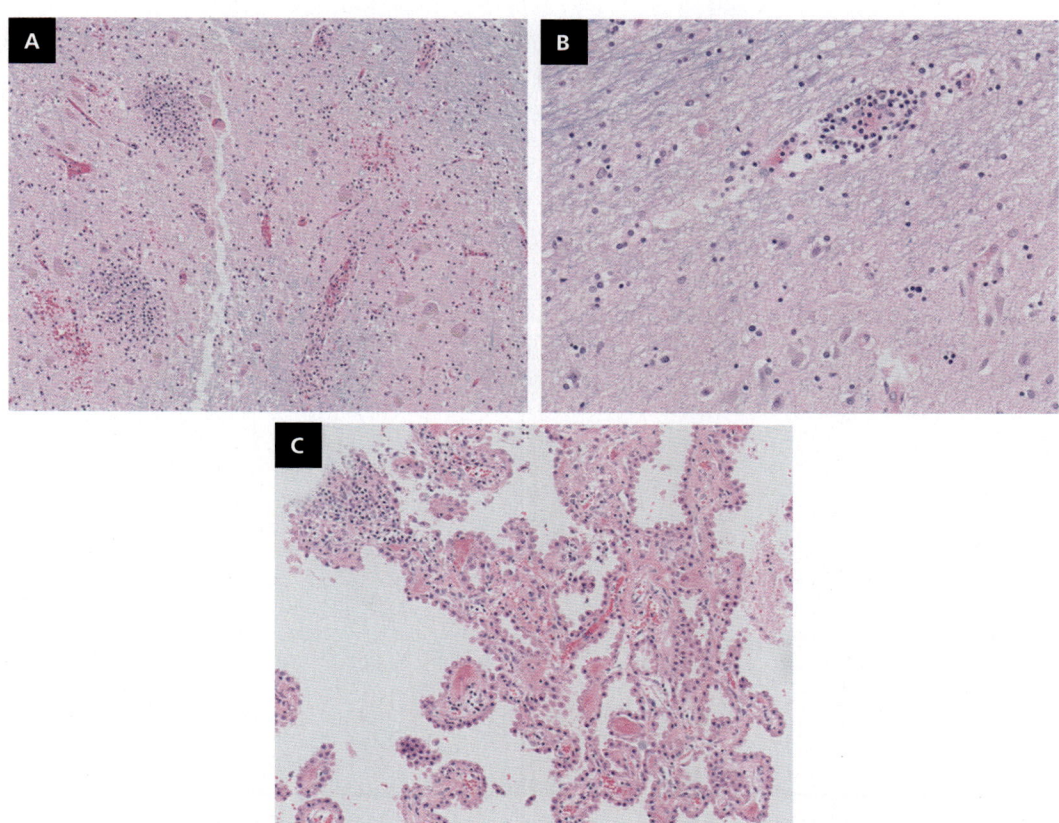

FIGURA 69.10 Neuropatologia da encefalite causada por adenovírus. **A.** Corte do núcleo denteado do cerebelo corado com hematoxilina-eosina demonstrando dois nódulos microgliais proeminentes com infiltrados linfocíticos associados. **B.** Corte dos núcleos da base corados com hematoxilina-eosina mostrando a localização perivascular dos infiltrados linfocíticos. **C.** Corte do plexo coroide do ventrículo lateral corado com hematoxilina-eosina demonstrando inflamação das estruturas do plexo coroide com ventriculite secundária.

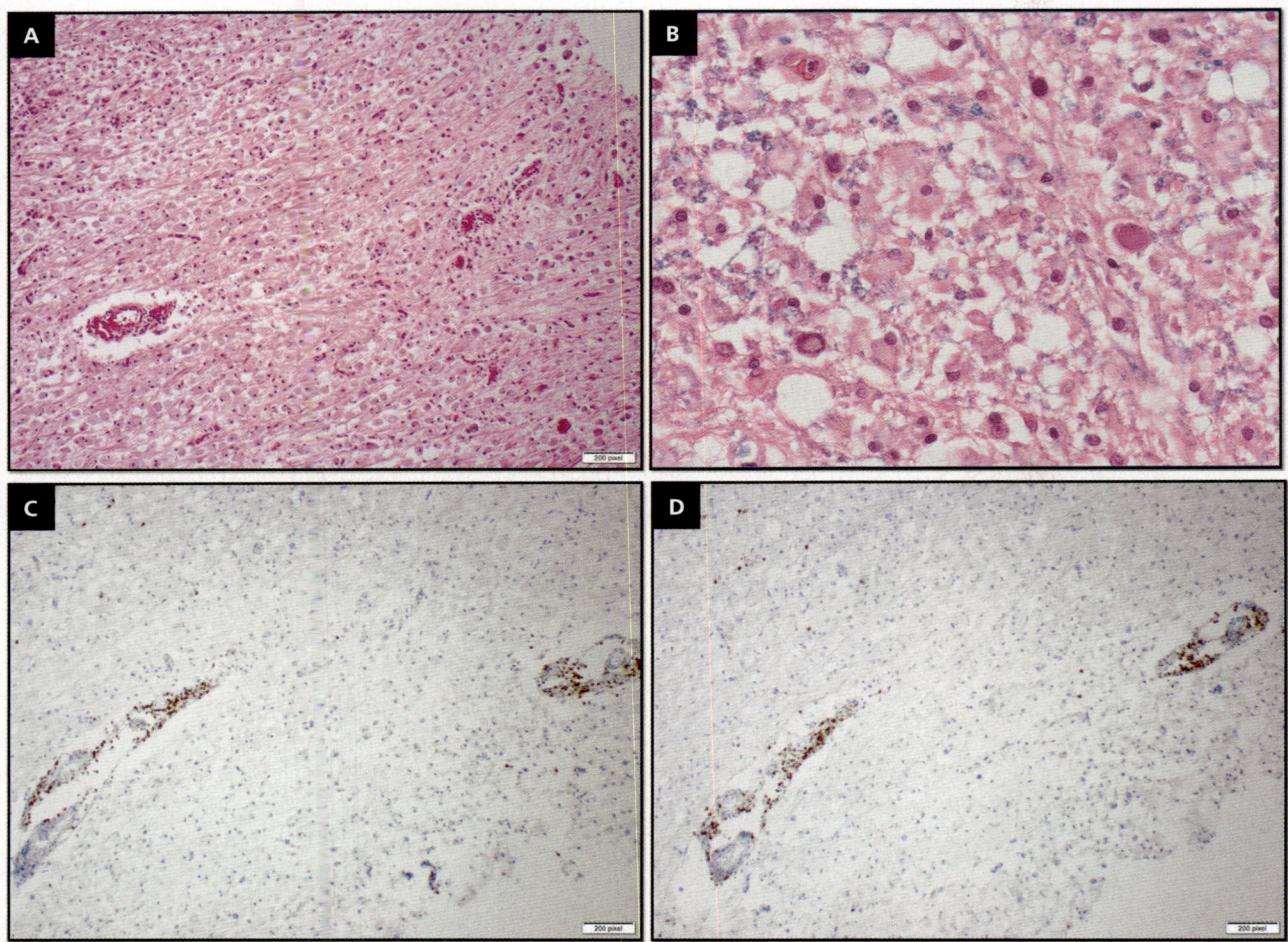

FIGURA 69.15 Neuropatologia da leucoencefalopatia multifocal progressiva (LMP). **A.** Esse corte da substância branca cerebral corado com Luxol® e hematoxilina-eosina demonstrou lâminas de macrófagos e perda marcante da mielina (que deveria ser demarcada em cor azul nessa preparação) compatível com uma lesão desmielinizante. Também havia infiltrados linfocíticos perivasculares focais. **B.** Esse corte corado por Luxol® e hematoxilina-eosina em ampliação mais alta mostrou duas células gliais com efeito citopático viral no núcleo, que consistia em cromatina com aspecto vitrificado. **C.** Imuno-histoquímica para antígeno CD3 demonstrou que a maioria das células inflamatórias perivasculares consistia em linfócitos T CD3$^+$. **D.** Imuno-histoquímica para antígeno CD8 mostrou que a maioria das células T consistia em linfócitos citotóxicos CD8$^+$. Nesse caso, a quantidade de linfócitos era compatível com LMP, mas não era suficiente para justificar o diagnóstico histopatológico de síndrome inflamatória de reconstituição imune.

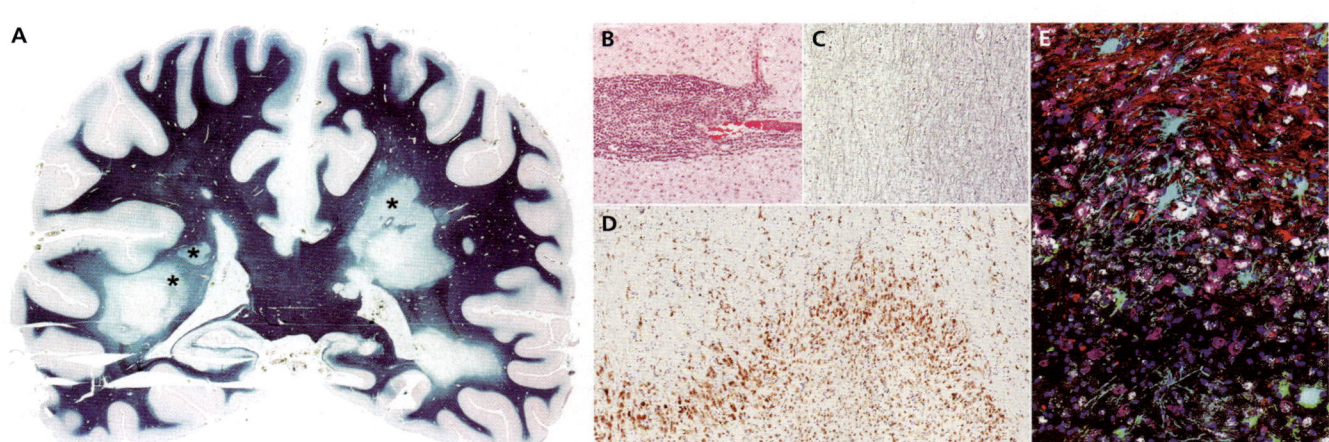

FIGURA 71.1 A. Corte coronal corado com Luxol *fast blue*® de um paciente com esclerose múltipla crônica. Esse corte demonstrou várias lesões na substância branca, dentre as quais algumas tinham remielinização parcial (placas sombreadas, *asteriscos*). Além disso, havia desmielinização cortical generalizada, principalmente nos lobos temporais, com preservação da mielina cortical dos lobos parietais. **B.** Constrição perivascular dentro de uma lesão desmielinizante, que consistia em células mononucleares, inclusive linfócitos, monócitos e plasmócitos (hematoxilina e eosina). **C.** Borda da lesão demonstrando densidade axonal reduzida na lesão (*metade esquerda da imagem*) em comparação com a substância branca adjacente (coloração com prata de Bodian). Os axônios estavam relativamente preservados em comparação com a destruição completa da mielina. **D.** Lesão desmielinizante recente com grande quantidade de macrófagos CD68+ na borda da lesão e macrófagos menores contendo mielina processada no centro da lesão (CD68, marrom; hematoxilina). **E.** Imagem de imunofluorescência multiplex da mesma lesão ilustrada em **D**, nesse caso marcada com anticorpos contra proteína proteolipídica (marcador de mielina; *em vermelho*), proteína ácida fibrilar glial (marcador de astrócitos; *em verde*), vimentina (marcador de astrócitos; *em ciano*), Iba1 (marcador microglial; *em magenta*), CD68 (marcador de macrófagos; *em branco*) e Hoechst (marcador nuclear; *em azul*). Essa imagem mostra um corte da periferia da lesão com macrófagos, astrócitos reativos e mielina preservada na parte superior da figura.

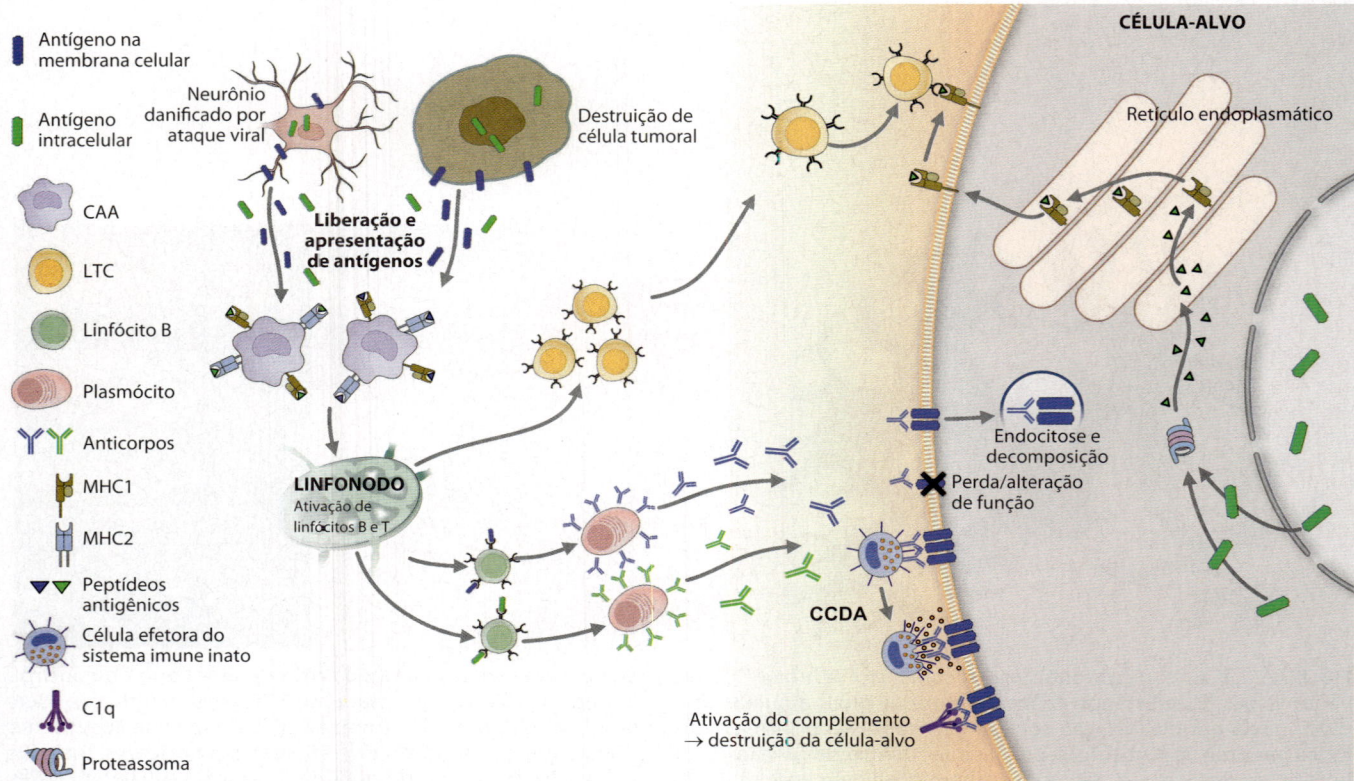

FIGURA 74.1 Mecanismos da autoimunidade neural. Antígenos neurais liberados (intracelular em *verde*, ligado à membrana celular em *azul*) por células tumorais destruídas depois do ataque inicial dos efetores do sistema imune inato, ou dos neurônios destruídos depois por infecção viral, são fagocitados e processados por células apresentadoras de antígeno (CAAs). Essas células migram aos linfonodos regionais e "preparam" linfócitos T CD4+ do grupamento de diferenciação *naïve* por meio de reações com o complexo de histocompatibilidade principal tipo 2 (MHC2). Linfócitos T ativados proliferam e diferenciam-se em células auxiliares (e reguladoras). Os linfócitos auxiliares CD4+ ativam linfócitos B que estão ligados ao mesmo antígeno em seus receptores e transformam-se em plasmócitos secretores de anticorpos de alta afinidade. A apresentação cruzada de peptídeos antigênicos por meio de reações com o MHC tipo 1 (MHC1) das CAAs "preparam" linfócitos T efetores citotóxicos CD8+ (LTCs) antígeno-específicos. LTCs circulantes atacam células que expressam peptídeos antigênicos ligados ao MHC1, que se originam da decomposição dos antígenos neurais intracelulares por ação dos proteassomas e, em seguida, são acoplados às moléculas do MHC1 no retículo endoplasmático. Imunoglobulinas G que se ligam ao domínio extracelular das proteínas da membrana plasmática neural podem desencadear interiorização do antígeno, bloqueio funcional, citotoxicidade celular dependente de anticorpo (CCDA) ou ativação do complemento seguida de citólise.

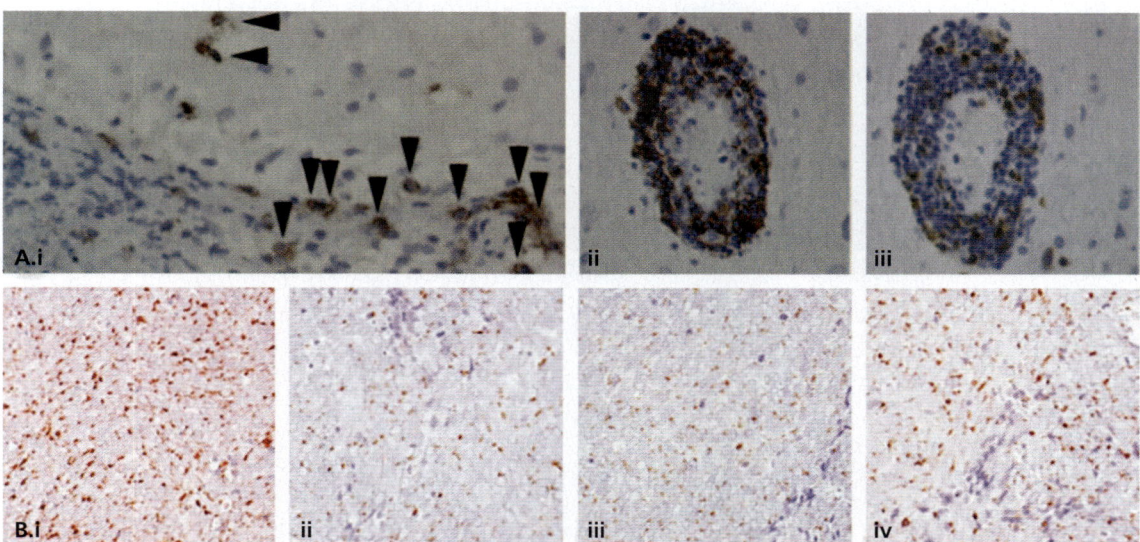

FIGURA 74.2 Exemplos de imunopatologia no cérebro e tumor de pacientes com autoimunidade neural. **A.** Plasmócitos (*i*), linfócitos B (*ii*) e linfócitos T (*iii*) nos tecidos de um paciente com encefalite por anticorpo contra receptor de *N*-metil-D-aspartato (NMDAR). Observe que os plasmócitos (*pontas de seta* na imagem *i*) estavam nas regiões perivasculares e ao longo da superfície cerebral que demarcava espaços contendo líquido cefalorraquidiano e vasos sanguíneos diminutos. (De Martinez-Hernandez EM, Horvath J, Shiloh-Malawsky Y, Sangha N, Martinez-Lage M, Dalmau J. Analysis of complement and plasma cells in the brain of patients with anti-NMDAR encephalitis. *Neurology*. 2011;77[6]:589-592, Figura 3 K.) **B.** Coloração imuno-histoquímica de um carcinoma metastático de células de Merkel retirado de um paciente com autoimunidade contra filamento intermediário neuronal (FIN) demonstrou expressão de internexina alfa (*i*), cadeia leve (*ii*), cadeia média (*iii*) e cadeia pesada do FIN (*iv*), que correspondiam ao perfil sorológico de IgG desses pacientes. (De Basal E, Zalewski N, Kryzer TJ et al. Paraneoplastic neuronal intermediate filament autoimmunity. *Neurology*. 2018;91[18]:e1677-e1689, Figura 6.)

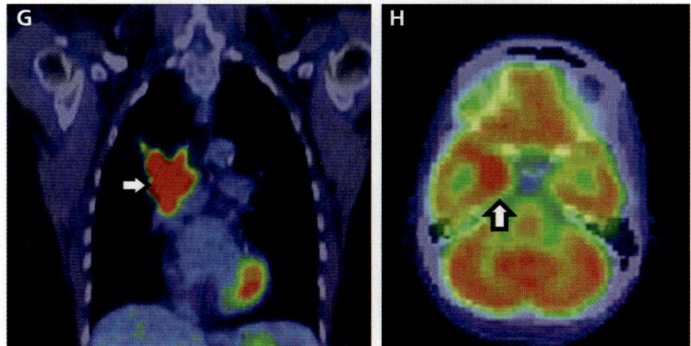

FIGURA 74.3 Anormalidades dos exames de imagem na encefalite autoimune. **G.** Nesse paciente com encefalite por anticorpo contra receptor de AMPA, essa imagem de tomografia por emissão de pósitrons com ^{18}F-fluorodesoxiglicose (FDG-PET) evidenciou uma massa pulmonar com sinal hipermetabólico (*seta*), que a histopatologia mostrou ser um carcinoma pulmonar de células pequenas. **H.** Essa imagem axial de FDG-PET cerebral mostrou hipermetabolismo no lobo temporal mesial direito (*seta*).

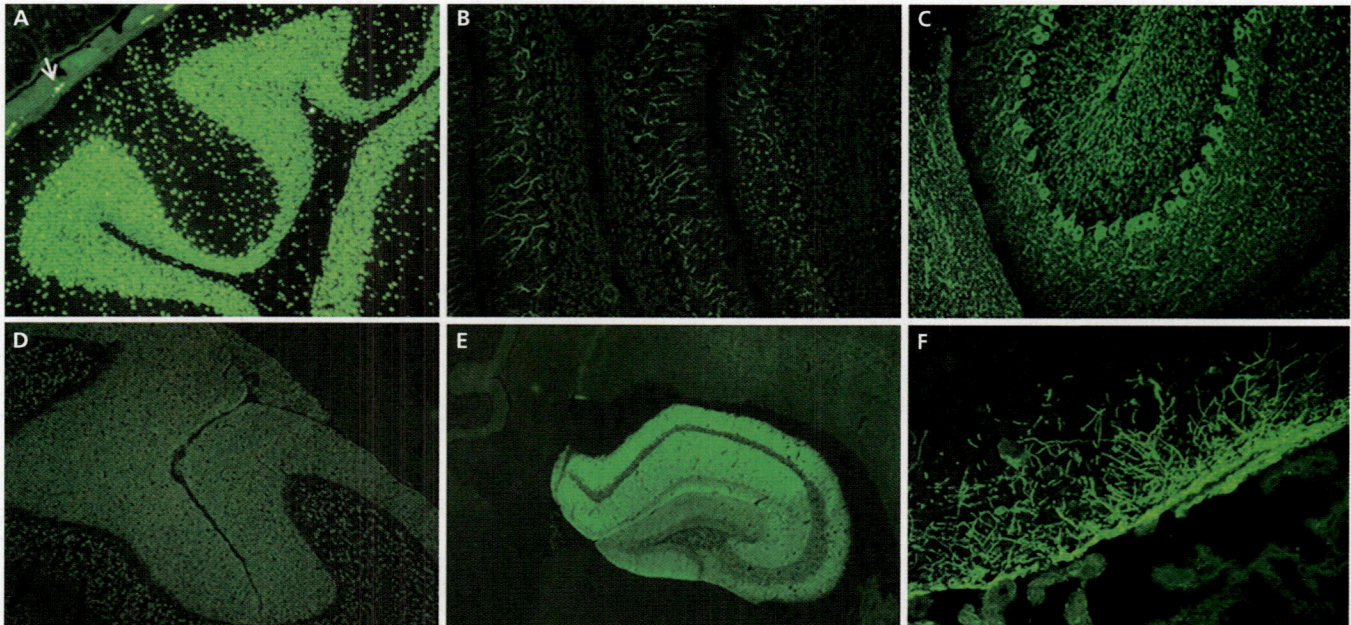

FIGURA 74.4 Padrões típicos de coloração para imunoglobulina G (IgG) em ensaios de imunofluorescência indireta baseada em tecidos de camundongos. **A.** O anticorpo antinuclear neuronal tipo 1 (anti-Hu) produz coloração dos núcleos e plexo mioentérico do intestino adjacente (*seta*), mas não das células parietais (*em cima e à esquerda*). **B e C.** O anticorpo tipo 2 contra citoplasma da célula de Purkinje (**B**, MAP1B-IgG) e a IgG contra filamento intermediário neuronal (**C**) podem ser diferenciados pelos diversos tipos de coloração das sinapses e dos filamentos no cerebelo. **D e E.** O anticorpo contra receptor de AMPA (ácido α-amino-3-hidroxi-5-metil-4-isoxazolepropiônico) causa coloração das sinapses (neurópilo) do cerebelo (**D**) e hipocampo (**E**). **F.** IgG contra proteína fibrilar glial ácida (PGFA) produz coloração do epêndima periventricular e da camada subependimal enriquecida com precursor de astrócitos, mas preserva a coroide (*embaixo e à esquerda*).

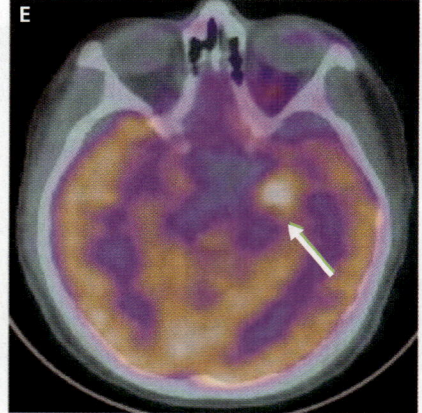

FIGURA 75.1 E. Sarcoidose parenquimatosa. As imagens axiais de ressonância magnética pós-contraste mostram lesão realçada por contraste no lobo temporal esquerdo do paciente, que apresentava crises epilépticas de início recente, sugerindo possibilidade de neoplasia maligna, visto que a tomografia por emissão de pósitrons com fluorodesoxiglicose mostrou lesão com intensa captação de fluorodesoxiglicose. O paciente, entretanto, tinha sarcoidose comprovada por biopsia e foi tratado com corticoides em doses altas, e a lesão regrediu.

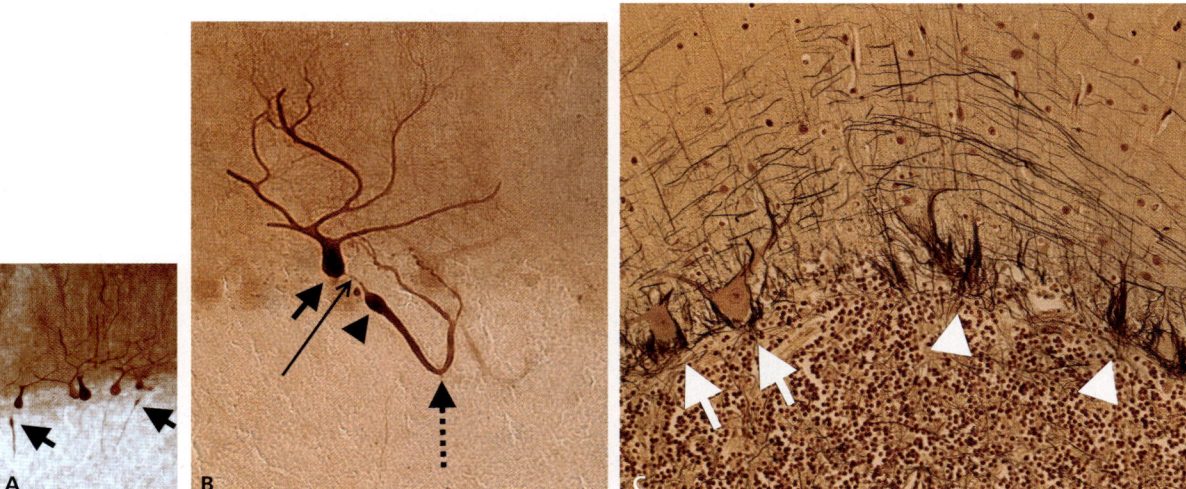

FIGURA 76.2 A. Corte histológico (100×) de verme cerebelar corado com calbindina obtido de um paciente com TI. Torpedos (ver as *duas setas*, que apontam para dilatações ovoides do segmento proximal do axônio da célula de Purkinje) ocorrem em quantidades significativamente maiores nos pacientes com TI em comparação aos indivíduos controles e indicam uma biologia anormal dessas células. **B.** Corte histológico (200×) de córtex cerebelar corado com calbindina obtido de outro paciente com TI. Da esquerda para a direita, pode-se observar o corpo da célula de Purkinje (*seta*), o segmento axonal inicial fino normal (*seta longa e fina*), o torpedo (*ponta de seta*) e o axônio espessado com formação colateral recorrente (*seta pontilhada*) com ramificação terminal do axônio de Purkinje. Essas alterações morfológicas são numericamente mais frequentes nos pacientes com TI do que nos indivíduos controles e indicam uma biologia anormal das células de Purkinje. **C.** Corte histológico (200×) de córtex cerebelar corado com calbindina obtido de um paciente com TI. Pode-se observar que havia hipertrofia dos processos das células calicinais (ver as *duas setas*, que apontam para "cestas peludas"); em alguns casos, houve destruição das células de Purkinje e as cestas ficaram vazias (*pontas de seta*). Essas alterações são mais acentuadas nos pacientes com TI do que nos indivíduos controles e indicam uma biologia anormal das células de Purkinje e alterações reativas dos neurônios circundantes.

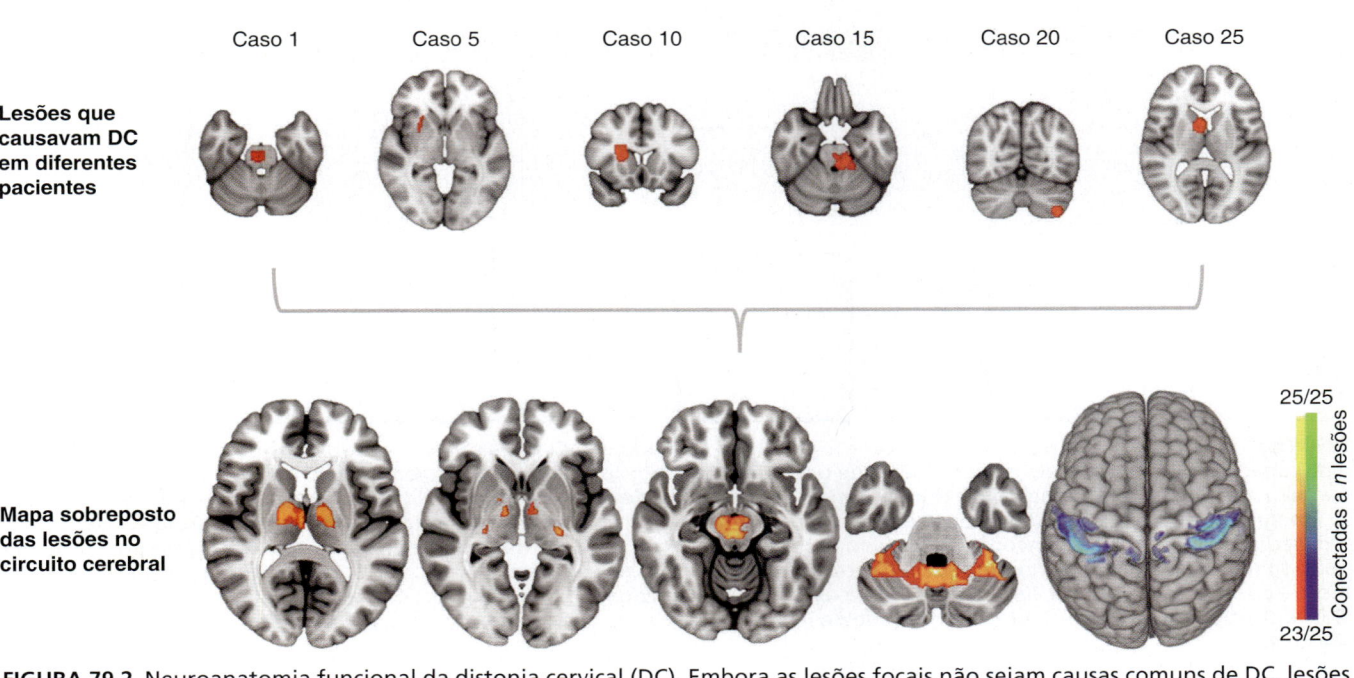

FIGURA 79.2 Neuroanatomia funcional da distonia cervical (DC). Embora as lesões focais não sejam causas comuns de DC, lesões foram descritas em diversas partes do encéfalo de alguns pacientes; a fileira superior mostra alguns exemplos. Quando essas diferentes lesões em diversos pacientes são mapeadas em um atlas compartilhado de conectividade encefálica, torna-se evidente que existe um circuito de regiões interligadas, o qual inclui cerebelo, núcleos da base e córtex sensorimotor. (Adaptada de Daniel DT, Joutsa J, Darby RR et al. Network localization of cervical dystonia based causal brain lesions. *Brain*. 2019;142[6]:1660-1674.)

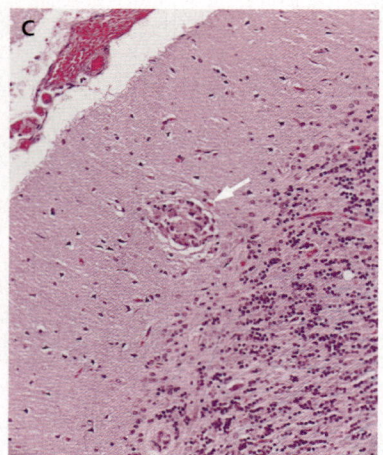

FIGURA 82.5 Neurossarcoidose em paciente do sexo masculino de 51 anos com surdez bilateral e ataxia progressiva. O exame de necropsia mostrou granuloma localizado no córtex cerebelar (**C**) (*seta*) e confirmou o diagnóstico de neurossarcoidose.

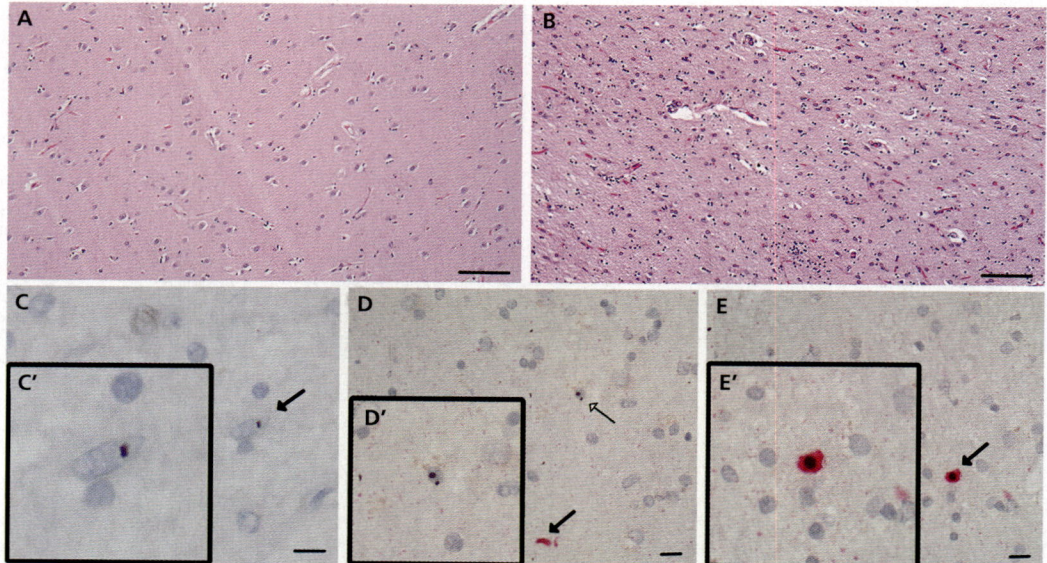

FIGURA 85.2 Fotografias de microscopia da cabeça do núcleo caudado (**B** e **C**) e neocórtex pré-frontal de pacientes com DH (**D** e **E**) e da cabeça do núcleo caudado de um cérebro de um indivíduo controle (**A**). **A** e **B**. A celularidade do núcleo caudado aumenta de maneira acentuada com a doença de Huntington (**B** com quantidades aumentadas de oligodendrócitos e astrocitose marcante). **C**. Fotografias de microscopia do núcleo caudado imunocorados para p62 mostrando inclusões intranucleares (*seta fechada*; mais ampliada na quadrícula **C'**). O neocórtex também tinha inclusões de proteínas anormais. **D** e **E**. Imunocoloração dupla para proteína p62 (cromógeno vermelho) e huntingtina (HTT; cromógeno marrom) do neocórtex pré-frontal (área 9 de Brodmann). Essa imagem mostra agregados de HTT intranucleares (**D**, *seta aberta*; mais ampliada em **D'**) e extranucleares; também havia um neurito p62+/HTT- distrófico em **D** (*seta fechada*). **E**: Agregado de HTT extranuclear circundado por proteína p62 (*seta fechada*; **E'**). **A** e **B**. 100 μm; **C** a **E**. 10 μm.

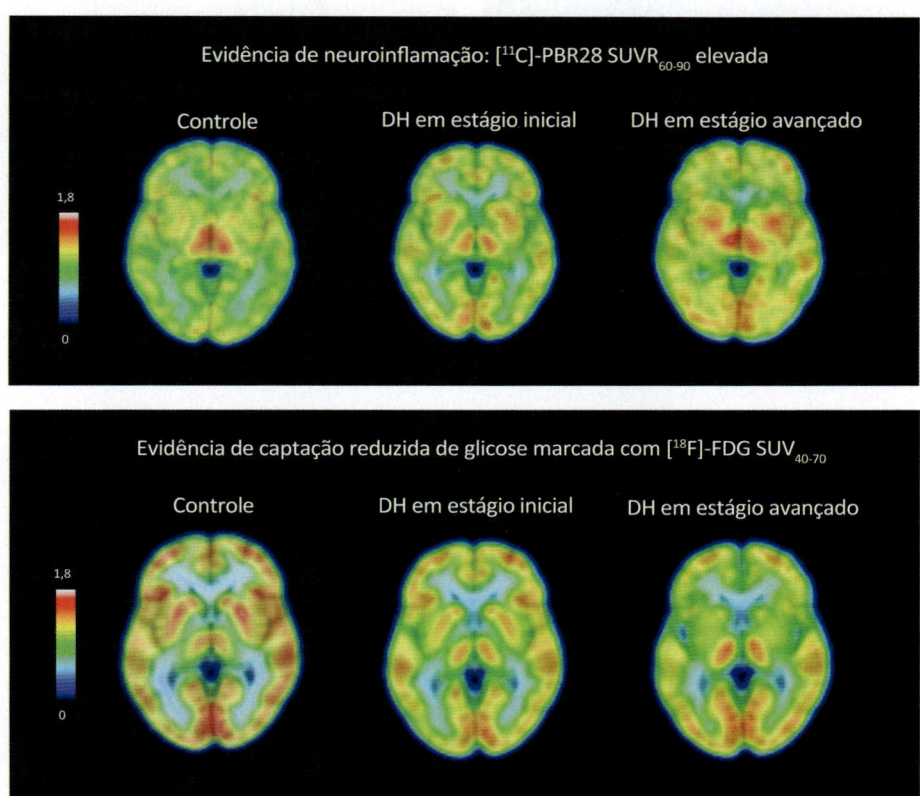

FIGURA 85.4 Imagens de tomografia por emissão de pósitrons. DH, doença de Huntington. (Cortesia da Dra. H. Diana Rosas.)

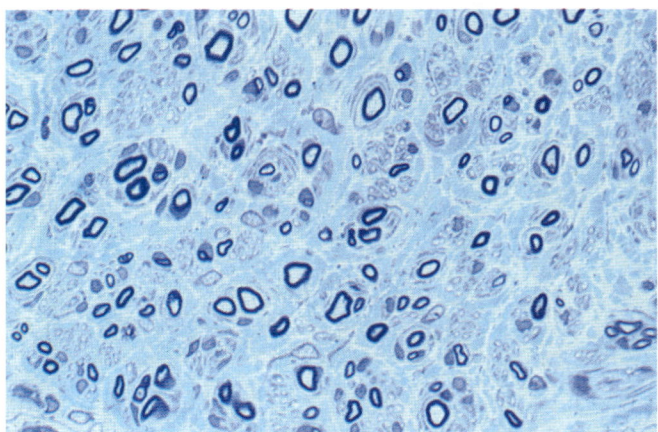

FIGURA 91.3 Corte histológico semifino revelando fibras finamente mielinizadas com distribuição multifocal em um paciente com polineuropatia desmielinizante inflamatória crônica (ampliação de 600×).

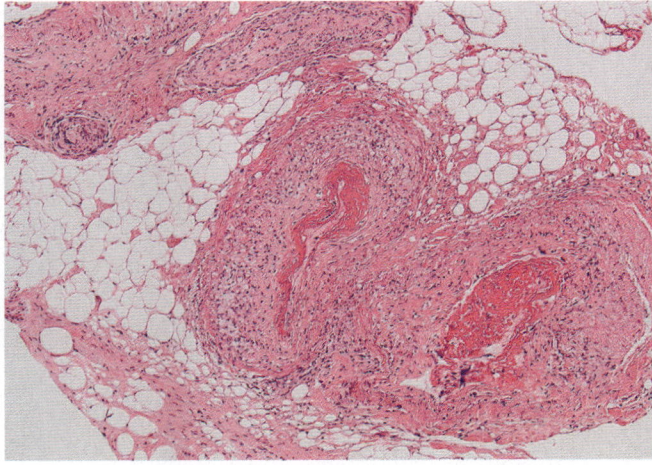

FIGURA 91.5 Vasculite necrosante (ampliação de 200×).

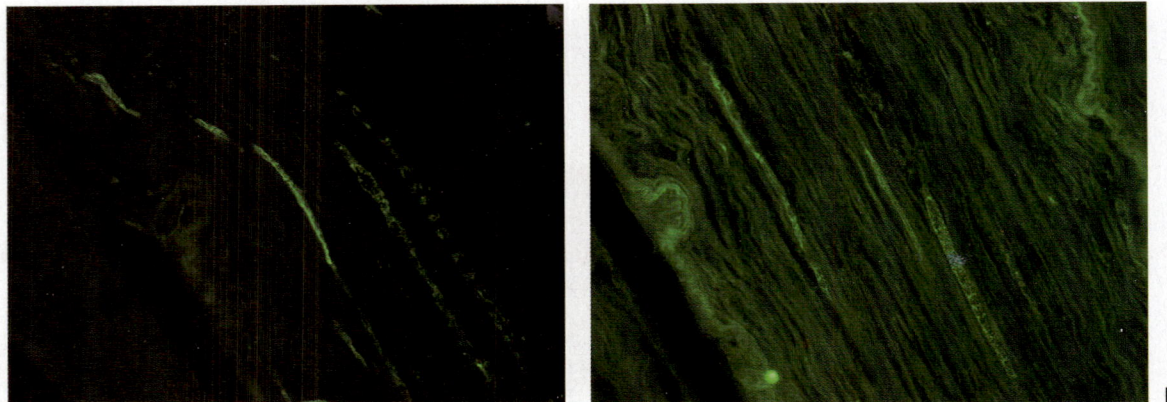

FIGURA 91.6 O paciente, com imunoglobulina M (IgM) contra proteína monoclonal κ e neuropatia por anticorpo contra glicoproteína de mielina, tinha coloração positiva para IgM (**A**) e proteína monoclonal κ (**B**) no exame de imunofluorescência.

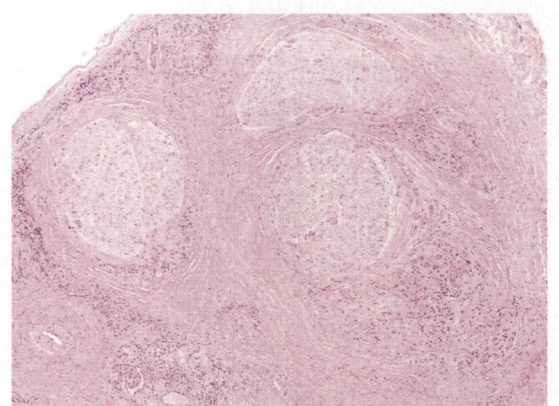

FIGURA 91.9 Biopsia do nervo de um paciente com neuropatia sarcoide demonstrando granulomas (ampliação de 40×).

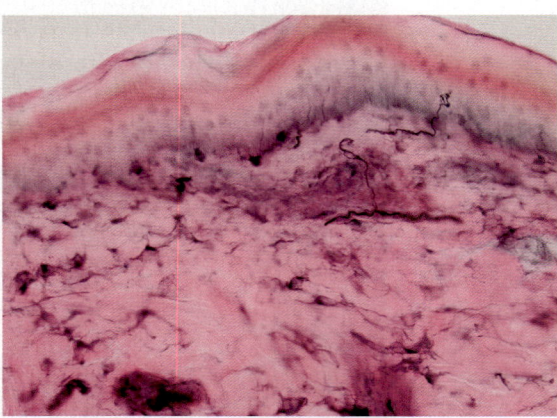

FIGURA 91.10 Biopsia de pele corada com produto de gene de proteína 9.5 (*protein gene product 9.5*, em inglês) revelando quantidades reduzidas de fibras nervosas cruzando os limites entre derme e epiderme (ampliação de 400×).

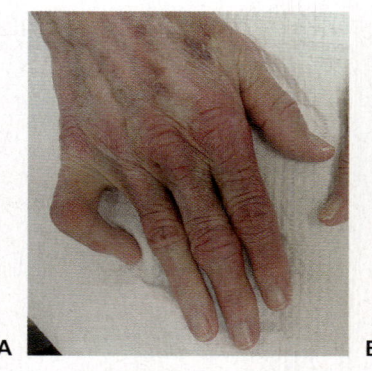
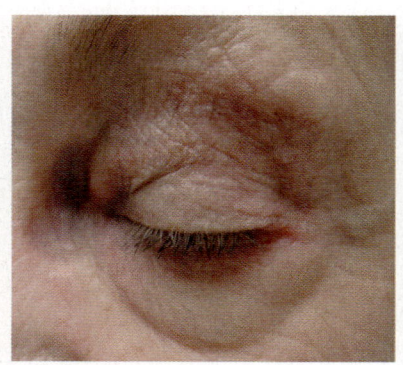
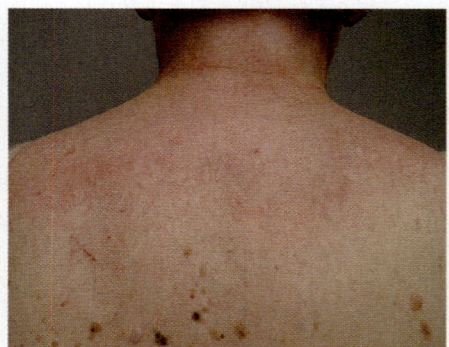
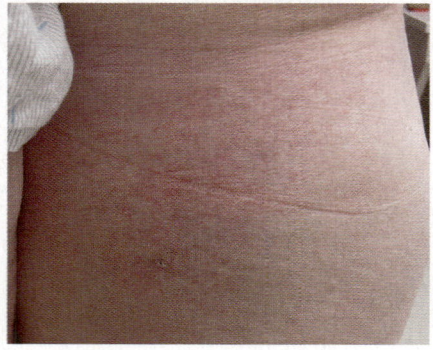

FIGURA 94.1 Erupções violáceas encontradas comumente em pacientes com dermatomiosite. **A.** Eritema linear nas superfícies extensoras do dorso da mão. **B.** Exantema heliotrópico com distribuição periférica. **C.** Sinal do xale na região dorsal. **D.** Sinal do coldre na região lateral do quadril.

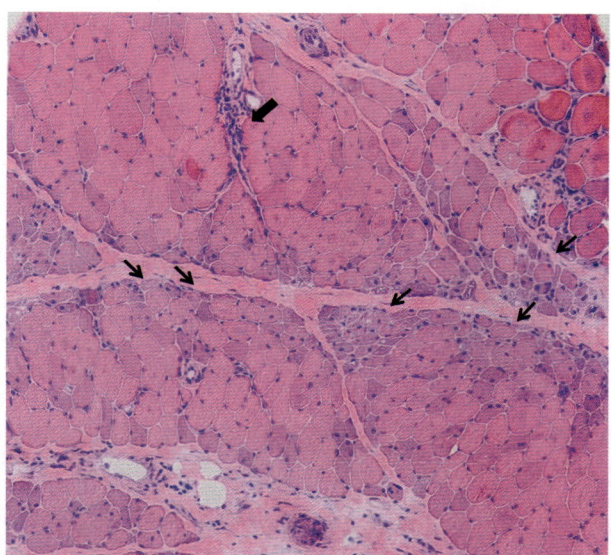

FIGURA 94.2 Patologia muscular da dermatomiosite. Inflamação perivascular (*seta grossa*) e padrão perifascicular (*setas finas*) de lesão dos miócitos. Coloração pela hematoxilina e eosina, aumento de 200×.

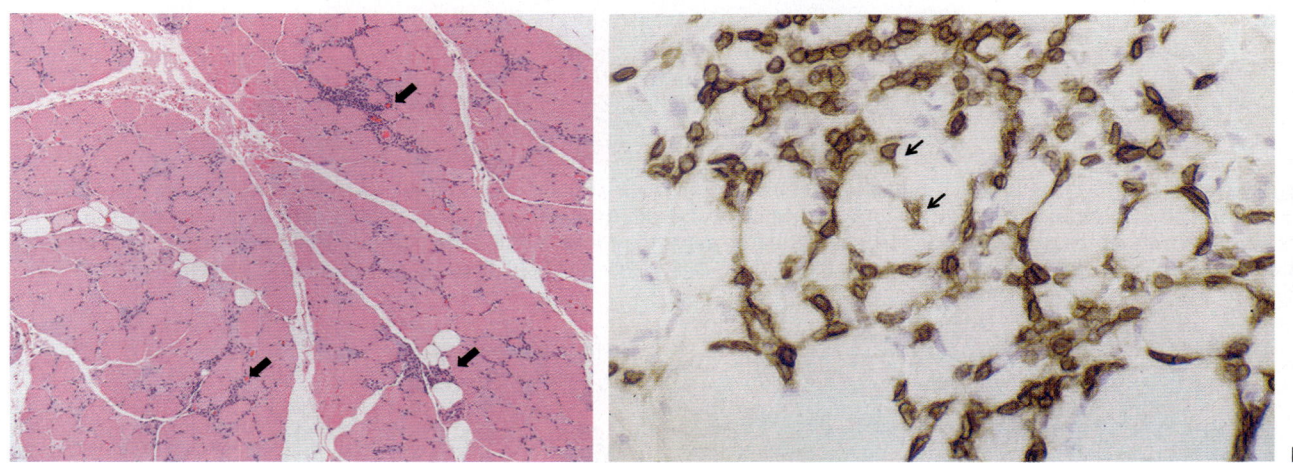

FIGURA 94.3 Patologia muscular da polimiosite. **A.** Infiltração linfocitária endomisial (*setas*). Coloração pela hematoxilina e eosina, aumento de 200×. **B.** Infiltrado de linfócitos T citotóxicos invadindo as fibras musculares (*setas*). Coloração imuno-histoquímica para CD8, aumento de 400×.

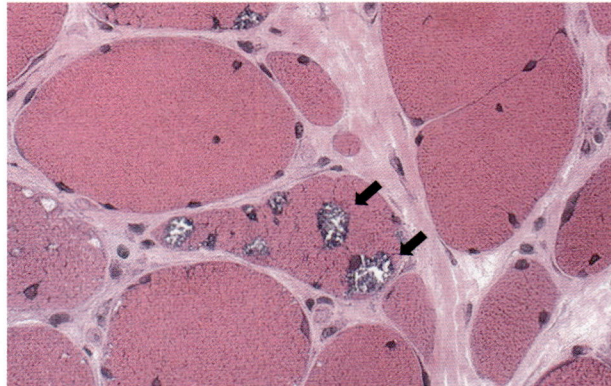

FIGURA 94.4 Patologia muscular da miosite com corpos de inclusão. Vacúolos marginais (*setas*). Coloração por hematoxilina e eosina, aumento de 400×.

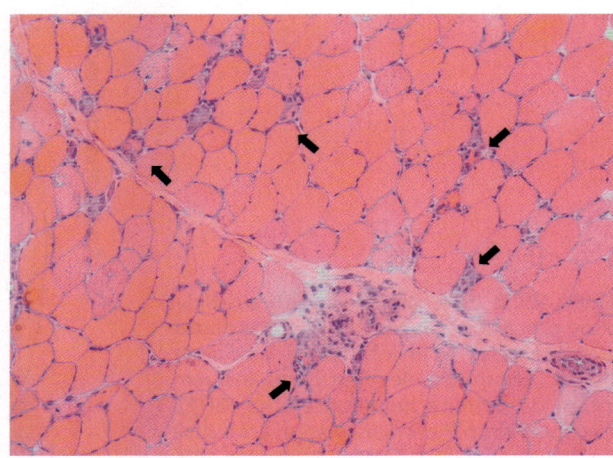

FIGURA 94.5 Patologia muscular da miopatia necrosante autoimune. Fibras musculares necróticas com inflamação mínima (*setas*). Coloração por hematoxilina e eosina, aumento de 200×.

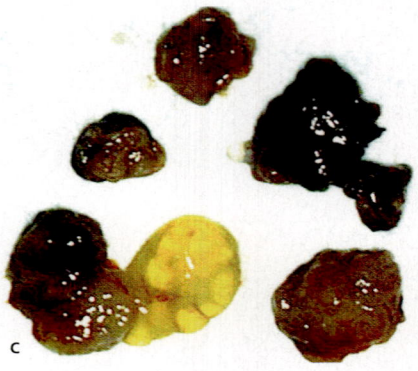

FIGURA 105.3 C. O tumor continha vários elementos de células germinativas, inclusive teratoma imaturo, germinoma, tumor do seio endodérmico e carcinoma de células embrionárias. Os tumores da região pineal podem ser extremamente heterogêneos, e, de forma a evitar erros diagnósticos, é necessário colher numerosas amostras do tumor.

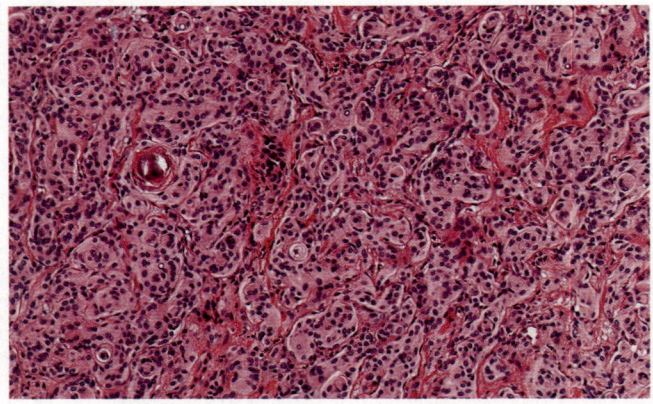

FIGURA 107.5 Meningioma meningotelial da medula espinal. A variante clássica do meningioma é composta de lóbulos de células meningoteliais separadas por fibras de colágeno finas. As bordas intercelulares são mal definidas, uma característica de padrão sincicial. São frequentes a presença de espaços nucleares claros e a formação de redemoinhos. Pode-se observar a presença de calcificações (corpos psamomatosos). (Cortesia da Dra. Adriana Olar, Department of Pathology, MD Anderson Cancer Center.)

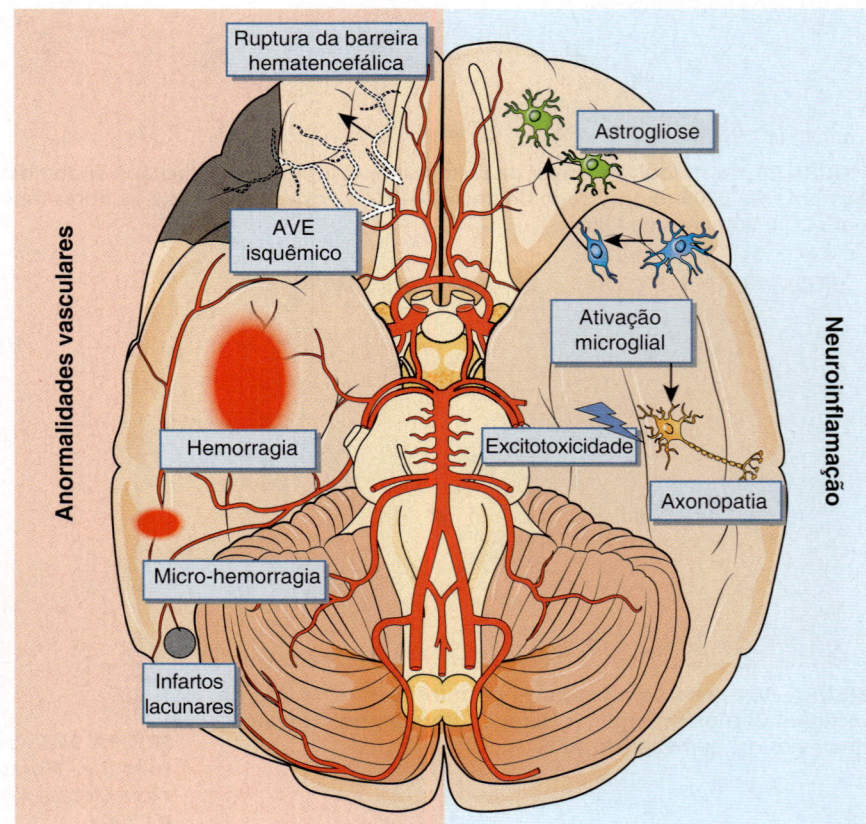

FIGURA 120.2 Ilustração esquemática dos diversos processos fisiopatológicos associados ou sobrepostos à encefalopatia associada à sepse. Anormalidades vasculares incluem ruptura da barreira hematencefálica (BHE), desacoplamento neurovascular e acidentes vasculares encefálicos (AVEs). Processos neuroinflamatórios incluem ativação microglial e astrocítica, que ampliam a neurotoxicidade e os distúrbios metabólicos que levam à morte dos neurônios.

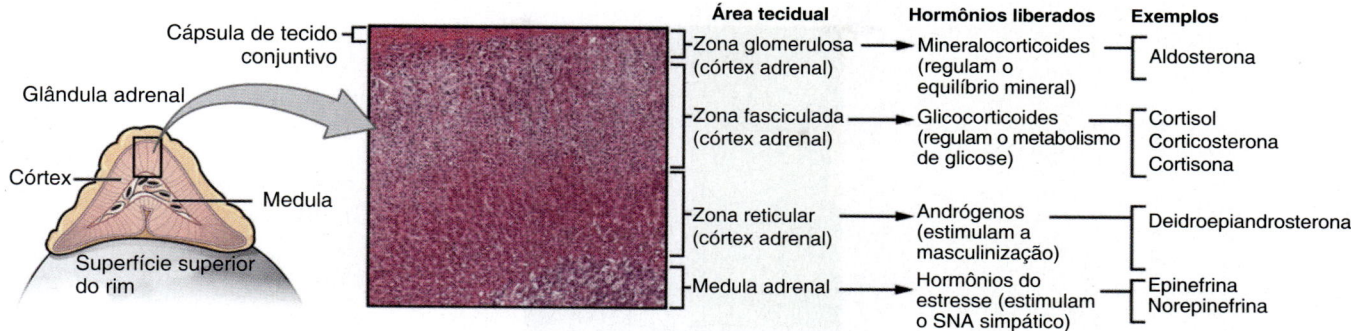

FIGURA 122.4 Anatomia das glândulas adrenais e liberação de hormônios. SNA, sistema nervoso autônomo. (© 1999-2016, Rice University. Baixe gratuitamente em http://cnx.org/contents/14fb4ad7-39a1-4eee-ab6e-3ef2482e3e22@8.24.)

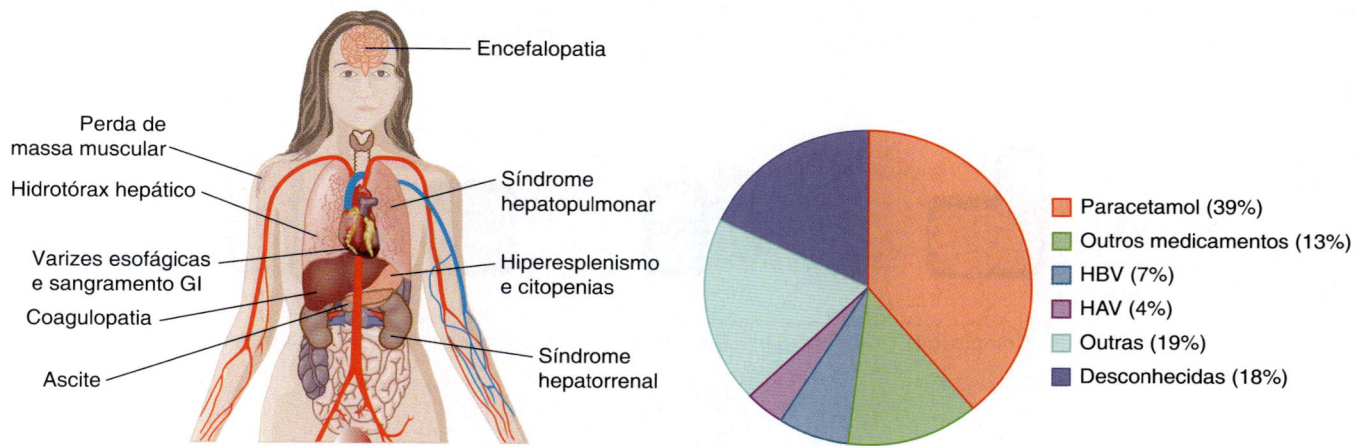

FIGURA 124.1 Complicações comuns da cirrose. GI, gastrintestinal.

FIGURA 124.2 Causas comuns de falência hepática aguda nos EUA. HAV, vírus da hepatite A; HBV, vírus da hepatite B.

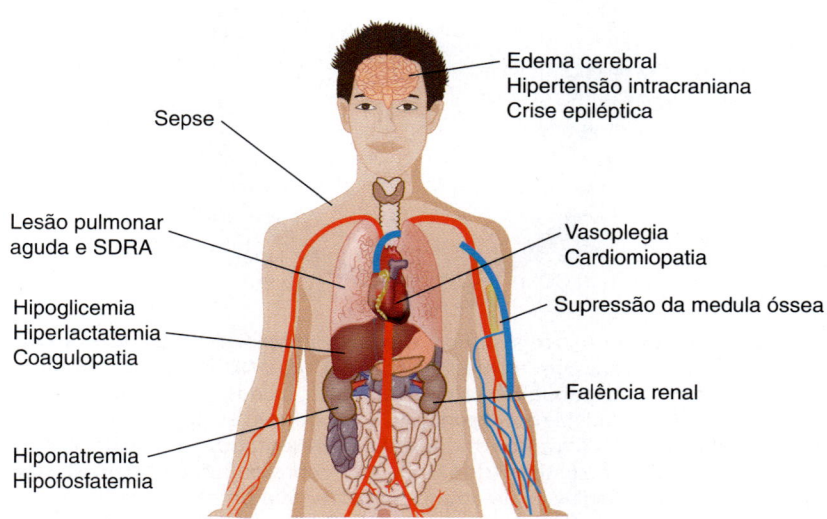

FIGURA 124.3 Disfunções de múltiplos órgãos associadas à falência hepática aguda SDRA, síndrome de desconforto respiratório agudo.

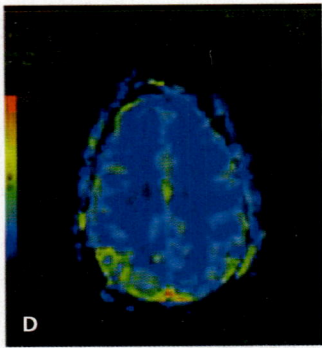

FIGURA 134.4 D. Ressonância magnética axial com perfusão (RMP). Paciente de 44 anos, do sexo masculino, com oligodendroglioma de baixo grau, foi tratado com ressecção e radiocirurgia estereotáxica. Aproximadamente 3 anos após o tratamento, o paciente desenvolveu episódios estereotipados de cefaleia, encefalopatia e dormência hemicorporal esquerda, hemiplegia e ataxia com hemianopsia esquerda associada. As imagens de ressonância magnética mostram sutil realce giriforme heterogêneo, bem como perda de supressão na sequência FLAIR e, na ressonância magnética com perfusão, aumento de fluxo sobre essa área, compatíveis com a síndrome com episódios de enxaqueca semelhantes a um acidente vascular encefálico após radioterapia.

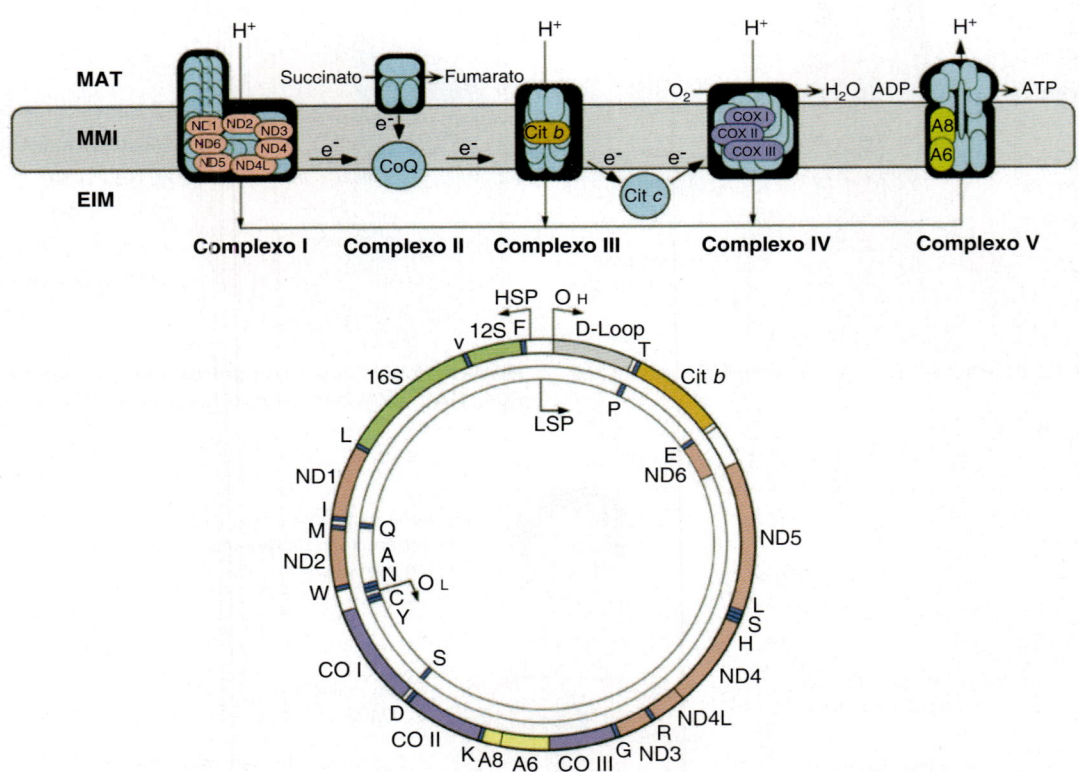

FIGURA 144.1 A via da fosforilação oxidativa (*parte superior*) e o DNA mitocondrial (*parte inferior*). Os genes e os produtos genéticos correspondentes estão representados com as mesmas cores. A sigla ND indica as subunidades da NADH-coenzima Q oxirredutase (complexo I); cit *b*, citocromo *b*; as subunidades do citocromo *c* oxidase (COX) estão assinaladas com CO no esquema do DNA mitocondrial e COX na ilustração da cadeia respiratória; *A6* e *A8* indicam as subunidades 6 e 8 do trifosfato de adenosina (ATP) sintetase. Os 22 genes que codificam o RNA transportador estão representados pela nomenclatura dos aminoácidos de uma letra, enquanto *12S* e *16S* indicam os RNA ribossômicos (rRNA). O_H e O_L representam a origem da replicação das cadeias leves e pesadas; o promotor da fita pesada (HSP, do inglês *heavy strand promoter*) e o promotor da fita leve (LSP, do inglês *light strand promoter*) são os promotores de transcrição das fitas pesada e leve. ADP, difosfato de adenosina; cit *c*, citocromo *c*; EIM, espaço intermembranas; H_2O, água; MA, matriz; MMI, membrana mitocondrial interna.

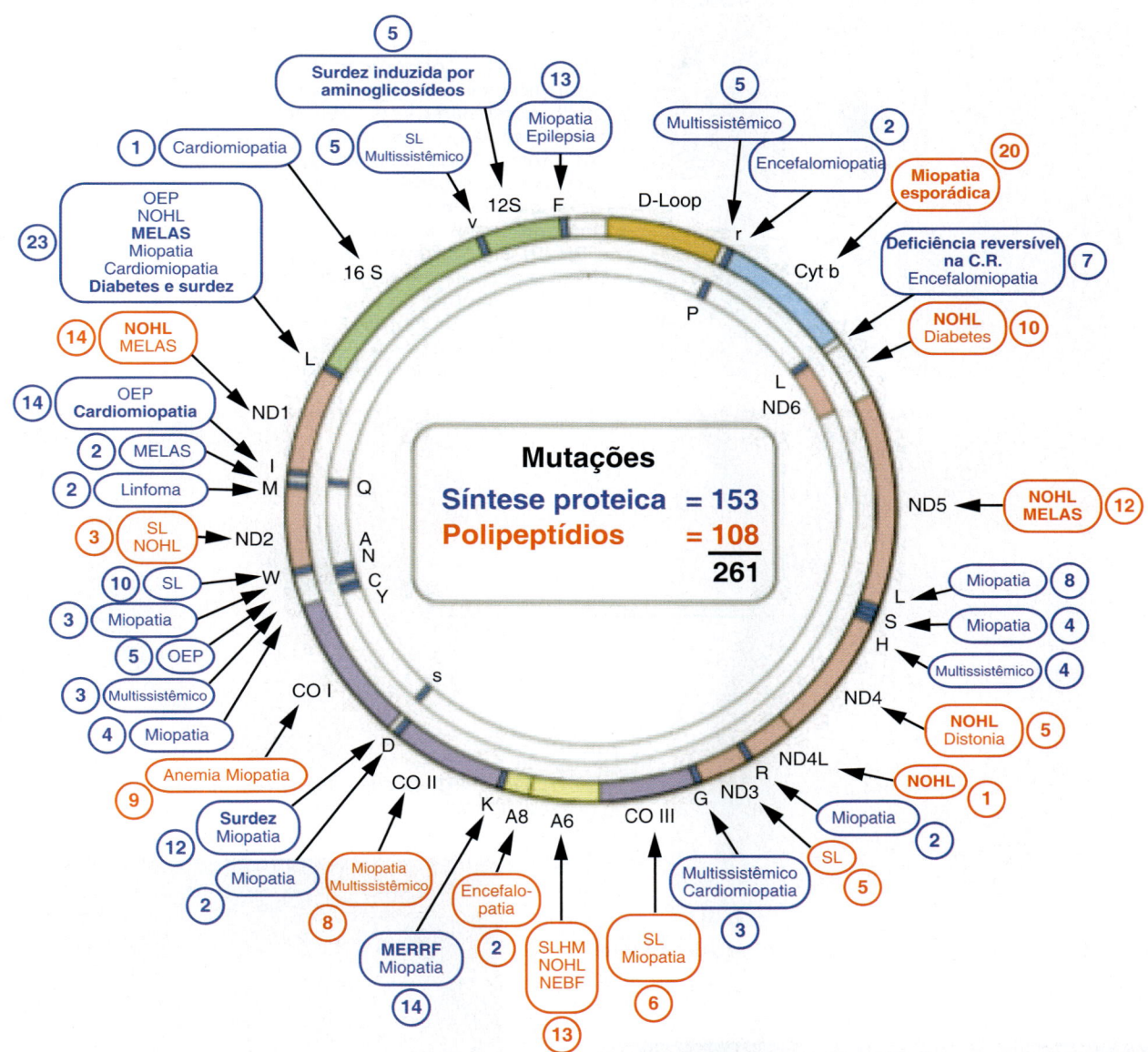

FIGURA 144.2 Mapa de morbidade do DNA mitocondrial humano. As doenças provocadas por mutações dos genes que codificam proteínas estão assinaladas em vermelho. As doenças causadas por mutações dos genes que controlam a síntese proteica estão marcadas em azul. cit *b*, citocromo *b*; CO, citocromo oxidase; MELAS, encefalomiopatia mitocondrial, acidose láctica e episódios semelhantes a AVE; MERRF, mioclonia-epilepsia com fibras vermelhas irregulares; NARP, neuropatia, ataxia e retinite pigmentosa; NEBF, necrose estriatal bilateral familiar; NOHL, neuropatia óptica hereditária de Leber; OEP, oftalmoplegia externa progressiva; SL, síndrome de Leigh; SLHM, síndrome de Leigh com hereditariedade materna.

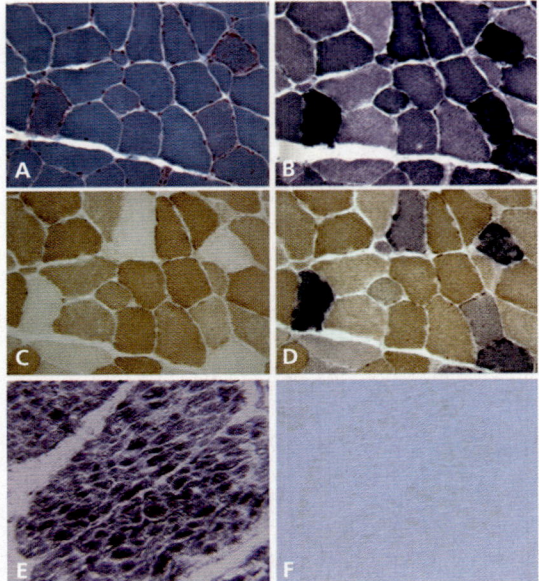

FIGURA 144.5 Cortes seriados da biopsia muscular de um paciente com síndrome caracterizada por mioclonia-epilepsia com fibras vermelhas irregulares. Com a aplicação do corante tricromo de Gomori modificado (**A**), duas dessas fibras vermelhas ficaram evidentes. As mesmas fibras pareciam azuis e irregulares com a coloração para succinato-desidrogenase (SDH) (**B**), mas sua aparência tornava-se pálida com o corante para citocromo *c* oxidase (COX) (**C**) e mais ou menos azulada com os corantes combinados para COX/SDH (**D**). Em contraste com o aspecto de "tabuleiro de damas" da biopsia muscular de um paciente com doença relacionada com o mtDNA, a biopsia de um paciente com mutações do gene *SCO2* (gene da COX de montagem do nDNA) apresentava variabilidade normal dos tipos de fibras na coloração para intensidade de SDH (**E**), mas ausência homogênea de atividade da COX (**F**).

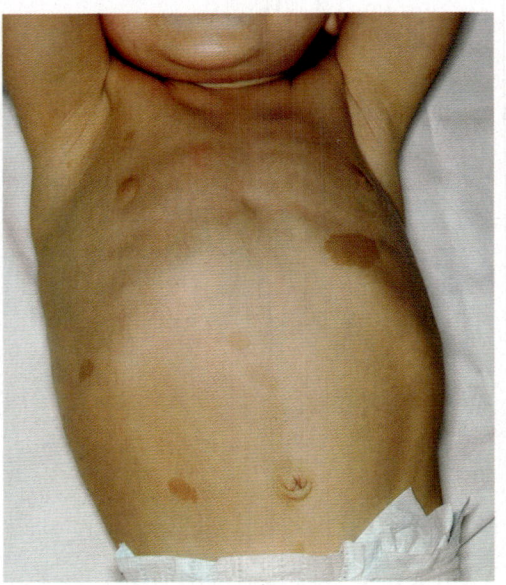

FIGURA 145.1 Máculas "café com leite" no tronco de lactente com neurofibromatose tipo 1.

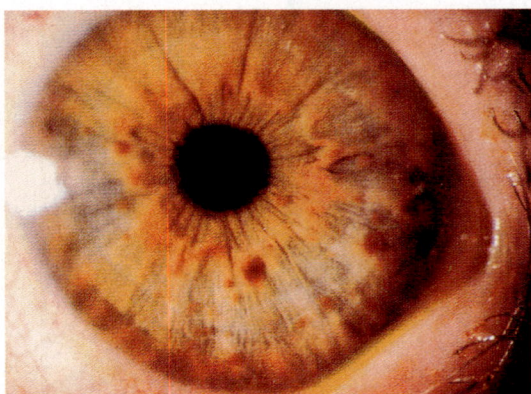

FIGURA 145.2 Nódulos de Lisch em paciente com neurofibromatose tipo 1.

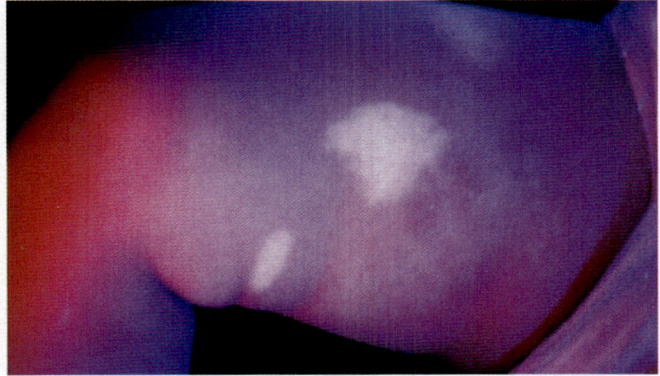

FIGURA 145.5 Lesões hipopigmentadas na região da coxa de um lactente com CET (alteração no gene *TSC1*), destacadas com luz ultravioleta (lâmpada de Wood).

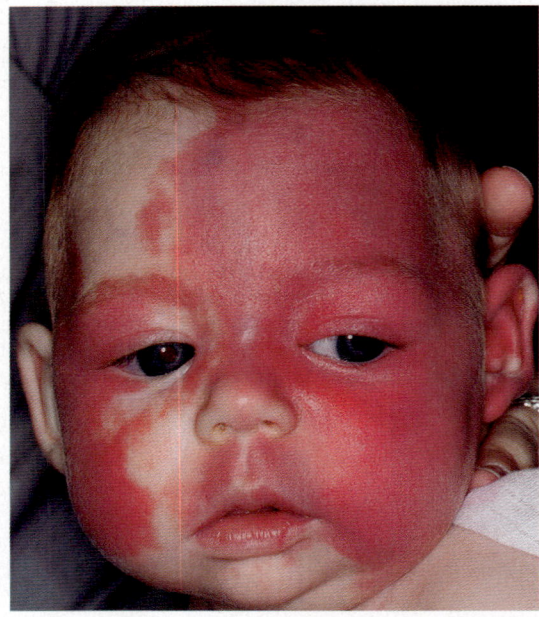

FIGURA 145.7 Mancha bilateral "vinho do Porto" em criança com síndrome de Sturge-Weber.

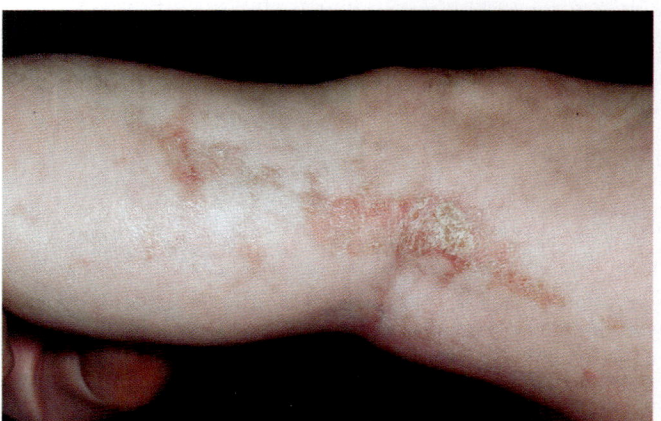

FIGURA 145.9 Lesões cutâneas lineares, verrucosas/disceratóticas em lactente com incontinência pigmentar.

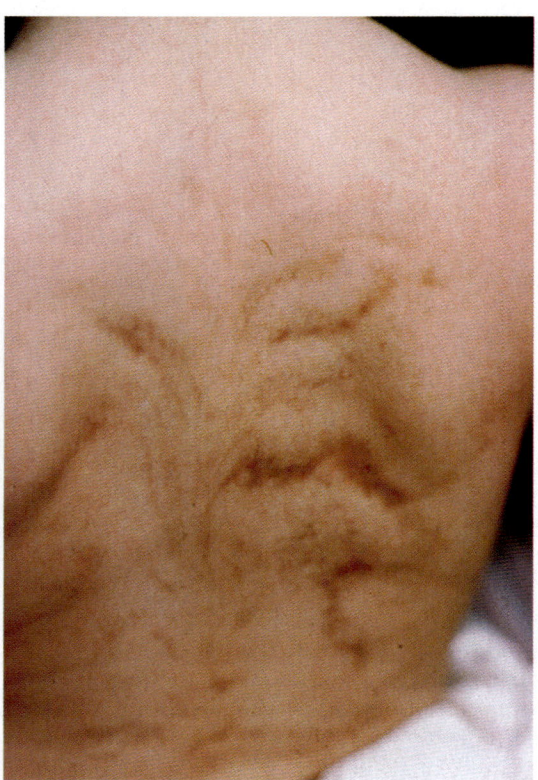

FIGURA 145.10 Lesões pigmentadas do tronco em lactente com incontinência pigmentar.

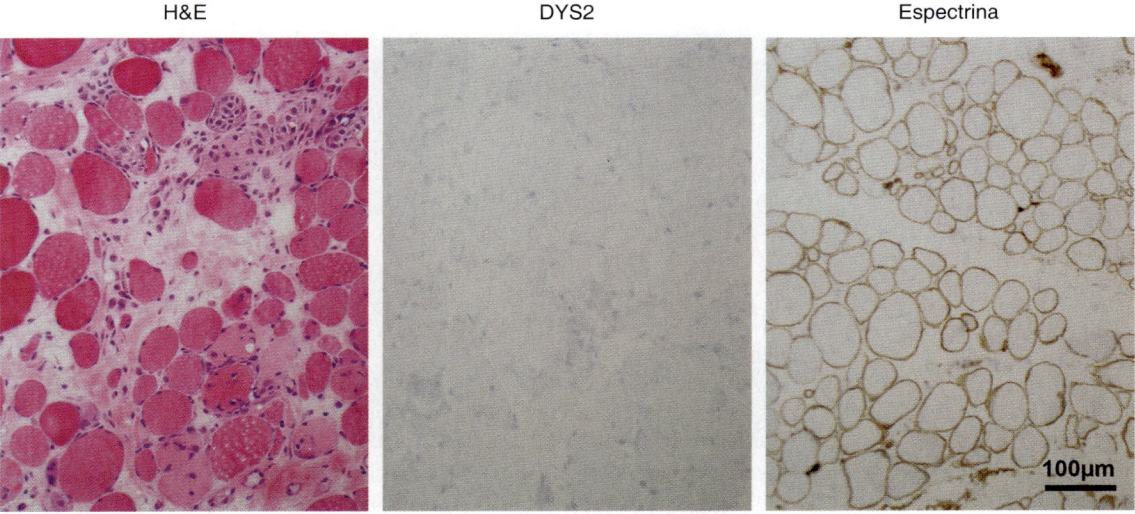

FIGURA 147.1 Achados característicos da biopsia muscular na distrofia muscular. A coloração de hematoxilina e eosina evidencia degeneração e regeneração recentes de miofibras, incluindo mionecrose, miofagocitose, inflamação e fibras basofílicas (indicativas de regeneração recente), além de degeneração e regeneração de miofibras mais antigas, incluindo fibras nucleadas internamente, fibrose endomisial e infiltração gordurosa (não mostrado nesta imagem). A imunocoloração para distrofina (anticorpo DYS2 mostrado aqui) indica perda completa de distrofina na maioria das fibras ou em todas elas, possivelmente com uma quantidade muito pequena de fibras que retenham a expressão da distrofina. A expressão de proteínas não associadas ao complexo distrofina e glicoproteína (como a espectrina) será retida no sarcolema, confirmando que o tecido era de qualidade suficiente para a detecção de distrofina, caso esta estivesse presente. Barra = 200 μm.

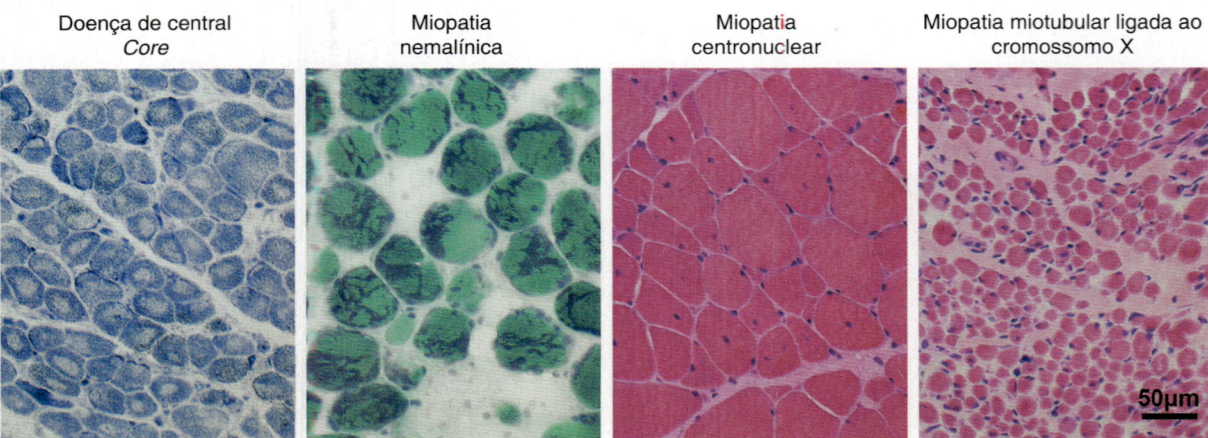

FIGURA 147.2 Patologia da biopsia muscular nas miopatias congênitas. Imagens representativas de biopsias musculares características de doença de central *core* (coloração de dinucleotídio de nicotinamida adenina presente), miopatia nemalínica (coloração de tricrômico de Gomori presente), miopatia centronuclear (coloração de hematoxilina e eosina presente) e miopatia miotubular ligada ao cromossomo X (coloração de hematoxilina e eosina presente). O diagnóstico de doença de central *core*, miopatia nemalínica e miopatia centronuclear é determinado pela presença de estruturas anormais ou distribuições de organelas no sarcoplasma. A diferenciação entre miopatia miotubular ligada ao cromossomo X e miopatias centronucleares devido a outras causas genéticas pode muitas vezes ser feita com base no tamanho de uma fibra muito pequena e nas distribuições de organelas tipicamente anormais na miopatia miotubular ligada ao cromossomo X. No entanto, biopsias dos pacientes acometidos com mais gravidade por miopatias centronucleares relacionadas a outros genes podem apresentar aparência semelhante. Barra = 200 μm.

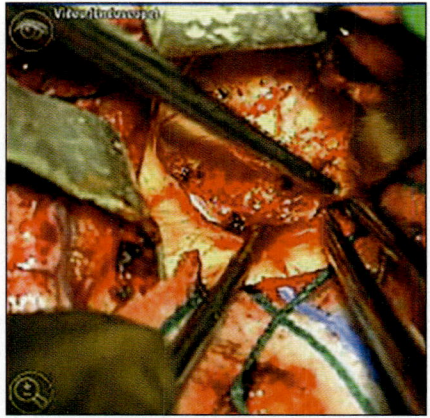

FIGURA 150.6 Painel intraoperatório de imagens em menino de 13 anos com astrocitoma pilocítico occipital esquerdo. Esta criança foi operada usando estereotaxia sem moldura e neuronavegação intraoperatória para garantir a remoção completa de sua lesão. (Fonte: Nejat F, El Khashab M, Rutka J. Initial management of childhood brain tumors: neurosurgical considerations. *J Child Neurol.* 2008; 23:1.136-1.148.)

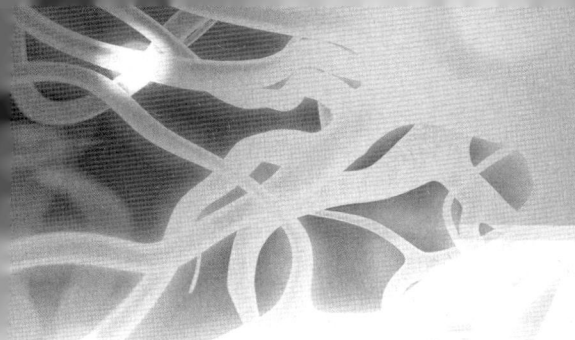

SEÇÃO 1 IMPACTO GLOBAL DAS DOENÇAS NEUROLÓGICAS

Editor da Seção: Mitchell S. V. Elkind

Epidemiologia Global das Doenças Neurológicas 1

Jennifer Sevush-Garcy e Mitchel S. V. Elkind

PONTOS-CHAVE

1. Para avaliar o impacto das doenças neurológicas, é preciso quantificar morbidade e mortalidade associadas a elas (p. ex., incapacidade, deficiência física ou mental etc.).

2. Os anos de vida perdidos ajustados por incapacidade (DALY, *disability-adjusted life year*) constituem uma medida que combina anos de vida perdidos em razão de morte prematura e anos de vida saudável perdidos em consequência de incapacidade avaliada por indicadores de gravidade.

3. Em qualquer classificação de doenças, transtornos neurológicos são responsáveis pela maior parte dos DALY.

4. A expressão "dupla carga de doenças" (*double burden of disease*) refere-se ao fenômeno por meio do qual países em desenvolvimento enfrentam as consequências adversas do estilo de vida moderno, antes de superar os problemas associados à pobreza; isso ajuda a explicar por que países classificados na faixa intermediária de desenvolvimento têm índices mais altos de algumas doenças neurológicas, inclusive acidentes vasculares encefálicos (AVEs).

5. A incidência de AVE tem aumentado nos países de renda baixa e intermediária, enquanto países de alta renda tiveram redução de 42% na incidência dessa doença ao longo das últimas quatro décadas.

6. Limitações de recursos neurológicos e variações na alocação desses recursos para tratar doenças neurológicas contribuem para as discrepâncias observadas no impacto global das doenças neurológicas, assim como para as variações locais entre os diversos países.

INTRODUÇÃO

Os transtornos neurológicos estão, em termos globais, entre as causas mais importantes de disfunção e morte de seres humanos. Todavia, a quantificação da sobrecarga das doenças neurológicas e de seu impacto nas populações em todo o planeta representa ainda um desafio por vários motivos. Primeiro, as doenças neurológicas englobam transtornos que acometem primariamente o cérebro, assim como doenças que afetam outros sistemas do corpo e têm manifestações neurológicas proeminentes.

Em segundo lugar, as doenças neurológicas são dignas de nota pelo fato de, mais frequentemente, causarem incapacidade em vez de morte. As medidas de impacto de doença comumente empregadas, como hospitalização ou taxas de mortalidade, não captam o impacto de condições neurológicas não fatais, como enxaqueca ou epilepsia. Em terceiro lugar, com frequência, existem disparidades nos transtornos neurológicos que são causadas por fatores socioeconômicos e geográficos. A avaliação e o diagnóstico das doenças neurológicas também dependem dos recursos disponibilizados para sua quantificação, que não estão disponíveis em todos os ambientes. Apesar dessas limitações, as estimativas atuais da sobrecarga dos transtornos neurológicos sugerem que eles exerçam impacto imenso na saúde humana.

CLASSIFICAÇÃO DA DOENÇA: O QUE É UM TRANSTORNO NEUROLÓGICO?

Os transtornos neurológicos podem ser divididos em duas grandes categorias: transtornos neurológicos primários, que acometem apenas o sistema nervoso, e transtornos neurológicos secundários, nos quais lesão ou disfunção do sistema nervoso resultam de uma doença que acomete primariamente outro sistema de órgãos, ou a disfunção do sistema nervoso acompanha a disfunção de alguns outros sistemas de órgãos. Entre os exemplos de transtornos neurológicos primários estão doença de Alzheimer, enxaqueca e esclerose múltipla. Os exemplos de transtornos neurológicos secundários incluem crises epilépticas secundárias a malária, síndromes paraneoplásicas associadas a câncer sistêmico primário e neuropatia periférica na vigência de déficits nutricionais.

A diferenciação entre transtornos neurológicos primários e secundários complica a tarefa de estimar a sobrecarga global deles. Por exemplo, devemos classificar neuropatia diabética como transtorno neurológico ou como complicação de uma doença endócrina? O acidente vascular encefálico (AVE) deve ser considerado transtorno neurológico ou doença cardiovascular? O traumatismo cranioencefálico (TCE) no contexto de um acidente automobilístico deve ser contabilizado como impacto de transtornos neurológicos ou acidentes? Várias abordagens já foram adotadas para responder a esses questionamentos, e, em alguns casos, as definições mudam de acordo com o propósito da análise. Embora essas distinções pareçam acadêmicas à primeira vista, poderiam ter implicações para as campanhas de saúde pública e abordagens que pretendam determinar, notificar e interferir nos impactos relativos de diferentes enfermidades.

ESTIMATIVA DE IMPACTO DA DOENÇA

Existem várias medidas utilizadas para estimar o impacto de uma doença, inclusive incidência, prevalência, morbidade, taxa de fatalidade, taxa de mortalidade, incapacidade, qualidade de vida, dor e custo. Incidência e prevalência são termos empregados para determinar quão comum uma doença é. O número de casos novos de doença em um intervalo de tempo definido determina sua incidência. A prevalência mede o número total de casos, novos e antigos, em um período de tempo específico em uma população definida. Os dois indicadores dependem de enumeração acurada e completa dos casos e de conhecimento adequado da população que corre risco. A taxa de fatalidade descreve a proporção de pacientes com uma doença responsável por sua morte. A taxa de mortalidade descreve o número total de mortes por causa da doença em um determinado período de tempo.

Mortalidade

As abordagens tradicionais para estimar o impacto da doença enfatizam a taxa de mortalidade porque sua determinação é relativamente fácil. O impacto de alguns transtornos neurológicos pode ser apropriadamente aferido por sua taxa de fatalidade ou mortalidade. Por exemplo, tumores cerebrais malignos, AVE e TCE são, com frequência, condições graves e podem levar à morte. Não obstante, uma medida focalizada apenas na taxa de mortalidade não consegue mensurar o impacto de muitos transtornos neurológicos que são crônicos e lentamente progressivos ou intermitentes e incapacitantes, mas não levam à morte. Por exemplo, a esclerose múltipla é uma doença com baixa taxa de mortalidade, mas que determina nível de incapacidade elevado. É relativamente rara. Por outro lado, a enxaqueca é um transtorno neurológico que também tem taxa de mortalidade baixa, mas é moderadamente incapacitante e extremamente comum. Torna-se evidente que as tentativas de quantificar o impacto desse tipo de doença demandam indicadores mais versáteis que a taxa de mortalidade.

Morbidade

Tentativas mais recentes de quantificar o impacto das doenças têm, portanto, sido direcionadas não apenas para a taxa de mortalidade, mas também para a taxa de morbidade, que capta incapacidade, limitações e outros custos físicos associados à doença.

Uma abordagem comum para medir o impacto de uma doença consiste em padrões baseados no tempo, que incorporam taxa de mortalidade prematura (o número de anos de vida perdidos em decorrência de morte prematura, com base na expectativa de vida) e incapacidade (anos de vida saudável perdidos como resultado de incapacidade ponderados pela gravidade da incapacidade). A combinação dessas medidas consiste nos anos de vida ajustados por incapacidade (DALYs *disability-adjusted life years*). DALYs constituem um padrão de medida bem estabelecido que avalia o número de anos de vida saudável perdidos em decorrência tanto de morte como de incapacidade causadas por determinada doença. Um ano de vida perdido por incapacidade (1 DALY) constitui 1 ano de vida saudável perdido em um mundo ideal no qual todas as pessoas vivem até a velhice sem doenças ou incapacidade. Uma vantagem de usar DALY para quantificar o impacto de uma doença é que esse indicador possibilita comparações dos impactos de várias condições patológicas diferentes, servindo como medida em comum para doença grave aguda (AVE, TCE e infarto do miocárdio) e doenças crônicas menos graves (epilepsia, enxaqueca). O indicador DALY reflete, portanto, o impacto da doença tanto na taxa de mortalidade prematura como na incapacidade, ambas muito importantes para a estimativa do impacto global das doenças neurológicas.

Transtornos neurológicos são responsáveis pela maior parte de DALYs do que qualquer categoria de doença, mais que câncer, doença cardíaca ou doença pulmonar (Figura 1.1). Doenças neurológicas também constituem o segundo grupo mais numeroso de patologias que causam mortes em todo o mundo. Entre essas doenças, AVE, enxaqueca, meningite, doença de Alzheimer e epilepsia causaram mais de 10 milhões de DALYs. Na categoria dos transtornos neurológicos, a maior parte de DALYs é atribuível aos acidentes vasculares encefálicos, que representam praticamente a metade dos DALYs consequentes a todas as doenças neurológicas. Doença de Alzheimer e outras demências, junto com meningites e epilepsia, constituem outros 25% dos DALYs por doença neurológica. Um dado surpreendente é que a enxaqueca é responsável por 13,1% dos DALYs entre os transtornos neurológicos, ou seja, mais de 10 vezes maior que a combinação de doença de Parkinson e esclerose múltipla, embora sua contribuição para as mortes seja pequena. Da mesma forma, embora a epilepsia contribua com quase 5% dos DALYs, é responsável por apenas 1,3% das mortes. Por outro lado, acidentes vasculares encefálicos, que frequentemente são fatais, são responsáveis por 67,3% das mortes em comparação com outros transtornos neurológicos (Figura 1.2).

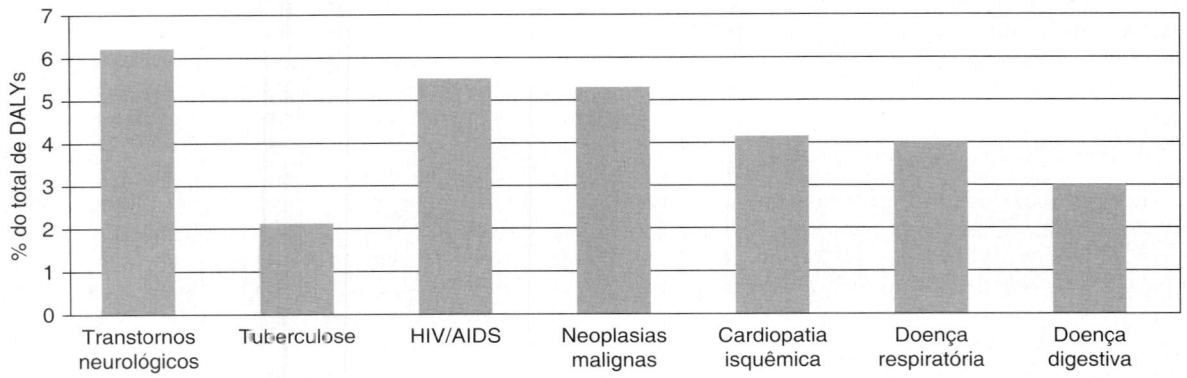

FIGURA 1.1 Percentual de anos de vida perdidos ajustados por incapacidade (DALYs) para determinadas doenças e transtornos neurológicos. AIDS, síndrome da imunodeficiência adquirida; HIV, vírus da imunodeficiência humana.

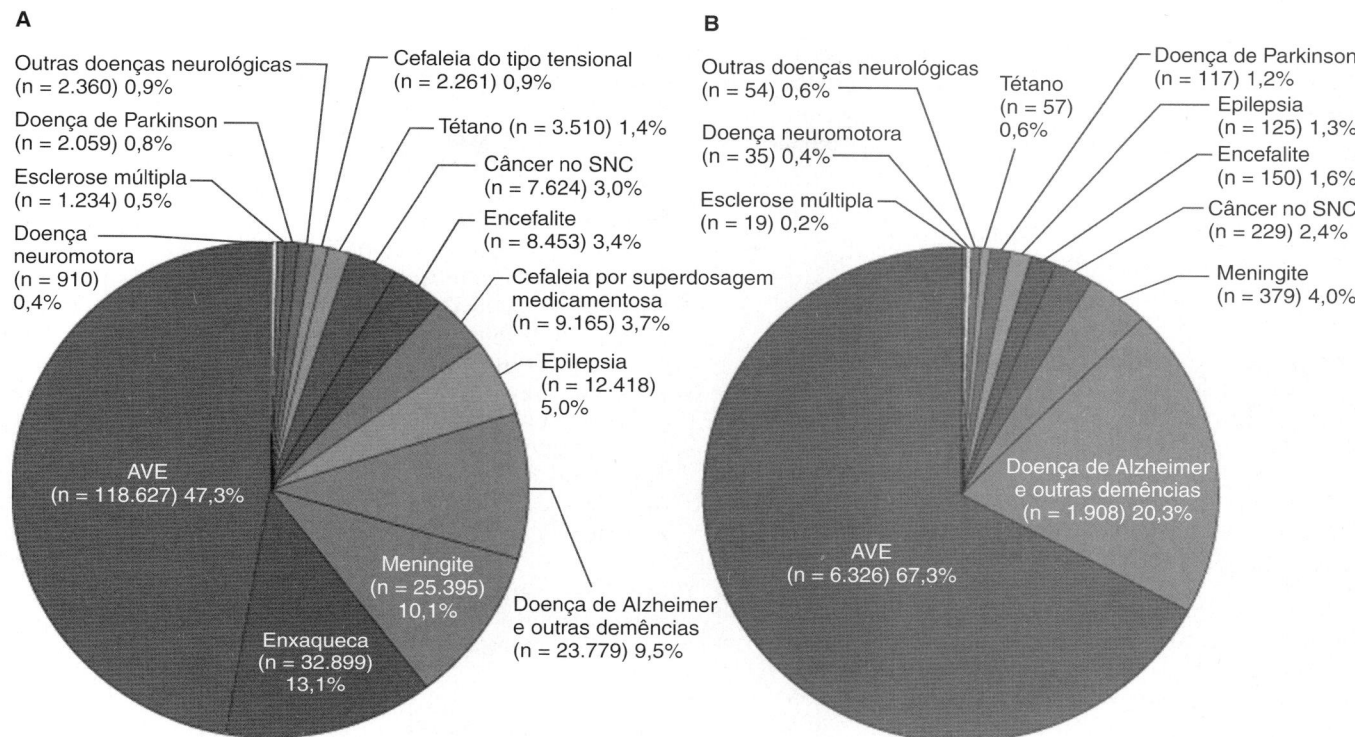

FIGURA 1.2 Contribuição das diversas doenças neurológicas para o impacto global dos transtornos neurológicos em 2015. Essas estimativas estão referidas anos de vida perdidos ajustados por incapacidade (**A**) e morte prematura (**B**). AVE, acidente vascular encefálico; SNC, sistema nervoso central. (Adaptada de GBD 2015 Neurological Disorders Collaborator Group. Global, regional, and national burden of neurological disorders during 1990-2015: a systematic analysis for the Global Burden of Disease Study 2015. *Lancet Neurol.* 2017;16 [11]:877-897.)

Expectativa de vida

Outra métrica usada com frequência crescente para avaliar o impacto das doenças neurológicas é a expectativa de vida ajustada por saúde (HALE, *health adjusted life expectancy*). A expectativa de vida é o número médio de anos que se espera que um indivíduo viva com base nas taxas de mortalidade vigentes em sua população. A HALE é expectativa de vida ajustada por doença e incapacidade. Isso representa o número médio de anos que se espera que um indivíduo viva em plenas condições de saúde, levando-se em consideração os anos vividos em condições menos satisfatórias de saúde. De forma a mensurar a HALE, é necessário avaliar não apenas quantos indivíduos são acometidos por uma doença, mas também seu impacto na saúde e no nível funcional dos pacientes que a desenvolvem. A combinação dessas duas métricas resulta efetivamente em uma medida da expectativa de vida livre de doenças ponderada por gravidade da doença.

Estimativas do estudo *Global Burden of Disease*, de 2015, que foi patrocinado pela Organização Mundial da Saúde (OMS), sugeriram que a expectativa de vida crescente nos últimos anos tenha permitido que mais pessoas cheguem às faixas etárias nas quais doenças neurológicas são mais prevalentes. Além disso, houve avanços na melhoria dos fatores de risco e progressos da assistência médica, inclusive programas de prevenção secundária de AVEs e tratamentos disponíveis para AVEs agudos, que influenciam o impacto das doenças neurológicas em todo o mundo.

MUDANÇAS DAS CARACTERÍSTICAS DOS TRANSTORNOS NEUROLÓGICOS COM O PASSAR DO TEMPO

A importância relativa dos diferentes transtornos neurológicos mudou ao longo do tempo, não apenas em consequência de alterações dos dados demográficos e fatores de risco da população, mas também como consequência de eventos mundiais e conhecimento científico. Por exemplo, os fabulosos avanços do conhecimento sobre lesões dos nervos periféricos, inclusive dor no membro fantasma, ocorreram ao longo do século XIX, durante a Guerra Civil americana, graças ao exame, por Silas Weir Mitchell e colaboradores, de soldados amputados e feridos. Avanços adicionais do conhecimento de TCEs ocorreram durante a Primeira Guerra Mundial. Nos primórdios do século XX, os neurologistas também encontraram com frequência lesão cerebral que era consequência direta ou indireta de infecções, inclusive sífilis, tuberculose e encefalite viral. A pandemia de gripe espanhola (1918 a 1919), por exemplo, foi responsável por muitos casos de parkinsonismo pós-encefalítico, um transtorno que se tornou conhecido graças ao livro *Awakenings*, de Oliver Sacks. Mais tarde, ainda no século XX, à medida que aumentava a expectativa de vida nos países desenvolvidos, os transtornos associados ao envelhecimento (p. ex., doença de Parkinson e doença de Alzheimer) tornaram-se comuns. Os transtornos neurológicos infecciosos ressurgiram na década de 1980 em consequência da infecção pelo vírus da imunodeficiência humana (HIV)/AIDS, com suas bem conhecidas complicações de toxoplasmose e linfoma cerebral. Doenças neurológicas raras e, inicialmente, de difícil explicação também perturbaram o imaginário popular e geraram interesse além do que seria esperado pelo número de pacientes acometidos: as encefalopatias espongiformes causadas por príons, como a nova variante da doença de Creutzfeldt-Jakob (ou doença da vaca louca). Essas encefalopatias tiveram impacto enorme em termos de nos ensinar como doenças podem passar de uma espécie para outra.

TRANSIÇÃO EPIDEMIOLÓGICA E SOBRECARGA DUPLA DA DOENÇA

O conceito de "transição epidemiológica" tem sido empregado para explicar o deslocamento dos tipos de doença que ocorrem com frequência nos países enquanto eles passam por diferentes estágios de desenvolvimento. À medida que as nações se desenvolvem e se industrializam, as principais causas de morte e incapacidade se deslocam de uma predominância de déficits nutricionais e moléstias infecciosas para doenças degenerativas e crônicas, tais como diabetes melito e doença cardiovascular. O primeiro estágio (pestilência e inanição) inclui déficits nutricionais e infecções e caracteriza regiões como a África Subsaariana e as regiões rurais do sul da Ásia. No segundo estágio (regressão das pandemias), durante o qual as pandemias de moléstias infecciosas e a desnutrição diminuem, as doenças relacionadas com a hipertensão arterial (p. ex., AVE hemorrágico) tornam-se mais comuns. A China é um exemplo de região nesse estágio. Durante o terceiro estágio (doenças degenerativas e provocadas pelo homem), a expectativa de vida melhora; contudo, a dieta rica em gordura, o sedentarismo e o tabagismo (cigarro) são acrescidos, e as doenças crônicas, degenerativas e "provocadas pelo homem" (inclusive doença cardiovascular e AVE isquêmico) tornam-se mais proeminentes. As áreas urbanas da Índia são um exemplo desse estágio. À medida que os países se tornam mais industrializados, as populações também são expostas a novos perigos ambientais. Em um estudo realizado em Taipei, Taiwan, a poluição atmosférica foi associada a aumento do número de admissões em serviços de emergência por causa de doenças vasculares cerebrais. No quarto estágio (transtornos degenerativos tardios), tem havido esforços significativos para prevenir, diagnosticar e tratar doenças relacionadas com o estilo de vida, que propiciam retardo do aparecimento das doenças e aumento das doenças degenerativas que acometem os idosos. A Europa Ocidental e a América do Norte são consideradas como pertencentes a esse quarto estágio da transição epidemiológica. Por fim, um quinto estágio (agitação social e regressão social) seria aquele no qual as revoltas sociais e a guerra destroem as estruturas de saúde existentes, resultando no reaparecimento de condições observadas nos dois primeiros estágios, além dos efeitos da violência e dos acidentes. A Rússia, após a fragmentação da União das Repúblicas Socialistas Soviéticas (URSS), foi sugerida como exemplo desse quinto estágio.

À medida que os países se desenvolvem, eles passam a sofrer as consequências adversas do estilo de vida ocidental (dieta rica em gordura, sedentarismo) antes de resolver plenamente os problemas do subdesenvolvimento. Esse fenômeno é denominado dupla sobrecarga da doença e explica por que os países nos níveis médios de desenvolvimento apresentam as taxas mais elevadas de muitas doenças. Regiões em desenvolvimento e de renda média, como a América Latina e as regiões urbanas da Índia, por exemplo, tiveram aumentos da incidência de doenças cardiovasculares, enquanto ainda sofrem os efeitos das infecções e desnutrição.

Os transtornos neurológicos também estão sujeitos a esse estadiamento epidemiológico. Em um dado momento, diferentes regiões do planeta estão em estágios diferentes dessa transição. As evidências empíricas da transição epidemiológica do AVE foram bem descritas no projeto Sino-MONICA-Beijing. Nesse estudo de levantamento de dados em comunidade, os pesquisadores examinaram as tendências temporais da incidência de AVE em Beijing durante duas décadas (1984 a 2004), um período de desenvolvimento econômico especialmente rápido na China. Foram observadas quatro características da transição epidemiológica: queda da incidência de AVE hemorrágico em consequência de melhora do tratamento de hipertensão arterial, redução da taxa de fatalidade graças à melhora do tratamento após o AVE, aumento da idade de ocorrência do AVE e proporção expandida de mortes por cardiopatia isquêmica com redução da proporção de morte por AVE na população estudada. Também foi encontrado aumento da incidência de AVE isquêmico, que foi atribuído a aumento dos fatores de risco ateroscleróticos.

DISPARIDADES

As populações podem ser estratificadas segundo dados geográficos e renda, e, com frequência, existem desigualdades nos transtornos neurológicos com base nesses fatores. A OMS reconhece seis regiões geográficas (África, Américas, Sudeste Asiático, Europa, região oriental do Mediterrâneo e oeste do Pacífico) e 14 sub-regiões, estratificadas de acordo com as taxas de mortalidade infantil e de adultos. O Banco Mundial classifica os países em quatro grupos com base na renda nacional bruta *per capita*: baixa, média baixa, média alta e alta. Tipos variáveis de transtornos neurológicos e de graus de impacto das doenças ocorrem nas diferentes regiões e grupos de renda (Figura 1.3). Em 2015, os índices mais baixos de DALY causados por doenças neurológicas foram detectados nas áreas de alta renda da América Latina. Os índices mais altos foram calculados no Afeganistão, República Centro-Africana, Guiné-Bissau, Kiribati e Somália. A prevalência de AVEs foi mais alta na Europa oriental, Ásia central, Oceania e Indonésia, Mianmar e países da África Subsaariana. A prevalência e os índices de DALY referidos à doença de Parkinson eram mais altos nas regiões de alta renda e mais baixos nos países da África Subsaariana e Europa oriental. Isso serve como exemplo das discrepâncias observadas em diversos países quanto às estimativas do impacto das doenças. É importante ressaltar que países posicionados no estrato de alta mortalidade da OMS enfrentam importantes desafios em termos de enfermidades associadas à pobreza, ao subdesenvolvimento e a sistemas de saúde que não são efetivos.

Acidente vascular encefálico

O AVE é responsável por aproximadamente 10% de todas as mortes no planeta. As taxas de mortalidade por AVE são mais elevadas no norte da Ásia, Europa Oriental, África Central e sul do Pacífico. As revisões sistemáticas dos estudos populacionais de 28 países mostraram que a incidência de AVE aumentou nos países de rendas baixa e média, enquanto os países de alta renda apresentaram queda de 42% da incidência nas últimas quatro

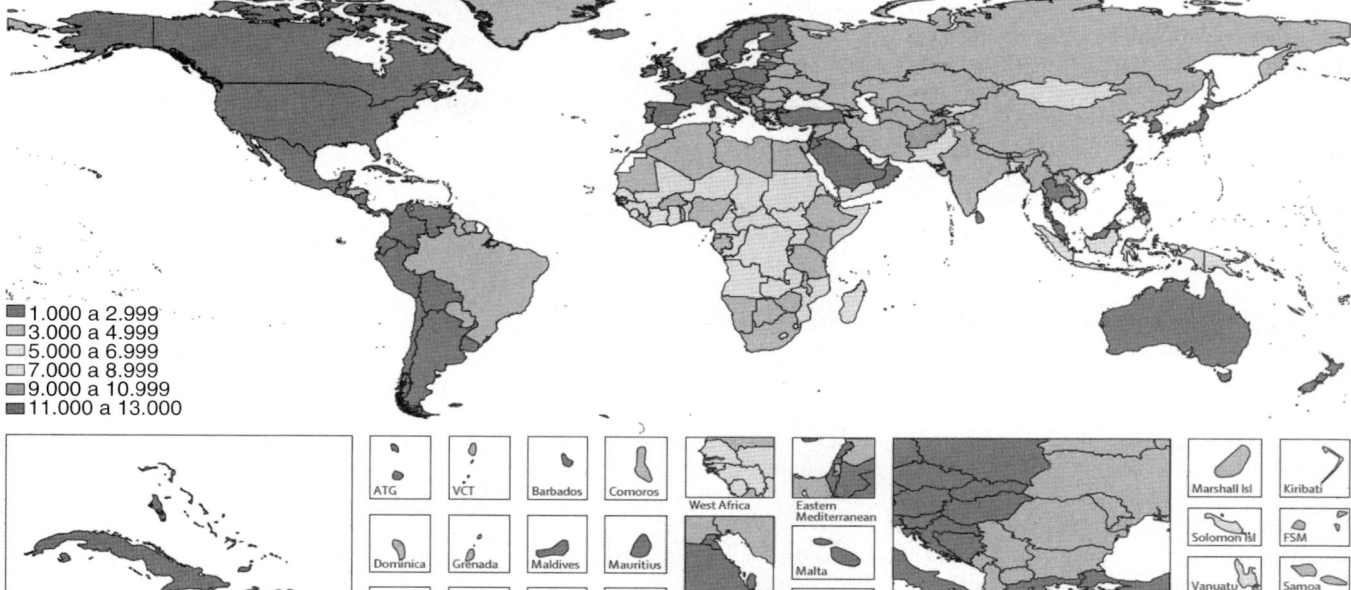

FIGURA 1.3 Índices organizados por anos de vida perdidos ajustados por incapacidade em 100 mil habitantes para todas as doenças neurológicas combinadas no ano de 2015. Esses dados se referem a ambos os sexos. ATG, Antilhas e Barbados; FSM, Estados Federados da Micronésia; LCA, Saint Lucia; Marshall Isl., Ilhas Marshall; Solomon Isl., Ilhas Solomon; TLS, Timor-Leste; TTO, Trinidad e Tobago; VCT, Saint Vincent e Granadinas. (Adaptada de GBD 2015 Neurological Disorders Collaborator Group. Global, regional, and national burden of neurological disorders during 1990-2015: a systematic analysis for the Global Burden of Disease Study 2015. *Lancet Neurol.* 2017;16 [11]:877-897.) (*Esta figura se encontra reproduzida em cores no Encarte.*)

décadas. De acordo com a análise global original (encontrada nas estimativas do *Global Burden of Diseases, Injuries, and Risk Factors Study*), a taxa de mortalidade decorrente de AVE diminuiu nas últimas duas décadas, enquanto o impacto global do AVE, em termos de sobrevida anual ao AVE, mortes relacionadas e DALYs perdidos, aumentou por causa da sobrecarga imposta nos países de rendas baixa e média. Nos países de alta renda, a melhora dos serviços de saúde e do cuidado preventivo do AVE explica a redução da incidência, da taxa de mortalidade e dos DALYs perdidos por causa do AVE e o aumento desses mesmos dados nos países de rendas baixa e média. Em regiões como a África Subsaariana, as taxas de mortalidade decorrentes de AVE são elevadas, e as taxas de redução dos DALYs perdidos são baixas.

As disparidades em relação ao AVE não se limitam aos países em desenvolvimento. Na verdade, as disparidades globais se repetem nos próprios países. Nos EUA, as minorias raciais apresentam taxas aumentadas de mortalidade e incapacidade em decorrência de AVE em comparação com brancos não hispânicos. Os afro-americanos apresentam as taxas de mortalidade mais elevadas em decorrência de AVE e os hispânicos têm incidência de AVE mais elevada que a das pessoas brancas. Nos EUA, é possível identificar uma distribuição geográfica na incidência e na taxa de mortalidade em decorrência de AVE. Na região sudeste dos EUA, em uma região denominada Stroke Belt (cinturão do AVE), as taxas de incidência e de mortalidade decorrentes de AVEs estão aumentadas. As taxas mais elevadas são encontradas ao longo da costa, na Geórgia e nas Carolinas, em uma região apelidada de *Stroke Belt* (cinturão do AVE). As variações raciais e étnicas das pessoas que constituem a população não parecem explicar as disparidades das taxas de incidência e de mortalidade decorrentes de AVE encontradas na região sudeste dos EUA porque os afro-americanos nessa região parecem ter riscos maiores de AVE em comparação com os afro-americanos de outras regiões do país. A diferença poderia ser atribuída a fatores socioeconômicos que limitam o acesso à assistência de saúde, resultando em aumento da prevalência de fatores de risco de AVE. Foi observado que, na idade em que o Medicare se torna disponível para os norte-americanos mais velhos, os afro-americanos não apresentam taxas de mortalidade hospitalar superiores às dos brancos e também não apresentam incidência mais elevada de taxas de AVE ou de hipertensão arterial do que os hispânicos. Isso constitui evidência indireta de que a falta de acesso à assistência de saúde é responsável por parte das disparidades raciais e regionais.

Doenças neurológicas crônicas

As disparidades globais nas doenças neurológicas não se limitam ao AVE. Em um levantamento populacional de residentes com mais de 65 anos de idade em sete países de rendas baixa e média (China, Índia, Cuba, República Dominicana, Venezuela, México e Peru), constatou-se que a demência é o fator contribuinte independente mais importante para incapacidade de adultos mais velhos nesses países. A expectativa é que a incapacidade por doença crônica nos países de rendas baixa e média aumente em 224% nas regiões menos desenvolvidas nas próximas quatro décadas. Da mesma forma, em um estudo transversal de chineses idosos vivendo em Hong Kong, demência, AVE e doença de Parkinson foram as condições crônicas mais fortemente associadas à fragilidade significativa.

Acesso a cuidados médicos

Limitações de recursos neurológicos e variabilidade da alocação de recursos para tratar doenças neurológicas contribuem para as disparidades no impacto global das doenças neurológicas. Na segunda edição do Projeto Atlas de Saúde Mental da OMS, lançado em 2017, foram encontradas desigualdades substanciais na disponibilidade de neurologistas de adultos, neurologistas pediátricos e neurocirurgiões nas diversas regiões e estratos de renda. A região da Europa relatou maior número de profissionais médicos na área de neurologia, com média de 9 por 100 mil habitantes, enquanto a região da África referiu média de 0,1 por 100 mil. As faixas de renda do Banco Mundial também demonstram diferenças semelhantes, ou seja, países de alta renda relataram média de 7,7 profissionais por 100 mil, em comparação com média de 0,1 por 100 mil habitantes nos países de baixa renda. O atlas de neurologia mencionado anteriormente ilustra a existência de recursos inadequados para transtornos neurológicos na maioria dos países e ressalta as desigualdades de acesso à assistência neurológica nos países de baixa renda. Esse é um exemplo da necessidade de ampliar serviços de neurologia e treinamento em países de renda mais baixa para assegurar que sejam prestados cuidados médicos adequados e reduzir desigualdades.

A variação na alocação de recursos de atenção e pesquisa contribui para as disparidades observadas no atendimento neurológico em termos mundiais. Por exemplo, dos 685 manuscritos publicados na revista *Annals of Neurology* entre 2005 e 2008, 91% tinham um autor correspondente na América do Norte ou Europa. Por conseguinte, 57% dos manuscritos foram produzidos em países de alta renda, onde vivem apenas 15% da população mundial. Além disso, a maioria dos estudos sobre doenças neurológicas descreve pessoas em países de alta renda. Um paradoxo foi observado na pesquisa farmacêutica – 90% dos fundos de pesquisa médica são gastos em 10% da população mundial. Aparentemente, investimento em pesquisa e desenvolvimento sobre doenças que acometem populações pobres, inclusive malária, doenças tropicais e tuberculose, são considerados como de provável retorno baixo e, portanto, de alto risco de fracasso, e não são feitos.

DIFERENÇAS SOCIOCULTURAIS NA INTERPRETAÇÃO DA DOENÇA

Diferenças culturais no rastreamento, notificação e tratamento das doenças contribuem para a variação no impacto global identificado das doenças neurológicas. Uma distorção no número de diagnósticos neurológicos identificados nos países em desenvolvimento, em comparação com países de alta renda, poderia resultar do fato de os pacientes com comprometimento neurológico em países em desenvolvimento não procurarem assistência médica. Em uma análise de limitações dos sistemas de saúde do Timor Leste, um dos países mais pobres da Ásia, constatou-se que pobreza, crenças arraigadas na medicina tradicional e nos curandeiros e baixa escolaridade são barreiras à procura de assistência de saúde pela população. Não havia equipamentos diagnósticos essenciais para o cuidado neurológico, como eletroencefalografia, eletromiografia, tomografia computadorizada e ressonância magnética. Não há indústria farmacêutica no Timor Leste e todos os medicamentos necessários são importados.

Em um estudo que examinou as doenças neurológicas de notificação compulsória em campos de refugiados em 19 países da África, da região oriental do Mediterrâneo e do Sudeste Asiático, vários diagnósticos foram encontrados. A epilepsia representou mais de 9 de cada 10 consultas por doenças neurológicas nesses campos de refugiados. As causas subjacentes de epilepsia nos campos de refugiados, embora desconhecidas, eram presumivelmente semelhantes às de outros habitantes da região, inclusive insultos perinatais, TCE, malária cerebral e AVE prévio. Nos campos de refugiados na África Subsaariana, constatou-se que o monitoramento de meningite e as iniciativas mais recentes de vacinação são cruciais para a prevenção de surtos epidêmicos, sobretudo os causados por *Neisseria meningitidis*. No entanto, existem limitações na notificação acurada nessas regiões com muitos dos diagnósticos não sendo verificados por médicos, e condições como meningite não foram provavelmente confirmadas por exame de líquido cefalorraquidiano. Diferenças regionais e culturais no diagnóstico e na notificação das doenças podem influenciar a avaliação acurada do impacto global total das doenças neurológicas.

Diferenças regionais no tratamento das doenças neurológicas também são observadas em nível mundial. As doenças infecciosas, inclusive meningite, encefalite e malária cerebral, são uma causa importante de doença neurológica crítica nos países em desenvolvimento. O AVE (isquêmico e hemorrágico), o TCE grave e a epilepsia são causas importantes e não abordadas de morbidade e mortalidade em muitos países em desenvolvimento. Além disso, as manifestações neurológicas de raiva, tétano, eclâmpsia e tuberculose agravam as repercussões dessas doenças nessas regiões. A maioria dos casos de tuberculose ocorre na África e na Ásia, onde a carência de recursos compromete os esforços de controle de novas infecções e da prevenção de farmacorresistência. Infecções do sistema nervoso por *Mycobacterium tuberculosis*, inclusive meningite, tuberculoma, abscesso tuberculoso e tuberculoma vertebral não ósseo, acometem mais de 10% dos pacientes na região. A tuberculose é a principal causa de morte de indivíduos infectados pelo HIV nessa população. Muitos países com rendas baixa e média e taxas elevadas de tuberculose têm pouca capacidade laboratorial para realizar exames microscópicos de esfregaços ou realizar culturas e antibiograma. Infelizmente, quando há poucos recursos, os pacientes com frequência procuram assistência médica apenas tardiamente e, algumas vezes, o diagnóstico não é feito corretamente e os pacientes são tratados de modo inapropriado. O somatório desses fatores pode resultar em uma evolução clínica mais preocupante. Em alguns dos países menos desenvolvidos, os governos locais criam hospitais que têm unidades de tratamento intensivo, e esforços humanitários e hospitais militares também contribuem para o tratamento das doenças neurológicas, mostrando que a assistência crítica neurológica algumas vezes pode ser realizada mesmo em locais extremamente carentes. Contudo, existem limitações nos recursos disponíveis. Muitos medicamentos não são encontrados em todos os países. Por exemplo, o ativador do plasminogênio tecidual é padronizado na assistência em países de alta renda, enquanto os países em desenvolvimento ainda lutam para ter acesso pleno a esse medicamento. Alternativas como veneno de cobra ou uroquinase podem ser usadas, embora não existam evidências de eficácia ou dose ideal definida. Por fim, persiste a demanda por atenção à recuperação neurológica após a doença de modo a criar um *continuum* entre prevenção, intervenção e reabilitação de doenças neurológicas.

Diferenças culturais em todo o planeta são um fator contribuinte adicional para as variações encontradas no atendimento neurológico mundial. Em muitos países, por exemplo, acredita-se que pacientes com crises epilépticas recorrentes estão "possuídos por espíritos" em vez de terem epilepsia. Em um estudo transversal realizado em Dar es Salaam, na Tanzânia, foi constatado que 30% de cem curandeiros entrevistados acreditavam que a epilepsia é causada por bruxaria, enquanto 19% pensavam que a epilepsia tinha origem genética e poderia ser herdada. Os curandeiros tratavam a epilepsia com até 60 plantas diferentes e algumas delas tinham atividade antiepiléptica. No povo Massai, que vive na África Oriental e ainda tem um estilo de vida tradicional e nômade, os pacientes com HIV/AIDS, epilepsia e paralisia cerebral são tratados em locais afastados com ervas em tendas e à luz do sol sem eletricidade. Na medicina tradicional massai, ervas, raízes e cascas são comumente fervidas até se tornarem uma sopa. Esses exemplos servem como lembretes de que existem enormes diferenças culturais no tratamento da doença e no uso de medicamentos no planeta.

Existem várias organizações internacionais dedicadas à assistência neurológica em todo o mundo. Algumas organizações nas Nações Unidas, inclusive a OMS, o Banco Mundial e o Fundo das Nações Unidas para a Infância, participam da política relacionadas às doenças neurológicas. Organizações não governamentais prestam assistência a pessoas com doenças neurológicas em algumas das regiões menos desenvolvidas do planeta. Da mesma forma, a *World Federation of Neurology* é uma organização internacional que agrega sociedades de neurologia constituídas por neurologistas acadêmicos e da assistência que já foram bem-sucedidos na abordagem de questões internacionais relacionadas com as doenças neurológicas.

RESUMO

As doenças neurológicas exercem impacto substancial nos seres humanos e na taxa de mortalidade em todo o planeta. Apesar dos desafios enfrentados na quantificação da sobrecarga das doenças neurológicas e na avaliação de seus efeitos na população mundial, alguns pontos já foram elucidados. As doenças neurológicas, sejam elas primárias ou secundárias, causam mais frequentemente incapacidade do que morte. Isso tem sido um obstáculo para a pesquisa, empregando medidas comuns de impacto da doença. Além disso, disparidades na incidência, no diagnóstico, no tratamento da doença e nos desfechos dos pacientes em diferentes setores geográficos e socioeconômicos conferem uma identidade singular à sobrecarga global das doenças neurológicas.

LEITURA SUGERIDA

Anand P, Othon GC, Sakadi F, et al. Epilepsy and traditional healers in the Republic of Guinea: a mixed methods study. *Epilepsy Behav*. 2019;92:276-282.

Boehme AK, Esenwa C, Elkind MSV. Stroke risk factors, genetics, and prevention. *Circ Res*. 2017;120(3):472-495.

Brizzi K, Deki S, Tshering L, et al. Knowledge, attitudes and practices regarding epilepsy in the Kingdom of Bhutan. *Int Health*. 2016;8(4):286-291.

Chan CC, Chuang KJ, Chien LC, Chen WJ, Chang WT. Urban air pollution and emergency admissions for cerebrovascular diseases in Taipei, Taiwan. *Eur Heart J*. 2006;27:1238-1244.

Chin J, Mateen F. Central nervous system tuberculosis: challenges and advances in diagnosis and treatment. *Curr Infect Dis Rep*. 2013;15:631-635.

Chin J, Vora N. The global burden of neurologic diseases. *Neurology*. 2014;83:349-351.

Cruz-Flores S, Rabinstein A, Biller J, et al. Racial-ethnic disparities in stroke care: the American experience: a statement for healthcare professionals from the American Heart Association/American Stroke Association. *Stroke*. 2011;42:2091-2116.

Cushman M, Cantrell RA, McClure LA, et al. Estimated 10-year stroke risk by region and race in the United States: geographic and racial differences in stroke risk. *Ann Neurol*. 2008;64(5):507-513.

Feigin VL, Forouzanfar MH, Krishnamurthi R, et al. Global and regional burden of stroke during 1990-2010: findings from the Global Burden of Disease Study 2010. *Lancet*. 2014;383:245-254.

GBD 2015 Neurological Disorders Collaborator Group. Global, regional, and national burden of neurological disorders during 1990-2015: a systematic analysis for the Global Burden of Disease Study 2015. *Lancet Neurol*. 2017;16(11):877-897.

Gooch C, Pracht E, Borenstein AR. The burden of neurological disease in the United States: a summary report and call to action. *Ann Neurol*. 2017;81(4):479-484.

Gupta I, Guin P. Communicable diseases in the South-East Asia region of the World Health Organization: towards a more effective response. *Bull World Health Organ*. 2010;88(3):199-205.

Hillis JM, Berkowitz AL. Neurology training worldwide. *Semin Neurol*. 2018;38(2):135-144.

Holroyd K, Vogel A, Lynch K, et al. Neuromyelitis optica testing and treatment: availability and affordability in 60 countries. *Mult Scler Relat Disord*. 2019;33:44-50.

Johnston SC, Hauser SL. Neurological disease on the global agenda. *Ann Neurol*. 2008;64:A11-A12.

Johnston SC, Mendis S, Mathers CD. Global variation in stroke burden and mortality: estimates from monitoring, surveillance, and modelling. *Lancet Neurol*. 2009;8(4):345-354.

Mateen FJ. Multiple sclerosis in resource-limited settings: research opportunities in an unequal world. *Neurology*. 2019;93(4):176-180.

Mateen FJ. Toward minimum standards guidelines for the delivery of neurological care in complex humanitarian settings. *JAMA Neurol*. 2019;76(4):394-395.

Mateen F, Carone M, Haskew C, Spiegel P. Reportable neurologic diseases in refugee camps in 19 countries. *Neurology*. 2012;79:937-940.

Mateen F, Martins N. A health systems constraints analysis for neurologic diseases: the example of Timor-Leste. *Neurology*. 2014;82:1274-1276.

McWilliams JM, Meara E, Zaslavsky AM, Ayanian JZ. Differences in control of cardiovascular disease and diabetes by race, ethnicity, and education: U.S. trends from 1999 to 2006 and effects of Medicare coverage. *Ann Intern Med*. 2009;150(8):505-515.

Moshi MJ, Kagashe GA, Mbwambo ZH. Plants used to treat epilepsy by Tanzanian traditional healers. *J Ethnopharmacol*. 2005;97(2):327-336.

Sheikh AL. Pharmaceutical research: paradox, challenge, or dilemma? *East Mediterr Health J*. 2006;12:42-49.

Sousa RM, Ferris CP, Acosta D, et al. Contribution of chronic diseases to disability in elderly people in countries with low and middle incomes: a 10/66 Dementia Research Group population-based survey. *Lancet*. 2009;374:1821-1830.

Strong K, Mathers C, Leeder S, Beaglehole R. Preventing chronic diseases: how many lives can we save? *Lancet*. 2005;366:1578-1582.

Trimble B, Morgenstern LB. Stroke in minorities. *Neurol Clin*. 2008;26(4):1177-1190.

Woo J, Ho SC, Lau S, Lau J, Yuen YK. Prevalence of cognitive impairment and associated factors among elderly Hong Kong Chinese aged 70 years and over. *Neuroepidemiology*. 1994;13:50-58.

World Health Organization. *Atlas: Country Resources for Neurological Disorders*. 2nd ed. Geneva, Switzerland: World Health Organization; 2017.

Yusuf S, Reddy S, Ôunpuu S, Anand S. Global burden of cardiovascular diseases. Part I: general considerations, the epidemiologic transition, risk factors, and impact of urbanization. *Circulation*. 2001;104:2746-2753.

Zhao D, Liu J, Wang W, et al. Epidemiological transition of stroke in China: twenty-one-year observational study from the Sino-MONICA-Beijing Project. *Stroke*. 2008;39:1668-1674.

Zumla A, Raviglione M, Hafner R, von Reyn CF. Tuberculosis. *N Engl J Med*. 2013;368:745-755.

Acesso Global aos Cuidados Neurológicos 2

Hiral Shah, Serena Spudich e Kiran T. Thakur

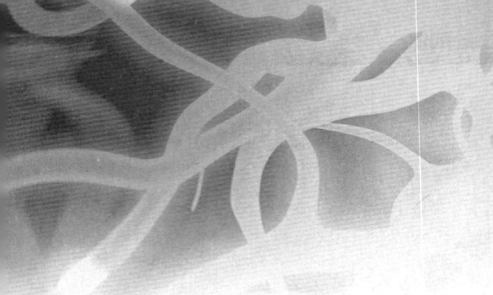

> **PONTOS-CHAVE**
>
> 1 Mais de 50% da população mundial não consegue ter acesso a serviços de saúde essenciais – inclusive cuidados neurológicos básicos –, e essa situação simplesmente deverá ser agravada nos próximos anos, a menos que sejam adotadas medidas significativas.
>
> 2 Cuidados neurológicos de alta qualidade devem ser seguros, acessíveis, financeiramente exequíveis, eficazes, equitativos e focados em direitos humanos.
>
> 3 Somados às limitações gerais de acesso aos serviços médicos e tratamento de algumas doenças neurológicas em contextos de recursos limitados, estigmas sociais frequentemente agravam o impacto das doenças que incidem nas populações vulneráveis dessas regiões.

FALHAS NO ACESSO GLOBAL AOS CUIDADOS NEUROLÓGICOS

Em todo o mundo, mais de 1 bilhão de pessoas têm alguma doença neurológica, mais de 50 milhões vivem com epilepsia e cerca de 47 milhões têm demência. Atualmente, doenças neurológicas são as principais causas de anos de vida perdidos ajustados por incapacidade (uma medida de 1 ano perdido de vida saudável) em nível mundial e a segunda causa principal de morte (ver Capítulo 1). O impacto global das doenças neurológicas tem crescido exponencialmente ao longo das últimas duas décadas com o aumento das doenças não transmissíveis, inclusive doença vascular encefálica, epilepsia e demência. Números crescentes de indivíduos que vivem com doenças neurológicas, principalmente à medida que a população mundial envelhece, impõem a necessidade de elaborar planos para ampliar conhecimentos dos profissionais de saúde quanto ao diagnóstico e ao tratamento. Apesar dessa carência, recursos e serviços de neurologia disponíveis atualmente são desproporcionalmente escassos em contextos de recursos financeiros limitados, nos quais as doenças têm impacto mais significativo. Com base nos dados por região da Organização Mundial da Saúde (OMS) e por faixas de renda do Banco Mundial, observam-se discrepâncias quanto à quantidade de profissionais de neurologia disponíveis. Esses dados indicam carência significativa de neurologistas pediátricos e de adultos, além de neurocirurgiões. Mais de 50% da população mundial não conseguem ter acesso aos serviços de saúde essenciais – inclusive cuidados neurológicos básicos –, e essa situação simplesmente deverá ser agravada nos próximos anos, a menos que sejam adotadas medidas significativas.

Profissionais de saúde que exercem suas atividades em alguns países de baixa renda (PBRs) enfrentam desafios adicionais em vista da falta de recursos para prestarem serviços adequados; assim, grupos mais pobres são mais afetados por essas limitações. Médicos, pesquisadores e políticos devem estar conscientes dessas tendências e limitações de modo a planejarem adequadamente serviços que prestem cuidados neurológicos abrangentes no futuro.

Este capítulo introduz conceitos relacionados com os desafios e os obstáculos atuais à prestação de serviços necessários para pacientes com doenças neurológicas em nível mundial, com ênfase nos desafios singulares enfrentados nas regiões com limitações de recursos financeiros. Neste capítulo, os autores propõem estratégias e abordagens para superar esses obstáculos e desenvolver efetivamente infraestrutura e capacidade de cuidar de pacientes neurológicos em diversos contextos. Ao longo de todo o capítulo, os autores apresentam exemplos específicos de desafios ou estratégias relevantes à prestação global de cuidados médicos (ver Boxes 2.1 e 2.2).

Componentes necessários à prestação de cuidados neurológicos

A prestação de cuidados ideais destinados a melhorar a saúde neurológica de pacientes, famílias e comunidades deve considerar o contexto local de forma a mais bem organizar recursos e profissionais de saúde disponíveis. Cuidados neurológicos de alta qualidade devem ser seguros, acessíveis, financeiramente exequíveis, eficazes, equitativos e focados em direitos humanos. A prestação desses serviços requer integração e coordenação dos

> **Boxe 2.1 Nível de conhecimento e atitudes de estudantes de nível superior sobre epilepsia no sudeste da Índia**
>
> Pesquisadores realizaram um estudo para determinar conhecimentos, atitudes e crenças que as pessoas tinham sobre epilepsia. Os participantes consistiam em alunos universitários do segundo ano (Kerala, Thrissur, Malappuram e Palakkad, na Índia). O estudo foi realizado por meio de entrevistas dos participantes com 24 perguntas para responder "sim" ou "não" aplicadas por assistentes sociais da área médica. Embora 98% dos alunos que responderam que já tinham ouvido falar ou lido sobre epilepsia, cerca de 60% classificaram essa doença como transtorno mental, enquanto 50% acreditavam que fosse um distúrbio cerebral. Também foram observados outros conceitos errôneos no grupo de participantes, inclusive acreditar que a epilepsia fosse contagiosa (13,9%). Quanto às atitudes referidas a essa doença, a maioria acreditava que a epilepsia fosse um impedimento para ter uma vida feliz (62,4%) e uma vida sexual normal (43,2%). Com relação às medidas a serem adotadas diante de uma crise convulsiva, a resposta mais comum foi levar a um hospital (62,3%), enquanto cerca de 24% sugeriram borrifar água no rosto da vítima, e 60% acreditavam na eficácia da medicina aiurvédica.
>
> De Thapa L, Bhandari TR, Shrestha S, Poudel RS. Knowledge, beliefs, and pratices on epilepsy among high school students of Central Nepal. *Epilepsy Res Treat*. 2017;2017:6705807. doi: 10.1155/2017/6705807.

Boxe 2.2 Diretrizes e plano de ação para serviços globais de atendimento ao acidente vascular encefálico (AVE) da World Stroke Organization

O plano de ação para serviços globais de atendimento ao AVE da World Stroke Organization é um recurso disponível para identificar os elementos essenciais do cuidado de pacientes com AVE em diversos modelos de atenção à saúde com níveis variados de complexidade e acesso aos serviços de atendimento ao AVE. Os *checklists* para planejar serviços de atendimento a pacientes com AVE são graduados por nível: mínimo, essencial e avançado. Essa diretriz global reconhece a variabilidade de recursos locais quando se avaliam necessidades e elaboram diretrizes para otimizar cuidados prestados aos pacientes com AVE.

Serviços avançados para AVE	Serviços essenciais para AVE	Serviços mínimos para AVE
❑ Acesso a serviços diagnósticos avançados ❑ Acesso a médicos com *expertise* em AVE ❑ Acesso a procedimentos complexos além do tPA, inclusive radiologia intervencionista e neurocirurgia ❑ Acesso a terapeutas de reabilitação especializados ❑ Acesso a programas comunitários para reabilitação pós-AVE ❑ Cuidados de pacientes com AVE totalmente coordenados e prestados em regiões geograficamente diferentes	❑ Acesso a serviços diagnósticos básicos – laboratório, ECG, TC, US ❑ Acesso a enfermeiros ❑ Acesso a médicos, embora possam não ser especialistas em AVE ❑ Acesso à trombólise aguda com tPA ❑ Acesso aos recursos de tratamento em UTI especializada para AVE, inclusive membros de uma equipe multiprofissional para AVE ❑ Acesso aos serviços de reabilitação ❑ Acesso às medidas profiláticas para AVE (p. ex., AAS), recomendações de alteração do estilo de vida e controle da pressão arterial ❑ Cuidados de pacientes com AVE parcialmente coordenados e prestados em regiões geográficas diferentes	❑ Acesso variável aos profissionais de saúde (enfermeiros ou leigos) ❑ Acesso muito limitado aos médicos ❑ Nenhum acesso a serviços diagnósticos ou cuidados em hospitais ❑ Acesso limitado ao estilo de vida mais básico de conselho preventivo ❑ Cuidados de pacientes com AVE prestados em comunidades locais, sem coordenação entre regiões geográficas diferentes

AAS, ácido acetilsalicílico; ECG, eletrocardiograma; TC, tomografia computadorizada; tPA, ativador de plasminogênio tecidual; UTI, unidade de terapia intensiva; US, ultrassonografia. (De Lindsay P, Furie KL, Davis SM, Donnan GA, Norrving B. World Stroke Organization global stroke services guidelines and action plan. *Int J Stroke*. 2014;9[suppl A100]:4-13.)

diversos níveis de cuidado (primário, secundário e terciário), além da colaboração das diversas disciplinas (controle de dor, cuidados paliativos, saúde mental, reabilitação e serviço social) disponíveis no contexto. O compartilhamento de informações por meios tecnológicos avançados pode melhorar o processo de atendimento e aumentar a qualidade e a segurança dos serviços prestados. Para assegurar cuidados neurológicos adequados abrangentes, vários componentes precisam estar disponíveis. Os governos precisam apoiar os esforços para desenvolver serviços de saúde e intervenções sociais adequados. Um mecanismo seria a cobertura universal assegurada pelos governos, embora frequentemente uma combinação de custeios público e privado dos serviços de saúde seja comum nos contextos de renda baixa, média e alta. Em condições ideais, políticas governamentais e leis devem ser adotadas para proteger populações vulneráveis com doenças neurológicas, inclusive com legislação para combater estigmas sociais e obstáculos aos direitos civis. Para vencer os desafios enfrentados pela população, é necessária uma liderança para defender a causa de melhoria dos cuidados de saúde e dar apoio social para pessoas que vivem com doenças neurológicas, tanto nos setores público e privado quanto em colaboração intersetorial desses defensores.

Treinar especialistas em cuidados neurológicos também é fundamental. O nível de recursos de um país frequentemente determina o nível e o tipo de treinamento disponível e necessário. No nível da Atenção Primária, é necessário treinamento básico para diagnosticar e tratar doenças neurológicas por médicos, enfermeiros e outros profissionais de saúde envolvidos. Recursos existentes oferecidos pela OMS, inclusive o *Mental Health Gap Action Program* (mh-GAP) e outros materiais de treinamento semelhantes, podem ser adaptados e aplicados no contexto local. No nível secundário, os sistemas de referenciamento e transferência de tarefas médicas para outros profissionais de saúde para treinar outros profissionais não médicos para prestar cuidados neurológicos são medidas importantes. Algumas vezes, isso inclui a colaboração de curandeiros tradicionais locais. No nível terciário, é necessário treinar mais especialistas, embora existam desafios para assegurar treinamento adequado e conservação dos especialistas nos serviços locais.

Além disso, a disponibilidade de recursos adequados – inclusive profissionais de saúde, recursos diagnósticos e fármacos – é fundamental à prestação de cuidados neurológicos abrangentes e é particularmente limitada em alguns contextos com poucos recursos. Os custos dos cuidados de saúde para pacientes com doenças neurológicas sobrecarregam as fontes de custeio (públicas e privadas) e ressaltam a importância de contar com financiamento adequado e cobertura dos planos de saúde.

DESAFIOS DO TRATAMENTO DE DOENÇAS NEUROLÓGICAS

Estigmas sociais relacionados com doenças neurológicas

A definição de *estigma social* é "condição do indivíduo desqualificado para receber aceitação social plena" e incide nos níveis individual, interpessoal e social com consequências diversas. Somados às limitações gerais de acesso aos serviços médicos e tratamento de algumas doenças neurológicas em contextos de recursos limitados, os estigmas sociais frequentemente agravam o impacto das doenças que incidem nas populações vulneráveis dessas regiões. Contudo, estigmas sociais não aparecem como fenômenos restritos às regiões do mundo em desenvolvimento, mas são percebidos e vivenciados universalmente, em especial por pacientes com doenças neurológicas. Por exemplo, estigmas sociais individuais (ou estigmas interiorizados) referem-se à experiência pessoal de discriminação ou percepção de atitudes negativas referidas à própria condição ou doença. Esses estigmas transformam-se em um estereótipo interiorizado, que tem consequências negativas para o indivíduo, inclusive em sua saúde física pessoal, na medida em que afetam seus comportamentos de buscar cuidados de saúde e acarretam comorbidades psiquiátricas significativas (p. ex., depressão e ansiedade), que estão correlacionadas com baixa autoestima e exclusão social. Estigmas interpessoais referem-se às ações negativas de outras pessoas diante de um indivíduo com determinada doença. Por fim, estigmas sociais dizem respeito às leis ou às políticas sociais resultantes, que se refletem no nível pessoal. Alguns estudos demonstraram que pacientes com epilepsia estigmatizados têm menos qualidade de vida (em razão de estigmas individuais e interpessoais) e acesso desigual a serviços de saúde e seguros de vida, acesso limitado à educação e menos oportunidades de trabalho (consequências dos estigmas sociais). Estigmas sociais também dificultam a revelação de problemas de saúde e atuam como obstáculos à avaliação do impacto global das doenças neurológicas. Frequentemente, estigmas sociais estão enraizados em conceitos distorcidos e lacunas de conhecimento sobre determinada doença. Ver exemplo disso no Boxe 2.1.

Desafios ao comportamento de buscar cuidados de saúde

Alguns estudos identificaram diversos fatores sociais associados ao comportamento limitado de buscar cuidados de saúde para doenças neurológicas. Alguns desses fatores são residir em áreas rurais e ter nível educacional mais baixo, pouco estudo e nível socioeconômico inferior. Outros fatores, como acesso físico aos serviços de saúde e qualidade percebida dos serviços prestados, desempenham papel importante. Em termos gerais, o comportamento limitado de buscar cuidados de saúde está relacionado com prognóstico de saúde mais desfavorável e mais morbimortalidade e é um obstáculo significativo à obtenção de cuidados e ao tratamento apropriados para doenças neurológicas em nível mundial.

Acesso global limitado aos recursos diagnósticos e terapêuticos para doenças neurológicas

Existem discrepâncias significativas quanto à disponibilidade de recursos diagnósticos para doenças neurológicas, tanto regionalmente quanto com base nas faixas de renda do Banco Mundial. Dentre a lista de diagnósticos essenciais recém-publicada pela OMS, apenas três dos 113 exames diagnósticos estão referidos às doenças neurológicas – ou seja, teste de antígeno criptocócico no líquido cefalorraquidiano (LCR) para meningite criptocócica, teste de amplificação de ácidos nucleicos no LCR para diagnosticar tuberculose do sistema nervoso central e cultura de bactérias do LCR. A escassez de exames diagnósticos adequados (p. ex., exames bioquímicos no soro e LCR, eletromiografia/estudos da condução neural, eletroencefalografia e tomografia computadorizada de crânio) pode resultar na utilização menos eficiente de recursos que já são limitados em diversos contextos, inclusive fármacos e profissionais de saúde. Preencher a lacuna na área de neurodiagnóstico requer investimentos em diversos domínios, inclusive desenvolvimento de infraestrutura diagnóstica; contração e treinamento de profissionais para usar e manter equipamentos; treinamento para interpretação dos exames diagnósticos; facilitação do acesso aos recursos tecnológicos limitados por métodos mais modernos (inclusive clínicas móveis); e acesso e integração com exames diagnósticos com relação custo-benefício mais favorável. Há uma necessidade fundamental de elaborar estratégias para integrar de modo eficiente e acessível os recursos diagnósticos aos sistemas de Atenção à Saúde disponíveis hoje em todo o mundo.

A disponibilidade e a acessibilidade aos tratamentos de doenças neurológicas também têm discrepâncias significativas. A literatura sobre lacunas do tratamento da epilepsia demonstra que mais de 75% dos pacientes que vivem em contextos com recursos limitados não têm acesso rotineiro aos fármacos antiepilépticos. A falta de mecanismos eficazes de triagem e de aprovação de novos fármacos, assim como de mecanismos de aquisição e sistemas de distribuição custo-eficazes, limita a disponibilidade dos fármacos convencionais usados para tratar doenças neurológicas. A disponibilidade de fármacos pode ser ampliada por programas de custeio e aperfeiçoamento dos sistemas regionais de compra e distribuição.

Falhas nas políticas e nas diretrizes nacionais de saúde neurológica

Políticas e diretrizes governamentais e não governamentais referidas às doenças neurológicas ajudam a delinear padrões e protocolos para otimizar os cuidados neurológicos prestados (Boxe 2.2). Na última pesquisa da OMS liderada pela World Federation of Neurology (WFN), 24% dos países relataram políticas de saúde neurológica, 41% referiram leis nacionais ou subnacionais sobre epilepsia e 30% tinham leis específicas para pacientes com demência. A falta de diretrizes e políticas de saúde neurológica compromete a eficácia dos cuidados neurológicos, uma vez que estes dependem do acesso adequado a exames diagnósticos essenciais e fármacos, padronização de treinamento e requisitos para formação de profissionais, padronização de procedimentos para atendimento de pacientes com doenças neurológicas em um sistema de saúde hierarquizado e definição de requisitos operacionais.

Abordagens e estratégias para melhorar a prestação de cuidados neurológicos em nível mundial

PBRs e países de renda baixa-média (PRBMs) arcam com os maiores fardos impostos por doenças neurológicas com limitações significativas de recursos, exigindo abordagens novas à prestação de cuidados médicos. Hoje em dia, existem várias iniciativas em andamento para melhorar a prestação de cuidados neurológicos em nível mundial, tanto em PBRs quanto em PRBMs, assim como contextos com recursos limitados (p. ex., áreas rurais) de países de alta renda. Intervenções para melhorar a prestação de cuidados neurológicos podem ter como alvos diversos aspectos do *continuum* de assistência, inclusive defesa de causas, iniciativas políticas, fortalecimento dos sistemas de saúde, treinamento e construção de instalações para prestar serviços adequados.

Parcerias colaborativas e ação coordenada

Esforços colaborativos entre indústria, governo e setores não governamentais são um mecanismo importante para priorização das doenças neurológicas. Esses esforços podem resultar em investimentos mais amplos, adoção de políticas, planos e leis e engajamento de atores multissetoriais em órgãos governamentais e científicos, além de organizações profissionais e órgãos de defesa de causas. No nível político, as intervenções podem ter como objetivo financiamento, liderança e governança.

As abordagens para realizar a transição de programas verticais focados em doenças para perspectivas horizontais focadas em sistemas podem ser adotadas no nível de Atenção Primária à Saúde. Outros esforços podem ter como alvo fortalecer o financiamento. Parcerias colaborativas têm resultado em intervenções no nível das políticas de saúde, melhoria dos indicadores de avaliação e campanhas de conscientização da opinião pública.

Por exemplo, uma iniciativa global coordenada foi fundamental para começar a enfrentar o desafio da demência. Em 2012, a OMS publicou o relatório intitulado *Dementia: A Public Health Priority* (*Demência: uma Prioridade de Saúde Pública*), que ofereceu uma visão geral do impacto mundial da demência com foco em regiões com PBRs e PRBMs, nos quais o impacto é alto quando há pouca preparação. Esse relatório conquistou apoio das lideranças mundiais, pesquisadores e outros atores, que desencadearam o compromisso sobre demência do G8, o qual lançou o programa *Global Action Against Dementia*. Os participantes acordaram 12 compromissos específicos e aceitaram o desenvolvimento de um plano de ação de pesquisa internacional coordenada. O *Global Dementia Action Plan on the Public Health Response to Dementia 2017-2025* foi lançado em seguida e incluiu metas e objetivos claros a serem considerados na 17ª Assembleia Mundial da Saúde. Esse trabalho foi sinérgico, na medida em que a OMS lançou o Observatório Global de Demência – uma plataforma de permuta de dados e conhecimentos para servir como mecanismo de monitoramento contínuo do panorama das demências e disseminação de informações. O observatório enfatiza domínios de dados como políticas, prestação de serviços com informação e pesquisa. Em conjunto, os atores envolvidos criaram uma rede de monitoramento no Observatório Global de Demência (Figura 2.1).

Outro exemplo é a *Global Campaign Against Epilepsy* formada por parcerias entre a OMS, a *International League Against Epilepsy* e o *International Bureau of Epilepsy*. Em razão dessa campanha mundial, vários projetos comunitários foram implementados.

Melhora no acesso aos cuidados neurológicos: força de trabalho em atenção básica

Um mecanismo para enfrentar a escassez de especialistas é fortalecer a capacidade do sistema de Atenção Primária à Saúde de forma a prestar cuidados a pacientes com doenças neurológicas. A Atenção Primária é a porta de entrada do sistema de saúde para muitos indivíduos em todo o mundo e, por essa razão, é um contexto lógico para começar a tratar de pacientes com doenças neurológicas. A prevenção primária eficaz de doenças neurológicas é uma medida essencial para atenuar o impacto desses transtornos. De acordo com o atlas da OMS-WFN, os cuidados neurológicos prestados por profissionais de Atenção Primária à saúde estão disponíveis em 91% dos países nos quais não há *expertise* em neurologia, embora o nível de treinamento e *expertise* no diagnóstico e no tratamento das doenças neurológicas não esteja definido. Participação dos profissionais de Atenção Primária foi reconhecida como um dos modelos mais exequíveis e custo-eficazes para desenvolver sistemas de apoio aos cuidados neurológicos, principalmente nos contextos com escassez de recursos. Essa recomendação deve ser equilibrada com as realidades da prática de Atenção Primária em algumas regiões, inclusive falta de treinamento em neurologia, volumes incontroláveis de pacientes e inúmeros outros desafios, que frequentemente deixam profissionais de Atenção Primária sem recursos e instrumentos necessários para diagnosticar e tratar pacientes neurológicos. Por essa razão, é necessário planejamento cuidadoso, de forma a incorporar os cuidados neurológicos a um sistema já sobrecarregado. Por exemplo, doenças

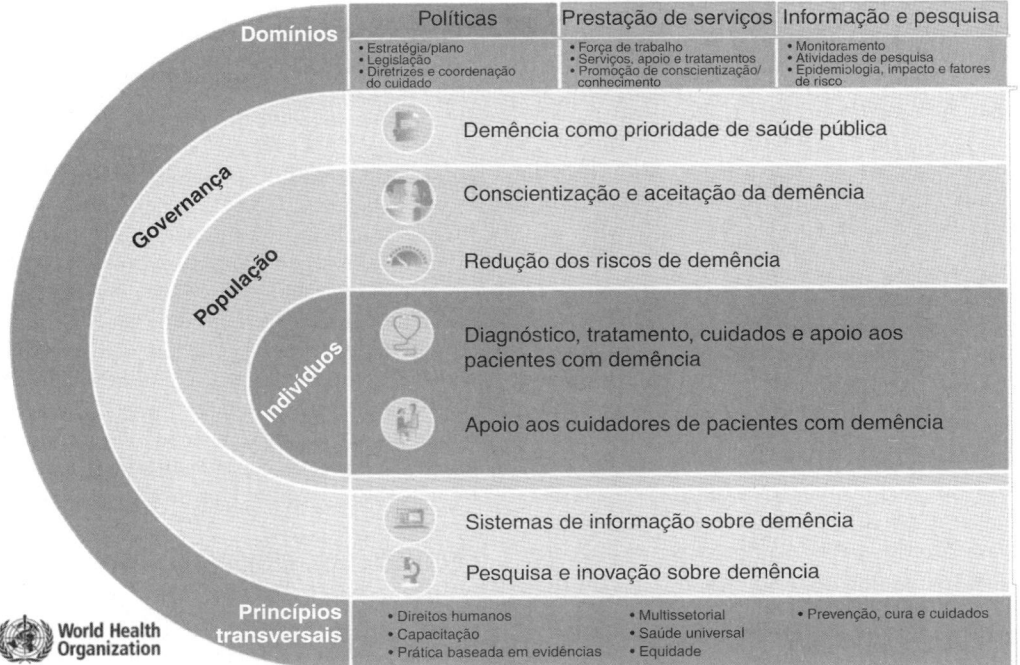

FIGURA 2.1 Observatório Global de Demência. (De World Health Organization. Alguns direitos reservados. Esse trabalho está disponível em Creative Commons Attribution-NonCommercial-ShareAlike 3.0 IGO licence [CC BY-NC-AS 3.0 IGO; https://creativecommons.org/licenses/by-nc-sa/3.0/igo].)

neurológicas complexas podem ser detectadas precocemente no nível de Atenção Primária para evitar complicações, e seus pacientes serem referenciados para intervenção imediata em um nível de cuidado hierarquicamente superior.

TELEMEDICINA E TECNOLOGIAS DE INFORMAÇÃO E COMUNICAÇÃO

Abordagens sincrônicas

Considerando os índices altos de penetração da internet e a disponibilidade de telefones celulares nos países em desenvolvimento, a telemedicina e o uso de tecnologias de informação e comunicação podem ser opções viáveis para assegurar que pacientes com doenças neurológicas tenham acesso aos médicos e especialistas adequados e superem os obstáculos geográficos e financeiros em busca de assistência. A telemedicina e as tecnologias de informação e comunicação oferecem um método atraente e interativo para diagnóstico e tratamento por profissionais médicos e serviços complementares, inclusive fonoaudiólogos e profissionais da área de saúde mental. A telemedicina tem algumas vantagens porque reduz os tempos de viagem e espera, diminui custos impostos aos sistemas de saúde (eliminando algumas limitações de tempo e espaço e reduzindo recursos humanos necessários à prestação de cuidados médicos) e aumenta a eficiência dos profissionais. Ainda restam alguns desafios em termos de problemas tecnológicos (falta de equipamento ou conectividade), mecanismos de licenciamento e pagamento por seguradores de saúde e questões referidas à privacidade e à segurança.

Abordagens assíncronas

A telemedicina também inclui abordagens assíncronas, como gravações de vídeos para avaliar funções, transmissão de informações e treinamento de habilidades, assim como sistemas de apoio, como comunidades de saúde *on-line*. Comunidades de saúde *on-line* podem ser um recurso útil para permuta de conhecimentos e aperfeiçoamento das habilidades necessárias ao autocuidado. Essas abordagens assíncronas têm as vantagens de serem flexíveis, oferecerem apoio a qualquer hora (mesmo à noite), serem individualizadas e clinicamente amigáveis e estarem focadas em autotratamento e eficiência pessoal.

Abordagens de treinamento para desenvolver capacidades

Outro mecanismo disponível para desenvolver um quadro permanente de especialistas em neurologia em nível mundial é a criação de programas e centros de treinamento, que são adaptados às necessidades e recursos locais. Frequentemente, esses programas são baseados em hospitais terciários, que funcionam como centros de referência para pacientes com doenças neurológicas complexas e pacientes neurocirúrgicos, possibilitando a concentração de *expertise* e recursos diagnósticos e terapêuticos. Centros de neurologia de excelência também podem oferecer liderança de forma a estabelecer prioridades e desenvolver estratégias, diretrizes e políticas de planejamento regionais e nacionais para doenças neurológicas. Esses programas exigem que os profissionais em treinamento sejam conservados para aumentar a capacidade de diagnosticar e tratar doenças neurológicas.

Participação da comunidade

As percepções acerca de doenças neurológicas, como epilepsia, paralisia cerebral e doença vascular cerebral, são influenciadas por fatores sociais e culturais e, desse modo, é fundamental prestar cuidados médicos culturalmente coerentes. As percepções culturais por trás das doenças neurológicas frequentemente funcionam como obstáculos à prestação de cuidados, embora estudos tenham demonstrado que a equipe médica que trabalha junto às comunidades para eliminar essas barreiras amplia o sucesso, no sentido de eliminar estigmas sociais. Envolver os membros da comunidade como participantes ativos da prestação de serviços é essencial ao sucesso da luta contra percepções distorcidas. Com o compartilhamento de informações e a participação em diálogo ativo, é possível reduzir as ambiguidades e os estigmas relativos à prevenção e ao tratamento das doenças neurológicas.

Programas de conscientização pública

Um dos objetivos fundamentais das campanhas de conscientização pública é combater estigmas sociais e discriminação. Outras metas importantes são aperfeiçoar estratégias de prevenção, facilitar o acesso e a adesão ao tratamento e promover iniciativas de pesquisa. Campanhas de conscientização pública são bem-sucedidas quando são adaptadas e dirigidas para resultados claros com base nas necessidades dos indivíduos afetados por doenças neurológicas. Alguns fatores devem ser levados em consideração antes de escolher uma estratégia de campanha adequada, inclusive constituição etnográfica da audiência pretendida. A cada dia que passa, campanhas desse tipo envolvem vários atores – inclusive organizações de saúde e defesa nacionais e internacionais, políticos e grupos de pacientes –, de modo a concretizar esses empreendimentos dispendiosos e complexos.

CONCLUSÃO

O aumento esperado do número de pacientes com doenças neurológicas, principalmente nos contextos com recursos escassos, requer planejamento urgente e cuidadoso por governos e outros atores, com o objetivo de assegurar cuidados médicos adequados e acessíveis. Com a escassez mundial significativa de profissionais da área de neurologia, a melhoria dos cuidados neurológicos requer estratégias inovadoras aplicáveis aos sistemas de saúde existentes. Focar estratégias eficazes de prevenção primária e utilizar profissionais da área de Atenção Primária são medidas essenciais, especialmente em vista do crescimento do número de pacientes com doenças neurológicas não transmissíveis em todo o mundo. Pesquisas de epidemiologia e serviços de saúde fornecerão as bases de evidência necessárias para estabelecer metas e prioridades em doenças neurológicas, principalmente nas regiões que contam com poucos recursos. Outras estratégias novas, como telemedicina e tecnologia de informação, podem ser usadas para treinamento, avaliação e prestação de cuidados médicos.

LEITURA SUGERIDA

Al-Jaddou H, Malkawi A. Prevalence, recognition and management of mental disorders in primary health care in Northern Jordan. *Acta Psychiatr Scand*. 1997;96(1):31-35.

Chin JH, Vora N. The global burden of neurologic diseases. *Neurology*. 2014;83(4):349-351.

Corrigan PW, Penn DL. Lessons from social psychology on discrediting psychiatric stigma. *Am Psychol*. 1999;54(9):765-776.

Corrigan PW, Watson A, Barr L. The self-stigma of mental illness: implications for self-esteem and self-efficacy. *J Soc Clin Psychol*. 2006;25(9):875-884.

Elliot VL, Morgan D, Kosteniuk J, Froehlich Chow A, Bayly M. Health-related stigma of noncommunicable neurological disease in rural adult populations: a scoping review. *Health Soc Care Community*. 2019;27(4):e158-e188.

GBD 2015 Neurological Disorders Collaborator Group. Global, regional, and national burden of neurological disorders during 1990-2015: a systematic analysis for the Global Burden of Disease Study 2015. *Lancet Neurol*. 2017;16(11):877-897.

Giel R, d'Arrigo Busnello E, Climent CE, et al. The classification of psychiatric disorder. A reliability study in the WHO collaborative study on strategies for extending mental health care. *Acta Psychiatr Scand*. 1981;63(1):61-74.

Giel R, Harding TW. Psychiatric priorities in developing countries. *Br J Psychiatry*. 1976;128:513-522.

Hatcher-Martin JM, Adams JL, Anderson ER, et al. Telemedicine in neurology: Telemedicine Work Group of the American Academy of Neurology update. *Neurology*. 2020;94(1):30-38.

Idro R, Opoka RO, Aanyu HT, et al. Nodding syndrome in Ugandan children—clinical features, brain imaging and complications: a case series. *BMJ Open*. 2013;3(5).

Institute of Medicine. *Neurological, Psychiatric, and Developmental Disorders: Meeting the Challenge in the Developing World*. Washington, DC: National Academy Press; 2001.

Jenkins R. Mental health and primary care-implications for policy. *Int Rev Psychiatry*. 2009;10:158-160.

Jones EE, Farina A, Hastorf A, Markus H, Miller D, Scott R. *Social Stigma: The Psychology of Marked Relationships*. New York, NY: W.H. Freeman; 1984.

Kaddumukasa M, Kaddumukasa MN, Buwembo W, et al. Epilepsy misconceptions and stigma reduction interventions in Sub-Saharan Africa, a systematic review. *Epilepsy Behav*. 2018;85:21-27.

Lacey M. Nodding disease: mystery of southern Sudan. *Lancet Neurol*. 2003;2(12):714.

Lindsay P, Furie KL, Davis SM, Donnan GA, Norrving B. World Stroke Organization global stroke services guidelines and action plan. *Int J Stroke*. 2014;9 (suppl A100):4-13.

Mehryar A, Khajavi F. Some implications of a community mental health model for developing countries. *Int J Soc Psychiatry*. 1975;21(1):45-52.

Meyer AC, Dua T, Ma J, Saxena S, Birbeck G. Global disparities in the epilepsy treatment gap: a systematic review. *Bull World Health Organ*. 2010;88(4):260-266.

Mwaka AD, Okello ES, Abbo C, et al. Is the glass half full or half empty? A qualitative exploration on treatment practices and perceived barriers to biomedical care for patients with nodding syndrome in post-conflict northern Uganda. *BMC Res Notes*. 2015;8:386.

Poungvarin N. Stroke in the developing world. *Lancet*. 1998;352(suppl 3):SIII19-SIII22.

Rao D, Choi SW, Victorson D, et al. Measuring stigma across neurological conditions: the development of the stigma scale for chronic illness (SSCI). *Qual Life Res*. 2009;18(5):585-595.

Reich MR. The global drug gap. *Science*. 2000;287(5460):1979-1981.

Rüsch N, Angermeyer MC, Corrigan PW. Mental illness stigma: concepts, consequences, and initiatives to reduce stigma. *Eur Psychiatry*. 2005; 20(8):529-539.

Sartorius N, Harding TW. The WHO collaborative study on strategies for extending mental health care, I: the genesis of the study. *Am J Psychiatry*. 1983;140:1470-1473.

Sikkema KJ, Kalichman SC, Hoffmann R, Koob JJ, Kelly JA, Heckman TG. Coping strategies and emotional wellbeing among HIV-infected men and women experiencing AIDS-related bereavement. *AIDS Care*. 2000;12(5):613-624.

Sirey JA, Bruce ML, Alexopoulos GS, Perlick DA, Friedman SJ, Meyers BS. Stigma as a barrier to recovery: perceived stigma and patient-rated severity of illness as predictors of antidepressant drug adherence. *Psychiatr Serv*. 2001;52(12):1615-1620.

Waldrop G, Goetz LG, Siddiqi OK, Koralnik IJ, Shah H, Thakur KT. The World Health Organization's essential diagnostics list: diagnostics for neurologic disorders. *Neurology*. 2019;93(15):680-683.

Wang W, Wu J, Dai X, et al. Global campaign against epilepsy: assessment of a demonstration project in rural China. *Bull World Health Organ*. 2008;86(12):964-969.

Watson SI, Sahota H, Taylor CA, Chen YF, Lilford RJ. Cost-effectiveness of health care service delivery interventions in low and middle income countries: a systematic review. *Glob Health Res Policy*. 2018;3:17.

Weiner B, Perry RP, Magnusson J. An attributional analysis of reactions to stigmas. *J Pers Soc Psychol*. 1988;55(5):738-748.

Winkler AS, Friedrich K, König R, et al. The head nodding syndrome—clinical classification and possible causes. *Epilepsia*. 2008;49(12):2008-2015.

Winkler AS, Wallner B, Friedrich K, et al. A longitudinal study on nodding syndrome—a new African epilepsy disorder. *Epilepsia*. 2014;55(1):86-93.

World Health Organization. *Atlas: Country Resources for Neurological Disorders*. 2nd ed. Geneva, Switzerland: World Health Organization; 2017.

World Health Organization. Dementia: a public health priority. World Health Organization Web site. https://apps.who.int/iris/handle/10665/75263. Accessed January 1, 2020.

World Health Organization. *Epilepsy: A Public Health Imperative*. Geneva, Switzerland: World Health Organization; 2019.

World Health Organization. *mhGAP Intervention Guide for Mental, Neurological and Substance Use Disorders in Non-Specialized Health Settings*. Geneva, Switzerland: World Health Organization; 2010.

World Health Organization. *Technical Report Series 564. Organization of Mental Health Services in Developing Countries. Sixteenth Report of the WHO Expert Committee on Mental Health*. Geneva, Switzerland: World Health Organization; 1975.

World Health Organization. What is health financing for universal coverage? World Health Organization Web site. https://www.who.int/health_financing/universal_coverage_definition/en/. Accessed January 1, 2020.

SEÇÃO 2 ABORDAGEM AO PACIENTE NEUROLÓGICO

Editor da Seção: *James M. Noble*

Anamnese Neurológica, Localização da Doença e Diagnóstico Diferencial 3

James M. Noble

PONTOS-CHAVE

1. Uma anamnese neurológica altamente esclarecedora requer abordagem estruturada centrada em bases sólidas de conhecimento sobre localização e causas das doenças.

2. A organização da anamnese neurológica é estruturada com base em diagnósticos comuns e diagnósticos que "não podem faltar", que são somados aos distúrbios neurológicos encontrados frequentemente.

3. Elementos sempre presentes da anamnese clínica, inclusive história patológica pregressa, revisão de sistemas e histórias social e familiar, são estruturados especificamente no contexto neurológico apropriado.

4. O raciocínio diagnóstico segue-se à síntese dos dados obtidos por anamnese e exame físico neurológico detalhados e leva a uma segunda revisão da história neurológica para esclarecer descobertas inesperadas.

INTRODUÇÃO AO RACIOCÍNIO CLÍNICO DIAGNÓSTICO

Estabelecer um diagnóstico neurológico requer abordagem sistemática do paciente, elaborada com base em conhecimentos fundamentais de neuroanatomia e ampla gama de doenças neurológicas com etapas sequenciais até chegar a um diagnóstico específico. A anamnese e o exame físico fornecem dados essenciais, complementares e facilmente acessíveis. Em conjunto, esses dados abrangem informações mais significativas para as primeiras etapas do raciocínio clínico diagnóstico, orientam a investigação diagnóstica e ajudam a elaborar planos terapêuticos. Este capítulo descreve uma abordagem para elaborar anamnese neurológica específica para cada paciente e deve ser revisado no contexto do exame neurológico (descrito com mais detalhes no Capítulo 4 e na Seção 3) e uso criterioso de exames diagnósticos (Seção 4).

INVESTIGAÇÃO INTENCIONAL DA HISTÓRIA DO PACIENTE

Um elemento fundamental à avaliação de qualquer paciente que apresenta algum distúrbio neurológico é elaborar uma anamnese adaptada especificamente ao seu caso. Em neurologia, essa tarefa pode parecer desafiadora a princípio, em razão das complexidades do sistema nervoso e das apresentações amplamente variáveis dos diferentes tipos de doença neurológica, assim como diferenças potencialmente sutis em cada grupo de doenças. Por essa razão, é preciso saber quais possibilidades diagnósticas são considerações razoáveis em determinado caso, o que pode ser conseguido mais facilmente quando se começa com uma abordagem ampla. Um dos fatores que finalmente levam a não incluir um diagnóstico é não considerar essa possibilidade na investigação diagnóstica inicial. Além disso, confiar exageradamente em exames laboratoriais e técnicas diagnósticas pode resultar em uma abordagem dispersiva, que não é baseada nas informações obtidas por raciocínio clínico e diagnóstico diferencial pertinente e – mais importante ainda – predispõe a erros e atrasos na administração do tratamento apropriado.

Os dados clínicos obtidos com anamnese e exame físico cuidadosos são usados para responder às seguintes questões:

- **Quais são as estruturas anatômicas afetadas do sistema nervoso?** Em geral, não é possível chegar a um diagnóstico etiológico específico sem saber quais estruturas do sistema nervoso foram afetadas. Além disso, conhecer o substrato anatômico provavelmente acometido limita as possibilidades etiológicas. Desse modo, estabelecer um *diagnóstico anatômico* deve ser o primeiro passo quando se investiga uma doença neurológica. Indícios que ajudam a definir as estruturas anatômicas afetadas por doenças neurológicas estão descritos na seção subsequente e, a seguir, neste mesmo capítulo

- **Qual é o tipo de doença neurológica?** Em geral, os sintomas apresentados por determinado paciente podem ser agrupados em síndromes ou grupos patológicos amplos: transtorno de desenvolvimento, neuropatia periférica, encefalopatia aguda, demência progressiva, síndrome parkinsoniana, síndrome vascular cerebral e assim por diante. O diagnóstico sindrômico ajuda a definir o tipo de doença e reduz ainda mais as possibilidades etiológicas

- **Quais são as causas mais prováveis da doença do paciente?** Essas possibilidades são sugeridas com base na consideração anatômica e nos diagnósticos sindrômicos quanto à evolução temporal (rápida ou lenta) da doença, história patológica pregressa e história familiar pertinentes e, ainda, se há indícios de acometimento sistêmico. Causas possíveis listadas em ordem de probabilidade constituem o diagnóstico diferencial, que, por sua vez, determina quais exames laboratoriais devem ser solicitados e a urgência com que a investigação deve avançar

- Qual possibilidade diagnóstica não pode ser desconsiderada? Do mesmo modo que é importante focar os diagnósticos mais prováveis, também é fundamental avaliar com detalhes e possivelmente excluir um "diagnóstico que não pode faltar", porque poderia ser causa de morbidade ou mortalidade. Evidentemente, em alguns casos, o diagnóstico mais provável também é o diagnóstico mais grave "que não pode faltar".

Um médico experiente provavelmente é capaz de lidar com essas quatro questões simultaneamente e em diferentes ordens caso a caso. Um exemplo óbvio seria de um paciente que repentinamente parasse de falar ou acordasse com hemiplegia, cujo diagnóstico provável seria acidente vascular encefálico (AVE). Em seguida, a localização e a causa de um AVE volumoso potencialmente fatal no território da artéria cerebral média do hemisfério dominante poderiam ser deduzidas com base nas anormalidades evidenciadas durante o exame físico, que, por sua vez, poderiam depois ser confirmadas por exames de neuroimagem. Se não há surpresas no exame de imagem (p. ex., demonstração de um tumor ou malformação vascular), exames laboratoriais adicionais podem ser considerados para definir a causa exata de um infarto isquêmico.

Localização da doença

Elementos da anamnese do paciente podem sugerir o tipo de doença; sintomas específicos corroborados por sinais detectados ao exame físico podem indicar a localização do problema. A Tabela 3.1 ilustra isso com mais detalhes.

HISTÓRIA DA DOENÇA NEUROLÓGICA ATUAL

Fontes de informação

Uma anamnese precisa e confiável é fundamental e, sempre que for possível, deve ser obtida diretamente do paciente. Contudo, quando se trata de doenças neurológicas, frequentemente é necessário verificar o que o paciente disse ou obter informações adicionais conversando com parentes ou amigos próximos. Corroborar e desenvolver a anamnese com base em fontes complementares é especialmente importante quando a doença compromete as funções cognitivas do paciente, principalmente quando há déficits de memória ou linguagem.

Sistemas eletrônicos de saúde permitem a recuperação e a transmissão rápida da história patológica pregressa, mas também se tornaram sujeitos a plágio e estão repletos de imprecisões passadas adiante ou investigação diagnóstica conduzida em direção equivocada. Sempre que for possível, o médico deve obter informações de fontes primárias e confirmá-las em primeira mão por meios diretos.

Como fazer uma anamnese

A forma como as perguntas são apresentadas pode ter grande impacto nos dados obtidos e nas impressões elaboradas com base na anamnese neurológica (Evidência de nível 1).[1] Sempre que for possível, deve-se começar com perguntas abertas (que não possam ser respondidas com "sim ou não") seguidas de transição às perguntas dirigidas com base no diagnóstico diferencial que está sendo elaborado em torno do problema

Tabela 3.1 Abordagem diagnóstica baseada nos elementos localizadores da anamnese.

Localização provável	Elementos fundamentais da anamnese
Doença cerebral	• Crises epilépticas ou sintomas focais, que podem ser atribuídos a uma área específica do encéfalo: alguns exemplos são hemiplegia, afasia e hemianopsia • Manifestações generalizadas de doença cerebral são crises epilépticas, *delirium* e demência
Doença do tronco encefálico	• Paralisias dos nervos cranianos, sinais cerebelares como ataxia da marcha ou dos membros, tremor ou disartria • Manifestações cruzadas (p. ex., fraqueza de face *versus* braço e perna contralaterais) • Disartria pode ser causada por perda de coordenação associada às doenças do cerebelo propriamente dito ou suas conexões com o tronco encefálico • Paralisias dos nervos cranianos, doença neuromuscular ou miastenia *gravis* também podem causar problemas de fala • Sinais oculares podem ter utilidade localizadora especial
Gânglios da base	• Movimentos involuntários, inclusive tremor
Medula espinal	• Marcha espástica e sinais corticospinais bilaterais, com ou sem sintomas vesicais • Quando há dor na região cervical ou lombar, deve-se suspeitar de lesão compressiva • Quando não há dor, a causa provável é doença desmielinizante • O nível de uma lesão compressiva da medula espinal é sugerido mais provavelmente pelo nível do déficit sensitivo cutâneo que por sinais motores • Lesões que causam paraparesia espástica podem estar localizadas em qualquer nível acima dos segmentos lombares
Doença dos nervos periféricos	• Geralmente causam sintomas motores e sensitivos (p. ex., fraqueza e perda de sensibilidade). Fraqueza provavelmente é mais grave nos segmentos distais, enquanto déficits sensitivos podem afetar apenas as modalidades de sensibilidade postural ou vibração • Localização mais específica com base no segmento ou dermátomo em que há déficit sensitivo
Distúrbios da junção neuromuscular e doenças miopáticas	• Fraqueza dos músculos cranianos ou dos membros sem sintomas sensitivos • Cãibras sugerem doenças miopáticas, mas também podem ser referidas por pacientes com doenças dos neurônios motores e gânglios da base • Fadiga ao mínimo esforço e/ou aumento de força com atividade repetitiva sugerem doença da junção neuromuscular

referido pelo paciente ("queixa principal"). Para evitar erros, é importante que o médico evite dirigir as perguntas e esclareça o que o paciente quer dizer com termos ambíguos, como *tontura* ou *fraqueza*. Essas perguntas mais focadas têm como propósito refinar a probabilidade de determinadas doenças incluídas no diagnóstico diferencial. Além de questões confirmatórias, o médico também deve fazer perguntas para refutar hipóteses improváveis ou explorar síndromes potencialmente semelhantes ou causas excludentes. Por exemplo, durante o processo de investigação de um paciente com crises epilépticas, poderia ser necessário fazer uma série de perguntas para explorar a possibilidade de síncope cardiogênica, considerando que há sobreposição das manifestações dessas duas doenças, inclusive perda súbita de consciência e comportamento pós-ictal detectável. Discrepâncias e inconsistências nos detalhes obtidos por diferentes examinadores frequentemente são causa de confusão diagnóstica e devem ser resolvidas.

A abordagem inicial necessária à elaboração da anamnese é orientada e moldada principalmente por conhecimentos neurológicos bem sólidos e experiência geral intrínseca do médico examinador. Aparentemente, lacunas de conhecimento são as armadilhas principais que levam a erros de raciocínio diagnóstico. Experiência e conhecimento podem levar à elaboração de *roteiros patológicos*, que são vinhetas de casos clássicos da doença com base nos quais o médico pode avaliar sua correspondência relativa com o paciente entrevistado. Do mesmo modo, alguns médicos experientes podem ser capazes de elaborar roteiros de erros para detectar armadilhas preexistentes no raciocínio diagnóstico, de forma a refinar seu diagnóstico. Dependendo do contexto, vieses cognitivos intrínsecos, ou "predisposições cognitivas a erro", podem também influenciar a forma como médicos sintetizam um diagnóstico.

Elementos principais da anamnese

Localização

Durante a avaliação da maioria dos pacientes com sintomas neurológicos, determinar a localização da doença é o elemento mais essencial da anamnese neurológica. Na ótica do paciente, *posição* pode definir em que parte do corpo o problema é percebido ou observado, enquanto o termo *localização* refere-se a onde o problema pode ser localizado com a maior precisão possível ao longo do neuroeixo. Vale a pena gastar tempo refinando a posição exata dos sintomas e a possível localização do problema. Embora alguns quadros neurológicos (p. ex., AVEs) tenham localização singular, que pode variar de áreas pequenas a grandes de infarto cerebral, outras doenças neurológicas podem causar manifestações neurológicas multifocais, sistêmicas ou difusas. Manifestações multifocais devem ser consideradas nos casos de traumatismo grave (com avaliação simultânea de lesões medulares e cerebrais) ou queixas neurológicas associadas a um câncer metastático.

Conhecer a *dominância lateral* dos pacientes com afecções neurológicas é essencial à localização de algumas doenças cerebrais, considerando as correlações conhecidas com dominância de linguagem, principalmente nos indivíduos destros (mais de 93% dos indivíduos destros têm dominância de linguagem no hemisfério esquerdo, enquanto cerca de 50% dos sinistros têm dominância de linguagem no hemisfério esquerdo; entre esse último grupo, também há prevalência mais alta de codominância de linguagem). Embora sejam menos comuns nos tempos recentes, alguns indivíduos sinistros podem ter sido forçados a se tornarem destros nos primeiros anos de vida para se alinharem às normas culturais. Indivíduos ambidestros dificultam prever clinicamente a dominância de linguagem.

Doenças da junção neuromuscular e miopatias causam quadros neurológicos com localização difusa, mas com déficits singulares. Além disso, algumas doenças neurológicas sugerem localização neural difusa, mas não necessariamente focal, inclusive doenças cognitivas neurodegenerativas, que frequentemente se evidenciam por manifestações corticais multilobares bilaterais e parkinsonismo, sugerindo localização também nos gânglios da base e outras estruturas subcorticais.

Cronologia, início, evolução e duração

Existem vários elementos fundamentais em qualquer distúrbio clínico-neurológico ou apenas neurológico. O primeiro é identificar *cronologia* ou momentos importantes relacionados com a apresentação clínica. O termo cronologia (*timing*) refere-se ao ritmo de progressão dos eventos que resultaram no quadro em questão, ou sequência de vários sintomas relacionados que evoluem um depois do outro ou simultaneamente. Entender cronologia é importante quando há história recente resultando no quadro em questão, mas também pode ser significativo com algumas doenças neurológicas que recorrem ou progridem com o tempo. Em alguns contextos neurológicos, cronologia também pode se referir à forma como sintomas variam com a hora do dia (p. ex., fadiga e fraqueza no final do dia nos casos de miastenia *gravis*, síndrome crepuscular associada à doença de Alzheimer e cefaleias durante a noite nos casos de tumor cerebral). Outro componente da cronologia é a rapidez do *início* dos sintomas, ou com que rapidez os sintomas começaram nos estágios iniciais. Por exemplo, a fraqueza dos membros com início rápido (alguns segundos) deve sugerir AVE e contrasta com perda de destreza ou fraqueza de progressão lenta, que pode ocorrer em pacientes com tumor cerebral e fraqueza progressiva iniciada durante um episódio de esclerose múltipla, o qual se torna mais evidente no intervalo de algumas horas ou um dia. É importante atentar especialmente para o início dos sintomas, circunstâncias nas quais eles ocorreram e sua evolução subsequente. Algum dos sintomas regrediu? Ocorreram simultaneamente outros sintomas neurológicos semelhantes ou diferentes?

Algumas doenças neurológicas têm manifestações clínicas sobrepostas com início semelhante, mas diferem quanto às queixas presentes no início e também quanto à *duração*. Exemplos clássicos são crises epilépticas, AVEs e síncope, na medida em que todas têm início súbito. Síncopes têm duração mais curta. Em geral, os pacientes percebem sensações que prenunciam perda súbita da consciência. As lesões faciais são mais frequentes que de outras áreas da cabeça, porque esses pacientes frequentemente caem repentinamente para a frente e perdem o controle quando desmaiam. Depois do episódio de síncope, o paciente começa a recobrar a consciência dentro de 1 minuto ou pouco mais. Crises epilépticas podem ou não ser precedidas de sintomas premonitórios e, como ocorre frequentemente, os próprios pacientes procuram sentar-se no chão. A crise epiléptica pode ser breve ou prolongada e manifesta-se por alteração de consciência ou movimentos repetitivos, comportamento estereotipado ou sensações anormais. As escoriações são comuns com crises epilépticas e, nos casos típicos, ocorrem porque uma área do corpo é esfregada repetidamente sobre alguma superfície durante a crise. Acidentes vasculares encefálicos causados por isquemia ou hemorragia cerebral "começam do nada" e causam hemiparesia ou outros sinais neurológicos focais. A doença neurológica que se desenvolve depois de um infarto cerebral pode ter duração curta (ataque isquêmico transitório), pode ser irreversível ou o paciente pode recuperar-se em parte ou totalmente dentro de alguns dias ou semanas. Em alguns casos, é difícil diferenciar entre ataque isquêmico transitório e hemiparesia pós-ictal causada por uma crise epiléptica motora focal, especialmente quando exames de imagem não mostram lesões, e a crise não foi presenciada. Outra síndrome com início repentino é hemorragia subaracnóidea, na qual o paciente é acometido por cefaleia instantaneamente grave e, algumas vezes, seguida de perda da consciência.

Sintomas com início mais lento que um episódio de AVE podem progredir por algumas horas (intoxicação, infecções ou hematoma subdural), dias (síndrome de Guillain-Barré) ou intervalos mais longos (a maioria dos tumores cerebrais e medulares). Em alguns casos, sintomas agudos de hipertensão intracraniana ou herniação cerebral podem ser sobrepostos à progressão mais lenta de um tumor intracraniano. Sintomas progressivos de tumor cerebral podem ser pontuados por crises epilépticas. As doenças hereditárias ou degenerativas tendem a progredir lentamente e tornam-se mais graves apenas depois de alguns anos de incapacidade progressiva (p. ex., doença de Parkinson, doença de Alzheimer ou tremor essencial).

Com doenças crônicas ou recorrentes, é importante investigar se há *remissões* e *exacerbações*. Essas variações são típicas de miastenia *gravis*, esclerose múltipla e alguns tipos de neuropatia periférica. Os episódios de miastenia *gravis* tendem a persistir por semanas; os de esclerose múltipla podem estender-se por alguns dias nas primeiras crises, mas, depois, tendem a aumentar sua duração e causar sequelas neurológicas residuais mais permanentes. A vertigem posicional paroxística benigna concentra-se em crises ao longo de alguns dias, que geralmente são mais graves na parte da manhã, mas melhoram progressivamente dia a dia quanto à gravidade dos sintomas e são intercalados por semanas ou meses sem quaisquer sintomas. Nos casos típicos, a demência com corpos de Lewy está associada a oscilações durante as quais alterações das funções físicas (p. ex., manifestações de parkinsonismo) e/ou cognitivas (p. ex., variação de lucidez a períodos de confusão) são perceptíveis aos pacientes ou outras pessoas de um dia para outro (ou ao longo de vários dias) ou no mesmo dia. Algumas doenças tornam-se progressivamente mais graves e não entram em remissão.

Nos casos típicos, algumas doenças incidem em crises isoladas, que se estendem por minutos ou horas, mas raramente persistem por mais tempo. Paralisia periódica, enxaqueca, cefaleia em salvas e narcolepsia são exemplos desse grupo. Para reconhecer o significado dessas diferenças de evolução, é necessário ter algum conhecimento das manifestações clínicas de diversas doenças.

Qualidade das experiências subjetivas

A *qualidade* dos sintomas neurológicos talvez seja o mais amplo dos termos e abrange diversas manifestações, frequentemente diferenciáveis apenas pelo paciente quanto às alterações de sensibilidade, ou por um observador atento, quando também ocorrem anormalidades físicas. No contexto de um quadro de déficit sensorial, os pacientes podem descrever a qualidade dos distúrbios sensoriais com ampla gama de termos, como dormência ou resfriamento. Do mesmo modo, pacientes descrevem dor com termos variáveis, como formigamento (que, na verdade, pode significar parestesia dolorosa) ou ardência, aperto, dor persistente e enfadonha, pontadas ou pulsações. A *gravidade* é uma qualidade importante dos sintomas neurológicos, pois indica até que ponto os sintomas neurológicos são perceptíveis, graves ou incapacitantes e de que forma um indivíduo pode ser funcionalmente afetado em seu cotidiano. Ela pode variar de branda a grave e tem relevância em diversos quadros neurológicos, como fraqueza, cefaleia e disfunções cognitivas que impactam a independência funcional. Além disso, no que diz respeito à cronologia, um aspecto importante da gravidade é entender com que rapidez e ao longo de qual intervalo de tempo os problemas neurológicos progrediram até seu nível mais evidente ou incapacitante (um "pico" de dor, ou "nível mínimo" de déficits neurológicos). Além disso, é importante saber se os problemas neurológicos se mantiveram consistentemente no mesmo nível de déficit, ou se aumentaram de alguma forma e ao longo de qual intervalo isso ocorreu.

Fatores atenuantes e agravantes

Também é importante identificar os fatores contextuais em razão dos quais os problemas neurológicos melhoram ou pioram, os quais são algumas vezes referidos como fatores *atenuantes* ou *agravantes*. Privação de sono, doenças clínicas coexistentes (p. ex., infecções) e exposição ao calor podem agravar sintomas neurológicos, torná-los mais evidentes ou aparentemente causar recorrência de sintomas antigos. Entre as diversas doenças neurológicas, distúrbios dolorosos são especialmente propícios para avaliar fatores que podem melhorar os sintomas (p. ex., efeito de fármacos, ritmos circadianos, estresse e dieta podem alterar as queixas de cefaleia). Em alguns casos, também é importante investigar fatores indutores ou desencadeantes, que podem provocar sintomas neurológicos. Por exemplo, nos pacientes com enxaqueca, sons altos, luzes brilhantes, odores fortes ou movimentos podem desencadear ou agravar os sintomas de cefaleia. Em alguns pacientes com epilepsia, luzes estroboscópicas no ambiente podem desencadear as crises epilépticas.

Sintomas relacionados

Por fim, é importante investigar outros *sintomas relacionados*, que se apresentam no contexto de um quadro neurológico ou outros fatores contextuais importantes para a descrição da evolução inicial. Sintomas relacionados podem ser neurológicos ou não. Nos pacientes com AVE, poderia ser importante investigar outros episódios semelhantes em passado recente, possivelmente para identificar evolução recorrente ou intermitente. Investigar sintomas cardiológicos, como taquicardia/palpitações sugestivas de fibrilação atrial não diagnosticada, poderia abreviar a verificação da causa de um AVE em território vascular amplo – nesse caso provavelmente de origem cardioembólica.

Em alguns casos, também pode ser importante ao diagnóstico perguntar aos pacientes por quanto tempo tiveram sintomas semelhantes. A cefaleia de longa duração tem mais tendência a ser enxaqueca ou cefaleia de tensão, mas cefaleia de início recente provavelmente sugere doença estrutural intracraniana e nunca deve ser subestimada. Do mesmo modo, uma crise epiléptica ou a alteração drástica de personalidade há alguns dias ou meses sugere necessidade de tomografia computadorizada, ressonância magnética e outros exames para avaliar a possibilidade de tumor cerebral ou encefalopatia. Se não for detectada lesão desse tipo ou as crises epilépticas não forem controladas por períodos longos, talvez seja necessário realizar monitoramento videoeletroencefalográfico para definir o fármaco ou a abordagem cirúrgica mais apropriada.

Comportamentos observáveis apenas por outras pessoas

Um informante confiável frequentemente é importante na investigação de doenças neurológicas com localização cerebral, principalmente quando o paciente não tem consciência de seus sintomas neurológicos. Pacientes com epilepsia podem ter lapsos de memória, que possivelmente representam períodos de depressão do nível de consciência ou déficits de memória relacionados com efeitos adversos dos fármacos. Quando possível, comportamentos sutis detectáveis em pacientes com epilepsia podem sugerir automatismos ou percepções de alheamento cognitivo ou distanciamento durante crises epilépticas não motoras. Também na epilepsia, comportamentos observados durante a sequência de eventos, que levam a crises epilépticas motoras mais evidentes, podem ser percebidos apenas por observação, a menos que tenham sido gravados. Nos pacientes com demência, grande parte da história cognitiva pode ser fornecida por outras pessoas que conhecem o histórico do paciente ou por observação confiável; alguns cônjuges idosos podem ter seus próprios problemas de memória e necessitar que outras pessoas forneçam informações confiáveis. Transtornos de sono constituem o terceiro grupo de doenças, que são mais bem evidenciadas por observação de sinais, como roncos, reações físicas durante o sonho ou movimentos dos membros. O sono é um comportamento frequentemente não observável em pessoas que vivem ou dormem sozinhas ou pode não ser avaliável por um parceiro que dorme profundamente. Os comportamentos mais evidentes durante a noite (p. ex., quedas da cama também atribuíveis a reações físicas durante o sonho) ou comportamento de perambular sem rumo (p. ex., demência) podem chamar a atenção apenas quando ocorre algum evento catastrófico ou chamativo, como um acidente durante a atividade em questão.

Outros fatores que ajudam a moldar a história clínica e diagnóstico diferencial

Idade do paciente

Sinais e sintomas de AVE podem ser praticamente idênticos em pacientes de 10, 25 ou 70 anos, mas as implicações desse diagnóstico são profundamente diferentes em cada caso. Alguns tumores cerebrais são mais frequentes nas crianças, enquanto outros são mais comuns em adultos. Na faixa etária pediátrica, a paraparesia progressiva é causada mais provavelmente por tumor de medula espinal, enquanto nos adultos a causa mais provável é a esclerose múltipla. Crises epilépticas focais mostram menos tendência a ter padrão invariável e menos probabilidade de indicar lesão cerebral estrutural específica nas crianças em comparação com adultos. Na infância, a fraqueza miopática dos membros inferiores tem mais tendência a ser causada por distrofia muscular que polimiosite; na faixa etária acima de 25 anos, observa-se o contrário. A distrofia muscular raramente começa depois da idade de 35 anos. A esclerose múltipla raramente começa depois dos 55 anos. Distúrbios cognitivos funcionais são improváveis quando os sintomas neurológicos começam depois da idade de 50 anos. Até certo ponto, essas idades são definidas arbitrariamente, mas a questão é que idade é uma consideração importante em alguns diagnósticos.

Especificidade de sexo

Apenas algumas doenças são específicas de determinado sexo. As doenças ligadas ao cromossomo X (p. ex., distrofia muscular de Duchenne) afetam apenas meninos ou, raramente, meninas com anomalias cromossômicas. Entre adultos jovens, doenças autoimunes afetam mais comumente mulheres, especialmente o lúpus eritematoso sistêmico e a miastenia *gravis*, ainda que homens jovens também possam ser acometidos esporadicamente. Mulheres estão sujeitas às complicações neurológicas da gestação e podem ter risco mais alto de AVE quando usam anticoncepcionais orais. Homens são expostos mais comumente às atividades como esportes, que podem causar lesão cerebral repetitiva.

Tecnologia como recurso auxiliar

Avanços tecnológicos aplicáveis ao monitoramento dos pacientes, inclusive dispositivos portáteis, fornecem dados contínuos que podem ser acrescentados à anamnese clínica. Isso inclui monitoramento e telemetria cardíaca, dispositivos de monitoramento do sono e aparelhos de monitoramento da glicemia. Hoje em dia, esses recursos sevem basicamente para monitorar fatores de risco que podem contribuir para as apresentações neurológicas. Outros meios de utilizar tecnologia para complementar a história neurológica incluem informações observáveis mais objetivas, como vídeos, que podem registrar o momento de um impacto que cause lesão craniana – uma prática comum em esportes organizados. A eletroencefalografia (EEG) ambulatorial pode ser acrescentada à história de epilepsia, caso ocorra alguma anormalidade durante o exame (ver mais detalhes sobre EEG no Capítulo 26).

Variantes genéticas assintomáticas ou pré-sintomáticas

Nos últimos anos, uma das alterações mais impactantes ocorridas em medicina e neurologia foi a ampliação rápida dos testes genéticos (inclusive os que estão disponíveis ao consumidor por *marketing* direto), que frequentemente são realizados sem orientações antecipadas de um neurologista ou outro médico. O sequenciamento completo do genoma também pode detectar sequências ou variantes genéticas raras de significado duvidoso em genes relacionados com várias doenças neurológicas. A cada dia, cresce o número de pacientes que chegam aos consultórios trazendo resultados de testes genéticos e buscam entender seu significado potencial e possíveis opções de tratamento. Nesses casos, a função precípua dos médicos é investigar os problemas, em vez de reagir à dúvida de seu paciente. Essa abordagem à anamnese em ordem até certo ponto invertida foi um desafio durante muitos anos antes da disponibilidade generalizada dos testes genéticos, como era o caso de pacientes com história familiar muito sugestiva de doença neurológica, mas que desconheciam sua própria constituição genética, ou mesmo a de outros membros da família. Pesquisas na internet realizadas por pacientes antes da avaliação inicial podem complicar ainda mais essa questão, porque pacientes aprendem quais sintomas potenciais podem esperar e podem ficar fixados nessas queixas, mesmo quando não estão presentes. Embora estudos controlados sobre revelação da condição genética de pacientes com distúrbios cognitivos não tenham sugerido diferenças expressivas nos perfis cognitivos com base na constituição genética, alguns pacientes podem ficar vidrados nos resultados dos testes genéticos, ainda que aparentemente não tenham qualquer consequência ou implicações neurológicas conhecidas.

Sintomas neurológicos de doenças não neurológicas

Os sintomas neurológicos inexplicáveis são frequentes na prática de neurologia e representam mais de um terço das queixas referidas por pacientes ambulatoriais atendidos em grandes centros acadêmicos. Uma das atribuições essenciais do neurologista é não apenas diagnosticar doenças neurológicas, mas excluir pacientes que apresentam sintomas que poderiam ter causa neurológica, mas inevitavelmente têm origem em outro sistema do corpo ou são apenas distúrbios funcionais (algumas vezes, essas queixas são referidas como *psicogênicas*). No entanto, uma anamnese completa e detalhada também estaria indicada nesses casos, porque o entendimento da razão para a interpretação de seus sintomas como parte de uma doença neurológica pelo paciente ou outros médicos poderia orientar a adoção de outras abordagens terapêuticas.

Anamnese baseada em problemas

Além da estrutura básica de anamnese descrita, outra abordagem útil é considerar até que ponto um paciente pode se ajustar à estrutura geral das doenças neurológicas, tema descrito com mais detalhes nos parágrafos seguintes. Talvez um aspecto singular à neurologia seja a variação relativamente ampla de sintomas neurológicos possivelmente encontrados, considerando que doenças neurológicas podem acometer e afetar todo o corpo humano, e suas causas variam de processos moleculares e microscópicos periféricos até doenças cerebrais expansivas. A Tabela 3.2 contém um resumo dos sintomas fundamentais e "sinais de alerta" de diagnósticos que não podem faltar e inclui as doenças neurológicas mais comuns. Esse sistema básico ajuda a estruturar a abordagem diagnóstica do paciente, principalmente porque o diagnóstico diferencial pode ser estreitado depois da revisão inicial da anamnese clínica.

Tabela 3.2 História neurológica baseada em problemas neurológicos comuns.

Problema neurológico	Aspectos comuns a investigar	Sinais/sintomas preocupantes
Tontura	• Idade e sintomas iniciais • Tipo de tontura (vertigem, perda de equilíbrio, hipotensão ortostática e condição mal caracterizada) • Evolução: transitória/recorrente *versus* progressiva • Fatores desencadeantes, inclusive movimentos do corpo/cabeça • Frequência e intensidade dos episódios • Tratamentos anteriores e respostas obtidas, inclusive abordagens não farmacológicas (manobras de reposicionamento de otólitos) • Queixas associadas, inclusive dor e distúrbios sensoriais, déficits motores focais referidos aos nervos cranianos, déficits de visão e audição, alterações do nível de consciência, distúrbios da função autonômica e cefaleia • Impacto nas atividades da vida diária • Exposições ocupacionais/profissionais e histórico de traumatismo associado às posições incomuns que aumentam risco de vertigem posicional ou dissecção das artérias do pescoço	• Cefaleia • Neuralgia craniana • Sinal neurológico focal • Diplopia • Tinido pulsátil ou surdez progressiva • Rouquidão ou outras alterações de voz/fala • Episódios graves de vertigem resultando em lesões traumáticas
Cefaleia (Evidência de nível 1)[2]	• Idade de início • Tipo de cefaleia (localização, sintomas iniciais, cronologia e duração) • Frequência e intensidade • Gravidade • Sintomas visuais, viscerais e cognitivos associados à cefaleia • Sinais/sintomas referidos à função autônoma • Hipersensibilidades (luz, som, odores e pele do couro cabeludo) • Fatores desencadeantes (dieta, sono, estresse, menstruação, posição da cabeça e atividades) • Resposta aos fármacos usados • Reação comportamental (comportamentos adotados para evitar estímulos nocivos) • Impacto funcional dos episódios frequentes de cefaleia	• Sintomas com início recente • Agravamento/sintomas novos em paciente com síndrome de cefaleia preexistente • Idade > 50 anos • Início súbito • Alterações posicionais • Queixas constitucionais sugestivas de doença sistêmica • Sinais neurológicos focais • Alterações do estado mental
Dor lombar	• Início e cronicidade • Localização • Tipo, inclusive gravidade, intensidade, duração e queixas associadas • Qualquer padrão de irradiação, fraqueza e parestesia • Fatores desencadeantes e atenuantes • Funções miccional e sexual • Força, equilíbrio e quedas • História de imunossupressão, infecção, neoplasia maligna ou sintomas constitucionais sugestivos • História de fatores psicológicos como possíveis contribuintes, inclusive transtornos de humor, fatores de estresse por litígio persistente e ganho secundário potencial • Avaliação de traumatismo crônico, inclusive história ocupacional de trabalho manual	• Queixas constitucionais • Febre • Déficits neurológicos focais • Síndrome progressiva • Idade avançada
Doença desmielinizante	• Idade de início dos supostos primeiros sintomas neurológicos • Tipo de início, duração e progressão de cada episódio • Revisão das síndromes neurológicas desmielinizantes comuns atualmente ou no passado: neurite óptica, oftalmoplegia internuclear, hemiparesia, síndrome hemissensorial, distúrbios da mobilidade e marcha, incontinência, déficits cognitivos • Fatores desencadeantes (fenômenos de Uhthoff e Lhermitte) • Tratamentos anteriores e respostas, inclusive exacerbações, prevenção e adesão • História de outros distúrbios autoimunes, inclusive não diagnosticados (dermatológicos, artropatias, doença com acometimento de órgãos sólidos e mialgia) • História familiar de doença autoimune	• Progressão rápida • Resposta terapêutica insatisfatória • Impacto profundo da doença, principalmente quando é multifocal e não há um diagnóstico histopatológico • Queixas sistêmicas

(Continua)

Tabela 3.2 História neurológica baseada em problemas neurológicos comuns. (*Continuação*)

Problema neurológico	Aspectos comuns a investigar	Sinais/sintomas preocupantes
Demência	• Avaliar impacto nos domínios cognitivos (memória, função visuoespacial, linguagem, funções executivas e velocidade de processamento) • Duração, ritmo/velocidade e progressão das alterações (inclusive declínio progressivo *versus* gradativo) • Sintomas mentais (humor, distúrbios do sono, sintomas psicóticos, inclusive frequência, cronologia e gravidade de cada queixa) • Oscilações diárias *versus* evolução progressiva • Alterações motoras sugestivas de parkinsonismo (ver "Distúrbios do movimento", nesta tabela) • Função miccional • Déficits neurológicos focais • Fármacos usados antes e respostas (principalmente resposta paroxística aos antipsicóticos) • História pregressa de distúrbios do sono (apneia do sono), infecções (sífilis ou HIV), traumatismo craniano ou alcoolismo • Avaliação da história educacional, profissional, ocupacional e atividades de lazer para investigar funções cognitivas esperadas • Suporte psicossocial e cuidadores	• Início ou progressão rápida • Déficits focais, inclusive unilaterais • Crises epilépticas • Déficit de atenção sugestivo de *delirium* • Suporte psicossocial insatisfatório ou indícios de risco imediato de acidente catastrófico envolvendo o próprio paciente ou outras pessoas (perambulação, quedas, incêndios domésticos e acidentes de trânsito)
Distúrbios do movimento	• Idade de início e progressão • Problemas para escrever, partir alimentos e outros movimentos que exigem destreza • Lentidão • Alterações da marcha e riscos de tropeçar/cair (ritmo mais lento, desequilíbrio e quedas) • Tremores, agitação (coreia), abalos (mioclonias) e outros movimentos artificiais observáveis • Alterações da voz • Reações físicas durante o sonho e outros distúrbios do sono • Déficit cognitivo • Disfunção do sistema nervoso autônomo • Fármacos usados e respostas • História clínica de doença hepática e renal, distúrbios das paratireoides, diabetes, infecção pelo HIV, doença cardíaca e síncope • Investigar possíveis exposições a pesticidas agrícolas, metais pesados e abuso de substâncias • História familiar detalhada de distúrbios do movimento e outras doenças neurodegenerativas • Avaliar rede de apoio social	• Início na juventude • Progressão rápida • Resposta insatisfatória aos fármacos usados • Instabilidade da marcha e quedas • Disfagia e engasgos • Déficit cognitivo ou alterações comportamentais • Monitoramento e apoio insatisfatórios sugerindo risco presente de acidente catastrófico • Queixas constitucionais, exposição a tóxicos ou doença febril recente pouco antes do início dos sintomas
Neuropatia periférica e doenças neuromusculares	• Localização e padrão das anormalidades principais: lateralidade, proximal *versus* distal, difusa *versus* focal/segmentar • Idade de início • Início, progressão e evolução • Recuperação *versus* impacto cumulativo • Determinar presença e gravidade de sintomas sensoriais e motores • Revisão dos sintomas sensoriais espontâneos: parestesias, alodinia, disestesias, hiperalgesia, hiperpatia e dor espontânea • Sintomas motores: fraqueza, fala, deglutição, diplopia, variações diurnas, influência das atividades, fasciculações, cãibras/dor e equilíbrio • História clínica de doença sistêmica: sintomas cardíacos e outras queixas referidas ao sistema nervoso autônomo, infecções recentes, imunizações, erupções e viagens	• Queixas constitucionais • Progressão rápida dos sintomas • Disfagia ou disartria sugestiva de doença do neurônio motor
Doenças da medula espinal	• Início, evolução e fatores desencadeantes • Fatores desencadeantes, inclusive traumatismo ou atividades fisicamente demandantes repetitivas • Fatores ou posições agravantes/atenuantes, que causem sintomas motores, sensoriais e dor • Se houver dor, avaliar tipo, padrão de irradiação e acometimento radicular e fatores que a causam • Localização, gravidade e impacto funcional • Funções intestinal, vesical e sexual • Sensibilidade perineal • História clínica, inclusive câncer, infecção, imunossupressão e operações recentes da medula espinal	• Apresentação aguda de qualquer doença • Qualquer apresentação sugestiva da localização da lesão na medula espinal • Retenção urinária ou perda da função intestinal/vesical • Dor sugestiva de localização medular central, cauda equina ou cone medular • Disfunção respiratória sugestiva de fraqueza diafragmática • Disfunção do sistema nervoso autônomo
Tumores do sistema nervoso central	• Início recente de cefaleia, crises epilépticas, déficits cognitivos (revisados nesta tabela) • Perda de consciência • Sintomas neurológicos focais ou multifocais	• Cefaleia de início recente ou episódios incomuns de cefaleia • Componente posicional sugestivo de hipertensão intracraniana • Queixas constitucionais ou sistêmicas sugestivas de doença metastática

(*Continua*)

Tabela 3.2 História neurológica baseada em problemas neurológicos comuns. (*Continuação*)

Problema neurológico	Aspectos comuns a investigar	Sinais/sintomas preocupantes
Infecções do sistema nervoso	• Início, progressão e duração • Cefaleia • Febre • Dor cervical posterior • Alterações do nível de consciência • Déficits neurológicos focais • Dor lombar de início recente ou agravada • Fatores de risco crônicos para infecção neurológica: imunossupressão, traumatismo craniano, procedimento neurocirúrgico ou de ONG recente, contatos com outros pacientes infectados ou viagem às regiões endêmicas da infecção suspeita, uso de drogas IV, infecção sistêmica presente	• Febre • Início rápido dos sintomas • Nível de consciência deprimido ou progressivamente reduzido • Crises epilépticas presumidas ou presenciadas • Hipotensão
Crises epilépticas	• Idade de início • Semiologia das crises (localização/início, inclusive "aura", progressão de sinais detectáveis, sinais sutis) • Cronologia, frequência e duração das crises • Sintomas reconhecidamente associados às várias síndromes epilépticas • Déficits cognitivos e outras doenças neurológicas associadas • Investigar doenças que simulam crises epilépticas (cefaleia, AVE e síncope) • Fármacos anticrises usados antes, inclusive respostas (controle, efeitos colaterais e adesão) • Fatores desencadeantes (febre, fármacos, privação de sono e estimulação fótica) • Fatores de risco para lesão cerebral focal ao longo da vida • Doenças clínicas crônicas (metabólicas, psiquiátricas, malignas e infecciosas) • Impacto psicossocial das crises epilépticas recorrentes • História familiar	• Crises epilépticas de início recente • Dificuldade de controle das crises epilépticas diagnosticada • Queixas constitucionais • Manifestações interictais sugestivas de doença cerebral estrutural (cefaleia, sintomas focais, déficits cognitivos ou alteração de personalidade)
Acidente vascular encefálico	• Cronologia e duração, inclusive último momento em que foi observada condição normal • Contraindicações ao uso de trombólise e/ou trombectomia imediata • Etiologia e fatores de risco para doença cardioembólica, tromboembólica, doença vascular dos pequenos vasos, doença venosa ou inflamatória e síndromes genéticas, inclusive adesão ao tratamento de fatores de risco conhecidos • Localização baseada em síndromes com território vascular conhecido • Condições que simulam AVE ou outras queixas neurológicas (cefaleia, AVE, crises epilépticas e história recente conhecida de hipoglicemia grave)	• Indício de território amplo ou localização na fossa posterior sugerindo risco de agravação imediata • Agravação clínica rápida • Instabilidade hemodinâmica
Estupor e coma	• Última observação em condição normal • Fatores desencadeantes potenciais ou quaisquer sintomas sutis recentes conhecidos • História de perda de consciência • Queixas constitucionais • História de alcoolismo • História familiar, especialmente aneurismas, doença renal policística ou doenças do tecido conjuntivo	• Crises epilépticas repetidas ou estado de mal epiléptico • Indícios de síndrome de herniação ou outros indicativos de hipertensão intracraniana grave • Apneia

AVE, acidente vascular encefálico; HIV, vírus da imunodeficiência humana; IV, via intravenosas; ONG, orelha, nariz e garganta.

HISTÓRIA PATOLÓGICA PREGRESSA, HISTÓRICO PSIQUIÁTRICO E PROCEDIMENTOS CIRÚRGICOS PREGRESSOS

Sempre é importante saber se o paciente tem alguma doença sistêmica de base. Condições comuns, como doença vascular hipertensiva ou diabetes melito, podem ser descobertas inicialmente quando o paciente é examinado porque tem sintomas neurológicos. Contudo, como são comuns, essas duas doenças podem ser simplesmente coincidentes. Quando o paciente tem carcinoma diagnosticado, especialmente quando refere emagrecimento, pode se supor doença metastática como causa dos sintomas neurológicos, até que se prove o contrário. Quando o paciente usa determinados fármacos, deve-se considerar a possibilidade de efeitos tóxicos. Sinais cutâneos podem indicar complicações neurológicas da doença de von Recklinghausen ou outras facomatoses, ou sugerir lúpus eritematoso sistêmico ou outras doenças sistêmicas. Imunizações recentes e infecções potenciais (inclusive história de exposição e resultados dos testes para HIV) são importantes na investigação de doenças reativas e autoimunes, assim como infecção em atividade como causa do quadro neurológico atual.

REVISÃO DE SISTEMAS COM FOCO NEUROLÓGICO

Embora deva ser obtida anamnese bem delineada com a observação das etapas descritas, a revisão estruturada e completa dos sistemas neurológicos pode ajudar a assegurar que sintomas neurológicos sutis não passem despercebidos. Em alguns casos, queixas sutis podem ser desconsideradas, mesmo que tenham impacto mais significativo. Por exemplo, um paciente com câncer cerebral metastático pode ter crises epilépticas atribuíveis a uma metástase occipital pequena, quando mais tarde se descobre que ele tem uma massa frontal muito mais volumosa que causa alterações de personalidade mais sutis. Em termos gerais, a revisão de sistemas com foco neurológico deve incluir no mínimo uma revisão sucinta dos sintomas psiquiátricos (principalmente alterações de humor ou personalidade), cognitivos (descritos, na maioria dos casos, como "distúrbios de memória"), alterações sensoriais de olfato ou gustação, distúrbios ou perda de visão (além da simples necessidade de usar lentes corretivas), alterações de sensibilidade em qualquer parte do corpo, problemas de fala ou deglutição, sintomas motores (fraqueza, perda de equilíbrio, tremor ou quedas) e distúrbios das funções autônomas (tontura/vertigem, constipação intestinal, distúrbios miccionais, ressecamento ocular e disfunção sexual). A revisão de sistemas com foco neurológico também pode ser focada em problemas associados ao suposto diagnóstico como, por exemplo, avaliar síndromes neurológicas comuns em pacientes com suposta esclerose múltipla (p. ex., diplopia, hemiparesia, sintomas hemissensoriais, distúrbios da mobilidade e marcha, incontinência e disfunção cognitiva), mais bem detalhadas na Tabela 3.2.

HISTÓRIA SOCIAL

A "história social" tem muita relevância em neurologia, principalmente na medida em que leva em consideração experiências significativas da vida do indivíduo. Elementos importantes são nível educacional e história ocupacional (inclusive experiência militar), imigração e aculturação, idioma principal e outros idiomas falados pelo paciente (porque podem afetar significativamente a interpretação dos testes cognitivos e neuropsicológicos). Nos EUA e em qualquer outro país, experiências de vida relacionadas com questões de raça e etnia aplicam-se mais amplamente aos determinantes sociais de saúde e provavelmente servem como indicativos de experiências de vida complexas e altamente variáveis ligadas a renda, emprego, segurança ocupacional e alimentar, dieta, racismo sistêmico e outras causas de estresse, saúde física e acesso aos serviços de saúde. Alguns desses fatores são inter-relacionados. Frequentemente, o médico encontra dificuldades em detectar alguns desses elementos, ou eles não são revelados em encontros breves.

Embora o uso/abuso de álcool, tabaco e outras substâncias geralmente seja registrado na história social, sua inclusão pode ser mais relevante na história patológica pregressa, principalmente quando ocorre durante períodos longos ou é a causa provável de vários problemas de saúde. A detecção precisa de uso agudo/recente pode ser especialmente relevante em pacientes neurológicos com distúrbios cognitivos agudos, inclusive *delirium*, AVE e ataxia. Algumas substâncias sintéticas utilizadas ilicitamente podem não ser detectadas e exigem investigação específica na anamnese.

História ocupacional e viagens

Uma revisão das viagens recentes pode ser esclarecedora quanto à possibilidade de exposição a infecções potencialmente raras ou incomuns. Também pode ocorrer que infecções adquiridas em viagens sejam comuns, embora não sejam diagnosticadas frequentemente pelo médico que avalia um paciente que voltou para casa. Viagens também podem motivar tratamentos preventivos usados para evitar exposições em áreas endêmicas, e esses tratamentos podem causar efeitos colaterais neurológicos ou psiquiátricos. Além disso, as viagens também podem ser importantes no que se refere às exposições prolongadas em determinadas posições, por exemplo, trombose venosa profunda depois de viagens aéreas longas (também é um fator de risco para AVE paradoxal). O histórico de viagens pode detectar distúrbios cognitivos sutis ou até então despercebidos, quando o paciente é colocado em locais desconhecidos ou confinados ou submetido a transtornos do ritmo circadiano, resultando em sintomas graves ou inesperados de *jetlag*.

Também é importante investigar exposições ocupacionais e profissionais, assim como *hobbies*, considerando sua importância potencial nas doenças neurológicas. Exposições tóxicas ocorrem com algumas ocupações ou *hobbies* (soldadores e químicos, entre outros). A ergonomia insalubre pode ser comum com alguns *hobbies* (videogames), ocupações (uso de computadores e trabalhadores manuais) ou hábitos (postura adotada na posição sentada) e causar inúmeros problemas atribuíveis à compressão focal, inclusive dor ciática e espondilólise lombar, neuropatia fibular, síndrome do túnel do carpo, cervicalgia e estenose do canal medular cervical e neuropatia ulnar no olécrano.

História dietética e nutricional

Dieta e nutrição não são avaliadas frequentemente na prática clínica, mas podem ser informativas quando indicam deficiências nutricionais e comportamentos alimentares restritivos. Pacientes com distúrbios do desenvolvimento e autismo podem ser especialmente suscetíveis às restrições dietéticas progressivas despercebidas e também demonstrar sintomas complexos ou atípicos. Refugiados e indivíduos expostos à fome ou marginalização são especialmente suscetíveis a dietas extrinsecamente pobres, em razão de dificuldades de acesso, limitações financeiras ou dificuldade de acesso geral aos alimentos para atender às necessidades de calorias e ampla gama de micronutrientes, inclusive vitaminas que causam síndromes neurológicas associadas à deficiência de micronutrientes. Os indivíduos em risco de má-absorção ou desnutrição, inclusive por anorexia/bulimia, fibrose cística, colite ulcerativa/doença de Crohn e síndrome do colo irritável, podem ser especialmente suscetíveis às deficiências de vitaminas. Embora não seja comum, pacientes que fizeram cirurgia bariátrica podem desenvolver deficiências de micronutrientes, seja por falta de adesão à reposição vitamínica recomendada indefinidamente depois do procedimento cirúrgico, ou porque têm outra enteropatia e síndrome dissabsortiva pós-operatória concomitante. Os pacientes com doenças que afetam o sistema nervoso autônomo podem ter distúrbios da motilidade intestinal e redução secundária do apetite em consequência de saciedade precoce. Nos pacientes com demência, refeições são frequentemente esquecidas e alguns tratamentos – principalmente inibidores de colinesterase – causam anorexia como efeito colateral potencial.

HISTÓRIA FAMILIAR

A história familiar pode ser esclarecedora em diversas doenças neurológicas e detalhadamente investigada em todos os pacientes que apresentam problemas neurológicos. Conforme está descrito com mais detalhes no Capítulo 35, a predisposição familiar é comum em quase todas as doenças neurológicas, embora sua importância possa variar caso a caso. Alguns distúrbios são geneticamente complexos e comuns e podem afetar o tipo de apresentação da doença. Isso é especialmente comum em pacientes com enxaqueca e outros tipos de cefaleia, que representam mais de 50% da população de pacientes neurológicos atendidos ambulatorialmente.

Mesmo quando é considerada negativa ou "pouco esclarecedora" (um atalho quase sempre inadequado, que deve ser banido do vocabulário médico), a história familiar deve incluir estado vital, datas de óbitos, ordem de nascimento na família e problemas clínicos comuns, ao menos no que se refere aos parentes de primeiro grau. Em alguns casos, a história familiar de membros remotos da família pode suscitar preocupação e ser a razão da busca por atendimento de indivíduos assintomáticos. No passado, algumas doenças neurológicas ou seus fatores de risco eram considerados exclusivos de determinados grupos étnico-raciais, mas esses conceitos rapidamente se tornam antiquados. Essa mudança é atribuída a alguns fatores, inclusive a globalização humanitária com relações e procriação inter-raciais e erros antigos de designação de casos, quando determinadas populações foram estuadas sem comparação apropriada com outras populações. Apesar disso, ainda existem algumas doenças neurológicas e mutações primárias que podem torná-las mais prováveis em determinadas populações, embora não sejam exclusivas delas.

SÍNTESE DIAGNÓSTICA

Conforme foi explicado detalhadamente na introdução, durante o processo de elaborar uma anamnese neurológica, o raciocínio diagnóstico frequentemente leva a questionamentos. Na conclusão de todas as etapas da anamnese neurológica, o médico examinador deve chegar a um diagnóstico diferencial muito bem definido, além de chegar a considerações e, provavelmente, a uma lista sucinta de diagnósticos que "não podem faltar". Nesse ponto, o raciocínio clínico geralmente resultou claramente em uma síntese diagnóstica real, que pode passar por alguma revisão envolvendo médico e paciente. Na maioria dos casos, o próximo passo seria realizar um exame neurológico, que oferece oportunidades de confirmar e refutar essa síntese e será revisado no próximo capítulo.

AGRADECIMENTO

O Dr. Noble agradece pelas contribuições valiosas de Lewis P. Rowland (falecido) e Timothy A. Pedley (aposentado) às edições anteriores deste capítulo.

EVIDÊNCIAS DE NÍVEL 1

1. Bowen JL. Educational strategies to promote clinical diagnostic reasoning. *N. Engl J Med*. 2006;355(21):2217-2225.
2. Headache Classification Committee of the International Headache Society. The International Classification of Headache Disorders, 3rd edition (beta version), *Cephalalgia*. 2013;33:629-808.

LEITURA SUGERIDA

Amarenco P. "Telethrombolysis:" stroke consultation by telemedicine. *Lancet Neurol*. 2008;7(9):763-765.

Aschenbrenner AJ, James BD, McDade E, et al.; for Dominantly Inherited Alzheimer Network. Awareness of genetic risk in the Dominantly Inherited Alzheimer Network (DIAN). *Alzheimers Dement*. 2020;16(1):219-228.

Barohn RJ. Approach to peripheral neuropathy and neuronopathy. *Semin Neurol*. 1998;18:7-18.

Blumenfeld H. *Neuroanatomy Through Clinical Cases*. Oxford, United Kingdom: Oxford University Press; 2002.

Cho TA, Mckendall RR. Clinical approach to the syndromes of viral encephalitis, myelitis, and meningitis. *Handb Clin Neurol*. 2014;123:89-121.

Clancey WJ. The epistemology of a rule-based expert system—a framework for explanation. *Artif Intell*. 1983;20:215-251.

Croskerry P. The importance of cognitive errors in diagnosis and strategies to minimize them. *Acad Med*. 2003;78(8):775-780.

DeMyer WE. *Technique of the Neurologic Examination: A Programmed Text*. 5th ed. New York, NY: McGraw-Hill; 2004.

Foreman B, Hirsch LJ. Epilepsy emergencies: diagnosis and management. *Neurol Clin*. 2012;30:11-41.

Gilliam F, Kuzniecky R, Faught E, Black L, Carpenter G, Schrodt R. Patient-validated content of epilepsy-specific quality-of-life measurement. *Epilepsia*. 1997;38:233-236.

Glymour MM, Manly JJ. Lifecourse social conditions and racial and ethnic patterns of cognitive aging. *Neuropsychol Rev*. 2008;18(3):223-254.

Green RC, Roberts JS, Cupples LA, et al.; for REVEAL Study Group. Disclosure of *APOE* genotype for risk of Alzheimer's disease. *N Engl J Med*. 2009;361(3):245-254.

Hammond KW, Helbig ST, Benson CC, Brathwaite-Sketoe BM. Are electronic medical records trustworthy? Observations on copying, pasting and duplication. *AMIA Annu Symp Proc*. 2003;2003:269-273.

Hoppe C, Poepel A, Elger CE. Epilepsy: accuracy of patient seizure counts. *Arch Neurol*. 2007;64:1595-1599.

Hotson JR, Baloh RW. Acute vestibular syndrome. *N Engl J Med*. 1998;339: 680-685.

Johannsen L, Smith T, Havsager AM, et al. Evaluation of patients with symptoms suggestive of chronic polyneuropathy. *J Clin Neuromusc Dis*. 2001;3:47-52.

Knecht S, Deppe M, Dräger B, et al. Language lateralization in healthy right-handers. *Brain*. 2000;123(pt 1):74-81.

Knopman DS, DeKosky ST, Cummings JL, et al. Practice parameter: diagnosis of dementia (an evidence-based review). Report of the Quality Standards Subcommittee of the American Academy of Neurology. *Neurology*. 2001;56: 1143-1153.

Koes BW, van Tulder MW, Thomas S. Diagnosis and treatment of low back pain. *BMJ*. 2006;332:1430-1434.

Krieger JL, Murray F, Roberts JS, Green RC. The impact of personal genomics on risk perceptions and medical decision-making. *Nat Biotechnol*. 2016;34(9):912-918.

Loder E, Weizenbaum E, Frishberg B, Silberstein S; for American Headache Society Choosing Wisely Task Force. Choosing wisely in headache medicine: the American Headache Society's list of five things physicians and patients should question. *Headache*. 2013;53:1651-1659.

Lublin FD, Reingold SC, Cohen JA, et al. Defining the clinical course of multiple sclerosis: the 2013 revisions. *Neurology*. 2014;83:278-286.

Maizels M, Burchette R. Rapid and sensitive paradigm for screening patients with headache in primary care settings. *Headache*. 2003;43:441-450.

Noble JM, Mandel A, Patterson MC. Scurvy and rickets masked by chronic neurologic illness: revisiting "psychologic malnutrition." *Pediatrics*. 2007;119(3): e783-e790.

Norman GR, Monteiro SD, Sherbino J, Ilgen JS, Schmidt HG, Mamede S. The causes of errors in clinical reasoning: cognitive biases, knowledge deficits, and dual process thinking. *Acad Med.* 2017;92(1):23-30.

Okumura A, Watanabe K, Negoro T, et al. Epilepsies after pocket monster seizures. *Epilepsia.* 2005;46(6):980-982.

Paterson RW, Takada LT, Geschwind MD. Diagnosis and treatment of rapidly progressive dementias. *Neurol Clin Pract.* 2012;2:187-200.

Sacco RL, Kasner SE, Broderick JP, et al. An updated definition of stroke for the 21st century: a statement for healthcare professionals from the American Heart Association/American Stroke Association. *Stroke.* 2013;44:2064-2089.

Sanders DB, Guptill JT. Myasthenia gravis and Lambert-Eaton myasthenic syndrome. *Continuum (Minneap Minn).* 2014;20(5):1413-1425.

Snijders TJ, de Leeuw FE, Klumpers UM, Kappelle LJ, van Gijn J. Prevalence and predictors of unexplained neurological symptoms in an academic neurology outpatient clinic—an observational study. *J Neurol.* 2004;251(1):66-71.

Vanstone M, Monteiro S, Colvin E, et al. Experienced physician descriptions of intuition in clinical reasoning: a typology. *Diagnosis (Berl).* 2019;6(3):259-268.

Wang Y, Kennedy J, Caggana M, et al. Sickle cell disease incidence among newborns in New York State by maternal race/ethnicity and nativity. *Genet Med.* 2013;15(3):222-228.

Exame Neurológico 4

James M. Noble

PONTOS-CHAVE

1. Somado à anamnese neurológica, o exame físico é um recurso muito valioso para ajudar a planejar as primeiras etapas da investigação diagnóstica e escolher a abordagem terapêutica adequada.

2. Com base na anamnese e nos resultados de outros exames, adotar uma abordagem estruturada ao exame físico de cada paciente é um método eficiente para chegar à localização da doença.

3. Exames neurológicos de triagem e outros exames mais abrangentes são recomendados e devem ser usados apropriadamente, dependendo do contexto clínico específico.

4. Os componentes fundamentais do exame físico são testes do estado mental ou função cognitiva seguidos de exames dos nervos cranianos, reflexos motores, coordenação, sensibilidade e marcha.

5. Outros exames e técnicas especiais são escolhidos de acordo com o diagnóstico suposto do paciente ou diagnóstico diferencial provisório.

INTRODUÇÃO

De todos os capítulos desta obra, o que mais provavelmente permanecerá quase 100% relevante (embora sem acurácia total) daqui a algumas décadas é o do exame neurológico. Novos instrumentos para exame à beira do leito, aparelhos portáteis e outros recursos disponíveis para a prática clínica continuam a orientar e mais bem direcionar a interpretação do exame físico com o transcorrer do tempo. A teleneurologia e outros recursos de avaliação virtual modificaram a forma como clínicos e médicos de outras especialidades avaliam seus pacientes e podem ser altamente informativos quando não é possível realizar uma avaliação clínica direta. A utilidade geral e a abordagem ao exame neurológico não se alteraram significativamente nas últimas décadas e provavelmente não mudarão muito ao longo do processo de formação de um estagiário.

Em razão das limitações de espaço deste capítulo, não é possível fazer uma descrição exaustiva de todos os testes que podem compor o exame neurológico meticuloso. Na verdade, a intenção é descrever alguns princípios e técnicas essenciais, que permitem que o exame neurológico referende, suplemente ou descarte achados sugeridos pela anamnese neurológica. A anamnese e o exame neurológico meticulosos têm como metas a localização precisa da disfunção neurológica e a elaboração do diagnóstico diferencial dos processos patológicos mais prováveis. A anamnese e o exame físico devem ser utilizados como processos complementares, em vez de elementos independentes. Considerando o paciente ou seus familiares como informantes e o médico como historiador, a anamnese neurológica deve compor uma história lógica e linear contada de forma que oriente o exame físico, sem muitas surpresas para o examinador ou outro profissional de saúde que leia esse relato. Além disso, o exame neurológico pode levar a uma segunda avaliação da precisão da anamnese ou identificar fontes de informação complementares novas ou adicionais, principalmente quando são detectados déficits de memória.

Este capítulo deve ser usado como complemento direto às diretrizes propostas para a elaboração da anamnese neurológica, que foram apresentadas no Capítulo 3. Além disso, os objetivos principais deste capítulo referem-se à abordagem recomendada para a maioria dos pacientes adultos atendidos nos contextos ambulatorial e hospitalar, com exceção de pacientes neurológicos em estado crítico. A abordagem recomendada para pacientes em estupor ou coma está descrita no Capítulo 19. Aspectos fundamentais dos exames neurológicos de bebês e crianças estão descritos na Seção 20.

Estabelecimento de metas de exame neurológico *versus* testes neurológicos

Como ocorre em muitas profissões, provavelmente existem tantas maneiras de realizar um exame físico quanto profissionais que realizam esse exame. No entanto, algumas abordagens são muito mais eficientes, didáticas e racionais que outras. Existem numerosas técnicas de exame neurológico, o suficiente para escrever um livro e não apenas um capítulo de uma obra.

A abordagem aqui apresentada tem como meta desmitificar os motivos e métodos de realização de um exame neurológico abrangente. Independentemente do âmbito final de prática pessoal, sejam neurologistas ou médicos de outras especialidades, todos devem ter confiança, habilidade e conhecimentos suficientes para realizar um exame neurológico eficiente nas situações pertinentes. Deve haver equilíbrio entre um exame meticuloso, que só o neurologista consegue fazer, e um exame neurológico de triagem ou dirigido, que todos os médicos podem realizar durante a avaliação de uma emergência neurológica, um diagnóstico que imponha risco à vida ou um problema tratável. Na Tabela 4.1, são arrolados os elementos que devem ser incluídos nos exames neurológicos de triagem e completo. Além disso, alguns elementos do exame neurológico podem ser ampliados na prática de diferentes especialidades. Exemplos seriam uma avaliação mais detalhada do comportamento e cognição (neurologia comportamental), avaliação focada dos movimentos e tremor (doenças neuromusculares) e manobras extraoculares de provocação (neuroftalmologia e neurologia dos esportes).

Abordagem descendente

A maneira como o exame neurológico deve ser realizado obedece a uma abordagem estruturada, que facilita o exame neurológico completo e abrangente. Anatomicamente e, de modo geral, a abordagem é "descendente" e começa com o exame do estado mental e nervos cranianos [NC] situados na parte mais superior do corpo, seguido do exame das outras partes

Tabela 4.1 Exame neurológico.

Exame abrangente	Exame de triagem
Estado mental	
Nível de consciência (alerta/vigília)	Nível de consciência (alerta/vigília)
Linguagem (fluência, compreensão, repetição e nomeação)	Adequação das respostas
Memória (curto prazo e longo prazo)	Orientação no tempo e espaço
Cálculo	–
Processamento visuoespacial	–
Raciocínio abstrato	–
Nervos cranianos	
Visão (campos visuais, acuidade visual e exame do fundo de olho)	Acuidade visual
Reflexo pupilar à luz	Reflexo pupilar à luz
Movimentos oculares	Movimentos oculares
Sensibilidade facial	–
Força muscular facial (músculos da expressão facial)	Força muscular facial (sorriso e fechamento dos olhos)
Audição	Audição
Movimentos do palato	–
Fala	Fala
Movimentos do pescoço (rotação da cabeça e elevação dos ombros)	–
Movimento da língua	–
Função motora	
Marcha (descontraída, na ponta dos pés, apoiada nos calcanhares e marcha em *tandem*)	Marcha (descontraída, *tandem*)
Coordenação (movimentos finos dos dedos das mãos, movimentos alternados rápidos, dedo-nariz e calcanhar-joelho)	Coordenação (movimentos finos dos dedos das mãos, dedo-nariz)
Movimentos involuntários	Movimentos involuntários
Teste do desvio pronador	–
Tônus (resistência à manipulação passiva)	–
Massa muscular	–
Força muscular (abdução dos ombros, flexão/extensão dos cotovelos, flexão/extensão dos punhos, flexão/extensão/abdução dos dedos das mãos, flexão/extensão do quadril, flexão/extensão dos joelhos, dorsiflexão dos calcanhares/flexão plantar)	Força muscular (abdução dos ombros, flexão/extensão dos cotovelos, flexão/extensão dos punhos, flexão/extensão do quadril, flexão/extensão dos joelhos e dorsiflexão dos calcanhares)
Reflexos	
Reflexos tendíneos profundos (bicipital, tricipital, braquiorradial, patelar e aquileu)	Reflexos tendíneos profundos (bicipital, patelar e aquileu)
Respostas plantares	Respostas plantares
Sensibilidade	
Toque suave	Uma modalidade nos dedos dos pés – pode ser toque suave, dor/temperatura ou propriocepção
Dor ou temperatura	–
Propriocepção	–
Vibratória	–

Fonte: Gelb DJ, Gunderson CH, Henry KA et al. The neurology clerkship core curriculum. *Neurology*. 2002;58(6):849-852.

inferiores (inclusive exame motor e dos reflexos tendíneos profundos), exames da sensibilidade e coordenação e, finalmente, avaliação da marcha. Embora possa ser tentador realizar um exame neurológico de forma sucinta ou focado nos sintomas, esse método introduz o risco de desconsiderar um elemento essencial do exame neurológico e deixar passar um diagnóstico específico. Essa abordagem descendente também se presta a uma avaliação inicial eficiente, que pode ser seguida de um exame mais focado, detalhado e refinado, com base nos resultados iniciais relevantes.

Como ajudar seu paciente durante o exame neurológico

Alguns pacientes submetidos ao seu primeiro exame neurológico formal podem descrever sua meticulosidade inesperada e dizer que alguns de seus elementos até parecem estranhos. Talvez por essa razão, alguns pacientes podem inconscientemente "embelezar" o exame ou mesmo provocar reações sem sentido durante o exame físico. Nesses casos, pode ser útil dizer ao paciente em termos bem claros o que será feito em seguida, assim como seus resultados esperados, sobretudo quando existe a expectativa de um exame normal com base na anamnese. Por outro lado, é mais interessante não fornecer instruções aos pacientes com distúrbios funcionais, que também estão mais sujeitos a "melhorar" voluntariamente os resultados ou fingir sinais. O médico também pode repetir alguns componentes do exame neurológico depois de descrever os resultados esperados ao seu paciente.

Sinais sutis e sinais óbvios do exame neurológico

Em alguns casos, o examinador pode sentir-se inclinado a procurar inutilmente alguma anormalidade no exame neurológico com base na anamnese obtida ou, alternativamente, identificar uma anormalidade sutil inesperada conhecida como "sinal neurológico" leve. Sinais neurológicos leves comuns são assimetrias faciais, estrabismo previamente não detectado e persistente até a idade adulta, problemas de memória e distúrbios do equilíbrio; estes e outros sinais podem ser acentuados pelo envelhecimento, sem que necessariamente sejam patológicos. Assimetrias discretas, sobretudo na face, são comumente encontradas no exame neurológico de indivíduos normais e, provavelmente, não têm muita importância clínica. Sinais neurológicos leves, inclusive coordenação motora, percepção sensorial e sequenciamento motor insatisfatórios, ocorrem em até 50% dos indivíduos saudáveis. Diferenças unilaterais sutis de coordenação motora frequentemente refletem discrepâncias de lateralidade dominante e não dominante. Saber quando dar importância a um sinal e investigá-lo, quando apenas registrá-lo ou simplesmente descartá-lo pode exigir bom senso de um examinador habilidoso de forma a interpretar cuidadosamente cada alteração. No entanto, quando o médico aborda o exame neurológico com noção clara da provável localização da lesão com base na anamnese, a interpretação dos sinais leves pode ficar mais fácil. Quando os sinais detectados ao exame físico são isolados, sobretudo quando não existe conexão clara com a anamnese, justifica-se reconhecê-los e registrá-los, mas sem necessariamente priorizar a alteração detectada durante a fase de síntese diagnóstica. Quando o médico encontra um sinal leve, sua relevância frequentemente pode ser determinada repetindo-se o teste, esclarecendo ou buscando outros dados na anamnese, ou utilizando outras técnicas de exame neurológico para determinar se é um achado isolado ou está relacionado com outros resultados do exame.

Descrições *versus* impressões

Sempre que for possível, uma descrição dos achados neurológicos deve ser incluída no exame, em vez de um resumo deles. Alterações do exame neurológico de um dia para outro podem ser muito sutis, e apenas um exame neurológico descritivo pode revelá-las – às vezes, somente de modo retrospectivo. Por exemplo, um paciente pode ser descrito como letárgico com base em uma série de exames realizados por diferentes examinadores; contudo, níveis substancialmente diferentes de estimulação são necessários para obter a mesma resposta do paciente, variando de estímulos táteis leves a estímulos verbais e outros estímulos mais vigorosos, ainda que descritos incorretamente. Essa falha em descrever com acurácia o estado do paciente, sobretudo quando se pensa no tipo de atendimento atual feito por diferentes profissionais, pode comprometer a compreensão verdadeira da evolução das doenças neurológicas nos contextos de prática ambulatorial e hospitalar.

Posicionamento do paciente (e do examinador)

O posicionamento apropriado é um elemento inicial importante em muitos aspectos do exame neurológico, sendo descrito em todas as seções relevantes dos parágrafos subsequentes. As posições do paciente e do examinador são cruciais durante a consulta, inclusive nos momentos iniciais dela, quando é estabelecida confiança no relacionamento médico-paciente. À beira do leito, o posicionamento correto em cada componente do exame neurológico é essencial ao desempenho e interpretação efetivos e eficientes do exame neurológico. O posicionamento é mais importante não apenas para avaliar campos visuais, fundo de olho, força e reflexos tendíneos profundos, mas também para avaliar potencial lesão durante manobras provocativas ou potencialmente arriscadas do exame físico do paciente (p. ex., pesquisa de estabilidade postural ou colocação de um paciente idoso frágil ou com desequilíbrio na posição ortostática) sugeridas pela anamnese ou por ectoscopia. O posicionamento adequado é especialmente importante para avaliar movimentos que podem ocorrer em repouso. Por exemplo, tremor em repouso é mais bem avaliado em posição relaxada ou neutra, como mãos apoiadas no colo e posição ereta com braços flexionados.

Observação atenta e interpretação do exame

Decidir quanto à existência ou não de algum sinal neurológico é uma habilidade fundamental à interpretação do exame físico. Determinar ou julgar respostas normais ou esperadas durante o exame neurológico ajuda a refinar ainda mais os achados clínicos e provavelmente é uma capacidade adquirida com a experiência em realizar exames de muitos pacientes de diversas idades com diferentes problemas ao longo de muitos anos. A interpretação das alterações observadas também pode ser facilitada por fatores sociodemográficos, principalmente durante o exame da função cognitiva.

Depois de adquirir experiência suficiente para entender a faixa de resultados normais do exame, desde um exame do fundo de olho até uma avaliação da marcha ou comportamento, o examinador pode começar a "dissecar" um exame neurológico sutilmente anormal em seus componentes principais. Embora possa ser difícil estabelecer um diagnóstico específico, sobretudo em pacientes com histórias complicadas, a análise minuciosa dos sinais anormais do exame neurológico, em conjunto com a anamnese, pode levar à localização da lesão e à abordagem diagnóstica apropriada.

Em alguns casos, apesar dos maiores esforços, não é possível realizar um exame neurológico completo. Além do contexto singular do paciente em coma, outros pacientes com disfunção cognitiva, agitação ou outros problemas mentais podem não conseguir colaborar com algumas etapas do exame neurológico formal. O médico muito tem a aprender com observação atenta, mesmo que esteja distante ou em situação remota, inclusive por meio de interações interpessoais comportamentais; indícios visuais da forma como o paciente interage com seu ambiente; linguagem e conversação; e movimentos voluntários e involuntários dos membros, tronco e face e coordenação por observação dos movimentos realizados pelo paciente enquanto o médico faz a anamnese.

EXAME FÍSICO DO PACIENTE

Exame clínico geral

Todos os pacientes com suposta doença neurológica devem ser avaliados por exame físico geral meticuloso pelo menos uma vez durante sua avaliação neurológica inicial. Todavia, nos casos típicos, apenas um relato sucinto do exame físico geral é incluído na apresentação dos casos neurológicos com dados mais relevantes para o diagnóstico neurológico apresentado. Por exemplo, ausculta do coração e artérias carótidas deve ser realizada em pacientes que tiveram acidente vascular encefálico (AVE), e exame da pele em busca de erupções deve ser incluído na avaliação de pacientes com miopatia proximal.

Entretanto, cada paciente deve ter uma descrição completa e precisa de sua impressão geral – a essência da primeira impressão clara que o examinador teve desse paciente. Pontos específicos que devem ser mencionados incluem aspecto geral, estado nutricional, características físicas, vestuário ou outros elementos correlatos. Alguns desses elementos podem ser reforçados no exame do estado mental.

Exame do estado mental

Ao contrário de outros elementos do exame neurológico, o exame do estado mental é constituído por um conjunto potencialmente variável de tarefas ajustadas para cada paciente. Em vez de começar com um conjunto pré-especificado de componentes potencialmente variáveis do exame neurológico, uma abordagem muito mais recomendável é a que procura desenvolver uma descrição da função dos domínios cognitivos com base em um conjunto de testes geralmente interdependentes. É difícil, mas não impossível encontrar um teste isolado que consiga abranger e descrever plenamente todo um domínio neuropsicológico. Em vez disso, muitos testes mapeiam vários domínios cognitivos e vice-versa. Conceitualmente, está bem claro que as funções cognitivas são altamente interdependentes funcional e anatomicamente e, por essa razão, os componentes principais de interesse do exame podem ser representados na forma de diagramas de Venn (Figura 4.1). Em termos gerais, esses diagramas podem ser subdivididos em domínios de linguagem, memória, atenção e função executiva, função visuoespacial e velocidade de processamento. Um pré-requisito a cada um desses domínios é que o paciente tenha nível suficiente de consciência para participar do exame.

Existem várias razões que explicam por que o exame neurológico inclui uma avaliação padronizada do estado mental. Em primeiro lugar, qualquer exame padronizado de triagem cognitiva frequentemente será elaborado no contexto de centenas, às vezes milhares, de aplicações e múltiplos contextos culturais e socioeconômicos, tornando sua interpretação mais generalizável. Em segundo lugar, no caso do examinador, a repetição do mesmo exame neurológico confere-lhe mais confiança em termos de habilidade e interpretação dos achados com base na experiência aprendida de respostas típicas ou esperadas ao realizar o mesmo exame em diversos contextos clínicos. Em terceiro lugar, a maioria dos exames padronizados do estado mental possibilita uma abordagem hierarquizada das funções cognitivas dos pacientes. Quando se realiza um teste de memória tardia, por exemplo, é importante compreender não apenas aquilo que o paciente consegue lembrar espontaneamente, mas também o que ele pode reconhecer por meio dos indícios contextuais ou categóricos fornecidos nos testes de reconhecimento ou, mais tarde, por meio da lista de opções forçadas. O emprego de uma abordagem hierarquizada e sequencial na avaliação da memória torna possível avaliar rememoração livre de palavras (presumivelmente uma resposta mais difícil) em comparação com o reconhecimento de palavras (mediante escolhas), que são consideradas independentes das tarefas de registro. Por fim, avaliações sequenciais de um paciente podem exigir ajustes das técnicas de exame para evitar o risco potencial de aprendizagem ou memorização por prática.

Existem algumas ressalvas a serem consideradas na interpretação do exame do estado mental, sobretudo quando se leva em conta o contexto cultural de cada paciente. Por exemplo, o papel da escolaridade e capacidade cognitiva ao longo da vida na capacidade pessoal de interpretar resultados normais e anormais do exame do estado mental. Antes de cada exame do estado mental realizado no contexto da história social, deve-se ter uma percepção clara da história educacional e do nível de instrução do indivíduo e, desse modo, o desempenho provavelmente esperado nos testes do estado mental. Durante a interpretação dos resultados de testes neuropsicológicos formais, existem duas normas a considerar: a capacidade intelectual do indivíduo antes de adoecer, que é avaliada pelo quociente de inteligência e realizações profissionais, assim como por comparação com valores normativos baseados no desempenho de outros indivíduos pareados por idade, nível educacional e linguagem supostamente principal.

Durante o exame do estado mental, é importante não apenas registrar se o paciente responde de modo correto ou não às perguntas, mas também registrar a resposta propriamente dita. Por exemplo, o médico pode achar que um paciente está desorientado no tempo e espaço com base nos resultados numéricos simples, mas, quando a revisão das próprias perguntas

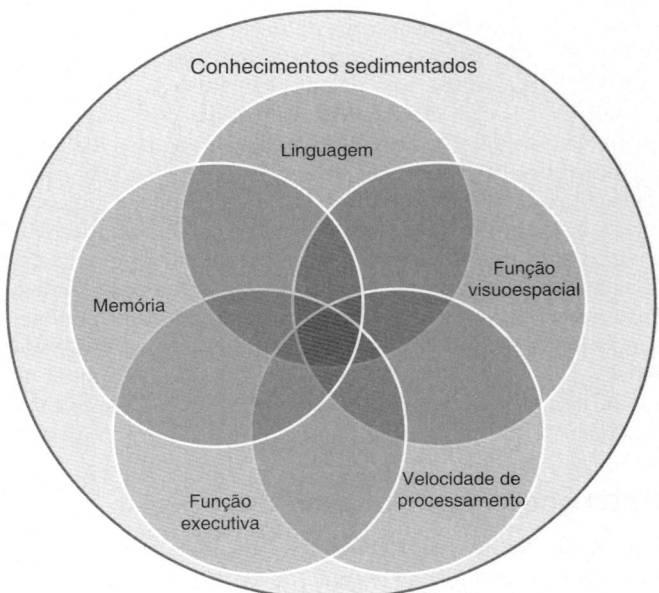

FIGURA 4.1 Estrutura conceitual do exame do estado mental e sua interpretação. Cada um dos cinco principais domínios cognitivos (linguagem, memória, função visuoespacial, velocidade de processamento e função executiva) é elaborado a partir de vários testes que constituem o exame do estado mental. Os pontos fracos e fortes de cada domínio podem ser inferidos com base em uma série de testes relacionados, que podem mapear vários domínios, embora quando considerados em conjunto possam detectar problemas em um ou mais domínios cognitivos. A interpretação de cada anormalidade deve ser considerada no contexto de cada teste, incluindo informações normativas, se conhecidas. A função relativa de cada domínio é, provavelmente, influenciada por e superposta em conhecimentos sedimentados que, conceitualmente, resumem escolaridade, experiências de vida e reserva cognitiva.

sugere uma resposta completamente errada para cada pergunta (inclusive datas sem sentido, frequentemente no futuro), isso poderia sugerir a possibilidade de fingimento ou tentativa de "embelezar" o exame neurológico.

Avaliação do nível de consciência

A totalidade do exame formal do estado mental é analisada quando o paciente está plenamente lúcido, alerta e capaz de interagir com o examinador. Partindo desse pressuposto, o exame neurológico descrito na seção seguinte é relevante para pacientes nessas condições. No Capítulo 19, há uma descrição que ajuda a detectar depressão do nível de consciência durante exame de pacientes em coma e avaliação do tronco encefálico.

Linguagem

A linguagem tem sete componentes principais: (1) fluência, (2) prosódia, (3) repetição, (4) nomeação, (5) compreensão, (6) leitura e (7) escrita. Um exame da linguagem só é considerado completo se contemplar os sete elementos. O padrão de disfunção relacionada com esses sete elementos possibilita ao neurologista diagnosticar e classificar todos os tipos de afasia (Tabela 4.2).

A fluência e a prosódia frequentemente podem ser avaliadas durante a obtenção da anamnese, ou seja, antes do exame neurológico formal. A prosódia é o componente musical, a natureza melodiosa e a cadência da linguagem, que possibilita a compreensão na intenção de uma expressão pronunciada. A prosódia permite, por exemplo, que a pessoa diferencie uma afirmação de uma pergunta. Em contraste com a prosódia normal, a linguagem aprosódica pode ser detectada em pacientes com doenças transtornos neuropsiquiátricos importantes, como esquizofrenia ou doença de Parkinson não tratada. A fluência é uma qualidade da fala, que se refere à capacidade de se expressar sem hesitação ou interrupção, seja espontaneamente ou durante testes formais. Fala disfluente pode ter características de frustração ou um padrão de interrupção inesperada, como se observa nos pacientes com AVE recente afetando a área de Broca, ou que se desenvolve progressivamente em pacientes com afasia afluente progressiva associada à demência frontotemporal. Fala disfluente é diferente de bloqueio do pensamento, que é descrito como parte do exame psiquiátrico.

A repetição pode ser avaliada solicitando-se ao paciente para repetir uma frase simples e inteligível e, posteriormente, uma sentença mais complexa e longa, se a história e o exame físico justificarem exploração adicional. Quando essa frase não pode ser repetida, a repetição de palavras isoladas deve ser tentada.

A avaliação da capacidade de nomeação também deve ser realizada de modo hierarquizado durante a avaliação do conhecimento de nomes dos objetos e imagens virtuais apresentados. Imagens/figuras padronizadas fazem parte da maioria dos exames neurológicos de triagem, mas diferem de um exame para outro. Os pacientes devem reconhecer os objetos a serem nomeados e devem ter elementos que ofereçam a oportunidade de testar seus componentes e não apenas a soma das partes do objeto. Essa abordagem pode detectar dificuldade de descrever palavras pouco frequentes em comparação com palavras mais frequentes, como ocorre frequentemente na doença de Alzheimer e outros distúrbios semelhantes. Além disso, a análise da capacidade de nomeação pode ser ajustada para cada paciente no contexto de sua profissão ou experiência de vida (p. ex., imagens de ferramentas de um carpinteiro). Existem algumas formas de afasia disnômica específica, inclusive disnomia de cores, que devem ser pesquisadas no contexto clínico apropriado.

A compreensão é, com frequência, estimada com um comando de três etapas. Como na avaliação da memória, o paciente deve ser orientado em relação ao teste, em vez de este ser uma surpresa. Já foram publicados numerosos comandos em três etapas, contudo, eles devem ser facilmente compreensíveis, contextualmente apropriados e, sempre que possível, usar objetos comuns de modo que o mesmo teste possa ser repetido por um examinador em múltiplos contextos clínicos.

A avaliação da capacidade de leitura começa com o paciente lendo uma sentença em voz alta e, depois, verifica-se se ele a compreendeu. Se o paciente tiver dificuldade de ler uma sentença (p. ex., "feche seus olhos"), o examinador deve passar a uma frase simples ou uma única palavra se ele não conseguir ler a frase. Uma abordagem semelhante consiste em pedir ao paciente para escrever uma sentença completa. Se não conseguir fazê-lo, solicita-se que ele escreva uma frase ditada pelo examinador. Se isso também não for possível, deve-se pedir ao paciente para escrever ou assinar seu nome, embora isso avalie principalmente práxis ou disgrafia. Esses testes escritos facilmente aprendidos e mesmo uma simples assinatura provavelmente localizam o lobo frontal não dominante como uma atividade motora processual (ou engrama), em vez de uma função da linguagem escrita espontânea.

Tabela 4.2 Tipos de afasia.

Subtipo de afasia	Fluência	Compreensão	Repetição	Localização
Expressiva (motora, afasia de Broca)	Dificuldade para falar com erros parafásicos* e agramatismo;** mutismo em casos graves	Normal	Comprometida***	Região opercular frontal do giro frontal inferior (área de Broca) no hemisfério dominante
Receptiva (sensitiva, afasia de Wernicke)	Fala fluente com conteúdo predominantemente sem sentido; frequentes erros parafásicos	Comprometida	Comprometida***	Região temporal posterossuperior (área de Wernicke) no hemisfério dominante
Afasia global (combinação de expressiva e receptiva)	Fala dificultada com erros parafásicos* e agramatismo,** mutismo nos casos graves	Comprometida	Comprometida***	Tanto o giro frontal inferior quanto a região temporal posterossuperior no hemisfério dominante
Afasia de condução	Normal	Normal	Comprometida	Consequente a lesões do fascículo arqueado conectando as áreas de Broca e Wernicke no hemisfério dominante

*Erro parafásico literal (fonêmico): erro cometido por substituição de uma palavra que soa semelhante a outra (p. ex., "pato" por "gato"). Erro parafásico verbal (semântico): erro cometido por substituição de palavras com significados semelhantes (p. ex., "xícara" por "garrafa"). **Agramatismo ou fala telegráfica: o conteúdo de linguagem de frases pronunciadas espontaneamente é condensado e faltam algumas palavras de ligação, como artigos definidos e verbos em alguns casos. ***Repetição normal nos casos de afasia de expressão, recepção ou global sugere os seguintes subtipos de afasia: expressiva transcortical, receptiva transcortical e global transcortical.

Avaliação da memória

Existem definições distintas de memória operacional, memória a curto prazo e memória a longo prazo que são, muitas vezes, utilizadas de modo inadequado nos exames e apresentações coloquiais e podem ter significados diferentes, dependendo da pessoa que revisa o exame descrito por outrem. A Tabela 31.2 (ver Capítulo 31) contém uma descrição formal dos diversos tipos de memória. De modo geral, a memória operacional é considerada memória *on-line* ou "do momento", como a que é usada durante a repetição de várias palavras ou sequências de números não relacionados. Memória a curto prazo envolve a avaliação de um conjunto de ideias propostas ao paciente e questionamento específico pelo examinador após alguns minutos. Itens que não são relembrados livremente, mas identificados em uma lista (reconhecimento), também podem ser muito informativos. Memória a longo prazo pode representar um retardo maior nas respostas às tarefas de recordação ou, no caso de outras tarefas, representa conhecimento autobiográfico ou geral de longa data. É importante documentar o conteúdo a ser lembrado e o intervalo do tempo até a informação sobre os objetos ser solicitada. A capacidade de recordar depende totalmente da capacidade do paciente de memorizar os vários itens a serem recordados, e isso começa com a preparação do paciente para as tarefas em um ambiente com poucas distrações.

Em sua forma mais simples de exame neurológico, a avaliação da memória consiste em fazer o paciente lembrar alguns itens no contexto de um exame alguns minutos após serem mencionados. Entretanto, quase sempre se avalia apenas a memória verbal e não se leva em conta a função do hipocampo não dominante responsável pela memória visuoespacial ou memória implícita associada a tarefas motoras programadas. Evidentemente, esse é um elemento importante do teste de memória, mas é apenas um método usado para avaliar memória dentre muitos outros.

Em condições ideais, pede-se ao paciente para lembrar três a cinco palavras não correlacionadas ou uma frase curta contextualizada (p. ex., nome e endereço de uma personagem fictícia) e depois se solicita que ele (ou ela) as repita. É muito importante que o examinador empregue uma série de palavras que tenham sido bem estudadas para compreender suas normas culturais e socioeconômicas, que podem ajudar o reconhecimento após o fato (p. ex., "a primeira palavra era uma cor"), ser reconhecidas a partir de uma lista de palavras semelhantes e também facilmente memorizadas pelo examinador que faz esse teste muitas vezes ao longo do dia.

A memória verbal também pode ser testada por meio de repetição e recordação de um relato simples. Isso pode ser especialmente efetivo na identificação de um paciente com síndrome amnésica confabulatória (p. ex., síndrome de Korsakoff) em vez de amnésia anterógrada (ou seja, doença de Alzheimer). Por exemplo, um paciente pode ouvir uma historieta simples, como "João tinha um triciclo vermelho, mas Maria gostava do triciclo vermelho de João e um dia o roubou; Maria quebrou o triciclo vermelho de João depois de roubá-lo e, quando João descobriu que Maria tinha roubado o triciclo, ele ficou triste". Um paciente com transtorno amnésico típico lembra apenas alguns trechos cruciais do relato, enquanto um indivíduo com transtorno amnésico confabulatório descreve corretamente os elementos básicos iniciais do relato e depois elabora o restante. Além disso, pacientes desse tipo podem começar com a mesma sequência quando o médico conta a história em um exame subsequente, mas logo depois conta uma história acentuadamente diferente, embora linear.

Acredita-se que a memória a curto prazo não verbal esteja localizada no hipocampo não dominante ou, mais tipicamente, no lado direito de indivíduos destros. Testes neuropsicológicos formais frequentemente incluem copiar figuras complexas e teste de recordação, mas a avaliação ambulatorial da memória visuoespacial pode ser difícil, ainda que seja possível. O examinador pode, por exemplo, esconder três objetos na sala de exames e contar ao paciente onde se encontra cada objeto, pedindo que ele memorize os locais e, alguns minutos depois, perguntar se o paciente se recorda deles. Um corredor de hospital pode ser usado na avaliação da memória visuoespacial, fazendo com que o examinador e o paciente percorram um trajeto especificado, que o paciente percorre sozinho imediatamente depois para demonstrar o registro da informação e ainda mais uma vez, minutos depois, para demonstrar recordação.

A memória a longo prazo envolve, provavelmente, circuitos separados em todo o telencéfalo e é mais bem categorizada como memória pública ou autobiográfica em vez de uma função verdadeira da memória ocupacional ou recente. Esse tipo de memória também pode ser facilmente comprometido e depende do conhecimento de eventos cotidianos e experiências de vida. Memória de longo termo pode ser testada pelo uso de um conjunto padronizado de perguntas que devem ser conhecidas pelo paciente, como a ordem sequencial dos últimos presidentes. Todavia, esse teste pode ser facilmente ajustado quando o paciente não é possuidor desse conhecimento convencional. Um idoso entusiasta do esporte, por exemplo, pode ser avaliado em relação aos seus conhecimentos de eventos desportivos recentes importantes para ele e, de modo hierárquico, retroceder para eventos biográficos que precisam ser corroborados por um informante. Um teste de eventos cotidianos recentes reflete, mais provavelmente, os mesmos circuitos da memória recente avaliados com a recordação de três palavras não correlacionadas, tendo em vista a necessidade de registrar e recordar informações oriundas dos meios de comunicação.

Cálculo e outras tarefas que demandam atenção e concentração

Tarefas típicas de atenção e concentração relacionadas com a capacidade de o paciente participar e focar um conjunto de tarefas específicas incluem subtração seriada, soletrar uma palavra comum com cinco letras de trás para diante ou simplesmente dizer os nomes dos meses do ano do último para o primeiro, os dias da semana em ordem reversa ou fazer uma contagem descendente de 20 até um. O examinador deve começar com a tarefa mais difícil. Os elementos desses testes são, com frequência, interpretados no contexto de domínios correlatos como função executiva. Por exemplo, a capacidade de um paciente de contar de 20 a 1 reflete a capacidade de participar da tarefa, enquanto a subtração de respostas variáveis sugere integridade ou comprometimento das capacidades executivas ou de cálculo. Outras tarefas mais práticas envolvem soma ou subtração simples, desde que o indivíduo tenha escolaridade suficiente. Tarefas como calcular o troco de uma compra não só possibilitam a avaliação da capacidade de cálculo de um paciente, mas revelam graus de comprometimento funcional se for detectado algum déficit. Para uma pessoa que reside em uma cidade de grande porte, a capacidade de calcular de modo apropriado o troco de uma compra de um vendedor ambulante é um exemplo dessa capacidade.

A avaliação da atenção e concentração também é realizada durante a realização de outros testes cognitivos, inclusive teste de memória, quando várias palavras são registradas (para que depois sejam lembradas), depois de um teste de comando em três etapas, ou desenhar uma figura complexa. Não é o desempenho em um único teste que gera preocupação, mas um padrão global que surge ao longo da sequência de testes.

Função executiva

A função executiva pode ser demonstrada por meio de várias tarefas que realçam as capacidades ou as limitações do lobo frontal ou de seus principais circuitos subcorticais. Em termos gerais, os testes de função executiva podem ser descritos como tarefas que comprovam a capacidade da pessoa de manter e alternar tarefas ou conceitos específicos, conforme exames da linguagem e/ou capacidades físicas/motoras.

Testes comuns de função executiva envolvem a repetição de uma série de números na ordem inversa à apresentada, a realização de tarefas complexas de adição ou a subtração ou tarefas sequenciais realizadas pelo paciente em uma ordem e uma maneira especificadas. Exemplos de tarefas executivas envolvendo as mãos podem incluir uma sequência padronizada de movimentos das mãos, como bater sequencialmente em uma mesa com punho cerrado, parte lateral da mão e palma da mão depois de ser instruído a fazer isso – também conhecida como *sequência de Luria*.

Os testes de práxis podem ser considerados, até certo ponto, testes de função executiva, como a demonstração de capacidade ou limitação dos movimentos finos das mãos ou dos membros (função do lobo frontal). Também está demonstrado que a práxis não requer apenas planejamento e monitoramento motores, mas também estímulos sensoriais e visuoespaciais para refinar e posicionar e função de linguagem preservada para entender e executar a tarefa. Com isso em mente, ao contrário de fraqueza motora, práxis é a capacidade de uma pessoa de coordenar e realizar um conjunto simples ou complexo de tarefas após orientação, independentemente de capacidade motora simples. Testes simples ou ideomotores da práxis envolvem movimentos isolados com movimentos contextualmente independentes como a capacidade do paciente de abrir e fechar as mãos após orientação ou demonstração. Em contrapartida, os testes ideacionais da práxis envolvem uma tarefa complexa, frequentemente com múltiplas etapas, da vida diária. Exemplos incluem escovar o cabelo, escovar os dentes ou apagar um fósforo aceso. Exemplos mais específicos de tarefas cotidianas comuns incluem a colocação de um casaco – também conhecida como *práxis de vestir-se*.

Função visuoespacial

A função visuoespacial frequentemente é testada por meio de tarefas que exijam a capacidade de perceber, planejar, orientar e sintetizar imagens visuais. Assim como outros testes de função cognitiva, nos quais se pode tipicamente pensar em testar especificamente um domínio, as habilidades visuoespaciais inevitavelmente podem depender de outros domínios, inclusive função executiva frontal (especialmente planejamento), mas também se baseiam em memória (até que ponto o paciente está familiarizado com o objetivo usado no teste, como relógio ou cubo) ou linguagem (entendimento da base contextual de uma imagem). Tarefas mais simples podem limitar a influência da função executiva frontal sobre a capacidade de o paciente desenhar, mas isso precisa ser integrado às outras tarefas que não envolvem função visuoespacial, para permitir uma interpretação completa dos achados. Exemplos de testes visuoespaciais são desenhar interseção de pentágonos, um círculo com um quadrado encostado tangencialmente ou cubos, entre outros objetos. Figuras mais complexas usadas na prática comum, como desenhos de relógios, podem ser muito úteis na demonstração da função visuoespacial, mas também podem refletir várias dificuldades cognitivas, inclusive planejamento e memória, assim como déficits dos campos visuais, cuja interpretação pode ser difícil. Como na avaliação da linguagem, a função visuoespacial pode estar significativamente limitada pela falta de escolaridade do paciente, sobretudo alfabetização insuficiente. Indivíduos que raramente podem ter segurado um instrumento de escrita em sua vida podem encontrar dificuldades nos testes de desenho simples.

Cognição de ordem superior

As funções cognitivas de ordem superior podem refletir funções executivas, contudo representam um conjunto distinto de capacidades que são fundamentadas com maior frequência em conhecimento experimental e normas sociais. Os testes de ordem superior incluem interpretação de provérbios ou ditos populares e discernimento, conforme demonstrado pela resposta do paciente a situações hipotéticas simples.

Em condições ideais, o examinador deve selecionar alguns provérbios para esses testes, os quais devem estar relacionados com seu nível cultural, ser relativamente conhecidos por todos e passíveis de interpretação, tanto pelos pacientes como pelo examinador. A utilização de um conjunto relativamente limitado de frases apropriadas também propicia maior experiência para o examinador na antecipação de respostas típicas dos pacientes. Exemplos de frases usadas em provérbios para interpretação incluem "duas cabeças pensam melhor que uma", "quem tem telhado de vidro não atira pedra no telhado dos outros" e "não conte com os ovos que a galinha ainda não botou". Exemplos de situações hipotéticas a serem apresentadas para avaliar o discernimento dos pacientes incluem perguntar o que ele faria em uma emergência em via pública ou o que faria ao encontrar uma carta fechada e endereçada para outra pessoa na sua caixa de correio. Como em outros testes, os resultados precisam ser interpretados levando em conta o nível de escolaridade e as normas culturais do paciente.

Elementos fundamentais do exame psiquiátrico

Os elementos fundamentais de um exame psiquiátrico convencional também são aplicáveis a muitos pacientes com doenças neurológicas, sobretudo aqueles com disfunção cognitiva adquirida. Os sintomas referentes ao humor relatados pelo paciente são mais bem descritos como humor, enquanto a interpretação do humor pelo examinador é mais bem caracterizada como afeto. Tanto o humor como o afeto podem ou não ser compatíveis no contexto do exame, e é muito importante a diferenciação.

O processo de pensamento é um componente importante do exame psiquiátrico e, com frequência, é descoberto durante a consulta ou em retrospecto quando o examinador reflete sobre a entrevista. Os processos de pensamento podem ser caracterizados usando os seguintes termos descritivos, que também têm correspondentes gráficos para mais bem definir como a conversação flui (Figura 4.2). Esses processos de pensamento são lineares, tangenciais, com inserção de pensamentos, com bloqueio de pensamentos, circunstanciais (detalhes demais, tortuosos, mas com retorno espontâneo), com circunlocuções (digressões, mas com retorno ao assunto) e circunferenciais (digressões, mas sem retorno ao assunto). O conteúdo do pensamento é constituído pelos componentes e pelas características dos processos de pensamento e incluem fenomenologia psicótica e não psicótica. Manifestações psicóticas importantes detectadas durante a anamnese ou exame físico incluem ideias delirantes (crenças falsas inabaláveis), alucinações (idiossincrásicas, estimuladas espontaneamente por estímulos visuais, auditivos, sensoriais, olfatórios ou gustatórios) ou ilusões (percepções visuais ou auditivas complexas mal interpretadas dos estímulos do ambiente real). Outros tipos de conteúdo anormal do pensamento incluem ideias de referência, sentido de presença ou outras idiossincrasias mentais.

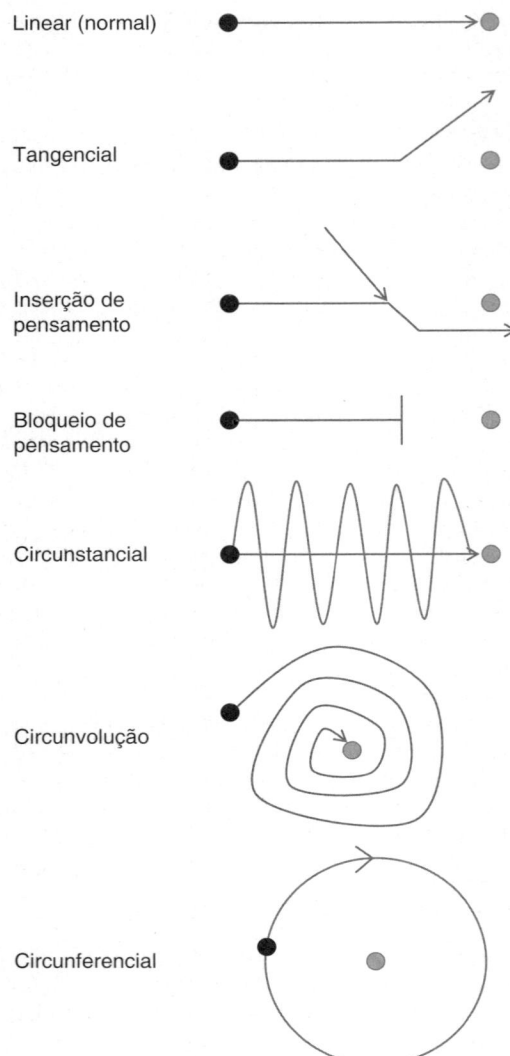

FIGURA 4.2 Representações gráficas dos processos mentais. O ponto de partida é indicado por um *ponto preto*, enquanto o ponto de chegada é indicado por um *ponto cinza*. As *linhas* representam o sentido da conversa. (Adaptada, com autorização, de Edward R. Norris, MD [comunicação escrita, 4 de outubro de 2014].)

Exame dos nervos cranianos

O exame dos NC é um componente essencial do exame neurológico e exige treinamento e competência para sua interpretação apropriada. Todavia, quando o exame é abordado de modo metódico, com base em seus componentes principais, é possível a interpretação rápida dos sinais específicos de localização.

Como ocorre no restante dos exames clínico e neurológico, o exame dos NC deve ser descrito de tal modo que apenas os elementos do exame que foram realizados sejam registrados. Por exemplo, o examinador não precisa avaliar a função olfatória em todos os exames neurológicos, sendo desnecessário escrever que isto não foi realizado. O examinador deve descrever os achados mais uma vez de modo sistemático ("de cima para baixo"), desde o nervo olfatório (I NC) até o XII (nervo hipoglosso). A função dos NC deve ser descrita no contexto do teste realizado e não dos nervos (p. ex., deve-se escrever "movimentos oculares totalmente preservados" em vez de "nervos cranianos III, IV e VI normais").

I nervo craniano (nervo olfatório)

A avaliação da olfação é importante em determinadas doenças neurológicas, inclusive tumor do lobo frontal, traumatismo cranioencefálico e doenças degenerativas. Os testes dessa função geralmente usam odores comuns que não sejam cáusticos, tóxicos ou ativos demais. Entre os exemplos de odores comumente usados, reconhecíveis e disponíveis estão o café, a baunilha e o hortelã, que podem ser armazenados no consultório do neurologista em recipientes de plástico ou caixas de lente de contato opacas (para que o paciente não consiga ver o item que será cheirado). Para testar a função olfatória, pede-se ao paciente para fechar os olhos, depois tampar uma das narinas e inspirar profundamente com a substância a ser inalada colocada bem abaixo de suas narinas. Avaliações formais da olfação incluem diferenciar diversos odores e limiares olfatórios, inclusive cartelas para raspar e cheirar, que hoje em dia são usados principalmente em contextos experimentais.

II nervo craniano (nervo óptico)

A avaliação do II NC inclui testes de acuidade visual, campos visuais, exame do fundo de olho e reação pupilar à luz.

Acuidade visual

A maioria dos *kits* padronizados de exame médico inclui um quadro de Snellen para avaliar a acuidade visual. Um dos requisitos mais importantes antes de realizar exame de acuidade visual é saber a distância exata para colocar o quadro. As letras estão impressas no quadro, que é pendurado a aproximadamente 40 cm para avaliar a visão de perto e 2 m para avaliar visão de longe (como substituto para o exame padrão a 6 m de distância). Em primeiro lugar, orienta-se o paciente a apoiar a eminência hipotenar de sua mão na ponte do nariz, de modo a cobrir por completo os olhos com a palma da mão. Se o paciente for simplesmente orientado a cobrir o olho com a mão, ele tende a usar os dedos da mão para cobrir o olho e existe a possibilidade de olhar entre os dedos para melhorar ou alterar os achados do exame. Além disso, o examinador sempre deve segurar o quadro de acuidade visual para evitar que o paciente ceda à tentação de aproximar o quadro do rosto, comprometendo o exame.

Campos visuais

Esse exame deve começar com o examinador em pé à distância de um braço esticado do paciente. A avaliação dos campos visuais a uma distância maior verifica apenas a visão central em vez de demonstrar déficits claros dos campos visuais. Seguindo as instruções previamente descritas para cobrir o olho, o examinador deve fechar o mesmo olho que o paciente ao ficar de frente para ele (o examinador deve fechar o olho esquerdo quando examina o olho esquerdo do paciente). O examinador deve tentar avaliar os campos visuais monoculares à esquerda e à direita do meridiano, bem como acima e abaixo do equador de cada olho examinado. Em termos gerais, o exame visual à beira do leito deve ser realizado para detectar quadrantanopsias, perda binocular de campo visual ou hemianopsias homônimas. É muito mais difícil detectar déficits menores dos campos visuais no exame à beira do leito, sendo necessário exame formal dos campos visuais por um oftalmologista (Figura 4.3).

Os métodos de avaliação dos campos visuais incluem contagem de dedos das mãos em cada um dos quadrantes, identificação de uma das mãos levantada com um dedo se movendo ou o movimento de uma das mãos para dentro do campo visual testado. Apesar de sua inclusão rotineira no exame, a maioria das técnicas à beira do leito é pouco sensível, mas extremamente específica para detectar déficits de campos visuais.

Capítulo 4 Exame Neurológico 33

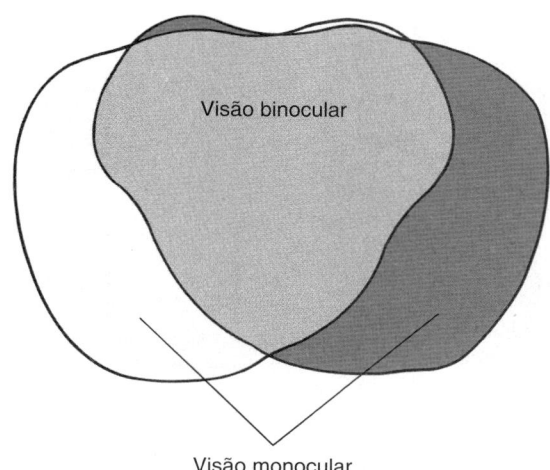

FIGURA 4.3 Campos visuais. (Fonte: Bickley L. Bates' *Guide to Physical Examination and History-taking*. 11th ed. Philadelphia: Wolters Kluwer Health/Lippincott Williams & Wilkins; 2013.)

Exame do fundo de olho (por oftalmoscopia direta)

O exame do fundo de olho destaca-se claramente por ser a única modalidade de exame que permite visualizar diretamente alguma parte do neuroeixo. Essa técnica permite avaliar vários processos patológicos, inclusive sinais de doença sistêmica crônica e emergências neurológicas agudas. Contudo, o exame do fundo de olho pode ser negligenciado em razão do desconforto ou por desinteresse do examinador. Na ótica de um neurologista acionado para avaliar um paciente, a qualidade do restante do exame físico e da anamnese realizada pelo médico que o referencia pode ser prevista com base na inclusão ou, ao menos, em uma tentativa de incluir esse componente do exame por essa razão, principalmente quando é baseado no diagnóstico. Dois obstáculos podem persistir e limitar o interesse do médico em realizar esse tipo de exame: dificuldade percebida para usar o equipamento e simplesmente sua indisponibilidade. Existem dois tipos de oftalmoscópios diretos para uso à beira do leito: convencional e panóptico. O oftalmoscópio convencional tem como vantagens a luz brilhante para ampliação, a portabilidade e o fato de ser encontrado na maioria das unidades de saúde, mas tem como desvantagem dificuldade de uso, talvez relacionada com a visão parcial do disco óptico mesmo em pacientes ideais. O oftalmoscópio convencional é encontrado no tamanho normal e em uma versão "micro", que tem maior portabilidade, mas tem as mesmas limitações. O oftalmoscópio panóptico oferece como benefício um amplo campo de visão, mas é um aparelho caro e a iluminação não é tão boa como a dos aparelhos convencionais (que podem dificultar a avaliação visual de pacientes com cataratas densas).

Aspectos essenciais que precisam ser identificados ao exame do fundo de olho incluem características da cabeça do nervo óptico (inclusive depressão fisiológica, bordas e vasos sanguíneos), assim como componentes retinianos relevantes e imediatamente visualizáveis, inclusive mácula/fóvea (Figura 4.4). A visualização da retina por oftalmoscopia direta a uma distância de mais de dois ou três diâmetros de disco óptico é muito difícil na maioria dos pacientes.

Deve-se tomar cuidado ao descrever a coloração e o formato do disco óptico, assim como a razão entre depressão fisiológica e disco óptico, se esta for perceptível. Uma descrição dos vasos pode incluir o número e as características, inclusive o diâmetro relativo ou a sugestão de uma alteração frequentemente descrita como "fios de cobre" ou "cruzamento arteriovenoso (AV)" quando a veia parece comprimida por uma arteríola superposta. A descrição das alterações da retina inclui variações de cor, vascularização e placas. Essa abordagem deixa as anormalidades mais óbvias e emergentes para o final do exame dirigido.

Reação pupilar à luz

Embora esteja incluída na avaliação do II NC para facilitar a organização do texto, deve-se lembrar que o reflexo pupilar à luz depende tanto desse NC quanto dos circuitos e fibras pupilares motores do III NC, que também são influenciados pela inervação autônoma normal. Dois componentes da reação pupilar devem ser considerados em todos os pacientes, a saber, reação dos olhos ipsilateral e contralateral à estimulação direta e consensual. Pede-se ao paciente para olhar fixamente o rosto do examinador ou outro alvo adequado a alguns centímetros de distância, depois uma lanterna com brilho suficiente é focalizada em um olho e o examinador verifica as respostas ipsilateral e contralateral.

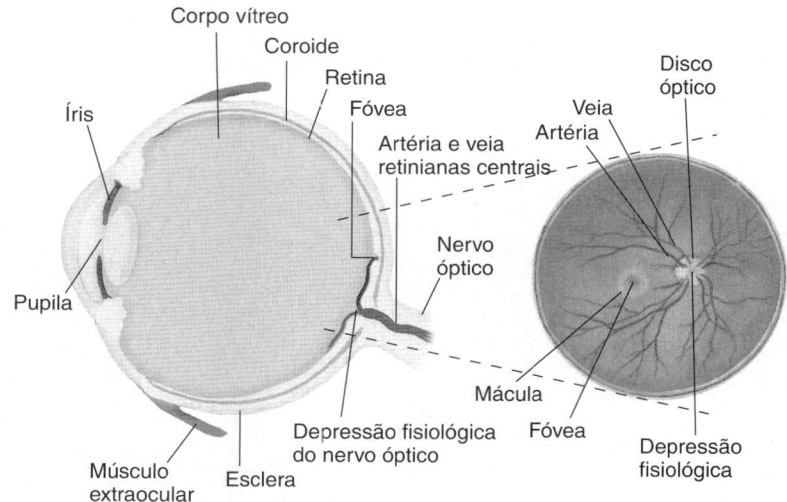

FIGURA 4.4 Ilustração de uma imagem do exame do fundo de olho (*lado direito*). (Fonte: Bickley L. Bates' *Guide to Physical Examination and History-taking*. 11th ed. Philadelphia: Wolters Kluwer Health/Lippincott Williams & Wilkins; 2013.) (*Esta figura se encontra reproduzida em cores no encarte.*)

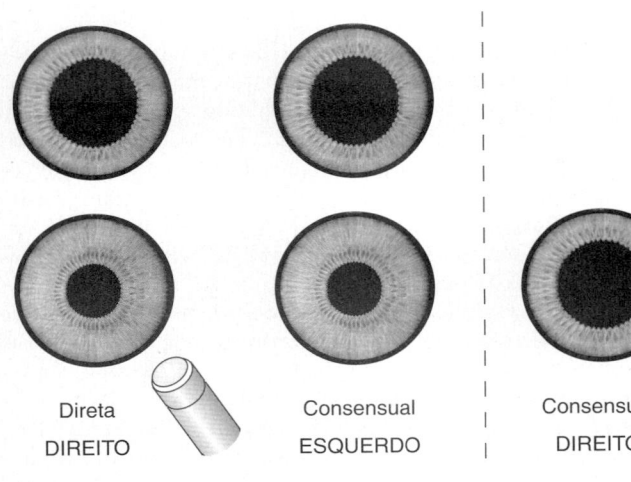
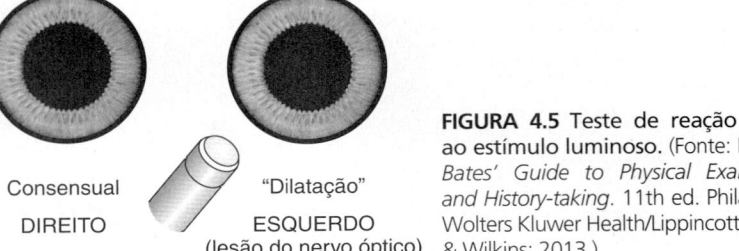

FIGURA 4.5 Teste de reação pupilar ao estímulo luminoso. (Fonte: Bickley L. *Bates' Guide to Physical Examination and History-taking.* 11th ed. Philadelphia: Wolters Kluwer Health/Lippincott Williams & Wilkins; 2013.)

O exame com lanterna oscilante (Figura 4.5) é outro componente desse exame. Primeiro um olho recebe iluminação direta, seguida por deslocamento rápido do foco de luz para o outro olho e, depois, de volta ao olho inicial. O objetivo desse exame é a identificação da ausência de resposta direta (no caso de neuropatia óptica grave) ou dilatação paradoxal à resposta direta (nos casos menos evidentes, denominado *defeito pupilar aferente relativo*) quando o foco de luz é reaplicado ao olho comprometido pela neuropatia óptica.

Além disso, assimetrias pupilares devem ser descritas e avaliadas em ambientes iluminados e em penumbra com uso de luz tangencial (para avaliar o diâmetro das pupilas com mínimo estímulo aferente, que pode ser importante para diagnosticar a síndrome de Horner).

Movimentos extraoculares (nervos cranianos III [nervo oculomotor], IV [nervo troclear] e VI [nervo abducente])

Os elementos da avaliação dos movimentos extraoculares incluem demonstração de limitações do olhar unilateral ou consensual, rapidez dos movimentos sacádicos, preservação da capacidade de perseguição contínua de um alvo com os olhos e controle de diversos tipos de movimentos extraoculares, excursões grandes e pequenas, bem como movimentos rápidos e lentos.

Antes de realizar qualquer teste dos movimentos oculares, o paciente deve ser cuidadosamente examinado para detectar movimentos oculares espontâneos quando focaliza um alvo próximo fixo colocado a alguns centímetros à sua frente. Embora essa técnica possa detectar anormalidades espontâneas do movimento ocular, inclusive os chamados movimentos em onda quadrada, a percepção mais refinada desses movimentos pode ser feita durante o exame do fundo de olho, que amplifica movimentos oculares espontâneos sutis que poderiam não ser detectados durante a inspeção visual casual.

Para testar limitação do olhar, deve-se solicitar ao paciente (Figura 4.6) que acompanhe com o olhar o dedo do examinador ou um alvo próximo a uma distância aproximada de um braço do paciente que é movido em um padrão típico de H, seguido da avaliação da convergência a um ponto próximo e acomodação pupilar. Deve-se ter cuidado de não fazer movimentos muito rápidos, senão ocorrerão movimentos sacádicos de perseguição, e isso pode comprometer o exame oculomotor.

Para avaliar a rapidez dos movimentos oculares sacádicos a uma distância relativamente próxima, deve-se pedir ao paciente para olhar fixamente o nariz do examinador enquanto as duas mãos do examinador são colocadas em uma posição média entre o paciente e o examinador (afastadas aproximadamente a distância de um ombro ao outro). O examinador move uma das mãos (para indicar o alvo) enquanto o paciente olha para seu nariz; a seguir, o paciente é orientado a olhar para a mão em movimento e depois voltar a olhar para o nariz do examinador. Após uma série de avaliações repetidas, é possível determinar a velocidade dos movimentos sacádicos, assim como a capacidade de fixar com acurácia os alvos lateral e na linha média. Pode-se estimular nistagmo optocinético com alternância de panos claro e escuro, na tentativa de identificar déficit lateralizado do movimento ocular sacádico.

Para um exame mais detalhado da precisão da fixação e capacidade de manter movimentos extraoculares finos, fixos e precisos, pode-se solicitar ao paciente para acompanhar uma série imprevisível de movimentos de um objeto (nos planos

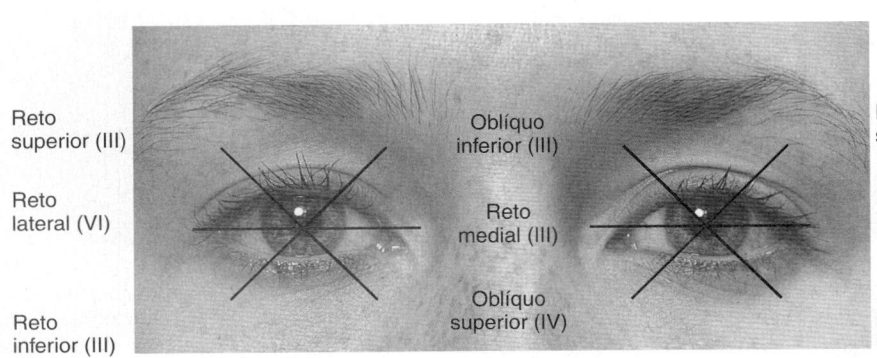

FIGURA 4.6 Movimentos extraoculares. (Fonte: Bickley L. *Bates' Guide to Physical Examination and History-taking.* 11th ed. Philadelphia: Wolters Kluwer Health/Lippincott Williams & Wilkins; 2013.)

horizontal ou vertical). A necessidade consistente de um movimento sacádico corretivo em todas as direções do olhar ou em uma única direção indica déficit localizável.

V nervo craniano (nervo trigêmeo)

A função principal do nervo trigêmeo é conferir sensibilidade facial, inclusive sensibilidade epicrítica da face e componentes anteriores da boca. A percepção vibratória na face reflete, provavelmente, a função sensitiva vibratória do pescoço e, portanto, não pode ser diferenciada da sensibilidade facial. A propriocepção articular pode ser evidenciada apenas na mandíbula e raramente ou nunca é demonstrada.

Como a pesquisa de sensibilidade no tronco e nos membros, a meta do exame da sensibilidade é identificar a modalidade do déficit sensitivo e, assim, os possíveis tratos e tipos de fibras nervosas responsáveis pelo padrão de déficit detectado no exame (Figura 4.7). Os padrões incluem lateralidade e segmentação na face. A palpação da face (assim como o interior da boca) pode ajudar a identificar pontos-gatilho, quando existe a suspeita de neuralgia do trigêmeo.

O V nervo craniano também controla os músculos da mastigação, inclusive masseter e temporal. A fraqueza desses músculos pode ser identificada por meio de avaliação da abertura e fechamento da boca, mas isso só ocorre em casos de fraqueza muscular significativa. A dor à palpação da articulação temporomandibular ou a identificação de crepitação enquanto o paciente abre e fecha a boca são dados importantes na avaliação de pacientes com cefaleia; esse exame pode ser por palpação da articulação temporomandibular enquanto o paciente abre e fecha a mandíbula.

VII nervo craniano (nervo facial)

O objetivo do exame do VII NC é identificar padrões específicos de fraqueza que podem ser evidentes em repouso, na ação voluntária ou involuntariamente, como durante o riso. O examinador deve começar com inspeção simples da face, inclusive a apreciação crítica durante a consulta. Sulcos nasolabiais rasos desaparecem com movimentos forçados, mas pode ser pouco evidente como sinal inicial de AVE isquêmico agudo ou até paralisia de Bell. Em seguida, o examinador deve testar movimentos específicos para demonstrar fraqueza facial unilateral ou segmentar. Movimentos faciais específicos que devem ser avaliados incluem levantar sobrancelhas, fechar os olhos com força ("esconder os cílios" na pálpebra inferior), sorrir, franzir os lábios e "encher as bochechas" para detectar alguma anormalidade dos neurônios motores superiores *versus* inferiores e, em seguida, definir quais ramos do nervo motor craniano inferior podem estar afetados. Embora os pacientes possam demonstrar essas funções espontaneamente, o examinador pode avaliar a força muscular tracionando qualquer um dos músculos que está testando para o lado oposto.

A pesquisa de perda gustativa unilateral ajuda na investigação da localização da paralisia de Bell. Para testar a gustação, o examinador escolhe um sabor reconhecível e comumente percebido, como sal ou açúcar, que deve estar disponível na maioria dos ambulatórios e hospitais. O examinador coloca açúcar ou sal em um copo pequeno com água e mexe com um cotonete. Pede-se ao paciente para fechar os olhos e projetar a língua para fora da boca, depois o examinador aplica a solução salgada ou doce no lado da suposta paresia facial (laudo afetado e supostamente agêusico). O paciente deve ser orientado a não recolocar a língua na boca até ser questionado se consegue sentir o gosto da mistura aplicada. Após a demonstração ou confirmação de que nenhum gosto foi percebido, o paciente pode recolocar a língua na cavidade oral e mover a língua. O gosto será, provavelmente, percebido pelo lado normal da língua.

VIII nervo craniano (nervo vestibulocloclear)

Nos casos típicos, o exame clínico do VIII nervo craniano é direcionado para a audição, mas pode ser mais abrangente quando o paciente se queixa de tontura. O exame da audição inclui percepções relativamente imprecisas do volume de voz que o examinador precisa usar durante a consulta. Outros testes incluem o uso de um diapasão de 512 Hz (ou outro de tom alto) para realizar teste de Weber para detectar perda auditiva lateralizada (Figura 4.8) e teste de Rinne para avaliar percepção típica de condução área, que é mais prolongada que a condução óssea do som (Figura 4.9).

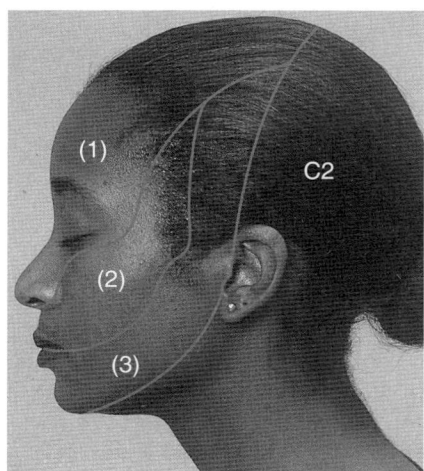

FIGURA 4.7 Dermátomos da face e cabeça. (*1*), (*2*) e (*3*) correspondem às divisões do nervo trigêmeo. (Fonte: Bickley L. *Bates' Guide to Physical Examination and History-taking*. 11th ed. Philadelphia: Wolters Kluwer Health/Lippincott Williams & Wilkins; 2013.)

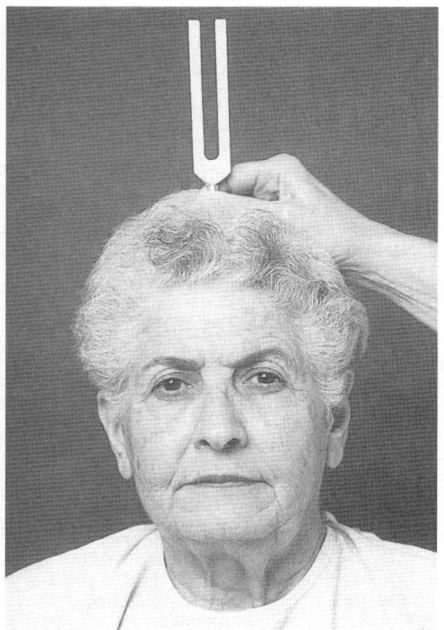

FIGURA 4.8 Teste de audição de Weber para detectar lateralização auditiva. (Fonte: Bickley L. *Bates' Guide to Physical Examination and History-taking*. 11th ed. Philadelphia: Wolters Kluwer Health/Lippincott Williams & Wilkins; 2013.)

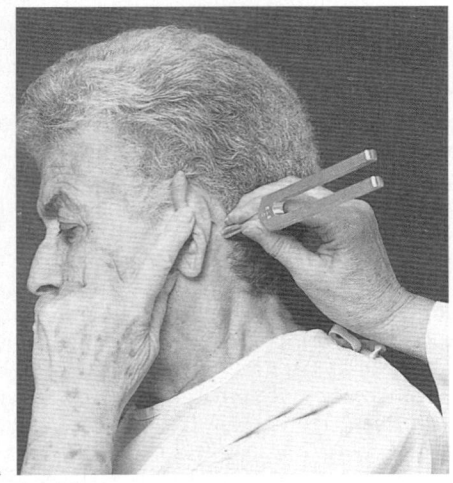
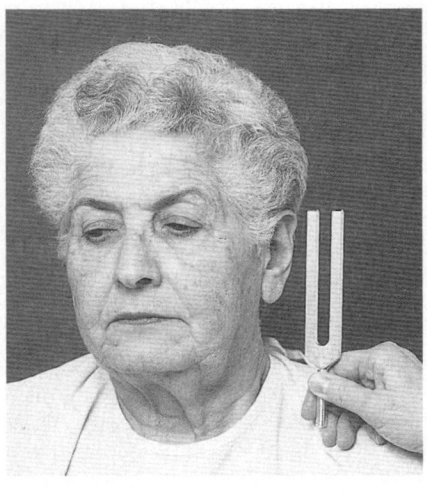

FIGURA 4.9 Teste auditivo de Rinne para condução aérea óssea. **A.** Condução óssea, uma vez que o som se extingue. **B.** A condução aérea é testada. (Fonte: Bickley L. *Bates' Guide to Physical Examination and History-taking*. 11th ed. Philadelphia: Wolters Kluwer Health/Lippincott Williams & Wilkins; 2013.)

Outros testes auditivos grosseiros incluem sussurrar um número na orelha do paciente, que deve repeti-lo ou fazer movimentos com as mãos que sejam audíveis, tais como esfregar as pontas dos dedos das mãos, aumentando o som até o estalar dos dedos. Obviamente, esses testes não são superiores à audiometria formal. No caso de pacientes com déficit auditivo importante, a elaboração da anamnese e o exame físico podem ser facilitados pela colocação dos fones do estetoscópio nas orelhas do paciente e o examinador falando no diafragma.

Testes da função vestibular do paciente com tontura devem ser focados na tentativa de identificar causas centrais ou periféricas de vertigem. Entre os testes específicos para pacientes com tontura estão a manobra de Dix-Hallpike e o teste de nistagmo por movimento súbito da cabeça (descrito mais adiante neste capítulo e no Capítulo 5). Outra técnica de avaliação é o chamado teste da marcha de Fukuda, que é realizado pedindo-se ao paciente para marchar com olhos fechados e pode demonstrar oscilação e evidência de hipofunção do aparelho vestibular do lado para o qual o paciente se vira. Esses testes combinados podem ajudar a localizar a origem de doenças que causam tontura e vertigem.

Nervos cranianos inferiores envolvidos na fala (nervos IX [nervo glossofaríngeo], X [nervo vago] e XII [nervo hipoglosso])

A fala ou a articulação da linguagem pode ser muito útil à localização da origem de uma doença neurológica. A Tabela 4.3 apresenta uma revisão dos fonemas da fala e localização neurológica típica. Pede-se ao paciente para pronunciar cada um desses fonemas com atenção especial a padrões singulares ou flagrantemente anormais.

Outros testes consistem em pedir ao paciente para abrir a boca para avaliar se há simetria na elevação do palato (Figura 4.10), avaliar a fonação para detectar anormalidades do nervo vago e protrusão da língua para um dos lados para detectar disfunção do nervo hipoglosso.

Vale mencionar que um paciente com paresia do VII nervo craniano pode dar a falsa impressão de apresentar disfunção ipsilateral do nervo hipoglosso simplesmente por causa do formato da boca. Portanto, quando o paciente apresenta fraqueza do nervo facial ao ser testada a capacidade de protrusão da língua, o examinador deve inicialmente tentar abrir a boca do paciente de modo simétrico para permitir que a língua saia da boca.

XI Nervo craniano (nervo acessório)

O nervo acessório espinal desempenha duas funções principais – encolher os ombros pela ação do músculo trapézio e girar a cabeça pela ação dos músculos esternocleidomastóideos. Testar forçadamente cada um desses movimentos pode ser menos esclarecedor que simplesmente observar encolhimento do ombro, que pode indicar hipotonia ou movimentos lentos e desajeitados de um paciente com hemiparesia. Embora sejam testados e incluídos frequentemente no exame neurológico, movimentos

Tabela 4.3 Fonemas testados para detectar padrões de disartria.

Fonema	Localização neurológica
Sons labiais: "ma", "pa"	VII NC
Sons faríngeos/guturais: "ga", "ca"	IX e X NC
Sons labiais: "la", "ta"	XII NC
Disartria (todos os sons são afetados de modo semelhante)	Tratos corticobulbares a subcorticais
Outros padrões de fala	
Fala explosiva ou "metronômica"	Cerebelar
Voz disfônica (rouca)	X NC

NC: nervo craniano.

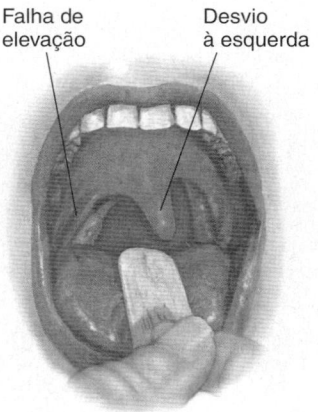

FIGURA 4.10 Exame da elevação do palato/úvula por comando verbal. Fraqueza do lado direito resulta em desvio da úvula para a esquerda (lado não afetado). (Fonte: Bickley L. *Bates' Guide to Physical Examination and History-taking*. 11th ed. Philadelphia: Wolters Kluwer Health/Lippincott Williams & Wilkins; 2013.)

de girar a cabeça e encolher os ombros fornecem informações adicionais ao exame além da anamnese e outros componentes do exame físico.

Exame da função motora

O exame da função motora tem vários componentes principais, inclusive inspeção, palpação, tônus, força, desvio e outros testes para identificar déficit motor lateralizado sutil.

Inspeção é um elemento essencial do exame neurológico, sobretudo quando o paciente está sendo examinado pela primeira vez. Diagnósticos relativamente simples são, muitas vezes, perdidos pelo simples fato de não pedir ao paciente para retirar suas roupas e colocar um roupão. A inspeção permite detectar padrões globais ou focais de atrofia, fasciculação ou erupções cutâneas que podem ser sinais de distúrbios musculares. Para determinar a ocorrência de fasciculações, com frequência é necessário usar uma fonte de luz tangencial ou buscar movimentos sutis dos músculos que afetam a posição dos pelos sobrejacentes. A palpação dos músculos está indicada quando o paciente apresenta fraqueza ou dor crônica e identificar pontos-gatilho, embora também possa ser útil em outras condições, como lombalgia crônica na diferenciação entre dor musculoesquelética e dor neurogênica.

Observação e avaliação cuidadosa dos movimentos involuntários também fazem parte do exame da função motora. Tremores e movimentos involuntários podem ser detectados à inspeção casual ou durante o exame formal da força, tônus muscular e coordenação. Entre as características principais dos tremores, estão as seguintes: frequência relativa (rápidos ou lentos), contexto no qual aparecem (com ações [descrever as ações específicas, se isso for relevante], em repouso, com a postura ou múltiplos contextos), consistência com que ocorrem durante o exame (quão frequentemente ocorrem), intensidade do tremor (que varia de leve a incapacitante) e tipo de tremor propriamente dito (sinusoidais e monótonos a irregulares e caóticos ou mioclônicos). Outros distúrbios do movimento mais caóticos ou menos previsíveis são balismo (movimentos caóticos rápidos e desordenados), coreia (movimentos caóticos ou imprevisíveis, que podem assemelhar-se à agitação motora), atetose (movimentos "serpentinos" lentos) e mioclonia (abalos rápidos de curta duração). A distonia evidencia-se por ativação dos músculos agonistas e antagonistas e tende a ocorrer em posições fixas ou lentamente variáveis/móveis, mas também pode acompanhar-se de tremores. Com todos os movimentos involuntários, o examinador deve observar cuidadosamente as regiões do corpo ou membros afetados, intensidade dos movimentos, frequência com que ocorrem durante a consulta e se causam ou não limitações funcionais. No Capítulo 13, há uma descrição mais detalhada da avaliação dos diversos tipos de distúrbio do movimento.

Dentre todos os componentes do exame neurológico, a avaliação do tônus muscular é o que demanda atenção especial às nuances e é aprendido principalmente por meio de prática com um examinador habilidoso. O tônus dos músculos do pescoço, membros superiores e membros inferiores deve ser avaliado em todos os pacientes. A avaliação do tônus muscular começa com o examinador movimentando um membro do paciente em vários planos simultaneamente para evitar que ele ajude ou reduza voluntariamente o tônus muscular, que pode ser normal ou estar aumentado ou reduzido e variar de acordo com a posição e a velocidade dos movimentos do membro. A *rigidez* caracteriza-se por tônus muscular estático ou constantemente presente e tem intensidade semelhante em toda a amplitude de movimento de uma articulação ou membro. A *espasticidade* é o termo usado para descrever tônus muscular inconstante e dependente da velocidade do movimento; ela é notável pela liberação repentina de tensão quando o membro é movimentado rapidamente e/ou nas faixas extremas de flexão/extensão articular. Por outro lado, o termo *paratonia* refere-se ao tônus que varia com a velocidade do movimento, mas aumenta previsivelmente à medida que a velocidade aumenta e diminui com velocidades mais lentas. Paratonia também pode ser descrita pelo termo *gegenhalten* ("sustentar contra alguma coisa"). O tônus muscular pode estar reduzido em pacientes com doenças cerebelares e neuropatias periféricas, assim como em indivíduos com AVE agudo. Para facilitar a avaliação do tônus muscular (ou detectar anormalidades sutis), o paciente deve ser orientado a desempenhar outras tarefas que o distraiam (p. ex., realizar movimentos contralaterais ou mesmo um problema matemático complexo), simplesmente para reduzir ainda mais a influência do controle voluntário do tônus muscular.

O exame da força motora (ou teste de potência) é outro elemento essencial do exame da função motora. Em todos os pacientes, o exame da força motora precisa ser considerado no contexto de outros componentes motores importantes. O escore usado para graduar todas as alterações encontradas no exame da função motora (zero a cinco) foi modificado ao longo do tempo e pode ser aplicado de modo idiossincrásico por examinadores diferentes. Com frequência, essa escala deixa a cargo do neurologista refinar as alterações detectadas usando sutilezas como símbolos de +/– em vez de depender dos números da escala. As definições de cada valor de força muscular estão descritas na Tabela 4.4.

É importante comparar os músculos de um lado do corpo com os músculos contralaterais, em vez de examinar apenas um dos lados, seguida de uma comparação da força do lado oposto. A comparação direta de cada músculo ou articulação é muito mais informativa e detecta assimetrias sutis. O posicionamento correto do paciente e do examinador também é importante para a interpretação precisa da força muscular. Sempre que possível, a posição do corpo do examinador deve imitar a posição do corpo do paciente. Os músculos cuja força está sendo testada sempre devem estar em posição intermediária (Figura 4.11) porque os extremos da posição articular podem resultar em percepções inexatas de força extrema ou fraqueza evidente. Outras referências são sugeridas como orientação adicional para testar cada grupo muscular de modo abrangente porque isto está além dos objetivos deste livro.

O *teste de desvio* é um componente essencial do exame da função motora, por sua capacidade de detectar hemiparesia sutil. O *teste de desvio dos pronadores* é realizado pedindo-se ao paciente para sentar ou deitar no leito com as mãos suspensas e palmas voltadas para cima. Com os olhos fechados por cerca de 10 segundos, as mãos devem permanecer imóveis. Em geral, o

Tabela 4.4 Escala de avaliação de força do Conselho de Pesquisa Médica.

Graduação da força	Descrição
5	Força plena nos testes confrontacionais realizados pelo examinador (normal)
4	O examinador consegue sobrepujar a força do paciente, mas quase toda a força persiste
3	Força suficiente apenas para vencer a gravidade
2	Flexão é possível fora do plano de gravidade
1	Demonstração de contração muscular, mas sem movimento articular demonstrável
0	Nenhum movimento apreciável

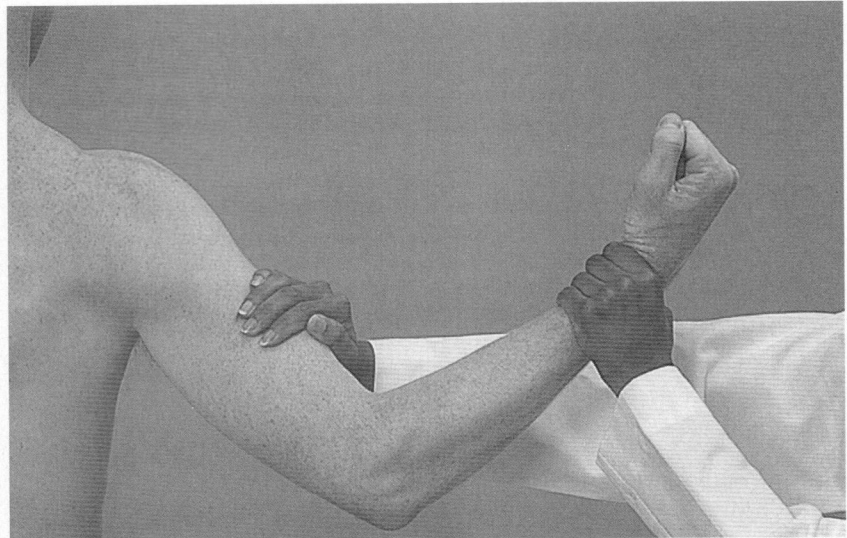

FIGURA 4.11 Teste de força muscular. O exemplo de avaliação da força do músculo bíceps braquial é mostrado para demonstrar a importância (1) de isolar o músculo que está sendo avaliado, (2) examinar força na posição intermediária e (3) de o examinador usar, por exemplo, o braço direito para avaliar o braço direito do paciente e vice-versa. (Fonte: Bickley L. *Bates' Guide to Physical Examination and History-taking*. 11th ed. Philadelphia: Wolters Kluwer Health/Lippincott Williams & Wilkins; 2013.)

paciente consegue manter essa posição anatômica forçada, em vez da posição de pronação natural ou relaxada. Durante o teste de pronação, pode-se detectar alguma variação de altura, no qual a mão não apresenta pronação, mas, em vez disso, move-se para cima ou para baixo ou até mesmo em sentido vertical por uma distância variável. O teste de desvio dos pés envolve elevação do membro inferior a cerca de 30° em relação ao leito e, com os olhos do paciente fechados, é solicitado que mantenha essa posição durante aproximadamente 10 segundos. Qualquer desvio, incluindo queda do membro inferior no leito, sugere teste positivo. Outras manobras que podem ser usadas para detectar ou confirmar a existência de déficit motor lateralizado sutil são o teste de movimento circular dos braços (no qual o braço normal tende a "orbitar" o braço acometido menos ágil) e teste de percussão com os dedos das mãos (a velocidade e a amplitude dos movimentos dos dedos das mãos e dos pés estão reduzidas no lado acometido).

Outros componentes do exame da força muscular também incluem avaliação de fadigabilidade, como ocorre na miastenia *gravis*, ou de facilitação, como ocorre na síndrome miastênica de Lambert-Eaton. Quando existe suspeita de miastenia *gravis*, a fadigabilidade pode ser testada pedindo-se ao paciente para levantar os braços e mantê-los elevados durante aproximadamente 30 segundos. Em contrapartida, a facilitação pode ser verificada pela determinação da força do paciente antes e depois de contração persistente (p. ex., contração sustentada do músculo bíceps braquial).

Coordenação

O exame da coordenação é usado basicamente para detectar anormalidades associadas à ataxia e à disfunção cerebelar. Técnicas de exame cerebelar incluem avaliações das funções apendiculares e axiais. A coordenação apendicular pode ser demonstrada pedindo-se ao paciente para apontar seu dedo indicador para um alvo colocado o mais longe possível dele e, depois, tocar com esse dedo um objeto próximo como nariz ou queixo (preferível no caso de um paciente flagrantemente atáxico devido ao risco de lesão ocular). Tarefas mais difíceis incluem o teste de perseguição de dedos, no qual o dedo indicador do paciente segue o mais próximo possível os movimentos breves do examinador com velocidade e distância variadas. Essas atividades evidenciam movimentos corretivos sutis e movimentos que ultrapassam o alvo pretendido.

A coordenação axial pode ser estimada pela manobra calcanhar-superfície anterior da perna, ou seja, solicita-se ao paciente para encostar o calcanhar na superfície anterior da perna contralateral e, depois, movimentar o calcanhar verticalmente algumas vezes. Outros testes de coordenação incluem movimentos rápidos de percussão com os dedos das mãos (ou um teste mais preciso, como percutir a articulação interfalangiana do polegar com o dedo indicador), movimentos alternados rápidos (abrir e fechar as mãos, pronação e supinação dos antebraços) e movimentos com calcanhares e dedos dos pés. Essas manobras também são cruciais quando há suspeita de distúrbios dos movimentos. Outros testes de coordenação estão descritos na seção sobre exame da marcha.

Marcha, postura e movimentos corporais

A observação da marcha e postura do paciente quando se desloca da sala de espera para o consultório é a primeira impressão (e muito importante) na consulta e a última parte a ser testada em um exame formal. O exame da posição básica (ou postura) é realizado sem instruções prévias e consiste em avaliar a distância de afastamento e a posição dos pés enquanto o paciente está naturalmente de pé. O primeiro teste para avaliar desequilíbrio e ataxia axial é pedir ao paciente para aproximar os pés de apoio de forma a colocá-los um ao lado do outro. O teste de Romberg é realizado pedindo-se ao paciente para ficar em posição ortostática com pés juntos e braços esticados à frente do corpo e, a seguir, fechar os olhos. O examinador deve determinar se ocorre oscilação postural, que pode ter outras causas, como doença cerebelar. Depois de fechar os olhos, a tendência de oscilar ou cair indica disfunção proprioceptiva ou vestibular. Além disso, a avaliação da capacidade de manter o equilíbrio na posição ereta com olhos fechados, durante a marcha em linha reta para a frente e para trás e na posição apoiada em um único pé, tornou-se componente do exame padronizado realizado no consultório com pacientes que sofreram concussão cerebral. Entretanto, sem parâmetros de uma avaliação basal, pode ser difícil interpretar os resultados normais de alguns desses testes e outros testes do equilíbrio, especialmente em indivíduos idosos.

A avaliação da marcha começa com a observação da forma como o indivíduo anda naturalmente, com avaliação da amplitude e velocidade dos passos e sinais de lateralização, inclusive rebaixamento dos ombros, oscilação assimétrica dos braços ou circundução das pernas seguida de marcha em linha reta. Padrões específicos de marcha podem ser detectados, inclusive marcha escarvante (flexão excessiva dos quadris para compensar queda do pé) ou marcha "bamboleante" (sugestiva de fraqueza dos músculos proximais), descrita com mais detalhes no Capítulo 15. Também é importante atentar especialmente à capacidade de ficar de pé, padrão de rotação do corpo (em bloco ou com movimentos apropriados bem definidos) e forma como o indivíduo passa pelas portas. O teste de tração, que avalia a estabilidade postural, é realizado com o examinador de pé atrás do paciente, que é puxado em sua direção pelos ombros. Na resposta normal, o indivíduo dá rapidamente um passo para corrigir o equilíbrio. A resposta anormal é característica de parkinsonismo e outras enfermidades que comprometem a estabilidade postural. A marcha na ponta dos pés avalia a força dos músculos gastrocnêmicos, assim como o equilíbrio, embora isso possa ser percebido quando o examinador oferece ajuda com a mão.

Reflexos tendíneos profundos e outros reflexos

Como também ocorre no exame da função motora, vários elementos essenciais possibilitam a interpretação precisa dos reflexos tendíneos profundos, inclusive posicionamento correto do paciente e pesquisa de assimetria sutil. A maioria dos neurologistas tem seu tipo favorito de martelo de percussão, que preferencialmente tem volume suficiente para permitir percussões em alta velocidade, com o propósito de testar reflexos tendíneos profundos, em vez de martelos mais leves que exigem golpes em alta velocidade e podem ter mais chances de machucar o examinador ou o paciente, que produzir a resposta efetivamente pretendida.

Assim como na avaliação da força muscular, outros recursos são sugeridos para identificar os locais ideais para percussão com o martelo dos tendões de cada reflexo tendíneo profundo, mas os principais locais são descritos na Tabela 4.5.

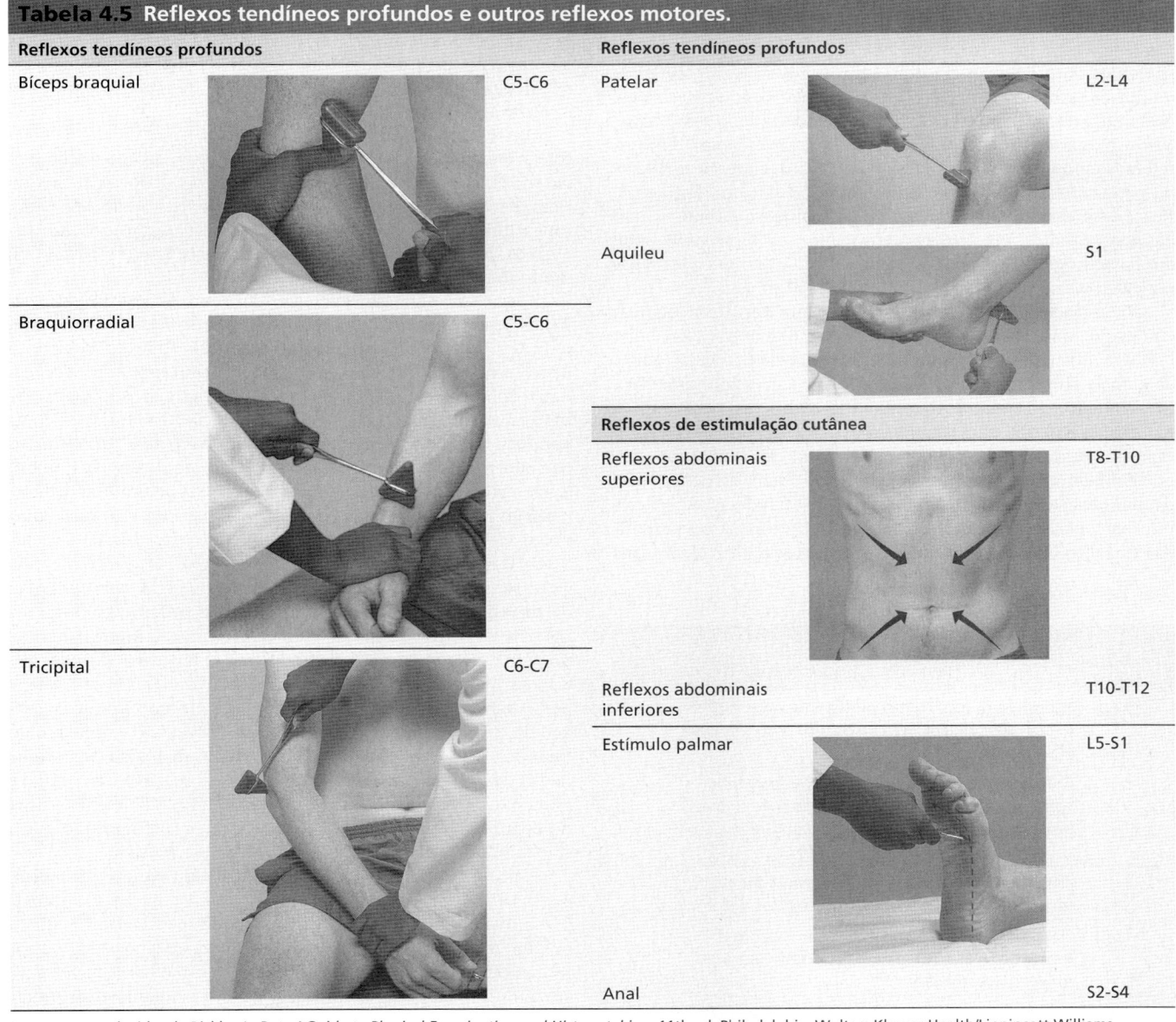

Tabela 4.5 Reflexos tendíneos profundos e outros reflexos motores.

Reflexos tendíneos profundos		Reflexos tendíneos profundos	
Bíceps braquial	C5-C6	Patelar	L2-L4
		Aquileu	S1
Braquiorradial	C5-C6	**Reflexos de estimulação cutânea**	
		Reflexos abdominais superiores	T8-T10
Tricipital	C6-C7	Reflexos abdominais inferiores	T10-T12
		Estímulo palmar	L5-S1
		Anal	S2-S4

Imagens reproduzidas de Bickley L. *Bates' Guide to Physical Examination and History-taking.* 11th ed. Philadelphia: Wolters Kluwer Health/Lippincott Williams & Wilkins; 2013.

Os testes de reflexos devem incluir os músculos bíceps braquial, braquiorradial e tríceps braquial, reflexo patelar, adução cruzada dos membros inferiores e reflexo aquileu de todos os pacientes recém-avaliados, e seus resultados devem ser registrados em uma escala padronizada (Tabela 4.6). A flexão dos dedos, a flexão do polegar (reflexo de Hoffman) e o reflexo cutaneoplantar ("sinal de Babinski" quando é positivo) devem ser pesquisados rotineiramente. Os reflexos tendíneos que podem ser testados (p. ex., reflexos mandibulares, elevação dos ombros, abdominal superficial e abdominal profundo) podem ser relevantes e devem ser realizados quando o contexto é apropriado.

Percussão muscular direta

A percussão muscular direta desencadeia uma reação de contração, que parece caracterizar encurtamento dos fascículos musculares. Essa função é detectada mais facilmente por percussão direta do músculo oponente do polegar, que desencadeia a flexão desse dedo, mas também pode ser demonstrada visualmente em outros grupos musculares volumosos, inclusive bíceps e gastrocnêmico. O reflexo de percussão muscular pode ajudar a localizar doenças do neurônio motor inferior e está alterado na tetania (exacerbado) e distúrbios miotônicos (resposta exagerada e/ou sustentada com fase de relaxamento lento). Nos pacientes com doenças do neurônio motor superior, reflexos tendíneos profundos e de percussão muscular estão exacerbados. Nas miopatias primárias, esses dois tipos de reflexo estão reduzidos. Nos pacientes com doenças do neurônio motor inferior, reflexos tendíneos profundos estão reduzidos, enquanto reflexos de percussão muscular frequentemente provocam contrações. Reações de contração à percussão muscular podem estar reduzidas nos pacientes com doenças neuropáticas crônicas graves com atrofia neurogênica (p. ex., doença de Charcot-Marie-Tooth), mas podem estar preservadas ou inalterados na miosite.

Sinais de desinibição frontal, inclusive movimento de focinhar (induzido por percussão suave do filtro nasal), contração glabelar (sinal de Myerson, ou pestanejar induzido pela percussão suave da glabela sem que o paciente possa ver) e sinais palmomentual (movimentos do músculo mental induzidos por raspagem da eminência tenar da superfície palmar) são incluídos frequentemente no exame neurológico, embora sua sensibilidade e especificidade sejam questionáveis. Outros sinais de desinibição frontal são as reações de focinhar e sugar (quando as superfícies internas dos lábios ou a prega nasolabial é tocada ou percutida) e reação de preensão (nos casos típicos, aplicável às mãos que agarram objetos ou dedos colocados rapidamente na palma, podem ser detectados nos dedos dos pés e na boca). Esses não são reflexos verdadeiros – acredita-se que representem perda de atividade cortical que habitualmente inibe essas respostas adaptativas "primitivas" e podem ser encontrados em numerosos transtornos neurológicos, inclusive AVE, traumatismo e doenças degenerativas.

Exame da sensibilidade

Semelhante às instruções fornecidas para avaliar o nervo trigêmeo, a abordagem desse exame sensorial visa identificar o trato e o tipo de fibras nervosas acometidos de acordo com a modalidade testada. Detectar padrões de déficit é um objetivo importante do exame da sensibilidade, incluindo lateralidade, distribuição dermatomial (tanto padrões radiculares como dermátomos periféricos), possível nível espinal e determinação de um padrão distal ou proximal de anormalidade (Figura 4.12). Cada domínio deve ser avaliado com esses pontos em mente.

Os componentes essenciais do exame da sensibilidade incluem a avaliação de toque suave (usando gaze fina ou ponta de algodão de um cotonete), tato epicrítico (usando um objeto descartável como alfinete de segurança ou haste de madeira quebrada de um aplicador com algodão na ponta), sensibilidade térmica (na verdade, condução de calor), percepção vibratória e propriocepção articular.

Um dos grandes desafios do exame da sensibilidade é determinar medidas objetivas em um exame extremamente subjetivo. De todas as modalidades incluídas, apenas propriocepção articular é verdadeiramente objetiva. Os pacientes não percebem (anestesia total), às vezes percebem o estímulo de modo incorreto (anestesia parcial) ou sempre percebem o estímulo de modo incorreto (distúrbio somatoforme).

Toque suave, tato epicrítico e sensibilidade térmica são avaliados de modo relativamente parecido: pede-se ao paciente para indicar percepção ou intensidade do estímulo aplicado. Um ponto de referência apropriado consiste em aplicar o estímulo na região malar (no caso de toque suave, tato epicrítico e sensibilidade térmica) ou dedo da mão (no caso de percepção vibratória) e depois aplicar o mesmo estímulo na área a ser avaliada e perguntar ao paciente se a percepção dos dois locais é equivalente. Embora diferenças percentuais sejam apropriadas para determinar déficits, também podem ser usadas outras analogias comuns mais compreensíveis, por exemplo, valores monetários (R$ 1.000,00 versus R$ 0,10 em comparação com porcentagens).

A sensibilidade vibratória é avaliada, em geral, pela aplicação de um diapasão de 128 Hz vibrando na proeminência óssea mais distal de um paciente, como a articulação interfalangiana do hálux ou ponta de um dedo da mão (Figura 4.13). A seguir, o examinador pede ao paciente para avaliar a existência e a persistência do estímulo vibratório até ele não ser mais percebido, e, nesse momento, o estímulo vibratório é aplicado ao membro mais proximal, como passar dos dedos do pé para os dedos da mão e o paciente ser questionado se o estímulo ainda é percebido. Duas condições de controle são estabelecidas – uma no próprio paciente e outra no examinador, presumindo que a sensibilidade vibratória deste último esteja normal.

A propriocepção articular é verificada da seguinte maneira: o examinador toca as faces laterais da articulação interfalangiana distal do hálux e pede ao paciente para fechar os olhos (Figura 4.14); exercendo a menor mobilização possível, o examinador pede ao paciente para dizer se o movimento foi para cima ou para baixo. O examinador deve ser cuidadoso ao anotar as respostas quando o paciente identifica de modo incorreto a alteração da posição porque respostas consistentemente erradas

Tabela 4.6 Escala de avaliação dos reflexos tendíneos profundos.

4	Patológicos; com clônus persistente após estimulação e, nos casos típicos, percussão leve induz reflexos vigorosos
3	Geralmente patológicos; são evidentes várias contrações clônicas ou propagação para o grupo muscular ipsilateral adjacente ou para o mesmo grupo testado contralateralmente
2	Reflexo normal; pode apresentar movimento ascendente vigoroso sem características patológicas
1	Hiporreflexia; contração muscular conforme esperado, mas a força não é suficiente para mover a articulação
0	Hiporreflexia; ausência de movimento do músculo ou da articulação

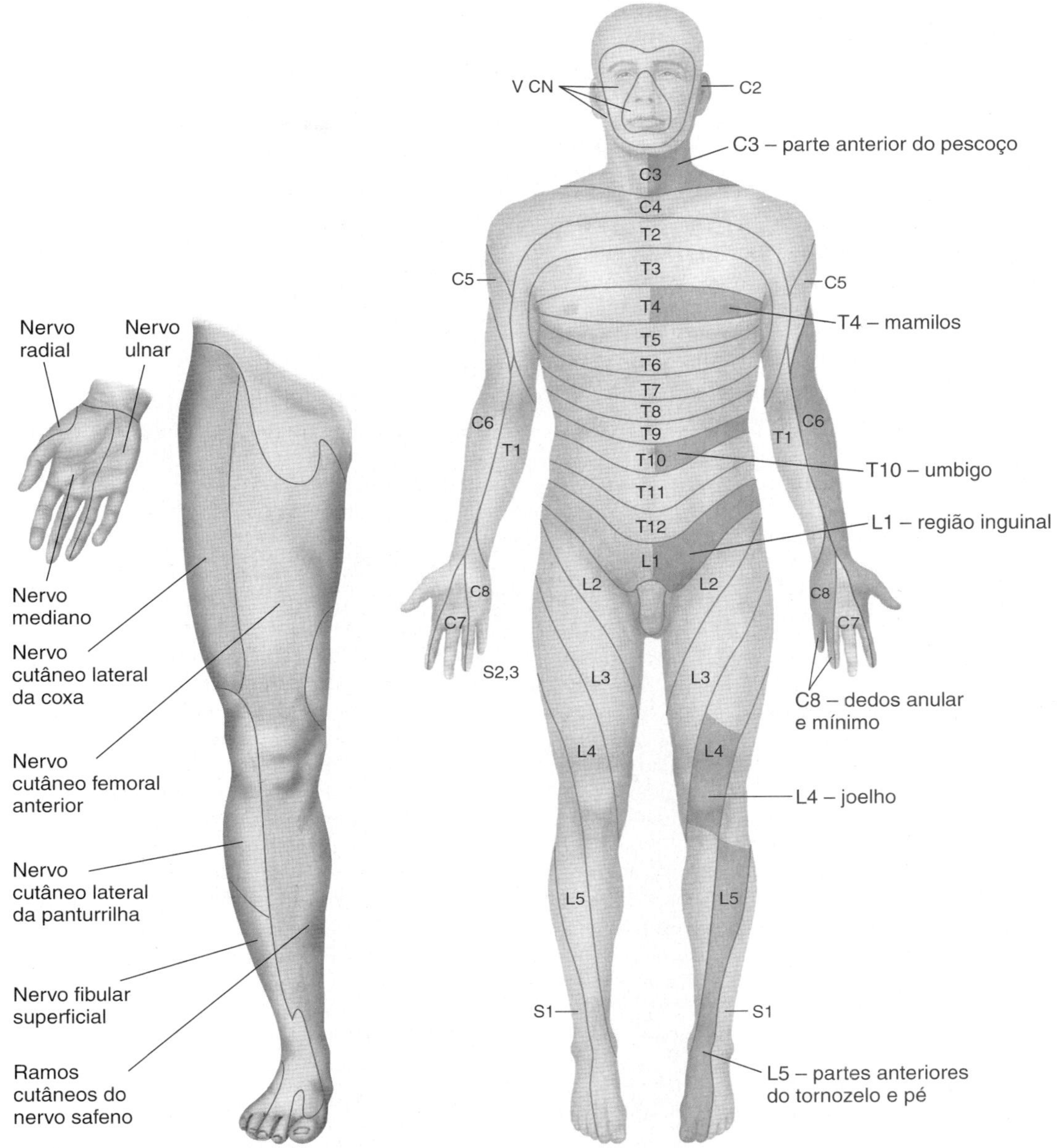

FIGURA 4.12 Mapas dos dermátomos. (Fonte: Bickley L. *Bates' Guide to Physical Examination and History-taking*. 11th ed. Philadelphia: Wolters Kluwer Health/Lippincott Williams & Wilkins; 2013.)

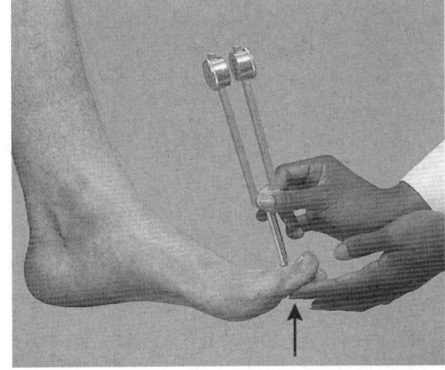

FIGURA 4.13 Teste de sensibilidade vibratória. (Fonte: Bickley L. *Bates' Guide to Physical Examination and History-taking*. 11th ed. Philadelphia: Wolters Kluwer Health/Lippincott Williams & Wilkins; 2013.)

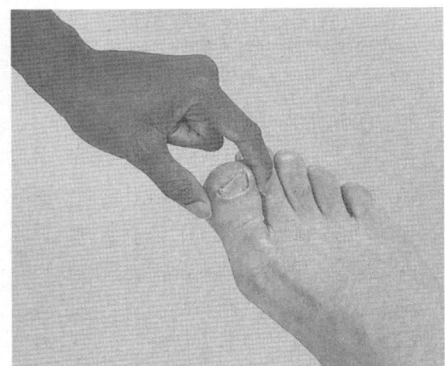

FIGURA 4.14 Teste de propriocepção articular. (Fonte: Bickley L. *Bates' Guide to Physical Examination and History-taking*. 11th ed. Philadelphia: Wolters Kluwer Health/Lippincott Williams & Wilkins; 2013.)

sugerem simulação. Como no caso da avaliação da percepção vibratória, o exame da sensibilidade do paciente deve começar na posição mais distal e deslocar-se proximalmente.

A avaliação sensorial cognitiva de ordem superior deve ser incluída quando existe a suspeita de comprometimento cognitivo, mas só pode ser plenamente interpretada quando é realizada nos membros/mãos não acometidos pela perda sensitiva primária. Existem inúmeros testes, mas frequentemente são pesquisadas grafestesia (o examinador escreve um algarismo ou letra na mão do paciente; o paciente deve ficar de olhos fechados e podem ser realizadas várias tentativas), estereognosia (colocar um objeto ou objetos parecidos na palma da mão do paciente com os olhos fechados; usar clipes de papel ou moedas de tamanhos diferentes) e percepção de estímulos bilaterais aplicados simultaneamente (tocar, por exemplo, as duas mãos após avaliação da função sensitiva primária).

Outros testes neurológicos para condições especiais

Manobra de Dix-Hallpike

A manobra de Dix-Hallpike pode ser útil quando há suspeita de vertigem posicional paroxística benigna (VPPB; ou síndrome vertiginosa semelhante) ativa ou de aparecimento muito recente. Essa manobra frequentemente é positiva nos pacientes com VPPB associada aos canais semicirculares posteriores, que estão implicados na maioria dos casos dessa doença. Pacientes em períodos de inatividade da doença estarão muito provavelmente assintomáticos e não haverá sinais demonstráveis no exame físico. Como se pode ver na Figura 4.15, inicialmente o paciente está sentado com a cabeça rodada aproximadamente 45° em uma direção. A seguir, o paciente é colocado em decúbito dorsal com a cabeça discretamente pendendo (seja com a cabeça pendendo para fora da maca de exame ou o examinador passa um braço sob os ombros do paciente). O paciente fica de olhos abertos, olhando para o rosto do examinador, e o teste positivo revela um retardo de 5 a 10 segundos até o aparecimento de nistagmo rotatório e recapitulação dos sintomas. Esses achados devem desaparecer após 10 a 30 segundos. Uma breve fase de nistagmo vertical pode ocorrer quando o paciente retorna à posição sentada. Na maioria dos casos, o achado é unilateral e é a primeira etapa da manobra de Epley (ver Capítulo 5).

Teste de impulsão da cabeça

Um teste clínico diagnóstico relativamente novo pode ser melhor para detectar alguns tipos de AVE que acometem tronco encefálico que os exames de ressonância magnética (RM) ponderada em difusão. Um componente do teste de nistagmo-impulsão da cabeça é o teste de impulsão da cabeça. O teste só pode ser aplicado e apropriadamente interpretado quando o paciente apresenta sintomatologia aguda com vertigem ou existe a suspeita de um transtorno correlato (ou seja, disfunção cerebelar).

Sinais de Phalen e Tinel

Quando o examinador considera o diagnóstico de síndrome do túnel do carpo, além de inspecionar a mão e verificar se existe fraqueza dos dedos oponentes, dois testes adicionais podem ser úteis. O sinal de Tinel (Figura 4.16 A) envolve a percussão do trajeto do nervo mediano através do punho, enquanto o sinal de Phalen (Figura 4.16 B) consiste em manter prolongadamente os punhos flexionados. Tanto o sinal de Phalen como o sinal de Tinel visam reproduzir a síndrome neurológica específica do paciente, não apenas desconforto. Um sinal de Tinel também pode ser pesquisado em qualquer local onde se suspeita que haja compressão neural focal, como no nível do olécrano ou da cabeça da fíbula.

Elevação da perna esticada

A manobra de elevação do membro inferior esticado é realizada com o propósito de diagnosticar ciatalgia. Como se pode ver na Figura 4.17 com o paciente em decúbito dorsal, o calcanhar do membro inferior ipsilateral (afetado) é levantado pelo examinador até aproximadamente 30 a 45°e, aí, o hálux é dorsiflexionado passivamente.

Um teste de elevação do membro inferior contralateral (cruzado) pode ser realizado no outro membro inferior, mas apenas se o membro inferior afetado apresentar um achado positivo. O teste contralateral busca recapitular as manifestações do membro inferior afetado. Para ser considerado um sinal positivo, o paciente deve relatar dor específica (tipicamente lancinante). O teste de elevação do membro inferior ipsilateral é extremamente sensível, mas pouco específico, enquanto o teste contralateral é muito específico, mas pouco sensível.

Outros reflexos medulares (apenas pacientes do sexo masculino)

Reflexo cremastérico

Os testes do reflexo cremastérico avaliam a integridade do arco reflexo L1-L2 e podem ser considerados um sinal localizador em pacientes com doença neurológica na parte inferior da medula espinal ou como confirmação em pacientes com anormalidades

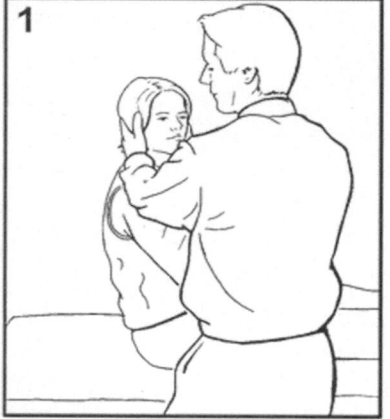
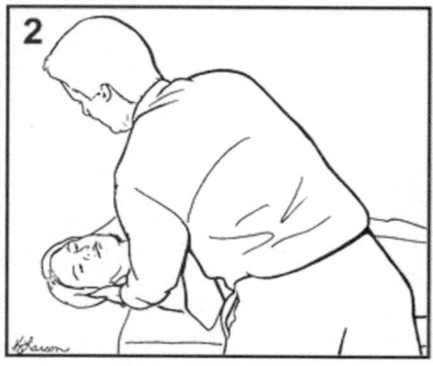

FIGURA 4.15 Manobra de Dix-Hallpike. *1* e *2* correspondem à primeira e segunda posições da manobra. (Fonte: Fife TD, Iverson DJ, Lempert T et al. Practice parameter: therapies for benign paroxysmal positional vertigo [an evidence-based review]: report of the Quality Standards Subcommittee of the American Academy of Neurology. *Neurology.* 2008;70:2067-2074.)

esses testes que envolvem o exame da genitália, a inclusão de um acompanhante, sobretudo do mesmo gênero do paciente, é crucial.

Tônus do esfíncter anal

O toque retal para avaliar o tônus do esfíncter anal é um componente importante do exame neurológico completo, principalmente em pacientes com síndrome medular. Usando um dedo em luva lubrificada e com preparação adequada do paciente, o examinador introduz seu dedo no ânus de forma que possa avaliar seu tônus espontâneo. Se for detectada hipotonia, ele deve pedir ao paciente para contrair voluntariamente o ânus ao redor do dedo.

Testes para detectar simulação

Inúmeros testes foram propostos para potencialmente identificar pessoas que simulam manifestações neurológicas. Dos testes estudados para verificar sua sensibilidade e especificidade, a maioria é imperfeita. Todavia, quando achados incongruentes são identificados no exame neurológico algumas dessas manobras podem ser úteis. Sempre que for aventado o uso dessas manobras, é muito importante fazê-lo de modo prudente e reservado, porque tanto a realização como a interpretação dos achados exigem um examinador habilidoso e experiente. Os achados devem depois ser informados ao paciente com o devido respeito e delicadeza. Embora alguns profissionais considerem essa parte do exame desonesta para com o paciente, esses testes podem ser muito instrutivos, com o potencial de evitar a solicitação de exames dispendiosos e até morbidade (sobretudo no caso de exames complementares invasivos, desnecessários ou que possam levar a conclusões incorretas). Quando a pesquisa de simulação é realizada de modo apropriado, é potencialmente terapêutica. A seguir, são apresentadas algumas técnicas de exame potencialmente úteis.

Sinal de Hoover

Esse teste é usado para detectar simulação de fraqueza unilateral da perna. Depois de avaliar o membro inferior normal com o paciente em decúbito dorsal, o examinador coloca a mão sob o calcanhar desse membro inferior e solicita ao paciente para elevar a outra perna (supostamente fraca). Normalmente, um paciente tentando levantar o membro inferior afetado empurra o outro membro inferior contra a superfície da mesa de exame, com a força sendo percebida pelo examinador. Quando o paciente apresenta sinais de dispraxia, respostas retardadas ou possível paraparesia/tetraparesia, é necessário exercer cautela na interpretação desse sinal.

Hemianestesia vibratória na cabeça

Pacientes com alterações psicogênicas podem ter hemianestesia acometendo todo o corpo, inclusive a face, em todas as modalidades de sensibilidade. É provável que a percepção vibratória seja percebida, principalmente ou pelo menos em parte, por sinais transmitidos para o pescoço e, em menor grau, para a cabeça. Já foram propostos vários métodos para diferenciar hemianestesia facial simulada da verdadeira. Uma abordagem envolve, com o paciente com os olhos abertos, a colocação de um diapasão de 128 Hz no centro da face, acima das sobrancelhas (visível para o paciente). Mantendo a base do diapasão estática, incline o diapasão para o lado afetado (anestesiado) e, depois, incline para o lado normal. Registre as respostas do paciente. Repita a medida, fora dessa sequência, com os olhos fechados para tentar detectar alguma discrepância.

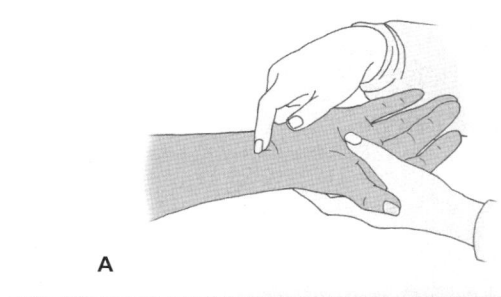
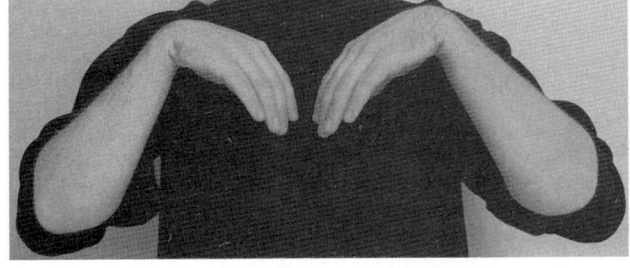

FIGURA 4.16 A. Sinal de Tinel. **B.** Sinal de Phalen. (Fonte: **A.** Bickley L. *Bates' Guide to Physical Examination and History-taking*. 11th ed. Philadelphia: Wolters Kluwer Health/Lippincott Williams & Wilkins; 2013. **B.** Cortesia de James M. Noble, MD.)

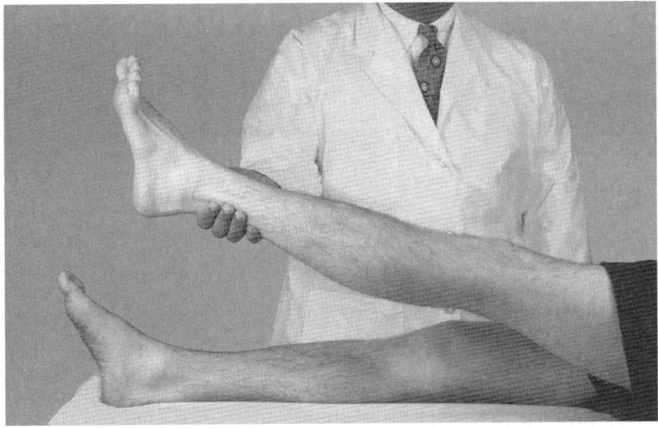

FIGURA 4.17 Teste de elevação da perna esticada. (Fonte: Bickley L. *Bates' Guide to Physical Examination and History-taking*. 11th ed. Philadelphia: Wolters Kluwer Health/Lippincott Williams & Wilkins; 2013.)

reflexas em grupos musculares ipsilaterais dos membros. Não há resposta nos transtornos neurológicos centrais e periféricos. Na pesquisa desse reflexo, o estímulo tátil é aplicado delicadamente na face interna da coxa (pode ser usado um objeto descartável como um abaixador de língua ou um cotonete). Normalmente, o testículo se eleva com o estímulo da coxa homolateral.

Reflexo bulbocavernoso

Esse teste deve ser realizado especificamente quando há suspeita de lesão raquimedular aguda. O teste envolve dois estímulos potenciais: (1) apertar a glande do pênis ou (2) tracionar delicadamente o cateter de Foley enquanto monitora contração do esfíncter anal – isso pode ser feito manualmente ou por método eletrofisiológico. A resposta desaparece nos indivíduos em choque espinal agudo.

Como sempre ocorre com qualquer parte do exame físico que possa gerar constrangimento, mas sobretudo em relação a

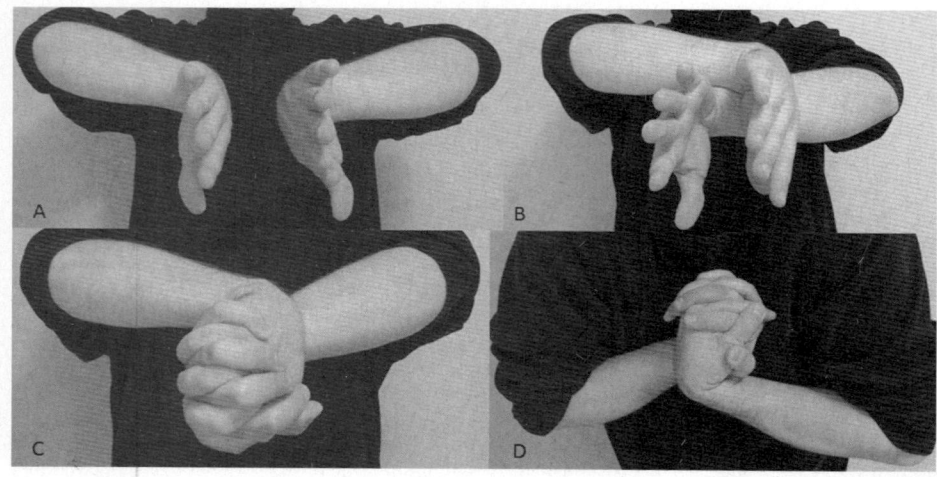

FIGURA 4.18 Teste de Bowlus e Currier. Sequência do teste de Bowlus e de Currier. A avaliação de sensibilidade epicrítica é realizada da maneira habitual, comparando a mão direita com a mão esquerda. Quando há suspeita de alguma alteração sensorial não fisiológica, deve-se orientar o paciente a posicionar as mãos como é mostrado em **D**. A avaliação sensorial é repetida rapidamente para tentar identificar discrepâncias. (Fotografias de James M. Noble, M.D.)

Hemianestesia corporal

O teste de Bowlus e Currier (Figura 4.18) pode ser uma abordagem útil à diferenciação do paciente com hemianestesia psicogênica. Como se pode observar nessas fotografias, primeiro o paciente gira os polegares para baixo com os braços à frente do corpo, depois o punho direito é apoiado no punho esquerdo e os dedos das mãos são entrelaçados e flexionados. Mantendo os dedos entrelaçados, os cotovelos são flexionados e os antebraços em supinação, de modo que as mãos estão quase na altura do queixo do paciente com os polegares apontando para cima. Logo depois, o examinador testa a sensibilidade epicrítica nas articulações metacarpofalangianas das duas mãos, buscando não apenas consistência, mas a rapidez com que o paciente responde ao questionamento. Hesitação significativa ou inconsistência com o exame sensorial primário é consistente com simulação do exame neurológico.

LEITURA SUGERIDA

Abraham A, Alabdali M, Alsulaiman A, et al. The sensitivity and specificity of the neurological examination in polyneuropathy patients with clinical and electrophysiological correlations. *PLoS One*. 2017;12(3):e0171597.

Al Hussona M, Maher M, Chan D, et al. The virtual neurologic exam: instructional videos and guidance for the COVID-19 era. *Can J Neurol Sci*. 2020:1-6.

Awadallah M, Janssen F, Körber B, Breuer L, Scibor M, Handschu R. Telemedicine in general neurology: interrater reliability of clinical neurological examination via audio-visual telemedicine. *Eur Neurol*. 2018;80(5-6):289-294.

Bowlus WE, Currier RD. A test for hysterical hemianalgesia. *N Engl J Med*. 1963;269:1253-1254.

Brody IA, Rozear MP. Contraction response to muscle percussion. Physiology and clinical significance. *Arch Neurol*. 1970;23(3):259-265.

Buckley TA, Munkasy BA, Clouse BP. Sensitivity and specificity of the modified Balance Error Scoring System in concussed collegiate student athletes. *Clin J Sport Med*. 2018;28(2):174-176.

Burgess N, Maguire EA, O'Keefe J. The human hippocampus and spatial and episodic memory. *Neuron*. 2002;35(4):625-641.

Clements SD, Peters JE. Minimal brain dysfunctions in the school-age child. Diagnosis and treatment. *Arch Gen Psychiatry*. 1962;6:185-197.

Croskerry P. A universal model of diagnostic reasoning. *Acad Med*. 2009;84(8):1022-1028.

Dazzan P, Morgan KD, Chitnis X, et al. The structural brain correlates of neurological soft signs in healthy individuals. *Cereb Cortex*. 2006;16(8):1225-1231.

Devillé WL, van der Windt DA, Dzaferagi A, Bezemer PD, Bouter LM. The test of Lasègue: systematic review of the accuracy in diagnosing herniated discs. *Spine (Phila Pa 1976)*. 2000;25(9):1140-1147.

Dyck PJ, Boes CJ, Mulder D, et al. History of standard scoring, notation, and summation of neuromuscular signs. A current survey and recommendation. *J Peripher Nerv Syst*. 2005;10(2):158-173.

Ercan I, Ozdemir ST, Etoz A, et al. Facial asymmetry in young healthy subjects evaluated by statistical shape analysis. *J Anat*. 2008;213(6):663-669.

Fife TD, Iverson DJ, Lempert T, et al. Practice parameter: therapies for benign paroxysmal positional vertigo (an evidence-based review): report of the Quality Standards Subcommittee of the American Academy of Neurology. *Neurology*. 2008;70(22):2067-2074.

Gelb DJ, Gunderson CH, Henry KA, et al. The neurology clerkship core curriculum. *Neurology*. 2002;58(6):849-852.

Greer S, Chambliss L, Mackler L, Huber T. Clinical inquiries. What physical exam techniques are useful to detect malingering? *J Fam Pract*. 2005;54(8):719-722.

Halmagyi GM, Cremer PD. Assessment and treatment of dizziness. *J Neurol Neurosurg Psychiatry*. 2000;68(2):129-134.

Jarvik JG, Deyo RA. Diagnostic evaluation of low back pain with emphasis on imaging. *Ann Intern Med*. 2002;137(7):586-597.

Joseph T, Auger SD, Peress L, et al. Screening performance of abbreviated versions of the UPSIT smell test. *J Neurol*. 2019;266(8):1897-1906.

Kattah JC, Talkad AV, Wang DZ, Hsieh YH, Newman-Toker DE. HINTS to diagnose stroke in the acute vestibular syndrome: three-step bedside oculomotor examination more sensitive than early MRI diffusion-weighted imaging. *Stroke*. 2009;40(11):3504-3510.

Kerr NM, Chew SS, Eady EK, Gamble GD, Danesh-Meyer HV. Diagnostic accuracy of confrontation visual field tests. *Neurology*. 2010;74(15):1184-1190.

Liu CH, Hsu LL, Hsiao CT, et al. Core neurological examination items for neurology clerks: a modified Delphi study with a grass-roots approach. *PLoS One*. 2018;13(5):e0197463.

Monacelli AM, Cushman LA, Kavcic V, Duffy CJ. Spatial disorientation in Alzheimer's disease: the remembrance of things passed. *Neurology*. 2003;61(11):1491-1497.

Moore FG, Chalk C. The essential neurologic examination: what should medical students be taught? *Neurology*. 2009;72(23):2020-2023.

O'Brien M. *Aids to the Examination of the Peripheral Nervous System*. 5th ed. London, United Kingdom: Elsevier Health Sciences; 2010.

Oldham JR, Difabio MS, Kaminski TW, Dewolf RM, Howell DR, Buckley TA. Efficacy of tandem gait to identify impaired postural control after concussion. *Med Sci Sports Exerc*. 2018;50(6):1162-1168.

Phalen GS. The carpal-tunnel syndrome. Seventeen years' experience in diagnosis and treatment of six hundred fifty-four hands. *J Bone Joint Surg Am*. 1966;48(2):211-228.

Tinel J. The sign of "tingling" in lesions of the peripheral nerves. *Arch Neurol*. 1971;24:574-575. Originally published, in French, in: *La Presse Médicale*. 1915;23:388-389.

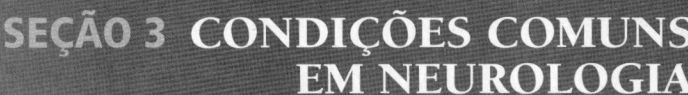

SEÇÃO 3 CONDIÇÕES COMUNS EM NEUROLOGIA

Editor da Seção: *J. Kirk Roberts*

Tontura, Vertigem e Perda Auditiva 5

J. Kirk Roberts

PONTOS-CHAVE

1. Na investigação diagnosticada das causas de tontura e vertigem, frequentemente é mais útil basear-se nas características associadas como condições desencadeantes, duração, descrição dos episódios anteriores e sintomas coexistentes que enfatizar queixas subjetivas de tontura.

2. No primeiro episódio de vertigem aguda, a consideração diagnóstica principal é diferenciá-la de acidente vascular encefálico e neurite vestibular. Elementos úteis são história de fatores de risco cardiovascular, resultados dos testes de HINTS (avaliação do teste de impulsão da cabeça, nistagmo e inclinação do olhar) e outros sinais ou sintomas neurológicos.

3. A vertigem posicional benigna associada aos canais posteriores pode ser diagnosticada nos pacientes com vertigem posicional e nistagmo típico em determinadas posições da cabeça e é tratada eficazmente com manobras de reposicionamento.

INTRODUÇÃO

Tontura é um termo impreciso utilizado para descrever vários sintomas, inclusive vertigem, sensação de desmaio, sensação de perda de equilíbrio, desequilíbrio e confusão mental, entre outros. Quase 25% da população apresentam tontura e esta é uma queixa comum no setor de emergência e nos consultórios de neurologistas, otorrinolaringologistas e clínicos gerais. Há diversas causas de tontura, acometendo vários sistemas orgânicos, e a tontura pode variar de relativamente benigna a potencialmente fatal. A investigação diagnóstica da tontura é ainda mais dificultada pelo fato de que sua descrição é difícil. A primeira etapa consiste em tentar categorizar esse sintoma como vertigem, pré-síncope, desequilíbrio e outras causas de tontura inespecífica descritos na Tabela 5.1.

Vertigem é uma ilusão de movimento, seja do ambiente ou da própria pessoa, mais frequentemente de natureza rotatória, embora possa ser translacional ou de inclinação. *Pré-síncope* é a sensação que ocorre antes da perda de consciência e está descrita no Capítulo 6. *Desequilíbrio* não é uma sensação de movimento, mas de instabilidade ou perda do equilíbrio (ver Capítulo 15). Outros tipos de tontura ou tontura inespecífica incluem aqueles cujos sinais e sintomas não se encaixam facilmente em uma das categorias mencionadas anteriormente ou se encaixam em mais de uma categoria. Em vez de empregar a descrição qualitativa de tontura para classificar o subtipo, para avaliar esses pacientes frequentemente é mais proveitoso usar características como início, duração, fatores desencadeantes, história de episódios anteriores e sintomas associados.

Tabela 5.1 Subtipos de tontura.				
	Vertigem	**Pré-síncope**	**Desequilíbrio**	**Tontura inespecífica**
Descrição do sintoma	Ilusão de movimento, perda de equilíbrio	Sensação de desmaio ou desmaio propriamente dito	Perda de equilíbrio, instabilidade, sintomas não se localizam na cabeça	Sensação de estar flutuando, confusão mental
Início	Geralmente abrupto	Geralmente abrupto	Abrupto a lento	Mal definido
Duração	Segundos a horas	Segundos a minutos	Agudo a crônico	Subagudo a crônico
Fatores desencadeantes	Movimento da cabeça, alteração da posição	Manobras ortostáticas, micção, tosse, desidratação	Posição de pé ou caminhando, não ocorre enquanto a pessoa está sentada ou deitada	Estresse, situacional, inespecíficos
História pregressa	Nenhuma ou episódios prévios	Nenhuma ou episódios prévios	Crônica	Crônica
Sintomas associados	Náuseas, sintomas otológicos (perda auditiva, tinido), sintomas relacionados com o tronco encefálico (diplopia, fala mal articulada, parestesia, fraqueza, perda da coordenação, ataxia)	Turvação da visão, sensação de calor, sudorese, náuseas, palpitações, dor torácica	Fala mal articulada, perda da coordenação	Muitos

VERTIGEM

Neuroanatomia

A vertigem resulta basicamente de distúrbios do sistema vestibular, que inclui labirinto vestibular, nervo vestibular, núcleos vestibulares do tronco encefálico, partes vestibulares do cerebelo, conexões entre essas estruturas e, apenas raramente, estruturas situadas em níveis mais altos do telencéfalo. O labirinto vestibular, localizado nos ossos temporais, é constituído por três canais semicirculares de orientação ortogonal (anterior, posterior e lateral) e vestíbulo, que contém os órgãos otolíticos (utrículo e sáculo) dispostos em aproximadamente 90° um do outro. O utrículo responde à aceleração angular, e o sáculo reage à inclinação linear, inclusive translação ou inclinação. Quando a pessoa gira a cabeça, o líquido endolinfático dos canais semicirculares apresenta uma defasagem em seu movimento, resultando em deflexão da cúpula gelatinosa no canal, que ativa ou inibe a deflagração das células ciliadas. A ativação de um lado é acompanhada de inibição no canal complementar contralateral. Os órgãos otolíticos (utrículo e sáculo) contêm células ciliadas nas quais existem cristais de carbonato de cálcio (otocônios). Translação ou inclinação (via gravidade) ativam ou inibem essas células. A partir do labirinto vestibular, os neurônios transmitem as informações centralmente através da parte vestibular do oitavo nervo craniano para o tronco encefálico e núcleos vestibulares, projetando-se, a seguir, para o cerebelo, núcleos motores oculares, medula espinal e, por vias menos bem conhecidas, para o telencéfalo. A integração das combinações de ativações e inibições dos vários componentes do sistema vestibular dos dois ouvidos, junto com o aporte (*input*) visual e o aporte proprioceptivo, detecta movimento, rotação, translação e inclinação com consequente influência nos movimentos oculares e na postura.

A vertigem pode resultar de transtornos do sistema vestibular periférico (labirinto ou nervo vestibular) ou do sistema vestibular central (tronco encefálico, cerebelo, suas conexões e, raramente, cérebro), e essa localização é a etapa seguinte natural na investigação diagnóstica de vertigem. Na Tabela 5.2 são apresentadas algumas manifestações que auxiliam na diferenciação dos tipos periférico e central.

Diagnóstico

No paciente que sofre o primeiro episódio de vertigem, a principal preocupação consiste na investigação de acidente vascular encefálico (AVE) e na diferenciação de neurite vestibular. A existência de fatores de risco vasculares e outras manifestações neurológicas, cefaleia e queixas relacionadas com o tronco encefálico é extremamente importante. Todavia, a ausência dessas manifestações não descarta a etiologia isquêmica. Pacientes que apresentam um episódio de vertigem correm um risco três vezes maior de AVE em comparação com a população geral, e esse risco aumenta se houver múltiplos fatores de risco vasculares. No paciente com episódios recorrentes de vertigem, os principais diagnósticos diferenciais incluem vertigem paroxística posicional benigna (VPPB), síndrome de Ménière e enxaqueca. A compressão da artéria vertebral decorrente de rotação do pescoço é uma causa muito rara de tontura ou vertigem episódica.

Anamnese dirigida

A perda da função vestibular influencia os movimentos oculares e a estabilização da imagem, bem como o equilíbrio e a orientação espacial. Além da vertigem, os pacientes podem sentir que estão inclinados, que o mundo "está sacudindo" enquanto caminham (oscilopsia), apresentam desorientação espacial, desequilíbrio e, raramente, apresentam episódios de queda, quando sentem que estão sendo empurrados ou puxados para o chão. Esses episódios de queda, conhecidas como *crises otolíticas de Tumarkin*, ocorrem mais frequentemente na síndrome de Ménière, embora possam ser observados em outras condições vestibulares.

Exame físico dirigido

O exame físico do paciente com vertigem inclui todos os elementos do exame neurológico com atenção especial a determinados aspectos. O ouvido deve ser examinado, e a acuidade auditiva tem de ser avaliada. O exame oftalmológico é especialmente importante. Primeiro, deve ser observado se existe nistagmo na mirada primária e com os movimentos oculares em todas as direções. Deve-se tornar a observar após a perda da capacidade de fixação pelo uso de lentes de aumento de Frenzel – óculos com lentes de aumento que possibilitam a visualização dos movimentos oculares, mas impedem a fixação da mirada. Se não houver lentes de Frenzel, a fixação pode ser eliminada durante o exame oftalmológico pela cobertura do olho que não está sendo examinado com a mão livre e observando se ocorre nistagmo do disco óptico. É preciso lembrar que esse movimento ocorre no sentido oposto do movimento da parte frontal do olho. Verificar o tipo de movimento (horizontal, vertical, torcional, misto), o efeito da fixação e o efeito da mirada. O nistagmo pendular é sinusoidal, enquanto o nistagmo espasmódico (o mais observado) consiste em incursão lenta em uma direção e rápida correção. É causado por desequilíbrio do aporte vestibular, seja periférico ou central. Na Tabela 5.3 são mostradas as características do nistagmo periférico e do nistagmo espasmódico. O nistagmo espasmódico é nomeado segundo a direção da fase rápida e pode ser subclassificado segundo sua trajetória e as condições nas quais é observado. Algumas formas especiais de nistagmo e sua importância são mostradas na Tabela 5.4.

Tabela 5.2 Vertigem periférica *versus* central.

	Vertigem periférica	Vertigem central
Náuseas/vômitos	Intensos	Leves/moderados
Perda de equilíbrio	Leve/moderada	Intensa
Manifestações otológicas (perda auditiva, tinido, dor)	Comuns	Raras
Outros sintomas neurológicos	Raros	Comuns

Tabela 5.3 Nistagmo periférico *versus* central.

	Periférico	Central
Aspecto	Contorcivo, horizontal e vertical combinados Nistagmo na direção contrária ao lado afetado	Frequentemente, apenas vertical, horizontal ou contorcivo; qualquer direção
Fixação	Inibe	Nenhum efeito
Olhar fixo	Segue a lei de Alexander (o nistagmo piora quando o indivíduo olha para o lado da fase rápida)	Pode mudar a direção; não segue a lei de Alexander

Tabela 5.4 Subtipos de nistagmo.

Nistagmo espasmódico

Desencadeado pelo olhar: nistagmo nos extremos do olhar, com oscilações na direção do olhar

Fisiológico: nistagmo fino, geralmente quando o paciente está cansado

Desencadeado por fármaco/droga: frequentemente observado em usuários de sedativos e antiepilépticos

Lesões do tronco encefálico/cerebelo: pode ser persistente

Nistagmo de rebote: após olhar excentricamente durante cerca de 1 min no retorno à posição neutra do olhar, ocorre nistagmo com oscilações na outra direção, associado a lesões do tronco encefálico ou do cerebelo

Nistagmo de Bruns: nistagmo lento e de grande amplitude em uma direção e nistagmo rápido de pequena amplitude no sentido oposto sugerem lesão do ângulo pontocerebelar no lado do nistagmo lento e de grande amplitude

Nistagmo horizontal

Nistagmo periférico: nistagmo com oscilação em apenas uma direção, para longe do lado comprometido, obedece à lei de Alexander, geralmente com movimento contorcivo, inibido por fixação

Nistagmo central: nistagmo que muda de direção, pode ser puramente horizontal, não obedece à lei de Alexander e não é inibido por fixação do olhar

Nistagmo alternante periódico: nistagmo com alternância da direção a cada 1 a 2 min, associado a lesões na junção cervicobulbar ou no cerebelo

Nistagmo dissociado: nistagmo com manifestações diferentes nos olhos, observado na oftalmoplegia internuclear ou simulado pela miastenia *gravis*

Nistagmo com oscilação para baixo: o nistagmo geralmente se intensifica na mirada lateral e inferior, observado quando há comprometimento do bulbo dorsal ou do flóculo cerebelar ou de projeções associadas com lesões na junção cervicobulbar, medicamentos (lítio, carbamazepina e fenitoína), álcool etílico, hipomagnesemia, deficiência de tiamina, síndromes paraneoplásicas, degeneração cerebelar e outras condições

Nistagmo com oscilação para cima: associado às lesões do tronco encefálico e cerebelo, mais frequentemente do bulbo

Nistagmo congênito: frequentemente uma combinação de nistagmo espasmódico e nistagmo pendular

Nistagmo com retração-convergência: parte da síndrome mesencefálica dorsal de Parinaud, convergência e retração dos olhos

Nistagmo posicional: observado com movimentos específicos da cabeça e comentados com mais detalhes mais adiante

Nistagmo pendular

Adquirido: associado às lesões do tronco encefálico e cerebelo

Congênito: frequentemente é uma combinação de nistagmo espasmódico e pendular

Nistagmo infantil: início na lactência; o nistagmo é assimétrico e rápido, frequentemente associado aos movimentos de oscilação e torção da cabeça; geralmente regride

Associado a algum déficit visual

Nistagmo oscilante: movimentos verticais e contorcivos combinados em direção contrária associados às lesões do mesencéfalo ou área parasselar

Mioclonia oculopalatina: movimentos rítmicos de 2 a 3 Hz observados muito depois de uma lesão do triângulo de Mollaret

Miorritmia oculomastigatória: movimentos rítmicos de convergência ocular e contração dos músculos mastigatórios ou outros grupos musculares observados em 20% dos pacientes com doença de Whipple

---

Além do nistagmo, a disfunção vestibular periférica unilateral resulta em assimetria sutil da posição vertical dos olhos com o olho homolateral em uma posição mais baixa na órbita que o outro olho e torsão conjugada homolateral dos olhos. Além dos achados motores oculares, o paciente geralmente apresenta discreta inclinação da cabeça para o lado acometido e tendência para cair para o mesmo lado. Esses indivíduos podem perceber vertical como discretamente inclinado. O teste da cadeira giratória revela desvio homolateral. Os resultados das manobras de Romberg e marcha tandem revelam comprometimento, mas não são específicos. O teste de Fukuda, caminhando no mesmo lugar com os olhos fechados, mostra desvio para o lado da lesão vestibular.

Teste de impulsão da cabeça

O teste de impulsão da cabeça é realizado na investigação de perda de aporte vestibular do labirinto vestibular ou do nervo vestibular para o reflexo vestíbulo-ocular. É realizado pedindo-se ao paciente para olhar fixamente um objeto diretamente a sua frente. A seguir, a cabeça do paciente é girada rapidamente em cerca de 15°. Em circunstâncias normais, os olhos permanecem focalizados no objeto. Se houver uma lesão vestibular no lado para o qual a cabeça do paciente é girada, há perda da fixação, e os olhos se movem com a cabeça, sendo necessário um movimento sacádico para a refixação. O aporte do canal horizontal é testado mais comumente pela rotação da cabeça no plano horizontal. Os outros canais semicirculares também podem ser testados pela rotação da cabeça ao longo do plano do canal em questão. De modo geral, o teste de impulsão da cabeça é normal nos indivíduos com causas centrais de vertigem. Nos casos de síndrome vestibular aguda, a combinação do teste de impulsão cefálica com a investigação de nistagmo e a existência de desvio do olhar (teste HINTS) pode ser utilizada para diferenciar uma lesão vestibular periférica aguda de uma lesão central aguda com o infarto cerebral com mais acurácia do que a ressonância magnética (RM). A acuidade visual dinâmica também pesquisa esse reflexo. Isso é realizado pela avaliação da visão em posição estática e depois enquanto a cabeça é balançada a aproximadamente 2 Hz. A maioria das pessoas não consegue ler mais de duas a quatro linhas no quadro de avaliação visual quando pelo menos um labirinto apresenta função normal.

Manobra de Dix-Hallpike

Manobras posicionais também precisam ser realizadas para descartar a possibilidade de VPPB, e essa abordagem é discutida com mais detalhes no Capítulo 60. Na VPPB, a vertigem é precipitada por movimentos característicos da cabeça e consequente aos "restos de otólitos" nos canais semicirculares, mais frequentemente no canal posterior. A manobra de Dix-Hallpike (ver Figura 4.15, no Capítulo 4) consiste em sentar o paciente com a cabeça girada 45° para um lado. A seguir, o paciente retorna ao decúbito dorsal com a cabeça esticada 30°. Observa-se, durante pelo menos 30 segundos, se ocorre nistagmo. Um resultado positivo consiste na ocorrência de nistagmo após alguns segundos, com duração de até 1 minuto. O examinador verifica se ocorre nistagmo rotatório com oscilação para cima do polo superior do olho para o chão. Essa resposta apresentará fadiga se for repetida algumas vezes.

A VPPB do canal horizontal, uma condição menos comum, poderia ser revelada na manobra de Dix-Hallpike como nistagmo horizontal. A manobra mais fidedigna seria inclinação lateral da cabeça e do corpo em decúbito dorsal. A VPPB de canal anterior é muito rara. Se o nistagmo não for característico de VPPB em termos de tipo, latência e fadigabilidade, é preciso aventar a possibilidade de lesão central. A VPPB é mais bem tratada com manobras de reposicionamento que visam "rolar" os restos de otólitos para fora do canal semicircular comprometido.

Nas Tabelas 5.5 e 5.6 (vertigem periférica e vertigem central, respectivamente) são mostradas várias causas de vertigem junto com algumas de suas características. Mais detalhes podem ser encontrados em outros capítulos.

Tabela 5.5 Causas de vertigem periférica.

Causa	Características
VPPB	Nistagmo posicional, breve e recorrente, que ocorre apenas em determinadas posições
Neurite vestibular	Vertigem aguda, episódio isolado, pródromo viral
Síndrome de Ramsay Hunt (herpes-zóster ótico)	Vertigem aguda, episódio único, vesículas na orelha ou próximo a ela, paralisia do nervo facial, surdez
Síndrome de Ménière	Vertigem recorrente, duração de minutos a horas, sintomas otológicos unilaterais de plenitude, perda auditiva, tinido
Traumatismo	Relato de traumatismo
Fístula perilinfática	Vertigem episódica, associada com manobra de Valsalva, sons altos (fenômeno de Tullio), relato de traumatismo
Deiscência do canal superior	Vertigem episódica, associada com manobra de Valsalva, sons altos
Síndrome de Cogan	Síndrome semelhante a síndrome de Ménière com ceratite intersticial
Neuroma do acústico	Raramente vertigem, mais perda de equilíbrio, tinido ou perda auditiva unilateral
Medicamentos	Exposição a aminoglicosídeos
Otite	Evidências de otite
Isquemia do labirinto	Existência de fatores de risco vasculares, vertigem súbita e perda auditiva
Vestibulopatia recorrente	Episódios recorrentes, mas sem manifestações otológicas que sugiram síndrome de Ménière

VPPB, vertigem paroxística posicional benigna.

Tabela 5.6 Causas de vertigem central.

Causa	Características
Vertigem associada à enxaqueca	História pregressa de enxaqueca
Isquemia/hemorragia cerebral	Fatores de risco vasculares, outros sinais/sintomas neurológicos, ataxia ou dismetria mais proeminentes
Esclerose múltipla	Relato ou existência de outros sinais/sintomas neurológicos
Tumor	Ocorrência de outros sinais/sintomas neurológicos
Anormalidades na junção craniocervical (síndrome de Arnold-Chiari, impressão basilar etc.)	Associadas com cefaleia, dor na nuca, envolvimento de outros nervos cranianos de localização mais baixa
Ataxia episódica do tipo 2	Vertigem e ataxia episódicas que duram horas a dias
Degenerações cerebelares ou espinocerebelares	Mais frequentemente ataxia sem vertigem
Mal de desembarque	Após viagem de barco (ou de outro tipo) a sensação de movimento persiste

Exames diagnósticos

O teste diagnóstico mais útil para pacientes com vertigem é um exame fonoaudiológico meticuloso para determinar se existe acometimento otológico, sobretudo se houver queixas de perda auditiva ou tinido. Exames de imagem são solicitados quando existe a suspeita de uma causa central e em outros poucos casos. A tomografia computadorizada (TC) não produz imagens satisfatórias da fossa posterior, e a RM é a técnica de imagem preferida. Na investigação da deiscência do canal superior, a TC é a técnica que fornece as melhores imagens de deiscência óssea, ainda que modalidades mais novas de RM estejam em processo de desenvolvimento. Videonistagmografia (VNG) ou eletronistagmografia é um exame adequado se houver a suspeita de VPPB sem nistagmo evidente no exame físico ou se houver a suspeita de lesão vestibular unilateral não confirmada pelo exame físico (ver Capítulo 29). O teste na cadeira giratória também é útil nessa circunstância e se houver a suspeita de disfunção vestibular bilateral.

Tratamento

O tratamento da vertigem é voltado basicamente para suas causas e é comentado nos capítulos pertinentes. A Tabela 5.7 descreve alguns tratamentos inespecíficos para vertigem (alguns com indicação *off-label*) os quais incluem anti-histamínicos, anticolinérgicos, benzodiazepínicos e antieméticos para náuseas e vômitos. Fármacos sintomáticos devem ser interrompidos depois que os sintomas entrarem em remissão.

Acredita-se que a reabilitação vestibular seja benéfica porque promove compensação, facilitando a substituição estratégica, limitando a inatividade e, no caso da VPPB, reposicionando os restos dos otólitos. Existe alguma preocupação quanto à interferência dos medicamentos na reabilitação.

TINIDO

Tinido é a percepção de som na cabeça quando não existe ruído externo. A incapacidade varia de inexistente a significativa. O tinido subjetivo é escutado apenas pelo paciente, enquanto o tinido objetivo também é escutado pelo examinador. O tinido pode ser classificado como pulsátil e não pulsátil, com o tinido pulsátil indicando habitualmente uma etiologia vascular. A Tabela 5.8 mostra várias causas de tinido.

Neuroanatomia

A maioria dos casos de tinido está relacionada com perda auditiva neurossensorial no nível do nervo coclear ou da cóclea. Acredita-se que o tinido seja criado no sistema nervoso central. Com menor frequência o tinido se origina em estruturas nas proximidades do ouvido, sobretudo estruturas vasculares.

Tabela 5.7 Medicamentos usados no tratamento da vertigem.

Fármacos		Efeitos adversos
Anti-histamínicos		
Meclizina	12,5 a 25 mg até de 6 em 6 h, caso seja necessário para aliviar vertigem	Sonolência e turvação da visão
Difenidramina	25 a 50 mg até de 6 em 6 h, caso seja necessário para aliviar vertigem	Sonolência, confusão mental, inquietude, taquicardia, turvação da visão, ressecamento das mucosas, espessamento das secreções brônquicas, dificuldade de urinar, constipação intestinal
Dimenidrato	50 a 100 mg até de 6 em 6 h, caso seja necessário para aliviar vertigem ou cinetose	Sonolência, inquietude, taquicardia, turvação da visão, espessamento das secreções brônquicas
Anticolinérgicos		
Escopolamina	Um adesivo transdérmico de 1,5 mg a cada 72 h, caso necessário para aliviar vertigem ou cinetose	Sonolência, tontura, confusão mental, agitação e turvação da visão
Benzodiazepínicos		
Diazepam	1 a 5 mg até de 8 em 8 h, caso seja necessário para aliviar vertigem	Sonolência, confusão mental, amnésia, tolerância, síndrome de abstinência
Lorazepam	1 a 2 mg até de 8 em 8 h, caso seja necessário para aliviar vertigem	Sonolência, confusão mental, amnésia, tolerância, síndrome de abstinência
Alprazolam	0,25 a 0,5 até de 6 em 6 h, caso seja necessário para aliviar vertigem	Sonolência, confusão mental, amnésia, tolerância, síndrome de abstinência
Clonazepam	0,25 a 0,5 até de 8 em 8 h, caso seja necessário para aliviar vertigem	Sonolência, confusão mental, amnésia, tolerância, síndrome de abstinência
Antieméticos		
Proclorperazina	5 a 10 mg VO a cada 6 h, conforme a necessidade; 25 mg VR até de 12 em 12 h se for necessário; usada para tratar vertigem com náuseas/vômitos	Hipotensão, sintomas extrapiramidais
Metoclopramida	5 a 10 mg até de 6 em 6 h, caso seja necessário par aliviar vertigem com náuseas/vômitos; não usar continuamente por mais de 12 semanas	Sintomas extrapiramidais, inclusive discinesia tardia
Ondansetrona	4 mg até de 8 em 8 h, caso seja necessário para aliviar vertigem com náuseas/vômitos	Constipação intestinal, tontura, mal-estar e prolongamento do intervalo QT

Tabela 5.8 Causas de tinido.

Tinido pulsátil
Malformações arteriovenosas/fístulas arteriovenosas
Estenose/turbulência vascular
Paragangliomas
Aumento da pressão intracraniana
Deiscência jugular
Espasmo ou mioclonia do músculo estapédio ou tensor do tímpano
Espasmo ou mioclonia palatal
Disfunção da tuba auditiva (tuba de Eustáquio)
Tinido não pulsátil
Perda auditiva sensorineural (idade, toxicidade, exposição a ruído etc.)
Otosclerose
Traumatismo do ouvido médio ou interno
Neuroma do acústico/lesões do ângulo pontocerebelar
Disfunção da articulação temporomandibular (ATM)
Transtornos da junção craniocervical e da parte cervical da coluna vertebral
Fármacos

Diagnóstico

As características do som devem ser pesquisadas, assim como se o tinido é episódico ou constante, se é pulsátil ou não e se existem fatores precipitantes ou atenuantes. Deve-se dar atenção especial ao relato de traumatismo ou doença otológica prévios, perda auditiva, exposição a ruído, cefaleia e condições que predisponham a aterosclerose como hipertensão arterial, hipercolesterolemia, diabetes melito e tabagismo. O tinido pulsátil ou em caráter de zumbido e que se modifica com exercício físico ou movimento da cabeça é mais sugestivo de etiologia vascular.

Exame físico e testes diagnósticos

Orelhas e estruturas circundantes precisam se inspecionados, a acuidade auditiva precisa ser avaliada e, além disso, o pescoço, o crânio e os olhos devem ser auscultados à procura de sopros. Se houver a suspeita de etiologia vascular, poderiam ser solicitadas ultrassonografia dúplex com Doppler, RM com ou sem contraste, angiorressonância magnética, angiotomografia computadorizada e, em alguns casos, angiografia convencional.

Tratamento

O tratamento do tinido consequente a anormalidades vasculares ou a outras anormalidades consiste, em geral, em correção da condição subjacente. Acredita-se que os pacientes com tinido relacionado com o sistema auditivo devem ser encaminhados para exame fonoaudiológico completo (EFC) e consulta com otorrinolaringologista. Infelizmente, o sucesso do tratamento desse tipo de tinido é mínimo. Próteses auditivas podem beneficiar pacientes com presbiacusia. Terapias comportamentais podem ajudar. Ainda não foi comprovado o sucesso de dispositivos que produzem sons de baixo nível e estimulação elétrica. As provas terapêuticas com medicamentos foram muito desapontadoras.

PERDA AUDITIVA

A perda auditiva é uma ocorrência comum. Tipicamente é classificada como condutiva, geralmente consequente a uma condição no ouvido médio ou interno, neurossensorial, geralmente consequente a uma condição no ouvido interno ou ao longo do nervo vestibulococlear, ou mista. A perda auditiva pode ser unilateral ou bilateral.

Diagnóstico

A anamnese deve enfatizar o grau de perda auditiva, a evolução temporal, a lateralidade, os tipos de som comprometidos e os fatores precipitantes, juntamente de manifestações associadas, como tinido, vertigem, anormalidades de outros nervos cranianos, cefaleia ou outros sintomas neurológicos. A história familiar é importante, sobretudo nos casos de perda auditiva em pessoas mais jovens.

Na Tabela 5.9 são mostradas as condições do ouvido externo e médio que provocam perda auditiva condutiva, enquanto as condições do ouvido interno e do nervo vestibulococlear que provocam perda auditiva neurossensorial são apresentadas na Tabela 5.10. As causas de perda auditiva relacionadas com o sistema nervoso central são raras.

Tabela 5.9 Causas de perda auditiva de condução.

Ouvido externo
Congênita
Cerume
Infecção
Traumatismo
Tumor (carcinoma espinocelular, carcinoma basocelular, melanoma, exostoses, osteoma etc.)
Corpos estranhos
Ouvido médio
Congênita
Infecção
Disfunção da tuba auditiva (tuba de Eustáquio)
Perfuração da membrana timpânica
Otosclerose
Traumatismo
Tumores (colesteatoma, paraganglioma)

Tabela 5.10 Causas de perda auditiva neurossensorial.

Congênita	Doenças autoimunes/inflamatórias
Presbiacusia	Isquemia
Infecção	Distúrbios metabólicos
Síndrome de Ménière	Fármacos ototóxicos
Exposição a ruído	Anomalias estruturais
Traumatismo	

Perda auditiva súbita

O paciente que apresenta perda auditiva neurossensorial súbita (em 1 a 3 dias), geralmente unilateral, pertence a uma subcategoria especial. A incidência é de 5 a 27 por 100 mil pessoas ao ano e mais comum na meia-idade. A etiologia da maioria dos casos nunca é identificada. Etiologias autoimune, inflamatória, infecciosa e isquêmica têm sido postuladas. Há muitos relatos de tinido e alguns de vertigem. Preconiza-se a investigação diagnóstica urgente. A repetição da anamnese sugere síndrome de Ménière ou uma condição autoimune crônica. Dor na nuca poderia sugerir dissecção de artéria vertebral. A artéria auditiva interna é uma ramificação da artéria cerebelar anteroinferior. Existem publicadas diretrizes de prática clínica atualizadas. O EFC deve ser realizado. Também é importante fazer RM ou teste de estimulação auditiva do tronco encefálico. Exames laboratoriais de rotina não devem ser realizados, a menos que exista indicação clínica. O tratamento com glicocorticoides orais nas primeiras 2 semanas de evolução é opcional, e muitos médicos utilizam essa abordagem. O tratamento com oxigênio hiperbárico combinado com corticoide também é possível como intervenção precoce ou de recuperação para pacientes que não melhorem. Tratamento de resgate com corticoides intratimpânicos é recomendável nas primeiras 2 a 6 semanas depois do início da doença em pacientes que não se recuperaram por completo. Antivirais não são recomendados rotineiramente. O prognóstico está relacionado com a intensidade inicial da perda auditiva.

Exame físico

O exame físico inclui obrigatoriamente a inspeção visual dos ouvidos além dos testes de audição. Os pacientes devem ser capazes de escutar o roçar de dedos da mão ou um sussurro a alguns centímetros de distância das orelhas. Os testes de Weber e Rinne fornecem informações adicionais. No teste de Weber, um diapasão de 256 Hz vibrando é apoiado na testa do paciente a distância igual das duas orelhas. Uma resposta normal consiste em escutar de modo semelhante nos dois ouvidos. Um paciente com perda auditiva de condução escutará o diapasão mais alto no ouvido acometido, enquanto o paciente com perda auditiva neurossensorial escutará o som mais alto no ouvido íntegro. O teste de Rinne consiste na colocação de um diapasão de 512 Hz vibrando no processo mastóideo do osso temporal (atrás da orelha) e no questionamento de quando o som não é mais escutado. A seguir, o diapasão é deslocado para uma distância de 2,5 a 5,0 cm do meato acústico externo. Quando a audição é normal ou existe perda auditiva neurossensorial, o som ainda é escutado porque a condução aérea é maior que a condução óssea. Nos casos de perda auditiva condutiva, a condução óssea é melhor que a condução aérea. A investigação adicional inclui EFC com audiometria de tons puros, limiares de percepção e discriminação da fala, impedanciometria e reflexos acústicos. A solicitação de RM e/ou TC depende da situação clínica.

Tratamento

O tratamento da perda auditiva é direcionado para a causa, em associação com amplificação sonora e implante coclear. O primeiro passo é selecionar os candidatos apropriados com base em conversas sobre as dificuldades auditivas e os desejos do paciente, audiograma e quais aparelhos auditivos podem ser oferecidos. Alguns pacientes com perda auditiva significativa não usam aparelhos auditivos por várias razões, inclusive pelo custo financeiro, por problemas estéticos, pela falta de entendimento do grau de perda auditiva e outros motivos. Candidatos aos implantes cocleares têm perda auditiva moderada a grave, e, nesses casos, os aparelhos auditivos não funcionam bem. Os pacientes não precisam estar completamente surdos para que sejam avaliados quanto à indicação de implantes cocleares.

LEITURA SUGERIDA

Chandrasekhar SS, Tsai Do BS, Schwartz SR, et al. Clinical practice guideline: sudden hearing loss (update). *Otolaryngol Head Neck Surg.* 2019;161 (suppl 1):S1-S45.

Halmagyi GM, Cremer PD. Assessment and treatment of dizziness. *J Neurol Neurosurg Psychiatry.* 2000;68:129-134.

Halmagyi GM, Curthoys IS. A clinical sign of canal paresis. *Arch Neurol.* 1988; 45(7):737-739.

Hillier SL, Hollohan V. Vestibular rehabilitation for unilateral peripheral vestibular dysfunction. *Cochrane Database Syst Rev.* 2007;(4):CD005397.

Kattah JC, Talkad AV, Wang DZ, Hsieh Y-H, Newman-Toker DE. HINTS to diagnose stroke in the acute vestibular syndrome: three-step bedside oculomotor examination more sensitive than early MRI diffusion-weighted imaging. *Stroke.* 2009;40(11):3504-3510.

Kim JS, Zee DS. Benign paroxysmal positional vertigo. *New Engl J Med.* 2014;370: 1138-1147.

Lee CC, Su Y-C, Ho HC, et al. Risk of stroke in patients hospitalized for isolated vertigo: a four-year follow-up study. *Stroke.* 2011;42:48-52.

Lee H, Yi H-A, Lee S-R, Ahn B-H, Park B-R. Drop attacks in elderly patients secondary to otologic causes with Meniere's syndrome or non-Meniere peripheral vestibulopathy. *J Neurol Sci.* 2005;232:71-76.

Neuhauser HK, Radtke A, von Brevern, Lezius F, Feldman M, Lempert T. Burden of dizziness and vertigo in the community. *Arch Intern Med.* 2008;168(19): 2118-2124.

Newman-Toker DE, Cannon LM, Stofferahn ME, Rothman RE, Hsieh Y-H, Zee DS. Imprecision in patient reports of dizziness symptom quality: a cross-sectional study conducted in an acute care setting. *Mayo Clin Proc.* 2007;82(11):1329-1340.

Newman-Toker DE, Hsieh Y-H, Camargo CA Jr, Pelletier AJ, Butchy GT, Edlow JA. Spectrum of dizziness visits to US emergency departments: cross-sectional analysis from a nationally representative sample. *Mayo Clin Proc.* 2008;83(7):765-775.

Newman-Toker DE, Kattah JC, Alvernia JE, Wang DZ. Normal head impulse test differentiates acute cerebellar strokes from vestibular neuritis. *Neurology.* 2008;70(24, pt 2):2378-2385.

Rizk H, Agrawal Y, Barthel S, et al. Quality improvement in neurology: neuro-otology quality measurement set. *Neurology.* 2018;91:697-701.

Stachler RJ, Chandrasekhar SS, Archer SM, et al. Clinical practice guideline: sudden hearing loss. *Otolaryngol Head Neck Surg.* 2012;146(3 suppl):S1-S35.

Waldvogel D, Mattle HP, Sturzenegger M, Schroth G. Pulsatile tinnitus—a review of 84 patients. *J Neurol.* 1998;245(3):137-142.

Síncope 6
Tina T. Shih

PONTOS-CHAVE

1. Síncope é perda transitória da consciência em consequência da redução da irrigação sanguínea do cérebro.
2. Ela tem início rápido e duração curta, com recuperação espontânea, rápida e completa.
3. O médico deve obter anamnese detalhada do episódio de síncope para diferenciá-la de uma crise convulsiva.

INTRODUÇÃO

A alteração súbita do nível de consciência é um sintoma inicial comum em vários contextos clínicos, desde o setor de emergência até o ambulatório. A maioria desses episódios pode ser classificada como crise epiléptica ou síncope, ou diferenciação entre "crise epiléptica" *versus* "desmaio". Este capítulo visa proporcionar uma orientação prática para a diferenciação desses dois diagnósticos. A síncope é definida por perda transitória da consciência em consequência da redução da irrigação sanguínea do cérebro. A crise epiléptica caracteriza-se por alterações transitórias da função cerebral em razão de alguma atividade elétrica anormal no encéfalo. Ao avaliar um paciente que relata perda transitória de consciência, o médico deve obter uma descrição detalhada do episódio propriamente dito. O clínico ficaria mais bem servido se passasse a maior parte da consulta entrevistando o paciente e as testemunhas oculares, descobrindo os sinais e sintomas de modo gradual, de forma a permitir a compreensão da ordem e da evolução dos eventos. Saltar essa etapa frequentemente resulta em erros de diagnóstico e desperdício de muito recurso financeiro do sistema de saúde com exames diagnósticos inconclusivos ou até mesmo equivocados.

EPIDEMIOLOGIA

A síncope é um sintoma comum vivenciado por cerca de 50% da população mundial em alguma época de sua vida. A maioria dos indivíduos não busca atendimento médico. Ela é responsável por cerca de 1 a 2% dos atendimentos em serviços de emergência. A síncope vasovagal certamente é a causa mais comum desse sintoma na população jovem e a causa mais frequente de síncope em todas as faixas etárias. A segunda causa mais frequente é a síncope secundária às doenças cardíacas. A incidência de síncope parece aumentar significativamente com a idade, ou seja, duplica na faixa etária acima dos 70 anos, em comparação com grupos mais jovens. Na população idosa, as causas de síncope são diversas e podem incluir etiologias vasovagal, cardíaca e ortostática. A hipotensão ortostática é muito rara em pacientes com menos de 40 anos.

FISIOPATOLOGIA

Síncope é definida por perda transitória da consciência secundária ao aporte de fluxo sanguíneo insuficiente ao cérebro, resultando em perda do tônus postural. Os mecanismos básicos responsáveis pela redução do fluxo sanguíneo cerebral são débito cardíaco baixo e/ou resistência vascular periférica (pressão arterial) reduzida. Nos indivíduos deitados, a perda de consciência ocorre dentro de 6 a 8 segundos depois de assistolia cardíaca, enquanto registros em mesa inclinável demonstraram perda de consciência nos indivíduos de pé quando a pressão arterial sistólica (PAS) diminui a menos de 60 mmHg.

Causas de síncope

Síncope reflexa mediada por mecanismos neurais

O tipo mais frequente de síncope, representando mais da metade dos casos, é a reflexa, também conhecida como *neurocardiogênica*. Nessa forma de síncope, um fator externo ou conjunto de circunstâncias (medo de dor, tosse, rotação da cabeça etc.) resulta em bradicardia, hipotensão ou em uma combinação desses dois fenômenos. A bradicardia reflexa é dividida em duas categorias principais: síncope vasovagal e síncope do seio carotídeo (Tabela 6.1).

Síncope vasovagal

A síncope vasovagal – tipo mais comum de síncope reflexa – é provocada por breve perda do controle circulatório de mediação neural e, em geral, está associada a um prognóstico benigno. A síncope vasovagal pode ser subdividida em três grandes categorias: postural, central e situacional. Na forma postural da síncope vasovagal, o paciente costuma ser jovem e estar em um local quente e com muitas pessoas ao seu redor, ou estar de pé durante um período prolongado e ter perdido uma refeição ou ter ingerido bebida alcoólica. Nos casos de síncope vasovagal de mediação central, o fator desencadeante pode ser dor súbita (comumente durante punção venosa), medo de sentir dor ou choque emocional imediatamente antes do episódio de desmaio. Menos comumente, a síncope ocorre em situações específicas ou parece ter correlação temporal com fatores desencadeantes específicos. Homens mais idosos relatam sintomas logo após levantarem da cama e urinar. Algumas pessoas jovens descrevem síncope recorrente após a prática de exercícios físicos. Outros indivíduos descrevem episódios de síncope após tossir, rir ou espirrar. Não é incomum o relato de síncope vasovagal em vários membros da família do paciente. Apesar da prevalência dessa condição, a fisiopatologia subjacente da síncope vasovagal ainda não foi esclarecida. Os fisiologistas ainda não identificaram o motivo de um estado emocional ou de tossir ou ficar de pé por muito tempo conseguir levar à queda abrupta da pressão arterial ou porque a síncope vasovagal consegue acometer frequentemente alguns indivíduos, mas é rara em outros.

Tabela 6.1 Causas de síncope.

Síncope reflexa mediada por mecanismos neurais

- Síncope vasovagal
  Central (estímulos emocionais)
  Postural (períodos prolongados na posição ortostática)
  - Situacional (fatores desencadeantes específicos)
    - Micção, defecação, tosse, espirro, riso, levantamento de peso, após exercícios físicos, tocar trompete
- Síndrome do seio carotídeo

Síncope cardíaca (cardiovascular)

- Arritmias
- Cardiopatia estrutural/mecânica

Síncope consequente a hipotensão ortostática

- Falência autonômica
  - Atrofia de múltiplos órgãos, diabetes melito, amiloidose, polineuropatia hereditária
- Induzida por fármacos
  - Anti-hipertensivos, diuréticos, antianginosos, antidepressivos tricíclicos, levodopa, lítio, álcool etílico
- Hipovolemia
  - Anemia, retardo do crescimento, desnutrição
- Síndrome de hipotensão ortostática postural

Síndrome do seio carotídeo

Um tipo mais incomum de síncope reflexa é a síndrome do seio carotídeo, que ocorre quando a estimulação normal de um seio carotídeo incomumente sensível resulta em hipotensão e/ou bradicardia. Esse diagnóstico deve ser aventado em indivíduos mais velhos que relatam quedas sem explicação ou síncope quase sem manifestações prodrômicas. Ocasionalmente, os pacientes relatam rotação da cabeça, uso de camisa ou blusa com colarinho apertado ou estar se barbeando antes do episódio de síncope, contudo, esse diagnóstico costuma ser difícil e só é cogitado após a investigação diagnóstica meticulosa ter sido inconclusiva ou negativa.

Síncope cardíaca

O tipo mais perigoso de síncope é a cardíaca, quando a perda transitória de consciência é causada por arritmias ou cardiopatia estrutural. Em um grande estudo populacional de síncope, a síncope cardíaca foi associada a aumento de duas vezes do risco de morte, de qualquer etiologia, em comparação com indivíduos sem história pregressa de síncope.

Arritmias são a causa mais comum de síncope cardíaca e tanto taquiarritmias como bradiarritmias já foram implicadas em sua gênese. A arritmia mais comumente associada à síncope é a disfunção do nó sinusal. Outras arritmias incluem doença do sistema de condução atrioventricular, taquiarritmias supraventriculares e taquiarritmias ventriculares.

Causas mecânicas ou estruturais de síncope cardíaca incluem infarto prévio do miocárdio. Miocardiopatia, estenose aórtica, estenose mitral, tamponamento cardíaco, mixoma, dissecção da aorta e embolia pulmonar.

Em decorrência da elevada taxa de morbidade associada à síncope cardíaca, é imperativo aventar esse diagnóstico quando se avalia um indivíduo com síncope. As manifestações clínicas mais preditivas de síncope cardíaca incluem idade superior a 60 anos, sexo masculino, cardiopatia estrutural conhecida, um número menor de eventos (menos de três eventos), síncope no decúbito dorsal e síncope durante esforços/exercícios físicos.

Síncope secundária à hipotensão ortostática

Ao contrário dos indivíduos com síncope vasovagal (que têm inicialmente um sistema nervoso autônomo íntegro), acredita-se que os indivíduos com síncope em decorrência de hipotensão ortostática têm disfunção autonômica subjacente envolvendo as vias eferentes simpáticas, o que impede a vasoconstrição apropriada quando ficam de pé. Por conseguinte, quando um indivíduo com essa condição levanta a partir do decúbito dorsal, ele apresenta uma queda anormal da PAS. De modo geral, os indivíduos com essa forma de síncope são mais velhos, e essa condição raramente ocorre em indivíduos com menos de 40 anos de idade. A anamnese revela outras manifestações quando a pessoa fica de pé, as quais incluem atordoamento/tontura ou pré-síncope, fraqueza/fadiga/letargia, diaforese, transtornos visuais (borramento visual, aumento do brilho do ambiente, visão em túnel), redução da acuidade auditiva e/ou dor nos ombros (distribuição "em cabide"), sempre associadas à posição ortostática.

As causas de hipotensão ortostática são as seguintes: hipovolemia causada por anemia ou desnutrição; fármacos como anti-hipertensivos, diuréticos e antidepressivos tricíclicos; falência do sistema nervoso autônomo causada por doenças neurodegenerativas com atrofia de múltiplos sistemas, neuropatias periféricas paraneoplásicas, hereditárias ou tóxicas e neuropatias secundárias a doenças sistêmicas, como diabetes melito e amiloidose (Tabela 6.1). Uma forma rara de hipotensão ortostática com tontura e quase síncope é a mal compreendida síndrome de hipotensão ortostática postural, que ocorre tipicamente em mulheres jovens com síndrome de fadiga crônica. Essa síndrome consiste em aumento da frequência cardíaca e na instabilidade da pressão arterial quando a pessoa fica de pé.

DIAGNÓSTICO

Diferenciação entre síncope e crise epiléptica

Um requisito fundamental ao diagnóstico correto é obter uma descrição detalhada do episódio fornecida pelo paciente e por testemunhas. Embora alguns pacientes e testemunhas usem termos como *apagar* ou *desmaiar* para descrever essas duas condições, é importante explicitar um pouco mais e obter um relato segundo a segundo do que o paciente realmente vivenciou. A impossibilidade de obter essa descrição dificulta muito a confirmação do diagnóstico, que exames diagnósticos adicionais provavelmente não esclarecerão. As características fundamentais da síncope são início rápido, duração curta e recuperação total imediata.

Os elementos clínicos mais importantes à diferenciação entre síncope e crise epiléptica são: (1) estímulos ou situações desencadeantes; (2) sinais e sintomas prodrômicos antes de perder a consciência; e (3) recuperação depois do episódio (Tabela 6.2).

Manifestações clínicas de síncope

Nos casos típicos, a síncope ocorre quando os pacientes estão sentados ou de pé e pode ser deflagrada por exercício físico, tosse, manobra de Valsalva, punção venosa, permanência por

Tabela 6.2 Manifestações clínicas que diferenciam síncope e crise epiléptica.

Manifestações	Síncope	Crise epiléptica
Antes do episódio		
Fator desencadeante (alteração de posição, posição ereta por período prolongado, emoção, manobra de Valsalva, exercício físico)	Comum	Raro
Sudorese, sensação de desmaio, turvação da visão e/ou náuseas	Comuns	Ocasional
Ocorrência durante o sono	Rara	Ocasional
Aura (déjà-vu, alucinação olfatória, sintomas unilaterais)	Rara	Comum
Durante o episódio		
Palidez	Comum	Rara
Cianose	Rara	Comum (crises tônico-clônicas generalizadas)
Duração da perda da consciência	< 20 s	> 60 s
Movimentos	Alguns movimentos espasmódicos rítmicos dos membros, duração < 15 s	Rigidez prolongada dos membros (tônicas), transição para espasmos rítmicos dos membros (clônicas), duração cerca de 1 a 2 min
Comportamento automático (lamber os lábios, movimentos de pegar objetos, dar palmadinhas)	Ocasional	Comum (crises epilépticas focais com automatismos)
Mordedura da língua (lateral)	Rara	Ocasional
Sialorreia/hipersalivação/vômitos	Raras	Comuns
Após o episódio		
Confusão/desorientação	Raras, < 30 s	Comuns, persistem por alguns minutos ou mais tempo
Dor muscular difusa	Rara, breve	Comum, persiste por horas a dias
Elevação da creatinoquinase	Rara	Comum (especialmente após 12 a 24 h)
Sinais neurológicos focais	Raros	Ocasionais
Incontinência	Rara	Ocasional
Cefaleia	Rara	Comum
Amnésia em relação ao evento	Menos comum (algumas vezes ocorre em pessoas mais velhas)	Comum

período prolongado na posição ortostática ou dor. A pré-síncope começa com uma sensação de mal-estar acompanhada por atordoamento e náuseas. Os pacientes sentem fraqueza e instabilidade, seguidas por redução da percepção ou distanciamento do ambiente. Imediatamente antes de perderem a consciência, referem borramento visual e/ou "abafamento" dos sons do ambiente. As testemunhas oculares relatam, com frequência, que os pacientes apresentaram palidez, diaforese e taquipneia. Algumas vezes, o episódio pode ser interrompido se o paciente deitar ou abaixar a cabeça abaixo do nível do coração. Após perderem a consciência, os pacientes perdem o tônus muscular no tronco e nos membros inferiores e simplesmente caem no chão. Já no chão, os membros estão flácidos e há palidez e sudorese. De modo geral, o período de inconsciência é breve, de alguns segundos a 1 a 2 minutos. Se a redução da perfusão cerebral for intensa o suficiente, os pacientes podem apresentar alguns movimentos espasmódicos dos membros ("síncope convulsiva"), mas esta também é tipicamente muito breve (duração de apenas alguns segundos). A frequência de pulso e a pressão arterial costumam retornar rapidamente ao normal quando os pacientes ficam em decúbito, recuperando rapidamente a consciência e se tornando lúcidos e orientados no tempo e no espaço. Com frequência, os pacientes compreendem que desmaiaram e lembram detalhes do evento até o momento da perda da consciência. Podem sentir fadiga ou breve desorientação após o evento, mas isso não deve perdurar por mais que alguns minutos.

Manifestações clínicas de crise epiléptica

Crises convulsivas epilépticas são definidas por alterações transitórias da função cerebral em consequência de atividade eletrocerebral anormal. As manifestações clínicas de crises epilépticas são muito variáveis, dependendo do volume encefálico afetado e da localização neuroanatômica do circuito neuronal ativado. Crises epilépticas podem ocorrer pela manhã ou durante a noite, esteja o paciente acordado ou dormindo, e geralmente não são deflagradas por estímulos precipitantes ou fatores ambientais. Algumas vezes, os pacientes relatam uma "aura" ou um aviso em suas crises epilépticas. Essas experiências subjetivas poderiam ser descritas como *déjà-vu* (sensação de reviver uma experiência familiar), um odor desagradável, ansiedade súbita ou formigamento em um dimídio. As testemunhas oculares podem relatar que os pacientes não respondem a questionamentos diretos, ficam com o olhar parado ou interrompem uma atividade (parada comportamental). Alguns pacientes apresentam automatismos orais ou manuais (lamber os lábios, mastigação, esfregar as mãos e beliscar as roupas). Se uma crise focal evoluir para tônico-clônica bilateral (a atividade elétrica começa em uma área do cérebro e depois se propaga para os dois hemisférios cerebrais), a cabeça e os olhos do paciente podem girar de modo abrupto e violento para um lado, com rigidez dos membros, podendo ocorrer sialorreia e cianose dos lábios, além de espasmos rítmicos dos membros. A maioria dos episódios de crise epiléptica tônico-clônica bilateral dura entre 1 e 2 minutos (raramente mais de 5 minutos), contudo, os pacientes podem permanecer confusos e desorientados por minutos a horas. Os pacientes podem relatar mordedura das porções laterais da língua e incontinência urinária após algumas crises epilépticas.

Manifestações clínicas de outras condições que podem ser confundidas com síncope

Ataque isquêmico transitório vertebrobasilar

O ataque isquêmico transitório (AIT) do sistema vertebrobasilar é uma causa rara de perda da consciência por um curto período de tempo. Acredita-se que o mecanismo fisiopatológico subjacente seja isquemia do sistema ativador reticular (SAR) do tronco encefálico. Quase sempre os AITs do sistema vertebrobasilar estão associados a manifestações neurológicas focais consequentes à isquemia do tronco encefálico, do cerebelo e/ou do lobo occipital. Assim, os pacientes e os familiares tipicamente descrevem a ocorrência de disartria, diplopia, disfagia, hemianopsia, ataxia, fraqueza muscular unilateral ou dormência.

Hipoglicemia

A hipoglicemia pode provocar sensação de tontura ou atordoamento e, raramente, resulta em perda da consciência por um curto período de tempo. Um quadro mais típico de hipoglicemia consiste em instalação lenta e insidiosa de *delirium*, que pode demorar minutos a horas e é acompanhada de diaforese, fome, tremores, ansiedade e palpitações. Se for intensa o suficiente, a hipoglicemia pode evoluir para coma (ou supressão prolongada de reatividade aos estímulos) e/ou crises tônico-clônicas generalizadas.

Enxaqueca basilar

A enxaqueca basilar pode provocar confusão mental, embora raramente provoque perda da consciência. Acompanha-se de cefaleia, ataxia e fenômenos visuais positivos que ocorrem após alguns minutos a horas e, portanto, é improvável que seja confundida com síncope.

Síndrome do roubo da subclávia

A síndrome do roubo da subclávia é caracterizada por reversão do fluxo sanguíneo na artéria vertebral para o membro superior isquêmico. Nessa síndrome, a movimentação do membro superior acometido provoca tontura, vertigem, disartria, disfagia, ataxia, fraqueza muscular unilateral e, algumas vezes, perda da consciência.

Exame físico dirigido

Se o médico ainda tiver dúvidas em relação ao diagnóstico (síncope ou crise epiléptica) após a anamnese, é improvável que o exame físico seja útil. Nos casos de provável síncope, a aferição ortostática da pressão arterial e a ausculta do pescoço e do coração devem ser incluídas no exame físico de rotina e deve ser realizado um eletrocardiograma (ECG) de 12 derivações.

A *massagem do seio carotídeo* tem sido recomendada na investigação diagnóstica de síncope inexplicável em indivíduos com mais de 45 anos de idade, mas essa manobra não costuma ser realizada por neurologistas. O protocolo geralmente aceito para a massagem do seio carotídeo consiste em massagem longitudinal na região da bifurcação da artéria carótida comum, contudo, a duração da massagem não deve ultrapassar 5 segundos, e a força aplicada não deve ocluir a artéria carótida. A manobra deve ser realizada na posição ortostática e no decúbito dorsal, com monitoramento contínuo e não invasivo da pressão arterial e do ECG. A manobra não deve ser realizada em indivíduos com doença conhecida da artéria carótida, história pregressa de AIT ou acidente vascular encefálico nos 3 meses anteriores ou sopro carotídeo.

O *teste ortostático ativo* (fazer o paciente passar do decúbito dorsal para a posição de pé com monitoramento manual intermitente simultâneo da pressão arterial) pode ser útil no diagnóstico de hipotensão ortostática. Esse teste é considerado positivo quando há redução da PAS maior que 20 mmHg e/ou redução da pressão arterial diastólica (PAD) maior que 10 mmHg e/ou redução da PAS a menos de 90 mmHg nos primeiros 3 minutos depois de ficar de pé com paciente sintomático. Hipotensão ortostática inicial é definida como queda da pressão arterial maior que 40 mmHg logo após a pessoa ficar de pé, enquanto hipotensão ortostática tardia é descrita como queda lenta e progressiva da PAS enquanto o indivíduo está de pé.

Exames diagnósticos

Em casos raros, quando o diagnóstico de crise epiléptica ou síncope ainda não está claro e os episódios são frequentes e relativamente fáceis de reproduzir, videoeletroencefalografia e ECG simultâneos podem ser obtidos para caracterizar os episódios.

Depois de confirmar o diagnóstico de síncope, cuja causa ainda é incerta (síncope reflexa ou hipotensão ortostática são improváveis), poderiam ser solicitados exames complementares como hemoglobina/hematócrito (pesquisa de anemia), teste de inclinação (*tilt-test*, para tentar reproduzir síncope reflexa de mediação neural), ecocardiograma (avaliação de função e estrutura cardíacas) e/ou monitoramento eletrocardiográfico (investigar possibilidade de arritmia cardíaca). Se houver suspeita de uma causa cardíaca potencial, uma consideração importante é a solicitação de avaliação cardíaca adicional (ECG contínuo ou ecocardiograma) (Tabela 6.3). Abordagens mais sistemáticas com base no protocolo que tentaram estratificar os pacientes de alto

Tabela 6.3 "Sinais de alerta": quando considerar o diagnóstico de síncope cardíaca.

Manifestações clínicas	• Ausência de um fator desencadeante claro da síncope • Ausência de sudorese/náuseas antes da síncope • Síncope em decúbito dorsal • Palpitações por ocasião da síncope • Síncope aos esforços/exercício físico
Aspectos demográficos	• Adultos mais velhos • História familiar de morte súbita • História pessoal de cardiopatia estrutural • Número menor de eventos (menos de três eventos de síncope)

risco não foram bem-sucedidas em sua execução ao serem testadas em variadas populações de pacientes, mas os especialistas, em consenso, recomendam hospitalização e avaliação imediatas para pacientes com anormalidades no ECG de 12 derivações, cardiopatia grave conhecida, anemia grave, distúrbios eletrolíticos e/ou manifestações clínicas que indiquem síncope cardíaca (Tabela 6.4). Nos indivíduos idosos nos quais se considera a possibilidade de hipotensão ortostática que não é demonstrada imediatamente no teste ortostático ativo, deve-se considerar monitoramento da pressão arterial por 24 horas, principalmente quando se pensa na possibilidade de instabilidade da pressão arterial nas primeiras horas da manhã ou depois das refeições.

TRATAMENTO

Intervenções terapêuticas não farmacológicas são mais eficazes para pacientes com síncope vasovagal e intolerância ortostática. Os pacientes se beneficiam imensamente com orientação a respeito da condição, identificação e posterior prevenção de potenciais fatores desencadeadores e aprendizagem de como realizar manobras para suprimir um episódio (decúbito dorsal; manobras físicas para elevar os níveis pressóricos como cruzar as pernas, contrair a musculatura dos braços ou cerrar os punhos).

Para pacientes com hipotensão ortostática, a primeira medida é evitar fármacos desencadeantes (anti-hipertensivos, diuréticos, antidepressivos tricíclicos e álcool). Dormir com a cabeceira do leito elevada a 10° reduz parcialmente hipertensão e poliúria noturna, e meias compressivas também devem ser consideradas.

As considerações sobre tratamento de síncope no contexto de doenças cardiovasculares estariam além dos propósitos deste capítulo, e os pacientes devem ser referenciados a um cardiologista.

Quando episódios de síncope são recorrentes e não são identificados fatores desencadeantes bem definidos, os pacientes devem ser orientados sobre atividades de alto risco, como dirigir veículos automotivos, operar maquinário pesado e trabalhar em locais altos sem proteção. Nos EUA, a notificação é compulsória em alguns estados.

Tabela 6.4 "Sinais de alerta": quando considerar internação hospitalar imediata ou investigação intensiva.

Manifestações clínicas	• Grave disfunção cardíaca estrutural ou doença arterial coronariana • Antecedentes familiares de morte súbita cardíaca • Síncope durante o exercício ou quando está em posição supina • Palpitações no momento da síncope
Comorbidades	• Anemia grave • Distúrbio eletrolítico
Anormalidades no ECG	• Bloqueio bifascicular ou outro bloqueio de condução intraventricular (duração do complexo QRS > 120 milissegundos) • Bradicardia sinusal inadequada (< 50 bpm) na ausência de medicação cronotrópica ou treinamento físico • Intervalo QT prolongado ou curto • Bloqueio de ramo direito com elevação de ST nas derivações V_1 a V_3 (padrão de Brugada) • Padrão de ECG sugestivo de miocardiopatia ventricular direita arritmogênica

ECG, electrocardiograma.

PROGNÓSTICO

Aspectos quanto ao prognóstico e à evolução giram em torno de duas considerações principais:

1. Risco de morte e eventos potencialmente fatais. O prognóstico depende, em grande parte, da causa básica. Pacientes jovens com síncope reflexa sem qualquer cardiopatia estrutural ou anormalidade da condução cardíaca têm prognóstico excelente. Pacientes idosos com hipotensão ortostática têm chance duas vezes maior de morrer em consequência de outras comorbidades clínicas associadas. Cardiopatias estruturais e do sistema de condução também estão associadas à mortalidade mais alta; o grau de risco depende, em grande parte, da gravidade da cardiopatia subjacente.
2. Recidiva da síncope e cardiopatia coexistente. Cerca de 30% dos pacientes têm síncope recorrente nos 3 anos seguintes e o risco de recidiva aumenta com a quantidade total de episódios ao longo da vida. O risco de lesões físicas causadas por síncope parece aumentar com a idade e a inexistência de sintomas prodrômicos.

LEITURA SUGERIDA

Aminoff MJ, Scheinman MM, Griffin JC, Herre JM. Electrocerebral accompaniments of syncope associated with malignant ventricular arrhythmias. Ann Intern Med. 1988;108(6):791-796.

Benbadis SR, Wolgamuth BR, Goren H, Brener S, Fouad-Tarazi F. Value of tongue biting in the diagnosis of seizures. Arch Intern Med. 1995;155(21):2346-2349.

Benditt DG, Adkisson WO. Approach to the patient with syncope. Cardiol Clin. 2013;31(1):9-25.

Berecki-Gisolf J, Sheldon A, Wieling W, et al. Identifying cardiac syncope based on clinical history: a literature-based model tested in four independent datasets. PLoS One. 2013;8(9):e75255.

Birnbaum A, Esses D, Bijur P, Wollowitz A, Gallagher EJ. Failure to validate the San Francisco Syncope Rule in an independent emergency department population. Ann Emerg Med. 2008;52(2):151-159.

Cornes SB, Shih T. Evaluation of the patient with spells. Continuum (Minneap Minn). 2011;17(5 Neurologic Consultation in the Hospital):984-1009.

Hatoum T, Sheldon R. A practical approach to investigation of syncope. Can J Cardiol. 201;30(6):671-674.

Hoefnagels WA, Padberg GW, Overweg J, van der Velde EA, Roos RA. Transient loss of consciousness: the value of the history for distinguishing seizure from syncope. J Neurol. 1991;238(1):39-43.

Jardine D. Vasovagal syncope: new physiologic insights. Cardiol Clin. 2013;31(1):75-87.

Khoo C, Chakrabarti S, Arbour L, Krahn AD. Recognizing life-threatening causes of syncope. Cardiol Clin. 2013;31(1):51-66.

Krediet CT, van Dijk N, Linzer M, van Lieshout JJ, Wieling W. Management of vasovagal syncope: controlling or aborting faints by leg crossing and muscle tensing. Circulation. 2002;106(13):1684-1689.

Lempert T, Bauer M, Schmidt D. Syncope: a videometric analysis of 56 episodes of transient cerebral hypoxia. Ann Neurol. 1994;36(2):233-237.

McKeon A, Vaughan C, Delanty N. Seizure versus syncope. Lancet Neurol. 2006;5(2):171-180.

Moya A, Sutton R, Ammirati F, et al. Guidelines for the diagnosis and management of syncope (version 2009). Eur Heart J. 2009;30(21):2631-2671.

Quinn J, McDermott D, Stiell I, Kohn M, Wells G. Prospective validation of the San Francisco Syncope Rule to predict patients with serious outcomes. Ann Emerg Med. 2006;47(5):448-454.

Seifer C. Carotid sinus syndrome. Cardiol Clin. 2013;31(1):111-121.

Sheldon R, Rose S, Ritchie D, et al. Historical criteria that distinguish syncope from seizures. J Am CollCardiol. 2002;40(1):142-148.

Soteriades ES, Evans JC, Larson MG, et al. Incidence and prognosis of syncope. N Engl J Med. 2002;347(12):878-885.

Sun BC, Costantino G, Barbic F, et al. Priorities for emergency department syncope research. Ann Emerg Med. 2014;64(6):649-655.

Tea SH, Mansourati J, L'Heveder G, Mabin D, Blanc JJ. New insights into the pathophysiology of carotid sinus syndrome. Circulation. 1996;93(7):1411-1416.

van Dijk N, Quartieri F, Blanc JJ, et al. Effectiveness of physical counterpressure maneuvers in preventing vasovagal syncope: the Physical Counterpressure Manoeuvres Trial (PC-Trial). J Am CollCardiol. 2006;48(8):1652-1657.

Crises Epilépticas 7

Michelle Bell, David J. Roh e Jan Claassen

PONTOS-CHAVE

1. Tratar imediatamente com benzodiazepínicos como primeira opção; a preferível é lorazepam intravenoso.
2. Manter tratamento com fármacos de segunda linha ou para controle de urgências com fenitoína/fosfenitoína ou ácido valproico; as alternativas são levetiracetam, fenobarbital ou lacosamida.
3. Iniciar tratamento de manutenção com antiepilépticos depois do tratamento de segunda linha ou para controle de urgências.
4. Quando o paciente não retorna à condição basal nos primeiros 20 minutos depois do controle das crises epilépticas, suspeitar de crises não epilépticas ou estado de mal epiléptico.
5. O eletroencefalograma contínuo deve ser solicitado para mais bem orientar a abordagem terapêutica ao estado de mal epiléptico.
6. Quando há evidência de crises epilépticas prolongadas, intubar e avançar ao tratamento com antiepilépticos anestésicos em infusão intravenosa contínua.
7. Iniciar o tratamento imediatamente.

INTRODUÇÃO

Crises epilépticas ocorrem com frequência na comunidade e no ambiente hospitalar. Estudos epidemiológicos realizados nos EUA mostraram que 11% da população geral terão uma crise epiléptica em algum momento de sua vida. Anualmente, estima-se que 1 milhão de atendimentos hospitalares sejam atribuídos às crises epilépticas.

No nível celular, neurônios comunicam-se por meio de potenciais de ação, e uma crise epiléptica é resultante de potenciais de ação excessivamente sincronizados, que não são interrompidos pelos processos inibitórios normais do cérebro. No contexto clínico, a International League Against Epilepsy (ILAE) define crises epilépticas como eventos clínicos transitórios consequentes à atividade neuronal sincrônica ou anormalmente excessiva no cérebro. Crises epilépticas podem ser focais ou generalizadas no início e têm diversas apresentações clínicas, inclusive sintomas cognitivos, autônomos, sensoriais e motores (Figura 7.1).

A impossibilidade de interromper crises epilépticas isoladas pode resultar em estado de mal epiléptico (EME). Nos últimos anos, houve aumento da incidência de EME com 5 a 30 casos por 100 mil. O EME é definido por crises epilépticas que persistem por mais de 5 minutos, ou duas ou mais crises em um intervalo de 5 minutos sem retorno ao estado neurológico basal

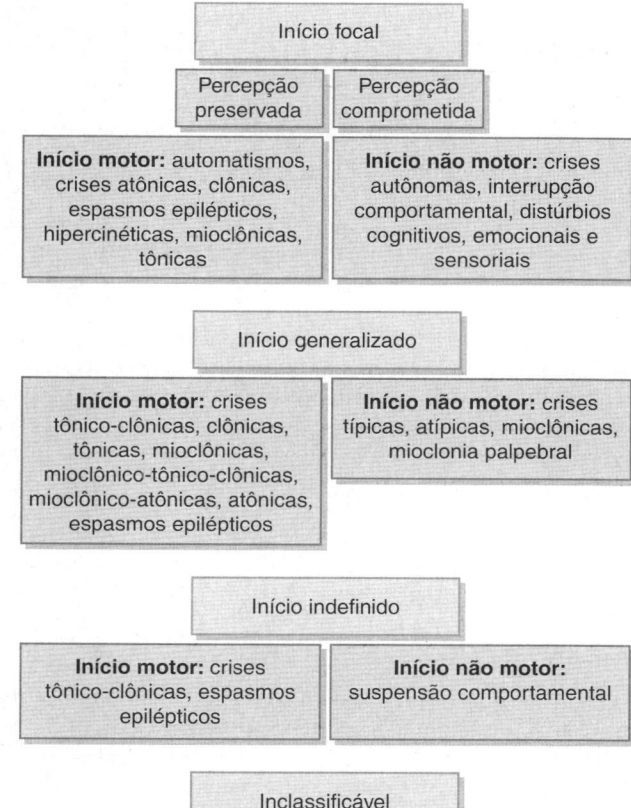

FIGURA 7.1 Classificação dos tipos de crises epilépticas. (Reproduzida segundo Fisher RS, Cross JH, French JA et al. Operational classification of seizure types by the International League Against Epilepsy: position paper of the ILAE Commission for Classification and Terminology. *Epilepsia*. 2017;58[4]:522-530. doi: 10.1111/epi.13670.)

pré-convulsivo. No passado, o EME era definido por atividade epiléptica contínua com duração superior a 30 minutos sem recuperação completa. Todavia, o intervalo mínimo para qualificar o quadro como EME foi encurtado para 5 minutos com base na observação de que crises epilépticas raramente duram mais que alguns minutos e que lesão cerebral irreversível pode ocorrer até mesmo com 5 minutos de atividade epiléptica contínua. Além disso, nos casos típicos, crises epilépticas isoladas com duração mais longa não regridem espontaneamente. A demora no reconhecimento efetivo e na instituição do tratamento do EME aumenta as taxas de morbidade e mortalidade dos pacientes. Portanto, o EME é uma emergência neurológica que exige intervenção imediata e decisiva. Este capítulo enfatiza a investigação diagnóstica e o tratamento iniciais das crises epilépticas e EME.

ABORDAGEM TERAPÊUTICA

O tratamento tem como foco principal controlar as crises epilépticas no menor tempo possível por meio de uma abordagem terapêutica progressiva. O erro terapêutico cometido mais comumente no tratamento do EME é usar doses insuficientes e não avançar oportunamente nas intervenções terapêuticas progressivas. A Tabela 7.1 apresenta uma revisão das diversas etapas do tratamento inicial e progressivo.

DIAGNÓSTICO INICIAL

O diagnóstico de uma crise epiléptica frequentemente é baseado nos sinais ou sintomas referidos pelo paciente, testemunhas ou médicos. Sinais/sintomas de crise epiléptica geralmente são referidos como *semiologia*. Conforme está detalhado na classificação das crises epilépticas proposta pela ILAE, crises epilépticas podem evidenciar-se por atividade excessiva (sintomas "positivos") ou inexistente (sintomas "negativos"). Sintomas positivos podem ser evidentes e incluem abalos rítmicos ou posturas distônicas, ou podem ser sutis, como tremores, nistagmo, automatismos e desvio dos olhos. Sintomas negativos de crise epiléptica incluem olhar fixo, coma, letargia, confusão e afasia.

As crises epilépticas não convulsivas são comuns no contexto de cuidados intensivos, e sua incidência varia de 5 a 40%. Quando crises epilépticas ou EME são a hipótese inicial baseada na avaliação clínica preliminar, o médico deve passar à anamnese e ao exame físico dirigidos. A avaliação dirigida evitar demora em iniciar tratamento adequado, que poderia aumentar expressivamente a probabilidade de morbidade e talvez morte.

Anamnese

Os objetivos da anamnese dirigida são: (1) avaliar a probabilidade de o quadro clínico ser causado por crises epilépticas; (2) confirmar se há algum fator desencadeante; (3) determinar se o paciente teve uma crise epiléptica inicialmente generalizada, ou se uma crise epiléptica focal evoluiu ou não para crise tônico-clônica bilateral; (4) localizar o foco epiléptico provável (se for focal); (5) determinar se o paciente tem atividade epiléptica contínua ou EME (Tabela 7.2).

Tabela 7.1 Revisão da abordagem terapêutica às crises epilépticas e estado de mal epiléptico.

[ ] Diagnosticar: com base na anamnese, exame físico ou EEG

[ ] Vias respiratórias, respiração e circulação: avaliar e estabilizar

[ ] Tratamento inicial de emergência: benzodiazepínicos (Tabela 7.4)

[ ] Tratamento de controle urgente de segunda linha: fenitoína, ácido valproico, levetiracetam ou fenobarbital (Tabela 7.5)

[ ] Investigação da crise epiléptica: investigar fatores desencadeantes simultaneamente às outras etapas

[ ] Manter AEs basais: dosar níveis e administrar doses de reforço se houver preparações IV

[ ] Se as crises epilépticas persistirem: iniciar EEGc; intubar pacientes em estado de mal epiléptico resistente ao tratamento

[ ] Estado de mal epiléptico resistente ao tratamento: infusão IV contínua de pentobarbital, propofol, midazolam ou cetamina

AEs, antiepilépticos; EEG, eletroencefalograma; EEGc, eletroencefalograma contínuo; EME, estado de mal epiléptico; IV, via intravenosa.

Tabela 7.2 Anamnese.

Probabilidade de ser crise epiléptica

- Elementos da história clínica referidos a:
  - Síncope: história de síncope, duração breve da perda de consciência, abalos mioclônicos assincrônicos, ocorrência quando o paciente estava de pé
  - Ataque psicogênico não epiléptico: ocorrência no contexto de algum gatilho emocional, olhos fechados durante o episódio, movimentos horizontais da cabeça, abalos assincrônicos dos membros, sintomas que começam e logo desaparecem durante o mesmo episódio
  - Cataplexia: história de narcolepsia, abolição do tônus muscular sem perda de consciência, gatilho emocional claro antes do episódio
  - Ataque isquêmico transitório com abalos dos membros: história de estenose das carótidas contralaterais aos movimentos, movimentos arrítmicos
  - Crises epilépticas: história de epilepsia, início e término abruptos, fraqueza ou confusão mental pós-ictal, história de traumatismo craniano, crises epilépticas febris, atraso do desenvolvimento ou história familiar de epilepsia

Fatores desencadeantes

- Nos pacientes com história de crises epilépticas, perguntar sobre fatores que possam reduzir o limiar convulsivo, inclusive fármacos antiepilépticos e privação de sono
- Investigar situações que possam causar crises epilépticas sintomáticas agudas

Crises epilépticas generalizadas ou início focal

- Perguntar se o paciente teve prenúncio ou "aura"
- Perguntar ao paciente e testemunhas se houve algum sinal de lateralização antes, durante ou depois das crises epilépticas. Perguntar especificamente se foram percebidos sintomas motores primeiramente em um lado do corpo e se houve fraqueza percebida em um lado do corpo depois da crise epiléptica ("paralisia de Todd")
- Sinais localizadores de crises epilépticas (p. ex., aura no hemicampo visual: lobo occipital contralateral; atividade clônica: área motora contralateral; sinal do "número 4": AMS contralateral; postura distônica unilateral: ativação dos gânglios basais contralaterais)

Sinais de estado de mal epiléptico

- Crises epilépticas que duram mais de 5 min
- Se o paciente não voltar ao seu estado neurológico basal, ele pode ter estado de mal epiléptico, especialmente se a crise epiléptica (detectável clinicamente) que precedeu esse período de perda da reatividade durou mais que 5 min

AMS, área motora suplementar.

Exame físico

O exame físico dirigido deve verificar rapidamente a estabilidade clínica do paciente e identificar etiologias de crises epilépticas potencialmente fatais, como meningite, hemorragia intracraniana, acidente vascular encefálico (AVE) isquêmico ou qualquer outro tipo de efeito de massa intracraniana aguda. Os sinais vitais devem ser monitorados com atenção especial à estabilidade hemodinâmica e às condições respiratórias. É fundamental verificar se há febre, rigidez da nuca e erupção cutânea. Essas alterações, se encontradas, devem levantar a suspeita de infecção do sistema nervoso central (SNC), demandando investigação laboratorial adicional e tratamento antibiótico empírico. Lesões cutâneas podem sugerir meningite, mas também podem indicar alguma neurodermatose coexistente, inclusive esclerose tuberosa (p. ex., manchas com formato de folhas de bordo ou placas de chagrém) ou neurofibromatose (p. ex., manchas café com leite ou neurofibromas). Essas neurodermatoses frequentemente causam lesões cutâneas e crises epilépticas.

A inspeção e o exame neurológico sucinto detectam manifestações positivas óbvias de crises epilépticas, que confirmam o diagnóstico. Esses sintomas podem ser evidentes ou sutis. A ausência desses sintomas não descarta a possibilidade de atividade convulsiva. Quase 50% dos pacientes em EME tônico-clônico continuam a apresentar crises eletroencefalográficas depois do controle das crises convulsivas. Nesses casos, o diagnóstico de EME pode ser confirmado apenas por monitoramento do eletroencefalograma (EEG).

Diagnóstico diferencial

O diagnóstico diferencial de crises epilépticas e EME inclui, mas não se limita a distúrbios do movimento, ataques isquêmicos transitórios com abalos dos membros, síncope convulsiva, posturas neuropáticas, distúrbios do sono, amnésia global transitória, enxaqueca complicada e atividade epiléptica psiquiátrica sem atividade eletroencefalográfica. O diagnóstico diferencial de EME é muito mais amplo e pode incluir qualquer condição que possa deprimir o nível de consciência, inclusive encefalopatia metabólica tóxica, anoxia ou infecções.

Causas de crises epilépticas: crises epilépticas provocadas ou espontâneas e limiar convulsivo deprimido

É importante detectar qualquer causa subjacente para crises epilépticas, porque o tratamento depende da condição subjacente. Para classificar as causas de crise epiléptica, é importante determinar se a crise foi provocada. Em geral, a crise epiléptica "provocada" ocorre nos pacientes com traumatismo craniano agudo, distúrbios tóxico-metabólicos sistêmicos, uso de drogas ilícitas ou fármacos que reconhecidamente reduzem o limiar convulsivo (Tabela 7.3). A ILAE usa o termo *crises epilépticas sintomáticas agudas* para descrever todas as crises epilépticas provocadas e as define como as crises que ocorrem nos primeiros 7 dias depois de uma lesão cerebral (p. ex., doença vascular cerebral, traumatismo cranioencefálico, cirurgia intracraniana e infecções do SNC); no contexto de ingestão de álcool ou outras substâncias (fármacos ou drogas ilícitas) que reconhecidamente provocam crises epilépticas; durante doenças febris; ou no contexto de distúrbios metabólicos (p. ex., glicose sérica 36 mg/dℓ ou 450 mg/dℓ associada a cetoacidose, sódio sérico 115 mg/dℓ, cálcio sérico 5 mg/dℓ, magnésio sérico 0,8 mg/dℓ, nitrogênio ureico 100 mg/dℓ, creatinina 10,0 mg/dℓ).

Tabela 7.3 Fármacos que reduzem o limiar convulsivo.

- Analgésicos: narcóticos (tramadol, fentanila, meperidina)
- Antibióticos: penicilinas, imipeném, cefalosporinas, isoniazida, metronidazol
- Anticolinesterásicos
- Antidepressivos: bupropiona, antidepressivos tricíclicos
- Anti-histamínicos: difenidramina
- Antipsicóticos: clozapina, fenotiazina
- Quimioterápicos: etoposídeo, cisplatina

É importante ressaltar que alguns autores, assim como a ILAE, usam os termos *crise epiléptica provocada* e *crise epiléptica sintomática aguda* como sinônimos, enquanto outros autores usam a expressão *crises epilépticas provocadas* quando se referem às crises epilépticas secundárias aos distúrbios tóxico-metabólicos e "crises epilépticas sintomáticas agudas" quando descrevem as crises que ocorrem em pacientes que tiveram traumatismo cranioencefálico. A razão dessa diferenciação é que crises epilépticas causadas por algum distúrbio metabólico, fármaco desencadeante ou droga ilícita podem acarretar risco mais baixo de recidiva que as que ocorrem no contexto de traumatismo cranioencefálico agudo. Nas crises epilépticas provocadas com gatilho claramente detectável (p. ex., distúrbio metabólico grave ou fármaco/droga desencadeante), a prática clínica consiste em não iniciar tratamento com antiepilépticos (AEs). Contudo, como o risco de recidiva da crise epiléptica depois de traumatismo cranioencefálico agudo varia de 13 a 33%, há variações quanto à necessidade subsequente de iniciar tratamento profilático prolongado com AEs. Alguns centros médicos iniciam AEs nesses casos agudos com plano a longo prazo para "retirar progressivamente" esses fármacos no contexto ambulatorial, considerando o risco potencialmente reduzido de ocorrerem crises subsequentes ao longo do tempo. Estudos em andamento investigam especificamente o risco a longo prazo de desenvolver epilepsia depois de um traumatismo cranioencefálico agudo.

Ao contrário do índice baixo de recidivas de crises epilépticas tardias depois de crises provocadas, os índices de recidiva das crises epilépticas podem chegar a 70% em alguns pacientes com crises espontâneas. Nos pacientes com crises epilépticas espontâneas, é importante identificar esse subgrupo de pacientes de alto risco e iniciar tratamento com AE. Isso pode ser conseguido procurando descargas epileptiformes no EEG e anormalidades focais nas imagens de ressonância magnética (RM). Quando uma dessas condições está presente, pacientes precisam preencher os critérios propostos em 2014 pela ILAE para definir epilepsia e devem ser aconselhados a iniciar tratamento com AEs. Quando um paciente tem diagnóstico de epilepsia, devem ser determinados fatores que podem reduzir o limiar convulsivo. Alguns fatores comuns são níveis baixos dos AEs por ação de outros fármacos, falta de adesão ou interações farmacológicas, alterações recentes dos AEs usados, privação de sono, níveis altos de estresse, menstruação ou infecção sistêmica branda a moderada.

TRATAMENTO DE EMERGÊNCIA

Estabilização e tratamento pré-hospitalares

O fator mais importante do tratamento das crises epilépticas de início agudo talvez seja o intervalo de tempo decorrido até a administração do tratamento inicial. Isso exige reconhecimento oportuno de crises epilépticas por testemunhas oculares e notificação dos serviços de atendimento de emergência. Atendimento pré-hospitalar, com estabilização do paciente e administração de fármacos, é crucial ao controle inicial das crises epilépticas agudas e foi associado à melhora do prognóstico dos pacientes. A estabilização inclui avaliação inicial das vias respiratórias, estabilização da ventilação e manutenção da circulação. Depois de estabilizar o paciente, o tratamento pré-hospitalar inclui tentativas de obter acesso intravenoso (IV) e investigação de causas reversíveis de crises epilépticas, como hipoglicemia.

Depois da avaliação inicial, o tratamento das crises epilépticas pode ser administrado pela equipe de emergência móvel (Tabela 7.4). Benzodiazepínicos são os AEs preferidos no ambiente extra-hospitalar e considerados como primeira opção para controle de crises epilépticas. Tradicionalmente, os fármacos IVs usados são lorazepam (4 mg) ou diazepam (10 mg). Pacientes com atividade convulsiva medicados com benzodiazepínicos por via IV, em doses apropriadas e direcionadas, apresentam menos ocorrências de depressão respiratória/intubação que pacientes com atividade convulsiva prolongada sem tratamento. Estudos demonstraram que benzodiazepínicos IV, sobretudo lorazepam, são seguros e eficazes como tratamento pré-hospitalar imediato das crises epilépticas convulsivas (Evidência de nível 1).[1] Apesar de sua eficácia, o uso desses fármacos é limitado pela dificuldade de conseguir acesso IV em pacientes em convulsão e aos desafios de armazenar lorazepam IV em ambulâncias. Por essa razão, midazolam intramuscular (IM) tem sido usado com frequência crescente no contexto pré-hospitalar, e estudos demonstraram que ele é uma alternativa eficaz ao lorazepam IV (Evidência de nível 1).[2]

Estabilização e tratamento hospitalares

Depois que o paciente chegar ao hospital, ele deve ser reavaliado quanto à estabilidade das vias respiratórias, ventilação e circulação. Oxigênio suplementar pode ser administrado. Monitoramento hemodinâmico deve ser iniciado, com atenção especial à pressão arterial, ao monitoramento cardíaco e à oxigenação. O acesso venoso, se ainda não tiver sido estabelecido, deve ser obtido junto da infusão de soluções para manter a euvolemia.

Os médicos devem reavaliar o estado glicêmico e, se houver evidências de hipoglicemia, é importante corrigi-la imediatamente com 50 mg de glicose a 50% combinada com 100 mg de tiamina IV. Os prestadores de atendimento pré-hospitalar devem informar aos médicos da instituição quais providências foram tomadas antes da chegada, inclusive sobre as doses de benzodiazepínicos.

O tratamento inicial com benzodiazepínico de primeira linha frequentemente é administrado em doses menores que as necessárias, considerando que as doses para crise epiléptica são maiores que as usadas na maioria dos casos atendidos por serviços de emergência ou profissionais que trabalham neles. Deve ser assegurado tratamento adequado com doses plenas de benzodiazepínicos por meio de doses adicionais, se isso não foi feito inicialmente. Lorazepam IV é comprovadamente o fármaco inicial preferido (Evidência de nível 1).[3] A dose total preconizada de 0,1 mg/kg (4 mg por dose) pode ser administrada. Outra dose de 4 mg pode ser administrada após 5 a 10 minutos, se for necessário (até a dose máxima total de 8 mg). A velocidade de administração do lorazepam deve ser de até 2 mg/minuto. Deve ser dada atenção cuidadosa às condições cardiopulmonares durante a administração de benzodiazepínico para evitar hipotensão ou depressão respiratória. Do mesmo modo que o tratamento pré-hospitalar, se não houver acesso IV disponível, benzodiazepínicos podem ser administrados por via IM, retal, nasal ou oral. Midazolam é o fármaco preferido para administração por via intramuscular. Ele pode ser administrado na dose de 0,2 mg/kg IM até uma dose total de 10 mg (Tabela 7.1).

Investigação diagnóstica inicial

Enquanto o tratamento de emergência é administrado, deve-se realizar uma investigação diagnóstica simultânea (Tabela 7.5). Todos os pacientes devem fazer exames laboratoriais, como hemograma completo, painel metabólico básico, provas de função hepática e dosagens dos níveis de AEs. Também deve ser realizada triagem toxicológica na urina. Esses exames pesquisam etiologias metabólicas para as crises epilépticas. A tomografia computadorizada (TC) de crânio sem contraste deve ser realizada na maioria dos pacientes por ocasião da admissão à procura de etiologias estruturais para as crises.

Tabela 7.4 Terapia emergente de primeira linha com agentes benzodiazepínicos e dosagem.

Benzodiazepínico	Via de administração	Dosagem
Lorazepam	IV	0,1 mg/kg (máx. 4 mg por dose), podendo repetir em 5 a 10 min
Diazepam	IV	0,15 mg/kg (máx. 10 mg por dose), podendo repetir em 5 min
	VR	0,2 mg/kg para maiores de 12 anos
		0,3 mg/kg para 6 a 11 anos
		0,5 mg/kg para 2 a 5 anos
Midazolam	IM	0,2 mg/kg (máx. 10 mg)
	IN	0,2 mg/kg
	VO	0,5 mg/kg

IM, intramuscular; IN, intranasal; VO, via oral; VR, via retal. (Adaptada de Brophy GM, Bell R, Claassen J, et al.; for Neurocritical Care Society Status Epilepticus Guideline Writing Committee. Guidelines for the evaluation and management of status epilepticus. *Neurocrit Care*. 2012;17[1]:3-23.)

Tabela 7.5 Exames solicitados na internação de pacientes em estado de mal epiléptico.

Solicitar imediatamente no SE e simultaneamente à estabilização e ao tratamento de emergência

Todos os pacientes

- Glicemia capilar
- Monitoramento hemodinâmica e sinais vitais (pressão arterial, monitoramento cardíaca, saturação de O_2 e frequência cardíaca)
- Monitoramento neurológica periódica
- Acesso IV
- Administração de O_2 (se for necessário)
- TC de crânio
- Exames laboratoriais: hemograma completo, painel metabólico básico, glicemia, provas de função hepática, cálcio (total e ionizado), magnésio, troponina, níveis dos antiepilépticos, triagem toxicológica na urina (cocaína), teste para gravidez (mulheres)
- Começar EEG

Considerar dependendo do quadro clínico

- RM de crânio
- Punção lombar
- Painel toxicológico ampliado: toxinas que frequentemente causam crises epilépticas (isoniazida, antidepressivos tricíclicos, teofilina, simpaticomiméticos, organofosforados, ciclosporina)
- Exames bioquímicos de sangue: tipo sanguíneo e fator Rh, estudos da coagulação, gasometria arterial, erros inatos do metabolismo, painel de fatores paraneoplásicos

EEG, eletroencefalografia; IV, via intravenosa; O_2, oxigênio; RM, ressonância magnética; SE, setor de emergência; TC, tomografia computadorizada. (Adaptada de Brophy GM, Bell R, Claassen J et al.; Neurocritical Care Society Status Epilepticus Guideline Writing Committee. Guidelines for the evaluation and management of status epilepticus. *Neurocrit Care*. 2012;17(1):3-23.)

A investigação diagnóstica ampliada selecionada caso a caso inclui punção lombar, RM de crânio e outros exames laboratoriais (p. ex., painel de indicadores paraneoplásicos). Quando há preocupação quanto à possibilidade de infecção – paciente febril com leucocitose ou rigidez de nuca ao exame físico –, deve ser realizada punção lombar. A punção lombar não deve postergar o início do tratamento empírico para meningite nos casos suspeitos. A RM do cérebro é realizada frequentemente quando a TC inicial sem contraste é negativa, especialmente quando há sinais focais com atividade epiléptica ao exame ou no traçado do EEG. Painel paraneoplásico é testado frequentemente nos casos de EME agudo de início recente, epilepsia bitemporal de início súbito e qualquer paciente que tenha algum outro indício de síndrome paraneoplásica.

Indicações de hospitalização

Nos casos típicos, as normas dos serviços de emergência determinam que o paciente com exame neurológico normal depois de uma crise epiléptica pode receber alta para acompanhamento ambulatorial. Todavia, se o paciente não retornar ao estado basal em 10 minutos, deve-se suspeitar de EME e está justificada a internação. A impossibilidade de controlar crises epilépticas ou a persistência de estado mental alterado demandam investigação adicional com EEG contínuo (EEGc). Esses pacientes sob suspeita de EME precisam ser internados em unidade de tratamento intensivo para tratamento dirigido por EEG e monitoramento hemodinâmico. O monitoramento com EEGc deve ser iniciado nos primeiros 60 minutos quando há suspeita de EME e ser mantida por no mínimo 48 horas nos pacientes comatosos para detectar crises epilépticas não convulsivas.

ESTADO DE MAL EPILÉPTICO

Tratamento de segunda linha

Nos pacientes em EME ou crises epilépticas prolongadas, a administração oportuna do tratamento de segunda linha (ou "controle de urgência") é crucial (Figura 7.2). Em condições ideais, o tratamento de segunda linha deve ser usado ao mesmo tempo que os benzodiazepínicos de primeira linha. Os efeitos dos benzodiazepínicos têm duração curta e não evitam efetivamente crises epilépticas prolongadas ou EME. Não é necessário adiar a administração dos fármacos de segunda linha enquanto se observa se o paciente responde ao tratamento de primeira linha com benzodiazepínicos. A meta do tratamento de segunda linha/controle de urgência é estabelecer rapidamente níveis terapêuticos.

Entre os fármacos de segunda linha frequentemente empregados estão fenitoína/fosfenitoína, ácido valproico, fenobarbital, levetiracetam e lacosamida. Estudos prospectivos não demonstraram superioridade de nenhum FAE de segunda linha. O estudo Established Status Epilepticus Treatment Trial comparou a eficácia da fenitoína, do ácido valproico e do levetiracetam para tratar EME com crises convulsivas generalizadas e demonstrou que todos tinham eficácia semelhante; lorazepam e fenitoína (20 mg/kg) controlaram as crises epilépticas de 45% dos pacientes; lorazepam e ácido valproico (40 mg/kg) controlaram as crises epilépticas em 46% dos casos; e lorazepam com levetiracetam (60 mg/kg) controlaram as crises epilépticas de 47% dos pacientes (Evidência de nível 1).[4] Em razão da familiaridade antiga com a eficácia da fenitoína para controlar EME, fosfenitoína/fenitoína é usada frequentemente como tratamento de segunda linha de escolha. A dose de 20 mg/kg de fosfenitoína/fenitoína pode ser administrada por via IV. A fosfenitoína pode ser infundida na velocidade de 150 mg/minutos e fenitoína a 50 mg/minuto. É preciso ter cuidado para evitar a infusão rápida, porque ela pode provocar hipotensão ou arritmias cardíacas. A fosfenitoína tem índice mais baixo de cardiotoxicidade e lesão dos tecidos locais. Embora alguns serviços prefiram fenitoína, o ácido valproico IV tem eficácia igual e pode ser administrado na dose de 20 a 40 mg/kg por via IV em 10 minutos, com opção de infundir mais 20 mg/kg em 5 minutos se a atividade convulsiva persistir. Se for escolhido levetiracetam, a dose recomendada é de 60 mg/kg administrada à taxa de 2 a 5 mg/kg/minuto. Mais recentemente, estudos demonstraram que lacosamida na dose de impregnação de 50 a 400 mg também foi eficaz para suprimir EME com eficácia global de 57%.

Depois de administrar tratamento de segunda linha ou controle de urgência, é necessário usar tratamento de manutenção com AE, mesmo que as crises epilépticas sejam controladas. Isso demanda a administração de doses de manutenção do mesmo AE que foi infundido por via IV. Embora as diretrizes atuais recomendem usar AE de segunda linha em infusão IV intermitente nos casos de EME, alguns especialistas defendem tratamento mais agressivo para EME. Em vez de usar doses IV intermitentes de um fármaco de segunda linha esperando por resposta clínica e repetir as doses desses fármacos, alguns fármacos preferem usar diretamente anestésicos em infusão IV contínua (IVc), ao mesmo tempo que administram AEs de segunda linha em infusão IV intermitente. Estudos mostraram interrupção insatisfatória da atividade epiléptica com uso isolado dos fármacos clássicos de segunda linha (p. ex., fenitoína) em infusão intermitente. Por essa razão, quando possível, pode-se considerar progressão intensiva do tratamento diretamente para AEs anestésicos em infusão IVc (p. ex., midazolam) (Figura 7.2).

Estado de mal epiléptico resistente e tratamento com anestésicos (terceira linha)

Quando não é possível controlar o EME depois da administração de benzodiazepínico e AEs de segunda linha, considera-se que o paciente esteja em EME resistente ao tratamento. Isso ocorre com aproximadamente 30% dos pacientes em EME e está associado a índices mais altos de morbidade e mortalidade. A fisiopatologia da evolução para EME resistente envolve internalização dos receptores de ácido gama-aminobutírico (GABA) e hiper-regulação dos receptores excitatórios de N-metil-D-aspartato (NMDA) O tratamento do EME resistente exige progressão rápida e agressiva dos cuidados clínicos com intubação (se ainda não foi realizada) e indução de coma com agentes anestésicos por via IVc, que têm como alvos terapêuticos esses dois receptores. Os resultados terapêuticos objetivados com esse tratamento não estão claros, porque algumas evidências sugerem que a evolução do EME resistente dependa de sua causa básica, em vez da agressividade do tratamento. Apesar disso, alguns especialistas concordam que o tratamento agressivo tenha como metas eliminar atividade epiléptica no EEG e suprimir atividade convulsiva detectável clinicamente. Essa supressão deve ser conseguida com uso de fármacos em IVc. Nesse ponto, EEGc é fundamental para avaliar atividade epiléptica e resposta ao tratamento.

Embora não haja um consenso uniforme quanto ao tratamento ideal do EME resistente, os fármacos mais prescritos

> **MEDIDAS DE EMERGÊNCIA**
> 1. Reconhecer e diagnosticar crises epilépticas prolongadas
> 2. Estabilizar o paciente: medidas ABC (vias respiratórias, respiração e circulação). Estabelecer acesso IV, administrar O_2 suplementar e iniciar monitoramento hemodinâmico
> 3. Tiamina (100 mg) e G50 (50 mℓ) por via IV (se houver hipoglicemia)
> 4. Lorazepam (4 mg) em 2 minutos por via IV; pode ser repetido em 5 minutos, se ainda houver atividade convulsiva; midazolam (10 mg) IV ou diazepam (20 mg) por via retal se não houver acesso IV disponível
> 5. Monitorar PA e respiração durante o tratamento. Se o paciente não voltar à sua condição basal:

> **TRATAMENTO DE SEGUNDA LINHA/CONTROLE DE URGÊNCIA**
> 1. Fosfenitoína (20 mg/kg) IV na dose de 150 mg/minuto, ou ácido valproico (40 mg/kg) IV em 10 minutos
> 2. Também pode ser considerado levetiracetam (1 a 3 g) IV na dose de 2 a 5 mg/kg/minuto
> 3. Iniciar dose de manutenção do AE administrado em dose de impregnação e solicitar dosagem dos níveis do AE depois da dose inicial
> 4. Prescrever EEGc, a menos que o paciente tenha voltado claramente à sua condição basal
> 5. Pode-se considerar uma dose adicional de fosfenitoína (5 a 10 mg/kg) IV ou ácido valproico (20 mg/kg) se não houver melhora ou persistir atividade epiléptica contínua. Contudo, essa medida não deve ser usada à custa de postergar medidas terapêuticas mais agressivas para controlar o EME
> 6. Monitorar PA e respiração durante o tratamento. Considerar intubação se a sedação ou atividade epiléptica colocar em risco a estabilidade das vias respiratórias. Se não houver melhora:

> **ESTADO DE MAL EPILÉPTICO RESISTENTE**
> 1. Intubar o paciente e internar na UTI
> 2. EEGc em uso
> 3. Nos casos de EME resistente, administrar anestésicos em infusão IVc com objetivo de suprimir atividade epiléptica: ver tabela de fármacos para EME resistente
> 4. Monitorar estabilidade hemodinâmica e, se for necessário, acrescentar vasopressores
> 5. Monitorar EEGc por 24 a 48 h até suprimir atividade epiléptica e otimizar tratamento de manutenção com AEs

FIGURA 7.2 Algoritmo de tratamento do estado de mal epiléptico. AE, antiepiléptico; EEGc, eletroencefalograma contínuo; EMER, estado de mal epiléptico resistente ao tratamento; G50, solução de glicose a 50%; IM, intramuscular; IV, via intravenosa; IVc, infusão intravenosa contínua; O_2, oxigênio; PA, pressão arterial; UTI, unidade de tratamento intensivo.

são midazolam, propofol e pentobarbital (Tabela 7.6). Para os pacientes em EME super-resistente, definido por crises epilépticas que persistem depois de 24 horas de infusão contínua de anestésicos, uma alternativa cada vez mais popular ao uso de pentobarbital é administrar cetamina com midazolam. Ainda há poucos estudos comparativos prospectivos desses fármacos. Todavia, análises retrospectivas e estudos prospectivos limitados forneceram alguma orientação para estudos futuros e seleção de tratamentos preferidos para o EME resistente.

Estudos demonstraram que pentobarbital é terapeuticamente mais eficaz que propofol e midazolam. Todavia, períodos mais prolongados de ventilação mecânica foram constatados com o uso desse barbitúrico em razão de sua meia-vida longa e do aumento do risco de efeitos colaterais cardíacos. A infusão de pentobarbital deve ser precedida por uma dose de ataque de 5 a 15 mg/kg (até 50 mg/minuto) com doses repetidas de 5 mg/kg até conseguir supressão da atividade epiléptica. A infusão de manutenção pode ser iniciada em 0,5 a 1 mg/kg/hora e aumentada até 10 mg/kg/hora com o objetivo de suprimir crises epilépticas ou atividade epiléptica no EEG.

O propofol também é eficaz, mas exige monitoramento hemodinâmico. Esse fármaco pode causar hipotensão e também síndrome da infusão de propofol (colapso circulatório, acidose láctica, hipertrigliceridemia e rabdomiólise). O propofol demanda uma dose de ataque de 1 a 2 mg/kg em 3 a 5 minutos. Doses repetidas podem ser ministradas a intervalos de 3 a 5 minutos até controlar as crises (dose de ataque máxima de 10 mg/kg). A dose de manutenção de propofol deve ser titulada entre 30 e 200 µg/kg/minuto até conseguir supressão das crises epilépticas ou atividade epiléptica no EEG. Doses acima de 80 µg/kg/minuto por períodos prolongados (> 48 horas) colocam o paciente em risco de síndrome de infusão de propofol.

O midazolam parece exercer menos efeitos na pressão arterial em comparação com propofol ou pentobarbital. No entanto, seu uso é especialmente propenso a induzir taquifilaxia, e seu mecanismo de ação é prejudicado pelo fato de não exercer efeito nos receptores NMDA. Midazolam deve ser administrado em dose ataque de 0,2 mg/kg à taxa de infusão de 2 mg/minuto. Doses repetidas de 0,2 a 0,4 mg/kg a cada 5 minutos podem ser administradas até suprimir as crises epilépticas (dose de impregnação máxima: 2 mg/kg). A dose de infusão de manutenção pode ser titulada entre 0,05 e 2,9 mg/kg/hora com a meta de suprimir crises epilépticas ou atividade epiléptica no EEG. Todavia, taxas de infusão de manutenção de até 2,9 mg/kg/hora podem ser administradas com segurança, com índices menores de crises epilépticas depois da suspensão e mortalidade até a alta hospitalar.

A cetamina também é usada no tratamento de alguns pacientes em EME. Esse fármaco é antagonista do receptor de NMDA e pode ser administrado com dose de impregnação de 1 a 2 mg/kg a cada minuto e dose de manutenção de 0,01 a 0,03 mg/kg/minuto. Ela deve ser administrada com cuidado aos pacientes com hipertensão intracraniana, traumatismo cranioencefálico, taquiarritmias, infarto do miocárdio e história de alcoolismo. Em um estudo de casos originados de vários centros, o acréscimo de cetamina contribuiu para controlar EME resistente em 32% dos pacientes aos quais foi administrada. Embora a taxa de mortalidade tenha sido de 43%, ela foi menor quando o EME

Tabela 7.6 Infusão intravenosa contínua de anestésicos para tratar estado de mal epiléptico resistente.

Fármaco	Dose inicial	Dose de manutenção	Efeitos colaterais
Midazolam	• 0,2 mg/kg (taxa de infusão de 2 mg/minuto)	• 0,05 a 2,9 mg/kg/hora	• Depressão respiratória
Propofol	• 1 a 2 mg/kg em 3 a 5 min • Doses repetidas a cada 3 a 5 min, até suprimir as crises (máximo: 10 mg/kg)	• 30 a 100 µg/kg/minuto	• Hipotensão • Síndrome da infusão de propofol (especialmente com doses > 80 µg/kg por mais de 48 h)
Cetamina	• 1,5 a 4,5 mg/kg IV	• 2,75 a 5 mg/kg/hora	• Hipertensão e taquicardia
Pentobarbital	• 5 a 15 mg/kg (até 50 mg/minuto)	• 1 a 10 mg/kg/hora	• Hipotensão • Íleo paralítico

IV, via intravenosa; NMDA, *N*-metil-D-aspartato.

foi suprimido nas primeiras 24 horas depois de iniciar infusão de cetamina (16% *versus* 56%).

Recentemente, pesquisadores avaliaram hipotermia terapêutica adjuvante para pacientes com EME convulsivo e, embora tenha sido associada a um índice menor de progressão para EME confirmado por EEG, a hipotermia não melhorou o prognóstico funcional no 90º dia ou reduziu a progressão para EME super-resistente.

Não há evidências claras quanto à duração do tratamento e supressão das crises epilépticas com anestésicos IVs antes que sejam realizadas tentativas de retirada dos fármacos. Entretanto, o consenso geral estabelece que pacientes devem ficar sem crises epilépticas por 24 a 48 horas de monitoramento por EEGc. As doses dos AEs devem ser otimizadas até alcançar níveis terapêuticos. Seus níveis podem ficar acima da faixa terapêutica preconizada e devem ser definidos com base no controle das crises epilépticas e do perfil de efeitos colaterais. Depois de estabilizar o paciente, podem então ser realizadas tentativas de redução progressiva das doses desses fármacos. Em muitos casos, isso é efetuado na unidade de tratamento intensivo (no mesmo andar do hospital) ou ambulatorialmente.

MONITORAMENTO AMBULATORIAL DE PACIENTES EM ESTADO DE MAL EPILÉPTICO

Anormalidades eletroencefalográficas detectadas durante o monitoramento do EME são complexas. Uma explicação para isso é que o EEG evolui ao longo de determinado episódio de EME. Conforme foi descrito por Treiman no artigo "Sequência progressiva de alterações eletroencefalográficas durante o EME com crises convulsivas generalizadas", aparentemente existem cinco padrões eletroencefalográficos que ocorrem sequencialmente durante um episódio de EME generalizado: (1) crises epilépticas bem localizadas; (2) crises epilépticas sobrepostas com variações crescentes e decrescentes de amplitude e frequência dos ritmos detectados no EEG; (3) atividade ictal contínua; (4) atividade ictal contínua pontuada por "períodos planos" de baixa voltagem; e (5) descargas epileptiformes periódicas sobre traçado de base "plano". A progressão temporal desses cinco estágios varia e não existem dados suficientes para estabelecer valores normativos, mas há relato de um paciente que progrediu ao longo dos cinco estágios em menos de 24 horas.

A segunda razão que explica a complexidade eletroencefalográfica é que pacientes em EME frequentemente apresentam depois traçados de EEG do "continuum ictal/pós-ictal".

Esses traçados não são propriamente crises epilépticas, conforme definição dos critérios da Standardized Critical Care EEG Terminology da American Clinical Neurophysiology Society, mas têm algumas características de atividade epiléptica e parecem representar possível lesão neuronal subjacente em progressão. Dependendo do contexto clínico, pacientes com esses padrões são tratados com uma dose de benzodiazepínico de ação curta ou um AE para avaliar se o padrão do EEG e o exame clínico melhoram.

A terceira razão para essa complexidade dos EEGs dos pacientes em EME é que geralmente ocorrem descargas epileptiformes numerosas. Estudos demonstraram que algumas dessas descargas – descargas periódicas lateralizadas, descargas periódicas independentes bilaterais e descargas periódicas generalizadas – estão associadas à incidência mais alta de crises epilépticas, principalmente quando há ritmo rápido, atividade rítmica, ondas agudas ou espículas sobrepostas. Vale salientar que existem evidências indicando que descargas periódicas com frequência maior que 2,0 Hz estejam associadas à hipoxia cerebral focal. Como essa é a mesma consequência fisiopatológica das crises epilépticas, descargas com essa frequência ou mais alta podem ser tratadas clinicamente como crises epilépticas, mesmo que não haja evidência eletroencefalográfica de progressão.

Considerando as inúmeras informações que podem ser obtidas do EEG, o monitoramento eletroencefalográfico não deve ser postergado quando há forte suspeita clínica de crises epilépticas ou EME.

EVIDÊNCIAS DE NÍVEL 1

1. Alldredge BK, Gelb AM, Isaacs SM et al. A comparison of lorazepam, diazepam, and placebo for the treatment of out-of-hospital status epilepticus. *N Engl J Med*. 2001;345: 631-637.
2. Silbergleit R, Durkalski V, Lowenstein D et al.; for NETT Investigators. Intramuscular *versus* intravenous therapy for prehospital status epilepticus. *N Engl J Med*. 2012;366: 591-600.
3. Treiman DM, Meyers PD, Walton NY et al. A comparison of four treatments for generalized convulsive status epilepticus. Veterans Affairs Status Epilepticus Cooperative Study Group. *N Engl J Med*. 1998;339:792-798.
4. Kapur J, Elm J, Chamberlain JM et al.; for NETT and PECARN Investigators. Randomized trial of three anticonvulsant medications for status epilepticus. N Engl J Med. 2019;38:2103-2113.

LEITURA SUGERIDA

Alkhachroum A, Der-Nigoghossian CA, Mathews E, et al. Ketamine to treat super-refractory status epilepticus. *Neurology*. 2020;95(16):e2286-e2294.

Beghi E, Carpio A, Forsgren L, et al. Recommendation for a definition of acute symptomatic seizure. *Epilepsia*. 2010;51:671-675.

Bergey GK. Management of a first seizure. *Continuum (Minneap Minn)*. 2016;22:38-50.

Berning S, Boesebeck F, van Baalen A, Kellinghaus C. Intravenous levetiracetam as treatment for status epilepticus. *J Neurol*. 2009;256:1634-1642.

Brophy GM, Bell R, Claassen J, et al. Guidelines for the evaluation and management of status epilepticus. *Neurocrit Care*. 2012;17:3-23.

Claassen J, Hirsch LJ, Emerson RG, Mayer SA. Treatment of refractory status epilepticus with pentobarbital, propofol, or midazolam: a systematic review. *Epilepsia*. 2002;43:146-153.

Claassen J, Mayer SA, Kowalski RG, Emerson RG, Hirsch LJ. Detection of electrographic seizures with continuous EEG monitoring in critically ill patients. *Neurology*. 2004;62:1743-1748.

Claassen J, Silbergleit R, Weingart SD, Smith WS. Emergency neurological life support: status epilepticus. *Neurocrit Care*. 2012;17(suppl 1):S73-S78.

DeLorenzo RJ, Waterhouse EJ, Towne AR, et al. Persistent nonconvulsive status epilepticus after the control of convulsive status epilepticus. *Epilepsia*. 1998;39:833-840.

Fernandez A, Lantigua H, Lesch C, et al. High-dose midazolam infusion for refractory status epilepticus. *Neurology*. 2014;82:359-365.

Fisher RS, van Emde Boas W, Blume W, et al. Epileptic seizures and epilepsy: definitions proposed by the International League Against Epilepsy (ILAE) and the International Bureau for Epilepsy (IBE). *Epilepsia*. 2005;46:470-472.

Gaspard N, Foreman B, Judd LM, et al. Intravenous ketamine for the treatment of refractory status epilepticus: a retrospective multicenter study. *Epilepsia*. 2013;54:1498-1503.

Hesdorffer DC, Benn EKT, Cascino GD, Hauser WA. Is a first acute symptomatic seizure epilepsy? Mortality and risk for recurrent seizure. *Epilepsia*. 2009;50:1102-1108.

Hirsch LJ, LaRoche SM, Gaspard N, et al. American Clinical Neurophysiology Society's Standardized Critical Care EEG Terminology: 2012 version. *J Clin Neurophysiol*. 2013;30:1-27.

Jenssen S, Gracely EJ, Sperling MR. How long do most seizures last? A systematic comparison of seizures recorded in the epilepsy monitoring unit. *Epilepsia*. 2006;47:1499-1503.

Kurtz P, Gaspard N, Wahl AS, et al. Continuous electroencephalography in a surgical intensive care unit. *Intensive Care Med*. 2014;40:228-234.

Legriel S, Lemiale V, Schenck M, et al.; for HYBERNATUS Study Group. Hypothermia for neuroprotection in convulsive status epilepticus. *N Engl J Med*. 2016;375:2457-2467.

Logroscino G, Hesdorffer DC, Cascino G, Annegers JF, Hauser WA. Short-term mortality after a first episode of status epilepticus. *Epilepsia*. 1997;38:1344-1349.

Lowenstein DH, Alldredge BK. Status epilepticus. *N Engl J Med*. 1998;338:970-976.

Mayer SA, Claassen J, Lokin J, Mendelsohn F, Dennis LJ, Fitzsimmons BF. Refractory status epilepticus: frequency, risk factors, and impact on outcome. *Arch Neurol*. 2002;59:205-210.

Misra UK, Kalita J, Patel R. Sodium valproate vs phenytoin in status epilepticus: a pilot study. *Neurology*. 2006;67:340-342.

Pallin DJ, Goldstein JN, Moussally JS, Pelletier AJ, Green AR, Camargo CA Jr. Seizure visits in US emergency departments: epidemiology and potential disparities in care. *Int J Emerg Med*. 2008;1:97-105.

Pender RA, Losey TE. A rapid course through the five electrographic stages of status epilepticus. *Epilepsia*. 2012;53:e193-e195.

Rodriguez Ruiz A, Vlachy J, Lee JW, et al.; for Critical Care EEG Monitoring Research Consortium. Association of periodic and rhythmic electroencephalographic patterns with seizures in critically ill patients. *JAMA Neurol*. 2017;74:181-188.

Rossetti AO. Which anesthetic should be used in the treatment of refractory status epilepticus? *Epilepsia*. 2007;48:52-55.

Rossetti AO, Logroscino G, Bromfield EB. Refractory status epilepticus: effect of treatment aggressiveness on prognosis. *Arch Neurol*. 2005;62:1698-1702.

Rossetti AO, Milligan TA, Vulliémoz S, Michaelides C, Bertschi M, Lee JW. A randomized trial for the treatment of refractory status epilepticus. *Neurocrit Care*. 2011;14:4-10.

Strzelczyk A, Zöllner JP, Willems LM, et al. Lacosamide in status epilepticus: systematic review of current evidence. *Epilepsia*. 2017;58:933-950.

Treiman DM, Walton NY, Kendrick C. A progressive sequence of electroencephalographic changes during generalized convulsive status epilepticus. *Epilepsy Res*. 1990;5:49-60.

Vespa PM, Shrestha V, Abend N, et al. The epilepsy bioinformatics study for anti-epileptogenic therapy (EpiBioS4Rx) clinical biomarker: study design and protocol. *Neurobiol Dis*. 2019;123:110-114.

Walker M. Status epilepticus: an evidence based guide. *BMJ*. 2005;331:673-677.

Witsch J, Frey HP, Schmidt JM, et al. Electroencephalographic periodic discharges and frequency-dependent brain tissue hypoxia in acute brain injury. *JAMA Neurol*. 2017;74:301-309.

Dor, Entorpecimento e Parestesias 8

Comana M. Cioroiu

PONTOS-CHAVE

1. Caracterização do tipo de queixa – o que significa "dormência" para o paciente? Como você pode caracterizar a dor?

2. Obtenção da anamnese detalhada e realização de exame físico cuidadoso para determinar a localização das queixas de dormência/parestesias do paciente no sistema nervoso central ou periférico.

3. Durante o exame de um paciente com déficit de sensibilidade, verificar se é assimétrico e distal ou proximal e tentar identificar um padrão de déficit que possa orientar sua impressão diagnóstica.

4. Verificar se há sinais de alerta sugestivos de uma condição urgente, que exija avaliação e tratamento rápidos.

5. Deixar que seu diagnóstico diferencial oriente a solicitação de exames complementares.

6. O tratamento de dor crônica e parestesias pode ser complexo e frequentemente requer abordagem multidisciplinar.

INTRODUÇÃO

Para o neurologista generalista, a avaliação de um paciente com queixa de dormência pode ser muito difícil. Como dormência é a queixa neurológica mais subjetiva, com frequência é difícil para o paciente explicar a sensação e ainda mais complicado para o médico quantificar esse sintoma no exame físico, porque pode estar relacionado a uma lesão do sistema nervoso central ou periférico. A dormência também pode ser uma queixa subjetiva de pacientes com várias síndromes dolorosas crônicas e alguns transtornos psiquiátricos e, nesses casos, a etiologia não é neurológica e frequentemente não tem bases fisiológicas.

ABORDAGEM TERAPÊUTICA

Como sempre em medicina, a primeira etapa consiste em obter anamnese detalhada. A primeira pergunta deve ter como objetivo caracterizar melhor a sensação referida (ou sua ausência) pelo paciente. É importante diferenciar entre dormência como *perda de sensibilidade* em contraste com *sensibilidade anormal*. Às vezes, pacientes também empregam o termo *dormência* para descrever fraqueza muscular, portanto, é importante ter isso em mente durante o exame.

Tipos de sintomas sensoriais

Dormência pode ocorrer em virtude de patologia em várias partes do neuroeixo, inclusive córtex cerebral, tronco encefálico, medula espinal e nervos periféricos. *Parestesias*, ou sensações anormais espontâneas, frequentemente descritas como "formigamento" ou "alfinetadas", podem sugerir localização neurológica diferente de perda completa de sensibilidade. As parestesias também podem ocorrer após um período de perda da sensibilidade, quando os nervos começam a se regenerar lentamente. Alguns tipos de crises epilépticas sensoriais também podem causar essas sensações anormais.

Dor neuropática

Dor neuropática (ver Capítulo 59) é um tipo de dor específica provocada por lesão de nervos e frequentemente é descrita como parestesias dolorosas associadas à sensação de ardência ou dor irradiada, como ocorre em pacientes com neuropatia periférica ou radiculopatia. Nesses casos, os pacientes podem ter alteração das sensações anormais ou anormalmente intensificadas – *hiperestesia* consiste em aumento da sensibilidade, enquanto *disestesia* descreve sensação dolorosa ou desagradável evocada por algum estímulo inócuo em condições normais.

Uma resposta exagerada aos estímulos que normalmente provocam dor é denominada *hiperalgesia*, enquanto uma resposta exagerada e uma dor extrema com estímulos que normalmente não devem causar dor são descritas como *alodinia*. Essas sensações anormais podem ocorrer com vários tipos de lesão neural, tanto no nível periférico como no central. Em contrapartida, o termo *hipoestesia* descreve percepção diminuída de dor, *anestesia* é a incapacidade de perceber dor e *analgesia* é incapacidade de sentir dor.

A dor neuropática deve ser diferenciada da dor somática causada por patologias de ossos, ligamentos, músculos e outros tecidos moles.

A *síndrome de dor regional complexa* (também conhecida como *distrofia simpática reflexa*) é uma condição crônica caracterizada por dor neuropática intensa, alterações cutâneas e edema de um membro. Pode ocorrer sem lesão neural conhecida (tipo 1) ou na vigência de lesão neural conhecida (tipo 2). O diagnóstico e o tratamento da síndrome de dor regional complexa estão descritos com mais detalhes no Capítulo 58.

NEUROANATOMIA E LOCALIZAÇÃO

O padrão e a distribuição das queixas sensoriais são indícios importantes da localização da patologia (Tabela 8.1). Síndromes sensoriais relacionadas com lesão em diferentes níveis do neuroeixo são comentadas na próxima seção, que também descreve as principais vias sensoriais do sistema nervoso.

Síndromes sensitivas centrais

Córtex

Dormência e parestesias podem ser causadas por lesões do sistema nervoso central ou periférico. Funções sensoriais corticais mais superiores estão localizadas no córtex parietal, no qual

Tabela 8.1 Padrões de déficit sensorial.

Localização	Padrão sensorial	Anormalidades associadas
Cortical	• Perda da sensibilidade contralateral	• Déficit sensorial cortical (p. ex., negligência, astereognosia, agrafestesia) • Déficits visuoespaciais
Tronco encefálico	• Déficit sensorial contralateral de braço e perna com déficit facial homolateral	• Neuropatias cranianas (p. ex., oftalmoparesia, fraqueza facial) • Ataxia • Fraqueza contralateral • Hiper-reflexia
Medula espinal	• Lesão transversal completa: déficits de todas as modalidades sensoriais abaixo do nível da lesão • Lesão da área central (p. ex., siringe): déficit de sensibilidade à dor e temperatura abaixo do nível da lesão • Lesão da área anterior: déficit contralateral de sensibilidade à dor e temperatura abaixo do nível da lesão • Hemissecção raquimedular (síndrome de Brown-Séquard): déficit homolateral de percepção vibratória e propriocepção abaixo do nível da lesão e déficit contralateral de sensibilidade à dor e temperatura dois ou três segmentos abaixo do nível da lesão • Síndrome de cauda equina ou síndrome do cone medular: anestesia em sela	• Paralisia contralateral ou completa abaixo do nível da lesão • Alteração do controle vesical ou intestinal • Arreflexia/hiporreflexia no nível da lesão com hiper-reflexia abaixo da lesão • Dissociação entre modalidades sensoriais
Plexo braquial	• Déficit sensorial homolateral na distribuição de mais de um nervo periférico ou raiz nervosa	• Fraqueza no território das raízes nervosas ou dos nervos periféricos acometidos • Arreflexia • Dor neuropática
Gânglio da raiz dorsal	• Perda completa de todas as modalidades de sensibilidade no dermátomo acometido	• Dor neuropática • Não ocorre fraqueza muscular
Raiz nervosa	• Déficit total ou diminuição de todas as modalidades sensoriais no dermátomo acometido	• Dor radicular • Fraqueza no miótomo correspondente • Arreflexia ou hiporreflexia
Nervo periférico	• Mononeuropatia: perda ou diminuição de todas as modalidades sensoriais no território do nervo • Polineuropatia: déficit distal e simétrico de sensibilidade (percepção vibratória e propriocepção nos casos de neuropatia de fibras grossas e dor e temperatura nos casos de neuropatia de fibras finas) • Mononeurite múltipla: déficit de sensibilidade em vários nervos periféricos de modo assimétrico	• Fraqueza dos músculos do nervo periférico correspondente • Fraqueza distal e simétrica nos casos de polineuropatia de fibras grossas • Achados autonômicos • Dor neuropática • Arreflexia ou hiporreflexia

o córtex sensorial primário corresponde ao giro pós-central do lobo parietal. Lesões do lobo parietal, como tumores ou lesões vasculares (p. ex., acidente vascular encefálico, neoformação vascular e hemorragia), podem provocar déficits de sensibilidade e dormência e, com frequência, estão associadas ao comprometimento de outras funções do lobo parietal, que se evidenciam clinicamente como redução da percepção visuoespacial e heminegligência. As lesões subcorticais do lobo parietal também podem causar déficit de sensibilidade, como ocorre nas placas desmielinizantes da esclerose múltipla. Enxaqueca (ver Capítulo 56) é um distúrbio do sistema nervoso central, que pode estar associado frequentemente a fenômenos sensoriais na face e nos membros, seja uma "aura" de enxaqueca ou dor propriamente dita. Perguntas adicionais sobre fatores associados e cronologia ajudam a indicar um diagnóstico diferencial pertinente, conforme está descrito adiante.

Tronco encefálico

Lesões do tronco encefálico que comprometem o núcleo trigeminal, lemnisco medial ou trato espinotalâmico também podem causar dormência unilateral na face ou membros; porém, nos casos típicos, estão associadas a outras anormalidades referidas ao tronco encefálico, como oftalmoparesia, fraqueza ou ataxia.

Medula espinal

Dormência resultante de lesão raquimedular pode corresponder a um dermátomo específico, mas também pode formar um nível sensitivo, no qual todo o corpo abaixo da lesão é comprometido (ver Capítulo 17). Exemplos disso incluem casos de mielite transversa, na qual pacientes apresentam nível sensitivo com queixas de dormência que se estende para baixo, a partir do nível de determinado dermátomo. As duas vias sensoriais centrais principais da medula espinal são as *colunas dorsais* (também conhecidas como *lemnisco medial*) e *trato espinotalâmico*. Neurônios que transmitem informações relacionadas com percepção vibratória e propriocepção ascendem pelos fascículos grácil e cuneiforme (que formam as colunas dorsais) da medula espinal e fazem sinapse em seus respectivos núcleos no bulbo e, depois, fazem decussação, formando o lemnisco medial, que leva essas fibras até o núcleo posterolateral ventral do tálamo antes de terminar no giro pós-central do lobo parietal.

As fibras que transmitem sensibilidade à dor e temperatura formam o trato espinotalâmico lateral da medula espinal e, nos casos típicos, ascendem dois níveis espinais no trato de Lissauer na região homolateral da medula espinal, antes de fazer sinapse com um neurônio sensorial de segunda ordem. A partir daí, elas cruzam (decussação) na comissura branca anterior para a região contralateral da medula espinal; em seguida, esse trato ascende pela medula espinal e tronco encefálico e, mais uma vez, faz sinapse no tálamo. Patologias do ramo posterior da cápsula interna ou do núcleo posterolateral ventral do tálamo também provocam dormência. A dormência súbita isolada de um membro de um paciente com fatores de risco vascular deve levantar a suspeita de possível evento vascular nessas regiões. Do mesmo modo, dormência de aparecimento súbito na face pode resultar de lesão no núcleo posteromedial ventral do tálamo.

A dormência resultante de lesão raquimedular também pode ser acompanhada de fraqueza e alterações da função vesical ou intestinal. Dependendo do segmento da medula espinal que foi lesado, os pacientes apresentam comprometimento preferencial de um trato ou outro e podem mostrar envolvimento de apenas algumas modalidades sensoriais. Um exemplo clássico disso é a *síndrome de Brown-Séquard*, na qual a hemissecção da medula espinal resulta em fraqueza homolateral e déficits de sensibilidade vibratória e propriocepção abaixo do nível da lesão, além de perda contralateral de sensibilidade ao frio e à temperatura dois ou três segmentos abaixo do nível da lesão.

Síndromes sensoriais periféricas

Raízes neurais e gânglios das raízes dorsais

As lesões das raízes dos nervos dorsais pouco além da medula espinal podem causar dormência e dor em pacientes com *radiculopatia* – eles podem queixar-se de dor irradiada em choques elétricos, às vezes associadas a dores musculares nessa região. O exame físico pode detectar déficit sensorial com distribuição dermatomial específica (ver Figura 4.12, no Capítulo 4), e, dependendo da gravidade da lesão, pode haver fraqueza dos músculos do miótomo correspondente. O gânglio da raiz dorsal consiste em um grupo de corpos celulares neurais (neurônios sensoriais de primeira ordem, que são pseudounipolares) distais à medula espinal, que transmite aferentes somáticos para a medula espinal. A *ganglionopatia sensorial* consiste em destruição ou acometimento seletivo do gânglio da raiz dorsal e, nos casos típicos, manifesta-se com ataxia sensorial associada a déficits importantes de propriocepção, ocasionalmente com dor neuropática intensa e parestesias. As ganglionopatias desse tipo podem ser autoimunes, paraneoplásicas (especificamente relacionada com anticorpos anti-Hu), tóxica ou associadas à paraproteinemia ou síndrome de Sjögren.

Plexos neurais

As patologias que acometem o plexo braquial ou lombossacral frequentemente se evidenciam por dor, assim como dormência e fraqueza muscular em um membro na distribuição de mais de um nervo periférico ou raiz nervosa, que tende a ter início mais subagudo. *Plexopatia braquial* é a mais comum dessas patologias e pode resultar de traumatismo, infiltração tumoral ou processo autoimune pós-infeccioso, mas frequentemente pode ser idiopática. A radiação resultante do tratamento de certos tipos de câncer também pode predispor a plexopatias em situações em que está muito próxima do plexo (i. e., plexopatia lombossacral observada após radiação para câncer de próstata).

Nervos periféricos

Dor neuropática e dormência são queixas clássicas nas doenças dos nervos periféricos, como *polineuropatia* (ver Capítulo 91). Esses pacientes frequentemente se queixam de dor e dormência distais e simétricas, tipicamente começando nos pés. A polineuropatia pode acometer preferencialmente fibras nervosas mielinizadas grossas (fibras do grupo A), que transmitem estímulos relacionados com sensibilidade vibratória e posição das articulações, ou fibras nervosas finas não mielinizadas (fibras do grupo C) que transmitem sensibilidade à dor e à temperatura. A polineuropatia pode ser primariamente axonial (com perda predominante da integridade axonial) ou desmielinizante (consequente à destruição da bainha de mielina, que, com frequência, é de origem autoimune). Os nervos periféricos também podem ser lesados ou danificados isoladamente (p. ex., mononeuropatia, que ocorre nos pacientes com síndrome do túnel do carpo com lesão do nervo mediano) ou simultaneamente nos casos de *mononeurite múltipla* que, nos casos clássicos, é um distúrbio doloroso detectado em pacientes com vasculites, nos quais diversos nervos periféricos são afetados em progressão rápida. As doenças da junção neuromuscular e dos músculos não se manifestam com alterações sensoriais, embora alguns pacientes se queixem de mialgia proximal (como ocorre nas miopatias inflamatórias).

ANAMNESE DIRIGIDA

A anamnese detalhada é o melhor recurso disponível ao médico quando faz a avaliação inicial de um paciente com queixas sensoriais. Primeiramente, é fundamental tentar caracterizar o tipo de queixa. Vale a pena averiguar as características da dor ou dormência e se o paciente está descrevendo perda completa de sensibilidade ou sensações anormais (i. e., parestesias). É fundamental investigar a cronologia com que os sintomas se desenvolveram, visto que dormência aguda ou de aparecimento abrupto pode sugerir lesão vascular (ou seja, acidente vascular encefálico), em vez de uma patologia progressiva, e exigir avaliação mais urgente. *Sinais de alerta sugestivos de um problema estrutural mais grave no paciente com queixas sensoriais primárias incluem febre, fraqueza e alterações vesicais e intestinais.*

Dormência e parestesias

Durante a avaliação de queixas de dormência ou parestesias, é importante determinar a distribuição anatômica, porque isso é útil para a localização da lesão e o diagnóstico diferencial. Por exemplo, dormência ou parestesias localizadas em um dermátomo específico têm implicações diferentes da dormência que acomete todo o membro. O déficit sensorial lentamente progressivo nos dois braços, mas com preservação das pernas, pode sugerir uma massa expansiva ou siringe na coluna cervical. É essencial o questionamento a respeito de simetria, duração dos sintomas e quaisquer fatores atenuantes ou desencadeantes. A dor neuropática causada por polineuropatia frequentemente piora à noite, quando os pacientes estão deitados, e parestesias/dores radiculares são provocadas por movimentos específicos do pescoço ou dorso. Para ajudar a formular um diagnóstico diferencial, é extremamente importante perguntar se existem sintomas associados. A dormência associada à alteração da função vesical ou intestinal sugere lesão da medula espinal. Também é crucial investigar quaisquer eventos desencadeantes, como traumatismo, alterações posturais ou doença recente. História de infecção viral recente associada à dormência rapidamente ascendente deve alertar para a possibilidade de síndrome de Guillain-Barré. O traumatismo ou a agravação recente também ajudam a diferenciar a lesão neural aguda da crônica. Perguntas a respeito da marcha são pertinentes, porque pacientes com polineuropatia se queixam de desequilíbrio nas fases iniciais da doença. A progressão dos sintomas também é uma informação importante, porque os sintomas sensoriais que progridem rapidamente em uma área adjacente podem sugerir manifestações clínicas de enxaqueca ou progressão jacksoniana de uma crise epiléptica parcial.

Dor

Com frequência, a dor aguda é abordada de modo muito diferente da dor crônica, porque a primeira responde bem a um ciclo breve de analgésico, enquanto a segunda exige um esquema farmacológico complexo. *Dorsalgia* (ver Capítulo 113) é uma das queixas mais comuns na prática neurológica, sendo crucial diferenciar as causas benignas de lombalgia de outras causas mais preocupantes. A dor na região dorsal pode ser sintoma de doença mais grave. A herniação aguda de disco intervertebral caracteriza-se pelo aparecimento abrupto de dorsalgia, muitas vezes desencadeada por levantamento de peso, manobra de Valsalva ou mudança abrupta de posição. Tipicamente, o decúbito alivia esse tipo de dor, enquanto o movimento a exacerba. Pode estar associada à dor radicular que se irradia ao longo de um determinado dermátomo. A dorsalgia crônica é, com frequência, um desafio terapêutico e exige uma abordagem complexa que inclui medicamentos, fisioterapia, manejo da dor e, às vezes, intervenção cirúrgica.

História patológica pregressa

A história patológica pregressa (HPP) do paciente também é importante porque determinadas doenças sistêmicas são sugestivas de patologias específicas. Existem, por exemplo, várias condições associadas a neuropatias periféricas, como diabetes melito, doenças reumatológicas ou câncer. Uma história pregressa de acidente vascular encefálico do tálamo da parte lateral do bulbo (medula oblonga) pode contribuir para uma síndrome de dor crônica (*síndrome de Dejerine-Roussy*). Uma lista abrangente dos medicamentos em uso também é importante porque parestesias podem, às vezes, ser um efeito colateral conhecido de determinados fármacos (p. ex., parestesias nas mãos com o uso de topiramato). Ao obter a história familiar, é preciso questionar a ocorrência de transtornos neurológicos ou familiares com neuropatia conhecida ou deformidades nos pés, que são sugestivas da doença Charcot-Marie-Tooth. A exposição a determinadas substâncias, como metais pesados, pesticidas ou agentes quimioterápicos, pode ser a causa de neuropatia (algumas vezes extremamente dolorosa), e essa possibilidade deve ser aventada quando não há outra etiologia evidente.

EXAME FÍSICO DIRIGIDO

O exame físico de um paciente que se queixa de dormência é, muitas vezes, desafiador porque o exame da sensibilidade é a parte mais subjetiva do exame neurológico. Ver no Capítulo 4 a descrição completa do exame neurológico.

Exame físico geral

Como ocorre em todos os outros pacientes, primeiro deve ser realizado um exame físico meticuloso, à procura de indícios de doença sistêmica ou de sinais que possam estar associados com as queixas do paciente. No caso de pacientes com dormência ou dor neuropática, é importante examinar a pele à procura de erupções cutâneas, perda de pelos ou cabelos ou alterações tróficas que podem ocorrer em pacientes com neuropatia. Embora muitas vezes o exame da pele seja difícil, a avaliação da pele da região acometida pode ser muito reveladora – por exemplo, no caso de dor neuropática limitada a um dermátomo específico, o achado de vesículas agrupadas pode confirmar o diagnóstico de herpes-zóster (embora o herpes-zóster possa ocorrer sem erupção cutânea associada [*zoster sine herpete*] ou a erupção possa surgir após o aparecimento da dor). Todos os pacientes com dormência de aparecimento agudo, quando existe a suspeita de evento vascular, devem ser submetidos a uma avaliação cardiológica meticulosa e a exame das artérias carótidas.

No exame dos membros, deve ser feita a avaliação da amplitude de movimento (ativa e passiva) dos membros acometidos, inclusive a *manobra de elevação da perna estendida* (quando houver indicação), que é positiva quando existe radiculopatia lombossacra (ver Figura 4.17, no Capítulo 4). Essa manobra é realizada com o paciente em decúbito dorsal, enquanto o examinador eleva cada membro inferior. Se a manobra for positiva, as manifestações radiculares do paciente são reproduzidas com a elevação passiva do membro inferior (sobretudo o contralateral) por causa do estiramento das raízes nervosas. O teste de compressão foraminal (*spurling sign*, em inglês) é positivo nos casos de radiculopatia cervical, quando a dor é reproduzida por extensão passiva do pescoço, flexão lateral do pescoço para o lado afetado e aplicação de carga axial no alto da cabeça. Em alguns casos, o *sinal de Lhermitte* pode ser desencadeado pela flexão passiva do pescoço e é considerado positivo quando o paciente descreve parestesias irradiando-se pelos membros superiores ou inferiores. Isso é provocado pela compressão dos funículos dorsais da medula espinal e sugere lesão na parte posterior da medula espinal cervical, como se pode observar nos pacientes com esclerose múltipla. Os sinais de *Tinel* e *Phalen* refletem compressão do nervo mediano em decorrência da síndrome do túnel do carpo em pacientes com dormência unilateral ou bilateral nas mãos (ver Figura 4.16, no Capítulo 4).

Exame neurológico

Estado mental

A maioria dos pacientes com queixas de parestesias ou dor neuropática apresenta estado mental totalmente normal. Um achado anormal no exame do estado mental é sugestivo de lesão cortical. As funções corticais sensitivas podem ser avaliadas por meio de determinação de *grafestesia* (a capacidade de identificar um algarismo ou uma letra escrita na mão) e *estereognosia* (a capacidade de reconhecer um objeto colocado na mão sem estímulos visuais ou auditivos). O achado de negligência ou extinção hemiespacial também ajuda a identificar uma lesão de lobo parietal.

Nervos cranianos

Da mesma forma, um exame abrangente dos nervos cranianos pode aprimorar a localização de uma condição no tronco encefálico. Uma neuropatia craniana também sugere uma lesão central como uma patologia do tronco encefálico ou intracraniana. A dor facial e as neuropatias trigeminais são comentadas com detalhes nos Capítulos 57 e 89.

Exame motor

O exame motor meticuloso é crucial para a avaliação do paciente com dormência e dor. Nos casos de lesão nervosa periférica crônica é possível observar atrofia muscular no território do nervo acometido. Quando a dor é intensa, com frequência é difícil fazer uma determinação fidedigna da força muscular. Da mesma forma, quando a dormência é substancial (sobretudo quando a propriocepção está muito afetada), o comprometimento da propriocepção pode ser confundido com fraqueza. A fraqueza muscular na mesma distribuição da dormência sugere uma lesão central no encéfalo ou na medula espinal, ou uma patologia periférica nas raízes nervosas ou nos nervos periféricos. A fraqueza distal e simétrica é, frequentemente, mais sugestiva de polineuropatia de fibras grossas. A ataxia detectada nos testes dedo da mão-nariz ou calcanhar-joelho-parte anterior da perna ajuda a localizar uma lesão no tronco encefálico. Todavia, também pode ocorrer ataxia sensorial significativa na avaliação de coordenação, se houver comprometimento acentuado da propriocepção.

Exame da sensibilidade

A avaliação da sensibilidade é a parte mais subjetiva do exame neurológico e, muitas vezes, é a mais desafiadora. Algumas modalidades podem ser testadas, e o quadro clínico orienta quais tipos de sensibilidade devem ser avaliados. Não é comum que parestesias transitórias e esporádicas estejam associadas à perda evidente da sensibilidade.

Ao avaliar a sensibilidade, é importante lembrar os *três princípios básicos* (Tabela 8.2). Mapear a distribuição específica da dormência é, com frequência, útil para o diagnóstico e tem valor localizador. Na suspeita de lesões de medula espinal, por exemplo, deve ser investigado o nível sensitivo que sugere a localização da patologia raquimedular. Pode-se começar, por exemplo, pela avaliação da sensibilidade tátil leve com a ponta de um cotonete. A sensibilidade tátil epicrítica (fina) e a sensibilidade térmica refletem a integridade do trato espinotalâmico e das fibras nervosas finas não mielinizadas, enquanto a perda seletiva da percepção vibratória ou da propriocepção implica lesão dos funículos posteriores da medula espinal ou das fibras mielinizadas grossas, como ocorre na polineuropatia.

A sensibilidade vibratória é avaliada por meio de um diapasão de 128 Hz, que é apoiado em uma proeminência óssea, mais comumente o hálux e o maléolo medial do calcanhar (ver Figura 4.13, no Capítulo 4). Quando o diapasão em vibração é aplicado na articulação, pode-se começar a contar até que o paciente diga que não sente mais vibrar. Como alternativa, quando o paciente diz que não sente mais vibrar, o diapasão pode ser colocado na articulação metacarpofalangiana do examinador. A interpretação do exame da sensibilidade vibratória deve levar em conta a idade do paciente, porque essa modalidade sensorial diminui com o passar dos anos e pode inexistir em pessoas com mais de 80 anos. A propriocepção é testada pela movimentação passiva da articulação mais distal para cima ou para baixo e solicitando ao paciente o sentido do movimento. Tipicamente, os movimentos mais sutis devem ser detectados e, se uma alteração for encontrada na articulação mais distal, o examinador deve testar uma articulação mais proximal, para determinar a extensão completa do comprometimento. Nos pacientes com anormalidades mais significativas da propriocepção, podem ser observados movimentos involuntários dos dedos das mãos quando os membros superiores estão estendidos (*pseudoatetose*).

Reflexos

É importante testar reflexos tendíneos profundos, porque eles podem estar patologicamente aumentados (hiper-reflexia) no caso de lesões centrais. Na lesão raquimedular, por exemplo, os reflexos podem estar diminuídos ou ausentes no nível da lesão, mas exacerbados abaixo do nível da lesão. Nos casos de neuropatia periférica, os reflexos estão, tipicamente, diminuídos ou ausentes.

Marcha e postura

Também é importante a avaliação meticulosa da marcha, inclusive a postura, a capacidade caminhar na ponta dos pés e apoiado nos calcanhares e a marcha *tandem*. A perda de equilíbrio é, com frequência, queixa fundamental nos casos de neuropatia. O teste de Romberg positivo é sugestivo de comprometimento da propriocepção, como ocorre nos transtornos dos funículos posteriores da medula espinal ou na polineuropatia de fibras grossas em estágio avançado.

INVESTIGAÇÃO DIAGNÓSTICA

Depois da anamnese detalhada e exame físico cuidadoso, o médico deve considerar os exames complementares apropriados, de acordo com o diagnóstico diferencial e a localização mais provável. Vale lembrar que, quando o padrão de déficit sensorial e a história não se encaixam em um diagnóstico específico e o exame físico é absolutamente normal, o médico deve considerar uma queixa física de transtorno psiquiátrico coexistente, depois de excluir todas as outras causas tratáveis.

Exames bioquímicos

Existem vários exames que podem ser solicitados na investigação diagnóstica de pacientes com dormência e dor neuropática. Os exames bioquímicos de sangue solicitados rotineiramente na investigação diagnóstica e nos casos de déficit sensorial devem incluir dosagens das concentrações de eletrólitos e vitaminas (sobretudo vitaminas B_{12}, B_6 e B_1), assim como hemoglobina glicosilada (HbA1 c). Déficits vitamínicos e diabetes melito são doenças sistêmicas comuns, que frequentemente contribuem para lesão neural. Dependendo do quadro clínico e do grau de suspeita, a solicitação de exames hematológicos pode ser expandida para incluir testes para vírus da imunodeficiência humana, doença de Lyme, provas de função tireóidea, pesquisa de neoplasias malignas hematológicas, doenças reumatológicas e várias outras enfermidades. Em todos os pacientes com queixas sugestivas de polineuropatia periférica, deve-se solicitar eletroforese das proteínas séricas com imunofixação

Tabela 8.2 Princípios básicos do exame sensorial.

- A perda da sensibilidade é simétrica?
- A perda da sensibilidade apresenta padrão distal?
- Corresponde a um território específico (ou seja, um dermátomo ou nervo periférico)?

para detectar proteína monoclonal. Quando os pacientes têm história de exposição ambiental específica, pode ser solicitada pesquisa de agentes tóxicos específicos, como metais pesados. Existem causas genéticas de dormência e parestesias (como doença de Charcot-Marie-Tooth, neuropatia hereditária com propensão a paralisia por compressão), e testes genéticos devem ser solicitados quando os pacientes têm história familiar e fenótipo clínico apropriado.

Exames de neuroimagem

Se houver a suspeita de lesão estrutural central, exames de imagem devem ser solicitados na fase inicial da investigação. A ressonância magnética (RM) (ver Capítulo 22) apresenta sensibilidade mais elevada e é o exame de imagem preferido; entretanto, a tomografia computadorizada pode ser realizada quando os pacientes não toleram ou não conseguem fazer RM (p. ex., portadores de próteses metálicas). Exames de imagem da coluna vertebral podem ser muito valiosos quando há suspeita de lesão raquimedular ou radiculopatia. Nos pacientes que não podem fazer RM, a mielotomografia computadorizada pode ser realizada para investigar lesões estruturais da coluna vertebral e das raízes nervosas. Nos segmentos mais distais, exames de imagem do plexo braquial podem elucidar a etiologia nos casos de plexopatia e suspeita de lesões hemorrágicas, inflamatórias ou infiltrativas.

Punção lombar

A punção lombar (ver Capítulo 32) deve ser realizada quando há suspeita de processos inflamatórios, infecciosos ou neoplásicos. Esse exame é especialmente útil nos casos suspeitos de neuropatias desmielinizantes autoimunes, quando demonstra dissociação albuminocitológica típica com teor elevado de proteína e contagem normal de células.

Testes eletrodiagnósticos e avaliação sensorial quantitativa

Os estudos da condução neural e eletromiografia são importantes para o diagnóstico de condições que acometem o sistema nervoso periférico e podem ajudar a atribuir uma queixa de dormência ou dor neuropática a uma lesão nas raízes nervosas, no plexo nervoso ou em um nervo periférico (ver Capítulo 27). Esses testes são, há muito tempo, a prática padrão para o diagnóstico de neuropatia acometendo fibras nervosas grossas e podem ser usados para caracterizar a gravidade da lesão e para diferenciar formas generalizadas e focais de formas de neuropatia puramente axoniais ou desmielinizantes (como a neuropatia desmielinizante inflamatória aguda ou crônica). As técnicas de estudo da condução nervosa não são sensíveis na avaliação de fibras nervosas finas e são normais nos casos de neuropatia de fibras finas. Uma avaliação quantitativa da sensibilidade mais meticulosa pode ser feita em alguns pacientes para investigar de modo mais preciso a disfunção sensorial. A avaliação quantitativa da sensibilidade utiliza métodos não invasivos para determinar o limiar sensitivo em diferentes modalidades, inclusive vibração, temperatura e dor, comparando esses valores com valores normais padronizados.

Biopsia de pele e nervos

Tendo em vista a incapacidade de fazer exames eletrodiagnósticos de rotina para investigar se existe acometimento das fibras nervosas finas cutâneas não mielinizadas, o diagnóstico de neuropatia de fibras finas é feito por meio do exame histopatológico da pele, que é realizado com duas biopsias de *punch* retiradas de duas áreas diferentes (uma proximal e outra distal). A *biopsia de nervo*, um exame mais invasivo, é reservada para os casos em que há acometimento de fibras neurais grossas e quando existem dúvidas em relação ao diagnóstico e à etiologia ainda não elucidadas (ver Capítulo 33). A positividade diagnóstica e a indicação de biopsia de nervos são mais apropriadas nos casos de doenças neuropáticas inflamatórias, desmielinizantes ou infiltrativas; resultados mais esclarecedores são obtidos de um nervo com anormalidades detectadas nos exames da condução neural.

ABORDAGEM TERAPÊUTICA INICIAL

Identificação de condições potencialmente sérias

A maioria dos pacientes com queixas de dor ou parestesias pode ser avaliada ambulatorialmente, contudo, existem algumas exceções. *Doenças agudas que resultam em deterioração rápida devem ser identificadas prontamente e tratadas de imediato.* Por exemplo, um paciente com dormência lateralizada de aparecimento agudo e fatores de risco vascular deve ser encaminhado para o setor de emergência para investigação de acidente vascular encefálico. Da mesma forma, quando existe suspeita de síndrome de Guillain-Barré ou mielite transversa, o paciente deve avaliado rapidamente e hospitalizado, porque a demora em fazer o diagnóstico resultaria em deterioração rápida e possível comprometimento respiratório. A hospitalização para tratamento com esteroides, imunoglobulina intravenosa, plasmaférese ou outros agentes imunomoduladores é, às vezes, necessária para esses pacientes, dependendo da situação clínica.

Tratamento sintomático

Depois de realizar todos os exames complementares, o tratamento da dor e parestesias tem duas possibilidades. A primeira abordagem consiste no tratamento da etiologia subjacente dos sintomas. Se, por exemplo, for encontrada uma lesão estrutural, uma intervenção cirúrgica é apropriada. Se, por outro lado, for diagnosticada uma condição autoimune, está indicado tratamento com imunomodulador. Pacientes com diabetes melito devem ser orientados em relação ao controle glicêmico e à modificação da dieta; pessoas com déficits vitamínicos devem corrigi-los e assim por diante. A segunda abordagem consiste no tratamento sintomático, que deve ser iniciado para aliviar os sintomas. *O tratamento da dor neuropática e parestesias é vasto e está descrito detalhadamente* no Capítulo 59. O tratamento sintomático deve ser multidisciplinar e inclui uma combinação de fármacos, fisioterapia e modificações comportamentais. O tratamento da dor crônica é, com frequência, muito desafiador e pode ser frustrante, tanto para os pacientes como para os médicos.

Cefaleia e Dor Facial 9

Ashhar S. Ali e Julio R. Vieira

PONTOS-CHAVE

1. A International Classification of Headache Disorders, em sua terceira edição, é usada para diferenciar os diversos tipos de cefaleia.
2. A regra mnemônica "SNOOP" é um recurso útil para ajudar a diferenciar as cefaleias primárias e secundárias.
3. O tratamento da enxaqueca no setor de emergência consiste preferencialmente em fármacos parenterais, que trazem alívio rápido e persistente e evitam o uso de opioides.
4. Síndromes de dor craniofacial são raras, e causas secundárias devem ser excluídas.

INTRODUÇÃO

A cefaleia é uma das razões mais frequentes que levam pacientes a buscar atendimento médico e, quando se consideram custos diretos e indiretos, essa queixa é responsável por mais incapacidade em escala global que qualquer outra doença neurológica. A abordagem terapêutica apropriada da cefaleia depende de (1) abordagem diagnóstica cuidadosa baseada na compreensão dos mecanismos fisiopatológicos da cefaleia e (2) reconhecimento dos sinais e sintomas das cefaleias primárias e secundárias.

PRINCÍPIOS GERAIS

A International Headache Society desenvolveu um sistema de classificação das cefaleias. A versão mais recente – International Classification of Headache Disorders, em sua terceira edição – divide as cefaleias em *primárias* (nas quais cefaleia e sintomas associados constituem a própria doença) e *secundárias* (nas quais a cefaleia é causada por alguma doença coexistente grave).

A síndrome de cefaleia primária mais comum é a cefaleia tensional, cuja prevalência em alguma época da vida oscila entre 70 e 90%. Contudo, cefaleia tensional raramente é debilitante e, de modo geral, é tratada pelo próprio paciente com fármacos vendidos sem prescrição. A segunda cefaleia primária mais comum é a enxaqueca (cefaleia hemicrânica), com prevalência em 1 ano de 12% (17% em mulheres e 6% em homens, alcançando seu máximo na quarta década de vida). No contexto da Atenção Primária, os casos de cefaleia recorrente e incapacitante são mais frequentemente associados à enxaqueca. Embora cefaleias potencialmente fatais não sejam comuns, recomenda-se cautela de forma a assegurar diagnóstico e tratamento apropriados.

DIAGNÓSTICO

Anamnese

Uma etapa crucial ao diagnóstico apropriado da cefaleia é obter anamnese abrangente e precisa. Entre os componentes da anamnese de pacientes com cefaleia estão os seguintes:

- **Início**: súbito *versus* insidioso; idade de início; contexto no qual a cefaleia começou (p. ex., traumatismo cranioencefálico recente, inclusive cirurgias de cabeça/pescoço, doença sistêmica, gravidez/puerpério)
- **Cronologia**: cronicidade, duração e frequência dos episódios de cefaleia; intervalo de tempo até intensidade máxima; diurna *versus* noturna
- **Características**: por exemplo, aguda, incômoda e persistente, compressiva, pulsátil, contínua e enfadonha, em pontadas, lancinante, em ardência
- **Lateralidade**: unilateral *versus* bilateral; hemicrânica constante ou alternante
- **Localização**: por exemplo, retrorbitária, frontal, temporal, occipital
- **Intensidade**: escala analógica visual de avaliação da dor; incapacidade e interferência com atividades do cotidiano
- **Alteração**: padrão diferente de episódios anteriores de cefaleia
- **Sinais/sintomas associados**: hipersensibilidade aos estímulos (p. ex., luz, ruído, sons, odores, movimentos); náuseas/vômitos; alterações visuais; dormência/formigamento na face ou nos membros; fraqueza motora focal; comprometimento da fala; tontura/vertigem; disfunção cognitiva
- **Manifestações autônomas cranianas**: lacrimejamento, congestão conjuntival, edema palpebral, ptose, alterações na pupila; congestão nasal ou rinorreia; plenitude auricular ou tinido
- **Sinais/sintomas premonitórios**: sinais/sintomas que precedem às crises de cefaleia em horas ou dias (p. ex., bocejos, sonolência, aumento da sede, alterações do padrão urinário/intestinal, rigidez da nuca); essas queixas são típicas de enxaqueca
- **Sintomas pós-crise**: sintomas que se seguem aos episódios de cefaleia e que, nos casos típicos, persistem por 1 a 2 dias (p. ex., incapacidade de concentrar-se, variações de humor); essas queixas são típicas de enxaqueca
- **Fatores desencadeantes detectáveis**: ciclo menstrual; perda de refeições; falta de sono ou sonolência excessiva; estresse ou relaxamento após estresse; alterações barométricas ou de altitude; mudanças de posição (decúbito *versus* posição ortostática); manobras de Valsalva ou esforço físico; álcool, cafeína, tabagismo
- **História familiar** de cefaleias primárias; aneurisma cerebral; tumor benigno ou câncer cerebral.

Histórias clínica e psiquiátrica, revisão dos sistemas, história social, fármacos usados concomitantemente, exames de imagem e exames laboratoriais também devem ser revisados detalhadamente porque a causa da cefaleia pode ser assim revelada.

Exame físico

O exame físico deve incluir uma avaliação sistêmica e neurológica abrangente com atenção especial aos seguintes pontos: sopros na cabeça ou no pescoço, pulsação e dor à palpação da artéria temporal, hipersensibilidade de nervos ao redor do crânio (occipital, auriculotemporal, supraorbitário etc.), simetria e diâmetro das pupilas, exame do fundo de olho (para detectar edema de papila e pulsações venosas retinianas), campos visuais, movimentos dos músculos extraoculares, sensibilidade facial, hipersensibilidade e amplitude dos movimentos da coluna cervical, função das articulações temporomandibulares e reflexos tendíneos profundos.

Cefaleias primárias *versus* secundárias

O primeiro objetivo da avaliação diagnóstica é diferenciar entre cefaleia primária (p. ex., enxaqueca, cefaleia tensional ou cefaleia em salvas) e cefaleia secundária a alguma doença coexistente (p. ex., tumor cerebral ou hipertensão maligna). Existem recursos disponíveis para ajudar a diferenciar esses dois tipos básicos de cefaleia e eles estão detalhados nas seções subsequentes.

Sinais de alerta

Sinais/sintomas sugestivos de alguma doença subjacente grave podem ser avaliados pela regra mnemônica "SNOOP" (Tabela 9.1). A existência de quaisquer sinais/sintomas desse grupo sugere a possibilidade de cefaleia secundária e deve indicar investigação diagnóstica adicional.

Causas alarmantes de cefaleia secundária que demandam avaliação urgente incluem meningite, hemorragia intracraniana, isquemia cerebral aguda, tumor ou lesão obstrutiva, glaucoma de ângulo fechado, sinusite aguda, trombose do seio venoso cortical, dissecção de artéria cervical, apoplexia hipofisária, síndrome de encefalopatia reversível posterior e síndrome de vasoconstrição cerebral reversível. Exames diagnósticos mínimos devem incluir tomografia computadorizada (TC) ou ressonância magnética (RM) de crânio e alguns exames laboratoriais selecionados. Doenças da tireoide (na maioria dos casos, hipotireoidismo), doenças hematológicas e causas iatrogênicas (p. ex., efeito colateral de algum fármaco) também podem contribuir para cefaleia de pacientes ambulatoriais e devem ser mais bem investigadas.

A Figura 9.1 ilustra como é a investigação diagnóstica de um paciente que chega ao setor de emergência com algum "sinal de alerta".

Outros sinais de alerta

Determinadas características clínicas falam a favor de cefaleia primária. Entre os questionários simples que podem ajudar a diagnosticar enxaqueca no contexto da Atenção Primária está o *ID Migraine* (um conjunto de três perguntas que avaliam fotofobia, náuseas e incapacidade funcional – simplificadas por "FIN", ou fotofobia, incapacidade funcional e náuseas). Se houver duas dessas três manifestações, o diagnóstico de enxaqueca é provável (com 84% de sensibilidade e 76% de especificidade). Outro recurso é a regra mnemônica *POUND* (Tabela 9.2), na qual a presença de ao menos quatro das cinco manifestações clínicas pode prever com segurança o diagnóstico de enxaqueca.

Apesar das diretrizes recomendadas atualmente, muitos médicos solicitam exames complementares (inclusive de neuroimagem) para investigar cefaleias primárias sem complicações, inclusive enxaqueca. Por essa razão, a American Headache Society criou as recomendações *Choosing Wisely* para avaliar a necessidade de exames de neuroimagem, que são as seguintes:

- Não solicitar exames de neuroimagem aos pacientes com cefaleias estáveis, que atendam aos critérios diagnósticos de enxaqueca
- Não solicitar TC para investigar cefaleia quando se dispõe de RM, exceto nos serviços de emergência.

CEFALEIAS PRIMÁRIAS

As cefaleias primárias estão descritas no Capítulo 56.

CAUSAS DE CEFALEIA SECUNDÁRIA

Meningite

A ocorrência de febre, rigidez da nuca e sinais de Kernig e Brudzinski (sensibilidade baixa, mas especificidade boa) justifica uma investigação diagnóstica adicional com exames de imagem (TC/RM) seguidos de punção lombar com análise do líquido cefalorraquidiano, para investigar a possibilidade de meningite infecciosa ou inflamatória. Se houver suspeita de meningite, iniciar antibioticoterapia empírica enquanto os resultados do exame do líquido cefalorraquidiano e das hemoculturas não ficam prontos.

Hemorragia subaracnóidea e aneurismas intracranianos

A "pior dor de cabeça da vida" ou "dor trovejante" podem ser sugestivas de hemorragia subaracnóidea. Pacientes com essa queixa inicial, que pode evoluir com outros sintomas neurológicos focais ou alteração do nível de consciência, devem realizar imediatamente TC de crânio sem contraste. Se a TC for

Tabela 9.1 "Sinais de alerta" na avaliação dos sinais/sintomas de cefaleia.

Sistêmicos (*systemic*)	Sinais/sintomas sistêmicos: febre, sudorese noturna, emagrecimento; cefaleia de início recente na gravidez ou puerpério; e doença sistêmica concomitante (p. ex., infecção pelo HIV, neoplasia maligna)
Sinais/sintomas neurológicos (*neurologic symptoms/signs*)	Alteração do estado mental; alteração do nível de consciência; crise convulsiva; edema de papila; ataxia; anormalidades focais no exame sensorial; cefaleia induzida por manobras de Valsalva (inclinação ou elevação do corpo, tosse, espirros)
Idosos (*older*)	Início depois dos 50 anos de idade
Início (*onset*)	Abrupto, súbito, "trovoadas"
Alteração do padrão (*pattern change*)	Alteração da frequência, intensidade ou manifestações clínicas dos episódios anteriores de cefaleia; agravação subaguda ao longo de dias/semanas ou padrão acelerado

HIV, vírus da imunodeficiência humana. (Adaptada de Silberstein SD, Lipton RB, Dodick D, et al. *Wolff's Headache and Other Head Pain*. 8. ed. New York, NY: Oxford University Press; 2008.)

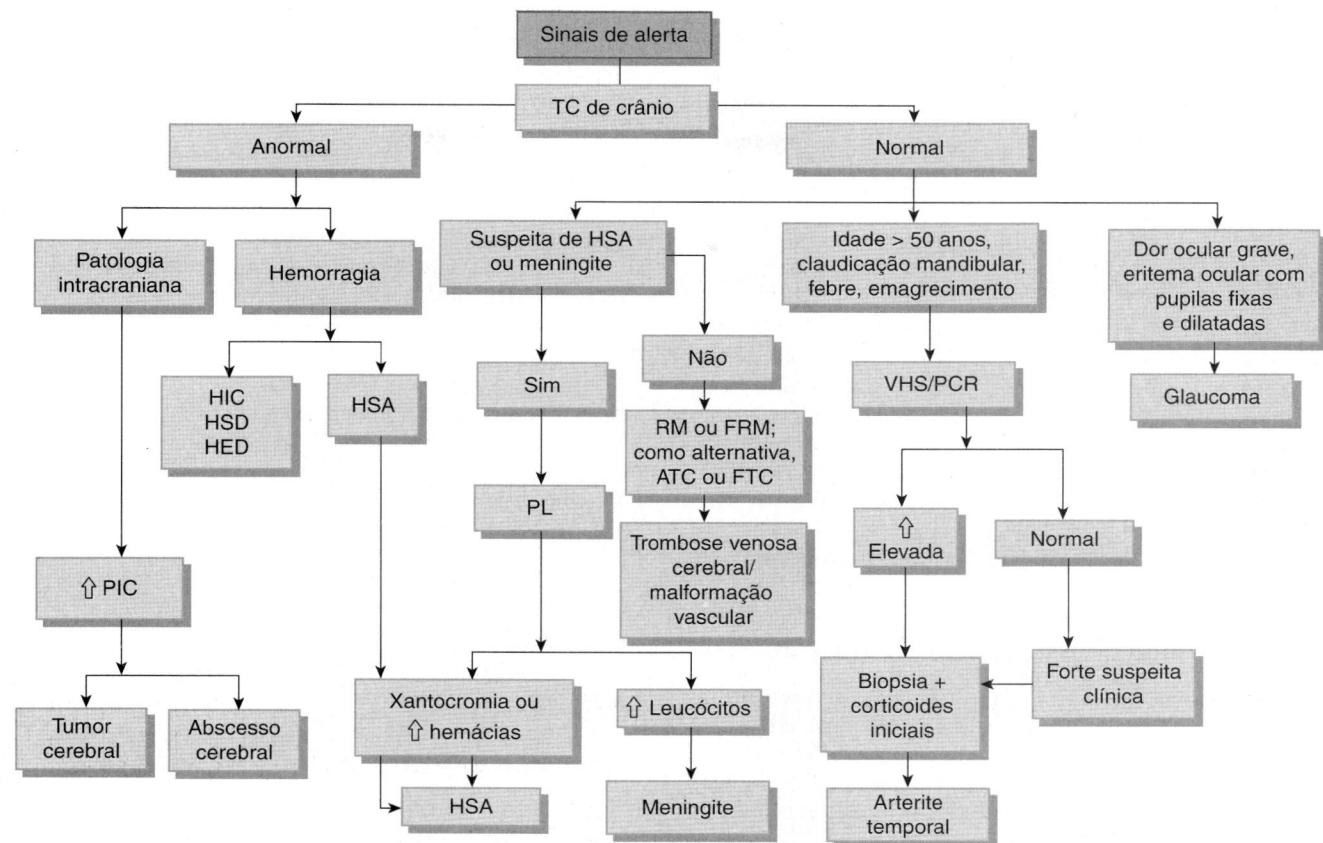

FIGURA 9.1 Avaliação diagnóstica de um paciente com cefaleia no setor de emergência. ATC, angiotomografia computadorizada; FRM, fleborressonância magnética; FTC, flebotomografia computadorizada; HED, hemorragia extradural; HIC, hemorragia intracerebral; HSA, hemorragia subaracnóidea; HSD, hemorragia subdural; PCR, proteína C reativa; PIC, pressão intracraniana; PL, punção lombar; RM, ressonância magnética; TC, tomografia computadorizada; VHS, velocidade de hemossedimentação. (Adaptada de Gordon DL. Approach to the patient with acute headache. In: Biller J, ed. *Practical Neurology*. 4th ed. Philadelphia, PA: Lippincott Williams & Wilkins; 2012:194-206.)

negativa e ainda houver suspeita de hemorragia subaracnóidea, punção lombar deve ser realizada para avaliar xantocromia ou hemácias no líquido cefalorraquidiano. Os exames adicionais podem incluir RM de crânio e avaliação do sistema vascular por angiotomografia computadorizada (ATC), angiorressonância magnética (ARM) ou angiografia convencional.

Nos casos típicos, aneurismas intracranianos pequenos e íntegros não causam sintomas. Contudo, aneurismas intracranianos grandes e íntegros podem causar déficits neurológicos:

- Paralisia do III nervo craniano sugere a possibilidade de aneurisma da artéria comunicante posterior
- Paralisia do VI nervo craniano sugere lesão na fossa posterior ou hipertensão intracraniana

Tabela 9.2 Regra mnemônica POUND para diagnosticar enxaqueca.

Cefaleia **p**ulsátil
Um dia (**o**ne day) de duração (4 a 72 h)
Localização **u**nilateral
Náuseas ou vômitos
Intensidade incapacitante (**d**isabling)

- Fraqueza bilateral dos membros inferiores ou abulia pode indicar aneurisma da artéria comunicante anterior
- Afasia, hemiparesia ou negligência podem sugerir aneurisma da artéria cerebral média.

Tumor cerebral

Cerca de 30% dos pacientes com diagnóstico de tumor cerebral relatam cefaleia como sintoma inicial; contudo, apenas 1% deles tem cefaleia como único sintoma clínico. Além dos déficits neurológicos focais, indícios sugestivos de lesão intracraniana incluem alteração súbita do padrão de cefaleia preexistente, intensificação da cefaleia com manobra de Valsalva e esforço físico, ou cefaleia que desperta o paciente do sono. Entretanto, essas queixas também ocorrem frequentemente em pacientes com cefaleia primária, como enxaqueca e cefaleia em salvas. A RM de crânio com ou sem contraste pode ajudar a confirmar ou não uma neoplasia maligna.

Hematoma subdural

A cefaleia é descrita em 80% dos casos de hematoma subdural, e seu início é mais insidioso que na hemorragia subaracnóidea. As características da cefaleia se assemelham às associadas a tumor cerebral (consequente ao efeito expansivo). As alterações do estado mental e instabilidade da marcha são alterações comuns nos indivíduos idosos com risco de sangramento subdural crônico agudizado (com frequência em decorrência de quedas sem testemunhas ou não relatadas). A TC de crânio é o primeiro exame de triagem preferível. Vale salientar que perda de LCR pode simular hematoma subdural não traumático, na medida em que veias comunicantes podem romper como consequência da redução de volume do LCR.

Dissecção de artéria cervical

Nos casos típicos, a cefaleia causada por dissecção de artéria carótida é unilateral e está associada a dor no pescoço ou síndrome de Horner homolateral. A cefaleia causada por dissecção de artéria vertebral é posterolateral e, quando a dissecção ocorre ou se estende às estruturas intracranianas, pode estar acompanhada de sinais de meningismo. Além disso, a dissecção de artérias cervicais pode causar cefaleia em "trovoadas". A TC ou a ARM com sequências de supressão de gordura pode demonstrar dissecção das artérias cervicais. Outros quadros clínicos complexos podem exigir angiografia convencional.

Trombose dos seios venosos cerebrais

Cerca de 90% dos pacientes têm cefaleia (sintoma muito comum, mas inespecífico), que piora ao longo dos dias; outros sinais incluem crises epilépticas, alteração do estado mental, edema de papila e déficits neurológicos focais. Essa condição é mais comum em mulheres adultas jovens. O diagnóstico é confirmado por flebotomografia computadorizada (FTC) com necessidade de usar contraste iodado ou fleborressonância magnética (FRM).

Síndrome de vasoconstrição cerebral reversível

Essa condição frequentemente se manifesta por cefaleia em "trovoada" isolada ou recidivante, que se assemelha aos sintomas de hemorragia subaracnóidea. O diagnóstico é confirmado pela ausência de sangue no líquido cefalorraquidiano (que, em vez disto, poderia indicar hemorragia subaracnóidea) e a ocorrência de espasmo arterial cerebral difuso (nos casos típicos, demonstrados por exames vasculares não invasivos, embora possa ser necessária angiografia convencional). Acidente vascular encefálico (AVE) isquêmico e hemorragia intracraniana podem ser causas básicas. Regressão da síndrome ao longo de algumas semanas é a evolução esperada.

Arterite de células gigantes

Na faixa etária acima de 50 anos, a cefaleia de início recente com hipersensibilidade à palpação de artéria temporal ou diminuição do pulso da artéria temporal deve levantar a suspeita de arterite de células gigantes (arterite temporal). Outras queixas associadas são claudicação mandibular, perda involuntária de peso, fadiga, sudorese noturna e mialgias. Nesses casos, velocidade de hemossedimentação e/ou proteína C reativa devem ter seus níveis verificados. Se uma ou as duas estiverem aumentadas, ou se ambas estiverem normais, mas a suspeita clínica for elevada, corticoides devem ser administrados e deve ser programada uma biopsia de artéria temporal. Nos casos típicos, esse tipo de cefaleia desaparece ou melhora substancialmente nos 3 dias seguintes ao início dos corticoides em doses altas.

Hipotensão intracraniana espontânea

A cefaleia frequentemente tem características ortostáticas, ou seja, ocorre na posição ereta e desaparece ou melhora significativamente em decúbito dorsal. Embora seja rara, uma apresentação paradoxal também é possível e, nestes casos, a cefaleia piora em decúbito e melhora na posição ereta. A dor também pode ser intensificada pela manobra de Valsalva e, sobretudo, na posição de Trendelenburg. Rigidez de nuca e náuseas podem ocorrer.

Se houver suspeita de hipotensão intracraniana, deve ser realizada RM de crânio (com e sem contraste), que pode revelar coleções subdurais de líquido, realce paquimeníngeo, ingurgitação de estruturas venosas, hiperemia hipofisária e/ou prolapso do cérebro com deslocamento da tonsila cerebelar. Se não houver evento desencadeante evidente (p. ex., punção lombar recente), a RM da medula espinal com imagens ponderadas em T2 ou a mielotomografia computadorizada (MTC) deve ser considerada para identificar locais potenciais de extravasamento de líquido cefalorraquidiano. As opções terapêuticas incluem repouso no leito, infusão intravenosa de líquido e cafeína e aplicação de *blood patch* (mesmo que não seja identificada a origem do vazamento). Nos casos em que é possível localizar a origem do vazamento, deve-se realizar um procedimento de aplicação de *blood patch* orientado por TC. Em casos raros, pode ser necessário reparar cirurgicamente o local de origem do vazamento.

Hipertensão intracraniana idiopática

A hipertensão intracraniana idiopática, antes denominada *pseudotumor cerebral*, é uma síndrome de aumento da pressão intracraniana, que geralmente ocorre em mulheres obesas em idade reprodutiva. Nesses casos, a cefaleia pode ter as mesmas características da que está associada às lesões expansivas intracranianas, inclusive agravação com a manobra de Valsalva, despertar do sono por causa da dor e/ou náuseas ou vômitos intratáveis. Outros sintomas são borramento visual transitório, fotopsia, diplopia horizontal e tinido pulsátil. A elevação persistente da pressão intracraniana também pode desencadear sintomas de enxaqueca como fotofobia ou fonofobia.

As anormalidades mais preocupantes detectadas ao exame do fundo de olho são edema de papila e desaparecimento das pulsações venosas espontâneas. Outro sinal clínico é paralisia do VI nervo craniano. Alguns fármacos aumentam o risco de hipertensão intracraniana idiopática, inclusive anovulatórios orais contendo estrogênio, consumo excessivo de vitamina A ou de derivados do ácido retinoico e lítio.

A RM do cérebro e a FRM devem ser solicitadas se houver indicação. Os exames de imagem revelam sela turca vazia, achatamento da parte posterior dos globos oculares, protrusão das papilas dos nervos ópticos, edema da bainha do nervo óptico, tortuosidade dos nervos ópticos ou estenose do seio venoso transversal. A pressão intracraniana elevada (acima de 25 cm de H_2O) à punção lombar e melhora da cefaleia após a retirada de líquido cefalorraquidiano confirmam o diagnóstico. O tratamento inicial consiste em acetazolamida na dose de 250 a 500 mg, 2 vezes/dia, com aumento até 2 a 4 g/dia conforme a tolerabilidade (Evidência de nível 1).[1] O topiramato é o próximo tratamento preferido. Pacientes que não respondem ao tratamento clínico ou que desenvolvem déficits visuais progressivos podem necessitar de monitoramento da pressão intracraniana com intervenção subsequente, inclusive derivação ventriculoperitoneal ou fenestração da bainha do nervo óptico. A colocação de *stents* no seio venoso é uma técnica recente com sucesso relatado.

AVALIAÇÃO E TRATAMENTO DA CEFALEIA NO SETOR DE EMERGÊNCIA

Avaliação diagnóstica

Quando o paciente chega ao setor de emergência, é necessário verificar se existem sinais de alarme. Se houver algum, o algoritmo na Figura 9.1 deve ser seguido na investigação diagnóstica. Exames laboratoriais úteis são os seguintes:

- Painel metabólico abrangente
- Hemograma completo
- Gonadotrofina coriônica humana beta (teste de gravidez)
- Velocidade de hemossedimentação e proteína C reativa (se houver suspeita de alguma doença inflamatória, inclusive arterite de células gigantes).

Se houver a suspeita de hemorragia intracraniana ou subaracnóidea, deve ser solicitada TC de crânio sem contraste em caráter de emergência. A RM de crânio pode ser realizada posteriormente para caracterização adicional. A solicitação de exames de imagem vasculares (ARM/ATC, FRM/FTC, ou angiografia convencional) pode ser considerada nas circunstâncias descritas anteriormente. A punção lombar pode ser necessária em determinados casos.

Inexistência de sinais de alerta principais e outros sinais sugerem cefaleia primária.

Tratamento da enxaqueca no setor de emergência

Objetivos do tratamento

Primeiramente, é importante definir as condições basais do paciente, porque a meta terapêutica de deixá-lo sem dor pode não ser realista nos casos de cefaleia crônica de longa duração. Um objetivo mais razoável pode ser voltar à condição basal. Além de atenuar a dor, outro objetivo do tratamento deve ser melhorar outros sintomas incômodos (p. ex., náuseas, fotofobia ou fonofobia).

Fármacos parenterais

A maioria dos pacientes que chegam aos serviços de emergência com cefaleia tem enxaqueca resistente às outras medidas terapêuticas. Antes de procurar um serviço de emergência, a maioria já tentou usar outros fármacos sem sucesso. Por essa razão, fármacos parenterais têm mais chances de sucesso.

O esquema terapêutico inicial deve incluir líquidos intravenosos, mesmo quando não há vômitos ou sinais clínicos de desidratação. Além disso, antagonistas dos receptores de dopamina (p. ex., proclorperazina na dose de 10 a 25 mg e metoclopramida na dose de 5 a 10 mg) têm ações antieméticas e antinociceptivas e podem ser muito eficazes (Evidência de nível 1).[2-5] Pacientes tratados dessa forma devem ser monitorados para detectar acatisia ou outros sintomas extrapiramidais. Esses efeitos colaterais podem ser evitados por pré-tratamento com 25 a 50 mg de difenidramina intravenosa. Cetorolaco intravenoso (30 a 60 mg) também deve ser considerado, contanto que não haja histórico de doença vascular oclusiva ou disfunção renal. Magnésio intravenoso também pode ser eficaz e é administrado em doses de 500 mg a 1 g. A hipotensão resultante pode ser evitada administrando-se primeiramente líquidos intravenosos.

Ácido valproico por via intravenosa (10 a 15 mg/kg) também pode ser considerado para tratar enxaqueca resistente às outras medidas. Esse fármaco deve ser evitado em gestantes e utilizado com cautela em mulheres em idade fértil, assim como pacientes com hepatopatia ou distúrbios do ciclo de ureia.

Recidiva da cefaleia depois de receber alta do setor de emergência é acentuadamente comum e ocorre em cerca de 75% dos pacientes nas primeiras 48 horas depois da alta; por essa razão, é recomendável estabelecer um plano para alta e acompanhamento ambulatorial cuidadoso. Alguns estudos demonstraram que o acréscimo de corticoides intravenosos (p. ex., dexametasona, 4 a 10 mg) reduz as recidivas de enxaqueca quando são administrados no serviço de emergência (Evidência de nível 1).[2,6] Além disso, pode-se prescrever um esquema com doses decrescentes de corticoides no momento da alta.

A ilustração esquemática apresentada na Figura 9.2 é uma abordagem geral recomendada para tratamento de pacientes com enxaqueca no setor de emergência. Entretanto, o tratamento finalmente deve ser ajustado às características da dor, queixas associadas e comorbidades clínicas de cada paciente.

Internação hospitalar

Pacientes que não melhoram com ciclos repetidos (no mínimo três) dos fármacos descritos antes frequentemente precisam ser internados. O tratamento preferível para enxaqueca persistente é di-hidroergotamina intravenosa. Nos casos típicos, doses repetidas a cada 8 horas, ou infusão contínua ao longo de 3 a 5 dias, é eficaz nesses casos. As contraindicações são gravidez, hipertensão arterial não controlada, história pregressa de doença vascular obstrutiva e uso de triptanos ou alcaloides derivados do esporão de centeio nas últimas 24 horas. Infusão intravenosa de lidocaína também pode ser considerada, mas requer monitoramento cardíaco rigoroso. Por fim, bloqueio do nervo occipital pode trazer alívio imediato da enxaqueca e também deve ser considerado para pacientes hospitalizados.

Opioides

Apesar das evidências contrárias à eficácia dos opioides no tratamento da enxaqueca, sua administração nos serviços de emergência ainda é comum. Por outro lado, fármacos parenterais eficazes frequentemente são subutilizados. Opioides não são tão eficazes para enxaqueca aguda quanto antagonistas de dopamina, cetorolaco e di-hidroergotamina. Além disso, opioides podem reduzir a eficácia dos tratamentos específicos para supressão de enxaqueca (p. ex., triptanos), aumentar as recidivas com consultas repetidas nos setores de emergência e desencadear cefaleia por uso indevido de opioides (mais que uma ou duas doses por semana).

Tratamento de outras cefaleias primárias

Além de enxaqueca, pacientes podem chegar ao serviço de emergência com uma das cefalalgias autônomas do nervo trigêmeo, que estão descritas detalhadamente no Capítulo 57. O tratamento imediato da cefaleia em salvas inclui inalação de oxigênio a 100% por uma máscara com válvula unidirecional à taxa de 10 a 12 ℓ por minuto durante 15 a 20 minutos e/ou sumatriptana subcutâneo ou zolmitriptana intravenoso

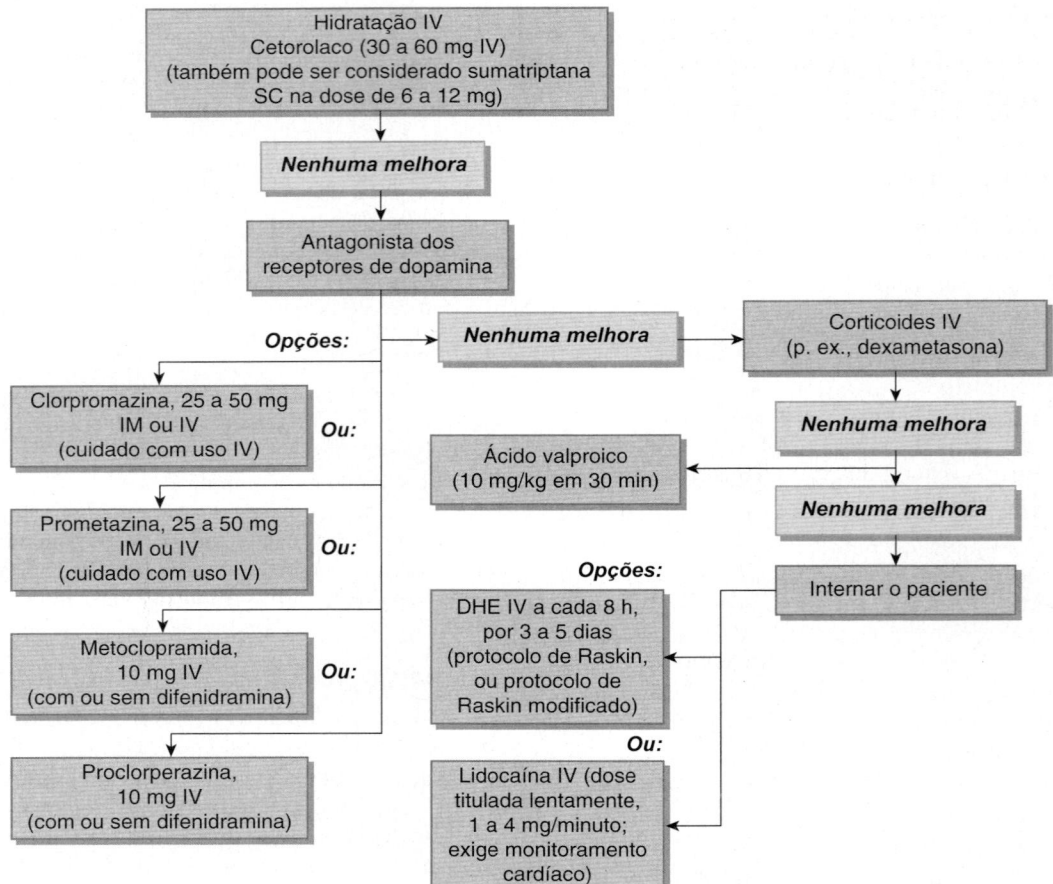

FIGURA 9.2 Algoritmo de tratamento do paciente com enxaqueca no setor de emergência. DHE, di-hidroergotamina; IM, intramuscular; IV, via intravenosa; SC, subcutânea.

(Evidência de nível 1).[7,8] Outra opção é administrar 1 mg de di-hidroergotamina por via intramuscular (IM). Hoje em dia, estimulação externa do nervo vago também é uma intervenção aprovada pela Food and Drug Administration (FDA) (Evidência de nível 1).[9,10]

Hemicrania paroxística e hemicrania contínua respondem muito bem à indometacina por via oral (VO), que pode ser iniciada na dose de 25 mg 3 vezes/dia e titulada progressivamente, conforme a tolerância, até a dose máxima de 75 mg 3 vezes/dia.

Cefaleia neuralgiforme unilateral de curta duração com congestão conjuntival e lacrimejamento (SUNCT, do inglês *short-lasting unilateral neuralgiform headache with conjunctival tearing and injection*) ou cefaleia neuralgiforme unilateral de curta duração com sintomas autonômicos cranianos (SUNA, do inglês *short-lasting unilateral neuralgiform headache attacks with cranial autonomic symptoms*) que não responde aos fármacos orais (como lamotrigina) pode exigir um ciclo curto de lidocaína intravenosa (1 a 4 mg/minuto) com monitoramento cardíaco rigoroso.

DOR CRANIOFACIAL

O diagnóstico e o tratamento de pacientes com dor craniofacial podem ser muito difíceis. Os quadros clínicos podem ser extremamente variados, resultando em atrasos do diagnóstico e tratamento. A maioria dos pacientes que referem dor craniofacial precisa fazer exames de imagem do crânio e/ou coluna cervical e, possivelmente, deve ser referenciada ao otorrinolaringologista quando há suspeita de causa secundária.

Dor neurálgica

Em muitos casos, pacientes com dor craniofacial apresentam *neuralgias*, que são sensações dolorosas paroxísticas intermitentes (em geral, semelhantes a choques elétricos) na distribuição de determinado nervo. Uma das causas é a existência de alças vasculares dilatadas, que comprimem o nervo correspondente (p. ex., trigêmeo ou glossofaríngeo) na zona de acesso da raiz neural. Lesões desmielinizantes localizadas nas áreas centrais das zonas de acesso das raízes neurais também podem causar dor neurálgica e são detectadas comumente em pacientes mais jovens, que têm menos tendência a desenvolver alças vasculares dilatadas. Além disso, outra causa é encarceramento de nervos, que é o mecanismo provável da neuralgia occipital.

Gatilhos

Nos casos típicos, manobras de *gatilho* provocam paroxismos de dor. Por exemplo, ativação por toque suave da pele da região inervada pelo nervo trigêmeo afetado (a chamada *zona de gatilho*) sugere neuralgia do trigêmeo. Dor à mastigação indica disfunção da articulação temporomandibular ou arterite de células gigantes (claudicação mandibular), enquanto deglutir é uma atividade desencadeante da neuralgia glossofaríngea.

Odontalgia

A dor craniofacial também pode ser causada por patologias dentárias ou irritação gengival e, nos casos típicos, é provocada por alimentos quentes ou gelados. Estímulos externos, como aplicação de gelo, produzem repetidamente dor sem período refratário. Embora a dor neurálgica também possa ser desencadeada por estímulos externos, geralmente há um período refratário. Essa diferença pode ser realçada pela história e não deve ser desconsiderada.

Dor facial atípica

Como também ocorre com outros distúrbios dolorosos, alguns pacientes com dor craniofacial referem sintomas mal definidos, que não se conformam a uma síndrome clássica. Nesses casos, devem ser investigadas causas secundárias por exames apropriados. Dor facial contínua, vaga e mal localizada pode ocorrer com lesões secundárias, como carcinoma nasofaríngeo e outras doenças somáticas. Nesses casos, o elemento de dor ardente frequentemente se sobrepõe à desaferentação e surgem evidências de neuropatia craniana. Contudo, em alguns casos, não é possível encontrar uma causa secundária, e os pacientes finalmente são diagnosticados com "dor facial atípica". Esses pacientes devem ser reavaliados periodicamente para detectar determinados indícios obtidos por anamnese e exame físico.

SÍNDROMES DE DOR FACIAL E NEURALGIAS CRANIANAS

Síndromes de dor facial e neuralgias cranianas estão descritas com mais detalhes no Capítulo 57.

EVIDÊNCIAS DE NÍVEL 1

1. Wall M, McDermott MP, Kieburtz KD et al.; and NORDIC Idiopathic Intracranial Hypertension Study Group Writing Committee. Effect of acetazolamide on visual function in patients with idiopathic intracranial hypertension and mild visual loss: the idiopathic intracranial hypertension treatment trial. *JAMA*. 2014;311(16):1641-1651.
2. Orr SL, Aube M, Becker WJ et al. Canadian Headache Society systematic review and recommendations on the treatment of migraine pain in emergency settings. *Cephalalgia*. 2015;35(3):271-284.
3. Orr SL, Friedman BW, Christie S et al. Management of adults with acute migraine in the emergency department: the American Headache Society evidence assessment of par-enteral pharmacotherapies. *Headache*. 2016;56(6):911-940.
4. Colman I, Brown MD, Innes GD, Grafstein E, Roberts TE, Rowe BH. Parenteral metoclopramide for acute migraine: meta-analysis of randomised controlled trials. *BMJ*. 2004;329(7479):1369-1373.
5. Kelley NE, Tepper DE. Rescue therapy for acute migraine, part 2: neuroleptics, antihistamines, and others. *Headache*. 2012;52(2):292-306.
6. Colman I, Friedman BW, Brown MD et al. Parenteral dexamethasone for acute severe migraine headache: meta-analysis of randomised controlled trials for preventing recurrence. *BMJ*. 2008;336(7657):1359-1361.
7. Robbins MS, Starling AJ, Pringsheim TM, Becker WJ, Schwedt TJ. Treatment of cluster headache: the American Headache Society evidence-based guidelines. *Headache*. 2016;56(7):1093-1106.
8. Francis GJ, Becker WJ, Pringsheim TM. Acute and preventive pharmacologic treatment of cluster headache. *Neurology*. 2010;75(5):463-473.
9. Goadsby PJ, de Coo IF, Silver N et al. Non-invasive vagus nerve stimulation for the acute treatment of episodic and chronic cluster headache: a randomized, double-blind, sham-controlled ACT2 study. *Cephalalgia*. 2018; 38(5):959-969.
10. Silberstein SD, Mechtler LL, Kudrow DB et al. Non-invasive vagus nerve stimulation for the acute treatment of cluster headache: findings from the randomized, double-blind, sham-controlled ACT1 study. *Headache*. 2016;56(8):1317-1332.

LEITURA SUGERIDA

Ali AS, Stillman M. What inpatient treatments do we have for acute intractable migraine? *Cleve Clin J Med*. 2018;85(7):514-516.

Ball AK, Clarke CE. Idiopathic intracranial hypertension. *Lancet Neurol*. 2006; 5(5):433-442.

Bigal ME, Lipton RB. Excessive acute migraine medication use and migraine progression. *Neurology*. 2008;71(22):1821-1828.

Burstein R, Collins B, Jakubowski M. Defeating migraine pain with triptans: a race against the development of cutaneous allodynia. *Ann Neurol*. 2004;55(1):19-26.

Carolei A, Sacco S. Headache attributed to stroke, TIA, intracerebral haemorrhage, or vascular malformation. *Handb Clin Neurol*. 2010;97:517-528.

Colman I, Rothney A, Wright SC, Zilkalns B, Rowe BH. Use of narcotic analgesics in the emergency department treatment of migraine headache. *Neurology*. 2004;62(10):1695-1700.

Cousins G, Hijazze S, Van de Laar FA, Fahey T. Diagnostic accuracy of the ID Migraine: a systematic review and meta-analysis. *Headache*. 2011;51(7): 1140-1148.

De Luca GC, Bartleson JD. When and how to investigate the patient with headache. *Semin Neurol*. 2010;30(2):131-144.

Detsky ME, McDonald DR, Baerlocher MO, Tomlinson GA, McCrory DC, Booth CM. Does this patient with headache have a migraine or need neuroimaging? *JAMA*. 2006;296(10):1274-1283.

Dilli E. Thunderclap headache. *Curr Neurol Neurosci Rep*. 2014;14(4):437-412.

Dodick DW. Diagnosing headache: clinical clues and clinical rules. *Adv Stud Med*. 2003;3(2):87-92.

Dodick DW. Pearls: headache. *Semin Neurol*. 2010;30(1):74-81.

Donohoe CD. The role of the physical examination in the evaluation of headache. *Med Clin North Am*. 2013;97(2):197-216.

Edlow JA, Caplan LR. Avoiding pitfalls in the diagnosis of subarachnoid hemorrhage. *N Engl J Med*. 2000;342(1):29-36.

Fiesseler FW, Kec R, Mandell M, et al. Do ED patients with migraine headaches meet internationally accepted criteria? *Am J Emerg Med*. 2002; 20(7):618-623.

Friedman BW, Garber L, Yoon A, et al. Randomized trial of IV valproate vs metoclopramide vs ketorolac for acute migraine. *Neurology*. 2014;82(11):976-983.

Friedman BW, Solorzano C, Esses D, et al. Treating headache recurrence after emergency department discharge: a randomized controlled trial of naproxen versus sumatriptan. *Ann Emerg Med*. 2010;56(1):7-17.

Friedman BW, West J, Vinson DR, et al. Current management of migraine in US emergency departments: an analysis of the National Hospital Ambulatory Medical Care Survey. *Cephalalgia*. 2015;35(4):301-309.

Gelfand AA, Goadsby PJ. A neurologist's guide to acute migraine therapy in the emergency room. *Neurohospitalist*. 2012;2(2):51-59.

Gordon DL. Approach to the patient with acute headache. In: Biller J, ed. *Practical Neurology*. 4th ed. Philadelphia, PA: Lippincott Williams & Wilkins; 2012:194-206.

Grosberg BM, Friedman BW, Solomon S. Approach to the patient with headache. In: Robbins MS, Grosberg BM, Lipton RB, eds. *Headache*. Hong Kong, Hong Kong: Wiley; 2013:16-25.

Kelley NE, Tepper DE. Rescue therapy for acute migraine, part 1: triptans, dihydroergotamine, and magnesium. *Headache*. 2012;52(1):114-128.

Kelley NE, Tepper DE. Rescue therapy for acute migraine, part 2: neuroleptics, antihistamines, and others. *Headache*. 2012;52(2):292-306.

Kelley NE, Tepper DE. Rescue therapy for acute migraine, part 3: opioids, NSAIDs, steroids, and post-discharge medications. *Headache*. 2012;52(3):467-482.

Krymchantowski AV. Naproxen sodium decreases migraine recurrence when administered with sumatriptan. *Arq Neuropsiquiatr*. 2000;58(2B):428-430.

Law S, Derry S, Moore RA. Sumatriptan plus naproxen for acute migraine attacks in adults. *Cochrane Database Syst Rev*. 2013;(10):CD008541.

Leonardi M, Steiner TJ, Scher AT, Lipton RB. The global burden of migraine: measuring disability in headache disorders with WHO's Classification of Functioning, Disability and Health (ICF). *J Headache Pain*. 2005;6(6):429-440.

Lipton RB, Bigal ME, Diamond M, Freitag F, Reed ML, Stewart WF; for AMPP Advisory Group. Migraine prevalence, disease burden, and the need for preventive therapy. *Neurology*. 2007;68(5):343-349.

Lipton RB, Dodick D, Sadovsky R, et al. A self-administered screener for migraine in primary care: the ID Migraine validation study. *Neurology*. 2003;61(3):375-382.

Loder E, Weizenbaum E, Frishberg B, Silberstein S; for American Headache Society Choosing Wisely Task Force. Choosing wisely in headache medicine: the American Headache Society's list of five things physicians and patients should question. *Headache*. 2013;53(10):1651-1659.

Lynch KM, Brett F. Headaches that kill: a retrospective study of incidence, etiology and clinical features in cases of sudden death. *Cephalalgia*. 2012;32(13):972-978.

McCormack RF, Hutson A. Can computed tomography angiography of the brain replace lumbar puncture in the evaluation of acute-onset headache after a negative noncontrast cranial computed tomography scan? *Acad Emerg Med*. 2010;17(4):444-451.

Mehndiratta M, Nayak R, Garg H, Kumar M, Pandey S. Appraisal of Kernig's and Brudzinski's sign in meningitis. *Ann Indian Acad Neurol*. 2012;15(4):287-288.

Minen MT, Tanev K, Friedman BW. Evaluation and treatment of migraine in the emergency department: a review. *Headache*. 2014;54(7):1131-1145.

Miner JR, Smith SW, Moore J, Biros M. Sumatriptan for the treatment of undifferentiated primary headaches in the ED. *Am J Emerg Med*. 2007;25(1):60-64.

Mokri B. Spontaneous low pressure, low CSF volume headaches: spontaneous CSF leaks. *Headache*. 2013;53(7):1034-1053.

Murray CJL, Vos T, Lozano R, et al. Disability-adjusted life years (DALYs) for 291 diseases and injuries in 21 regions, 1990–2010: a systematic analysis for the Global Burden of Disease Study 2010. *Lancet*. 2012;380(9859):2197-2223.

Nelson S, Taylor LP. Headaches in brain tumor patients: primary or secondary? *Headache*. 2014;54(4):776-785.

Pareja JA, Álvarez M. The usual treatment of trigeminal autonomic cephalalgias. *Headache*. 2013;53(9):1401-1414.

Purdy RA, Kirby S. Headaches and brain tumors. *Neurol Clin*. 2004;22(1):39-53.

Ramirez-Lassepas M, Espinosa CE, Cicero JJ, Johnston KL, Cipolle RJ, Barber DL. Predictors of intracranial pathologic findings in patients who seek emergency care because of headache. *Arch Neurol*. 1997;54(12):1506-1509.

Robertson CE, Black DF, Swanson JW. Management of migraine headache in the emergency department. *Semin Neurol*. 2010;30(2):201-211.

Schievink WI. Spontaneous spinal cerebrospinal fluid leaks and intracranial hypotension. *JAMA*. 2006;295(19):2286-2296.

Schwedt TJ. Thunderclap headache. *Continuum (Minneap Minn)*. 2015;21(4 Headache):1058-1071.

Silberstein SD, Lipton RB, Dodick D, et al. *Wolff's Headache and Other Head Pain*. 8th ed. New York, NY: Oxford University Press; 2008.

Sobri M, Lamont AC, Alias NA, et al. Red flags in patients presenting with headache: clinical indications for neuroimaging. *Br J Radiol*. 2003;76(908):532-535.

Taylor LP. Mechanism of brain tumor headache. *Headache*. 2014;54(4):772-775.

Vinson DR. Treatment patterns of isolated benign headache in US emergency departments. *Ann Emerg Med*. 2002;39(3):215-222.

Waldman SD. Targeted headache history. *Med Clin North Am*. 2013;97(2):185-195.

Wang S-J, Fuh J-L. The "other" headaches: primary cough, exertion, sex, and primary stabbing headaches. *Curr Pain Headache Rep*. 2010;14(1):41-46.

Distúrbios Visuais 10

Heather E. Moss

PONTOS-CHAVE

1 A história clínica do paciente é fundamental à diferenciação das causas oftalmológicas, neurológicas aferentes e neurológicas eferentes de sintomas visuais.

2 O exame físico do paciente orienta a localização mais precisa da lesão no trato visual.

3 Exames de imagem estruturais e exames funcionais complementares do sistema visual podem direcionar a investigação diagnóstica e o monitoramento de doenças dos tratos visuais.

INTRODUÇÃO

Nenhum sintoma pode ser mais perturbador ou dramático para um paciente que anormalidades visuais agudas. As causas incluem doenças oftalmológicas, neurológicas e psiquiátricas em alguns casos. Além de ser especialistas em causas neurológicas, é importante que neurologistas sejam capazes de diferenciar as causas oftalmológicas e psiquiátricas de distúrbios visuais de forma a facilitar a avaliação e o tratamento adequados dos pacientes com esse tipo de problema.

No que se refere às causas neurológicas de distúrbios visuais, elas podem ser subdivididas em disfunção aferente (p. ex., percepção visual), eferente (p. ex., movimentos oculares, pupilas e pálpebras) e mista. Assim como ocorre em outras doenças neurológicas, os dados obtidos por anamnese e exame físico, quando interpretados no contexto de neuroanatomia, orientam a localização da lesão, permitem escolher e interpretar exames diagnósticos e facilitam a escolha do tratamento.

NEUROANATOMIA

Visão é percepção de luz. Para que isso ocorra, os olhos precisam ser movimentados e fixados no alvo que se pretende ver – uma função dependente das vias visuais eferentes. Em seguida, a luz precisa entrar nos olhos, ser transformada em sinais neurais pela retina e processada por vias visuais elementares e outros tratos visuais superiores, para que ocorra percepção visual consciente. A disfunção em qualquer parte das vias aferentes ou eferentes pode impedir essa percepção, que, na maioria dos casos, é referida pelos pacientes como *borramento visual*, embora este termo seja praticamente inespecífico.

Via visual aferente

A luz chega à retina depois de atravessar a córnea, humor aquoso, cristalino e vítreo, onde é convertida em sinais neurais por meio de fotorreceptores. Córnea e cristalino formam o sistema óptico que focaliza a luz na retina. Os ajustes da estrutura do cristalino natural permitem acomodação (p. ex., mudança da profundidade do foco para perto).

Estímulos neurais gerados pelos fotorreceptores são processados pela camada intermediária da retina antes que sejam transmitidos às células ganglionares retinianas, que se reúnem na papila óptica para formar o nervo óptico. A partir dos nervos ópticos, essas células redistribuem-se aos tratos ópticos no quiasma, de forma que os campos visuais esquerdos originados dos dois olhos formam o trato óptico direito e vice-versa e estendem-se até o núcleo geniculado lateral, onde estabelecem sinapses. As radiações ópticas estendem-se em formato de leque na substância branca dos lobos temporais e parietais, até chegarem ao córtex visual primário situado nos lobos occipitais, onde conservam a organização retinotópica. A partir do córtex visual primário, ocorre processamento subsequente nas vias dorsal (parietal) e ventral (temporal), de forma a conferir percepção espacial, movimento e reconhecimento dos estímulos visuais.

Vias visuais eferentes

O movimento simultâneo dos olhos para alterar e fixar o olhar é fundamental à experiência visual e facilita a percepção de profundidade, exploração de cenas, acompanhamento de objetos em movimento e compensação dos movimentos da cabeça. O controle dos movimentos oculares tem elementos corticais e subcorticais com controle reflexo por meio do sistema vestibular e colículo superior. O controle motor é transmitido pelos nervos cranianos III, IV e VI, que controlam os seis músculos extraoculares de cada olho.

Anatomia da pupila e pálpebra

Embora geralmente sejam descritas como partes da via visual eferente, talvez em razão de sua importância no processo de localização, as anormalidades das pupilas e pálpebras têm mais probabilidade de afetar a função visual aferente. Ajustes reflexos do diâmetro pupilar são importantes para o controle da quantidade de luz que entra nos olhos e ajudam a focar a luz incidente durante o processo de acomodação. As pálpebras têm a função de limpar e umidificar a córnea. As anormalidades palpebrais podem dificultar direta e indiretamente a visão, em consequência de ressecamento da córnea.

A dilatação pupilar é controlada pelo sistema simpático, que também controla o músculo de Müller, um pequeno músculo que abre as pálpebras superior e inferior. A disfunção simpática causa síndrome de Horner caracterizada por miose e ptose discreta da pálpebra superior (e frequentemente também da pálpebra inferior). A contração pupilar é controlada pelo sistema parassimpático, que se estende junto do nervo craniano III.

Além do controle simpático, a posição e a função da pálpebra são controladas pelo músculo orbicular do olho, cuja função é fechar o olho (nervo craniano VII), e pelo músculo levantador da pálpebra, que tem com função abrir o olho (nervo craniano III).

HISTÓRIA DOS SINTOMAS VISUAIS

A anamnese detalhada ajuda a localizar os distúrbios visuais com base na parte do sistema visual do qual se originam (aferente/eferente) e em qual estrutura desse sistema (Tabela 10.1). Outros sinais e sintomas coexistentes também facilitam a localização da lesão. A evolução temporal da disfunção ajuda a diferenciar as diversas causas possíveis e sua urgência. A história clínica é especialmente importante nos casos de sintomas transitórios, quando o exame clínico não detecta sinais de localização da lesão. As considerações seguintes são importantes para esclarecer esses aspectos da anamnese.

Tabela 10.1 Sinais e sintomas que sugerem localização no sistema visual.

Localização da lesão no sistema visual	Sinais e sintomas
Segmento anterior do olho	• Turvação da visão • Lampejos brilhantes ou halos • Sensação de corpo estranho no olho • Correção com piscar dos olhos, *pinhole* ou lentes corretivas • Resposta ao ato de piscar • Opacidades visíveis no exame
Retina	• Distorção (metamorfopsia) • *Flashes* regionais de luz em um dos olhos • Déficit visual limitado a um dos olhos • Recuperação demorada da exposição à luz • Escotomas (manchas e pontos flutuantes) • Cegueira noturna • Visão de cores púrpura, amarelo ou verde • Anormalidade detectável ao exame da retina
Nervo óptico	• Déficit visual regional em um dos olhos • Percepção reduzida de brilho • Percepção reduzida de saturação de cores • Déficit pupilar aferente relativo • Anormalidade da papila do nervo óptico ao exame (depressão, palidez ou edema)
Quiasma óptico	• Hemianopsia bitemporal • Palidez bilateral dos discos ópticos
Trato óptico	• Hemianopsia homônima • Atrofia óptica • Defeito pupilar aferente relativo no olho contralateral
Núcleo geniculado lateral (tálamo)	• Hemianopsia homônima • Atrofia óptica
Radiações ópticas	• Hemianopsia homônima • Quadrantopsia homônima superior (*pie-in-the-sky*), lobo temporal • Quadrantopsia homônima inferior (*pie-on-the-floor*), lobo parietal • Distúrbio optocinético ipsilateral à lesão do lobo parietal • Hemiparesia, afasia, alexia, agnosia, déficit somatossensorial
Lobo occipital	• Quadrantopsia ou hemianopsia homônima • Preservação da visão central • Hemianopsia central (escotômica) • Crescente temporal preservado do campo visual com hemianopsia
Sistema oculomotor/vestibular	• Oscilopsia • Diplopia

Definição da gravidade dos sintomas

A queixa de borramento visual pode variar de imagens desfocadas até incapacidade de perceber quaisquer detalhes dos objetos. O médico pode esclarecer essa queixa dos pacientes perguntando o que eles não conseguem ver ou fazer, de forma a ajudar a localizar seus sintomas ao longo desse *continuum* sintomatológico. Perguntar sobre atividades específicas, como ler de perto, enxergar à distância e acompanhar objetos em movimento, também pode trazer informações úteis e sugerir se o problema afeta a visão central ou periférica.

Definição do tipo de sintomas

Assim como ocorre com alguns sintomas neurológicos, os distúrbios visuais podem ser positivos (alucinações simples ou complexas) e/ou negativos (déficit visual). Imagens distorcidas podem ser causadas por anormalidades ópticas da luz que chega à retina, ou distúrbios do processamento visual. Imagens múltiplas podem ser formadas em razão de anormalidades ópticas do olho, desalinhamento ocular ou distúrbio do processamento cerebral (palinopsia). A oscilopsia é a condição na qual se formam imagens tremulantes em razão de movimentos oculares extras ou movimentos reflexos anormais em resposta aos movimentos da cabeça.

Definição da forma como os olhos atuam simultaneamente

Um elemento fundamental à interpretação de qualquer sintoma visual é saber se ocorre apenas quando os dois olhos estão abertos, ou com apenas um dos olhos abertos separadamente. Sintomas atribuídos ao funcionamento independente dos olhos (p. ex., desalinhamento) ocorrem apenas quando os dois estão abertos. Nesses casos, cobrir um dos olhos elimina a imagem originada de um olho e os sintomas atribuíveis ao fato de que os dois não atuam simultaneamente. Qualquer sintoma que persista com visão monocular à direita e/ou esquerda pode ser atribuído a esse olho ou ao encéfalo.

Demais elementos da história clínica

Os tipos de sintomas, inclusive quando ocorrem (visão de perto ou à distância, direções e atividades diferentes), as queixas associadas e os demais elementos da anamnese clínica reforçam o contexto que permite localizar o sintoma do paciente.

EXAME DO SISTEMA VISUAL

Além dos componentes básicos do exame neuroftalmológico (Tabela 10.2), o exame físico do paciente com queixa visual deve ser direcionado com base em sua história clínica. Quando não há sintomas positivos ao exame físico do paciente, um elemento importante da avaliação é tentar reproduzir seu sintoma.

Visão central

Acuidade visual

A acuidade visual é o sinal mais importante de pacientes com queixas visuais. Os parâmetros pertinentes incluem qual olho é testado (com e sem lentes corretivas), a qual distância (perto ou

Tabela 10.2 Componentes do exame neuroftalmológico.

	Exame básico	Exame avançado
Visão central	• Gráfico de acuidade visual, corrigida com lentes ou *pinhole*	• Grade de Amsler para detectar metamorfopsia (distorção das linhas retas), que sugere doença da retina • Avaliar se há assimetria de percepção ou saturação das cores (vermelha) • Teste formal de cores • Testes eletrofisiológicos
Visão periférica	• Comparação dos campos visuais realizada em cada olho separadamente	• Perimetria formal, inclusive exame de campos visuais de Humphrey • Testes eletrofisiológicos
Pupilas	• Registrar diâmetro no escuro e ambiente iluminado • Registrar reação à luz • Realizar teste com lanterna para avaliar déficit pupilar aferente relativo	• Medir posição do olho na órbita com exoftalmômetro de Hertel
Exame externo	• Procurar por ptose e proptose • Procurar por injeção de conjuntiva	• Medir a posição dos olhos em órbita com exoftalmômetro de Hertel
Mobilidade ocular	• Investigar limitações da mobilidade ocular • Caracterizar desalinhamento ocular	• Medir desalinhamento ocular em diversas direções do olhar • Caracterizar movimentos sacádicos, acompanhamento visual, nistagmo comum, nistagmo optocinético
Exame do fundo de olho	• Examinar fundo de olho para detectar doenças do nervo óptico e retina	• Exame pós-dilatação pupilar • Fotografia do fundo de olho • Tomografia de coerência óptica

longe) e o que o paciente consegue distinguir. Quando não se dispõe de um gráfico calibrado, pode-se usar qualquer estímulo visual. Quando o paciente não consegue enxergar um texto grande, deve-se testar sua capacidade de contar dedos, detectar movimentos da cabeça ou enxergar luz. Quando há redução da acuidade visual, o teste deve ser repetido com um *pinhole* para excluir algum problema ocular da câmara anterior como causa do problema. A acuidade visual drasticamente diferente entre os dois olhos sugere distúrbio localizado à frente do quiasma óptico.

Cor

Testes abrangentes da visão de cores frequentemente não estão prontamente disponíveis na prática clínica. O médico pode obter alguma informação pedindo ao paciente para comparar a percepção de um objeto vermelho com os dois olhos.

A diferença entre os olhos é um sinal positivo mais comum em doenças do nervo óptico que da retina. Se estiverem disponíveis, placas de cores de Ishihara ou Hardy-Rand-Rittler podem ser usadas com essa finalidade.

Distorção da visão

A grade de Amsler é uma grade padronizada de linhas pretas sobre fundo branco, que pode ser usada para caracterizar alterações da visão central e periférica de perto. O médico pede ao paciente para dizer se há alguma linha faltando ou distorcida quando olha para a grade com um olho de cada vez.

Visão periférica

Esse é o elemento fundamental do exame físico, que orienta a localização neurológica dos déficits visuais relacionados com as vias aferentes (Figura 10.1). Déficits oculares unilaterais localizam o problema nas estruturas situadas antes do quiasma óptico, enquanto déficits visuais bitemporais (p. ex., campo externo de cada olho) definem o problema no quiasma e falhas homônimas (p. ex., mesmo campo dos dois olhos) localizam a lesão nos tratos visuais posteriores ao quiasma óptico.

Em razão de sua sensibilidade baixa, inexistência de sinais positivos na avaliação clínica dos campos visuais ou de queixas referidas à visão periférica não exclui déficit dos campos visuais. O teste padronizado preferível para avaliar campos visuais utilizado

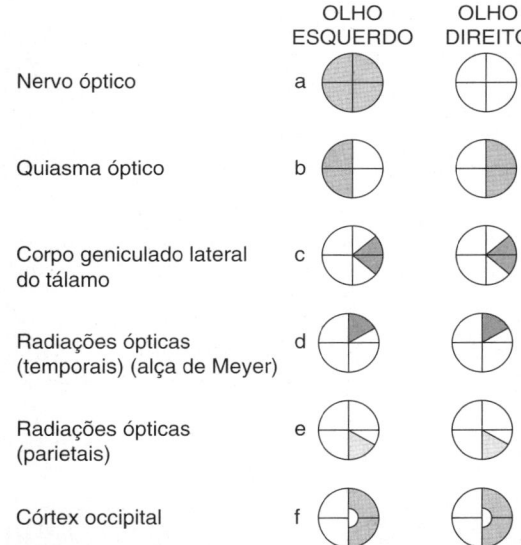

FIGURA 10.1 Falhas dos campos visuais produzidos por lesões localizadas em diversos pontos ao longo do sistema visual. (*a*) Cegueira monocular produzida por lesão do nervo óptico esquerdo. (*b*) Hemianopsia bitemporal causada por lesão tumoral do quiasma óptico. (*c*) Anopsia segmentar direita produzida por lesão do corpo geniculado lateral do tálamo esquerdo (acidente vascular encefálico [AVE] da artéria corióidea posterior). (*d*) Quadrantopsia superior direita causada por lesão da radiação óptica temporal esquerda (alça de Meyer). (*e*) Quadrantopsia inferior direita causada por lesão da radiação óptica parietal esquerda. (*f*) Hemianopsia homônima esquerda produzida por lesão do córtex calcarino do lobo occipital direito. Observe que, em alguns casos, a visão macular é preservada nos casos de AVE da artéria cerebral posterior porque a circulação colateral da artéria cerebral média também irriga o polo occipital. NGL, núcleo geniculado lateral. (Adaptada de Marshall R, Mayer S. *On Call Neurology*. 3ª ed. Philadelphia, PA: Saunders; 2007.)

em oftalmologia clínica é mais sensível e deve ser realizado quando o diagnóstico é duvidoso ou é importante manter monitoramento da doença.

Teste de confrontação dos campos visuais

A capacidade do paciente de contar o número de dedos enxergados em cada campo periférico (temporal superior, temporal inferior, nasal superior, nasal inferior) de cada olho e suas variações (p. ex., balançar os dedos) é um componente do exame neurológico básico. Esse teste tem especificidade satisfatória para localizar o problema nas vias visuais aferentes, mas sua sensibilidade é baixa.

Teste de comparação dos campos visuais

Um teste simples dos campos visuais, que pode ser realizado facilmente na prática clínica, é pedir ao paciente para cobrir sequencialmente cada olho e descrever alterações de seus sintomas. Sintoma referido unicamente a um olho caracteriza-se por anulação quando o olho afetado é coberto e por persistência quando o olho contralateral é coberto. Isso localiza a lesão nas estruturas anteriores ao quiasma óptico do olho ou nervo óptico afetado. Sintoma que afeta os dois olhos caracteriza-se por persistência quando qualquer um dos olhos é coberto. Isso localiza o processo patológico nos dois olhos à frente do quiasma, no quiasma óptico ou antes dele. Sintoma que regride quando um dos olhos é coberto sugere que não haja lesão da via visual aferente e que ele esteja relacionado com desalinhamento ocular.

Exame oftalmológico

Quando a função visual é confirmada por meio de testes da visão central e periférica, o exame oftalmológico oferece uma oportunidade ímpar de visualizar a patologia responsável pelo problema. Clínicas neurológicas e setores de emergência típicos não estão equipados para realizar exames oftalmológicos completos, e pode ser necessário solicitar a avaliação de um oftalmologista ou optometrista experiente para avaliar detalhadamente esses pacientes.

Exame das estruturas externas

Os olhos podem parecer mais proeminentes, em razão de retração palpebral ou proptose, e menos proeminentes, em consequência de ptose ou endoftalmia. Medir a largura da fissura da pálpebra; determinar a amplitude de excursão da borda palpebral entre as posições de olhar para cima e para baixo; detectar fraqueza do músculo elevador; e avaliar o grau de cobertura, tremores e fadiga das pálpebras ajudam a diferenciar causas neurológicas de ptose, porque essas duas últimas condições sugerem miastenia *gravis*. Uma causa neurológica de proptose é congestão venosa do seio cavernoso.

Exame das estruturas anteriores

Algumas patologias da córnea e cristalino são evidentes à oftalmoscopia direta por opacificação ou amarelamento. Quando o médico não consegue obter visão clara da parte posterior do olho, apesar de usar técnica adequada, isso é indício de que a visão do paciente com esse olho também está reduzida em razão de transmissão reduzida da luz. Um exame detalhado da parte anterior do olho é realizado mais adequadamente com uma lâmpada de fenda no consultório do oftalmologista ou optometrista experiente.

Exame do fundo de olho

Os elementos mais importantes do exame neurológico são avaliar nervo óptico e retina. Isso pode ser difícil quando as pupilas não estão dilatadas. Realizar o exame em ambiente com pouca iluminação e pedir ao paciente para focar seu olhar em um ponto distante são medidas úteis para aumentar o diâmetro pupilar. O nervo óptico deve ser examinado à procura de palidez sugestiva de lesão preexistente e edema indicativo de lesão aguda. O borramento das bordas do disco óptico ou obscurecimento dos vasos nas áreas em que cruzam essas bordas sugere edema de papila do nervo óptico. A lesão do nervo óptico retrobulbar não causa qualquer alteração do disco óptico nos estágios agudos (Figura 10.2).

As anormalidades retinianas importantes evidenciadas ao exame neurológico são hemorragias e exsudatos, que podem ser encontrados como sinais oftalmológicos de diabetes e hipertensão. As placas nas arteríolas da retina indicam doença tromboembólica.

Mobilidade ocular

Como os olhos se movimentam separadamente e em conjunto

Os olhos devem ser examinados juntos e separadamente quanto à existência de limitações dos movimentos. Testes de movimentos sacádicos (olhar para minha caneta mantida ao lado),

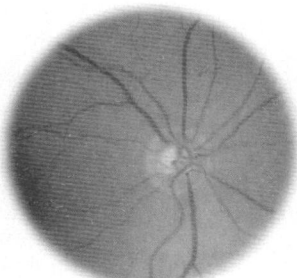
Exame normal ou lesão aguda do nervo óptico retrobulbar

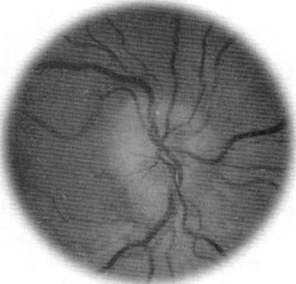
Edema de papila do nervo óptico com bordas borradas do disco óptico

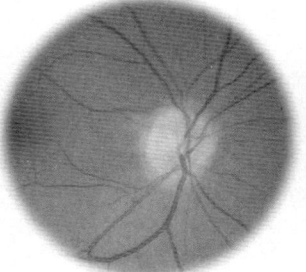
Atrofia óptica (lesão crônica do nervo óptico) com palidez do nervo óptico

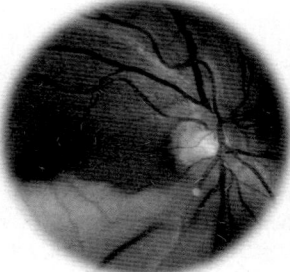
Obstrução aguda do ramo inferior da artéria retiniana com edema de retina causando manchas brancas

FIGURA 10.2 Aspectos principais observados ao exame do fundo de olho de pacientes neurológicos. As diferenças de cor do fundo de olho são atribuíveis às particularidades de cada paciente e técnica fotográfica. (*Esta figura se encontra reproduzida em cores no Encarte.*)

perseguições suaves com o olhar (acompanhar minha caneta) e olhar voluntário (olhar para a direita) devem ser realizados com atenção para verificar se cada olho se movimenta por completo dentro da órbita ocular. A comparação dos dois olhos pode ajudar a detectar anormalidades do olhar para cima, para baixo, à esquerda e à direita, assim como perceber assimetrias sutis, como adução mais lenta nos casos de oftalmoplegia internuclear (OIN). Se houver alguma dessas limitações, a avaliação dos movimentos oculares induzidos por manobras reflexas (p. ex., reflexo oculovestibular avaliado por testes calóricos ou teste dos olhos de boneca) pode ajudar a definir qualquer déficit ocular originado das estruturas supranucleares.

O exame da amplitude dos movimentos oculares pode ser suficiente para caracterizar um distúrbio da mobilidade ocular que cause diplopia. Entretanto, é importante lembrar que movimentos extraoculares totalmente preservados *não* excluem doença neurológica como causa de diplopia.

Avaliação do alinhamento ocular

Nesse caso, o objetivo é definir o alinhamento relativo dos olhos (desviados para dentro = esotropia; desviados para fora = exotropia; olho direito mais alto = hipertropia direita; olho esquerdo mais alto = hipertropia esquerda) em todas as direções do olhar (olhar em linha reta, para cima, para baixo, à direita e à esquerda). Esses desvios oculares podem estar evidentes à inspeção. Se não for assim, um indício importante é perguntar aos pacientes se têm visão dupla à medida que você lhes pede para olhar em todas as direções. Se perceberem duas imagens, pergunte-lhes se as imagens estão orientadas horizontal, vertical ou obliquamente uma em relação com a outra e se elas alteram sua orientação/distância de separação nas diferentes direções do olhar. Quando o examinador e seu paciente são observadores atentos, o médico deve pedir-lhe que feche um dos olhos de cada vez para descobrir qual imagem provém de cada olho. Em razão das propriedades ópticas do olho, a orientação das imagens é contrária à orientação dos olhos – por exemplo, quando o olho direito é mais alto que o esquerdo, a imagem do olho direito fica em nível mais baixo que a imagem do olho esquerdo.

Outro método usado para testar alinhamento ocular é o exame do reflexo da luz nas pupilas, para detectar desvio relativo do centro pupilar (p. ex., quando a luz reflete na borda interna da íris de um olho, isso sugere que os olhos estejam relativamente desviados para fora). Outro teste clínico útil é cobrir cada olho enquanto o paciente fixa seu olhar em um objeto. O examinador deve observar a direção do movimento ocular corretivo à medida que cada olho volta a se fixar.

Caracterização de movimentos oculares anormais

Movimentos oculares intrusivos são os que interrompem a fixação do olhar e podem ser avaliados pedindo-se ao paciente para tentar manter seu olhar fixo em diversas direções. O nistagmo caracteriza-se por movimentos rítmicos lentos dos olhos, seja com abalos sacádicos corretivos (nistagmo espasmódico) ou movimentos lentos de correção (nistagmo pendular). O nistagmo sempre é anormal, exceto por alguns movimentos de nistagmo espasmódico de extinção nos olhares laterais. O nistagmo vestibular periférico não se altera com a direção do olhar, piora quando o paciente olha na direção da fase rápida e agrava com interrupção da fixação. Um sinal sutil de ONI é nistagmo espasmódico do olho em abdução quando o indivíduo olha para o lado. Movimentos nistagmóideos incluem abalos em ondas quadradas (pequenos movimentos sacádicos involuntários com latência entre eles) e opsoclonia (movimentos sacádicos involuntários sem latência entre eles).

Diâmetro e função das pupilas

O diâmetro pupilar depende da quantidade total de luz que é transmitida pelos dois nervos ópticos e da função pupilar eferente. Ao exame físico, existem duas anormalidades pupilares principais diferenciáveis: anisocoria e déficit pupilar aferente.

Comparação dos diâmetros pupilares de cada olho

O diâmetro pupilar deve ser medido sob iluminação intensa difusa e penumbra. A função pupilar normal é indicada por diâmetro igual das pupilas, independentemente da exposição à luz. A anisocoria em ambientes iluminados ou penumbra indica disfunção pupilar eferente. Em geral, pupilas pequenas não causam sintomas. Pupilas dilatadas podem causar hipersensibilidade à luz e estão associadas à dificuldade de focar a visão de perto.

Lesões simpáticas unilaterais impedem dilatação das pupilas, que se tornam menores e anisocóricas em ambientes pouco iluminados. Nesses casos, frequentemente há ptose suave e, algumas vezes, anidrose ipsilateral (síndrome de Horner). Também existem causas não simpáticas de miose pupilar, inclusive fármacos (p. ex., pilocarpina) e lesões traumáticas. Soluções oftálmicas de cocaína, hidroxianfetamina e apraclonidina podem ajudar a definir a origem de pupilas pequenas.

Lesões parassimpáticas dificultam a contração das pupilas, que se tornam dilatadas e anisocóricas especialmente em ambientes bem iluminados. Quando essa condição está associada à ptose e a déficits de mobilidade ocular, pode haver paralisia do III nervo craniano. Também existem outras causas de midríase pupilar, além de paralisia do III nervo, inclusive por fármacos (p. ex., atropina), lesões traumáticas e pupilas tônicas causadas por lesão do gânglio ciliar. A solução diluída de pilocarpina pode ajudar a definir a causa de pupilas dilatadas.

A pupila dilatada que não contrai com incidência de luz, mas contrai quando é exposta a um estímulo próximo, caracteriza a condição conhecida como dissociação luz-visão de perto. Essa condição indica disfunção pupilar causada por pupila tônica ou lesões do mesencéfalo.

Comparação dos nervos ópticos de cada lado com base no diâmetro pupilar

O refluxo pupilar à luz, que define o diâmetro das pupilas com base na quantidade total de luz transmitida pelos dois nervos ópticos, pode ser utilizado para comparar os tratos visuais pré-quiasmáticos. Nesse teste, a luz é incidida alternadamente em cada olho, enquanto o examinador observa se há constrição das pupilas, quando um olho é iluminado, e dilatação das pupilas, quando o outro é iluminado. Uma versão subjetiva desse teste é perguntar ao paciente se um estímulo luminoso padronizado é percebido igualmente nos dois olhos.

O olho que apresenta dilatação pupilar relativa durante o teste de oscilação da luz é referido como déficit pupilar aferente relativo sugestivo de doença unilateral ou assimétrica do nervo óptico, mas também ocorre em pacientes com doença grave da retina. Em consequência da assimetria na redistribuição das células ganglionares do quiasma óptico, a disfunção do trato óptico está associada a déficit pupilar aferente relativo contralateral.

Exame neurológico

O médico deve estar atento aos sinais localizadores próximos das vias visuais aferentes e eferentes, ou que sugere síndromes neurológicas que podem afetar a visão. Os nervos cranianos são especialmente importantes nesse aspecto.

EXAMES OFTALMOLÓGICOS COMPLEMENTARES

Os exames oftalmológicos complementares estão amplamente disponíveis em centros oftalmológicos especializados, e sua disponibilidade também tem aumentado em serviços de neurologia. Esses exames podem facilitar o processo e a localização neurológica e monitoramento de doenças neurológicas.

Fotografia do fundo de olho

As técnicas de fotografia do fundo de olho complementam esse exame porque permitem capturar imagens de vídeo ou fotografias dessa parte do olho. Os avanços tecnológicos tornaram possíveis exames de imagem de alta qualidade, por meio das pupilas não dilatadas com habilidade técnica mínima, usando plataformas de computador de mesa. Plataformas portáteis, inclusive as que usam telefones celulares, são mais complexas e requerem mais experiência técnica e prática para capturar imagens de alta qualidade. Essas modalidades de exame são úteis com finalidades de documentação e comparação.

Tomografia de coerência óptica

A tomografia de coerência óptica (OCT) é uma técnica de exame de imagem não invasiva, que utiliza luz próxima da faixa infravermelha para gerar imagens transversais de alta resolução do nervo óptico e retina (Figura 10.3). Essa modalidade de exame é amplamente utilizada em oftalmologia e optometria, e muitos pacientes referenciados aos neurologistas por profissionais dessas outras áreas podem ter realizado exames desse tipo. No caso dos neurologistas, o aspecto mais importante é demonstrar o nervo óptico em três dimensões, de forma a permitir detecção e comparação imediatas quando há edema de papila do nervo óptico. Programas de análise também segmentam as imagens para medir a espessura das camadas da retina correspondente aos axônios dos gânglios retinianos em torno do nervo óptico (espessura da camada de fibras neurais retinianas peripapilares [CFNRP]) e células ganglionares retinianas da mácula (espessura do complexo de células ganglionares [CCG]). O espessamento da CFNRP pode ocorrer quando há edema de papila do nervo óptico. Os espessamentos da CFNRP e da CCG podem estar associados à atrofia do nervo óptico. A OCT também é útil para estudar patologias da retina e, com isso em mente, artefatos e erros de segmentação automática são importantes para interpretar as imagens por completo.

Perimetria

A perimetria é a avaliação formal da visão periférica e pode ser realizada utilizando-se vários equipamentos. Todos esses equipamentos têm em comum algoritmos para mapear a visão periférica de cada olho separadamente e frequentemente estão disponíveis em consultórios de oftalmologia, optometria e neuro-oftalmologia. A perimetria é útil para detectar e caracterizar déficits dos campos visuais que, em alguns casos, situam-se fora do nível de detecção ao exame físico. Esse exame também é usado para detectar alterações (progressão e melhora) dos déficits visuais que não afetam a visão central.

Eletrofisiologia visual

A eletrofisiologia visual pode ajudar a localizar problemas da retina ou nervo óptico quando não há lesões estruturais aparentes. Os potenciais evocados visuais (PEVs) registram potenciais occipitais superficiais gerados por estímulos luminosos aplicados em cada olho e são úteis para detectar transmissão reduzida e lenta. A eletrorretinografia (ERG) de campo inteiro é útil para detectar anormalidades das camadas intermediária e externa da retina e pode ser usada para diagnosticar disfunção

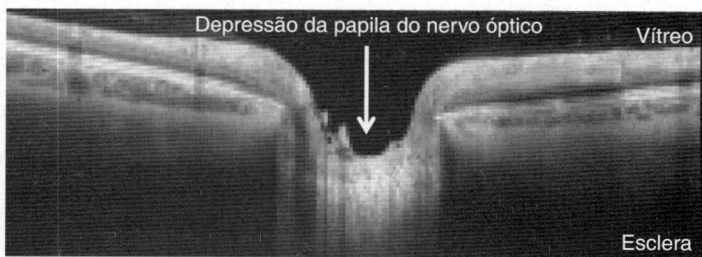
Nervo óptico normal

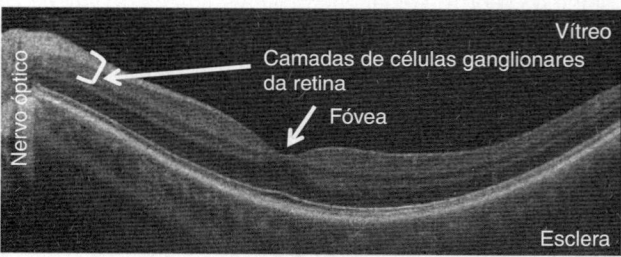
Mácula normal

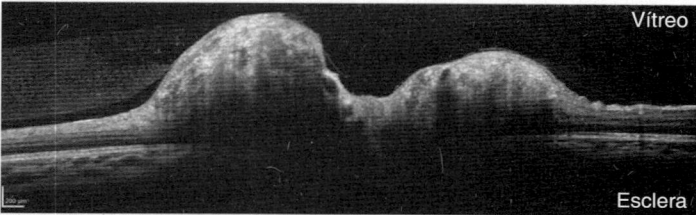
Edema de papila do nervo óptico

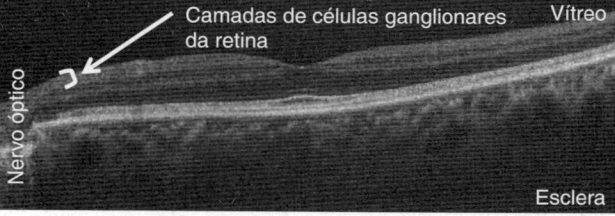
Atrofia das células ganglionares da retina

FIGURA 10.3 Imagens de tomografia de coerência óptica em pacientes neurológicos.

macular (parte central da retina). As anormalidades do nervo óptico podem ser detectadas por PEV e alguns traçados de ERG padrão e ERG de campo inteiro.

SINTOMAS VISUAIS TRANSITÓRIOS

Os sintomas visuais transitórios são muito difíceis de avaliar porque, por definição, regrediram por ocasião do exame, e o paciente pode não ter sinais localizadores. Embora o médico possa despender muito tempo tentando diferenciar anormalidades oculares/aferentes e doença cerebral com base na história, geralmente é difícil chegar a uma conclusão definitiva. Por essa razão, o médico deve considerar um diagnóstico diferencial amplo por triagem baseada nos diagnósticos que não podem faltar.

Ataque isquêmico transitório

O ataque isquêmico transitório (AIT) inclui sintomas neurológicos atribuíveis à isquemia do cérebro ou da retina e deve ser incluído no diagnóstico diferencial de sintomas visuais transitórios, inclusive déficit visual monocular (Tabela 10.3), falhas homônimas dos campos visuais e diplopia. Além das causas comuns de acidente vascular encefálico (AVE) isquêmico (doença cardioembólica e doença das grandes e pequenas artérias), outras considerações importantes são hipoperfusão causada por estenose vascular e vasculite. A arterite de células gigantes é especialmente preocupante como causa de sintomas visuais transitórios na faixa etária acima de 50 anos, principalmente quando pacientes têm sintomas sistêmicos. As placas formadas nos vasos da retina são indícios de episódios embólicos localizados na circulação anterior.

Tabela 10.3 Causas de déficit visual transitório unilateral ou hemicampal.

Causa	Monocular (um olho)	Hemianópsica (um campo)	Binocular (dois olhos)
Ataque isquêmico transitório	X	X	
Hipotensão, pré-síncope	X	X	X
Espasmo arterial	X		
Erosões repetidas da córnea ou distrofia da membrana basal da córnea	X		X
Glaucoma de ângulo fechado	X		X
Edema de papila do nervo óptico	X		X
Massas orbitárias (causas de déficit visual monocular evocado pelo olhar)	X		
Fenômeno de Uhthoff	X		X
Enxaqueca		X	
Ressecamento da superfície ocular	X		X
Crise convulsiva		X	

Causas oftalmológicas de sintomas visuais transitórios

Nos casos típicos, as causas oftalmológicas de sintomas visuais transitórios afetam um olho de cada vez, embora frequentemente seja difícil para os pacientes perceberem essa diferença em razão de sua natureza transitória. As anormalidades da superfície ocular são mais comuns e, em geral, melhoram quando o paciente pisca o olho ou aplica lágrimas artificiais. A isquemia da retina é uma emergência e foi descrita na seção precedente sobre AIT. O glaucoma subagudo de ângulo fechado pode causar episódios recorrentes de dor ocular unilateral, borramento visual do olho afetado e eritema ocular, frequentemente confundidos com enxaqueca. A pressão intraocular está elevada durante o episódio, e, entre as crises, pode-se observar estreitamento do ângulo entre íris e córnea. O espasmo arterial da circulação oftálmica, retiniana ou corióidea pode causar déficit visual monocular transitório em indivíduos previamente saudável sob outros aspectos. Esse diagnóstico é firmado por exclusão com base em episódios estereotipados e exames vasculares normais.

Causas de sintomas visuais transitórios referidas ao nervo óptico

A isquemia transitória do nervo óptico foi incluída na seção precedente sobre AIT. Os pacientes com elevação da papila do nervo óptico causada por edema, drusas na papila do nervo óptico ou malformação congênita podem ter "escurecimento" da visão, com alteração postural ou movimento da cabeça. Esses episódios são conhecidos como *escurecimentos visuais transitórios* e podem ocorrer mesmo quando não há déficit visual crônico relacionado com elevação da papila do nervo óptico. As lesões expansivas da órbita podem causar déficits visuais quando os movimentos oculares provocam compressão ou redução da irrigação sanguínea do nervo óptico ou retina. Essa condição é conhecida como *amaurose evocada pelo olhar*. O fenômeno de Uhthoff consiste em redução da visão de um olho com temperatura corporal elevada e sugere lesão desmielinizante do nervo óptico (p. ex., causada por neurite óptica ou compressão do nervo óptico no passado).

Causas cerebrais de sintomas visuais transitórios

A aura visual de enxaqueca é uma alucinação visual transitória estereotipada que, nos casos típicos, evolui com sintomas visuais positivos e movimentos do campo visual homônimo, embora pacientes frequentemente percebam como se ocorressem em apenas um dos olhos. Nos casos típicos, a aura visual persiste por mais de 20 minutos e regride antes da cefaleia hemicrânica. A epilepsia com acometimento dos tratos visuais pode causar fenômenos visuais estereotipados.

Diplopia transitória

A diplopia é um sintoma de "tudo ou nada" e, por essa razão, frequentemente é transitória, mesmo quando a lesão que a causa é persistente. Nos casos em que não pode ser reproduzida no consultório e o exame da mobilidade ocular é normal, as hipóteses a serem consideradas são AIT, miastenia *gravis* e neuromiotonia ocular.

PADRÕES COMUNS DE DOENÇA DAS VIAS AFERENTES

Causas oftalmológicas

A maioria das causas de sintomas visuais monoculares pode ser atribuída às doenças oculares, que são facilmente detectadas por exame oftalmológico completo (p. ex., exame com dilatação pupilar realizado por um oftalmologista). As exceções são neuropatia óptica retrobulbar e doença das camadas externas da retina, que podem ter resultados normais nos exames sob lâmpada de fenda e fundo de olho. A neuropatia óptica está descrita na seção subsequente. A doença das camadas externas da retina frequentemente pode ser demonstrada nas imagens de OCT e detectada por meio de ERG.

Para o neurologista, é importante diferenciar entre diplopia monocular e binocular (p. ex., que desaparece quando um dos olhos é coberto) porque a primeira quase certamente se deve a uma causa referida à câmara anterior do olho. O déficit de visão central em um olho, com ou sem distorção e sem déficit pupilar aferente relativo, sugere causa retiniana em vez de doenças do nervo óptico.

A obstrução das arteríolas da retina é um diagnóstico oftalmológico importante para o neurologista, porque sua fisiopatologia é a mesma do AVE isquêmico. Essa condição pode ser assintomática ou causar perda parcial ou total de visão monocular, dependendo de qual arteríola está obstruída.

Neuropatia óptica

Na prática neurológica, a causa mais importante de déficit visual monocular é a neuropatia óptica. Nos casos clássicos, pacientes têm déficit de visão central ou periférica com alteração concomitante da percepção de cores e déficit pupilar aferente relativo nos casos unilaterais. As neuropatias ópticas bilaterais causam alterações menos evidentes da percepção visual de cores e falhas pupilares aferentes relativas menos acentuadas, porque essas anormalidades raramente podem ser comparadas lado a lado. A neuropatia óptica também pode ser assintomática e, nesses casos, é detectada por edema de papila evidenciado ao exame clínico ou por afinamento da camada de células ganglionares nas imagens de OCT.

O diagnóstico diferencial é amplo e inclui doenças da câmara anterior (papila do nervo óptico) e patologias intraorbitárias, intracanaliculares e quiasmáticas. O edema de papila do nervo óptico indica neuropatias ópticas anteriores agudas. As neuropatias ópticas retrobulbares agudas podem ter aspecto normal no exame do fundo de olho. As neuropatias ópticas crônicas estão associadas à palidez da papila do nervo óptico (secundária à destruição dos axônios), que pode demorar semanas ou meses para aparecer depois de uma lesão do nervo óptico retrobulbar.

Neuropatias ópticas agudas

Nos pacientes com neuropatia óptica monocular, considerações importantes que exigem diagnóstico ou intervenção imediata são neurite óptica (especialmente espectro da neuromielite óptica, que pode necessitar de intensificação da imunoterapia para induzir remissão); outras neuropatias ópticas inflamatórias (p. ex., sarcoidose, que deve ser tratada com imunoterápicos intravenosos); neuropatia óptica isquêmica arterítica, que acarreta riscos imediatos de acometimento do olho contralateral e AVE; neuropatia óptica compressiva aguda (p. ex., apoplexia hipofisária, que está associada à insuficiência suprarrenal aguda); e síndrome fúngica do ápice orbitário.

Outras neuropatias ópticas que se apresentam com quadros agudos são as seguintes: neuropatia óptica isquêmica anterior não arterítica, que, por definição, causa edema do disco óptico na fase aguda; e neuropatia óptica hereditária de Leber, que, embora seja causada por uma anomalia genética das mitocôndrias, nos casos típicos causa déficit visual monocular progressivo.

Neuropatias ópticas progressivas

O glaucoma é a neuropatia óptica mais comum e, nos casos típicos, é tratada por oftalmologistas. O tipo mais comum é o glaucoma primário de ângulo aberto, que causa déficit visual periférico indolor, assimétrico, bilateral e lentamente progressivo. Essa condição está associada à pressão intraocular elevada e caracteriza-se por acentuação da depressão do disco óptico associada à perda dos campos visuais.

Nos pacientes com neuropatias ópticas progressivas, lesões extrínsecas que comprimem o nervo óptico são causas importantes. O padrão de perda visual depende do que é comprimido (nervo, quiasma ou trato óptico). Entre as lesões que afetam comumente o nervo óptico estão meningiomas de bainha do nervo óptico, meningiomas da base do crânio, tumores hipofisários, craniofaringiomas e aneurismas cerebrais.

Nos casos típicos, lesões tóxicas ou metabólicas dos nervos ópticos são bilaterais e afetam a visão central. As deficiências de vitamina B_{12}, folato e cobre são algumas das causas de neuropatia óptica metabólica. Etambutol, isoniazida, cloranfenicol, linezolida e dissulfiram estão entre os fármacos que podem causar neuropatia óptica tóxica.

A atrofia óptica dominante – neuropatia óptica hereditária mais comum – começa na infância ou adolescência, com redução simétrica branda a moderada da acuidade visual (20/25-20/200), que é progressiva e, nos casos típicos, estabiliza-se nos primeiros anos da vida adulta.

Os tumores intrínsecos do nervo óptico incluem gliomas do nervo óptico, que geralmente são astrocitomas pilocíticos diagnosticados nos primeiros anos da infância em pacientes com neurofibromatose tipo 1. Esses tumores podem causar déficit visual bilateral, estrabismo, nistagmo, atrofia do nervo óptico, edema de papila, hidrocefalia e distúrbios endócrinos. Os gliomas ópticos malignos do adulto são gliomas raros de alto grau, que progridem rapidamente para cegueira e morte.

Edema de papila

Embora diversas neuropatias ópticas anteriores agudas possam causar edema do disco óptico, edema de papila (ou seja, edema do disco óptico), geralmente bilateral e atribuível à pressão intracraniana (PIC) elevada, é especialmente importante porque pode ser um sinal diagnóstico de alguma causa até então despercebida de hipertensão intracraniana (HIC), inclusive tumor cerebral ou trombose dos seios venosos. O edema de papila pode se desenvolver sem déficit visual subjetivo ou objetivo e em pacientes sem outros sinais de HIC, inclusive cefaleia.

Nos pacientes com edema de papila, é urgente excluir causas secundárias de HIC. Também é importante avaliar a função visual por meio de perimetria formal para detectar e monitorar déficits visuais, que podem ser progressivos e irreversíveis. Controle da PIC elevada e, quando possível, eliminação da causa básica diminuem o risco de perda da visão e podem levar à recuperação da visão que já foi perdida.

Quiasma óptico

Doenças que acometem o quiasma óptico tendem a afetar preferencialmente as fibras cruzadas e, nos casos clássicos, causam hemianopsia bitemporal como déficit visual. Esse déficit pode não ser percebido pelo paciente porque a percepção dos campos visuais de cada olho complementa os déficits bilaterais. Contudo, os padrões de déficit visual podem variar, dependendo da localização anterior/posterior e lateral das doenças; ou seja, doenças posteriores causam déficit de visão central, enquanto doenças laterais afetam mais acentuadamente um ou outro trato do nervo óptico. Também pode ocorrer déficit pupilar aferente relativo, dependendo da lateralidade da doença. A palidez do nervo óptico pode se desenvolver ao longo de semanas a meses depois da destruição dos axônios quiasmáticos.

Doenças quiasmáticas comuns são compressões por tumor hipofisário, meningiomas e craniofaringiomas. Os gliomas podem afetar o quiasma óptico, assim como doenças inflamatórias como neurite óptica e sarcoidose.

Trato óptico

As lesões do trato óptico causam déficit visual homônimo bilateral (p. ex., os mesmos campos visuais dos dois olhos) e déficit pupilar aferente contralateral. Isso se deve ao fato de que o trato visual contém mais fibras originadas do olho contralateral que ipsilateral. Como o trato óptico é composto de células ganglionares retinianas pré-sinápticas, as lesões crônicas estão associadas à palidez bilateral das papilas dos nervos ópticos. Sintomas visuais isolados são raros, mas podem ser secundários à compressão por processos selares ou suprasselares (p. ex., tumor hipofisário ou craniofaringiomas) ou doenças das células ganglionares da retina (p. ex., neuropatia óptica).

Núcleo geniculado lateral

As lesões do núcleo geniculado lateral estão associadas a déficits visuais homônimos contralaterais dos dois olhos. Sintomas visuais isolados são raros, mas podem ser causados por processos obstrutivos (AVEs) da circulação anterior (artéria corióidea anterior) ou posterior (artéria corióidea posterior). Como o trato óptico estabelece sinapses no corpo geniculado, pode-se observar atrofia do nervo óptico várias semanas depois de uma lesão aguda do núcleo geniculado.

Radiações ópticas

Os distúrbios das radiações ópticas estão associados a déficits visuais dos campos opostos dos dois olhos (p. ex., hemianopsias homônimas). Por exemplo, déficit visual do campo superior direito pode ser causado por disfunção das radiações temporais esquerdas (alça de Meyer). Em razão do tipo de distribuição das radiações, é raro que lesões dessas estruturas causem sintomas visuais isolados e, nos casos típicos, os pacientes têm outros sinais/sintomas que permitem localizar a lesão no lobo parietal/temporal relevante. O diagnóstico diferencial inclui lesões parenquimatosas do encéfalo, inclusive AVE, tumor e desmielinização, entre outros.

Lobo occipital

De maneira semelhante aos distúrbios das radiações ópticas, lesões do lobo occipital estão associadas a déficits visuais nos campos opostos dos dois olhos. Lesões do polo occipital podem causar perda da visão central. Nos casos típicos, AVEs que afetam a artéria cerebral posterior preservam os polos occipitais e causam hemianopsias com preservação da visão central (preservação macular). Ao contrário dos déficits dos campos visuais que permitem localizar a lesão nas radiações ópticas, os déficits causados por lesões do lobo occipital geralmente são isolados. O diagnóstico diferencial inclui lesões parenquimatosas do encéfalo, inclusive AVE, tumor e desmielinização, entre outros. A atrofia cortical posterior pode causar déficit homônimo dos campos visuais, embora exames de neuroimagem mostrem apenas anormalidades sutis.

Processos localizados na linha média (p. ex., meningiomas da foice cerebral) ou difusos (p. ex., síndrome de leucoencefalopatia posterior reversível) podem causar disfunção bilateral dos lobos occipitais e até levar à cegueira de origem cerebral. Nesses casos, a reatividade pupilar é normal e os pacientes podem não perceber que perderam a visão e são muito falantes (síndrome de Anton).

Disfunção visual de ordem superior

O processamento visual que ocorre nos lobos parietais e temporais resulta na experiência de ver. A disfunção dessas áreas pode causar dificuldades de interpretar relações espaciais (p. ex., simultagnosia, palinopsia) e reconhecer objetos (alexia sem agrafia, prosopagnosia).

PADRÕES COMUNS DE DISFUNÇÃO DAS VIAS VISUAIS EFERENTES

Os distúrbios dos movimentos e alinhamento oculares causam diplopia em pacientes que têm visão normal bilateral e utilizam simultaneamente os dois olhos. Isso pode ser causado por distúrbios dos músculos oculares, anormalidades da transmissão neuromuscular, neuropatias cranianas e lesões parenquimatosas do tronco encefálico que causam diplopia e, em alguns casos, é referida como turvação da visão. Lesões dos tratos visuais que controlam a visão central do olhar vertical e horizontal e dos sistemas vestibulares podem causar paralisias do olhar ou nistagmo, que pacientes podem descrever como dificuldade de ver.

Causas supranucleares de diplopia

OIN causada por lesão do fascículo longitudinal medial (FLM) caracteriza-se por diplopia horizontal presente apenas no olhar contralateral. Em geral, os pacientes têm nistagmo do olho em abdução (normal) e movimentos sacádicos de adução lenta do olho afetado. Em alguns casos, essa é a única anormalidade detectável. A adução do olho afetado frequentemente é melhor durante a convergência, porque isso não requer a utilização do FLM. A OIN localiza a lesão no tronco encefálico e caracteriza uma síndrome desmielinizante comum. Essa condição também pode resultar de AVEs de pequenas artérias, algumas vezes menores que o limiar de detecção das imagens de ressonância magnética ponderadas em difusão.

O desalinhamento vertical dos olhos é uma patologia supranuclear, que se caracteriza por diplopia vertical com inclinação das imagens nos dois olhos. Nos casos típicos, essa condição está associada a outros sinais e sintomas vestibulares ou cerebelares. O AVE e o tumor são causas comuns.

A insuficiência de convergência é dificuldade de fixar os olhos em objetos próximos, resultando em diplopia horizontal durante a leitura; essa condição é comum na doença de Parkinson e pós-concussão cerebral. A insuficiência de divergência é a dificuldade de afastar os olhos, resultando em diplopia horizontal na visão de objetos distantes. Ambas causam sintomas semelhantes em todas as direções do olhar, e isso as diferencia de paralisia do VI nervo craniano e OIN.

Paralisia do III nervo craniano

Isoladamente, a paralisia não nuclear do III nervo craniano afeta os músculos reto superior, reto inferior, reto medial e oblíquo inferior (p. ex., todos os músculos extraoculares, com exceção do reto superior e do reto lateral) e causa diplopia oblíqua do olhar primário, diplopia vertical do olhar para cima e para baixo, diplopia horizontal do olhar contralateral e nenhuma diplopia do olhar ipsilateral. Outros sinais de localização são pupila ipsilateral dilatada e ptose. Nos casos típicos, a paralisia nuclear do III nervo craniano causa ptose bilateral e déficits bilaterais do olhar para cima, além dos sinais típicos de paralisia do III nervo craniano ipsilateral.

Os aneurismas que comprimem o III nervo craniano ipsilateral constituem um diagnóstico que não pode faltar, e, para excluir essa possibilidade, deve-se realizar angiografia em caráter de emergência. Herniação uncal, geralmente associada à alteração do estado mental, causa dilatação pupilar por compressão do III nervo craniano. Os tumores da base do crânio também podem causar paralisia desse nervo por compressão extrínseca. Nos casos de compressão crônica, o paciente pode ter regeneração anômala, que é demonstrada em exame físico e é uma ação do III nervo craniano (p. ex., elevação da pálpebra) que ocorre quando o paciente tenta realizar outra (p. ex., olhar para baixo).

Nos pacientes idosos com fatores de risco vascular, uma causa frequente de paralisia isolada do III nervo craniano é a paralisia microvascular, que, nos casos típicos, regride em cerca de 3 meses. Nas crianças, a enxaqueca oftalmoplégica pode causar paralisia transitória do III nervo craniano. Essas condições são diagnósticos firmados por exclusão, sem necessidade de realizar exames confirmatórios.

Processos patológicos que afetam o parênquima do tronco encefálico – inclusive AVE, desmielinização e tumor – podem causar paralisia do III nervo craniano acompanhada de distúrbio dos movimentos contralaterais (síndrome de Benedikt), ataxia contralateral (síndrome de Claude) ou hemiparesia contralateral (síndrome de Weber).

Paralisia do IV nervo craniano

Isoladamente, a paralisia não nuclear do IV nervo craniano afeta o músculo oblíquo superior ipsilateral e causa diplopia vertical agravada quando o paciente olha para baixo ou para o lado oposto e inclina a cabeça para o mesmo lado. Em razão da ação de torção desse músculo, a imagem gerada no olho afetado pode parecer inclinada. Pacientes podem adotar uma posição compensatória de inclinação da cabeça. A paralisia nuclear do IV nervo craniano causa disfunção do músculo oblíquo superior contralateral.

Doenças que afetam o tronco encefálico e causam paralisia do IV nervo craniano podem evoluir com síndrome de Horner contralateral. Causas fasciculares podem ser microvasculares, traumáticas e compressivas. As paralisias do IV nervo são responsáveis por um padrão comum de estrabismo infantil, que pode descompensar na vida adulta e causar diplopia de início recente.

Paralisia do VI nervo craniano

Isoladamente, a paralisia não nuclear do VI nervo craniano afeta o músculo reto lateral e causa diplopia horizontal quando o paciente olha para o mesmo lado, mas regride quando olha para o lado oposto. A paralisia nuclear desse nervo causa paralisia do olhar ipsilateral (p. ex., os dois olhos são afetados e, por essa razão, os pacientes não têm diplopia).

A paralisia do VI nervo craniano é um sinal localizador falso de HIC (p. ex., causada por tumor, trombose dos seios venosos ou meningite) e hipotensão intracraniana (p. ex., perda de líquido cefalorraquidiano). Assim como ocorre com paralisias do III e IV nervos cranianos, essa primeira condição pode ser causada por doença microvascular, compressão, traumatismo e processos patológicos que afetam o tronco encefálico.

O sexto nervo flutua livremente no seio cavernoso e pode ser acometido isoladamente por doenças nessa região. É afetado em apicite petrosa na síndrome de Gradenigo.

Neuropatias cranianas combinadas

Existem poucas condições e locais nos quais vários nervos motores oculares podem ser afetados simultaneamente.

A encefalopatia de Wernicke causada por deficiência de vitamina B_1 pode afetar apenas os movimentos oculares, ou também causar ataxia, nistagmo e encefalopatia. Nesses casos, recomenda-se tratamento empírico, porque os níveis séricos de tiamina não refletem as reservas do corpo. A síndrome de Miller Fisher associada aos anticorpos anti-GQ1b causa oftalmoplegia, arreflexia e ataxia. Nos casos típicos, exames de imagem são normais.

Síndrome dos seios cavernosos

O acometimento parcial ou completo dos nervos cranianos III, IV, VI, vias simpáticas (síndrome de Horner) e divisões V1 e V2 localiza a lesão nos seios cavernosos. Qualquer processo que aumente a pressão venosa de um seio cavernoso pode transmitir essa pressão à órbita e causar sinais oculares significativos, inclusive proptose e eritema ocular. A visão pode ser afetada quando o processo se estende em direção superior até o quiasma óptico, ou quando há redução da irrigação sanguínea ocular. Tomografia computadorizada convencional não examina essa região adequadamente, e é necessário solicitar exames com protocolos para sela túrcica ou região hipofisária.

Fístula do segmento cavernoso da artéria carótida com drenagem para dentro da órbita causa eritema ocular com proptose, oftalmoplegia, déficit visual potencial e veia oftálmica superior proeminente nos exames de imagem da órbita. A trombose do seio cavernoso, frequentemente associada à infecção do seio adjacente, pode ser bacteriana ou fúngica e evoluir rapidamente para meningite. A apoplexia hipofisária pode se estender horizontalmente para um ou ambos os seios cavernosos e está associada à perda de visão quando ascende e fica em contato com quiasma óptico ou nervos ópticos. Esses pacientes tendem a desenvolver insuficiência suprarrenal aguda. Tumores cutâneos da face podem se disseminar ao longo dos nervos sensoriais até o seio cavernoso e afetar os nervos motores oculares.

A inflamação do seio cavernoso pode ser causada por várias doenças. Tolosa-Hunt descreveu uma síndrome de oftalmoplegia dolorosa, que pode ser resultante desse processo inflamatório. Em razão da coexistência de outras doenças dos seios cavernosos (p. ex., tumor maligno), frequentemente é necessário realizar investigação diagnóstica – algumas vezes por biopsia – para excluir essas condições.

Junção neuromuscular

Doenças da junção neuromuscular podem afetar os músculos extraoculares isolada ou simultaneamente. O padrão de diplopia depende de quais músculos estão afetados e pode assemelhar-se aos distúrbios da mobilidade ocular causados por lesões supranucleares e dos nervos cranianos. Quando não há desalinhamento ocular, o paciente pode não referir diplopia.

A miastenia *gravis* afeta os olhos em grande porcentagem dos casos e, nos estágios iniciais, frequentemente causa sintomas motores oculares como ptose e diplopia. Cerca de 30 a 50% dos pacientes que desenvolvem doença ocular isolada progridem para doença sistêmica. Entre as manifestações típicas desses pacientes estão variações encontradas no exame físico, agravação ao fim do dia e fatigabilidade muscular.

Além das limitações da mobilidade ocular e ptose, o botulismo causa fraqueza sistêmica, dilatação pupilar bilateral e constipação intestinal. A síndrome miastênica de Lambert-Eaton causa ptose sem limitações marcantes da mobilidade ocular.

Miopatias

Inflamação, fraqueza ou lesões expansivas dos músculos extraoculares podem causar limitações da mobilidade ocular e desalinhamento quando são assimétricas. A oftalmopatia tireóidea é uma miopatia inflamatória restritiva que, na maioria dos casos, causa esotropia, hipertrofia, retração palpebral e proptose.

As miopatias mitocondriais podem afetar apenas os músculos extraoculares (p. ex., oftalmoplegia externa progressiva crônica) e ser detectadas por acaso, à medida que esses pacientes adaptam-se à deterioração simétrica lenta da mobilidade ocular. A detecção de retinopatia pigmentar ou miopatia sistêmica é importante, de forma que se possa realizar triagem cardiológica adequada.

DISFUNÇÃO AFERENTE/EFERENTE

Patologia selar

O quiasma óptico está localizado acima da sela túrcica e os seios cavernosos ficam um de cada lado. Por essa razão, qualquer patologia selar ou suprasselar expansiva afeta facilmente as vias visuais aferentes ou eferentes. A maioria desses processos tem início subagudo em consequência do crescimento lento de adenoma hipofisário, craniofaringiomas, meningiomas ou aneurisma. A perda visual repentina associada à oftalmoplegia sugere apoplexia hipofisária, causando expansão súbita de um tumor de hipófise.

Síndrome do ápice orbitário

Déficits parciais ou completos referidos aos nervos cranianos III, IV e VI, divisão V1 e nervo óptico localizam a lesão no ápice orbitário. Os processos focais podem não causar sinais oculares significativos, e sua detecção nos exames de imagem pode ser muito difícil. O diagnóstico diferencial é amplo e inclui, por exemplo, lesões inflamatórias e tumor de corpo estranho demonstrados nos exames de neuroimagem. Nos pacientes com síndrome do ápice orbitário e exames de neuroimagem normal, é importante manter grau elevado de suspeita de infecção fúngica, porque é difícil confirmar esse diagnóstico com base nesses exames.

Hipertensão intracraniana

A HIC pode causar edema de papila por compressão do nervo óptico secundária à pressão liquórica elevada na bainha do nervo óptico e paralisia do VI nervo craniano causada por tensão do nervo. Essa condição é uma emergência neurológica em razão da possibilidade de uma causa subjacente potencialmente fatal e do risco de perda da visão secundária à neuropatia óptica.

LEITURA SUGERIDA

Bernstein EF, ed. *Amaurosis fugax*. New York, NY: Springer-Verlag; 1988.

Fisher CM. Observations of the fundus oculi in transient monocular blindness. *Neurology*. 1959;9:333-347.

Gerling J, Meyer JH, Kommerell G. Visual field defects in optic neuritis and anterior ischemic optic neuropathy: distinctive features. *Graefes Arch Clin Exp Ophthalmol*. 1998;236:188-192.

Glaser JS. Topical diagnosis: prechiasmal pathways. In: Glaser JS, ed. *Neuro-Ophthalmology*. Philadelphia, PA: Lippincott Williams & Wilkins; 1999: 95-198.

Harrington DO. The character of visual field defects in temporal and occipital lobe lesions, localizing value of congruity and incongruity in incomplete homonymous hemianopia. *Trans Am Ophthalmol Soc*. 1961;59:333-369.

Horton JC, Hoyt WF. The representation of the visual field in human striate cortex. A revision of the classic Holmes map. *Arch Ophthalmol*. 1991;109:816-824.

Hoyt WF. Ocular symptoms and signs. In: Wylie EJ, Ehrenfeld WK, eds. *Extracranial Occlusive Cerebrovascular Disease: Diagnosis and Management*. Philadelphia, PA: WB Saunders; 1970:64-95.

Hoyt WF, Beeston D. *The Ocular Fundus in Neurologic Disease: A Diagnostic Manual and Stereo Atlas*. St Louis, MO: CV Mosby; 1966.

Kedar S, Zhang X, Lynn MJ, Newman NJ, Biousse V. Congruency in homonymous hemianopia. *Am J Ophthalmol*. 2007;143:772-780.

Kline LB, Hoyt WF. The Tolosa-Hunt syndrome. *J Neurol Neurosurg Psychiatry*. 2001;71:577-582.

Leigh RJ, Zee DS. *The Neurology of Eye Movements*. New York, NY: Oxford University Press; 2015.

Lepore FE. The preserved temporal crescent: the clinical implications of an "endangered" finding. *Neurology*. 2001;57:1918-1921.

Liu GT, Volpe NJ, Galetta SL, eds. *Neuro-ophthalmology: Diagnosis and Management*. Elsevier; 3rd edition. 2018.

Miller NR, Newman NJ, eds. *Walsh & Hoyt's Clinical Neuro-Ophthalmology*. Philadelphia, PA: Lippincott Williams & Wilkins; 2005.

Scott GI. *Traquair's Clinical Perimetry*. London, United Kingdom: Henry Kimpton; 1957.

Skarf B, Glaser JS, Trick GL, et al. Neuro-ophthalmologic examination: the visual sensory system. In Glaser JS, ed. *Neuro-Ophthalmology*. Philadelphia, PA: Lippincott Williams & Wilkins; 1999:7-50.

Smith JL. Homonymous hemianopia. A review of one hundred cases. *Am J Ophthalmol*. 1962;54:616-623.

Thompson HS, Corbett JJ, Cox TA. How to measure the relative afferent pupillary defect. *Survey Ophthalmol*. 1981;23:39-42.

Zhang X, Kedar S, Lynn MJ, Newman NJ, Biousse V. Homonymous hemianopias: clinical-anatomic correlations in 904 cases. *Neurology*. 2006;66:906-910.

Delirium 11

Merrick E. Miles, Christina J. Hayhurst e Christopher G. Hughes

PONTOS-CHAVE

1. O *delirium* é comum em pacientes hospitalizados e ocorre depois de acidente vascular encefálico (AVE) em até 50% dos casos e em 80% dos pacientes com doenças graves.

2. A ocorrência de *delirium* prolonga a internação hospitalar e está associada à disfunção cognitiva, incapacidade e mortalidade a longo prazo.

3. A prevenção é fundamental na luta contra essa complicação.

4. O tratamento tem como foco erradicar as causas e melhorar os fatores ambientais. Fármacos podem ser usados para controlar sintomas.

5. Os fármacos devem ser usados cuidadosamente em razão da incerteza quanto à sua eficácia e seus efeitos potenciais no nível de consciência do paciente.

INTRODUÇÃO

O *delirium* é uma síndrome clínica caracterizada por flutuações do estado mental causadas por disfunção cerebral aguda. Os pacientes apresentam desatenção, pensamento desorganizado, desorientação e/ou alteração do nível de consciência. Outras manifestações associadas ao *delirium* incluem distúrbios do sono, atividade psicomotora anormal, alucinações e transtornos emocionais, como medo, depressão ou ansiedade. O *delirium* pode ser hiperativo, hipoativo ou misto (flutuação entre esses dois tipos). Embora o tipo hiperativo de *delirium* seja mais impressionante, o tipo hipoativo é mais comum e, frequentemente, não é diagnosticado.

A ocorrência de *delirium* em pacientes internados em unidades de terapia intensiva (UTIs) foi correlacionada com aumentos de custos, duração de internação em UTI, duração da hospitalização e disfunção cognitiva a longo prazo. Esse risco é independente de condições mórbidas preexistentes, gravidade da doença atual e idade. Além disso, estudos demonstraram que a duração do *delirium* aumenta o risco relativo de morte em 10% a cada dia em *delirium*.

O *delirium* é comum em pacientes hospitalizados. Por ocasião da internação, aproximadamente 11 a 25% dos pacientes idosos estão delirantes, e outros 30% ou mais evoluem para *delirium*. É ainda mais frequente nos pacientes em estado crítico – estima-se que até 80% dos pacientes internados em UTI apresentem um episódio de *delirium*. Tendo em vista as implicações de um episódio de *delirium* no prognóstico dos pacientes, a prevenção e o tratamento são extremamente importantes.

CAUSAS DE *DELIRIUM*

Existem muitos mecanismos propostos para explicar *delirium* ou disfunção encefálica aguda. Inflamação sistêmica, deficiência colinérgica e distúrbios de outros neurotransmissores, como serotonina e norepinefrina, foram implicados no desenvolvimento de *delirium*.

Conforme está demonstrado na Tabela 11.1, os fatores de risco de *delirium* podem ser caracterizados como características referidas ao paciente, fatores associados à doença atual e causas iatrogênicas. Entre as condições basais dos pacientes que foram associadas ao desenvolvimento de *delirium* estão demência preexistente, história pregressa de acidente vascular encefálico (AVE), idade avançada, fragilidade e comorbidades cardiopulmonares. Por essa razão, pacientes com reservas cognitivas e físicas mais baixas têm menos capacidade de manter as funções cerebrais normais em resposta à condição de estresse agudo imposto por acidentes e internação hospitalar.

Os médicos conseguem modificar alguns fatores de risco do *delirium* quando promovem a higiene do sono, administram sedativos e evitam prescrever fármacos que possam deflagrá-lo. Por exemplo, benzodiazepínicos, corticoides e anticolinérgicos são fatores de risco independentes para o desenvolvimento de *delirium*. Esquemas analgésicos, especificamente opioides, não mostram correlação bem definida com a ocorrência de *delirium*. Na verdade, o controle inadequado da dor é um fator de risco para o desenvolvimento de *delirium*, ainda que os dados

Tabela 11.1 Fatores de risco clínicos para *delirium*.

Fatores referidos ao paciente	Doenças agudas	Causas iatrogênicas
Disfunção cognitiva preexistente	Gravidade extrema da doença	Sedação leve *versus* profunda
Idade avançada	Hipoxemia	Distúrbios do sono
Cardiopatia isquêmica ou insuficiência cardíaca congestiva	Distúrbios eletrolíticos	Fármacos anticolinérgicos
Fragilidade	Sepse	Opioides (meperidina, morfina)
AVE preexistente	Controle inadequado da dor	Ventilação mecânica
Depressão	Fibrilação atrial	Corticoides
Uso abusivo de álcool e outras substâncias	Anemia	Benzodiazepínicos

AVE, acidente vascular encefálico.

relativos aos efeitos específicos dos opioides no *delirium* sejam inconsistentes (embora meperidina e morfina pareçam aumentar esse risco). Aparentemente, o controle adequado da dor poderia ser benéfico, em termos de proteção contra *delirium*, mas o uso de opioides como sedativos colocaria os pacientes em risco de desenvolver *delirium*.

EPIDEMIOLOGIA

O *delirium* é comum em todas as populações de pacientes. No subgrupo de pacientes cirúrgicos, a incidência de *delirium* no período pós-operatório imediato pode chegar a 45%, enquanto os pacientes hospitalizados têm índices na faixa de 32 a 50%. No subgrupo de pacientes em estado crítico, a incidência varia de 30 a 50%, mas pode chegar a 80% no subgrupo de pacientes que necessitam de ventilação mecânica. Depois do AVE, a incidência relatada de *delirium* variou na faixa de 20 a 50%, dependendo da idade da coorte estudado e do tipo de AVE.

Pacientes idosos têm risco mais alto de *delirium* que seus correspondentes mais jovens, e isso se reflete no fato de que 30% dos indivíduos idosos hospitalizados apresentam *delirium*. Entre pacientes idosos com câncer, 50 a 60% entram em *delirium* durante sua internação hospitalar. Na faixa etária de 70 anos ou mais, até 40,5% dos pacientes submetidos a procedimentos cirúrgicos da coluna vertebral desenvolvem *delirium*, que foi associado a custos hospitalares mais altos. No contexto de cuidados paliativos, 50% dos pacientes têm *delirium*, mas a incidência pode chegar a 85% no subgrupo de pacientes em estado terminal.

FISIOPATOLOGIA

A fisiopatologia do *delirium* é um campo em constante evolução, à medida que se ampliam estudos sobre o tema. Hoje em dia, os principais fatores implicados na fisiopatologia do *delirium* são inflamação, disfunção endotelial, violação da barreira hematencefálica e desequilíbrio dos neurotransmissores. Essas alterações desencadeiam processos neuroinflamatórios, ativação microglial, lesão neuronal e destruição dos neurônios do sistema nervoso central. Os marcadores desses processos foram associados à disfunção cerebral aguda em diversas subpopulações de pacientes.

A acetilcolina também foi associada ao *delirium*, porque pacientes delirantes têm níveis séricos elevados e concentrações reduzidas no líquido cefalorraquidiano. Vale ressaltar que a acetilcolina ajuda a reduzir as citocinas inflamatórias liberadas e, quando está em níveis insuficientes no líquido cefalorraquidiano, sua ação fica inibida. Níveis altos de norepinefrina foram associados ao *delirium* hiperativo, e um estudo demonstrou que pacientes que receberam infusão de dopamina tinham mais probabilidade de desenvolver essa complicação. Níveis altos de triptofano (um precursor da serotonina) foram associados ao *delirium*.

As alterações neuroanatômicas, como atrofia cerebral e anormalidades da substância branca, foram demonstradas em pacientes com *delirium*. Atrofia e alterações da substância branca persistem, mesmo depois da alta hospitalar, e podem ser a causa da disfunção cognitiva prolongada desses pacientes.

DIAGNÓSTICO

O padrão de referência para diagnosticar *delirium* é avaliação psiquiátrica, com base em critérios diagnósticos definidos no *Manual Diagnóstico e Estatístico de Transtornos Mentais*. Entretanto, essa avaliação psiquiátrica detalhada não é exequível e nem necessária em alguns casos e pode ser realizada com base nas seguintes diretrizes. É importante ressaltar que o diagnóstico de *delirium* deve levar a uma investigação imediata das causas potenciais de disfunção cerebral ou encefalopatia aguda, que inclui anamnese detalhada e exame físico cuidadoso.

Anamnese dirigida

Devem ser investigadas as causas de *delirium*, como uso de fármacos/drogas, abstinência alcoólica ou farmacológica, distúrbios metabólicos e infecção. Pode ser difícil fazer a anamnese, porque o paciente pode apresentar manifestações de *delirium*, como confusão mental ou desatenção. Pode ser necessário solicitar a ajuda da equipe de saúde ou familiares do paciente. Além disso, deve ser determinado o estado funcional basal do paciente, porque isso ajuda na diferenciação entre demência e *delirium*.

Exame físico dirigido

É importante buscar sinais neurológicos focais que possam indicar atividade epiléptica ou AVE. O exame físico também deve ser direcionado para possíveis causas de infecção (p. ex., pneumonia ou infecção urinária) como responsáveis pela alteração abrupta do estado mental. Além disso, alterações do exame físico sugestivas de exposição a fármacos/drogas são valiosos. Por exemplo, a exposição aos colinérgicos poderia ser sugerida por aumento da temperatura corporal, pele ressecada e ruborizada, taquicardia e dilatação pupilar.

Investigação laboratorial inicial

Além da anamnese e do exame físico, devem ser investigadas outras causas de alteração do estado mental. O médico deve solicitar dosagens de eletrólitos, hemograma completo e provas de função hepática e tireóidea. Além disso, devem ser descartadas causas apropriadas, por meio de exames como radiografia de tórax, exame de urina e cultura. A hipoxemia e a hipercapnia também devem ser descartadas como causas de confusão, e isso exige a realização de gasometria arterial.

Nível de consciência

O grau de excitação e o nível de consciência do paciente devem ser determinados para avaliar o *delirium*. O primeiro passo é determinar o grau de excitação do paciente com base na escala de coma de Glasgow ou uma escala de sedação. A escala de agitação e sedação de Richmond (Tabela 11.2) e a escala de sedação-agitação de Riker são recursos utilizados comumente, que podem ser aplicados para avaliar o nível de excitação, inclusive em pacientes mantidos com ventilação mecânica. Quando a avaliação confirma que o paciente não reage aos estímulos, então ele está em coma e não pode ser avaliado quanto à existência de *delirium*. Por essa razão, não é possível avaliar *delirium* quando o escore da escala de agitação e sedação de Richmond é de –4 a –5 ou o escore da escala de sedação-agitação de Riker é de 1 a 2. Quando o paciente reage aos estímulos verbais, pode-se, então, avaliar *delirium* com base em instrumentos como o método de avaliação de confusão (CAM, do inglês *confusion assessment method*), o CAM em UTI (CAM-UTI) ou *checklist* de triagem de *delirium* em cuidados intensivos (ICDSC, do inglês *intensive care delirium screening checklist*).

Tabela 11.2 Escala de agitação e sedação de Richmond.

Escore	Termo	Descrição
+4	Agressivo	Francamente agressivo, violento, perigo imediato para a equipe de saúde
+3	Muito agitado	Puxa ou retira tubo(s) ou cateter(es); agressivo
+2	Agitado	Movimentos frequentes ou involuntários, "briga" com o respirador
+1	Inquieto	Paciente ansioso, mas os movimentos não são agressivos/vigorosos
0	Alerta e calmo	
-1	Sonolento	O paciente não está totalmente lúcido, mas mantém-se desperto (abre os olhos/contato ocular) aos comandos verbais por mais de 10 s
-2	Sedação leve	Desperta por um breve período aos comandos verbais com contato ocular (< 10 s)
-3	Sedação moderada	Movimenta ou abre os olhos aos comandos verbais (mas sem contato ocular)
-4	Sedação profunda	Nenhuma resposta aos comandos verbais, mas o paciente move-se ou abre os olhos depois de estimulação física
-5	Não pode ser acordado	Nenhuma resposta aos comandos verbais ou à estimulação física

Tabela 11.3 Método de Avaliação de *delirium*.

O diagnóstico de *delirium* exige achados positivos dos tipos A e B e um achado positivo do tipo C ou D

A. Início agudo ou evolução flutuante	Existem evidências de alteração súbita do estado mental em relação às condições basais? O comportamento anormal: • É flutuante ao longo do tempo? • É intermitente? • Apresenta agravação/redução de intensidade?
B. Desatenção	O paciente: • Apresenta dificuldade de focar sua atenção? • É distraído facilmente do assunto em pauta? • Apresenta dificuldade de acompanhar o que está sendo dito?
C. Pensamento desorganizado	O pensamento do paciente: • Está desorganizado? • Está incoerente?
D. Alteração do nível de consciência	O paciente está: • Lúcido (normal)? • Atento (hiperalerta)? • Letárgico (sonolento, mas passível de ser despertado)? • Torporoso (difícil de ser despertado)? • Comatoso (não é possível despertá-lo)?

Tabela 11.4 Método de avaliação de confusão em unidade de terapia intensiva (CAM-UTI).

Item A + B e C ou D presentes = CAM-UTI positivo

A. Início agudo ou evolução flutuante	• Há diferenças no estado do paciente em relação ao estado basal? OU • O paciente apresentou alguma flutuação do seu estado mental nas últimas 24 h?
B. Desatenção	• Teste de atenção às letras: Diga ao paciente: "Vou ler para você uma série de 10 letras. Sempre que for pronunciada a letra A, aperte minha mão." SALVEAVIDAS ou CASABLANCA ou ABADABADAAY Os erros são contados quando o paciente não aperta a mão do examinador ao ser pronunciada a letra "A" e quando o paciente aperta a mão do examinador quando é pronunciada outra letra que não "A" Se houver mais de dois erros, o paciente tem desatenção
C. Alteração do nível de consciência	• Considerada existente se o escore na RASS for diferente de lúcido e calmo ou RASS 0
D. Desorganização do pensamento	• Faça perguntas ao paciente que exijam como resposta direta sim ou não: 1. Uma pedra flutua na água? 2. Existem peixes no mar? 3. Meio quilo pesa mais que 1 quilo? Os erros são contados quando o paciente responde de modo incorreto à questão • Peça ao paciente que obedeça aos seguintes comandos: Diga ao paciente: "Mantenha tantos dedos levantados." (Mostrar dois dedos ao paciente.) Peça-lhe para repetir com a outra mão usando um número diferentes de dedos Um erro é contado se o paciente não conseguir completar o comando inteiro Se o paciente cometer mais de um erro, isso é considerado um achado positivo

RASS, escala de agitação e sedação de Richmond.

Avaliação do *delirium*

O diagnóstico de *delirium* baseia-se na confirmação – com base na anamnese e no exame físico – de que a condição é uma alteração aguda no estado do paciente. Quando pacientes não estão em ventilação mecânica, o CAM (Tabela 11.3) pode ser usado para fins de diagnóstico. Esse método avalia características essenciais do *delirium*, como instalação aguda, evolução flutuante e desatenção. A seguir, são avaliadas outras manifestações de *delirium*, como desorganização do pensamento ou alteração do nível de consciência.

Para os pacientes em estado crítico ou mantidos em ventilação mecânica, foram validados o CAM-UTI (Tabela 11.4) e o ICDSC (Tabela 11.5). O CAM-ICU avalia as mesmas quatro características do CAM de modo abreviado e é mais aplicável aos pacientes com doenças agudas: alteração ou flutuação abrupta do estado mental, desatenção, desorganização do pensamento e alteração do nível de consciência. O ICDSC usa oito elementos diagnósticos, e o diagnóstico de *delirium* requer que quatro ou mais desses elementos estejam presentes.

O *delirium* é uma síndrome heterogênea de disfunção encefálica e raramente se manifesta isoladamente como condição clínica única. O *delirium* unicamente hiperativo é menos comum, embora seja a forma de *delirium* mais conhecida da maioria dos médicos. Pacientes com *delirium* hiperativo mostram comportamentos motores agitados proeminentes, como puxar tubos/cateteres e agredir física ou verbalmente a equipe de saúde. Em contrapartida, a maioria dos pacientes apresenta *delirium* do subtipo hipoativo ou misto. O *delirium* hipoativo caracteriza-se por movimentos lentos, velocidade reduzida de processamento

Tabela 11.5 *Checklist* para triagem de *delirium* em cuidados intensivos.

1. Alteração do nível de consciência
  A. Resposta exagerada à estimulação normal — RASS +1 a +4
  B. Vigília normal — RASS 0
  C. Resposta à estimulação leve/moderada — RASS –1 a –3
  D. Resposta apenas à estimulação intensa — RASS –4
  E. Ausência de resposta — RASS –5
  A avaliação é interrompida se o paciente apresentar RAAS –4 ou RASS –5

2. Desatenção
  A. Dificuldade em obedecer a comandos
  B. Facilmente distraído por estímulos externos
  C. Dificuldade em mudar o foco de atenção
  Um ponto se um desses itens for encontrado

3. Desatenção
  O paciente não está orientado em relação a si mesmo, no tempo ou no espaço
  Um ponto se este item for encontrado

4. Alucinações ou ideias delirantes
  A. Evidências ambíguas de alucinações ou comportamento consequente a alucinações
  B. Ideias delirantes
  Um ponto se um desses itens for encontrado

5. Agitação ou lentidão psicomotora
  A. Hiperatividade que exige o uso de sedativos ou contenção física
  B. Hipoatividade ou alentecimento motor
  Um ponto se um desses itens for encontrado

6. Fala ou humor inapropriado
  A. Fala inapropriada, desorganizada ou incoerente
  B. Humor inapropriado
  Um ponto se um desses itens for encontrado

7. Transtorno do ciclo sono/despertar
  A. Menos de 4 h de sono por noite
  B. Despertares frequentes durante a noite
  C. Mais de 4 h de sono durante o dia
  Um ponto se um desses itens for encontrado

8. Flutuação dos sinais/sintomas
  Flutuação de qualquer um dos itens anteriores nas 24 h anteriores

O escore total é baseado na soma dos itens 1 a 8. Escore maior que 4 é sugestivo de *delirium*.

RASS, escala de agitação e sedação de Richmond.

cognitivo e redução do nível de vigília. Esse tipo foi associado a prognóstico mais desfavorável, em comparação com o *delirium* hipoativo; contudo, esses pacientes frequentemente não são diagnosticados, porque não apresentam comportamento perturbador. O subtipo misto caracteriza-se por subtipos hiperativo e hipoativo de *delirium* evidenciados em um período de 24 horas.

Diagnóstico de *delirium* depois de lesões neurológicas agudas

O diagnóstico de *delirium* em pacientes com doença neurológica aguda ainda é um aspecto importante dos cuidados prestados a essa população. Pacientes com diagnóstico de *delirium* têm internações mais longas em UTI e hospital, e esse diagnóstico também foi associado a menos independência funcional e distúrbios cognitivos.

Durante a avaliação de pacientes com lesões neurológicas agudas, sempre é importante considerar que alterações do estado mental e testes de triagem positivos para *delirium* também podem ter contribuído para a doença de base e devem ser avaliados adequadamente, antes de estabelecer esse diagnóstico. Um teste de triagem também é mais esclarecedor quando se compara o estado basal do paciente antes da lesão aguda com exames e avaliações neurológicos subsequentes.

Nesse subgrupo de pacientes, o diagnóstico de *delirium* depende da capacidade de diferenciar entre *delirium* e alterações do estado mental causadas pela doença de base. O instrumento CAM-ICU foi validado em pacientes neurológicos em estado crítico por meio de sua comparação com os critérios de *delirium* da quarta edição do *Manual Diagnóstico e Estatístico de Transtornos Mentais* (*DSM-4*). Os autores demonstraram que o instrumento CAM-ICU teve sensibilidade de 76% e especificidade de 98% no diagnóstico de *delirium* pós-AVE. O valor preditivo positivo foi de 91%. Nos pacientes que tiveram traumatismo cranioencefálico, esse instrumento alcançou sensibilidade de 62% e especificidade de 74%, enquanto seu valor preditivo positivo foi de 63%.

Anormalidades eletroencefalográficas associadas ao *delirium*

A flutuação do nível de consciência associada ao *delirium* é acompanhada de anormalidades eletroencefalográficas. As alterações do nível de atenção correspondem à lentidão dos ritmos de base do eletroencefalograma (EEG). Podem ocorrer redução da frequência ou desaparecimento completo do ritmo de base, lentidão difusa e atividade delta rítmica intermitente, especialmente nas regiões frontais. Ondas trifásicas podem ser encontradas quando a encefalopatia metabólica é um fator contribuinte.

Delirium versus demência: um desafio diagnóstico

Estima-se que 4,5 milhões de idosos norte-americanos tenham doença de Alzheimer (DA). Visto que a população continua a envelhecer, esse número continuará a crescer. A prevalência estimada de *delirium* nos pacientes hospitalizados com DA coexistente é de 60 a 89%, e *delirium* em pacientes com demência preexistente foi associado a declínio cognitivo a longo prazo, que persiste durante pelo menos 5 anos após a alta hospitalar. O diagnóstico de *delirium* em pacientes com demência subjacente pode ser difícil, visto que as manifestações de *delirium* podem ser atribuídas à disfunção cognitiva subjacente e não detectadas como sintomatologia de aparecimento recente. Ensaios para validar os instrumentos de avaliação de *delirium* descartaram ou incluíram poucos pacientes com demência coexistente, mas os instrumentos CAM e CAM-ICU são considerados atualmente os melhores recursos disponíveis.

TRATAMENTO

O *delirium* é uma urgência clínica e demanda revisão imediata das causas possíveis ou fatores desencadeantes. Causas subjacentes, como dor, distúrbios metabólicos, infecção e hipoxemia, devem ser investigadas e corrigidas. A prevenção e o tratamento são subdivididos em duas categorias gerais: *tratamento farmacológico dos sintomas* e *otimização ambiental*. A prevenção tem importância fundamental e sempre deve ser considerada no plano de cuidados elaborados para os pacientes.

Quando um paciente desenvolve *delirium*, a primeira medida terapêutica é garantir a sua segurança e da equipe de saúde. Se o paciente tiver sinais de *delirium* hiperativo e estiver tentando retirar dispositivos clinicamente essenciais, provavelmente é necessário tratamento farmacológico. Se dor for a causa desencadeante, a analgesia com opioides ou anti-inflamatórios não esteroides deve ser prescrita como primeira linha de tratamento. De modo geral, o tratamento sintomático consiste em dexmedetomidina ou um antipsicótico, como haloperidol, olanzapina ou quetiapina (Tabela 11.6). Benzodiazepínicos frequentemente podem agravar os sintomas de *delirium* e devem ser evitados, a menos que a causa seja abstinência alcoólica ou se houver um componente de ansiedade intensa. Embora sejam prescritos frequentemente por médicos, nenhum fármaco foi aprovado pela Food and Drug Administration (FDA) para evitar ou tratar *delirium*. Além disso, embora estudos menores tenham demonstrado efeitos benéficos, existem estudos controlados e randomizados de grande porte em favor do uso de fármacos para tratar *delirium*. Em geral, fármacos que tendem a ser usados para evitar ou tratar *delirium* afetam o nível de consciência e causam efeitos adversos significativos. Por exemplo, os antipsicóticos podem causar sedação, depressão respiratória, prolongamento do intervalo QT e síndrome neuroléptica maligna.

Profilaxia farmacológica

A abordagem farmacológica de primeira linha para evitar *delirium* em pacientes de UTI consiste principalmente em esquemas de sedação apropriada. Protocolos de sedação que enfatizam níveis desejáveis de consciência e sedação leve afetaram favoravelmente a incidência de *delirium*, enquanto uso de sedativos e níveis mais profundos de sedação foram associados a riscos mais altos de desenvolver *delirium*. A sedação mais intensa também foi associada à mortalidade mais alta. Por essa razão, a sedação deve ser titulada ao menor nível necessário para manter o paciente confortável e seguro, embora desperto.

O tratamento com dexmedetomidina como sedativo durante ventilação mecânica melhorou o prognóstico de *delirium* em ensaios randomizados controlados, em comparação com lorazepam, midazolam, propofol e morfina. O ensaio *Maximizing Efficacy of Targeted Sedation and Reducing Neurological Dysfunction* comparou lorazepam e dexmedetomidina para fins de sedação em pacientes em estado crítico, e aqueles que receberam dexmedetomidina para sedação ficaram mais dias sem *delirium* (Evidência de nível 1).[1] O estudo *Safety and Efficacy of Dexmedetomidine Compared with Midazolam* mostrou que pacientes sedados com dexmedetomidina alcançavam níveis adequados de sedação e tiveram menos episódios de *delirium* e intervalos mais curtos até a extubação (Evidência de nível 1).[2] Outros estudos demonstraram que dexmedetomidina *versus* propofol para sedação pós-operatória reduziu o risco e a duração do *delirium* de pacientes tratados com esse primeiro fármaco. Contudo, estudo recente comparou pacientes em ventilação mecânica na UTI sedados com dexmedetomidina *versus* os tratados de forma convencional (propofol, midazolam ou outros sedativos). O desfecho primário desse estudo foi mortalidade por todas as causas em 90 dias, que não variou entre os dois grupos. Como resultado secundário, esse estudo não encontrou diferença quanto aos dias de coma ou *delirium* (Evidência de nível 1).[3] Esse estudo *unblinded* (sem metodologia duplo-cega) foi confundido por níveis mais profundos de sedação, uso de outros sedativos em 70% dos sujeitos do grupo tratado com dexmedetomidina e redução do *delirium* apenas como desfecho secundário. Em termos gerais, os estudos apoiam o uso de dexmedetomidina como sedativo para evitar *delirium* em pacientes de UTI em ventilação mecânica.

Uso profilático de dexmedetomidina (em comparação com infusão desse fármaco como sedativo) foi estudado como abordagem para evitar *delirium*. Os estudos demonstraram que esse fármaco foi benéfico aos pacientes idosos internados em UTI cirúrgica depois de cirurgias não cardiológicas e em administração noturna para pacientes em estado crítico. Contudo, outros estudos não demonstraram efeitos benéficos com dexmedetomidina profilática em pacientes idosos submetidos a procedimentos cirúrgicos não cardiológicos de grande porte. A utilidade da dexmedetomidina profilática depois de lesões neurológicas agudas ainda não está definida.

Existem vários ensaios controlados randomizados que examinaram a eficácia dos antipsicóticos (inclusive haloperidol, olanzapina e risperidona) para evitar *delirium*. Em sua maior parte, esses estudos foram pequenos e de baixa qualidade e chegaram a resultados inconsistentes. Metanálises dos estudos com antipsicóticos para evitar *delirium* não demonstraram efeito benéfico. O estudo mais recente e mais amplo sobre uso profilático de haloperidol para evitar *delirium* em pacientes de UTI com alto risco de desenvolver essa complicação (estudo REDUCE) demonstrou que o haloperidol profilático *versus* o placebo iniciado nas primeiras 24 horas de admissão à UTI não alterou a incidência de *delirium*, a duração da internação e nem a mortalidade (Evidência de nível 1).[4]

Anti-inflamatórios, inclusive esteroides e estatinas, também são abordagens interessantes, considerando-se a contribuição potencial da inflamação no *delirium*. Vários estudos de grande porte não demonstraram efeitos benéficos do tratamento com corticoides, no sentido de reduzir a incidência de *delirium*. Dois estudos sobre tratamento com estatinas durante internação em UTI demonstraram que o risco global de *delirium* diminuiu com esses fármacos. Além disso, a duração crescente de descontinuação do uso de estatinas em usuários crônicos aumentou a tendência de desenvolver *delirium*, possivelmente em razão de um estado pró-inflamatório de "rebote" depois da interrupção do tratamento com estatina. Entretanto, ensaios controlados randomizados com estatina *versus* placebo não demonstraram redução do risco de *delirium*. Embora a deficiência colinérgica pareça desempenhar um papel importante na patogenia do *delirium*, os inibidores de acetilcolinesterase (p. ex., rivastigmina e donepezila) produziram resultados desanimadores nos pacientes em *delirium*.

Tratamento farmacológico

O tratamento farmacológico do *delirium* deve ficar restrito aos pacientes que não respondem às abordagens profiláticas e tragam risco a si próprios ou a outras pessoas. Os fármacos mais populares são antipsicóticos (p. ex., haloperidol, olanzapina e quetiapina) e dexmedetomidina.

Quando o haloperidol foi comparado com olanzapina para tratar *delirium*, não houve diferença quanto à sua duração. Em um estudo pequeno com pacientes que necessitaram de haloperidol intravenoso, os sujeitos foram distribuídos

Tabela 11.6 Fármacos usados para controlar sintomas de *delirium*.

Fármaco	Dose
Dexmedetomidina	0,2 a 1,4 µg/kg/min em infusão IV
Haloperidol	1 a 10 mg, IV, a cada 4 a 6 horas
Olanzapina	5 a 10 mg, VO, a cada 8 horas
Quetiapina	25 a 400 mg a cada 8 a 12 horas

IV, via intravenosa; VO, via oral.

randomicamente para usar placebo *versus* quetiapina, além do haloperidol. O grupo tratado com quetiapina teve regressão mais rápida do primeiro episódio de *delirium*. Outro estudo pequeno com doses baixas de quetiapina administradas à hora de deitar aos pacientes com *delirium* mostrou redução de sua gravidade. O melhor e mais amplo estudo realizado até hoje com antipsicóticos para tratar *delirium* – o Modifying the Incidence of Delirium United States (MIDUS) – não encontrou diferenças entre haloperidol, ziprasidona e placebo no que se referia à incidência de *delirium*, mortalidade, duração da internação e outros desfechos (Evidência de nível 1).[5]

Um estudo controlado randomizado comparou dexmedetomidina com placebo para pacientes em estado crítico que tinham regredido por alguma razão, mas que não conseguiam ser "desmamados" da ventilação mecânica, em razão do *delirium* hiperativo. Pacientes tratados com dexmedetomidina tiveram aumento das horas sem respirador e regressão mais rápida dos sintomas de *delirium*. Outro estudo randomizado avaliou a eficácia da dexmedetomidina *versus* haloperidol como tratamento de resgate para pacientes de UTI não intubados com *delirium* hiperativo. Pacientes tratados com dexmedetomidina tiveram regressão mais rápida do *delirium*, menos sedação excessiva e internação mais breve na UTI, sem incidência aumentada de efeitos adversos hemodinâmicos. O índice global de insucesso do haloperidol foi de 43%, demonstrando a eficácia limitada dos antipsicóticos no tratamento do *delirium*.

Otimização ambiental

Estudos demonstraram que intervenções não farmacológicas são benéficas para pacientes com *delirium*, e otimizar os fatores ambientais ainda é a intervenção de primeira linha para prevenção e tratamento do *delirium*. Essas intervenções incluem higiene do sono e reorientação do paciente. Um estudo realizado com pacientes clínicos reduziu a incidência de *delirium* em 40% ao enfatizar a regulação dos fatores ambientais (Evidência de nível 1).[6] Esses fatores incluíram retirada apropriada e precoce de cateteres/contenções, protocolos não farmacológicos de sono, mobilização precoce, fornecimento regular de atividades estimuladoras e atenção à hidratação. Esses pacientes devem ter cuidados dedicados e, conforme sua necessidade, usar óculos ou aparelhos auditivos para melhorar sua estimulação cognitiva. Em um ensaio randomizado de início precoce de fisioterapia e terapia ocupacional em pacientes em estado crítico, pacientes do grupo de mobilização precoce tiveram retorno mais rápido ao estado funcional por ocasião da alta hospitalar e menor duração do *delirium* (Evidência de nível 1).[7] Nos casos típicos, a fisioterapia progride de mobilização passiva para mobilização ativa, exercícios no leito, ficar sentado e de pé e caminhar, dependendo dos déficits neurológicos, nível de sedação e capacidade física do paciente. A higiene do sono é importante para evitar *delirium*, porque sono fragmentado foi associado a índices mais altos dessa complicação. Estudos demonstraram redução da incidência de *delirium* na UTI quando as interrupções do sono foram reduzidas e os ritmos circadianos normais foram estimulados. Recursos não farmacológicos para melhorar o sono devem ser usados quando possível, e outros fármacos indutores de sono devem ser administrados quando necessário. Na UTI, protocolos que incluam avaliação frequente e controle da dor, períodos despertos coordenados com tentativas de respirar espontaneamente, sedação suave, redução do uso de benzodiazepínicos, monitoramento e tratamento do *delirium*, mobilização precoce e envolvimento de familiares (p. ex., protocolo ABCDEF) foram recomendados para melhorar o prognóstico associado ao *delirium*. Estudos sobre o protocolo ABCDEF em diversos hospitais demonstraram que a adesão ao protocolo foi associada a aumentos da sobrevivência e do número de dias vivos sem *delirium* ou coma.

CONCLUSÃO

O *delirium* ocorre com frequência em pacientes hospitalizados e está associado de modo independente a desfechos piores. O reconhecimento precoce do *delirium* pode ser feito por meio do uso ativo de instrumentos como CAM ou CAM-ICU. O tratamento deve focar medidas não farmacológicas, como melhora do ciclo sono/vigília do paciente, mobilização precoce, retirada de cateteres/acessos desnecessários e atividades estimuladoras frequentes (Tabela 11.7). O tratamento farmacológico deve ser administrado quando o comportamento do paciente implica risco para ele mesmo ou para a equipe de saúde. Esses fármacos devem ser usados com parcimônia, porque sua eficácia não é comprovada e eles alteram o nível de consciência do paciente.

Tabela 11.7 Estratégias de tratamento do *delirium*.

• Garantir a segurança do paciente e da equipe de saúde. Os fármacos podem ser necessários para pacientes cuja agitação pode trazer riscos a si próprios ou outras pessoas
• Excluir emergências que causam alterações do estado mental, inclusive hipoxia, hipercapnia, abstinência de drogas, crises epilépticas, edema cerebral e AVE recente/agravado
• Realizar anamnese e exame físico dirigidos, inclusive avaliação do nível de consciência
• Avaliar *delirium* com instrumentos como o ou o CAM-UTI
• Retirar cateteres/contenções; facilitar o sono; realizar mobilização precoce; usar óculos e aparelhos auditivos; eliminar alarmes e estímulos desnecessários; revisar os fármacos prescritos
• Adotar esquemas de sedação suave e evitar benzodiazepínicos
• Proporcionar ambiente calmo e tranquilizador e estimular contato humano, especialmente de entes queridos

AVE, acidente vascular encefálico; CAM, método de avaliação de confusão; CAM-UTI, método de avaliação de confusão na unidade de tratamento intensivo.

EVIDÊNCIAS DE NÍVEL 1

1. Pandharipande PP, Pun BT, Herr DL *et al*. Effect of sedation with dexmedetomidine vs lorazepam on acute brain dysfunction in mechanically ventilated patients: the MENDS randomized controlled trial. *JAMA*. 2007;298(22):2644-2653.
2. Riker RR, Shehabi Y, Bokesch PM *et al*. Dexmedetomidine vs midazolam for sedation of critically ill patients: a randomized trial. *JAMA*. 2009;301(5):489-499.
3. Shehabi Y, Howe BD, Bellomo R *et al*. Early sedation with dexmedetomidine in critically ill patients. N Engl J Med. 2019; 380:2506-2517. doi:10.1056/NEJMoa10904710.
4. van den Boogaard M, Slooter AJC, Brüggemann RJM *et al*. Effect of haloperidol on survival among critically ill adults with a high risk of delirium: the REDUCE randomized clinical trial. *JAMA*. 2018; 319:680-690.
5. Girard TD, Exline MC, Carson SS *et al*. Haloperidol and ziprasidone for treatment of delirium in critical illness. N Engl J Med. 2018;379:2506-2.

6. Inouye SK, Bogardus ST Jr, Charpentier PA et al. A multicomponent intervention to prevent delirium in hospitalized older patients. N Engl J Med. 1999;340(9):669-676.
7. Schweickert WD, Pohlman MC, Pohlman AS et al. Early physical and occupational therapy in mechanically ventilated, critically ill patients: a randomised controlled trial. Lancet. 2009;373(9678):1874-1882.

LEITURA SUGERIDA

Bergeron N, Dubois MJ, Dumont M, Dial S, Skrobik Y. Intensive care delirium screening checklist: evaluation of a new screening tool. Intensive Care Med. 2001;27(5):859-864.

Carrasco G, Baeza N, Cabré L, et al. Dexmedetomidine for the treatment of hyperactive delirium refractory to haloperidol in nonintubated ICU patients: a nonrandomized controlled trial. Crit Care Med. 2016;44:e1295-1306.

Dahl MH, Rønning OM, Thommessen B. Delirium in acute stroke—prevalence and risk factors. Acta Neurol Scand Suppl. 2010;(190):39-43.

Devlin JW, Roberts RJ, Fong JJ, et al. Efficacy and safety of quetiapine in critically ill patients with delirium: a prospective, multicenter, randomized, double-blind, placebo-controlled pilot study. Crit Care Med. 2010;38(2):419-427.

Devlin J, Skrobik Y, Gélinas C, et al. Clinical practice guidelines for the prevention and management of pain, agitation/sedation, delirium, immobility, and sleep disruption in adult patients in the ICU. Crit Care Med. 2018;46:e825-e873.

Djaiani G, Silverton N, Fedorko L, et al. Dexmedetomidine versus propofol sedation reduces delirium after cardiac surgery: a randomized controlled trial. Anesthesiology. 2016;124:362-368.

Dubois MJ, Bergeron N, Dumont M, Dial S, Skrobik Y. Delirium in an intensive care unit: a study of risk factors. Intensive Care Med. 2001;27(8):1297-1304.

Ely EW, Inouye SK, Bernard GR, et al. Delirium in mechanically ventilated patients: validity and reliability of the confusion assessment method for the intensive care unit (CAM-ICU). JAMA. 2001;286(21):2703-2710.

Fick DM, Agostini JV, Inouye SK. Delirium superimposed on dementia: a systematic review. J Am Geriatr Soc. 2002;50(10):1723-1732.

Flannery AH, Oyler DR, Weinhouse GL. The impact of interventions to improve sleep on delirium in the ICU: a systematic review and research framework. Crit Care Med. 2016;44(12):2231-2240.

Gross AL, Jones RN, Habtemariam DA, et al. Delirium and long-term cognitive trajectory among persons with dementia. Arch Intern Med. 2012;172(17):1324-1331.

Gunther ML, Morandi A, Krauskopf E, et al. The association between brain volumes, delirium duration, and cognitive outcomes in intensive care unit survivors: the VISIONS cohort magnetic resonance imaging study. Crit Care Med. 2012;40(7):2022-2032.

Gustafson Y, Olsson T, Erikkson S, Asplund K, Bucht G. Acute confusional states (delirium) in stroke patients. Cerebrovasc Dis. 1991;1:257-264.

Inouye SK, van Dyck CH, Alessi CA, Balkin S, Siegal AP, Horwitz RI. Clarifying confusion: the confusion assessment method. A new method for detection of delirium. Ann Intern Med. 1990;113(12):941-948.

Jacobson S, Jerrier H. EEG in delirium. Semin Clin Neuropsychiatry. 2000;5:86-92.

Mitasova A, Kostalova M, Bednarik J, et al. Poststroke delirium incidence and outcomes: validation of the Confusion Assessment Method for the Intensive Care Unit (CAM-ICU). Crit Care Med. 2012;40(2):484-490.

Morandi A, McCurley J, Vasilevskis E, et al. Tools to detect delirium superimposed on dementia: a systematic review. J Am Geriatr Soc. 2012;60(11):2005-2013.

Morandi A, Rogers BP, Gunther ML, et al. The relationship between delirium duration, white matter integrity, and cognitive impairment in intensive care unit survivors as determined by diffusion tensor imaging: the VISIONS prospective cohort magnetic resonance imaging study. Crit Care Med. 2012;40(7):2182-2189.

Neufeld KJ, Yue J, Robinson TN, Inouye SK, Needham DM. Antipsychotic medication for prevention and treatment of delirium in hospitalized adults: a systematic review and meta-analysis. J Am Geriatr Soc. 2016;64:705-714.

Page VJ, Casarin A, Ely EW, et al. Evaluation of early administration of simvastatin in the prevention and treatment of delirium in critically ill patients undergoing mechanical ventilation (MoDUS): a randomised, double-blind, placebo-controlled trial. Lancet Respir Med. 2017;5:727-737.

Page VJ, Ely EW, Gates S, et al. Effect of intravenous haloperidol on the duration of delirium and coma in critically ill patients (Hope-ICU): a randomised, double-blind, placebo-controlled trial. Lancet Respir Med. 2013;1(7):515-523.

Pandharipande PP, Girard TD, Jackson JC, et al. Long-term cognitive impairment after critical illness. N Engl J Med. 2013;369(14):1306-1316.

Patel MB, Bednarik J, Lee P, et al. Delirium monitoring in neurocritically ill patients: a systematic review. Crit Care Med. 2018;46(11):1832-1841.

Pisani MA, Kong SY, Kasl SV, Murphy TE, Araujo KL, Van Ness PH. Days of delirium are associated with 1-year mortality in an older intensive care unit population. Am J Respir Crit Care Med. 2009;180(11):1092-1097.

Pun BT, Balas MC, Barnes-Daly MA, et al. Caring for critically ill patients with the ABCDEF bundle: results of the ICU Liberation Collaborative in over 15,000 adults. Crit Care Med. 2019;47:3-14.

Reade MC, Eastwood GM, Bellomo R. Effect of dexmedetomidine added to standard care on ventilator-free time in patients with agitated delirium: a randomized clinical trial. JAMA. 2016;315:1460-1468.

Sampson EL, Raven PR, Ndhlovu PN, et al. A randomized, double-blind, placebo-controlled trial of donepezil hydrochloride (Aricept) for reducing the incidence of postoperative delirium after elective total hip replacement. Int J Geriatr Psychiatry. 2007;22(4):343-349.

Shehabi Y, Bellomo R, Kadiman S, et al. Sedation intensity in the first 48 hours of mechanical ventilation and 180-day mortality: a multinational prospective longitudinal cohort study. Crit Care Med. 2018;46:850-859.

Stephens RJ, Dettmer MR, Roberts BW, et al. Practice patterns and outcomes associated with early sedation depth in mechanically ventilated patients: a systematic review and meta-analysis. Crit Care Med. 2018;46:471-479.

Skrobik YK, Bergeron N, Dumont M, Gottfried SB. Olanzapine vs haloperidol: treating delirium in a critical care setting. Intensive Care Med. 2004;30:444-449.

Tahir TA, Eeles E, Karapareddy V, et al. A randomized controlled trial of quetiapine versus placebo in the treatment of delirium. J Psychosom Res. 2010;69:485-490.

van Eijk MM, Roes KC, Honing ML, et al. Effect of rivastigmine as an adjunct to usual care with haloperidol on duration of delirium and mortality in critically ill patients: a multicentre, double-blind, placebo-controlled randomised trial. Lancet. 2010;376:1829-1837.

Demência e Perda de Memória 12

Lawrence S. Honig e James M. Noble

PONTOS-CHAVE

1 Algumas alterações cognitivas – inclusive envelhecimento cognitivo normal, *delirium*, depressão e disfunção cognitiva/demência – podem justificar uma avaliação para perda de memória.

2 História clínica – frequentemente confirmada por um cônjuge ou cuidador – e exame neurológico são essenciais à formulação de um diagnóstico diferencial apropriado.

3 A investigação diagnóstica inclui exames laboratoriais e de neuroimagem estrutural para excluir causas tratáveis e reversíveis de disfunção cognitiva.

4 A cada dia que passa, avaliações de biomarcadores séricos e exames de neuroimagem permitem diagnósticos mais específicos do tipo de demência.

INTRODUÇÃO

A *demência* caracteriza-se por deterioração intelectual com declínio concomitante da independência e funções sociais ou ocupacionais diárias.

Nos diferentes tipos de demência, vários domínios cognitivos podem ser predominantemente afetados, incluindo memória, orientação, abstração, capacidade de aprendizagem, percepção visuoespacial, funções de linguagem, praxia construtiva e funções executivas superiores, como planejamento, organização e atividades de elaboração de sequências. De acordo com os critérios passados, que atualmente se tornaram mais flexíveis, o diagnóstico de demência requeria comprometimento significativo de pelo menos dois domínios.

No *Manual Diagnóstico e Estatístico de Transtornos Mentais (DSM)*, versões I a IV-TR, havia a exigência de que pelo menos um dos domínios cognitivos afetados fosse a memória. Essa exigência imposta originalmente à doença Alzheimer (ver Capítulo 51) foi abandonada no *DSM-5* mais recente, com o reconhecimento de várias demências que não afetam a memória desde o início ou primariamente, por exemplo, demência frontotemporal (ver Capítulo 52).

A demência é diagnosticada apenas quando há algum declínio significativo da capacidade funcional em casa ou no trabalho. A demência pode ser diferenciada de déficit cognitivo leve (DCL; ver Capítulo 50) quanto à necessidade de que haja comprometimento significativo da independência nas atividades da vida diária, como atividades ocupacionais, sociais ou de automanutenção. O paciente com DCL pode apresentar disfunção cognitiva de um ou mais domínios, porém essa disfunção não é suficiente para causar prejuízo funcional. Por esse motivo, é de suma importância realizar uma análise detalhada da necessidade do paciente de receber ajuda de outras pessoas para atividades simples da vida diária (p. ex., higiene pessoal, preparação do alimento, fazer compras, trabalho doméstico).

Terminologia e classificação

No *DSM-5* mais recente, a American Psychiatric Association eliminou o termo *demência*, substituindo-o por transtorno neurocognitivo maior. Entretanto, a diferenciação entre demência e DCL permanece, visto que está relacionada com o estado funcional. A formulação do *DSM-5* é de transtornos neurocognitivos "maior" e "leve", dependendo do grau do déficit funcional. Transtornos neurocognitivos maiores referem-se aos transtornos que antes eram denominados demências, enquanto transtornos neurocognitivos leves representam tipos de DCL, que podem ser precursores das demências (ver Capítulo 50). Os novos critérios do *DSM-5* possibilitam que tanto os transtornos neurocognitivos maiores quanto os mais leves provoquem disfunção de apenas um único domínio, embora mantenham a distinção quanto a presença ou ausência de déficit funcional. Apesar da terminologia revisada do *DSM-5*, o uso dos termos demência e DCL persistiu em contextos como cuidados neurológicos, audiências judiciais e pesquisa.

A demência pode ser classificada de diversas maneiras. Na perspectiva de utilidade clínica, pode ser definida com base em vários aspectos como forma de determinar seu diagnóstico diferencial. Esses aspectos incluem velocidade de progressão, idade de início e se há ou não uma causa reversível detectável. A terminologia antiga de pré-senil (p. ex., com início em idade jovem) ou senil (p. ex., com início em idade avançada) não é mais usada, visto que em todos os transtornos de demência, os primeiros sintomas podem aparecer em uma ampla faixa de idade. Contudo, idade pode ser útil em alguns casos de demência de início precoce (menos de 60 anos) quando há história familiar de doença autossômica dominante semelhante, considerando-se as relações diretas com vários genes altamente penetrantes. Outra classificação dicotômica das demências separava os distúrbios em transtornos de origem genética e transtornos de natureza "esporádica". Entretanto, essa distinção também provou ser de utilidade mínima, visto que a maioria das demências pode ocorrer em formas hereditárias (familiares) ou variedades esporádicas e, na verdade, alguns casos esporádicos têm bases genéticas. A classificação das demências em demências com características principalmente corticais ou subcorticais ou naquelas com ou sem sinais motores não demonstrou ser útil para o diagnóstico, prognóstico ou tratamento e controle. Por conseguinte, a classificação mais útil das demências baseia-se, atualmente, na etiopatogenia da doença (Tabela 12.1). Com correlação clinicopatológica, frequentemente é possível estabelecer atualmente um diagnóstico específico em vida com precisão de 75 a 85%. É importante reconhecer que, até mesmo com história clínica, exame físico e exames complementares excelentes, a etiopatogenia no diagnóstico clínico das demências não terá sensibilidade ou especificidade absolutas.

Alguns pacientes apresentam queixas subjetivas de transtorno cognitivo, que objetivamente pode ser verificado, mas que é insuficiente em gravidade, distúrbio funcional ou atividades da vida diária para preencher os critérios de demência. Nesses

Tabela 12.1 Classificação etiopatogênica das demências.

Doenças neurodegenerativas primárias

Doença de Alzheimer (DA)

Doença com corpos de Lewy:
- Demência com corpos de Lewy (DCL)
- Demência com doença de Parkinson (DDP)

Demência frontotemporal (DFT):
- Variante comportamental da demência frontotemporal (DFTvc)
- Afasia não fluente progressiva (ANFP)
- Demência frontotemporal com doença do neurônio motor (DFT-ELA, DFT-DNM)
- Paralisia supranuclear progressiva (PSP)
- Degeneração corticobasal (DCB)

Doença de Huntington (DH)

Doença de Wilson (DW)

Doença de Creutzfeldt-Jakob (DCJ) e outras doenças priônicas

Esclerose hipocampal:
- Encefalopatia predominantemente límbica relacionada com idade e TDP-43 (LATE)
- Encefalopatia traumática crônica (ETC.)

Outras: demência familiar britânica, LDHE, outras

Demências vasculares: demência multi-infarto, doença de Binswanger, CADASIL

Encefalites imunomediadas: NMDARAE, VGKCAE, outras

Demências desmielinizantes: esclerose múltipla, adrenoleucodistrofia e leucodistrofia metacromática

Demências inflamatórias: vasculites do SNC, síndrome de Behçet, lúpus sistêmico

Demências infecciosas: neurossífilis, neuroborreliose, demência do HIV, outras

Demências neoplásicas: tumores, meningite carcinomatosa, síndromes paraneoplásicas

Demências metabólicas ou endócrinas: deficiência de vitamina B_{12} ou deficiências vitamínicas mais raras, hipotireoidismo

Demências estruturais: hidrocefalia, trauma cerebral

CADASIL, arteriopatia cerebral autossômica dominante com infartos subcorticais e leucoencefalopatia; DFT-ELA, demência frontotemporal com esclerose lateral amiotrófica; HDLS, leucoencefalopatia difusa hereditária com esferoides; HIV, vírus da imunodeficiência humana; NMDARAE, encefalite por anticorpo contra receptor de N-metil-D-aspartato; SNC, sistema nervoso central; VGKCAE, encefalite por anticorpo contra canal de potássio regulado por voltagem.

casos, pode-se estabelecer um diagnóstico de DCL com especificação dos domínios cognitivos afetados (memória, linguagem, percepção visuoespacial, função executiva ou atenção). Grande porcentagem dos indivíduos com DCL desenvolverá alguma forma de demência dentro de 5 a 7 anos, com taxa anual de conversão de DCL em demência de até 10 a 15%.

Demência *versus* déficit cognitivo leve

Foram realizadas tentativas para definir melhor as alterações cognitivas associadas ao envelhecimento, e conjuntos de critérios variáveis levaram ao aparecimento de múltiplos termos, incluindo comprometimento da memória associado à idade (CMAI), alteração cognitiva relacionada com a idade (ACRI) e demência questionável (DQ), entre outros. O termo mais amplamente utilizado para uma alteração cognitiva insuficiente para preencher os critérios de demência é *comprometimento cognitivo leve* (CCL) ou, no léxico psiquiátrico mais recente (*DSM-5*), *transtorno neurocognitivo leve* (ver Capítulo 50). Os critérios para CCL incluem queixas cognitivas subjetivas e disfunção cognitiva objetiva, porém com preservação da função cognitiva geral e atividades da vida diária. Os exames de acompanhamento de indivíduos com CCL indicam que alguns deles, mas nem todos, desenvolvem demência com o passar do tempo.

Demência *versus delirium*

Conforme revisão apresentada no Capítulo 11, *delirium* ocorre na forma aguda ou subaguda e representa um estado de confusão mental que, diferentemente da demência, caracteriza-se basicamente por desatenção ao ambiente imediato. A demência tem início insidioso, evolui ao longo de meses a anos com consciência normal e agrava-se de modo progressivo, enquanto o *delirium* tem início agudo, evolui em questão de dias a semanas e apresenta flutuações da consciência. Tanto a demência quanto o *delirium* podem envolver ansiedade, alucinações, ilusões, delírios e disautonomia. Com frequência, o delírio constitui a consequência de insultos sistêmicos ou cerebrais difusos, incluindo dor, infecções, intoxicações ou abstinência de medicamentos ou substâncias de abuso, doenças metabólicas, como disfunção hepática ou renal, hipoxemia ou outras doenças clínicas ou neurológicas. Não é possível estabelecer um diagnóstico de demência com certeza na presença de *delirium*. O *delirium* em pacientes idosos internados tem, com muita frequência, um substrato subjacente de doença demencial de base, que se torna manifesta após a resolução do *delirium*.

Várias características ajudam a diferenciar demência de *delirium*. Em geral, a atenção não está comprometida nos pacientes com demência, enquanto está quase sempre alterada no *delirium*. Aumento ou diminuição da atividade motora são inerentes no *delirium*, porém habitualmente estão ausentes na demência. Se a causa for identificada, o *delirium* em si pode ser revertido (embora não necessariamente um processo de demência subjacente), enquanto a maioria das formas de demência agrava-se progressivamente.

Demência *versus* depressão

Algumas vezes, pode ser difícil diferenciar demência de depressão. Depressão (ver Capítulo 154) pode ser uma manifestação inicial da doença de Alzheimer. Na depressão, a perda de memória tipicamente declina à medida que o humor deteriora. O início dos problemas de memória pode ser mais abrupto do que ocorre habitualmente na demência, sendo leves, flutuantes e não progressivos. Os resultados da avaliação neuropsicológica podem refletir variabilidade ou esforço de desempenho e maiores dificuldades na aprendizagem, concentração e atenção, em lugar de um verdadeiro déficit de memória, conforme observado na doença de Alzheimer.

EPIDEMIOLOGIA

A prevalência da demência aumenta com a idade. Embora seja rara em pessoas mais jovens, com prevalência de 1% em torno dos 60 anos, a demência torna-se acentuadamente mais frequente daí em diante, com prevalência de 50% ou mais com 90 anos, ou mais. Em estudos de necropsia de indivíduos com demência, cerca de 70 a 80% dos cérebros revelam a presença de doença de Alzheimer patologicamente definida (Tabela 12.2). Cerca da metade desses casos tem patologia concomitante evidenciada pela presença de corpos de Lewy e infartos vasculares encefálicos. Por conseguinte, apenas um terço dos cérebros examinados à necropsia tem doença de Alzheimer "pura".

Capítulo 12 Demência e Perda de Memória

Tabela 12.2 Causas mais comuns de demência do idoso.

Doença de Alzheimer*	65 a 85%
Doença com corpos de Lewy**	15 a 30%
Demências frontotemporais	5 a 10%
Demências vasculares***	2 a 10%
Outras demências	5 a 10%

*Vale lembrar que corpos de Lewy também podem ser encontrados em 20 a 40% dos casos. **Lembre que a doença de Alzheimer coexiste em cerca de 65 a 90% dos casos. ***Vale assinalar que infartos são detectados em cerca de 35% dos pacientes com demência.

FISIOPATOLOGIA

As demências são mais bem classificadas etiologicamente em endócrinas, metabólicas, vasculares encefálicas, inflamatórias, infecciosas, estruturais ou neurodegenerativas (Tabela 12.1). Esta última categoria se caracteriza pela ausência das etiologias anteriores listadas.

Demências neurodegenerativas

Nos EUA, as causas mais comuns de demência do idoso são neurodegenerativas. Isso inclui doença de Alzheimer, demência com corpos de Lewy, demência frontotemporal e doença de Creutzfeldt-Jakob (DCJ).

Doença de Alzheimer

A *doença de Alzheimer* (ver Capítulo 51) com déficits marcantes de memória e linguagem constitui a forma mais frequente de demência e, na população idosa, representa cerca de 80% do número total de pacientes avaliados em estudos populacionais, clínicos ou de necropsia (Tabela 12.2). Do ponto de vista estrutural, caracteriza-se por degeneração temporal e parietal. Em nível molecular, caracteriza-se por "amiloidopatia", visto que a característica mais específica consiste em depósitos anormais de beta-amiloide em placas, além da proteína tau hiperfosforilada menos específica evidente em emaranhados neurofibrilares. Uma doença descrita recentemente em adultos idosos é abreviada pelo acróstico LATE (encefalopatia predominantemente límbica relacionada com idade e proteína TAR 43 de ligação do DNA [TDP-43]), com ou sem patologia de esclerose hipocampal coexistente. Fenotipicamente, pacientes com LATE podem ser clinicamente muito semelhantes aos pacientes com doença de Alzheimer de início tardio, embora a primeira doença tenda a afetar predominantemente amígdala, hipocampo e giro frontal médio e, geralmente, tenha evolução muito lenta. Considerando que os pacientes são mais velhos, frequentemente há outras comorbidades, inclusive a doença de Alzheimer.

Demência com corpos de Lewy

A *demência com corpos de Lewy* é a segunda causa mais frequente de demência do indivíduo idoso (ver Capítulo 53). Clinicamente, esse tipo de demência caracteriza-se por parkinsonismo, alucinações, flutuações do nível de consciência e comportamentos associados ao sono REM. Do ponto de vista patológico, a presença de corpos de Lewy com composição molecular principalmente de alfassinucleína levou ao termo *sinucleinopatia*.

Demências frontotemporais

As demências frontotemporais formam um grupo molecularmente heterogêneo de distúrbios degenerativos caracterizados por degeneração frontal e temporal (ver Capítulo 52). Com frequência, a degeneração frontotemporal acarreta os primeiros sintomas em idade mais jovem (quinta década) e responde por 5 a 10% dos casos. As manifestações, nos casos típicos, consistem em transtornos comportamentais de tipo frontal (p. ex., desinibição, apatia, inconveniência social e obsessões) e transtornos de linguagem. As patologias moleculares desse grupo de distúrbios podem ser amplamente divididas em patologias que envolvem a proteína tau e aquelas que envolvem a proteína TDP-43, com atuação menos comum das proteínas FUS, CHMP3 ou VCP. As doenças propriamente ditas – inclusive doença de Pick, paralisia supranuclear progressiva, degeneração corticobasal (DCB), demência apenas com emaranhados e doença de grânulos argirofílicos – caracterizam-se por anormalidades proeminentes da proteína tau, e todas são atualmente designadas como *tauopatias*. A doença do neurônio motor com demência (demência da esclerose lateral amiotrófica), alguns transtornos de afasia progressiva e algumas demências frontotemporais de variante comportamental são proteinopatias TDP-43.

Demências neurodegenerativas menos comuns

Outras demências degenerativas são doença de Wilson (ver Capítulo 139) – distúrbio genético caracterizado por deposição de cobre nos núcleos da base, demência e tremor – e doença de Huntington (ver Capítulo 85), um distúrbio genético caracterizado por atrofia dos núcleos caudados, demência clínica, coreia e distúrbio da marcha. Os distúrbios ainda menos frequentes entre as demências neurodegenerativas incluem DCJ (ver Capítulo 56), demência familiar britânica, distrofia neuroaxonal, certas ataxias espinocerebelares, síndrome de tremor e ataxia associada ao X frágil e outros.

Demência vascular

No passado, a doença vascular encefálica era considerada importante causa de demência no indivíduo idoso; todavia, atualmente é reconhecida como principal causa de demência em menos de 5% dos casos nos EUA. As síndromes de demência por infarto estratégico, demência por múltiplos infartos, doença da substância branca isquêmica grave (doença de Binswanger ou demência arteriosclerótica subcortical) e doença cerebral hemorrágica podem causar demência (ver Capítulo 54). O acidente vascular encefálico (AVE) agudo é uma causa comum de disfunção cognitiva, porém não se manifesta na forma de doença com demência gradualmente progressiva; com efeito, os déficits cognitivos ocorrem após os déficits neurológicos focais agudos ou podem seguir um curso sequencial, com episódios distintos de comprometimento e incapacidade.

Causas estruturais de demência

As causas estruturais mais comuns da demência são hematoma subdural crônico (ver Capítulo 47), hidrocefalia (ver Capítulo 110) e tumores cerebrais. Esses três diagnósticos são estabelecidos, em parte, por exames de neuroimagem como tomografia computadorizada ou ressonância magnética (RM), embora a imagem em si não seja suficiente para determinar o papel da hidrocefalia na demência. Nos casos típicos, o hematoma subdural manifesta-se com deterioração progressiva da cognição e da marcha ao longo de vários dias a semanas. Pode ou não haver cefaleia e déficits focais lateralizados. A hidrocefalia é causada por aumento relativo do líquido cefalorraquidiano na abóbada craniana, causando disfunção compressiva das vias corticais descendentes e do próprio córtex. Classicamente, sinais e sintomas são distúrbio da marcha, incontinência urinária e demência. Os fatores de risco para hidrocefalia incluem história pregressa de hemorragia intracraniana, lesão encefálica ou meningite, embora estes possam não ser conhecidos. Do ponto de vista radiológico, a distinção entre o aumento ventricular em consequência de hidrocefalia e o aumento ventricular devido à atrofia cerebral (hidrocefalia *ex vacuo*) pode representar um desafio.

Causas metabólicas de demência

As causas metabólicas de demência incluem deficiência de cobalamina (vitamina B_{12}), hipotireoidismo, distúrbios hipercalcêmicos e deficiências vitamínicas ou endócrinas mais raras. Os distúrbios tóxicos podem incluir intoxicação por inalantes, mercúrio ou manganês. Doenças metabólicas hereditárias que podem levar à demência em adultos incluem doença de Wilson, forma adulta da lipofuscinose ceroide (doença de Kufs), xantomatose cerebrotendínea, leucodistrofia metacromática, adrenoleucodistrofia e doenças mitocondriais como MELAS (encefalomiopatia mitocondrial, acidose láctica e episódios típicos de acidente vascular encefálico). Pode ocorrer perda transitória e reversível da memória em consequência de doença clínica aguda, intoxicações por substâncias (mais notavelmente benzodiazepínicos) ou devido a síndrome pouco elucidada de *amnésia global transitória* (ver Capítulo 64). Em geral, esse transtorno é observado em indivíduos idosos e consiste em um período de tempo circunscrito agudo, durante o qual não há aquisição de nenhuma memória nova, com amnésia anterógrada completa. Nos casos típicos, os pacientes repetidamente fazem perguntas acerca de sua situação atual.

Causas infecciosas de demência

As causas infecciosas de demência são menos comuns nos países desenvolvidos e, em sua maior parte, mais frequentes na população mais jovem. DCJ resultante da infiltração do cérebro por proteína priônica com encefalopatia espongiforme (ver Capítulo 56) é a causa infecciosa potencialmente mais notória de demência, embora seja transmissível apenas por exposição direta aos tecidos do sistema nervoso afetado. Doenças virais incluem demência associada ao vírus da imunodeficiência humana (HIV) ou distúrbios causados por vírus da família herpes-vírus (vírus do herpes simples, vírus varicela-zóster, citomegalovírus, vírus Epstein-Barr e herpes-vírus humano 6). As causas bacterianas incluem doenças causadas por espiroquetas, neurossífilis, neuroborreliose (doença de Lyme) e infecções bacterianas atípicas (tuberculose). As infecções fúngicas incluem meningite devido à infecção por *Cryptococcus*, *Coccidioides*, histoplasmose e outras.

Demência causada por disfunção endócrina

O hipotireoidismo não diagnosticado é a anormalidade endócrina mais comum que pode se manifestar na forma de demência. Outros distúrbios endócrinos que podem causar demência incluem doença de Addison, doença de Cushing, episódios repetidos de hipoglicemia em diabéticos, hiperparatireoidismo associado à hipercalcemia e hipertireoidismo (ver Capítulo 122).

Encefalopatia de Hashimoto é uma encefalite autoimune rara, que ocorre em combinação com autoanticorpos dirigidos contra proteínas da tireoide (ver Capítulo 74).

Causas inflamatórias de demência

A demência rapidamente progressiva pode ser causada por encefalites mediadas imunologicamente (ver Capítulo 74), algumas das quais são distúrbios paraneoplásicos.

DIAGNÓSTICO

Anamnese dirigida e diagnóstico diferencial

Os primeiros sintomas de demência frequentemente consistem em esquecimento ocasional, perda de objetos e dificuldades em encontrar palavras (Tabela 12.3). Com o envelhecimento, pode-se observar declínio da memória, de modo que, em alguns casos, pode ser difícil distinguir entre declínio cognitivo da idade avançada e demência precoce. Por definição, a demência está associada a declínio funcional progressivo e, portanto, distingue-se da encefalopatia estática, como retardo mental ou síndromes congênitas. Os critérios de exclusão importantes para demência incluem síndromes que são mais bem explicadas por *delirium* (ver Capítulo 11) ou por transtorno psiquiátrico primário, como transtorno afetivo maior ou esquizofrenia.

Perguntas a fazer

A avaliação das queixas de disfunção cognitiva, sejam elas expressas pelo próprio paciente ou referidas por um membro da família ou cuidador, é inicialmente realizada por anamnese minuciosa. Deve-se dispensar atenção particular para os sintomas que predominaram no início. Deve-se indagar sobre sintomas de perda da memória (a curto prazo ou a longo prazo), uso da linguagem (problemas em encontrar palavras ou diminuição da fluência, compreensão ou nomeação), funções práxicas (vestir roupa, uso de utensílios ou uso de aparelhos mecânicos, como telefone ou controles remotos), função executiva (desorganização), compreensão (como incapacidade de reconhecer sintomas), discalculia ou disfunção comportamental (agitação, desinibição, depressão, obsessões, delírios ou alucinações). Devem-se obter também sintomas de comprometimento motor ou da marcha, movimentos involuntários, comprometimento autonômico (hipotensão, disfunção urinária ou intestinal) ou transtorno do sono (evidência de transtornos de comportamento no sono com movimentos oculares rápidos, sono fragmentado e apneia do sono).

Tabela 12.3 Dez sinais de alerta para doença de Alzheimer.

1. Perda da memória, que afeta as habilidades profissionais
2. Dificuldade em executar tarefas familiares
3. Problemas com a linguagem
4. Desorientação temporal e espacial
5. Julgamento fraco ou diminuído
6. Problemas com o pensamento abstrato
7. Trocar o lugar das coisas
8. Alterações do humor ou da personalidade
9. Problemas com a orientação ou relações espaciais
10. Perda da iniciativa

Adaptada da Alzheimer's Association. 10 early signs and symptoms of Alzheimer's. Alzheimer's Association Web site. https://www.alz.org/alzheimers-dementia/10_signs. Acessada em 15 de outubro de 2020.

Exame físico dirigido

Exame do estado mental

A avaliação do estado mental constitui parte essencial de todo exame neurológico, porém isso é particularmente válido na avaliação de pacientes com sintomas cognitivos. Grande parte da avaliação depende de um paciente atento e comunicativo. Por conseguinte, a avaliação começa com a determinação do nível de consciência, prontidão e atenção e prossegue para uma verificação básica da linguagem expressiva e receptiva. Se esses domínios não estiverem intactos, a avaliação é necessariamente difícil e limitada. No Capítulo 4, há uma revisão detalhada do exame do estado mental. A avaliação geral inclui o seguinte:

- Percepção e consciência
- Comportamento verbal, incluindo adequação
- Comportamento motor, incluindo agitação ou movimentos de escoriação
- Humor e estado emocional.

Avaliações cognitivas mais específicas devem incluir os seguintes itens:

- Orientação no tempo (hora, dia, data, mês, ano, estação) e lugar (instituição, endereço, andar, cidade, estado)
- Concentração (p. ex., soletrar uma palavra de cinco letras em sentido inverso, contar para trás a intervalos de 7, recitar os meses do ano em sentido inverso)
- Teste detalhado de linguagem (linguagem expressiva, compreensão auditiva e visual de comandos em um, dois ou três passos, nomeação de objetos sólidos ou desenhos, repetição de frases fáceis ou difíceis [preposicionais], compreensão da leitura, capacidade de escrever uma frase)
- Registro ou evocação imediata (de três ou cinco objetos ou palavras)
- Memória a curto prazo ou evocação tardia de três ou cinco objetos ou palavras depois de 3 a 10 minutos
- Memória a longo prazo ou base de conhecimentos (nomes de autoridades eleitas atuais e passadas, data de nascimento de familiares, fatos da história)
- Habilidades visuoespaciais construtivas (copiar formas simples)
- Cálculos aritméticos (somar mentalmente os valores de moedas, adições ou subtrações simples de um ou dois algarismos)
- Raciocínio abstrato (definir semelhanças, interpretar provérbios)
- Sequenciamento motor e praxia (movimentos sequenciais e comandos motores).

Testes cognitivos padronizados aplicáveis clinicamente

Duas avaliações cognitivas padronizadas breves amplamente utilizadas são o Miniexame do Estado Mental (MEEM) e a Avaliação Cognitiva de Montreal (MoCA). Esses testes foram introduzidos como medidas padronizadas da função cognitiva, com finalidade tanto de pesquisa quanto clínica. São testes rápidos, que exigem menos de 10 minutos, relativamente fáceis de administrar, e o resultado é fornecido em escores de zero (fracasso em todos os itens) a 30 pontos (escore perfeito).

É importante ressaltar que o MEEM e a MoCA, à semelhança de todos os exames breves do estado mental, não são perfeitamente sensíveis ou específicos para a demência. Esses testes são sensíveis a fatores culturais e de linguagem e ao nível de educação. Pacientes bem educados podem apresentar demência e, entretanto, ter um escore "perfeito" de 30 pontos nessas escalas de 30 pontos, enquanto pacientes com educação precária podem ter um escore muito mais baixo e não apresentarem demência. Por conseguinte, o MEEM ou a MoCA devem ser utilizados como instrumentos de rastreamento, porém não substituem anamnese e exame detalhados ou uma avaliação neuropsicológica completa (ver Capítulo 31).

Exame neurológico geral

O exame neurológico geral é útil à avaliação do paciente com demência, visto que determinados sinais (Tabela 12.4) podem tornar o diagnóstico de doença de Alzheimer improvável e sugerir outra etiologia. Por exemplo, sinais focais, como hemiparesia, podem sugerir um componente vascular ou, nos casos de heminegligência, doenças degenerativas, como DCB. A disfunção visual proeminente pode sugerir atrofia cortical posterior, habitualmente uma variante da doença de Alzheimer. A paralisia do olhar supranuclear com preservação dos reflexos do tronco encefálico pode sugerir PSP ou DCB. Parkinsonismo simétrico pode reforçar o diagnóstico de demência com corpos de Lewy, PSP ou DCB. Os sinais referidos aos neurônios

Tabela 12.4 Sinais e sintomas neurológicos atípicos de doença de Alzheimer.

Sinal ou sintoma	Possível significado
Sinais dominantes não relacionados com memória (p. ex., linguagem, praxia, disfunção visuoespacial)	Degeneração frontotemporal, atrofia cortical posterior
Sintomas comportamentais, de personalidade e psicóticos proeminentes	Degeneração frontotemporal, demência com corpos de Lewy
Parkinsonismo precoce (p. ex., tremor em repouso, bradicinesia, rigidez em "roda dentada")	Demência com corpos de Lewy, paralisia supranuclear progressiva (sem tremor em repouso), degeneração corticobasal, hidrocefalia
Incontinência urinária	Hidrocefalia
Transtorno comportamental do sono REM	Demência da doença de Parkinson, demência com corpos de Lewy
Crises epilépticas	Encefalites imunomediadas ou infecciosas
Mioclonias	Doença de Creutzfeldt-Jakob
Quedas frequentes	Paralisia supranuclear progressiva
Anormalidades da marcha precoces e inexplicadas	Demência com corpos de Lewy, paralisia supranuclear progressiva, degeneração corticobasal, hidrocefalia
Proeminência precoce de sinais bulbares/do tronco encefálico	Paralisia supranuclear progressiva
Assimetrias motoras ou reflexas inexplicadas	Demência vascular, degeneração corticobasal
Sinais do NMS inexplicados (precoces) (p. ex., sinal de Babinski)	Degeneração frontotemporal com doença do neurônio motor
Sinais do NMI inexplicados (p. ex., fasciculações)	Degeneração frontotemporal com doença do neurônio motor

NMI, neurônio motor inferior; NMS, neurônio motor superior; REM, movimentos oculares rápidos (*rapid eyes movement*).

motores inferiores, inclusive fasciculações e atrofia, podem sugerir demência frontotemporal com doença do neurônio motor. Reflexos primitivos, embora frequentemente sejam testados, são comuns nas demências de qualquer causa, mas também podem ocorrer com o envelhecimento normal.

Exames diagnósticos

Em 2001, a American Academy of Neurology elaborou parâmetros práticos baseados em evidências para avaliação do diagnóstico e causa da demência. Esses parâmetros foram totalmente modificados com o desenvolvimento dos exames de neuroimagem, biomarcadores e testes genéticos modernos. Em 2011, um grupo de trabalho formado pelo National Institute on Aging e Alzheimer's Association publicou recomendações revisadas sobre critérios diagnósticos, que estão incluídos na Tabela 12.5.

Tabela 12.5 Parâmetros práticos para diagnosticar demência.*

Avaliação clínica
- Anamnese obtida do paciente e um informante
- Avaliação cognitiva – exame do estado mental
- Testes neuropsicológicos (quando os dados anteriores forem insuficientes para estabelecer o diagnóstico seguro)

Exames de rotina
- Hemograma completo
- Bioquímica do soro – eletrólitos, glicose
- Níveis séricos de ureia e creatinina, provas de função hepática
- PFTs e nível sérico de vitamina B_{12}
- Provas sorológicas para sífilis e HIV (opcional) – dependendo do risco

Biomarcadores

Indicadores de atrofia, infarto e anomalias estruturais do cérebro
- RM de crânio

Indicadores de neurodegeneração ou lesão neuronal
- Determinação da proteína tau total no LCR
- PET-FDG
- Volumes regionais e espessura da substância cinzenta nas imagens de RM

Indicadores de beta-amiloide
- Determinação do beta-amiloide no LCR
- PET para amiloide

Indicadores de emaranhados neurofibrilares
- Dosagem de proteína tau fosforilada no LCR
- PET de proteína tau

Indicadores de disfunção dopaminérgica
- SPECT com ioflupano

Testes genéticos (dependendo da idade, da história familiar e da apresentação clínica)
- Mutações de DA: PS1, PS2, PPA
- Mutações da DFT: tau, C9orf, progranulina
- Mutações das proteínas priônicas
- Outras mutações

*Adaptada da primeira diretriz de prática publicada pela American Academy of Neurology (2001), do mais recente National Institute on Aging-Alzheimer's Association Workgroup Recommendations (2011) e outras diretrizes de prática. C9orf, estrutura de leitura aberta do cromossomo 9; DA, doença de Alzheimer; DFT, demência frontotemporal; FDG, ^{18}F-fluorodesoxiglicose; HIV, vírus da imunodeficiência humana; LCR, líquido cefalorraquidiano; PET, tomografia por emissão de pósitrons; PFT, provas de função tireóidea; PPA, proteína precursora amiloide; PS1, presenilina 1; PS2, presenilina 2; RM, ressonância magnética; SPECT, tomografia computadorizada por emissão de fóton único.

Testes neuropsicológicos

Pode-se realizar um teste neuropsicológico (ver Capítulo 31) para ampliar o exame clínico do estado mental ao avaliar a gravidade e o padrão regional do comprometimento cognitivo por meio do uso de testes padronizados com valores normativos. Isso pode ser de grande utilidade, não apenas para o diagnóstico diferencial, mas também no monitoramento da progressão da doença.

O comprometimento da memória pode ser analisado por meio de avaliação da memória imediata ou de trabalho, memória a curto prazo e memória remota. Tipicamente, a memória de trabalho não é afetada no início da doença de Alzheimer; todavia, com frequência, está significativamente afetada na depressão e nas demências subcorticais, como a demência da doença de Parkinson. Em contraposição, a memória a curto prazo está afetada gravemente e de modo precoce na doença de Alzheimer e seu precursor (DCL amnéstico). A memória remota ou a longo prazo é afetada posteriormente no curso da doença de Alzheimer, porém pode estar relativamente preservada até mesmo tardiamente no curso de algumas das outras demências.

Pode-se avaliar o comprometimento da linguagem. As dificuldades na nomeação, que são comuns na doença de Alzheimer, são menos frequentes nas demências subcorticais. A fluência verbal para categorias (fluência verbal semântica) está muito mais gravemente afetada em transtornos dos lobos temporais, como a doença de Alzheimer, em comparação com a fluência verbal para letras (fluência verbal fonêmica), que está mais afetada em transtornos dos lobos frontais, como a demência frontotemporal.

Pode-se avaliar o comprometimento visuoespacial. Em geral, o comprometimento na percepção visual é acentuado na doença de Alzheimer, enquanto a desorganização é mais proeminente nas demências frontotemporais. A micropraxia (desenhar formas muito pequenas) é comum na doença com corpos de Lewy.

Exames laboratoriais de sangue

Em geral, as recomendações de exames complementares incluem exames laboratoriais básicos (bioquímica do sangue e contagem de células) e, mais especificamente, exames laboratoriais para deficiência de vitamina B_{12} (com solicitação dos níveis de homocisteína e de metilmalonato se a vitamina B_{12} estiver limítrofe ou baixa) e deficiência da tireoide (hormônio tireoestimulante [TSH], com solicitação da T4 livre, se o nível de TSH estiver fora da faixa normal). As diretrizes da American Academy of Neurology especificam a determinação da vitamina B_{12} e TSH e exames de imagem estruturais (em geral, RM) para descartar a possibilidade de distúrbios passíveis de contribuir para os sintomas cognitivos, que podem, de outro modo, não ser reconhecidos (Evidência de nível 1).[1] Testes sorológicos para exposição à sífilis (VDRL [*venereal disease research laboratory*] e teste de absorção de anticorpo treponêmico fluorescente), doença de Lyme (imunoensaio enzimático com confirmação por *Western blots*) ou HIV (anticorpo e antígeno HIV-1/2) podem ser valiosos.

Análise laboratorial do líquido cefalorraquidiano

A análise do líquido cefalorraquidiano (LCR) obtido por punção lombar (ver Capítulo 32) é cada vez mais utilizada no diagnóstico de disfunção cognitiva. O LCR fornece informações em duas amplas categorias: (1) Como meio de exclusão, pode ser utilizado para assegurar a ausência de várias causas infecciosas ou inflamatórias de demência discutidas anteriormente; e (2) como meio de inclusão, pode fornecer informações sobre doenças neurodegenerativas como doença de Alzheimer e DCJ, por meio do uso de biomarcadores proteicos (ver Capítulo 32). A presença de contagens anormais de leucócitos, levando em consideração qualquer contaminação do sangue, indica tipicamente processo inflamatório ou infeccioso. Os biomarcadores, incluindo beta-amiloide-42, proteína tau total, fosfotau e proteína 14-3-3, são de uso estabelecido no diagnóstico da doença de Alzheimer e DCJ. Nos casos típicos da doença de Alzheimer, o beta-amiloide-42 está abaixo do normal, e tanto a proteína tau total quanto a fosfotau estão mais elevadas que o normal. Com frequência, essas alterações constituem os biomarcadores mais precoces da doença de Alzheimer e podem ser evidentes antes do aparecimento dos sintomas clínicos e antes da detecção de alterações estruturais e funcionais nos exames de neuroimagem como RM ou tomografia por emissão de pósitrons (PET). Hoje em dia, esses biomarcadores estão sendo cada vez mais utilizados, não apenas por seu valor diagnóstico, mas também por sua capacidade de proporcionar possíveis marcadores substitutos de gravidade e progressão da demência. Nos casos típicos da DCJ, tanto a proteína tau total quanto a proteína 14-3-3 estão acentuadamente elevadas. Os biomarcadores do LCR não apenas podem facilitar o processo de investigação do diagnóstico diferencial, como também permitir avaliações mais precisas de alterações efetuadas em tratamentos experimentais destinados a afetar os sintomas da doença ou modificar o processo patológico (Tabela 12.6).

Testes neurofisiológicos

A eletroencefalografia pode ser útil em dois contextos: (1) pode ajudar na avaliação da possibilidade de distúrbios paroxísticos subclínicos responsáveis pelo estado mental anormal; e (2) pode ser útil nos casos em que há menos certeza de que um diagnóstico psiquiátrico ou neurológico primário explique o quadro clínico do paciente. A atividade epileptiforme pode ser particularmente marcante nas encefalites imunologicamente mediadas ou outras demências rapidamente progressivas, como raiva ou encefalite por herpes simples. Nos transtornos unicamente psiquiátricos, o ritmo de base do eletroencefalograma (EEG) frequentemente pode estar normal, enquanto distúrbios neurológicos podem ser acompanhados de lentidão focal ou generalizada do ritmo de base.

Tabela 12.6 Demências classificadas de acordo com patologias que envolvem proteínas.

Beta-amiloidopatia	DA
Alfassinucleinopatia	Doença com corpos de Lewy (DCL), DDP
Tauopatia	Demências frontotemporais: doença de Pick, PSP, DCB. (Notar que DA causa tauopatia secundária.)
Proteinopatia TDP-43	Demência frontotemporal (DFT-U), ELA com demência
Prionopatia	Doença de Creutzfeldt-Jakob, insônia fatal esporádica/familiar, DGSS, DCJv

DA, doença de Alzheimer; DCB, degeneração corticobasal; DCJv, doença de Creutzfeldt-Jakob variante; DCL, demência com corpos de Lewy; DDP, demência com doença de Parkinson; DFT-U, demência frontotemporal com inclusões ubiquitinadas; DGSS, doença de Gerstmann-Sträussler-Scheinker; ELA, esclerose lateral amiotrófica; PSP, paralisia supranuclear progressiva; TDP-43, proteína TAR de ligação ao DNA.

A eletromiografia permite avaliar os neurônios motores inferiores, e isso pode ser útil para verificar a presença de demência frontotemporal com doença do neurônio motor. Estudos dos nervos sensoriais podem ser úteis nas doenças mais raras, como leucodistrofia metacromática.

Exames de neuroimagem

Tomografia computadorizada e ressonância magnética convencionais

Exames de neuroimagem estrutural podem ser úteis como forma de exclusão e inclusão, no que concerne às demências neurodegenerativas. A demonstração de lesão vascular significativa, lesões inflamatórias, processos com realce por contraste ou tumores pode ser decisiva para descartar a possibilidade de processos degenerativos e indicar alguns processos infecciosos, inflamatórios ou neoplásicos. Entretanto, até mesmo nos pacientes com exames "radiologicamente normais", certas características estruturais, como atrofia parietal ou temporal, podem indicar um processo compatível com doença de Alzheimer. Técnicas de imagem especializadas, como sequências *gradient-echo* (ou imagens ponderadas em suscetibilidade), podem revelar micro-hemorragias que, quando são numerosas, podem sugerir angiopatia amiloide, arteriopatia cerebral autossômica dominante com infartos subcorticais e leucoencefalopatia ou lesão vascular encefálica hipertensiva. Outras técnicas especializadas de exame, como imagens de RM ponderada em difusão, podem revelar sinais evidentes de doença priônica. Nos casos típicos da DCJ, as imagens ponderadas em difusão mostram sinais hiperintensos nas regiões corticais confinadas ao córtex cerebral, bem como núcleos cinzentos profundos, incluindo tálamo, núcleos caudados e núcleos lentiformes.

Exame de imagem com biomarcadores

Técnicas de exame de medicina nuclear fornecem informações úteis nos casos suspeitos de demência. A tomografia computadorizada por emissão de fótons únicos (ver Capítulo 23), que utiliza hexametilpropileno-amina-oxina (HMPAO) marcado com tecnécio -99m (^{99m}Tc) ou dímero de etilcisteína marcado com ^{99m}Tc, fornece imagens da perfusão cerebral. Esses exames, assim como ^{18}O-PET (que também fornece imagens da perfusão sanguínea do cérebro) e PET com ^{18}F-fluorodesoxiglicose (ver Capítulo 23), utilizada mais comumente (gera imagens que refletem mais diretamente o metabolismo de glicose no cérebro), podem ser valiosos na demonstração dos padrões topográficos de disfunção cerebral. Tais padrões podem ser relativamente específicos de algumas doenças. Nos casos típicos, a doença de Alzheimer mostra padrão de hipoperfusão biparietal e bitemporal ou hipometabolismo, que pode ser mais ou menos assimétrico. Há preservação dos córtices primários, incluindo regiões sensoriais, motoras e visuais, bem como núcleos cinzentos profundos. A doença com corpos de Lewy demonstra padrão semelhante, porém frequentemente com comprometimento temporal menos proeminente e muito mais comprometimento parietal e occipital, acometendo, com frequência, os córtices visuais. Nos casos típicos, demência frontotemporal acomete regiões frontal e/ou temporal anterior, algumas vezes de maneira bastante assimétrica, com preservação das regiões parietal e outras regiões posteriores. Mais recentemente, o campo de imageamento molecular em expansão ofereceu biomarcadores mais específicos para exames de imagem das doenças neurodegenerativas. O diagnóstico das doenças com corpos de Lewy pode ser facilitado, embora com sensibilidade ou especificidade abaixo do ideal, usando imageamento com transportador de dopamina (p. ex., tomografia computadorizada por emissão de fóton único de ^{123}I-ioflupano). O uso de imageamento amiloide, inclusive ^{18}F-florbetapir, ^{18}F-florbetaben e ^{18}F-flutemetamol, possibilitou avaliação *in vivo* do alfa-amiloide fibrilar nos seres humanos, indicando a presença de um processo compatível com doença de Alzheimer. Atualmente, esse exame tem sensibilidade alta, mas especificidade baixa, visto que muitos indivíduos clinicamente não afetados com mais de 65 anos podem demonstrar evidências de depósito amiloide, conforme determinado pela ligação desses marcadores radiofarmacêuticos avaliados nas imagens de PET. Entretanto, outros métodos de imageamento (p. ex., marcador ^{18}F-flortaucipir específico para proteína tau agregada em emaranhados neurofibrilares) oferecem mais certeza diagnóstica *in vivo* e permitem monitorar a progressão da doença de Alzheimer.

TRATAMENTO

Em alguns tipos de demência, os tratamentos são sintomáticos e paliativos. Avanços recentes sugerem que, em breve, estejam disponíveis fármacos modificadores da doença, ao menos no caso da doença de Alzheimer. Com algumas causas de demência (p. ex., demência vascular), reduzir o risco de AVE repetido e, consequentemente, atenuar o declínio cognitivo subsequente atribuível à ampliação das áreas afetadas pela isquemia podem ser conseguidos por medidas simples, inclusive redução intencional dos fatores de risco cardiovascular. Tratamentos indicados para problemas específicos como depressão, distúrbios metabólicos e causas autoimunes de demência são dirigidos ao processo subjacente e são revisados nas seções respectivas sobre tratamento. Em todos os casos, especialmente pacientes com causas neurodegenerativas de demência, os tratamentos devem ser priorizados e dirigidos aos principais sintomas que impactam o cotidiano do paciente por meio de medidas farmacológicas e não farmacológicas destinadas a ajudar pacientes e familiares a passar pelos processos de transição da doença. Descrições adicionais dos tratamentos recomendados para demências neurodegenerativas estão incluídas nos capítulos correspondentes a essas doenças.

PROGNÓSTICO

Os prognósticos dos diversos tipos de demência são amplamente variáveis caso a caso, mesmo dentro de categorias diagnósticas específicas, especialmente demências neurodegenerativas. Entre os fatores que determinam longevidade e mortalidade estão comorbidades por ocasião do início da doença, infraestrutura de apoio e metas de cuidados centrados no paciente. Embora não sejam comuns, causas reversíveis de demência podem não ter impacto considerável na mortalidade e não tendem a recidivar quando os fatores subjacentes (p. ex., deficiência de vitamina B_{12}, hipotireoidismo, depressão ou doenças autoimunes, entre outras) são adequadamente eliminados.

EVIDÊNCIA DE NÍVEL 1

1. Knopman DS, DeKosky ST, Cummings JL et al. Practice parameter: diagnosis of dementia (an evidence-based review). Report of the Quality Standards Subcommittee of the American Academy of Neurology. *Neurology*. 2001;56(9): 1143-1153.

LEITURA SUGERIDA

Boyle PA, Yu L, Wilson RS, Leurgans SE, Schneider JA, Bennett DA. Person-specific contribution of neuropathologies to cognitive loss in old age. *Ann Neurol*. 2018;83(1):74-83. doi:10.1002/ana.25123.

Downing LJ, Caprio TV, Lyness JM. Geriatric psychiatry review: differential diagnosis and treatment of the 3 D's—delirium, dementia, and depression. *Curr Psychiatry Rep*. 2013;15:365.

Farlow JL, Foroud T. The genetics of dementia. *Semin Neurol*. 2013;33:417-422.

Folstein MF, Folstein SE, McHugh PR. "Mini-mental state": a practical method for grading the cognitive state of patients for the clinician. *J Psychiatr Res*. 1975;12:189-198.

Fong TG, Tulebaev SR, Inouye SK. Delirium in elderly adults: diagnosis, prevention and treatment. *Nat Rev Neurol*. 2009;5:210-220.

Frisoni GB, Bocchetta M, Chételat G, et al. Imaging markers for Alzheimer disease: which vs how. *Neurology*. 2013;81:487-500.

Hyman BT, Phelps CH, Beach TG, et al. National Institute on Aging-Alzheimer's Association guidelines for the neuropathologic assessment of Alzheimer's disease. *Alzheimers Dement*. 2012;8:1-13.

Jack CR Jr, Barrio JR, Kepe V. Cerebral amyloid PET imaging in Alzheimer's disease. *Acta Neuropathol*. 2013;126:643-657.

Karch CM, Goate AM. Alzheimer's disease risk genes and mechanisms of disease pathogenesis. *Biol Psychiatry*. 2015;77(1):43-51.

Maldonado JR. Neuropathogenesis of delirium: review of current etiologic theories and common pathways. *Am J Geriatr Psychiatry*. 2013;21:1190-1222.

McKhann GM, Knopman DS, Chertkow H, et al. The diagnosis of dementia due to Alzheimer's disease: recommendations from the National Institute on Aging-Alzheimer's Association workgroups on diagnostic guidelines for Alzheimer's disease. *Alzheimers Dement*. 2011;7:263-269.

Nasreddine ZS, Phillips NA, Bédirian V, et al. The Montreal Cognitive Assessment, MoCA: a brief screening tool for mild cognitive impairment. *J Am Geriatr Soc*. 2005;53:695-699.

Nelson PT, Dickson DW, Trojanowski JQ, et al. Limbic-predominant age-related TDP-43 encephalopathy (LATE): consensus working group report. *Brain*. 2019;142(6):1503-1527.

Petersen RC. Clinical practice. Mild cognitive impairment. *N Engl J Med*. 2011; 364:2227-2234.

Riedl L, Mackenzie IR, Förstl H, Kurz A, Diehl-Schmid J. Frontotemporal lobar degeneration: current perspectives. *Neuropsychiatr Dis Treat*. 2014;10:297-310.

Sonnen JA, Postupna N, Larson EB, et al. Pathologic correlates of dementia in individuals with Lewy body disease. *Brain Pathol*. 2010;20:654-659.

Warren JD, Rohrer JD, Rossor MN. Clinical review. Frontotemporal dementia. *BMJ*. 2013;347:f4827.

Wardlaw JM, Smith C, Dichgans M. Small vessel disease: mechanisms and clinical implications. *Lancet Neurol*. 2019;18(7):684-696.

Movimentos Involuntários 13

Sara M. Schaefer e Elan D. Louis

PONTOS-CHAVE

1. Uma anamnese detalhada é fundamental quando um paciente tem movimentos involuntários, inclusive determinar sua duração, parte do corpo afetada, fatores agravantes e atenuantes e sintomas associados.

2. O exame físico de pacientes com distúrbios do movimento baseia-se na atenção aos detalhes, na observação prolongada dos pacientes em diversas situações e na integração da anamnese e do exame físico para realizar testes apropriados.

3. Os movimentos involuntários devem ser descritos inicialmente por termos básicos (p. ex., *rítmicos*), para reconhecer a fenomenologia apropriada (p. ex., tremor) e orientar o médico ao diagnóstico pertinente (p. ex., tremor idiopático).

4. Distúrbios do movimento podem surgir de qualquer parte do neuroeixo.

5. O tratamento dos pacientes com distúrbios do movimento consiste em identificar e corrigir a causa subjacente, sempre que for possível. O tratamento sintomático deve ser ajustado ao que incomoda o paciente, em vez do que é detectável ao exame físico.

6. Existem várias emergências relacionadas com distúrbios do movimento, que exigem investigação diagnóstica rápida e precisa porque intervenções imediatas são fundamentais para reduzir a morbimortalidade associada.

INTRODUÇÃO

A avaliação de movimentos involuntários anormais é um processo multidimensional, que se baseia primeiramente na anamnese cuidadosa e no exame físico detalhado.

ANAMNESE DIRIGIDA

A anamnese neurológica é o primeiro passo importante para chegar ao diagnóstico correto (Tabela 13.1). É importante perguntar ao paciente a localização dos movimentos. Alguns pacientes podem sentir movimentos em partes do corpo que não estão visivelmente trêmulas. A periodicidade dos movimentos é um indício importante da história clínica, porque alguns distúrbios do movimento são paroxísticos por definição (p. ex., discinesias paroxísticas, ataxias transitórias, discinesias hipnogênicas paroxísticas ou discinesias transitórias dos lactentes). Os fatores que agravam e/ou atenuam os movimentos anormais podem sugerir determinados diagnósticos, inclusive esforço físico nos casos de discinesias cinesiogênicas paroxísticas ou um gatilho sensorial nas distonias.

Tabela 13.1 Perguntas que devem ser feitas aos pacientes com movimentos involuntários.

Perguntas	Movimento involuntário relevante
Onde (ou seja, em quais regiões do corpo) estão localizados os movimentos?	Todos
Os movimentos são transitórios?	Distúrbios do movimento paroxísticos
Algo (p. ex., movimento, sobressalto) desencadeia ou agrava os movimentos involuntários?	Distúrbios do movimento paroxísticos
Existe algum gatilho sensorial (alguma parte que o paciente possa tocar para atenuar o movimento)?	Distonia
Os movimentos ocorrem em repouso ou durante a ação?	Todos
O paciente sente-se inquieto?	Tiques, acatisia, síndrome das pernas inquietas
O paciente sente vontade incontrolável de movimentar-se?	Acatisia, síndrome das pernas inquietas
O paciente consegue suprimir os movimentos?	Acatisia, síndrome das pernas inquietas
O movimento promove sensação de alívio?	Acatisia, síndrome das pernas inquietas
Existem vocalizações associadas?	Tiques, hipercinesia
Há dor/desconforto na região onde os movimentos estão ocorrendo?	Distonia (especialmente distonia cervical)
Existe sensação de tração nos músculos?	Distonia (especialmente distonia cervical)
Há história familiar pertinente?	Distúrbios do movimento paroxísticos, distonia, tremor, tiques, hiper-reflexia, coreia, ataxia
Quais são os fármacos usados atualmente?	Todos
Quais foram os fármacos usados no passado (p. ex., bloqueadores de dopamina)?	Movimentos tardios

As condições nas quais os movimentos ocorrem (p. ex., em repouso ou com determinado movimento) também são importantes para a classificação dos tremores, e sensações concomitantes, como inquietude, desejo incontrolável de movimentar-se, capacidade de suprimir os movimentos e melhora depois de realizar algum movimento, são aspectos importantes a considerar quando se contemplam diagnósticos, como tiques, acatisia e síndrome das pernas inquietas. O médico deve avaliar quaisquer queixas associadas, inclusive vocalizações que acompanham os movimentos, como pode ocorrer em pacientes com tiques ou hiper-reflexia, ou sensação de dor ou tração, que podem indicar contração/espasmo muscular anormal associado à distonia. História familiar também é fundamental, e pode ser esclarecedor examinar alguns membros da família do paciente; vários distúrbios do movimento têm padrão hereditário mendeliano (p. ex., coreia de Huntington), enquanto outros tendem a incidir em determinadas famílias (p. ex., tremor idiopático). Além disso, é interessante obter uma lista dos fármacos usados atualmente pelo paciente (porque podem estar provocando, agravando ou suprimindo parcialmente os movimentos), assim como histórico de exposição a algumas substâncias (especialmente fármacos que causam bloqueio da dopamina).

EXAME FÍSICO DIRIGIDO

A inspeção visual do paciente por meio de um exame neurológico detalhado e cuidadoso tem importância fundamental na avaliação diagnóstica de distúrbios do movimento. O exame neurológico é o recurso mais importante para diagnosticar movimentos involuntários. Em primeiro lugar, é importante observar o paciente por algum tempo e atentar aos seus movimentos. O paciente deve ser informado de que o examinador observará seus movimentos. O examinador senta e observa o paciente. Algumas vezes, o paciente tenta inibir seus movimentos involuntários, sobretudo se esses movimentos gerarem embaraço. Se esse for o caso, o examinador deve dizer ao paciente para "deixar o corpo fazer o que quer e não tentar conter o movimento". Após a observação, é importante pedir ao paciente para realizar determinadas manobras que visam desencadear o movimento (p. ex., o ato de escrever pode desencadear tremores, a manobra calcanhar-joelho-face anterior da perna pode deflagrar assinergia e a deambulação pode suscitar movimento distônico do pé). Uma anamnese detalhada pode definir as técnicas de exame físico mais apropriadas; por exemplo, quando o paciente refere que determinada manobra provoca ou atenua o movimento anormal, pode-se incorporá-la ao exame físico. Alguns movimentos são muito elaborados e o examinador precisará observar o paciente por algum tempo, antes de conseguir detectar um padrão consistente ou de ser capaz de descrever plenamente a fenomenologia.

DESCRIÇÃO DOS MOVIMENTOS INVOLUNTÁRIOS

Durante o exame físico do paciente, o médico precisa primeiramente decidir se o movimento é hipercinético ou hipocinético. O termo *hipercinético* aplica-se aos movimentos mais frequentes que o normal, enquanto *hipocinético* descreve escassez de movimentos.

Movimentos hipocinéticos podem ser lentos (*bradicinesia*), pequenos (*hipocinesia*) ou ausentes (*acinesia*). Como foi mencionado antes, embora esses termos tenham significados específicos, eles frequentemente são utilizados como sinônimos; na prática, *bradicinesia* é usado frequentemente como termo abrangente para incluir todas essas condições. A escassez de movimentos causada por fraqueza (p. ex., depois de um acidente vascular encefálico [AVE]) não é incluída na definição de hipocinesia. Os distúrbios do movimento mais frequentes caracterizados por movimentos hipocinéticos são síndromes de parkinsonismo, que – combinadas com tremor em repouso, rigidez e instabilidade postural – são parcialmente definidas por bradicinesia/acinesia. A bradicinesia pode ser evidenciada durante diversas fases do exame físico do paciente; isso inclui deambulação (p. ex., redução da amplitude dos passos e oscilação dos braços), fonação (p. ex., hipofonia), escrita (p. ex., micrografia), movimentos repetitivos (p. ex., tamborilar lento dos dedos da mão) e gestos espontâneos (p. ex., bradicinesia geral). A frequência dos movimentos de piscar os olhos pode estar reduzida, e a face do paciente pode ser pouco expressiva (hipomimia). No parkinsonismo, os movimentos não são apenas lentos e pequenos, mas o examinador frequentemente percebe redução da velocidade e amplitude ao longo do tempo. Esse fenômeno pode ser observado com movimentos repetitivos, como tamborilar os dedos das mãos ou dos pés, ou mesmo durante escrita manual e desenho de espirais (o tamanho da letra fica cada vez menor à medida que o paciente escreve, ou as linhas ficam mais próximas à medida que desenha uma espiral). Além disso, fenômenos de hesitação e congelamento (p. ex., atrasos e interrupções do movimento) são manifestações frequentes nas síndromes de parkinsonismo.

Movimentos hipercinéticos são o inverso de movimentos hipocinéticos. Assim como movimentos hipocinéticos não incluem as alterações associadas à fraqueza, movimentos hipercinéticos não incluem anormalidades causadas por crises epilépticas, disfunção neuromuscular (fasciculações) ou clônus reflexo – estes são considerados movimentos involuntários anormais classificados em outra categoria, em razão de suas causas diversas. Para descrever um movimento hipercinético, o médico deve começar com termos descritivos básicos (p. ex., oscilante, flutuante) para definir a fenomenologia correta (p. ex., tremor ou coreia) e chegar ao diagnóstico apropriado (p. ex., tremor idiopático, doença de Huntington) (Figura 13.1).

O médico pode usar várias categorias de termos descritivos: grau de controle voluntário, ritmo, padrão (estereotipado *versus* não estereotipado) e estrutura do movimento (p. ex., olhar e sentir o movimento) (Figura 13.2). A essência de cada diagnóstico fenomenológico pode originar-se de algumas ou todas essas categorias. Ver explicações desses termos na Tabela 13.2.

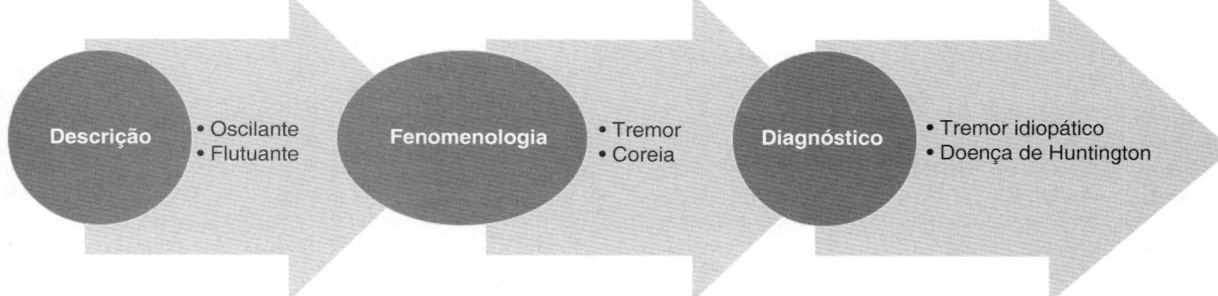

FIGURA 13.1 Fluxograma do processo de avaliação de movimentos involuntários: da descrição ao diagnóstico.

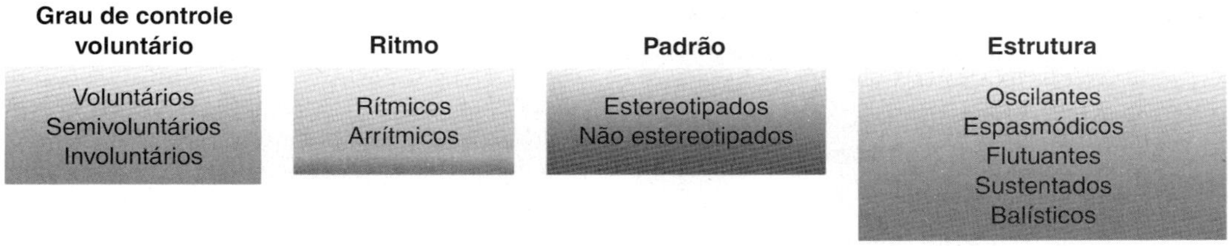

Grau de controle voluntário
- Voluntários
- Semivoluntários
- Involuntários

Ritmo
- Rítmicos
- Arrítmicos

Padrão
- Estereotipados
- Não estereotipados

Estrutura
- Oscilantes
- Espasmódicos
- Flutuantes
- Sustentados
- Balísticos

FIGURA 13.2 Termos descritivos dos movimentos involuntários por categoria.

TIPOS DE FENOMENOLOGIAS HIPERCINÉTICAS

Existem algumas fenomenologias hipercinéticas anormais (Tabela 13.3), que estão descritas separadamente com mais detalhes nas seções subsequentes.

Mioclonia

O termo *mioclonia* (ver Capítulo 81) define movimentos involuntários espasmódicos rápidos (menos de 100 ms), que podem ser causados por contrações musculares repentinas ou interrupção súbita de contrações musculares ativas com lapsos posturais resultantes (p. ex., mioclonia negativa ou asteríxis). Nos casos de asteríxis, quando as mãos são examinadas estendidas à frente do paciente com os punhos em extensão máxima, o breve adejar dos membros estendidos para frente é causado pelo relaxamento transitórios dos músculos que mantêm a posição desses membros. Em geral, asteríxis é causado por distúrbios metabólicos.

A mioclonia pode ocorrer quando a parte acometida do corpo está em repouso, mas também quando o paciente executa algum ato motor voluntário (ou seja, "mioclonia de ação"). De modo geral, espasmos mioclônicos são arrítmicos, embora também possam ser rítmicos (p. ex., *miorritmia*).

Distonia

Distonia (ver Capítulo 79) é um movimento involuntário de contração muscular sustentada, que frequentemente provoca posturas anormais ou torsionais. Os espasmos podem envolver músculos do pescoço (*distonia cervical*), músculos perioculares (*blefarospasmo*), músculos faciais (*síndrome de Meige*), pregas vocais (*disfonia* espasmódica) ou músculos dos membros (p. ex., *cãibra de escritor*). No plano muscular, a distonia caracteriza-se por contrações simultâneas sustentadas dos músculos agonistas e antagonistas, que resultam em ações antagônicas dos músculos e geralmente causam progressão lenta a uma posição anormal. Os movimentos voluntários podem ser contrapostos por contrações de músculos inapropriados para essa ação específica (*distonia de ação*).

Vários outros elementos podem ser detectados, inclusive: (1) acentuação dessas contrações involuntárias quando o paciente tenta movimentar voluntariamente outras partes do corpo ("disseminação"); (2) interrupções dessas contrações involuntárias sustentadas por movimentos oscilantes espasmódicos, que se assemelham a um tremor (*tremor distônico*); (3) ocorrência de "gatilho sensorial" ou *geste antagoniste*, que se observa quando movimentos distônicos podem ser atenuados por estímulos táteis ou proprioceptivos como toque suave da parte do corpo afetada ou de uma área adjacente (p. ex., tocar o queixo nos casos de distonia cervical); e (4) ocorrência de movimentos

Tabela 13.2 Explicação dos termos descritivos dos movimentos involuntários por categoria.

Categoria	Termo descritivo	Explicação	Fenomenologia exemplificativa
Grau de controle voluntário	Voluntários	Totalmente controláveis pelo paciente	Levantar uma xícara para beber
	Semivoluntários	Parcialmente controláveis pelo paciente; podem ser suprimidos, ainda que temporariamente; podem estar associados ao desejo incontrolável de se movimentar e ao alívio depois do movimento	Acatisia
	Involuntários	Totalmente incontroláveis pelo paciente; não podem ser suprimidos	Mioclonia
Ritmo	Rítmicos	Ocorrem com frequência regular	Tremor
	Arrítmicos	Ocorrem com frequência irregular	Distonia
Padrão	Estereotipados	Estruturados e até certo ponto previsíveis	Tiques
	Não estereotipados	Sem padrão definido e imprevisíveis	Coreia
Estrutura	Oscilantes	Consistem em atividade agonista e antagonista alternantes em torno de um plano ou eixo central	Tremor
	Espasmódicos	Rápidos e dirigidos para um dos lados	Mioclonia
	Flutuantes	Parecem se mover continuamente de uma parte do corpo para outra	Coreia
	Sustentados	Consistem em contrações musculares prolongadas	Distonia
	Balísticos	Grande amplitude	Balismo

Tabela 13.3 Lista de fenomenologias hipercinéticas com termos descritivos.

Fenomenologia	Termos descritivos
Mioclonia	Involuntários, espasmódicos
Distonia	Involuntários, sustentados
Coreia	Involuntários, não estereotipados, flutuantes
Atetose	Involuntários, não estereotipados, flutuantes
Balismo	Involuntários, não estereotipados, balísticos
Tiques	Semivoluntários, estereotipados
Estereotipias	Semivoluntários, estereotipados
Tremor	Involuntários, rítmicos, oscilantes
Acatisia	Semivoluntários, estereotipados ou não estereotipados, flutuantes

distônicos apenas durante determinadas ações, como escrever ou tocar um instrumento musical (*especificidade de atividade*). Médicos inexperientes poderiam supor que alguns desses elementos sugerem origem psicogênica dos sintomas, mas, na verdade, a ocorrência dessas características é clássica na distonia orgânica.

Coreia, atetose e balismo

Coreia caracteriza-se por movimentos involuntários flutuantes e não estereotipados. A expressão *não estereotipados* refere-se à inexistência de um padrão bem definido nos casos de coreia – os movimentos são aleatórios e imprevisíveis, em contraste com tiques, que, nos casos clássicos, são estereotipados. Os movimentos associados à coreia parecem flutuar e passar de uma parte do corpo para outra e, por essa razão, foram descritos como "semelhantes a uma dança". Distúrbios coreicos clássicos são doença de Huntington (ver Capítulo 85) e coreia de Sydenham (ver Capítulo 84). Nos pacientes com coreia, cada movimento é relativamente breve, mas é mais lento que mioclonia (Figura 13.3). A *atetose* é um movimento flutuante ainda mais lento, que pode estar associado à coreia (*coreoatetose*). Quando os movimentos são sustentados no pico das contrações, eles assemelham-se à distonia e, nesses casos, pode-se utilizar o termo *distonia atetótica*. *Balismo* é um tipo de coreia, no qual os movimentos têm grande amplitude e os membros afetados são "jogados ou arremessados" de um lado para outro (Figura 13.4).

Tiques

Tiques são movimentos semivoluntários estereotipados, que podem ser abalos simples ou sequências complexas de movimentos coordenados. Tiques são semivoluntários porque geralmente podem ser suprimidos pelo paciente, ainda que por pouco tempo, mas também podem estar associados à sensação de precisar realizar urgentemente esses movimentos e sensação de alívio depois de realizá-los. Em geral, suprimir os tiques acentua a vontade desagradável de realizar o tique e, quando ele é liberado, pode haver uma sucessão repetida de tiques. Contudo, pacientes jovens com tiques podem não ser capazes de expressar essas sensações, enquanto pacientes com tiques de longa duração podem não mais sentir vontade urgente de realizar os movimentos. O espectro de gravidade e persistência dos tiques é amplo; quanto mais brando é o tique, maior controle o paciente pode exercer sobre ele. Tiques são estereotipados porque o paciente mostra um padrão e previsibilidade; em geral, os pacientes têm uma "bateria" de tiques, que repetem de forma semelhante, algumas vezes em sequência exata (p. ex., tiques orquestrados).

Os tiques demonstram diversas estruturas. Quando são simples, os movimentos podem assemelhar-se a um abalo mioclônicos. Tiques complexos frequentemente incluem movimentos de balançar a cabeça, piscar os olhos, fungar, encolher os ombros, fazer caretas, acenar com os braços, tocar partes do corpo, movimentos saltatórios ou gestos obscenos (*copropraxia*). De modo geral, os tiques são rápidos e breves, embora ocasionalmente envolvam contrações musculares sustentadas (p. ex., tiques distônicos). Além dos tiques motores, tiques fônicos envolvem sons nasais (p. ex., fungar o nariz) ou orais (pigarrear) e outros tipos de vocalização. Esta varia de sons como latidos ou guinchos a verbalizações, inclusive de obscenidades (*coprolalia*) e a repetição de sons, palavras ou frases (*palilalia* e *ecolalia*). Tiques motores e fônicos são manifestações essenciais da síndrome de Tourette (ver Capítulo 77).

Estereotipias

Movimentos estereotipados (*estereotipias*) ocorrem na forma de movimentos repetitivos estereotipados, que parecem ser voluntários até certo ponto, mas são despropositais (p. ex., balançar as mãos ou cabeça, sacudir o corpo) e podem ser semelhantes aos tiques. Estereotipias ocorrem em pessoas com distúrbios do desenvolvimento ou transtornos psiquiátricos, embora também possam ocorrer em crianças com desenvolvimento normal.

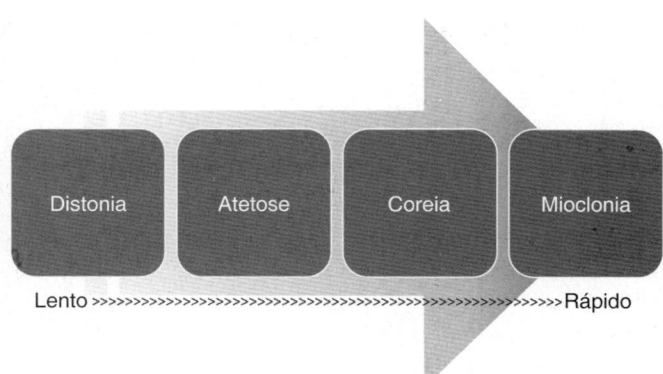

FIGURA 13.3 *Continuum* de velocidades das diversas fenomenologias hipercinéticas.

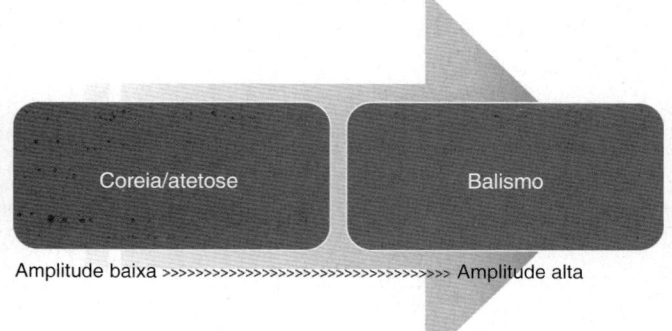

FIGURA 13.4 *Continuum* de amplitude das diversas fenomenologias hipercinéticas.

Tremor

Os *tremores* são movimentos oscilatórios rítmicos resultantes de contrações alternadas de músculos agonistas e antagonistas. Um método útil para diferenciar clinicamente vários tipos de tremor consiste em determinar se o tremor ocorre durante diferentes situações: quando a parte acometida do corpo está em repouso (tremor de repouso, como nos distúrbios parkinsonianos) ou quando a parte afetada do corpo está sendo utilizada (tremor de ação) (Figura 13.5). Existem vários tipos de tremor de ação: (1) tremor postural – que ocorre quando o indivíduo mantém posição antigravitária (p. ex., com os braços estendidos à frente do corpo, ou braços aduzidos e cotovelos flexionados), como se observa no tremor idiopático e na doença de Wilson (ver Capítulos 76 e 139); (2) tremor cinético – que ocorre quando a ação está sendo executada (p. ex., escrever ou colocar água em um copo), como se observa nos casos de tremor essencial; (3) tremor intencional – observado quando o paciente aproxima-se de um alvo (p. ex., durante a manobra de colocar o dedo no nariz), como ocorre nas doenças que afetam o cerebelo, inclusive ataxias e tremor idiopático (ver Capítulos 76 e 82); e (4) tremor isométrico – observado durante a contração muscular sustentada contra um objeto imóvel (p. ex., cerrar o punho ou carregar uma bolsa de compras).

Acatisia

A *acatisia* é um movimento semivoluntário flutuante, estereotipado ou não. Muito semelhante aos tiques – que sempre são semivoluntários –, pacientes com acatisia relatam vontade inadiável de movimentar-se, e isso se evidencia por sentimento interior de inquietude profunda. Os movimentos podem ser estereotipados (p. ex., balançar o corpo ou andar de um lado para outro) ou não estereotipados (evidenciados simplesmente por agitação ou inquietude). A acatisia é mais frequentemente efeito adverso de fármacos que atuam como bloqueadores de dopamina (p. ex., antipsicóticos ou antieméticos), seja na forma de acatisia aguda ou tardia (depois de tratamento prolongado), esta última muitas vezes acompanhada de discinesia tardia. Psicoestimulantes também podem causar acatisia. Além da acatisia induzida por fármacos, a acatisia pode ocorrer nas encefalopatias de estados confusionais, alguns tipos de demência e doença de Parkinson. A carfologia (movimento automático e contínuo de agarrar as roupas de cama com as mãos) é um sinal de acatisia em pacientes acamados. Movimentos associados à acatisia também podem ser reação a estresse, ansiedade, monotonia ou impaciência, por exemplo, quando alguém balança a perna para cima e para baixo quando está sentado; isso pode ser denominado *acatisia psicológica*.

Outros movimentos hipercinéticos com fenomenologia variável

Discinesias

As discinesias são movimentos involuntários anormais, que não se encaixam claramente em uma das categorias fenomenológicas descritas antes. Em geral, elas estão relacionadas com efeitos adversos de fármacos, inclusive discinesia causada por levodopa ou discinesia tardia (ver Capítulo 83) secundária aos bloqueadores de dopamina. As discinesias podem incluir uma combinação de diversas fenomenologias ou ser semelhantes a uma fenomenologia específica, mas diferem essencialmente. Por exemplo, discinesias tardias são frequentemente descritas como *coreiformes* porque são movimentos flutuantes involuntários, mas frequentemente são mais estereotipadas que nos casos típicos de coreia e podem incluir manifestações distônicas.

Assinergia e ataxia

Assim como ocorre com as discinesias, a *assinergia* ou dissinergia não se encaixam claramente em determinada fenomenologia hipercinética; em vez disso, estão relacionadas com regulação anormal dos movimentos voluntários e causam perda de coordenação motora. Isso pode ser evidenciado na forma de *dismetria* ou *ataxia dos membros*, como se pode observar com o teste de dedo-nariz-dedo ou calcanhar-canela, no qual o membro não consegue alcançar o alvo com movimentos exagerados ou insuficientes. Também pode haver *tremor intencional* (ou terminal) associado. Outro exemplo de assinergia é *disdiadocinesia*, ou interrupções e irregularidade que ocorrem quando o indivíduo tentar realizar movimentos alternantes rápidos com os membros. A *ataxia da marcha* caracteriza-se por instabilidade ao caminhar com base alargada, oscilação do corpo e dificuldade de caminhar com os pés alinhados (andar com ponta do pé ligada ao calcanhar).

Os distúrbios assinérgicos podem ser transitórios, estáveis ou progressivos. O exame físico pode detectar hipotonia. Esses distúrbios são causados por doenças cerebelares (ver Capítulo 82) ou lesões das vias aferentes ou eferentes do cerebelo.

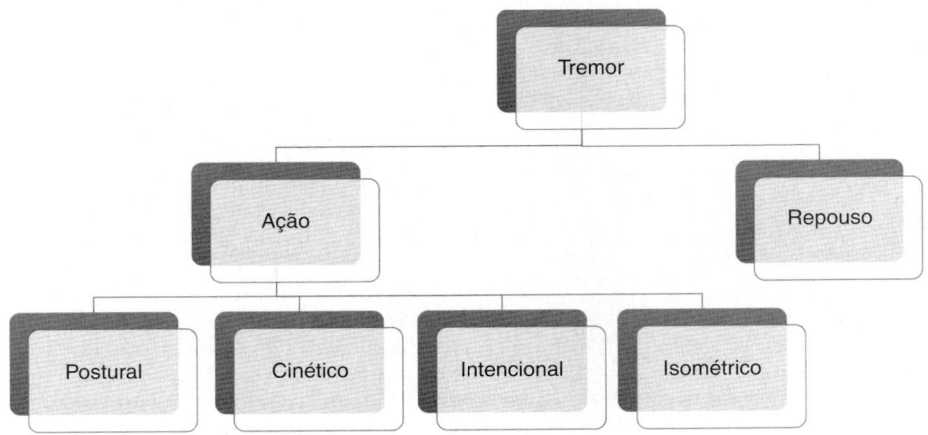

FIGURA 13.5 Diagrama com diversos tipos de tremor.

Hiperecplexia

hiperecplexia (resposta de sobressalto exagerada) consiste em reações motoras dramáticas e complexas aos estímulos táteis ou auditivos. A reação pode consistir em movimentos de pestanejar, contorção facial, abdução dos braços e flexão do pescoço, tronco e braços. Em alguns casos, em vez de movimentos, o corpo fica rígido e imóvel. Quando a hiperecplexia é grave, é preciso interromper os movimentos do paciente porque um episódio súbito pode resultar em acidente depois de queda. A etiologia pode ser hereditária ou esporádica.

Movimentos involuntários funcionais

Movimentos involuntários psicogênicos ou funcionais são amplamente variáveis e evidenciam-se como tremores, posturas fixas, marchas bizarras, distúrbios paroxísticos ou outros fenômenos (Tabela 13.4). Esse diagnóstico é sugerido após avaliação meticulosa da fenomenologia à procura de inconsistências, incongruências, posturas fixas prolongadas, lentidão deliberada, sugestionabilidade, falta de concentração, arrastamento fraqueza falsa (entrega), disfunção sensorial sem base anatômica e fadiga extrema e exaustão em consequência dos movimentos.

Tabela 13.4 Sinais de alerta com movimentos psicogênicos/funcionais.

Anormalidade	Explicação
Inconsistência	Movimentos com alternância de tipos (p. ex., mudança de direção ou frequência)
Combinação de vários tipos de hipercinesias, que geralmente não ocorrem juntas	Combinações incomuns de movimentos que, nos casos típicos, não acontecem ao mesmo tempo em doenças orgânicas
Posturas fixas	Posturas mantidas por períodos prolongados de tempo
Lentidão intencional	Lentidão que desaparece quando o paciente não percebe que ainda está sendo observado
Esforço aparente	O paciente mostra fazer esforço extraordinário durante atividades que não deveriam ser afetadas (atividades cognitivas ou que envolvem outras partes normais do corpo)
Sugestionabilidade	O movimento é reproduzido quando o examinador realiza uma manobra que, conforme ele sugeriu, desencadearia imediatamente o movimento em questão
Falta de concentração	O movimento é interrompido quando o examinador afasta a atenção do paciente da região corporal afetada para realizar uma tarefa que demanda muito esforço e concentração
Arrastamento (com tremores)	A frequência do tremor muda de modo a ser compatível com a frequência da percussão suave com o membro oposto
Fraqueza falsa	Durante o teste de força, o paciente resiste inicialmente ao examinador, depois "cede" subitamente e deixa de oferecer resistência muscular
Disfunção sensorial sem correlação anatômica	Déficits sensoriais que não seguem padrões/limites anatômicos
Fadiga extrema e exaustão	Anamnese revela que a fadiga é desproporcional à intensidade dos movimentos

NEUROANATOMIA

A maioria dos movimentos involuntários é causada por doenças do sistema nervoso central e, mais especificamente, lesões envolvendo os núcleos da base ou cerebelo. Por exemplo, sintomas motores da doença de Parkinson estão relacionados com lesão da parte compacta da substância negra; coreia está relacionada com transtornos do núcleo caudado, embora algumas vezes exista envolvimento de outras estruturas; e balismo está relacionado mais frequentemente com lesões do núcleo subtalâmico. A ataxia e o tremor intencional estão relacionados com lesões do cerebelo. Apesar da predominância do sistema nervoso central na fisiopatologia dos distúrbios do movimento, movimentos anormais atribuíveis a alguma causa periférica também ocorrem (p. ex., espasmo hemifacial, movimentos involuntários dos dedos dos pés com dor no membro inferior afetado, sensação do membro fantasma).

As causas neurais de mioclonia incluem estruturas centrais e periféricas, inclusive córtex cerebral (mioclonia cortical), tronco encefálico (mioclonia reflexa reticular), medula espinal (mioclonia propieoespinal) ou nervo periférico (p. ex., espasmo hemifacial).

DIAGNÓSTICO

O primeiro passo para diagnosticar um distúrbio do movimento é reconhecer a fenomenologia do movimento, e isso se baseia principalmente na observação interessada e demorada. Após a identificação do movimento específico ou dos tipos de movimentos, aventam-se as várias etiologias possíveis desse tipo de movimento. Em alguns casos, a eletromiografia pode ajudar a determinar a frequência, o ritmo e o sincronismo dos movimentos involuntários, bem como a duração das contrações individuais. A duração de determinada contração permite diferenciar tipos específicos de movimentos involuntários (p. ex., diferenciar entre espasmo mioclônico orgânico e um quadro psicogênico). Nos casos típicos, laboratórios de fisiologia do controle motor realizam essa tarefa. Exames de sangue e neuroimagem cerebral também ajudam a chegar a uma conclusão diagnóstica, embora não devam substituir a observação clínica.

Os movimentos psicogênicos/funcionais são subconscientes e, portanto, involuntários, ao contrário da simulação. Um equívoco comum é rotular um movimento anormal que o médico nunca observou como psicogênico. A experiência de observar numerosos distúrbios do movimento ajuda a diferenciar entre movimentos anormais funcionais ou orgânicos. Distúrbios funcionais não são diagnósticos estabelecidos simplesmente por exclusão, mas seu diagnóstico baseia-se em dados positivos obtidos por anamnese e exame físico, conforme está descrito na Tabela 13.4.

TRATAMENTO

O primeiro passo da abordagem terapêutica aos movimentos involuntários consiste na separação dos indivíduos que necessitam de tratamento imediato dos que não precisam. O número de distúrbios do movimento que exigem intervenção aguda é pequeno e inclui reações distônicas agudas, síndrome neuroléptica maligna e forma paralítica da coreia de Sydenham (Tabela 13.5). Algumas situações de emergência podem ocorrer durante o tratamento de pacientes com movimentos involuntários, inclusive quadro de psicose aguda em pacientes com doença de Parkinson e "tempestade distônica" (Tabela 13.5). O tratamento inicial dos pacientes restantes depende muito do

Tabela 13.5 Distúrbios dos movimentos que podem caracterizar emergência.

Doença	Comentários	Tratamento imediato
Tempestade distônica	Espasmos distônicos contínuos	• Internar em UTI • Monitorar líquidos e eletrólitos • Tratar rabdomiólise • Tratar com anticolinérgicos (difenidramina), baclofeno e benzodiazepínicos (lorazepam) • Sedação, proteção das vias respiratórias e paralisia muscular podem ser necessárias
Hemibalismo	Movimentos lateralizados súbitos, violentos e contínuos dos braços e pernas; relacionados com lesões do núcleo subtalâmico	• Medidas necessárias podem incluir intubação, sedação e paralisia muscular nos casos mais graves
Psicose aguda de pacientes com doença de Parkinson	Geralmente causada por fármacos	• Pode ser necessária internação hospitalar imediata • Reduzir e/ou retirar os fármacos implicados • Tratar com antipsicóticos (de preferência com bloqueio dopaminérgico suave)
Hipertermia parkinsoniana	Pode ocorrer em várias situações, inclusive interrupção repentina de fármacos ou infecções	• Internar em UTI • Monitorar líquidos e eletrólitos • Carbidopa/levodopa, dantroleno ou corticoides podem ser úteis
Estridor de pacientes com atrofia sistêmica múltipla	Mais comum à noite, pode causar parada respiratória	• Máscara nasal com pressão positiva contínua nas vias respiratórias • Injeções de toxina botulínica nos músculos tireoaritenóideos • Traqueostomia
Síndrome neuroléptica maligna	Causada por fármacos com atividade bloqueadora de dopamina	• Internar em UTI • Interromper o fármaco desencadeante • Tratar com bromocriptina, amantadina, dantroleno ou lorazepam
Reação distônica aguda	Causada por fármacos com atividade bloqueadora de dopamina	• Interromper o fármaco desencadeante • Tratar com difenidramina IV
Crise oculogírica	Causada por fármacos com atividade bloqueadora de dopamina	• Interromper ou reduzir a dose do fármaco desencadeante • Tratar com difenidramina IV
Forma paralítica da coreia de Sydenham	Estado de hipotonia grave com paralisia	• Tratar com corticoides IV

IV, via intravenosa; UTI, unidade de tratamento intensivo.

estágio e da gravidade da doença; em muitos casos uma meta terapêutica realista consiste em reduzir a frequência, a gravidade e o impacto funcional dos movimentos anormais, em vez de seu controle completo. Muitos pacientes não precisam ser tratados; é importante esclarecer qual é o impacto dos movimentos anormais na qualidade de vida do paciente de forma a definir a necessidade de tratamento.

LEITURA SUGERIDA

Albanese A, Bhatia K, Bressman SB, et al. Phenomenology and classification of dystonia: a consensus update. *Mov Disord.* 2013;28(7):863-873.

Ashizawa T, Xia G. Ataxia. *Continuum (Minneap Minn).* 2016;22(4 Movement Disorders):1208-1226.

Bakker MJ, van Dijk JG, van den Maagdenberg AM, Tijssen MA. Startle syndromes. *Lancet Neurol.* 2006;5(6):513-524.

Barbey A, Aybek S. Functional movement disorders. *Curr Opin Neurol.* 2017;30(4):427-434.

Bhatia KP, Bain P, Bajaj N, et al. Consensus statement on the classification of tremors from the Task Force on Tremor of the International Parkinson and Movement Disorder Society. *Mov Disord.* 2018;33(1):75-87.

Bogan RK, Cheray JA. Restless legs syndrome: a review of diagnosis and management in primary care. *Postgrad Med.* 2013;125(3):99-111.

Elias WJ, Shah BB. Tremor. *JAMA.* 2014;311(9):948-954.

Espay AJ, Chen R. Myoclonus. *Continuum (Minneap Minn).* 2013;19(5 Movement Disorders):1264-1286.

Fahn S, Jankovic J, Hallett M. *Principles and Practice of Movement Disorders.* 2nd ed. Philadelphia, PA: Elsevier Saunders; 2011.

Frucht SJ. Treatment of movement disorder emergencies. *Neurotherapeutics.* 2014;11(1):208-212.

Ghosh D, Rajan PV, Erenberg G. A comparative study of primary and secondary stereotypies. *J Child Neurol.* 2013;28(12):1562-1568.

Hallett M. Electrodiagnosis in movement disorders. In: Levin KH, Lüders HO, eds. *Comprehensive Clinical Neurophysiology.* Philadelphia, PA: WB Saunders; 2000:281-294.

Jankovic J, Kurlan R. Tourette syndrome: evolving concepts. *Mov Disord.* 2011;26(6):1149-1156.

Klockgether T. The clinical diagnosis of autosomal dominant spinocerebellar ataxias. *Cerebellum.* 2008;7(2):101-105.

Louis ED. Diagnosis and management of tremor. *Continuum (Minneap Minn).* 2016;22(4 Movement Disorders):1143-1158.

Martino D, Hedderly T. Tics and stereotypies: a comparative clinical review. *Parkinsonism Relat Disord.* 2019;59:117-124.

Mestre TA. Chorea. *Continuum (Minneap Minn).* 2016;22(4 Movement Disorders):1186-1207.

Morgante F, Edwards MJ, Espay AJ. Psychogenic movement disorders. *Continuum (Minneap Minn).* 2013;19(5 Movement Disorders):1383-1396.

Ondo WG. Restless legs syndrome. *Neurol Clin.* 2009;27(3):779-799.

Pringsheim T, Okun MS, Muller-Vahl K, et al. Practice guideline recommendations summary: treatment of tics in people with Tourette syndrome and chronic tic disorders. *Neurology.* 2019;91(19):896-906.

Reich SG. Painful legs and moving toes. *Handb Clin Neurol.* 2011;100:375-383.

Roper LS, Saifee TA, Parees I, et al. How to use the entrainment test in the diagnosis of functional tremor. *Pract Neurol.* 2013;13(6):396-398.

Sanger TD, Chen D, Fehlings DL, et al. Definition and classification of hyperkinetic movements in childhood. *Mov Disord.* 2010;25(11):1538-1549.

Schaefer SM, Rostami R, Greer DM. Movement disorders in the intensive care unit. *Semin Neurol.* 2016;36(6):607-614.

Shanker V, Bressman SB. Diagnosis and management of dystonia. *Continuum (Minneap Minn).* 2016;22(4 Movement Disorders):1227-1245.

Singer HS. Motor stereotypies. *Semin Pediatr Neurol.* 2009;16(2):77-81.

Sternberg EJ, Alcalay RN, Levy OA, et al. Postural and intention tremors: a detailed clinical study of essential tremor vs. Parkinson's disease. *Front Neurol.* 2013;4:51.

Walker RH. Differential diagnosis of chorea. *Curr Neurol Neurosci Rep.* 2011;11(4):385-395.

Fraqueza, Cãibras e Rigidez Musculares

14

Comana M. Cioroiu

PONTOS-CHAVE

1. Queixas de fraqueza muscular verdadeira devem ser diferenciadas de sintomas subjetivos semelhantes causados por doenças localizadas fora do sistema nervoso.

2. Lesões localizadas no sistema extrapiramidal (i. e., gânglios da base e cerebelo) podem causar sintomas como rigidez, perda de destreza ou desequilíbrio, que, algumas vezes, são referidos pelo paciente como fraqueza.

3. Anamnese e exame físico detalhados são fundamentais à determinação da causa da fraqueza do paciente e ajudam a localizá-la em determinada estrutura do sistema nervoso central (SNC) ou periférico (SNP).

4. Sinais/sintomas classificados como "sinais de alerta", inclusive fraqueza súbita ou progressiva, ou outras queixas associadas como dispneia ou incontinência, devem resultar em investigação diagnóstica mais urgente.

5. É importante reconhecer os pacientes que necessitam de investigação imediata, para os quais os exames mais importantes a serem solicitados incluem provas de função pulmonar e teste formal da deglutição.

6. Reconhecer padrões é fundamental à localização da origem da queixa em determinada parte (ou partes) do sistema nervoso.

7. Exames complementares devem ser solicitados com base na anamnese e exame físico detalhado, sugerindo a localização correta, e podem incluir, dentre outros, exames de imagem, análises laboratoriais e testes eletrodiagnósticos.

INTRODUÇÃO

Fraqueza muscular é uma das queixas mais comuns na prática neurológica; por essa razão, o alcance desse termo e seu diagnóstico diferencial são amplos. O paciente pode apresentar fraqueza muscular em decorrência de lesão em qualquer ponto no sistema nervoso central (SNC) ou periférico (SNP), desde córtex cerebral até músculos. Com frequência, os pacientes empregam o termo fraqueza muscular para descrever várias manifestações funcionalmente limitantes que não têm correlação com perda de força muscular como bradicinesia associada ao parkinsonismo ou à incoordenação associada à ataxia cerebelar. O conceito de fraqueza muscular é especialmente desafiador quando se trata de diferenciá-la da sensação global de fadiga ou astenia, que é uma queixa comum nos pacientes com transtornos psiquiátricos (p. ex., depressão) ou doenças sistêmicas (p. ex., câncer).

Não é de todo incomum que pacientes procurem o neurologista por causa de sensação de fraqueza generalizada mal definida, que pode ser atribuída a várias doenças não neurológicas sem qualquer causa neurogênica específica. A obrigação do neurologista, nessa situação, consiste em realizar anamnese abrangente e exame físico detalhado para determinar se as queixas do paciente são causadas por algum distúrbio do sistema nervoso.

ESTRATÉGIA DE CONDUTA TERAPÊUTICA

O simples fato de perguntar ao paciente sobre as consequências funcionais específicas de sua fraqueza (p. ex., dificuldade para subir escadas, abotoar a roupa e abrir garrafas) ajuda a diferenciar a fraqueza generalizada consequente a fadiga da fraqueza com uma causa neurológica subjacente que pode ser localizada. A anamnese e o exame físico devem ajudar o médico a localizar a condição em uma região específica do SNC ou SNP e obter indícios de possíveis etiologias. Os sinais/sintomas concomitantes e associados à fraqueza muscular ajudam a formular uma impressão diagnóstica. Queixas de dor muscular, cãibras ou rigidez sugerem o diagnóstico de miopatia, enquanto dormência ou formigamento sugere neuropatia periférica ou lesão do SNC.

Sinais de alerta específicos na anamnese ou no exame físico constituem indícios importantes e levam à instituição de tratamento mais imediato (Tabela 14.1). Após ser feito um diagnóstico diferencial abrangente, os exames complementares são solicitados com o propósito de confirmar ou descartar uma condição específica e incluem, mas não se limitam a, exames de sangue, de imagem e eletrodiagnóstico. Muitos pacientes com fraqueza muscular são atendidos no consultório ou no ambulatório; contudo, a fraqueza muscular aguda também pode ocorrer em pacientes hospitalizados e, frequentemente, demanda investigação mais imediata e rápida instituição de terapia (Tabela 14.2).

NEUROANATOMIA E LOCALIZAÇÃO DA FRAQUEZA

Fraqueza muscular pode estar localizada em várias regiões no neuroeixo, desde o córtex cerebral até o próprio músculo, e ter sua origem no SNC ou SNP.

Tabela 14.1 Sinais de alerta detectados na avaliação de fraqueza.

- Fraqueza muscular que se agrava em alguns dias ou em menos tempo
- Dispneia
- Incapacidade de levantar a cabeça contra a força da gravidade
- Sinais/sintomas bulbares (p. ex., dificuldade para mastigar, falar e deglutir)
- Perda da capacidade de deambular
- Alterações da função intestinal ou vesical

Tabela 14.2 Etapas fundamentais ao diagnóstico e tratamento de fraqueza.

- Caracterizar a fraqueza muscular em termos de cronologia, variabilidade, distribuição e sinais/sintomas associados
- Realizar exame neurológico detalhado para ajudar a localizar a fraqueza muscular no neuroeixo
- Determinar se há sinais referidos predominantemente ao neurônio motor superior ou neurônio motor inferior
- Pesquisar sinais de alerta (Tabela 14.1)
- Solicitar exames apropriados segundo a localização mais provável e diagnóstico diferencial
- Conhecer os diagnósticos ou sinais que exigem intervenção imediata (p. ex., síndrome de Guillain-Barré, mononeurite múltipla ou miastenia *gravis*)

O sistema motor central ou piramidal é constituído pelo córtex cerebral, trato corticospinal e vários outros tratos com os quais interage (p. ex., tratos rubrospinal e tetospinal). Nos casos típicos, acredita-se que a fraqueza muscular relacionada com processo central acometendo o trato corticospinal ou sistema piramidal manifeste-se como espasticidade, hiper-reflexia e reflexos patológicos (p. ex., sinal de Babinski).

A fraqueza muscular consequente à patologia no SNP provoca, caracteristicamente, um padrão de fraqueza muscular periférica do neurônio motor inferior que consiste em hiporreflexia, atrofia e degeneração musculares, redução do tônus e, em alguns casos, atividade muscular espontânea como fasciculações. Considera-se que o sistema motor periférico inclui, tipicamente, o neurônio motor no corno anterior da medula espinal (ou tronco encefálico no caso de nervos cranianos), o nervo periférico, a junção neuromuscular e o músculo distal a ela. Tanto a anamnese como o exame neurológico ajudarão a localizar a alteração em uma parte específica do neuroeixo e, portanto, ambos orientam o diagnóstico diferencial e o plano terapêutico do paciente.

Fraqueza muscular central (neurônio motor superior)

O trato corticospinal ou sistema piramidal podem ser lesionado em vários pontos ao longo de seu trajeto desde o córtex, através da coroa radiada, até o tronco encefálico, via pedúnculos cerebrais do mesencéfalo até a medula oblonga (bulbo) e a medula espinal. A lesão mais alta possível se localiza no córtex motor primário do cérebro, onde as maiores células piramidais (células de Betz) estão localizadas na camada 5 do córtex.

A responsabilidade pelo planejamento e pelo preparo dos movimentos pertence ao córtex suplementar e ao córtex pré-motor, que regulam a ação motora. As ações do trato corticospinal também são moduladas pelo cerebelo, assim como pelos núcleos da base e seus tratos, também conhecidos como *sistema extrapiramidal*. Patologias nesse sistema podem resultar em escassez ou exagero dos movimentos e o comprometimento funcional sentido pelo paciente pode, com frequência, ser descrito como fraqueza muscular.

O exame neurológico e a anamnese podem sugerir uma condição localizada no sistema cerebelar ou no sistema extrapiramidal (como a doença de Parkinson). Os achados incluem ataxia, bradicinesia (pobreza e lentidão dos movimentos), tremores e instabilidade postural. Em muitos casos, o elemento crucial para a localização da lesão consiste em buscar ativamente um padrão ou um conjunto de achados que apontem para uma causa específica de fraqueza muscular (Tabela 14.3).

Lesões corticais

Várias doenças podem comprometer o trato corticospinal, desde acidentes vasculares encefálicos ou sangramentos significativos, até tumores e infecções. Lesões corticais provocam um padrão característico de fraqueza muscular, no qual um membro é acometido preferencialmente devido à distribuição da representação motora no homúnculo do córtex motor primário. Os infartos, por exemplo, que acometem o território da artéria cerebral média, afetam preferencialmente o membro superior e a face e não o membro inferior. Com frequência, existem outros sinais corticais associados, como afasia ou negligência, e os pacientes podem apresentar cefaleia ou crises epilépticas. Fraqueza muscular de origem cortical também pode ser causada por enxaqueca atípica ou paralisia de Todd pós-crítica, e essas condições devem ser aventadas quando o cenário clínico for apropriado.

Lesões subcorticais

Lesões subcorticais, como as que ocorrem na cápsula interna, provocam quadro de fraqueza muscular unilateral mais completo, que pode ou não poupar a face. Doenças desmielinizantes como esclerose múltipla (EM) são, com frequência, implicadas na fraqueza muscular de origem subcortical, embora várias outras etiologias, como infarto ou tumor, também sejam possíveis. A fraqueza muscular atribuída a uma lesão no tronco encefálico pode manifestar-se como fraqueza unilateral em um membro superior e um membro inferior, com acometimento facial associado. De modo geral, existem sinais/sintomas atribuíveis à disfunção de nervos cranianos, como diplopia e dormência facial ou hemiataxia consequente a envolvimento dos tratos cerebelares no tronco encefálico.

Tabela 14.3 Causas comuns de fraqueza com base em sua progressão.

Agudas (segundos a minutos)	Subagudas (minutos a horas)	Crônicas (meses a anos)
• Infarto	• Doença desmielinizante do SNC (p. ex., EM)	• Neoplasia
• Hemorragia	• Ingestão de substâncias tóxicas	• Transtorno da junção neuromuscular
• Paralisia periódica	• Plexopatia	• Polineuropatia axonal
• Enxaqueca complicada	• Neuropatia desmielinizante aguda (síndrome de Guillain-Barré)	• Lesão estrutural (p. ex., hérnia de disco)
• Traumatismo	• Distúrbios metabólicos	• Doença do neurônio motor
• Paralisia de Todd pós-crítica	• Transtorno da junção neuromuscular	• Miopatia
• Transtorno de conversão	• Infecção	
	• Mononeurite múltipla	

EM, esclerose múltipla; SNC, sistema nervoso central.

Lesões da medula espinal

Depois da decussação nas pirâmides do bulbo, o trato corticospinal lateral é formado na medula espinal que percorre ipsilateralmente ao dimídio inervado, localizado logo à frente das colunas posteriores e medialmente ao trato espinocerebelar posterior. Vale mencionar que aproximadamente 10% das fibras do trato corticospinal não fazem a decussação na pirâmide e descem para a medula espinal, para formar o trato corticospinal anterior ou ventral. Nos casos típicos, pacientes com fraqueza muscular relacionada com doença da medula espinal apresentam queixas motoras e sensoriais, que podem ser bilaterais ou localizadas em um membro. Pode ou não ocorrer dor, e sua descrição varia conforme a causa da fraqueza muscular. Pode ocorrer rigidez relacionada com mielopatia, sinal de Lhermitte (sensações semelhantes a choques elétricos durante a flexão do dorso) ou dorsalgia difusa. Também podem ocorrer distúrbios da função vesical ou intestinal que exigem investigação diagnóstica à procura de compressão medular.

Fraqueza muscular periférica (neurônio motor inferior)

Os neurônios motores superiores que formam os tratos corticospinais fazem sinapse com os interneurônios e os neurônios motores inferiores no corno anterior da medula espinal. A unidade motora é definida como um neurônio motor alfa no corno anterior da medula espinal (ou no tronco encefálico quando relacionada com nervos cranianos) e todas as fibras musculares que ele inerva. Uma patologia no corno anterior da medula espinal pode se manifestar como combinação de sinais dos neurônios motores superiores e dos neurônios motores inferiores como ocorre na esclerose lateral amiotrófica e, com frequência, inclui fraqueza bulbar concomitante. Os pacientes com lesão localizada no corno anterior da medula espinal frequentemente apresentam fraqueza muscular assimétrica, que começa na região bulbar ou em um membro e, depois, evolui de modo segmentar com o passar do tempo. Dor relacionada com cãibras musculares e rigidez é uma queixa comum.

O neurônio motor inferior sai da medula espinal para formar a parte motora ventral da raiz do nervo espinal e depois encontra a raiz nervosa sensitiva dorsal (além do gânglio da raiz dorsal) para formar o nervo periférico. Nessa localização, a raiz nervosa dorsal é comumente suscetível à compressão por um disco intervertebral herniado, e os pacientes apresentam dor com irradiação ou perda sensitiva correspondendo a um *dermátomo* específico. Miótomo é definido como um grupo de músculos inervados por uma única raiz nervosa. A maioria dos músculos é inervada por duas ou mais raízes nervosas e, portanto, a lesão de uma raiz nervosa raramente provoca fraqueza muscular acentuada graças a essa superposição nos miótomos.

Plexo braquial

Antes de se dividirem em nervos periféricos específicos, as fibras motoras e sensitivas formam juntas uma rede denominada *plexo*. Existem dois plexos – braquial e lombossacral. O plexo braquial consiste em raízes nervosas de C5 a T1, enquanto o plexo lombossacral consiste em raízes nervosas de L1 a S3. O plexo braquial é constituído por três troncos (superior, médio, inferior) com duas divisões (anterior e posterior), formando então três fascículos (medial, lateral, posterior) e se subdividindo e acabando em nervos periféricos terminais. Nervos periféricos diferentes saem do plexo braquial em diferentes níveis; alguns, como o nervo frênico, saem imediatamente das raízes nervosas, enquanto outros formam os ramos terminais do plexo. Esses nervos terminais podem ser puramente motores, puramente sensitivos ou mistos.

Plexo lombossacral

O plexo lombossacral tem um arranjo um pouco diferente, com várias raízes nervosas se reunindo para formar grandes nervos que continuam a se diferenciar em ramos terminais ou nervos periféricos. As raízes nervosas de L4 a S3, por exemplo, reúnem-se para formar o nervo isquiático que, posteriormente, subdivide-se em nervo fibular e nervo tibial. A fraqueza localizada no plexo manifesta-se, tipicamente, com dor aguda ou subaguda em um membro e é mais comumente de origem traumática. Existem também outras etiologias (p. ex., infecciosas, estruturais e inflamatórias). A fraqueza é localizada em um membro, frequentemente na distribuição de vários nervos. Podem existir queixas sensitivas, mas o exame sensitivo é frequentemente normal.

Nervos periféricos

Nervos terminais ou periféricos podem ser afetados isoladamente (mononeuropatia) ou em conjunto em um padrão uniforme ou multifocal. Mononeuropatias são mais comumente consequentes à compressão, e os sinais/sintomas são restritos à distribuição de um nervo distal à lesão. Polineuropatias têm diagnóstico diferencial amplo e podem ser subdivididas naquelas causadas por desmielinização e naquelas com envolvimento axonal predominante.

Tipicamente, as neuropatias desmielinizantes também envolvem as raízes nervosas e podem ser denominadas *radiculoneuropatias*. Essas condições tendem a ter predominância motora maior que sensitiva, manifestam-se de modo mais generalizado ou multifocal, em vez de fraqueza muscular comprimento-dependente, e a arreflexia é típica no exame. Os nervos cranianos também podem ser afetados.

De modo geral, as polineuropatias axonais são comprimento-dependentes, comprometem mais a função sensitiva que a motora e poupam os nervos cranianos. O diagnóstico diferencial para esse tipo de polineuropatia é amplo e inclui causas metabólicas, infecciosas e sistêmicas, entre outras. A neuropatia diabética é, sem dúvida, a etiologia mais comum de polineuropatia axonal comprimento-dependente.

Ocasionalmente, diferentes nervos periféricos são acometidos de modo assimétrico e heterogêneo. Esse tipo de síndrome de mononeuropatias múltiplas (denominada frequentemente *mononeurite múltipla*) resulta, com frequência, de lesão isquêmica a diferentes nervos periféricos e se manifesta como fraqueza dolorosa aguda e perda sensitiva. Nesses casos, é crucial descartar a possibilidade de vasculite subjacente, porque o manejo tem de ser instituído rapidamente para evitar lesão irreversível adicional.

Junção neuromuscular

Cada nervo periférico termina na placa motora do músculo por ele inervado, onde forma a junção neuromuscular. Nesse ponto, o influxo de cálcio para a parte terminal do neurônio resulta em ligação de vesículas contendo acetilcolina à membrana neuronal e liberação de acetilcolina no espaço pós-sináptico. O local de liberação de acetilcolina é conhecido como *zona ativa* e é o local de influxo de cálcio via canais de cálcio dependentes de voltagem e liberação de acetilcolina. A ligação da acetilcolina aos seus receptores pós-sinápticos correspondentes nas placas motoras resulta em abertura dos canais de sódio e em consequente despolarização da membrana muscular e potencial de placa motora. O somatório de vários potenciais de placa motora é o que resulta em potencial de fibra muscular bem definido e subsequente contração muscular.

A fraqueza localizada na junção neuromuscular (ver Capítulo 93) frequentemente se manifesta como fraqueza bulbar proximal, que flutua com a atividade e o horário do tempo. Podem ser encontrados autoanticorpos contra componentes da membrana pré-sináptica (ou seja, contra os canais de cálcio dependentes de voltagem na síndrome miastênica de Lambert-Eaton) ou da membrana pós-sináptica (p. ex., miastenia *gravis*, na qual são formados contra os receptores de acetilcolina). O potencial de ação da fibra muscular provoca despolarização da parte interna da fibra muscular e resulta em ativação dos canais de cálcio no retículo sarcoplasmático do miócito e liberação de cálcio. A seguir, o cálcio se liga à troponina C nos filamentos de actina da miofibrila, liberando tropomiosina do filamento e possibilitando a ligação de miosina. A ligação de trifosfato de adenosina à miosina possibilita, então, a liberação da actina, resultando em relaxamento muscular.

Miopatia

A fraqueza muscular causada por patologia muscular intrínseca é, com frequência, proximal, simétrica e progressiva. Os pacientes podem apresentar também fraqueza da musculatura facial e dos movimentos dos olhos (como ocorre nas miopatias mitocondriais). A mialgia é uma queixa comum e o exame da sensibilidade deve ser normal. Há várias causas, inclusive inflamatórias, congênitas e metabólicas.

ANAMNESE DIRIGIDA

Dados demográficos e história patológica pregressa

O conhecimento da idade do paciente e de sua história patológica pregressa (HPP) é crucial, porque as várias etiologias são mais ou menos prováveis dependendo da idade do paciente. É mais provável que hemiparesia à esquerda em uma mulher jovem seja causada por uma exacerbação de EM do que por um acidente vascular encefálico e o oposto se aplica a um homem hipertenso de 87 anos de idade.

É fundamental obter uma lista completa dos medicamentos usados pelo paciente porque determinadas exposições constituem indícios diagnósticos (p. ex., miopatia por estatinas). A história social também é importante, sobretudo no tocante à exposição a substâncias tóxicas e viagens, porque o consumo e a exposição a substâncias tóxicas (p. ex., álcool etílico, chumbo) e o contato com vários agentes infecciosos podem resultar em fraqueza muscular de origem central e periférica. Uma história familiar meticulosa é necessária quando existe a suspeita de distúrbios hereditários e um heredograma é, com frequência, valioso. Portanto, a idade, a HPP, a história social e a história familiar do paciente ajudarão a formular um diagnóstico diferencial apropriado com base nas probabilidades e ajudarão a orientar o manejo.

Cronologia da fraqueza muscular

Uma das questões que precisa ser feita é quando a fraqueza muscular surgiu e se a evolução dela foi aguda, subaguda ou crônica (Tabela 14.3). Fraqueza muscular focal que surge abruptamente (ou seja, em segundos a minutos) é mais sugestiva de um evento vascular, como hemorragia ou infarto, e esses pacientes precisam ser avaliados e investigados em caráter de emergência. A fraqueza muscular de aparecimento subagudo tem um diagnóstico diferencial mais amplo e pode ser causada por doenças desmielinizantes, como EM, lesão expansiva ou neuropatia desmielinizante aguda, entre outras condições. Fraqueza muscular de evolução crônica (ao longo de meses a anos) é sugestiva de doença neurodegenerativa, como doença do neurônio motor, neuropatia periférica, miopatia ou lesão estrutural lentamente progressiva. *A cronologia dos sinais e sintomas dita a urgência da avaliação e tratamento do paciente.*

Variabilidade da fraqueza muscular

Outro elemento crucial da história neurológica detalhada consiste no questionamento sobre a natureza da fraqueza muscular e se a ela é transitória, flutuante ou permanente. Fraqueza muscular transitória que flutua ao longo do dia ou aos esforços sugere um transtorno da junção neuromuscular, exacerbação de EM ou canalopatia (p. ex., paralisia periódica).

Distribuição da fraqueza muscular

A caracterização da distribuição e simetria da fraqueza muscular é igualmente importante quando se formula um plano para localização da lesão e determinação da etiologia provável. A fraqueza muscular que afeta um membro superior e um membro inferior do mesmo lado do corpo é denominada *hemiparesia*. Se o membro superior e o membro inferior afetados estiverem em lado opostos do corpo, este déficit é denominado *hemiparesia cruzada*. Se a fraqueza muscular comprometer apenas um membro, é denominada *monoparesia*, enquanto a fraqueza muscular dos dois membros inferiores é conhecida como *paraparesia*. O elemento de composição *plegia*, no mesmo contexto, implica paralisia completa.

Determinados padrões de fraqueza muscular constituem indícios da localização da lesão causal. Fraqueza muscular de um membro predominantemente do neurônio motor superior, associada ou não a comprometimento facial, sugere uma lesão cortical no SNC como acidente vascular encefálico ou EM. Tendo em vista a distribuição no homúnculo motor, a fraqueza muscular incompleta de neurônio motor superior de um membro sugere uma lesão no córtex, enquanto a hemiplegia completa envolvendo a face é, mais provavelmente, localizada nas estruturais subcorticais ou no tronco encefálico. Se determinados músculos em um membro (correspondendo a um miótomo ou nervo periférico específico) forem comprometidos preferencialmente, isso indica uma condição no SNP como radiculopatia ou mononeuropatia. Fraqueza muscular generalizada pode acometer os quatro membros e está relacionada a um processo na medula espinal (p. ex., mielopatia cervical), no nervo periférico (p. ex., polineuropatia), na junção neuromuscular ou no músculo.

A caracterização adicional do padrão como *distal* ou *proximal* também é muito útil. A fraqueza muscular generalizada simétrica e distal, por exemplo, está comumente relacionada com uma polineuropatia, enquanto fraqueza muscular proximal é mais provavelmente consequente a uma condição no músculo ou na junção neuromuscular.

Sintomas sensoriais

O questionamento sobre sintomas associados é crucial na determinação da localização, além de ajudar na formulação de hipóteses diagnósticas (Tabela 14.4). É essencial perguntar se

Tabela 14.4 Sinais e sintomas associados às diversas síndromes que causam fraqueza

	Córtex	Tronco encefálico	Medula	Neurônio motor	Raiz neural ou plexo	Nervo periférico	Junção neuromuscular	Músculo
Déficit sensorial	Pode seguir a mesma distribuição da fraqueza (i.e., AVE, placa de EM)	Pode seguir a mesma distribuição da fraqueza	Corresponde ao nível da fraqueza, geralmente com nível sensorial	Ausente	Pode afetar um dermátomo ou seguir a distribuição do nervo periférico	Pode seguir a distribuição de um ou mais nervos (i.e., distribuição distal com padrão de meia-luva)	Ausente	Ausente
Déficits de cognição ou linguagem	Presentes	Ausentes	Ausentes	Ausentes (ELA avançada pode causar déficits cognitivos)	Ausentes	Ausentes	Ausentes	Ausentes
Dor	Pode ter cefaleia	Pode ter cefaleia	Dor lombar localizada ou difusa	Ausente	Dor irradiada ou difusa com plexopatia no membro afetado	Ardência ou parestesias (i.e., polineuropatia) no membro afetado	Ausente	Mialgia mais proximal que distal
Câimbras ou rigidez	Espasticidade	Espasticidade	Espasticidade	Câimbras e rigidez são comuns	Ausentes	Câimbras e rigidez nos casos de polineuropatia e algumas mononeuropatias	Ausentes	Câimbras são comuns com: • Distrofia miotônica • Canalopatias • Miopatias metabólicas • Miopatias mitocondriais • Síndrome da pessoa rígida
Distúrbios visuais	Déficits dos campos visuais frontais ou hemianopsia	Diplopia ou nistagmo	Ausentes	Ausentes	Ausentes	Oftalmoparesia ou diplopia em alguns casos de SGB ou síndrome de Miller-Fisher	Diplopia ou ptose nos casos de miastenia gravis	Diplopia pode ocorrer com miopatias mitocondriais, entre outras
Distúrbios da fala ou deglutição	Atribuídos à fraqueza da língua/face	Atribuídos à fraqueza da língua/face	Ausentes	Acometimento bulbar com doença do neurônio motor	Ausentes	Podem correr com neuropatias desmielinizantes com acometimento dos nervos cranianos	Fala anasalada e disfagia nos casos de miastenia gravis	Atribuídos à fraqueza da faringe e língua
Distúrbios respiratórios	Ocorrem com infartos ou hemorragias grandes	Ocorrem com infartos ou hemorragias	Podem ocorrer com lesões cervicais altas	Acometimento bulbar com doença do neurônio motor	Acometimento do nervo frênico nas plexopatias	Podem ocorrer com neuropatias desmielinizantes com lesões do bulbo e nervo frênico	Acometimento bulbar nas doenças neuromusculares pré-sinápticas e pós-sinápticas	Podem ocorrer com algumas miopatias (i.e., amiloide, miopatia distal com insuficiência respiratória em estágio inicial da doença)
Sintomas cardíacos	Ausentes	Ausentes	Ausentes	Ausentes	Ausentes	Ausentes	Ausentes	Várias miopatias (i.e., distrofia miotônica, miopatia de Duchenne ou Becker) podem causar miocardiopatia
Distúrbios urinários	Incontinência nos casos de lesões frontais paracentrais	Ausentes	Incontinência urinária nos casos de compressão medular	Ausentes	Ausentes	Ausentes	Ausentes	Algumas miopatias (i.e., doença de McArdle) causam mioglobinúria

existem sintomas sensitivos, porque esse dado sugere neuropatia, plexopatia ou lesão medular. Sintomas sensitivos podem ter características positivas (formigamento, parestesias, dor) ou negativas (dormência, perda da sensibilidade). O achado de nível sensitivo específico indica patologia na medula espinal e deve ser pesquisado quando o contexto clínico for apropriado.

Queixas cognitivas ou alterações da linguagem sempre devem levantar a suspeita de um processo cortical, e a fraqueza muscular, nesse caso, pode comprometer a face e, tipicamente, acomete um membro mais que o outro.

Dor

Dor pode acometer pacientes com fraqueza neuromuscular, contudo, precisa ser diferenciada das mialgias difusas que podem estar relacionadas com uma doença clínica sistêmica subjacente ou transtorno psiquiátrico. Com frequência essa diferenciação é difícil porque as queixas podem ser quase idênticas. Os pacientes com neuropatia sentem, com frequência, dor em caráter de queimação, distal e simétrica, enquanto os indivíduos com radiculopatia ou plexopatia se queixam de dor que se irradia para o pescoço, o membro superior ou o ombro. Dor na mão é uma manifestação comum da síndrome do túnel do carpo, que acaba evoluindo para fraqueza e incoordenação da mão. Mononeurite múltipla causada por infartos neurais em pacientes com vasculite pode se manifestar como dor aguda em uma distribuição variável. A plexopatia é, frequentemente, precedida por dor no membro afetado antes de surgirem fraqueza muscular ou sintomas sensitivos. Fraqueza muscular em um paciente com lesão expansiva na medula espinal ou no cérebro pode se acompanhar de cefaleia ou dorsalgia.

Rigidez muscular e cãibras

A rigidez muscular ocorre com frequência nas lesões do neurônio motor superior que provocam espasticidade e pode ocorrer tanto nos pacientes com fraqueza muscular consequente a lesões corticais, subcorticais e no tronco encefálico como nos indivíduos com mielopatia nas síndromes raquimedulares. *Cãibras* (espasmo muscular localizado ou contração persistente) são mais um fenômeno de músculo/neurônio motor inferior e ocorrem frequentemente em várias síndromes periféricas. As cãibras são manifestação frequente de doença do neurônio motor na qual os pacientes se queixam de cãibras frequentes e espasmos musculares debilitantes intermitentes. Indivíduos com polineuropatia frequentemente também apresentam rigidez ou cãibras que são mais constantes e menos paroxísticas.

Várias doenças musculares primárias incluem cãibras como manifestação primária e, muitas vezes, é necessário diferenciar as cãibras de mialgias mais difusas. Miopatias caracterizadas por *miotonia* (contração muscular prolongada após contração voluntária ou percussão), como distrofia miotônica e determinadas canalopatias, comumente têm as cãibras como manifestação inicial. Miopatias metabólicas e determinadas miopatias mitocondriais frequentemente manifestam-se com cãibras intermitentes. A *síndrome da pessoa rígida* (ver Capítulo 98) é um distúrbio autoimune caracterizado por espasmos musculares dolorosos causados por rigidez difusa ou localizada do corpo, geralmente na ausência de fraqueza muscular.

Distúrbios da visão e fala

Se houver queixas visuais, elas precisam ser bem caracterizadas. Um déficit no campo visual ou preferência da mirada sugere condição cortical, enquanto ptose ou diplopia poderia ser manifestação de uma miopatia ou um transtorno da junção neuromuscular.

Anormalidades da fala como disartria precisam, antes de tudo, ser diferenciadas de um transtorno da linguagem. Disartria é um achado sugestivo de fraqueza de origem bulbar com várias etiologias. Lesões corticais, subcorticais ou do tronco encefálico podem comprometer as fibras da língua; as doenças do neurônio motor podem se manifestar com envolvimento bulbar ou levar a envolvimento bulbar. Da mesma maneira, um transtorno da junção neuromuscular ou um distúrbio muscular pode causar alterações da fala e da deglutição. A queixa de disartria sempre deve fazer com que o examinador questione se também há alterações da deglutição, porque isso tem importantes implicações para o manejo e o prognóstico.

Sintomas respiratórios

Perguntar sobre problemas respiratórios também é essencial nos casos de pacientes com fraqueza muscular, seja localizada ou generalizada. Lesões grandes no córtex cerebral e no tronco encefálico podem levar rapidamente a insuficiência respiratória quando ocorrem agudamente. Os transtornos do neurônio motor, da junção neuromuscular e dos músculos são, com frequência, complicados por insuficiência respiratória, que se manifesta como dispneia, cefaleia matutina ou fadiga diurna. Ocasionalmente, polineuropatia desmielinizante inflamatória aguda causa fraqueza diafragmática e subsequente insuficiência respiratória. Assim, é obrigatório o monitoramento cuidadoso da função respiratória desses pacientes.

Distúrbios autônomos

Queixas urinárias (mais comumente incontinência ou polaciúria) são mais comuns em indivíduos com lesões do neurônio motor superior, como as que afetam o lobo frontal paracentral ou a medula espinal. O relato de urina de coloração escura indica mioglobinúria (consequente a degradação muscular), sugerindo uma doença muscular primária, como a doença de McArdle. Além disso, deve-se pesquisar se há disfunção autônoma (p. ex., sinais/sintomas ortostáticos, xerostomia ou xeroftalmia), porque sua participação é importante em determinadas neuropatias. Por fim, sinais/sintomas sugestivos de comprometimento cardíaco, como síncope, dor torácica e dispneia aos esforços físicos geram preocupação quando o paciente tem miocardiopatia concomitante e determinadas miopatias (p. ex., distrofia de Duchenne ou Becker).

EXAME NEUROLÓGICO DIRIGIDO

Exame neurológico dirigido é crucial para a avaliação do paciente com fraqueza muscular. Idealmente, esse exame deve ser feito com o paciente desnudado e um roupão do exame. A aferição da pressão arterial e da frequência cardíaca nas posições ortostática e supina, quando apropriada, é importante para a pesquisa de alterações ortostáticas sugestivas de comprometimento do sistema nervoso autônomo.

Estado mental

A avaliação do estado mental é importante, sobretudo nos casos de fraqueza muscular consequente a processos corticais ou subcorticais (p. ex., acidente vascular encefálico, neoplasia), porque auxilia na localização da lesão. A fraqueza muscular consequente a transtorno do SNP deve se acompanhar de preservação da função cognitiva e da linguagem.

Nervos cranianos

Durante a avaliação dos nervos cranianos deve-se dar atenção especial ao exame dos olhos, começando com seu aspecto em repouso. Deve ser registrada a existência ou não de ptose, desvio dos olhos ou outras assimetrias em repouso. Tanto os processos centrais como os periféricos podem provocar comprometimento pupilar associado ou não a oftalmoparesia.

Uma avaliação cuidadosa dos movimentos dos músculos extraoculares é crucial, porque podem estar alterados nas condições que afetam a função dos nervos cranianos (p. ex., processos no tronco encefálico), assim como em doenças da junção neuromuscular (p. ex., miastenia *gravis*) e musculares (p. ex., miopatias mitocondriais).

A força da musculatura facial é avaliada tanto pela avaliação de assimetria em repouso (p. ex., apagamento da prega nasolabial) como pela ativação de vários músculos da face do paciente. O examinador deve pedir ao paciente para fechar vigorosamente seus olhos e depois tentar abri-los para avaliar a força do fechamento dos olhos. Tipicamente os pacientes com fraqueza da musculatura facial não conseguem fechar bem os olhos, e o examinador consegue abri-los com facilidade. Para avaliar a força da metade inferior da face, o examinador solicita que o paciente franza os lábios ou assobie. Fraqueza assimétrica da musculatura facial, que preserva a região frontal, implica lesão do nervo facial (neurônio motor superior), enquanto fraqueza da musculatura facial que afeta toda a hemiface (direita ou esquerda) sugere lesão periférica do sétimo nervo craniano (NC VII). Fraqueza simétrica dos músculos faciais implica, tipicamente, lesão da junção neuromuscular ou dos músculos, embora possa ocorrer raramente em determinadas neuropatias desmielinizantes e na doença do neurônio motor com comprometimento bulbar.

A fraqueza da musculatura da língua pode ser avaliada pela observação de desvio quando da protrusão da língua e pedindo-se ao paciente que empurre com a língua a face interna da bochecha contra a resistência oferecida pela mão do examinador. A língua também deve ser examinada cuidadosamente à procura de atrofia e fasciculações como as que ocorrem na doença do neurônio motor. A fraqueza faríngea também deve ser avaliada pedindo-se ao paciente para emitir sons guturais e verificando-se se o reflexo faríngeo está preservado.

Exame motor

Inspeção

O exame motor sempre deve começar com inspeção e observação. É nessa parte do exame que se faz a distinção entre fraqueza muscular consequente à disfunção do neurônio motor superior (mais comumente relacionada a um processo localizado no trato corticospinal) e fraqueza muscular consequente à disfunção do neurônio motor inferior (localizada no SNP). O examinador deve pesquisar se o paciente apresenta atrofia e desgaste muscular, tanto nos grandes músculos proximais como nos músculos distais menores, como os músculos intrínsecos das mãos (p. ex., primeiro músculo interósseo do dorso da mão), nos quais é frequente o achado de atrofia sutil.

Movimentos adventícios

Movimentos anormais como *fasciculações*, *mioquimia* e *tremores* devem ser pesquisados em vários músculos. A ocorrência de atrofia e fasciculações indica disfunção do neurônio motor inferior, como ocorre na doença do neurônio motor ou mononeuropatias ou polineuropatias crônicas. Mioquimia pode ser observada não apenas nos músculos dos ombros, mas também na face, onde tipicamente é sugestiva de lesão do tronco encefálico (p. ex., uma placa de EM). O dorso deve ser examinado à procura de atrofia (p. ex., escápula alada) e fasciculações.

Tônus muscular

O aumento do tônus muscular nos membros superiores pode manifestar-se, seja na forma de rigidez (resistência consistente durante toda a amplitude de movimento), relacionada com disfunção dos núcleos da base, ou na forma de espasticidade (resistência que é dependente da velocidade), relacionada com doença do trato corticospinal e disfunção do neurônio motor superior. Quando o examinador está avaliando o tônus dos membros superiores do paciente, muitas vezes é válido pedir ao paciente para abrir e fechar a mão do outro braço, porque isso acentua o tônus que já está discretamente aumentado. A melhor maneira de avaliar o tônus muscular nos membros inferiores é colocar o paciente em decúbito dorsal enquanto o examinador segura os joelhos dele e puxa-os rapidamente para cima. O levantamento involuntário dos calcanhares indica aumento do tônus nos membros inferiores, enquanto os calcanhares deslizam naturalmente pela superfície do leito quando o tônus muscular está normal.

O exame motor também é o momento apropriado de pesquisar *miotonia* quando existe suspeita clínica. Uma abordagem consiste em pedir ao paciente para apertar a mão do examinador durante 10 segundos e, depois, abrir rapidamente a mão – pesquisa de miotonia à preensão palmar. Quando existe miotonia, o paciente não consegue relaxar rapidamente os punhos cerrados. Da mesma forma, pode ser pesquisada a ocorrência de miotonia à percussão dos músculos – as pessoas com miotonia apresentam contração muscular prolongada subsequente (tipicamente é percutido o músculo abdutor curto do polegar, embora a língua também possa ser examinada).

Força muscular

A avaliação da força muscular pode ser feita por exame objetivo de diferentes grupos musculares e por observação. A primeira etapa no exame da força muscular consiste em verificar se existe *desvio pronador*: o paciente fica de pé, de olhos fechados, com os braços esticados à frente e as palmas viradas para cima. Os indivíduos com hemiparesia sutil ou franca em decorrência de lesão do neurônio motor superior apresentam pronação e desvio descendente. A solicitação para o paciente *encostar rapidamente as pontas dos dedos das mãos umas nas outras* e fazer *movimentos de rolagem dos braços* também revela fraqueza muscular sutil nas pessoas com formas leves de hemiparesia. Principalmente quando existe a suspeita de causas periféricas para a fraqueza muscular, é necessário fazer um exame meticuloso de vários grupos musculares. É preciso também testar a força da flexão e da extensão do pescoço, porque isso tem implicações importantes, sobretudo na doença do neurônio motor, nos transtornos da junção neuromuscular e nas miopatias. A força da flexão do pescoço está, com frequência, correlacionada com insuficiência respiratória consequente à fraqueza da musculatura respiratória. É muito importante verificar a força da flexão do pescoço em todos os casos de doença do neurônio motor, doenças da junção neuromuscular, miopatia e polineuropatia desmielinizante inflamatória aguda.

Tradicionalmente, a avaliação objetiva da potência muscular é baseada na escala do Medical Research Council, que varia de zero a cinco, na qual cinco representa força muscular plena e zero indica ausência completa de movimento muscular. Um escore de um implica contração muscular discernível sem movimento do músculo inteiro, enquanto um escore de dois indica movimento no mesmo plano de gravidade. Já o escore de três indica movimento contra a força da gravidade, mas não contra resistência. Um escore de quatro representa movimento ativo contra resistência, podendo ser acrescentado um sinal de "+" ou "–" quando apropriado para fazer uma distinção mais sutil entre as variações de movimento contra resistência.

Durante a avaliação da força muscular, cada músculo deve ser testado em uma posição na qual tenha a vantagem mecânica máxima. A abdução dos dedos da mão, por exemplo, deve ser avaliada com o punho na posição neutra e não flexionado. Algumas vezes a fraqueza muscular é sutil demais para ser detectada na avaliação formal de potência muscular. Nesses casos, vale a pena pedir ao paciente para desempenhar determinados movimentos funcionais que podem estar comprometidos nos casos de fraqueza sutil. Por exemplo, uma pessoa com força muscular plena na avaliação de potência pode ter dificuldade para levantar a partir de uma posição agachada ou pular em um pé só. O reconhecimento e a identificação de um padrão específico de fraqueza muscular são importantes porque doenças diferentes provocam padrões diferentes de fraqueza muscular. A fraqueza, por exemplo, em um membro que segue um miótomo específico é sugestiva de uma alteração no plexo nervoso ou em uma raiz nervosa, enquanto a fraqueza simétrica da musculatura proximal sugere um transtorno da junção neuromuscular ou do músculo. O conhecimento da inervação e da ação dos vários grupos musculares é essencial para a localização da fraqueza de etiologia periférica, visto que o padrão de comprometimento muscular indica uma localização e um diagnóstico específicos (Tabela 14.5).

Tabela 14.5 Grupos musculares comuns e suas ações e inervação.*

Músculo	Nervo periférico	Raiz nervosa	Ação
A. Músculos do dorso, ombros e pescoço			
Esternocleidomastóideo	Acessório	NC XI, C2, C3	Rotação contralateral da cabeça
Trapézio	Acessório	NC XI, C3, C4	Rotação dos ombros
Diafragma	Frênico	C3, C4, C5	Inspiração
Serrátil anterior	Torácico longo	C5, C6, C7	Protração e estabilização da escápula
Romboide	Dorsal da escápula	C4, C5	Abdução e elevação da escápula
Levantador da escápula	Dorsal da escápula	C4, C5	Elevação da escápula
Supraespinal	Supraescapular	C5, C6	Abdução do membro superior a 90°
Infraespinal	Supraescapular	C5, C6	Rotação lateral do membro superior
Deltoide	Axilar	C5, C6	Abdução do membro superior 30° além dos 90°
Redondo menor	Axilar	C4, C5	Rotação medial do membro superior
Redondo maior	Subescapular	C5, C6, C7	Rotação medial e adução do membro superior
Latíssimo do dorso	Toracodorsal	C6, C7, C8	Adução do membro superior
B. Músculos do braço, antebraço e mão			
Bíceps braquial	Musculocutâneo	**C5**, C6	Flexão do antebraço com braço supinado
Braquial	Musculocutâneo	C5, C6	Flexão do antebraço com braço pronado
Tríceps braquial	Radial	C6, **C7**, C8	Extensão do antebraço
Braquiorradial	Radial	**C6**, C7	Flexão do antebraço com braço supinado a 90°
Extensor radial do carpo	Radial	**C6**, C7	Extensão da mão
Supinador	Radial	C6, C7	Supinação do antebraço
Extensor dos dedos	Radial (NIP)	**C7**, C8	Extensão da mão e do segundo dedo da mão ao dedo mínimo
Extensor ulnar do carpo	Radial (NIP)	**C7**, C8	Extensão da mão em direção à ulna
Abdutor longo do polegar	Radial (NIP)	**C7**, C8	Abdução do polegar
Extensores longo e curto do polegar	Radial (NIP)	**C7**, C8	Extensão do polegar
Extensor do indicador	Radial (NIP)	C7, **C8**	Extensão do dedo indicador
Flexor ulnar do carpo	Ulnar	C7, **C8**, T1	Flexão ulnar da mão
Flexor profundo dos dedos	Ulnar	**C8**, T1	Flexão das falanges distais do quarto dedo e do dedo mínimo
Adutor do polegar	Ulnar	C8, T1	Adução do polegar
Abdutor do dedo mínimo	Ulnar	C8, T1	Abdução do quinto dedo da mão
Interósseos	Ulnar	**C8**, T1	Abdução ou adução dos dedos das mãos
Terceiro e quarto lumbricais	Ulnar	C8	Flexão das falanges proximais e extensão das falanges distais do quarto dedo e do dedo mínimo

(Continua)

Tabela 14.5 Grupos musculares comuns e suas ações e inervação.* (Continuação)

Músculo	Nervo periférico	Raiz nervosa	Ação
B. Músculos do braço, antebraço e mão			
Flexor radial do carpo	Mediano	C6, **C7**	Flexão radial da mão
Pronador redondo	Mediano	C6, C7	Pronação do antebraço
Flexor superficial dos dedos	Mediano	C7, C8, T1	Flexão das falanges médias do segundo dedo da mão até o dedo mínimo
Abdutor curto do polegar	Mediano	C8, **T1**	Abdução do polegar na articulação metacarpal
Flexor curto do polegar	Mediano	C8, **T1**	Flexão do polegar na articulação metacarpal
Oponente do polegar	Mediano	C8, **T1**	Oposição do polegar
Primeiro e segundo lumbricais	Mediano	C8, **T1**	Flexão da falange proximal e extensão da falange distal dos segundo e terceiro dedos da mão
Flexor profundo dos dedos	Mediano (NIA)	C7, **C8**	Flexão da falange distal dos segundo e terceiro dedos da mão
Flexor longo do polegar	Mediano (NIA)	C7, **C8**	Flexão da falange distal do polegar
Pronador quadrado	Mediano (NIA)	C8, **T1**	Pronação do antebraço
C. Músculos do quadril, coxa, perna e pé			
Iliopsoas	Femoral e raízes nervosas	L1, **L2, L3**	Flexão do quadril
Sartório	Femoral	L2, L3	Flexão do quadril e rotação lateral da coxa
Quadríceps femoral	Femoral	L2, **L3, L4**	Extensão do joelho
Adutores longo, curto, magno	Obturatório	L2, **L3**, L4	Adução da coxa
Grácil	Obturatório	L2, L3, L4	Adução da coxa
Obturador externo	Obturatório	L3, L4	Adução da coxa e rotação lateral
Glúteos médio e mínimo	Glúteo superior	**L4, L5**, S1	Abdução da coxa e rotação medial
Tensor da fáscia lata	Glúteo superior	L4, L5	Abdução da coxa
Glúteo máximo	Glúteo inferior	**L5, S1**, S2	Extensão do quadril
Bíceps femoral (cabeça longa)	Isquiático	L5, S1, S2	Flexão do joelho
Bíceps femoral (cabeça curta)	Isquiático (fibular)	L5, S1, S2	Flexão do joelho
Semitendíneo	Isquiático	L5, S1, S2	Flexão do joelho
Semimembranáceo	Isquiático	L5, S1, S2	Flexão do joelho
Tibial anterior	Fibular	L4, **L5**	Dorsiflexão do pé
Extensor longo dos dedos	Fibular	**L5**, S1	Extensão dos segundo a quinto dedos do pé
Extensor longo do hálux	Fibular	**L5**, S1	Extensão do hálux
Extensor curto dos dedos	Fibular	**L5**, S1	Extensão dos dedos do pé
Fibulares longo e curto	Fibular	**L5**, S1	Eversão do pé
Tibial posterior	Tibial	L5, S1	Inversão e flexão plantar do pé
Flexor longo dos dedos	Tibial	S2, S3	Extensão do segundo a quarto dedos do pé
Flexor longo do hálux	Tibial	S1, S2	Flexão do hálux
Gastrocnêmio	Tibial	**S1**, S2	Flexão plantar do pé
Sóleo	Tibial	**S1**	Flexão plantar do pé
Músculos do períneo	Pudendo	S2, S3, S4	Contração dos músculos do assoalho pélvico

*Raízes neurais assinaladas em negrito são as raízes dominantes na inervação desse músculo em particular. NC, nervo craniano; NIA, nervo interósseo anterior; NIP, nervo interósseo posterior.

Exame da sensibilidade

A avaliação de déficits sensoriais é, com frequência, desafiadora porque é a parte mais subjetiva e, portanto, menos confiável do exame neurológico. A melhor abordagem consiste em usar o exame sensitivo para confirmar a suspeita clínica. O examinador deve buscar padrões específicos de perda sensitiva para complementar o quadro clínico, como perda sensitiva em um padrão de dermátomo compatível com mononeuropatia ou em um padrão distal e simétrico compatível com polineuropatia. A avaliação de diferentes modalidades sensitivas costuma ser útil na diferenciação de síndromes raquimedulares específicas (p. ex., síndrome de Brown-Séquard) e na distinção entre neuropatias de fibras pequenas e de fibras grandes.

Reflexos

A ausência de reflexos ou reflexos hipoativos indica lesão do neurônio motor inferior no SNP, enquanto reflexos patologicamente hiperativos, sobretudo quando associados a sinal de Babinski ou sinal de Hoffmann, indicam lesão do neurônio motor superior e localização no trato corticospinal. O exame dos reflexos pode revelar indícios diagnósticos importantes, por exemplo, a perda por completo dos reflexos na vigência de fraqueza subaguda sugere fortemente o diagnóstico de neuropatia desmielinizante inflamatória aguda.

Coordenação

A coordenação (p. ex., dedo-nariz) está, com frequência, comprometida nos indivíduos com fraqueza muscular. É necessário diferenciar a fraqueza sutil de ataxia cerebelar ou sensitiva.

Marcha

O exame da macha é, com frequência, crucial porque a marcha espástica da mielopatia é muito diferente da marcha oscilante da miopatia com fraqueza da musculatura proximal. Durante a avaliação da marcha o examinador também pode detectar perda da dorsiflexão plantar relacionada à queda do pé ou circundução em paciente com hemiparesia. É importante diferenciar o transtorno da marcha consequente à fraqueza muscular do transtorno da marcha relacionado com disfunção dos núcleos da base, como ocorre na marcha parkinsoniana ou na doença cerebelar, na qual a marcha atáxica com base alargada é a manifestação predominante. Uma avaliação mais sutil da marcha, envolvendo caminhar apoiados nos calcanhares, na ponta dos dedos e com os dedos de um pé encostados no calcanhar do outro pé (marcha *tandem*), muitas vezes é necessária para ajudar a elucidar o diagnóstico.

DIAGNÓSTICO E TRATAMENTO INICIAL

Após ser elaborado um diagnóstico diferencial baseado na probabilidade de um determinado diagnóstico (Tabela 14.6), vários exames podem ser solicitados para confirmar ou descartar a hipótese diagnóstica. A urgência dos exames depende do contexto e das circunstâncias clínicas. Os pacientes que se encontram no setor de emergência ou internados com queixas agudas precisam, com frequência, de avaliação mais rápida, e os exames são realizados de modo mais urgente. A maioria dos pacientes no consultório ou no ambulatório podem ser atendidos sem tanta premência. Ocasionalmente, pacientes ambulatoriais precisam de avaliação urgente, sendo crucial que o médico faça essa distinção após anamnese e exame físico meticulosos.

Tabela 14.6 Causas comuns de fraqueza.

Cortical, subcortical ou tronco encefálico	Neurônio motor/coluna anterior (*Continuação*)
• Infarto	• Esclerose lateral primária
• Hemorragia	• Atrofia muscular progressiva
• Traumatismo	• Amiotrofia monomélica
• Tumor	• Atrofia muscular espinal
• Infecção	• Poliomielite
• Malformação vascular	• Doença de Kennedy
• Enxaqueca complicada	**Raízes neurais**
• Paralisia de Todd pós-crítica	• Estruturais
• Doenças desmielinizantes	• Hérnia de disco
• EM	• Espondilose
• EMDA	• Infecção
• LMP	• Polirradiculopatia por CMV
Medula espinal	• Doença de Lyme
• Estruturais (p. ex., hérnia de disco, siringomielia)	• Processos malignos
• Tumor	• Invasão tumoral
• Doenças desmielinizantes (p. ex., mielite transversa ou NMO)	• Metástase leptomeníngea
• Infecção (p. ex., herpes-zóster, HIV, HTLV-1)	• Infarto
• Malformação vascular	• Inflamatórias
• Nutricionais (p. ex., deficiência de vitamina B_{12})	• Sarcoidose
• Infarto da medula espinal	**Plexo**
• Inflamatórias (p. ex., lúpus eritematoso, sarcoidose)	• Traumáticas
• Tóxicas (p. ex., óxido nitroso)	• Estruturais
Neurônio motor/coluna anterior	• Síndrome do desfiladeiro torácico
• Esclerose lateral amiotrófica	• Neurite braquial idiopática (síndrome de Parsonage-Turner)

(*Continua*)

Tabela 14.6 Causas comuns de fraqueza. (Continuação)

Plexo (Continuação)	Músculos
• Plexopatia pela radiação	• Distúrbio eletrolítico
• Infiltração tumoral	• Hiperpotassemia/hipopotassemia
• Amiotrofia diabética	• Hipofosfatemia
Nervos periféricos	• Hipercalcemia
• Mononeuropatia	• Miopatias metabólicas
• Compressiva	• Doenças de depósito de glicogênio
• Síndrome do túnel do carpo	• Doenças do metabolismo dos lipídios
• Compressão do nervo ulnar na altura do cotovelo	• Distrofias musculares
• Compressão do nervo fibular na altura da cabeça da fíbula	• Distrofinopatia (p. ex., distrofia de Duchenne/Becker)
• Mononeuropatia múltipla	• Distrofia muscular das cinturas escapular e pélvica
• Vasculite	• Distrofia miotônica
• Polineuropatia	• Miopatias congênitas
• Desmielinizante	• Miopatias endócrinas
• Adquirida	• Hipertireoidismo ou hipotireoidismo
• PDIA (síndrome de Guillain-Barré)	• Diabetes melito
• PDIC	• Miopatias mitocondriais
• Congênita	• MELAS
• Síndrome CMT	• Doença de Leigh
• Axonal	• Oftalmoplegia externa progressiva
• Associada a doenças sistêmicas (diabetes melito, gamopatia monoclonal, amiloidose)	• Miopatias tóxicas
	• Estatinas
• Infecciosa (HIV, doença de Lyme)	• Esteroides
• Nutricional (deficiência de vitaminas como B_{12}, B_6, B_1)	• Miopatias inflamatórias
• Tóxica (quimioterapia, álcool etílico, óxido nitroso, arsênico)	• Dermatomiosite
• Autoimune (anti-MAG, antissulfatídeo)	• Polimiosite
• Hereditária (CMT2)	• Miosite com corpúsculos de inclusão
Junção neuromuscular	• Miosite infecciosa (p. ex., triquinose)
• Miastenia *gravis*	• Paralisia periódica
• Síndrome miastênica de Lambert-Eaton	• Miopatia amiloide
• Botulismo	• Miopatia por doença crítica
• Miastenia congênita	

CMV, citomegalovírus; CMT, doença de Charcot-Marie-Tooth; CMT2, doença de Charcot-Marie-Tooth tipo 2; EM, esclerose múltipla; EMDA, encefalomielite disseminada aguda; GAM, glicoproteína associada à mielina; HIV, vírus da imunodeficiência humana; HTLV-1, vírus linfotrópico de células T humanas tipo 1; LMP, leucoencefalopatia multifocal progressiva; MELAS, encefalopatia mitocondrial, acidose láctica e episódios semelhantes a AVEs; NMO, neuromielite óptica; PDIA, polineuropatia desmielinizante inflamatória aguda; PDIC, polineuropatia desmielinizante inflamatória crônica.

Reconhecimento de emergências

O paciente que procura assistência médica por causa de fraqueza ascendente subaguda e arreflexia deve ser imediatamente internado para investigação diagnóstica e tratamento de provável síndrome de Guillain-Barré. Da mesma forma, indivíduos com fraqueza muscular crônica e diagnósticos conhecidos podem procurar assistência médica por causa de sinais/sintomas que demandem hospitalização e manejo mais urgente, por exemplo, uma pessoa com miastenia *gravis* que apresenta manifestações de aparecimento recente de dispneia e disfagia precisa ser hospitalizada para monitoramento respiratório e tratamento de provável crise miastênica. É importante identificar os pacientes que precisam de avaliação imediata, e, com frequência, os exames mais importantes a serem solicitados são provas de função pulmonar e avaliação formal da deglutição.

Exames laboratoriais

Existem vários exames que podem ser solicitados durante a investigação diagnóstica de pacientes com fraqueza muscular. Os exames séricos são importantes para descartar várias condições metabólicas, infecciosas, inflamatórias ou autoimunes. Os exames solicitados dependem do diagnóstico diferencial. A investigação diagnóstica, por exemplo, das causas de polineuropatia axonal é muito ampla e pode incluir desde a determinação dos níveis séricos de vitaminas até pesquisa de metais pesados. Quando existir a suspeita de doença da junção neuromuscular, é necessário pesquisar os anticorpos apropriados, e o nível de creatinoquinase deve ser verificado nos pacientes com possível miopatia.

Atualmente existem testes genéticos para pacientes com história familiar ou outras evidências sugestivas de etiologia genética ou congênita. Com frequência, os exames de imagem são os primeiros a serem solicitados para os pacientes com causas centrais de fraqueza.

Exames de imagem

Quando os pacientes apresentam sinais predominantes do neurônio motor superior e comprometimento cortical, está indicada a realização de tomografia computadorizada (TC) (ver Capítulo 21) ou de ressonância magnética (RM) (ver Capítulo 22). Exames de imagem cerebral estão indicados sempre que o paciente tiver achados na anamnese e exame físico referidos ao córtex cerebral, estruturas subcorticais ou tronco encefálico.

Quando há suspeita de doença da medula espinal, estará indicada solicitação de RM da medula. Esse exame mostra qual parte da medula espinal deve ser examinada com mais pormenores, ou seja, cervical ou torácica. Em alguns casos, exames de imagem da coluna lombossacral também podem ser necessários para avaliar cauda equina e raízes neurais. O plexo braquial ou lombossacral também pode ser examinado, e, com frequência, os achados são mais valiosos nos casos de plexopatia de possível etiologia traumática, estrutural ou infiltrativa (neoplasia). RM contrastada do plexo é, às vezes, anormal, nos casos de neurite braquial idiopática. Quando não for possível realizar a RM por causa de intolerância do paciente, uma TC pode ajudar a descartar processos estruturais ou neoplásicos. Mielotomografia computadorizada ainda é realizada quando não é possível realizar RM e consegue fornecer imagens mais detalhadas das raízes nervosas do que TC.

Punção lombar

Punção lombar (ver Capítulo 32) é um exame importante a ser aventado em vários casos de fraqueza central e periférica. Quando existir a suspeita, por exemplo, de etiologia inflamatória, autoimune, infecciosa ou neoplásica, estará tipicamente justificada a realização de exame do líquido cefalorraquidiano (pesquisa de células e proteínas anormais e anticorpos) para fins diagnósticos. A punção lombar é especialmente valiosa para o diagnóstico da síndrome de Guillain-Barré, na qual ocorre dissociação citoalbuminológica com elevação do teor de proteína na ausência de células.

Testes eletrodiagnósticos

Testes eletrodiagnósticos (ver Capítulo 26) são importantes na investigação de fraqueza de etiologia periférica. Classicamente, o eletrodiagnóstico consiste em estudos da condução nervosa e eletromiografia (EMG), e sua realização é prática padrão na investigação de várias doenças do SNP. Esses estudos são úteis por vários motivos. Em primeiro lugar, podem ajudar a localizar a alteração em nervos periféricos e, assim, descartar outras etiologias como doença muscular primária, plexopatia ou mononeuropatia. Em segundo lugar, é crucial na diferenciação entre formas generalizadas e focais de formas desmielinizantes ou puramente axonais de neuropatia (como neuropatia desmielinizante inflamatória aguda ou crônica), que mostram evidências de redução acentuada da velocidade de condução ou bloqueio de condução. Os estudos de condução nervosa e a EMG também ajudam a avaliar a gravidade da lesão nervosa ao demonstrar que existe desenervação secundária do músculo.

Teste de estimulação repetitiva pode ser realizado durante a investigação de doenças da junção neuromuscular e pode mostrar decréscimo ou ampliação elétrica. A eletromiografia de fibra única (EMGFU) pode ser realizada em determinados casos porque é o exame mais sensível (embora inespecífico) para transtornos da junção neuromuscular. Nos casos de doença do neurônio motor, a EMG é necessária para revelar desenervação difusa, ativa ou crônica, de alguns músculos em várias localizações. EMG é, com frequência, anormal nas doenças musculares primárias e revela alterações miopáticas associadas ou não a inflamação muscular.

Biopsia de músculo ou nervo

Quando os resultados dos exames não são conclusivos, biopsias podem ser realizadas na maioria dos tecidos na tentativa de fazer um diagnóstico definitivo (ver Capítulo 33). Podem ser realizadas biopsias de tecido cerebral, das meninges, de músculos ou de nervos. Tendo em vista a natureza invasiva da biopsia, tipicamente só é realizada se houver uma indicação bem-definida e os benefícios forem superiores aos riscos.

AGRADECIMENTO

O autor gostaria de expressar seu reconhecimento ao trabalho do Dr. Lewis Rowland, que contribuiu com a edição anterior deste capítulo.

LEITURA SUGERIDA

Blumenfeld H. *Neuroanatomy Through Clinical Cases*. 2nd ed. Sunderland, MA: Sinauer Associates; 2010.
Haerer AF, DeJong RN. *DeJong's the Neurologic Examination*. Philadelphia, PA: Lippincott; 1992.

Distúrbios da Marcha 15
Ashwini K. Rao

PONTOS-CHAVE

1. Marcha é uma atividade complexa, que envolve diversas redes neurais. É importante compreender as características da marcha e seu controle neural.

2. Distúrbios da marcha são muito comuns com o envelhecimento e as doenças neurológicas. Entre essas doenças, os distúrbios da marcha são encontrados mais comumente nos casos de ataxia sensorial, doença de Parkinson, hemiparesia, ataxia cerebelar e distúrbios cognitivos frontais.

3. Quedas são sequelas comuns dos distúrbios da marcha e equilíbrio. É importante reconhecer os fatores (intrínsecos e extrínsecos) que podem afetar o risco de queda.

4. Na avaliação dos distúrbios da marcha, é extremamente importante obter a anamnese detalhada, a descrição dos fármacos prescritos e a evolução cronológica, antes de iniciar uma avaliação padronizada da marcha e do equilíbrio.

5. A avaliação da marcha pode ser dirigida fazendo ao paciente uma série de perguntas referidas à simetria da marcha, dor, deformidade óssea, amplitude e altura dos passos, base de apoio, rotação pélvica e coordenação articular.

INTRODUÇÃO

Nos seres humanos, a locomoção permite-nos transpor grandes distâncias e interagir com novos e complexos ambientes. A evolução da locomoção bípede facilitou a evolução de complexas habilidades de manipulação. A capacidade de marcha independente é crucial para a funcionalidade. A perda, por exemplo, da deambulação independente é um fator preditivo da necessidade de cuidados a longo prazo em vários distúrbios neurológicos relacionados com o envelhecimento. Além da marcha independente, a capacidade de atingir determinada velocidade também é importante para o deslocamento independente na comunidade. Por exemplo, nas pessoas que sofreram um acidente vascular encefálico, a velocidade de 0,85 m/s é preditiva da capacidade de deambular de modo independente na comunidade.

O propósito deste capítulo é descrever, de modo conciso, o ciclo da marcha, as vias neurais subjacentes à marcha, os distúrbios da marcha mais frequentes, os métodos de avaliação da marcha e os distúrbios da marcha encontrados mais comumente. Por fim, descrevemos fatores de risco e avaliação dos episódios de queda em adultos idosos.

INTRODUÇÃO AO CICLO DA MARCHA

O ciclo da marcha consiste em movimentos sequenciais dos membros que ajudam a impelir o corpo para a frente ao longo de uma linha de avanço predeterminada. O ciclo da marcha é definido pelo contato do pé com o chão e vai desde o impacto do calcanhar de um membro inferior até o impacto subsequente do calcanhar do mesmo membro (Figura 15.1). Podemos definir duas fases em cada ciclo da marcha: uma fase de apoio, que constitui aproximadamente 40% do ciclo da marcha, e uma de balanço. A fase de apoio começa com o contato do calcanhar e termina com o levantamento dos dedos do pé e consiste em três eventos – pé apoiado, apoio médio e apoio terminal. A função da

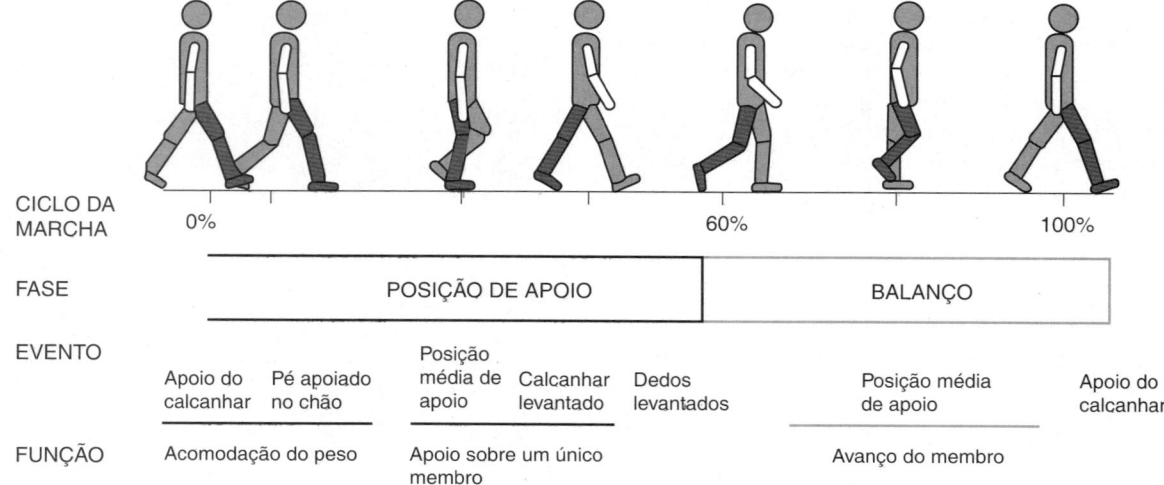

FIGURA 15.1 Ciclo da marcha. A posição do membro inferior direito (em destaque *mais escuro*) mostra eventos importantes no ciclo da marcha durante as fases de apoio e balanço.

fase de apoio é aceitar o peso do corpo no membro de apoio (ou suporte). No início da fase de apoio (desde o contato inicial do calcanhar até o apoio médio do lado direito) e no final da fase de apoio (desde o levantamento do calcanhar até o levantamento dos dedos do pé direito), os dois pés estão no chão ao mesmo tempo. O período de apoio duplo representa aproximadamente 20% do ciclo da marcha. Durante o apoio médio, o peso do corpo é sustentado por um membro (apoio simples). Durante um ciclo de marcha típico, os membros inferiores exibem movimento alternado simétrico com uma defasagem (*lag*) de 0,5 (indicando que quando um membro inicia a fase de balanço, o membro oposto está no meio da fase de apoio).

A fase de balanço de um membro começa com elevação dos dedos do pé e termina com contato do calcanhar com o chão. Os eventos durante a fase de balanço (levantamento do pé e balanço médio) possibilitam que o pé saia do chão enquanto o corpo é propelido para a frente em preparação para o passo subsequente. Os eventos do ciclo da marcha descritos são pertinentes à caminhada em uma velocidade confortável para o indivíduo. À medida que a velocidade aumenta, a porcentagem de tempo gasto em apoio duplo diminui. Durante a corrida, não existe fase de apoio duplo. A marcha pode ser descrita quantitativamente no tocante às suas caraterísticas espaciais e temporais. As medidas da marcha que podem ser avaliadas na prática clínica estão descritas na Tabela 15.1 e Figura 15.2.

CONTROLE NEURAL DA MARCHA

A marcha é uma função complexa, que exige atividade coordenada de vários circuitos cerebrais. Mesmo a deambulação em um ambiente sem obstáculos na velocidade preferida pelo paciente (considerada uma tarefa fácil) induz atividade nas regiões cerebrais mais nobres. A seguir, são descritas as participações dos diferentes circuitos neurais no controle da marcha. Os leitores interessados em detalhes adicionais devem procurar as excelentes revisões recentes mencionadas na lista de leituras sugeridas. A fim de iniciar com sucesso e controlar a marcha, o sistema nervoso precisa realizar as seguintes tarefas:

- Manter o equilíbrio contra a força da gravidade em condições estáticas (p. ex., durante a fase de apoio da marcha) e dinâmicas (p. ex., durante a deambulação). A manutenção do equilíbrio em condições dinâmicas inclui controle preditivo e reativo de forças desestabilizadoras geradas internamente (p. ex., forças desestabilizadoras geradas pelo movimento dos membros superiores) ou externamente (p. ex., forças desestabilizadoras geradas ao colidir com outra pessoa)
- Coordenar os movimentos dos membros inferiores para impulsionar o corpo para a frente
- Ajudar a se deslocar em ambientes complexos, que incluem obstáculos estacionários (p. ex., mobília) e obstáculos móveis (p. ex., pessoas caminhando)
- Desempenhar outras tarefas enquanto a pessoa caminha, como falar, ouvir ou manipular objetos (p. ex., telefone celular).

A maior parte da pesquisa para compreender o controle neural da marcha provém de experiências com animais quadrúpedes e bípedes. Essas experiências sugerem que circuitos neurais distintos realizam funções específicas. Circuitos corticais (inclusive áreas pré-motoras e motoras, áreas parietais e occipitais) estão envolvidos na *ativação* e *orientação*. Circuitos recíprocos entre o córtex e núcleos da base e o córtex e cerebelo estão envolvidos na *regulação* da marcha (inclusive tono postural, equilíbrio e coordenação dos movimentos dos membros). Por fim, circuitos no tronco encefálico e na medula espinal participam da *execução* da marcha (inclusive iniciação da marcha, frequência dos passos e movimentos recíprocos dos membros inferiores). Um diagrama simplificado das estruturas neurais envolvidas no controle da marcha é apresentado na Figura 15.3, e um resumo das funções das estruturas encefálicas é mostrado na Tabela 15.2.

Ativação e orientação visual da marcha

A marcha pode ser ativada por um processo volitivo sob comando de circuitos corticais cerebrais ou por estímulos emocionais (reação de luta ou fuga) sob controle de circuitos límbicos.

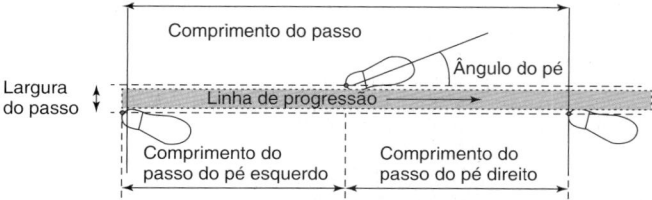

FIGURA 15.2 Características espaciais da marcha. Variáveis espaciais da marcha definidas pela colocação do pé ao longo da linha de progressão.

Tabela 15.1 Definições das medidas clínicas da marcha.

Medida da marcha	Definição
Velocidade	Distância percorrida em uma unidade de tempo (p. ex., metros por segundo)
Cadência	Frequência dos passos – número de passos em um determinado intervalo de tempo (passos por minuto)
Comprimento do passo	Distância (medida em metros ao longo da linha de progressão) entre o apoio de um pé e a colocação do pé contrário no solo
Comprimento da passada	Distância (medida em metros ao longo da linha de progressão) entre o apoio de um pé e seu próximo toque no solo
Largura do passo	Distância (medida em metros ao longo da linha de avanço) entre contatos sucessivos do calcanhar com o chão
Altura do passo	Elevação vertical do pé em relação ao chão durante a fase de balanço
Simetria dos passos	Razão do comprimento do passo entre os lados direito e esquerdo
Estabilidade dos passos	Razão entre tempos do passo entre os lados direito e esquerdo
Ângulo do pé	Ângulo formado pelo eixo longo do pé com a linha de progressão
Trajeto da caminhada	Direção da linha de progressão

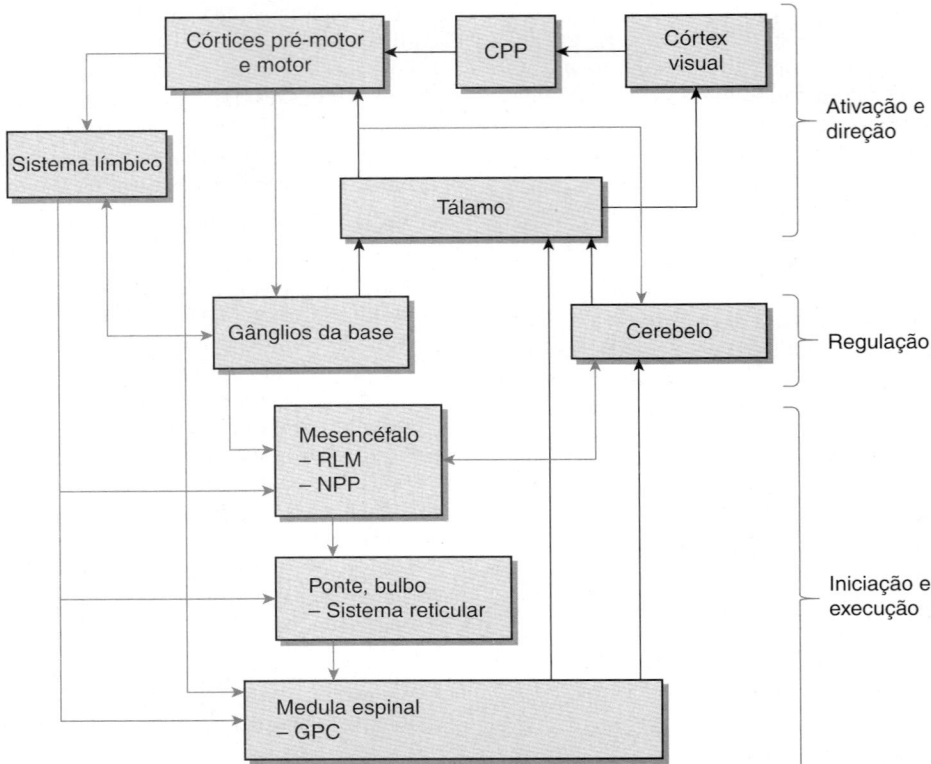

FIGURA 15.3 Controle neural da marcha. Ilustração esquemática das estruturas neurais implicadas no controle da marcha. As conexões eferentes são mostradas por *setas claras* e as conexões aferentes são mostradas por *setas escuras*. CPP, córtex parietal posterior; GPC, gerador de padrão central; NPP, núcleo pedunculopontino; RLM, região locomotora mesencefálica.

A orientação volitiva da marcha exige informações visuais precisas sobre o ambiente, que são processadas nas áreas visuais do córtex occipital. O córtex parietal posterior recebe informações do córtex visual e se projeta para as áreas motoras no córtex frontal. Uma função importante do córtex parietal posterior é construir mapas do espaço, que são muito importantes para a orientação visual da locomoção. As áreas pré-motoras, sobretudo área motora suplementar (AMS), são importantes para o controle postural durante a marcha. O córtex motor se projeta para interneurônios e neurônios motores na medula espinal, sendo essencial no controle dos movimentos dos membros durante a marcha.

Regulação da marcha

Os gânglios da base e cerebelo exercem influência significativa na ativação motora, embora não se projetem diretamente aos neurônios da medula espinal. Os gânglios da base, sobretudo putame, recebem estímulos do córtex pré-motor e córtex motor. Os núcleos aferentes dos gânglios da base (segmento interno do globo pálido e a parte reticulada da substância negra) projetam-se de volta para o córtex pré-motor e córtex motor via tálamo. Essas projeções são consideradas importantes para a regulação da velocidade e amplitude dos movimentos. Além disso, os gânglios da base enviam projeções inibitórias para região locomotora mesencefálica (RLM) e núcleo pedunculopontino (NPP). A projeção dos núcleos da base para a RLM é responsável pela regulação dos aspectos rítmicos da marcha. Quando essas projeções são lesadas, como ocorre na doença de Parkinson e na doença de Huntington, o controle rítmico da marcha é comprometido. A projeção dos gânglios da base para o NPP é responsável pela regulação do tono muscular. A lesão dessas projeções causa distúrbios do tono muscular postural, como ocorre na doença de Parkinson.

O cerebelo recebe um aporte imenso de informações aferentes dos membros e do aparelho vestibular. Além disso, projeções do córtex cerebral para o cerebelo fornecem informações sobre os movimentos iminentes. O cerebelo envia sinais para

Tabela 15.2 Controle neural da marcha.

Região	Área	Função
Córtex	Áreas motoras	Ativação volitiva
		Orientação visual
	Sistema límbico	Ativação emocional
Subcortical	Núcleos da base	Inibição do tono postural
		Regulação dos aspectos rítmicos da marcha
	Cerebelo	Equilíbrio
		Coordenação dos membros
		Adaptação
Tronco encefálico	RLM	Iniciação do padrão locomotor
	NPP	Tono muscular postural
Medula espinal	Interneurônios	Controle do padrão locomotor

NPP, núcleo pedunculopontino; RLM, região locomotora mesencefálica.

as áreas motoras do córtex cerebral, mesencéfalo (RLM e NPP) e tronco encefálico (núcleos vestibulares e reticulares). Duas funções importantes do cerebelo são a regulação do equilíbrio e a coordenação dos membros durante a marcha e o fornecimento de adaptabilidade em condições inusitadas com base no aprendizado por tentativa e erro.

Execução da marcha

Duas áreas no tronco encefálico são importantes para iniciar e executar a locomoção – RLM e NPP. A RLM recebe estímulos do córtex cerebral, sistema límbico, gânglios da base e cerebelo. Uma função primária da RLM é a ativação do circuito da medula espinal para iniciar a marcha. Estímulos originados das áreas motoras e sistema límbico para a RLM proporcionam o substrato neural para a ativação da marcha com base em estímulos volitivos (áreas motoras) e emocionais (sistema límbico). O NPP também recebe estímulos das áreas motoras do córtex cerebral, sistema límbico, núcleos da base e cerebelo. O NPP inibe interneurônios espinais e neurônios motores. Uma função importante do NPP é a modulação do tono muscular durante a fase de apoio da marcha. O circuito da medula espinal inclui redes de interneurônios (geradores de padrão central) e neurônios motores que inervam músculos esqueléticos. Existem dois conjuntos de interneurônios que se projetam para os neurônios motores flexores e extensores. Os centros da metade inibem-se mutuamente e são responsáveis por gerar o padrão locomotor básico. Embora esses centros não precisem de estímulo sensorial para gerar o padrão locomotor básico, sua atividade pode ser modulada por estímulos sensoriais provenientes dos membros. Por exemplo, sinais provenientes de proprioceptores dos flexores do quadril podem ser utilizados para marcar o final da fase de apoio. Além disso, aferentes da pele dos membros são importantes para ajustar movimentos dos passos quando existem obstáculos. Desse modo, a função da medula espinal é executar o padrão de movimento rítmico da marcha.

EPIDEMIOLOGIA DOS DISTÚRBIOS DA MARCHA

Embora seja amplamente reconhecido que distúrbios da marcha são observados frequentemente à medida que os indivíduos envelhecem e nos pacientes com doenças neurológicas, sua prevalência e sua incidência não estão bem definidas. A dificuldade de estudar a prevalência e a incidência é que é difícil definir o que é marcha anormal, parcialmente em razão da variabilidade ampla da marcha típica e, em parte, porque não existem padrões claros para classificar distúrbios da marcha. Na população acima de 60 anos, cerca de 32 a 36% têm distúrbios da marcha, dos quais 16 a 24% são causados por doenças neurológicas. Na faixa etária acima de 85 anos, cerca de 55% referem problemas de marcha. A prevalência dos distúrbios da marcha é muito maior (60%) entre pacientes hospitalizados com doenças neurológicas. A incidência (casos novos) de distúrbios da marcha atribuíveis às doenças neurológicas é de cerca de 10% por ano.

Entre as causas neurológicas de distúrbios da marcha, as mais comuns são ataxia sensorial, doença de Parkinson, hemiparesia, ataxia cerebelar e distúrbios cognitivos frontais. Problemas de marcha podem ter consequências devastadoras, inclusive quedas e acidentes. Cerca de um terço dos indivíduos de 65 anos ou mais que vivem em suas comunidades sofrem quedas.

Lesões causadas por quedas são mais frequentes à medida que os indivíduos envelhecem. Uma consequência nefasta das quedas é que esses indivíduos frequentemente limitam sua mobilidade de forma a evitar outras quedas a acidentes relacionados. Contudo, a limitação da mobilidade aumenta ainda mais o risco de quedas porque diminui a força muscular e prejudica a função de equilíbrio. Além disso, distúrbios da marcha aumentam os riscos de institucionalização e morte.

QUEDAS DO PACIENTE IDOSO

Quedas são definidas como "eventos inesperados nos quais a pessoa cai ao solo, assoalho ou outra superfície de suporte". São consideradas uma consequência inevitável do envelhecimento e podem resultar em eventos adversos graves nos adultos mais velhos. Aproximadamente um terço das pessoas que vivem na comunidade e têm mais de 65 anos de idade apresenta um episódio de queda a cada ano. O número de episódios de queda é ainda maior em pessoas idosas que residem em instituições asilares: aproximadamente 1,5 queda por leito por ano. A incidência elevada de episódios de queda, somada à suscetibilidade a lesões (por causa das comorbidades e das alterações fisiológicas relacionadas com o envelhecimento), resulta em eventos adversos nos adultos idosos. Quedas podem resultar em lesões como abrasões, equimoses, lacerações e distensões. Vale a pena mencionar que os episódios de queda que provocam lesões discretas são subnotificados pelos pacientes. A investigação meticulosa da história de episódios de queda é extremamente importante na prática clínica. Aproximadamente 10% dos episódios de queda resultam em fraturas, cujo tipo depende da natureza da queda. Quedas para a frente ou para trás com as mãos espalmadas resultam em fraturas de punho; quedas para o lado resultam em fraturas do quadril; e quedas com traumatismo cranioencefálico resultam em lesão craniana e perda da consciência. Quedas para trás sobre as nádegas resultam em índices menores de fratura, embora possam ocorrer fraturas de vértebras.

As quedas são responsáveis por dois terços das mortes acidentais. Outras consequências negativas das quedas incluem aumento do medo de cair e redução da mobilidade. Isso resulta em uma espiral negativa: a redução da mobilidade causa diminuição da força muscular, flexibilidade e estabilidade postural e comprometimento da marcha que, por sua vez, aumentam o risco de outros episódios de queda. As quedas têm efeito negativo significativo na qualidade de vida dos adultos idosos.

Os fatores de risco das quedas podem ser classificados como intrínsecos ou extrínsecos. Os fatores de risco intrínsecos incluem idade, força muscular, distúrbios da marcha e equilíbrio e doenças neurológicas ou cognitivas associadas. Fatores de risco extrínsecos incluem fármacos usados, riscos ambientais e tipo de atividade (com base no risco). Os maiores fatores de risco para quedas são história pregressa de quedas, fraqueza muscular, distúrbios do equilíbrio, redução da velocidade da marcha, uso de dispositivos auxiliares para caminhar, vertigem, sedentarismo e número de fármacos usados (polifarmácia). É importante mencionar que vários desses fatores, como fraqueza muscular, distúrbios da marcha e equilíbrio, uso de dispositivos (bengala, andador) para auxiliar a deambulação e uso de fármacos, são modificáveis. Com frequência, pacientes relatam episódios de quase queda, que são definidos como "perda do equilíbrio que resultaria em queda se mecanismos de recuperação suficientes (movimento do tronco ou dos membros superiores, alteração do comprimento ou da velocidade da passada) não fossem ativados". Em geral, esses episódios de quase queda precedem quedas reais e são mais comuns que as quedas propriamente ditas. A avaliação clínica das quedas deve incluir a obtenção das informações sobre os episódios de quase quedas. Mais informações sobre a avaliação dos episódios de queda são apresentadas na próxima seção. A prática de exercícios físicos (sob a supervisão de um fisioterapeuta ou de um terapeuta ocupacional) efetivamente reduz a frequência de episódios de queda e previne a ocorrência de futuras quedas. Além disso, a avaliação e a redução dos riscos domiciliares (sob a supervisão de terapeutas ocupacionais) diminuem a frequência e o número dos episódios de quedas. Os médicos devem consultar fisioterapeutas e terapeutas ocupacionais, conforme a necessidade.

AVALIAÇÃO CLÍNICA DA POSTURA, MARCHA E QUEDAS

A avaliação deve incluir história patológica pregressa meticulosa e exame físico minucioso. O exame físico consiste em observação clínica e avaliação padronizada. A Tabela 15.3 apresenta um resumo dos procedimentos de avaliação clínica.

História patológica pregressa

É importante documentar a história patológica pregressa do paciente, tanto as condições agudas como as crônicas, relato de episódios de quedas e quase quedas, alterações da marcha e do equilíbrio e nível de atividade física. O examinador deve questionar o paciente sobre o episódio mais recente de queda e as circunstâncias associadas a ela, inclusive o que o paciente estava fazendo, o que provocou a queda, onde ela ocorreu, os riscos ambientais que possam tê-la provocado e suas consequências.

Também é importante perguntar sobre cronologia desde o início dos distúrbios da marcha, porque esse tipo de informação fornece indícios ao diagnóstico. Por exemplo, quando o início do distúrbio da marcha é agudo (minutos a horas), isso pode indicar infarto, hemorragia ou traumatismo craniano. Quando o início do distúrbio da marcha estende-se por horas a dias, ele pode ser causado por doenças como esclerose múltipla, síndrome de Guillain-Barré ou tumor. Distúrbios da marcha que progridem ao longo de semanas ou meses podem indicar doenças degenerativas dos gânglios da base ou cerebelo, hidrocefalia ou infecções crônicas. Quando o distúrbio da marcha ocorre transitoriamente, pode ser causado por esclerose múltipla ou ataque isquêmico transitório. A Figura 15.4 ilustra exemplos de doenças que causam distúrbios da marcha e sua cronologia de progressão.

Medicamentos

Verificar a lista de fármacos prescritos e se algum deles e/ou sua posologia foi modificada recentemente.

Exame físico

O exame físico deve incluir avaliação da função musculoesquelética e dos pés. O exame neurológico deve incluir testes de função cognitiva (usando um instrumento como a avaliação cognitiva de Montreal), força muscular, reflexos, sensibilidade, coordenação e ocorrência de movimentos involuntários.

Tabela 15.3 Avaliação clínica.

História patológica pregressa	Episódios de queda e quase quedas Nível de atividade física Queixas relacionadas com a marcha e o equilíbrio
Fármacos usados	Fármacos prescritos Alteração de prescrição ou posologia
Episódio mais recente de queda	1. O que o paciente estava fazendo? (de pé, caminhando, girando o corpo, inclinando o corpo, tentando pegar um objeto, transferência de posição, subindo em uma escada ou degraus, atividade recreativa) 2. O que ocasionou a queda? (tontura, perda de equilíbrio, fraqueza muscular, desempenho de tarefa dupla, escorregadela, fadiga, esbarrou em um objeto) 3. Onde a queda ocorreu? (superfície lisa dentro de casa, superfície irregular dentro de casa, superfície lisa fora de casa, superfície irregular fora de casa) 4. Algum risco ambiental provocou a queda? (superfície escorregadia, superfície recoberta por gelo, objetos espalhados pelo ambiente, tapetes/carpete, escuridão, objetos móveis) 5. Qual foi o resultado da queda? (lesão mínima, ferimento importante)
Exame físico	Função cognitiva (p. ex., avaliação cognitiva de Montreal) Exame musculoesquelético (amplitude de movimento, dor articular, edema) Tipo de calçado (sandálias, chinelos, tênis)
Exame neurológico	Força muscular Reflexos Sensibilidade Ocorrência de movimentos involuntários Coordenação
Avaliação do equilíbrio e marcha	Observação clínica e avaliações padronizadas (Tabela 15.4)
Avaliação ambiental	Existência de grades de segurança Desarrumação e existência de tapetes ou carpetes Adequação da iluminação Altura das cadeiras Superfícies (irregulares, inclinadas, escadas) Uso de bengala, andador ou outros dispositivos para ajudar a deambulação

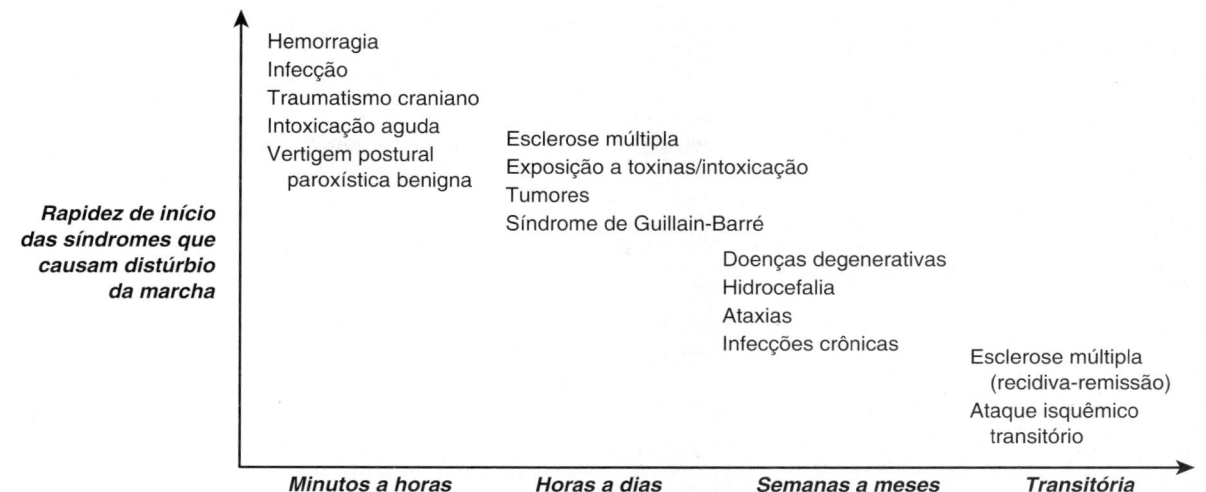

FIGURA 15.4 Cronologia do início dos distúrbios da marcha. Ilustração esquemática da rapidez de início (eixo *y*) das síndromes que causam distúrbios da marcha e sua cronologia (eixo *x*).

Avaliação do equilíbrio e da marcha

O exame físico começa com observação do paciente tranquilo na fase de apoio da marcha. O examinador deve observar o paciente de frente, de costas e de lado. Deve, também, determinar se a cabeça está flexionada, deslocada para a frente ou para trás ou inclinada para a direita ou para esquerda. É importante mencionar se os ombros estão nivelados ou são assimétricos. Não esquecer de verificar se os ombros estão rodados para diante. Examinar a posição do tronco para determinar se existe cifose, como ocorre com o envelhecimento, ou lordose (hiperextensão). Constatar se existe inclinação do tronco para a direita ou esquerda, porque esse pode ser um sinal de dor, diminuição do *feedback* sensorial ou comprometimento do sistema vestibular.

Membros superiores

Pessoas saudáveis tendem a manter seus membros superiores ao longo do tronco com discreta rotação interna na altura dos ombros e extensão na altura dos cotovelos. O examinador deve notar se o membro superior é mantido em uma postura flexionada e girada internamente (como ocorre com frequência em pacientes com acidente vascular encefálico) e se ocorrem movimentos involuntários (como movimentos coreicos, na doença de Huntington, ou tremores da mão em repouso, na doença de Parkinson). Além disso, é preciso verificar se a mão é mantida em uma postura fixa, pois isso é um sinal de distonia.

Membros inferiores

Pessoas saudáveis ficam em posição ortostática com a pelve em posição neutra, membros inferiores esticados e pés apontando para a frente. O examinador deve observar se o paciente mantém o quadril e os joelhos flexionados, como ocorre eventualmente em pessoas com fraqueza ou retesamento muscular.

Avaliação da marcha

É importante assegurar que exista espaço adequado (7 a 10 m de comprimento) para realizar uma avaliação abrangente da marcha. O paciente deve ser observado de frente, de costas e de lado. Além disso, é importante notar a posição da cabeça e do tronco durante a marcha; a existência ou não de balanço dos membros superiores e instabilidade durante a caminhada e ao girar o corpo em torno de si mesmo:

- *Caminhada padrão*: pedir ao paciente para caminhar em uma velocidade que seja confortável para ele. Verificar a posição da cabeça e do tronco, o trajeto da caminhada e o comprimento e simetria dos passos. Verificar também se a marcha é instável
- *Rotação*: pedir ao paciente para girar em torno de si mesmo e contar o número de passos necessários para fazê-lo. Observar se ocorre instabilidade quando o paciente gira
- *Indução de congelamento da marcha*: pedir ao paciente para atravessar um umbral de porta estreito. Esse teste é realizado para induzir congelamento da marcha
- *Marcha em tandem*: solicitar ao paciente para caminhar com os dedos de um pé encostando no calcanhar do outro pé (10 passos). Verificar se o paciente consegue realizar essa tarefa sem apoio e o número de passos que se afastaram da linha reta
- *Associação de caminhada e atividade motora ou cognitiva*: pedir ao paciente para caminhar em uma velocidade confortável enquanto realiza uma tarefa cognitiva ou motora secundária. As tarefas motoras secundárias típicas incluem carregar um copo de água ou bandeja com um copo em cima. Várias tarefas cognitivas secundárias têm sido empregadas e incluem:
  - Contar de trás para a frente: falar um número para o paciente e pedir que ele conte de trás para a frente de 3 em 3 ou de 7 em 7. Lembrar que a contagem retrógrada de 7 em 7 depende do nível de escolaridade e pode ser muito difícil para alguns pacientes
  - Fluência verbal: pedir ao paciente para falar palavras que comecem com determinada letra (p. ex., "d") ou palavras que pertençam a uma categoria (p. ex., animais)
  - Caminhar enquanto conversa: fazer uma pergunta ao paciente (p. ex., "o que você comeu no desjejum hoje pela manhã?").

Além da observação clínica, várias avaliações padronizadas da mobilidade, do equilíbrio e do risco de queda são mostradas de modo resumido na Tabela 15.4.

Tabela 15.4 Métodos padronizados para avaliar mobilidade, equilíbrio e risco de queda.

Avaliação	Detalhes	Indicação clínica
Teste de levantar e andar	O período de tempo para levantar de uma cadeira, caminhar 3 m, dar meia-volta, caminhar de volta e tornar a sentar	Aumento do risco de queda nos seguintes casos: 1. Idosos que vivem na comunidade: > 13,5 s 2. Doença de Parkinson: > 11,5 s 3. Acidente vascular encefálico: > 14 s
Escala de mobilidade orientada por desempenho de Tinetti	Escala de equilíbrio com nove itens que avaliam o equilíbrio na posição sentada, na posição ortostática, nas transições e no movimento giratório	Escore total é 28. Escore > 25 indica baixo risco de queda, escore entre 19 e 24 indica risco médio de queda e escores < 19 indicam alto risco de queda
Escala de equilíbrio de Berg	Determina o desempenho em 14 testes funcionais de equilíbrio nas posições sentada e ortostática, transferência e movimento giratório	Escore total é 56. Escores < 45 indicam risco aumentado de queda
Índice de marcha dinâmica	Determina a capacidade de caminhar uma distância de 6,1 m sob demandas externas (como girar a cabeça)	Escore total é 24. Escore < 19 é indicativo de risco de queda
Caminhar enquanto fala	Verifica se os pacientes conseguem caminhar enquanto recitam letras do alfabeto (simples) ou enquanto recitam de modo alternado letras do alfabeto (complexo)	Adultos idosos que vivem na comunidade: > 20 s no caso de tarefa simples e > 30 s no caso de tarefa complexa indicam risco de queda
Caminhada de 10 m	Solicita-se ao paciente para caminhar 10 m a uma velocidade confortável autosselecionada ou rapidamente. O período de tempo necessário para percorrer uma distância média de 6 m é medido para eliminar o efeito de aceleração e desaceleração	Deambulador domiciliar = velocidade < 0,4 m/s Deambulador limitado na comunidade = velocidade entre 0,4 e 0,8 m/s Deambulador na comunidade = velocidade > 0,8 m/s
Marcha em *tandem*	Mede a capacidade de caminhar 10 passos em *tandem* (dedos dos pés encostados no calcanhar do outro pé)	Menos de 2 passos completados indicam risco de queda
Teste de caminhada de 6 min	Mede a distância caminhada durante um período de 6 min ao longo de uma passarela de 30 m de comprimento	Distância < 400 m indica falta de condicionamento aeróbico

A avaliação da marcha pode ser realçada com base nas seguintes perguntas, que podem ajudar a esclarecer o distúrbio da marcha apresentado pelo paciente:

1. A marcha é simétrica?
   A. Se for assimétrica, avaliar se o paciente tem dor.
      i. Se tem dor → marcha antálgica.
      ii. Se não tem dor, avaliar se há deformidade óssea.
         a. Se tem deformidade óssea → distúrbio da marcha ortopédico.
         b. Se não tem deformidade óssea → marcha hemiplégica.
   B. Se a marcha for simétrica, avançar para a próxima etapa.
2. Os passos são curtos?
   A. Se tem passos curtos, examinar postura.
      i. Se a postura é inclinada e não há oscilação dos braços → marcha parkinsoniana.
      ii. Se a postura é ereta e há oscilação normal dos braços → marcha. de passos curtos (*marche à petit pas*).
   B. Se tem passos normais, examinar a base de apoio.
3. A base de apoio é normal?
   A. Se a base de apoio for estreita e ocorrer cruzamento das pernas – marcha em tesoura.
   B. Se a base de apoio for ampla, examinar a altura das passadas.
      i. Se a altura for normal → marcha atáxica cerebelar.
      ii. Se a altura for maior que o normal → marcha atáxica sensorial.
   C. Se a base de apoio for normal, examinar a altura das passadas.
      i. Se a altura for normal → ptose bilateral dos pés.
      ii. Se a altura for maior que o normal, examinar a rotação pélvica.
4. Há rotação da pelve?
   A. Se a pelve parece rodar → marcha bamboleante.
   B. Se a rotação da pelve é normal, examinar a coordenação articular.
5. Os movimentos das articulações dos membros inferiores são coordenados?
   A. Os movimentos articulares não são coordenados → apraxia.
   B. Se os movimentos articulares forem coordenados, examinar a qualidade geral da marcha.
6. As anormalidades da marcha são incomuns e diferentes de uma tentativa para outra?
   A. Em caso afirmativo → marcha psicogênica/funcional.

CLASSIFICAÇÃO DOS DISTÚRBIOS DA MARCHA

Nas doenças neurológicas, a marcha é classificada como anormal com base na comparação com indivíduos saudáveis, para os quais existem valores normativos para todas as etapas do processo de envelhecimento. Contudo, considerando a variabilidade ampla do que se considera marcha "normal", deve-se ter cautela ao descrever que os padrões de marcha são anormais. A Tabela 15.5 enfatiza os distúrbios da marcha detectados ao exame clínico de pacientes com doenças neurológicas. Diversas classificações foram propostas para descrever distúrbios da marcha, inclusive anatômica, hierárquica (p. ex., nível baixo, intermediário ou alto), etiológica (p. ex., doenças degenerativas) ou fenomenológica (p. ex., marcha antálgica). A classificação anatômica descreve distúrbios da marcha com base em sua patologia encefálica (p. ex., marcha cerebelar). A classificação hierárquica subdivide os distúrbios da marcha em três grupos com base no nível da patologia (p. ex., nível baixo, intermediário ou alto). Distúrbios da marcha causados por doenças sensoriais (p. ex., ataxia sensorial) ou motoras (p. ex., atrofia muscular espinal) são classificados como nível baixo. Distúrbios causados por patologias do sistema motor, inclusive áreas corticais motoras, gânglios da base e cerebelo, são classificados como nível intermediário. Por fim, distúrbios da marcha resultantes da interação entre os sistemas cognitivo (córtex frontal) e motor (p. ex., doença de Alzheimer) são classificadas como nível alto. Por último, a classificação dos distúrbios da marcha com base na fenomenologia leva em consideração a etiologia e as manifestações clínicas. Neste capítulo, os distúrbios da marcha estão classificados por hierarquia e fisiopatologia, que refletem mais claramente a prática clínica. Essa tabela também diferencia os fenômenos que podem ser detectados por observação atenta da marcha (constantes) dos que são imprevisíveis (transitórios). De acordo com essa classificação, fenômenos constantes refletem a patologia subjacente e os mecanismos compensatórios, enquanto fenômenos transitórios são aqueles aos quais o paciente não consegue adaptar-se em razão de sua imprevisibilidade.

Tabela 15.5 Distúrbios da marcha.

Distúrbio	Fenômenos constantes (velocidade, base de sustentação, oscilação dos braços, simetria e trajeto)	Fenômenos transitórios (congelamento da marcha, iniciação da marcha e quedas)
Distúrbios da marcha de nível alto		
Doença de Alzheimer O distúrbio da marcha ocorre no estágio avançado da doença	Marcha em velocidade baixa Comprimento diminuído dos passos Aumento do tempo em apoio duplo Aumento da variabilidade, sobretudo durante a realização de tarefa cognitiva dupla	Aumento do risco de quedas
Disfunção cognitiva leve (DCL)	Marcha em velocidade lenta Passos curtos Aumento do percentual de tempo em apoio duplo A variabilidade da marcha é maior nos pacientes com comprometimento cognitivo leve e amnésia, mas não naqueles com comprometimento cognitivo leve sem amnésia Coordenação insatisfatória dos membros em comparação com os controles	Aumento do risco de quedas e medo de cair
Demência vascular O distúrbio da marcha ocorre nas fases iniciais da doença	Marcha em velocidade lenta Passos curtos Base de apoio larga Rigidez	Congelamento da marcha Ocorrem desequilíbrio e quedas
Hidrocefalia de pressão normal O distúrbio da marcha ocorre nas fases iniciais da doença e está associado à disfunção cognitiva e à incontinência urinária	Marcha em velocidade lenta Passos curtos Base de apoio ampla e rotação externa do pé (pode ser compensação de desequilíbrio) Passos assimétricos Os pés são pouco elevados durante a marcha	Aumento do risco de quedas
Demência com corpúsculos de Lewis O distúrbio da marcha está associado a alucinações visuais	Marcha em velocidade lenta Redução do movimento dos membros superiores Postura com o tronco flexionado para a frente Rigidez	Aumento do risco de quedas
Demência frontotemporal O distúrbio da marcha está associado a transtornos de comportamento (impulsividade e inibição)	Marcha em velocidade lenta Movimentos involuntários do tronco Instabilidade postural	Aumento do risco de quedas
Distúrbio da marcha psicogênico (funcional) Comprometimento da marcha observado em pacientes com transtornos psiquiátricos (p. ex., ansiedade, depressão ou transtorno de personalidade)	O distúrbio da marcha não é congruente entre duas avaliações, surge abruptamente, apresenta disfunção significativa desde o início e tem remissões espontâneas Astasia-abasia Os joelhos dobram na posição ortostática Base de apoio ampla e passos curtos (marcha bamboleante) Retropulsão excessiva	Tremor e distonia são observados, mas não ocorrem quando o paciente está distraído
Transtornos da marcha de nível médio		
Hemiparesia	Marcha em velocidade lenta Passos assimétricos Fase de balanço da marcha – o membro inferior comprometido se move em circundução; sinal de Trendelenburg positivo O calcanhar é mantido em flexão plantar e inversão, resultando em perda de contato do calcanhar com o solo no início da fase de apoio Fase de apoio – a articulação do joelho está hiperestendida Redução do balanço do membro superior do lado comprometido e redução da rotação do tronco Durante a marcha com tarefa dupla, o comprometimento se exacerba	Aumento do risco de quedas

(*Continua*)

Tabela 15.5 Distúrbios da marcha. (*Continuação*)

Distúrbio	Fenômenos constantes (velocidade, base de sustentação, oscilação dos braços, simetria e trajeto)	Fenômenos transitórios (congelamento da marcha, iniciação da marcha e quedas)
Transtornos da marcha de nível médio		
Traumatismo craniano	Marcha em velocidade lenta na fase aguda; regride com o tempo Pode-se observar maior tempo de apoio com as duas pernas Desequilíbrio agravado na posição de *tandem* e marcha de *tandem* As anormalidades são mais acentuadas quando o paciente caminha e executa alguma outra atividade	Risco maior de quedas na fase aguda
Paraparesia	Marcha em passos lentos Cadência baixa Redução da altura dos passos Circundução pode ser observada Redução da base de apoio (marcha espástica) é observada em pacientes com espasticidade	Aumento do risco de quedas em decorrência de fraqueza muscular e perda do equilíbrio
Doença de Parkinson O distúrbio da marcha está associado a tremores, rigidez e instabilidade postural	Marcha em velocidade lenta Passos muito curtos Movimento insatisfatório do pé durante fase de balanço (que resulta em marcha festinante) Aumento da variabilidade temporal Instabilidade postural e comprometimento do equilíbrio são observados (passos em falso durante a marcha em *tandem*) Postura inclinada Pouca ou nenhuma oscilação dos braços Durante a marcha com tarefa dupla, pacientes com doença de Parkinson prestam mais atenção na tarefa cognitiva secundária do que na marcha, e isso acentua o distúrbio da marcha (estratégia da segunda postura)	Congelamento da marcha Dificuldade para iniciar a marcha Aumento do medo de quedas e do risco de quedas à medida que a doença evolui
Atrofia de múltiplos sistemas O distúrbio da marcha está associado à disfunção autônoma e à incontinência urinária	Pode se assemelhar à doença de Parkinson (marcha lenta e passos curtos) Pode se assemelhar à ataxia cerebelar (ataxia da marcha – alargamento da base de apoio, desvio do trajeto, instabilidade postural, comprometimento do equilíbrio – passos em falso durante a marcha em *tandem*)	Aumento do risco de quedas à medida que a doença evolui
Paralisia supranuclear progressiva	Instabilidade postural Base de apoio ampla Base de apoio rígida e desvio vertical da pelve quando o paciente anda Marcha em velocidade lenta Dificuldade de girar o corpo (rotação em bloco)	Alto risco de quedas, aumento do medo de quedas
Doença de Huntington	Marcha em velocidade lenta Cadência reduzida Aumento do tempo em apoio duplo Passos de comprimento assimétrico Passos com tempo inconsistente O comprometimento da marcha se exacerba durante tarefa dupla secundária Coreia de membros ou do tronco agrava a instabilidade Postura distônica do tornozelo, tronco, pescoço ou braço quando o paciente anda	Aumento do medo de quedas e maior número de episódios de queda à medida que a doença evolui
Tremor essencial	Deambulação lenta Cadência reduzida Aumento do tempo em apoio duplo Comprimento assimétrico dos passos Base de apoio alargada Aumento da variabilidade temporal Comprometimento proeminente do equilíbrio (passos em falso durante a marcha em *tandem*)	Aumento do medo de quedas e maior número de episódios de queda
Ataxia cerebelar	Variações na duração das passadas Comprimento assimétrico dos passos Passos curtos e pouco levantamento dos pés Base de apoio alargada Aumento da variabilidade temporal Aumento da oscilação postural Mais passos em falso durante a marcha em *tandem*	Alto risco de quedas, aumento do medo de quedas

(*Continua*)

Tabela 15.5 Distúrbios da marcha. (Continuação)

Distúrbio	Fenômenos constantes (velocidade, base de sustentação, oscilação dos braços, simetria e trajeto)	Fenômenos transitórios (congelamento da marcha, iniciação da marcha e quedas)
Distúrbios da marcha de nível baixo		
1. Transtornos sensoriais periféricos (neuropatia periférica, doença do funículo posterior e déficits vestibular e visual)		
Marcha atáxica sensorial	Base de apoio alargada Exacerbação da instabilidade postural quando o paciente está em posição ortostática com os olhos fechados Aumento da altura dos passos Passos curtos Batida do pé no solo no início da fase de apoio Os pacientes tendem a olhar para os pés enquanto caminham	Aumento do risco de queda quando o paciente não olha para o chão
2. Distúrbios motores periféricos		
Marcha antálgica	Redução do apoio de peso no membro doloroso que resulta em encurtamento da fase de apoio Redução do comprimento da passada Redução da amplitude dos movimentos de uma ou mais articulações acometidas Sinal de Trendelenburg positivo em decorrência da dor na articulação do quadril	
Distúrbio	Fenômenos contínuos (velocidade, base de sustentação, balanço dos braços, simetria e trajeto)	Fenômenos transitórios (congelamento da marcha, iniciação da marcha e quedas)
Atrofia muscular espinal	Deambulação lenta Redução do comprimento dos passos Cadência reduzida Base de apoio alargada Sinal de Trendelenburg O distúrbio piora com fadiga durante caminhada contínua	Aumento do risco de quedas
Distrofia muscular de Duchenne	Postura lordótica e inclinação anterior da pelve Marcha bamboleante (passos curtos e base de apoio alargada) Hiperextensão do joelho durante a fase de apoio Flexão plantar do calcanhar durante a fase de balanço O padrão da marcha não se modifica com a caminhada contínua	Aumento do risco de quedas

LEITURA SUGERIDA

Alexander NB, Goldberg A. Gait disorders: search for multiple causes. *Cleve Clin J Med.* 2005;72:586, 589-590, 592-584 passim.

Allali G, Verghese J. Management of gait changes and fall risk in MCI and dementia. *Curr Treat Options Neurol.* 2017;19(9):29.

Al-Yahya E, Dawes H, Smith L, Dennis A, Howells K, Cockburn J. Cognitive motor interference while walking: a systematic review and meta-analysis. *Neurosci Biobehav Rev.* 2011;35:715-728.

Bahureksa L, Najafi B, Saleh A, et al. The impact of mild cognitive impairment on gait and balance: a systematic review and meta-analysis of studies using instrumented assessment. *Gerontology.* 2017;63(1):67-83.

Beauchet O, Annweiler C, Callisaya ML, et al. Poor gait performance and prediction of dementia: results from a meta-analysis. *J Am Med Dir Assoc.* 2016;17(6):482-490.

Belghali M, Chastan N, Cignetti F, Davenne D, Decker LM. Loss of gait control assessed by cognitive-motor dual-tasks: pros and cons in detecting people at risk of developing Alzheimer's and Parkinson's diseases. *Geroscience.* 2017;39(3):305-329.

Berg KO, Wood-Dauphinee SL, Williams JI, Maki B. Measuring balance in the elderly: validation of an instrument. *Can J Public Health.* 1992;83(suppl 2):S7-S11.

Bilney B, Morris ME, Churchyard A, Chiu E, Georgiou-Karistianis N. Evidence for a disorder of locomotor timing in Huntington's disease. *Mov Disord.* 2005;20:51-57.

Bohannon RW. Comfortable and maximum walking speed of adults aged 20–79 years: reference values and determinants. *Age Ageing.* 1997;26:15-19.

Bugalho P, Alves L, Miguel R. Gait dysfunction in Parkinson's disease and normal pressure hydrocephalus: a comparative study. *J Neural Transm (Vienna).* 2013;120:1201-1207.

Cohen JA, Verghese J, Zwerling JL. Cognition and gait in older people. *Maturitas.* 2016;93:73-77.

Cruz-Jimenez M. Normal changes in gait and mobility problems in the elderly. *Phys Med Rehabil Clin N Am.* 2017;28(4):713-725.

Delval A, Krystkowiak P, Delliaux M, et al. Role of attentional resources on gait performance in Huntington's disease. *Mov Disord.* 2008;23:684-689.

Fino PC, Parrington L, Pitt W, et al. Detecting gait abnormalities after concussion or mild traumatic brain injury: a systematic review of single-task, dual-task, and complex gait. *Gait Posture.* 2018;62:157-166.

Giladi N, Horak FB, Hausdorff JM. Classification of gait disturbances: distinguishing between continuous and episodic changes. *Mov Disord.* 2013;28:1469-1473.

Hallett M, Weiner WJ, Kompoliti K. Psychogenic movement disorders. *Parkinsonism Relat Disord.* 2012;18(suppl 1):S155-S157.

Hollman JH, McDade EM, Petersen RC. Normative spatiotemporal gait parameters in older adults. *Gait Posture.* 2011;34:111-118.

Koenraadt KL, Roelofsen EGJ, Duysens J, Keijsers NLW. Cortical control of normal gait and precision stepping: an fNIRS study. *Neuroimage.* 2014;85(pt 1):415-422.

Martin LG, Freedman VA, Schoeni RF, Andreski PM. Trends in disability and related chronic conditions among people ages fifty to sixty-four. *Health Aff (Millwood).* 2010;29:725-731.

Mc Ardle R, Morris R, Wilson J, Galna B, Thomas AJ, Rochester L. What can quantitative gait analysis tell us about dementia and its subtypes? A structured review. *J Alzheimers Dis.* 2017;60(4):1295-1312.

Miyoshi N, Kazui H, Ogino A, et al. Association between cognitive impairment and gait disturbance in patients with idiopathic normal pressure hydrocephalus. *Dement Geriatr Cogn Disord.* 2005;20(2-3):71-76.

Montes J, Blumenschine M, Dunaway S, et al. Weakness and fatigue in diverse neuromuscular diseases. *J Child Neurol*. 2013;28:1277-1283.

Montes J, Dunaway S, Montgomery MJ, et al. Fatigue leads to gait changes in spinal muscular atrophy. *Muscle Nerve*. 2011;43:485-488.

Moretti R, Torre P, Antonello RM, Esposito F, Bellini G. Gait and equilibrium in subcortical vascular dementia. *Curr Gerontol Geriatr Res*. 2011;2011:263507.

Morton SM, Bastian AJ. Mechanisms of cerebellar gait ataxia. *Cerebellum*. 2007;6:79-86.

Nonnekes J, Goselink RJM, Ružička E, Fasano A, Nutt JG, Bloem BR. Neurological disorders of gait, balance and posture: a sign-based approach. *Nat Rev Neurol*. 2018;14(3):183-189.

Osoba MY, Rao AK, Agrawal SK, Lalwani AK. Balance and gait in the elderly: a contemporary review. *Laryngoscope Investig Otolaryngol*. 2019;4(1):143-153.

Park SH. Tools for assessing fall risk in the elderly: a systematic review and meta-analysis. *Aging Clin Exp Res*. 2018;30(1):1-16.

Peterson DS, Horak FB. Neural control of walking in people with parkinsonism. *Physiology (Bethesda)*. 2016;31(2):95-107.

Pijnenburg YA, Gillissen F, Jonker C, Scheltens P. Initial complaints in frontotemporal lobar degeneration. *Dement Geriatr Cogn Disord*. 2004;17:302-306.

Plummer-D'Amato P, Altmann LJ, Saracino D, Fox E, Behrman AL, Marsiske M. Interactions between cognitive tasks and gait after stroke: a dual task study. *Gait Posture*. 2008;27:683-688.

Podsiadlo D, Richardson S. The timed "Up & Go": a test of basic functional mobility for frail elderly persons. *J Am Geriatr Soc*. 1991;39:142-148.

Rao AK. Wearable sensor technology to measure physical activity (PA) in the elderly. *Curr Geri Rep*. 2019;8:55-66.

Rao AK, Louis ED. Ataxic gait in essential tremor: a disease-associated feature? *Tremor Other Hyperkinet Mov (N Y)*. 2019; 9:10.7916/d8-28jq-8t52.

Rao AK, Muratori L, Louis ED, Moskowitz CB, Marder KS. Spectrum of gait impairments in presymptomatic and symptomatic Huntington's disease. *Mov Disord*. 2008;23:1100-1107.

Rochester L, Galna B, Lord S, Burn D. The nature of dual-task interference during gait in incident Parkinson's disease. *Neuroscience*. 2014;265:83-94.

Sheridan PL, Hausdorff JM. The role of higher-level cognitive function in gait: executive dysfunction contributes to fall risk in Alzheimer's disease. *Dement Geriatr Cogn Disord*. 2007;24:125-137.

Silva de Lima AL, Evers LJW, Hahn T, et al. Freezing of gait and fall detection in Parkinson's disease using wearable sensors: a systematic review. *J Neurol*. 2017;264(8):1642-1654.

Snijders AH, van de Warrenburg BP, Giladi N, Bloem BR. Neurological gait disorders in elderly people: clinical approach and classification. *Lancet Neurol*. 2007;6:63-74.

Stevens V, Goodman K, Rough K, Kraft GH. Gait impairment and optimizing mobility in multiple sclerosis. *Phys Med Rehabil Clin N Am*. 2013;24(4):573-592.

Stolze H, Klebe S, Petersen G, et al. Typical features of cerebellar ataxic gait. *J Neurol Neurosurg Psychiatry*. 2002;73:310-312.

Takakusaki K. Neurophysiology of gait: from the spinal cord to the frontal lobe. *Mov Disord*. 2013;28:1483-1491.

Thach WT, Bastian AJ. Role of the cerebellum in the control and adaptation of gait in health and disease. *Prog Brain Res*. 2004;143:353-366.

Tinetti ME, Speechley M, Ginter SF. Risk factors for falls among elderly persons living in the community. *N Engl J Med*. 1988;319:1701-1707.

Tilley E, McLoughlin J, Koblar SA, et al. Effectiveness of allied health therapy in the symptomatic management of progressive supranuclear palsy: a systematic review. *JBI Database System Rev Implement Rep*. 2016;14(6):148-195.

Tricco AC, Thomas SM, Veroniki AA, et al. Comparisons of interventions for preventing falls in older adults: a systematic review and meta-analysis. *JAMA*. 2017;318(17):1687-1699.

Verghese J, Robbins M, Holtzer R, et al. Gait dysfunction in mild cognitive impairment syndromes. *J Am Geriatr Soc*. 2008;56:1244-1251.

Wheelock VL, Tempkin T, Marder K, et al. Predictors of nursing home placement in Huntington disease. *Neurology*. 2003;60:998-1001.

Wonsetler EC, Bowden MG. A systematic review of mechanisms of gait speed change post-stroke. Part 1: spatiotemporal parameters and asymmetry ratios. *Top Stroke Rehabil*. 2017;24(6):435-446.

Wonsetler EC, Bowden MG. A systematic review of mechanisms of gait speed change post-stroke. Part 2: exercise capacity, muscle activation, kinetics, and kinematics. *Top Stroke Rehabil*. 2017;24(5):394-403.

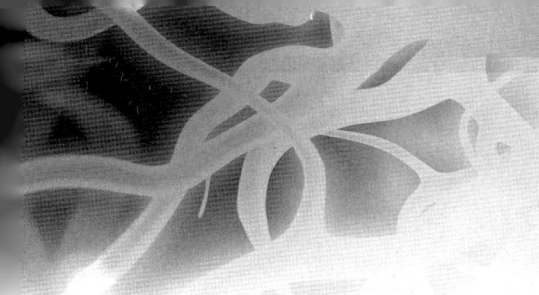

Acidente Vascular Encefálico Agudo: A Primeira Hora

16

Barry M. Czeisler e Stephan A. Mayer

PONTOS-CHAVE

1. Exames de neuroimagem de emergência, que combinam tomografia computadorizada (TC) sem contraste e angiotomografia computadorizada (ATC), rapidamente se tornam protocolo de avaliação padronizada para todos os pacientes com possível acidente vascular encefálico (AVE), que se apresentam nas primeiras 24 horas desde que foram vistos em estado normal pela última vez.

2. Quando esses exames mostram hemorragia intracerebral, os objetivos terapêuticos principais são detectar e suspender anticoagulantes, estabilizar pressão arterial sistólica entre 130 e 150 mmHg e avaliar a possibilidade de intervenção neurocirúrgica.

3. Trombólise intravenosa deve ser administrada a todos os pacientes elegíveis com AVE isquêmico agudo, que se apresentem nas primeiras 4,5 horas desde o início do quadro. Algumas contraindicações à trombólise aceitas no passado hoje são consideradas relativas.

4. Quando a ATC demonstra obstrução de algum vaso calibroso, a trombectomia mecânica é o tratamento preferível. Para pacientes que se apresentam nas primeiras 6 a 24 horas, TC de perfusão demonstrando área significativa de "penumbra" é fundamental para definir elegibilidade à trombectomia mecânica.

Tabela 16.1 Sinais e sintomas de acidente vascular encefálico agudo.

Assimetria facial
Fraqueza ou incoordenação lateralizada de um membro
Dormência ou parestesias lateralizadas
Fala confusa ou "arrastada"
Distúrbios visuais (diplopia ou dificuldade de enxergar)
Tontura ou vertigem
Instabilidade da marcha
Cefaleia
Alterações do nível de consciência

INTRODUÇÃO

Déficits neurológicos focais agudos podem ter inúmeras causas, dentre as quais a mais frequente e preocupante é o acidente vascular encefálico (AVE) agudo. As duas formas mais frequentes de AVE que provocam aparecimento abrupto de déficits neurológicos focais sem sinais/sintomas prévios são AVE isquêmico agudo (AVEIA) e hemorragia intracerebral (HIC). Essas duas condições são emergências neurológicas. Os sinais/sintomas de AVEIA e HIC (Tabela 16.1) mostram superposições significativas e são necessários exames de imagem para diferenciar estas duas condições.

O tratamento de emergência do AVEIA tem como focos principais restabelecer a perfusão vascular o mais cedo possível, mais comumente por meio da administração intravenosa (IV) do ativador de plasminogênio tecidual (tPA) para trombólise, trombectomia endovascular ou ambas. Tempo é fundamental, porque algumas estimativas sugerem que 1,9 milhão de neurônios sejam destruídos a cada minuto decorrido antes da reperfusão. Estima-se que cada redução de 15 minutos no intervalo de tempo entre o início dos sinais/sintomas e a instituição do tratamento se traduza em redução expressiva do risco de incapacidade a longo prazo aos 3 meses. Nos casos de HIC, o tratamento de emergência é focalizado no controle da pressão arterial (PA), reversão da anticoagulação e estabilização da pressão intracraniana (PIC).

Este capítulo descreve o tratamento de emergência do paciente que apresenta déficit neurológico focal agudo. O tratamento subsequente depois da primeira hora está descrito no Capítulo 36 sobre AVEIA e no Capítulo 39 sobre HIC.

FASE 1: TRATAMENTO INICIAL E EXAMES DE IMAGEM

Considerando a importância da intervenção precoce no AVE, a ênfase da avaliação inicial efetuada no setor de emergência (SE) não deve ser detectar sinais neurológicos sutis, incomuns ou intrigantes, mas identificar cinco prioridades simples. Em condições ideais, essas tarefas são realizadas ao mesmo tempo por quatro pessoas diferentes da equipe pouco depois da chegada do paciente ao SE (p. ex., emergencista, residente, enfermeiro e neurologista do SE):

1. Avaliar o nível de consciência e garantir a adequação das vias respiratórias, ventilação e circulação.
2. Fazer anamnese com atenção especial ao momento do aparecimento (ou última vez que o paciente foi visto em sua condição neurológica basal) dos sinais/sintomas e a lista de fármacos usados atualmente.
3. Estabelecer acesso IV calibroso (de preferência calibre 18) e coletar amostras de sangue para exame.
4. Determinar o escore da National Institutes of Health Stroke Scale (NIHSS).
5. Realizar tomografia computadorizada (TC) de crânio tão logo seja possível.

O tratamento de emergência atual de pacientes com AVE está evoluindo para um paradigma que lembra a reanimação de pacientes vítimas de traumatismo. A meta inicial é minimizar o intervalo de tempo entre a chegada ao SE e a realização da TC, porque o tratamento subsequente é totalmente dependente dos resultados dos exames de imagem iniciais. Nos casos de AVEIA, a meta convencional é realizar a TC em 20 minutos e iniciar infusão de tPA nos primeiros 45 minutos depois da chegada ao SE (Figura 16.1). Atualmente, 75% os hospitais norte-americanos asseguram intervalo médio porta-agulha (tPA) menor que 60 minutos, apesar dos esforços nacionais para otimizar e acelerar o atendimento prestado.

Os novos modelos de atendimento aos pacientes com AVE, que enfatizam processamento em paralelo e princípios terapêuticos sucintos e excluem etapas desnecessárias, comprovadamente reduzem o intervalo de tempo entre chegada ao SE e início da administração por via intravenosa do tPA aos pacientes com AVEIA. No modelo de Helsinki, os médicos comprovaram a exequibilidade da administração por via intravenosa segura de tPA nos primeiros 20 minutos depois da chegada ao hospital. De acordo com esse paradigma, a notificação pré-hospitalar da equipe de emergência móvel aciona o "CÓDIGO AVE", que desencadeia as seguintes etapas:

1. Notificação equipe de AVE e equipe do SE, que se reúnem para avaliar o paciente enquanto ainda está no escâner de TC.
2. Transmissão do número do celular dos profissionais que atenderam primeiro o paciente ou das testemunhas oculares para a equipe de AVE para facilitar a realização da anamnese.
3. Atribuição de um número de atendimento e abertura do prontuário hospitalar antes da chegada.
4. Solicitação antecipada da TC de crânio.
5. Notificação da farmácia hospitalar, de modo que o tPA ou outro fármaco para reverter anticoagulação possa ser providenciado no menor tempo possível depois da TC de crânio.

Tendo em vista a complexidade da equipe a ser coordenada, recursos, preparação e trabalho de equipe necessário, nos EUA a maioria dos pacientes com AVE agudo é direcionada diretamente para unidades designadas como centros primários de tratamento de AVE. Depois da reanimação inicial, se as condições do paciente forem excepcionalmente complexas ou se ele estiver em estado crítico, deve-se aventar sua transferência para o centro especializado em AVE mais próximo.

Inspeção inicial e sinais vitais antes da tomografia computadorizada

Nível de consciência

A HIC acompanhada de efeito expansivo, assim como AVEs isquêmicos do tronco encefálico, tálamos ou grandes regiões corticais, podem causar alterações do estado mental. Depressão do nível de consciência pode, por sua vez, levar à aspiração do conteúdo orofaríngeo ou respiração ineficaz em decorrência da obstrução das vias respiratórias altas. Nas duas circunstâncias, é necessário realizar intubação endotraqueal antes da avaliação mais detalhada e tratamento.

Pressão arterial

A hipertensão arterial é comumente identificada como reação inespecífica à lesão cerebral e pode ocorrer com AVEIA e HIC. A elevação dos níveis de PA é um indicador seguro de que o paciente realmente está sofrendo um AVE, em vez de alguma outra condição que simule AVE. Nos pacientes com AVEIA, elevação inicial da PA pode ser benéfica, porque possibilita o aumento da perfusão cerebral para áreas de *penumbra isquêmica*, ou seja, áreas do cérebro com perfusão limítrofe. Redução agressiva da PA nas primeiras horas depois do início de um AVEIA pode resultar em agravamento do déficit neurológico e, portanto, deve ser evitada.

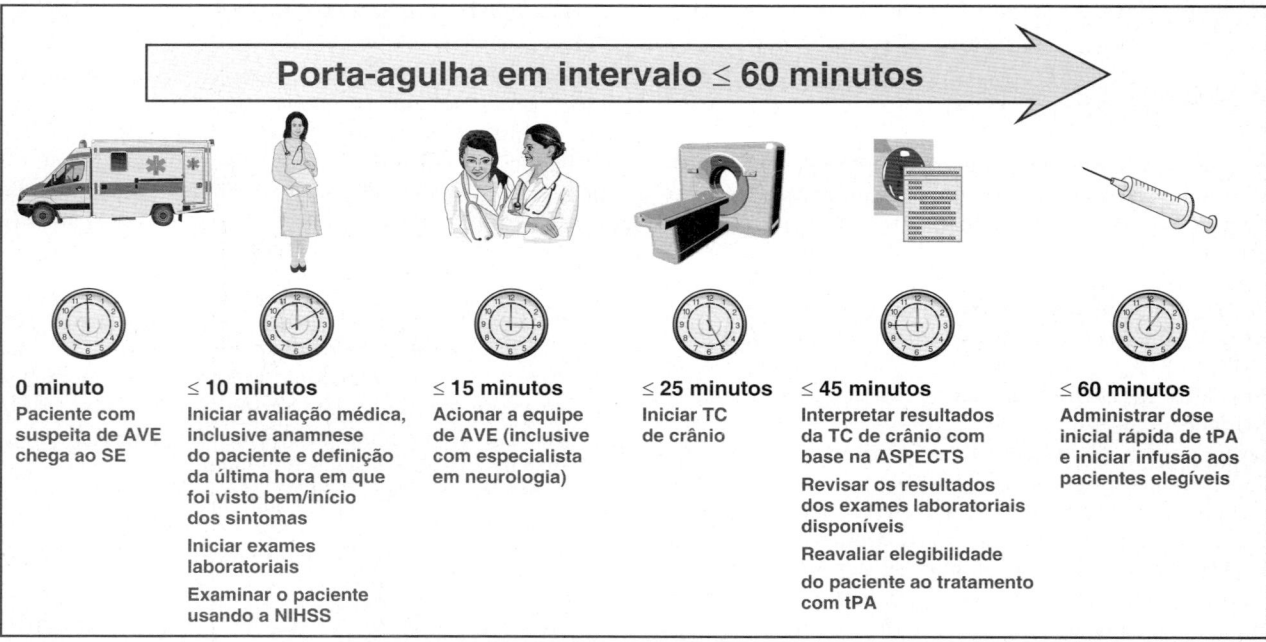

FIGURA 16.1 Limites de tempo preconizados pelo National Institute of Neurological Disorders and Stroke (NINDS) para alcançar intervalo entre a chegada ao setor de emergência e administração por via intravenosa de tPA de 60 minutos ou menos. ASPECTS, Alberta Stroke Program Early CT Score; DR, médico; NIHSS, National Institutes of Health Stroke Scale; SE, setor de emergência; TC, tomografia computadorizada; tPA, ativador de plasminogênio tecidual.

A PA deve ser reduzida antes de realizar TC sem contraste apenas se a PA sistólica estiver acima de 220 mmHg, se a PA diastólica for maior que 120 mmHg (Evidência de nível 1)[1] ou se houver suspeita de que a hipertensão arterial está causando lesão aguda de órgãos terminais (p. ex., infarto agudo do miocárdio, dissecção da aorta ou edema pulmonar cardiogênico). Se for necessário reduzir os níveis de PA, uma meta razoável é PA sistólica de 180 mmHg. A Tabela 39.3, no Capítulo 39, relaciona os fármacos preferidos e suas doses para controle de emergência da PA em pacientes com AVE agudo. As metas de PA são reavaliadas depois que TC demonstrar a etiologia dos sinais/sintomas e, no caso de AVEIA, depois de tomar decisões relativas ao tratamento de reperfusão.

Frequência cardíaca

Fibrilação atrial (FA) com resposta ventricular rápida – arritmia significativa mais comum em pacientes com AVE agudo – ou outras taquiarritmias podem ocorrer logo no início do quadro e precisam ser estabilizadas antes da realização de TC. Diltiazem (10 mg IV) ou metoprolol (5 mg IV) são os fármacos usados inicialmente para FA com resposta ventricular rápida nesses pacientes. Um monitor cardíaco deve ser instalado se houver preocupação em relação à frequência cardíaca ou se o paciente referir palpitações ou dor torácica. O eletrocardiograma de 12 derivações deve ser realizado nos pacientes com AVE agudo, mas isto só é feito antes da TC se houver arritmia significativa ou suspeita de síndrome coronariana aguda.

Respiração e ventilação

A angústia respiratória evidente deve indicar instalação de um monitor de saturação de oxigênio e administração de oxigênio por cateter nasal com meta de alcançar saturação igual ou maior que 94%. Em seguida, deve-se tomar decisão quanto a se a TC será realizada imediatamente ou depois da estabilização das vias respiratórias e ventilação. Pacientes com dispneia grave ou depressão significativa do nível de consciência (torpor ou coma) devem ser intubados antes da TC, porque a falha em controlar as vias respiratórias pode resultar em parada respiratória ou aspiração grave.

Temperatura

De modo geral, não é necessário aferir a temperatura corporal do paciente com AVE agudo antes da realização da TC, a menos que haja suspeita de meningite.

Anamnese inicial

Se houver testemunhas, deve-se obter uma anamnese complementar para corroborar o relato do paciente. Sempre que for possível, confirmar o relato do paciente com a equipe de resgate e solicitar o número do celular das testemunhas que porventura não estejam presentes no SE. É crucial averiguar os seguintes pontos:

1. *Exatamente quando os sinais/sintomas do AVE surgiram pela primeira vez?*
   Se o início dos sinais/sintomas não pode ser relatado pelo paciente e não há testemunhas, perguntar quando o paciente foi visto pela última vez em seu estado normal. Nos casos de pacientes que acordam com déficits neurológicos, o médico precisa determinar se os sinais/sintomas surgiram imediatamente depois de acordar ou após um período de normalidade. Se o paciente realmente acordou com sinais/sintomas, o último momento de normalidade foi o horário em que ele foi dormir na noite anterior, porém frequentemente é o momento quando acordou temporariamente no meio da noite.

2. *Quais foram os sinais/sintomas iniciais?*
   Um déficit de intensidade máxima desde seu aparecimento em um paciente lúcido e orientado fala a favor de infarto cerebral e sugere principalmente embolia. É crucial perguntar especificamente se os déficits do paciente pioraram ou flutuaram desde o seu aparecimento. A ocorrência de cefaleia inicial, vômitos ou alteração do nível de consciência sugere HIC. O médico deve questionar especificamente sobre a ocorrência de fraqueza, dormência ou outros sinais/sintomas lateralizados clássicos de AVE agudo (Tabela 16.1).

3. *Foi observada alguma atividade convulsiva?*
   Déficits pós-ictais podem simular AVE. Atividade convulsiva, que se manifesta como crises motoras focais ou tônico-clônicas generalizadas, também pode ser uma manifestação inicial de hemorragia HIC ou AVEIA, mas isto não é comum.

4. *Qual é a história patológica pregressa do paciente, bem como sua condição neurológica basal?*
   Investigar se existem fatores de risco de AVE, tais como hipertensão arterial, diabetes melito, dislipidemia, tabagismo, FA, estenose carotídea e episódios prévios de ataque isquêmico transitório (AIT) ou AVE. Um paciente que apresenta agravamento de um déficit neurológico preexistente ou previamente solucionado pode apresentar piora do déficit prévio em decorrência de distúrbios sistêmicos como febre, hipoglicemia ou hipoxia (Tabela 16.2).

5. *Quais são os fármacos que o paciente usa?*
   É importante questionar especificamente sobre uso de anticoagulantes ou antiplaquetários. O uso desses agentes não apenas predispõe à HIC, mas também limita as opções terapêuticas dos pacientes com AVE isquêmico.

Instalação de acesso venoso e coleta de amostras de sangue para exames iniciais

Em condições ideais, duas veias periféricas devem ser puncionadas e, em pelo menos uma delas, deve-se colocar um cateter calibre 18 para facilitar a realização de exames de imagem mais complexos (p. ex., angiotomografia computadorizada [ATC]), se isso se fizer necessário. Exames laboratoriais rotineiros iniciais devem ser coletadas e incluem hemograma completo, painel bioquímico, tempo de protrombina (TP)/tempo de tromboplastina parcial (TTP)/Razão Normalizada Internacional (RNI), troponina I e outros exames conforme a indicação (p. ex., provas de função hepática, perfil toxicológico). Glicemia capilar também deve ser determinada.

Exame com base na National Institutes of Health Stroke Scale

A escala de AVE do National Institutes of Health é um algoritmo simples para quantificar a gravidade dos déficits neurológicos de pacientes com AVE agudo. Onze itens são avaliados e um escore é gerado em uma escala que varia de zero (sem déficit) até 42 (comatoso e tetraplégico). Quando realizada por profissionais experientes, alguns minutos são necessários para fazer essa avaliação. Escores superiores a 20 em pacientes com AVEIA implicam risco elevado de infarto extenso e prognóstico muito reservado se não for realizada reperfusão. Depois de obter a anamnese e realizar o exame físico, deve ser possível localizar a lesão clinicamente.

Tabela 16.2 Diagnóstico diferencial de déficits neurológicos agudos.

Diagnóstico	Características clínicas
Acidente vascular encefálico	
AVE isquêmico	• Déficits que são máximos no início do quadro sugerem embolia • Algumas vezes precedido por ataques isquêmicos transitórios • Cefaleia é uma queixa incomum • A PA está frequentemente elevada
Hemorragia intraparenquimatosa	• Com frequência manifesta-se como cefaleia e/ou náuseas e vômitos • O déficit comumente piora em questão de minutos a horas à medida que a hemorragia se expande • Raramente ocorre perda de consciência no início do quadro • A PA está, muitas vezes, elevada
Hemorragia subaracnóidea	• Tipicamente manifesta-se como "cefaleia fulminante" • Com frequência associada à perda transitória da consciência • É incomum a ocorrência de sinais/sintomas focais
Condições que simulam AVE	
Crise epiléptica com déficit pós-ictal	• Ocorre após atividade motora focal ou uma crise epiléptica sem testemunhas • Os déficits melhoram gradativamente e desaparecem minutos a horas após o início do episódio • Pode ser diferenciada de AVE isquêmico por RM ponderada em difusão (DWI) • O EEG pode revelar atividade epileptiforme correspondente
Enxaqueca com aura	• O paciente típico tem história pregressa de enxaqueca e eventos semelhantes • Pode manifestar-se como fraqueza, afasia, negligência, alterações visuais e/ou perda sensorial • Os sinais/sintomas podem preceder, ocorrer simultaneamente ou ocorrer depois de um episódio de enxaqueca típica • Tipicamente ocorre em pacientes mais jovens sem fatores de risco de AVE
Agravação de déficit focal preexistente	• Agravamento súbito de sinais/sintomas de AVE (não provoca manifestações novas) • Deflagração por febre, hipoxia, hipoglicemia, hiponatremia ou outros distúrbios metabólicos • Déficits focais são geralmente acompanhados por manifestações de encefalopatia
Hematoma subdural	• Pode não existir um relato claro de traumatismo recente em pacientes idosos com sangramento agudo em sangramento crônico • Tipicamente se manifesta como déficits focais ou confusão subaguda e transtornos da marcha em um adulto mais velho • Cefaleia é uma queixa comum, mas não universal
Tumor ou abscesso cerebral	• Geralmente as manifestações são subagudas a crônicas, podendo piorar abruptamente devido a sangramento associado ou sangramento em caso de tumor • Muitas vezes se acompanha de cefaleia, sobretudo quando o paciente está em decúbito
Esclerose múltipla ou outra doença desmielinizante	• Geralmente as manifestações são mais subagudas, mas eventualmente simula AVE agudo • Mais frequentemente há história pregressa de déficits em vários locais • Pode ser diferenciada de AVE isquêmico por RM DWI • Acomete pacientes mais jovens sem fatores de risco para AVE
Vertigem periférica (labiríntica)	• Pode simular infarto no tronco encefálico ou cerebelo, provocando vertigem aguda • Pode ser diferenciada de AVE isquêmico por meio de exame meticuloso (teste de impulsão horizontal da cabeça, caracterizado por nistagmo, e pesquisa de desvio do olho conjugado)* em muitos casos, mas não em todos • A exclusão definitiva de AVE isquêmico requer RM DWI, embora DWI também possa deixar de detectar pequenos infartos do tronco encefálico
Encefalopatia hipertensiva (síndrome de encefalopatia reversível posterior)	• Manifesta-se mais comumente como alteração do estado mental, cefaleia, alterações visuais ou crises epilépticas • Geralmente não provoca sinais/sintomas unilaterais • PA geralmente elevada • Pode ocorrer em pacientes mais jovens sem fatores de risco para AVE
Transtorno conversivo	• Diagnóstico de exclusão • O exame neurológico detalhado revela, às vezes, inconsistências sugestivas de causa não fisiológica dos sinais/sintomas • Sinais positivos de esforço para desorientar o examinador podem ser obtidos (p. ex., sinal de Hoover)

*Ver Capítulo 5 quanto aos detalhes do exame HINTS (Head Impulse Nystagmus Test of Skew) para diferenciar entre vertigem central e periférica. AVE, acidente vascular encefálico; DWI, imagem ponderada em difusão; EEG, eletroencefalograma; PA, pressão arterial; RM, ressonância magnética.

Realização de tomografia computadorizada sem contraste

TC de crânio sem contraste (TCCSC) é, sem dúvida, o exame mais fidedigno para diferenciar entre AVEIA e HIC. Além disso, esse é o único exame que precisa realizado antes de iniciar tratamento trombolítica para AVEIA. A possibilidade de realizar TC no momento adequado aumenta bastante quando o aparelho de TC está localizado no SE. Para minimizar possíveis demoras na administração do tratamento, em condições ideais o paciente deve ser levado diretamente da ambulância para a sala de TC com avaliação coordenada e intervenções realizadas do lado de fora da sala de TC ou na própria mesa do tomógrafo.

Estudos mostraram que a realização de TC é a limitante do tratamento do AVE agudo, de modo que a otimização do intervalo de tempo entre a chegada ao SE e a realização da TC deve ser considerada extremamente importante. *Nos pacientes com AVE agudo, o diagnóstico diferencial principal é diferenciar entre infarto e hemorragia.* Todas as decisões referentes ao tratamento subsequente dependem dessa diferenciação.

Mais recentemente, a ATC tornou-se indispensável ao diagnóstico de obstruções de grandes artérias (OGAs), que respondem mais favoravelmente à trombectomia mecânica endovascular. De forma a reduzir atrasos no diagnóstico e tratamento dessas lesões obstrutivas, alguns sistemas de atendimento a pacientes com AVE combinam TCCSC com ATC como protocolo de neuroimagem inicial para todos os tipos de AVE. A TC de perfusão (TCP) também é realizada frequentemente para avaliar viabilidade dos tecidos e indicação possível de trombectomia quando é detectada alguma OGA nas primeiras 6 a 24 horas decorridas desde a última vez que o paciente foi visto em seu estado basal.

Indícios de hemorragia

O sangue é hiperdenso (brilhante) e facilmente identificável na TCCSC (Figura 16.2 A). A HIC aparece como foco bem definido de sangue, que desloca o parênquima cerebral circundante. O volume da HIC, um previsor potente do índice de mortalidade em 30 dias e do prognóstico funcional, pode ser determinado rapidamente pelo método ABC/2 (ver Figura 39.3, no Capítulo 39). Dois diâmetros (A + B) medidos em ângulos retos no corte tomográfico que corresponde ao epicentro da hemorragia são determinados em centímetros. O terceiro diâmetro perpendicular a esse plano (C) é determinado pela multiplicação do número de cortes tomográficos nos quais o sangramento é evidente pela espessura de cada corte (geralmente 5 mm, expressados na forma de 0,5 cm). O produto desses três diâmetros é dividido por dois como simplificação da equação para calcular o volume de um elipsoide. Pacientes com volumes de HIC inferiores a 30 mℓ podem ter prognóstico favorável e correm pequeno risco de deterioração precoce, enquanto aqueles com volumes de HIC entre 30 e 70 mℓ correm maior risco de deterioração precoce em virtude de efeito expansivo. Pacientes com hemorragias maiores que 70 mℓ eram tradicionalmente considerados como não sobreviventes, embora recuperação razoável possa ser alcançada nesse grupo com intervenções cirúrgicas de emergência, inclusive drenagem do hematoma ou hemicraniectomia.

Sempre que houver hemorragia intracerebral, é crucial investigar as seguintes anormalidades nos exames de imagem:

- *Hemorragia subaracnóidea* (Figura 16.2 B) combinada com hemorragia intraparenquimatosa sugere ruptura de aneurisma e exige realização de angiografia
- *HIC* (Figura 16.2 C) combinada com dilatação ventricular exige avaliação neurocirúrgica para possível ventriculostomia de emergência
- *Níveis líquido/líquido* dentro de hematoma (Figura 16.2 D) resultam de separação dos eritrócitos do plasma e indicam existência de coagulopatia
- *Edema, efeito expansivo* e *desvio da linha média* resultam, geralmente, em deterioração neurológica quando associados à hemorragia volumosa (> 30 mℓ). Edema em torno do hematoma demora algumas horas para desenvolver-se depois de HIC e, portanto, geralmente não aparece na TC de crânio inicial. Edema anormalmente grande ou irregular associado à hemorragia na TC inicial pode sugerir conversão hemorrágica do tecido infartado, sangramento associado a uma neoplasia ou infarto venoso consequente á trombose de seio dural.

Investigação de acidente vascular encefálico isquêmico

Infarto não provoca alterações consistentes na TC nas primeiras 6 horas depois do início do AVE. A possibilidade de infarto é aventada quando o paciente que apresenta déficits neurológicos de instalação abrupta tem TC normal. Depois de um período de aproximadamente 6 horas, as regiões isquêmicas gradativamente se tornam áreas de hipodensidade. Área grande de hipodensidade na TC helicoidal não contrastada de um paciente com AVEIA deve levar à reavaliação imediata e análise meticulosa do horário relatado de aparecimento dos sinais/sintomas.

O Alberta Stroke Programme Early CT Score (ASPECTS) foi elaborado com o propósito de quantificar a extensão do infarto de artéria cerebral média (ACM) na TC inicial (Figura 16.3). Desaparecimento da diferenciação entre substâncias branca e cinzenta no córtex e estruturas profundas como o núcleo caudado, putame ou globo pálido resulta de lesão isquêmica inicial e prevê evolução final para infarto irreversível (Figura 16.4). O escore é composto de sete regiões corticais e três regiões subcorticais da ACM, totalizando dez pontos no exame normal, do qual um ponto é subtraído para cada área de infarto visualizada. Esse escore apresenta elevada confiabilidade entre examinadores e quantifica infartos, prevê prognóstico e estratifica pacientes no que se refere à possibilidade de tratamento de reperfusão.

Trombo agudo localizado em um vaso sanguíneo proximal como artéria cerebral média ("sinal da ACM densa") ou artéria basilar pode conferir aspecto denso ao vaso nas imagens de TCCSC. Vaso hiperdenso pode ter utilidade clínica em condições agudas porque ajuda a confirmar o diagnóstico de obstrução de vaso calibroso e leva à mobilização das equipes de neurorradiologia intervencionista para realizar trombectomia mecânica endovascular.

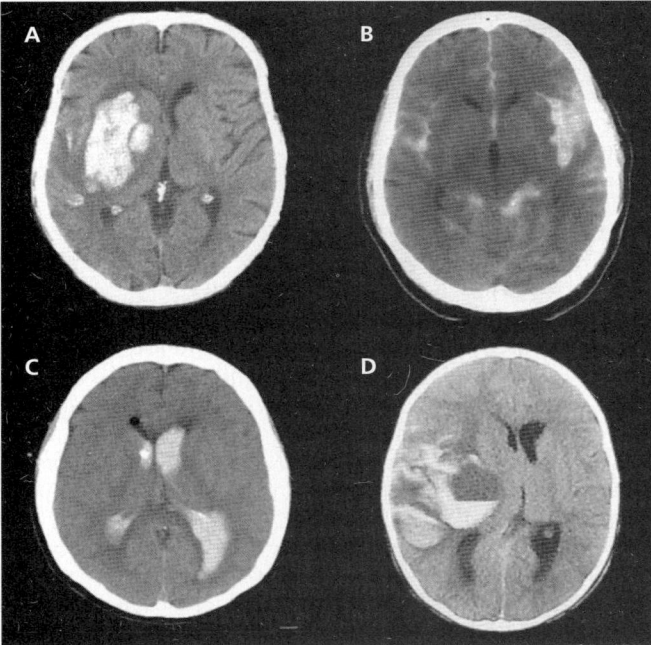

FIGURA 16.2 Imagens de tomografia computadorizada de hemorragia cerebral. **A.** Hemorragia intracerebral. **B.** Hemorragia subaracnóidea. **C.** Hemorragia intraventricular. **D.** Hemorragia intracerebral aguda com nível líquido-líquido indicativo de coagulopatia.

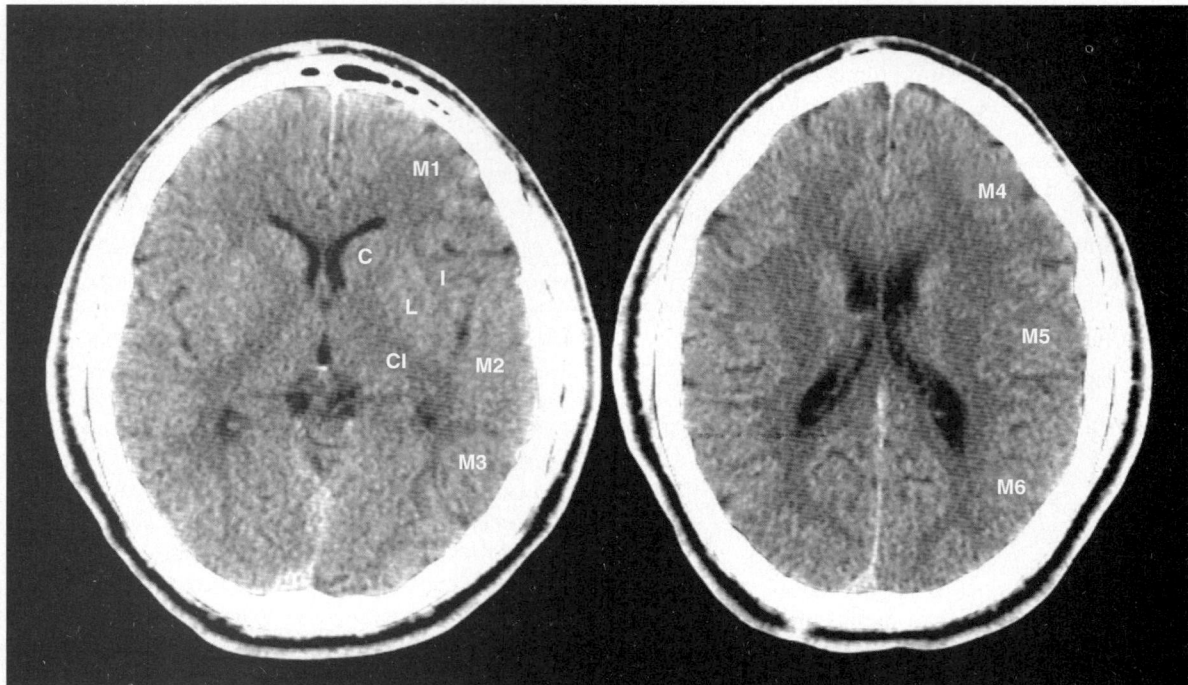

FIGURA 16.3 Regiões anatômicas avaliadas pelo Alberta Stroke Programme Early CT Score (ASPECTS). Escore dez indica que não há evidências de alteração isquêmica precoce, devendo-se subtrair um ponto de cada região de infarto. Pacientes com escores inferiores a sete correm risco elevado de transformação hemorrágica se receberem ativador de plasminogênio tecidual (tPA) intravenoso. C, núcleo caudado; CI, cápsula interna; I, ínsula; L, núcleo lentiforme; M, territórios 1 a 6 da artéria cerebral média.

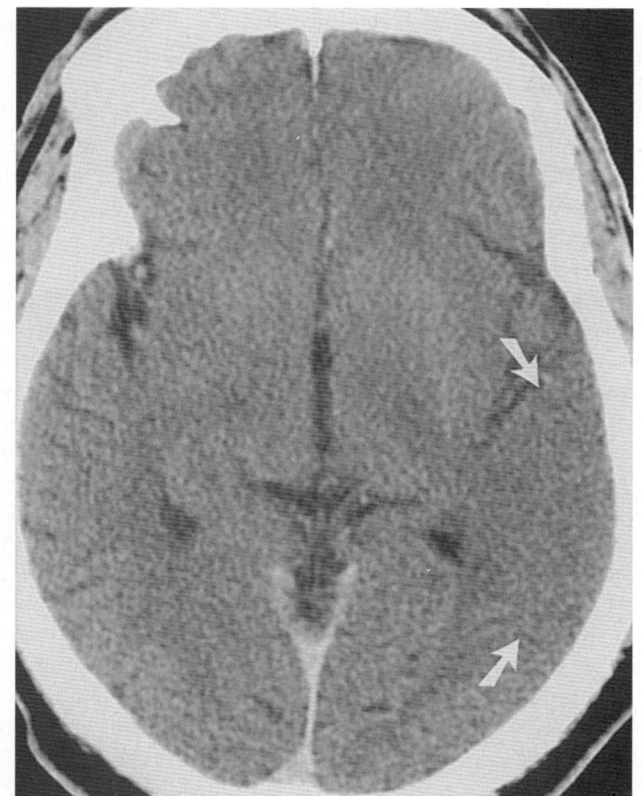

FIGURA 16.4 Fase inicial de infarto cerebral com perda da definição das substâncias branca e substância cinzenta e apagamento dos sulcos (as *setas* indicam bordas anterior e posterior do território acometido da artéria cerebral média).

FASE 2: TRATAMENTO DE EMERGÊNCIA DEPOIS DA TOMOGRAFIA COMPUTADORIZADA

Hemorragia intracerebral

As seguintes diretrizes terapêuticas aplicam-se especificamente à HIC intraparenquimatosa espontânea (ver Capítulos 40 e 47).

Diagnóstico e reversão de coagulopatia e distúrbios plaquetários

Presença de sangue nas imagens TC exige solicitação imediata de TP/RNI, tempo de tromboplastina e contagem de plaquetas para avaliar se os valores estão normais. A seguir, deve-se confirmar se o paciente faz uso de algum anticoagulante que não influencie de modo significativo esses valores (p. ex., dabigatrana, rivaroxabana, apixabana, heparinas de baixo peso molecular). Deve-se também questionar se o paciente faz uso de agentes antiplaquetários (p. ex., ácido acetilsalicílico, clopidogrel, dipiridamol, prasugrel). A solicitação de um painel metabólico básico também ajuda a detectar uremia, que pode provocar anormalidade plaquetária qualitativa.

A Tabela 16.3 descreve os protocolos sugeridos para reverter diferentes formas de anticoagulação ou disfunção plaquetária. *Se houver relato bem definido de uso recente, as medidas para reverter anticoagulação ou recuperar a função plaquetária devem ser consideradas urgentemente de forma a reduzir o risco de ampliação da hemorragia* (Evidência de nível 1).[2] Nos pacientes com HIC associada ao uso de antagonista da vitamina K, reversão bem-sucedida da RNI para valores inferiores a 1,5 combinada com controle da PA sistólica estão associadas à redução do risco de aumento do hematoma.

Tabela 16.3 Medidas para reverter anticoagulação ou disfunção plaquetária em pacientes com hemorragia intracerebral aguda.

Fármaco	Estratégia terapêutica	Comentários
Varfarina (antagonista da vitamina K que resulta em redução da síntese dos fatores II, VII, IX e X)	Administrar vitamina K, 10 mg IV (em 30 min) e CCP com quatro fatores (25 a 50 UI/kg IV) ou PFC (duas a quatro unidades de 200 mℓ IV)	Se disponível, CCP total é preferível, porque promove reversão substancialmente mais rápida da RNI que PFC com infusão de volume bem menor. A meta deve ser redução da RNI para valores inferiores a 1,5
Dabigatrana (inibidor direto da trombina)	Administrar carvão ativado se o fármaco foi ingerido nas últimas 2 h e Administrar idarucizumabe na dose de 5 g IV ou Considerar hemodiálise de emergência	Idarucizumabe normaliza especificamente parâmetros da coagulação de pacientes tratados com dabigatrana, mas ainda não foi estudado formalmente quanto aos seus efeitos benéficos no prognóstico clínico. Há dados limitados para apoiar outras terapias, mas pode ser considerada a administração de concentrado de complexo protrombínico total ou fator VIIa
Rivaroxabana, apixabana, edoxabana, fondaparinux (inibidores do fator Xa)	Considerar andexanfa em dose baixa (400 mg IV, seguida de infusão de 4 mg/minuto IV) ou alta (800 mg IV, depois infusão de 8 mg/minuto em 120 min) ou Considerar administração de CCP total (25 a 50 UI/kg IV)	Andexanfa normaliza especificamente parâmetros da coagulação alterados pelo uso de inibidores de fator Xa, mas ainda não foi estudado formalmente quanto aos efeitos benéficos no prognóstico clínico. Esse fármaco foi aprovado para reverter os efeitos da rivaroxabana e apixabana. Tempo decorrido desde a última dose < 8 h: • Apixabana em dose de até 5 mg: andexanet em dose baixa • Apixabana 5 mg: andexanet em alta dose • Rivaroxabana em dose de até 10 mg: andexanet em dose baixa • Rivaroxabana em dose > 10 mg: andexanet em dose alta Tempo decorrido desde a última dose > 8 h: andexanet em dose baixa. Há poucos dados quanto aos efeitos benéficos do CCP para reverter os efeitos dos inibidores de fator Xa
Heparina não fracionada (HNF)	Se a HNF foi administrada em bólus há menos de 1 h administrar 1 mg de sulfato de protamina para cada 100 unidades de HNF. Se a HNF foi administrada há 1 a 2 h, administrar 1 mg de sulfato de protamina para cada 200 unidades de HNF. Se a HNF foi administrada há mais de 2 h, administrar 1 mg de sulfato de protamina para cada 400 unidades de HNF	No caso de pacientes que estejam recebendo infusão IV de HNF, administrar 1 mg de sulfato de protamina para cada 100 unidades administradas nas últimas 2 h
Enoxaparina, dalteparina (HBPMs)	Se a HBPM foi administrada há menos de 8 h, administrar 1 mg de sulfato de protamina por 100 unidades anti-Xa de HBPM. Se a HBPM foi administrada há 8 a 24 h, administrar 1 mg de sulfato de protamina por 200 unidades anti-Xa de HBPM. Se o sangramento persistir, pode ser administrada dose adicional de 0,5 mg por 100 unidades anti-Xa	Enoxaparina tem 100 unidades anti-Xa/mg, enquanto dalteparina tem 156 unidades anti-Xa/mg
Antiplaquetários, anormalidades plaquetárias (p. ex., uremia) ou trombocitopenia	*Administrar* DDAVP na dose de 0,3 μg/kg IV em 30 min e/ou Considerar transfusão de uma unidade de plaquetas de doador único (ou 6 unidades de plaquetas de vários doadores) para pacientes com HIC em uremia, trombocitopenia ou submetidos a uma intervenção neurocirúrgica. *Evitar* transfusão de plaquetas para pacientes com HIC que não serão operados*	Há dados limitados que apoiem essas intervenções. No caso de trombocitopenia, transfundir plaquetas até a meta de contagem superior a 50.000/μℓ

*Resultados de estudos não sugeriram efeito benéfico da transfusão de plaquetas para reverter os efeitos de fármacos antiplaquetários em pacientes com HIC e, nesses casos, a transfusão de plaquetas pode ser deletéria (Evidência de nível 1).[3] Seria razoável considerar transfusão de plaquetas para pacientes com intervenção neurocirúrgica planejada de forma a reduzir o risco de sangramento intraoperatório. CCP, concentrado de complexo protrombínico; DDAVP, acetato de desmopressina; HBPM, heparina de baixo peso molecular; HIC, hemorragia intracerebral; IV, via intravenosa; PFC, plasma fresco congelado; RNI, índice normalizado internacional; UFH, heparina não fracionada.

Reversão da disfunção plaquetária de pacientes com HIC aguda é controvertida e há poucos dados disponíveis. Desmopressina é usada frequentemente, mas sua base de evidência é fraca. Ensaio recente relatou que transfusões de plaquetas foram inúteis e potencialmente perigosas em pacientes com HIC em tratamento com antiplaquetários (Evidência de nível 1).[3] Transfusão de plaquetas certamente ainda é razoável para pacientes com HIC e trombocitopenia (< 50.000/$\mu\ell$).

Controle da hipertensão arterial grave

Ao contrário do paciente que teve AVEIA, hipertensão arterial persistente pode ser deletéria para pacientes com HIC porque provoca expansão da hemorragia e agravação do edema em torno do hematoma. Dois ensaios randomizados sobre metas de PA em pacientes com HIC chegaram a resultados até certo ponto contraditórios. Reduzir a PA sistólica a menos de 150 mmHg parece ser potencialmente benéfico, mas reduzir a PA sistólica a menos de 120 mmHg pode agravar a lesão renal sem trazer qualquer efeito benéfico adicional (Evidência de nível 1).[4,5] Infusão de nicardipino ou clevidipina é preferível, por causa de suas características de dose-resposta confiáveis e início de ação rápido, assim como desaparecimento rápido da ação quando da interrupção da infusão. Quando esses fármacos de ação curta não estão disponíveis, pode-se administrar labetalol inicialmente em doses IV rápidas seguidas de infusão IV (ver Tabela 39.3, no Capítulo 39). Nitratos (p. ex., nitroprussiato de sódio) devem ser evitados por causa de seu efeito potencial de provocar vasodilatação cerebral e consequente elevação da PIC.

Controle da pressão intracraniana elevada ou efeito expansivo sintomático

Quando a TCCSC revela efeito expansivo significativo (desvio da linha média e/ou apagamento das cisternas basilares) e o nível de consciência do paciente está deprimido, deve ser iniciado tratamento empírico para controlar a PIC. A hiperventilação provoca vasoconstrição, que reduz o volume sanguíneo cerebral e, portanto, a PIC. Essa medida deve ser temporária, até intervenção adicional em pacientes intubados com sinais de herniação transtentorial (p. ex., midríase). De modo geral, a meta é um nível de pressão parcial de dióxido de carbono (PCO_2) de 30. Se o paciente estiver intubado e agitado ou tossindo, deve ser considerada sedação. Tratamento osmótico na forma de bólus de manitol (1 a 1,5 g/kg) pode ser facilmente administrado por uma veia periférica. Uma opção é infundir 30 mℓ de solução salina hipertônica a 23,4%, mas isso exige acesso venoso central. Corticoides não devem ser administrados porque são comprovadamente ineficazes no tratamento do edema cerebral pós-HIC (Evidência de nível 1)[6] e aumentam o risco de complicações infecciosas (ver Capítulo 34).

Considerar colocação de dreno ventricular externo ou monitor de pressão intracraniana

Nos casos típicos, a hidrocefalia obstrutiva ocorre em pacientes com HIC que também apresentam volumes significativos de sangue intraventricular. Qualquer aumento recente dos cornos temporais dos ventrículos laterais nas imagens de TCCSC de paciente cujo nível de consciência está alterado deve imediatamente levar à consideração de colocação de dreno ventricular externo para controle da hidrocefalia e PIC. Se o líquido cefalorraquidiano não for desviado, as condições gerais do paciente com hidrocefalia aguda podem piorar rapidamente. Se houver efeito expansivo substancial no paciente que não possa ser submetido à drenagem cirúrgica, uma opção é colocar monitor parenquimatoso da PIC para otimização do controle da PIC (ver Capítulo 34).

Considerar drenagem cirúrgica de emergência do hematoma

Nos casos de hemorragia cerebelar com deterioração clínica associada, compressão do tronco encefálico ou hidrocefalia, recomenda-se descompressão cirúrgica suboccipital associada ou não à drenagem do hematoma (Evidência de nível 1).[2] Todavia, no caso de hemorragia supratentorial, o consenso é bem menor. O estudo STICH (Surgical Trial in Intracerebral Hemorrhage) não conseguiu mostrar efeitos benéficos definitivos da craniotomia com drenagem da HIC supratentorial nas primeiras 72 horas depois dos primeiros sinais/sintomas, em comparação com tratamento clínico otimizado (Evidência de nível 1).[7,8] Incisão do córtex cerebral necessária para realizar drenagem cirúrgica de hemorragias mais profundas resulta, mais provavelmente, em lesão neurológica adicional que sobrepuja quaisquer benefícios. Apesar desses resultados, há alguns indícios de que pacientes mais jovens com deterioração aguda em decorrência de efeito expansivo possam apresentar melhora depois da drenagem cirúrgica, na medida em que estes pacientes não foram distribuídos randomicamente nos estudos publicados. Novas abordagens minimamente invasivas foram desenvolvidas para drenar sangramento, inclusive aspiração endoscópica, mas os efeitos benéficos dessas técnicas ainda não foram comprovados por ensaios clínicos. A hemicraniectomia também é realizada ocasionalmente como procedimento salvador, mas também não há efeito benéfico comprovado com essa abordagem. No entanto, todas essas opções cirúrgicas devem ser consideradas caso a caso, especialmente quando há avaliação clínica sugere que o paciente provavelmente não sobreviverá sem intervenção cirúrgica e, de outro modo, poderia ter prognóstico clínico favorável com essas intervenções.

Considerar tratamento anticonvulsivante

Hemorragia pode provocar irritação cortical e desencadear atividade epiléptica. Quando o paciente tem crises convulsivas detectáveis clinicamente ou atividade epiléptica eletrográfica no eletroencefalograma, ele deve ser tratado com anticonvulsivantes como levetiracetam IV na dose de 60 mg/kg (dose inicial para crises convulsivas ativas), seguida da dose de manutenção de 1 g a cada 12 horas.

Tratamento profilático com antiepilépticos não se mostrou benéfico e, em alguns casos, pode ser deletério; por isso, seu uso rotineiro deve ser evitado (Evidência de nível 1).[2]

Considerar solicitação de outros exames de imagem

Na maioria dos casos, a HIC é causada por hipertensão arterial quando ocorre no putame, globo pálido, núcleo caudado, tálamo, ponte ou cerebelo. A HIC cortical ocorre mais frequentemente em adultos idosos e, de modo geral, resulta de *angiopatia amiloide*, ou seja, deposição de substância amiloide nas paredes arteriais. Todavia, a HIC também pode ser causada por aneurismas (adjacentes ao espaço subaracnóideo), malformações arteriovenosas, fístulas arteriovenosas durais, malformações cavernosas, tumores ou outras condições menos comuns. Pacientes jovens, pacientes com achados atípicos na TC e indivíduos sem história pregressa de hipertensão arterial ou em uso de anticoagulante devem ser submetidos a outros exames de imagem para investigar a lesão subjacente. As opções de exames de imagem são ATC, ressonância magnética (RM)/angiorressonância magnética (ARM) ou angiografia convencional. ATC pode ser realizada na mesa de TC logo depois da TCCSC para identificar HIC, desde que as condições do paciente permaneçam estáveis e não haja necessidade de outras medidas terapêuticas de urgência.

Destino do paciente

Por causa dos riscos substanciais de deterioração neurológica e complicações clínicas, a maioria dos pacientes com HIC aguda deve ser internada em unidade de tratamento intensivo para investigação e tratamento subsequentes.

Acidente vascular encefálico isquêmico agudo

Quando os pacientes apresentam déficit neurológico agudo e não há sinais de hemorragia na TC sem contraste, o diagnóstico presuntivo é AVE isquêmico, e a meta primária é instituir, o mais cedo possível, tratamento de reperfusão para os pacientes elegíveis.

Nos casos de obstrução cerebrovascular aguda, geralmente há uma área do cérebro com irrigação sanguínea muito precária, na qual os neurônios são destruídos rapidamente, e essa região é conhecida comumente como "centro isquêmico". Contudo, ao redor dessa área, forma-se a "penumbra isquêmica", que pode ser pequena ou grande, dependendo dos padrões de irrigação sanguínea colateral de cada paciente. Essa região tem neurônios que geralmente se encontram eletricamente inativos, porque interromperam a sinalização elétrica para conservar energia em situação de fornecimento reduzido de oxigênio e glicose em razão da obstrução vascular. Os neurônios dessa área, ao contrário dos que estão localizados no centro isquêmico, ainda estão viáveis quando o paciente é atendido, mas são destruídos gradativamente à medida que o tempo passa. Por essa razão, o objetivo de todos os tipos de tratamento de reperfusão é recuperar a irrigação sanguínea da área de penumbra isquêmica para evitar destruição dos neurônios dessa região e, desse modo, por fim melhorar a função neurológica e o prognóstico do paciente.

Trombólise com tPA IV e intervenções endovasculares perdem eficácia à medida que a isquemia aguda evolui para infarto. A otimização de cada etapa do tratamento da fase aguda do AVE é crucial para assegurar administração oportuna das intervenções terapêuticas. Nos melhores centros mundiais de tratamento de AVE, trombólise com tPA IV pode ser administrada nos primeiros 20 minutos depois da chegada do paciente ao SE e trombectomia endovascular pode ser realizada nos primeiros 60 minutos.

Indicações do tratamento com ativador de plasminogênio intravenoso

Depois da conclusão do estudo NINDS (National Institute of Neurological Disorders and Stroke) em 1995, a administração por via intravenosa de tPA tornou-se padrão terapêutico de reperfusão aguda para pacientes com AVEIA nas primeiras 3 horas depois dos primeiros sinais/sintomas (Evidência de nível 1).[9] Trombólise com alteplase aumenta as chances de boa recuperação em 3 meses após o infarto de aproximadamente 26 para 39%, correspondendo ao número necessário para tratar (NNT) de oito pacientes, embora sem alteração da mortalidade. Infelizmente, alteplase também está associada a um risco de 6% de conversão hemorrágica, mais comumente em pacientes que foram medicados mais tardiamente em relação ao aparecimento dos sinais/sintomas ou nos indivíduos com sinais significativos de alteração isquêmica precoce, evidenciados por ASPECTS inferior a 7. Contudo, apesar desse aumento da incidência de sangramento, não houve diferença na mortalidade e o prognóstico final melhorou no grupo tratado com alteplase.

Em 2008, a fase III do European Cooperative Acute Stroke confirmou a segurança e eficácia da administração por via intravenosa de alteplase até 4,5 horas depois dos primeiros sinais/sintomas em um subgrupo de pacientes com menos de 80 anos de idade. Os efeitos benéficos da alteplase nesse grupo são menores que nos indivíduos tratados nas primeiras 3 horas depois do início dos sinais/sintomas. Pacientes medicados com alteplase dentro de 3 a 4,5 horas depois do início dos sinais/sintomas também apresentam índices mais altos de conversão hemorrágica e mortalidade, quando comparados com pacientes medicados com tPA nas primeiras 3 horas depois do início dos sintomas (Evidência de nível 1).[10]

A rapidez com que é conseguida a reperfusão é, sem dúvida alguma, o determinante mais importante da eficácia do tPA. O NNT de modo a ter um paciente funcionalmente independente após AVE isquêmico aumenta de cinco no caso de pacientes tratados nos primeiros 90 minutos após o aparecimento de sinais/sintomas para 15 quando a alteplase é administrado dentro 3 a 4,5 horas depois dos primeiros sinais/sintomas. Para pacientes não selecionados que se apresentam mais de 4,5 horas depois do início dos sinais/sintomas, administração por via intravenosa de alteplase não exerce efeitos benéficos comprovados e pode ser deletéria porque aumenta significativamente o risco de conversão hemorrágica (Evidência de nível 1).[11] Recentemente, estudos demonstraram que pacientes com intervalo desconhecido desde o início dos sintomas, que fizeram RM de urgência com demonstração de sinal hiperintensos nas imagens DWI (RM ponderada em difusão), mas sem sinal hiperintensos nas imagens FLAIR (*fluid-attenuated inversion recovery*) sugestivos de início recente, podem melhorar com administração de tPA IV (Evidência de nível 1)[12]; contudo, hoje em dia, RM de urgência não está disponível na maioria dos centros médicos, e isso limita sua utilidade. TCP está disponível mais amplamente, e pacientes atendidos dentro de 4,5 a 9 horas depois do início do AVE também podem melhorar com tPA IV (Evidência de nível 1),[13] embora o efeito benéfico da trombólise nesses casos seja mais modesto e sejam necessárias evidências adicionais para apoiar seu uso geral

Contraindicações à administração do ativador de plasminogênio tecidual

Em 1995, o estudo National Institute of Neurological Disorders and Stroke utilizou critérios de exclusão rígidos decorrentes da opinião dos especialistas da época, que depois foram traduzidos como contraindicações à administração de tPA. Todavia, essas contraindicações inflexíveis não definem necessariamente toda a população de pacientes que poderiam ser beneficiados pelo tPA. A Tabela 16.4 mostra a força relativa de várias contraindicações do tratamento com tPA. Essas recomendações atualizadas são um reflexo de séries de casos, estudos de coorte e 25 anos de experiência clínica desde a aprovação original do tPA. É crucial usar discernimento clínico ao prescrever tPA quando existe contraindicação relativa e explicar com detalhes como isso modifica a correlação entre riscos e benefícios esperados. As exclusões mais comumente encontradas são comentadas nas seções a seguir.

Tabela 16.4 Força de evidência das contraindicações do tratamento com ativador de plasminogênio tecidual.*

Cenário clínico	Força da contraindicação
Evidências de hemorragia na TC	Absoluta
Sinais de infarto avançado acometendo > 1/3 do território da ACM	Absoluta
Tempo decorrido desde o início dos sintomas desconhecido	Absoluta
História pregressa de coagulopatia, uso de anticoagulante ou elevação documentada da RNI (> 1,7) ou TTPa (> 1,5 × controle)	Relativa, forte
Trombocitopenia (contagem de plaquetas < 100.000 µℓ)	Relativa, forte
PAS > 185 mmHg ou PAD > 110 mmHg**	Relativa, moderada
Cirurgia de grande porte ou traumatismo significativo nos últimos 14 dias	Relativa, moderada
Glicemia < 50 ou > 400 mg/dℓ**	Relativa, moderada
Gravidez	Relativa, moderada
AVE ou traumatismo cranioencefálico grave nos últimos 3 meses	Relativa, fraca
Atividade epiléptica como manifestação inicial	Relativa, fraca
Sinais/sintomas discretos ou com melhora rápida (p. ex., puramente sensoriais, fraqueza mínima)	Relativa, fraca
Hemorragia digestiva, sangramento do sistema urinário ou outro sangramento significativo nos últimos 21 dias	Relativa, fraca
IAM significativo nas 4 semanas anteriores ou sinais/sintomas de pericardite pós-IAM	Relativa, fraca
Punção arterial em local não compressível nos últimos 7 dias	Relativa, fraca
Punção lombar nos últimos 7 dias	Relativa, fraca

*Essa informação tem como propósito apenas servir como orientação geral. Existem relatos de uso seguro e bem-sucedido do ativador de plasminogênio tecidual (tPA) intravenoso apesar da existência de uma ou mais dessas complicações. As decisões relativas aos riscos e benefícios do tratamento com tPA devem ser individualizadas. **Pressão arterial e glicemia devem ser corrigidas imediatamente e, em seguida, pode-se administrar tPA. ACM, artéria cerebral média; IAM, infarto agudo do miocárdio; PAD, pressão arterial diastólica; PAS, pressão arterial sistólica; RNI, Razão Normalizada Internacional; TC, tomografia computadorizada; TTPa, tempo de tromboplastina parcial ativada.

Sinais de infarto em fase inicial

Alterações isquêmicas precoces nos exames de imagem estão claramente associadas a índices mais altos de conversão hemorrágica. A demonstração dessas alterações isquêmicas não deve ser considerada contraindicação à trombólise quando são pequenas (escores do ASPECTS de 7 a 9).

Sinais iniciais brandos ou com indícios de melhora

Embora até 30% dos pacientes com AVEIA não sejam medicados com tPA porque apresentam síndromes leves de AVE ou porque os sinais/sintomas estão melhorando, 25% desses pacientes apresentam desfechos funcionais insatisfatórios ou morte após o AVE. Os pacientes com AVEIA que apresentam déficits mínimos ou em processo de resolução também se beneficiam da trombólise e sua abordagem deve ser individualizada.

Pressão arterial igual ou maior que 185/110 mmHg

Acredita-se que hipertensão arterial grave aumente o risco de transformação hemorrágica após trombólise, embora existam poucas evidências de causa e efeito. É uma abordagem razoável controlar rapidamente a PA e reduzi-la a níveis inferiores a 185/110 mmHg e iniciar a administração de tPA enquanto são mantidos os esforços para manter a PA desejada com infusão contínua de nicardipino ou clevidipina (ver Tabela 39.3, no Capítulo 39).

Crises convulsivas iniciais

É incomum ocorrerem crises convulsivas como manifestação inicial de AVEIA, portanto, isso é extremamente sugestivo de déficit neurológico pós-ictal em vez de déficit isquêmico. Não obstante, a administração de tPA é segura nos pacientes com quadro inicial de atividade convulsiva e é razoável prescrever tPA se a suspeita de AVEIA for elevada.

Varfarina com Razão Normalizada Internacional maior que 1,7

História de insuficiência hepática ou uso de varfarina pelo paciente que sofreu AVEIA torna obrigatória a realização imediata de RNI. Em outros casos, não é necessário verificar rotineiramente a coagulação antes de administrar tPA, porque a prevalência de coagulopatia inesperada é baixíssima nessa população. Existem evidências conflitantes em relação à associação da administração de tPA com aumento do risco de transformação hemorrágica quando a RNI é inferior ou discretamente superior a 1,7 nos usuários de varfarina.

Glicemia anormal

Hiperglicemia foi associada à probabilidade reduzida de melhora neurológica, índices mais baixos de recanalização e maior risco de conversão hemorrágica depois de trombólise em pacientes com AVEIA. Ainda não foi constatado que o tratamento da hiperglicemia nesses pacientes modifique o desfecho, contudo, é prudente manter a glicemia dentro de uma faixa estreita da normalidade durante a administração de tPA. Tanto a hiperglicemia como a hipoglicemia aumentam a possibilidade de uma condição simulando AVE em decorrência da "revelação" de um déficit focal preexistente.

Idade avançada

Embora pacientes com mais de 80 anos de idade não se beneficiem tanto da trombólise, pacientes que recebem tPA realmente têm prognósticos melhores que os indivíduos que não são tratados. Trombólise com tPA IV deve ser instituída em pacientes idosos, desde que não haja outras contraindicações.

Ativador de plasminogênio tecidual e condições que simulam acidente vascular encefálico

A prevalência de suposto AVEIA que, na verdade, representa outras condições semelhantes chega a 20 a 25% em algumas regiões. A maioria dos casos consiste em crise epiléptica, enxaqueca complicada ou transtorno conversivo. A realização da RM, exame que consegue diferenciar de modo mais definitivo entre AVE e outras condições, implica demora e atraso na administração de tPA que reduzem a sua eficácia na melhora de seus desfechos. Felizmente, vários estudos mostram que a administração de tPA para condições semelhantes a AVE não se associa à HIC ou outras complicações. Uma taxa de tratamento de condições semelhantes a AVE com trombólise de até 15% é considerada aceitável na maioria dos centros especializados em AVE.

Dose do ativador de plasminogênio tecidual

O tPA é comercializado na forma de pó e precisa ser reconstituído com água estéril antes de ser administrado. Para os pacientes elegíveis, a dose de 0,9 mg/kg de tPA é administrada por via IV até o máximo de 90 mg, com os 10% iniciais sendo infundidos rapidamente por via IV e o restante sendo infundido ao longo de uma hora.

Controle da pressão arterial depois de administrar ativador de plasminogênio tecidual

A PA deve ser rigorosamente mantida abaixo de 180/105 mmHg durante pelo menos 24 horas depois da administração de tPA para evitar conversão hemorrágica. Como a meia-vida do tPA é extremamente curta, um cateter pode ser colocado com segurança na artéria radial para monitoramento da PA 1 hora após o término da infusão porque compressão direta pode ser efetivamente aplicada nesse local. A administração por via IV de anti-hipertensivos de ação curta, cuja dose pode ser titulada facilmente, é a conduta ótima para assegurar essa meta e evitar oscilações significativas da PA.

Ácido acetilsalicílico

Pacientes que não recebem tPA IV devem ser medicados com ácido acetilsalicílico (81 a 325 mg) o mais cedo possível. Quando os pacientes recebem tPA IV, a administração de ácido acetilsalicílico só deve ser iniciada 24 horas depois da infusão de tPA para evitar conversão hemorrágica. Estudos comprovaram que administração precoce de ácido acetilsalicílico depois de AVE isquêmico agudo reduz o risco de AVE recorrente precoce, morte e dependência em 1 ano, embora o NNT seja de cerca de 100 (Evidência de nível 1).[14,15]

Utilidade do tratamento endovascular

Uma limitação importante do tPA é que ele não recanaliza o vaso obstruído em 40% dos casos. Quando coágulos maiores obstruem os principais vasos sanguíneos intracranianos – segmento proximal da ACM, segmento terminal da artéria carótida interna ou artéria basilar – os índices de recanalização são ainda menores e os prognósticos são desfavoráveis, apesar da administração de tPA IV. Quando há OGA, pode-se tentar uma intervenção endovascular para extrair o coágulo por meio de aspiração ou *stent* recuperável (ver detalhes no Capítulo 25). Em 2015, vários ensaios clínicos – inclusive o Multicentre Randomised Clinical Trial of Endovascular Treatment for Acute Ischemic Stroke in the Netherlands (Evidência de nível 1),[16] o Endovascular Treatment for Small Core and Anterior Circulation Proximal Occlusion with Emphasis on Minimizing CT to Recanalization Times (Evidência de nível 1)[17] e três outros estudos (ver Tabela 35.5, no Capítulo 35) – demonstraram que intervenções endovasculares podem melhorar drasticamente o prognóstico funcional, independentemente se os pacientes receberam ou não tPA como tratamento adjuvante. Nesses estudos, o efeito benéfico foi demonstrado com intervenção endovascular realizada até 6 horas ou mais depois do início do AVE.

Com o objetivo de selecionar adequadamente pacientes para tratamento endovascular, é necessário realizar imediatamente exames de imagem, geralmente ATC (Figura 16.5). Muitos centros de AVE criaram protocolos nos quais o tratamento com tPA é iniciado logo depois da conclusão da TCCSC. Isso permite que a equipe realize imediatamente ATC sem atrasar a administração de tPA. Ainda mais recentemente, alguns hospitais e sistemas de saúde adotaram uma política de "ATC para todos", segundo a qual todos os pacientes que ativam o "código AVE" nas últimas 24 horas automaticamente fazem TCCSC e ATC como exames de imagem iniciais, independente dos escores basais da NIHSS. A razão disso é acelerar o diagnóstico de OGA em todos os pacientes potencialmente tratáveis, inclusive os que acordam com AVE ou chegam tardiamente ao serviço de emergência. Nesses protocolos a documentação rotineira de nível sérico normal de creatinina é dispensada em decorrência da urgência da situação e do baixo risco de nefropatia grave induzida por contraste (< 1%). Demonstração de obstrução de vaso sanguíneo calibroso constitui indicação de mobilização da equipe intervencionista em até 60 min desde o momento da realização do exame até a intervenção.

Para pacientes que se apresentam mais de 6 horas depois do início dos sintomas, exames de imagem mais sofisticados podem ajudar a determinar a elegibilidade potencial às intervenções endovasculares. Com uso de TCP e programas para calcular o volume de infarto central e a área de penumbra para determinar quais pacientes eram elegíveis, o estudo Endovascular Therapy Following Imaging Evaluation for Ischemic Stroke demonstrou efeito benéfico significativo da trombectomia realizada até 16 horas depois da última ocasião em que o paciente foi visto bem quando o volume de infarto central era menor que 70 mℓ, a razão entre área de infarto central e área de penumbra era igual ou maior que 1,8 e o volume absoluto da área de penumbra era igual ou maior que 15 mℓ (Evidência de nível 1).[18] Do mesmo modo, com uso de RM-DWI ou TCP para medir a área de infarto central e a avaliação clínica para avaliar indiretamente a razão entre área de penumbra e infarto central, o estudo DWI or TCP Assessment with Clinical Mismatch in the Triage of

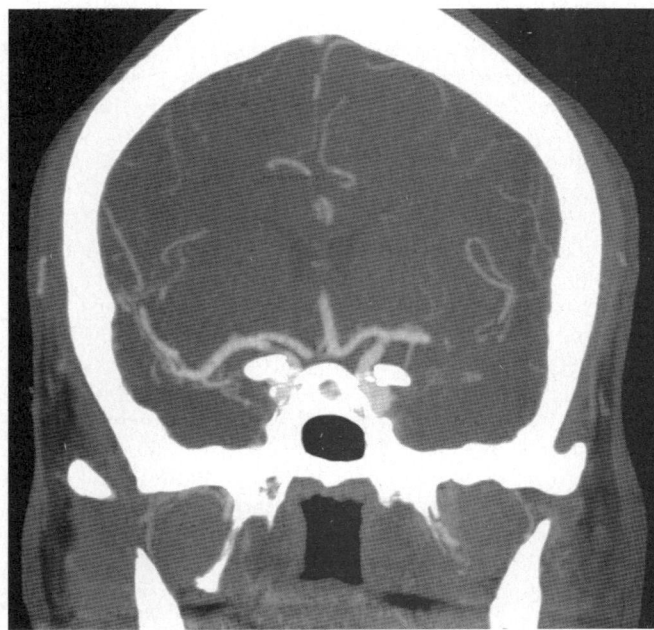

FIGURA 16.5 Imagem de angiotomografia computadorizada em projeção de intensidade máxima (incidência coronal) demonstrando obstrução completa do segmento M1 esquerdo da artéria cerebral média.

Wake-Up and Late Presenting Strokes Undergoing Neurointervention with Trevo mostrou efeito benéfico da trombectomia mecânica em pacientes selecionados e atendidos até 24 horas depois do início dos sintomas (Evidência de nível 1).[19] Desse modo, essas intervenções podem melhorar o prognóstico dos pacientes muito depois do intervalo convencional de 4,5 horas recomendado para tratamento com tPA.

Algumas vezes, pacientes podem ficar agitados e sempre precisam de algum tipo de anestesia durante o procedimento de trombectomia, que pode durar apenas 20 minutos ou até 2 horas. As duas técnicas anestesias – intubação com anestesia geral (profunda) ou sedação consciente (também conhecida como anestesia monitorada) – asseguram resultados semelhantes a longo prazo. Talvez o aspecto mais importante durante o procedimento seja evitar reduções excessivas da PA.

Mesmo que trombectomia mecânica não seja uma opção, a obtenção de imagens dos vasos e de sua perfusão pode elucidar ou confirmar pontos de obstrução dos vasos sanguíneos no pescoço, orientar o controle da PA, influenciar o destino final do paciente e definir prognóstico. Desse modo, a ATC pode ser útil em alguns casos.

Destino final do paciente

Pacientes com AVE isquêmico devem ser transferidos para unidade especializada em AVE ou para unidade de terapia intensiva (UTI) neurológica, sempre que possível, dependendo do cenário clínico, inclusive comorbidades ativas e risco imediato de deterioração neurológica.

EVIDÊNCIAS DE NÍVEL 1

1. Powers WJ, Rabinstein AA, Ackerson T, et al. 2018 Guidelines for the early management of patients with acute ischemic stroke: a guideline for healthcare professionals from the American Heart Association/American Stroke Association. *Stroke*. 2018;49(3):e46-e110.
2. Hemphill JC III, Greenberg SM, Anderson CS, et al. Guidelines for the management of spontaneous intracerebral hemorrhage: a guideline for healthcare professionals from the American Heart Association/American Stroke Association. *Stroke*. 2015;46(7):2032-2060.
3. Baharoglu MI, Cordonnier C, Salman RAS, et al. Platelet transfusion versus standard care after acute stroke due to spontaneous cerebral haemorrhage associated with antiplatelet therapy (PATCH): a randomised, open-label, phase 3 trial. *Lancet*. 2016;387(10038):2605-2613.
4. Qureshi AI, Palesch YY, Barsan WG, et al. Intensive blood-pressure lowering in patients with acute cerebral hemorrhage. *N Engl J Med*. 2016;375:1033-1043.
5. Anderson CS, Heeley E, Huang Y, et al. Rapid blood-pressure lowering in patients with acute intracerebral hemorrhage. *N Engl J Med*. 2013;368(25):2355-2365.
6. Poungvarin N, Bhoopat W, Viriyavejakul A, et al. Effects of dexamethasone in primary supratentorial intracerebral hemorrhage. *N Engl J Med*. 1987;316(20):1229-1233.
7. Mendelow AD, Gregson BA, Rowan EN, Murray GD, Gholkar A, Mitchell PM. Early surgery versus initial conservative treatment in patients with spontaneous supratentorial lobar intracerebral haematomas (STICH II): a randomised trial. *Lancet*. 2013;382(9890):397-408.
8. Mendelow AD, Gregson BA, Fernandes HM, et al. Early surgery versus initial conservative treatment in patients with spontaneous supratentorial intracerebral haematomas in the International Surgical Trial in Intracerebral Haemorrhage (STICH): a randomised trial. *Lancet*. 2005;365(9457):387-397.
9. The National Institute of Neurological Disorders and Stroke rt-PA Stroke Study Group. Tissue plasminogen activator for acute ischemic stroke. *N Engl J Med*. 1995;333(24):1581-1587.
10. Hacke W, Kaste M, Bluhmki E, et al. Thrombolysis with alteplase 3 to 4.5 hours after acute ischemic stroke. *N Engl J Med*. 2008;359(13):1317-1329.
11. Sandercock P, Wardlaw JM, Lindley RI, et al.; for IST-3 Collaborative Group. The benefits and harms of intravenous thrombolysis with recombinant tissue plasminogen activator within 6 h of acute ischaemic stroke (the third International Stroke Trial [IST-3]): a randomised controlled trial. *Lancet*. 2012;379(9834):2352-2363.
12. Thomalla G, Simonsen CZ, Boutitie F, et al.; for WAKE-UP Investigators. MRI-guided thrombolysis for stroke with unknown time of onset. *N Engl J Med*. 2018;379(7):611-622.
13. Ma H, Campbell BCV, Parsons MW, et al. Thrombolysis guided by perfusion imaging up to 9 hours after onset of stroke. *N Engl J Med*. 2019;380(19):1795-1803.
14. International Stroke Trial Collaborative Group. The International Stroke Trial (IST): a randomised trial of aspirin, subcutaneous heparin, both, or neither among 19435 patients with acute ischaemic stroke. *Lancet*. 1997;349(9065):1569-1581.
15. Chinese Acute Stroke Trial Collaborative Group. CAST: randomised placebo-controlled trial of early aspirin use in 20,000 patients with acute ischaemic stroke. *Lancet*. 1997;349(9066):1641-1649.
16. Berkhemer OA, Fransen PSS, Beumer D, et al. A randomized trial of intraarterial treatment for acute ischemic stroke. *N Engl J Med*. 2015;372(1):11-20.
17. Goyal M, Demchuk AM, Menon BK, et al.; for ESCAPE Trial Investigators. Randomized assessment of rapid endovascular treatment of ischemic stroke. *N Engl J Med*. 2015;372(11):1019-1030.
18. Albers GW, Marks MP, Kemp S, et al. Thrombectomy for stroke at 6 to 16 hours with selection by perfusion imaging. *N Engl J Med*. 2018;378(8):708-718.
19. Nogueira RG, Jadhav AP, Haussen DC, et al.; for DAWN Trial Investigators. Thrombectomy 6 to 24 hours after stroke with a mismatch between deficit and infarct. *N Engl J Med*. 2018;378(1):11-21.

LEITURA SUGERIDA

Barber PA, Demchuk AM, Zhang J, Buchan AM. Validity and reliability of a quantitative computed tomography score in predicting outcome of hyperacute stroke before thrombolytic therapy. ASPECTS Study Group. Alberta Stroke Programme Early CT Score. *Lancet*. 2000;355(9216):1670-1674.

Brinjikji W, Demchuk AM, Murad MH, et al. Neurons over nephrons: systematic review and meta-analysis of contrast-induced nephropathy in patients with acute stroke. *Stroke*. 2017;48(7):1862-1868.

Chernyshev OY, Martin-Schild S, Albright KC, et al. Safety of tPA in stroke mimics and neuroimaging-negative cerebral ischemia. *Neurology*. 2010;74(17):1340-1345.

Cocho D, Belvís R, Martí-Fàbregas J, et al. Reasons for exclusion from thrombolytic therapy following acute ischemic stroke. *Neurology*. 2005;64(4):719-720.

De Herdt V, Dumont F, Hénon H, et al. Early seizures in intracerebral hemorrhage: incidence, associated factors, and outcome. *Neurology*. 2011;77(20):1794-1800.

Demaerschalk BM, Kleindorfer DO, Adeoye OM, et al. Scientific rationale for the inclusion and exclusion criteria for intravenous alteplase in acute ischemic stroke: a statement for healthcare professionals from the American Heart Association/American Stroke Association. *Stroke*. 2016;47:581-641.

Ford AL, Williams JA, Spencer M, et al. Reducing door-to-needle times using Toyota's lean manufacturing principles and value stream analysis. *Stroke*. 2012;43(12):3395-3398.

Ford GA, Ahmed N, Azevedo E, et al. Intravenous alteplase for stroke in those older than 80 years old. *Stroke*. 2010;41(11):2568-2574.

Frontera JA, Lewin JJ III, Rabinstein AA, et al. Guideline for reversal of antithrombotics in intracranial hemorrhage: a statement for healthcare professionals from the Neurocritical Care Society and Society of Critical Care Medicine. *Neurocrit Care*. 2016;24(1):6-46.

Heldner MR, Zubler C, Mattle HP, et al. National Institutes of Health stroke scale score and vessel occlusion in 2152 patients with acute ischemic stroke. *Stroke*. 2013;44(4):1153-1157.

Hemphill JC III, Bonovich DC, Besmertis L, Manley GT, Johnston SC. The ICH score: a simple, reliable grading scale for intracerebral hemorrhage. *Stroke*. 2001;32(4):891-897.

Ilyas A, Chen CJ, Ding D, et al. Endovascular mechanical thrombectomy for acute ischemic stroke under general anesthesia versus conscious sedation: a systematic review and meta-analysis. *World Neurosurg*. 2018;112:e355-e367.

Kuramatsu JB, Gerner ST, Schellinger PD, et al. Anticoagulant reversal, blood pressure levels, and anticoagulant resumption in patients with anticoagulation-related intracerebral hemorrhage. *JAMA*. 2015;313:824-836.

Lees KR, Bluhmki E, von Kummer R, et al. Time to treatment with intravenous alteplase and outcome in stroke: an updated pooled analysis of ECASS, ATLANTIS, NINDS, and EPITHET trials. *Lancet*. 2010;375(9727):1695-1703.

Lindsberg PJ, Häppölä O, Kallela M, Valanne L, Kuisma M, Kaste M. Door to thrombolysis: ER reorganization and reduced delays to acute stroke treatment. *Neurology*. 2006;67(2):334-336.

Mayer SA, Viarasilpa T, Panyavachiraporn N, et al. CTA-for-All: impact of emergency computed tomographic angiography for all patients with stroke presenting within 24 hours of onset. *Stroke*. 2020;51(1):331-334.

Meretoja A, Strbian D, Mustanoja S, Tatlisumak T, Lindsberg PJ, Kaste M. Reducing in-hospital delay to 20 minutes in stroke thrombolysis. *Neurology*. 2012;79(4):306-313.

Meretoja A, Weir L, Ugalde M, et al. Helsinki model cut stroke thrombolysis delays to 25 minutes in Melbourne in only 4 months. *Neurology*. 2013;81(12):1071-1076.

Prabhakaran S, Naidech AM. Ischemic brain injury after intracerebral hemorrhage: a critical review. *Stroke*. 2012;43(8):2258-2263.

Riedel CH, Zimmermann P, Jensen-Kondering U, Stingele R, Deuschl G, Jansen O. The importance of size: successful recanalization by intravenous thrombolysis in acute anterior stroke depends on thrombus length. *Stroke*. 2011;42(6):1775-1777.

Rost NS, Masrur S, Pervez MA, Viswanathan A, Schwamm LH. Unsuspected coagulopathy rarely prevents IV thrombolysis in acute ischemic stroke. *Neurology*. 2009;73(23):1957-1962.

Smith EE, Fonarow GC, Reeves MJ, et al. Outcomes in mild or rapidly improving stroke not treated with intravenous recombinant tissue-type plasminogen activator: findings from Get With The Guidelines-Stroke. *Stroke*. 2011;42(11):3110-3115.

Tsivgoulis G, Alexandrov AV, Chang J, et al. Safety and outcomes of intravenous thrombolysis in stroke mimics: a 6-year, single-care center study and a pooled analysis of reported series. *Stroke*. 2011;42(6):1771-1774.

Vespa PM, Martin N, Zuccarello M, Awad I, Hanley DF. Surgical trials in intracerebral hemorrhage. *Stroke*. 2013;44(6, suppl 1):S79-S82.

Síndromes Espinais Agudas 17

Natalie Weathered e Noam Y. Harel

PONTOS-CHAVE

1. A maioria dos casos de síndromes medulares não traumáticas agudas (mielite transversa) é causada por inflamação. Mesmo com investigação diagnóstica, até 30% dos casos continuam a ser classificados como idiopáticos.

2. Elementos da anamnese, inclusive evolução temporal e fatores de risco, são essenciais à definição mais precisa da etiologia.

3. Ressonância magnética da medula espinal (com ou sem contraste) e punção lombar são exames fundamentais, que podem definir diagnóstico e orientar tratamento.

4. O médico deve estar atento à possibilidade de choque espinal neurogênico, que pode causar hipotensão sistêmica e deterioração da irrigação sanguínea da medula espinal.

INTRODUÇÃO

Os pacientes com síndromes espinais agudas constituem emergências neurológicas verdadeiras. De modo geral, a lesão anatomopatológica da medula espinal é incompleta. Portanto, tempo é medula: ou seja, existe oportunidade de recuperar (e risco de perder) função e tecidos medulares vitais ao longo dos minutos e horas subsequentes à apresentação do paciente. Atenuar a lesão secundária pode fazer a diferença entre um paciente que preserva sua independência na vida diária ou que requer cuidados durante todo o dia. Este capítulo enfatiza basicamente mielopatia não traumática. Ver descrição mais detalhada das lesões espinais agudas (LEA) traumáticas no Capítulo 48.

Mielite transversa é o termo usado para descrever a maioria dos casos de mielopatia não traumática aguda. Entretanto, esse termo é uma expressão descritiva, não um diagnóstico. As causas primárias podem ser muito diversas. Primeiramente, o médico precisa localizar e, depois, diferenciar o tipo de lesão, para que sejam realizadas intervenções mais eficazes. Uma investigação cuidadosa reduz a cerca de 30% os casos de mielite transversa classificados como idiopáticos.

EPIDEMIOLOGIA

Nos EUA, são anualmente notificados 17 mil casos novos de LEA traumática, e cerca de 300 mil pacientes vivem naquele país com sequelas de LEA. Acidentes automobilísticos e quedas são as causas principais. A epidemiologia das LEAs não traumáticas é mais difícil de avaliar. Estimativas extrapoladas do Canadá e Austrália sugerem que, nos EUA, a incidência seja de cerca de 22 mil e a prevalência de cerca de 400 mil pacientes com LEA não traumática.

FISIOPATOLOGIA

Anatomia da medula espinal

Para facilitar a localização da lesão, é preciso lembrar que os segmentos distais da medula espinal não estão alinhados com as vértebras de mesma numeração. Vale lembrar que pacientes com lesões das vértebras "T2" ou "L2" – ou seja, pacientes com mielopatia traumática ou compressiva – frequentemente são classificados com base no *nível vertebral* da lesão, em vez do *segmento medular* lesado. A medula espinal termina em torno da primeira vértebra lombar e as raízes da cauda equina estão localizadas abaixo desse nível vertebral (Figura 17.1). Por essa razão, uma lesão da vértebra L2 causa lesão da cauda equina, mas não da medula espinal propriamente dita.

Sistema motor

A maioria das projeções corticospinais cruza na parte distal do bulbo para formar o trato corticospinal (TCE) lateral (Figura 17.2). Praticamente 5% das projeções corticospinais estendem-se em posição ipsilateral no TCE anterior. Outros tratos descendentes envolvidos com a função motora, geralmente dos músculos mais axiais e proximais dos membros, incluem trato rubrospinal (posição ligeiramente ventral ao TCE anterior) e tratos tetoespinal, vestibuloespinal e reticuloespinal (situados em posição ligeiramente lateral ao TCE anterior). Como se ramificam de forma mais difusa, as fibras desses tratos motores que não fazem parte do TCE tendem a demonstrar graus mais acentuados de preservação nos casos de LEA e podem ser responsáveis por recuperação funcional significativa.

Sistema sensorial

As fibras do trato espinotalâmico descrevem um trajeto rostral no trato de Lissauer para um a dois segmentos espinais antes de fazer sinapse no corno dorsal e cruzar para o sistema anterolateral contralateral. Por essa razão, algum processo focal que cause lesão unilateral desse trato causa déficits de sensibilidade à dor e à temperatura no lado oposto a partir de dois segmentos abaixo da lesão. A maioria das fibras que transmitem propriocepção, sensibilidade vibratória e discriminação entre dois pontos estende-se nas colunas dorsais ipsilaterais até os núcleos grácil e cuneiforme da parte inferior do bulbo, embora alguns sinais proprioceptivos ascendam por meio dos tratos espinocerebelares dorsal e ventral.

Sistema nervoso autônomo

Os neurônios pré-ganglionares parassimpáticos são encontrados nos quatro núcleos do tronco encefálico (nervos cranianos [NC] III, VII, IX e X), dos quais apenas o nervo vago contribui para o controle autônomo abaixo da cabeça. Neurônios pré-ganglionares parassimpáticos também se localizam nos segmentos medulares de S2-S4. Vale ressaltar que mesmo lesões sutis da medula

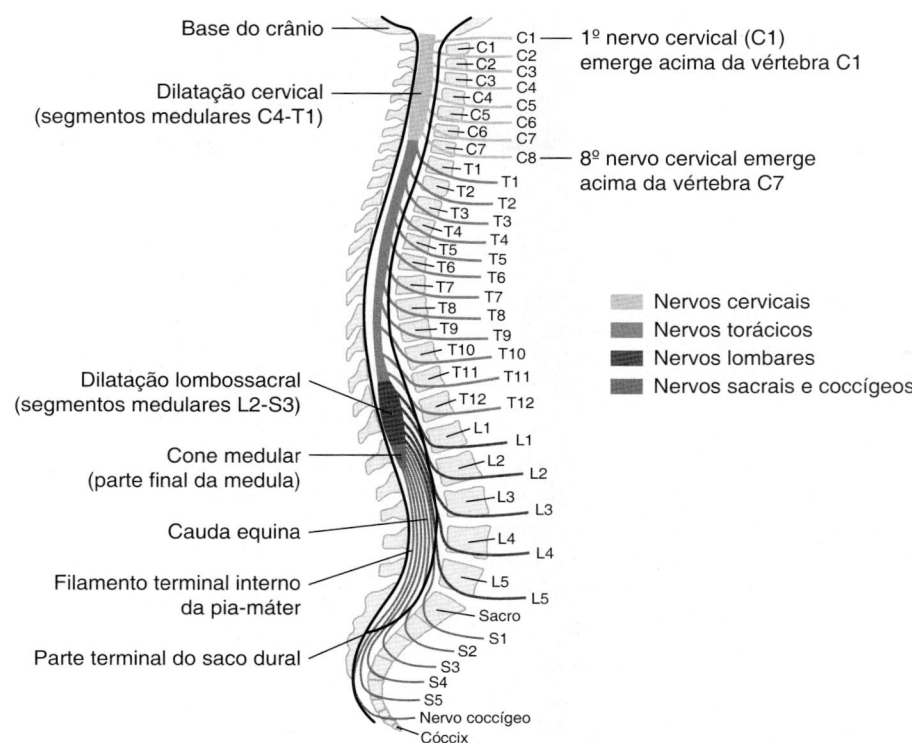

FIGURA 17.1 Relação entre raízes dos nervos espinais e vértebras. (*Esta figura se encontra reproduzida em cores no Encarte.*)

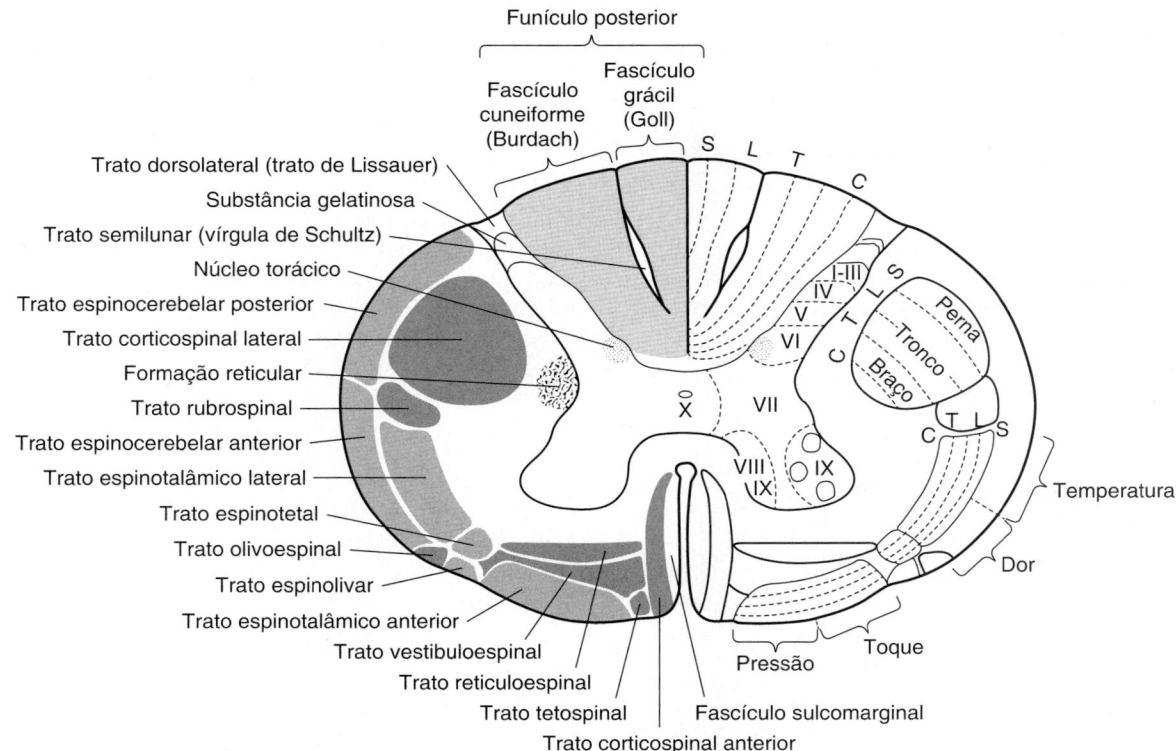

FIGURA 17.2 Anatomia da medula espinal (corte transversal). Laminação dos tratos medulares: C, segmentos cervicais; L, segmentos lombares; S, segmentos sacrais; T, segmentos torácicos. (Fonte: Brazis PW, Masdeu JC, Biller J. *Localization in Clinical Neurology*. 5th ed. Philadelphia, PA: Lippincott Williams & Wilkins; 2007.)

espinal acima do nível S2 podem interromper os circuitos inibitórios vesicais e causar urgência miccional e aumento da frequência urinária. Neurônios pré-ganglionares simpáticos estão presentes no núcleo intermediolateral dos segmentos torácico e lombar superior da medula espinal. Os circuitos simpáticos originados dos segmentos torácicos mais altos (T1-T5) aumentam a frequência e a contratilidade cardíacas, enquanto circuitos simpáticos originados de T5-T12 causam vasoconstrição dos vasos sanguíneos esplâncnicos e dos membros inferiores. Nos pacientes com lesões medulares localizadas em T6 ou acima, a vasoconstrição esplâncnica desregulada pode aumentar a pressão sanguínea sistêmica a níveis perigosos ou fatais letais, com o fenômeno conhecido como disreflexia autônoma.

Anatomia vascular

A artéria espinal anterior e duas artérias espinais posteriores estendem-se longitudinalmente ao lado da medula espinal. Ramos da artéria espinal anterior são responsáveis pela irrigação de dois terços da área transversal da medula espinal, enquanto ramos das duas artérias espinais posteriores irrigam um terço da área da medula espinal. Assim, a parte anterior da medula espinal é mais suscetível à isquemia (Figura 17.3).

As artérias espinais são irrigadas por artérias radiculares segmentares, que são extremamente variáveis de um indivíduo para outro. A artéria de Adamkiewicz é uma das maiores artérias radiculares que mais frequentemente emerge entre a nona e décima segunda artérias intercostais à esquerda. Essa artéria é suscetível à obstrução por aneurismas aórticos e procedimentos de reparo da aorta, resultando em taxa elevada de isquemia significativa da medula espinal e paraplegia. Em posição rostral à artéria de Adamkiewicz, há relativa escassez de fluxo sanguíneo colateral, tornando a região torácica média especialmente suscetível à isquemia em decorrência de hipotensão sistêmica.

Patologia sindrômica

Inflamação

A mielopatia inflamatória é o tipo mais comum de mielite transversa aguda. As causas primárias podem ser amplamente variadas, inclusive manifestações neurológicas de doenças autoimunes sistêmicas, episódios primários de autoimunidade neural e reações parainfecciosas cruzadas. Reações imunes mediadas por anticorpo, complemento e/ou células podem afetar a superfície celular dos antígenos intracelulares localizados dentro de neurônios ou células gliais. Autoantígenos podem ser "espectadores inocentes" que aparentemente se assemelham aos antígenos microbianos, resultando em reações cruzadas com o sistema imune ativado para combater a infecção. Estudos de necropsia demonstraram infiltrados monocíticos, linfocíticos e microgliais no parênquima e espaços perivasculares. Na maioria dos casos, a lesão é mais grave na substância branca com predomínio de desmielinização e destruição axonal, em comparação com inflamação da substância branca ou destruição dos neurônios.

Isquemia

Dois terços anteriores da medula – especialmente nos segmentos torácicos – são altamente suscetíveis à isquemia. A *síndrome da artéria espinal anterior* consiste em fraqueza bilateral aguda e déficits sensoriais à dor e à temperatura, geralmente associada aos distúrbios de controle das funções vesical e intestinal. A hipotensão pode ser um fenômeno secundário na síndrome de choque medular e agrava ainda mais a isquemia espinal existente.

Infecção

Embora apenas uma porcentagem pequena das infecções virais sistêmicas cause invasão da medula espinal, as consequências podem ser lesão e paralisia irreversíveis. Enterovírus (p. ex., vírus da poliomielite e enterovírus D68) e flavivírus (p. ex., vírus do Oeste do Nilo) afetam diretamente os neurônios da coluna anterior (neurônios motores inferiores) e causam paralisia flácida aguda, com pouca ou nenhuma recuperação da função motora a longo prazo. Os herpes-vírus infectam mais comumente as células da coluna dorsal (neurônios sensoriais) e substância branca, acarretando episódios recorrentes de neuralgia pelo resto da vida. Em geral, infecções bacterianas da medula espinal formam abscessos epidurais, que causam mielopatia compressiva.

Compressão

Em contraste com a patologia inflamatória, a compressão frequentemente causa lesão mais marcante da substância cinzenta segmentar que da substância branca. Isso é especialmente válido na medula cervical, na qual compressões frequentemente causam "síndrome medular central": os membros superiores têm fraqueza flácida e déficits sensoriais à temperatura e à dor, enquanto membros inferiores mostram paresia espástica mais branda com urgência miccional. A compressão pós-traumática aguda está descrita no Capítulo 48. Em geral, as compressões não traumáticas agudas são causadas por tumores malignos, abscesso ou hematoma epidural. Quase todos os tumores malignos epidurais são metástases de corpos vertebrais, em vez de invadir o espaço epidural propriamente dito. Por essa razão, os sintomas geralmente consistem em dor progressivamente mais grave (causada por irritação do periósteo) seguida de compressão das áreas anteriores da medula, com fraqueza marcante e déficits de sensibilidade à dor/temperatura. Cânceres de mama, pulmão, próstata, rim e intestino grosso são as causas primárias mais comuns. os abscessos são causados por traumatismo/ruptura local ou disseminação hematogênica em pacientes com infecções sistêmicas. os dados demográficos fundamentais incluem uso de drogas parenterais nos casos de endocardite e pacientes

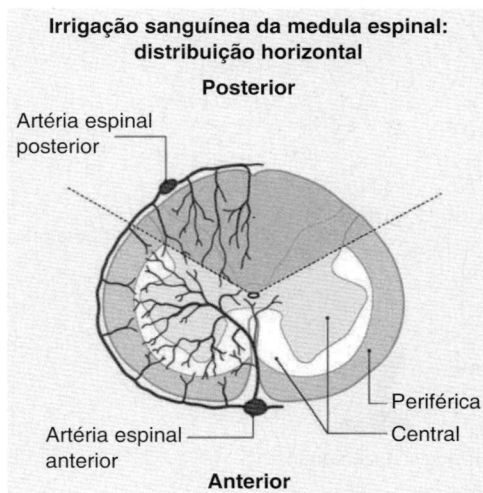

FIGURA 17.3 Irrigação sanguínea da medula espinal. (Fonte: Brazis PW, Masdeu JC, Biller J. *Localization in Clinical Neurology*. 5th ed. Philadelphia, PA: Lippincott Williams & Wilkins; 2007.)

com valvas cardíacas artificiais submetidos a procedimentos dentários. os hematomas epidurais espinais são mais comuns depois de traumatismo (inclusive iatrogênico), especialmente pacientes em tratamento anticoagulante ou coagulopatia subjacente. Em contraste com metástases epidurais, os abscessos e os hematomas geralmente comprimem a parte posterior da medula.

DIAGNÓSTICO

Um paciente levado ao setor de emergência com paralisia bilateral dos membros inferiores depois de acidente automobilístico não requer considerações detalhadas quanto ao diagnóstico diferencial (ver Capítulo 48). Contudo, as síndromes medulares agudas podem ocorrer em vários contextos diversos, desde processos mecânicos a vasculares, infecções, inflamação, neoplasias e exposições tóxicas (Tabela 17.1). Há história detalhada quanto a traumatismo antigo ou recente, outros sintomas sistêmicos ou exposições tóxicas habituais pode ajudar a reduzir as possibilidades do diagnóstico diferencial. Determinar a velocidade de progressão dos sintomas é fundamental, porque pacientes cujos sintomas alcançam intensidade máxima dentro de alguns minutos têm mais chances de ter uma causa vascular ou mecânica, em vez de infecciosa, inflamatória ou neoplásica.

Tabela 17.1 Diagnóstico diferencial das síndromes medulares agudas.

Causas compressivas/mecânicas	Causas infecciosas
Traumatismo	Paralisia flácida aguda viral/
Herniação/subluxação de disco intervertebral	lesão da substância cinzenta
Abscesso epidural	Vírus da poliomielite
Hematoma epidural	Enterovírus
Neoplasia/metástase epidural	Vírus de Coxsackie A e B
Fratura compressiva de vértebra	Vírus do Oeste do Nilo
	Encefalite japonesa
Causas vasculares	Encefalite transmitida por carrapatos
Acidente vascular encefálico	Mielite longitudinal viral/lesão da substância branca
Fístula arteriovenosa dural	Vírus do herpes simples
Malformação arteriovenosa	Vírus varicela-zóster
Malformação cavernosa	Citomegalovírus
Causas inflamatórias	Vírus Epstein-Barr
Esclerose múltipla	Influenza
Neuromielite óptica	Infecções bacterianas
Mielite transversa	Mycoplasma pneumoniae
Encefalomielite disseminada aguda (EMDA)	Sífilis
Sarcoidose	Tuberculose
Doenças paraneoplásicas	Doença de Lyme
Lúpus eritematoso sistêmico (LES)	Infecções fúngicas
Síndrome do anticorpo antifosfolipídico	Cryptococcus neoformans
Síndrome de Sjögren	Coccidioides immitis
Doença mista do tecido conjuntivo (DMTC)	Blastomyces dermatitidis
Doença de Behçet	Histoplasma capsulatum
	Espécies Candida
	Espécies *Aspergillus*
	Zigomicetos
Causas tóxicas/metabólicas	Infecções parasitárias
Heroína	Espécies *Schistosoma*
Konzo (mandioca-brava)	*Toxoplasma* gondii
Aracnoidite pós-administração de contraste angiográfico/mielográfico	*Taenia solium* (cisticercose)
Efeitos tóxicos do metotrexato	
Efeitos tóxicos da citarabina	
Efeitos tóxicos da anfotericina B	
Neoplasias	

Anamnese dirigida

Pacientes com disfunção medular aguda correm risco de graves complicações cardíacas e respiratórias fatais. Portanto, antes de fazer a anamnese, é preciso avaliar rapidamente vias respiratórias, ventilação e circulação (ABCs, do acrônimo em inglês *airway, breathing, and circulation*). Depois da estabilização desses três parâmetros (e da coluna cervical), perguntas fundamentais podem definir a causa e a localização da lesão, antes de qualquer exame físico ou radiológico.

Etiologia

- Qual foi a *evolução temporal*? Embora a isquemia da medula espinal geralmente não tenha apresentação tão aguda quanto a da isquemia cerebral, pacientes alcançam o nível mais grave de disfunção dentro de 4 a 12 horas, enquanto pacientes com mielopatia inflamatória ou infecciosa geralmente demoram 4 a 21 dias para chegar ao nível de disfunção máxima
- Houve alteração gradativa da *marcha* (rigidez, fadiga aos esforços mínimos) ou função vesical (urgência miccional e noctúria) ao longo de semanas ou meses antes da apresentação clínica? Isso pode indicar compressão lenta por alguma massa (neoplásica ou lesão mecanodegenerativa)
- O paciente refere história de *traumatismo*? Atentar à possibilidade de fratura com compressão vertebral depois de quedas aparentemente inócuas de pacientes com osteoporose ou metástase vertebral até então desconhecida
- O paciente foi submetido recentemente a algum *procedimento cirúrgico* que possa ter causado hipotensão sistêmica ou isquemia medular localizada? Procedimentos de correção de aneurismas aórticos são bem conhecidos por causar essa última complicação
- O paciente tem história conhecida de *câncer* ou emagrecimento inexplicável? Metástases vertebrais ou epidurais podem ser o primeiro indício de câncer em até 20% dos pacientes
- O paciente está *imunossuprimido* ou tem qualquer *sintoma recente de infecção*, inclusive febre, calafrios ou tosse? Dor lombar e febre em usuários de drogas intravenosas devem ser sinais de alerta para abscesso epidural. Em 30 a 60% dos pacientes com mielite transversa idiopática, há antecedentes de doença infecciosa respiratória, gastrintestinal ou sistêmica
- O paciente refere algum sintoma *visual*? Mielopatia não traumática aguda e neurite óptica coexistentes sugerem neuromielite óptica (NMO)
- O paciente tem história de *coagulopatia, deficiência nutricional, exposições ambientais* ou algum outro fator que possa orientar a investigação diagnóstica?

Localização

- Qual é a distribuição de qualquer *fraqueza* existente? Síndromes medulares torácicas e lombares causam fraqueza dos membros inferiores (paraparesia), enquanto síndromes cervicais afetam todos os quatro membros (tetraparesia)
- Qual é a distribuição de qualquer *dormência ou parestesia* existente? Assim como ocorre com a fraqueza, os déficits sensoriais geralmente são bilaterais, embora quando a lesão afeta principalmente um dos lados da medula possa haver preservação relativa da sensibilidade proprioceptiva e vibratórias no lado oposto e conservação da sensibilidade à dor e à temperatura no mesmo lado da lesão (síndrome de

Brown-Séquard). A distribuição do déficit sensorial com formato de faixa ou cinta ao redor do tronco sugere claramente síndrome medular torácica
- O paciente refere algum tipo de *dor*? A dor está localizada na região dorsal (sugestiva de metástase ou abscesso epidural) ou tem distribuição segmentar que possa ajudar a localizar a lesão?
- O paciente tem algum indício de *disfunção vesical ou intestinal*? Em muitos casos, alterações sutis da função vesical, como aumento da frequência urinária e urgência miccional (especialmente à noite – sintoma conhecido como *noctúria*), podem ocorrer dias, semanas ou mesmo meses antes do que, mais tarde, caracteriza uma síndrome medular aguda. Por outro lado, lesões que afetam a medula lombossacral podem causar hipotonia vesical resultando em retenção, incontinência de transbordamento e infecções urinárias frequentes.

Exame físico dirigido

Exame físico geral

Sistema cardiovascular

Lesões localizadas no nível de T6 ou acima colocam o paciente em risco de atividade simpática-parassimpática desequilibrada. Por essa razão, esses pacientes podem ter choque neurogênico: hipotensão, bradicardia ou outras arritmias cardíacas, inclusive assistolia. Além disso, esses pacientes podem desenvolver disreflexia autônoma: episódios de hipertensão extrema (secundária à vasoconstrição simpática excessiva da circulação esplâncnica) associada a sinais/sintomas como sudorese, piloereção, ruborização facial e cefaleia (todos atribuíveis à vasodilatação parassimpática dos segmentos situados acima da lesão). Na maioria dos casos, esses episódios de disreflexia têm fator desencadeante detectável, inclusive irritação vesical ou intestinal.

Sistema respiratório

Qualquer lesão localizada entre C3 e C5 pode afetar os neurônios motores frênicos. As lesões torácicas podem afetar músculos acessórios da inspiração. O examinador arguto deve verificar se o paciente mostra sinais de esforço exagerado para respirar e realizar ausculta pulmonar para detectar redução do murmúrio vesicular.

Temperatura

A febre no contexto de mielopatia aguda sugere abscesso epidural. O médico deve investigar fatores de risco de imunossupressão e sinais de uso de drogas ilícitas parenterais, inclusive "marcas de picada", além de examinar as áreas de procedimentos cirúrgicos recentes.

Sistemas gastrintestinal e geniturinário

Na fase aguda, os tonos vesical e intestinal podem estar reduzidos, resultando em retenção urinária e constipação intestinal grave. Assim, são fundamentais a realização de toque retal e a verificação do volume urinário residual pós-miccional.

Exame neurológico

Ver na Tabela 17.2 um resumo das anormalidades encontradas nos casos típicos de síndromes específicas.

Força e reflexos

A lesão do TCE causa fraqueza do neurônio motor superior: abaixo da lesão observa-se espasticidade e hiper-reflexia (frequentemente, mas nem sempre, incluindo uma resposta extensora à estimulação plantar). A lesão do corno anterior resulta em fraqueza do neurônio motor inferior *no* nível da lesão com tônus diminuído ou flácido, assim como hiporreflexia. A atrofia demora semanas ou meses para ocorrer. Lesões cervicais com frequência se acompanham dos *dois* tipos de fraqueza – fraqueza do neurônio motor inferior no nível cervical (consequente à lesão do corno anterior) e fraqueza do neurônio motor superior abaixo da lesão (secundária à lesão dos TCEs intercorrentes). Além disso, um período de *choque espinal* com duração de até alguns dias pode fazer com que o paciente apresente tônus flácido e hiporreflexia difusa, independentemente da lesão do neurônio motor inferior ou neurônio motor superior. Isso é mais comum depois de traumatismo raquimedular (ver Capítulo 48).

Tabela 17.2 Síndromes medulares clássicas.

Síndrome	Causas mais comuns	Manifestações clínicas
Siringomielia (síndrome do canal central)	Espondilose cervical subjacente com lesão por hiperextensão; dano relativamente maior na substância branca do que na cinzenta	Fraqueza dos membros superiores mais acentuada que dos membros inferiores; pacientes podem apresentar disfunção de bexiga neurogênica e graus variáveis de déficit sensorial no nível da lesão ou abaixo dela (com frequência em uma distribuição "em capa")
Síndrome de Brown-Séquard	Traumatismo com perfuração (algumas lesões não perfurantes provocam síndromes assimétricas parciais)	Déficits motores e sensoriais (propriocepção e vibração) ipsilaterais abaixo do nível da lesão; déficits contralaterais de sensibilidade à dor/temperatura dois níveis abaixo da lesão
Síndrome medular anterior	Episódio de hipotensão que resulta em infarto da região torácica média ou lesão por hiperflexão, que provoca compressão da artéria espinal anterior	Déficits motores e de sensibilidade tátil/térmica bilaterais abaixo da lesão com preservação da sensibilidade vibratória/propriocepção/discriminação de dois pontos
Síndrome medular posterior	Deficiência de vitamina B_{12}, esclerose múltipla, malformações vasculares e subluxação atlantoaxial	Déficits bilaterais de sensibilidade vibratória/propriocepção/discriminação de dois pontos com preservação da função motora e sensibilidade à dor/temperatura abaixo da lesão
Síndrome da cauda equina	Herniação de disco intervertebral e tumor	Fraqueza assimétrica dos membros inferiores, déficits irregulares de todas as modalidades de sensibilidade, redução dos reflexos tendíneos profundos assim como do reflexo bulbocavernoso e reflexo anal, frequentemente com lombalgia e dor radicular
Síndrome do cone medular	Herniação de disco intervertebral, traumatismo e tumor	Fraqueza simétrica sacral > lombar (a força nos membros inferiores pode ser normal), anestesia em sela, disfunção intestinal/vesical

Entre os grupos musculares valiosos para localizar níveis espinais estão os flexores do cotovelo (C5), extensores do punho (C6), extensores do cotovelo (C7), músculos intrínsecos da mão (C8 a T1), flexores do quadril (L2), extensores do joelho (L3), dorsiflexores do tornozelo (L4) e flexores plantares do tornozelo (S1).

Sensibilidade

O "nível" sensorial com déficits sensoriais nitidamente demarcados abaixo do nível da lesão pode ser observado, especialmente nos pacientes com lesões torácicas. Dependendo da distribuição da lesão nos eixos anteroposterior e mediolateral, podem ser encontradas diferentes combinações de déficits sensoriais bilaterais, ipsilaterais e contralaterais, inclusive déficits de sensibilidade vibratória e propriocepção (funículos posteriores) e/ou sensibilidade à dor e temperatura (sistema anterolateral). Marcos dermatomais valiosos incluem linha dos mamilos (T4) e linha do umbigo (T10).

Exames de imagem

A ressonância magnética (RM) de urgência com imagens ponderadas em T2 é necessária à investigação diagnóstica de mielopatia aguda, a menos que o paciente tenha contraindicações absolutas à realização desse exame. Nos casos em que a RM não é possível, a melhor opção de exame de imagem para lesões compressivas da medula é mielotomografia computadorizada (MTC), que requer injeção de contraste no espaço subaracnóideo. As sequências de RM contrastada com gadolínio também devem ser obtidas, a menos que o paciente tenha disfunção renal, porque imagens contrastadas são fundamentais à investigação diagnóstica. Nos pacientes que apresentam fraqueza, hipertonia e hiper-reflexia nas pernas, o médico deve, por exemplo, evitar o erro comum de solicitar exame de imagem da parte lombossacral da medula espinal. Esse quadro de lesão do neurônio motor superior favorece o diagnóstico de lesão torácica, em vez de lombossacral. De qualquer modo, deve-se avaliar toda a medula espinal em algumas situações, inclusive investigação de pacientes com múltiplas lesões ou comprometimento meníngeo difuso. Infelizmente, apenas a RM geralmente não permite chegar ao diagnóstico definitivo. Imagens ponderadas em difusão, que são altamente sensíveis à isquemia cerebral, têm resolução e sensibilidade relativamente baixas para isquemia medular.

Exames laboratoriais

Punção lombar sempre deve ser realizada como parte da investigação de mielopatia aguda. A Tabela 17.3 relaciona os exames laboratoriais a serem considerados com líquido cefalorraquidiano (LCR) e soro. Além dos exames laboratoriais básicos do LCR (inclusive glicose, proteínas e contagem de células), geralmente há indicação para pesquisa de bandas oligoclonais e determinação do índice de imunoglobulinas G – este último requer coletas simultâneas de LCR e soro para calcular o índice relativo de síntese de anticorpos novos no compartimento liquórico.

Nos exames básicos do LCR, a pleocitose é comum com infecção, neuromielite óptica (MNO), encefalomielite disseminada aguda (EMDA) e sarcoidose. Nos casos de MNO, predominam neutrófilos e eosinófilos, enquanto na EMDA e na sarcoidose, o perfil geralmente é linfocítico. Bandas oligoclonais supranumerárias são detectadas em 85% das amostras de LCR de pacientes com esclerose múltipla, mas apenas raramente nos casos de EMDA e MNO.

Tabela 17.3 Exames laboratoriais para síndromes medulares agudas.

Fonte do material	Exames laboratoriais
Punção lombar	Citometria global com contagem diferencial
	Glicose
	Proteínas totais
	Coloração de *gram* e cultura
	PCR para VHS 1 e 2
	PCR para VVZ
	IgM/IgG para VVZ
	PCR para VEB
	PCR para enterovírus
	VDRL
	Perfil de banda oligoclonal (exige amostra de soro para comparação)
	Índice de IgG
	Enzima conversora da angiotensina (ECA)
Soro	Anticorpo antiaquaporina-4
	ECA
	AAN
	Anticorpos anti-DNA de hélice dupla (dsDNA)
	Anticorpos anti-Smith
	Anticorpos anti-Ro/SSA
	Anticorpos anti-La/SSA
	Anticorpos anti-RNP
	Anticorpos anti-slc-70
	RPR
	Síndromes paraneoplásicas

AAN, anticorpos antinucleares; IgG, imunoglobulina G; IgM, imunoglobulina M; PCR, reação em cadeia de polimerase; RPR, reagina plasmática rápida; VEB, vírus Epstein-Barr; VHS, vírus do herpes simples; VDRL, Venereal Disease Research Laboratory; VVZ, vírus varicela-zóster.

TRATAMENTO

Estabilização inicial

Estabilização da coluna vertebral

Como parte do "ABC" da medicina de emergência, todos os pacientes com lesão traumática aguda da medula espinal devem ser imediatamente estabilizados com colar cervical rígido no setor de emergência, caso não tenha sido colocado no local da ocorrência da lesão. Ver mais detalhes sobre o manejo de traumatismo raquimedular agudo no Capítulo 48.

Internação em unidade de tratamento intensivo

Os cuidados intensivos na unidade de tratamento neurológico intensivo são preferíveis para pacientes que apresentam sinais/sintomas cardiovasculares ou pulmonares, ou quando há progressão rápida das manifestações neurológicas.

Estabilização respiratória

Pacientes com lesão cervical devem ser monitorados quanto à ocorrência de disfunção respiratória, mesmo se não for necessário realizar imediatamente intubação. Frequentemente, a hipercapnia ocorre antes de hipoxia, de modo que é comum encontrar anormalidades na gasometria arterial antes que se evidenciem na oximetria de pulso.

Estabilização cardiovascular

Choque medular pode resultar em redução da atividade simpática e causar hipotensão neurogênica, bradicardia e arritmia. Portanto, os pacientes devem ser atentamente acompanhados por telemetria e monitoramento frequente ou contínuo da pressão arterial. A reposição de líquidos e os vasopressores devem ser usados conforme a necessidade para manter a pressão arterial média mínima de 85 mmHg, ou pressão de perfusão medular mínima entre 60 e 65 mmHg (Evidência de nível 3) para evitar exacerbação da disfunção medular em decorrência de hipoperfusão sistêmica. Isso é especialmente importante nos casos suspeitos de isquemia medular.

Tratamento da causa específica

Inflamação

Na fase aguda, os glicocorticoides parenterais sempre são importantes para tratar a mielopatia inflamatória. Os esquemas podem incluir dexametasona (doses entre 4 e 10 mg a cada 4 horas) ou metilprednisolona (1.000 mg/dia). Quando os pacientes não melhoram com corticoides, ou quando as manifestações clínicas da mielite inflamatória são especialmente graves, frequentemente se utilizam outras modalidades de imunomodulação, inclusive plasmaférese, imunoglobulina intravenosa, ciclofosfamida ou rituximabe. Não existem diretrizes ou padrões de cuidados com evidência de nível 1.

Isquemia

A estabilização da pressão arterial (pressão arterial média > 85 mmHg) é fundamental à manutenção da perfusão medular. Em alguns casos, pode-se considerar a colocação de um dreno lombar para reduzir a pressão do LCR e aumentar a pressão de perfusão da medula espinal. Quando exames de imagem vasculares conseguem demonstrar trombos, malformação ou dissecção como causa da isquemia, pode-se realizar uma intervenção baseada em cateter. Alguns estudos sugeriram utilidade do ativador de plasminogênio tecidual administrado por via intravenosa ou intra-arterial, mas não existem ensaios controlados.

Infecção

Nos casos de abscessos bacterianos, devem ser administrados antibióticos empíricos em caráter de urgência, seguidos da drenagem percutânea ou ressecção cirúrgica e de um esquema de antibióticos orientado pelos resultados das culturas e testes de sensibilidade. Nas infecções parenquimatosas virais, infelizmente existem poucas opções de tratamento. Exceto por aciclovir e valaciclovir para tratar mielite causada pelo vírus varicela-zóster, o tratamento da maioria das infecções virais consiste basicamente em medidas de suporte. Várias modalidades de tratamento imunomodulador (p. ex., imunoglobulinas intravenosas, plasmaférese, interferonas e outros fármacos) são utilizadas, teoricamente para conter a inflamação parainfecciosas, mas não há efeitos benéficos claramente demonstrados.

Compressão

"Tempo é medula". Depois de confirmar que a causa é compressiva, seja por lesão neoplásica, estrutural, infecciosa ou hematoma, o tratamento definitivo consiste em descompressão direta por ressecção ou drenagem cirúrgica. Como seria esperado, o prognóstico quanto à recuperação da capacidade de andar depende da condição do paciente antes da intervenção e do intervalo decorrido entre o início dos sintomas e a intervenção efetuada.

PROGNÓSTICO

É fundamental lembrar que a maioria das síndromes medulares é anatomicamente parcial. Mesmo quando pacientes apresentam perda completa das funções sensorial e motora abaixo da lesão durante a fase aguda, quase sempre há algum grau de preservação dos tecidos entre as áreas lesadas. Supondo que tenha sido evitada lesão adicional, existem possibilidades reais de recuperação funcional. Com base nos dados relativos à lesão raquimedular traumática, pacientes com déficits sensorimotores completos na fase aguda têm probabilidade maior que 3% de recuperar força antigravitacional dos músculos paralisados dentro de 1 ano. Do mesmo modo, pacientes com déficits motores completos e déficits sensoriais parciais na fase aguda têm probabilidade de 25% de recuperar a força antigravitacional.

Pacientes com mielopatia isquêmica provavelmente têm as mesmas chances de recuperação que pacientes que tiveram traumatismo raquimedular – a maioria dos indivíduos com paralisia sensorimotora continuará paralisada, mas a recuperação funcional certamente não significa milagre. Infelizmente, mesmo que a radioterapia imediata e a descompressão cirúrgica possam preservar ou recuperar a capacidade de andar dos pacientes com mielopatia compressiva metastática, sua expectativa de vida média depois dos primeiros sintomas é de apenas 6 meses.

Nos pacientes com mielite transversa aguda sem anormalidades detectáveis à RM de crânio, podem ocorrer recidivas em cerca de 25 a 30% dos casos. Quando há anormalidades demonstradas à RM por ocasião dos primeiros sinais/sintomas, cerca de 60 a 90% dos pacientes por fim progridem ao diagnóstico definido de esclerose múltipla. Nos casos de mielite inflamatória não recidivante, praticamente um terço tem recuperação completa, um terço desenvolve limitação física moderada a longo prazo e os restantes têm incapacidade física grave persistente.

LEITURA SUGERIDA

Alexander M, Biering-Sorensen F, Bodner D, et al. International standards to document remaining autonomic function after spinal cord injury. *Spinal Cord*. 2009;47(1):36-43.

Angeli CA, Edgerton VR, Gerasimenko YP, Harkema SJ. Altering spinal cord excitability enables voluntary movements after chronic complete paralysis in humans. *Brain*. 2014;137(pt 5):1394-1409.

Becker D, McDonald JW III. Approaches to repairing the damaged spinal cord: overview. *Handb Clin Neurol*. 2012;109:445-461.

Casha S, Christie S. A systematic review of intensive cardiopulmonary management after spinal cord injury. *J Neurotrauma*. 2011;28(8):1479-1495.

Consortium for Spinal Cord Medicine. Early acute management in adults with spinal cord injury: a clinical practice guideline for health-care professionals. *J Spinal Cord Med*. 2008;31(4):403-479.

Cree B. Acute inflammatory myelopathies. *Handb Clin Neurol*. 2014;122:613-667.

Dhall SS, Hadley MN, Aarabi B, et al. Deep venous thrombosis and thromboembolism in patients with cervical spinal cord injuries. *Neurosurgery*. 2013;72(suppl 2):244-254.

Dhall SS, Hadley MN, Aarabi B, et al. Nutritional support after spinal cord injury. *Neurosurgery*. 2013;72(suppl 2):255-259.

Dididze M, Green BA, Dietrich WD, Vanni S, Wang MY, Levi AD. Systemic hypothermia in acute cervical spinal cord injury: a case-controlled study. *Spinal Cord*. 2013;51(5):395-400.

Fink JK. Hereditary myelopathies. *Continuum (N Y)*. 2008;14(3):58-73.

Flanagan EP, Lennon VA, Pittock SJ. Autoimmune myelopathies. *Continuum (Minneap Minn)*. 2011;17(4):776-799.

Flanagan EP, McKeon A, Lennon VA, et al. Paraneoplastic isolated myelopathy: clinical course and neuroimaging clues. *Neurology*. 2011;76:2089-2095.

Francis K. Physiology and management of bladder and bowel continence following spinal cord injury. *Ostomy Wound Manage*. 2007;53(12):18-27.

Furlan JC, Fehlings MG. Cardiovascular complications after acute spinal cord injury: pathophysiology, diagnosis and management. *Neurosurg Focus*. 2008;25(5):E13.

Gajofatto A, Monaco S, Fiorini M, et al. Assessment of outcome predictors in first-episode acute myelitis: a retrospective study of 53 cases. *Arch Neurol*. 2010;67(6):724-730.

Gorman PH, Qadri SFA, Rao-Patel A. Prophylactic inferior vena cava (IVC) filter placement may increase the relative risk of deep venous thrombosis after acute spinal cord. *J Trauma*. 2009;66(3):707-712.

Hadley MN, Walters BC, Aarabi B, et al. Clinical assessment following acute cervical spinal cord injury. *Neurosurgery*. 2013;72(suppl 2):40-53.

Hansebout RR, Hansebout CR. Local cooling for traumatic spinal cord injury: outcomes in 20 patients and review of the literature. *J Neurosurg Spine*. 2014;20(5):550-561.

Ho EL. Infectious etiologies of myelopathy. *Semin Neurol*. 2012;32(2):154-160.

Hurlbert RJ, Hadley MN, Walters BC, et al. Pharmacological therapy for acute spinal cord injury. *Neurosurgery*. 2013;72(suppl 2):93-105.

Kakulas BA. The clinical neuropathology of spinal cord injury: a guide to the future. *Paraplegia*. 1987;25(3):212-216.

Ko H-Y, Ditunno JF Jr, Graziani V, Little JW. The pattern of reflex recovery during spinal shock. *Spinal Cord*. 1999;37(6):402-409.

Koch M, Sepp D, Prothmann S, Poppert H, Seifert CL. Systemic thrombolysis in anterior spinal artery syndrome: what has to be considered? *J Thromb Thrombolysis*. 2016;41(3):511-513.

Kumar N. Metabolic and toxic myelopathies. *Semin Neurol*. 2012;32(2):123-136.

Kwon B, Sekhon L, Fehlings M. Emerging repair, regeneration, and translational research advances for spinal cord injury. *Spine*. 2010;35(21 suppl):S263-S270.

Lemons VR, Wagner FC. Respiratory complications after cervical spinal cord injury. *Spine*. 1994;19(20):2315-2320.

Liu Y-H, Hu Y-C, Yang X-G, et al. Prognostic factors of ambulatory status for patients with metastatic spinal cord compression: a systematic review and meta-analysis. *World Neurosurg*. 2018;116:e278-e290.

Maas JW Jr. Inherited myelopathies. *Semin Neurol*. 2012;32(2):114-122.

McKinley W, Santos K, Meade M, Brooke K. Incidence and outcomes of spinal cord injury clinical syndromes. *J Spinal Cord Med*. 2007;30(3):215-224.

Mihai C, Jubelt B. Infectious myelitis. *Curr Neurol Neurosci Rep*. 2012;12(6):633-641.

Moftakhar P, Hetts SW, Ko NU. Vascular myelopathies. *Semin Neurol*. 2012;32(2):146-153.

Nagpal S, Clarke JL. Neoplastic myelopathy. *Semin Neurol*. 2012;32(2):137-145.

National Spinal Cord Injury Statistical Center. *Spinal Cord Injury Facts and Figures at a Glance*. Birmingham, AL: University of Alabama at Birmingham; 2019.

New PW, Simmonds F, Stevermuer T. A population-based study comparing traumatic spinal cord injury and non-traumatic spinal cord injury using a national rehabilitation database. *Spinal Cord*. 2011;49(3):397-403.

Noonan VK, Fingas M, Farry A, et al. Incidence and prevalence of spinal cord injury in Canada: a national perspective. *Neuroepidemiology*. 2012;38(4):219-226.

Ramer L, Ramer M, Bradbury E. Restoring function after spinal cord injury: towards clinical translation of experimental strategies. *Lancet Neurol*. 2014;13(12):1241-1256.

Ryken TC, Hurlbert RJ, Hadley MN, et al. The acute cardiopulmonary management of patients with cervical spinal cord injuries. *Neurosurgery*. 2013;72(suppl 2):84-92.

Squair JW, Bélanger LM, Tsang A, et al. Empirical targets for acute hemodynamic management of individuals with spinal cord injury. *Neurology*. 2019;93(12):E1205-E1211.

Theodore N, Hadley MN, Aarabi B, et al. Prehospital cervical spinal immobilization after trauma. *Neurosurgery*. 2013;72(suppl 2):22-34.

Transverse Myelitis Consortium Working Group. Proposed diagnostic criteria and nosology of acute transverse myelitis. *Neurology*. 2002;59(4):499-505.

West TW, Hess C, Cree BA. Acute transverse myelitis: demyelinating, inflammatory and infectious myelopathies. *Semin Neurol*. 2012;32(2):97-113.

Winslow C, Rozovsky J. Effect of spinal cord injury on the respiratory system. *Am J Phys Med Rehabil*. 2003;82(10):803-814.

Yoshioka K, Niinuma H, Ehara S, Nakajima T, Nakamura M, Kawazoe K. MR angiography and CT angiography of the artery of Adamkiewicz: state of the art. *Radiographics*. 2006;26(suppl 1):S63-S73.

Lesões Expansivas Focais 18

Michelle Bell, Alexander G. Khandji e Fabio M. Iwamoto

PONTOS-CHAVE

1. A pressão intracraniana (PIC) elevada é uma emergência neurológica e devem ser instituídas medidas de emergência (p. ex., elevação do leito e infusão rápida de osmóticos intravenosos) para reduzi-la.

2. Nos casos típicos, massas cerebrais focais são causadas por tumores malignos (primários ou metastáticos), infecções (abscesso ou encefalite) ou outros processos inflamatórios.

3. A ressonância magnética do crânio com ou sem contraste sempre é recomendável para investigar lesões expansivas focais, a menos que exista alguma contraindicação médica (p. ex., marca-passo cardíaco).

4. Quando os exames de imagem mostram edema significativo e herniação iminente, devem-se administrar corticoides, seguidos de biopsia e descompressão aberta.

5. Nos pacientes com AIDS, as causas mais comuns são toxoplasmose e linfoma primário do sistema nervoso central.

INTRODUÇÃO

O diagnóstico diferencial de uma lesão expansiva cerebral focal indiferenciada é amplo, e as manifestações clínicas são muito variáveis. Este capítulo descreve as principais categorias etiológicas de lesões expansivas cerebrais focais, a saber, tumores, abscessos e outras lesões inflamatórias. Também é apresentado um algoritmo de tratamento empírico para pacientes estáveis enquanto são realizados exames para estabelecer o diagnóstico definitivo.

TRATAMENTO DE EMERGÊNCIA DOS SINTOMAS DE EFEITO EXPANSIVO INTRACRANIANO

A primeira etapa da abordagem a uma lesão expansiva focal consiste em avaliar se há de aumento da pressão intracraniana (PIC) e sinais de herniação nos pacientes com evidências radiográficas de efeito expansivo e desvio da linha média.

Sinais e sintomas comuns de elevação da PIC incluem cefaleia, vômitos, depressão do nível de consciência, edema de papila, paralisia do nervo abducente (NC VI) e hipertensão sistólica, associada ou não à bradicardia (reflexo de Cushing). À medida que o efeito expansivo se agrava, além da esperada hemiparesia contralateral, os pacientes desenvolvem sinais *ipsilaterais* à lesão como resultado de deslocamento lateral e rotação dos dois tratos corticospinais. Sinais comuns incluem enrijecimento, hiper-reflexia e respostas plantares extensoras. À medida que o tecido cerebral é deslocado, a herniação transtentorial causa paralisia ipsilateral do terceiro nervo craniano (midríase não fotorreagente).

Se a avaliação clínica detectar elevação da PIC, é imperativo tomar medidas imediatas para reduzi-la. Intervenções de primeira linha incluem elevação da cabeceira do leito a 30° (Evidência de nível 1)[1] e tratamento osmótico com manitol a 20% (bólus intravenoso de 1 g/kg) ou solução salina hipertônica (30 mℓ em bólus intravenoso de cloreto de sódio [NaCl] a 23,4%), se houver acesso venoso central (Evidência de nível 1).[2,3] Se o nível de consciência estiver deprimido, e o paciente não conseguir proteger as vias respiratórias, ele deve ser intubado e hiperventilado (até pressão parcial de dióxido de carbono [PaCO$_2$] de 30 mmHg) enquanto se aguarda tratamento definitivo (ver mais detalhes no Capítulo 111) (Evidência de nível 1).[4]

Se não houver evidências de PIC aumentada, as medidas terapêuticas subsequentes devem ser determinadas pela avaliação do médico da causa mais provável da lesão expansiva. Neste capítulo, será comentada a investigação diagnóstica de lesões expansivas indiferenciadas, e etapas iniciais de manejo dependem da suspeita diagnóstica.

CAUSAS DE LESÕES CEREBRAIS FOCAIS

A Figura 18.1 ilustra esquematicamente as causas comuns de lesões cerebrais focais que não são consistentes com acidente vascular encefálico ou traumatismo com base na localização.

Tumores cerebrais

Tumores representam a maioria das lesões expansivas cerebrais focais. Nos adultos, *tumores metastáticos* representam aproximadamente 50% dos tumores cerebrais sintomáticos (Figura 18.2). O tumor primário que mais frequentemente forma metástases no cérebro é o câncer de pulmão. Aproximadamente 50 a 60% das metástases cerebrais se originam de câncer de pulmão, com 25 a 40% sendo câncer de pulmão de células não pequenas e 5 a 15% sendo câncer de pulmão do tipo de pequenas células. Cerca de 20% das metástases cerebrais de câncer de pulmão são encontradas por ocasião do diagnóstico inicial. Outras fontes de metástases cerebrais são câncer de mama (15 a 30%), melanoma (10%), câncer renal (5%) e cânceres gastrintestinais (ver Capítulo 101).

Aproximadamente 70 mil tumores cerebrais primários são diagnosticados a cada ano. O tipo mais comum de tumor cerebral primário encontrado em adultos é *meningioma* (35%). Essas massas com base na dura-máter são densamente realçadas com gadolínio na ressonância magnética (RM) (Figura 18.3) e fáceis de identificar antes da cirurgia, graças ao seu aspecto extremamente característico (ver Capítulo 102). *Gliomas* são o segundo tipo mais comum de tumor cerebral e representam 30% de todos os tumores cerebrais (ver Capítulo 101). Glioblastoma multiforme é o tipo mais comum de glioma e representa 80% de

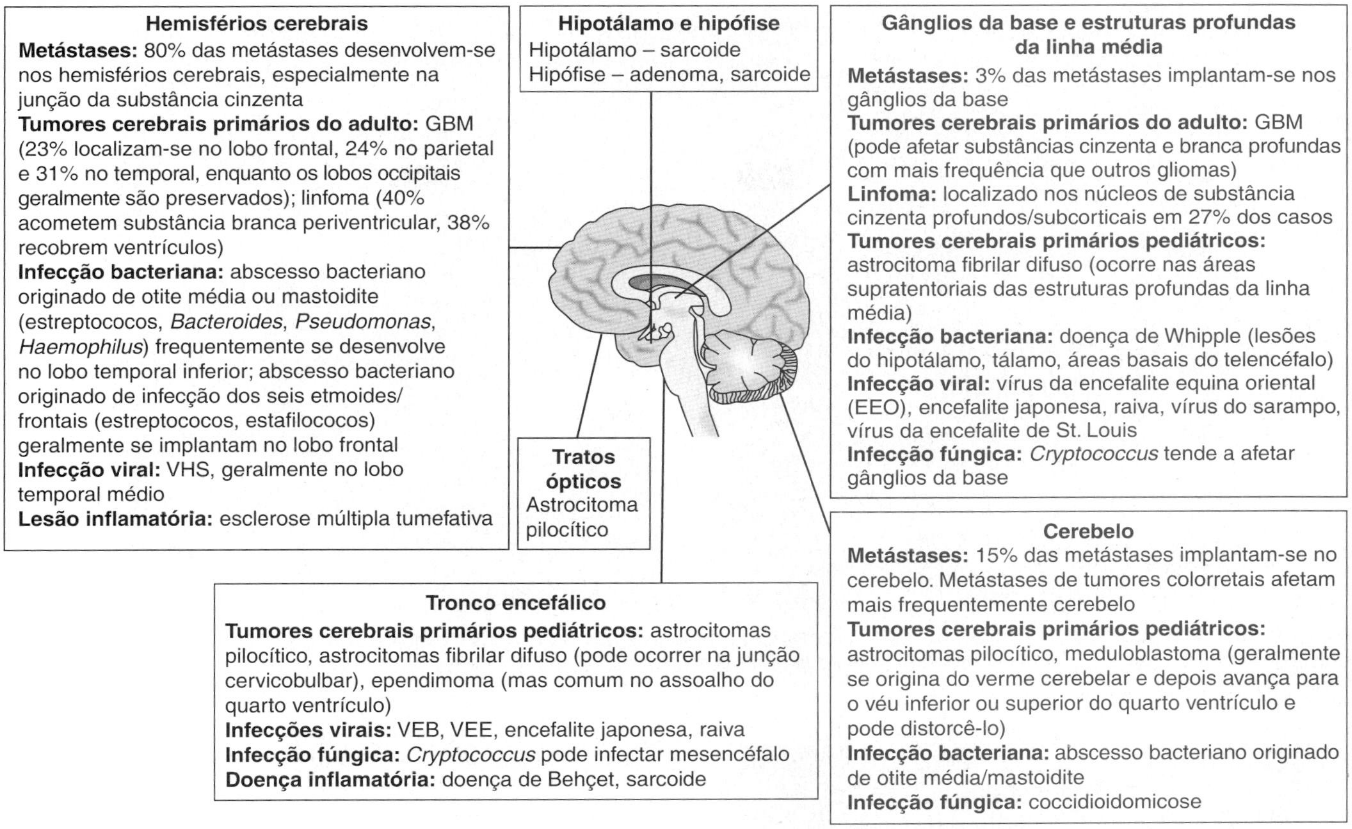

Hemisférios cerebrais
Metástases: 80% das metástases desenvolvem-se nos hemisférios cerebrais, especialmente na junção da substância cinzenta
Tumores cerebrais primários do adulto: GBM (23% localizam-se no lobo frontal, 24% no parietal e 31% no temporal, enquanto os lobos occipitais geralmente são preservados); linfoma (40% acometem substância branca periventricular, 38% recobrem ventrículos)
Infecção bacteriana: abscesso bacteriano originado de otite média ou mastoidite (estreptococos, *Bacteroides*, *Pseudomonas*, *Haemophilus*) frequentemente se desenvolve no lobo temporal inferior; abscesso bacteriano originado de infecção dos seis etmoides/ frontais (estreptococos, estafilococos) geralmente se implantam no lobo frontal
Infecção viral: VHS, geralmente no lobo temporal médio
Lesão inflamatória: esclerose múltipla tumefativa

Hipotálamo e hipófise
Hipotálamo – sarcoide
Hipófise – adenoma, sarcoide

Tratos ópticos
Astrocitoma pilocítico

Tronco encefálico
Tumores cerebrais primários pediátricos: astrocitomas pilocítico, astrocitomas fibrilar difuso (pode ocorrer na junção cervicobulbar), ependimoma (mas comum no assoalho do quarto ventrículo)
Infecções virais: VEB, VEE, encefalite japonesa, raiva
Infecção fúngica: *Cryptococcus* pode infectar mesencéfalo
Doença inflamatória: doença de Behçet, sarcoide

Gânglios da base e estruturas profundas da linha média
Metástases: 3% das metástases implantam-se nos gânglios da base
Tumores cerebrais primários do adulto: GBM (pode afetar substâncias cinzenta e branca profundas com mais frequência que outros gliomas)
Linfoma: localizado nos núcleos de substância cinzenta profundos/subcorticais em 27% dos casos
Tumores cerebrais primários pediátricos: astrocitoma fibrilar difuso (ocorre nas áreas supratentoriais das estruturas profundas da linha média)
Infecção bacteriana: doença de Whipple (lesões do hipotálamo, tálamo, áreas basais do telencéfalo)
Infecção viral: vírus da encefalite equina oriental (EEO), encefalite japonesa, raiva, vírus do sarampo, vírus da encefalite de St. Louis
Infecção fúngica: *Cryptococcus* tende a afetar gânglios da base

Cerebelo
Metástases: 15% das metástases implantam-se no cerebelo. Metástases de tumores colorretais afetam mais frequentemente cerebelo
Tumores cerebrais primários pediátricos: astrocitomas pilocítico, meduloblastoma (geralmente se origina do verme cerebelar e depois avança para o véu inferior ou superior do quarto ventrículo e pode distorcê-lo)
Infecção bacteriana: abscesso bacteriano originado de otite média/mastoidite
Infecção fúngica: coccidioidomicose

FIGURA 18.1 Causas comuns de lesões cerebrais focais com base na localização. GBM, glioblastoma; VEB, vírus Epstein-Barr; VHS, vírus do herpes simples.

todos os tumores cerebrais malignos (Figura 18.4). O astrocitoma anaplásico e os oligodendrogliomas (Figura 18.5) são tumores de grau mais baixo que exibem realce menos proeminente e nenhuma necrose. Os tumores cerebrais primários em adultos menos comuns, em ordem de frequência, são adenomas hipofisários (Figura 18.6 e Capítulo 104), tumores da bainha nervosa como neuromas do acústico (ver Capítulo 106) e linfomas primários do sistema nervoso central (SNC) (Figura 18.7 e Capítulo 103). A Tabela 18.1 descreve as manifestações clínicas, anormalidades dos exames de imagem e exames complementares sugeridos para investigação de pacientes adultos sob suspeita de neoplasia cerebral.

Nas crianças, tumores cerebrais primários mais comuns são gliomas (40%), inclusive astrocitoma pilocítico (Figura 18.8), tumores embrionários (15%) – inclusive meduloblastoma (Figura 18.9) – e ependimoma (cerca de 5%). A Tabela 18.2 descreve as manifestações clínicas, as anormalidades dos exames de imagem e os exames complementares sugeridos para investigação de crianças sob suspeita de neoplasia cerebral (ver Capítulo 150).

Encefalite e abscesso

Aproximadamente 1.500 casos de abscesso cerebral ocorrem anualmente nos EUA com incidência de 0,3 a 1,3 caso por 100 mil habitantes/ano. Abscessos cerebrais (ver Capítulo 65) são, mais frequentemente, causados por bactérias (Figura 18.10), sobretudo estreptococos e estafilococos. Infecção cerebral focal, resultando em encefalite ou abscesso, também pode ser causada por *fungos* (Tabela 18.3). Entre as infecções fúngicas, aspergilose (Figura 18.11), criptococose (Figura 18.12), infecções por

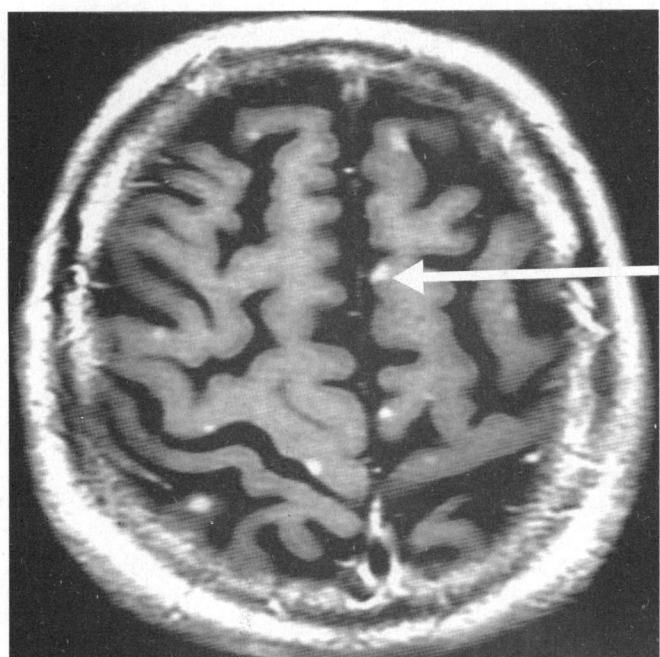

FIGURA 18.2 Câncer pulmonar metastático de células pequenas. Essa imagem de ressonância magnética do cérebro ponderada em T1 mostrou pequenos nódulos metastáticos com realce por contraste.

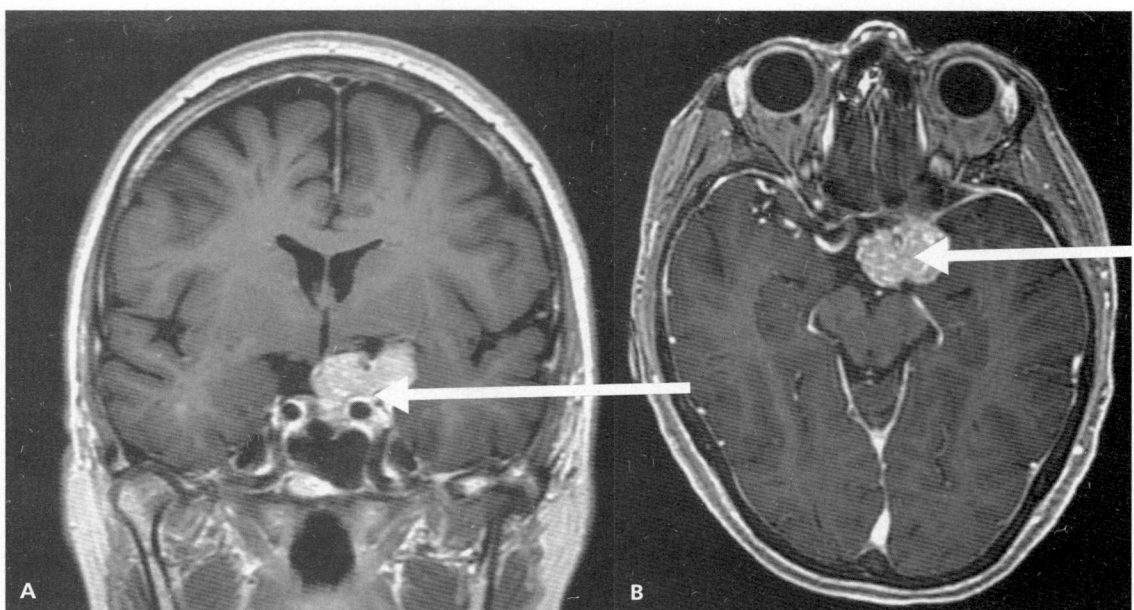

FIGURA 18.3 Meningioma volumoso no sulco olfatório parassagital intensamente realçado após administração de contraste. Observe a fenda com líquido cefalorraquidiano ao longo da margem esquerda da lesão (imagem coronal, **A**).

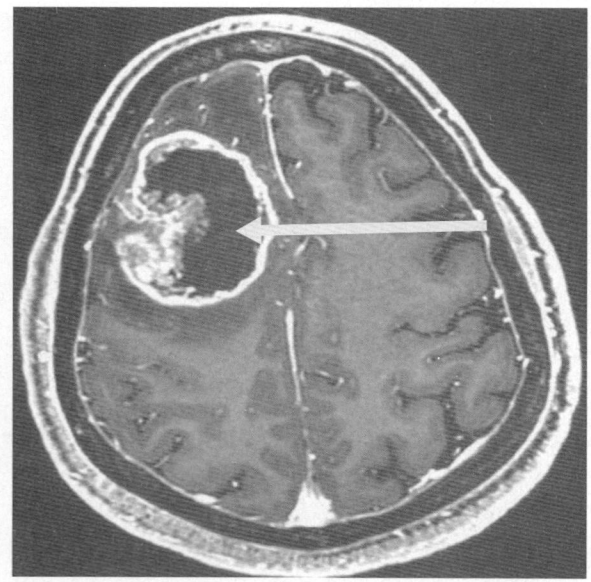

FIGURA 18.4 Glioblastoma multiforme. Essa imagem de ressonância magnética ponderada em T1 mostrou necrose central e realce anelar com componente nodular, que se estendia para o interior da lesão.

Candida, mucormicose e infecção por *Nocardia* são mais comuns em pacientes imunossuprimidos. Infecções por *Blastomyces*, *Histoplasma* e *Coccidioides* são mais comuns nos pacientes imunocompetentes. Os *parasitos* que mais comumente causam abscesso cerebral são *Toxoplasma* (Figura 18.13) e *Taenia solium* (cisticercose) (Figura 18.14), embora *Strongyloides* e *Entamoeba histolytica* também sejam causas comuns (ver Capítulo 68). A *tuberculose* forma tuberculomas sólidos e, após a liquefação do cerne caseoso, o tuberculoma se torna abscesso tuberculoso (ver Capítulo 67). Na *sífilis*, podem ser formadas gomas; na cisticercose pode ocorrer lesão expansiva inflamatória quando o cisto degenera e morre; e vírus (como *vírus do herpes simples 1* [VHS-1]; ver Capítulo 69) podem causar encefalite complicada por edema agudo e inflamação dos lobos temporais acometidos (Figura 18.15).

Outras lesões inflamatórias

Ocasionalmente, processos inflamatórios não infecciosos também provocam lesões expansivas (Tabela 18.4). Mais notavelmente, na *esclerose múltipla* (ver Capítulo 71) pode ser formada lesão expansiva desmielinizante volumosa, conhecida como *variante de Marburg* ou *esclerose múltipla tumefativa* (Figura 18.16). *Sarcoidose* (ver Capítulo 75) também pode se manifestar como lesão expansiva intraparenquimatosa inflamatória. A *necrose pela radiação* pode causar lesão expansiva meses a décadas depois da radioterapia (ver Capítulo 109).

ANAMNESE DIRIGIDA

Dados demográficos

A idade é um fator importante para a redução das opções de diagnóstico diferencial, sobretudo no tocante a tumores cerebrais. As crianças apresentam um conjunto muito diferente de tumores cerebrais dos adultos. O ependimoma acomete crianças menores (incidência elevada em lactentes, crianças de 1 a 3 anos de idade e pré-escolares), seguido por meduloblastoma e astrocitomas pilocíticos (incidência máxima entre 5 e 10 anos de idade), oligodendroglioma (incidência máxima aos 40 anos de idade), astrocitoma anaplásico (incidência máxima aos 50 anos de idade) e glioblastoma (incidência máxima aos 65 anos de idade). A média de idade do diagnóstico de adenomas hipofisários e meningiomas abrange várias décadas, com os adenomas hipofisários sendo diagnosticados predominantemente entre 20 e 50 anos de idade e meningiomas entre 40 e 60 anos de idade. Adenomas hipofisários e meningiomas ocorrem mais frequentemente em mulheres.

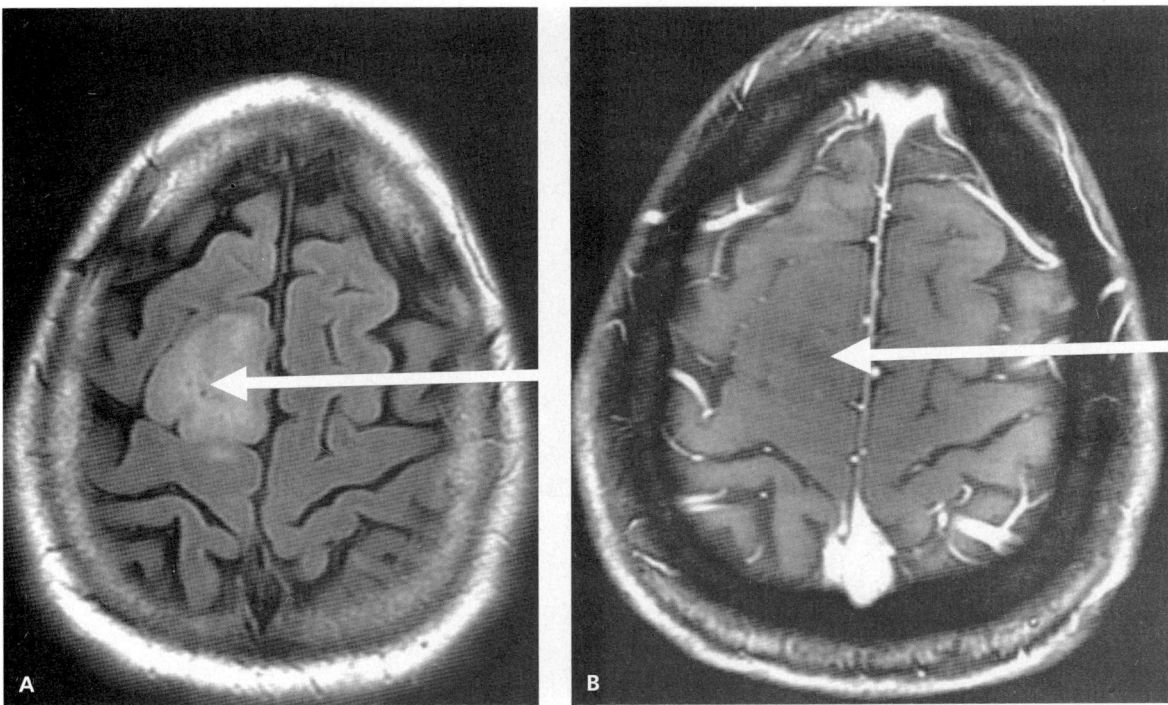

FIGURA 18.5 A. Imagem de ressonância magnética em sequência FLAIR (*fluid-attenuated inversion recovery*). **B.** Imagem realçada com gadolínio demonstrando oligodendroglioma no lobo frontal direito com pouquíssimo realce pelo contraste e edema circundante mínimo.

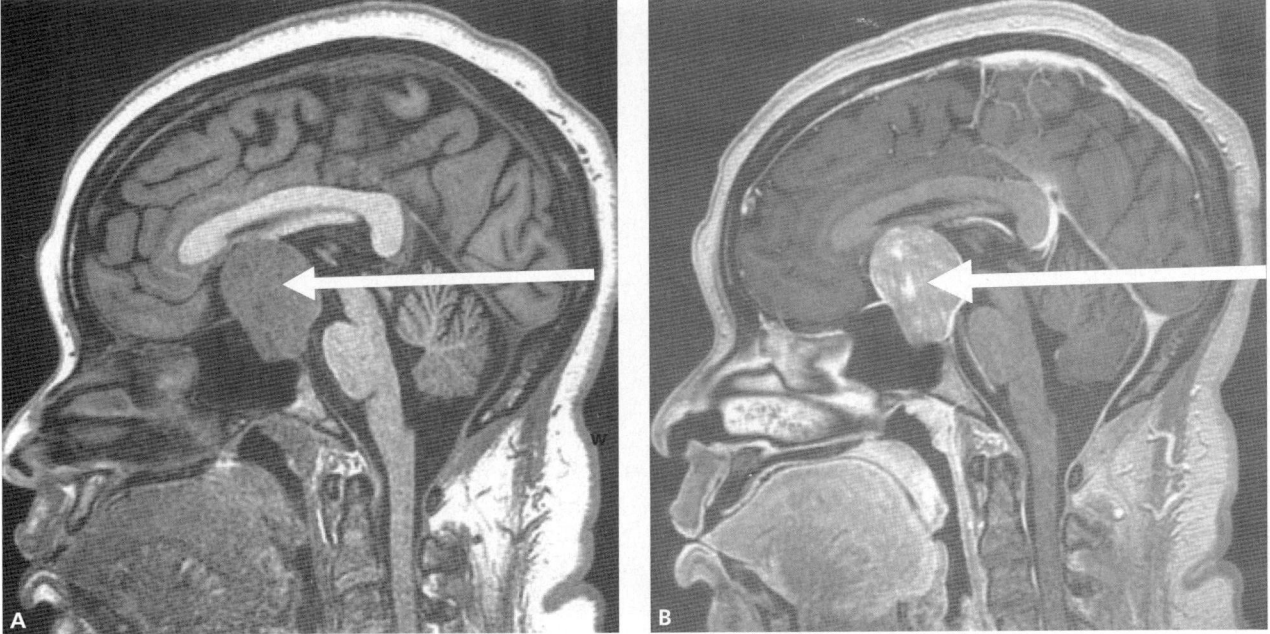

FIGURA 18.6 Macroadenoma hipofisário. **A.** Hipointenso na imagem ponderada em T1. **B.** Realce pós-contraste.

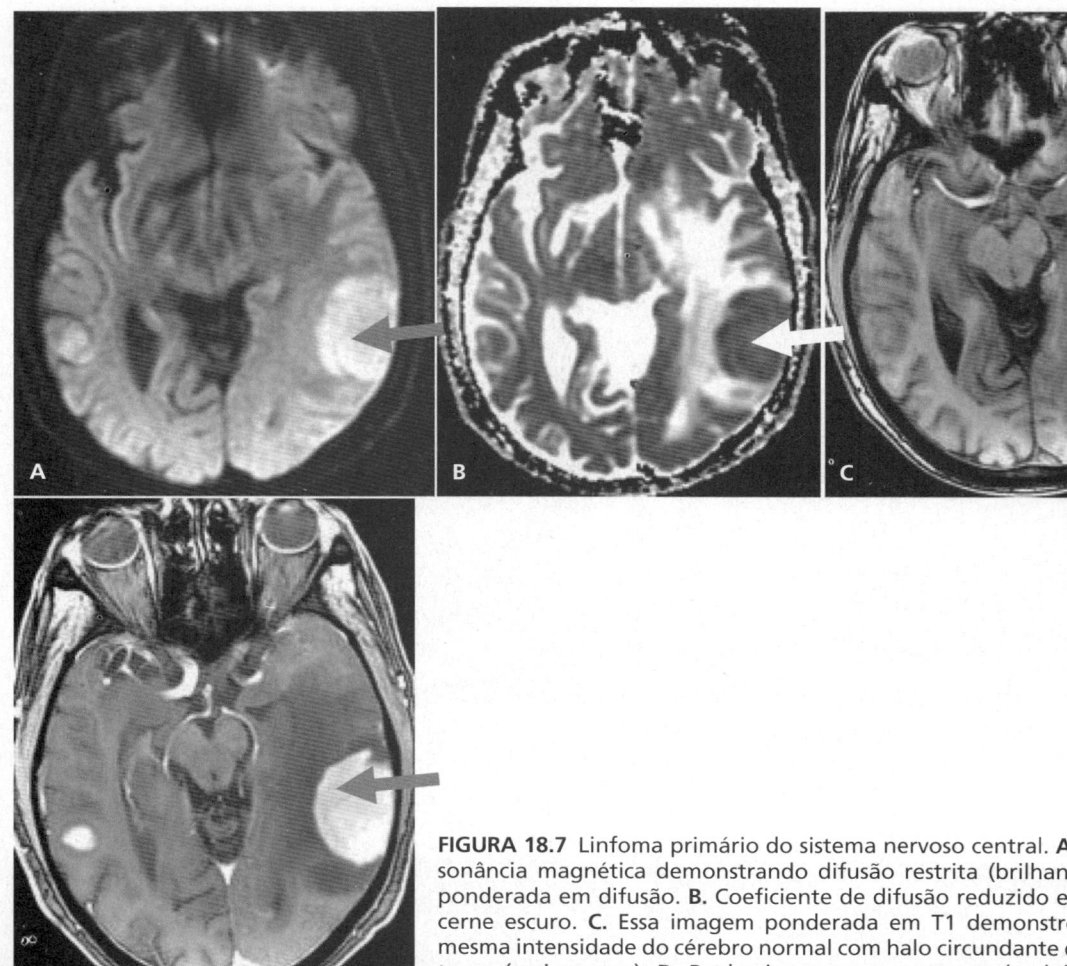

FIGURA 18.7 Linfoma primário do sistema nervoso central. **A.** Imagem de ressonância magnética demonstrando difusão restrita (brilhante) na sequência ponderada em difusão. **B.** Coeficiente de difusão reduzido evidenciado como cerne escuro. **C.** Essa imagem ponderada em T1 demonstrou o tumor com mesma intensidade do cérebro normal com halo circundante de edema hipointenso (mais escuro). **D.** Realce intenso por contraste (gadolínio) na imagem ponderada em T1.

Evolução temporal

Os sinais/sintomas associados aos abscessos tendem a ser agudos a subagudos (infecções bacterianas manifestam-se de modo mais agudo e infecções fúngicas de modo mais subagudo), enquanto tumores têm apresentação mais subaguda ou crônica, dependendo do seu grau (p. ex., glioblastomas tendem a causar quadros mais crônicos).

História patológica pregressa

É crucial descobrir se existe história pregressa de câncer e/ou imunossupressão. Nos pacientes com história pregressa de câncer sistêmico, determinados detalhes ajudam a estabelecer a probabilidade de que a massa cerebral seja tumor metastático. O câncer pulmonar de células pequenas forma metástases cerebrais em aproximadamente 50% dos casos, enquanto o câncer pulmonar de células não pequenas causa metástases em apenas 7% dos casos. Nos pacientes com câncer de mama prévio, HER2+/ER– implica probabilidade mais elevada de metástase cerebral. O mesmo se aplica aos pacientes de melanoma com lesões na cabeça, pescoço e boca e pacientes com câncer colorretal à esquerda. No tocante à imunossupressão, a história de infecção pelo vírus da imunodeficiência humana (HIV) é um fator de risco importante de linfoma primário do SNC (LPSNC) e infecção por *Toxoplasma* (ver Capítulo 70), enquanto neutropenia e tratamento com corticoides são fatores de risco importantes de aspergilose, candidíase, mucormicose e infecções por *Nocardia*.

Outros elementos importantes da anamnese incluem:

- História pregressa (geralmente 5 a 30 anos antes) de irradiação, que aumenta o risco a longo prazo de meningiomas e glioma maligno
- História recente de radioterapia, que pode provocar necrose pela radiação
- História pregressa de sarcoidose sistêmica, que aumenta a probabilidade de que a massa cerebral seja consequente à neurossarcoidose
- Diagnósticos prévios de amenorreia, galactorreia, disfunção erétil, infertilidade ou hipertireoidismo, que podem ocorrer com adenomas hipofisários.

História social

A história social da anamnese revela a existência de fatores de risco de infecção pelo HIV e/ou fatores de risco para cânceres sistêmicos, inclusive tabagismo. Além disso, a história de viagens pode ser útil, sobretudo para detectar infecções potenciais por fungos e helmintos (Tabela 18.1).

Tabela 18.1 Tumores cerebrais comuns nos adultos.

Tumores	Dados clínicos importantes	Anormalidades dos exames de imagem	Exames do LCR e investigação diagnóstica sistêmica
Metastáticos (em ordem de frequência)	**Pulmões** • Câncer de pulmão do tipo células pequenas finalmente forma metástases no cérebro em até 50% dos casos **Mamas** • Positividade do receptor HER2+/RE− prevê maior probabilidade de metástase para o cérebro **Melanoma** • Lesões primárias na cabeça, pescoço e cavidade oral têm taxa mais elevada de metástases **Rins** • Em até 10% dos pacientes, metástase nova surge posteriormente em pacientes considerados curados de seu tumor primário **Colorretais** • É mais provável que cânceres de colo esquerdo formem metástases nos pulmões e cérebro, enquanto tumores no colo direito geralmente produzem metástases hepáticas	• 80% das metástases cerebrais ocorrem nos hemisférios cerebrais, 15% no cerebelo e 5% nos núcleos da base • Metástases tendem a se localizar na junção das substâncias branca e cinzenta e zona entre dois territórios arteriais importantes • Metástases cerebrais são múltiplas em aproximadamente 50% os casos • RM em sequência FLAIR tende a revelar substancial edema vasogênico associado • Espectroscopia de ressonância magnética mostra níveis baixos de NAA e creatina e níveis elevados de colina, que refletem a renovação de mielina e membrana celular • RM em sequência *gradient-echo* ou SWI revela depósitos de hemossiderina nos cânceres que tendem a sangrar (p. ex., melanoma, coriocarcinoma, câncer renal e câncer de tireoide). Melanoma tende a ser hiperdenso na TC, mesmo quando não há hemorragia. Na RM, melanoma é hiperintenso na imagem ponderada em T1 e hipointenso na imagem ponderada em T2 • Metástases colorretais acometem cerebelo de modo desproporcional	Mais de 60% dos pacientes com metástases cerebrais apresentam massa nas imagens torácicas, seja consequente a um câncer de pulmão primário, seja por metástases de tumor primário em outro local do corpo Os exames a serem solicitados quando existir a suspeita de metástases cerebrais são os seguintes: • Mamografia • Exame da pele • TC de corpo inteiro • FDG-PET de corpo inteiro
Meningioma	• 35% de todos os tumores cerebrais primários • 67% dos casos ocorrem em mulheres • Incidência máxima entre 40 e 60 anos de idade	Base na dura-máter com realce denso e homogêneo • Isointenso a hipointenso na imagem ponderada em T1 • Isointenso a hiperintenso na imagem ponderada em T2 Predileção anatômica em ordem de frequência • Parassagital • Convexidade • Crista esfenoide • Ângulo cerebelopontino • Sulco olfatório Pode desencadear reação óssea que resulta em hiperosteose do crânio sobrejacente Calcificação ocorre em aproximadamente 20% dos casos	Nenhum

Gliomas	• 30% de todos os tumores cerebrais primários
	• Idade média de diagnóstico
	  ○ Glioblastoma: 65 anos
	  ○ Astrocitoma anaplásico: 50 anos
	  ○ Oligodendroglioma: 40 anos
	• Astrocitoma anaplásico geralmente evolui a partir de um astrocitoma de menor grau
		GBM
		• Causa edema extensivo na substância branca profunda
		• Realçado com gadolínio
		• Áreas centrais de necrose restritas em sequência DWI (brilhante)
		• Podem existir lesões satélites
		• O tumor frequentemente cruza o corpo caloso e comissura anterior
		• Espectroscopia de RM: razão colina/NAA > 2,2 é considerado tumor de alto grau
		Astrocitoma anaplásico
		• Algum realce por contraste, mas sem necrose
		Oligodendroglioma
		• 40 a 80% de taxa de calcificação
		• É realçado em 50 a 70% dos casos
		• Hemorragia ou formação de cisto ocorre em 20% dos casos
		• Geralmente há pouco edema
			Solicitar Doppler de membros inferiores para pacientes com GBM. Até 25% desses pacientes têm tromboembolia venosa durante o primeiro ano após o diagnóstico

Adenoma hipofisário	10% de todos os tumores cerebrais primários Classificados como secretórios (75%) e não secretórios (25%) **Prolactinoma** • Amenorreia	• Tendem a ser hipodensos na TC • Microadenomas são, em geral, hipointensos nas imagens ponderadas em T1 e têm intensidade variável nas imagens ponderadas em T2	Painel hormonal hipofisário • Prolactina • FSH • LH • Dosagem do nível sérico de cortisol em urina de 24 h

(Continua)

Tabela 18.1 Tumores cerebrais comuns nos adultos. (Continuação)

Tumores	Dados clínicos importantes	Anormalidades dos exames de imagem	Exames do LCR e investigação diagnóstica sistêmica

Adenoma hipofisário	• Galactorreia
	• Ginecomastia
	• Disfunção erétil
	• Infertilidade
	• Redução dos pelos corporais
	Tumor produtor de hormônio do crescimento
	• Gigantismo
	• Acromegalia
	Tumores produtores de ACTH
	• Síndrome de Cushing
	Tumores produtores de TSH
	• Hipertireoidismo primário
		• Adenomas não são tão realçados quanto o tecido hipofisário normal. Além disso, são realçados mais tarde que o tecido hipofisário normal. RM contrastada dinâmica é o melhor exame para delinear adenomas
		• Macroadenomas são adenomas com mais de 10 mm. São propensos a hemorragia e infarto (apoplexia hipofisária)
		• Diagnóstico diferencial
		  ◦ Cisto de Rathke: hiperintenso nas imagens ponderadas em T1 e não é realçado
		  ◦ Craniofaringioma: apresenta lesões císticas e calcificações
			• Níveis de TSH e T3/T4
			• Hormônio do crescimento
			Avaliação formal dos campos visuais e exame oftalmológico são cruciais
			Prolactina sérica > 200 μg/dℓ quando o adenoma tem mais de 10 mm de tamanho é diagnóstica de prolactinoma

Linfoma primário do sistema nervoso central	• Representa menos de 5% de todos os tumores cerebrais primários • Imunossupressão (p. ex., infecção pelo HIV, transplante) é um importante fator de risco • Nos pacientes imunocompetentes, a idade média de ocorrência é 60 anos e há discreta predominância masculina	Tende a ser hipodenso na TC Características na RM • Hipointenso nas imagens ponderadas em T1 e hiperintenso nas imagens ponderadas em T2 • DWI revela restrição da difusão (brilhante) Predileção anatômica • Substância branca periventricular em 40% dos casos • Revestimento dos ventrículos em 40% dos casos • Subcortical/núcleos profundos de substância cinzenta em 30% dos casos • Pode ocorrer distribuição multifocal incomum Realce difuso nos pacientes imunocompetentes; centro necrótico pode ser observado em pacientes imunossuprimidos Propagação através do corpo caloso é sugestiva de LPSNC As massas tendem a ter menos de 2 cm nos pacientes com AIDS e mais de 2 cm nos pacientes sem AIDS	Exame com lâmpada de fenda revela acometimento intraocular em 15% dos pacientes

ACTH, hormônio adrenocorticotrófico; Cho, colina; DWI, sequência ponderada em difusão; FDG-PET, tomografia por emissão de pósitrons com ^{18}F-fluorodesoxiglicose; FLAIR, *fluid-attenuated inversion recovery*; FSH, hormônio foliculoestimulante; GBM, glioblastoma; HER2, receptor 2 do fator de crescimento epidérmico humano; HIV, vírus da imunodeficiência humana; LCR, líquido cefalorraquidiano; LH, hormônio luteinizante; NAA, *N*-acetilaspartato; RE, receptor de estrogênio; RM, ressonância magnética; SWI, sequência ponderada em suscetibilidade; TC, tomografia computadorizada; T3, tri-iodotironna; T4, tiroxina; TSH, hormônio tireoestimulante.

Tabela 18.2 Tumores cerebrais pediátricos comuns.

Tumores	Dados clínicos importantes	Anormalidades dos exames de imagem	Exames do LCR e investigação diagnóstica sistêmica
Gliomas • Grau 1: astrocitoma pilocítico (Figura 18.8) • Grau 2: astrocitoma fibrilar difuso	Dois tipos principais em crianças • Astrocitoma pilocítico • Astrocitoma fibrilar difuso	• Astrocitoma pilocítico está localizado predominantemente no cerebelo, vias ópticas e parte dorsal do tronco encefálico • Bem circunscrito com componente cístico e nódulo mural realçado • Astrocitoma fibrilar difuso é mais frequentemente supratentorial nas estruturas profundas da linha média e junção cervicobulbar • Hipointenso nas imagens ponderadas em T1 e hiperintenso nas imagens ponderadas em T2 com graus variáveis de realce	Nenhum

(Continua)

Tabela 18.2 Tumores cerebrais pediátricos comuns. (Continuação)

Tumores	Dados clínicos importantes	Anormalidades dos exames de imagem	Exames do LCR e investigação diagnóstica sistêmica
Meduloblastoma	Pico de incidência em torno da idade de 5 e 10 anos Duas vezes mais comuns nos meninos que nas meninas	• Representa 50% dos tumores cerebelares em crianças • Geralmente se origina no verme do cerebelo, depois cresce para o véu superior ou inferior do quarto ventrículo • Ao contrário do ependimoma, o meduloblastoma distorce o quarto ventrículo • Bem circunscrito e hiperdenso na TC. Até 20% têm calcificações ou alterações císticas • A RM mostra, com frequência, restrição de difusão na DWI. Meduloblastoma tende a ser moderadamente realçado	Nenhum
Ependimoma	Incidência máxima em lactentes, crianças com 1 a 3 anos e pré-escolares Outro pico de incidência ocorre nos adultos	• Intracraniano em 90% dos pacientes pediátricos (mais frequentemente espinais nos adultos); localizado mais comumente no assoalho do quarto ventrículo • Hipodenso a isodenso na TC • Calcificação em até 50% dos casos e alterações císticas em 15% dos casos. Realce discreto é a regra	RM da medula espinal é obrigatória se houver a suspeita de ependimoma craniano. Metástases espinais ocorrem 5% dos casos

DWI, sequência ponderada em difusão; LCR, líquido cefalorraquidiano; RM, ressonância magnética; TC, tomografia computadorizada.

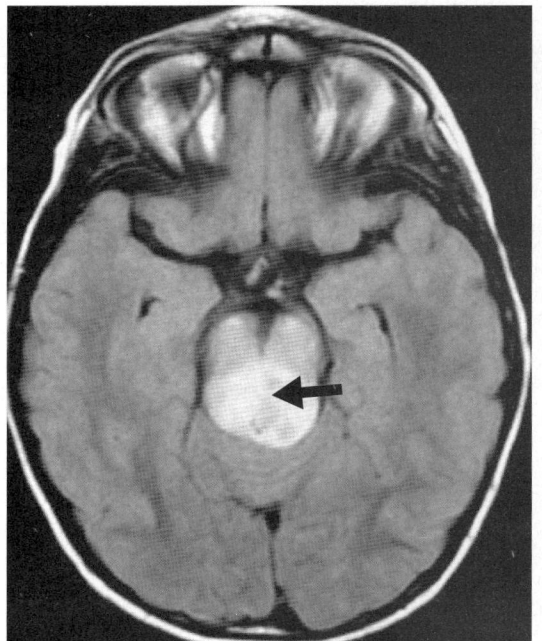

FIGURA 18.8 Astrocitoma pilocítico com sinal hiperintenso na sequência FLAIR (*fluid-attenuated inversion recovery*) invadindo o mesencéfalo.

Revisão dos sistemas

Na revisão neurológica dos sistemas, o relato de alterações transitórias do estado neurológico pode indicar crise epiléptica ou onda em platô da PIC. As ondas em platô são atribuídas ao aumento abrupto do volume sanguíneo cerebral por causa da queda súbita da resistência vascular cerebral. É mais provável que os pacientes com diminuição da absorção do fluxo sanguíneo, seja em decorrência de massa intracraniana ou doença leptomeníngea, apresentem ondas em platô em relação àqueles com absorção normal do líquido cefalorraquidiano.

Outro ponto importante da revisão é questionar sobre a ocorrência de episódios prévios de déficits neurológicos focais com duração de dias em distribuições características de esclerose múltipla, tais como perda unilateral da visão, parestesia bilateral nos membros inferiores, fraqueza/parestesia unilateral em membro superior ou diplopia. Isso sugere esclerose múltipla tumefativa como etiologia do quadro.

Sinais/sintomas de perda ponderal subaguda a crônica podem sugerir processo maligno oculto ou, quando combinados com febre e sudorese noturna, indicam linfoma ou tuberculose do SNC, dependendo do contexto clínico. O relato de galactorreia ou ginecomastia pode levantar a suspeita de adenoma hipofisário (ver Capítulo 104).

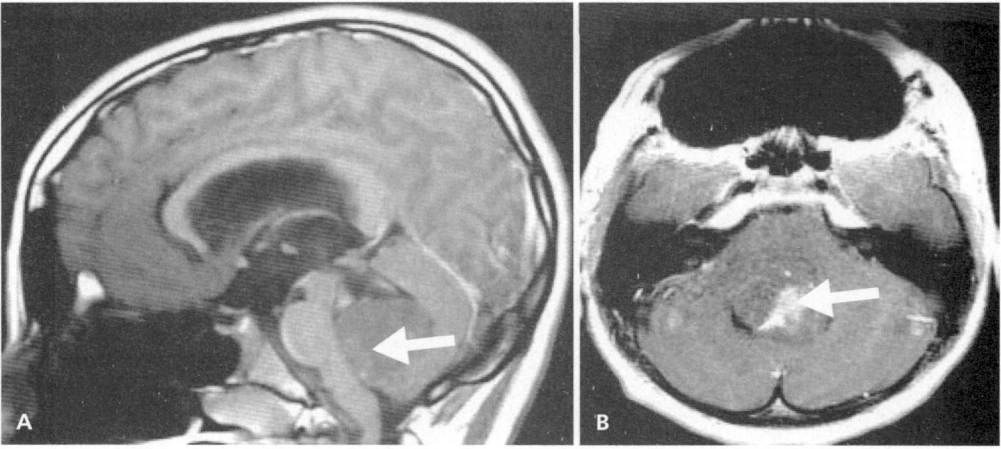

FIGURA 18.9 Meduloblastoma com distorção do quarto ventrículo e hidrocefalia secundária. **A.** Hipointenso nas imagens ponderadas em T1. **B.** Realce nodular parcial com gadolínio dentro do tumor.

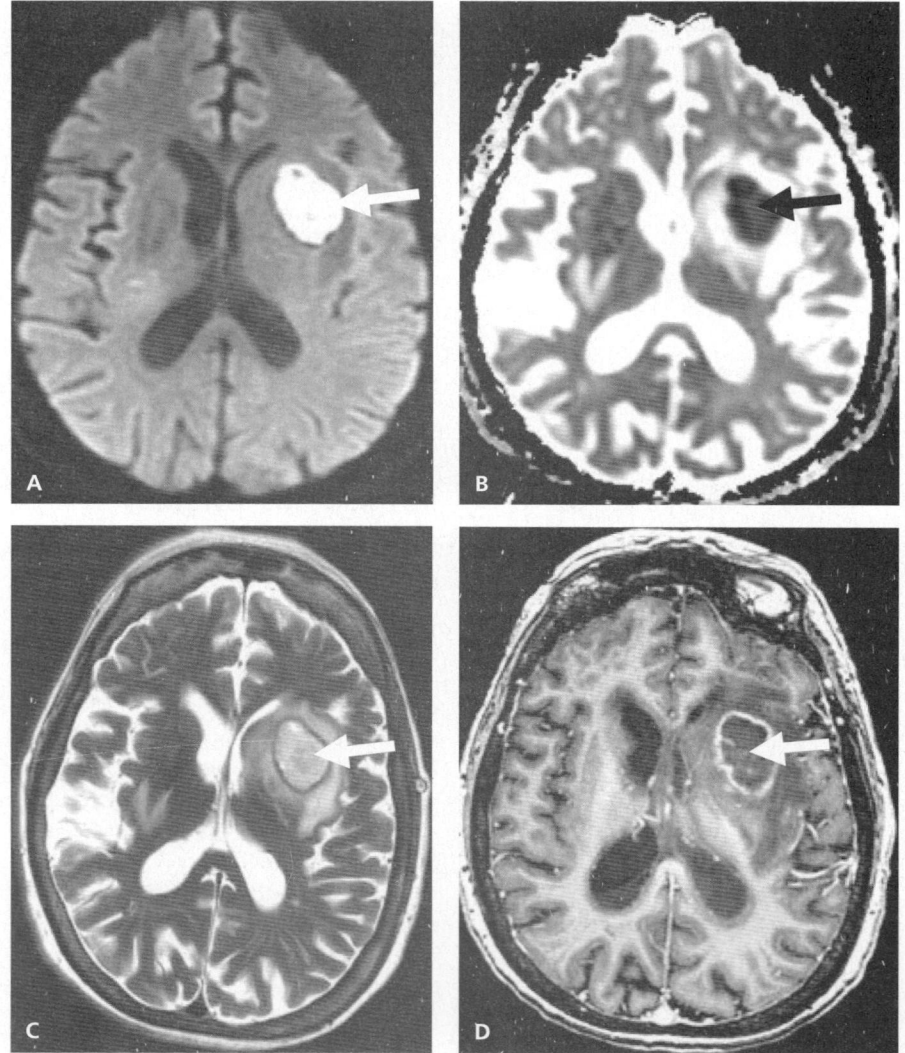

FIGURA 18.10 Abscesso localizado nos gânglios da base à esquerda. Aspecto brilhante na imagem ponderada em difusão (**A**) com coeficiente de difusão aparente reduzido (**B**), que parecia escuro e era compatível com necrose central. As imagens ponderadas em T2 demonstraram centro hiperintenso e halo hipointenso (**C**), enquanto a imagem ponderada em T1 pós-contraste mostrou halo de realce fino nitidamente demarcado depois da infusão de contraste (**D**).

Tabela 18.3 Causas infecciosas comuns de lesões expansivas.

Causas	Dados clínicos importantes	Anormalidades dos exames de imagem	Exames do LCR e investigação diagnóstica sistêmica

Abscesso bacteriano	A etiologia da maioria dos abscessos nos hospedeiros imunocompetentes é bacteriana
	
	Apenas 50% dos pacientes apresentam febre como manifestação inicial
		• Caracterizado nas imagens ponderadas em T2 por núcleo hiperintenso e anel hipointenso, ambos restritos na sequência DWI
		• Realce anular nas imagens contrastadas
		• Características na ERM
		  ◦ Abscesso piogênico por microrganismos aeróbicos: elevação de aminoácidos, lactato e lipídio
		  ◦ Abscesso piogênico por microrganismos anaeróbicos: elevação de succinato e lactato
		  ◦ TB: apenas lipídio está elevado
			• Hemoculturas
			• Ecocardiograma transesofágico para detectar vegetação nas valvas cardíacas
			• Punção lombar pode revelar meningite concomitante

Tuberculoma	Quando o cerne caseoso do tuberculoma se liquefaz, o resultado é abscesso tuberculoso	Aspecto na TC • Lesões sólidas realçadas, lesões com realce anular ou lesões mistas • Ocasionalmente é encontrado "sinal do alvo", que é patognomônico de TB: calcificação central circundada por área hipodensa com realce anular periférico Aspecto na RM • DWI: sem anormalidades ou lesão brilhante com restrição semelhante ao abscesso bacteriano • Ponderada em T1: isointenso na substância cinzenta com anel hiperintenso • Ponderada em T2: não caseoso: hiperintenso com realce nodular; caseoso: isointenso/hipointenso com realce anular	• Teste tuberculínico positivo em até 85% dos pacientes • TC de tórax revela TB pulmonar em 50 a 80% dos pacientes
Neurossífilis gomosa	Exame histológico revela que a parte central da massa é constituída por material necrótico, e a região periférica está infiltrada por plasmócitos	• As gomas no SNC podem se originar das superfícies meníngeas e se estender diretamente para o cérebro ou podem se originar diretamente do parênquima • Apresenta-se como uma lesão expansiva com realce periférico	• Soro: RPR e FTA-ABS • Líquido cefalorraquidiano: VDRL
Encefalite viral	VHS-1 raramente forma erupção cutânea vesicular típica quando há meningite	• Sequências DWI de RM são mais sensíveis na detecção de lesão tecidual por encefalite • Encefalite herpética pode causar edema significativo e efeito expansivo do lobo temporal, simulando um tumor	• No LCR, há pleocitose linfocítica com níveis diminuídos ou normais de glicose. O LCR pode ser normal
Fúngica	Pacientes imunossuprimidos • Aspergilose • Criptococose • Candidíase • Mucormicose • Nocardiose Pacientes imunocompetentes • *Blastomyces* • *Histoplasma* • *Coccidioides*	• DWI mostra difusão restrita na parede do abscesso fúngico. Tipicamente, o cerne não apresenta restrição (ao contrário dos abscessos bacterianos) • ERM pode mostrar elevação dos níveis de trealose, aminoácidos e lactato • Predileções anatômicas • *Cryptococcus*: predominantemente no mesencéfalo e nos núcleos de base • Coccidioidomicose: predileção pelo cerebelo • Mucormicose: borda com densidade de tecidos moles ao longo das paredes dos seios paranasais. Em alguns casos, há destruição óssea • Nocardiose: cápsula realçada contendo múltiplas loculações • Aspergilose: formas agressivas manifestam-se como meningoencefalite; formas menos agressivas se manifestam como abscesso solitário ou granulomas isolados	• Ocorre predominância linfocítica no LCR, embora neutrófilos predominem na fase inicial da doença • Na histoplasmose, ocorre pleocitose mononuclear no LCR • *Coccidioides* causa eosinofilia no LCR

(Continua)

Tabela 18.3 Causas infecciosas comuns de lesões expansivas. (Continuação)

Causas	Dados clínicos importantes	Anormalidades dos exames de imagem	Exames do LCR e investigação diagnóstica sistêmica
Helmintíases	História de viagem • Cenurose cerebral: áreas de criação de carneiros na América do Norte/Europa/América do Sul/África • Cisticercose: endêmica na América Latina, na África Subsaariana e em algumas regiões da Ásia • *Echinococcus granulosus*: descrito nas Américas, assim como em países do Mediterrâneo • *Ascaris*: endêmico na América do Norte. Os hospedeiros são guaxinins • *Paragonimus*: Ásia e ilhas do Pacífico Sul • *Schistosoma japonicum*: Sudeste Asiático • *Spirometra*: Sudeste Asiático e Américas • *Toxocara*: mundial • *Trichinella*: mundial • *Strongyloides*: América Latina, Caribe, África, Ásia	Formadoras de cistos • Cenurose • Cisticercose • *Echinococcus granulosus* Formadoras de granulomas • *Ascaris* • *Paragonimus* • *Schistosoma japonicum* • *Spirometra* • *Toxocara* • *Trichinella* Abscesso • *Strongyloides*	No LCR, há predominância linfocítica, exceto nos parasitoses causadas por • *Trichinella*, que apresenta pleocitose eosinofílica • *Strongyloides*, que apresenta pleocitose neutrofílica
Protozoonoses	Pacientes imunossuprimidos • *Acanthamoeba*: transmitida pelo ato de nadar em água doce • Toxoplasmose: transmitida por alimentos ou infecção congênita • *Entamoeba histolytica* está associada a abscesso hepático	Encefalite granulomatosa • *Acanthamoeba* • Toxoplasmose Abscesso cerebral • *Entamoeba histolytica*	• *Acanthamoeba* • Teores de proteína e glicose no LCR são, geralmente, normais • Toxoplasmose • Anticorpos IgG indicam exposição prévia aos parasitas e potencial de reativação

DWI, sequência ponderada em difusão; ERM, espectroscopia de ressonância magnética; FTA-ABS, absorção de anticorpo treponêmico fluorescente; IgG, imunoglobulina G; LCR, líquido cefalorraquidiano; PL, punção lombar; RM, ressonância magnética; RPR, reagina plasmática rápida; SNC, sistema nervoso central; TB, tuberculose; TC, tomografia computadorizada; VDRL, *Venereal Disease Research Laboratory*; VHS-1, vírus do herpes simples tipo 1.

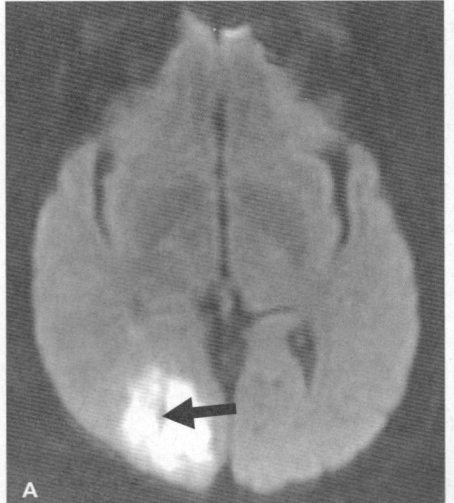 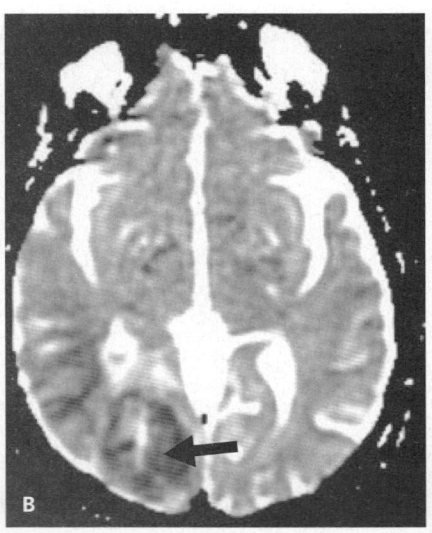 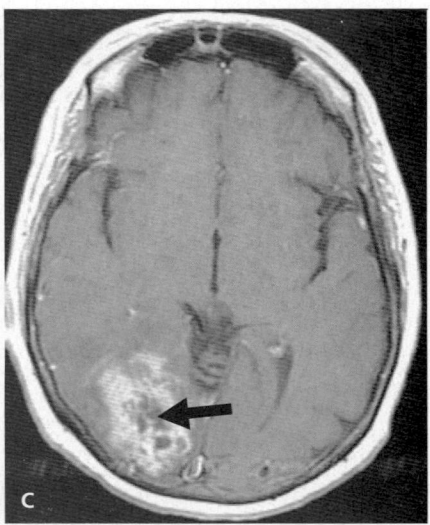

FIGURA 18.11 Infecção por *Aspergillus* focal com pouco edema ou efeito expansivo. **A.** Lesão brilhante na imagem ponderada em difusão com restrição. **B.** Imagem escura no coeficiente de difusão aparente sugerindo necrose. **C.** Realce irregular, grosseiro e heterogêneo nas imagens ponderadas em T1 contrastadas com gadolínio.

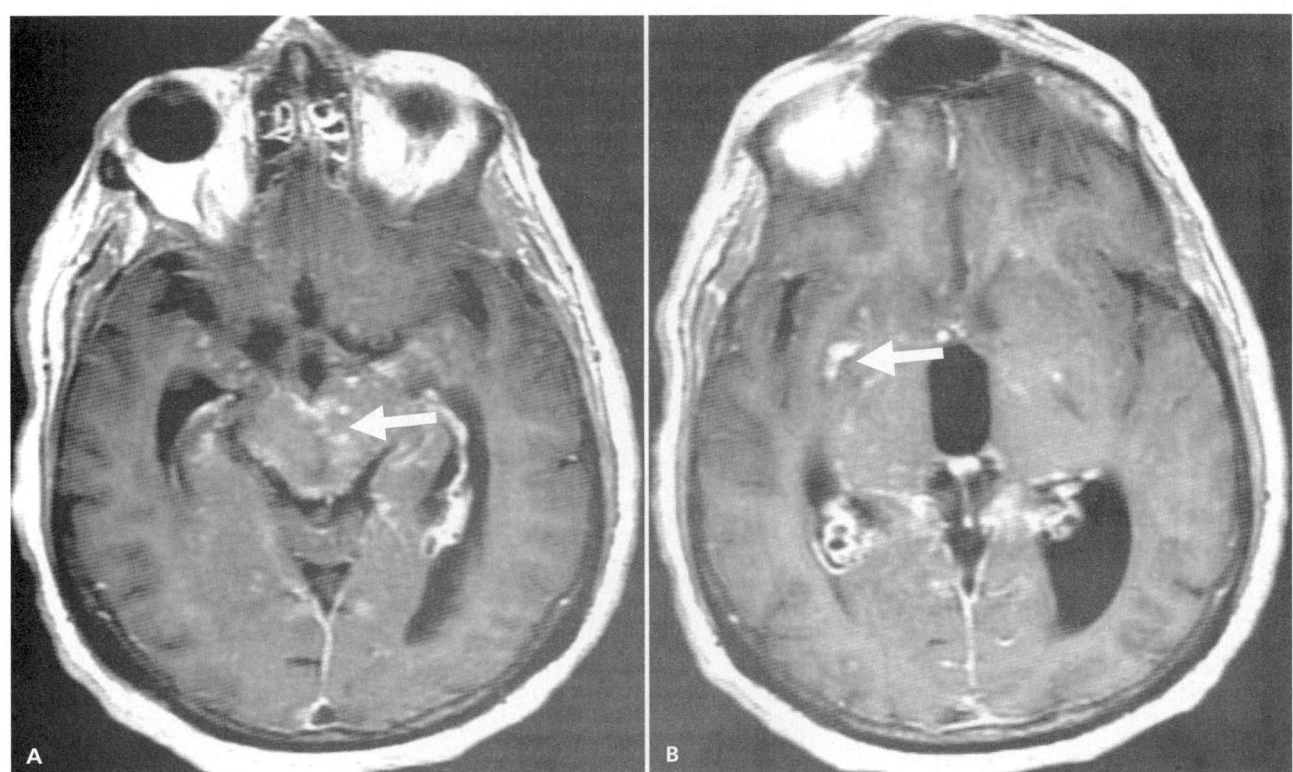

FIGURA 18.12 Meningite criptocócica com hidrocefalia e pequenas áreas pontilhadas de realce no mesencéfalo (**A**) e núcleos da base (**B**) na imagem ponderada em T1.

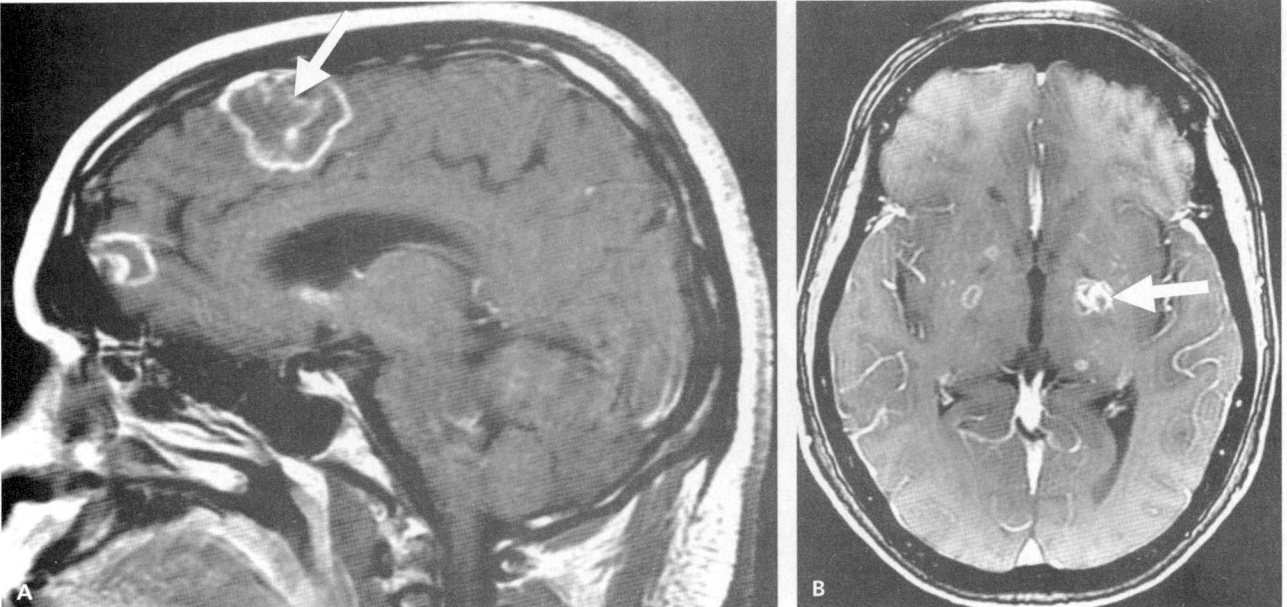

FIGURA 18.13 Toxoplasmose. Várias lesões anulares realçadas no córtex (**A**) e núcleos da base (**B**) na imagem de ressonância magnética ponderada em T1 contrastada com gadolínio.

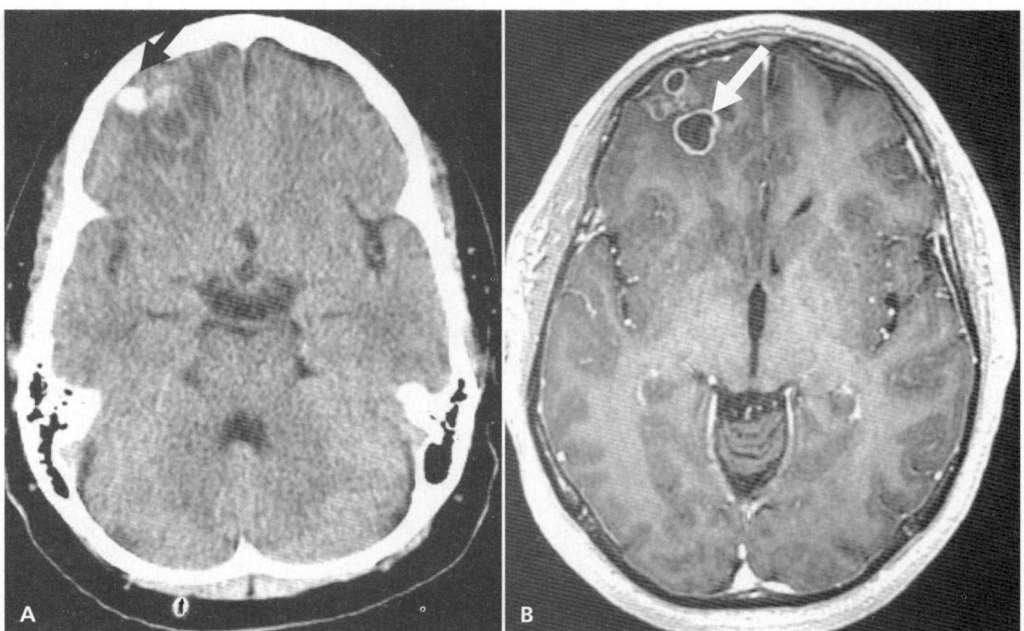

FIGURA 18.14 Cisticercose. **A.** Lesão frontal direita parcialmente calcificada com foco anular de 1 cm na imagem de tomografia computadorizada sem contraste. **B.** Várias lesões císticas corticais realçadas na imagem de ressonância magnética ponderada em T1 com contraste de gadolínio.

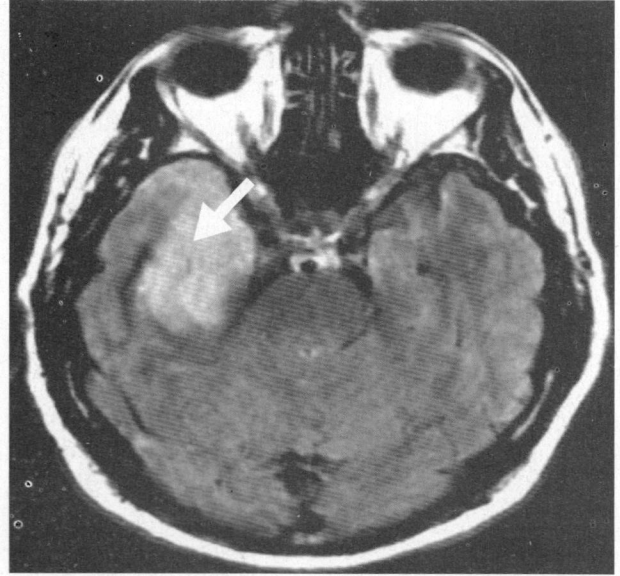

FIGURA 18.15 Encefalite por vírus do herpes simples tipo 1. Essa imagem em sequência FLAIR (*fluid-attenuated inversion recovery*) mostrou edema e inflamação típicos no lobo temporal medial direito.

EXAME FÍSICO DIRIGIDO

Nos pacientes com lesões cerebrais expansivas focais, a função mais importante do exame físico é verificar se a PIC está aumentada e se existe herniação. Palidez do disco óptico pálido, dessaturação vermelha, oftalmoplegia internuclear parcial e exacerbação dos reflexos dos membros inferiores são sugestivas de episódios desmielinizantes prévios de esclerose múltipla.

Os próximos elementos mais importantes são detectados no exame geral do paciente. Pacientes com lesões expansivas focais indeterminadas devem ser submetidos a exame meticuloso dos pulmões, mamas, pele e sistema digestivo, à procura de nódulos ou massas sugestivas de processo maligno.

O exame das mamas também é valioso na investigação diagnóstica de ginecomastia, que pode ocorrer em pacientes com adenoma hipofisário. O exame da pele pode detectar lesões causadas por VHS, melanoma, sarcoma de Kaposi ou manifestações periféricas de endocardite infecciosa, como lesões de Janeway (lesões maculares, eritematosas e indolores minúsculas de apenas alguns milímetros nas regiões palmares e plantares).

DIAGNÓSTICO

Os elementos cruciais ao diagnóstico de lesões expansivas cerebrais são exames de imagem, punção lombar e biopsia.

Exames de imagem

De modo geral, a tomografia computadorizada (TC) (ver Capítulo 21) é o primeiro exame radiológico realizado quando o paciente apresenta sintoma neurológico recente. A maioria das lesões cerebrais focais (p. ex., tumor, abscesso) tende a ser hipodensa na TC. De modo geral, sinal hiperdenso heterogêneo representa sangramento dentro de tumor (tipicamente glioblastoma multiforme) ou, menos comumente, abscesso. Padrão hiperdenso homogêneo resulta de melanoma, meduloblastoma ou meningioma. Calcificação, geralmente pontilhada, ocorre em 40% dos ependimomas, 20% dos meningiomas e 10% dos meduloblastomas. Tuberculomas apresentam "sinal em alvo" patognomônico resultante de calcificação central circundada por área hipodensa com realce anular periférico depois da administração de contraste.

Embora TC possa ocasionalmente ser útil, RM (ver Capítulo 22) sempre é recomendada, a menos que haja contraindicação

Tabela 18.4 Algumas causas inflamatórias de lesões cerebrais focais.

	Dados importantes	Anormalidades dos exames de imagem	Exames do LCR e investigação diagnóstica sistêmica
Sarcoidose	• A sarcoidose ocorre principalmente na terceira e quarta décadas de vida • 5% dos pacientes com sarcoidose sistêmica apresentam envolvimento neurológico	• Massas intraparenquimatosas da sarcoidose podem ou não ser realçadas • Nódulos podem ser calcificados, ter densidade aumentada ou ser isodensos e podem ser encontrados em todo o parênquima • Realce meníngeo nodular é comum • Geralmente os nódulos não se acompanham de edema • Os nódulos da sarcoidose não apresentam cavitação tão frequentemente quanto os da tuberculose	• TC do tórax • Cintilografia com gálio • Biopsia de glândula lacrimal • Atividade de ECA no LCR e soro
Doença de Whipple	• Idade média de aparecimento em torno dos 50 anos de idade • Homens são acometidos mais frequentemente (80%) • Em cerca de 5% dos casos, o quadro clínico é somente neurológico. Em outros casos, o intestino delgado é acometido • Formação de granuloma é uma reação de hipersensibilidade tardia à doença de Whipple	• As lesões localizam-se na substância cinzenta, parte basal do telencéfalo, hipotálamo e tálamo	• PCR para *Tropheryma whippelii* • Bipsia de intestino delgado
Doença de Behçet	• Mais comum em países ao redor da costa oriental do Mediterrâneo, Oriente Médio e Ásia oriental • Idade média de aparecimento dos sintomas neurológicos é aproximadamente 30 anos de idade • Tríade de úlceras genitais recorrentes, lesões cutâneas ou oculares e meningite	• Preferência pelo tronco encefálico • Pode haver realce anular ou nodular	• Também pode se manifestar como trombose venosa cortical ou aumento isolado da PIC
Esclerose múltipla tumefativa	• Idade média de aparecimento é aproximadamente 25 anos de idade • Razão de 1,2:1 entre os sexos feminino e masculino • O paciente pode ter apresentado sintomas neurológicos pregressos no tempo e espaço, que reforçam diagnóstico de esclerose múltipla	• Lesão desmielinizante ≥ 2 cm de diâmetro • Realce anular incompleto no lado de substância cinzenta da lesão • Não há restrição nas imagens em DWI • RM de perfusão é normal	• RM da coluna cervical

DWI, sequência ponderada em difusão; ECA, enzima conversora de angiotensina; LCR, líquido cefalorraquidiano; PCR, reação em cadeia da polimerase; RM, ressonância magnética; TC, tomografia computadorizada.

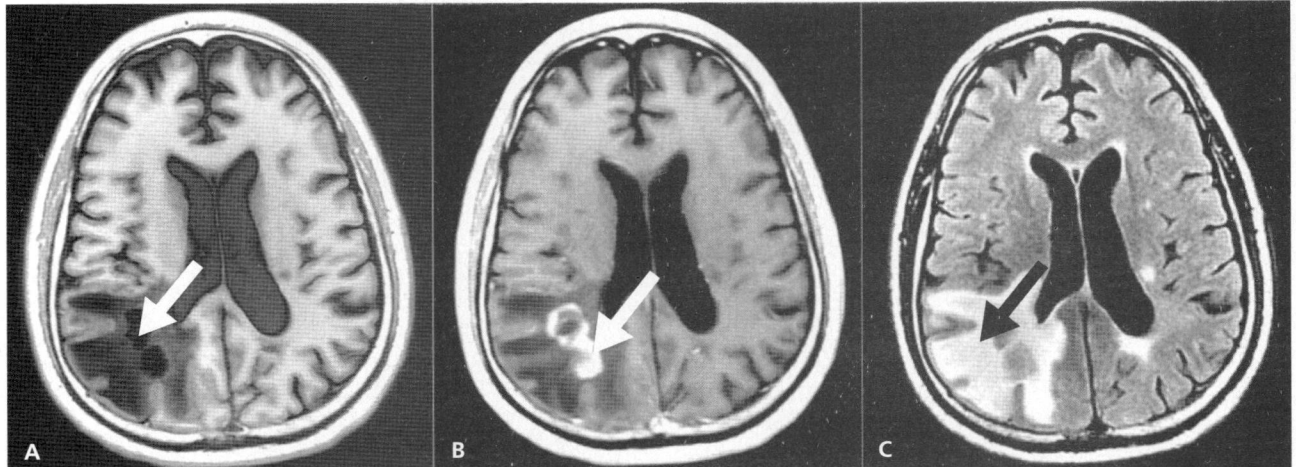

FIGURA 18.16 Esclerose múltipla tumefativa. **A.** Essa imagem ponderada em T1 demonstrou hipodensidade intensa no lobo parietal direito. **B.** Essa imagem ponderada em T1 contrastada por gadolínio mostrou realce nodular periférico no centro da lesão indicando inflamação e desmielinização agudas. **C.** Essa imagem em sequência FLAIR (*fluid attenuation inversion recovery*) evidenciou edema vasogênico infiltrando o córtex circundante. Observe que também havia lesões periventriculares no hemisfério esquerdo.

(p. ex., marca-passo cardíaco). As sequências de RM importantes são imagens ponderadas em difusão (DWI), FLAIR (*fluid-attenuated inversion recovery*), imagem ponderada em suscetibilidade, imagens ponderadas em T1 pré-contraste e T1 pós-contraste. As características importantes nas técnicas de imagem são revisadas na Tabela 18.1.

Em alguns casos, espectroscopia de RM (ERM) é realizada, embora seu uso seja limitado. Classicamente, acredita-se que tumores cerebrais primários tenham razão colina/N-acetilaspartato (NAA) aumentada (razão maior ou igual a 2 é sugestiva de tumor de alto grau). Nos tumores cerebrais de alto grau, a hiperintensidade circundante observada na sequência FLAIR é atribuída a tumor infiltrativo e também apresenta razão colina/NAA elevada. No tumor metastático, por outro lado, essa hiperintensidade circundante na sequência FLAIR é atribuída a edema vasogênico e, portanto, apresenta níveis baixos de colina. Além disso, acredita-se que o lactato esteja muito aumentado nas infecções, embora também possa estar elevado em tumores necróticos, dificultando um pouco a diferenciação.

A tomografia por emissão de pósitrons (PET) (ver Capítulo 23) pode ser útil à diferenciação entre necrose pela radiação e tumor recorrente, visto que necrose pela radiação é hipometabólica e tumor recorrente é hipermetabólico. A PET também pode mostrar aumento do metabolismo em tumor de alto grau, mas não em tumor de baixo grau. Contudo, a PET tem baixa resolução espacial e não é útil quando as lesões têm menos de 1 cm.

A TC de corpo inteiro deve ser realizada se houver possibilidade de doença metastática.

Punção lombar e biopsia

A punção lombar (ver Capítulo 32) é um componente essencial do exame neurológico de pacientes com lesões expansivas intracranianas. O exame do líquido cefalorraquidiano pode revelar um microrganismo infeccioso (exame microscópico e cultura) ou células malignas (citologia) quando há suspeita de linfoma do SNC, tumores da linhagem germinativa ou meningite carcinomatosa.

Todavia, com a maioria dos tumores cerebrais primários, a punção lombar não confirma o diagnóstico, e, quando há evidências de herniação iminente, sua realização não é segura. Com frequência, o exame do líquido cefalorraquidiano em casos de abscesso cerebral não ajuda o diagnóstico. Uma exceção importante consiste nos pacientes com HIV/AIDS, que frequentemente podem ser infectados por vários microrganismos oportunistas. No caso de encefalite, seja causada por vírus, parasitas ou fungos, a punção lombar é crucial para confirmar o diagnóstico. A punção lombar também é realizada rotineiramente para confirmar o diagnóstico de massas inflamatórias resultantes de sarcoidose ou esclerose múltipla.

O método diagnóstico de escolha nos casos de suspeita de processo maligno ou abscesso é a biopsia tecidual ou a drenagem orientada por TC e cultura, respectivamente (ver Capítulo 33). Por fim, a maioria dos pacientes sob suspeita de tumor cerebral é diagnosticada por exame histopatológico de tecido retirado cirurgicamente (resultado de biopsia diagnóstica, citorredução parcial ou ressecção total da lesão).

ABORDAGEM TERAPÊUTICA INICIAL

Quando exames de imagem revelam edema vasogênico significativo, os corticosteroides podem ser prescritos para evitar lesão neurológica no caso de herniação iminente ou alívio sintomático, se houver a suspeita de tumor ou abscesso (Evidência de nível 1).[5] Na maioria dos casos, o esquema de corticosteroide consiste em dexametasona: dose inicial de 10 mg IV, seguida de 4 a 6 mg a cada 6 horas (Evidência de nível 1).[6] Todavia, o uso de corticoides deve ser evitado quando o LPSNC for uma consideração importante porque esses fármacos podem levar ao desaparecimento dos principais achados histológicos, se a lesão for biopsiada (Evidência de nível 1).[7]

Uma situação na qual se deve suspeitar fortemente de linfoma é paciente com AIDS (CD4 < 100/μℓ). Nesse caso, as duas etiologias mais comuns de lesões expansivas focais realçadas por contraste são toxoplasmose e LPSNC. A Figura 18.17 mostra

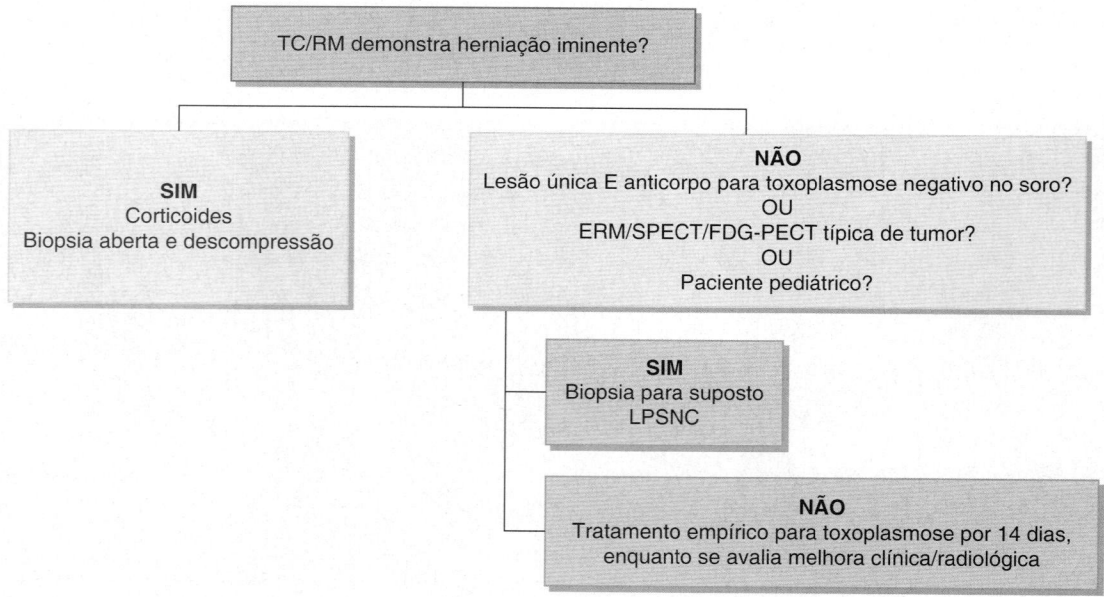

FIGURA 18.17 Algoritmo para diagnóstico e tratamento de lesões expansivas realçadas por contraste em pacientes com AIDS. ERM, espectroscopia de ressonância magnética; FDG-PET, tomografia por emissão de pósitrons com fluorodesoxiglicose marcada com ^{18}F; LPSNC, linfoma primário do sistema nervoso central; RM, ressonância magnética; SPECT, tomografia computadorizada por emissão de fóton único; TC, tomografia computadorizada.

Tabela 18.5 Diferenças entre linfoma e toxoplasmose nos exames de imagem.	
Linfoma	**Toxoplasmose**
Tendência à localização periventricular	Tendência à localização nos núcleos de base
Lesão hipodensa nas imagens ponderadas em T2/FLAIR	Lesão hiperdensa nas imagens ponderadas em T2/FLAIR
Lesões únicas ou múltiplas	Lesões são mais numerosas e menores que as do linfoma
Lesões não tendem a sangrar, exceto após administração de esteroides	Lesões podem sangrar antes do tratamento
Espectroscopia com tálio e RM de perfusão revelam aumento da captação	Espectroscopia com tálio e RM de perfusão revelam diminuição da captação
Espectroscopia de RM revela aumento moderado do lactato e lipídios e elevação acentuada da colina	Espectroscopia de RM revela aumentos significativos do lactato e lipídios

FLAIR, *fluid-attenuated inversion recovery*; RM, ressonância magnética.

um algoritmo de abordagem diagnóstica, enquanto a Tabela 18.5 descreve as diferenças entre linfoma e toxoplasmose nos exames de imagem. A abordagem padrão consiste em não usar corticoides, sempre que isso for possível, a menos que seja absolutamente necessário e realizar imediatamente biopsia quando existir risco elevado de LPSNC. Se não existir esse risco elevado de LPSNS, iniciar tratamento empírico para toxoplasmose. O tratamento da encefalite por *Toxoplasma* consiste em pirimetamina oral (adultos: dose inicial de ataque de 50 a 200 mg, seguida de 25 a 50 mg/dia; crianças: 2 mg/kg/dia, administrados em doses fracionadas a cada 12 horas durante 1 a 3 dias, depois 1 mg/kg/dia em doses fracionadas a cada 12 horas até um máximo de 25 mg/kg/dia) e sulfadiazina (adultos: 6 a 8 g/dia divididos em quatro doses iguais; crianças: 120 mg/kg/dia em doses fracionadas a cada 6 horas sem exceder a dose de adultos). Pacientes alérgicos à sulfadiazina podem ser dessensibilizados ou tratados com clindamicina (2.400 mg/dia, divididos em três doses iguais) (Evidência de nível 1).[8] Outras alternativas terapêuticas são atovaquona e azitromicina. Em associação aos agentes contra toxoplasmose, ácido folínico (5 a 10 mg/dia) é administrado para reduzir mielossupressão. A regressão da lesão na TC ou RM de acompanhamento confirma o diagnóstico de toxoplasmose. A duração total do tratamento é de 6 semanas no mínimo, mas é mantido por mais tempo se a resposta clínica não for plena.

Outra questão frequente nos pacientes com lesões expansivas de aparecimento recente é referente à instituição de tratamento anticonvulsivante. De modo geral, a menos que o paciente tenha apresentado crise epiléptica, não é recomendado o tratamento anticonvulsivante (Evidência de nível 1).[9,10] Se o paciente apresentar elevação significativa da PIC com herniação iminente, é razoável iniciar tratamento anticonvulsivante, mesmo sem história clínica de crise convulsiva. Nesses casos, acredita-se que crises convulsivas possam elevar ainda mais a PIC e agravar a herniação em razão do aumento da demanda metabólica cerebral.

EVIDÊNCIAS DE NÍVEL 1

1. Feldman Z, Kanter MJ, Robertson CS, et al. Effect of head elevation on intracranial pressure, cerebral perfusion pressure, and cerebral blood flow in head-injured patients. *J Neurosurg.* 1992;76(2):207-211.
2. Battison C, Andrews PJ, Graham C, Petty T. Randomized, controlled trial on the effect of a 20% mannitol solution and a 7.5% saline/6% dextran solution on increased intracranial pressure after brain injury. *Crit Care Med.* 2005;33(1):196-202.
3. Francony G, Fauvage B, Falcon D, et al. Equimolar doses of mannitol and hypertonic saline in the treatment of increased intracranial pressure. *Crit Care Med.* 2008;36(3):795-800.
4. Rangel-Castilla L, Gopinath S, Robertson CS. Management of intracranial hypertension. *Neurol Clin.* 2008;26(2):521-541.
5. Alberti E, Hartmann A, Schütz HJ, Schreckenberger F. The effect of large doses of dexamethasone on the cerebrospinal fluid pressure in patients with supratentorial tumors. *J Neurol.* 1978;217(3):173.
6. Koehler PJ. Use of corticosteroids in neuro-oncology. *Anticancer Drugs.* 1995;6(1):19-33.
7. Önder E, Arıkök AT, Önder S, et al. Corticosteroid pretreated primary CNS lymphoma: a detailed analysis of stereotactic biopsy findings and consideration of interobserver variability. *Int J Clin Exp Pathol.* 2015;8(7):7798-7808.
8. Katlama C, De Wit S, O'Doherty E, Van Glabeke M, Clumeck N. Pyrimethamine-clindamycin vs. pyrimethamine-sulfadiazine as acute and long-term therapy for toxoplasmic encephalitis in patients with AIDS. *Clin Infect Dis.* 1996;22(2):268-275.
9. Sirven JI, Wingerchuk DM, Drazkowski JF, Lyons MK, Zimmerman RS. Seizure prophylaxis in patients with brain tumors: a meta-analysis. *Mayo Clin Proc.* 2004;79:1489-1494.
10. Kong X, Guan J, Yang Y, Li Y, Ma W, Wang R. A meta-analysis: do prophylactic antiepileptic drugs in patients with brain tumors decrease the incidence of seizures? *Clin Neurol Neurosurg.* 2015;134:98-103.

LEITURA SUGERIDA

American Academy of Neurology. Evaluation and management of intracranial mass lesions in AIDS: report of the Quality Standards Subcommittee of the American Academy of Neurology. *Neurology.* 1998;50(1):21-26.

Beckham J, Tyler K. Neuro-intensive care of patients with acute CNS infections. *Neurotherapeutics.* 2012;9(1):124-138.

Kennecke H, Yerushalmi R, Woods R, et al. Metastatic behavior of breast cancer subtypes. *J Clin Oncol.* 2010;28(20):3271-3277.

Prasad G, Haas-Kogan D. Radiation-induced gliomas. *Expert Rev Neurother.* 2009;9(10):1511-1517.

Roser F, Rosahl SK, Samii M. Single cerebral metastasis 3 and 19 years after primary renal cell carcinoma: case report and review of the literature. *J Neurol Neurosurg Psychiatry.* 2002;72(2):257-258.

Schuette W. Treatment of brain metastases from lung cancer: chemotherapy. *Lung Cancer.* 2004;45(suppl 2):S253-S257.

Tan WS, Ho KS, Eu KW. Brain metastases in colorectal cancers. *World J Surg.* 2009;33(4):817-821.

Estupor ou Torpor e Coma 19

Jan Claassen e John C. M. Brust

PONTOS-CHAVE

1. Os distúrbios da consciência incluem anormalidades do estado de alerta e consciência.

2. Na prática clínica, distúrbios da consciência são classificados como coma, estado vegetativo/síndrome de vigília não reativa e estado minimamente consciente.

3. As síndromes clássicas de herniação podem ser detectadas ao exame físico.

4. A depressão do nível de consciência pode ser causada por lesões supratentoriais e infratentoriais e disfunção cerebral metabólica ou difusa.

5. A recuperação do coma depende de vários mecanismos, que resultam na normalização da neurotransmissão excitatória ao longo dos tratos corticocorticais, talamocorticais e talamoestriatais.

INTRODUÇÃO

A consciência humana normal consiste em percepções reflexivas, limitadas, organizadas, sequenciais e ordenadas no tempo sobre si próprio e seu ambiente. Além disso, consciência é uma experiência qualitativa e quantitativamente variável.
Schiff e Plum, J Clin Neurophys, 2000.

Concepções filosóficas e religiosas estruturadas influenciam as definições de consciência. Classicamente, a consciência é definida como percepção de si próprio e do ambiente, que requer capacidade de reagir (p. ex., estado de vigília) e conteúdo cognitivo (p. ex., pensamentos e percepções).

Coma é um estado de perda da consciência que difere do sono pelo fato de ser um déficit neurológico e de não ser prontamente revertido. O metabolismo cerebral é normal no sono, e a atividade elétrica cerebral passa pelos estágios organizados de atividade sincronizada no eletroencefalograma (EEG). No coma, o metabolismo cerebral está anormalmente reduzido, e a atividade no EEG se torna progressivamente mais lenta e atenuada, com perda da reatividade normal aos estímulos sensoriais.

DEFINIÇÕES

O coma é clinicamente definido pelo exame neurológico, sobretudo respostas aos estímulos externos. Termos como *letargia, obnubilação, estupor* e *coma* geralmente dependem da resposta do paciente aos estímulos verbais normais, gritos, sacudidas ou dor. Alguns desses termos, inclusive obnubilação, não estão definidos com rigor e vale a pena registrar a resposta e o estímulo que a provocaram. Às vezes, é difícil ou impossível determinar o nível real de consciência devido a transtornos comportamentais coexistentes (p. ex., catatonia da depressão grave) ou déficits neurológicos (p. ex., acinesia com afasia), que atenuam as respostas aos estímulos.

A cronicidade da alteração do estado mental diferencia os transtornos agudos da consciência (p. ex., estupor e coma) de seus correlatos mais duradouros: *síndrome de vigília não reativa (SVNR)* ou *estado vegetativo (EV)* e estado minimamente consciente (EMC). Essas duas últimas condições caracterizam-se por reatividade (p. ex., olhos abertos) sem consciência (p. ex., incapacidade de obedecer a comandos verbais).

O EMC difere do EV persistente porque o paciente demonstra consciência mínima (p. ex., movimentos de perseguição visual ou resposta inconsistente aos comandos) com ou sem função de linguagem, que diferencia EMC+ ou EMC−, respectivamente. A dissociação cognitivo-motora é um estado no qual atividades cerebrais específicas podem ser detectadas com base no exame de ressonância magnética funcional (RMf) ou EEG em pacientes sem qualquer reatividade comportamental.

Estados induzidos de alteração do nível de consciência, como os observados durante anestesia geral ou sedação na unidade de terapia intensiva (UTI), compartilham algumas semelhanças com coma induzido por lesão cerebral e podem atrapalhar a avaliação dos pacientes comatosos. A administração de sedativos é, com frequência, necessária aos pacientes em estado crítico para facilitar ventilação mecânica ou atenuar dor ou agitação psicomotora. *As avaliações neurológicas precisas do nível de consciência do paciente de UTI são difíceis em razão desses fatores intervenientes e não se pode interromper a sedação de todos os pacientes sem riscos (p. ex., risco de elevação da pressão intracraniana [PIC]).* Por esse motivo, é preferível a infusão contínua de fármacos de ação curta (p. ex., propofol, midazolam e fentanila), e técnicas novas de avaliação do nível de consciência (inclusive EEG) estão em processo de investigação.

Estado confusional e *delirium* são termos que descrevem um estado de desatenção, alteração do conteúdo cognitivo e, algumas vezes, hiperatividade, em vez de redução do nível de vigília; estes estados podem ser observados à medida que o paciente retorna do coma.

NEUROANATOMIA

As áreas amplas, que incluem tronco encefálico (especialmente sistema de ativação reticular), gânglios da base (principalmente núcleos talâmicos centrais, que se projetam difusamente com modulação estriatopalidal) e córtex, são fundamentais à manutenção do estado consciente. A localização de lesões cerebrais estruturais clássicas associadas a estupor e coma provém de estudos patológicos e foi confirmada mais recentemente por exames de imagem cerebral funcionais e estruturais, como ressonância magnética (RM) em estado de repouso e tensor de difusão (Figura 19.1).

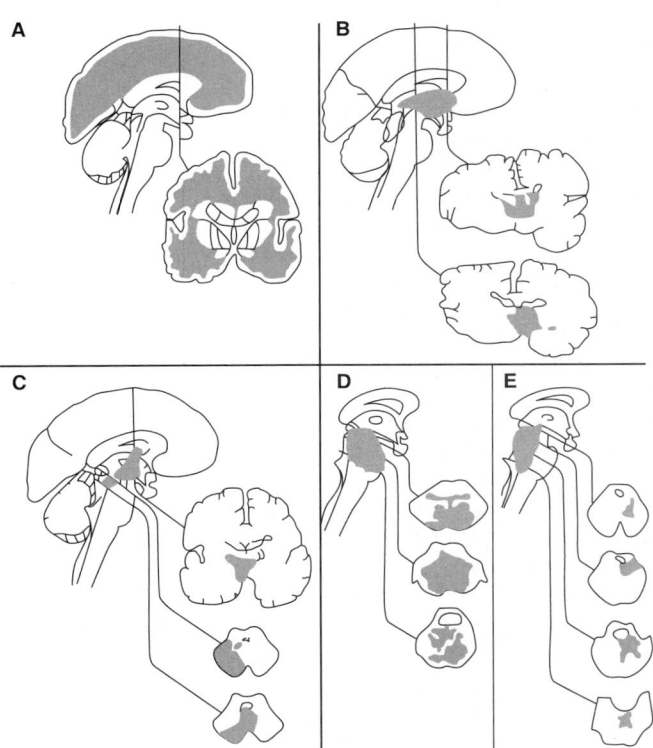

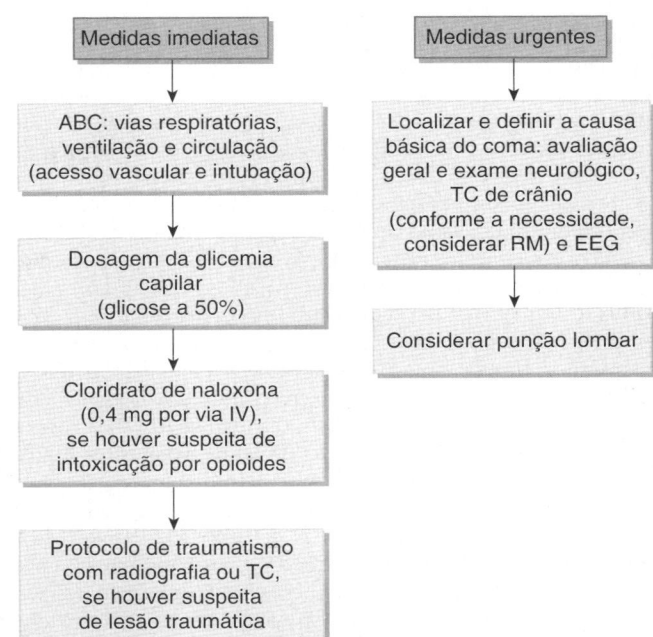

FIGURA 19.1 Anatomia do coma. Entre as lesões cerebrais clássicas que causam coma estão as seguintes: bi-hemisféricas difusas (**A**), lesões das regiões diencefálica (**B**), mesencefálica caudal paramediana e diencefálica caudal (**C**), pontina alta e tegmentar paramediana mesencefálica inferior (**D**) e pontina (**E**). (De Posner JB, Saper CB, Schiff ND, Claassen J. *Plum and Posner's Diagnosis and Treatment of Stupor and Coma*. 5th ed. New York, NY: Oxford University Press; 2019.)

FIGURA 19.2 Algoritmo terapêutico do coma de início recente. EEG, eletroencefalografia; IV, via intravenosa; RM, ressonância magnética; TC, tomografia computadorizada.

ABORDAGEM TERAPÊUTICA

A Figura 19.2 apresenta um algoritmo que pode ser usado na abordagem terapêutica inicial do coma de início recente.

Reanimação inicial

O tratamento inicial do paciente comatoso sempre deve focalizar a regra do ABC: vias respiratórias (*airway*), ventilação (*breathing*) e circulação (*circulation*). As prioridades são assegurar que as vias respiratórias estejam livres e que a ventilação seja adequada e restaurar ou manter a circulação, como ocorre em todos os pacientes em estado crítico. Um acesso vascular precisa ser obtido o mais cedo possível e inclui acesso venoso central e acesso venoso periférico calibroso. O diagnóstico e o tratamento de condições sistêmicas potencialmente fatais incluem controlar hemorragia, administrar suporte volêmico (administração de soluções intravenosas, hemocomponentes ou vasopressores), intubar quando necessário (p. ex., para evitar aspiração no paciente que está vomitando) e realizar eletrocardiograma (ECG) para detectar arritmias perigosas. A glicemia capilar deve ser determinada imediatamente, e, se houver dúvida, a glicose a 50% deve ser administrada por via intravenosa juntamente da tiamina parenteral. (Administrar apenas glicose a um paciente com deficiência de tiamina pode desencadear síndrome de Wernicke-Korsakoff.). Quando há possibilidade de superdosagem de opioides, recomenda-se administrar cloridrato de naloxona (0,4 mg) por via intravenosa. Se houver suspeita de traumatismo, deve-se partir do pressuposto de que existem lesão de órgãos internos e fratura da coluna cervical, até que essa possibilidade seja descartada por radiografia e ultrassonografia (ou seja, FAST [avaliação focalizada de traumatismo por ultrassonografia, do inglês *focused assessment with sonography for trauma*]) ou por outra técnica de imagem, que constate que não há sangramento interno ou lesão significativa de órgãos.

Anamnese e exame físico geral

A etapa seguinte consiste em localizar e identificar a causa subjacente do coma. A anamnese é obtida da pessoa que acompanha o paciente, inclusive da equipe da ambulância que prestou os primeiros socorros. Um EEG de emergência deve ser solicitado para investigar crises epilépticas ou estado de mal epiléptico não convulsivo, se forem observados espasmos musculares involuntários mínimos nos membros ou face ou se exames de imagem e perfil laboratorial não demonstrarem conclusivamente a causa da depressão do nível de consciência.

Exame neurológico dirigido

Em sua monografia clássica, Plum e Posner dividiram as causas de coma em lesões estruturais infratentoriais e supratentoriais e doenças difusas ou metabólicas. De modo geral, é possível obter a localização e a identificação do tipo de coma se o examinador se concentrar nas respostas motoras aos estímulos, nos padrões respiratórios, nas pupilas e nos movimentos oculares. Essa abordagem ajuda a orientar as intervenções imediatas necessárias, porque a maioria dos pacientes têm coma de causa não estrutural. Todavia, a realização da tomografia computadorizada (TC) não deve adiada porque intervenções cirúrgicas imediatas podem salvar a vida do paciente com lesões estruturais, inclusive colocação de um cateter de drenagem ventricular externa nos casos de hidrocefalia.

Respostas motoras

O paciente é observado para avaliar respiração, posição dos membros e movimentos espontâneos. Mioclonia ou crises epilépticas podem ser sutis (p. ex., tremores de um ou dois dedos das mãos ou canto da boca). Movimentos mais evidentes, como caretas, movimentos giratórios da mandíbula, protrusão da língua ou movimentos repetitivos complexos dos membros, podem desafiar uma interpretação rápida. Movimentos assimétricos ou posturas anormais podem ser hemiparesia ou crises epilépticas focais.

A avaliação do tônus motor é crucial ao exame do coma. Tônus muscular assimétrico sugere lesão estrutural, mas nem sempre é evidente qual lado é anormal. *Paratonia* (*gegenhalten*, em alemão) consiste em resistência variável à mobilização passiva, que frequentemente se exacerba com aumento da velocidade do movimento; é atribuída à disfunção prosencefálica difusa e, muitas vezes, está associada ao reflexo de preensão palmar. A *rigidez* ocorre em toda a amplitude de movimento, frequentemente em combinação com fenômeno de roda denteada e, em geral, indica disfunção dos núcleos da base (p. ex., parkinsonismo) ou hidrocefalia sintomática. A *espasticidade* apresenta "parada" característica no ponto médio da mobilização passiva e indica disfunção da via corticospinal. A herniação transtentorial aguda provoca, com frequência, espasticidade exagerada e clônus em membros inferiores.

As respostas motoras aos estímulos podem ser apropriadas, inapropriadas ou ausentes. Mesmo quando os pacientes não estão plenamente lúcidos, eles podem ser acordados para obedecer a comandos verbais simples. Alguns pacientes que respondem apenas aos estímulos nocivos (p. ex., pressão exercida no esterno ou crista supraorbital; beliscão no pescoço ou membros; ou compressão de músculo, tendão ou leitos ungueais) apresentam respostas voluntárias de afastamento. Os termos postura de *descorticação* e *descerebração* são incorretos, mas descrevem flexão ou extensão hipertônica estereotipada em resposta a estímulos álgicos (Figura 19.3). Na *rigidez de descorticação*, os membros superiores estão flexionados, aduzidos e rodados internamente, e os membros inferiores estão estendidos, enquanto na *rigidez de descerebração* os membros superiores e inferiores estão estendidos. Essas posturas patológicas estão mais frequentemente associadas a doença hemisférica cerebral, inclusive encefalopatia hipoxicoisquêmica ou metabólica, mas podem ocorrer também após lesões da parte superior do tronco encefálico ou herniação transtentorial (ver adiante discussão das síndromes de herniação). De modo geral, a postura patológica em flexão indica lesão mais rostral e tem melhor prognóstico que a postura em extensão, mas o padrão de resposta varia com estímulos diferentes ou pode ocorrer flexão de um membro superior e extensão do outro. Quando essas posturas patológicas parecem ocorrer voluntariamente, existe um estímulo não reconhecido (p. ex., obstrução das vias respiratórias ou distensão vesical). Se a deterioração rostrocaudal persistir, ocorrem extensão dos membros superiores e flexão dos membros inferiores, seguidas por flacidez e ausência de respostas aos estímulos, quando há destruição da parte inferior do tronco encefálico. Todavia, a ausência de resposta motora a todos os estímulos sempre deve levantar a possibilidade de paralisia do membro causada por traumatismo cervical, neuropatia de Guillain-Barré ou síndrome de encarceramento.

Respiração

Nos pacientes com respiração de Cheyne-Stokes (RCS), há alternância de períodos de hiperventilação e apneia em crescendo-decrescendo. Em geral, a fase de hiperpneia é mais prolongada que a de apneia, de modo que a gasometria arterial tende a revelar alcalose respiratória. A RCS ocorre com doença cerebral bilateral ou encefalopatia metabólica. De modo geral, implica que o paciente não se encontra em risco iminente. A RCS de ciclos longos, com breves períodos de apneia ocorrendo a cada 1 a 2 minutos, é um padrão respiratório estável e não implica parada respiratória iminente. Em contrapartida, a "RCS de ciclo curto" com alternância mais brusca de períodos de hiperpneia e apneia é, com frequência, um sinal funesto de lesão da fossa posterior ou elevação perigosa da pressão intracerebral.

A hiperventilação persistente é, habitualmente, causada por acidose metabólica, congestão pulmonar, encefalopatia hepática ou durante herniação aguda (Figura 19.3). Em raras ocasiões resulta de lesão na parte rostral do tronco encefálico. A *respiração apnêustica*, que consiste em longas pausas inspiratórias, ocorre com lesões pontinas, sobretudo infarto; este padrão respiratório não é comum com coma metabólico ou herniação transtentorial.

A respiração com frequência e amplitude variavelmente irregulares (*respiração atáxica*) indica lesão do bulbo e pode evoluir para apneia, que também ocorre abruptamente nas lesões agudas da fossa posterior. A perda da respiração automática, associada à preservação da respiração voluntária (*mal de Ondine*), ocorre nas lesões bulbares e, à medida que o paciente se torna menos alerta, a apneia pode ser fatal. Outros sinais respiratórios indicativos de evolução desfavorável são esforço expiratório final (p. ex., tosse) e "respiração de peixe" (p. ex., depressão mandibular à inspiração). A respiração estertorosa (p. ex., ruídos inspiratórios) é sinal de obstrução das vias respiratórias.

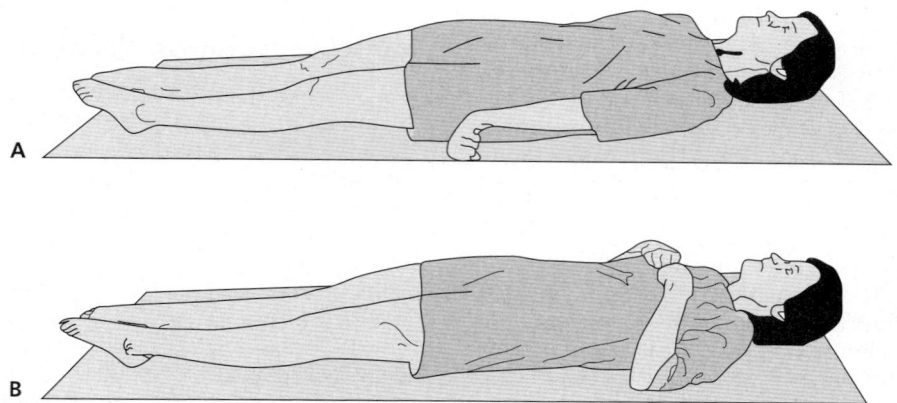

FIGURA 19.3 Posturas patológicas de descerebração ou extensora (**A**) e descorticação ou flexora (**B**).

Pupilas

As anormalidades pupilares associadas ao coma podem refletir desequilíbrio entre estímulos originados dos componentes parassimpático e simpático do sistema nervoso, ou lesões desses dois. Embora muitos pacientes apresentem discreta desigualdade pupilar, a anisocoria deve ser considerada patológica no paciente comatoso. A lesão de retina ou nervo óptico não provoca anisocoria, embora exista anormalidade pupilar aferente. Lesões parassimpáticas (p. ex., compressão do nervo oculomotor com herniação uncal ou depois de ruptura de aneurisma da artéria carótida interna) provocam dilatação pupilar e, por fim, dilatação total associada à perda da fotorreatividade. Lesões simpáticas, tanto intraparenquimatosas (p. ex., lesão hipotalâmica ou infarto bulbar lateral) quanto extraparenquimatosas (p. ex., invasão do gânglio cervical superior por câncer de pulmão), provocam síndrome de Horner com miose. Quando os dois sistemas são comprometidos (p. ex., destruição do mesencéfalo), uma ou duas pupilas estão na posição média e não são fotorreagentes. Pupilas pequenas, mas fotorreagentes, depois de hemorragia pontina, resultam de lesão das vias simpáticas intra-axiais descendentes.

Com poucas exceções, a doença metabólica não provoca anisocoria nem pupilas não fotorreagentes. As pupilas dilatadas e fixas depois de anoxia-isquemia difusa implicam mau prognóstico. Os anticolinérgicos, como glutetimida, amitriptilina e antiparkinsonianos, suprimem a fotorreatividade das pupilas. A hipotermia e a intoxicação grave por barbitúricos provocam não apenas pupilas fixas, mas também um quadro reversível que simula morte cerebral. A dilatação pupilar unilateral ou bilateral e a ausência de fotorreatividade ocorrem durante (ou por um breve período depois) a crise epiléptica. Com superdosagem de opioides, a miose pode ser tão intensa que são necessários foco de luz forte e lupa para detectar fotorreatividade. Algumas anormalidades pupilares têm origem local (p. ex., traumatismo ou sinéquias).

Pálpebras e movimentos oculares

Pestanejos espontâneos podem ocorrer, com ou sem movimentos voluntários dos membros. Os olhos que apresentam desvio conjugado para longe dos membros hemiparéticos indicam lesão cerebral destrutiva no lado para o qual os olhos estão direcionados. Os olhos desviados para os membros paréticos indicam lesão pontina, crise epiléptica adversiva ou desvio do olhar para o lado parético da hemorragia talâmica. O olhar desconjugado em repouso indica paresia de músculos isolados, oftalmoplegia internuclear, ou tropia ou foria preexistente.

Quando o tronco encefálico está íntegro, os olhos podem mover-se irregularmente de um lado para outro, como velocidade lenta e regular; movimentos espasmódicos sugerem movimentos sacádicos e vigília relativa. As excursões suaves repetitivas dos olhos, primeiro para um lado e depois para outro, com pausas de 2 a 3 segundos em cada direção (*olhar alternante periódico* ou *em pingue-pongue*), podem ocorrer após infarto cerebral bilateral ou hemorragia cerebelar com tronco encefálico íntegro.

Se já foi descartada a possibilidade de lesão cervical, o teste oculocefálico (*manobra dos olhos de boneca*) é realizado pela rotação passiva da cabeça de um lado para outro. Com o arco reflexo preservado (sistema vestibular → tronco encefálico → músculos oculares), os olhos se movem de modo conjugado para a direção oposta (Figura 19.4). Um estímulo mais vigoroso consiste na irrigação de cada ouvido com 30 a 60 mℓ de água gelada. Uma pessoa normal acordada com a cabeça elevada a 30° apresenta nistagmo com componente rápido na direção oposta à orelha estimulada, enquanto paciente comatoso com arco reflexo preservado apresenta desvio do olhar para o lado estimulado, geralmente durante alguns minutos. A irrigação bilateral simultânea provoca desvio vertical, para cima, no caso de água morna, e, para baixo, no caso de água fria.

O teste calórico ou oculocefálico pode revelar preservação dos movimentos oculares, paralisia do olhar, paresia de músculos específicos, oftalmoplegia internuclear ou ausência de resposta. A paresia do olhar de etiologia cerebral é, com frequência, sobrepujada por essas manobras, mas a paralisia do olhar causada por lesão no tronco encefálico costuma ser fixa. A oftalmoplegia completa pode ocorrer após lesão significativa do tronco encefálico ou coma metabólico, contudo, com exceção da intoxicação por barbitúricos ou fenitoína, os movimentos oculares são preservados na encefalopatia metabólica. O olhar desconjugado sem explicação evidente indica lesão de tronco encefálico ou nervos cranianos (inclusive paralisa do nervo abducente consequente à elevação da PIC).

O desvio dos olhos para baixo ocorre com lesões do tálamo ou área pré-tectal do mesencéfalo e pode ser acompanhado de pupilas não fotorreagentes (*síndrome de Parinaud*). O desvio dos olhos para baixo também ocorre no coma metabólico, especialmente na intoxicação por barbitúricos e depois de crise epiléptica. A divergência vertical ocorre com lesões do cerebelo ou tronco encefálico, especialmente no tegmento pontino.

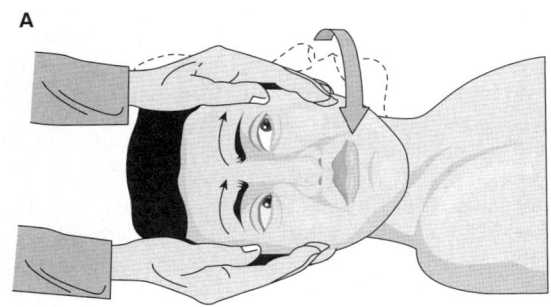

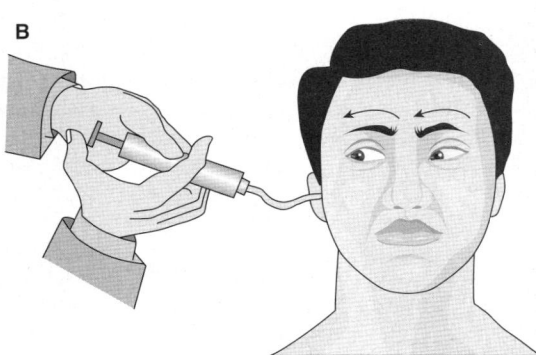

FIGURA 19.4 A. Manobra dos olhos de boneca (reflexo oculocefálico): se o tronco encefálico estiver intacto (nervos cranianos III a VIII), os olhos permanecem relativamente estáveis e movem-se para o lado oposto ao da direção da rotação da cabeça. **B.** Teste com água fria (reflexo oculovestibular): se o tronco encefálico estiver intacto, água fria no meato acústico resulta em desvio conjugado tônico do olhar na direção da orelha estimulada.

O nistagmo de retração e convergência pode ocorrer em pacientes com lesões mesencefálicas, mas o nistagmo espontâneo é raro no coma. De modo geral, a *oscilação ocular* (ou seja, movimentos conjugados vigorosos para baixo a partir da posição primária) ocorre com lesões destrutivas do tegmento pontino (quando os movimentos laterais dos olhos são perdidos). A preservação dos movimentos oculares verticais voluntários associada à perda dos movimentos oculares laterais e à tetraplegia é compatível com síndrome de encarceramento. A oscilação ocular unilateral (ou seja, movimentos nistagmóideos) significa doença pontina.

EXAMES DIAGNÓSTICOS

TC ou RM deve ser realizada imediatamente, sempre que não houver explicação para o coma. A menos que haja suspeita de meningite, o exame de imagem deve preceder à punção lombar. Se não for possível realizar exame de imagem prontamente, a punção lombar deve ser realizada com cautela – usar agulha de calibre 20 ou 22. Se o exame de imagem revelar herniação transtentorial inequívoca através do forame magno, os riscos de realizar punção lombar ou tratar a condição como se fosse meningite sem confirmação do líquido cefalorraquidiano precisam ser avaliados caso a caso.

Outros exames laboratoriais solicitados em condições de emergência incluem determinação dos níveis séricos de glicose, sódio, cálcio e ureia ou creatinina, determinação do pH arterial e pressões parciais de oxigênio (PO_2) e dióxido de carbono ($PaCO_2$) e painel toxicológico de urina ou sangue (inclusive níveis séricos de etanol e sedativos). Amostras de sangue e líquido cefalorraquidiano devem ser enviadas para cultura, e devem ser solicitadas provas de função hepática e determinação dos níveis séricos de outros eletrólitos. A solicitação de coagulograma e outras provas metabólicas depende do índice de suspeita.

O EEG pode diferenciar entre coma e falta de reatividade de origem psíquica ou estado de encarceramento (*locked-in state* em inglês) completo. No coma metabólico, o EEG mostra anormalidades nos casos típicos e, na fase inicial da doença, pode ser um indicador mais sensível de anormalidade que o estado clínico do paciente. O EEG também pode revelar assimetrias ou evidências de atividade epiléptica clinicamente insuspeita. Ocasionalmente, pacientes sem crises epilépticas detectáveis clinicamente podem ter alterações epileptiformes repetitivas ou atividade de ponta-onda contínua no EEG, e, em contrapartida, pacientes com manifestações motoras sutis de crises epilépticas apresentam apenas alentecimento difuso no EEG. Com frequência, é difícil diferenciar entre estado de mal epiléptico verdadeiro e mioclonia (comum após lesão anóxico-isquêmica), tanto clinicamente como por meio do EEG. Se houver dúvida, deve-se iniciar tratamento antiepiléptico.

MANIFESTAÇÕES CLÍNICAS E TRATAMENTO DO COMA

Muitas doenças estruturais e não estruturais podem comprometer o nível de consciência, e isso exige abordagem diagnóstica bem-elaborada por causa do amplo diagnóstico diferencial. Para a comunicação rápida e eficiente entre os profissionais de saúde, é útil empregar escalas generalizáveis, como a escala *Full Outline of Unresponsiveness* (FOUR). Uma alternativa usada mais frequentemente é a Escala de Coma de Glasgow (Tabela 19.1).

Tabela 19.1 Escala de Coma de Glasgow.*

Abertura dos olhos	Espontânea	4
	Ao comando verbal	3
	Ao estímulo álgico	2
	Não ocorre	1
Melhor resposta motora	Obedece a comandos verbais	6
	Localiza estímulo álgico	5
	Reação de retirada do estímulo	4
	Postura anormal em flexão	3
	Postura anormal em extensão	2
	Nenhuma	1
Melhor resposta verbal	Acordado e orientado	5
	Acordado e desorientado	4
	Palavras inapropriadas	3
	Sons incompreensíveis	2
	Nenhuma	1
Escore total		**3 a 15**

*Embora seja possível calcular um escore total, a notação apropriada da Escala de Coma de Glasgow consiste na demarcação de três subescores. Por exemplo, e3 m5 v3 aplica-se ao paciente que abre os olhos ao comando verbal, localiza a fonte de dor e consegue pronunciar palavras, mas não frases. (Adaptada de Teasdale G, Jennett B. Assessment of coma and impaired consciousness. A practical scale. *Lancet*. 1974;2(7872):81-84.)

A escala mais precisa para quantificar nível de consciência e prever recuperação é a *Coma Recovery Scale-Revised* (CRSR), que permite estabelecer diagnóstico confiável de EMC.

Coma causado por síndromes de herniação supratentorial

O coma pode resultar de lesão cerebral bilateral ou lesões unilaterais grandes de desenvolvimento rápido, que compromete funcionalmente o hemisfério contralateral (*diásquise*). Síndromes de herniação resultam de lesões expansivas que deslocam o cérebro de sua posição normal. Estudos com TC indicaram que, quando há massas hemisféricas agudas, a depressão precoce do nível de consciência correlaciona-se mais com deslocamento lateral do cérebro que com herniação transtentorial descendente. Os diferentes tipos de síndrome de herniação são descritos na Tabela 19.2. É importante lembrar que diferentes síndromes de herniação podem ocorrer em sequência ou em combinação. Por exemplo, uma lesão expansiva hemisférica que resulta em deslocamento lateral do cérebro pode, inicialmente, provocar herniação subfalcina, seguida de herniação do unco porque ocorre combinação de deslocamento lateral e descendente.

A *herniação subfalcina* resulta de deslocamento lateral do cérebro por lesões expansivas que estão localizadas em posição rostral na abóbada craniana, no nível dos ventrículos laterais ou acima (Figura 19.5). A *herniação transtentorial* pode resultar de deslocamento descendente (central) bilateral ou lateralizada (uncal). Na *herniação uncal*, os sinais relacionados com o tronco encefálico são inicialmente lateralizados. Nos casos típicos, há compressão precoce do nervo oculomotor pela parte inferomedial do lobo temporal com dilatação pupilar ipsilateral. A vigília não é alterada até ocorrer dilatação pupilar, quando há aceleração dos sinais com dilatação pupilar fixa unilateral e, depois, bilateral e paralisia oculomotora, hiperventilação ou respiração

Tabela 19.2 Síndromes de herniação.

Tipos	Mecanismo da herniação/complicações
Subfalcina	• Mecanismo: desvio lateral intermitente do cérebro por lesão expansiva hemisférica compartimentalizada em nível ventricular ou acima • Causas clássicas: infarto maligno da ACM, hematoma subdural ou epidural agudo • Exame de imagem: desvio da linha média com alargamento ipsilateral das cisternas perimesencefálicas • Quadro clínico: hemiparesia contralateral que evolui para postura motora anormal bilateral e coma, com paralisia ipsilateral tardia do NC III consequente a estiramento do nervo oculomotor • Complicações: infarto pericaloso tardio ipsilateral por compressão da ACA contra a foice
Transtentorial central	• Mecanismo: deslocamento descendente do cérebro por lesão expansiva supratentorial bilateral, com compressão craniocaudal sobre o diencéfalo e deslocamento descendente • Causas clássicas: hemorragia intraventricular bilateral maciça que resulta em hidrocefalia obstrutiva aguda, edema cerebral global maciço • Exame de imagem: apagamento bilateral das cisternas perimesencefálicas e deslocamento descendente do teto do mesencéfalo para fossa posterior • Quadro clínico: inicialmente, síndrome de Parinaud (déficit de olhar para cima e nistagmo de convergência-retração) seguida de perda rostrocaudal dos reflexos do tronco encefálico associada à evolução de postura de descorticação para postura de descerebração • Complicações: estiramento dos pequenos vasos sanguíneos penetrantes, que resulta em infartos do diencéfalo e tronco encefálico, algumas vezes com lesão hipofisária • Menos comumente, compressão dorsal causa síndrome de Parinaud (limitação dos movimentos oculares para cima, geralmente com comprometimento do reflexo pupilar à luz e dificuldade de convergência)
Transtentorial uncal	• Mecanismo: deslocamento da parte medial do lobo temporal sobre a borda tentorial livre por lesão expansiva no lobo temporal, ou durante os estágios terminais de herniação lateral descendente • Causas clássicas: lesões expansivas intracerebrais, por exemplo, hematoma intracerebral, hematoma subdural, tumor cerebral • Exame de imagem: deslocamento medial proeminente do unco para a incisura tentorial • Quadro clínico: inicialmente, dilatação ipsilateral da pupila em decorrência de compressão do NC III e hemiparesia/postura anormal contralateral ou ipsilateral • Complicações: compressão do ventrículo lateral contralateral em decorrência de compressão do terceiro ventrículo e do aqueduto de Sylvius; compressão das artérias cerebrais posteriores com consequente infarto
Tonsilar	• Mecanismo: deslocamento das tonsilas cerebelares para o forame magno → compressão do bulbo e quarto ventrículo • Causa clássica: hemorragia intracerebelar aguda ou expansão rápida de tumor • Exame de imagem: herniação das tonsilas cerebelares pelo forame magno no nível bulbar • Quadro clínico: distúrbios das funções respiratória e cardíaca, rigidez de nuca, paralisia flácida e coma • Complicações: secundárias a hidrocefalia obstrutiva consequente a obstrução do quarto ventrículo
Herniação ascendente	• Mecanismo: deslocamento ascendente do verme cerebelar superior resultando em compressão da parte dorsal do mesencéfalo, dos vasos sanguíneos e do aqueduto de Sylvius • Causa clássica: hemorragia intracerebelar aguda ou expansão rápida de tumor • Exame de imagem: lesão expansiva cerebelar com apagamento da cisterna quadrigêmea (colicular) e deslocamento do teto do mesencéfalo para cima • Quadro clínico: depressão do nível de consciência, perda dos reflexos pupilares e oculocefálicos • Complicações: secundárias a hidrocefalia obstrutiva consequente a obstrução do aqueduto de Sylvius

ACA, artéria cerebral anterior; ACM, artéria cerebral média; HIC, hemorragia intracraniana; NC, nervo craniano.

atáxica, além de ausência progressiva de resposta aos estímulos. Nos casos típicos, o déficit motor lateralizado progride e torna-se simétrico e, depois, ocorre postura anormal flexora bilateral e, por fim, extensora, à medida que o nível mais caudal da lesão evolui para a parte superior do tronco encefálico. Durante o movimento descendente da hérnia transtentorial, o paciente apresenta hemiparesia ipsilateral ou compressão do nervo oculomotor contralateral à lesão cerebral, que pode ser atribuída à compressão do pedúnculo mesencefálico contralateral contra a borda tentorial (*incisura de Kernohan*). A obstrução do aqueduto de Sylvius e a compressão da artéria cerebral posterior podem elevar ainda mais a pressão supratentorial. Se o processo não for interrompido, ocorre evolução para coma profundo, apneia, pupilas não reativas bilateralmente, oftalmoplegia e, por fim, colapso circulatório e morte cerebral.

Com a *herniação transtentorial central* (como ocorre na hemorragia talâmica), a consciência é rapidamente comprometida, e as anormalidades dos reflexos do tronco encefálico evoluem no sentido rostrocaudal. A princípio, as pupilas apresentam diâmetro normal ou pequeno, mas são fotorreagentes; movimentos laterais dos olhos e reflexos corneanos estão preservados, e a espasticidade bilateral evolui para postura anormal em flexão. Esse estágio é denominado *síndrome diencefálica*, porque o nível da lesão está localizado no nível do tálamo. À medida que a herniação progride, as pupilas tornam-se fixas na posição média (pupilas mesencefálica), e isso é seguido de perda dos reflexos do tronco encefálico no nível pontino (reflexos corneanos e oculocefálicos) e, às vezes, pupilas puntiformes e não fotorreagentes (pupilas pontinas). Por fim, apenas a função pontina persiste (reflexos faríngeo e de tosse), seguida de morte cerebral.

As principais lesões que causam herniação transtentorial são traumáticas (p. ex., hemorragia epidural, subdural ou intraparenquimatosa), vasculares (p. ex., isquêmicas ou hemorrágicas), infecciosas (p. ex., abscesso ou granuloma, incluindo lesões associadas à AIDS) e neoplásicas (primárias ou metastáticas). TC ou RM localiza e frequentemente define a lesão.

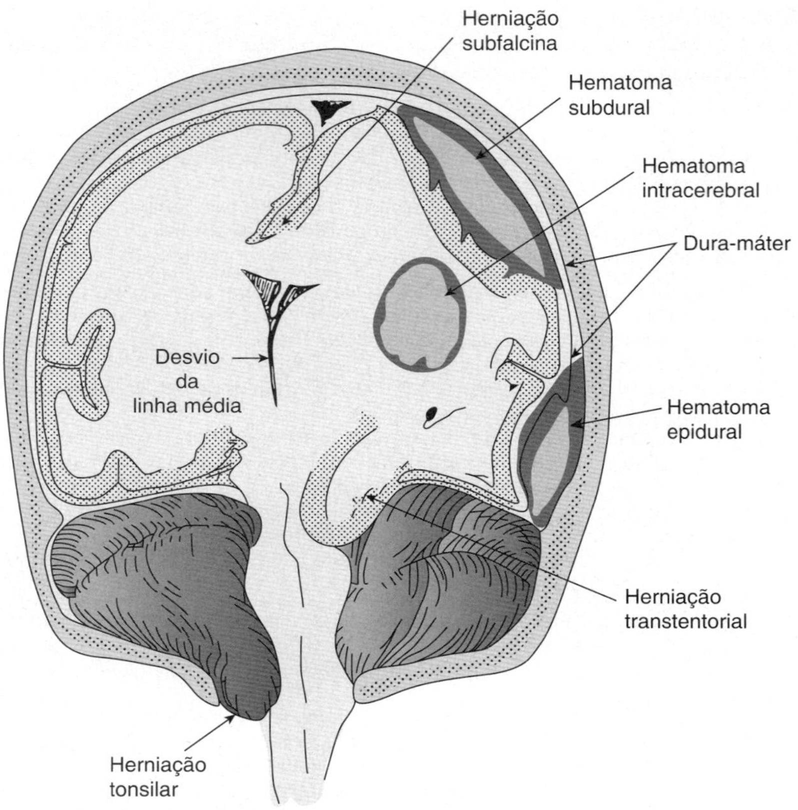

FIGURA 19.5 Síndromes de herniação.

Coma causado por lesões estruturais infratentoriais

As lesões estruturais infratentoriais podem comprimir ou destruir diretamente o tronco encefálico. Essas lesões também podem causar herniação cerebral, seja transtentorial ascendente (com compressão do mesencéfalo) ou descendente através do forame magno, com distorção do bulbo pelas tonsilas cerebelares. A herniação tonsilar abrupta provoca apneia e colapso circulatório, no qual o coma é secundário, porque a formação reticular bulbar tem participação direta discreta na vigília. Nos pacientes em coma, a existência de *lesões estruturais infratentoriais primárias* é sugerida por déficits sensoriais ou fraqueza muscular bilateral, sinais cruzados de tratos longos e nervos cranianos, miose, déficit do olhar lateral com preservação dos movimentos oculares verticais, olhar desconjugado, oftalmoplegia, RCS com ciclo curto e respiração atáxica ou apnêustica. O quadro clínico da hemorragia pontina (p. ex., coma de início súbito, pupilas puntiformes e fotorreagentes, ausência de movimentos oculares) é característico, entretanto, se a sequência de progressão dos sinais de coma não for reconhecida, não é possível dizer se o processo começou no nível supratentorial ou infratentorial sem realizar de exames de imagem. Causas infrequentes de coma relacionadas com o tronco encefálico incluem esclerose múltipla e mielinólise pontina central.

Coma causado por doença cerebral difusa ou metabólica

Na encefalopatia metabólica difusa ou multifocal, as alterações cognitivas e respiratórias ocorrem precocemente, e, com frequência, os pacientes apresentam tremor, asteríxis ou mioclonia multifocal, paratonia, sinais de desinibição frontal (p. ex., franzimento dos lábios, sucção, preensão) e postura anormal de extensão ou flexão. Com exceção dos pacientes com anoxiaisquemia e intoxicação por anticolinérgicos, as pupilas permanecem fotorreagentes. Os olhos estão desviados para baixo, contudo, a ocorrência de desvio lateral sustentado ou movimento desconjugado dos olhos fala contra o diagnóstico de distúrbio metabólico. A doença metabólica, em contrapartida, pode provocar atividade epiléptica focal e sinais neurológicos de lateralização, muitas vezes inconstantes, mas, algumas vezes, persistentes (como ocorre na hipoglicemia e na hiperglicemia).

A gasometria arterial é um exame especialmente valioso no diagnóstico de coma metabólico. Dentre os diagnósticos citados na Tabela 19.3, é mais provável que a hiperventilação psicogênica provoque delirium que estupor, mas pode coexistir com coma histérico. De modo geral, a alteração cognitiva associada à acidose metabólica é leve. Existem numerosas doenças cerebrais difusas e metabólicas que provocam coma, mas a diversidade não é insuperável. A maioria das condições relacionadas na Tabela 19.4 está descrita em outros capítulos.

HISTERIA E CATATONIA

É raro encontrar falta de reatividade de causa histérica (reação de conversão). Do ponto de vista clínico, é impossível diferenciar entre conversão e simulação e, em geral, a primeira está associada a olhos fechados, eupneia ou taquipneia e pupilas normais. As pálpebras resistem à abertura passiva e, quando os olhos estão abertos, as pálpebras caem abruptamente, em vez de

Tabela 19.3 Causas de ventilação anormal em pacientes que não reagem aos estímulos.*

Hiperventilação

Acidose metabólica

- Com diferença aniônica (anion gap)
  - Cetoacidose diabética**
  - Coma hiperosmolar diabético*
  - Acidose láctica
  - Uremia**
  - Cetoacidose alcoólica
  - Toxinas ácidas (etilenoglicol, álcool metílico e para-aldeído)**
- Sem diferença aniônica (anion gap)
  - Diarreia
  - Drenagem pancreática
  - Inibidores de anidrase carbônica
  - Ingestão de NH_4Cl
  - Acidose tubular renal
  - Ureteroenterostomia

Alcalose respiratória

- Insuficiência hepática**
- Sepse**
- Pneumonia
- Ansiedade (síndrome de hiperventilação)

Distúrbios acidobásicos mistos (acidose metabólica e alcalose respiratória)

- Salicilismo
- Sepse**
- Insuficiência hepática**

Hipoventilação

Acidose respiratória

- Aguda (descompensada)
  - Uso de sedativos**
  - Lesão do tronco encefálico
  - Distúrbios neuromusculares
  - Lesão torácica
  - Doença pulmonar aguda
- Doença pulmonar crônica

Alcalose metabólica

- Vômito ou drenagem gástrica
- Tratamento com diuréticos
- Excesso de esteroides suprarrenais (síndrome de Cushing)
- Aldosteronismo primário
- Síndrome de Bartter

*Segundo Posner JB, Saper CB, Schiff ND, Claassen J. *Plum and Posner's Diagnosis and Treatment of Stupor and Coma.* 5ª ed. New York, NY: Oxford University Press; 2019. **Causas comuns de estupor ou coma. NH_4Cl, cloreto de amônio.

Tabela 19.4 Doenças cerebrais difusas ou distúrbios metabólicos que causam coma.

Condições internas: monitoramento do metabolismo cerebral e condições necessárias à manutenção da função neuronal normal

- Irrigação sanguínea do cérebro e utilização de oxigênio e glicose
- Condições iônicas do cérebro e transmissão da despolarização cortical
- Condições sinápticas do cérebro e crises epilépticas

Distúrbios do meio interno: escassez de substratos

- Hipoxia e isquemia cerebrais
- Hiperoxemia
- Hipoglicemia
- Deficiência de cofatores
- Distúrbios mitocondriais

Distúrbios do meio interno: condições iônicas e osmóticas

- Hiponatremia
- Hipernatremia
- Hipercalcemia
- Hipocalcemia
- Acidose metabólica (distúrbios do equilíbrio acidobásico)
- Estado hiperosmolar hiperglicêmico

Distúrbios do meio interno: fatores hormonais e temperatura

- Hipotireoidismo
- Hipertireoidismo
- Glândulas suprarrenais
- Hipotermia
- Hipertermia

Distúrbios do meio interno: ambiente elétrico

- Distúrbios convulsivos
- Depressão alastrante cortical

Distúrbios do meio interno: pressão ou composição anormal do LCR

- Hipertensão intracraniana
- Hipotensão intracraniana
- Hemorragia subaracnóidea
- Meningite bacteriana aguda
- Meningite bacteriana ou fúngica crônica
- Meningite versus encefalite viral
- Encefalite viral aguda
- Meningite carcinomatosa

Distúrbios causados por toxinas endógenas

- Hipercapnia
- Encefalopatia hepática
- Insuficiência renal
- Encefalopatia pancreática
- Encefalopatia associada à sepse sistêmica
- Doenças autoimunes: anticorpos específicos

- Hipnótico-sedativos e anestésicos (ativadores do receptor $GABA_A$)
- Benzodiazepínicos endógenos
- Intoxicação e abstinência de etanol
- Cetamina, fenciclidina (antagonistas do receptor de NMDA)
- Antidepressivos
- Neurolépticos
- Opioides
- Intoxicação por analgésicos/antipiréticos
- Intoxicação por drogas ilícitas
- Intoxicação por fármacos que causam acidose metabólica

$GABA_A$, receptor tipo A de ácido γ-aminobutírico; LCR, líquido cefalorraquidiano; NMDA, *N*-metil-D-aspartato.

descerem lentamente. A estimulação delicada dos cílios com os dedos provoca movimento tremulante das pálpebras. Os olhos não se movem lentamente, mas apresentam movimentos sacádicos espasmódicos, e o teste com água gelada provoca nistagmo, em vez de desvio sustentado. De modo geral, os membros não oferecem resistência à mobilização passiva, mas o tônus muscular é normal. A menos que também haja doença orgânica ou efeito farmacológico, o padrão do EEG é de vigília normal.

A catatonia é um transtorno comportamental caracterizado por ausência de resposta aos estímulos, no qual o paciente tem pouquíssimo ou nenhum comportamento ou fala espontânea. Ela está mais frequentemente associada à depressão, esquizofrenia, psicose tóxica ou a outras doenças cerebrais. O paciente pode apresentar também mutismo acinético, expressões faciais incomuns, rigidez, posturas anormais, catalepsia ou excitação. A respiração é normal ou rápida, as pupilas estão dilatadas (mas são fotorreagentes), e os movimentos oculares são normais. De modo geral, o EEG é normal.

SÍNDROME DE ENCARCERAMENTO (*LOCKED-IN SYNDROME*)

Infarto, hemorragia ou, raramente, mielinólise pontina central podem destruir a parte basilar da ponte e causar paralisia total dos nervos cranianos inferiores e músculos dos membros com preservação da vigília e respiração. À primeira vista, o paciente parece não responder aos estímulos, contudo, o exame revela movimentos oculares verticais voluntários, inclusive pestanejar. (Mesmo quando há paralisia facial, a inibição dos músculos elevadores das pálpebras pode provocar fechamento parcial dos olhos.) A comunicação é possível graças ao uso voluntário de piscar ou movimentos dos olhos para indicar "sim", "não" ou em resposta às letras.

SÍNDROME DE VIGÍLIA NÃO REATIVA (OU ESTADO VEGETATIVO) E ESTADO MINIMAMENTE CONSCIENTE

A depressão persistente do nível de consciência na fase pós-hospitalização aguda é classificada como EMC ou SVNR (também conhecida como EV). Pacientes com SVNR apresentam ciclos de sono-vigília normais, função cardiorrespiratória preservada e respostas primitivas aos estímulos, mas não têm evidências de percepção interior ou exterior durante pelo menos 1 mês (Tabela 19.5). Em contrapartida, pacientes com EMC apresentam, de modo intermitente, sinais de baixo nível de percepção, com ou sem preservação da função da linguagem. Isso pode incluir movimentos de acompanhamento com os olhos e perseguição visual suave no primeiro caso e respostas inconsistentes aos comandos no segundo caso. Identificar esse estado é importante porque pode representar uma condição transitória na evolução para a recuperação.

Do mesmo modo, nos pacientes com alterações agudas ou crônicas do nível de consciência, o EEG baseado em atividades contextualizadas ou RM funcional permite detectar ativação encefálica volitiva em pacientes que não mostram reatividade comportamental. Essa ativação encefálica pode incluir apenas os córtices primário ou de associação, sugerindo níveis variados de complexidade da resposta cerebral. A detecção desse estado – conhecido como *dissociação cognitivomotora* – pouco depois de uma lesão encefálica foi associada à recuperação comportamental subsequente e ao prognóstico funcional favorável.

Conforme foi mencionado antes, é difícil prever a recuperação da consciência e o prognóstico funcional a longo prazo depois de lesões cerebrais agudas. Testes eletrofisiológicos e exames de imagem do cérebro em repouso (p. ex., RM ou EEG em repouso, tomografia por emissão de pósitrons) e em resposta à estimulação sensorial (p. ex., paradigmas globais locais, que são um tipo de potencial evocado tardio) têm sido usados como acréscimos possíveis ao exame clínico. Nesse aspecto, particularmente promissoras são as reações aos comandos motores detectadas por RM funcional ou EEG.

De modo geral, pacientes que sobrevivem ao coma apresentam graus variáveis de recuperação em 2 a 4 semanas. Pacientes que desenvolvem SVNR podem recuperar-se ainda mais e até chegar à recuperação completa. Cada vez mais, dados indicam que muitas das pressuposições pessimistas antigas quanto ao prognóstico dos pacientes comatosos eram, provavelmente, profecias que se cumpriam e vieses. Cerca de três em quatro pacientes inconscientes por lesão cerebral aguda morrem se os cuidados prestados forem retirados. Isso é preocupante, porque nossa capacidade de prever exatamente os prognósticos desses pacientes a longo prazo é muito precária. No estudo da *Multi-Society Task Force*, pacientes que continuavam em SVNR por 3 meses depois da lesão cerebral traumática apresentaram índice de recuperação da consciência de 35% em 1 ano e 16% desses pacientes recuperaram função independente 1 ano depois da lesão. A maioria (> 80%) dos pacientes que continuam em EMC dentro de 3 a 6 meses depois da lesão tem melhora subsequente e alguns, por fim, não demonstram qualquer limitação funcional. Vítimas de lesão cerebral traumática tendem a apresentar melhor

Tabela 19.5 Critérios para diagnosticar síndrome de vigília não reativa (também conhecida como *estado vegetativo*).

1. Nenhuma evidência de consciência de si próprio ou seu ambiente. Pode ocorrer abertura reflexa ou espontânea dos olhos
2. Nenhuma comunicação compreensível e consistente entre examinador e paciente, auditiva ou por escrito. De modo geral, estímulos não são seguidos visualmente, mas, eventualmente, os olhos do paciente acompanham estímulos visuais; nenhuma resposta emocional aos estímulos verbais
3. O indivíduo não verbaliza nem move os lábios de modo compreensível
4. O indivíduo sorri, franze a testa ou chora de modo inconsistente com os estímulos aplicados
5. Ciclos de sono-vigília preservados
6. Reflexos espinais e do tronco encefálico variáveis (p. ex., preservação dos reflexos de sucção e busca*, mastigação e deglutição, reação pupilar à luz, respostas oculocefálicas e reflexos tendíneos ou de preensão palmar)
7. Nenhum comportamento ou movimento voluntário, nem mesmo rudimentar; não há atividade motora sugestiva de comportamento aprendido; não há imitação de comportamentos ou fala. Reação de retirada ou postura anormal pode ocorrer com estímulos dolorosos
8. De modo geral, o controle da PA e a função cardiorrespiratória estão conservados; incontinência urinária e fecal

N.T.: *Rooting reflex*, em inglês – quando qualquer um dos lados da boca ou lábio é tocado, o indivíduo gira a cabeça nessa direção e abre a boca. PA, pressão arterial.

recuperação que aqueles com lesões anóxico-isquêmicas. Atualmente, boa parte das pesquisas está voltada para a identificação de fatores preditivos de recuperação desses estados. Estudos demonstraram que cloridrato de amantadina (100 mg 3 vezes/dia) acelera a recuperação funcional dos pacientes com SVNR e EMC depois de lesão cerebral traumática grave (Evidência de nível 1).[1] também há estudos em andamento sobre uso de intervenções farmacológicas (p. ex., zolpidem) e estimulação talâmica.

MORTE CEREBRAL

Ao contrário dos distúrbios do nível de consciência descritos antes, inclusive SVNR/EMC, nos quais o tronco encefálico e, talvez, outras áreas do encéfalo estão preservadas, o termo *morte cerebral* aplica-se a um estado no qual telencéfalo e tronco encefálico foram irreversivelmente destruídos. A única atividade espontânea é cardiovascular; a apneia persiste quando há hipercapnia suficiente para manter o *drive* respiratório, e os únicos reflexos detectáveis são mediados pela medula espinal. Nos adultos, a morte cerebral raramente se estende por mais que alguns dias e sempre é seguida de colapso circulatório, apesar da manutenção da ventilação mecânica. Nos EUA, morte cerebral equivale a morte legal. Quando os critérios são atendidos, a ventilação artificial e o suporte da pressão arterial são interrompidos, independente da intenção de coletar órgãos para doação. No Capítulo 20, há informações detalhadas sobre como diagnosticar e tratar morte cerebral na UTI.

TENDÊNCIAS FUTURAS

Exames de imagem funcionais e EEG servem como biomarcadores para estudar intervenções que promovam recuperação da consciência. Provavelmente, esses exames precisarão ser individualizados com base nos fenótipos específicos da doença cerebral subjacente.

EVIDÊNCIA DE NÍVEL 1

1. Giacino JT, Whyte J, Bagiella E et al. Placebo-controlled trial of amantadine for severe traumatic brain injury. N Engl J Med. 2012;366(9):819-826.

LEITURA SUGERIDA

Brown EN, Lydic R, Schiff ND. General anesthesia, sleep, and coma. N Engl J Med. 2010;363:2638-2650. doi:10.1056/NEJMra0808281.

Childs NL, Mercer WN. Brief report: late improvement in consciousness after post-traumatic vegetative state. N Engl J Med. 1996;334:24-25.

Claassen J, Doyle K, Matory A, et al. Detection of brain activation in unresponsive patients with acute brain injury. N Engl J Med. 2019;380:2497-2505. doi:10.1056/NEJMoa1812757.

Claassen J, Velazquez A, Meyers E, et al. Bedside quantitative electroencephalography improves assessment of consciousness in comatose subarachnoid hemorrhage patients. Ann Neurol. 2016;80:541-553. doi:10.1002/ana.24752.

Curley WH, Forgacs PB, Voss HU, Conte MM, Schiff ND. Characterization of EEG signals revealing covert cognition in the injured brain. Brain. 2018;141:1404-1421. doi:10.1093/brain/awy070.

Edlow BL, Chatelle C, Spencer CA, et al. Early detection of consciousness in patients with acute severe traumatic brain injury. Brain. 2017;140:2399-2414.

Fischer DB, Boes AD, Demertzi A, et al. A human brain network derived from coma-causing brainstem lesions. Neurology. 2016;87:2427-2434. doi:10.1212/WNL.0000000000003404.

Fox MD. Mapping symptoms to brain networks with the human connectome. N Engl J Med. 2018;379:2237-2245. doi:10.1056/NEJMra1706158.

Giacino JT, Kalmar K, Whyte J. The JFK Coma Recovery Scale-Revised: measurement characteristics and diagnostic utility. Arch Phys Med Rehabil. 2004;85:2020-2029. doi:10.1016/j.apmr.2004.02.033.

Giacino JT, Katz DI, Schiff ND, et al. Practice guideline update recommendations summary: disorders of consciousness: report of the Guideline Development, Dissemination, and Implementation Subcommittee of the American Academy of Neurology; the American Congress of Rehabilitation Medicine; and the National Institute on Disability, Independent Living, and Rehabilitation Research. Arch Phys Med Rehabil. 2018;99:1699-1709. doi:10.1016/j.apmr.2018.07.001.

Goudreau JL, Wijdicks EFM, Emery SF. Complications during apnea testing in the determination of brain death: predisposing factors. Neurology. 2000;55:1045-1048.

Kondziella D, Friberg CK, Frokjaer VG, Fabricius M, Møller K. Preserved consciousness in vegetative and minimal conscious states: systematic review and meta-analysis. J Neurol Neurosurg Psychiatry. 2016;87:485-492. doi:10.1136/jnnp-2015-310958.

Michelson DJ, Ashwal S. Evaluation of coma and brain death. Semin Pediatr Neurol. 2004;11(2):105-118.

Owen AM, Coleman MR, Boly M, Davis MH, Laureys S, Pickard JD. Detecting awareness in the vegetative state. Science. 2006;313:1402.

Posner JB, Saper CB, Schiff ND, Claassen J. Plum and Posner's Diagnosis and Treatment of Stupor and Coma. 5th ed. New York, NY: Oxford University Press; 2019.

Saper CB, Scammell TE, Lu J. Hypothalamic regulation of sleep and circadian rhythms. Nature. 2005;437(7063):1257-1263.

Saposnik G, Bueri JA, Mauriño J, Saizar R, Garretto NS. Spontaneous and reflex movements in brain death. Neurology. 2000;54:221-223.

Schiff ND. Recovery of consciousness after brain injury: a mesocircuit hypothesis. Trends Neurosci. 2010;33(1):1-9.

Schiff ND, Giacino JT, Kalmar K, et al. Behavioural improvements with thalamic stimulation after severe traumatic brain injury. Nature. 2007;448(7153):600-603.

Sitt JD, King JR, El Karoui I, et al. Large scale screening of neural signatures of consciousness in patients in a vegetative or minimally conscious state. Brain. 2014;137(pt 8):2258-2270.

Teasdale G, Jennett B. Assessment of coma and impaired consciousness. A practical scale. Lancet. 1974;2(7872):81-84.

Thibaut A, Schiff N, Giacino J, Laureys S, Gosseries O. Therapeutic interventions in patients with prolonged disorders of consciousness. Lancet Neurol. 2019;18:600-614. doi:10.1016/S1474-4422(19)30031-6.

Velly L, Perlbarg V, Boulier T, et al. Use of brain diffusion tensor imaging for the prediction of long-term neurological outcomes in patients after cardiac arrest: a multicentre, international, prospective, observational, cohort study. Lancet Neurol. 2018;17:317-326. doi:10.1016/S1474-4422(18)30027-9.

Wijdicks EFM, Bamlet WR, Maramattom BV, Manno EM, McClelland RL. Validation of a new coma scale: the FOUR score. Ann Neurol. 2005;58(4):585-593.

Morte Encefálica 20

Eelco F. M. Wijdicks

PONTOS-CHAVE

1. O diagnóstico de morte encefálica é eminentemente clínico.
2. Alguns pré-requisitos devem ser atendidos.
3. O teste de apneia é um procedimento seguro, quando as diretrizes preconizadas são seguidas.
4. A morte encefálica frequentemente resulta em doação de órgãos.

INTRODUÇÃO

O termo *morte encefálica (ou cerebral)* é usado para descrever pacientes em apneia, que não apenas se encontram em coma irreversível causado por alguma lesão cerebral massiva, mas também mostram supressão de todos os reflexos do tronco encefálico e, frequentemente, têm diurese e hipotensão descontroladas, em consequência da perda do tônus vascular. Nada mais poderia explicar essa condição e, nos casos típicos, a morte cerebral é causada por lesão diencefálica bi-hemisférica aguda irreversível, que evoluiu para destruição total do tronco encefálico. Apesar disso, a morte encefálica não é comum, porque essa evolução exigiria não apenas envolvimento dos dois hemisférios cerebrais, mas também perda da função do tronco encefálico. Nos casos típicos, essa situação clínica seria consequente a uma lesão hemisférica maciça (p. ex., hemorragia cerebral), comprimindo e lesando sequencialmente mesencéfalo, ponte e bulbo. O tronco encefálico é muito resiliente à lesão, e seria necessário um desvio substancial (consequente a um efeito expansivo) ou a hipoperfusão (secundária à obstrução da artéria basilar ou elevação extrema da pressão intracraniana) para que fosse destruído irreversivelmente. Esse princípio neurológico fundamental – o tronco encefálico é a última estrutura a perder sua função – é o requisito mais importante para entendermos a morte encefálica. Depois da perda de função do tronco encefálico, primeiramente a respiração é interrompida e, logo em seguida, o coração deixa de funcionar. Na fase aguda, se o paciente for intubado, colocado em ventilação mecânica, bem oxigenado, receber reposição volêmica e vasopressores, essa sequência agônica pode ser sustada por algum tempo.

Depois da comprovação de lesão estrutural neurológica significativa irreversível e desaparecimento dos reflexos do tronco encefálico, não ocorre recuperação e nem existe intervenção clínica ou cirúrgica efetiva. O diagnóstico clínico baseia-se na constatação da ausência de respostas motoras, no desaparecimento de todos os reflexos do tronco encefálico e na observação de apneia depois da estimulação com dióxido de carbono em um paciente temporariamente desconectado do respirador. A irreversibilidade não é determinada por observação ao longo do tempo, mas por essas alterações citadas.

O diagnóstico de morte encefálica requer um conjunto de habilidades, mas é relativamente objetivo. Os médicos devem obedecer a um conjunto de critérios e não ser seduzidos por opções supostamente mais rápidas. O princípio médico fundamental é que a morte encefálica significa morte definitiva, e a prioridade deve ser a doação de órgãos e tecidos. Este capítulo explica como realizar essa avaliação e como evitar equívocos comuns.

DIAGNÓSTICO CLÍNICO DE MORTE ENCEFÁLICA

O diagnóstico de morte encefálica pode ser considerado quando o paciente está em coma, sofreu lesão cerebral destrutiva substancial, perdeu pelo menos três reflexos do tronco encefálico e não apresenta evidências de esforço respiratório. Entretanto, uma avaliação pode ser realizada apenas depois do agravamento do estado do paciente, quando todas as intervenções clínicas ou neurocirúrgicas são fúteis e não há mais fatores intervenientes ou outras explicações para o quadro. O exame físico começa quando o paciente que sofreu uma lesão cerebral aguda maciça não apresenta resposta motora aos estímulos álgicos, não mostra expressões faciais de dor, perde os reflexos do tronco encefálico e não ativa o respirador. Com frequência, o paciente torna-se hipotenso e poliúrico em decorrência de diabetes insípido e está recebendo vasopressores. A partir desse ponto de partida, muitos pacientes atendem aos critérios de morte encefálica após exame neurológico meticuloso. Se for usado outro ponto de partida (mais precoce), a chance é maior de ainda existir função do tronco encefálico e até mesmo respiração espontânea quando o paciente é desconectado por pouco tempo do respirador.

Como determinar a causa da morte encefálica

A avaliação de morte encefálica envolve vários passos (Tabela 20.1). Em primeiro lugar, nada é mais importante que se assegurar de que todos os possíveis fatores intervenientes tenham sido descartados. Isso significa que não podem existir efeitos prolongados de sedação prévia, outros fármacos potencialmente depressores do sistema nervoso central (SNC) ou uso prévio de álcool etílico ou drogas ilícitas. Uma diretriz razoável consiste em calcular cinco a sete vezes a meia-vida de eliminação de uma substância em horas, deixar passar esse tempo e depois fazer o exame clínico. Exemplos de substâncias com meias-vidas de eliminação longas são fenobarbital (100 horas), diazepam (40 horas), amitriptilina (24 horas), primidona (20 horas) e lorazepam (15 horas). Midazolam é um benzodiazepínico de ação curta muito usado, cuja eliminação do corpo demora 3 horas. O uso terapêutico prévio de hipotermia pode retardar substancialmente o metabolismo de fármacos como lorazepam e fentanila usados durante o procedimento. Deve ser descartada

Tabela 20.1 Checklist para diagnosticar morte encefálica.

Pré-requisitos (todos precisam ser avaliados)
- ☐ Coma irreversível de etiologia conhecida
- ☐ Exames de imagem explicam o coma
- ☐ Não há efeitos residuais de sedativos (*se houver indicação, solicitar painel toxicológico*)
- ☐ Não há efeitos residuais de substância paralisante (*se houver indicação, solicitar painel toxicológico*)
- ☐ Ausência de anormalidade acidobásica, eletrolítica ou endócrina grave
- ☐ Temperatura normal ou quase normal (*temperatura central ≥ 36°C*)
- ☐ Pressão arterial sistólica > 100 mmHg
- ☐ Ausência de respirações espontâneas

Exame físico (todos precisam ser avaliados)
- ☐ Pupilas não reagentes à luz brilhante (*nos casos típicos, diâmetro intermediário na faixa de 5 a 7 mm*)
- ☐ Ausência de reflexos corneanos (*usar jato de soro fisiológico e estimulação com lenço*)
- ☐ Olhos imóveis, ausência dos reflexos oculocefálicos (*testados apenas se for comprovada integridade da coluna cervical*)
- ☐ Ausência dos reflexos oculovestibulares (*50 mℓ de água gelada em cada orelha sequencialmente*)
- ☐ Nenhum movimento facial em resposta aos estímulos dolorosos do nervo supraorbitário ou compressão da articulação temporomandibular (*reflexo glabelar e reflexo de buscar ausentes no recém-nascido*)
- ☐ Ausência de reflexo de engasgo (*estimulação da faringe posterior com dedo coberto com luva*)
- ☐ Ausência do reflexo de tosse à aspiração traqueal (*no mínimo duas passagens*)
- ☐ Nenhuma resposta motora a estímulos nociceptivos dos quatro membros (*reação de flexão tríplice é o reflexo medular mais comum*)

Teste de apneia (todos precisam ser avaliados)
- ☐ Paciente hemodinamicamente estável (*pressão arterial sistólica ≥ 100 mmHg*)
- ☐ Respirador ajustado para normocapnia (*PaCO$_2$ 35 a 45 mmHg*)
- ☐ Paciente pré-oxigenado com 100% de FiO$_2$ durante 10 minutos (*PaO$_2$ ≥ 200 mmHg*)
- ☐ Paciente mantém oxigenação com PEEP de 5 cmH$_2$O (*caso contrário, considerar manobra de recrutamento*)
- ☐ Desconectar respirador
- ☐ Fornecer oxigênio via cateter de insuflação introduzido até o nível da carina (6 ℓ/min) ou conectar tubo T na válvula de CPAP (em 10 cmH$_2$O) bolsa de reanimação
- ☐ Ausência de respiração espontânea
- ☐ Amostra de sangue coletada para gasometria arterial em 8 a 10 minutos, paciente reconectado a respirador
- ☐ PaCO$_2$ ≥ 60 mmHg ou elevação de 20 mmHg a partir do valor basal normal
  ou
  Teste de apneia abortado e exame complementar (EEG ou estudo de fluxo sanguíneo cerebral)

Documentação
- • Horário da morte (*anotar o horário da última gasometria arterial ou realização de um exame complementar*)

CPAP, pressão positiva contínua nas vias respiratórias; EEG, eletroencefalograma; FiO$_2$, fração inspirada de oxigênio; PaCO$_2$, pressão parcial de dióxido de carbono; PEEP, pressão positiva expiratória final.

---

a possibilidade de níveis sanguíneos muito elevados de álcool etílico; contudo, níveis abaixo do limite legal para dirigir veículos (teor de álcool no sangue de 0,08%) são aceitáveis para determinar morte encefálica. A ausência de bloqueio neuromuscular (definido pela existência de quatro contrações em sequência de quatro com estimulação máxima do nervo ulnar) deve ser demonstrada, mas é provável se o paciente apresentar reflexos tendíneos (ou estiver respirando). Além disso, deve ser documentado que não há distúrbios eletrolíticos, acidobásicos ou endócrinos graves (definidos por acidose importante ou desvio substancial dos valores normais). Um requisito obrigatório é o da temperatura central superior a 32°C, mas preferencialmente deve estar próxima da normotermia (36 a 37°C), que pode ser alcançada com manta térmica – pressupondo que o paciente não seja vítima de hipotermia ambiental grave. A pressão arterial sistólica deve ser superior a 90 mmHg porque a fotorreatividade das pupilas pode desaparecer por completo com valores mais baixos. Apenas depois de eliminar esses fatores intervenientes deve ser feito um exame mais formal.

Confirmação de morte encefálica por exames de imagem

A seguir, a tomografia computadorizada (TC) deve ser cuidadosamente revista e espera-se que demonstre destruição cerebral maciça. Anormalidades podem incluir massa volumosa com deslocamento do tecido cerebral, várias lesões hemorrágicas ou edema cerebral difuso com apagamento das cisternas basais. A princípio, a TC pode ser normal se for realizada pouco tempo depois da reanimação cardiopulmonar. Todavia, nos pacientes com encefalopatia anóxico-isquêmica que acabam preenchendo os critérios de morte encefálica, a segunda TC mostra tipicamente edema cerebral ou hipodensidades acentuadas no tálamo, núcleos caudados e núcleos da base. Em nenhuma circunstância é aceitável TC normal. Em alguns casos de parada cardíaca, ressonância magnética pode ajudar a demonstrar toda a extensão da lesão isquêmica tecidual compatível com morte encefálica.

Exame clínico

A Tabela 20.1 resume os principais componentes do exame neurológico e a técnica do teste de apneia para pacientes sob suspeita de morte encefálica.

Nervos cranianos

O exame físico pode ser realizado após a elucidação dos tópicos mencionados. O exame começa com avaliação das reações pupilares. As pupilas devem estar na posição média (4 a 6 mm) e não fotorreagentes. Uma lupa ou pupilômetro portátil pode ser útil, sobretudo quando há dúvidas quanto à fotorreatividade das pupilas. O examinador deve lembrar que a atropina usada durante a reanimação cardiopulmonar pode provocar dilatação pupilar, mas outros fármacos intravenosos não modificam a reatividade. O reflexo corneano é testado espargindo água na córnea ou tocando a córnea com uma gaze, e não deve ser observado movimento de piscar em resposta a esses estímulos. (Reações sutis podem ser apenas movimentos dos cílios.) Os reflexos oculocefálicos ("manobra dos olhos de boneca") devem estar ausentes bilateralmente (rotação rápida da cabeça para os dois lados não induz movimentos oculares). A resposta oculovestibular não deve ocorrer: a cabeça do paciente deve ser elevada a 30° e aproximadamente 50 mℓ de água gelada são infundidos no meato acústico externo. Nenhum movimento ocular deve ser observado durante 2 minutos. A seguir, o examinador deve pesquisar os reflexos faríngeo e da tosse, que devem estar ausentes. O reflexo faríngeo pode ser testado por um movimento do tubo endotraqueal, contudo, é muito mais fidedigno introduzir o dedo da mão enluvada na cavidade oral do paciente e mover a úvula. O reflexo da tosse deve ser testado por aspiração brônquica profunda (pelo menos duas vezes).

Respostas motoras à dor

O paciente comatoso não responde aos estímulos verbais ou álgicos. Os estímulos nociceptivos padronizados incluem compressão dos nervos supraorbitários, compressão vigorosa dos leitos ungueais e compressão bilateral da articulação temporomandibular. Não deve haver abertura dos olhos aos estímulos nociceptivos. Não deve ser observada resposta motora. Algumas respostas motoras podem estar preservadas, e o desafio é designá-las como "respostas medulares". Essas respostas podem ocorrer durante a flexão do pescoço e a compressão dos leitos ungueais, mas não ocorrem à compressão dos nervos supraorbitários. Essas reações não são classificáveis como respostas de descorticação ou extensão, porque isso implicaria existência do circuito subcortical íntegro. Essas respostas são incomuns – e bem menos comuns que a literatura faz crer – mas incluem resposta de tríplice flexão, flexão ou extensão dos dedos das mãos, rotação da cabeça e elevação lenta do membro superior. Ocasionalmente, esses movimentos geram tensão nos familiares (e depois até aos cirurgiões da equipe de transplante) e precisam ser explicados e documentados no prontuário do paciente.

Teste de apneia

Por fim, a ausência de respiração é comprovada pelo teste de apneia formal. Esse teste é mais bem realizado sob circunstâncias controladas e com desconexão da ventilação mecânica. O respirador pode sugerir falso *drive* respiratório do paciente, e esse fenômeno – causado por alterações mínimas de volume ou pressão no circuito do respirador – muitas vezes não é reconhecido. Existe preocupação real de que alguns pacientes "com *drive* respiratório preservado" sejam excluídos do teste formal ou, pior ainda, a espera por um período prolongado que o *drive* respiratório "desapareça" pode resultar em parada cardíaca prematura de um potencial doador de órgãos.

O teste de apneia é um procedimento complexo. O teste não pode ser realizado quando os pré-requisitos não são atendidos e o paciente não está preparado (pré-oxigenação, redução da pressão expiratória final positiva para 5 cmH₂O e coleta de uma amostra de sangue basal). Somente então o paciente é desconectado do respirador, enquanto uma fonte de oxigênio é providenciada (p. ex., colocação de cateter de fluxo de oxigênio no nível da carina). O método de difusão de oxigenação é muito seguro e, com base em nossa experiência, poucos testes são abortados (menos de 2% dos casos). A demonstração de apneia com elevação da $PaCO_2$ para 60 mmHg ou 20 mmHg acima do valor basal depois de terminar a testagem dos reflexos do tronco encefálico define morte encefálica e morte do paciente (é melhor usar o horário da segunda gasometria arterial como horário oficial do óbito).

Exames complementares para confirmar o diagnóstico de morte encefálica

Existem exames para apoiar o diagnóstico clínico de morte encefálica e comprovar ausência de fluxo sanguíneo cerebral ou de atividade elétrica do córtex (Tabela 20.2). Esses testes têm considerável inexatidão e não devem substituir, de forma alguma, a avaliação clínica. A interpretação desses exames, quando os resultados não são óbvios, ainda é difícil e os resultados de testes repetidos não são consistentes entre si. Considerar um exame complementar como teste diagnóstico pode resultar em erros de diagnóstico de morte encefálica. Exames complementares são realizados em menos de 5% dos pacientes com diagnóstico de morte encefálica e a melhor conduta consiste em não solicitá-los. Esses exames costumam ser solicitados quando não é possível realizar um teste de apneia devido à má oxigenação, instabilidade hemodinâmica ou evidência de retenção crônica de dióxido de carbono. Em alguns países, a lei exige realização desses exames, mas isso não ocorre nos EUA. Após a declaração de morte encefálica e o registro no prontuário do horário do óbito, podem ser tomadas decisões sem hesitações. A primeira decisão envolve a notificação dos órgãos de doação de órgãos. A recusa de doação de órgãos (em aproximadamente 30% dos casos) resulta em suspensão do suporte artificial à vida.

MORTE ENCEFÁLICA DE CRIANÇAS

Recentemente, a definição de morte encefálica de crianças foi reavaliada por uma força-tarefa multidisciplinar. A principal preocupação era em relação à interpretação do exame neurológico de recém-nascidos com alguns dias de vida e, para obter dados confiáveis, são necessárias habilidades sofisticadas de um neonatologista. O exame do recém-nascido na incubadora impõe muitas limitações, e os neurologistas precisam levar em conta o desenvolvimento incompleto da função cerebral e a resposta motora dos recém-nascidos. A nova diretriz pediátrica sugere intervalo de 24 horas entre os exames realizados por dois médicos em recém-nascidos com idade gestacional de 37 semanas até o final do primeiro mês de vida. Todavia, a partir do primeiro mês de vida, as diretrizes pediátricas ainda impõem dois exames com intervalos de 12 horas realizados por dois médicos diferentes. Dois exames em crianças são diferentes

---

Tabela 20.2 Exames usados comumente para confirmar morte encefálica.

1. **Eletroencefalograma (EEG):** a destruição do neocórtex pode ser confirmada por no mínimo 30 min de silêncio elétrico cerebral usando um aparelho de 16 canais com ganho aumentado (segundo as diretrizes elaboradas pela American Electroencephalographic Society). Se houver alguma atividade elétrica cerebral, o diagnóstico de morte encefálica não pode ser feito. A confirmação por EEG de morte encefálica também não é válida nos pacientes expostos a sedativos ou toxinas porque essas substâncias podem suprimir diretamente a atividade elétrica cerebral

2. **Angiotomografia computadorizada ou angiografia de subtração digital:** o diagnóstico de morte encefálica é confirmado por ausência completa de fluxo sanguíneo intracraniano acima do nível da artéria carótida interna proximal e artérias vertebrais

3. **Cintilografia cerebral:** ausência completa de perfusão cerebral também pode ser estabelecida por angiocintilografia ou tomografia computadorizada por emissão de fóton único (SPECT)

4. **Ultrassonografia transcraniana com Doppler:** perfil de velocidade com espículas sistólicas associado à ausência ou inversão do fluxo diastólico é compatível com interrupção do fluxo sanguíneo cerebral e morte encefálica

dos exames em adultos, contudo, a necessidade dessa distinção é altamente questionável. A diretriz também recomenda que os médicos tenham competência no exame de lactentes e recém-nascidos, mas presumivelmente sugere que esses exames sejam realizados por pediatras intensivistas e neonatologistas, neuropediatras, cirurgiões pediátricos e anestesiologistas pediátricos com treinamento em tratamento crítico.

DESAFIOS E ERROS DIAGNÓSTICOS COMUNS

O exame e a subsequente comunicação com a família angustiada demanda experiência. Existem situações que podem facilmente gerar incerteza e desconforto. Alguns equívocos comuns são mostrados na Tabela 20.3. A maioria dos erros está relacionada com a avaliação prematura do paciente e a sugestão de morte encefálica quando não foi realizada avaliação formal.

A estabilização dirigida da temperatura tornou-se uma opção terapêutica comum após a reanimação cardiopulmonar. Todavia, o tipo de pacientes que atenderiam à definição de morte encefálica pós-reanimação cardiopulmonar frequentemente se encontra hemodinamicamente instável, e muitos deles morrem de choque cardiogênico irreversível antes de a morte encefálica poder ser determinada. O exame clínico de morte encefálica pode ser difícil de completar em decorrência de hipotensão persistente e pelo uso de vários vasopressores. O teste de apneia também pode ser comprometido por edema pulmonar significativo consequente à insuficiência cardíaca. Ainda não está claro como avaliar pacientes depois do uso de hipotermia terapêutica e de sedativo e da recuperação do choque hepático ou insuficiência renal aguda e pode ser recomendável não realizar um exame para confirmar morte encefálica. A estabilização dirigida da temperatura em um paciente mantido com infusão de fentanila ou midazolam – certamente ambos – confunde irremediavelmente o exame neurológico. Não existe um método preciso para avaliar o efeito desses fatores coincidentes, especialmente porque seus efeitos metabólicos persistem depois do reaquecimento, principalmente quando são administrados fármacos com meias-vidas longas.

O desafio mais importante para os médicos consiste em realizar um exame físico completo nos pacientes com lesão primária do tronco encefálico. Na maioria dos casos, os pacientes com lesão primária do tronco encefálico ou compressão do tronco encefálico por lesão cerebelar não atendem a todos os critérios de morte encefálica e podem ser beneficiados por intervenção agressiva (ventriculostomia ou craniotomia suboccipital).

Tabela 20.3 Erros de avaliação comuns no diagnóstico de morte encefálica.

- Avaliação incompleta
- Exame de pacientes com fatores intervenientes (fármacos administrados mais recentemente, uso de drogas ou álcool)
- Uso de um exame da irrigação sanguínea cerebral como teste diagnóstico
- Interpretação incorreta de exames complementares
- Interpretação incorreta de "reflexos medulares"
- Discussão prematura com a família a respeito de morte encefálica e doação de órgãos

A lesão primária destrutiva no tronco encefálico é um processo irreversível porque envolve os hemisférios cerebrais e tronco encefálico, tornando desnecessária a realização de exames complementares. Esses exames mostram, frequentemente, preservação do fluxo sanguíneo quando a pressão intracraniana aumentada ainda não atingiu níveis extremos, e um eletroencefalograma prematuro pode mostrar padrões de coma com fusos de sono ou ritmo alfa não reativo.

Exames complementares (angiotomografia computadorizada ou cintilografia radionuclídica da perfusão cerebral) demonstrando interrupção total da circulação intracraniana ainda são muito problemáticos se usados para confirmar morte encefálica no contexto de fármacos coincidentes, hipotermia ou distúrbio metabólico.

ESTABILIZAÇÃO NA UNIDADE DE TRATAMENTO INTENSIVO DO DOADOR DE ÓRGÃOS EM POTENCIAL

A morte encefálica eventualmente causa distúrbios homeostáticos graves e parada cardíaca, apesar da ventilação mecânica e de medidas intensivas de suporte à vida. Essa progressão inexorável para falência múltipla de órgãos cria um desafio à estabilização de um potencial doador de órgãos, na qual a meta é manter e otimizar a viabilidade dos órgãos para fins de transplante. Entretanto, em alguns pacientes, o edema pulmonar neurogênico agudo e a cardiopatia de estresse podem ocorrer nas primeiras 24 a 48 horas e oferecer oportunidade de doação de órgãos.

A maioria dos pacientes torna-se hipotensa em decorrência da supressão aguda do tônus simpático em repouso, e isso demanda administração de vasopressores intravenosos no momento da morte encefálica e, pouco depois, desenvolvem diabetes insípido (porque a secreção de hormônio antidiurético é suprimida). A *arginina vasopressina* é a primeira opção de tratamento para hipotensão associada à morte encefálica, não apenas porque é eficaz, mas também porque protege contra diabetes insípido, que ocorre na maioria dos pacientes em morte encefálica. Vasopressores adrenérgicos como norepinefrina ou dopamina também podem ser administrados, mas sua utilidade pode ser limitada por taquiarritmias, vasoconstrição periférica significativa ou agravamento da lesão miocárdica mediada por ativação simpática. Em alguns casos, a hipotensão persistente responde à reposição de hormônios tireóideos e glicocorticoides, indicando que exista deficiência relativa desses hormônios. Nos EUA, a estabilização de doadores de órgãos é dirigida completamente pela agência regulamentadora específica.

QUESTÕES ÉTICAS

Alguns médicos e eticistas não aceitam a infalibilidade da parada cardíaca terminal e questionam sua irreversibilidade e, mesmo, a definição de morte. Com os avanços tecnológicos disponíveis nas unidades de tratamento intensivo e certamente com a introdução de vários vasopressores, parada cardíaca terminal (ainda que esperada) pode não ocorrer tão rapidamente. Relatos isolados de suporte prolongado à vida de pacientes em morte encefálica podem ter razões religiosas, culturais, legais e pecuniárias, mas certamente não foram avaliados nesses estágios posteriores, e é provável que muitos, se não a maioria, não preencheram os critérios de 2010 da American Academy of Neurology. Cuidados prolongados seguidos de cesariana são prestados em casos raros, inclusive morte cerebral de mulheres em gestação avançada. Manter medidas de suporte à vida até o parto raramente é bem-sucedido quando a mãe em morte cerebral não tem feto viável. Mais recentemente, neurologistas têm sido confrontados por famílias que tentam intervir na realização de testes neurológicos, inclusive teste de apneia. Quando familiares negam morte encefálica como critério de morte definitiva, é necessário recorrer à assessoria jurídica.

CONCLUSÕES

O diagnóstico de morte encefálica demanda competência e obedece a um protocolo com diversas etapas. É um fato suficientemente óbvio que o diagnóstico de morte encefálica é complexo em decorrência da avaliação clínica, determinação de fatores intervenientes e interpretação dos exames complementares. As responsabilidades dos neurologistas também são significativas porque, finalmente, incluem transplante de órgãos.

LEITURA SUGERIDA

Ashwal S, Schneider S. Brain death in children: part I. *Pediatr Neurol*. 1987; 3(1):5-11.

Ashwal S, Schneider S. Brain death in children: part II. *Pediatr Neurol*. 1987; 3(2):69-77.

Braksick SA, Robinson CP, Gronseth GS, Hocker S, Wijdicks EFM, Rabinstein AA. Variability in reported physician practices for brain death determination. *Neurology*. 2019;92(9):e888-e894.

Bueri JA, Saposnik G, Mauriño J, Saizar R, Garretto NS. Lazarus' sign in brain death. *Mov Disord*. 2000;15(3):583-586.

Daneshmand A, Rabinstein AA, Wijdicks EFM. The apnea test in brain death determination using oxygen diffusion method remains safe. *Neurology*. 2019; 92(8):386-387.

Martí-Fàbregas J, López-Navidad A, Caballero F, Otermin P. Decerebrate-like posturing with mechanical ventilation in brain death. *Neurology*. 2000;54(1):224-227.

Nakagawa TA, Ashwal S, Mathur M, et al. Guidelines for the determination of brain death in infants and children: an update of the 1987 Task Force recommendations. *Crit Care Med*. 2011;39(9):2139-2155.

Saposnik G, Bueri JA, Mauriño J, Saizar R, Garretto NS. Spontaneous and reflex movements in brain death. *Neurology*. 2000;54(1):221-223.

Shemie SD, Pollack MM, Morioka M, Bonner S. Diagnosis of brain death in children. *Lancet Neurol*. 2007;6(1):87-92.

Webb AC, Samuels OB. Reversible brain death after cardiopulmonary arrest and induced hypothermia. *Crit Care Med*. 2011;39(6):1538-1542.

Wijdicks EFM. *Brain Death*. 3rd ed. New York, NY: Oxford University Press; 2017.

Wijdicks EFM. Critical synopsis and key questions in brain death determination. *Intensive Care Med*. 2019;45(3):306-309.

Wijdicks EFM. The case against confirmatory tests for determining brain death in adults. *Neurology*. 2010;75(1):77-83.

Wijdicks EFM, Rabinstein AA, Manno EM, Atkinson JD. Pronouncing brain death: contemporary practice and safety of the apnea test. *Neurology*. 2008;71(16):1240-1244.

Yee AH, Mandrekar J, Rabinstein AA, Wijdicks EFM. Predictors of apnea test failure during brain death determination. *Neurocrit Care*. 2010;12(3):352-355.

SEÇÃO 4 EXAMES DIAGNÓSTICOS

Editor da Seção: *James M. Noble*

Tomografia Computadorizada 21

Priya Shoor, Daniel S. Chow e Angela Lignelli

PONTOS-CHAVE

1. A tomografia computadorizada de crânio sem contraste é o primeiro exame mais apropriado à avaliação de pacientes com déficit neurológico agudo inexplicável sugestivo de localização no cérebro ou tronco encefálico.

2. A tomografia computadorizada de crânio pode detectar rapidamente processos que causam efeito expansivo intracraniano, desvio da linha média e elevação da pressão intracraniana.

3. A tomografia computadorizada com contraste hiposmolar é útil para investigar doenças que acarretam violação da barreira hematencefálica, inclusive tumor primário, lesões metastáticas, infecções e distúrbios inflamatórios.

4. O diagnóstico de hemorragia subaracnóidea com base na tomografia computadorizada de crânio sem contraste justifica avaliação mais cuidadosa com exame vascular, inclusive angiotomografia computadorizada, angiorressonância magnética e/ou angiografia convencional.

5. Na fase aguda de um acidente vascular encefálico, a angiotomografia computadorizada deve ser realizada como primeira opção depois da tomografia computadorizada de crânio sem contraste para diagnosticar obstrução de grandes artérias, que podem ser tratadas por trombectomia.

6. A tomografia computadorizada da perfusão cerebral demonstra mapas quantitativos coloridos do volume sanguíneo cerebral, tempo de circulação cerebral médio e tempo até intensidade máxima e pode ser usada para definir rapidamente o núcleo isquêmico e a área de penumbra e identificar os candidatos à trombectomia na janela temporal de 6 a 24 horas.

INTRODUÇÃO

Este capítulo descreve conceitos que possibilitam a compreensão dos princípios básicos da geração de imagens de raios X (radiografia) e tomografia computadorizada (TC) com parâmetros adequados de janelas e níveis de exposição para avaliação de patologias intracranianas. Além disso, as indicações comuns de solicitação de TC são descritas juntamente de precauções e recomendações relativas ao uso da TC e do contraste iodado. Modalidades avançadas de TC, inclusive TC de perfusão (TCP) e angiotomografia computadorizada (angio-TC), merecem menção especial.

Descrição

A TC tem como fundamento a reconstrução de imagens com base em conjuntos de medidas quantitativas de raios X que atravessam o crânio. Um feixe de raios X serve como fonte de energia fotônica, que é recebida por um detector. Embora a base física exata da produção de raios X esteja além do escopo desta obra, nesta seção tentaremos simplificar os princípios básicos da produção de raios X, que são importantes para a formação de imagens. Sucintamente, os feixes de raios X são gerados quando elétrons, produzidos no cátodo do tubo, atingem o anodo. A diferença de potencial através do tubo é medida como quilovoltagem de pico (kVp). Portanto, elevação da kVp aumenta a energia dos raios X produzidos, que aumentam a penetração do feixe durante a produção de imagem, mas diminuem o contraste (e vice-versa). A obtenção de imagens de TC com contraste oral ou intravenoso (IV) fundamenta-se na atenuação diferencial do feixe dos raios X que atravessam diversos tecidos. À medida que aumenta a densidade de elétrons do tecido, a atenuação aumenta (originando imagem "mais branca"). Assim, em razão de seu coeficiente de atenuação maior, a calota craniana parece "branca" em comparação com tecidos moles e ar.

Escâneres modernos de TC utilizam feixes de raios X altamente colimados, que são rotados em muitos ângulos de modo a obter um padrão de absorção diferencial através de um corte do corpo do paciente. O *gantry* circular do escâner contém a fonte de raios X e detectores; o plano do círculo pode ser inclinado de modo a obter imagens em diversos ângulos, desde axial até coronal, dependendo da posição da cabeça e das especificações do escâner. A fonte de raios X gira em torno da cabeça do paciente, e a atenuação dos raios X através do plano de corte é quantificada em compartimentos denominados *voxels*. Voxel é uma unidade de volume semelhante ao elemento de um quadro (*pixel*) com a dimensão de espessura de corte para adicionar um componente de volume à imagem. Por meio de reconstrução da projeção, o computador cria uma imagem a partir de mais de 800 mil medidas por plano de imagem e atribui um número a cada *voxel*, de acordo com sua atenuação dos raios X (que é proporcional à densidade média de elétrons dos tecidos em relação com o volume do *voxel*). Esses valores são denominados *unidades Hounsfield* (Tabela 21.1) em homenagem ao ganhador do Prêmio Nobel Sir Godfrey Hounsfield – primeiro a desenvolver a tecnologia de TC em 1973.

Tabela 21.1 Unidades Hounsfield (UH) de estruturas comuns.

Estrutura	UH
Ar (mais preto)	−1.000
Gordura	−100 a −50
Água	0
Líquido cefalorraquidiano	0 a 15
Substância branca	20 a 30
Substância cinzenta	35 a 45
Hemorragia aguda*	45 a 65
Osso (mais branco)	> 500

*Nos pacientes com anemia ou deficiência de ferro, os valores das unidades Hounsfield na hemorragia são mais baixos.

A TC do crânio diferencia líquido cefalorraquidiano de massa encefálica, assim como diferencia a substância branca da cinzenta, delineia os núcleos profundos da substância cinzenta em relação à cápsula interna e fornece imagens detalhadas do crânio e base do crânio. A TC de crânio sem contraste (TCCSC) é útil sobretudo na identificação de hemorragia aguda, que é fácil e confiavelmente visualizada como densidade maior que a densidade do cérebro ou líquido cefalorraquidiano normal. Nos casos típicos, as artérias intracranianas não são bem delineadas na TCCSC convencional. Contrastes hidrossolúveis iodados, que apresentam elevada densidade nos raios X, quando administrados por via intravenosa, acentuam as diferenças de densidade dos tecidos, demonstram a irrigação sanguínea e patologia vascular e detectam áreas de violação da barreira hematencefálica.

Uma limitação importante da TC refere-se ao exame da fossa posterior, no qual ocorrem artefatos lineares porque os ossos atenuam seletivamente os componentes de baixa energia do feixe de raios X – o consequente "endurecimento do feixe" cria faixas densas ou transparentes que se projetam através do tronco encefálico e podem obscurecer lesões subjacentes no tronco encefálico e no cerebelo. Todavia, a nova tecnologia de detectores e os algoritmos de processamento de imagens reduziram a ocorrência desse artefato nos escâneres mais novos de TC, melhoraram a resolução espacial e reduziram também a dose de radiação. A tecnologia atual de TC possibilita o encurtamento do tempo de exame por corte ("fatia") para menos de 1 segundo com consequente minimização do artefato de movimento. A TC helicoidal com múltiplos cortes consegue adquirir cortes finos contíguos e produzir conjuntos de dados tridimensionais de toda a parte do corpo examinada, como pescoço ou cabeça. Aquisições repetidas e rápidas podem ser usadas para realizar angio-TC dinâmica e TCP, que serão comentadas mais adiante neste capítulo.

Janelas e níveis de exposição

Embora as imagens de TC consigam mostrar 4.096 tons de cinza, o olho humano só consegue perceber entre 16 e 32 tons de cinza, que é muito além da percepção humana. As "janelas" possibilitam que os usuários reduzam a gama de tons de cinza que, por sua vez, ajusta a escala de contraste. Dois fatores que podem ser ajustados pelo usuário são largura da janela (W) e nível da janela (L). O valor W determina a gama de tons de cinza que pode ser exibida. Portanto, o "estreitamento da janela" aumenta o contraste da imagem. O valor L determina o centro da largura da janela (W). Por convenção, os usuários conseguem reduzir o valor W ao arrastar o *mouse* da direita para a esquerda, aumentando o contraste. O valor L pode ser reduzido ao arrastar o *mouse* de cima para baixo nos monitores.

Embora a "janela cerebral" predefinida (80 W 40 L) seja adequada para a avaliação de uma ampla gama de patologias, contudo, existem várias outras janelas importantes para a neuroimagem que possibilitam a detecção de anormalidades sutis. Por exemplo, a pesquisa de hipodensidade parenquimatosa como marcador de fase inicial de infarto em pacientes com acidente vascular encefálico (AVE) é aprimorada pelo uso de janelas estreitas (35 W e 35 L) (Figura 21.1). Além disso, hemorragias subdurais estão frequentemente localizadas nas convexidades adjacentes ao osso, e sua detecção pode ser difícil, por causa do endurecimento do feixe e do artefato de volume parcial. O emprego de janelas mais largas ajuda a contrabalançar essas limitações (Figura 21.2). Por fim, as janelas ósseas (2.000 W e 210 L) são formadas com amplas variações e centralizadas acima de tecidos moles e são melhores para a avaliação de fraturas da calvária sutis e sem deslocamento (Figura 21.3).

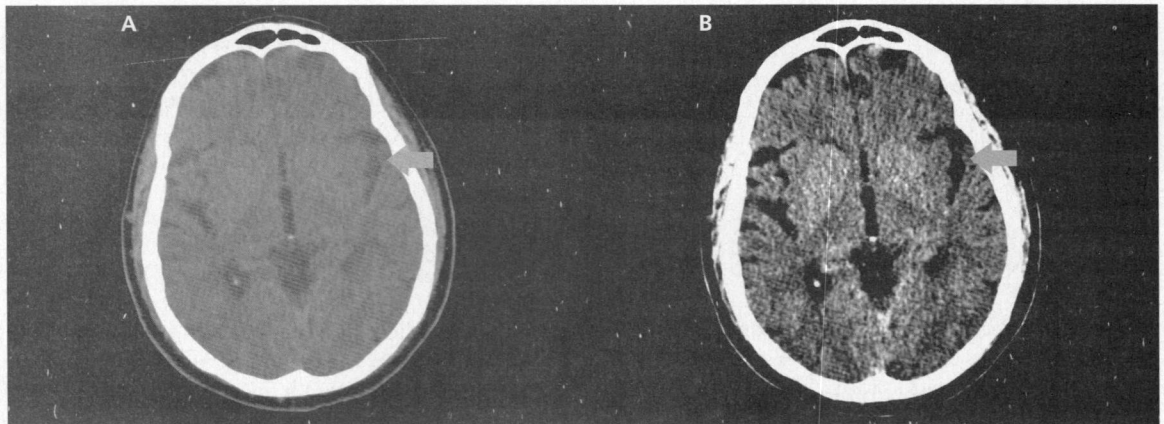

FIGURA 21.1 Tomografia computadorizada de crânio sem contraste em janela cerebral padrão (**A**) e janela estreita para acidente vascular encefálico (AVE) (**B**) em paciente com fraqueza em dimidio direito. As janelas para AVE revelam desaparecimento da faixa insular esquerda (*seta*), que não é bem visualizada nas janelas convencionais.

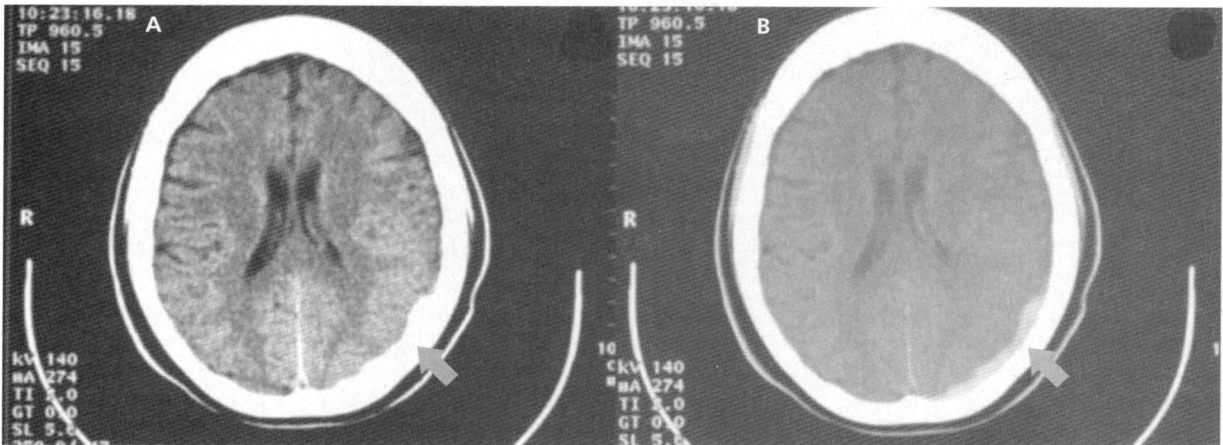

FIGURA 21.2 Tomografia computadorizada de crânio sem contraste em janelas cerebral padrão (**A**) e subdural mais larga (**B**) em paciente que sofreu queda. As janelas subdurais revelam hematoma subdural na convexidade parietal esquerda (*seta*), que não é bem visualizado nas janelas convencionais.

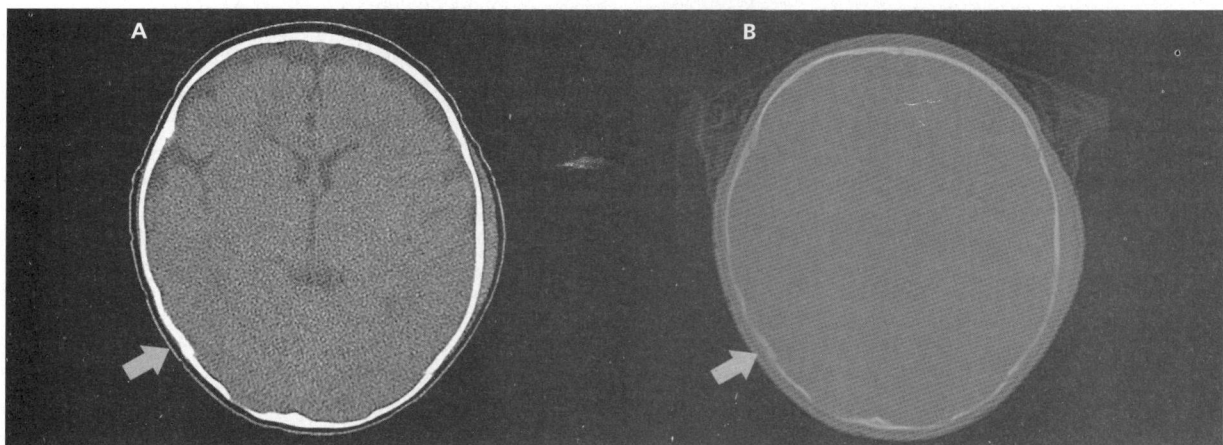

FIGURA 21.3 Tomografia computadorizada de crânio sem contraste em janela cerebral (**A**) e janela óssea (**B**) em criança que sofreu queda. As janelas ósseas demonstraram linha de fratura sem deslocamento no osso temporal direito, que não é visualizada nas janelas convencionais.

UTILIDADE DA TOMOGRAFIA COMPUTADORIZADA

Tendo em vista os custos, a rapidez de execução e a disponibilidade, a TC ainda é muito realizada no rastreamento de situações agudas, como traumatismo, AVE e infecções (Tabela 21.2). A TC é amplamente aceita como o método mais fidedigno de detectar hemorragia extra-axial aguda ou hemorragia aguda no parênquima cerebral, sobretudo a hemorragia subaracnóidea. Esse exame de imagem é especialmente valioso para os pacientes cujas condições clínicas ou neurológicas estejam instáveis, que não sejam cooperativos ou tenham claustrofobia, assim como pacientes com contraindicações à realização de ressonância magnética (RM), como marca-passos ou outros implantes metálicos. O principal inconveniente da TC é o uso de radiação ionizante, que será comentado no final deste capítulo. Embora existam numerosas indicações da solicitação de uma TC do sistema nervoso central, essa seção comentará de modo sucinto o uso apropriado da TC em cenários clínicos comuns.

Tabela 21.2 Indicações comuns da tomografia computadorizada de emergência.

Déficit neurológico focal agudo ou crônico
Traumatismo craniano ou facial
Cefaleia
Alteração do estado mental
Crise epiléptica de aparecimento recente

Traumatismo cranioencefálico

A TCCSC é o primeiro exame mais apropriado para avaliação de vítimas de traumatismo cranioencefálico (TCE) agudo. Para os pacientes com risco moderado ou elevado de lesão intracraniana, existe o consenso de que a TCCSC é valiosa na exclusão de hematoma intracerebral, desvio da linha média ou aumento da pressão intracraniana (PIC). Além disso, a TCCSC não contrastada é muito sensível na identificação de traumatismo agudo em pacientes que sofreram lesões cranianas mínimas que apresentam os seguintes fatores de risco: cefaleia, vômitos, intoxicação alcoólica/substâncias psicoativas, idade superior a 60 anos, déficit da memória a curto prazo, achados no exame físico compatíveis com traumatismo supraclavicular e/ou crise epiléptica. Entre as vantagens da TC na avaliação de lesões traumáticas estão sua sensibilidade para sangramento agudo, fraturas e efeito expansivo ("efeito de massa"). A TC é limitada por sua relativa insensibilidade para lesões adjacentes às superfícies ósseas (ou seja, asa maior do osso esfenoide) devido ao artefato de estria. Além disso, a lesão axonal difusa pode não ser detectada.

Cefaleia

De modo geral, não é preconizada a realização rotineira de TC de crânio para fins de rastreamento em pacientes com cefaleia crônica quando não há sinais/sintomas neurológicos focais, alteração do padrão da cefaleia ou relato de atividade epiléptica. Vários estudos já confirmaram o baixo rendimento da neuroimagem em indivíduos com episódios isolados de cefaleia e relataram rendimento de 0,4% de lesões passíveis de tratamento. A neuroimagem tem provavelmente rendimento maior em populações específicas de pacientes. Por exemplo, é mais provável que os pacientes com câncer, imunodepressão ou outras doenças sistêmicas apresentem TC "positivas". O rendimento da TC também é maior nos pacientes com cefaleia associada a traumatismo, com cefaleia abrupta ou que esteja piorando e cefaleia que se irradie para o pescoço ou quando existir a suspeita de meningite, cefaleia posicional ou cefaleia temporal em pacientes mais velhos. Quando existir a suspeita de meningite, a TC será frequentemente realizada antes da punção lombar, para verificar se a PIC está aumentada.

Hemorragia subaracnóidea

A TCCSC ainda é a escolha mais apropriada de técnica de imagem quando existir a suspeita de hemorragia subaracnóidea, e a não realização de uma TC do crânio é responsável por 73% dos diagnósticos incorretos. Pacientes com diagnóstico de hemorragia subaracnóidea precisam de avaliação da irrigação sanguínea, que pode incluir angio-TC, angiorressonância magnética (angio-RM) ou angiografia com cateter. A angio-TC tornou-se um exame popular, sendo frequentemente usada por não ser invasiva e pelo fato de sua sensibilidade e sua especificidade serem comparáveis às da angiografia cerebral convencional.

Acidente vascular encefálico

A investigação diagnóstica inicial da suspeita de AVE agudo consiste em TCCSC nos pacientes que são candidatos à administração por via intravenosa de ativador do plasminogênio tecidual (tPA) com o propósito de diferenciar infartos hemorrágicos de infartos isquêmicos. A TC não contrastada ainda é a modalidade de imagem padrão para descartar a possibilidade de hemorragia intracraniana. A American Society of Neuroradiology, o American College of Radiology e a Society of Neurointerventional Surgery recomendam para os possíveis candidatos a tratamento intravascular que as opções apropriadas de exame de imagem incluam TCCSC seguida de angiografia por subtração digital; TCCSC com angio-TC e TCP; ou RM (com estudo da perfusão) ou angio-RM. Embora a sensibilidade da TCCSC para lesão isquêmica inicial seja relativamente baixa, quando comparada à RM de difusão, não é recomendado que esses achados sejam usados para retardar a instituição do tratamento IV com tPA. No tocante à TCP e à angio-TC, esses exames estão sendo cada vez mais realizados na avaliação do AVE agudo e serão comentados na seção subsequente.

TOMOGRAFIA COMPUTADORIZADA DE PERFUSÃO E ANGIOGRAFIA

A TC helicoidal aumenta a velocidade de escaneamento e de aquisição de imagens para menos de 1 segundo por corte e possibilita aquisições de grandes volumes de dados que podem ser usados para a representação tridimensional das informações anatômicas. Os avanços da tecnologia da TC ampliaram a cobertura por rotação do escâner de 2 cm (32 cortes) para 4 cm (64 cortes) e, mais recentemente, para 16 cm (320 cortes). Isso possibilita a obtenção de um conjunto de imagens de toda a cabeça em algumas rotações, enquanto o paciente é deslocado no escâner ou até mesmo em uma rotação do escâner inferior a 1 segundo, com o paciente parado usando o arranjo mais largo do detector. A repetição rápida de aquisições (2 ou 3 vezes por segundo) durante a infusão IV rápida de contraste produz um conjunto de imagens "dinâmicas" através de um volume de tecido tão largo quanto o arranjo do detector. Essa abordagem, com o arranjo mais largo do detector em uma TC de feixe cônico, pode ser empregada na produção de imagens tetradimensionais em "tempo real" do fluxo sanguíneo nos vasos sanguíneos de todo o cérebro (angio-TC) combinada com imagens "funcionais" do fluxo sanguíneo no parênquima cerebral (TCP) em um tempo total de 1 minuto, com apenas uma injeção IV rápida de contraste.

A angio-TC possibilita a obtenção de imagens vasculares com contrastes IV. Sem contraste, os vasos intracranianos não são bem visualizados na TC, a menos que sejam anormalmente grandes ou densos (p. ex., com trombo). Como já foi descrito, os escâneres modernos de TC possibilitam a obtenção rápida de imagens, tornando a fase arterial do exame não invasiva. As vantagens da angio-TC em relação à angiografia convencional incluem tecnologia mais amplamente disponível, exigência de habilidades menos especializadas e inexistência de risco de dissecação, AVE ou pseudoaneurisma no local de punção na virilha. Uma limitação da angio-TC é o processamento demorado necessário para editar osso e cálcio e gerar renderizações de superfície tridimensionais, embora isso tenha melhorado graças à disponibilidade de *software* especializado que automatiza parcialmente esse processo. As reformatações com *projeção de intensidade máxima* ou as renderizações tridimensionais com sombra superficial podem ser utilizadas para revelar a anatomia vascular e suas anormalidades, como estenose ou aneurisma.

A TCP possibilita a quantificação do volume sanguíneo cerebral (VSC), do tempo de trânsito médio (TTM) cerebral, do tempo até o pico e do fluxo sanguíneo cerebral (FSC). Esses mapas paramétricos podem ser gerados facilmente em uma estação de trabalho, após a administração de contraste (bólus IV). As medidas da TCP podem ser utilizadas como método de rastreamento rápido na avaliação de isquemia cerebral aguda em importantes territórios vasculares e na diferenciação entre infarto e penumbra, com resultados comparáveis aos da RM de perfusão. Especificamente, o cerne do infarto, ou seja, a região de lesão irreversível, foi descrito como apresentando tempo de trânsito cerebral médio prolongado, redução do VSC e redução do FSC. A penumbra isquêmica, ou seja, tecido potencialmente salvável, é descrita como prolongamento do tempo de trânsito cerebral médio e tempo até o pico com VSC normal ou aumentado e consequente redução discreta do FSC, atribuída à vasodilatação compensatória. A combinação de TC sem contraste, angio-TC e TCP possibilita a avaliação completa dos pacientes com AVE agudo.

ADMINISTRAÇÃO DE CONTRASTE IODADO

A TC com contraste é solicitada para detectar lesões que comprometam a integridade da barreira hematencefálica, como tumores, infecções e condições inflamatórias do cérebro e da medula espinal. Com frequência, a TC contrastada é realizada com o propósito de descartar a possibilidade de metástases cerebrais. Todavia, é menos sensível que a RM contrastada com gadolínio, que também é melhor para a detecção de infecções e tumores intracranianos primários. Os contrastes IV para TC são baseados em iodo, e os agentes mais antigos são classificados como meios de contraste hiperosmolares. Agentes mais recentes, não iônicos e classificados como meios de contraste hiposmolares são menos alergênicos e provocam menos morbidade que os meios de contraste hiperosmolares. A maioria dos pacientes que recebem meios de contraste iodados por via IV não apresenta efeitos colaterais desagradáveis. A incidência global de reações associadas à administração de meios de contraste hiposmolares varia entre 0,2 e 0,7%, e reações graves e potencialmente fatais ocorrem em 0,01 e 0,02% dos pacientes.

No tocante aos fatores de risco, o relato de reação prévia a contraste está associado a uma probabilidade cinco vezes maior de reação ao contraste. Outros fatores de risco incluem história pregressa de cardiopatia significativa, anafilaxia, atopia e asma. Vale mencionar que o relato de alergia a frutos do mar não é mais considerado um fator de risco para administração de contraste. Para os pacientes que correm risco aumentado de reação alérgica, várias estratégias de pré-medicação já foram propostas pelo American College of Radiology (Tabela 21.3).

Tabela 21.3 Protocolos de pré-medicação para pacientes com fatores de risco conhecidos com uso de contrastes iodados intravenosos.

Eletiva	Prednisona: 50 mg VO, 13 h, 7 h e 1 h antes da injeção de contraste ou Metilprednisolona: 32 mg VO, 12 h e 2 h antes da injeção de contraste mais Difenidramina: 50 mg IV IM ou VO, 1 h antes da injeção do contraste
Emergência	Em ordem decrescente de conveniência: Metilprednisolona, succinato sódico: 40 mg ou Hidrocortisona, succinato sódico: 200 mg IV, a cada 4 h até a injeção de contraste mais Difenidramina: 50 mg IV, 1 h antes da injeção do contraste

IM, intramuscular; IV, via intravenosa; VO, via oral. (De American College of Radiology. ACR Manual on Contrast Media, Version 9. Reston, VA: American College of Radiology, ACT Committee on Drugs and Contrast Media; 2013.)

Outra ponderação importante em relação aos agentes de contraste iodados administrados por via IV é a nefrotoxicidade induzida por contraste (NIC), que é definida como deterioração aguda da função renal após administração por via intravenosa de contraste iodado na ausência de outro evento nefrotóxico. Todavia, na maior parte dos estudos antecedentes sobre a incidência de NIC não foi incluído um grupo de controle. Em um estudo com grupo de controle, realizado por Newhouse et al. com 30 mil pacientes em uma instituição, metade do grupo de controle (pacientes que não receberam contraste) apresentou alteração da creatinina sérica de pelo menos 25% e alteração de 0,4 mg/dℓ em 40%. Esse estudo concluiu que se alguns desses pacientes tivessem recebido contraste iodado por via IV, a elevação da creatinina teria sido atribuída ao contraste, em vez de ser considerada uma variação fisiológica. Não obstante, é importante reconhecer os fatores de risco descritos para NIC, que incluem insuficiência renal preexistente.

Não existe um consenso universal, em termos de limiar de elevação da creatinina sérica (ou do grau de disfunção renal), para contraindicar a administração intravascular de contraste iodado. No tocante à prevenção de NIC, os estudos sugerem que a hidratação adequada seja benéfica. Embora ainda não tenha sido estabelecida uma velocidade ideal de infusão, dá-se preferência a soluções isotônicas (p. ex., lactato de Ringer ou soro fisiológico). Existem também protocolos para reduzir o risco de NIC, que utilizam infusão de solução de bicarbonato de sódio ou N-acetilcisteína (Tabela 21.4). Essas são opções terapêuticas seguras e razoáveis quando é necessário administrar contraste por via IV em pacientes com insuficiência renal, embora sua eficácia ainda não tenha sido estabelecida.

Tabela 21.4 Protocolos de pré-medicação para pacientes que correm risco de nefropatia induzida por contraste.

1. Bólus de 3 mℓ/kg de bicarbonato de sódio IV, 1 h antes do procedimento, seguido de 1 mℓ/kg/horas durante 6 h após o procedimento
2. N-acetilcisteína, 600 mg VO ou IV, 12 h antes do procedimento, seguidos de 600 mg a cada 12 h VO ou IV após o procedimento (3 doses)

IV, via intravenosa; VO, via oral.

LEITURA SUGERIDA

Adams HP Jr, del Zoppo G, Alberts MJ, et al. Guidelines for the early management of adults with ischemic stroke: a guideline from the American Heart Association/American Stroke Association Stroke Council, Clinical Cardiology Council, Cardiovascular Radiology and Intervention Council, and the Atherosclerotic Peripheral Vascular Disease and Quality of Care Outcomes in Research Interdisciplinary Working Groups: the American Academy of Neurology affirms the value of this guideline as an educational tool for neurologists. *Stroke*. 2007;38:1655-1711. doi:10.1161/STROKEAHA.107.181486.

Campbell BC, Christensen S, Levi CR, et al. Cerebral blood flow is the optimal CT perfusion parameter for assessing infarct core. *Stroke*. 2011;42:3435-3440. doi:10.1161/STROKEAHA.111.618355.

Gilbert JW, Johnson KM, Larkin GL, Moore CL. Atraumatic headache in US emergency departments: recent trends in CT/MRI utilisation and factors associated with severe intracranial pathology. *Emerg Med J*. 2012;29:576-581. doi:10.1136/emermed-2011-200088.

Haydel MJ, Preston CA, Mills TJ, Luber S, Blaudeau E, DeBlieux PM. Indications for computed tomography in patients with minor head injury. *N Engl J Med*. 2000;343:100-105. doi:10.1056/NEJM200007133430204.

Jayaraman MV, Mayo-Smith WW, Tung GA, et al. Detection of intracranial aneurysms: multi-detector row CT angiography compared with DSA. *Radiology.* 2004;230:510-518. doi:10.1148/radiol.2302021465.

Kowalski RG, Claassen J, Kreiter KT, et al. Initial misdiagnosis and outcome after subarachnoid hemorrhage. *JAMA.* 2004;291:866-869. doi:10.1001/jama.291.7.866.

Lee B, Newberg A. Neuroimaging in traumatic brain imaging. *NeuroRx.* 2005;2:372-383. doi:10.1602/neurorx.2.2.372.

Newhouse JH, Kho D, Rao QA, Starren J. Frequency of serum creatinine changes in the absence of iodinated contrast material: implications for studies of contrast nephrotoxicity. *AJR Am J Roentgenol.* 2008;191:376-382. doi:10.2214/AJR.07.3280.

Reinus WR, Erickson KK, Wippold FJ II. Unenhanced emergency cranial CT: optimizing patient selection with univariate and multivariate analyses. *Radiology.* 1993;186:763-768. doi:10.1148/radiology.186.3.8430185.

Sandrini G, Friberg L, Coppola G, et al. Neurophysiological tests and neuroimaging procedures in non-acute headache (2nd edition). *Eur J Neurol.* 2011;18:373-381. doi:10.1111/j.1468-1331.2010.03212.x.

Sempere AP, Porta-Etessam J, Medrano V, et al. Neuroimaging in the evaluation of patients with non-acute headache. *Cephalalgia.* 2005;25:30-35. doi:10.1111/j.1468-2982.2004.00798.x.

Stiell IG, Wells GA, Vandemheen K, et al. The Canadian CT Head Rule for patients with minor head injury. *Lancet.* 2001;357:1391-1396.

Suarez JI, Tarr RW, Selman WR. Aneurysmal subarachnoid hemorrhage. *N Engl J Med.* 2006;354:387-396. doi:10.1056/NEJMra052732.

Wardlaw JM, Mielke O. Early signs of brain infarction at CT: observer reliability and outcome after thrombolytic treatment—systematic review. *Radiology.* 2005;235:444-453. doi:10.1148/radiol.2352040262.

Wintermark M, Flanders AE, Velthuis B, et al. Perfusion-CT assessment of infarct core and penumbra: receiver operating characteristic curve analysis in 130 patients suspected of acute hemispheric stroke. *Stroke.* 2006;37:979-985. doi:10.1161/01.STR.0000209238.61459.39.

Wintermark M, Sanelli PC, Albers GW, et al. Imaging recommendations for acute stroke and transient ischemic attack patients: a joint statement by the American Society of Neuroradiology, the American College of Radiology, and the Society of NeuroInterventional Surgery. *AJNR Am J Neuroradiol.* 2013;34:E117-E127. doi:10.3174/ajnr.A3690.

Ressonância Magnética 22

Eric Newman e Angela Lignelli

PONTOS-CHAVE

1. A ressonância magnética (RM) é uma modalidade de exame de imagem de alta resolução com amplas aplicações clínicas.

2. Ela se baseia em espectroscopia de *spins* nucleares dos prótons de água e não requer utilização de radiação ionizante.

3. Imagens ponderadas em T1 são úteis para estudar neuroanatomia estrutural, sequências contrastadas e hemorragia aguda.

4. Imagens ponderadas em T2, inclusive sequência FLAIR (*fluid-attenuated inversion recovery*), são úteis para investigar diversos processos patológicos, especialmente doenças da substância branca.

5. Imagens ponderadas em difusão são particularmente úteis para avaliar acidente vascular encefálico (AVE) isquêmico agudo, mas também podem ter resultados anormais em outros processos metabólicos, infecciosos, neoplásicos e neurodegenerativos.

6. Imagens ponderadas em suscetibilidade demonstram calcificação ou deposição de ferro e também têm diversas aplicações clínicas.

7. Técnicas de RM vascular, inclusive angiografia e flebografia, são mais úteis para investigar e localizar AVEs.

8. Espectroscopia de ressonância magnética (ERM) é uma técnica útil para diferenciar algumas alterações estruturais e metabólicas porque demonstra armazenamento anormal de energia e metabolismo anaeróbio, assim como composição das membranas celulares e bainha de mielina.

9. Imagens em tensor de difusão baseiam-se na dependência direcional da difusão da água para avaliar integridade dos tratos de substância branca.

10. A ressonância magnética funcional (RMf) baseia-se no acoplamento hemodinâmico da ativação encefálica para inferir indiretamente ativação cerebral e é usada principalmente no planejamento cirúrgico pré-operatório e estudos científicos.

INTRODUÇÃO

A ressonância magnética (RM) é uma técnica de imagem não invasiva. As imagens criadas pela RM assemelham-se com frequência a amostras de anatomia macroscópica. A característica importante da RM é a capacidade de diferenciar distintos tipos de tecidos moles e identificar anormalidades patológicas. É indispensável para a prática neurológica moderna, tanto para fins de diagnóstico, confirmação de hipótese diagnóstica e caracterização de condições neurológicas como para o monitoramento da resposta ao tratamento. Embora as anormalidades de sinal na RM possam ser muito sensíveis aos processos patológicos, isoladamente os achados não têm especificidade e exigem integração meticulosa com os dados clínicos. Os principais pontos fracos da RM são o custo, a razão sinal:ruído inerentemente baixa que exige campos magnéticos potentes e exames demorados e a distorção das imagens por artefatos. O escâner de RM consiste em um cilindro que geralmente é pequeno e restritivo, provocando ansiedade ou claustrofobia em muitos pacientes. Além disso, dispositivos implantados podem ser ferromagnéticos e, portanto, constituem uma contraindicação à realização da RM. Um exemplo desses dispositivos é o marca-passo cardíaco. Como em todos os exames de imagem, agentes de contraste devem ser administrados, quando o benefício do aumento da acurácia diagnóstica supera seu risco, que é geralmente baixo. Nos próximos parágrafos, será apresentada a base física da RM, e considerações técnicas serão feitas. Além disso, será feita uma revisão da aplicação das sequências de pulso básicas e métodos avançados de aquisição de imagens.

FÍSICA DA RESSONÂNCIA MAGNÉTICA

A RM baseia-se na espectroscopia de *spins* nucleares dos prótons de água da transformada de Fourier. A aquisição de imagens clínicas é realizada com base nos *spins* nucleares dos prótons de água, porque esta é abundante nos tecidos biológicos e os prótons exibem sensibilidade relativamente maior na RM do que outros núcleos.

Na descrição clássica relevante para a aquisição de imagens clínicas, a RM pode ser compreendida quando se consideram as propriedades de rotação dos prótons equivalentes a pequenos dipolos magnéticos que se alinham em um campo magnético. Na descrição mecânica quântica da RM de prótons, os *spins* individuais dos prótons existem como uma combinação (superposição) de dois estados quantizados de energia, e as transições entre eles podem ser manipuladas por pulsos de radiofrequência e defasagem. O número extraordinariamente grande de prótons de água resulta em comportamento dos tecidos biológicos no campo magnético, que pode ser considerado como magnetização efetiva. Essa magnetização longitudinal pode ser *deslocada* do estado alinhado por um pulso de radiofrequência excitatório. A alteração do ângulo a partir do estado alinhado original é denominado ângulo de inclinação ou de excitação (*flip angle*). Uma vez no plano transverso, a magnetização começa a girar (precessão) em torno do campo magnético em uma frequência específica de ressonância denominada *frequência de Larmor* (cerca de 43 MHz por tesla no caso de prótons). Essa precessão gera, por sua vez, uma voltagem tempo-variável na bobina receptora. A frequência específica de ressonância depende do núcleo a ser visualizado, de seu ambiente local e da potência do campo magnético.

O relaxamento do sinal de volta ao equilíbrio é descrito pelas constantes de tempo exponenciais T1 e T2. O relaxamento da magnetização não é um processo espontâneo, mas um fenômeno consequente a movimento molecular subjacente e interações moleculares. A teoria BPP de relaxamento, em homenagem a Bloemberg, Purcell e Pound, mostrou-se acurada e permite o cálculo dos tempos de relaxamento a partir dos primeiros princípios. Os dois principais mecanismos de relaxamento são denominados *processos T1 e T2*, sendo relevantes para a aquisição de imagens clínicas e dependem da taxa de movimento molecular, ou melhor, da difusão rotacional das moléculas individuais. A constante de tempo T1 descreve a recuperação da magnetização longitudinal de volta ao estado de equilíbrio alinhado (após um tempo T1, cerca de 63% da magnetização já se realinharam). A constante de tempo T2 descreve o decaimento da magnetização no plano transverso (após um tempo T2, cerca de 63% da magnetização decaiu).

Geração das imagens

A RM gera imagens por meio da aplicação de gradientes espaciais lineares de campo magnético, de modo que partes diferentes do corpo apresentam ressonância em frequências diferentes. Uma dimensão pode ser amostrada diretamente (a denominada *dimensão de frequência*), enquanto outras dimensões podem ser amostradas indiretamente (as chamadas *dimensões de fase*). Graças à combinação de múltiplas direções de gradiente, é possível formar imagens bidimensionais ou tridimensionais.

O sinal da RM é constituído de sinusoides (ou ondas sinusoidais) amortecidas tempo-dependentes e demanda a transformada de Fourier para convertê-la a um espectro de potência, que é a imagem. O termo *espaço k* é usado para descrever os dados tempo-dependentes. Algumas vezes, isso gera confusão, porque a transformada de Fourier é muito semelhante ao seu inverso, e a aquisição de dados de RM tempo-dependentes no espaço k é essencialmente equivalente à aquisição de diferentes componentes de frequência da imagem. Por esse motivo, com frequência, é mencionado que o centro da imagem no espaço k determina o contraste da imagem (componentes de baixa frequência), enquanto as bordas da imagem no espaço k determinam os detalhes na imagem (componentes de alta frequência).

Desde que as primeiras imagens foram obtidas em seres humanos vivos no final da década de 1970, houve substancial expansão, que inclui uma ampla gama de aplicações clínicas. A sequência de pulsos de radiofrequência – ou gradientes de pulso – retardos temporais intervenientes usados para preparar a magnetização e os métodos de amostragem do espaço k são denominados *sequência de pulso*. Sequências de pulso diferentes são usadas para indicações específicas. As duas sequências de pulso básicas são *gradiente-echo* e *spin-echo*, e as outras sequências são derivadas delas. As sequências *gradient-echo* refocalizam a magnetização após um pulso de radiofrequência, usando um gradiente de pulso, enquanto as sequências *spin* eco refocalizam a magnetização usando um pulso de inversão de radiofrequência (180°). De modo geral, as sequências *spin* eco são menos suscetíveis a artefatos porque os estes também são invertidos pelo pulso de refocalização e, posteriormente, cancelados.

SISTEMAS DE AQUISIÇÃO DE IMAGENS DE RESSONÂNCIA MAGNÉTICA APLICÁVEIS À PRÁTICA CLÍNICA

Os sistemas de aquisição de imagem usados na prática clínica são classificados segundo a potência do campo magnético principal *campo* B_0, que é medida em tesla (1 T = 10.000 gauss, cerca de 15 a 40 mil vezes o campo magnético da Terra). A maioria dos sistemas de imagem usa potências de campo de 1,5 a 3 T. O termo campo de alta potência, no contexto de sistemas de aquisição de imagem, refere-se a sistemas de magnetos operando a 7 a 9 T. Os sistemas de alta potência têm benefícios evidentes em termos de maior resolução anatômica e maior razão sinal:ruído, mas são mais propensos a artefatos e demandam radiofrequência mais potente (taxa de absorção específica mais elevada). Os magnetos mais potentes são, tipicamente, fechados, ou seja, em formato de cilindro ou tubo comprido. Já existem no mercado vários tipos de magneto aberto. Esses magnetos acomodam melhor variações no biotipo dos pacientes e, tipicamente, criam um ambiente menos claustrofóbico. Magnetos totalmente abertos operam em potências de campo magnético menores que os sistemas de magneto fechados, com consequente resolução menor que prejudica o diagnóstico clínico.

Múltiplos componentes do sistema de RM influenciam a sensibilidade final na detecção do sinal de RM e geração de imagem sem distorções. Um importante fator físico que é modificado de uma aplicação para outra é a bobina de radiofrequência. Existem vários tipos de bobina de transmissão e recepção para aplicações específicas no cérebro, na cabeça, no pescoço e na coluna vertebral. Existem bobinas do tipo gaiola para adquirir imagens do cérebro, bobinas de superfície e bobinas multicanal e paralelas. Todos os tipos têm limitações em termos de tamanho do volume de imagem, sensibilidade e velocidade de aquisição de imagens.

SEGURANÇA DA RESSONÂNCIA MAGNÉTICA

As principais considerações em termos da segurança da RM incluem o potente campo magnético principal, a comutação rápida dos gradientes de campo magnético, a deposição da potência de radiofrequência, os níveis de pressão sonora e a segurança relacionada com os agentes de contraste. O potente campo magnético produzido pelo escâner de RM é uma importante consideração de segurança, porque os objetos podem se tornar projéteis perigosos quando são colocados no campo. Além disso, dispositivos implantados incompatíveis com RM ou corpos estranhos metálicos representam um risco, por causa dos efeitos de aquecimento dos tecidos locais e do movimento dos objetos em relação a estruturas críticas. Dispositivos comumente encontrados na prática clínica incluem dispositivos cardíacos implantados (p. ex., marca-passos cardíacos), bem como bombas de infusão, implantes cocleares e vários tipos de implantes cirúrgicos, como alguns clipes de aneurisma. Recentemente foram criados dispositivos cardíacos compatíveis com RM, e dispositivos cirúrgicos implantados compatíveis com RM estão sendo desenvolvidos. Todavia, é crucial ter precaução com todos os dispositivos implantados e garantir a compatibilidade com RM dos mesmos para promover a segurança do paciente.

Antes de o paciente ser levado para perto do campo magnético, que nunca é desligado, é obrigatório um exame meticuloso de segurança por profissionais de saúde devidamente treinados.

Uma vez dentro do escâner de RM, alguns pacientes apresentam vários efeitos físicos, além da possibilidade de claustrofobia. Nos EUA, a Food and Drug Administration (FDA) limita a potência do campo magnético principal imposto a 8 T para adultos e 4 T para recém-nascidos. Campos acima desses limites impõem risco. Também são impostos limites para a velocidade de comutação dos gradientes de campo magnético na RM, devido à possibilidade de despolarização neural ou cardíaca, resultando em dor, auras ou, possivelmente, arritmias. Além disso, existem limites em relação à taxa de deposição de energia pelos pulsos de radiofrequência (semelhantes aos limites dos telefones celulares). Esse limite é denominado *taxa de absorção específica* e visa à prevenção de lesão dos tecidos corporais por aquecimento.

Quelatos de gadolínio são os contrastes frequentemente empregados na RM por causa dos efeitos locais de relaxividade (velocidade de relaxamento dos prótons da água) que resultam em encurtamento de T1 e em consequente sinal brilhante (hiperintenso) nas imagens ponderadas em T1. Outros agentes de contraste, inclusive contrastes à base de manganês e óxidos de ferro superparamagnéticos, são atualmente menos empregados na prática clínica. Os riscos da administração de contraste na RM incluem reações potencialmente fatais. Há relatos de deposição de gadolínio nos tecidos e consequente fibrose, conhecida como *fibrose sistêmica nefrogênica*, em pacientes com função renal significativamente reduzida, portanto, é necessário rastreamento apropriado dos pacientes.

SEQUÊNCIAS BÁSICAS

Para o propósito de obtenção de imagens existem muitas fontes de contraste de imagem. Processos dinâmicos no nível molecular, tais como efeitos relacionados com o fluxo e os efeitos de difusão, e vários mecanismos de relaxamento são responsáveis pela potência da RM na geração de contraste entre diferentes tecidos biológicos.

As sequências básicas usadas para fontes específicas de contraste são as seguintes:

- Ponderadas em T1
- Ponderadas em T2
- FLAIR (*fluid-attenuated inversion recovery*) ponderada em T2
- Ponderadas em difusão
- Ponderadas em suscetibilidade
- Imagens realçadas pós-contraste.

Imagens ponderadas em T1 e T2

As duas sequências essenciais na RM são as sequências ponderadas em T1 e ponderadas em T2, que individualmente enfatizam o tempo de relaxamento T1 ou T2 dos tecidos. A aquisição de imagens ponderadas em T1 enfatiza os tempos de relaxamento *T1 curtos* como sinal brilhante; tecidos constituídos por *spins* com tempos de relaxamento T1 longos aparecem com intensidade de sinal relativamente mais baixo (escuro) nas imagens ponderadas em T1. A principal indicação clínica das imagens ponderadas em T1 é revelar a anatomia do cérebro e da medula espinal. As imagens ponderadas em T1 também são valiosas na investigação de hemorragia subaguda, lipídios, metais paramagnéticos ou composição proteinácea das lesões porque encurtam o tempo de relaxamento T1, e seu aspecto é hiperintenso nas imagens ponderadas em T1. As imagens ponderadas em T1 também servem como base de comparação para as imagens contrastadas. A ponderação em T1 pode ser conseguida pela redução do *tempo de repetição* (TR) entre excitações sucessivas e, assim, evita o relaxamento completo da magnetização de volta ao equilíbrio ou pela mudança de fase de pulsos de radiofrequência sucessivos que provocam inferência destrutiva (referido como *spoiled gradient echo*, ou SPGR).

O principal uso das imagens ponderadas em T2 é revelar patologias no cérebro ou na medula espinal, conforme evidenciado pelo aumento do conteúdo de água nos tecidos. As imagens ponderadas em T2 enfatizam os tempos de relaxamento *T2 longos* como um sinal brilhante. Os tecidos constituídos por *spins* com tempos de relaxamento T2 curtos aparecem escuros nas imagens ponderadas em T2. Os efeitos de suscetibilidade, entretanto, resultando em heterogeneidades no campo local, também encurtam o tempo T2 (esse tipo de efeito é, algumas vezes, denominado T2*). A ponderação em T2 pode ser conseguida pelo prolongamento do tempo que a magnetização demora no plano transverso ou *tempo até o eco* ou *tempo de eco* (TE) antes da aquisição. Ao contrário das imagens ponderadas em T1 e das imagens ponderadas em T2, as imagens com densidade protônica são obtidas com TE para minimizar as perdas de relaxamento e TR longos para possibilitar maior recuperação da magnetização entre excitações sucessivas.

A sequência FLAIR é a preferida para revelar patologias sutis do cérebro. As imagens FLAIR são obtidas pela preparação de magnetização com um pulso de inversão de radiofrequência, que inverte o alinhamento do equilíbrio. À medida que a magnetização é relaxada de volta ao estado alinhado com a constante de tempo T1, torna-se temporariamente negligenciável quando cruza o zero, e a detecção nesse momento pode essencialmente anular o sinal proveniente dos *spins* com um T1 específico. Embora as sequências FLAIR possam ser ponderadas em T1 ou ponderadas em T2, na linguagem clínica comum o método FLAIR se refere a imagens ponderadas em T2. A principal vantagem das imagens FLAIR é a sensibilidade para detectar uma ampla gama de processos patológicos, e elas são valiosas especificamente para a investigação de doenças da substância branca no cérebro. O arquétipo é a esclerose múltipla, que se caracteriza por lesões da substância branca periventriculares, irradiadas radialmente para os corpos dos ventrículos laterais (são necessárias sequências FLAIR nos planos axial e sagital para uma análise completa) (Figura 22.1; ver também Figura 22.6).

Cada tecido tem aspecto característico nas imagens ponderadas em T1, ponderadas em T2 e FLAIR. O líquido cefalorraquidiano, por exemplo, tem um tempo de relaxamento T1 relativamente longo e um tempo de relaxamento T2 longo e se mostra escuro nas imagens ponderadas em T1 e brilhante nas imagens ponderadas em T2 (Figura 22.2 A e B). O líquido cefalorraquidiano aparece escuro nas imagens FLAIR porque essas imagens são especificamente calibradas para suprimir o líquido cefalorraquidiano ou água "livre" (Figura 22.2 C). No adulto, a substância branca está plenamente mielinizada e aparece discretamente brilhante nas imagens ponderadas em T1 e escura (hipointensa) nas imagens ponderadas em T2 (Figura 22.2 A e B). A substância cinzenta é mais hiperintensa que a substância branca nas imagens ponderadas em T2, enquanto o oposto se aplica às imagens ponderadas em T1. O sangramento parenquimatoso pode ter vários aspectos nas imagens ponderadas em T1 e ponderadas em T2, dependendo

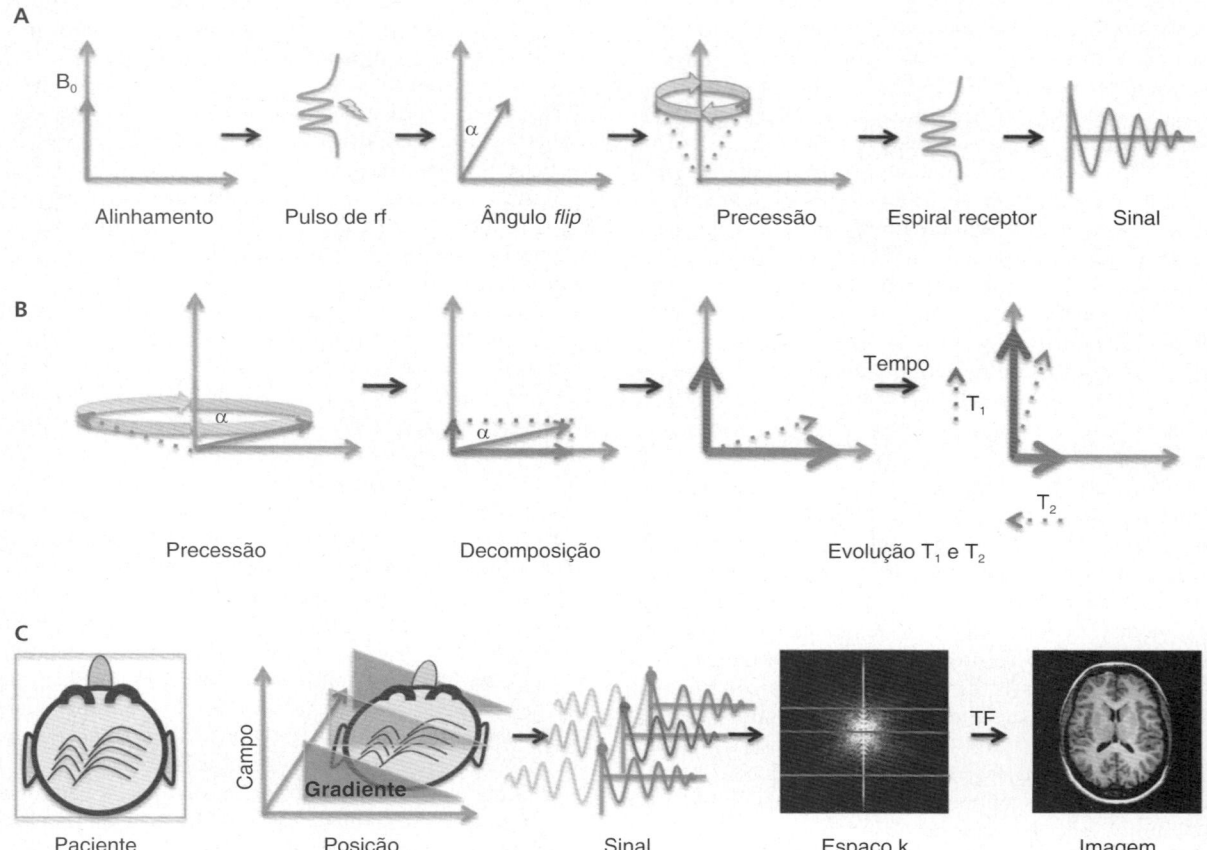

FIGURA 22.1 Representação esquemática da ressonância magnética (RM). **A.** A magnetização (*seta vermelha*) se alinha ao longo do campo magnético principal (B_0). Um pulso de radiofrequência gerado por uma bobina de transmissão "inclina" a magnetização a partir do estado alinhado em um ângulo de inclinação ou de excitação (α). Ocorre precessão da magnetização em torno do campo magnético principal. A precessão resulta em voltagem variável com o tempo em uma bobina de recepção de radiofrequência. Isso é registrado como o sinal de RM. **B.** Enquanto ocorre a precessão da magnetização em torno do campo magnético, o decaimento da magnetização pode ser descrito por duas constantes de tempo exponenciais separadas. O vetor de magnetização pode ser decomposto em um componente longitudinal paralelo ao campo magnético principal e um componente transverso que é ortogonal ao campo magnético principal. O tempo T1 descreve o relaxamento da magnetização de volta ao estado alinhado de equilíbrio. A constante de tempo T2 descreve o decaimento da magnetização transversa. **C.** As imagens são criadas na RM por meio da aplicação de múltiplos gradientes de campo, que codificam em termos posicionais o sinal da RM. Nessa representação esquemática da cabeça de um paciente, a aquisição direta do sinal de cada direção do gradiente possibilita a codificação da dimensão da frequência. A aplicação de um gradiente ortogonal crescente adicional a cada gradiente de codificação de frequência possibilita a codificação da dimensão de fase. O sinal proveniente de uma direção de gradiente corresponde, portanto, a uma linha do espaço k. Após o preenchimento de todas as linhas do espaço k, uma transformada de Fourier (TF) é usada para fazer uma representação da imagem. (*Esta figura se encontra reproduzida em cores no Encarte.*)

de seus componentes. No cérebro, a hemorragia evolui de modo previsível, e seu aspecto pode ser usado para inferir seu tempo de ocorrência. O prolongamento de T2 (hiperintensidade nas imagens ponderadas em T2) se correlaciona com hemorragia hiperaguda e hemorragia subaguda tardia, enquanto o encurtamento de T1 (hiperintensidade nas imagens ponderadas em T1) se correlaciona com sangramento subagudo inicial e tardio. Na Tabela 22.1 são mostrados esses aspectos característicos.

Quantificação dos tempos de T1 e T2

As constantes de tempo de relaxamento T1 e T2 podem ser quantificadas para fornecer informações sobre as propriedades dinâmicas no nível molecular. O relaxamento também pode ser mensurado durante a aplicação de um pulso de radiofrequência contínuo e, nesse caso, as constantes de tempo de relaxamento são denominadas *T1-rho* e *T2-rho* (*rho* descrevendo o arcabouço de referência de rotação usado na descrição teórica). A aquisição de imagens por transferência de magnetização e a aquisição de imagem por transferência de saturação química são métodos adicionais que se baseiam no uso de um pulso de radiofrequência para atenuar a magnetização. Atualmente, esses métodos emergentes estão limitados a ambientes de pesquisa, mas são promissores para futuras aplicações clínicas.

Imagem ponderada em difusão

Imagens ponderadas em difusão (DWI) são inestimáveis para a detecção de lesão cerebral isquêmica em suas fases iniciais (Figura 22.3). Como as imagens ponderadas em T1 e ponderadas

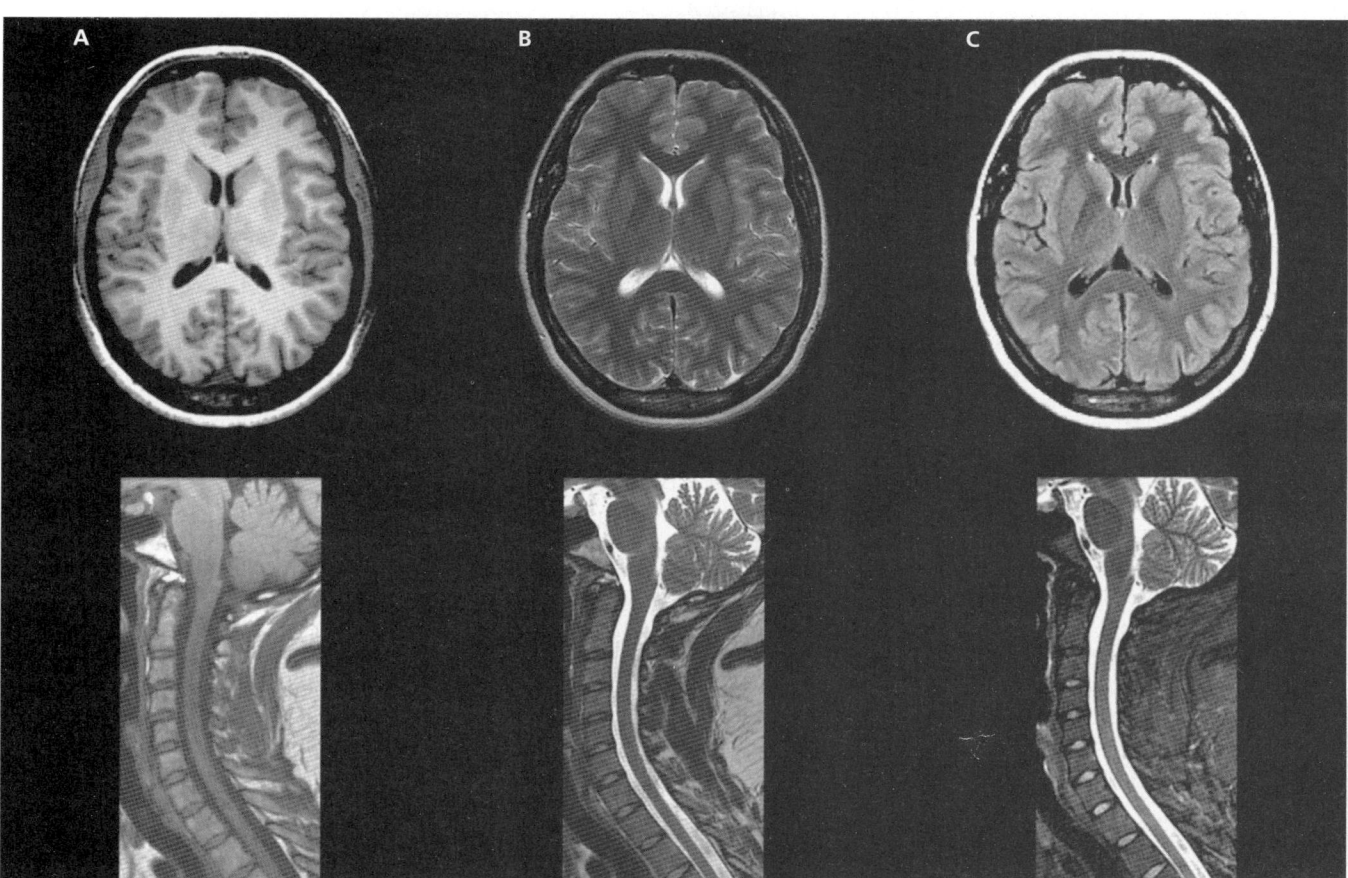

FIGURA 22.2 Imagens ponderadas em T1, ponderadas em T2 e sequência FLAIR (*fluid-attenuated inversion recovery*) e recuperação de inversão (RI) normais. **A.** Imagens ponderadas em T1 normais do cérebro e da coluna vertebral cervical. A substância branca é brilhante (hiperintensa) e a substância cinzenta é escura. O sinal do líquido cefalorraquidiano é hipointenso (escuro). **B.** Imagens ponderadas em T2 normais do cérebro e da coluna vertebral cervical. A substância cinzenta é hiperintensa (brilhante) e a substância branca é escura. O sinal do líquido cefalorraquidiano é hiperintenso (brilhante). **C.** Imagem FLAIR normal do cérebro e imagem IR da coluna vertebral cervical. Na imagem FLAIR o sinal do líquido cefalorraquidiano é suprimido e parece escuro, a substância branca é escura e a substância cinzenta é brilhante, semelhante a uma imagem ponderada em T2. Na imagem IR da coluna vertebral cervical, a gordura é suprimida e existe contraste aumentado na medula espinal.

Tabela 22.1 Aspectos habituais das estruturas normais nas imagens ponderadas em T1, ponderadas em T2, sequências FLAIR, DWI/CDA e GRE ou SWI.

	Ponderada em T1	Ponderada em T2	FLAIR	DWI/CDA	GRE ou SWI
LCR	Escuro	Brilhante	Escuro	Escuro/brilhante	Brilhante
Substância branca ou cinzenta mais brilhante	Substância branca mais brilhante	Substância cinzenta mais brilhante	Substância cinzenta mais brilhante	Substância cinzenta mais brilhante/ substância branca mais brilhante	Variável
Infarto agudo	Escuro	Brilhante	Brilhante	Brilhante/escuro	Variável
Hemorragia	Brilhante se for agudo ou subagudo tardio	Brilhante se for hiperagudo ou subagudo tardio	Variável	Variável	Escuro
Edema	Escuro	Brilhante	Brilhante	Variável/brilhante	Isointenso

ADC, coeficiente de difusão aparente; DWI, imagens ponderadas em difusão; FLAIR, *fluid-attenuated inversion recovery*; GRE: *gradient-recalled echo*; LCR, líquido cefalorraquidiano; SWI, imagens ponderadas em suscetibilidade.

em T2, a sequência DWI cria contraste na imagem graças às propriedades moleculares dinâmicas, especificamente difusão translacional, pela aplicação de gradientes multidirecionais de campo sensibilizados por difusão. Na prática clínica, a sequência DWI é tipicamente realizada para água, embora haja relatos de aplicação a outras moléculas. O "efeito" da sequência de gradiente de difusão é, com frequência, quantificado usando um valor b. No caso de adultos, um valor de b igual a 1.000 s/mm^2 é tipicamente empregado, enquanto um valor de b igual a 1.500 s/mm^2 é, algumas vezes, preferido para crianças. Na prática clínica rotineira, a sequência DWI é tipicamente detectada pela utilização de uma técnica ecoplanar (EPI) graças à velocidade da aquisição das imagens. EPI é uma técnica gradiente-eco que consegue adquirir todo o espaço k em uma excitação por meio de "entrelaçamento" das dimensões de fase e frequência.

A sequência em difusão é considerada uma técnica quantitativa, possibilitando o cálculo de um coeficiente de difusão aparente (CDA), que determina o quanto a difusividade da água é restrita (em relação à difusão livre), provavelmente consequente a barreiras estruturais, como as membranas celulares ou a associação de água com moléculas maiores com coeficientes de difusão menores. A aplicação mais útil da DWI é na aquisição de imagens de pacientes que sofreram um acidente vascular encefálico (AVE) (Figura 22.3 A). Isso ocorre mais frequentemente na vigência de falência bioenergética celular e edema cerebral citotóxico secundário a hipoxia/isquemia cerebral. Infartos agudos e subagudos iniciais mostram restrição da difusão e são detectados facilmente como regiões brilhantes em DWI. A diferenciação entre infartos agudos e infartos subagudos tardios, que têm aspecto brilhante (hiperintenso) em DWI (coloquialmente conhecido como *T2 shine through*), pode ser conseguida por imagem CDA simultânea. Infartos agudos evoluindo para infartos subagudos iniciais realmente apresentam restrição de difusão e são escuros na imagem CDA (Figura 22.3 B). Infartos subagudos evoluindo para crônicos são brilhantes (hiperintensos) em DWI, devido ao efeito *T2 shine through*, e são isointensos a hiperintensos na imagem CDA.

Outras condições, inclusive estado de mal epiléptico não controlado e doenças causadas por príons (p. ex., doença de Creutzfeldt-Jakob), podem causar aumento do sinal nas imagens DWI. A restrição da difusão também pode ser observada nos casos de hemorragia, em tecidos/neoplasias com alta densidade celular com inflamação ativa e no centro de abscessos. A sequência DWI é especialmente útil na investigação de tumores cerebrais nos quais focos de difusão restrita levantam a suspeita de um componente hipercelular agressivo do tumor que precede o realce por contraste.

Sequências *gradient-recalled echo* e imagens ponderadas em suscetibilidade

A indicação clínica principal das sequências *gradiente-recalled echo* (GRE) ou imagem ponderada em suscetibilidade (SWI) é sua sensibilidade a pequenos volumes de sangramento. As imagens SWI ou GRE geram contraste a partir de diferenças na suscetibilidade magnética subjacente. As diferenças na suscetibilidade são interpretadas para representar espécies paramagnéticas ou diamagnéticas subjacentes e têm implicações importantes para a caracterização de componentes teciduais, como calcificação ou conteúdo de ferro. As imagens de SWI são discretamente diferentes das imagens GRE porque mostram vasos intracranianos e são consideradas mais sensíveis que a sequência GRE convencional. Os métodos para quantificar suscetibilidade são denominados *mapeamento quantitativo de suscetibilidade*. No campo da pesquisa, os métodos quantitativos têm aplicações na datação mais acurada do sangramento, na quantificação do realce pelo agente de contraste e na investigação de doenças neurodegenerativas associadas à deposição de metais pesados.

Realce por contraste de gadolínio

A administração de contrastes paramagnéticos por via intravenosa, tipicamente quelato de gadolínio, é extremamente valiosa na RM. O realce é definido como aumento do encurtamento de T1 após administração de contraste e o conceito é elaborado adicionalmente no contexto de estudo de perfusão por RM. O achado de realce por contraste no parênquima cerebral implica comprometimento da barreira hematencefálica e tem implicações importantes para a caracterização de lesões, desde tumores e metástases cerebrais até condições infecciosas e inflamatórias (Figura 22.3 D).

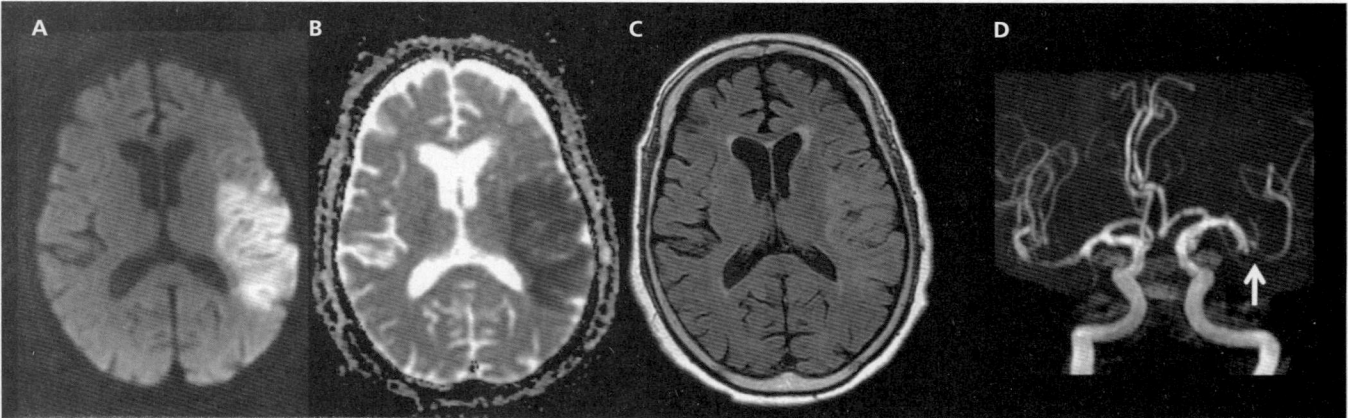

FIGURA 22.3 Infarto agudo da artéria cerebral média (ACM) esquerda. **A.** Essa imagem ponderada em difusão mostra sinal brilhante no território da ACM esquerda. **B.** A imagem correspondente em sequência de coeficiente de difusão aparente mostra sinal escuro confirmando um infarto agudo ou subagudo precoce. **C.** A imagem FLAIR correspondente mostra sinal aumentado associado compatível com edema. **D.** A angiografia por ressonância magnética do círculo de Willis mostra ausência do aumento de sinal referente ao fluxo do segmento distal M1 da ACM esquerda (*seta*) compatível com a oclusão. A irregularidade também é observada no segmento contralateral M1 direito.

Várias estruturas no cérebro não têm a barreira hematencefálica, como as glândulas pineal e hipófise, e normalmente são realçadas. O realce vascular é variável. Os vasos sanguíneos são tipicamente brilhantes nas imagens pós-contraste ponderadas em T1 na sequência *spoiled gradient-echo*, mas têm aspecto variável nas imagens ponderadas em T1 *spin-eco* dependendo da velocidade de fluxo e de outros parâmetros de aquisição de imagens. Na coluna vertebral, realce pode ser observado nas veias epidurais, assim como nos tecidos moles. Imagens de angiorressonância magnética (angio-RM) específicas podem ser necessárias para cauterizar algumas malformações vasculares, e a angiografia convencional por cateter pode ser necessária para analisar malformações vasculares sutis.

Em algumas situações, não é apropriada a aquisição de imagens contrastadas. Os exemplos incluem contraindicações ao uso de contraste, como reações alérgicas graves prévias ou insuficiência renal. No caso de possível reação alérgica ou reação alérgica prévia, torna-se necessária pré-medicação com um algoritmo de esteroide se os benefícios do uso do contraste para confirmar o diagnóstico forem superiores aos riscos. Muitos protocolos de obtenção de imagem, como investigação de infarto, hemorragia hipertensiva ou compressão raquimedular aguda, não exigem tipicamente a obtenção de imagens pós-contraste. No caso de infarto em processo de evolução ou hemorragia parenquimatosa, o realce por contraste é usado eventualmente e pode, na verdade, criar um dilema diagnóstico quando não existe história clínica adequada.

Angiorressonância magnética e fleborressonância magnética

É possível adquirir de modo não invasivo imagens das estruturas vasculares na cabeça e no pescoço por meio da RM, com ou sem administração de contraste. As indicações clínicas primárias incluem investigação de estenose, trombose, dissecção e aneurisma nas estruturas vasculares da cabeça ou do pescoço. O método *time-of-flight* (TOF) se fundamenta no fluxo vascular para levar *spins* não relaxados *novos* para o volume de imagem. Como resultado, os vasos que contêm *spins* fluindo têm aspecto brilhante e são facilmente delineados. O método de *contraste de fase* (CF), ou *codificação de velocidade* (VENC), detecta alterações de fase dos *spins* que se movem através de um gradiente. Os métodos da *angio-RM contrastada* dependem dos efeitos de encurtamento de T1 dos quelato de gadolínio, que são administrados por injeção intravenosa direta. A cronologia apropriada de um bólus de contraste e a aquisição de imagens podem fornecer fases arterial e venosa individuais.

No pescoço, a angio-RM é frequentemente realizada para avaliar o grau de obstrução dos sistemas arteriais carotídeo e vertebral, embora a ultrassonografia (US) e a angiotomografia computadorizada (angio-TC) do pescoço também possam ser realizadas. Os protocolos específicos usados em centros de imagem dependem dos recursos disponíveis e da probabilidade pré-teste da existência de anormalidades na população específica de pacientes. Os critérios de adequação do American College of Radiology (ACR) estabelecem recomendações igualmente altas para US, angio-TC e angio-RM das carótidas para fins de rastreamento quando existe um achado no exame físico, como um sopro carotídeo. Não obstante, quando o paciente apresenta um déficit neurológico focal, a angio-RM e a angio-TC são preferidas à US.

A angio-RM não contrastada do pescoço, usando métodos bidimensionais e tridimensionais de TOF, pode ser suficiente para descartar estenose hemodinamicamente significativa da artéria carótida. Todavia, uma limitação das técnicas TOF não invasivas é o fluxo turbulento ou lento que pode resultar em perda de sinal e superestimativa do grau de estenose, com consequentes resultados falso-positivos. Isso é especificamente verdadeiro no bulbo carotídeo ou nos segmentos V3 da artéria vertebral, que são sensíveis aos artefatos de fluxo (Figuras 22.4 A e B). A angio-RM contrastada é considerada o exame de imagem não invasivo mais sensível para o diagnóstico de 70 a 99% dos casos de estenose da artéria carótida interna, com estimativas de metanálise de sensibilidade igual a 85% (76 a 92%). Além disso, nos casos de dissecção de artéria carótida ou vertebral, alterações luminais sutis são mais bem avaliadas com imagens ponderadas em T1 ou com densidade protônica e saturação de gordura além dos métodos contrastados.

Na circulação intracraniana, os métodos TOF de angio-RM são adequados para verificar o grau de obstrução e vascular e a formação de aneurisma (Figura 22.4 C e D). Durante o rastreamento de aneurismas, por exemplo, quando existe história familiar positiva, os critérios de adequação do ACR fornecem recomendações discretamente maiores para o uso de angio-TC em vez de angio-RM em decorrência da maior resolução da angio-TC e da ausência de artefatos de fluxo.

O uso de métodos contrastados de angio-RM é preferido para a investigação de aneurismas após intervenção, como colocação de espirais ou *stents*, ou para investigação de malformações vasculares cerebrais. Tipicamente métodos contrastados tempo-resolvidos (nos quais aquisições sucessivas conseguem mostrar múltiplas fases arteriais e venosas) são aplicados no exame da cabeça e do pescoço quando o perfil temporal de realce é importante. Os exemplos incluem a diferenciação entre malformações vasculares de baixo fluxo e de alto fluxo e a diferenciação entre fluxo lento e oclusão completa.

A fleborressonância magnética (F-RM) é realizada na prática clínica para verificar o grau de obstrução dos seios venosos da dura-máter quando existe trombose ou estenose de seio venoso. Tipicamente são empregadas as técnicas TOF bidimensionais (Figura 22.4 E) e VENC (Figura 22.4 F). Todavia, os métodos pós-contraste tempo-resolvidos são úteis quando é identificada uma anormalidade porque diferenciam artefatos de fluxo ou estenose/oclusão parcial de oclusão completa.

Afora a cabeça e o pescoço, a angio-RM pode ser usada para detectar malformações vasculares na coluna vertebral. Por fim, embora a angio-RM e a F-RM sejam técnicas úteis, algumas malformações vasculares sutis só podem ser identificadas pela angiografia convencional com cateter e isso precisa ser levado em conta se houver a necessidade de descartar por completo a existência de malformação vascular subjacente.

ARTEFATOS DE RESSONÂNCIA MAGNÉTICA

Numerosos artefatos ocorrem nas imagens obtidas por RM. Em geral, esses artefatos se referem a representações de imagem que são distorções da anatomia subjacente verdadeira. Os artefatos podem criar estruturas inexistentes ou ocultar estruturas anatômicas. Os artefatos podem ocorrer em qualquer das múltiplas etapas de geração de sinal, aquisição de imagens e processamento de imagens. As propriedades subjacentes dos tecidos biológicos e a cooperação do paciente também podem gerar artefatos.

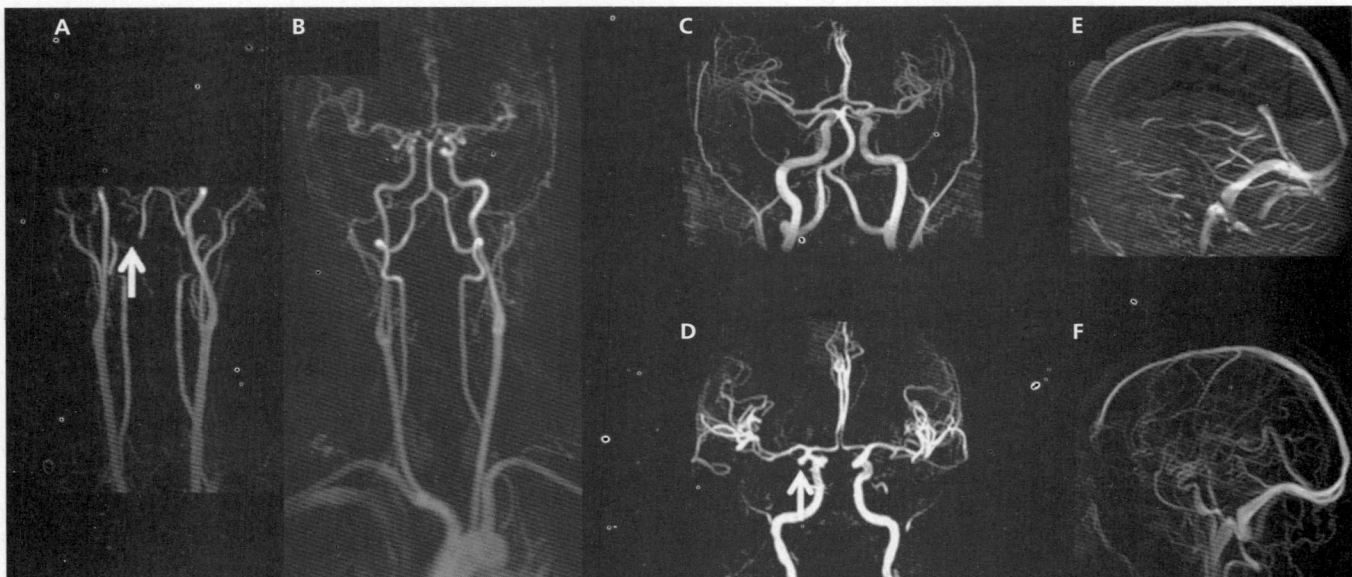

FIGURA 22.4 Angiorressonância magnética (angio-RM) e fleborressonância magnética (F-RM). **A.** A angio-RM do pescoço delineia as artérias carótidas e vertebrais. Deve ser observado o artefato de fluxo no plano de aquisição (*seta*) nos segmentos V3 da artéria vertebral. **B.** Fase arterial de angio-RM contrastada mostra resolução dos artefatos de fluxo. **C.** Angio-RM normal de vasos intracranianos. **D.** A angio-RM mostra um aneurisma na artéria carótida supraclinóidea direita (*seta*). **E.** Essa imagem de fleborressonância magnética tridimensional *time-of-flight* (TOF) mostra os seios venosos da dura-máter. **F.** Fleborressonância magnética codificada por velocidade dos seios venosos da dura-máter.

Alguns dos artefatos mais frequentemente encontrados são consequentes a movimentos – voluntários ou involuntários – do paciente (Figura 22.5 A) ou fenômenos de fluxo biológicos, como na pulsação do líquido cefalorraquidiano ou nas estruturas vasculares (Figura 22.5 B). Os fenômenos de fluxo resultam em aumento ou redução do sinal nas estruturas vasculares, semelhante aos efeitos obtidos na angio-RM TOF não contrastada. O movimento do paciente ou as estruturas pulsáteis como vasos sanguíneos resultam em artefatos do tipo fantasma nas imagens clínicas (Figura 22.5 C). Os artefatos de fantasma também surgem nas técnicas EPI (denominados *fantasmas N/2*) consequentes a distorções entre ecos sucessivos.

Os artefatos de suscetibilidade surgem quando há distorções do campo magnético local. Isso pode ser causado por interfaces ar-tecido ou material metálico implantado. Esses artefatos são encontrados frequentemente quando o paciente apresenta material odontológico fixo (como restaurações ou aparelho ortodôntico), clipes de aneurisma ou material de fusão de vértebras. De modo geral, esses artefatos resultam de perda do sinal em estruturas adjacentes, mas também resultam em aumento do sinal, por exemplo nas imagens da sequência FLAIR (Figura 22.5 D e E).

Artefatos de *aliasing* são comuns quando o campo de visão na dimensão de codificação de fase é muito pequeno – as estruturas fora do campo são "dobradas" para dentro do campo de visão (na direção da fase ou da frequência). É importante mencionar que esses artefatos podem surgir a partir de qualquer direção de codificação de imagem.

A interferência de radiofrequência externa resulta nos chamados artefatos em zíper (Figura 22.5 F). Por esse motivo as salas de RM têm blindagem elétrica e têm de funcionar com a porta fechada. Muitos outros artefatos são descritos na RM, relacionados com efeitos de deslocamento químico, bobina e heterogeneidade da radiofrequência.

APLICAÇÕES CLÍNICAS DA RESSONÂNCIA MAGNÉTICA

A RM assegura contraste significativamente maior entre os diferentes tecidos biológicos em comparação com outras técnicas de imagem por cortes transversais, como a TC ou a US. Por esse motivo, a RM é considerada a modalidade de imagem mais precisa e sensível para detectar patologias nos tecidos do sistema nervoso central (SNC). O ACR elaborou critérios de conveniência da RM, da TC e de outras técnicas de exame de imagem em diversas doenças neurológicas. Esses critérios são revisados periodicamente e estão disponíveis na página www.acr.org/Quality-Safety/Appropriateness-Criteria.

As seções subsequentes descrevem abordagens à utilização dessa técnica de exame em diversos contextos clínicos – infartos, doenças da substância branca e mielite transversa (MT) e tumores cerebrais e medulares intradurais. Ao longo de todo o texto, descrevemos aplicações recomendadas e habituais dos exames de neuroimagem na investigação de ampla variedade de doenças neurológicas.

Doença vascular cerebral

A RM revolucionou a obtenção de imagens do AVE. Os infartos agudos são brilhantes nas imagens DWI e exibem restrição da difusão nas imagens CDA (Figura 22.3). Efeito expansivo e edema vasogênico ou citotóxico podem ser investigados nas imagens ponderadas em T2 ou na sequência FLAIR. A hemorragia pode ser identificada nas imagens SWI ou GRE. As dimensões do infarto podem ser quantificadas, e o território vascular específico acometido pode ser delineado. Várias escalas de classificação podem ser utilizadas para determinar o prognóstico ou indicar o tratamento a ser instituído de acordo com os exames

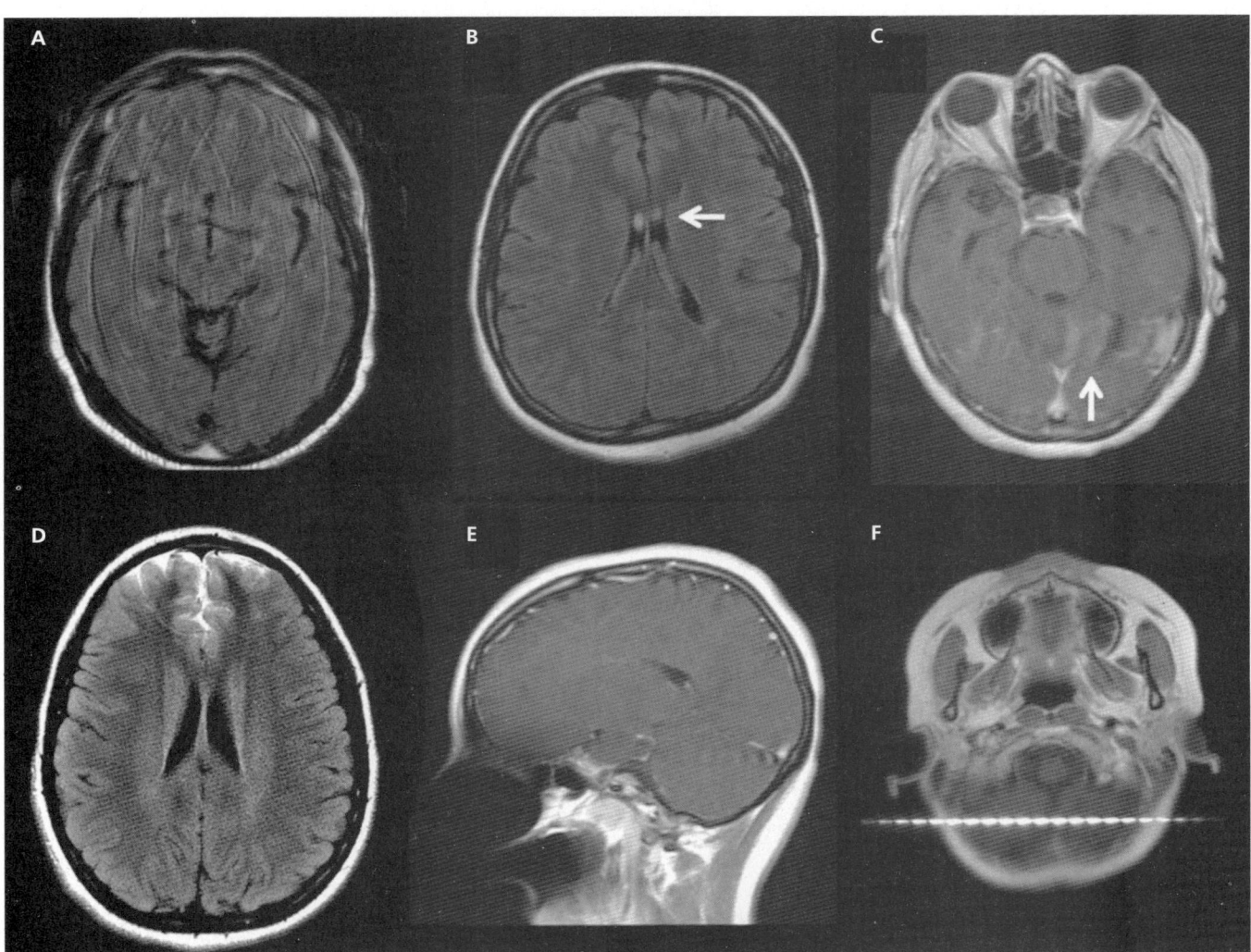

FIGURA 22.5 Artefatos de ressonância magnética. **A.** Artefato de movimento resulta em fantasmas em imagem FLAIR. **B.** Artefato de fluxo consequente a pulsações de líquido cefalorraquidiano nos ventrículos laterais (*seta*). **C.** Artefato fantasma consequente a fluxo pulsátil nos seios transversos (*seta*). **D.** Artefato de suscetibilidade resulta em sinal aumentado na região frontal consequente à falha na supressão do líquido cefalorraquidiano. **E.** Artefato de suscetibilidade correspondente consequente a material odontológico é mostrado na imagem ponderada em T1. **F.** Artefato em zíper consequente à interferência de radiofrequência externa.

de imagem. Ao mesmo tempo, os exames vasculares realizados podem revelar a doença vascular causal, como estenose, trombose ou dissecção.

A abordagem do AVE no tocante aos exames de imagem começa com a inspeção cuidadosa das imagens de DWI à procura de aumento do sinal ponderado por difusão em relação às estruturas normais de fundo. Após a identificação da lesão, a avaliação da imagem CDA pode confirmar um infarto agudo ou subagudo inicial, que é escuro em relação às estruturas subjacentes. A análise das imagens SWI ou GRE busca evidências de hemorragia ou conversão hemorrágica. É importante não confundir hemorragia com infarto agudo porque em ambos há restrição da perfusão. Outras sequências de pulso, inclusive FLAIR e imagens ponderadas em T2, são usadas para verificar se há efeito expansivo e edema citotóxico ou vasogênico. Alguns autores sugerem que a inspeção das imagens simultâneas na sequência FLAIR possibilita a diferenciação entre infartos agudos e subagudos quando as informações clínicas são incompletas ou não estão disponíveis.

As estruturas específicas envolvidas no AVE e na multiplicidade de infartos ajudam a diferenciar territórios vasculares individuais de infartos embólicos e isquemia/hipoxia difusa. Tipicamente, os exames de imagem para avaliar AVE são realizados em conjunto com exames vasculares, como angio-RM ou angio-TC da cabeça e do pescoço, com atenção focalizada especificamente na verificação se o infarto foi causado por oclusão vascular (Figura 22.3 D). O estudo de perfusão no AVE é, ocasionalmente, realizado para determinar as dimensões do território vascular em risco e para orientar a intervenção. Infarto da medula espinal também pode ser avaliado com base na sequência DWI.

Doenças da substância branca

As anormalidades da substância branca são mais bem identificadas nas imagens da sequência FLAIR. O diagnóstico diferencial da doença da substância branca inclui etiologias desmielinizantes (a mielina é destruída por acúmulo de produtos metabólicos) e desmielinizantes (a mielina formada é defeituosa desde a origem), processos vasculíticos e vasoespásticos, processos infecciosos e inflamatórios, etiologias tóxicas/metabólicas, edema, traumatismo, atividade epiléptica, bem como processos neoplásicos e hipóxico/isquêmicos, inclusive infartos arteriais e venosos. A caracterização desses processos e o estreitamento do diagnóstico diferencial exigem integração concomitante das informações clínicas e de um conjunto completo de sequências de pulso da RM.

Como exemplo, comentaremos uma abordagem diagnóstica à esclerose múltipla, um arquétipo de processo mórbido com alterações na RM do cérebro e da medula espinal (Figura 22.6). A abordagem diagnóstica da esclerose múltipla começa com uma inspeção meticulosa das imagens na sequência FLAIR à procura de sinal anormal, envolvendo especificamente a substância branca. As lesões supratentoriais são tipicamente identificadas no corpo caloso e na substância branca periventricular, profunda e subcortical/justacortical, algumas vezes também nos núcleos da base, embora a magnitude do acometimento cortical na esclerose múltipla não seja bem delineada na sequência FLAIR. As imagens no plano sagital da sequência FLAIR são valiosas porque confirmam lesões sutis nas sequências adquiridas no plano axial e ajudam a avaliar o corpo caloso. As imagens ponderadas em T2 são preferidas para a investigação das lesões na substância branca do tronco encefálico e na substância branca do cerebelo consequentes a artefatos na fossa posterior nas imagens na sequência FLAIR. Após a identificação das lesões, sua relevância é estimada com base na anormalidade associada da difusão e no realce por contraste – ambos sugestivos de lesões desmielinizantes agudas. Por fim, como os pacientes com esclerose múltipla submetidos a tratamento estão imunossuprimidos, é importante investigar se existe infecção superposta como leucoencefalopatia multifocal progressiva (LMP).

Na medula espinal, a investigação da esclerose múltipla se concentra na utilização de imagens ponderadas em T2 e imagens ponderadas em T2 na sequência de pulso recuperação de inversão (IR). As imagens ponderadas em T2 na sequência IR são semelhantes às imagens na sequência FLAIR porque também empregam um pulso de inversão. Todavia, elas são temporizadas para não suprimir o sinal do líquido cefalorraquidiano; em vez disso, realçam as lesões e suprimem o sinal da gordura. Em contraste com o que ocorre no encéfalo, a substância branca da medula espinal localiza-se perifericamente à substância cinzenta central. Por essa razão, lesões medulares causadas por esclerose múltipla tendem a ter localização periférica (mais bem demonstradas nas imagens axiais) e ocupar menos que dois segmentos vertebrais (nas imagens sagitais). Na maioria dos casos, essas lesões estão localizadas no segmento cervical da medula espinal. Como no cérebro, o realce por contraste é usado para identificar lesões agudas. É importante lembrar que os sinais/sintomas dos pacientes podem não ser consequentes às lesões desmielinizantes na medula espinal, mas causados por alterações degenerativas como hérnias de disco intervertebral.

Tumores cerebrais e medulares

Tumores são definidos pelo efeito expansivo ("efeito de massa"), no qual estruturas normais estão deslocadas ou infiltradas e exibem características anormais de sinal, inclusive realce pós-contraste. Apesar da crença popular, o realce por contraste nem sempre se correlaciona com o grau de tumor da Organização Mundial da Saúde. Por exemplo, tanto o astrocitoma pilocítico grau I quanto o glioblastoma grau IV apresentam tipicamente realce pós-contraste. Por outro lado, o astrocitoma anaplásico grau III pode não apresentar realce por contraste. A sequência FLAIR é indispensável na investigação de tumor cerebral por imagens porque a sequência FLAIR revela componentes tumorais não realçados, assim como efeito expansivo e edema associados (Figura 22.7). Um dos principais problemas na investigação de tumores cerebrais consiste na diferenciação entre a recorrência do tumor (progressão) e as alterações pós-tratamento (pseudoprogressão). Por esse motivo, as técnicas de imagem implicam tipicamente métodos avançados de RM, como estudo de perfusão por RM e espectroscopia por RM, além de correlação com outras modalidades, como tomografia por emissão de pósitrons com ^{18}F-fluorodesoxiglicose ou tomografia computadorizada por emissão de fóton único com tálio.

A abordagem para a avaliação de tumores cerebrais começa com a localização da lesão no espaço intra-axial ou extra-axial. A avaliação subsequente do efeito expansivo ("efeito de massa") é realizada e, a seguir, a definição da massa nas sequências ponderadas em T1, ponderadas em T2, FLAIR ou pós-contraste. O parênquima adjacente é investigado à procura de edema ou

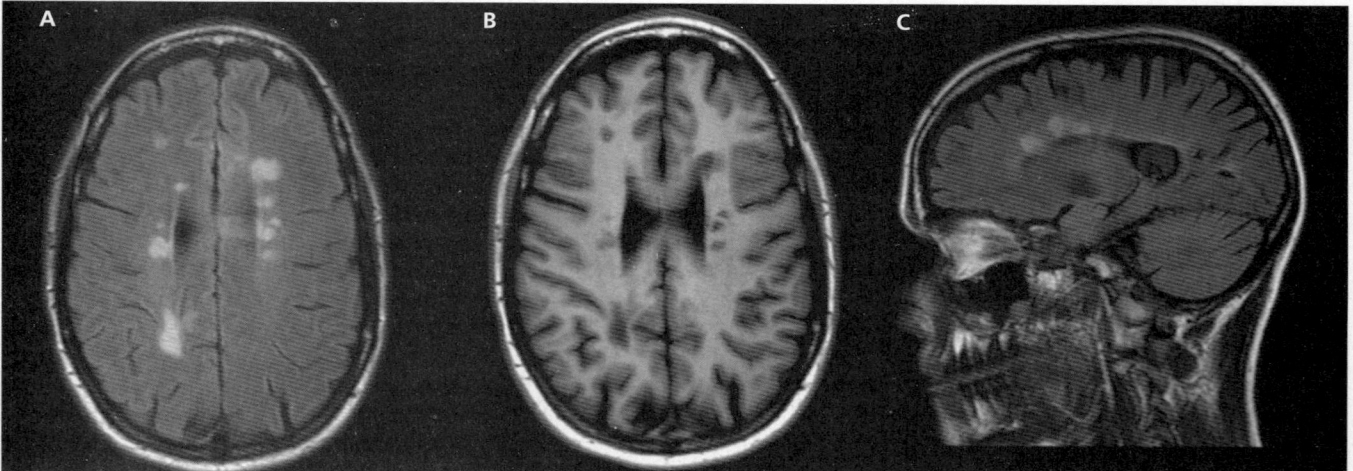

FIGURA 22.6 Esclerose múltipla. **A.** Lesões características da substância branca da esclerose múltipla reveladas na imagem axial em sequência FLAIR. **B.** Intensidade de sinal baixo das lesões nas imagens ponderadas em T1 sugere lesões crônicas. **C.** Essa imagem sagital em sequência FLAIR mostra a orientação radial das lesões na substância branca características da esclerose múltipla.

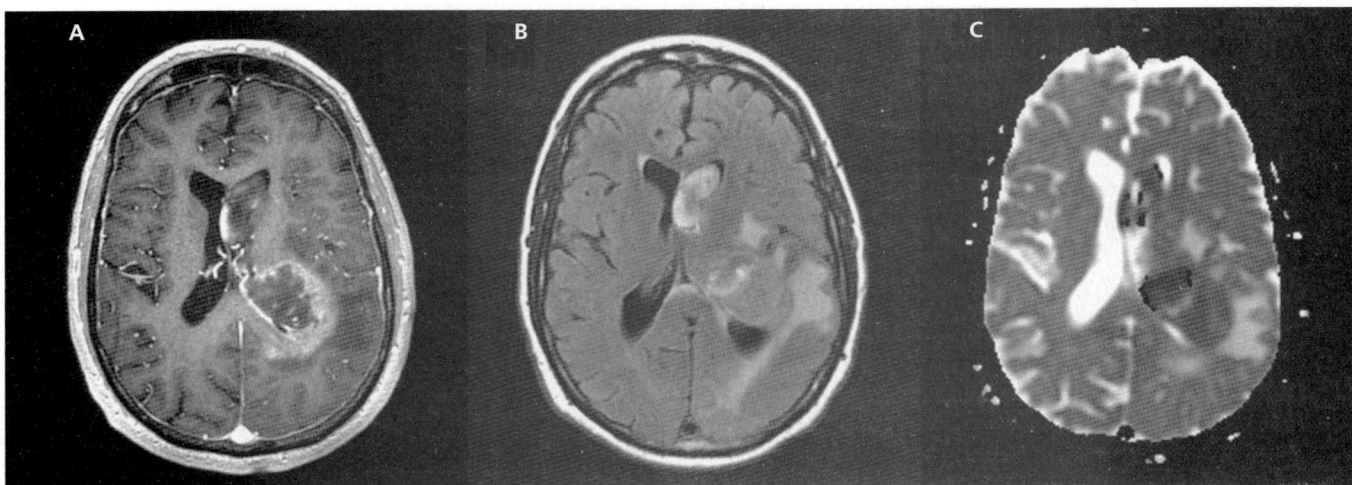

FIGURA 22.7 Glioblastoma. **A.** Imagem realçada pós-contraste mostra grande massa realçada com necrose central. **B.** Essa imagem em sequência FLAIR demonstra a anormalidade da substância branca compatível com uma combinação de edema e tumor não realçado. **C.** Essa imagem ponderada em coeficiente de difusão aparente (CDA) mostra difusão restrita nos componentes do tumor sugestiva de aumento da densidade celular.

infiltração associada. As DWI são usadas na investigação de alterações isquêmicas associadas ou componentes hipercelulares do tumor. As imagens SWI ou GRE são usadas para investigar se existe hemorragia ou calcificações associadas. Tendo em vista a heterogeneidade dos tumores cerebrais, é preciso integrar a localização, o aspecto, as características de sinal, o realce ou a comparação com outros exames para chegar a um diagnóstico diferencial.

Assim como ocorre com tumores cerebrais, a investigação de tumores intradurais da medula espinal começa com a localização da lesão: espaço intramedular (intrínseca à medula espinal) ou extramedular (extrínseca à medula). Lesões intradurais intramedulares geralmente são hiperintensas em T2 com expansão da medula e realce característico. O diagnóstico diferencial principal das lesões intramedulares intradurais consiste em diferenciar entre ependimoma ou astrocitoma. Ependimomas originam-se das células ependimais do canal central e, por essa razão, tendem a ter localização central dentro da medula e causam expansão medular simétrica difusa. Esses tumores são mais comuns nos adultos e frequentemente acometem medula cervical e/ou torácica. Astrocitomas medulares são mais frequentes em crianças e adultos jovens e ocorrem com frequência um pouco maior no segmento torácico da medula. Astrocitomas originam-se do parênquima medular e, por tal razão, geralmente são excêntricos ou exofíticos com realce variegado, em contraste com os ependimomas, que frequentemente mostram realce focal intenso com hemorragia e/ou cistos ao redor do tumor. O diagnóstico diferencial principal das lesões extramedulares intradurais consiste em diferenciar entre meningioma e tumores das bainhas de nervos periféricos (schwannoma ou neurofibroma).

Mielite transversa

Nas imagens ponderadas em T2, a MT caracteriza-se por sinal hiperintenso dentro da medula espinal. O diagnóstico diferencial inclui processos desmielinizantes (p. ex., esclerose múltipla), tumores (p. ex., astrocitoma), isquemia/infarto medular ou doenças inflamatórias/pós-inflamatórias (p. ex., encefalomielite disseminada aguda). Esse diagnóstico diferencial pode ser reduzido ainda mais com base na anamnese clínica, exames laboratoriais, resultados da punção lombar e exames de imagem. Nas imagens sagitais, quando a anormalidade de sinal em T2 geralmente se estende ao longo de pelo menos três corpos vertebrais, a lesão é descrita como *MT longitudinalmente extensiva*, que é típica de desmielinização secundária à neuromielite óptica. O diagnóstico dessa última doença é firmado por critérios maiores, como MT longitudinalmente extensiva e neurite óptica sem evidência de sarcoide, vasculite, lúpus ou síndrome de Sjögren. Além disso, com o objetivo de reduzir ainda mais as possibilidades do diagnóstico diferencial, deve-se avaliar a área transversal afetada nas imagens axiais.

MÉTODOS AVANÇADOS DE RESSONÂNCIA MAGNÉTICA

Ressonância magnética funcional

A RM funcional (RMf) consiste no uso da RM para a localização de ativação cerebral. A técnica mais comumente empregada aproveita o acoplamento hemodinâmico da ativação cerebral para inferir indiretamente a ativação cerebral. O mecanismo de contraste dependente do nível sanguíneo resulta de uma elevação relativa da concentração de oxi-hemoglobina (uma espécie paramagnética) em comparação com desoxi-hemoglobina (uma espécie diamagnética) em resposta à ativação cerebral. Essa alteração pode ser detectada usando sequências típicas de RM, tipicamente empregando sequências gradiente-eco sensíveis a T2*, que possibilitam a aquisição de imagens da ativação cerebral no cérebro. Alguns autores já propuseram o uso de DWI para mapear a ativação cerebral, mas isso não é comum.

A RMf pode ser realizada em conjunto com paradigmas de tarefa específicos (Figura 22.8 A e B). Esse tipo de RMf tem aplicações clínicas atuais no mapeamento da localização cortical de unidades funcionais cognitivas e motoras e tem indicação específica no planejamento pré-operatório e pré-terapêutico. Os exemplos incluem o mapeamento dos córtex motor primário e visual ou a localização de áreas de ativação da linguagem.

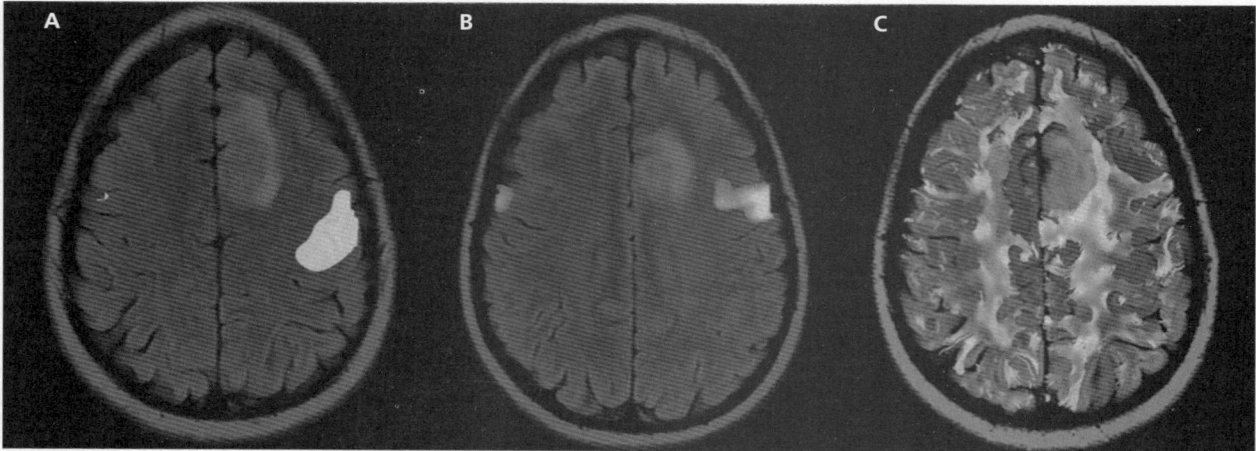

FIGURA 22.8 Imagens de ressonância magnética funcional (RMf) e em tensor de difusão. **A.** A RMf pré-operatória mostrando ativação do córtex motor primário durante uma tarefa motora em um paciente com uma neoplasia frontal esquerda. **B.** RMf pré-operatória mostrando ativação da área de processamento da linguagem frontal esquerda durante uma tarefa de geração semântica. **C.** Acompanhamento de fibras realizado graças aos dados do tensor de difusão mostrando deslocamento dos tratos frontais esquerdos pela massa frontal esquerda. (*Esta figura se encontra reproduzida em cores no Encarte.*)

A técnica tem sido aplicada, no âmbito das pesquisas, para monitorar vários transtornos psiquiátricos. Quando adquirida sem um paradigma de tarefa específico, a técnica é denominada *RMf em de repouso* porque mapeia atributos de conectividade da assim denominada rede neural em modo padrão.

Imagem em tensor de difusão

A imagem em tensor de difusão (DTI) consegue quantificar a dependência direcional da difusão da água. Clinicamente, a DTI é empregada mais frequentemente para avaliar a integridade dos tratos de substância branca (Figura 22.8 C). Os tratos de substância branca normais são densamente acondicionados, criando um ambiente anisotrópico. A difusão perpendicular aos tratos de substância branca é relativamente comprometida em comparação com a difusão paralela aos tratos de substância branca. Portanto, a determinação da direção da maior difusão é uma estimativa da orientação geral dos tratos de substância branca. A determinação das múltiplas direções de difusão pode ser usada posteriormente para definir um tensor de difusão. As informações do tensor de difusão podem, então, ser pós-processadas para gerar imagens com os tratos de substância branca. Abordagens mais avançadas, como *Q-ball* e imagem em espectro de difusão (DSI), proporcionam uma descrição mais geral da difusão e têm desempenho aprimorado na resolução de fibras de substância branca cruzadas. A aplicação clínica atual da DTI é a definição dos tratos de substância branca no planejamento pré-operatório e pré-terapêutico. Inúmeras aplicações da DTI a algumas condições neurológicas, inclusive AVE, esclerose múltipla, demência e lesão cerebral traumática, pertencem à esfera da pesquisa. Isso se deve, em parte, à ausência de padronização das técnicas de aquisição e pós-processamento, bem como à ausência de dados sobre uso clínico, heterogeneidade dos resultados nas diversas populações e efeitos nos desfechos dos pacientes.

Espectroscopia por ressonância magnética

A ERM é considerada uma técnica de imagem avançada da RM, embora seja uma parte inseparável na formação das imagens anatômicas da RM. Se não houver um gradiente de campo aplicado, núcleos diferentes podem ser resolvidos por seu deslocamento químico. Na prática clínica, a ERM descreve, tipicamente, a aquisição espacialmente seletiva (*voxel* único ou múltiplo) dos espectros de prótons com o cuidado de suprimir a ressonância dominante da água. Isso aumenta a sensibilidade para a ressonância de moléculas pequenas. No cérebro, as ressonâncias mais frequentemente observadas pertencem ao N-acetilaspartato (2,0 ppm – valor interpretado como tecido neuronal normal), à creatina (3,0 ppm – valor interpretado como reservas de energia), à colina (3,2 ppm – valor interpretado como componentes da membrana celular e mielina) e ao lactato (pico duplo em 1,3 ppm – valor interpretado como metabolismo anaeróbico) (Figura 22.9). A ressonância dupla do lactato correspondendo aos prótons metil lactato está invertida em um TE de 144 milissegundos em comparação com 288 milissegundos consequentes aos efeitos da constante de acoplamento J com o próton metina lactato.

Outros metabólitos como inositol/mioinositol (interpretado como marcadores de astrócitos e astrogliose encontrados nas lesões da esclerose múltipla), glutamato/glutamina e vários aminoácidos, como alanina (descrita em meningiomas) e glicina, também podem ser observados. A amplitude relativa dos picos de ressonância reflete as concentrações relativas de metabólitos, entretanto, deve ser mencionado que os efeitos de relaxamento geralmente modificam as amplitudes de ressonância, destacando a atenção a ser dada ao tempo até o eco (TE). De modo geral, mais metabólitos são observados com um TE mais curto. Na prática clínica rotineira, a espectroscopia é, com frequência, usada como técnica que soluciona problemas, como, por exemplo, na tentativa de diferenciar a recorrência de um tumor de efeitos pós-terapêuticos (razões colina:creatina mais elevadas tendem a ser mais observadas nos tumores cerebrais recorrentes do que na necrose pela radiação; ver Figura 22.10 C) ou para investigar a existência de erros inatos do metabolismo como mitocondriopatias e leucodistrofias (o achado de um pico de lactato implica uma mitocondriopatia como a encefalomielopatia mitocondrial, acidose láctica e AVE). A ERM também tem sido usada para observar diretamente 2-hidroxiglutarato, um metabólito que se acumula nos glioblastomas com mutações da isocitratodesidrogenase e constitui um biomarcador dos níveis desta enzima nos gliomas.

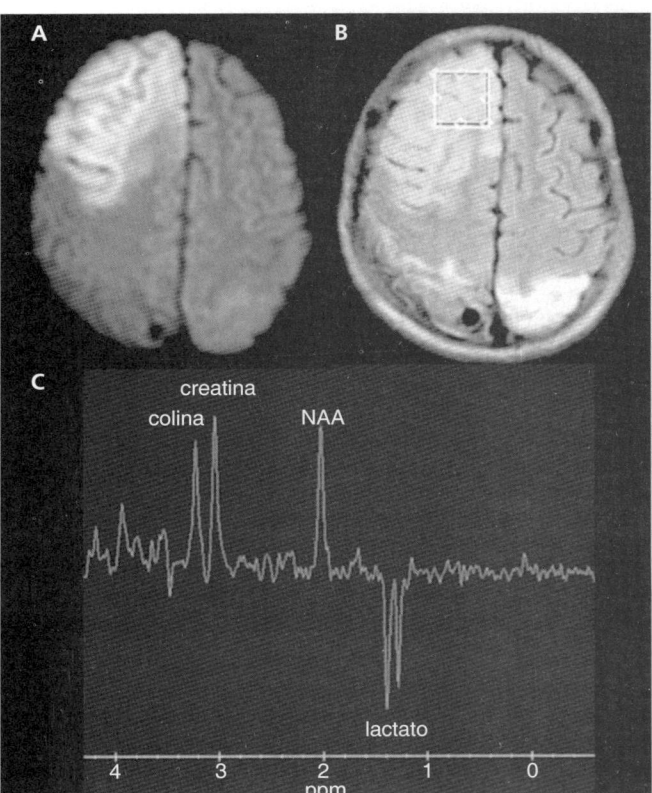

FIGURA 22.9 Espectroscopia por ressonância magnética. **A.** Essa imagem ponderada em difusão mostra infarto agudo no lobo frontal superior direito. **B.** Um *voxel* (*quadrado*) é colocado na imagem frontal superior direita na imagem correspondente em sequência FLAIR. **C.** Espectroscopia por ressonância magnética realizada com tempo de eco de 144 milissegundos mostra as ressonâncias de colina, creatina e *N*-aspartato (NAA) com redução relativa da ressonância de NAA. Um pico duplo invertido de lactato é observado, e isso é compatível com metabolismo anaeróbico na vigência de um infarto. Ppm, partes por milhão.

Imagens de ressonância magnética de perfusão

Imagens de RM de perfusão é um método de quantificar o fluxo sanguíneo através dos tecidos biológicos. Esse método é aplicado, de modo geral, ao cérebro, mas pode ser estendido para outras partes do corpo, inclusive a coluna vertebral. As medidas relevantes incluem a determinação do volume sanguíneo cerebral (VSC), do fluxo sanguíneo cerebral (FSC) e do tempo e trânsito médio.

Isso é conseguido na RM usando um método de *primeira passagem* ou de *acompanhamento do bólus* que registra a redução do sinal que ocorre quando da aquisição de imagens rapidamente repetidas durante a primeira passagem de um bólus intravascular de contraste paramagnético, geralmente um quelato de gadolínio. As imagens produzidas são descritas como *imagens ponderadas em perfusão* ou *imagens dinâmicas em contraste de suscetibilidade*. De modo geral, as imagens *gradient-echo* com detecção do tipo EPI são usadas porque têm a capacidade de adquirir imagens rapidamente para acompanhar a trajetória do bólus de contraste.

O período de tempo da alteração do sinal durante a passagem do bólus pode ser usado para determinar o VSC, o tempo de trânsito médio (TTM) e sua razão, o FSC (FSC = VSC/TTM). Por causa da dificuldade técnica na mensuração da função de entrada (*input*) arterial do bólus de contraste, os mapas de perfusão são semiquantitativos e são mais bem interpretados como valores relativos de perfusão em vez de valores absolutos (VSC relativo [VSCr], TTM relativo [TTMr] e fluxo sanguíneo cerebral relativo [FSCr]). Se a função de entrada arterial for conhecida, então pode ser calculada a permeabilidade do espaço extravascular-extracelular (conhecido como constante de transferência, *k-trans*). Existem algoritmos na prática clínica para quantificar a permeabilidade dos tecidos ao contraste (extravasamento ou *leakage*) a partir da modelagem do tempo de perfusão sem conhecimento da função de entrada arterial exata.

O estudo de perfusão por RM pode ser realizado sem contraste pelo método *arterial spin labeling* (ASL). De modo semelhante à angio-RM pelo método TOF, o método ASL depende do influxo de *spins* nos vasos sanguíneos. O método ASL fornece mais informações quantitativas sem a necessidade de funções de aporte arterial, contudo, não é realizado em tantos centros de imagem quanto os métodos de acompanhamento do bólus de contraste.

As aplicações clínicas do estudo de perfusão por RM incluem a doença vascular cerebral. Nos casos de AVE ou vasospasmo as medidas de retardo da perfusão, como TTM, são indicadores sensíveis de pequenas reduções da perfusão cerebral que conseguem delinear territórios vasculares relativamente hipoperfundidos. Desse modo, o estudo de perfusão por RM é semelhante aos métodos de estudo de perfusão por TC, mas pode ser realizado sem radiação ionizante e possibilita a correlação direta com outras imagens de RM. Além da obtenção de imagens em pacientes com doença vascular cerebral, as aplicações clínicas do estudo de perfusão por RM incluem metástases e tumores cerebrais. Essas aplicações são focalizadas na avaliação do volume sanguíneo cerebral, que está correlacionado com o grau histológico do tumor e caracteriza a resposta ao tratamento do tumor (Figura 22.10 A e B).

MÉTODOS EXPERIMENTAIS DE RESSONÂNCIA MAGNÉTICA

Avanços recentes em RM visam ao aprimoramento drástico da resolução das imagens e da velocidade de aquisição das imagens, além do aumento significativo das aplicações clínicas. O aparecimento dos sistemas de imagem de alto campo (> 7 T) é promissor em termos de redução da razão sinal:ruído e da melhora da resolução das imagens e da RMf. Do mesmo modo, a melhora da velocidade de aquisição das imagens tem sido um foco de atenção constante desde a concepção da RM. Os avanços recentes se baseiam em subamostragem e subsequente reconstrução usando métodos não lineares. Um dos métodos mais populares, denominado *detecção comprimida*, é promissor para a implementação de captação de imagens quase em tempo real, especialmente quando combinado com métodos que melhoram a razão sinal:ruído.

Embora a RM seja uma técnica muito importante para o estudo da estrutura e dos processos dinâmicos no nível molecular, sua aplicação aos sistemas biológicos é limitada primariamente por sua razão sinal:ruído inerentemente baixa. Como resultado disso, as moléculas em baixa concentração envolvidas no metabolismo e outras funções celulares são essencialmente

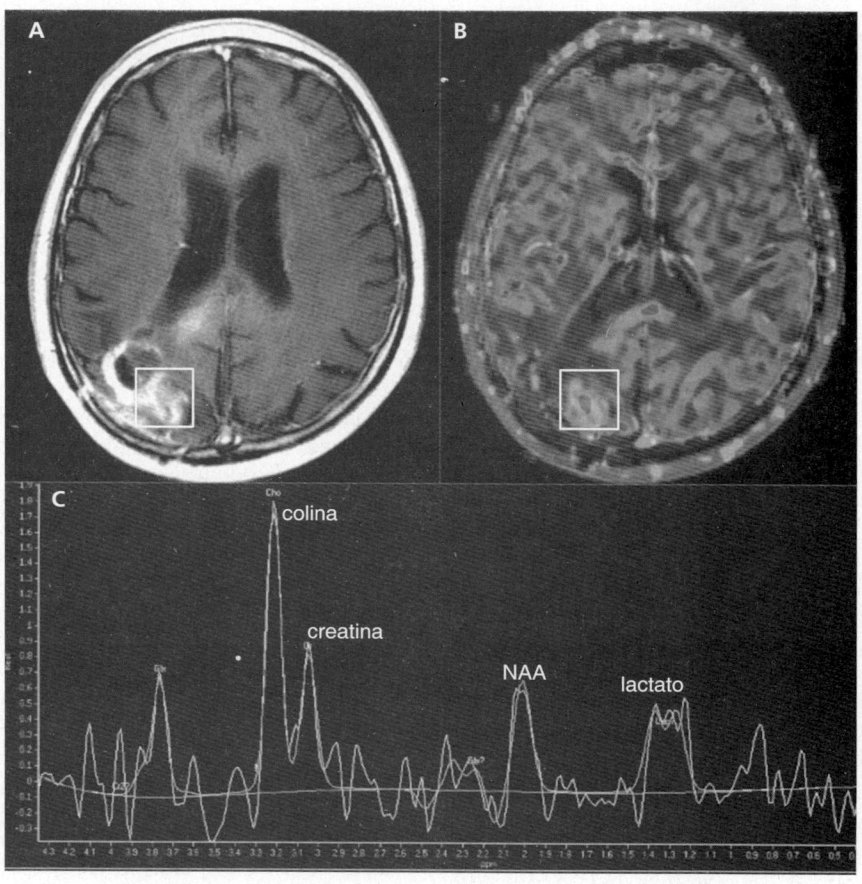

FIGURA 22.10 Ressonância magnética (RM) de perfusão e espectroscopia de RM de glioma de alto grau recorrente. **A.** Imagem pós-contraste mostra realce anormal (*quadrado vermelho*) na região parietal posterior direita. **B.** O estudo de perfusão por RM mostra um foco de aumento do volume sanguíneo cerebral relativo (*quadrado vermelho*). **C.** Espectroscopia por ressonância magnética com tempo de eco (*echo time*) de 288 milissegundos mostra ressonância elevada de colina e ressonância de N-aspartato diminuída – achados sugestivos de tumor recorrente. Vê-se um pico duplo de lactato. (*Esta figura se encontra reproduzida em cores no Encarte.*)

inacessíveis pelas técnicas convencionais. Essa limitação é evidente sobretudo na ERM, na qual as experiências multidimensionais poderiam, teoricamente, caracterizar inúmeros metabólitos, desde que haja uma razão sinal:ruído suficiente. A meta dos métodos emergentes, denominada *hiperpolarização* (HP), é aumentar a polarização do *spin* nuclear e assim aumentar substancialmente a razão sinal:ruído. Uma aplicação primária da RM-HP é o estudo de interações temporárias *in vivo* por meio de hiperpolarização de pequenos metabólitos adequados para a investigação de vários tipos de processos como metabolismo e estresse oxidativo ou como agentes de perfusão. RM-HP é uma técnica promissora porque combina o contraste intrínseco dos tecidos biológicos e a resolução temporal e do deslocamento químico com a sensibilidade aos processos dinâmicos da RM e da aquisição molecular de imagens.

O avanço mais importante nas técnicas de imagem provém, talvez, dos avanços contemporâneos na tecnologia de informação e dos métodos quantitativos de processamento de imagem. A disponibilidade de prontuários eletrônicos e de arquivos de imagens digitais possibilitou a correlação de atributos das imagens com patologia molecular e a criação de um novo campo chamado *radiogenômica*. Esse campo se fundamenta na correlação de aspectos quantitativos da análise de imagens com marcadores moleculares e informações do diagnóstico, do prognóstico e da resposta à terapia do paciente existentes no prontuário eletrônico. Essa revolução na medicina incorpora a heterogeneidade dos processos patológicos e as respostas individuais na população de pacientes e busca a eficácia máxima da terapêutica.

LEITURA SUGERIDA

Acosta-Cabronero J, Williams GB, Cardenas-Blanco A, Arnold RJ, Lupson V, Nestor PJ. In vivo quantitative susceptibility mapping (QSM) in Alzheimer's disease. *PLoS One*. 2013;8(11):e81093.

American College of Radiology. ACR Appropriateness Criteria®. American College of Radiology Web site. http://www.acr.org/Quality-Safety/Appropriateness-Criteria. Accessed January 1, 2015.

Andronesi OC, Kim GS, Gerstner E, et al. Detection of 2-hydroxyglutarate in IDH-mutated glioma patients by in vivo spectral-editing and 2D correlation magnetic resonance spectroscopy. *Sci Transl Med*. 2012;4(116):116ra4.

Chappell FM, Wardlaw JM, Young GR, et al. Carotid artery stenosis: accuracy of noninvasive tests—individual patient data meta-analysis. *Radiology*. 2009;251(2):493-502.

Chatterjee S, Chatterjee U. Intramedullary tumors in children. *J Pediatr Neurosci*. 2011;6(suppl 1):S86-S90.

De Coene B, Hajnal JV, Gatehouse P, et al. MR of the brain using fluid-attenuated inversion recovery (FLAIR) pulse sequences. *AJNR Am J Neuroradiol*. 1992;13(6):1555-1564.

Deoni SC. Quantitative relaxometry of the brain. *Top Magn Reson Imaging*. 2010;21(2):101-113.

de Rochefort L, Brown R, Prince MR, Wang Y. Quantitative MR susceptibility mapping using piece-wise constant regularized inversion of the magnetic field. *Magn Reson Med*. 2008;60(4):1003-1009.

Duong TQ, Yacoub E, Adriany G, Hu X, Ugurbil K, Kim SG. Microvascular BOLD contribution at 4 and 7 T in the human brain: gradient-echo and spin-echo fMRI with suppression of blood effects. *Magn Reson Med*. 2003;49(6):1019-1027.

Fox MD, Snyder AZ, Vincent JL, Corbetta M, Van Essen DC, Raichle ME. The human brain is intrinsically organized into dynamic, anticorrelated functional networks. *Proc Natl Acad Sci U S A*. 2005;102(27):9673-9678.

Geurts JJ, Bö L, Pouwels PJ, Castelijns JA, Polman CH, Barkhof F. Cortical lesions in multiple sclerosis: combined postmortem MR imaging and histopathology. *AJNR Am J Neuroradiol*. 2005;26(3):572-577.

Goh C, Desmond PM, Phal PM. MRI in transverse myelitis. *J Magn Reson Imaging*. 2014;40:1267-1279.

Goldman M. *Quantum Description of High-Resolution NMR in Liquids*. Oxford, United Kingdom: Clarendon Press; 1988.

Gupta A, Young RJ, Karimi S, et al. Isolated diffusion restriction precedes the development of enhancing tumor in a subset of patients with glioblastoma. *AJNR Am J Neuroradiol*. 2011;32(7):1301-1306.

Haacke EM, Cheng NY, House MJ, et al. Imaging iron stores in the brain using magnetic resonance imaging. *Magn Reson Imaging*. 2005;23(1):1-25.

Hajnal JV, Bryant DJ, Kasuboski L, et al. Use of fluid attenuated inversion recovery (FLAIR) pulse sequences in MRI of the brain. *J Comput Assist Tomogr*. 1992;16(6):841-844.

Kaunzner UW, Gauthier SA. MRI in the assessment and monitoring of multiple sclerosis: an update on best practice. *Ther Adv Neurol Disord*. 2017;10(6):247-261.

Keshari KR, Wilson DM. Chemistry and biochemistry of 13C hyperpolarized magnetic resonance using dynamic nuclear polarization. *Chem Soc Rev*. 2014;43(5):1627-1659.

Krings T, Reinges MH, Erberich S, et al. Functional MRI for presurgical planning: problems, artefacts, and solution strategies. *J Neurol Neurosurg Psychiatry*. 2001;70(6):749-760.

Kuo PH, Kanal E, Abu-Alfa AK, Cowper SE. Gadolinium-based MR contrast agents and nephrogenic systemic fibrosis. *Radiology*. 2007;242(3):647-649.

Lansberg MG, Thijs VN, O'Brien MW, et al. Evolution of apparent diffusion coefficient, diffusion-weighted, and T2-weighted signal intensity of acute stroke. *AJNR Am J Neuroradiol*. 2001;22(4):637-644.

Le Bihan D, Urayama S, Aso T, Hanakawa T, Fukuyama H. Direct and fast detection of neuronal activation in the human brain with diffusion MRI. *Proc Natl Acad Sci U S A*. 2006;103(21):8263-8268.

Levitt MH. *Spin Dynamics: Basis of Nuclear Magnetic Resonance*. 2nd ed. Chichester, United Kingdom: Wiley; 2008.

Linfante I, Llinas RH, Caplan LR, Warach S. MRI features of intracerebral hemorrhage within 2 hours from symptom onset. *Stroke*. 1999;30(11):2263-2267.

Lustig M, Donoho D, Pauly JM. Sparse MRI: the application of compressed sensing for rapid MR imaging. *Magn Reson Med*. 2007;58(6):1182-1195.

Mader I, Rauer S, Gall P, Klose U. (1)H MR spectroscopy of inflammation, infection and ischemia of the brain. *Eur J Radiol*. 2008;67(2):250-257.

McRobbie DW, Moore EA, Graves MJ, et al. *MRI From Picture to Proton*. 2nd ed. Cambridge, United Kingdom: Cambridge University Press; 2006.

Mitterschiffthaler MT, Ettinger U, Mehta MA, Mataix-Cols D, Williams SCR. Applications of functional magnetic resonance imaging in psychiatry. *J Magn Reson Imaging*. 2006;23(6):851-861.

Mohajeri Moghaddam S, Bhatt AA. Location, length, and enhancement: systematic approach to differentiating intramedullary spinal cord lesions. *Insights Imaging*. 2018;9:511-526.

Ogawa S, Tank DW, Menon R, et al. Intrinsic signal changes accompanying sensory stimulation: functional brain mapping with magnetic resonance imaging. *Proc Natl Acad Sci U S A*. 1992;89(13):5951-5955.

Parizel P, Makkat S, Van Miert E, Van Goethem JW, van den Hauwe L, De Schepper AM. Intracranial hemorrhage: principles of CT and MRI interpretation. *Eur Radiol*. 2001;11(9):1770-1783.

Prince MR, Grist TM, Debatin JF. *3D Contrast MR Angiography*. Berlin, Germany: Springer-Verlag; 2002.

Prince MR, Zhang HL, Roditi GH, Leiner T, Kucharczyk W. Risk factors for NSF: a literature review. *J Magn Reson Imaging*. 2009;30(6):1298-1308.

Sorensen AG, Buonanno FS, Gonzalez RG, et al. Hyperacute stroke: evaluation with combined multisection diffusion-weighted and hemodynamically weighted echo-planar MR imaging. *Radiology*. 1996;199(2):391-401.

Thomalla G, Cheng B, Ebinger M, et al. DWI-FLAIR mismatch for the identification of patients with acute ischaemic stroke within 4-5 h of symptom onset (PRE-FLAIR): a multicentre observational study. *Lancet Neurol*. 2011;10(11):978-986.

Warach S, Chien D, Li W, Ronthal M, Edelman RR. Fast magnetic resonance diffusion-weighted imaging of acute human stroke. *Neurology*. 1992;42(9):1717-1723.

Watts R, Andrews T, Hipko S, Gonyea JV, Filippi CG. In vivo whole-brain T1-rho mapping across adulthood: normative values and age dependence. *J Magn Reson Imaging*. 2014;40(2):376-382.

Zhuo J, Gullapalli RP. AAPM/RSNA physics tutorial for residents: MR artifacts, safety, and quality control. *Radiographics*. 2006;26(1):275-297.

Tomografia por Emissão de Pósitrons e Tomografia Computadorizada por Emissão de Fóton Único

23

William Charles Kreisl

PONTOS-CHAVE

1. A tomografia por emissão de pósitrons (PET) e a tomografia computadorizada por emissão de fóton único (SPECT) usam decomposição de radionuclídeos para avaliar uma substância ou fenômeno biológico específico.

2. A PET e a SPECT de perfusão com [^{18}F]-fluorodesoxiglicose podem ser úteis para estagiar tumores cerebrais, detectar focos epileptogênicos de pacientes com epilepsia e identificar padrões de neurodegeneração de pacientes com demência.

3. SPECT com ^{123}I pode ser útil para diferenciar entre parkinsonismo e tremor idiopático.

4. A PET para amiloide e proteína tau pode ser usada em determinados casos, para facilitar o diagnóstico de demência.

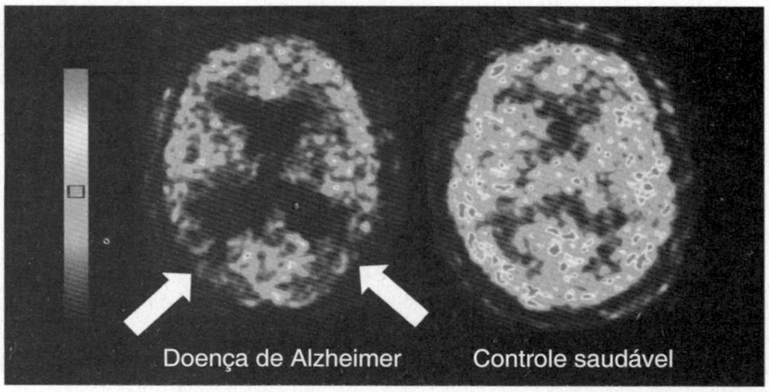

FIGURA 23.1 Exemplo de exame de perfusão com [^{15}O] H$_2$O. Esse paciente com doença de Alzheimer apresenta perfusão cerebral menor no córtex parietal bilateralmente (*setas*) que o indivíduo-controle de idade compatível e normal do ponto de vista cognitivo. (Cortesia de Robert Innis e William Charles Kreisl, Molecular Imaging Branch, National Institute of Mental Health.) (*Esta figura se encontra reproduzida em cores no Encarte.*)

INTRODUÇÃO

As técnicas de imagem moleculares são empregadas na prática clínica e na pesquisa médica com o propósito de mais bem compreender os processos bioquímicos subjacentes às patologias humanas. Dois exemplos dessas técnicas de imagem são a tomografia por emissão de pósitrons (PET, do inglês *positron emission tomography*) e a tomografia computadorizada por emissão de fóton único (SPECT, do inglês *single photon emission computed tomography*). Nessas duas técnicas de exame de imagem, pacientes recebem um composto radioativo com comportamento farmacocinético que tem como alvo um processo molecular relacionado com a fisiopatologia de determinada enfermidade.

A PET e a SPECT possibilitam a determinação extremamente seletiva e sensível de alterações biológicas específicas no corpo humano. Os agentes são administrados em quantidades pequenas demais para exercer efeitos farmacológicos e, assim, não comprometer a via bioquímica estudada. Muitos compostos radioativos usados na PET e na SPECT se ligam de modo reversível a uma proteína-alvo segundo uma cinética ligante-receptor. Nesses casos, o ligante radioativo é denominado *radioligando*. Todavia, alguns compostos radioativos usados na PET ou na SPECT não se ligam a uma proteína-alvo. Por exemplo, água marcada com oxigênio-15 ([^{15}O] H$_2$O) é usada para determinar a perfusão porque a captação desse composto reflete o fluxo sanguíneo em determinado tecido. Desse modo, a PET com [^{15}OH] H$_2$O não mede a ligação da água a um receptor; em vez disso, marca o fluxo sanguíneo para diferentes tecidos (Figura 23.1). Nesse caso, o termo radiomarcador é mais apropriado. Um termo mais abrangente, que se aplica a todos os compostos usados na PET ou na SPECT, é composto *radiofarmacêutico*, mostrando que os compostos radioativos utilizados nas técnicas de imagem moleculares seguem as mesmas considerações regulatórias dos fármacos/medicamentos.

PRINCÍPIOS BÁSICOS

Tanto a PET como a SPECT empregam o fenômeno físico de decaimento radioativo, que ocorre em radionuclídeos instáveis devido a número incompatível de prótons e nêutrons ou excesso de energia.

Na PET, os radionuclídeos são ricos em prótons e, por causa disso, sofrem decaimento e emitem um pósitron. Um exemplo de radionuclídeo é o carbono 11 (^{11}C), que tem seis prótons e cinco nêutrons. O ^{11}C, instável por causa do maior número de prótons em comparação com nêutrons, sofre um evento de decaimento durante o qual um próton é convertido a um nêutron e o núcleo emite um pósitron e um neutrino. O pósitron apresenta uma trajetória em zigue-zague na vizinhança do evento de decaimento, perdendo energia quando colide com elétrons de átomos próximos até atingir um ponto de quase repouso e se combinar com um elétron. Visto que um pósitron e um elétron têm massas iguais, mas cargas elétricas opostas, esse evento resulta em aniquilamento com emissão de dois raios gama (fótons) com 511 keV em ângulos de aproximadamente 180° um do outro. Outros exemplos de radionuclídeos emissores de pósitrons usados em PET são flúor-18 (^{18}F), oxigênio-15 (^{15}O) e nitrogênio-13 (^{13}N).

Na SPECT, os radionuclídeos existem em um estado metaestável e decaem de seu estado excitado para seu estado basal, resultando na emissão de um único fóton. Os radionuclídeos emissores gama, como tecnécio-99m (^{99m}Tc) e iodo-123 (^{123}I), são utilizados com frequência na SPECT.

COMPOSTOS RADIOFARMACÊUTICOS E ESCOLHA DOS RADIONUCLÍDEOS

Radionuclídeos são combinados com um composto farmacêutico por meio de várias etapas sintéticas, de modo a criar um composto radiofarmacêutico. Esses compostos radiofarmacêuticos são administrados por via intravenosa ou oral e, uma vez no sistema biológico, interagem com diferentes moléculas, de acordo com as propriedades cinéticas do agente farmacêutico ligado ao radionuclídeo. A seguir, o radionuclídeo sofre decaimento nuclear e resulta na emissão de dois fótons no caso da PET e de um fóton único no caso da SPECT. A exposição à radiação do paciente depende do radionuclídeo empregado e da dose do composto radiofarmacêutico administrada. Os radionuclídeos com meias-vidas maiores (p. ex., ^{18}F, t ½ = 110 minutos) resultam em maior exposição do que aqueles com meias-vidas menores (p. ex., ^{11}C, t ½ = 20,5 minutos). Todavia, a vantagem dos compostos radiofarmacêuticos com meias-vidas longas é que são sintetizados externamente e entregues às instituições de saúde, propiciando maior disponibilidade para uso clínico. O uso de compostos radiofarmacêuticos com meias-vidas curtas é limitado às instituições com capacidade de sintetizá-los.

DETECÇÃO, AQUISIÇÃO E EXIBIÇÃO DO SINAL

Quando os eventos de decaimento do composto radiofarmacêutico ocorrem no escâner da PET ou SPECT, cristais em um detector de cintilação absorvem os fótons e, depois, emitem pulsos de luz que são amplificados, classificados e registrados na forma de contagem. A soma dessas contagens cria um mapa tomográfico de todos os eventos de decaimento que ocorreram no campo de visão do escâner. O resultado é uma imagem que representa as diferentes densidades de radioatividade através dos tecidos capturadas pelo escâner. O fundamento da PET e da SPECT é que a maioria dos eventos de decaimento ocorre nas proximidades do local de ação do composto radiofarmacêutico no alvo molecular de interesse. A sensibilidade da PET e da SPECT depende da fração de fótons emitidos que contribui para a imagem total. Na PET, o sistema de coincidência do par de elétrons emitidos por evento de decaimento possibilita eficiência superior à da SPECT, que captura apenas os fótons únicos, os quais se aproximam do detector em determinados ângulos. Portanto, a PET é, de modo geral, mais sensível que a SPECT e mais empregada para imagens quantitativas, embora a quantificação absoluta tenha sido obtida de modo fidedigno com a SPECT.

As imagens de PET e SPECT refletem apenas a radioatividade detectada pelo escâner. O escâner não consegue diferenciar as fontes de radioatividade (quais radionuclídeos ou composto radiofarmacêutico foram administrados), sendo crucial que haja tempo suficiente (pelo menos seis meias-vidas do radionuclídeo) entre os escaneamentos consecutivos no mesmo indivíduo. Se isso não ocorrer, o segundo escaneamento será "contaminado" por sinal residual do primeiro escaneamento. Além disso, após a injeção, os compostos radiofarmacêuticos são degradados por enzimas no fígado e em outros tecidos (inclusive o cérebro em alguns casos), resultando na geração de metabólitos radiomarcados. Se esses metabólitos forem gerados no cérebro ou passarem do sangue para o cérebro, eles contribuirão para o sinal total nas imagens resultantes, potencialmente confundindo a quantificação acurada. Por esse motivo, é benéfico o emprego de compostos radiofarmacêuticos que não geram radiometabólitos que cruzem a barreira hematencefálica. Outro problema é a seletividade cruzada e a ligação inespecífica. Se um composto radiofarmacêutico se ligar a mais de um receptor no cérebro, a imagem resultante superestimará a densidade do alvo desejado. Visto que os compostos radiofarmacêuticos precisam ser lipofílicos para cruzar a barreira hematencefálica, eles frequentemente se ligam de modo inespecífico aos lipídios em todo o cérebro. Tanto a ligação específica à proteína-alvo como a ligação inespecífica contribuem para o sinal observado na imagem resultante. Não obstante, apenas o componente de ligação específica representa a densidade da proteína-alvo. Assim, uma razão elevada entre ligação específica e ligação inespecífica é favorável a medidas fidedignas na PET e na SPECT.

APLICAÇÕES CLÍNICAS

Os compostos radiofarmacêuticos relacionados na Tabela 23.1 são aprovados atualmente pela Food and Drug Association (FDA) para uso em neurologia clínica.

Tabela 23.1 Aplicações neurológicas da PET e SPECT.

Radioligando da PET	Processo/mecanismo molecular estudado	Indicação clínica
[^{18}F]-fluorodesoxiglicose (FDG-18F)	Metabolismo da glicose	• Estadiamento e avaliação de tumores • Epilepsia • Diferenciação entre doença de Alzheimer e demência frontotemporal
[^{18}F]-florbetapir (*Amyvid*) [^{18}F]-flutemetamol (*Vizamyl*) [^{18}F]florbetaben (*Neuraceq*)	Placas amiloides fibrilares	Diagnóstico da doença de Alzheimer
[^{18}F]-flortaucipir (*Tauvid*)	Filamento helicoidal emparelhado tau	Estimar a densidade e a distribuição dos emaranhados neurofibrilares tau agregados em pacientes adultos com comprometimento cognitivo que estão sendo avaliados para a doença de Alzheimer

Radioligando da SPECT	Alvo	Indicação clínica
Ioflupano ^{123}I (DaTSCAN®)	Transportador de dopamina	Diferenciar entre parkinsonismo neurodegenerativo e tremor idiopático
[^{99m}Tc]-HMPAO (*Neurolite*) [^{99m}Tc]-ECD (*Ceretec*)	Perfusão cerebral	• AVE • Epilepsia • Demência

99mTc, tecnécio 99m; ECD, dímero de etilcisteinato; FDG-18F, fluorodesoxiglicose; HMPAO, amina-oxima de hexametilpropileno; PET, tomografia por emissão de pósitrons; SPECT, tomografia computadorizada por emissão de fóton único.

A sensibilidade da PET e da SPECT é ideal para a determinação de alterações bioquímicas específicas no cérebro. Todavia, os custos das técnicas de imagem moleculares limitam seu custo-efetividade na prática clínica. Isso se aplica sobretudo às situações nas quais o diagnóstico pode ser feito com razoável confiança por outros exames ou quando é improvável que os resultados das técnicas de imagem moleculares modifiquem o manejo do paciente. Assim, a PET e a SPECT têm valor limitado na prática neurológica. Graças à disponibilidade de novas terapias modificadoras da doença, as técnicas de imagem moleculares passaram a ter participação crítica na previsão e monitoramento das respostas ao tratamento.

Exames de imagem do metabolismo de glicose

[^{18}F]-fluorodesoxiglicose (FDG) é estruturalmente idêntica a d-glicose, exceto pela substituição de um grupamento hidroxila na posição 2' por ^{18}F. Como a glicose, a FDG é captada pelas células usando o transportador de glicose e fosforilada por hexoquinase na primeira etapa da glicólise. Após a fosforilação, a FDG apresenta carga elétrica e fica retida na célula. Como não tem um grupamento 2' hidroxila, a [^{18}F]-FDG-6-fosfato não consegue sofrer metabolismo adicional. Portanto, a concentração de FDG nas células reflete a atividade metabólica, tanto na captação de FDG via transporte ativo como sua fosforilação durante a glicólise.

Tomografia por emissão de pósitrons usando [^{18}F]-fluorodesoxiglicose na epilepsia

Embora a FDG seja o composto radiofarmacêutico mais usado na PET, a FDA só aprova seu uso para estadiamento e avaliação de câncer, determinação da viabilidade miocárdica em pacientes com doença da artéria coronariana (DAC) e detecção de focos irritativos em pacientes com epilepsia. No caso de epilepsia, durante uma crise, as células no foco de atividade epiléptica apresentam demanda metabólica aumentada e captam mais FDG do que as células circundantes. Por conseguinte, o aumento focal do sinal na FDG-PET consegue identificar focos irritativos se o exame for realizado durante uma crise epiléptica. Entre as crises, o foco frequentemente apresenta demandas metabólicas inferiores às do tecido cerebral normal, porque as crises epilépticas repetidas se acompanham de redução da função basal. Portanto, a FDG-PET entre as crises epilépticas mostra área de hipometabolismo (redução da captação de FDG) nos focos irritativos. Esses achados ajudam o neurocirurgião a planejar a excisão cirúrgica para tratamento de epilepsia refratária.

Tomografia por emissão de pósitrons usando [^{18}F]-fluorodesoxiglicose na demência

Com frequência, a FDG-PET é usada (de modo *off-label*) para auxiliar no diagnóstico de demência, principalmente quando se tenta diferenciar a doença de Alzheimer da demência frontotemporal (Figura 23.2). Tipicamente, os pacientes com doença de Alzheimer apresentam padrão de hipometabolismo de FDG nos córtex temporal e parietal (bilateralmente). Em contrapartida, os pacientes com demência frontotemporal apresentam hipometabolismo precoce no córtex pré-frontal, sobretudo na variante comportamental da demência frontotemporal. Esses padrões diferentes de hipometabolismo auxiliam o médico a fazer o diagnóstico correto, sobretudo quando existem sintomas comportamentais e alterações da memória no mesmo paciente. Embora a FDA não tenha aprovado esse exame para esse propósito, os Centers for Medicare & Medicaid Services reembolsaram os gastos com a FDG-PET realizada com essa indicação.

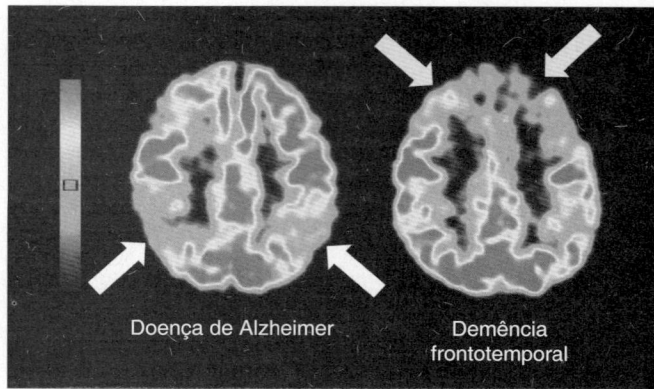

FIGURA 23.2 Utilização de tomografia por emissão de pósitrons com [^{18}F]-fluorodesoxiglicose para diferenciar a doença de Alzheimer da demência frontotemporal. O paciente com doença de Alzheimer, *à esquerda*, apresenta hipometabolismo (*setas brancas*), enquanto o paciente com demência frontotemporal, *à direita*, apresenta hipometabolismo bifrontal (*setas amarelas*). (Cortesia de Robert Innis e William Charles Kreisl, Molecular Imaging, National Institute of Mental Health.) (*Esta figura se encontra reproduzida em cores no Encarte.*)

Exames de imagem do metabolismo de dopamina

Ioflupano (^{123}I) (DaTSCAN®) é um composto radiofarmacêutico que se liga a transportadores pré-sinápticos de dopamina (Figura 23.3). O ioflupano (^{123}I) é aprovado pela FDA para auxiliar na diferenciação entre o tremor causado por síndromes parkinsonianas neurodegenerativas do tremor essencial. No tremor causado por síndromes parkinsonianas neurodegenerativas, a perda de neurônios dopaminérgicos que se origina na substância negra resulta em menos transportadores pré-sinápticos de

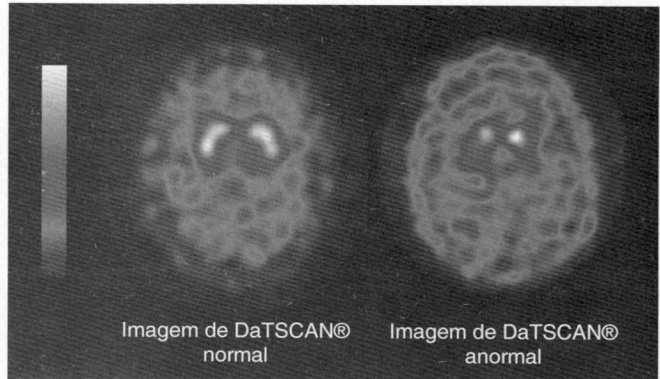

FIGURA 23.3 *À esquerda*: imagem normal de tomografia computadorizada por emissão de fóton único com Ioflupano (^{123}I) (DaTSCAN®). O sinal de SPECT concentrou-se bilateralmente nos núcleos estriados, indicando quantidades normais de transportadores de dopamina pré-sinápticos e integridade da inervação dopaminérgica nigroestriatal. *À direita*: essa imagem anormal obtida com DaTSCAN® mostrou captação reduzida do marcador nos núcleos estriados bilateralmente, embora pior à direita do cérebro. Essa imagem anormal indicava densidade reduzida de transportadores de dopamina pré-sinápticos em consequência de neurodegeneração nigroestriatal. (*Esta figura se encontra reproduzida em cores no Encarte.*)

dopamina no estriado. Pacientes com síndromes parkinsonianas neurodegenerativas apresentam sinal reduzido no nível estriatal à DaTSCAN®, enquanto pacientes com tremor idiopático têm sinal normal. DaTSCAN® é usado frequentemente com indicação *off-label* para ajudar a diferenciar entre demência com corpos de Lewy e doença de Alzheimer.

Exames de imagem de perfusão

Amina-oxima de [^{99m}Tc]-hexametilpropileno (Neurolite®) e dímero de etilcisteinato (ECD) marcado com ^{99m}Tc (Ceretec®) são compostos radiofarmacêuticos usados na SPECT que são aprovados pela FDA como adjuvantes na detecção de áreas de perfusão cerebral anormal em pacientes que sofreram um acidente vascular encefálico. A SPECT com esses compostos radiofarmacêuticos são realizadas, com frequência, após estímulos vasodilatadores com acetazolamida para determinar a reserva vascular cerebral. A SPECT de perfusão também pode ser usada para identificar focos irritativos nos pacientes com epilepsia ou estado de mal epiléptico. Como a redução do fluxo sanguíneo tipicamente localiza neurodegeneração, a SPECT de perfusão também pode ser realizada para distinguir diferentes tipos de demência.

Exames de imagem para amiloide

Vários compostos radiofarmacêuticos usados em PET foram elaborados de modo a marcar as placas de beta-amiloide encontradas na doença de Alzheimer (Figura 23.4). Esses compostos se ligam à substância amiloide nas placas neuríticas mais fortemente do que nas placas difusas e não marcam a substância amiloide solúvel. Visto que os estudos sugerem que a deposição nas placas de beta-amiloide ocorre anos antes do aparecimento da sintomatologia, a PET para detecção de amiloide é extremamente valiosa para o diagnóstico precoce de doença de Alzheimer. Esse tipo de PET possibilita diferenciar o comprometimento cognitivo leve causado pela doença de Alzheimer do comprometimento cognitivo causado por outras condições. Como condições outras que não a doença de Alzheimer (p. ex.,

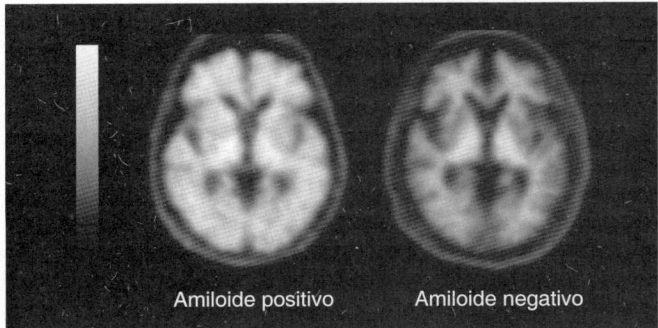

FIGURA 23.4 Exemplo de imagem de tomografia por emissão de pósitrons (PET) para amiloide. Dois pacientes com critérios clínicos de demência fizeram PET com [^{18}F]-florbetaben (Nuraceq®). A imagem à *esquerda* demonstra captação do radioligando nas áreas corticais ricas em placas amiloides, enquanto a imagem à *direita* mostra sinal de PET limitado à captação inespecífica pela substância branca. Esses resultados sugerem que o paciente da esquerda tenha demência atribuível à doença de Alzheimer, enquanto o paciente da direita tenha demência por outra causa.

angiopatia amiloide cerebral e demência com corpúsculos de Lewy) podem ser associadas à deposição de amiloide no cérebro e até um terço de adultos mais velhos cognitivamente normais apresentam positividade incidental para amiloide na PET, um resultado positivo na PET para detecção de amiloide não deve ser considerado prova positiva de doença de Alzheimer. Todavia, um resultado negativo é considerado inconsistente com a neuropatologia conhecida doença de Alzheimer. O composto radiofarmacêutico detector de substância amiloide, composto B de Pittsburgh marcado com ^{11}C, tem sido amplamente empregado na pesquisa da doença de Alzheimer, todavia, a meia-vida curta do ^{11}C torna inviável seu uso clínico. Florbetapir marcado com ^{18}F (Amyvid®), flutemetamol marcado com ^{18}F (Vizamyl®) e florbetabeno marcado com ^{18}F (Neuraceq®) têm meias-vidas maiores e foram aprovados pela FDA para auxiliar no diagnóstico da doença de Alzheimer. Em 2013, os Centers for Medicare & Medicaid Services decidiram por não ressarcir a PET para detecção de amiloide para fins de diagnóstico da doença de Alzheimer, exceto no caso de pacientes participando em determinados estudos cobertos pelo programa *Coverage With Evidence Development*. O primeiro desses estudos (*Imaging Dementia – Evidence for Amyloid Scanning*), que inclui 11.409 beneficiários do Medicare com disfunção cognitiva ou demência leve, demonstrou que o uso da PET para amiloide possibilitou mudança do tratamento (p. ex., iniciação da descontinuação do tratamento com inibidores de colinesterase) em cerca de 60% dos pacientes. A realização de PET para amiloide foi associada à alteração do diagnóstico clínico de doença de Alzheimer para doença não Alzheimer em 25% dos casos e de doença não Alzheimer para doença de Alzheimer em 10,5% dos pacientes.

De forma a orientar os médicos sobre quando solicitar PET para amiloide a um paciente, pesquisadores sugeriram a adoção dos *Appropriate Use Criteria*. Em geral, existe consenso de que o exame de PET para amiloide deva ser reservado aos pacientes com queixas cognitivas e evidência objetiva de déficits nos testes clínicos, quando houver dúvida quanto ao diagnóstico, mas doença de Alzheimer é uma hipótese considerável. Além disso, deve-se esperar que o resultado da PET para amiloide altere o tratamento, seja na decisão de solicitar exames diagnósticos adicionais ou iniciar ou interromper fármacos (p. ex., inibidores de colinesterase). Déficits cognitivos brandos persistentes e inesperados, quadros clínicos atípicos (p. ex., demência não amnésica), quadros com etiologias diversas e demência em pacientes incomumente jovens (menos de 65 anos) são exemplos nos quais a PET para amiloide pode ser apropriada. Exemplos de uso inadequado são PET para amiloide como substituto para testes genéticos de casos suspeitos de portadores de mutações autossômicas dominantes em indivíduos cognitivamente normais e uso não médico (p. ex., cobertura de seguros de saúde). A interpretação clínica da PET para amiloide usa uma designação binária de "positiva" ou "negativa". Por essa razão, PET para amiloide não deve ser usada para avaliar a gravidade da demência.

Exames de imagem para proteína tau

Recentemente, pesquisadores desenvolveram compostos radiofarmacêuticos de PET que se ligam à proteína tau filamentar helicoidal dupla, que compõe os emaranhados neurofibrilares encontrados na doença de Alzheimer (Figura 23.5). Até a publicação deste livro, havia um desses compostos radiofarmacêuticos ([^{18}F-flortaucipir, ou *Tauvid*®) aprovado nos EUA para

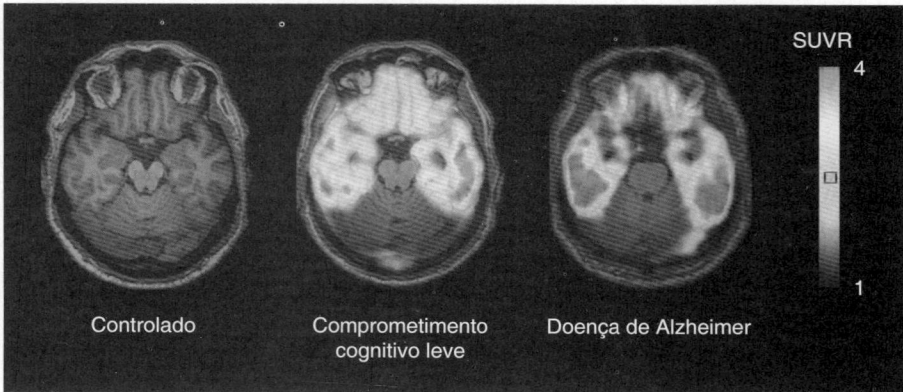

FIGURA 23.5 Tomografia por emissão de pósitrons da proteína tau. [^{18}F]-MK-6240, que se liga ao filamento helicoidal emparelhado tau, não mostra nenhum sinal apreciável em um indivíduo cognitivamente normal (*à esquerda*). No entanto, a ligação do radioligante é evidente em um paciente com comprometimento cognitivo leve, particularmente nos córtices temporal medial e lateral (*centro*). [^{18}F]-MK-6240 é ainda mais intensa no paciente com doença de Alzheimer (*à direita*). (*Esta figura se encontra reproduzida em cores no Encarte.*)

estimar a densidade e a distribuição dos emaranhados neurofibrilares de proteína tau agregada em pacientes adultos com déficits cognitivos avaliados quanto à possibilidade de doença de Alzheimer. Hoje em dia, outros compostos radiofarmacêuticos para proteína tau estão em processo de desenvolvimento científico, inclusive [^{18}F]-MK-6240, [^{18}F]-PI-2620, [^{18}F]-APN-1607, [^{18}F]-GTP1 e [^{18}F]-R0948.

COMPOSTOS RADIOFARMACÊUTICOS EM DESENVOLVIMENTO ATUALMENTE PARA USO CLÍNICO

Exames de imagem da densidade sináptica

Disfunção ou destruição das sinapses e processos anormais de sinalização resultantes foram implicados em diversos distúrbios neurológicos, inclusive doença de Alzheimer e epilepsia, assim como esquizofrenia e outros transtornos psiquiátricos. A glicoproteína da vesícula sináptica 2A (SV2A), como o próprio nome indica, é uma proteína da vesícula sináptica responsável por mediar a liberação dos neurotransmissores. A ação antiepiléptica do levetiracetam parece ser atribuída ao menos em parte à sua ligação à SV2A. Hoje em dia, há um número crescente de compostos radiofarmacêuticos – inclusive [^{11}C]-UCBJ e [^{18}F]-SDM-8 – em processo de desenvolvimento para medir densidade de SV2A *in vivo*. Esses radiofármacos podem ter diversas aplicações clínicas, especialmente no diagnóstico de transtornos psiquiátricos que ainda não têm biomarcadores estabelecidos.

LEITURA SUGERIDA

Abi-Dargham A, Gandelman M, Zoghbi SS, et al. Reproducibility of SPECT measurement of benzodiazepine receptors in human brain with iodine-123-iomazenil. *J Nucl Med.* 1995;36(2):167-175.

Accorsi R. Brain single-photon emission CT physics principles. *AJNR Am J Neuroradiol.* 2008;29(7):1247-1256.

Benamer HTS, Patterson J, Grosset DG, et al. Accurate differentiation of parkinsonism and essential tremor using visual assessment of [^{123}I]-FP-CIT SPECT imaging: the [^{123}I]-FP-CIT study group. *Mov Disord.* 2000;15(3):503-510.

Blennow K, Hampel H, Zetterberg H. Biomarkers in amyloid-β immunotherapy trials in Alzheimer's disease. *Neuropsychopharmacology.* 2014;39(1):189-201.

Finnema SJ, Nabulsi NB, Mercier J, et al. Kinetic evaluation and test-retest reproducibility of [^{11}C]UCB-J, a novel radioligand for positron emission tomography imaging of synaptic vesicle glycoprotein 2A in humans. *J Cereb Blood Flow Metab.* 2018;38(11):2041-2052.

Fox PT, Mintun MA, Raichle ME, Herscovitch P. A noninvasive approach to quantitative functional brain mapping with H2 (15)O and positron emission tomography. *J Cereb Blood Flow Metab.* 1984;4(3):329-333.

Friedland RP, Budinger TF, Ganz E, et al. Regional cerebral metabolic alterations in dementia of the Alzheimer type: positron emission tomography with [18F]fluorodeoxyglucose. *J Comput Assist Tomogr.* 1983;7(4):590-598.

Gomperts SN, Locascio JJ, Marquie M, et al. Brain amyloid and cognition in Lewy body diseases. *Mov Disord.* 2012;27(8):965-973.

Grimmer T, Diehl J, Drzezga A, Förstl H, Kurz A. Region-specific decline of cerebral glucose metabolism in patients with frontotemporal dementia: a prospective 18F-FDG-PET study. *Dement Geriatr Cogn Disord.* 2004;18(1):32-36.

Innis RB, Cunningham VJ, Delforge J, et al. Consensus nomenclature for in vivo imaging of reversibly binding radioligands. *J Cereb Blood Flow Metab.* 2007;27(9):1533-1539.

Jack CR Jr, Knopman DS, Jagust WJ, et al. Tracking pathophysiological processes in Alzheimer's disease: an updated hypothetical model of dynamic biomarkers. *Lancet Neurol.* 2013;12(2):207-216.

Johnson KA, Minoshima S, Bohnen NI, et al. Appropriate use criteria for amyloid PET: a report of the Amyloid Imaging Task Force, the Society of Nuclear Medicine and Molecular Imaging, and the Alzheimer's Association. *Alzheimers Dement.* 2013;9(1):e-1-e-16.

Juni JE, Waxman AD, Devous MD Sr, et al. Procedure guideline for brain perfusion SPECT using ^{99m}Tc radiopharmaceuticals 3.0. *J Nucl Med Technol.* 2009;37(3):191-195.

Li S, Cai Z, Wu X, et al. Synthesis and in vivo evaluation of a novel PET radiotracer for imaging of synaptic vesicle glycoprotein 2A (SV2A) in nonhuman primates. *ACS Chem Neurosci.* 2019;10(3):1544-1554.

Lohith TG, Bennacef I, Vandenberghe R, et al. Brain imaging of Alzheimer dementia patients and elderly controls with ^{18}F-MK-6240, a PET tracer targeting neurofibrillary tangles. *J Nucl Med.* 2019;60(1):107-114.

Ly JV, Donnan GA, Villemagne VL, et al. 11C-PIB binding is increased in patients with cerebral amyloid angiopathy-related hemorrhage. *Neurology.* 2010;74(6):487-493.

Mazziotta JC, Engel J Jr. The use and impact of positron computed tomography scanning in epilepsy. *Epilepsia.* 1984;25(suppl 2):S86-S104.

Mueller A, Bullich S, Barret O, et al. Tau PET imaging with ^{18}F-PI-2620 in patients with Alzheimer's disease and healthy controls: a first-in-human study [published online ahead of print November 11, 2019]. *J Nucl Med.* doi:10.2967/jnumed.119.236224.

Owen DR, Matthews PM. Imaging brain microglial activation using positron emission tomography and translocator protein-specific radioligands. *Int Rev Neurobiol.* 2011;101:19-39.

Pike KE, Ellis KA, Villemagne VL, et al. Cognition and beta-amyloid in preclinical Alzheimer's disease: data from the AIBL study. *Neuropsychologia.* 2011;49(9):2384-2390.

Rabinovici GD, Gatsonis C, Apgar C, et al. Association of amyloid positron emission tomography with subsequent change in clinical management among Medicare beneficiaries with mild cognitive impairment or dementia. *JAMA.* 2019;321(13):1286-1294.

Rowe CC, Villemagne VL. Amyloid imaging with PET in early Alzheimer disease diagnosis. *Med Clin North Am.* 2013;97(3):377-398.

Saha GB, ed. In: *Basics of PET Imaging: Physics, Chemistry, and Regulations.* 2nd ed. New York, NY: Springer; 2010:1-14.

Schöll M, Lockhart SN, Schonhaut DR, et al. PET imaging of tau deposition in the aging human brain. *Neuron.* 2016;89(5):971-982.

Sokoloff L, Reivich M, Kennedy C, et al. The [14C]deoxyglucose method for the measurement of local cerebral glucose utilization: theory, procedure, and normal values in the conscious and anesthetized albino rat. *J Neurochem.* 1977;28(5):897-916.

Zanotti-Fregonara P, Lammertsma AA, Innis RB. Suggested pathway to assess radiation safety of ^{18}F-labeled PET tracers for first-in-human studies. *Eur J Nucl Med Mol Imaging.* 2013;40(11):1781-1783.

Zoghbi SS, Liow JS, Yasuno F, et al. 11C-loperamide and its N-desmethyl radiometabolite are avid substrates for brain permeability-glycoprotein efflux. *J Nucl Med.* 2008;49(4):649-656.

Ultrassonografia Neurovascular 24

Tatjana Rundek

PONTOS-CHAVE

1. A ultrassonografia neurovascular é uma técnica não invasiva, que fornece informações em tempo real sobre estrutura e função neurovasculares.

2. As principais modalidades de exame neurovascular (ecodoppler extracraniano e Doppler transcraniano) são técnicas indispensáveis e amplamente validadas em uso nos centros especializados em acidente vascular encefálico e, na prática clínica, estão indicadas para avaliar essa e outras doenças vasculares encefálicas e cardiovasculares.

INTRODUÇÃO

A ultrassonografia neurovascular é uma técnica de exame de imagem, que utiliza ultrassom para gerar imagens estruturais e examinar a função da circulação sanguínea cerebral. A ultrassonografia neurovascular inclui duas tecnologias de exame ultrassonográfico principais: ultrassonografia extracraniana (ecodoppler ou Doppler colorido) e ultrassonografia transcraniana (Doppler transcraniano [DTC]). Em conjunto, essas duas técnicas permitem avaliação abrangente e não invasiva em tempo real das principais artérias que irrigam o cérebro. Além disso, essas tecnologias de imageamento são reprodutíveis e portáteis e, por essa razão, podem ser utilizadas à beira do leito, nos setores de emergência ou em qualquer outro contexto de atendimento aos pacientes. O Doppler extracraniano e o DTC tornaram-se parte integrante da investigação dos pacientes com doença vascular encefálica, ou dos indivíduos em risco elevado de desenvolver doença vascular. Além disso, essas tecnologias fazem parte dos recursos disponíveis nos centros de atendimento primário e nos serviços gerais especializados em acidente vascular encefálico (AVE). Entre as indicações clínicas mais bem estabelecidas para o uso da ultrassonografia neurovascular estão diagnóstico e caracterização precoces da aterosclerose e da doença vascular obstrutiva intracraniana e extracraniana; investigação das consequências hemodinâmicas cerebrais da doença obstrutiva arterial proximal; monitoramento da resposta ao tratamento da doença aterosclerótica obstrutiva aguda ou crônica; avaliação da evolução temporal e da reversibilidade do vasospasmo cerebral depois de uma hemorragia subaracnóidea; diagnóstico de embolia cerebral nos pacientes com doenças cardíacas, aórticas e carotídeas; e seleção dos pacientes com doença falciforme para receber transfusão sanguínea como um método de imageamento eficaz na prevenção primária dos AVE. A ultrassonografia neurovascular é usada comumente para complementar outras modalidades de neuroimagem, inclusive angiorressonância magnética (angio-RM) e angiotomografia computadorizada (angio-TC). Todas essas técnicas de neuroimagem fornecem resultados concordantes quando são realizadas em laboratórios acreditados. Quando surgem discrepâncias, a angiografia bidimensional tradicional pode ser necessária e, em muitas instituições, apenas se um procedimento de revascularização intervencionista for considerado.

ULTRASSONOGRAFIA EXTRACRANIANA (ECODOPPLER E DOPPLER COLORIDO)

Ultrassonografia extracraniana é o método não invasivo recomendado para triagem das artérias carótidas extracranianas e vertebrais (AVs) quanto à existência de doença aterosclerótica e detectar e monitorar alterações estruturais e hemodinâmicas de lesões ateroscleróticas extracranianas ou outras doenças vasculares inflamatórias ou não inflamatórias preexistentes. A ultrassonografia extracraniana é a técnica que apresenta risco e custo mais baixos. Esse exame possibilita o exame de imagem em tempo real da anatomia, fisiologia (hemodinâmica) e fisiopatologia da circulação extracraniana. A ultrassonografia extracraniana é usada para estratificar os riscos dos pacientes com doença vascular encefálica latente ou sintomática, assim como dos pacientes assintomáticos, com o objetivo de detectar a existência de estenose da carótida e examinar outros fenótipos das artérias carótidas, inclusive dimensões e morfologia das placas carotídeas, espessura da íntima-média (EIM) e rigidez da artéria carótida. Essa técnica é ideal para reavaliar frequentemente doenças vasculares extracranianas existentes e monitorar as condições da circulação sanguínea depois de intervenções terapêuticas, inclusive colocação de *stents* ou endarterectomia das carótidas.

As modalidades de exame de ultrassonografia extracraniana são *modo B* ou *brilho*, *modo C* ou *cor*, *modo D* ou *Doppler*, *modo P* ou *potência* e *modo M* ou *movimento* (Tabela 24.1). O equipamento de ultrassonografia que combina os modos B e D é conhecido como *ecodoppler* e, quando também dispõe dos modos B, C e D, o termo usado é *ecodoppler colorido*. Hoje em dia, todos os aparelhos modernos de ultrassonografia estão equipados com uma combinação dessas modalidades de exame de imagem.

Nas imagens em modo B, artérias carótidas normais são retilíneas com bifurcações orientadas na direção cranial (Figura 24.1), sem quaisquer processos patológicos no lúmen arterial (em preto) ou na parede da artéria (em branco), enquanto imagens em modo D mostram traçados arteriais clássicos com fluxo sanguíneo direcionado para a cabeça.

Capítulo 24 Ultrassonografia Neurovascular

Tabela 24.1 Modalidades de imagens de ultrassonografia.

Modalidade de ultrassom (modo)	Abreviatura	Modo de exibição
Modo de brilho	Modo B	Os ecos são demonstrados em vários tons de cinza
Modo de cor	Modo C	O sinal Doppler de velocidades do fluxo sanguíneo é demonstrado em cores
Modo Doppler	Modo D	Desvios dos ecos refletidos das partículas de sangue em movimento são registrados e exibidos na forma de espectro Doppler das velocidades do fluxo sanguíneo
Modo de potência	Modo P	O sinal Doppler refletido do fluxo sanguíneo é demonstrado de forma independente do ângulo de insonação e, por essa razão, é amplificado
Modo de movimento	Modo M	O movimento das interfaces de tecidos é registrado ao longo do eixo de profundidade

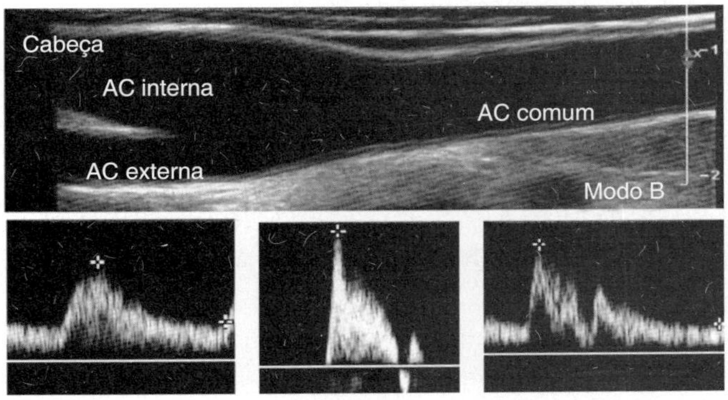

Critérios ultrassonográficos para diagnosticar estenose das carótidas

Tradicionalmente, estenoses das carótidas são definidas por estreitamento de mais de 50% com base nos critérios de ultrassonografia das artérias carótidas. As medidas ultrassonográficas mais importantes para a avaliação de estenoses carotídeas são velocidade sistólica de pico (VSP), velocidade diastólica final (VDF) e razões de velocidade. Esses parâmetros são aplicados às regiões pré-estenótica, estenótica e pós-estenótica. Além disso, o grau de estenose também é avaliado visualmente e medido nas imagens de ultrassonografia em escala cinza, sendo confirmado pelo imageamento com Doppler colorido, que pode direcionar a determinação da velocidade Doppler com o objetivo de escolher o segmento mais crítico da estenose para avaliar as velocidades Doppler. Exemplos de critérios ultrassonográficos para avaliar o grau da estenose da carótida estão amplamente disponíveis. A *Society of Radiologists in Ultrasound* publicou um consenso multidisciplinar sobre os critérios diagnósticos recomendados para graduar estenoses da artéria carótida interna (ACI) utilizando ecodoppler (Tabela 24.2) (Evidência de nível 1)[1]. Esses critérios podem ser usados como padrão para os laboratórios vasculares novos, bem como para validar critérios laboratoriais individuais para estimar estenose da carótida (Figura 24.2). Em razão da variabilidade das medidas e dos padrões de velocidade Doppler, existem critérios discrepantes quanto aos parâmetros Doppler para estenose da carótida. Por essa razão, cada laboratório de ultrassonografia carotídea deve elaborar e validar seus próprios critérios para graduar estenoses das carótidas. Esses parâmetros precisam ser validados por outras modalidades de exame e/ou achados cirúrgicos e também é necessário implementar um programa de controle da qualidade.

Avaliação da artéria carótida depois da endarterectomia e colocação de *stents* carotídeos

O exame de imagem das carótidas demonstra alterações das paredes dessas artérias depois de cirurgia ou colocação de *stents* bem-sucedida. O examinador deve dar atenção especial à avaliação das alterações das paredes arteriais nas bordas da reconstrução da carótida, onde podem ser demonstrados: remoção parcial das placas, retalho ou ressalto na íntima e estenose residual. Além disso, as velocidades Doppler podem demonstrar valores acima do normal ao longo do segmento reconstruído da artéria, provavelmente em consequência da remodelação do fluxo ou da acentuação da rigidez dos segmentos com *stents*. Quando as VSPs na área de estreitamento máximo da artéria reconstruída são maiores que 150 cm/s e a razão das VSPs entre os segmentos estenótico e pré-estenótico (ou pré-*stent*) é maior que 2, então é provável que tenha ocorrido recidiva significativa da estenose (Figura 24.3).

FIGURA 24.1 Aspecto normal das artérias carótidas em modo B e traçados clássicos das artérias carótidas (AC) em modo D.

Tabela 24.2 Critérios consensuais multidisciplinares da Society of Radiologists in Ultrasound para definir estenose das carótidas.

Grau de estenose	VSP da ACI (cm/s)	Placa	Razão de VSP ACI/ACC	VDF da ACI (cm/s)
Normal	< 125	Nenhuma	< 2	< 40
< 50%	< 125	Redução de diâmetro < 50%	< 2	< 40
50 a 69%	125 a 230	Redução de diâmetro ≥ 50%	2,0 a 4,0	40 a 100
70% ou semiobstrução	> 230	Redução de diâmetro ≥ 50%	> 4	> 100
Semiobstrução	Alta, baixa ou indetectável	Visível, lúmen detectável	Variável	Variável
Obstrução	Indetectável	Visível, lúmen indetectável	Não se aplica	Não se aplica

ACC, artéria carótida comum; ACI, artéria carótida interna; VDF, velocidade diastólica final; VSP, velocidade sistólica de pico. (Dados baseados em Grant EG, Benson CB, Moneta GL et al. Carotid artery stenosis: gray-scale and Doppler US diagnosis – Society of Radiologists in Ultrasound Consensus Conference. *Radiology*. 2003;229(2):340-346.)

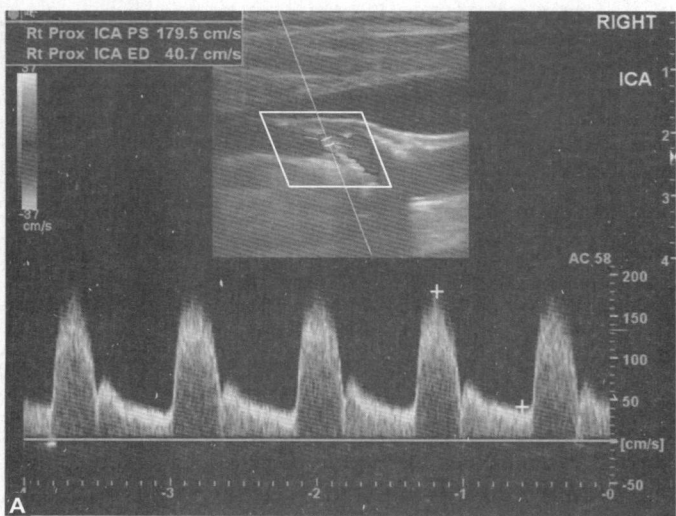
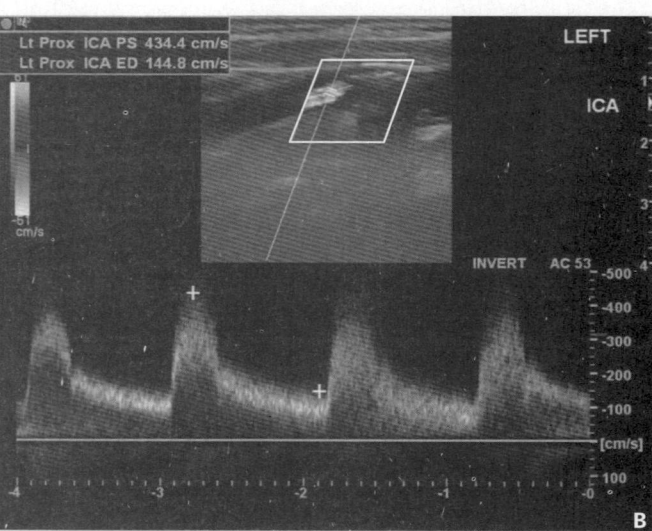

FIGURA 24.2 Dois exames de Doppler das artérias carótidas, ambos demonstrando graus diferentes de estenose das artérias carótidas extracranianas. Os exames demonstram imagem de ultrassonografia (escala de cinza) em modo B (modo de brilho) da artéria carótida interna (ACI) com placa aterosclerótica correspondente, imagem em modo C (modo de cor) com velocidade do fluxo sanguíneo em código de cores na amostra de volume escolhida (*quadrícula selecionada na imagem*) e imagem em modo D (Doppler) com traçados do fluxo sanguíneo representando o perfil de velocidades calculadas a partir do desvio Doppler (traçados demonstrados com velocidades em cm/s em cada quadro da amostra de volume escolhida [representada pela *linha diagonal* dentro da quadrícula selecionada em cor]). As velocidades sistólica de pico e diastólica final estão assinaladas por compassos amarelos nos dois quadros e usadas para avaliar o grau de estenose carotídea. A figura demonstra dois exemplos de graus variáveis de estenose da ACI. **A.** Estenose da ACI de 40 a 60%, com velocidade sistólica de pico de 179,5 cm/s e velocidade diastólica final de 40,7 cm/s (ou estenose de 50 a 70%, com base nos Society of Radiologists in Ultrasound Multidisciplinary Consensus Criteria (Evidência de nível 1).[1] **B.** Estenose da ACI de 60 a 80% (ou > 70%, com base no consenso de ultrassonografia da Society of Radiologists), com velocidade sistólica de pico de 434,4 cm/s e velocidade diastólica final de 144,8 cm/s e fluxo sanguíneo moderadamente turbulento. (*Esta figura se encontra reproduzida em cores no Encarte.*)

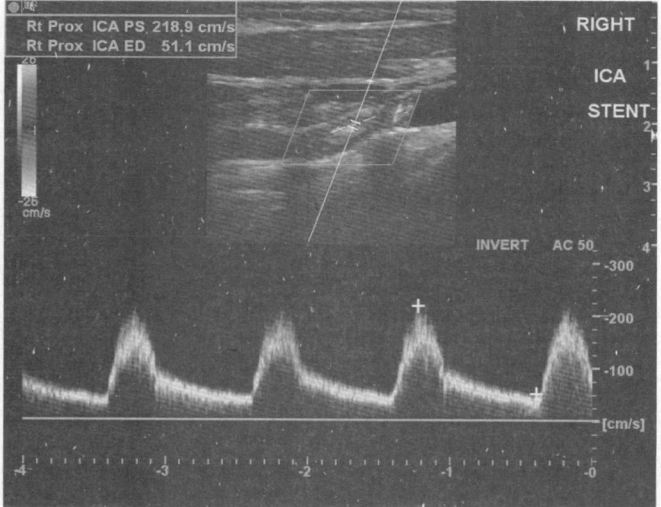

FIGURA 24.3 Estenose intra-*stent* da artéria carótida. Doppler colorido da artéria carótida comum e artéria carótida interna demonstrou a posição dos *stents* nessas duas artérias. O lúmen da artéria carótida interna proximal estava reduzido. As velocidades sistólica de pico e diastólica final estão marcadas com os *compassos amarelos* da imagem espectral e são usadas para avaliar a estenose intra-*stent*. No segmento estreitado, a velocidade SP era de 218,9 cm/s e a velocidade DF era de 51,1 cm/s, indicando estenose intra-*stent* maior que 50%. (*Esta figura se encontra reproduzida em cores no Encarte.*)

Sensibilidade e especificidade do ecodoppler no diagnóstico de estenose da carótida

A ultrassonografia extracraniana é precisa e confiável na detecção de estenoses das carótidas. O valor preditivo positivo (VPP) da ultrassonografia da carótida, quando comparado com a angiografia convencional, varia de 82 a 97%. Em metanálise de grande porte envolvendo 17 estudos comparando a ultrassonografia da carótida com a angiografia carotídea, essa primeira modalidade de exame alcançou sensibilidade acumulada de 86% (intervalo de confiança [IC] de 95% = 84 a 89%) e especificidade acumulada de 87% (IC de 95% = 84 a 90%) na detecção de estenose (Evidência de nível 1).[2] No diagnóstico de obstrução, a ultrassonografia da carótida alcançou sensibilidade de 96% (IC de 95% = 94 a 100%). Embora possam ocorrer variações consideráveis na precisão do ecodoppler entre laboratórios, os programas de acreditação (p. ex., Intersocietal Accreditation Commission [IAC]) estabelecem padrões de desempenho e precisão dos exames vasculares usando os dados publicados e validados mais recentes.

Ultrassonografia da carótida para determinar o tamanho e a morfologia das placas e a espessura da íntima-média

A ultrassonografia da carótida fornece informações quanto às dimensões (independentemente do grau de estenose) e à ecomorfologia das placas e espessura da parede arterial ou EIM da carótida (Figura 24.4). A *existência de placa carotídea não estenótica pequena* à ultrassonografia é um preditor independente de AVE e outras doenças cardiovasculares independentes da gravidade da estenose, embora esteja relacionada com o grau de estenose da carótida.

A demonstração de *ulceração da placa* por meio da ultrassonografia é difícil, exceto com exames de imagem contrastado das carótidas, que se limitam basicamente aos contextos experimentais. Entretanto, é fácil detectar *irregularidade da superfície da placa* com ultrassonografia das carótidas, e estudos demonstraram que isso estava associado ao risco elevado de AVE. A ultrassonografia pode ajudar a caracterizar a placa com base em um sistema de graduação qualitativa (placa ecolucente ou ecodensa; homogênea ou heterogênea), bem como por meio de parâmetros quantitativos de ecodensidade calculada por computador, como o *índice mediano em escala cinza* que, de acordo com estudos recentes, é clinicamente relevante para prever AVE. Nos indivíduos assintomáticos e também nos que apresentam recidiva da estenose e mais episódios repetidos depois da colocação de *stents*, a presença de *placa carotídea ecolucente* (macia, com conteúdo predominantemente gorduroso) foi associada ao aumento do risco de ter um primeiro AVE ou infarto do miocárdio. Em geral, a *placa carotídea ecodensa* era considerada um aspecto prognóstico favorável com base nos índices mais baixos de AVE. Entretanto, estudos recentes demonstraram resultados opostos, ou seja, aumento do risco de AVE. Uma relação semelhante foi demonstrada com base no índice de cálcio das artérias coronárias. Esse efeito supostamente paradoxal da calcificação da placa pode ser explicado pelo fato de que a placa ecodensa não é uma causa de AVE, mas sim um marcador da existência de uma placa "em atividade" nos outros sistemas vasculares; por sua vez, isso pode explicar sua correlação com o risco vascular elevado.

A EIM da carótida é um indicador de aterosclerose subclínica, e estudos demonstraram que ele está associado ao aumento dos riscos de AVE e outras doenças cardiovasculares. Essa medida foi amplamente utilizada como parâmetro prognóstico em vários estudos clínicos realizados para testar o efeito dos lipídios, da pressão arterial e dos fármacos hipoglicemiantes. A EIM foi associada aos fatores de risco vascular tradicionais em diversas faixas etárias, inclusive crianças e adultos jovens. A American Society of Echocardiography e a Society for Vascular Medicine referendaram o uso da EIM carotídea na estratificação do risco vascular dos indivíduos em risco moderado e delinearam recomendações para elaborar protocolos baseados na EIM (Evidência de nível 1).[3]

Ecodoppler das artérias vertebrais

O exame ultrassonográfico das AVs é semelhante ao das artérias carótidas. Contudo, o exame do sistema vertebral é limitado por sua anatomia, tendo em vista que as AV – ao contrário das carótidas – não podem ser examinadas continuamente quando atravessam os processos transversais das vértebras cervicais. Por essa razão, a ultrassonografia das AV extracranianas é confiável apenas em sua origem, nos segmentos intervertebrais e no segmento que circunda o atlas. O ecodoppler e o Doppler de potência são especialmente úteis à avaliação do calibre das AV. A utilização de outras técnicas diagnósticas (angio-RM, angio-TC e até mesmo angiografia convencional) geralmente é recomendada aos pacientes sintomáticos com indícios suspeitos de estenose das AV no ecodoppler.

Ultrassonografia extracraniana multiparamétrica

As técnicas mais modernas, como ultrassonografia contrastada, elastografia dos tecidos e ultrassonografia tridimensional (3D) foram introduzidas recentemente como tecnologia de ultrassonografia multiparamétrica para fins de pesquisa. Essas tecnologias novas ampliaram o papel fundamental da ultrassonografia em avaliações clínicas, não apenas em laboratórios avançados. O exame vascular por ultrassonografia contrastada usa contrastes ultrassonográficos intravenosos (microbolhas cheias de gás), que servem como refletores intravasculares das ondas de ultrassom. A utilização clínica potencial da ultrassonografia contrastada foi recomendada para diversos sistemas vasculares, inclusive artérias carótidas. Essa técnica é especialmente útil nos casos de visualização difícil das estenoses carotídeas graves ou

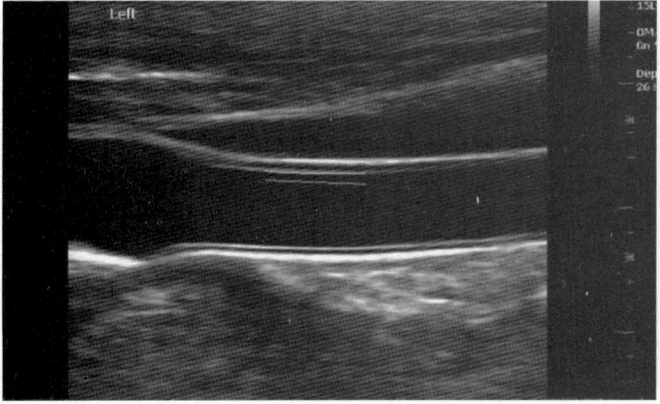 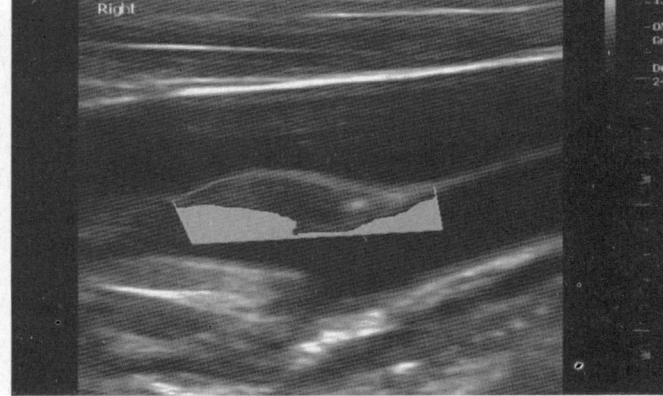

FIGURA 24.4 Dois exames de artérias carótidas com Doppler colorido, ambos demonstrando imagens de ultrassonografia em modo B (modo de brilho). A figura da *esquerda* demonstra medições automatizadas da espessura íntima-média (EIM) das carótidas usando algoritmo para detecção de bordas (*linhas coloridas*) na parede proximal da artéria carótida comum (EIM média de 0,756 mm, que é considerada dentro da faixa normal para adultos). A figura da *direita* mostra placa carotídea volumosa na bifurcação das carótidas, que se estendia até a artéria carótida interna (ACI) e foi medida usando algoritmo para detecção de bordas (a placa está demarcada pela *linha colorida* e pela *área verde* e media 50,28 mm^2, indicando aterosclerose moderada a grave). (*Esta figura se encontra reproduzida em cores no Encarte.*)

suspeita de obstrução; nas placas carotídeas complexas; e na avaliação das placas com úlceras suspeitas. Além disso, a ultrassonografia contrastada oferece um método não invasivo para avaliar os *vasa vasorum* e o suprimento vascular da neovascularização da placa aterosclerótica, quando pode ajudar a estratificar os riscos dos pacientes em risco alto de ruptura das placas. No futuro, o uso de microbolhas dirigidas poderá aumentar ainda mais os recursos diagnósticos da ultrassonografia vascular com a detecção de processos moleculares específicos e importantes na fisiopatologia da aterosclerose. Do mesmo modo, a elastografia dos tecidos e a ultrassonografia carotídea 3D detectam placas carotídeas vulneráveis (placas sujeitas à ruptura e embolização) com mais precisão. Os aparelhos modernos de ultrassonografia estão equipados com essas novas modalidades de imageamento ultrassonográfico, e seus avanços experimentais podem ser incorporados à prática clínica dentro em breve. Contudo, atualmente, essas técnicas não estão otimizadas para uso clínico, porque não existem padrões para a realização e a avaliação dos resultados obtidos com essas tecnologias mais novas. Embora a incorporação da ultrassonografia multiparamétrica à prática clínica possa ajudar a prever mais claramente o risco de AVE, ela não é usada rotineiramente na prática médica.

Indicações da ultrassonografia extracraniana

A American Society of Echocardiography e a Society for Vascular Medicine and Biology sugeriram diretrizes para os exames vasculares não invasivos e indicações da ultrassonografia, que foram adotadas por outras organizações profissionais, Centers for Medicare & Medicaid (CMS) e seguradoras privadas (Evidência de nível 1).[4] As *indicações da ultrassonografia da artéria carótida* são as seguintes:

- Avaliar pacientes com isquemia cerebral, AVE ou ataque isquêmico transitório
- Sintomas neurológicos hemisféricos recentes ou agravados (p. ex., déficit motor ou sensorial unilateral, distúrbios da fala ou amaurose fugaz)
- Placa de Hollenhorst detectada ao exame da retina
- Avaliar pacientes com um sopro na região cervical
- Avaliar massas pulsáteis no pescoço
- Avaliar traumatismo cervical sem perfuração
- Avaliar pacientes em período pré-operatório que serão submetidos a procedimentos cirúrgicos cardiovasculares ou outras cirurgias de grande porte, inclusive transplantes de coração, fígado e rim
- Investigar episódios de queda ou síncope (indicações raras encontradas principalmente com a insuficiência vertebrobasilar ou doença bilateral das artérias carótidas)
- Síncope de causa indefinida depois de avaliação cardiovascular inicial
- Tontura ou déficit visual ao realizar esforços com o membro superior
- Suspeita de doença obstrutiva vertebrobasilar sintomática em pacientes sintomáticos (p. ex., vertigem, ataxia, diplopia, disfagia ou disartria)
- Avaliar vasculites com envolvimento das artérias extracranianas
- Acompanhar pacientes com doença diagnosticada das artérias carótidas
- Avaliar pacientes em período pós-operatório submetidos à endarterectomia carotídea ou colocação de *stents* nas carótidas (monitoramento depois de intervenção na artéria carótida)
- Avaliar suspeita de fenômeno de roubo subclávio-vertebral
- Investigar casos suspeitos de dissecção da carótida ou AV.

ULTRASSONOGRAFIA TRANSCRANIANA (DOPPLER TRANSCRANIANO)

O DTC é uma técnica de ultrassonografia não invasiva, que fornece informações em tempo real quanto à velocidade e à direção do fluxo sanguíneo das artérias intracranianas principais. Utilizando uma sonda com propriedades potentes de penetração nos tecidos, é possível examinar, por ultrassonografia, os vasos principais do polígono de Willis, os segmentos intracranianos distais das AV e grande parte do comprimento da artéria basilar (AB). A maioria dos equipamentos modernos de DTC têm telas, que exibem em modo B codificado por cores e Doppler de potência. O DTC fornece apenas a análise espectral das velocidades do fluxo sanguíneo, enquanto o ecodoppler colorido transcraniano possibilita análises espectrais e também imagens coloridas dos vasos intracranianos, além de exibir imagens do Doppler de potência. O DTC de movimento-potência é a tecnologia que mostra continuamente a intensidade e a direção do fluxo sanguíneo ao longo até 6 cm do espaço intracraniano. A vantagem dessa técnica é a insonação mais fácil, permitindo que examinadores inexperientes aprendam a técnica mais rapidamente. Todas essas tecnologias de DTC geram sinal espectral, que permite estimar o estado hemodinâmico cerebral e o grau de estenose da carótida.

As artérias do polígono de Willis são examinadas através das "janelas" acústicas temporal, orbital, suboccipital (forame magno) e submandibular. Em cerca de 10 a 20% dos indivíduos, as artérias intracranianas não podem ser avaliadas em razão das janelas acústicas dificultadas pelos ossos espessos. Isso é especialmente importante nos pacientes idosos e em mulheres pós-menopausa. As medidas utilizadas são distância até a sonda, direção do fluxo (aproximando-se ou afastando-se da sonda), velocidades do fluxo e características do traçado (traçados pulsáteis de baixa e alta resistência) e índices de fluxo sanguíneo derivados, inclusive índice de pulsatilidade e índice de resistência (Figura 24.5).

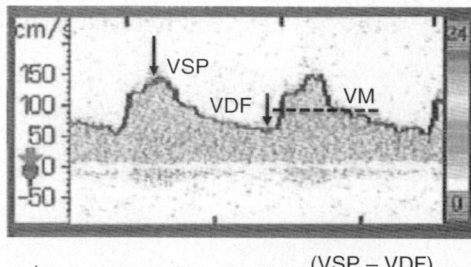

$$\text{Índice de pulsatilidade (IP)} = \frac{(\text{VSP} - \text{VDF})}{\text{VM}}$$

$$\text{Índice de resistência (IR)} = \frac{(\text{VSP} - \text{VDF})}{\text{VSP}}$$

FIGURA 24.5 Exemplo de traçado normal da artéria cerebral média com algoritmos para calcular índice de pulsatilidade e índice de resistência. VDF, velocidade diastólica final; VM, velocidade média; VSP, velocidade sistólica de pico. (*Esta figura se encontra reproduzida em cores no Encarte.*)

Indicações do Doppler transcraniano

O American Institute of Ultrasound in Medicine publicou diretrizes práticas (Evidência de nível 1)[5] para a realização do DTC em adultos e crianças. As *indicações do DTC nos adultos* são as seguintes:

- Detectar e acompanhar estenose ou obstrução de uma ou mais artérias intracranianas principais do polígono de Willis e sistema vertebrobasilar, bem como monitorar o tratamento trombolítico depois de um AVE agudo
- Detectar doença vascular cerebral
- Detectar e monitorar vasospasmo dos pacientes com hemorragia subaracnóidea
- Avaliar a circulação colateral da irrigação sanguínea intracraniana, inclusive depois de alguma intervenção
- Detectar microêmbolos cerebrais circulantes
- Detectar *shunts* direita-esquerda
- Avaliar a reatividade vasomotora cerebral (RVC)
- Ajudar a confirmar o diagnóstico clínico de morte cerebral
- Monitorar pacientes nos períodos intraoperatório e perioperatório para detectar embolia, trombose, hipoperfusão e hiperperfusão cerebrais
- Avaliar doença falciforme para determinar o risco de AVE
- Avaliar malformações arteriovenosas (MAVs)
- Detectar e acompanhar aneurismas intracerebrais
- Investigar pacientes com vertigem ou síncope postural.

Outras *indicações do TCD específicas para crianças* são:

- Avaliar a pressão intracraniana e hidrocefalia
- Avaliar encefalopatia hipoxicoisquêmica
- Avaliar a patência dos seios venosos durais.

De acordo com o relatório da American Academy of Neurology (Evidência de nível 1),[6] o nível mais alto de evidência foi atribuído ao uso do DTC para determinar o risco de AVE nas crianças de 2 a 16 anos com doença falciforme (Tipo A, Classe I) e detectar e monitorar vasospasmo angiográfico depois de hemorragia subaracnóidea espontânea (Tipo A, Classe I-II) (Tabela 24.3).

Doença falciforme

O DTC é um recurso importante para selecionar crianças com doença falciforme que necessitam de transfusões de sangue e devem continuar a recebê-las para manter o efeito benéfico da prevenção de AVE. No estudo *Stroke Prevention Trial in Sickle Cell Anemia*, a detecção por meio do DTC de velocidade máxima de fluxo médio (VFM) por média de tempo de 200 cm/s (não da velocidade média) em dois exames separados da artéria cerebral média (ACM) ou ACIT (ACI terminal) foi usada para determinar a necessidade de transfusões de sangue, que resultaram em redução de 90% do risco relativo de ter um primeiro AVE. Além disso, os resultados do acompanhamento a longo prazo do estudo *Stroke Prevention Trial in Sickle Cell Anemia* indicaram que a elevação persistente das velocidades ao DTC desses pacientes seria um indício de aumento mantido do risco de AVE.

Estenose e obstrução intracranianas

Estenoses com estreitamento de mais de 50% do lúmen arterial podem ser detectadas confiavelmente nos segmentos arteriais com ângulos de insonação anatomicamente favoráveis, especialmente o segmento M1 da ACM. O estreitamento significativo das artérias intracranianas acarreta aumentos focais das velocidades de fluxo, fluxo turbulento e acentuação da pulsatilidade dos traçados no nível da estenose. O fluxo colateral compensatório proveniente dos vasos normais para as áreas privadas

Tabela 24.3 Recomendações e nível de evidência do uso do Doppler transcraniano, de acordo com a American Academy of Neurology Therapeutics and Technology Assessment Subcommittee.*

Contexto/doença/condição	Classificação da recomendação/nível de evidência
Doença falciforme	Tipo A, Classe I
Detecção e monitoramento de vasospasmo angiográfico	Tipo A, Classe I-II
Detecção de parada circulatória cerebral/morte cerebral	Tipo A, Classe II
Doença estenótico-obstrutiva intracraniana	Tipo B, Classe II-III
Avaliação da reatividade vasomotora	Tipo B, Classe II-III
Monitoramento da endarterectomia carotídea	Tipo B, Classe II-III
Diagnóstico de microembolia cerebral	Tipo B, Classe II-IV
Monitoramento da trombólise cerebral	Tipo B, Classe II-III
Monitoramento das operações de revascularização por *bypass* coronariano	Tipo B-C, Classe II-III
Avaliação de *shunts* cardíacos direita-esquerda	Tipo A, Classe II
Avaliação de doença obstrutiva intracraniana	Tipo B, Classe II-IV

*Tipo A = confirmado como recomendação útil/preditiva; Tipo B = provavelmente útil/preditiva; Tipo C = possivelmente útil/preditiva; Classe 1 = evidência baseada em estudo prospectivo com amplo espectro de indivíduos com a condição suspeita, usando um "padrão de referência" para definir casos, quando o teste é aplicado em avaliação às cegas e permite avaliação dos testes apropriados com precisão diagnóstica; Classe II = evidência baseada em estudo prospectivo com espectro estreito de indivíduos com a condição suspeita, ou estudo retrospectivo bem planejado com espectro amplo de indivíduos com a condição suspeita (por padrão de referência) em comparação com espectro amplo de controles, quando o teste é aplicado na avaliação às cegas e permite avaliação dos testes apropriados com precisão diagnóstica; Classe III = evidência baseada em estudo retrospectivo, quando indivíduos com a condição confirmada ou controles têm espectro reduzido e quando o teste é aplicado na avaliação às cegas; Classe IV = qualquer desenho, quando o teste não é aplicado às cegas ou a evidência está baseada na opinião de *experts* ou séries de casos descritivos. (DeSloan MA, Alexandrov AV, Tegeler CH et al. Assessment: transcranial Doppler ultrasonography: report of the Therapeutics and Technology Assessment Subcommittee of the American Academy of Neurology. *Neurology*. 2004;62(9):1468-1481.)

de sangue pode acarretar inversão e ampliação do fluxo. Como alguns pacientes têm janelas temporais insatisfatórias, a incapacidade de realizar uma leitura do traçado não significa que haja obstrução vascular, a menos que um exame realizado antes tenha demonstrado que os vasos eram patentes. A possibilidade de uma estenose das artérias intracranianas significativas deve ser considerada quando a hierarquia normal das velocidades de fluxo é desorganizada. O fluxo da ACM deve ser maior que na artéria cerebral anterior, enquanto as velocidades de fluxo devem ser maiores na artéria cerebral posterior ou na AB e na AV. A diferença nessas VFMs desorganizadas deve ser maior que 20%. De acordo com os critérios do estudo *Stroke Outcomes and Neuroimaging of Intracranial Atherosclerosis* (Evidência de nível 1),[7] o limite de corte da VFM ao DTC para estenose de mais de 50% da ACM era maior que 100 cm/s, enquanto para a AB e a AV era maior que 80 cm/s (Figura 24.6).

Sensibilidade e especificidade do Doppler transcraniano na detecção de estenose intracraniana

O DTC pode detectar confiavelmente estenoses do segmento M1 da ACM, do sifão e do segmento distal da ACI, da AB proximal e do segmento P1 da artéria cerebral posterior. A sensibilidade do DTC na detecção de estenoses desses segmentos varia de 85 a 90%, enquanto a especificidade é de 90 a 95%. O VPP é de 85% e o valor preditivo negativo (VPN) é de 98%, enquanto os níveis de precisão são menores na circulação posterior. No estudo *Stroke Outcomes and Neuroimaging of Intracranial Atherosclerosis* (Evidência de nível 1),[7] a precisão do DTC no diagnóstico de doença estenótico-obstrutiva intracraniana foi maior que a da angio-TC ou da angiografia de subtração digital (ASD) para excluir em vez de confirmar estenose (em razão do VPN maior que o VPP) em todos os segmentos arteriais intracranianos.

Diagnóstico de malformações arteriovenosas

As MAVs são comunicações diretas entre os sistemas arterial e venoso, sem vasos capilares intervenientes. Não existem vasos de resistência para impedir ou regular o fluxo e, por essa razão, as determinações do fluxo dos vasos aferentes geralmente demonstram traçados com velocidades altas e resistências baixas. Em razão do volume expressivo de sangue que passa pela MAV, os padrões de fluxo também podem estar alterados nos vasos que não se comunicam diretamente com a malformação, resultando em traçados com registros alterados. O DTC é sensível para detectar MAV de dimensões médias a grandes. Ecodoppler transcraniano colorido pode ser muito útil à avaliação das MAVs, porque pode fornecer mais informações quanto às características anatômicas das MAV, que o DTC convencional.

Vasospasmo depois de hemorragia subaracnóidea

O DTC tornou-se o método padronizado para detectar, quantificar e monitorar vasospasmo arterial depois de hemorragia subaracnóidea ou traumatismo craniano. Os espasmos clinicamente mais significativos ocorrem nos vasos cerebrais proximais, que são acessíveis à insonação do DTC. Contudo, o monitoramento do DTC tem pouca utilidade para detectar vasospasmo das artérias cerebrais distais. Os critérios de velocidade do fluxo ao DTC parecem ser mais confiáveis para detectar vasospasmo angiográfico da ACM e da AB. Velocidades médias na ACM acima de 120 cm/s indicam vasospasmo moderado, enquanto velocidades acima de 200 cm/s demonstram vasospasmo grave. Uma razão de Lindegaard (VFM da ACM/ACI) maior que 3 sugere vasospasmo, enquanto valores de 6 ou mais preveem confiavelmente a existência de vasospasmo angiográfico clinicamente significativo. Além disso, a elevação súbita da VFM da

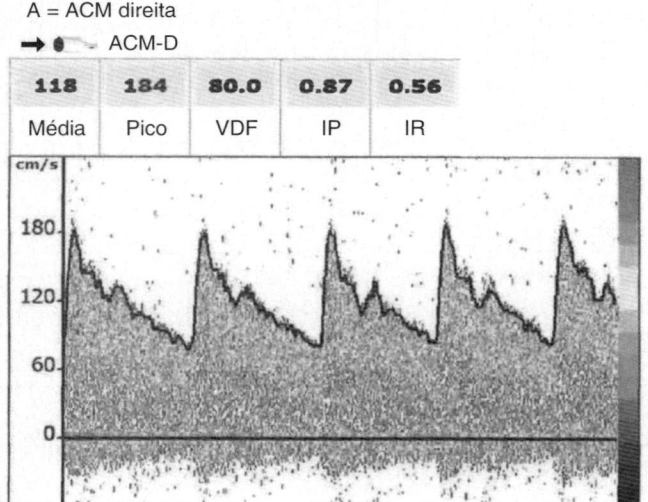
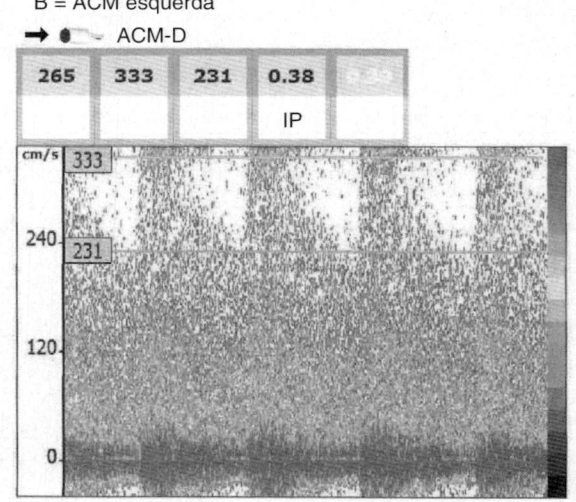

FIGURA 24.6 Exemplos de exames Doppler transcraniano das duas artérias cerebrais médias (ACM) de pacientes com estenose da ACM esquerda. As velocidades espectrais foram obtidas à profundidade de 50 cm dos dois lados da cabeça sobre o osso temporal. O perfil de desvio Doppler da velocidade do fluxo sanguíneo foi calculado com base no sangue da ACM que circulava na direção da sonda (*a seta preta no lado esquerdo das duas imagens estava direcionada para a sonda*). A imagem à *esquerda* (**A**) mostrou fluxo espectral normal com velocidade sistólica de pico de 184 cm/s e velocidade diastólica final de cerca de 80 cm/s nesse indivíduo jovem. A imagem à *direita* (**B**) demonstrou estenose grave da ACM com velocidade de fluxo sanguíneo sistólico acima de 333 cm/s e velocidade de fluxo sanguíneo diastólico final de 231 cm/s e fluxo acentuadamente turbulento. (*Esta figura se encontra reproduzida em cores no Encarte.*)

ACM acima de 65 cm/s ou em mais de 20% sugere vasospasmo. O DTC é mais útil ao monitoramento da evolução temporal do vasospasmo de forma a ajudar a determinar a melhor ocasião para realizar exames diagnósticos e intervenções angiográficas terapêuticas adicionais.

Diagnóstico de microêmbolos cerebrais

O DTC pode detectar microêmbolos ou sinais transitórios de intensidade alta, que são responsáveis por até 70% de todos os acidentes vasculares isquêmicos. A maioria dos êmbolos cerebrais origina-se da aterosclerose das carótidas e estruturas cardíacas como fibrilação atrial, próteses de valvas cardíacas, shunt cardíaco direita-esquerda (forame oval patente [FOP]), ateroma da crossa aórtica, doença vertebral e estenose de outras artérias intracranianas. Os critérios para definição de microêmbolos foram estabelecidos pela comissão consensual durante o *Ninth International Cerebral Hemodynamic Symposium* (Evidência de nível 1),[8] que definiu microêmbolos como um sinal de DTC com (1) ocorrência aleatória durante o ciclo cardíaco; (2) duração curta (os sinais de embolia devem ser transitórios, com duração < 300 milissegundos); (3) intensidade alta (no mínimo 3 dB acima do sinal de fluxo sanguíneo basal); (4) sinal basicamente unidirecional no espectro Doppler; e (5) sinal acompanhado de um componente audível ("estalido", "cliques" ou "estalos").

Avaliação da reatividade vasomotora cerebral

O DTC pode ser usado para avaliar a reserva hemodinâmica do cérebro. Quando a perfusão arterial está reduzida, as arteríolas regulatórias distais dilatam para permitir mais fluxo e evitar isquemia cerebral. Contudo, quando a perfusão está profundamente comprometida, as artérias são dilatadas ao máximo e a RVC diminui ou desaparece, indicando um estado de esgotamento da reserva cerebrovascular ou perfusão "mísera". A redução da RVC pode prever isquemia iminente nos pacientes com estenose ou obstrução das artérias intracranianas ou extracranianas. Os testes da RVC incluem o índice de retenção da respiração, as alterações da pressão arterial e o teste de inalação de dióxido de carbono. A redução da RVC foi demonstrada em várias condições, inclusive estenose grave das artérias carótidas, AVE, apneia do sono e insuficiência cardíaca congestiva. A RVC não é uma medida direta da autorregulação cerebral, mas pesquisadores desenvolveram métodos mais novos para avaliar a autorregulação do cérebro, inclusive correlações entre velocidades do fluxo e oscilações espontâneas da pressão arterial (autorregulação cerebral dinâmica [ACd]). Em combinação com monitoramento contínuo da pressão arterial, o DTC é uma técnica que permite avaliar autorregulação cerebral e é especialmente útil aos pacientes com AVE. Contudo, a metodologia do DTC-ACd não está padronizada e, por essa razão, atualmente essa técnica não é utilizada na prática clínica.

Sonotrombólise

O DTC pode ser uma modalidade promissora como medida terapêutica coadjuvante à trombólise intravenosa depois de obstrução aguda da ACM. Entretanto, essa técnica ainda é experimental e não é utilizada na prática clínica. A aplicação da *ultrassonografia intravascular de baixa intensidade* no segmento obstruído pode melhorar o prognóstico depois de um AVE isquêmico sem administrar ativador do plasminogênio tecidual (APt). Além disso, a ampliação da trombólise por APt com monitoramento diagnóstico por DT mostrou-se segura e foi associada a um índice mais alto de recanalização arterial. O Cochrane Stroke relatou que sonotrombólise provavelmente reduziu mortes ou dependência e pacientes tratados com algum tipo de sonotrombólise tiveram chances duas vezes maior de conseguir recanalização arterial completa que os que foram submetidos apenas à trombólise. Além disso, as microesferas gasosas desenvolvidas inicialmente na forma de contrastes ultrassonográficos também podem aumentar a eficácia do APt. Um estudo de escalonamento de doses com microesferas demonstrou índices de recanalização total persistente de 67% dos pacientes que fizeram monitoramento por DTC e receberam microesferas lipídicas *perflutreno*, em comparação com os controles que receberam apenas APt, sem qualquer aumento da incidência de hemorragia. Futuramente, a sonotrombólise usando DTC com administração de microesferas poderá melhorar ainda mais o efeito trombolítico como tratamento de AVE agudo.

Limitações do Doppler transcraniano

O DTC é altamente dependente do operador. Esse método requer habilidades técnicas, conhecimento tridimensional detalhado da anatomia vascular cerebral e suas variações e entendimento geral da hemodinâmica cerebral. O uso do DTC também é limitado pelo índice de 10 a 20% de impossibilidade de realizar o exame em razão da inadequação das janelas acústicas, que são mais comuns na população idosa. Isso está relacionado com a espessura e a porosidade dos ossos, que provocam atenuação da transmissão da energia do ultrassom. O exame DTC também se limita às artérias calibrosas da base do crânio e não pode ser realizado para avaliar diretamente as condições do fluxo sanguíneo cerebral regional. O desempenho adequado do DTC e a interpretação de seus resultados requerem treinamento especializado e habilidades avançadas, que frequentemente não estão disponíveis durante o processo de treinamento médico tradicional. Essas limitações do DTC são a razão principal de sua subutilização, e a maioria delas pode ser superada pela acreditação do laboratório vascular e pelo treinamento e certificação adequada dos ultrassonografistas e dos médicos que interpretam os exames.

RESUMO

Doppler extracraniano e transcraniano são modalidades de exame de neuroimagem não invasivas comprovadamente eficazes na prática clínica. Contudo, sua utilidade e validade têm sido continuamente reavaliadas. À medida que novos laboratórios neurovasculares sejam criados, é importante que eles estabeleçam valores normativos baseados em diretrizes fornecidas nesse resumo sucinto de neurossonologia e outras diretrizes publicadas na literatura. No entanto, essas modalidades ainda não são encontradas comumente nos hospitais comunitários e contextos ambulatoriais e, por tal razão, são menos acessíveis, exceto em centros médicos maiores.

EVIDÊNCIAS DE NÍVEL 1

1. Grant EG, Benson CB, Moneta GL et al. Carotid artery stenosis: gray-scale and Doppler US diagnosis–Society of Radiologists in Ultrasound Consensus Conference. *Radiology*. 2003;229(2):340-6.

2. Wardlav JM, Chappell FM, Best JJ et al.; NHS Research and Development Health Technology Assessment Carotid Stenosis Imaging Group. Non-invasive imaging compared with intra-arterial angiography in the diagnosis of symptomatic carotid stenosis: a meta-analysis. *Lancet.* 2006;367(9521):1503-1512.
3. Stein JH, Korcarz CE, Hurst RT et al.; American Society of Echocardiography Carotid Intima-Media Thickness Task Force. Use of carotid ultrasound to identify subclinical vascular disease and evaluate cardiovascular disease risk: a consensus statement from the American Society of Echocardiography Carotid Intima-Media Thickness Task Force. Endorsed by the Society for Vascular Medicine. *J Am Soc Echocardiogr.* 2008;21(2):93-111.
4. Gerhard-Herman M, Gardin JM, Jaff M, Mohler E, Roman M, Naqvi TZ. Guidelines for noninvasive vascular laboratory testing: a report from the American Society of Echocardiography and the Society for Vascular Medicine and Biology. *Vasc Med.* 2006;11(3):183-200.
5. American College of Radiology, Society for Pediatric Radiology, Society of Radiologists in Ultrasound. AIUM practice guideline for the performance of a transcranial Doppler ultrasound examination for adults and children. *J Ultrasound Med.* 2012;31(9):1489-1500.
6. Sloan MA, Alexandrov AV, Tegeler CH et al.; Therapeutics and Technology Assessment Subcommittee of the American Academy of Neurology. Assessment: transcranial Doppler ultrasonography: report of the Therapeutics and Technology Assessment Subcommittee of the American Academy of Neurology. *Neurology.* 2004;62(9):1468-1481.
7. Feldmann E, Wilterdink JL, Kosinski A et al. The Stroke Outcomes and Neuroimaging of Intracranial Atherosclerosis (SONIA) trial. *Neurology.* 2007;68(24):2099-2106.
8. Consensus Committee of the Ninth International Cerebral Hemodynamic Symposium. Basic identification criteria of Doppler microembolic signals. *Stroke.* 1995;26(2):1123.

LEITURA SUGERIDA

Aaslid R, Lindegaard KF. Cerebral hemodynamics. In: Aaslid R, ed. *Transcranial Doppler Sonography.* New York, NY: Springer; 1986:60-85.

Alexandrov AV. Ultrasound enhanced thrombolysis for stroke. *Int J Stroke.* 2006;1(1):26-29.

Alexandrov AV, Sloan MA, Tegeler CH, et al.; for the American Society of Neuroimaging Practice Guidelines Committee. Practice standards for transcranial Doppler (TCD) ultrasound. Part II. Clinical indications and expected outcomes. *J Neuroimaging.* 2012;22(3):215-224.

Alsulaimani S, Gardener H, Elkind MS, Cheung K, Sacco RL, Rundek T. Elevated homocysteine and carotid plaque area and densitometry in the Northern Manhattan Study. *Stroke.* 2013;44(2):457-461.

Beach KW, Leotta DF, Zierler RE. Carotid Doppler velocity measurements and anatomic stenosis: correlation is futile. *Vasc Endovascular Surg.* 2012;46(6):466-474.

Brant-Zawadzki M, Heiserman JE. The roles of MR angiography, CT angiography, and sonography in vascular imaging of the head and neck. *Am J Neuroradiol.* 1997;18(10):1820-1825.

Brown OW, Bendick PJ, Bove PG, et al. Reliability of extracranial carotid artery duplex ultrasound scanning: value of vascular laboratory accreditation. *J Vasc Surg.* 2004;39(2):366-371.

De Bray JM, Baud JM, Dauzat M. Consensus concerning the morphology and the risk of carotid plaques. *Cerebrovasc Dis.* 1996;7:289-296.

Frontera JA, Rundek T, Schmidt JM, et al. Cerebrovascular reactivity and vasospasm after subarachnoid hemorrhage: a pilot study. *Neurology.* 2006;66(5):727-729.

Garami Z, Alexandrov AV. Neurosonology. *Neurol Clin.* 2009;27(1):89-108.

Garami ZF, Bismuth J, Charlton-Ouw KM, Davies MG, Peden EK, Lumsden AB. Feasibility of simultaneous pre- and postfilter transcranial Doppler monitoring during carotid artery stenting. *J Vasc Surg.* 2009;49(2):340-345.

Hartmann A, Mast H, Thompson JL, Sia RM, Mohr JP. Transcranial Doppler waveform blunting in severe extracranial carotid artery stenosis. *Cerebrovasc Dis.* 2000;10(1):33-38.

Helton KJ, Adams RJ, Kesler KL, et al. Magnetic resonance imaging/angiography and transcranial Doppler velocities in sickle cell anemia: results from the SWiTCH trial. *Blood.* 2014;124(6):891-898.

Johnsen SH, Mathiesen EB, Joakimsen O, et al. Carotid atherosclerosis is a stronger predictor of myocardial infarction in women than in men: a 6-year follow-up study of 6226 persons: the Tromsø Study. *Stroke.* 2007;38(11):2873-2880.

Kolkert JL, Meerwaldt R, Loonstra J, et al. Relation between B-mode gray-scale median and clinical features of carotid stenosis vulnerability. *Ann Vasc Surg.* 2014;28(2):404-410.

Komotar RJ, Zacharia BE, Valhora R, Mocco J, Connolly ES Jr. Advances in vasospasm treatment and prevention. *J Neurol Sci.* 2007;261(1-2):134-142.

Lennihan L, Petty GW, Fink ME, Solomon RA, Mohr JP. Transcranial Doppler detection of anterior cerebral artery vasospasm. *J Neurol Neurosurg Psychiatry.* 1993;56(8):906-909.

Marshall RS, Rundek T, Sproule D, et al. Monitoring of cerebral vasodilatory capacity with transcranial Doppler carbon dioxide inhalation in patients with severe carotid artery disease. *Stroke.* 2003;34(4):945-949.

Mast H, Mohr JP, Thompson JL, et al. Transcranial Doppler ultrasonography in cerebral arteriovenous malformations. Diagnostic sensitivity and association of flow velocity with spontaneous hemorrhage and focal neurological deficit. *Stroke.* 1995;26(6):1024-1027.

Molina CA, Barreto AD, Tsivgoulis G, et al. Transcranial ultrasound in clinical sonothrombolysis (TUCSON) trial. *Ann Neurol.* 2009;66(1):28-38.

Moussa I, Rundek T, Mohr JP, eds. *Risk Stratification and Management of Patients With Asymptomatic Carotid Artery Disease.* New York, NY: Taylor & Francis; 2007:95-105.

Moussouttas M, Trocio S, Rundek T. Vascular ultrasound: carotid and transcranial Doppler imaging. In: Orloff L, ed. *Head and Neck Ultrasound.* San Diego, CA: Plural Publishing; 2008:257-290.

Nederkoorn PJ, Brown MM. Optimal cut-off criteria for duplex ultrasound for the diagnosis of restenosis in stented carotid arteries: review and protocol for a diagnostic study. *BMC Neurol.* 2009;9:36.

Nussel F, Wegmuller H, Huber P. Comparison of magnetic resonance angiography, magnetic resonance imaging and conventional angiography in cerebral arteriovenous malformation. *Neuroradiology.* 1991;33:56-61.

Ortega-Gutierrez S, Petersen N, Masurkar A, et al. Reliability, asymmetry, and age influence on dynamic cerebral autoregulation measured by spontaneous fluctuations of blood pressure and cerebral blood flow velocities in healthy individuals. *J Neuroimaging.* 2014;24(4):379-386.

Prabhakaran S, Rundek T, Ramas R, et al. Carotid plaque surface irregularity predicts ischemic stroke: the Northern Manhattan Study. *Stroke.* 2006;37(11):2696-2701.

Prabhakaran S, Singh R, Zhou X, Ramas R, Sacco RL, Rundek T. Presence of calcified carotid plaque predicts vascular events: the Northern Manhattan Study. *Atherosclerosis.* 2007;195(1):e197-e201.

Rundek T. Beyond percent stenosis: carotid plaque surface irregularity and risk of stroke. *Int J Stroke.* 2007;2(3):169-171.

Rundek T, Arif H, Boden-Albala B, Elkind MS, Paik MC, Sacco RL. Carotid plaque, a subclinical precursor of vascular events: the Northern Manhattan Study. *Neurology.* 2008;70(14):1200-1207.

Rundek T, Spence JD. Ultrasonographic measure of carotid plaque burden. *JACC Cardiovasc Imaging.* 2013;6(1):129-130.

Saqqur M, Tsivgoulis G, Molina CA, et al. Symptomatic intracerebral hemorrhage and recanalization after IV rt-PA: a multicenter study. *Neurology.* 2008;71(17):1304-1312.

Staub D, Partovi S, Imfeld S, et al. Novel applications of contrast-enhanced ultrasound imaging in vascular medicine. *Vasa.* 2013;42(1):17-31.

Touboul P-J, Hennerici MG, Meairs S, et al. Mannheim carotid intima-media thickness and plaque consensus (2004-2006-2011). An update on behalf of the advisory board of the 3rd, 4th and 5th watching the risk symposia, at the 13th, 15th and 20th European Stroke Conferences, Mannheim, Germany, 2004, Brussels, Belgium, 2006, and Hamburg, Germany, 2011. *Cerebrovasc Dis.* 2012;34(4):290-296.

Zivanovic Z, Alexandrov AV, Jesic A, Slankamenac P. Sonothrombolysis: is the story (t)old or just the beginning. *Med Pregl.* 2014;67(1-2):17-23.

Angiografia e Neurocirurgia Endovascular

25

Katarina Dakay, Scott M. Woolf, Gurmeen Kaur, Daniel H. Sahlein e Fawaz Al-Mufti

PONTOS-CHAVE

1. A neurocirurgia endovascular permite diagnosticar e tratar aneurismas cerebrais, malformações arteriovenosas, acidentes vasculares encefálicos isquêmicos agudos com obstrução de grandes artérias, lesões ateroscleróticas e anomalias venosas.

2. O hematoma no local de acesso é a complicação mais comum da angiografia cerebral diagnóstica.

3. Vários ensaios controlados randomizados demonstraram os benefícios da trombectomia mecânica em pacientes com acidentes vasculares encefálicos isquêmicos agudos causados por obstrução de grandes artérias, desde que atendam aos critérios clínicos e de exames de imagem definidos.

4. Técnicas modernas de tratamento endovascular de pacientes com acidente vascular encefálico isquêmico agudo e obstrução de grandes artérias incluem trombectomia mecânica, aspiração direta do trombo, trombólise intra-arterial e técnicas combinadas.

5. Técnicas de tratamento endovascular para aneurismas cerebrais incluem implantação de espirais, colocação de espiras combinados com *stents*, *stents* para derivação de fluxo, dispositivo de reconstrução cervical com colocação de espirais e, mais recentemente, dispositivo intravascular Woven EndoBridge®.

6. Áreas de pesquisa e desenvolvimento ativas no campo de neurorradiologia intervencionista incluem colocação de *stents* intracranianos para tratar aterosclerose intracraniana; colocação de *stents* nos seios venosos para tratar hipertensão intracraniana idiopática; embolização da artéria meníngea média para tratar hematoma subdural crônico; administração de quimioterápicos por acesso neuroendovascular; e indicações ampliadas de trombectomia mecânica, entre outras.

INTRODUÇÃO

A neurocirurgia endovascular (NCE) é uma subespecialidade, que utiliza acesso endovascular (periférico na maioria dos casos) para entrar nos vasos sanguíneos do encéfalo e medula para examinar e tratar grande variedade de doenças neurológicas. Os neurocirurgiões endovasculares fazem diagnósticos e tratam diversos processos patológicos, inclusive o acidente vascular encefálico (AVE) isquêmico agudo, a estenose de artéria carótida, os aneurismas cerebrais e as malformações arteriovenosas (MAVs), entre outros.

O elemento fundamental à NCE é a angiografia, que pode ser usada unicamente como exame diagnóstico ou como forma de acessar vasos sanguíneos para realizar algum procedimento intervencionista. Entre as vantagens significativas dos procedimentos de neurorradiologia intervencionista estão sua natureza minimamente invasiva em comparação com cirurgia convencional; a possibilidade de abordar estruturas profundas, cujo acesso seguro seria difícil ou impossível com técnicas cirúrgicas convencionais; e a utilidade da angiografia para demonstrar e tratar simultaneamente lesões com detalhes extraordinários.

A NCE é uma subespecialidade que combina elementos de neurocirurgia, radiologia e neurologia; algumas vezes, também é referida como *neurorradiologia cirúrgica endovascular*, *neurologia intervencionista* ou *neurocirurgia endovascular*. Esses diversos termos ilustram a diversidade singular do campo de trabalho da neurorradiologia intervencionista – uma especialidade na qual neurocirurgiões, neurologistas e radiologista são elegíveis a treinamento. As perspectivas singulares trazidas por cada uma desses campos de atuação permitiram à subespecialidade iniciar uma era de crescimento e expansão rápida, na medida em que dispositivos neurointervencionistas continuam a ser aperfeiçoados e ampliados; doenças que antes eram consideradas inacessíveis a tratamento (p. ex., aneurismas da extremidade da artéria basilar) hoje podem ser tratadas sem riscos. Embora a primeira angiografia diagnóstica tenha sido realizada há quase 100 anos, foi especialmente nas últimas duas décadas que avanços tecnológicos e pesquisas recentes permitiram que a NCE chegasse ao seu estado atual de técnica diagnóstica e terapêutica importante. Este capítulo conta a história dos processos neurointervencionistas, descreve procedimentos importantes e suas complicações, analisa condições nas quais o tratamento neuroendovascular pode ser realizado e, por fim, cita áreas de pesquisa e desenvolvimento ativos no campo de neurorradiologia intervencionista.

HISTÓRIA

A primeira angiografia cerebral diagnóstica em paciente vivo foi realizada pelo neurologista português Egaz Moniz em 1927; antes disso, Moniz tentara injetar contraste em cadáveres e cães. Antes da primeira angiografia bem-sucedida em 1927, Moniz também tinha experimentado angiografia com um contraste mais potente (brometo de estrôncio a 70%), que causara síndrome de Horner transitória em dois pacientes e levou um paciente ao óbito por AVE. Por essa razão, Moniz abandonou temporariamente o procedimento, antes de adaptar sua técnica para usar iodeto de sódio a 25%. Mais tarde, o mesmo autor usou Thorotrast®, um contraste à base de dióxido de tório; contudo, esse composto também foi abandonado depois que se comprovou que estava associado à incidência alta de carcinogênese tardia. Durante as décadas seguintes, as soluções de contraste foram aperfeiçoadas de forma a ampliar a segurança dos procedimentos de neuroangiografia; a substituição dos contrastes iônicos hiperosmolares (p. ex., meglumina) por contrastes não iônicos hiposmolares menos deletérios (p. ex., iohexol ou Omnipaque®) ampliou a tolerabilidade e a segurança da administração de contrastes.

Nos primórdios da angiografia, os procedimentos eram realizados por punção direta das artérias carótidas, uma técnica com risco alto de complicações. Na década de 1940, os médicos começaram a usar acesso periférico para chegar aos vasos intracranianos. A primeira angiografia aórtica por acesso femoral foi realizada por Farinas em 1941 e, na verdade, a primeira angiografia radial para examinar artérias vertebrais foi realizada em 1947 por Radner. Na década de 1960, o acesso femoral para angiografias das carótidas e artérias vertebrais tornou-se uma prática comum. Antes da era da tomografia computadorizada, uma das indicações principais da angiografia cerebral era diagnosticar tumores, pois, por meio dela, a localização das lesões tumorais poderia ser sugerida pela demonstração de quais vasos estavam desviados e em qual direção. Inicialmente, apenas as artérias extracranianas eram acessíveis; contudo, na década de 1960, foi publicado o primeiro uso de cateteres flexíveis para chegar à circulação intracraniana. Na década de 1970, Serbinenko desenvolveu um balão não destacável usado para fechar fístulas entre artéria carótida e seio cavernoso; nesta mesma década, Zanetti e Sherman também desenvolveram um composto embolizante líquido conhecido como cianoacrilato.

Em 1991, as modalidades de tratamento neuroendovascular tiveram um avanço expressivo com a invenção dos espirais de Gluglielmi destacáveis – espirais à base de platina destacáveis eletroliticamente, que podiam ser implantadas dentro de aneurismas cerebrais para produzir trombose em seu interior como consequência da interação entre a espiral de carga positiva e fibrinogênio, leucócitos, eritrócitos e plaquetas de cargas negativas. Durante a década de 1990, a tecnologia das espirais continuou a ser aperfeiçoada com espirais tridimensionais e espirais cobertos por película bioativa. No final dessa década, também foi introduzido tratamento endovascular para AVE agudo depois dos estudos com uroquinase intra-arterial (*Prolyse in Acute Cerebral Tromboembolism*, PROACT-I e PROACT-II), que demonstraram efeitos benéficos potenciais do tratamento endovascular de pacientes com AVE isquêmico; contudo, esses estudos foram seguidos de outros ensaios com resultados negativos, inclusive os ensaios SYNTHESIS (*Randomized Controlled Trial on Intra-arterial versus Intravenous Thrombolysis in Acute Ischemic Stroke*) e MR-RESCUE (*Mechanical Retrievel and Recanalization of Stroke Clots Using Embolectomy*). Esses resultados negativos arrefeceram o entusiasmo em torno do tratamento endovascular de AVEs, até que, em 2014, vários estudos controlados randomizados demonstraram efeitos benéficos da trombectomia mecânica em pacientes cuidadosamente selecionados com obstrução das grandes artérias da circulação anterior.

No início do século XXI, pesquisadores desenvolveram derivação circulatória com *stent* endoluminar (*pipeline embolization device*) para tratar aneurismas com características que os tornavam inelegíveis para implantação de espirais. Os avanços subsequentes durante esse período incluíram aperfeiçoamento dos removedores de *stents* para trombectomia mecânica; utilização crescente de exames de imagem da perfusão para selecionar pacientes de AVE para tratamento; e desenvolvimento de novos compostos embólicos líquidos, inclusive n-butil-cianoacrilato ("cola") e Onyx®.

O campo da neurorradiologia intervencionista continua em evolução e ampliação; tópicos sobre pesquisa e desenvolvimento ativos estão descritos no final deste capítulo.

DESCRIÇÃO E CONSIDERAÇÕES GERAIS SOBRE OS PROCEDIMENTOS

Considerações antes do procedimento

As considerações antes do procedimento incluem as que são aplicáveis a qualquer avaliação pré-operatória e aquelas que são específicas dos procedimentos neuroendovasculares. É importante avaliar a indicação do procedimento; as indicações comuns de angiografia são avaliar e tratar aneurismas ou MAVs suspeitas ou confirmadas; avaliar e tratar estenoses extracranianas ou intracranianas; garantir tratamento de emergência de AVEs isquêmicos agudos causados por obstrução de grandes artérias; e permitir o tratamento de fístulas arteriovenosas. Embora sejam significativas, outras condições menos comuns nas quais se utiliza comumente angiografia consistem na avaliação de doença cerebrovascular obstrutiva crônica (síndrome *moyamoya*[a]), displasia fibromuscular, casos suspeitos de vasculite do sistema nervoso central e síndrome de vasoconstrição cerebral reversível. As alternativas não invasivas à angiografia também devem ser consideradas, principalmente quando essa técnica é usada unicamente com finalidade diagnóstica; por exemplo, estudos publicados recentemente na literatura sugeriram que o diagnóstico da síndrome de vasoconstrição cerebral reversível possa ser firmado frequentemente com base nas manifestações clínicas e exames de imagem vascular não invasivos.

Anamnese detalhada e exame físico completo devem ser realizados em todos os casos, com atenção cuidadosa ao exame neurológico para detectar quaisquer anormalidades neurológicas basais. Além disso, também é importante avaliar a escala de Mallampati e palpar os pulsos distais antes do procedimento.

É fundamental revisar quaisquer exames angiográficos realizados antes, porque anormalidades como estenose das carótidas ou croça aórtica maciçamente calcificada têm implicações no risco da cateterização e podem indicar modalidades diagnósticas alternativas à colocação de cateteres. Do mesmo modo, também é importante revisar quaisquer exames de imagem não invasivos disponíveis da croça aórtica ou circulação cerebral específica, inclusive tomografia computadorizada ou angiorressonância magnética. As alergias – especialmente aos antiplaquetários, heparina ou contrastes – devem ser cuidadosamente investigadas. Os médicos devem estar cientes de quaisquer reações adversas pregressas aos anestésicos administrados antes, assim como quaisquer condições clínicas coexistentes (p. ex., apneia obstrutiva do sono e insuficiência renal ou hepática), que possam contribuir para um aumento do risco de complicações anestésicas. História de complicações referidas às virilhas deve ser considerada com seriedade, porque isso pode influenciar a decisão de utilizar o outro lado ou um acesso diferente. Os médicos devem avaliar a lista de fármacos usados pelo paciente, com atenção cuidadosa ao esquema antiplaquetário ou anticoagulante, assim como metformina, que frequentemente é suspensa no período perioperatório em razão do risco de causar acidose láctica se o paciente desenvolver nefropatia pós-contraste.

---

[a]N.R.T.: *Moyamoya* é um termo de origem japonesa que significa **algo nebuloso**, em referência ao aspecto angiográfico observado nos pacientes com essa doença.

Procedimento

A angiografia cerebral é realizada por um acesso periférico (em geral, femoral ou radial) usando um fio-guia introduzido dentro de um cateter oco para chegar à croça aórtica e, em seguida, escolher os vasos pré-cerebrais e cerebrais. A Figura 25.1 demonstra o equipamento básico necessário para realizar angiografia. Embora a artéria femoral seja tradicionalmente usada como acesso, estudos recentes demonstraram que a artéria radial pode ser cateterizada com índice alto de sucesso (até 99,3%) em mãos experientes, sem quaisquer complicações significativas com base em uma série de casos publicados; além disso, resultados de estudos controlados randomizados extrapolados da angiografia coronariana sugerem que o acesso radial esteja associado a menos mortalidade por todas as causas e complicações referidas ao acesso inguinal (Evidência de nível 1).[1] Isso levou a *European Society of Cardiology* a recomendar acesso radial para pacientes com infarto do miocárdio sem elevação do segmento ST a serem submetidos à revascularização invasiva. Vantagens do acesso radial incluem preferência dos pacientes, período de observação mais curto para procedimentos ambulatoriais e possibilidade de sentar-se logo depois do procedimento. As dificuldades do acesso radial são curva de aprendizagem antes da adaptação dos médicos à nova técnica; limitações atuais de adaptação dos equipamentos para acesso por artéria femoral para artéria radial, especialmente nos procedimentos intervencionistas; e vasospasmo da artéria radial. Contudo, o espasmo intra-arterial pode ser revertido com a combinação de verapamil e nitroglicerina.

A angiografia pode ser realizada com o paciente acordado sob sedação consciente ou anestesia endotraqueal geral, dependendo de suas preferências e capacidade de cooperar, procedimento a ser realizado e possível necessidade de usar paralisia neuromuscular em determinadas intervenções, durante as quais mesmo movimentos pequenos poderiam ser perigosos. Embora uma descrição das nuanças técnicas especificados de cada procedimento de neurorradiologia intervencionista esteja além dos objetivos deste capítulo, as etapas gerais da angiografia cerebral diagnóstica estão descritas nos parágrafos seguintes.

Inicialmente, o paciente deve ser posicionado na mesa de angiografia; depois de escolher a técnica de acesso, deve-se palpar e identificar a artéria femoral ou radial. Em seguida, a área é esterilizada com clorexedina ou uma solução semelhante, e campos estéreis são colocados no paciente. A cabeça do paciente deve ser imobilizada, geralmente com um apoio de cabeça e/ou fita. Para confirmar o local de acesso, podem ser usadas marcas anatômicas, radioscopia, ultrassonografia ou alguma combinação dessas técnicas. Se o paciente estiver sob sedação consciente, pode-se utilizar anestesia tópica com lidocaína. A ultrassonografia permite que o examinador veja diretamente a artéria a ser cateterizada; metanálise demonstrou que a utilização de ultrassonografia para dirigir o procedimento de coronariografia percutânea reduziu o índice de punção venosa acidental e episódios de sangramento.

Depois de introduzir a agulha de punção e aspirar sangue, o próximo passo é passar um fio introdutório por dentro da agulha e avançá-lo até o vaso sanguíneo; esse procedimento é realizado sob visão radioscópica para confirmar que a artéria foi puncionada. Em seguida, retira-se a agulha e um dilatador é introduzido sobre o fio e depois substituído por uma bainha introdutória, que, por fim, é conectada a uma bolsa com soro fisiológico heparinizado para infusão contínua. A heparina intravenosa também é administrada durante o procedimento, e o monitoramento do tempo de sangramento ativado é crucial, principalmente quando são realizados procedimentos mais longos (p. ex., procedimentos intervencionistas).

Em seguida, o cateter diagnóstico pré-irrigado com soro fisiológico heparinizado e com fio-guia em seu interior é introduzido dentro da bainha e avançado sob visão radioscópica até a aorta torácica. Em seguida, o fio-guia é retirado, e o cateter é irrigado com soro fisiológico heparinizado para remover quaisquer bolhas, trombos ou resíduos. A seguir, o cateter é ligado à solução de irrigação contínua ou mantido com um esquema manual rigoroso de irrigação contínua durante todo o

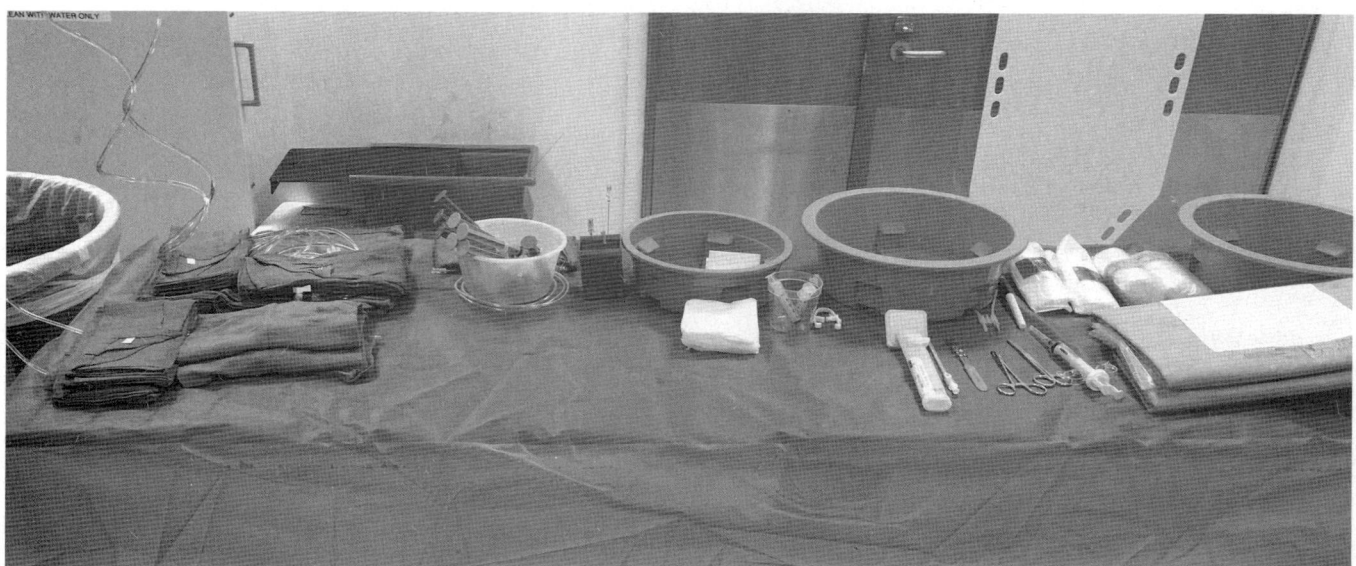

FIGURA 25.1 Equipamento básico necessário a uma angiografia diagnóstica, inclusive tubos para irrigação de soro fisiológico heparinizado, seringas para administrar contraste e soro fisiológico, *kit* de micropunção, adesivo e campos estéreis e frascos para lubrificar os fios-guias hidrofílicos enquanto não estejam sendo utilizados.

procedimento. O fio-guia é reintroduzido no cateter, e o operador utiliza esse fio para passar pelas grandes artérias e selecionar o vaso apropriado ao exame; o contraste é "borrifado" dentro do cateter para demarcar as paredes do vaso. As técnicas de exame como "mapeamento de percurso" permitem a sobreposição de imagens radioscópicas ao vivo a uma imagem de subtração armazenada de forma a ajudar o operador a confirmar a posição do cateter. Em seguida, o biplano é ajustado para obter imagens padronizadas do vaso a ser cateterizado; o contraste é injetado pelo cateter à medida que as imagens são obtidas. A Figura 25.2 ilustra imagens anteroposterior e lateral padronizadas da artéria carótida interna, enquanto a Figura 25.3 demonstra imagens padronizadas da artéria vertebral. Em condições especiais como aneurismas ou MAV, imagens tridimensionais são utilizadas empregando-se um injetor motorizado para injetar contraste pelo cateter posicionado dentro do vaso a ser examinado, à medida que o braço C do biplano gira em torno da cabeça do paciente de forma a obter uma série de imagens, que depois são reunidas em uma reconstrução tridimensional.

Depois de obter todas as imagens necessárias, o cateter é retirado sob visão radioscópica; na maioria dos casos, deve-se obter uma imagem de arteriografia femoral para avaliar a posição da bainha. Em seguida, deve-se decidir entre manter pressão ou colocar um dispositivo de fechamento; de qualquer forma, um fio-guia é introduzido para substituir a bainha por um dispositivo de fechamento, ou a bainha é simplesmente retirada sob compressão manual, que é mantida por tempo variável dependendo do calibre do cateter e das características de cada paciente, inclusive anticoagulação. Os pulsos das artérias femoral e dorsal do pé são palpados e monitorados logo depois e ao longo de várias horas depois do exame. Depois de confirmar que não há sangramento, deve-se aplicar um curativo estéril no local da punção.

Considerações depois do procedimento

É importante atentar especialmente ao local de acesso e pulsos distais; a extremidade usada para obter acesso arterial deve ser imobilizada por várias horas, dependendo do calibre da bainha e do tipo de fechamento usado. Parâmetros de pressão arterial devem ser definidos, principalmente nos casos em que forem realizadas intervenções; em alguns casos, pode ser necessário cateter arterial para monitoramento contínuo da pressão arterial. O estado neurológico do paciente deve ser monitorado e, se houver qualquer alteração no exame neurológico, deve-se considerar imediatamente um exame de neuroimagem apropriado. O esquema antiplaquetário adequado deve ser mantido depois da colocação de *stents* intravasculares. É fundamental que o médico esteja consciente das complicações gerais da angiografia e das considerações específicas de cada procedimento e paciente; as complicações específicas de cada procedimento estão descritas nas seções subsequentes.

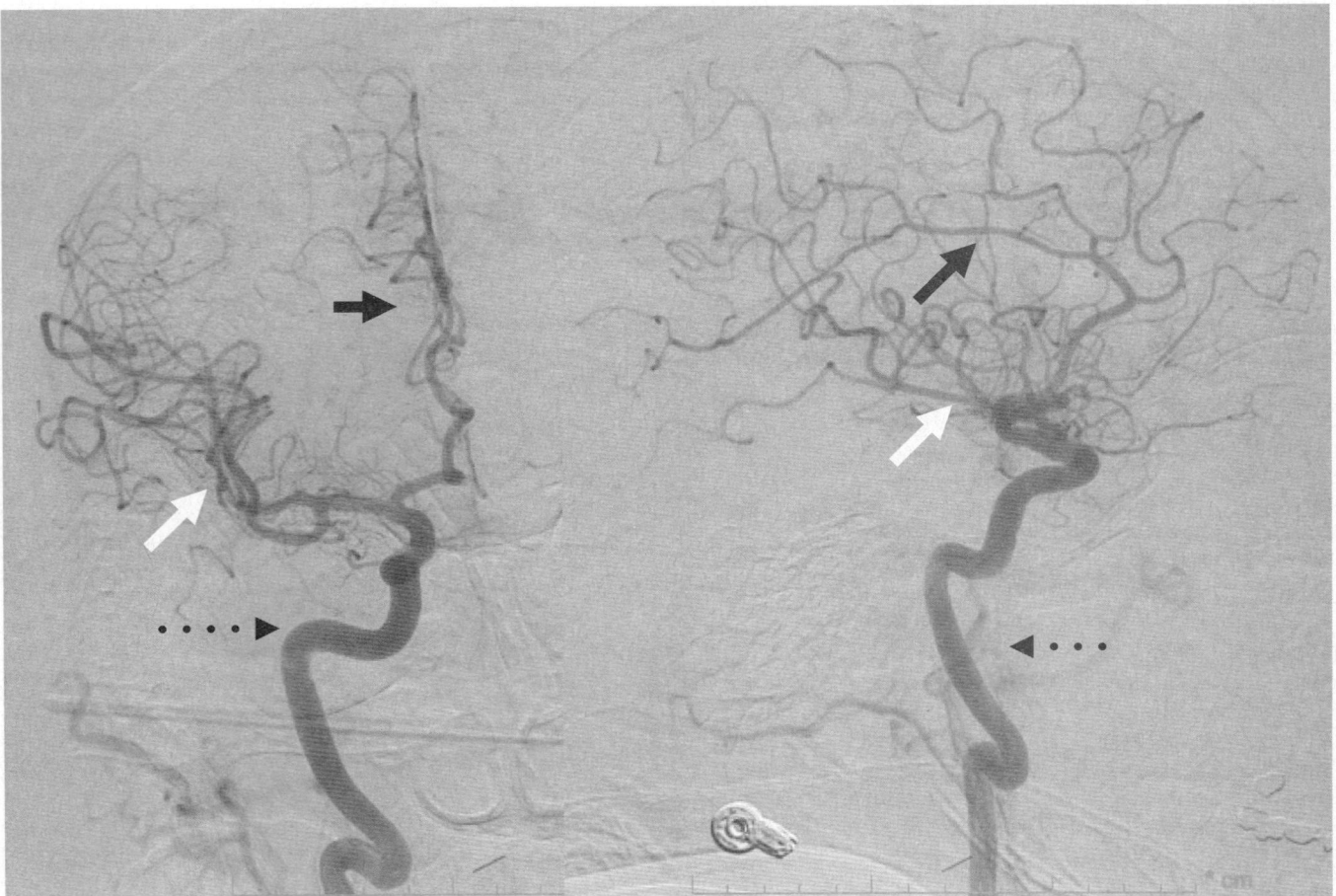

FIGURA 25.2 Imagens anteroposterior (*esquerda*) e lateral (*direita*) de uma angiografia normal da artéria carótida interna direita demonstrando artéria carótida interna (*setas pontilhadas*), artéria cerebral média (*setas brancas*) e artéria cerebral inferior (*setas pretas*).

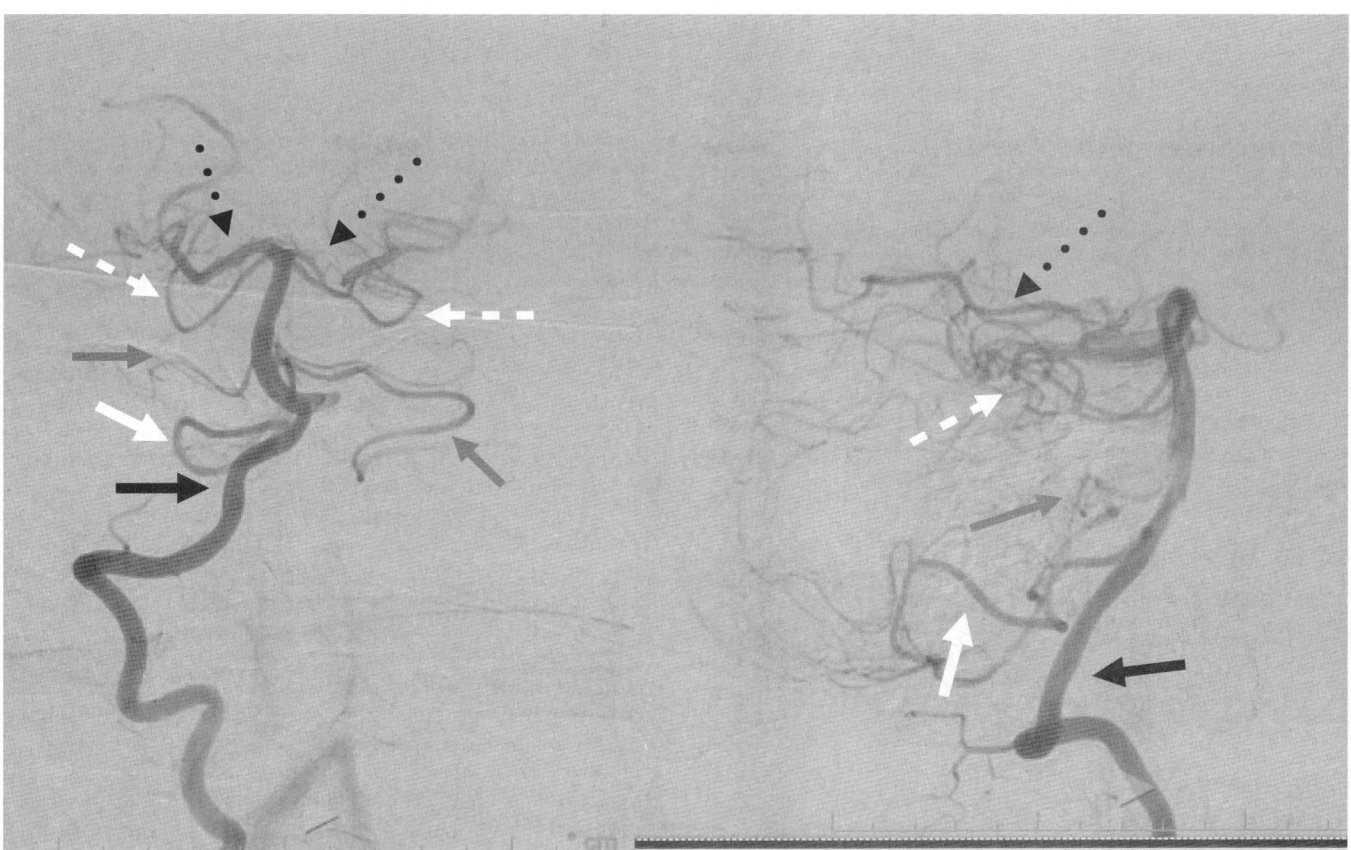

FIGURA 25.3 Imagens anteroposterior (*esquerda*) e lateral (*direita*) de uma angiografia normal da artéria vertebral demonstrando artéria vertebral distal (*setas pretas cheias*), artéria cerebelar inferior posterior (*setas brancas cheias*), artéria cerebelar inferior anterior (*setas cinzentas*), artéria cerebelar superior (*setas brancas pontilhadas*) e artéria cerebral posterior (*setas pretas pontilhadas*).

COMPLICAÇÕES DA ANGIOGRAFIA

As complicações da angiografia incluem problemas no local de acesso, AVE ou ataque isquêmico transitório perioperatório e complicações relacionadas com o contraste, inclusive alergia ou nefropatia induzida por contraste (NIC). Um estudo retrospectivo com mais de 19 mil angiografias cerebrais diagnósticas demonstrou que hematoma no local de acesso foi a complicação geral mais comum (4,2% dos pacientes); o índice de complicações neurológicas foi de 2,6% e o índice de sequelas neurológicas irreversíveis causadas por AVE perioperatório foi de 0,14%.

Complicações do local de acesso

Possíveis complicações do acesso inguinal incluem dissecção da artéria femoral em consequência da introdução do fio-guia abaixo da íntima ou dispositivo de fechamento mal posicionado; hematoma retroperitoneal causado por punção suprainguinal; pseudoaneurisma arterial; e, em casos raros, isquemia aguda do membro inferior secundária a espasmo ou dissecção arterial, embolização de placa aterosclerótica ou dispositivo de fechamento. O hematoma retroperitoneal pode causar instabilidade hemodinâmica e, por essa razão, devem-se monitorar sinais vitais, níveis de hematócrito/hemoglobina e expansão de um hematoma visível. Pode ser necessário repor hemocomponentes e, nesses casos, é crucial fazer tipagem sanguínea com prova cruzada e dispor de acesso intravenoso calibroso; hematomas pequenos podem ser tratados com medidas conservadoras, enquanto hematomas maiores frequentemente necessitam de drenagem cirúrgica. Isquemia do membro inferior deve levar a um parecer da cirurgia vascular em caráter de emergência com consideração de anticoagulação e avaliação para revascularização de emergência.

Alergia ao contraste

A alergia ao contraste ocorre na minoria dos casos; quando é necessário realizar angiografia, pacientes com alergia ao contraste podem ser pré-medicados com uma combinação de anti-histamínicos e corticoides; se houver reação anafilactoide aguda durante a exposição ao contraste, recomenda-se administrar epinefrina. O American College of Radiology descreveu as reações aos contrastes encontradas mais comumente e algoritmos de tratamento recomendado.

Nefropatia induzida por contraste

Na literatura publicada, a incidência de NIC como complicação de angiografia varia na faixa de 0,5 a 6%, dependendo da população de pacientes e da definição de NIC utilizada; fatores de risco incluem diabetes melito preexistente e idade avançada. Medidas recomendadas para reduzir o risco de NIC são hidratação antes e depois do procedimento, suspender tratamento com anti-hipertensivos, evitar hipotensão perioperatória e limitar o uso de contraste ao mínimo necessário para obter as imagens angiográficas pertinentes.

Complicações neurológicas

As complicações neurológicas são as consequências mais temíveis da angiografia cerebral diagnóstica; contudo, com os avanços tecnológicos atuais, felizmente os índices relatados de complicações são baixos: 0 a 2,3% para déficits neurológicos reversíveis e 0 a 5% para déficits neurológicos irreversíveis. Idade avançada e doença cardiovascular preexistente foram reconhecidas como fatores de risco para complicações neurológicas. Entretanto, esses índices relatados referem-se apenas às angiografias diagnósticas; os índices de complicações pós-procedimentos intervencionais variam com a condição clínica e a técnica a ser utilizada.

ALGUMAS DOENÇAS DIAGNOSTICADAS E TRATADAS COM PROCEDIMENTOS DE NEURORRADIOLOGIA INTERVENCIONISTA

Aneurismas cerebrais

O diagnóstico e o tratamento de aneurismas cerebrais são indicações comuns de intervenção endovascular terapêutica. Em termos gerais, aneurismas podem ser classificados com base em seus aspectos estruturais como diâmetro, morfologia e localização; contudo, a diferença mais importante é entre aneurismas íntegros e lesões aneurismáticas que romperam e causaram hemorragia subaracnóidea (HSA); estes dois cenários clínicos estão descritos sucintamente nos parágrafos seguintes.

Aneurismas íntegros

Os aneurismas que ainda não romperam são diagnosticados em cerca de 3,4% da população geral; em muitos casos, esses aneurismas são detectados acidentalmente em exames de neuroimagem realizados por outras razões. Fatores de risco para ter aneurisma cerebral são história familiar de aneurisma em dois ou mais parentes de primeiro grau, tabagismo, hipertensão, idade avançada e coexistência de determinadas condições, como doença renal policística ou doenças do colágeno vascular. O *International Study of Unruptured Intracranial Aneurysms* foi um ensaio prospectivo amplo com pacientes portadores de aneurismas íntegros, que foram subdivididos em dois grupos: pacientes sem história pregressa de HSA causada por outro aneurisma e sujeitos sem história de HSA; no grupo sem história de HSA, o índice de ruptura de aneurismas pequenos (menos de 10 mm de diâmetro) foi de 0,05% ao ano. No grupo sem história pregressa de HSA, os fatores associados ao risco de ruptura eram localização e diâmetro do aneurisma na circulação posterior ou artéria comunicante posterior; entre os sujeitos com história de HSA, o risco de ruptura foi de 0,5% ao ano, ou seja, 11 vezes maior que no outro grupo. Vários escores de risco foram sugeridos para avaliar o risco de HSA de pacientes com aneurismas intracranianos íntegros; isto inclui o escore PHASES (*Population, Hypertension, Age, Size, Earlier subarachnoid hemorrhage, Site*), que é composto de vários fatores de risco citados antes, assim como escore *Unruptured Intracranial Aneurysm*, que se baseia na localização, no diâmetro, no tabagismo atual e na idade na ocasião do diagnóstico. Uma dificuldade encontrada comumente por radiologistas neurointervencionistas é se há indicação de tratar esses aneurismas detectados por acaso. Hoje em dia, a decisão de tratar ou acompanhar aneurismas intracranianos íntegros e com que frequência esse acompanhamento por exames de imagem deve ser realizado baseiam-se em estudos observacionais, preferência dos pacientes e avaliação clínica dos fatores de risco específicos de cada tipo de aneurisma e paciente.

Tratamento cirúrgico versus *endovascular*

As duas abordagens principais usadas no tratamento de aneurismas são grampeamento cirúrgico (*clipping*) e intervenção endovascular; essa última é conhecida coloquialmente na literatura como *colocação de espirais*, embora seja importante ressaltar que hoje existem várias outras intervenções terapêuticas endovasculares além de colocar espirais. Cada modalidade de tratamento tem suas vantagens. Estudos demonstraram que a intervenção endovascular foi associada a índices menores de morbimortalidade relacionada com o procedimento, mas a índices maiores de recidiva que os alcançados com grampeamento cirúrgico.

O *International Subarachnoid Aneurysm Trial* foi um estudo randomizado prospectivo multicêntrico com 2.143 pacientes para comparar segurança e eficácia da colocação de espirais endovasculares e grampeamento microcirúrgico para aneurismas cerebrais rompidos; esse estudo demonstrou que, no caso dos aneurismas da circulação anterior com diâmetro pequeno a moderado, houve índice mais baixo de morte ou dependência física no grupo tratado com espirais (24%), em comparação com o grupo tratado com grampeamento cirúrgico (31%) (Evidência de nível 1).[2,3] O *Barrow Ruptured Aneurysm Trial* demonstrou resultados semelhantes com uma coorte menor de 471 pacientes; 34% dos sujeitos do grupo tratado com grampeamento cirúrgico e 23% dos que foram tratados com colocação de espirais morreram ou se tornaram fisicamente dependentes. A desvantagem principal referida ao grupo endovascular foi que 33% dos pacientes depois precisaram fazer tratamento cirúrgico convencional (Evidência de nível 1).[4]

Hoje em dia, a American Heart Association não recomenda enfaticamente uma dessas abordagens em vez da outra, mas ressalta que grampeamento cirúrgico e colocação de espirais devam ser realizados em centros que atendem a grandes números de pacientes e estão acostumados com esses tratamentos.

Revisão geral sobre estratégias de intervenção endovascular para aneurismas

Existem algumas abordagens endovasculares para tratar aneurismas; a maioria adquiriu proeminência apenas na última década. Cada método tem suas vantagens e desvantagens; em alguns casos, a morfologia do aneurisma não permite colocação de espirais, mas pode ser mais favorável à derivação circulatória. O diâmetro do aneurisma, a razão entre colo-cúpula e outros aspectos morfológicos, a localização e proximidade de outros vasos são fatores a serem levados em consideração pelos neurorradiologistas intervencionistas antes de decidirem quanto à abordagem mais segura para cada aneurisma.

Colocação de espirais

Embora as primeiras tentativas de colocar espirais dentro de aneurismas tenham sido realizadas há décadas, os primórdios desse procedimento começaram em 1991 quando Guido Guglielmi colaborou com a University of California, Los Angeles, para criar os protótipos das espirais usadas na prática médica atual – os chamados *espirais de Guglielmi destacáveis*. Essas espirais destacáveis à base de platina podiam ser introduzidas por um cateter e, em seguida, implantadas dentro do saco aneurismático por desprendimento eletrolítico; sua carga positiva atrai a carga negativa das plaquetas, hemácias e leucócitos, resultando na formação de trombose. A espiral original fornece uma "estrutura" para outros espirais; na verdade, existem espirais estruturantes desenhadas especificamente com essa finalidade. Em seguida, outras espirais são implantadas dentro do aneurisma, até que haja resistência moderada ao acréscimo de outras espirais, ou que seja demonstrada radiologicamente obliteração do saco aneurismático. Os riscos associados à implantação de espirais são ruptura do aneurisma, prolapso do espiral e trombose dos vasos originais normais.

Colocação de espirais auxiliada por *stents* e colocação de espirais auxiliada por balão

Em alguns casos, a anatomia do colo aneurismático dificulta a colocação de espirais sem que sofram prolapso para dentro do vaso original. Nesses casos, uma técnica adjuvante (balão inflado temporariamente ou *stent* intravascular permanente) pode ajudar a sustentar e formar um arcabouço sobre o qual possam ser colocadas espirais em configuração satisfatória. A colocação de espirais auxiliada por balão consiste em inflar temporariamente um balão intravascular para interromper a circulação e permitir a colocação de espirais sem que sofram prolapso. Depois da colocação das espirais, o balão é esvaziado e retirado, enquanto as espirais ficam dentro do aneurisma. A colocação de espirais auxiliada por *stents* consiste em implantar um *stent* intravascular desenhado para essa finalidade (inclusive *stent* Enterprise® ou Lvis Jr®); em seguida, espirais são colocadas através da parede do *stent* posicionado dentro do saco aneurismático. A desvantagem principal da colocação de espiral auxiliada por *stent* é a necessidade de usar tratamento antiplaquetário duplo; contudo, dados acumulados de vários estudos demonstraram que esse procedimento resulta em índices mais altos de obliteração dos aneurismas, em comparação com a técnica de implantação de espirais auxiliada por balão. Complicações desse primeiro procedimento são semelhantes às pertinentes apenas à colocação de espirais, acrescidas de trombose intra-*stent*.

Derivação circulatória

Os *stents* de derivação circulatória são desenhados para causar estagnação do fluxo sanguíneo dentro do aneurisma; em contraste com os *stents* usados para colocação de *espirais* auxiliada por *stent*, a cobertura metálica dos *stents* de derivação circulatória é maior, enquanto sua porosidade é menor. Semelhante aos *stents* usados para colocação de espirais, a implantação de um *stent* de derivação circulatória exige tratamento antiplaquetário com dois fármacos por um período mínimo de vários meses em razão do risco de trombose do *stent*. Nos casos típicos, *stents* de derivação circulatória são aplicados em aneurismas gigantes ou de colo largo, nos quais a colocação de espirais não seria suficiente. O dispositivo de embolização Pipeline™ é o protótipo dos *stents* de derivação circulatória; esse dispositivo foi avaliado no estudo *Uncoilable or Failed Aneurysms*, no qual o índice de obstrução detectado foi de 73% e o índice de AVE significativo ou morte encefálica foi de 5,6%. Do mesmo modo, o dispositivo SurPASS® – um *stent* de derivação circulatória lançado mais recentemente – foi estudado em sua aplicação em aneurismas íntegros que não poderiam ser tratados com colocação de espiral e causou risco de HSA de 2,5%, risco de hemorragia intracerebral de 2,5% e risco de AVE isquêmico de 3,7%, com índice de obstrução total de 75% na angiografia subsequente. Os riscos intrínsecos aos *stents* de derivação circulatória incluem risco de trombose aguda do *stent*, complicações hemorrágicas associadas ao tratamento antiplaquetário e hiperplasia da íntima dentro do corpo do *stent*, resultando em estenose arterial. Outra consideração referida à derivação circulatória é que a obstrução do aneurisma frequentemente é tardia, em comparação com outros métodos (inclusive colocação de espirais). No entanto, a derivação circulatória tornou-se um recurso indispensável do arsenal dos neurorradiologistas intervencionistas para fechar aneurismas não tratáveis por outros métodos.

Dispositivo intrassacular Woven EndoBridge®

O dispositivo Woven EndoBridge® (WEB) é um novo dispositivo intrassacular de derivação circulatória recém-lançado, que tem formato elipsoide e é implantado dentro de aneurismas com colo largo. O dispositivo é comprimido dentro do microcateter e expandido ao seu formato final e desprendido eletrotermicamente quando o cirurgião intervencionista confirma sua posição satisfatória. Dados do registro europeu referidos aos resultados do estudo WEBCAST-2 (*WEB Clinical Assessment of Intrasaccular Aneurysm Therapy-2*) demonstraram risco de ruptura intraoperatória de 1,8% e índice de retratamento de 8%, enquanto 80% dos pacientes tiveram obstrução bem-sucedida do aneurisma. Complicações tromboembólicas podem ocorrer quando se utiliza um dispositivo WEB e, dependendo da série analisada, a incidência varia de 4,7 a 15,6%. O intervalo de utilização de antiplaquetários no pós-operatório varia amplamente entre os diversos centros, embora na maioria dos casos seja administrado ácido acetilsalicílico (AAS) ou AAS com clopidogrel por períodos variados.

Dispositivo de suporte intraluminar (PulseRider®)

O PulseRider® é um dispositivo de suporte intraluminar para tratar aneurismas de bifurcação com colo largo, inclusive aneurismas da extremidade basilar; esse dispositivo é uma alternativa ao procedimento de Y-*stenting*, no qual dois são usados para apoiar espirais a serem implantadas dentro do saco de um aneurisma de bifurcação. Os índices de obstrução em 6 meses variaram de 87 a 100%, dependendo da série em questão. Um ensaio prospectivo pequeno com 34 pacientes submetidos a tratamento com esse dispositivo detectou complicações em três casos: uma ruptura intraoperatória, uma dissecção da artéria femoral e um episódio tromboembólico. Na reavaliação de 6 meses, três pacientes tiveram intercorrências neurológicas: um caso de diplopia branda, um efeito compressivo da espiral com necessidade de colocação subsequente de *stent* e um AVE do território occipital depois que o tratamento antiplaquetário duplo foi interrompido para realizar um procedimento. No entanto, esse dispositivo tem utilidade singular no tratamento de aneurismas da extremidade da artéria basilar.

Hemorragia subaracnóidea

A angiografia é uma técnica útil para firmar o diagnóstico de aneurisma cerebral e pode tratá-lo de forma a reduzir o risco de romper novamente e reverter vasospasmo sintomático causado por HSA. Conforme mencionado antes, estudos anteriores

(*International Subarachnoid Aneurysm Trial* e *Barrow Ruptured Aneurysm Trial*) demonstraram riscos mais baixos de morte e dependência física com tratamento endovascular, em comparação com grampeamento cirúrgico convencional, mas ainda existe a necessidade de intervenção cirúrgica subsequente ou recidiva do aneurisma.

Uma metanálise de cinco ensaios controlados randomizados comparou grampeamento cirúrgico (*clipping*) com colocação de espirais (*coiling*) em aneurismas rompidos e encontrou resultados semelhantes, apenas com incidência mais alta de evolução desfavorável no coorte cirúrgico, embora com índice mais alto de obstrução completa do aneurisma.

Considerações sobre quando tratar aneurismas rompidos com intervenção endovascular incluem a necessidade potencial de tratamento antiplaquetário; a implantação de *stents* de derivação circulatória exige tratamento com dois antiplaquetários e isso pode ser preocupante em pacientes que tiveram HSA recente. A derivação circulatória também resulta em trombose tardia do aneurisma, suscitando preocupação quanto a deixar um aneurisma funcionalmente viável até que ocorra endotelialização. Metanálise sobre derivação circulatória de aneurismas rompidos demonstrou resultados clínicos favoráveis em 81% dos pacientes com HSA tratados com derivação circulatória, risco de 5% de ruptura do aneurisma (dois terços das rupturas ocorrem nas primeiras 24 horas) e risco de complicações em geral de 12%. O dispositivo WEB também tem sido usado com sucesso para tratar aneurismas rompidos, embora haja pouca experiência com esse equipamento relativamente novo, em comparação com outros métodos. A Figura 25.4 demonstra as diversas técnicas disponíveis para tratar aneurismas por intervenção endovascular.

O vasoespasmo é uma complicação comum de HSA, aparentemente causado por hemocomponentes espasmogênicos que resultam em desregulação dos vasos sanguíneos; isso ocorre em 30 a 40% dos pacientes com HSA. Os tratamentos clínicos aceitos atualmente para vasoespasmo são nimodipino profilático e euvolemia hipertensiva. Entretanto, essas duas medidas frequentemente não são suficientes, e a elevação da pressão arterial com vasopressores pode causar efeitos adversos cardíacos potenciais. A infusão intra-arterial de bloqueadores do canal de cálcio é usada frequentemente para tratar vasoespasmo sintomático; estudo retrospectivo demonstrou que intervenções endovasculares agressivas para tratar vasoespasmo com limiares mais baixos para intervir estavam associadas a risco menor de isquemia cerebral tardia e probabilidade maior de resultado favorável, em comparação com tratamento mais conservador. Nimodipino é usada comumente com essa finalidade.

Acidente vascular encefálico isquêmico agudo

O AVE ainda é a causa principal de incapacidade e a segunda causa de mortes em todo o mundo. Nas últimas duas décadas, presenciamos uma revolução no tratamento de AVE agudo com a disponibilidade do ativador de plasminogênio tecidual (APt) e a trombectomia mecânica. Em 1995, um ensaio do National Institute of Neurological Diseases and Stroke (NINDS) demonstrou que tratamento com APt nas primeiras 3 horas depois do AVE isquêmico melhorou o prognóstico clínico em 3 meses (Evidência de nível 1).[5] Essa "janela" foi ampliada para 4,5 horas com base nos resultados do estudo ECASS (*European Cooperative Acute Stroke Study*).

Em 2015, o estudo *Multicenter Randomized Clinical Trial of Endovascular Treatment for Acute Ischemic Stroke*, realizado nos Países Baixos, relatou melhora significativa do prognóstico em 3 meses, sem qualquer efeito na mortalidade quando a administração do APt, seguida de intervenção endovascular, foi comparada com intervenção endovascular apenas (33% *versus* 19% com prognóstico favorável) para AVEs evidenciados nas primeiras 6 horas (Evidência de nível 1).[6] Isso representou outra revolução no tratamento de AVE e foi seguido de outros estudos semelhantes. Os estudos colaborativos *Highly Effective Reperfusion Evaluated in Multiple Endovascular Stroke Trials* foram realizados pelos mesmos pesquisadores dos seguintes estudos: *Endovascular Treatment for Small Core and Proximal Occlusion Ischemic Stroke*; *Extending the Time for Thrombolysis in Emergency Neurological Deficits-Intra-arterial*; *Multicenter Randomized Clinical Trial of Endovascular Treatment for Acute Ischemic Stroke in the Netherlands*; *Pragmatic Ischaemic Stroke Thrombectomy Evaluation*; *Endovascualr Revascularization with Solitaire Device versus Best Medical Therapy in Anterior Circulation Stroke Within 8 Hours*; *Solitaire with Intention for Thrombectomy as Primary Endovascular Treatment Trial*; e *Trial and Cost Effectiveness Evaluation of Intra-arterial Thrombectomy in Acute Ischemic Stroke*. A metanálise *Highly Effective Reperfusion Evaluated in Multiple Endovascular Stroke Trials* demonstrou

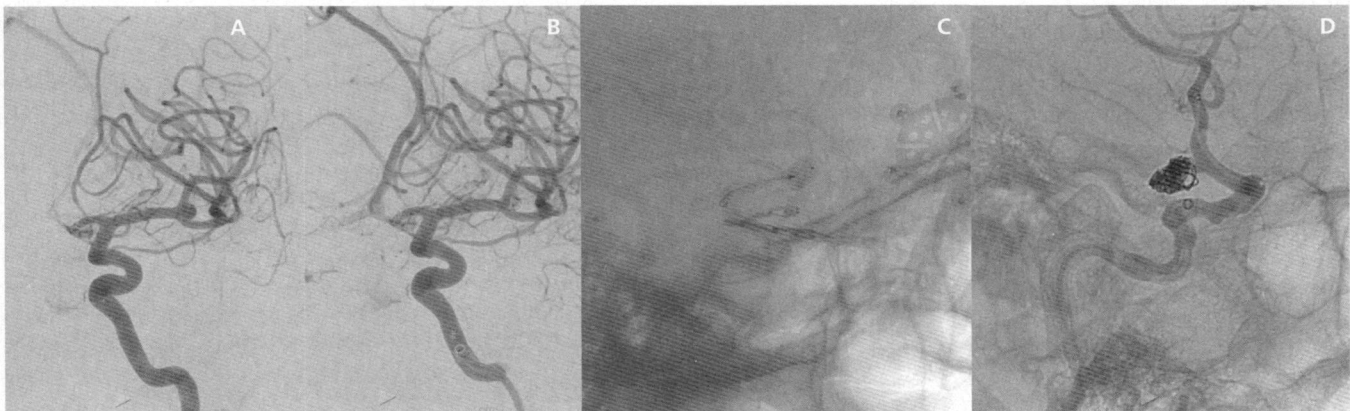

FIGURA 25.4 Técnicas endovasculares disponíveis para tratar aneurismas. **A.** Aneurisma da bifurcação da artéria cerebral média tratado com colocação de espiral (**B**). **C.** Aneurisma da bifurcação da artéria cerebral média tratado com dispositivo Woven EndoBridge® (WEB). **D.** Esse aneurisma previamente rompido da artéria comunicante posterior foi tratado inicialmente com colocação de espiral seguida de recidiva, mas, por fim, foi tratado com colocação de *stent* de derivação circulatória.

conclusivamente a eficácia da trombectomia mecânica como tratamento de AVE agudo. O número necessário para tratar (NNT) com trombectomia endovascular para reduzir incapacidade ao menos em um nível da escala de Rankin modificada para um paciente foi de 2,6.

Em 2018, houve outra revolução significativa e alteração das diretrizes para tratamento de AVE com ampliação da "janela" de trombectomia para 24 horas em pacientes selecionados com base nas imagens de perfusão considerando dois estudos: *DWI or CTP Assessment With Clinical Mismatch in the Triage of Wake Up and Late Presenting Strokes Undergoing Neurointervention With Trevo* (DAWN) e *EnDovascular ThErapy Following Imaging EvalUation for ISchemic StrokE 4* (DEFUSE 3) (Evidência de nível 1).[7,8] A Figura 25.5 ilustra um exemplo de obstrução de grande artéria (artéria basilar) tratada com sucesso por trombectomia mecânica.

Essa mudança pragmática do tratamento de AVE agudo foi atribuída à seleção cuidadosa dos pacientes e também ao advento de novas tecnologias para extração de trombos, inclusive removedores (*retrievers*, em inglês), sistemas de aspiração avançada e sistemas de cateter-guia-balão.

Doença da artéria carótida extracraniana

A estenose da artéria carótida interna cervical é uma causa importante de AVE; hoje em dia, procedimentos de revascularização estão indicados aos pacientes que tenham sintomas atribuíveis à artéria carótida e estenose de 70 a 99%, mas também devem ser considerados para pacientes com estenose de 50 a 70% e risco operatório aceitável menor que 6%. Esse efeito benéfico da revascularização de estenose carotídea sintomática foi demonstrado no estudo *North American Symptomatic Carotid Endarterectomy Trial* e pelos dados combinados dos seguintes estudos: *North American Symptomatic Carotid Endarterectomy Trial, Veterans Affairs trial*, e *European Carotid Surgery Trial* (Evidência de nível 1).[9,10] Estenoses assintomáticas das carótidas são tratadas caso a caso, dependendo do risco cirúrgico; nos casos típicos, estenoses de carótida maiores que 80% podem ser consideradas para tratamento se o risco cirúrgico for menor que 3%. A revascularização das carótidas pode ser realizada por endarterectomia carotídea (EAC) ou colocação de *stent* endovascular; cada método tem suas vantagens e desvantagens relativas. A EAC está associada a risco cardíaco mais alto em comparação com colocação de *stents*; também pode ser tecnicamente difícil em pacientes com bifurcação carotídea alta (acima da mandíbula) em razão da dificuldade de acessar o segmento estenótico. Por outro lado, colocação de *stents* requer obrigatoriamente tratamento antiplaquetário duplo por vários meses, e isso pode ser preocupante nos pacientes com história de sangramento sistêmico, ou que podem necessitar de alguma outra intervenção cirúrgica ao longo dos meses subsequentes à colocação do *stent*. Essa última modalidade de tratamento também está associada a risco mais alto de AVE ipsilateral nos primeiros 30 dias. Pacientes com mais de 70 anos são mais beneficiados por EAC que angioplastia da carótida com colocação de *stent* em vista do risco mais alto de AVE perioperatório associado ao *stenting*. Entretanto, nos pacientes com risco cirúrgico alto ou que têm necrose pós-irradiação ou história pregressa de EAC com recidiva da estenose, a colocação de *stent* pode ser a opção preferível.

Malformações arteriovenosas

MAVs são estruturas vasculares anômalas congênitas, que se caracterizam por comunicações arteriovenosas diretas sem circulação capilar interveniente; consistem em um nicho que permite o *shunting* arteriovenoso de alto fluxo e são irrigadas por uma ou mais artérias nutrientes, que drenam para estruturas venosas adjacentes. O quadro clínico mais comum de MAV é hemorragia intracerebral, que constitui mais de 50% dos casos; contudo, crises epilépticas são a primeira manifestação clínica em cerca de um terço dos pacientes. O risco de sangramento é de cerca de 3% ao ano; contudo, esse risco é amplamente variável, dependendo das características estruturais e clínicas da MAV. Fatores de risco para hemorragia são drenagem venosa exclusivamente profunda, episódios anteriores de sangramento, aneurisma intranidal, história pregressa de hemorragia e existência de uma única veia de drenagem. A Figura 25.6 ilustra um exemplo de MAV. O tratamento de MAVs íntegras é controvertido; o estudo *Randomized Trial of Unruptured Brain Arteriovenous Malformations* demonstrou que tratamento clínico estava associado a risco menor de AVE e morte que tratamento intervencionista. Entretanto, esse estudo teve alguns problemas, inclusive índice alto de *crossover*, período de seguimento relativamente curto (apenas 33 meses) e heterogeneidade quanto ao tipo de intervenção e fatores de risco pessoais associados às complicações.

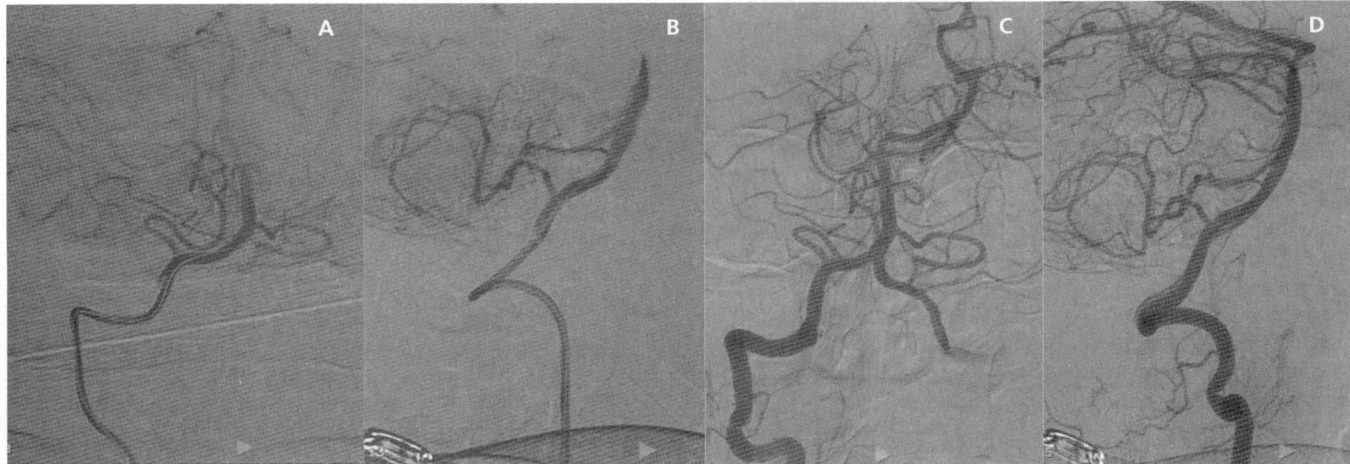

FIGURA 25.5 Trombectomia mecânica de uma obstrução da artéria basilar. Antes da intervenção, havia obstrução do terço médio da artéria basilar demonstrada nas imagens anteroposterior (**A**) e lateral (**B**). **C** e **D**. Depois de duas "passagens", houve trombólise com recanalização do infarto cerebral (TICI 3). O paciente tinha artéria cerebral posterior direita fetal.

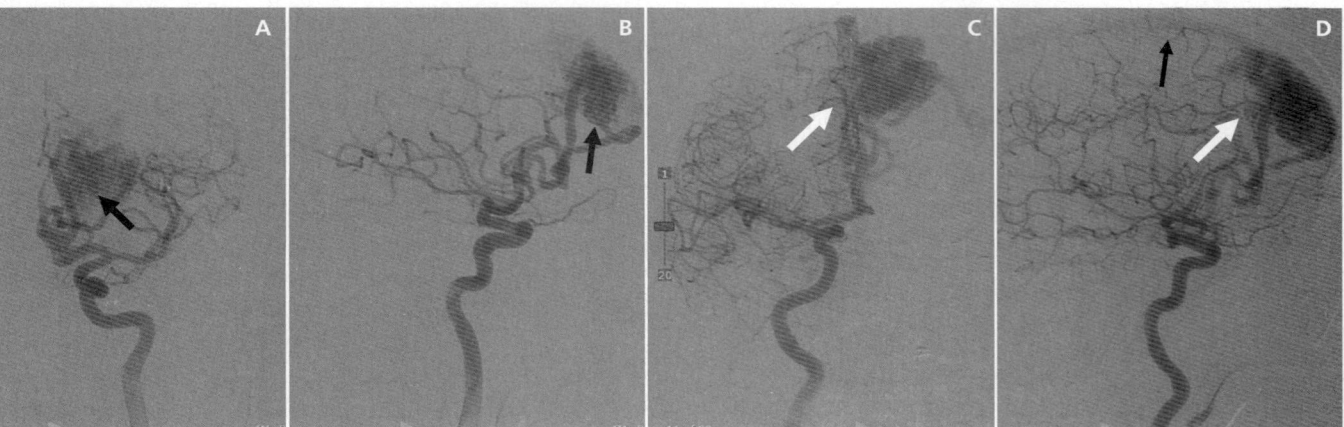

FIGURA 25.6 Malformação arteriovenosa do lobo frontal esquerdo (Spetzler-Martin grau IV) com suprimento da artéria cerebral anterior esquerda (**A** e **B**) (*setas pretas*) e da artéria cerebral anterior direita (**C** e **D**) (*setas brancas*). **D.** Nota-se drenagem venosa precoce para o seio sagital superior (*seta preta*).

A escala de graduação de Spetzer-Martin é o sistema de classificação mais utilizado para graduar MAVs e leva em consideração tamanho, drenagem venosa profunda e localização no córtex eloquente; essa escala prevê o prognóstico depois de ressecção cirúrgica. Os escores dessa escala variam de um a cinco e escores mais baixos indicam risco menor; um ponto é atribuído para drenagem venosa profunda, um para localização no córtex eloquente e outros pontos atribuídos ao tamanho (um ponto para nicho < 3 cm, dois pontos para nicho de 3 a 6 cm e três pontos para nicho > 6 cm). Existem várias abordagens ao tratamento de MAVs, inclusive tratamento conservador, ressecção microcirúrgica, radiocirurgia estereotáxica e embolização endovascular. Nos casos de MAVs de grau baixo, apenas tratamento cirúrgico pode ser suficiente; contudo, para lesões de graus mais altos, frequentemente se utiliza abordagem multidisciplinar em etapas. A embolização endovascular pode ser realizada com o objetivo de alcançar cura completa, como tratamento adjuvante pré-operatório para reduzir o volume da MAV antes de radiocirurgia estereotáxica ou microcirurgia aberta, ou como medida paliativa para MAVs inoperáveis de forma a melhorar a hipoperfusão causada pelo desvio do sangue arterial quando o nicho da MAV desvia sangue dos tecidos normais. Na maioria dos casos, a embolização endovascular é realizada injetando-se compostos embólicos líquidos dentro da MAV de forma a obstruir sua irrigação arterial. Os compostos usados comumente são Onyx® (copolímero de etilenovinil, dimetilsulfóxido e tântalo) e n-butil-cianoacrilato ("cola"); em alguns casos, partículas embólicas e espirais destacáveis também são usados. É importante ter o cuidado de evitar embolização acidental dos ramos arteriais proximais normais ou obstrução da drenagem venosa normal, que pode causar infarto e hemorragia venosas; além disso, deve-se ter o cuidado de evitar precipitação do líquido embólico no cateter, porque isso poderia dificultar ou impossibilitar sua remoção. Um estudo retrospectivo de grande porte detectou índice de complicações neurológicas incapacitantes irreversíveis de 1,6% e índice de complicações neurológicas não incapacitantes irreversíveis de 2,6%.

Fístulas arteriovenosas durais

Fístulas arteriovenosas durais (FAVDs) cranianas ou medulares são derivações (*shunts*) patológicas entre artérias durais e seios venosos durais. A patogênese das FAVDs não é conhecida, embora já tenham sido descritas múltiplas associações, inclusive anomalias do sistema venoso, trombose venosa, traumatismo cranioencefálico, cirurgia transcraniana, gravidez, trabalho de parto e menopausa, atividade trombolítica sistêmica exacerbada, trombose de veias corticais, alterações hormonais (uso de anticoncepcional oral e gravidez) que favorecem a angiogênese, tumores (meningiomas obstruem a drenagem venosa dural), cirurgia em geral, otite e sinusite. Os sinais e sintomas incluem tinido e exoftalmia sincrônicos com o pulso arterial, déficits de nervos cranianos, comprometimento cognitivo, infarto venoso, hemorragia intracraniana e até morte, dependendo da localização da fístula, da duração da doença e do padrão de drenagem venosa. As FAVDs são lesões dinâmicas que regridem ou evoluem espontaneamente. Por esse motivo, é crucial o monitoramento meticuloso, tanto clínico como radiológico. O tratamento deve ser instituído para todas as lesões com drenagem venosa cortical ou sinais/sintomas intoleráveis. O tratamento de primeira linha das FAVD consiste em embolização endovascular por via transarterial, transvenosa ou uma combinação das duas. A embolização transarterial é, tipicamente, com um agente líquido de embolização como Onyx® ou n-butil-cianoacrilato. A embolização transvenosa é realizada por cateterização retrógrada da veia cortical ou seio dural comprometido, seguida da colocação de espirais (*coils*) e/ou agente líquido de embolização no local de influxo da derivação (*shunt*) arteriovenosa. A embolização transvenosa comprovadamente é acompanhada de elevada taxa de cura e, com frequência, é realizada para tratar de FAVDs no seio cavernoso e nos seios transverso/sigmoide. Espirais destacáveis são colocadas de modo a formar um arcabouço e depois espirais pressionáveis, que são mais trombogênicas e muito mais baratas, podem ser acrescentadas para obter oclusão completa do segmento venoso.

Outras indicações diagnósticas

A angiografia cerebral também pode ser realizada com finalidade unicamente diagnóstica; essa técnica é útil para classificar a gravidade da doença *moyamoya* e vasculopatias arteríticas e não arteríticas, inclusive displasia fibromuscular ou vasculites. A angiografia diagnóstica é realizada frequentemente para diagnosticar síndrome de vasoconstrição cerebral reversível, embora essa indicação esteja começando a ser suplantada por exames de imagem não invasivos em alguns casos. O exame das paredes vasculares por ressonância magnética de alta resolução é uma área de pesquisa atual para demonstrar as propriedades do lúmen vascular por abordagem não invasiva; hoje em dia, a utilidade relativa da angiografia é desconhecida, mas é provável que passe a ser mais utilizada, principalmente para avaliar aterosclerose e casos suspeitos de vasculite. A angiografia também é importante na avaliação pré-operatória de pacientes submetidos à cirurgia de ablação de focos epileptogênicos ou ressecção tumoral; o teste de Wada consiste em injetar barbitúrico na artéria para avaliar a dominância hemisférica da linguagem. Contudo, em alguns centros, a ressonância magnética funcional tornou-se a modalidade diagnóstica preferível com essa finalidade.

CONSIDERAÇÕES EMERGENTES

Hematoma subdural crônico

O hematoma subdural crônico é uma condição difícil de tratar, principalmente na população idosa; em muitos casos, esses pacientes necessitam de tratamento antiplaquetário ou anticoagulante para outras doenças cardíacas coexistentes e isso complica a abordagem terapêutica. A intervenção cirúrgica é um tratamento comumente aceito, mas algumas séries mais recentes relataram índices de recidiva entre 8 e 15%. Alguns autores sugeriram a hipótese de que, nos hematomas subdurais crônicos, formem-se "neomembranas" anormais depois da liquefação do hematoma, causando síntese de colágeno e deposição de fibroblastos; essas neomembranas são irrigadas por ramos da artéria meníngea média. Estudos demonstraram que o bloqueio da irrigação sanguínea por embolização endovascular dos ramos da artéria meníngea média conseguiu tratar eficazmente hematomas subdurais crônicos; metanálise recente de 15 estudos demonstrou índice baixo de recidiva (3,6%) em pacientes submetidos à embolização da artéria meníngea média. As técnicas cirúrgicas usadas pelos diversos neurorradiologistas intervencionistas variam, mas a premissa geral é que se deva primeiramente cateterizar seletivamente a artéria carótida externa ipsilateral ao hematoma subdural e assegurar que não existam "anastomoses perigosas" entre esse último vaso e a artéria vertebral. Isso é crucial porque a dispersão acidental de partículas embólicas dos ramos da artéria meníngea média para os ramos oftálmico, faríngeo ascendente ou outros vasos pode causar déficits neurológicos. Depois de confirmar uma trajetória segura para o material embólico, injeta-se uma combinação de espirais e partículas embólicas (ou apenas essas últimas) na artéria meníngea média, até que seja conseguida embolização completa.

Hipertensão intracraniana idiopática

A hipertensão intracraniana idiopática (HII), também conhecida como *pseudotumor cerebral*, é uma condição na qual a pressão intracraniana está elevada, mesmo que não haja alguma lesão expansiva; fatores de risco são obesidade, sexo feminino e alguns fármacos. A HII pode causar tinido, cefaleia e déficits visuais transitórios e irreversíveis. As intervenções terapêuticas incluem topiramato ou acetazolamida, perda de peso, fenestração da bainha do nervo óptico e derivação ventriculoperitoneal; além disso, a colocação de *stents* no seio transverso é outra abordagem possível ao tratamento da HII. Em uma série de 143 pacientes tratados por essa última técnica, os autores relataram índices pós-procedimento de complicações brandas e significativas combinadas de 6%, melhora da cefaleia em 88% dos casos e melhora dos sintomas visuais em 87% dos pacientes. Metanálise de 20 ensaios com 474 pacientes submetidos à colocação de *stents* nos seios venosos detectou melhora de 90% do edema de papila, melhora de 90% do tinido pulsátil e índice de complicações significativas (definidas por hematoma subdural ou HSA) de 1,9%. Todos os pacientes que tiveram hemorragia intracraniana recuperaram-se por completo. Estudo prospectivo pequeno com 13 pacientes também relatou índices altos de sucesso com *stenting* do seio transverso, no que se refere à melhora da cefaleia, redução dos sintomas visuais e regressão do tinido pulsátil. Dados recentes sugerem que *stenting* do seio transverso possa ser eficaz em pacientes selecionados com HII.

Stenting intracraniano

A aterosclerose intracraniana é uma causa comum de AVE, que é especialmente prevalente na população asiática, na qual representa até 30 a 50% dos casos. Estudos demonstraram claramente que estenoses dos vasos sintomáticos em mais de 80% correlacionam-se com risco elevado de AVE repetido; desse modo, a revascularização com *stenting* foi estudada em vários ensaios. Dois ensaios controlados randomizados avaliaram a utilidade do *stenting* intracraniano em pacientes com aterosclerose intracraniana sintomática; o estudo *Stenting and Aggressive Medical Management for Preventing Recurrent Stroke in Intracranial Stenosis* (SAMMPRIS) demonstrou que tratamento clínico estava associado a risco menor de AVE e morte que tratamento endovascular. Do mesmo modo, o estudo *Vitesse Intracranial Stent Study for Ischemic Stroke Therapy* demonstrou índices mais altos de AVE e morte no grupo submetido ao procedimento em comparação com o grupo tratado clinicamente; contudo, esse estudo foi interrompido antes de incluir a quantidade planejada de sujeitos, depois que os resultados do estudo SAMMPRIS foram publicados. Porém é importante salientar que esses estudos foram realizados com as primeiras gerações de *stents*, que podem estar associados a índices mais altos de complicações que os *stents* mais modernos. Séries de casos com *stents* mais modernos (inclusive *stents* Enterprise®) relataram índices de complicação de apenas 1,5% (um caso de HSA) entre 68 pacientes tratados. Além disso, os estudos SAMMPRIS e *Vitesse Intracranial Stent Study for Ischemic Stroke Therapy* excluíram pacientes com sintomas neurológicos progressivos persistentes. Exatamente esse último grupo de pacientes, que têm episódios isquêmicos progressivos persistentes, é que pode supostamente ser mais beneficiado com colocação de *stents*. Várias séries de casos publicadas sugeriram angioplastia submáxima como alternativa à colocação de *stents*, mas essa técnica não foi estudada tão extensivamente quanto o *stenting*. É necessário realizar mais estudos com populações de pacientes cuidadosamente selecionados e dispositivos modernos para avaliar os efeitos benéficos potenciais da colocação de *stents* em pacientes com aterosclerose intracraniana; até que isso ocorra, o *stenting* de artérias intracranianas geralmente é reservado como medida de recuperação para pacientes com déficits neurológicos progressivos e graves, que persistam apesar do tratamento clínico máximo.

Tumores

Microcateteres permitem cateterização superseletiva dos vasos intracranianos; isso permite administrar tratamento neuroendovascular para tumores intracranianos. Existem dois métodos principais de tratamento endovascular de tumores intracranianos: embolização da irrigação sanguínea do tumor e infusão de quimioterápicos intra-arteriais nos vasos nutrientes do tumor. Em pacientes submetidos à embolização arterial, os dados de um registro japonês com mais de 40 mil casos demonstraram risco de complicação durante o procedimento de 3,7%; meningiomas representavam a maioria dos tumores desse estudo. A infusão intra-arterial superseletiva de quimioterápicos é uma área de pesquisa ativa, e sua exequibilidade foi demonstrada em várias séries pequenas, embora sejam necessários estudos adicionais sobre este tema.

RESUMO

Técnicas de tratamento neuroendovascular transformaram-se em um campo em rápida expansão, e as seções anteriores abordaram as indicações mais comuns. Existem outros procedimentos que não são classificados como tratamento neuroendovascular, mas sua descrição está além dos objetivos deste capítulo; exemplos incluem amostragem do seio petroso, embolização da artéria esfenopalatina para tratar epistaxe, tratamento de malformações congênitas da veia cerebral magna, fístulas entre artéria carótida-seio cavernoso, cifoplastia e vertebroplastia, entre outros. À medida que a tecnologia continua a avançar, as limitações referidas ao calibre dos vasos tornam-se menos importantes; aneurismas que antes não poderiam ser acessados hoje podem ser tratados por abordagem endovascular e AVEs causados por obstruções dos ramos distais da artéria cerebral média agora são tratados comumente em alguns centros. Os diversos tratamentos descritos neste capítulo ilustram o amplo alcance e as aplicações da neurorradiologia endovascular.

EVIDÊNCIAS DE NÍVEL 1

1. Valgimigli M, Gagnor A, Calabró P et al. Radial *versus* femoral access in patients with acute coronary syndromes undergoing invasive management: a randomised multicentre trial. Lancet. 2015;385:2465-2476.
2. Molyneux A, Kerr R; Strattom I et al. International Subarachnoid Aneurysm Trial Collaborative Group et al. International Subarachnoid Aneurysm Trial (ISAT) of neurosurgical clipping *versus* endovascular coiling in 2143 patients with ruptured intracranial aneurysms: a randomized trial. Lancet. 2002;360:1267-1274.
3. Molyneux AJ, Kerr RS, Birks J et al. Risk of recurrent subarachnoid haemorrhage, death, or dependence and standardised mortality ratios after clipping or coiling of an intracranial aneurysm in the International Subarachnoid Aneurysm Trial (ISAT): long-term follow-up. Lancet Neurol. 2009;8:427-433.
4. McDougall CG, Spetzler RF, Zabramski JM et al. The Barrow ruptured aneurysm trial. J Neurosurg. 2012;116:135-144.
5. National Institute of Neurological and Stroke rt-PA Stroke Study Group. Tissue plasminogen activator for acute ischemic stroke. N Engl J Med. 1995;333(24):1581-1587.
6. Berkhemer OA, Fransen PS, Beumer D et al. A randomized trial of intra-arterial treatment for acute ischemic stroke. New Engl J Med. 2015;372(1):11-20.
7. Albers GW, Marks MP, Kemp S et al. Thrombectomy for stroke at 6 to 16 hours with selection by perfusion imaging. N Engl J Med. 2018;378(8):708-718.
8. Nogueira RG, Jadhav AP, Haussen DC et al. Thrombectomy 6 to 24 ours after stroke with a mismatch between deficit and infarct. N Engl J Med. 2018;378(1):11-21.
9. Rothwell PM, Eliasziw M, Gutnikov SA et al. Analysis of pooled data from the randomised controlled trials of end-arterectomy for symptomatic carotid stenosis. Lancet. 2003;361(9352):107-116.
10. Henderson RD, Eliasziw M, Fox J, Rothwell PM, Barnett HJ. Angiographically defined collateral circulation and risk of stroke in patients with severe carotid artery stenosis. North American Symptomatic Carotid Endarterectomy Trial (NA-SCET) Group. Stroke. 2000;31(1):128-132.

LEITURA SUGERIDA

Albers GW, Marks MP, Kemp S, et al. Thrombectomy for stroke at 6 to 16 hours with selection by perfusion imaging. N Engl J Med. 2018;378(8):708-718.

American College of Radiology Committee on Drugs and Contrast Media. *ACR Manual on Contrast Media*. American College of Radiology Web site. Retrieved from https://www.acr.org/-/media/ACR/Files/Clinical-Resources/Contrast_Media.pdf. Accessed August 1, 2019.

Antunes JL. Egas Moniz and cerebral angiography. *J Neurosurg*. 1974;40(4):427-432.

Ban SP, Hwang G, Byoun HS, et al. Middle meningeal artery embolization for chronic subdural hematoma. *Radiology*. 2018;286(3):992-999.

Becske T, Kallmes DF, Saatci I, et al. Pipeline for uncoilable or failed aneurysms: results from a multicenter clinical trial. *Radiology*. 2013;267(3):858-868.

Berenstein A, Song JK, Niimi Y. Personal accounts of the evolution of endovascular neurosurgery. *Neurosurgery*. 2006;59(5, suppl 3):S15-S21.

Berkhemer OA, Fransen PS, Beumer D, et al. A randomized trial of intraarterial treatment for acute ischemic stroke. *N Engl J Med*. 2015;372(1):11-20.

Bink A, Berkefeld J, Kraus L, Senft C, Ziemann U, du Mesnil de Rochemont R. Long-term outcome in patients treated for benign dural arteriovenous fistulas of the posterior fossa. *Neuroradiology*. 2011;53(7):493-500.

Chimowitz MI, Lynn MJ, Derdeyn CP, et al. Stenting versus aggressive medical therapy for intracranial arterial stenosis. *N Engl J Med*. 2011;365(11):993-1003.

Ciccone A, Abraha I, Santilli I. Glycoprotein IIb-IIIa inhibitors for acute ischaemic stroke. *Cochrane Database Syst Rev*. 2006;(4):CD005208.

Citron SJ, Wallace RC, Lewis CA, et al. Quality improvement guidelines for adult diagnostic neuroangiography. Cooperative study between ASITN, ASNR, and SIR. *J Vasc Interv Radiol*. 2003;14(9, pt 2):S257-S262.

Cole JW. Largeartery atherosclerotic occlusive disease. *Continuum (Minneap Minn)*. 2017;23(1, Cerebrovascular Disease):133-157.

del Zoppo GJ, Higashida RT, Furlan AJ, Pessin MS, Rowley HA, Gent M. PROACT: a phase II randomized trial of recombinant pro-urokinase by direct arterial delivery in acute middle cerebral artery stroke. PROACT Investigators. Prolyse in Acute Cerebral Thromboembolism. *Stroke*. 1998;29(1):4-11.

Ding YH, Lewis DA, Kadirvel R, Dai D, Kallmes DF. The Woven Endo-Bridge: a new aneurysm occlusion device. *AJNR Am J Neuroradiol*. 2011;32(3):607-611.

Dinkin MJ, Patsalides A. Venoussinus stenting for idiopathic intracranial hypertension: where are we now? *Neurol Clin*. 2017;35(1):59-81.

Ducruet AF, Grobelny BT, Zacharia BE, et al. The surgical management of chronic subdural hematoma. *Neurosurg Rev*. 2012;35(2):155-169.

Dumont TM, Sonig A, Mokin M, et al. Submaximal angioplasty for symptomatic intracranial atherosclerosis: a prospective phase I study. *J Neurosurg*. 2016;125(4):964-971.

Fiorella D, Woo HH, Albuquerque FC, Nelson PK. Definitive reconstruction of circumferential, fusiform intracranial aneurysms with the pipeline embolization device. *Neurosurgery*. 2008;62(5):1115-1120.

Furlan A, Higashida R, Wechsler L, et al. Intra-arterial prourokinase for acute ischemic stroke. The PROACT II study: a randomized controlled trial. Prolyse in Acute Cerebral Thromboembolism. *JAMA*. 1999;282(21):2003-2011.

Goyal M, Menon BK, van Zwam WH, et al. Endovascular thrombectomy after large-vessel ischaemic stroke: a meta-analysis of individual patient data from five randomised trials. *Lancet*. 2016;387(10029):1723-1731.

Greving JP, Wermer MJ, Brown RD Jr, et al. Development of the PHASES score for prediction of risk of rupture of intracranial aneurysms: a pooled analysis of six prospective cohort studies. *Lancet Neurol*. 2014;13(1):59-66.

Guglielmi G, Viñuela F, Dion J, Duckwiler G. Electrothrombosis of saccular aneurysms via endovascular approach. Part 2: preliminary clinical experience. *J Neurosurg.* 1991;75(1):8-14.

Gupta A, Periakaruppan A. Intracranial dural arteriovenous fistulas: a review. *Indian J Radiol Imaging.* 2009;19(1):43-48.

Hacke W, Kaste M, Bluhmki E, et al. Thrombolysis with alteplase 3 to 4.5 hours after acute ischemic stroke. *N Engl J Med.* 2008;359(13):1317-1329.

Halbach VV, Higashida RT, Hieshima GB, Mehringer CM, Hardin CW. Transvenous embolization of dural fistulas involving the transverse and sigmoid sinuses. *AJNR Am J Neuroradiol.* 1989;10(2):385-392.

Henderson RD, Eliasziw M, Fox AJ, Rothwell PM, Barnett HJ. Angiographically defined collateral circulation and risk of stroke in patients with severe carotid artery stenosis. North American Symptomatic Carotid Endarterectomy Trial (NASCET) Group. *Stroke.* 2000;31(1):128-132.

Holmstedt CA, Turan TN, Chimowitz MI. Atherosclerotic intracranial arterial stenosis: risk factors, diagnosis, and treatment. *Lancet Neurol.* 2013;12(11):1106-1114.

International Study of Unruptured Intracranial Aneurysms Investigators. Unruptured intracranial aneurysms—risk of rupture and risks of surgical intervention. *N Engl J Med.* 1998;339(24):1725-1733.

Jabbarli R, Pierscianek D, Rölz R, et al. Endovascular treatment of cerebral vasospasm after subarachnoid hemorrhage: more is better. *Neurology.* 2019;93(5):e458-e466.

Jayaraman MV, Marcellus ML, Hamilton S, et al. Neurologic complications of arteriovenous malformation embolization using liquid embolic agents. *AJNR Am J Neuroradiol.* 2008;29(2):242-246.

Jia ZY, Shi HB, Miyachi S, et al. Development of new endovascular devices for aneurysm treatment. *J Stroke.* 2018;20(1):46-56.

Joo C, Park E, Min JW, Kang H, Yoo DS, Jung HJ. Contrast media-induced nephropathy in patients with unruptured cerebral aneurysm after coiling endovascular treatment. *World Neurosurg.* 2019;121:e39-e44.

Jovin TG, Nogueira RG. Thrombectomy 6 to 24 hours after stroke. *N Engl J Med.* 2018;378(12):1161-1162.

Juvela S. Treatment scoring of unruptured intracranial aneurysms. *Stroke.* 2019;50(9):2344-2350.

Kaufmann TJ, Huston J III, Mandrekar JN, Schleck CD, Thielen KR, Kallmes DF. Complications of diagnostic cerebral angiography: evaluation of 19,826 consecutive patients. *Radiology.* 2007;243(3):812-819.

Kernan WN, Ovbiagele B, Black HR, et al. Guidelines for the prevention of stroke in patients with stroke and transient ischemic attack: a guideline for healthcare professionals from the American Heart Association/American Stroke Association. *Stroke.* 2014;45(7):2160-2236.

Kidwell CS, Jahan R, Gornbein J, et al. A trial of imaging selection and endovascular treatment for ischemic stroke. *N Engl J Med.* 2013;368(10):914-923.

Kim J, Male S, Jagadeesan BD, Streib C, Tummala RP. Safety of cerebral angiography and neuroendovascular therapy in patients with chronic kidney disease. *Neuroradiology.* 2018;60(5):529-533.

Kim YS, Lim SH, Oh KW, et al. The advantage of high-resolution MRI in evaluating basilar plaques: a comparison study with MRA. *Atherosclerosis.* 2012;224(2):411-416.

Li K, Barras CD, Chandra RV, et al. A review on the management of cerebral vasospasm following aneurysmal subarachnoid haemorrhage. *World Neurosurg.* 2019;126:513-527.

Madaelil TP, Moran CJ, Cross DT III, Kansagra AP. Flow diversion in ruptured intracranial aneurysms: a meta-analysis. *AJNR Am J Neuroradiol.* 2017;38(3):590-595.

Marquis-Gravel G, Tremblay-Gravel M, Lévesque J, et al. Ultrasound guidance versus anatomical landmark approach for femoral artery access in coronary angiography: a randomized controlled trial and a meta-analysis. *J Interv Cardiol.* 2018;31(4):496-503.

Massot-Tarrús A, White K, Mirsattari SM. Comparing the Wada test and functional MRI for the presurgical evaluation of memory in temporal lobe epilepsy. *Curr Neurol Neurosci Rep.* 2019;19(6):31.

McDougall CG, Spetzler RF, Zabramski JM, et al. The Barrow Ruptured Aneurysm trial. *J Neurosurg.* 2012;116(1):135-144.

Molyneux A, Kerr R, Stratton I, et al. International Subarachnoid Aneurysm Trial (ISAT) of neurosurgical clipping versus endovascular coiling in 2143 patients with ruptured intracranial aneurysms: a randomised trial. *Lancet.* 2002;360(9342):1267-1274.

Morris P. *Practical Neuroangiography.* 2nd ed. Philadelphia, PA: Lippincott Williams & Wilkins; 2007.

Muskens IS, Senders JT, Dasenbrock HH, Smith TR, Broekman ML. The Woven EndoBridge device for treatment of intracranial aneurysms: a systematic review. *World Neurosurg.* 2017;98:809.e1-817.e1.

National Institute of Neurological Disorders and Stroke rt-PA Stroke Study Group. Tissue plasminogen activator for acute ischemic stroke. *N Engl J Med.* 1995;333(24):1581-1587.

Nicholson P, Brinjikji W, Radovanovic I, et al. Venous sinus stenting for idiopathic intracranial hypertension: a systematic review and meta-analysis. *J Neurointerv Surg.* 2019;11(4):380-385.

Obusez EC, Hui F, Hajj-Ali RA, et al. High-resolution MRI vessel wall imaging: spatial and temporal patterns of reversible cerebral vasoconstriction syndrome and central nervous system vasculitis. *AJNR Am J Neuroradiol.* 2014;35(8):1527-1532.

Osborn A. *Introduction to Cerebral Angiography.* Philadelphia, PA: Lippincott Williams & Wilkins; 1980.

Peschillo S, Miscusi M, Missori P. Endovascular superselective treatment of brain tumors: a new endovascular era? A quick review. *J Neurointerv Surg.* 2015;7(3):222-224.

Pierot L, Gubucz I, Buhk JH, et al. Safety and efficacy of aneurysm treatment with the web: results of the WEBCAST 2 study. *AJNR Am J Neuroradiol.* 2017;38(6):1151-1155.

Puffer RC, Mustafa W, Lanzino G. Venous sinus stenting for idiopathic intracranial hypertension: a review of the literature. *J Neurointerv Surg.* 2013;5(5):483-486.

Qureshi AI, Georgiadis AL. *Textbook of Interventional Neurology.* Cambridge, United Kingdom: Cambridge University Press; 2011.

Rajah G, Narayanan S, Rangel-Castilla L. Update on flow diverters for the endovascular management of cerebral aneurysms. *Neurosurg Focus.* 2017;42(6):E2.

Rasuli P, Hammond DI. Metformin and contrast media: where is the conflict? *Can Assoc Radiol J.* 1998;49(3):161-166.

Rocha EA, Topcuoglu MA, Silva GS, Singhal AB. $RCVS_2$ score and diagnostic approach for reversible cerebral vasoconstriction syndrome. *Neurology.* 2019;92(7):e639-e647.

Roffi M, Patrono C, Collet JP, et al. 2015 ESC Guidelines for the management of acute coronary syndromes in patients presenting without persistent ST-segment elevation: Task Force for the Management of Acute Coronary Syndromes in Patients Presenting without Persistent ST-Segment Elevation of the European Society of Cardiology (ESC). *Eur Heart J.* 2016;37(3):267-315.

Rothwell PM, Eliasziw M, Gutnikov SA, et al. Analysis of pooled data from the randomised controlled trials of endarterectomy for symptomatic carotid stenosis. *Lancet.* 2003;361(9352):107-116.

Salik AE, Selcuk HH, Zalov H, Kilinc F, Cirak M, Kara B. Medium-term results of undersized angioplasty and stenting for symptomatic high-grade intracranial atherosclerotic stenosis with Enterprise. *Interv Neuroradiol.* 2019;25(5):484-490.

Santos-Ditto RA, Santos-Franco JA, Pinos-Gavilanes MW, Mora-Benítez H, Saavedra T, Martínez-Gonzáles V. Management of chronic subdural hematoma with twist-drill craniostomy. Report of 213 patients [in Spanish]. *Gac Med Mex.* 2007;143(3):203-208.

Shao B, Wang J, Chen Y, et al. Clipping versus coiling for ruptured intracranial aneurysms: a meta-analysis of randomized controlled trials. *World Neurosurg.* 2019;127:e353-e365.

Sharma J, Nanda A, Jung RS, Mehta S, Pooria J, Hsu DP. Risk of contrast-induced nephropathy in patients undergoing endovascular treatment of acute ischemic stroke. *J Neurointerv Surg.* 2013;5(6):543-545.

Slaby J. Groin complications during neuroendovascular procedures. In: Khatri R, Rodriguez GJ, Raymond J, Qureshi AI, eds. *Complications of Neuroendovascular Procedures and Bailout Techniques.* Cambridge, United Kingdom: Cambridge University Press; 2016:1-9.

Smith WS, Furlan AJ. Brief history of endovascular acute ischemic stroke treatment. *Stroke.* 2016;47(2):e23-e26.

Snelling BM, Sur S, Shah SS, et al. Transradial cerebral angiography: techniques and outcomes. *J Neurointerv Surg.* 2018;10(9):874-881.

Solomon RA, Connolly ES Jr. Arteriovenous malformations of the brain. *N Engl J Med.* 2017;377(5):498.

Spetzler RF, Martin NA. A proposed grading system for arteriovenous malformations. *J Neurosurg.* 1986;65(4):476-483.

Spiotta AM, Derdeyn CP, Tateshima S, et al. Results of the ANSWER trial using the PulseRider for the treatment of broad-necked, bifurcation aneurysms. *Neurosurgery.* 2017;81(1):56-65.

Stapf C, Mast H, Sciacca RR, et al. Predictors of hemorrhage in patients with untreated brain arteriovenous malformation. *Neurology.* 2006;66(9):1350-1355.

Sugiu K, Hishikawa T, Murai S, et al. Treatment outcome of intracranial tumor embolization in Japan: Japanese Registry of NeuroEndovascular Therapy 3 (JR-NET3). *Neurol Med Chir (Tokyo).* 2019;59(2):41-47.

Texakalidis P, Chaitidis N, Giannopoulos S, et al. Carotid revascularization in older adults: a systematic review and meta-analysis. *World Neurosurg*. 2019;126:656.e1-663.e1.

Texakalidis P, Giannopoulos S, Karasavvidis T, Rangel-Castilla L, Rivet DJ, Reavey-Cantwell J. Mechanical thrombectomy in acute ischemic stroke: a meta-analysis of stent retrievers vs direct aspiration vs a combined approach. *Neurosurgery*. 2020;86(4):464-477.

Thompson BG, Brown RD Jr, Amin-Hanjani S, et al. Guidelines for the management of patients with unruptured intracranial aneurysms: a guideline for healthcare professionals from the American Heart Association/American Stroke Association. *Stroke*. 2015;46(8):2368-2400.

Valgimigli M, Gagnor A, Calabró P, et al. Radial versus femoral access in patients with acute coronary syndromes undergoing invasive management: a randomised multicentre trial. *Lancet*. 2015;385(9986):2465-2476.

van Rooij WJ, Peluso JP, Bechan RS, Sluzewski M. WEB treatment of ruptured intracranial aneurysms. *AJNR Am J Neuroradiol*. 2016;37(9):1679-1683.

Wakhloo AK, Lylyk P, de Vries J, et al. Surpass flow diverter in the treatment of intracranial aneurysms: a prospective multicenter study. *AJNR Am J Neuroradiol*. 2015;36(1):98-107.

Wang F, Chen X, Wang Y, et al. Stent-assisted coiling and balloon-assisted coiling in the management of intracranial aneurysms: a systematic review & meta-analysis. *J Neurol Sci*. 2016;364:160-166.

Waqas M, Vakharia K, Weimer PV, Hashmi E, Davies JM, Siddiqui AH. Safety and effectiveness of embolization for chronic subdural hematoma: systematic review and case series. *World Neurosurg*. 2019;126:228-236.

Waters MF, Hoh BL, Lynn MJ, et al. Factors associated with recurrent ischemic stroke in the medical group of the SAMMPRIS trial. *JAMA Neurol*. 2016;73(3):308-315.

Willinsky RA, Taylor SM, TerBrugge K, Farb RI, Tomlinson G, Montanera W. Neurologic complications of cerebral angiography: prospective analysis of 2,899 procedures and review of the literature. *Radiology*. 2003;227(2):522-528.

Xu K, Ji T, Li C, Yu J. Current status of endovascular treatment for dural arteriovenous fistulae in the anterior cranial fossa: a systematic literature review. *Int J Med Sci*. 2019;16(2):203-211.

Yang Q, Tong X, Schieb L, et al. Vital signs: recent trends in stroke death rates—United States, 2000-2015. *MMWR Morb Mortal Wkly Rep*. 2017;66(35):933-939.

You W, Zhu Y, Wang Y, et al. Prevalence of and risk factors for recurrence of chronic subdural hematoma. *Acta Neurochir (Wien)*. 2018;160(5):893-899.

Zaidat OO, Fitzsimmons BF, Woodward BK, et al. Effect of a balloon-expandable intracranial stent vs medical therapy on risk of stroke in patients with symptomatic intracranial stenosis: the VISSIT randomized clinical trial. *JAMA*. 2015;313(12):1240-1248.

Eletroencefalografia e Potenciais Evocados 26

Nicolas Gaspard e Emily J. Gilmore

PONTOS-CHAVE

1. A eletroencefalografia é um recurso amplamente utilizado, que permite realizar avaliações funcionais da integridade do sistema nervoso central.

2. A eletroencefalografia é o exame complementar simples mais importante para diagnosticar epilepsia e caracterizar as crises epilépticas do paciente.

3. A eletroencefalografia permite identificar quais pacientes com estado confusional agudo ou obnubilação mental têm crises epilépticas não convulsivas e tem valor prognóstico depois de lesões cerebrais anóxicas e traumáticas.

4. Potenciais evocados são um complemento do exame neurológico porque permitem confirmação objetiva de uma lesão potencialmente sugerida por sinais e sintomas sutis ou ambíguos.

5. A magnetoencefalografia – uma técnica complementar à eletroencefalografia – é um exame não invasivo usado para localizar focos epilépticos de pacientes com epilepsia resistente ao tratamento farmacológico e realizar mapeamento funcional pré-operatório das áreas corticais eloquentes.

ELETROENCEFALOGRAFIA

Introdução

A eletroencefalografia (EEG), os potenciais evocados (PEs) e a magnetoencefalografia (MEG) avaliam a atividade eletromagnética gerada pelas estruturas neurais. Esses exames possibilitam a avaliação funcional do sistema nervoso central e comumente são utilizados como testes complementares aos exames de imagem. Os estudos eletrofisiológicos são especialmente importantes ao diagnóstico diferencial, quando distúrbios neurológicos não se acompanham de alterações detectáveis da morfologia cerebral. Este capítulo é uma revisão dos recursos e das limitações atuais dessas técnicas utilizadas na prática clínica. Existem numerosas diretrizes publicadas, dentre as quais algumas estão disponíveis ao público, mas sua descrição estaria além dos objetivos deste capítulo. Ver mais detalhes na seção de referências.

Eletroencefalografia normal

A EEG registra os potenciais elétricos resultantes do somatório da atividade pós-sináptica dos neurônios corticais. Embora sejam gerados pelas células corticais, esses potenciais são influenciados pelas projeções ascendentes originadas das estruturas subcorticais, inclusive tálamo e segmento superior do tronco encefálico. Na maioria dos casos, a EEG é registrada com eletrodos aplicados no couro cabeludo, de acordo com um método convencional baseado em marcas anatômicas, que é conhecido como *Sistema Internacional 10-20* (Figura 26.1). A EEG de superfície (couro cabeludo) oferece uma "imagem" de baixíssima resolução da atividade elétrica do cérebro, que favorece as contribuições das convexidades laterais em razão da atenuação e da "desfocagem" causada pelas camadas de tecidos sobrejacentes.

O traçado de EEG varia acentuadamente com o estado de excitação. Nos adultos, o aspecto principal da EEG normal quando o indivíduo está acordado é o ritmo dominante posterior, também conhecido como *ritmo alfa*. Esse ritmo consiste em atividade sinusoidal de 8 a 13 ciclos por segundo (cps), que se evidencia mais claramente nas regiões parietais e occipitais bilaterais (Figura 26.2). Com o indivíduo relaxado, o ritmo alfa

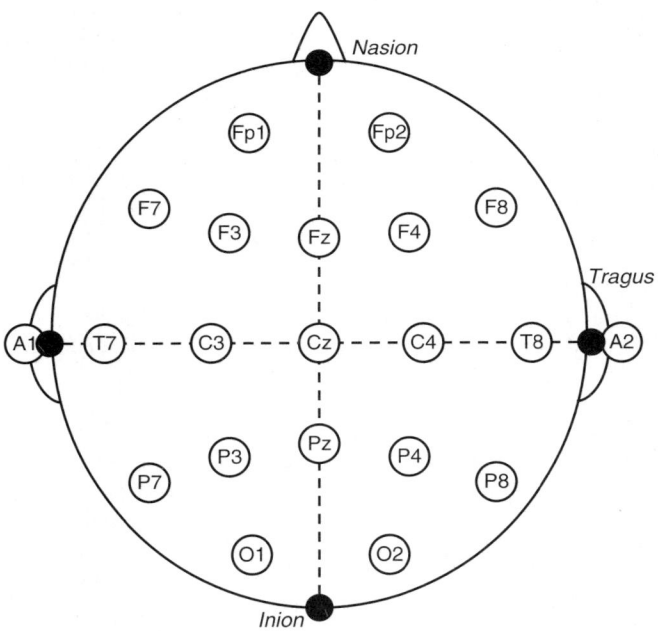

FIGURA 26.1 Sistema Internacional 10-20. O Sistema Internacional 10-20 é um método convencional usado para orientar a aplicação dos eletrodos no couro cabeludo para obter registros de eletroencefalografia. Os eletrodos têm designações referidas às áreas anatômicas relacionadas com as regiões corticais (T para temporal, Fp para frontopolar, F para frontal, C para central, P para parietal e O para occipital). Números pares e ímpares referem-se às áreas dos hemisférios direito e esquerdo, respectivamente, enquanto a letra Z é usada para indicar eletrodos da linha média. As distâncias entre os eletrodos são calculadas como 10 ou 20% da distância total anterior-posterior ou direita-esquerda do crânio ao longo de linhas específicas (*linhas tracejadas*). Essas linhas são traçadas entre marcas anatômicas definidas, inclusive *nasion*, *inion* e *tragus*. Os eletrodos auriculares (A1 e A2) ficam localizados nos lobos das orelhas ou atrás delas, sobre os ossos mastoides. Em geral, outros eletrodos são aplicados para registrar movimentos oculares (eletro-oculografia) e eletrocardiograma.

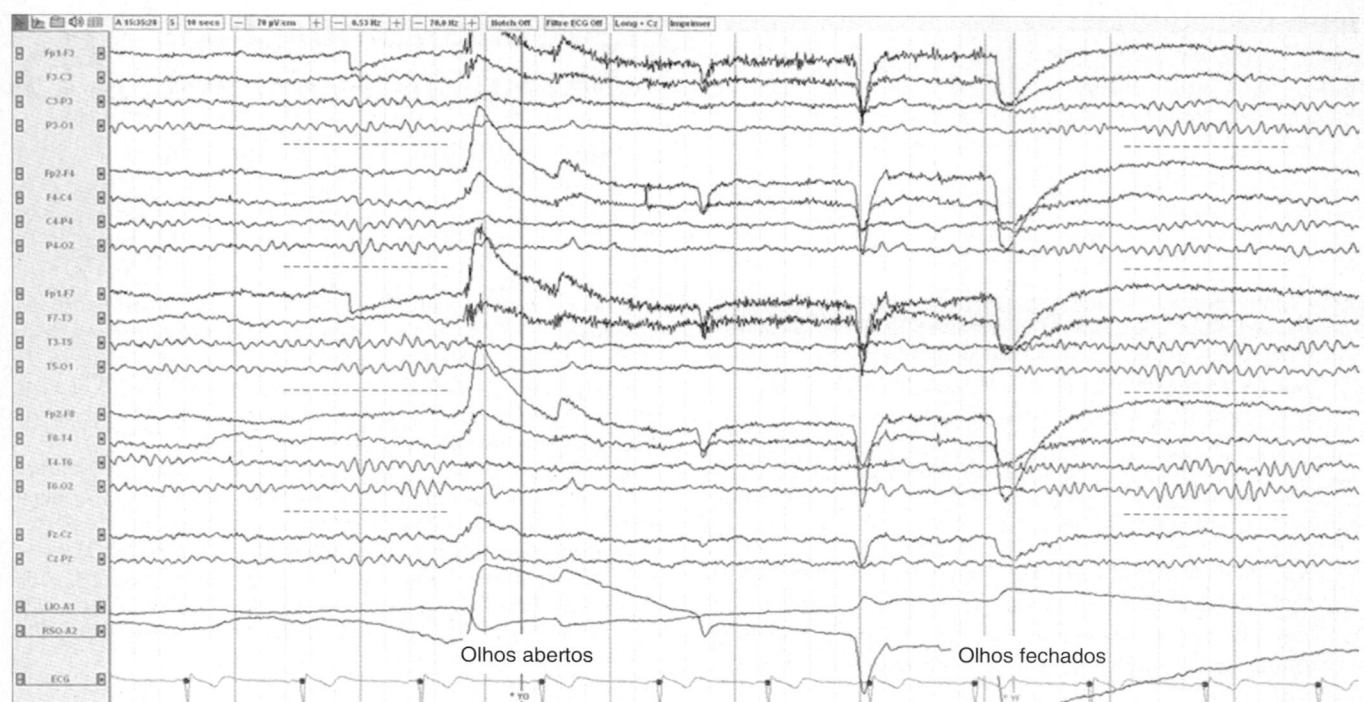

FIGURA 26.2 Eletroencefalograma normal de um homem de 37 anos acordado. O ritmo dominante posterior (*linhas tracejadas*) está na faixa de frequência alfa, é simétrico e mostra atenuação com a abertura dos olhos.

aparece com o fechamento dos olhos e é atenuado com a abertura dos olhos ou o estado de alerta. Atividade mais rápida (na faixa de 14 a 30 cps) pode ser detectada em indivíduos saudáveis em estado desperto, geralmente nas regiões frontocentrais. Esse padrão também pode ser detectado em áreas mais amplas no estado de sonolência (Figura 26.3) e é acentuado nos indivíduos tratados com benzodiazepínicos ou barbitúricos.

A interpretação e a elaboração do laudo de EEG devem seguir terminologia bem definida.

O sono é dividido em quatro estágios com base na EEG, nos movimentos oculares e na atividade muscular. O estágio N1, ou sonolência, caracteriza-se pelo desaparecimento do ritmo dominante posterior, que é substituído por atividade mais lenta de voltagem mais baixa. Também ocorrem ondas agudas com intensidade máxima no vértex, que são conhecidas como *ondas agudas do vértex*. O estágio N2 é definido não apenas pela presença de fusos do sono (atividade sinusoidal de 12 a 14 cps, com intensidade máxima nas regiões centrais), mas também inclui ondas agudas do vértex; complexos K (ondas lentas bifásicas de amplitude elevada, geralmente desencadeadas pela estimulação auditiva e encontradas comumente em associação temporal com um fuso [Figura 26.4]); ondas agudas transitórias occipitais positivas do sono (grafoelementos semelhantes a "sinais de visto" positivos de superfície, que ocorrem isoladamente ou em séries nas regiões occipitais). As ondas lentas do sono (0,5 a 1,0 cps) ocupam progressivamente a maior parte do registro durante o estágio N3. Durante o sono REM (do inglês *rapid eyes movement*), a EEG é semelhante ao registro do estado de sonolência, mas também há movimentos oculares rápidos e atonia generalizada. Nos adultos, o estágio REM ocorre cerca de 90 minutos depois do início do sono e, por essa razão, geralmente não é detectado nos exames rotineiros.

A atividade eletroencefalográfica apresenta alterações significativas com o envelhecimento. Nos recém-nascidos, essas alterações ocorrem quase diariamente, e sua interpretação correta depende do conhecimento da idade concepcional. Os ciclos de sono-vigília podem ser reconhecidos com base nos padrões eletroencefalográficos característicos, mas sua descrição estaria além dos propósitos deste capítulo. O ritmo dominante posterior reativo à abertura dos olhos torna-se detectável na maioria das crianças em torno do quarto mês de vida. Com o aumento da idade, a frequência do ritmo posterior dominante aumenta progressivamente e alcança 6 cps na maioria das crianças de 1 ano e 8 cps na maior parte das crianças de 4 anos. Os fusos do sono aparecem no segundo mês de vida, mas não se tornam sincrônicos na maioria das crianças antes da idade de 2 anos. A atividade delta normal persiste no estado de vigília durante a infância, a adolescência e os primeiros anos da vida adulta, mas torna-se progressivamente menos proeminente e mais intermitente e fica limitada às regiões posteriores (*ondas lentas posteriores da juventude*).

Eletroencefalografia anormal

Epilepsia

A EEG é o exame complementar mais simples e importante para diagnosticar epilepsia. As descargas epileptiformes (DEs) consistem em espículas ou pontas (< 70 milissegundos), polispícula ou poliponta, ondas agudas (70 a 200 milissegundos), complexos de espícula-onda lenta e complexos de onda aguda-onda lenta. Outras alterações inespecíficas da epilepsia são alentecimento polimórfico focal e atividade delta rítmica intermitente.

A detecção das DEs pode não apenas confirmar a suspeita clínica de epilepsia, mas a localização e o tipo de descarga também podem ajudar a diagnosticar uma síndrome específica (Tabela 26.1). A classificação sindrômica apropriada é fundamental à escolha do tratamento adequado, porque as síndromes

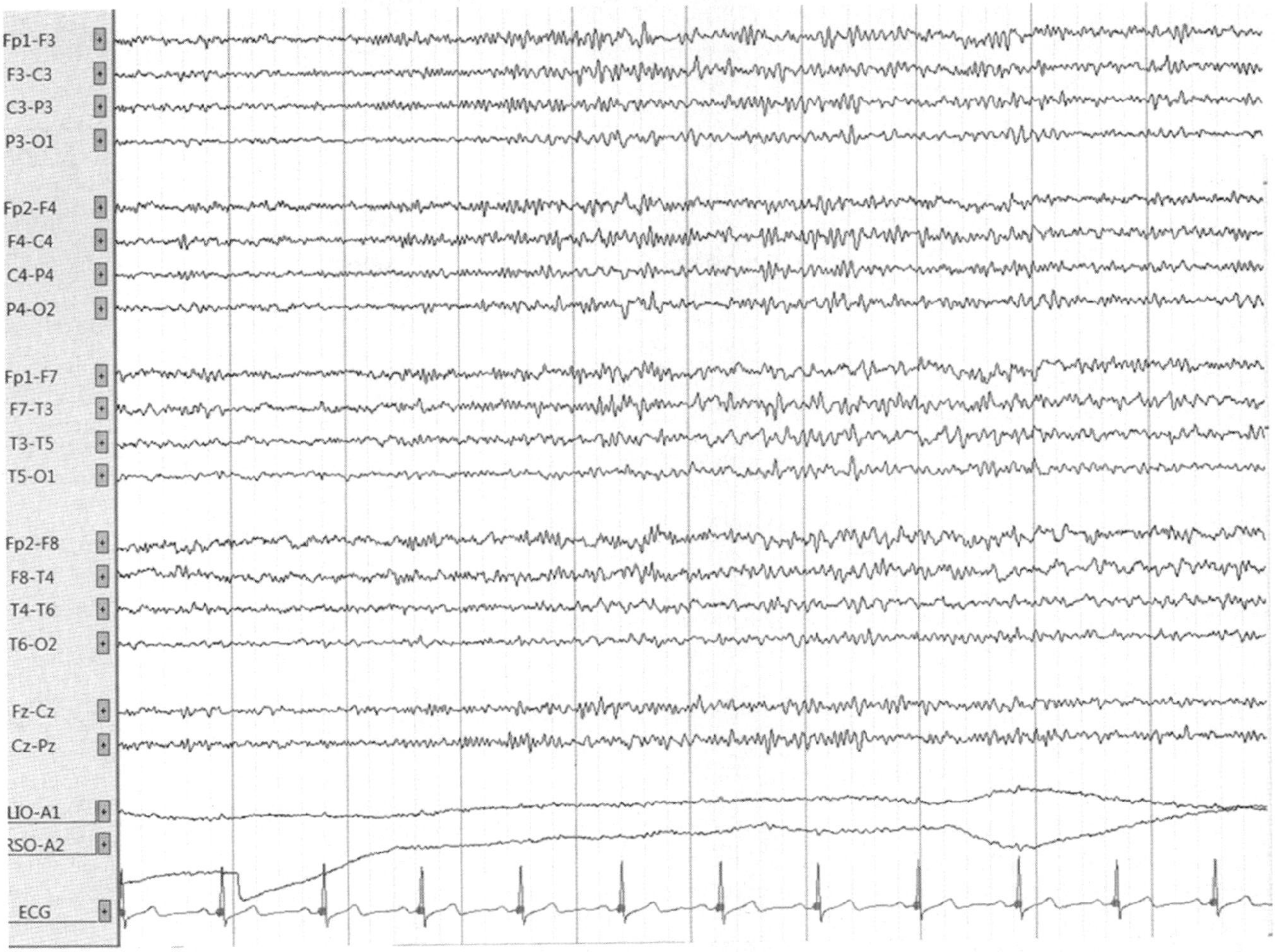

FIGURA 26.3 Eletroencefalograma normal de um homem de 42 anos sonolento. Atividade beta com distribuição ampla.

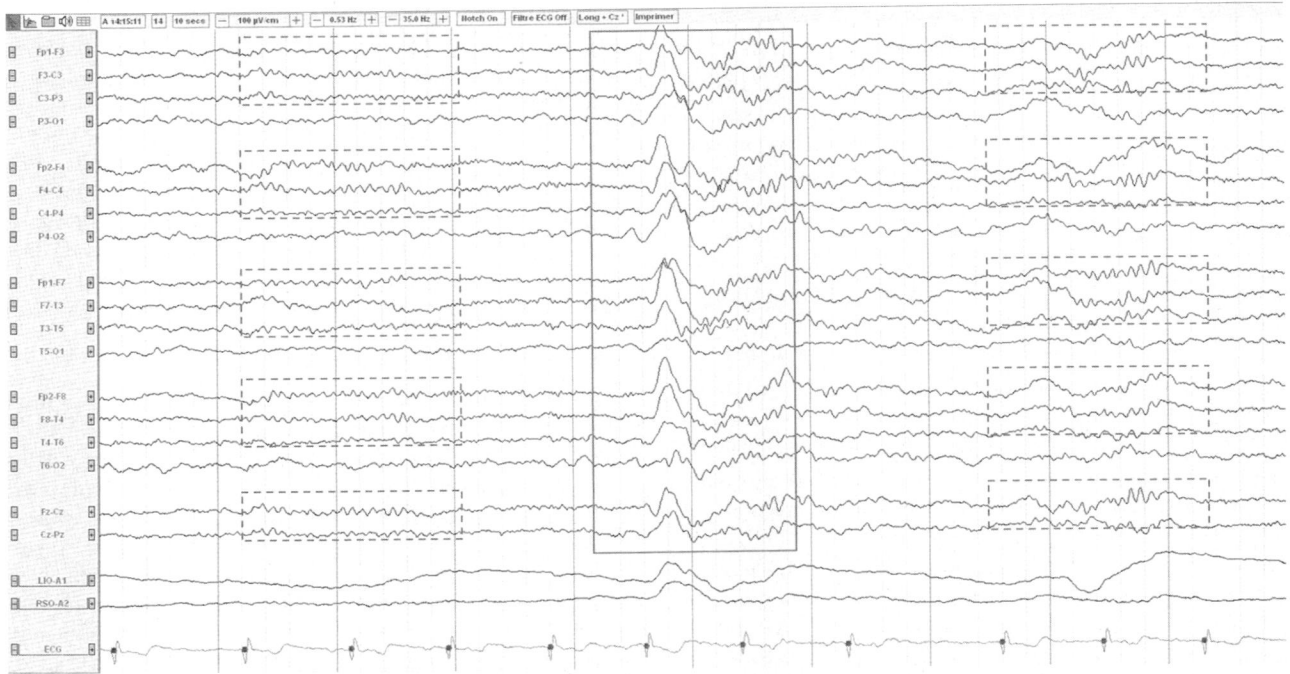

FIGURA 26.4 Eletroencefalograma normal de um homem de 25 anos no estágio N2 do sono. Fusos do sono (*retângulos tracejados*) e complexo K (*retângulo de linhas contínuas*).

Tabela 26.1 Anormalidades da eletroencefalografia (EEG) nas principais síndromes epilépticas.	
Síndrome	**Anormalidades da EEG**
Síndrome de Ohtahara	Padrão de surto-supressão no sono e em vigília
Encefalopatia mioclônica precoce	Padrão de surto-supressão no sono
Síndrome de West	Hipsarritmia (atividade de base altamente desorganizada com ondas lentas arrítmicas e assincrônicas de amplitude elevada e descargas multifocais)
Síndrome de Lennox-Gastaut	Complexos de onda aguda-onda lenta ($\leq 2,5$ cps) generalizados Atividade rápida paroxística generalizada Atividade de base lenta
Epilepsia focal idiopática benigna da infância	Pontas ou ondas agudas focais (geralmente bilaterais, independentes) ou multifocais Atividade de base normal
Epilepsia de ausência da infância	Complexos de espícula-onda generalizados a ≥ 3 cps Atividade de base normal
Epilepsia mioclônica juvenil	Complexos de espícula-onda e polispícula-onda generalizados a ≥ 3 cps (comumente até 6 cps) Atividade de base normal
Epilepsia relacionada com a localização	Espículas focais, ondas agudas ou complexos de espícula-onda Algumas vezes atividade lenta focal polimórfica ou rítmica

diferentes podem requerer tratamentos variados. É importante salientar que, em alguns casos, as DEs podem estar ausentes de uma minoria dos pacientes com epilepsia. A primeira EEG rotineira obtida depois da primeira crise epiléptica demonstra DE em cerca de 30 a 50% dos casos. Essa porcentagem aumenta até o máximo de 80 a 90% com a terceira EEG de rotina, mas os exames subsequentes de EEG não aumentam mais esse índice. Registros mais longos, EEG do sono e os chamados procedimentos de ativação (p. ex., hiperventilação, estimulação fótica intermitente e privação de sono) podem ser realizados para aumentar a sensibilidade da EEG.

Por outro lado, as DEs aparecem em 1 a 2% das EEG dos indivíduos normais sem história de epilepsia. Essa porcentagem é ainda maior nas crianças e nos irmãos dos pacientes com epilepsia.

Além do diagnóstico, os resultados da EEG também ajudam a monitorar a epilepsia. A detecção de DEs interictais depois de uma única crise aumenta as chances de que as crises recidivem e, por essa razão, afeta a decisão quanto à utilização dos fármacos antiepilépticos com finalidade terapêutica. Do mesmo modo, a presença de DEs interictais aumenta a probabilidade de recidiva das crises quando se considera a possiblidade de interromper o uso dos fármacos antiepilépticos depois de um período de controle das crises epilépticas. Por fim, nos pacientes em estado epiléptico convulsivo, a EEG pode ser extremamente útil para determinar se os indivíduos com disfunção cognitiva pós-ictal prolongada (em geral, mais de 30 minutos) têm crises eletrográficas (até 50% dos casos) ou estado epiléptico não convulsivo (até 14% dos casos).

Finalmente, as chamadas variantes epileptiformes benignas não devem ser confundidas com DEs *verdadeiras*. Essas variantes representam a atividade fisiológica com morfologia até certo ponto comparável às ondas agudas, que pode ser semelhante às espículas ou ondas agudas, mas pode ser descartada facilmente pela inspeção cuidadosa. Essa diferenciação é importante, porque é comum encontrar pacientes com o diagnóstico de epilepsia refratária ao tratamento clínico, mas que apresentam crises não epilépticas e nos quais uma variante normal foi confundida com DEs.

Lesão ou disfunção cerebral focal

Com os avanços da tecnologia dos exames de imagem cerebral, a utilidade da EEG no diagnóstico das lesões cerebrais focais diminuiu significativamente. Entretanto, a EEG ainda é o único método disponível para avaliar o potencial epileptogênico de uma lesão cerebral. A marca característica das lesões cerebrais focais é a existência de atividade delta (1 a 4 cps) ou teta (5 a 7 cps) arrítmica localizada, também conhecida como *alentecimento polimórfico focal* (Figura 26.5). Como regra de memorização, a atividade delta está associada às lesões mais destrutivas que a atividade teta. A *atenuação focal da atividade rápida* – ou inexistência de atividade alfa ou beta (14 a 30 cps) sobre uma região do couro cabeludo – indica lesão cortical focal. Alentecimento e atenuação focais podem ser detectados nos indivíduos sem lesão focal (Figura 26.6). Nesses casos, eles representam disfunção cerebral focal resultante de um estado pós-ictal ou, raramente, enxaqueca. As *descargas periódicas lateralizadas* (DPL, também conhecidas como *DEs lateralizadas periódicas*) geralmente indicam a existência de uma lesão destrutiva aguda com potencial epileptogênico elevado (em geral, um acidente vascular encefálico, uma neoplasia ou encefalite), pois até 85% dos pacientes apresentam crises epilépticas durante a fase aguda de sua doença (Figura 26.7). Em alguns casos, essas descargas podem ser detectadas no período pós-ictal de uma crise dos pacientes com epilepsia crônica ou uma lesão cerebral remota. Em casos raros, as DPLs estão associadas a manifestações clínicas (mioclonias contralaterais intermitentes, alucinações visuais etc.).

Lesão ou disfunção cerebral difusa

Encefalopatias tóxica, metabólica, hipoxicoisquêmica difusa e outras formas generalizadas de lesão cerebral causam anormalidades inespecíficas difusas na EEG. As formas leves de encefalopatia caracterizam-se por lentidão do ritmo dominante e excesso de atividade teta polimórfica generalizada. Quando a disfunção cerebral é mais grave, o ritmo dominante posterior desaparece e é substituído por uma mistura de atividades teta e delta. Essas alterações são descritas como *alentecimento polimórfico generalizado*. Nos casos mais graves, a atividade cerebral consiste principalmente em atividade delta, que pode se tornar monótona. Nesse ponto, a *reatividade à estimulação externa* (ruídos, estímulos dolorosos) pode estar suprimida. Nas formas mais

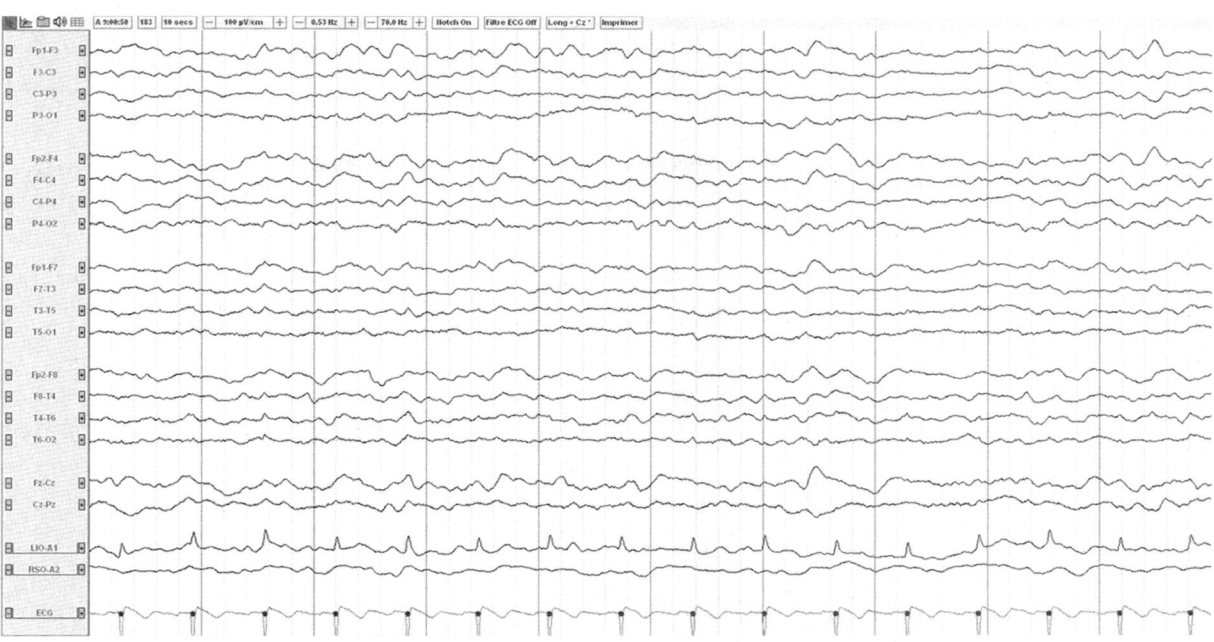

FIGURA 26.5 Alentecimento difuso em mulher de 72 anos em sepse. O ritmo dominante posterior não é perceptível. O ritmo de base consiste em atividades teta e delta combinadas.

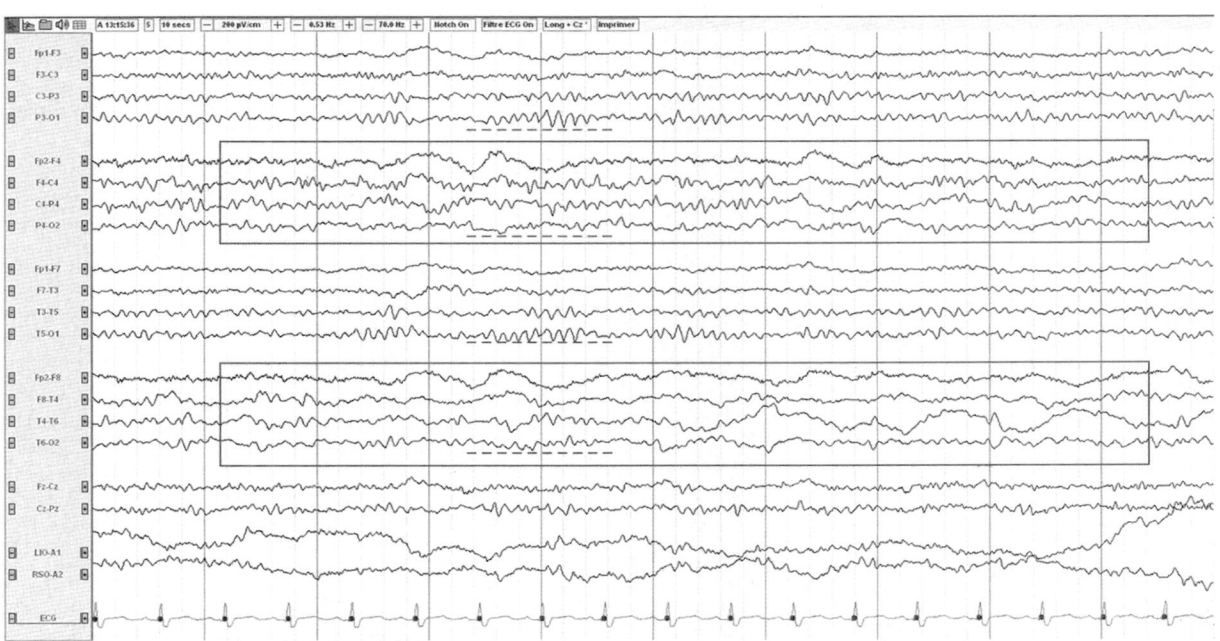

FIGURA 26.6 Atividade lenta (ritmo delta polimórfico) focal (*retângulos*) com atenuação do ritmo dominante posterior (*linhas tracejadas*) no hemisfério direito de uma mulher de 64 anos com glioblastoma multiforme.

graves de encefalopatia, há atenuação (< 20 μV) ou até supressão (< 2 μV) de toda a atividade cerebral. Nos casos graves, também pode haver um *padrão de surto-supressão*, no qual períodos de supressão alternam com surtos de atividade de amplitude elevada (Figura 26.8). A *atividade delta rítmica generalizada* (comumente frontal e intermitente, ou ADRFI) é outra anormalidade inespecífica associada às encefalopatias, embora possa ser encontrada em lesões dos lobos frontais. As *descargas periódicas generalizadas* (DPGs) são ondas repetitivas, que ocorrem a intervalos periódicos ou semiperiódicos de 0,5 a 3 cps. Essas descargas podem ser observadas com qualquer tipo de encefalopatia em um estágio moderado a grave e estão associadas a um risco alto de crises epilépticas. As *ondas trifásicas* constituem um subtipo de DPGs com morfologia típica (Figura 26.9). Inicialmente, acreditava-se que essas ondas fossem específicas da encefalopatia hepática. Na verdade, elas podem ser detectadas na maioria das encefalopatias metabólicas ou tóxicas e até mesmo durante ou depois do estado epiléptico. Uma função importante da EEG nos pacientes com confusão e obnubilação agudas é identificar os que estão em estado epiléptico não convulsivo.

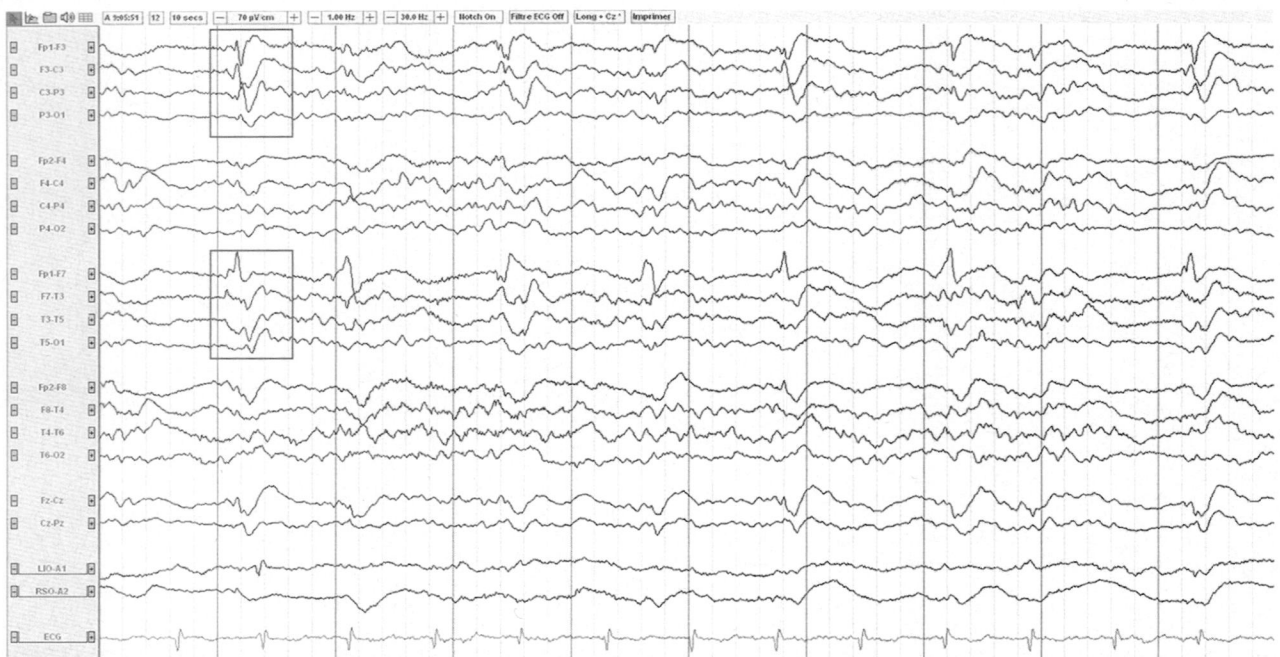

FIGURA 26.7 Descargas periódicas lateralizadas no hemisférico esquerdo (*retângulos*) a uma frequência aproximada de uma por segundo em homem de 52 anos com encefalite herpética.

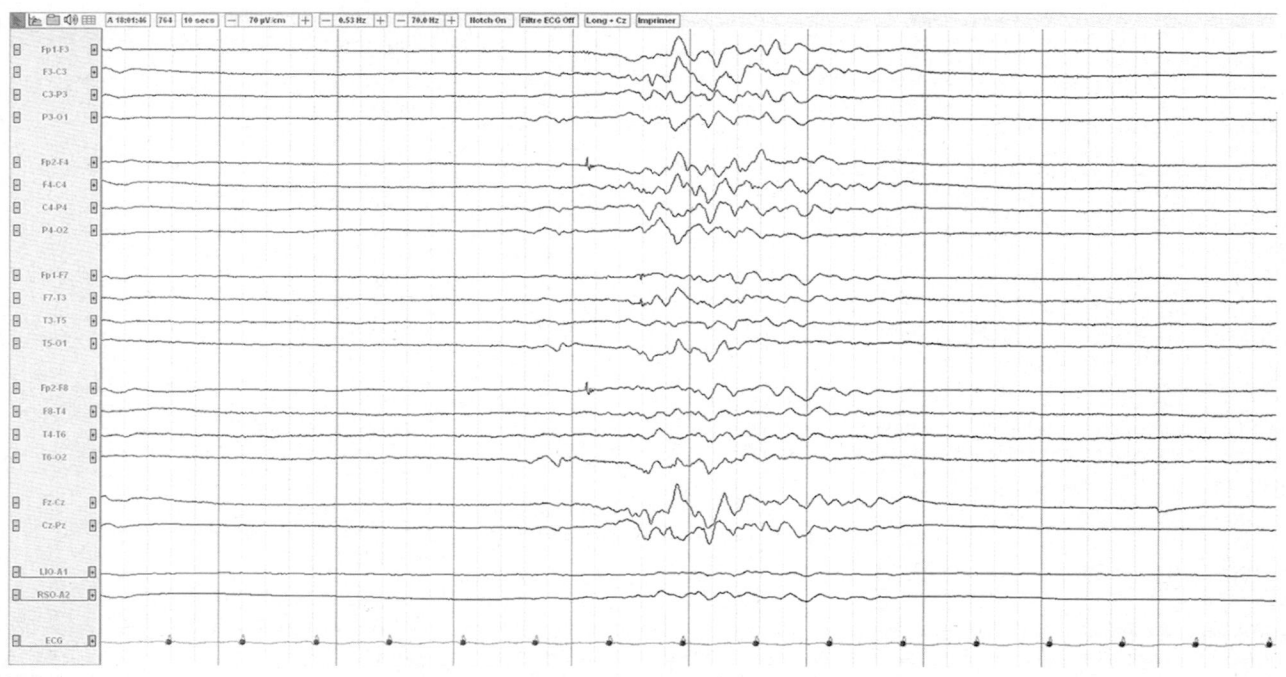

FIGURA 26.8 Padrão de surto-supressão após parada cardíaca de um homem de 54 anos. Os períodos de supressão são interrompidos por surtos de atividades delta e teta com morfologia agudizada.

Doenças neurodegenerativas que afetam as estruturas corticais e subcorticais podem estar associadas a anormalidades inespecíficas semelhantes, embora a maioria geralmente seja leve (p. ex., alentecimento do ritmo dominante posterior e excesso de atividade teta difusa).

Em alguns casos, a EEG demonstra padrões indicativos de um diagnóstico específico. Nos pacientes com doença de Creutzfeldt-Jakob, há desorganização acentuada do ritmo de base e descargas periódicas (DPL ou, mais comumente, DPG), sempre nos primeiros 3 meses depois do início da doença. A doença de Huntington está associada à atenuação progressiva da atividade cerebral. No mínimo 50% dos pacientes com encefalite antirreceptor N-metil-D-aspartato apresentam padrão típico de atividade delta rítmica com atividade beta sobreposta, que pode ser descrita como *delta brushes extremos*, em razão de sua semelhança com os complexos *delta brushes* normais dos recém-nascidos.

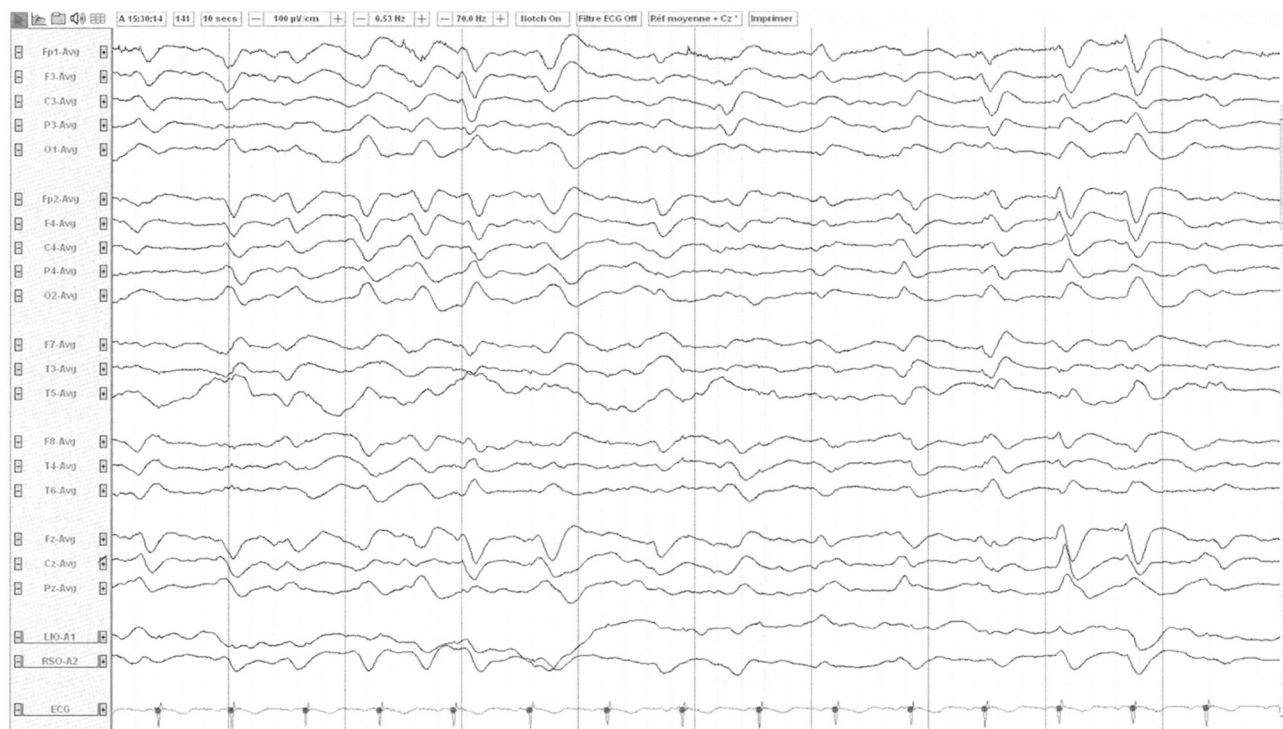

FIGURA 26.9 Descargas periódicas generalizadas com morfologia trifásica (ondas trifásicas) a 1,5 por segundo em homem de 35 anos com insuficiência hepática aguda. Cada descarga consiste em três fases: (1) uma onda aguda negativa de baixa amplitude, seguida de (2) uma onda positiva proeminente e (3) uma onda lenta negativa.

Monitoramento prolongado

Unidade de monitoramento de epilepsia

O monitoramento eletroencefalográfico prolongado simultâneo com registros audiovisuais pode ser realizado nas unidades de monitoramento de epilepsia especializadas, não apenas para captar atividade epileptiforme interictal, mas também para caracterizar as crises típicas do paciente. Esses registros ajudam a esclarecer o tipo de crise epiléptica de etiologia indefinida e a determinar o tipo de crise e síndrome epiléptica (Figuras 26.10 e 26.11). A EEG mostra alterações típicas em todos os pacientes durante crises epilépticas focais disperceptivas (antes conhecidas como crises epilépticas parciais complexas) ou generalizadas com depressão do nível de consciência, mas pode ser normal nas crises epilépticas focais com nível de consciência preservado. Nos pacientes com epilepsia refratária ao tratamento clínico, o monitoramento prolongado permite correlações eletroclínicas valiosas, que contribuem para a avaliação dos candidatos em potencial às cirurgias de ressecção. Quando os resultados do monitoramento da EEG de superfície e outros exames complementares (ressonância magnética [RM], tomografia por emissão de pósitrons [PET] com ^{18}F-fluorodesoxiglicose [FDG] etc.) são inconclusivos, os pacientes podem ser beneficiados pelo estudo de EEG invasiva, seja com eletrodos corticais (eletrocorticografia [ECoG]) ou eletrodos profundos implantados por técnica estereotáxica (estéreo-EEG). Esses exames invasivos oferecem melhor resolução espacial e podem detectar um foco epileptogênico, que não foi detectado ou não foi bem delimitado pela EEG de superfície. Registros invasivos também permitem avaliar atividades eletroencefalográficas em bandas de frequência situadas fora das faixas convencionais (0,5 a 30 cps), que podem ser estudadas confiavelmente no eletrocardiograma (ECG) de superfície. Essas atividades incluem atividade infralenta (< 0,5 cps), oscilações de alta frequência (*ripples* [80 a 250 cps], *fast ripples* [250 a 500 cps] e oscilações de altíssima frequência [500 a 2.000 cps]). Estudos publicados nos últimos 10 anos demonstraram que atividade infralenta e oscilações de alta frequência são informações úteis à localização do foco epileptogênico. Por fim, exames invasivos permitem demarcar as áreas corticais funcionais, por meio do mapeamento por estimulação cortical elétrica.

Neuromonitoramento intraoperatório

Em razão da grande sensibilidade dos neurônios corticais à isquemia, a EEG pode detectar redução da perfusão cortical em um estágio precoce e reversível. Isso pode ser utilizado positivamente para monitorar a isquemia cerebral secundária ao clampeamento da carótida durante a endarterectomia carotídea. O monitoramento da EEG pode identificar os pacientes que poderiam ser beneficiados pela colocação de um *shunt* vascular durante a operação, de forma a recuperar a perfusão adequada. Por outro lado, os *shunts* (também associados a um risco de complicações) podem ser evitados nos pacientes cujas EEG continuam normais. O monitoramento eletroencefalográfico também é recomendado durante operações cardíacas e aórticas, mas seu uso com essa finalidade tem sido limitado a alguns centros acadêmicos.

A ECoG pode ser usada durante um procedimento neurocirúrgico com o paciente acordado para mapear as áreas corticais funcionais e demarcar os limites críticos de uma ressecção. Os registros de ECoG intraoperatória também podem ser usados para detectar regiões epileptogênicas que devem ser removidas.

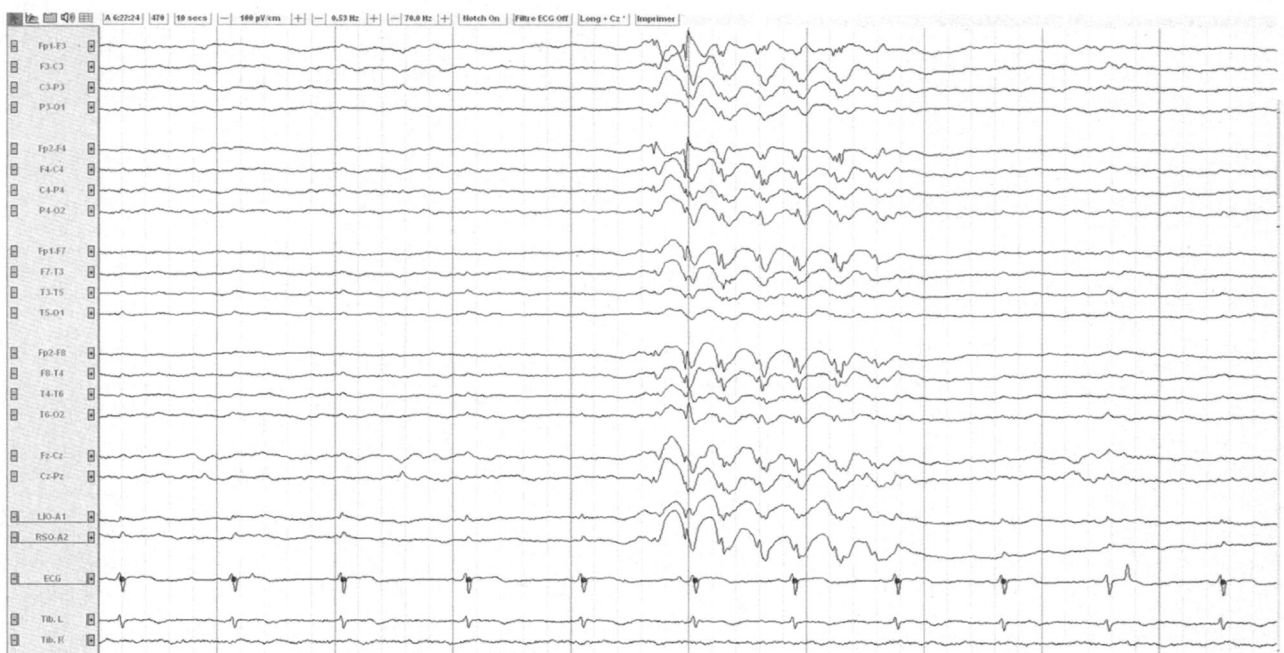

FIGURA 26.10 Complexos de espícula-onda generalizados a três ciclos por segundo em menina de 6 anos com epilepsia de ausência na infância.

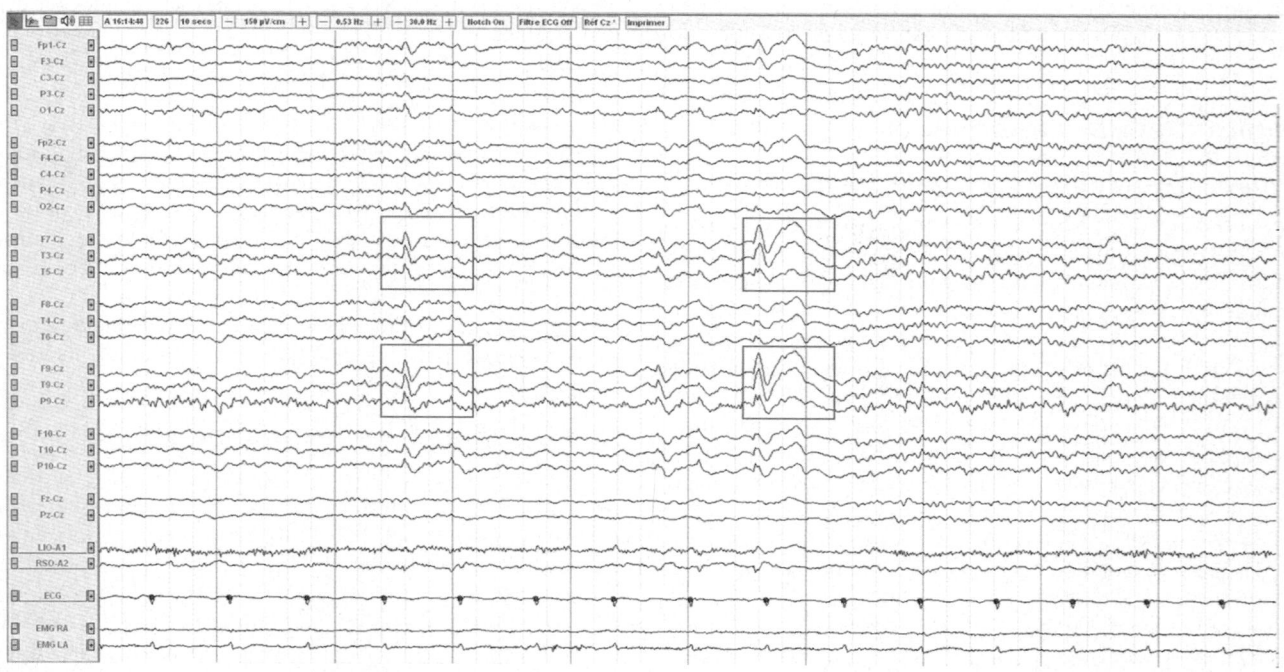

FIGURA 26.11 Descargas de ondas agudas temporais esquerda em homem de 32 anos com esclerose do lobo temporal mesial e epilepsia. As descargas (*retângulos*) tinham intensidade máxima na região temporal anteroinferior esquerda (F7, T3, F9 e T9).

Monitoramento eletroencefalográfico em cuidados intensivos

O monitoramento eletroencefalográfico contínuo tem sido utilizado com frequência crescente nas unidades de terapia intensiva (UTIs) (Evidência de nível 1).[1] Atualmente, esses registros prolongados estão indicados para detectar e monitorar o tratamento das crises epilépticas não convulsivas, esclarecer o tipo de atividade motora anormal e monitorar a função cerebral durante o coma induzido.

Cerca de 15 a 20% dos pacientes em estado crítico desenvolvem crises epilépticas durante sua doença aguda. Desses pacientes, a metade entra em estado de mal epiléptico. Os fatores de risco são traumatismo craniano agudo, distúrbio epiléptico crônico, idade baixa, sepse e depressão grave do nível de consciência (p. ex., estupor e coma). Até 90% dessas crises não são convulsivas e passariam despercebidas, se o monitoramento eletroencefalográfico não fosse realizado. Existem evidências crescentes de que as crises não convulsivas causem efeitos metabólicos e hemodinâmicos deletérios e contribuam para a lesão cerebral secundária e o prognóstico desfavorável nesses casos. O paciente deve ser monitorado por 24 horas para que 90% dessas crises sejam detectadas. Nos pacientes em coma e nos indivíduos com DPL, o monitoramento deve ser mantido por um período mais longo. A EEG de 60 minutos não detecta 50% dos pacientes com crises epilépticas. Os episódios de atividade motora espontânea anormal nem sempre significam crises epilépticas. Mioclonias não epilépticas, tremor, clônus e calafrios são comuns nos pacientes em estado crítico. O monitoramento contínuo da EEG ajuda a confirmar a natureza não epiléptica desses episódios e evita a prescrição desnecessária e potencialmente perigosa dos fármacos antiepilépticos. Em alguns casos, a sedação profunda com barbitúricos em doses elevadas é usada para controlar hipertensão intracraniana refratária às outras medidas. Com essa indicação, a EEG é usada para monitorar a sedação com o objetivo de manter um padrão de surto-supressão.

As anormalidades eletroencefalográficas têm valor prognóstico depois de traumatismo craniano e lesões cerebrais anóxicas. Os padrões malignos de surto-supressão, atenuação e atividade delta generalizada não reativa de voltagem baixa quase sempre estão associados a prognóstico desfavorável. Outra utilidade potencial do monitoramento eletroencefalográfico é a detecção precoce de isquemia cerebral tardia depois de uma hemorragia subaracnóidea aneurismática.

Além das crises epilépticas, as despolarizações corticais alastrantes são fenômenos reconhecidos com frequência crescente em pacientes com lesão cerebral aguda e estão associadas ao prognóstico, principalmente depois de traumatismo cranioencefálico. Estudos realizados com animais e seres humanos demonstraram que despolarizações corticais alastrantes contribuíam para lesão cerebral secundária depois de traumatismo cranioencefálico, ampliação da área do acidente vascular encefálico (AVE) isquêmico, lesão cerebral imediata e isquemia cerebral tardia depois de hemorragia subaracnóidea.

POTENCIAIS EVOCADOS

Introdução

Os PEs são gerados pelo sistema nervoso em resposta à estimulação.

As vias somatossensoriais, auditivas e visuais podem ser avaliadas por meio da estimulação sensorial simples e do registro da atividade das estruturas neurais, enquanto as vias motoras são avaliadas pela estimulação magnética transcraniana do córtex motor com registro das respostas musculares. Os PE têm razão baixa entre sinal:ruído e amplitude muito menor que a atividade espontânea, razão pela qual requerem medialização de um número expressivo de respostas para que sejam detectados.

Clinicamente, os PEs são testes funcionais que podem ser considerados uma extensão do exame neurológico. Eles podem permitir a confirmação objetiva da existência de uma lesão, que pode ter sido sugerida por sinais ou sintomas sutis ou ambíguos. Além disso, os PE também podem demonstrar disfunção das vias sensoriais, que não é perceptível ao exame clínico. Por fim, eles podem determinar a localização de uma lesão suspeita.

Os PEs são constituídos por uma sequência estereotipada de ondas, que são classificadas com base em sua polaridade (negativa [N] ou positiva [P]) na latência entre seu pico e o tempo de estimulação (expresso em milissegundos). A disfunção das vias sensitivas causada por doença ou lesão amplia a latência dos traçados, enquanto a interrupção completa da condução ou a destruição dos geradores neurais causa o desaparecimento dessas ondas.

Potenciais evocados somatossensoriais

PEs somatossensoriais (PESSs) são desencadeados pela estimulação elétrica suave dos nervos periféricos e refletem a ativação sequencial das estruturas situadas ao longo das vias sensitivas aferentes, principalmente sistema lemniscal da coluna dorsal. Com a estimulação do nervo mediano, as seguintes respostas são clinicamente úteis: primeiro, N9 (potencial do ponto de Erb), que representa as descargas aferentes que entram no plexo braquial; N13, gerado pela atividade pós-sináptica da substância cinzenta da medula espinal; P14, gerado pelo lemnisco medial caudal do segmento inferior do tronco encefálico; N18, gerado pelo tronco encefálico rostral; e, finalmente, N20, que reflete a ativação do córtex somatossensorial. Respostas semelhantes podem ser registradas com a estimulação dos nervos tibiais posteriores, com base na qual as seguintes respostas são clinicamente úteis: primeiramente, o potencial lombar (PL)/N22 registrado do processo espinal de T12 representa descargas aferentes que entram nas raízes dorsais e zona de entrada destas raízes; N34, registrado na coluna cervical, que aparentemente representa o tronco encefálico ou talvez tálamo; P37/38, que está referido aos potenciais do couro cabeludo e reflete a ativação do córtex somatossensorial (Figura 26.12).

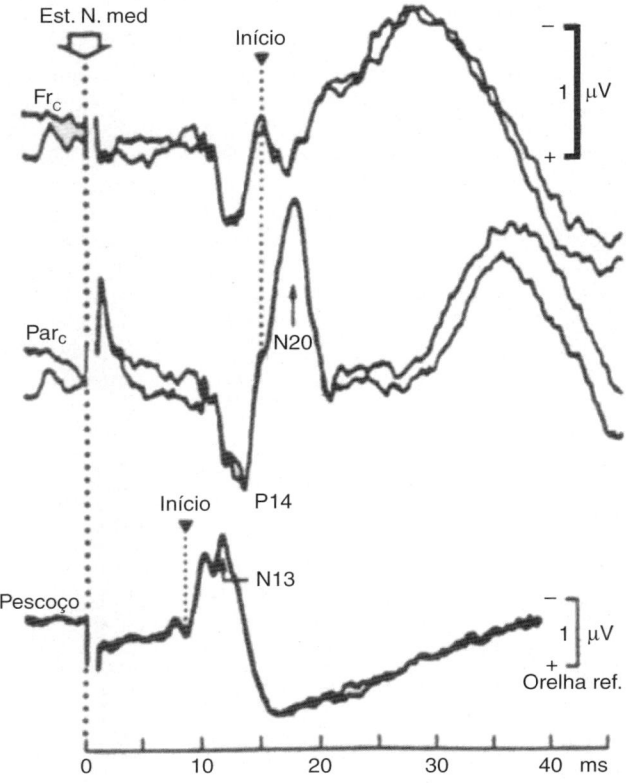

FIGURA 26.12 Técnica para obter potenciais evocados somatossensoriais (PESSs) do membro superior ou inferior e PESSs normais obtidos por estimulação do nervo mediano no punho. Fr_C, contralateral frontal; Orelha ref, referência auricular; Par_C, contralateral parietal.

Os PESSs estão alterados na maioria dos distúrbios que afetam as vias somatossensoriais, inclusive AVEs, tumores, traumatismo craniano e doenças desmielinizantes. Os PESS são anormais em 50 a 60% dos pacientes com esclerose múltipla (EM), mesmo quando não há sinais ou sintomas clínicos.

Os PESS têm sido utilizados com frequência crescente para determinar o prognóstico dos pacientes comatosos após anoxia cerebral ou traumatismo cranioencefálico. A ausência do N20 depois do período de reaquecimento quase sempre está associada a um prognóstico desfavorável (Figura 26.13).

Os PESSs são usados comumente para monitorar a integridade da medula espinal durante procedimentos ortopédicos, neurocirúrgicos e vasculares de alto risco. Eles têm sido utilizados com frequência crescente para monitorar a integridade da função cerebral durante operações cardiovasculares de alto risco, nas quais o desaparecimento do potencial N20 indica isquemia inicial em estágio reversível.

Potenciais evocados visuais

PEs visuais (PEVs) são registrados por estimulação com um padrão de xadrez com quadrados brancos e pretos alternados (p. ex., os quadrados brancos tornam-se pretos e vice-versa a intervalos regulares). Essa estimulação com inversão de padrão produz uma resposta positiva occipital com latência média de 100 milissegundos (P100). Os PEV são estimulados em cada olho de cada vez. Como as fibras originadas do lado temporal da retina cruzam no quiasma óptico, um P100 anormal depois da estimulação de um olho significa a existência de uma lesão pré-quiasmática afetando a retina ou o nervo óptico do lado estimulado. Um P100 anormal com a estimulação dos dois olhos pode ser causado por lesões pré-quiasmáticas e/ou retroquiasmáticas bilaterais. Em geral, as lesões retroquiasmáticas unilaterais não alteram significativamente o P100. A neurite óptica aguda causa inicialmente atenuação do P100 (Figura 26.14). Após a fase aguda, embora o P100 possa voltar à amplitude praticamente normal, o potencial é significativamente retardado. Os PEV anormais são encontrados em até 70% dos pacientes com EM, mesmo que não tenham história de neurite óptica. Essas anormalidades são inespecíficas e também podem ocorrer com outras doenças, inclusive distúrbios desmielinizantes (encefalomielite disseminada aguda [EMDA] e espectro da neuromielite óptica [NMO]), neuropatia óptica isquêmica, compressão do nervo óptico, cataratas, glaucoma, neuropatias ópticas tóxica e metabólica, distúrbios degenerativos e doenças da retina. Quando um paciente refere perda da visão, o PEV normal é muito sugestivo de um transtorno psicogênico (p. ex., histeria ou simulação).

Respostas evocadas auditivas do tronco encefálico

PEs auditivos do tronco encefálico (PEATCs) consistem em cinco ondas designadas como ondas I a V, das quais as ondas I, III e V são as mais importantes sob o ponto de vista clínico. A natureza dos geradores dessas respostas é praticamente desconhecida, mas parece que a onda I é gerada pela parte periférica do nervo acústico, enquanto as ondas III e V provavelmente são produzidas no tronco encefálico pelo complexo olivar superior e colículo inferior, respectivamente.

Os PEATC são anormais na maioria dos pacientes com tumores do ângulo pontocerebelar, inclusive neuroma do acústico. As anormalidades incluem retardo ou supressão de todas as ondas depois da I e desaparecimento de todas as ondas (Figura 26.15).

Os PEATCs também são sensíveis às lesões que afetam as vias auditivas do tronco encefálico. Eles quase sempre são anormais nos pacientes com tumores intrínsecos dessa estrutura encefálica, mas estão preservados quando as vias auditivas não estão afetadas, como pode ocorrer com lesões vasculares do tegmento pontino causando uma síndrome de encarceramento. Anormalidades dos PEATCs são comuns nos pacientes com EM e outros distúrbios desmielinizantes.

Nos pacientes comatosos, os PEATC são anormais quando a etiologia é tóxica ou metabólica. Também são anormais quando o tronco encefálico é afetado diretamente entre o mesencéfalo e a região inferior da ponte por uma lesão infratentorial primária ou por herniação secundária a massa supratentorial. O desaparecimento de todas as ondas depois da primeira (I) indica prognóstico desfavorável, enquanto a presença da onda V está associada a um prognóstico bom. Os PEATC são relativamente insensíveis aos sedativos, inclusive barbitúricos em doses anestésicas. Esses potenciais podem ser usados como teste confirmatório de morte encefálica, mesmo que sejam utilizadas doses de barbitúricos suficientes para induzir um EEG isoelétrico. O desaparecimento de todas as ondas ou a persistência apenas da onda I indica morte encefálica.

Potenciais evocados motores

Os PEs motores avaliam a integridade das vias motoras e são desencadeados pela estimulação magnética transcraniana do córtex motor primário. Os potenciais musculares compostos

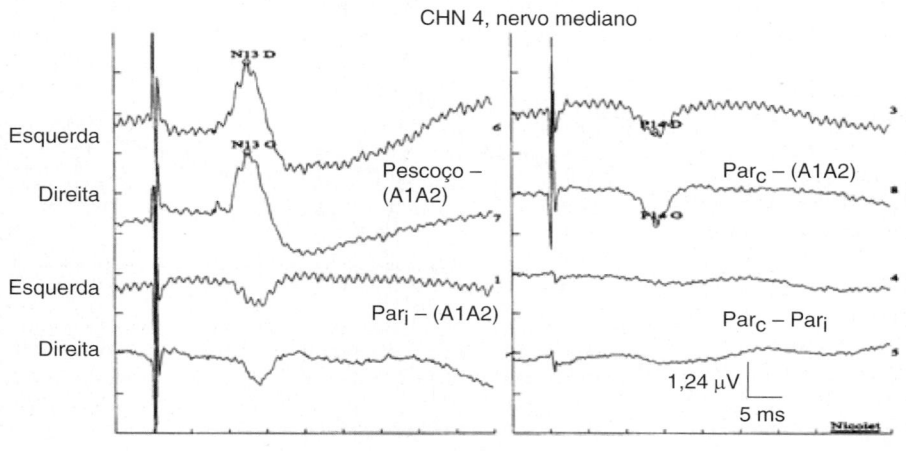

FIGURA 26.13 Potenciais evocados somatossensoriais obtidos por estimulação dos nervos medianos nos punhos de um paciente com lesão cerebral pós-anóxica. Os potenciais N13 e P14 – gerados pelo tronco encefálico – estão assinalados. Os potenciais N20 gerados no córtex não são detectáveis, e isso indica prognóstico desfavorável. CHN, canais; Par_c, contralateral parietal; Par_i, ipsilateral parietal. (Cortesia do Dr. Nicolas Mavroudakis, PhD.)

Capítulo 26 Eletroencefalografia e Potenciais Evocados

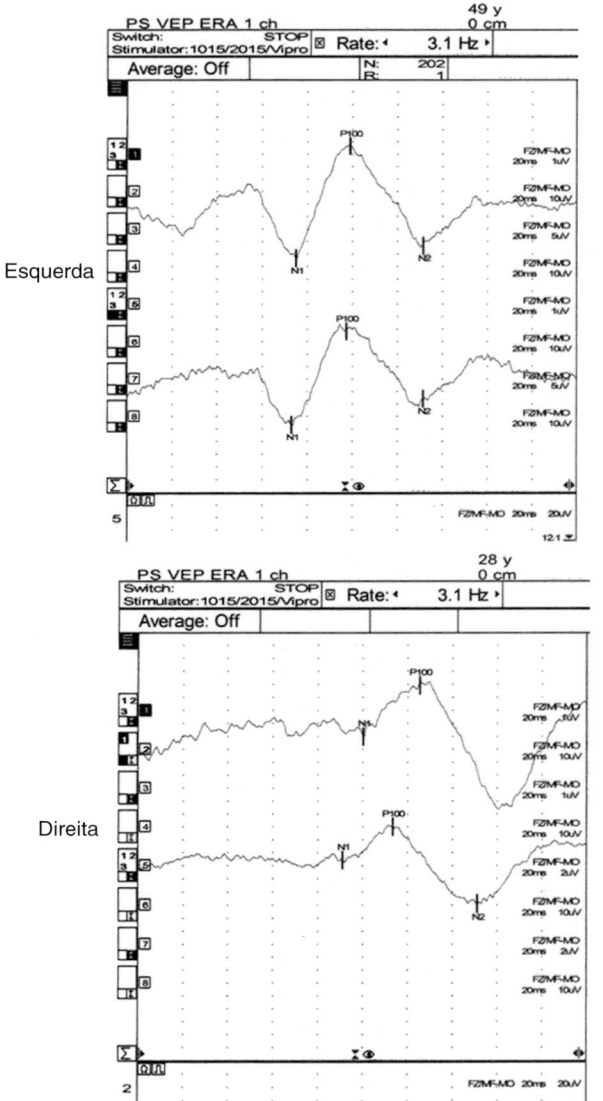

FIGURA 26.14 Potenciais evocados visuais de um paciente com diagnóstico provável de esclerose múltipla. O P100 depois da estimulação do olho esquerdo era normal, enquanto havia um retardo significativo depois da estimulação do olho direito. (Cortesia do Dr. Nicolas Mavroudakis, PhD.)

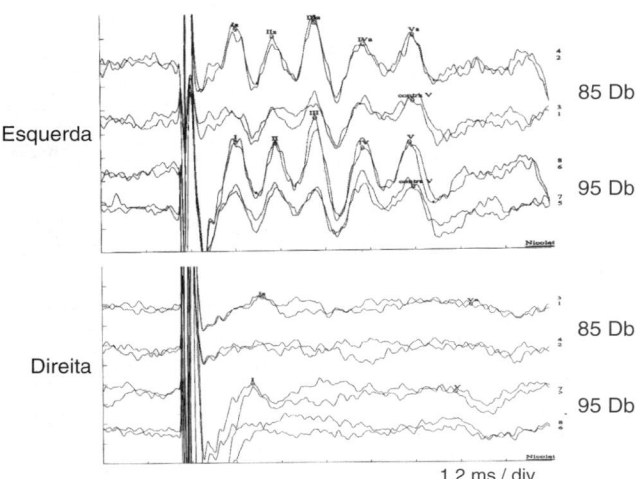

FIGURA 26.15 Potenciais evocados auditivos do tronco encefálico de um paciente com um meningioma do ângulo pontocerebelar direito. Com a estimulação do lado esquerdo, as ondas I a V foram identificadas e tinham latência normal. Com a estimulação do lado direito, apenas a onda I (gerada pelo nervo acústico periférico) foi identificada; as ondas subsequentes produzidas no tronco encefálico não eram perceptíveis, indicando disfunção das vias auditivas no lado direito da ponte e/ou mesencéfalo. (Cortesia do Dr. Nicolas Mavroudakis, PhD.)

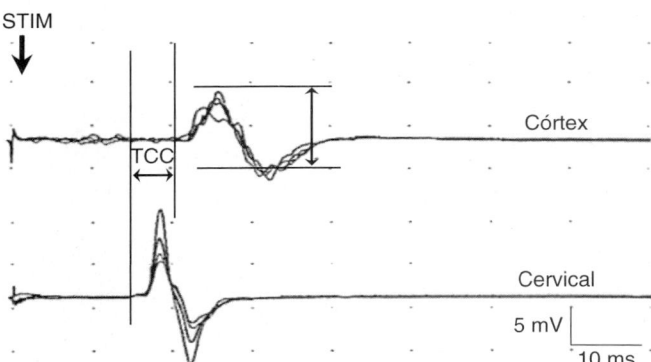

FIGURA 26.16 Potenciais evocados motores obtidos por estimulação magnética transcraniana do córtex motor e por estimulação da medula espinal cervical. A resposta foi registrada com eletrodos de eletromiografia (EMG) de superfície, que foram aplicados sobre o primeiro músculo interósseo. O intervalo entre as duas respostas corresponde ao tempo de condução central pelo trato corticospinal. STIM: estimulação; TCC: tempo de condução central. (Cortesia do Dr. Nicolas Mavroudakis, PhD.)

são registrados, e a latência da resposta pode ser medida. A estimulação também pode ser aplicada no nível da medula espinal e permite calcular o tempo de condução central subtraindo-se a latência pós-estimulação medular da latência pós-estimulação cortical (Figura 26.16). Os PEMs têm sido utilizados com frequência crescente em combinação com os PESS para monitorar a integridade da medula espinal durante procedimentos cirúrgicos.

MAGNETOENCEFALOGRAFIA

A MEG permite avaliações não invasivas dos campos magnéticos gerados pela atividade elétrica dos neurônios corticais. Os registros de MEG baseiam-se na tecnologia do equipamento de interferência quântica supercondutora, que precisa ser constantemente resfriado por hélio líquido a –233°C em um recipiente criogênico. Como ondas magnéticas externas têm magnitude várias vezes acima dos campos neuromagnéticos, também é necessário dispor de um quarto com isolamento. Em geral, a MEG é combinada com imagens volumétricas de RM para permitir localização exata das origens dos campos magnéticos – processo conhecido como *imageamento de fonte magnética*. Ao contrário da EEG de superfície, que registra a atividade originada de dipolos elétricos orientados radialmente, a MEG registra atividade originada de dipolos tangenciais porque os campos magnéticos são ortogonais à atividade elétrica por meio da qual é gerada. Desse modo, a MEG consegue avaliar regiões dificilmente acessíveis à EEG de superfície (p. ex., ínsula e córtex opercular) e, em geral, fornece informações complementares aos resultados da EEG.

As aplicações clínicas atuais da MEG são localização não invasiva de focos epilépticos de pacientes com epilepsia resistente ao tratamento farmacológico e mapeamento funcional pré-operatório das áreas corticais eloquentes. A American Clinical MEG Society e a International Federation of Clinical Neurophysiology publicaram diretrizes práticas para uso clínico da MEG.

EVIDÊNCIA DE NÍVEL 1

1. Herman ST, Abend NS, Bleck TP et al. Consensus statement on continuous EEG in critically ill adults and children, part I: indications. J Clin Neurophysiol. 2015; 32(2):87-95.

LEITURA SUGERIDA

Ajmone-Marsan C. Electroencephalographic studies in seizure disorders: additional considerations. J Clin Neurophysiol. 1984;1:143-157.

American Clinical Neurophysiology Society. Guidelines in electroencephalography and evoked potentials. J Clin Neurophysiol. 2006;23:125-179.

Bagic AI, Knowlton RC, Rose DF, Ebersole JS; for ACMEGS Clinical Practice Guideline (CPG) Committee. American Clinical Magnetoencephalography Society Clinical Practice Guideline 1: recording and analysis of spontaneous cerebral activity. J Clin Neurophysiol. 2011;28(4): 348-354.

Burgess RC, Funke ME, Bowyer SM, Lewine JD, Kirsch HE, Bagic AI; for ACMEGS Clinical Practice Guideline (CPG) Committee. American Clinical Magnetoencephalography Society Clinical Practice Guideline 2: presurgical functional brain mapping using magnetic evoked fields. J Clin Neurophysiol. 2011;28(4):355-361.

Buzsáki G, Draguhn A. Neuronal oscillations in cortical networks. Science. 2004;304:1926-1929.

Chiappa KH. Evoked Potentials in Clinical Medicine. 3rd ed. Philadelphia, PA: Lippincott-Raven; 1997.

Chong DJ, Hirsch LJ. Which EEG patterns warrant treatment in the critically ill? Reviewing the evidence for treatment of periodic epileptiform discharges and related patterns. J Clin Neurophysiol. 2005;22:79-91.

Claassen J, Jetté N, Chum F, et al. Electrographic seizures and periodic discharges after intracerebral hemorrhage. Neurology. 2007;69:1356-1365.

Claassen J, Mayer SA, Kowalski RG, Emerson RG, Hirsch LJ. Detection of electrographic seizures with continuous EEG monitoring in critically ill patients. Neurology. 2004;62(10):1743-1748.

Claassen J, Taccone FS, Horn P, et al. Recommendations on the use of EEG monitoring in critically ill patients: consensus statement from the neurointensive care section of the ESICM. Intensive Care Med. 2013;39(8): 1337-1351.

Claassen J, Vespa P; and The Participants in the International Multi-disciplinary Consensus Conference on Multimodality Monitoring. Electrophysiologic monitoring in acute brain injury. Neurocrit Care. 2014;21(suppl 2):S129-S47.

Cruccu G, Aminoff MJ, Curio G, et al. Recommendations for the clinical use of somatosensory-evoked potentials. Clin Neurophysiol. 2008;119(8): 1705-1719.

DeLorenzo RJ, Waterhouse EJ, Towne AR, et al. Persistent nonconvulsive status epilepticus after the control of convulsive status epilepticus. Epilepsia. 1998;39:833-840.

Dreier JP, Fabricius M, Ayata C, et al. Recording, analysis, and interpretation of spreading depolarizations in neurointensive care: review and recommendations of the COSBID research group. J Cereb Blood Flow Metab. 2017;37(5):1595-1625.

Emerson RG, Pedley TA. Intraoperative monitoring. In: Ebersole JS, Pedley TA, eds. Current Practice of Clinical Electroencephalography. 3rd ed. New York, NY: Lippincott Williams and Williams; 2003:936-954.

Epstein CE. Visual evoked potentials. In: Levin KH, Lueders HO, eds. Comprehensive Clinical Neurophysiology. Philadelphia, PA: WB Saunders; 2000: 507-524.

Fisch BJ, Klass DW. The diagnostic specificity of triphasic wave patterns. Electroencephalogr Clin Neurophysiol. 1988;70:1-8.

Foreman B, Claassen J, Abou Khaled K, et al. Generalized periodic discharges in the critically ill: a case-control study of 200 patients. Neurology. 2012;79(19):1951-1960.

Friedman D, Claassen J, Hirsch LJ. Continuous electroencephalogram monitoring in the intensive care unit. Anesth Analg. 2009;109(2):506-523.

Gaspard N, Hirsch LJ. Pitfalls in ictal EEG interpretation: critical care and intracranial recordings. Neurology. 2013;80(1 suppl 1):S26-S42.

Gaspard N, Manganas L, Rampal N, Petroff AC, Hirsch LJ. Similarity of lateralized rhythmic delta activity to periodic lateralized epileptiform discharges in critically ill patients. JAMA Neurol. 2013;70(10):1288-1295.

Guérit JM, Amantini A, Amodio P, et al. Consensus on the use of neurophysiological tests in the intensive care unit (ICU): electroencephalogram (EEG), evoked potentials (EP), and electroneuromyography (ENMG). Neurophysiol Clin. 2009;39(2):71-83.

Hallett M. Transcranial magnetic stimulation and the human brain. Nature. 2000;406:147-150.

Hari R, Baillet S, Barnes G, et al. IFCN-endorsed practical guidelines for clinical magnetoencephalography (MEG). Clin Neurophysiol. 2018;129(8): 1720-1747.

Hartings JA, Shuttleworth CW, Kirov SA, et al. The continuum of spreading depolarizations in acute cortical lesion development: examining Leão's legacy. J Cereb Blood Flow Metab. 2017;37(5):1571-1594.

Herman ST, Abend NS, Bleck TP, et al. Consensus statement on continuous EEG in critically ill adults and children, part II: personnel, technical specifications and clinical practice. J Clin Neurophysiol. 2015;32(2):96-108.

Hirsch LJ. Classification of EEG patterns in patients with impaired consciousness. Epilepsia. 2011;52 suppl 8:21-24.

Hirsch LJ, Claassen J, Mayer SA, Emerson RG. Stimulus-induced rhythmic, periodic, or ictal discharges (SIRPIDS): a common EEG phenomenon in the critically ill. Epilepsia. 2004;45(2):109-123.

Hirsch LJ, LaRoche SM, Gaspard N, et al. American Clinical Neurophysiology Society's Standardized Critical Care EEG Terminology: 2012 version. J Clin Neurophysiol. 2013;30(1):1-27.

Kane N, Acharya J, Beniczky S, et al. A revised glossary of terms most commonly used by clinical electroencephalographers and updated proposal for the report format of the EEG findings. Revision 2017. Clin Neurophysiol Pract. 2017;2:170-185.

Kellaway P. Orderly approach to visual analysis characteristics of the normal EEG of adults and children. In: Ebersole JS, Pedley TA, eds. Current Practice of Clinical Electroencephalography. 3rd ed. New York, NY: Lippincott Williams & Wilkins; 2003:100-159.

Lai CW, Gragasin ME. Electroencephalography in herpes simplex encephalitis. J Clin Neurophysiol. 1988;5:87-103.

Lee S, Issa NP, Rose S, et al. DC shifts, high frequency oscillations, ripples and fast ripples in relation to the seizure onset zone. Seizure. 2020;77:52-58.

Lerman P. Benign partial epilepsy with centro-temporal spikes. In: Roger J, Bureau M, Dravet C, et al., eds. Epilepsy Syndromes in Infancy, Childhood, and Adolescence. 2nd ed. London, United Kingdom: John Libbey; 1992:189-200.

Levy SR, Chiappa KH, Burke CJ, Young RR. Early evolution and incidence of electroencephalographic abnormalities in Creutzfeldt-Jakob disease. J Clin Neurophysiol. 1986;3:1-21.

Lueders HO, Terada K. Auditory evoked potentials. In: Levin KH, Lueders HO, eds. Comprehensive Clinical Neurophysiology. Philadelphia, PA: WB Saunders; 2000:525-541.

Mendiratta A, Emerson RG. Transcranial electrical MEP with muscle recording. In: Nuwer MR, ed. Intraoperative Monitoring of Neural Function. Amsterdam, Netherlands: Elsevier B.V.; 2008:275-288. Handbook of Clinical Neurophysiology; vol 8.

Noachtar S, Rémi J. The role of EEG in epilepsy: a critical review. Epilepsy Behav. 2009;15(1):22-33.

Novotny EJ Jr. The role of clinical neurophysiology in the management of epilepsy. J Clin Neurophysiol. 1998;15:96-108.

Nuwer MR, Emerson RG, Galloway G, et al. Evidence-based guideline update: intraoperative spinal monitoring with somatosensory and transcranial electrical motor evoked potentials: report of the Therapeutics and Technology Assessment Subcommittee of the American Academy of Neurology and the American Clinical Neurophysiology Society. Neurology. 2012;78(8):585-589.

Oddo M, Carrera E, Claassen J, Mayer SA, Hirsch LJ. Continuous electroencephalography in the medical intensive care unit. *Crit Care Med.* 2009;37(6):2051-2056.

Pedley TA, Mendiratta A, Walczak TS. Seizures and epilepsy. In: Ebersole JS, Pedley TA, eds. *Current Practice of Clinical Electroencephalography*. 3rd ed. New York, NY: Lippincott Williams & Wilkins; 2003:506-587.

Pohlmann-Eden B, Hoch DB, Cochius JI, Chiappa KH. Periodic lateralized epileptiform discharges—a critical review. *J Clin Neurophysiol.* 1996;13: 519-530.

Reeves AL, Westmoreland BE, Klass DW. Clinical accompaniments of the burst-suppression EEG pattern. *J Clin Neurophysiol.* 1997;14:150-153.

Salinsky M, Kanter R, Dasheiff RM. Effectiveness of multiple EEGs in supporting the diagnosis of epilepsy: an operational curve. *Epilepsia.* 1987;28:331-334.

Scheffer IE, Berkovic S, Capovilla G, et al. ILAE classification of the epilepsies: position paper of the ILAE Commission for Classification and Terminology. *Epilepsia.* 2017;58(4):512-521.

Scheuer ML. Continuous EEG monitoring in the intensive care unit. *Epilepsia.* 2002;43 suppl 3:114-127.

Sutter R, Kaplan PW. Clinical and electroencephalographic correlates of acute encephalopathy. *J Clin Neurophysiol.* 2013;30(5):443-453.

Tatum WO IV, Husain AM, Benbadis SR, et al. Normal adult EEG and patterns of uncertain significance. *J Clin Neurophysiol.* 2006;23(3):194-207.

Zifkin BG, Cracco RQ. An orderly approach to the abnormal EEG. In: Ebersole JS, Pedley TA, eds. *Current Practice of Clinical Electroencephalography*. 3rd ed. New York, NY: Lippincott Williams & Wilkins; 2003: 288-302.

Eletromiografia, Estudos da Condução Neural e Estimulação Magnética 27

Louis H. Weimer

PONTOS-CHAVE

1. Os exames eletrodiagnósticos podem avaliar alguns nervos sensoriais e motores e a maioria dos músculos esqueléticos, mas cada exame deve ser ajustado à condição clínica em questão.

2. Estudos da condução neural testam fibras sensoriais e motoras separadamente e podem demonstrar destruição axonal, processos focais e compressão ou desmielinização generalizada.

3. Estudos de eletromiografia por agulha podem diferenciar entre causas de fraqueza neurogênicas e miopáticas.

4. Em geral, esses exames são complementos ao exame neurológico e não constituem um protocolo predefinido.

5. Alguns fatores ou dificuldades técnicas devem ser evitadas para obter dados e conclusões confiáveis.

6. Esses exames geralmente refletem a fisiologia neuromuscular e desempenham papel complementar aos exames de imagem (p. ex., ressonância magnética, tomografia computadorizada e ultrassonografia).

7. Técnicas especializadas são usadas em determinados casos, inclusive estimulação neural repetitiva, eletromiografia de fibra única e estimulação magnética transcortical.

8. A estimulação magnética transcortical é uma modalidade de exame, mas também um recurso terapêutico emergente.

INTRODUÇÃO

Em meados do século XX, avanços da eletrônica possibilitaram a avaliação clínica dos nervos periféricos e a fisiologia muscular, disseminando a especialidade neurológica da neurofisiologia clínica. Hoje em dia, sinais eletrodiagnósticos são digitalizados e computadorizados na maioria dos casos e indispensáveis ao diagnóstico e tratamento adequado dos pacientes com doença neuromuscular. Apesar dos avanços tecnológicos, conhecimentos básicos dos princípios, erros potenciais e efeitos específicos de cada doença são essenciais à interpretação e conclusões significativas. É importante ressaltar que essas técnicas fornecem informações fisiológicas complementares, em contraste com as informações predominantemente anatômicas fornecidas por diversas modalidades de exame imagem. Este capítulo apresenta uma revisão sucinta sobre estudos da condução neural (CN), eletromiografia (EMG) de agulha e técnicas para avaliar a junção neuromuscular e função motora central.

ESTUDOS DA CONDUÇÃO NEURAL

Estudos da condução neural sensorial e motora

Os estudos da CN (ECNs) medem a velocidade e a potência de um estímulo elétrico conduzido ao longo de um nervo periférico. Nos casos típicos, o estímulo é gerado por um estimulador bipolar aplicado na superfície da pele sobre o trajeto anatômico do nervo a ser testado. A intensidade e a duração desse estímulo transcutâneo são aumentadas progressivamente, até que todos os axônios disponíveis nesse nervo sejam despolarizados, desencadeando um potencial de ação, que percorre o nervo até o local de registro. No caso do estudo da *CN sensitiva*, os eletrodos de registro são aplicados na superfície da pele que recobre o nervo (em geral, sobre um ramo sensorial puro) a alguma distância do ponto de estimulação (Figura 27.1).

Quando um potencial de ação passa por baixo desses eletrodos de registro bipolares, o equipamento registra e exibe o traçado de um *potencial de ação do nervo sensorial* (PANS) (Figura 27.2). O PANS é produzido pelos axônios sensoriais Ia calibrosos, mas não pelas fibras A ou C mais finas.

ECNs motores são realizados da mesma forma, com exceção de que os eletrodos de registro são aplicados sobre a região da placa terminal motora de um músculo inervado, em vez de sobre o próprio nervo (Figura 27.3).

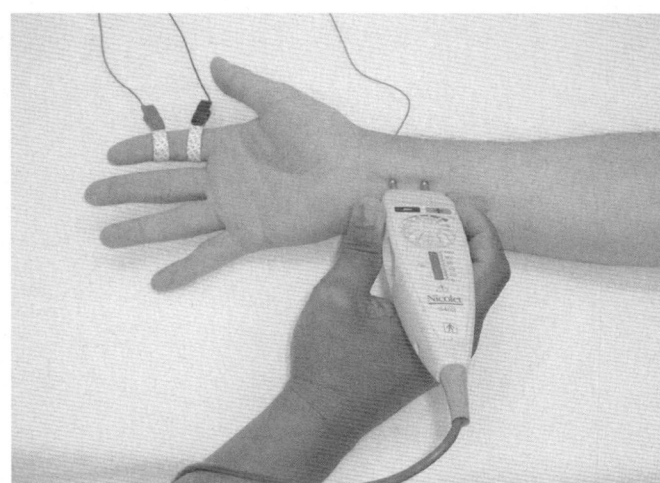

FIGURA 27.1 Preparação para estudos da condução neural. O estimulador bipolar é aplicado sobre o nervo mediano no punho e eletrodos de registro autoaderentes são colocados sobre os ramos sensitivos do dedo indicador, assegurando que apenas as respostas neurais sensitivas sejam registradas. Um eletrodo-terra autoaderente também é colocado sobre o dorso na mão.

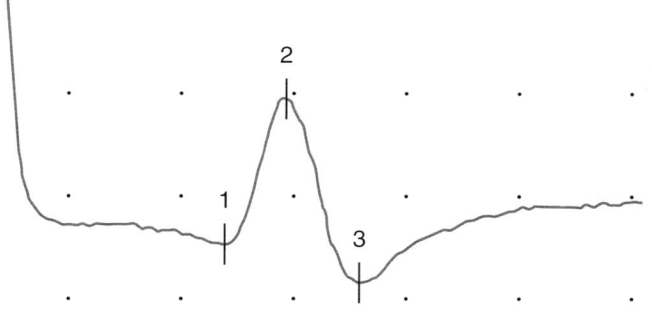

FIGURA 27.2 Potencial de ação de um nervo sensorial registrado com a mesma configuração ilustrada na Figura 27.1. Ao espaço horizontal entre dois pontos, ou gratículas (uma divisão), é atribuído um valor específico (a linha de base de tempo é de 1 milissegundo por divisão) para permitir que sejam realizadas determinações de tempo. Também se atribui um valor específico às divisões verticais para permitir a determinação da potência do estímulo (ganho ou sensibilidade; 10 μV por divisão, conforme está ilustrado). O tempo decorrido entre o artefato de estímulo e o pico do traçado (latência de pico sensorial) é de 2,75 milissegundos, enquanto a amplitude do traçado de pico a pico é de 13,2 μV – ambos dentro da variação normal. A latência inicial é necessária para calcular a velocidade de condução.

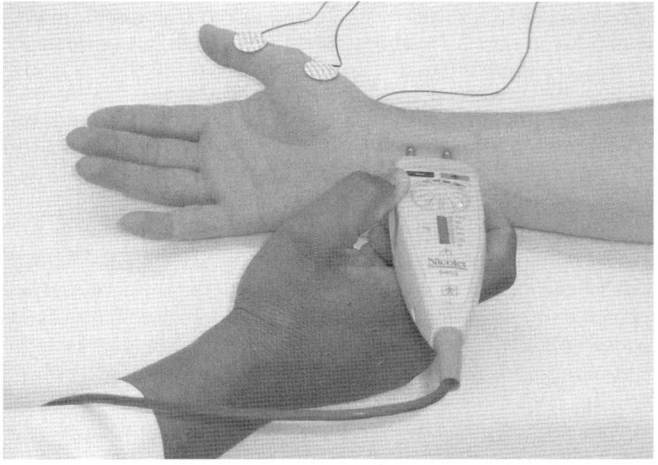

FIGURA 27.3 Configuração de um estudo da condução neural motora. O estimulador bipolar é colocado sobre o nervo mediano do punho e os eletrodos de registro são fixados sobre o músculo abdutor breve do polegar, que é inervado por esse nervo. A despolarização muscular resultante produz o traçado registrado. Observe que as sensibilidades estão expressas em milivolts, em vez de microvolts.

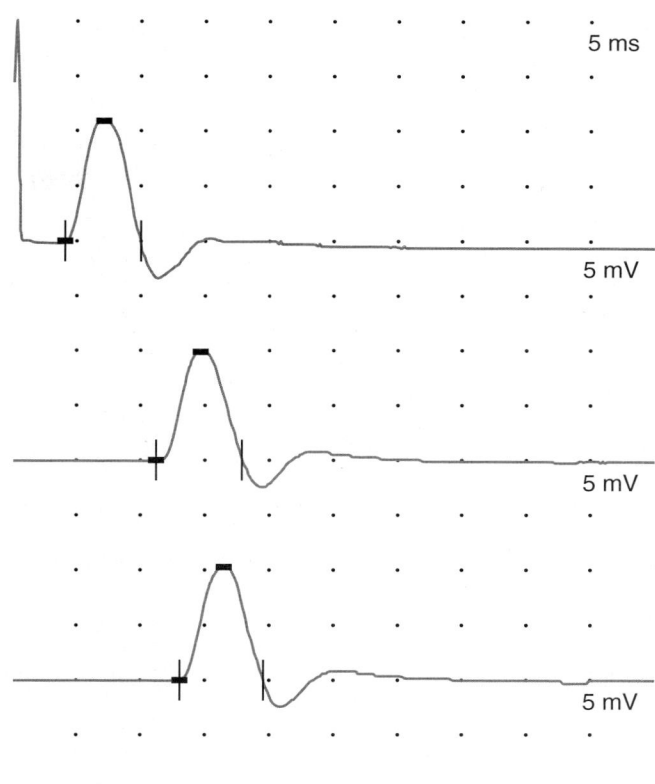

FIGURA 27.4 Potencial de ação motora composto. Essas três respostas foram registradas sobre o músculo extensor curto dos dedos do pé depois da estimulação do nervo fibular em três pontos diferentes: tornozelo (*traçado superior*), pouco abaixo da cabeça da fíbula (*traçado intermediário*) e acima do joelho (*traçado inferior*). A sensibilidade de registro era de 5 mV por divisão, enquanto a velocidade de curso era de 5 milissegundos por divisão. As latências iniciais foram de 4,0, 11,1 e 13 milissegundos, respectivamente, aumentando previsivelmente à medida que a distância entre os eletrodos de estimulação e registro aumentava. A subtração de uma latência inicial da outra forneceu o tempo necessário a que o estímulo percorresse o trajeto de um ponto ao outro. A distância medida foi dividida por esse valor para gerar a velocidade de condução segmentar em metros por segundo. A amplitude foi medida da linha basal até o pico.

No caso de ECN motora, o potencial de ação passa abaixo do nervo e desencadeia a liberação de acetilcolina na junção neuromuscular, produzindo uma despolarização da membrana muscular. Os eletrodos de registro capturam o potencial elétrico gerado pela despolarização do músculo inervado que, em seguida, geram um traçado conhecido como *potencial de ação motora composto* (PAMC) (Figura 27.4). É importante tomar o cuidado de estimular os axônios neurais de cada ponto de estimulação a nível máximo, mas não excessivamente. Várias outras considerações técnicas podem comprometer a qualidade dos estudos de CNSM e, na medida do possível, devem ser controladas, inclusive procedimentos padronizados, manutenção da temperatura, posição e determinação exata dos eletrodos, eliminação de interferências, detecção de anomalias anatômicas e estimulação de nervos que não se pretende estudar.

Embora os equipamentos modernos sejam computadorizados com processamento e armazenamento digitais para captura e análise dos dados, o traçado exibido tem suas origens no osciloscópio de raios catódicos. Por convenção, o eixo 'x' do traçado é a linha de tempo (ou velocidade de curso) em milissegundos, enquanto o eixo 'y' determina a potência do estímulo. A *amplitude* do traçado, que é medida em microvolts (traçados sensitivos) ou milivolts (traçados motores), reflete o somatório dos axônios neurais reativos. O intervalo de tempo entre o estímulo e o início do traçado (uma das várias medidas da velocidade de CN) é referido como *latência distal*. Com a utilização desse valor e da distância medida entre os pontos de estimulação e registro, pode-se calcular a *velocidade de CN* dos nervos sensitivos (m/s). Alguns preferem medir a latência até o pico do traçado sensitivo, em vez de seu início, de forma a comparar esse valor com os controles (*latência de pico*). Do mesmo modo, a *latência motora distal* é medida entre o ponto de estimulação e o início do traçado e é comparada com valores padronizados; alguns laboratórios usam uma distância padronizada entre o ponto de estimulação e o músculo para aumentar a confiabilidade. Em razão dos componentes do sistema nervoso não relacionados com a função neural – inclusive junção neuromuscular e despolarização da membrana muscular –, o estudo de CN motora requer a estimulação de outros pontos para calcular a velocidade de condução. Desse modo, obtém-se o traçado de um segundo ponto de estimulação (geralmente mais proximal) e determina-se a diferença de tempo entre os dois traçados. Essa etapa subtrai o tempo atribuído aos fatores não neurais e avalia apenas os componentes axonais dos nervos motores. A distância entre os dois pontos (mm), dividida pela diferença de tempo (milissegundo), fornece a *velocidade de condução* deste segmento (m/s). Outros segmentos podem ser acrescentados com a estimulação de outros pontos ao longo do trajeto do nervo. Contudo, a precisão diminui quando os pontos de estimulação estão muito próximos um do outro. Em geral, a distância é de 10 cm, exceto em situações especiais, como os estudos de segmentos curtos ao longo do cotovelo, para avaliar neuropatia ulnar. Outra consideração é a acessibilidade do nervo à estimulação de superfície.

É importante aferir e controlar a temperatura do membro; membros frios afetam alguns parâmetros eletrodiagnósticos. O efeito mais significativo ocorre na velocidade de condução, com redução média da velocidade de condução em 2 m/s/°C e aumento da latência em cerca de 0,2 milissegundo/°C abaixo da temperatura ideal, nos casos típicos na temperatura de 32°C.

Como tecidos musculares são eletricamente muito mais potentes que as fibras nervosas, o PAMC é cerca de três ordens de magnitude maior que o PANS e sua amplitude é medida em milivolts, em vez de microvolts. Fora isso, as medidas de latência e amplitude são semelhantes com o PAMC e o PANS.

Latência e velocidade de condução dependem da integridade de um nervo mielinizado; a mielina e a condução saltatória que ela favorece são essenciais à propagação rápida dos potenciais de ação. Por outro lado, a amplitude do traçado depende basicamente da quantidade de axônios funcionantes dentro do nervo. Em geral, as reduções significativas da velocidade de condução ou os prolongamentos da latência indicam lesão desmielinizante, enquanto a redução da amplitude geralmente se correlaciona com lesão ou disfunção axonal. Contudo, a destruição dos axônios também pode reduzir ligeiramente a velocidade de condução quando os axônios de condução mais rápida são eliminados. Quando a desmielinização é suficientemente grave, pode haver bloqueio completo da transmissão na maioria dos axônios; a desmielinização acarreta perda de corrente local e gera carga insuficiente para ativar o nódulo de Ranvier subsequente. O estudo de CN pode ser usado para demonstrar bloqueio da condução. Nesse caso, os registros realizados a partir da estimulação neural acima da área lesada produzem traçados com amplitude e área muito menores que os registros obtidos com a estimulação de um ponto situado abaixo da área desmielinizada do mesmo nervo. Quando a lesão é suficientemente grave, essa perda de amplitude do traçado em consequência do bloqueio da transmissão dos estímulos por um grupo de axônios de um único segmento é conhecida como *bloqueio de condução* e é um indício diagnóstico importante de neuropatias desmielinizantes adquiridas (Figura 27.5). Quando algumas fibras (mas não todas elas) apresentam redução da velocidade de condução

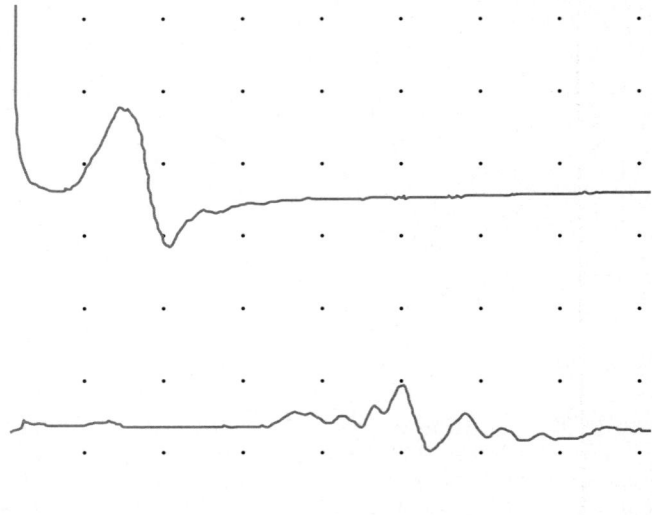

FIGURA 27.5 Bloqueio de condução com dispersão temporal. Dois potenciais de ação motora compostos registrados do músculo abdutor do hálux no pé, depois da estimulação do nervo tibial no tornozelo e joelho (*traçados superior e inferior*, respectivamente) de um paciente com neuropatia desmielinizante. A sensibilidade era de 1 μV por divisão, enquanto a velocidade de curso era de 5 milissegundos por divisão. Quando a estimulação foi transferida do tornozelo para o joelho, o traçado registrado diminuiu em amplitude (de 1,1 para 0,5 mV; redução de 54%); sua duração foi abreviada; e sua morfologia tornou-se irregular e complexa. Esses resultados sugeriram desmielinização significativa do segmento neural situado entre os dois pontos de estimulação com um bloqueio de condução parcial. O aumento da amplitude dos tempos de condução axonal entre os diferentes axônios, que foi causado pelo acometimento diferenciado, ampliou a duração do traçado à medida que a distância entre os pontos de estimulação e registro aumentava (*dispersão temporal*). Nos axônios motores, aumentos de 30% são considerados significativos.

sem bloqueio da condução, a faixa ampliada de velocidades pode causar *dispersão temporal*, ou seja, um traçado alargado que apresenta duração prolongada, mas redução menos significativa da área do traçado. Apesar do fato de que alguns nervos acessíveis predominam na maioria dos estudos de CN, existem técnicas descritas para a maioria dos nervos periféricos conhecidos; os estudos com procedimentos incomuns são realizados de acordo com a necessidade clínica.

Respostas tardias

O ECN rotineiro limita-se aos segmentos acessíveis das regiões proximais e distais dos membros superiores e inferiores. As raízes neurais não são estimuladas facilmente, e os testes do *reflexo de latência longa* geralmente são realizados para avaliar esses segmentos mais proximais. Quando um estímulo é aplicado no nervo distal, os potenciais de ação propagam-se em direções proximal e distal. Por fim, o estímulo que percorre os axônios motores (em direção oposta ao sentido normal, ou *antidrômica*) alcança as células do corno anterior. Em seguida, as células do corno anterior geram um segundo potencial de ação não sináptico, que retorna pelo axônio até o músculo (em direção paralela ao sentido normal, ou *ortodrômica*), onde é registrado como um traçado muito menor conhecido como *onda F*, assim denominada porque foi registrada originalmente nos músculos do pé (Figura 27.6).

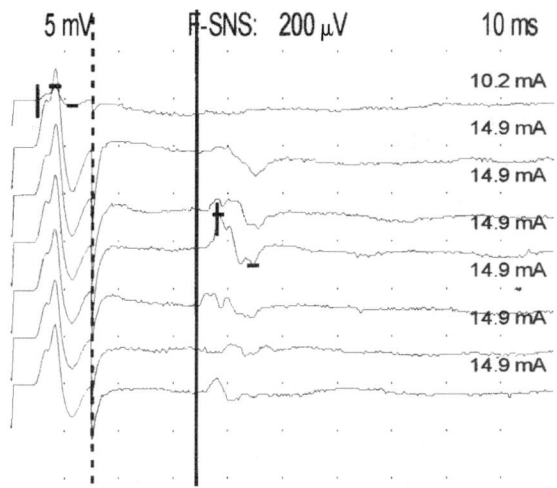

FIGURA 27.6 Série de ondas F registradas na eminência tenar depois da estimulação repetitiva do nervo mediano de um paciente com radiculopatia cervical. A tela está dividida com sensibilidade mais baixa (5 mV por divisão) *à esquerda da linha tracejada* para demonstrar os potenciais de ação motora compostos por inteiro gerados pela estimulação distal, assim como sensibilidade mais alta (200 μV por divisão) à direita, para permitir a detecção das respostas das ondas F muito menores. A velocidade de curso era de 10 milissegundos por divisão. A *linha vertical escura* assinala a latência do primeiro potencial da onda F do grupo (latência F mínima).

O tempo necessário a esse percurso para cima e para baixo ao longo do nervo motor é medido como *latência mínima da onda F*. Embora patologias de qualquer segmento ao longo do nervo possam prolongar a latência da onda F, quando o estudo de CN motora dos segmentos mais distais do nervo demonstra que a função do nervo distal está normal, o prolongamento da onda deve ser causado por uma redução no segmento proximal.

Outra resposta com latência longa – o *reflexo H* (assim denominado em homenagem a Hoffmann, que a descreveu originalmente em 1918) – pode ser produzida nos membros inferiores por estimulação elétrica dos aferentes das fibras sensitivas Ia do nervo tibial sobre o músculo sóleo do joelho. (A fibra do tipo Ia [também conhecida como *fibra aferente primária*] é um dos componentes do fuso muscular, que monitora a velocidade de estiramento.) A contração resultante da ativação do músculo sóleo é semelhante à via reflexa monossináptica de estiramento, que é ativada pelo teste do reflexo tendíneo. Desse modo, o reflexo H é o equivalente elétrico do reflexo de extensão do tornozelo e ajuda basicamente na avaliação de doenças da raiz do nervo S1 com acometimento das fibras sensitivas. Nos adultos, o reflexo H não é detectado normalmente nos outros músculos, com exceção do flexor radial do carpo. As ondas F estão presentes em quase todos os nervos. Por meio da análise das conduções neurais sensitiva e motora e das respostas de latência longa de vários nervos, podem-se definir o tipo de uma lesão neuronal específica (axonal, desmielinizante ou mista) e sua distribuição topográfica, facilitando o diagnóstico de neuromiopatia, radiculopatia, plexoplatia, mononeuropatias e polineuropatia.

Outros testes especializados dos reflexos

Existem muitos outros testes de reflexos descritos, mas estes não são realizados comumente. O *reflexo de pestanejar* é uma exceção. Esse teste relativamente simples avalia as vias de condução dos nervos trigêmeo e facial. Os eletrodos de registro são aplicados bilateralmente nos músculos orbiculares do olho e o nervo supraorbitário é estimulado. Uma resposta R1 ipsilateral é detectada apenas no lado estimulado. A resposta complexa R2 mais tardia é detectada bilateralmente. Padrões diferentes são observados com a neuropatia do trigêmeo ou facial e nas doenças medulares ou pontinas centrais.

ELETROMIOGRAFIA DE AGULHA

Conceitos básicos

A avaliação dos músculos clinicamente significativos por meio da EMG de agulha fornece informações complementares ao estudo de CN. Uma agulha-eletrodo de registro estéril e descartável é aplicada diretamente no músculo escolhido, que então é ativado por contração voluntária com diferentes níveis de esforço. Os potenciais de ação das células do corno anterior propagam estímulos até a extremidade de vários ramos axonais e iniciam a transmissão na junção neuromuscular, ativando, desse modo, fibras musculares independentes; normalmente, cada fibra muscular inervada por um neurônio motor despolariza depois de um potencial de ação neural. Um único axônio motor com todos os seus diversos ramos e fibras musculares inervadas é conhecido como *unidade motora*. A potência de uma contração muscular é determinada basicamente pela quantidade de unidades motoras ativadas e pelas frequências de despolarização das unidades motoras. O registro das características da EMG de agulha permite registrar e analisar instantaneamente traçados das unidades motoras independentes ou agregadas. Existem dois tipos de eletrodo utilizados mais comumente. Os *eletrodos monopolares* são agulhas sólidas e flexíveis de aço inoxidável revestidas por material inerte, de forma que apenas a ponta exposta possa registrar a atividade neural. Nos casos típicos, o ponto de referência é um eletrodo de superfície aplicado na pele. Os *eletrodos concêntricos* são cânulas rígidas de aço inoxidável, que incluem um fio central especial. A atividade é registrada pelo fio e referenciada à cânula. As agulhas monopolares registram um território mais amplo, e isso é um pouco melhor para a avaliação da atividade espontânea descrita adiante. Os eletrodos concêntricos registram uma área menor e são mais apropriados à análise das unidades motoras, que também está descrita mais adiante. Alguns indivíduos acham que os eletrodos monopolares são menos dolorosos, mas a diferença é mínima quando são utilizados eletrodos descartáveis ultrafinos. O uso desses dois tipos de eletrodos é aceitável.

Atividades insercional e espontânea

Durante o exame de EMG com agulha, o examinador avalia três parâmetros principais: *atividade espontânea, configuração da unidade motora* e *recrutamento da unidade motora*, que inclui o *padrão de interferência*. As diversas áreas do músculo são examinadas de forma a garantir uma amostra representativa e detectar alterações focais. A atividade insercional é a "explosão" súbita de atividade elétrica provocada pela agulha de EMG, à medida que ela atravessa o músculo, gerando uma salva de picos transitórios de alta frequência, que duram de 50 milissegundos até algumas centenas de milissegundos. Em algumas doenças, a atividade insercional é consistentemente prolongada ou reduzida a cada movimento da agulha, mas a diferenciação geralmente é subjetiva e não é considerada diagnóstica pela maioria dos especialistas. Quando o movimento da agulha cessa, normalmente não se deve registrar qualquer atividade elétrica, contanto que o músculo continue inativo. A redução da atividade insercional ocorre nos músculos substituídos por tecidos inexcitáveis, inclusive gordura ou tecido conjuntivo.

As fibras musculares que perderam a inervação por lesão do axônio motor ou degeneração ou necrose do músculo podem ter despolarização espontânea, que produz picos breves (*fibrilações*) e *ondas agudas positivas* no músculo em repouso; em geral, as ondas agudas disparam com um padrão regular e frequência entre 0,5 a 15 Hz (Figura 27.7). Essa atividade é gerada pelos miócitos separados. Ondas semelhantes às fibrilações ocorrem na região da placa distal do músculo e devem ser diferenciadas; os *picos da placa terminal* também disparam a frequências semirrítmicas mais rápidas. Na região da placa terminal, também é possível registrar o *ruído da placa terminal*, ou seja, uma oscilação da linha de base, que se correlaciona com as potenciais miniaturas da placa terminal.

A atividade espontânea anormal é marca característica de lesão axonal por desenervação de qualquer segmento entre a célula do corno anterior e a terminação do nervo (p. ex., radiculopatia, plexoplatia, polineuropatia axonal e mononeuropatias), mas também é marcante nas miopatias inflamatórias, como polimiosite ou dermatomiosite, em razão do isolamento do segmento muscular da região da placa terminal, resultando em desenervação funcional. Graus menos acentuados de atividade espontânea podem ser observados com outras miopatias que causam necrose das fibras musculares (p. ex., distrofia miotônica, distrofia de Duchenne ou dos músculos da cintura escapular) e com algumas miopatias tóxicas, metabólicas e infecciosas (p. ex., mioglobinúria [rabdomiólise] ou miosite viral). Nos casos típicos, a atividade espontânea começa cerca de 10 a 14 dias depois da desenervação, porém é mais evidente 3 a 4 semanas depois do seu início e pode persistir por um período longo, a menos que a fibra muscular seja reinervada. A temperatura baixa dos músculos reduz a atividade espontânea detectável.

Outras descargas involuntárias anômalas podem ocorrer com algumas doenças neurogênicas ou miopáticas. *Fasciculações* são descargas espontâneas isoladas de parte ou toda a unidade motora e são proeminentes nas doenças dos neurônios motores, na síndrome das fasciculações benignas e nos distúrbios da excitabilidade neural. As fasciculações podem ser percebidas como abalos musculares, movimentos súbitos na EMG de agulha ou despolarizações registráveis. *Descargas repetitivas complexas* são fenômenos aparentemente mecânicos e relativamente inespecíficos, que são mais comuns nas doenças neurogênicas crônicas. Essas descargas são muito regulares e começam e terminam repentinamente. A origem dessas descargas é atribuída a um circuito estável formado entre várias fibras musculares adjacentes. *Descargas miotônicas* são descargas bem definidas semelhantes a um motor em aceleração. Essa anormalidade tem poucas doenças associadas, inclusive distrofias miotônicas e miotonia congênita; contudo, distúrbios adquiridos também podem causar essa anormalidade. A frequência e a amplitude crescentes e decrescentes são típicas dessas descargas. *Descargas mioquímicas* são despolarizações neurais repetitivas agrupadas (duplas ou múltiplas) e ocorrem comumente nos músculos faciais por diversas causas, mas não são frequentes nos membros. As descargas mioquímicas dos membros sugerem lesão causada pela radiação, veneno de cascavel ou algumas canalopatias. A origem dessas descargas são os componentes neurais. As *descargas neuromiotônicas* muito rápidas são muito raras e típicas da síndrome de Isaac ou outros tipos de hiperatividade das unidades motoras.

Configuração da unidade motora

A avaliação do traçado gerado pela ativação da unidade motora (*potencial da unidade motora*, do inglês *motor unit potential* [MUP]) fornece informações importantes (Figura 27.8). Os parâmetros do MUP incluem duração, amplitude e morfologia da onda (número de fases ou cruzamentos da linha de base). As características da unidade motora são mais bem avaliadas pelo registro dos MUP com a ajuda de uma linha de ativação e retardo, de forma que o traçado possa ser "congelado" e analisado. A duração é medida entre o ponto no qual a onda desvia-se da linha de base até o ponto em que a linha de base se estabiliza depois da onda. Nos casos típicos, a amplitude é medida entre os picos maiores das ondas positivas e negativas. As ondas *polifásicas* têm cinco ou mais fases determinadas pelo número de vezes que o traçado cruza a linha de base mais um. Também são levados em consideração o número de fases ou inversões de fase do traçado. Alguns autores consideram que os MUP que contêm sete ou mais fases são *MUP complexos*. MUP polifásicos e

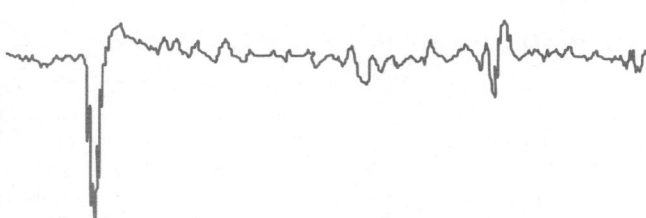

FIGURA 27.7 Atividade espontânea de um músculo em repouso. Esse traçado foi registrado do músculo tríceps de um paciente com radiculopatia cervical. *À esquerda*, há uma onda aguda positiva, assim denominada por sua deflexão positiva (para baixo) inicial aguda. *À direita*, há uma fibrilação trifásica de menor amplitude. Esses potenciais são indícios de desenervação em atividade e resultam da despolarização espontânea aleatória das fibras musculares isoladas desnervadas.

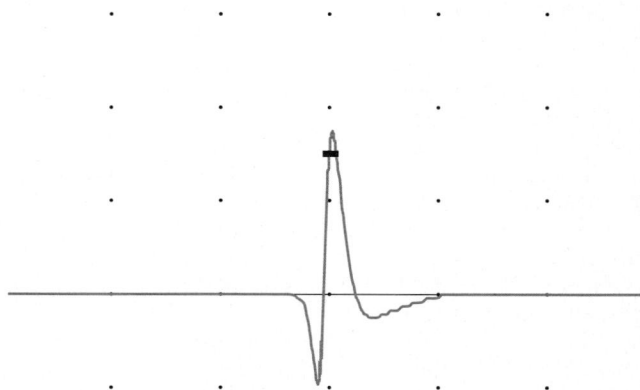

FIGURA 27.8 MUP normal. Esse traçado foi registrado do músculo bíceps com um eletrodo de agulha concêntrico como o primeiro potencial recrutado durante a contração voluntária mínima de um indivíduo normal. A velocidade de curso era de 10 milissegundos por divisão e a sensibilidade era de 500 μV por divisão. Esse traçado tinha amplitude de 1,4 mV, duração de 12,5 milissegundos e morfologia simples com três fases.

complexos são indicadores de dessincronização encontrada com todos os tipos de doença neuromuscular crônica, que afetam os componentes neurogênicos ou miogênicos. Porcentagens reduzidas (em geral, menos de 12%) desses potenciais também são encontradas nos músculos normais. Alguns MUP incluem um pequeno componente temporal fixo adicional depois do retorno à linha de base – um *potencial satélite*. Como um músculo pode conter centenas de unidades motoras, o exame de EMG deve incluir uma amostra representativa das unidades motoras reunidas por graus variáveis de contração voluntária.

Doenças dos nervos motores e músculos alteram esses parâmetros das unidades motoras com padrões característicos. Quando os axônios motores não funcionam, as fibras musculares correspondentes perdem sua inervação. Contudo, os ramos dos axônios motores sobreviventes no mesmo nervo podem reinervar essas fibras musculares desenervadas por um processo conhecido como *reinervação colateral*. Ao longo de vários meses, esse processo reparativo compensatório expande progressivamente a quantidade total de fibras musculares inervadas pelas unidades motoras restantes, assim como o território topográfico incluído dentro do músculo. As unidades motoras reinervadas produzem MUP anormalmente longos com duração prolongada, amplitude alta e complexidade exacerbada, que são indícios de lesão neurogênica crônica (Figura 27.9).

Por outro lado, as miopatias destroem ou inativam algumas fibras musculares da maioria ou de todas as unidades motoras existentes dentro de um músculo e, desse modo, reduzem a quantidade e a distribuição das fibras dentro de cada unidade, resultando em MUP anormalmente pequenos com duração curta, amplitude baixa e complexidade exagerada (Figura 27.10).

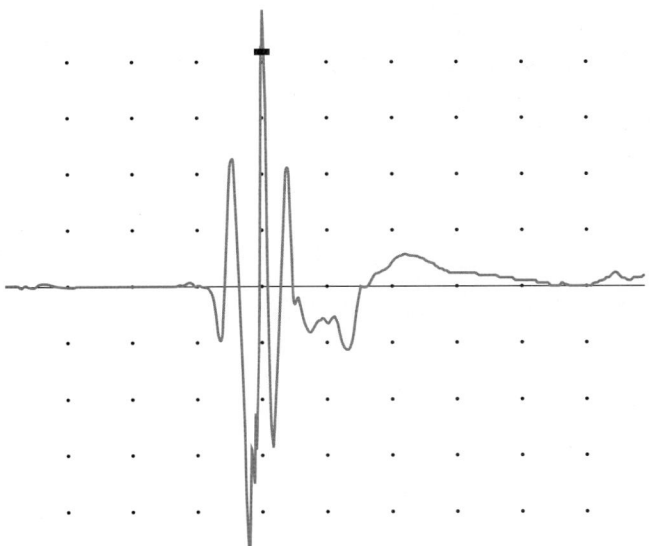

FIGURA 27.9 MUP neurogênico. Esse traçado foi registrado durante a ativação voluntária do músculo gastrocnêmico por um eletrodo de agulha concêntrico em um paciente com neuropatia diabética distal. A velocidade de curso era de 5 milissegundos por divisão e a sensibilidade era de 1 mV por divisão. Esse traçado tinha amplitude alta de 10 mV, duração significativamente ampliada de 29 milissegundos e configuração extremamente complexa (mais de dez fases). Essa unidade motora provavelmente era inervada por algumas fibras musculares desenervadas em razão da perda de outros axônios, formando as alterações típicas de um MUP das doenças neurogênicas.

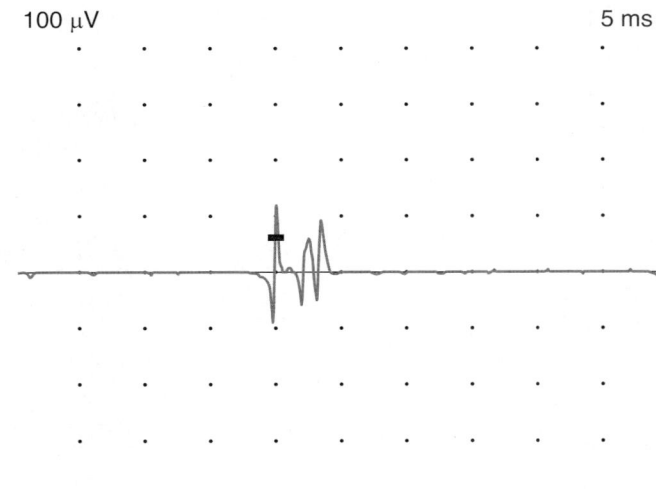

FIGURA 27.10 MUP miopático. Esse traçado foi registrado durante a ativação voluntária do músculo vasto lateral por um eletrodo de agulha concêntrico em um paciente com polimiosite. A velocidade de curso era de 5 milissegundos por divisão e a sensibilidade era de 100 μV por divisão. Esse traçado tinha amplitude baixa de 210 μV e duração curta de 7 milissegundos, com configuração complexa de oito fases. À medida que cada fibra muscular existente dentro de uma unidade motora é destruída pela lesão neuropática, o potencial elétrico gerado diminui proporcionalmente, resultando na redução da amplitude e da duração do MUP e na morfologia progressivamente complexa em consequência da sincronização reduzida.

Nos indivíduos normais e também nos pacientes com distúrbios neuropáticos ou miopáticos, os tamanhos de cada MUP variam amplamente. Os tamanhos do neurônio motor, do axônio motor e da unidade motora correspondente determinam a potência, a frequência máxima de despolarização e a resistência à fadiga disponíveis a essa unidade. Além disso, músculos diferentes podem ter dimensões divergentes de unidade motora, dependendo da função muscular. Por exemplo, um músculo extraocular pode ter quantidades relativamente pequenas de fibras musculares por unidade motora, de forma a realizar movimentos delicados e precisos, em contraste com um músculo da cintura pélvica proximal, no qual a resistência à fadiga é mais importante. Desse modo, as características de uma quantidade pequena de MUP não são suficientes para estabelecer um diagnóstico definitivo. Determinar a duração média de 20 MUP é um método confiável de diferenciar entre as doenças neuropáticas e miopáticas. Em 1975, pesquisadores publicaram valores normais gerados em Copenhague quanto às durações médias da maioria dos músculos em cada década de vida, que ainda são amplamente utilizados. Entretanto, a avaliação qualitativa dos MUP invoca o mesmo processo, avaliando-se um número de MUPs diferentes sem determinação quantitativa. Essa avaliação requer experiência com o processo e testes repetidos do músculo específico.

Distúrbios da função neuromuscular, inclusive miastenia *gravis*, também podem impedir a ativação de fibras suficientes (em consequência do bloqueio cumulativo das junções neuromusculares) para produzir MUP aparentemente miopáticos. Depois de uma lesão neural grave, as fases mais iniciais da reinervação e as fases mais tardias da desenervação durante a atrofia neurogênica também podem produzir unidades motoras de curta duração (*unidades nascentes*), quando há inervação inicial de um número relativamente pequeno de fibras.

Padrões de recrutamento e interferência

A EMG de agulha também possibilita a avaliação dos padrões de recrutamento das unidades motoras. À medida que um músculo começa a contrair com níveis mais baixos de força, a primeira unidade motora recrutada começa a disparar repetidamente a uma frequência específica, geralmente na faixa mínima de 4 a 5 Hz. À medida que aumenta a demanda por mais força, a frequência dos disparos da unidade motora aumenta até que uma segunda unidade motora seja recrutada. A frequência de despolarização específica da primeira unidade motora recrutada no momento em que aparece a segunda unidade motora é conhecida como *frequência de recrutamento*. Frequências de recrutamento anormalmente altas aparecem à medida que as unidades motoras são perdidas, forçando as unidades restantes a dispararem com frequências cada vez mais rápidas, até que apareçam outras unidades, tendo em vista as quantidades reduzidas de unidades motoras disponíveis ao recrutamento. Por outro lado, como a maioria das unidades motoras é menor é mais fraca em consequência da perda das fibras musculares, frequências de recrutamento mais baixas aparecem nos pacientes com miopatia (*recrutamento precoce*). Por essa razão, várias unidades motoras precisam ser ativadas mais precocemente que nos indivíduos normais, de forma a produzir os mesmos níveis de força. Depois das lesões das vias dos neurônios motores superiores, os recrutamentos são desordenados, e as unidades motoras podem disparar a uma frequência mais lenta que a necessária, apesar do esforço voluntário máximo efetivo, porque os estímulos descendentes interrompidos modulam anormalmente a frequência dos disparos. A *taxa de disparo* é calculada dividindo-se a frequência de disparo (frequência de disparo do MUP que despolariza mais rapidamente) pelo número de MUP diferentes ativados. Nos casos típicos, essa taxa fica em torno de cinco. Em outras palavras, quando o MUP mais rápido dispara a 15 Hz, espera-se encontrar no total três MUP disparando. Processos neurogênicos aumentam essa taxa.

Padrão de interferência é o padrão de superposição gerado pela ativação simultânea de grande quantidade de MUP durante a contração máxima; com isso, pode-se avaliar a densidade e a amplitude de pico da resposta somada (*amplitude de envelope*). Nos casos típicos, essa resposta evidencia-se como uma banda densa de atividade competitiva oscilatória com velocidades de curso lentas, que normalmente obscurece o traçado basal (Figura 27.11).

O recrutamento normal desde a contração fraca e intermediária até a plena deve produzir um padrão de interferência completo com início cônico, à medida que as amplitudes aumentam progressivamente com o recrutamento de unidades motoras cada vez maiores para produzir força crescente. Os *padrões de interferência incompletos* ou *reduzidos* (apesar da contração máxima) são encontrados nas doenças de desenervação avançada, na medida em que aumenta a quantidade de unidades motoras anuladas, resultando por fim em um padrão de *cerca de piquete*, também conhecido como *recrutamento descontínuo* (Figura 27.12).

É necessário fazer um esforço voluntário máximo antes que os padrões de interferência possam ser avaliados com precisão, porque um esforço voluntário fraco também produz um padrão incompleto; a fraqueza causada por uma lesão do neurônio motor central também pode causar recrutamento reduzido. Por outro lado, os *padrões de interferência* completos – *apesar da fraqueza* – estão associados às doenças miopáticas. Um padrão completo aparece quase imediatamente com esforço mínimo, porque são necessárias grandes quantidades de unidades motoras enfraquecidas para produzir níveis baixos de força. Esse padrão também tem amplitude de envelope reduzida, porque o tamanho dos MUP que o compõe é pequeno. Na maioria dos equipamentos, existem disponíveis métodos avançados que tentam minimizar os efeitos do esforço voluntário (análise de nuvem), mas eles não são utilizados rotineiramente, em parte porque existem poucos dados normativos.

APLICAÇÕES CLÍNICAS DOS ESTUDOS DA CONDUÇÃO NEURAL E ELETROMIOGRAFIA

Diversos distúrbios neurológicos centrais e neuromusculares podem ser esclarecidos com base no eletrodiagnóstico. Algumas aplicações específicas estão descritas nas outras seções dedicadas às doenças específicas. Alguns exemplos comuns são mononeuropatia focal, neuropatia multifocal, polineuropatias axonal e desmielinizante, neuroniopatia motora, miopatia,

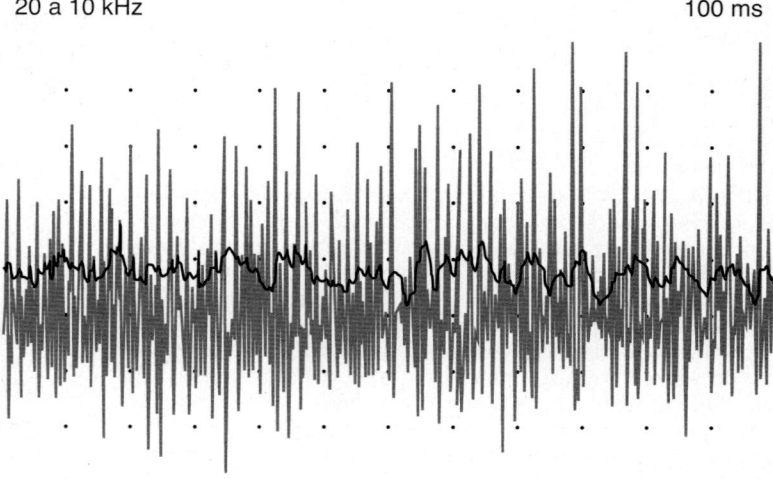

FIGURA 27.11 Padrão de interferência normal. Esse grupo denso de MUP superpostos foi registrado por um eletrodo de agulha concêntrico aplicado no músculo bíceps durante a contração voluntária máxima de um indivíduo normal. O padrão representa a ativação simultânea de todas as unidades motoras funcionantes dentro desse músculo. A velocidade de curso era de 100 milissegundos por divisão, enquanto a sensibilidade era de 1 mV por divisão.

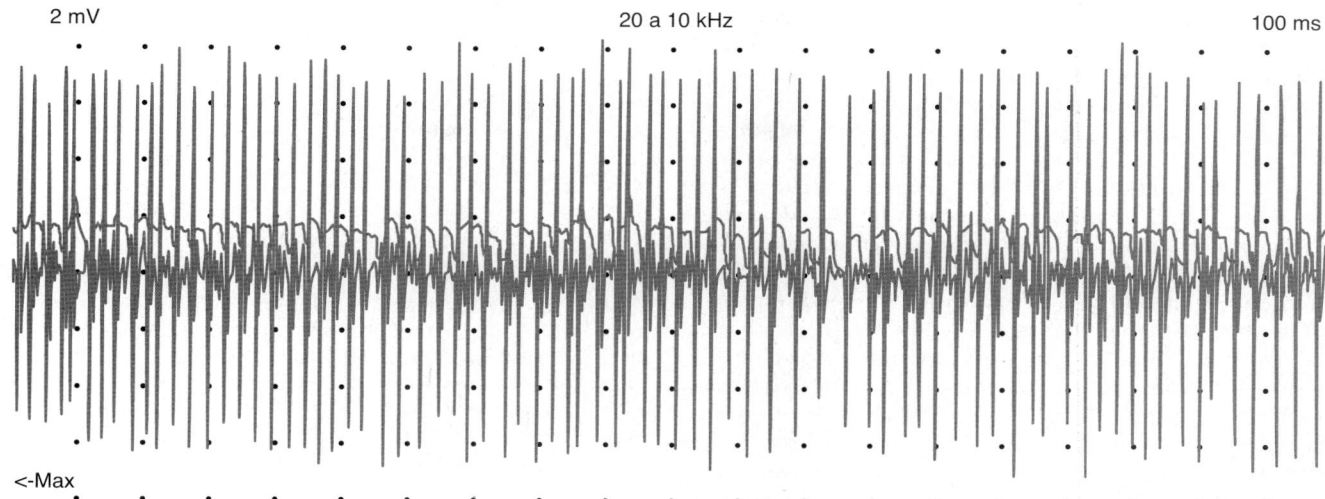

FIGURA 27.12 Padrão de interferência reduzido. Esse padrão de MUP foi registrado por um eletrodo de agulha concêntrico aplicado no músculo bíceps de um paciente com esclerose lateral amiotrófica durante a contração voluntária máxima. A velocidade de curso era de 100 milissegundos por divisão, e a sensibilidade era de 2 mV por divisão. Em vez da faixa densa normal de MUPs superpostos observados no indivíduo normal (Figura 27.11), surgiu o padrão de "cerca de piquete" (*recrutamento descontínuo*), que representa a ativação de apenas uma unidade motora com frequência rápida de disparo, porque muitas unidades motoras foram perdidas. A amplitude do MUP da unidade restante mais proeminente estava aumentada (8 a 10 mV), e isso era compatível com reinervação colateral.

miosite e radiculopatia. Um parecer de medicina eletrodiagnóstica apropriado baseia-se em uma avaliação clínica dirigida, de forma que o desenho do estudo seja focado no problema clínico em questão e inclua a avaliação de um número suficiente de nervos e músculos clinicamente relevantes, ainda que sem exageros. As fibras de pequeno diâmetro podem ser avaliadas por outros meios, mais comumente por biopsia de pele para determinar a densidade de fibras neurais da epiderme. Os nervos podem ser avaliados por ultrassonografia; contudo, hoje em dia, essa tecnologia é considerada um método adjuvante suplementar às técnicas eletrodiagnósticas descritas antes. Uma diretriz publicada estabeleceu que o uso da ultrassonografia para diagnosticar casos suspeitos da síndrome do túnel do carpo tinham nível de evidência B. A ressonância magnética (RM) do nervo é cada vez mais sofisticada, incorporando campos magnéticos de potência mais alta e protocolos aperfeiçoados (neurografia de RM). Entretanto, o imageamento dos músculos e nervos também fornece informações complementares as quais, nos casos típicos, identificam as causas possíveis de inflamação neural e alterações dos sinais musculares, que não fornecem informações quanto ao tipo de doença ou ao processo patológico. Além disso, sequências especiais de RM e experiência não estão amplamente disponíveis. A RM pode demonstrar atrofia muscular. Existem parâmetros práticos e critérios diagnósticos para algumas doenças comuns, inclusive síndrome do túnel do carpo, neuropatia ulnar, esclerose lateral amiotrófica (ELA), polineuropatia desmielinizante inflamatória crônica e polineuropatia, dentre outras. Em quase todos os casos, devem ser realizados estudos de CN sensitivos e motores e EMG de agulha. Os resultados devem ser liberados oportunamente e incluem dados numéricos descritos antes e uma interpretação por escrito da normalidade dos valores obtidos. Desse modo, espera-se uma conclusão diagnóstica baseada nos dados obtidos. Em alguns casos, é possível oferecer orientações quanto à gravidade da doença, sua evolução temporal e seu prognóstico.

TESTES DA TRANSMISSÃO NEUROMUSCULAR

Estimulação neural repetitiva

Estudos de estimulação neural repetitiva (ENR) avaliam a transmissão neuromuscular utilizando uma disposição padronizada de CN motora (ver Seção "Estudos da condução neural") para aplicar uma série de estímulos supramáximos a um nervo motor com uma frequência específica, ao mesmo tempo que se registra o PAMC. Em geral, são registradas sequências de quatro a dez traçados do PAMC a uma frequência de 2 a 3 Hz (estimulação com frequência baixa). Por convenção, os traçados localizados dentro de cada sequência são exibidos horizontalmente na mesma linha de base da esquerda para a direita (Figura 27.13).

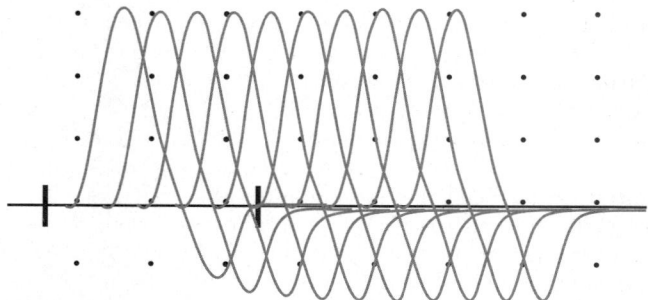

FIGURA 27.13 Estimulação neural repetitiva. Uma sequência de dez potenciais de ação motora compostos (PAMCs) registrados da eminência tenar depois de estimulação repetitiva do nervo mediado a uma frequência de 3 Hz e dispostos na ordem de estimulação (*da esquerda para a direita*). Cada PAMC estava normal e não houve alteração significativa da amplitude ou da área do PAMC durante a estimulação repetitiva.

Em seguida, as sequências são avaliadas quanto à existência de reduções de tamanho (aferidas com base na área e na amplitude desde o primeiro até o último potencial – geralmente o quarto ou quinto – e expressas como decréscimo percentual) ou de aumentos de tamanho (geralmente expressos em incrementos percentuais) dos PAMC consecutivos. A maioria dos protocolos inclui uma sequência basal seguida de um período curto de exercício voluntário sem estimulação e, por fim, seguido de uma sequência pós-esforço imediata e várias sequências adicionais a intervalos ao longo de 1 a 5 minutos subsequentes. A função do exercício é explicada a seguir. No caso dos estudos de estimulação com frequências mais altas, utiliza-se estimulação transcutânea com frequências de 20 a 50 Hz ou a própria contração voluntária máxima, que produz ativação indolor do nervo com frequências semelhantes. Contudo, os estudos de ENR com frequência alta são muito dolorosos e raramente são realizados na prática clínica; as únicas indicações práticas são doenças pré-sinápticas como a síndrome miastênica de Lambert-Eaton (SMLE), a intoxicação por organofosforados ou o botulismo (descrito mais adiante neste capítulo e também no Capítulo 142), quando o paciente não consegue realizar ativação muscular voluntária.

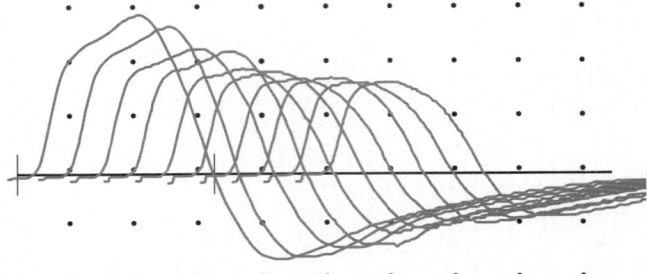

FIGURA 27.14 Decréscimo durante estimulação neural repetitiva (ENR). Reduções progressivas da amplitude dos potenciais de ação motora compostos foram registradas na eminência tenar durante uma sequência de ENR a 3 Hz em um paciente com miastenia *gravis*. Durante a ENR, houve reduções de amplitude e área entre 40 e 50%, em consequência da falha de transmissão em quantidades crescentes de junções neuromusculares.

Disfunção da junção neuromuscular pós-sináptica

Pacientes com disfunção da junção neuromuscular pós-sináptica, que é causada mais comumente por miastenia *gravis*, podem demonstrar respostas decrescentes depois da estimulação com frequência baixa. Durante a transmissão juncional neuromuscular normal, a despolarização do axônio motor estimula a liberação de acetilcolina pela terminação neural; esse transmissor difunde-se na fenda sináptica e ativa um grupo de receptores de acetilcolina existentes na fibra muscular; cada um produz uma despolarização local. Por fim, essas despolarizações somadas alcançam o limiar e produzem um potencial de ação muscular que, em seguida, inicia a contração das fibras musculares. Em condições normais, a redução da liberação de acetilcolina ocorre com a estimulação com frequências baixas; contudo, como os receptores pós-sinápticos de acetilcolina são abundantes, esses declínios não afetam a transmissão neuromuscular, assegurando a despolarização adequada das fibras musculares, apesar dos níveis mais baixos de acetilcolina liberada (*margem de segurança*). Entretanto, com a miastenia *gravis* e algumas doenças pós-sinápticas genéticas raras, o declínio da liberação de acetilcolina torna-se crítico, porque existem menos receptores de acetilcolina funcionantes. O resultado é o bloqueio da transmissão neuromuscular em várias junções neuromusculares com a estimulação repetitiva. À medida que diminui a quantidade de fibras musculares com a estimulação sucessiva, o tamanho do PAMC somatório total também diminui (Figura 27.14). Distúrbios hereditários raros da fisiologia da junção neuromuscular (miastenia congênita) causam efeitos diversos nesse teste, dependendo do componente afetado.

Além disso, nos pacientes com miastenia, o tamanho (amplitude ou área) de um único PAMC que se segue imediatamente a um exercício de curta duração pode aumentar em 10 a 50% ou mais, em comparação com o PAMC basal (pré-exercício). Esse fenômeno é conhecido como *facilitação pós-exercício* ou *potencialização pós-tetânica* e é atribuído a um aumento transitório da liberação de acetilcolina depois de uma contração máxima breve, em consequência do afluxo de cálcio pré-sináptico transitoriamente elevado. A facilitação pós-exercício é avaliada comparando-se o primeiro PAMC da primeira sequência adquirida imediatamente depois do exercício com a amplitude do primeiro PAMC da sequência pós-exercício. Além da facilitação pós-exercício da amplitude do PAMC, qualquer redução da sequência basal pode aumentar transitoriamente logo depois do exercício (*reparação do decréscimo*). Entretanto, depois dessa reparação transitória, o decréscimo geralmente piora nas sequências registradas nos 3 a 4 minutos seguintes, geralmente diminuindo abaixo do nível basal (*exaustão pós-ativação*) à medida que a reserva de acetilcolina é esgotada. Por fim, o decréscimo volta aos níveis pré-exercício dentro de 10 minutos. Nos casos típicos, o decréscimo é maior nos músculos bulbares e proximais, mas é mais simples e detectado mais confiavelmente nos músculos distais. Temperatura baixa atenua e temperatura alta acentua o grau de resposta decrescente.

Disfunção da junção neuromuscular pré-sináptica

Com SMLE pré-sináptica e em alguns casos de botulismo, a amplitude do PAMC pode estar reduzida no estudo de CN rotineiro, e a ENR com frequência baixa produz decréscimo semelhante ao que é observado com a disfunção pós-sináptica. O PAMC basal reduzido e o decréscimo observados durante a estimulação com frequência baixa são atribuídos à combinação do declínio normal da liberação de acetilcolina com frequências baixas de estimulação com a liberação reduzida desse mediador em consequência do bloqueio humoral (anticorpo) do canal de cálcio pré-sináptico regulado por voltagem (SMLE) ou a deterioração dos mecanismos de liberação da acetilcolina (botulismo). Por outro lado, a ENR com frequência alta geralmente provoca aumento do PAMC (facilitação) por 1 a 2 segundos, em geral acima de 100%. A dor da estimulação com frequência alta pode ser evitada pedindo-se ao paciente para contrair voluntariamente o músculo com força máxima por 10 a 20 segundos e, em seguida, registrando-se logo depois um segundo PAMC isolado; este "teste de esforço" demonstra facilitação pós-exercício comparável em magnitude ao incremento observado depois da estimulação com frequência alta.

Eletromiografia de fibra única

Outro teste da junção neuromuscular é EMG de fibra única (EMGFU). Nesse exame, utiliza-se um eletrodo reutilizável especial ou um pequeno eletrodo concêntrico descartável, que registra os potenciais de uma única fibra muscular. Quando um axônio é estimulado seletivamente e o potencial de ação de uma única fibra muscular é determinado (*EMGFU estimulada*), o intervalo entre o estímulo e a resposta varia a cada estímulo. Essa variação normal resulta da flutuação do tempo necessário à transmissão eletroquímica através da junção e é quantificada na forma de *abalos*. Os registros de *EMGFU voluntária* são realizados mais comumente e medem os abalos avaliando as diferenças entre duas fibras musculares ativadas voluntariamente na mesma unidade motora. Nos pacientes com disfunção neuromuscular, o abalo aumenta e, nos casos graves, pode-se demonstrar bloqueio completo da transmissão neuromuscular. Isoladamente, a EMGFU é o teste mais sensível para disfunção da junção neuromuscular da miastenia *gravis* e tem sensibilidade acima de 95% quando é realizada com um músculo afetado clinicamente (Figura 27.15).

Embora a EMGFU seja altamente sensível, ela não é específica e pode estar anormal em qualquer condição que cause lesão do nervo ou músculo e reinervação subsequente. Por essa razão, é essencial realizar outros exames eletrodiagnósticos e uma avaliação clínica cuidadosa, antes de considerar uma EMGFU. Essa técnica é mais útil para confirmar disfunção da junção neuromuscular nos casos suspeitos de miastenia *gravis*, quando os outros testes forem inconclusivos ou negativos e houver necessidade de avaliar outros distúrbios que acarretem fraqueza muscular (Figura 27.11). Em razão das limitações dos eletrodos reutilizáveis de EMGFU, que requerem limpeza, amolação e esterilização, a utilização de agulhas concêntricas descartáveis de grosso calibre é cada vez mais comum. Contudo, esses eletrodos registram potenciais de um território amplo e podem subestimar oscilações; registros reais de fibra única são mais difíceis. Além disso, recomenda-se utilizar um filtro de frequências baixas "mais altas" (1 kHz) e faixa normal menor.

ESTIMULAÇÃO MAGNÉTICA TRANSCRANIANA

A estimulação magnética transcraniana (EMT) desencadeia potenciais motores compostos por estimulação não invasiva do córtex. A EMT é uma técnica importante para o estudo da condutividade e da excitabilidade do sistema corticospinal, do circuito cortical anormal nas doenças neurológicas e da reorganização dos sistemas sensorimotor e visual depois de lesões centrais e periféricas. A indução eletromagnética pode estimular os tecidos nervosos. A EMT é realizada por meio da geração de correntes de intensidade alta (5 a 10 kA), que é descarregada na forma de um pulso rápido por meio de espirais de fios colocados na superfície da cabeça. As espirais induzem um campo magnético de duração curta (100 a 200 μs) e intensidade alta (1 a 2 T). Por sua vez, os campos magnéticos induzem uma corrente elétrica no córtex cerebral subjacente. Os equipamentos de EMT são envolvidos por um material plástico ou borracha não condutora e, nos casos típicos, têm configuração de "8", borboleta ou formas circulares planas ou côncavas, que são aplicadas perto da parte do cérebro que se pretende estudar. Os diversos formatos e tamanhos são desenhados para distribuir ou focalizar os campos magnéticos induzidos. As espirais redondas geram campos magnéticos mais difusos, enquanto as espirais em forma de "8" produzem uma região mais estreita de ativação neural.

A intensidade do estímulo é expressa como função do limiar motor ou porcentagem da potência de saída do aparelho. A EMT é menos dolorosa que a estimulação elétrica transcraniana (EET), que causa choques desconfortáveis na pele e nos músculos subjacentes. Ao contrário da estimulação EET, que

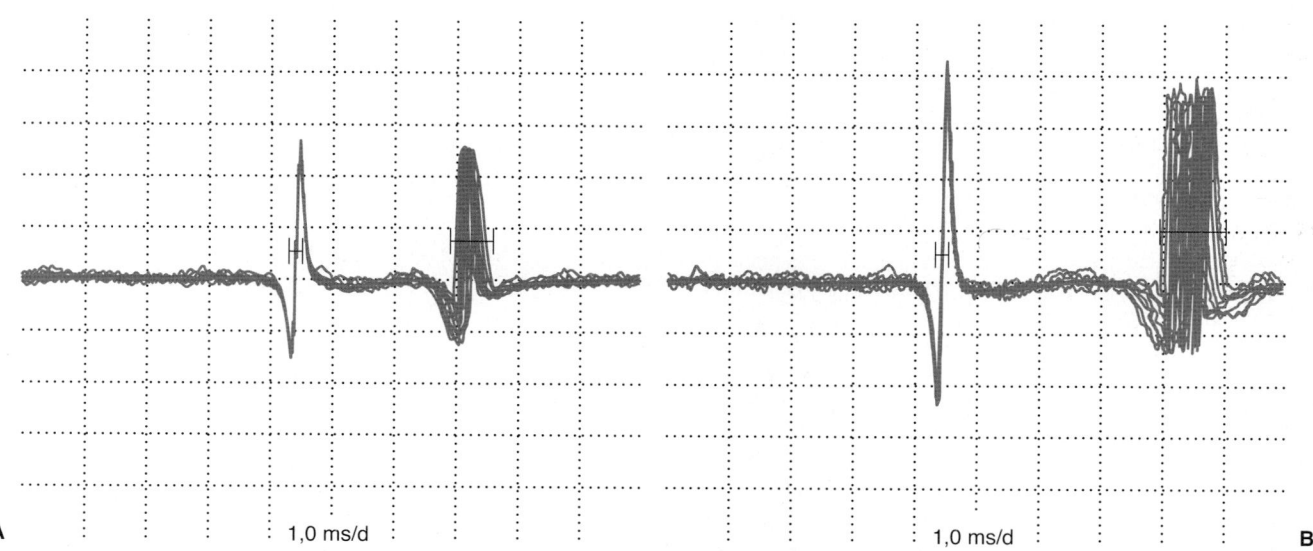

FIGURA 27.15 A. Eletromiografia de fibra única de um indivíduo normal. Nesse traçado, 50 a 100 descargas consecutivas geradas por duas fibras musculares isoladas da mesma unidade motora durante a ativação voluntária do músculo frontal estavam superpostas. Os traçados estão dispostos de forma que o primeiro potencial (*à esquerda*) esteja fixado a cada descarga. Consequentemente, a variabilidade de tempo entre o disparo do primeiro (*esquerda*) e segundo (*direita*) potenciais a cada descarga (intervalo interpotencial) está ilustrada unicamente como variação do segundo traçado. Esse efeito – quantificado como *abalo* – é atribuído à variação do tempo necessário para que a transmissão neuromuscular produza um potencial de ação entre duas descargas. **B.** Eletromiografia de fibra única de um paciente com miastenia *gravis* durante a ativação voluntária do músculo frontal utilizando os mesmos métodos de registros descritos em **A**. Esse traçado ilustra variabilidade ampliada da transmissão neuromuscular e é claramente diferente do que foi obtido do indivíduo normal. Nesse par de fibras, o *abalo* era de 160 microssegundos, ou seja, muito acima do limite superior normal.

excita diretamente os tratos corticais longos, os campos elétricos induzidos pela EMT estimulam preferencialmente os elementos neurais orientados em paralelo com a superfície do cérebro (p. ex., principalmente os interneurônios). Os pulsos de EMT estão associados a cliques acústicos inofensivos e à ativação suave dos músculos da face ou do couro cabeludo. O paciente pode ter uma sensação momentânea de desorientação quando a estimulação é máxima. Contudo, praticamente não há efeitos cognitivos ou sensoriais detectáveis clinicamente com as intensidades baixas de estimulação por EMT. Em geral, os registros dos traçados são obtidos de um músculo do membro distal contralateral, ou potencial motor evocado (PME).

A EMT pode ser aplicada na forma de um único pulso, em pulsos pareados, ou em sequências repetitivas de estimulação (EMT repetitiva, ou EMTr). Pulso pareado e EMTr são recursos poderosos para estudar a função cerebral humana, estimulando ou inibindo transitoriamente diferentes áreas cerebrais de indivíduos acordados e ativos. Os efeitos da EMTr na excitabilidade e na inibição corticais excedem em duração (minutos a horas) a própria estimulação – uma característica que poderia ter aplicações terapêuticas. Estudos clínicos têm sido realizados basicamente com pacientes deprimidos, mas também na doença de Parkinson, na epilepsia, nos transtornos obsessivo-compulsivos e na esquizofrenia.

Estimulação magnética transcraniana de pulso único

Depois de uma EMT simples, a latência e a amplitude do PME determinam a integridade das vias e as características de excitabilidade da membrana do neurônio motor primário. O tempo de condução motora central é calculado subtraindo-se a latência do PME periférico (p. ex., das raízes proximais cervicais ou lombossacrais até os músculos distais do membro) da latência de condução total (p. ex., da EMT até o início do PME do mesmo músculo) e é obtido com uma única EMT máxima sobre o córtex motor primário (Figura 27.16).

Prolongamento do tempo de condução motora central pode ocorrer quando há perda dos axônios motores mielinizados calibrosos por degeneração, e o teste avalia disfunção do neurônio motor superior (NMS). O tempo de condução motora central, assim como outras medidas obtidas com a EMT, ajuda a diagnosticar e acompanhar a progressão dos pacientes com doenças do NMS, inclusive ELA. Entretanto, o tempo de condução motora central pode ter pouca utilidade quando os axônios calibrosos permanecem normais, ou nas doenças em que a integridade dos tratos longos é comprovadamente normal (p. ex., doença de Parkinson).

Como uma medida da integridade funcional do NMS, a EMT pode detectar anormalidades quando não há sinais clínicos referidos ao NMS. A EMT pode demonstrar disfunção subclínica desse neurônio e ajuda a esclarecer o diagnóstico de ELA, bem como a relação entre ELA e suas variantes, inclusive atrofia muscular progressiva, na qual pode haver alterações subclínicas do NMS.

As amplitudes e as latências do PME são influenciadas por diversos fatores, inclusive configuração e posição da espiral de EMT, intensidade do estímulo, presença de pulsos condicionantes, facilitação muscular e grau de cancelamento fásico. A modulação suprassegmental dos PME pode ser inferida de várias formas, inclusive por demonstração de propriedades relativamente inalteradas das ondas F com as mesmas condições de estimulação. O limiar motor é definido como o estímulo de intensidade mais baixa, que desencadeia PME de 50 µV de amplitude em cinco a dez sequências. A intensidade do estímulo é expressa como porcentagem da potência de saída máxima do equipamento de EMT. Em geral, a amplitude do PME é medida entre dois picos, aumenta com a intensidade do estímulo e alcança um platô em 80% da amplitude da onda produzida pela estimulação periférica.

A ativação muscular voluntária durante a EMT reduz o limiar motor e aumenta a amplitude do PME e está associada a uma latência mais curta. Essa facilitação pode resultar da quantidade maior e da sincronização dos estímulos descendentes originados do córtex motor, ou da facilitação reaferente no nível medular. O recrutamento é medido representando-se graficamente uma curva de estímulo-resposta com intensidade do estímulo *versus* amplitude do PME. A inclinação dessa curva geralmente é aumentada pela facilitação, assim como por manobras que ampliem a representação cortical dos músculos (p. ex., atividades motoras delicadas que exigem muita destreza). O somatório temporal também pode ocorrer depois da aplicação repetida de estímulos. Nos primeiros minutos depois das sequências de EMTr com frequência baixa (1 Hz), a amplitude do PME de um único pulso diminui. Por outro lado, a estimulação com frequência alta (> 10 Hz) acentua essa resposta; esses padrões são semelhantes à depressão e à facilitação a longo prazo.

Período silente

Período silente cortical ou central é medido de um músculo em contração ativa e representa a supressão da atividade EMG voluntária por até 300 milissegundos depois de uma única EMT. O período silente cortical é um método importante para avaliar os mecanismos inibitórios da doença neurológica. Nos casos típicos, o período silente ocorre depois de um PME, mas pode ser induzido por estímulos subliminares, que não desencadeiam um PME. Esse *efeito negativo* é mecanicamente diferente do efeito positivo observado com a indução do PME. Embora exista controvérsia quanto à origem dos primeiros segmentos do período silente cortical, a última parte desse período é modulada por mecanismos centrais.

Estimulação magnética transcraniana repetitiva

Avanços técnicos permitem obter registros de EMTr a partir de pouco menos de 1 Hz até sequências de pulsos de até 50 Hz. A EMTr com frequências acima de 20 Hz aumenta o fluxo sanguíneo cerebral e a excitabilidade neuronal, enquanto a EMTr com frequência baixa (1 a 2 Hz) causa efeitos opostos. O potencial terapêutico da EMT é interessante como alternativa indolor e relativamente segura ao tratamento com eletrochoque. A EMT é uma opção de tratamento para depressão resistente e tem sido estudada para síndromes dolorosas (inclusive enxaqueca), recuperação de AVE, obesidade, esquizofrenia resistente ao tratamento e outras doenças neurológicas e psiquiátricas.

AGRADECIMENTOS

Os autores agradecem às contribuições expressivas dos autores das edições anteriores desta seção, especialmente aos Drs. Dale J. Lange, Thomas H. Brannagan, Clifton Gooch e Seth Pullman.

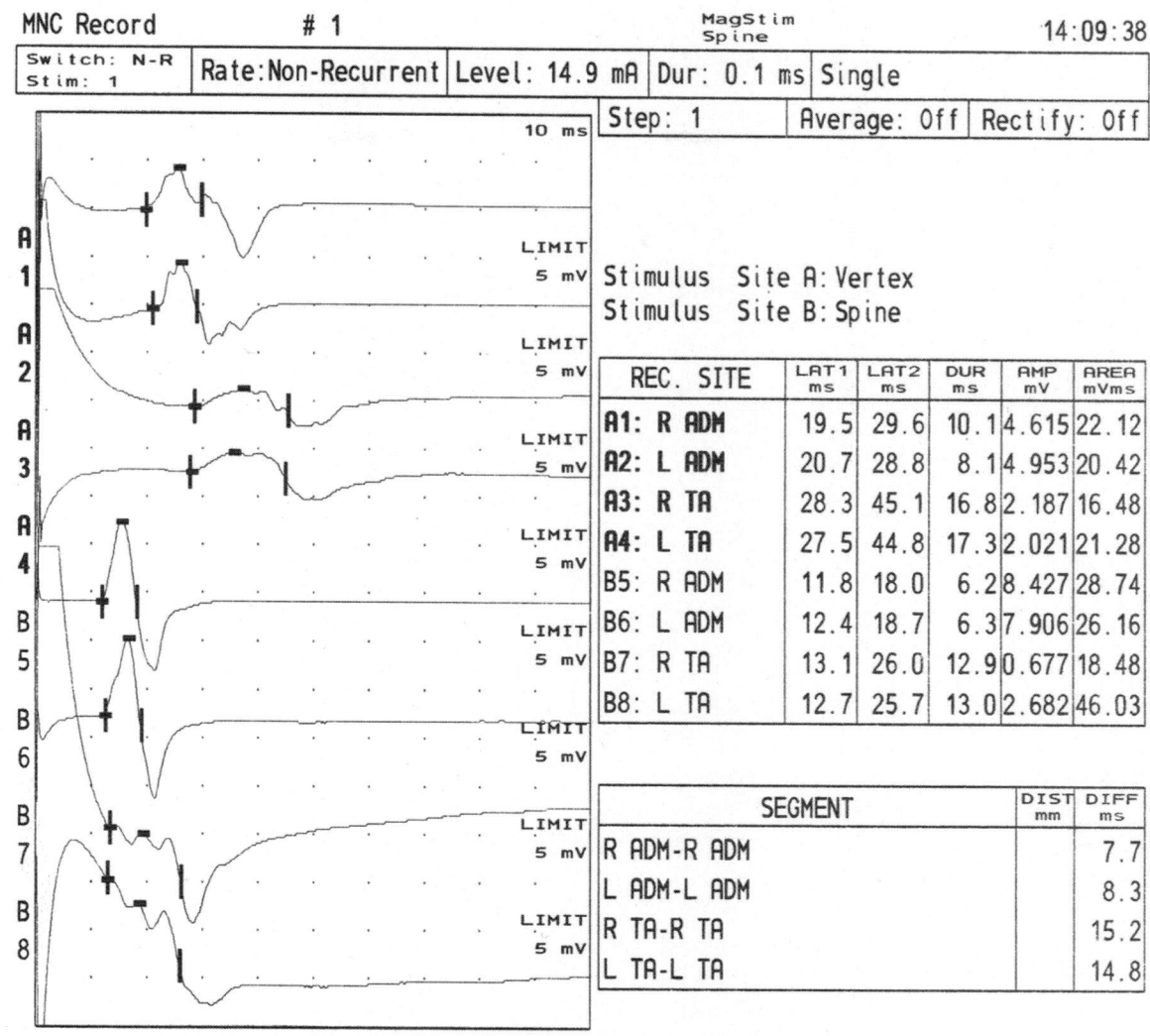

FIGURA 27.16 Estimulação magnética transcraniana de um indivíduo normal. Esses traçados demonstram respostas motoras evocadas e registradas nos músculos abdutores dos dedos mínimos (MADs) direito e esquerdo da mão e dos músculos tibiais anteriores (TAs) esquerdo e direito, depois da estimulação do córtex cerebral com o estimulador aplicado sobre o vértex do crânio (traçados *A1* a *A4*) e depois da estimulação da medula; a estimulação cervical para os MADs e a estimulação lombossacral para os TAs estão ilustradas nos traçados *B5* a *B8*. As latências (em milissegundos) entre a estimulação e o início do traçado registrado do músculo estão ilustradas na *primeira coluna* (*LAT1*). A latência de condução central (p. ex., tempo decorrido do córtex até o segmento espinal) é calculada subtraindo-se a latência de condução periférica (p. ex., tempo decorrido da medula até o músculo) da latência de condução total (p. ex., tempo decorrido do córtex até o músculo) e está ilustrada na tabela SEGMENT, na última coluna (DIFF).

LEITURA SUGERIDA

Estudos da condução neural e eletromiografia

American Association of Neuromuscular & Electrodiagnostic Medicine. *AANEM Glossary of Terms in Neuromuscular and Electrodiagnostic Medicine*. 3rd ed. Rochester, MN: American Association of Neuromuscular & Electrodiagnostic Medicine; 2015.

Buchthal F. Electromyography in the evaluation of muscle diseases. *Neurol Clin*. 1985;3:573-598.

Chen S, Andary M, Buschbacher R, et al. Electrodiagnostic reference values for upper and lower limb nerve conduction studies in adult populations. *Muscle Nerve*. 2016;54:371-377.

Cornblath DR, Sumner AJ, Daube J, et al. Conduction block in clinical practice. *Muscle Nerve*. 1991;14:869-871.

Dillingham T, Chen S, Andary M, et al. Establishing high-quality reference values for nerve conduction studies: a report from the normative data task force of the American Association of Neuromuscular & Electrodiagnostic Medicine. *Muscle Nerve*. 2016;54(3):366-370.

Falck B, Stålberg E. Motor nerve conduction studies: measurement principles and interpretation of findings. *J Clin Neurophysiol*. 1995;12:254-279.

Gooch CL, Weimer LH. The electrodiagnosis of neuropathy: basic principles and common pitfalls. *Neurol Clin*. 2007;25:1-28.

Gutmann L. Pearls and pitfalls in the use of electromyography and nerve conduction studies. *Semin Neurol*. 2003;23:77-82.

Jones LK Jr. Nerve conduction studies: basic concepts and patterns of abnormalities. *Neurol Clin*. 2012;30(2):405-427.

Kimura J. *Electrodiagnosis in Diseases of Nerve and Muscle: Principles and Practice*. 4th ed. New York, NY: Oxford University Press; 2013.

Oh J. *Clinical Electromyography, Nerve Conduction Studies*. 3rd ed. Philadelphia, PA: Lippincott Williams & Wilkins; 2003.

Olney RK, Lewis RA, Putnam TD, Campellone JV Jr. Consensus criteria for the diagnosis of multifocal motor neuropathy. *Muscle Nerve*. 2003;27(1):117-121.

Preston DC, Shapiro BE. *Electromyography and Neuromuscular Disorders: Clinical-Electrophysiologic Correlations*. 3rd ed. London, United Kingdom: Elsevier Saunders; 2013.

Ross MA. Electrodiagnosis of peripheral neuropathy. *Neurol Clin.* 2012;30(2): 529-549.

Wilbourn AJ. Sensory nerve conduction studies. *J Clin Neurophysiol.* 1994;11(6): 584-601.

Testes da transmissão neuromuscular

American Association of Electrodiagnostic Medicine Quality Assurance Committee. Literature review of the usefulness of repetitive nerve stimulation and single fiber EMG in the electrodiagnostic evaluation of patients with suspected myasthenia gravis or Lambert-Eaton myasthenic syndrome. *Muscle Nerve.* 2001;24(9):1239-1247.

Drachman DB. Myasthenia gravis. *N Engl J Med.* 1994;330:1797-1810.

Howard JF Jr. Electrodiagnosis of disorders of neuromuscular transmission. *Phys Med Rehabil Clin N Am.* 2013;24(1):169-192.

Oh SJ. *Electromyography: Neuromuscular Transmission Studies.* Baltimore, MD: Lippincott Williams & Wilkins; 1988.

Sanders DB. Clinical neurophysiology of disorders of the neuromuscular junction. *J Clin Neurophysiol.* 1993;10:167-180.

Sanders DB, Stålberg EV. AAEM minimonograph #25: single-fiber electromyography. *Muscle Nerve.* 1996;19:1069-1083.

Tim RW, Sanders DB. Repetitive nerve stimulation studies in the Lambert-Eaton myasthenic syndrome. *Muscle Nerve.* 1994;17:995-1001.

Estimulação magnética transcortical

Barker AT, Jalinous R, Freeston IL. Non-invasive magnetic stimulation of human motor cortex. *Lancet.* 1985;1:1106-1107.

Eisen AA, Shtybel W. AAEM minimonograph #35: clinical experience with transcranial magnetic stimulation. *Muscle Nerve.* 1990;13:995-1011.

Hallett M. Transcranial magnetic stimulation: a tool for mapping the central nervous system. *Electroencephalogr Clin Neurophysiol Suppl.* 1996; 46:43-51.

Kobayashi M, Pascual-Leone A. Transcranial magnetic stimulation in neurology. *Lancet Neurol.* 2003;2:145-156.

Mitsumoto H, Ulug AM, Pullman SL, et al. Quantitative objective markers for upper and lower motor neuron dysfunction in ALS. *Neurology.* 2007;68:1402-1410.

Rossini PM, Rossi S. Transcranial magnetic stimulation: diagnostic, therapeutic, and research potential. *Neurology.* 2007;68:484-488.

Turner R, Bowser R, Bruijn L, et al. Mechanisms, models and biomarkers in amyotrophic lateral sclerosis. *Amyotroph Lateral Scler Frontotemporal Degener.* 2013;14(suppl 1):19-32.

Wassermann EM, Lisanby SH. Therapeutic application of repetitive transcranial magnetic stimulation: a review. *Clin Neurophysiol.* 2001;112: 1367-1377.

Testes da Função Autônoma 28

Louis H. Weimer

PONTOS-CHAVE

1 Os testes clínicos das funções autônomas avaliam respostas reflexas, em vez de medidas diretas dos nervos.

2 Os testes usados mais comumente avaliam a variabilidade da frequência cardíaca (FC), as respostas da pressão arterial (PA) à estimulação adrenérgica e as respostas sudomotoras (transpiração).

3 Um acordo consensual recomendou testar várias funções.

4 Outros testes de órgãos específicos frequentemente são realizados por especialistas de outras áreas.

INTRODUÇÃO

O reconhecimento dos distúrbios que acarretam disfunção autônoma continua a aumentar a demanda por testes clínicos não invasivos para confirmar diagnósticos clínicos. Como o sistema nervoso autônomo afeta praticamente todos os sistemas do corpo, os sinais e sintomas produzidos são múltiplos e variados e, em geral, interferem em funções que não são avaliadas pelo neurologista. Na medida em que algumas queixas autônomas podem parecer inespecíficas, a avaliação objetiva é recomendável em muitos casos. Laboratórios que testam funções autônomas geralmente estão acessíveis, em parte porque dispomos de técnicas não invasivas confiáveis. As oportunidades de treinamento formal acreditado nessa especialidade da neurologia ainda são escassas.

Ao contrário dos outros sistemas, a função autônoma não é avaliada diretamente. Em vez disso, o examinador avalia as reações dos circuitos reflexos complexos superpostos depois de interferências controladas, mais comumente a frequência cardíaca (FC), a pressão arterial (PA) e a transpiração. Existem muitas técnicas disponíveis para avaliar a função autônoma e outras continuam a ser desenvolvidas, mas apenas algumas são consideradas apropriadas ao uso clínico rotineiro (Tabela 28.1). Os testes das funções cardiovagal, adrenérgica e sudomotora são realizados mais comumente e são exames clínicos padronizados e reconhecidos. O consenso recomenda usar uma bateria de testes padronizados em condições controladas. Testes de triagem realizados à beira do leito complementam uma avaliação clínica. Algumas técnicas podem ser realizadas com pouco equipamento, por exemplo, um aparelho de eletrocardiografia ou eletromiografia. Os objetivos principais dos testes são detectar disfunção autônoma e avaliar e quantificar a gravidade da doença. Em alguns casos, a determinação dos sistemas afetados (p. ex., parassimpático, simpático ou ambos) pode reduzir as possibilidades diagnósticas. Em muitos pacientes, não é possível definir a localização da disfunção como central, pré-ganglionar ou pós-ganglionar. Os efeitos dos fármacos, das condições ambientais, da desidratação e das doenças agudas devem ser atenuados durante a realização dos testes. Nas seções seguintes deste capítulo, descrevemos sucintamente alguns testes realizados comumente.

ALGUNS TESTES DA FUNÇÃO AUTÔNOMA

Variabilidade da frequência cardíaca

As medições da variabilidade da FC são registradas facilmente e são indicadores sensíveis da função parassimpática. O melhor estímulo validado é a respiração profunda cíclica a uma frequência de seis incursões respiratórias por minuto; as vias aferentes e eferentes são mediadas pelo nervo vago e atenuadas pelos compostos anticolinérgicos. Na maioria dos casos, a FC é registrada batimento a batimento, os intervalos R-R ou os dados sequenciais da FC são medidos, e a intensificação resultante da arritmia sinusal é analisada por um dentre vários métodos. Hoje em dia, esse teste é a melhor medida disponível para avaliar a função cardiovagal. As variações normativas por faixa etária estão bem descritas. Outros testes cardiovagais parassimpáticos incluem as medições da variabilidade da FC em repouso, durante a tosse, com o reflexo de mergulho, posição ereta, posição de cócoras e movimento ativo de deitar-se. A reação da FC à manobra de Valsalva (MV) está descrita adiante. A análise espectral e da função de transferência da FC é recurso experimental importante, que ainda não foi validado adequadamente para uso clínico rotineiro, embora médicos de outras especialidades, além de neurologia e cardiologia, utilizem comumente equipamentos de testagem automatizados baseados nestes métodos.

Testes simpáticos

A MV é um método confiável e reprodutível, que fornece informações sobre as funções simpática e parassimpática, quando são registrados dados de FC e PA, a cada batimento. Nos casos típicos, esses testes utilizam equipamentos que permitem o registro não invasivo contínuo da PA, e vários desses aparelhos estão disponíveis no mercado. O paciente sopra dentro de um tubo fechado a 40 mmHg por 15 segundos, enquanto a FC e a PA são registradas. O registro da FC por razão de Valsalva (RV) isolada requer equipamento mínimo, mas reúne mais informações com menos chances de erro de interpretação que se for realizado registro contínuo da PA. O traçado da PA na MV é dividido em quatro fases bem definidas (I a IV). As fases I e III representam a pressão transmitida inespecífica e a liberação da manobra que, inicialmente, provoca reduções da PA e do débito cardíaco, constituindo o estímulo do teste. Em condições normais, a vasoconstrição periférica e a aceleração da FC acarretam inversão parcial ou completa do declínio da PA, que assinala as fases II inicial (queda da PA) e tardia (recuperação da PA). Depois que a MV termina, a PA aumenta acima do

Tabela 28.1 Alguns testes da função autônoma.

Cardiovagal	
Bem estabelecido	
Variabilidade da FC com respirações profundas cíclicas	
Reação da FC à MV (RV)	
Reação da FC à posição ereta (razão 30:15)	
Outros	
Reflexo de mergulho/teste da face fria	
Variabilidade da FC em repouso	
Reação da FC à tosse	
Análise espectral dos sinais de FC (domínio de frequência)	
Análise da função de transferência (dinâmica não linear)	
Adrenérgico	
Bem estabelecido	
Reação da PA à MV (fase IV e fase II tardia)	
Reação da PA ao estresse ortostático	
• Inclinação de cabeça para baixo	
• Posição ereta	
Outros	
Teste da preensão palmar sustentada	
Teste da posição de cócoras	
Reação da PA a condições de estresse alternadas	
• Redução da pressão negativa corporal	
• Aspiração cervical	
• Posição de decúbito	
• Refeição líquida	
Níveis das catecolaminas plasmáticas (decúbito/posição ereta)	

Microneurografia	
Testes de estresse mental	
Teste pressórico do frio	
Análise espectral e análise da função de transferência da PA	
Sudomotor	
Bem estabelecido	
Reação cutânea simpática	
Teste quantitativo do reflexo axonial sudomotor	
Teste da sudorese termorreguladora	
Teste da impressão de suor em Silastic®	
Biopsia de pele para avaliar a inervação das glândulas sudoríparas	
Sudoscan™	
Outros testes ou métodos experimentais	
Testes de estimulação farmacológica	
Testes vasomotores	
Testes pupilares (farmacológicos)	
Pupilometria, pupilografia	
Testes urodinâmicos/cistometrografia com betanecol	
Estudos da motilidade GI	
Manometria GI	
Teste de salivação/teste de Schirmer	
Pletismografia peniana, injeção de papaverina	
Testes neuroendócrinos	
Teste da ruborização neurogênica	
Testes quantitativos diretos e indiretos da função sudomotora	
PET do coração	

FC, frequência cardíaca; GI, gastrintestinal; MV, manobra de Valsalva; PA, pressão arterial; PET, tomografia por emissão de pósitrons; RV, razão de Valsalva.

valor basal e, por fim, retorna ao nível basal (exacerbação da fase IV). A insuficiência adrenérgica provoca aprofundamento progressivo da fase II ou incapacidade de recuperar o nível basal. A fase IV pode não aumentar acima do valor basal. Estudos farmacológicos confirmaram que a recuperação da fase II provavelmente é mediada pela estimulação alfa-adrenérgica, enquanto a recuperação da fase IV é mediada pela estimulação beta-adrenérgica. Em geral, a FC aumenta durante a MV e, em seguida, cai rapidamente abaixo dos valores basais.

A RV é calculada dividindo-se o intervalo R-R do nível mínimo da FC pelo pico de FC. Valores normativos estão bem estabelecidos e diminuem com a idade. O índice barorreflexo também é mensurável e correlaciona-se diretamente com os métodos invasivos tradicionais. Reação da FC é afetada pela atropina e pelo betabloqueio. A reação isolada da FC pode ser determinada pela maioria dos equipamentos modernos de eletromiografia. As anormalidades são detectadas em uma porcentagem alta dos pacientes com disfunção autônoma e neuropatia autônoma significativa; as variações da PA são mais sensíveis que os testes de inclinação, que estão descritos adiante. As anormalidades também se correlacionam com a gravidade da neuropatia autônoma diabética e a duração do diabetes. Pacientes com intolerância ortostática ou *síndrome da taquicardia ortostática postural* podem apresentar declínio excessivo e recuperação insuficiente na fase II, mas também demonstram elevação acentuadamente exacerbada na fase IV e uma RV alta.

Posição ereta e razão 30:15

A mudança para a posição ereta desencadeia uma sequência coordenada de reflexos para manter a PA e, desse modo, a perfusão cerebral. As reações simples da FC e da PA à mudança para a posição ereta são marcadores clínicos importantes da integridade autônoma, mas os testes laboratoriais também fornecem informações adicionais. Contudo, a maioria dos laboratórios realiza inclinação passiva. As respostas são medidas mais facilmente depois de um período de repouso em decúbito por 15 a 30 minutos, mas períodos mais curtos são suficientes. Os valores basais são registrados, e as leituras são realizadas no mínimo a cada 2 a 5 minutos. A contração dos músculos das pernas, que é necessária a que alguém se coloque ativamente na posição ereta, desencadeia um reflexo de esforço que diminui transitoriamente a PA e pode simular hipotensão ortostática. Normalmente, a pressão retorna aos níveis basais dentro de 1 a 2 minutos, mas isso pode demorar de 3 a 15 minutos nos pacientes com intolerância ortostática branda. Esse fenômeno explica por que as medidas da PA na posição ereta devem ser postergadas por alguns minutos. A razão 30:15 – razão entre os intervalos R-R do nível mínimo de FC em torno de 30 batimentos depois de assumir a posição ereta, dividida pela FC de pico em torno de 15 batimentos – diminui quando há disfunção parassimpática. A redução da PA sistólica em 20 mmHg ou da PA diastólica em 10 mmHg dentro de 3 minutos é considerada significativa; também é importante atentar aos sintomas provocados por essa manobra. Com isso, é possível detectar recuperação ou declínio mais lento da PA, que poderia ter passado despercebido com os períodos mais curtos de aferição. Em um estudo, 15% dos pacientes apresentaram declínios da PA entre 3 e 10 minutos depois da manobra de inclinação de cabeça para baixo, e quase 40% dessas quedas ocorreram depois de 10 minutos, sugerindo insuficiência adrenérgica mais branda que a dos pacientes com declínios mais agudos.

Testes em mesa inclinável

O teste ortostático com inclinação passiva para a posição ereta é o método padronizado realizado na maioria dos laboratórios. A inclinação ativa mecanismos fisiológicos ligeiramente diferentes dos que são usados quando o indivíduo assume a posição ereta; contudo, esse teste é mais controlável, permite ângulos de inclinação reprodutíveis, simplifica o monitoramento da PA no nível do coração e é mais fácil para os pacientes com disfunção neurológica. A hipotensão ortostática neurogênica causada pela disfunção autônoma ou as alterações da FC típicas da intolerância ortostática primária geralmente são evidentes nos primeiros 5 a 15 minutos depois da inclinação. Por outro lado, os testes mais longos são necessários comumente para provocar síncope reflexa ou vasovagal, que é mais tardia ou requer estimulação farmacológica. Os ângulos de inclinação variam de 60 a 90°, dependendo do laboratório (Figura 28.1). Os registros eletrocardiográficos são monitorados continuamente e as aferições sequenciais da PA são realizadas com um manguito manual e um esfigmomanômetro automatizado ou, de preferência, por meio do monitoramento contínuo da PA. Outros sistemas podem ser monitorados simultaneamente em condições especiais, inclusive eletroencefalografia, Doppler transcraniano ou pletismografia de impedância cardíaca não invasiva. O ponto de aferição da PA deve ser mantido no nível do coração. Contudo, a hipotensão ortostática é um sinal, não uma doença; o diagnóstico dos distúrbios autonômicos centrais ou da neuropatia autônoma também depende da avaliação clínica e dos outros testes autonômicos (ver Capítulo 116). Assim como ocorre quando se assume ativamente a posição ereta, um declínio da PA sistólica de 20 mmHg é considerado anormal, mas a maioria dos laboratórios requer redução mínima de 30 mmHg. Embora as reduções dessa magnitude possam ser sintomáticas, em condições ideais os sintomas típicos do paciente devem ser reproduzidos durante o teste. Reduções da PA diastólica de 10 mmHg são significativas.

Pacientes com disfunção autônoma comumente têm reação atenuada da FC, apesar da hipotensão ortostática. Por outro lado, pacientes com síndrome de taquicardia ortostática postural têm acelerações exageradas da FC, geralmente definidas como aumentos de 30 batimentos por minuto (bpm) com frequência acima de 120 bpm e indução de sintomas. A hipotensão ortostática assintomática é comum, especialmente nos pacientes idosos. A confirmação da síncope vasovagal recidivante benigna, que é responsável pela maioria dos casos de síncopes repetidas inexplicáveis, é a indicação mais comum do teste cardiológico da mesa inclinável. A síncope não cardíaca inexplicável tem sido diagnosticada com frequência crescente na população idosa, inclusive gatilhos reflexos ou circunstanciais, hipersensibilidade do seio carotídeo e episódios agudos de disfunção autônoma subclínica.

Pesquisadores desenvolveram vários outros métodos que testam as reações adrenérgicas, mas eles são considerados ultrapassados ou experimentais em razão de sua sensibilidade ou confiabilidade menor. Estresse ortostático pode ser exacerbado pelas câmaras de redução da pressão negativa corporal, mas basicamente apenas em condições experimentais. O *teste da preensão palmar sustentada* é realizado por preensão palmar contínua a 30% da força máxima, que normalmente eleva a PA diastólica no mínimo em 10 a 15 mmHg dentro de 3 a 5 minutos; contudo, alguns controles normais têm elevação mínima da PA. O *estresse mental* é um método mais antigo para elevar a PA, e sua utilidade é duvidosa. O *teste pressórico do frio* é outro método bem conhecido para elevar a PA e, surpreendentemente, ainda é realizado. O indivíduo mergulha uma das mãos em água gelada por 3 a 5 minutos, e ocorrem aumentos da PA comparáveis aos desencadeados pelo teste da preensão palmar. As determinações dos *níveis plasmáticos da norepinefrina* e outras catecolaminas nas posições deitada e de pé são, até certo ponto, úteis, mas constituem um marcador relativamente insensível da função adrenérgica. Nesse caso, os níveis pressóricos na posição de decúbito são caracteristicamente baixos e não aumentam adequadamente com a elevação à posição ereta. Os níveis aumentam pouco nos indivíduos com causas centrais e periféricas de disfunção autônoma, mas elevam-se exageradamente nos pacientes com feocromocitoma e alguns tipos de intolerância ortostática. Níveis praticamente indetectáveis de norepinefrina e epinefrina e concentrações altas de dopamina são típicos da deficiência de dopamina beta-hidroxilase. A *microneurografia* registra diretamente a condução nos nervos simpáticos; a inserção de um microeletrodo de tungstênio diretamente no interior de um fascículo de um nervo permite registrar as sequências rápidas de estímulos simpáticos cutâneos ou musculares. Essa técnica poderosa tem aplicações experimentais importantes, mas tem pouca utilidade clínica e requer experiência considerável e equipamento especializado.

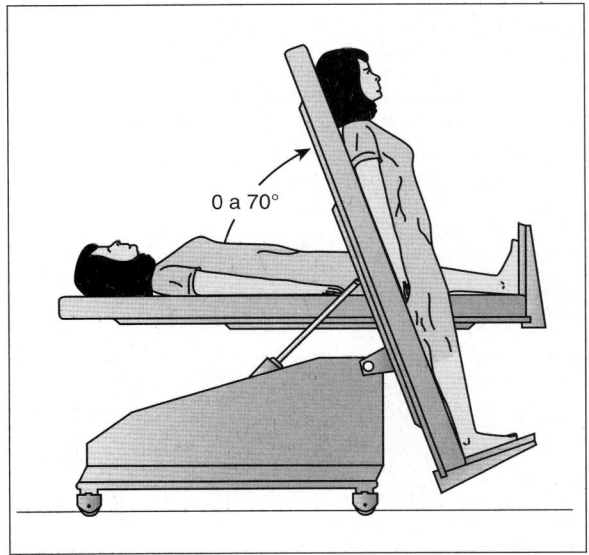

FIGURA 28.1 Mesa inclinável.

Testes da função sudomotora

Intolerâncias ao calor e frio são sintomas comuns. A homeostasia térmica é um processo complexo, que depende da transpiração e do controle vasomotor, para eliminar calor, e dos calafrios e de outros mecanismos, para produzir e conservar calor. Os distúrbios que acarretam transpiração excessiva com ou sem disfunção neurológica geralmente são tratados por médicos de outras especialidades, comumente por dermatologistas. A avaliação vasomotora é possível por meio das técnicas de Doppler a *laser*, mas não é muito confiável; contudo, a determinação da atividade das glândulas sudoríparas e a avaliação da inervação dessas glândulas são exames realizados comumente. Neste capítulo, descrevemos os testes reprodutíveis e geralmente aceitos.

O *teste quantitativo do reflexo axonal sudomotor* registra a produção dinâmica de suor induzida por estímulos químicos. A base desse teste é um reflexo axonal induzido pela estimulação química dos receptores muscarínicos das glândulas sudoríparas exócrinas com acetilcolina iontoforisada. Essa estimulação desencadeia uma resposta antidrômica, que ascende pelos axônios colinérgicos e gera um sinal ortodrômico, que desce até um grupo de glândulas sudoríparas diferentes e isoladas. O suor produzido nessa área isolada é medido ao longo do tempo. As glândulas sudoríparas desenervadas não reagem ao estímulo. O teste requer equipamento especializado (disponível no mercado), é reprodutível e mostra correlação variável com as análises da biopsia cutânea para determinar a densidade de fibras nervosas da epiderme como uma medida da integridade dos nervos de pequeno diâmetro. Muitos centros têm os equipamentos necessários, embora não todos eles. O *teste da transpiração termorreguladora* avalia a produção de suor sobre a superfície anterior do corpo em resposta a um estímulo térmico. Esse método utiliza um estímulo fisiológico (aumento da temperatura central) e avalia simultaneamente diversas áreas da pele. Nesse teste, aplica-se um corante indicador (geralmente vermelho alizarina, mas não iodo). O indivíduo é aquecido até determinada temperatura em uma câmara com temperatura controlada, e as alterações de cor são registradas. Os padrões anormais são facilmente detectáveis, mas padrões variantes normais podem complicar a interpretação. Esse teste não está amplamente disponível. As *técnicas de impressão de suor* também são métodos de avaliação da função sudomotora, que se baseiam na indução da transpiração usando calor ou compostos colinérgicos e no registro da produção resultante de suor em um meio de registro (em geral, meios especiais de Silastic® que endurecem rapidamente). A disponibilidade desse método é restrita. A *reação cutânea simpática* (RCS) é fácil de registrar e é um método popular amplamente disponível e muito conhecido há mais de 100 anos. Entretanto, essa reação é um reflexo polissináptico extremamente complexo, no qual a atividade sudomotora é o elemento eferente final. As glândulas sudoríparas e os tecidos cutâneos circundantes são os geradores dessa reação. O interesse por esse teste baseia-se principalmente na simplicidade de registro e no fato de ser desnecessário usar equipamento especial. Existem vários protocolos utilizados com vários métodos. O choque elétrico é o estímulo usado mais comumente; outros estímulos desencadeantes são sobressalto, tosse, inspiração profunda e estimulação magnética. As respostas são registradas mais facilmente sobre a palma da mão e a planta do pé, preferencialmente em todos os quatro membros ao mesmo tempo. A amplitude evocada é o indicador mais sensível, mas é variável e está sujeita à adaptação com as tentativas repetidas. A correspondência da faixa de valores normais relatados é ampla e não há métodos padronizados ou consenso quanto aos valores normativos aceitos. Vários inconvenientes dificultam a interpretação confiável da resposta cutânea simpática, de forma que esse teste não é recomendado como exame isolado. Os fármacos anticolinérgicos atenuam as reações. Os déficits sensitivos (p. ex., neuropatia sensitiva) podem atenuar o efeito nociceptivo dos estímulos elétricos, mas não dos respiratórios. Ansiedade e distrações podem desencadear reações imprevistas.

Além da determinação da densidade de fibras nervosas da epiderme, algumas amostras de biopsia de pele incluem glândulas sudoríparas. Os nervos que as inervam podem ser corados com PGP9.5, da mesma forma que as fibras sensitivas finas. Pesquisadores desenvolveram métodos novos para estimar a densidade da inervação dessas estruturas complexas, os quais estão disponíveis no mercado e podem ser usados. Esses métodos diferenciam confiavelmente os pacientes com neuropatia diabética dos que são controles. A redução da inervação das glândulas sudoríparas também se correlacionou com os resultados do teste de transpiração termorreguladora em uma coorte de 10 pacientes. Outras técnicas para contar ou obter imagens das fibras nervosas finas têm sido aperfeiçoadas. O *Sudoscan*™ é um equipamento novo aprovado pela Food and Drug Administration (FDA) para medir a condutância eletroquímica da pele que, segundo alguns autores sugeriram, correlaciona-se com a quantidade de glândulas sudoríparas funcionantes. Vários estudos comparativos sugeriram que os resultados desse exame se correlacionem com biopsia cutânea, escores de sintomas autônomos e testes quantitativos, além de outros parâmetros indicativos de neuropatia de fibras finas e autônomas.

Outros testes para órgãos/sistemas específicos

Vários outros sistemas podem ser testados. Alguns métodos são menos confiáveis e mais difíceis de realizar, requerem experiência especial ou exigem reavaliação adicional. Alguns são realizados por especialistas de outros campos, inclusive pupilografia, estudos de motilidade e manometria gastrintestinais, cistometria e estudos urodinâmicos e testes para disfunção sexual.

USO NA PRÁTICA CLÍNICA

Baterias de testes autonômicos disponíveis hoje em dia contêm vários testes não invasivos, sensíveis e bem validados, que podem ajudar a confirmar, quantificar e caracterizar distúrbios autonômicos encontrados na prática clínica. Um painel consensual de várias especialidades realizado em 2009 recomendou que houvesse evidência de nível B para os testes autônomos incluídos como parte de uma avaliação para neuropatia, especialmente nos casos suspeitos de disfunção autônoma, mas que haja evidência de nível C para testar pacientes com neuropatia unicamente sensitiva. Os testes autonômicos também são potencialmente úteis à avaliação de síndromes parkinsonianas, atrofia sistêmica múltipla, neuropatias autônomas agudas e crônicas, síncope atípica e outros distúrbios supostamente causados por insuficiência ou desregulação autônoma. Pacientes com várias síndromes podem ser beneficiados por esses testes, que ajudam a orientar os tratamentos sintomático e específico para cada doença, além de facilitar o diagnóstico e a condução do caso.

LEITURA SUGERIDA

Assessment: clinical autonomic testing report of the Therapeutics and Technology Assessment Subcommittee of the American Academy of Neurology. *Neurology.* 1996;46:873-880.

Consensus statement on the definition of orthostatic hypotension, pure autonomic failure, and multiple system atrophy. The Consensus Committee of the American Autonomic Society and the American Academy of Neurology. *Neurology.* 1996;46:1470.

England JD, Gronseth GS, Franklin G, et al. Practice parameter: evaluation of distal symmetric polyneuropathy: role of autonomic testing, nerve biopsy, and skin biopsy (an evidence-based review). Report of the American Academy of Neurology, American Association of Neuromuscular and Electrodiagnostic Medicine, and American Academy of Physical Medicine and Rehabilitation. *Neurology.* 2009;72(2):177-184.

Ewing DJ. Which battery of cardiovascular autonomic function tests? *Diabetologia.* 1990;33:180-181.

Gibbons CH, Freeman R. Delayed orthostatic hypotension: a frequent cause of orthostatic intolerance. *Neurology.* 2006;67:28-32.

Gibbons CH, Illigens BM, Wang N, Freeman R. Quantification of sweat gland innervation: a clinical-pathologic correlation. *Neurology.* 2009;72(17):1479-1486.

Illigens BMW, Gibbons CH. Autonomic testing, methods and techniques. *Handb Clin Neurol.* 2019;160:419-433.

Jones PK, Gibbons CH. The role of autonomic testing in syncope. *Auton Neurosci.* 2014;184:40-45.

Kimpinski K, Iodice V, Burton DD, et al. The role of autonomic testing in the differentiation of Parkinson's disease from multiple system atrophy. *J Neurol Sci.* 2012;317(1-2):92-96.

Loavenbruck A, Wendelschaefer-Crabbe G, Sandroni P, Kennedy WR. Quantification of sweat gland volume and innervation in neuropathy: correlation with thermoregulatory sweat testing. *Muscle Nerve.* 2014;50(4):528-534.

Low PA, Caskey PE, Tuck RR, Fealey RD, Dyck PJ. Quantitative sudomotor axon reflex test in normal and neuropathic subjects. *Ann Neurol.* 1983;14:573-580.

Low PA, Denq JC, Opfer-Gehrking TL, Dyck PJ, O'Brien PC, Slezak JM. Effect of age and gender on sudomotor and cardiovagal function and blood pressure response to tilt in normal subjects. *Muscle Nerve.* 1997;20:1561-1568.

Low VA, Sandroni P, Fealey RD, Low PA. Detection of small-fiber neuropathy by sudomotor testing. *Muscle Nerve.* 2006;34(1):57-61.

Report and recommendations of the San Antonio Conference on Diabetic Neuropathy. Consensus statement. *Diabetes.* 1988;37:1000-1004.

Smith AG, Lessard M, Reyna S, Doudova M, Singleton JR. The diagnostic utility of Sudoscan for distal symmetric peripheral neuropathy. *J Diabetes Complications.* 2014;28(4):511-516.

Stewart JD, Low PA, Fealey RD. Distal small fiber neuropathy: results of tests of sweating and autonomic cardiovascular reflexes. *Muscle Nerve.* 1992;15:661-665.

Vogel ER, Sandroni P, Low PA. Blood pressure recovery from Valsalva maneuver in patients with autonomic failure. *Neurology.* 2005;65(10):1533-1537.

Weimer LH. Autonomic testing: common techniques and clinical applications. *Neurologist.* 2010;16(4):215-222.

Avaliação dos Sentidos Especiais (Visão, Audição, Olfato e Sistema Vestibular) 29

J. Kirk Roberts

PONTOS-CHAVE

1. Testes diagnósticos complementam a anamneses e o exame físico e estão disponíveis para todos os sentidos especiais.

2. Testes de visão incluem avaliação da acuidade, percepção de cores, campos visuais e anatomia e função da retina.

3. Testes de audição incluem audiograma e potenciais evocados auditivos do tronco encefálico.

4. Testes de olfato incluem testes formais e informais para detectar odores específicos e também avaliar limiares olfatórios.

5. A função vestibular é avaliada por eletronistagmografia/videonistagmografia, cadeira giratória, potenciais miogênicos evocados pelo sistema vestibular, posturografia dinâmica computadorizada e análise da marcha.

6. Sensibilidade, precisão e limitação dos diversos testes diagnósticos devem ser levadas em consideração para determinar adequadamente quando é conveniente solicitá-los e como devem ser interpretados.

INTRODUÇÃO

Como ocorre em todas as queixas neurológicas, a avaliação diagnóstica começa com uma anamnese bem-feita e o exame físico apropriado.

Exames complementares apropriados fornecem dados adicionais e propiciam avaliações mais sofisticadas da função e da disfunção neurológica. O neurologista pode solicitar exames que serão realizados por outro profissional ou supervisionar, interpretar ou realizar o exame. Seja qual for o caso, o neurologista deve compreender o exame e seu uso apropriado. Nesta seção, são comentados alguns dos testes realizados mais comumente para avaliar visão, audição, olfato, gustação e sistema vestibular.

EXAME DA VISÃO

Acuidade visual

A acuidade visual mede a visão central ou fovear. De modo geral, a avaliação inclui a leitura de letras de tamanhos diferentes, mas também pode envolver a identificação de outros símbolos. O quadro ou tabela de Snellen, que utiliza letras, e o quadro E, que utiliza a letra E em várias posições, são os mais comumente utilizados na avaliação da acuidade visual (Figura 29.1). A avaliação costuma ser realizada à distância de 20 pés (cerca de 6 m), e a linha com as menores letras que podem ser lidas acuradamente é considerada a acuidade visual. Se não for possível avaliar a visão de objetos distantes, então a visão de objetos próximos é avaliada a uma distância de 15,7 polegadas (cerca de 40 cm). Quando a visão do paciente está tão comprometida que ele não consegue ver a maior letra no quadro de exame, a acuidade visual pode ser avaliada por meio da contagem de dedos da mão, do movimento da mão e, por fim, pela percepção ou não da luz. A chamada visão normal, quando é usado o método de 20 pés de distância como unidade de medida, é definida como 20/20 e significa que a pessoa consegue ver detalhes à distância de 20 pés (cerca de 6 m) que uma pessoa com visão normal veria. Portanto, uma pessoa com visão 20/40 veria a 20 pés aquilo que uma pessoa com visão normal veria a 40 pés (cerca de 12 m). No sistema métrico, a acuidade visual normal é descrita como 6/6 (metros) e no sistema decimal a visão normal é descrita como 1,00. Todavia, muitas pessoas têm visão melhor que 20/20. Além disso, a visão para longe e a visão para perto podem divergir em decorrência de hiperopia, miopia ou presbiopia. Testes especializados foram elaborados para avaliar a acuidade visual em lactentes, crianças na fase pré-verbal e outros indivíduos que não conseguem identificar letras ou símbolos.

Visão de cores

A avaliação da visão de cores é, mais frequentemente, realizada com lâminas de Ishihara, das quais algumas foram adaptadas para dispositivos portáteis. Esse teste consiste em uma série de

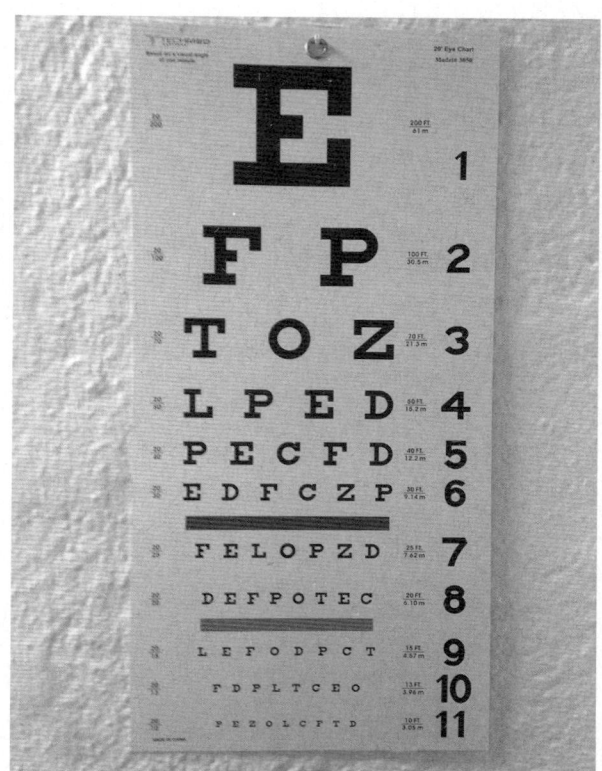

FIGURA 29.1 Quadro de Snellen.

lâminas com pontos coloridos e um padrão de pontos de cores diferentes que formam um algarismo ou uma forma. Originalmente esse teste visava à detecção de uma doença congênita – daltonismo (discromatopsia ou incapacidade de diferenciar a cor verde da vermelha). Existem outros testes que avaliam a visão de cores e incluem a diferenciação das cores azul e amarela. A deficiência congênita da visão de cores não é rara, acometendo mais os homens que as mulheres. As deficiências adquiridas da visão de cores se dividem tipicamente, mas não estritamente, em perda da capacidade de distinguir verde e vermelho nos transtornos dos nervos ópticos e perda da capacidade de diferenciar azul e amarelo nos transtornos retinianos ou maculares.

Potenciais evocados visuais

Potenciais evocados visuais (PEVs), também conhecidos como *respostas evocadas visuais*, são registrados pela medida da atividade elétrica cerebral no lobo occipital em resposta à estimulação visual repetitiva (ver Capítulo 26). Tipicamente, a onda P100 é a resposta mais útil, e sua latência e sua amplitude são medidas. As respostas, inclusive latência e amplitude, são medidas em cada olho, e o prolongamento da latência é o achado mais importante do ponto de vista clínico. Disfunções oculares, retinianas e da via visual influenciam as respostas evocadas visuais. Para o neurologista, o PEV é utilizado mais frequentemente na investigação de neurite óptica, na qual existe latência prolongada unilateral e/ou latência interocular elevada, desde que tenha sido descartada a possibilidade de patologias oculares e retinianas.

Eletrorretinografia

A eletrorretinografia avalia a função retiniana e não é influenciada por lesões mais centrais, como lesões do nervo óptico.

Campos visuais

A avaliação dos campos visuais costuma ser realizada pelo neurologista no consultório usando a manobra de movimentação dos dedos da mão e a contagem deles (ver Capítulo 4). A avaliação mais formal, como perimetria cinética de Goldman, emprega focos de luz de várias dimensões e intensidades, que são deslocados da periferia para o centro do campo de visão e, assim, estabelece limites de detecção visual para cada nível de estímulo. Atualmente, a maioria dos testes de campo visual é automatizada (p. ex., campimetria de Humphrey) com fontes de luz de intensidade e dimensões variáveis que aparecem em áreas diferentes do campo visual, enquanto o olho do paciente está focalizado em um ponto específico (Figura 29.2). Embora o oftalmologista use os campos visuais para monitorar várias condições oculares, o neurologista costuma monitorar os campos visuais em pacientes com lesões occipitais ou hipofisárias associadas a compressão do quiasma óptico ou do nervo óptico.

Tomografia de coerência óptica

A tomografia de coerência óptica (OCT) é um exame recém-desenvolvido, que utiliza dispersão da luz para produzir imagens transversais da retina com resolução que possibilita a investigação de diferentes camadas. Essa técnica tem sido utilizada com frequência crescente na prática de oftalmologia, na qual é usada no diagnóstico precoce e no monitoramento de degeneração macular e glaucoma, entre outras indicações (Figura 29.3). Entre suas aplicações neurológicas, está a medição da camada de fibras nervosas da retina, que reflete as condições do nervo óptico. Essa camada está reduzida, por exemplo, nos pacientes com esclerose múltipla com neurite óptica associada. Aplicações

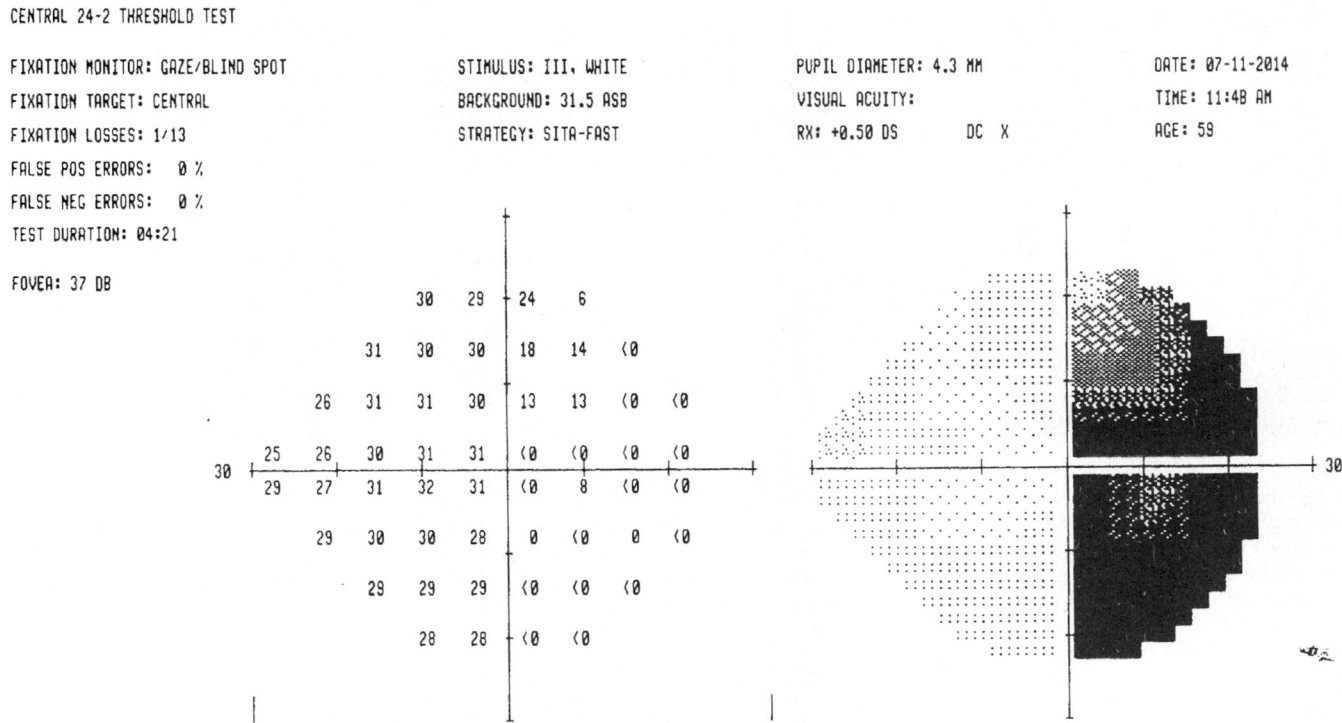

FIGURA 29.2 Laudo de avaliação automatizada computadorizada dos campos visuais demonstrando hemianopsia homônima direita.

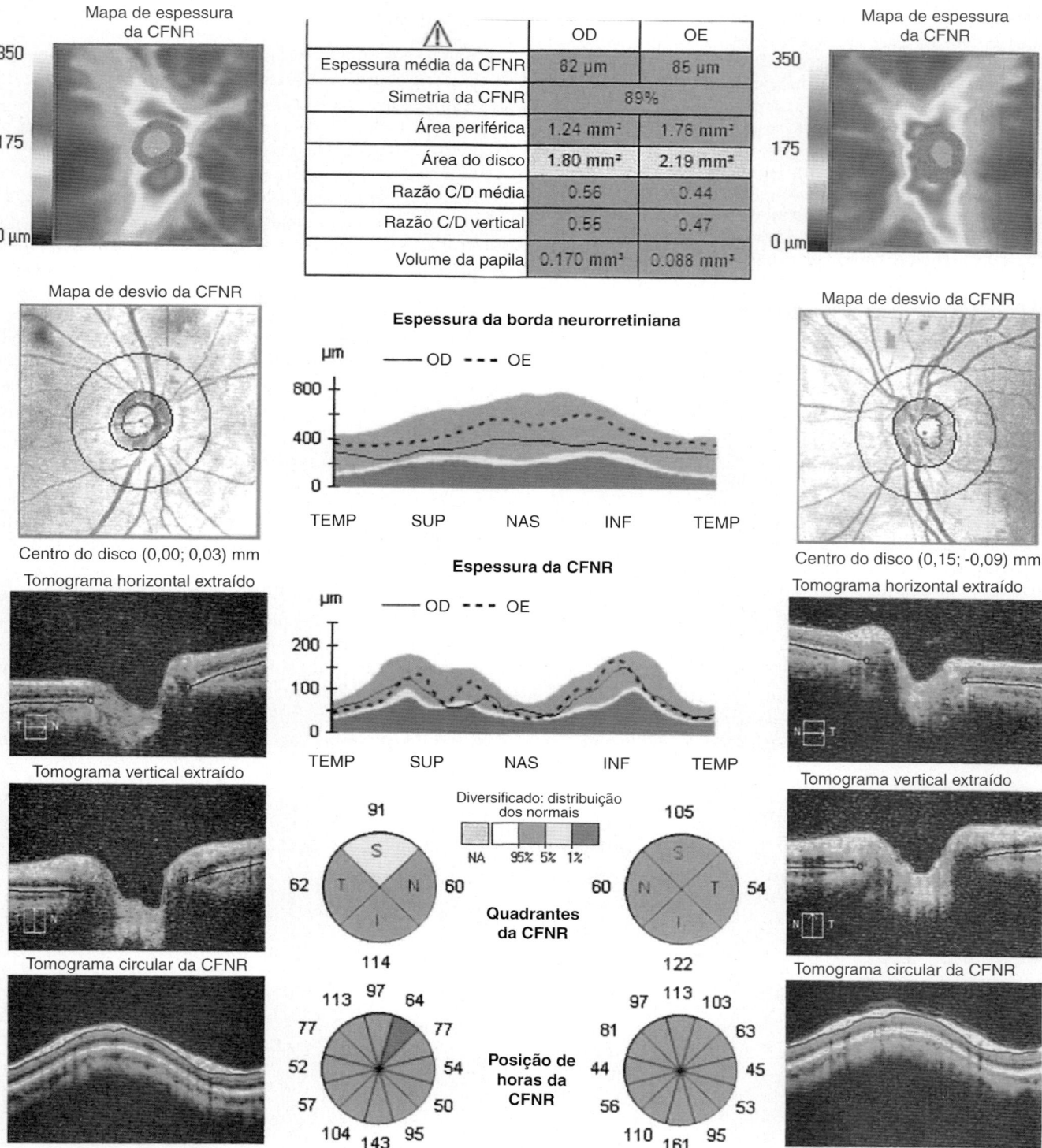

FIGURA 29.3 Tomografia de coerência óptica com ênfase na camada de fibras neurais da retina (CFNR) de um paciente assintomático, que procurou um oftalmologista para realizar exame periódico da saúde visual. Campos da retina: INF, inferior; NAS, nasal; OD, olho direito; OE, olho esquerdo; SUP, superior; TEMP, temporal. As imagens ilustradas *à esquerda* estão referidas à retina direita, enquanto as imagens à *direita* referem-se à retina esquerda. Esse paciente tinha espessura da camada de fibras retinianas menor que 1% no quadrante superior do olho direito, que correspondia mais especificamente à posição de 1 a 2 horas. As espessuras das outras camadas da retina não estão descritas nesta figura, mas foram avaliadas separadamente por meio de OCT. (*Esta figura se encontra reproduzida em cores no Encarte.*)

experimentais estão em processo de investigação em diversas doenças neurológicas, com o objetivo de definir biomarcadores de uso potencial com finalidade diagnóstica ou prognóstica.

Óptica adaptativa

O exame de imagem da retina com alta resolução é possível com óptica adaptativa. Esses sistemas compensam as distorções ópticas com sensor de "frentes de onda", espelho deformável e sistema de controle e têm sido usados em câmeras de retina, OCT e oftalmoscópios a *laser* de varredura. Imagens altamente detalhadas da retina podem oferecer detalhes praticamente em nível celular.

TESTE DE AUDIÇÃO

Audiograma

O audiograma, ou teste de tons puros, gera gráficos com limiar de audição em decibel (dB) em frequências padronizadas, tipicamente de 125 Hz a 8 kHz. Nos casos típicos, a audição normal é melhor que 15 dB. A condução do som pelas vias aérea e óssea é avaliada em cada ouvido. A audiometria vocal avalia a capacidade de a pessoa escutar sons baixos e compreendê-los. A impedanciometria inclui timpanometria, que determina as alterações da impedância acústica em relação às alterações da pressão do ar e basicamente mede a complacência da membrana timpânica.

Potenciais evocados auditivos do tronco encefálico

Os potenciais evocados auditivos do tronco encefálico, também conhecidos como *respostas evocadas auditivas do tronco encefálico* ou respostas auditivas do tronco encefálico, são o equivalente auditivo do potencial evocado visual (PEV) (ver Capítulo 26). Para fazer esse exame, o paciente escuta cliques, e respostas elétricas são geradas em pontos anatômicos específicos ao longo da via auditiva: onda I no nervo coclear, onda III no núcleo olivar superior e onda V no colículo inferior. Os potenciais evocados auditivos do tronco encefálico eram tipicamente usados no diagnóstico de esclerose múltipla e avaliação de neuroma do acústico; porém, a ressonância magnética suplantou esse exame. A eletrococleografia é outro potencial evocado que mede a resposta elétrica da cóclea ao som. É usada para auxiliar no diagnóstico da síndrome de Ménière e na perilinfática, embora seu uso seja controverso. Emissões otoacústicas medem sons produzidos pelo ouvido e são úteis na medida em que, se presentes, indicam a cóclea funcionando relativamente normal com audição quase normal. No entanto, não são úteis na determinação da causa da perda auditiva.

Testes do olfato e gustação

Testes clínicos informais do olfato podem ser realizados com substâncias não irritativas como café ou baunilha. Do mesmo modo, testes clínicos da gustação podem ser efetuados com solução de sal ou açúcar. Existem vários testes formais para avaliar olfato e gustação, embora sejam utilizados mais comumente em contexto experimental que na prática clínica. Um deles – o Teste de Identificação do Olfato da Universidade da Pensilvânia – consiste em 40 odores microencapsulados em tiras para "raspar e cheira". Existem outros testes desse tipo, que também podem permitir que o paciente diferencie limiares de intensidade olfatória, além dos odores específicos. Do mesmo modo, existem *kits* para testar a função gustativa.

SISTEMA VESTIBULAR

Eletronistagmografia/ videonistagmografia

Há muito tempo a eletronistagmografia (ENG), que utiliza eletrodos para registrar os movimentos oculares, foi suplantada na prática clínica pela videonistagmografia, na qual óculos com câmeras de infravermelho são usados para acompanhar o movimento dos olhos (Figura 29.4). O teste pode ser dividido em três componentes: teste motor ocular, pesquisa de nistagmo espontâneo e posicional e teste calórico. O teste motor ocular avalia vários parâmetros do movimento sacádico (movimento rápido de um olho entre os pontos de fixação), inclusive velocidade, precisão e latência; ganho de perseguição suave (precisão com que o indivíduo acompanha um objeto em movimento); e nistagmo optocinético (precisão com que o indivíduo acompanha um objeto em movimento e retorna seus olhos rapidamente à posição original). A segunda parte inclui pesquisa de nistagmo espontâneo com e sem fixação. O teste posicional inclui a manobra de Dix-Hallpike (ver Capítulo 5) e rotação lateral da cabeça e corpo à procura de nistagmo associado à litíase canalicular ou cupulolitíase no canal posterior, lateral ou anterior. Por fim, o teste calórico bitérmico com estímulos frios e quentes aplicados em cada orelha avalia a resposta do sistema vestibular. Convencionalmente, é usada irrigação com água; contudo, o ar está sendo cada vez mais usado por causa da facilidade de realização. O sistema vestibular gera a fase lenta; a velocidade dessa fase é medida em graus por segundo, e as respostas dos dois ouvidos são determinadas. Mais especificamente, a fórmula de Jongkees é empregada para calcular uma redução vestibular relativa pela subtração da soma das respostas ao frio e ao calor à esquerda da soma das respostas ao calor e ao frio do ouvido direito e dividindo o resultando pela soma das quatro respostas. O achado de mais de 20 a 25% de assimetria é considerado anormal. Disfunção bilateral pode ser sugerida por respostas substancialmente reduzidas (soma das respostas < 20° por segundo), embora isso também possa ser consequente a problemas anatômicos ou técnicos. O uso de ar, que é potencialmente menos estimulante que a água, é especialmente preocupante nesse caso. A ENG é um exame mais útil para diagnosticar determinadas causas periféricas de vertigem, inclusive vertigem posicional paroxística benigna (na qual a manobra de Dix-Hallpike tem resultado anormal) e neurite

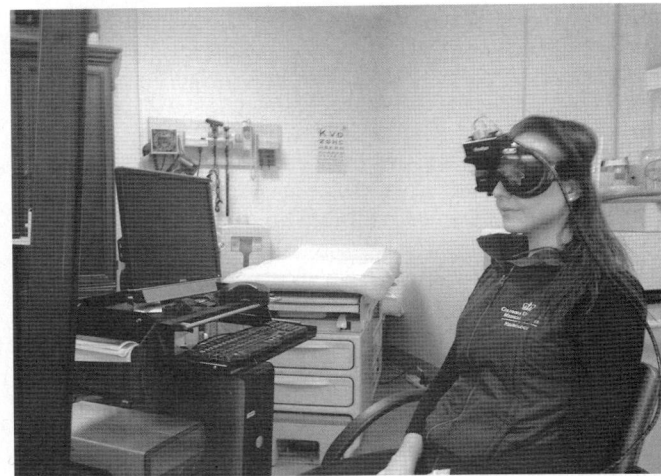

FIGURA 29.4 Videonistagmografia.

vestibular unilateral (na qual o teste calórico é assimétrico). Em geral, o teste é normal quando a vertigem tem causa central, mas podem aparecer anormalidades no teste motor ocular.

Cadeira giratória

O teste com cadeira giratória adiciona certeza à avaliação vestibular se a ENG não for conclusiva e se existir a possibilidade de disfunção vestibular bilateral. O teste com cadeira giratória também pode ser útil se a obstrução mecânica do meato acústico impedir o teste calórico (quente-frio) da ENG. Nessa avaliação, o paciente é girado enquanto seus movimentos oculares são registrados. A cadeira é girada de modo sinusoidal (pendular), ou há alterações abruptas da velocidade, e os movimentos oculares são documentados em termos de ganho, fase e simetria. As respostas à estimulação optocinética e à supressão da fixação visual também são determinadas. Nos pacientes com disfunção vestibular bilateral, por exemplo, o ganho é reduzido e existe latência de fase. Embora os pacientes com disfunção vestibular unilateral também apresentem anormalidades de ganho e fase, o teste com cadeira giratória não localiza o lado da disfunção.

TESTE DE IMPULSO CEFÁLICO COM GRAVAÇÃO DE VÍDEO

O teste de impulso cefálico é realizado comumente na prática clínica e consiste em pedir ao paciente que foque seu olhar no nariz do examinador, enquanto ele gira rápida e ligeiramente sua cabeça, e observa se há algum "atraso", quando os olhos do paciente não permanecem focados no nariz, mas se movimentam com a cabeça, e ocorre um movimento sacádico tardio para refixar o olhar no nariz. Isso indica hipofunção vestibular periférica. Hoje em dia, sistemas de testagem de impulso cefálico com gravação em vídeo utilizam visores leves acoplados à cabeça, que foram desenvolvidos para quantificar e detectar hipofunção vestibular com mais clareza, talvez aumentando a sensibilidade e a precisão em comparação com o teste convencional utilizado na prática clínica.

Potenciais miogênicos evocados vestibulares

Potenciais miogênicos evocados vestibulares (PMEVs) são um tipo de avaliação relativamente menos realizado, que visa analisar o sáculo e o nervo vestibular inferior. Nesse estudo, é registrada a resposta do músculo esternocleidomastóideo aos estímulos auditivos. Vale mencionar que a audição não parece ser necessária para os PMEVs. De modo geral, os PMEVs são considerados anormais se houver assimetria significativa ou se forem pequenos ou inexistentes. Além disso, os limiares para gerar PMEVs podem ser anormalmente pequenos em pacientes com fístula perilinfática ou deiscência do canal superior. Há relatos de PMEVs pequenos ou com limiar mais elevado em pacientes com a síndrome de Ménière, mas seu uso no diagnóstico dessa condição é questionável. Respostas semelhantes também podem ser detectadas em outros músculos além do esternocleidomastóideo, como os músculos extrínsecos dos olhos.

Posturografia dinâmica computadorizada

A posturografia dinâmica computadorizada tenta quantificar os transtornos do equilíbrio. Nesse teste, o paciente fica em pé sobre uma plataforma horizontal, que pode ser inclinada ou transladada, com medida das forças exercidas pelos pés do paciente e mudança do entorno visual. Os sistemas de teste que não dispõem de todos esses recursos são menos úteis. Um protocolo de avaliação muito usado inclui o teste de organização sensorial, que é composto de seis "subtestes". Esses componentes tornam-se progressivamente mais difíceis por meio de modificação das condições (p. ex., abrir ou fechar os olhos, base reta ou inclinada, entorno visual vertical ou inclinado). A posturografia dinâmica computadorizada não é necessariamente anormal nos pacientes com distúrbios vestibulares e, portanto, é considerada um exame complementar à avaliação vestibular.

Análise da marcha

Testes da marcha podem ser aplicados formalmente, com base em métricas objetivas, mas seu uso pode ficar limitado aos centros especializados ou programas científicos; esses testes estão descritos com mais detalhes no Capítulo 15.

LEITURA SUGERIDA

Baloh RW, Jacobson KM, Enrietto JA, Corona S, Honrubia V. Balance disorders in older persons: quantification with posturography. *Otolaryngol Head Neck Surg.* 1998;119(1):89-92.

Bouffard MA, Prasad S. Advances in neuro-ophthalmic imaging. *Semin Neurol.* 2017;37(5):566-579.

Chandrasekha SS, Tsai Do BS, Schwartz SR, et al. Clinical practice guideline: sudden hearing loss (update). *Otolaryngol Head Neck Surg.* 2019; 161(suppl 1):S1-S45.

Desmond AL. *Vestibular Function: Evaluation and Treatment.* New York, NY: Thieme; 2004.

Fife TD, Colebatch JG, Kerber KA, et al. Practice guideline: cervical and ocular vestibular evoked myogenic potential testing: report of the Guideline Development, Dissemination, and Implementation Subcommittee of the American Academy of Neurology. *Neurology.* 2017;89: 2288-2296.

Fife TD, Tusa RJ, Furman JM, et al. Assessment: vestibular testing techniques in adults and children: report of the Therapeutics and Technology Assessment Subcommittee of the American Academy of Neurology. *Neurology.* 2000;55:1431-1441.

Handelsman JA, Shepard NT. Electronystagmography and videonystagmography. In: Goebel JA, ed. *Practical Management of the Dizzy Patient.* 2nd ed. Philadelphia, PA: Lippincott Williams & Wilkins; 2008: 117-135.

Handelsman JA, Shepard NT. Rotational chair testing. In: Goebel JA, ed. *Practical Management of the Dizzy Patient.* 2nd ed. Philadelphia, PA: Lippincott Williams & Wilkins; 2008:137-152.

Leigh RJ, Zee DS. *The Neurology of Eye Movements.* 4th ed. Oxford, United Kingdom: Oxford University Press; 2006.

Nashner LM. Computerized dynamic posturography. In: Goebel JA, ed. *Practical Management of the Dizzy Patient.* 2nd ed. Philadelphia, PA: Lippincott Williams & Wilkins; 2008:153-182.

Rizk H, Agrawal Y, Barthel S, et al. Quality improvement in neurology: neuro-otology quality measurement set. *Neurology.* 2018;91:697-701.

Skarf B, Glaser JS, Trick GL, et al. Neuro-ophthalmologic examination: the visual sensory system. In: Glaser JS, ed. *Neuro-ophthalmology.* 3rd ed. Philadelphia, PA: Lippincott Williams & Wilkins; 1999:7-49.

Sweetow RW, Sabes J. Audiologic testing. In: Lalwani AK, ed. *Current Diagnosis & Treatment in Otolaryngology—Head & Neck Surgery.* 3rd ed. New York, NY: McGraw-Hill; 2012:617-625.

Valente M. Audiometric tests. In: Goebel JA, ed. *Practical Management of the Dizzy Patient.* 2nd ed. Philadelphia, PA: Lippincott Williams & Wilkins; 2008:183-201.

Welgampola MS, Taylor RL, Halmagyi GM. Video head impulse testing. *Adv Otorhinolaryngol.* 2019;82:56-66.

Wicki CA, Hanson JVM, Schippling S. Optical coherence tomography as a means to characterize visual pathway involvement in multiple sclerosis. *Curr Opin Neurol.* 2018;31(5):662-668.

Wylegała A. Principles of OCTA and applications in clinical neurology. *Curr Neurol Neurosci Rep.* 2018;18(12):96.

Estudos do Sono 30

Andrew J. Westwood e Carl W. Bazil

PONTOS-CHAVE

1. O diário de sono é um método simples para conseguir informações sobre o sono de um indivíduo ao longo de várias semanas, principalmente para avaliar distúrbios do ritmo circadiano e insônia e excluir a possibilidade de sono insuficiente.

2. A polissonografia (PSG) é o padrão de referência para investigação diagnóstica da maioria dos distúrbios do sono.

3. O teste doméstico para apneia do sono é um teste de triagem conveniente para pacientes que supostamente tenham apneia obstrutiva do sono.

4. Quando há suspeita de narcolepsia, deve-se solicitar PSG seguida de um teste de latência múltipla do sono (TLMS). Latência média do sono menor que 8 minutos e dois ou mais períodos de movimentos oculares rápidos no início do sono reforçam esse diagnóstico.

INTRODUÇÃO

O National Institutes of Health (NIH) estima que 50 a 70 milhões de norte-americanos tenham transtornos do sono (ver Capítulo 118). Privação e distúrbios do sono foram relacionados não apenas com doenças clínicas crônicas, inclusive obesidade, acidente vascular encefálico (AVE) e diabetes, mas também com transtornos mentais e aumento do risco de acidentes (especialmente automobilísticos). A privação de sono não é uma preocupação trivial e, a cada dia que passa, tem sido detectada com frequência crescente por profissionais da área de saúde e leigos.

Questionários validados e diários do sono (inclusive os que hoje estão disponíveis em aplicativos para *smartphones*) fornecem informações detalhadas, ainda que subjetivas, acerca do sono, que podem ser combinadas com testes objetivos para orientar o tratamento e a correção de problemas de sono.

INDICAÇÕES DOS EXAMES DIAGNÓSTICOS DO SONO

A polissonografia (PSG) é o exame solicitado com mais frequência; contudo, em razão de mudanças nos seguros de saúde, alguns testes domiciliares para triagem de apneia do sono são realizados antes da PSG. Como também ocorre na PSG durante a noite, outros procedimentos são teste de latência múltipla do sono (TLMS), que determina a possibilidade de adormecer durante o dia; e teste de manutenção da vigília (TMV), que avalia a capacidade de ficar acordado durante o dia. Além disso, a actigrafia – que utiliza movimentos como substitutos do sono – pode fornecer informações úteis acerca dos padrões de sono ao longo de dias ou semanas. Nas seções subsequentes, todos esses exames estão descritos detalhadamente.

A PSG deve ser considerada para pacientes cujo sono é interrompido repetidamente, termina antes do que se desejaria, ou tem duração prolongada. Nos casos típicos, esse exame não é útil aos pacientes com dificuldade de iniciar o sono, a menos que não tenham respondido favoravelmente aos tratamentos tradicionais.

A apneia obstrutiva do sono (disfunção das vias respiratórias superiores, que interrompe a respiração enquanto o indivíduo dorme) é a indicação mais comum para a realização de PSG, tendo em vista sua prevalência alta e a possibilidade de simular outros distúrbios do sono. Sintomas de apneia obstrutiva do sono podem ser roncos, noctúria frequente, sensação de asfixia, ou incapacidade de respirar bem, assim como sonolência excessiva durante o dia, cefaleia matutina e redução do nível de vigília durante o dia. Queixas menos frequentes são "reações físicas durante o sonho", comportamentos automáticos do sono, movimentos noturnos dos membros e pesadelos. Os sinais sugestivos de apneia do sono incluem obesidade, retrognatismo, orofaringe congestionada e pálpebras frouxas. A apneia obstrutiva do sono é comum em pacientes com doenças neuromusculares, doença vascular cerebral e distúrbios cognitivos. Apneia do sono de origem central (distúrbios da regulação do *drive* respiratório cerebral, que acarreta problemas respiratórios durante o sono) pode ser causada por malformação de Arnold-Chiari, doença vascular cerebral e miocardiopatia, dentre outras causas.

Nos indivíduos com sono prolongado ou sonolência diurna excessiva inexplicável, o exame de PSG deve ser seguido do TLMS. Latência de sono muito curta e ocorrência de movimentos oculares rápidos (REM, do inglês *rapid eye movement*) em dois ou mais cochilos são indícios altamente sugestivos de narcolepsia. Entretanto, evidências recentes sugerem que a reprodutibilidade desse teste não seja satisfatória e ainda é uma área de investigação em busca de abordagens alternativas.

Em alguns casos, parassonias podem ser diagnosticadas unicamente com base na anamnese sem exames complementares, mas porque podem ser confundidas umas com as outras e em razão de sua associação a outros distúrbios do sono (p. ex., apneia obstrutiva do sono) e condições que simulam crises epilépticas noturnas, a PSG é frequentemente recomendável. Parassonias incluem terrores noturnos, transtorno de movimentos rítmicos, sonambulismo (especialmente nos adultos) e transtorno de comportamento associado ao sono REM. Quando crises epilépticas noturnas fazem parte do diagnóstico diferencial, a PSG deve ser realizada simultaneamente com videoeletroencefalografia (VEEG).

Polissonografia

A PSG (realizada em laboratório) é o padrão de referência dos exames diagnósticos para a maioria dos transtornos do sono (Tabela 30.1). A PSG clínica consiste no registro simultâneo de diversas variáveis fisiológicas, que permitem a documentação

Tabela 30.1 Indicações da polissonografia.

- Diagnóstico de distúrbios respiratórios associados ao sono
- Titulação da PPVR para diagnosticar distúrbios respiratórios associados ao sono
- Avaliação pré-operatória antes de uma cirurgia das vias respiratórias superiores para tratar roncos ou apneia obstrutiva do sono
- Acompanhamento depois de obter resposta clínica satisfatória com aparelhos orais terapêuticos
- Acompanhamento depois de tratamento cirúrgico
- Recidiva dos sintomas, apesar da resposta inicial aos tratamentos odontológicos ou cirúrgicos
- Acompanhamento dos pacientes com perda de peso significativa depois de iniciar tratamento com PPVR
- Acompanhamento dos pacientes com ganho de peso significativo depois de iniciar tratamento com PPVR
- Resposta insuficiente ao tratamento com PPVR, apesar da resposta inicial satisfatória
- Pacientes com insuficiência cardíaca sistólica ou diastólica e queixas de sono, apesar do tratamento cardiológico ideal
- Pacientes com distúrbios neuromusculares e queixas de sono, apesar das medidas adequadas de higiene do sono
- Narcolepsia (depois do TLMS)
- Distúrbio dos movimentos periódicos dos membros
- Dúvida quanto ao diagnóstico da síndrome das pernas inquietas

PPVR, pressão positiva nas vias respiratórias; TLMS, teste de latência múltipla do sono. (Adaptada de Kushida CA, Littner MR, Morgenthaler T et al. Practice parameters for the indications for polysomnography and related procedures: an update for 2005. *Sleep*. 2005;28(4):499-521.)

objetiva do sono e a avaliação de seus distúrbios mais comuns. Em geral, os profissionais que realizam esse exame utilizam no mínimo quatro canais de EEG, que cobrem as regiões occipitais e centrais necessárias à classificação do sono, mas a maioria usa mais canais. Os componentes padronizados desse exame são eletro-oculografia (EOG); eletromiografia (EMG) mental; EMG de superfície com registros dos músculos tibiais anteriores para detectar movimentos dos membros durante o sono; eletrocardiografia; determinações dos fluxos de ar nasal e oral, do esforço respiratório e da saturação de oxigênio; e gravações audiovisuais. Outras variáveis analisadas podem ser monitoramento do nível de dióxido de carbono e manometria esofágica.

Os registros são analisados a intervalos de 30 segundos (ou períodos). Cada período é avaliado com base no tônus muscular, EOG e EEG para determinar o estágio de sono ou vigília. Além disso, cada período é avaliado para detectar anormalidades do fluxo/pressão respiratória, saturação de oxigênio, frequência cardíaca e movimentos das pernas (Figura 30.1). A American Academy of Sleep Medicine fornece orientação sobre a pontuação para o estágio do sono e os distúrbios respiratórios (apneias, hipopneias, despertar noturno), bem como movimentos dos membros. Uma vez analisada cada fase, uma maneira conveniente de exibir essa quantidade significativa de dados é o hipnograma, que pode mostrar a macroarquitetura ao longo da noite inteira e pode ser modificado para fornecer informações adicionais, como temporizações de distúrbios respiratórios e posição do corpo.

Em condições ideais, os pacientes precisam preencher diários do sono no mínimo por 1 semana antes de realizar o exame. Também é importante registrar os fármacos usados e os cochilos durante o dia do exame e, em geral, é útil pedir para o paciente dizer o que achou de seu sono durante o exame. É comum que um indivíduo durma mais em posição supina durante o exame que em sua casa, e isso deve ser levado em consideração nas implicações clínicas do resultado.

Provocação de parassonias

Nos casos típicos, parassonias como o sonambulismo e terrores noturnos ocorrem no estágio de sono com ondas lentas (estágio N3). Elas podem não ocorrer todas as noites. Com o objetivo de aumentar a positividade do registro desses eventos, alguns pacientes podem ser solicitados a reduzir suas horas de sono na noite anterior de forma a provocar um "rebote" de sono com ondas lentas. Alguns dados indicam que estímulos externos intencionais (p. ex., sons) durante o sono de ondas lentas também possam desencadear esses eventos.

Avaliação do transtorno comportamental associado ao sono REM

Registrar comportamento onírico (sonho) durante o sono REM (Figura 30.2) é útil, mas não necessário para confirmar o diagnóstico do transtorno comportamental associado ao sono REM. Uma das manifestações principais desse distúrbio é a ausência de atonia durante esse estágio do sono. Em geral, a atonia é detectada pelo eletrodo mental; contudo, pode ocorrer em uma ou mais derivações dos membros. Alguns profissionais aplicam outros eletrodos nos quatro membros quando existe suspeita de que o paciente tenha transtorno comportamental associado ao sono REM. É importante notar que a melatonina suprime a atonia, e seu uso deve ser interrompido antes do exame.

Teste domiciliar para apneia do sono

A apneia obstrutiva do sono é um distúrbio comum na população em geral. Nos indivíduos com comorbidades significativas, como fraqueza neuromuscular, insuficiência cardíaca, epilepsia ou obesidade mórbida, pode ser recomendada uma versão simplificada da PSG realizada em ambiente laboratorial. Existem alguns equipamentos disponíveis, que podem monitorar apenas três variáveis (em geral, saturação de oxigênio, pulso e fluxo ventilatório) ou permitem uma avaliação mais completa (inclusive eletrocardiografia e EEG extrapolado usando um ou dois eletrodos). Nos casos típicos, a vantagem é a redução de custos, mas essa modalidade de exame também é benéfica aos pacientes que não conseguem dormir bem em ambientes com os quais não estão familiarizados. Como o teste com equipamento portátil geralmente não permite a classificação confiável dos estágios do sono e exclui gravação de vídeo e EMG dos membros, ele não está indicado para avaliar casos suspeitos de parassonias, transtorno comportamental associado ao sono REM ou distúrbio dos movimentos periódicos dos membros. Contudo, apesar dessas considerações, esse teste tem sido exigido pelas companhias de seguros com frequência crescente antes da realização de PSG de laboratório.

O teste domiciliar para apneia do sono pode ser um recurso útil à triagem para apneia obstrutiva do sono, mas sua sensibilidade pode não ser satisfatória, considerando que não fornece dados suficientes em alguns casos e depende de que o próprio indivíduo instale e regule seu equipamento. A PSG em ambiente laboratorial pode ser necessária quando o exame domiciliar não é conclusivo ou quando o índice de apneia-hipopneia é limítrofe.

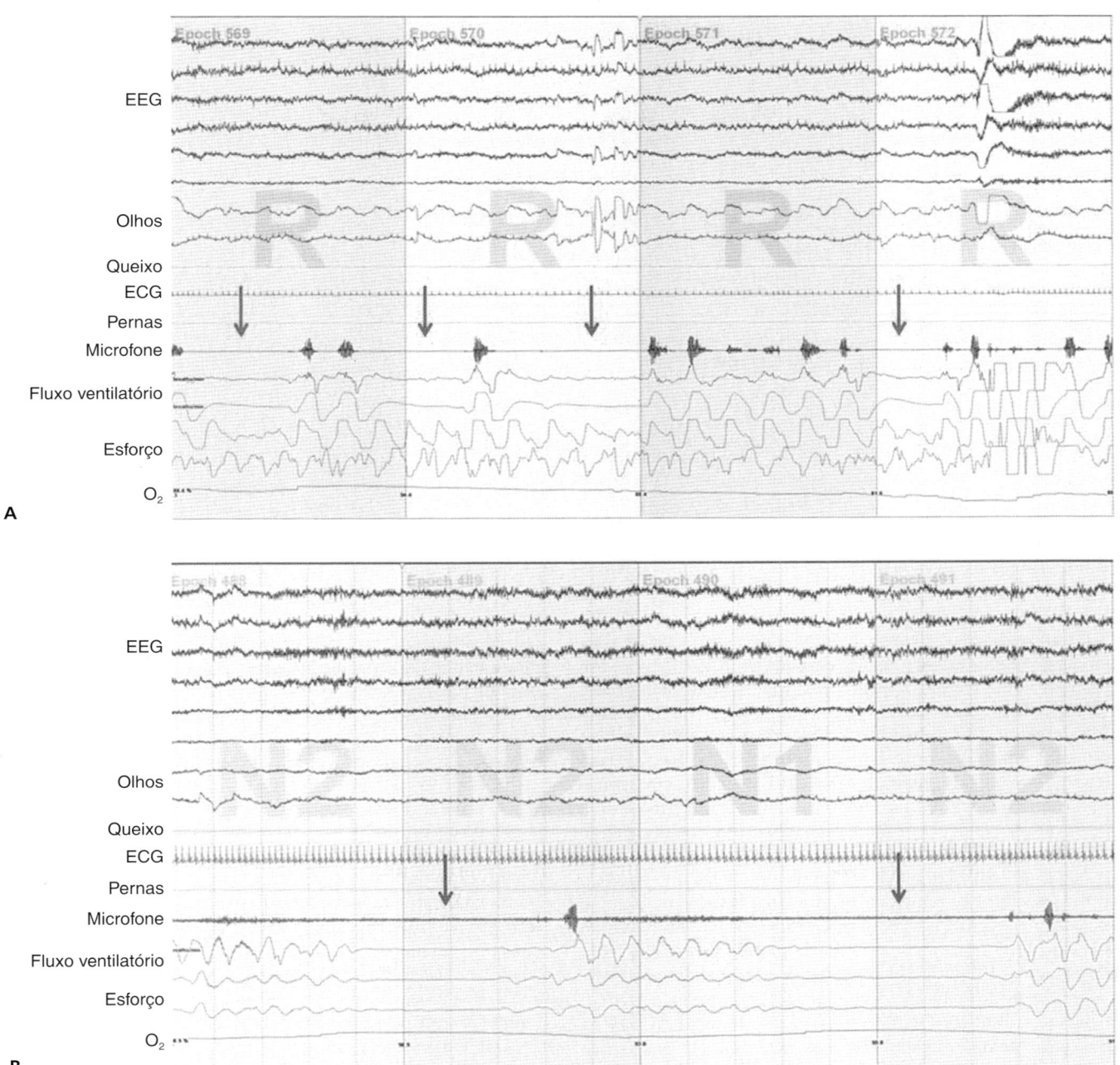

FIGURA 30.1 A. Registro de 4 minutos no estágio R (sono com movimentos oculares rápidos) demonstrando cessação do fluxo de ar com continuação dos movimentos torácicos e abdominais durante as pausas apneicas assinaladas pelas *setas*. Observe que os roncos cessam quando o fluxo de ar e a saturação de oxigênio diminuem. Isso é compatível com apneia obstrutiva do sono. **B.** Registro de 4 minutos dos estágios N1 e N2 (sono sem movimentos oculares rápidos) demonstrando cessação do fluxo de ar e dos movimentos torácicos e respiratórios assinalados pelas *setas*. Isso é compatível com apneia central do sono. ECG, eletrocardiografia; EEG, eletroencefalografia; O_2, oxigênio.

Teste de latência múltipla do sono

Pacientes com sonolência diurna excessiva podem ser avaliados pelo teste de TLMS, que consiste em uma série de cinco (quatro ou seis, em alguns casos) oportunidades de cochilar, com registros do sono a intervalos de 2 horas ao longo de todo o dia. Antes do teste, recomenda-se que o indivíduo tenha sono "normal" e que todos os fármacos que possam interferir na estrutura do sono (especialmente antidepressivos) devam ser preferencialmente interrompidos 2 semanas antes. A PSG deve ser realizada na noite anterior ao teste de latência múltipla, de modo que o sono do dia anterior seja documentado. Quando a PSG demonstra apneia obstrutiva do sono significativa, o TLMS geralmente não é realizado. Para indicar confiavelmente um TLMS, o paciente deve ter dormido no mínimo 6 horas durante a PSG.

O início do sono é definido pelo primeiro período no qual o paciente não está acordado. O cochilo é interrompido 15 minutos depois de iniciar o sono. Quando o paciente não consegue adormecer, cada sessão de registro é interrompida depois de

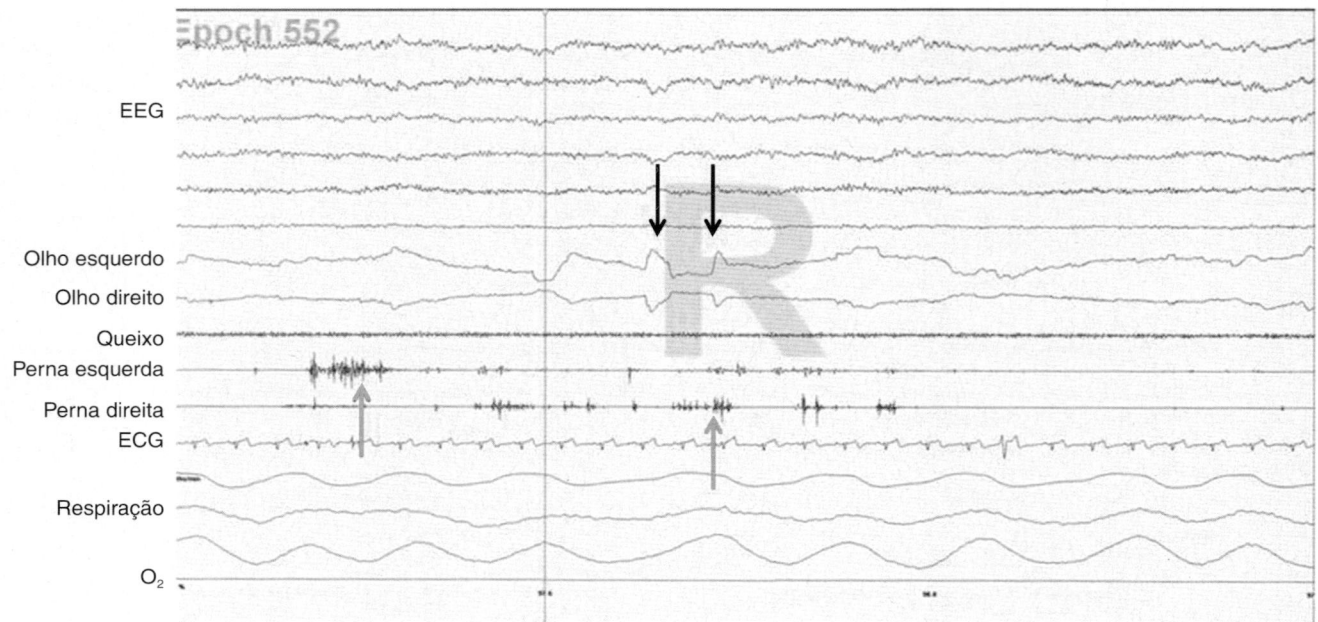

FIGURA 30.2 Um único período de sono R fásico (as *setas pretas* assinalam os movimentos oculares rápidos) com movimentos das pernas esquerda e direita (*setas cinza*). ECG, eletrocardiografia; EEG, eletroencefalografia; O_2, oxigênio.

20 minutos. A latência do sono (tempo necessário a que o paciente adormeça) é determinada em cada cochilo e fornece um parâmetro objetivo da sonolência diurna. Quando não ocorre sono REM em quatro cochilos, o teste pode ser interrompido precocemente. Do mesmo modo, quando o sono REM ocorre ao menos em dois dos quatro cochilos, o teste é considerado concluído. Contudo, quando o sono REM ocorre em apenas um dos quatro cochilos, o paciente geralmente tem uma quinta oportunidade de cochilar para determinar a probabilidade de que tenha narcolepsia.

Nesse teste, calcula-se a média das latências do sono durante os cochilos (o tempo de 20 minutos é usado como início quando o paciente não consegue adormecer). Além disso, todos os períodos de sono REM são contabilizados; sono REM nos primeiros 15 minutos é considerado anormal. Isso é descrito como períodos com movimentos oculares rápidos no início do sono (PMORIS). Quando há registro de um PMORIS na PSG realizada na noite anterior, isto também pode ser levado em consideração.

A indicação principal desse teste é confirmar o diagnóstico de narcolepsia. Os pacientes com narcolepsia tendem a mostrar latências médias do sono de 3 ± 3 minutos. Contudo, 16% das pessoas normais têm latências de sono menores que 5 minutos. Nos casos típicos, os pacientes com narcolepsia têm latência média do sono menor que 8 minutos e demonstram no mínimo dois cochilos com REM no início do sono. Embora exista superposição significativa entre as latências médias dos indivíduos normais e dos pacientes que se queixam de sonolência excessiva, a latência média normal é considerada maior que 10 minutos.

Os PMORIS também podem ser causados pela apneia obstrutiva do sono, privação de sono, abstinência de fármacos/drogas ou narcolepsia; nesses casos, geralmente ocorre apenas um desses períodos no TLMS. Dois PMORIS têm sensibilidade de 78% e especificidade de 93% para o diagnóstico de narcolepsia. Vale ressaltar que não existe qualquer repositório amplo coletado sistematicamente com dados normativos do TLMS e que os valores normais dos pacientes com menos de 6 anos de idade não estão definidos. Quando o paciente tem PMORIS durante a PSG noturna, isso também é levado em consideração no cálculo do número total obtido no TLMS.

Teste de manutenção da vigília

O TMV mede o tempo que o paciente consegue permanecer acordado em um ambiente pouco iluminado durante quatro tentativas de 40 minutos (em alguns casos, 20 minutos). O paciente é instruído a permanecer acordado em posição semirreclinada, sem quaisquer comportamentos estimulantes. Esse teste pode fornecer mais informações quanto à capacidade do paciente de manter o estado de vigília, mas a validade dos resultados do teste em relação à experiência real é desconhecida. Algumas vezes, esse teste é usado para avaliar o desempenho à direção de indivíduos que possam estar em risco alto de sonolência diurna.

O início do sono é definido por três períodos (90 segundos) contínuos no estágio 1, ou um período de qualquer outro estágio do sono. Em geral, 97,5% das pessoas com sono normal permanecem acordadas por um período médio de 8 minutos ou mais durante o TMV. Adormecer em média menos de 8 minutos durante o teste poderia ser considerado anormal. Os resultados mostram que 40 a 59% dos indivíduos que dormem normalmente permanecem acordados durante os 40 minutos de todas as quatro tentativas.

AVALIAÇÃO DOS DISTÚRBIOS DO RITMO CIRCADIANO

Assim como ocorre com a característica intrínseca do sono de um indivíduo, fatores extrínsecos aplicados na duração do ciclo de sono-vigília podem interferir em sua capacidade de adormecer quando necessário. Pesquisadores identificaram diversas variantes, inclusive síndromes de atraso e avanço das fases do sono, transtorno do trabalho em turno e síndrome da mudança de fuso horário (*jet lag disorder*). A síndrome de ausência de sono por 24 horas, na qual o relógio interno "corre" livremente, é o mais grave desses distúrbios, mas é muito rara. Esse diagnóstico pode ser estabelecido simplesmente com base na história clínica e em documentação baseada em um diário de sono; contudo, a lembrança do paciente quanto aos padrões de sono ao longo do tempo pode ser limitada. A actigrafia pode ser útil para documentar objetivamente padrões de sono.

Actigrafia

A essência da actigrafia consiste no conceito de que os movimentos são reduzidos durante o sono. Nos casos típicos, o indivíduo usa um dispositivo no punho não dominante, que monitora os movimentos durante um período específico (em geral, até 2 semanas) e geralmente são correlacionados com um diário das atividades (Figura 30.3). Os parâmetros de alguns desses dispositivos podem ser usados para avaliar fatores específicos, como frequência dos movimentos dos membros durante o sono. Os estudos que compararam a actigrafia com a PSG demonstraram que a primeira é um substituto razoável, embora imperfeito, para a avaliação do sono. Evidentemente, não seria possível (ou necessário) realizar PSG convencional ao longo de semanas de cada vez para determinar os padrões de sono.

Atualmente, alguns aplicativos disponíveis no mercado usam o princípio da actigrafia para permitir que os pacientes monitorem seu sono. Os aplicativos de actigrafia baseados em acelerômetros de *smartphones* têm pouca utilidade, porque a maioria baseia-se nos movimentos do leito, em vez do próprio indivíduo; além disso, os resultados não se correlacionam bem com o sono efetivo. Por outro lado, outros acelerômetros podem ser usados no corpo (em geral, no braço); esses dispositivos provavelmente são bem semelhantes à actigrafia e podem ser considerados pelo médico como um recurso auxiliar para facilitar o diagnóstico e o monitoramento do progresso do tratamento.

Biomarcadores do ritmo circadiano

Diversas variáveis são utilizadas para avaliar o ritmo de sono-vigília, principalmente com finalidades experimentais e menos comumente na prática clínica. A melatonina ou seus metabólitos podem ser determinados na urina, no sangue ou na saliva. A secreção de melatonina começa ao anoitecer e alcança níveis máximos durante a noite. Durante o dia, os níveis de melatonina são praticamente indetectáveis. O início da secreção de melatonina na penumbra (ISMP) corresponde ao momento em que os níveis de melatonina chegam a 2 pg/ml no plasma ou 4 pg/ml na saliva. Esse parâmetro também pode ser medido como média de três amostras diurnas mais duas vezes o desvio padrão dessas três amostras. Nos casos típicos, isso ocorre 2 horas antes da hora de dormir, contanto que a iluminação seja reduzida. O ISMP é considerado o parâmetro padrão do ritmo circadiano. Por exemplo, um paciente com o fenômeno de atraso das fases do sono poderia ter um ISMP muito tardio (3 às 5 horas). Um paciente com transtorno do trabalho em turno poderia continuar a mostrar ISMP durante um turno de trabalho típico.

A temperatura corporal central geralmente mostra picos no final da tarde. Nos casos típicos, o sono ocorre na fase descendente e termina cerca de 2 horas depois do nível mais baixo. A perda do ritmo normal de temperatura corporal central pode ser diagnosticada por monitoramento contínuo da temperatura, mas isso não é um método conveniente para avaliar o padrão circadiano na prática clínica.

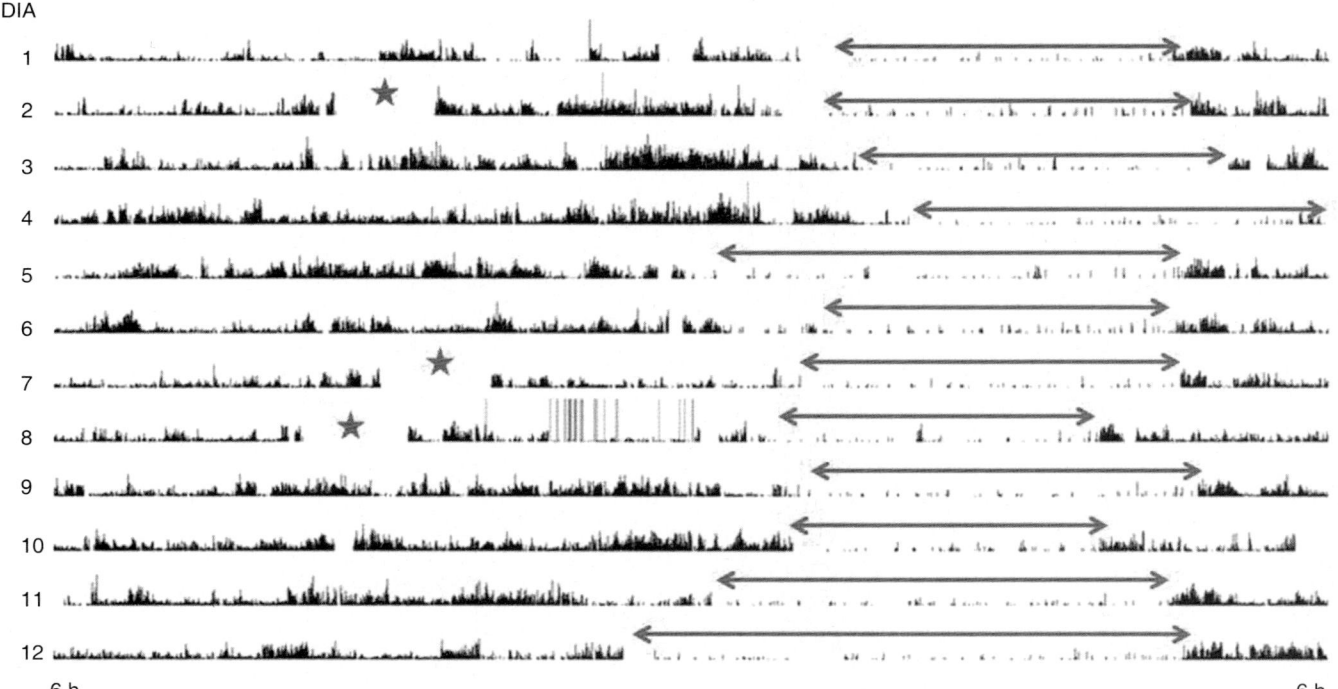

FIGURA 30.3 Actograma das atividades ao longo de 12 dias. Cada dia está representado graficamente em uma linha e a quantidade de movimentos está indicada pelas áreas em cor *preta*. Nos casos típicos, esse registro é correlacionado com um diário preenchido pelo próprio indivíduo. Os períodos com movimentos limitados provavelmente se correlacionam com o sono (*setas*). Os períodos de ausência absoluta dos movimentos (*estrelas*) sugerem que o dispositivo (relógio) tenha sido retirado.

RELATO SUBJETIVO DO SONO

Além dos relatos das queixas de sono, um paciente pode conservar um diário do seu ciclo de sono-vigília ao longo do tempo (Figura 30.4). Esse diário pode ser usado em conjunto com a actigrafia, principalmente para avaliar insônia paradoxal. Além disso, ele pode ser usado para avaliar visualmente transtornos do sono-vigília em potencial, bem como ajudar a garantir que o paciente dormiu o suficiente antes da PSG que, de outra forma, poderia alterar a estrutura do sono.

Existem alguns questionários específicos para avaliar o sono, e a maioria enfatiza principalmente apneia obstrutiva do sono ou roncos, enquanto outros podem avaliar a qualidade do sono, o grau de sonolência ou a incapacidade de dormir. A escala de sonolência de Epworth é um questionário utilizado comumente em muitos consultórios. A graduação de oito situações em uma escala de zero a três quanto à gravidade da sonolência pode resultar no escore total de 24. Nos casos típicos, níveis iguais ou maiores que dez indicam sonolência excessiva. Os pacientes com narcolepsia podem ter escores na faixa de 16, embora isso varie caso a caso. Esse questionário não é utilizado apenas com finalidade diagnóstica, mas também pode ser aplicado rápida e facilmente para monitorar a eficácia do tratamento. É importante lembrar que a escala de Epworth tem pouquíssima correlação com a sonolência detectada objetivamente no TLMS. Por exemplo, os pacientes com sonolência grave causada pela apneia obstrutiva do sono podem adormecer enquanto estão na sala de espera do consultório, mas alcançam escore normal quando o questionário é aplicado. Isso reforça que os pacientes frequentemente não estão conscientes ou negam sua própria sonolência; no entanto, a escala de Epworth pode ser útil para documentar a percepção que um paciente tem acerca de sua própria sonolência.

Outros questionários são utilizados comumente como método de triagem para detectar transtornos do sono em potencial. Existem mais de 14 questionários para avaliar a respiração desestruturada pelo sono. Embora alguns possam ajudar a aumentar a sensibilidade à apneia do sono, esse diagnóstico pode ser estabelecido apenas com a realização de uma PSG. Também existem no mínimo cinco questionários para avaliar o transtorno comportamental associado ao sono REM, mas, por fim, a PSG define o diagnóstico e exclui outros problemas semelhantes, inclusive distúrbio dos movimentos periódicos dos membros ou apneia obstrutiva do sono.

INDICAÇÕES DE EXAMES LABORATORIAIS

Narcolepsia

Em casos raros ou com finalidade experimental, alguns exames laboratoriais podem ajudar a confirmar a suspeita de narcolepsia. Nos pacientes com narcolepsia tipo 1 (associada à cataplexia), pode-se realizar uma punção lombar. Níveis de hipocretina-1 no líquido cefalorraquidiano menores que 110 ng/mℓ confirmam o diagnóstico de narcolepsia tipo 1 com sensibilidade de 87% e especificidade de 99%. A maioria dos pacientes com hipersonolência idiopática e narcolepsia tipo 2 tem níveis normais de hipocretina-1 no líquido cefalorraquidiano. Testes genéticos

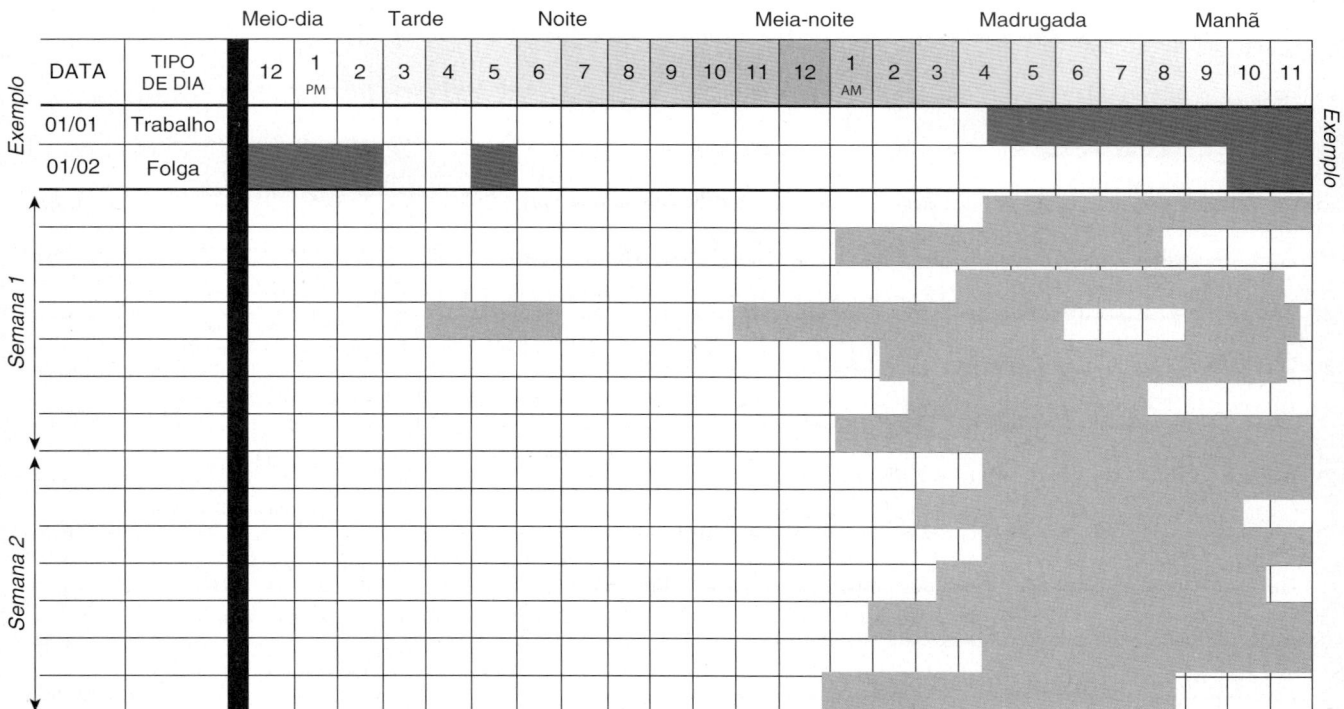

FIGURA 30.4 Diário do sono. O indivíduo é solicitado a pintar as quadrículas que indicam seu sono estimado. Neste caso, o paciente tinha uma síndrome de atraso das fases do sono e geralmente não conseguia dormir antes das 2 horas da manhã ou mais tarde. Observe que, no dia de um cochilo à tarde, ele permaneceu acordado nas horas em que costumava dormir. Outras informações podem ser acrescentadas, inclusive horários dos fármacos, da ingestão de cafeína ou da prática de exercícios e hora de se deitar e levantar.

também podem ser úteis em algumas circunstâncias. O alelo HLA-DQB1*0602 está presente em mais de 90% dos pacientes com narcolepsia tipo 1, em 56% dos indivíduos com narcolepsia tipo 2 e em 52% dos pacientes com hipersonolência idiopática. Contudo, esse alelo também é encontrado em 12 a 35% dos indivíduos saudáveis.

Síndrome das pernas inquietas

A síndrome das pernas inquietas (SPI) é um diagnóstico clínico evidenciado por desejo incontrolável de movimentar os membros (não necessariamente uma ou as duas pernas) que, nos casos típicos, agrava-se ao anoitecer ou quando o indivíduo está inativo; a sensação é aliviada temporariamente pelos movimentos e não está relacionada com posição, cãibras ou dor (ver Capítulo 78). As causas secundárias podem ser anemia, uremia, distúrbios da tireoide ou doença venosa. Um aspecto particularmente interessante é que os pacientes com nível de ferritina abaixo de 50 μg/ℓ (em alguns casos, abaixo de 75 μg/ℓ, embora esse valor seja considerado normal) são tratados com suplementos de ferro exógeno. Dosagem do nível de ferritina em jejum nas primeiras horas da manhã é recomendada em razão das oscilações durante o dia.

Polimorfismos de nucleotídios únicos de alguns genes foram associados ao aumento do risco de desenvolver SPI; contudo, esses polimorfismos não são diagnósticos. Por exemplo, as variantes do gene *BTBD9* podem ser detectadas em 75% dos pacientes com SPI, mas também em 65% dos indivíduos que nunca tiveram esta síndrome.

EXAMES DE IMAGEM

Exames de imagem não são realizados rotineiramente como parte da investigação dos transtornos do sono. Entretanto, formas raras de narcolepsia podem ser causadas por AVE ou lesões desmielinizantes do tronco encefálico. A hipoperfusão dos tálamos dos pacientes com síndrome de Kleine-Levin nos estágios sintomáticos pode ser detectada pela tomografia por emissão de fóton único ou tomografia por emissão de pósitrons. O imageamento cerebral deve ser considerado para todos os pacientes com história de paradas respiratórias que não são típicas da apneia do sono, ou que ocorrem no estado desperto. Em um subgrupo de pacientes com síndrome da hipoventilação central congênita – paradas respiratórias durante o sono, geralmente detectadas na infância, causadas por disfunção congênita do controle respiratório autônomo –, a incidência de tumores da crista neural (p. ex., neuroblastomas) é mais alta.

LEITURA SUGERIDA

Berry RB, Brooks R, Gamaldo CE, et al.; for the American Academy of Sleep Medicine. *The AASM Manual for the Scoring of Sleep and Associated Events: Rules, Terminology and Technical Specifications. Version 2.6.* Westchester, IL: American Academy of Sleep Medicine; 2020.

Brown EN, Czeisler CA. The statistical analysis of circadian phase and amplitude in constant-routine core-temperature data. *J Biol Rhythms.* 1992;7(3):177-202.

Buysse DJ, Reynolds CF III, Monk TH, Berman SR, Kupfer DJ. The Pittsburgh Sleep Quality Index: a new instrument for psychiatric practice and research. *Psychiatry Res.*1989;28(2):193-213.

Carskadon MA, Dement WC, Mitler MM, Roth T, Westbrook PR, Keenan S. Guidelines for the multiple sleep latency test (MSLT): a standard measure of sleepiness. *Sleep.* 1986;9(4):519-524.

Collop NA, Anderson WM, Boehlecke B, et al. Clinical guidelines for the use of unattended portable monitors in the diagnosis of obstructive sleep apnea in adult patients. Portable Monitoring Task Force of the American Academy of Sleep Medicine. *J Clin Sleep Med.* 2007;3(7):737-747.

Doghramji K, Mitler MM, Sangal RB, et al. A normative study of the maintenance of wakefulness test (MWT). *Electroencephalogr Clin Neurophysiol.* 1997;103(5):554-562.

Fedson AC, Pack AI, Gislason T. Frequently used sleep questionnaires in epidemiological and genetic research for obstructive sleep apnea: a review. *Sleep Med Rev.* 2012;16(6):529-537.

Hertenstein E, Gabryelska A, Spiegelhalder K, et al. Reference data for polysomnography-measured and subjective sleep in healthy adults. *J Clin Sleep Med.* 2018;14(4):523-532.

Huang Y-S, Guilleminault C, Kao P-F, Liu F-Y. SPECT findings in the Kleine-Levin syndrome. *Sleep.* 2005;28(8):955-960.

Johns MW. A new method for measuring daytime sleepiness: the Epworth Sleepiness Scale. *Sleep.* 1991;14(6):540-545.

Johns MW. Sensitivity and specificity of the multiple sleep latency test (MSLT), the maintenance of wakefulness test and the Epworth Sleepiness Scale: failure of the MSLT as a gold standard. *J Sleep Res.* 2000;9(1):5-11.

Kapur VK, Auckley DH, Chowdhuri S, et al. Clinical practice guideline for diagnostic testing for adult obstructive sleep apnea: an American Academy of Sleep Medicine clinical practice guideline. *J Clin Sleep Med.* 2017;13(3):479-504.

Kushida CA, Littner MR, Morgenthaler T, et al. Practice parameters for the indications for polysomnography and related procedures: an update for 2005. *Sleep.* 2005;28(4):499-521.

Lewy AJ, Bauer VK, Ahmed S, et al. The human phase response curve (PRC) to melatonin is about 12 hours out of phase with the PRC to light. *Chronobiol Int.* 1998;15(1):71-83.

Littner MR, Kushida C, Wise M, et al. Practice parameters for clinical use of the multiple sleep latency test and the maintenance of wakefulness test. *Sleep.* 2005;28(1):113-121.

Mignot E, Lammers GJ, Ripley B, et al. The role of cerebrospinal fluid hypocretin measurement in the diagnosis of narcolepsy and other hypersomnias. *Arch Neurol.* 2002;59(10):1553-1562.

Morgenthaler TI, Lee-Chiong T, Alessi C, et al. Practice parameters for the clinical evaluation and treatment of circadian rhythm sleep disorders. An American Academy of Sleep Medicine report. *Sleep.* 2007;30(11):1445-1459.

Patil SP, Ayappa IA, Caples SM, et al. Treatment of adult obstructive sleep apnea with positive airway pressure: an American Academy of Sleep Medicine clinical practice guideline. *J Clin Sleep Med.* 2019;15(2):335-343.

Pilon M, Montplaisir J, Zadra A. Precipitating factors of somnambulism: impact of sleep deprivation and forced arousals. *Neurology.* 2008;70(24):2284-2290.

Roehrs T, Roth T. Multiple sleep latency test: technical aspects and normal values. *J Clin Neurophysiol.* 1992;9(1):63-67.

Smith MT, McCrae CS, Cheung J, et al. Use of actigraphy for the evaluation of sleep disorders and circadian rhythm sleep-wake disorders: an American Academy of Sleep Medicine clinical practice guideline. *J Clin Sleep Med.* 2018;14(7):1231-1237.

Stiasny-Kolster K, Mayer G, Schäfer S, et al. The REM sleep behavior disorder screening questionnaire—a new diagnostic instrument. *Mov Disord.* 2007;22(16):2386-2393.

Trotti LM, Staab BA, Rye DB. Test-retest reliability of the multiple sleep latency test in narcolepsy without cataplexy and idiopathic hypersomnia. *J Clin Sleep Med.* 2013;9(8):789-795.

Avaliação Neuropsicológica 31

Yaakov Stern

PONTOS-CHAVE

1. A avaliação neuropsicológica é importante no diagnóstico diferencial e na caracterização da função cognitiva.
2. A maioria dos testes foi desenvolvida para avaliar funções cognitivas específicas.
3. Testes do estado mental podem ser usados na triagem mais rápida.
4. A caracterização cuidadosa da dúvida suscitada pelo médico que referencia o paciente ajuda a obter informações mais úteis.

INTRODUÇÃO

Testes neuropsicológicos podem ajudar a diagnosticar demência, avaliar ou quantificar desenvolvimento da cognição e comportamento, detectar doenças cerebrais e orientar o tratamento clínico. Esses testes também são utilizados em estudos científicos realizados para avaliar funções cognitivas de indivíduos saudáveis e doentes.

ESTRATÉGIA DA AVALIAÇÃO NEUROPSICOLÓGICA

Os distúrbios que afetam o cérebro comumente causam disfunção cognitiva, motora ou comportamental, que pode ser detectada por meio de testes adequadamente planejados. O desempenho insatisfatório em um teste e determinados padrões de desempenho podem sugerir patologias específicas. Por outro lado, pacientes com anormalidades cerebrais conhecidas podem ser avaliados para determinar de que forma as áreas afetadas do cérebro interferem em funções cognitivas específicas. Contudo, antes de relacionar o desempenho em um teste com disfunção cerebral, outros fatores que afetam seu desempenho devem ser considerados.

Nos casos típicos, o desempenho no teste é comparado com valores normativos derivados de populações semelhantes ao paciente no que se refere à idade, ao nível educacional, às condições socioeconômicas e a outras variáveis. Escores significativamente abaixo dos valores médios esperados indicam desempenho insatisfatório. Em alguns casos, o desempenho pode ser avaliado com base em pressupostos do que poderia ser esperado de um indivíduo mediano (p. ex., repetir sentenças simples, ou ler e repetir frases simples).

Infelizmente, não existem dados comparáveis para o paciente a ser testado. Esse problema é comum nos indivíduos idosos e nos que têm diferenças de idioma e cultura. Essa situação pode ser contornada reunindo-se características normais locais, que sejam mais descritivas da população clínica local, ou avaliando-se as áreas cognitivas que ainda estão preservadas. Desse modo, o paciente guia o médico quanto ao nível de desempenho que seria esperado nos domínios potencialmente afetados. Outros fatores que também afetam o desempenho no teste são humor atual do paciente, ansiedade, depressão ou outros transtornos psiquiátricos, uso de fármacos e motivação do paciente para participar ativamente.

Os padrões de desempenho, inclusive os pontos fortes em alguns domínios cognitivos e os pontos fracos em outros, foram associados a distúrbios específicos com base em observações empíricas e no conhecimento da patologia cerebral associada a essas condições. A observação desses padrões pode ajudar a confirmar o diagnóstico.

ESCOLHA DOS TESTES

Os testes neuropsicológicos de uma bateria de avaliação provêm de várias fontes. Alguns foram desenvolvidos com finalidades acadêmicas (p. ex., testes de inteligência), enquanto outros para psicologia experimental. A bateria clássica de testes clínicos consiste em uma série de testes padronizados, que se mostraram úteis e são selecionados como referência. Esses testes devem ter confiabilidade e validade estabelecidas. Existe um conflito de escolha entre a amplitude de aplicação e a facilidade de interpretação, a disponibilidade de conjuntos de testes padronizados e a possibilidade de apontar déficits sutis ou específicos produzidos por testes mais experimentais, que são úteis à pesquisa, mas ainda não foram padronizados.

A maioria dos testes tem como finalidade medir o desempenho nos domínios cognitivos ou motores específicos, inclusive memória, habilidade espacial, função de linguagem, ou agilidade motora. Esses domínios podem ser subdivididos (p. ex., a memória pode ser verbal ou não verbal; imediata, a curto prazo, a longo prazo, ou remota; semântica ou episódica; pública ou autobiográfica; ou implícita ou explícita). Entretanto, independentemente de quão focado um teste possa ser, provavelmente vários processos cognitivos estão envolvidos. Uma atividade notoriamente simples, como o subteste de Codificar da Escala de Inteligência Wechsler para Adultos (WAIS, do inglês *Wechsler Adult Intelligence Scale*), antes conhecido como *Digit Symbol Coding*, que utiliza uma tabela com nove pares de dígitos-símbolos a ser preenchida com os símbolos apropriados para uma série de números, avalia a aprendizagem e a memória, as habilidades visuoespaciais, as funções motoras, a atenção e o desempenho acelerado. Além disso, os testes podem falhar por mais de uma razão: os pacientes podem desenhar mal porque não reconhecem relações espaciais, porque planejam mal o processo de construção, ou porque são desatentos ou não estão motivados. Desse modo, confiar unicamente nos escores do teste pode levar a conclusões equivocadas.

TESTES USADOS EM AVALIAÇÃO NEUROPSICOLÓGICA

Capacidade intelectual

Nos casos típicos, utiliza-se um teste como a quarta versão da WAIS (WAIS-IV) ou quarta versão da Escala Wechsler de Inteligência para Crianças para avaliar o nível atual de função intelectual dos adultos e das crianças, respectivamente. Esses testes fornecem um escore de quociente de inteligência (QI) global e indexam os escores padronizados, de forma que cem é o valor médio esperado em qualquer idade (com desvio padrão de 15).

A WAIS-IV consiste em dez subtestes principais e cinco suplementares (Tabela 31.1). Os dez subtestes principais abrangem a escala completa de QI. Nas versões anteriores da WAIS, o examinador calculava as estimativas do QI verbal e de desempenho. Por outro lado, a WAIS-IV enfatiza um conjunto de escores indexados baseados nos grupos de subtestes, cada qual avaliando uma classe ampla e diferente de habilidades cognitivas. Isso inclui compreensão verbal, raciocínio perceptivo, memória operacional e velocidade de processamento. A WAIS-IV também acrescenta um Índice de Habilidade Geral, que consiste em determinados subtestes que fazem parte dos subconjuntos de testes de compreensão verbal e raciocínio perceptivo. A intenção desse escore indexado é avaliar as faculdades cognitivas, que não são suscetíveis às alterações da velocidade de processamento e da memória operacional. Para cada subteste específico, os escores escalonados variam de 1 a 19, com média de 10 e desvio padrão de 3; a variação média dos escores escalonados dos subtestes é de 7 a 13.

O QI geral e os escores indexados fornecem informações resumidas quanto ao nível de inteligência em geral e às categorias de habilidades amplas. Em muitos casos, o neuropsicólogo está mais interessado nos escores dos subtestes "dispersos", que indicam pontos fortes e fracos. Em geral, os subtestes são interpretados mais corretamente como testes separados, cada qual avaliando áreas específicas da função cognitiva. Existem alguns testes adicionais para inteligência global, inclusive alguns que não são verbais.

A função cognitiva global também pode ser avaliada clinicamente por meio de um teste de triagem cognitiva resumido, inclusive o Miniexame do Estado Mental (MEEM) e a Montreal Cognitive Assessment (MoCA). Esses testes demoram cerca de 15 minutos para serem concluídos e fornecem um escore total, abaixo do qual se deve considerar a possibilidade de demência.

Tabela 31.1 Subtestes da Escala de Inteligência Wechsler para adultos ajustados pelos grupos de quatro índices.*

Compreensão verbal	Formação de conceitos verbais, raciocínio verbal, conhecimento adquirido do ambiente
Semelhanças	Deriva categoria superior ou semelhança relevante entre duas palavras; raciocínio verbal abstrato
Vocabulário	Nomeia gravuras e palavras definidas; usado comumente para avaliar o nível de habilidade "pré-mórbido"
Informação	Responde perguntas que abordam uma gama ampla de tópicos de conhecimentos gerais; capacidade de adquirir, reter e recuperar conhecimento factual em geral
(Compreensão)	Responde perguntas com base no entendimento de princípios gerais e situações sociais
Raciocínio perceptivo	Raciocínios perceptivo e fluente, processamento espacial, integração visuomotora
Empilhamento de blocos	Dispõe de blocos com laterais brancas e vermelhas e laterais metade branca, metade vermelha para formar 14 desenhos; percepção espacial, processamento abstrato visual e solução de problema
Raciocínio matricial	Identifica a gravura que completa um padrão utilizando finalização de padrões, classificação, analogia ou raciocínio sequencial; medida clássica da inteligência fluida
Quebra-cabeças visuais	O indivíduo vê um quebra-cabeças montado e escolhe três opções de resposta que, quando são combinadas, reconstroem o quebra-cabeça; percepção e organização visuais, raciocínio não verbal
(Finalização de gravuras)	Descobre o elemento que falta nas gravuras; percepção visual
(Peso das gravuras)	O indivíduo vê uma escala com peso(s) faltando e escolhe a opção de resposta que mantém a escala equilibrada; raciocínio analógico e quantitativo
Memória operacional	Atenção, concentração, controle mental e raciocínio
Série de números	Avaliação padronizada de dígitos em ordem crescente e decrescente. Além disso, o indivíduo ouve uma sequência de números e lembra-se deles em ordem crescente; atenção, concentração, controle mental
Aritmética	Problemas aritméticos verbais; manipulação mental, concentração, atenção, memórias de curto e longo prazos, raciocínio numérico
(Sequenciamento de letras e números)	O indivíduo ouve uma combinação de números e letras e lembra dos primeiros números em ordem crescente e, em seguida, das letras em ordem alfabética. Processamento sequencial, manipulação mental, atenção, concentração, alcance da memória, memória auditiva a curto prazo
Velocidade de processamento	Capacidade de ordenar rápida e corretamente, sequenciar e discriminar informações visuais simples, memória a curto prazo, atenção, coordenação visuomotora
Procura de símbolos	Analisa um grupo de símbolos e indica se um deles faz parte do grupo em questão; velocidade de processamento, discriminação visual
Codificação	Usa uma cópia de símbolos-chave, que são pareados com números; velocidade de processamento, memória visual a curto prazo
(Cancelamento)	O indivíduo analisa uma configuração estruturada de formas e assinala as formas desejadas; velocidade de processamento, atenção visual seletiva

*Subtestes complementares estão indicados entre parênteses. Comentários referem-se aos subtestes e detectam alguns aspectos cognitivos que eles avaliam.

Memória

Os subtipos de memória foram definidos a partir de observações e experiências clínicas; muitas delas são importantes à avaliação neuropsicológica (Tabela 31.2).

Por exemplo, a preservação das memórias remotas, apesar da incapacidade de guardar e lembrar informações recentes, é a marca característica dos transtornos amnésicos específicos. Outras subclassificações são usadas para avaliar as diferentes síndromes clínicas.

Velocidade de processamento

A velocidade de processamento é definida como tempo necessário para processar um conjunto preestabelecido de informações, ou quantidade de informações que podem ser processadas em determinado intervalo de tempo. Na escala WAIS-IV, essa função é avaliada pelos subtestes de Codificação e Procura de Símbolos. Outro teste usado comumente é a comparação de padrões, na qual dois padrões são apresentados e o indivíduo testado deve decidir o mais rapidamente possível se eles são iguais ou diferentes.

Percepção

Neuropsicólogos podem aplicar uma versão padronizada de tarefas perceptivas avaliadas pelos neurologistas: estimulação dupla (simultânea) tátil, auditiva ou visual; estereognosia; grafestesia; percepção espacial; ou discriminação auditiva.

Algumas tarefas avaliam funções perceptivas básicas. Por exemplo, o Teste de Retenção Visual de Benton avalia a capacidade do indivíduo de combinar ângulos e orientações de linhas.

Construção

Construção visual, geralmente avaliada por testes de desenho ou montagem, requer percepção espacial precisa e uma reação motora organizada. O subteste de Empilhamento de Blocos da WAIS-IV é um exemplo de atividade construtiva. Com o teste da Figura Complexa de Rey-Osterrieth, pede-se ao paciente para copiar uma figura que contém alguns detalhes acrescentados à estrutura básica organizacional. Além dos escores que esses testes fornecem, o médico fica atento ao desempenho construtivo do paciente, para determinar os fatores que podem explicar seu desempenho insatisfatório (p. ex., uma estratégia impulsiva desorganizada pode estar mais relacionada com lesões do cérebro anterior, enquanto a dificuldade de alinhar ângulos pode ser causada por uma lesão do lobo parietal).

Linguagem

O "mapeamento" dos diversos transtornos de afasia nas estruturas cerebrais específicas foi um dos primeiros avanços da neurologia comportamental. Durante a avaliação neuropsicológica, esse modelo é seguido comumente. Testes específicos de compreensão, fluência, repetição e nomeação são aplicados para avaliar linguagem falada ou escrita. O termo "fluência" refere-se à capacidade de usar uma ou mais estratégias para maximizar a geração de respostas de forma a evitar sua repetição. Dois tipos de fluência verbal são fonêmicos: fluência literal, na qual o paciente tem um intervalo fixo de tempo para lembrar o maior número possível de palavras que comecem com determinada letra; e fluência semântica, na qual a tarefa é dizer o maior número possível de palavras de uma categoria específica.

Existem baterias de testes mais amplas, inclusive o Boston Diagnostic Aphasia Battery. Nos casos típicos, déficits de linguagem indicam alguma patologia do hemisfério dominante, embora padrões específicos de problemas de linguagem também sejam encontrados em diversos tipos de demência, inclusive afasias progressivas primárias.

Função executiva

A capacidade de planejar, sequenciar, monitorar e inibir comportamentos é conhecida como *função executiva*. Essas funções – comumente associadas ao córtex pré-frontal – dependem da integridade e da organização de outras funções cognitivas, que são elementos necessários ao desempenho. Existem vários esquemas de classificação das funções executivas: por exemplo, Miyake et al. (2000) identificaram três funções diferenciáveis em um estudo de metanálise: mudança de cenário mental; atualização e monitoramento de informações; e inibição de respostas prepotentes. Nessa seção, apresento um resumo de várias classificações de atividades incluídas comumente sob o termo geral "função executiva". Outras atividades que não estão descritas a seguir são planejamento, discernimento ou *insight* e cognição e comportamento sociais.

Tabela 31.2 Subtipos clássicos de memória avaliados pelo neuropsicólogo.

Verbal e não verbal	Memória de conteúdos verbais ou codificados não verbalmente
Imediata ou a curto prazo	Intervalo entre a exposição ao material e a lembrança. O intervalo tem implicações na forma como as memórias a longo prazo e remotas podem ser armazenadas e recuperadas
Semântica e transitória	Memória de conhecimentos codificáveis, inclusive vocabulário ou fatos acerca do mundo, em contraste com a memória de eventos
Pública e autobiográfica	Memória de eventos públicos comuns (p. ex., eventos que ocorreram na vida do próprio indivíduo)
Implícita e explícita	Memória testada em tarefas que não requerem lembrança explícita consciente de exposições recentes (p. ex., habilidades motoras ou processuais, condicionamento clássico, ou estimulação) versus tarefas que demandam lembrança explícita de informações anteriores (p. ex., lembrar ou reconhecer tarefas)
Operacional	Semelhante ao que no passado era conhecido como memória a curto prazo, a memória operacional fornece um *buffer* (espaço de armazenamento) para guardar temporariamente informações, inclusive número de telefone ou nome de alguma pessoa que lhe foi apresentada há pouco. Também é importante para atividades que requerem manipulação mental da informação, inclusive problemas aritméticos em diversas etapas. De acordo com alguns teóricos, a memória operacional também desempenha papel mais importante no espaço de trabalho, no qual as informações guardadas são realmente utilizadas, manipuladas e relacionadas com outras informações, permitindo que ocorram processos cognitivos complexos, como compreensão, aprendizagem e raciocínio

Memória operacional

A expressão memória operacional descreve a capacidade de guardar e manipular vários fragmentos de informação na mente por um período curto. Por exemplo, o subteste de Sequenciamento de Letras-Números da WAIS-IV requer que o paciente ouça uma série de letras e números ordenados aleatoriamente e, em seguida, diga os primeiros números em ordem numérica e as letras em ordem alfabética.

Inibição

Um teste de inibição é o teste de Cor-Palavra de Stroop. O examinador apresenta ao paciente uma série de nomes de cores impressos em cores contrastantes (p. ex., a palavra "azul" é impressa em tinta vermelha) e solicita-lhe que diga o nome da cor da tinta. O conjunto de respostas precisa ser mantido enquanto o indivíduo suprime a inclinação alternativa (e mais comum) de ler as palavras sem levar em consideração a cor da impressão.

Flexibilização de metas

Atividades de flexibilização de metas requerem que o indivíduo testado alterne sua atenção entre uma e outra tarefa, ou alterne estratégias. Uma tarefa utilizada comumente é o Teste Wisconsin de Classificação de Cartas, que utiliza símbolos que podem ser classificados por cor, número ou forma. Com base apenas no *feedback* quanto a se cada cartão foi ou não colocado corretamente, o sujeito precisa inferir uma regra de ordenação inicial. Em determinados intervalos, a regra de ordenação é alterada sem conhecimento do sujeito, que precisa mudar com base apenas em sua observação pessoal de que a ordem atual não é mais eficaz. Outros testes de flexibilização de metas usam um conjunto predefinido de regras que não se alteram (p. ex., Trail Making Test).

Função motora e práxis

Os testes da força motora (p. ex., força de preensão palmar) e da velocidade e agilidade motoras (p. ex., avaliar a velocidade e a posição das cavilhas) estabelecem a dominância lateral e a localização focal do déficit. Com algumas doenças, inclusive demência e AIDS, a redução da agilidade motora faz parte do diagnóstico. Atividades como o preenchimento de placas perfuradas avaliam a destreza manual e a integração sensorimotora. Esses testes podem detectar uma lesão cerebral lateralizada, uma vez que as duas mãos são testadas. A placa perfurada usada nesses testes contém 25 orifícios com encaixes e cavilhas posicionados aleatoriamente, com uma legenda ao longo de um dos lados. As cavilhas devem ser giradas para corresponder ao orifício, antes que possam ser introduzidas. O examinador pede ao paciente para introduzir as cavilhas nos orifícios com a maior rapidez possível.

Atividades motoras mais complexas, inclusive movimentos duplos ou sequências tríplices alternadas, são usadas para avaliar o sequenciamento ou a programação motora, em contraste unicamente com a avaliação da força ou da velocidade.

Atenção

A capacidade de manter a atenção é testada comumente por atividades de cancelamento, nas quais o paciente precisa detectar e marcar alvos misturados com elementos distrativos, ou por testes de desempenho contínuo computadorizado, que medem a precisão, o tempo de reação e a variabilidade do tempo de resposta em função do tempo utilizado na atividade. Testes de desempenho contínuo avaliam a atenção mantida por períodos relativamente longos (10 a 20 minutos) e são utilizados frequentemente para avaliar transtorno do déficit de atenção. As atividades de rastreamento mental (p. ex., escala de dígitos crescentes) também podem ser incluídas nessa categoria.

Elaboração de conceitos e raciocínio

Lesões cerebrais afetam comumente o raciocínio concreto. Os testes de elaboração conceitual incluem atividades verbais (como interpretar provérbios) e não verbais (quando conceitos precisam ser extraídos de imagens visuais). Os testes de raciocínio abstrato incluem o subteste de Semelhanças da WAIS-IV, no qual o sujeito precisa explicar qual é a semelhança entre duas palavras. O teste avalia a qualidade da resposta. Uma resposta de classificação geral pertinente às duas palavras recebe um escore mais alto que uma propriedade ou função específica aplicável às duas.

O raciocínio perceptivo pode ser avaliado por meio de atividades como o raciocínio matricial. Em geral, essa atividade consiste em uma série de gravuras, na qual há um padrão discernível com uma gravura na série deixada em branco. O examinador pede ao paciente para escolher, dentre diversas possibilidades, qual gravura poderia completar a série ou o padrão.

Personalidade e estado emocional

O humor pode afetar o desempenho nos testes. No mínimo, o neuropsicólogo documenta a história psiquiátrica e explora os sintomas psiquiátricos atuais. Também existem escalas padronizadas de graduação do humor. Alguns neuropsicólogos usam escalas de personalidade padronizadas para facilitar o diagnóstico e a interpretação dos testes.

OBSERVAÇÃO CLÍNICA

Além dos escores padronizados, a entrevista inicial e a sessão de testes oferecem um período longo para observar o paciente em condições controladas. Essas observações clínicas são valiosas ao diagnóstico. Os escores dos testes formais captam apenas alguns aspectos do desempenho. A abordagem adotada pelo paciente para solucionar problemas ou os tipos de erro cometidos podem ser esclarecedores. Nas tarefas cronometradas, também é importante determinar se o paciente pode completá-las com tempo adicional, ou se realmente não consegue solucioná-las. Outra dimensão importante da avaliação é a capacidade do paciente de aprender e seguir instruções necessárias a alguns testes.

Aspectos comportamentais mais sutis incluem as respostas ou as habilidades de enfrentamento, quando o sujeito é confrontado com tarefas difíceis; capacidade de manter a sociabilidade à medida que a sessão de testes avança; e apreciação de suas próprias capacidades pessoais.

TESTE DO ESTADO MENTAL

Pesquisadores desenvolveram vários testes sucintos do estado mental para triagem rápida de disfunção cognitiva. Esses testes são usados frequentemente nos consultórios médicos ou estudos realizados para acompanhar progressão de déficits cognitivos. Um dos mais comuns é o MEEM. Esse teste consiste em um questionário de 30 pontos, que avalia orientação; registro de três itens para lembrar depois; atenção; e cálculo (sequências de sete, ou soletrar a palavra MUNDO de trás para a frente); lembrança tardia; linguagem (repetir, nomear, escrever uma frase, seguir comandos verbais e escritos simples); e construção (pentágonos entrecruzados).

O teste conhecido como Montreal Cognitive Assessment foi introduzido em 2005. Também é um teste conciso com 30 perguntas, mas contém alguns itens diferentes a mais que o MEEM, inclusive testes da função executiva, abstração e fluência verbal. A atividade de lembrança imediata e tardia contém cinco itens (em comparação com três do MEEM), e a fase de aprendizagem do teste de memória é padronizada em duas tentativas.

O teste MoCA pode ser mais sensível aos déficits cognitivos associados às outras demências (exceto doença de Alzheimer) que o MEEM, porque também inclui outros domínios cognitivos.

QUESTÕES REFERIDAS A DIAGNÓSTICOS ESPECÍFICOS

Testes neuropsicológicos são úteis ao diagnóstico de algumas doenças e um recurso aplicável à avaliação ou à quantificação dos efeitos dessa doença na cognição e no comportamento. Os testes podem avaliar os efeitos benéficos ou adversos do tratamento farmacológico, da radioterapia ou da intervenção cirúrgica. As avaliações sequenciais fornecem resultados quantitativos, que podem se alterar com o transcorrer do tempo. Antes da lobectomia temporal para tratar epilepsia resistente a tratamento farmacológico, testes que ajudam a definir a localização da disfunção são necessários à avaliação pré-operatória, de forma a evitar a possibilidade de ocorrerem efeitos adversos. As questões específicas relativas ao referenciamento estão resumidas nos parágrafos seguintes.

Demência

Testes neuropsicológicos podem detectar alterações demenciais iniciais e diferenciá-las do desempenho "normal". Além disso, eles ajudam a obter informações, que contribuem para o diagnóstico diferencial, seja entre depressão e doenças não demenciais (p. ex., depressão *versus* demência), ou entre formas alternadas de demência (p. ex., doença de Alzheimer, demência com corpúsculos de Lewy, ou demência vascular). Os resultados desses testes também podem confirmar ou quantificar a progressão da doença e avaliar a eficácia das intervenções clínicas.

Outras doenças encefálicas

Testes neuropsicológicos podem avaliar os efeitos cognitivos das doenças como acidente vascular encefálico (AVE), câncer, traumatismo craniano, doença de Parkinson, doença de Huntington, esclerose múltipla, infecção cerebral ou outros transtornos. Esses testes podem ser solicitados com base nas queixas do paciente. A avaliação neuropsicológica ajuda a esclarecer a causa ou a extensão do problema.

Epilepsia

Testes neuropsicológicos fazem parte da avaliação pré-operatória para determinar se os déficits cognitivos são compatíveis com os indícios de disfunção focal evidenciados pela eletroencefalografia (EEG) e, possivelmente, ressonância magnética. Além disso, quando são combinados com as informações relativas ao procedimento cirúrgico proposto, os resultados desses testes podem ser usados para prever o risco de declínio cognitivo pós-operatório ou a probabilidade de ocorrer melhora pós-operatória. Os pacientes neurocirúrgicos são avaliados comumente para averiguar problemas de memória, atenção e humor associados à epilepsia e aos fármacos antiepilépticos.

Estimulação cerebral profunda

A avaliação neuropsicológica antes da estimulação cerebral profunda pode detectar déficits cognitivos coexistentes. Em geral, níveis mais baixos de função cognitiva podem prever prognóstico mais desfavorável. Além disso, com base na localização do implante, déficits específicos podem estar associados a risco mais alto de evolução cognitiva desfavorável. A avaliação pós-operatória é importante para detectar efeitos adversos potenciais.

Exposição a compostos tóxicos

Testes neuropsicológicos podem avaliar as consequências das exposições a compostos potencialmente ou comprovadamente tóxicos, seja individualmente ou com determinados grupos expostos (p. ex., trabalhadores de uma fábrica). As exposições podem incluir metais, solventes, pesticidas, álcool e drogas, ou quaisquer outras substâncias que possam afetar o cérebro.

Fármacos

Os efeitos potenciais dos fármacos no sistema nervoso central podem ser avaliados em estudos terapêuticos ou na prática clínica. Por exemplo, nas experiências com fármacos utilizados para tratar doença de Alzheimer, os testes neuropsicológicos geralmente são indicadores básicos da eficácia terapêutica. Na prática clínica, esses testes permitem avaliar os efeitos terapêuticos ou adversos dos fármacos recém-introduzidos.

Transtornos psiquiátricos

Testes neuropsicológicos podem ajudar a esclarecer o diagnóstico diferencial dos transtornos neuropsiquiátricos, especialmente transtornos afetivos e esquizofrenia. Além disso, eles permitem avaliar a cognição e as áreas de competência dos pacientes com esses transtornos. Por exemplo, pacientes esquizofrênicos podem ter déficits de atenção, funções executivas, memória transitória, alguns aspectos de desempenho da memória operacional e velocidade de processamento, embora tenham funções de linguagem, processos perceptivos e memória não declarativa relativamente preservadas.

Déficit de aprendizagem

Testes neuropsicológicos podem avaliar déficits de aprendizagem e efeitos residuais desses distúrbios nos estágios mais avançados da vida. Transtornos comportamentais, transtorno do déficit de atenção, autismo, dislexia e transtornos da aprendizagem estão entre os problemas que comumente levam ao referenciamento para esses testes. Testes neuropsicológicos podem avaliar funções específicas, que geralmente são afetadas por déficits de aprendizagem, inclusive funções auditiva-linguística, capacidade visual, memória, velocidade de processamento, eficiência cognitiva e raciocínio. Além disso, esses testes podem avaliar funções que melhoram ou pioram o desempenho global, inclusive atenção ou funções motoras e sensoriais.

EXPECTATIVAS QUANTO À AVALIAÇÃO NEUROPSICOLÓGICA

O mínimo que a avaliação neuropsicológica possibilita é uma investigação longa e detalhada das capacidades do paciente. Nesses casos, embora os testes não estabeleçam um diagnóstico definitivo, eles ajudam a avaliar as capacidades do indivíduo, estabelecer um nível basal a partir do qual seja possível realizar comparações futuras e fornecer orientações ao paciente e aos seus familiares.

Em alguns casos, a avaliação neuropsicológica sugere a conveniência de realizar outros exames diagnósticos. Por exemplo, quando o padrão de desempenho de um paciente afasta-se significativamente do que se esperaria normalmente no estágio atual da demência, pode-se considerar uma contribuição vascular. Do mesmo modo, a avaliação pode sugerir a conveniência de um parecer psiquiátrico ou registros eletroencefalográficos mais intensivos.

Algumas vezes, o neuropsicólogo pode sugerir um diagnóstico presuntivo ou conversar sobre as possibilidades diagnósticas compatíveis com os resultados dos testes. A avaliação neuropsicológica nem sempre chega a um diagnóstico sem informações apropriadas da história e da evolução clínica. Contudo, no contexto da avaliação multidisciplinar, os testes neuropsicológicos podem fornecer evidências que confirmem ou refutem um diagnóstico específico. Nesse caso, esses testes poderiam ser entendidos mais propriamente como uma fonte de informações adicionais a ser utilizada pelo médico para estabelecer um diagnóstico em conjunto com o exame neurológico e os testes laboratoriais.

COMO REFERENCIAR

Quanto mais informações o examinador tiver desde o início, mais diretamente ele pode avaliar os problemas do paciente. Por exemplo, quando o exame de ressonância magnética demonstra uma lesão específica, os testes podem ser adaptados especificamente para definir mais claramente a lesão. O exame neuropsicológico não é um recurso que permite detectar uma lesão, mas contribuir para o entendimento de suas consequências. Do mesmo modo, quanto mais explícito for o problema que motivou o referenciamento, maiores são as chances de que sejam fornecidas informações úteis. Além de fornecer dados relevantes acerca da história clínica, um referenciamento útil descreve o problema a ser avaliado. Em muitos casos, isso consiste em uma descrição do diagnóstico diferencial a ser considerado. Por outro lado, o neurologista ou a família podem querer simplesmente documentar a condição atual ou investigar algum aspecto específico do desempenho geral (p. ex., linguagem).

LEITURA SUGERIDA

Lezak MD, Howieson DB, Bigler ED, Tranel D. *Neuropsychological Assessment*. 5th ed. New York, NY: Oxford University Press; 2012.

Miyake A, Friedman NP, Emerson MJ, Witzki AH, Howerter A, Wager TD. The unity and diversity of executive functions and their contributions to complex "frontal lobe" tasks: a latent variable analysis. *Cogn Psychol*. 2000;41(1):49-100.

Salmon DP, Bondi MW. Neuropsychological assessment of dementia. *Annu Rev Psychol*. 2009;60:257-282.

Vliet EC, Manly J, Tang MX, Marder K, Bell K, Stern Y. The neuropsychological profiles of mild Alzheimer's disease and questionable dementia as compared to age-related cognitive decline. *J Int Neuropsychol Soc*. 2003;9(5):720-732.

Wechsler D. *Wechsler Adult Intelligence Scale*. 4th ed. San Antonio, TX: The Psychological Corp; 2008.

Wechsler D. *Wechsler Intelligence Scale for Children*. 5th ed. Bloomington, MN: Pearson; 2014.

Punção Lombar e Análise do Líquido Cefalorraquidiano 32

Kiwon Lee

PONTOS-CHAVE

1 A punção lombar (PL) é essencial à avaliação de pacientes com possível infecção do sistema nervoso central, sendo importante lembrar dos perfis típicos de sua análise nas doenças comuns.

2 O médico precisa conhecer as limitações das análises do líquido cefalorraquidiano causadas por fatores intervenientes, como punção traumática e processos inflamatórios agudos coexistentes, inclusive hemorragia subaracnóidea aneurismática (p. ex., razão entre as contagens de hemácias e leucócitos).

INTRODUÇÃO

O acesso ao compartimento de líquido cefalorraquidiano (LCR), também conhecido como líquido cefalorraquidiano – nos casos típicos, por meio de punção lombar (PL) –, é uma das habilidades essenciais a todos os neurologistas. A análise apropriada dos achados no LCR pode resultar na confirmação de um diagnóstico (mesmo se o exame neurológico e os exames de neuroimagem não o conseguirem). Além disso, a PL e a retirada de LCR são terapêuticas em alguns casos. Neste capítulo, será revisada a técnica de realização de PL, inclusive os avanços no procedimento (p. ex., orientação por ultrassom). Também será apresentado um guia para a interpretação dos achados no LCR em vários distúrbios neurológicos, desde condições infecciosas e desmielinizantes até neoplasias. Nesta edição, acrescentamos uma seção nova sobre precauções recomendadas para pacientes que fizeram hemicraniectomia.

PUNÇÃO LOMBAR

Técnicas

O posicionamento cuidadoso do paciente é, com frequência, crucial para a realização de uma PL bem-sucedida. Os pacientes podem ser colocados em decúbito lateral, com a coluna vertebral flexionada – cabeça flexionada, joelhos dobrados e trazidos em direção ao tronco (posição fetal). Uma alternativa é colocar o paciente sentado com o pescoço e o dorso flexionados para diante (tipicamente apoiado sobre uma mesa). O decúbito lateral deve ser usado se for necessário medir a pressão de abertura. Como o cone medular termina no nível do espaço entre as vértebras lombares L I e L II em 94% dos pacientes, esse nível deve ser evitado durante a realização da PL. Os espaços entre L III e L IV, L IV e L V e L V e S I são apropriados para a introdução da agulha. Esses espaços intervertebrais podem ser identificados pela palpação dos acidentes anatômicos. A linha que une a face superior das cristas ilíacas posteriormente (a linha intercristal) identifica o processo da vértebra L IV ou o espaço entre L III e L IV.

O espaço entre as vértebras para inserção da agulha deve ser marcado, e a pele sobrejacente ao local da PL deve ser esterilizada e coberta usando técnica asséptica padrão. Anestésico local, geralmente lidocaína a 1%, é então administrado – uma agulha de calibre 25 deve ser usada para fazer um botão anestésico no local da PL e a agulha de calibre 20 mais comprida é usada para infiltrar os tecidos mais profundos. A agulha espinal (com estilete em seu interior) é, então, inserida através do botão anestésico até o espaço intervertebral. Idealmente, a agulha deve ser inserida na linha média, ortogonal ao plano do dorso. Para reduzir o risco de cefaleia pós-PL, o bisel deve estar paralelo às fibras longitudinais da dura-máter; se o paciente estiver em decúbito lateral, o bisel deve estar virado para cima, e, se o paciente estiver sentado, o bisel deve ser virado para um lado. Teoricamente, isso possibilita o afastamento das fibras da dura-máter em vez de sua secção. A agulha espinal é avançada lentamente em um ângulo discretamente cefálico (direcionado para o umbigo) de modo a seguir o contorno dos processos espinhosos. A agulha atravessa o ligamento supraespinal e o ligamento amarelo, talvez provocando um som semelhante a "pop" quando a dura-máter é perfurada e o espaço subaracnóideo penetrado. A seguir, o estilete é retirado, e o LCR deve aparecer prontamente no canhão da agulha se estiver no espaço subaracnóideo. Se não houver fluxo de LCR, o estilete deve ser recolocado, e a agulha deve ser avançada ou retirada aos poucos, com frequente retirada do estilete, até ser obtido o LCR ou ser encontrado o osso.

Orientação por ultrassonografia

A visualização por meio de ultrassonografia dos acidentes anatômicos melhora significativamente a taxa de sucesso da PL. Isso é absolutamente verdadeiro para determinadas populações de pacientes nas quais a palpação dos acidentes anatômicos é difícil, como recém-nascidos, gestantes, obesos e pacientes com edema generalizado. Uma grande metanálise de 14 estudos e 1.334 pacientes revelou uma redução significativa do risco de fracasso ou traumatismo das PL e do cateterismo epidural graças à orientação ultrassonográfica.

Para realizar uma PL orientada por ultrassonografia, a sonda linear (maior resolução de estruturas superficiais) deve ser usada. A primeira incidência a ser obtida deve ser a transversal – a meta dessa incidência é determinar a linha média anatômica de modo acurado por meio de identificação do processo espinhoso (Figura 32.1 A). Essa incidência é obtida pela colocação da sonda perpendicularmente ao eixo longo da coluna vertebral. O processo espinhoso aparece como uma borda convexa branca hiperecoica com uma sombra anecoica (ou a própria sombra anecoica pode ser usada se a borda não for identificada). A linha média deve ser marcada, e a vista longitudinal é então obtida (usando a linha média como referência). A meta da incidência longitudinal é determinar o espaço intervertebral – onde a agulha espinal será inserida. Para obter essa incidência, o transdutor deve ser girado para o plano sagital/longitudinal com o marcador da sonda apontando no sentido cefálico. O processo espinhoso hiperecoico é identificado novamente e, depois, a sonda é ajustada nos sentidos cefálico e caudal, de modo a centralizar a sonda/imagem entre dois processos espinhosos contíguos e em formato de crescente – o espaço intervertebral será o hiato cinza hipoecoico entre eles (Figura 32.1 B). Esse espaço intervertebral também deve ser marcado. Deve-se remover a sonda e prolongar as marcações transversa/longitudinal até sua interseção. Esse ponto de interseção representa a posição ideal para a inserção da agulha espinal.

ANÁLISE DO LÍQUIDO CEFALORRAQUIDIANO

Pleocitose do líquido cefalorraquidiano

A análise básica do LCR começa com a avaliação das hemácias e dos leucócitos e determinação dos níveis de proteína e glicose, embora uma ampla gama de outros testes também possa ser solicitada (Tabela 32.1). A contagem normal de leucócitos do LCR varia de zero a cinco linfócitos ou monócitos/mm^3. Em raras ocasiões, apenas uma célula polimorfonuclear (PMN) é identificada em uma amostra volumosa; o achado de dois ou mais leucócitos PMN, todavia, deve ser considerado anormal. Inúmeras condições neurológicas podem provocar pleocitose do LCR, variando de agudas e potencialmente fatais (meningite bacteriana) a crônicas (como ocorre nos pacientes HIV-positivos). Doenças neurológicas comuns, como epilepsia, podem causar pleocitose (zero a 12 leucócitos).

A avaliação da magnitude da pleocitose, juntamente da predominância relativa de neutrófilos ou linfócitos, é

Tabela 32.1 Análises do líquido cefalorraquidiano.

Análises comuns

- Citometria e contagens diferenciais
- Níveis de proteínas e glicose
- Coloração por gram e cultura

Análises menos comuns

- VDRL
- Coloração com tinta nanquim (pesquisa de *Cryptococcus neoformans*)
- Esfregaço a fresco (para fungos e amebas)
- Coloração e cultura para BAAR
- Título de antígeno criptocócico
- Determinação do pH e dos níveis de lactato (anormal na síndrome MELAS)
- Pesquisa de bandas oligoclonais (anormais na esclerose múltipla)
- Índice de IgG (produção intratecal de IgG)
- Títulos de anticorpos IgG e IgM (para infecções virais, comparar com níveis séricos)
- Títulos de anticorpos para doença de Lyme (comparar com níveis séricos) e *Western blot*
- Pesquisa de antígenos bacterianos por prova de aglutinação do látex (para pneumococos, meningococos e *Haemophilus influenzae*)
- Estudos de isolamento viral
- Citologia (exige fixação em formalina)
- Reação da cadeia da polimerase para doença de Lyme, tuberculose e causas de encefalite viral, incluindo SARS-CoV-2
- Atividade da ECA no LCR (anormal na tuberculose ou sarcoidose)
- Proteína 13-9-9 e RT-QuIC (elevada na doença de Creutzfeldt-Jacob)

BAAR: bacilo álcool-ácido-resistente; ECA: enzima conversora de angiotensina; IgG: imunoglobulina G; IgM: imunoglobulina M; LCR: líquido cefalorraquidiano; MELAS: encefalomiopatia mitocondrial, acidose láctica e acidente vascular encefálico; RT-QuIC: conversão induzida por tremores em tempo real; SARS-CoV-2: coronavírus da síndrome respiratória aguda grave 2; VDRL: *venereal disease research laboratory*.

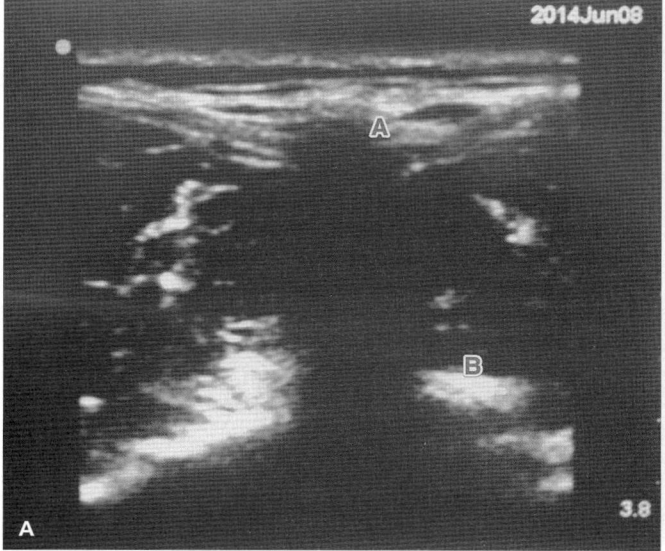
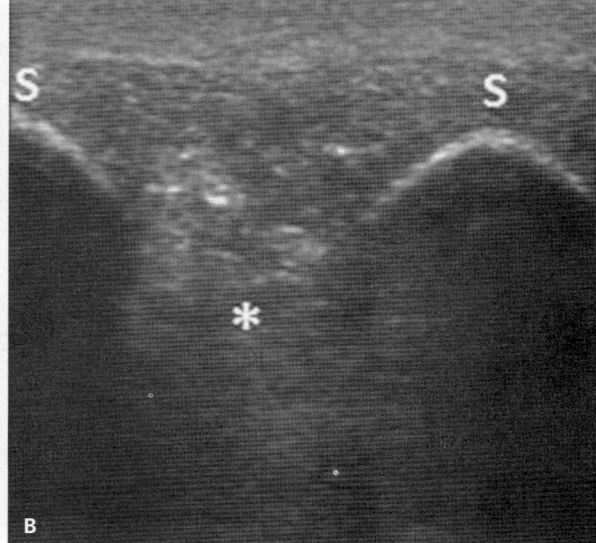

FIGURA 32.1 Punção lombar guiada por ultrassom. **A.** Incidência transversal. A sombra anecoica abaixo da letra *A* representa o processo espinhoso – a linha média; a letra *B* localiza o processo transverso. **B.** Incidência longitudinal. O espaço intervertebral (*asterisco*) está localizado entre os dois processos espinhosos hiperecoicos em formato de crescente (*S*).

frequentemente crucial, assim como a anamnese (especificamente a natureza aguda ou crônica das manifestações neurológicas). Um paciente, por exemplo, que apresenta encefalopatia aguda e pleocitose liquórica com predominância de neutrófilos deve considerado com meningite bacteriana e tratado de acordo. De modo geral, os pacientes com meningite bacteriana aguda apresentam contagem de leucócitos no LCR de vários milhares (embora a variação seja de centenas a > 60.000). Além disso, uma amostra de LCR com mais de 33% de neutrófilos, concentração de proteína maior que 100 mg/dℓ e glicose inferior a 50% do nível sérico de glicose é fortemente sugestiva de meningite bacteriana. As exceções incluem meningite bacteriana causada por *Listeria* (frequentemente associada à pleocitose linfocítica em vez de neutrofílica), fase inicial de infecções virais ou atípicas (fungos/micobactérias) que, inicialmente, recrutam neutrófilos para o LCR, doença invasiva causada por vírus do Nilo Ocidental e distúrbios neuroinflamatórios (envolvimento do sistema nervoso na doença de Behçet, síndrome de Sweet).

Nos pacientes com quadro agudo e pleocitose linfocítica do LCR, a causa é, com frequência, meningoencefalite viral. De modo geral, a contagem de leucócitos varia entre 10 e 1.000/mm^3 e é constituída primariamente por células mononucleares. É crucial para o diagnóstico etiológico a detecção de sequências de ácido nucleico viral no LCR por meio da reação em cadeia da polimerase (PCR). Quando existe a suspeita de meningoencefalite viral, a PCR do LCR à procura de enterovírus e herpes-vírus (vírus do herpes simples 1 e 2, citomegalovírus [CMV], vírus varicela-zóster, vírus Epstein-Barr [EBV] e, nos pacientes imunossuprimidos, herpes-vírus humano 6) deve ser realizada, junto da investigação sorológica para HIV. A investigação sorológica de outros vírus pode ser aventada (p. ex., vírus do Nilo Ocidental, vírus da encefalite de St. Louis, vírus da encefalite equina do leste, vírus da encefalite equina venezuelana e vírus La Crosse).

Quando os pacientes apresentam manifestações neurológicas crônicas e pleocitose linfocítica no LCR, deve ser aventada a possibilidade de uma infecção atípica, como as causadas por fungos, *Mycobacterium tuberculosis* ou espiroquetas. O diagnóstico etiológico pode ser feito por meio dos seguintes exames do LCR: coloração com tinta nanquim, cultura para fungos, pesquisa de antígeno criptocócico ou de antígeno de *Histoplasma* e de anticorpos fixadores de complemento contra *Coccidioides*; esfregaço e cultura de bacilos álcool-ácido-resistentes (BAAR), PCR para *M. tuberculosis*; VDRL no LCR associado à pesquisa de sífilis no soro e anticorpos contra *Borrelia burgdorferi*. A pleocitose linfocítica crônica no LCR também pode ser causada por vários distúrbios não infecciosos, inclusive neoplasia (linfoma do sistema nervoso central [SNC], carcinomatose leptomeníngea), encefalite paraneoplásica, distúrbios autoimunes/desmielinizantes (vasculite do SNC, neurossarcoidose, neuromielite óptica [NMO] e esclerose múltipla) e medicamentos ou toxinas (anti-inflamatórios não esteroides [AINEs], sulfa e seus derivados, imunoglobulina por via intravenosa e carbamazepina). Assim, a combinação de história clínica com exames de neuroimagem é, com frequência, vital para a interpretação diagnóstica da pleocitose linfocítica crônica no LCR. Médicos também devem lembrar que existem três cenários nos quais pode ocorrer hidrocefalia crônica: meningites fúngica, tuberculosa e bacteriana parcialmente tratada.

Em dezembro de 2019, uma síndrome respiratória aguda grave (SRAG) causada por uma cepa nova de coronavírus espalhou-se em diversos países e tornou-se pandêmica. Estudos publicados variam no que se refere aos perfis encontrados no LCR de pacientes infectados. Nos pacientes com teste positivo para SRAG associada ao novo coronavírus com base em amostras de saliva ou secreção nasal, análises do LCR podem demonstrar ou não algum vírus no teste de PCR em tempo real, e isso dificulta a avaliação ou a confirmação de infecção do SNC. Em razão de sua tendência natural a causar um estado protrombótico, pacientes podem ter apenas meningoencefalite ou também complicações trombóticas arteriais ou venosas.

A Tabela 32.2 resume algumas anormalidades do LCR em vários tipos de meningite.

Existem duas "armadilhas" comuns que precisam ser evitadas na interpretação da pleocitose do LCR – a primeira consiste em amostras de LCR coletadas após PL traumática e a segunda é a amostra de LCR coletada de um dreno ventricular externo. O traumatismo inadvertido de um capilar ou de uma vênula pela agulha durante a PL resulta em mais leucócitos no LCR oriundos do sangue periférico, com consequente aumento da contagem de leucócitos. Se houver suspeita de PL traumática,

Tabela 32.2 Anormalidades do líquido cefalorraquidiano em diversas meningites.

Tipo	Leucócitos (mm^3)	Proteína (mg/dℓ)	Glicose (mg/dℓ)
Bacteriana aguda	> 1.000, embora varie de algumas centenas a > 60.000; predomínio de PMNs	100 a 500, ocasionalmente > 1.000	5 a 40; nos casos típicos, a razão entre as concentrações de glicose no LCR:soro é < 0,33
Viral	5 a 1.000; predomínio de linfócitos (embora na fase inicial da evolução haja predominância de PMN)	Frequentemente normal ou discretamente elevada; em geral < 100	Normal (embora esteja raramente reduzida na infecção por LCMV, CMV, paramixovírus, VHS)
Tuberculosa	25 a 100; raramente > 500; predominância de linfócitos (embora na fase inicial da evolução haja predominância de PMN)	Elevada, 100 a 200	Baixa; < 45 em 75% dos casos
Criptocócica	0 a 800; predomínio de linfócitos	20 a 500	Com frequência diminuída; em média 30
Sifilítica	Média de 500; primariamente linfócitos	100	Geralmente normal, embora possa estar reduzida
Sarcoide	0 a < 100	Elevação leve a moderada	Está reduzida em 18 a 50% dos pacientes
Carcinomatose leptomeníngea	0 a algumas centenas; o exame citológico pode revelar células malignas	Elevada	Baixa em 40 a 75% dos casos

CMV: citomegalovírus; LCR: líquido cefalorraquidiano; PMNs: células polimorfonucleares; VCML: vírus da coriomeningite linfocítica; VHS: vírus do herpes simples.

uma regra prática consiste em subtrair um leucócito para cada 500 a 1.000 hemácias existentes no LCR. Em outras palavras, razão entre leucócitos:hemácias entre 1:500 a 1:1.000 é mais compatível com PL traumática que causas infecciosas. Uma opção é utilizar a seguinte fórmula, sobretudo nos pacientes com leucometria anormal no sangue periférico:

$$Leucócitos\ (LCR) = \frac{leucócitos\ (sangue)\ X\ hemácias\ (LCR)}{hemácias\ (sangue)}$$

Na unidade de tratamento intensivo neurológico, os pacientes podem ter um dispositivo de drenagem ventricular externa (DVE) inserido no ventrículo lateral para ajudar no desvio do LCR ou para monitorar a pressão intracraniana. Amostras de LCR podem ser coletadas facilmente por esse dreno e, com frequência, isso é feito para descartar a possibilidade de meningite/ventriculite nosocomial associada ao próprio dreno. Pode ser extremamente difícil garantir que exista pleocitose verdadeiramente patológica (ou seja, consequente à meningite/ventriculite) em uma amostra de LCR coletada do dispositivo de DVE. Os pacientes com dispositivos de DVE inseridos para desvio do LCR podem apresentar elevadas contagens de hemácias no sistema ventricular (p. ex., pacientes com hemorragia subaracnóidea ou hemorragia intracerebral) e as correções antes mencionadas para as hemácias não são totalmente válidas nas amostras de LCR coletadas no dispositivo de DVE. Além disso, pacientes com grandes volumes de sangue nos compartimentos subaracnóideo ou ventricular desenvolvem, com frequência, resposta inflamatória com elevação da contagem de leucócitos no LCR ventricular. O diagnóstico de meningite/ventriculite em pacientes com dispositivos de DVE pode ser confirmado pelo índice celular, em associação com coloração de gram e cultura do LCR. O índice celular é calculado da seguinte maneira:

$$Índice\ celular = \frac{leucócitos\ (LCR) \div hemácias\ (LCR)}{leucócitos\ (sangue) \div hemácias\ (sangue)}$$

Um índice celular igual a 1 é, por definição, normal. Embora não haja um ponto de corte (*cutoff*) explícito para um índice celular "anormal", uma elevação significativa do índice celular no decorrer de 24 horas é um sinal de infecção. É importante entender que, isoladamente, pleocitose no LCR não é suficiente para firmar o diagnóstico de infecção de DVE ou ventriculite, porque produtos hemáticos foram introduzidos nos espaços subaracnóideo e ventricular. A definição da chamada "meningite química" refere-se à pleocitose no LCR, em vez de algum processo infeccioso real. De forma a evitar diagnósticos positivos falsos de infecção de DEVE, é recomendável analisar diariamente os perfis do LCR e definir uma tendência, em vez de contar com valores absolutos em tempo real da relação leucócitos:hemácias, além de outros parâmetros, como níveis de glicose no LCR e resultados das culturas.

Hipoglicorraquia

A redução dos níveis de glicose no LCR pode ser causada por comprometimento do transporte de glicose para o LCR (consequente, por exemplo, à ruptura substancial da barreira hematencefálica e de seu transportador de glicose, GLUT1) ou aumento da utilização de glicose no SNC. Existem várias patologias que tipicamente provocam níveis anormalmente baixos de glicose no LCR, portanto, a hipoglicorraquia pode ser um indício diagnóstico muito útil. De modo geral, valores de glicose no LCR de 45 a 80 mg/dℓ são considerados normais, embora isso dependa de uma variação razoavelmente normal da glicose sérica (70 a 120 mg/dℓ). Muito mais útil é a razão entre concentrações de glicose no LCR:soro, porque esta é relativamente constante ao longo de uma ampla gama de níveis séricos de glicose. Em condições normais, a razão entre as concentrações de glicose no LCR:soro varia entre 0,6 a 0,8; razão menor que 0,5 é anormal e deve levar à investigação imediata.

A Tabela 32.3 relaciona as principais causas de redução da razão entre concentrações de glicose no LCR:soro. Vários tipos de meningite infecciosa – bacteriana, fúngica, tuberculosa e causada por espiroquetas são, com frequência, precedidas por hipoglicorraquia. Por exemplo, em um estudo de adultos com meningite bacteriana, 70% apresentavam concentrações de glicose no LCR inferiores a 50 mg/dℓ. Nos pacientes com meningite bacteriana, a razão entre as concentrações de glicose no LCR:soro geralmente é menor que 0,33; razão inferior a 0,23 em pacientes com meningite aguda tem valor preditivo positivo (VPP) de 99% para etiologia bacteriana.

Meningite fúngica também se acompanha de hipoglicorraquia – geralmente 20 a 40 mg/ℓ em metade a dois terços dos pacientes. A meningite causada por *M. tuberculosis* tipicamente provoca hipoglicorraquia. Em um estudo de pacientes com cultura do LCR positiva, o nível médio de glicose no LCR por ocasião da internação foi de 23 mg/dℓ. Hipoglicorraquia também foi descrita em pacientes com doença de Lyme e meningite sifilítica, embora a redução dos níveis de glicose no LCR seja, com frequência, discreta em comparação com os casos de meningite bacteriana. Classicamente, o nível de glicose no LCR nos pacientes com meningite viral é normal, contudo, em raros casos de meningite causada por CMV, paramixovírus e vírus da coriomeningite linfocítica ocorreu hipoglicorraquia.

Outras causas de hipoglicorraquia incluem linfoma do SNC (aproximadamente 10% dos pacientes), carcinomatose leptomeníngea (40% dos pacientes), neurossarcoidose (18% dos pacientes) e cerebrite/vasculite lúpica (8% dos pacientes). Os pacientes com hemorragia subaracnóidea aneurismática apresentam reduções transitórias dos níveis de glicose no LCR (geralmente 4 a 8 dias após o episódio). Por fim, há relatos de hipoglicorraquia em pacientes que receberam injeções intratecais de corticoides. Isoladamente, concentrações baixas de glicose no LCR não são suficientes para confirmar o diagnóstico de ventriculite ou meningite.

Anormalidades do líquido cefalorraquidiano nas doenças inflamatórias e desmielinizantes

Embora uma descrição detalhada dos achados no LCR nos distúrbios neurológicos autoimunes e desmielinizantes esteja além do escopo deste capítulo, existem algumas generalidades que

Tabela 32.3 Causas de hipoglicorraquia.
Meningite bacteriana
Linfoma do SNC
Meningite fúngica
Carcinomatose leptomeníngea
Meningite causada por espiroquetas (sífilis, doença de Lyme)
Neurossarcoidose
Meningite tuberculosa

SNC: sistema nervoso central.

devem ser mencionadas. Por exemplo, pleocitose linfocítica leve e discreta elevação do nível de proteína são achados comuns nesses pacientes. Aproximadamente um terço dos pacientes com esclerose múltipla, neurite óptica, mielite transversa e até mesmo encefalomielite disseminada aguda apresentam pleocitose linfocítica leve, uma proporção maior de pacientes com neurossarcoidose e NMO apresentam pleocitose linfocítica, e, no contexto clínico apropriado, pleocitose no LCR superior a 50 leucócitos/mm^3 ou mais de 5 PMN/mm^3 é bastante sugestivo de um diagnóstico de NMO.

Mesmo se a contagem de células e o nível de proteína no LCR estiverem normais, evidências de resposta imune humoral intratecal ativa são frequentemente fundamentais para o diagnóstico de um distúrbio neuroinflamatório. Durante processos inflamatórios do SNC, os níveis de IgG no LCR aumentam acima dos níveis séricos, refletindo síntese intratecal. Uma estimativa rotineiramente utilizada da síntese intratecal de IgG é o índice de IgG, que é calculado da seguinte maneira:

$$\text{Índice de IgG} = \frac{IgG\ (LCR) \div IgG\ (soro)}{albumina\ (LCR) \div albumina\ (soro)}$$

Índice de IgG superior a 0,70 a 0,75 é, com frequência, considerado elevado (embora os parâmetros variem dependendo do laboratório de análises clínicas que processa a amostra). Como adjuvante ao índice de IgG, a detecção de bandas oligoclonais singulares no LCR constitui evidência qualitativa da produção intratecal de imunoglobulina. Se forem detectadas duas ou mais bandas distintas (bandas inexistentes em uma amostra de soro correspondente), as bandas oligoclonais são consideradas positivas. Aproximadamente 90% dos pacientes com esclerose múltipla, por exemplo, apresentam índice de IgG elevado ou duas ou mais bandas oligoclonais no LCR, e esses achados podem anteceder um diagnóstico de esclerose múltipla baseado apenas na história clínica ou nos exames de imagem.

Citologia do líquido cefalorraquidiano

O diagnóstico de um processo maligno do SNC com base no exame citológico do LCR é extremamente específico e relativamente não invasivo (em comparação com a biopsia, por exemplo). Infelizmente, a sensibilidade da citologia do LCR varia de baixa a moderada. Vários fatores podem modificar o rendimento da citologia do LCR, inclusive o local de coleta da amostra (lombar versus cisterna magna), o volume de LCR coletado, o número de amostras examinadas, a localização/o grau do tumor e a extensão do acometimento leptomeníngeo. A sensibilidade de detecção de processos malignos no SNC da citologia do LCR é apresentada na Tabela 32.4. De modo geral, amostras repetidas aumentam o rendimento da citologia do LCR. Nos pacientes com carcinomatose leptomeníngea, por exemplo, 41 a 71% apresentam citopatologia positiva na primeira amostra de LCR, enquanto 79 a 92% apresentam citologia positiva com a repetição da coleta. Esses achados formam a base da recomendação de que amostras volumosas de LCR (idealmente > 20 mℓ; > 10 mℓ pelo menos) coletadas por PL devem ser analisadas à procura de células malignas em pacientes com doença leptomeníngea presumida. Além disso, as amostras de LCR devem ser enviadas imediatamente para o laboratório de citopatologia para processamento, porque a autólise começa 1 a 2 horas após a coleta. Quando existe a suspeita de linfoma primário do SNC, alguns exames adicionais do LCR podem ajudar o diagnóstico. A imunofenotipagem do LCR via citometria de fluxo consegue aumentar de modo considerável o rendimento diagnóstico. A imunofenotipagem diferencia populações de linfócitos B monoclonais de linfócitos policlonais reativos mesmo se a amostra for relativamente hipocelular. Nos pacientes HIV-positivos, o linfoma do SNC apresenta uma forte associação com transformação de células malignas pelo EBV, portanto, a PCR para EBV no LCR apresenta sensibilidade e especificidade elevadas para o diagnóstico de linfoma do SNC nessa população específica de pacientes.

Precauções recomendadas para pacientes que fizeram hemicraniectomia

Nos pacientes com edema maligno causado por infarto da artéria cerebral média e traumatismo cranioencefálico grave, a hemicraniectomia pode ser uma intervenção fundamental à manutenção da vida. Quando pacientes que fizeram hemicraniectomia e aguardam por cranioplastia (p. ex., ainda não foi colocado um remendo ósseo) apresentam alteração do estado mental, é importante que os médicos entendam que a PL desnecessária pode causar herniação paroxística; a pressão atmosférica pode agravar a "síndrome do retalho cutâneo afundado" e causar alterações do estado mental, crises epilépticas, déficits motores ou sensoriais unilaterais contralaterais e mesmo coma.

Por essa razão, é recomendável realizar PL apenas quando há sinais e sintomas de meningite (febre, leucocitose, sonolência etc.), em vez de efetuar esse procedimento simplesmente para concluir a investigação diagnóstica ou apenas porque o paciente tem depressão do nível de consciência. Quando há herniação paradoxal secundária à PL de um paciente que fez hemicraniectomia, deve-se colocá-lo na posição de Trendelenburg, administrar hidratação por via intravenosa e realizar cranioplastia, a menos que haja alguma contraindicação.

Tabela 32.4 Anormalidades citológicas do líquido cefalorraquidiano.

Tipo de processo maligno no SNC	Porcentagem de pacientes com citologia positiva	Comentários
Glioma maligno	7 a 66 (mais de uma amostra)	
Lesões metastáticas parenquimatosas	2 a 10	
Linfoma primário do SNC	16 a 26 (amostra única)	Citometria de fluxo = positividade mais elevada da PCR para EBV como adjuvante em pacientes HIV+
Carcinomatose leptomeníngea	47 a 92	41 a 71% com uma amostra; positividade crescente com amostras repetidas

EBV, vírus Epstein-Barr; HIV, vírus da imunodeficiência humana; PCR, reação em cadeia da polimerase; SNC, sistema nervoso central.

LEITURA SUGERIDA

Boon JM, Abrahams PH, Meiring JH, Welch T. Lumbar puncture: anatomical review of a clinical skill. *Clin Anat.* 2004;17:544-553.

Cascella C, Nausheen S, Cunha BA. A differential diagnosis of drug-induced aseptic meningitis. *Infect Med.* 2008;25:331-334.

Chakraverty R, Pynsent P, Isaacs K. Which spinal levels are identified by palpation of the iliac crests and the posterior superior iliac spines? *J Anat.* 2007;210(2):232-236.

Cinque P, Brytting M, Vago L, et al. Epstein-Barr virus DNA in cerebrospinal fluid from patients with AIDS-related primary lymphoma of the central nervous system. *Lancet.* 1993;342:398-401.

Conly JM, Ronald AR. Cerebrospinal fluid as a diagnostic body fluid. *Am J Med.* 1983;75(1B):102-108.

Dougherty JM, Roth RM. Cerebral spinal fluid. *Emerg Med Clin North Am.* 1986;4:281-297.

Ellul MA, Benjamin L, Singh B, et al. Neurological associations of COVID-19. *Lancet Neurol.* 2020;19(9):767-783.

Fishman RA. *Cerebrospinal Fluid in Diseases of the Nervous System.* 2nd ed. Philadelphia, PA: WB Saunders; 1992.

Hegde U, Filie A, Little RF, et al. High incidence of occult leptomeningeal disease detected by flow cytometry in newly diagnosed aggressive B-cell lymphomas at risk for central nervous system involvement: the role of flow cytometry versus cytology. *Blood.* 2005;105:496-502.

Hussein AS, Shafran SD. Acute bacterial meningitis in adults. A 12-year review. *Medicine (Baltimore).* 2000;79:360-368.

Irani DN. *Cerebrospinal Fluid in Clinical Practice.* Philadelphia, PA: Saunders Elsevier; 2009.

Kaplan JG, DeSouza TG, Farkash A, et al. Leptomeningeal metastases: comparison of clinical features and laboratory data of solid tumors, lymphomas and leukemias. *J Neurooncol.* 1990;9:225-229.

Kilpatrick ME, Girgis NI, Yassin MW, Abu el Ella AA. Tuberculous meningitis—clinical and laboratory review of 100 patients. *J Hyg (Lond).* 1986;96:231-238.

Lee K. *The NeuroICU Book.* 2nd ed. New York, NY: McGraw-Hill Medical; 2018.

McLean BN, Luxton RW, Thompson EJ. A study of immunoglobulin G in the cerebrospinal fluid of 1007 patients with suspected neurological disease using isoelectric focusing and the log IgG-index. A comparison and diagnostic applications. *Brain.* 1990;113(pt 5):1269-1289.

Moriguchi T, Harii N, Goto J, et al. A first case of meningitis/encephalitis associated with SARS-Coronavirus-2. *Int J Infect Dis.* 2020;94:55-58.

Noble VE, Bret NA, Sutingco N. Ultrasound for procedural guidance: lumbar puncture. In: Noble VE, Nelson BP, Sutingco AN, eds. *Manual of Emergency and Critical Care Ultrasound.* New York, NY: Cambridge University Press; 2007:319-322.

Pfausler B, Beer R, Engelhardt K, Kemmler G, Mohsenipour I, Schmutzhard E. Cell index—a new parameter for the early diagnosis of ventriculostomy (external ventricular drainage)-related ventriculitis in patients with intraventricular hemorrhage? *Acta Neurochir (Wien).* 2004;146:477-481.

Roos KL. Lumbar puncture. *Semin Neurol.* 2003;23:105-114.

Shaikh F, Brzezinski J, Alexander S, et al. Ultrasound imaging for lumbar punctures and epidural catheterisations: systematic review and meta-analysis. *BMJ.* 2013;346:f1720.

Spanos A, Harrell FE Jr, Durack DT. Differential diagnosis of acute meningitis. An analysis of the predictive value of initial observations. *JAMA.* 1989;262:2700-2707.

Thomson RB Jr, Bertram H. Laboratory diagnosis of central nervous system infections. *Infect Dis Clin North Am.* 2001;15:1047-1071.

Tunkel AR, Glaser CA, Bloch KC, et al. The management of encephalitis: clinical practice guidelines by the Infectious Diseases Society of America. *Clin Infect Dis.* 2008;47:303-327.

Wingerchuk DM, Lennon VA, Pittock SJ, Lucchinetti CF, Weinshenker BG. Revised diagnostic criteria for neuromyelitis optica. *Neurology.* 2006;66:1485-1489.

Biopsias de Cérebro, Músculo, Nervo e Pele 33

John F. Crary, Thomas H. Brannagan III e Kurenai Tanji

PONTOS-CHAVE

1. Somada à anamnese cuidadosa e aos resultados dos exames laboratoriais, a classificação morfológica das doenças neurológicas em nível microscópico com base em biopsias de cérebro, músculo e/ou nervo ainda é importante à definição do diagnóstico.

2. Na era do sequenciamento genético de última geração, a utilidade do exame histológico baseado em biopsias de cérebro, nervos e músculos deixou de ser apenas diagnóstico histopatológico convencional e passou a incluir avaliação de anomalias genéticas específicas, efeitos do tratamento, evolução clínica e prognóstico.

3. A biopsia de pele é um procedimento menos invasivo útil para avaliar densidade de nervos sensoriais na epiderme e inervação autônoma em diversas doenças sistêmicas ou neurológicas, inclusive distúrbios neurodegenerativos como alfassinucleinopatia.

INTRODUÇÃO

Apesar dos avanços significativos ocorridos com outras modalidades diagnósticas, estabelecer um diagnóstico histopatológico com base em biopsias de cérebro, músculo ou nervo ainda é um recurso extremamente importante. Técnicas modernas de genética e biologia molecular são aplicadas com frequência crescente nas análises de espécimes obtidos por biopsia, e isso amplia enormemente sua utilidade. Embora a utilização generalizada da tecnologia de sequenciamento de DNA/RNA de última geração tenha reduzido a necessidade de realizar biopsias em algumas condições, esses exames complementares modernos não suplantaram as análises histomorfológicas convencionais. As biopsias sempre são realizadas por uma equipe interdisciplinar, que pode incluir neurologistas, clínicos gerais, neurorradiologista, neurocirurgiões, onconeurologistas e neuropatologistas. Para assegurar a avaliação apropriada da biopsia, é da maior importância que haja elevado nível de comunicação entre os profissionais. Quaisquer benefícios possíveis associados a um diagnóstico histopatológico devem ser contrapostos aos riscos associados ao procedimento. A biopsia de cérebro é um procedimento padronizado para tumores encefálicos, mas também é muito útil em algumas outras doenças. Técnicas cirúrgicas modernas ajudam a minimizar complicações e reduzem as chances de que a biopsia não seja diagnóstica. Em alguns contextos, os benefícios advindos de firmar um diagnóstico e instituir um plano terapêutico ideal podem sobrepujar os riscos. A biopsia de cérebro sempre deve ser realizada como último recurso reservado para os casos nos quais todas as outras abordagens mostraram-se infrutíferas. Neste capítulo, apresentamos uma revisão geral dos aspectos mais importantes relativos às biopsias de tecido cerebral, músculo e nervo. Também comentamos o uso da biopsia de pele para análise da densidade das fibras nervosas na epiderme.

BIOPSIA DE TECIDO CEREBRAL

Indicações

Determinadas considerações gerais têm de ser levadas em conta antes do encaminhamento de um paciente para biopsia de tecido cerebral. Os riscos gerais associados à biopsia de tecido cerebral são semelhantes aos associados a qualquer procedimento cirúrgico, incluindo trombose venosa profunda, hemorragia pós-operatória, infecção etc. No caso de pacientes em uso de anticoagulantes, seria necessário fazer alguns ajustes, devido ao risco de hemorragia intracraniana pós-operatória. Outras complicações incluem acidente vascular encefálico (AVE), crises epilépticas e extravasamento (fístula) de líquido cefalorraquidiano. Tendo em vista os riscos, é um consenso que todas as outras modalidades diagnósticas têm de ser esgotadas antes da realização da biopsia de tecido cerebral.

Uma consideração crucial antes da solicitação da biopsia é determinar a probabilidade de que os achados dela resultarão em alteração do manejo do paciente. Se, por exemplo, os diagnósticos esperados têm tratamentos modificadores da doença semelhantes ou estes não existem, então a decisão de realizar uma biopsia deve ser questionada. Além disso, muitas vezes existe uma janela de oportunidade para a biopsia ser clinicamente proveitosa. Se as condições do paciente se deteriorarem além do ponto em que pode ser prevista a recuperação funcional razoável, a biopsia também seria pouco útil. Vale mencionar também que a capacidade do neuropatologista de reconhecer alterações teciduais que levem a um diagnóstico bem definido é maior durante a fase ativa da doença. Na fase mais adiantada da patologia, as alterações teciduais secundárias podem predominar, e isso aumenta a probabilidade de biopsia não diagnóstica. Os efeitos do tratamento, como irradiação do cérebro ou esteroides, também mascaram as alterações da doença original. Em um paciente, por exemplo, com um possível diagnóstico de linfoma do sistema nervoso central (SNC) o uso de esteroides sistêmicos deve ser protelado a menos que seja essencial no contexto do cuidado clínico (ou seja, como componente do tratamento de herniação cerebral) porque os esteroides em doses terapêuticas tornam a biopsia não diagnóstica. Assim, é crucial que o tratamento empírico seja usado de modo criterioso se o paciente for um candidato à biopsia de tecido cerebral.

Biopsias de tecido cerebral têm uma posição proeminente no tratamento e na conduta das neoplasias do SNC. No caso de lesões expansivas, ressecção parcial e/ou biopsia do cérebro podem ser realizadas, dependendo da importância funcional da região em que a lesão está localizada. No caso de tumores malignos do cérebro, as ressecções têm a vantagem adicional de serem diagnósticas e, ao mesmo tempo, terapêuticas (citorredução). A conduta expectante poderia ser aventada para os pacientes com tumores benignos do cérebro. Determinados tumores cerebrais em regiões vitais do cérebro, como gliomas do tronco encefálico, ou regiões corticais responsáveis por funções neurológicas importantes (p. ex., área de Wernicke, área de Broca), não podem ser totalmente ressecados, mas uma biopsia estereotáxica poderia ser realizada em alguns casos.

De modo geral, as biopsias de tecido cerebral não são necessárias para a maioria dos casos de infecção do SNC porque outras formas de diagnóstico são frequentemente definitivas. Por exemplo, vírus, bactérias e fungos podem ser identificados por coleta de amostras de líquido cefalorraquidiano. Nos contextos ambíguos, uma biopsia de tecido cerebral poderia ser realizada. Essas biopsias são muito mais valiosas, do ponto de vista clínico, quando existe dúvida entre dois processos patogênicos com tratamentos contraditórios, por exemplo, uma condição infecciosa versus uma condição autoimune. Pacientes imunossuprimidos também representam uma situação especial, porque um diagnóstico diferencial amplo poderia constituir uma indicação de biopsia de tecido cerebral.

No caso de transtornos neurodegenerativos relacionados com a idade, a biopsia de tecido cerebral raramente é realizada. Todavia, essa possibilidade pode ser aventada nos casos de demência rapidamente progressiva visto que existe uma chance razoável de descoberta de uma causa potencialmente tratável que não seria detectada por outros métodos. Avanços recentes proporcionaram a capacidade de diagnosticar encefalites autoimunes com base na detecção de autoanticorpos no líquido cefalorraquidiano (LCR). Além disso, biomarcadores do LCR e tomografia por emissão de pósitrons estão sendo empregados no diagnóstico da doença de Alzheimer e doença causada por príons. Esses avanços modificaram os padrões de encaminhamento, reduzindo talvez o número total de indivíduos submetidos à biopsia de tecido cerebral por causa de demência rapidamente progressiva, mas aumentando o rendimento diagnóstico.

A biopsia de tecido cerebral não é indicada para AVE isquêmico, contudo, amostras de tecido cerebral podem ser coletadas nos casos de AVE hemorrágico para avaliação dos vasos sanguíneos (à procura de angiopatia amiloide). Anormalidades vasculares podem ser removidas cirurgicamente, e a análise histopatológica dessas lesões é útil à diferenciação entre malformações arteriovenosas, cavernomas e outras lesões.

Biopsia de tecido cerebral exige abordagem interdisciplinar

Biopsias de tecido cerebral sempre exigem a atuação de uma equipe interdisciplinar. O neurologista tem uma participação crítica na investigação diagnóstica clínica e no encaminhamento dos pacientes para biopsia após terem sido esgotadas todas as outras modalidades diagnósticas. A seguir, o neurologista trabalhará com o neurorradiologista e com o neurocirurgião para identificar uma lesão radiograficamente evidente que possa ser biopsiada. Embora biopsias "às cegas" do córtex frontal não dominante (geralmente o direito) sejam frequentemente realizadas, a biopsia direcionada para uma lesão específica frequentemente fornece resultados mais informativos. Se for indicada a realização de biopsia, a maioria dos neuropatologistas considera ótima uma biopsia a céu aberto com espessura total de 1 cm^3 que contenha substância cinzenta, leptomeninges e substância branca subcortical. Todavia, se a lesão estiver localizada em uma região cerebral vital, biopsias centrais estereotáxicas, algumas vezes com poucos milímetros, podem fornecer material diagnóstico.

Durante o procedimento cirúrgico, com frequência os neurocirurgiões chamam um neuropatologista para realizar uma *biopsia de congelação*. Essas intervenções intraoperatórias são uma maneira de obter rapidamente informações diagnósticas e envolvem congelamento rápido e corte do tecido em criostato, coloração rápida com hematoxilina e eosina (H&E) e análise diagnóstica preliminar pelo patologista. Embora esses cortes de tecidos tenham valor diagnóstico limitado, por causa dos acentuados artefatos de congelamento que ocorrem (p. ex., distorções intersticiais e intracitoplasmáticas resultantes da formação de cristais de gelo), a avaliação da arquitetura histológica e da celularidade resultante frequentemente pode classificar as lesões em grupos gerais e ajudar a tomar uma decisão intraoperatória. Outro uso da biopsia de congelação é a confirmação da existência de lesão tecidual no material coletado na biopsia. Mesmo com biopsias guiadas por exame de imagem, lesões pequenas podem não estar representadas adequadamente nos cortes. A obtenção de um corte congelado permite que a equipe colha amostras de outros tecidos se for necessário e reduz acentuadamente a probabilidade de que a biopsia não seja diagnóstica. É crucial mencionar que a impressão diagnóstica preliminar obtida a partir de uma biopsia de congelação tem de ser interpretada com cautela e, com frequência, revista após a coleta de outras amostras e exames complementares.

Interpretação neuropatológica da biopsia de tecido cerebral

O exame histopatológico clássico realizado por um neuropatologista ainda é a base da interpretação da biopsia de tecido cerebral. Cortes retirados de tecido cerebral fixado com formalina são montados em lâminas de vidro, corados com H&E como técnica de triagem e examinados à microscopia óptica. A coloração com H&E possibilita a visualização da citoarquitetura e todos os tipos celulares existentes no cérebro, inclusive neurônios e glia. Outras colorações "especiais" também são usadas rotineiramente, inclusive variações da impregnação em prata de Bielschowsky, que é excelente para visualização de prolongamentos neuronais. Colorações para tecido conjuntivo, como tricrômico, reticulina ou van Gieson, são muito úteis para avaliar patologia vascular. O corante vermelho Congo e a tioflavina são úteis para a visualização de substância amiloide. As colorações de gram, de metenamina prata de Gomori (GMS) e Ziehl-Nielsen (bacilos álcool-ácido resistentes) são empregadas rotineiramente para pesquisa de microrganismos. Embora a maioria dos laboratórios de patologia ainda utilize lâminas de vidro em suas técnicas, alguns iniciaram a transição para imagens de lâminas totalmente digitalizadas. À medida que essa transição seja ampliada, espera-se que comecemos a observar aplicação mais generalizada de algoritmos de leitura automatizada (p. ex., visão computadorizada) aplicada à neuropatologia, que deverá aumentar enormemente a precisão de alguns exames histopatológicos.

Vários estudos complementares são realizados rotineiramente em neuropatologia. Colorações imuno-histoquímicas, que se baseiam em antissoros específicos para detectar alterações patológicas, são utilizadas com frequência em vários contextos, sobretudo no caso de neoplasias, nas quais podem ser detectadas alterações moleculares com valor diagnóstico e prognóstico. A maioria dos testes moleculares pode ser realizada em tecidos fixados e, antes do processamento, não é mais necessário separar cortes a fresco com essa finalidade. Se houver a possibilidade de etiologia infecciosa, idealmente são usados swabs do local cirúrgico, contudo, fragmentos de tecido fresco podem ser usados após a intervenção desde que não estejam fixados nem contaminados. Se for aventada a possibilidade de linfoma, tecido cerebral pode ser empregado para citometria de fluxo e caracterização da população neoplásica, entretanto, linfoma do SNC é mais frequentemente do tipo células B grandes e difusas, e essas células não têm positividade alta. Como alternativa, células neoplásicas podem ser desenvolvidas em cultura para análise citogenética. De modo geral, microscopia eletrônica tem valor limitado nas amostras de biopsia cerebral. Técnicas de sequenciamento de DNA de última geração tornaram-se padrão de referência para diagnosticar e subclassificar a maioria dos tumores e orientar tratamentos dirigidos; mutações do gene *IDH1/2* e deleções do gene *ATRX* e do cromossomo 1p/19q constituem a base do esquema de classificação dos gliomas difusos proposta pela Organização Mundial da Saúde em 2016 para classificar tumores do SNC. Além disso, técnicas de sequenciamento de última geração conseguem detectar níveis muito baixos de DNA/RNA de patógenos e seu uso pode ser cada vez mais implementado no futuro.

BIOPSIA DE TECIDO MUSCULAR

A realização de biopsia de tecido muscular seria justificada quando o exame neurológico, os exames laboratoriais e os estudos eletrofisiológicos sugerem uma doença neuromuscular. O exame microscópico pode ajudar a diferenciar distúrbios neurogênicos e miogênicos e também pode auxiliar na subclassificação de miopatias e na realização de um diagnóstico específico. Graças ao advento de novas técnicas genéticas, inclusive sequenciamento seletivo de genes específicos, sequenciamento de alto desempenho de painéis selecionados de genes, exoma integral e até sequenciamento de todo o genoma, é possível fazer o diagnóstico de várias miopatias genéticas sem a realização de biopsia invasiva de músculos. Todavia, antes de iniciar investigações genéticas exaustivas e, com frequência, dispendiosas, uma biopsia de músculo pode ser realizada se a anamnese bem feita e um exame neurológico meticuloso sugerirem que esse exame identificará a causa mais provável da doença que pode ser curada. Por exemplo, inflamação disseminada é sugestiva de miopatia inflamatória adquirida em vez de outras miopatias hereditárias ou adquiridas como distrofia muscular. Vasculite e amiloidose estão, com frequência, associadas a neuropatia, contudo, ambas podem ser identificadas no músculo. Mesmo com análises genéticas, a classificação morfológica ainda é essencial em alguns casos, principalmente quando anomalias genéticas de significado desconhecido podem complicar a diferenciação diagnóstica.

A decisão de realizar biopsia de músculo deve incluir também técnicas não invasivas, inclusive exames de sangue (p. ex., eletrólitos, glicose, hormônio tireoestimulante [TSH], vitamina D, creatinoquinase [CK] e triagem autoimune), estudos eletrodiagnósticos e outros exames complementares. Exames de imagem, como ressonância magnética (RM), têm sido cada vez mais integrados à investigação diagnóstica de doenças musculares. Quando combinada com uma biopsia, a RM pode fornecer informações pré-operatórias sobre o músculo e as estruturas adjacentes (p. ex., fáscia e tecido subcutâneo). Em alguns casos, a RM revela acometimento patológico característico de grupos musculares, que podem resultar na solicitação direta de um exame genético e descartar a necessidade de realizar uma biopsia.

Os melhores músculos para biopsia são aqueles moderadamente acometidos pela doença. A RM pode ser útil na seleção do músculo que mais provavelmente fornecerá achados histológicos diagnósticos. Não são biopsiados músculos muito atrofiados, músculos que receberam injeções ou foram usados para eletromiografia ou músculos previamente traumatizados. Pacientes com mioglobinúria ou rabdomiólise devem ser biopsiados 6 a 8 semanas após o episódio para permitir que os músculos se recuperem da necrose porque mionecrose/regeneração ativa e extensa na biopsia podem mascarar a patologia subjacente. Os músculos mais comumente biopsiados são o deltoide, o bíceps e o vasto lateral quando a fraqueza proximal predomina. Quando os pacientes apresentam fraqueza distal, o músculo tibial anterior ou o músculo gastrocnêmio pode ser escolhido, dependendo de a predominância de fraqueza ou atrofia ser anterior ou posterior. O patologista que examina a amostra biopsiada deve ter acesso à anamnese para poder aplicar as melhores técnicas histológicas, histoquímicas, imuno-histoquímicas ou microscópicas eletrônicas e detectar a patologia no tecido.

Do ponto de vista técnico, um *diagnóstico morfológico* acurado exige o processamento de tecido fixado em formalina para exame histológico rotineiro, tecido congelado de modo rápido e apropriado para preparações histoquímicas e imuno-histoquímicas e tecido fixado em glutaraldeído para possível exame microscópico eletrônico. A preservação de um fragmento separado de músculo congelado é útil para a possível realização de ensaio(s) enzimático(s) bioquímico(s) de vias glicogenolíticas e glicolíticas, metabolismo de lipídio ou respiração mitocondrial, eletroforese para o estudo da expressão de proteínas musculares ou estudo genético.

Quando o exame histológico rotineiro do tecido muscular revela grupos pequenos ou grandes de fibras atrofiadas, isso é muito sugestivo de um *distúrbio neurogênico*. Em contrapartida, *características miopáticas* incluem aumento significativo do tamanho das fibras, aumento do número de fibras internamente nucleadas, fibras necróticas e/ou em processo de regeneração e inclusões ou material de armazenamento intracitoplasmático anormal. Nas miopatias crônicas é comum o achado de substancial fibrose endomisial. Miopatias inflamatórias tendem a apresentar infiltrados inflamatórios disseminados, frequentemente multifocais, no endomísio e/ou perimísio. O reconhecimento de alguns padrões imunocitológicos e/ou de distribuição da inflamação pode ajudar a subclassificar a doença. O diagnóstico de vasculite, doenças granulomatosa infecciosas ou não infecciosas e amiloidose pode ser confirmado por exame histológico de rotina.

Técnicas de coloração histoquímica aplicadas aos microcortes ajudam a classificar os tipos de fibras (p. ex., miosina adenosina trifosfatase) e delinear anormalidades citológicas. Uma doença neurogênica pode apresentar agrupamento de tipos de fibras e/ou fibras tagetoides ou em formato de alvo, que são mais bem demonstradas por miosina-adenosina-trifosfatase e nicotinamida-adenina-dinucleotídio-tetrazólio-redutase, respectivamente. Em determinadas miopatias, há predomínio de tipo de fibra (p. ex., predomínio das fibras do tipo 1 na miopatia congênita) ou atrofia seletiva de fibras (p. ex., atrofia das fibras musculares do tipo 2 na miopatia causada por corticoides, miopatia por doença crítica e doenças do colágeno). Vários tipos de anormalidade citológica associados a miopatias, como cernes, bastões de nemalina, agregados tubulares, capuzes, corpúsculos de hialina, corpúsculos reduzidos, corpúsculos citoplasmáticos, massa citoplasmática, aumento significativo das mitocôndrias ("fibras vermelhas esfarrapadas"), excesso de glicogênio ou lipídio intracitoplasmático e aumento da reatividade lisossômica associada ou não à vacuolização das fibras, são mais bem caracterizados por preparações histoquímicas apropriadas. Determinadas deficiências enzimáticas na miopatia metabólica podem ser demonstradas histoquimicamente, entre elas a deficiência de miofosforilase (glicogenose do tipo V), deficiência de fosfofrutoquinase (tipo VII), deficiência de mioadenilato-desaminase e deficiência de citocromo c oxidase (complexo IV de cadeia respiratória) (miopatia mitocondrial).

Na era das técnicas de sequenciamento de última geração, a coloração imuno-histoquímica usando anticorpos contra determinadas proteínas ainda pode oferecer informações para selecionar gene(s) candidato(s) para investigação molecular. Anomalias dos genes da distrofina, proteínas sarcoglicanas, disferlina, caveolina 3, emerina, merosina (α_2-laminina), colágeno VI, cadeia lateral de carboidrato α-distroglicano e outros podem ser pesquisados de modo confiável nos tecidos. Quando uma distrofia muscular apresenta na biopsia anormalidades morfologicamente indistinguíveis das alterações encontradas em outras miopatias adquiridas, a coloração imuno-histológica pode ajudar a estabelecer a causa da doença. Além disso, a detecção imuno-histoquímica de deficiência de uma proteína específica pode revelar a causa de manifestações clínicas inespecíficas nos pacientes sem fraqueza muscular distrófica típica, como elevação persistente da creatinoquinase (a chamada hipercreatinoquinasemia benigna), mioglobinúria/rabdomiólise, mialgia ou cãibras. Outra vantagem da coloração imuno-histoquímica é encontrada na análise de miopatias inflamatórias. A detecção imuno-histoquímica de marcadores inflamatórios (p. ex., antígenos do complexo de histocompatibilidade principal das classes I e II, complexo de ataque à membrana) e a tipagem imunocitológica de infiltrados linfocíticos ajudam a subclassificar miopatias inflamatórias imunomediadas como dermatomiosite, polimiosite e miosite com corpúsculos de inclusão.

Em suma, para estabelecer prontamente um diagnóstico acurado e clinicamente significativo em pacientes com distúrbios musculares que representam desafios diagnósticos é crucial minimizar o número de exames solicitados (redução de gastos), sobretudo tendo em vista o número cada vez maior de exames complementares disponíveis. Embora técnicas de sequenciamento de última geração enfrentem seus próprios desafios, inclusive consentimento e interpretação dos dados sequenciados, métodos tradicionais de diagnóstico como biopsia de músculo ainda são ferramentas importantes no processo de descartar possíveis diagnósticos diferenciais, subclassificar a doença em determinado grupo, avaliar a gravidade da doença e facilitar a interpretação adequada de anomalias genéticas de significado desconhecido.

BIOPSIA DE NERVO

A biopsia de nervo é indicada para pacientes com neuropatia periférica quando é necessário obter informações adicionais sobre a etiologia e a gravidade do transtorno. Embora existam poucas opções de locais para biopsia e as indicações tenham, de modo geral, diminuído nos últimos 20 anos, principalmente por causa da disponibilidade crescente de exames moleculares para neuropatias periféricas hereditárias e, em parte, devido à detecção de vários autoanticorpos séricos associados às neuropatias periféricas autoimunes, alguns distúrbios específicos exigem caracterização ou diagnóstico tecidual. Esses transtornos incluem vasculite, neuropatia sarcoide, amiloidose, neuropatia por hanseníase, polineuropatia desmielinizante inflamatória crônica (sobretudo casos com manifestações clínica e/ou eletrofisiologicamente atípicas e/ou assimétricas), neuropatia associada à gamopatia monoclonal, neuropatia tóxica, distúrbios de armazenamento e outras condições sistêmicas com comprometimento do sistema nervoso periférico. Várias doenças do SNC, como leucodistrofia metacromática, adrenoleucodistrofia, doença de Krabbe, doença de Lafora, lipofuscinose neuronal e outras doenças de armazenamento lisossômica, podem acometer clinicamente os nervos periféricos. A biopsia de nervo também pode ajudar a identificar casos esporádicos de neuropatia geneticamente definida ou pode ser necessária no acompanhamento de pacientes com neuropatia geneticamente diagnosticada com manifestações clínicas incomuns. Nas crianças, o achado de alterações histopatologicamente características nos nervos confirma o diagnóstico de neuropatia axonal gigante e distrofia neuroaxonal.

O nervo sural é o mais estudado em pessoas saudáveis e doentes e, de modo geral, é recomendado para fins de biopsia. A biopsia de nervos motores pode ser realizada com algumas indicações específicas, inclusive diferenciar entre neuropatias motoras e doenças do neurônio motor. Quando a mononeurite múltipla poupa clinicamente o nervo sural, outro nervo cutâneo pode ser selecionado. Por exemplo, na maioria dos pacientes sob suspeita de neuropatia vasculítica, uma biopsia combinada de músculo fibular curto e nervo fibular superficial, por meio de incisão única na face lateral da perna, é o procedimento mais custo-efetivo e eficiente. Para a realização de um diagnóstico morfológico abrangente, a amostra de nervo é, convencionalmente, dividida em três partes: fixada em formalina tamponada para cortes embebidos em parafina; fixados em glutaraldeído tamponando para cortes em resina epóxi, análise de fibras microdessecadas e microscopia eletrônica; e congelada para potencial estudo imunofluorescente.

O exame histológico de rotina dos nervos revela características diagnósticas de vasculopatia (vasculite, arteriosclerose, êmbolo, processo maligno intravascular etc.), deposição de amiloide, sarcoidose, inflamação, infiltração de nervo por neoplasia hematológica, hanseníase, neuropatia axonal gigante e doença de corpúsculos de poliglicosana. A neoplasia hematológica que invade nervos pode ser diferenciada de processos reativos por meio de marcadores linfocíticos imunocitológicos. A deposição de cadeias leves de imunoglobulina secundária à discrasia plasmocitária pode ser identificada por meio de hibridização *in situ* ou por estudo de imunofluorescência para pesquisa de cadeias leves kappa e lambda. Se for detectado um depósito considerável de amiloide no exame histológico, o tecido pode ser usado para tipagem do amiloide por espectroscopia de massa. De modo geral, entretanto, a maioria das neuropatias não apresenta alterações morfológicas características ou específicas nos cortes em parafina e, habitualmente, é necessário exame de cortes semifinos montados em lâminas com resina epóxi que são significativamente menos espessos que os cortes em parafina, com consequente melhor resolução do exame histológico. Combinada com a observação de fibras mielinizadas microdissecadas, a axonopatia pode ser diferenciada da neuropatia desmielinizante. A *axonopatia* é reconhecida pela depleção significativa das fibras nervosas associada à fibrose endoneural, com ou sem restos de mielina ou regeneração axonal. As fibras mielinizadas microdissecadas exibem proeminente degeneração walleriana em uma fase ativa da doença. Essas alterações de axonopatia podem ser observadas na neuropatia vasculítica, nas neuropatias tóxicas (iatrogênicas), na neuropatia alcoólica, na neuropatia amiloide e em várias neuropatias associadas a doença metabólica, defeitos nutricionais e doenças infecciosas. Desmielinização segmentar e remielinização, reconhecidas nos cortes como fibras finamente mielinizadas ou formação em bulbo de cebola (camadas concêntricas os prolongamentos de célula de Schwann), são frequentemente resultado de *transtornos desmielinizantes primários* (p. ex., imunomediados e hereditários). A análise de fibras microdissecadas pode exibir outras alterações da mielina, como dobradura e enrugamento excessivos da mielina, além de formação de tomáculos ou tumefações (espessamento irregular da mielina entre os nós), e a análise semiquantitativa dessas alterações na mielina pode ajudar a identificar uma condição desmielinizante patológica porque um grau discreto de irregularidade da mielina pode estar fisiologicamente associado ao envelhecimento.

A microscopia eletrônica ajuda a mais bem definir as alterações histopatológicas nos axônios, na mielina, nas células de Schwann ou no tecido intersticial (p. ex., acúmulo de neurofilamentos, organelas ou agregação proteica no axônio; lamelas de mielina alargadas, não compactadas ou irregularmente dobradas; vários tipos de depósitos ou inclusões intracelulares) e é essencial na avaliação de fibras não mielinizadas.

No caso de várias polineuropatias autoimunes, muitos autoanticorpos séricos contra antígenos glicoconjugados de nervos periféricos já foram identificados como supostos alvos e o *estudo imunofluorescente* direto usando cortes congelados poderia ser usado para demonstrar possíveis depósitos de imunoglobulina e complemento na bainha de mielina. Por exemplo, o achado de depósitos intensos e disseminados do componente C3 do complemento e de imunoglobulina M (IgM) ao longo da bainha de mielina poderia ajudar a diferenciar a neuropatia associada à paraproteinemia de IgM de uma polineuropatia desmielinizante inflamatória crônica clinicamente.

Em resumo, na nova era genética, biopsia de nervo convencional ainda consegue oferece informações clinicamente valiosas quando a indicação é bem-feita. Todavia, vale mencionar que, em várias neuropatias de natureza multifocal, quando há acometimento proximal de plexos e raízes, os achados na biopsia de nervo podem não ser representativos da patologia primária que está ocorrendo em outros pontos do nervo, sobretudo na raiz nervosa, e que a utilidade diagnóstica da biopsia de nervo tem de ser avaliada caso a caso.

BIOPSIA DE PELE

A biopsia de pele é, primariamente, realizada com o propósito de avaliar nervos autonômicos e sensoriais cutâneos, e, do ponto de vista clínico, tem sido muito empregada para o diagnóstico de neuropatias de pequenas fibras (adquiridas e hereditárias) graças à quantificação da *densidade intraepidérmica das fibras nervosas*. A evolução clínica de determinadas doenças autoimunes sistêmicas, inclusive doença celíaca, síndrome de Sjögren e algumas canalopatias pode ser complicada por manifestações relacionadas com as fibras pequenas. A biopsia de pele também tem sido valiosa na detecção de outras neuropatias, como polineuropatia associada a acometimento predominante de fibras pequenas e neuropatia simétrica distal. Graças a sua natureza minimamente invasiva, é possível coletar amostras de vários locais (p. ex., pontos proximais e distais no mesmo membro do paciente) e diferenciar entre neuropatias não dependentes do comprimento (p. ex., ganglionopatias, lesões neurais multifocais) e neuropatias dependentes de comprimento, para fins de comparação ou para monitorar a evolução clínica dos pacientes. Para a análise da densidade intraepidérmica das fibras nervosas, os axônios epidérmicos são visualizados (por métodos imuno-histoquímicos) nos cortes teciduais, frequentemente usando o anticorpo contra um marcador panaxonal – PGP9.5 (uma hidrolase ubíqua: uma proteína importante das células nervosas, inclusive axônios e dendritos) – e são contados em um determinado comprimento da epiderme. A análise quantitativa das fibras nervosas exige valores normativos e, nos pacientes com neuropatia de fibras pequenas, a densidade intraepidérmica das fibras nervosas tende a ser significativamente baixa. As anormalidades morfológicas nos axônios epidérmicos (p. ex., comprimento encurtado, diâmetros pequenos, edema e padrões complicados de ramificação) podem preceder a redução real dos axônios epidérmicos. As *limitações atuais* da biopsia de pele incluem: (1) biopsia de pele raramente possibilita a diferenciação específica de mecanismo patogênico/causa da doença e (2) a observação da biopsia de pele raramente, exceto em ensaios clínicos, modifica a conduta clínica, sobretudo nas doenças cuja causa de neuropatia já é conhecida. A biopsia de pele também pode ser usada na investigação diagnóstica de pacientes com distúrbios que causam disfunção autônoma, inclusive diabetes melito, baixa tolerância à glicose, neuropatia autônoma induzida por quimioterapia e doenças do tecido conjuntivo. Além disso, disfunções autônomas associadas às doenças neurodegenerativas podem ser avaliadas por meio de semiquantificação da inervação autônoma de glândulas ou músculos eretores dos pelos. Em especial, estudos recentes sobre deposição intraneural de alfassinucleína nos nervos sudomotores e eretores dos pelos demonstraram especificidade alta e sensibilidade variável, ampliando a possibilidade de que análises da alfassinucleína em biopsias de pele relativamente não invasivas sirvam como biomarcador potencial de sinucleinopatia (inclusive doença de Parkinson) de forma a selecionar tratamento eficaz imediato com base no diagnóstico precoce da doença em estágios prodrômicos. Contudo, a confiabilidade e a correlação com escores de neuropatia/função autônoma têm sido questionadas nos métodos publicados variáveis, que ainda não foram otimizados e padronizados e para os quais existem poucos valores normativos.

Em suma, a biopsia de pele é uma técnica minimamente invasiva com características únicas e a quantificação da densidade intraepidérmica de fibras nervosas ainda é uma ferramenta diagnóstica confiável, com elevada especificidade diagnóstica e sensibilidade relativamente boa, no caso de neuropatia de pequenas fibras que não pode ser prontamente detectada pelo estudo da condução nervosa. As indicações de biopsia de pele têm sido ampliadas com o uso potencial de biomarcadores de determinadas doenças neurológicas, de forma a orientar o tratamento eficaz e controle das doenças neurológicas que afetam fibras neurais finas.

LEITURA SUGERIDA

Biopsia de tecido cerebral
Love S, Perry A, Ironside J, Budka H. *Greenfield's Neuropathology*. 9th ed. London, United Kingdom: Hodder Arnold; 2015.
Perry A, Brat DJ. *Practical Surgical Neuropathology: A Diagnostic Approach*. 2nd ed. Philadelphia, PA: Churchill Livingstone/Elsevier; 2017.

Biopsia de músculo
Banwell BL, Gomez MR, Daube JR, et al. General approaches to neuromuscular diseases. In: Engel AG, Franzini-Armstrong C, eds. *Myology*. 3rd ed. New York, NY: McGraw-Hill; 2004:599-958.

Dubowits V, Sewry CA. The procedure of muscle biopsy. In: Dubowits V, Sewry CA, eds. *Muscle Biopsy*. 3rd ed. London, United Kingdom: Elsevier Saunders; 2007:3-20.

Malfatti E, Romero NB. Disease of the skeletal muscle. In: Kovacs GG, Alafuzoff I, eds. *Handbook of Clinical Neurology*. Vol 145. London, United Kingdom: Elsevier B.V.; 2018:429-451.

Tanji K, Hays AP. Muscle biopsy. In: Aminoff MJ, Daroff RB, eds. *Encyclopedia of the Neurological Sciences*. Vol 3. 2nd ed. Oxford, United Kingdom: Academic Press; 2014:174-178.

Biopsia de nervo

Dyck PL, Dyck PJB, Engelstad J. Role of pathology study of peripheral nerve. In: Dyck PL, Thomas PK, eds. *Peripheral Neuropathy*. 4th ed. Philadelphia, PA: Elsevier Saunders; 2005:733-754.

Mendell JR, Erdem S, Agamanolis DP. The role of peripheral nerve and skin biopsies. In: Mendell JR, ed. *Diagnosis and Management of Peripheral Nerve Disorders*. Oxford, United Kingdom: Oxford University Press; 2001:90-125.

Gorson KC, Herrmann DN, Thiagarajan R, et al. Non-length dependent small fibre neuropathy/ganglionopathy. *J Neurol Neurosurg Psychiatry*. 2008;79:163-169.

Vallat JM, Vital A, Magy L, Martin-Negrier ML, Vital C. An update on nerve biopsy. *J Neuropathol Exp Neurol*. 2009;68(8):833-844.

Biopsia de pele

Devigili G, Tugnoli V, Penza P, et al. The diagnostic criteria for small fibre neuropathy: from symptoms to neuropathology. *Brain*. 2008;131(pt 7):1912-1925.

England JD, Gronseth GS, Franklin G, et al. Evaluation of distal symmetric polyneuropathy: the role of autonomic testing, nerve biopsy, and skin biopsy (an evidence-based review). *Muscle Nerve*. 2009;39:106-115.

Gibbons CH, Illigens BM, Wang N, Freeman R. Quantification of sweat gland innervation: a clinical-pathologic correlation. *Neurology*. 2009;72:1479-1486.

McArthur JC, Stocks EA, Hauer P, Cornblath DR, Griffin JW. Epidermal nerve fiber density: normative reference range and diagnostic efficiency. *Arch Neurol*. 1998;55:1513-1520.

Myers MI, Peltier AC. Uses of skin biopsy for sensory and autonomic nerve assessment. *Curr Neurol Neurosci Rep*. 2013;13:323.

Kim JY, Illigens BMW, McCormick MP, Wang N, Gibbons CH. Alpha-synuclein in skin nerve fibers as a biomarker for alpha-synucleinopathies. *J Clin Neurol*. 2019;15(2):135-142.

Siepmann T, Penzlin AI, Illigens BMW, Reichmann H. Should skin biopsies be performed in patients suspected of having Parkinson's disease? *Parkinsons Dis*. 2017;2017:6064974.

Pressão Intracraniana e Monitoramento em Cuidados Neurológicos Intensivos

34

Charles L. Francoeur e Stephan A. Mayer

PONTOS-CHAVE

1. O monitoramento da pressão intracraniana (PIC) está indicado para pacientes em coma (que não respondem aos estímulos), que apresentem evidência de efeito expansivo intracraniano anormal nas imagens de tomografia computadorizada e prognóstico que justifique intervenção intensiva.

2. Drenos ventriculares externos podem ser usados para controlar hipertensão intracraniana por derivação do líquido cefalorraquidiano e também servir para medir a PIC.

3. O monitoramento por eletroencefalografia contínua pode detectar atividade epiléptica não convulsiva ou estado de mal epiléptico em 10 a 30% dos pacientes comatosos internados em unidades de tratamento intensivo.

INTRODUÇÃO

O monitoramento é uma parte importante da prática diária dos cuidados neurológicos intensivos. O neuromonitoramento à beira do leito suplementa a avaliação clínica e as técnicas de imagem com a meta subjacente de detectar alterações fisiológicas antes de ocorrer deterioração neurológica e lesão irreversível. Este capítulo apresenta as modalidades de neuromonitoramento contínuo à beira do leito usadas nas unidades de tratamento intensivo neurológico mais avançadas em todo o mundo. Embora nenhum estudo tenha comprovado que monitoramento "multimodal" melhore os desfechos, esses sistemas avançados possibilitam o reconhecimento de eventos patológicos em tempo real, que não conseguíamos identificar há alguns anos, e fornecem dados inusitados sobre a complexa fisiopatologia da lesão cerebral grave.

MONITORAMENTO DA PRESSÃO INTRACRANIANA E PRESSÃO DE PERFUSÃO CEREBRAL

Princípios fisiológicos

Pressão intracraniana

O crânio rígido é preenchido por material incompressível, a saber, massa encefálica (1.400 mℓ), líquido cefalorraquidiano (150 mℓ) e sangue (75 mℓ). No estado normal, quando o volume de sangue sai é igual ao que entra no cérebro, a absorção de líquido cefalorraquidiano é igual à produção (cerca de 20 mℓ/hora), e a pressão intracraniana (PIC) varia entre 5 e 15 mmHg em decúbito dorsal (8 a 20 cmH$_2$O).

Conforme está definido no modelo de Monro-Kellie, quando o volume de um desses componentes aumenta, como no caso de hidrocefalia obstrutiva, ou se surge lesão expansiva (um hematoma subdural, por exemplo), mecanismos compensatórios são ativados. O primeiro processo adaptativo é o influxo de líquido cefalorraquidiano no canal vertebral, desde que não haja obstrução ao fluxo. O segundo processo consiste em desvio de sangue dos vasos de capacitância (veias) para fora do compartimento intracraniano. Depois que esses mecanismos compensatórios são exauridos, a complacência intracraniana diminui, e a PIC se eleva rapidamente (Figura 34.1).

A lesão neurológica secundária ocorre quando a PIC é superior a 20 mmHg, e a PIC elevada acima desse limiar, após lesão cerebral traumática ou hemorragia subaracnóidea, está relacionada com aumento da taxa de mortalidade. Inicialmente, ocorre redução do fluxo sanguíneo cerebral (FSC) com isquemia secundária, que é agravada pela perda do mecanismo de autorregulação cerebral. Nesse ponto, o nível de consciência pode ser rebaixado. Sinais clínicos mais notáveis de elevação da PIC, inclusive pupilas não fotorreagentes ("alargadas") e posturas motoras anormais, são causados por gradientes de PIC dentro da calota craniana, que provocam desvios dos tecidos encefálicos e herniação. Nesses casos, a redução inicial do FSC regional (FSCr) é agravada por compressão vascular associada aos estágios mais avançados de herniação, que causa infartos territoriais secundários da artéria cerebral anterior ou posterior.

Existem publicados na literatura diversos limiares para controle da PIC na faixa de 15 a 35 mmHg, inclusive as diretrizes mais recentes da Brain Trauma Foundation, que sugerem manter a PIC abaixo de 22 mmHg. A relação entre PIC e prognóstico é complexa. Embora existam evidências sugestivas de relação

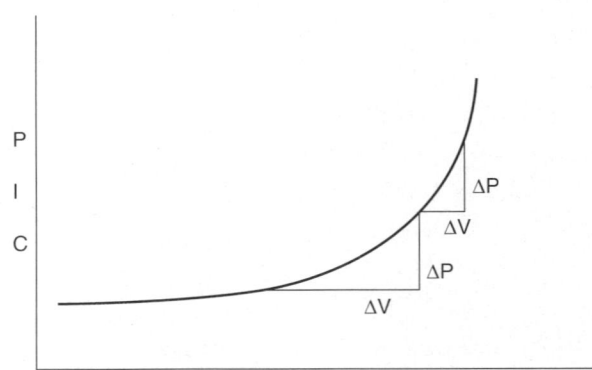

FIGURA 34.1 Complacência é definida por alteração da pressão correspondente à alteração de unidade de volume ($\Delta P/\Delta V$). Após os mecanismos compensatórios serem sobrepujados, a complacência cai significativamente, e isso significa que um aumento menor do volume intracraniano provoca elevação muito mais significativa da pressão intracraniana (*PIC*).

direta com mortalidade, a maioria dos estudos demonstrou pouca ou nenhuma correlação entre hipertensão intracraniana e morbidade. Com base no monitoramento multimodal, também sabemos que alguns pacientes com elevações brandas da PIC não demonstram distúrbio do metabolismo energético do cérebro, e o contrário também é verdadeiro (p. ex., pacientes com níveis normais de PIC podem ter distúrbios graves do metabolismo energético). O conceito que embase o monitoramento encefálico multimodal é partir dos limiares terapêuticos generalizáveis e avançar para limiares individualizados de controle da PIC, que pode variar ao longo do tempo e de acordo com o contexto clínico.

Registros da pressão intracraniana

A PIC média é definida pelo valor médio de PIC medida em determinado intervalo de tempo. O traçado desse registro tem três componentes, em ordem de frequência: (1) traçados de pressão do pulso; (2) traçados respiratórios (0,1 a 0,3 Hz) associados ao ciclo respiratório; e (3) traçados vasogênicos lentos (p. ex., "ondas A e B de Lundberg"). O traçado de pressão do pulso mostra deflexões pressóricas, que correspondem a aumentos transitórios do volume sanguíneo cerebral a cada sístole e pode ser dividido em três ondas (Figura 34.2): uma onda inicial de pulso que ocorre no início da sístole e, em condições normais, tem maior amplitude (denominada *P1*); uma onda secundária que reflete a elastância do cérebro (*P2*); e uma terceira onda criada pelo fechamento da valva aórtica no início da diástole (*P3*). Nos estados em que há redução da complacência, a pressão de pulso da PIC tipicamente aumenta e o componente P2 é maior que P1 no traçado demonstrado, à medida que o "choque" do influxo sistólico torna-se menos absorvível.

Traçados vasogênicos lentos não são apenas menos específicos, como também mostram padrões típicos nos casos de complacência cerebral reduzida, nos quais podem ser detectados traçados patológicos. Ondas A de Lundberg (ou ondas de platô) representam períodos prolongados (5 a 20 minutos) de elevação aguda da PIC (> 20 mmHg) (Figura 34.3). Essas ondas são causadas por vasodilatação persistente e ocorrem abruptamente quando a pressão de perfusão cerebral (PPC) ou complacência intracraniana está reduzida (ver Figura 111.4, no Capítulo 111). Ondas de platô graves precedendo a ocorrência de morte cerebral podem durar horas e atingir níveis de até 50 a 100 mmHg. Ondas B de Lundberg são elevações com duração mais curta (< 10 minutos), agrupadas e cíclicas (0,01 a 0,05 Hz), com amplitude baixa (< 20 mmHg) e indicam redução da complacência intracraniana, embora sejam detectadas algumas vezes em condições normais.

Pressão de perfusão cerebral e reatividade pressórica

O sangue arterial transporta oxigênio e glicose cruciais para a função e sobrevivência dos neurônios. A PPC, definida como diferença entre pressão arterial média (PAM) e PIC, é o principal fator determinante do FSC:

$$PPC = PAM - PIC$$

O entendimento claro da fisiologia da PPC baseia-se no conceito de reatividade pressórica cerebrovascular, que é a capacidade intrínseca dos vasos sanguíneos cerebrais de se adaptarem às oscilações de pressão e manterem o FSC constante, variando o calibre de seus vasos de resistência no nível pré-capilar. Nos indivíduos normais, esse mecanismo permite que o FSC seja mantido estável, apesar das variações amplas da PAM (40 a 160 mmHg). Contudo, em condições patológicas, a autorregulação frequentemente é anulada, e o FSC torna-se dependente da pressão, colocando o cérebro em risco de isquemia ou hiperemia. A autorregulação cerebral também pode ser afetada por fatores extrínsecos, como pH, temperatura e fármacos.

A determinação exata da PPC requer que seja utilizado o mesmo ponto de referência zero para pressão arterial e PIC, isto é, que seja utilizado o trago da orelha como marca de referência externa. A elevação da cabeça coloca o ponto de referência zero no trago para determinar PIC e no nível do coração para aferir PAM, resultando em superestimação significativa

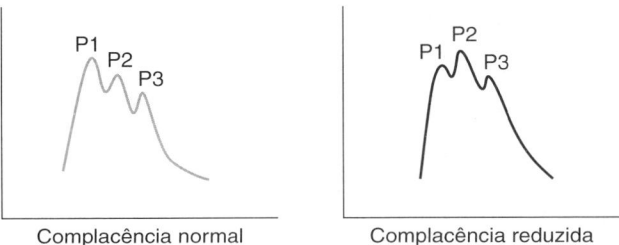

FIGURA 34.2 Traçado de pressão intracraniana. *P1*, ou onda de pulso, é consequente à transmissão arterial através do plexo coroide; *P2*, ou segundo pico (*tidal wave*), reflete a elastância do tecido cerebral. À medida que *P1* se eleva, *P2* também se eleva. Quando *P2* excede *P1*, aumenta a sensibilidade de previsão de elevação iminente da pressão intracraniana. A terceira onda (*P3*) é secundária ao fechamento da valva aórtica, que corresponde à incisura dicrótica arterial.

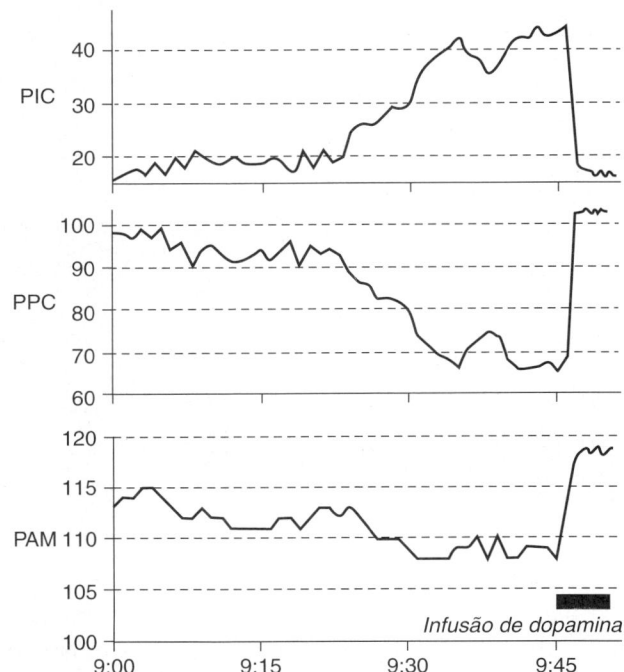

FIGURA 34.3 Onda A de Lundberg (platô), com redução "espelhada" típica da pressão de perfusão cerebral (*PPC*). A onda de platô foi interrompida por infusão de dopamina, que resultou em elevação da pressão arterial média e reversão do estado de vasodilatação cerebral. PAM, pressão arterial média; PIC, pressão intracraniana.

(até 10 mmHg) da PPC, o que pode colocar o cérebro em risco de hipoperfusão e isquemia.

O limiar crítico de autorregulação geralmente aceito, que coloca pacientes em risco de isquemia cerebral, é abaixo de 50 mmHg (Figura 34.4). Entretanto, valores ideais de PPC não estão definidos com tanta precisão. Em geral, metas recomendadas variam entre 60 e 70 mmHg, com base em evidências de baixa qualidade. É possível que valores ideais variem caso a caso, nas diversas doenças e ao longo da evolução clínica do mesmo paciente. Alguns especialistas recomendam abordagens terapêuticas diferentes e, consequentemente, metas também diferentes, com base na existência ou não de reatividade pressórica normal.

Índices de reatividade pressórica

A vantagem possível associada ao monitoramento da autorregulação pressórica é individualizar e, desse modo, otimizar a PPC. Um parâmetro substituto da autorregulação pressórica é a correlação entre PAM e PIC, porque ambas estão fisiologicamente inter-relacionadas. Existem descritos alguns métodos para avaliar essa relação. Um exemplo de medidas estáticas é observado com a manipulação da PAM, geralmente depois da administração de fármacos (p. ex., infusão rápida de norepinefrina). Quando a reatividade pressórica está preservada, a elevação significativa da PAM acompanha-se de redução da PIC em consequência de vasoconstrição. Quando a autorregulação não funciona, elevações da PAM causam aumento da PIC em consequência da vasodilatação passiva em resposta à pressão elevada. O método mais bem estudado e validado para avaliar autorregulação é aferição contínua em tempo real (índice de reatividade pressórica, ou PRx). Esse índice é calculado utilizando-se amostragem de alta frequência (50 Hz) da PAM e PIC, para gerar um coeficiente de correlação móvel entre 30 valores médios aferidos por 10 segundos, com base nos traçados de PAM e PIC. Os pontos lineares dos coeficientes de correlação produzem valor de PRx entre −1,0 e +1,0. Quando os valores são negativos ou estão perto de zero, a autorregulação está preservada. Contudo, valores positivos indicam autorregulação anormal. Desse modo, os valores de PRx podem ser representados graficamente em sua relação com a PPC que, em condições normais, descreve uma curva com formato de "U". Dados publicados referendam o conceito de almejar uma PPC com a qual o valor de PRx é mais negativo e na qual a autorregulação é mais bem preservada (PPC_{opt}; Figura 34.5). Para calcular esse índice validado contínuo de alta resolução em tempo real, é preciso utilizar um *software* especial, como o Intensive Care Monitoring (ICM+; University of Cambridge, Inglaterra, Reino Unido) ou outro semelhante.

Drenagem ventricular externa

Desde o estudo pioneiro publicado por Lundberg em 1960, a drenagem ventricular externa (DVE) é o padrão de referência para monitoramento da PIC. Trata-se de um cateter inserido às cegas no ventrículo lateral e conectado por equipo preenchido com líquido a um transdutor de pressão externo. De modo geral, a inserção é feita no lado não dominante, à frente da sutura coronal, aproximadamente na linha mediopupilar, a cerca de 6 cm de profundidade, embora outras abordagens sejam descritas. O sistema preenchido por líquido retransmite as ondas pulsáteis para um transdutor, onde é convertido em um sinal digital. O valor da PIC mostrado no monitor à beira do leito representa a pressão média. O ponto de referência hidrostático é o forame de Monro, cuja posição é estimada a partir do meato acústico externo ou do trago.

A colocação de DVE tem como vantagem a possibilidade de realizar drenagem terapêutica do líquido cefalorraquidiano. Isso torna a DVE a modalidade de monitoramento preferida quando o paciente apresenta PIC elevada em decorrência de hidrocefalia. Dependendo da indicação, a altura da câmara de gotejamento

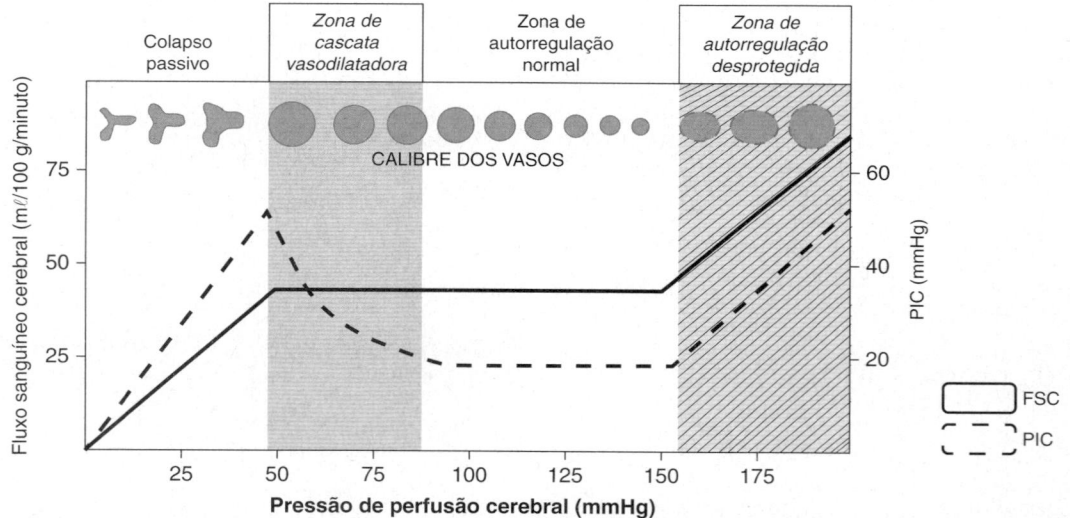

FIGURA 34.4 A autorregulação possibilita fluxo sanguíneo cerebral constante diante da pressão de perfusão cerebral (PPC) dinâmica por meio de variação do calibre dos vasos (*linha tracejada*). Acima do limite de aproximadamente 150 mmHg em um cérebro saudável, ocorrem lesão endotelial e ruptura da barreira hematencefálica com perfusão excessiva ("perfusão de luxo") e formação de edema. Abaixo de 50 mmHg de PPC, a vasodilatação é máxima, e o fluxo sanguíneo cerebral (*FSC*) torna-se diretamente proporcional à PPC, com elevado risco de hipoperfusão. Tanto hiperemia como vasodilatação reativa podem elevar a pressão intracraniana (*PIC*) quando há redução da complacência intracraniana (*linha contínua*). Na zona da cascata vasodilatadora (*área sombreada*) a vasodilatação ocorre em resposta à PPC baixa e aumenta o volume sanguíneo cerebral e a PIC. Na zona de ruptura da autorregulação (*área hachurada*), a vasodilatação, consequente a forças hidrostáticas, aumenta o VSC e a PIC.

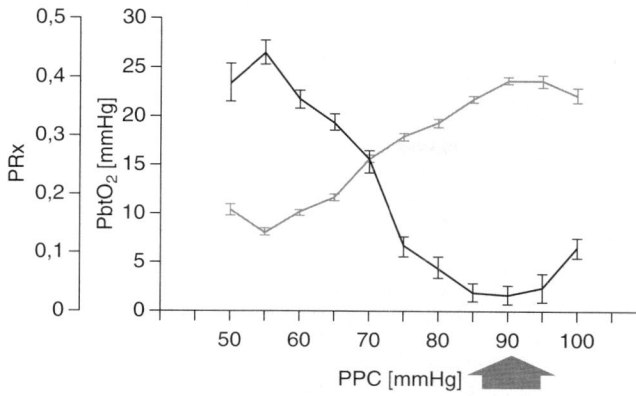

FIGURA 34.5 Índice de reatividade pressórica (*PRx, linha preta*) e pressão de oxigênio dos tecidos cerebrais (*PbtO₂, linha cinza*) em função da pressão de perfusão cerebral (*PPC*) de um paciente com hemorragia subaracnóidea pequena. A seta assinala o ponto de autorregulação ideal (PPC_{opt}) de 90 mmHg, que corresponde aos valores mais baixos de PRx. Observe que isso também corresponde aos níveis mais altos de $PbtO_2$, e os valores de $PbtO_2$ diminuem progressivamente, à medida que a PPC cai de 90 para 55 mmHg.

da DVE é mantida de 0 a 20 cm acima do trago, com níveis menores promovendo drenagem horária mais rápida do líquido cefalorraquidiano. Quando é usado um sistema convencional de DVE, a PIC pode ser monitorada com o sistema fechado ou o líquido cefalorraquidiano pode ser drenado, mas isso não é feito simultaneamente. Alguns sistemas de DVE são equipados com um transdutor de pressão de fibra óptica na extremidade, que possibilita o monitoramento da pressão simultaneamente à drenagem do líquido cefalorraquidiano.

As principais complicações da DVE são sangramento e infecção no local de inserção. As taxas de sangramento clinicamente significativas (que demandam intervenção) são iguais ou inferiores a 1%, mas o risco de infecção (ventriculite) varia de 5 a 15%. Como em todos os outros dispositivos invasivos, as melhores maneiras de minimizar as complicações infecciosas consistem em técnica de inserção asséptica, manipulação limitada, evitar coletas rotineiras de LCR e remoção do dispositivo assim que for possível.

A interrupção segura da DVE consiste em uma tentativa de clampeamento por 24 horas. Se a PIC permanecer abaixo de 20 mmHg, o paciente permanecer estável e a tomografia computadorizada (TC) de acompanhamento não revelar aumento das dimensões ventriculares, o dispositivo de DVE pode ser retirado com segurança.

Monitores da pressão intracraniana intraparenquimatosa

Atualmente, os dispositivos intraparenquimatosos constituem o método mais empregado para monitorar a PIC. Esses dispositivos são tão fidedignos e acurados como a DVE. Na maioria dos sistemas existentes, a ponta do cateter contém um transdutor de pressão (de fibra óptica ou extensômetro), que é inserido 1 a 3 cm no parênquima cerebral. Embora seja frequentemente inserido no lado não dominante, o dispositivo deve ser colocado no mesmo lado no parênquima cerebral que corre maior risco de lesão secundária. O risco de sangramento insercional associado a um monitor parenquimatoso de PIC é menor que o risco associado a um dispositivo de DVE, e o risco de infecção é mínimo. Desprendimento ou quebra do cateter é a complicação técnica observada mais comumente. Embora a desativação (p. ex., perda de precisão ao longo do processo de monitoramento) seja uma complicação bem conhecida com dispositivos de aferição de tensão, isso é raro com os dispositivos de fibra óptica. A dificuldade principal da interpretação origina-se do pressuposto básico de que a aferição da PIC em determinado ponto do cérebro reflete adequadamente a pressão média ao longo de todo o sistema intracraniano.

Indicações para monitoramento da pressão intracraniana

Como regra geral, as indicações para colocação de monitor de PIC ou DVE são as seguintes:

1. O paciente está em coma (geralmente, escala de coma de Glasgow menor ou igual a 8).
2. Exames de imagem cerebral indicam que o paciente corre risco de elevação da PIC em decorrência de efeito expansivo intracraniano significativo.
3. Há razão para internação em unidade de terapia intensiva (UTI).

Em 2015, a Brain Trauma Foundation publicou recomendações atualizadas sobre indicações de monitoramento da PIC de pacientes com lesão cerebral traumática grave (Tabela 34.1). Outras considerações incluem a possibilidade de não ser possível realizar exame clínico por um período de tempo moderado a longo, especialmente se houver comprometimento fisiológico associado, como durante uma cirurgia de grande porte ou dificuldade de ventilar um paciente com síndrome de angústia respiratória aguda. A hidrocefalia obstrutiva também é uma indicação clara de inserção de dispositivo de DVE. A International Multidisciplinary Consensus Conference on Multimodality publicou recomendações para o monitoramento da PIC em pacientes que não sofreram lesão cerebral traumática (Tabela 34.2). Os exemplos apresentados no consenso incluem hemorragia intracerebral e HSA, acidente vascular encefálico (AVE) isquêmico maciço, meningite, lesão hipoxicoisquêmica e insuficiência hepática fulminante. Qualquer patologia complicada por elevação da PIC poderia se beneficiar desse monitoramento quando o exame clínico não for confiável, porque permite a otimização da hemodinâmica cerebral por meio de manipulação da PPC, o tratamento agressivo da PIC e a detecção de novos eventos deletérios.

Tabela 34.1 Indicações de monitoramento da pressão intracraniana (PIC) de pacientes que tiveram traumatismo cranioencefálico.

Nível de evidência	Indicação
Níveis I e II A	As evidências não são suficientes para apoiar recomendação de nível I ou II A para esse tópico
Nível II B	O manejo de pacientes com lesão cerebral traumática grave usando informações do monitoramento da PIC é recomendado para reduzir a taxa de mortalidade hospitalar e nas 2 semanas após a lesão

Fonte: Carney N, Totten AM, O'Reilly C et al. *Guidelines for the Management of Severe Traumatic Brain Injury*. 4th ed. New York, NY: Brain Trauma Foundation; 2016.

Tabela 34.2 Indicações de monitoramento da pressão intracraniana (PIC) em pacientes que não tiveram traumatismo cranioencefálico.

Nível de evidência	Indicação
Moderado	Pacientes que correm alto risco ou com evidências clínicas ou radiológicas de hidrocefalia sintomática aguda
Baixo	HSA, HIC e outras condições que não lesão cerebral traumática em pacientes que correm risco de elevação da PIC com base em achados no exame clínico e/ou nos exames de imagem
Baixo	Todos os pacientes com HSA de grau baixo que estejam sendo considerados para monitoramento multimodal
Baixo	Os pacientes submetidos a hemicraniectomia na vigência de edema cerebral

HIC, hemorragia intracerebral; HSA, hemorragia subaracnóidea; PIC, pressão intracraniana.

MONITORAMENTO DA OXIGENAÇÃO CEREBRAL

Princípios fisiológicos

O cérebro humano (2% do peso corporal total) consome 20% de todo o oxigênio do corpo. Aproximadamente 90% da energia é usada pelos neurônios, principalmente para atividade sináptica e para preservar gradientes iônicos. O substrato energético é o trifosfato de adenosina (ATP) de alta energia, produzido a partir de glicose, por meio de metabolismo aeróbico. Se não houver aporte contínuo de oxigênio, a produção de ATP desaparece em questão de segundos. Os gradientes osmóticos desaparecem, ocorre edema, os níveis intracelulares de cálcio aumentam, e mecanismos de apoptose precoce são desencadeados. O monitoramento específico permite a detecção precoce e a reversão da hipoxia cerebral na UTI neurológica. Existem descritas duas técnicas invasivas à beira do leito: determinação da *pressão parcial de oxigênio no tecido cerebral* ($PbtO_2$) e *saturação de oxigênio no sangue venoso jugular* ($SjvO_2$).

Tanto a $SjvO_2$ como a $PbtO_2$ dependem do FSC, quantidade de oxigênio no sangue arterial e taxa metabólica cerebral de consumo de oxigênio ($CMRO_2$). A diferença arteriovenosa do conteúdo de oxigênio ($AVDO_2$) pode ser simplificada como $SaO_2 - SjvO_2$, porque outros parâmetros, como hemoglobina, permanecem constantes durante o trânsito cerebral:

$$CMRO_2 = FSC \times AVDO_2, \text{ com } AVDO_2 \approx SaO_2 - SjvO_2$$

Valores baixos de $PbtO_2$ ocorrem com frequência em lesões neurológicas graves, algumas vezes apesar de valores normais de PIC e pressão de perfusão craniana. Os exames de imagem não conseguem prever, de modo fidedigno, hipoxia do tecido cerebral, porque alguns episódios resultam de estresse celular extremo e aumento da demanda de oxigênio, relacionados com atividade epiléptica, abalos musculares ou outros estados hipermetabólicos.

Os dados disponíveis são muito sugestivos de uma associação independente da hipoxia do tecido cerebral com desfecho insatisfatório em pacientes com lesão cerebral traumática ou hemorragia subaracnóidea. Isso apoia a incorporação do monitoramento invasivo da oxigenação cerebral como opção de manejo da lesão cerebral potencialmente fatal. O monitoramento da $SjvO_2$ ou da $PbtO_2$ é preconizado para pacientes que correm risco de isquemia cerebral, de acordo com a mais recente International Multidisciplinary Consensus Conference on Multimodality Monitoring.

Monitoramento da saturação de oxigênio na veia jugular

Essa técnica usa oximetria contínua no bulbo jugular para analisar o conteúdo de oxigênio da drenagem venosa cerebral. Os seis principais seios venosos cranianos, que correm entre a dura-máter e o periósteo craniano, acabam formando as veias jugulares internas direita e esquerda. A veia jugular interna começa no bulbo jugular, uma pequena dilatação no forame jugular, para o qual drenam os hemisférios cerebrais, o cerebelo e o tronco encefálico. O sangue venoso de origem extracraniana representa menos de 5% do fluxo sanguíneo efetivo no bulbo jugular. A coleta exige a colocação retrógrada de um cateter na veia jugular interna até o bulbo jugular. A extremidade do cateter, cuja localização é verificada por radiografia anteroposterior ou lateral, deve estar no nível do processo mastoide do osso temporal, acima da margem inferior da primeira vértebra cervical (C I).

Os valores normais da $SjvO_2$ variam entre 55 e 75%. Valores baixos sugerem aporte de oxigênio ao cérebro insuficiente para atender às demandas metabólicas, refletindo consumo de oxigênio cerebral alto e/ou fluxo sanguíneo baixo. Valores inferiores a 45% estão associados à disfunção celular. Uma limitação da $SvjO_2$ é que reflete oxigenação global, e a isquemia regional pode não ser detectada. Estima-se que 13% do volume cerebral precisa sofrer isquemia para isso ser mostrado pela $SvjO_2$. Outro ponto técnico é que a colocação inadequada do cateter implica maior contaminação por sangue extracraniano, com consequente redução da sensibilidade de detecção de hipoxia cerebral. Valores de $SjvO_2$ superiores a 75% sugerem hiperemia consequente à perda da autorregulação e à vasodilatação cerebral excessiva ou ao consumo baixo de oxigênio no cérebro.

Monitoramento da pressão de oxigênio no tecido cerebral

Atualmente, as tecnologias mais frequentemente empregadas para determinação da $PbtO_2$ são baseadas no uso de um eletrodo de Clark (Licox®) e em métodos de determinação do oxigênio disponíveis por meio de um *microchip* na extremidade de um cateter (Raumedic). O dispositivo de Clark tem dois eletrodos metálicos circundados por eletrólitos e uma membrana. O oxigênio oriundo do espaço intersticial se difunde através da membrana e é reduzido no cátodo, que modifica a diferença de voltagem entre os dois eletrodos. Quanto mais oxigênio houver, mais a alteração da voltagem é medida. O método de consumo do oxigênio usa matriz polimérica de lantanídeo que apresenta luminescência em diferentes comprimentos de onda, de acordo com a tensão de oxigênio regional. Um cabo de fibra óptica detecta esses comprimentos de onda e transmite um sinal contínuo.

A extremidade da sonda deve estar localizada na substância branca, onde os níveis normais de $PbtO_2$ variam entre 25 e 50 mmHg (Tabela 34.3). É obrigatório realizar uma TC após a inserção para confirmar o posicionamento e interpretar as leituras, porque a colocação em tecido hemorrágico ou infartado

Tabela 34.3 Limiares de pressão parcial de oxigênio dos tecidos cerebrais (tecnologia do eletrodo de Clark).

Valor da PbtO$_2$ (mmHg)	Interpretação
> 50	Hiperemia ou incapacidade de extrair O$_2$
25 a 50	Normal
< 20	Hipoxia
< 10	Hipoxia grave

O$_2$, oxigênio; PbtO$_2$, pressão parcial de oxigênio dos tecidos cerebrais.

resulta em leituras próximas a zero. Espera-se por um período de 60 minutos para atingir o equilíbrio, e um estímulo com oxigênio (5 minutos de fração inspirada de oxigênio [FIO$_2$] a 100%) é realizado diariamente, para garantir o funcionamento apropriado do monitor. Esse estímulo deve levar a uma elevação de três vezes o valor da PbtO$_2$, desde que o FSC seja adequado.

O volume de tecido cerebral examinado dessa forma dirigida de monitoramento varia de 15 a 20 mm^3. Como ocorre no monitoramento da PIC, a área de inserção da sonda deve ser cuidadosamente considerada – as áreas que correm maior risco de lesão secundária são os melhores alvos. Um exemplo seria no território vascular do aneurisma roto, que apresenta risco mais elevado de desenvolver isquemia cerebral tardia (ICT).

Os valores de PbtO$_2$ determinados por tecnologias diferentes não são intercambiáveis, e a maioria dos valores mencionados são provenientes de dados obtidos com a tecnologia do eletrodo de Clark (Tabela 34.3). Valores obtidos com os sistemas de consumo do oxigênio tendem a ser mais elevados.

O monitoramento da PbtO$_2$ é adjuvante ao monitoramento da PIC nos pacientes que estão em coma. Um valor baixo da PbtO$_2$ pode ajudar a detectar um novo evento crítico, como vasospasmo após hemorragia subaracnóidea ou atividade epiléptica. Por outro lado, um valor tranquilizador pode ser argumento a favor do controle conservador da PIC. A alteração da PbtO$_2$ é uma forma de avaliar a resposta do paciente ao tratamento da ICT com reforço hemodinâmico. Também pode ser empregada para titular cuidadosamente hiperventilação terapêutica agressiva, ou detectar uma estratégia deletéria de ventilação. Alguns estudos observacionais sugerem que a combinação do manejo com base na PIC/PPC e na PbtO$_2$ resulta em desfechos melhores nos pacientes com lesão cerebral traumática ou hemorragia subaracnóidea. Ensaio clínico piloto recente sugeriu indícios interessantes de que o tratamento de pacientes com TCE grave com base na PbtO$_2$ seja exequível e possa alcançar resultados mais favoráveis do que os obtidos apenas com monitoramento da PIC. Hoje em dia, há um estudo de fase III em andamento para avaliar essa hipótese (BOOST-3).

Espectroscopia no infravermelho próximo

Os sistemas de monitoramento da oximetria cerebral permitem determinações contínuas não invasivas em tempo real da saturação de oxigênio de áreas regionais do córtex, que reflete o equilíbrio entre fornecimento e consumo de oxigênio e, com base em alguns estudos, correlaciona-se bem à saturação venosa no bulbo jugular e a pressão de oxigênio dos tecidos cerebrais. A espectroscopia no infravermelho próximo (EIVP) baseia-se em vários comprimentos de onda na faixa do infravermelho próximo (p. ex., 680 a 900 nm) para discriminar os espectros de absorção singulares da oxi-hemoglobina e desoxi-hemoglobina. Sensores com fonte de luz e fotodetector integrados são aplicados em cada lado da fronte, e o volume de amostragem dos tecidos cerebrais foi estimado em 1,5 mℓ. Infelizmente, não há padronização dos diversos equipamentos de EIVP disponíveis no mercado, e existem diferenças significativas na forma como eles reagem às alterações da saturação de oxigênio. Estudos clínicos sugeriram que essa técnica seja confiável para detectar episódios de baixa saturação de oxigênio cerebral durante procedimentos cirúrgicos, especialmente cirurgia cardíaca. Embora seja promissora no ambiente de UTI e para pacientes em cuidados neurológicos intensivos, ainda existem poucas informações disponíveis. Os limiares de saturação cortical regional associados a prognóstico desfavorável ou que devem indicar intervenção não estão bem definidos, embora 50% provavelmente seja um limite razoável para detectar intercorrências graves.

MONITORAMENTO DO FLUXO SANGUÍNEO CEREBRAL

Princípios fisiológicos

A adequação do FSC é crucial para o funcionamento apropriado e a sobrevida dos neurônios e, por essa razão, evitar hipoperfusão é crucial para limitar lesões secundárias (Figura 34.4). A regulação exata do FSC em um nível constante depende de vários mecanismos interdependentes descritos globalmente como autorregulação, dentre os quais a reatividade pressórica descrita antes é um componente e que também inclui reatividade ao oxigênio e ao dióxido de carbono (CO$_2$) arteriais, acoplamento neurovascular e controle autônomo.

Os vasos sanguíneos do cérebro são altamente sensíveis às variações da PCO$_2$ – uma característica ímpar da circulação sanguínea cerebral. Contudo, uma questão antiga ainda sem solução é se PaCO$_2$ ou o pH é o estímulo principal da autorregulação. Aparentemente, o calibre dos vasos é regulado pelos níveis de pH extracelular, ou seja, pH baixo (acidose) causa vasodilatação, e pH alto (alcalose) causa vasoconstrição. Contudo, moléculas de CO$_2$ difundem-se facilmente através da barreira hematencefálica e causam alterações de pH, que não podem ser corrigidas pelos tamponadores intravasculares como bicarbonato. A questão é que alterações da permuta de gases alveolares causam alterações imediatas do FSC, mas têm duração curta (cerca de 6 horas) na medida em que sejam induzidas alterações das concentrações de bicarbonato no LCR e do compartimento extracelular e que haja correção do pH extracelular pelas células gliais. Na prática clínica, a hiperventilação reduz significativamente o FSC, a ponto de agravar a isquemia do cérebro previamente danificado, enquanto hipoventilação pode aumentar significativamente o volume de sangue do cérebro, a ponto de agravar hipertensão intracraniana preexistente.

A hipoxia reduz o tônus da musculatura lisa dos vasos sanguíneos cerebrais e aumenta o FSC, quando a pressão arterial de oxigênio alcança um limiar na parte íngreme da curva de dissociação da oxi-hemoglobina (saturação de oxigênio arterial < 80%, ou PaO$_2$ de 50 mmHg) (ver Capítulo 111). O acoplamento neurovascular é outro mecanismo global de autorregulação, que permite que o metabolismo cerebral local seja rigorosamente relacionado com a perfusão cerebral local. A regulação autônoma também parece desempenhar papel significativo na regulação do FSC. Todos esses mecanismos são redundantes e sinérgicos, com diversas interações. Por exemplo, a perda de reatividade pressórica não suprime a sensibilidade às alterações do pH. Contudo, a hipotensão significativa pode suprimir a reatividade dos vasos sanguíneos cerebrais ao CO_2.

Monitoramento contínuo do fluxo sanguíneo cerebral

Esses exemplos realçam a importância do monitoramento direto e preciso do FSC para detectar hipoperfusão, antes que ela resulte em isquemia irreversível e enquanto for possível instituir tratamento. Técnicas modernas de exame de imagem, inclusive tomografia por emissão de pósitrons e TC de perfusão, fornecem informações detalhadas sobre hemodinâmica cerebral, mas não conseguem fornecer dados contínuos para monitoramento clínico à beira do leito.

Fluxometria de difusão térmica

A fluxometria de difusão térmica é uma técnica invasiva que possibilita a determinação contínua quantitativa do FSCr em mℓ/100 g/minuto. A sonda é inserida 25 mm no cérebro e consiste em um termistor na ponta e um sensor de temperatura posicionado alguns milímetros proximalmente. Diminutas flutuações de temperatura são produzidas pelo aquecimento temporário do termistor na extremidade. De acordo com o princípio de Fick, a alteração resultante da temperatura no sensor proximal apresenta relação inversa com o FSC.

Dados dinâmicos em tempo real do FSCr foram correlacionados com estudos de perfusão por TC com xenônio (TC-Xe) e monitoramento da $PbtO_2$. Estudos relacionando o FSCr com desfecho são limitados. Como a sonda está localizada na substância branca subcortical, 15 mℓ/100 g/minuto é um limiar razoável para definir hipoperfusão crítica. Todavia, valores baixos isolados de FSC não implicam necessariamente isquemia ativa, porque o baixo FSC também pode estar associado à baixa taxa de metabolismo cerebral. O monitoramento concomitante de $PbtO_2$ ou $SjvO_2$ é útil à diferenciação de estados de FSC baixo.

Uma das principais limitações da fluxometria de difusão térmica é sua natureza focal, portanto, os dados são extremamente dependentes da localização da sonda. Outra limitação técnica são as recalibrações de 5 minutos, que ocorrem a cada 30 minutos, e durante as quais não há monitoramento. Complicações infecciosas e hemorrágicas também ocorrem em menos de 1% dos casos.

MICRODIÁLISE CEREBRAL

Princípios fisiológicos

Entre os elementos fundamentais à fisiopatologia da lesão e isquemia cerebrais, que podem ser monitorados, estão os seguintes: (1) substratos energéticos (glicose); (2) produtos do metabolismo cerebral de glicose (lactato e piruvato); (3) neurotransmissores excitatórios (glutamato); e (4) produtos da decomposição da membrana celular (glicerol). A função energética do cérebro baseia-se no metabolismo da glicose em piruvato, que depois entra no ciclo de Krebs e produz um total de 38 mols de ATP por mol de glucose. Esse processo é dependente da quantidade de oxigênio disponível. A hipoxia ativa o metabolismo anaeróbio, no qual o piruvato é metabolizado em lactato – uma via de produção de energia muito menos eficiente, com produção de apenas 2 mols de ATP por mol de glicose.

O lactato pode ser usado para produzir energia pelos neurônios quando não há glicose disponível. Se todo o processo de glicólise for acelerado, por exemplo, por catecolaminas ou febre, haverá elevação dos níveis de piruvato e lactato. Se ocorrer hipoxemia, haverá aumento apenas dos níveis de lactato, porque o piruvato é consumido anaerobicamente, e o lactato é um produto final. Essa é a lógica subjacente à utilização da razão lactato:piruvato para detectar o metabolismo anaeróbio, um marcador fisiológico importante de isquemia (Figura 34.6).

Outro mecanismo importante de lesão neuronal é a excitotoxicidade. O glutamato é o principal aminoácido excitatório, e seus níveis são mantidos baixos por astrócitos responsáveis pela conversão de glutamato em glutamina. Trata-se de um processo dependente de energia, e a falência metabólica resulta em níveis elevados de glutamato. Isso medeia o influxo intracelular de cálcio e a lesão neuronal.

Quando o metabolismo celular falha, uma das vias comuns finais é a perda da integridade celular e a degradação da membrana. A seguir, ocorre liberação de fosfolipídios, que são convertidos em ácidos graxos livres e glicerol. Isso torna o glicerol um marcador de lesão celular avançada.

Monitoramento por microdiálise

A microdiálise permite análises semicontínuas à beira do leito da composição química do líquido intersticial cerebral. Trata-se de um cateter de duplo lúmen com 0,6 mm e de uma membrana semipermeável que permite a difusão livre de água e solutos ao longo de um gradiente de concentração. A solução isotônica é perfundida a uma velocidade de 0,3 mℓ/minuto e o perfusado é coletado e analisado de hora em hora. De modo geral, o cateter é introduzido 2 cm, próximo à substância branca.

Quase todas as moléculas existentes no líquido intersticial podem ser determinadas em um ambiente laboratorial; os biomarcadores disponíveis comercialmente para uso clínico são lactato, piruvato, glicose, glicerol e glutamato (Tabela 34.4). Um dos indicadores mais valiosos clinicamente é a razão lactato:piruvato – valores superiores a 20 a 25 se correlacionam com desfecho pior nos pacientes com lesão cerebral traumática e hemorragia subaracnóidea, e valores superiores a 40 definem "estresse metabólico". A elevação da razão lactato:piruvato pode também ser definida como dos tipos I ou II, dependendo das tendências dos níveis de piruvato. A elevação da razão lactato:piruvato do tipo I ocorre quando o piruvato está diminuído em associação à elevação significativa do lactato, sendo atribuído à falta de oxigênio. No tipo II, o piruvato está normal ou elevado, indicando falência mitocondrial e aporte normal de substratos metabólicos.

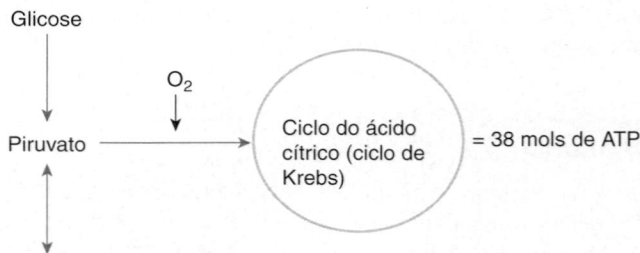

FIGURA 34.6 A produção eficiente de trifosfato de adenosina (*ATP*) a partir da glicose depende de oxigênio (O_2). Sem O_2 ou quando as células não conseguem utilizá-lo, as reações metabólicas são desviadas para produzir lactato.

Tabela 34.4 Valores limítrofes no tecido intersticial cerebral de alguns biomarcadores associados a prognóstico desfavorável.

Biomarcador	Valores limiares
Glicose (mmol/ℓ)	< 0,7 ou > 2,6
Lactato (mmol/ℓ)	> 4
Piruvato (mol/ℓ)	< 70
RLP	> 40
Glutamato (mmol/ℓ)	> 20

RLP, razão lactato: piruvato.

Níveis cerebrais baixos de glicose (normalmente 1 a 2 mmol/ℓ) também são relacionados ao desfecho nos pacientes com hemorragia subaracnóidea e lesão cerebral traumática, sobretudo quando inferiores a 0,50 mmol/ℓ. Uma razão lactato:piruvato superior a 40 combinada com nível de glicose intersticial cerebral inferior a 0,50 mmol/ℓ é denominada *crise metabólica* e está associada a desfecho insatisfatório e risco elevado de morte de pacientes comatosos. O transporte ativo de glicose através da barreira hematencefálica para o sistema nervoso central é comprometido após lesão cerebral grave, e isso compromete ainda mais a função energética do cérebro. Níveis cerebrais baixos de glicose associados à crise metabólica, apesar de FSC normal, foram descritos em associação com níveis sanguíneos de glicose na faixa da normalidade.

Uso clínico

Um aspecto valioso do monitoramento por microdiálise é que alterações podem preceder a deterioração iminente, inclusive a elevação da PIC nos pacientes com lesão cerebral traumática ou lesão neurológica tardia nos pacientes com hemorragia subaracnóidea. Se essas alterações forem importantes, podem levar à realização de intervenção neurocirúrgica descompressiva de emergência, indução de hipotermia ou angiografia para reverter a isquemia progressiva. Em alguns casos, pode ser útil reduzir o risco de hipoglicemia crítica dos tecidos cerebrais quando a infusão contínua de insulina é usada para evitar hiperglicemia de estresse, definir limiares individualizados ideais de PPC ou melhorar o fornecimento de oxigênio por técnicas de ventilação ou transfusões de sangue.

ELETROENCEFALOGRAFIA CONTÍNUA

Avanços técnicos e a era da digitalização tornaram o monitoramento por eletroencefalografia contínua (EEGc) um recurso essencial aos cuidados neurológicos intensivos. Indicações específicas incluem detecção de crises epilépticas, titulação do tratamento de estado de mal epiléptico, monitoramento de ICT em pacientes com hemorragia subaracnóidea, titulação da sedação de pacientes com hipertensão intracraniana resistente ao tratamento e previsão da evolução do coma. No Capítulo 26 é apresentada uma discussão detalhada da fisiologia básica e da interpretação da eletroencefalografia (EEG). Nas próximas seções, são descritas algumas das indicações recomendadas para o monitoramento por EEG na UTI (Tabela 34.5).

Tabela 34.5 Indicações de eletroencefalografia contínua na unidade de terapia intensiva de acordo com a Neurocritical Care Society e European Society of Intensive Care Medicine.

- Todos os pacientes com LCA e alteração inexplicável e persistente do nível de consciência
- Todos os pacientes que apresentaram uma crise epiléptica e ainda não retornaram à sua condição basal 60 min depois da administração de FAE
- Durante hipotermia terapêutica e nas primeiras 24 h após reaquecimento em todos os pacientes comatosos após parada cardíaca
- Todos os pacientes comatosos na UTI que não sofreram LCA, mas apresentam comprometimento inexplicável do estado mental ou déficits neurológicos incompreensíveis, sobretudo quando os pacientes apresentam sepse grave ou insuficiência renal/hepática
- Pacientes comatosos com HSA, cujo exame neurológico não é fidedigno, para detectar ICT

FAE, fármaco antiepiléptico; HSA, hemorragia subaracnóidea; ICT, isquemia cerebral tardia; LCA, lesão cerebral aguda; UTI, unidade de terapia intensiva.

Detecção de atividade epiléptica

Uma das principais metas da EEGc é a detecção de atividade epiléptica. Dependendo do diagnóstico primário, 10 a 30% dos pacientes em coma apresentam atividade epiléptica não convulsiva ou estado de mal epiléptico não convulsivo quando monitorados por EEGc, e a maioria não é detectável clinicamente (Tabela 34.6). A atividade epiléptica não convulsiva pode provocar diretamente redução do nível de consciência e está associada a desfecho insatisfatório após todas as formas de lesão cerebral grave aguda.

Nas vítimas de TCE, a atividade epiléptica não convulsiva está associada à PIC elevada, a distúrbio metabólico agudo e à atrofia do hipocampo a longo prazo.

A duração do monitoramento é um fator importante na capacidade de detecção de atividade epiléptica. O registro de EEG durante um período de 30 minutos apresenta, aproximadamente, um terço da sensibilidade da EEGc durante 24 horas. Um período mínimo de 48 horas de monitoramento por EEGc é necessário para assegurar mais de 90% de sensibilidade na detecção de atividade epiléptica não convulsiva ou estado de mal epiléptico não convulsivo.

Tabela 34.6 Índices de positividade da eletroencefalografia contínua na detecção de crises epilépticas não convulsivas ou estado de mal epiléptico em condições selecionadas.

Condição	Positividade (%)
Coma depois da reversão do estado epiléptico convulsivo	48
Hemorragia intracerebral lobar	36
Encefalite ou meningite	36
Parada cardíaca	22
Lesão cerebral traumática	22
HSA de grau baixo	18
Encefalopatia séptica	16

HSA, hemorragia subaracnóidea.

A EEGc de superfície nos pacientes comatosos detecta, com frequência, padrões rítmicos ou periódicos que parecem ser extremamente epileptiformes, mas não atendem aos critérios eletroencefalográficos para diagnóstico de atividade epiléptica. O termo *continuum ictal-interictal* tem sido usado para descrever esses padrões, que tipicamente criam complexos dilemas diagnósticos e terapêuticos. O monitoramento eletroencefalográfico intracortical (ou profundo) é um tipo invasivo de análise da atividade elétrica focal do cérebro, que pode ser combinado com monitoramento multimodal do FSC e $PbtO_2$, com o propósito de determinar se esses padrões ictais-interictais são verdadeiramente epileptiformes ou não. EEG intracortical tem sensibilidade duas a três vezes maior que EEG de superfície no tocante à detecção de atividade epiléptica em pacientes comatosos.

Titulação do tratamento do estado de mal epiléptico

EEGc é essencial para orientar a terapia do estado de mal epiléptico refratário (ver Capítulo 7). A demora na instituição de tratamento eficiente de estado de mal epiléptico resulta em menos sucesso terapêutico e taxa de mortalidade mais elevada. Quase 50% dos pacientes que apresentam estado de mal epiléptico e não recuperam a consciência após a terapia inicial continuam a apresentar evidências de atividade epiléptica não convulsiva ou estado de mal epiléptico não convulsivo. A falha na detecção e na instituição de tratamento de urgência dessa atividade epiléptica resulta em coma prolongado e refratariedade progressiva às medidas terapêuticas. A meta eletroencefalográfica da infusão contínua de anticonvulsivantes para o estado de mal epiléptico não convulsivo (ou seja, midazolam, propofol, cetamina ou pentobarbital) pode variar da simples eliminação das descargas epileptiformes até a indução de surto-supressão, dependendo do cenário clínico.

Monitoramento de isquemia cerebral tardia após hemorragia subaracnóidea

EEG é um exame muito sensível para patologia cerebral, e alterações do padrão eletroencefalográfico correspondem a uma maneira promissora de detectar ICT após hemorragia subaracnóidea. A redução da variabilidade alfa e a razão alfa:delta sinalizam o aparecimento iminente de ICT. Vale mencionar que essas alterações podem preceder a ocorrência de sinais/sintomas clínicos em 1 a 2 dias e permitir titulação do tratamento com meta alternativa de reverter anormalidades do EEG.

Prognóstico de pacientes em coma

Tendências observadas à atividade de base no EEG ao longo de alguns dias de monitoramento têm valor prognóstico no coma. Após uma parada cardíaca, a melhora da atividade de base do eletroencefalograma de atenuação quase isoelétrica para o padrão surto-supressão e daí para alentecimento difuso implica melhora da função cerebral e um prognóstico melhor. A ausência de ritmo dominante posterior (ou seja, do ritmo alfa) ou de reatividade da atividade de base do eletroencefalograma a estímulos dolorosos é sinal de prognóstico ruim, enquanto a recuperação desses achados implica uma chance melhor de recuperação. Pacientes comatosos com atividade epiléptica eletrográfica ou descargas epileptiformes periódicas generalizadas têm um prognóstico pior do que os indivíduos com descargas epileptiformes periódicas lateralizadas. Os indivíduos com descargas epileptiformes periódicas lateralizadas, por sua vez, têm um prognóstico pior do que os pacientes sem atividade epileptiforme. O achado de arquitetura normal do sono implica uma probabilidade extremamente boa de recuperação final da consciência.

Limitações da eletroencefalografia contínua

As principais limitações do monitoramento por EEGc são técnicas e logísticas. Os registros estão sujeitos a múltiplos artefatos, inclusive movimentos dos olhos e outras forças eletrostáticas. Os registros contínuos representam quantidade inacreditável de dados a serem interpretados, e as conclusões variam de um avaliador para outro. Sistemas automatizados estão sendo desenvolvidos, mas a EEGc ainda é uma modalidade dispendiosa e trabalhosa que demanda equipe médica e técnica especializada. Hoje em dia, avanços ocorridos na EEG digital permitem que análises de tempo-frequência sejam aplicadas aos sinais brutos para quantificar mudanças do EEG ao longo do tempo. Isso inclui potência total do EEG, ondas alfa, teta ou delta; índice de variabilidade de potência alfa; e razões de potências alfa/teta ou teta/delta. Por exemplo: razão de potência alfa/delta combina redução da atividade rápida e aumento do ritmo delta, em consequência da redução do FSC. Recursos como matriz espectral de densidade de cor permitem visualização contínua mais simples à beira do leito, de forma que outros profissionais não especialistas (p. ex., enfermeiros de UTI) detectem episódios significativos. Ainda são necessários estudos adicionais para validar as abordagens práticas que podem ser aplicadas às populações de UTI geral/neurológica por outros profissionais além de neurofisiologistas.

AQUISIÇÃO E ANÁLISE DE DADOS DO MONITORAMENTO MULTIMODAL

Desde o surgimento do monitoramento da PIC, o número de parâmetros fisiológicos monitorados nas unidades de cuidados neurológicos intensivos aumentou mais rapidamente que nossa capacidade de integrar esses dados em um plano de manejo clinicamente significativo sem instrumentos especiais que possibilitem o armazenamento, a revisão e a análise deles. Além das determinações específicas para o cérebro descritas neste capítulo, os médicos precisam levar em conta variáveis fisiológicas sistêmicas, como frequência cardíaca, pressão arterial, temperatura e corrente final de CO_2. A quantidade de dados a ser integrada pode ser impressionante.

A meta primária do monitoramento multimodal na UTI é atuar como um sistema de alerta para detectar processos fisiológicos deletérios, antes que ocorra lesão irreversível. Uma meta secundária é possibilitar aos neurointensivistas a otimização do ambiente fisiológico para evitar a ocorrência de lesão secundária. Com isso em mente, UTIs modernas têm cada vez mais uma infraestrutura de informática que proporciona a aquisição, o armazenamento e a análise sincronizados de dados em tempo real. Os dados brutos precisam ser processados de modo a diferenciar sinal de ruído e eliminar artefatos. Sistemas complexos de análise estão sendo elaborados para permitir a detecção automática de eventos e minimizar alarmes desnecessários. Os monitores que exibem as informações precisam ser otimizados para evitar sobrecarga de informações e auxiliar na tomada de decisões clínicas. Tudo isso implica maior participação da informática e da inteligência artificial nas unidades de tratamento neurointensivo no futuro. Já existem no mercado um sistema independente de aquisição de dados (Moberg Research Inc., Ambler, PA) e dois sistemas de exibição e análise de dados (ICU Pilot, M Dialysis, Stockholm, Suécia; ICM+, University of Cambridge, Cambridge, Reino Unido).

LEITURA SUGERIDA

Carney N, Totten AM, O'Reilly C, et al. *Guidelines for the Management of Severe Traumatic Brain Injury*. 4th ed. New York, NY: Brain Trauma Foundation; 2016.

Carteron L, Bouzat P, Oddo M. Cerebral microdialysis monitoring to improve individualized neurointensive care therapy: an update of recent clinical data. *Front Neurol*. 2017;8:601.

Claassen J, Taccone FS, Horn P, Holtkamp M, Stocchetti N, Oddo M. Recommendations on the use of EEG monitoring in critically ill patients: consensus statement from the neurointensive care section of the ESICM. *Intensive Care Med*. 2013;39(8):1337-1351.

Copplestone S, Welbourne J. A narrative review of the clinical application of pressure reactiviy indices in the neurocritical care unit. *Br J Neurosurg*. 2018;32(1):4-12.

Le Roux P, Menon DK, Citerio G, et al. Consensus summary statement of the International Multidisciplinary Consensus Conference on Multimodality Monitoring in Neurocritical Care. *Neurocrit Care*. 2014;21:1-26.

Perez-Barcena J, Llompart-Pou JA, O'Phelan KH. Intracranial pressure monitoring and management of intracranial hypertension. *Crit Care Clin*. 2014;30(4):735-750.

Sivaganesan A, Manley GT, Huang MC. Informatics for neurocritical care: challenges and opportunities. *Neurocrit Care*. 2014;20(1):132-141.

Smith M. Multimodality neuromonitoring in adult traumatic brain injury: a narrative review. *Anesthesiology*. 2018;128:401-415.

Sutter R, Stevens RD, Kaplan PW. Continuous electroencephalographic monitoring in critically ill patients: indications, limitations, and strategies. *Crit Care Med*. 2013;41(4):1124-1132.

Willie CK, Tzeng YC, Fisher JA, Ainslie PN. Integrative regulation of human brain blood flow. *J Physiol*. 2014;592(pt 5):841-859.

Testes Genéticos e Diagnóstico por DNA 35

Jill S. Goldman e Jacinda B. Sampson

PONTOS-CHAVE

1. A história familiar detalhada é a primeira etapa essencial à avaliação da probabilidade de doença neurogenética, mas não dispor de história familiar não exclui a existência de um diagnóstico genético.

2. O aconselhamento genético é uma parte importante desses testes e inclui orientação antecipada.

3. Penetrância, variabilidade fenotípica e antecipação são fatores importantes ao planejamento e à interpretação dos resultados dos testes genéticos.

4. As abordagens de testagem podem variar com a doença, as modalidades de teste disponíveis e os fatores referidos aos pacientes.

INTRODUÇÃO

Avanços importantes na tecnologia genética estão modificando aquilo que conhecemos sobre os mecanismos moleculares e as causas de doença neurológica. Assim, a investigação genética está se tornando mais comum e, ao mesmo tempo, mais complicada. Nunca foi tão grande a necessidade de os médicos e os pacientes compreenderem os vários tipos de exames genéticos e as implicações dos resultados desses exames. Neste capítulo, será feita uma revisão do processo de aconselhamento, os mecanismos genéticos que influenciam a escolha apropriada de diferentes tipos de exames genéticos e a interpretação dos resultados genéticos.

PROCESSO DE ACONSELHAMENTO GENÉTICO

Obtenção da história familiar

A revisão da história familiar e a elaboração de um heredograma são as primeiras etapas essenciais para a determinação da probabilidade de uma doença neurogenética. Um heredograma meticulosamente elaborado pode orientar o diagnóstico diferencial ao indicar se existe história familiar positiva e, caso exista, o possível modo de herança. A história familiar deve incluir pelo menos três gerações, incluindo etnia, idade de aparecimento dos sinais/sintomas, idade e causa da morte, diagnósticos feitos por testes genéticos e história conhecida de consanguinidade. Perguntas específicas sobre a história familiar podem ajudar a reduzir o diagnóstico diferencial. No caso de um paciente com ataxia, por exemplo, a história familiar que inclui retardo mental ou falência ovariana prematura sugeriria um diagnóstico de síndrome de ataxia-tremor associada ao cromossomo X frágil. Da mesma maneira, no caso de um paciente com esclerose lateral amiotrófica com história familiar de demência, uma causa provável é uma expansão de hexanucleotídio em *C9orf72*. A ascendência judia asquenaze em um paciente com doença de Parkinson poderia indicar uma mutação *LRRK2* ou *GBA* e, se também houver distonia, uma deleção *Tor1A* (Tabela 35.1).

Todavia, a inexistência de história familiar não descarta a possibilidade de diagnóstico genético. A história familiar negativa pode ser consequente a falta de informações, morte precoce, herança autossômica recessiva, adoção não revelada, falsa paternidade ou mutações *de novo* (mutações que surgiram pela primeira vez no paciente investigado).

Discussão do aconselhamento genético

O processo de aconselhamento e solicitação de exames genéticos difere dependendo de o paciente ser atendido para investigação diagnóstica ou testes preditivos. Seja qual for o propósito, o aconselhamento genético exige tempo para o paciente e seus familiares compreenderem as implicações do teste e os diversos tipos de resultados dos exames. Nos EUA, médicos assistentes podem buscar orientação na National Society of Genetic Counselors (http://www.nsgc.org) para localizar um conselheiro genético em sua área de atuação. De modo geral, os pacientes são orientados a comparecer a todas as sessões de aconselhamento com uma pessoa amiga que pode ajudá-los a interpretar as informações e ampará-los durante o processo, contribuindo para elucidar a história do paciente.

Durante o aconselhamento genético antes de realizar testes diagnósticos, sempre devem ser discutidas a natureza e a genética do distúrbio, as implicações de um resultado positivo para os familiares, os benefícios, os riscos e as limitações do exame e o impacto emocional do exame (Tabela 35.2).

O aconselhamento antes da realização dos testes genéticos preditivos é uma oportunidade para orientação antecipada. Os pacientes devem ser questionados quanto aos seus sentimentos em relação a resultados positivos ou negativos. Eles devem pensar como um resultado positivo ou negativo influenciará suas decisões de vida, inclusive relacionamentos, escolhas acadêmicas ou profissionais, decisões financeiras e escolhas em termos de reprodução. Muitos médicos precisam de encaminhamento para suporte psicológico para ajudá-los na tomada de decisão em relação ao exame. Na verdade, o protocolo de investigação genética da doença de Huntington, seguido em muitos centros para a investigação preditiva de condições neurogenética intratáveis e fatais, preconiza a avaliação psiquiátrica de todos os pacientes antes da realização dos exames preditivos (Tabela 35.3).

Como no aconselhamento para testes genéticos diagnósticos, os benefícios, os riscos e as limitações devem ser explicados. De modo

Tabela 35.1 Perguntas incluídas na história familiar para elucidar o diagnóstico diferencial de doenças neurogenéticas.

Condição	Perguntas específicas: "alguém da família já teve..."	Condição	Perguntas específicas: "alguém da família já teve..."
Demência	Demência	Distúrbios do movimento (*Continuação*)	Cãibra do escritor ou cãibras em outros músculos
	Problemas de memória ou outros transtornos cognitivos		Postura anormal
	Alterações da linguagem ou da fala		Tiques ou outros movimentos anormais
	Alteração da personalidade ou do comportamento		Alcoolismo
	Doença mental, incluindo depressão		Perda da coordenação motora
	Alguma outra doença neurológica, como doença de Parkinson, ELA		Imunodeficiência
			Câncer
	Transtornos do movimento ou da marcha		Doença cardíaca
	Acidente vascular encefálico		Perda auditiva
	Enxaqueca	Neuropatias	Distúrbios da marcha
	Crises epilépticas		Dormência, formigamento ou dor nos membros
Doença neuromuscular	Transtornos da marcha		Perda da coordenação motora
	Fraqueza		Dificuldade para colocar os sapatos
	Insuficiência cardíaca ou marca-passo	Distúrbios neurocutâneos	Nevos na pele ou "marcas de nascença"
	Retardo do desenvolvimento		Crises epilépticas
	Dificuldade de aprendizado		Transtornos auditivos
	Demência ou comprometimento cognitivo		Distúrbios visuais
	Problemas de linguagem ou de fala		Tumores ou neoplasias que foram extirpados
	Alteração da personalidade ou do comportamento		Nódulos cutâneos
	Doença psiquiátrica, incluindo depressão		Escoliose
			Déficit intelectual ou dificuldade de aprendizado
	Distúrbios da visão, incluindo catarata de aparecimento precoce		Doença cardíaca, arritmias
			Doenças renais
	Infertilidade		Acidente vascular encefálico
	Diabetes melito		Câncer ou tumores de cérebro, medula espinal ou nervo periférico
Distúrbios do movimento	Demência ou comprometimento cognitivo	Epilepsia	Crises epilépticas, espasmos infantis
	Dificuldade de aprendizado ou déficit intelectual		Períodos de fixação ocular ou olhar vago
	Alterações da linguagem ou da fala		Cefaleia
	Alteração da personalidade ou do comportamento		Problemas visuais
	Doença mental, incluindo depressão		Dificuldade de aprendizado, autismo e transtornos do espectro autista
	Transtornos da marcha	Esclerose lateral amiotrófica	Fraqueza progressiva
	Fraqueza		Distúrbios da fala ou deglutição
	Distúrbios visuais		Distúrbios da marcha ou capacidade de andar, necessidade de usar cadeira de rodas
	Infertilidade		
	Tremores		
	Crises epilépticas		Demência

ELA, esclerose lateral amiotrófica.

geral, os testes preditivos não devem ser realizados sem confirmação de um diagnóstico genético (e mutação conhecida) em outro membro da família. Se não houver uma mutação conhecida na família, um resultado negativo pode tranquilizar incorretamente o indivíduo ou a descoberta de uma variante de importância desconhecida será inconclusiva sem outros casos na família.

Sempre que for possível, os resultados dos testes genéticos devem ser entregues pessoalmente, sobretudo quando forem preditivos. Ao entregar os resultados, o médico deve revisar o significado deles para o paciente e os familiares; avaliar as condições psicológicas do paciente e encaminhar para suporte psicológico, se isso se fizer necessário; determinar um plano de ação e fornecer informações sobre associações e grupos de suporte para pessoas com as mesmas condições. No caso de resultado positivo, o médico deve acompanhar as condições do paciente e de seus familiares algum tempo depois.

Tabela 35.2 Pontos a serem abordados no aconselhamento genético.

Sintomas da doença e sua evolução

Genética da doença
- Gene/genes
- Padrões hereditários
- Penetrância
- Grau de variabilidade na expressão dos sinais/sintomas

Implicação dos testes genéticos para os membros da família
- Risco de recorrência para crianças
- Risco para os irmãos
- Estado de portador dos pais

Benefícios dos exames genéticos
- Diagnóstico
- Possibilidade de ensaio clínico
- Manejo, se aplicável
- Capacidade de fazer escolhas em termos de reprodução, inclusive diagnóstico genético pré-implantação
- Mais informações para planejamento da vida
- Fim da incerteza

Riscos dos testes genéticos
- Possibilidade de discriminação ao fazer seguro de vida (seguros de vida, assistência prolongada e incapacidade), sobretudo no caso de indivíduos pré-sintomáticos
- Impacto emocional
  - Do teste diagnóstico – confirmação do risco para crianças
  - Do teste preditivo – conhecimento de que a pessoa desenvolverá (ou pode desenvolver) um distúrbio

Limitações dos testes genéticos
- Podem não descobrir a causa genética
- Variantes de importância desconhecida
- Do teste preditivo: incapacidade de prever a idade de aparecimento, a gravidade ou a sintomatologia exata, penetrância incompleta (se aplicável)
- A necessidade de identificar uma mutação em um membro acometido da família antes do teste preditivo

Comunicação do resultado do exame
- O resultado do exame será compartilhado com os familiares ou com outras pessoas? Se sim, como e quando?
- Direito do parente de não conhecer o resultado – encorajar a discussão em família antes da chegada dos resultados

Tabela 35.3 Protocolo de testagem genética preditiva para doença de Huntington.

1. Investigação telefônica: dados demográficos, história familiar, motivação para realizar o exame, revisão do protocolo, orientação antecipada
2. Consulta de aconselhamento antes do exame
3. Avaliação psiquiátrica
4. Avaliação neurológica
5. Formulário de consentimento informado e coleta de amostra de sangue
6. Entrega do resultado do exame ao paciente e consulta de aconselhamento
7. Telefonema de acompanhamento

Fonte: International Huntington Association, World Federation of Neurology Research Group on Huntington's Chorea. Guidelines for the molecular genetics predictive test in Huntington's Disease. *Neurology*. 1994;44(8):1533-1536.

FENOMENOLOGIA GENÉTICA

A genética das doenças neurológicas é complicada por vários mecanismos genéticos. Quando se cogita uma etiologia genética, todos esses fenômenos devem ser abordados e discutidos com os pacientes.

Penetrância incompleta dependente da idade

A penetrância é a probabilidade de que um indivíduo portador de uma mutação patogênica desenvolva o distúrbio causado por esse gene. Penetrância incompleta pode ser encontrada em muitas condições autossômicas dominantes. Exemplos de penetrância incompleta incluem distonia de aparecimento precoce *DYT1* (cerca de 30% dos portadores desenvolvem sinais/sintomas) e doença de Parkinson relacionada com o gene *LRRK2* (*PARK-8*) (penetrância idade-dependente, que aumenta ao longo da vida, menor que 30%). A penetrância, às vezes, está correlacionada com determinadas mutações no gene, mas também pode ser influenciada por outros fatores ambientais ou genéticos ainda desconhecidos. Em alguns distúrbios, como mioclonia-distonia (ε-sarcoglicana ou *SGCE*), o sexo do genitor que transmite o gene determina a penetrância (os indivíduos mais sintomáticos herdaram a mutação do pai).

Variabilidade fenotípica

Os distúrbios neurogenéticos podem apresentar significativa variabilidade interfamiliar e intrafamiliar no tocante à intensidade dos sinais/sintomas, tipo de sinais/sintomas, idade de aparecimento e evolução da enfermidade. Um exemplo é atrofia muscular espinal, que pode ocorrer no primeiro ano de vida e, se não for tratada, é uma condição grave e rapidamente fatal (atrofia muscular espinal do tipo I), pode se manifestar na infância (tipo II) e até na adolescência ou idade adulta (tipo 4) em decorrência do gene modificador, *SMN2*. Expansões de repetições de hexanucleotídios no gene *C9orf72* podem causar degeneração frontotemporal e/ou esclerose lateral amiotrófica. Outros fenótipos que foram descritos em relação a esse gene incluem ataxia, parkinsonismo, demência semelhante a doença de Alzheimer e psicose. *DYT1* pode causar grave distonia na infância com contraturas, cãibra do escritor de aparecimento no adulto ou ausência de sinais/sintomas.

Existem algumas correlações genótipo/fenótipo, como a mutação D178N no gene da proteína de príon (*PRNP*) que, quando ocorre no mesmo cromossomo com o códon 129M de polimorfismo, provoca insônia familiar fatal, mas quando ocorre com 129V provoca a doença de Creutzfeldt-Jakob. Outro exemplo é a distrofinopatia na qual é mais provável que as deleções na matriz (*in-frame*) resultem em um fenótipo mais brando da distrofia muscular de Becker e as deleções *out-of-frame* resultem no fenótipo mais grave da distrofia muscular de Becker, embora existam exceções frequentes a essa regra. Em outros casos, fatores desconhecidos parecem influenciar a expressão dos genes.

Expansão de repetição de polinucleotídios e antecipação

Nas doenças neurogenéticas existem muitos exemplos de distúrbios de repetição de polinucleotídios, como doença de Huntington, muitas das ataxias espinocerebelares, síndrome de ataxia-tremor associada ao X frágil e distrofias miotônicas. A idade de aparecimento dessas doenças está inversamente relacionada com o número de repetições de polinucleotídios; contudo, essa correlação não é suficiente para que possa prever a idade de aparecimento da doença. A expansão do tamanho do alelo ocorre durante a formação do gameta, portanto, o número de repetições de polinucleotídios pode aumentar e, assim, a idade de aparecimento da doença diminuir em gerações sucessivas. Esse fenômeno é denominado *antecipação*. Ocasionalmente ocorre encurtamento. Dependendo do distúrbio, a expansão é mais comum quando é herdada de um genitor em comparação com o outro. Nos casos de doença de Huntington, ataxias espinocerebelares e síndrome de tremor-ataxia associada ao X frágil, a expansão costuma ocorrer no pai. Na distrofia miotônica do tipo I, expansões grandes ocorrem mais frequentemente na mãe e podem resultar em uma forma congênita da doença. Além disso, essas condições apresentam variações de repetições de polinucleotídios nas quais o carreador é assintomático ou a doença se instala mais tardiamente, contudo, consegue transmitir uma expansão para seus filhos. Portanto, não é incomum uma história familiar negativa para esses distúrbios.

Heterogeneidade genética

Muitas doenças neurogênicas são poligênicas. Atualmente, já foram descritos mais de 25 *loci* de distonia e mais de 50 *loci* de paraparesia espástica hereditária. A pesquisa dessas condições pode ser dispendiosa e problemática. Embora alguns tipos de painéis de genes sejam apropriados, o médico solicitante precisa avaliar quais genes estão sendo testados e como isso é feito. No caso de alguns desses genes (p. ex., *Parkin*) quando o sequenciamento não revela uma mutação, deve ser solicitada pesquisa de duplicação/deleção.

Pleotropia

Muitos genes que provocam condições neurológicas também podem provocar alterações em outros sistemas de órgãos. Os exemplos de pleotropia incluem perda auditiva na distrofia muscular fascioescapuloumeral e catarata na distrofia miotônica. Por esse motivo, o questionamento direcionado pode revelar sinais/sintomas associados em uma história familiar que pareça ser negativa.

Fenocópias

Condições neurológicas, como as doenças de Alzheimer e Parkinson, representam algumas das doenças mais comuns na população. O achado de uma etiologia para uma dessas doenças em um membro da família não implica necessariamente que outra pessoa da família tenha a doença, sobretudo quando a instalação ocorre em uma idade mais avançada.

TIPOS DE TESTES GENÉTICOS

Atualmente existem muitas opções para investigação genética de doenças neurológicas. É essencial determinar o exame mais apropriado porque não são analisados todos os tipos de mutações. O médico assistente pode consultar o geneticista, o conselheiro genético ou o chefe do laboratório de genética de modo a garantir que esteja solicitando o exame correto e que tenha aplicação clínica. Outros fatores a serem levados em conta são o custo dos testes e a dúvida quanto ao ressarcimento pelos planos de saúde. Os tipos de exames e seu emprego apropriado são descritos a seguir.

Análise cromossômica por microarranjo (*microarray*)

A análise cromossômica por microarranjo (*microarray*) detecta grandes deleções e duplicações por meio da percepção do sinal relativo de marcadores (polimorfismo de nucleotídio único) dispersos pelo genoma. A perda de uma cópia por causa de uma deleção resulta em redução do sinal, enquanto a duplicação resulta em aumento do sinal no local. A análise cromossômica por microarranjo (*microarray*) não detecta mutações pontuais de nucleotídio único, nem define os pontos de quebra exatos de uma deleção ou duplicação; apenas percebe que ela existe entre o número de cópias do polimorfismo de nucleotídio único normal e modificado. A análise cromossômica por microarranjo (*microarray*) não consegue detectar translocações equilibradas que podem ser encontradas nos cariótipos, mas pode perceber translocações desequilibradas. Inserções ou deleções menores que o espaçamento entre os marcadores de microarranjo podem ser detectadas por um ensaio de ligação múltipla com inicializadores (*primers*) de reação em cadeia da polimerase (PCR) criados com o propósito de se ligar ao éxon em questão. Se dois inicializadores conseguirem se conectar, eles são ligados e amplificados por PCR. Se um inicializador não conseguir se conectar à sua sequência-alvo por causa de uma deleção, nenhum sinal será detectado pelo par de inicializadores para esse éxon.

Pesquisa de condições que influenciam as repetições de polinucleotídios

Repetições pequenas de polinucleotídios podem ser sequenciadas diretamente após PCR. Repetições maiores exigem o método *Southern blot*, no qual o DNA genômico é "cortado" por enzimas de restrição em torno do *motif* (padrão recorrente) da repetição e separado em um gel. Quando são maiores, os distúrbios que afetam as repetições de polinucleotídios assemelham-se a uma mancha em vez de uma banda única, e isso reflete uma gama de tamanhos das repetições de polinucleotídios denominada *mosaicismo somático*.

Sequenciamento de Sanger

Inicializadores (*primers*) são criados para delimitar a sequência de interesse, possibilitando amplificação da PCR seguida por sequenciamento, uma maneira excelente de detectar mutações com troca de sentido (*missense*) ou pequenas deleções ou duplicações localizadas entre os inicializadores delimitadores.

Sequenciamento de última geração

O DNA genômico é fracionado em pequenos fragmentos que são sequenciados e alinhados por comparação com o genoma humano de referência. Essa técnica de sequenciamento de última geração (NextGen®) é excelente para a detecção de mutações pontuais e pequenas inserções/deleções, contudo, não consegue perceber inserções, deleções ou repetições de polinucleotídios maiores e pode ser difícil o alinhamento de sequências com muitas homologias ou a detecção de áreas ricas em guanina-citosina. Pode ser empregado para elaborar painéis de genes usando um reagente para capturar as sequências de interesse. Também pode ser usado para sequenciamento completo do exoma (WES, do inglês *whole exome sequencing*) ou sequenciamento do genoma inteiro (WGS, do inglês *whole genome sequencing*).

Uma limitação dos grandes painéis de sequenciamento de última geração e do WES/WGS é que, quanto mais genes são sequenciados, maiores as chances de detectar uma ou mais variantes de significado desconhecido (VUS, do inglês *variants of unknown significance*). Quando é detectada uma VUS, pode ser útil testar os pais ou outros parentes afetados e normais para determinar se ela é significativa. Uma análise tríplice do paciente e seus pais, ou do paciente e dois parentes, pode ser solicitada para testagem WES/WGS. Outros recursos para prever a natureza deletéria de VUS usada para interpretar o significado dessa variante são frequência alélica (é a variante presente nos bancos de dados populacionais), efeito da VUS na sequência ou corte dos aminoácidos e conservação evolutiva deste *locus*.

ESTRATÉGIA DE TESTAGEM

Há mais de um tipo de exame para cada distúrbio e mais de um gene pode causar determinado distúrbio. Um painel pode ser valioso porque inclui outras condições genéticas no diagnóstico diferencial, evitando a realização de vários exames. A pesquisa de um gene ou de um painel é menos dispendiosa, sendo menos demorada que o sequenciamento do exoma ou do genoma.

O aconselhamento antes da realização dos testes é muito importante, porque a maioria dos laboratórios exige o preenchimento de um formulário de consentimento informado. Os pacientes e seus familiares devem ser orientados sobre o custo dos exames, do período de tempo até a chegada dos resultados, da probabilidade de encontrar uma mutação e das limitações de um dado exame. O aconselhamento também deve incluir informações em relação à cobertura da despesa pelo plano de saúde, sem esquecer de esclarecer se o exame é o último da investigação diagnóstica ou se haverá necessidade de mais exames e como a confirmação de um diagnóstico genético influenciará seu prognóstico, sua assistência médica e seus familiares. É importante agendar tempo suficiente para essa conversa e para o esclarecimento das dúvidas do paciente e de seus familiares.

LEITURA SUGERIDA

Bennett RL. The family medical history. *Prim Care*. 2004;31(3):479-495, vii-viii.

Foo JN, Liu J, Tan EK. Next-generation sequencing diagnostics for neurological diseases/disorders: from a clinical perspective. *Hum Genet*. 2013;132(7): 721-734.

International Huntington Association, World Federation of Neurology Research Group on Huntington's Chorea. Guidelines for the molecular genetics predictive test in Huntington's disease. *Neurology*. 1994;44(8):1533-1536.

Klein C. Genetics in dystonia. *Parkinsonism Relat Disord*. 2014;20(suppl 1): S137-S142.

Korf BR, Rehm HL. New approaches to molecular diagnosis. *JAMA*. 2013; 309(14):1511-1521.

Singleton AB, Farrer MJ, Bonifati V. The genetics of Parkinson's disease: progress and therapeutic implications. *Mov Disord*. 2013;28(1):14-23.

SEÇÃO 5 DOENÇAS CEREBROVASCULARES

Editor da Seção: *Stephan A. Mayer*

Acidente Vascular Encefálico Isquêmico Agudo 36

Charles C. Esenwa e Stephan A. Mayer

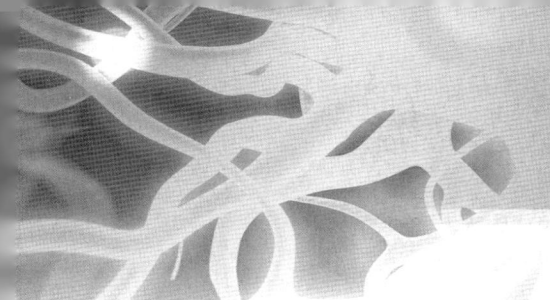

PONTOS-CHAVE

1. O acidente vascular encefálico (AVE) isquêmico agudo é definido por redução crítica do fluxo sanguíneo com infarto cerebral, medular ou retiniano resultante no território vascular afetado.

2. O infarto central é circundado por uma área de tecidos potencialmente recuperáveis (a chamada "penumbra"), na qual há fluxo sanguíneo cerebral suficiente para manter transitoriamente as células vivas, embora insuficiente para manter a função normal.

3. Trombólise intravenosa no intervalo máximo de 4,5 horas depois do início dos sintomas ou da última vez em que o paciente foi visto em seu estado habitual é o tratamento de primeira linha para todos os pacientes elegíveis.

4. A trombectomia mecânica por meio de dispositivos de *stents* removíveis reduz a incapacidade de longa duração em todos os pacientes com obstrução de grandes artérias atendidos nas primeiras 6 horas.

5. A trombectomia também pode ser benéfica aos pacientes com obstrução de grandes artérias atendidos entre 6 e 24 horas depois da última hora em que foram vistos em seu estado habitual, desde que exames de imagem (tomografia computadorizada de perfusão) demonstrem que há uma área significativa de tecidos recuperáveis na área de penumbra.

6. O tratamento padronizado em unidade dedicada a cuidados neurológicos intensivos reduz a morbimortalidade causada por AVE.

7. A hemicraniectomia descompressiva é uma intervenção poderosa para salvar a vida de pacientes com infarto estabelecido no território da artéria cerebral média ou infarto cerebelar.

INTRODUÇÃO

O acidente vascular encefálico (AVE) isquêmico é definido como um episódio de disfunção neurológica causada por estenose ou obstrução vascular, que resulta em infarto focal no cérebro, medula espinal ou retina, dentro de um território vascular específico. Graças ao desenvolvimento de opções para reperfusão aguda, algoritmos otimizados para tratamento do AVE isquêmico agudo são necessários para o tratamento efetivo. O tratamento gira em torno dos seguintes processos: (1) diagnóstico precoce, inclusive reconhecimento imediato do AVE e notificação do serviço de atendimento médico de urgência, (2) avaliação clínica e radiológica rápida, (3) administração precoce de agentes trombolíticos por via intravenosa (IV), (4) realização de trombectomia mecânica por cateter em pacientes elegíveis com obstrução de grandes artérias (OGAs) e (5) tratamentos especializados pós-AVE, seja em unidade especializada em AVE ou unidade de terapia intensiva (UTI) neurológico.

Epidemiologia

Estima-se que 650 mil AVEs isquêmicos agudos ocorram a cada ano nos EUA, sem mencionar os outros países. Os fatores de risco individuais mais significativos para AVE isquêmicos agudos incluem hipertensão arterial, diabetes melito, tabagismo (cigarros), má nutrição, inatividade física, arritmias cardíacas, etilismo e obesidade. Outras causas de AVE isquêmico agudo são embolia paroxística através de um forame oval patente (FOP), dissecção das artérias do pescoço, vasculite inflamatória ou infecciosa, vasculopatias congênitas ou genéticas (p. ex., membrana carotídea) e estados de hipercoagulabilidade sistêmica. Mortes hospitalares após AVE isquêmicos agudos são relativamente raras, ocorrendo em aproximadamente 5% dos casos, e estão associadas a envelhecimento, gravidade do AVE, história pregressa de fibrilação atrial, AVE prévio, estenose de artéria carótida, diabetes melito e história pregressa de doença arterial coronariana (DAC). Incapacidade funcional e morbidade por complicações após o AVE são muito mais frequentes, acometendo a maioria dos pacientes. Como resultado disso, apenas 50% dos pacientes que sofrem um AVE isquêmico agudo recebem alta do hospital, enquanto os 50% restantes precisam de assistência adicional em unidades especializadas ou centros de reabilitação ou cuidados paliativos.

Fisiopatologia

Embora represente apenas 2% do peso corporal total, o cérebro consome 20% da energia total do corpo e depende de um aporte constante de glicose e oxigênio para manter suas funções e sua integridade estrutural. A cada minuto, aproximadamente 1.000 mℓ de sangue são fornecidos para o cérebro pelas artérias carótidas e, em menor grau, pelo sistema vertebrobasilar. Para assegurar um fluxo sanguíneo cerebral (FSC) constante através de uma gama de pressões sanguíneas e estados metabólicos, os vasos sanguíneos cerebrais se contraem ou dilatam em resposta a alterações nas concentrações de oxigênio e dióxido de carbono e ao estresse de cisalhamento nas paredes vasculares relacionado com a velocidade do fluxo sanguíneo. O mediador primário da vasodilatação é o óxido nítrico, que é liberado pelas células endoteliais e relaxa as células musculares lisas circunferenciais na túnica média. No encéfalo normal, pesquisadores descreveram um mecanismo de irrigação anterógrada, no qual o acoplamento neurovascular é efetuado por inervação neuronal dos astrócitos, pericitos e células endoteliais. Nesse contexto, os neurônios reagem ao aumento da atividade metabólica modulando diretamente a vasoatividade das arteríolas e capilares locais. Estudos demonstraram que, em seguida, células endoteliais e musculares lisas propagam a vasodilatação por toda a matriz vascular adjacente, por difusão da hiperpolarização e reação miogênica resultante.

REDUÇÃO DO FLUXO SANGUÍNEO CEREBRAL

Quando a pressão de perfusão cerebral se torna inferior a aproximadamente 60 mmHg, seja em decorrência de hipotensão sistêmica ou bloqueio arterial localizado, a vasodilatação autorreguladora não consegue compensar isso com consequente redução do FSC de sua variação normal de 50 a 60 mℓ/100 g/minuto (Figura 36.1). Quando o FSC cai abaixo de 30 mℓ/100 g/minuto, a troca regional de nutrientes e oxigênio cai na unidade neurovascular (célula endotelial, pericitos circundantes, membrana basal, astrócitos perivasculares e neurônios adjacentes), resultando em despolarização patológica de neurônios e da glia e supressão da atividade elétrica normal, como evidenciado por alentecimento e atenuação da atividade eletroencefalográfica de fundo (Figura 36.2). A hipoperfusão significativa persistente, com níveis de FSC caindo abaixo de 20 mℓ/100 g/minuto, deflagra uma cascata de lesão isquêmica, que pode evoluir para necrose neuronal irreversível e infarto cerebral.

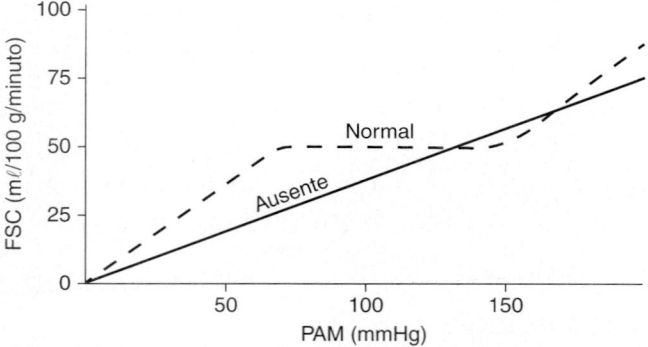

FIGURA 36.1 Autorregulação cerebral. Quando a autorregulação está íntegra (*linha tracejada*), o fluxo sanguíneo cerebral (*FSC*) começa a cair abaixo da variação normal de 60 mℓ/100 g/minuto e atinge um nível crítico isquêmico de aproximadamente 20 mℓ/100 g/minuto. Quando a autorregulação está comprometida ou não existe (*linha contínua*), o FSC pode cair para níveis críticos quando a pressão arterial média (*PAM*) chega a 50 mmHg.

Infarto central e penumbra

Quando o FSC cai abaixo de 20 mℓ/100 g/minuto, pressupondo uma taxa normal de metabolismo neuronal, o tecido nervoso evolui de um estado de disfunção elétrica reversível para um estado de "penumbra" de lesão citotóxica e morte celular programada (apoptose). *Penumbra* é um termo oriundo do latim que descreve a sombra que avança sobre a terra antes da escuridão completa de um eclipse solar. Na terapia moderna do AVE, o tecido no estado de penumbra consiste em tecido cerebral ameaçado de morte.

A falha da bomba transmembrana adenosina trifosfato sódio/potássio ocorre primeiro, despolarizando os neurônios e a glia. A despolarização disseminada provoca liberação descontrolada de neurotransmissores excitatórios, como glutamato, que resultam, por sua vez, em influxo intracelular de cálcio e sódio. Após a fase de excitotoxicidade e apoptose ser iniciada, ocorre uma fase de falência bioenergética com disfunção da bomba iônica e perda dos gradientes normais transmembrana de sódio e cálcio.

Na área central do infarto, onde é maior a falência bioenergética, esses desvios eletrolíticos maciços fazem com que a água siga passivamente seu gradiente osmótico, resultando em tumefação celular e, por fim, lise. O edema resultante, denominado *edema citotóxico*, porque resulta de tumefação intracelular, manifesta-se minutos após o agravo inicial e pode ser detectado por ressonância magnética (RM) como hiperintensidade nas sequências ponderadas em difusão (DWI).

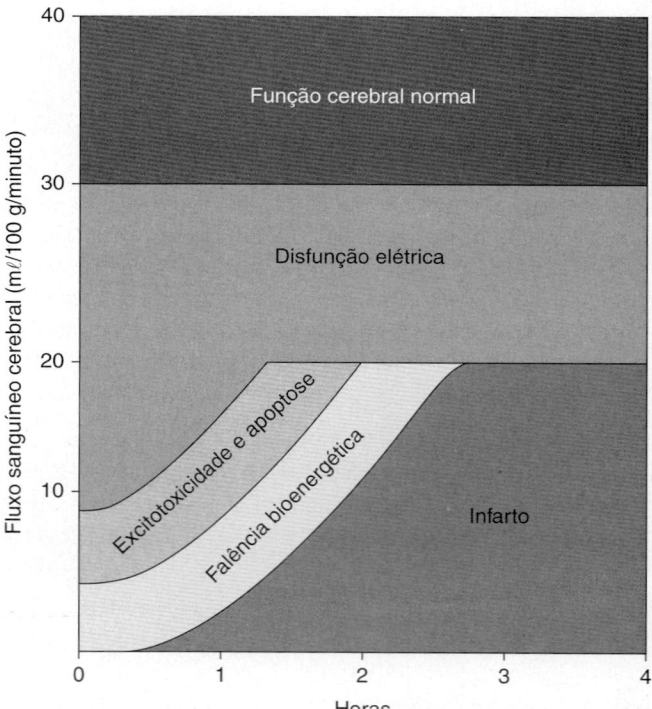

FIGURA 36.2 Evolução da isquemia tecidual para infarto ao longo do tempo em função do fluxo sanguíneo cerebral (FSC). Um nível de FSC inferior a 20 mℓ/100 g/minuto é o nível abaixo do qual o tecido evolui para uma fase de lesão isquêmica reversível e daí para infarto. Fluxos sanguíneos cerebrais menores provocam isquemia mais intensa e evolução mais rápida para infarto.

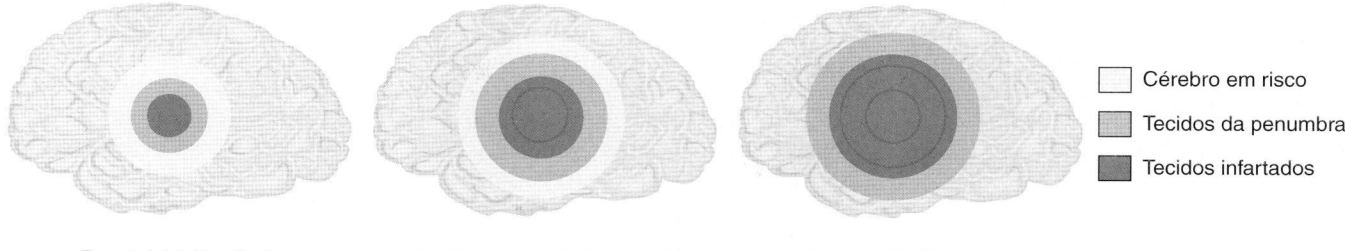

Dinâmica topográfica da área central de infarto e penumbra ao longo do tempo

Fase inicial (0 a 2 h) → Fase intermediária (2 a 4 h) → Fase tardia (4 a 6 h)

☐ Cérebro em risco
▨ Tecidos da penumbra
■ Tecidos infartados

FIGURA 36.3 Dinâmica da topografia do cerne do infarto e da área de penumbra ao longo do tempo na isquemia focal. Nos primeiros minutos a horas, apenas parte do território cerebral total em risco está isquêmica, quando um pequeno cerne de infarto começa a se formar. Na fase intermediária (2 a 4 horas), a penumbra se desloca perifericamente de modo dinâmico em torno de um cerne de infarto, e a falência colateral pode reduzir o fluxo sanguíneo cerebral em algumas das regiões mais externas do território em risco até níveis isquêmicos. Após 4 horas, a penumbra evolui para uma borda relativamente delgada de tecido isquêmico em torno de um grande cerne de tecido infartado, e isso torna a reperfusão menos efetiva, porque a quantidade de tecido que pode ser salvo diminui, e o risco de infarto hemorrágico aumenta.

A área central de infarto é circundada por uma área de hipoperfusão relativa, a penumbra isquêmica, na qual o FSC é suficiente para manter temporariamente a sobrevida celular, mas não consegue manter indefinidamente a função celular normal (Figura 36.3). Tecidos da área de penumbra podem ser salvos se perfusão adequada para o território puder ser restaurada em tempo hábil, e isso é a base de todas as terapias de perfusão do AVE isquêmico agudo. Todavia, o tecido na área de penumbra é inerentemente instável e, com frequência, evolui para infarto completo com o passar do tempo, tornando o *intervalo de tempo até reperfusão* o fator terapêutico mais importante para a melhora do desfecho neurológico e prevenção de incapacidade e morte após AVE isquêmico agudo.

Infarto completo

Estima-se, a partir de estudos experimentais e em seres humanos, que o intervalo de tempo desde a obstrução vascular até o infarto completo varie, na maioria dos casos, de 3 a 6 horas. Após a necrose e o infarto do tecido, ele passa a ser facilmente visualizado na tomografia computadorizada (TC) e na sequência de inversão-recuperação atenuada por líquido da RM. O FSC é conservado em níveis quase normais até a margem de um infarto completo onde cai para níveis indetectáveis enquanto o vaso comprometido permanecer ocluído. Nos dias seguintes, o infarto se torna progressivamente edemaciado. As células isquêmicas que evoluem para infarto franco liberam várias citocinas pró-inflamatórias e proteases que rompem a arquitetura e a função da unidade neurovascular, aumentando a permeabilidade da barreira hematencefálica. A apoptose é deflagrada por vários processos inflamatórios, inclusive a combinação de receptor/ligante do receptor CD95 e ligante induzindo apoptose relacionada com fator de necrose tumoral e liberação de citocromo *c* oxidase pela membrana mitocondrial, que resultam na ativação da cascata de morte celular programada intrínseca e morte celular tardia. Essa lesão neurológica tardia poderia, teoricamente, ser evitada por agentes neuroprotetores, embora nada tenha se mostrado útil nos estudos clínicos.

A reação inflamatória do parênquima resulta de hiper-regulação dos receptores de adesão leucocitária das células endoteliais que provocam adesão leucocitária e transmigração para o tecido afetado e é responsável pelo prolongado processo de inflamação e remodelagem teciduais após um infarto se completar, enquanto o edema desaparece e as regiões envolvidas se tornam tecido cicatricial gliótico.

ETIOLOGIA DO ACIDENTE VASCULAR ENCEFÁLICO ISQUÊMICO

O processo microscópico de infarto cerebral agudo é precedido por obstrução intravascular do território em questão. A classificação acurada da etiologia do AVE isquêmico agudo é importante para a compreensão do prognóstico pós-AVE, para a quantificação do risco de recorrência e para a orientação de estratégias de prevenção secundária do AVE. Embora não sejam perfeitos, os critérios de classificação Trial of Organon in Acute Stroke Treatment constituem o sistema de classificação de AVE isquêmico mais amplamente aceito e incluem os seguintes cinco subtipos: aterosclerose de grande artéria (15 a 40%), cardioembólico (15 a 30%), obstrução de pequenos vasos ou "lacunar" (15 a 30%), idiopático (até 40%) e "outras" causas (< 5%) (Figura 36.4).

Aterosclerose de grandes artérias

A placa de aterosclerose pode surgir em qualquer ponto ao longo da árvore arterial extracraniana ou intracraniana, mas geralmente é encontrada nos pontos de ramificação vascular onde ocorre fluxo turbulento, mais comumente na bifurcação da artéria carótida comum, na origem da artéria vertebral, na junção vertebrobasilar ou na origem das artérias cerebrais anterior ou média. A placa aterosclerótica provoca AVE isquêmico por um de dois mecanismos: hipoperfusão através de uma região de estenose crítica ou, mais frequentemente, ruptura da placa resultando na formação de trombo e subsequente embolização distal do trombo ou dos fragmentos da placa.

A embolia arterioarterial ocorre quando fragmentos da placa aterosclerótica ou um ou mais trombos "novos" formados no topo da placa emboliza(m) e obstrui(em) um vaso distal. As placas com cerne necrótico rico em lipídios e envoltório fibroso

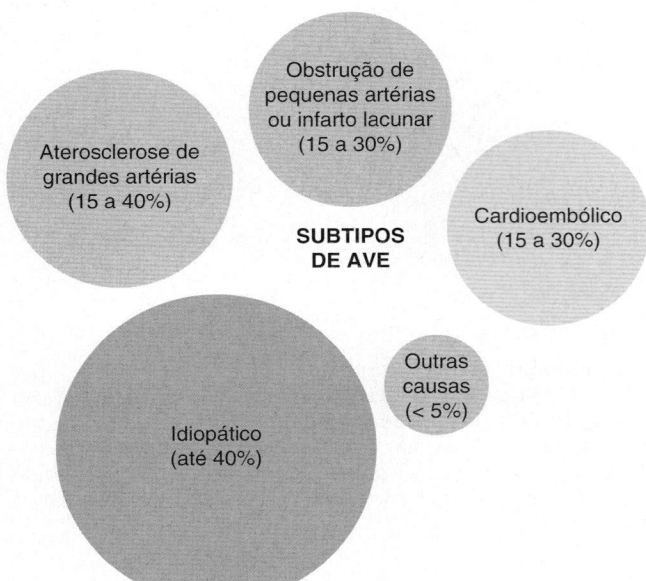

FIGURA 36.4 Subtipos de acidente vascular encefálico (AVE). Esta figura mostra os critérios de classificação da Trial of Organon in Acute Stroke Treatment de AVE isquêmico e a contribuição relativa estimada de cada categoria.

delgado implicam em risco de ruptura espontânea e ativação da cascata da coagulação, que resulta em formação de trombo superposto. Forças biomecânicas induzidas pelo fluxo sanguíneo turbulento ao longo dessa parte irregular do vaso podem desestabilizar a placa de colesterol ou desalojar um tombo superposto. Quando isso ocorre, o trombo dissolve rapidamente, e isso faz com que os sinais/sintomas sejam fugazes ou inexistentes ou pode provocar obstrução persistente de um vaso distal com consequentes sinais/sintomas persistentes de AVE isquêmico agudo.

Do ponto de vista clínico, é difícil diferenciar a isquemia consequente a aterosclerose de grandes artérias do AVE de origem cardíaca (AVE cardioembólico). A favor do diagnóstico de aterosclerose de grandes artérias, existe a ocorrência de repetidos ataques isquêmicos transitórios ou infartos completos no mesmo território vascular, e o melhor exemplo consiste em episódios repetidos de *cegueira monocular transitória* indolor relacionada com aterosclerose da artéria carótida ipsilateral. Essa condição, conhecida como *amaurose fugaz*, resulta de êmbolos de colesterol provenientes da placa na artéria carótida e provoca obstrução da artéria retiniana central ou uma de suas ramificações. Quando o lúmen da artéria carótida está quase totalmente ocluído, ataques isquêmicos transitórios também podem ser causados por hipoperfusão retiniana e se manifestam clinicamente como perda visual à exposição à luz brilhante. Da mesma maneira, episódios repetidos de vertigem, diplopia, hemiparesia, hemianestesia, alteração da marcha e perda da consciência podem ser um sinal de estenose substancial das artérias basilar ou vertebral.

Acidente vascular encefálico cardioembólico

O AVE cardioembólico inclui todos os episódios de AVE causados por tromboembolia secundária a um evento cardíaco. Mais comumente, a cardioembolia ocorre a partir de trombo formado no apêndice atrial esquerdo do coração de pacientes com fibrilação atrial, contudo, a cardioembolia também pode resultar de lesão em valva nativa ou em prótese valvar ou de trombo em parede ventricular resultante de infarto do miocárdio recente ou miocardiopatia dilatada grave. Os AVEs cardioembólicos também podem ter causas neoplásicas, como mixoma atrial ou endocardite marântica, ou causas infecciosas, como endocardite infecciosa. Nas técnicas de imagem, AVEs dispersos na junção das substâncias branca e cinzenta nos dois hemisférios ou nas circulações anterior e posterior são, mais provavelmente, cardioembólicos. Todavia, AVEs que aparecem em associação com oclusões proximais de grandes vasos ou que parecem mais consistentes com infarto de pequenos vasos também podem ser de origem cardioembólica.

Infarto de pequenas artérias

AVEs lacunares consequentes à obstrução de pequenos vasos são definidos clinicamente por cinco subtipos gerais: (1) hemiparesia motora pura, (2) síndrome sensorial pura, (3) síndrome sensorimotora atáxica, (4) hemiparesia atáxica e (5) disartria-mão desajeitada, embora várias outras manifestações possam ocorrer dependendo do território do vaso acometido. Esses AVEs resultam de obstrução de pequenas artérias perfurantes oriundas da artéria cerebral média (ACM) (lenticuloestriadas), artérias cerebral posterior ou comunicantes posteriores (tuberotalâmica, paramediana, corióidea posterior, inferolateral) e artéria basilar (perfurantes pontinas). Esses vasos são propensos à desorganização e à fibrose da parede arterial segmentar, um processo conhecido como *lipo-hialinose*, e à formação de microateroma. Com o passar do tempo, a parede arterial se torna espessada e ocorre redução do lúmen do vaso, provocando o aparecimento de uma região de isquemia aguda que geralmente tem menos de 1,5 cm de diâmetro. Hipertensão arterial é o maior fator de risco, embora diabetes melito, envelhecimento e tabagismo também sejam fatores contribuintes. Infarto lacunar ocorre mais frequentemente nos núcleos da base, no tálamo, na cápsula interna, na coroa radiada e na ponte. As técnicas de imagem ajudam a diferenciar o AVE lacunar de outros tipos de AVE, por sua localização subcortical e suas dimensões relativamente pequenas.

Acidente vascular encefálico de causa indeterminada

Em até 40% dos casos, a etiologia do AVE é *criptogênica* ou indeterminada, mesmo após investigação laboratorial e radiológica substancial. A maioria dos AVEs idiopáticos é territorial e parece ter origem embólica, embora não haja evidência de fibrilação atrial, doença das carótidas ou grandes artérias proximais, trombo intracardíaco ou outras causas; nesses casos, frequentemente se utiliza o termo AVE embólico de origem desconhecida. Alguns pacientes com AVEs embólicos de origem desconhecida têm fibrilação atrial paroxística não diagnosticada. Alguns estudos já mostraram que 10 a 20% dos pacientes com AVE "criptogênicos" têm fibrilação atrial oculta demonstrada por monitoramento cardíaco ambulatorial prolongado. Embora FOP e anomalia do septo atrial também sejam causas de AVE criptogênico, o fechamento cirúrgico do FOP deve ser considerado apenas em pacientes com menos de 60 anos e suposta embolia paroxística, nos quais não seja possível identificar outra causa plausível para o AVE. A existência de aneurisma do septo atrial ou *shunt* interatrial amplo aumenta as chances de que a causa do AVE seja um FOP coexistente. Cinco ensaios controlados randomizados de grande porte avaliaram a eficácia do fechamento do FOP em comparação apenas com tratamento clínico de pacientes com AVEs criptogênicos. Uma metanálise de 3.440 pacientes demonstrou que fechamento do FOP estava associado à redução absoluta de 0,96% na incidência de AVE (1,04% *versus* 2% por 100 pacientes-ano), em comparação apenas com tratamento clínico. Esse efeito benéfico pequeno e estatisticamente significativo de redução da incidência de AVEs é parcialmente suplantado pelo risco de fibrilação atrial depois do procedimento de fechamento do FOP, que ocorreu em 1,8 a 6,6% dos casos, dependendo do dispositivo oclusivo usado e do ensaio em questão (Evidência de nível 1).[1]

Outras causas de acidente vascular encefálico

"Outras" causas de AVE representam menos de 5% dos AVE isquêmicos agudos e são definidas por um processo mórbido específico que apresenta correlação temporal ou associação com o AVE. Além disso, a investigação diagnóstica não deve revelar outro mecanismo mais comum. Os exemplos incluem AVE consequente a distúrbios hematológicos (p. ex., hipercoagulabilidade, anemia falciforme), doença infecciosa ou inflamatória, doença intrínseca da parede arterial (ou seja, vasculopatia), dissecção vascular, distúrbios genéticos ou causas iatrogênicas. A doença causada pelo coronavírus 2019 (Covid-19) pode causar um estado inflamatório crônico com hipercoagulabilidade e foi associada a AVEs embólicos de grandes artérias em 0,5 a 1% dos casos.

MANIFESTAÇÕES CLÍNICAS

Os AVEs isquêmicos podem ser definidos clinicamente pela natureza do déficit neurológico associado, e os sinais e sintomas constituem síndromes definidas, que representam os territórios vasculares específicos afetados (Figura 36.5). O conhecimento das seguintes síndromes principais de AVE pode frequentemente predizer com precisão o território do infarto e o vaso específico envolvido (Tabela 36.1). Exceções ocorrem quando existe lesão preexistente do sistema nervoso central, circulação colateral ou variações da anatomia vascular ou cerebral que podem resultar em quadros clínicos atípicos ou inesperados.

Infarto da artéria cerebral média

O infarto da ACM causa síndromes clínicas que dependem da extensão do infarto e do lado e nível da obstrução vascular. A obstrução proximal da ACM só consegue comprometer as estruturas hemisféricas profundas, assim como as estruturas hemisféricas corticais, quando existe substancial vascularização colateral irrigando o córtex. A isquemia isolada das estruturas cerebrais profundas, sobretudo a cápsula interna, os núcleos da base e a coroa radiada, ocorre em virtude de bloqueio das origens das artérias lenticuloestriadas, que provoca hemiparesia contralateral e, possivelmente, déficit hemissensorial, que frequentemente é indistinguível de uma síndrome lacunar. Infartos profundos de maiores dimensões ("infarto estriadocapsular"), que comprometem as conexões corticais para o tálamo e as radiações ópticas, podem provocar as síndromes corticais de heminegligência, afasia e hemianopsia homônima ou quadrantopsia.

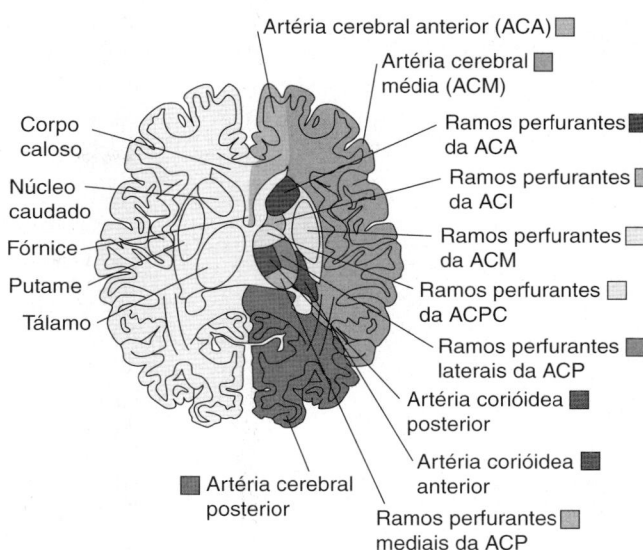

FIGURA 36.5 Irrigação sanguínea do cérebro. ACI, artéria carótida interna; ACP, artéria cerebral posterior; ACPC, artéria cerebral posterior comum. (*Esta figura se encontra reproduzida em cores no Encarte.*)

A isquemia cortical no território da ACM ocorre isoladamente, quando a obstrução vascular está localizada nas divisões superior ou inferior da ACM (o número e a localização dessas ramificações podem variar). A lesão do córtex hemisférico (direito ou esquerdo) pode provocar fraqueza contralateral de membros, perda sensitiva contralateral, astereognosia (incapacidade de identificar objetos pelo tato), agrafestesia (incapacidade de reconhecer letras traçadas na pele), redução da discriminação de dois pontos, déficits contralaterais de campo visual e desvio do olhar para o lado lesionado. A apraxia ideacional (incapacidade de compreender a função de um objeto ou de manipulá-lo) acompanha a lesão hemisférica esquerda ou bilateral.

As síndromes resultantes de uma lesão no hemisfério dominante incluem afasia (disfunção da linguagem), apraxia ideomotora bilateral (incapacidade de realizar tarefas motoras aprendidas) e apraxia bucolingual (incapacidade de controlar voluntariamente os movimentos da boca e língua). O tipo e a intensidade da afasia dependem da localização e das dimensões do infarto. A obstrução de um ramo superior da ACM comprometerá o córtex anterior em torno do aqueduto de Sylvius (aqueduto do mesencéfalo, segundo a Terminologia Anatômica) e, especificamente, o giro frontal inferior, provocando afasia de Broca (expressiva). A afasia de Broca se caracteriza por redução ou desaparecimento da fluência verbal e incapacidade de escrever com conservação da compreensão. Quando a afasia é expressiva ou global, geralmente há hemiparesia e esta é significativa. A obstrução de um ramo inferior da ACM, afetando o córtex posterior em torno do aqueduto de Sylvius e, especificamente, o giro temporal superior e a junção temporoparietal, provoca afasia de Wernicke (receptiva). A afasia de Wernicke se caracteriza por conservação da fluência e da prosódia, mas o conteúdo é ininteligível, com erros parafásicos fonêmicos e semânticos, comprometimento da compreensão e incapacidade de ler, nomear ou repetir. Com frequência, a afasia receptiva acompanha-se de hemianopsia homônima ou quadrantopsia, mas a hemiparesia pode ser leve ou mesmo inexistente. A síndrome de Gerstmann (confusão direita-esquerda, agnosia digital, acalculia e agrafia) ou uma variante parcial dessa tétrade é causada por infarto do giro angular dominante.

Tabela 36.1 Síndromes do acidente vascular encefálico.

Distribuição arterial	Subdivisão	Síndrome
Artéria cerebral média	Tronco principal	Combinação variável de hemiplegia, hemianestesia, desvio/preferência do olhar, hemianopia e afasia global (hemisfério dominante), ou profunda heminegligência multimodal (hemisfério não dominante)
	Divisão superior	Combinação variável de hemiparesia, hemianestesia, desvio do olhar e expressivo (Broca) afasia (hemisfério dominante) ou heminegligência (não dominante)
	Divisão inferior	Combinação variável de hemianopia ou quadrantanopia, hemiparesia leve ou ausente, afasia receptiva (Wernicke) (hemisfério dominante) ou heminegligência e distúrbio de comportamento (não dominante)
	Ramos perfurantes	Hemiparesia contralateral ocasionalmente observada em combinação com ataxia ou disartria
Artéria carótida interna		Pode ser assintomático ou causar cegueira monocular ipsilateral, cegueira transitória, agitação dos membros ou uma combinação de síndromes da artéria cerebral média e da cerebral anterior
Artéria cerebral anterior		Combinação variável de hemiparesia e perda sensorial da perna contralateral mais de braço, afasia motora transcortical (hemisfério dominante), negligência motora (hemisfério não dominante hemisfério), capacidade de resposta prejudicada ("abulia"), apraxia da marcha, apraxia ideomotora ou anomia (hemisfério não dominante)
Artéria cerebral posterior	Tronco principal	Combinação variável de hemianopia ou quadrantanopia, alexia, anomia de cor, incapacidade de perceber partes de um objeto como um todo ("simultanagnosia"), cegueira facial ("prosopagnosia"), amnésia, delírio agitado (especialmente quando bilateral) ou cegueira cerebral (com ferida)
	Ramos perfurantes	*Tálamo:* acidente vascular sensitivo puro que pode deixar uma síndrome de dor residual ("dor talâmica síndrome"), ataxia, afasia (dominante), heminegligência (não dominante), déficits no campo visual, perda de memória ou distúrbios comportamentais *Núcleo subtalâmico:* hemibalismo *Mesencéfalo:* várias anormalidades do movimento ocular, nível deprimido de excitação, hemianestesia, hemiparesia, hemiataxia, hemiparkinsonismo

Infarto do lobo parietal não dominante (geralmente o direito) causa heminegligência espacial contralateral ou desatenção aos estímulos (*inputs*) sensoriais ou desempenho motor para a metade contralateral do ambiente ou corpo. Achados específicos incluem negligência sensorial ou visual (que pode acometer todo o campo visual contralateral ou ser específico para vários objetos), anosognosia (não conscientização dos déficits neurológicos), assomatognosia (incapacidade de reconhecer um membro do lado acometido) e aloquiria (transposição espacial resultando no paciente respondendo ao hemiespaço ipsilateral quando estimulado no lado oposto com negligência). A apraxia construcional (incapacidade de montar objetos ou desenhá-los) pode ser consequente à lesão do hemisfério direito ou esquerdo, embora seja mais óbvia nas lesões no hemisfério não dominante. Mesmo que o conteúdo da fala ou o aspecto proposicional da fala seja preservado, uma lesão no hemisfério não dominante pode causar déficits na pragmática ou nos aspectos sociolinguísticos da fala, envolvendo o tom e o intuito inferido.

Infarto da artéria cerebral anterior

O infarto da artéria cerebral anterior (ACA) causa, mais frequentemente, hemiparesia no membro inferior e/ou déficit hemissensorial contralaterais, embora muitas outras manifestações possam ocorrer. Como os infartos da zona de fronteira, os infartos no território da ACA podem causar afasia transcortical do tipo motor. A *negligência motora* (relutância em usar o membro contralateral apesar da ausência de fraqueza) é um achado frequente, consequente à disfunção do córtex motor suplementar pré-frontal. O infarto bilateral da ACA resulta, muitas vezes, em disfunção executiva com inércia motora e *abulia* (escassez de comportamentos espontâneos) ou, até mesmo, *mutismo acinético* (incapacidade de mover-se ou falar em um paciente acordado). A *apraxia da marcha*, embora seja um achado típico de lesões bilaterais, também pode resultar de AVE unilateral. A *síndrome da mão alienígena* (perda do controle do membro com atividade motora involuntária) ou hemibalismo do membro superior contralateral pode resultar de lesão da parte anterior do corpo caloso ou da parte medial do córtex frontal. *Comportamento de utilização* e *comportamento de imitação* são síndromes neurocomportamentais que podem ocorrer nos infartos pré-frontais unilaterais. No comportamento de utilização, o paciente agarra, de modo automático e impulsivo, os objetos que aparecem no seu campo visual e estão ao seu alcance. O comportamento de imitação consiste em imitação automática e involuntária dos movimentos do examinador.

A obstrução da artéria recorrente de Heubner, uma artéria perfurante calibrosa oriunda da ACA proximal, resulta em infarto da cabeça do núcleo caudado, da cápsula interna anterior e da parte anterior do putame. Manifestações clínicas comuns incluem disartria, perseveração motora, hemiparesia contralateral, abulia e incontinência.

Obstrução da artéria carótida interna

A obstrução aguda da artéria carótida causa hipoperfusão hemisférica aguda que, na ausência de um polígono (ou círculo) de Willis patente, pode se manifestar como crise epiléptica, tremores do membro contralateral ou infarto holo-hemisférico dos territórios da ACA e ACM. Às vezes e sobretudo quando o polígono de Willis é bem desenvolvido, a obstrução da artéria carótida interna (ACI) poupa a ACA e provoca um quadro clínico indistinguível do infarto proximal da ACM. Se o fluxo colateral pela artéria comunicante posterior, pela artéria comunicante anterior ou pelas artérias piais for adequado, a obstrução pode ser clinicamente silenciosa ou acometer apenas áreas suscetíveis menores. Em contrapartida, a obstrução da ACI com pouca circulação colateral ou uma "obstrução em T" distal da ACI pode evoluir para infarto holo-hemisférico devastador, conservando apenas o território da ACP – tálamo, parte medial do lobo temporal e lobo occipital.

Infarto da zona de fronteira vascular

As zonas de fronteira vasculares estão localizadas entre os territórios das artérias cerebrais anterior, média e posterior e são suscetíveis à isquemia no caso de estenose ou obstrução grave das artérias carótidas ou hipoperfusão global. O *infarto superficial da zona de fronteira* ocorre na parte superior da convexidade da coroa radiada entre as estruturas corticais e profundas, anteriormente entre os territórios da ACA e ACM ou, posteriormente, entre os territórios da ACM e da ACP. Esse padrão de infarto ocorre quando o fluxo colateral consegue irrigar a maior parte dos territórios acometidos, mas não consegue "atender" a área entre os territórios. Os sinais/sintomas resultantes consistem em uma combinação de fraqueza, perda hemissensorial e sinais corticais. Afasia transcortical do tipo expressivo ou receptivo com relativa preservação da capacidade de repetição também é comum. Os infartos de zona de fronteira de ACA e ACM provocam primariamente fraqueza do membro superior, porque a região acometida corresponde anatomicamente aos neurônios da área motora de inervação dos membros superiores. Quando são bilaterais, como ocorre na parada cardíaca, os infartos de zona de fronteira de ACA e ACM resultam na *síndrome do homem no barril*, que se caracteriza por fraqueza proximal bilateral de braço e membro inferior, com relativa preservação da força facial e na parte distal do membro.

O *infarto da zona limítrofe interna* pode ocorrer com obstrução total da ACI ou obstruções de ramos calibrosos da ACM. As artérias penetrantes profundas não colateralizadas que descem do córtex para as paredes laterais dos ventrículos representam o "campo distal" mais vulnerável, do ponto de vista hemodinâmico, nesse cenário. O resultado é um padrão de múltiplos pequenos infartos profundos que comprometem a substância branca profunda da coroa radiada e o centro semioval.

Infarto da artéria corióidea anterior

A artéria corióidea anterior é o último ramo da ACI e tem sua origem proximal à bifurcação da ACA-ACM. Essa artéria avança em direção posterior e irriga várias estruturas, inclusive cápsula interna, parte lateral do tálamo e corpo geniculado ou radiações ópticas. Assim, a obstrução da artéria corióidea anterior resulta na síndrome clássica de hemiparesia contralateral, hemianestesia e hemianopsia homônima. Ocasionalmente, manifestações corticais como afasia ou heminegligência podem resultar da ruptura dos tratos talamocorticais de substância branca.

Artéria cerebral posterior

A obstrução da ACP causa infarto do lobo occipital e parte inferior do lobo temporal. O quadro clínico habitual consiste em instalação abrupta de hemianopsia homônima contralateral. As lesões bilaterais do lobo occipital podem provocar a *síndrome de Anton* (cegueira cortical que não é reconhecida pelo paciente). A *síndrome de Charles Bonnet* (alucinações visuais) também pode ocorrer na cegueira cortical consequente à lesão bilateral de lobo occipital. A *síndrome de Baliant* ocorre nos infartos blaterais da junção parietoccipital e se caracteriza por simultagnosia (incapacidade de reconhecer partes de um objeto como um todo), apraxia oculomotora (incoordenação do olhar) e ataxia óptica (com comprometimento da coordenação da mão sob orientação visual). A heminegligência, embora seja incomum nas lesões occipitais, pode ocorrer quando a lesão se estende para o lobo parietal. Os infartos da ACP esquerda que comprometem a substância branca profunda da junção parietoccipital ou o esplênio do corpo caloso podem causar alexia sem agrafia, um tipo de síndrome de desconexão entre o córtex occipital não dominante e a área de processamento da linguagem no córtex parietotemporal dominante. O infarto da parte inferomedial do lobo temporal pode causar *delirium* com agitação psicomotora ou amnésia global.

O infarto ACP proximal, afetando as artérias perfurantes talâmicas, causa infarto do tálamo ou do mesencéfalo. Se o núcleo posterior ventral do tálamo for preferencialmente acometido, o paciente apresentará hemianestesia contralateral. A hiperpatia pode ocorrer subsequentemente em uma condição denominada *síndrome de Dejerine-Roussy* ou *síndrome álgica talâmica*. Visto que o tálamo retransmite informações para o córtex, o infarto talâmico também pode provocar várias manifestações atípicas, como ataxia, afasia (dominante), heminegligência (não dominante), déficits de campo visual, perda da memória ou transtornos comportamentais.

Letargia ou coma podem ocorrer se o sistema de ativação reticular no mesencéfalo ou nos tálamos for acometido e, com frequência, também ocorrem anormalidades oculomotoras. Alterações da consciência são especialmente comuns quando existe uma artéria variante (*artéria de Percheron*) que irriga os tálamos mediais e a parte rostral do mesencéfalo, a partir de um vaso único que se origina da ACP unilateral. Lesões no mesencéfalo, quando são posteriores, provocam a síndrome de Parinaud que se caracteriza por desvio persistente do olhar conjugado para baixo, paralisia do olhar para cima, nistagmo por convergência ou retração, retração palpebral ou sinal de Collier e dissociação de resposta pupilar à luz e a visão para perto.

Infarto do território vertebrobasilar

A artéria basilar é o principal conduto para suprir as artérias cerebrais posteriores, e a trombose basilar pode se manifestar como uma combinação de sinais bulbares, pontinos, mesencefálicos e corticais posteriores. A trombose basilar que resulta em infarto da parte anterior da ponte bilateralmente provoca síndrome de encarceramento (paralisia completa da face, do membro superior e do membro inferior com preservação isolada dos movimentos oculares verticais e conservação da consciência). Os infartos resultantes de trombose de pequenos vasos (artérias perfurantes pontinas) provocam uma combinação de disfunção de nervos cranianos, sinais de tratos longos, anormalidade dos reflexos ou hiper-reflexia, déficit sensorial e/ou sinais cerebelares. Os AVEs pequenos da parte anterior da ponte também podem provocar síndromes lacunares sem déficits dos nervos cranianos que são clinicamente indistinguíveis de infartos lacunares na circulação anterior. A paralisia do olhar ou dos nervos oculomotores, inclusive oftalmoplegia internuclear e desalinhamento vertical ou nistagmo, também é achado comum. O infarto rostral do tronco encefálico consiste na obstrução bilateral da parte distal da artéria basilar e da parte proximal da ACP com consequente embolia nas artérias penetrantes talâmicas e mesencefálica. O resultado é um padrão de infartos bilaterais de pequenos vasos acometendo mesencéfalo e tálamos com oftalmoparesia assimétrica, anormalidades do olhar horizontal e vertical, desalinhamento do olhar vertical, alterações do nível de consciência e déficits motores e sensitivos bilaterais variáveis.

Infarto da parte lateral do bulbo ocorre quando a artéria cerebelar inferior posterior ou um ramo da artéria vertebral é comprometido. O resultado disso é a *síndrome de Wallenberg* ou bulbar lateral, que se caracteriza por vertigem, ataxia ipsilateral, perda da sensibilidade álgica e térmica na face ipsilateral e no braço e na perna contralaterais, disfagia e síndrome oculossimpática ipsilateral (síndrome de Horner).

DIAGNÓSTICO

Reconhecimento de sinais e sintomas

O retardo do reconhecimento pré-hospitalar dos sinais/sintomas do AVE é a maior barreira à instituição imediata de tratamento e explica por que menos de 10% dos pacientes com AVE isquêmico agudo recebem terapia fibrinolítica. Apesar do benefício comprovado da avaliação oportuna e do potencial de recuperação neurológica associado ao tratamento precoce, apenas cerca de 20% dos pacientes são avaliados nas primeiras 2 horas após o aparecimento dos sinais/sintomas e aproximadamente 25% na janela terapêutica de 4,5 horas. Parte disso se deve à compreensão limitada e à falta de conscientização da comunidade em relação à necessidade de instituir o tratamento em tempo hábil, com os estudos sugerindo que apenas 5% das pessoas em uma população urbana conhecem pelo menos três sinais/sintomas de AVE. Nos EUA, o recurso mnemônico FAST (face, braço [*arm*], fala [*speech*], intervalo de tempo até chamar o serviço de emergência [*time*]) foi propagado por meio de múltiplos esforços de orientação da comunidade em um esforço de aumentar a conscientização a respeito dos sinais/sintomas de AVE e da urgência em procurar assistência médica. Esforços para orientar o público como esse têm um papel crucial no aumento da proporção de pacientes atendidos dentro da janela de tempo terapêutica.

Após o Serviço de Atendimento Móvel de Urgência ser acionado, os primeiros socorristas precisam caracterizar, de modo rápido e acurado, os sinais/sintomas de um AVE. As escalas pré-hospitalares de AVE devem ser empregadas para ajudar no processo de rastreamento e no rastreamento rápido (Evidência de nível 1).[2] As mais usadas são: Cincinnati Prehospital Stroke Scale, Los Angeles Motor Scale, Face Arm Speech Test e Rapid Arterial Occlusion Evaluation. Todas permitem detecção rápida de hemiparesia, distúrbios da fala e outros sinais de déficit neurológico focal e podem ser aplicadas em questão de minutos. Com o desenvolvimento da trombectomia mecânica para tratar pacientes elegíveis com OGAs, triagem e detecção imediata dos pacientes com OGAs é parte integrante de qualquer sistema regional de atendimento a AVE. Semelhante às condutas preconizadas para infarto do miocárdio com elevação de ST, a triagem positiva para OGAs permite que pacientes altamente prováveis sejam redirecionados pela equipe de emergência para centros habilitados a realizar trombectomia, ou sejam transferidos em caráter de urgência de um hospital para outro que possa realizar técnicas avançadas de reperfusão. Em alguns casos, sistemas regionais de atendimento a AVE dependem do compartilhamento de imagens em tempo real e recursos de comunicação audiovisual remota 24 horas/7 dias por semana realizada por um neurologista treinado (Evidência de nível 1).[2] Um estudo realizado por McTagg et al. demonstrou que a implementação da triagem padronizada para OGAs e protocolo de transferência com recurso de compartilhamento de imagens "em nuvem" resultaram em melhora significativa dos tempos até tratamento e diminuíram a incidência de incapacidade de longa duração entre pacientes transferidos de um dos 14 centros de Atenção Primária ao AVE para um centro avançado de atendimento a AVE. A avaliação rápida do AVE deve ser seguida de notificação pré-hospitalar porque isso aumenta o uso do ativador de plasminogênio tecidual (tPA) IV e reduz o intervalo até iniciar tratamento clínico e intervenções por cateter (Evidência de nível 1).[2]

Avaliação hospitalar inicial

Diretrizes da American Heart Association e American Stroke Association recomendam que, sempre que houver suspeita de AVE agudo ou OGA, os pacientes devem ser levados para centros especializados em AVE de modo a assegurar um nível padronizado de assistência (Evidência de nível 1).[2] Ao chegar ao setor de emergência, o paciente precisa ser submetido à avaliação clínica e diagnóstica rápida, na preparação para o potencial tratamento. A anamnese inicial deve ser direcionada para a definição do déficit e do momento específico do aparecimento dos sinais/sinais de AVE ou do último momento conhecido quando o paciente estava normal. A seguir, o médico precisa realizar uma avaliação neurológica rápida, usando a National Institutes of Health Stroke Scale (NIHSS). O escore da NIHSS (ver Tabela 16.3, no Capítulo 16) varia de zero a 42, com os escores mais altos significando maior déficit neurológico. Em seguida, exames de imagem realizados em caráter de emergência são usados para avaliar se há hemorragia intracraniana. Quando os resultados do exame são sugestivos, exames de imagem vascular avançados são necessários para diagnosticar OGA. Hospitais que oferecem tratamento clínico e intervenções para tratar AVE isquêmico frequentemente adotam um processo dirigido para lidar com essa avaliação diagnóstica complexa no tempo hábil exigido. Uma abordagem razoável à triagem para OGA seria usar a Escala Motora de Los Angeles ou um ponto de corte da NIHSS acima de um limiar razoável de 6 ou 7.

Exames de imagem

Tomografia computadorizada

A TC de crânio sem contraste (TCSC) é um exame rápido, extremamente sensível e disponível em muitas unidades para detectar os derivados do sangramento agudo. Seu valor na diferenciação entre hemorragia cerebral e isquemia presumida tornou esse exame uma etapa vital e necessária na avaliação do AVE agudo. Os achados precoces na TC do AVE isquêmico agudo incluem desaparecimento da diferenciação entre as substâncias branca e cinzenta (observada primeiro no córtex insular), obscurecimento da substância cinzenta nos núcleos da base e trombo agudo visualizado na parte proximal da ACM, também conhecido como sinal da *ACM densa* (Figura 36.6 A). Todavia, os achados na TC em pacientes com AVE isquêmico agudo não são observados de modo confiável até terem transcorrido 6 horas desde o aparecimento dos sinais/sintomas de AVE. Portanto, TC de crânio não contrastada normal na vigência de uma síndrome clínica de AVE sugere etiologia isquêmica. O escore Alberta Stroke Program Early CT Score pode ser muito útil na quantificação dos sinais de isquemia aguda na TC de crânio não contrastada (ver Figura 16.3, no Capítulo 16). Os escores ASPECTS e NIHSS podem ajudar a prever o prognóstico funcional e a resposta ao tratamento.

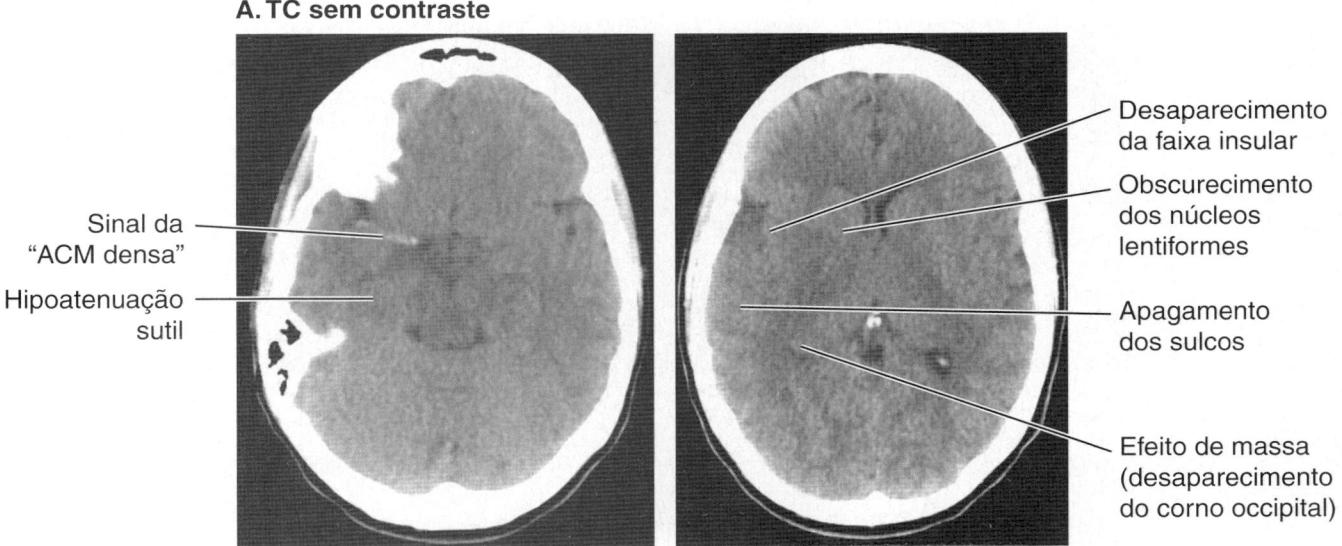

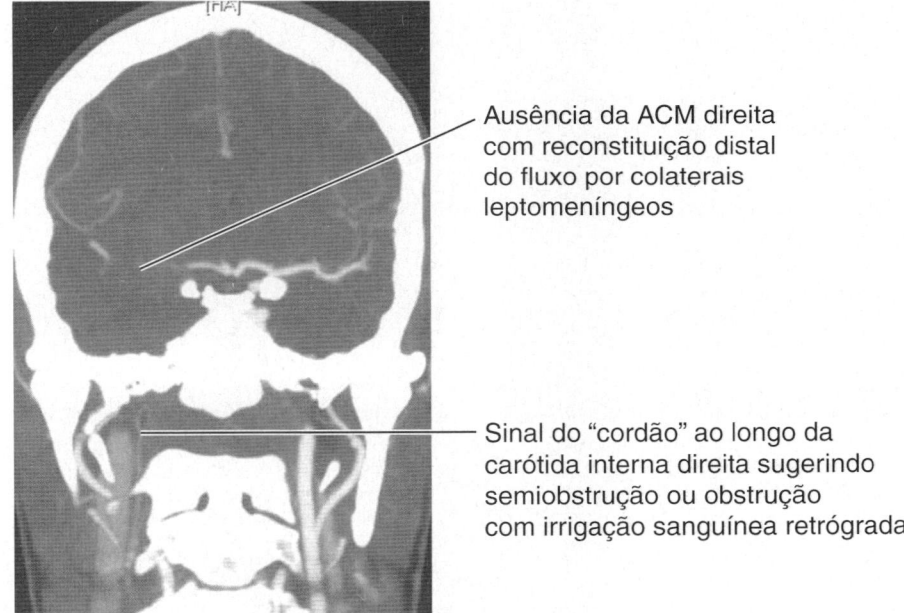

FIGURA 36.6 Imagem de acidente vascular isquêmico agudo. Esta figura mostra a realização escalonada das técnicas de imagem quando o paciente apresenta quadro agudo de fraqueza no dimídio esquerdo e desvio do olhar para a direita. **A.** A imagem inicial de tomografia computadorizada (TC) de crânio sem contraste demonstrou sinais precoces de infarto no hemisfério direito. **B.** Essa imagem de angiotomografia computadorizada mostrou ausência da artéria carótida interna direita e artéria cerebral média (*ACM*) direita. (*Continua*)

Ressonância magnética

Embora a TC seja a modalidade de imagem mais sensível para a detecção de AVE hemorrágico agudo, a RM e, especialmente, a sequência DWI é a modalidade mais sensível para detectar AVE isquêmico nas primeiras 6 horas a partir dos primeiros sinais/sintomas (Figura 36.6 D). Todavia, apesar de sua sensibilidade superior, a utilidade da RM no tratamento imediato do AVE isquêmico agudo é limitada devido a sua relativa indisponibilidade na maioria dos setores de emergência e ao período de tempo (prolongado) para a aquisição de imagens. Apesar de sua sensibilidade superior, infartos pequenos e infartos na circulação posterior podem não ser detectados na sequência DWI, especialmente nas primeiras horas após o infarto. Embora isso restrinja sua utilidade no quadro agudo, a realização de uma RM após a tomada de decisão terapêutica pode ajudar na confirmação da existência de AVE isquêmico agudo, na identificação do local específico do AVE e no diagnóstico da etiologia do AVE.

Técnicas de imageamento vascular

A angiotomografia computadorizada (ATC) possibilita a avaliação aguda dos vasos cervicais e cerebrais por meio da opacificação da circulação sanguínea pelo contraste. O contraste delineia

C. TC de perfusão

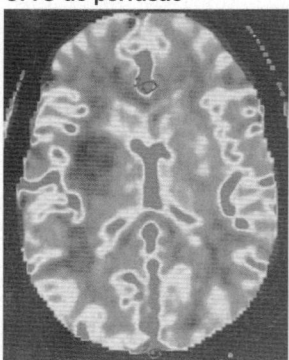
Volume sanguíneo cerebral (VSC) – reduzido no território da ACM direita profunda

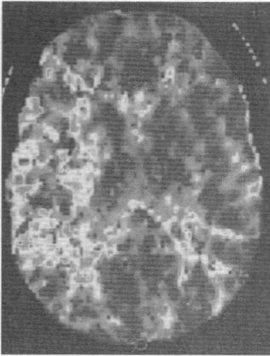
Tempo de trânsito médio (TTM) – prolongado em todo o território da ACM direita

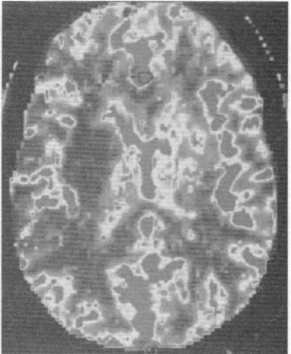
Fluxo sanguíneo cerebral (FSC) – reduzido em grande parte do território da ACM direita

D. Ressonância magnética

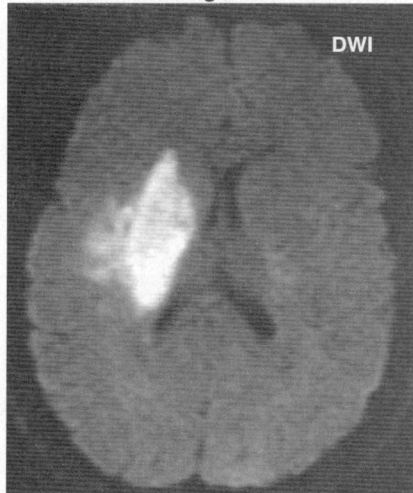
Imagem ponderada em difusão (DWI): sinal hiperintenso no território da ACM direita profunda sugestivo de infarto agudo

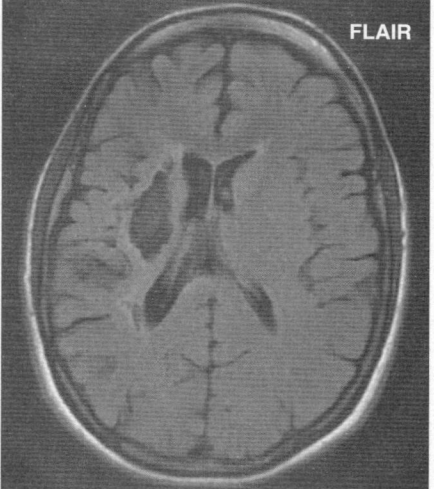
Sequência FLAIR (*fluid-attenuated inversion recovery*) – imagem obtida 1 ano depois demonstrando infarto crônico das estruturas profundas com preservação relativa do córtex

FIGURA 36.6 (*Continuação*) **C.** Essa imagem de TC de perfusão demonstrou área de infarto central definida por volume sanguíneo cerebral reduzido, tempo de trânsito médio diminuído e fluxo sanguíneo cerebral reduzido, que estava circundado por uma área difusa de tecidos em risco definidos por volume sanguíneo cerebral relativamente estável, tempo de trânsito médio prolongado e fluxo sanguíneo cerebral reduzido. **D.** No exame de ressonância magnética, imagens na sequência ponderada em difusão na fase aguda e sequência FLAIR (*fluid-attenuated inversion recovery*) obtida 1 ano depois confirmaram que apenas na área central presumida havia infarto, mas não no hemisférico por inteiro, provavelmente em razão da existência de colaterais leptomeníngeos satisfatórios. (*A figura C encontra-se reproduzida em cores no Encarte.*)

quaisquer irregularidades, estenoses ou oclusões que possam existir (Figura 36.6 B). A angiorressonância magnética (ARM) detecta fluxo nos vasos sanguíneos, possibilitando a visualização da circulação sanguínea e o desaparecimento de sinal (*flow voids*) em seu interior. Contudo, como na RM, a ARM é limitada pelo tempo necessário para a aquisição de imagens. Técnicas especializadas de RM, como visualização de paredes vasculares e marcação arterial, podem mostrar detalhes da parede vascular e da dinâmica do fluxo, entretanto, seu valor na prática clínica ainda está sendo investigado. A avaliação por ultrassonografia das artérias carótidas ou circulação intracraniana proximal pode fornecer informações sobre o sentido do fluxo sanguíneo e definir os locais de estenose ou obstrução arterial. Embora a visualização dos vasos não seja preconizada para todos os casos de AVE isquêmico agudo, seu uso em pacientes selecionados pode ajudar no planejamento de terapias intervencionistas.

Técnicas de imageamento da perfusão

A TC de perfusão pode ser realizada com a ATC, para determinar o intervalo de tempo até a chegada e o volume de contraste que alcança várias áreas do cérebro por escaneamentos repetidos durante uma injeção IV de duração programada de contraste (Figura 36.6 C). O hemisfério oposto é usado para fins de comparação e imagens são criadas para mostrar partes relativas do FSC, o volume sanguíneo cerebral (VSC) e o tempo de trânsito médio (TTM) do contraste. A técnica de perfusão ajuda a diferenciar a área de penumbra do cerne infartado. A área de penumbra conserva a capacidade de autorregulação vascular cerebral e apresenta vasodilatação e recrutamento de vasos colaterais em resposta à hipoperfusão relativa. A penumbra é definida por FSC reduzido e TTM prolongado com aumento compensatório do VSC causado por vasodilatação. Em contrapartida, o cerne infartado perde sua capacidade fisiológica de autorregulação e, assim, o sangue é desviado para longe desse cerne e cria um déficit relativo de VSC. Se a área de penumbra se desestabilizar ainda mais, a autorregulação desaparece, e a área com baixo VSC aumenta.

A RM de perfusão é semelhante à TC de perfusão e consegue diferenciar o tecido infartado do tecido em risco ao comparar imagens de perfusão com as sequências DWI, contudo, é mais demorada que a TC de perfusão. O imageamento de perfusão, algumas vezes com avaliação volumétrica automatizada da área central de infarto e penumbra, tem se tornado prática padronizada nos centros avançados de atendimento a AVE. TCP é especialmente útil nos pacientes que se encontram fora da janela terapêutica tradicional, ou nos quais não é possível definir uma linha de tempo (p. ex., paciente que acordou com sinais de AVE) (Evidência de nível 1).[2]

TRATAMENTO NA FASE AGUDA

Estimativas baseadas em modelagem matemática sugerem que 1,9 milhão de neurônios e 14 bilhões de sinapses são perdidos a cada minuto de isquemia. A expansão do AVE é, em geral, completa nas primeiras 4 a 6 horas após o início do quadro, quando as áreas de penumbra que poderiam ser salvas estão irreversivelmente infartadas. O tratamento de emergência com administração por via intravenosa de tPA é fundamental para se conseguir reperfusão no AVE isquêmico agudo. Os efeitos benéficos estão diretamente relacionados com o intervalo de tempo até a instituição do tratamento com uma correlação linear entre o intervalo de tempo desde o aparecimento dos sinais/sintomas de AVE até a administração por via IV de tPA e melhora do desfecho funcional 3 meses depois. Os efeitos benéficos diminuem após 4,5 horas, e o risco de transformação hemorrágica torna-se maior que o benefício advindo da recuperação dos tecidos ameaçados (área de penumbra). A redução do intervalo de tempo entre o aparecimento dos sinais/sintomas de AVE até a instituição do tratamento sempre será o fator mais importante no tratamento do AVE isquêmico agudo.

Trombólise intravenosa

Hoje em dia, o único tratamento farmacológico aprovado pela Food and Drug Administration (FDA) para AVE isquêmico agudo é administração por via intravenosa de tPA. À medida que aumenta o intervalo de tempo entre o aparecimento dos sinais/sintomas de AVE e a instituição do tratamento, a efetividade do tPA diminui e o risco de hemorragia aumenta. O tratamento ótimo envolve a administração de tPA o mais cedo possível, até 3 horas a partir do aparecimento dos sinais/sintomas de AVE para a maioria dos pacientes e 4,5 horas em um seleto grupo de pacientes (Evidência de nível 1).[3,4] A janela de tempo original de 3 horas baseia-se principalmente no estudo NINDS (National Institute of Neurological Disorders and Stroke) de 1995, que mostrou que a administração por via intravenosa de tPA até 3 horas após o aparecimento dos sinais/sintomas de AVE promove melhor desfecho clínico após 3 meses com um aumento absoluto de 13% da boa recuperação funcional em comparação com placebo, apesar do risco absoluto aproximado de 6% de hemorragia intracerebral sintomática com a administração por via intravenosa de tPA. Isso se traduz em um número necessário para tratar (NNT) de oito pacientes para atingir boa recuperação em um paciente que teria um desfecho ruim, se isso não fosse feito.

Uma análise dos dados acumulados dos estudos Alteplase Thrombolysis for Acute Non-interventional Therapy in Ischemic Stroke, ECASS (European Cooperative Acute Stroke Study) I e II e NINDS mostrou que a administração de tPA até 4,5 horas após os primeiros sinais/sintomas de AVE parecia ser benéfica, e isso levou ao estudo ECASS III. O estudo ECASS III excluiu pacientes com mais de 80 anos de idade, pacientes com escores basais na NIHSS superiores a 25, pacientes com história pregressa de diabetes melito e história prévia de AVE isquêmico e os indivíduos em esquema de anticoagulação, independentemente dos valores da Razão Normalizada Internacional (RNI). A infusão IV de tPA no intervalo de 3 a 4,5 horas foi associada a chances mais altas de prognóstico favorável a longo prazo, em comparação com o grupo placebo, embora em grau menor que o observado no ensaio original NINDS. Por essa razão, a American Heart Association e American Stroke Association preconizam a administração por via intravenosa de tPA até 4,5 horas depois do aparecimento dos sinais/sintomas de AVE isquêmico em pacientes com menos de 80 anos de idade que não estejam em esquema de anticoagulação e não sejam diabéticos nem tenham história pregressa de AVE (Evidência de nível 1).[3,4] No Capítulo 16 são apresentados um protocolo prático e uma lista de verificação (*checklist*) para a administração por via intravenosa de tPA.

Contraindicações à trombólise intravenosa

As contraindicações à administração por via intravenosa de tPA são baseadas nos critérios de inclusão usado no estudo original NINDS. Todavia, essas contraindicações rigorosas não definem necessariamente toda a população que poderia se beneficiar do tPA. A Tabela 16.5, no Capítulo 16, mostra a força relativa de várias contraindicações ao tratamento com tPA segundo a experiência publicada desde os estudos originais NINDS.

Contraindicações relativas fracas a moderadas

Sintomas brandos, déficit de resolução rápida, crises epilépticas e hipoglicemia ou hiperglicemia por ocasião do exame inicial são exemplos de contraindicações relativas. Apesar dessas exclusões relativas iniciais, a maioria dos pacientes com déficits mínimos ou em processo de resolução devem ser considerados candidatos ao tratamento com tPA por via IV porque uma subanálise do estudo NINDS confirmou os efeitos benéficos da administração de tPA a essa população. A ocorrência de crise epiléptica por ocasião do exame inicial também é considerada pela maioria dos especialistas como uma contraindicação relativa em vez de absoluta. Nesses casos, a principal preocupação consiste em tratar condições que simulem AVE, embora os dados sugiram que a taxa de complicações hemorrágicas nessas condições que simulam AVE tratadas com tPA IV é muito baixa. Raramente a manifestação inicial de um AVE isquêmico agudo é uma crise epiléptica e, mesmo que ocorram, não aumenta o risco de conversão hemorrágica. A glicemia deve ser verificada e corrigida em todos os pacientes porque hipoglicemia ou hiperglicemia pode levar a déficits neurológicos que simulam AVE agudo, e a hiperglicemia tem sido associada a risco aumentado de conversão hemorrágica após trombólise. Não obstante, é uma conduta razoável administrar tPA IV se a suspeita de AVE verdadeiro for alta, e a glicemia pode ser prontamente normalizada durante e após o período de tratamento.

Níveis de pressão arterial superiores a 185/110 mmHg constituem uma contraindicação relativamente moderada à trombólise. Na maioria dos casos, os níveis de pressão arterial podem ser rapidamente controlados com uma infusão IV contínua de nicardipino, labetabol ou clevidipina, e tPA pode ser administrado por via IV assim que os níveis pressóricos forem reduzidos.

Contraindicações relativas fortes a absolutas

Demonstração de hemorragia cerebral na TC de crânio inicial, infarto precoce já envolvendo mais de um terço do território da ACM ou tratamento além da janela de tempo de 4,5 horas são contraindicações absolutas à trombólise IV (ver Tabela 16.5, no Capítulo 16). Tratamento ativo com varfarina e RNI maior que 1,7 também são contraindicações absolutas. Trombocitopenia (contagem de plaquetas menor que 100 mil) é contraindicação relativa forte à administração por via intravenosa de tPA; em circunstâncias apropriadas, pode ser razoável usar tPA IV, desde que seja reconhecido e aceito um aumento relativo da conversão hemorrágica. Tratamento com anticoagulantes diretos orais, inclusive dabigatrana, rivaroxabana, apixabana e edoxabana, é mais problemático, porque eles não provocam alterações confiáveis no tempo de protrombina (TP)/RNI ou no tempo de tromboplastina parcial, e outros ensaios não estão prontamente disponíveis. O consenso atual consiste em evitar a administração por via intravenosa de tPA e buscar estratégias intra-arteriais de reperfusão em pacientes medicados com um novo anticoagulante oral nas primeiras 48 horas do quadro. É importante mencionar que a administração de tPA nunca deve ser postergada enquanto se aguarda o resultado de uma contagem de plaquetas ou RNI quando não existe a suspeita de distúrbio da coagulação segundo a anamnese. Estudos já mostraram que o risco de encontrar trombocitopenia clinicamente significativa ou coagulopatia em candidatos à administração de tPA cuja anamnese não é sugestiva de possível anormalidade era de apenas 0,2 a 0,3%.

Até um terço dos pacientes com dissecção podem apresentar sinais/sintomas neurológicos agudos em decorrência de AVE isquêmico. A suspeita de dissecção da aorta constitui contraindicação absoluta à trombólise porque o tPA por via IV pode agravar a dissecção e provocar a morte dos pacientes. Assim, pacientes com dor torácica ou dorsalgia característica devem ser examinados, em caráter de urgência, por ATC do tórax para descartar a possibilidade de dissecção da aorta antes de ser aventada a trombólise.

Complicações de trombólise

Conversão hemorrágica

A conversão hemorrágica do leito tecidual infartado é uma complicação conhecida após AVE, e o risco aumenta significativamente nos pacientes medicados com tPA por via IV. A conversão hemorrágica é classificada como infarto hemorrágico ou hematoma parenquimatoso dependendo das características nas técnicas de imagem. O infarto hemorrágico é definido por petéquias hemorrágicas no leito do AVE e não está associado a piora dos desfechos, enquanto o hematoma parenquimatoso é definido por sangue ocupando menos de 30% do leito do AVE com discreto efeito expansivo (HP1) ou mais de 30% com significativo efeito expansivo (HP2). Apenas HP2 está associado a aumento da taxa de mortalidade. De modo geral, a conversão hemorrágica manifesta-se com cefaleia, náuseas, vômitos, agravamento de déficit neurológico e/ou alteração do nível de consciência. Os fatores de risco para conversão hemorrágica após trombólise incluem idade avançada, intervalos de tempo maiores entre o aparecimento dos sinais/sintomas e a instituição do tratamento, escore mais elevado na NIHSS (gravidade do AVE), hiperglicemia e hipertensão arterial antes ou após a administração de tPA. O escore SEDAN é um instrumento validado que pode ajudar a identificar candidatos à administração de tPA com risco superior ao valor normal de 3% de conversão hemorrágica sintomática.

Angioedema

Angioedema e/ou anafilaxia associada ao uso de tPA ocorrem em 1 a 5% dos casos e, em geral, começa 30 a 120 minutos após a infusão IV de tPA. Os pacientes em uso de inibidores da enzima conversora de angiotensina correm maior risco, contudo, todos os pacientes medicados com tPA devem ser monitorados cuidadosamente à procura de sinais de angioedema e comprometimento das vias respiratórias. Se ocorrer angioedema, a administração de esteroides, anti-histamínicos e/ou epinefrina pode ser aventada, dependendo da gravidade do episódio e das comorbidades do paciente.

Intervenções terapêuticas endovasculares

A recanalização bem-sucedida após obstrução de grandes vasos está associada ao melhor prognóstico, e a reperfusão precoce já mostrou, de modo consistente, que promove melhor desfecho funcional a longo prazo do que a reperfusão tardia. Infelizmente, a administração por via intravenosa de tPA resulta em recanalização em menos de 50% dos casos de obstrução de grandes vasos (na média), com os coágulos menores e mais distais respondendo mais favoravelmente em comparação com os grandes coágulos proximais que provocam infartos maciços. Um estudo que empregou Doppler transcraniano após a administração por via intravenosa de tPA encontrou taxas de recanalização para ACM distal, ACM proximal e ACI distal de 44, 29 e 10%, respectivamente. A recanalização após a administração de tPA também depende do comprimento do coágulo, com as menores taxas de recanalização sendo observadas quando os coágulos têm mais de 8 mm de comprimento. Por causa das taxas relativamente baixas de recanalização observadas com a administração por via intravenosa de tPA nos casos de obstrução proximal de grandes vasos, a trombólise intra-arterial com tPA (tPA IA), a trombectomia mecânica e a trombólise com ondas de ultrassom de alta frequência foram propostas como adjuvantes viáveis para o tPA na obstrução de grandes vasos.

Trombólise intra-arterial

A primeira modalidade terapêutica intravascular elaborada para AVE isquêmico foi administrar por via IA trombolíticos, que surgiu na década de 1990. Os estudos iniciais mostraram taxas de recanalização favoráveis que levaram ao estudo PROACT II (Prolyse in Acute Cerebral Thromboembolism II). Nesse estudo, 180 pacientes com obstrução proximal da ACM foram randomizados nas primeiras 6 horas a partir dos primeiros sinais/sintomas para receber pró-uroquinase por via IA mais heparina IV ou para receber apenas heparina IV. As taxas de recanalização foram de 66% no grupo de estudo em comparação com

18% do grupo-controle. Embora a taxa de mortalidade tenha sido semelhante nos dois grupos, desfecho funcional bom em 3 meses foi observado em 40% do grupo da terapia intravascular em comparação com 25% no grupo placebo, apesar de uma taxa mais elevada de hemorragia intracerebral sintomática no grupo que recebeu pró-uroquinase (10% *versus* 2%). Os dispositivos mecânicos de trombectomia já se mostraram mais efetivos na obtenção de recanalização do que a administração de tPA IA, embora a trombólise IA continue sendo usada como terapia adjuvante para esses dispositivos mais recentes.

Trombectomia mecânica

O dispositivo MERCI foi o primeiro aparelho de extração de coágulo cerebral aprovado pela FDA para uso na obstrução aguda de grandes vasos. Estudos iniciais desse dispositivo semelhante a um saca-rolhas, pequenos e sem controles, demonstraram taxas de recanalização em 40 a 60% dos pacientes, com as taxas de recanalização melhorando para 70% quando a trombectomia foi combinada à administração de tPA IA. O segundo dispositivo disponível foi o Penumbra®, um aspirador com taxas de recanalização de até 80% nas primeiras 8 horas de AVE no Penumbra Pivotal Stroke Trial. Os dispositivos de extração de coágulo, mais recentes e efetivos, são os *stents* recuperáveis intratrombo. Os dispositivos de revascularização Trevo™ e Solitaire™ foram testados individualmente diretamente com o dispositivo MERCI e apresentaram taxas de recanalização significativamente mais elevadas.

Dispositivos de aspiração e "saca-rolhas"

Apesar de as evidências mostrarem taxas de recanalização com o uso de técnicas intravasculares de trombectomia mecânica e/ou administração de tPA IA, os primeiros estudos randomizados e controlados que avaliaram a eficácia das terapias intravasculares na melhora do desfecho neurológico após AVE isquêmico agudo só foram publicados em 2013. O estudo IMS III (Interventional Management of Stroke III) randomizou pacientes que já tinham recebido tPA por via IV nas primeiras 3 horas após o início do AVE para receber terapia intravascular adicional, começando nas primeiras 5 horas a partir dos primeiros sinais/sintomas e outros para não receber tratamento adicional (apenas tPA IV). O estudo não mostrou efeitos benéficos, em termos de desfechos funcionais, após 3 meses para o tPA mais terapia intravascular adjuvante administrada nas primeiras 5 horas a partir dos primeiros sinais/sintomas quando comparado à administração isolada de tPA. O estudo SYNTHESIS (Local *versus* Systemic Thrombolysis for Acute Ischemic Stroke) randomizou pacientes na janela de 4,5 horas a partir dos primeiros sinais/sintomas de AVE para tratamento simples com tPA ou nas primeiras 6 horas a partir dos primeiros sinais/sintomas para intervenção intravascular isolada. Boa recuperação funcional em 3 meses ocorreu em 35% dos pacientes no grupo que recebeu tPA IV em comparação com 30% do grupo de intervenção intravascular. O estudo MR-RESCUE (Mechanical Retrieval and Recanalization of Stroke Clots Using Embolectomy), publicado simultaneamente aos estudos IMS III e SYNTHESIS, também não evidenciou efeitos benéficos da intervenção intravascular em comparação com a administração por via intravenosa de tPA a pacientes com déficits de perfusão determinados por RM ou TC de perfusão.

Os resultados negativos desses ensaios suscitaram questionamentos sobre a cronologia ideal da terapia, a seleção de pacientes e o valor dos dispositivos de trombectomia. No IMS III, por exemplo, o intervalo de tempo médio desde o início do AVE até o início da terapia intravascular foi superior a 4 horas e, embora não tenha sido mencionado, o intervalo de tempo até a recanalização provavelmente excedeu as 4,5 horas aceitas como janela para o efeito benéfico da trombólise por via IV. Da mesma forma, no SYNTHESIS, o grupo intravascular recebeu intervenção 1 horas depois do grupo medicado com tPA por via IV e, no MR-RESCUE, o intervalo de tempo médio desde o início do AVE até a punção inguinal foi superior a 6 horas. IMS III e SYNTHESIS também não confirmaram obstrução de grandes vasos antes da intervenção, e, consequentemente, quase 25% dos pacientes no IMS III randomizados para o grupo de intervenção na verdade não receberam qualquer intervenção. No estudo SYNTHESIS, se não fosse detectada obstrução de grandes vasos na angiografia, o tPA era infundido no território vascular suspeito, com base no exame clínico, e, provavelmente, isso não foi efetivo. Por fim – e talvez o mais importante –, os dispositivos mais recentes de *stent* recuperável foram usados de modo infrequente nesses estudos porque ainda não estavam disponíveis por ocasião do início dos mesmos, e isso dificultou a obtenção de taxas elevadas de recanalização. Apenas 30 a 40% dos pacientes nos grupos de intervenção nos estudos IMS III e MR-RESCUE obtiveram mais de 50% de recanalização no território acometido em comparação com as taxas de recanalização esperadas de 60 a 80% com os dispositivos de *stent* recuperável.

Tecnologia de recuperador de *stents*

Em 2014, um estudo randomizado bem projetado – Multicenter Randomized Clinical Trial of Endovascular Treatment for Acute Ischemic Stroke – na Holanda empregou medidas mais acuradas para selecionar os pacientes que os estudos IMS III e SYNTHESIS e, ao contrário desses dois estudos, usou dispositivos de trombectomia recuperáveis. A proporção de pacientes com incapacidade mínima ou inexistente em 90 dias foi de 33% nos pacientes que receberam terapia IA e tPA em comparação com 19% naqueles que só receberam tPA: um NNT de sete pacientes para prevenir um desfecho de incapacidade moderada a grave (Tabela 36.2).[5] Não houve efeito sobre a taxa de mortalidade. O período de tempo médio desde o início do AVE até a administração por via intravenosa de tPA foi de 1 hora e 15 minutos e, para punção inguinal, foi de 4 horas e 20 minutos. A ATC de acompanhamento revelou que não havia obstrução residual de grande vaso em 75% do grupo que recebeu terapia intra-arterial + tPA e 33% no grupo que recebeu apenas tPA.

Na primavera de 2015, os estudos ESCAPE (Endovascular Treatment for Small Core and Anterior Circulation Proximal Occlusion with Emphasis on Minimizing CT to Recanalization Time), SWIFT PRIME e mais quatro estudos controlados e randomizados compararam trombectomia mecânica com administração isolada de tPA e relataram resultados superiores com o tratamento IA (Tabela 36.2) (Evidência de nível 1).[6,10] O estudo colaborativo HERMES, uma análise conjunta de quase 1.300 pacientes incluídos em cinco ensaios recentes sobre trombectomia, demonstrou que trombectomia mecânica foi associada ao aumento absoluto de 14% no número de pacientes que conseguiram resultados funcionais excelentes e independência em 3 meses, quando comparados com um grupo de controle. O efeito benéfico foi mantido pelos pacientes com mais de 80 anos e que foram tratados mais de 5 horas depois dos primeiros sintomas (Evidência de nível 1).[12] Os efeitos benéficos da trombectomia mecânica na janela terapêutica ampliada – mais de 6 horas e até 24 horas – foram demonstrados em 2018 nos estudos DAWN e DEFUSE-3 (Evidência de nível 1).[13,14] Esses dois ensaios usaram técnicas avançadas de imageamento da perfusão para selecionar e tratar pacientes com OGAs e desproporção significativa entre infarto central e área de penumbra. Nesse subgrupo de pacientes

Tabela 36.2 Ensaios recentes sobre tratamento intra-arterial para acidente vascular encefálico (AVE) isquêmico agudo (Evidência de nível 1).

Estudo	N	Seleção de técnicas de imagem*	NIHSS	Janela de tempo para TIA	TICI 2B-3 para grupo de TIA	mRS 0 a 2 (%)				Taxa de mortalidade (%)		
						TIA**	Controle	NNT	RC [IC 95%]	TIA	Controle	RC [IC 95%]
MR CLEAN[5]	500	OGA	≥ 2	≤ 6 h	59%	33%	19%	7	2,1 [1,4 a 3,4]	21%	22%	NS
EXTEND-IA[6]	70	OGA e TC de perfusão favorável	Nenhum	≤ 6 h	86%	71%	40%	3	4,2 [1,4 a 12]	9%	20%	NS
ESCAPE[7]	315	OGA e colaterais favoráveis na ATC multifásica	≥ 6	≤ 12 h	72%	53%	29%	4	1,7 [1,3 a 2,2]	10%	19%	0,5 [0,3 a 0,8]
REVASCAT[8]	206	OGA	≥ 6	≤ 8 h	66%	44%	28%	6	2,0 [1,1 a 3,5]	18%	15%	NS
SWIFT-PRIME[9]	196	OGA e TC de perfusão favorável	10 a 30	≤ 6 h	83%	60%	35%	4	1,7 [1,2 a 2,3]	9%	12%	NS
THRACE[10]	414	OGA (incluindo artéria basilar)	10 a 25	≤ 5 h	ND	53%	42%	8	1,6 [1,1 a 2,3]	13%	12%	NS
THERAPY[11]***	108	OGA com coágulo > 8 mm de comprimento na TCCSC	≥ 8	≤ 4,5 h	ND	38%	30%	NS	NS	12%	24%	NS

ATC, angiotomografia computadorizada; IC, intervalo de confiança; mRS, escala de Rankin modificada; ND, não disponível; NIHSS, National Institutres of Health Stroke Scale; NNT, número necessário para tratar; NS, não significativo; OGA, obstrução de grandes artérias; RC, razão de chance, ou razão de probabilidade; TC, tomografia computadorizada; TCCSC, TC de crânio sem contraste; TIA, tratamento intra-arterial; TICI, escore Thrombolysis in Cerebral Infarction.
*Com exceção do THERAPY, todos os estudos usaram ATC para confirmar OGA.
**Os grupos de tratamento eram TIA ± ativador de plasminogênio tecidual intravenoso (se elegível) versus melhor tratamento clínico, com exceção dos estudos EXTEND-IA e SWIFT PRIME, que exigiram ativador de plasminogênio tecidual intravenoso para o grupo de intervenção.
***O estudo THERAPY foi interrompido precocemente em razão de outros ensaios positivos (inclusão planejada de 692 sujeitos) e, por essa razão, não alcançou potência suficiente para demonstrar resultados significativos quanto a esse prognóstico.

cuidadosamente selecionados, observou-se efeito terapêutico poderoso semelhante ao relatado nos ensaios tradicionais sobre trombectomia dentro da janela terapêutica. A preponderância de evidências a favor do tratamento intravascular resultou em recomendações nacionais para tratamento intravascular como (1) medida adjuvante quando os pacientes têm obstrução de grande vaso documentada que ocorreu há menos de 6 horas e já foram medicados com tPA por via IV; (2) como única opção para pacientes com obstrução de grande vaso há menos de 6 horas e contraindicações para administração por via intravenosa de tPA, ou quando a janela de tempo de 4,5 horas para administração por via intravenosa de tPA já foi excedida; ou (3) tratamento único para pacientes com OGAs e perfil favorável nos exames de imagem avançados, que se encontrem na janela terapêutica de 6 a 24 horas (Evidência de nível 1).[2,5-12] O perfil favorável nos exames de imagem da perfusão depende diretamente da circulação colateral cerebral do indivíduo. Pacientes com polígono de Willis completo e circulação colateral leptomeníngea e extracraniana-intracraniana robusta têm mais chances de manter expansão mais lenta da razão entre infarto central e penumbra. Por essa razão, vasos colaterais satisfatórios são marcas de resposta favorável ao tratamento dentro da janela terapêutica ampliada e constituem a base para adoção de um relógio "baseado em tecidos", em vez do tradicional relógio "baseado em tempo" (Figura 36.7).

Complicações

Como a administração por via intravenosa de tPA, intervenções endovasculares implicam em risco aumentado de hemorragia intracerebral sintomática, que varia dependendo da técnica utilizada e da cronologia da intervenção. Embora estudos mais antigos de trombólise IA, como PROACT II, tenham relatado taxa de 10%, estudos recentes relatam taxas de hemorragia intracerebral sintomática de aproximadamente 6%. Hemorragia assintomática é muito mais comum e pode até significar reperfusão adequada no território isquêmico. Outras complicações da terapia intravascular incluem fragmentação do trombo com embolização distal, mau funcionamento do dispositivo, hematoma na região inguinal e, raramente, ruptura vascular.

CUIDADOS INTENSIVOS PARA ACIDENTE VASCULAR ENCEFÁLICO

O tratamento intensivo de pacientes com AVE depende de abordagem em equipe e adesão a protocolos baseados nas melhores práticas. Unidades de tratamento intensivo fechadas que dispõem de neurointensivistas 24 horas por dia são importantes porque esse modelo comprovadamente reduz custos, melhora desfechos e reduz o período de internação. Esses benefícios podem resultar de: (1) melhoras organizacionais, inclusive elaboração de sistemas de urgência para transferência inter-hospitalar; (2) instituição uniforme das melhores práticas médicas; (3) ampliação do acesso às técnicas especializadas de neuroimagem, monitoramento e tratamento; e (4) criação de equipes de médicos e enfermeiros treinados especialmente para atendimento de pacientes neurológicos. Já foi demonstrado que o uso de listas de verificação (checklists) (Tabela 36.3) melhora o prognóstico nas unidades especializadas em AVE e UTIs neurológicas.

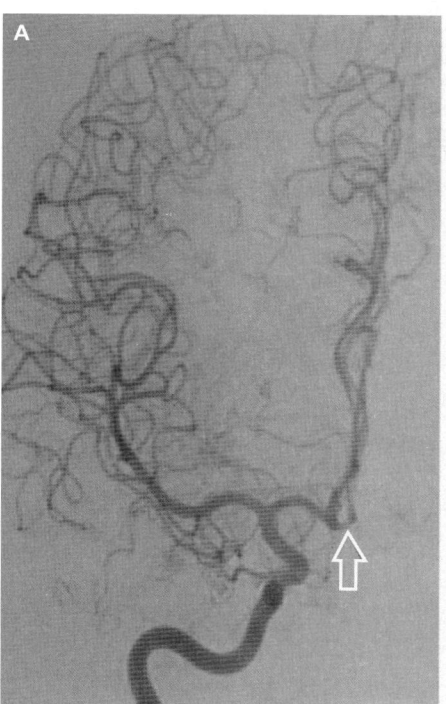 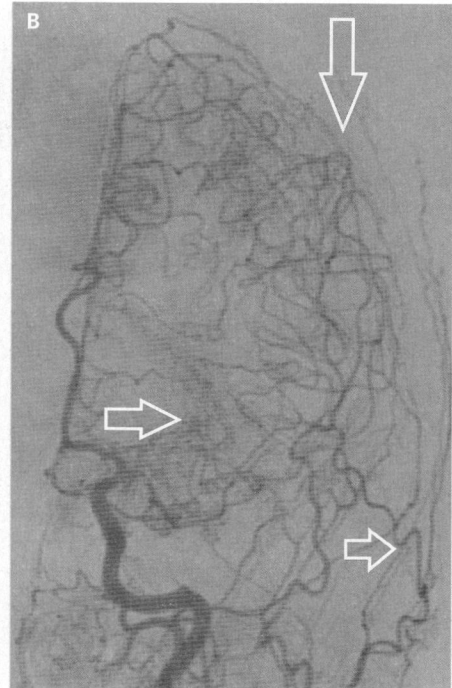 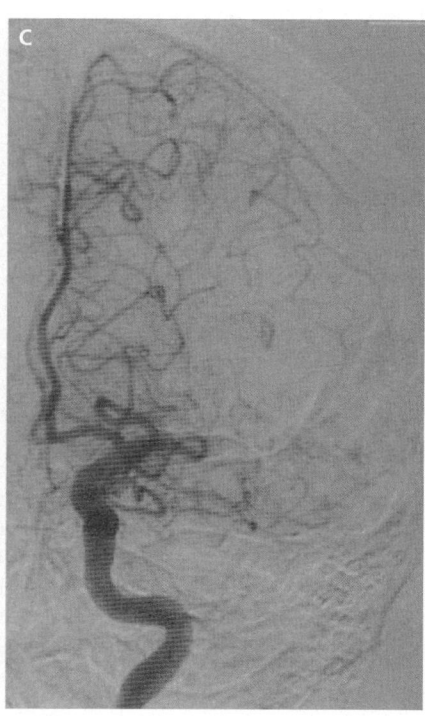

FIGURA 36.7 Circulação colateral cerebral. **A.** Essa imagem demonstrou bifurcação carotídea e circulação hemisférica normais. A *seta* indica artéria comunicante anterior patente, que é um dos componentes do polígono de Willis completo. **B.** Essa imagem mostrou obstrução do segmento proximal da artéria cerebral média (ACM) direita com circulação colateral leptomeníngea (*seta superior*), extracraniana-intracraniana (*seta inferior*) e perfurantes profundas robustas (*seta intermediária*) que, em conjunto, forneciam perfusão suficiente ao território da ACM. Esse paciente não tinha déficits por ocasião da primeira consulta. **C.** Essa imagem demonstrou obstrução do segmento intermediário da ACM com inexistência de colaterais robustas compatível com hipoperfusão hemisférica e progressão resultante de isquemia para infarto. Esse paciente tinha déficits neurológicos graves.

Tabela 36.3 *Checklist* para unidades de terapia intensiva especializadas em acidente vascular encefálico.

☐ PA desejável < 180/105 mmHg nas primeiras 24 h se for administrado tPA IV

☐ PA desejável < 220/120 mmHg se não for administrado tPA IV

☐ Monitoramento periódico dos sinais vitais

☐ Monitoramento periódico dos déficits neurológicos

☐ Investigação de disfagia

☐ Ácido acetilsalicílico (VO ou retal)*

☐ Enoxaparina, 40 mg SC 1 vez/dia (heparina, 5.000 unidades 3 vezes/dia se houver disfunção renal)*

☐ Colocar dispositivo de compressão sequencial

☐ Altas doses de estatina

☐ Investigação neurovascular: Doppler de artérias carótidas e intracranianas, ATC ou ARM

☐ Investigação cardiológica: ECG, determinação seriada de troponina, telemetria, ecocardiografia

☐ Investigação metabólica: hemoglobina A_{1c}, lipidograma, painel toxicológico, exame do sedimento urinário

☐ Retirar cateter de Foley

ARM, angiorressonância magnética; ATC, angiotomografia computadorizada; ECG, eletrocardiografia; PA, pressão arterial; SC, subcutânea; tPA IV, ativador de plasminogênio tecidual intravenoso; VO, via oral.
*Contraindicado nas primeiras 24 horas depois da trombólise.

Abordagem sistematizada multidisciplinar ao tratamento pós-AVE iniciada na unidade especializada em AVE ou UTI neurológica comprovadamente minimiza complicações comuns após AVE e deve ser instituída sempre que for possível (Evidência de nível 1).[2] Além de evitar complicações pós-AVE, a investigação da causa do AVE e o tratamento dirigido para reduzir recorrência do AVE devem ser realizados no período imediatamente seguinte ao AVE isquêmico agudo. Ver mais detalhes no Capítulo 45.

Síndromes clínicas

Infarto maligno da artéria cerebral média

Infarto maligno da ACM (infarto hemisférico de grandes dimensões) é um AVE volumoso, que resulta de obstrução da ACI ou segmento proximal da ACM, provocando edema, herniação e morte em 40 a 80% dos pacientes se não for instituído tratamento. O infarto maligno da ACM é, essencialmente, uma síndrome compartimentar hemisférica na qual edema e aumento da pressão local evoluem para extensão do território isquêmico, herniação e lesão compressiva do tronco encefálico. Os pacientes com infarto agudo comprometendo mais de 50% do território da ACM correm risco, enquanto 95% dos pacientes com infarto acometendo mais de dois terços do território da ACM evoluem para herniação. Técnicas de imagem, inclusive TC e RM, podem ser solicitadas até mesmo 6 horas após o infarto com o propósito de prever evolução maligna. Esses pacientes devem ser internados em UTI neurológica para possibilitar a detecção precoce de deterioração neurológica e tratamento imediato de edema cerebral, caso isso ocorra. O monitoramento da pressão intracraniana não é útil porque o edema é localizado e os pacientes podem apresentar edema cerebral sem elevação da pressão intracraniana. O tratamento definitivo para evitar herniação e morte é hemicraniectomia, enquanto osmoterapia com bólus de solução salina hipertônica ou manitol é uma medida contemporizadora efetiva. Hipotermia terapêutica já foi tentada no edema cerebral maligno, mas não melhorou os desfechos. Para a maioria dos pacientes as terapias farmacológicas devem ser prescritas apenas como uma medida temporária até a cirurgia descompressiva.

Já foram realizados três ensaios sobre hemicraniectomia descompressiva no infarto maligno da ACM, mas nenhum foi competente para demonstrar eficácia. Como os três estudos usaram critérios de inclusão semelhantes, foi realizada uma análise combinada pré-especificada dos mesmos, a qual mostrou redução do risco absoluto de 51% para morte ou incapacidade significativa e aumento absoluto de 23% na proporção de pacientes que estavam vivos e deambulando livremente 6 meses depois em comparação com o manejo clínico conservador. Esses resultados corresponderam a um NNT de dois pacientes para evitar uma morte e quatro pacientes para evitar uma morte de um paciente com nível moderado de incapacidade funcional, mas ainda capaz de deambular livremente. Como resultado, a hemicraniectomia é recomendada para o tratamento de infarto maligno da ACM em pacientes com menos de 60 anos de idade quando o paciente ou seus familiares concordarem com a realização do procedimento (Evidência de nível 1).[15] Nenhum desses estudos incluiu pacientes com mais de 60 anos de idade. Um estudo subsequente – DESTINY (Decompressive Surgery for the Treatment of Malignant Infarction of the Middle Cerebral Artery) II – mostrou redução da taxa de mortalidade de 70% para 33% em pacientes de 61 a 82 anos, mas foi associada a prognósticos neurológicos piores em comparação com pacientes mais jovens (Evidência de nível 1).[16] Não houve aumento significativo dos sobreviventes com incapacidade leve ou moderada, visto que quase todos os sobreviventes estavam acamados ou incapazes de deambular livremente. Esse prognóstico esperado, somado à condição funcional pré-AVE, deve ser levado em consideração e debatido com os familiares antes de tomar quaisquer decisões terapêuticas.

Infarto cerebelar

O infarto cerebelar representa aproximadamente 3% de todos os AVE isquêmicos. Quando ocorre um infarto cerebelar de grandes dimensões, o edema citotóxico no limitado compartimento da fossa posterior pode resultar em compressão do tronco encefálico, hidrocefalia por obstrução do quarto ventrículo e herniação tonsilar ou ascendente. O período máximo de deterioração é de 72 horas, embora as condições dos pacientes possam deteriorar mais cedo ou até mesmo 10 dias após o agravo isquêmico. Os sinais de piora em decorrência do edema incluem sonolência, transtorno da mirada, hemiparesia e hiper-reflexia. Com frequência, o aparecimento desses sinais clínicos é insidioso, e o coma pode ocorrer rapidamente se não houver intervenção, exigindo que todos os pacientes com infarto cerebelar de grandes dimensões sejam monitorados cuidadosamente em uma UTI. Quando ocorre compressão do tronco encefálico ou hidrocefalia, a craniectomia da fossa posterior é extremamente efetiva na prevenção de mortes e propicia bom desfecho funcional, embora ainda não existam estudos randomizados a respeito. O manejo com dreno ventricular externo ou excisão do tecido infartado também consegue aliviar efetivamente a compressão, mas implica risco de herniação ascendente em decorrência da redução da pressão supratentorial. Assim, a cirurgia descompressiva deve ser considerada a intervenção inicial na maioria dos casos.

Obstrução da artéria basilar

A obstrução da artéria basilar se acompanha de uma taxa de mortalidade de até 90% se não for tratada. Os sobreviventes apresentam, com frequência, déficits funcionais significativos, que variam de ataxia ou fraqueza até *síndrome de encarceramento*. Tendo em vista sua história natural funesta, com frequência estão justificadas tentativas agressivas de reperfusão, até mesmo além da gama aceita de terapia para AVE isquêmico em outras localizações. Embora a administração por via intravenosa de tPA nas primeiras 4,5 horas seja a única opção terapêutica comprovada, dados informais mostram efeitos benéficos potenciais da trombólise IA ou trombectomia mecânica nas primeiras 24 horas depois dos primeiros sinais e sintomas de AVE. Para pacientes com sintomas leves a moderados, tPA IV e monitoramento podem ser suficientes. No entanto, para aqueles que apresentam sintomas graves, tPA IV, tPA IA e/ou trombectomia mecânica são considerações adequadas.

Dissecção arterial cervical

A dissecções das artérias carótida e vertebral são causas incomuns de AVE, representando apenas 2% de todos os casos. Entretanto, são responsáveis por uma proporção muito maior de AVE isquêmico agudo em pacientes jovens – causando 10 a 25% de todos os AVE nessa população. O fator de risco mais comum é o traumatismo ou torção cervical, mas as dissecções podem ocorrer espontaneamente ou resultar de uma arteriopatia subjacente (p. ex., displasia fibromuscular, síndrome de Marfan ou síndrome de Ehlers-Danlos do tipo IV). As apresentações clínicas da dissecção da ACI incluem dor facial, cefaleia, cervicalgia, síndrome oculossimpática incompleta (síndrome de Horner com preservação da resposta de sudorese) e sinais/sintomas contralaterais de AVE, como hemiparesia ou afasia. Quando ocorrem AVE, eles resultam mais frequentemente de embolia arterioarterial, embora também possam ocorrer em um território limítrofe em virtude de estreitamento arterial ou obstrução do vaso acometido.

O estudo Cervical Artery Dissection in Stroke é o único ensaio randomizado comparando as opções de tratamento da dissecção aguda de artéria cervical. Assim como várias metanálise, esse estudo não encontrou diferenças na taxa de mortalidade ou de ocorrência de AVE nos pacientes tratados com antiplaquetários em comparação com pacientes medicados com anticoagulantes. Não obstante, a anticoagulação é frequentemente prescrita para pacientes com evidências de trombo livremente flutuante no lúmen do vaso ou para aqueles indivíduos com episódios repetidos, apesar do tratamento com antiplaquetários. Em contrapartida, os pacientes com infartos de grandes dimensões ou extensão intracraniana de sua dissecção devem ser medicados com agentes antiplaquetários por causa do risco aumentado de sangramento associado à anticoagulação.

Complicações do acidente vascular encefálico

Deterioração neurológica

Deterioração neurológica ocorre em até 40% dos pacientes nas primeiras 24 horas após um AVE isquêmico agudo e está associada a história pregressa de diabetes melito, concentrações sanguíneas elevadas de glicose, gravidade do AVE e sinais precoces de edema nos exames de imagem. Embora muitas formas de deterioração sejam consequentes à extensão progressiva do cerne do infarto para a área de penumbra circundante, há diversas causas de agravamento neurológico e, com frequência, é necessária a investigação adicional. Exame físico geral e exame neurológico devem ser feitos em todos os pacientes com o propósito de determinar a natureza e a extensão da alteração clínica. Os sinais vitais são importantes, especialmente porque a febre pode provocar piora do quadro neurológico e as alterações da pressão arterial (seja elevação ou queda) podem exercer efeitos deletérios.

Quando a deterioração neurológica coincide diretamente com hipotensão relativa, tentativas de elevar a perfusão cerebral podem ser feitas com o intuito de confirmar a existência de um déficit dependente da pressão arterial. A infusão IV de soluções, a colocação do paciente na posição de Trendelenburg ou a infusão de um agente vasopressor como fenilefrina (começando com 20 μ/minuto e aumentando até a pressão arterial ser elevada em 20%) podem ser tentadas após repetição do exame neurológico. Se houver melhora clínica correlacionada com níveis mais elevados de pressão arterial média, uma meta pressórica pode ser mantida por meio de agentes vasopressores administrados sob cuidadosa observação em uma UTI. Exames de imagem vascular e perfusão com TC ou RM podem ser muito úteis nesse momento para investigar estenose vascular significativa e incompatibilidade perfusão/infarto a jusante.

É mais provável que pacientes com infartos de grandes dimensões apresentem conversão hemorrágica, os quais, quando são sintomáticos, geralmente se manifestam como alterações relativamente abruptas dos sinais clínicos que podem ser acompanhadas por cefaleia, náuseas e vômitos. A TCSC é usada para pesquisar sinais de hemorragia. Se for encontrada hemorragia associada a efeito expansivo, o médico deve reverter qualquer forma de anticoagulação ou terapia antiplaquetária em uso (ver Tabela 16.4, no Capítulo 16).

Se a avaliação preliminar (exame físico, sinais vitais e técnicas de imagem) não revelar uma causa para o agravamento neurológico com depressão do nível de consciência, uma opção é realizar eletroencefalografia para investigar atividade epiléptica não convulsiva. Crises epilépticas precoces após AVE isquêmico agudo ocorrem em aproximadamente 5% os casos e são mais comuns nos infartos corticais, embora também possam ocorrer após AVE subcorticais. Embora não seja preconizada profilaxia primária da atividade epiléptica, o tratamento com agentes antiepilépticos é justificado após ocorrer uma crise epiléptica.

Hipertensão

Existe correlação da *curva com formato de "U"* entre níveis de pressão arterial por ocasião da internação e no desfecho, com as duas extremidades implicando desfecho insatisfatório. A meta ótima de pressão arterial no AVE isquêmico agudo ainda não foi definida, todavia, estudos descobriram consistentemente que uma queda aguda da pressão arterial, especificamente a queda de mais de 20 mmHg da pressão sistólica, está associada a desfecho funcional ruim e aumento da taxa de mortalidade. Hipotensão deve ser evitada na fase aguda do AVE e quaisquer tentativas de reduzir os níveis pressóricos devem ser instituídas lentamente.

A prática atual para os pacientes que não receberam terapia trombolítica é permitir que os níveis pressóricos atinjam até 220/110 mmHg durante 24 a 48 horas, e, depois, a terapia anti-hipertensiva é iniciada e titulada lentamente até serem atingidos níveis normais. Esse limite superior deve ser ajustado quando os pacientes apresentam insuficiência cardíaca, valvopatia cardíaca ou doença da artéria coronária para evitar lesões ou complicações cardíacas. Da mesma maneira, quando os pacientes apresentam conversão hemorrágica ou edema cerebral, as metas de pressão arterial devem ser individualizadas em níveis mais baixos. Meta tensional inferior a 180/105 mmHg deve ser mantida durante 24 horas nos pacientes medicados com tPA IV com o propósito de limitar hemorragia intracerebral secundária (Evidência de nível 1).[2]

Complicações infecciosas

Pneumonia por aspiração

A disfagia ocorre em quase 40% dos pacientes que tiveram um AVE e está associada a aumento significativo da incidência de pneumonia. De todas as complicações clínicas pós-AVE, a pneumonia é responsável pela maior proporção de risco de morte. Todos os pacientes que sofreram um AVE devem ser investigados precocemente à procura de disfagia por meio de um teste objetivo, como o simples teste à beira do leito de deglutição de água. Uma avaliação abrangente por um fonoaudiólogo, seguida por esofagografia com bário ou videorradioscopia, pode se tornar necessária. O reconhecimento precoce da disfagia pode resultar na instituição de técnicas de prevenção e terapias, como manter os pacientes na posição sentada após alimentação e prescrever higiene oral, que reduz as taxas de morbidade e mortalidade associadas à pneumonia relacionada à aspiração. Quando for necessário, um tubo nasogástrico ou nasoduodenal deve ser colocado para suporte nutricional e administração de medicação. Se houver a expectativa de disfagia prolongada, a gastrostomia endoscópica percutânea possibilita suporte nutricional por períodos prolongados.

Infecção urinária

Infecção urinária ocorre em 10 a 15% dos indivíduos hospitalizados por causa de AVE e está associada a piores desfechos neurológicos e funcionais. Os fatores de risco de infecção urinária incluem idade mais avançada, sexo feminino, incapacidade pós-AVE, retenção urinária e, mais importante, cateterismo urinário. A não realização de cateterismo urinário e a retirada precoce de cateteres urinários reduzem o risco de infecção urinária cateter-associada.

Tromboembolia venosa

Pacientes que sofreram AVE correm risco elevado de desenvolver trombose venosa profunda (TVP) em decorrência da hemiparesia e da imobilidade. Estudos realizados na ausência de profilaxia farmacológica de TVP sugerem que TVP ocorre em até 40 a 50% dos pacientes hemiplégicos nas primeiras 2 semanas após o AVE. O risco associado de embolia pulmonar é de 15% nos pacientes não tratados por AVE, podendo provocar morte precoce após AVE isquêmico agudo.

Embora heparina não fracionada seja comprovadamente eficaz como profilaxia de TVP, o ensaio Prevention of VTE After Acute Ischemic Stroke with Low-Molecular Weight Heparinoid Enoxaparin mostrou que enoxaparina (na dose de 40 mg 1 vez/dia) era mais efetiva na prevenção de TVP do que a heparina não fracionada administrada 2 vezes/dia. Os dispositivos pneumáticos de compressão sequencial também são efetivos quando utilizados de modo independente e oferecem benefícios adicionais quando combinados com profilaxia farmacológica de TVP. A deambulação precoce também é uma medida efetiva de prevenção de TVP e exerce efeitos benéficos adicionais em termos de recuperação funcional. As diretrizes atuais recomendam profilaxia farmacológica de TVP para todos os pacientes que sofreram um AVE, a menos que exista um risco substancial de sangramento que supere os benefícios potenciais e, nesse caso, opções não farmacológicas devem ser empregadas (Evidência de nível 1).[17] Profilaxia farmacológica de TVP só deve ser instituída 24 horas depois da administração de tPA.

PROGNÓSTICO DO ACIDENTE VASCULAR ENCEFÁLICO

O prognóstico depois de um AVE é definido como nível de limitação funcional ou morte meses a anos depois da lesão. Hoje em dia, o AVE é a quinta principal causa de morte nos EUA e a principal causa de incapacidade em adultos. A previsão acurada do desfecho de um paciente pode ajudar a decidir qual é a melhor abordagem de manejo e, assim, ajudar o paciente e seus familiares a estabelecer expectativas apropriadas quanto à qualidade de vida. Vários modelos foram estabelecidos, com base em dados retrospectivos de várias coortes, para prever os desfechos a longo prazo do AVE por ocasião do episódio agudo de AVE. A gravidade do AVE, que pode ser avaliada com a NIHSS, e a idade do paciente têm se mostrado consistentemente preditivas do desfecho desse agravo. Características específicas do exame físico que têm sido mencionadas incluem paralisia do membro superior e incapacidade de deambular livremente. Outros fatores frequentemente citados incluem volume do infarto, febre, diabetes melito e insuficiência cardíaca congestiva (Tabela 36.4). O prognóstico pós-AVE isquêmico pode ser melhorado pelo atendimento em unidade especializada, utilização de abordagem sistemática para minimizar complicações clínicas evitáveis e instituição precoce de reabilitação.

Tabela 36.4 Fatores de risco de morte ou limitação funcional depois de acidente vascular encefálico (AVE) isquêmico.

- Idade do paciente
- Sexo feminino
- Condições funcionais basais pré-AVE
- NIHSS
- Volume do infarto
- Diabetes melito
- Febre
- Insuficiência cardíaca

NIHSS, National Institutes of Health Stroke Scale.

EVIDÊNCIAS DE NÍVEL 1

1. Mojadidi MK, Zaman MO, Elgendy IY et al. Cryptogenic stroke and patent foramen ovale. J Am Coll Cardiol. 2018;71(9):1035-1043.
2. Powers WJ, Rabinstein AA, Ackerson T, et al. 2018 Guidelines for the early management of patients with acute ischemic stroke: a guideline for healthcare professionals from the American Heart Association/American Stroke Association. Stroke. 2018;49(3):e46-e110.
3. National Institute of Neurological Disorders and Stroke rt-PA Stroke Study Group. Tissue plasminogen activator for acute ischemic stroke. N Engl J Med. 1995;333(24):1581-1587.
4. Del Zoppo GJ, Saver JL, Jauch EC, Adams HP Jr. for American Heart Association Stroke Council. Expansion of the time window for treatment of acute ischemic stroke with intravenous tissue plasminogen activator: a science advisory from the American Heart Association/American Stroke Association. Stroke. 2009;40(8):2945-2948.
5. Berkhemer OA, Fransen PS, Beumer D, et al. A randomized trial of intraarterial treatment for acute ischemic stroke. N Engl J Med. 2015;372(1):11-20.
6. Campbell BCV, Mitchell PJ, Kleinig TJ, et al. Endovascular therapy for ischemic stroke with perfusion-imaging selection. N Engl J Med. 2015;372(11):1009-1018.
7. Goyal M, Demchuk AM, Menon BK, et al. Randomized assessment of rapid endovascular treatment of ischemic stroke. N Engl J Med. 2015;372(11):1019-1030.
8. Jovin TG, Chamorro A, Cobo E, et al. Thrombectomy within 8 hours after symptom onset in ischemic stroke. N Engl J Med. 2015; 372:2296-2306.
9. Saver JL, Goyal M, Bonafe A, et al. Stent-retriever thrombectomy after intravenous t-PA vs. t-PA alone in stroke. N Engl J Med. 2015;372(24)2285-2295.
10. Bracard S, Ducrocq X, Mas JL, Soudant M, Oppenheim C, Moulin T, Guillemin F; for THRACE Investigators. Mechanical thrombectomy after intravenous alteplase versus alteplase alone after stroke (THRACE): a randomised controlled trial. Lancet Neurol. 2016;15(11):1138-1147.
11. Mocco J, Zaidat OO, von Kummer R, et al.; for THERAPY Trial Investigators. Aspiration thrombectomy after intravenous alteplase versus intravenous alteplase alone. Stroke. 2016;47(9):2331-2338.
12. Goyal M, Menon BK, van Zwam WH, et al. Endovascular thrombectomy after large-vessel ischaemic stroke: a meta-analysis of individual patient data from five randomised trials. Lancet. 2016;387(10029):1723-1731.
13. Nogueira RG, Jadhav AP, Haussen DC, et al.; for DAWN Trial Investigators. Thrombectomy 6 to 24 hours after stroke with a mismatch between deficit and infarct. N Engl J Med. 2018;378(1):11-21.
14. Albers GW, Marks MP, Kemp S, et al.; for DEFUSE 3 Investiga-tors. Thrombectomy for stroke at 6 to 16 hours with selection by perfusion imaging. N Engl J Med. 2018;378 (8):708-718.
15. Vahedi K, Hofmeijer J, Juettler E, et al. for the DECIMAL, DESTINY, and HAMLET investigators. Early decompressive surgery in malignant infarction of the middle cerebral artery: a pooled analysis of three randomized controlled trials. Lancet Neurol. 2007;6:215-222.
16. Jüttler E, Unterberg A, Woitzik J, et al.; for DESTINY II In-vestigators. Hemicraniectomy in older patients with exten-sive middle-cerebral artery stroke. N Engl J Med. 2014;370:1091-1100.
17. Qaseem A, Chou R, Humphrey LL, phrey LL, Starkey M, Shekelle P; and Clinical Guidelines Committee of the American College of Physicians. Venous thromboembolism prophylaxis in hospitalized patients: a clin-ical practice guideline from the American College of Physicians. Ann Intern Med. 2011;155(9):625-632.

LEITURA SUGERIDA

Adams HP Jr, Bendixen BH, Kappelle LJ, et al. Classification of subtype of acute ischemic stroke. Definitions for use in a multicenter clinical trial. TOAST. Trial of Org 10172 in Acute Stroke Treatment. Stroke. 1993;24(1):35-41.

Ahmed N, Wahlgren N, Brainin M, et al. Relationship of blood pressure, antihypertensive therapy, and outcome in ischemic stroke treated with intravenous thrombolysis: retrospective analysis from Safe Implementation of Thrombolysis in Stroke-International Stroke Thrombolysis Register (SITS-ISTR). Stroke. 2009;40(7):2442-2449.

Aslanyan S, Weir CJ, Diener HC, Kaste M, Lees KR. Pneumonia and urinary tract infection after acute ischaemic stroke: a tertiary analysis of the GAIN International trial. Eur J Neurol. 2004;11(1):49-53.

Ay H, Furie KL, Singhal A, Smith SW, Sorensen AG, Koroshetz WJ. An evidence-based causative classification system for acute ischemic stroke. Ann Neurol. 2005;58(5):688-697.

Barlinn K, Tsivgoulis G, Barreto AD, et al. Outcomes following sonothrombolysis in severe acute ischemic stroke: subgroup analysis of the CLOTBUST trial. Int J Stroke. 2014;9(8):1006-1010.

Benninger DH, Georgiadis D, Kremer C, Studer A, Nedeltchev K, Baumgartner RW. Mechanism of ischemic infarct in spontaneous carotid dissection. Stroke. 2004;35(2):482-485.

Bernhardt J; and AVERT Trialist Collaboration. Early mobilization testing in patients with acute stroke. Chest. 2012;141(6):1641-1642.

Bhatia R, Hill MD, Shobha N, et al. Low rates of acute recanalization with intravenous recombinant tissue plasminogen activator in ischemic stroke: real-world experience and a call for action. Stroke. 2010;41(10):2254-2258.

Bose A, Henkes H, Alfke K, et al. The penumbra system: a mechanical device for the treatment of acute stroke due to thromboembolism. AJNR Am J Neuroradiol. 2008;29(7):1409-1413.

Broderick JP, Palesch YY, Demchuk AM, et al. Endovascular therapy after intravenous t-PA versus t-PA alone for stroke. N Engl J Med. 2013; 368(10):893-903.

Castaño C, Dorado L, Guerrero C, et al. Mechanical thrombectomy with the Solitaire AB device in large artery occlusions of the anterior circulation: a pilot study. Stroke. 2010;41(8):1836-1840.

Castillo J, Leira R, García MM, Serena J, Blanco M, Dávalos A. Blood pressure decrease during the acute phase of ischemic stroke is associated with brain injury and poor stroke outcome. Stroke. 2004;35(2):520-526.

Chan DK, Cordato D, O'Rourke F, et al. Comprehensive stroke units: a review of comparative evidence and experience. Int J Stroke. 2013;8(4):260-264.

Christensen LM, Krieger DW, Højberg S, et al. Paroxysmal atrial fibrillation occurs often in cryptogenic ischaemic stroke. Final results from the SURPRISE study. Eur J Neurol. 2014;21(6):884-889.

Ciccone A, Valvassori L, Nichelatti M, et al.; for SYNTHESIS Expansion Investigators. Endovascular treatment for acute ischemic stroke. N Engl J Med. 2013;368(10):904-913.

del Zoppo GJ, Higashida RT, Furlan AJ, Pessin MS, Rowley HA, Gent M. PROACT: a phase II randomized trial of recombinant pro-urokinase by direct arterial delivery in acute middle cerebral artery stroke. PROACT Investigators. Prolyse in Acute Cerebral Thromboembolism. Stroke. 1998;29(1):4-11.

Dennis M, Sandercock P, Reid J, Graham C, Forbes J, Murray G; for CLOTS (Clots in Legs Or sTockings after Stroke) Trials Collaboration. Effectiveness of intermittent pneumatic compression in reduction of risk of deep vein thrombosis in patients who have had a stroke (CLOTS 3): a multicentre randomised controlled trial. Lancet. 2013;382(9891):516-524.

Divani A, Andalib S, Di Napoli M, et al. Coronavirus disease 2019 and stroke: clinical manifestations and pathophysiological insights. J Stroke Cerebrovasc Dis. 2020;29(8):104941.

Dundar Y, Hill R, Dickson R, Walley T. Comparative efficacy of thrombolytics in acute myocardial infarction: a systematic review. QJM. 2003;96(2):103-113.

Dzialowski I, Hill MD, Coutts SB, et al. Extent of early ischemic changes on computed tomography (CT) before thrombolysis: prognostic value of the Alberta Stroke Program Early CT Score in ECASS II. Stroke. 2006;37(4):973-978. doi:10.1161/01.STR.0000206215.62441.56.

Edlow JA, Newman-Toker DE, Savitz SI. Diagnosis and initial management of cerebellar infarction. Lancet Neurol. 2008;7(10):951-964.

Engelter ST, Brandt T, Debette S, et al. Antiplatelets versus anticoagulation in cervical artery dissection. Stroke. 2007;38(9):2605-2611.

Fiorelli M, Bastianello S, von Kummer R, et al. Hemorrhagic transformation within 36 hours of a cerebral infarct: relationships with early clinical deterioration and 3-month outcome in the European Cooperative Acute Stroke Study I (ECASS I) cohort. Stroke. 1999;30(11):2280-2284.

Fisher CM. Concerning recurrent transient cerebral ischemic attacks. Can Med Assoc J. 1962;86:1091-1099.

Fonarow GC, Smith EE, Saver JL, et al. Improving door-to-needle times in acute ischemic stroke: the design and rationale for the American Heart Association/American Stroke Association's Target: stroke initiative. Stroke. 2011;42(10):2983-2989.

Furlan A, Higashida R, Wechsler L, et al. Intra-arterial prourokinase for acute ischemic stroke. The PROACT II study: a randomized controlled trial. Prolyse in Acute Cerebral Thromboembolism. JAMA. 1999;282(21):2003-2011.

Gaul C, Dietrich W, Friedrich I, Sirch J, Erbguth FJ. Neurological symptoms in type A aortic dissections. Stroke. 2007;38(2):292-297.

Go AS, Mozaffarian D, Roger VL, et al. Heart disease and stroke statistics—2014 update: a report from the American Heart Association. Circulation. 2014; 129(3):e28-e292.

Hacke W, Donnan G, Fieschi C, et al. Association of outcome with early stroke treatment: pooled analysis of ATLANTIS, ECASS, and NINDS rt-PA stroke trials. Lancet. 2004;363(9411):768-774.

Hacke W, Kaste M, Bluhmki E, et al. Thrombolysis with alteplase 3 to 4.5 hours after acute ischemic stroke. N Engl J Med. 2008;359(13):1317-1329.

Harrigan MR, Leonardo J, Gibbons KJ, Guterman LR, Hopkins LN. CT perfusion cerebral blood flow imaging in neurological critical care. Neurocrit Care. 2005;2(3):352-366.

Hemmen TM, Meyer BC, McClean TL, Lyden PD. Identification of nonischemic stroke mimics among 411 code strokes at the University of California, San Diego, Stroke Center. J Stroke Cerebrovasc Dis. 2008;17(1):23-25.

Heuschmann PU, Kolominsky-Rabas PL, Misselwitz B, et al. Predictors of in-hospital mortality and attributable risks of death after ischemic stroke: the German Stroke Registers Study Group. Arch Intern Med. 2004;164(16):1761-1768.

Hill MD, Lye T, Moss H, et al. Hemi-orolingual angioedema and ACE inhibition after alteplase treatment of stroke. Neurology. 2003;60(9):1525-1527.

Iadecola C. The neurovascular unit coming of age: a journey through neurovascular coupling in health and disease. Neuron. 2017;96(1):17-42.

Ihle-Hansen H, Thommessen B, Wyller TB, Engedal K, Fure B. Risk factors for and incidence of subtypes of ischemic stroke. Funct Neurol. 2012;27(1):35-40.

Ingeman A, Andersen G, Hundborg HH, Svendsen ML, Johnsen SP. In-hospital medical complications, length of stay, and mortality among stroke unit patients. Stroke. 2011;42(11):3214-3218.

Jauss M, Krieger D, Hornig C, Schramm J, Busse O. Surgical and medical management of patients with massive cerebellar infarctions: results of the German-Austrian Cerebellar Infarction Study. J Neurol. 1999;246(4):257-264.

Johnston SC, Mendis S, Mathers CD. Global variation in stroke burden and mortality: estimates from monitoring, surveillance, and modelling. Lancet Neurol. 2009;8(4):345-354.

Kamran SI, Downey D, Ruff RL. Pneumatic sequential compression reduces the risk of deep vein thrombosis in stroke patients. Neurology. 1998;50(6):1683-1688.

Kase CS, Albers GW, Bladin C, et al. Neurological outcomes in patients with ischemic stroke receiving enoxaparin or heparin for venous thromboembolism prophylaxis: subanalysis of the Prevention of VTE after Acute Ischemic Stroke with LMWH (PREVAIL) study. Stroke. 2009;40(11):3532-3540.

Katzan IL, Cebul RD, Husak SH, Dawson NV, Baker DW. The effect of pneumonia on mortality among patients hospitalized for acute stroke. Neurology. 2003;60(4):620-625.

Kidwell CS, Jahan R, Gornbein J, et al. A trial of imaging selection and endovascular treatment for ischemic stroke. N Engl J Med. 2013;368(10):914-923.

Kidwell CS, Starkman S, Eckstein M, Weens K, Saver JL. Identifying stroke in the field. Prospective validation of the Los Angeles Prehospital Stroke Screen (LAPSS). Stroke. 2000;31(1):71-76.

Koennecke HC, Belz W, Berfelde D, et al. Factors influencing in-hospital mortality and morbidity in patients treated on a stroke unit. Neurology. 2011;77(10):965-972.

Kothari RU, Pancioli A, Liu T, Brott T, Broderick J. Cincinnati Prehospital Stroke Scale: reproducibility and validity. Ann Emerg Med. 1999;33(4):373-378.

Krieger DW, Demchuk AM, Kasner SE, Jauss M, Hantson L. Early clinical and radiological predictors of fatal brain swelling in ischemic stroke. Stroke. 1999;30(2):287-292.

Latchaw RE, Alberts MJ, Lev MH, et al. Recommendations for imaging of acute ischemic stroke: a scientific statement from the American Heart Association. Stroke. 2009;40(11):3646-3678.

Lees KR, Bluhmki E, von Kummer R, et al. Time to treatment with intravenous alteplase and outcome in stroke: an updated pooled analysis of ECASS, ATLANTIS, NINDS, and EPITHET trials. *Lancet*. 2010;375(9727):1695-1703.

Leonardi-Bee J, Bath PM, Phillips SJ, Sanderstock PAG; and IST Collaborative Group. Blood pressure and clinical outcomes in the International Stroke Trial. *Stroke*. 2002;33(5):1315-1320.

Lucas C, Moulin T, Deplanque D, Tatu L, Chavot D. Stroke patterns of internal carotid artery dissection in 40 patients. *Stroke*. 1998;29(12):2646-2648.

Lyrer P, Engelter S. Antithrombotic drugs for carotid artery dissection. *Cochrane Database Syst Rev*. 2010;(10):CD000255.

McTaggart RA, Yaghi S, Cutting SM, et al. Association of a primary stroke center protocol for suspected stroke by large-vessel occlusion with efficiency of care and patient outcomes. *JAMA Neurol*. 2017;74(7):793-800.

Moser DK, Kimble LP, Alberts MJ, et al. Reducing delay in seeking treatment by patients with acute coronary syndrome and stroke: a scientific statement from the American Heart Association Council on Cardiovascular Nursing and Stroke Council. *J Cardiovasc Nurs*. 2007;22(4):326-343.

Mullins ME, Schaefer PW, Sorensen AG, et al. CT and conventional and diffusion-weighted MR imaging in acute stroke: study in 691 patients at presentation to the emergency department. *Radiology*. 2002;224(2):353-360.

Nogueira RG, Lutsep HL, Gupta R, et al. Trevo versus Merci retrievers for thrombectomy revascularisation of large vessel occlusions in acute ischaemic stroke (TREVO 2): a randomised trial. *Lancet*. 2012;380(9849):1231-1240.

Potter J, Mistri A, Brodie F, et al. Controlling hypertension and hypotension immediately post stroke (CHHIPS)—a randomised controlled trial. *Health Technol Assess*. 2009;13(9):iii, ix-xi, 1-73.

Riedel CH, Zimmermann P, Jensen-Kondering U, Stingele R, Deuschl G, Jansen O. The importance of size: successful recanalization by intravenous thrombolysis in acute anterior stroke depends on thrombus length. *Stroke*. 2011;42(6):1775-1777.

Saqqur M, Uchino K, Demchuk AM, et al. Site of arterial occlusion identified by transcranial Doppler predicts the response to intravenous thrombolysis for stroke. *Stroke*. 2007;38(3):948-954.

Saver JL. Time is brain—quantified. *Stroke*. 2006;37(1):263-266.

Saver JL, Fonarow GC, Smith EE, et al. Time to treatment with intravenous tissue plasminogen activator and outcome from acute ischemic stroke. *JAMA*. 2013;309(23):2480-2488.

Saver JL, Jahan R, Levy EI, et al. SOLITAIRE™ with the intention for thrombectomy (SWIFT) trial: design of a randomized, controlled, multicenter study comparing the SOLITAIRE™ Flow Restoration device and the MERCI Retriever in acute ischaemic stroke. *Int J Stroke*. 2014;9(5):658-668.

Schievink WI. Spontaneous dissection of the carotid and vertebral arteries. *N Engl J Med*. 2001;344(12):898-906.

Schneider AT, Pancioli AM, Khoury JC, et al. Trends in community knowledge of the warning signs and risk factors for stroke. *JAMA*. 2003;289(3):343-346.

Schonewille WJ, Wijman CA, Michel P, et al. Treatment and outcomes of acute basilar artery occlusion in the Basilar Artery International Cooperation Study (BASICS): a prospective registry study. *Lancet Neurol*. 2009;8(8):724-730.

Silver B, Lu M, Morris DC, Mitsias PD, Lewandowski C, Chopp M. Blood pressure declines and less favorable outcomes in the NINDS tPA stroke study. *J Neurol Sci*. 2008;271(1-2):61-67.

Singer OC, Humpich MC, Fiehler J, et al. Risk for symptomatic intracerebral hemorrhage after thrombolysis assessed by diffusion-weighted magnetic resonance imaging. *Ann Neurol*. 2008;63(1):52-60.

Smith WS, Sung G, Saver J, et al. Mechanical thrombectomy for acute ischemic stroke: final results of the Multi MERCI trial. *Stroke*. 2008;39(4):1205-1212.

Sussman E, Kellner C, McDowell M, et al. Endovascular thrombectomy following acute ischemic stroke: a single-center case series and critical review of the literature. *Brain Sci*. 2013;3(2):521-539.

The Publications Committee for the Trial of ORG 10172 in Acute Stroke Treatment Investigators. Low molecular weight heparinoid, ORG 10172 (danaparoid), and outcome after acute ischemic stroke: a randomized controlled trial. *JAMA*. 1998;279(16):1265-1272.

Tong D, Reeves MJ, Hernandez AF, et al. Times from symptom onset to hospital arrival in the Get with the Guidelines—Stroke Program 2002 to 2009: temporal trends and implications. *Stroke*. 2012;43(7):1912-1917.

Tsivgoulis G, Frey JL, Flaster M, et al. Pre-tissue plasminogen activator blood pressure levels and risk of symptomatic intracerebral hemorrhage. *Stroke*. 2009;40(11):3631-3634.

Vaduganathan M, Qamar A, Gupta A, et al. Patent foramen ovale closure for secondary prevention of cryptogenic stroke: updated meta-analysis of randomized clinical trials. *Am J Med*. 2018;131(5):575-577.

Weil AG, Rahme R, Moumdjian R, Bouthillier A, Bojanowski MW. Quality of life following hemicraniectomy for malignant MCA territory infarction. *Can J Neurol Sci*. 2011;38(3):434-438.

Wessels T, Wessels C, Ellsiepen A, et al. Contribution of diffusion-weighted imaging in determination of stroke etiology. *AJNR Am J Neuroradiol*. 2006;27(1):35-39.

Wilson RD. Mortality and cost of pneumonia after stroke for different risk groups. *J Stroke Cerebrovasc Dis*. 2012;21(1):61-67.

Ataque Isquêmico Transitório 37

Setareh Salehi Omran e Jose Gutierrez

PONTOS-CHAVE

1. O ataque isquêmico transitório (AIT) é um episódio transitório de déficits neurológicos causados por isquemia cerebral ou retiniana, sem qualquer infarto irreversível.

2. AITs autênticos estão associados a risco elevado de acidente vascular encefálico (AVE) subsequente em pouco tempo. O risco de AVE nos primeiros 2 dias depois de um AIT gira em torno de 5%.

3. O escore $ABCD^2$ é o recurso mais bem validado para avaliar risco imediato de AVE isquêmico depois de AITs. Esse escore baseia-se em fatores referidos ao paciente, sinais e sintomas iniciais e duração das manifestações clínicas. Escores mais altos estão associados a risco mais elevado de AVE subsequente.

4. Avaliação e tratamento imediato dos AITs podem reduzir o risco de AVE subsequente. Essa avaliação inclui exames de imagem do encéfalo e circulação sanguínea cerebral, detecção de fatores de risco vascular e investigação de problemas cardíacos. O tratamento para AIT é semelhante ao recomendado para AVE e depende da causa identificada.

INTRODUÇÃO

O ataque isquêmico transitório (AIT) é um episódio de déficit neurológico causado por isquemia cerebral ou retiniana focal, sem qualquer área de infarto irreversível. Embora sua definição clássica inclua duração menor que 24 horas, alguns estudos questionaram essa definição de AIT com base no tempo, ressaltando que a maioria dos AITs tem curta duração (menos de 1 hora). Na verdade, nos casos típicos, AITs duram apenas alguns minutos a 1 hora. Apesar do período curto de isquemia, ainda existe risco de infarto irreversível dos tecidos e quase 50% dos AITs causam infartos detectáveis nos exames de imagem do cérebro. Isso resultou em alteração da definição de AIT com base no tempo decorrido para tecidos afetados, ou seja, AITs consistem em déficits neurológicos em pacientes que não apresentam quaisquer anormalidades sugestivas de infarto nos exames de imagem.

Embora frequentemente seja referido como *miniacidente vascular encefálico*, o AIT pode ter implicações perigosas. Pacientes com AIT têm risco mais alto de acidente vascular encefálico (AVE) isquêmico subsequente em curto e longo prazos. Diagnóstico, avaliação e tratamento imediatos podem ajudar a reduzir o risco de episódios isquêmicos subsequentes nessa população.

EPIDEMIOLOGIA

Anualmente, ocorrem cerca de 240 mil AITs nos EUA, com incidência na faixa de 68 a 83 casos por 100 mil habitantes. Cerca de 2% da população americana teve AIT. Existem diferenças étnicas e sexuais na incidência de AIT, considerando que homens e negros são afetados mais comumente que mulheres e indivíduos da raça branca.

FISIOPATOLOGIA

Os AITs podem ter vários mecanismos patogênicos. Os três mecanismos principais são AITs embólicos, lacunares (doença de artérias pequenas) e hipoperfusão. Os AITs causados por embolia – de placa aterosclerótica ou dissecção originária do coração, aorta ou grande vaso proximal – têm duração mais longa, pois o êmbolo provoca obstrução transitória de um ramo arterial distal antes que haja dissolução espontânea. Os AITs de artérias pequenas resultam de lipo-hialinose e arteriosclerose das artérias perfurantes como ramos lenticuloestriados da artéria cerebral média, ou perfurantes das artérias vertebral e basilar. Os AITs podem ser causados por hipoperfusão distal a uma estenose grave das artérias carótidas ou vertebrobasilares; nos casos típicos, esses AITs têm curta duração e são estereotipados, ou seja, evidenciam-se por episódios repetidos da mesma síndrome.

Mecanismos menos frequentes são dissecção arterial intracraniana ou extracraniana causando hipoperfusão ou embolia distal; AIT secundário a vasospasmo causado por hemorragia subaracnóidea ou síndrome de vasoconstrição cerebral reversível; síndromes de hiperviscosidade sanguínea (policitemia, anemia falciforme e trombocitemia); trombose venosa cerebral; endocardite bacteriana e arterite temporal. Obstrução irreversível de artérias pequenas com evidências de infarto diminuto nas imagens de ressonância magnética (RM) ponderadas em difusão (DWI) pode causar déficits transitórios, que persistem por até 24 horas antes de regredir ("infarto cerebral com sintomas transitórios").

DIAGNÓSTICO

Os sintomas variam, dependendo do mecanismo fisiopatológico e do território arterial afetado. Os AITs embólicos podem ser causados por embolia arterioarterial, cardioembolia ou foco embólico desconhecido e podem afetar a circulação anterior ou posterior. Os AITs embólicos da circulação anterior podem afetar artérias do parênquima cerebral ou da retina. A obstrução da artéria retiniana central – ramo da artéria oftálmica e, consequentemente, ramo da artéria carótida interna – causa cegueira monocular transitória, também conhecida como *amaurose fugaz*. Essa síndrome caracteriza-se por turvação ou escurecimento da visão unilateral, cujo auge é alcançado em alguns segundos (às vezes, como se descesse uma cortina) e geralmente desaparece em minutos. Em alguns pacientes, partículas embólicas (placas de Hollenhorst) são detectadas nos ramos da artéria retiniana; em outros, há espasmo da artéria retiniana central ou seus ramos. Além de cegueira monocular, AITs da circulação anterior também podem afetar o parênquima cerebral e causar combinações variadas de fraqueza e déficit de sensibilidade nos membros, afasia, heminegligência e hemianopsia homônima. Os AITs da circulação posterior causam sintomas relacionados com o córtex occipital (falhas do campo visual ou cegueira cortical), tronco encefálico (sintomas associados aos nervos cranianos e tratos longos, às vezes cruzados ou bilaterais) ou cerebelo (ataxia, instabilidade da marcha).

Os AITs lacunares ou de artérias pequenas são causados por estenose de um dos ramos arteriais perfurantes da artéria cerebral média, artéria basilar, artéria vertebral ou polígono de Willis. Esses AITs causam "síndromes lacunares" transitórias, como hemiparesia ou déficit hemissensorial isolado. Os AITs lacunares ou de artérias pequenas podem causar sintomas clínicos estereotipados de curta duração. Um quadro neurológico especialmente preocupante de AIT é a chamada "síndrome premonitória capsular", que consiste em vários episódios de déficits motores de curta duração, que resultam de alterações hemodinâmicas das artérias perfurantes basilares ou lenticuloestriadas finas. Estudos demonstraram que síndromes premonitórias capsulares progridem para infartos lacunares subsequentes imediatos em 42% dos casos.

Os AITs causados por hipoperfusão podem resultar de estenose grave de uma artéria calibrosa (p. ex., segmento proximal da artéria carótida interna, segmento proximal da artéria cerebral média, ou transição vertebrobasilar). Ao contrário dos AITs embólicos, os AITs causados por hipoperfusão geralmente duram minutos e frequentemente são recidivantes, cuja frequência pode variar de vários episódios ao longo do mesmo dia, ou vários episódios ao ano. Os episódios podem ser estereotipados em razão da isquemia repetida da área encefálica irrigada pela artéria distal à estenose. Na verdade, AITs recidivantes do mesmo tipo são causados mais provavelmente por hipoperfusão secundária à estenose crítica ou obstrução da artéria afetada que por embolia. Sintomas comuns de AITs causados por hipoperfusão secundária à estenose significativa da artéria carótida interna ou artéria cerebral média incluem episódios repetidos de hemiparesia ou déficit hemissensorial contralateral, negligência e afasia. Os AITs causados por hipoperfusão secundária à estenose do sistema vertebrobasilar podem causar diversos sinais e sintomas, inclusive tontura, diplopia, disartria e fraqueza ou parestesia unilateral ou bilateral dos membros superiores ou inferiores. Os AITs desse tipo (hemodinâmicos) podem ocorrer apenas quando o paciente está de pé ou quando tem hipotensão ou arritmia cardíaca transitória.

Os AITs também podem causar sinais e sintomas clínicos semelhantes às crises epilépticas e distúrbios do movimento, inclusive discinesias paroxísticas, tremor, ataxia, distonia dos membros e abalos mioclônicos. Do mesmo modo, estenose crítica ou obstrução das artérias carótidas podem causar AITs por hipoperfusão, que se assemelham às crises convulsivas epilépticas. Esses "AITs com abalos dos membros" consistem em tremor irregular grosseiro de um braço ou perna com duração de segundos a 1 minuto, que podem ser desencadeados por alteração de posição. Além disso, episódios semelhantes às "crises de desmaio" podem ocorrer em pacientes com uma variante autônoma, que consiste em duas artérias cerebrais anteriores irrigadas por uma única artéria carótida interna com estenose grave.

A "síndrome do roubo da subclávia" também pode causar déficits neurológicos transitórios resultantes de isquemia do sistema vertebrobasilar. Nessa síndrome, uma estenose da artéria subclávia ou inominada proximal à origem da artéria vertebral causa desvio do fluxo anterógrado por meio da artéria vertebral contralateral, que em seguida desce em direção retrógrada pela artéria vertebral ipsilateral distal à obstrução, privando a artéria basilar de irrigação sanguínea. A síndrome do roubo da subclávia pode causar sintomas referidos ao tronco encefálico, cerebelo ou mesmo cérebro, frequentemente evidenciados ao realizar esforço físico e algumas vezes acompanhados de queixas de claudicação do membro superior.

O diagnóstico de AIT pode ser difícil e baseia-se principalmente nas manifestações clínicas evidenciadas em cada episódio. Como a maioria dos pacientes é atendida depois que os sintomas desapareceram, o médico deve obter anamnese detalhada para determinar se o padrão dos déficits é compatível com episódio isquêmico. Os AITs típicos caracterizam-se por déficits neurológicos transitórios, que estão referidos a um único território vascular dentro do encéfalo. Contudo, alguns pacientes apresentam sintomas mais nebulosos, inclusive marcha cambaleante ou episódios de queda súbita; tontura, sensação de desmaio iminente ou síncope; vertigem; diplopia fugaz; amnésia transitória; distúrbio visual atípico em um ou ambos os olhos, como clarões, distorções ou visão em túnel; sensação de peso ou "fraqueza" em um ou mais membros; e parestesias fixas ou transitórias dos membros ou estruturas da linha média (p. ex., parestesias da língua). Embora esses sintomas atípicos sejam causados mais comumente por outras causas, AITs devem ser incluídos no diagnóstico diferencial, especialmente nos pacientes que apresentam sinais ou sintomas referidos ao tronco encefálico. Durante a investigação desses casos, o médico deve considerar um diagnóstico diferencial amplo de AIT, inclusive enxaqueca, arritmia cardíaca, crises epilépticas, hipoglicemia, neuropatia compressiva, conversão e neurose.

Embora AITs sejam definidos em termos de reversibilidade clínica e presuma-se que signifiquem isquemia muito breve ou insuficiente para causar infarto, exames de imagem mostram infartos em localização correspondente em cerca de 50% dos casos. É mais provável detectar anormalidades nas imagens de DWI quando os sintomas duram mais de 1 hora; quando a duração é superior a 3 horas, observam-se infartos em 70% dos casos. Sintomas com duração maior que 1 hora, afasia e déficits motores foram associados independentemente à probabilidade maior de anormalidades detectadas nas imagens em DWI. Dentre esses três sintomas, pacientes com anormalidades demonstradas nas imagens em DWI tinham probabilidade quase 10 vezes maior de sintomas com duração superior a 1 hora e 16 vezes maior de ter apresentado déficits motores transitórios. Por essa razão, alguns pesquisadores acreditam que a definição de AIT deva ser alterada (em vez de descrição clínica, critérios baseados em tecidos afetados), de forma que AITs sejam definidos por episódios de curta duração – menos de 1 hora, nos casos típicos – sem evidências de infarto agudo nos exames de imagem (tomografia computadorizada ou ressonância magnética). Isso é respaldado por evidências de que déficits neurológicos reemergiram após a administração intravenosa de midazolam a pacientes com AIT cujos déficits iniciais haviam regredido em 24 horas e que não apresentavam evidências de infarto nas imagens em DWI, sugerindo que AIT possa causar lesão estrutural.

TRATAMENTO

Pacientes com AIT devem ser avaliados em caráter de urgência, porque a adoção imediata de medidas de prevenção secundária para AVE depois de um episódio pode resultar em redução de 80% do risco de AVE subsequente (Evidência de nível 1).[1] Durante a avaliação de um AIT, anamnese clínica e investigação diagnóstica detalhada estão indicadas para definir seu mecanismo exato. Nos casos típicos, a avaliação inicial inclui um exame de imagem do cérebro e sistema neurovascular, detecção de fatores de risco vascular e exames cardiológicos (Tabela 37.1) (Evidência de nível 1).[1] As estratégias de prevenção secundária para AVE dependem da causa dele, mas incluem revascularização de estenoses sintomáticas das artérias carótidas; anticoagulação para fibrilação atrial; controle da hipertensão; administração de um fármaco antiplaquetário e estatina; e alterações do estilo de vida (Evidência de nível 1).[2]

Todos os pacientes com AIT devem receber um fármaco antitrombótico, seja anticoagulação para fibrilação atrial ou antiplaquetário. Dados publicados recentemente referendam tratamento de curta duração com dois antiplaquetários para evitar AVE depois de AIT (Evidência de nível 1).[3,4] O maior estudo controlado randomizado internacional demonstrou que a combinação de ácido acetilsalicílico (AAS) e clopidogrel por 90 dias depois de um AIT ou AVE isquêmico pequeno estava associada a risco menor de recidiva de episódios isquêmicos significativos, mas risco mais alto de hemorragia significativa, em comparação com tratamento apenas com AAS. O efeito benéfico do tratamento antiplaquetário duplo foi mais acentuado pouco depois do AIT, enquanto o risco de hemorragia aumentava com o transcorrer do tempo. Diretrizes atuais sobre prevenção secundária de AVE estabelecem que tratamento com dois antiplaquetários iniciados nas primeiras 24 horas depois do AIT possa ser benéfico como profilaxia secundária para AVE por até 90 dias depois do início dos sintomas. Pacientes com AIT de origem aterosclerótica também devem usar tratamento com estatina em dose alta (p. ex., atorvastatina, 80 mg) (Evidência de nível 1).[5] As demais abordagens terapêuticas são as mesmas recomendadas para prevenção secundária em pacientes com diagnóstico de AVE isquêmico agudo e estão descritas no Capítulo 36.

A decisão de internar pacientes com AIT ou tratar ambulatorialmente depende de vários fatores. Pacientes em risco alto de AVE subsequente e indivíduos que não possam concluir investigação de emergência nas primeiras 48 horas depois do início dos sintomas podem ser internados para avaliação intra-hospitalar.

Tabela 37.1 Exames diagnósticos para avaliar ataque isquêmico transitório.

Para a maioria dos pacientes
Exames de imagem neurológicos
  TC de crânio sem contraste
  RM de crânio
Avaliação neurovascular
  Ecodoppler (ecodoppler das carótidas, Doppler transcraniano)
  Angiotomografia computadorizada
  Angiorressonância magnética
Avaliação cardiológica
  Eletrocardiograma
  Ecocardiografia transtorácica
Exames de sangue
  Hemograma completo, painel metabólico completo
  Tempo de tromboplastina parcial, tempo de protrombina
  Glicemia em jejum ou hemoglobina A_{1c}
  Perfil lipídico em jejum

Para pacientes selecionados
Monitoramento ambulatorial do ritmo cardíaco (Holter ou monitoramento ativado por evento)
Ecocardiografia transesofágica
VHS (excluir arterite de células gigantes)
Triagem toxicológica
Investigação de hipercoagulabilidade

RM, ressonância magnética; TC, tomografia computadorizada; VHS, velocidade de hemossedimentação.

PROGNÓSTICO

Os AITs estão associados a alto risco de AVE subsequente. Em 1.707 pacientes que chegaram ao pronto-socorro com AIT, 10% tiveram um AVE nos 90 dias subsequentes; em metade destes, o AVE ocorreu nas primeiras 48 horas após o AIT. A taxa de AVE nos pacientes com AIT na retina foi metade dessa (5% no decorrer de 90 dias). Em quatro estudos europeus que combinaram 2.416 pacientes com AVE isquêmico, 15 a 26% dos casos foram precedidos por AIT, e 43% dos AIT ocorreram no intervalo de 7 dias do AVE.

Métodos que podem ajudar a avaliar confiavelmente o risco de AVE depois de AIT podem facilitar a triagem dos pacientes. O melhor instrumento validado para avaliar risco de AVE depois de AIT é o escore "$ABCD^2$". Esse sistema baseia-se em fatores relativos ao paciente, manifestações clínicas iniciais e duração dos sintomas, aos quais se atribuem um escore de 0 a 7 (Tabela 37.2). O escore classifica o risco de AVE nos próximos 2 dias em alto (escores 6 e 7), moderado (escores 4 e 5) ou baixo (escores 0 a 3). Além disso, escores mais altos indicam risco mais elevado de AVE em 90 dias. Diretrizes nacionais recomendam esse sistema de avaliação exaustivamente validado é recomendável para determinar o risco de AVE imediato.

Evidências crescentes sugerem que infarto agudo demonstrado à tomografia computadorizada ou RM depois de um AIT esteja associado a risco mais alto de AVE imediato subsequente. Isso foi demonstrado em um estudo de grande porte envolvendo vários centros sobre risco imediato de AVE recidivante depois de AIT usando escore $ABCD^2$ subclassificado como tecido-positivo ou tecido-negativo com base em exames de imagem; nesse estudo, os índices de AVE recidivante em 7 dias foram significativamente maiores nos pacientes com AITs DWI-positivos, em comparação com DWI-negativos (Tabela 37.3). Também foram realizadas tentativas de ampliar o valor preditivo do escore $ABCD^2$ por acréscimo de outros itens ao escore, inclusive: ocorrência de mais de um AIT ($ABCD^3$), imagem DWI-positiva, ou existência de estenose de carótidas maior que 50% ($ABCD^3$-I) ou estenose de artéria intracraniana ($ABCD^3$-I[c/i]). Cada um desses escores ampliados acrescenta um grau pequeno de valor preditivo incremental, em comparação com o escore $ABCD^2$

Tabela 37.2 Escore $ABCD^2$.

Idade (*age*)	
60 anos ou mais	1 ponto
Menos de 60 anos	0 ponto
Pressão arterial à primeira aferição depois da apresentação com AIT (*blood pressure*)	
Sistólica ≥ 140 mmHg ou diastólica ≥ 90 mmHg	1 ponto
Sistólica < 140 mmHg ou diastólica < 90 mmHg	0 ponto
Manifestações clínicas (*clinical features*)	
Fraqueza unilateral	2 pontos
Apenas distúrbio da fala	1 ponto
Outras	0 ponto
Duração dos sintomas de AIT (*duration*)	
≥ 60 min	2 pontos
10 a 59 min	1 ponto
< 10 min	0 ponto
Diabetes (*diabetes*)	
Presente	1 ponto
Ausente	0 ponto

AIT, ataque isquêmico transitório.

Tabela 37.3 Risco de acidente vascular encefálico (AVE) em 7 e 90 dias com base no escore $ABCD^2$ para pacientes com e sem infarto nos exames de imagem cerebrais.

Escore $ABCD^2$	Risco de AVE em 7 dias (%)		Risco de AVE em 90 dias	
	Com infarto	Sem infarto	Com infarto	Sem infarto
≤ 1	0	0	0	1
2	2	0	4	0
3	3	1	4	2
4	5	1	8	2
5	13	2	17	3
≥ 6	15	3	19	6

Fonte: Giles MF, Albers GW, Amarenco P et al. Early Stroke risk and $ABCD^2$ score performance in tissue- vs time-defined TIA: a multicenter study. *Neurology*. 2011;77(13):1222-1228.

original, embora à custa de redução da simplicidade. Para uso clínico e facilidade de comunicação, recomendamos o uso do escore $ABCD^2$ tradicional, embora reconheçamos que múltiplos eventos de AIT, infarto cerebral com sintomas transitórios ou evidência de importante estenose extracraniana ou intracraniana aumentem ainda mais o risco de AVE em 90 dias.

AITs progressivos – dois ou mais episódios em 24 horas – devem ser considerados uma emergência médica. Particularmente preocupante é a *síndrome premonitória capsular*, que está associada a risco alto de infarto lacunar subsequente. Doença arterial coronariana assintomática é particularmente comum em pacientes com estenose carotídea e deve ser investigada. Nos pacientes com história de AIT, o risco global de AVE, infarto do miocárdio e morte de causa vascular permanece elevado por no mínimo 10 a 15 anos.

EVIDÊNCIAS DE NÍVEL 1

1. Easton JD, Saver JL, Albers GW et al.; for Interdisciplinary Council on Peripheral Vascular Disease. Definition and evaluation of transient ischemic attack: a scientific statement for healthcare professionals from the American Heart Association/American Stroke Association Stroke Council; Council on Cardiovascular Surgery and Anesthesia; Council on Cardiovascular Radiology and Intervention; Council on Cardiovascular Nursing; and the Interdisciplinary Council on Peripheral Vascular Disease. The American Academy of Neurology affirms the value of this statement as an educational tool for neurologists. Stroke. 2009;40(6):2276-2293.
2. Kernan WN, Ovbiagele B, Black HR et al. Guidelines for the prevention of stroke in patients with stroke and transient ischemic attack: a guideline for healthcare professionals from the American Heart Association/American Stroke Association. Stroke. 2014;45(7):2160-2236.
3. Johnston SC, Easton JD, Farrant M et al. Clopidogrel and aspirin in acute ischemic stroke and high-risk TIA. N Engl J Med. 2018;379(3):215-225.
4. Wang Y, Wang Y, Zhao X et al. Clopidogrel with aspirin in acute minor stroke or transient ischemic attack. N Engl J Med. 2013;369(1):11-19.
5. Amarenco P, Bogousslavsky J, Callahan A III et al. High-dose atorvastatin after stroke or transient ischemic attack. N Engl J Med. 2006;355(6):549-559.

LEITURA SUGERIDA

Brown RD Jr, Petty GW, O'Fallon WM, Wiebers DO, Whisnant JP. Incidence of transient ischemic attack in Rochester, Minnesota, 1985-1989. *Stroke*. 1998;29(10):2109-2113.

Clark TG, Murphy MF, Rothwell PM. Long term risks of stroke, myocardial infarction, and vascular death in "low risk" patients with a non-recent transient ischaemic attack. *J Neurol Neurosurg Psychiatry*. 2003;74(5):577-580.

Coutts SB, Modi J, Patel SK, Demchuk AM, Goyal M, Hill MD. CT/CT angiography and MRI findings predict recurrent stroke after transient ischemic attack and minor stroke: results of the prospective CATCH study. *Stroke*. 2012;43(4):1013-1017.

Crisostomo RA, Garcia MM, Tong DC. Detection of diffusion-weighted MRI abnormalities in patients with transient ischemic attack: correlation with clinical characteristics. *Stroke*. 2003;34(4):932-937.

Donnan GA, O'Malley HM, Quang L, Hurley S, Bladin PF. The capsular warning syndrome: pathogenesis and clinical features. *Neurology*. 1993;43(5):957-962.

Gerstner E, Liberato B, Wright CB. Bi-hemispheric anterior cerebral artery with drop attacks and limb shaking TIAs. *Neurology*. 2005;65(1):174.

Giles MF, Albers GW, Amarenco P, et al. Early stroke risk and $ABCD^2$ score performance in tissue- vs time-defined TIA: a multicenter study. *Neurology*. 2011;77(13):1222-1228.

Johnston SC, Fayad PB, Gorelick PB, et al. Prevalence and knowledge of transient ischemic attack among US adults. *Neurology*. 2003;60(9):1429-1434.

Johnston SC, Gress DR, Browner WS, Sidney S. Short-term prognosis after emergency department diagnosis of TIA. *JAMA*. 2000;284(22):2901-2906.

Johnston SC, Rothwell PM, Nguyen-Huynh MN, et al. Validation and refinement of scores to predict very early stroke risk after transient ischaemic attack. *Lancet*. 2007;369(9558):283-292.

Johnston SC, Sidney S, Bernstein AL, Gress DR. A comparison of risk factors for recurrent TIA and stroke in patients diagnosed with TIA. *Neurology*. 2003;60(2):280-285.

Kidwell CS, Alger JR, Di Salle F, et al. Diffusion MRI in patients with transient ischemic attacks. *Stroke*. 1999;30(6):1174-1180.

Kimura K, Minematsu K, Yasaka M, Wada K, Yamaguchi T. The duration of symptoms in transient ischemic attack. *Neurology*. 1999;52(5):976-980.

Kiyohara T, Kamouchi M, Kumai Y, et al. ABCD3 and ABCD3-I scores are superior to ABCD2 score in the prediction of short- and long-term risks of stroke after transient ischemic attack. *Stroke*. 2014;45(2):418-425.

Kleindorfer D, Panagos P, Pancioli A, et al. Incidence and short-term prognosis of transient ischemic attack in a population-based study. *Stroke*. 2005;36(4):720-723.

Klempen NL, Janardhan V, Schwartz RB, Stieg PE. Shaking limb transient ischemic attacks: unusual presentation of carotid artery occlusive disease: report of two cases. *Neurosurgery*. 2002;51(2):483-487.

Lavallée PC, Meseguer E, Abboud H, et al. A transient ischaemic attack clinic with round-the-clock access (SOS-TIA): feasibility and effects. *Lancet Neurol*. 2007;6(11):953-960.

Lazar RM, Fitzsimmons BF, Marshall RS, Mohr JP, Berman MF. Midazolam challenge reinduces neurological deficits after transient ischemic attack. *Stroke*. 2003;34(3):794-796.

Levy DE. How transient are transient ischemic attacks? *Neurology*. 1988;38(5):674-677.

Merwick A, Albers GW, Amarenco P, et al. Addition of brain and carotid imaging to the $ABCD^2$ score to identify patients at early risk of stroke after transient ischaemic attack: a multicentre observational study. *Lancet Neurol*. 2010;9(11):1060-1069.

Paul NL, Simoni M, Rothwell PM. Transient isolated brainstem symptoms preceding posterior circulation stroke: a population-based study. *Lancet Neurol*. 2013;12(1):65-71.

Rothwell PM, Warlow CP. Timing of TIAs preceding stroke: time window for prevention is very short. *Neurology*. 2005;64(5):817-820.

Rovira A, Rovira-Gols A, Pedraza S, Grivé E, Molina C, Alvarez-Sabín J. Diffusion-weighted MR imaging in the acute phase of transient ischemic attacks. *AJNR Am J Neuroradiol*. 2002;23(1):77-83.

Shah KH, Kleckner K, Edlow JA. Short-term prognosis of stroke among patients diagnosed in the emergency department with a transient ischemic attack. *Ann Emerg Med*. 2008;51(3):316-323.

Wu CM, McLaughlin K, Lorenzetti DL, Hill MD, Manns BJ, Ghali WA. Early risk of stroke after transient ischemic attack: a systematic review and meta-analysis. *Arch Intern Med*. 2007;167(22):2417-2422.

Encefalopatia Hipoxicoisquêmica 38

Sachin Agarwal e Alexandra S. Reynolds

PONTOS-CHAVE

1. Pacientes adultos comatosos sobreviventes de parada cardíaca devem ser colocados em hipotermia terapêutica (32 a 36°C) quando têm ritmos chocáveis pós-parada cardíaca fora de hospital, ritmos não chocáveis e parada cardíaca no hospital.

2. Estudos realizados com modelos celulares, animais e humanos sugerem que hipotermia terapêutica possa atenuar a lesão secundária relacionada com reperfusão depois de parada cardíaca.

3. Esquemas de avaliação multimodal tardia do prognóstico neurológico são altamente recomendáveis.

4. Estudos demonstraram que sedação e hipotermia terapêutica, isoladamente ou combinadas, afetam em graus variáveis os marcadores de prognóstico neurológico pós-parada cardíaca.

5. Sobreviventes de parada cardíaca desenvolvem "sequelas extracardíacas" crônicas, isto é, déficits cognitivos, funcionais e psicossociais.

INTRODUÇÃO

Encefalopatia hipoxicoisquêmica (EHI) é o termo usado para descrever a ocorrência de disfunção cerebral após insulto global ao cérebro. Os mecanismos dessa lesão consistem em interrupção prolongada do fluxo sanguíneo e/ou oxigenação, mais frequentemente após parada cardíaca.

EPIDEMIOLOGIA

Nos EUA, ocorrem cerca de 630 mil casos de parada cardíaca por ano, com sobrevida global de 14% por ocasião da alta hospitalar. Apesar de um aumento da sobrevida na parada cardíaca por todos os ritmos, a taxa de mortalidade é de pelo menos 50% em pacientes que sobrevivem durante a internação, com taxa de mortalidade global específica da doença de cerca de 90%. A lesão cerebral por si só constitui a principal causa em 68% dos pacientes. Entre todos os casos extra-hospitalares de parada cardíaca entre 2000 e 2006, os pacientes que sofreram parada cardíaca em assistolia tiveram o prognóstico mais sombrio (sobrevida de 1% na alta hospitalar e sobrevida de 30 dias de 0,5%), enquanto aqueles com ritmo inicial chocável (fibrilação ventricular [FV] ou taquicardia ventricular sem pulso) apresentaram um prognóstico mais favorável (sobrevivência de 15 a 20% até a alta hospitalar). Pacientes com atividade elétrica sem pulso (AESP) situam-se em algum ponto intermediário (sobrevivência de 5 a 8% até a alta hospitalar). Com base nas definições do Utstein Style Out-of-Hospital, pacientes que têm parada cardíaca presenciada (testemunhada por outra pessoa com ritmo chocável inicial e submetida a alguma intervenção no local [reanimação cardiopulmonar e/ou aplicação de desfibrilador externo automático]) podem ter índice de sobrevivência de até 38,2%. Em geral, quanto mais rápido o retorno da circulação espontânea (RCE), melhor o prognóstico.

Esses números não expressam a morbidade neurológica associada à parada cardíaca. Pacientes que sobrevivem podem ainda apresentar déficits neurológicos e psicossociais significativos, inclusive disfunção cognitiva (p. ex., déficits de memória, dificuldades para desempenhar atividades da vida diária); um grupo numeroso de sobreviventes de parada cardíaca desenvolve transtornos de personalidade, depressão, ansiedade e transtorno de estresse pós-traumático. Além disso, uma porcentagem dos pacientes permanece em estado minimamente consciente ou estado vegetativo persistente. As porcentagens exatas são desconhecidas em razão da elevada taxa de interrupção dos cuidados de manutenção da vida de pacientes que permanecem comatosos após parada cardíaca, levando a uma "profecia que se cumpre".

FISIOPATOLOGIA: CAUSAS DE ENCEFALOPATIA HIPOXICOISQUÊMICA

Parada cardíaca

A parada cardiopulmonar é um processo complexo, que provoca lesão difusa do cérebro. Os mecanismos iniciais de lesão consistem em hipoxemia e hipoperfusão secundárias à parada circulatória. Entretanto, à medida que a parada cardíaca progride, a lesão é causada pela hipoglicemia resultante, acidose e acúmulo de toxinas. O modelo de reanimação da parada cardíaca envolve três fases de isquemia-reperfusão sensível ao tempo, incluindo as fases elétrica, circulatória e metabólica. Embora a rápida reperfusão seja necessária após a ocorrência de isquemia, ela também pode contribuir paradoxalmente para lesão e destruição teciduais. Foram implicados vários mecanismos para a morte celular, incluindo necrose, apoptose e morte celular associada à autofagia. A necrose tecidual resulta em intumescimento, que é exacerbado pela hiperemia de rebote da reperfusão, bem como pela progressão da cascata inflamatória. Em nível molecular, a reintrodução da glicose provoca formação de óxido nítrico e radicais livres de oxigênio, que podem causar dano ao DNA e consumo de NAD+, levando a um segundo ciclo de morte celular. Estudos envolvendo modelos celulares, animais e humanos sugerem que a hipotermia terapêutica (HT) tem o potencial de atenuar esses processos deletérios (Tabela 38.1), mesmo depois de um período de isquemia. Os modelos nos quais a hipotermia foi iniciada antes da reperfusão resultaram em maior proteção celular.

Tabela 38.1 Mecanismos neuroprotetores da hipotermia terapêutica.

Metabólicos	Diminuição do metabolismo cerebral (6 a 10%/°C abaixo de 37°C)
	Inibição da lesão e disfunção mitocondriais
	Produção diminuída de metabólitos tóxicos e radicais livres
Neuroinflamatórios	Diminuição da produção de proteínas inflamatórias
	Liberação diminuída de glutamato e redução da neuroexcitotoxicidade
Vasculares	Diminuição da permeabilidade vascular e do edema
	Diminuição do acúmulo térmico cerebral, reduzindo a hipertermia local
Celulares	Diminuição da disfunção das bombas iônicas e redução do influxo de cálcio intracelular
	Diminuição do vazamento das membranas celulares e edema citotóxico
	Diminuição da apoptose e da proteólise
Outros	Diminuição das despolarizações tipo depressão alastrante
	Supressão da atividade epiléptica
	Diminuição da ativação da coagulação, com formação de menos microtrombos

Hipotensão prolongada

A hipotensão resulta em lesão preferencial de partes do sistema nervoso central situadas entre as distribuições vasculares. As áreas irrigadas por artérias estreitadas também correm risco de hipoperfusão na presença de estado de baixo fluxo, como estenose da artéria carótida ou na insuficiência cardíaca com baixo débito cardíaco. O fluxo sanguíneo cerebral lento resulta em infartos isquêmicos focais. As áreas de fronteira de irrigação no cérebro afetadas pela hipotensão incluem as zonas da borda cortical entre as artérias cerebrais anterior e posterior e entre as artérias cerebrais média e posterior (ACM-ACP) ou áreas da zona da borda interna na substância branca periventricular ou estruturas profundas supridas pela artéria recorrente de Heubner e pela artéria corióidea anterior e artérias centrais anterolaterais. Na medula espinal, a porção anterior da distribuição torácica média é considerada a região de fronteira de irrigação; entretanto, em um estudo realizado, foi constatada uma lesão desproporcional da medula espinal lombossacral após hipotensão prolongada e/ou parada cardíaca.

Hipoxia

Pode ocorrer hipoxia hipoxêmica pura na ausência de comprometimento circulatório, em caso de aspiração, enforcamento/estrangulamento ou afogamento. O dano hipóxico ao cérebro ocorre exclusivamente devido a uma redução da pressão parcial do oxigênio do sangue e resulta em menor grau de lesão do que a hipoxia-isquemia combinada. Entretanto, a hipoxia prolongada progride para a parada cardíaca. Uma vez interrompido o suprimento de oxigênio ao cérebro, as reservas de trifosfato de adenosina têm duração de apenas alguns minutos. Quando o transporte de íons da membrana dependente de energia começa a falhar, as células lesionadas liberam glutamato excitotóxico, o cálcio intracelular começa a se acumular e ativa proteases e fosfolipases, e o dano propaga-se por meio das cascatas inflamatórias. O influxo intracelular de cálcio nas áreas circundantes leva à morte celular difusa. As áreas particularmente suscetíveis à lesão hipóxica são os neurônios da região CA1 hipocampais, o tálamo, as células de Purkinje cerebelares e as células piramidais corticais nas camadas 3, 5 e 6. Entre as áreas corticais, as áreas perirrolândicas são mais vulneráveis, em virtude da alta concentração de receptores de N-metil-D-aspartato. Ocorre também lesão da substância branca, devido ao dano das células oligodendrogliais.

Intoxicação por monóxido de carbono

Monóxido de carbono (CO) exerce principalmente efeitos deletérios sobre o cérebro, causando uma hipoxemia denominada hipoxia anêmico-histotóxica. À semelhança da hipoxia hipóxica, a preservação da circulação prenuncia menor grau de dano ao cérebro. O CO liga-se preferencialmente às proteínas do heme e desloca o oxigênio ligado, em virtude de sua maior afinidade pela hemoglobina. Por conseguinte, o CO limita a capacidade de transporte de oxigênio do sangue e compromete a função mitocondrial dos tecidos que tentam usar o oxigênio, resultando em um estado de hipoxia e acidose. Por fim, a intoxicação pelo CO provoca estresse oxidativo intravascular e intracelular, inflamação e apoptose. As camadas corticais e os núcleos da base são particularmente propensos à lesão. Foram publicados relatos adicionais de desmielinização tardia no centro semioval. Nos casos graves, pode ocorrer toxicidade cardíaca, resultando também em lesão cerebral hipotensiva.

Intoxicação por cianeto

A intoxicação por cianeto provoca insuficiência metabólica ao inibir a fosforilação oxidativa. Resulta em lesão metabólica direta do cérebro, porém causa finalmente lesão mista, devido à insuficiência cardíaca precoce. O cianeto compromete a fosforilação oxidativa, visto que ele inibe o complexo de citocromo oxidase a_3 mitocondrial. As mitocôndrias são incapazes de produzir trifosfato de adenosina e ocorre aumento da glicólise, levando rapidamente a uma acidose metabólica, visto que o piruvato é reduzido a lactato. Ocorre vasoconstrição das artérias coronárias, e o débito cardíaco diminui subitamente, causando hipotensão e choque cardíaco. Ocorre dano cerebral não apenas em consequência dessa hipotensão, mas também devido à insuficiência metabólica em nível celular.

Hipoglicemia extrema

A glicose é a principal fonte de energia para o cérebro tanto em adultos quanto em lactentes, e, por conseguinte, os episódios hipoglicêmicos prolongados ou repetidos podem causar lesão cerebral significativa. A hipoglicemia concomitante também exacerba o dano causado pela hipoxemia. Em geral, ocorre dano cerebral quando os níveis séricos de glicose caem abaixo de 20 mg/dℓ. Os mecanismos de morte celular na hipoglicemia assemelham-se aos da hipoxia, incluindo liberação de glutamato excitotóxico e aspartato e comprometimento dos receptores de N-metil-D-aspartato. Estudos mais recentes mostraram que a ativação da poli (ADP ribose) polimerase-1, a liberação de zinco das terminações nervosas e a ativação da calpaína, protease dependente de cálcio, também contribuem para a morte neuronal.

Além disso, a despolarização da membrana mitocondrial leva à apoptose. As partes do cérebro que são mais sensíveis a baixos níveis de glicose são hipocampo (CA1, CA3 e giro denteado), caudado, putame e córtex insular.

MANIFESTAÇÕES CLÍNICAS

As manifestações clínicas da EHI podem variar desde alterações discretas da cognição até o coma. A lesão do hipocampo pode resultar em déficits da memória. A lesão dos núcleos da base pode se manifestar em uma variedade de distúrbios do movimento. A lesão talâmica pode resultar em uma ampla variedade de sintomas, desde alterações sensitivas até demência ou coma. O dano às células de Purkinje resulta em disfunção cerebelar. A lesão cortical pode resultar em desatenção, disfunção executiva ou afasia. Em virtude da resistência da substância cinzenta profunda do tronco encefálico à lesão anóxica, em comparação com o neocórtex, a EHI frequentemente resulta em coma, com preservação dos reflexos do tronco encefálico. Entretanto, pode ocorrer morte encefálica com lesão hipoxicoisquêmica prolongada.

Lesão das zonas limítrofes de irrigação cerebral pode se manifestar com fraqueza dos membros proximais maior que a dos membros distais e, em última análise, espasticidade ("síndrome do homem no barril"). A lesão das zonas de fronteira na medula espinal resulta em "síndrome da medula anterior" ou síndrome de Beck, incluindo paralisia motora abaixo do nível da lesão, perda da sensibilidade dolorosa e térmica, porém com integridade da propriocepção e sensibilidade vibratória, e perda do controle intestinal e/ou vesical.

A síndrome de Lance-Adams (ou mioclonia de ação pós-hipóxica) pode ocorrer vários dias após a recuperação de uma lesão hipóxica do cérebro.

A rara síndrome de leucoencefalopatia pós-hipóxica tardia (LPHT) após uma recuperação aparentemente completa de um estado comatoso pode ocorrer dentro de vários dias a semanas após o insulto inicial. O início é habitualmente insidioso e pode se manifestar na forma de alterações da personalidade, irritabilidade, desatenção, confusão mental e problemas de memória. Essa condição pode progredir para incluir sintomas motores extrapiramidais e, em alguns casos, finalmente coma ou morte. Os pacientes que sobrevivem conseguem se estabilizar em uma de duas síndromes finais: o parkinsonismo com alucinações ou comportamentos bizarros ou o mutismo acinético. A LPHT pode ocorrer em consequência de quaisquer causas de EHI mencionadas anteriormente; todavia, com mais frequência, é observada em casos de intoxicação aguda por CO ou superdosagem de opioides. Os principais padrões histopatológicos observados nessa síndrome consistem em desmielinização do centro semioval e necrose das camadas corticais e núcleos da base, que se correlacionam com as características da ressonância magnética (RM) do cérebro. A gravidade e a persistência de sequelas da LPHT foram correlacionadas com a presença e persistência de baixa intensidade de sinal no coeficiente de difusão aparente (ADC) na RM do encéfalo.

DIAGNÓSTICO

Exames de imagem

Em geral, a *tomografia computadorizada de crânio* é normal imediatamente após lesão hipoxicoisquêmica. Na lesão grave, pode haver evidências de perda da junção da substância cinzenta-substância branca dentro de poucas horas (Figura 38.1 A). Depois de 24 a 48 horas, observa-se o desenvolvimento de hiperdensidades lineares delineando o córtex, que correspondem à necrose cortical laminar. Depois de alguns dias, ocorre desenvolvimento do "sinal de inversão", em que a substância branca cerebral aparece hiperdensa em relação à substância cinzenta cortical. Pode ocorrer também hemorragia pseudossubaracnóidea quando a foice do cérebro e o tentório do cerebelo aparecem hiperdensos, em comparação com o parênquima adjacente lesionado (Figura 38.1 B).

RM de crânio constitui a maneira mais precoce de visualizar a ocorrência de dano, visto que o edema citotóxico precoce pode ser visualizado na imagem ponderada em difusão (DWI) e pode ser quantificado utilizando o ADC (Figura 38.1 C a G). É importante assinalar que as alterações na DWI e no ADC podem não ser evidentes no início, de modo que as imagens precoces podem subestimar o grau de lesão. Além disso, pode haver atenuação dos valores do ADC a cada redução de 1°C na temperatura corporal. As sequências de DWI podem exibir uma pseudonormalização dentro de 7 dias, porém aparecem hiperintensidades em T2 nas sequências de recuperação de inversão com atenuação do líquido depois da primeira semana. O dano é mais frequentemente simétrico e corresponde, quanto à localização, aos subtipos neuronais que são preferencialmente lesionados (ver Seção "Fisiopatologia: Causas de Encefalopatia Hipoxicoisquêmica"). Com o passar do tempo, pode-se observar a presença de necrose laminar focal, devido ao depósito de produtos sanguíneos (Figura 38.1 E). Em um estudo de pequeno porte, foram analisadas as alterações que ocorrem com o passar do tempo em um mesmo paciente. A localização da lesão desloca-se com o passar do tempo a partir do evento hipoxico isquêmico inicial, começando no cerebelo e nos núcleos da base nos dias 1 e 2, movendo-se para o córtex em torno dos dias 3 a 5 e acometendo a substância branca subcortical nos dias 6 a 12. As anormalidades hipocampais pronunciadas na DWI – o denominado sinal hipocampal brilhante – têm sido associadas a um prognóstico extremamente sombrio (Figura 38.1 C e D). No caso da LPHT, os achados na RM são patognomônicos, com hiperintensidades em T2 difusas predominantemente nos lobos frontais dorsais e parietais. Ainda não está claro se a HT tem algum efeito nas redes neurais em estado de repouso, na anisotropia fracionada das imagens ponderadas em tensor de difusão ou em quaisquer metabólitos avaliados por espectroscopia de ressonância magnética.

Potenciais evocados somatossensoriais

Um método não invasivo para avaliar o funcionamento do sistema somatossensorial no paciente comatoso consiste nos potenciais evocados. Existem múltiplos tipos de potenciais evocados, incluindo os auditivos e visuais; entretanto, os potenciais evocados somatossensoriais (PESSs) são mais comumente usados após um evento hipoxico isquêmico ou parada cardíaca. Os PESSs são obtidos pela aplicação de estimulação elétrica ao longo de um nervo periférico, mais frequentemente o nervo mediano. O impulso é então registrado à medida que segue pelo nervo periférico até o cotovelo (N5), o ponto de Erb no plexo braquial (N9), o funículo posterior da parte média da medula cervical (N13) e, por fim, o córtex sensitivo primário contralateral (N20). Nos casos de dano cortical significativo, o N20 pode estar ausente (Figura 38.2).

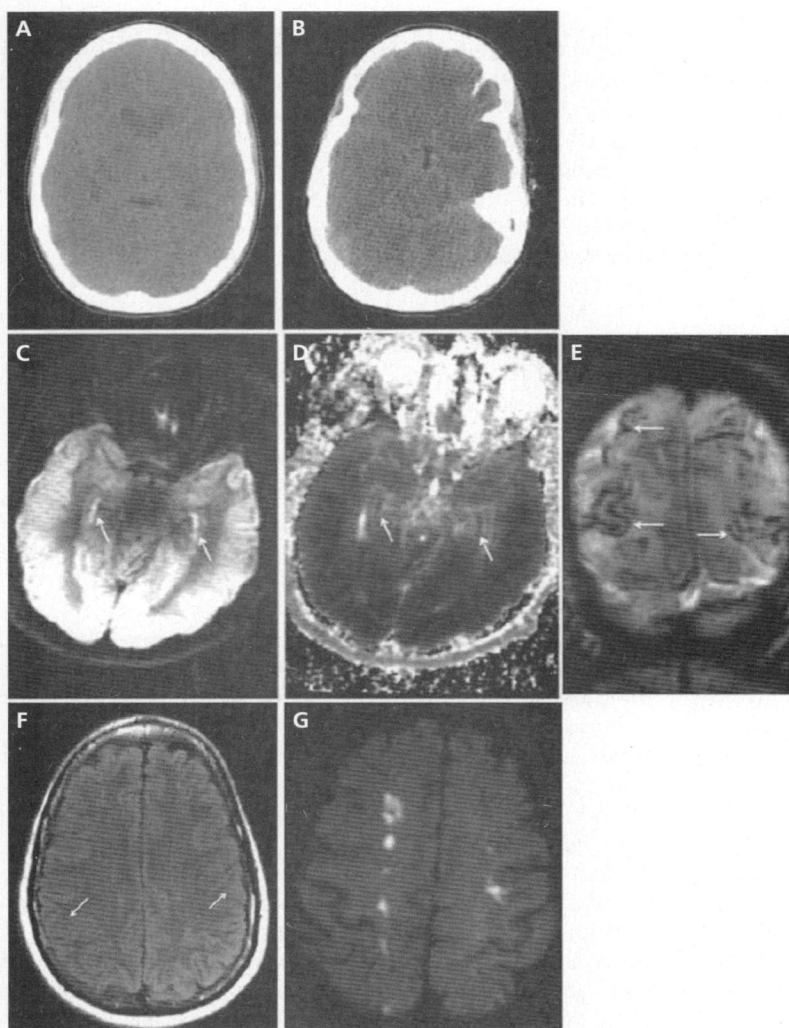

FIGURA 38.1 Imagens de encefalopatia hipoxicoisquêmica. Tomografia computadorizada realizada (**A**) 12 horas e (**B**) 10 dias depois de um episódio de semiafogamento. **A.** Havia perda difusa da diferenciação entre substância cinzenta e substância branca e edema cerebral global grave. Também havia hipodensidades bilaterais dos núcleos da base, embora maiores à direita que à esquerda. **B.** A substância branca e substância cinzenta difusamente atenuadas resultaram em aparência de hemorragia pseudossubaracnóidea da dura-máter relativamente hiperdensa. Sequências de RM ponderada em difusão (**C**) e coeficiente de difusão aparente (**D**) obtidas 2 dias depois de uma parada respiratória primária mostrando restrição da difusão nos hipocampos bilaterais (setas) e difusamente por todo o córtex. **E.** Sequência de imagem ponderada em suscetibilidade em corte coronal obtida 7 dias após parada com AESP mostrando áreas de necrose laminar nos lobos parietais posteriores (setas). **F.** Sequência FLAIR (fluid-attenuated inversion recovery) obtida 10 dias após parada cardiopulmonar mostrando apenas edema leve e falta de distinção da junção substância cinzenta-branca nos lobos parietais bilaterais (setas). **G.** Sequência de RM ponderada em difusão obtida 11 dias após uma parada com AESP em consequência de dissecção aórtica do tipo A. Havia focos dispersos de restrição da difusão ao longo das zonas limítrofes entre as artérias cerebrais anterior e média e entre as artérias cerebrais média e posterior, mais proeminentes à direita, compatíveis com infarto em zonas limítrofes de irrigação.

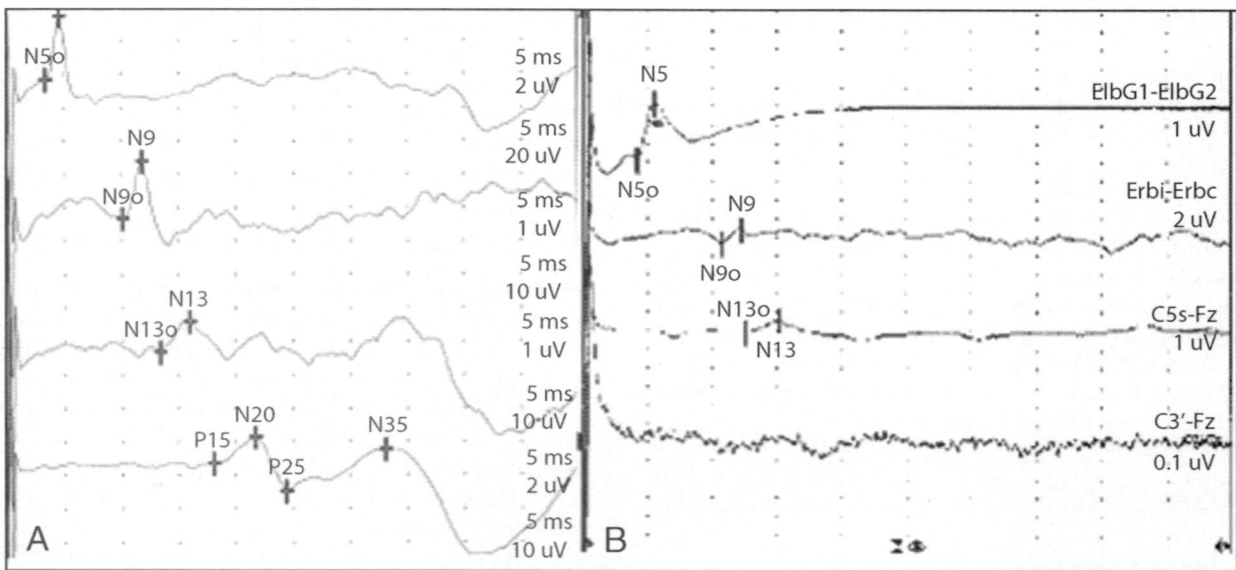

FIGURA 38.2 Potenciais evocados somatossensoriais do nervo mediano. **A.** Traçado normal do potencial somatossensorial, incluindo a forma de onda N5 no cotovelo, N9 no ponto de Erb, N13 na medula cervical e N20 no córtex sensitivo contralateral. **B.** Ausência de N20 após lesão hipoxicoisquêmica por parada cardíaca. (Fonte: Chiota NA, Freeman WD, Barrett KM. Hypoxic-ischemic brain injury and prognosis after cardiac arrest. *Continuum [Minneap Minn].2011;17[5 Neurologic Consultation in the Hospital]:1094-1118.*)

Eletroencefalografia

Os parâmetros de prática da American Academy of Neurology de 2006 ressaltaram a importância de identificar crises eletrográficas e o padrão de surto-supressão para definir o prognóstico, porém existiam dados mínimos disponíveis naquela época. Nesses últimos anos, foram conduzidos numerosos estudos descrevendo a evolução do eletroencefalograma (EEG) durante a hipotermia e após reaquecimento. Esses estudos mostraram a ocorrência de crises epilépticas, as quais são observadas especialmente nas primeiras 24 horas, isto é, durante a fase de hipotermia. Por conseguinte, muitos especialistas recomendam monitoramento EEG precoce e prolongado. A maioria dos estudos confirmou uma incidência de crises epilépticas em 25% dos pacientes, e acredita-se que a ocorrência de estado de mal epiléptico em algum momento durante a internação constitua um indicador prognóstico sombrio. Entretanto, os pacientes conseguiram bons resultados após a detecção e o tratamento agressivo das crises epilépticas. O achado mais comum no EEG consiste em descargas periódicas generalizadas, que também são conhecidas como precursor de crises epilépticas e, portanto, de prognóstico sombrio; todavia, é necessário efetuar uma avaliação mais sistemática dos diferentes padrões eletroencefalográficos. As características básicas do EEG, como continuidade e reatividade, também demonstraram ser preditivas dos resultados, isto é, a persistência de atividade de base contínua e reatividade do EEG nos primeiros dias do evento estão associadas a uma boa recuperação. Como sedação altera comprovadamente o ritmo de base do EEG e como não existem estudos realizados para avaliar seu efeito na reatividade neural, o consenso internacional mais recente sobre descrição da reatividade eletroencefalográfica recomendou que informações sobre analgésicos e sedativos sejam incluídas ao realizar testes de reatividade em pacientes que tiveram parada cardíaca. São necessárias pesquisas adicionais nessa área, e a futura inclusão de padrões EEG apropriados e bem estudados deverá constituir parte de um paradigma de prognóstico multimodal.

TRATAMENTO

Conceitos gerais

A pressão intracraniana (PIC) pode aumentar após a ocorrência de parada cardíaca, devido à hiperemia reflexa após a parada cardíaca e ao edema cerebral global nos casos de lesão global significativa. A elevação da PIC e a pressão de perfusão cerebral (PPC) baixa estão associadas a um prognóstico sombrio. A PIC também aumenta com a atividade epiléptica.

A hiperoxia está correlacionada a um prognóstico mais sombrio nos seres humanos. Cada elevação de 100 mmHg da pressão parcial de oxigênio (PaO_2) acima do nível normal de 100 mmHg está associada a um aumento de 24% no risco de mortalidade. Devem-se evitar aumentos desnecessários na fração de oxigênio inspirado. A meta para a $PaCO_2$ deve situar-se na extremidade mais alta da normocapnia, visto que a extremidade inferior do limiar está associada a diminuição do fluxo sanguíneo cerebral.

Crises epilépticas

A lesão cortical está associada ao potencial de desenvolvimento de padrões complexos de descargas epileptiformes e/ou crises epilépticas. A detecção e o tratamento precoces das crises epilépticas é de suma importância para prevenir dano adicional ao cérebro. O estado de mal epiléptico mioclônico, caracterizado como marcador de prognóstico sombrio na era pré-HT, tem sido questionado por estudos de pequeno porte e relatos de casos mais recentes. A definição envolvia a ocorrência de mioclonias espontâneas, inexoráveis, generalizadas e multifocais acometendo a face, os membros e a musculatura axial, porém não havia necessidade de correlação do EEG para o diagnóstico. Deve-se tentar um monitoramento EEG com teste de paralisia para remover o artefato muscular, se necessário, e, se for constatado que o paciente apresenta estado de mal epiléptico eletrográfico, ele deve receber tratamento agressivo.

Hipotermia terapêutica

No início da década de 1950, os cirurgiões cardiotorácicos utilizavam a hipotermia moderada (28 a 32°C) durante a cirurgia cardíaca para prevenir a isquemia cerebral. Entretanto, a ideia de resfriamento após parada cardíaca inesperada e reanimação subsequente só foi seriamente contemplada no início da década de 1990, quando estudos em animais tornaram-se populares. Em 2002, foram publicados dois ensaios clínicos controlados e randomizados, sugerindo que os pacientes que sofriam parada cardíaca com ritmo inicial de FV, que permaneciam comatosos após recuperação da circulação espontânea, tinham um prognóstico mais satisfatório após HT leve de 32 a 33°C por 12 a 24 horas (Evidência de nível 1).[1,2] Um estudo recente demonstrou que não havia qualquer efeito benéfico com resfriamento a 33°C, em comparação com 36°C (Evidência de nível 1).[3] Dados recentes confirmaram o efeito benéfico da HT moderada nos pacientes em coma, que foram reanimados depois de parada cardíaca com ritmo não chocável. A diretriz de 2015 da American Heart Association recomenda que todos os adultos sobreviventes de parada cardíaca em coma devam ser submetidos à HT entre 32 e 36° (Evidência de nível 1)[4] se tiveram ritmos chocáveis na parada cardíaca fora de hospital, ritmos não chocáveis e parada cardíaca no hospital (Evidência de nível 1).[4] A HT é neuroprotetora em muitos aspectos (Tabela 38.1). O protocolo de hipotermia é complexo (Tabela 38.2) e exige monitoramento rigoroso de tremores por meio da Bedside Shivering Assessment Scale (Tabela 38.3). Algumas vezes, o EEG, ao mostrar um artefato característico, pode detectar microtremores que não são palpáveis no pescoço ou tórax. Os tremores precisam ser tratados de modo agressivo, visto que eles aumentam a demanda metabólica, elevam a temperatura central do paciente, provocam taquicardia e podem aumentar a PIC.

PROGNÓSTICO

Em 2006, a American Academy of Neurology publicou diretrizes para o prognóstico dos sobreviventes comatosos de parada cardíaca após uma revisão exaustiva da literatura (Figura 38.3). As características que praticamente garantem um prognóstico sombrio consistiram em estado de mal epiléptico mioclônico clínico (não eletrográfico) precoce, ausência de respostas N20 nos PESS nas primeiras 72 horas após a parada cardíaca, ausência de reflexos corneopalpebrais ou pupilares ou resposta motora extensora ou ausente à dor dentro de 72 horas e nível sérico de enolase neurônio-específica superior a 33 µg/ℓ. Estudos subsequentes direcionados para o uso rotineiro da hipotermia em pacientes comatosos após parada cardíaca revelaram uma taxa de

Tabela 38.2 Checklist para hipotermia.

Contraindicações	Tremores
Contraindicações absolutas • Sangramento refratário em local não compressível ou sangramento incontrolável • Bradicardia sintomática grave e recorrente, exigindo marca-passo ou terapia médica contínua *Contraindicações relativas (considerar o arrefecimento a 36°C em lugar de 33°C):* • Falência aguda de múltiplos órgãos devido à parada prolongada • Instabilidade hemodinâmica exigindo mais de dois vasopressores e/ou paradas cardíacas recorrentes • Meningite concomitante • Infecção sistêmica e/ou sepses graves • Traumatismo significativo com alto risco de sangramento interno • Distúrbios neurológicos ou médicos basais graves • Gravidez ou paciente pós-parto • Traumatismo cranioencefálico com sangramento intracraniano	• EEGc para detecção de microtremores • Meta de Pontuação na Escala Bedside Shivering Assessment ≤ 1 • Paracetamol 650 mg a cada 4 h permanente • Buspirona 30 mg VO a cada 8 h permanente • Meperidina 25 mg IV a cada 6 h, quando necessário, na ocorrência de tremores • Ajustar o *Bair Hugger* a 43°C para contraquecimento da pele • Se os tremores forem refratários, pode-se iniciar um gotejamento de Mg, 0,5 a 1 g/hora, com a meta de um nível de Mg de 3 a 4 mEq/ℓ • Se os tremores ainda forem refratários, pode-se acrescentar um gotejamento de fentanila, propofol ou dexmedetomidina • Se os tremores continuarem refratários à sedação, iniciar o bloqueio neuromuscular (é necessária a sedação) com gotejamento de vecurônio, 0,1 mg/kg IV, ou gotejamento de rocurônio ou cisatracúrio
Indução da hipotermia	**Crises epilépticas e mioclonias**
• Início imediato do resfriamento com aplicação de gelo, infusão de soro gelado e manta térmica (protegendo a pele do contato direto) • Uso de um dos seguintes métodos: aplicação superficial de resfriamento equipamentos de modulação da temperatura intravascular • Administração de uma dose paralisante de rocurônio ou vecurônio para acelerar o resfriamento • Monitoramento da temperatura central com sonda vesical ou esofágica • Manutenção da temperatura por 24 h após o início da hipotermia	• EEG contínuo para identificar as crises epilépticas • Tratamento agressivo das crises epilépticas com fenitoína, ácido valproico, levetiracetam ou benzodiazepínicos • As mioclonias não corticais (p. ex., síndrome de Lance-Adams) não têm nenhum efeito sobre o prognóstico, mas podem ser tratadas para proporcionar conforto com levetiracetam, ácido valproico, gabapentina ou benzodiazepínicos
	Reaquecimento até a normotermia
	• Reaquecimento a 0,1 a 0,2°C/h até a meta de 38°C • Os tremores são mais comuns durante o reaquecimento e devem ser tratados de modo agressivo
	Outros monitoramentos
	• Os eletrólitos devem ser monitorados, e deve-se efetuar a sua reposição com uma meta de K = 3,0 mEq/ℓ, visto que a reposição excessiva pode resultar em hiperpotassemia durante o reaquecimento • Deve-se efetuar uma transfusão de plaquetas com meta de > 20.000 ou > 50.000 na presença de sangramento ativo • Enviar amostra para ENE sérica diariamente, durante 3 dias

EEG, eletroencefalografia; EEGc, eletroencefalografia contínua; ENE, enolase neurônio-específica; IV, via intravenosa; K, potássio; Mg, magnésio; VO, via oral.

Tabela 38.3 Escala Bedside Shivering Assessment.

Pontuação		Localização dos tremores
0	Nenhum	Sem tremores detectados à palpação dos músculos masseter, do pescoço ou do tórax
1	Leves	Tremores localizados no pescoço e tórax apenas
2	Moderados	Os tremores envolvem movimentos grosseiros dos membros superiores e do tronco
3	Intensos	Os tremores envolvem movimentos grosseiros dos membros superiores e inferiores e do tronco

falso-positivos inaceitavelmente alta em quase todas as características (Figura 38.3). Esses achados levaram à realização de estudos adicionais sobre os fatores prognósticos que podem ser válidos para uso na era pós-hipotermia. Em 2014, a declaração instrutiva da European Resuscitation Council sobre previsão de prognóstico recomendou postergar a avaliação do prognóstico neurológico por mais de 72 horas, caso haja suspeita de efeitos residuais da sedação ou paralisia (ver *Checklist* para avaliação do prognóstico neurológico depois de parada cardíaca na Tabela 38.4).

Outros biomarcadores que estão sendo estudados como previsores do prognóstico clínico incluem marcadores cerebrais específicos, como S100-B e micro-RNA, marcadores inflamatórios, incluindo proteína C reativa e interleucinas, e marcadores neuro-hormonais, como a copeptina. Estudos demonstraram

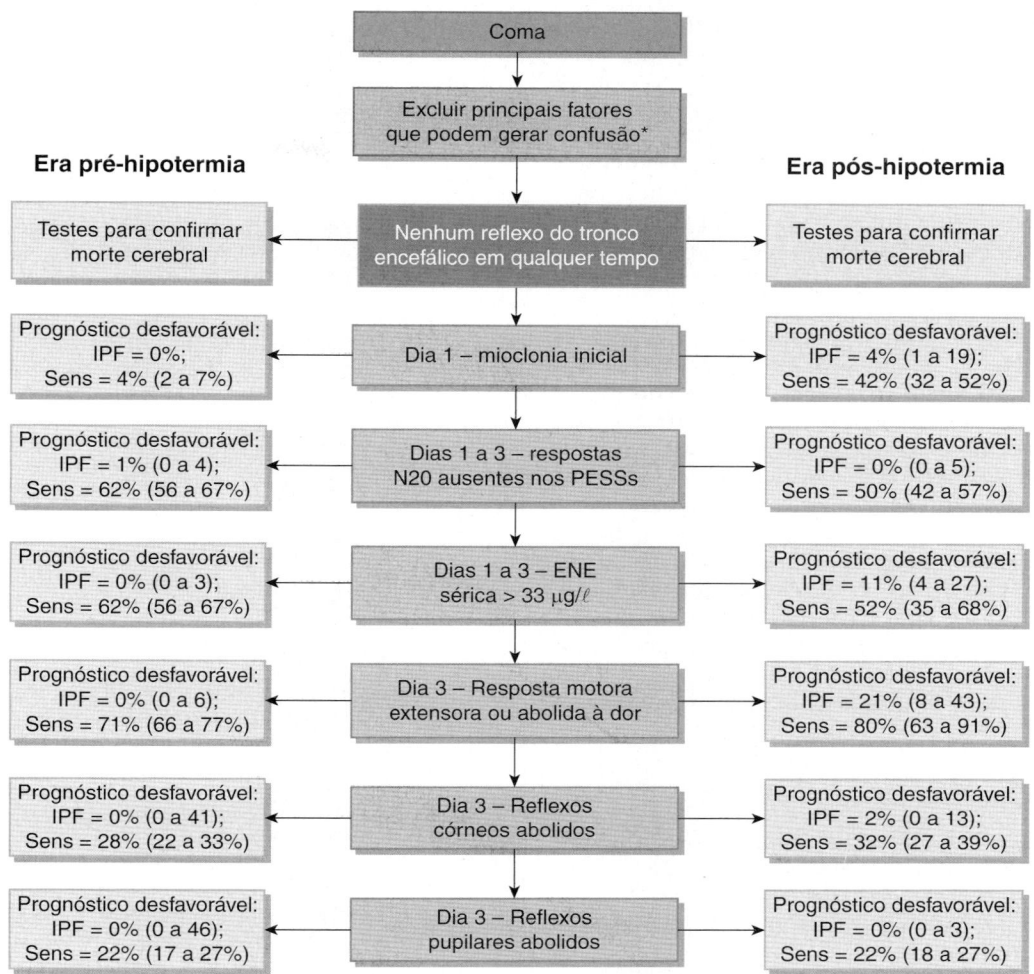

FIGURA 38.3 Algoritmo para avaliação do prognóstico de sobreviventes comatosos após parada cardíaca. À *esquerda* aparecem os índices de positivos falsos (IPFs) e sensibilidades de cada característica na era pré-hipotermia, enquanto à *direita* estão os valores correspondentes na era pós-hipotermia. Na era pós-hipotermia, em casos de múltiplos estudos, foram usados os dados do estudo com o maior número de sujeitos. ENE, enolase neurônio-específica; PESS, potencial evocado somatossensorial; Sens, sensibilidade. *Os principais fatores de confusão por ocasião do exame incluem hipotermia, sedativos/hipnóticos e agentes paralisantes. (Adaptada de Wijdicks EF, Hijdra A, Young GB et al. Practice parameter: prediction of outcome in comatose survivors after cardiopulmonary resuscitation [an evidence-based review]: report of the Quality Standards Subcommittee of the American Academy of Neurology. *Neurology.* 2006;67:203-210.)

Tabela 38.4 *Checklist* recomendado para avaliar prognóstico neurológico depois de parada cardíaca seguida de hipotermia terapêutica.

Primeiras 24 h:
- Exame neurológico com reflexos do tronco encefálico e melhor resposta motora
- Dosagens diárias de ENE nos dias 1 a 3
- TC de crânio sem contraste
- Iniciar EEG contínua e avaliar reatividade e atividade epiléptica
- Caracterizar mioclonia (A = espontânea, desencadeada por estímulos ou agravada por estímulos; B = corpo inteiro, segmentar (um membro) ou multifocal; C = se for multifocal, sincrônica ou assincrônica; D = estereotipada ou não estereotipada)
- Documentar uso de sedativos e agentes paralisantes no início da mioclonia

Ocasião preferível para avaliar prognóstico neurológico mais de 72 h depois do reaquecimento e interromper sedação

5° dia pós-parada cardíaca:
- Testar PESSs; reduzir sedação
- RM de crânio sem contraste, 5 a 7 dias depois da parada cardíaca; ou TC de crânio se não for possível realizar RM

7° dia pós-parada cardíaca:
- Excluir fatores que podem gerar confusão (2,5 meias-vidas de sedativos, agentes paralisantes, distúrbios metabólicos etc.)
- Exame dos reflexos do tronco encefálico e melhor resposta motora
- Laudos de EEG subsequentes (reatividade, atividade epiléptica e padrões de base)

EEG, eletroencefalografia; ENE, enolase neurônio-específica; PESSs, potenciais evocados somatossensoriais; RM, ressonância magnética; TC, tomografia computadorizada.

que cadeias leves de neurofilamentos séricas são promissoras como previsores de prognóstico desfavorável, em comparação com exame neurológico ou testes eletrofisiológicos e especificidade comparável. O papel dos exames de imagem no estabelecimento do prognóstico também está sendo estudado. Em particular, a RM foi estudada na tentativa de quantificar a extensão do dano cerebral no ADC. Por fim, pode haver uma combinação de dados de biomarcadores e de imagem passível de auxiliar a definir o prognóstico quando o resultado do paciente é indeterminado nos demais aspectos, com base no exame clínico, enolase neurônio-específica e PESS.

É importante ter em mente a denominada "profecia que se cumpre", que ocorre na prática clínica e que representa uma limitação em muitos estudos de prognóstico após a ocorrência de parada cardíaca. Existe sempre a tentação de prognosticar cada vez mais cedo, devido à escassez de recursos, ansiedade da família e custos astronômicos dos serviços de saúde. Além disso, os resultados dos exames que podem não prever acuradamente o desfecho na era pós-HT podem influenciar a tomada de decisão do médico. Esses exames são estudados como previsores do desfecho; todavia, com frequência, afetam diretamente a tomada de decisão do médico e o aconselhamento das famílias – confundindo, assim, qualquer estudo de prognóstico. Avançando mais, as medidas de prognóstico precisam ser modificadas, de sobrevida para o grau de disfunção neuropsicossocial dos sobreviventes.

EVIDÊNCIAS DE NÍVEL 1

1. Hypothermia after Cardiac Arrest Study Group. Mild therapeutic hypothermia to improve the neurologic outcome after cardiac arrest. N Engl J Med. 2002;346:549-556.
2. Bernard SA, Gray TW, Buist MD et al. Treatment of comatose survivors of out-of-hospital cardiac arrest with induced hypothermia. N Engl J Med. 2002;346:557-563.
3. Nielsen N, Wetterslev J, Cronberg T et al. Targeted temperature management at 33°C versus 36°C after cardiac arrest. N Engl J Med. 2014;369:2197-2206.
4. Callaway CW, Donnino MW, Fink EL et al. Part 8: post-cardiac arrest care: 2015 American Heart Association guidelines update for cardiopulmonary resuscitation and emergency cardiovascular care. Circulation. 2015;132(18)(suppl 2):S465-S482.

LEITURA SUGERIDA

Admiraal MM, van Rootselaar AF, Horn J. International consensus on EEG reactivity testing after cardiac arrest: towards standardization. Resuscitation. 2018;131:36-41.

Adrie C, Adib-Conquy M, Laurent I, et al. Successful cardiopulmonary resuscitation after cardiac arrest as a "sepsis-like" syndrome. Circulation. 2002;106:562-568.

Arbelaez A, Castillo M, Mukherji SK. Diffusion-weighted MR imaging of global cerebral anoxia. AJNR Am J Neuroradiol. 1999;20:999-1007.

Bettermann K, Patel S. Neurologic complications of carbon monoxide intoxication. In: Biller J, Ferro JM, eds. Neurologic Aspects of Systemic Disease, Part II. Amsterdam, Netherlands: Elsevier; 2014:971-979. Handbook of Clinical Neurology; vol 120.

Bouwes A, Binnekade JM, Kuiper MA, et al. Prognosis of coma after therapeutic hypothermia: a prospective cohort study. Ann Neurol. 2012;71:206-212.

Daubin C, Quentin C, Allouche S, et al. Serum neuron-specific enolase as predictor of outcome in comatose cardiac-arrest survivors: a prospective cohort study. BMC Cardiovasc Disord. 2011;11:48.

Duggal N, Lach B. Selective vulnerability of the lumbosacral spinal cord after cardiac arrest and hypotension. Stroke. 2002;33:116-121.

Els T, Kassubek J, Kubalek R, Klisch J. Diffusion-weighted MRI during early global cerebral hypoxia: a predictor for clinical outcome? Acta Neurol Scand. 2004;110:361-367.

Fugate JE, Wijdicks EF, Mandrekar J, et al. Predictors of neurologic outcome in hypothermia after cardiac arrest. Ann Neurol. 2010;68:907-914.

Go AS, Mozaffarian D, Roger VL, et al. Heart disease and stroke statistics—2014 update: a report from the American Heart Association. Circulation. 2014;129: e28-e292.

Greer DM, Rosenthal ES, Wu O. Neuroprognostication of hypoxic-ischaemic coma in the therapeutic hypothermia era. Nat Rev Neurol. 2014;10:190-203.

Greer D, Scripko P, Bartscher J, et al. Clinical MRI interpretation for outcome prediction in cardiac arrest. Neurocrit Care. 2012;17:240-244.

Järnum H, Knutsson L, Rundgren M, et al. Diffusion and perfusion MRI of the brain in comatose patients treated with mild hypothermia after cardiac arrest: a prospective observational study. Resuscitation. 2009;80:425-430.

Kamps MJ, Horn J, Oddo M, et al. Prognostication of neurologic outcome in cardiac arrest patients after mild therapeutic hypothermia: a meta-analysis of the current literature. Intensive Care Med. 2013;39:1671-1682.

Kilgannon JH, Jones AE, Parrillo JE, et al. Relationship between supranormal oxygen tension and outcome after resuscitation from cardiac arrest. Circulation. 2011;123:2717-2722.

Kim F, Nichol G, Maynard C, et al. Effect of prehospital induction of mild hypothermia on survival and neurological status among adults with cardiac arrest: a randomized clinical trial. JAMA. 2014;311:45-52.

Kim J, Choi BS, Kim K, et al. Prognostic performance of diffusion-weighted MRI combined with NSE in comatose cardiac arrest survivors treated with mild hypothermia. Neurocrit Care. 2012;17:412-420.

Languren G, Montiel T, Julio-Amilpas A, Massieu L. Neuronal damage and cognitive impairment associated with hypoglycemia: an integrated view. Neurochem Int. 2013;63:331-343.

Lascarrou J-B, Merdji H, Le Gouge A, et al. Targeted temperature management for cardiac arrest with nonshockable rhythm. N Engl J Med. 2019;381(24):2327-2337.

Muttikkal TJ, Wintermark M. MRI patterns of global hypoxic-ischemic injury in adults. J Neuroradiol. 2013;40:164-171.

Oksanen T, Tiainen M, Skrifvars MB, et al. Predictive power of serum NSE and OHCA score regarding 6-month neurologic outcome after out-of-hospital ventricular fibrillation and therapeutic hypothermia. Resuscitation. 2009;80:165-170.

Polderman KH. Mechanisms of action, physiological effects, and complications of hypothermia. Crit Care Med. 2009;37(suppl 7):S186-S202.

Pynnönen L, Falkenbach P, Kämäräinen A, Lönnrot K, Yli-Hankala A, Tenhunen J. Therapeutic hypothermia after cardiac arrest—cerebral perfusion and metabolism during upper and lower threshold normocapnia. Resuscitation. 2011;82:1174-1179.

Rossetti AO, Oddo M, Logroscino G, Laplan PW. Prognostication after cardiac arrest and hypothermia: a prospective study. Ann Neurol. 2010;67: 301-307.

Rossetti AO, Urbano LA, Delodder F, Kaplan PW, Oddo M. Prognostic value of continuous EEG monitoring during therapeutic hypothermia after cardiac arrest. Crit Care. 2010;14:R173.

Rundgren M, Karlsson T, Nielsen N, Cronberg T, Johnsson P, Friberg H. Neuron specific enolase and S-100B as predictors of outcome after cardiac arrest and induced hypothermia. Resuscitation. 2009;80:784-789.

Samaniego EA, Mlynash M, Caulfield AF, Eyngorn I, Wijman CAC. Sedation confounds outcome prediction in cardiac arrest survivors treated with hypothermia. Neurocrit Care. 2011;15:113-119.

Sandroni C, Cariou A, Cavallaro F, et al. Prognostication in comatose survivors of cardiac arrest: an advisory statement from the European Resuscitation Council and the European Society of Intensive Care Medicine. Intensive Care Med. 2014;40(12):1816-1831.

Satran R. Spinal cord infarction. Stroke. 1988;19:529-532.

Shprecher D, Mehta L. The syndrome of delayed post-hypoxic leukoencephalopathy. NeuroRehabilitation. 2010;26:65-72.

Singhal AB, Topcuoglu MA, Koroshetz WJ. Diffusion MRI in three types of anoxic encephalopathy. J Neurol Sci. 2002;196:37-40.

Steffen IG, Hasper D, Ploner CJ, et al. Mild therapeutic hypothermia alters neuron specific enolase as an outcome predictor after resuscitation: 97 prospective hypothermia patients compared to 133 historical non-hypothermia patients. Crit Care. 2010;14:R69.

Weaver LK. Clinical practice. Carbon monoxide poisoning. N Engl J Med. 2009;360:1217-1225.

Weisfeldt ML, Becker LB. Resuscitation after cardiac arrest: a 3-phase time-sensitive model. JAMA. 2002;288:3035-3038.

Wijman CA, Mlynash M, Caulfield AF, et al. Prognostic value of brain diffusion-weighted imaging after cardiac arrest. Ann Neurol. 2009;65:394-402.

Wu O, Sorensen AG, Benner T, Singhal AB, Furie KL, Greer DM. Comatose patients with cardiac arrest: predicting clinical outcome with diffusion-weighted MR imaging. Radiology. 2009;252:173-181.

Hemorragia Intracerebral 39

Stephan A. Mayer e Fred Rincon

PONTOS-CHAVE

1. A hemorragia intracerebral (HIC) ainda é o tipo de acidente vascular encefálico mais devastador e difícil de tratar.
2. A hipertensão arterial crônica é o fator de risco modificável mais importante de HIC.
3. Anticoagulantes orais são causa significativa de HIC e responsáveis por cerca de 15% dos casos.
4. Os componentes fundamentais do tratamento de pacientes com HIC são controle imediato da pressão arterial, reversão da coagulopatia e controle do efeito expansivo secundário ao edema cerebral.
5. Entre os fatores de risco para prognóstico desfavorável depois de HIC estão idade avançada, volume do hematoma, coma, localização infratentorial e coexistência de hemorragia intraventricular.

INTRODUÇÃO

A hemorragia intracerebral (HIC) é definida como sangramento espontâneo agudo no parênquima encefálico (Figura 39.1). A HIC primária é causada por degeneração microscópica de pequenas artérias encefálicas, decorrente de hipertensão crônica mal controlada (80% dos casos) ou angiopatia amiloide cerebral (AAC; 20% dos casos). A HIC secundária consiste em sangramento intraparenquimatoso decorrente de lesão vascular diagnosticável ou coagulopatia (Tabela 39.1).

EPIDEMIOLOGIA

A incidência anual global de HIC foi estimada entre 12 e 15 casos por 100 mil. A HIC é o tipo menos tratável e mais devastador de acidente vascular encefálico (AVE) e importante causa de mortalidade, morbidade e incapacidade nos EUA e no mundo, responsável por 10 a 30% das internações hospitalares por AVE. Após a HIC, muitos pacientes necessitam de atenção à saúde prolongada, e apenas 20% recuperam a independência funcional. Cerca de 40 a 80% dos pacientes vítimas de HIC morrem no decorrer dos primeiros 30 dias, e metade das mortes ocorre nas primeiras 48 horas.

FATORES DE RISCO

Hipertensão arterial e idade avançada são os mais fortes previsores de HIC. Estudos mostraram que a não adesão à terapia anti-hipertensiva aumenta o risco de HIC, e o controle da pressão arterial (PA) reduz comprovadamente esse risco. A hipertensão arterial crônica causa vasculopatia de pequenos vasos caracterizada por fragmentação, degeneração e, por fim, ruptura de pequenos vasos perfurantes no encéfalo, denominada *lipo-hialinose*.

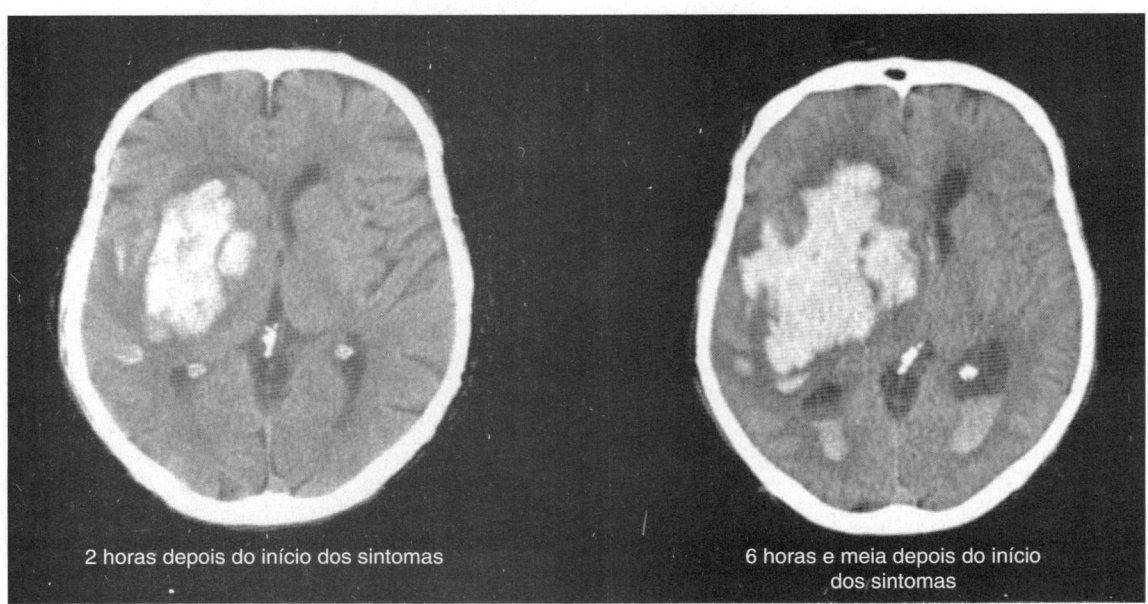

FIGURA 39.1 Hemorragia intracerebral nos núcleos da base com formação de hematoma seguida de expansão e hemorragia intraventricular.

Tabela 39.1 Causas de hemorragia intracerebral.

Fatores de risco para hemorragia intracerebral primária

Demográficos
- Idade
- Raça/etnia negra

Vasculares
- Hipertensão crônica (doença de pequenos vasos)
- Álcool
- Tabagismo
- Níveis baixos de colesterol-lipoproteínas de baixa densidade

Patologia vascular
- Angiopatia amiloide (inclusive formas hereditárias)

Fatores de risco para hemorragia intracerebral secundária

Infarto encefálico
- Transformação hemorrágica de lesão isquêmica subaguda
- Trombose venosa/de seio cerebral

Lesões vasculares preexistentes
- Angioma cavernoso
- Malformação arteriovenosa

Neoplasias malignas
- Tumor encefálico
- Metástase cerebral

Inflamatórios
- Vasculite
- Endocardite (aneurisma micótico)

Hematológicos
- Coagulopatia
- Trombocitopenia

Iatrogênicos
- Anticoagulantes
- Fibrinólise

Tóxicos
- Cocaína
- Anfetaminas

Entre as estruturas afetadas com frequência estão núcleos da base e tálamo (50%), regiões lobares (33%) e tronco encefálico e cerebelo (17%). Ao exame anatomopatológico, o padrão de lesão dos pequenos vasos é caracterizado por (1) degeneração de células musculares lisas da túnica média; (2) pequenos aneurismas miliares associados a trombose e micro-hemorragias; (3) acúmulo de fragmentos não gordurosos; e (4) hialinização da túnica íntima, de preferência nos pontos de bifurcação e partes distais do vaso. Não está claro por que alguns pacientes apresentam infartos encefálicos profundos e outros, hemorragias, mas alguns apontaram a ruptura súbita de microaneurismas, também conhecidos como *microaneurismas de Charcot-Bouchard*, como causa da HIC. Outros fatores de risco não modificáveis para HIC são sexo masculino e raça/etnia afro-americana ou japonesa.

Como o colesterol desempenha papel fundamental na formação estrutural das membranas celulares, os níveis de colesterol da lipoproteína de baixa densidade (LDH-c) foram implicados como fator de risco para HIC primária, embora existam controvérsias quanto a essa associação, na medida em que os resultados de estudos observacionais e ensaios randomizados prospectivos sobre redução do colesterol foram conflitantes.

Vários estudos apontaram o grande consumo de álcool como fator de risco para HIC. Em princípio, o álcool etílico pode afetar a função plaquetária e a fisiologia da coagulação e promover a fragilidade vascular.

AAC é um importante fator de risco para HIC em idosos (Figura 39.2). A AAC caracteriza-se por deposição de proteína beta-amiloide em pequenos e médios vasos sanguíneos do encéfalo e leptomeninges, que podem sofrer necrose fibrinoide. Pode ser um distúrbio esporádico, associado à doença de Alzheimer, ou ocorrer em algumas síndromes familiares (alelo da apolipoproteína E2 e E4). Tradicionalmente, a AAC geralmente é diagnosticada à necropsia. Em determinadas circunstâncias, é possível confirmar a existência dessa doença em vida por exame de um hematoma drenado e/ou biopsia cerebral. Os critérios de ACC de Boston (Tabela 39.2) constituem um recurso validado, que se baseia em variáveis clínicas e radiológicas para diagnosticar ACC.

Tumores encefálicos, fármacos simpaticomiméticos, coagulopatias, cavernomas e malformações arteriovenosas também causam hemorragias encefálicas. A Tabela 39.1 apresenta um resumo do diagnóstico diferencial com outras patologias de base. Embora o tratamento com anticoagulantes ou fibrinolíticos acarrete maior risco de hemorragia com doses crescentes, o papel do consumo de ácido acetilsalicílico nesse contexto é controverso. A detecção de microssangramentos em imagens gradiente-eco de ressonância magnética (RM) indica que o ácido acetilsalicílico é um fator de risco para hemorragia nos pacientes em terapia anticoagulante; as evidências de micro-hemorragias por RM devem levar à reconsideração das indicações de anticoagulação.

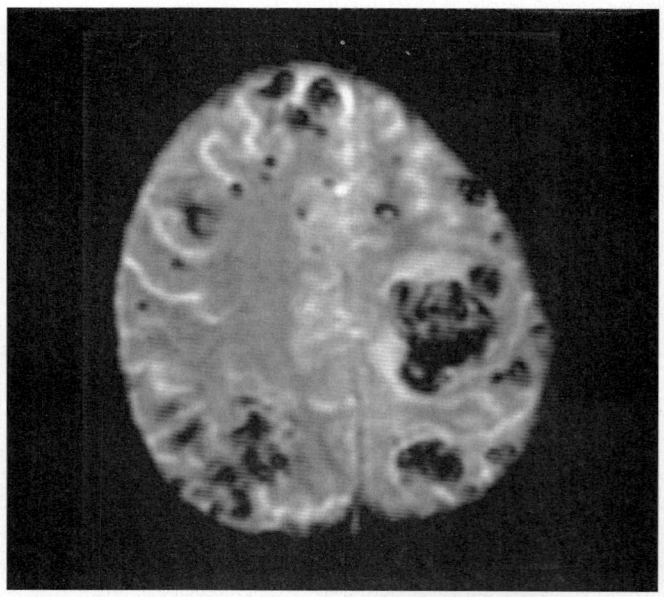

FIGURA 39.2 Imagem de ressonância em sequência *gradient-echo* que demonstrou vários focos de microssangramento cortical crônico característicos do diagnóstico de angiopatia amiloide.

Tabela 39.2 Critérios de Boston para diagnosticar hemorragia causada por angiopatia amiloide cerebral (AAC).

1. **AAC confirmada**
   A. Exame de necropsia completo demonstrando:
      i. Hemorragia lobar, cortical ou corticobasal
      ii. AAC grave com vasculopatia
      iii. Nenhuma outra lesão sugestiva de outro diagnóstico

2. **AAC provável com anatomopatologia sugestiva**
   B. Dados clínicos e exame histopatológico (hematoma drenado ou biopsia cortical) demonstrando:
      i. Hemorragia lobar, cortical ou corticossubcortical
      ii. Algum grau de AAC no espécime examinado
      iii. Nenhuma outra lesão sugestiva de outro diagnóstico

3. **AAC provável**
   C. Dados clínicos e RM ou TC demonstrando:
      i. Vários focos de hemorragia restritos às áreas lobares, corticais ou corticossubcorticais (hemorragia cerebelar inclusive)
      ii. Idade ≥ 55 anos
      iii. Inexistência de outra causa de hemorragia

4. **AAC possível**
   D. Dados clínicos e RM ou TC demonstrando:
      i. Foco único de hemorragia lobar, cortical ou corticossubcortical
      ii. Idade ≥ 55 anos
      iii. Inexistência de outra causa de hemorragia

AAC, angiopatia amiloide cerebral; RM, ressonância magnética; TC, tomografia computadorizada.

FISIOPATOLOGIA

A ruptura repentina de uma artéria acarreta rápido acúmulo de sangue no parênquima encefálico e aumento da pressão tecidual local, seguidos de início abrupto de forças de cisalhamento e destruição física. Além do relativo efeito expansivo, o próprio hematoma induz três alterações fisiopatológicas iniciais no tecido encefálico adjacente: (1) morte neuronal e de células gliais por apoptose e inflamação, (2) edema vasogênico e (3) ruptura da barreira hematencefálica.

A expansão do hematoma é uma importante causa de deterioração neurológica precoce, e o volume da HIC é um potente previsor prognóstico depois de HIC primária. Um hematoma expansivo pode ser causado por sangramento persistente e/ou recidiva do sangramento por ruptura de somente uma arteríola. Alguns estudos relataram indícios de crescimento da HIC por sangramento para uma zona de penumbra isquêmica ao redor do hematoma, mas não confirmaram a existência de isquemia na área hipoperfundida na periferia do hematoma. Como a isquemia não explica as alterações e o grau de disfunção neurológica ocorridos após a hemorragia, recentemente mecanismos neurotóxicos e inflamatórios foram implicados na patogenia da lesão tecidual ao redor da hemorragia.

O edema em torno do hematoma pode ser produzido por mediadores inflamatórios locais e sistêmicos que promovem, direta ou indiretamente, lesão tecidual pela ativação de leucócitos, geração de prostaglandinas e leucotrienos, além da ativação do complemento. Em parte, o sangue intracerebral é diretamente responsável pela ocorrência de edema local após HIC.

MANIFESTAÇÕES CLÍNICAS

Como a maioria das hemorragias espontâneas tem origem em vasos diminutos, o acúmulo de um hematoma é demorado e explica o início sereno da síndrome clínica ao longo de minutos ou horas. A evolução progressiva, os vômitos frequentes e a cefaleia são elementos importantes que ajudam a diferenciar a hemorragia do infarto.

O *putame* é o local afetado com maior frequência. Quando o hematoma em expansão acomete a cápsula interna adjacente, ocorre hemiparesia contralateral, em geral com hemianestesia e hemianopsia, e, em grandes hematomas, há afasia ou comprometimento da consciência do distúrbio. No entanto, às vezes pequenos hematomas autolimitados próximos da região capsular podem simular síndromes lacunares com déficits motores ou sensitivos puros. Quando a hemorragia tem origem no *tálamo*, a hemianestesia precede a hemiparesia. Uma vez estabelecidos os sinais motores, sensitivos e do campo visual contralaterais, os principais elementos que distinguem os dois locais são (1) desvio ocular horizontal conjugado na hemorragia do putame e (2) comprometimento do olhar para cima na hemorragia talâmica. A hemorragia *pontina* habitual leva o paciente ao coma com tetraparesia e distúrbios da motilidade ocular com desconjugação acentuada, embora pequenas hemorragias possam simular síndromes de infarto. As hemorragias espontâneas primárias no *mesencéfalo* ou no *bulbo* ainda são objeto de discussão e são curiosidades raras. Quando ocorrem, o acometimento anatômico geralmente é secundário à hemorragia originada em regiões diencefálicas, cerebelares ou pontinas adjacentes. Nos *lobos cerebrais*, as hemorragias ainda têm predileção inexplicável pelos dois terços posteriores do encéfalo. Quando afetam um ou mais lobos cerebrais, é difícil distinguir clinicamente a síndrome do infarto porque a evolução progressiva e os vômitos são muito menos frequentes no infarto; além disso, muitas vezes os hematomas da substância branca lobar resultam de malformações arteriovenosas, angiopatia amiloide, tumores ou outras causas que apenas raramente afetam os núcleos da base, o tálamo e a ponte.

A *hemorragia cerebelar* demanda descrição à parte, porque o modo de início é diferente do que ocorre na hemorragia cerebral e porque, muitas vezes, demanda evacuação cirúrgica. Em geral, a síndrome tem início abrupto, com vômitos e ataxia grave (que geralmente impede o paciente de ficar de pé e caminhar); às vezes, é acompanhada de disartria, acometimento dos nervos cranianos adjacentes (sobretudo do sexto e sétimo) e paralisia do olhar lateral conjugado para um lado, achados que podem levar os profissionais de saúde a pensarem que o local primário de acometimento é o tronco encefálico. No entanto, a origem cerebelar é sugerida pela ausência de alterações no nível de consciência e ausência de fraqueza focal ou perda sensitiva.

A expansão da massa não modifica o quadro clínico até que haja compressão do tronco encefálico suficiente para precipitar o coma, quando já é tarde demais para a evacuação cirúrgica da hemorragia com a finalidade de reverter o distúrbio. Essa pequena margem de tempo entre um estado de alerta e o coma irreversível torna imprescindível considerar o diagnóstico em todos os pacientes com essa síndrome clínica e é uma razão para solicitar que os pacientes que chegam ao pronto-socorro com vômitos de origem indeterminada tentem ficar de pé e andar.

DIAGNÓSTICO

A tomografia computadorizada (TC) de crânio sem contraste é a técnica preferível para avaliar a presença de HIC (Figura 39.1). A TC avalia o tamanho e a localização do hematoma, a extensão para o sistema ventricular, o grau de edema adjacente e a desorganização anatômica. O volume do hematoma, um potente previsor da mortalidade em 30 dias, pode ser facilmente calculado a partir de imagens de TC pelo uso do método ABC/2, no qual se multiplicam os diâmetros do hematoma em três dimensões e, em seguida, o resultado é dividido por dois (Figura 39.3). A angiotomografia computadorizada (ATC) pode revelar HIC secundário a aneurisma ou malformação arteriovenosa, ou extravasamento ativo de meio de contraste para dentro do trombo ("sinal da mancha"), que é indicativo de aumento do risco de expansão precoce do hematoma, quando identificado logo após o surgimento de sintomas. As técnicas de RM como *gradient-echo* também são muito sensíveis para o diagnóstico de HIC (Figura 39.2). Em pacientes com padrões atípicos de HIC à TC, a RM pode mostrar uma causa secundária de HIC (p. ex., tumor, malformação arteriovenosa ou infarto hemorrágico em até 20% dos casos). A angiografia cerebral diagnóstica convencional deve ser reservada para pacientes com suspeita de causas secundárias de HIC (Tabela 39.1). Os achados à TC ou RM que justificam a angiografia são hemorragia subaracnóidea, hemorragia intraventricular, calcificação subjacente ou hemorragia lobar em pacientes jovens não hipertensos. A angiografia por cateter diagnóstica deve ser seriamente considerada em todos os pacientes com hemorragia intraventricular primária e em pacientes mais jovens não hipertensos com HIC lobar.

TRATAMENTO CLÍNICO

O atendimento pré-hospitalar aos pacientes com HIC segue diretrizes semelhantes às dos outros tipos de AVE, quando o objetivo é oferecer acesso rápido a recursos médicos capazes de lidar com pacientes que sofreram um AVE. A utilização crescente de unidades móveis de atendimento a pacientes com AVE facilita o diagnóstico de HIC na fase pré-hospitalar. Controle da PA, reversão da anticoagulação e administração de fármacos antiepilépticos (FAEs) profiláticos podem ser medidas iniciadas antes da chegada ao setor de emergência (SE). Ensaios clínicos foram planejados para avaliar fármacos hemostáticos (inclusive fator VIIa recombinante, ou rFVIIa) administrados nas primeiras 2 horas depois do início da HIC (sem coagulopatia associada) nas unidades móveis de atendimento a pacientes com AVE.

No SE, a triagem dos pacientes com HIC deve ser rápida, com uso de TC para ter acesso a unidades específicas para manejo do AVE ou unidades de terapia intensiva (UTI). É altamente recomendável a observação na UTI ou em ambiente semelhante pelo menos durante as primeiras 24 horas, pois o risco de deterioração neurológica é máximo durante esse período e porque a maioria dos pacientes com hemorragia no tronco encefálico ou no cerebelo tem depressão do nível de consciência e necessita de suporte ventilatório. Recomenda-se usar uma lista de verificação, inserida em protocolo, para atenção na UTI a fim de garantir a padronização das melhores práticas (Tabela 39.3).

Hemostasia e reversão da anticoagulação em caráter de emergência

O objetivo da hemostasia é interromper sangramento ativo e identificar os pacientes que requerem medidas específicas de reversão, que podem ter recebido fármacos antitrombóticos.

Tratamento hemostático para hemorragia intracerebral sem coagulopatia

Estudos observacionais demonstraram que, nos pacientes com coagulação normal, o sangramento ativo ocorre em cerca de 40% dos casos nas primeiras 2 a 3 horas depois do início dos sintomas. O determinante mais potente do risco de sangramento persistente é o intervalo entre início dos sintomas e TC inicial, ou seja, intervalos mais curtos indicam risco mais alto. Outros fatores que sugerem risco elevado de expansão da hemorragia dentro desse intervalo de tempo inicial incluem volume maior do hematoma basal, tratamento antiplaquetário concomitante, irregularidade mais acentuada do contorno e densidade do trombo e demonstração de extravasamento do contraste para dentro do hematoma nas imagens de ATC ("sinal da mancha").

Dois fármacos – rFVIIa e ácido tranexâmico – foram avaliados em ensaios clínicos com pacientes que tiveram HIC sem coagulopatia. Embora esses dois fármacos tenham demonstrado efeito hemostático brando a moderado (3,8 mℓ menos sangramento com rFVIIa e 1,2 mℓ menos sangramento com ácido tranexâmico), nenhum deles trouxe melhora significativa do prognóstico em 3 meses (Evidência de nível 1).[1,2] Mais recentemente, dois ensaios menores com rFVIIa administrado no máximo dentro de 6 horas a pacientes com HIC e "sinal da mancha" positivo nas imagens de ATC não conseguiram demonstrar efeito clínico favorável. Com essa finalidade, dois ensaios foram planejados para avaliar se rFVIIa pode controlar sangramento ativo e melhorar prognóstico quando é administrado nas primeiras 2 horas depois do início dos sintomas.

Fármacos de reversão para hemorragia intracerebral associada à anticoagulação

As anormalidades hemostáticas dos pacientes com HIC aguda devem ser corrigidas logo que possível. Dentre os pacientes de risco estão aqueles em tratamento com anticoagulantes orais (ACOs) por várias indicações, fármacos antiplaquetários e deficiências congênitas ou adquiridas de fatores ou plaquetas. A incidência de HIC relacionada com ACOs aumentou durante a última década. Antagonistas da vitamina K são os ACOs

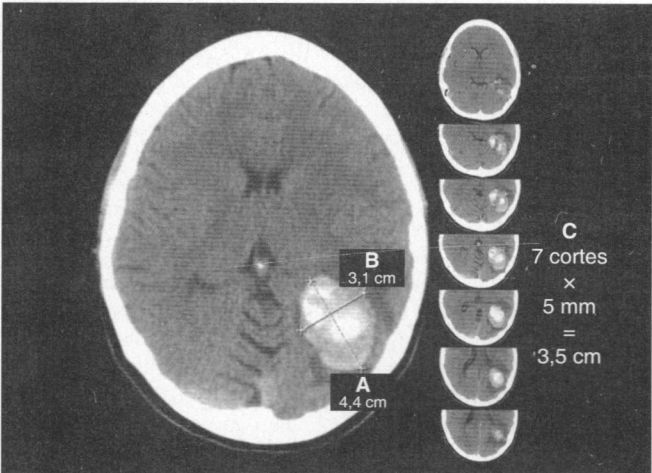

FIGURA 39.3 Determinação do volume da hemorragia intracerebral. *A*, maior diâmetro axial da hemorragia; *B*, maior diâmetro axial perpendicular à linha A no mesmo corte; *C*, diâmetro vertical da hemorragia (número de cortes com hemorragia multiplicados pela espessura dos cortes). Nesse exemplo, ABC/2 = (4,4 cm × 3,1 cm × 3,5 cm)/2 = 23,9 cm³. (Fonte: Beslow LA, Ichord RN, Kasner SE et al. ABC/XYZ estimates intracerebral hemorrhage volume as a percent of total brain volume in children. *Stroke*. 2010;41[4]:691-694, com permissão.)

Tabela 39.3 Checklist do tratamento clínico para hemorragia intracerebral aguda.

Pressão arterial	• Manter pressão arterial sistólica entre 130 e 150 mmHg com infusão contínua de labetalol, nicardipino ou clevidipina • Se o paciente estiver torporoso ou em coma, medir a PIC e manter a PPC > 70 mmHg

Reversão da anticoagulação	• Se RNI estiver elevada: vitamina K, 10 mg e 4F-PCC
	   • RNI 2 a < 4: 25 U/kg; não ultrapassar 2.500 unidades
	   • RNI 4 a 6: 35 U/kg; não ultrapassar 3.500 unidades
	   • RNI > 6: 50 U/kg; não ultrapassar 5.000 unidades
	• Para dabigatrana: idarucizumabe, 2,5 g IV em duas doses administradas em 5 min (dose total de 5 g)
	• Para apixabana ou rivaroxabana: andexanete alfa IV:
	   Dose baixa = 400 mg em injeção rápida + 480 mg em 120 min
	   Dose alta = 800 mg em injeção rápida + 960 mg em 120 min
	      Menos de 8 h decorridas da última dose oral:
	         Rivaroxabana < 10 mg (dose baixa); > 10 mg ou dose alta desconhecida
	         Apixabana < 5 mg (dose baixa); > 5 mg ou dose alta desconhecida
	• Para heparina não fracionada ou HBPM: sulfato de protamina, 10 a 50 mg, injeção IV direta lenta (1 mg reverte o efeito de cerca de 100 unidades de heparina)
	• Para trombocitopenia (plaquetas < 100.000/µℓ) ou disfunção plaquetária: desmopressina, 0,3 µg/kg, injeção IV direta e/ou transfusão de 6 unidades de plaquetas (aférese de doador único)

Hipertensão intracraniana	• Elevar cabeceira do leito a 30° • Administrar analgesia/sedação com propofol, fentanila, midazolam ou dexmedetomidina até obter estado imóvel e tranquilo • Controlar febre com paracetamol ou técnicas avançadas de resfriamento corporal • Manitol IV (1,0 a 1,5 g) e solução salina hipertônica a 23% (30 mℓ IV em 30 min) • Hiperventilar até PCO_2 de 30 mmHg
Líquidos e nutrição	• Soro fisiológico (0,9%) a 1,0 mℓ/kg/hora • Iniciar nutrição enteral por tubo nasoduodenal no decorrer de 24 h
Profilaxia de crises epilépticas	• Coma com hipertensão intracraniana ou crises epilépticas agudas: fosfenitoína (15 a 20 mg/kg) seguida de 300 mg/dia IV, ou levetiracetam 1.000 mg 2 vezes/dia durante 7 dias
Homeostase fisiológica	• Controlar rigorosamente a febre. • Infusão intravenosa de insulina para manter glicose entre 150 e 180 mg/ℓ
Profilaxia para trombose venosa profunda	• Dispositivos de compressão intermitente aplicados no momento da admissão • Iniciar heparina não fracionada ou HBPM 48 h depois da HIC

4F-PCC, concentrado de complexo protrombínico com quatro fatores (fatores II, VII, IX e X); HBPM, heparina de baixo peso molecular; HIC, hemorragia intracerebral; IV, via intravenosa; PIC, pressão intracraniana; PPC, pressão de perfusão cerebral; RNI, razão normalizada internacional.

---

prescritos com maior frequência, mas ACOs diretos (ACODs) mais novos, que inibem trombina ou fator Xa (p. ex., dabigatrana, rivaroxabana e apixabana), têm sido usados com frequência crescente com base nos seus dados de segurança mais favoráveis. Como regra geral, carvão ativado (1 g/kg) é uma opção de tratamento para pacientes com HIC que ingeriram varfarina ou um ACODs oral nas últimas 2 horas.

Varfarina

Pacientes com HIC tratados com varfarina devem ser submetidos à reversão imediata com concentrado de complexo protrombínico de quatro fatores na dose de 25 a 50 U/kg dependendo da Razão Normalizada Internacional (RNI) inicial (Tabela 39.3) e injeção intravenosa direta de 10 mg de vitamina K (Evidência de nível 1).[3,4] Concentrados de complexo protrombínico com quatro fatores contêm fatores de coagulação II, VI, IX e X, que são dependentes de vitamina K; esses produtos normalizam a RNI mais rapidamente que plasma fresco congelado (PFC) e podem ser administrados em volumes muito menores e com rapidez muito maior. As taxas de expansão do hematoma e o número de mortes são significativamente menores em pacientes com HIC em uso de anticoagulantes, que conseguem correção do RNI a menos de 1,3 e manutenção da pressão arterial sistólica (PAS) abaixo de 160 mmHg nas primeiras 4 horas da admissão hospitalar. Esse tratamento nunca deve ser postergado até obter resultados dos testes da coagulação quando o paciente tem HIC e história referida de tratamento com ACO.

Dabigatrana

Para os pacientes que usam ACODs mais novos, existem fármacos específicos aprovados atualmente pela Food and Drug Administration (FDA). Nos casos de HIC associados ao uso de dabigatrana (inibidor direto de trombina), o anticorpo monoclonal idarucizumabe deve ser administrado por via intravenosa na dose de 5 g divididos em duas partes (Tabela 39.3) (Evidência de nível 1).[5]

Inibidores de fator Xa

Para pacientes que usam rivaroxabana, apixabana, edoxabana e outros inibidores de fator Xa, andexanfa é a forma inativa do fator Xa desenvolvido para ligar-se temporariamente com grande afinidade aos inibidores de fator Xa circulantes à razão de 1:1, de forma a inibir sua ação. O tratamento deve ser administrado imediatamente, e as doses dependem da dose usada do inibidor de fator Xa (Tabela 39.3) (Evidência de nível 1).[6]

Heparina não fracionada e heparina de baixo peso molecular

Pacientes que têm HIC enquanto são anticoagulados com heparina não fracionada ou heparina de baixo peso molecular (HBPM) devem ser revertidos com sulfato de protamina. Como regra geral, 1 mg de protamina deve ser administrado para cada 100 mg de heparina não fracionada ou 100 unidades de HBPM administrada nas últimas 2 horas (Tabela 39.3).

Antiplaquetários

Pacientes com HIC e qualquer tipo de disfunção plaquetária (inclusive doença renal), que são tratados com antiplaquetários ou têm algum distúrbio plaquetário hereditário ou adquirido (p. ex., doença de von Willebrand ou suporte circulatório mecânico) podem ser tratados com dose única de desmopressina de 0,3 µg/kg. É razoável transfundir plaquetas (seis unidades de sangue total ou uma unidade de plaquetas obtidas por aférese de doador único) aos pacientes com HIC e trombocitopenia (< 50.000/µℓ). Um estudo recente relatou que transfusões de plaquetas não foram úteis e podem ser perigosas em pacientes com HIC tratados com antiplaquetários (Evidência de nível 1).[7]

Controle da pressão arterial

A hipertensão arterial aguda é comum nos pacientes que chegam ao SE com sinais e sintomas de AVE. Com frequência, a HIC aguda causa hipertensão arterial extrema, que foi associada à expansão do hematoma, deterioração neurológica e prognóstico desfavorável. A redução excessiva da PA após HIC em caso de comprometimento da autorregulação pode exacerbar a lesão isquêmica, enquanto a ausência de controle da PA pode teoricamente exacerbar a expansão precoce do hematoma e do edema cerebral. Estudos realizados em um único centro de pesquisa e uma revisão sistemática relataram aumento do risco de deterioração, morte ou dependência com PA extremamente alta ou baixa por ocasião da admissão após HIC.

Metas de pressão arterial

Dois estudos clínicos de fase 3 – INTERACT-2 e ATACH-2 – compararam tratamento permissivo convencional (meta de PAS < 180 mmHg) com redução mais rigorosa da PA (meta de PAS < 140 mmHg). No estudo INTERACT-2, a redução da PAS a menos de 140 mmHg nas primeiras 6 horas foi associada a melhor prognóstico funcional quando a escala de Rankin modificada foi analisada de forma dicotomizada como desfecho primário (Evidência de nível 1).[8] Contudo, quando o prognóstico foi avaliado com base em análises de desvio – que medem diferenças em todas as faixas de prognóstico – os autores detectaram resultado ligeiramente mais favorável quando a meta de PAS era < 140 mmHg. Porém esse efeito não foi confirmado no estudo ATACH-2, que foi interrompido prematuramente por inutilidade depois de análise intermediária de mil pacientes (Evidência de nível 1).[9] Além disso, o estudo ATACH-2 demonstrou que reduzir a PAS a menos de 140 mmHg estava associado à porcentagem mais alta de eventos adversos graves (especialmente complicações renais), principalmente quando a PAS diminuía a menos de 120 mmHg. Nenhum desses estudos demonstrou efeito substancial na expansão do hematoma. Em resumo, parece que a redução rigorosa da PAS a uma faixa abaixo de 130 a 150 mmHg depois de HIC seja razoavelmente segura e possa estar associada a efeito benéfico discreto, contanto que seja evitada a redução excessiva.

No contexto de UTI, as diretrizes atuais da American Heart Association sugerem que o monitoramento da pressão intracraniana (PIC) deva ser usado em pacientes com grandes hematomas e depressão do nível de consciência para garantir que a pressão de perfusão cerebral (PPC) seja mantida acima de 60 mmHg. Estudo mais recente, com 18 pacientes comatosos com HIC em uso de técnicas multimodais de monitoramento encefálico, mostrou que PPC abaixo de 80 mmHg estava associada ao risco elevado de hipoxia tecidual encefálica crítica que, por sua vez, foi associado a aumento da mortalidade.

Anti-hipertensivos

Em vista da necessidade de controlar rigorosamente os níveis de PA em caso de comprometimento da autorregulação, recomenda-se o uso de agentes de infusão contínua de ação rápida com monitoramento intra-arterial. Os fármacos preferidos são betabloqueadores (labetalol intravenoso) e bloqueadores dos canais de cálcio (nicardipino e clevidipina) (Tabela 39.4). O uso de nitroprussiato tem desvantagens porque esse agente está associado a maior taxa de complicações médicas e pode exacerbar o edema cerebral e a PIC. O clevidipina, um bloqueador de canais de cálcio di-hidropiridina do tipo L, de ação ultracurta, com início rápido e oposição da ação, também foi aprovado recentemente para a redução da PA. Estudos comparativos demonstraram que clevidipina é tão seguro e efetivo quanto a nitroglicerina, o nitroprussiato de sódio ou o nicardipino para reduzir a PA, mas tem maior capacidade de manter determinada meta de intervalo. Os fármacos orais e sublinguais não são preferidos por causa da necessidade de controle imediato e preciso da PA. Embora nenhum estudo prospectivo tenha abordado o momento da conversão do tratamento com anti-hipertensivos intravenosos para orais, esse processo geralmente pode ser iniciado entre 24 e 72 horas, desde que a condição crítica do paciente tenha se estabilizado.

Edema cerebral e pressão intracraniana

A HIC volumosa acarreta riscos de edema cerebral (ver Capítulo 111) e elevação da PIC. O edema encefálico pode avançar durante muitos dias após o início da HIC, porém, na maioria das vezes, ocorre deterioração neurológica nas primeiras 72 horas em pacientes com hemorragias de volume superior a 30 mℓ. A presença de HIV aumenta ainda mais a PIC e o risco de mortalidade. Esse efeito está relacionado principalmente com a ocorrência de hidrocefalia obstrutiva e alterações da dinâmica do fluxo normal de líquido cefalorraquidiano. Os pacientes com HIC volumosa, efeito expansivo intracraniano e coma podem ser beneficiados pelo monitoramento da PIC, embora não se tenham comprovado desfechos benéficos dessa intervenção após HIC.

O tratamento do edema cerebral deve ser guiado por aferição da PIC com drenagem ventricular externa ou monitor parenquimatoso, com esforço para manter a PIC abaixo de 20 mmHg e a PPC acima de 70 mmHg. O tratamento deve ser orientado por um algoritmo que inclui elevação da cabeceira, controle da febre, analgesia-sedação, otimização da PPC, tratamento osmótico por injeção IV rápida, hiperventilação controlada e, como último recurso, hemicraniectomia de resgate em pacientes jovens selecionados (ver protocolo detalhado no Capítulo 111).

Como ventilação controlada, sedação e metas de PPC geralmente são mantidas ininterruptamente por períodos longos; tratamento osmótico intermitente com 1,0 a 1,5 g/kg de manitol a 20% ou 0,5 a 2,0 mℓ/kg de solução hipertônica é a arma principal disponível aos médicos para intervir ativamente nos casos de herniação ou variação da PIC. A eficácia da solução salina a 23,4% em comparação com solução salina a 10% e manitol durante a herniação transtentorial iminente foi demonstrada em modelo canino de HIC, mas, na maioria dos casos, essas duas soluções podem ser consideradas equivalentes, com efeito de redução da PIC alta no intervalo de 30 minutos. Além de um estudo negativo de glicerol administrado no decorrer de 48 horas após o início da HIC, nenhum estudo de controle randomizado prospectivo comparou a efetividade dos diferentes agentes osmóticos disponíveis para o manejo do aumento da PIC na HIC.

Tabela 39.4 Fármacos vasoativos parenterais para emergências neurológicas: anti-hipertensivos preferidos (listados em ordem de preferência).

Fármaco	Mecanismo	Dose	Início	Duração	Efeitos adversos e alertas	Precauções
Clevidipina	BCC tipo L (di-hidropiridina)	Infusão de 1 a 2 mg/hora	2 a 4 min	5 a 15 min	Taquicardia reflexa, hipertrigliceridemia. Cuidado: alergia à soja	Intervalo médio de 4 a 6 min até alcançar PA desejável
Nicardipino	BCC tipo L (di-hidropiridina)	Infusão de 5 a 15 mg/hora	5 a 10 min	30 min a 4 h	Taquicardia reflexa, cefaleia, ruborização, flebite local; cuidado com EA e insuficiência de VE	Ação rápida, fácil de titular
Labetalol	Antagonista α_1, β_1 e β_2	Injeção rápida de 20 a 80 mg a cada 10 min, até 300 mg no máximo; depois, infusão de 0,5 a 2,0 mg/minuto	5 a 10 min	3 a 6 h	Bradicardia, bloqueio AV, broncospasmo, hipotensão ortostática, agravação da insuficiência de VE	Pacientes com HIC podem ser refratários ao bloqueio beta
Hidralazina	Vasodilatador arterial	Injeção rápida de 5 a 40 mg IV a cada 6 h	15 min	5 a 30 min	Bradicardia reflexa, síndrome lúpica induzida pela hidralazina	Usada como segunda ou terceira opção terapêutica
Enalaprilato	Inibidor da ECA	Dose de teste de 0,625 mg, depois 1,25 a 5 mg a cada 6 h	15 a 30 min	6 a 12 h	Resposta variável, queda súbita da PA em pacientes com níveis altos de renina	Usado como segunda ou terceira opção terapêutica
Nitroprussiato*	Nitrovasodilatador (arterial e venoso)	Infusão de 0,25 a 10 µg/kg/minuto	Imediato	1 a 4 min	Intoxicação por tiocianato e cianeto; resposta não confiável com redução excessiva da PA e elevação da PIC	Não deve ser utilizado como 1ª opção terapêutica

BCC, bloqueador do canal de cálcio; EA, estenose aórtica; ECA, enzima conversora de angiotensina; HAS, hipertensão arterial sistêmica; IM, infarto do miocárdio; PA, pressão arterial; PIC, pressão intracraniana; VE, ventrículo esquerdo. *O nitroprussiato tem sido cada vez menos preferido para emergências neurológicas (ver texto). (Fonte: Rose JC, Mayer AS. Optimizing blood pressure in neurological emergencies. *Neurocrit Care*. 2004;1[3]:287-299.)

A efetividade da terapia hiperosmolar para controle da PIC depende da rápida instituição de tratamento e da obtenção de diferenças maiores na osmolaridade inicial. Corticosteroides, como dexametasona, não melhoram o prognóstico da HIC e não estão indicados no tratamento do edema cerebral associado à HIC (Evidência de nível 1).[10]

Convulsões

Dentre os pacientes com HIC, 12% apresentam crises epilépticas durante o período de internação; o risco é maior quando a localização é lobar. A atividade epiléptica em pacientes com HIC deve ser diagnosticada intensivamente e tratada. Os pacientes com HIC podem ser beneficiados por terapia antiepiléptica profilática (FAEs), mas nenhum estudo randomizado abordou o uso dos FAEs na HIC; portanto, as diretrizes atuais não endossam o uso de FAE nos pacientes com HIC sem crises epilépticas. Recomenda-se o monitoramento contínuo por eletroencefalograma de todos os pacientes comatosos para detectar crises epilépticas ou estado de mal epiléptico. Mesmo com tratamento antiepiléptico, o monitoramento eletroencefalográfico contínuo demonstra atividade epileptiforme eletrográfica em 20% dos pacientes comatosos. Não está claro se a infusão de midazolam ou outras medidas intensivas para eliminar essas crises podem melhorar o desfecho. Se não houver crises epilépticas, deve-se suspender a administração de antiepilépticos por ocasião da alta, pois esses fármacos podem prejudicar a recuperação neurológica durante a reabilitação.

Suporte clínico

Nos pacientes que necessitam de suporte ventilatório, devem-se manter níveis normais de oxigênio e dióxido de carbono (CO_2) e evitar a hiperoxigenação de rotina e infecções associadas ao ventilador. Outras medidas na unidade de atenção ao AVE ou na UTI são investigação diagnóstica e avaliação da fala e deglutição para manter suporte nutricional, manutenção de normoglicemia (meta < 180 mg/dℓ), profilaxia gastrintestinal para pacientes intubados e profilaxia de trombose venosa profunda, que podem ser iniciados com segurança 48 horas após o início da HIC. A nutrição enteral precoce deve ser iniciada por tubo nasoduodenal em pacientes internados que perdem a capacidade de deglutir para combater a desnutrição e a emaciação muscular. Embora a relação entre febre, edema cerebral e prognóstico desfavorável depois de HIC tenha sido demonstrada em estudos observacionais, hoje em dia não existem dados prospectivos para avaliar o impacto do controle rigoroso da hipertermia. Atualmente, existem estudos em andamento para avaliar essa estratégia terapêutica. Até que se disponham de evidências adicionais, a febre deve ser controlada rigorosamente com antipiréticos e técnicas avançadas de resfriamento corporal quando necessárias.

TRATAMENTO CIRÚRGICO

Com frequência, a consideração mais urgente relativa ao tratamento da HIC é a indicação de evacuação cirúrgica ou instituição de drenagem ventricular externa em caráter de emergência.

Em virtude da natureza irreversível da lesão encefálica secundária relacionada à herniação e à PIC, os resultados são sempre melhores quando medidas definitivas para reverter esses processos são tomadas logo que possível. É imprescindível que a intervenção cirúrgica tardia deflagrada por deterioração clínica seja equilibrada pela constatação de que um procedimento realizado mais cedo teria sido o melhor plano.

Drenagem ventricular

A *drenagem ventricular externa* está indicada a todos os pacientes torporosos ou comatosos com HIV e expansão ventricular com indicação de suporte intensivo. Esse procedimento, que salva vidas e pode ser realizado à beira do leito, descomprime a abóbada craniana e interrompe o processo de herniação inferior do tronco encefálico, pois permite a drenagem do líquido cefalorraquidiano com sangue para um receptáculo de drenagem. A conexão do sistema de drenagem a um transdutor de pressão também permite aferir a PIC e monitorar a PPC.

A trombólise intraventricular com ativador de plasminogênio tecidual (1 mg a cada 8 horas, no máximo por 4 dias) tem sido usada para promover dissolução de trombos e, possivelmente, melhorar o prognóstico neurológico, com base na redução da hidrocefalia obstrutiva e da neurotoxicidade relacionada com hemorragia. O estudo CLEAR-III demonstrou que esse tratamento reduziu a mortalidade em 6 meses, mas aumentou a porcentagem de sobreviventes dependentes com prognóstico funcional desfavorável, sem nenhum benefício final em termos de sobrevivência com prognóstico favorável (Evidência de nível 1).[11] Por essa razão, a trombólise intraventricular ainda é uma opção terapêutica, mas não é considerada como padrão de tratamento.

Craniotomia

Exceto nos casos de hemorragia cerebelar, qualquer decisão relativa à indicação de intervenção neurocirúrgica, bem como à técnica e à ocasião, após HIC é tema de grande discussão e aguarda dados complementares de estudos prospectivos em andamento. Até hoje, nenhum ensaio clínico demonstrou a superioridade da evacuação do hematoma em comparação com tratamento clínico da HIC supratentorial, tanto em pacientes com hematoma > 2 cm de diâmetro e escore da Escala de Coma de Glasgow ≥ 5 (STICH-1), quanto pacientes conscientes com HIC lobar superficial entre 10 e 100 mℓ sem hemorragia intraventricular (STICH-II) (Evidência de nível 1).[12,13] No entanto, esses estudos não incluíram pacientes quando o pesquisador considerou evidente que a cirurgia de emergência salvaria a vida do paciente, com um consequente viés de inclusão. Muitos especialistas acreditam que a craniotomia de urgência pode melhorar o desfecho de pacientes mais jovens com grandes hemorragias lobares e deterioração por efeito expansivo (Figura 39.4).

Ao contrário da HIC supratentorial, há ampla aceitação de que os pacientes com hemorragia cerebelar com diâmetro maior que 3 cm são beneficiados por evacuação cirúrgica de emergência. Nesses pacientes, pode ocorrer deterioração abrupta e drástica para coma nas primeiras 24 horas após o início da hemorragia. Desse modo, geralmente é imprudente adiar a cirurgia nesses pacientes até que haja maior deterioração clínica.

Cirurgia minimamente invasiva

Como a craniotomia de emergência não melhora o prognóstico neurológico após HIC, o papel de outras técnicas cirúrgicas, como cirurgia minimamente invasiva, tem atraído interesse ao longo da última década e foram publicados resultados favoráveis de avaliações anedóticas (Figura 39.5). As vantagens da cirurgia minimamente invasiva em comparação à craniotomia convencional incluem redução do tempo de operação, possibilidade de realização sob anestesia local e redução do trauma cirúrgico do encéfalo. Contudo, de acordo com o estudo MISTIE III publicado recentemente, a aspiração do trombo dirigida por cateter com trombólise (ativador de plasminogênio tecidual na dose de 1 mg a cada 8 horas) não conseguiu melhorar o prognóstico funcional (Evidência de nível 1).[14] Estudos adicionais para avaliar vários dispositivos de aspiração endoscópica são planejados ou estão em andamento.

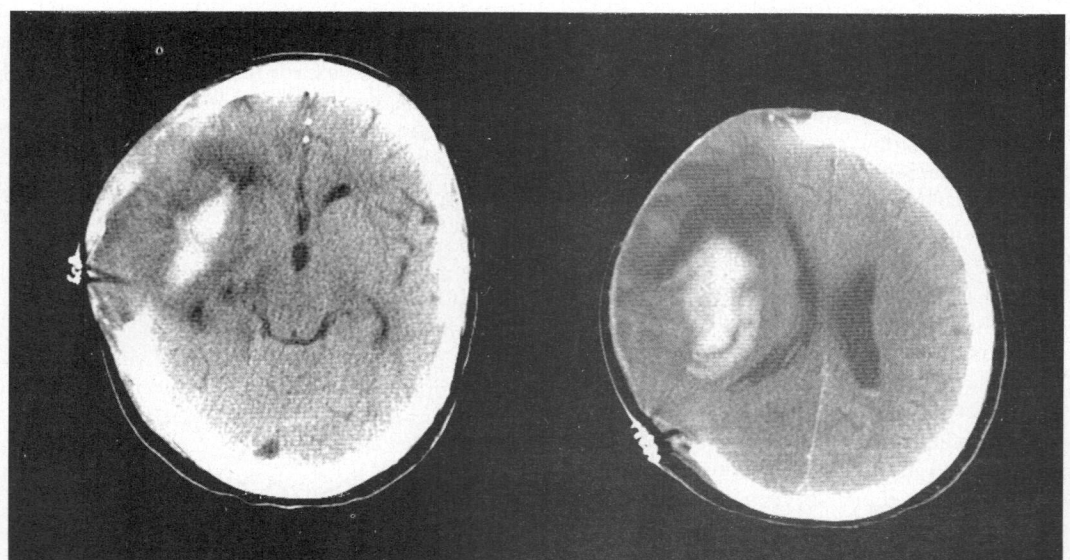

FIGURA 39.4 Hemicraniectomia salvadora realizada em um paciente com hemorragia intracerebral lobar considerada fatal, caso não fosse realizada.

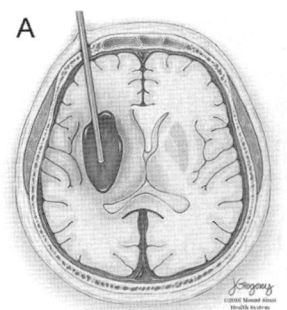 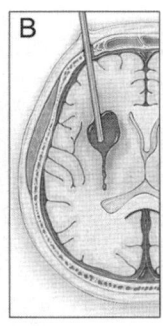 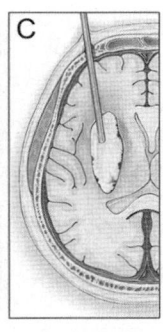 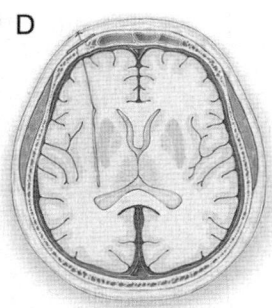

FIGURA 39.5 Ilustração esquemática da técnica de aspiração estereotáxica subaquática de sangue na hemorragia intracerebral, que é usada em cirurgia minimamente invasiva (técnica de drenagem endoscópica invasiva de hemorragia intracerebral). **A.** A bainha do endoscópio é introduzida por 1,5 cm a partir da parede distal do hematoma sob orientação estereotáxica. **B.** O sangue é aspirado até que o cérebro seja colapsado ao redor da extremidade da bainha do endoscópio, que então é retirado em 1 a 2 cm. **C.** Quando a bainha retrair na direção da parede proximal da cavidade do hematoma, injeta-se solução salina pela bainha, de forma a encher a cavidade do hematoma. **D.** Depois da drenagem, a bainha é retirada e um exame de ultrassonografia por meio do orifício da trepanação é realizado com equipamento DynaCT para confirmar que o hematoma foi totalmente retirado. (Fonte: Kellner CP, Chartrain AG, Nistal DA et al. The Stereotactic Intracerebral Hemorrhage Undewater Blood Aspiration [SCUBA] technique for minimally invasive endoscopic intracerebral hemorrhage evacuation. *J NeuroIntervent Surg*. 2018;10[8]:771-776; reproduzida com autorização.)

PROFILAXIA SECUNDÁRIA

O risco de HIC recorrente é de 2% ao ano em pacientes com hipertensão crônica e, naqueles pacientes com PA diastólica acima de 90 mmHg, a taxa de recorrência é de até 10% ao ano. A redução da PA causa diminuição significativa do risco de HIC e de outras formas de AVE e, sem dúvida, é o método mais efetivo para a prevenção primária e secundária de HIC. No estudo Perindopril Protection Against Recurrent Stroke Study, constatou-se que o perindopril, um inibidor da enzima de conversão da angiotensina para redução da PA era mais efetivo que o placebo na prevenção de AVE recorrente, tanto em indivíduos hipertensos quanto não hipertensos, após novo caso de AVE ou ataque isquêmico transitório (Evidência de nível 1).[15]

Estudos publicados antes demonstraram que todos os sobreviventes de HIC lobar e alguns pacientes com HIC hemisférica profunda com histórico de fibrilação atrial não deveriam fazer anticoagulação prolongada em razão do risco alto de recidiva da hemorragia. Por outro lado, pacientes com risco alto de episódios tromboembólicos e risco baixo de HIC recidivante podem ser beneficiados por anticoagulação prolongada. Microssangramentos cerebrais (um fenótipo de doença vascular de pequenas artérias), que podem ser detectados nas imagens de RM ponderadas em suscetibilidade ou *gradient-echo*, são biomarcadores sugestivos de risco especialmente alto de recidiva da HIC. Essa técnica de exame de imagem pode ser útil para avaliar riscos e benefícios da anticoagulação crônica de sobreviventes de HIC com fibrilação atrial ou doença tromboembólica venosa.

PROGNÓSTICO

A taxa de mortalidade da HIC é de 35 a 50% em 30 dias e 47% em 1 ano. Os fatores que preveem reiteradamente a morte ou os desfechos adversos na HIC foram estudados com profundidade. Os previsores independentes de morte em 30 dias e 1 ano incluem escala de coma de Glasgow e/ou depressão do nível de consciência, idade, HIC, volume, presença de HIV e origem infratentorial. Uma escala simples de classificação clínica, o *Intracerebral Hemorrhage Score* (ICH Score) (Tabela 39.5), permite o cálculo da taxa de mortalidade, com possibilidade de uniformização da terminologia e melhora da comunicação entre os médicos. As taxas de mortalidade para as pontuações de 0, 1, 2, 3, 4 e 5 são 0, 13, 26, 72, 97 e 100%, respectivamente. Outros fatores associados à alta taxa de mortalidade após HIC são a presença de hemorragia subaracnóidea, pressão diferencial ampla, história de doença coronariana e hipertermia. Os fatores associados a bons desfechos incluem baixa pontuação na National Institutes of Health Stroke Scale (NIHSS) e baixa temperatura por ocasião da internação.

Tabela 39.5 Determinação do escore de hemorragia intracerebral (HIC).

Componente	Pontos
Escala de coma de Glasgow	
3 a 4	2
5 a 12	1
13 a 15	0
Volume da HIC (cm^3)	
≥ 30	1
< 30	0
Hemorragia intraventricular	
Sim	1
Não	0
HIC infratentorial	
Sim	1
Não	0
Idade (anos)	
≥ 80	1
< 80	0

Fonte: Hemphill JC III, Bonovich DC, Besmertis L, Manley GT, Johnston SC. The ICH score: a simple, reliable grading scale for intracerebral hemorrhage. *Stroke*. 2001;32(4):891-897.

Exceto nos casos mais graves, é preciso ter cuidado ao comunicar um prognóstico sem esperança antes de fazer tentativas intensivas de reanimar vítimas de HIC. É cada vez mais evidente que os médicos tendem a subestimar as chances de bom desfecho, e muitos desfechos sombrios resultam de profecias autorrealizáveis de catástrofes. A taxa de mortalidade após HIC é reduzida em pacientes assistidos em uma UTI neurológica. Provavelmente isso é consequência da adesão a melhores práticas médicas, transição precoce para reabilitação e atenção por equipe ou profissionais de saúde com interesse ativo na promoção da sobrevivência e da recuperação.

EVIDÊNCIAS DE NÍVEL 1

1. Mayer SA, Brun NC, Begtrup K et al. Efficacy and safety of recombinant activated factor VII for acute intracerebral hemorrhage. *New Engl J Med.* 2008;358(20):2127-2137.
2. Sprigg N, Flaherty K, Appleton JP et al. Tranexamic acid for hyperacute primary IntraCerebral Haemorrhage (TICH-2): an international randomised, placebo-controlled, phase 3 superiority trial. *Lancet.* 2018;391(10135):2107-2115.
3. Sarode R, Milling TJ, Refaai MA et al. Efficacy and safety of a 4-factor prothrombin complex concentrate in patients on vitamin K antagonists presenting with major bleeding: a randomized, plasma-controlled, phase IIIb study. *Circulation.* 2013;128:1234-1243.
4. Steiner T, Poli S, Griebe M et al. Fresh frozen plasma *versus* prothrombin complex concentrate in patients with intracranial haemorrhage related to vitamin K antagonists (INCH): a randomised trial. *Lancet Neurol.* 2016;15(6):566-573.
5. Pollack CV, Reilly PA, van Ryn J et al. Idarucizumab for dabigatran reversal–full cohort analysis. N Engl J Med. 2017;377(5):431-441.
6. Connolly S, Crowther M, Eikelboom J et al. Full study report of andexanfa for bleeding associated with factor Xa inhibitors. *N Engl J Med.* 2019;380:1326-1335.
7. Baharoglu MI, Cordonnier C, Salman RA et al. Platelet transfusion *versus* standard care after acute stroke due to spontaneous cerebral haemorrhage associated with antiplatelet therapy (PATCH): a randomised, open-label, phase 3 trial. *Lancet.* 2016;387(10038):2605-2613.
8. Anderson CS, Heeley E, Huang Y et al. Rapid blood-pressure lowering in patients with acute intracerebral hemorrhage. *N Engl J Med.* 2013;368:2355-2365.
9. Qureshi A, Palesch Y, Barsan W et al. Intensive blood-pressure lowering in patients with acute cerebral hemorrhage. *N Engl J Med.* 2016;375:1033-1233.
10. Poungvarin N, Bhoopat W, Viriyavejakul A et al. Effects of dexamethasone in primary supratentorial intracerebral hemorrhage. *N Engl J Med.* 1987;316(20):1229-1233.
11. Hanley D, Lane K, McBee N et al. Thrombolytic removal of intraventricular haemorrhage in treatment of severe stroke: results of the randomised, multicentre, multiregion, placebo-controlled CLEAR III trial. *Lancet.* 2017;389(10069):603-611.
12. Mendelow AD, Gregson BA, Fernandes HM et al. Early surgery *versus* initial conservative treatment in patients with spontaneous supratentorial intracerebral haematomas in the International Surgical Trial in Intracerebral Haemorrhage (STICH): a randomised trial. *Lancet.* 2005;365(9457):387-397.
13. Mendelow AD, Gregson BA, Rowan EN, Murray GD, Gholkar A, Mitchell PM for the STICH II Investigators. Early surgery *versus* initial conservative treatment in patients with spontaneous supratentorial lobar intracerebral haematomas (STICH II): a randomised trial. *Lancet.* 2013;382(9890):397-408.
14. Hanley DF, Thompson RE, Rosenblum M et al. Efficacy and safety of minimally invasive surgery with thrombolysis in intracerebral haemorrhage evacuation (MISTIE III): a randomised, controlled, open-label, blinded endpoint phase 3 trial. *Lancet.* 2019;393(10175):1021-1032.
15. PROGRESS Collaborative Group. Randomised trial of a perindopril-based blood-presure-lowering regimen among 6105 individuals with previous stroke or transient ischaemic attack. *Lancet.* 2001;358(9287):1033-1041.

LEITURA SUGERIDA

Becker KJ, Baxter AB, Bybee HM, Tirschwell DL, Abouelsaad T, Cohen WA. Extravasation of radiographic contrast is an independent predictor of death in primary intracerebral hemorrhage. *Stroke.* 1999;30(10):2025-2032.

Brott T, Broderick J, Kothari R, et al. Early hemorrhage growth in patients with intracerebral hemorrhage. *Stroke.* 1997;28(1):1-5.

Diringer MN, Edwards DF. Admission to a neurologic/neurosurgical intensive care unit is associated with reduced mortality rate after intracerebral hemorrhage. *Crit Care Med.* 2001;29(3):635-640.

Felberg RA, Grotta JC, Shirzadi AL, et al. Cell death in experimental intracerebral hemorrhage: the "black hole" model of hemorrhagic damage. *Ann Neurol.* 2002;51(4):517-524.

Goldstein JN, Fazen LE, Snider R, et al. Contrast extravasation on CT angiography predicts hematoma expansion in intracerebral hemorrhage. *Neurology.* 2007;68(12):889-894.

Greenberg SM. Cerebral amyloid angiopathy: prospects for clinical diagnosis and treatment. *Neurology.* 1998;51(3):690-694.

Hemphill JC III, Bonovich DC, Besmertis L, Manley GT, Johnston SC. The ICH score: a simple, reliable grading scale for intracerebral hemorrhage. *Stroke.* 2001;32(4):891-897.

Inaji M, Tomita H, Tone O, Tamaki M, Suzuki R, Ohno K. Chronological changes of perihematomal edema of human intracerebral hematoma. *Acta Neurochir Suppl.* 2003;86:445-448.

Knudsen K, Rosand J, Karluk D, Greenberg SM. Clinical diagnosis of cerebral amyloid angiopathy: validation of the Boston criteria. *Neurology.* 2001;56(4):537-539.

Kothari RU, Brott T, Broderick JP, et al. The ABCs of measuring intracerebral hemorrhage volumes. *Stroke.* 1996;27(8):1304-1305.

Ma C, Gurol M, Huang Z, et al. Low-density lipoprotein cholesterol and risk of intracerebral hemorrhage. *Neurology.* 2019;93(5):e445-e457.

Mayer SA, Kurtz P, Wyman A, et al. Clinical practices, complications, and mortality in neurological patients with acute severe hypertension: the Studying the Treatment of Acute hyperTension registry. *Crit Care Med.* 2011;39(10):2330-2336.

Mayer SA, Sacco RL, Shi T, Mohr JP. Neurologic deterioration in noncomatose patients with supratentorial intracerebral hemorrhage. *Neurology.* 1994;44(8):1379-1384.

Morgenstern LB, Hemphill JC III, Anderson C, et al.; for the American Heart Association Stroke Council and Council on Cardiovascular Nursing. Guidelines for the management of spontaneous intracerebral hemorrhage: a guideline for healthcare professionals from the American Heart Association/American Stroke Association. *Stroke.* 2010;41(9):2108-2129.

Naidech AM, Maas MB, Levasseur-Franklin KE, et al. Desmopressin improves platelet activity in acute intracerebral hemorrhage. *Stroke.* 2014;45(8):2451-2453.

Ott KH, Kase CS, Ojemann RG, Morh JP. Cerebellar hemorrhage: diagnosis and treatment. A review of 56 cases. *Arch Neurol.* 1974;31(3):160-167.

Parry-Jones AR, Sammut-Powell C, Paroutoglou K, et al. An intracerebral hemorrhage care bundle is associated with lower case fatality. *Ann Neurol.* 2019;86(4):495-503.

Qureshi AI, Suri MF, Ringer AJ, Guterman LR, Hopkins LN. Regional intraparenchymal pressure differences in experimental intracerebral hemorrhage: effect of hypertonic saline. *Crit Care Med.* 2002;30(2):435-441.

Rincon F, Lyden P, Mayer S. Relationship between temperature, hematoma growth, and functional outcome after intracerebral hemorrhage. *Neurocrit Care.* 2012;18(1):45-53.

Rincon F, Mayer SA. The epidemiology of intracerebral hemorrhage in the United States from 1979 to 2008. *Neurocrit Care.* 2013;19(1):95-102.

Vespa PM, O'Phelan K, Shah M, et al. Acute seizures after intracerebral hemorrhage: a factor in progressive midline shift and outcome. *Neurology.* 2003;60(9):1441-1446.

Wijman CA, Venkatasubramanian C, Bruins S, Fischbein N, Schwartz N. Utility of early MRI in the diagnosis and management of acute spontaneous intracerebral hemorrhage. *Cerebrovasc Dis.* 2010;30(5):456-463.

Wilson D, Ambler G, Shakeshaft C, et al. Cerebral microbleeds and intracranial haemorrhage risk in patients anticoagulated for atrial fibrillation after acute ischaemic stroke or transient ischaemic attack (CROMIS-2): a multicentre observational cohort study. *Lancet Neurol.* 2018;17(6):539-547.

Zazulia AR, Diringer MN, Videen TO, et al. Hypoperfusion without ischemia surrounding acute intracerebral hemorrhage. *J Cereb Blood Flow Metab.* 2001;21(7):804-810.

Ziff O, Banerjee G, Ambler G, Werring D. Statins and the risk of intracerebral haemorrhage in patients with stroke: systematic review and meta-analysis. *J Neurol Neurosurg Psychiatry.* 2019;90(1):75-83.

Hemorragia Subaracnóidea 40

Stephan A. Mayer, Gary L. Bernardini e Robert A. Solomon

PONTOS-CHAVE

1 O sintoma fundamental de hemorragia subaracnóidea é "a pior dor de cabeça da minha vida".

2 Em 85% dos casos, a hemorragia subaracnóidea é causada por ruptura de aneurisma sacular (tipo "framboesa") demonstrável.

3 Se não for tratada, o risco de recidiva do sangramento aneurismático é de 20% depois de 2 semanas e 30% depois de 1 mês.

4 Estudos demonstraram que implantação endovascular de espiras (ou espirais) é mais segura que aplicação de clipes cirúrgicos em pacientes aptos com aneurismas da circulação anterior.

5 Cerca de 70% dos pacientes com hemorragia subaracnóidea desenvolvem vasospasmo arterial tardio, que depois causa isquemia cerebral em 20 a 30% dos casos.

6 Nimodipino (um bloqueador do canal de cálcio) reduz o risco de isquemia cerebral tardia causada por vasospasmo.

7 A otimização hemodinâmica e vasodilatadores intra-arteriais são medidas fundamentais ao tratamento de resgate para vasospasmo sintomático.

INTRODUÇÃO

Hemorragia subaracnóidea (HSA) é responsável por 5% dos acidentes vasculares encefálicos (AVEs); afeta quase 30 mil pessoas por ano nos EUA, com incidência anual de 1 por 10 mil habitantes. Os aneurismas saculares (tipo "framboesa") na base do encéfalo são a causa de 80% dos casos de HSA. É mais frequente entre 40 e 60 anos de idade, e mulheres são afetadas com maior frequência que homens.

A HSA causada por ruptura de aneurisma intracraniano é um evento devastador. Cerca de 12% dos pacientes morrem antes do atendimento médico, e outros 20% morrem depois da admissão hospitalar. Cerca de metade dos dois terços que sobrevivem apresenta incapacidade permanente, sobretudo por déficits neurocognitivos e depressão. Os avanços em neurocirurgia e terapia intensiva, inclusive a ênfase no uso precoce de clipes no tratamento de aneurismas e de tratamento agressivo do vasospasmo, levaram à melhora da sobrevida nas três últimas décadas, com redução da letalidade geral de cerca de 50 para 20% em centros de grande volume.

As causas não aneurismáticas de HSA são:

- Traumatismo
- HSA perimesencefálica idiopática
- Malformação arteriovenosa
- Dissecção arterial intracraniana
- Uso de cocaína e anfetamina
- Aneurisma micótico
- Apoplexia hipofisária
- Doença moyamoya[a]
- Vasculite do sistema nervoso central
- Doença falciforme
- Distúrbios da coagulação
- Neoplasia primária ou metastática.

PATOLOGIA E EPIDEMIOLOGIA DOS ANEURISMAS INTRACRANIANOS

Os aneurismas saculares ocorrem com maior frequência no círculo arterial do cérebro (polígono de Willis) ou seus principais ramos, sobretudo nas bifurcações. Eles se originam na região de deficiência da lâmina elástica arterial e da túnica média e tendem a aumentar com a idade. A parede do aneurisma típico é formada apenas por túnica íntima e túnica adventícia e pode se tornar fina como papel. Muitos aneurismas, em especial aqueles que se rompem, são irregulares e multilobados, e os aneurismas maiores podem ser parcial ou totalmente preenchidos por um coágulo organizado, que, às vezes, é calcificado. Em geral, a ruptura ocorre na cúpula do aneurisma.

Em 85 a 90% dos casos, aneurismas intracranianos estão localizados na circulação anterior; os três locais mais comuns são o complexo da artéria comunicante anterior (cerca de 40%), a junção das artérias comunicante posterior e carótida interna (cerca de 30%) e a região intermediária da artéria cerebral média, no primeiro importante ponto de ramificação no sulco lateral (fissura de Sylvius; cerca de 20%). Os aneurismas da circulação posterior são mais frequentes no ápice da artéria basilar ou na junção das artérias vertebral e cerebelar inferior posterior. Os aneurismas saculares na árvore arterial cerebral distal são raros. Quase 20% dos pacientes têm dois ou mais aneurismas; muitos deles são aneurismas "espelhados", no mesmo vaso no lado oposto.

Aneurismas intracranianos são incomuns em crianças, mas acometem 2% dos adultos, sugerindo que cerca de 2 a 3 milhões de norte-americanos tenham um aneurisma. Entretanto, mais de 90% deles são pequenos (< 10 mm) e se mantêm assintomáticos por toda a vida. O risco anual de ruptura de um aneurisma intracraniano assintomático é de cerca de 0,7%. Entre os fatores de risco importantes para a ruptura inicial de um aneurisma estão a expansão, a HSA prévia por outro aneurisma e a localização no ápice da artéria basilar e na artéria comunicante posterior. O mais importante desses fatores de risco é o tamanho: por exemplo, a taxa de sangramento anual de um aneurisma da

---

[a]N.T.: Moyamoya é um termo de origem japonesa que significa "algo nebuloso", com referência ao aspecto esfumaçado evidenciado nos exames de imagem.

artéria carótida interna com menos de 7 mm de diâmetro é de 0,1%, mas esse índice anual sobe para 8% nos aneurismas com mais de 25 mm. Outros fatores de risco para ruptura de aneurisma em ordem aproximada de importância são tabagismo, cefaleia ou compressão de nervo craniano relacionada ao aneurisma, grande consumo de álcool, história familiar de HSA, sexo feminino (sobretudo após a menopausa), múltiplos aneurismas, hipertensão arterial e exposição à cocaína ou outros agentes simpaticomiméticos. Ao decidir sobre o tratamento de um aneurisma intracraniano íntegro, é preciso avaliar sempre os riscos associados ao reparo em relação ao risco cumulativo estimado de hemorragia sem reparo.

A prevalência de aneurismas aumenta com a idade e é maior em pacientes com aterosclerose, história familiar de aneurisma intracraniano ou doença renal policística (DRP) autossômica dominante. Os aneurismas intracranianos também foram associados à síndrome de Ehlers-Danlos, síndrome de Marfan, pseudoxantoma elástico, coarctação da aorta e doença falciforme. Há indicação de rastreamento de aneurismas intracranianos íntegros por tomografia computadorizada (TC) ou angiorressonância magnética em pacientes com DRP e que tenham dois ou mais parentes em primeiro grau com aneurismas intracranianos; o exame é positivo em 5 a 10% desses indivíduos.

MANIFESTAÇÕES CLÍNICAS

Em geral, a HSA começa com cefaleia "explosiva" seguida de rigidez de nuca. Muitas vezes a dor é descrita como "a pior dor de cabeça da minha vida". A cefaleia costuma ser generalizada, mas a dor focal pode se referir ao local de ruptura do aneurisma (p. ex., dor periorbitária relacionada com aneurisma da artéria oftálmica). Os sintomas comumente associados são perda da consciência, náuseas e vômitos, dor nas costas ou nos membros inferiores e fotofobia. Nos pacientes que perdem a consciência, pode haver postura tônica e dificuldade de distinguir de uma crise epiléptica. Embora a ruptura do aneurisma muitas vezes ocorra durante períodos de exercício ou estresse físico, a HSA pode ocorrer a qualquer momento, inclusive durante o sono.

Cerca de 20% dos pacientes relatam história de sintomas suspeitos dias ou semanas antes, entre os quais estão cefaleia, rigidez cervical, náuseas e vômitos, síncope ou perturbação visual. Com frequência, esses sintomas prodrômicos são causados por pequeno extravasamento de sangue do aneurisma e, portanto, denominados "extravasamentos de alerta" ou "cefaleias sentinela". Há erro de diagnóstico inicial da HSA em cerca de 15% dos pacientes, e aqueles com sintomas mais leves correm maior risco. Cerca de 40% dos pacientes com diagnóstico errado apresentam deterioração neurológica subsequente por recidiva do sangramento, hidrocefalia ou vasospasmo antes de receberem atendimento médico, com aumento da morbidade e da mortalidade.

Rigidez de nuca e sinal de Kernig são marcas características de HSA. No entanto, nem sempre esses sinais estão presentes e, às vezes, confusão mental e dor lombar são mais proeminentes que cefaleia. Hemorragias pré-retinianas ou sub-hialoides – grandes, de bordas regulares e na superfície da retina – ocorrem em até 25% dos pacientes e são praticamente patognomônicas de HSA.

O determinante mais importante do prognóstico depois de HSA é a condição neurológica do paciente ao chegar ao hospital. As alterações no estado mental são as anormalidades mais comuns; alguns pacientes se mantêm conscientes e lúcidos; outros apresentam confusão, delírio, amnésia, letargia, torpor ou coma. A escala de classificação de Hunt e Hess modificada é um mecanismo de estratificação do risco de HSA com base no primeiro exame neurológico (Tabela 40.1). Pacientes com HSA classificada como grau I ou II têm prognóstico comparativamente muito bom (mortalidade < 5%), enquanto graus III e IV indicam prognóstico intermediário (mortalidade de 10 a 15%) e grau V implica prognóstico desfavorável (mortalidade de 50 a 70%). Sinais neurológicos focais ocorrem na minoria dos pacientes, mas podem indicar o local de sangramento; a hemiparesia ou afasia sugere aneurisma da artéria cerebral média, e a paraparesia ou abulia sugere aneurisma da porção proximal da artéria cerebral anterior. Às vezes, esses sinais focais são causados por um grande hematoma, que pode exigir evacuação de emergência.

Cerca de 15% dos pacientes com HSA não traumática espontânea não têm aneurisma detectável à angiografia. Em cerca de 50% destes casos, a TC demonstra sangue limitado à cisterna circundante (perimesencefálica) com o centro do sangramento adjacente ao mesencéfalo e à ponte (Figura 40.1). Pacientes com

Tabela 40.1 Mortalidade com base na escala de Hunt e Hess para classificação de hemorragia subaracnóidea de origem aneurismática.*

Grau	Manifestações clínicas	Mortalidade hospitalar (%) 1968	2012
I	Cefaleia assintomática ou leve	11	3
II	Cefaleia moderada a intensa ou paralisia oculomotora	26	3
III	Confusão, sonolência ou sinais focais leves	37	9
IV	Torpor (localiza o estímulo doloroso)	71	24
V	Coma (postura ou ausência de resposta motora à dor)	100	70
TOTAL		35	20

*Dados baseados em 275 casos publicados por Hunt e Hess em 1968 e 1.200 pacientes tratados no Columbia University Medical Center entre 1996 e 2012.

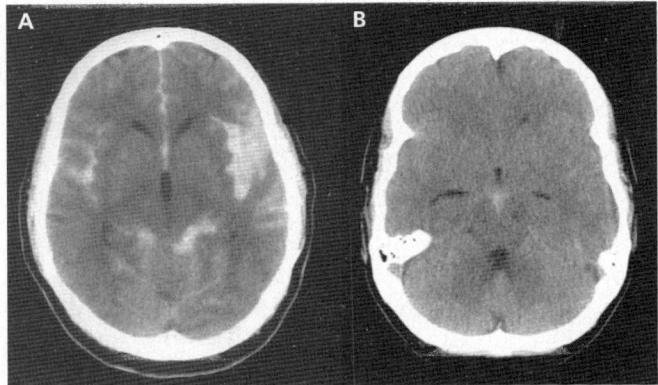

FIGURA 40.1 Imagens de tomografia computadorizada de pacientes com hemorragia subaracnóidea (HSA). **A.** Esta imagem demonstrou HSA espessa difusa na fissura inter-hemisférica anterior e nas fissuras sylvianas bilaterais, além da cisterna quadrigêmea. Havia um aneurisma na artéria cerebral média esquerda. **B.** HSA perimesencefálica; esta imagem mostrou apenas um pequeno foco de sangue na cisterna interpeduncular, mas não foi possível identificar aneurisma.

HSA "perimesencefálica" sempre apresentam achados normais ao exame neurológico e evolução clínica benigna; quase nunca ocorrem recidiva do sangramento e vasospasmo sintomático ou hidrocefalia. Nesses casos, a origem da hemorragia provavelmente é venosa. Nos pacientes com HAS extensiva e difusa e angiografia negativa, a origem do sangramento presumivelmente é um aneurisma "vesicular".

Sinais e sintomas de aneurisma intracraniano íntegro podem resultar da compressão de estruturas neurais adjacentes ou de tromboembolia. Com frequência, mas nem sempre, esses aneurismas são grandes ou gigantes (> 25 mm). Muitas vezes, os aneurismas da artéria comunicante posterior comprimem o nervo oculomotor (e quase sempre afetam a pupila). Os aneurismas da parte cavernosa da artéria carótida interna podem lesar o terceiro, quarto, quinto ou sexto nervo craniano, e sua ruptura pode levar à formação de uma fístula carotideocavernosa. Com menor frequência, grandes aneurismas comprimem o córtex ou o tronco encefálico, com sinais neurológicos focais ou crises epilépticas. Às vezes, a trombose no saco aneurismático libera êmbolos para o território arterial distal, com consequentes ataques isquêmicos transitórios ou infarto. Na ausência de HSA, alguns pacientes apresentam cefaleia intensa e súbita sem rigidez de nuca, talvez relacionada à expansão do aneurisma, trombose ou irritação meníngea; esses sintomas podem desaparecer com o uso de clipes no tratamento de aneurismas.

Tabela 40.2 Regras de Ottawa para hemorragia subaracnóidea (HSA) em pacientes com cefaleia aguda.

Investigação diagnóstica para excluir HSA (TC seguida de punção lombar) é necessária apenas quando uma das manifestações clínicas seguintes está presente:
- Dor na região cervical posterior ou rigidez de nuca
- Idade > 40 anos
- Perda de consciência presenciada por outra pessoa
- Início dos sintomas ao realizar esforços
- Cefaleia súbita e terrível
- Limitação da flexão do pescoço ao exame clínico

Quando todas as seis manifestações clínicas estão ausentes, pode-se excluir definitivamente HSA

TC, tomografia computadorizada.

DIAGNÓSTICO

Tomografia computadorizada

A TC deve ser o primeiro exame para diagnosticar HSA, pois está prontamente disponível, e a interpretação é direta. O erro mais comum nos casos de diagnóstico incorreto de HSA é a não realização de TC. Na maioria das vezes, a TC mostra sangue difuso nas cisternas interpedunculares (basais) (Figura 40.1); com hemorragias mais graves, o sangue se estende para as fissuras de Sylvius e inter-hemisférica, sistema ventricular e sobre as convexidades. A distribuição de sangue oferece indicações importantes acerca da localização do aneurisma roto. A TC também pode mostrar hemorragia intraparenquimatosa ou subdural focal, aumento ventricular, grande aneurisma trombosado ou infarto por vasospasmo. A sensibilidade da TC para HSA é de 90 a 95% em 24 horas, 80% em 3 dias e 50% em 1 semana. Por conseguinte, a TC normal nunca descarta a HSA, e sempre se deve realizar punção lombar quando existe suspeita de HSA e a TC é negativa. A ressonância magnética (RM) também pode ser usada para fazer o diagnóstico inicial de HSA ou detectar um aneurisma com trombose completa, se a angiografia inicial for negativa. As Regras de Ottawa para HSA (Tabela 40.2) incluem seis manifestações clínicas que, em conjunto, alcançam sensibilidade de 100% no diagnóstico de HSA comprovada por TC ou punção lombar em pacientes com cefaleia aguda de intensidade máxima na primeira hora. Quando todas as seis manifestações clínicas estão ausentes, a HSA é praticamente excluída, e não há necessidade de realizar exames de imagem.

Punção lombar

Em geral, o líquido cefalorraquidiano (LCR) contém sangue visível. A HSA pode ser diferenciada de punção traumática pela aparência xantocrômica (amarelada) do líquido sobrenadante após centrifugação. Entretanto, o surgimento da xantocromia pode demorar até 12 horas. A pressão do LCR quase sempre é alta e o nível de proteínas, elevado. A princípio, a proporção entre leucócitos e eritrócitos no LCR é igual à observada no sangue periférico, com a razão habitual de 1:700; após vários dias, pode haver pleocitose reativa, com baixos níveis de glicose decorrente de meningite química estéril causada pelo sangue. As hemácias e a xantocromia desaparecem em cerca de 2 semanas, exceto se houver hemorragia.

Angiografia

A angiografia cerebral é o procedimento diagnóstico definitivo para a detecção de aneurismas intracranianos e definição de sua anatomia (Figura 40.2). Embora a disponibilidade e a qualidade crescentes das imagens de TC e angiorressonância magnética tenham possibilitado que alguns centros usem esses exames para fazer o diagnóstico inicial, é obrigatório realizar uma angiografia de quatro vasos (injeção nas artérias carótidas internas e artérias vertebrais bilaterais) quando esses exames são negativos. Além disso, a angiografia realizada durante a inserção de espirais metálicas ou após a inserção de clipes geralmente é aconselhável para avaliar a adequação do reparo de aneurisma e pesquisar aneurismas secundários menores, que podem não ser detectados por TC ou angiorressonância magnética. Vasospasmo, trombose local ou técnica inadequada podem acarretar um resultado falso-negativo da angiografia. Por essa razão, os pacientes com angiografia negativa devem ser submetidos inicialmente a exame de acompanhamento 1 a 2 semanas depois; em cerca de 5% dos casos será demonstrado um aneurisma. A exceção a essa regra ocorre em pacientes com HSA "perimesencefálica", que geralmente não necessitam de angiografia de acompanhamento.

Exames laboratoriais

Além dos exames laboratoriais solicitados rotineiramente à admissão, são necessários: ter o cuidado de avaliar o tempo de protrombina/tempo de tromboplastina parcial para detectar coagulopatia; solicitar eletrocardiograma (ECG) e dosagem dos níveis de troponina para diagnosticar lesão cardíaca mediada por mecanismos simpáticos; e solicitar radiografias do tórax para detectar edema pulmonar neurogênico ou pneumonite de aspiração. Pacientes com anormalidades no ECG (em geral, ondas T apiculadas com prolongamento do segmento QTc) ou elevação do nível de troponina devem fazer ecocardiografia.

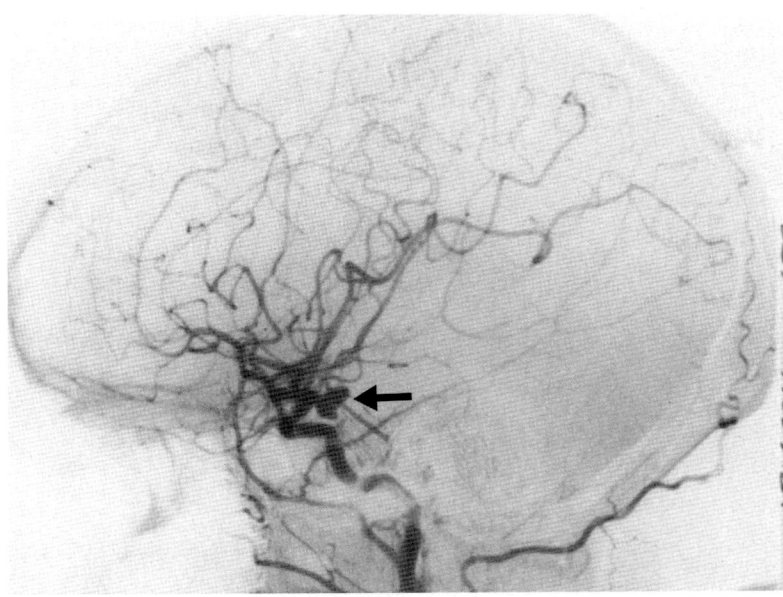

FIGURA 40.2 Essa imagem lateral de angiografia da artéria carótida comum esquerda mostrou aneurisma bilobado da artéria carótida interna esquerda (*seta*) na altura da artéria comunicante posterior. (Cortesia de Dr. S. Chan.)

COMPLICAÇÕES DA HEMORRAGIA SUBARACNÓIDEA ANEURISMÁTICA

Recidiva do sangramento

A recidiva do sangramento aneurismático é uma complicação da HSA. O risco de recidiva de sangramento é máximo nas primeiras 24 horas após a ruptura inicial do aneurisma (4%) e continua elevado (cerca de 1 a 2% ao dia) nas 4 semanas subsequentes (Figura 40.3). O risco cumulativo de recidiva de sangramento em pacientes não tratados é de 20% em 2 semanas, 30% em 1 mês e 40% em 6 meses. Depois dos primeiros 6 meses, o risco é de 2 a 4% ao ano. A classificação clínica desfavorável e o maior tamanho do aneurisma são os principais fatores de risco para recidiva de sangramento intra-hospitalar. O prognóstico de pacientes com recidiva do sangramento é sombrio; cerca de 50% morrem imediatamente, e outros 30% morrem por complicações subsequentes. Embora muitas vezes se atribua a recidiva à hipertensão não controlada, não há associação convincente entre a pressão arterial elevada e o aumento do risco de recidiva de sangramento do aneurisma. A fibrinólise endógena do coágulo em torno do ponto de ruptura do aneurisma pode ser um mecanismo etiológico mais importante.

Vasospasmo

A isquemia cerebral tardia (ICT) por vasospasmo é responsável por grande proporção das taxas de morbidade e mortalidade após HSA. Cerca de 70% apresentam estreitamento arterial progressivo após HSA, mas apenas 20 a 30% apresentam déficits isquêmicos tardios. O processo começa 3 a 5 dias após a hemorragia, alcança o auge em 5 a 14 dias e resolve-se aos poucos, em 2 a 4 semanas. Por conseguinte, a deterioração atribuível ao vasospasmo nunca ocorre antes do terceiro dia após a HSA e alcança frequência máxima entre 5 e 7 dias (Figura 40.3). Há forte relação entre a quantidade de sangue na cisterna observado à TC inicial e o risco de isquemia sintomática; por motivos incertos, a presença de grande quantidade de sangue nos ventrículos laterais aumenta esse risco (Tabela 40.3). O vasospasmo sintomático geralmente implica diminuição do nível de consciência, hemiparesia ou ambos, e o processo geralmente é mais grave na área imediatamente adjacente ao aneurisma. Em casos mais graves, os sintomas surgem mais cedo após a ruptura do aneurisma, com acometimento de vários territórios vasculares.

Embora sangue espesso subaracnóideo seja o principal fator precipitante, a causa exata do estreitamento arterial depois de HSA é mal compreendida. O vasospasmo não é causado apenas por contração do músculo liso vascular, e as alterações no calibre do vaso se desenvolvem lentamente, durante vários dias. Observam-se alterações inflamatórias arteriopáticas na parede vascular, inclusive com edema e infiltração de leucócitos na camada subíntima. A opinião prevalente é de que as substâncias liberadas do coágulo sanguíneo interagem com a parede vascular e causam espasmo arterial inflamatório. Entre os supostos mediadores com propriedades vasoconstritoras intrínsecas estão oxi-hemoglobina, hidroperóxidos e leucotrienos, radicais livres, prostaglandinas, tromboxano A2, serotonina, endotelina, fator de crescimento derivado das plaquetas e outros mediadores inflamatórios. A despolarização

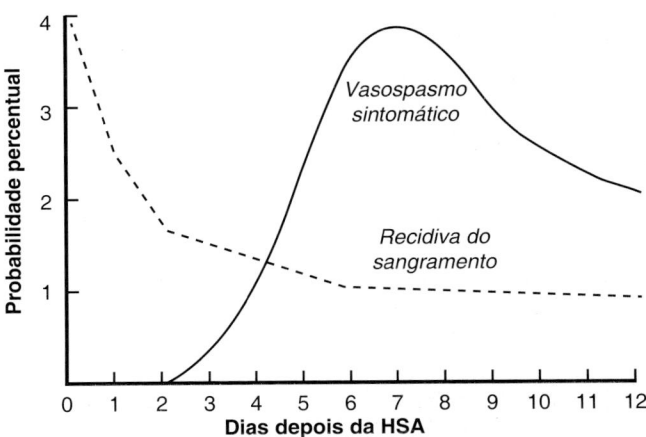

FIGURA 40.3 Probabilidades percentuais diárias de ocorrer vasospasmo sintomático (*linha contínua*) ou recidiva de sangramento (*linha tracejada*) depois de hemorragia subaracnóidea (HSA). Dia 0 é o dia de início da hemorragia.

Tabela 40.3 Escala de Fisher modificada (com base em tomografia computadorizada) para prever vasospasmo sintomático.

Grau	Critérios	Porcentagem de pacientes afetados	Frequência de Isquemia cerebral tardia	Infarto
0	Ausência de HSA ou hemorragia intraventricular	5%	0%	0%
1	HSA mínima/delgada, ausência de hemorragia intraventricular biventricular	30%	12%	6%
2	HSA mínima/delgada, com hemorragia intraventricular biventricular	5%	21%	14%
3	HSA* espessa, ausência de hemorragia intraventricular biventricular	43%	19%	12%
4	HSA espessa, com hemorragia intraventricular biventricular	17%	40%	28%
	Todos os pacientes	100%	20%	12%

*A definição de hemorragia subaracnóidea (HAS) espessa é preenchimento completo de ao menos uma cisterna ou fissura. (Adaptada de Claassen J, Bernardini GL, Kreiter K et al. Effect of cisternal and ventricular blood on risk of delayed cerebral ischemia after subarachnoid hemorrhage: the Fisher scale revisited. *Stroke*. 2001;32:2012-2020.)

cortical alastrante pode contribuir ainda mais para a ICT pós-HSA, porque causa despolarização neuronal prolongada combinada com redução paradoxal do fluxo sanguíneo cerebral local.

Hidrocefalia

A hidrocefalia sintomática aguda acomete 15 a 20% dos pacientes com HSA e está relacionada principalmente ao volume de sangue intraventricular e subaracnóideo. Em casos leves, a hidrocefalia causa letargia, lentidão psicomotora e comprometimento da memória a curto prazo. Outros achados são: limitação do olhar ascendente, paralisia do sexto nervo craniano e hiper-reflexia do membro inferior. Em casos mais graves, a hidrocefalia obstrutiva aguda eleva a pressão intracraniana e causa torpor ou coma. Por fim, a menos que seja inserido um cateter ventricular, ocorre herniação progressiva do tronco encefálico por produção contínua de LCR.

Hidrocefalia tardia pode ocorrer 3 a 21 dias depois da HSA. A síndrome clínica é de hidrocefalia de pressão normal, com incapacidade de recuperação plena e proeminentes sintomas de demência, distúrbio da marcha e incontinência urinária. Em geral, a resposta clínica à derivação ventriculoperitoneal é excelente. Ao todo, 20% dos sobreviventes de HSA necessitam de derivação para hidrocefalia crônica.

Edema cerebral global e lesão encefálica precoce

Com frequência, a TC mostra uma forma característica de edema encefálico global após HSA de grau desfavorável (Figura 40.4). Esse achado é mais comum em pacientes com perda da consciência no início do sangramento e sugere um episódio transitório de parada circulatória intracraniana e subsequente lesão encefálica por reperfusão. O edema cerebral global após HSA foi associado a aumento do risco de morte, incapacidade e disfunção cognitiva entre os sobreviventes. A RM realizada no decorrer de 72 horas mostra um padrão distinto de lesão isquêmica simétrica em 70% dos pacientes com grau IV ou V de Hunt e Hess, na maioria das vezes com acometimento dos territórios da artéria cerebral anterior, um processo denominado *lesão encefálica precoce*. A contribuição relativa de isquemia aguda, lesão por reperfusão, disfunção microvascular, inflamação e despolarização cortical descendente na lesão encefálica precoce ainda é mal compreendida.

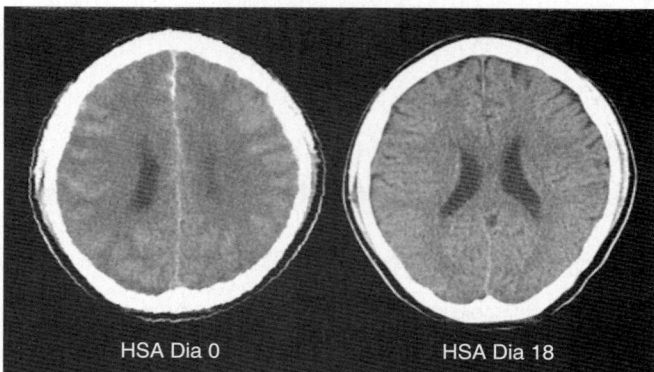

FIGURA 40.4 Tomografia computadorizada (TC) obtida à admissão (dia 0 da hemorragia subaracnóidea [HSA]) demonstrando edema global de admissão em homem de 55 anos com HSA grau V de Hunt e Hess originada de aneurisma da artéria comunicante anterior esquerda e controlada com clipe. Observe o completo apagamento de todos os sulcos da convexidade e a presença de extensões "digitiformes" de transparências da substância branca para a superfície cortical. O exame de acompanhamento no dia 18 da HSA mostrou normalização completa dos achados à TC. (Fonte: Claassen J, Carhuapoma JR, Kreiter KT et al. Global cerebral edema after subarachnoid hemorrhage: frequency, predictors, and impact on outcome. *Stroke*. 2002;33:1225-1232.)

Crises epilépticas

Crises tônico-clônicas clinicamente evidentes ocorrem em 5% dos pacientes com HSA durante a hospitalização e em outros 10% no primeiro ano após a alta. As crises epilépticas após a HSA estão relacionadas principalmente ao distúrbio anatomopatológico focal, no qual figuram grandes coágulos subaracnóideos, hematoma subdural ou infarto cerebral. Os eventos ictais quando se inicia o sangramento não indicam aumento do risco de crises epilépticas tardias. Com o monitoramento eletroencefalográfico contínuo, as crises epilépticas não convulsivas ou o estado de mal epiléptico podem ser detectados em até 20% dos pacientes com grau desfavorável e se tornaram cada vez mais reconhecidos como causa de deterioração clínica inexplicável depois de HSA, com implicações prejudiciais para o prognóstico.

Distúrbios hidreletrolíticos

A hiponatremia e a contração do volume intravascular são frequentes após HSA e reflexos de distúrbios homeostáticos que favorecem a retenção excessiva de água livre e a deficiência de sódio. A hiponatremia ocorre em 5 a 30% dos pacientes após HSA e geralmente está relacionada à secreção inapropriada de hormônio antidiurético e retenção de água livre. Esse processo pode ser agravado pela natriurese excessiva que ocorre após a HSA ("perda de sais cerebral"), relacionada a elevações do fator natriurético atrial e da taxa de filtração glomerular. Embora a hiponatremia após HSA geralmente seja assintomática, as perdas de sódio não tratadas e a consequente contração do volume intravascular podem aumentar o risco de ICT na presença de vasospasmo. Para reduzir ao mínimo a ocorrência de hipovolemia e hiponatremia após HSA, devem-se administrar grandes volumes de solução cristaloide isotônica, com restrição de outras possíveis fontes de água livre.

Distúrbios cardíacos e pulmonares neurogênicos

Nos casos típicos, a HSA grave está associada a um pico dos níveis de catecolaminas e do tônus simpático que, por sua vez, causam disfunção cardíaca neurogênica, edema pulmonar neurogênico ou ambos (ver Capítulo 119). Anormalidades eletrocardiográficas transitórias ocorrem em 50 a 100% dos pacientes com HSA, mas não costumam causar sintomas. Em alguns pacientes com grau desfavorável, porém, pode haver liberação de enzimas cardíacas e uma forma reversível de "atordoamento miocárdico" neurogênico. Sempre há elevação das troponinas cardíacas, mas o grau desse aumento geralmente é menor que seria esperado nos pacientes com síndromes coronarianas isquêmicas agudas. Pode haver ocorrência aguda de hipotensão, hipoxia e redução do débito cardíaco, com consequente comprometimento da perfusão cerebral em caso de aumento da pressão intracraniana ou vasospasmo. O edema pulmonar neurogênico, caracterizado por aumento da permeabilidade dos vasos pulmonares, pode ocorrer isoladamente ou combinado à lesão cardíaca neurogênica.

Febre

Febre (complicação clínica mais comum de HSA) ocorre em algum momento em 80% dos pacientes com HSA e pode ser consequência de infecção ou febre "central". Com frequência, os pacientes com grau desfavorável e sangue intraventricular apresentam febre contínua, com possibilidade de piora do nível de consciência e exacerbação de lesão isquêmica causada por vasospasmo. Por essas razões, recomenda-se o controle intensivo da febre nos pacientes com HSA pelo uso de sistemas de resfriamento superficiais ou intravasculares.

Anemia

A HSA causa diminuição do hematócrito. Combinada com flebotomia e reanimação volêmica, todos os pacientes apresentam anemia progressiva durante os 10 primeiros dias após a HSA, e 20 a 40% necessitam de transfusões sanguíneas. A anemia foi associada a prognóstico desfavorável depois de HSA, mas ainda não está claro se é causa ou consequência da gravidade da doença. Com vasospasmo sintomático, até mesmo a anemia leve (hemoglobina sérica < 10 mg/dℓ) pode causar redução da oferta de oxigênio para o tecido encefálico isquêmico e deve ser evitada.

TRATAMENTO

O objetivo inicial do tratamento é evitar a recidiva do sangramento mediante a exclusão do saco aneurismático da circulação intracraniana e, ao mesmo tempo, preservar a artéria de origem e de seus ramos. Uma vez fixado o aneurisma, o foco passa a ser o monitoramento e o tratamento do vasospasmo e de outras complicações médicas secundárias da HSA. O melhor local é a unidade de terapia intensiva.

Tratamento de emergência

O diagnóstico de HSA quase sempre é estabelecido no setor de emergência. Nessa conjuntura, o manejo deve se concentrar em (1) minimizar a lesão encefálica contínua em pacientes com grau desfavorável e alterações do estado mental e (2) diminuir o risco de recidiva de sangramento do aneurisma antes de um procedimento efetivo de reparo. Nos pacientes com graus IV e V de Hunt e Hess, a preocupação imediata é garantir perfusão e oxigenação encefálica satisfatórias. No caso de pacientes com diminuição da capacidade de proteger as vias respiratórias, deve-se proceder à intubação, à administração de oxigênio suplementar quando necessário e ao tratamento intensivo da hipotensão com líquidos e vasopressores, para manter pressão arterial média de 90 mmHg. Os pacientes torporosos ou comatosos com HSA substancial ou sangue intraventricular à TC devem ser submetidos a tratamento empírico da hipertensão intracraniana com manitol a 20%, na dose de 1,0 g/kg, antes da instituição de dreno ventricular externo. Entre as intervenções médicas que podem diminuir o risco de recidiva aguda de sangramento de aneurisma estão o controle da hipertensão arterial (pressão arterial sistólica < 160 mmHg), uma dose de ataque intravenosa (IV) de agente antifibrinolítico (ácido épsilon-aminocaproico, 4 g, seguidos por 1 g/hora até 4 horas antes da angiografia, durante no máximo 72 horas após o início da HSA) (Evidência de nível 1)[1] e administração de fármaco antiepiléptico para reduzir o risco de atividade epiléptica aguda (na maioria dos casos, administra-se dose inicial de 2 g levetiracetam IV ou 20 mg/kg de fenitoína IV).

Tratamento cirúrgico

Na década de 1980, os neurocirurgiões começaram a abandonar a prática tradicional de adiar a cirurgia até várias semanas depois da ruptura do aneurisma, em favor do uso precoce de clipes no decorrer de 48 a 72 horas. Essa mudança da conduta se tornou viável com as técnicas mais seguras de microcirurgia. Todavia, a cirurgia ainda é perigosa, com risco de 5 a 10% de morbidade ou mortalidade importante na maioria dos casos; os aneurismas menores estão associados a menor risco de complicações do procedimento. Além de evitar recidiva precoce do sangramento, a cirurgia imediata também possibilita tratamento agressivo do vasospasmo com hipervolemia hipertensiva, que pode ser perigosa se o aneurisma estiver desprotegido. Embora a cirurgia precoce já tenha sido reservada para pacientes em boa condição clínica (graus I a III de Hunt e Hess), essa conduta foi ampliada para todos os pacientes, com exceção dos mais moribundos. O advento da embolização endovascular com mola foi um importante avanço, pois é a opção de tratamento para pacientes de alto risco que não são bons candidatos à cirurgia precoce.

O tratamento de aneurismas íntegros assintomáticos é controverso. A maioria dos neurocirurgiões recomenda a cirurgia para aneurismas com mais de 5 mm, desde que o benefício esperado da cirurgia (redução do risco cumulativo de sangramento) supere os riscos. Em boas mãos, o risco de morbidade ou mortalidade importante pelo uso de clipes em aneurismas íntegros é de 2 a 5%; o risco é máximo nos grandes aneurismas e nos aneurismas da artéria basilar.

Intervenção endovascular

A embolização com espiral endovascular, introduzida no início da década de 1990, é uma alternativa segura e efetiva ao uso de clipes cirúrgicos para tratamento de aneurismas intracranianos rompidos. Tamponamento endovascular de aneurismas (Figura 40.5) com espirais de platina destacáveis trombogênicas e flexíveis causa obliteração quase completa de aneurismas menores (diâmetro < 12 mm) em 80 a 90% dos casos, com taxa aceitável de complicações de aproximadamente 9% (ver Capítulo 25). O risco a longo prazo de recidiva de sangramento após o procedimento é mínimo após o uso bem-sucedido de clipes ou espirais, e há evidências bastante convincentes de que o procedimento menos invasivo com mola seja mais seguro. No International Subarachnoid Aneurysm Trial, 2.143 pacientes com HSA causada predominantemente por aneurismas pequenos (< 10 mm) na circulação anterior foram aleatoriamente designados para tratamento com clipes ou espirais. A probabilidade de morte ou incapacidade nos pacientes tratados com espiral foi 23% menor (Figura 40.6; Evidência de nível 1).[2] As razões da melhora observada no prognóstico com embolização com espirais não estão claras, mas podem incluir menor risco de recidiva de sangramento perioperatório, redução da manipulação física do encéfalo, menor isquemia tardia por vasospasmo ou outros fatores não identificados.

Aneurismas com colos largos são menos suscetíveis à embolização com espiral porque é mais difícil que o saco aneurismático retenha o dispositivo. Nos pacientes com aneurismas saculares com colo amplo, algumas vezes é necessário colocar um *stent* no vaso de origem através do colo do aneurisma e aplicar espirais através do *stent*. Nos aneurismas "vesiculares" rasos, ou aneurismas muito grandes que afetam parte significativa da circunferência da artéria original, pode-se implantar um *stent* de derivação circulatória (Pipeline, em inglês) ao longo do segmento arterial afetado, com resultados angiográficos excelentes. Ainda não existem dados relativos à eficácia a longo prazo dessas técnicas endovasculares avançadas.

A principal desvantagem do tratamento endovascular é a necessidade de reavaliação periódica para garantir a oclusão durável do aneurisma. Cerca de 5% dos pacientes submetidos à embolização com mola apresentam dilatação recorrente no colo do aneurisma original, o que demanda outra embolização com mola ou uso tardio de clipe cirúrgico.

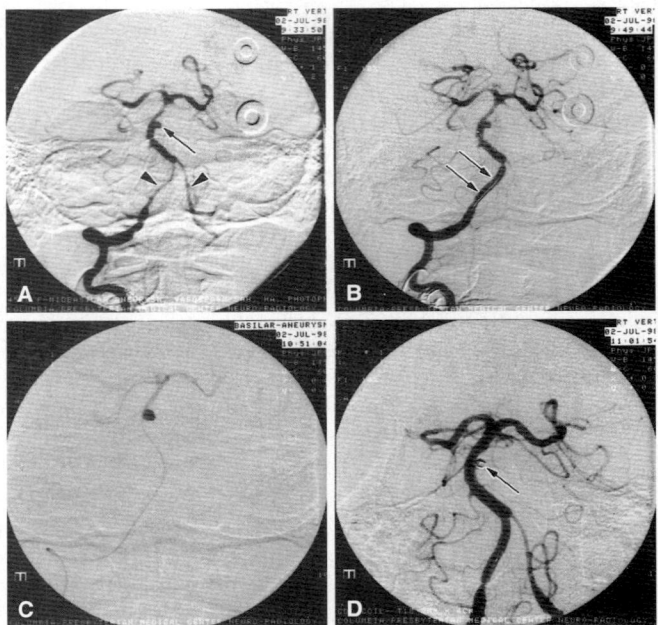

FIGURA 40.5 A. Esta imagem de angiografia cerebral mostrou aneurisma basilar médio, que media 3 mm e apontava para a esquerda (*seta*), e vasospasmo das duas artérias vertebrais (*pontas de seta*), parte distal da artéria basilar e parte proximal da artéria cerebral posterior direita. **B.** Aumento significativo do diâmetro luminal da artéria vertebral direita após angioplastia por balão (*setas*). **C.** Microcateter posicionado no colo do aneurisma basilar médio. **D.** Aneurisma basilar médio (*seta*) sem enchimento residual após o tamponamento com mola de platina destacável. (Cortesia de Dr. Huang Duong.)

Tratamento intensivo

A Tabela 40.4 apresenta um algoritmo sugerido para o manejo pós-operatório da HSA. Todos os pacientes com HSA devem ser monitorados na unidade de tratamento intensivo (UTI) onde é possível realizar exames neurológicos frequentes. O controle da pressão arterial pode ser mais liberal depois do reparo do aneurisma, e a perfusão encefálica se torna a consideração dominante. Os antiepilépticos são suspensos no primeiro dia pós-operatório em pacientes com grau favorável que não tiveram crises epilépticas; a profilaxia com fármacos antiepilépticos é mantida por cerca de 1 semana nos pacientes com grau desfavorável.

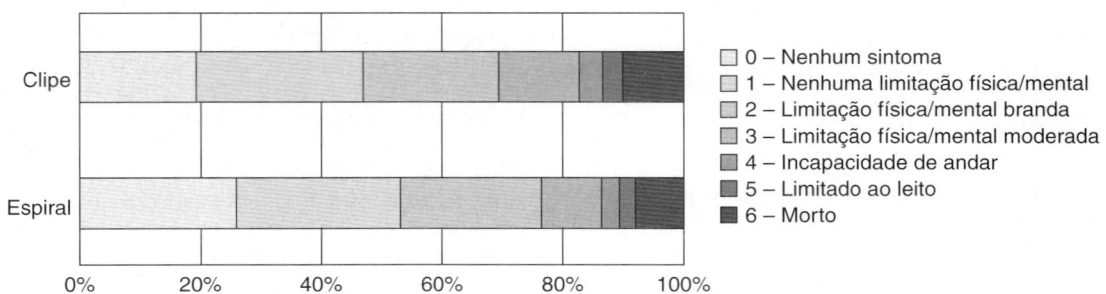

FIGURA 40.6 Distribuição dos escores prognósticos da escala de Rankin modificada (mRS) no estudo International Subarachnoid Aneurysm Treatment, que comparou clipes cirúrgicos com espirais endovasculares no tratamento inicial de hemorragia subaracnóidea por ruptura de aneurisma intracraniano. Os resultados mostram que 190 de 801 (23,7%) pacientes designados para tratamento com espirais eram dependentes ou estavam mortos em 1 ano (mRS 3 a 6), em comparação com 243 de 793 (30,6%) designados para neurocirurgia com clipes (*P* = 0,0019).

Tabela 40.4 Protocolo de tratamento intensivo para hemorragia subaracnóidea (HSA) aguda.

Pressão arterial	• Controlar pressão arterial elevada durante a fase pré-operatória (PA sistólica < 160 mmHg) com administração por via intravenosa de labetalol, nicardipino ou clevidipina para evitar a recidiva de sangramento
Profilaxia de recidiva do sangramento	• Ácido épsilon-aminocaproico, 4 g IV por ocasião do diagnóstico, seguidos de 1 g/hora até o reparo do aneurisma, durante um período máximo de 72 h após o *ictus*
Hidratação IV	• Solução salina normal (0,9%) ou solução isotônica balanceada (p. ex., Plasma-Lyte®), 1,0 a 1,5 mℓ/kg/hora
Exames laboratoriais	• Hemograma completo e dosagem de eletrólitos periodicamente • Realizar ECG seriados e dosagem de troponina I cardíaca (TIc) para avaliar lesão cardíaca; realizar ecocardiografia em pacientes com resultados anormais no ECG ou elevação de TIc
Profilaxia de crises epilépticas	• Fosfenitoína (15 a 20 mg/kg) ou levetiracetam (2 g) IV; interromper no dia 1 após a operação, exceto em caso de crise epiléptica, grau desfavorável, patologia cortical focal ou outro tipo de instabilidade
Profilaxia do vasospasmo	• Nimodipino, 60 mg VO a cada 4 h até o dia 21 de HSA ou a alta
Homeostase fisiológica	• Mantas de resfriamento para manter temperatura ≤ 37,5°C • Infusão intravenosa de insulina para manter glicose de 120 a 180 mg/dℓ • Transfusão para manter hemoglobina > 7,0 g/dℓ (na ausência de isquemia cerebral ou cardíaca ativa)
Drenagem ventricular	• Colocar DVE de emergência em todos os pacientes torporosos/comatosos (IV/V de Hunt e Hess), bem como em pacientes letárgicos com hidrocefalia • Iniciar tentativas de clampeamento de dreno ventricular externo e monitoramento da PIC no dia 3 após a colocação • Realizar derivação ventriculoperitoneal durante a fase subaguda da doença em pacientes com disfunção cognitiva persistente e ventriculomegalia
Diagnóstico do vasospasmo	• Ultrassonografia Doppler transcraniana a cada 1 a 2 dias até o 10° dia após HSA • ATC nos dias 4 a 8 após HSA se houver alto risco
Tratamento do vasospasmo sintomático	• Colocar o paciente em posição de Trendelenburg (cabeça para baixo) • Administrar infusão de 500 mℓ de albumina a 5% ou 1 ℓ de solução salina a 0,9% durante 30 min • Se o déficit persistir, elevar a PA sistólica com fenilefrina ou norepinefrina até a resolução do déficit (meta de 180 a 220 mmHg) • Se refratário, monitorar o débito cardíaco e acrescentar dobutamina ou milrinona para manter índice cardíaco ≥ 4,0 ℓ/min/m² • Transfusão para manter hemoglobina > 10,0 g/dℓ • Angiografia de emergência para administração intra-arterial de verapamil ou angioplastia cerebral, exceto se o paciente responder bem às medidas supracitadas

ATC, angiotomografia computadorizada; DVE, dreno ventricular externo; ECG, eletrocardiograma; IV, via intravenosa; PA, pressão arterial; PIC, pressão intracraniana; TC, tomografia computadorizada; VO, via oral. (Adaptada de Komotar R, Schmidt JM, Starke RM et al. Resuscitation and critical care of poor grade subarachnoid hemorrhage. *Neurosurgery*. 2009;64(3):407-410.)

A maioria dos centros defende o uso de reposição volêmica agressiva com solução cristaloide isotônica (com ou sem outras soluções coloides) para evitar a contração de volume, embora não se tenha comprovado que isso reduza o risco de isquemia sintomática por vasospasmo. Pacientes devem receber reposição de líquido isotônico (p. ex., 1 mℓ/kg/hora de soro fisiológico) para manter estado euvolêmico avaliado com base em balanço total de líquidos, pressão venosa central e outras medidas do volume circulante. O nimodipino (bloqueador dos canais de cálcio) reduziu a frequência de deterioração isquêmica tardia em cerca de 30% em vários ensaios clínicos; esse efeito foi atribuído à redução da entrada de cálcio em neurônios isquêmicos ou à melhora do fluxo microcolateral porque não se demonstrou espasmo angiográfico (Evidência de nível 1).[3]

Drenos ventriculares exteriorizados são usados para tratar a hidrocefalia obstrutiva em pacientes torporosos ou comatosos, mas estão associados a um risco de infecção (até 10%) e, portanto, devem ser retirados quando a pressão intracraniana for estável durante um estudo de clampeamento por 24 horas.

O ecodoppler transcraniano é muito usado para diagnosticar vasospasmo das artérias cerebrais maiores após HSA. A aceleração do fluxo sanguíneo, que ocorre quando o fluxo é mantido através de artérias estreitas, tem sensibilidade e especificidade de 90% para vasospasmo angiográfico da parte proximal da artéria cerebral média, porém é menos sensível para detecção de espasmo das artérias cerebral anterior ou basilar. A observação de aumento da velocidade ao ecodoppler transcraniano não implica aumento da probabilidade de isquemia por vasospasmo. Por essa razão, a perfusão por TC é obtida entre os dias 4 e 8 de HSA para identificar se há comprometimento regional do fluxo sanguíneo cerebral.

O tratamento do vasospasmo sintomático agudo depende do aumento do volume sanguíneo, da pressão arterial e do débito cardíaco na tentativa de melhorar o fluxo sanguíneo cerebral através de artérias que perderam a capacidade de autorregulação. A hemodiluição hipertensiva-hipervolêmica (tratamento por "H triplo") desse tipo requer administração de soluções cristaloides isotônicas para manter a pressão venosa central acima de 10 mmHg. Vasopressores como norepinefrina ou fenilefrina são usados para elevar a pressão arterial sistólica até níveis de 180 a 220 mmHg. Níveis de hemoglobina em torno de 10 mg/dℓ são ideais para fornecimento de oxigênio, equilibrando o aumento do fluxo sanguíneo cerebral resultante da anemia com o aumento da concentração sanguínea de oxigênio associado às concentrações de hemoglobina mais altas. Nos casos resistentes de HSA mais grave (graus IV e V de Hunt-Hess), estudos demonstraram que reposição imediata de líquidos dirigida por metas usando monitoramento por termodiluição transpulmonar para manter o índice cardíaco acima de 3 ℓ/min/m² reduziu o risco de ICT e melhorou o prognóstico, em comparação com tratamento tradicional (Evidência de nível 1).⁴ A otimização hemodinâmica resulta em melhora clínica em cerca de 70% dos pacientes. Tratamento de resgate com vasodilatadores intra-arteriais (verapamil, nicardipino ou milrinona) ou angioplastia cerebral pode propiciar melhora acentuada em pacientes com déficits graves refratários à expansão hemodinâmica (Figura 40.4).

O vasospasmo pode causar infarto encefálico clinicamente "silencioso" em pacientes com grau desfavorável, torporosos ou comatosos, que necessitam de sedação para auxiliar a ventilação mecânica. Para detectar a isquemia nos estágios iniciais, muitos centros usam monitoramento eletroencefalográfico contínuo e monitoramento invasivo do oxigênio tecidual encefálico e fluxo sanguíneo cerebral, para obter informações em tempo real sobre adequação da perfusão cerebral e capacidade autorreguladora (ver Capítulo 34). Tendências indicativas de redução da perfusão encefálica geralmente levam a uma experiência com hipertensão induzida ou encaminhamento urgente para angiografia.

PROGNÓSTICO

Cerca de 20% dos pacientes com HSA tratados em centros de grande volume não sobrevivem para ter alta. Ao contrário do que ocorre com pacientes idosos, indicando que a isquemia tardia por vasospasmo é a principal causa de morte e incapacidade após HSA, atualmente a maioria das mortes está relacionada aos efeitos agudos da hemorragia em pacientes com grau desfavorável. Entre os fatores de risco importantes para mortalidade ou má recuperação funcional após HSA estão o grau clínico desfavorável, a idade avançada, o grande tamanho do aneurisma, a recidiva de sangramento, o infarto cerebral por vasospasmo e o edema cerebral global. Complicações clínicas, como febre, hiperglicemia e anemia, também foram associadas ao prognóstico sombrio.

Ao contrário dos déficits neurológicos focais que costumam suceder o AVE isquêmico, os sobreviventes da HSA apresentam incapacitação principalmente por comprometimento cognitivo. A avaliação neuropsicológica mostra problemas a longo prazo de memória, concentração, velocidade psicomotora, habilidades visuoespaciais ou função executiva em 60 a 80% dos pacientes com HSA. Depressão e ansiedade também são comuns. Esses distúrbios não levam à evidência externa de incapacidade, mas afetam o trabalho, os relacionamentos e a qualidade de vida; cerca de 50% dos pacientes com HSA não recuperam o nível profissional prévio. A reabilitação cognitiva e física é essencial para maximizar a recuperação nos pacientes com acometimento acentuado.

OUTROS TIPOS DE ANEURISMAS MACROSCÓPICOS

Aneurismas fusiformes ou dolicoectásicos

Em geral, essas dilatações vasculares circunferenciais acometem as artérias carótida, basilar ou vertebral. É provável que a aterosclerose contribua para sua formação, mas em alguns casos pode haver uma anomalia congênita da parede. A oclusão por trombo e a ruptura dos aneurismas fusiformes são raras. Em caso de sangramento, muitas vezes o tratamento demanda a oclusão proximal do vaso.

Aneurisma micótico

Aneurismas micóticos são causados por êmbolos sépticos, na maioria das vezes, formados por endocardite bacteriana (ver Capítulo 64). Em geral, medem apenas alguns milímetros e tendem a ocorrer em ramos distais de vasos da pia-máter, sobretudo naqueles da artéria cerebral média. Há relato de aneurismas micóticos em até 10% dos pacientes com endocardite, mas a arteriografia não é um exame de rotina, e é provável que a incidência seja subestimada. Arterite segmentar piogênica por êmbolos sépticos na ausência de aneurisma franco também pode causar hemorragia intracraniana. Como a ruptura é fatal em 80% dos pacientes com aneurismas micóticos, a arteriografia cerebral deve ser realizada quando a endocardite for acompanhada de cefaleia suspeita, rigidez cervical, crises epilépticas, sintomas neurológicos focais ou pleocitose do LCR. Embora às vezes os aneurismas micóticos desapareçam ao exame radiológico com a terapia antimicrobiana, não é possível prever o desfecho, e o aneurisma deve ser tratado cirurgicamente logo que possível.

Pseudoaneurisma

Dissecção de um vaso intracraniano, geralmente decorrente de traumatismo, pode acarretar a extensão de sangue do falso lúmen por toda a parede do vaso. O sangue extravasado é contido por uma delgada lâmina de adventícia ou pelos tecidos adjacentes e não tem uma verdadeira parede aneurismática, daí a designação *pseudoaneurisma*. Caso seja afetado um vaso que atravessa o espaço subaracnóideo, pode ocorrer HSA. O tratamento pode exigir isolamento (*trapping*) ou oclusão endovascular ou cirúrgica do vaso, ou angioplastia e inserção de *stent* no segmento acometido.

Malformações vasculares (arteriovenosas)

Malformações vasculares são responsáveis por menos de 5% dos casos de HSA. As malformações vasculares intracranianas e espinais são classificadas em cinco tipos principais: (1) malformações arteriovenosas (MAVs), que são de alto fluxo e na maioria das vezes sintomáticas; (2) fístulas arteriovenosas durais (FAVds); (3) malformações cavernosas; (4) telangiectasias capilares; e (5) malformações venosas.

As MAVs são conglomerados de artérias e veias anormais com tecido encefálico gliótico interposto; assemelham-se a um "saco de vermes". As FAVds são comunicações arteriovenosas diretas, que se formam nas paredes de um dos seios durais e, com o tempo, causam hipertensão e congestão venosas.

A HSA causada por malformações vasculares quase sempre está relacionada exclusivamente com ruptura de uma MAV ou uma FAVd. Alguns casos de HSA relacionada com MAV são causados por aneurisma de uma artéria nutriente ou aneurisma sacular intranidal – o primeiro pode ser tratado por obstrução com clipe ou espiral. A HSA causada por FAVd resulta da ruptura de uma veia no espaço subaracnóideo submetido à pressão arterializada. As MAVs e as FAVs da dura-máter e medula espinal devem ser consideradas nos casos de HSA com angiografia negativa. Em alguns casos, a RM de crânio e pescoço pode demonstrar essas malformações, especialmente quando são pequenas ou estão trombosadas. Ver mais detalhes sobre malformações vasculares encefálicas no Capítulo 42.

EVIDÊNCIAS DE NÍVEL 1

1. Hillman J, Fridriksson S, Nilsson O, Yu Z, Saveland H, Jakobsson KE. Immediate administration of tranexamic acid and reduced incidence of early rebleeding after aneurysmal subarachnoid hemorrhage: a prospective randomized study. *J Neurosurg.* 2002;97:771-778.
2. Molyneux AJ, Kerr RS, Yu LM et al. International Subarachnoid Aneurysm Trial (ISAT) of neurosurgical clipping *versus* endovascular coiling in 2143 patients with ruptured intracranial aneurysms: a randomised comparison of effects on survival, dependency, seizures, rebleeding, subgroups, and aneurysm occlusion. *Lancet.* 2005;366:809-817.
3. Feigin VL, Rinkel GJ, Algra A, Vermeulen M, van Gijn J. Calcium antagonists in patients with aneurysmal subarachnoid hemorrhage: a systematic review. *Neurology.* 1998;50:876-883.
4. Mutoh T, Kazumata K, Terasaka S, Taki Y, Suzuki A, Ishikawa T. Early intensive *versus* minimally invasive approach to postoperative hemodynamic management after subarachnoid hemorrhage. *Stroke.* 2014;45;1280-1284.

LEITURA SUGERIDA

Broderick JP, Brott TG, Duldner JE, Tomsick T, Leach A. Initial and recurrent bleeding are the major causes of death following subarachnoid hemorrhage. *Stroke.* 1994;25:1342-1347.

Brust JCM, Dickinson PCT, Hughes JEO, Holtman RN. The diagnosis and treatment of cerebral mycotic aneurysms. *Ann Neurol.* 1990;27:238-246.

Cahill WJ, Calvert JH, Zhang JH. Mechanisms of early brain injury after subarachnoid hemorrhage. *J Cereb Blood Flow Metab.* 2006;26(11):1341-1353.

Claassen J, Bernardini GL, Kreiter K, et al. Effect of cisternal and ventricular blood on risk of delayed cerebral ischemia after subarachnoid hemorrhage: the Fisher scale revisited. *Stroke.* 2001;32:2012-2020.

Connolly ES Jr, Rabinstein AA, Carhuapoma JR, et al. Guidelines for the management of aneurysmal subarachnoid hemorrhage: a guideline for healthcare professionals from the American Heart Association/American Stroke Association. *Stroke.* 2012;43:1711-1737.

Crowley RW, Medel R, Dumont AS, et al. Angiographic vasospasm is strongly correlated with cerebral infarction after subarachnoid hemorrhage. *Stroke.* 2011;42:919-923.

Diringer MN, Bleck TP, Claude Hemphill J III, et al. Critical care management of patients following aneurysmal subarachnoid hemorrhage: recommendations from the Neurocritical Care Society's Multidisciplinary Consensus Conference. *Neurocrit Care.* 2011;15:211-240.

Fisher CM, Kistler JP, Davis JM. Relation of cerebral vasospasm to subarachnoid hemorrhage visualized by computerized tomography scanning. *Neurosurgery.* 1980;6:1-9.

Francoeur CL, Mayer SA. Management of delayed cerebral ischemia after subarachnoid hemorrhage. *Critical Care.* 2016;20(1):277.

Hayman EG, Wessell A, Gerzanich V, Sheth KN, Simard JM. Mechanisms of global cerebral edema formation in aneurysmal subarachnoid hemorrhage. *Neurocrit Care.* 2017;26(2):301-310.

Hop JW, Rinkel GJE, Algra A, van Gijn J. Case-fatality rates and functional outcome after subarachnoid hemorrhage: a systematic review. *Stroke.* 1997;28: 660-664.

Juvela S, Porras M, Heiskanen O. Natural history of unruptured intracranial aneurysms: a long-term follow-up study. *J Neurosurg.* 1993;79:174-182.

Komotar R, Schmidt JM, Starke RM, et al. Resuscitation and critical care of poor grade subarachnoid hemorrhage. *Neurosurgery.* 2009;64:397-411.

Kowalski RG, Claassen J, Kreiter KT, et al. Initial misdiagnosis and outcome after subarachnoid hemorrhage. *JAMA.* 2004;291:866-869.

Lantigua H, Ortega-Gutierrez S, Schmidt JM, et al. Subarachnoid hemorrhage: who dies, and why? *Critical Care.* 2015;19:309-318.

Longstreth WT Jr, Nelson LM, Koepsell TD, van Belle G. Clinical course of spontaneous subarachnoid hemorrhage: a population-based study in King County, Washington. *Neurology.* 1993;43:712-718.

Mayer SA, Fink ME, Homma S, et al. Cardiac injury associated with neurogenic pulmonary edema following subarachnoid hemorrhage. *Neurology.* 1994;44:815-820.

Perry JJ, Stiell IG, Sivilotti ML, et al. Clinical decision rules to rule out subarachnoid hemorrhage for acute headache. *JAMA.* 2013;310:1248-1255.

Rinkel GJE, Djibuti M, Algra A, van Gijn J. Prevalence and risk of rupture of intracranial aneurysms: a systematic review. *Stroke.* 1998;29:251-256.

Schmidt JM, Ko SB, Helbok R, et al. Cerebral perfusion pressure thresholds for brain tissue hypoxia and metabolic crisis after poor-grade subarachnoid hemorrhage. *Stroke.* 2011;42(5):1351-1356.

Suarez JI, Tarr RW, Selman WR. Aneurysmal subarachnoid hemorrhage. *N Engl J Med.* 2006;354:387-496.

Venkatraman A, Khawaja AM, Gupta S, et al. Intra-arterial vasodilators for vasospasm following aneurysmal subarachnoid hemorrhage: a meta-analysis. *J Neurointerv Surg.* 2018;10:380-387.

Vergouwen MD, Ilodigwe D, Macdonald RL. Cerebral infarction after subarachnoid hemorrhage contributes to poor outcome by vasospasm-dependent and -independent effects. *Stroke.* 2011;42(4):924-929.

Viñuela F, Duckwiler G, Mawad M. Guglielmi detachable coil embolization of acute intracranial aneurysm: perioperative anatomical and clinical outcome in 403 patients. *J Neurosurg.* 1997;86:475-482.

Wartenberg KE, Schmidt JM, Claassen J, et al. Medical complications after subarachnoid hemorrhage: frequency and impact on outcome. *Crit Care Med.* 2006;34:617-623.

Wiebers DO, Whisnant JP, Huston J III, et al.; for International Study of Unruptured Intracranial Aneurysms Investigators. Unruptured intracranial aneurysms: natural history, clinical outcome, and risks of surgical and endovascular treatment. *Lancet.* 2003;362:103-110.

Woitzik J, Dreier JP, Hecht N, et al. Delayed cerebral ischemia and spreading depolarization in absence of angiographic vasospasm after subarachnoid hemorrhage. *J Cereb Blood Flow Metab.* 2012;32:203-212.

Zaroff JG, Leong J, Kim H, et al. Cardiovascular predictors of long-term outcomes after non-traumatic subarachnoid hemorrhage. *Neurocrit Care.* 2012;17(3): 374-381.

Trombose de Veias e Seios Venosos Cerebrais 41

Jennifer A. Frontera e Natalie Organek

PONTOS-CHAVE

1. Pacientes com trombose venosa cerebral (TVC) podem ter diversas manifestações clínicas, inclusive cefaleia, déficits neurológicos focais, estado mental alterado e coma.
2. A TVC é uma emergência neurológica, cujo tratamento varia com o intervalo decorrido desde o início dos sintomas.
3. O diagnóstico de TVC é confirmado radiologicamente. Flebotomografia computadorizada (FTC) e fleborressonância magnética (FRM) são as técnicas de exame utilizadas mais comumente.
4. O elemento fundamental ao tratamento de pacientes com TVC é anticoagulação, mesmo quando há hemorragia intraparenquimatosa associada a ela.
5. A enoxaparina provavelmente é mais eficaz que heparina não fracionada como anticoagulante.
6. Pacientes que pioram apesar da anticoagulação plena podem ser candidatos às intervenções endovasculares, inclusive trombectomia e trombólise intrassinusal.

INTRODUÇÃO

Trombose venosa cerebral (TVC) significa trombose dos canais venosos que drenam o sangue do cérebro (Figura 41.1). Nessa definição, estão incluídas tromboses dos seios cerebrais e das veias corticais. Com frequência, a TVC está associada a outras condições que levam à formação de trombos, mas sua causa frequentemente não é reconhecida. A TVC manifesta-se comumente como cefaleia isolada, porém também deve ser considerada no diagnóstico diferencial de causas de isquemia cerebral, hemorragia e até mesmo coma. As anormalidades detectadas nos exames de imagem de indivíduos com TVC podem ser sutis, porém são importantes, visto que sua omissão pode ter consequências catastróficas. Os tratamentos recomendados para TVC têm sido controvertidos há muitos anos, embora anticoagulação continue sendo a base do tratamento e intervenções endovasculares sejam realizadas com mais frequência. De modo geral, o prognóstico da TVC é favorável e, se for tratada em seu estágio inicial, os índices de recidiva são baixos.

EPIDEMIOLOGIA

A TVC é um distúrbio incomum que acomete uma população variável de pacientes. Nos adultos, acredita-se que a TVC afete

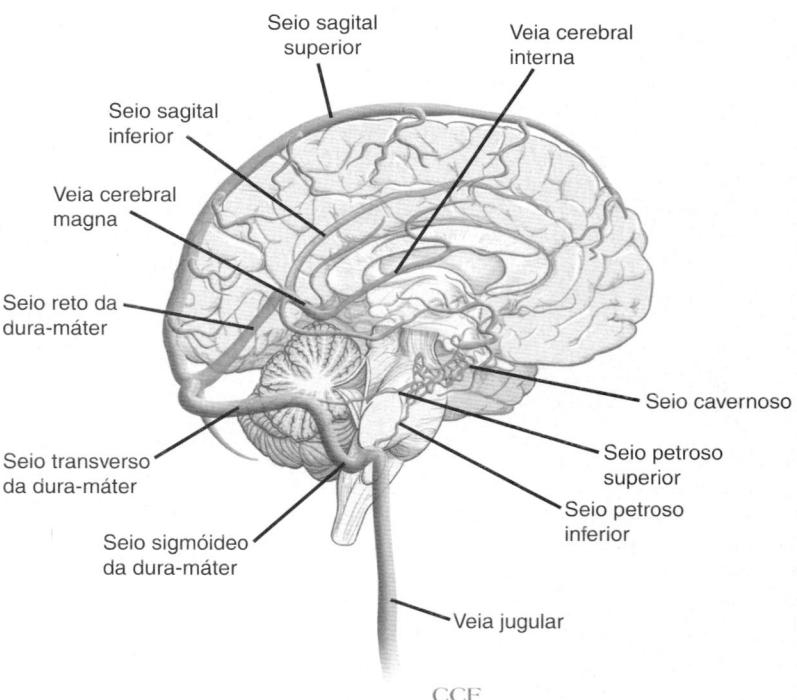

FIGURA 41.1 Anatomia das veias e dos seios venosos cerebrais. (Reproduzida com autorização da Cleveland Clinic Center for Medical Art & Photography © 2014-2015. Todos os direitos reservados.)

cerca de 5 a 15,7 indivíduos por milhão a cada ano. A maioria dos estudos estimou que a TVC represente menos de 1% de todos os casos de acidente vascular encefálico (AVE). O International Study on Cerebral Vein and Dural Sinus Thrombosis (ISCVT) – maior estudo colaborativo multicêntrico de pacientes inscritos consecutivamente com TVC sintomática com mais de 15 anos de idade com confirmação por exames de imagem – reuniu dados de 624 pacientes de 24 países e 89 centros e destacou os seguintes dados epidemiológicos relacionados com TVC: a média de idade foi de 37 anos (faixa etária de 16 a 86 anos) e 74% dos pacientes inscritos eram mulheres. Esses dados estão de acordo com a opinião geral de que, embora possa afetar qualquer idade ou sexo, a TVC é um distúrbio que acomete predominantemente mulheres na faixa jovem até a meia-idade. A predominância de mulheres afetadas pode estar relacionada com riscos hormonais associados ao uso de anticoncepcionais orais, gravidez e puerpério.

O Canadian Pediatric Ischemic Stroke Registry (CPISR) é um dos maiores registros de TVC pediátrica, que envolveu 16 centros de atendimento terciário no Canadá coletando dados de 160 casos consecutivos de TVC confirmada radiologicamente em crianças de zero a 18 anos. Esses dados demonstraram incidência de TVC pediátrica de 6,7 por 1 milhão. Entre as 160 crianças inscritas, 54 tinham menos de 1 ano de idade (43% com menos de 1 mês de idade), e 54% eram do sexo masculino. Isso leva à conclusão geral de que a população pediátrica de TVC envolve, em grande parte, crianças muito pequenas, e a preponderância feminina observada na TVC do adulto não está presente nas populações pediátricas de TVC.

FISIOPATOLOGIA

A TVC tem sido atribuída a numerosas causas; contudo, mesmo depois de investigação diagnóstica extensiva, cerca de 30% dos casos de TVC diagnosticada permanecem idiopáticos. O estudo ISCVT constatou que trombofilia (34,1%) e anticoncepcional oral (54%, dados globais corrigidos para mulheres de idade fértil) respondiam por porcentagem significativa das causas de TVC. Outras causas importantes de TVC incluíram o puerpério (14%, dados globais corrigidos para mulheres de idade fértil) e a gravidez (6%, dados globais corrigidos para mulheres de idade fértil). Além disso, a infecção (particularmente do ouvido, dos seios paranasais, boca, face e pescoço) contribuiu com 12% dos casos de TVC no conjunto de dados, enquanto a neoplasia maligna (dentro e fora do sistema nervoso central [SNC], tanto tumores sólidos quanto neoplasias hematológicas) foi responsável por 7% dos casos de TVC na população do ISCVT. Quanto às causas genéticas, Marjot et al. realizaram metanálise de 26 estudos, que incluíram 1.183 pacientes com TVC; foram analisados seis genes e foi demonstrada associação estatisticamente significativamente entre TVC e dois genes: mutação do fator V de Leiden (razão de probabilidade [RC] = 2,40; intervalo de confiança de 95% [IC95%] 1,75 a 3,30; $P < 0,00001$) e mutação do gene da protrombina (RC = 5,48; IC95%, 3,88 a 7,74; $P < 0,00001$). Por fim, verificou-se que mais de 44% dos indivíduos apresentavam mais de uma causa de TVC, um fato importante que deve ser lembrado quando se investigam causas de TVC na esperança de prevenir sua recidiva.

Em contraste com os dados obtidos de adultos, a causa mais comum de TVC em crianças é a infecção. Nos dados do CPISR, a infecção aguda foi mais comumente observada em neonatos (crianças com menos de 1 mês de idade; 84%). As complicações perinatais (51%) e a desidratação (30%) também constituíram causas frequentes de TVC na população neonatal. Em crianças de mais idade (com mais de 1 mês, porém com menos de 18 anos), a presença de doença crônica representou o fator de risco mais comum, particularmente distúrbios do tecido conjuntivo (23%), doença hematológica (20%) e câncer (13%). À semelhança dos dados em adultos, os dados do CPISR mostraram que os estados protrombóticos constituem causa importante de TVC em recém-nascidos (20%) e crianças (54%).

MANIFESTAÇÕES CLÍNICAS

A apresentação clínica variável é um dos desafios da TVC. Os dois mecanismos principais pelos quais a TVC causa sintomas são: (1) obstrução do retorno venoso acarretando elevação da pressão venosa, violação da barreira hematencefálica, edema vasogênico e AVE isquêmico ou hemorrágico; e (2) elevação da pressão venosa, que diminui a reabsorção de líquido cefalorraquidiano pelas granulações aracnóideas e causa hidrocefalia ou aumento da pressão intracraniana (PIC). Aumento do volume sanguíneo cerebral em consequência da redução do retorno venoso também contribui para a elevação da PIC.

A apresentação mais comum em pacientes com TVC consiste em cefaleia progressiva difusa com várias horas a dias de duração, embora também tenha sido descrita ocorrência de cefaleia primária em trovoada e cefaleia semelhante à enxaqueca. É importante assinalar que cefaleia, sem outros déficits neurológicos ou sinais de PIC elevada, ocorreu em 25% dos casos confirmados de TVC no estudo ISCVT. É importante considerar que cefaleia persistente depois de punção lombar pode significar TVC porque, em casos raros, drenagem de líquido espinal pode causar esta complicação.

Quando a TVC aumenta a PIC, os pacientes frequentemente apresentam os seguintes sinais neurológicos: edema de papilas, diplopia (mais comumente devido à paralisia do sexto nervo craniano), cefaleia que se agrava com decúbito, náuseas e vômitos e encefalopatia. Como sintomas de hipertensão intracraniana idiopática frequentemente se assemelham aos da TVC, é fundamental investigar essa última possibilidade quando há suspeita de hipertensão intracraniana idiopática.

Além dos sinais de elevação da PIC, déficits neurológicos focais após isquemia ou hemorragia cerebral também constituem importante apresentação clínica em pacientes com TVC. Na verdade, 30 a 40% dos pacientes com TVC têm hemorragia intracerebral. Os sinais verdadeiros de lesão cerebral focal são atribuídos ao local de isquemia venosa e, portanto, são variáveis, porém consistem em fraqueza focal, alterações sensitivas, déficits dos campos visuais e afasia. Para complicar ainda mais esse quadro na TVC, o seio sagital superior, que é a estrutura venosa cerebral mais frequentemente acometida na TVC, drena ambos os hemisférios cerebrais e, portanto, quando sofre trombose, pode causar déficits bilaterais, que complicam a localização neurológica. Um subgrupo de pacientes com TVC pequeno, porém clinicamente importante, inclui aqueles com TVC profunda. A TVC que acomete os núcleos da base ou o tálamo é, com frequência, bilateral e pode levar à isquemia venosa ou a hemorragias. A TVC que afeta as partes profundas do cérebro tende a ser mais grave e resulta rapidamente em déficits profundos, incluindo alteração do estado mental e coma.

Crises epilépticas também podem ocorrer em pacientes com TVC. No estudo ISCVT, 39% dos pacientes tiveram crises epilépticas. Nas crianças, crises epilépticas foram descritas em 44% dos pacientes com TVC.

Os seios cavernosos constituem um conjunto singular de seios cerebrais. São estruturas bilaterais profundas na base do cérebro, que abrigam a artéria carótida interna, a veia oftálmica, os ramos das veias cerebrais superficiais médias e esfenoidal e os nervos cranianos III, IV, V1, V2 e VI. A trombose venosa que acomete os seios cavernosos está associada a paralisias que afetam esses nervos cranianos e causam diplopia e oftalmoparesia, além de dor, ptose, quemose e proptose. O aumento da pressão intraocular, devido à drenagem venosa deficiente, pode causar edema de papila e déficit de acuidade visual. Também pode haver febre, edema periorbitário e déficits sensoriais referidos às áreas inervadas pelas divisões V1 e V2. A maioria dos casos de trombose do seio cavernoso está relacionada com infecção, tipicamente por *Staphylococcus aureus*, embora a causa também possa consistir em infecções por *Streptococcus pneumoniae*, bacilos gram-negativos, anaeróbios e, em certas ocasiões, infecções fúngicas. A drenagem venosa originada das veias faciais e do plexo pterigóideo por meio das veias oftálmicas superior e inferior é uma via possível para disseminação das infecções faciais ao seio cavernoso, que é profusamente trabeculado e pode funcionar como repositório de bactérias. Em casos raros, otite média e infecções dentárias e mastóideas podem estar associadas à trombose das veias do seio cavernoso. Causas não infecciosas de trombose do seio cavernoso são síndrome de Tolosa-Hunt (inflamação granulomatosa do seio cavernoso e veia orbitária superior), síndrome de Cogan (poliarterite nodosa com TVC), traumatismo, meningioma e tumores nasofaríngeos. Pode ocorrer disseminação dos sintomas ao olho contralateral por meio dos seios intracavernosos dentro de 24 a 48 horas após a apresentação e esse quadro é patognomônico de trombose do seio cavernoso.

A trombose séptica do seio lateral pode ocorrer nos pacientes com mastoidite e, nos casos típicos, afeta o seio sigmóideo com disseminação ao seio transverso e à veia jugular. Alguns pacientes podem ter hidrocefalia secundária quando o seio transverso dominante é afetado, porque a via final comum do líquido cefalorraquidiano reabsorvido nas granulações aracnóideas parece confluir para o seio sagital, seio sigmóideo e veia jugular.

A afasia fluente pode ser a primeira manifestação clínica de trombose do seio lateral esquerdo (ou dominante). Neuropatias cranianas múltiplas e/ou tinido pulsátil podem ser as primeiras manifestações clínicas de trombose do seio lateral e/ou veia jugular. A síndrome de Gradenigo consiste na tríade de otite média, paralisia do sexto nervo craniano e/ou dor temporal/retrorbitária e é altamente sugestiva de trombose do seio lateral. Os microrganismos que mais comumente causam trombose do seio lateral são espécies *Proteus*, *S. aureus*, *Escherichia coli* e espécies de *Pseudomonas* e anaeróbios.

A apresentação clínica da TVC em crianças assemelha-se àquela de adultos exceto que, nos recém-nascidos, a ocorrência de crise epiléptica é mais comum. No banco de dados do CPISR, 71% dos recém-nascidos (crianças com menos de 1 mês de idade) com TVC apresentaram crises epilépticas atribuídas à TVC, em comparação com apenas 48% das crianças do CPISR não recém-nascidas e 44% dos pacientes com TVC com mais de 15 anos.

DIAGNÓSTICO

A TVC é uma patologia conhecida por sua apresentação clínica tanto rara quanto variável, o que pode complicar o estabelecimento do diagnóstico. A demora no diagnóstico de TVC não é incomum; por conseguinte, é preciso manter um elevado nível de suspeita no contexto clínico apropriado. O diagnóstico de TVC começa com uma anamnese minuciosa e exame físico completo do paciente. Os elementos evidenciados nessa investigação ajudam a determinar a necessidade de avaliação laboratorial e radiológica.

A abordagem essencial para o diagnóstico de TVC consiste no exame por imagem direto do sistema venoso cerebral. Tanto a flebotomografia computadorizada (FTC) quanto fleborressonância magnética (FRM) foram estudadas na TVC e foi constatado que elas constituem técnicas de imagem equivalentes na TVC. A Figura 41.2 A mostra TVC na confluência dos seios na ressonância magnética (RM) ponderada em T2 e seio transverso esquerdo na imagem de FMV (Figura 41.2 B, *setas brancas*).

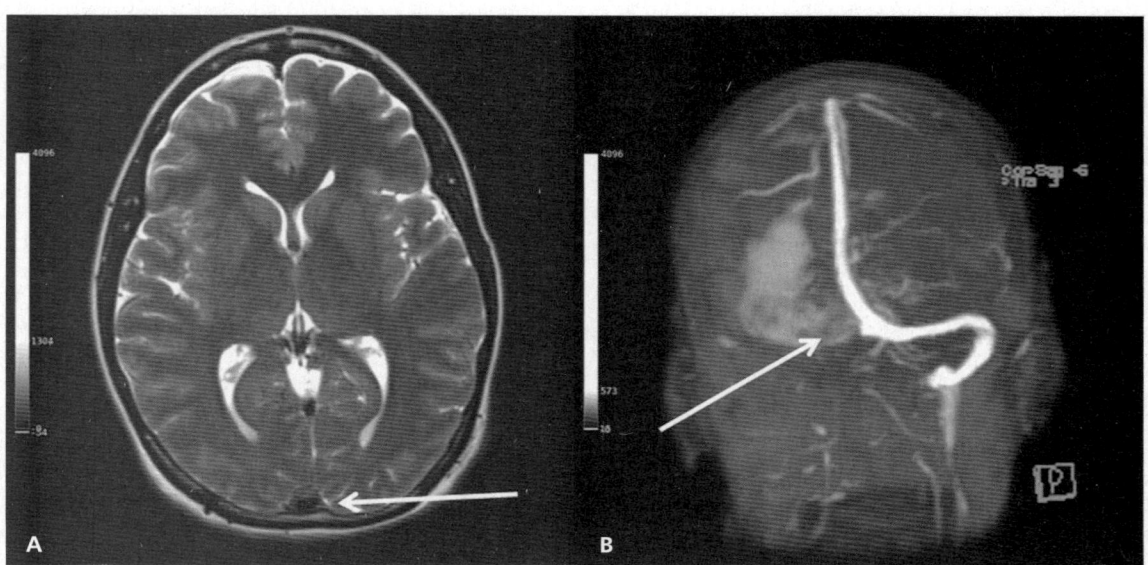

FIGURA 41.2 Imagens axiais de ressonância magnética ponderada em T2 (**A**) e de fleborressonância magnética (**B**) demonstraram trombo na torcula (*seta branca* em **A**) e seio transverso (*seta branca* em **B**).

A Figura 41.3 mostra um FMV com um defeito de preenchimento completo do seio sagital superior, desde a origem até a tórcula. As desvantagens associadas à FTC incluem exposição à radiação e alergia ao meio de contraste, o qual é de uso limitado na presença de insuficiência renal. A RM é limitada em pacientes com marca-passo e necessita de tempo significativo, que tipicamente não está disponível na avaliação neurológica de urgência. A diferenciação entre trombose e hipoplasia venosa (principalmente do seio transverso) ou granulações aracnóideas venosas pode complicar a interpretação das imagens na FRM e FTC. Sequências de imagem de RM do parênquima podem ser úteis para efetuar essa distinção e são particularmente úteis para diagnosticar de trombos do seio cavernoso.

A angiografia de subtração digital convencional era o padrão de referência para o diagnóstico de TVC durante muitos anos, embora, na maioria dos casos, seja atualmente reservada para imagens de FTC ou FRM inconclusivas ou casos em que há necessidade de intervenção endovascular. Em pacientes com sintomas persistentes ou naqueles com diagnóstico prévio de TVC ou alteração dos sintomas, deve-se considerar a necessidade de repetir o exame de imagem para avaliar a possibilidade de nova TVC, bem como a propagação de trombo previamente já conhecido. A angiografia de subtração digital pode ser especialmente útil nos casos suspeitos de trombose de veias corticais, nos quais a resolução da FRM e FTC é insatisfatória. A Figura 41.4 A demonstra imagem de angiografia de subtração digital com trombose parcial do seio sagital superior e proliferação das veias de drenagem cortical, além de drenagem venosa profunda proeminente. Outra imagem de FRM realizada 1 mês depois do tratamento endovascular mostrou que o seio sagital superior estava desobstruído (Figura 41.4 B).

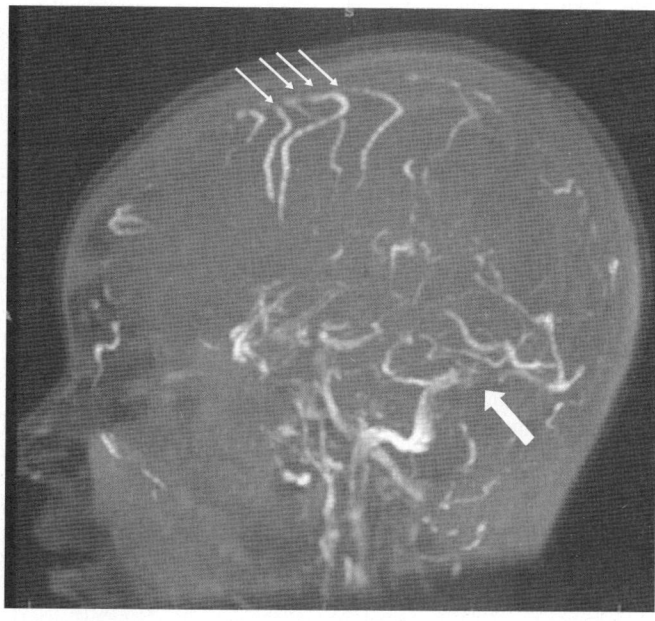

FIGURA 41.3 Imagem sagital de ressonância magnética em sequência TOF (*time of flight*) demonstrou falha de enchimento completo no seio sagital superior a partir do ponto de origem da torcula dessa mulher com história de ter recebido injeções para aumentar a fertilidade, uso de anticoncepcional oral, tabagismo e leiomioma. Também havia falha de enchimento do seio transverso médio (*seta branca grossa*). Observe que a paciente havia desenvolvido drenagem venosa cortical proeminente para compensar a obstrução (*setas brancas finas*).

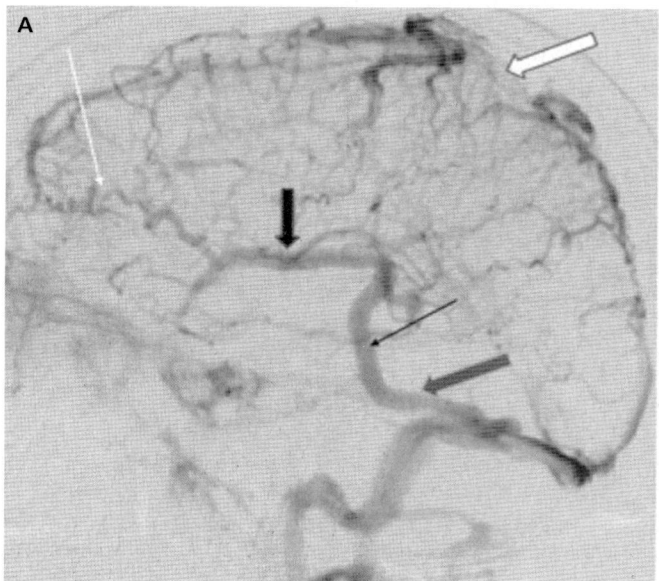
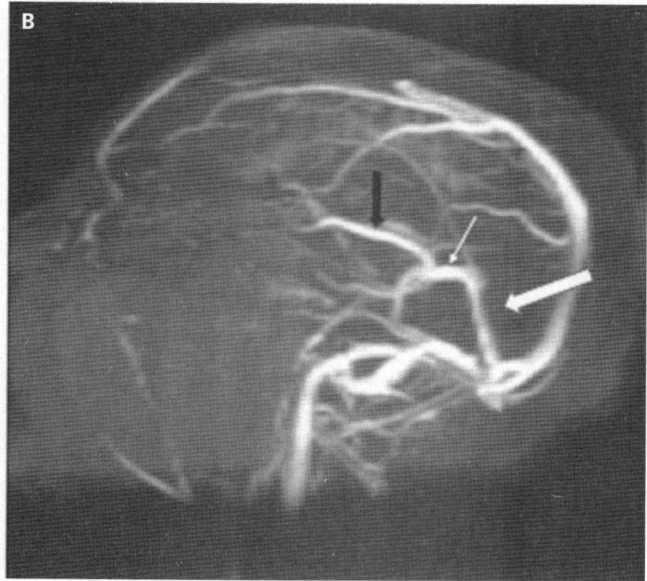

FIGURA 41.4 Imagem sagital de angiografia de subtração digital (**A**) e imagem de fleborressonância magnética (**B**) de um paciente com trombose parcial do seio sagital (*seta branca grossa*). **A.** Observe a drenagem compensatória por veias corticais hipertrofiadas e retorcidas (*seta branca fina*) e a drenagem venosa profunda proeminente (veia cerebral interna, *seta preta grossa*; veia cerebral magna, *seta preta fina*; e seio reto, *seta cinza*). Um mês depois de trombectomia endovascular e infusão intrassinusal de tPA, essa imagem de fleborressonância magnética (**B**) demonstrou que o seio sagital superior estava desobstruído. Veia cerebral interna (*seta preta grossa* em **B**), veia cerebral magna (*seta branca fina* em **B**) e seio reto (*seta branca grossa* em **B**) também estavam perfeitamente visíveis. tPA, ativador de plasminogênio tecidual recombinante.

Em 2011, a American Heart Association (AHA) e a American Stroke Association (ASA) divulgaram o relatório para profissionais de saúde sobre diagnóstico e tratamento da TVC (Evidência de nível 1),[1] que revisou, entre outros tópicos, as modalidades de diagnóstico por imagem invasivas e não invasivas da TVC. Na revisão da AHA/ASA, a TC não contrastada do cérebro foi a modalidade de imagem mais comum para pacientes com sintomas neurológicos recentes. Com frequência, a TC do crânio sem contraste é inespecífica, mas pode demonstrar sinais sutis sugestivos de TVC, isto é, hiperdensidades nas veias cerebrais. Esse achado está presente em apenas cerca de um terço dos pacientes. O achado mais bem conhecido na TC do crânio sem contraste na TVC é o triângulo denso localizado no seio sagital posterior, denominado sinal do *delta cheio*. Com frequência, há um atraso de vários dias na visualização desse sinal; todavia, uma vez presente, ele tipicamente persiste por várias semanas, o que o torna provavelmente mais útil com a apresentação tardia da TVC. A imagem de TC de crânio sem contraste ilustrada na Figura 41.5 demonstra trombo hiperdenso no seio transverso esquerdo (*seta branca*). Com mais frequência, a TC do crânio sem contraste demonstra sinais indiretos inespecíficos de TVC, incluindo hipodensidades na TC e diminuição do tamanho ventricular, ambos associados a edema do parênquima. A TC do crânio sem contraste também é útil para demonstrar a presença de infartos venosos cerebrais ou hemorragia intracerebral, que caracteristicamente são de distribuição vascular, inconsistente com a doença arterial mais comum. Talvez mais importante seja a utilidade da TC sem contraste para descartar outras causas possíveis da apresentação clínica. Na TVC, a TC contrastada pode demonstrar o "sinal do delta vazio", em que o trombo cria um defeito de enchimento no sistema venoso cerebral e, portanto, torna-se "vazio". A precisão global da TC e FTC de crânio combinadas varia de 90 a 100%. Por fim, à semelhança da maioria das doenças vasculares cerebrais, a RM do cérebro pode ser útil para a demonstração de sinais mais precoces de infarto venoso associados à TVC.

A investigação laboratorial da TVC tem por objetivo determinar a etiologia e deve incluir exames laboratoriais básicos, bem como exames para detectar estados de hipercoagulabilidade. A anticoagulação pode afetar os resultados dos exames laboratoriais para hipercoagulabilidade, de modo que eles devem ser realizados antes de iniciar o tratamento anticoagulante para a TVC. A Tabela 41.1 fornece uma lista da pesquisa laboratorial para TVC.

O dímero D tem sido explorado como possível marcador diagnóstico de TVC, porém uma alta probabilidade antes do exame continua sendo de suma importância. Meng et al. realizaram um estudo prospectivo de TVC confirmada em 94,1% dos pacientes que apresentaram níveis elevados de dímero D e durante a fase aguda; a sensibilidade e especificidade do dímero D para prever TVC foram de 94,1 e 97,5%, respectivamente. De modo semelhante, em metanálise de 1.134 casos de TVC publicada por Dentali et al., foi constatado que o dímero D apresenta sensibilidade média de 93,9% e especificidade média de 89,7%. O relatório de TVC da AHA/ASA (Evidência de nível 1)[1] fez uma revisão da sensibilidade e da especificidade de vários estudos que investigaram o dímero D e a TVC e sugeriu que a determinação do dímero D pode ser útil em pacientes com suspeita muito baixa de TVC, porém não pode ser usado para excluir uma avaliação adicional em pacientes nos quais existe uma forte suspeita clínica.

O diagnóstico de TVC em crianças é semelhante ao dos adultos, visto que, em seu aspecto mais importante, embora a TVC seja rara e tenha uma apresentação inespecífica, ela não deve ser omitida de um diagnóstico diferencial abrangente em crianças com sintomas neurológicos apropriados. Conforme descrito, isso pode representar um desafio particular em recém-nascidos que mais frequentemente sofrem crises epilépticas, mas que têm apresentação inespecífica nos demais aspectos. Em geral, o

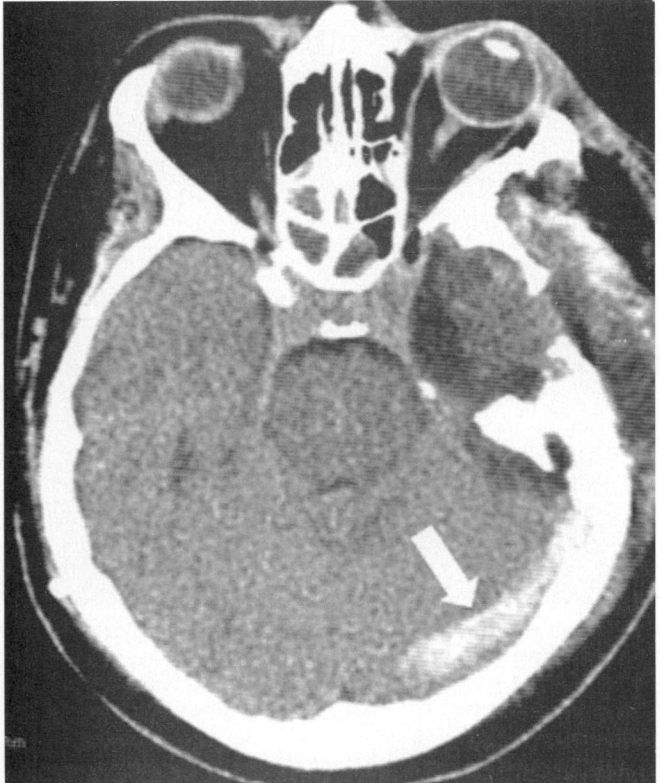

FIGURA 41.5 Imagem de tomografia computadorizada de crânio sem contraste demonstrando trombose do seio transverso esquerdo (*seta branca*).

Tabela 41.1 Exames laboratoriais para trombose venosa cerebral (TVC).

Exames laboratoriais básicos	HC, painel bioquímico, provas de função hepática, anticorpo antinuclear, dímero D (níveis aumentados reforçam o diagnóstico, mas valores normais não excluem TVC)
Pesquisa de hipercoagulabilidade (exames realizados antes de iniciar a anticoagulação)	TP/RNI, TTPa, homocisteína, ácido metilmalônico, mutação do gene *MTHFR*, mutação do fator V de Leiden, mutação do gene da protrombina, anticorpos antifosfolipídicos e anticardiolipina, coagulante lúpico, níveis e atividade das proteínas C e S, níveis de antitrombina III, nível de fator VIII, fibrinogênio e glicoproteína B2
Exames específicos (específicos para cada paciente)	Proteína urinária (se houver suspeita de síndrome nefrótica)

HC, hemograma completo; RNI, Razão Normalizada Internacional; TP, tempo de protrombina; TTPa, tempo de tromboplastina parcial ativada.

exame de imagem para TVC é muito semelhante em crianças e adultos; todavia, é preciso considerar as diferenças fisiológicas dos recém-nascidos. A hipointensidade da imaturidade do cérebro não mielinizado e a hiperintensidade da policitemia fisiológica, associadas aos recém-nascidos, podem simular o "sinal do delta", sendo, portanto, conhecido como sinal pseudodelta. Essa simulação da TVC em neonatos é facilmente esclarecida com a administração de meio de contraste. Além disso, nos recém-nascidos, a ultrassonografia transfontanela tem sido utilizada para o diagnóstico de TVC, porém foi constatado que, em geral, ela não é confiável, particularmente em caso de trombo não oclusivo, e, assim, possui aplicação limitada na TVC neonatal sem a confirmação de outras modalidades de imagem.

TRATAMENTO

O tratamento da TVC é tipicamente trimodal: a base do tratamento consiste em (1) anticoagulação, (2) tratamento da etiologia subjacente, quando apropriado (p. ex., agentes antimicrobianos para os casos de infecção) e (3) tratamento sintomático (alívio da cefaleia, com tratamento da PIC elevada). Em pacientes que apresentam crises epilépticas, indica-se o uso de fármacos antiepilépticos (FAE). Intervenções endovasculares devem ser consideradas para pacientes que não melhorem com anticoagulação ou tenham TVC sintomática.

Tratamento anticoagulante

A anticoagulação é essencial para evitar propagação da TVC e trombose sistêmica em pacientes com hipercoagulabilidade coexistente. Einhäupl et al. estudaram 20 pacientes com TVC (confirmada no exame de imagem), que foram randomizados para receber heparina não fracionada (HNF) intravenosa versus placebo. O estudo foi interrompido prematuramente, devido ao benefício óbvio do tratamento com anticoagulação. Além disso, esse grupo documentou dois episódios de hemorragia intracerebral, ambos no grupo placebo (nenhum caso entre o grupo de tratamento com anticoagulação). Subsequentemente, em um estudo conduzido por Brujin et al. (Evidência de nível 1),[2] 59 pacientes com TVC foram randomizados para tratamento com heparina de baixo peso molecular (HBPM) versus placebo. O grupo tratado com placebo teve tendência a apresentar um prognóstico mais reservado em comparação com o grupo de tratamento, e não ocorreu nenhum episódio de hemorragia intracerebral nos dois grupos. As diretrizes de 2011 da AHA/ASA para TVC recomendam anticoagulação inicial com HNF ou HBPM com base no peso corporal em doses plenas, seguida de antagonistas da vitamina K, independentemente da ocorrência de hemorragia intracerebral (Evidência de nível 1).[1] Em 2012, o American College of Chest Physicians recomendou formalmente tratamento inicial para TVC com heparina em doses ajustadas ou HBPM, seguido de anticoagulante oral por 3 a 6 meses para a maioria dos pacientes e anticoagulação por tempo indeterminado para pacientes com TVC e fatores de risco permanentes para recidiva (Evidência de nível 1).[3] Do mesmo modo, as diretrizes de 2014 da AHA/ASA para prevenção de AVE (Evidência de nível 1)[4] e as diretrizes de 2017 da European Stroke Organization recomendam anticoagulação imediata, independentemente da existência de hemorragia intracerebral. Essas últimas diretrizes também recomendaram HBPM em vez de HNF (Evidência de nível 1).[5] É importante assinalar que a anticoagulação *deve ser administrada para TVC, mesmo que haja hemorragia intracraniana*.

A HBPM pode ser preferível à HNF para pacientes que não precisam fazer intervenção cirúrgica de urgência. Pesquisadores do ISCVT compararam os resultados de pacientes com TVC tratados com HNF e HBPM e constataram que a HBPM apresenta maior eficácia e segurança. Além disso, em um ensaio clínico controlado e randomizado de 66 pacientes com TVC, foi também investigado o tratamento com HNF e HBPM, e constatou-se que a HBPM está associada à mortalidade significativamente mais baixa na TVC em comparação com a HNF (Evidência de nível 1).[6] Por fim, mulheres em idade fértil com TVC representam um desafio singular. Em mulheres com história de TVC, deve-se evitar, em geral, o uso de anticoncepcionais orais e, em mulheres grávidas com história de TVC, pode ser razoável fazer profilaxia com HBPM em futuras gestações e período puerperal (Evidência de nível 1).[7] Em geral, o tratamento anticoagulante com varfarina é mantido por 3 a 6 meses para pacientes com TVC provocada e 6 a 12 meses para pacientes com TVC espontânea, mas pode ser mantido por mais tempo nos casos em que haja fatores de risco permanentes (p. ex., trombofilia). Existem poucos dados quanto ao uso de anticoagulantes orais diretos para anticoagulação prolongada de pacientes com TVC, embora seu uso *off-label* esteja aumentando.

Intervenções endovasculares

Dados referidos ao tratamento endovascular invasivo (inclusive trombólise endovascular direta e trombectomia) não demonstraram, até o momento, benefício maior que anticoagulação isolada. O ensaio controlado randomizado TO-ACT (Thrombolysis Or Anticoagulation for Cerebral venous Thrombosis) (Evidência de nível 1)[8] comparou anticoagulação e intervenção endovascular para pacientes com TVC de alto risco, mas foi interrompido precocemente por inutilidade. Contudo, em pacientes com TVC que tiveram deterioração clínica durante a anticoagulação, bem como naqueles com alguma contraindicação absoluta para anticoagulação (como hemorragia hemodinamicamente significativa ou alergia aos anticoagulantes), pode-se considerar uma intervenção endovascular. Entre as opções de tratamento endovascular, estão infusão local de ativador do plasminogênio residual recombinante e trombólise mecânica com uso de balões e cateteres reolíticos. Uma revisão sistemática de 42 ensaios com 185 pacientes demonstrou prognóstico favorável em 84% dos pacientes com TVC submetidos a diversas intervenções endovasculares (inclusive angioplastia com balão, remoção de trombos e trombólise), com índices de recanalização de 95%. Entretanto, houve agravação da hemorragia intracerebral em 10% dos casos, e os índices de mortalidade foram de 12%. A Figura 41.6 ilustra imagens de angiografia de subtração digital de um paciente com trombose extensiva do seio sagital superior a partir do ponto de origem da torcula. Esse paciente continuou sintomático apesar da anticoagulação e foi submetido à trombectomia endovascular, que conseguiu recanalização do seio sagital superior e da torcula (imagem C). Tendo em vista os recentes avanços no tratamento endovascular, o tratamento cirúrgico aberto para TVC limita-se, em grande parte, a pacientes com grandes infartos venosos cerebrais, que desenvolvem sinais clínicos e radiológicos de herniação e podem se beneficiar de hemicraniectomia descompressiva ou remoção minimamente invasiva de trombos.

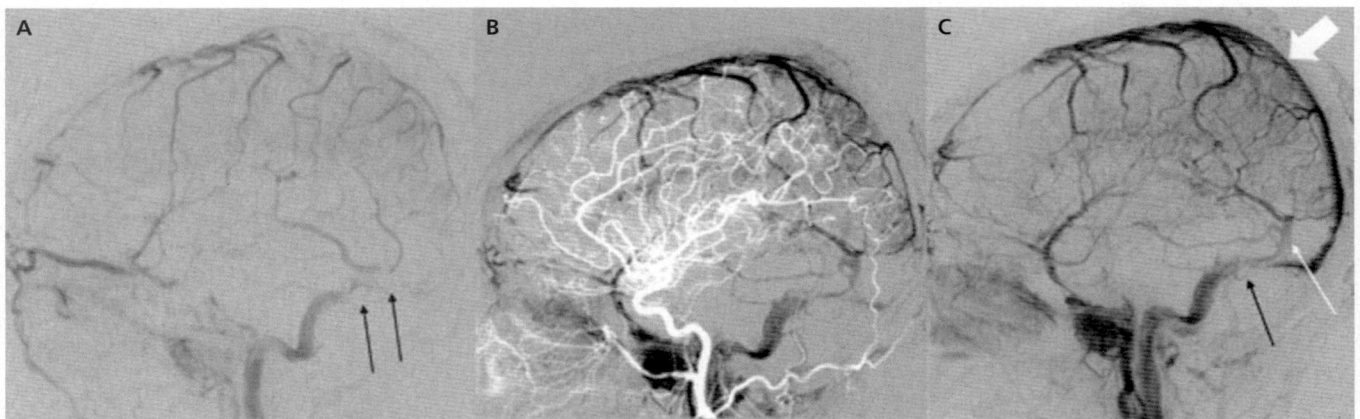

FIGURA 41.6 A. Imagem sagital de angiografia de subtração digital demonstrou obstrução total do seio sagital superior a partir do ponto de origem da torcula. Observe que havia trombos nos seios transverso e reto (*setas pretas*). **B.** Sobreposição das imagens de angiografia arterial normal (*em branco*) e padrão de drenagem venosa com trombose venosa cerebral difusa do mesmo paciente. **C.** Essa imagem demonstrou melhora do fluxo venoso depois da trombectomia endovascular com recanalização do seio sagital superior e torcula (*seta branca grossa*). Também houve melhora do fluxo no seio reto (*seta branca fina*); contudo, ainda restava alguma irregularidade na junção dos seios transverso e sigmóideo (*seta preta*).

Tratamento de comorbidades

Para os pacientes com hipertensão intracraniana sintomática, deve-se considerar a tentativa de reduzir a PIC. A elevação da cabeceira do leito com a cabeça na linha média para promover a drenagem venosa, a terapia osmótica e o manejo dos estados hipermetabólicos (tremores, febre, crises epilépticas, agitação) devem ser considerados como parte do tratamento de rotina da hipertensão intracraniana.

Em pacientes com crises epilépticas relacionadas com TVC, devem-se administrar FAEs (Evidência de nível 1);[1] entretanto, não se aconselha o uso profilático desses fármacos. A duração ideal do tratamento com FAEs em pacientes com TVC que apresentam crises epilépticas permanece desconhecida.

Nos pacientes com trombose séptica (p. ex., trombose séptica do seio cavernoso), os antibióticos são a base do tratamento. Esquemas terapêuticos geralmente devem cobrir *S. aureus* e incluem vancomicina, ceftriaxona ou cefepima (se houver suspeita de *Pseudomonas*). Cobertura anaeróbica para infecções de dentes ou seios paranasais deve incluir metronidazol. Não existem evidências a favor do uso de corticoides para tratar trombose séptica dos seios venosos cerebrais.

Tratamento de trombose venosa cerebral em crianças

Existem poucos dados a respeito do tratamento da TVC em crianças; as diretrizes para o tratamento são extrapoladas, em grande parte, dos dados obtidos em adultos. As recomendações atuais da AHA/ASA (Evidência de nível 1)[1] para tratamento da TVC em crianças com mais de 1 mês de idade correspondem às recomendações para tratamento de adultos com anticoagulantes, mesmo que haja hemorragia intracerebral. As recomendações para o tratamento de crianças com menos de 1 mês de idade continuam controversas e variáveis. Os recém-nascidos devem ser tratados com anticoagulação por 6 semanas a 3 meses, com acompanhamento rigoroso por meio de exame de imagem para avaliar a recanalização, com baixo limiar para a interrupção da anticoagulação com 6 semanas, se houver recanalização do sistema venoso (Evidência de nível 1).[1] As recomendações quanto ao uso de FAEs em crianças (e recém-nascidos) são semelhantes às indicadas para adultos.

PROGNÓSTICO

De modo geral, o prognóstico da maioria dos pacientes com TVC é favorável; entretanto, ainda existe importante minoria de pacientes nos quais a doença provoca morbidade e mortalidade significativas. De acordo com os dados do ISCVT, cerca de 87% dos pacientes com TVC tiveram recuperação completa, porém cerca de 8% apresentaram morbidade significativa, com taxa de mortalidade adicional de cerca de 5%. Do mesmo modo, Borhani Haghighi et al. investigaram uma coorte nacional de quase 3.500 pacientes com TVC, que apresentaram taxa de mortalidade de 4,39%. Foi constatado que certas características estão associadas a um prognóstico sombrio na TVC, incluindo sexo masculino, idade acima de 37 anos, pacientes com déficit neurológico significativo e em estado de coma e aqueles que desenvolvem crises epilépticas. Na fase aguda da TVC, a herniação cerebral atribuída à TVC continua sendo a causa mais comum de morte; nos estágios avançados, a taxa de mortalidade associada à TVC está principalmente relacionada com a causa subjacente da trombose. Os índices de recidiva da TVC variam de 2 a 4%. De acordo com metanálise de estudos retrospectivos, os índices de recanalização dos pacientes tratados com anticoagulantes chegam a 85%.

Na infância, estudos demonstraram que coma causado por TVC prevê mortalidade, mas poucos estudos realizaram acompanhamento de crianças por mais de 2 anos após a ocorrência de TVC. Nos dados do CPISR (com acompanhamento por apenas cerca de 2 anos), cerca de 75% dos recém-nascidos e 50% das crianças de outras faixas etárias eram neurologicamente normais.

EVIDÊNCIAS DE NÍVEL 1

1. Saposnik G, Barinagarrementeria F, Brown RD Jr et al. Diagnosis and management of cerebral venous thrombosis: a statement for healthcare professionals from the

American Heart Association/American Stroke Association. *Stroke.* 2011;42(4):1158-1192.
2. de Bruijn SF, Stam J. Randomized, placebo-controlled trial of anticoagulant treatment with low-molecular-weight heparin for cerebral sinus thrombosis. *Stroke.* 1999;30(3):484-488.
3. Lansberg MG, O'Donnell MJ, Khatri P et al. Antithrombotic and thrombolytic therapy for ischemic stroke: antithrombotic therapy and prevention of thrombosis, 9th ed: American College of Chest Physicians evidence-based clinical practice guidelines. *Chest.* 2012;141(2)(suppl): e601S-e636S.
4. Kernan WN, Ovbiagele B, Black HR et al. Guidelines for the prevention of stroke in patients with stroke and transient ischemic attack: a guideline for healthcare professionals from the American Heart Association/American Stroke Association. Stroke. 2014;45(7):2160-2236.
5. Ferro JM, Bousser MG, Canhão P et al. European Stroke Organization guideline for the diagnosis and treatment of cerebral venous thrombosis–endorsed by the European Academy of Neurology. Eur J Neurol. 2017;24(10):1203-1213.
6. Misra UK, Kalita J, Chandra S, Kumar B, Bansal V. Low molecular weight heparin *versus* unfractionated heparin in cerebral venous sinus thrombosis: a randomized controlled trial. Eur J Neurol. 2012;19(7):1030-1036.
7. Bushnell C, McCullough LD, Awad IA et al. Guidelines for the prevention of stroke in women: a statement for healthcare professionals from the American Heart Association/ American Stroke Association. *Stroke.* 2014;45(5):1545-1588.
8. Coutinho JM, Zuurbier SM, Bousser MG et al. Effect of endovascular treatment with medical management vs standard care on severe cerebral venous thrombosis: the TO-ACT randomized clinical trial. JAMA Neurol. 2020; 77(8):966-973.

LEITURA SUGERIDA

Aguiar de Sousa D, Lucas Neto L, Canhão P, Ferro JM. Recanalization in cerebral venous thrombosis. *Stroke.* 2018;49(8):1828-1835.
Borhani Haghighi A, Edgell RC, Cruz-Flores S, et al. Mortality of cerebral venous-sinus thrombosis in a large national sample. *Stroke.* 2012; 43(1):262-264.
Bousser MG, Ferro JM. Cerebral venous thrombosis: an update. *Lancet Neurol.* 2007;6(2):162-170.
Canhão P, Falcão F, Ferro JM. Thrombolytics for cerebral sinus thrombosis: a systematic review. *Cerebrovasc Dis.* 2003;15(3):159-166.

Canhão P, Ferro JM, Lindgren AG, et al. Causes and predictors of death in cerebral venous thrombosis. *Stroke.* 2005;36(8):1720-1725.
Coutinho JM, Ferro JM, Canhão P, Barinagarrementeria F, Bousser MG, Stam J. Unfractionated or low-molecular weight heparin for the treatment of cerebral venous thrombosis. *Stroke.* 2010;41(11):2575-2580.
Coutinho JM, Ferro JM, Zuubier SM, et al. Thrombolysis or anticoagulation for cerebral venous thrombosis: rationale and design of the TO-ACT trial. *Int J Stroke.* 2013;8(2):135-140.
Dentali F, Squizzato A, Marchesi C, Bonzini M, Ferro JM, Ageno W. D-dimer testing in the diagnosis of cerebral vein thrombosis: a systematic review and a meta-analysis of the literature. *J Thromb Haemost.* 2012;10(4):582-589.
Devasagayam S, Wyatt B, Leyden J, Kleinig T. Cerebral venous sinus thrombosis incidence is higher than previously thought: a retrospective population-based study. *Stroke.* 2016;47(9):2180-2182.
deVeber G, Andrew M, Adams C, et al. Cerebral sinovenous thrombosis in children. *N Engl J Med.* 2001;345(6):417-423.
Einhäupl K, Bousser MG, de Bruijn SF, et al. EFNS guideline on the treatment of cerebral venous and sinus thrombosis. *Eur J Neurol.* 2006;13(6): 553-559.
Einhäupl KM, Villringer A, Meister W, et al. Heparin treatment in sinus venous thrombosis. *Lancet.* 1991;338(8767):597-600.
Ferro JM, Canhão P, Stam J, Bousser MG. Prognosis of cerebral vein and dural sinus thrombosis: results of the International Study on Cerebral Vein and Dural Sinus Thrombosis (ISCVT). *Stroke.* 2004;35(3):664-670.
Girot M, Ferro JM, Canhão P, et al. Predictors of outcome in patients with cerebral venous thrombosis and intracerebral hemorrhage. *Stroke.* 2007;38(2): 337-342.
Lee EJ. The empty delta sign. *Radiology.* 2002;224(3):788-789.
Linn J, Ertl-Wagner B, Seelos KC, et al. Diagnostic value of multidetector-row CT angiography in the evaluation of thrombosis of the cerebral venous sinuses. *AJNR Am J Neuroradiol.* 2007;28(5):946-952.
Marjot T, Yadav S, Hasan N, Bentley P, Sharma P. Genes associated with adult cerebral venous thrombosis. *Stroke.* 2011;42(4):913-918.
Martinelli I, Bucciarelli P, Passamonti SM, Battaglioli T, Previtali E, Mannucci PM. Long-term evaluation of the risk of recurrence after cerebral sinus-venous thrombosis. *Circulation.* 2010;121(25):2740-2746.
Meng R, Wang X, Hussain M, et al. Evaluation of plasma D-dimer plus fibrinogen in predicting acute CVST. *Int J Stroke.* 2014;9(2):166-173.
Siddiqui FM, Dandapat S, Banerjee C, et al. Mechanical thrombectomy in cerebral venous thrombosis: systematic review of 185 cases. *Stroke.* 2015;46(5): 1263-1268.
Wasay M, Bakshi R, Bobustuc G, et al. Cerebral venous thrombosis: analysis of a multicenter cohort from the United States. *J Stroke Cerebrovasc Dis.* 2008;17(2):49-54.
Wasay M, Dai AI, Ansari M, Shaikh Z, Roach ES. Cerebral venous sinus thrombosis in children: a multicenter cohort from the United States. *J Child Neurol.* 2008;23(1):26-31.
Yang JY, Chan AK, Callen DJ, Paes BA. Neonatal cerebral sinovenous thrombosis: sifting the evidence for a diagnostic plan and treatment strategy. *Pediatrics.* 2010;126(3):e693-e700.

Malformações Vasculares 42

Fawaz Al-Mufti e Stephan A. Mayer

PONTOS-CHAVE

1. Malformações arteriovenosas (MAVs) são *shunts* arteriovenosos congênitos de alto fluxo, que podem romper.

2. Como sangramentos desse tipo costumam se originar do lado venoso, hemorragias associadas às MAVs, em geral, são menos graves que hemorragias intracerebrais associadas à hipertensão.

3. Fatores de risco mais importantes para hemorragia associada às MAVs são episódios pregressos de sangramento, tamanho pequeno, localização profunda, veia de drenagem única e aneurisma na artéria nutriente.

4. O tratamento de MAVs pode ser realizado por ressecção cirúrgica, embolização arterial, radiocirurgia focalizada ou alguma combinação dessas modalidades.

5. Fístulas arteriovenosas durais quase sempre são lesões adquiridas, nas quais artérias meníngeas se comunicam diretamente com veias na parede de um seio venoso da dura-máter.

6. Malformações cavernosas são anomalias vasculares pequenas (< 1 cm) de baixo fluxo, que se caracterizam por lesões em "alvo" nas imagens de ressonância magnética (RM) e não são demonstradas por angiografia.

INTRODUÇÃO

Este capítulo trata de um grupo heterogêneo de lesões vasculares do sistema nervoso central, que inclui anomalias vasculares verdadeiras – por exemplo, malformações arteriovenosas (MAVs) e cavernosas –, fístulas arteriovenosas adquiridas, neoplasias vasculares e outras doenças vasculares raras.

MALFORMAÇÕES VASCULARES ARTERIOVENOSAS

MAVs são os mais comuns dessas anomalias raras. Acredita-se que elas sejam congênitos, surgindo no período pré-natal, embora só se manifestem clinicamente na meia-idade. Mesmo que possam permanecer como anomalias estáticas, outras aumentam de tamanho e proliferam na sua complexidade vascular, impulsionadas por forças fisiopatológicas que ainda não estão totalmente elucidadas.

Epidemiologia

MAVs são raras e ocorrem com prevalência de 18 por 100 mil, ao passo que lesões antes não diagnosticadas são detectadas em cerca de 1,5 por 100 mil ao ano. Anualmente, cerca de 1 em 100 indivíduos com MAV tem hemorragia. Os sintomas tendem a ocorrer no início da vida; dois terços dos casos de se tornam sintomáticos antes dos 40 anos. Entre gestantes, o risco anual de sangramento aumenta de 1,3 para 5,7%.

Fisiopatologia

A maioria das MAVs parece representar lesões vasculares congênitas esporádicas, que se desenvolvem no período pré-natal. Relatos bem documentados de desenvolvimento de MAVs encefálicas novas indicam que, em alguns casos, as lesões podem se desenvolver em idade mais tardia. Algumas são causadas por contusões cerebrais, que se desenvolvem a partir de diminutos *shunts* arteriovenosos normais. Em estudos genéticos, polimorfismos específicos do gene *NOTCH4*, que controla o desenvolvimento normal dos vasos sanguíneos e sua especificação arteriovenosa apropriada, foram relacionados com o desenvolvimento e a ruptura de MAVs. Anormalidades do fator de crescimento do endotélio vascular e fator beta transformador docrescimento (TFG-β) também foram implicadas na patogenia das MAVs.

Congênitas ou adquiridas, as MAVs se limitam anatomicamente a cérebro, medula espinal ou dura-máter. Lesões localizadas no encéfalo são mais comuns, sendo 90% delas supratentoriais. A arquitetura vascular das MAVs encefálicas consiste em comunicações arteriovenosas diretas, sem rede capilar interveniente. Esse emaranhado vascular, também conhecido como *nicho vascular*, está localizado no cérebro gliótico e é formado de canais vasculares com diâmetros variados e paredes finas, que não contêm túnica média esperada nas artérias. Localização e tamanho das MAVs variam bastante. Algumas se limitam à superfície de um hemisfério cerebral, nutridas por uma única artéria pequena e drenando para a única veia pequena. No extremo oposto, outras formam uma enorme cunha a partir da superfície do cérebro, pela substância branca, até a parede ventricular (MAV esquizencefálica). Algumas são tão grandes que ocupam grande parte de um hemisfério. Outras malformações se situam na substância branca subcortical, enquanto há também as que se localizam em estruturas profundas – por exemplo, núcleos da base e tálamo –, tronco encefálico ou medula espinal. Lesões localizadas na superfície do cérebro, que se situam na zona marginal entre as principais artérias cerebrais, em geral apresentam maior incidência de crises epilépticas, porém menor taxa de hemorragia do que aquelas de localização mais profunda no cérebro. Pode haver vasos colaterais originados da dura-máter adjacente. Em casos raros, as artérias nutrientes podem estenosar ou obstruir com o transcorrer do tempo. Nesses casos, podem aparecer alterações típicas da síndrome *moyamoya*, com recrutamento de pequenos vasos colaterais, em consequência da estenose ou da obstrução da artéria nutriente. Lesões que penetram a parede ventricular muitas vezes recebem irrigação sanguínea da circulação profunda, que normalmente irriga os núcleos da base. O retorno venoso pode ser feito pelos sistemas venosos superficial ou profundo, e suas veias de drenagem podem estar um pouco ou bastante distendidas em consequência do fluxo de alta pressão. Nos casos típicos, MAVs são solitárias, mas pode haver lesões múltiplas em cerca de 5% dos pacientes.

Manifestações clínicas

MAVs costumam causar sangramento e, com menos frequência, cefaleias ou crises epilépticas. Em certas ocasiões, manifestam-se como transtorno progressivo da marcha, déficit neurológico focal ou declínio cognitivo. Alguns autores sugerem que a causa das manifestações clínicas não hemorrágicas seja dinâmica circulatória anormal, resultando em edema, glicose e fenômenos de "desvio" com isquemia secundária dos tecidos circundantes. Embora o conceito de "desvio ou roubo" de fluxo sanguíneo fosse facilmente inferido com base na acumulação desproporcional de contraste nas MAVs examinadas por angiografia, estudos mais recentes do fluxo sanguíneo cerebral regional não detectaram evidência de isquemia dos tecidos adjacentes às MAVs, colocando em dúvida a hipótese de desvio circulatório cerebral como causa dos sintomas focais.

Hemorragia é a complicação mais temida das MAVs. Cerca de 50% dessas lesões se evidenciam por hemorragias, e, em crianças, MAVs representam a causa mais comum de hemorragia cerebral espontânea. Quando ocorre hemorragia, ela afeta as seguintes regiões: intracerebral (30%), intraventricular (30%), subaracnóidea (15%) e combinações diversas (25%). Não obstante se possa supor que esforço físico provoque hemorragia, nenhum estudo confirmou tal relação. Em geral, a hemorragia começa no nicho e, quando seu volume é limitado, desloca tecidos cerebrais sadios adjacentes, com graus variáveis de sinais e sintomas. Em comparação com a hemorragia intracerebral secundária à hipertensão, a morbidade associada à hemorragia originada de MAVs é muito menos devastadora, o que pode ser atribuído ao fato de que algumas hemorragias causadas por MAVs podem se originar das veias de drenagem. Nos casos de MAVs que drenam para a parede ventricular, o sangramento pode ser proveniente da face venosa da malformação e estender-se principalmente para dentro do ventrículo, que se manifesta como hemorragia intraventricular, com hidrocefalia e lesão apenas mínima das estruturas cerebrais adjacentes. As hemorragias mais volumosas escapam do nicho e dissecam o tecido cerebral sadio, como qualquer hematoma cerebral primário.

As artérias que nutrem o nicho da MAV podem desenvolver aneurismas relacionados com o fluxo, que podem apresentar sangramento separado, causando síndromes de hemorragia subaracnóidea (HSA). MAVs com comunicação arteriovenosa de fluxo volumoso estão associadas frequentemente às varizes venosas e aneurismas nos segmentos aferente ou eferente, que são detectados em 20 a 25% dos casos. Aneurismas da artéria nutriente podem ser a fonte de sangramento em pacientes com MAVs cerebrais e parecem piorar seu prognóstico. Depois dos aneurismas cerebrais, MAVs representam a segunda causa mais comum de HSA (5% de todos os casos de HSA).

O risco anual de sangramento originado de uma MAV íntegra varia de 1 a 2%. A mortalidade em consequência da primeira hemorragia varia de 5 a 20%, dependendo principalmente do tamanho da hemorragia e da presença de extensão ventricular. Quando ocorre hemorragia, observa-se alguma desestabilização da fístula, criando condições para a hemorragia recorrente. Quando ocorre um evento hemorrágico, a MAV tem uma probabilidade de mais de cinco vezes de sangrar novamente durante o primeiro ano, com risco anual de hemorragia na faixa de 4 a 5%. Além de hemorragia prévia, os fatores de risco importantes para sangramento de uma MAV incluem localização profunda, tamanho pequeno e veia de drenagem única, aneurisma da artéria nutriente e gravidez.

MAVs íntegras causam crises convulsivas em 8% dos casos, risco que aumenta para 20% depois de um episódio de hemorragia. Crises convulsivas ocorrem sobretudo quando a MAV se localiza no córtex, é grande e tem drenagem venosa superficial. Em termos gerais, cerca de 25% delas têm crises convulsivas como sintoma inicial.

Algumas MAVs causam cefaleia. Nenhuma característica específica distingue as crises epilépticas ou os tipos de cefaleia, incluindo a enxaqueca, das causas não ligadas à MAV. Embora seja um axioma clínico interessante, não foi possível comprovar que episódios repetidos de cefaleia no mesmo lado sugerem MAV. A positividade diagnóstica na detecção de MAV em pacientes que se queixam apenas de cefaleia é muito baixa (0,2%).

Diagnóstico

O diagnóstico de MAV é estabelecido com alta confiabilidade por ressonância magnética (RM), que, nos casos típicos, demonstra "áreas destituídas de fluxo" (Figura 42.1). Essa técnica também mostra os vasos de irrigação e drenagem, bem como suas relações com tecidos adjacentes. A tomografia computadorizada (TC) é considerada um exame menos útil, a menos que a MAV tenha calcificações. O padrão de referência entre os exames diagnósticos é a angiografia (Figura 42.2; ver Capítulo 25), que delineia com mais precisão o padrão de irrigação e drenagem venosa, podendo identificar características de alto risco. A angiografia cerebral deve ser realizada nos pacientes com sintomas clínicos, histórico de hemorragia, ou quando se considera alguma intervenção cirúrgica. Nos pacientes com MAVs tratados com medidas conservadoras, exames periódicos de RM podem ajudar a detectar alterações das dimensões das lesões e deposição de hemossiderina compatível com sangramento recente. Deve-se ter em mente a possibilidade de MAVs da dura-máter e da medula espinal cervical em pacientes com HSA radiologicamente inexplicável, exigindo exame do suprimento da artéria carótida externa e das artérias vertebrais cervicais.

Tratamento

O tratamento depende da localização da MAV, da idade e das condições clínicas do paciente. As principais modalidades de tratamento consistem em ressecção microcirúrgica direta, embolização endovascular com cola e radioterapia com feixe focalizado, com acelerador linear ou bisturi gama.

Malformações arteriovenosas íntegras

Com o advento da RM, MAVs assintomáticas ou que só causam cefaleias ou crises epilépticas se tornaram cada vez mais prevalentes. A descoberta crescente dessas condições antes do sangramento suscitou, há muito tempo, um dilema quanto ao manejo: arriscar-se a erradicar a lesão incorporada no cérebro ou aguardar a evolução natural da hemorragia, na esperança de que, se ela ocorrer, não causará muito dano aos tecidos adjacentes. Um ensaio clínico recém-concluído – A Randomized trial of Unruptured Brain AVMs (ARUBA) – sugeriu que, a menos que ocorra hemorragia, postergar tratamento definitivo pode ser mais seguro do que realizar tentativas de retirar ou eliminar uma MAV íntegra. Esse ensaio distribuiu 226 pacientes com MAV íntegra,

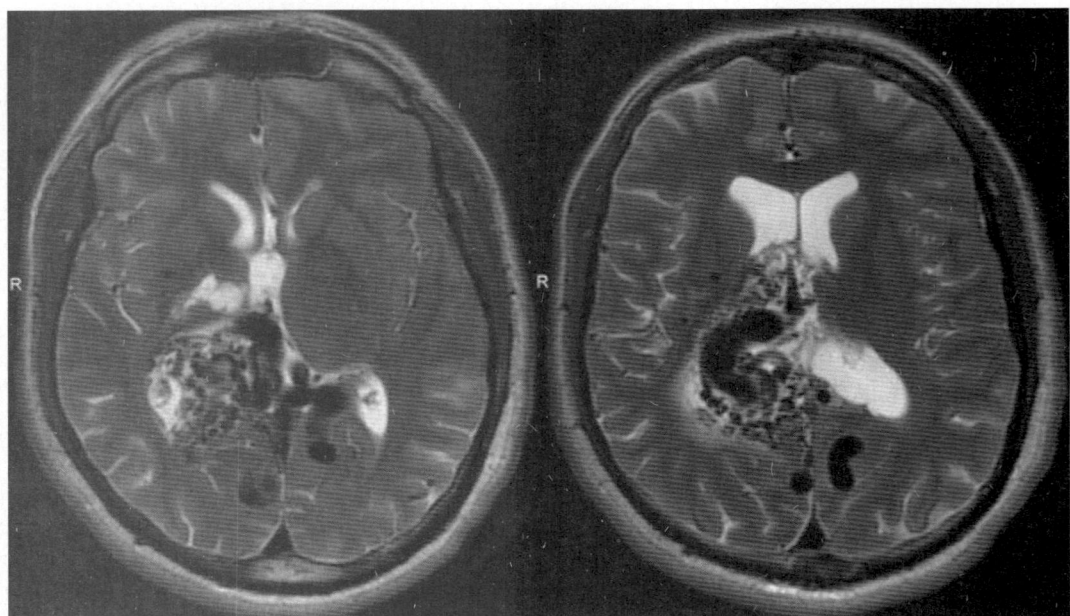

FIGURA 42.1 Imagens de ressonância magnética (RM) ponderadas em T2 de um paciente de 36 anos com volumosa malformação arteriovenosa parietoccipital direita profunda, que se apresentou na forma de um grupo numeroso de áreas serpiginosas escuras "destituídas de fluxo". Esse paciente referia histórico de duas hemorragias no passado, e, por ocasião desse exame de RM, seus sintomas eram hemiparesia esquerda e disartria.

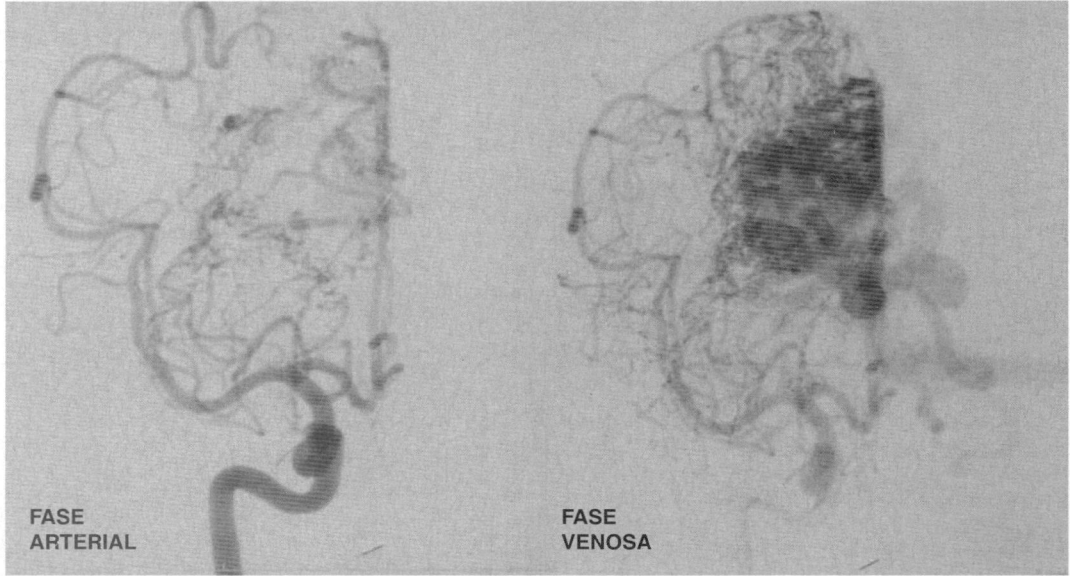

FIGURA 42.2 Essa imagem anteroposterior das fases arterial (à esquerda) e venosa (à direita) da arteriografia da artéria carótida interna direita do mesmo paciente da Figura 42.1 demonstrou que a irrigação arterial se originava da artéria cerebral média direita, inclusive artérias lenticuloestriada ascendente, artéria cerebral anterior e artéria cerebral posterior. A drenagem venosa era superficial e profunda, enquanto a drenagem profunda convergia para um complexo volumoso de veias que drenavam no seio sagital superior posterior.

de modo randômico, para receber apenas tratamento clínico ou também intervenção cirúrgica – qualquer combinação de cirurgia, embolização ou radiocirurgia. Depois de acompanhamento por 5 anos, os índices de AVE sintomático ou morte foram de 3,4 por 100 pacientes-ano – 15 entre 110 pacientes – com tratamento conservador, em comparação com 12,3 por 100 pacientes-ano – 41 entre 116 – entre pacientes que se submeteram a tratamento invasivo – razão de risco = 0,31; intervalo de confiança de 95% = 0,17 a 0,56 (Evidência de nível 1).[1,2] A maior parte da morbidade adicional associada ao tratamento intervencionista resultou de complicações associadas ao procedimento.

A aplicabilidade das lições aprendidas com o ensaio ARUBA na prática do mundo real foi questionada por alguns autores. Entre as críticas principais apresentadas a esse estudo, estavam a heterogeneidade da população de pacientes, a falta de padronização dos grupos tratados e o índice de complicações acima do esperado entre o grupo tratado com intervenção. Evidências disponíveis indicam que os índices de intervenção em pacientes com MAV cerebral íntegra não foram alterados nos EUA desde a publicação do estudo ARUBA, em 2013.

Malformações da veia cerebral magna (veia de Galeno) constituem MAV especial associada ao sistema venoso profundo, muitas vezes com acentuada dilatação aneurismática na região da veia de Galeno. O suprimento arterial pode ser complexo e de difícil oclusão por técnicas intravasculares ou cirúrgicas. A maioria dos casos ocorre em recém-nascidos ou crianças pequenas. A derivação arteriovenosa leva à insuficiência cardíaca e à compressão do mesencéfalo, que provoca hidrocefalia. O tratamento hoje aceito para essas lesões consiste em embolização, seguida, em certas ocasiões, de cirurgia.

Malformações arteriovenosas rompidas

A *escala de graduação de Spetzler-Martin* é usada para estratificar o risco de morte ou de complicações principais em consequência da cirurgia (Tabela 42.1). O processo de decisão caso a caso, quanto à indicação de intervenção, é complexa e depende da experiência clínica, de detalhes específicos da anatomia da MAV e do desejo do paciente. Cirurgia continua sendo o meio mais efetivo para erradicar MAVs. No caso das lesões maiores ou mais complexas, algum tratamento oclusivo intravascular adjuvante por embolização de líquidos, como n-butilcianoacrilato, pode obstruir algumas artérias que nutrem a MAV, reduzindo, assim, a malformação antes da cirurgia ou radiação. Em 15 a 25% dos casos, apenas embolização com cola pode resultar na obstrução total de MAVs menores. No caso de lesões de localização profunda, que não são adequadas para embolização ou cirurgia, uma opção terapêutica alternativa é radioterapia com feixe focalizado (radiocirurgia) de acelerador linear ou bisturi Gama. Radiocirurgia é mais conveniente para tratar MAVs menores (< 3 cm) profundas e em tecidos cerebrais eloquentes, o que tornaria a ressecção cirúrgica mais perigosa. De maneira isolada, a radiocirurgia consegue a obstrução completa da MAV em cerca de 65% dos casos, enquanto uma necrose sintomática irreversível pós-irradiação ocorre em 2 a 4% e há risco de sangramento anual subsequente de 1,4%.

A erradicação completa de MAVs por alguma combinação dessas técnicas está bem documentada, com desaparecimento de qualquer indício de enchimento venoso imediato durante a fase arterial da angiografia. Apesar da erradicação completa documentada por angiografia, um pequeno número de lesões sofre recidiva. Dentro do primeiro ano, o índice de recidiva da MAV depois de ressecção cirúrgica completa é de cerca de 2% na população adulta e 9% na faixa pediátrica.

Prognóstico

Estimativas mais antigas de morbidade e mortalidade associadas à hemorragia de MAVs foram revistas e reduzidas. As taxas anuais amplamente citadas de 4% por ano, documentadas em algumas publicações, se aplicavam, em especial, aos casos de MAV grandes e complexas, que tinham sofrido hemorragia no passado, e àquelas consideradas muito perigosas para qualquer tentativa de retirada. Para 49% dos casos que se apresentaram como primeiro episódio de hemorragia em uma grande instituição de referência, a morbidade documentada pela Escala de Rankin modificada foi de grau 1 (nenhuma deficiência significativa) e mostrou um prognóstico significativamente melhor do que os casos com hemorragia cerebral primária não decorrentes de MAV. As hemorragias que se originam da face venosa da MAV no ventrículo podem apresentar acentuada hemo-hidrocefalia, porém exibem prognóstico satisfatório.

FÍSTULAS ARTERIOVENOSAS NA DURA-MÁTER

Fístula arteriovenosa dural (FAVd) é um *shunt* arteriovenoso localizado na parede dural do seio venoso ou na camada expandida da dura-máter. Essas fístulas ligam uma artéria diretamente a um seio da dura-máter e surgem de uma combinação de fatores – alguns traumáticos; outros, de trombose venosa; e, alguns, por motivos que ainda não foram elucidados. São responsáveis por cerca de 10 a 15% das malformações vasculares intracranianas.

Fisiopatologia

Trombose de uma grande veia ou seio pode ser a causa mais comum de FAVds (mais de 50% dos casos). A compreensão atual é a de que a trombose venosa cria uma resistência bastante alta ao fluxo arterial normal, a ponto de forçar a criação de novas vias. Traumatismo cranioencefálico fechado com lesão da superfície do cérebro ou trombose espontânea dos seios venosos parece recrutar ou aumentar as fístulas arteriovenosas de 90 mm já existentes nas paredes dos seios venosos. Artéria meníngea média e outras artérias meníngeas são as fontes mais comuns de irrigação, e a fístula resultante pode ser única ou múltipla. Em alguns casos, as artérias nutrientes convergem para uma "bolsa desviada", ou seja, uma estrutura tubular abaulada ou elíptica, que se projeta de um seio dural. Uma vez formadas, essas fístulas, ao que parece, perdem a capacidade de autorregulação e dilatam progressivamente, recrutando irrigação arterial e gerando fluxo arterializado de alta pressão nas veias adjacentes. As áreas mais afetadas são seio sigmoide transverso, fossa tentorial, fossa craniana anterior (inclusive seio cavernoso) e, com menos frequência, sistema espinal ou forame magno.

Tabela 42.1 Escala de Graduação de Spetzler-Martin.

	Grau
Tamanho do nicho	
Pequeno (< 3 cm)	1
Médio (3 a 6 cm)	2
Grande (> 6 cm)	3
Eloquência do cérebro adjacente	
Não eloquente	0
Eloquente*	1
Drenagem venosa	
Somente superficial	0
Profunda	1

*Esses escores representam apenas estimativas do risco de ressecção cirúrgica da malformação arteriovenosa. Eles variam de 1 a 5. Escore 1 indica risco baixo de morbidade cirúrgica (cerca de 5%). Malformações arteriovenosas com escore 5 são consideradas inoperáveis (risco cirúrgico próximo de 50% ou mais).

Manifestações clínicas

FAVds podem inverter o fluxo sanguíneo das estruturas venosas superficiais e profundas adjacentes, inclusive seios durais e veias bulbares corticais e profundas, resultando em hipertensão venosa cerebral. As classificações atuais citam três tipos de FAVds com base no tipo de drenagem venosa, na existência de refluxo venoso cortical e na quantidade de fístulas. O sistema de classificação de Borden (Tabela 42.2) atribui risco maior à existência de drenagem venosa cortical retrógrada e ao desenvolvimento de hipertensão venosa local. FAVds do tipo I, que drenam em direção anterógrada para veias normais, em geral têm evolução clínica mais benigna. FAVds dos tipos II e III têm história natural mais agressiva, com risco mais alto de hemorragia ou déficit neurológico não relacionado com sangramento. Em um estudo, FAVds do tipo II mostraram comportamento agressivo em 40% dos pacientes, enquanto o mesmo ocorreu em 80% dos casos de FAVds do tipo III.

Hemorragia é o sintoma inicial de FAVd em 20% dos casos. Outros pacientes apresentam síndromes raras de edema cerebral local, entre elas afasia complexa e distúrbios visuais. Para as fístulas que afetam o seio cavernoso, o espectro clínico é amplo – uma ligação com o sistema venoso a partir de uma pequena fonte arterial pode criar problemas diagnósticos, sugerindo miastenia *gravis* ou miopatia ocular, menos dramática do que o olho eritematoso protuberante de rápido desenvolvimento na fístula do seio carotideocavernoso criada por traumatismo.

Diagnóstico

FAVds são reconhecidamente difíceis de diagnosticar, com grau alto de certeza, com base em TC ou ressonância magnética. Por essa razão, a angiografia de subtração digital é o padrão de referência entre os exames diagnósticos. Quando essas lesões são diagnosticadas por angiografia, quase sempre há enchimento venoso imediato de estruturas venosas dilatadas por meio da fístula, com ou sem trombose coexistente do seio venoso local. Os ramos que têm acesso a uma veia ou seio patente – artérias meníngeas e outras da dura-máter – podem estar dilatados e convolutos até um grau observado nas MAVs.

Tabela 42.2 Sistema de classificação de Borden para fístulas arteriovenosas durais.*

Tipo I
- Drenagem para veias meníngeas, veias epidurais espinais ou um seio venoso da dura-máter
- Fluxo anterógrado normal nas veias de drenagem e outras veias que drenam para o sistema

Tipo II
- Drenagem para veias meníngeas, veias epidurais espinais ou um seio venoso da dura-máter
- Fluxo retrógrado para as veias corticais subaracnóideas normais

Tipo III
- Drenagem direta para veias corticais subaracnóideas dilatadas, ou para um segmento isolado do seio venoso (resultante de trombose do segmento proximal ou distal do seio dural)
- Associado à hipertensão venosa local

*De acordo com essa classificação, essas lesões também são subdivididas em fístulas do tipo a (comunicação única) ou tipo b (várias comunicações).

Tratamento e prognóstico

O tratamento é cirúrgico ou utiliza técnicas endovasculares transarteriais ou transvenosas. Os objetivos são obstruir por completo a fístula, eliminar o *shunting* venoso e inverter qualquer refluxo venoso cortical. Uma das técnicas mais definitivas para tratar FAVds é clampear ou embolizar – usando espirais ou cola líquida injetada por acesso transvenoso – uma bolsa desviada, que interliga a irrigação arterial a um seio venoso da dura-máter. Em uma metanálise publicada recentemente, tratamento cirúrgico, algumas vezes precedido de embolização, foi associado à tendência significativamente menor de insucesso e recidiva subsequente, em comparação com tratamento apenas endovascular. O índice de melhora neurológica também foi maior depois de tratamento cirúrgico, em comparação com embolização apenas. Contudo, não foi demonstrada qualquer diferença nos índices de complicação com essas duas abordagens. Em muitos casos, são necessários procedimentos repetidos, de modo que uma angiografia subsequente é essencial, considerando que 10 a 15% das FAVds recidivam, mesmo depois da cura comprovada por angiografia. Curiosamente, alguns estudos documentaram regressão espontânea de FAVds, e embolização parcial também pode levar à regressão tardia espontânea da fístula. Em uma pesquisa com 150 FAVds do seio transverso ou sigmoide, o índice de cura angiográfica imediato depois de tratamento endovascular foi de 54%. Com acompanhamento subsequente, 88% dos pacientes com algum *shunting* residual depois do tratamento apresentaram obstrução total em seguida.

MALFORMAÇÕES CAVERNOSAS

Malformações cavernosas cerebrais (MCCs) também são conhecidas como hemangiomas cavernosos e angiomas cavernosos. Malformações cavernosas são anomalias vasculares altamente focais e de baixo fluxo – a maioria tem menos de 1 cm de tamanho. Podem ocorrer em qualquer parte do cérebro.

Fisiopatologia

Levando em conta a histologia, a lesão se caracteriza por espaços vasculares muito dilatados, conhecidos como cavernas, e revestidos por camada simples de endotélio – sem a arquitetura das paredes vasculares típicas dos vasos bem desenvolvidos –, que se evidenciam por hemorragia crônica no parênquima neuroglial adjacente. O aspecto macroscópico da lesão foi comparado com uma amora.

Em sua forma esporádica, MCCs aparecem como lesão vascular hemorrágica única ou lesões agrupadas associadas a uma anomalia do desenvolvimento venoso. Lesões múltiplas, algumas contadas em muitas dezenas, foram documentadas em certas famílias. Em sua forma familiar autossômica dominante, as MCCs são causadas por uma mutação heterozigótica, com perda de função de um entre três genes da linhagem de células germinativas – *CCM1/KRIT1*, *CCM2/Malcavernin* e *CCM3/PDCD10* –, que resulta na formação de lesões multifocais distribuídas por todo o cérebro e pela medula espinal. Uma mutação primordial (Q455x) do gene *KRIT1* e um haplótipo preservado correspondente é responsável pela acumulação familiar de MCCs entre hispano-americanos de descendência mexicana, enquanto uma deleção comum do gene *CCM2/Malcavernin* explica essa acumulação entre famílias de judeus asquenazes.

Diagnóstico

Os vasos individuais e o aglomerado são muito pequenos e têm fluxo muito reduzido para serem visualizados na angiografia, sendo raramente documentados pela TC; entretanto, são identificados com facilidade na RM (Figura 42.3), em virtude da composição de hemossiderina-ferro em consequência do fluxo lento por meio da lesão ou de hemorragias assintomáticas. As lesões anulares típicas assumem a forma de anéis e resultam de micro-hemorragias repetidas. Imagens obtidas em sequências GRE (*gradient recalled echo*, ou T2*) demonstram o efeito "florescente" da hemossiderina e aumentam a sensibilidade no diagnóstico das MCCs. Embora possam ser confundidas com um tumor vascular no exame de imagem, não há nenhum deslocamento da estrutura adjacente.

Manifestações clínicas

Cerca de dois terços das malformações cavernosas são diagnosticados quando os pacientes apresentam sintomas de hemorragia, crises epilépticas, cefaleia ou sintomas neurológicos graves. Sintomas são mais prováveis entre a segunda e a quinta décadas de vida. O risco de hemorragia é de 6% por ano em pacientes que já sofreram um episódio hemorrágico, declinando com o passar do tempo. O intervalo mediano entre a primeira hemorragia e uma hemorragia repetida é de 8 meses. A incidência de hemorragia sintomática ou sangramentos repetidos é maior com lesões do tronco encefálico. O risco de sangramento em pacientes que apresentam sintomas não relacionados com hemorragia é de 2% por ano. De um terço dos pacientes que apresentam malformação cavernosa descoberta de modo incidental, o risco de sangramento é de apenas 0,08% por ano. Contudo, depois de ocorrer hemorragia sintomática, o risco anual de recidiva subsequente do sangramento aumenta drasticamente – no mínimo em 10 vezes, segundo a maioria das estimativas. Esse risco elevado é maior logo depois da hemorragia, mas persiste depois disso, com risco de recidiva em 5 anos estimado em 40%. O risco de recidiva da hemorragia sintomática é maior com lesões do tronco encefálico, embora isso possa refletir sensibilidade mais alta em consequência da eloquência de tais estruturas.

Os próprios episódios hemorrágicos tendem a ser de baixo impacto, compatíveis com a decomposição gradual da malformação e a "exsudação" de sangue no decorrer de um período de várias horas, ao contrário dos episódios de hemorragia violenta, que podem ocorrer com a ruptura de uma artéria central anterolateral no contexto de hemorragia intracerebral hipertensiva (ver Capítulo 39). Por conseguinte, os efeitos clínicos da hemorragia costumam ser limitados e, com frequência, não produzem sintomas ou causam sintomas mínimos. Em geral, os déficits graves se limitam a pacientes com malformações localizadas no tronco encefálico.

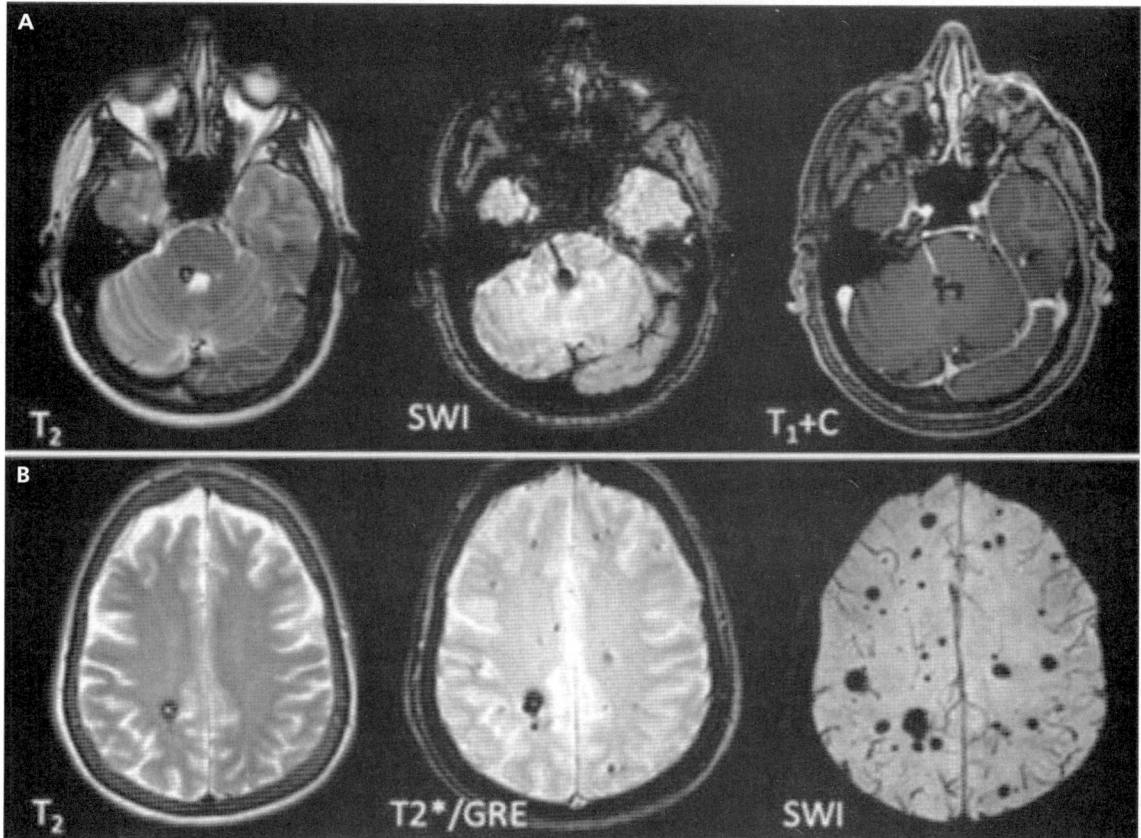

FIGURA 42.3 Aspectos das malformações cavernosas cerebrais (MCC) nas imagens de ressonância magnética (RM). **A.** RM de MCC solitária localizada no assoalho do quarto ventrículo, que se aglomerava ao redor de uma malformação venosa congênita que atravessava a ponte. **B.** Essas MCCs multifocais familiares autossômicas dominantes incluíam lesões puntiformes nas imagens ponderadas em suscetibilidade (SWI), embora não tenham sido evidenciadas nas sequências convencionais (ponderadas em T2 e GRE [*gradient recalled echo*]). (Reproduzida, com autorização, de Awad IA, Polster SP. Cavernous angiomas: deconstructing a neurosurgical Disease. *J Neurosurg.* 2019;131[1]:1-13.)

Tratamento

Caso tenha ocorrido hemorragia e a lesão seja facilmente acessível, recomenda-se a cirurgia. Em geral, séries de casos publicadas relataram índices baixos de morbimortalidade associada às MCCs supratentoriais, conquanto sejam muito mais altos com lesões do tronco encefálico. Entretanto, os índices de complicações cirúrgicas eram maiores que os riscos baixos de hemorragia associada às lesões que nunca haviam sangrado. Por essa razão, ressecção cirúrgica de lesões assintomáticas, em especial as que se localizam em estruturas profundas ou no tronco encefálico, quase nunca é justificável. Por outro lado, a razão de risco-benefício do tratamento cirúrgico parece ser favorável, quando comparada com o risco de hemorragia subsequente associada às MCCs que já sangraram. Radiocirurgia estereotáxica foi recomendada como tratamento alternativo de MCCs sintomáticas localizadas em áreas eloquentes, e a maioria dos estudos publicados demonstrou redução da incidência de hemorragia mais de 2 anos depois desse tipo de tratamento.

MALFORMAÇÕES VENOSAS

Malformações venosas – também anomalias venosas profundas – carecem de suprimento arterial evidente. Essas lesões não são MAVs; ou seja, são veias anômalas que se desenvolvem de artérias e leitos capilares normais (Figura 42.3 A). Elas podem causar cefaleia, crises epilépticas ou, raramente, hemorragia, mas a grande maioria é assintomática. Em geral, localizam-se na substância branca profunda e em partes do tronco encefálico e do cerebelo, com frequência apresentando ramos venosos araneiformes no parênquima adjacente, o que constitui a denominada cabeça de Medusa. Essas malformações são diagnosticadas com facilidade por RM, em razão do realce pelo contraste. Como muitas vezes são assintomáticas e servem como sistema de drenagem venosa das estruturas cerebrais adjacentes, não podem ser fechadas por obstrução da sua irrigação arterial ou por ressecção cirúrgica. Em geral, seguem uma evolução benigna.

TELANGIECTASIAS

Telangiectasias são coleções de capilares ou espaços cavernosos ingurgitados, separados por tecido cerebral relativamente normal. Em geral, telangiectasias são pequenas e pouco circunscritas. Embora sejam encontradas em qualquer parte do sistema nervoso central, têm propensão pela substância branca cerebral. Na síndrome de Rendu-Osler-Weber, as telangiectasias cerebrais estão associadas a lesões semelhantes na pele – mucosas, tratos respiratório, gastrintestinal e geniturinário. As que ocorrem no pulmão podem proporcionar uma via para o material séptico para a formação de abscesso cerebral. As fístulas costumam ser diminutas e algumas não são demonstradas, apesar da angiografia. É raro haver hemorragia grave. O interesse pelo mapeamento genético da notável variedade de telangiectasias aumentou bastante e pode levar a uma reclassificação completa dessas lesões, distinta da descrição clínica clássica.

Doença de Sturge-Weber

As principais características desse distúrbio raro, também conhecido como doença de Krabbe-Weber-Dimitri, consistem em atrofia localizada e calcificação do córtex cerebral em associação a malformações capilares e venosas. Qualquer parte do córtex cerebral pode ser afetada pelo processo atrófico, porém as regiões occipital e parietal são acometidas com mais frequência. Em geral, observa-se também um nevo facial vinho do Porto ipsilateral, localizado habitualmente na distribuição da primeira divisão do nervo trigêmeo. Entre as características clínicas, pode haver malformações angiomatosas nas meninges, exoftalmia ipsilateral, glaucoma, hidroftalmia, angiomas da retina, atrofia óptica e vasos dilatados na esclera.

Nas áreas corticais atróficas, observa-se perda de células nervosas e axônios, bem como proliferação da glia fibrosa. Os pequenos vasos são espessos e calcificados, em particular na segunda e na terceira camadas corticais. Além disso, observam-se pequenos depósitos de cálcio na substância cerebral e, em raras ocasiões, há grandes nódulos calcificados. Quando presente, o angioma se limita às meninges sobrejacentes na área do córtex atrofiado. A despeito de poder haver associação de um nevo facial vinho do Porto e atrofia cortical localizada sem sintomas clínicos, as crises epilépticas costumam ocorrer desde a lactância. Na maioria dos casos, há também atraso do desenvolvimento, glaucoma, hemiplegia contralateral e hemianopsia.

A doença de Sturge-Weber pode ser diagnosticada sem dificuldade com base na síndrome clínica. Lesão cortical pode ser demonstrada, na maioria dos casos, pelo aparecimento de sombras características nas radiografias. O tratamento da doença de Sturge-Weber é essencialmente sintomático. São administrados fármacos antiepilépticos para as crises. A radioterapia tem sido recomendada, contudo não há evidências de que proporcione qualquer benefício.

Seio pericraniano

Esse distúrbio consiste em uma combinação de espaços vasculares de paredes finas interligados por numerosas anastomoses, que fazem protrusão do crânio e se comunicam com o seio sagital superior. A malformação, mole e compressível, costuma ser evidente na lactância – ela aumenta de tamanho quando ocorre elevação da pressão venosa na cabeça em consequência de tosse, esforço para defecação ou abaixamento da cabeça. Pode aumentar lentamente no decorrer de um período de vários anos. A protuberância externa pode ser vista em qualquer parte da linha média do crânio, incluindo o occipício; todavia, com mais frequência, é encontrada na parte média da fronte. O exame de imagem revela um defeito do osso subjacente, por meio do qual a lesão se comunica com o seio sagital.

TUMORES VASCULARES

Os três tipos de lesões neoplásicas descritos a seguir podem constituir variações do mesmo tumor. De acordo com a histologia, são indistinguíveis, porém compartilham manifestações clínicas semelhantes.

Hemangioblastomas

Hemangioblastomas são constituídos de elementos vasculares primitivos e raros, respondendo por 1 a 2% de todas as neoplasias intracranianas. Ocorrem em todas as idades, mas os adultos jovens e de meia-idade são os mais acometidos. Nas crianças, são quase tão comuns na fossa posterior quanto os meningiomas. Em geral, os sintomas surgem por volta de 1 ano antes do estabelecimento do diagnóstico. Predomina a incidência masculina.

A doença von Hippel-Lindau é definida pela coexistência de hemangioblastoma e múltiplas angiomatoses da retina, cistos do rim e do pâncreas, além de, em certas ocasiões, carcinomas de células renais e nevos capilares da pele. Observa-se uma incidência familiar em 20% dos casos. Entretanto, só 10 a 20% dos hemangioblastomas estão associados a sinais sistêmicos, designados como *síndrome de Lindau*. Todas as gradações de expressão clínica entre a síndrome totalmente desenvolvida e as manifestações incompletas podem ser observadas na mesma família. Esses distúrbios estão associados a feocromocitoma, siringomielia e policitemia, que desaparece após ressecção da neoplasia, mas que retorna com a recidiva.

Hemangioblastomas ocorrem sobretudo no cerebelo e, com frequência, estão associados a grandes cistos que são circundados por uma parede glial contendo líquido proteináceo amarelado, resultante de secreção, e hemorragia do tumor. Assemelha-se ao cisto e ao nódulo mural do astrocitoma cerebelar cístico, todavia exibe uma aparência vascular distinta na angiografia. Os hemangioblastomas podem ser múltiplos, caso em que pode ser difícil obter uma cura ou a retirada total da lesão. Não apresentam nenhuma fixação à dura-máter.

O hemangioblastoma também pode ocorrer na medula espinal ou no bulbo, na área postrema. Raramente ocorrem na área supratentorial, onde podem ser confundidos com meningiomas angioblásticos.

As manifestações clínicas do hemangioblastoma do cerebelo consistem em sintomas típicos de qualquer massa cerebelar, como cefaleia, edema de papila e ataxia. Quando o tumor é múltiplo, as lesões podem também acometer o tronco encefálico e a medula espinal cervical superior. Os hemangioblastomas da medula espinal frequentemente estão associados à formação de siringe. O hemangioblastoma do cerebelo pode ser diagnosticado sem dificuldade por RM e angiografia. O diagnóstico é ainda mais provável quando o tumor está associado a angiomas da retina e a policitemia. O tratamento é cirúrgico, com evacuação do cisto e retirada do nódulo mural – 85% de todos os pacientes que se submeteram a esse tratamento estão vivos e em boa saúde 5 a 20 anos após a cirurgia. Entretanto, existe uma alta incidência de recidiva se o tumor for parcialmente retirado ou estiver associado a múltiplos tumores.

Meningioma angioblástico e hemangiopericitoma

Meningioma angioblástico é, no sentido macroscópico, idêntico a outros meningiomas, mas apresenta uma fixação significativa à dura-máter e localiza-se acima ou abaixo do tentório. O *hemangiopericitoma* se origina em outras áreas do corpo, presumivelmente a partir de elementos de vasos sanguíneos.

EVIDÊNCIAS DE NÍVEL 1

1. Mohr JP, Parides MK, Stapf C et al.; for international ARUBA investigators. Medical management with or without interventional therapy for unruptured brain arteriovenous malformations (ARUBA): a multicentre, non-blinded, Randomised trial. *Lancet*. 2014;383:614-621.
2. Mohr JP, Overbey JR, Hartmann A et al.; for ARUBA Coinvestigators. Medical management with interventional therapy *versus* medical management alone for unruptured brain arteriovenous malformations (ARUBA): final follow-up of a multicentre, non-blinded, randomised controlled trial. Lancet Neurol. 2020; 19 (7): 573-581.

LEITURA SUGERIDA

Ampie L, Choy W, Lamano JB, et al. Safety and outcomes of preoperative embolization of intracranial hemangioblastomas: a systematic review. *Clin Neurol Neurosurg*. 2016;150:143-151.

Awad IA, Polster SP. Cavernous angiomas: deconstructing a neurosurgical disease. *J Neurosurg*. 2019;131(1):1-13.

Borden JA, Wu JK, Shucart WA. A proposed classification for spinal and cranial dural arteriovenous fistulous malformations and implications for treatment. *J Neurosurg*. 1995;82(2):166-179.

Brancati F, Valente EM, Tadini G, et al. Autosomal dominant hereditary benign telangiectasia maps to the *CMC1* locus for capillary malformation on chromosome 5q14. *J Med Genet*. 2003;40:849-853.

Cagnazzo F, Brinjikji W, Lanzino G. Arterial aneurysms associated with arteriovenous malformations of the brain: classification, incidence, risk of hemorrhage, and treatment—a systematic review. *Acta Neurochir (Wien)*. 2016;158:2095-2104.

Choi JH, Mast H, Sciacca RR, et al. Clinical outcome after first and recurrent hemorrhage in patients with untreated brain arteriovenous malformation. *Stroke*. 2006;37(5):1243-1247.

De la Torre AJ, Luat AF, Juhász C, et al. A multidisciplinary consensus for clinical care and research needs for Sturge-Weber syndrome. *Pediatr Neurol*. 2018;84:11-20.

Derdeyn CP, Zipfel GJ, Albuquerque FC, et al.; for American Heart Association Stroke Council. Management of brain arteriovenous malformations: a scientific statement for healthcare professionals from the American Heart Association/American Stroke Association. *Stroke*. 2017;48(8):e200-e224.

Elsenousi A, Aletich VA, Alaraj A. Neurological outcomes and cure rates of embolization of brain arteriovenous malformations with n-butyl cyanoacrylate or Onyx: a meta-analysis. *J Neurointerv Surg*. 2016;8(3):265-272.

Flemming KD. Clinical management of cavernous malformations. *Curr Cardiol Rep*. 2017;19(12):122.

Flemming KD, Link MJ, Christianson TJH, Brown RD Jr. Prospective hemorrhage risk of intracerebral cavernous malformations. *Neurology*. 2012;78:632-636.

Goldberg J, Raabe A, Bervini D. Natural history of brain arteriovenous malformations: systematic review. *J Neurosurg Sci*. 2018;62(4):437-443.

Goyal A, Cesare J, Lu VM, et al. Outcomes following surgical versus endovascular treatment of spinal dural arteriovenous fistula: a systematic review and meta-analysis. *J Neurol Neurosurg Psychiatry*. 2019;90(10):1139-1146.

Gross BA, Du R. Hemorrhage from cerebral cavernous malformations: a systematic pooled analysis. *J Neurosurg*. 2017;126(4):1079-1087.

Hacein-Bey L, Konstas AA, Pile-Spellman J. Natural history, current concepts, classification, factors impacting endovascular therapy, and pathophysiology of cerebral and spinal dural arteriovenous fistula. *Clin Neurol Neurosurg*. 2014;121:64-75.

Hou K, Xu K, Chen X, Ji T, Guo Y, Yu J. Targeted endovascular treatment for ruptured brain arteriovenous malformations [published online ahead of print November 13, 2019]. *Neurosurg Rev*. doi:10.1007/s10143-019-01205-1.

Kasasbeh AS, Kalaria A, Comi AM, Lo W, Lin DD. Atypical intracerebral developmental venous anomalies in Sturge-Weber syndrome: a case series and review of literature. *Pediatr Neurol*. 2020;104:54-61.

Kim J. Introduction to cerebral cavernous malformation: a brief review. *BMB Rep*. 2016;49(5):255-262.

Kirsch M, Liebig T, Kühne D, Henkes H. Endovascular management of dural arteriovenous fistulas of the transverse and sigmoid sinus in 150 patients. *Neuroradiology*. 2009;51:477-483.

Lang M, Moore NZ, Rasmussen PA, Bain MD. Treatment outcomes of a randomized trial of unruptured brain arteriovenous malformation-eligible unruptured brain arteriovenous malformation patients. *Neurosurgery*. 2018;83(3):548-555.

Lyne SB, Girard R, Koskimäki J, et al. Biomarkers of cavernous angioma with symptomatic hemorrhage. *JCI Insight*. 2019;4(12):e128577.

Magro E, Gentric JC, Darsaut TE, Ziegler D, Bojanowski MW, Raymond J. Responses to ARUBA: a systematic review and critical analysis for the design of future arteriovenous malformation trials. *J Neurosurg*. 2017;126(2):486-494.

Marks MP, Marcellus ML, Santarelli J, et al. Embolization followed by radiosurgery for the treatment of brain arteriovenous malformations (AVMs). *World Neurosurg*. 2017;99:471-476.

Mohr JP, Overbey JR, von Kummer R, et al.; for International ARUBA Investigators. Functional impairments for outcomes in a randomized trial of unruptured brain AVMs. *Neurology*. 2017;89(14):1499-1506.

Naff NJ, Wemmer J, Hoenig-Rigamonti K, et al. A longitudinal study patients of venous malformations: documentation of a negligible risk and benign natural history. *Neurology*. 1998;50:1709-1714.

Neumann HP, Lips CJ, Hsia YE, Zbar B. Von Hippel-Lindau syndrome. *Brain Pathol*. 1995;5:181-193.

Pezeshkpour P, Dmytriw AA, Phan K, et al. Treatment strategies and related outcomes for brain arteriovenous malformations in children: a systematic review and meta-analysis. *AJR Am J Roentgenol*. 2020;215(2):472-487.

Poorthuis M, Samarasekera N, Kontoh K, et al. Comparative studies of the diagnosis and treatment of cerebral cavernous malformations in adults: systematic review. *Acta Neurochir (Wien)*. 2013;155:643-649.

Porras JL, Yang W, Philadelphia E, et al. Hemorrhage risk of brain arteriovenous malformations during pregnancy and puerperium in a North American cohort. *Stroke*. 2017;48(6):1507-1513.

Rammos SK, Gardenghi B, Bortolotti C, Cloft HJ, Lanzino G. Aneurysms associated with brain arteriovenous malformations. *AJNR Am J Neuroradiol*. 2016;37(11):1966-1971.

Reynolds AS, Chen ML, Merkler AE, et al. Effect of a randomized trial of unruptured brain arteriovenous malformation on interventional treatment rates for unruptured arteriovenous malformations. *Cerebrovasc Dis*. 2019;47(5-6):299-302.

Reynolds MR, Lanzino G, Zipfel GJ. Intracranial dural arteriovenous fistulae. *Stroke*. 2017;48(5):1424-1431.

Russell D, Peck T, Ding D, et al. Stereotactic radiosurgery alone or combined with embolization for brain arteriovenous malformations: a systematic review and meta-analysis. *J Neurosurg*. 2018;128(5):1338-1348.

Sahlein DH, Mora P, Becske T, et al. Features predictive of brain arteriovenous malformation hemorrhage: extrapolation to a physiologic model. *Stroke*. 2014;45(7):1964-1970.

Sheu M, Fauteux G, Chang H, Taylor W, Stopa E, Robinson-Bostom L. Sinus pericranii: dermatologic considerations and literature review. *J Am Acad Dermatol*. 2002;46(6):934-941.

Sorenson TJ, Brinjikji W, Bortolotti C, Kaufmann G, Lanzino G. Recurrent brain arteriovenous malformations (AVMs): a systematic review. *World Neurosurg*. 2018;116:e856-e866.

Spetzler RF, Martin NA. A proposed grading system for arteriovenous malformations. *J Neurosurg*. 1986;65(4):476-483.

Tang SC, Jeng JS, Liu HM, Yip PK. Diffuse capillary telangiectasia of the brain manifested as a slowly progressive course. *Cerebrovasc Dis*. 2003;15:140-142.

Taslimi S, Modabbernia A, Amin-Hanjani S, Barker FG II, Macdonald RL. Natural history of cavernous malformation: systematic review and meta-analysis of 25 studies. *Neurology*. 2016;86(21):1984-1991.

Winkler EA, Lu AY, Raygor KP, et al. Defective vascular signaling & prospective therapeutic targets in brain arteriovenous malformations. *Neurochem Int*. 2019;126:126-138.

Wu EM, El Ahmadieh TY, McDougall CM, et al. Embolization of brain arteriovenous malformations with intent to cure: a systematic review. *J Neurosurg*. 2019;132(2):388-399.

Xu K, Yang X, Li C, Yu J. Current status of endovascular treatment for dural arteriovenous fistula of the transverse-sigmoid sinus: a literature review. *Int J Med Sci*. 2018;15(14):1600-1610.

Vasculites do Sistema Nervoso Central 43

Kavneet Kaur, Hussein Alshammari, Ramandeep Sahni, Steven Marks, Stephan A. Mayer e Fawaz Al-Mufti

PONTOS-CHAVE

1. A biopsia de tecidos é o padrão de referência para diagnosticar angiite primária do sistema nervoso central (APSNC).

2. A vasculite sistêmica é mais comum que vasculite primária do sistema nervoso central (SNC).

3. Na maioria dos casos de vasculite sistêmica, tratamento com corticoides e ciclofosfamida na fase de indução e tratamento com azatioprina na fase de manutenção melhoram o prognóstico e reduzem as taxas de mortalidade.

4. Indícios clínicos sugestivos de arterite de células gigantes devem levar à introdução imediata de corticoides em doses altas, sem esperar pelos resultados da biopsia, para não retardar o tratamento.

5. Poliarterite nodosa está associada ao vírus da hepatite B, mas também existem indícios de associação ao vírus da hepatite C, citomegalovírus e parvovírus B19.

6. As anormalidades evidenciadas à angiografia convencional nos casos de síndrome de vasoconstrição cerebral reversível não podem ser diferenciadas das que ocorrem com angiite primária do SNC; a síndrome de vasoconstrição cerebral reversível é a condição confundida mais comumente com angiite primária do SNC.

7. Síndrome de vasoconstrição cerebral reversível e autolimitada é mais benigna que angiite primária do SNC.

INTRODUÇÃO

Vasculites que afetam o sistema nervoso central (SNC) ou sistema nervoso periférico (SNP) frequentemente representam para o médico um grande desafio, tanto no diagnóstico quanto tratamento, em virtude de suas manifestações clínicas variáveis e da falta de exames complementares específicos, além da biopsia. Vasculites do SNC compreendem um grupo heterogêneo de doenças inflamatórias, que acometem vasos sanguíneos das leptomeninges e do parênquima cerebral com manifestações clínicas e patológicas diferentes, porém frequentemente sobrepostas.

As alterações histopatológicas associadas às vasculites do SNC consistem, essencialmente, em infiltrado inflamatório na parede vascular associado à necrose, à obstrução do vaso e ao infarto e, ocasionalmente, à hemorragia. Os casos de vasculite do SNC são extremamente variáveis: pode ocorrer como processo autoimune primário idiopático ou em presença de doença sistêmica ou autoimune como reação a uma infecção (p. ex., varicela-zóster) ou um processo neurodegenerativo (p. ex., angiopatia amiloide) depois de exposição a substâncias (p. ex., cocaína); como consequência da exposição à radiação; e no contexto de neoplasias malignas. Embora a patogenia exata frequentemente permaneça obscura, em todos os casos o sistema imune desempenha papel central, e os fármacos imunossupressores constituem a base do tratamento.

Existem várias classificações diferentes para as vasculites do SNC. Algumas classificações baseiam-se no diâmetro dos vasos acometidos (pequeno, médio ou grande calibre), enquanto outras baseiam-se nas características histológicas (p. ex., granulomatosa, linfomatosa ou inflamação leucocitoclástica) ou em marcadores imunológicos (p. ex., a associação aos anticorpos anticitoplasma de neutrófilo [ANCA] em algumas formas de vasculite). Vasculites do SNC também podem ser classificadas amplamente em vasculites primária e secundária, dependendo se o processo está limitado ao SNC ou faz parte de uma doença sistêmica.

Em 2012, a International Chapel Hill Consensus Conference propôs um sistema de nomenclatura revisado, que classifica as diferentes vasculites, levando em consideração vários fatores, incluindo calibre dos vasos e se a vasculite acomete um único órgão ou faz parte de uma doença sistêmica (Figura 43.1).

ANGIITE PRIMÁRIA DO SISTEMA NERVOSO CENTRAL

Angiite primária do sistema nervoso central (APSNC) está associada à inflamação e à destruição preferencial das artérias de pequeno e médio calibres do parênquima cerebral, medula espinal e leptomeninges, resultando em sinais e sintomas de disfunção do SNC. O termo *angiite* é sinônimo de vasculite e refere-se à inflamação dos vasos sanguíneos, tanto do lado arterial quanto do lado venoso da circulação. A APSNC também é frequentemente designada como *vasculite primária do sistema nervoso central*.

Epidemiologia

A taxa de incidência anual da APSNC é de 2,4 casos por milhão de indivíduos-ano. A doença acomete pacientes de todas as idades e alcança pico de incidência aos 50 anos, com predomínio do sexo masculino de 2:1.

Fisiopatologia

A etiologia e a patogenia da APSNC não são conhecidas. Agentes infecciosos foram propostos como possíveis causas ou fatores desencadeantes, inclusive vírus do herpes zóster, vírus do Nilo Ocidental e vírus varicela-zóster.

Em geral, são observados três padrões histopatológicos principais: vasculites granulomatosa, linfocítica e necrosante. Na APSNC linfocítica, a coloração imuno-histoquímica revela infiltração predominante por células T de memória dentro e ao redor dos vasos cerebrais de pequeno calibre, significando a ocorrência de uma resposta imune antígeno-específica na parede das artérias cerebrais.

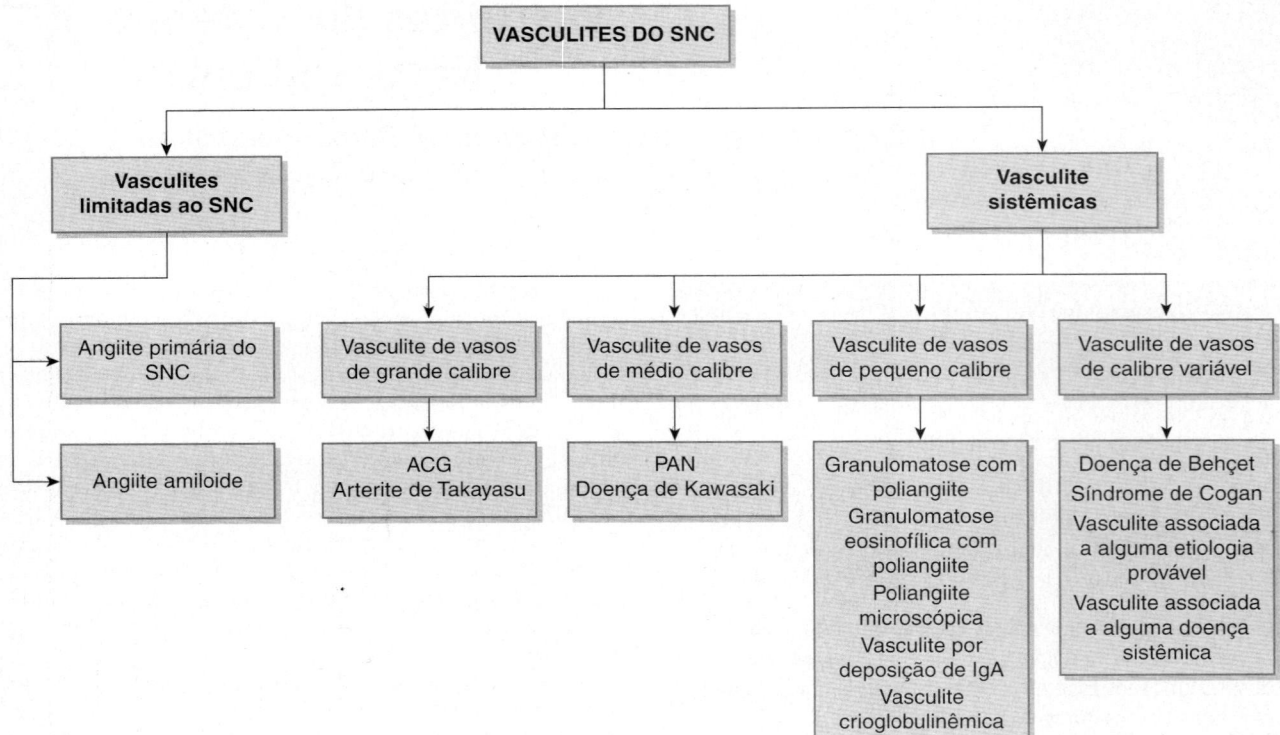

FIGURA 43.1 Classificação das vasculites do sistema nervoso central (SNC), que leva em consideração acometimento primário ou secundário do SNC e calibre dos vasos afetados.

Manifestações clínicas

Como há lesão difusa do SNC, as manifestações clínicas são variáveis e inespecíficas, e a evolução clínica varia desde hiperaguda a gradual até crônica e insidiosa. As apresentações clínicas mais frequentes consistem em obnubilação mental e diminuição da cognição, evoluindo habitualmente de modo subagudo como encefalopatia progressiva. Outros sintomas podem incluir cefaleias, crises epilépticas e déficits neurológicos focais, devido à ocorrência de acidente vascular encefálico (AVE) isquêmico ou hemorragia cerebral. Os sinais e os sintomas de vasculite sistêmica, como neuropatia periférica, febre, perda de peso ou exantema, por definição estão ausentes na APSNC.

Diagnóstico

Com base na experiência clínica e nas evidências de trabalhos publicados, Calabrese e Mallek propuseram um conjunto de critérios para diagnosticar APSNC; o diagnóstico é estabelecido quando três dos seguintes critérios estão presentes (Tabela 43.1).

Tabela 43.1 Critérios diagnósticos de angiite primária do sistema nervoso central (SNC).

- História ou manifestações clínicas de déficit neurológico adquirido de origem desconhecida após avaliação básica inicial minuciosa
- Angiografia cerebral demonstra anormalidades clássicas de vasculite, ou uma amostra de biopsia do SNC revela vasculite
- Não há evidências de vasculite sistêmica ou de qualquer outro distúrbio às quais possam ser atribuídas as características angiográficas ou patológicas

Anormalidades laboratoriais

Nenhum exame diagnóstico laboratorial é específico de APSNC, embora exames laboratoriais de rotina, sorologia, resultados de punção lombar, exames de neuroimagem, angiografia cerebral e biopsia cerebral possam desempenhar papel importante na avaliação (Tabela 43.2). Reagentes de fase aguda, como velocidade de hemossedimentação (VHS) e proteína C reativa (PCR), estão habitualmente normais ou ligeiramente elevados na APSNC; a obtenção de níveis elevados deve levantar a suspeita de comprometimento sistêmico por algum processo infeccioso, maligno ou inflamatório. Tanto os testes sorológicos quanto a análise do líquido cefalorraquidiano (LCR) são importantes para descartar a possibilidade de causas secundárias de disfunção do SNC passíveis de simular a APSNC. Anormalidades inespecíficas, principalmente elevação dos leucócitos e das proteínas, são observadas na análise do LCR em 80 a 90% dos pacientes com documentação patológica da doença.

Exames de imagem

Em geral, ressonância magnética (RM) revela infartos e hemorragias multifocais de pequenos vasos, de idade variável. Essas lesões vasculares frequentemente envolvem estruturas que tipicamente não são acometidas na doença cerebrovascular convencional, inclusive corpo caloso. Em alguns casos, podem ocorrer infartos de vasos de grande calibre, hemorragia subaracnóidea da convexidade ou pequenos focos de captação de gadolínio. É extremamente raro que a APSNC provoque doença avançada com sintomas graves e RM normal.

O procedimento padrão para detectar anormalidades vasculares é a biopsia de tecidos. Nos pacientes com PASNC, angiografia cerebral pode demonstrar várias áreas segmentares de

Tabela 43.2 Exames laboratoriais recomendados para investigar vasculite do sistema nervoso central.

Hemograma completo com contagem diferencial
Ureia e creatinina séricas
Aspartato e alanina aminotransferases séricas
VHS e proteína C reativa
Exame de urina
Exames do LCR
Contagem de células (espera-se encontrar pleocitose branda a moderada no LCR)
Níveis de proteína (existem relatos de elevação de até 1.034 mg/dℓ) e glicose do LCR (habitualmente normal)
Bandas oligoclonais
Coloração por gram e culturas
Citologia e citometria de fluxo para excluir neoplasia maligna
PCR e IgG, IgM dirigida contra agentes infecciosos (ver adiante)
Exames laboratoriais especializados
Anticorpos antinucleares
Fator reumatoide
Anticorpos contra os antígenos Ro/SSA, La/SSB, Sm e RNP
Anticorpos contra DNA bicatenular
Anticorpos anticitoplasma de neutrófilos (ANCA)
C3 e C4 séricos
Nível sérico de crioglobulinas
Eletroforese das proteínas do soro e da urina com imunoeletroforese
Níveis quantitativos de imunoglobulinas (IgG, IgM, IgA)
Etiologias infecciosas (em circunstâncias apropriadas, quando indicado)
Bacterianas – PCR e sorologia para *Mycoplasma*, teste de antiestreptolisina O, sorologia para sífilis, teste cutâneo com PPD
Virais – sorologia para hepatite B e C, parvovírus B19, HIV, herpes vírus simples, vírus Epstein-Barr (EBV), citomegalovírus, varicela
Cultura fúngica (espécies de *Aspergillus, Coccidioides* e *Histoplasma*)
Parasitas: anticorpos séricos anticisticerco por ensaio *immunoblot* e ELISA do LCR para detecção de anticorpos anticisticerco ou antígenos de cisticerco
Exames para trombofilia
Prolongamento do tempo de tromboplastina parcial ativada, que não se corrige com mistura
Triagem para anticoagulante do lúpus
Anticorpo anticardiolipina por ELISA
Anticorpo antiβ_2-microglobulina-1 por ELISA

ELISA, ensaio imunossorvente ligado a enzima; HIV, vírus da imunodeficiência humana; IgA, imunoglobulina A; IgG, imunoglobulina G; IgM, imunoglobulina M; LCR, líquido cefalorraquidiano; PCR, reação em cadeia de polimerase; RNP, ribonucleoproteína; Ro/SSA, anticorpo contra antígeno A relacionado com síndrome de Sjögren (também conhecido como anti-Ro); Sm, Smith; VHS, velocidade de hemossedimentação.

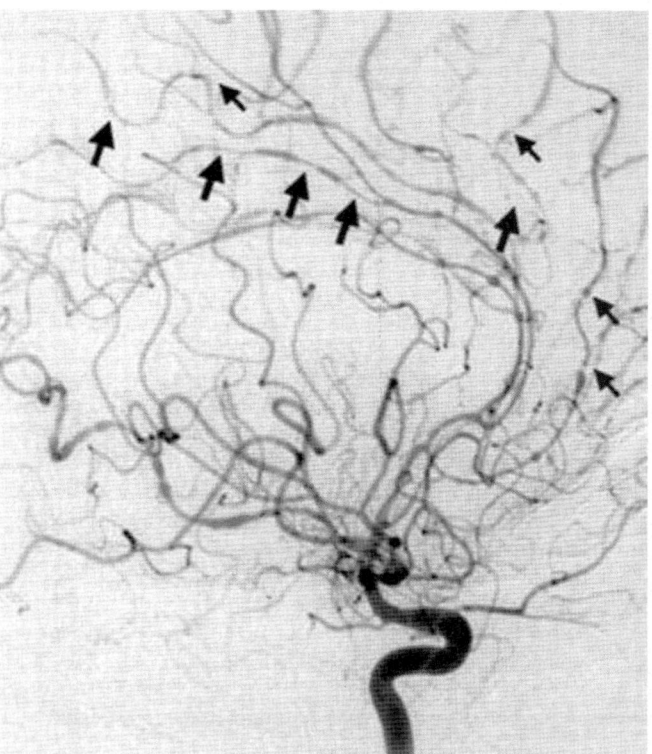

FIGURA 43.2 Anormalidades angiográficas típicas de um paciente com vasculite do sistema nervoso central. As *setas* assinalam áreas de estenose e ectasia alternadas. (Fonte: Hajj-Ali RA, Ghamande S, Calabrese LH, Arroliga AC. Central nervous system vasculitis in the intensive care unit. *Crit Care Clin.* 2002;18: 897-914.)

ectasia, dilatação ou estenose, designadas como *irregularidades vasculares circunferenciais em esferas* ou *excêntricas* ("*em rosário de contas*"), com interrupções acentuadas, esvaziamento arterial tardio, pequenos canais anastomóticos arteriovenosos e, raramente, microaneurismas (Figura 43.2). A principal condição da qual a APSNC deve ser diferenciada em um paciente com irregularidades vasculares circunferenciais na angiografia é a síndrome de vasoconstrição cerebral reversível (SVCR), uma condição muito mais benigna discutida mais adiante neste capítulo (ver Capítulo 44). Cerca de 4% dos pacientes com vasculite primária do SNC apresentam lesão expansiva solitária, semelhante a tumor, devido à inflamação do tecido cerebral. Tendo em vista a baixa resolução da tomografia computadorizada (TC) e da angiografia por RM para vasos sanguíneos distais de médio e pequeno calibre, esses exames são pouco específicos para o diagnóstico de APSNC.

Artérias com diâmetro inferior a 0,4 mm, arteríolas e capilares estão além da resolução da angiografia convencional, e, como a APSNC frequentemente acomete os pequenos vasos sanguíneos, a sensibilidade da angiografia nos casos de APSNC comprovada por biopsia é de apenas 60%. Por conseguinte, uma angiografia negativa não pode descartar a possibilidade de diagnóstico de APSNC. Além disso, a angiografia cerebral possui especificidade limitada, visto que, não raramente, pacientes cujos achados na angiografia são interpretados como positivos para vasculite não apresentam alterações vasculíticas na biopsia cerebral. Convém assinalar que amostras de biopsia normais podem refletir um erro de amostragem, em virtude da distribuição irregular da inflamação. A taxa de resultados falso-negativos na biopsia inicial é de 25%; em alguns casos, são necessárias duas ou mais biopsias para estabelecer o diagnóstico. A taxa de positividade da biopsia melhora com blocos maiores de tecido (ou seja, 1 cm^3), com inclusão das meninges sobrejacentes e quando são examinadas áreas afetadas com realce na RM.

Tratamento

Não existem ensaios clínicos randomizados sobre o tratamento clínico da APSNC. A terapia de primeira linha começa habitualmente com glicocorticoides. O tratamento da APSNC fulminante em pacientes hospitalizados habitualmente é iniciado com o uso empírico de *metilprednisolona* intravenosa, 15 mg/kg/dia durante 3 a 5 dias, seguida de *prednisona*, 1 mg/kg/dia até dose máxima de 100 mg/dia. Para a doença menos grave em pacientes ambulatoriais, o tratamento pode ser iniciado com *prednisona* isoladamente. Os glicocorticoides devem ser mantidos na dose inicial por 4 a 6 semanas, quando então se deve iniciar uma redução gradual e lenta da dose.

Pacientes com variante granulomatosa da APSNC confirmada por biopsia devem receber inicialmente uma combinação de glicocorticoides e *ciclofosfamida*. A *ciclofosfamida* é administrada para induzir remissão, utilizando esquema oral diário (1,5 a 2 mg/kg/dia) ou esquema intravenoso mensal (600 a 750 mg/m^2, em uma infusão uma vez por mês). Após indução da remissão, que tipicamente ocorre em 3 a 6 meses, a terapia com *ciclofosfamida* é substituída por terapia de manutenção com outros agentes, como micofenolato de mofetila ou azatioprina.

Em pacientes com a variante linfocitária da APSNC ou naqueles cujo diagnóstico é estabelecido por angiografia cerebral, mas não confirmado por biopsia, o tratamento inicial com glicocorticoides é apenas seguido de *ciclofosfamida* se o declínio neurológico for progressivo. Como regra geral, a terapia imunossupressora quimioterápica só deve ser administrada a pacientes com APSNC comprovada por biopsia.

A resposta ao tratamento é monitorada por meio de reavaliação periódica dos sintomas e anormalidades nos exames de neuroimagem. Deve-se efetuar uma RM de acompanhamento dentro de 4 a 6 semanas após o início do tratamento; em seguida, deve ser realizada a cada 3 a 6 meses durante o tratamento e, subsequentemente, de acordo com a evolução da doença, para avaliar a sua progressão.

Prognóstico

As descrições mais antigas caracterizavam APSNC como doença fatal e os casos relatados eram, em sua maioria, diagnosticados por necropsia. Com melhor compreensão da doença e imunossupressão agressiva, foram relatados resultados mais favoráveis, bem como melhora na taxa de mortalidade. Relatos recentes indicam que a taxa de mortalidade a curto prazo é de 10%, e que 20% dos pacientes apresentam comprometimento funcional grave. Os déficits cognitivos leves e a redução do nível de energia continuam sendo comuns entre pacientes com boa recuperação funcional. Cerca de 30% dos pacientes sofrem recidiva da doença após entrar em remissão, exigindo um reescalonamento da imunossupressão.

ANGIITE RELACIONADA COM BETA-AMILOIDE

A angiite relacionada com beta-amiloide (ARBA) é um tipo raro de vasculite do SNC, no qual se acredita que o beta-amiloide perivascular possa atuar como deflagrador de inflamação mediada por macrófagos CD68$^+$ e linfócitos T CD3$^+$. A condição desenvolve-se em pacientes com angiopatia amiloide sintomática ou assintomática (ver Capítulo 39), que se manifesta na forma de demência, distúrbio da marcha e hemorragia cerebral progressiva (tanto microssangramentos quanto hemorragia intracerebral do parênquima). Os pacientes com angiite associada ao amiloide frequentemente exibem alteração do estado mental e respondem ao tratamento imunossupressor. Os achados comuns do LCR incluem nível elevado de proteína e pleocitose linfocitária. Com frequência, a RM demonstra lesões hiperintensas em T2, que se estendem através da substância branca cortical e, com frequência, da substância cinzenta, sugerindo uma ruptura da barreira hematencefálica e leucoencefalopatia reversível. A angiografia cerebral mostra o padrão em contas de rosário em uma minoria de pacientes, talvez devido ao comprometimento de vasos exclusivamente de médio e pequeno calibre. Em todos os casos de biopsia cerebral, os vasos carregados de amiloide são circundados por micróglia, macrófagos e células T. Após iniciar o tratamento anti-inflamatório, que consiste em corticoides seguidos de *ciclofosfamida* por 2 semanas a vários meses, a maioria dos pacientes com ARBA demonstra melhora. Entretanto, alguns pacientes sofrem recidiva, enquanto outros não melhoram ou apresentam declínio progressivo.

VASCULITE DO SISTEMA NERVOSO CENTRAL COM VASCULITE SISTÊMICA ASSOCIADA

Vasculite de vasos de grande calibre

Arterite de células gigantes (arterite temporal)

Arterite de células gigantes (ACG), também conhecida como *arterite temporal* em virtude de sua predileção pela artéria temporal superficial, é uma vasculite granulomatosa de vasos de grande calibre. A doença afeta habitualmente a aorta ou seus principais ramos, com predileção pelos ramos da parte cervical da artéria carótida interna e artéria carótida externa e pelas artérias vertebrais. Em geral, os vasos intracranianos são preservados. A ACG frequentemente está associada à polimialgia reumática, em virtude de suas manifestações sistêmicas, elevação da VHS e resposta à terapia com esteroides.

Epidemiologia

A ACG tem incidência anual maior entre indivíduos brancos, variando de 10 a 20 casos por 100 mil em indivíduos com mais de 50 anos. A incidência é acentuadamente mais baixa em pessoas de ascendência asiática ou africana, situando-se na faixa de 1 caso por 100 mil. Embora a ACG quase nunca ocorra antes dos 50 anos, a incidência aumenta depois dessa idade, alcançando incidência máxima entre 70 e 80 anos.

Fisiopatologia

Embora a etiologia da ACG não seja conhecida, parece haver inter-relação de idade crescente, predisposição genética e fatores desencadeantes infecciosos que envolvem o sistema imune tanto celular quanto humoral, resultando em estado inflamatório vascular agudo. A literatura atual a respeito da base molecular da ACG sugere que as células dendríticas ativadas, que residem na parede dos vasos, desempenham um importante papel na fisiopatologia, desencadeando a cascata patogênica e recrutando células T e macrófagos para formar infiltrados granulomatosos.

A ACG é uma pan-arterite, ou seja, afeta todas as camadas das artérias. Pode ocorrer trombose nos locais de inflamação ativa. Observam-se desenvolvimento de fibrose, cicatrizes e estreitamento ou oclusão das artérias em consequência da inflamação, da lesão tecidual e do processo de reparo.

Manifestações clínicas

Nos casos clássicos, a ACG caracteriza-se por uma combinação de cinco elementos ou critérios:

1. Idade maior que 50 anos.
2. Cefaleia localizada de início recente.
3. Hipersensibilidade na região da artéria temporal.
4. VHS aumentada (> 50 mm/hora).
5. Biopsia demonstrando arterite necrosante com predomínio de células mononucleares ou processo granulomatoso com células gigantes multinucleadas.

A presença de três desses cinco critérios está associada à sensibilidade de 94% e especificidade de 91% para o diagnóstico de ACG. Tipicamente, a ACG apresenta-se com uma constelação de sintomas constitucionais, cefaleia e hipersensibilidade na artéria temporal, claudicação da mandíbula, sintomas visuais e sintomas de polimialgia reumática (mialgias difusas e dores no corpo). Como o comprometimento vascular intracraniano é raro na ACG, os ataques isquêmicos transitórios (AIT) e o AVE habitualmente são secundários à embolia ou deficiência de fluxo relacionada com lesões das artérias cervical, vertebral ou carótida interna.

As manifestações neurológicas surgem em aproximadamente 30% dos pacientes, com mais da metade apresentando neuropatias periféricas, seguida de um terço com AIT ou AVE, um terço com sintomas oftalmológicos e um quinto com síndromes neuro-otológicas. Os sintomas oftalmológicos podem incluir cegueira monocular transitória (ou seja, AIT da retina ou amaurose fugaz), devido à estenose da artéria carótida interna ou perda visual unilateral sustentada, devido à neuropatia óptica isquêmica anterior ou oclusão da artéria central da retina (ver Capítulo 10).

Diagnóstico

Devem-se efetuar exames para descartar a possibilidade de vasculite do SNC, conforme delineado na Tabela 43.2. O exame de triagem clássico é a VHS, que está elevada em quase todos os pacientes. Os níveis de PCR também estão elevados, e a PCR tende a se correlacionar mais do que a VHS com a atividade da doença na ACG. Níveis de interleucina-6 são usados para avaliar a progressão da doença, embora isso ainda esteja em fase de investigação.

Biopsia de artéria temporal, que revela vasculite com predomínio de infiltração de células mononucleares ou inflamação granulomatosa, habitualmente com células gigantes multinucleadas, constitui o padrão de referência para o diagnóstico de ACG. Pode-se obter um resultado negativo na biopsia inicial da artéria temporal, o que ocorre em até 40% dos pacientes com suspeita de ACG. Isso pode decorrer de um erro de amostragem devido a lesões descontínuas, biopsia ou obtenção de uma amostra muito pequena (< 2 cm). Na presença de um alto índice de suspeita, deve-se obter uma biopsia contralateral se a primeira biopsia for negativa. Se as biopsias bilaterais da artéria temporal forem negativas, devem-se considerar locais alternados para a biopsia da artéria.

Tratamento

As recomendações para o tratamento da ACG baseiam-se mais na experiência clínica do que nos resultados de ensaios clínicos controlados e randomizados, sendo a maioria dos casos tratada efetivamente por meio de tratamento simples com corticoides. O tratamento de indução com *prednisona* na dose de 1 mg/kg de peso corporal por dia (dose máxima de 60 mg/dia) é iniciado em pacientes que não apresentam sinais ou sintomas de lesão orgânica isquêmica (p. ex., déficit visual).

Pacientes com sinais e sintomas sugestivos de comprometimento do fluxo sanguíneo para os olhos ou o SNC devem ser tratados com *metilprednisolona*, em uma dose de 1.000 mg/dia durante 3 dias consecutivos, para indução mais rápida de imunossupressão. Esse esquema é seguido de terapia oral com 1 mg/kg de peso corporal/dia (dose máxima de 60 mg/dia), conforme recomendado anteriormente para a ACG não complicada. Quando ocorre necrose tecidual (p. ex., isquemia do nervo óptico com cegueira durante várias horas), ela é irreversível.

O início do tratamento para casos suspeitos de ACG com comprometimento neurológico nunca deve ser adiado até a obtenção da biopsia, visto que a resolução da inflamação ocorre lentamente após a instituição do tratamento, e a confirmação de um diagnóstico patológico pode levar semanas ou até meses.

Apesar da falta de ensaios clínicos prospectivos, relatos informais sugerem a obtenção de algum efeito benéfico com terapias poupadoras de glicocorticoides, como *metotrexato, ciclofosfamida* e *tocilizumabe* (antagonista do receptor de interleucina-6). Esses fármacos podem ser considerados para pacientes com maior risco de apresentar efeitos colaterais relacionados com os glicocorticoides.

Após a resolução dos sinais clínicos e a normalização dos valores laboratoriais, os esteroides podem ser reduzidos de modo gradual em 10 mg/kg a cada 2 a 4 semanas, com redução substancial para decrementos de 1 mg por mês uma vez alcançada a dose diária de 10 mg. O consenso de especialistas também recomenda a adição de *ácido acetilsalicílico* ([AAS] 75 a 150 mg/dia) para reduzir o risco de complicações isquêmicas, como perda visual, AIT ou AVE.

Prognóstico

A ACG tende a seguir evolução autolimitada ao longo de vários meses a vários anos. Tipicamente, observa-se uma rápida melhora clínica após o início do tratamento. A dose de glicocorticoides finalmente pode ser reduzida ou suspensa com uma duração média de tratamento de 2 a 3 anos. Casos fatais são raros.

Arterite de Takayasu

Também conhecida como *doença sem pulsos*, essa vasculite afeta vasos de grande calibre e caracteriza-se por um processo inflamatório granulomatoso crônico, no qual lesões neurológicas não são muito frequentes, embora tenham sido descritas. Em geral, essa doença afeta mulheres de descendência asiática de meia-idade e, na maioria dos casos, acomete vasos de grande calibre como aorta e seus ramos principais, inclusive artérias subclávias, carótidas e vertebrais. Sinais e sintomas neurológicos são atribuídos à obstrução, estenose, dilatação ou formação de aneurismas vasculares, que podem causar AIT, AVE e encefalopatia hipertensiva. Corticoides geralmente é o tratamento indicado.

Vasculites de vasos de médio calibre

Poliarterite nodosa

Poliarterite nodosa (PAN) é uma arterite necrosante sistêmica de artérias de pequeno e médio calibre, que poupa as arteríolas, capilares e vênulas. Tipicamente, os ANCA são negativos na

PAN, o que é importante para diferenciá-la da vasculite associada a ANCA, que pode ter uma apresentação quase indistinguível, tanto clínica quanto patologicamente.

Epidemiologia

A PAN é uma doença rara, que ocorre em dois por milhão de pessoas, com cerca de 25% dos casos acometendo o SNC. Os homens e as mulheres são igualmente afetados. A doença pode ocorrer em qualquer idade, porém a incidência máxima é observada na quarta à sexta décadas de vida. Com o advento da vacina contra hepatite B, a incidência de PAN associada ao vírus da hepatite B (VHB) está declinando.

Fisiopatologia

A etiologia da PAN permanece desconhecida; foi postulada a ocorrência de depósitos de imunocomplexos, respostas imunes antígeno-específicas mediadas por células T e reações a infecções bacterianas ou virais. A hepatite B foi identificada como um dos fatores desencadeantes mais comuns em um subgrupo de PAN; essa forma de arterite pode ser monofásica, com prognóstico satisfatório. A PAN também foi relatada em associação com o vírus da hepatite C (VHC), citomegalovírus, vírus da imunodeficiência humana e parvovírus B19.

As lesões vasculares inflamatórias na PAN são segmentares e predominam em pontos de ramificação das artérias de pequeno e médio calibre. Os pequenos vasos, incluindo arteríolas, capilares e vênulas, tipicamente são poupados, assim como os vasos de grande calibre (a aorta e seus principais ramos). Por conseguinte, a glomerulonefrite não faz parte do espectro da PAN. A inflamação vascular começa na adventícia e nos vasos dos vasos e, subsequentemente, pode progredir para incluir toda parede arterial, resultando em necrose fibrinoide. Nas bifurcações e nos pontos de ramificação, pode haver formação de múltiplos aneurismas pequenos, e, nos estágios mais avançados, a angiogênese torna-se aparente. À medida que progridem, essas lesões podem sofrer ruptura ou ocluir o vaso, resultando em hemorragia ou infarto. A biopsia dos vasos tipicamente revela lesões necrosantes agudas misturadas com alterações fibróticas ou cicatrizes mais crônicas, representando diferentes estágios do processo inflamatório.

Manifestações clínicas

A natureza ubíqua da PAN resulta em manifestações clínicas diversas, incluindo desde sintomas insidiosos mais crônicos até complicações agudas e potencialmente fatais. As manifestações constitucionais inespecíficas são comuns no início da evolução da doença.

Neuropatia periférica na forma de mononeurite múltipla ou neuropatia periférica sensorimotora difusa constitui o distúrbio neurológico mais comum. Ocorre comprometimento do SNC em menos de 10% dos pacientes com PAN. As manifestações do SNC variam desde cefaleia, retinopatia e encefalopatia com crises epilépticas e declínio cognitivo até infarto cerebral e hemorragia intracerebral, devido ao comprometimento dos vasos de médio calibre. Outros sintomas podem surgir em virtude do comprometimento de nervos cranianos ou da medula espinal.

Hemorragias cutâneas, erupções eritematosas hipersensíveis, nódulos subcutâneos e úlceras necróticas podem aparecer no tronco ou nos membros. Pode-se observar o desenvolvimento de graus variáveis de insuficiência renal e hipertensão em consequência de infarto tecidual e formação de hematomas secundariamente à ruptura de microaneurismas renais. Além disso, podem surgir sintomas gastrintestinais, hepáticos, testiculares ou cardíacos.

Diagnóstico

Deve-se considerar o diagnóstico de PAN em todos os pacientes com doença febril obscura caracterizada por sintomas sistêmicos e neuropatia periférica crônica. De acordo com os critérios consensuais do American College of Rheumatology, de 1990, para a classificação da PAN, o diagnóstico tem sensibilidade de 82% e especificidade de 87% em paciente com vasculite sistêmica na presença de mais de três dos dez critérios a seguir: perda de peso (≥ 4 kg), livedo reticular, dor ou hipersensibilidade testicular, mialgia, mononeurite múltipla ou outra polineuropatia, hipertensão, uremia, anticorpos anti-VHB, oclusão angiográfica de artérias viscerais ou evidências de granulócitos na parede dos vasos na biopsia.

Exames laboratoriais

O diagnóstico frequentemente pode ser estabelecido pela biopsia do nervo sural, de um músculo ou do testículo. É fundamental ter um alto índice de suspeita para o diagnóstico da PAN. Os exames laboratoriais básicos, as provas de função hepática e a sorologia para hepatite (VHB e VHC) ajudam a descartar etiologias potenciais e a verificar a extensão dos órgãos afetados e seu grau de comprometimento. Tipicamente, as proteínas de fase aguda estão elevadas. Ocorre leucocitose, com eosinofilia inconstante. A realização adicional de um exame laboratorial especializado é valiosa para reduzir o diagnóstico diferencial (Tabela 43.2). A presença de anticorpos mieloperoxidase (MPO)-ANCA ou proteinase 3 (PR3)-ANCA constitui forte argumento contra a PAN e favorece um diagnóstico de vasculite associada a ANCA.

Tratamento

Não existe nenhum tratamento específico. O tratamento varia de acordo com a gravidade da doença e inclui desde corticosteroides em altas doses nas formas mais leves da doença até uma combinação de corticosteroides e agentes imunossupressores (*azatioprina, metotrexato* ou *ciclofosfamida*). Os pacientes com PAN leve e evidências de infecção por VHB ou VHC devem receber agentes antivirais, ao passo que naqueles com PAN grave associada ao vírus da hepatite, um tratamento a curto prazo com corticosteroides e plasmaférese pode ser considerado, até que a terapia antiviral se torne efetiva. A plasmaférese pode desempenhar um papel no tratamento agudo da PAN associada ao VHB.

Prognóstico

A PAN não tratada está associada a um prognóstico sombrio. O French Vasculitis Study Group descreveu taxas de recidiva de 1 e 5 anos para pacientes com PAN não associada ao VHB de 9,2 e 24%, respectivamente; as taxas de recidiva para a PAN associada ao VHB foram menores. A morte ocorre, na maioria dos casos, dentro de 18 meses após o início da doença, principalmente em consequência de insuficiência renal e infartos mesentéricos, cardíacos ou cerebrais.

Doença de Kawasaki

Doença de Kawasaki (ou síndrome de Kawasaki), antes conhecida como síndrome dos linfonodos mucocutâneos, é uma das vasculites mais comuns da infância. A população de pacientes afetados consiste em crianças com menos de 5 anos, mas essa doença raramente também afeta adultos. A prevalência mais alta ocorre no Japão. As manifestações clínicas são febre de longa duração, dor ao deglutir, diarreia, linfadenopatia, erupção genital e eritema da região genital, olhos, lábios, palmas ou plantas. Complicações da doença são vasculite coronariana (50%) e lesões vasculíticas do SNC (30%). As manifestações neurológicas variam e podem incluir hipoperfusão cerebral, AVE, derrame subdural, crises convulsivas e coma. A menos que haja alguma contraindicação, todas as diretrizes publicadas incluem AAS com imunoglobulina intravenosa como tratamento inicial da doença de Kawasaki.

Vasculites de vasos de pequeno calibre

Vasculites com anticorpo anticitoplasma de neutrófilo positivo

As vasculites associadas a ANCA formam um grupo de vasculites necrosantes de pequenos vasos que afetam predominantemente os vasos de pequeno calibre (p. ex., capilares, vênulas, arteríolas e pequenas artérias). Os anticorpos ANCA (habitualmente imunoglobulina G) reagem contra antígenos no citoplasma dos granulócitos neutrófilos. Os subtipos específicos de ANCA baseiam-se nos padrões de imunofluorescência e nos antígenos-alvo. O anticorpo anticitoplasma de neutrófilo é dirigido especificamente contra a PR3. Os antígenos do anticorpo anticitoplasma de neutrófilo perinuclear (p-ANCA) incluem a MPO e o fator de aumento da permeabilidade bacteriana.

Vasculites associadas a ANCA são as seguintes:

1. Granulomatose com poliangiite (anteriormente conhecida como *granulomatose de Wegener*).
2. Poliangiite microscópica (PAM).
3. Granulomatose eosinofílica com poliangiite (anteriormente *síndrome de Churg-Strauss*).
4. Vasculite renal limitada.
5. Vasculites induzidas por fármacos.

Todas essas vasculites estão associadas a ANCA e à glomerulonefrite pauci-imune necrosante focal, frequentemente crescêntica. A presença ou ausência de anticorpos ANCA não indica a presença ou ausência de doença. O ANCA está altamente correlacionado com as condições descritas nas seções adiante, porém nem todos os pacientes com a condição apresentam testes positivos para o anticorpo. A associação entre positividade do ANCA e atividade da doença permanece controversa; entretanto, o reaparecimento de ANCA após o tratamento pode indicar recidiva.

Granulomatose com poliangiite

Introdução

As características essenciais da granulomatose com poliangiite (GPA), antes conhecida como *granulomatose de Wegener*, consistem em inflamação granulomatosa necrosante que acomete as vias respiratórias superiores e inferiores, glomerulonefrite necrosante e vasculite necrosante sistêmica que afeta predominantemente os vasos de pequeno a médio calibre (p. ex., capilares, vênulas, arteríolas, artérias e veias).

Epidemiologia

A incidência anual da GPA é de cinco a dez casos por milhão, afetando igualmente homens e mulheres entre 65 e 70 anos. A GPA acomete os indivíduos brancos mais do que os asiáticos, os africanos e as populações afro-caribenhas e afro-americanas.

Fisiopatologia

A imunobiopatologia da GPA é complexa e envolve a produção de ANCA contra a PR3 em aproximadamente 50 a 80% dos pacientes com GPA e contra a MPO em cerca de 10 a 18% dos pacientes com GPA. Acredita-se que a GPA se desenvolva após exposição a deflagradores infecciosos (infecções bacterianas, micobacterianas, fúngicas ou virais do trato respiratório superior), ambientais, químicos, tóxicos ou farmacológicos em indivíduos com predisposição genética que carecem de tolerância a autoantígenos de ANCA.

Manifestações clínicas

Os sintomas prodrômicos podem durar semanas a meses, com sintomas constitucionais, que consistem em febre, artralgias migratórias, mal-estar, anorexia e perda de peso. A GPA tem predileção pelo sistema respiratório e pelos rins. De acordo com os critérios da American Academy of Rheumatology, o diagnóstico pode ser estabelecido na presença de dois dos quatro critérios a seguir:

1. Úlceras orais ou corrimento nasal sanguinolento purulento.
2. Radiografia de tórax anormal, mostrando nódulos, infiltrados fixos ou cavidades.
3. Hematúria microscópica.
4. Evidências de inflamação granulomatosa da parede de uma artéria ou tecido perivascular na biopsia.

À semelhança de outras síndromes vasculíticas, a GPA afeta o SNP na forma de neuropatia periférica sensorimotora (mononeurite múltipla) mais do que o SNC. O SNC é afetado em menos de 10% dos pacientes. Nesses casos, o granuloma intracraniano pode surgir após invasão direta a partir da cavidade nasal e, por sua vez, comprometimento dos nervos cranianos basais. Além disso, podem ocorrer granulomas necrosantes meníngeos assépticos, encefalopatia ou vasculite com AVE secundário ou trombose dos seios venosos.

Diagnóstico

Cerca de 90% dos pacientes são positivos para ANCA, enquanto 10% são negativos. O diagnóstico definitivo é estabelecido pela biopsia de um órgão afetado. Em geral, pele, rim ou pulmão.

Em pacientes com manifestações neurológicas, o comprometimento da dura-máter com paquimeningite pode ser detectado na RM após a administração de contraste. Como o calibre dos vasos afetados pode estar além da resolução espacial da angiografia por subtração digital, a confirmação radiológica da vasculite do SNC é rara na granulomatose de Wegener. As biopsias de nervos podem revelar arterite em pacientes com polineuropatia e ausência de sinais de doença sistêmica.

Tratamento

Os pacientes devem ser tratados empiricamente se houver forte suspeita clínica de vasculite com ANCA e se não for possível obter um diagnóstico histológico em tempo hábil. A terapia da GPA tem dois componentes: a indução da remissão e a manutenção com terapia imunossupressora. Os pacientes com doença leve que não apresentam glomerulonefrite aguda nem manifestações do acometimento de órgãos ou que comportam risco à vida podem ser tratados com um esquema de glicocorticoides em associação com *metotrexato*. Os pacientes com doença moderada a grave com risco iminente de lesão orgânica ou que apresentam manifestações que comportam risco à vida devem receber um esquema que consiste em glicocorticoides em combinação com *ciclofosfamida* (oral ou intravenosa) ou *rituximabe*. A plasmaférese é reservada para pacientes com GPA ou PAM, que apresentam um ou mais dos seguintes achados: hemorragia pulmonar, anticorpo antimembrana basal glomerular positivo, nível sérico de creatinina superior a 5,7 mg/dℓ e/ou necessidade de diálise.

Prognóstico

A sobrevivência a longo prazo de pacientes com GPA aumentou com imunossupressão e a história natural dessa doença passou de uma condição iminentemente com risco à vida para uma condição crônica sujeita a sofrer recidiva durante toda vida. Sem tratamento, aproximadamente 90% dos pacientes apresentam grave morbidade ou mortalidade dentro de 2 anos. Mesmo com tratamento agressivo, a GPA continua associada à morbidade, devido à insuficiência renal crônica, à insuficiência pulmonar ou à falência do SNC, afetando 12 a 25% dos pacientes dentro de 2 anos. Em geral, ocorre morte em consequência de disfunção orgânica irreversível e insuficiência renal progressiva.

Granulomatose eosinofílica com poliangiite

Introdução

Granulomatose eosinofílica com poliangiite (GEPA), antes conhecida como *síndrome de Churg-Strauss*, é um distúrbio multissistêmico devido à vasculite de pequenos vasos, que se caracteriza por inflamação granulomatosa rica em eosinófilos e necrosante, que frequentemente acomete o trato respiratório, e vasculite necrosante, que afeta predominantemente os vasos sanguíneos de pequeno a médio calibre. Outras características proeminentes incluem a asma e a eosinofilia do sangue periférico. A mononeurite múltipla constitui a forma mais comum de comprometimento neurológico.

Epidemiologia

A incidência e prevalência exatas da GEPA não são conhecidas, porém a doença é rara: as estimativas situam-se na faixa de 10 a 13 casos por milhão da população. A idade média por ocasião do diagnóstico é de 48 anos, sem predomínio bem definido de sexo. Observa-se maior incidência entre indivíduos asmáticos.

Fisiopatologia

A GEPA é classificada entre as vasculites com ANCA positivo e exibe várias características que apontam para uma etiologia imunológica, incluindo a presença de função elevada dos linfócitos T_H1 e T_H2, recrutamento aumentado dos eosinófilos, diminuição da apoptose dos eosinófilos e alteração da imunidade humoral na forma de hipergamaglobulinemia e fator reumatoide positivo. Os fatores genéticos parecem desempenhar papel na patogenia, conforme sugerido pela classe de antígenos leucocitários humanos (HLA) e certos polimorfismos da interleucina-10. Do ponto de vista histopatológico, a GEPA foi originalmente descrita por uma tríade patológica de (1) vasculite necrosante de células gigantes, (2) infiltração tecidual eosinofílica, e (3) formação extravascular de granulomas necrosantes; todavia, essas características raramente coexistem em um paciente. A biopsia de nervos pode demonstrar vasculite necrosante epineural, acompanhada de infiltrados de eosinófilos e linfócitos.

Manifestações clínicas

A American Academy of Rheumatology estabeleceu seis critérios para o diagnóstico de GEPA em pacientes com vasculite documentada. Esses critérios incluem a presença de (1) asma, (2) eosinofilia, (3) mononeuropatia ou polineuropatia, (4) opacidades pulmonares transitórias migratórias detectadas em radiografia, (5) anormalidades dos seios paranasais e (6) biopsia demonstrando um vaso sanguíneo com infiltrados eosinofílicos em áreas extravasculares. A presença de quatro ou mais desses critérios teve sensibilidade de 85% e especificidade de 99% para a GEPA.

Em até 75% dos pacientes, observa-se a presença de neuropatia periférica, habitualmente mononeurite múltipla, associada a dor neuropática intensa; outras manifestações neurológicas podem incluir hemorragia subaracnóidea e parenquimatosa intracerebral e infarto cerebral, embora a sua ocorrência seja rara.

Diagnóstico

É necessário ter elevado índice de suspeita para o diagnóstico de GEPA. Devem-se efetuar exames para descartar a possibilidade de vasculite do SNC (Tabela 43.2). A maioria dos pacientes com GEPA apresenta eosinofilia no sangue periférico, embora sua presença possa ser obscurecida pelo uso de glicocorticoides sistêmicos para controle da asma. Verifica-se a presença de ANCA em 40 a 60% dos pacientes com GEPA, sendo a maior parte constituída por MPO-ANCA. Anormalidades típicas na TC de tórax de alta resolução do incluem consolidação do parênquima focal ou opacificação em vidro moído; além disso, pode-se observar a presença de nódulos.

Tratamento

Corticoides sistêmicos constituem a base do tratamento para GEPA e são habitualmente mantidos por 6 a 12 semanas e, em seguida, reduzidos de modo gradual. A *prednisona* na dose de 60 mg/dia é uma dose inicial típica. Os pacientes com doença grave que apresentam comprometimento do SNC ou cardíaco necessitam de indução com *ciclofosfamida* em associação com glicocorticoides sistêmicos. A indução é seguida de transição para a terapia de manutenção com azatioprina ou metotrexato e leflunomida para induzir remissão da doença dentro de 12 a 18 meses; são necessários ciclos mais longos para pacientes que sofrem múltiplas recidivas.

Prognóstico

Com o uso dos corticoides sistêmicos e imunomoduladores, o prognóstico da GEPA melhorou acentuadamente, de uma taxa de mortalidade de 50% entre pacientes não tratados dentro de 3 meses após o início da doença para uma taxa de sobrevida de 5 anos de 70 a 90% com terapia agressiva. Em geral, ocorre morte em consequência de insuficiência cardíaca, infarto do miocárdio, insuficiência renal, hemorragia cerebral, sangramento gastrintestinal ou estado de mal asmático.

Poliangiite microscópica

Introdução

Na PAM, uma vasculite necrosante com poucos depósitos imunes ou nenhum, ocorre comprometimento predominante dos pequenos vasos (p. ex., capilares, vênulas ou arteríolas) em todo corpo. A glomerulonefrite necrosante é muito comum, a capilarite pulmonar é comum e o comprometimento neurológico ocorre em cerca da metade dos casos. Não há inflamação granulomatosa.

Epidemiologia

A incidência e prevalência exatas da PAM não são conhecidas, embora a incidência tenha sido estimada na faixa de seis casos por milhão da população, afetando ligeiramente mais os homens do que as mulheres, com faixa etária de 60 a 65 anos.

Fisiopatologia

À semelhança da GPA, a imunobiopatologia da PAM é complexa; há evidências crescentes de que a PAM seja uma doença autoimune, com anticorpos ANCA positivos em 95% dos casos. A fisiopatologia envolve a produção de ANCA contra MPO em aproximadamente 70% dos pacientes e contra a PR3 em 30% dos pacientes com PAM. O ANCA, dirigido contra MPO e PR3, ativa os neutrófilos a produzir espécies reativas de oxigênio e liberar enzimas líticas, causando desprendimento e destruição das células endoteliais, contribuindo para a fisiopatologia.

Manifestações clínicas

À semelhança de todas as outras vasculites sistêmicas, ocorre comprometimento de múltiplos órgãos na PAM, principalmente os rins em 90% dos casos e, com menos frequência, os pulmões. O comprometimento renal manifesta-se por hematúria microscópica e glomerulonefrite rapidamente progressiva; 10% dos casos evoluem para doença renal terminal, exigindo terapia de substituição renal. As manifestações pulmonares incluem desde dispneia, tosse e hemoptise até hemorragias pulmonares, secundárias a capilarite pulmonar, que podem ser potencialmente fatais. Diferentemente da GPA, a PAM não apresenta inflamação granulomatosa nem comprometimento do trato respiratório superior. O sistema nervoso está comprometido em 50% dos casos, e a manifestação mais comum consiste em polineuropatia ou mononeurite múltipla. Além disso, pode ocorrer vasculite cerebral, resultando em isquemia tecidual, hemorragia, encefalopatia e crises epilépticas generalizadas ou focais.

Diagnóstico

Devem-se efetuar exames para descartar a possibilidade de vasculite do SNC, conforme delineado na Tabela 43.2. A hematúria microscópica com cilindros celulares na urina, além de proteinúria, pode ser demonstrada no exame de urina. Um importante exame complementar é a presença de anticorpo perinuclear anticitoplasma neutrofílico dirigido contra MPO ou PR3. Em pacientes com neuropatia, eletromiografia (EMG) pode revelar neuropatia periférica sensorimotora.

Tratamento e prognóstico

O tratamento e prognóstico da PAM geralmente são iguais aos da GPA, conforme descrito anteriormente.

Vasculite associada à deposição de imunoglobulina A (púrpura de Henoch-Schönlein)

Vasculite associada à deposição de imunoglobulina A (vasculite por IgA, VIgA; antes conhecida como púrpura de Henoch-Schönlein) afeta pele, articulações, rins e aparelho digestivo. Relatos de casos isolados e séries de casos publicados comprovam que as manifestações neurológicas se devem à vasculite de vasos de pequeno calibre das crianças com VIgA (púrpura de Henoch-Schönlein), inclusive cefaleia, crises epilépticas, encefalopatia (encefalopatia hipertensiva e síndrome de encefalopatia posterior reversível), déficits neurológicos focais, ataxia, hemorragia intracerebral e neuropatias central e periférica. Em geral, a VIgA é uma doença autolimitada. Tratamento com pulsos de corticoides é amplamente usado como primeira opção terapêutica e é eficaz na maioria dos pacientes.

Vasculite crioglobulinêmica

Ao exame anatomopatológico, vasculite crioglobulinêmica caracteriza-se por deposição de crioglobulinas e complemento no lúmen e nas paredes dos vasos de pequeno calibre, que acarreta inflamação vascular. As manifestações clínicas e patológicas da vasculite crioglobulinêmica sobrepõem-se às de outras vasculites sistêmicas. O SNP é afetado frequentemente nos pacientes com crioglobulinemia mista, enquanto há apenas relatos esporádicos de lesão do SNC.

Vasculites de vasos de calibre variável

Síndrome de Behçet

Introdução

Síndrome de Behçet é uma vasculite multissistêmica crônica, que não tem predileção por qualquer tipo ou tamanho de vaso. Ocorre comprometimento neurológico em cerca de um em cada cinco pacientes.

Epidemiologia

A síndrome de Behçet é mais comum no Oriente Médio e leste da Ásia, com prevalência que varia de 13,5 a 35 por 100 mil. Na América do Norte e nos países da Europa setentrional, a prevalência varia de um a sete casos por 100 mil. Não há predileção de sexo; a doença tipicamente afeta adultos jovens de 20 a 40 anos.

Fisiopatologia

A causa exata da síndrome de Behçet não é conhecida, porém há evidências crescentes de uma vasculite imunomediada subjacente às lesões mucocutâneas. Embora alterações vasculíticas possam não ser demonstradas em todas as lesões, o achado clássico consiste em perivasculite obstrutiva leucocitoclástica necrosante, com necrose fibrinoide das vênulas pós-capilares. Tromboses venosas com infiltração linfocitária dos capilares, veias e artérias de todos os tamanhos também podem ser visíveis. Foi relatado que os pacientes com síndrome de Behçet ativa apresentam níveis séricos elevados de várias citocinas pró-inflamatórias, talvez em consequência de uma reação imune aberrante, devido a patógenos infecciosos ou ambientais. Numerosos relatos constataram uma forte predisposição genética ao desenvolvimento de doença de Behçet entre indivíduos com o subtipo HLA-B51 do complexo principal de histocompatibilidade.

Manifestações clínicas

A síndrome de Behçet caracteriza-se por uveíte e úlceras aftosas orais e genitais recorrentes. Outras manifestações incluem lesões inflamatórias oculares, cutâneas, articulares, gastrintestinais ou do SNC. Podem ocorrer vasculite de pequenos vasos, tromboangiite, trombose vascular, arterite e aneurismas arteriais. O comprometimento do SNC, que é observado em 20% dos pacientes, pode ser subdividido em parenquimatoso (inflamação do tecido do SNC) ou não parenquimatoso (doença de Behçet neurovascular).

A doença parenquimatosa pode resultar de lesões no trato corticospinal, na substância branca periventricular, nos núcleos da base, tronco encefálico e medula espinal. Com frequência, a apresentação clínica é subaguda, e as manifestações podem consistir em cefaleia, alterações do comportamento, encefalopatia, síndromes meníngeas agudas, hemiparesia, perda hemissensorial, crises epilépticas, neuropatias cranianas, disfunção cerebelar, alterações do estado mental e neurite óptica. Podem ocorrer lesões da medula espinal isoladamente. As manifestações vasculares podem incluir vasculite difusa, trombose de seios venosos e, raramente, AVE, devido à trombose arterial, à dissecção ou ao aneurisma. Diferentemente de outras vasculites sistêmicas, a neuropatia periférica não é observada comumente na síndrome de Behçet.

Diagnóstico

Devido à falta de exames laboratoriais específicos, o diagnóstico é estabelecido com base em critérios clínicos. Os critérios do Behçet International Study Group e os dos International Criteria for Behçet's Disease exigem a presença de úlceras orais recorrentes, além de uma constelação de úlceras genitais recorrentes, lesões oculares (uveíte anterior ou posterior ou vasculite da retina) ou lesões cutâneas (incluindo eritema nodoso, pseudovasculite, lesões papulopustulosas ou nódulos acneiformes compatíveis com doença de Behçet). Os International Criteria for Behçet's Disease também acrescentam a presença de lesões vasculares (flebite superficial, trombose venosa profunda, trombose arterial ou formação de aneurisma) aos critérios diagnósticos. Marcadores inespecíficos de inflamação, como citocinas pró-inflamatórias, imunocomplexos circulantes PCR e VHS, podem estar elevados.

Tratamento

O tratamento depende da gravidade da doença e dos sistemas orgânicos acometidos. Deve-se considerar o uso de glicocorticoides ou outros agentes imunossupressores para o tratamento do eritema nodoso e pioderma gangrenoso. A uveíte posterior e o comprometimento neurológico exigem tratamento imediato com glicocorticoides em altas doses e um segundo agente imunossupressor (*azatioprina, inibidores do fator de necrose tumoral, ciclosporina, interferona alfa, ciclofosfamida e metotrexato*).

Prognóstico

Nos casos típicos, a síndrome de Behçet tem evolução caracterizada por recidivas e remissões. Qualquer atraso no diagnóstico e na instituição do tratamento aumenta a morbidade e a mortalidade. A maior taxa de morbidade e de mortalidade resulta da doença neurológica, ocular e arterial ou venosa de vasos de grande calibre. As doenças mucocutâneas, articulares e oculares frequentemente exibem maior gravidade nos primeiros anos da doença; o comprometimento do SNC e dos vasos de grande calibre tende a ocorrer posteriormente na evolução da doença. Os pacientes com comprometimento do parênquima do SNC apresentam prognóstico mais sombrio do que aqueles com comprometimento vascular não parenquimatoso, com doença recorrente mais frequente, incapacidade e morte prematura.

Síndrome de Cogan

Síndrome de Cogan é uma vasculite sistêmica autoimune rara, que se caracteriza por ceratite intersticial não sifilítica e sintomas otovestibulares semelhantes aos da doença de Menière (tinido de início súbito, náuseas e vertigem acompanhadas de déficit auditivo progressivo), e alguns autores descreveram lesões neurológicas com base nos resultados de biopsia.

Síndrome de Cogan é uma doença rara, que afeta principalmente adultos jovens, embora também possa ocorrer em crianças; com base na literatura publicada, a faixa etária de início da doença varia de 3 a 50 anos. A média de idade por ocasião do diagnóstico da doença é na segunda década de vida. Existem menos de 250 casos publicados na literatura, a maioria descrita em pacientes caucasoides de ambos os sexos.

Em 1980, Haynes et al. sugeriram a classificação dessa doença como "síndrome de Cogan típica" e "síndrome de Cogan atípica" (conjuntivite, esclerite uveíte, edema do disco óptico e vasculite retiniana crônicas e recidivantes).

Esse diagnóstico deve ser considerado quando pacientes têm anormalidades oculares e sintomas otovestibulares. Clinicamente, há relatos de que a vasculite afeta pele, rins, segmentos distais das artérias coronárias, SNC e músculos. Estudos de necropsia revelaram vasculite da dura-máter, parênquima encefálico, sistema digestivo, rins, baço, aorta e artérias coronárias. Exames anatomopatológicos do segmento proximal da aorta dos pacientes com síndrome de Cogan demonstraram dilatação generalizada e estenose das artérias coronárias na região da valva aórtica. Estudos não encontraram qualquer marcador sorológico dessa doença, razão pela qual seu diagnóstico é firmado por exclusão.

Os corticoides são a primeira opção de tratamento e podem facilitar a recuperação da audição quando são usados nos estágios iniciais da doença. Em alguns casos, imunossupressores também foram eficazes. Opções terapêuticas mais recentes são bloqueadores do fator de necrose tumoral.

Pacientes sem lesões sistêmicas têm prognóstico favorável com expectativa de vida média, enquanto pacientes com vasculite serosa têm risco mais alto de morte por complicações.

Vasculites associadas às doenças sistêmicas

Vasculite do sistema nervoso central com artrite reumatoide

Lesões do SNC em pacientes com artrite reumatoide não são comuns. Manifestações neurológicas mais frequentes de artrite reumatoide são neuropatia periférica e compressão da medula espinal cervical por subluxação das vértebras cervicais. Vasculite reumatoide cerebral é uma complicação rara com morbidade associada alta.

A incidência de vasculite cerebral nos pacientes com artrite reumatoide varia de 1 a 8%. Lesões neurológicas incluem subluxação atlantoaxial, polimiosite, mononeurite múltipla, neuropatia periférica, nódulos reumatoides no SNC ou periférico e vasculite reumatoide causando AVE e/ou neuropatia.

Tradicionalmente, esse tipo de vasculite afeta pacientes soropositivos com artrite reumatoide erosiva crônica ativa, que também têm nódulos subcutâneos e manifestações extra-articulares. Angiografia convencional e biopsia são exames diagnósticos de referência.

Corticoides são usados para tratar vasculite reumatoide do SNC. Para pacientes com vasculite resistente aos corticoides ou que não podem usar estes fármacos, existem várias alternativas, inclusive azatioprina, imunoglobulinas intravenosas e ciclofosfamida. O prognóstico geralmente é desfavorável.

Vasculite do sistema nervoso central com lúpus eritematoso sistêmico

Vasculite do SNC secundária ao lúpus eritematoso sistêmico (LES) é um diagnóstico raro. A patogenia exata da vasculopatia e vasculite é desconhecida, mas é provável que esse tipo de vasculite tenha vários mecanismos patogenéticos combinados. Alguns autoanticorpos associados aos processos inflamatórios e isquêmicos também podem fazer parte da patogenia dessa doença.

Nos pacientes com LES, lesões neurológicas podem ser causadas por destruição direta dos tecidos por anticorpos ou destruição dos vasos que irrigam os tecidos neurais (vasculite cerebral). Contudo, existem poucas evidências histológicas que confirmem a existência de cerebrite lúpica. Por outro lado, a vasculopatia é comum nos pacientes com LES.

CAUSAS DIVERSAS E DOENÇAS QUE SIMULAM VASCULITE DO SISTEMA NERVOSO CENTRAL

Síndrome de vasoconstrição cerebral reversível

SVCR (antes conhecida como *síndrome de Call-Fleming*) é uma síndrome de vasoconstrição cerebral aguda monofásica e autolimitada (ver descrição completa no Capítulo 44). Tipicamente, os pacientes apresentam cefaleia e podem desenvolver déficits neurológicos menores relacionados com edema vasogênico ou pequenos infartos, crises epilépticas ou hemorragia subaracnóidea da convexidade. Observa-se a presença do padrão em contas de rosário (estreitamento e dilatação focais) clássico na angiografia por subtração digital, que pode ser indistinguível daquele da APSNC. As diferenças importantes entre a SVCR e a APSNC residem no fato de que a primeira síndrome tende a ser muito mais benigna e autolimitada. O diagnóstico incorreto de SVCR como sendo APSNC (Tabela 43.3) e o tratamento com imunossupressores não se justificam, visto que o distúrbio resulta de espasmo arterial miogênico, e não de um processo autoimune que provoca inflamação vascular intramural. Além do uso de bloqueadores dos canais de cálcio, como nimodipino oral na dose de 60 mg a cada 4 horas, o tratamento é de suporte, e a ocorrência de recuperação espontânea dentro de várias semanas é a regra.

Linfoma intravascular de células grandes

Linfoma intravascular de células B grandes (LIVCBG) é um tipo raro de linfoma não Hodgkin classificado pela Organização Mundial da Saúde como linfoma de células B grandes (LCBG) difuso extralinfático, caracterizado pelo crescimento seletivo de linfócitos neoplásicos no lúmen de pequenos vasos sanguíneos, particularmente capilares e vênulas. Esse tipo de linfoma também foi descrito como *linfomatose intravascular*, *linfoma angiotrópico de células grandes* e *linfangioendoteliomatose maligna*. LIVCBG não é uma forma de vasculite em si, porém é frequentemente incluído no diagnóstico diferencial da APSNC, visto que pode causar um padrão rapidamente progressivo de infarto cerebral disseminado em um paciente sem fatores de risco para doença cerebrovascular.

Epidemiologia

A incidência de LIVCBG não é conhecida; a idade mediana por ocasião do diagnóstico é da sexta à sétima décadas de vida, sem predileção de gênero.

Fisiopatologia

O diagnóstico de LIVCBG é estabelecido pela demonstração de grandes células linfoides com alta atividade mitótica dentro dos vasos sanguíneos de pequeno a médio calibre.

Tabela 43.3 Diferenciação entre angiite primária do sistema nervoso central (APSNC) e síndrome de vasoconstrição cerebral reversível.

	APSNC	SVCR
Predomínio de gênero e idade média no início	Homem, 50 anos	Mulher, 40 anos
Início e apresentação clínica	Insidioso com início subagudo a crônico de cefaleia, com déficit focal e não focal	Início agudo de cefaleia fulminante, com ou sem déficit neurológico
Evolução clínica	Crônica, recidivante	Remissão dentro de 1 mês, monofásica
Cefaleia	Progressiva, surda	Intensa, latejante, frequentemente fulminante
Anormalidades do LCR	Pleocitose linfocitária anormal e níveis elevados de proteínas	Normais a quase normais
Diagnóstico	Necessidade de biopsia das leptomeninges e tecido parenquimatoso do cérebro	Não há indicação de biopsia
Anormalidades comuns nos exames de neuroimagem	Lesões isquêmicas hiperintensas em T2/FLAIR; imagens anormais na RM em 100% dos casos	Isquemia, edema, hemorragia subaracnóidea da convexidade, HIC; imagens normais na RM em 20% dos casos
Anormalidades vasculares	Normais em um terço dos casos. Com frequência, as anormalidades difusas são indistinguíveis da SVCR; estenoses arteriais irregulares e assimétricas ou múltiplas oclusões que são mais sugestivas de VPSNC; as anormalidades podem ser irreversíveis	Anormais em todos os casos; aparência de contas de rosário das artérias cerebrais; anormalidades reversíveis dentro de 6 a 12 semanas
Exame histopatológico	Alterações vasculíticas	Normal
Tratamento farmacológico	Corticoides com ou sem agentes citotóxicos	Nimodipino sem corticoides
Tratamento imunossupressor	Essencial	Não indicada
Prognóstico	Melhor com tratamento imunossupressor	Excelente

FLAIR, *fluid-attenuated inversion recovery*; HIC, hemorragia intracraniana; LCR, líquido cefalorraquidiano; RM, ressonância magnética; SVCR, síndrome de vasoconstrição cerebral reversível.

Manifestações clínicas

A apresentação clínica é variável e, com frequência, inclui sintomas relacionados com a disfunção orgânica causada pela oclusão de pequenos vasos sanguíneos. São observados sintomas constitucionais em 55 a 85% dos pacientes. O LIVCBG é considerado uma doença disseminada no diagnóstico, manifestando-se frequentemente com sintomas cutâneos e do SNC nos países ocidentais e com síndromes hemofagocitárias nos países asiáticos. Com frequência, observa-se a ocorrência de AVE isquêmicos recorrentes e rapidamente progressivos, bem como neuropatias periféricas. Os sintomas do SNC podem incluir progressão de letargia para o coma, déficits neurológicos focais, crises epilépticas ou hiperventilação central. Os sintomas neurológicos são menos comumente observados em pacientes de ascendência asiática, que apresentam, com frequência, comprometimento da medula óssea, do baço e do fígado.

Diagnóstico

Pode-se observar uma ampla variedade de anormalidades laboratoriais, que incluem desde níveis elevados de desidrogenase láctica, β2-microglobulina e VHS até provas de função hepática, renal ou da tireoide anormais, anemia, trombocitopenia e hipoalbuminemia. A análise do LCR só raramente demonstra células malignas, porém devem-se obter citologia e citometria de fluxo do LCR. Nos casos típicos, LIVCBG não está associado à massa tumoral extravascular óbvia, à adenopatia e nem a células de linfoma circulantes detectáveis no sangue periférico.

Biopsia cerebral ou biopsia cutânea profunda, incluindo os tecidos subcutâneos, são necessárias para confirmar o diagnóstico. Com frequência, a medula óssea, os linfonodos, o sangue periférico e o LCR não estão acometidos. Os achados de RM cerebral incluem infartos quando ocorrem oclusões em pequenas artérias, focos irregulares de hiperintensidade da substância branca quando a patologia envolve os capilares, lesões semelhantes a massas e espessamento dos vasos meníngeos com realce meníngeo ou do parênquima focal.

Tratamento e prognóstico

O diagnóstico acurado em tempo hábil de LIVCBG ainda representa um problema, e muitos casos são diagnosticados na necropsia. Todavia, nesses últimos anos, o maior reconhecimento do LIVCBG com investigações apropriadas resultou no diagnóstico de maior número de pacientes durante a vida. O tratamento de pacientes com LIVCBG inclui uma combinação de *ciclofosfamida*, *doxorrubicina*, *vincristina* e *prednisona* com *rituximabe*, um anticorpo monoclonal anti-CD20 recombinante (R-CHOP). Foi constatado que a adição de *rituximabe* melhora a sobrevida de 2 anos sem progressão de 27 para 56%.

Vasculites infecciosas do sistema nervoso central

Infecção é uma causa bem reconhecida de vasculopatia do SNC, que pode simular a APSNC autoimune. O espectro de infecções passíveis de causar inflamação vascular segmentar das artérias cerebrais inclui vírus (p. ex., vírus varicela-zóster ou hepatite C; ver Capítulo 69), meningite bacteriana ou endocardite (ver Capítulos 64); meningite crônica devido a tuberculose, infecção por espiroquetas (p. ex., neurossífilis) ou infecção fúngica (p. ex., *Aspergillus*, *Cryptococcus*; ver Capítulo 67); infecção por riquétsias (p. ex., febre maculosa das Montanhas Rochosas; ver Capítulo 66); e parasitas (ver Capítulo 68). Na maioria dos casos, acredita-se que o processo seja devido a invasão direta e proliferação dos patógenos nas paredes dos vasos, com consequente inflamação, embora alguns casos possam se desenvolver em consequência de uma resposta autoimune desencadeada pela exposição a um patógeno (p. ex., vasculite crioglobulinêmica na presença de infecção pelo VHC).

Vírus varicela-zóster é uma causa frequente de vasculite viral do SNC que acomete os vasos de grande calibre em hospedeiros imunocompetentes, enquanto provoca uma doença mais prolongada e extensa em indivíduos imunossuprimidos ao acometer os pequenos vasos. A hepatite C tem sido associada à vasculite de pequenos vasos relacionada com crioglobulinemia mista, que responde pela maioria dos casos, ou com vasculite de vasos de pequeno a médio calibre semelhante à PAN.

A vasculite cerebral bacteriana surge habitualmente como infecção purulenta na base do cérebro, progredindo para uma infiltração das paredes vasculares por células inflamatórias, com trombose séptica subsequente e tromboflebite, manifestando-se, clinicamente, na forma de AVE isquêmico e hemorragias. A vasculite sifilítica ocorre habitualmente como parte da sífilis terciárias e é observada em 10 a 40% dos casos não tratados. A vasculite sifilítica difusa acomete preferencialmente as artérias e veias corticais, enquanto a vasculite por infiltração gomosa afeta ramos proximais da artéria cerebral média (ACM). Os achados angiográficos clássicos incluem estreitamento da parte proximal das artérias cerebrais, com padrão em contas de rosário (estreitamento e dilatação focais) distal, devido a estenoses e dilatações segmentares alternadas.

Com frequência, tuberculose do SNC está associada a vasculite infecciosa segmentar, formação secundária de aneurismas e tromboses, causando infartos dos núcleos da base, córtex cerebral, tronco encefálico e cerebelo em pacientes com tuberculose do SNC.

Vasculites do sistema nervoso central induzida por fármacos/drogas

Embora a incidência e fisiopatologia exatas não sejam conhecidas, há amplas evidências de que algumas substâncias ilícitas e agentes terapêuticos possam resultar em uma forma de vasculite cerebral autolimitada ou mais prolongada. A patogenia é provavelmente multifatorial. As substâncias com atividade simpaticomimética (*anfetaminas*, *cocaína*, *fenilpropanolamina*) frequentemente foram implicadas na etiologia da vasculite cerebral inflamatória comprovada por biopsia, bem como AVE isquêmico precipitado por vasoconstrição cerebral não inflamatória.

O diagnóstico clínico é de exclusão, com base na relação temporal entre a administração das substâncias agressoras e a vasculite clinicamente evidente. O tratamento geralmente é de suporte, além da retirada do agente causador, o que por si só é frequentemente suficiente para induzir uma resolução imediata das manifestações clínicas. Existem poucos dados para orientar o tratamento dos casos graves em que ocorre comprometimento de órgãos vitais.

Displasia fibromuscular

A displasia fibromuscular (DFM) afeta artérias de calibres pequeno e médio. Essa doença é uma angiopatia não inflamatória e não aterosclerótica, que ocorre mais comumente nas mulheres. Angiograficamente, DMF pode sugerir vasculite, mas geralmente é assintomática e raramente tem evolução clínica grave. Dissecção secundária à degeneração das paredes vasculares é a manifestação clínica mais comum de DFM. Existem casos isolados descritos de pacientes com DMF, cujas manifestações sugeriam as seguintes doenças: PAN, síndrome de Ehlers-Danlos, síndrome de Alport, feocromocitoma, síndrome de Marfan e arterite de Takayasu. A causa da DFM ainda é desconhecida. As principais estruturas vasculares afetadas são artérias renais, cerebrais, carótidas, viscerais, ilíacas, subclávias, braquiais e poplíteas. O diagnóstico de DMF é formado por histopatologia e/ou angiografia.

Um sinal típico descrito à angiografia é "colar de contas ou pérolas" com aspecto enfileirado. O tratamento pode incluir revascularização em alguns casos.

LEITURA SUGERIDA

Al-Araji A, Kidd DP. Neuro-Behçet's disease: epidemiology, clinical characteristics, and management. Lancet Neurol. 2009;8(2):192-204.

Al-Shagahin H, Al-Hamaidah A. Cogan's syndrome in a Jordanian patient: a case report. Alexandria J Med. 2014;50:377-380.

Alves NR, Magalhães CM, Almeida R, Santos RC, Gandolfi L, Pratesi R. Prospective study of Kawasaki disease complications: review of 115 cases. Rev Assoc Med Bras. 2011;57(3):295-300.

Benamour S, Naji T, Alaoui FZ, El-Kabli H, El-Aidouni S. Neurological involvement in Behcet's disease. 154 cases from a cohort of 925 patients and review of the literature [in French]. Rev Neurol (Paris). 2006;162(11):1084-1090.

Bonaguri C, Orsoni J, Russo A, et al. Cogan's syndrome: anti-Hsp70 antibodies are a serological marker in the typical form. Isr Med Assoc J. 2014;16:285-288.

Booth AD, Almond MK, Burns A, et al. Outcome of ANCA-associated renal vasculitis: a 5-year retrospective study. Am J Kidney Dis. 2003;41(4):776-784.

Byram K, Hajj-Ali RA, Calabrese L. CNS vasculitis: an approach to differential diagnosis and management. Curr Rheumatol Rep. 2018;20(7):37.

Caballol Pons N, Montalà N, Valverde J, Brell M, Ferrer I, Martínez-Yélamos S. Isolated cerebral vasculitis associated with rheumatoid arthritis. Joint Bone Spine. 2010;77:361-363. doi:10.1016/j.jbspin.2010.02.030.

Cacoub P, Saadoun D, Limal N, Léger JM, Maisonobe T. Hepatitis C virus infection and mixed cryoglobulinaemia vasculitis: a review of neurological complications. AIDS. 2005;19(suppl 3):S128-S134.

Calabrese LH, Duna GF, Lie JT. Vasculitis in the central nervous system. Arthritis Rheum. 1997;40(7):1189-1201.

Calabrese LH, Mallek JA. Primary angiitis of the central nervous system. Report of 8 new cases, review of the literature, and proposal for diagnostic criteria. Medicine (Baltimore). 1988;67:20-39.

Calvetti O, Biousse V. Cogan's Syndrome—Uncommon Causes of Stroke. Cambridge, United Kingdom: Cambridge University Press; 2008:259-262.

Chan KH, Cheung RT, Lee R, Mak W, Ho SL. Cerebral infarcts complicating tuberculous meningitis. Cerebrovasc Dis. 2005;19(6):391-395.

Chen M, Kallenberg CG. ANCA-associated vasculitides—advances in pathogenesis and treatment. Nat Rev Rheumatol. 2010;6(11):653-664.

Cundiff J, Kansal S. Cogan's syndrome: a cause of progressive hearing deafness. Am J Otolaryngol. 2006;27:68-70.

Deng F, Lu L, Zhang Q, Hu B, Wang SJ, Huang N. Henoch-Schönlein purpura in childhood: treatment and prognosis. Analysis of 425 cases over a 5-year period. Clin Rheumatol. 2010;29:369-374.

Falk RJ, Jennette JC. ANCA small-vessel vasculitis. J Am Soc Nephrol. 1997;8(2):314-322.

Ferreri AJ, Dognini GP, Govi S, et al. Can rituximab change the usually dismal prognosis of patients with intravascular large B-cell lymphoma? J Clin Oncol. 2008;26(31):5134-5137.

Finkielman JD, Lee AS, Hummel AM, et al. ANCA are detectable in nearly all patients with active severe Wegener's granulomatosis. Am J Med. 2007;120(7):643.e9-643.e14.

Garg A. Vascular brain pathologies. Neuroimaging Clin N Am. 2011;21(4):897-926.

Garzoni L, Vanoni F, Rizzi M, et al. Nervous system dysfunction in Henoch-Schonlein syndrome: systematic review of the literature. Rheumatology (Oxford). 2009;48:1524-1529.

Gayraud M, Guillevin L, le Toumelin P, et al. Long-term followup of polyarteritis nodosa, microscopic polyangiitis, and Churg-Strauss syndrome: analysis of four prospective trials including 278 patients. Arthritis Rheum. 2001;44(3):666-675.

Guillevin L, Cohen P, Gayraud M, et al. Churg-Strauss syndrome. Clinical study and long-term follow-up of 96 patients. Medicine (Baltimore). 1999;78(1):26-37.

Guillevin L, Durand-Gasselin B, Cevallos R, et al. Microscopic polyangiitis: clinical and laboratory findings in eighty-five patients. Arthritis Rheum. 1999;42(3):421-430.

Han S, Rehman HU, Jayaratne PS, Carty JE. Microscopic polyangiitis complicated by cerebral haemorrhage. Rheumatol Int. 2006;26(11):1057-1060.

Haynes BF, Kaiser-Kupfer MI, Mason P, Fauci AS. Cogan syndrome: studies in thirteen patients, long-term follow-up, and a review of the literature. Medicine (Baltimore). 1980;59:426-441.

Huang X, Lu T, Guo Z, Wei L, Chen S, Qiu W, Lu Z. Susceptibility-weighted imaging in the differential diagnosis of autoimmune central nervous system vasculitis and multiple sclerosis. Mult Scler Relat Disord. 2019;33:70-74.

Hunder GG, Bloch DA, Michel BA, et al. The American College of Rheumatology 1990 criteria for the classification of giant cell arteritis. Arthritis Rheum. 1990;33(8):1122-1128.

International Study Group for Behcet's Disease. Criteria for diagnosis of Behçet's disease. International Study Group for Behçet's Disease. Lancet. 1990;335(8697):1078-1080.

Ito Y, Suzuki K, Yamazaki T, Yoshizawa T, Ohkoshi N, Matsumura A. ANCA-associated vasculitis (AAV) causing bilateral cerebral infarction and subsequent intracerebral hemorrhage without renal and respiratory dysfunction. J Neurol Sci. 2006;240(1-2):99-101.

Jennette JC, Falk RJ, Bacon PA, et al. 2012 revised International Chapel Hill Consensus Conference nomenclature of vasculitides. Arthritis Rheum. 2013;65(1):1-11.

Kalra S, Silman A, Akman-Demir G, et al. Diagnosis and management of neuro-Behçet's disease: international consensus recommendations. J Neurol. 2014;261(9):1662-1676.

Kelley RE. CNS vasculitis. Front Biosci. 2004;9:946-955.

Kobayashi T, Saji T, Otani T, et al. Efficacy of immunoglobulin plus prednisolone for prevention of coronary artery abnormalities in severe Kawasaki disease (RAISE study): a randomised, open-label, blinded-endpoints trial. Lancet. 2012;379(9826):1613-1620.

Leavitt RY, Fauci AS, Bloch DA, et al. The American College of Rheumatology 1990 criteria for the classification of Wegener's granulomatosis. Arthritis Rheum. 1990;33(8):1101-1107.

Lhote F, Cohen P, Guillevin L. Polyarteritis nodosa, microscopic polyangiitis and Churg-Strauss syndrome. Lupus. 1998;7(4):238-258.

Lie JT. Primary (granulomatous) angiitis of the central nervous system: a clinicopathologic analysis of 15 new cases and a review of the literature. Hum Pathol. 1992;23:164-171.

Mahr A, Moosig F, Neumann T, et al. Eosinophilic granulomatosis with polyangiitis (Churg-Strauss): evolutions in classification, etiopathogenesis, assessment and management. Curr Opin Rheumatol. 2014;26(1):16-23.

McVerry F, McCluskey G, McCarron P, Muir KW, McCarron MO. Diagnostic test results in primary CNS vasculitis: a systematic review of published cases. Neurol Clin Pract. 2017;7(3):256-265.

Miller DV, Salvarani C, Hunder GG, et al. Biopsy findings in primary angiitis of the central nervous system. Am J Surg Pathol. 2009;33(1):35-43.

Moosig F, Bremer JP, Hellmich B, et al. A vasculitis centre based management strategy leads to improved outcome in eosinophilic granulomatosis and polyangiitis (Churg-Strauss, EGPA): monocentric experiences in 150 patients. Ann Rheum Dis. 2013;72(6):1011-1017.

Morrow PL, McQuillen JB. Cerebral vasculitis associated with cocaine abuse. J Forensic Sci. 1993;38(3):732-738.

Mouthon L, Dunogue B, Guillevin L. Diagnosis and classification of eosinophilic granulomatosis with polyangiitis (formerly named Churg-Strauss syndrome). J Autoimmun. 2014;48-49:99-103.

Mukhtyar C, Guillevin L, Cid MC, et al. EULAR recommendations for the management of primary small and medium vessel vasculitis. Ann Rheum Dis. 2009;68(3):310-317.

Pagnoux C, Cohen P, Guillevin L. Vasculitides secondary to infections. Clin Exp Rheumatol. 2006;24(2 suppl 41):S71-S81.

Pagnoux C, Hajj-Ali RA. Pharmacological approaches to CNS vasculitis: where are we at now? Expert Rev Clin Pharmacol. 2016;9(1):109-116.

Pagnoux C, Seror R, Henegar C, et al. Clinical features and outcomes in 348 patients with polyarteritis nodosa: a systematic retrospective study of patients diagnosed between 1963 and 2005 and entered into the French Vasculitis Study Group Database. *Arthritis Rheum*. 2010;62(2):616-626.

Papandony MC, Brady SRE, Aw T-J. Vasculitis or fibromuscular dysplasia? *Med J Aust*. 2015;202(2):100-101. doi:10.5694/mja14.00224.

Pezzini A, Gulletta M, Pinelli L, et al. Meningovascular syphilis: a vascular syndrome with typical features? *Cerebrovasc Dis*. 2001;11(4):352-353.

Ponzoni M, Ferreri AJ, Campo E, et al. Definition, diagnosis, and management of intravascular large B-cell lymphoma: proposals and perspectives from an international consensus meeting. *J Clin Oncol*. 2007;25(21): 3168-3173.

Pozzi M, Roccatagliata D, Sterzi R. Drug abuse and intracranial hemorrhage. *Neurol Sci*. 2008;29(suppl 2):S269-S270.

Provenzale JM, Allen NB. Neuroradiologic findings in polyarteritis nodosa. *AJNR Am J Neuroradiol*. 1996;17(6):1119-1126.

Saadoun D, Terrier B, Semoun O, et al. Hepatitis C virus-associated polyarteritis nodosa. *Arthritis Care Res (Hoboken)*. 2011;63(3):427-435.

Salvarani C, Brown RD Jr, Calamia KT, et al. Primary central nervous system vasculitis: analysis of 101 patients. *Ann Neurol*. 2007;62(5):442-451.

Salvarani C, Brown RD Jr, Calamia KT, et al. Primary central nervous system vasculitis: comparison of patients with and without cerebral amyloid angiopathy. *Rheumatology (Oxford)*. 2008;47(11):1671-1677.

Salvarani C, Brown RD Jr, Hunder GG. Adult primary central nervous system vasculitis. *Lancet*. 2012;380(9843):767-777.

Samson M, Puéchal X, Devilliers H, et al. Long-term outcomes of 118 patients with eosinophilic granulomatosis with polyangiitis (Churg-Strauss syndrome) enrolled in two prospective trials. *J Autoimmun*. 2013;43:60-69.

Siva A, Saip S. The spectrum of nervous system involvement in Behçet's syndrome and its differential diagnosis. *J Neurol*. 2009;256(4):513-529.

Tamargo RJ, Connolly ES Jr, McKhann GM, et al. Clinicopathological review: primary angiitis of the central nervous system in association with cerebral amyloid angiopathy. *Neurosurgery*. 2003;53(1):136-143.

Watts RA, Mooney J, Lane SE, Scott DG. Rheumatoid vasculitis: becoming extinct? *Rheumatology (Oxford)*. 2004;43:920-923. doi:10.1093/rheumatology/keh210.

Watts RA, Mooney J, Skinner J, Scott DG, Macgregor AJ. The contrasting epidemiology of granulomatosis with polyangiitis (Wegener's) and microscopic polyangiitis. *Rheumatology (Oxford)*. 2012;51(5):926-931.

Weiss PF. Pediatric vasculitis. *Pediatr Clin North Am*. 2012;59:407-423.

Weyand CM, Goronzy JJ. Clinical practice. Giant-cell arteritis and polymyalgia rheumatica. *N Engl J Med*. 2014;371(1):50-57.

Weyand CM, Goronzy JJ. Immune mechanisms in medium and large-vessel vasculitis. *Nat Rev Rheumatol*. 2013;9(12):731-740.

Williams RL, Meltzer CC, Smirniotopoulos JG, Fukui MB, Inman M. Cerebral MR imaging in intravascular lymphomatosis. *AJNR Am J Neuroradiol*. 1998;19(3):427-431.

Wolf J, Bergner R, Mutallib S, Buggle F, Grau AJ. Neurologic complications of Churg-Strauss syndrome—a prospective monocentric study. *Eur J Neurol*. 2010;17(4):582-588.

Yamamoto A, Kikuchi Y, Homma K, O'uchi T, Furui S. Characteristics of intravascular large B-cell lymphoma on cerebral MR imaging. *AJNR Am J Neuroradiol*. 2012;33(2):292-296.

Younger DS. Vasculitis of the nervous system. *Curr Opin Neurol*. 2004;17(3): 317-336.

Younger DS, Coyle PK. Central nervous system vasculitis due to infection. *Neurol Clin*. 2019;37(2):441-463.

Síndrome de Encefalopatia Posterior Reversível e Outras Síndromes Cerebrovasculares

Claire S. Riley, Sara K. Rostanski e Joshua Z. Willey

SÍNDROME DE ENCEFALOPATIA POSTERIOR REVERSÍVEL

PONTOS-CHAVE

1. A síndrome de encefalopatia posterior reversível é causada por falha de autorregulação, resultando em hipoperfusão seguida de disfunção cerebral.

2. A maioria dos pacientes com síndrome de encefalopatia posterior reversível também tem vasospasmo cerebral e há sobreposição significativa com síndrome de vasoconstrição cerebral reversível.

3. O padrão do edema cerebral é predominantemente posterior, mas pode afetar várias estruturas, e as alterações patológicas podem tornar-se irreversíveis e causar infarto cerebral.

4. O tratamento inclui reversão da causa subjacente e medidas de suporte.

Introdução

A síndrome de encefalopatia posterior reversível (SEPR) é uma condição clínica em processo de definição há, no mínimo, duas décadas e ainda há controvérsia significativa quanto ao que realmente é. Atualmente, vários termos são utilizados como sinônimo para definir SEPR, inclusive *síndrome de leucoencefalopatia posterior reversível*, embora a própria terminologia não seja específica, considerando que a síndrome nem sempre é posterior e pode ser irreversível em alguns casos. Atualmente, a SEPR é reconhecida como síndrome clínica definida por manifestações clínicas e radiológicas atribuíveis a diversas causas, mas que compartilha vários aspectos em comum com a síndrome de vasoconstrição cerebral reversível (SVCR).

Epidemiologia

Existem poucas informações para descrever a epidemiologia dessa doença. A literatura disponível consiste basicamente em relatos de casos e séries de casos clínicos.

Fisiopatologia

As doenças que causam SEPR têm em comum lesão cerebral causada por perda da capacidade de autorregulação cerebral resultando em hipoperfusão, ou por reatividade vascular excessiva das arteríolas cerebrais. As condições clínicas clássicas que mais comumente causam SEPR são encefalopatia hipertensiva e eclâmpsia (ver Capítulo 129). Outro processo focal que compartilha algumas das manifestações clínicas da SEPR é a síndrome de hiperperfusão cerebral, que ocorre depois de revascularização do sistema carotídeo, embora as anormalidades radiológicas dessa última condição tendam a ficar limitadas a um hemisfério. Nos pacientes com insuficiência hemodinâmica crônica, as arteríolas distais tendem a dilatar para reduzir a resistência vascular cerebral; nas condições clínicas em que há aumento súbito do fluxo sanguíneo cerebral (FSC), essas arteríolas cerebrais dilatadas ao máximo podem não conseguir adaptar-se ainda mais às alterações do FSC, resultando em edema e hemorragia cerebrais. Além da autorregulação anormal associada à hipertensão e à hiperperfusão, em alguns casos a SEPR também está associada à permeabilidade capilar anormal do cérebro e à vasoconstrição proximal das artérias calibrosas demonstrável à angiografia. Até 87% dos pacientes com essa síndrome têm vasoconstrição difusa quando são examinados por angiografia e, por essa razão, a SEPR e a SVCR (descrita mais adiante) frequentemente se sobrepõem e, em muitos casos, parecem compartilhar mecanismos patogenéticos comuns. É importante ressaltar que alguns pacientes com SVCR não desenvolvem SEPR e que alguns pacientes com SEPR podem não ter SVCR. Nos casos de SVCR, há edema vasogênico que acomete preferencialmente partes posteriores dos hemisférios cerebrais e substância branca, mais que a substância cinzenta. Nesse quadro básico, também há microinfartos e micro-hemorragias intercalados. Os casos mais graves podem ser evidenciados por edema cerebral difuso grave com herniação transtentorial ou infartos ou hemorragias mais extensivas.

Manifestações clínicas

O quadro clínico associado à SEPR depende da causa básica, embora qualquer que seja a etiologia, manifestações clínicas comuns são cefaleia, crises epilépticas, perda da acuidade visual (inclusive cegueira), confusão mental sem sinais de localização e sonolência (Tabela 44.1). O exame neurológico não detecta déficits localizadores, embora possam ocorrer casos de cegueira cortical e síndrome de Balint atribuíveis ao acometimento dos lobos occipitais (Figura 44.1). Outras anormalidades clínicas descritas são déficits dos campos visuais, perda da acuidade

Tabela 44.1 Frequências aproximadas das manifestações clínicas da síndrome de encefalopatia posterior reversível.

Manifestação clínica	Frequência (%)
Hipertensão	80
Distúrbio da consciência	75
Crises epilépticas	70
Cefaleias	40
Distúrbios visuais	30
Náuseas e vômitos	20

visual, edema das papilas ópticas e hemiparesia discreta. Nas séries de casos nos quais a patologia limitava-se unicamente ao tronco encefálico, pesquisadores relataram sintomas bulbares e cerebelares mais marcantes (Figura 44.2). Nos casos graves com infarto ou hemorragia cerebral, há uma variedade mais ampla de síndromes clínicas, que podem estar localizadas em qualquer área do hemisfério cerebral.

Diagnóstico

Exames de neuroimagem são essenciais ao diagnóstico dessa síndrome, e ressonância magnética (RM) fornece mais informações clínicas que tomografia computadorizada (TC). A descrição "clássica" dessa síndrome consiste em áreas de sinal hiperintenso na substância branca, que se evidenciam nas sequências FLAIR (*fluid-attenuated inversion recovery* em inglês) e representam edema vasogênico (ver Capítulo 22). As alterações encontradas na sequência FLAIR mostram predileção pelos lobos occipitais e regiões temporais e parietais posteriores adjacentes e, nos casos típicos, não estão associadas a micro-hemorragias ou infartos cerebrais, ou ao acometimento das estruturas de substância cinzenta. Uma marca característica dessa síndrome é que essas anormalidades clínicas melhoram depois do tratamento da condição desencadeante, assim como ocorre com o edema vasogênico cerebral. Entre as condições desencadeantes coexistentes estão hipertensão maligna/emergência hipertensiva, eclâmpsia e efeitos tóxicos de fármacos (especialmente FK-506 usado na profilaxia da rejeição de órgãos transplantados). A Tabela 44.2 enumera as diversas causas subjacentes à SEPR.

O diagnóstico diferencial da SEPR inclui distúrbios que mostram predileção por causar acometimento bilateral dos hemisféricos cerebrais, principalmente da substância branca, ou que afetam as regiões limítrofes entre os principais territórios vasculares. Isso inclui leucoencefalopatia multifocal progressiva, encefalite, vasculite e infartos de áreas limítrofes (causados por parada cardíaca), entre outros.

Tratamento

O tratamento da SEPR começa com uma revisão detalhada dos fármacos e interrupção de qualquer substância potencialmente desencadeante. Pacientes com outras causas e complicações associadas à SEPR (inclusive hipertensão, insuficiência respiratória e crises convulsivas) frequentemente precisam ser tratados na UTI. Controle da emergência hipertensiva, quando presente, é um componente importante do tratamento sintomático. O objetivo não é normalizar a pressão arterial, mas sim reduzir a pressão arterial média (PAM) em 10 a 25% na primeira hora,

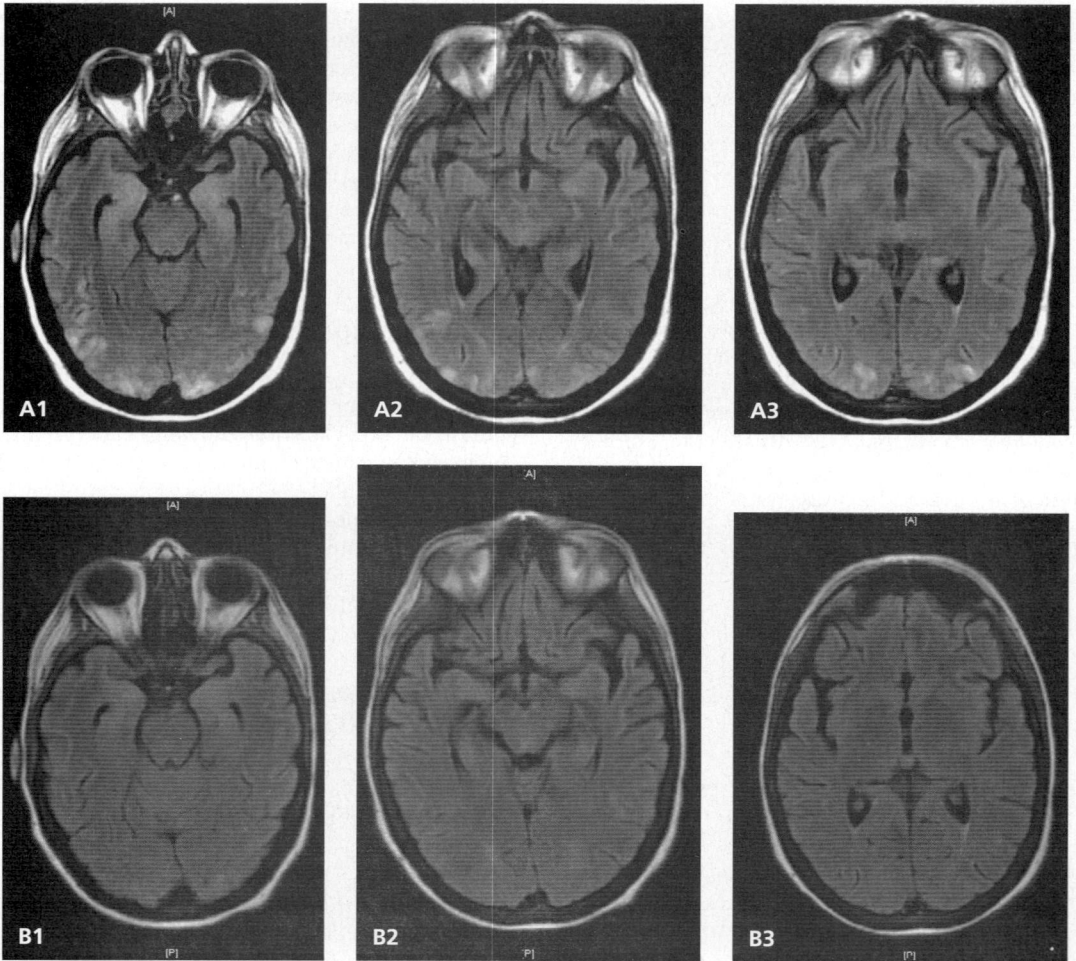

FIGURA 44.1 Imagens de ressonância magnética em sequência FLAIR (*fluid-attenuated inversion recovery*) da síndrome de encefalopatia posterior reversível por ocasião da internação hospitalar (**A**) e 2 semanas depois de interromper o uso do fármaco desencadeante (**B**).

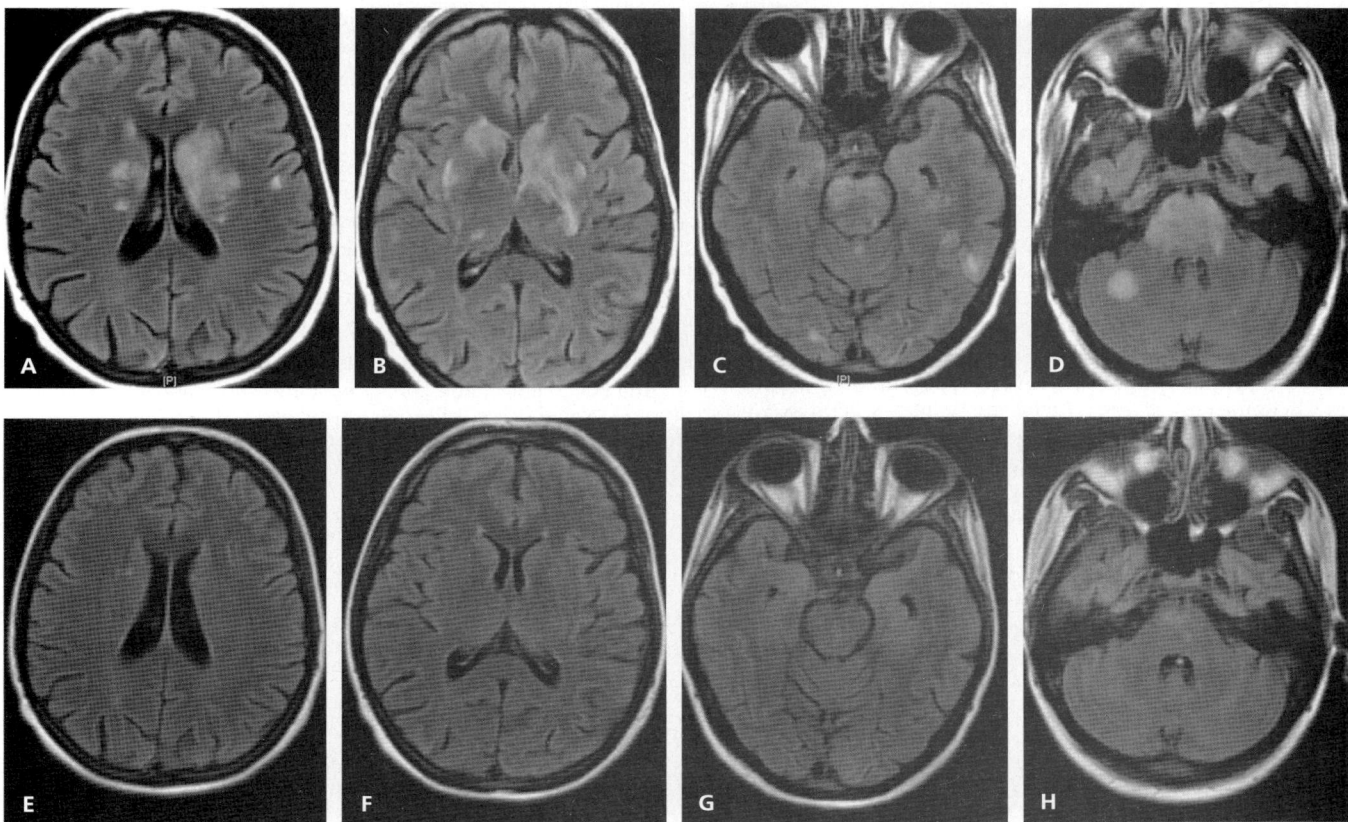

FIGURA 44.2 Imagens de ressonância magnética em sequência FLAIR (*fluid-attenuated inversion recovery*) da síndrome de encefalopatia posterior reversível evidenciada por acometimento marcante do tronco encefálico (**A** a **D**). Nove dias depois, as lesões tinham regredido significativamente (**E** a **H**).

Tabela 44.2 Causas da síndrome de encefalopatia posterior reversível.

Hipertensão maligna	**Agentes biológicos**
Eclâmpsia	• Eritropoetina (para doença renal terminal)
Imunossupressores	• Citocinas imunomoduladoras (alfainterferona, interleucina-2)
• Tacrolimo (FK-506)	• Anticorpos monoclonais (rituximabe, infliximabe)
• Ciclosporina A	• Agentes antiangiogênicos (bevacizumabe)
• Micofenolato de mofetila	• Globulina antilinfócitos
Doenças autoimunes	• IGIV
• Lúpus eritematoso sistêmico	**Sepse**
• Poliarterite nodosa	**Transfusão sanguínea**
• Granulomatose de Wegener	**Outras causas**
• Esclerose sistêmica	• Fármacos antivirais
Quimioterápicos	• Linezolida
• Citarabina	• Cocaína
• Gencibatina	• Éfedra
• Metotrexato	• Contrastes intravenosos
• Cisplatina	• Carbamazepina
• Carboplatina	

IGIV, imunoglobulina intravenosa.

seguida de redução de 5 a 10% nas próximas 23 horas; dentro de 24 horas, o alvo geralmente é manter a pressão arterial abaixo de 160/110 mmHg, mas não reduzi-la significativamente em razão do risco de hipotensão. Redução mais rápida da pressão arterial pode causar isquemia atribuível à perda da autorregulação cerebral e, nos pacientes com hipertensão mais crônica, pode provocar desvio na curva de autorregulação. Infusão contínua de anti-hipertensivos intravenosos (IV) é preferível para permitir o controle rigoroso da pressão arterial dentro de limites exíguos. Fármacos usados mais comumente são *labetabol* ou *nicardipino*; nitratos devem ser evitados porque podem causar dilatação venosa e aumentar a pressão intracraniana.

O tratamento antiepiléptico deve ser iniciado em caráter de emergência para controlar atividade epileptiforme detectável no EEG ou exame clínico, ou estado de mal epiléptico. Considerando a prevalência alta de crises epilépticas sem atividade epiléptica, eletroencefalografia (EEG) contínua está indicada para pacientes que não podem ser reavaliados facilmente por exames neurológicos sequenciais.

Pacientes com SEPR causada por eclâmpsia também devem iniciar tratamento com infusão de magnésio (1 a 2 g/hora, até alcançar nível sérico de magnésio entre 2,0 e 3,5 mmol/ℓ) (Evidência de nível 1).[1] Infusão de magnésio também é recomendada para qualquer paciente com SEPR e hipomagnesemia.

Prognóstico

Existem poucos estudos descrevendo prognóstico dos pacientes que tiveram SEPR. O prognóstico favorável é esperado para pacientes que não desenvolveram infarto cerebral irreversível demonstrado nas imagens de RM ponderadas em difusão, ainda que recidivas sejam raras quando o fator desencadeante é eliminado. Ainda não está claro se pacientes sem lesões estruturais precisam usar antiepilépticos por muito tempo. A maioria dos pacientes que tiveram SEPR é mantida com antiepilépticos por 6 meses e o risco de epilepsia no futuro pode ser estratificado com base nos resultados dos exames de imagem e EEG.

SÍNDROME DE VASOCONSTRIÇÃO CEREBRAL REVERSÍVEL

PONTOS-CHAVE

1 A síndrome de vasoconstrição cerebral reversível é uma causa comum de "cefaleia em trovoada" (ou "a pior dor de cabeça da minha vida") associada a hemorragia subaracnóidea da convexidade cerebral.

2 Vasospasmo cerebral com infarto dos tecidos cerebrais pode demorar até 2 semanas depois do início da hemorragia subaracnóidea e está associado a aumentos de velocidade ao exame Doppler transcraniano.

3 O tratamento da síndrome de vasoconstrição cerebral reversível consiste em eliminar os fármacos desencadeantes e, dependendo do caso, verapamil (intra-arterial ou oral) e nimodipino (oral); corticoides podem ser perigosos.

Introdução

Em 2007, pesquisadores sugeriram o termo *síndrome de vasoconstrição cerebral reversível* (SVCR) de forma a incluir vários distúrbios vasculares cerebrais descritos previamente, que se assemelhavam às vasculites, inclusive: síndrome de Call-Fleming, vasoconstrição associada à cefaleia em trovoada, angiopatia puerperal, angiite hemicrânica e vasospasmo cerebral causado pelo uso de fármacos serotoninérgicos e simpaticomiméticos.

A SVCR caracteriza-se por uma evolução monofásica de constrição segmentar difusa das artérias cerebrais que, nos casos típicos, regride dentro de 3 meses. Embora as anormalidades angiográficas possam ser semelhantes às da angiite primária do sistema nervoso central (APSNC) e outras vasculites, a SVCR não está associada à inflamação das artérias cerebrais e, por esta razão, não precisa ser tratada com imunossupressores (ou antimicrobianos indicados nas vasculites infecciosas). O líquido cefalorraquidiano (LCR) não tende a demonstrar o mesmo perfil inflamatório das vasculites, e a evolução clínica tende a ser benigna, apesar das anormalidades típicas demonstradas nos exames de imagem.

Epidemiologia

Em razão da inexistência de estudos epidemiológicos, a incidência real da SVCR não foi estimada, ainda que os neurologistas e outros especialistas da área estejam cada vez mais atentos e isso possa explicar o aumento do número de casos descritos em razão de um viés de confirmação. Em termos gerais, SVCR ainda é uma complicação rara de todos os fatores desencadeantes potenciais, com exceção de pré-eclâmpsia e eclâmpsia associadas a essa síndrome. Curiosamente, é provável que muitos casos publicados anteriormente na literatura como APSNC sejam na verdade exemplos de SVCR.

Fisiopatologia

Além da vasoconstrição e possível falha de autorregulação cerebral, não há qualquer outro mecanismo patológico unificador responsável pela SVCR, porque se trata de uma síndrome, em vez de uma doença clínica bem definida. A reação simpática anormal dos vasos sanguíneos é uma das hipóteses preferidas, resultando na falência breve e imprevisível da regulação normal do tônus arterial cerebral. Isso causa vasoconstrição segmentar e vasodilatação das artérias cerebrais de pequeno calibre, que comumente desencadeia cefaleia graves de início súbito (cefaleia em trovoada), frequentemente secundária à hemorragia subaracnóidea (HSA) cortical ou estiramento das paredes arteriais.

A SVCR parece ser um processo intrínseco, que pode ser desencadeado por grande variedade de estímulos físicos e farmacológicos. Em cerca de 50% dos casos, essa síndrome está associada a diversos fatores desencadeantes, inclusive exposição a fármacos vasoconstritores (agentes serotoninérgicos ou adrenérgicos), uso de drogas ilícitas e puerpério. Traumatismo craniano e intervenções neurocirúrgicas também foram associadas à SVCR.

A SEPR ocorre em uma porcentagem expressiva dos pacientes com SVCR. Por essa razão, é muito provável que essas duas síndromes tenham a mesma fisiopatologia. Várias formas da SVCR tendem a causar a SEPR.

Manifestações clínicas

Em mais de 80% dos casos, os pacientes referem início súbito de cefaleia grave (cefaleia em trovoada) em episódio único ou repetidos, frequentemente associada à HSA cortical, que diferencia entre SVCR e HSA aneurismática. Déficits neurológicos focais podem ocorrer à apresentação inicial em consequência de infarto cerebral ou hemorragia intracerebral. Nos pacientes que têm apenas vasoconstrição das artérias cerebrais, pode ocorrer infarto cerebral até 2 semanas depois do início da cefaleia em trovoada, resultando em déficits neurológicos focais tardios. A cefaleia associada à SVCR pode persistir por várias semanas depois do início dos sintomas.

Diagnóstico

Existem critérios diagnósticos propostos para a SVCR, inclusive anormalidades clínicas, radiográficas e liquóricas (LCR). Um elemento importante ao diagnóstico é anamnese detalhada com enumeração de todos os fármacos, drogas ilícitas e suplementos usados, na medida em que podem ser fatores desencadeantes comuns da SVCR. Como essa síndrome pode assemelhar-se à APSNC, essa diferenciação é crucial porque o tratamento é extremamente diferente (Tabela 44.3). Nos casos típicos, exames hematológicos e metabólicos básicos, inclusive velocidade de hemossedimentação e provas das funções hepática e renal, são normais na SVCR. Também devem ser realizados exames para excluir vasculites do SNC (ver Tabela 42.3, no Capítulo 42) e também triagem toxicológica na urina.

Como regra geral, o perfil do LCR é normal, embora possam ocorrer anormalidades brandas quando há HSA ou intracerebral. Quando a contagem de leucócitos está acima de 10 células/mℓ, ou a concentração de proteínas é maior que 80 mg/dℓ, as análises do LCR devem ser repetidas depois de algumas semanas, de forma a confirmar que essas anormalidades normalizaram. Nos pacientes com manifestações clínicas e radiológicas típicas e fator desencadeante bem definido, a realização de punção lombar pode ser adiada.

Uma porcentagem significativa dos pacientes pode ter exames normais do parênquima cerebral (TC ou RM), apesar da vasoconstrição demonstrada nos exames de imagem do sistema vascular. Anormalidades detectadas comumente são HSA da convexidade cerebral, hemorragia intracerebral e infartos cerebrais.

Angiografia de subtração digital é a técnica mais sensível para demonstrar vasoconstrição segmentar multifocal, especialmente com acometimento das artérias distais mais finas (Figura 44.3). Exame da circulação arterial por angiotomografia computadorizada (ATC) ou angiorressonância magnética (ARM) pode demonstrar vasoconstrição das artérias de médio e grande calibres e pode ser suficiente nos casos em que há manifestações clínicas e alterações típicas nas imagens do parênquima cerebral; nestes casos, não é necessário realizar angiografia de subtração digital. As anormalidades angiográficas podem ser dinâmicas, e a repetição do exame de imagem pode demonstrar regressão de algumas anormalidades e aparecimento de outras áreas de vasoconstrição. A angiografia inicial pode ser normal quando é realizada em estágio muito precoce da evolução clínica, enquanto nos estágios mais avançados a infusão intra-arterial de verapamil possa ajudar a definir se há vasospasmo. O início da cefaleia e HSA cortical pode preceder ao desenvolvimento de vasospasmo detectável nos exames de imagem vascular. Acelerações das velocidades de fluxo podem ser demonstradas ao Doppler transcraniano (DTC) depois da apresentação inicial e prever o risco de infarto cerebral subsequente.

Tratamento

O tratamento da SVCR consiste basicamente em medidas de suporte, e nenhum fármaco específico foi avaliado em ensaios clínicos randomizados. Vários fármacos que supostamente atenuam vasoconstrição foram usados na SVCR e descritos em séries de casos publicados, inclusive *nimodipino*, *verapamil* e *sulfato de magnésio*, embora nenhum deles tenha reduzido inequivocamente o risco de infarto cerebral. Por outro lado, corticoides não diminuem o risco de infarto associado à SVCR e, na verdade, podem aumentar o risco de complicações neurológicas. O tratamento está focado em interromper ou evitar substâncias desencadeantes, controlar a pressão arterial, administrar antiepilépticos para controlar as crises epilépticas e tratar cefaleia com

Tabela 44.3 Resumo dos elementos essenciais ao diagnóstico da síndrome de vasoconstrição cerebral reversível.

A. Angiografia transfemoral, angiotomografia computadorizada ou angiorressonância magnética comprovando vasoconstrição segmentar multifocal das artérias cerebrais

B. Nenhuma evidência de hemorragia subaracnóidea aneurismática

C. Análise do líquido cefalorraquidiano normal ou praticamente normal (nível de proteína < 80 mg/dℓ, contagem de leucócitos < 10 a 15/mm^3 e concentração de glicose normal)

D. Cefaleias graves de início súbito, com ou sem outros sinais ou sintomas neurológicos

E. Evolução monofásica sem sintomas novos mais de 1 mês depois do início

F. Reversibilidade das anormalidades angiográficas dentro de 12 semanas depois do início. Quando o paciente morre antes que possa fazer exames de seguimento, a necropsia exclui outras doenças como vasculite, aterosclerose intracraniana e hemorragia subaracnóidea, que também se evidenciam por cefaleia e acidentes vasculares encefálicos

Adaptada com base nos critérios da International Headache Society para angiopatia cerebral reversível aguda e critérios propostos em 2007 por Calabrese. Headache Classification Subcommittee of the International Headache Society. The International classification of headache disorders. 2ª ed. *Cephalalgia*. 2004;24(suppl 1):1-160; Ducros A. Reversible cerebral vasoconstriction syndrome. *Lancet Neurol*. 2012;11(10):906-917.

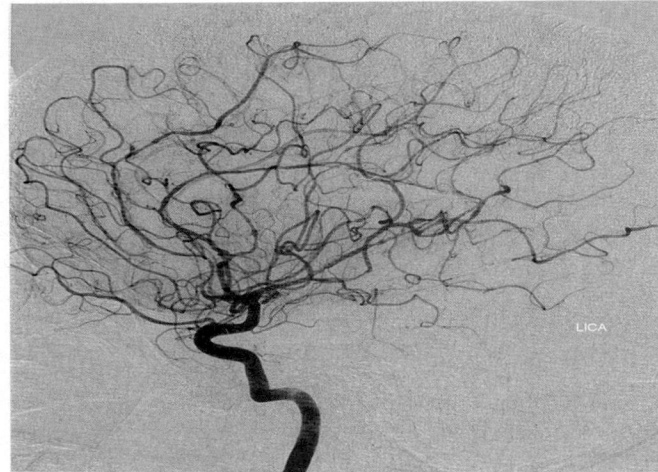

FIGURA 44.3 Vasoconstrição multifocal ("cordão de contas") da circulação cerebral, que é típica da síndrome de vasoconstrição cerebral reversível. (Fonte: Neil WP, Dechant V, Urtecho J. Pearls and oysters: reversible cerebral vasoconstriction syndrome precipitated by ascent to high altitude. *Neurology*. 2001;76:e7-e9.)

os mesmos fármacos usados para controlar enxaqueca persistente (com exceção dos fármacos vasoativos como triptanas ou di-hidroergotamina [DHE 45]). Vasodilatadores intra-arteriais e angioplastia com balão têm sido utilizados nos casos graves, mas sua eficácia não está confirmada. O monitoramento neurológico frequente é recomendado para detectar infarto cerebral associado à vasoconstrição e, ainda que sua duração não esteja definida, a maioria dos infartos cerebrais ocorre nas primeiras 2 semanas e podem ser previstos por elevação de velocidades ao DTC.

Prognóstico

Em geral, a SVCR é considerada um distúrbio monofásico autolimitado com prognóstico favorável a longo prazo. As cefaleias geralmente regridem dentro de 3 semanas e complicações neurológicas são raras depois de 2 semanas. Nos casos típicos, as anormalidades angiográficas e lesões parenquimatosas regridem dentro de 3 meses. Menos de 5% dos pacientes desenvolvem doença fulminante com vários AVEs e edema cerebral generalizado. A grande maioria dos pacientes recupera-se por completo. A taxa de mortalidade é menor que 1%.

DISPLASIA FIBROMUSCULAR

PONTOS-CHAVE

1 Displasia fibromuscular é uma arteriopatia não inflamatória e não aterosclerótica, que afeta vasos de médio calibre e tem etiologia desconhecida.

2 Depois da circulação arterial renal, artérias carótidas cervicocranianas e artérias vertebrais são as estruturas vasculares afetadas mais comumente nos casos de displasia fibromuscular.

3 O aspecto radiológico típico dos vasos afetados pela displasia fibromuscular é de "colar de contas", que reflete áreas alternantes de vasoconstrição e vasodilatação.

4 Aneurismas intracranianos e dissecções das artérias cervicais são as manifestações mais comuns da displasia fibromuscular cervicocraniana sintomática.

Introdução

A displasia fibromuscular (DFM) é uma arteriopatia não aterosclerótica e não inflamatória de etiologia desconhecida, que afeta vasos sanguíneos de médio calibre. Embora possa afetar qualquer sistema vascular, as artérias renais, carótidas cervicocranianas e vertebrais são acometidas mais comumente.

Epidemiologia

A DFM cervicocraniana é uma doença rara, e um estudo de necropsia calculou a prevalência global de 0,02%. As taxas de incidência da DFM renovascular são mais altas, com prevalência estimada em até 4% em vários estudos. Nos casos confirmados da doença, o acometimento renal geralmente é detectado em até 65% dos pacientes, enquanto 25 a 30% dos casos têm lesões vasculares cerebrais. Em uma série de 1.100 pacientes com DFM, as mulheres eram afetadas com frequência duas vezes maior que os homens, e a raça caucasoide representava uma porcentagem desproporcional dos casos. A média de idade por ocasião do diagnóstico dos pacientes com acometimento cerebrovascular é de 50 anos, mas é maior entre os pacientes com lesões renovasculares. Cerca de 10% dos casos parecem ser familiares. O diagnóstico frequentemente é tardio, ou seja, decorrem até 9 anos entre o início dos sintomas e o diagnóstico.

Fisiopatologia

Existem três tipos de DFM, que se caracterizam pela camada arterial afetada: fibroplasia da íntima, displasia da média e fibroplasia da adventícia. Fibroplasia da íntima representa até 10% dos casos e resulta da acumulação de células mesenquimais subendoteliais anormais, que se projetam para dentro do lúmen vascular. Isso comumente resulta em áreas de estenoses focais lisas ou estenoses tubulares longas. Fibroplasia da adventícia, na qual a adventícia fibrosa é substituída por colágeno, é raríssima.

Displasia da média é a forma mais comum, e existem três subtipos reconhecidos: fibroplasia da média, fibroplasia perimedial e hiperplasia da média. A fibroplasia da média é o subtipo mais comum e representa até 80% dos casos.

A anormalidade histológica principal é a destruição das células musculares lisas, que são substituídas por fibroblastos e colágeno. Em geral, também há desorganização da lâmina elástica interna, que pode resultar na formação de aneurismas. As áreas alternantes de desorganização da média são responsáveis pelo aspecto radiográfico encontrado comumente de "cordão de contas", no qual as estenoses estão intercaladas com áreas de dilatação, cujo calibre é maior que o do vaso original. A fibroplasia perimedial resulta da deposição anormal de colágeno entre a média e a adventícia, resultando na formação de áreas estenóticas com preservação da lâmina elástica interna. O aspecto radiográfico pode ser semelhante ao da fibroplasia da média, mas as "contas" têm diâmetros menores que o calibre do vaso original.

Embora a etiologia ainda seja desconhecida, a DFM está associada a várias doenças, inclusive deficiência de alfa$_1$-antitripsina, síndrome de Marfan e síndrome de Alport.

Manifestações clínicas

Frequentemente, DFM cervicocraniana é um achado incidental e as frequências dos sintomas neurológicos variam. As complicações neurológicas são atribuídas principalmente aos sintomas isquêmicos ou hemorrágicos resultantes de estenose, trombose, dissecção ou formação de aneurismas. Também foram descritas fístulas carotideocavernosas. Estenose grave pode causar hipoperfusão distal. A obstrução trombótica de um vaso estenótico ou a embolia distal pode acarretar sinais e sintomas de isquemia hemisférica. A HSA pode ser causada pela ruptura de um aneurisma intracraniano. A dissecção cervical espontânea também pode ocorrer e entre os sintomas associados comumente à DFM cervicocraniana estão cefaleia, tontura, carotidinia, tinido pulsátil e síndrome de Horner. Dissecções podem ser mais comuns nas populações asiáticas, enquanto "membranas carotídeas" são um subtipo de DFM da íntima diagnosticado com frequência crescente em afro-americanos. Diafragmas do bulbo carotídeo, também conhecidos como *membranas carotídeas*, são um subtipo incomum de DFM. A membrana é uma área de hiperplasia da íntima diagnosticada mais comumente na população afro-americana. Formação de trombos na área da membrana pode causar AVE.

Diagnóstico

O exame diagnóstico de referência ainda é angiografia por cateter. Outras modalidades não invasivas de exame de imagem, inclusive ecodoppler e ARM, também podem diagnosticar DFM, mas como as lesões ocorrem mais comumente nos segmentos intermediários a distais da artéria carótida (perto de C1-C2), sua demonstração ao Doppler pode ser difícil. Com base na histologia associada, a anormalidade radiológica encontrada mais comumente é um "cordão de contas" causado pela fibroplasia da média. Dilatação aneurismática e áreas de estenose tubular lisa também podem ser demonstradas (Figura 44.4). Quando exames demonstram doença cervicocraniana, os vasos intracranianos devem ser estudados para detectar aneurismas, e as artérias renais também precisam ser avaliadas para diagnosticar doença renovascular, que pode predispor à hipertensão. Vasculites e doença aterosclerótica são as principais possibilidades incluídas no diagnóstico diferencial.

Tratamento

Não existem resultados de estudos para orientar o tratamento. Em geral, fármacos antiplaquetários são administrados depois do diagnóstico de DFM para evitar complicações trombóticas, ainda que alguns médicos iniciem esse tratamento apenas quando há sintomas. Nos casos de dissecção, antiplaquetários são usados frequentemente por pouco tempo. Quando há aneurismas intracranianos, o tratamento depende do diâmetro das lesões.

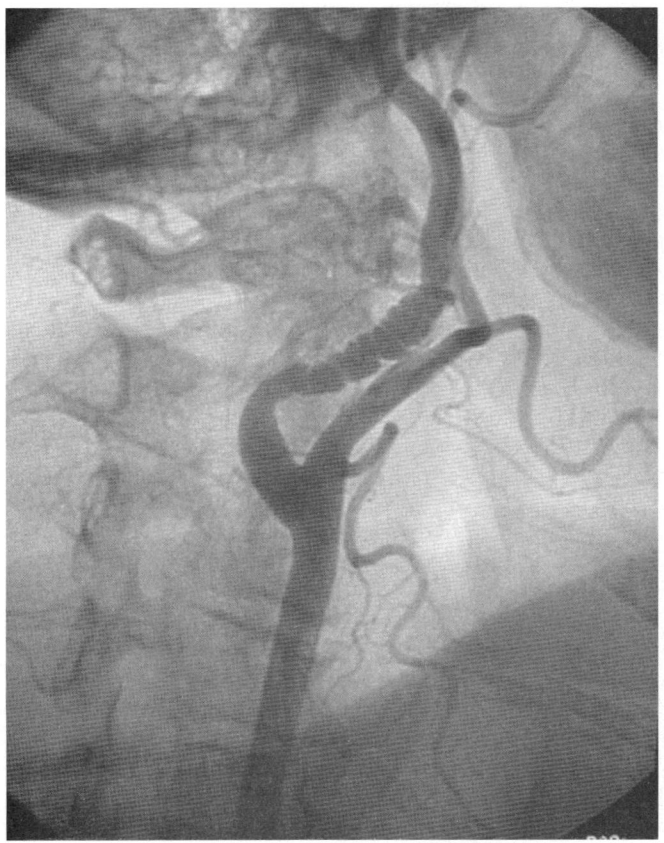

FIGURA 44.4 Angiografia da displasia fibromuscular de uma mulher de 43 anos com ataques isquêmicos transitórios repetidos. Observe as dilatações saculares múltiplas da artéria carótida entre a primeira e a segunda vértebras cervicais.

Prognóstico

Embora os dados quanto ao prognóstico estejam limitados a algumas séries publicadas, a evolução da DFM craniocervical geralmente é muito benigna. Alguns pacientes assintomáticos por ocasião do diagnóstico assim permanecem ao longo de vários anos seguintes. A causa principal de morbidade crônica está relacionada com as manifestações extracranianas.

DOENÇA DE MOYAMOYA

PONTOS-CHAVE

1 A doença de *moyamoya* é uma arteriopatia estenótico-obstrutiva progressiva de causa indefinida.

2 Artéria carótida interna supraclinóidea distal e/ou segmentos proximais das artérias cerebrais anterior e média são os vasos afetados mais comumente.

3 Isquemia secundária a insuficiência hemodinâmica é a apresentação mais comum da doença de *moyamoya* em crianças e maioria dos adultos.

4 Alguns pacientes adultos têm hemorragia intracerebral, que são mais comuns na população asiática.

5 Procedimentos de revascularização diretos e indiretos podem ser realizados para evitar acidentes vasculares encefálicos isquêmicos e hemorragia.

Introdução

Doença de moyamoya (DMM) é uma arteriopatia estenótico-obstrutiva progressiva crônica de etiologia indefinida, que acomete a artéria carótida interna (ACI) supraclinóidea e/ou os segmentos proximal das artérias cerebrais anterior e média. A doença obstrutiva crônica parece causar isquemia, com proliferação neovascular subsequente dos pequenos vasos colaterais localizados na base do cérebro. O aspecto angiográfico nebuloso e felpudo dessa rede fina de vasos colaterais deu origem ao nome desta doença – moyamoya – que significa "nuvem de fumaça" em japonês. Há uma diferença fundamental entre a DMM e síndrome de moyamoya, porque esta última refere-se à estenose vascular e colateralização subsequente atribuída a alguma condição desencadeante claramente detectável. As seções subsequentes enfatizam DMM primária/idiopática, embora o tratamento possa ser semelhante, independentemente da causa básica.

Epidemiologia

Existem poucos dados quanto à incidência e à prevalência mundiais. Inicialmente, a DMM foi descrita no Japão e geralmente se acredita que sua incidência seja maior na Ásia oriental. Em geral, a incidência mundial parece estar aumentando, embora os estudos epidemiológicos sejam limitados pelas diferenças dos métodos de coleta dos dados. Outra explicação possível é o viés de averiguação atribuível à conscientização crescente acerca da doença. A literatura baseada nos estudos asiáticos refere taxas de incidência de 0,54 a 2,3 por 100 mil, dependendo do país, com taxas mais altas relatadas nos estudos mais recentes e geralmente com predomínio no sexo feminino. Existem muito menos estudos epidemiológicos realizados nos EUA e na

Europa, mas a incidência tende a ser menor que na Ásia oriental, embora com predomínio mantido no sexo feminino. Uma série numerosa de casos publicados pela Mayo Clinic demonstrou índices mais altos da síndrome de *moyamoya* entre mulheres de descendência europeia em comparação com outros grupos, a partir da quarta década de vida e com prevalência significativa de doenças autoimunes (especialmente doenças de Graves e Hashimoto e diabetes melito tipo 1). Em geral, estudos demonstram distribuição etária bimodal com diagnóstico mais frequente em crianças e adultos asiáticos, mas com apresentação clínica predominantemente na idade adulta (depois de excluir doença falciforme). A DMM é a causa mais comum de AVE pediátrico na Ásia. Pesquisadores descreveram a concentração de casos da doença em algumas famílias, com taxas de até 15% nos estudos japoneses; isto é compatível com um traço autossômico dominante com penetrância parcial. A heterogeneidade genética é demonstrada por, no mínimo, quatro *loci* relacionados bem definidos; um deles está localizado no cromossomo 17q25.3, mas o gene responsável ainda não foi identificado.

Fisiopatologia

A etiologia da DMM ainda é desconhecida. Estudos histopatológicos demonstraram que os vasos estenóticos tinham espessamento grave da íntima, causada basicamente pela proliferação da musculatura lisa, com trombose intraluminar e duplicação e tortuosidade da lâmina elástica interna demonstradas comumente nos espécimes de necropsia. Nos casos típicos, não há sinais de inflamação vascular. Os vasos de *moyamoya* – artérias de médio calibre dilatadas, que se originam da ACI distal ou dos segmentos proximais dos vasos do polígono de Willis – formam redes complexas, que estabelecem anastomoses com a artéria cerebral anterior (ACA) distal e/ou artéria cerebral média (ACM) e constituem os vasos finos, frágeis e dilatados que penetram na base do cérebro. Estudos patológicos demonstraram que esses vasos dilatados têm paredes muito finas sujeitas à formação de microaneurismas, ou têm paredes espessas com estenose intraluminar significativa e trombose.

Com base na demonstração de uma predisposição familiar de 15% na Ásia, estudos recentes de *linkage* genético identificaram o primeiro gene relacionado com a suscetibilidade à doença: *RNF213* localizado no cromossomo 17, com a mutação p.R4810K demonstrando prevalência alta entre os pacientes da Ásia oriental. Embora o papel etiológico exato desse gene na DMM ainda não esteja definido, o *RNF213* é reconhecido por mediar o desenvolvimento vascular do peixe-zebra e sua função na DMM tem sido cuidadosamente estudada. Curiosamente, a mutação p.R4810K não foi encontrada nas populações de origem europeia.

Manifestações clínicas

As manifestações clínicas principais estão relacionadas com isquemia do território vascular afetado, mais comumente em razão da insuficiência hemodinâmica (em vez da embolia entre duas artérias) ou da hemorragia originada dos vasos lenticuloestriatais frágeis recém-formados, que caracterizam a doença. Hemorragia intracerebral e HSA podem ocorrer. Entre os adultos, as hemorragias são mais comuns na Ásia e mais raras nos coortes de pacientes americanos e europeus; hemorragias não são comuns na faixa etária pediátrica. Hemorragia intracerebral é mais comum nas áreas profundas, estruturas supratentoriais e regiões adjacentes aos vasos perfurantes dilatados. Isso provavelmente se deve à ruptura de microaneurismas, ou simplesmente à ruptura da parede vascular fina em consequência do estresse hemodinâmico persistente. A HSA pode ser atribuída à ruptura de aneurismas saculares do polígono de Willis, que afetam comumente a circulação posterior (na maioria dos casos, a bifurcação da artéria basilar) por estar sob estresse acentuado em razão da necessidade de fornecer fluxo sanguíneo colateral. A HSA da convexidade cerebral também foi observada nos pacientes com vasos colaterais dilatados na pia-máter, que então se tornam mais suscetíveis à ruptura.

Na maioria dos estudos, a isquemia era a apresentação clínica mais comum das crianças e dos adultos. Os sinais e sintomas isquêmicos comumente são hemisféricos e caracterizam-se por um déficit transitório ou persistente, dependendo da duração da isquemia, atribuível à descompensação hemodinâmica. Alguns pacientes podem apresentar sintomas isquêmicos referidos exclusivamente às estruturas hemisféricas profundas, com preservação relativa da função cortical. O infarto cerebral causado por embolia ou trombose *in situ* de um vaso estenótico não é comum. Nas crianças, os sintomas são atribuídos às manobras que causam hiperventilação e, por essa razão, vasoconstrição (p. ex., chorar ou soprar um balão). Sintomas desencadeados por esforço também são uma apresentação clínica possível da descompensação hemodinâmica crônica.

Outras manifestações clínicas comuns da DMM são cefaleia hemicrânica refratária, que aparentemente se deve à dilatação dos vasos meníngeos e leptomeníngeos com ativação subsequente dos receptores nociceptivos da dura-máter, assim como crises epilépticas. Alguns pacientes – especialmente crianças – têm basicamente sintomas cognitivos ou psiquiátricos causados pela hipoperfusão, que é mais comum quando há acometimento dos dois lobos frontais. Os perfis cognitivos das crianças com DMM demonstram quocientes de inteligência mais baixos, independentemente da incidência de AVE.

Diagnóstico

O diagnóstico está baseado na demonstração angiográfica de estenose ou obstrução bilateral das ACIs supraclinóideas e/ou dos segmentos proximais da artéria cerebral anterior (ACM) e artéria cerebral média, com proliferação resultante de uma rede de pequenos vasos colaterais finos, que se originam pouco além da área de estenose. A diferenciação entre doença e síndrome de *moyamoya* está baseada na exclusão dos distúrbios coexistentes, que poderiam predispor ao estreitamento arterial inclusive vasculite de vasos de grande calibre ou aterosclerose. Recentemente, as diretrizes diagnósticas reconheceram que a RM e a ARM podem ser usadas em substituição à angiografia convencional quando as estenoses bilaterais dos segmentos distais das ACIs estão associadas a redes vasculares anormais dentro dos gânglios da base, comumente descrita como duas ou mais áreas destituídas de fluxo (Figura 44.5). Nas crianças, quando há circulação colateral unilateral, mas as duas ACIs estão estenosadas, a condição é diagnosticada como DMM "definitiva"; contudo, quando adultos apresentam anormalidades unilaterais, a condição é referida como *doença de moyamoya provável*. Em algumas séries de casos, até 50% dos pacientes começam com acometimento unilateral, embora alguns casos unilaterais demonstrem, na verdade, lesões bilaterais ao longo do acompanhamento por 5 anos. O acometimento da circulação posterior pode ser detectado em até 10% dos casos.

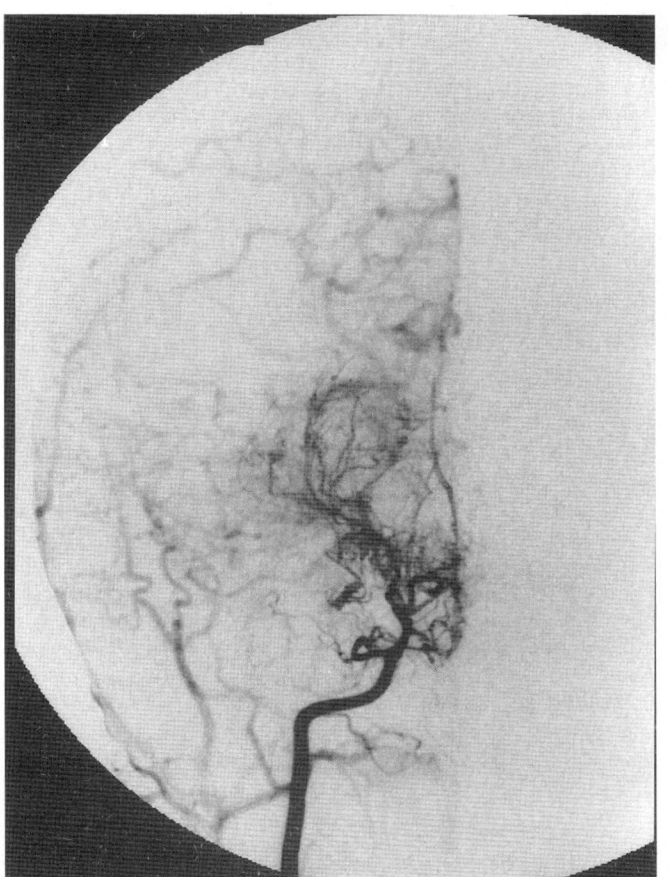

FIGURA 44.5 Imagem de angiografia da artéria carótida interna demonstrando doença de *moyamoya*. (Fonte: Yomauchi T, Tada M, Houkin K et al. Linkage of familial moyamoya disease [spontaneous occlusion of the circle of Willis] to chromosome 17q25. *Stroke*. 2000;31:930-935, com autorização.)

Tabela 44.4 Escala de Suzuki para avaliar a gravidade da doença de *moyamoya*.

Estágio de Suzuki		Descrição angiográfica
1	Estreitamento da artéria carótida distal	Nenhuma outra anormalidade angiográfica além de estenose da carótida
2	Formação inicial da área de *moyamoya*	Primeiros sinais de redes colaterais finas tornam-se evidentes
3	Ampliação da área de *moyamoya*	Colaterais tornam-se mais pronunciados; ACA e ACM podem começar a ficar obscurecidas
4	Atenuação da área de *moyamoya*	Primeiros sinais evidentes de colateralização da ACE; colaterais de *moyamoya* começam a afinar
5	Redução da área de *moyamoya*	Colaterais de *moyamoya* regridem ainda mais; obstrução da carótida avança aos segmentos proximais
6	Desaparecimento da área de *moyamoya*	Fluxo sanguíneo intracraniano fornecido apenas por vasos colaterais originados da ACE; nenhuma evidência angiográfica de colaterais de *moyamoya* ou ACE na base do cérebro

ACA, artéria cerebral anterior; ACE, artéria carótida externa; ACM, artéria cerebral média. (Adaptada segundo Suzuki J, Takaku A. Cerebrovascular "moyamoya" Disease. Disease showing abnormal net-like vessels in base of brain. *Arch Neurol*. 1969;20:288-299.)

A gravidade da doença evidenciada à angiografia é avaliada com base na classificação de Suzuki – um esquema com seis fases, que descrevem progressão crescente da doença (Tabela 44.4). A DMM pode progredir até qualquer estágio, sem progressão subsequente; apenas uma porcentagem pequena dos pacientes avança até o estágio 6.

Além da gravidade angiográfica, a avaliação do estado hemodinâmico pode fornecer indícios adicionais quanto à gravidade clínica da DMM de pacientes que ainda não tiveram AVE. Entre as modalidades de exames de imagem sugeridas estão SPECT (tomografia por emissão de fóton único; ver Capítulo 23), TC de perfusão (ver Capítulo 21) e RM de perfusão. TC/RM de perfusão também permite avaliar a reserva vascular, possibilitando estimar o volume sanguíneo cerebral. À medida que a gravidade da estenose aumenta, as artérias distais sofrem vasodilatação e aumentam o FSC. SPECT também pode ser usada para avaliar a reserva vascular determinando as alterações do FSC antes e depois de administrar acetazolamida, um inibidor de anidrase carbônica, que induz acidose metabólica transitória no cérebro e causa vasodilatação. A impossibilidade de ampliar o FSC de uma área com perfusão reduzida depois da administração de acetazolamida significa que o território vascular distal já esteja dilatado ao máximo e, consequentemente, sob risco mais alto de progredir para infarto. Ultrassonografia (DTC) (ver Capítulo 24) também pode medir a reserva vascular cerebral comparando as velocidades de fluxo antes e depois da hipercapnia induzida por inalação de dióxido de carbono a 5% por máscara facial. A impossibilidade de aumentar a velocidade do FSC em 5% significa um marco de vasodilatação máxima e risco mais alto. Alguns centros médicos utilizam o grau de redução da reserva vascular para estratificar risco pré-operatório de pacientes que não tiveram AVE. Estudos sugeriram técnicas novas para avaliar FSC, inclusive RM dependente de rotulagem de *spin* arterial e nível de oxigênio no sangue arterial, para medir o FSC, mas não estão amplamente disponíveis.

Tratamento

Nenhum ensaio clínico randomizado está disponível para orientar o tratamento de pacientes com DMM assintomática ou que demonstrem sintomas isquêmicos. O ensaio *Japan Adult Moyamoya* distribuiu randomicamente pacientes que se apresentaram com hemorragia intracerebral para tratamento cirúrgico *versus* conservador no primeiro ano depois da apresentação clínica. Os índices de hemorragia recidivante foram de 11,9% no grupo tratado cirurgicamente, em comparação com 31,6% dos pacientes do grupo conservador (risco anualizado de 2,7% *versus* 7,6% por ano; $P = 0.04$) (Evidência de nível 1);[2] pacientes vasos de *moyamoya* com padrão predominantemente posterior foram os mais beneficiados pela cirurgia de *bypass*.

Entre os pacientes com sintomas isquêmicos, as recomendações terapêuticas baseiam-se em séries de casos publicados e opinião de especialistas. O objetivo das intervenções cirúrgicas é ampliar o FSC e, desse modo, possivelmente reduzir o risco de AVE isquêmico e estresse imposto aos vasos de *moyamoya* profundos e dilatados, que podem sofrer hemorragia. Em geral, as operações de *bypass* são realizadas em pacientes que tiveram sinais e sintomas isquêmicos, enquanto o tratamento de pacientes assintomáticos geralmente depende da estratificação de risco usando exames de imagem para quantificar FSC ou reserva vascular. Existem várias técnicas de revascularização, que geralmente são divididas em abordagens diretas e indiretas. Nenhum estudo controlado randomizado comparou diretamente essas técnicas, embora a abordagem direta tenha sido usada no ensaio *Japan Adult Moyamoya*.

A abordagem direta consiste em anastomose entre as circulações intracraniana e extracraniana que, na maioria dos casos, é estabelecida conectando-se a artéria temporal superficial com algum ramo da ACM na superfície cortical. Com esse procedimento, a revascularização é imediata. Inconvenientes são o risco mais alto de AVE ou hemorragia perioperatória e ocorrência frequente (até 25%, de acordo com alguns estudos) da síndrome de hiperperfusão cerebral causada pela revascularização imediata em condições hemodinâmicas alteradas. Os sinais e sintomas principais dessa síndrome são hemorragias, crises epilépticas e déficits neurológicos focais secundários ao edema cerebral vasogênico.

Existem várias abordagens indiretas possíveis, embora apenas encefaloduroarteriossinangiose (EDAS) seja amplamente utilizada. Com esse último procedimento, a artéria temporal superficial (na maioria dos casos) é colocada na superfície cortical por meio de uma abertura da dura-máter, algumas vezes com ressecção da aracnoide interveniente (modificação conhecida como *piossinangiose*). Essas duas técnicas estão baseadas na angiogênese induzida, que ocorre naturalmente entre o córtex isquêmico subjacente e o tecido ou vaso aposto. Uma terceira abordagem é fazer orifícios de broca (com ressecção da dura-máter subjacente) nas proximidades do córtex isquêmico, através do qual os vasos do couro cabeludo proliferam para dentro dos orifícios para estabelecer colaterais com os vasos da superfície cortical. A complicação principal do *bypass* indireto é que a ampliação do FSC pode demorar mais de 6 meses para ocorrer. *Bypass* indireto é realizado mais comumente em crianças, em parte porque o *bypass* direto é tecnicamente mais difícil. Alguns centros médicos usam abordagens direta e indireta combinadas em adultos. Nessa faixa etária, a abordagem ideal é determinada pela morfologia e características dos vasos doadores, experiência do cirurgião e preferência dos pacientes.

O tratamento clínico da DMM não foi avaliado formalmente por estudos clínicos, embora o ácido acetilsalicílico (AAS; dose de 81 mg) seja prescrito comumente para pacientes com sintomas isquêmicos. Em geral, anticoagulação deve ser evitada, considerando-se o risco elevado de hemorragia originada dos vasos frágeis.

Prognóstico

Em geral, os adultos parecem ter menos progressão da obstrução proximal que as crianças e têm índices mais baixos de AVE recidivante. Grande parte dos dados relativos à progressão refere-se aos adultos japoneses, entre os quais estudos demonstraram taxa de progressão da estenose proximal em 5 anos de até 20%. Outros estudos evidenciaram índices de AVE ipsilaterais recidivantes em 5 anos de até 65%, quando os pacientes não foram operados. Em geral, sexo feminino é o principal fator de risco identificado para progressão da doença. Mesmo nos pacientes assintomáticos, a atividade da doença é evidente, conforme foi demonstrado em estudo japonês, no qual 20% dos pacientes assintomáticos tinham evidências de infarto nos exames de imagem, enquanto 40% apresentavam evidência de hemodinâmica cerebral descompensada. Nessa população assintomática, o índice anual de AVE era de 3,2%.

DOENÇA DE BINSWANGER

PONTOS-CHAVE

1 Doença de Binswanger, também conhecida como leucoencefalopatia isquêmica, é um tipo de infarto parcial da substância branca como consequência do acometimento de vasos de pequeno calibre.

2 Manifestações clínicas são demência com disfunção do lobo temporal, parkinsonismo e distúrbios da marcha.

Introdução

A *doença de Binswanger* (DB) é uma demência subcortical progressiva com degeneração da substância branca causada por acometimento dos vasos de pequeno calibre e também é conhecida como *leucoencefalopatia arteriosclerótica subcortical*. Essa doença não está bem definida e, na verdade, seu quadro clínico é semelhante ao da demência subcortical associada a outras angiopatias que afetam vasos de pequeno calibre, por exemplo, arteriopatia cerebral autossômica dominante com infartos subcorticais e leucoencefalopatia (CADASIL do inglês, *cerebral autosomal dominant arteriopathy with subcortical infarcts and leukoencephalopathy*), que está descrita mais adiante neste capítulo. Em geral, o termo *doença de Binswanger* é usado corretamente quando há demência subcortical em presença de fatores de risco vascular com indícios de leucoencefalopatia isquêmica profunda e periventricular nos exames de neuroimagem, mas sem alguma outra causa que a possa explicar.

Epidemiologia

A DB pode ser entendida como um subtipo de demência vascular (DVa) (ver Capítulo 54). Em vista da sobreposição ampla entre doença cerebrovascular e doença de Alzheimer e outros distúrbios demenciais, o diagnóstico clínico da DVa "pura" é muito difícil e as estimativas de prevalência são altamente variadas. Por essa razão, é difícil estimar a prevalência real da DB no contexto dos subtipos de DVa. Embora os números exatos sejam desconhecidos, a DB em sua forma clássica provavelmente é responsável por uma porcentagem pequena desses casos de DVa "pura".

Fisiopatologia

O quadro patológico geral é de degeneração praticamente simétrica da substância branca central, com palidez mielínica e várias lacunas. O termo *infarto parcial da substância branca* tem sido utilizado para descrever a patologia da DB. O grau de desmielinização é heterogêneo, com algumas áreas apresentando desmielinização extensa e gliose entremeadas por substância branca com aspecto relativamente normal. A destruição axonal é variável, não há infiltrados de células inflamatórias e a atrofia cortical é mínima ou totalmente inexistente. Embora as fibras arqueadas e a comissura anterior geralmente estejam preservadas, a substância branca central desde a região periventricular até o centro semioval (ou seja, desde os lobos frontais aos occipitais) está afetada em graus variados. Além das lacunas frequentes, outras marcas características são espaços perivasculares dilatados (os chamados *état criblé*) e a dilatação moderada dos ventrículos laterais e do terceiro ventrículo. As anormalidades vasculares típicas são vasos perfurantes finos com paredes espessadas e hialinizadas com necrose fibrinoide focal, mas notavelmente sem obstruções. Em geral, há algum grau de aterosclerose das artérias intracerebrais proximais calibrosas. Curiosamente, os estudos da perfusão demonstraram que as áreas de hiperintensidade da substância branca tinham FSC reduzidos, sugerindo que a hipoperfusão crônica e a lesão isquêmica secundária às anormalidades dos vasos de pequeno calibre possam ser os mecanismos fisiopatológicos da degeneração da substância branca.

Manifestações clínicas

As manifestações clínicas da DB são atribuídas basicamente à interrupção dos tratos de substância branca, que intercomunicam as áreas de processamento primário do cérebro, teoricamente as que atendem especificamente aos córtices frontais. Os sinais e sintomas principais tendem a estar referidos ao lobo frontal, inclusive lentidão do processamento de informações, distúrbios da memória e déficits visuoespaciais com disfunção executiva; essa última anormalidade inclui dificuldade de iniciar atividades, planejar e executar tarefas dirigidas por metas. Os pacientes podem ter graus variados de disfunção piramidal e extrapiramidal, além de sinais pseudobulbares, parkinsonismo e anormalidades da marcha. Déficits neurológicos focais podem ocorrer no início ou durante a evolução da doença em consequência dos infartos lacunares agudos.

Diagnóstico

O diagnóstico da DB não está baseado em diretrizes consensuais. Em geral, o diagnóstico é firmado quando se encontram demência subcortical em pacientes com outros fatores de risco (especialmente hipertensão) e evidências de acometimento da substância branca nos exames de neuroimagem. Além disso, os pacientes não devem ter outras causas de leucoencefalopatia, inclusive encefalomielite disseminada aguda (EMDA) e leucoencefalopatia multifocal progressiva. Em geral, os pacientes com alguma arteriopatia conhecida dos vasos sanguíneos de pequeno calibre e demência associada (p. ex., CADASIL) não são classificados sob o termo abrangente de DB.

A degeneração da substância branca é demonstrada mais claramente na RM, mas também pode ser evidenciada pela TC, na qual são demonstradas áreas hipodensas simétricas dispersas por toda a substância branca central. Na RM, as áreas de degeneração da substância branca parecem brilhantes nas imagens T2 (hiperintensidade da substância branca) e são mais evidentes nas sequências FLAIR, nas quais o LCR é suprimido. Em geral, as lesões são grandes e, em vez de estarem limitadas à região periventricular adjacente, estendem-se por toda a coroa radiada e centro semioval. Comumente, também há lacunas dispersas, tanto na substância branca em geral, quanto na substância cinzenta profunda.

Tratamento

Considerando que a maioria dos pacientes com DB têm evidência de infartos lacunares, o tratamento é voltado para a prevenção secundária dos AVE, isto é, modificação dos fatores de risco vascular e administração de antiplaquetários e estatinas. O controle da hipertensão é essencial, assim como a estabilização rigorosa do diabetes e a interrupção do tabagismo. Não há evidência de que o controle da hipertensão leve à regressão das alterações da substância branca. Em geral, os pacientes com disfunção cognitiva grave requerem medidas de suporte.

Prognóstico

Em uma série de casos confirmados por exames clinicopatológicos, os autores observaram três tipos de evolução clínica: progressão gradativa pontuada por déficits focais agudos; agravação gradativa sem déficits focais progressivos intercalados; e múltiplos déficits focais agudos sem progressão.

SÍNDROME DE SUSAC

PONTOS-CHAVE

1 Síndrome de Susac é uma endoteliopatia microangiopática autoimune.

2 Encefalopatia, obstrução dos ramos da artéria retiniana e déficit auditivo compõem a tríade clínica da síndrome de Susac.

3 Anormalidades radiológicas típicas são pequenas lesões da substância branca dos hemisférios cerebrais com acometimento marcante do corpo caloso. As lesões do corpo caloso estão localizadas ao centro e frequentemente têm aspecto de "bola de neve".

4 O tratamento tem como objetivo alcançar imunossupressão.

Introdução

O termo *síndrome de Susac* abrange uma tríade de encefalopatia, obstrução do ramo da artéria retiniana (ORAR) e déficit de audição. Essa síndrome parece ser uma endoteliopatia microangiopática autoimune, que acomete o cérebro, a retina e a cóclea. A doença foi descrita originalmente por John O. Susac em 1977, depois de examinar duas mulheres jovens com transtornos da personalidade (inclusive paranoia e comportamento agressivo), perda da audição e distúrbios visuais; essa doença também é conhecida como *vasculopatia retinocócleocerebral* e, inicialmente, pode ser confundida comumente com esclerose múltipla (EM) ou EMDA.

Epidemiologia

Nos casos típicos, a síndrome de Susac começa entre a terceira e quarta décadas de vida, mas também pode ocorrer na infância ou depois da idade de 70 anos. Há predomínio no sexo feminino (razão de 3:1), mas não há predileção racial. A incidência e a prevalência precisas dessa doença são desconhecidas. Existem menos de mil casos descritos, mas há muita confusão diagnóstica e a síndrome de Susac provavelmente é subdiagnosticada.

Fisiopatologia

A síndrome de Susac parece ser uma endoteliopatia autoimune de etiologia desconhecida. Anticorpos dirigidos contra as células endoteliais desempenham um papel patogênico ou se originam das lesões endoteliais causadas por outros mecanismos imunes. O exame histopatológico dos espécimes de biopsia cerebral geralmente demonstra microinfartos no córtex cerebral e na substância branca. Também ocorrem áreas de desmielinização com destruição dos neurônios e axônios. Por fim, há lesão paucinflamatória das células endoteliais das arteríolas finas, dos capilares e das vênulas.

Biopsias de músculo dos pacientes com síndrome de Susac mostram células endoteliais anormais, algumas edemaciadas a ponto de obstruir as arteríolas finas. A inflamação muscular é subclínica, ao contrário do que se observa na dermatomiosite, embora a patologia seja praticamente a mesma, inclusive degeneração e necrose das células endoteliais, além de espessamento, reduplicação e formação de lamelas de membrana basal.

Manifestações clínicas

A encefalopatia pode ser evidenciada por sintomas psiquiátricos, confusão, perda de memória ou simplesmente embotamento das funções cognitivas. A ORAR pode ocorrer antes, durante ou depois da encefalopatia e causar escotoma ou fotopsia. Em muitos casos, cefaleias hemicrânicas precedem os outros sintomas, e a associação às queixas visuais pode confundir o quadro. Dependendo da gravidade da encefalopatia, pode ser difícil avaliar o déficit auditivo, que frequentemente afeta os tons mais graves nos estágios iniciais e indica microinfartos do ápice coclear (um território particularmente vulnerável). A rapidez de progressão e a gravidade do déficit auditivo variam de profundo e súbito com perda da audição de um lado e do outro depois de alguns dias ou semanas, até os casos de evolução lenta e insidiosa ou flutuante, como se observa com a doença de Ménière. A perda da audição pode acompanhar-se de náuseas, vertigem, tinido ou ataxia da marcha.

Diagnóstico

O diagnóstico depende de um grau elevado de suspeita clínica, porque não é comum encontrar a tríade completa por ocasião da primeira consulta com o médico. Além disso, pacientes com encefalopatia podem não se queixar de déficits de audição ou problemas visuais. RM cerebral, exame do fundo de olho com dilatação pupilar e angiografia da retina com fluoresceína são os exames diagnósticos mais úteis.

A RM do cérebro demonstra várias lesões diminutas (nos casos típicos, com 1 a 7 mm de diâmetro) da substância branca dos hemisférios cerebrais. O corpo caloso é acometido em 88 a 100% dos casos (Figura 44.6). As lesões do corpo caloso, que ocorrem com a encefalopatia aguda, têm localização central e mostram aspecto de "bola de neve". Também é comum encontrar lesões intensificadas por gadolínio nos gânglios da base, tálamo, tronco encefálico, cerebelo. Em alguns casos, observa-se intensificação das leptomeninges. Nos casos típicos, a arteriografia é normal porque as arteríolas afetadas são muito pequenas e não aparecem na angiografia.

Embora as anormalidades evidenciadas à RM possam levar ao diagnóstico equivocado de EM ou EMDA, a morfologia e localização central das lesões agudas do corpo caloso e sua transformação em orifícios com sinal hipointenso nas imagens ponderadas em T1 são anormalidades típicas da síndrome de Susac, mas não são características das lesões da EM, que são menores e afetam a interface entre septo e corpo caloso.

Exame do fundo de olho com dilatação pupilar e angiografia da retina com fluoresceína demonstram infartos retinianos e ORAR (Figura 44.7). Audiometria pode detectar déficit auditivo neurossensorial. Nos casos típicos, o exame do LCR durante a encefalopatia aguda demonstra pleocitose linfocítica branda. A concentração de proteínas geralmente está acima de 100 mg/dℓ, um fato incomum na EM. Entretanto, a presença ocasional de bandas oligoclonais ou de um índice de imunoglobulina G elevado pode acentuar a confusão diagnóstica.

Tratamento

Não existem estudos terapêuticos controlados incluindo pacientes com síndrome de Susac, mas algumas abordagens diferentes foram avaliadas. As recomendações terapêuticas estão baseadas principalmente em séries de casos publicados. Embora a doença comumente entre em remissão espontânea, o tratamento é recomendado para tentar evitar limitações irreversíveis.

Entre os esquemas aparentemente eficazes em alguns pacientes estão prednisona isoladamente, pulsos de metilprednisolona ou uma combinação de corticoides e imunoglobulina IV. Casos mais graves podem melhorar com *ciclofosfamida* ou *micofenolato de mofetila*. Plasmaférese tem sido utilizada para tratar os casos refratários. O uso do *rituximabe* para tratar dermatomiosite – uma vasculopatia autoimune (mecanismos humorais) com alterações imunopatogênicas em comum com a síndrome de Susac – intensificou o uso de linfócitos B como abordagem terapêutica para essa síndrome. Ácido acetilsalicílico em doses baixas é acrescentado comumente na tentativa de evitar microinfartos. Embora frequentemente exista indicação para tratamento intensivo, a doença geralmente é autolimitada e pode entrar em remissão espontânea depois de vários anos; por essa razão, deve-se tentar reduzir criteriosamente a imunoterapia.

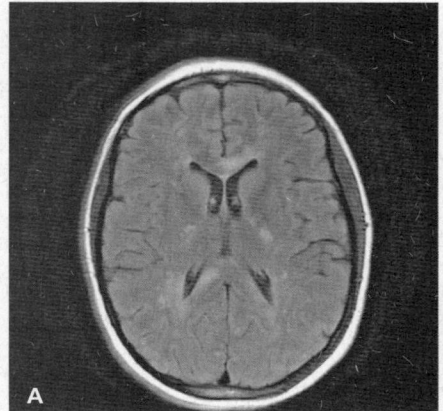
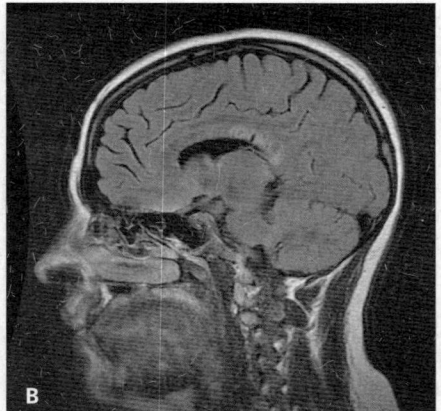
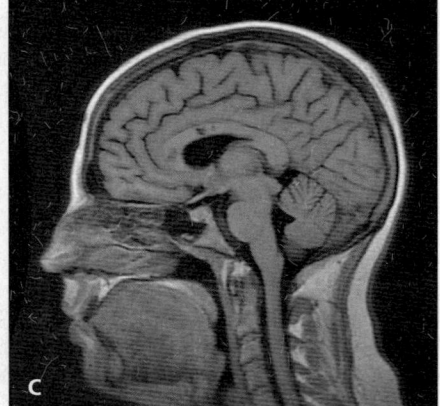

FIGURA 44.6 Anormalidades da síndrome de Susac nas imagens de ressonância magnética. **A.** Essa imagem axial em sequência FLAIR demonstrou lesões inespecíficas nos hemisférios cerebrais. Outras imagens sagitais em sequência FLAIR (**B**) e ponderada em T1 (**C**) mostraram lesões centrais típicas em "bolas de neve" e "buracos escavados", respectivamente.

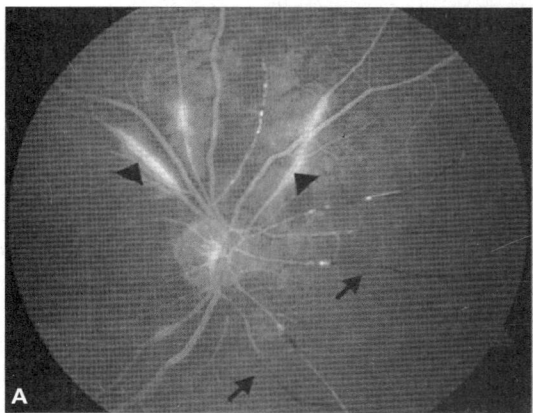 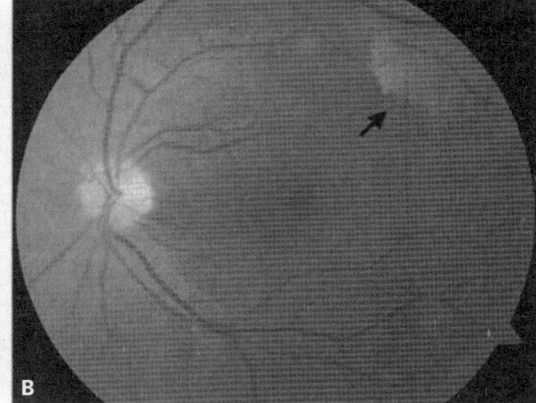

FIGURA 44.7 A. Anormalidades retinianas da síndrome de Susac, demonstrando hiperfluorescência das paredes arteriolares (*pontas de seta*). **B.** Essa retinografia do olho esquerdo demonstrou infarto da retina (*seta*). (Cortesia do Dr. Zachary Grinspan.)

Prognóstico

Pesquisadores descreveram três evoluções clínicas principais: monocíclica, policíclica e contínua (crônica). A maioria dos pacientes com encefalopatia sintomática tem evolução monocíclica, na qual a doença entra em remissão espontânea depois de 1 a 2 anos e não recidiva. A evolução policíclica inclui períodos variados de remissão intercalados por doença em atividade e pode estender-se por muitos anos. A síndrome contínua crônica apresenta variações da gravidade dos sintomas, mas não há remissões bem definidas, mesmo que, por fim, possa ocorrer uma remissão lenta. Revisões de casos sugeriram que os pacientes com encefalopatia grave tenham mais tendência a apresentar evolução monocíclica, enquanto os pacientes com ORAR e déficit auditivo possam ser mais suscetíveis a desenvolver doença policíclica persistente.

Em geral, a doença estende-se por 2 a 4 anos e a evolução contínua crônica é a forma menos comum. Embora 50% dos pacientes consigam ter vida praticamente normal, a maioria tem graus variados de perda auditiva bilateral e 35 a 50% apresentam disfunção cognitiva residual, que impede que alguns voltem a trabalhar. Déficits assintomáticos dos campos visuais são muito mais comuns que os déficits visuais sintomáticos. O tratamento com imunossupressores pode causar infertilidade.

SÍNDROME DE SNEDDON

PONTOS-CHAVE

1 Síndrome de Sneddon consiste na combinação de livedo reticular com AVE isquêmico.

2 Essa síndrome pode ocorrer em pacientes com anticorpos antifosfolipídicos, mas alguns casos são seronegativos.

Introdução

Síndrome de Sneddon consiste na díade de livedo reticular (LR) – erupção eritematosa ou arroxeada reticulada na superfície anterior das pernas – e acidente vascular encefálico isquêmico (Figura 44.8). A fisiopatologia básica exata ainda não está definida e também é preciso definir se essa síndrome é diferente ou faz parte de um espectro da síndrome do anticorpo antifosfolipídico.

Epidemiologia

Em geral, existem duas formas reconhecíveis da síndrome de Sneddon (SS): casos associados à existência de anticorpos antifosfolipídicos e pacientes com sorologia negativa. Essa doença

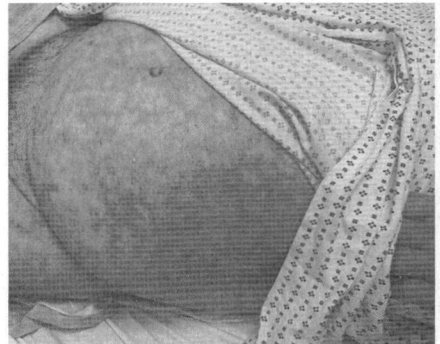 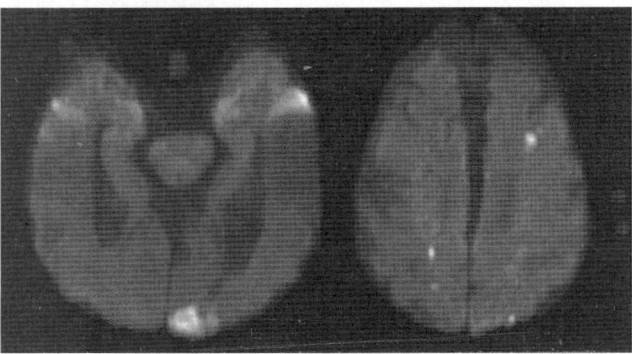

FIGURA 44.8 Homem de 62 anos com síndrome de Sneddon. Esse paciente apresentou confusão mental progressiva em 1 semana, que culminou em queda. Ao exame clínico, o paciente estava delirante (mas não focal) e conseguia apenas dizer seu nome. A imagem de ressonância magnética (RM) de crânio ponderada em difusão (*à direita*) demonstrou infarto agudo no território da artéria cerebral posterior esquerda e vários outros infartos pequenos dispersos nos dois hemisférios. No dia seguinte à realização desse exame, o paciente desenvolveu livedo reticular (*à esquerda*) extensivo no abdome e nos membros inferiores. (Cortesia do Dr. Stephan A. Mayer.) (*A figura da esquerda se encontra reproduzida em cores no Encarte.*)

é rara e sua incidência anual global foi estimada em 4 casos por 1 milhão, com predomínio de mulheres afetadas. Em geral, o primeiro AVE clinicamente evidente ocorre em meados da quarta década de vida.

Fisiopatologia

Há dois tipos descritos de livedo reticular: LR "fisiológico" (ou *cutis marmorata*), que ocorre nos ambientes com temperaturas baixas e desaparece quando o membro afetado é reaquecido; e LR "secundário", atribuível a alguma condição patológica coexistente. Na SS, a obstrução das arteríolas subcutâneas diminui a oxigenação do sangue venoso e causa LR, que geralmente ocupa uma área ampla. Tronco e membros geralmente são afetados, e os anéis violáceos têm aspecto irregular e entrecortado.

Estudos patológicos dos espécimes de biopsia cutânea dos pacientes com SS soronegativa demonstraram que os vasos afetados eram artérias de calibre pequeno a médio situadas na interface entre derme e tecidos subcutâneos. Esses vasos passam por quatro estágios de acometimento. Inicialmente, há destruição do endotélio e infiltração por linfócitos, que são seguidas de obstrução vascular parcial pelos monócitos ativados (que retêm eritrócitos e fibrina) com formação de infiltrados linfo-histiocíticos perivasculares. Os estágios mais avançados caracterizam-se por reorganização desses "tampões", com proliferação subendotelial das células musculares lisas e regressão dos infiltrados perivasculares. O último estágio caracteriza-se pela proliferação dos fibroblastos e do colágeno e, nessa fase, os vasos retraídos e completamente obstruídos não apresentam infiltrados inflamatórios. Depois do diagnóstico de vasculopatia inflamatória inicial, anticorpos antiendotélio foram detectados em até 35% dos pacientes; ainda não está claro se esses anticorpos desempenham alguma função fisiopatológica.

Ao contrário dos vasos da pele, existem poucos estudos patológicos dos vasos cerebrais. Os AVEs afetam mais comumente córtex e substância branca subcortical e alguns estudos demonstraram lesões isquêmicas multifocais pequenas dentro da substância branca profunda – um achado inespecífico encontrado em alguns distúrbios que afetam as artérias de pequeno calibre.

Manifestações clínicas

Em geral, as primeiras manifestações clínicas são queixas neurológicas inespecíficas como tontura e cefaleia. Esses sintomas são seguidos de LR e, na maioria dos casos, acidentes vasculares encefálicos, embora os dois possam coexistir. Em média, os sintomas duram mais de 9 anos. Pacientes soronegativos para anticorpos antifosfolipídicos geralmente têm áreas mais amplas de LR e estão menos sujeitos a ter crises epilépticas, em comparação com os indivíduos portadores desses anticorpos. Pacientes soropositivos têm mais tendência a desenvolver trombocitopenia, sugerindo lúpus eritematoso sistêmico (LES) ou outra doença autoimune coexistente. Entretanto, estudos demonstrando diferenças entre pacientes soropositivos e soronegativos são inconsistentes.

Vários padrões de RM foram demonstrados nesses casos, inclusive infartos corticais-subcorticais, lesões da substância branca periventricular profunda (imagens em sequência FLAIR) e focos de hiperintensidade subcorticais puntiformes (imagens ponderadas em T2). Embora a maioria das lesões seja supratentorial, lesões infratentoriais e dos gânglios da base são menos frequentes. Nenhuma dessas anormalidades evidenciadas à RM é específica.

Alguns estudos também demonstraram incidência mais alta de hipertensão e anormalidades das valvas cardíacas (espessamento e calcificação), sugerindo alguma comorbidade autoimune.

Diagnóstico

O diagnóstico é estabelecido pela existência de LR confirmado por biopsia de pele (com os aspectos patológicos descritos antes) em pacientes com déficit neurológico focal e infarto cerebral confirmado por exames de imagem. Outras doenças associadas ao LR, inclusive LES e poliarterite nodosa, devem ser excluídas para que se possa estabelecer o diagnóstico da SS. A existência de anticorpos antifosfolipídicos não é essencial ao diagnóstico, porque até 60% dos pacientes são soronegativos.

Tratamento

Em geral, pacientes soronegativos são tratados com antiplaquetários (p. ex., AAS na dose de 325 mg/dia), enquanto os soropositivos fazem anticoagulação com varfarina (Razão Normalizada Internacional desejável entre 2,0 e 3,0), além das recomendações terapêuticas atuais para síndrome do anticorpo antifosfolipídico (SAF). Esquemas imunossupressores podem ser administrados para tratar a doença autoimune coexistente.

Prognóstico

Em vista de sua incidência baixa, não existem estudos longitudinais de grande porte que permitam fazer previsões precisas quanto ao prognóstico.

ENDOCARDITE MARÂNTICA

PONTOS-CHAVE

1. Endocardite trombótica não bacteriana (ou endocardite marântica) caracteriza-se por vegetações valvares estéreis.

2. Na maioria dos casos, endocardite trombótica não bacteriana é diagnostica em pacientes com neoplasias malignas e lúpus eritematoso sistêmico.

3. Acidente vascular encefálico isquêmico causado por embolização das vegetações é a apresentação clínica mais comum.

4. Em geral, a doença é tratada com anticoagulantes, mas raramente é necessária cirurgia valvar.

Introdução

O termo endocardite trombótica não bacteriana (ETNB) refere-se às vegetações valvares estéreis constituídas de fibrina e plaquetas, que estão associadas a algumas doenças coexistentes. Talvez as associações mais marcantes sejam com neoplasias malignas (nesses casos, a ETNB é referida como *endocardite marântica* ou "consuntiva") e LES quando as vegetações verrucosas são conhecidas como *endocardite de Libman-Sacks* (ELS). A ETNB também pode estar associada à SAF primária e tem sido reconhecida com frequência crescente em diversas outras doenças sistêmicas, inclusive sepse, AIDS avançada, cirrose e queimaduras extensivas. Alguns autores sugeriram a hipótese de que o elo comum seja o estado de hipercoagulabilidade.

Epidemiologia

Tumores coexistentes mais comuns são adenocarcinomas produtores de mucina do intestino grosso, pâncreas, ovário e pulmão, além das neoplasias malignas hematológicas. Estudos de necropsia calcularam a incidência da ETNB em 1% população geral, enquanto outros estudos como pacientes com LES demonstraram índices de até 30% e até 19% entre os pacientes com câncer; contudo, outras séries calcularam índices mais baixos nesse último grupo de pacientes. Os elementos específicos do LES que predispõem à ELS não eram compatíveis com alguns estudos, que demonstraram risco elevado quando havia anticorpos antifosfolipídicos, enquanto outros não confirmaram esta associação.

Fisiopatologia

Apesar da causa subjacente, a patologia geralmente é igual: vegetações moles superficiais fixadas a uma valva cardíaca com arquitetura básica preservada. Em geral, as vegetações consistem em um centro de fibrina com plaquetas agregadas, sem qualquer indício detectável de microrganismos infecciosos ou reação inflamatória. As vegetações acometem comumente as valvas do coração esquerdo, das quais a mitral é afetada mais comumente. As vegetações mostram predileção pela face atrial da valva mitral e pela face ventricular da valva aórtica e, em geral, ficam nas bordas de contato das cúspides valvares, talvez em razão da turbulência mais acentuada do sangue nessas áreas, resultando em microtraumatismos da valva subjacente. Alguns autores também sugeriram a hipótese de um processo destrutivo imune subjacente, além do estado de hipercoagulabilidade. As vegetações da ETNB têm dimensões variadas (menos de 1 mm até mais de 1 cm) e, em geral, as lesões consistem em uma ou várias verrugas móveis. Aparentemente, a inexistência de reação inflamatória e a organização celular subjacente tornam essas lesões especialmente friáveis.

Embora a arquitetura básica da valva geralmente esteja preservada na ETNB, um estudo ecocardiográfico de grande porte demonstrou que a maioria dos pacientes tinha algum grau de disfunção valvar, mais comumente regurgitação. As valvas mitral e aórtica também estavam difusamente espessadas, demonstrando calcificações frequentes do anel e da cordoalha da valva mitral.

Manifestações clínicas

Embora ETNB raramente cause disfunção valvar hemodinamicamente significativa, a consequência mais importante é embolia sistêmica, cuja manifestação clínica mais evidente é o AVE. Na verdade, alguns estudos estimaram que até um terço dos pacientes com ETNB tenham indícios de AVE isquêmico tromboembólico, com índices de até 55% detectados nos estudos de necropsia dos pacientes com câncer e índices de 10 a 20% entre os pacientes com LES. Estudos das anormalidades detectadas à RM cerebral de pacientes com ETNB demonstraram que a maioria dos casos tinha evidência de infartos múltiplos em vários territórios vasculares. Isso contrastava com os pacientes com endocardite infecciosa, nos quais ocorrem infartos com focos micro-hemorrágicos ou hemorragias (parenquimatosa ou subaracnóidea).

Diagnóstico

Como as lesões geralmente são menores e não estão associadas à disfunção valvar coexistente, não é comum detectar sopros cardíacos. Em muitos casos, a detecção da ETNB é mais difícil que a da endocardite infecciosa e requer índice de suspeita clínica mais alto, ou seja, infartos múltiplos em presença de alguma neoplasia maligna ou doença autoimune sistêmica sem qualquer outra explicação. A ecocardiografia transesofágica (ETE) é necessária comumente, porque as dimensões diminutas das vegetações tornam a ecocardiografia transtorácica insensível. Na verdade, um estudo demonstrou que ETE teve positividade diagnóstica mais de duas vezes maior que ecocardiografia transtorácica em pacientes oncológicos com ETNB; apesar disso, ETE pode não detectar vegetações e o diagnóstico de ETNB pode ser confirmado apenas à necropsia. O DTC com detecção de sinais de microembolia ao longo de 30 minutos pode demonstrar evidência de transitórios hiperintensos com microêmbolos, mas a positividade desse exame ainda não foi definida. O diagnóstico depende da exclusão de alguma infecção coexistente e, desse modo, é necessário realizar hemoculturas sequenciais, além de investigação completa para infecções sistêmicas. A diferenciação de endocardite infecciosa com hemocultura negativa pode ser especialmente difícil, porque pacientes com câncer e doença autoimune comumente têm febre. Em geral, é razoável considerar a existência de ETNB nos pacientes com AVE embólico de origem desconhecida e infartos de aspecto embólico, quando há possibilidade de alguma neoplasia maligna ou doença reumática subjacente.

Tratamento

Embora não existam estudos sobre tratamento da ETNB, geralmente se recomenda anticoagulação para pacientes com endocardite marântica e indícios de AVE tromboembólico. Heparinoides são preferíveis à varfarina, em vista de sua superioridade na prevenção da tromboembolia venosa dos pacientes com câncer. Quando a ETNB é diagnosticada nos pacientes com SAF primária ou secundária e indícios de AVE, geralmente se recomenda anticoagulação com varfarina de acordo com as diretrizes terapêuticas da SAF. Os casos de LES com ELS são menos definidos e, em geral, os agentes antiplaquetários são recomendados quando não há indícios de tromboembolia, enquanto a anticoagulação deve ser considerada quando ocorre AVE. Não existem dados quanto à melhoria das lesões do LES com imunoterapia.

Outra preocupação é a possibilidade de que as lesões da ETNB desenvolvam infecções secundárias; por essa razão, a profilaxia com antibióticos pode ser recomendada em algumas situações (p. ex., antes de procedimentos dentários ou cirúrgicos de alto risco). A substituição cirúrgica da valva mitral tem sido realizada nos pacientes com vários AVE resistentes à anticoagulação, embora isso seja raro.

Prognóstico

Em geral, o prognóstico da ETNB depende da doença coexistente. Estudos baseados em exame ecocardiográfico dos pacientes com LES demonstraram que, durante o período de acompanhamento por 1 a 5 anos, as vegetações persistiram, regrediram ou se desenvolveram, tornando a evolução altamente imprevisível. Nos casos de endocardite marântica, o prognóstico geralmente depende da neoplasia maligna coexistente e a anticoagulação é, até certo ponto, eficaz para evitar AVEs repetidos, embora tenham sido descritos casos resistentes.

ARTERIOPATIA CEREBRAL AUTOSSÔMICA DOMINANTE COM INFARTOS SUBCORTICAIS E LEUCOENCEFALOPATIA

PONTOS-CHAVE

1. Arteriopatia cerebral autossômica dominante com infartos subcorticais e leucoencefalopatia (CADASIL) tem padrão hereditário autossômico dominante e evidencia-se por acidentes vasculares encefálicos repetidos referidos à região subcortical, apesar de tratamento clínico adequado.

2. Pacientes com CADASIL desenvolvem disfunção cognitiva progressiva, mesmo que não tenham infartos clinicamente detectáveis.

3. Anormalidades típicas nos exames de imagem são focos hiperintensos nas sequências FLAIR na cápsula externa e lobo temporal anterior, atrofia cortical e focos micro-hemorrágicos cerebrais múltiplos.

4. Testes para CADASIL disponíveis no mercado detectam as mutações mais frequentes, mas não são sensíveis às várias mutações novas ou mutações *founder* e pode ser necessário estudo completo do exoma ou genoma inteiro.

Introdução

CADASIL é uma das poucas doenças associadas a um único gene, que causam AVE. A média de idade com que ocorre o primeiro AVE é de 50 anos, embora também possa ocorrer em pacientes a partir da idade de apenas 19 anos. Fatores de risco comuns para AVE, inclusive hipertensão arterial e diabetes melito, estão tipicamente ausentes. Anormalidades demonstradas por RM sugerem leucoencefalopatia generalizada e são praticamente patognomônicas quando acometem lobos temporais anteriores e cápsula externa. Uma variante fenotípica da CADASIL foi reconhecida com base na concentração familiar de enxaqueca hemiplégica e foi descrita como CADASIL-M ("M" de *migraine*, ou enxaqueca em inglês).

Epidemiologia

A prevalência mínima foi estimada em 1,98 por 100 mil adultos com base em um estudo populacional realizado na Escócia. Como essa doença é subdiagnosticada, é provável que esse índice subestime a prevalência real.

Fisiopatologia

CADASIL caracteriza-se por angiopatia associada à falha de eliminação de uma proteína semelhante à angiopatia amiloide (ver Capítulo 39). A anomalia genética é uma mutação do cromossomo 19p no gene *NOTCH3*, que é um gene regulador do desenvolvimento altamente conservado. A proteína é um receptor transmembrana envolvido na comunicação intercelular, que está localizado nas células musculares lisas dos vasos sanguíneos. O mecanismo pelo qual a patologia das células musculares lisas resulta na vasculopatia e nos AVE ainda não foi definido, mas parece ser um distúrbio trombótico.

Manifestações clínicas

Pacientes têm vários infartos subcorticais, demência progressiva e distúrbios da marcha. Também é comum cefaleia hemicrânica, especialmente com aura. Transtornos psiquiátricos como depressão e psicose são frequentes.

Diagnóstico

O diagnóstico é estabelecido por testes genéticos, que podem detectar 70% das mutações concentradas causadoras da doença, ou por biopsia de pele, que demonstra material osmiofílico granuloso entre as células musculares lisas e membrana basal ou proteína Notch3 por meio da técnica de imunocoloração.

Tratamento

Além do tratamento antiplaquetário com AAS, clopidogrel ou um fármaco semelhante, não há outra opção terapêutica conhecida. Controle da pressão arterial quando há comorbidade hipertensiva e interrupção do tabagismo são medidas essenciais para evitar destruição subcortical adicional. Aconselhamento genético quanto ao risco de transmitir a doença aos filhos é um componente essencial dos cuidados prestados a esses pacientes.

Prognóstico

O tempo médio de sobrevivência é de 20 anos a contar do início dos sintomas.

EVIDÊNCIAS DE NÍVEL 1

1. Altman D, Carroli G, Duley L et al.; for Magpie Trial Collaborative Group. Do women with pre-eclâmpsia, and their babies, benefit from magnesium sulphate? The Magpie Trial: a randomised placebo-controlled trial. *Lancet*. 2002; 359:1877-1890.
2. Miyamoto S, Yoshimoto T, Hashimoto N et al. Effects of extracranial-intracranial bypass for patients with hemorrhagic moyamoya disease results of the Japan Adult Moyamoya Trial. *Stroke*. 2014;45(5):1415-1421.

LEITURA SUGERIDA

Síndrome de encefalopatia posterior reversível
Bartynski WS, Boardman JF, Zeigler ZR, Shadduck RK, Lister J. Posterior reversible encephalopathy syndrome in infection, sepsis, and shock. *AJNR Am J Neuroradiol*. 2006;27(10):2179-2190.
Casey SO, Sampaio RC, Michel E, Truwit CL. Posterior reversible encephalopathy syndrome: utility of fluid-attenuated inversion recovery MR imaging in the detection of cortical and subcortical lesions. *AJNR Am J Neuroradiol*. 2000;21(7):1199-1206.
Fugate JE, Claassen DO, Cloft HJ, Kallmes DF, Kozak OS, Rabinstein AA. Posterior reversible encephalopathy syndrome: associated clinical and radiologic findings. *Mayo Clin Proc*. 2010;85(5):427-432.
Fugate JE, Rabinstein AA. Posterior reversible encephalopathy syndrome: clinical and radiological manifestations, pathophysiology, and outstanding questions. *Lancet Neurol*. 2015;14(9):914-925.
Hinchey J, Chaves C, Appignani B, et al. A reversible posterior leukoencephalopathy syndrome. *N Engl J Med*. 1996;334(8):494-500.
Liman TG, Bohner G, Heuschmann PU, Endres M, Siebert E. The clinical and radiological spectrum of posterior reversible encephalopathy syndrome: the retrospective Berlin PRES study. *J Neurol*. 2012;259(1):155-164.
Peixoto AJ. Acute severe hypertension. *N Engl J Med*. 2019;381(19):1843-1852.
Staykov D, Schwab S. Posterior reversible encephalopathy syndrome. *J Intensive Care Med*. 2012;27(1):11-24.

Síndrome de vasoconstrição cerebral reversível

Calabrese LH, Dodick DW, Schwedt TJ, Singhal AB. Narrative review: reversible cerebral vasoconstriction syndromes. *Ann Intern Med.* 2007;146:34-44.

Chen SP, Fuh JL, Chang FC, Lirng JF, Shia BC, Wang SJ. Transcranial color Doppler study for reversible cerebral vasoconstriction syndromes. *Ann Neurol.* 2008;63(6):751-757.

Chen SP, Fuh JL, Wang SJ, et al. Magnetic resonance angiography in reversible cerebral vasoconstriction syndromes. *Ann Neurol.* 2010;67(5):648-656.

Ducros A, Boukobza M, Porcher R, et al. The clinical and radiological spectrum of reversible cerebral vasoconstriction syndrome. A prospective series of 67 patients. *Brain.* 2007;130(pt 12):3091-3101.

Rocha EA, Topcuoglu MA, Silva GS, Singhal AB. RCVS2 score and diagnostic approach for reversible cerebral vasoconstriction syndrome. *Neurology.* 2019;92(7):e639-e647.

Displasia fibromuscular

Corrin LS, Sandok BA, Houser OW. Cerebral ischemic events in patients with carotid artery fibromuscular dysplasia. *Arch Neurol.* 1981;38(10):616-618.

Mettinger KL. Fibromuscular dysplasia and the brain. II. Current concept of the disease. *Stroke.* 1982;13:53-58.

Olin JW, Gornick HL, Bacharach JM, et al. Fibromuscular dysplasia: state of the science and critical unanswered questions: a scientific statement from the American Heart Association. *Circulation.* 2014;129:1048-1078.

Schievink WI, Björnsson J. Fibromuscular dysplasia of the internal carotid artery: a clinicopathological study. *Clin Neuropathol.* 1996;15:2-6.

Slovut DP, Olin JW. Fibromuscular dysplasia. *Curr Treat Options Cardiovasc Med.* 2005;7:159-169.

Slovut DP, Olin JW. Fibromuscular dysplasia. *N Engl J Med.* 2004;350(18):1862-1871.

Touzé E, Southerland AM, Boulanger M, et al. Fibromuscular dysplasia and its neurologic manifestations: a systematic review. *JAMA Neurol.* 2019;76(2):217-226.

Doença de moyamoya

Ahn IM, Park D, Hann HJ, Kim KH, Kim HJ, Ahn HS. Incidence, prevalence, and survival of moyamoya disease in Korea: a nationwide, population-based study. *Stroke.* 2014;45:1090-1095.

Fukui M. Guidelines for the diagnosis and treatment of spontaneous occlusion of the circle of Willis ('moyamoya' disease). Research Committee on Spontaneous Occlusion of the Circle of Willis (Moyamoya Disease) of the Ministry of Health and Welfare, Japan. *Clin Neurol Neurosurg.* 1997;99(suppl 2):S238-S240.

Hervé D, Ibos-Augé N, Calvière L, et al. Predictors of clinical or cerebral lesion progression in adult moyamoya angiopathy. *Neurology.* 2019;93(4):e388-e397.

Kim SK, Cho BK, Phi JH, et al. Pediatric moyamoya disease: an analysis of 410 consecutive cases. *Ann Neurol.* 2010;68:92-101.

Kleinloog R, Regli L, Rinkel GJE, Klijn CJM. Regional differences in incidence and patient characteristics of moyamoya disease: a systematic review. *J Neurol Neurosurg Psychiatry.* 2012;83:531-536.

Kuroda S, Hashimoto N, Yoshimoto T, Iwasaki Y. Radiological findings, clinical course, and outcome in asymptomatic moyamoya disease: results of multicenter survey in Japan. *Stroke.* 2007;38(5):1430-1435.

Kuroda S, Houkin K. Moyamoya disease: current concepts and future perspectives. *Lancet Neurol.* 2008;7:1056-1066.

Liu W, Morito D, Takashima S, et al. Identification of RNF213 as a susceptibility gene for moyamoya disease and its possible role in vascular development. *PLoS One.* 2011;6:e22542.

Miyamoto S, Yoshimoto T, Hashimoto N, et al. Effects of extracranial-intracranial bypass for patients with hemorrhagic moyamoya disease: results of the Japan Adult Moyamoya Trial. *Stroke.* 2014;45:1415-1421.

Scott MR, Smith ER. Moyamoya disease and moyamoya syndrome. *N Engl J Med.* 2009;360:1226-1237.

Starke RM, Komotar RJ, Connolly ES. Optimal surgical treatment for moyamoya disease in adults: direct versus indirect bypass. *Neurosurg Focus.* 2009;26:E8.

Suzuki J, Takaku A. Cerebrovascular "moyamoya" disease. Disease showing abnormal net-like vessels in base of brain. *Arch Neurol.* 1969;20:288-299.

Doença de Binswanger

Babikian V, Ropper AH. Binswanger's disease: a review. *Stroke.* 1987;18:2-12.

Caplan LR, Gomes JA. Binswanger disease—an update. *J Neurol Sci.* 2010;299(1-2):9-10.

Farkas E, de Vos RA, Donka G, Steur ENJ, Mihály A, Luiten PGM. Age-related microvascular degeneration in the human cerebral periventricular white matter. *Acta Neuropathol.* 2006;111:150-157.

Fisher CM. Binswanger's encephalopathy: a review. *J Neurol.* 1989;236:65-79.

Fitzpatrick AL, Kuller LH, Lopez OL, Kawas CH, Jagust W. Survival following dementia onset: Alzheimer's disease and vascular dementia. *J Neurol Sci.* 2005;229-230:43-49.

Jellinger KA. Pathology and pathogenesis of vascular cognitive impairment—a critical update. *Front Aging Neurosci.* 2013;5:17.

Síndrome de Susac

Aubart-Cohen F, Klein I, Alexandra JF, et al. Long-term outcome in Susac syndrome. *Medicine (Baltimore).* 2007;86:93-102.

García-Carrasco M, Mendoza-Pinto C, Cervera R. Diagnosis and classification of Susac syndrome. *Autoimmun Rev.* 2014;13(4-5):347-350.

Kleffner I, Dörr J, Ringelstein M, et al. Diagnostic criteria for Susac syndrome. *J Neurol Neurosurg Psychiatry.* 2016;87(12):1287-1295.

Law LY, Riminton DS, Nguyen M, et al. The spectrum of immune-mediated and inflammatory lesions of the brainstem: clues to diagnosis. *Neurology.* 2019;93(9):390-405.

Magro CM, Poe JC, Lubow M, Susac JO. Susac syndrome: an organ-specific autoimmune endotheliopathy syndrome associated with anti-endothelial cell antibodies. *Am J Clin Pathol.* 2011;136(6):903-912.

Martinet N, Fardeau C, Adam R, et al. Fluorescein and indocyanine green angiographies in Susac syndrome. *Retina.* 2007;27(9):1238-1242.

Mateen FJ, Zubkov AY, Muralidharan R, et al. Susac syndrome: clinical characteristics and treatment in 29 new cases. *Eur J Neurol.* 2012;19(6):800-811.

Rennebohm RM, Susac JO. Treatment of Susac's syndrome. *J Neurol Sci.* 2007;257:215-220.

Susac JO, Hardman JM, Selhorst JB. Microangiopathy of the brain and retina. *Neurology.* 1979;29:313-316.

Susac JO, Murtagh FR, Egan RA, et al. MRI findings in Susac's syndrome. *Neurology.* 2003;61:1783-1787.

Síndrome de Sneddon

Boesch SM, Plörer AL, Auer AJ, et al. The natural course of Sneddon syndrome: clinical and magnetic resonance imaging findings in a prospective six year observation study. *J Neurol Neurosurg Psychiatry.* 2003;74:542-544.

Francès C, Le Tonquèze M, Salohzin KV, et al. Prevalence of anti-endothelial cell antibodies in patients with Sneddon's syndrome. *J Am Acad Dermatol.* 1995;33(1):64-68.

Francès C, Piette JC. The mystery of Sneddon syndrome: relationship with antiphospholipid syndrome and systemic lupus erythematosus. *J Autoimmun.* 2000;15(2):139-143.

Samanta D, Cobb S, Arya K. Sneddon syndrome: a comprehensive overview. *J Stroke Cerebrovasc Dis.* 2019;28(8):2098-2108.

Sneddon IB. Cerebro-vascular lesions and livedo reticularis. *Br J Dermatol.* 1965;77(4):180-185.

Wohlrab J, Francès C, Sullivan KE. Strange symptoms in Sneddon's syndrome. *Clin Immunol.* 2006;119:13-15.

Endocardite marântica

Dutta T, Karas MG, Segal AZ, Kizer JR. Yield of transesophageal echocardiography for nonbacterial thrombotic endocarditis and other cardiac sources of embolism in cancer patients with cerebral ischemia. *Am J Cardiol.* 2006;97(6):894-898.

Greaves M, Cohen H, MacHin SJ, Mackie I. Guidelines on the investigation and management of the antiphospholipid syndrome. *Br J Haematol.* 2000;109(4):704-715.

Katsouli A, Massad MG. Current issues in the diagnosis and management of blood culture-negative infective and non-infective endocarditis. *Ann Thorac Surg.* 2013;95(4):1467-1474.

Lee A, Levine MN, Baker RI, et al. Low-molecular-weight heparin versus a coumarin for the prevention of recurrent venous thromboembolism in patients with cancer. *New Engl J Med.* 2003;349:146-153.

Merkler AE, Navi BB, Singer S, et al. Diagnostic yield of echocardiography in cancer patients with ischemic stroke. *J Neurooncol.* 2015;123(1):115-121.

Moustafa S, Patton DJ, Balon Y, Kidd WT, Alvarez N. Mitral valve surgery for marantic endocarditis and multiple cerebral embolisation. *Heart Lung Circ.* 2013;7(22):545-547.

Navi BB, Iadecola C. Ischemic stroke in cancer patients: a review of an underappreciated pathology. *Ann Neurol.* 2018;83(5):873-883.

Reisner SA, Brenner B, Haim N, Edoute Y, Markiewicz W. Echocardiography in nonbacterial thrombotic endocarditis: from autopsy to clinical entity. *J Am Soc Echocardiogr.* 2000;13:876-881.

Roldan CA, Shively BK, Crawford MH. An echocardiographic study of valvular heart disease associated with systemic lupus erythematosus. *N Engl J Med.* 1996;335:1424-1430.

Singhal AB, Topcuoglu MA, Buonanno FS. Acute ischemic stroke patterns in infective and nonbacterial thrombotic endocarditis: a diffusion-weighted magnetic resonance imaging study. *Stroke.* 2002;33:1267-1273.

Arteriopatia cerebral autossômica dominante com infartos subcorticais e leucoencefalopatia (CADASIL)

Carare RO, Hawkes CA, Jeffrey M, Kalaria RN, Weller RO. Review: cerebral amyloid angiopathy, prion angiopathy, CADASIL and the spectrum of protein elimination failure angiopathies (PEFA) in neurodegenerative disease with a focus on therapy. *Neuropathol Appl Neurobiol.* 2013;39(6):593-611.

Ciolli LF, Pescini F, Salvadori A, et al. Influence of vascular risk factors and neuropsychological profile on functional performances in CADASIL: results from the MIcrovascular LEukoencephalopathy Study (MILES). *Eur J Neurol.* 2014;21(1):65-71.

Joutel A. Pathogenesis of CADASIL. *Bioessays.* 2011;33(1):73-80.

Jouvent E, Duering M, Chabriat H. Cerebral autosomal dominant arteriopathy with subcortical infarcts and leukoencephalopathy: lessons from neuroimaging. *Stroke.* 2020;51(1):21-28.

Pescini F, Nannucci S, Bertaccini B, et al. The Cerebral Autosomal-Dominant Arteriopathy With Subcortical Infarcts and Leukoencephalopathy (CADASIL) scale: a screening tool to select patients for NOTCH3 gene analysis. *Stroke.* 2012;43(11):2871-2876.

Profilaxias Primária e Secundária de Acidentes Vasculares Encefálicos

Charles C. Esenwa e Mitchell S. V. Elkind

PONTOS-CHAVE

1. Medidas profiláticas primordiais para acidente vascular encefálico têm como alvos fatores de risco existentes nas comunidades, e seu objetivo é melhorar a saúde cardiovascular das populações, por meio de campanhas amplas de vida saudável.

2. Em geral, a hipertensão arterial é o fator de risco individual mais importante para o acidente vascular encefálico, sendo responsável por, no mínimo, um terço de todos os casos.

3. Depois de um acidente vascular encefálico isquêmico, o objetivo é atenuar limitações físicas ou mentais e evitar episódios subsequentes por meio de uma abordagem específica para o subtipo de acidente vascular encefálico e fatores de risco individuais.

4. Os três subtipos principais do acidente vascular encefálico – aterosclerose de artérias de grande calibre, complicações de processos cardiogênicos e doença de artérias de pequeno calibre – requerem abordagens profiláticas diferentes.

5. A anticoagulação é a estratégia profilática principal para acidente vascular encefálico de pacientes com fibrilação atrial.

6. A endarterectomia ou a colocação de *stents* nas artérias carótidas é recomendável aos pacientes com acidente vascular encefálico isquêmico no território de uma artéria carótida interna com estenose grave.

7. Pacientes com todos os subtipos de acidente vascular encefálico isquêmico requerem abordagem multidisciplinar voltada para o controle dos fatores de risco modificáveis, inclusive hipertensão, diabetes melito, hipercolesterolemia e tabagismo.

INTRODUÇÃO

Existem três níveis de profilaxia para acidentes vasculares encefálicos (AVEs): (1) primordial, que enfatiza a melhoria dos comportamentos saudáveis da população em geral, inclusive dieta, exercícios e interrupção do tabagismo; (2) primária, que busca atenuar os fatores de risco individuais para AVE; e (3) secundária, que tem como alvo o risco de recidiva do AVE nos pacientes que já tiveram ataque isquêmico transitório (AIT) ou outro AVE.

Os fatores de risco geralmente são classificados como modificáveis e não modificáveis. Embora não possam ser alterados, fatores de risco não modificáveis também são importantes para a estratificação do risco futuro de AVE de um paciente. Exemplos são idade, sexo, história familiar, etnia e raça. Fatores de risco modificáveis permitem intervenções para reduzir o risco de AVE no futuro.

Profilaxia primordial consiste em estratégias para reduzir o desenvolvimento de doença cardiovascular na população em geral, especificamente acidentes vasculares encefálicos. Medidas de prevenção primária e secundária devem ser individualizadas e estão baseadas na história clínica detalhada e em investigação diagnóstica personalizada, para estratificar o risco de AVE e orientar a estratégia profilática apropriada. Ambas enfatizam a melhoria do perfil de fatores de risco do indivíduo, enquanto as medidas de profilaxia secundária dependem fundamentalmente do mecanismo do AVE. Nos pacientes com AVE isquêmico, esses mecanismos podem ser: aterotrombótico, doença dos vasos de pequeno calibre (ou "lacunar"), cardioembólico, AVEs de causa desconhecida ou ainda a ser determinada (ou "criptogênicos") e, por fim, "outros tipos" – um grupo que inclui tipos raros e incomuns de AVE. Vários ensaios controlados randomizados foram realizados ao longo dos últimos 50 anos para avaliar estratégias profiláticas para AVE, especialmente dos subtipos aterotrombótico e cardioembólico.

Os AVEs hemorrágicos representam 15 a 20% de todos os casos e também são subdivididos em hemorragia subaracnóidea (HSA) e hemorragia intracerebral (HIC). Dentre as causas de HSA estão traumatismos, aneurismas congênitos ou saculares e, menos comumente, malformações arteriovenosas. A HIC é causada mais comumente por hipertensão e angiopatia amiloide cerebral (AAC). A classificação adequada de um AVE e sua causa ajuda o médico a determinar a abordagem profilática mais eficaz.

PROFILAXIA PRIMORDIAL PARA ACIDENTE VASCULAR ENCEFÁLICO

O estudo de caso-controle INTERSTROKE envolvendo 20 países demonstrou que dez fatores de risco eram responsáveis por quase 90% dos AVE. Listados em ordem de importância, esses fatores são: hipertensão, doença cardíaca, tabagismo atual, razão cintura-quadril, hábitos dietéticos nocivos, estilo de vida sedentário, ingestão excessiva de álcool, diabetes melito, depressão e estresse psicossocial. Nos EUA, o ônus maior dos AVEs incide no chamado "cinturão de AVE" localizado no sudeste americano, onde os índices altos de prevalência de diabetes, hipertensão, obesidade e alguns determinantes sociais de saúde cardiovascular sobrepõem-se e aumentam a incidência de AVE e sua morbidade subsequente. Nessas regiões, intervenções profiláticas populacionais para AVE baseiam-se em melhorar a saúde cardiovascular por meio de campanhas voltadas para ampliar conhecimentos sobre AVE, melhorar dieta, promover atividade física e limitar a exposição aos produtos com tabaco.

Dieta

A dieta do Mediterrâneo pode proteger contra doença cardiovascular, inclusive AVE. Essa dieta caracteriza-se por ingestão abundante de frutas, vegetais e legumes; óleo de oliva como fonte principal de gorduras; consumo moderado de peixes e carnes de aves, com ingestão mínima de carnes vermelhas e laticínios; e a opção de consumir quantidades pequenas a moderadas de vinho tinto, especialmente nas refeições. De acordo com estudo prospectivo, em comparação com uma dieta pobre em gorduras, essa combinação complexa de nutrientes reduziu o risco de AVE em 5 anos em cerca de 30%. Em geral, qualquer dieta voltada para a melhoria da saúde cardiovascular, seja a dieta mediterrânica ou dieta DASH (do inglês, *Dietary Approach to Stop Hypertension*), gira em torno de noções básicas, como ingestão alta de nutrientes originados dos vegetais, consumo de pouco sal e redução das gorduras saturadas e açúcares simples.

Tabagismo

O tabagismo deve ser desestimulado enfaticamente e, entre os fumantes, ao longo de 5 anos, a interrupção do tabagismo reduz o risco de AVE a níveis semelhantes aos dos indivíduos que não fumam. Ainda não está claro até que ponto cigarros eletrônicos afetam o risco de AVE, mas dados iniciais sugerem aumento do risco para usuários de cigarros eletrônicos; o risco é ainda maior entre os que usam cigarros eletrônicos e convencionais, em comparação com indivíduos que nunca fumam.

Exercícios físicos

A atividade física está associada à redução do risco de AVE, e, o mais importante, vários estudos proporcionaram evidências de que seja necessário um nível apenas moderado de atividade; por essa razão, a prática de atividades físicas deve ser recomendada, mesmo aos indivíduos idosos. Um estilo de vida sedentário combinado com a ingestão de carboidratos simples tem contribuído para que um terço dos americanos se torne obesos e um número ainda maior acumule sobrepeso. Obesidade é um fator de risco independente para AVE, mesmo depois dos ajustes para atividade física e dieta. É também uma comorbidade associada a diabetes, hipertensão e doenças cardíacas.

PROFILAXIA PRIMÁRIA DE ACIDENTES VASCULARES ENCEFÁLICOS

Assim como a profilaxia primordial de AVE, a profilaxia primária tem como objetivo reduzir o risco de desenvolver o primeiro AVE, mas, em vez de lidar com grupos populacionais, o profissional de saúde enfatiza cada indivíduo separadamente. Os alvos específicos de intervenção são os principais fatores de risco modificáveis do indivíduo, inclusive hipertensão, diabetes melito, hipercolesterolemia e fibrilação atrial (FA). Vários estudos randomizados demonstraram os efeitos benéficos de intervenções específicas para evitar o primeiro AVE de pacientes com determinados fatores de risco (Tabela 45.1).

Hipertensão

A pressão arterial é o fator contribuinte mais importante para a incidência de AVE, cujo risco aumenta linearmente com os níveis de pressão. A hipertensão arterial está associada a 35% de todos os AVE. Betabloqueadores, diuréticos tiazídicos, inibidores de enzima conversora da angiotensina (IECAs), bloqueadores de receptor de angiotensina II (BRAs) e bloqueadores do canal de cálcio estão entre os fármacos mais estudados para profilaxia de AVE. Embora bloqueadores do canal de cálcio possam conferir maior proteção neurovascular, eles também estão associados ao aumento do risco de insuficiência cardíaca. O consenso geral é de que a proteção contra AVE dependa do nível de controle da pressão arterial, mais que da classe específica de fármacos utilizados. Estudos demonstraram que as reduções da pressão arterial sistólica em 10 mmHg ou da pressão arterial diastólica em 5 mmHg reduziram o risco de ter o primeiro AVE em mais de 40% (Evidência de nível 1).[1] Nos EUA, os esforços para controlar hipertensão têm contribuído para o declínio contínuo da incidência de AVE e mortalidade associada nos últimos 50 anos.

Os efeitos do controle adequado da pressão arterial podem ser mais expressivos nos pacientes com diabetes melito. IECAs e BRAs são recomendados porque conferem efeitos nefroprotetores comprovados e também são eficazes para reduzir a incidência de complicações cardiovasculares, especialmente AVE em pacientes diabéticos.

Estudos também demonstraram que o controle rigoroso da pressão arterial também foi eficaz em pacientes com mais de 75 anos. O estudo SPRINT (*Randomized Trial of Intensive versus Standard Blood Pressure Control*) demonstrou que controle rigoroso da pressão arterial (definida por pressão arterial sistólica menor que 120 mmHg) reduziu significativamente a incidência de um desfecho cardiovascular composto que incluía AVE, em comparação com as metas tradicionais de controle da pressão arterial. Por essa razão, existe consenso geral de que o controle da pressão arterial por toda a vida tenha importância fundamental na profilaxia primária de AVE.

Diabetes melito

Estudos epidemiológicos demonstraram relação positiva entre hiperglicemia e incidência de AVE, mas o controle rigoroso da glicemia pode ser realmente perigoso. No estudo *Action to Control Cardiovascular Risk in Diabetes*, pesquisadores compararam tratamento hipoglicemiante intensivo (meta de hemoglobina glicosilada abaixo de 6%) com a meta de hemoglobina glicosilada entre 7 e 7,9% e não encontraram diferenças na incidência de AVE, com aumento discreto e estatisticamente significativo da mortalidade global no grupo submetido ao controle rigoroso.

Tabela 45.1 Intervenções profiláticas baseadas em evidência para acidentes vasculares encefálicos primários.

Fator de risco	Tratamento
Hipertensão	Anti-hipertensivos
Infarto do miocárdio	Inibidor de redutase da HMG-CoA
Hiperlipidemia	Inibidor de redutase da HMG-CoA
Fibrilação atrial	Varfarina ou anticoagulantes orais
DM/doença vascular	Inibidor de ECA
Estenose assintomática (60 a 99%) da carótida	Considerar endarterectomia da carótida
Populações de "alto risco"	Inibidor de redutase da HMG-CoA

DM, diabetes melito; ECA, enzima conversora de angiotensina; HMG-CoA, hidroximetilglutaril-coenzima A.

Do mesmo modo, hiperglicemia pós-prandial e variabilidade da glicemia foram associadas ao aumento das complicações de doença cardiovascular em estudos epidemiológicos, enquanto estudos prospectivos não demonstraram qualquer efeito benéfico. As recomendações atuais são de manter hemoglobina glicosilada abaixo de 7% (Evidência de nível 1).[2]

A existência de diabetes melito também tem implicações no controle dos outros fatores de risco, especialmente colesterol-lipoproteínas de baixa densidade (LDL). O diabetes é considerado uma doença cardiovascular equivalente, e pacientes diabéticos de 40 a 75 anos devem ser tratados com inibidor de hidroximetilglutaril-coenzima A (HMG-CoA) ou estatina, a menos que exista alguma contraindicação (Evidência de nível 1).[3]

Hipercolesterolemia

Estudos de grande porte (inclusive o *Multiple Risk Factor Intervention Trial*, que incluiu mais de 350 mil homens) demonstraram associação positiva entre morte por AVE isquêmico e níveis altos de colesterol. Também havia evidências de relação entre AVEs hemorrágicos e níveis de colesterol baixos. Em linha com os dados do estudo *Multiple Risk Factor Intervention Trial*, outros ensaios usaram inibidores de redutase da HMG-CoA em pacientes com riscos elevados de doença cardíaca e outras doenças vasculares e demonstraram efeitos benéficos, em termos de redução do risco de AVE, além dos efeitos nos índices de intercorrências cardíacas. Contudo, o efeito no risco de AVE foi modesto, provavelmente refletindo o fato de que essa doença é mais heterogênea que as doenças cardíacas e está relacionada menos diretamente com os níveis altos de colesterol.

No ensaio *Heart Protection Study*, que foi um estudo randomizado controlado por placebo envolvendo vários centros de pesquisa sobre tratamento com sinvastatina, houve redução de 25% do risco de AVE (de 5,7% para 4,3%; $P < 0,0001$), sem aumento do risco de AVE hemorrágico ao longo de um período de 5 anos. O mais importante é que esses efeitos benéficos persistiram entre os indivíduos com níveis de LDL menores que 100 mg/dℓ.

Existem evidências sugestivas de que a melhor forma de entender as metas de colesterol no contexto da profilaxia primária de AVE seja considerar o risco absoluto de o indivíduo ter eventos cardiovasculares combinados a longo prazo. Equações de avaliação de riscos em coortes foram desenvolvidas pelo American College of Cardiology e pela American Heart Association, com base nos dados de vários estudos epidemiológicos de grande porte, de forma a prever o risco de eventos cardiovasculares em 10 anos e selecionar os candidatos apropriados ao tratamento com estatina. Indivíduos com risco elevado de eventos cardiovasculares (calculado, no mínimo, em 7,5% ao longo de 10 anos) devem usar fármacos para reduzir o colesterol, independentemente dos outros fatores de risco individuais. Outros grupos de risco elevado, que também devem usar estatinas, são indivíduos com LDL acima de 190 mg/dℓ e idades entre 40 e 75 anos com comorbidade de diabetes melito (Evidência de nível 1).[3]

Inibidores da pró-proteína convertase subtilisina-kexina tipo 9 (PCSK9) constituem uma classe farmacológica nova, cujo efeito terapêutico de classe parece ser o de promover a decomposição dos receptores de LDL e, deste modo, reduzir seus níveis plasmáticos muito além do que seria possível apenas com estatinas. O estudo FOURIER (*Evolocumab and Clinical Outcomes in Patients with Cardiovascular Disease*) inscreveu cerca de 30 mil participantes com níveis altos de LDL em uso de estatina e demonstrou redução modesta, mas estatisticamente significativa do risco absoluto de AVE isquêmico (0,4%) ao longo de 2 anos. AVEs hemorrágicos não foram alterados. Outro estudo mais recente com pacientes de risco cardiovascular alto e níveis elevados de LDL (apesar do uso de estatina) também demonstrou que alirocumabe teve efeito semelhante no risco de AVE. Uma limitação importante do tratamento com inibidores de PCSK9 é seu custo. Por essa razão, esses fármacos podem ser considerados para pacientes de altíssimo risco cardiovascular com níveis altos de LDL, apesar das intervenções máximas no estilo de vida e controle clínico (Evidência de nível 1).[3]

Fibrilação atrial

AVEs cardioembólicos são responsáveis por cerca de 15 a 30% de todos os AVEs isquêmicos. Em comparação com AVE associado à doença de vasos de pequeno calibre e à aterosclerose de grandes artérias, AVEs cardioembólicos estão associados a internações hospitalares mais longas, níveis mais graves de limitação física/mental remanescente e índices mais altos de mortalidade associada ao AVE. A FA é a causa mais comum de AVE cardioembólico. A anticoagulação é eficaz para evitar AVE primários e recidivantes entre pacientes com FA (Evidência de nível 1).[4] Até pouco tempo atrás, varfarina (um antagonista da vitamina K associado à redução do risco relativo de AVE em 60 a 70%) era o único anticoagulante oral disponível para uso crônico, mas hoje dispomos de vários anticoagulantes que inibem diretamente fator Xa e trombina e outros mais estão em processo de desenvolvimento. Ensaios clínicos randomizados de grande porte compararam varfarina com esses anticoagulantes orais de ação direta (AOADs, inclusive dabigatrana, apixabana, rivaroxabana e edoxabana) e demonstraram eficácia comparável ou ligeiramente maior com esses fármacos mais novos. Alguns desses estudos também sugeriram redução do risco de hemorragia intracraniana, com pouca necessidade de monitoramento sérico. Além disso, dispositivos para ocluir o apêndice atrial esquerdo são alternativas ao tratamento farmacológico crônico, principalmente em pacientes com risco elevado de complicações hemorrágicas. No estudo SPAF (*Stroke Prevention in Atrial Fibrillation*), a anticoagulação reduziu expressivamente as recidivas de AVE, mesmo nos pacientes com mais de 75 anos.

O risco de AVE está associado aos seguintes fatores de risco: idade acima de 65 anos, história pregressa de embolia, hipertensão persistente, insuficiência cardíaca congestiva, doença vascular periférica e diabetes melito. Quando há história de embolia ou alguma combinação de dois fatores de risco adicionais, a incidência de AVE é de praticamente 3% ao ano, mas aumenta para 18% quando todos os fatores de risco estão presentes. Nos pacientes com FA não valvar e risco hemorrágico baixo, anticoagulação geralmente é recomendada quando o risco anual individualizado de AVE é de cerca de 3% ou mais (Evidência de nível 1).[4]

Estenose da carótida

Outra fonte importante de infartos cerebrais evitáveis é doença aterosclerótica de vasos calibrosos, especialmente estenoses das artérias carótidas internas. Nos pacientes assintomáticos com estenose carotídea de mais de 60% e risco perioperatório baixo, endarterectomia da carótida (EAC) deve ser considerada com a expectativa de que devam ser realizados cerca de 20 procedimentos para evitar um AVE ao longo de um período de 5 anos. Homens têm chances maiores de serem beneficiados que as mulheres e isso, somado ao risco perioperatório específico de cada paciente, ajuda o médico a decidir se deve ou não recomendar o procedimento cirúrgico. Entretanto, o tratamento clínico moderno com hipolipemiantes potentes e anti-hipertensivos novos alterou essa condição, desde que foram realizados estudos originais sobre revascularização das carótidas. O estudo *Carotid Revascularization and Medical Management for Asymptomatic Carotid Stenosis* espera fornecer evidência definitiva quanto ao melhor tratamento para pacientes com estenose grave assintomática. Embora a EAC seja o padrão de referência, colocação de *stents* na artéria carótida (SAC) é outra alternativa viável; essa modalidade de tratamento também está em sendo avaliada no estudo *Carotid Revascularization and Medical Management for Asymptomatic Carotid Stenosis* e pode ser usada quando a anatomia não é favorável à intervenção cirúrgica. Nos pacientes com estenoses menores que 50% ou obstrução crônica das carótidas, nenhum desses procedimentos tem efeitos benéficos.

PROFILAXIA SECUNDÁRIA DE ACIDENTE VASCULAR ENCEFÁLICO

Depois que ocorreu AVE, as metas do médico são atenuar as limitações físicas e mentais a longo prazo e intervir diretamente para evitar recidiva do AVE. As medidas de profilaxia secundária de AVE não alteram a progressão do primeiro episódio, mas estudos demonstraram que a iniciação das medidas profiláticas na fase aguda tem impacto imediato no risco de recorrência e aumenta ainda mais as chances de que sejam adotadas a longo prazo (Figura 45.1).

Mecanismo do AVE e investigação diagnóstica

Tratamentos dirigidos para a redução do risco de recidiva dependem em grande parte do mecanismo do AVE, da sua gravidade e do perfil dos fatores de risco modificáveis do paciente.

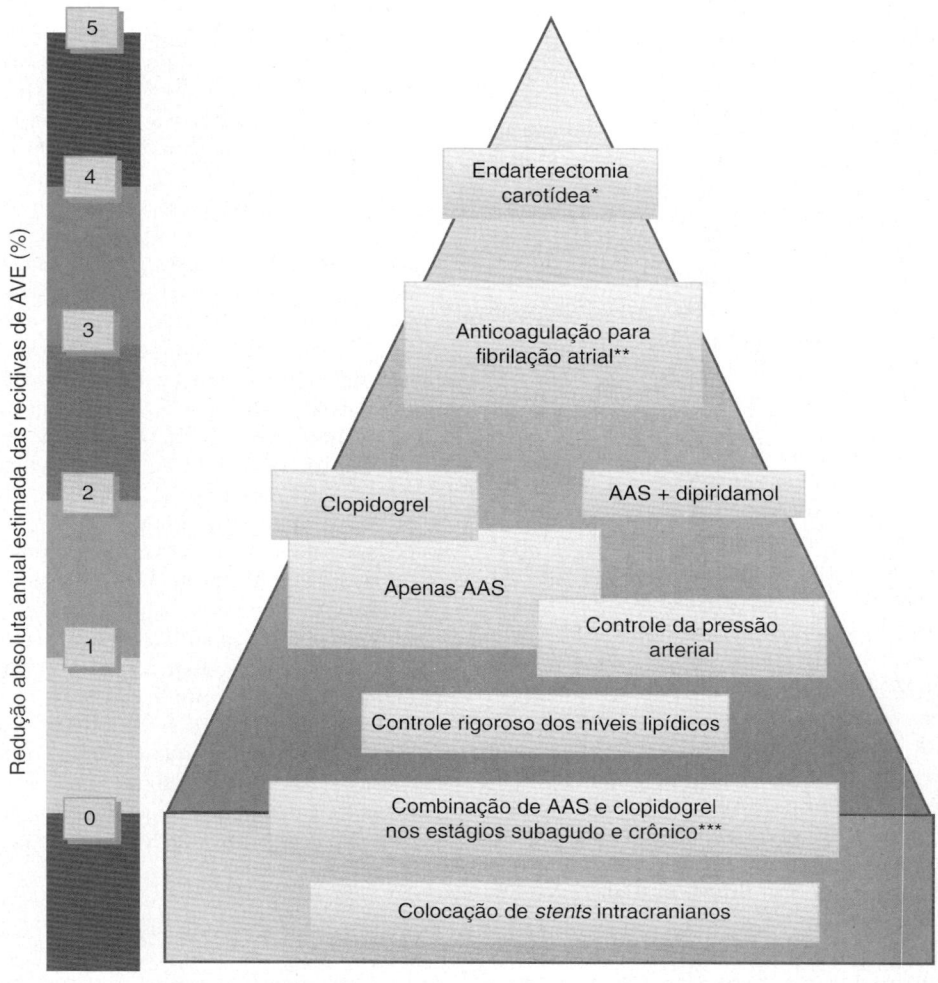

FIGURA 45.1 Efeito das medidas de profilaxia secundária de acidente vascular encefálico (AVE) na ocorrência de recidivas. Reduções estimadas do risco relativo de AVE com várias medidas terapêuticas usadas como profilaxia secundária, em comparação com placebo ou (em alguns casos) tratamento convencional. *Estenose sintomática de 70 a 99% do lúmen da carótida. **Varfarina ou anticoagulantes orais de ação direta. ***Em comparação com um único fármaco antiplaquetário, sem incluir tratamento antiplaquetário duplo iniciado na fase aguda depois do AVE.

Como o risco de recidiva de AVE é mais alto nas primeiras 2 semanas depois do evento inicial, deve-se realizar investigação diagnóstica abrangente tão logo seja possível para determinar o mecanismo do AVE e quantificar os fatores de risco subjacentes. Nunca é demais enfatizar a importância da anamnese e exame físico adequados, que devem ser seguidos de exames diagnósticos baseados nas hipóteses aventadas.

Exames de neuroimagem

A ressonância magnética (RM) do cérebro demonstra lesões isquêmicas agudas e pode ajudar a determinar seu mecanismo. Enquanto AVE lacunares – ou infartos puntiformes profundos da substância branca – ocorrem predominantemente nos pacientes com doença de artérias menos calibrosas, infartos cuneiformes grandes ou infartos multifocais são mais compatíveis com embolia. O exame das artérias extracranianas é uma etapa crucial do algoritmo diagnóstico, enquanto exames dos vasos intracranianos com angiorressonância magnética ou angiotomografia computadorizada pode ser útil à detecção de estenoses intracranianas. O padrão de referência para exame das carótidas é angiografia de subtração digital, mas essa técnica é impraticável com propósito de triagem. Por essa razão, ecodoppler das carótidas tornou-se o exame de triagem principal para aterosclerose da carótida, enquanto a disponibilidade ampla de angiorressonância magnética e angiotomografia computadorizada oferece alternativas que podem ser utilizadas a critério médico e, se for necessário, para confirmar os resultados do ecodoppler.

Exames cardiológicos

Ecocardiografia transtorácica é usada para avaliar anormalidades cardíacas estruturais, que predispõem à embolia cardiogênica. Quando a probabilidade pré-teste de haver embolia é alta, a ecocardiografia transesofágica pode ser usada para examinar mais claramente átrio esquerdo e valvas cardíacas em busca de trombos intra-atriais, mixoma cardíaco ou vegetações valvares. Um segundo componente da avaliação cardiológica determina o ritmo cardíaco em busca de evidências de FA. Eletrocardiografia e cardiotelemetria são usadas no processo de triagem, enquanto monitoramento prolongado por várias semanas ou meses (ou mesmo anos em alguns casos) pode ser muito útil para detectar FA imperceptível ao exame convencional.

Exames hematológicos e outros exames laboratoriais

Dosagens dos níveis de LDL, lipoproteína de alta densidade (HDL), hemoglobina A1c e, nos casos apropriados ou inexplicáveis de outra forma, velocidade de hemossedimentação (VHS), proteína C reativa (PCR), reagina plasmática rápida ou testes para detectar hipercoagulabilidade possibilitam tratamento necessário e profilaxia de AVE recidivante. Em casos raros, considerando o contexto clínico apropriado, alguns pacientes podem necessitar de exames para detector doenças genéticas, infecciosas ou inflamatórias subjacentes. Exemplos são arteriopatia cerebral autossômica dominante com infartos subcorticais e leucoencefalopatia (CADASIS, do inglês cerebral autosomal dominant arteriopathy with subcortical infarcts and leukoencephalopathy), doença de Fabry, vasculopatia cerebral associada ao vírus varicela-zóster, vasculopatia causada pelo vírus da imunodeficiência humana, arterite sifilítica e lesões cerebrais associadas a qualquer outra vasculite inflamatória sistêmica. Nos casos típicos, a avaliação dessas doenças menos comuns é realizada por meio de testes séricos ou genéticos especiais, exames de imagem avançados e análises do LCR (Figura 45.2).

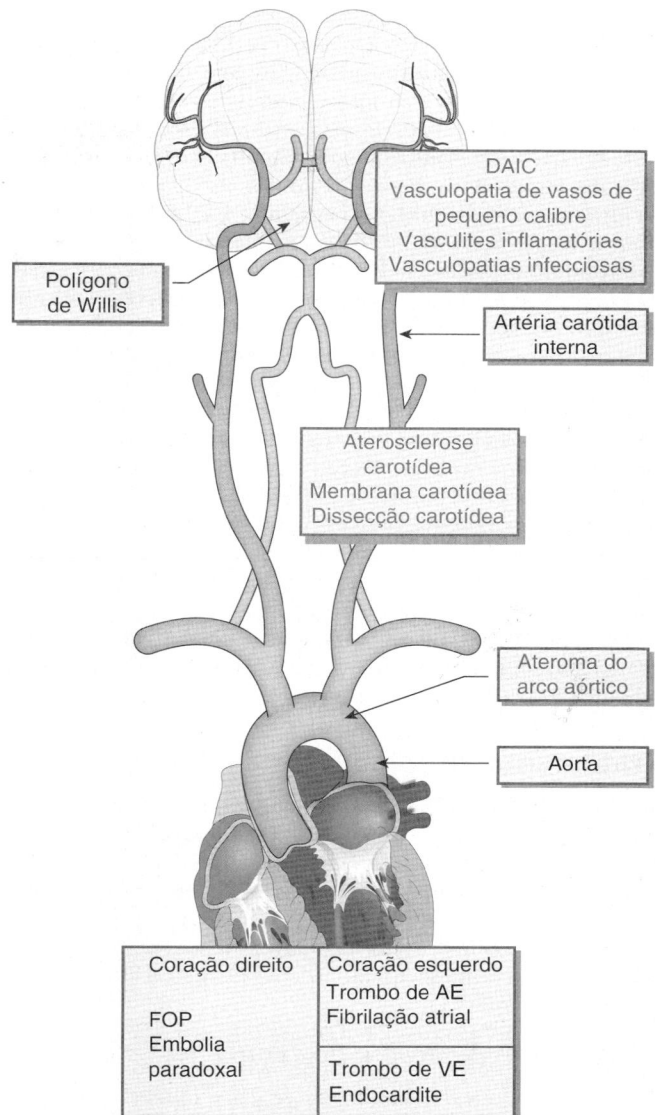

FIGURA 45.2 Mecanismos vasculares comuns do acidente vascular encefálico (AVE) isquêmico. AE, átrio esquerdo; DAIC, doença aterosclerótica intracraniana; FOP, forame oval patente; VE, ventrículo esquerdo. (*Esta figura se encontra reproduzida em cores no Encarte.*)

Profilaxia depois de ataque isquêmico transitório e acidente vascular encefálico

É importante reconhecer que AITs requerem a mesma urgência na avaliação que os AVEs confirmados. Johnston et al. demonstraram que o risco de AVE depois de AIT é de cerca de 5% nos primeiros 2 dias e 10% dentro de 90 dias. Além disso, 1 em cada 20 pacientes terá AVE fatal ou incapacitante nos próximos 90 dias depois do AIT. Estudos demonstraram que avaliação urgente e tratamento específico do AIT ou AVE de pequenas proporções reduzem drasticamente o índice de recidiva do AVE.

Intervenções imediatas voltadas para a profilaxia de AVE giram em torno da atenuação das situações de alto risco, inclusive estenoses carotídeas moderadas a graves e FA. Tratamento antiplaquetário duplo no contexto de profilaxia de AVE tem sido reservado para evitar episódios repetidos em pacientes que se apresentam com AIT de alto risco ou AVE de pequenas proporções. O estudo CHANCE (*Clopidogrel in High-risk Patients with Acute Nondisabling Cerebrovascular Events*) demonstrou que um ciclo de tratamento antiplaquetário por 21 dias com ácido acetilsalicílico e clopidogrel para pacientes chineses com AIT e AVE de pouca gravidade – quando administrados nas primeiras 24 horas depois do início dos sintomas – reduziu o índice de recidiva de AVE em 3 meses. O ensaio POINT (*Clopidogrel and Aspirin in Acute Ischemic Stroke and High-Risk TIA*) mais recente confirmou os resultados do estudo CHANCE; com isso, um ciclo curto de ácido acetilsalicílico e clopidogrel no período imediato depois do AVE tornou-se tratamento recomendado para pacientes com AIT de alto risco ou AVE pequeno. Iniciar esse tratamento depois da janela terapêutica de 24 horas, manter tratamento por mais de 3 meses ou tratar pacientes com AVE moderado a grave reduziu o efeito benéfico e aumentou o risco, especialmente de episódios hemorrágicos significativos. Tratamento de curta duração com heparina não foi eficaz como profilaxia para recidiva de AVE, em comparação com ácido acetilsalicílico. De acordo com o estudo *International Stroke*, que inscreveu cerca de 20 mil pacientes com AVE isquêmico, tratamento de curta duração com heparina não foi eficaz para evitar recidiva do AVE em comparação com AAS; resultados semelhantes foram publicados no estudo *Chinese Acute Stroke*, que incluiu praticamente o mesmo número de pacientes.

Tratamento antiplaquetário

Todos os pacientes com AVE isquêmico sem indicação definitiva para anticoagulação ou tratamento antiplaquetário e que não têm contraindicação devem fazer tratamento com apenas um desses fármacos. Ácido acetilsalicílico sem outros fármacos, combinação de ácido acetilsalicílico com dipiridamol de liberação estendida e clopidogrel são opções aceitáveis como esquema inicial de profilaxia secundária de AVE não cardioembólico (Evidência de nível 1).[5]

Mecanismos de ação e posologia

A ação do ácido acetilsalicílico é acetilar e inibir irreversivelmente a ciclo-oxigenase 1 plaquetária, bloqueando a síntese do agregante plaquetário potente conhecido como tromboxano A2. Doses mais baixas de ácido acetilsalicílico têm a vantagem de atenuar a inibição da produção de prostaciclina (PGI2) pelas células endoteliais, que é um antiagregante plaquetário potente. O conceito de equilíbrio ente tromboxano A2 e PGI2 na circulação normal sem formação de agregados plaquetários conferiu o Prêmio Nobel a Sir John Vane. Dipiridamol atua em conjunto com o ácido acetilsalicílico aumentando as concentrações de adenosina e PGI2, que são dois agentes antiagregantes potentes. Ainda existe certa controvérsia acerca da dose diária ideal de ácido acetilsalicílico, mas doses de apenas 30 mg/dia parecem ser eficazes e causam menos efeitos colaterais, inclusive sangramento digestivo. Hoje em dia, a FDA (Food and Drug Administration) americana recomenda doses entre 50 e 325 mg/dia para evitar AVE.

Clopidogrel (derivado tienopiridínico) bloqueia a ativação e agregação plaquetárias inibindo irreversivelmente o receptor de ADP P2Y12. Esse fármaco é usado com frequência crescente como profilaxia secundária de AVE. Cilostazol é um inibidor de fosfodiesterase 3 utilizado para tratar doença arterial periférica e reduz comprovadamente recidivas de AVE nas populações asiáticas, mas não foi tão bem estudado e, por essa razão, não é amplamente usado como profilaxia de AVE nos EUA. Em geral, o risco de reações adversas com agentes antiplaquetários padronizados é muito baixo, mas alguns pontos devem ser considerados: (1) o tratamento combinado com ácido acetilsalicílico e dipiridamol requer administração de duas doses diárias e é complicado pelo índice elevado de cefaleia e sintomas gastrintestinais secundários, reduzindo então a adesão do paciente ao tratamento; (2) doses mais altas de ácido acetilsalicílico aumentam o risco de sangramento, sem trazer qualquer benefício clínico adicional; (3) clopidogrel pode causar diarreia, trombocitopenia, erupção cutânea e, em casos muito raros, púrpura trombocitopênica trombótica; e (4) variações individuais dos genes do citocromo P450 2C19 podem reduzir o metabolismo do clopidogrel à sua forma metabolicamente ativa e, desse modo, reduzir significativamente o efeito deste fármaco.

Impacto no prognóstico

Como grupo, os antiplaquetários possibilitam redução anual absoluta do risco de eventos vasculares (infarto do miocárdio, AVE e morte) de 2%, embora com aumentos de 0,1 a 0,2% na incidência de hemorragias extracranianas significativas (o número necessário de reações adversas é de 500 a mil para causar um episódio de hemorragia extracraniana significativa). De acordo com algumas metanálises, também há um efeito benéfico modesto do clopidogrel (ou ácido acetilsalicílico com dipiridamol) em comparação com uso isolado de ácido acetilsalicílico para evitar recidivas de AVE. Em dois ensaios clínicos de grande porte, ácido acetilsalicílico com dipiridamol, quando comparados com seu uso isolado, produziu redução aproximada do risco absoluto anual de 1%. Por outro lado, clopidogrel e combinação de ácido acetilsalicílico com dipiridamol produziram resultados praticamente idênticos em outro estudo. A escolha do antiplaquetário depende da condição clínica, das comorbidades e do acesso aos serviços de saúde, mas ácido acetilsalicílico é o fármaco mais amplamente estudado e de menor custo, o que o torna ideal para uso em escala ampla, especialmente nos países em desenvolvimento nos quais a quantidade de pacientes tratados geralmente é determinada pelo custo do tratamento. O clopidogrel e a combinação de ácido acetilsalicílico-clopidogrel são alternativas razoáveis como tratamento de primeira ou segunda linha para pacientes que tiveram AVE, apesar do tratamento com ácido acetilsalicílico.

Tratamento antiplaquetário duplo

Mais recentemente, o estudo SPS3 (*Secondary Prevention of Small Subcortical Strokes*) avaliou tratamento antiplaquetário duplo (clopidogrel com ácido acetilsalicílico) em comparação com uso apenas de ácido acetilsalicílico. Nesse estudo, não houve evidências de redução do risco de recidiva de AVE, apesar dos aumentos do risco de sangramento e mortalidade entre o grupo tratado com dois antiplaquetários. Existem várias razões que podem explicar as diferenças entre os resultados dos estudos CHANCE e POINT citados antes e do SPS3: (1) os estudos CHANCE e POINT administraram tratamento antiplaquetário nas primeiras 24 horas depois do início do AVE; (2) os estudos CHANCE e POINT também incluíram pacientes com AVE brandos e AITs, isolando um grupo com risco baixo de conversão hemorrágica; e (3) ambos estudaram tratamento com dois antiplaquetários por período curto, seguido de um único fármaco deste grupo, enquanto o ensaio SPS3 tratou pacientes por 6 meses depois do AVE e usou dois antiplaquetários durante o estudo. A maior parte do efeito benéfico atribuído ao tratamento antiplaquetário duplo ocorreu na primeira semana de tratamento, enquanto tratamento com dois antiplaquetários por mais que 3 meses depois do AVE aumentou o risco sem ampliar seu efeito benéfico. Essa redução imediata dos eventos vasculares recidivantes é um fenômeno também evidenciado nas pesquisas que estudaram tratamento antiplaquetário duplo administrado nas primeiras 24 horas depois do início de isquemia cardíaca.

Anticoagulação

Anticoagulação com varfarina está indicada para pacientes com focos cardioembólicos confirmados como causa do AVE, inclusive valvas artificiais ou trombo ventricular esquerdo. Pacientes com FA não valvar devem fazer anticoagulação com varfarina ou ACOD (descrito antes).

Endarterectomia, angioplastia e colocação de stents carotídeos

Nos pacientes com indicação cirúrgica adequada, o tratamento preferido de AVE e AIT causados por estenose carotídea com redução de 70% ou mais do diâmetro intraluminar é EAC realizada por cirurgião habilidoso, que consiga índice de complicações aceitável (< 5%); esse procedimento cirúrgico deve ser combinado com tratamento clínico ideal, conforme foi demonstrado em três estudos prospectivos: *North American Symptomatic Carotid Endarterectomy Trial*; *European Carotid Surgery Trial* e *U.S. Veterans Affairs Cooperative Study on ECA* (Evidência de nível 1).[5] O primeiro caso publicado de EAC bem-sucedida foi realizado por DeBakey em 1954, mas foi apenas em 1991 que esses estudos confirmaram seus efeitos benéficos. Nos pacientes com estenose grave das artérias carótidas, EAC requer que 16 sejam tratados para evitar um AVE ao longo do período de 1 ano. Embora seja mais modesto, também há efeito benéfico da EAC nos pacientes sintomáticos com estenoses carotídeas moderadas (redução de 50 a 69%). Análises *post hoc* também demonstraram que EAC é mais valiosa nas primeiras 2 semanas depois do evento e a literatura contemporânea recomenda que a intervenção seja realizada tão logo as condições clínicas dos pacientes permitam.

Mais recentemente, colocação de *stents* nas artérias carótidas (SAC) foi comparada com EAC em três estudos de grande porte: *Stent-Protected Angioplasty versus Carotid Endarterectomy*; *International Carotid Stenting Study* e *Carotid Revascularization Endarterectomy versus Stenting Trial*. Os resultados desses estudos demonstraram consistentemente aumento discreto da incidência de AVE perioperatório (30 dias) com SAC, em comparação com EAC. Nos estudos *Stent-Protected Angioplasty versus Carotid Endarterectomy* e *Carotid Revascularization Endarterectomy versus Stenting Trial*, os desfechos adversos combinadas durante o período de 2 anos foram semelhantes, enquanto o ensaio *International Carotid Stenting Study* mostrou que EAC foi superior no quesito desfechos adversos combinados, tanto na fase aguda quanto a longo prazo. Embora EAC ainda seja o tratamento preferido para estenose carotídea grave sintomática, SAC é uma alternativa exequível para pacientes com risco cirúrgico desfavorável, ou que não apresentem anatomia apropriada. A revascularização arterial transcarotídea é uma abordagem com colocação de *stents*, que usa punção direta da carótida e inversão do fluxo sanguíneo, assegurando, desse modo, proteção contra embolização distal. Essa técnica é utilizada com frequência crescente no subgrupo de pacientes com lesões difíceis de acessar por outros meios.

Alguns estudos avaliaram estratégias de prevenção de AVE causados por lesões estenóticas intracranianas, que não são facilmente acessíveis aos cirurgiões. AVEs distais a uma estenose vascular de 50 a 99% acarretam índice estimado de recidiva de 15% no primeiro ano. No estudo *Warfarin and Aspirin for Symptomatic Intracranial Stenosis*, os pesquisadores compararam ácido acetilsalicílico com varfarina para pacientes com estenoses intracranianas sintomáticas de 50 a 99%. Esse estudo foi interrompido em razão do índice alto de reações adversas no grupo da varfarina, levando os pesquisadores a concluir que esse fármaco não oferecia qualquer vantagem sobre o ácido acetilsalicílico para pacientes com estenose intracraniana. Apesar do resultado primário negativo, o estudo fez a descoberta importante de que o risco era maior nos pacientes com estenoses acima de 70% – um grupo que apresentou recidivas dos AVE em 25% dos casos no primeiro ano. Por essa razão, o estudo subsequente SAMMPRIS (*Stenting versus Aggressive Medical Therapy of Intracranial Atherosclerotic Stenosis*) enfatizou pacientes com AVE recentes e estenoses intracranianas graves (> 70%) e comparou angioplastia transluminar percutânea (ATP) seguida da colocação de *stents* com o melhor tratamento clínico disponível com controle rigoroso dos fatores de risco. Os dois grupos fizeram tratamento antiplaquetário duplo com ácido acetilsalicílico e clopidogrel por 3 meses. Além disso, os fatores de risco foram rigorosamente controlados, inclusive hipertensão, lipídios, diabetes e tabagismo. O desfecho primário (recidiva de AVE ou morte) foi alcançado por 20% dos pacientes do grupo que recebeu *stents*, em comparação com 12% do grupo tratado clinicamente. Curiosamente, o grupo tratado clinicamente teve índice de AVE recidivante menor que o esperado, em comparação com o risco de 25% previsto pelo estudo *Warfarin and Aspirin for Symptomatic Intracranial Stenosis*. Esses resultados sugeriram que tratamento clínico rigoroso seja melhor que intervenção para pacientes com estenoses intracranianas graves por meio da tecnologia disponível hoje em dia.

Anormalidades cardíacas

O tratamento das embolias cardiogênicas depende da doença básica que as desencadeia: próteses valvares infectadas devem ser substituídas e êmbolos provenientes de um tumor benigno (o chamado mixoma) exigem ressecção cirúrgica do tumor (Tabela 45.2). O papel da anticoagulação em pacientes com possível embolia paradoxal por forame oval patente (FOP) depende da existência de algum trombo venoso detectável.

Tabela 45.2 Focos cardioembólicos causadores de acidente vascular encefálico.

Risco alto	Risco baixo/indefinido
Fibrilação atrial	Miocardiopatia
Prótese valvar mecânica	Ateroma do arco aórtico
Infarto do miocárdio recente	Forame oval patente
Trombo ventricular esquerdo	Aneurisma do septo atrial
Cardiopatia reumática	Faixas na valva mitral
Endocardite marântica	
Mixoma atrial	
Endocardite infecciosa	

Nos indivíduos sem outra causa reconhecia de AVE ou trombose venosa, fechar o FOP por meio de dispositivos intracardíaco pode reduzir a incidência de AVE secundário com base nos resultados de vários ensaios prospectivos, que compararam fechamento cirúrgico com tratamento clínico. Embora estudos iniciais não tenham demonstrado efeitos benéficos com fechamento do FOP, em comparação com tratamento clínico apenas, ensaios subsequentes que limitaram os critérios de inscrição a pacientes relativamente jovens (menos de 60 anos) com AVE idiopático, mas sem doença aterosclerótica extracraniana ou intracraniana, demonstraram efeito benéfico modesto na profilaxia de AVE com fechamento do FOP, em comparação com antiplaquetários apenas. Uma metanálise conduzida por Ntaios et al. e publicada em 2018 combinou os resultados de cinco ensaios ($n = 3.627$ pacientes). Essa metanálise demonstrou que fechamento do FOP por cateter percutâneo resultou em redução do risco absoluto de AVE em 2,1% ao longo do intervalo de 3,7 anos (número necessário de pacientes tratados para evitar um episódio de AVE por ano = cerca de 170). Preferência do paciente, necessidade futura de anticoagulação e complicações pós-operatórias (inclusive FA) devem ser considerados antes de recomendar fechamento de um FOP.

Para facilitar o processo de decisão quanto ao fechamento de FOP, médicos podem aplicar o sistema de avaliação conhecido com Risk of Paradoxical Embolism, no qual o risco atribuível de AVE originado de FOP aumenta quando o paciente é jovem; tem infarto idiopático com aspecto embólico; e não tem fatores de risco comuns para AVE, inclusive hipertensão, diabetes melito, tabagismo ou histórico de AVE (Tabela 45.3).

Placa ateromatosa do arco aórtico é outra anormalidade associada ao aumento do risco de AVE e estudos retrospectivos de caso-controle demonstraram consistentemente esta associação. Placas complexas (definidas por um componente saliente com mais de 4 mm, componente móvel, ou ulceração dentro da placa) pareciam acarretar risco alto de embolização. Apesar da associação conhecida, a relação causal entre ateroma do arco aórtico e AVE nunca foi comprovada, e isso se reflete na incerteza quanto às recomendações terapêuticas. Nenhuma evidência inequívoca apoia o uso de anticoagulantes, mesmo nos pacientes com placas complexas. Além do tratamento antiplaquetário padronizado para profilaxia secundária de AVE, estatinas são recomendadas em razão do seu potencial de remodelar e causar regressão das placas ateromatosas.

CONTROLE DOS FATORES DE RISCO MODIFICÁVEIS

Hipertensão arterial

Estudos recentes mostraram evidências de ampliação do uso de anti-hipertensivos por pacientes com AVE e AIT. Apesar das evidências de eficácia da redução da pressão arterial como abordagem para reduzir o risco de ter o primeiro AVE, preocupações quanto à redução da pressão arterial dos pacientes com doença cerebrovascular permanecem, em razão da possibilidade teórica de que, nos pacientes com doença arterial dos vasos cerebrais, a queda da pressão arterial possa piorar a perfusão e desencadear eventos clínicos ou afetar a função cognitiva.

Tabela 45.3 Escores do risco de embolia paradoxal (RoPE, do inglês *risk of paradoxical embolism*) usado para prever risco atribuível de acidente vascular encefálico (AVE) originado de um forame oval patente.

Escore RoPE			Exemplos de pacientes com AVE, ambos com forame oval patente detectado por ecocardiografia	
Idade por ocasião do evento-índice		Pontos	Jovem saudável de 20 anos, desenvolvedor de *videogames*, sem história patológica pregressa, exceto tabagismo e início agudo de afasia e infarto pequeno na região opercular frontal esquerda	Mulher de 75 anos com história de diabetes e hipertensão e quadro agudo de hemiparesia esquerda, infarto agudo da cápsula interna direita e doença multifocal crônica de vasos de pequeno calibre
18 a 29 anos		5		
30 a 39 anos		4		
40 a 49 anos		3		
50 a 59 anos		2		
60 a 69 anos		1		
> 70 anos		0		
Pontos por idade			5	0
	Não	Sim		
Sem histórico de hipertensão	0	1	1	0
Sem histórico de diabetes	0	1	1	0
Sem histórico de AVE ou AIT	0	1	1	1
Sim histórico de tabagismo	0	1	0	1
Infarto periférico (superficial, cortical) à TC ou RM	0	1	1	0
Escore RoPE total			9	2
Probabilidade aproximada de AVE atribuível ao forame oval patente (fração atribuível)			88%	0%
Risco aproximado de recidiva do AVE em 2 anos			20%	2%

AIT, acidente isquêmico transitório; RM, ressonância magnética; TC, tomografia computadorizada. (Adaptada de Kent DM, Ruthazer R, Weimar C, et al. An index to identify stroke-related vs. incidental patent foramen ovale in cryptogenic stroke. *Neurology*. 2013;81(7):619-625.)

Muitos estudos foram realizados para avaliar os efeitos benéficos potenciais dos IECAs e BRAs como profilaxia de AVE. Essa hipótese é interessante, mas os dados disponíveis não fornecem um quadro absolutamente convincente quanto à posição privilegiada dos IECAs e BRAs entre os fármacos anti-hipertensivos, principalmente depois de um AVE. Embora os pacientes diabéticos provavelmente devam usar esses fármacos para evitar a progressão da doença renal, não está claro que este tratamento reduza drasticamente a incidência dos AVE além do que poderia ser esperado em razão da redução da pressão arterial em níveis semelhantes usando outros fármacos. O estudo PROGRESS (*Perindopril Protection Against Recurrent Stroke Study*) foi planejado e conduzido em grande parte para resolver essas questões. O estudo PROGRESS foi uma experiência randomizada duplo-cega controlada por placebo com tratamento anti-hipertensivo usado em 6.105 pacientes com história de AVE isquêmico ou hemorrágico, ou AIT. Os pacientes foram incluídos independentemente do grau de hipertensão, e 52% não eram hipertensos – pressão arterial sistólica igual ou menor que 160 mmHg e pressão arterial diastólica igual ou menor que 90 mmHg, que eram os limites pressóricos em uso na época em que o estudo começou. O tratamento ativo usou o IECA perindopril com ou sem o diurético tiazídico indapamida. O tratamento ativo conseguiu redução média da pressão arterial de 9/4 mmHg, em comparação com placebo, com redução estatisticamente significativa de 28% no risco relativo de AVE recidivante, ou redução do risco absoluto de 4%. Um aspecto especialmente interessante foi que o efeito benéfico do tratamento alcançou magnitude comparável nos pacientes com e sem hipertensão e foi mais acentuado entre os pacientes que tiveram AVE hemorrágico inicial (redução do risco relativo em 49%), quando comparados com os que tiveram AVE isquêmico (redução do risco relativo em 26%); isso provavelmente refletiu a associação ainda mais direta entre pressão arterial e risco de AVE hemorrágico. Por essas razões, o estudo PROGRESS foi interpretado como indicativo de um efeito benéfico da redução da pressão arterial dos pacientes com doença cerebrovascular, independentemente da história de hipertensão.

O estudo SPS3, além de avaliar o efeito do tratamento antiplaquetário duplo, também examinou o papel do controle estrito *versus* convencional da pressão arterial (sistólica < 130 *versus* 130 a 149 mmHg) no prognóstico de recidiva dos AVE entre pacientes com AVE associado à doença de vasos de pequeno calibre (AVEs lacunares). Esse estudo demonstrou tendência de efeito benéfico na recidiva de AVE entre o grupo com pressão arterial mais baixa (razão de risco: 0,81; intervalo de confiança de 95% = 0,64 a 1,03). As diretrizes atuais recomendam reduzir a pressão arterial com base em metas individualizadas, mas é razoável usar a meta de pressão arterial sistólica inferior a 140 mmHg e pressão arterial diastólica menor que 90 mmHg [Evidência de nível 1].[6] Além de tratamento farmacológico, reduzir a ingestão diária de sal para 2 g, praticar atividade física regular e perder peso (pacientes com sobrepeso ou obesos) também podem trazer benefícios expressivos aos níveis de pressão arterial.

Hiperlipidemia

Hiperlipidemia é outro importante fator de risco modificável para doença vascular, embora sua relação com AVE esteja menos evidente que com doença cardíaca. O estudo *Stroke Prevention by Aggressive Reduction in Cholesterol Levels* forneceu evidência direta do efeito benéfico do tratamento com estatina como profilaxia secundária do AVE entre pacientes que tiveram AIT ou outro episódio de AVE. Esse estudo envolveu 4.731 pacientes com AIT ou AVE nos últimos 6 meses e no mínimo 30 dias depois do AVE. O requisito era que os pacientes tivessem níveis basais de LDL-colesterol entre 100 e 190 mg/dℓ. Os pacientes com FA, cardioembolia e HSA foram excluídos e os restantes foram distribuídos randomicamente para usar 80 mg de atorvastatina por dia ou placebo. Ao longo do período de acompanhamento médio de quase 5 anos, a atorvastatina reduziu o risco de recidiva do AVE de 13,1 para 11,2%. Os efeitos nos outros desfechos cardiovasculares foram ligeiramente mais acentuados, mas não houve qualquer alteração da mortalidade geral.

Como não se acredita que os lipídios contribuam significativamente para o risco de AVE, parte desse efeito benéfico deriva das ações anti-inflamatórias das estatinas, ou de outros efeitos. Outros mecanismos pelos quais as estatinas podem exercer seus efeitos são suas ações no fluxo sanguíneo e função do endotélio vascular, inflamação, varredura de radicais livres, hemostasia e outras.

Estatinas constituem a base do tratamento de redução dos lipídios e, depois de um AIT ou AVE, o paciente deve iniciar tratamento hipolipemiante rigoroso (Evidência de nível 1).[3] Conforme foi descrito na seção sobre profilaxia primária de AVE, inibidores de PCSK9 devem ser considerados para pacientes com histórico de AVE, cujos níveis de LDL mantêm-se elevados, apesar do tratamento rigoroso com estatinas e medidas para melhorar fatores de risco relacionados com estilo de vida.

Diabetes melito

Embora estudos tenham demonstrado que controle glicêmico reduz o risco de complicações microvasculares, existem dúvidas quanto ao efeito benéfico na redução das complicações macrovasculares, inclusive AVE. Em um estudo, o controle glicêmico rigoroso de uma coorte prospectiva de pacientes diabéticos recém-diagnosticados não reduziu significativamente o risco de AVE. No entanto, para pacientes diabéticos que têm AVE, recomendam-se as seguintes medidas para assegurar controle glicêmico adequado: dieta e exercícios, hipoglicemiantes orais e insulina.

Modificação do estilo de vida

Fatores de risco comportamentais podem ser os mais difíceis de controlar, mas os médicos devem envidar esforços para instruir seus pacientes quanto à sua importância. Tabagismo causa dependência, e sua interrupção pode requerer aconselhamento psicológico e intervenções médicas, inclusive adesivos de nicotina ou vareniclina. Também é importante incentivar a prática de atividades físicas, na medida em que o estilo de vida sedentário está associado às elevações da pressão arterial e ao risco de AVE. A ingestão excessiva de álcool (mais de dois drinques por dia) também deve ser desestimulada, embora existam evidências de que o consumo moderado possa ter efeitos protetores contra AVE. Contudo, é difícil encontrar provas nos estudos controlados, de que o controle desses fatores de risco reduza o risco de AVE. A educação do paciente quanto ao controle dos fatores de risco comportamentais é extremamente importante e semelhante, tanto como profilaxia primária quanto secundária (Evidência de nível 1).[4,5]

ACIDENTE VASCULAR ENCEFÁLICO HEMORRÁGICO

Hemorragia intracerebral

Nos EUA, HIC é responsável por cerca de 10 a 15% de todos os AVEs e acarreta risco de mortalidade em 1 ano na faixa de 60%. Além de hipertensão arterial, HIC pode ser causada por AAC ou angiite, tratamento anticoagulante, malformações vasculares, tumores cerebrais, angiomas cavernosos, aneurismas, trombose venosa cerebral, uso abusivo de drogas ilícitas ou álcool, coagulopatias patológicas, arterites infecciosas ou inflamatórias e vasculopatias genéticas. HIC maciça com volumes acima de 60 mℓ frequentemente é fatal se não for realizada drenagem cirúrgica, porque estruturas vitais são lesadas irreversivelmente, enquanto hemorragias menores podem ser tratadas com medidas de suporte. Considerando o prognóstico sombrio ao final de 1 ano, mesmo quando ocorrem sangramentos intracerebrais pequenos a moderados, a profilaxia primária da HIC tem importância fundamental.

Hipertensão arterial

Assim como ocorre no AVE isquêmico, o primeiro episódio de HIC pode ser evitado em muitos casos por meio da identificação e controle dos fatores de risco específicos. A hipertensão é o fator de risco modificável mais importante e duplica o risco de HIC espontânea primária. O controle da pressão arterial reduz o risco de recidiva da HIC em quase 50%. O índice de recidiva anual é de 2% entre pacientes com HIC profunda e até 4% dos pacientes com sangramentos lobares. O risco mais alto de recidiva das hemorragias lobares provavelmente se deve à existência de AAC.

Angiopatia amiloide cerebral

AAC ainda não é um fator de risco modificável. Micro-hemorragias e microinfartos associados à AAC são muito mais comuns que os sangramentos clinicamente detectáveis. Os fatores de risco mais importantes para hemorragias associadas à AAC são idade, número de micro-hemorragias identificadas inicialmente e presença do alelo E2 ou E4 da apolipoproteína E. Hoje em dia, tratamento para redução de amiloide não está aprovado para uso clínico e isto dificulta os esforços de profilaxia secundária.

O estudo PROGRESS descrito antes avaliou um subgrupo de pacientes com HIC recidivantes e demonstrou que redução da pressão sistólica/diastólica em 9/4 mmHg diminuiu o risco cumulativo de HIC em 50% e em mais de 70% nos pacientes com suposta AAC, confirmando a viabilidade da abordagem convencional de redução do risco para pacientes com hemorragia associada à AAC. Alguns estudos demonstraram uma associação entre inibidores de redutase da HMG-CoA e risco aumentado de HIC, mas essa preocupação por fim foi refutada por uma metanálise ampla, que incluiu mais de 40 estudos com quase 250 mil pacientes. No entanto, estatinas não têm efeito benéfico como profilaxia para HIC, embora possam ser usadas por pacientes que já tiveram HIC e tenham outras indicações, inclusive doença cardiovascular ou AVE isquêmico.

Questões relativas ao risco de sangramento

Hemorragia associada aos anticoagulantes

Em uma metanálise de 102.607 pacientes, pesquisadores compararam os índices de sangramento significativo entre pacientes que usavam ACOD e varfarina. O risco de sangramento significativo foi cerca de 28% menor entre os usuários de ACOD, enquanto o risco de HIC foi cerca de 50% menor; não houve diferença quanto ao risco de hemorragia digestiva. A incidência de HIC foi de 0,51% no grupo tratado com ACOD e 1,08% no grupo que usou varfarina. Apesar esse risco absoluto relativamente pequeno, tratamento crônico com anticoagulantes orais pode estar contraindicado quando há fatores específicos relativos ao paciente (inclusive histórico de hemorragia significativa), que podem aumentar significativamente o risco de sangramento subsequente.

Tratamento da fibrilação atrial de pacientes com risco alto de hemorragia intracerebral

Pacientes com histórico de sangramento sintomático aparentemente relacionado com AAC têm contraindicação relativa ao tratamento crônico com anticoagulantes. Nesses casos, uma alternativa seria ocluir o apêndice atrial esquerdo. Inicialmente, alguns autores sugeriram a hipótese de que fechamento do apêndice atrial seria uma forma de evitar tromboembolia associada à FA, na medida em que cerca de 90% do material tromboembólico origina-se do apêndice atrial de pacientes com FA não reumática. Duas técnicas usadas para fechar o apêndice atrial esquerdo e torná-lo funcionalmente obsoleto são ligadura cirúrgica e oclusão por cateter usando um dispositivo Watchman®. A abordagem por cateter consiste em cateterização venosa e punção do septo atrial antes da inserção e aplicação do dispositivo oclusor no apêndice atrial. Ensaios controlados randomizados compararam esses dispositivos com varfarina e demonstraram que não tinham eficácia inferior. Derrame pericárdico, AVE perioperatório e embolização do dispositivo foram responsáveis pelas principais complicações imediatas, enquanto embolização do dispositivo e AVE subsequente podem ocorrer meses depois de sua implantação. Por essa razão, a oclusão do apêndice atrial pode ser considerada para pacientes que tiveram sangramento significativo ou têm risco alto de HIC (Figura 45.3).

Sangramento associado a anticoagulação

Em razão da facilidade de administração e da pouca necessidade de monitoramento periódico, médicos recomendam rotineiramente ACODs em vez de varfarina para evitar tromboembolia em pacientes com FA não valvar. Quando ocorre sangramento significativo (p. ex., HIC), o efeito da varfarina é revertido eficazmente com plasma fresco congelado ou concentrado de complexo protrombínico multifatorial. O desenvolvimento de antídotos para ACODs é uma área de estudo intensivo. Idarucizumabe é um anticorpo monoclonal dirigido contra dabigatrana e atualmente está aprovado pela FDA americano para reverter sangramentos significativos associados a este anticoagulante. No caso dos inibidores de fator Xa, estudos demonstraram que andexan et al. (uma forma inativa recombinante modificada do fator Xa humano) reduz rápida e eficazmente os níveis de atividade anticoagulante e, desse modo, diminui o volume do sangramento.

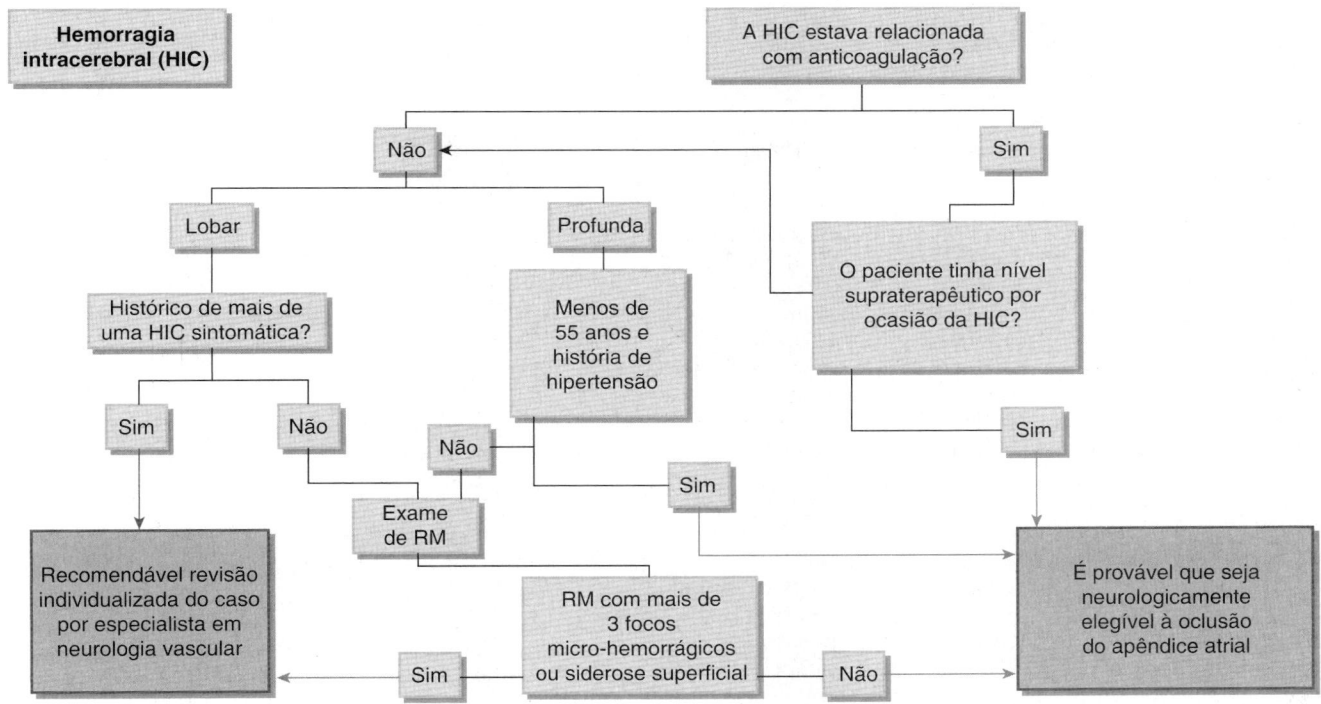

Este algoritmo leva em consideração apenas pacientes com hemorragia intracerebral primária. Pacientes com outras causas (p. ex., malformação vascular) devem ser avaliados separadamente.

FIGURA 45.3 Como determinar a necessidade de realizar oclusão do apêndice atrial esquerdo. Para os pacientes com fibrilação atrial, oclusão do apêndice atrial deve ser considerada quando o risco subsequente de hemorragia intracerebral ou sistêmica grave não parecer suficientemente alto, representando uma contraindicação relativa ao tratamento anticoagulante. Pacientes em risco altíssimo de hemorragia intracerebral (HIC) repetida podem não ser candidatos à oclusão do apêndice atrial, considerando a exigência adotada por alguns médicos de que seja realizado um ciclo breve de anticoagulação depois do procedimento. RM, ressonância magnética.

Malformações arteriovenosas

Sangramento causado por malformações arteriovenosas (MAVs) é a causa mais comum de HIC na faixa etária abaixo de 45 anos. O estudo ARUBA (*Medical Management with or without Interventional Therapy for Unruptured Brain Arteriovenous Malformations*) comparou tratamento intervencionista com tratamento clínico isolado como forma de controlar MAVs que ainda não tinham rompido. Esse estudo foi interrompido porque os sujeitos do grupo tratado clinicamente tiveram risco menor de AVE ou morte, em comparação com o grupo da intervenção. Por essa razão, é recomendável tratar conservadoramente MAVs que não romperam. Contudo, a heterogeneidade dessas lesões dificulta fazer generalizações a todas as MAVs e a experiência de cada clínico e cirurgião também pode ser levada em consideração. MAVs que já romperam tendem mais a sangrar novamente e, quando for anatomicamente exequível, podem-se considerar ressecção cirúrgica, embolização ou radioterapia estereotáxica.

Hemorragia subaracnóidea aneurismática

Ressecção de aneurisma é o tratamento definitivo para aneurismas que causam HSA e pode ser realizada cirurgicamente ou por meio de balões, espirais ou material embólico depositado dentro da dilatação aneurismática. Entretanto, a profilaxia de ruptura dos aneurismas de pacientes com lesões assintomáticas depende da história natural esperada dessas lesões e risco das intervenções propostas. O ensaio *International Study of Unruptured Intracranial Aneurysms* definiu o risco anual de ruptura aneurismática com base na localização e dimensões dos aneurismas em questão. O escore PHASES foi criado em 2014 com base em uma análise cumulativa de seis estudos prospectivos incluindo mais de 8 mil pacientes e tem como propósito ajudar a prever com mais certeza o risco de ruptura aneurismática. Esse escore leva em conta seis fatores (hipertensão, idade, história de HSA, localização anatômica, dimensões e local de residência do indivíduo) como previsores de ruptura aneurismática; quando esses fatores são combinados em um único escore, pode-se quantificar com mais precisão o risco futuro de ruptura e ajudar a determinar a necessidade de intervenção. O risco de ruptura deve ser comparado com os riscos da intervenção, que são determinados pelas comorbidades do paciente e risco histórico dos procedimentos realizados na instituição.

REABILITAÇÃO PÓS-ACIDENTE VASCULAR ENCEFÁLICO

A abordagem multidisciplinar à reabilitação de pacientes que tiveram AVE é iniciada na unidade de recuperação neurológica por fisiatras, fisioterapeutas, terapeutas ocupacionais e fonoaudiólogos experientes e mostrou-se benéfica à recuperação máxima dos pacientes. Essa abordagem é especialmente útil para evitar as diversas complicações associadas aos AVE (p. ex., infecções, contraturas e úlceras de pressão) e ampliar ao máximo a independência dos pacientes com hemiplegia/hemiparesia ensinando-os a sair eficientemente do leito para uma cadeira de rodas. Atividades da vida diária também podem ser promovidas nos quesitos higiene pessoal, vestir-se e alimentar-se. Fonoaudiólogos e terapeutas ocupacionais devem também ajudar seus pacientes a melhorar as habilidades necessárias à comunicação e desempenho das atividades da vida diária.

A depressão é um transtorno associado comumente aos AVE, em parte como reação às limitações físicas e/ou mentais, mas também porque ocorrem alterações da bioquímica cerebral, que podem responder satisfatoriamente ao tratamento com antidepressivos tricíclicos e inibidores seletivos da recaptação de serotonina. Um estudo randomizado demonstrou que escitalopram administrado profilaticamente aos pacientes com AVE conseguiu evitar desenvolvimento de depressão. Uma revisão de Cochrane dos inibidores seletivos de recaptação de serotonina no contexto pós-AVE demonstrou sua eficácia para melhorar não apenas depressão, como também dependência e limitações físicas causadas pelo AVE. É necessário realizar estudos adicionais para determinar se existe algum benefício atribuível ao tratamento profilático da depressão, em comparação com tratamento iniciado depois que o transtorno é diagnosticado.

EVIDÊNCIAS DE NÍVEL 1

1. Law MR, Morris JK, Wald NJ. Use of blood pressure lowering drugs in the prevention of cardiovascular disease: meta-analysis of 147 randomised trials in the context of expectations from prospective epidemiological studies. BMJ. 2009;338:b1665.
2. American Diabetes Association. 10. Cardiovascular disease and risk management: Standards of Medical Care in Diabetes–2019. Diabetes Care. 2019;42(suppl 1):S103 S123.
3. Grundy SM, Stone NJ, Bailey AL, et al. 2018 AHA/ACC/AACVPR/AAPA/ABC/ACPM/ADA/AGS/APhA/ASPC/NLA/PCNA Guideline on the management of blood cholesterol: a report of the American College of Cardiology/American Heart Association Task Force on Clinical Practice Guidelines. J Am Coll Cardiol. 2019;73(24):e285–e350.
4. Meschia JF, Bushnell C, Boden-Albala B, et al. Guidelines for the primary prevention of stroke: a statement for healthcare professionals from the American Heart Association/American Stroke Association. Stroke. 2014;45(12):3754-832.
5. Kernan WN, Ovbiagele B, Black HR, et al. Guidelines for the prevention of stroke in patients with stroke and transient ischemic attack: a guideline for healthcare professionals from the American Heart Association/American Stroke Association. Stroke. 2014;45(7):2160–2236.
6. James PA, Oparil S, Carter BL, et al. 2014 evidence-based guideline for the management of high blood pressure in adults: report from the panel members appointed to the Eighth Joint National Committee (JNC 8). JAMA. 2014; 311(5):507-520.

LEITURA SUGERIDA

Amarenco P, Bogousslavsky J, Callahan A III, et al. High-dose atorvastatin after stroke or transient ischemic attack. N Engl J Med. 2006;355(6):549-559.

Arima H, Tzourio C, Anderson C, et al. Effects of perindopril-based lowering of blood pressure on intracerebral hemorrhage related to amyloid angiopathy: the PROGRESS trial. Stroke. 2010;41(2):394-396.

Bailey RD, Hart RG, Benavente O, Pearce LA. Recurrent brain hemorrhage is more frequent than ischemic stroke after intracranial hemorrhage. Neurology. 2001;56(6):773-777.

Boden-Albala B, Cammack S, Chong J, et al. Diabetes, fasting glucose levels, and risk of ischemic stroke and vascular events: findings from the Northern Manhattan Study (NOMAS). Diabetes Care. 2008;31(6):1132-1137.

Burnett AE, Mahan CE, Vazquez SR, Oertel LB, Garcia DA, Ansell J. Guidance for the practical management of the direct oral anticoagulants (DOACs) in VTE treatment. J Thromb Thrombolysis. 2016;41(1):206-232.

Chimowitz MI, Lynn MJ, Howlett-Smith H, et al. Comparison of warfarin and aspirin for symptomatic intracranial arterial stenosis. N Engl J Med. 2005;352(13):1305-1316.

Connolly SJ, Ezekowitz MD, Yusuf S, et al. for RE-LY Steering Committee and Investigators. Dabigatran versus warfarin in patients with atrial fibrillation. N Engl J Med. 2009;361(12):1139-1151.

DeBakey ME. Successful carotid endarterectomy for cerebrovascular insufficiency. Nineteen-year follow-up. JAMA. 1975;233(10):1083-1085.

Derdeyn CP, Chimowitz MI, Lynn MJ, et al. Aggressive medical treatment with or without stenting in high-risk patients with intracranial artery stenosis (SAMMPRIS): the final results of a randomised trial. Lancet. 2014;383(9914):333-341.

Eckstein HH, Ringleb P, Allenberg JR, et al. Results of the Stent-Protected Angioplasty versus Carotid Endarterectomy (SPACE) study to treat symptomatic stenoses at 2 years: a multinational, prospective, randomised trial. Lancet Neurol. 2008;7(10):893-902.

Ederle J, Dobson J, Featherstone RL, et al. Carotid artery stenting compared with endarterectomy in patients with symptomatic carotid stenosis (International Carotid Stenting Study): an interim analysis of a randomised controlled trial. Lancet. 2010;375(9719):985-997.

Elkind MS. Implications of stroke prevention trials: treatment of global risk. Neurology. 2005;65(1):17-21.

Elkind MS, Sacco RL, Macarthur RB, et al. High-dose lovastatin for acute ischemic stroke: results of the phase I dose escalation Neuroprotection with Statin Therapy for Acute Recovery Trial (NeuSTART). Cerebrovasc Dis. 2009;28(3):266-275.

Estruch R, Ros E, Martínez-González MA. Mediterranean diet for primary prevention of cardiovascular disease. N Engl J Med. 2013;369(7):676-677.

Granger CB, Alexander JH, McMurray JJ, et al. Apixaban versus warfarin in patients with atrial fibrillation. N Engl J Med. 2011;365(11):981-992.

Greving JP, Wermer MJ, Brown RD Jr, et al. Development of the PHASES score for prediction of risk of rupture of intracranial aneurysms: a pooled analysis of six prospective cohort studies. Lancet Neurol. 2014;13(1):59-66.

Hackam DG, Woodward M, Newby LK, et al. Statins and intracerebral hemorrhage: collaborative systematic review and meta-analysis. Circulation. 2011;124(20):2233-2242.

Halkes PH, van Gijn J, Kappelle LJ, Koudstaal PJ, Algra A. Medium intensity oral anticoagulants versus aspirin after cerebral ischaemia of arterial origin (ESPRIT): a randomised controlled trial. Lancet Neurol. 2007;6(2):115-124.

Iso H, Jacobs DR Jr, Wentworth D, Neaton JD, Cohen JD. Serum cholesterol levels and six-year mortality from stroke in 350,977 men screened for the multiple risk factor intervention trial. N Engl J Med. 1989;320(14): 904-910.

Johnston SC, Gress DR, Browner WS, Sidney S. Short-term prognosis after emergency department diagnosis of TIA. JAMA. 2000;284(22):2901-2906.

Kent DM, Ruthazer R, Weimar C, et al. An index to identify stroke-related vs incidental patent foramen ovale in cryptogenic stroke. Neurology. 2013;81(7): 619-625.

Lackland DT, Roccella EJ, Deutsch AF, et al. Factors influencing the decline in stroke mortality: a statement from the American Heart Association/American Stroke Association. Stroke. 2014;45(1):315-353.

LaRosa JC, Grundy SM, Waters DD, et al. Intensive lipid lowering with atorvastatin in patients with stable coronary disease. N Engl J Med 2005;352(14): 1425-1435.

Lavallée PC, Meseguer E, Abboud H, et al. A transient ischaemic attack clinic with round-the-clock access (SOS-TIA): feasibility and effects. Lancet Neurol. 2007;6(11):953-960.

Luengo-Fernandez R, Gray AM, Rothwell PM. Effect of urgent treatment for transient ischaemic attack and minor stroke on disability and hospital costs (EXPRESS study): a prospective population-based sequential comparison. Lancet Neurol. 2009;8(3):235-243.

Mantese VA, Timaran CH, Chiu D, Begg RJ, Brott TG; for CREST Investigators. The Carotid Revascularization Endarterectomy versus Stenting

Trial (CREST): stenting versus carotid endarterectomy for carotid disease. *Stroke*. 2010;41(10 suppl):S31-S34.

Meier B, Frank B, Wahl A, Diener HC. Secondary stroke prevention: patent foramen ovale, aortic plaque, and carotid stenosis. *Eur Heart J*. 2012;33(6):705-713, 713a, 713b.

Mohr JP, Parides MK, Stapf C, et al. Medical management with or without interventional therapy for unruptured brain arteriovenous malformations (ARUBA): a multicentre, non-blinded, randomised trial. *Lancet*. 2014;383(9917):614-621.

Mohr JP, Thompson JL, Lazar RM, et al. A comparison of warfarin and aspirin for the prevention of recurrent ischemic stroke. *N Engl J Med*. 2001;345(20):1444-1451.

Ntaios G, Papavasileiou V, Sagris D, et al. Closure of patent foramen ovale versus medical therapy in patients with cryptogenic stroke or transient ischemic attack: updated systematic review and meta-analysis. *Stroke*. 2018;49(2):412-418.

Patel MR, Mahaffey KW, Garg J, et al. Rivaroxaban versus warfarin in nonvalvular atrial fibrillation. *N Engl J Med*. 2011;365(10):883-891.

PROGRESS Collaborative Group. Randomised trial of a perindopril-based blood-pressure-lowering regimen among 6,105 individuals with previous stroke or transient ischaemic attack. *Lancet*. 2001;358(9287):1033-1041. doi:10.1016/S0140-6736(01)06178-5.

Reddy VY, Doshi SK, Kar S, et al. 5-Year outcomes after left atrial appendage closure: from the PREVAIL and PROTECT AF trials. *J Am Coll Cardiol*. 2017;70(24):2964-2975.

Rengifo-Moreno P, Palacios IF, Junpaparp P, Witzke CF, Morris DL, Romero-Corral A. Patent foramen ovale transcatheter closure vs. medical therapy on recurrent vascular events: a systematic review and meta-analysis of randomized controlled trials. *Eur Heart J*. 2013;34(43):3342-3352.

Ridker PM, Cook NR, Lee I-M, et al. A randomized trial of low-dose aspirin in the primary prevention of cardiovascular disease in women. *N Engl J Med*. 2005;352(13):1293-1304.

Robinson RG, Jorge RE, Moser DJ, et al. Escitalopram and problem-solving therapy for prevention of poststroke depression: a randomized controlled trial. *JAMA*. 2008;299(20):2391-2400.

Sacco RL, Chong JY, Prabhakaran S, Elkind MSV. Experimental treatments for acute ischaemic stroke. *Lancet*. 2007;369(9558):331-341.

Sacco RL, Diener HC, Yusuf S, et al. Aspirin and extended-release dipyridamole versus clopidogrel for recurrent stroke. *N Engl J Med*. 2008;359(12):1238-1251.

Standl E, Schnell O, Ceriello A. Postprandial hyperglycemia and glycemic variability: should we care? *Diabetes Care*. 2011;34(suppl 2):S120-S127.

Viswanathan A, Greenberg SM. Cerebral amyloid angiopathy in the elderly. *Ann Neurol*. 2011;70(6):871-880.

Wang Y, Wang Y, Zhao X, et al. Clopidogrel with aspirin in acute minor stroke or transient ischemic attack. *N Engl J Med*. 2013;369(1):11-19.

Wiebers DO, Whisnant JP, Huston J III, et al. Unruptured intracranial aneurysms: natural history, clinical outcome, and risks of surgical and endovascular treatment. *Lancet*. 2003;362(9378):103-110.

Wolf SL, Winstein CJ, Miller JP, et al. Effect of constraint-induced movement therapy on upper extremity function 3 to 9 months after stroke: the EXCITE randomized clinical trial. *JAMA*. 2006;296(17):2095-2104.

Wright JT Jr, Williamson JD, Whelton PK, et al. A randomized trial of intensive versus standard blood-pressure control. *N Engl J Med*. 2015;373(22):2103-2116.

SEÇÃO 6 NEUROTRAUMA
Editor da Seção: *Neeraj Badjatia*

Concussão e Encefalopatia Pós-Traumática Crônica 46

James M. Noble e John F. Crary

PONTOS-CHAVE

1. Concussão é uma lesão cerebral traumática branda definida por sinais e sintomas neurológicos transitórios, com ou sem perda de consciência.

2. Concussão é muito comum entre jovens e adultos que praticam esportes de contato e colisão, mas ocorre com mais frequência em contextos não esportivos e em todas as faixas etárias.

3. Concussão também pode ser diferenciada de outros tipos de lesão cerebral traumática por não haver evidência de lesões cerebrais nos exames de neuroimagem convencionais.

4. Esforços contínuos são realizados no sentido de desenvolver avaliações diagnósticas e prognósticas com base em biomarcadores, mas, hoje, concussão ainda é um diagnóstico clínico.

5. Encefalopatia pós-traumática crônica é uma condição patológica com frequência indefinida, que ocorre quase exclusivamente em indivíduos que sofrem repetidas lesões cerebrais traumáticas comprovadas ou têm história de exposição prolongada às atividades com risco de impacto e lesão craniana frequentes.

6. O elemento fundamental ao diagnóstico de encefalopatia pós-traumática crônica é acumulação de proteína *tau* hiperfosforilada anormal com padrão de distribuição neuroanatômica típica, que a diferencia de outras doenças neurodegenerativas e de envelhecimento.

7. Síndrome de encefalopatia pós-traumática é um correlato clínico proposto para descrever encefalopatia pós-traumática crônica e caracteriza-se por manifestações clínicas como distúrbios cognitivos e comportamentais, parkinsonismo e doença dos neurônios motores.

CONCUSSÃO

Introdução

Concussão é uma lesão encefálica traumática (LET) leve reconhecida há séculos como consequência de acidentes, guerras e esportes. Visibilidade dos casos de maior notoriedade de concussão recorrente nos esportes de contato e preocupação crescente com seu possível impacto a longo prazo colocaram essa síndrome em evidência nos últimos anos. Essas preocupações se concentraram sobretudo em jovens potencialmente vulneráveis e cérebros em desenvolvimento. Nos últimos 15 anos, foram realizados avanços significativos no entendimento da fisiopatologia das consequências imediatas e tardias de um ou mais episódios repetidos de concussão e sua epidemiologia, em especial nos esportes. Os principais desafios nesse campo são necessidade de maior precisão do diagnóstico em tempo real, avaliações baseadas em biomarcadores para determinar com mais precisão as métricas objetivas de recuperação e avaliação personalizada do risco atribuível às lesões recorrentes.

Definição

Concussão é uma LET leve definida pelo desenvolvimento de sinais e sintomas neurológicos geralmente transitórios, inclusive cefaleia, tontura, desequilíbrio, cansaço e fadiga, hipersensibilidade à luz e ao som, dificuldade de concentração e déficits de memória – com frequência descrito como "névoa mental" –, distúrbio do sono ou transtorno de humor, que ocorrem depois de movimento rápido direto ou indireto do encéfalo, causando lesão por aceleração ou desaceleração rotacional ou translacional extrema do encéfalo. Não é necessário haver perda de consciência no momento do impacto para fazer o diagnóstico de concussão. Outros sintomas observados no momento do impacto são distúrbios visuais transitórios ou alucinações visuais espontâneas, muitas vezes descritos como "ver estrelas". Um termo semelhante – *lesão encefálica subconcussiva* – também caracteriza LET, muitas vezes com a mesma causa ou mecanismo de lesão concussiva subjacente, mas sem quaisquer sinais ou sintomas.

Concussão pode ocorrer em qualquer traumatismo, inclusive quedas de altura suficiente, acidentes automobilísticos, explosões sem lesão perfurante em campo de combate, violência doméstica ou outros traumatismos físicos. *Concussão relacionada com esportes* (CRE) é aquela que ocorre durante a prática de esportes de contato com alto risco de lesões – futebol americano, futebol, hóquei, lacrosse,[a] basquete, luta livre e rúgbi, entre outros – ou esportes de luta caracterizados pelo objetivo específico de induzir concussão do oponente, como boxe, artes marciais diversas e esportes relacionados. Qualquer que seja a etiologia, os sintomas são muito semelhantes, mas pode haver diferentes fatores psicossociais associados à recuperação.

Ao contrário de outros tipos mais graves de LET, concussão não é definida por alterações neurorradiológicas como

---

[a] N.T.: Lacrosse é um esporte de equipe de origem nativa americana, usado com uma pequena bola de borracha e um bastão de manobra longo chamado "crosse" ou "lacrosse stick".

hemorragia ou outras anormalidades evidentes nos exames convencionais de neuroimagem, como tomografia computadorizada (TC) ou ressonância magnética (RM). Embora existam estudos em andamento com biomarcadores radiológicos – por exemplo, sequências de RM em campo de alta potência, inclusive imagens em tensor de difusão e RM funcional –, biomarcadores sanguíneos e liquóricos, assim como técnicas eletroencefalográficas, nenhum deles é usado na prática corrente para confirmar diagnóstico de concussão ou lesões subconcussivas. Em vista das consideráveis diferenças individuais nessas sequências de RM, a comparação de um indivíduo com valores normativos tem limitações consideráveis, o que restringe o uso da sequência de RM em tensor de difusão e RM funcional principalmente à área de pesquisa, sem aplicações imediatas na prática clínica.

Epidemiologia

O grau expressivo de heterogeneidade das lesões encefálicas traumáticas dificulta estudos epidemiológicos. Nenhuma lesão é igual a outra entre dois pacientes, e, mesmo em determinado indivíduo, concussões repetidas são diferentes uma da outra. Outras diferenças evidenciadas em cada episódio de concussão incluem mecanismo da lesão, forças aplicadas no crânio e cinemática craniana do indivíduo acidentado, localização da lesão, contexto no qual houve concussão e probabilidade de que sinais e sintomas sejam referidos. A incidência de concussão única ou concussões repetidas ao longo da vida não pode ser definida com precisão, mas acredita-se que ocorram em vários milhões de indivíduos todos os anos apenas nos EUA. A epidemiologia segue um padrão trimodal ao longo da vida, com picos nos primeiros meses de vida, adolescência e idade avançada. Entre as causas de concussão nos indivíduos muito jovens e muito idosos estão principalmente quedas acidentais, enquanto nos adolescentes a concussão pode estar relacionada com comportamentos de risco, inclusive direção de veículos motorizados, exposição à violência e prática de esportes cada vez mais competitivos.

Se bem que o termo CRE inclua apenas uma porcentagem pequena de todas as concussões, esse subgrupo oferece oportunidade de estudar mais claramente sua epidemiologia, sintomatologia e recuperação ao longo do tempo, tendo em vista sistemas estritos aplicados para monitorar atletas, em especial no contexto de esportes universitários. A incidência anual de CRE é de, no mínimo, 300 mil somente nos EUA, malgrado esse número provavelmente esteja subestimado em razão da subnotificação dos atletas afetados. A epidemiologia de concussão recorrente não está bem definida, mas acredita-se que ocorra em uma porcentagem pequena dos atletas que já tiveram CRE e podem estar mais sujeitos a outros episódios. Os fatores que predispõem às concussões repetidas não estão bem esclarecidos, porém podem estar relacionados com a prática de esportes com risco alto de contato e impacto.

Fisiopatologia

Considerando que pacientes com concussão em geral não apresentam indícios de lesão estrutural do encéfalo nos exames de neuroimagem convencionais como RM ou TC, em outros tempos, concussão era considerada uma alteração fisiológica, mas isso passou a ser questionado. Concussão causa distúrbio fisiológico considerável, com importante desorganização da microestrutura dos axônios, cuja detecção ainda é difícil, mas real. Essas lesões podem ser generalizadas ou relativamente focais, todavia com acometimento de vias com importantes implicações clínicas generalizadas. Modelos experimentais sugerem alterações metabólicas, inclusive elevação do lactato tecidual, que é máximo ao longo de vários dias, seguido por recuperação gradual do fluxo sanguíneo cerebral nos tecidos afetados – a maioria das alterações demonstráveis desaparece em 7 a 10 dias. Em resposta à força de cisalhamento rotacional ou translacional, modelos histopatológicos animais de concussão demonstram desorganização das propriedades viscoelásticas dos axônios, raramente com rompimento ou destruição dos próprios axônios (Figura 46.1).

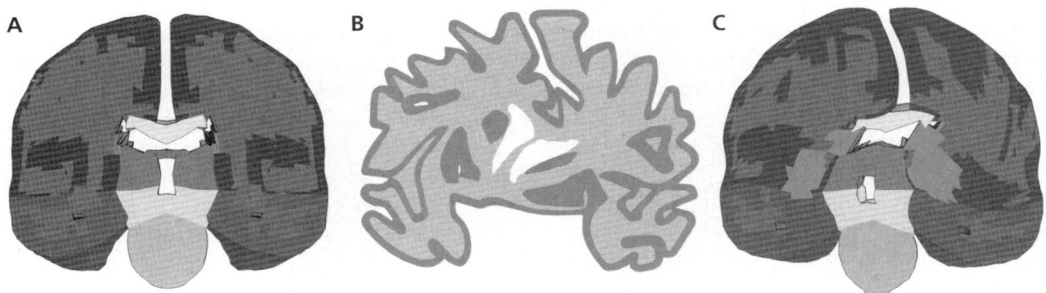

FIGURA 46.1 Deformação do encéfalo humano incluindo simulação de elementos finitos em resposta à aceleração rotacional da cabeça. Cortes coronais. **A.** Modelo de elementos finitos, estado de repouso. **B.** Modelo conceitual de deformação do encéfalo humano no plano coronal. **C.** Simulação de elementos finitos em resposta à aceleração rotacional. A força linear (impacto) aplicada no lado direito da imagem poderia causar deformação encefálica ilustrada em **B** e **C**, em razão da aceleração cerebral regional, mas não por força direta do crânio sobre o cérebro adjacente. A direção da aceleração rotacional encefálica resultante é anti-horária, com o centro do cérebro ficando atrás das regiões externas situadas mais próximas do crânio. O modelo de deformação ilustrado aqui é suficiente para induzir lesão encefálica traumática grave; deformações causadas por lesões encefálicas traumáticas brandas são menos dramáticas. (Cortesia de Barclay Morrison, Professor de Engenharia Biomédica, Columbia University.) (*Esta figura se encontra reproduzida em cores no Encarte.*)

Regiões do encéfalo
- Substância cinzenta cerebral – inferior
- Substância cinzenta cerebral – superior
- Corpo caloso
- Tálamo
- Mesencéfalo
- Ponte
- Núcleos da base
- Substância branca cerebral

Ao considerar um indivíduo que sofre apenas uma concussão, não se conhecem bem os limiares de lesão necessários para causá-la, mas acredita-se que ocorra após um mínimo de 60 g de aceleração linear ou 2 mil a 4 mil rad/s² de aceleração rotacional. Raramente uma pessoa é submetida a essas forças na vida diária normal fora dos eventos fisicamente traumáticos conhecidos que acometem os indivíduos afetados. Na atualidade, os riscos de ocorrência, intensidade e recorrência da concussão não são bem compreendidos, todavia sugerem que LET prévia aumente o risco de concussão subsequente. A natureza muito variável de expressão e recuperação da concussão suscita a possibilidade de um perfil de risco genético-ambiental desconhecido.

Diagnóstico

Concussão sofrida em condições não relacionadas com esportes, como acidentes automobilísticos ou outras causas de traumatismo, muitas vezes é diagnosticada quando o indivíduo é atendido por outros motivos relacionados com traumatismo de crânio ou outras partes do corpo. Embora tenham sido propostos alguns exames de triagem para concussão, o diagnóstico depende basicamente da suspeita de concussão pelo profissional de saúde com base em sintomas neurológicos e que tenha ocorrido uma forma mais grave de LET. Depois da concussão, não deve haver sinais neurológicos focais importantes ao exame. Qualquer sinal ou sintoma de localização ou lateralização deve levar o médico a cogitar um exame de imagem neurológico, inclusive TC, se houver suspeita de declínio imediato da condição neurológica, ou RM, se o paciente for avaliado sem condição de urgência ou tiver recuperação inesperadamente longa dos sinais ou sintomas depois do acidente.

Alguns dispositivos e instrumentos foram sugeridos como estratégias de monitoramento da concussão, inclusive questionários complementados por diversos exames, desde a simples avaliação do tempo de reação até testes neuropsicológicos automatizados e neuropsicológicos mais formais/convencionais. Além dos questionários de sintomas e triagem cognitiva, exames clínicos inicial e subsequentes realizados depois da concussão devem focar em equilíbrio e movimentos oculares. Testes de equilíbrio podem incluir exame convencional da marcha e posição corporal, mas testes mais sensíveis, inclusive posição de pés juntos e equilíbrio sobre um pé, podem ser mais reveladores de distúrbios sutis. Além disso, podem ser monitorados no consultório médico e pelo próprio paciente ao longo do período de recuperação. Anormalidades dos movimentos extraoculares podem incluir nistagmo espontâneo ou provocado, movimentos sacádicos de busca e ultrapassagem de alvos distantes, convergência prejudicada e limitação da supressão da reação vestibulocular. Essas anormalidades costumam ser detectadas ao exame clínico. A avaliação formal dos movimentos extraoculares pode ser útil nos casos sutis ou refratários, em particular quando há suspeita de desalinhamento ocular. A LET pode estar associada a outras sequelas atribuídas ao mesmo mecanismo de lesão, inclusive vertigem posicional paroxística benigna, lesão por chicoteio da cabeça e neuropatias cranianas focais traumáticas.

No caso específico da CRE, tem sido adotada abordagem mais conservadora nos esportes juvenis, universitários e profissionais nos últimos anos. Em termos gerais, as regras mudaram no sentido do diagnóstico imediato da lesão, inclusive em campo ou fora dele, exclusão da partida quando há suspeita de concussão e impedimento de retorno à partida até que haja recuperação clínica. Estatutos legais determinam essa abordagem nos esportes juvenis de todos os 50 estados americanos, e, atualmente, normas adotadas por ligas/conferências esportivas seguem abordagem semelhante na prática de esportes universitários e profissionais. Depois que o atleta é retirado do jogo, a abordagem ao diagnóstico é semelhante à adotada com qualquer outra vítima de concussão, conquanto tenham sido elaborados alguns instrumentos especificamente para esportes. As diretrizes de consenso atuais defendem um instrumento de avaliação inicial padronizado como a Sideline Concussion Assessment Tool (5ª versão) no contexto dos esportes, mas a validade deste e de outros instrumentos de triagem em contextos clínicos ainda é incerta, e deve-se buscar uma avaliação neurológica abrangente sempre que houver suspeita de concussão.

Com exceção dos testes neuropsicológicos formais, que têm desvantagem significativa como instrumento de triagem em razão do custo e do tempo necessários, a maioria dos outros exames nesse campo, se não todos, foi desenvolvida como instrumento para auxiliar avaliações secundárias por não médicos, com a intenção de rastrear para limitar o risco de retorno prematuro do atleta ao esporte de contato. No entanto, é preciso interpretá-los com certo cuidado, porque não substituem a avaliação neurológica formal, que pode detectar sutilezas não reconhecidas nesses exames de rastreamento. Além disso, algumas avaliações de triagem são consideradas normais dentro de uma gama de valores relativamente ampla, são propensas a erros de avaliação inicial e viés de reteste e podem ser generalizáveis além de uma população de referência relativamente pequena de atletas jovens e adultos. Por fim, a maioria dos exames usados nos programas de monitoramento sequencial de concussão é suscetível à "simulação" de um atleta ávido para voltar a jogar, com avaliações iniciais propositalmente com desempenho ruim, de forma que as avaliações pós-concussão não sejam significativamente diferentes.

Tratamento

Hoje, não há tratamentos médicos ou fisioterápicos estudados com rigor ou aprovados pela FDA (Food and Drug Administration) e que tenham comprovadamente acelerado a recuperação após concussão única, ou melhorado sintomas persistentes pós-concussão. As condutas empíricas de tratamento da concussão não relacionada com esportes são baseadas em abordagens criadas para recuperação da CRE. Nesse último grupo, as diretrizes recomendam afastamento dos esportes de contato durante o mínimo de 24 horas depois de qualquer suspeita de concussão. Em seguida, os atletas retornam à atividade segundo um protocolo gradual e centrado no paciente, que começa com a lenta introdução de exercícios aeróbicos, seguidos por exercícios anaeróbicos até o treino de contato completo. No passado, recomendava-se "tratamento em casulo" – ou repouso e afastamento prolongados de qualquer situação potencialmente demandante sob o ponto de vista cognitivo ou físico –, mas hoje se aceita que essa medida não é apenas ineficaz, como também pode retardar a recuperação ou agravar a condição do paciente. Em vez disso, o retorno às atividades físicas, cognitivas e sociais, na medida de tolerância aos sintomas, deve ser oferecida tão logo seja possível e de forma gradativa. A recuperação de qualquer tipo de concussão se estende no mínimo por 1 semana depois da suposta lesão, desde que o atleta não volte a apresentar sintomas de concussão ao alcançar gradativamente cada limiar de atividade. No caso específico dos esportes, apenas quando o atleta está assintomático e sem usar qualquer fármaco que propicie vantagem ou benefício clínico (inclusive analgésicos), considera-se que se recuperou da concussão.

No passado, embora muita atenção fosse dada à reincorporação de um atleta ao esporte, o retorno à atividade acadêmica em estudantes atletas tem mais prioridade. O processo de reincorporação do estudante acidentado, sua escola e seus pais às atividades acadêmicas e outras atividades científicas requer uma abordagem terapêutica multimodal denominada *retorno à aprendizagem*. Atletas jovens devem ter concluído seu retorno ao processo de aprendizagem com recuperação completa, antes de voltarem a praticar esportes com risco alto de contato/impacto ou outras atividades de alto risco. Sempre que atenderem um jovem que sofreu concussão, os profissionais de saúde devem tentar avaliar o nível atual de ânimo para atividades atléticas ou de estimulação cognitiva, bem como que possam agravar os sintomas, como o tempo habitual de uso de computadores ou telefones celulares em ambiente social e acadêmico. Essas diretrizes são um instrumento para monitorar o progresso e incentivar o indivíduo a participar ativamente da recuperação. No caso de pacientes afetados por concussão em contextos não esportivos, devem-se usar condutas semelhantes, baseadas em limiares, gradativas e centradas no paciente para o retorno ao trabalho e à vida social e profissional. Apoio psicológico, ao mesmo tempo que se promove a recuperação fisiológica da concussão, pode ser um elemento fundamental ao tratamento de crianças e adultos, que podem perceber que têm desempenho baixo em suas atividades pessoais, sociais e acadêmicas. Envolver paciente, familiares, escola ou empresa pode ser útil ao estabelecimento de expectativas conjuntas de recuperação e apoio ao indivíduo ao longo do processo de recuperação.

Em algumas situações, pode-se considerar o afastamento do esporte ou comportamento de risco associado às concussões recorrentes; no contexto da CRE, esse conceito é denominado *afastamento por motivo médico* ou *desqualificação para os esportes por motivo médico*. Essa discussão é altamente individualizada e muitas vezes difícil, equilibrando fatores de motivação do paciente e da família, possível subsídio ou outro incentivo fiscal para continuar jogando contra um prognóstico neurológico incerto e muito variável. Entretanto, essa pode ser uma decisão apropriada em atletas que mostram limiar de lesão progressivamente menor para concussão, períodos de recuperação neurológica cada vez mais longos após concussões sucessivas e declínio do desempenho acadêmico, neuropsicológico ou atlético.

Prognóstico

A evolução natural da concussão única sem complicações não é bem compreendida. De acordo com estudos de CRE em atletas do ensino secundário e universitários que praticavam esportes de contato, cerca de 80 a 90% das pessoas com concussão única sem complicações têm recuperação plena no decorrer de dias até 2 semanas. A curto prazo, cerca de 10 a 20% dos indivíduos com concussão têm recuperação prolongada – acima de 1 a 2 semanas e, às vezes, até vários meses. Os sintomas persistentes além desse período suscitam a possibilidade de uma condição neuropsicológica preexistente ou superposta, inclusive um transtorno do humor ou enxaqueca prévia. Alguns estudos sugeriram que as concussões recorrentes prenunciam uma recuperação mais prolongada, e a diminuição do limiar de lesão em alguns está associada à concussão subsequente.

Depois de traumatismo cranioencefálico de qualquer tipo, inclusive a concussão, os pacientes podem estar mais propensos a apresentar enxaqueca, transtornos do humor ou vertigem posicional paroxística benigna, dada a provável contribuição do impacto para canalolitíase. Na atualidade, não existem evidências para que o tratamento desses indivíduos seja diferente do tratamento de um paciente com esses diagnósticos como transtornos primários ou não traumáticos. Entretanto, alguns com vários sintomas ou síndromes persistentes podem obter maior benefício com terapias que ofereçam impacto em múltiplas modalidades por meio de um esquema relativamente simples. Algumas evidências referidas à LET não relacionada com esportes indicam que as repercussões sociais, interpessoais e profissionais podem ser mais evidentes a longo prazo, mesmo depois que os déficits cognitivos objetivos regrediram. Os indivíduos que procuram atendimento e apoio imediatos podem conseguir enfrentar problemas comportamentais e interpessoais subsequentes, que podem começar a surgir no período de recuperação neurológica objetiva, mas antes do retorno às rotinas sociais, acadêmicas e profissionais.

Riscos e prognósticos a longo prazo associados à concussão única não complicada não são bem conhecidos, e estudos epidemiológicos amplos não detectaram relações consistentes entre prognóstico clínico e progressão da lesão. Estudos da apolipoproteína E4 são limitados, mas não identificaram diferenças no risco de concussão ou recuperação com base na situação de portador. Ainda que concussão única não complicada seja uma LET leve, concussões recorrentes foram associadas ao aumento significativo da probabilidade de desenvolver transtornos neuropsiquiátricos importantes associados ao envelhecimento – inclusive depressão, demência, doença de Parkinson, esclerose lateral amiotrófica – e comportamentos psicossociais erráticos, inclusive abuso de drogas e suicídio, portanto com significativo impacto na qualidade de vida de muitos indivíduos afetados e suas famílias.

Uma razão para afastamento obrigatório do esporte por suspeita de concussão e retorno gradual subsequente se baseia na preocupação com uma síndrome neurológica rara, mas bem definida, denominada *síndrome do segundo impacto*. Essa condição foi identificada exclusivamente em indivíduos que retornaram ao esporte ou sofreram uma segunda concussão antes da recuperação completa da primeira, mesmo que haja um intervalo de dias entre os dois eventos. A fisiopatologia da síndrome do segundo impacto não é bem compreendida, mas parece incluir edema encefálico focal ou generalizado intenso, agressivo e, muitas vezes, clinicamente refratário depois da segunda concussão.

ENCEFALOPATIA PÓS-TRAUMÁTICA CRÔNICA

Introdução

Encefalopatia pós-traumática crônica é o termo usado para descrever a doença neurodegenerativa crônica que se desenvolve depois de concussões repetidas, como LET branda. Inicialmente, encefalopatia pós-traumática crônica (EPTC) era referida como *bêbado socado* e, mais tarde, *demência do pugilista*, em vista de sua associação amplamente reconhecida à prática do boxe. EPTC pode ocorrer em qualquer indivíduo que sofra lesões concussivas ou subconcussivas repetitivas – por exemplo, vítimas de violência doméstica e pacientes autistas com comportamento de balançar violentamente a cabeça –, mas atletas de esportes de contato e/ou luta têm recebido mais atenção. Veteranos militares constituem outra população de risco que é cada vez mais estudada. Além disso, constatou-se EPTC à necropsia de alguns veteranos com diagnóstico clínico de transtorno de estresse pós-traumático, sugerindo a possível sobreposição dessas condições. O elemento diagnóstico clássico é acumulação de proteína *tau* hiperfosforilada com distribuição neuroanatômica típica, que a diferencia de outras doenças neurodegenerativas e envelhecimento.

Epidemiologia

A epidemiologia da EPTC não está bem esclarecida, considerando-se que não há critérios clínicos diagnósticos formalizados e que existem algumas semelhanças com outras doenças neurodegenerativas esporádicas. Alguns estudos anatomopatológicos sugeriram que seja comum expressão simultânea de EPTC e outras patologias, inclusive doença de Alzheimer, encefalopatias associadas aos corpos de Lewy e angiopatia amiloide cerebral. Além disso, histórico de LET pode agravar a expressão das outras doenças coexistentes. Como também ocorre nos distúrbios cognitivos degenerativos, as manifestações clínicas podem não corresponder diretamente às alterações patológicas, inclusive presença e gravidade da EPTC e patologias semelhantes. Isso ocorre até em conhecidos esportes de luta de alto risco, como o boxe, sobre o qual até hoje só se publicou uma série de casos, seguida por séries mais recentes com participantes de esportes de contato, como futebol americano, hóquei, beisebol e futebol, além de veteranos de combate militar. Existem também relatos de casos em vítimas de violência doméstica. Uma recente série de casos de jogadores de futebol profissionais de uma população altamente selecionada de famílias e indivíduos preocupados com importantes alterações neurocomportamentais identificou EPTC na grande maioria dos indivíduos. Apesar da possibilidade de viés, todas as necropsias cerebrais de famosos jogadores de futebol americano profissional (110 casos publicados até 2017) coincidiram com cerca de 1.300 mortes reconhecidas no mesmo período. Desse modo, no mínimo 8,5% tinham EPTC confirmada por exame neuropatológico na ocasião da morte. Uma coorte ampliado de necropsias sugeriu relação dose-dependente entre anos de prática de futebol profissional e risco e gravidade da EPTC. Vários jovens jogadores de futebol americano com ETC incipiente definida por critérios neuropatológicos, mortos por outras causas, não apresentavam sintomas neurológicos ou psiquiátricos reconhecíveis. No entanto, uma preocupação crescente é que possa haver sequelas clínicas substanciais quando existem alterações neuropatológicas avançadas. Até hoje, a doença não foi reconhecida na ausência de traumatismo cranioencefálico, embora o limiar de risco – extensão e intensidade necessárias para causar ETC – ainda seja incerto. Além disso, não se sabe se uma LET única pode desencadear ETC.

Fisiopatologia

A patogenia da EPTC está em investigação atualmente. Acredita-se que traumatismo físico cause estresse mecânico no contexto agudo, com cisalhamento de estruturas celulares – por exemplo, axônios, dendritos, conexões sinápticas, processos gliais e vasos sanguíneos – e consequente comprometimento cognitivo ou síndrome pós-concussiva. As alterações moleculares associadas ao traumatismo agudo incluem elevação da proteína precursora amiloide e de outras proteínas. A lesão repetitiva pode avançar para neurodegeneração, às vezes muitos anos depois. As alterações encefálicas macroscópicas são inespecíficas, mas incluem atrofia encefálica e cavidade do septo pelúcido. Ao exame microscópico, os pacientes com EPTC apresentam acumulação acentuada de agregados anormais, que contêm formas hiperfosforiladas da proteína *tau* associada aos microtúbulos. Formas patológicas dessa proteína são encontradas nos neurônios e na glia, gerando alguma confusão diagnóstica à necropsia, sobretudo em pacientes idosos que podem ter tauopatias primárias associadas ao envelhecimento ou astrogliopatia *tau* relacionada com envelhecimento. É importante ressaltar que o padrão de tauopatia associada à EPTC é diferente, com acumulação predominante nas regiões encefálicas mecanicamente vulneráveis, inclusive áreas sulcais neocorticais profundas e regiões perivasculares – um dado patognomônico da EPTC (Figura 46.2). Diagnóstico isolado de EPTC pode ser mais provável entre indivíduos mais jovens com histórico de episódios repetidos de LET. Até 85% dos pacientes com EPTC apresentam também acúmulo de proteína de ligação ao DNA TAR com 43 kDa, a principal proteína da doença na esclerose lateral amiotrófica. As placas de amiloide características da doença de Alzheimer e as inclusões positivas para alfassinucleína da doença de Parkinson também são observadas, mas não são proeminentes. As inclusões *tau* anormais surgem em um padrão distinto que reflete as características biomecânicas da lesão, inclusive o acometimento focal em espaços perivasculares e no recesso dos sulcos, uma região que pode mostrar lesão aguda na lesão encefálica traumática. Outras anormalidades são variadas, mas incluem dilatações varicosas axonais subcorticais e destruição de axônios.

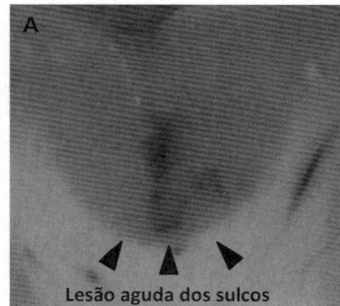
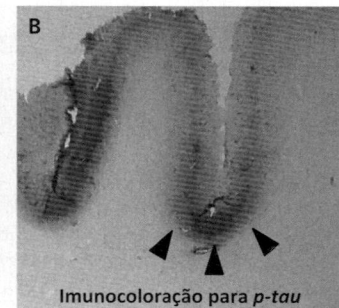
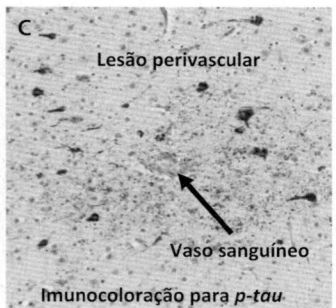

FIGURA 46.2 Vulnerabilidade regional depois de lesão encefálica traumática. **A.** Contusões podem ser demonstradas ao exame macroscópico das áreas profundas dos sulcos neocorticais depois de lesão encefálica traumática aguda (*pontas de seta*). **B.** Essa preparação imuno-histoquímica usando antissoros que se ligam especificamente às proteínas *tau* hiperfosforiladas anormais (*p-tau*) mostrou predileção por sulcos neocorticais (*pontas de seta*) desse jogador de futebol americano aposentado com encefalopatia pós-traumática crônica. **C.** Fotografia de microscopia cerebral de um corte do córtex de um paciente com encefalopatia pós-traumática crônica demonstrando neurônios positivos à imunocoloração para *p-tau* (*pontos marrons*) circundados por um vaso sanguíneo (*seta*). Esse corte foi contracorado com hematoxilina (*em azul*). (**B.** Cortesia da Dra. Ann McKee, Boston University.) (*Esta figura se encontra reproduzida em cores no Encarte.*)

Diagnóstico

O correspondente clínico sugerido para EPTC é conhecido como síndrome de encefalopatia pós-traumática (SEPT), que está associada a um espectro de distúrbios comportamentais e transtornos de personalidade, depressão, comportamento suicida mais grave, déficits de memória e disfunção cognitiva. O espectro clínico da SEPT é amplo, e a definição completa de seus sinais/sintomas ainda depende de séries de necropsia mais numerosas, mas estudos recentes sugeriram que essa síndrome tem duas variantes clínicas. A primeira é *de comportamento/humor*, com características que surgem em idade mais jovem. A outra é *cognitiva*, que surge em idade mais avançada. Distúrbios do movimento, entre os quais figura parkinsonismo, também são comuns. A Tabela 46.1 descreve os critérios propostos para diagnosticar SEPT.

Além disso, não é raro observar doença do neurônio motor em pacientes com ETC – isso é denominado *encefalomielopatia traumática crônica*. A demência, o parkinsonismo e a doença do neurônio motor podem ocorrer isolada ou coletivamente em um paciente. O declínio cognitivo pode ter quadro clínico semelhante ao da doença de Alzheimer ou demência frontotemporal, e a abordagem diagnóstica aos pacientes com SEPT deve ser a mesma usada para diagnosticar outras doenças neurodegenerativas. SEPT pode ser uma explicação alternativa para quadros clínicos de distúrbios cognitivos neurodegenerativos atípicos, mas hoje ainda é um diagnóstico firmado por exclusão. A maioria dos casos de EPTC parece progredir ao longo de décadas. Nos casos típicos, as manifestações neurológicas começam anos depois da cessação da exposição aos esportes de alto risco ou lesão traumática comprovada, conquanto alguns atletas tenham desistido depois de desenvolver distúrbios cognitivos crônicos no contexto de esportes competitivos contínuos. Ainda há muito debate sobre se essas alterações sinalizam manifestações clínicas ativas de EPTC, porque atualmente não existem biomarcadores *in vivo* validados.

Tratamento

A abordagem terapêutica recomendada aos pacientes com histórico de LET e diagnóstico possível ou provável de SEPT deve incluir um plano de cuidados individualizados para compensar os problemas cognitivos, comportamentais, motores e funcionais específicos de cada paciente e seus cuidadores. Depois que os sintomas aparecem, não há tratamento específico para SEPT. Medidas profiláticas incluem estratégias voltadas à redução de LET e outras consequências adversas.

Prognóstico

Vários estudos clínicos longitudinais com atletas de alto risco estão em andamento, inclusive com jogadores amadores e profissionais de futebol americano e jogadores de futebol internacionais. Com base nos estudos sobre mortalidade, há indícios de que exposição ao futebol americano profissional ou futebol internacional esteja associada a índices mais altos de morte por demência ou esclerose lateral amiotrófica e, possivelmente, doença de Parkinson, em comparação com as causas de mortes de controles ou população em geral. No entanto, esses atletas têm taxas de mortalidade geral e por doença cardiovascular ou câncer menores. A história natural da EPTC e SEPT ainda não está definida.

No futebol americano, pesquisadores sugeriram um índice de impacto craniano cumulativo para calcular os limites de exposição aos impactos cranianos repetidos ao longo da vida e, possivelmente, pontos de inflexão que aumentam o risco de complicações comportamentais e cognitivas, além de alterações refletidas por biomarcadores em idade mais avançada. O suicídio se tornou uma causa importante de morte entre vários atletas de elite, inclusive em um período anterior à percepção ampliada do diagnóstico de EPTC, ainda que sua epidemiologia não esteja bem definida. Embora esportes de alto risco possam

Tabela 46.1 Critérios diagnósticos da síndrome de encefalopatia pós-traumática.

Elementos necessários	Elementos complementares
Sintomas persistentes por mais de 2 anos	Transtornos emocionais, inclusive depressão, ansiedade, agitação, agressividade, ideação paranoide, deterioração das relações interpessoais e tendência ao suicídio
Ausência de outra doença neurológica que possa explicar mais diretamente todas as manifestações clínicas	Distúrbios comportamentais, inclusive violência, impulsividade, comportamento socialmente inaceitável, abulia, apatia, transtorno de personalidade e comorbidade de uso abusivo de substâncias
História de traumatismo craniano, geralmente associado a história de concussão, embora possa estar limitada a traumatismo subconcussivo Traumatismos cranianos repetitivos Evolução progressiva Início tardio dos sintomas Disfunção cognitiva autorreferida ou descrita por outras pessoas, em geral afetando mais de um domínio cognitivo, confirmada por declínio cognitivo documentado pelos resultados dos testes neuropsicológicos formais	Distúrbios motores, inclusive bradicinesia, tremor, rigidez, instabilidade da marcha, disartria, disfagia, ataxia e distúrbios dos movimentos oculares

Critérios diagnósticos

SEPT possível: depende de história de traumatismo craniano, sintomas persistentes por mais de 2 anos, nenhuma outra doença neurológica que possa mais bem explicar todas as manifestações clínicas, evolução progressiva e ao menos um elemento complementar.

SEPT provável: é preciso atender a todos os critérios de SEPT possível, acrescidos de história de impacto traumático repetitivo, início tardio dos sintomas, deterioração cognitiva e ao menos um elemento complementar.

SEPT improvável: não é possível atender aos critérios diagnósticos mínimos de SEPT possível e pode incluir pacientes nos quais é provável haver outra doença neurodegenerativa ou transtorno psiquiátrico.

SEPT, síndrome de encefalopatia pós-traumática. (Adaptada de Reams N, Eckner JT, Almeida AA, et al. A clinical approach to the diagnosis of traumatic encephalopathy syndrome: a review. *JAMA Neurol*. 2016;73(6):743-749.)

acarretar risco ligeiramente maior de suicídio de atletas universitários durante o período de atividade, estudos com jogadores de futebol americano sugeriram riscos menores de suicídio do que na população americana em geral, talvez relacionado com fatores complexos associados à prática de esportes profissionais.

Por fim, considerando o fator de risco reconhecido e evitável de traumatismo craniano resultante em concussão, além de, presumivelmente, CRE nas modalidades de luta e talvez também em esportes de contato, esse espectro patológico traz um dilema ético e moral importante. Embora alguns grupos de especialistas, inclusive neurologistas, tenham recomendado banir a prática de boxe, o mais provável é que o interesse do público por esses esportes continue. Relatos históricos sugerem aumento do risco de morte durante períodos em que esportes como esses são proibidos, mas persistem de maneira clandestina ou não autorizada, sem participação de neurologistas ou outros especialistas na supervisão ou consulta. Hoje em dia, não existem modelos personalizados de riscos neurológicos dos esportes de alto risco, enquanto o interesse do público em geral por eles ainda seja grande. Neurologistas têm um papel importante na promoção do conhecimento público sobre esportes de luta e contato de alto risco, equilibrando-se em conhecimentos e incertezas quanto aos riscos individuais dos atletas em curto e longo prazos, ainda que referendem os efeitos benéficos intrínsecos da prática de atividade física e atletismo.

LEITURA SUGERIDA

Adams JW, Alvarez VE, Mez J, et al. Lewy body pathology and chronic traumatic encephalopathy associated with contact sports. *J Neuropathol Exp Neurol*. 2018;77(9):757-768.

Alosco ML, Kasimis AB, Stamm JM, et al. Age of first exposure to American football and long-term neuropsychiatric and cognitive outcomes. *Transl Psychiatry*. 2017;7(9):e1236.

Alosco ML, Mez J, Tripodis Y, et al. Age of first exposure to tackle football and chronic traumatic encephalopathy. *Ann Neurol*. 2018;83(5):886-901.

Arbogast KB, Curry AE, Pfeiffer MR, et al. Point of health care entry for youth with concussion within a large pediatric care network. *JAMA Pediatr*. 2016;170(7):e160294.

Asken BM, Bauer RM, DeKosky ST, et al. Concussion BASICS III: serum biomarker changes following sport-related concussion. *Neurology*. 2018;91(23):e2133-e2143.

Baker DR, Kulick ER, Boehme AK, Noble JM. Effects of the New York State Concussion Management and Awareness Act ("Lystedt Law") on concussion-related emergency health care utilization among adolescents, 2005-2015. *Am J Sports Med*. 2018;46(2):396-401.

Baker JG, Willer BS, Dwyer MG, Leddy JJ. A preliminary investigation of cognitive intolerance and neuroimaging among adolescents returning to school after concussion. *Brain Inj*. 2020;34(6):818-827.

Bari S, Svaldi DO, Jang I, et al. Dependence on subconcussive impacts of brain metabolism in collision sport athletes: an MR spectroscopic study. *Brain Imaging Behav*. 2019;13(3):735-749.

Breedlove EL, Robinson M, Talavage TM, et al. Biomechanical correlates of symptomatic and asymptomatic neurophysiological impairment in high school football. *J Biomech*. 2012;45(7):1265-1272.

Bruns J Jr, Hauser WA. The epidemiology of traumatic brain injury: a review. *Epilepsia*. 2003;44(suppl 10):2-10.

Cantu RC. The role of the neurologist in concussions: when to tell your patient to stop. *JAMA Neurol*. 2013;70(12):1481-1482.

Centers for Disease Control and Prevention. Nonfatal traumatic brain injuries related to sports and recreation activities among persons aged ≤19 years—United States, 2001-2009. *MMWR Morb Mortal Wkly Rep*. 2011;60(39):1337-1342.

Corsellis JA, Bruton CJ, Freeman-Browne D. The aftermath of boxing. *Psychol Med*. 1973;3(3):270-303.

Cubon VA, Murugavel M, Holmes KW, Dettwiler A. Preliminary evidence from a prospective DTI study suggests a posterior-to-anterior pattern of recovery in college athletes with sports-related concussion. *Brain Behav*. 2018;8(12):e01165.

Davis-Hayes C, Baker DR, Bottiglieri TS, et al. Medical retirement from sport after concussions: a practical guide for a difficult discussion. *Neurol Clin Pract*. 2018;8(1):40-47.

Echemendia RJ, Meeuwisse W, McCrory P, et al. The Sport Concussion Assessment Tool 5th Edition (SCAT5): background and rationale. *Br J Sports Med*. 2017;51(11):848-850.

Garcia GP, Lavieri MS, Jiang R, et al. A data-driven approach to unlikely, possible, probable, and definite acute concussion assessment. *J Neurotrauma*. 2019;36(10):1571-1583.

Gavett BE, Stern RA, McKee AC. Chronic traumatic encephalopathy: a potential late effect of sport-related concussive and subconcussive head trauma. *Clin Sports Med*. 2011;30(1):179-xi.

Giza CC, Hovda DA. The neurometabolic cascade of concussion. *J Athl Train*. 2001;36(3):228-235.

Giza CC, Kutcher JS, Ashwal S, et al. Summary of evidence-based guideline update: evaluation and management of concussion in sports: report of the Guideline Development Subcommittee of the American Academy of Neurology. *Neurology*. 2013;80(24):2250-2257.

Goldfinger MH, Ling H, Tilley BS, et al. The aftermath of boxing revisited: identifying chronic traumatic encephalopathy pathology in the original Corsellis boxer series. *Acta Neuropathol*. 2018;136(6):973-974.

Guskiewicz KM, Register-Mihalik J, McCrory P, et al. Evidence-based approach to revising the SCAT2: introducing the SCAT3. *Br J Sports Med*. 2013;47(5):289-293.

Halstead ME, McAvoy K, Devore CD, et al. Returning to learning following a concussion. *Pediatrics*. 2013;132(5):948-957.

Harmon KG, Clugston JR, Dec K, et al. American Medical Society for Sports Medicine position statement on concussion in sport. *Br J Sports Med*. 2019;53(4):213-225.

Holbourn AHS. Mechanics of head injuries. *Lancet*. 1943;242(6267):438-441.

Institute of Medicine, National Research Council. *Sports-Related Concussions in Youth: Improving the Science, Changing the Culture*. Washington, DC: The National Academies Press; 2013.

Lehman EJ, Hein MJ, Baron SL, Gersic CM. Neurodegenerative causes of death among retired National Football League players. *Neurology*. 2012;79(19):1970-1974.

Mackay DF, Russell ER, Stewart K, MacLean JA, Pell JP, Stewart W. Neurodegenerative disease mortality among former professional soccer players. *N Engl J Med*. 2019;381(19):1801-1808.

Martland HS. Punch drunk. *JAMA*. 1928;91(15):1103-1107.

Martland HS, Beling CC. Traumatic cerebral hemorrhage. *Arch NeurPsych*. 1929;22(5):1001-1023.

Mayeux R, Ottman R, Maestre G, et al. Synergistic effects of traumatic head injury and apolipoprotein-epsilon 4 in patients with Alzheimer's disease. *Neurology*. 1995;45(3, pt 1):555-557.

McCrory P, Meeuwisse W, Dvoák J, et al. Consensus statement on concussion in sport–the 5th International Conference on Concussion in Sport held in Berlin, October 2016. *Br J Sports Med*. 2017;51(11):838-847.

McKee AC, Stern RA, Nowinski CJ, et al. The spectrum of disease in chronic traumatic encephalopathy. *Brain*. 2013;136(pt 1):43-64.

McLendon LA, Kralik SF, Grayson PA, Golomb MR. The controversial second impact syndrome: a review of the literature. *Pediatr Neurol*. 2016;62:9-17.

Mez J, Daneshvar DH, Abdolmohammadi B, et al. Duration of American football play and chronic traumatic encephalopathy. *Ann Neurol*. 2020;87(1):116-131.

Mez J, Daneshvar DH, Kiernan PT, et al. Clinicopathological evaluation of chronic traumatic encephalopathy in players of American football. *JAMA*. 2017;318(4):360-370.

Moeller JJ, Tu B, Bazil CW. Quantitative and qualitative analysis of ambulatory electroencephalography during mild traumatic brain injury. *Arch Neurol*. 2011;68(12):1595-1598.

Montenigro PH, Alosco ML, Martin BM, et al. Cumulative head impact exposure predicts later-life depression, apathy, executive dysfunction, and cognitive impairment in former high school and college football players. *J Neurotrauma*. 2017;34(2):328-340.

Murugavel M, Cubon V, Putukian M, et al. A longitudinal diffusion tensor imaging study assessing white matter fiber tracts after sports-related concussion. *J Neurotrauma*. 2014;31(22):1860-1871.

Neidecker J, Sethi NK, Taylor R, et al. Concussion management in combat sports: consensus statement from the Association of Ringside Physicians. *Br J Sports Med*. 2019;53(6):328-333.

Nelson LD, Temkin NR, Dikmen S, et al. Recovery after mild traumatic brain injury in patients presenting to US level I trauma centers: a Transforming Research and Clinical Knowledge in Traumatic Brain Injury (TRACK-TBI) study. JAMA Neurol. 2019;76(9):1049-1059.

Noble JM, Hesdorffer DC. Sport-related concussions: a review of epidemiology, challenges in diagnosis, and potential risk factors. Neuropsychol Rev. 2013;23(4):273-284.

Puzo C, Labriola C, Sugarman MA, et al. Independent effects of white matter hyperintensities on cognitive, neuropsychiatric, and functional decline: a longitudinal investigation using the National Alzheimer's Coordinating Center Uniform Data Set. Alzheimers Res Ther. 2019;11(1):64.

Reams N, Eckner JT, Almeida AA, et al. A clinical approach to the diagnosis of traumatic encephalopathy syndrome: a review. JAMA Neurol. 2016;73(6):743-749.

Rigg JL, Mooney SR. Concussions and the military: issues specific to service members. PM R. 2011;3(10 suppl 2):S380-S386.

Rowson S, Duma SM, Beckwith JG, et al. Rotational head kinematics in football impacts: an injury risk function for concussion. Ann Biomed Eng. 2012;40(1):1-13.

Shahim P, Tegner Y, Wilson DH, et al. Blood biomarkers for brain injury in concussed professional ice hockey players. JAMA Neurol. 2014;71(5):684-692.

Standring OJ, Friedberg J, Tripodis Y, et al. Contact sport participation and chronic traumatic encephalopathy are associated with altered severity and distribution of cerebral amyloid angiopathy. Acta Neuropathol. 2019;138(3):401-413.

Stern RA, Adler CH, Chen K, et al. Tau positron-emission tomography in former National Football League players. N Engl J Med. 2019;380(18):1716-1725.

Sugarman MA, McKee AC, Stein TD, et al. Failure to detect an association between self-reported traumatic brain injury and Alzheimer's disease neuropathology and dementia. Alzheimers Dement. 2019;15(5):686-698.

Tagge CA, Fisher AM, Minaeva OV, et al. Concussion, microvascular injury, and early tauopathy in young athletes after impact head injury and an impact concussion mouse model. Brain. 2018;141(2):422-458.

Weinstein E, Turner M, Kuzma BB, Feuer H. Second impact syndrome in football: new imaging and insights into a rare and devastating condition. J Neurosurg Pediatr. 2013;11(3):331-334.

Wilde EA, Hunter JV, Li X, et al. Chronic effects of boxing: diffusion tensor imaging and cognitive findings. J Neurotrauma. 2016;33(7):672-680.

Zhang L, Yang KH, King AL. A proposed injury threshold for mild traumatic brain injury. J Biomech Eng. 2004;126(2):226-236.

Lesão Encefálica Traumática 47

Gunjan Y. Parikh, Neeraj Badjatia e Stephan A. Mayer

PONTOS-CHAVE

1. A lesão encefálica traumática é um grupo heterogêneo de patologias, que podem ser classificadas com base no mecanismo da lesão, na gravidade clínica, no aspecto radiológico, na anatomopatologia ou na distribuição anatômica.

2. Além de lesão axonal, endofenótipos de lesão encefálica traumática incluem lesões vasculares e reação inflamatória exagerada.

3. A epidemiologia da lesão encefálica traumática é trimodal porque acidentes e quedas ocorrem nos primeiros e últimos anos de vida, e acidentes automobilísticos e atividades perigosas são mais comuns na faixa etária de adultos jovens e de meia-idade.

4. Sistemas coordenados de atendimento são cruciais ao tratamento ideal da lesão encefálica traumática, mas inconsistências em sua execução ocorrem em todas as fases ao longo da sequência de atendimento às vítimas de traumatismo.

5. Nos casos de lesão encefálica traumática, as abordagens terapêuticas centradas no paciente nem sempre se alinham com diretrizes generalizadas, que englobam uma gama ampla de tipos e gravidade das lesões.

6. A lesão encefálica traumática é uma doença crônica progressiva. Em consequência das reações inatas dos pacientes à lesão, danos secundários continuam a ocorrer por dias ou semanas depois do evento traumático inicial.

7. O prognóstico funcional depois de lesão encefálica traumática pode mostrar melhora ou deterioração até duas décadas depois do evento desencadeante, e os índices de mortalidade por todas as causas mantêm-se elevados por muitos anos.

8. A lesão encefálica traumática é um fator de risco modificável importante para epilepsia, acidente vascular encefálico e doença neurodegenerativa em idade avançada.

EPIDEMIOLOGIA

A lesão encefálica traumática (LET) é um flagelo moderno da sociedade industrializada. É importante causa de morte, sobretudo em adultos jovens, e importante causa de incapacidade ou deficiência. Poucas outras condições têm maior custo em dinheiro e sofrimento humano.

Mais de 2 milhões de pacientes com traumatismo cranioencefálico são atendidos anualmente em prontos-socorros dos EUA, e 10% desses pacientes são internados. Em geral, os índices combinados totais de atendimentos em prontos-socorros, hospitalizações e mortes relacionadas com LET aumentaram na última década. Nos EUA, quase 10% das mortes são causadas por traumatismos, e o encéfalo é acometido em cerca de metade desses casos. Nesse mesmo país, ocorrem um traumatismo cranioencefálico a cada 7 segundos e uma morte a cada 5 minutos. Em consequência disso, cerca de 200 mil pessoas morrem ou ficam com incapacidade permanente a cada ano. Em nível mundial, mais de 50 milhões sofrem LET anualmente, e estima-se que a metade da população mundial terá uma ou mais LET ao longo da vida. Nos países de renda *per capita* baixa a média, o ônus imposto por incapacidade e morte é desproporcionalmente maior. Algumas estimativas calcularam que os custos anuais à economia global atribuíveis à LET passem de US$ 400 bilhões.

Lesões encefálicas ocorrem em qualquer idade, porém são mais frequentes em jovens entre 15 e 24 anos. O traumatismo cranioencefálico é a principal causa de morte em pessoas com menos de 24 anos. Os homens são três a quatro vezes mais afetados que as mulheres. As principais causas de lesão encefálica são diferentes nas diversas regiões dos EUA; em todas as regiões, acidentes automobilísticos são predominantes, mas em regiões metropolitanas, a violência pessoal é preponderante. Contudo, ao longo da última década, observou-se tendência de aumento das taxas de mortalidade por LET em populações com mais de 65 anos ao longo da última década. A expectativa é a de que essa tendência persista com o envelhecimento da população. Entre adultos idosos, o mecanismo mais comum de lesão encefálica é queda, e LETs são mais comuns no sexo feminino.

FISIOPATOLOGIA

Fraturas do crânio

Fraturas do crânio são divididas em tipos linear, com afundamento ou cominutiva. Considera-se a *fratura exposta* ou aberta quando há laceração do couro cabeludo sobre a fratura. As fraturas do crânio são importantes marcadores de lesão possivelmente grave, mas raras vezes causam problemas por si sós; o prognóstico depende mais da natureza e da intensidade da lesão encefálica que da intensidade da lesão craniana.

Cerca de 80% das fraturas são lineares. Elas são mais comuns na região temporoparietal, em que o crânio é mais delgado. Com frequência, a detecção de uma fratura linear levanta a suspeita de lesão encefálica grave, mas a tomografia computadorizada (TC) não tem outras anormalidades na maioria dos pacientes. Em geral, as fraturas do crânio lineares sem deslocamento não demandam cirurgia, e o manejo pode ser conservador.

Na *fratura com afundamento*, há deslocamento interno de um ou mais fragmentos ósseos, que comprimem o encéfalo subjacente. Na fratura cominutiva, existem múltiplos fragmentos ósseos, com ou sem deslocamento. Em 85% dos casos, as fraturas com afundamento são abertas (ou "expostas") e suscetíveis à infecção ou ao extravasamento de líquido cefalorraquidiano (LCR). Mesmo quando fechadas, a maioria das fraturas com afundamento ou cominutivas necessita de exploração cirúrgica para desbridamento, elevação de fragmentos ósseos e reparo de lacerações da dura-máter. Muitas vezes há lesão do encéfalo subjacente. Em alguns pacientes, as fraturas do crânio com afundamento estão associadas a laceração, compressão ou trombose dos seios venosos da dura-máter subjacentes.

Fraturas da base do crânio podem ser lineares, com afundamento ou cominutivas. Com frequência não são detectadas por radiografias de crânio convencionais, e a melhor técnica para sua identificação é a TC com janela óssea. Pode haver achados associados de lesão de nervo craniano ou laceração da dura-máter adjacente ao local de fratura, o que pode acarretar meningite tardia, se houver entrada de bactérias no espaço subaracnóideo. Entre os sinais que levam o médico a suspeitar de fratura da parte petrosa do osso temporal, estão hemotímpano ou perfuração timpânica, perda auditiva, otorreia de LCR, fraqueza de nervo facial periférico ou equimose do couro cabeludo sobre o processo mastoide (sinal de Battle). Anosmia, equimose periorbital bilateral e rinorreia de LCR sugerem possível fratura de osso esfenoide, frontal ou etmoide.

Concussão cerebral e lesão por cisalhamento axonal

A concussão caracteriza um tipo de LET branda sem anormalidade estrutural evidente demonstrada nos exames de neuroimagem convencionais. Pode haver perda de consciência no momento do impacto em cerca de 10 a 15% dos casos de concussão, que aparentemente é causada por movimentos de aceleração-desaceleração da cabeça, com consequente estiramento e, em alguns casos, cisalhamento dos axônios. Vítimas de concussão podem estar totalmente inconscientes ou continuar acordadas, embora atordoadas; a maioria recupera-se em segundos ou minutos (não em horas), e algumas têm amnésia retrógrada ou anterógrada abrangendo o evento. Ver informações adicionais sobre concussão encefálica no Capítulo 46.

Acredita-se que o mecanismo pelo qual concussão acarreta perda de consciência seja desorganização funcional transitória do sistema de ativação reticular causada por forças rotacionais aplicadas na parte superior do tronco encefálico. Experimentalmente, rotação súbita e violenta da cabeça pode causar concussão sem impacto na cabeça. A maioria dos pacientes com concussão tem imagens normais de TC ou ressonância magnética (RM), pois concussão decorre de lesão fisiológica e não estrutural do encéfalo. Apenas 5% dos pacientes que sofrem concussão sem outras lesões apresentam hemorragia intracraniana à TC, mas esse dado pode ser tendencioso a favor dos pacientes que são atendidos no setor de emergência. Em algumas séries publicadas sobre concussão relacionada com esportes entre adolescentes, a incidência de hemorragia intracraniana diagnosticada pode ser menor que um em mil.

O termo *lesão axonal difusa* (LAD) é usado para designar coma pós-traumático com duração maior que 6 horas. Nesses casos, quando não se identifica outra causa de coma no exame de TC ou RM, presume-se que houve lesão por cisalhamento axonal microscópica e macroscópica generalizada. Quando o coma dura de 6 a 24 horas, considera-se que houve LAD leve; quando o coma dura mais de 24 horas, considera-se que houve LAD moderada ou grave, dependendo da ausência ou da presença de sinais relativos ao tronco encefálico, como descorticação ou descerebração (Tabela 47.1).

Disfunção autonômica (p. ex., hipertensão arterial, hiperidrose e hipertermia) é comum em pacientes com LAD aguda grave e pode ser um reflexo de lesão do tronco encefálico ou hipotálamo. O período de inconsciência pode durar dias, meses ou anos e os pacientes que se recuperam podem ter distúrbios cognitivos e motores graves, inclusive espasticidade e ataxia. LAD é considerada a causa isolada mais importante de incapacidade persistente após LET.

A lesão por cisalhamento axonal tende a ser mais grave em regiões específicas do encéfalo anatomicamente predispostas ao estresse máximo de forças rotacionais. Rupturas teciduais macroscópicas, cuja visualização é melhor por RM, tendem a ocorrer em estruturas medianas, inclusive na parte dorsolateral do mesencéfalo e da ponte, na parte posterior do corpo caloso, na substância branca parassagital, nas regiões periventriculares

Tabela 47.1 Características clínicas e prognóstico da lesão encefálica rotacional.

	Concussão			Lesão axonal difusa		
	Grau 1	Grau 2	Grau 3	Branda	Moderada	Grave
Perda de consciência	Não	< 5 min	> 5 min	6 a 24 h	> 24 h	Dias a semanas
Déficit de memória e amnésia	Minutos	Horas	Dias	Dias a semanas	Semanas	Meses
Postura motora anormal	Não	Não	Não	Rara	Ocasionalmente	Presente
Déficits motores crônicos	Não	Não	Não	Não	Brandos a moderados	Graves
Lesões de cisalhamento à RM	Não	Não	Não	Não	Poucas e variáveis	Várias e extensivas
Prognóstico em 3 meses (%)						
Boa recuperação	100	95	90	80	70	20
Déficit moderado	0	5	5	20	20	25
Déficit grave	0	0	5	0	15	15
Vegetativo	0	0	0	0	0	5
Morte	0	0	0	0	5	35

RM, ressonância magnética. Dados baseados em Gennarelli TA. Cerebral concussion and diffuse brain injuries. Em: Cooper PR, ed. *Head Injury*, 3rd ed. New York, NY: Williams & Wilkins; 1993:140; Iverson GL, Gardner AJ, Terry DP, et al. Predictors of clinical recovery from concussion: a systemtic review. *Br J Sports Med*. 2017;51(21):941-948; Humble SS, Wilson LD, Wang L, et al. Prognosis of diffuse axonal injury with traumatic brain injury. *J Trauma Acute Care Surg*. 2018;85(1):155-159.

e na cápsula interna. A lesão microscópica é mais difusa e se manifesta por bulbos de retração axonal em toda a substância branca dos hemisférios cerebrais. Além de lesão axonal, outros endofenótipos da LET são lesões vasculares e reação inflamatória exagerada. A perda de consciência prolongada por LAD tende a estar associada às lesões bilaterais, assimétricas e focais do tegmento dorsal da ponte e mesencéfalo – uma região densamente povoada por núcleos do tronco encefálico da rede de ativação ascendente, que é fundamental à preservação da consciência (Figura 47.1). Pequenas hemorragias, conhecidas como *microssangramentos traumáticos*, algumas vezes estão associadas às lesões por cisalhamento focal (Figura 47.2).

Aparentemente, o cisalhamento axonal desencadeia uma sequência dinâmica de eventos patológicos com evolução durante dias a semanas. A princípio, a lesão causa transecção física de alguns neurônios e lesão axonal interna de muitos outros. Nos dois casos, o processo de transporte axoplasmático continua, e os materiais são levados do corpo celular para o local de lesão. Esses materiais acumulam-se e podem levar à transecção axonal secundária, com formação de um "esferoide de retração" entre 12 horas a vários dias depois da lesão. Os canais de membrana podem se abrir e receber níveis tóxicos de cálcio. Se o paciente sobreviver, imagens de RM podem mostrar atrofia crônica dos tratos de substância branca acometidos (degeneração walleriana) e gliose.

Inflamação e edema cerebrais

A inflamação encefálica que se desenvolve depois de traumatismo cranioencefálico é um fenômeno pouco compreendido, que pode ser causado por vários mecanismos diferentes. A inflamação encefálica pós-traumática pode resultar de *edema cerebral* (p. ex., aumento do teor de água nas áreas extravasculares), aumento do volume sanguíneo cerebral (VSC) decorrente de vasodilatação anormal, ou ambos. O edema cerebral pode ser ainda classificado como citotóxico, vasogênico ou intersticial (ver Capítulo 111). A inflamação pode ser difusa ou focal, adjacente a uma hemorragia parenquimatosa ou extradural, ou estar relacionada com contusão ou infarto.

A inflamação encefálica pode seguir-se a qualquer tipo de traumatismo cranioencefálico. Curiosamente, nem sempre há boa correlação entre a magnitude da inflamação e a intensidade da lesão. Em alguns casos, sobretudo em jovens, a inflamação encefálica difusa grave que pode ser fatal ocorre minutos a horas após uma concussão leve. Acredita-se que dilatação anormal dos vasos sanguíneos cerebrais cause aumento do VSC, hiperperfusão e aumento da permeabilidade vascular, com consequente extravasamento secundário de plasma e edema cerebral vasogênico. Estudos do fluxo sanguíneo cerebral indicaram que, depois de um período inicial de hipoperfusão nas primeiras 24 horas, quase todos os pacientes apresentam hiperemia 1 a 3 dias depois de um traumatismo cranioencefálico grave, seguida menos comumente por vasospasmo arterial entre os dias 4 e 7. Inflamação encefálica grave pode estar relacionada com disfunção endotelial e microcirculatória local, ou lesão dos centros reguladores vasomotores cerebrais do tronco encefálico.

Contusão e hemorragia parenquimatosas

Contusões cerebrais são hemorragias parenquimatosas focais decorrentes de atrito e lesão do encéfalo quando este se move contra a superfície interna do crânio. A parte inferior dos lobos frontal e temporal, onde o tecido encefálico entra em contato com protuberâncias irregulares na base do crânio, é o local mais comum de contusão traumática (Figura 47.3). Rupturas lineares das meninges ou do tecido cerebral, geralmente resultantes de cortes causados pelas bordas agudas dos fragmentos de crânio afundados, são denominadas *lacerações*.

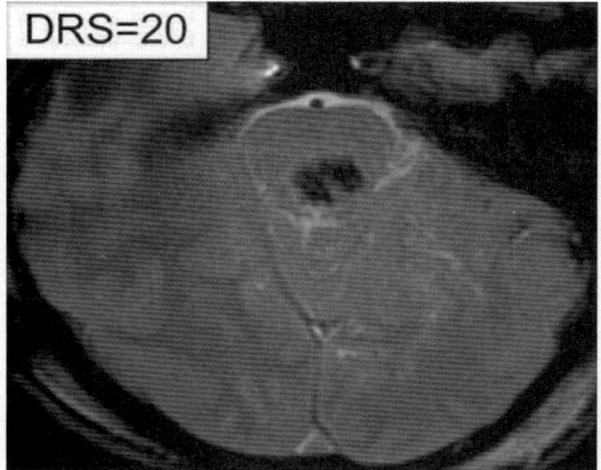 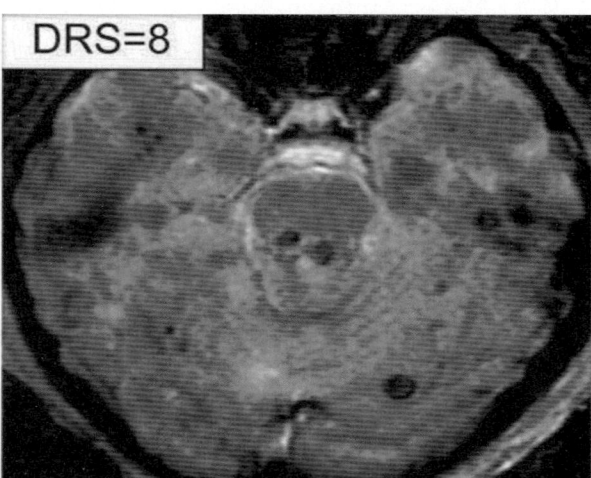

FIGURA 47.1 Reconsiderando lesão axonal difusa grau 3: nem todos os microssangramentos localizados no tronco encefálico têm o mesmo prognóstico. Microssangramentos traumáticos (MSTs) do tronco encefálico detectados à ressonância magnética (RM) em sequência *gradient-recalled echo* (T2*). A *imagem à esquerda* demonstra um paciente com grupo volumoso de lesões hipointensas (representativas de MSTs) na ponte dorsal. A *imagem à direita* ilustra outro paciente com dois MSTs ovoides menores na ponte dorsal. O paciente cuja imagem ponderada em sequência *gradient-echo recalled* está ilustrada na *imagem à esquerda* teve prognóstico desfavorável, conforme foi evidenciado por escore alto (escore 20) na *Disability Rating Scale* (DRS). O paciente ilustrado na *imagem à direita* teve prognóstico mais favorável com escore DRS de 8, indicando menos incapacidade funcional. Vale ressaltar que os dois pacientes tinham no total quatro MSTs no tronco encefálico dorsal, mas ambos apresentavam volumes diferentes de lesão dos núcleos da rede de ativação ascendente (104 *versus* 20 mm^3); isso explica a divergência de prognósticos funcionais. (De Izzy S, Mazwi NL, Martinez S, et al. Revisiting grade 3 diffuse axonal injury: not all brainstem microbleeds are prognostically equal. *Neurocrit Care*. 2017;27[2]:199-207.)

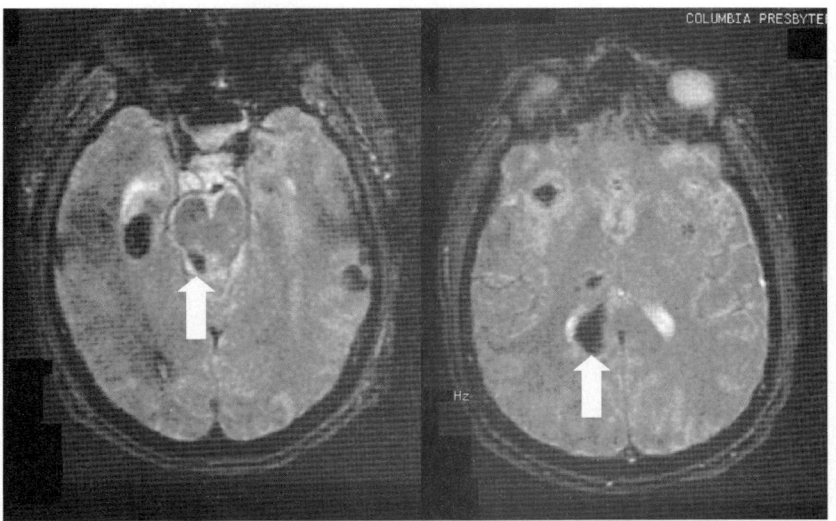

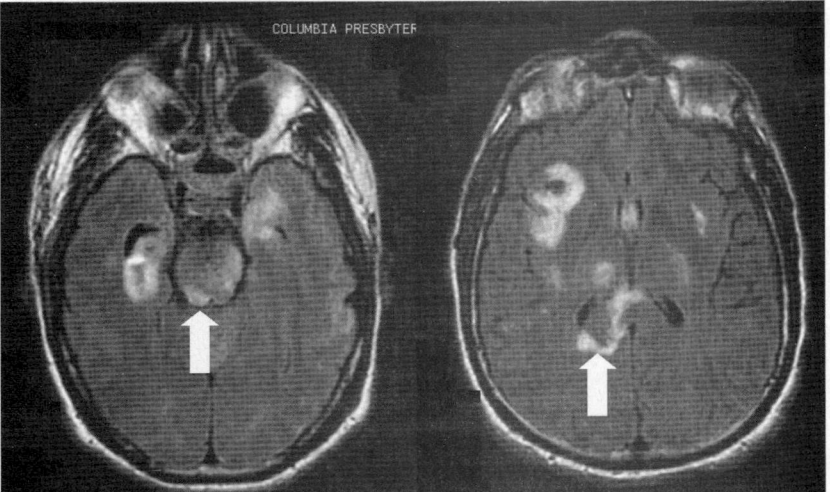

FIGURA 47.2 Anormalidades focais típicas evidenciadas à ressonância magnética demonstrando lesão difusa por cisalhamento axonal depois de microtraumatismo. *Parte superior*: imagens em sequência *gradiente echo* mostrando lesões hemorrágicas (microssangramentos traumáticos) na região dorsolateral direita do mesencéfalo e esplênio do corpo caloso. *Parte inferior*: imagens em sequência FLAIR (*fluid-attenuated inversion recovery*) demonstrando edema dessas regiões.

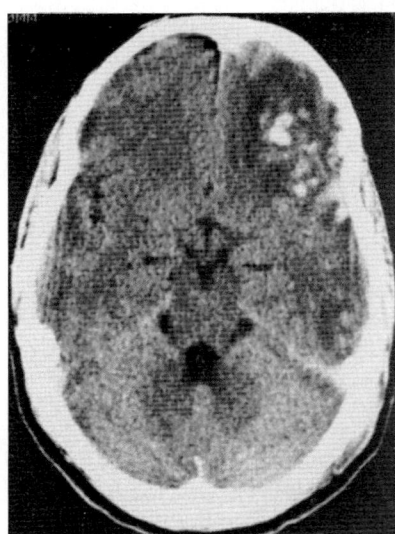

FIGURA 47.3 Contusões traumáticas. A imagem axial sem contraste mostrou áreas de contusão com pequenas hemorragias focais nos polos inferiores dos lobos frontal e temporal esquerdos adjacentes à abóbada craniana áspera. (Cortesia dos Drs. S. K. Hilal, J. A. Bello e T. L. Chi.)

Contusões hemorrágicas podem ocorrer no local de uma fratura do crânio, porém, na maioria das vezes, ocorrem sem fratura, com preservação da integridade da pia-máter e aracnoide sobrejacentes. Na maioria dos pacientes, as contusões são pequenas e múltiplas. Quando as forças são laterais, as contusões podem ocorrer no local do golpe (lesões por golpe) ou no polo oposto, por impacto do encéfalo contra a lâmina interna do crânio (lesão por contragolpe). Com frequência, as contusões se expandem no decorrer de 12 a 24 horas, sobretudo em caso de coagulopatia. Em alguns casos, as contusões surgem tardiamente, 1 ou mais dias após o traumatismo.

Quando forças de rotação causam laceração de vasos parenquimatosos de calibre pequeno ou médio, pode formar-se um *hematoma* intracerebral (Figura 47.4). Hematomas são coleções focais de coágulos sanguíneos que deslocam o encéfalo, ao contrário das contusões, que se assemelham ao tecido encefálico com equimose e sangue (Figura 47.5). A maioria dos hematomas parenquimatosos está localizada na substância branca profunda, ao contrário das contusões, que tendem a ser corticais.

Quando não há LAD, inflamação cerebral ou hemorragia secundária, a recuperação de uma ou mais contusões pequenas pode ser excelente. É frequente encontrar contusões cicatrizadas à necropsia de pessoas sem evidências clínicas de lesão encefálica permanente. Grandes hematomas parenquimatosos com efeito expansivo podem exigir evacuação cirúrgica.

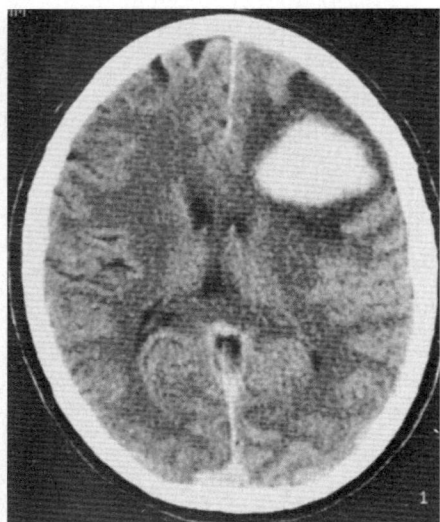

FIGURA 47.4 Hemorragia intracerebral traumática no lobo frontal. Essa imagem axial de tomografia computadorizada sem contraste demonstrou hiperdensidades no lobo frontal esquerdo (hemorragia), hipodensidade circundante (edema) e efeito de massa (apagamento dos sulcos e ventrículos). (Cortesia dos Drs. S. K. Hilal e J. A. Bello)

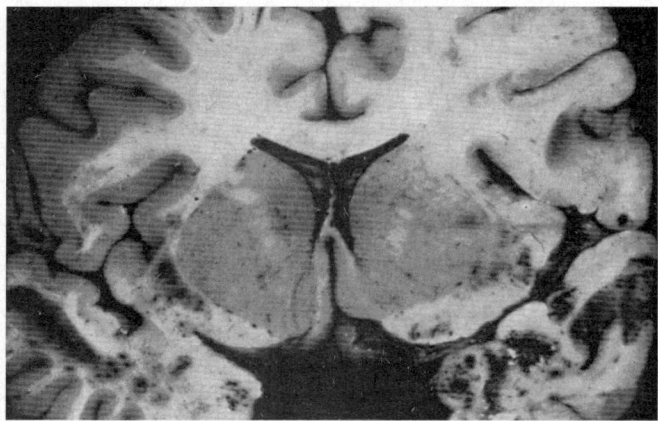

FIGURA 47.5 Espécime anatomopatológico demonstrando contusões traumáticas dos lobos temporais.

Contusões são frequentemente tratadas com medidas conservadoras, exceto quando há efeito expansivo sintomático importante, porque, muitas vezes, são constituídas de tecido encefálico hemorrágico ou equimótico (mas potencialmente viável).

Hematoma subdural

Hematomas subdurais geralmente têm origem venosa, com preenchimento por sangue do espaço virtual entre a dura-máter e aracnoide. Na maioria dos casos, o sangramento é causado por movimentos do encéfalo dentro do crânio e consequente estiramento e laceração das veias "emissárias", que drenam da superfície do encéfalo para os seios da dura-máter.

A maioria dos hematomas subdurais está localizada sobre as convexidades cerebrais laterais, mas sangue subdural também pode se acumular ao longo da superfície medial do hemisfério, entre o tentório e o lobo occipital, entre o lobo temporal e a base do crânio, ou na fossa posterior. Em geral, TC mostra uma coleção hiperdensa com formato de meia-lua em toda a convexidade hemisférica (Figura 47.6).

Pacientes idosos ou alcoólatras com atrofia cerebral são particularmente propensos à hemorragia subdural; nesses pacientes, grandes hematomas podem ser causados por impacto trivial ou, até mesmo, por simples lesões por aceleração-desaceleração, como a lesão em chicote. A coagulopatia, inclusive o uso de anticoagulantes orais, é outro fator de risco importante para hematoma subdural e está associada a aumento da taxa de mortalidade.

Hematomas subdurais agudos, por definição, são sintomáticos no decorrer das primeiras 72 horas depois da lesão, porém a maioria dos pacientes tem sintomas neurológicos a partir do momento do impacto. Eles podem ocorrer após qualquer tipo de traumatismo cranioencefálico, mas parecem ser menos comuns após traumatismo em acidentes automobilísticos e relativamente mais comuns após quedas ou agressões. Metade dos pacientes com hematoma subdural agudo perde a consciência no momento do trauma; 25% estão em coma quando chegam ao hospital e metade dos que acordam perde a consciência pela segunda vez após um "intervalo lúcido" de minutos a horas, à medida que o hematoma subdural se expande. A hemiparesia e as anormalidades pupilares são os sinais neurológicos focais mais comuns: cada um deles ocorre em metade a dois terços dos pacientes. O quadro habitual é de dilatação pupilar ipsilateral e hemiparesia contralateral. No entanto, os denominados sinais localizadores falsos são comuns no hematoma subdural agudo, porque a herniação do unco pode acarretar compressão do pedúnculo cerebral ou do terceiro nervo craniano contralateral contra a margem tentorial (*incisura de Kernohan*).

Hematomas subdurais crônicos tornam-se sintomáticos depois de 21 dias. É mais provável que ocorram a partir dos 50 anos de idade. Em 25 a 50% dos casos não há episódio reconhecido de traumatismo cranioencefálico. Os fatores de risco para hematomas subdurais crônicos incluem atrofia cerebral, alcoolismo,

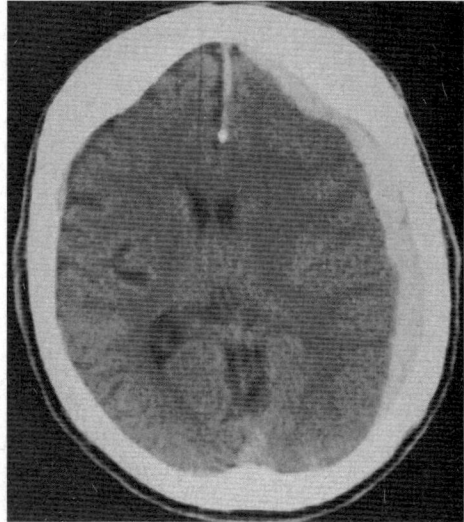

FIGURA 47.6 Hematoma subdural agudo. Essa imagem axial de tomografia computadorizada sem contraste demonstrou coleção extra-axial hiperdensa com formato de meia-lua, efeito expansivo (apagamento dos sulcos e ventrículos) e desvio mediano da esquerda para a direita. (Cortesia dos Drs. J. A. Bello e S. K. Hilal.)

distúrbios hemorrágicos ou uso de anticoagulantes, além da drenagem excessiva de uma derivação ventriculoperitoneal.

Em muitos casos de hematoma subdural crônico, a hemorragia decorre de traumatismo trivial, e os sintomas são mínimos, porque o encéfalo concilia a expansão gradual. Depois de 1 semana, fibroblastos na superfície interna da dura-máter formam uma membrana externa espessa; depois de 2 semanas, surge uma membrana interna delgada, com consequente encapsulamento do coágulo, que acaba por se liquefazer em um *higroma*. Expansão do hematoma pode, então, resultar de sangramento recorrente (agudização de hematoma subdural crônico) ou de efeitos osmóticos relacionados ao elevado teor proteico do líquido. Os sintomas podem ser restritos à alteração do estado mental, uma síndrome às vezes confundida com demência. Em geral, a TC mostra massa isodensa ou hipodensa com formato de meia-lua, que deforma a superfície do encéfalo, enquanto as meninges podem ser realçadas por contraste intravenoso (IV).

Hematomas subdurais agudos e crônicos sintomáticos com efeito expansivo importante devem ser drenados. A drenagem cirúrgica do sangue espesso e coagulado que constitui o hematoma subdural agudo geralmente demanda craniotomia em janela grande. O prognóstico depois da drenagem cirúrgica depende principalmente da intensidade do déficit inicial e intervalo entre a lesão e intervenção cirúrgica. Hematomas subdurais crônicos geralmente são tratados por drenagem das coleções por uma série de orifícios de trepanação. Reoperações de hematomas subdurais agudos e crônicos são necessárias em cerca de 15% dos casos. Corticoides não têm utilidade no tratamento conservador de hematomas subdurais menores com sintomas mínimos.

Hematoma epidural

Hematoma epidural é uma complicação rara de traumatismo cranioencefálico. Ocorre em menos de 1% dos casos, mas é encontrado em 5 a 15% das necropsias, o que confirma a possível gravidade dessa complicação.

Em geral, o sangramento no espaço epidural é causado por ruptura da parede de uma das artérias meníngeas, na maioria das vezes artéria meníngea média, mas o sangramento provém de um seio da dura-máter em 15% dos pacientes. Dentre os casos, 75% estão associados à fratura de crânio. A dura-máter é separada do crânio pelo sangue extravasado, e o tamanho do trombo aumenta até que o vaso roto seja comprimido ou ocluído pelo hematoma.

A maioria dos hematomas epidurais está localizada na convexidade do hemisfério na fossa média do crânio, mas, às vezes, as hemorragias ficam limitadas à fossa anterior, possivelmente em virtude da ruptura das artérias meníngeas anteriores. A hemorragia extradural na fossa posterior pode ocorrer em casos de ruptura na confluência dos seios da dura-máter (tórcula de Herófilo). Na maioria dos casos, o hematoma é ipsilateral ao local de impacto.

Hematoma epidural é um problema diagnosticado principalmente em adultos jovens; é raro em idosos, pois o envelhecimento aumenta muito a aderência da dura-máter ao crânio. Em um terço dos pacientes, a evolução clínica começa com perda imediata da consciência causada por concussão e é seguida de um intervalo lúcido (ou seja, um período curto de recuperação da própria concussão) e, por fim, o paciente volta a entrar em coma e tem hemiplegia, à medida que o hematoma extradural expande. A pupila ipsilateral perde a reatividade à luz, porque o terceiro nervo craniano é distendido pelo deslocamento contralateral do mesencéfalo. Posteriormente, torna-se fixa e dilatada, quando o terceiro nervo é comprimido pelo giro para-hipocampal herniado sobre a margem livre do tentório.

A exemplo dos hematomas subdurais agudos, podem ocorrer sinais localizadores falsos. A ocorrência de sinais cerebelares, rigidez de nuca e sonolência associados a uma fratura de osso occipital deve levantar a suspeita de hematoma na fossa posterior.

O sangue epidural assume configuração convexa saliente na imagem de TC (Figura 47.7), porque a acumulação de sangue é limitada por fixações firmes da dura-máter às suturas cranianas. Progressão para herniação e morte pode ocorrer rapidamente, porque o sangramento é arterial. A taxa de mortalidade se aproxima de 100% em pacientes não tratados e varia de 5 a 30% em pacientes tratados. À medida que diminui o intervalo entre lesão e intervenção cirúrgica, a sobrevivência aumenta. Se houver pequena lesão encefálica coexistente, a recuperação funcional pode ser excelente.

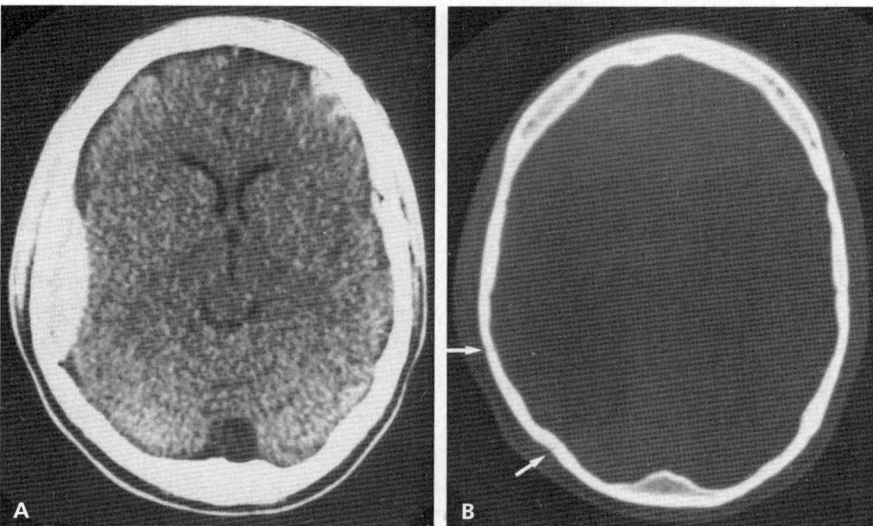

FIGURA 47.7 A. Essa imagem de tomografia computadorizada demonstrou hematoma epidural. **B.** Outra imagem de tomografia computadorizada em janelas ósseas mostrou duas fraturas adjacentes (*setas*); a fratura anterior estava localizada na área do sulco da artéria meníngea média.

Hemorragia subaracnóidea traumática

Em qualquer paciente com traumatismo cranioencefálico, a expectativa é de que haja algum extravasamento de sangue para os espaços subaracnóideos. Na maioria dos casos, o sangue subaracnóideo só é detectado por exame do LCR e tem pouca importância clínica. Nas lesões mais graves, quando há ruptura de vasos maiores que atravessam o espaço subaracnóideo, pode-se detectar *hemorragia subaracnóidea* focal ou difusa por TC. Na maioria das vezes, a hemorragia subaracnóidea traumática está distribuída sobre as convexidades. Em contraposição, a ruptura espontânea de aneurisma acarreta sangramento para as cisternas basais. Embora a presença de uma grande quantidade de sangue no espaço subaracnóideo seja um sinal de mau prognóstico, as complicações tardias de hemorragia subaracnóidea por aneurisma, como hidrocefalia e isquemia por vasospasmo, são incomuns após hemorragia subaracnóidea traumática.

AVALIAÇÃO INICIAL E ESTABILIZAÇÃO

Medidas de reanimação, anamnese e exame devem ser iniciadas simultaneamente quando o paciente chega ao setor de emergência. Os objetivos do tratamento imediato são avaliar e estabilizar vias respiratórias, respiração, circulação e disfunção encefálica (do inglês, *airway, breathing, circulation, disability*). Objetivos imediatos da avaliação neurológica inicial são (1) realizar um rápido exame neurológico de rastreamento; (2) classificar a intensidade do traumatismo cranioencefálico em risco baixo, moderado ou alto; (3) estabilizar e descartar fratura da coluna cervical; (4) iniciar tratamento empírico para aumento da pressão intracraniana (PIC) se houver suspeita; e (5) realizar TC de emergência de crânio e pescoço para descartar fraturas ósseas ou hemorragia intracraniana. Nessa fase, também é necessária triagem cuidadosa para detectar lesões extracranianas significativas.

Reanimação cardiopulmonar

Hipoxia e *hipotensão* têm efeito devastador em pacientes com traumatismo cranioencefálico. No paciente com hipoxia (saturação de oxigênio arterial < 90%), angústia respiratória ou coma e incapaz de proteger as vias respiratórias, a intubação endotraqueal deve ser realizada com urgência, para garantir que a coluna vertebral seja imobilizada durante o procedimento. Pouco antes da intubação, a administração intubação de duas doses de cefuroxima (1,5 g) pode reduzir o risco de pneumonia subsequente. A princípio, a ventilação por minuto deve ser ajustada para manter volume corrente de 6 mℓ/kg e frequência de 8 a 12 incursões respiratórias por minuto, com o objetivo de manter a pressão parcial de dióxido de carbono (PCO_2) entre 30 e 40 mmHg. A fração de oxigênio inspirado pode ser reduzida rapidamente de 100 para 40%, desde que a saturação de oxigênio esteja acima de 95%. Hiperventilação agressiva profilática (PCO_2 < 25 mmHg) durante o estágio agudo da lesão pode causar vasoconstrição excessiva e agravar a lesão isquêmica e, portanto, está contraindicada.

A hipotensão (pressão arterial [PA] sistólica < 90 mmHg) deve ser corrigida com infusões IV de grande volume de líquidos isotônicos como soro fisiológico ou solução de Ringer com lactato (10 a 40 mℓ/kg) e transfusões sanguíneas ou vasopressores, conforme a necessidade. A PA sistólica durante a fase de estabilização deve ser mantida acima de 90 mmHg para garantir fluxo sanguíneo cerebral satisfatório. Em caso de hipotensão, é preciso excluir por TC a coexistência de hemorragia abdominal, torácica, retroperitoneal ou tecidual em torno da fratura de osso longo. Hipotensão também pode indicar *choque medular* relacionado com lesão raquimedular coexistente (ver Capítulo 48). Hipertensão associada à pressão diferencial ampla e bradicardia (reflexo de Cushing) pode ser um reflexo de aumento da PIC ou lesão focal do tronco encefálico.

Avaliação neurológica inicial e estabilização

A avaliação neurológica inicial deve ser imediata durante a avaliação das vias respiratórias, da respiração e da circulação. As lesões são classificadas como de risco baixo, moderado ou alto, de acordo com fatores de risco e uma avaliação neurológica inicial rápida. O crânio deve ser palpado, à procura de fraturas, hematoma e lacerações. Presume-se que um degrau ou uma prateleira óssea palpável seja uma fratura de crânio com afundamento. Deve-se usar um colar cervical rígido em todos os pacientes com história de concussão, lesão em chicote ou traumatismo acima da altura das clavículas.

A escala de coma de Glasgow (ECG) baseia-se na abertura dos olhos e na melhor resposta verbal e motora do paciente; essas três pontuações devem ser registradas em separado. A ECG é amplamente usada como medida clínica semiquantitativa da intensidade da lesão encefálica; também orienta sobre o prognóstico (Tabela 47.2). Pacientes comatosos (escore da ECG ≤ 8) ou com sinais clínicos de herniação necessitam de intervenções de emergência para reduzir a PIC, o que inclui elevação da cabeceira a 30°, hiperventilação até a meta de PCO_2 de 30 mmHg e solução de manitol a 20% em dose de 0,5 a 1,0 g/kg por infusão IV rápida (Tabela 47.3).

Anamnese

As circunstâncias do acidente e a condição clínica do paciente antes da admissão no setor de emergência devem ser verificadas nos prontuários dos serviços médicos de emergência com o paciente (se possível) e testemunhas. Força e localização do impacto devem ser determinadas com a maior precisão possível. É preciso fazer perguntas específicas sobre a concussão; como os pacientes apresentam amnésia durante a concussão, apenas uma testemunha ocular pode avaliar com exatidão a duração da perda da consciência.

Nos pacientes que tiveram deterioração do quadro clínico ("conversaram e pioraram"), deve-se considerar a possibilidade de hematoma intracraniano expansivo até prova em contrário. É preciso notar se há relatos de cefaleia, náuseas, vômitos, confusão ou atividade epiléptica. Deve-se obter a anamnese, inclusive o uso de medicamentos, drogas e álcool. Muitos pacientes vítimas de traumatismo fizeram uso recente de drogas e álcool.

Radiografia e outros exames de imagem

TC é o exame de imagem preferível na investigação de emergência de traumatismo cranioencefálico. A TC é mais informativa que radiografias simples de crânio para detecção de fraturas do crânio ou do pescoço e tem sensibilidade inigualável para detecção de sangue intracraniano. Em geral, todos os pacientes

Tabela 47.2 Mortalidade estimada com base em diversas características da lesão cerebral traumática.

	Mortalidade (%)*
Escore da escala de coma de Glasgow	
15	< 1
11 a 14	3
8 a 10	15
6 a 7	20
4 a 5	50
3	80
Idade (anos) de pacientes em coma	
16 a 35	30
36 a 45	40
46 a 55	50
56 ou mais	80
Anormalidades à TC de pacientes em coma	
Nenhuma	10
Patologia intracraniana sem edema difuso ou desvio da linha média	15
Patologia intracraniana com edema difuso (cisternas comprimidas ou apagadas)	35
Patologia intracraniana com desvio da linha média (> 5 mm)	55
Pressão intracraniana de pacientes em coma	
< 20 mmHg	15
> 20 mmHg	45
> 20 mmHg, irredutível	90
Condição patológica	
Hematoma epidural	5 a 15
Ferida por arma de fogo	55
Hematoma subdural agudo	
Simples	20 a 25
Complicado	40 a 75
Bilateral	75 a 100

*As porcentagens foram adaptadas de várias fontes e estão arredondadas. Dados são baseados em estudos de coortes históricos e podem não refletir os prognósticos atuais com tratamento cirúrgico e intensivo rigoroso. TC, tomografia computadorizada. (Adaptada de Greenberg J, Brawanaki A. Cranial trauma. Em: Hacke W, ed. *Neurocirtical Care*. New York, NYT: Springer, 1994:705; Vollmer DG, Torner JC, Jane LA, et al. Age and outcome following traumatic coma: why do older patient's fare worse? *J Neurosurg*. 1991;75[suppl 1]:S37-S49; Marshall LF, Gautille T, Klauber MR, et al. The outcome of severe closed head injury. *J Neurosurg*. 1991;75[suppl 1]:S28-S36; Miller JD, Becker DP, Ward JD, Sullivan HG, Adams WE, Rosner MJ. Significance of intracranial hypertension in severe head injury. *J Neurosurg*. 1977;47:503-516.)

Tabela 47.3 Medidas de emergência para reduzir pressão intracraniana de pacientes não monitorados com sinais clínicos de herniação.

1. Elevar cabeceira do leito entre 15° e 30°
2. Soro fisiológico (solução salina a 0,9%) à taxa de 80 a 100 mℓ/hora (evitar líquidos hipotônicos)
3. Intubar e hiperventilar (meta de PCO_2 = 28 a 32 mmHg)
4. Manitol a 20% na dose de 1,0 a 1,5 g/kg por infusão IV rápida
5. Cateter de Foley
6. Solicitar parecer do neurologista

IV, via intravenosa. (Adaptada de Mayer AS, Chong J. Critical care management of increased Intracranial pressure. *J Intensive Care Med*. 2002;17:55-67.)

com traumatismo cranioencefálico devem ser submetidos a TC, exceto aqueles classificados como de baixo risco (p. ex., sem concussão; sem anormalidades neurológicas ao exame; e sem evidências ou suspeita de fratura do crânio, intoxicação por álcool ou drogas ou ainda outros critérios de risco moderado).

Canadian CT Head Rule

Critérios de risco alto	Critérios de risco médio
Escala de coma de Glasgow < 15 duas horas depois do acidente	Amnésia retrógrada até ± 30 min do acidente
Suspeita de fratura de crânio exposta ou deprimida	Mecanismo "perigoso"? (Pedestre atropelado por automóvel, ocupante ejetado do automóvel, ou queda de + 1 metro ou 5 degraus)
Algum sinal de fratura da base do crânio?	
≥ dois episódios de vômito	
Idade ≥ 65 anos	

Quando pacientes adultos chegam ao setor de emergência com escore de ECG entre 13 e 15 depois de traumatismo craniano fechado e ao menos um dos seguintes fatores – perda de consciência presenciada por outra pessoa, amnésia ou alterações do estado mental – a **Canadian TC Head Rule** é um recurso clínico de apoio bem validado. Esse facilitador de decisão exclui confiavelmente lesões intracranianas clinicamente significativas, que poderiam exigir hospitalização para observação e/ou intervenção neurocirúrgica, sem necessidade de realizar TC. Médicos que utilizam essa regra podem reduzir confiavelmente em cerca de 30% a necessidade de solicitar TC de crânio depois de traumatismo cranioencefálico brando.

Por outro lado, para pacientes adultos com história de traumatismo e escore de ECG igual a 15 (neurologicamente normais) com perda de consciência presenciada por outra pessoa, a **New Orleans Head CT Rule** pode ajudar a determinar quais podem receber alta do setor de emergência para casa sem passar por TC de crânio ou quais precisam ser internados para observação clínica.

New Orleans/Charity Head Trauma/Injury Rule

Cefaleia (*h*eadache, em inglês)
Vômitos (*e*mesis, em inglês)
Idade > 60 anos (*a*ge em inglês)
Intoxicação por álcool ou outras substâncias (*d*rug, em inglês)
Crises convulsivas (*c*onvulsion, em inglês)
Traumatismo visível acima das clavículas (*t*rauma, em inglês)
Déficits de memória de curta duração (*short-term*, em inglês)

O médico pode usar a regra mnemônica "Head CTs" para lembrar desses sete critérios. Ausência de todos esses critérios sugere que seja seguro dar alta ao paciente sem fazer TC de crânio.

As imagens de TC da cabeça devem ser avaliadas à procura de evidências de hematoma extradural ou subdural, sangue subaracnóideo ou intraventricular, contusões e hemorragias parenquimatosas, edema cerebral e contusões por cisalhamento relacionadas com a LAD. Com as configurações de janela óssea, é possível identificar fraturas, opacificação dos seios paranasais e pneumoencéfalo.

Também se devem obter imagens axiais de TC de toda a coluna cervical em todos os pacientes. Caso seja possível a dissecção arterial traumática, é indicada a angiotomografia da cabeça e do pescoço.

A RM é melhor para detectar lesões encefálicas sutis, especialmente lesões hemorrágicas (não relacionadas com contusão) associadas à LAD e lesão axonal traumática (LAT), mas geralmente não é realizada em avaliações de emergência, a menos que esteja rápida e esteja imediatamente disponível. Recuperação da independência funcional é possível em pacientes com LAT do tronco encefálico; contudo, sua classificação radiológica geralmente é realizada com base no modelo histopatológico proposto por J. H. Adams, no qual todas as lesões do tronco encefálico são agrupadas em uma única categoria prognóstica descrita como "LAT grau 3". Esse sistema de classificação não leva em consideração a importância prognóstica das lesões de áreas específicas do tronco encefálico, inclusive parte dorsal da ponte e mesencéfalo, que abriga núcleos de ativação ascendente (p. ex., consciência) fundamentais à recuperação da consciência (Figura 47.1).

Avaliação neurológica secundária

Ao chegar à unidade de terapia intensiva (UTI), devem ser realizados exames físico e neurológico mais detalhados ("avaliação secundária"). Mais uma vez, é preciso examinar o paciente à procura de sinais externos de traumatismo do pescoço, tórax, dorso, abdome e membros. Eliminação de líquido com sangue do nariz ou ouvido pode indicar extravasamento de LCR; LCR sanguinolento pode ser diferenciado de sangue pelo teste do halo positivo (p. ex., formação de um halo de LCR ao redor do sangue quando se coloca uma gota sobre um lençol branco). Caso não haja mistura de sangue, LCR pode ser distinguido das secreções nasais, porque a concentração de glicose do LCR é de 30 mg/dℓ ou mais, enquanto secreções lacrimais e muco nasal contêm menos de 5 mg/dℓ de glicose.

Depois de determinar o nível de consciência do paciente (p. ex., lúcido, letárgico, torporoso ou comatoso), deve-se realizar um exame do estado mental concentrado se o paciente estiver falando. É preciso dar atenção especial às capacidades de atenção, concentração (p. ex., contar de trás para a frente de 20 até 1 ou recitar os meses na ordem inversa), orientação e memória, inclusive com avaliação de amnésia retrógrada e anterógrada.

É preciso notar os movimentos oculares, o tamanho e o formato das pupilas e a reatividade à luz. Pupilas dilatadas ou com reação lenta sugerem herniação transtentorial com compressão do terceiro nervo craniano. Pupilas em posição média, pouco reativas e irregulares podem ser causadas por lesão do núcleo oculomotor no tegmento do mesencéfalo. Com frequência, o nistagmo sucede uma concussão. Em pacientes comatosos, é preciso testar os reflexos oculocefálico e oculovestibular (ver Capítulo 19).

O exame motor deve se concentrar na identificação de fraqueza ou postura assimétrica. Nos movimentos espontâneos, deve-se avaliar se há uso preferencial dos membros de um lado do corpo. Se o paciente não cooperar totalmente, pode-se detectar fraqueza lateralizada por avaliação de assimetria do tônus ou dos reflexos tendíneos ou pela presença de queda do braço, resposta localizadora preferencial à fricção esternal ou reflexo cutâneo-plantar em extensão. Estímulos nocivos, como o pinçamento na parte medial do braço ou a compressão do leito ungueal, podem revelar postura motora sutil em um membro, fora isso, com movimentos intencionais. A *postura de descorticação* (p. ex., flexão dos braços, extensão das pernas) decorre de lesão das vias corticospinais na altura do diencéfalo ou da parte superior do mesencéfalo. A *postura de descerebração* (p. ex., extensão de pernas e braços) implica lesão das vias motoras na altura da parte inferior do mesencéfalo, da ponte ou do bulbo.

A avaliação da marcha tem especial importância nos pacientes de baixo risco tratados e com programação de alta sem TC. O equilíbrio, avaliado com base na marcha pé-calcanhar, muitas vezes está comprometido depois de concussão cerebral.

TRATAMENTO

Internação hospitalar

Grupo de risco baixo

Em geral, pacientes de risco baixo podem receber alta do serviço de emergência sem fazer TC, desde que haja uma pessoa responsável para observá-los nas 24 horas subsequentes. Habitualmente são pacientes que não sofreram concussão e têm exame neurológico normal. Entrega-se a esses pacientes uma lista de sintomas (p. ex., cefaleia, vômitos, confusão) com a orientação de retorno imediato ao pronto-socorro na eventualidade de ocorrer algum deles.

Grupo de risco moderado

Entre os pacientes vítimas de concussão, a pontuação normal de 15 na ECG (p. ex., lúcido, orientado e obedecendo a comandos) e TC normal descartam a necessidade de internação. Esses pacientes podem receber alta para observação em casa, com um cartão de advertência, mesmo que haja cefaleia, náuseas, vômitos, tontura ou amnésia retrógrada, pois o risco de lesão intracraniana significativa subsequente é mínimo. A Tabela 47.4 apresenta critérios para internação hospitalar de pacientes com traumatismo cranioencefálico.

Pacientes com déficits neurológicos leves a moderados (geralmente correspondentes à pontuação de 9 a 14 na ECG) e achados na TC que não exigem intervenção cirúrgica devem ser internados em unidade de cuidados intermediários ou UTI para observação. Uma TC de seguimento em 24 horas geralmente é útil para avaliar deterioração do sangramento.

Tabela 47.4 Critérios para internação hospitalar depois de traumatismo cranioencefálico.

- Hematoma intracraniano ou fratura demonstrada por TC de crânio
- Confusão, agitação ou depressão do nível de consciência
- Sinais ou sintomas neurológicos focais
- Crise convulsiva pós-traumática
- Intoxicação por álcool ou outras substâncias
- Comorbidade clínica significativa
- Inexistência de ambiente domiciliar confiável para observação

TC, tomografia computadorizada.

Grupo de risco alto

Todos os pacientes com traumatismo cranioencefálico grave são internados no hospital. O parecer neurocirúrgico inicial é crucial, porque depois da estabilização e avaliação do paciente e do exame de imagem, a consideração imediata é sobre a indicação ou não de cirurgia de emergência. Caso se tome a decisão de operar, a cirurgia deve ser imediata, pois atrasos só aumentam a probabilidade de agravar a lesão encefálica durante o período de espera. O manejo clínico de pacientes com lesão grave deve ocorrer na UTI. Embora pouco se possa fazer em relação à lesão encefálica decorrente do impacto, a atenção em UTI pode ser importante para reduzir a lesão encefálica secundária que se desenvolve no decorrer de horas ou dias.

Intervenção cirúrgica

Feridas simples do couro cabeludo devem ser totalmente limpas e suturadas. As fraturas expostas do crânio devem ser totalmente desbridadas. O tratamento cirúrgico de fraturas expostas deve ser realizado logo que possível, mas pode ser adiado por 24 horas, até que o paciente seja transportado para um hospital equipado para essa finalidade ou até que alcance a estabilidade hemodinâmica. Não é necessária a elevação imediata de pequenas fraturas com afundamento, mas é preciso elevar os fragmentos afundados antes da alta hospitalar, sobretudo se houver acometimento da tábua interna do crânio.

O tratamento de hematomas subdurais, epidurais ou parenquimatosos agudos e volumosos com efeito expansivo é *craniotomia* com retirada cirúrgica do coágulo. Os resultados de um grande estudo clínico randomizado indicam que a *craniectomia descompressiva* – retirada de uma grande porção unilateral ou bifrontal do crânio – não é indicada como procedimento de emergência (Evidência de nível 1).[1,2] É preciso identificar o ponto de sangramento e ligar ou aplicar clipe. Os resultados da operação dependem em grande parte do grau de lesão encefálica associada. Na ausência de lesão encefálica coexistente, pode haver melhora considerável após a evacuação de um hematoma subdural ou extradural, com desaparecimento da hemiplegia ou de outros sinais neurológicos focais.

Drenagem por *trepanação* ou *broca helicoidal* não é suficiente para hematomas subdurais e epidurais agudos volumosos, mas, para hematomas subdurais crônicos e liquefeitos, esse procedimento é associado a prognóstico mais favorável que craniotomia. Um cateter de plástico (p. ex., dreno de Jackson-Pratt) geralmente é colocado no espaço subdural durante vários dias, até que não haja mais drenagem de sangue.

Controle da pressão intracraniana

De modo geral, deve-se colocar um monitor de PIC em todos os pacientes com traumatismo cranioencefálico (p. ex., pontuação de 8 na ECG) comatosos após a reanimação. A hipertensão intracraniana ocorre em mais de 50% dos pacientes comatosos com evidências de efeito expansivo em TC por hemorragia intracraniana ou edema cerebral e em 10 a 15% dos pacientes com imagem normal. Pode-se usar um cateter ventricular ou monitor parenquimatoso de fibra óptica. A ventriculostomia tem a vantagem de possibilitar drenagem de LCR para reduzir a PIC, mas o risco de infecção é alto (cerca de 12%). O risco de infecção ou hemorragia é consideravelmente menor com monitores parenquimatosos da PIC (cerca de 1 a 2%).

A PIC normal é inferior a 15 mmHg (20 cm de água). A pressão de perfusão cerebral (PPC) é habitualmente monitorada com a PIC, porque é um importante determinante do fluxo sanguíneo cerebral; a PPC é definida como a PA média menos a PIC. O objetivo do manejo da PIC após traumatismo cranioencefálico é manter a PIC abaixo de 20 mmHg e a PPC acima de 60 mmHg. Há alta correlação entre a magnitude e duração de distúrbios além dessas metas e o desfecho sombrio LET.

O sucesso do tratamento da elevação da PIC é maior quando se usa um protocolo preestabelecido. A Figura 47.8 apresenta o protocolo de tratamento progressivo conhecido como SIBICC (Seattle International Severe Traumatic Brain Injury Consensus Conference) para controlar elevação da PIC de pacientes monitorados em UTI.

Elevação aguda e acentuada da PIC sempre justifica repetir TC para avaliar a necessidade de um procedimento neurocirúrgico definitivo. Caso o paciente esteja agitado ou pareça estar lutando com o respirador, deve-se administrar um sedativo IV de ação curta (p. ex., propofol ou um analgésico como a fentanila) isoladamente ou em combinação para obter um estado tranquilo e imóvel. Em seguida, se a PPC for menor que 60 mmHg, vasopressores podem produzir redução da PIC por diminuição da vasodilatação cerebral que ocorre em resposta à perfusão insuficiente. Por outro lado, se a PPC ultrapassar 120 mmHg, a redução da PA com labetalol ou nicardipino IV às vezes pode levar à diminuição paralela da PIC. A Figura 47.9 mostra a relação entre extremos de PPC e PIC em estados de redução da complacência intracraniana.

Manitol e solução salina hipertônica são usados somente depois de se esgotarem todas as opções cirúrgicas, quando a sedação e a otimização da PPC não normalizarem a PIC. O manitol, um diurético osmótico, reduz a PIC por meio de seus efeitos de desidratação cerebral. A dose inicial de solução de manitol a 20% é de 0,5 a 1,0 g/kg, seguida por doses de 0,25 a 1,0 g/kg quando necessário. Outras doses devem ser individualizadas de acordo com as medidas de PIC, e não de modo permanente. A injeção IV rápida (bólus) de manitol também pode ser usada para reverter síndromes de herniação aguda (p. ex., midríase) resultantes de efeito expansivo compartimentar e gradientes de PIC. O efeito do manitol é máximo quando a administração é rápida; a redução da PIC ocorre em 10 a 20 minutos e pode durar de 2 a 6 horas. A osmolalidade sérica deve ser monitorada com rigor, e o hiato osmolar é calculado por subtração da osmolalidade medida da osmolalidade calculada. Caso o hiato osmolar aumente acima de 15 mOsm/ℓ, há maior probabilidade de que o manitol leve à insuficiência renal. As perdas urinárias devem ser compensadas com soro fisiológico para evitar hipovolemia secundária. Em geral, recomenda-se a avaliação da volemia com uma combinação de monitoramento invasivo e ultrassonografia. Mais recentemente, defendeu-se a administração de solução salina hipertônica na forma de infusão contínua de cloreto/acetato de sódio a 3%, ou cloreto de a 10% ou 23,4% como alternativa à injeção IV rápida de manitol, para tratamento da hipertensão intracraniana e das síndromes de herniação. Estudos de avaliação de doses equiosmolares de manitol e solução salina hipertônica indicam que, na maioria dos casos, a solução salina hipertônica é ao menos equivalente, se não superior, ao manitol para a redução da PIC, em termos de rapidez, extensão e duração da redução da PIC. A exceção é o contexto pré-hospitalar, no qual a administração empírica de solução salina hipertônica não melhorou os desfechos após LET (Evidência de nível 1).[3] Como regra geral na terapia intensiva, costuma-se preferir a solução salina hipertônica em pacientes hipotensos ou hipovolêmicos, enquanto o manitol é preferível nos pacientes com sobrecarga de volume ou insuficiência cardíaca congestiva.

Nível 1 (Cuidados básicos para TCE grave – independente de PIC)

Intervenções esperadas
- Internação em UTI
- Intubação endotraqueal com ventilação mecânica
- Elevar CL entre 30º e 45º
- Analgesia para tratar sinais de dor (independente da PIC)
- Sedação para evitar agitação, assincronismo com o respirador etc. (independente da PIC)
- Controle da temperatura para evitar febre
  Medir temperatura central
  Reduzir temperatura central acima de 38°C
- Considerar anticonvulsivantes por 1 semana apenas (se não houver indicação para manter)
- Manter PPC inicialmente ≥ 60 mmHg
- Manter Hb > 7 g/dℓ
- Evitar hiponatremia
- Otimizar retorno venoso da cabeça (p. ex., manter cabeça na linha média, assegurar que colares cervicais não estejam muito apertados)
- Monitoramento contínuo da pressão sanguínea por cateter arterial
- Manter SpO_2 ≥ 94%

Intervenções recomendadas
- Colocar acesso central
- Monitorar CO_2 corrente final

Nível 1

- Manter PPC entre 60 e 70 mmHg
- Aumentar analgesia para reduzir PIC
- Aumentar sedação para reduzir PIC
- Manter $PaCO_2$ no limite inferior normal (35 a 38 mmHg/kPA de 4,7 a 5,1)
- Manitol em infusão intermitente (0,25 a 1,0 g/kg)
- Solução salina hipertônica por infusão intermitente[a]

- Drenagem de LCR se houver DVE *in situ*
- Considerar colocação de DVE para drenar LCR se for usada inicialmente sonda parenquimatosa
- Considerar profilaxia anticonvulsivante por 1 semana apenas (a menos que haja indicação para manter)
- Considerar monitoramento por EEG

Regras básicas para utilização dos níveis:
- Quando possível, usar o nível mais inferior de tratamento
- Não há ordem de prioridade dentro de cada nível
- Não é necessário usar todas as modalidades de um nível inferior, antes de passar para o nível seguinte
- Se for considerado vantajoso um nível pode ser saltado para intensificar tratamento

Nível 2

- Hipocapnia branda (32 a 35 mmHg/kPA de 4,3 a 4,6)
- Paralisia neuromuscular para pacientes adequadamente sedados, se for eficaz[b]
- **Fazer teste de PAM para avaliar autorregulação cerebral e orientar metas de PAM e PPC caso a caso**[c]
  - *Deve ser realizado sob supervisão direta de um médico que possa avaliar resposta e garantir a segurança do paciente.*
  - *Nenhuma outra alteração do tratamento (p. ex., sedação) deve ser realizada durante o teste de PAM*
  - *Iniciar ou titular dose de vasopressor ou fármaco inotrópico para aumentar PAM em 10 mmHg por no máximo 20 minutos*
  - *Monitorar e registrar parâmetros fundamentais (PAM, PPC, PIC e $PbtO_2$) antes, durante e depois do teste*
  - *Ajustar dose do vasopressor/inotrópico com base nos resultados do teste*
- Aumentar PPC com infusões intermitentes de líquido, vasopressores e/ou inotrópicos para reduzir PIC quando a autorregulação está preservada

- Reavaliar o paciente e considerar repetição da TC para reestudar patologia intracraniana
- Reconsiderar opções cirúrgicas de lesões potencialmente operáveis
- Considerar causas extracranianas de elevação da PIC
- Reavaliar se parâmetros fisiológicos baixos (p. ex., PPC, gasometria arterial) estão dentro da faixa desejável
- Considerar parecer da equipe de nível de cuidados superior, se for aplicável ao sistema de saúde no qual você atua

Nível 3

- Coma induzido com pentobarbital ou tiopentona em doses tituladas para controlar PIC, se for eficaz[d]
- Craniectomia descompressiva secundária
- Hipotermia suave (35º a 36ºC) usando medidas de resfriamento ativo

FIGURA 47.8 Intervenções fundamentais do tratamento intensivo de pacientes com traumatismo cranioencefálico grave. [a]Recomendamos usar sódio e limites de osmolalidade de 155 e 320 mEq/l, respectivamente, como forma de limitar a administração de manitol e solução salina hipertônica. [b]Também recomendamos uma dose de teste com paralisantes neuromusculares e administrar infusão contínua apenas quando for demonstrada eficácia. [c]Rosenthal G, Sanchez-Mejia RO, Phan N, Hemphill JC III, Martin C, Manley GT. Incorporating a parenchymal termal diffusion cerebral blood flow probe in bedside assessment of cerebral autoregulation and vasoreactivity in patients with severe traumatic brain injury. *J Neurosurg.* 2011;114:62-70. [d]Barbitúrico deve ser administrado em infusão contínua apenas quando for demonstrado efeito benéfico na pressão intracraniana (PIC). CL, cabeceira do leito; CO_2, dióxido de carbono; DVE, dreno ventricular externo; EEG, eletroencefalograma; Hb, hemoglobina; LCR, líquido cefalorraquidiano; PAM, pressão arterial média; $PbtO_2$, monitoramento contínuo do oxigênio tecidual cerebral; PPC, pressão de perfusão cerebral; SpO_2, saturação de oxigênio; TC, tomografia computadorizada; TCE, traumatismo cranioencefálico; UTI, unidade de tratamento intensivo. (Adaptada com base em SIBIC Severe TBI Guidelines.)

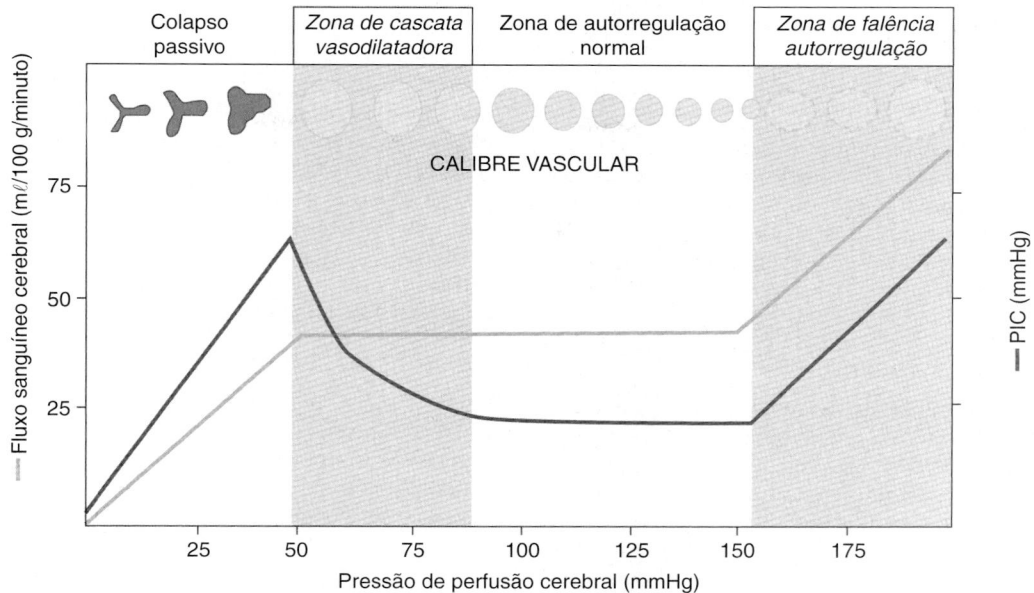

FIGURA 47.9 Relação entre extremos de pressão de perfusão cerebral (PPC) e pressão intracraniana (PIC) nos estados de complacência intracraniana reduzida. Na zona de cascata vasodilatadora, uma PPC insuficiente com autorregulação pressórica preservada causa vasodilatação cerebral reflexa e elevação da PIC; o tratamento recomendado é aumentar a PPC. Na zona de falência da autorregulação, sobrecargas de pressão e volume suplantam a capacidade de autorregulação cerebral e aumentam o volume sanguíneo cerebral e PIC; o tratamento indicado é reduzir a PPC. (Adaptada, com autorização, de Rose JA, Mayer AS. Optimizing blood pressure in neurological emergencies. *Neurocrit Care.* 2004;1:287-299.)

Hiperventilação reduz a PIC por indução de alcalose cerebral e vasoconstrição reflexa, com redução concomitante do VSC. A hiperventilação até níveis de $PaCO_2$ de 28 a 32 mmHg pode diminuir a PIC no decorrer de minutos, embora haja diminuição gradual do efeito durante apenas 1 a 3 horas, pois os mecanismos de tamponamento acidobásico corrigem a alcalose no SNC. Além disso, é comprovado que hiperventilação profilática resultou em prognósticos desfavoráveis (Evidência de nível 1)[4] e hiperventilação excessivamente agressiva até níveis de $PaCO_2$ abaixo de 26 mmHg pode exacerbar a isquemia cerebral e, em geral, deve ser evitada, exceto se o monitoramento da saturação de oxigênio na veia jugular ou de oxigênio no tecido encefálico estiver disponível para garantir que não haja hipoxia cerebral.

O tratamento com doses altas de barbitúricos, no qual se administra pentobarbital em doses equivalentes às usadas para anestesia geral (5 a 20 mg/kg/hora como dose de ataque, seguida por 1 a 4 mg/kg/hora), reduz efetivamente a PIC na maioria dos pacientes refratários às etapas apresentadas anteriormente. A administração pode ser feita por infusão contínua ou injeção IV rápida (bólus) quando necessário para controlar a PIC (50 a 200 mg a cada 15 minuto). O efeito do pentobarbital é multifatorial, porém é mais provável que decorra da associação de redução do metabolismo cerebral, fluxo sanguíneo e volume sanguíneo. O pentobarbital pode causar hipotensão acentuada e geralmente demanda o uso de vasopressores para manter PPC mínima de 60 mmHg. O outro principal efeito colateral do pentobarbital é a imobilização prolongada e a dependência do ventilador, o que aumenta o risco de infecção hospitalar e de exposição a outras complicações iatrogênicas. Em um estudo clínico, o uso profilático de pentobarbital foi associado a desfecho sombrio, e seu uso atualmente é reservado para casos de elevação da PIC refratária (Evidência de nível 1).[5]

Hipotermia sistêmica leve a moderada (33°C) reduz comprovadamente a PIC em pacientes com hipertensão intracraniana refratária. A aplicação de hipotermia é complexa e demanda um protocolo terapêutico que enfatiza uso de fármacos como meperidina, fentanila ou dexmedetomidina e bloqueadores neuromusculares (se for necessário) para evitar calafrios que aumentam o estresse cerebral e metabólico e prejudicam o processo de resfriamento. Vários ensaios clínicos de grande porte avaliaram aplicação rotineira de hipotermia leve a moderada no decorrer de 8 horas depois de LET, como forma de neuroproteção ou para controle inicial da PIC, mas não se mostrou benéfica (Evidência de nível 1).[6-9] Por essa razão, seu uso deve ser limitado ao tratamento da hipertensão intracraniana refratária.

Tratamento de traumatismo cranioencefálico grave na unidade de terapia intensiva

A UTI é o melhor local para tratamento de pacientes com traumatismo cranioencefálico grave (Figura 47.8). Em alguns hospitais, pacientes com traumatismo cranioencefálico são tratados em UTI neurológica ou neurocirúrgica especial. Fluxogramas de evolução com marcação de horário ajudam a fazer atualização meticulosa e contínua da condição clínica, neurológica e fisiológica do paciente; isso facilita decisões terapêuticas seguras que equilibrem risco crescente de complicações relacionadas com o tratamento e efeitos benéficos potenciais da progressão para o nível seguinte.

Avaliação neurológica sequencial

O paciente deve ser examinado repetidas vezes para avaliar o nível de consciência e a presença ou ausência de sinais de lesão do encéfalo ou dos nervos cranianos. Variações do nível de consciência, refletidas por alterações da pontuação da ECG ou pelo surgimento de hemiplegia ou outros sinais neurológicos focais, devem levar à repetição da TC.

Vias respiratórias e ventilação

Em geral, pacientes incapazes de proteger as vias respiratórias por causa da depressão do nível de consciência devem ser submetidos à intubação endotraqueal. Não se recomenda a hiperventilação de rotina; na ausência de aumento da PIC, os parâmetros ventilatórios devem ser ajustados para manter $PaCO_2$ de 30 a 40 mmHg e pressão parcial de oxigênio (PaO_2) de 90 a 100 mmHg.

Controle da pressão arterial

Se o paciente apresentar sinais de instabilidade hemodinâmica, deve-se instituir um cateter na artéria radial para monitorar a PA. Como é frequente o comprometimento da autorregulação do fluxo sanguíneo cerebral no traumatismo cranioencefálico agudo, é preciso regular com cuidado a PA média (ou a PPC, se estiver sendo monitorada a PIC) para evitar a hipotensão, que pode acarretar isquemia cerebral, ou a hipertensão, que pode exacerbar o edema cerebral. A infusão contínua, os vasopressores de ação curta (p. ex., fenilefrina e norepinefrina) e os anti-hipertensivos (p. ex., labetalol e nicardipino) são preferíveis por causa da capacidade de estabilizar a PA dentro de um intervalo terapêutico estreito. O nitroprussiato de sódio deve ser evitado, porque pode dilatar vasos cerebrais e elevar a PIC.

Reposição de líquidos

Somente líquidos isotônicos, como solução salina a 0,9% (p. ex., soro fisiológico) ou Plasma Lyte®, devem ser administrados aos pacientes com traumatismo cranioencefálico, porque a água livre extra em solução salina a 0,45% ou no soro glicosado a 5% pode exacerbar o edema cerebral. Solução salina hipertônica (p. ex., solução de acetato/cloreto de sódio a 3%), com meta de osmolalidade de 300 a 320 mOsm/ℓ, pode ser usada como alternativa em pacientes com edema encefálico significativo e reduzir o número de elevações da PIC, à custa do risco de causar sobrecarga hídrica e edema pulmonar se não houver monitoramento cuidadoso da volemia e da oxigenação. O monitoramento da pressão venosa central ajuda a orientar a reposição de líquidos em pacientes hipotensos ou hipovolêmicos. O balanço hídrico negativo está associado ao prognóstico desfavorável depois de LET e deve ser evitado.

Nutrição

Traumatismo cranioencefálico grave causa resposta hipermetabólica e catabólica generalizada, com necessidades calóricas 50 a 100% maiores que o normal. A alimentação enteral por sonda nasogástrica ou nasoduodenal deve ser instituída assim que possível (p. ex., geralmente após 24 a 48 horas). A alimentação enteral precoce no dia 1 após a lesão costuma ser bem tolerada e melhora o desfecho em comparação com a alimentação tardia. A nutrição parenteral tem riscos significativos, principalmente de infecção e distúrbios eletrolíticos, e só deve ser usada quando o paciente não tolera a alimentação enteral.

Analgesia/sedação

Pacientes podem estar agitados ou delirantes, o que pode acarretar lesão autoprovocada, retirada de dispositivos de monitoramento, hipermetabolismo sistêmico e cerebral e aumento da PIC. Os pacientes intubados podem ser sedados com infusão IV contínua de um sedativo de ação rápida, como propofol, fentanila ou remifentanila, que pode ser interrompida periodicamente para possibilitar a avaliação neurológica. O controle da dor sempre deve ser a primeira consideração ao usar analgesia/sedação. A interrupção diária da sedação em pacientes submetidos à intubação mecânica possibilita maior sensibilidade às variações do estado neurológico, ajuste mais apropriado da sedação e diminuição da duração da ventilação mecânica. Pacientes não intubados em *delirium* podem ser tratados com haloperidol na dose de 2 a 10 mg a cada 4 horas, conforme a necessidade; quetiapina oral na dose de 25 a 50 mg a cada 6 a 8 horas; ou um fármaco semelhante.

Controle da temperatura

Febre (> 38,3°C) é comum após LET e pode ser consequência de infecção ou de febre central. Até mesmo pequenas elevações da temperatura podem exacerbar a LET e a lesão encefálica isquêmica e devem ser tratadas agressivamente. Novos dispositivos de resfriamento, com uso de compressas adesivas de resfriamento ou cateteres intravasculares de troca de calor, são superiores às mantas convencionais de resfriamento por circulação de água, para manter a normotermia em pacientes comatosos com lesão encefálica.

Antiepilépticos

Fenitoína ou fosfenitoína (dose de ataque de 15 a 20 mg/kg, seguida por 300 mg/dia) reduziu de 14 para 4% a frequência das crises epilépticas pós-traumáticas iniciais (p. ex., primeira semana) em um estudo clínico de pacientes com hemorragia intracraniana, mas não evitou crises epilépticas posteriores (Evidência de nível 1).[10] Administração intravenosa de ácido valproico ou levetiracetam é uma opção aceitável para pacientes com alergia à fenitoína. Se o paciente não teve uma crise epiléptica, é preciso interromper o uso de antiepilépticos profiláticos após 7 dias. Os níveis séricos de antiepilépticos em pacientes com traumatismo cranioencefálico devem ser monitorados com atenção, porque é frequente a ocorrência de níveis subterapêuticos por hipermetabolismo do fármaco, sobretudo em homens jovens. As crises epilépticas não convulsivas e o estado de mal epiléptico, diagnosticáveis apenas por monitoramento com eletroencefalograma contínuo, ocorrem em mais de 10 a 20% dos pacientes comatosos com LET, estão associados a prognóstico sombrio e geralmente justificam o tratamento agressivo com infusão contínua de midazolam ou fármacos semelhantes.

Insulinoterapia intensiva

Infusão contínua de insulina para manter glicemia entre 100 e 180 mg/dℓ em pacientes hiperglicêmicos reduz a taxa de mortalidade de pacientes cirúrgicos gravemente enfermos e é cada vez mais adotada como opção prática de tratamento da LET grave na UTI. É preciso atenção meticulosa, inclusive com monitoramento horário da glicose sanguínea, para evitar a hipoglicemia excessiva com infusão contínua de insulina.

Corticoides

Glicocorticoides foram usados no tratamento do edema cerebral durante anos, mas não se demonstrou que causam alteração favorável do prognóstico, nem que reduzem PIC de pacientes com traumatismo cranioencefálico. Um grande estudo controlado randomizado demonstrou aumento da taxa de mortalidade em pacientes tratados com altas doses de esteroides durante a primeira semana após a LET (Evidência de nível 1).[11] Esse fato provavelmente é atribuível ao aumento do risco de infecção, hiperglicemia ou outras complicações. Por esses motivos, é absolutamente contraindicado o uso de dexametasona e outros esteroides em pacientes com traumatismo cranioencefálico.

Profilaxia da trombose venosa profunda

Pacientes com traumatismo cranioencefálico imobilizados estão sob alto risco de trombose venosa profunda nas pernas e de tromboembolismo pulmonar. As botas de compressão pneumática devem fazer parte da rotina para proteção contra esse risco, e os pacientes também devem ser tratados com 5 mil unidades de heparina subcutânea a cada 8 horas ou com enoxaparina em dose de 40 mg/dia. Os anticoagulantes em baixas doses para evitar doenças tromboembólicas podem ser acrescentados com segurança no decorrer de 48 horas após a lesão, mesmo na presença de hemorragia intracraniana, desde que não se observe expansão do hematoma em imagens seriadas.

Profilaxia de úlcera gástrica de estresse

Pacientes em ventilação mecânica ou com coagulopatia estão sob risco aumentado de ulceração gástrica de estresse e devem ser tratados com pantoprazol (40 mg/dia IV), famotidina (20 mg a cada 12 horas IV) ou sucralfato (1 g a cada 6 horas por via oral).

Antibióticos

Uso rotineiro de antibióticos profiláticos em pacientes com fraturas expostas do crânio é controverso e há grande divisão de opiniões. Os antibióticos profiláticos com atividade contra microrganismos gram-positivos, como a oxacilina, são usados com frequência para reduzir o risco de meningite em pacientes com otorreia ou rinorreia de LCR ou com ar intracraniano; entretanto, esses fármacos podem aumentar o risco de infecção por microrganismos mais virulentos ou resistentes. Deve-se administrar um antibiótico com atividade contra bactérias gram-positivas, como oxacilina ou cefazolina em dose única imediatamente antes da inserção de um monitor intracraniano.

COMPLICAÇÕES AGUDAS DO TRAUMATISMO CRANIOENCEFÁLICO

Fístula de líquido cefalorraquidiano

Fístulas de LCR são causadas por ruptura da dura-máter e da aracnoide. Elas ocorrem em 3% dos pacientes com traumatismo cranioencefálico fechado e em 5 a 10% daqueles com fratura da base do crânio. Em geral, estão associadas a fraturas do etmoide, do esfenoide ou da lâmina orbital do osso frontal.

TC pode mostrar *pneumoencéfalo* (ar no espaço subaracnóideo). As manifestações clínicas incluem eliminação de LCR por uma laceração no couro cabeludo, nariz ou ouvido. A eliminação de LCR cessa após a elevação da cabeça por alguns dias em 85% dos casos. Se persistir, a inserção de um dreno lombar pode reduzir a pressão de LCR, reduzir o fluxo através da fístula e acelerar o fechamento espontâneo da laceração na dura-máter. Pacientes com extravasamento dural estão sob maior risco de meningite e, embora o uso de antibióticos profiláticos seja controverso, a maioria dos médicos os prescreve. A otorreia ou rinorreia persistente de LCR por mais de 2 semanas demanda reparo cirúrgico, assim como a meningite recorrente. Se houver extravasamento e o local da fratura não for evidente, a TC com metrizamida é o método de escolha para o diagnóstico.

Fístula carotídeo-cavernosa

Fístulas carotídeo-cavernosas são caracterizadas pela tríade clínica de exoftalmia pulsátil, quemose ocular e sopro orbital. São causadas por laceração traumática da artéria carótida interna ao atravessar o seio cavernoso; cerca de 20% dos casos não são traumáticos, e a maioria está relacionada com a ruptura espontânea de um aneurisma do segmento intracavernoso da artéria carótida interna. Outros sintomas são distensão das veias orbitais e periorbitais, além de paralisia dos nervos cranianos (p. ex., III, IV, V e VI) que atravessam ou seguem no interior da parede do seio cavernoso.

Fístulas carotídeo-cavernosas traumáticas podem surgir imediatamente ou no decorrer de dias após a lesão. É necessária a angiografia para confirmar o diagnóstico (Figura 47.7). O tratamento endovascular, com inserção de balão através do defeito na parede arterial até o lado venoso da fístula, é o método mais efetivo de reparo e pode evitar a perda visual permanente causada por infarto retiniano venoso se realizado logo que possível após a lesão.

Dissecção arterial traumática e lesões vasculares

Lesões traumáticas podem estar associadas às dissecções da artéria carótida interna ou vertebral extracraniana ou intracraniana, que podem acarretar trombose no local da lâmina de dissecção e acidente vascular encefálico (AVE) decorrente de tromboembolia distal. O padrão-ouro para diagnóstico é a angiografia convencional, mas a angiografia por TC e a angiografia por RM são usadas com frequência para rastreamento de dissecções arteriais. A anticoagulação com heparina não fracionada é a estratégia primária para evitar trombose intravascular e tromboembolia. Entretanto, a anticoagulação acarreta riscos quando há hemorragia intracraniana evidente ou dissecção intracraniana coexistente com formação de pseudoaneurisma. As decisões terapêuticas têm de ser individualizadas.

Às vezes, fraturas da base do crânio estão associadas à trombose de seios durais adjacentes; os seios esfenoides e transversos são acometidos com maior frequência. Os sintomas estão relacionados a aumento da PIC ou infarto venoso associado. O diagnóstico é estabelecido por angiografia ou por venografia por RM, e a anticoagulação é o tratamento de escolha (ver Capítulo 44).

Em pacientes com grandes hematomas epidurais ou subdurais e herniação subfalcina, às vezes o infarto cerebral secundário decorre da compressão da artéria cerebral anterior ipsilateral contra a foice ou da artéria cerebral posterior contra o tentório. A descompressão neurocirúrgica urgente para evitar esses infartos é a única estratégia terapêutica eficaz.

Lesão de nervos cranianos

Lesões dos nervos cranianos podem ocorrer com fraturas da base do crânio (ver Capítulo 49). Nervo facial é o nervo lesado com maior frequência nesses casos, complicando 0,3 a 5% dos traumatismos cranioencefálicos. Por vezes, a paralisia pode ocorrer só vários dias após a lesão. A recuperação parcial ou total da função é a regra nas lesões traumáticas dos nervos cranianos, com exceção da lesão do primeiro ou segundo nervo craniano.

Infecções

Infecções na cavidade intracraniana após traumatismo cranioencefálico podem ser epidurais (p. ex., osteomielite), subdurais (p. ex., empiema), subaracnóideas (p. ex., meningite) ou intracerebrais (p. ex., abscesso). Em geral, essas infecções ocorrem nas primeiras semanas após a lesão, mas podem ser tardias. O diagnóstico é sugerido por TC ou RM e confirmado por cultura do tecido infectado. O tratamento inclui desbridamento cirúrgico e administração de antibióticos.

Meningite pode ocorrer depois de qualquer tipo de fratura exposta associada à ruptura da dura-máter, inclusive fraturas expostas do crânio, lesão perfurante por projétil de arma de fogo ou fraturas lineares que se estendem até os seios nasais ou a orelha média. A meningite ocorre em apenas 2 e até 22% dos pacientes com fratura da base do crânio. Os casos de meningite que se desenvolvem poucos dias após a lesão quase sempre são causados por pneumococos ou outras bactérias gram-positivas, mas a causa pode ser qualquer microrganismo patogênico. O diagnóstico depende dos achados no LCR após punção lombar. Os princípios terapêuticos são aqueles recomendados para a meningite em geral (ver Capítulo 64). A presença de uma fístula persistente de LCR com rinorreia ou otorreia favorece a recorrência de meningite; há relato de até sete ou oito episódios. Nesses casos, o tratamento pode demandar o fechamento cirúrgico da fístula.

PROGNÓSTICO

Os prognósticos esperados depois traumatismo cranioencefálico frequentemente são tema de grande preocupação, sobretudo naqueles com lesões graves. A *profundidade do coma*, os *achados à TC* e a *idade* do paciente são as variáveis mais preditivas do desfecho tardio. Outros fatores de importância prognóstica são a ausência de reação pupilar, hipotensão ou hipoxemia por ocasião da admissão, padrões específicos de lesão observados na TC de admissão, elevação persistente da PIC, hipertermia e redução crítica (< 10 mmHg) dos níveis de oxigênio no tecido encefálico. Os desfechos funcionais da LET grave melhoraram muito nos últimos 20 anos, embora a taxa de mortalidade continue constante em cerca de 30%.

A profundidade do coma pode ser quantificada pelo escore da ECG por ocasião da admissão, que tem considerável valor prognóstico. No passado, pacientes com três ou quatro pontos (coma profundo) tinham chance de 85% de morrer ou permanecer em estado vegetativo, enquanto essa evolução ocorria em apenas 5 a 10% dos pacientes com 12 pontos ou mais. Em geral, pacientes idosos têm prognóstico muito sombrio. Em uma série de pacientes comatosos com mais de 65 anos, apenas 10% sobreviveram, e somente 4% recuperaram a independência funcional. Contudo, muitos adultos idosos com LET reagem bem ao tratamento rigoroso e à reabilitação, sugerindo que idade cronológica e gravidade da lesão não sejam suficientes isoladamente para prever prognóstico. Modelos de previsão do prognóstico pós-LET não têm desempenho satisfatório nessa faixa etária. Morte pode resultar do avanço para morte cerebral ou complicações clínicas refratárias, mas na maioria das vezes é consequência de decisões para limitar o suporte à vida por causa da previsão de má recuperação funcional. Entretanto, é cada vez mais reconhecido que os cuidadores tendem a subestimar a capacidade de recuperação da lesão encefálica grave, e alguns desfechos fatais podem ser consequência de uma profecia autocumprida. As tentativas de obter um prognóstico sólido no traumatismo cranioencefálico grave, sobretudo nos estágios iniciais, são perigosas, porque o desfecho depende de muitas variáveis. Comportamentos que prenunciam recuperação mais tardia (p. ex., capacidade de comunicar-se, falar de forma compreensível, seguir comandos, reconhecer estímulos familiares e usar objetos comuns) podem não ser evidenciados durante a internação na UTI (Figura 47.10). As diretrizes práticas de 2018 para avaliar rede neural de ativação ascendente nos distúrbios da consciência (DC) recomendam que, quando médicos conversam sobre prognóstico com cuidadores de pacientes com DC nas primeiras 48 de evolução, eles devam evitar afirmações que sugiram que todos os pacientes tenham prognóstico desfavorável. Entretanto, alguns índices são úteis como indicadores de prognóstico (Tabela 47.2).

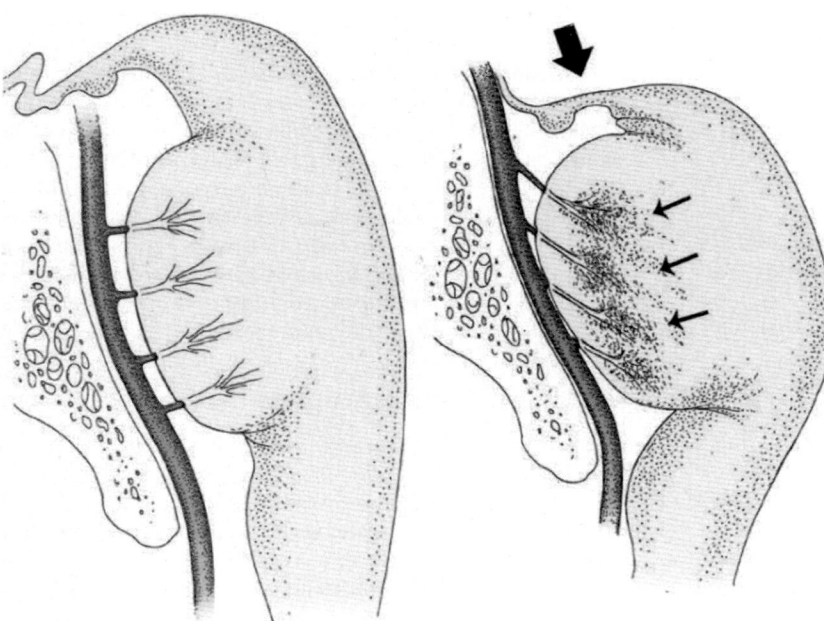

FIGURA 47.10 Ilustrações esquemáticas no plano sagital da artéria basilar e tronco encefálico antes (*à esquerda*) e depois (*à direita*) de herniação cerebral. No tronco encefálico normal, as artérias perfurantes basilares penetram na ponte em direção perpendicular. Quando há herniação descendente (*seta grossa*), a artéria basilar mantém-se fixada pelo polígono de Willis, enquanto o desvio caudal da ponte provoca estiramento e ruptura das pequenas artérias perfurantes pontinas, resultando em hemorragia de Duret (*setas finas*). (De Gean AD. *Imaging of Head Trauma*. Philadelphia, PA: Raven Press; 1994;214, Figura 10. Adaptada anteriormente com autorização da Wolters Kluwer.)

Em geral, a perspectiva de recuperação do coma induzido por traumatismo é melhor que do coma por outras causas. Dentre os adultos, 50% e 60% das crianças em coma pós-traumático há 30 dias recuperam a consciência dentro de 1 ano, em comparação com 15% dos pacientes em coma por causas não traumáticas. A definição prática de recuperação da consciência é capacidade de obedecer a comandos verbais de maneira convincente e reiterada. *Estado vigil sem resposta*, em vez do termo usado antes, *estado vegetativo persistente*, refere-se a uma condição de coma com olhos abertos sem sinais externos de consciência. *Estado minimamente consciente* a uma condição de transição entre coma e consciência plena. Esses pacientes mostram que conseguem compreender e obedecer a comandos e têm alguns comportamentos intencionais, porém sem pensamentos e atividades espontâneas. Pacientes hospitalizados em reabilitação de DC prolongada pós-traumática são avaliados sistematicamente usando um questionário de avaliação neurocomportamental validado – Coma Recovery Scale-Revised – cujos escores variam de zero a 23 e no qual escores mais altos indicam nível funcional mais elevado. Essa escala avalia a frequência de recuperação de seis comportamentos, que são precursores de independência funcional. Existe relação direta entre número de comportamentos recuperados e grau de limitação física/mental (avaliada com base no escore da Disability Rating Scale) ao longo do período de acompanhamento.

Disfunção cognitiva é, sem dúvida, o problema mais comum e incapacitante em sobreviventes de traumatismo cranioencefálico. Durante a fase aguda, desorientação e agitação são particularmente comuns. Além dos déficits cognitivos e motores, pode haver cefaleia, tontura, vômitos ou vertigem no período pós-traumático imediato. Em geral, esses sintomas desaparecem em algumas semanas, mas podem persistir durante meses. Problemas cognitivos comuns incluem déficits de memória de curto e longo prazos; distúrbios da atenção e concentração; diminuição da velocidade psicomotora e processamento mental; e transtornos de personalidade. Pode haver perda de memória relativa aos eventos ocorridos no período imediato após a recuperação da consciência (p. ex., *amnésia pós-traumática*) e amnésia semelhante relativa aos eventos imediatamente anteriores ao traumatismo (p. ex., *amnésia pré-traumática*). Esses períodos de amnésia podem abranger dias, semanas ou anos. A depressão acomete até 40% dos sobreviventes de LET durante o primeiro ano de recuperação e responde muito bem ao tratamento clínico. Com o tempo, geralmente há melhora considerável de sinais e sintomas de lesão encefálica, mas sequelas permanentes são comuns. Mesmo com graus mais brandos de LET, pacientes atendidos nos centros americanos de traumatologia de nível 1 referem dificuldades persistentes relacionadas com a lesão durante o primeiro ano depois do acidente, sugerindo necessidade de seguimento ambulatorial mais sistemático dos pacientes com LET branda (LETb), de forma a que recebam tratamentos e reduzam risco de desenvolver problemas crônicos subsequentes.

A instituição imediata de terapia cognitiva, fisioterapia e terapia ocupacional é uma parte importante da otimização da recuperação após LET. Fisioterapia, inclusive com exercícios mobilização ativa/passiva para evitar contraturas do membro, pode começar ainda na UTI. Depois da estabilização, os pacientes são transferidos para uma unidade de reabilitação aguda ou subaguda. Ainda não se confirmou se as intervenções de reabilitação cognitiva realmente melhoram o prognóstico neuropsicológico.

Em um estudo de pacientes com traumatismo moderado ou grave, apenas 46% voltaram ao trabalho 2 semanas depois, e a maioria deles não retornou ao trabalho original. Somente 18% tinham independência financeira, causa de considerável estresse para a família. Aconselhamento vocacional pode ter um papel estratégico para auxiliar a reintegração dos pacientes à força de trabalho.

Síndrome pós-concussão

Cerca de 40% dos pacientes que tiveram traumatismo cranioencefálico leve ou grave queixam-se de tontura, fadiga, insônia, irritabilidade, inquietude e incapacidade de concentrar-se. Em muitos casos, também ocorrem transtornos de humor (p. ex., ansiedade e depressão), enxaqueca e outros distúrbios neuropsiquiátricos pré-mórbidos. Esse grupo de sintomas, que pode estar presente por apenas algumas semanas ou pode persistir durante anos, é conhecido como *síndrome pós-concussão* (ver Capítulo 46).

O termo síndrome pós-concussão é um tanto equivocado, porque não é preciso que os indivíduos afetados tenham sofrido perda de consciência. Não há critérios para definir o papel de fatores fisiológicos ou psicológicos na etiologia da síndrome pós-concussão. Pacientes podem apresentar incapacidade acentuada, com exame neurológico normal e sem evidências de lesão encefálica à RM. É pequena a correlação entre a intensidade da lesão original e a intensidade e duração de sintomas posteriores. Por exemplo, a incidência de síndrome pós-concussão não está relacionada com a duração de amnésia retrógrada, coma ou amnésia pós-traumática. Em alguns pacientes, os sintomas podem estar relacionados com a lesão cerebral; em outros, parecem ser totalmente psicogênicos. Na prática, muitas vezes é difícil esclarecer as complexas origens desse distúrbio.

Sintomas pós-traumáticos podem surgir em pacientes que antes tiveram adaptação normal, porém são mais prováveis em pacientes que apresentavam sintomas psiquiátricos antes do traumatismo. Fatores como dificuldades domésticas ou financeiras, ocupação desagradável e o desejo de obter compensação, financeira ou de outro tipo, tendem a produzir e podem prolongar os sintomas depois de seu surgimento.

O prognóstico da síndrome pós-concussão é incerto. Em geral, pode-se esperar melhora progressiva. A duração dos sintomas não está relacionada com a intensidade da lesão. Alguns pacientes que sofreram apenas traumatismos leves apresentam sintomas por longos períodos, enquanto pacientes com traumatismos graves podem ter apenas sintomas leves ou transitórios. De modo geral, porém, é uma questão de 2 a 6 meses até que haja grande melhora da cefaleia e tontura e das alterações mentais mais definidas. O tratamento da síndrome pós-concussão é baseado em psicoterapia, terapia cognitiva e ocupacional, reabilitação vocacional e tratamento com antidepressivos ou ansiolíticos. Entretanto, o estudo TRACK-TBI (*Transforming Research and Clinical Knowledge in Traumatic Brain Injury*) demonstrou que grande porcentagem dos pacientes não teve qualquer tipo de seguimento clínico ao longo dos primeiros 3 meses depois do acidente, mesmo quando existiam sintomas pós-concussivos persistentes ou TC de crânio anormal.

Crises epilépticas e epilepsia pós-traumática

Crises epilépticas pós-traumáticas podem ser imediatas (p. ex., dentro de 24 horas), precoces (p. ex., na primeira semana) ou tardias (p. ex., depois da primeira semana).

A incidência exata de crises epilépticas depois traumatismo cranioencefálico é desconhecida, mas dados publicados na literatura variam de 2,5 a 40%. Em regra, quanto mais grave é o traumatismo, maior a probabilidade de ocorrerem crises epilépticas. A incidência geral de crises epilépticas é de aproximadamente 25% dos pacientes com contusão ou hematoma encefálico e até 50% daqueles com traumatismo cranioencefálico perfurante.

Crises epilépticas imediatas são raras; elas são fatores de risco para outras crises precoces, mas não para crises epilépticas tardias. Crises epilépticas precoces ocorrem em 3 a 14% dos pacientes internados com traumatismo cranioencefálico. Entre os fatores de risco estão fratura de crânio com afundamento, traumatismo cranioencefálico perfurante, hemorragia intracraniana (p. ex., peridural, subdural ou intraparenquimatosa), inconsciência prolongada (p. ex., mais de 24 horas), coma e crises epilépticas imediatas; o risco de crises epilépticas precoces em pacientes com qualquer um desses fatores de risco é de 20 a 30%. Crianças são mais propensas a desenvolver crises epilépticas pós-traumáticas precoces que adultos. Pacientes com crises epilépticas precoces continuam sob risco de crises epilépticas tardias e devem ser mantidos com antiepilépticos depois da alta hospitalar.

A incidência geral de crises epilépticas tardias (p. ex., epilepsia pós-traumática) após traumatismo cranioencefálico fechado é de 5%, mas o risco chega a 30% em pacientes com hemorragia intracraniana ou fratura de crânio com afundamento e 50% em pacientes com crises precoces. Cerca de 60% dos pacientes têm sua primeira crise epiléptica durante o primeiro ano, mas o risco ainda se mantém elevado por até 15 anos depois de traumatismo cranioencefálico grave. Como 25% dos pacientes têm apenas uma crise epiléptica tardia, muitos profissionais só prescrevem antiepilépticos depois da segunda crise. O tratamento da epilepsia pós-traumática é discutido com mais detalhes no Capítulo 60.

Distúrbios do movimento pós-traumáticos

Distúrbios do movimento são sequelas raras no traumatismo cranioencefálico. Tremor de ação é mais comum, embora sua patogenia seja obscura. Ataxia cerebelar, tremor rubral e mioclonia palatina foram descritos em pacientes com lesões focais por cisalhamento do pedúnculo cerebelar superior, mesencéfalo e circuito dentato-rubro-olivar, respectivamente. Há relatos de parkinsonismo e outras síndromes dos núcleos da base após um único episódio de traumatismo cranioencefálico.

TRAUMATISMO CRANIOENCEFÁLICO PEDIÁTRICO

Traumatismo é a principal causa de morte em crianças, e a lesão encefálica é a causa mais comum de morte pós-traumática na faixa etária pediátrica (ver Capítulo 151). Acidentes automobilísticos são responsáveis pelo maior número de lesões graves em crianças, mas elas também são propensas a formas peculiares de lesão, como lesões obstétricas e maus-tratos infantis. Crianças são mais propensas que adultos a apresentar edema encefálico e crises epilépticas após traumatismo cranioencefálico e geralmente se recuperam melhor que os adultos.

As diretrizes mais recentes da Brain Trauma Foundation sobre tratamento de LET grave na faixa etária pediátrica incluem um algoritmo de tratamento de primeiro e segundo níveis. Essas diretrizes enfatizam a importância de manter a PPC entre 40 e 50 mmHg, ao mesmo tempo que são utilizadas medidas para estabilizar a PIC na faixa de < 20 mmHg. Esse algoritmo de tratamento prioriza evitar hipoxia, hipocapnia e disfunção circulatória durante a fase de estabilização, mas não recomenda hipotermia profilática; recomenda profilaxia antiepiléptica e monitoramento da PIC; e indica tratamento hiperosmolar com solução salina hipertônica e drenagem de LCR por dreno ventricular externo como medidas iniciais para controlar PIC elevada. Além disso, essas diretrizes recomendam monitoramento da oxigenação dos tecidos cerebrais e intervenções avançadas para hipertensão intracraniana resistente às outras medidas.

LESÃO CEREBRAL POR EXPLOSÕES RELACIONADAS COM PROJÉTEIS DE ARMA DE FOGO

Historicamente, lesões perfurantes do encéfalo por projéteis de arma de fogo e explosões no contexto militar sempre tinham evolução fatal. Com o aperfeiçoamento de armaduras e capacetes, porém, uma síndrome não reconhecida de lesão cerebral por explosões foi descrita em soldados que sofreram lesões no conflito entre EUA e Iraque. A síndrome é provocada por explosivos que produzem explosão seguida de dispersão de fragmentos metálicos. Além de causar concussão, LAD e formas típicas de hemorragia intracraniana aguda, a lesão cerebral por explosão manifesta-se com edema encefálico volumoso e vasospasmo arterial difuso, que surgem no decorrer de vários dias e regridem em média 2 semanas após a lesão. Essa síndrome é atribuída à lesão tecidual difusa mediada por ondas de choque de alta frequência no momento do impacto. É frequente o uso da hemicraniectomia como procedimento para salvar a vida do paciente, porque medidas convencionais para reduzir o edema encefálico e controlar a PIC frequentemente são ineficazes, apesar da ausência de dados acerca de sua eficácia. Vasospasmo arterial, que pode acarretar infarto cerebral tardio, pode ser tratado com êxito por angioplastia com balão.

EVIDÊNCIAS DE NÍVEL 1

1. Cooper DJ, Rosenfeld JV, Murray L, et al.; for the DECRA Trial Investigators and the Australian and New Zealand Intensive Care Society Clinical Trials Group. Decompressive craniectomy in diffuse traumatic brain injury. *N Engl J Med.* 2011;364(16):1493-1502.
2. Hutchinson PJ, Kolias AG, Timofeev IS, et al. Trial of decompressive craniectomy for traumatic intracranial hyper-tension. N Eng J Med. 2016;375(12):1119-1139.
3. Muizelaar JP, Marmarou A, Ward JD, et al. Adverse effects of prolonged hyperventilation in patients with severe head injury: a randomized clinical trial. *J Neurosurg.* 1991;75(5):731-739.
4. Cooper DJ, Myles PS, McDermott FT et al.; for the HTS Study Investigators. Prehospital hypertonic saline resuscitation of patients with hypotension and severe traumatic brain injury: a randomized controlled trial. *JAMA.* 2004;291(11):1350-1357.
5. Ward JD, Becker DP, Miller JD, et al. Failure of prophylactic barbiturate coma in the treatment of severe head injury. *J Neurosurg.* 1985;62(3):383-388.

6. Clifton GL, Miller ER, Choi SC, et al. Lack of effect of induction of hypothermia after acute brain injury. *N Eng J Med*. 2001;344(8):556-563.
7. Clifton GL, Valadka A, Zygun D, et al. Very early hypothermia induction in patients with severe brain injury (the National Acute Brain Injury Study: Hypothermia II): a randomised trial. *Lancet Neurol*. 2011;10(2):131-139.
8. Cooper DJ, Nichol AD, Bailey M, et al. Effect of early sustained prophylactic hypothermia on neurologic outcomes among patients with severe traumatic brain injury: the POLAR randomized clinical trial. JAMA. 2018;320(21):2211-2220.
9. Andrews PJ, Sinclair HL, Rodriguez A, et al. Hypothermia for intracranial hypertension after traumatic brain injury. N Eng J Med. 2015;373(25):2403-2412.
10. Temkin NR, Dikmen SS, Wilensky AJ. Keihm J, Chabal S, Winn HR. A randomized, double-blind study of phenytoin for the prevention of post-traumatic seizures. *N Engl J Med*. 1990;323(8):497-502.
11. Roberts I, Yates D, Sandercock P, et al. Effect of intravenous corticosteroids on death within 14 days in 10008 adults with clinically significant head injury (MRC CRASH trial): randomised placebo-controlled trial. *Lancet*. 2004;364(9442);1321-1328.

LEITURA SUGERIDA

Traumatismo cranioencefálico | Considerações gerais

Adams JH, Graham DI, Gennarelli TA, Maxwell WL. Diffuse axonal injury in non-missile head injury. *J Neurol Neurosurg Psychiatry*. 1991;54:481-483.

Armonda RA, Bell RS, Vo AH, et al. Wartime traumatic cerebral vasospasm: recent review of combat casualties. *Neurosurgery*. 2006;59(6):1215-1225.

Bratton SL, Chesnut RM, Ghajar J, et al. Guidelines for the management of severe traumatic brain injury. XIV. Hyperventilation. *J Neurotrauma*. 2007; 24(suppl 1):S87-S90.

Cruz J, Minoja G, Okuchi K, Facco E. Successful use of the new high-dose mannitol treatment in patients with Glasgow Coma Scale scores of 3 and bilateral abnormal pupillary widening: a randomized trial. *J Neurosurg*. 2004;100:376-383.

Diringer MN, Zazulia AR. Osmotic therapy: fact and fiction. *Neurocrit Care*. 2004;1(2):219-233.

Eisenberg HM, Frankowski RF, Contant CF, Marshall LF, Walker MD. High-dose barbiturate control of elevated intracranial pressure in patients with severe head injury. *J Neurosurg*. 1988;69:15-23.

Ghajar J. Traumatic brain injury. *Lancet*. 2000;356:923-929.

Graham DI, Ford I, Adams JH, et al. Ischaemic brain damage is still common in fatal non-missile head injury. *J Neurol Neurosurg Psychiatry*. 1989;52:346-350.

Ibanez J, Arikan F, Pedraza S, et al. Reliability of clinical guidelines in the detection of patients at risk following mild head injury: results of a prospective study. *J Neurosurg*. 2004;100(5):825-834.

Jane JA, Anderson DK, Torner JC, Young W. *Central Nervous System Trauma Status Report—1991*. New York, NY: Mary Ann Liebert; 1992.

Lingsma H, Yue JK, Maas A, Steyerberg EW, Manley GT. Outcome prediction after mild and complicated mild traumatic brain injury: external validation of existing models and identification of new predictors using the TRACK-TBI pilot study. *J Neurotrauma*. 2015;32(2):83-94.

Marshall LF, Marshall SB, Klauber MR, et al. A new classification of head injury based on computerized tomography. *J Neurosurg*. 1991;75(suppl 1): S14-S20.

Martin NA, Patwardhan RV, Alexander MJ, et al. Characterization of cerebral hemodynamic phases following severe head trauma: hypoperfusion, hyperemia, and vasospasm. *J Neurosurg*. 1997;87:9-19.

Mayer SA, Chong J. Critical care management of increased intracranial pressure. *J Intensive Care Med*. 2002;17:55-67.

Merritt HH. Head injury. *War Med*. 1943;4:61-82.

Oertel M, Kelly DF, McArthur D, et al. Progressive hemorrhage after head trauma: predictors and consequences of the evolving injury. *J Neurosurg*. 2002;96:109-116.

Pearl GS. Traumatic neuropathology. *Clin Lab Med*. 1998;18:39-64.

Smith M. Monitoring intracranial pressure in traumatic brain injury. *Anesth Analg*. 2008;106(1):240-248.

Stiell IG, Wells GA, Vandemheen K, et al. The Canadian CT Head Rule for patients with minor head injury. *Lancet*. 2001;357:1391-1396.

Symonds C. Concussion and its sequelae. *Lancet*. 1962;1:1-5.

Tawil I, Stein DM, Mirvis SE, Scalea TM. Posttraumatic cerebral infarction: incidence, outcome, and risk factors. *J Trauma*. 2008;64(4):849-853.

Taylor SJ, Fettes SB, Jewkes C, Nelson RJ. Prospective, randomized, controlled trial to determine the effect of early enhanced enteral nutrition on clinical outcome in mechanically ventilated patients suffering head injury. *Crit Care Med*. 1999;27:2525-2531.

Teasdale G, Jennett B. Assessment of coma and impaired consciousness. A practical scale. *Lancet*. 1974;2:81-83.

Teasdale GM, Murray G, Anderson E, et al. Risks of acute traumatic intracranial haematoma in children and adults: implications for managing head injuries. *BMJ*. 1990;300:363-367.

Valadka AB, Robertson CS. Surgery of cerebral trauma and associated critical care. *Neurosurgery*. 2007;61(1 suppl):203-220.

Vespa PM, Nuwer MR, Nenov V, et al. Increased incidence and impact of nonconvulsive and convulsive seizures after traumatic brain injury as detected by continuous electroencephalographic monitoring. *J Neurosurg*. 1999;91:750-760.

Vialet R, Albanèse J, Thomachot L, et al. Isovolume hypertonic solutes (sodium chloride or mannitol) in the treatment of refractory posttraumatic intracranial hypertension: 2 mL/kg 7.5% saline is more effective than 2 mL/kg 20% mannitol. *Crit Care Med*. 2003;31:1683-1687.

Johnson VE, Stewart W, Weber MT, Cullen DK, Siman R, Smith DH. SNTF immunostaining reveals previously undetected axonal pathology in traumatic brain injury. *Acta Neuropathol*. 2016;131(1):115-135.

Loane DJ, Faden AI. Traumatic meningeal injury and repair mechanisms. *Nat Immunol*. 2018;19(5):431-432.

Griffin AD, Turtzo LC, Parikh GY, et al. Traumatic microbleeds suggest vascular injury and predict disability in traumatic brain injury. *Brain*. 2019; 142(11):3550-3564.

Veenith TV, Carter EL, Geeraerts T, et al. Pathophysiologic mechanisms of cerebral ischemia and diffusion hypoxia in traumatic brain injury. *JAMA Neurol*. 2016;73(5):542-550.

Kurland D, Hong C, Aarabi B, Gerzanich V, Simard JM. Hemorrhagic progression of a contusion after traumatic brain injury: a review. *J Neurotrauma*. 2012;29(1):19-31.

Plog BA, Dashnaw ML, Hitomi E, et al. Biomarkers of traumatic injury are transported from brain to blood via the glymphatic system. *J Neurosci*. 2015;35(2):518-526.

Burda JE, Bernstein AM, Sofroniew MV. Astrocyte roles in traumatic brain injury. *Exp Neurol*. 2016;275(pt 3):305-315.

Russo MV, McGavern DB. Inflammatory neuroprotection following traumatic brain injury. *Science*. 2016;353(6301):783-785.

Simon DW, McGeachy MJ, Bayır H, Clark RS, Loane DJ, Kochanek PM. The far-reaching scope of neuroinflammation after traumatic brain injury. *Nat Rev Neurol*. 2017;13(3):171.

Jassam YN, Izzy S, Whalen M, McGavern DB, El Khoury J. Neuroimmunology of traumatic brain injury: time for a paradigm shift. *Neuron*. 2017;95(6): 1246-1265.

Stocchetti N, Carbonara M, Citerio G, et al. Severe traumatic brain injury: targeted management in the intensive care unit. *Lancet Neurol*. 2017;16(6): 452-464.

Okonkwo DO, Shutter LA, Moore C, et al. Brain tissue oxygen monitoring and management in severe traumatic brain injury (BOOST-II): a phase II randomized trial. *Crit Care Med*. 2017;45(11):1907-1914.

Exames de imagem

Haydel MJ, Preston CA, Mills TJ, Luber S, Blaudeau E, DeBlieux PM. Indications for computed tomography in patients with minor head injury. *N Eng J Med*. 2000;343(2):100-105.

Izzy S, Mazwi NL, Martinez S, et al. Revisiting grade 3 diffuse axonal injury: not all brainstem microbleeds are prognostically equal. *Neurocrit Care*. 2017;27(2):199-207.

Kuppermann N, Holmes JF, Dayan PS, et al. Identification of children at very low risk of clinically-important brain injuries after head trauma: a prospective cohort study. *Lancet*. 2009;374(9696):1160-1170.

Schonfeld D, Bressan S, Da Dalt L, Henien MN, Winnett JA, Nigrovic LE. Pediatric Emergency Care Applied Research Network head injury clinical prediction rules are reliable in practice. *Arch Dis Child*. 2014;99(5):427-431.

Stiell IG, Clement CM, Rowe BH, et al. Comparison of the Canadian CT Head Rule and the New Orleans Criteria in patients with minor head injury. JAMA. 2005;294(12):1511-1518.

Stiell IG, Wells GA, Vandemheen K, et al. The Canadian CT Head Rule for patients with minor head injury. Lancet. 2001;357(9266):1391-1396.

Thelin EP, Nelson DW, Vehviläinen J, et al. Evaluation of novel computerized tomography scoring systems in human traumatic brain injury: an observational, multicenter study. PLoS Med. 2017;14(8):e1002368.

Hematoma extradural

Borzone M, Rivano C, Altomonte M, Baldini M. Acute traumatic posterior fossa haematomas. Acta Neurochir. 1995;135:32-37.

Bricolo AP, Pasut LM. Extradural hematoma: toward zero mortality. A prospective study. Neurosurgery. 1984;14:8-12.

Bullock R, Smith RM, van Dellen JR. Nonoperative management of extradural hematoma. Neurosurgery. 1985;16:602-606.

Dhellemmes P, Lejeune JP, Christiaens JL, Combelles G. Traumatic extradural hematomas in infancy and childhood. Experience with 144 cases. J Neurosurg. 1985;62:861-865.

Lobato RD, Rivas JJ, Cordobes F, et al. Acute epidural hematoma: an analysis of factors influencing the outcome of patients undergoing surgery in coma. J Neurosurg. 1988;68(1):48-57.

Hematoma subdural

Bender MB. Recovery from subdural hematoma without surgery. J Mt Sinai Hosp N Y. 1960;26:52-58.

Bershad EM, Farhadi S, Suri MF, et al. Coagulopathy and inhospital deaths in patients with acute subdural hematoma. J Neurosurg. 2008;109:664-669.

Lee KS. The pathogenesis and clinical significance of traumatic subdural hygroma. Brain Inj. 1998;12:595-603.

Liu W, Bakker NA, Groen RJ. Chronic subdural hematoma: a systematic review and meta-analysis of surgical procedures. J Neurosurg. 2014;121(3):665-673.

Munro D, Merritt HH. Surgical pathology of subdural hematoma. Arch Neurol Psychiatry. 1936;35:64-78.

Munro PT, Smith RD, Parke TR. Effect of patients' age on management of acute intracranial haematoma: prospective national study. BMJ. 2002;325:1001.

Rohde V, Graf G, Hassler W. Complications of burr-hole craniostomy and closed-system drainage for chronic subdural hematomas: a retrospective analysis of 376 patients. Neurosurg Rev. 2002;25:89-94.

Weigel R, Schmiedek P, Krauss JK. Outcome of contemporary surgery for chronic subdural haematoma: evidence based review. J Neurol Neurosurg Psychiatry. 2003;74:937-943.

Complicações do traumatismo cranioencefálico

Bell RB, Dierks EJ, Homer L, Potter BE. Management of cerebrospinal fluid leak associated with craniomaxillofacial trauma. J Oral Maxillofac Surg. 2004;62(6):676-684.

Chesnut RM. Intracranial pressure monitoring: headstone or a new head start. The BEST TRIP trial in perspective. Intensive Care Med. 2013;39(4):771-774.

D'Ambrosio R, Perucca E. Epilepsy after head injury. Curr Opin Neurol. 2004;17(6):731-735.

Davis JM, Zimmerman RA. Injury of the carotid and vertebral arteries. Neuroradiology. 1983;25:55-69.

Dott NM. Carotid-cavernous arteriovenous fistula. Clin Neurosurg. 1969;16:17-21.

Friedman AP, Merritt HH. Damage to cranial nerves resulting from head injury. Bull Los Angel Neurol Soc. 1944;9:135-139.

Hemphill JC III, Gress DR, Halbach VV. Endovascular therapy of traumatic injuries of the intracranial cerebral arteries. Crit Care Clin. 1999;15:811-829.

Klisch J, Huppertz HJ, Spetzger U, Hetzel A, Seeger W, Schumacher M. Transvenous treatment of carotid cavernous and dural arteriovenous fistulae: results for 31 patients and review of the literature. Neurosurgery. 2003;53(4):836-856.

Luo CB, Teng MM, Yen DH, Chang FC, Lirng JF, Chang CY. Endovascular embolization of recurrent traumatic carotid-cavernous fistulas managed previously with detachable balloons. J Trauma. 2004;56(6):1214-1220.

Morgan MK, Besser M, Johnston I, Chaseling R. Intracranial carotid artery injury in closed head trauma. J Neurosurg. 1987;66:192-197.

Scott BL, Jancovic J. Delayed-onset progressive movement disorders after static brain lesions. Neurology. 1996;46:68-74.

Stocchett N, Mass AIR. Traumatic intracranial hypertension. N Engl J Med. 2014;370:2121-2130.

Vespa PM, Shrestha V, Abend N, et al. The epilepsy bioinformatics study for anti-epileptogenic therapy (EpiBioS4Rx) clinical biomarker: study design and protocol. Neurobiol Dis. 2019;123:110-114.

Yuh EL, Hawryluk GW, Manley GT. Imaging concussion: a review. Neurosurgery. 2014;75(suppl 4):S50-S63.

Traumatismo pediátrico

Adelson PD, Kochanek PM. Head injury in children. J Child Neurol. 1998;13:2-15.

Carbaugh SF. Understanding shaken baby syndrome. Adv Neonatal Care. 2004;4(2):105-114.

Duhaime AC, Christian CW, Rorke LB, Zimmerman RA. Nonaccidental head injury in infants—the "shaken-baby syndrome." N Engl J Med. 1998;338:1822-1829.

Kochanek PM, Tasker RC, Bell MJ, et al. Management of pediatric severe traumatic brain injury: 2019 consensus and guidelines-based algorithm for first and second tier therapies. Pediatr Crit Care Med. 2019;20(3):269-279.

Schutzman SA, Barnes P, Duhaime AC, et al. Evaluation and management of children younger than two years old with apparently minor head trauma: proposed guidelines. Pediatrics. 2001;107:983-993.

Squier W. Shaken baby syndrome: the quest for evidence. Dev Med Child Neurol. 2008;50(1):10-14.

Ward JD. Pediatric issues in head trauma. New Horiz. 1995;3:539-545.

Prognóstico

Anderson VA, Morse SA, Catroppa C, Haritou F, Rosenfeld JV. Thirty month outcome from early childhood head injury: a prospective analysis of neurobehavioural recovery. Brain. 2004;127(pt 12):2608-2620.

Annegers JF, Grabow JD, Groover RV, Laws ER Jr, Elveback LR, Kurland LT. Seizures after head trauma: a population study. Neurology. 1980;30(7, pt 1):683-689.

Brooke OG. Delayed effects of head injuries in children. Br Med J (Clin Res Ed). 1988;296:948.

Cifu DX, Kreutzer JS, Marwitz JH, Rosenthal M, Englander J, High W. Functional outcomes of older adults with traumatic brain injury: a prospective, multicenter analysis. Arch Phys Med Rehabil. 1996;77:883-888.

Cole JH, Leech R, Sharp DJ; for Alzheimer's Disease Neuroimaging Initiative. Prediction of brain age suggests accelerated atrophy after traumatic brain injury. Ann Neurol. 2015;77(4):571-581.

Dennis M, Levin HS. New perspectives on cognitive and behavioral outcome after childhood closed head injury. Dev Neuropsychol. 2004;25(1-2):1-3.

Englander J, Bushnik T, Duong TT, et al. Analyzing risk factors for late posttraumatic seizures: a prospective, multicenter investigation. Arch Phys Med Rehabil. 2003;84:365-373.

Gardner RC, Dams-O'Connor K, Morrissey MR, Manley GT. Geriatric traumatic brain injury: epidemiology, outcomes, knowledge gaps, and future directions. J Neurotrauma. 2018;35(7):889-906.

Giacino JT, Sherer M, Christoforou A, et al. Behavioral recovery and early decision making in patients with prolonged disturbance in consciousness after traumatic brain injury. J Neurotrauma. 2020;37(2):357-365.

Gordon E, von Holst H, Rudehill A. Outcome of head injury in 2298 patients treated in a single clinic during a 21-year period. J Neurosurg Anesthesiol. 1995;7:235-247.

Grima N, Ponsford J, Rajaratnam SM, Mansfield D, Pase MP. Sleep disturbances in traumatic brain injury: a meta-analysis. J Clin Sleep Med. 2016;12(3):419-428.

Imbach LL, Büchele F, Valko PO, et al. Sleep-wake disorders persist 18 months after traumatic brain injury but remain underrecognized. Neurology. 2016;86(21):1945-1949.

Jiang JY, Gao GY, Li WP, Yu MK, Zhu C. Early indicators of prognosis in 846 cases of severe traumatic brain injury. J Neurotrauma. 2002;19(7):869-874.

Klonoff H, Clark C, Klonoff PS. Long-term outcome of head injuries: a 23 year follow up study of children with head injuries. J Neurol Neurosurg Psychiatry. 1993;56:410-415.

Levin HS, Amparo E, Eisenberg HM, et al. Magnetic resonance imaging and computerized tomography in relation to the neurobehavioral sequelae of mild and moderate head injuries. J Neurosurg. 1987;66:706-713.

Levin HS, Gary HS Jr, Eisenberg MM, et al. Neurobehavioral outcome 1 year after severe head injury. Experience of the Traumatic Coma Data Bank. *J Neurosurg.* 1990;73:699-709.

Lishman WA. Physiogenesis and psychogenesis in the "postconcussional" syndrome. *Br J Psychiatry.* 1988;153:460.

Macciocchi SN, Barth JT, Littlefield LM. Outcome after mild head injury. *Clin Sports Med.* 1998;17:27-36.

Nelson LD, Temkin NR, Dikmen S, et al. Recovery after mild traumatic brain injury in patients presenting to US level I trauma centers: a Transforming Research and Clinical Knowledge in Traumatic Brain Injury (TRACK-TBI) study. *JAMA Neurol.* 2019;76(9):1049-1059.

Pohlmann-Eden B, Bruckmeir J. Predictors and dynamics of posttraumatic epilepsy. *Acta Neurol Scand.* 1997;95:257-262.

Rovlias A, Kotsou S. Classification and regression tree for prediction of outcome after severe head injury using simple clinical and laboratory variables. *J Neurotrauma.* 2004;21(7):886-893.

Sakas DE, Bullock MR, Teasdale GM. One-year outcome following craniotomy for traumatic hematoma in patients with fixed dilated pupils. *J Neurosurg.* 1995;82:961-965.

Seabury SA, Gaudette É, Goldman DP, et al. Assessment of follow-up care after emergency department presentation for mild traumatic brain injury and concussion: results from the TRACK-TBI study. *JAMA Netw Open.* 2018;1(1):e180210.

Silverberg N, Gardner AJ, Brubacher J, Panenka WJ, Li JJ, Iverson GL. Systematic review of multivariable prognostic models for mild traumatic brain injury. *J Neurotrauma.* 2015;32(8):517-526.

Temkin NR, Holubkov R, Machamer JE, Winn HR, Dikmen SS. Classification and regression trees (CART) for prediction of function at 1 year following head trauma. *J Neurosurg.* 1995;82:764-771.

Wickwire EM, Schnyer DM, Germain A, et al. Sleep, sleep disorders, and circadian health following mild traumatic brain injury in adults: review and research agenda. *J Neurotrauma.* 2018;35(22):2615-2631.

Traumatismo Raquimedular 48

Christopher E. Mandigo, Michael G. Kaiser e Peter D. Angevine

PONTOS-CHAVE

1. Nos EUA, ocorrem atualmente cerca de 12 mil casos novos de traumatismo raquimedular.

2. Todos os pacientes suspeitos de traumatismo raquimedular devem ser imobilizados com colar cervical rígido ou faixa de fixação craniana rígida, até que seja possível realizar exame de imagem definitivo.

3. A ausência total de qualquer sinal de fratura ou desalinhamento das estruturas ósseas do pescoço nas imagens de tomografia computadorizada indica probabilidade menor que 0,1% de que o paciente tenha lesão da coluna cervical instável e clinicamente significativa.

4. A escala de déficit neurológico American Spinal Injury Association classifica a gravidade da lesão raquimedular de A (déficit sensorimotor completo abaixo do nível da lesão) até E (normal).

5. Diretrizes atuais não recomendam administrar metilprednisolona ou outros corticoides para tratar traumatismo raquimedular.

6. Diretrizes atuais recomendam manter pressão arterial média na faixa mínima de 85 a 90 mmHg nos primeiros 7 dias depois da lesão de forma a otimizar a perfusão da medula espinal.

INTRODUÇÃO

O traumatismo raquimedular (TRM) é um acidente inesperado com consequências potencialmente catastróficas, que pode acarretar ônus médicos, financeiros e sociais ao indivíduo e à sociedade. O tratamento apropriado desses pacientes baseia-se no conhecimento sobre TRM, inclusive epidemiologia e fisiopatologia; complicações médicas agudas e crônicas; e reabilitação e necessidades sociais a longo prazo.

ETIOLOGIA E EPIDEMIOLOGIA

Dados epidemiológicos podem orientar a utilização dos recursos necessários ao tratamento e à prevenção do TRM. Nos EUA, a melhor fonte desse tipo de dados é o National Spinal Cord Injury Database, que começou a coletar informações dos serviços médicos participantes do Model Spinal Cord Injury System a partir de 1973. Esse banco de dados inclui informações relativas a aproximadamente 13% dos casos novos de TRM registrados a cada ano e informações sobre mais de 25 mil pacientes. Nos EUA, a taxa de incidência anual de TRM gira em torno de 40 por milhão, resultando em torno de 12 mil casos novos a cada ano. Esse índice não inclui lesões que acarretam óbito antes que o paciente chegue ao hospital, que poderiam duplicar o número de casos. Atualmente, 225 a 300 mil pacientes vivem com consequências de TRM.

O TRM afeta principalmente adultos com idades entre 16 e 30 anos, mas a média de idade tem aumentado. Na década de 1970, a média de idade era de 28,7 anos; no período entre 2005 e 2008, aumentou para 39,5 anos. A média idade é de 27 anos, e 65% das vítimas de TRM têm menos de 35 anos. A incidência é mais alta entre as idades de 20 e 24 anos. As alterações mais significativas entre a década de 1970 e período de 2005 a 2008 ocorreram nos extremos etários. A porcentagem de pacientes com mais de 65 anos aumentou de 5 para 11%, enquanto a de crianças (do nascimento até a idade de 15 anos) diminuiu de 6 para 2%. O aumento da idade poderia ser atribuído a um viés de coleta dos dados, ao índice mais alto de sobrevivência dos pacientes de mais idade no período agudo pós-TRM, ou às taxas de incidência específicas de cada faixa etária. Isso é, a população mais numerosa de pacientes idosos requer considerações específicas relativas aos cuidados médicos, cirúrgicos e reabilitativos.

Dentre as vítimas de TRM 78% são homens. Entre os pacientes com TRM acidentados depois de 2000, 63% eram da raça branca, 23% eram afro-americanos, 12% eram hispânicos e 2% faziam parte de outros grupos raciais ou étnicos.

Acidentes automobilísticos são responsáveis por cerca de 40% dos casos – índice que tem aumentado nos países em desenvolvimento, como consequência da ampliação do transporte automotivo, da infraestrutura precária e de problemas de regulamentação. Quedas representam 30% de todos os casos, e sua incidência tem aumentado nos países desenvolvidos em razão do envelhecimento populacional. Acidentes de trabalho (10%), esportes (7%) e violência – nos casos típicos, feridas causadas por armas de fogo (15%) – são responsáveis pela maioria dos casos restantes de TRM. A maioria dos acidentes ocorre nos finais de semana e meses do verão.

A partir do ano 2000, a condição mais frequente por ocasião da alta é tetraplegia parcial (34%) seguida de paraplegia total (23%), tetraplegia total (18%) e paraplegia parcial (19%). Menos de 1% dos pacientes teve recuperação neurológica completa até a alta hospitalar. A duração média das internações hospitalares dos pacientes com TRM era de 15 dias em 2005, enquanto a duração da permanência no serviço de reabilitação era de 36 dias. Como seria esperado, a duração da internação dos pacientes com lesões neurológicas completas é significativamente mais longa. A expectativa de vida das vítimas de TRM é expressivamente menor que a dos indivíduos não acidentados. Taxas de mortalidade são significativamente maiores no primeiro ano depois do acidente que nos anos subsequentes. Como se pode observar na Tabela 48.1 (adaptada do *site* do National Spinal Cord Injury Database), os índices de expectativa de vida das vítimas de TRM estão diretamente relacionados com a gravidade da lesão.

Tabela 48.1 Expectativa de vida depois de traumatismo raquimedular.*

Idade no acidente (anos)	Número de TRM	Pacientes que sobrevivem às primeiras 24 h					Pacientes que sobrevivem ao menos 1 ano depois do acidente				
		Função motora em algum nível	Para	Tetra baixa (C5-C8)	Tetra alta (C1-C4)	Dependência do respirador em algum nível	Função motora em algum nível	Para	Tetra baixa (C5-C8)	Tetra alta (C1-C4)	Dependência do respirador em algum nível
20	58	53	45	40	36	17	53	46	41	37	24
40	40	34	28	23	20	7	35	28	24	21	11
60	22	18	13	10	8	2	18	13	10	9	3

Para, paraplegia; Tetra, tetraplegia; TRM, traumatismo raquimedular.
*Expectativa de vida em anos, com base na idade e na gravidade da lesão.

O TRM tem consequências sociais e financeiras profundas. Cerca de 57% das vítimas de TRM estavam empregadas por ocasião de seu acidente. Dez anos depois do acidente, apenas 32% dos pacientes com paraplegia e 24% dos indivíduos com tetraplegia estavam empregados. Cerca de 80 a 90% das vítimas de TRM finalmente recebem alta para uma residência privada, e apenas 6% são encaminhados a uma instituição asilar de longa permanência. Os demais casos recebem alta para hospitais de cuidados crônicos, instalações de vida em grupo ou outros destinos. A maioria dos pacientes (53%) era solteira por ocasião do acidente, e os que estavam casados (ou se casaram depois) têm probabilidade ligeiramente maior de divorciarem que os indivíduos não acidentados. Os custos médios anuais e totais das vítimas de TRM estão diretamente relacionados com a gravidade e o nível da lesão. Por exemplo, estima-se que os gastos com um paciente com tetraplegia alta (lesão de C1-C4) totalizem US$ 775.000 no primeiro ano e US$ 140.000 a cada ano subsequente. Um homem de 25 anos com lesão de C1-C4 acarretará um custo de US$ 3 milhões ao longo da vida, enquanto um paciente de 50 anos importará em custo de US$ 1,8 milhão. Um paciente com tetraplegia baixa (lesão de C5-C8) acarretará custos de US$ 500.000 no primeiro ano e cerca de US$ 55.000 a cada ano subsequente. Paraplégicos e pacientes com lesões motoras parciais custam entre US$ 225.000 e 300.000 no primeiro ano e US$ 15.000 e 30.000 a cada ano subsequente. Esses valores não refletem os custos indiretos adicionais, que estão relacionados com o desemprego e a perda de produtividade – em média, mais US$ 60.000 anuais por paciente.

Lesões não traumáticas da medula espinal representam um número expressivo dos casos e podem ter várias causas (ver Capítulo 115). Isso inclui esclerose múltipla, doenças neoplásicas ou vasculares, doenças inflamatórias, infecções e estenose medular degenerativa. Na maioria dos casos, esse grupo de pacientes têm lesões parciais, que têm evolução subaguda ou crônica. A extensão da lesão por ocasião da apresentação, a resposta ao tratamento e o prognóstico do processo patológico subjacente determinam o tratamento clínico e as metas de reabilitação final.

MECANISMO DA LESÃO

Em geral, acredita-se que o TRM agudo seja um processo em duas etapas, que inclui mecanismos primário e secundário. O mecanismo primário resulta do traumatismo mecânico inicial, causado pela deformação local e pela transformação de energia, enquanto os mecanismos secundários consistem em uma sequência de processos bioquímicos e celulares desencadeados pelo mecanismo primário, que causam lesão e morte celular progressivas.

Na maioria dos casos, o TRM primário é uma combinação do impacto inicial com a compressão subsequente persistente. O mecanismo primário mais comum do TRM é o impacto de ossos e ligamentos contra a medula espinal, por ação das forças translacionais intensas (p. ex., forças geradas por flexão, extensão, rotação axial ou compressão vertebral). Esses movimentos podem causar várias lesões da coluna vertebral, que podem ser demonstradas por exames de imagem, como radiografias simples, tomografia computadorizada (TC) ou ressonância magnética (RM). Consequentemente, a medula espinal pode ser comprimida, estirada ou esmagada por fraturas ou luxações, fraturas "explosivas" do corpo vertebral, ou ruptura aguda dos discos intervertebrais. O TRM também pode resultar apenas do impacto inicial, sem compressão subsequente. Isso pode ser atribuído às lesões ligamentares graves, nas quais a coluna vertebral desvia-se e depois volta à posição espontaneamente, ou quando há espondilose cervical ou estenose medular preexistente. Nesses casos, um traumatismo trivial pode causar lesão neurológica, mesmo sem fratura ou luxação evidente depois do acidente.

Do mesmo modo, o TRM causado por fragmentos ósseos pontiagudos ou lesões provocadas por instrumentos cortantes ou projéteis de arma de fogo pode causar uma combinação de laceração, concussão, contusão e/ou compressão da medula espinal. Assim como ocorre com as lesões indiretas, as diretas podem ser parciais ou completas em sua destruição da medula.

O entendimento do mecanismo do acidente e das anormalidades radiológicas pode fornecer indícios quanto à estabilidade biomecânica da coluna vertebral depois do TRM. Por exemplo, lesões causadas por flexão – especialmente das regiões cervical e torácica – podem causar fraturas compressivas anteriores dos corpos vertebrais e luxações unilaterais ou bilaterais das facetas articulares que, por sua vez, podem acarretar compressão medular e instabilidade da coluna vertebral. A sobrecarga axial intensa pode causar fratura completa do corpo vertebral com deslocamento dos fragmentos ósseos e do material discal para dentro do canal espinal e TRM. Qualquer combinação de forças pode ocorrer em determinado caso. A compreensão do mecanismo do acidente possibilita uma avaliação mais detalhada da lesão raquimedular subjacente e da instabilidade da coluna vertebral.

Mecanismos secundários resultantes das sequências de efeitos bioquímicos que ocorrem depois do evento inicial também causam TRM e deterioração neurológica subsequente. Esses mecanismos causam lesão dos tecidos neurais no nível celular e incluem as consequências fisiopatológicas das alterações da microcirculação e dos aminoácidos excitatórios, desestabilização da membrana celular, formação de radicais livres e mediadores inflamatórios e apoptose da neuróglia.

FISIOPATOLOGIA

Patologia macroscópica

A patologia do TRM foi subdividida em quatro grupos relativamente simples, com base nas anormalidades macroscópicas: lesão medular sólida, contusão/cavitação, laceração e compressão grave. A expressão lesão medular sólida refere-se à medula aparentemente normal ao exame macroscópico, ou seja, sem evidência de amolecimento, alterações de cor ou formação de cavidades. Contudo, a lesão da medula pode ser demonstrada claramente ao exame histológico. A contusão ou a formação de cavidades não causam ruptura e nem interrupção da anatomia de superfície, e não há aderências durais. Áreas de hemorragia e necrose (que, por fim, formam cistos) são detectadas facilmente no parênquima medular. Em alguns casos, essas lesões estendem-se em direções proximal e distal com padrão cuneiforme ao longo das regiões ventrais dos cornos posteriores. As lacerações causam ruptura bem demarcada na anatomia de superfície. Na maioria dos casos, esse tipo de lesão é causado por projéteis perfurantes ou fragmentos ósseos pontiagudos. As lesões caracterizam-se por uma interrupção da membrana glial limitante (*glia limitans*), com lesão do parênquima medular subjacente. Em geral, o epicentro da lesão apresenta pouca ou nenhuma evidência de cavitação; em vez disso, a lesão é dominada por deposição de quantidades variáveis de tecido conjuntivo colagenoso que, na maioria dos casos, fica aderido às meninges sobrejacentes. Quando há lesão compressiva grave, a medula é macerada ou pulverizada em graus variáveis. Em geral, esse tipo de lesão é causado por fraturas ou luxações graves dos corpos vertebrais. Na maioria dos casos, o epicentro dessa lesão é substituído por tecido conjuntivo fibrótico e fragmentos das raízes neurais. Essa resposta tecidual é semelhante à que se observa com as lesões causadas por laceração, nas quais se acumula tecido cicatricial fibroso com o transcorrer do tempo.

Outras características anatômicas do TRM são dignas de menção. A lesão pode ser surpreendentemente pequena e não acometer mais que um segmento da medula espinal. Pode haver lesões múltiplas, especialmente nos casos de feridas provocadas por projéteis de arma de fogo. Também é raro encontrar transecção completa da medula espinal; ao exame detalhado, quase sempre há uma pequena quantidade de tecido remanescente interligando a medula.

Histopatologia

As alterações histológicas do TRM podem ser divididas em fases imediata, aguda, intermediária e tardia.

Fase imediata (1 a 2 horas depois do acidente)

A fase imediata, provavelmente causada pela lesão primária, consiste em ruptura mecânica real dos tecidos, que ocorre no momento do acidente (p. ex., lacerações, compressão e distorções). Alterações vasculares são comuns e caracterizam-se por vasodilatação, congestão (hiperemia) e hemorragias petequiais. Contudo, em alguns casos, não são detectadas quaisquer anormalidades nesse período inicial, principalmente quando não há compressão grave ou lesão provocada por laceração.

A inexistência de alterações patológicas no período inicial reflete a observação de que a patologia do TRM também é causada por fenômenos secundários, inclusive edema progressivo, isquemia, hemorragia, inflamação, hipertermia e lesão celular mediada por cálcio, radicais livres, óxido nítrico e glutamato.

Fase aguda (algumas horas até 1 a 2 dias)

Essa fase caracteriza-se por alterações vasculares, edema, hemorragia, inflamação e anormalidades dos neurônios e da mielina. O edema pode ser vasogênico ou citotóxico. O edema vasogênico é causado pelo extravasamento do líquido plasmático para o espaço extracelular em consequência da violação da barreira hematencefálica. O edema citotóxico resulta do edemaciamento intracelular depois da morte celular. Independentemente de seu mecanismo, o edema pode provocar isquemia compressiva causada pela redução da irrigação sanguínea da região traumatizada. O edema é evidenciado dentro de 3 horas a 3 dias depois do acidente. Além de causar efeitos compressivos, o edema celular também pode alterar as funções da astróglia.

A lesão de vasos sanguíneos pode causar hemorragia, que afeta principalmente a substância cinzenta depois de uma lesão causada por contusão. Basicamente, as hemorragias são atribuídas à ruptura das vênulas pós-capilares ou das arteríolas sulcais, seja por ruptura mecânica traumática ou por coagulação intravascular, que resulta em estase e distensão venosas.

A reação inflamatória que se desenvolve logo depois do acidente é um processo complexo e envolve alterações vasculares, reações celulares e mediadores químicos. Há afluxo discreto de neutrófilos no primeiro dia, que alcança intensidade máxima em 2 dias e praticamente desaparece no terceiro dia. É provável que a reação neutrofílica seja de natureza neurotóxica, porque essas células normalmente atuam no sentido de erradicar infecções liberando radicais livres.

Neurônios são muito vulneráveis às lesões causadas por TRM. A maioria dos neurônios morre por necrose, mas também se observa apoptose neuronal. A lesão aguda caracteriza-se por edema axonal evidenciado por esferas retráteis ou esferoides. A interrupção da camada de mielina ocorre pouco depois do TRM e, inicialmente, caracteriza-se por edemaciamento das bainhas de mielina e, por fim, por sua fragmentação e fagocitose pelos macrófagos. A perda da mielina está associada ao processo destrutivo e quase sempre à patologia axonal. Assim como os neurônios, os oligodendrócitos são extremamente sensíveis ao TRM e sofrem necrose e apoptose. É provável que a morte dos oligodendrócitos contribua significativamente para o processo de degeneração Walleriana.

Fase intermediária (dias a semanas)

Ao longo dos dias e das semanas seguintes, ocorrem reações gliais marcantes, com eliminação dos restos necróticos, início do processo de cicatrização da astróglia, regressão do edema, revascularização dos tecidos e recuperação da barreira hematencefálica.

Fase tardia (semanas a meses/anos)

As fases mais tardias do TRM caracterizam-se por degeneração Walleriana, fibrose astroglial e mesenquimal, formação de cistos e siringes e schwannose.

Degeneração Walleriana consiste na desintegração anterógrada dos axônios e suas bainhas de mielina, que foram seccionadas depois do traumatismo. Esse processo caracteriza-se por distorção e fragmentação das bainhas de mielina com axônios malformados ou inexistentes. Por fim, uma "cicatriz" astroglial – composta de processos astrocitários firmemente entrelaçados e matriz extracelular – substitui o axônio mielinizado destruído. A degeneração Walleriana é um processo longo, que pode demorar mais de 1 ano até ser concluído. A medula espinal também pode ser substituída por tecido conjuntivo fibroso e colágeno. Isso ocorre principalmente depois das lesões causadas por lacerações e é estimulado pela violação da camada glial limitante (*glia limitans*). Essa cicatrização anormal combinada com retração fibrótica astroglial parece formar barreiras físicas e bioquímicas à migração axonal e à recomposição da medula espinal.

Outra alteração tardia é a formação de cistos e siringes, que podem ser simples, múltiplos ou multiloculados. Os cistos e as siringes são circundados por uma camada astroglíótica e representam a fase de "cicatrização" final do processo necrótico. Essas cavidades são preenchidas por líquido extracelular e geralmente contêm macrófagos residuais, faixas curtas de tecido conjuntivo e vasos sanguíneos. Nos casos típicos, essas cavidades não acarretam problemas clínicos, com exceção de que não oferecem um substrato apropriado à regeneração.

Schwannose caracteriza-se por proliferação intramedular e extramedular anômala das células de Schwann com seus axônios correspondentes. Esse processo é semelhante ou mesmo idêntico aos neuromas pós-traumáticos, que se formam nos nervos periféricos danificados. Quantidades variadas de tecido medular podem ser substituídas pela schwannose. As células de Schwann são introduzidas na medula espinal pelas lesões com perfuração. A incidência da schwannose no TRM humano é muito alta e está diretamente relacionada com o intervalo decorrido desde o acidente, sugerindo um mecanismo persistente. O significado clínico dessa alteração patológica é desconhecido. Schwannose abundante pode ser um impedimento físico à regeneração da medula espinal. Os axônios anormais, que fazem parte do processo, podem ter consequências fisiológicas desfavoráveis e contribuir para a dor, a espasticidade e outras reações anormais observadas nos pacientes com TRM crônico.

Em geral, as reações morfológicas encontradas no TRM humano são estereotipadas e seguem padrões discerníveis. As reações gliais iniciais (astrocítica e microglial) podem afetar profundamente o prognóstico do TRM.

DIAGNÓSTICO, AVALIAÇÃO NEUROLÓGICA E CLASSIFICAÇÃO

Avaliação clínica

O diagnóstico e o tratamento inicial dos pacientes com TRM geralmente estão entremeados, porque uma porcentagem expressiva tem apresentação aguda (em geral, politraumatismo) e requer avaliação e intervenção médica rápidas.

Protocolos de atendimento pré-hospitalar às vítimas de traumatismo são fundamentais para evitar lesões adicionais da medula espinal, principalmente por modificação dos fatores que contribuem para a lesão medular secundária. *Todos os pacientes sob suspeita de TRM devem ser imobilizados com um colar cervical rígido e/ou tiras cranianas rígidas/pranchas, até que seja possível realizar avaliação neurocirúrgica definitiva.* Tratamento da hipoxia e hipotensão, monitoramento adequado dos sinais vitais e transferência a um centro de traumatologia especializado afetam favoravelmente os prognósticos finais.

Na chegada ao centro de traumatologia, deve-se realizar uma avaliação rápida para determinar o estado das vias respiratórias, da respiração e da circulação. Além disso, hoje estão incluídas nas etapas iniciais dos protocolos de atendimento às vítimas de traumatismo uma avaliação sucinta do estado neurológico ("déficits neurológicos") e a remoção de todas as roupas ("exposição"), atentando-se para possíveis lesões que passaram despercebidas na avaliação primária. Os sinais clínicos de choque e hipoxia requerem atenção imediata e tratamento apropriado.

O diagnóstico específico de TRM requer exame neurológico mais abrangente, conforme descrito adiante neste capítulo, com as etapas necessárias para determinar o grau exato de disfunção medular. Com o exame físico, é necessário realizar exames de imagem completos e detalhados da medula espinal, quando se suspeita do diagnóstico de TRM. Esses exames podem aumentar a precisão do diagnóstico e determinar a extensão da lesão da coluna vertebral, especialmente nos pacientes comatosos, confusos ou incapazes de cooperar. Os exames de imagem não são necessários quando os pacientes estão acordados, alertas e cooperativos, sem qualquer indício de intoxicação; não mostram evidência de lesão neurológica; não referem dor ou hipersensibilidade à palpação da coluna vertebral; e não têm outras lesões que impeçam a avaliação geral.

Exames de imagem

Estratificação dos riscos

Nos casos típicos, pacientes traumatizados chegam com colares cervicais. Alguns pacientes claramente têm riscos elevados, enquanto outros podem ser classificados clinicamente no setor de emergência ou unidade de tratamento intensivo sem exames de imagem. Colar cervical e precauções espinais devem ser mantidos e exames de imagem da coluna cervical certamente são necessários; quando existem sintomas inequívocos, dor cervical ou outras lesões que possam desviar a atenção, as condições clínicas são atendidas (Tabela 48.2). Os critérios do NEXUS (National Emergency X-Radiography Utilization Study) (Tabela 48.3) referem-se à questão de quem não precisa de exames de imagem quando chega com traumatismo craniano ou cervical. *Um paciente que preencha todos os cinco critérios do estudo NEXUS é classificado com probabilidade pequena de ter lesão da coluna cervical e pode ser tratado clinicamente sem exames de imagem, porque o risco de lesão significativa é mínimo* (Evidência de nível 1).[1] A *Canadian C-Spine Rule* alcança sensibilidade e especificidade ainda ligeiramente maiores para identificar pacientes em risco baixo, mas seu uso é um pouco mais complexo.

Tabela 48.2 Critérios de alto risco de pacientes que certamente necessitam fazer exames radiológicos da coluna cervical.

- Estado mental alterado (escore da Escala de Coma de Glasgow < 15)
- Déficit neurológico (p. ex., fraqueza ou paralisia, dormência ou formigamento nos membros)
- Existência de lesões que possam distrair a atenção do paciente
- Existência de dor ou hipersensibilidade cervical
- Redução da amplitude dos movimentos da coluna cervical

Tabela 48.3 Critérios NEXUS (National Emergency X-Radiography Utilization Study) para definir pacientes de risco baixo, que não necessitam fazer exames radiológicos depois de traumatismo de cabeça e pescoço.*

1. Sem hipersensibilidade na linha média posterior da coluna cervical
2. Sem déficit neurológico focal
3. Nível de consciência preservado
4. Nenhum sinal de intoxicação
5. Nenhuma lesão dolorosa clinicamente evidente, que poderia distrair o paciente da dor associada a uma lesão da coluna cervical

*Nesses casos, o colar cervical pode ser retirado, e o paciente pode ter alta clínica depois de demonstrar que a amplitude dos movimentos está completamente preservada, sem dor ou hipersensibilidade focal na coluna cervical.

Radiografias da coluna cervical

Radiografias anteroposterior (AP) e de perfil podem ser obtidas da região vertebral apropriada, conforme definida pela avaliação clínica. A avaliação radiográfica inicial pode incluir radiografias da coluna cervical nas incidências AP e perfil, demonstrando a parte superior do corpo da primeira vértebra torácica e a incidência odontoide com a boca aberta. Entretanto, em razão da facilidade do exame e da sensibilidade superior, a maioria dos centros de traumatologia recorre diretamente à TC da coluna cervical como exame de imagem inicial preferido. Quando se dispõe de TC, as radiografias simples não fornecem informações adicionais e não precisam ser realizadas.

Imagens em flexão e extensão na posição ereta, quando possíveis, ajudam a avaliar instabilidade biomecânica causada por lesões ligamentares. Nos casos suspeitos de lesões torácicas e lombares, podem ser necessárias imagens nas incidências AP, perfil, oblíqua, em posição ereta e radiografias dinâmicas (flexão/extensão). As indicações para realizar radiografias da coluna toracolombar incluem quedas de alturas maiores que 2 m, expulsão de veículos em movimento, queixas de dor lombar, lesões coexistentes e alterações do estado mental com mecanismo de lesão desconhecido.

Tomografia computadorizada da coluna cervical

A TC de alta resolução (ver Capítulo 21), com reconstruções nos planos sagital e coronal, é o melhor exame para avaliar anormalidades duvidosas evidenciadas nas radiografias, assim como para detectar alterações ósseas anormais (Figura 48.1). Esse exame deve ser realizado desde o occipício até a vértebra T1, com reconstruções tridimensionais sagital e coronal. As reconstruções tridimensionais permitem o exame nos planos coronal, sagital e axial e possibilitam detecção mais precisa das lesões, em comparação com as radiografias simples. A limitação principal da TC é sua insensibilidade relativa para detectar alterações dos tecidos moles, inclusive medula espinal e estruturas ligamentares.

Se é seguro ou não remover o colar cervical de um paciente obnubilado ou comatoso com TC cervical normal é uma controvérsia clínica que persiste há anos. No passado, acreditava-se que fosse necessário realizar uma RM cervical nas primeiras 72 horas, de forma a excluir a existência de possíveis lesões ligamentares, que se evidenciam como edema ou espessamento dos ligamentos interespinais. Dados mais recentes sugeriram que, nos pacientes obnubilados ou intubados, a realização da TC moderna seja suficiente para excluir lesões instáveis da coluna cervical. A inexistência clara de qualquer sinal de fratura ou desalinhamento das estruturas ósseas indica que a chance de que o paciente tenha uma lesão cervical instável clinicamente significativa seja menor que 0,1% (Evidência de nível 1).[2]

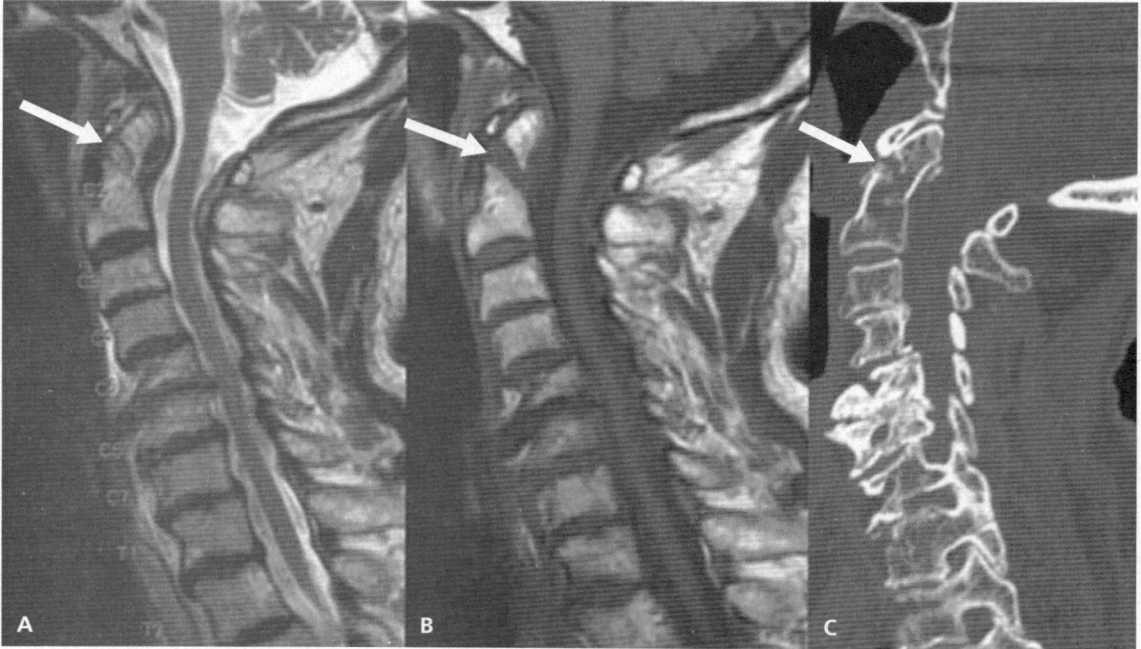

FIGURA 48.1 Fratura tipo 2 do processo odontoide (*setas à esquerda e ao centro*) nas imagens sagitais de ressonância magnética ponderadas em T1 (**A**) e T2 (**B**) e reconstrução de tomografia computadorizada no plano sagital (*seta à direita*) (**C**). (Cortesia do Dr. Alexander Khandji.)

A RM (ver Capítulo 22) é a melhor modalidade de exame de imagem da medula espinal propriamente dita. As indicações específicas desse exame incluem as seguintes: déficit neurológico com radiografias normais; falta de correlação entre um déficit neurológico e os resultados das radiografias; deterioração depois da redução fechada; e tentativas infrutíferas de redução fechada. A RM multiplanar de alta resolução com imagens ponderadas em T1 e *gradient-echo* ou T2 é a técnica mais sensível e específica para avaliar lesões dos tecidos moles paraespinais, hérnia de disco, hemorragia e edema da medula espinal e hemorragia intradural ou epidural (Figura 48.2). Quando se considera a realização da RM, a prioridade deve ser a capacidade de monitorar adequadamente o paciente traumatizado em estado crítico. Quando a RM não está disponível ou não pode ser realizada, mielografia por TC é a melhor alternativa disponível hoje em dia.

Avaliação neurológica e classificação

O método padronizado de classificação de TRM mais amplamente aceito é o *International Standards for Neurological and Functional Classification of Spinal Cord Injury*, publicado conjuntamente pela American Spinal Injury Association (ASIA) e pela International Medical Society of Paraplegia. Esse método é conhecido mais comumente como ASIA Impairment Scale e é um guia excelente para exame clínico e avaliação neurológica, além de permitir comparações uniformes entre clínicos e pesquisadores.

A ASIA Impairment Scale é pontuada de A a E e está detalhada na Tabela 48.4. A Tabela 48.5 descreve as etapas necessárias à classificação da gravidade da lesão. Existem alguns termos que precisam ser definidos claramente, de forma a classificar as limitações físicas com base no sistema ASIA. O nível motor é o grupo muscular principal mais distal graduado em 3 de 5 ou mais, enquanto a força dos segmentos proximais a esse nível é graduada como normal (5 de 5). O nível sensitivo é o dermátomo mais distal com preservação bilateral da sensibilidade ao toque suave e à picada de agulha. O nível neurológico da lesão é o segmento mais distal no qual as funções motora e sensitiva estão preservadas. Uma lesão completa significa que não há funções motoras e sensitivas nos segmentos sacrais mais distais. Uma lesão parcial preserva as funções motoras ou sensitivas abaixo do nível neurológico da lesão, que inclui os segmentos sacrais inferiores. Uma zona de preservação parcial significa que todos os segmentos situados abaixo do nível neurológico da lesão têm funções motoras ou sensitivas preservadas; essa expressão é utilizada apenas quando há lesões completas.

Um subgrupo dos pacientes com TRM é classificado com base em suas manifestações clínicas em seis síndromes clínicas: Brown-Séquard, espinal central, espinal anterior, espinal posterior, cone medular e cauda equina.

Síndrome de Brown-Séquard

Anatomicamente, essa síndrome caracteriza-se por lesão de metade do diâmetro da medula espinal com déficits motor e proprioceptivo ipsilaterais e perda da sensibilidade a dor e temperatura

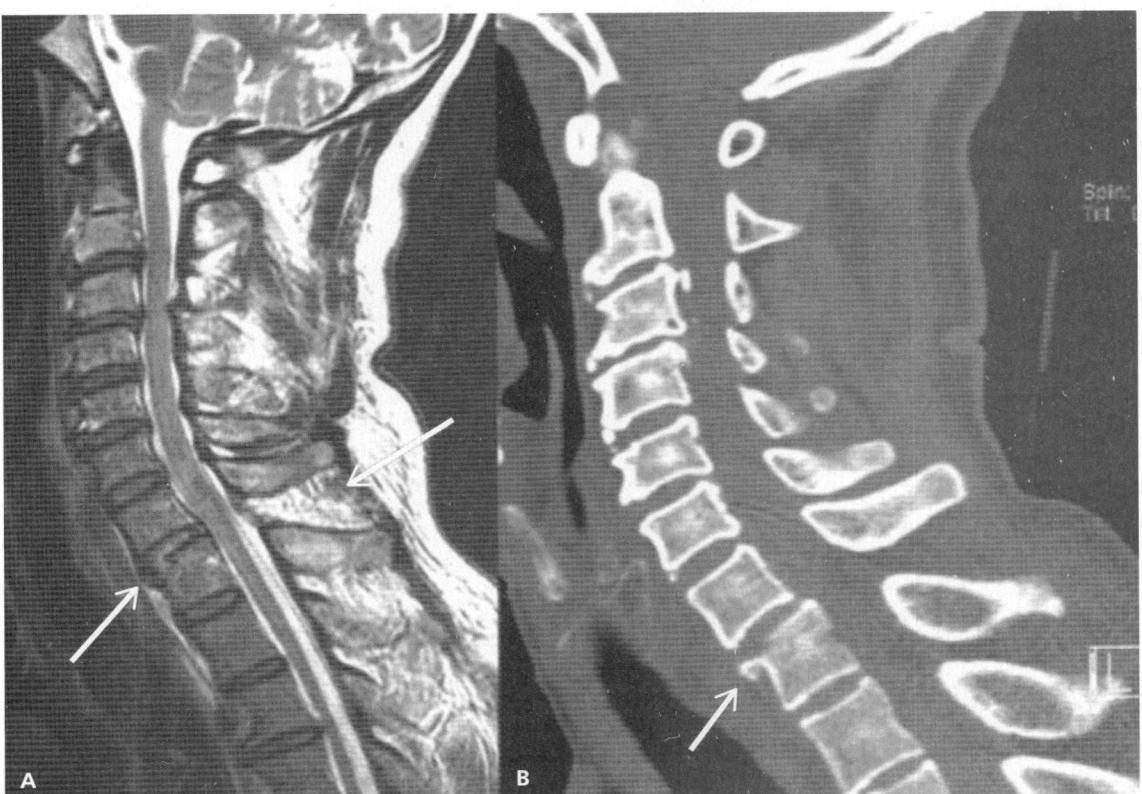

FIGURA 48.2 A. Imagem ponderada em T2 sem saturação de gordura demonstrando subluxação anterior de C7 sobre T1 (com fratura anterior "em gota" da vértebra T1, *seta à esquerda*) e ampliação do espaço interespinal posterior de C7-T1 (*seta à direita*). **B.** Reconstrução de tomografia computadorizada sagital demonstrando fratura anterior "em gota" da vértebra T1 (*seta*). (Cortesia do Dr. Alexander Khandji.)

Tabela 48.4 American Spinal Injury Association Impairment Scale.

A	Completa	Nenhuma função motora ou sensitiva preservada nos segmentos sacrais mais inferiores (S4/S5)
B	Sensitiva parcial	Função sensitiva preservada, mas nenhuma função motora abaixo do nível neurológico, inclusive segmentos sacrais
C	Motora parcial	Função motora preservada abaixo do nível neurológico e mais da metade dos músculos principais situados abaixo do nível tem graus < 3, com alguma função motora e/ou sensitiva sacral preservada
D	Motora parcial	Função motora preservada abaixo do nível neurológico e mais da metade dos músculos principais situados abaixo do nível tem graus ≥ 3, com alguma função motora e/ou sensitiva sacral preservada
E	Normal	Funções sensitivas e motoras normais. Pode haver anormalidades dos reflexos

Tabela 48.5 Etapas do exame físico para classificar lesões da medula espinal.

1. Realizar exame sensorial em 28 dermátomos (inclusive o dermátomo S4/S5) bilateralmente para testar sensibilidade ao toque suave e à picada de agulha e testar a sensibilidade anal
2. Determinar o nível sensorial (lados direito e esquerdo)
3. Realizar exame motor em 10 grupos musculares principais, inclusive contração anal
4. Determinar o nível motor (lados direito e esquerdo)
5. Determinar o nível neurológico da lesão
6. Classificar a lesão em completa ou parcial
7. Determinar o escore da Escala de Limitação Física ASIA (A-E)
8. Determinar a zona de preservação parcial, se for ASIA A

ASIA, American Spinal Injury Association.

contralateral abaixo do nível da lesão. O padrão dos déficits neurológicos observados com as lesões de Brown-Séquard é atribuído à anatomia do segmento espinal afetado. As fibras que transmitem dor e temperatura cruzam para o lado oposto da medula espinal no nível de entrada da raiz neural, enquanto as fibras motoras e proprioceptivas cruzam no nível do tronco encefálico. A síndrome de Brown-Séquard representa 1 a 5% de todas as lesões medulares traumáticas. A apresentação clínica mais comum é a síndrome de Brown-Séquard plus, que consiste em hemiplegia ipsilateral relativa com hemianalgesia contralateral relativa. Embora a síndrome de Brown-Séquard tenha sido associada tradicionalmente às lesões causadas por armas cortantes ou projéteis de arma de fogo, várias etiologias podem ser responsáveis. Entre todas as síndromes clínicas de TRM, os pacientes com síndrome de Brown-Séquard têm o melhor prognóstico quanto à deambulação, porque 75 a 90% voltam a andar independentemente durante o período de acompanhamento crônico.

Síndrome espinal central

Essa lesão caracteriza-se por déficit motor desproporcionalmente maior nos membros superiores que nos inferiores, disfunção vesical e graus variáveis de perda sensitiva abaixo do nível da lesão. O quadro clínico observado mais comumente ocorre nos pacientes idosos com espondilose cervical preexistente, que sofreram lesões por hiperextensão da coluna cervical. A compressão espinal ocorre entre os complexos formados pelos osteófitos-discos intervertebrais situados anteriormente e os ligamentos amarelos circundantes posteriormente. Estudos demonstraram que quedas eram a causa mais comum, seguidas de acidentes automobilísticos. Evidências recentes fornecidas por estudos clinicopatológicos utilizando RM demonstraram que esse padrão clínico provavelmente resulta da lesão do trato corticospinal da medula cervical, que afeta mais a musculatura distal que a proximal dos membros, não a representação somatotópica específica dentro deste trato espinal. Ela é considerada a mais comum das síndromes de TRM e representa cerca de 9% de todas as lesões espinais traumáticas. Em geral, a síndrome espinal central tem prognóstico favorável quanto à recuperação funcional, especialmente nos pacientes mais jovens com função manual preservada, evidência de recuperação motora precoce e inexistência de déficits nos membros inferiores.

Síndrome espinal anterior

Essa síndrome é causada por uma lesão que afeta dois terços anteriores da medula espinal, com preservação dos cornos posteriores. A síndrome caracteriza-se por paralisia completa e perda da sensibilidade à dor e à temperatura abaixo do nível da lesão, assim como preservação da sensibilidade ao toque suave e da propriocepção. Essa síndrome ocorre em 3% de todos os casos de TRM. Ela pode resultar das lesões por flexão ou lesões diretas causadas pelos fragmentos ósseos ou pela compressão discal, ou pode ser secundária à obstrução da artéria espinal anterior. O prognóstico quanto à recuperação funcional dessa síndrome não é bom.

Síndrome espinal posterior

Essa é a síndrome clínica menos comum, e sua incidência é menor que 1%. A lesão afeta os cornos posteriores e causa déficit da sensibilidade tátil e proprioceptiva abaixo do nível da lesão, com preservação da sensibilidade à dor e à temperatura e da força motora. A síndrome pode ser causada por hiperextensão, obstrução da artéria espinal posterior ou causas não traumáticas (p. ex., tumores ou deficiência de vitamina B_{12}).

Síndromes do cone medular e da cauda equina

Síndrome do cone medular consiste em uma lesão da medula espinal distal (cone) e está associada às raízes neurais sacrais localizadas no canal medular. Nos casos típicos, o cone medular está localizado no nível entre a primeira e a segunda vértebras lombares. Essa síndrome caracteriza-se por uma combinação de sinais referidos aos neurônios motores superior e inferior. As manifestações clínicas são anestesia com distribuição em sela, arreflexia vesical e intestinal e graus variáveis de fraqueza e déficit sensitivo nos membros inferiores.

A síndrome da cauda equina é causada por uma lesão das raízes neurais lombossacrais situadas dentro do canal espinal abaixo do cone medular e caracteriza-se por anestesia com distribuição em sela, disfunções vesical e intestinal e acometimento variável dos membros inferiores. A diferença da síndrome do cone medular é a inexistência de sinais referidos aos neurônios motores superiores e, em geral, a síndrome da cauda equina caracteriza-se por fraqueza e alterações reflexas assimétricas dos membros inferiores. Aparentemente, essa síndrome tem o prognóstico mais favorável quanto à recuperação neurológica que o TRM, porque as raízes neurais podem regenerar-se. Entre os fatores preditivos importantes de um prognóstico favorável da síndrome da cauda equina estão diagnóstico e descompressão cirúrgica precoces.

TRATAMENTO CLÍNICO NA FASE AGUDA

O tratamento imediato dos pacientes com TRM consiste basicamente em estabilização clínica para evitar lesões secundárias e assegurar o diagnóstico clinicorradiológico preciso das lesões da medula espinal e da coluna vertebral. Os componentes específicos do tratamento inicial foram detalhados até certo ponto na seção anterior sobre diagnóstico do TRM, na medida em que a avaliação imediata e o tratamento da fase aguda destas lesões traumáticas ocorrem simultaneamente.

Medidas gerais para estabilização pós-traumática

Em geral, os pacientes devem ser tratados em um centro de traumatologia (de preferência, de nível 1) com experiência em TRM. Quando não se dispõe imediatamente de um centro de traumatologia experiente, recomenda-se que o paciente seja transferido a esse serviço tão logo seja possível. Preferencialmente, os serviços médicos de emergência das áreas urbanas devem levar os pacientes aos centros de nível 1, possivelmente sem passar pelos hospitais mais próximos. Os centros de nível 1 devem ter neurocirurgiões de plantão para avaliação imediata. O paciente deve ser imobilizado com um colar cervical e prancha/correias cranianas, assim que possível. A prancha pode ser retirada depois da finalização e da interpretação dos exames radiográficos. O colar cervical deve ser mantido até que a coluna cervical tenha sido examinada clínica e/ou radiograficamente e considerada normal. A avaliação neurocirúrgica deve ser realizada no menor tempo possível; a descompressão dos elementos neurais e a estabilização vertebral nas primeiras 24 horas podem facilitar a recuperação neurológica dos pacientes com déficits e compressão espinal, mas não existem dados clínicos suficientes para recomendar essa abordagem como tratamento padronizado. É importante notar que o risco de deterioração neurológica não aumenta com a intervenção cirúrgica imediata.

Corticosteroides

Durante muito tempo, metilprednisolona em doses altas foi considerada um fármaco potencialmente neuroprotetor nos casos de TRM, com potencial de reduzir a lesão tecidual por inibição da peroxidase lipídica e da formação de radicais livres. No estudo NASCIS II (National Acute Spinal Cord Injury Study II) realizado em 1990, o tratamento com metilprednisolona foi avaliado em 487 vítimas de TRM. Os pacientes receberam dose de saturação de 30 mg/kg de metilprednisolona em 15 minutos e, em seguida, infusão de 5,4 mg/kg ao longo das próximas 23 horas. Os autores relataram aumento médio de cinco pontos no escore motor (escore total possível de 50 pontos) e de quatro pontos no escore sensorial (escore total possível de 58 pontos) entre os pacientes tratados com metilprednisolona, em comparação com os controles avaliados em 6 meses, mas apenas se tivessem recebido o fármaco dentro das primeiras 8 horas. Embora inicialmente o estudo NASCIS II tenha sido considerado positivo, sua reanálise demonstrou que a força das evidências fora enfraquecida pela omissão de dados por ocasião da publicação, pela atribuição arbitrária da janela terapêutica de 8 horas, pela inconsistência do efeito benéfico relatado e pela inexistência de medidas de prognóstico funcional. Por essa razão, os resultados benéficos do NASCIS II foram rebaixados para a classe III de evidência clínica. Como o uso de corticosteroides tende a causar complicações mais graves, as diretrizes atuais não recomendam a administração de metilprednisolona para tratar TRM agudo (Evidência de nível 1).[3]

Disfunção autonômica e estabilização da pressão arterial

A disfunção motora e a hipotensão podem ocorrer na fase aguda do TRM, especialmente nos pacientes com lesões cervicais. A disfunção autonômica pode ter várias causas, inclusive as seguintes: choque espinal, choque neurogênico, hipovolemia, bradicardia, sepse e choque cardiogênico. A hipotensão é um fator contribuinte comum para a lesão neurológica secundária e deve ser evitada; sua estabilização pode requerer reposição cuidadosa de volume, vasopressores e procedimentos diagnósticos, como um acesso arterial, um cateter venoso central e monitoramento não invasivo contínuo do débito cardíaco. *As diretrizes atuais para TRM recomendam a manutenção da pressão arterial média no mínimo entre 85 e 90 mmHg nos primeiros 7 dias depois do acidente.* Há poucos dados clínicos a favor dessa recomendação, mas a hipotensão certamente deve ser evitada. Em alguns casos, pode ser necessário administrar sulfato de atropina intravenosa (IV) para controlar a atividade parassimpática desimpedida. A paralisia vasomotora também pode causar descontrole térmico e peciloteremia, que geralmente podem ser tratados com a utilização de mantas de aquecimento apropriadas. O TRM cervical agudo também está associado a algum risco de arritmia cardíaca secundária à hipertonia vagal, além de complicações como hipoxia, hipotensão e distúrbios hidreletrolíticos.

Tratamento intensivo

Depois da estabilização clínica completa, avaliação neurológica e estabilização da coluna vertebral e/ou aplicação de colete nas primeiras 24 a 48 horas, a atenção é voltada para a profilaxia das complicações médicas comuns nos pacientes com TRM agudo. Profilaxia para trombose venosa profunda deve começar no máximo em 72 horas depois do TRM. O esquema terapêutico preferido são injeções subcutâneas de heparina de baixo peso molecular (enoxaparina subcutânea, 40 mg/dia), enquanto a segunda opção são injeções subcutâneas de heparina não fracionada (5.000 U, 2 ou 3 vezes/dia). Nos pacientes com contraindicações à anticoagulação, deve-se colocar um filtro na veia cava inferior para evitar embolia pulmonar. Dispositivos de compressão sequencial dos membros inferiores também devem ser usados, quando isso for possível. As úlceras de estresse podem ser evitadas com inibidores da bomba de prótons ou bloqueadores H_2, com tratamento por, no mínimo, 4 semanas depois do TRM. O suporte nutricional por meio de tubos enterais ou nutrição parenteral (se for apropriada) deve começar nas primeiras 72 horas depois do acidente. As úlceras de pressão do occipício, sacro e tornozelos devem ser evitadas por mudança de decúbito manual ou automática a cada 2 horas, sem deslizamento lateral para evitar atrito. Manobras de reabilitação devem começar logo que seja possível e incluem exercícios de mobilização (ROM, do inglês *range-of-motion*) ativos e passivos, programas de condicionamento intestinal e vesical

(p. ex., cateterizações intermitentes crônicas), programas respiratórios (respiração artificial, tosse provocada manualmente) e avaliações para disfagia.

Tratamento cirúrgico

Depois da estabilização das intercorrências clínicas agudas e das avaliações neurológica e radiográfica detalhadas da vítima de TRM, a atenção é voltada para a correção da instabilidade da coluna vertebral e da compressão dos elementos neurais (se existir). Esses procedimentos são realizados pela equipe de neurocirurgia ou ortopedia. Hoje em dia, não existem padrões e diretrizes baseadas em evidências quanto à utilidade e ao método de descompressão para TRM aguda. Em estudo randomizado prospectivo recente, a descompressão das lesões da medula espinal cervical nas primeiras 24 horas depois do acidente foi considerada segura e estava associada à melhora do prognóstico neurológico depois de 6 meses de acompanhamento, em comparação com a intervenção cirúrgica mais tardia (Evidência de nível 1).[4] Vários estudos de coorte observacionais confirmaram que cirurgia descompressiva de emergência (realizada nas primeiras 24 horas) para lesões parciais (ASIA B, C e D) melhora a recuperação funcional e reduz a duração da hospitalização. O tratamento das lesões da medula espinal e vértebras cervicais, torácicas e lombares depende basicamente do tipo de lesão, mas também da experiência pessoal dos cirurgiões e das normas práticas de seu centro. As opções incluem redução fechada por tração e procedimentos cirúrgicos abertos. Os objetivos gerais são descomprimir a medula espinal e as raízes neurais, recuperar o alinhamento das vértebras e evitar deformidade progressiva.

Fraturas ou luxações da coluna cervical podem ser tratadas com redução fechada por uso de tração. As fraturas torácicas e lombares não podem ser corrigidas por esse tipo de tratamento. A tração usa tenazes cranianas ou capacete em forma de halo conectado a um sistema para aplicar força rostral, geralmente com cordas, roldanas e pesos. Inicialmente, aplica-se um peso de 2,5 a 7,5 kg e obtém-se uma radiografia em perfil. O peso pode ser aumentado a cotas de 2,5 kg, e o exame neurológico e as radiografias em perfil devem ser realizados depois de cada ajuste. O peso máximo aplicado depende do nível da lesão. Como regra geral, aplicam-se 1,5 a 2,5 kg por nível vertebral. Depois de aplicar 17,5 kg, recomendamos que os pacientes sejam observados por, no mínimo, 1 hora com repetição das radiografias da coluna cervical antes que o peso possa ser aumentado ainda mais sem riscos. Relaxantes musculares e analgésicos podem facilitar a redução.

A cirurgia da coluna cervical está indicada para lesões que não podem ser tratadas por redução fechada, ou que não melhoram com esse tratamento. Isso inclui fraturas cervicais instáveis e compressão medular com déficit neurológico parcial. Os pacientes sem déficits neurológicos geralmente são tratados conservadoramente com coletes, a menos que haja evidência de instabilidade. Algumas lesões perfurantes podem exigir exploração cirúrgica para assegurar que não existam corpos estranhos encravados nos tecidos e também para limpar a ferida e evitar infecção.

Lesões toracolombares não são suscetíveis à tração externa e, por essa razão, a correção cirúrgica geralmente é realizada por redução aberta seguida de estabilização. Existem várias abordagens anteriores e posteriores, que utilizam implantes metálicos, como gaiolas intervertebrais, parafusos para pedículos, fios ou ganchos laminares e bastonetes conectores.

De acordo com estudos clínicos, o tratamento cirúrgico tem pouco efeito no prognóstico neurológico da lesão primária.

Quando houver evidência de compressão espinal, ou o déficit neurológico inicial progredir, a descompressão imediata (p. ex., uma a duas horas depois do acidente) poderá sustar ou reverter o processo. Não existem regras para determinar a escolha adequada entre intervenção imediata ou tardia. O bom senso clínico e a consideração dos fatores próprios de cada paciente ainda determinam a ocasião da intervenção cirúrgica em cada caso.

TRATAMENTO CLÍNICO CRÔNICO

O tratamento clínico crônico tem como objetivos evitar e tratar as complicações médicas comuns e geralmente graves do TRM. O TRM causa inúmeras alterações da fisiologia sistêmica, que podem acarretar diversas complicações, cujos efeitos são tão graves quanto o impacto dos déficits neurológicos na função e qualidade de vida. De acordo com o banco de dados do National Spinal Cord Injury, 55% dos pacientes foram reinternados no primeiro ano depois do TRM e esse índice manteve-se estável em torno de 37% ao ano durante os próximos 20 anos. Entre os fatores que contribuem para o risco de reinternação estão idade avançada e gravidade do TRM. Distúrbios geniturinários, complicações respiratórias e úlceras de pressão eram as razões mais comuns de internação hospitalar. Como foi mencionado antes, a expectativa de vida é menor entre as vítimas de TRM. As taxas de mortalidade são maiores no primeiro ano. Níveis de lesão mais altos, lesões mais graves e idade avançada correlacionam-se com taxas de mortalidade mais altas. As causas mais comuns dos óbitos são doenças respiratórias e complicações cardiovasculares.

Dor

A dor é uma consequência grave do TRM. Cerca de 80% dos pacientes referiram dor contínua durante o primeiro ano depois do acidente. A dor neuropática relacionada com TRM agrava com o transcorrer do tempo, enquanto dor musculoesquelética diminui ligeiramente; ambas ainda estão presentes em 60% dos pacientes ao fim de 1 ano. Hipersensibilidade sensorial (especialmente disestesia provocada pelo frio) imediata (1 mês) é um previsor de desenvolvimento de dor associada abaixo do nível da lesão, mas não no nível do TRM dentro de 1 ano. O controle da dor tem como ênfase evitar uso abusivo crônico de opioides, fazer uso criterioso de anti-inflamatórios não hormonais para aliviar dor musculoesquelética e realizar tratamento com fármacos eficazes para controlar dor neuropática central (ver Capítulo 59).

Disreflexia autonômica

Lesões situadas acima do nível de T6 podem ser complicadas por disreflexia autonômica, que é atribuída à supressão das respostas autonômicas coordenadas aos estímulos fisiológicos. As reações simpáticas exageradas ou desinibidas aos estímulos nocivos podem causar hipertensão extrema mediada por vasoconstrição. O sistema parassimpático reage com vasodilatação e bradicardia acima dos níveis da lesão, mas não é suficiente para normalizar a pressão arterial (PA). Os TRM abaixo de T6 não causam efeitos notáveis, porque a inervação esplâncnica preservada permite a dilatação compensatória dos vasos sanguíneos esplâncnicos.

Estímulos típicos que provocam disreflexia autonômica são distensão vesical, impacção fecal, úlceras de pressão, fraturas ósseas ou distúrbios viscerais ocultos.

Manifestações clínicas comuns são hipertensão, bradicardia, cefaleia e sudorese. A gravidade das crises pode variar de hipertensão assintomática até crise hipertensiva com possível parada cardíaca secundária à bradicardia e hemorragia intracraniana. A gravidade das crises está relacionada com a gravidade do TRM. O tratamento da disreflexia autonômica aguda consiste em monitorar a PA, remover roupas apertadas e investigar as fontes de estímulos nocivos, inclusive distensão vesical e impacção fecal. A redução da PA alta pode ser conseguida colocando-se o paciente sentado em posição ereta e pelo uso de anti-hipertensivos de ação rápida e meias-vidas curtas. Nitratos orais ou sublinguais e betabloqueadores IV, bloqueadores de canais de cálcio ou inibidores da enzima conversora de angiotensina são utilizados comumente. A detecção e a prevenção dos estímulos desencadeantes são importantes para evitar crises.

Hipotensão ortostática também pode ocorrer nos pacientes com TRM. O tratamento consiste em instituir medidas transitórias, como mudanças gradativas de posição, meias compressivas e cintas abdominais, até que o corpo se adapte à perda do tônus periférico. Quando necessário, o tratamento clínico pode incluir comprimidos de sal para aumentar o volume sanguíneo, agonistas alfa-adrenérgicos (p. ex., midodrina) ou suplementos de mineralocorticoides (p. ex., fludrocortisona).

Doença arterial coronariana

Nas vítimas de TRM que sobrevivem por períodos longos, a doença arterial coronariana (DAC) é uma complicação importante. Pacientes que tiveram TRM estão mais sujeitos a desenvolver fatores de risco para DAC que a população em geral, em razão da perda de massa muscular, inatividade e aumento da gordura corporal. A DAC é três a dez vezes mais provável nos pacientes com TRM crônico e essa população tem taxas de mortalidade mais alta por complicações relacionadas com DAC. Em parte, isso pode ser explicado pelas manifestações clínicas incomuns dos pacientes com lesões situadas acima do nível de T5 e à probabilidade mais alta de ocorrer disreflexia autonômica transitória.

Doença pulmonar

Os TRMs cervicais e torácicos altos afetam a respiração. A gravidade da insuficiência respiratória e a necessidade de usar suporte ventilatório estão diretamente relacionadas com o nível e a gravidade do TRM. Os pacientes têm atenuação da força da tosse e dificuldade de mobilizar secreções respiratórias e estão mais sujeitos a desenvolver pneumonias, especialmente no primeiro ano depois do acidente (ver Capítulo 121). As medidas profiláticas para pneumonia são fisioterapia respiratória e vacinação antipneumocócica. Trombose venosa profunda e embolia pulmonar são complicações imediatas comuns do TRM. O uso profilático de heparina de baixo peso molecular é o tratamento preferido para a maioria desses pacientes e deve ser mantido por, no mínimo, 3 meses depois do acidente; daí em diante, o risco parece ser praticamente igual ao da população em geral.

Complicações geniturinárias

O TRM causa disfunção vesical, que é conhecida comumente como *bexiga neurogênica* (ver Capítulo 126). Outras complicações podem resultar dessa disfunção, inclusive infecções, refluxo vesicoureteral, insuficiência renal e cálculos renais. A avaliação neurológica com acompanhamento periódico é recomendada para os pacientes que tiveram TRM. Complicações geniturinárias podem ser assintomáticas e, se não forem tratadas, podem ter consequências graves. A frequência e os exames específicos realizados (creatinina sérica, cistoscopia, estudos urodinâmicos, ultrassonografia renal) não estão bem definidos, mas dependem, em parte, do tipo de problema neurológico do paciente e dos outros fatores de risco.

Depois do TRM, a percepção de que a bexiga está cheia e também o controle motor das funções esfinctérica e vesical podem ser reduzidos. Dependendo do período decorrido, do nível e da gravidade da lesão, podem ocorrer vários tipos de disfunção vesical. Isso inclui hiperatividade vesical com esvaziamento reflexo da bexiga; hiperatividade esfinctérica com dificuldade de esvaziar a bexiga; dissinergia detrusor-esfíncter acarretando contrações vesicais descoordenadas; flacidez vesical com retenção urinária e incontinência de transbordamento.

Programas de cateterização intermitente limpa atendem aos propósitos de preservar a função renal e, ao mesmo tempo, eliminar urina em situações regulares e socialmente aceitáveis. Isso evita pressões vesicais altas, retenção, incontinência e infecção. O programa deve ser iniciado tão logo seja possível depois do TRM. A cateterização é realizada a intervalos aproximados de 4 horas e pode ser ajustada conforme a necessidade. Em geral, os pacientes têm restrição da ingestão de líquidos (2 ℓ/dia) para evitar hiperdistensão da bexiga. Depois de excluir a possibilidade de infecção e ajustar a frequência da cateterização intermitente limpa e ingestão hídrica, o paciente é tratado com fármacos que atuam nos receptores simpáticos e parassimpáticos, dependendo do distúrbio vesical específico.

Infecções do trato urinário são comuns depois de TRM e constituem a fonte mais comum de septicemia desses pacientes. Em geral, infecções urinárias assintomáticas não são tratadas, e antibióticos profiláticos não são administrados.

A disfunção sexual é muito prevalente nas vítimas de TRM; a disfunção masculina acomete mais de 75% dos pacientes e está relacionada com a gravidade da lesão. Existem várias opções de tratamento para os homens com TRM, inclusive fármacos para tratar disfunção erétil e próteses implantadas cirurgicamente. A reatividade sexual das mulheres também pode ser prejudicada depois de TRM, mas a ovulação e a fertilidade geralmente não são alteradas. Nas mulheres com TRM, a gravidez é considerada de alto risco em razão do índice elevado de complicações secundárias às infecções e à disreflexia autonômica.

Disfunção gastrintestinal

Disfunção intestinal é muito comum depois de TRM e pode afetar significativamente a qualidade de vida. Não existem recomendações baseadas em evidência para o tratamento clínico desse problema. Um regime intestinal estruturado com dieta regular, 2 a 3 ℓ de líquidos por dia, 30 g de fibras e estimulantes químicos e mecânicos é utilizado comumente para conseguir evacuações previsíveis e evitar incontinência e impacção fecais.

Anormalidades do metabolismo ósseo

Quase certamente em razão do desuso, a osteoporose pode afetar os ossos localizados abaixo do nível do TRM e pode predispor às fraturas. A reabsorção óssea dos primeiros meses depois do acidente pode causar hipercalcemia sintomática. O tratamento consiste em administrar hidratação com líquidos IV, diuréticos de alça e infusão de bifosfonatos IV.

Ossificação heterotópica – deposição de osso dentro dos tecidos moles ao redor das articulações periféricas – também pode ocorrer depois do TRM. Isso acomete até 50% das vítimas de TRM, mas causa sintomas como dor e inflamação das articulações afetadas em 10 a 20% dos casos. O tratamento consiste em exercícios de mobilização passiva, bifosfonatos orais, anti-inflamatórios não esteroides e, em alguns casos, tratamento cirúrgico tardio.

Espasticidade

Cerca de 35% dos pacientes que tiveram TRM têm espasticidade problemática que requer tratamento ao longo do primeiro ano de recuperação. Pacientes com lesões parciais ASIA C parecem estar mais sujeitos a essa complicação. Espasticidade é causada pela supressão das vias inibitórias descendentes, com aumento simultâneo da excitabilidade dos reflexos espinais e do tônus muscular em repouso. A espasticidade pode afetar negativamente a qualidade de vida porque causa dor, limitação da mobilidade, espasmos musculares e, por fim, contraturas. A prevenção das contraturas consiste em posicionamento adequado, exercícios de mobilização passiva, uso de talas apropriadas e tratamento da espasticidade. Contudo, a hipertonia também pode tornar algumas atividades mais fáceis, inclusive a postura ereta e as transferências. O tratamento pode consistir em fisioterapia, exercícios de mobilização passiva, fármacos orais (baclofeno, tizanidina, diazepam etc.) e intervenções cirúrgicas (bombas intratecais de baclofeno, rizotomias etc.).

Complicações psiquiátricas

Transtornos psiquiátricos associados ao TRM são depressão, suicídio e drogadição. Cerca de um terço dos pacientes com TRM tem depressão no primeiro ano depois do acidente, mas essa complicação não está relacionada diretamente com a gravidade da lesão. Suicídio é quatro a cinco vezes mais comum nas vítimas de TRM e é a causa principal de morte pós-TRM dos pacientes com menos de 55 anos. Esses pacientes devem passar por triagem periódica para detectar sintomas depressivos, que devem ser tratados imediatamente.

CONCLUSÃO

TRM ainda é um problema médico, social e financeiro difícil. O entendimento mais claro da fisiopatologia e das complicações clínicas resultantes aumentou a sobrevivência a longo prazo e melhorou o estado funcional. Contudo, ainda existem problemas sem solução no campo da reabilitação pós-TRM. É importante lembrar que prevenção é o melhor tratamento. Os programas educacionais nacionais devem ser focados na erradicação das causas do TRM: segurança no trânsito, segurança ocupacional e na água, evitar dirigir embriagado, respeitar os limites de velocidade e usar obrigatoriamente cintos de segurança e outros dispositivos de proteção.

EVIDÊNCIAS DE NÍVEL 1

1. Hoffman JR, Mower WR, Wolfson AB, Todd KH, Zucker MI. Validity of a set of clinical criteria to rule out injury to the cervical spine in patients with blunt trauma. *N Engl J Med.* 2000;343:94-99.
2. Panczykowski DM, Tomycz ND, Okonkwo DO. Comparative effectiveness of using computed tomography alone to exclude cervical spine injuries in obtunded or intubated patients: meta-analysis of 14,327 patients with blunt trauma. *J Neurosurg.* 2011;115:541-549.
3. Hurlburt RJ, Hadley MN, Walters BC, et al. Pharmacological therapy for acute spinal cord injury. *Neurosurgery.* 2013;72:93-105.
4. Fehlings MG, Vaccaro A, Wilson JR, et al. Early versus delayed decompression for traumatic cervical spinal cord injury: results of the Surgical Timing in Acute Spinal Cord Injury Study (STASCIS). *PLoS One.* 2012;7(2):e32037. doi:10.1371/journal.pone.0032037.

LEITURA SUGERIDA

Ahuja CS, Wilson JR, Nori S, et al. Traumatic spinal cord injury. *Nat Rev Dis Primers.* 2017;3(1):17018.

Bracken MB. Methylprednisolone and spinal cord injury. *J Neurosurg.* 2002; 96:140-141.

Dvorak MF, Noonan VK, Fallah N, et al. The influence of time from injury to surgery on motor recovery and length of hospital stay in acute traumatic spinal cord injury: an observational Canadian cohort study. *J Neurotrauma.* 2015;32(9):645-654.

Finnerup NB, Norrbrink C, Trok K, et al. Phenotypes and predictors of pain following traumatic spinal cord injury: a prospective study. *J Pain.* 2014;15(1):40-48.

Holtz KA, Lipson R, Noonan VK, Kwon BK, Mills PB. Prevalence and effect of problematic spasticity after traumatic spinal cord injury. *Arch Phys Med Rehab.* 2017;98(6):1132-1138.

Inoue T, Manley GT, Patel N, Whetstone WD. Medical and surgical management after spinal cord injury: vasopressor usage, early surgerys, and complications. *J Neurotrauma.* 2014;31:284-291.

Jackson AB, Dijkers M, Devivo MJ, Poczatek RB. A demographic profile of new traumatic spinal cord injuries: change and stability over 30 years. *Arch Phys Med Rehabil.* 2004;85:1740-1748.

Kong CY, Hosseini AM, Belanger LM, et al. A prospective evaluation of hemodynamic management in acute spinal cord injury patients. *Spinal Cord.* 2013;51:466-471.

Liu J-M, Long X-H, Zhou Y, Peng H-W, Liu Z-L, Huang S-H. Is urgent decompression superior to delayed surgery for traumatic spinal cord injury? A meta-analysis. *World Neurosurg.* 2016;87:124-131.

Maynard FM Jr, Bracken MB, Creasey G, et al. International standards for neurological and functional classification of spinal cord injury. American Spinal Injury Association. *Spinal Cord.* 1997;35:266-274.

McKinley W, Santos K, Meade M, Brooke K. Incidence and outcomes of spinal cord injury clinical syndromes. *J Spinal Cord Med.* 2007;30:215-224.

Stiell IG, Clement C, McKnight RD, et al. The Canadian C-spine rule versus the NEXUS low-risk criteria in patients with trauma. *N Engl J Med.* 2003;349:2510-2158.

Lesões Traumáticas de Nervos Cranianos e Nervos Periféricos

Dominique M. O. Higgins, Lillian Liao e Christopher J. Winfree

PONTOS-CHAVE

1. Nervo olfatório, nervo facial e nervos cranianos responsáveis pelos movimentos oculares são as estruturas mais provavelmente afetadas por traumatismo craniano.

2. Lesões de nervos periféricos podem ser classificadas em três tipos: neuropraxia, axonotmese e neurotmese.

3. Exames eletrodiagnósticos são essenciais à determinação da gravidade, da localização e do prognóstico das lesões de nervos periféricos.

4. Em geral, devem ser evitadas intervenções cirúrgicas agudas para tratar lesões de nervos periféricos.

5. Recuperação espontânea deve ser esperada inicialmente se não houver evidência de transecção ou compressão aguda do nervo afetado.

6. Dependendo do mecanismo de lesão, a conectividade funcional pode ser alcançada cirurgicamente por ressecção dos tecidos fibróticos, reaproximação ou colocação de enxertos de interposição.

INTRODUÇÃO

A lesão traumática de nervos periféricos está associada à incapacidade significativa e à diminuição da qualidade de vida. Neste capítulo, discutiremos classificação, fisiopatologia, avaliação e tratamento das lesões de nervos periféricos, bem como manifestações clínicas das lesões comuns de nervos cranianos e nervos periféricos. A compreensão dos princípios descritos neste capítulo, em particular para o médico, é importante para o diagnóstico dessas lesões clínicas comuns no momento de sua ocorrência, bem como para seu tratamento.

Foi estimado que cerca de 3 a 10% de todos os pacientes que são atendidos em um centro de assistência a trauma nível 1 apresentam lesão de um nervo periférico. Os acidentes com veículos motorizados são os mais frequentemente citados como principal causa, enquanto os acidentes industriais, o uso de veículos de recreação, os ferimentos por arma de fogo e por arma branca, bem como as lesões iatrogênicas, também contribuem. O impacto econômico e social potencial dessas lesões é agravado pelo fato de que elas ocorrem com mais frequência na faixa etária produtiva, sendo a maior incidência relatada entre 20 e 40 anos. Os homens são afetados com mais frequência do que as mulheres, e a lesão dos nervos dos membros superiores é mais comum do que a dos nervos dos membros inferiores. As lesões de nervos periféricos também apresentam comorbidade frequente com lesão cerebral traumática, o que pode levar a um atraso no diagnóstico e na intervenção.

Anatomia e fisiologia

A avaliação de lesão traumática dos nervos periféricos exige compreensão da estrutura dos nervos. Nervos periféricos consistem em uma mistura de fibras nervosas mielinizadas e não mielinizadas, somáticas e autônomas. Cada fibra é circundada por uma bainha endoneural, que proporciona alguma resistência à tensão. Numerosas fibras nervosas, de vários tipos, são reunidas em fascículos e circundadas pelo perineuro, uma estrutura especializada composta de células perineurais e colágeno, que atua para manter a homeostasia do líquido endoneural que circunda as fibras nervosas individuais. Essa bainha perineural proporciona a maior parte da força de tensão e elasticidade do nervo e atua como barreira de difusão, que resiste e mantém a pressão intrafascicular. Por sua vez, múltiplos fascículos são incorporados em uma matriz de tecido conjuntivo, denominado *epineuro*, que protege o nervo da compressão. A camada mais superficial do epineuro se condensa para formar uma bainha epineural externa, que confere ao nervo a sua aparência em forma de cordão ao exame macroscópico.

Tanto no interior quanto entre as fibras nervosas, o número, o tamanho e a organização dos fascículos variam de modo significativo. À medida que os fascículos se ramificam, separam-se e se reúnem continuamente ao longo de seu trajeto, os cortes realizados através do nervo podem revelar alternativamente uma estrutura plexiforme e semelhante a um cabo, o que tem implicações tanto na apresentação clínica das lesões nervosas quanto no reparo cirúrgico e na regeneração funcional. Além disso, a variabilidade observada na organização interna é responsável, em parte, pelas diferenças existentes na prevalência de determinadas lesões nervosas. Ou seja, os nervos periféricos que possuem maior proporção de tecido epineural em relação aos fascículos podem ser mais resistentes às lesões por compressão, enquanto os nervos periféricos com maior número de fascículos exibem maior força de tensão.

Mecanismos de lesão

Lesões traumáticas dos nervos podem ser agudas ou crônicas e iatrogênicas ou idiopáticas. Resultam da aplicação de energia cinética a um nervo, que é transformada em força compressiva ou de tensão, provocando danos. Com mais frequência, as lesões traumáticas crônicas de nervos resultam de compressão anatômica de nervos, provocando entidades clínicas bem descritas, como a síndrome do túnel do carpo. Essas síndromes crônicas, que exigem tratamentos médicos e cirúrgicos específicos, são discutidas de modo mais pormenorizado em outros capítulos.

Lesões traumáticas agudas de nervos ocorrem, com mais frequência, por tração/distensão, compressão, contusão, laceração ou isquemia. A lesão resulta principalmente de aplicação direta de forças mecânicas e, secundariamente, do comprometimento vascular. Vários mecanismos de lesão podem atuar, particularmente quando a lesão ocorre durante um evento catastrófico, como acidente de veículo motorizado. A identificação do tipo de insulto sofrido, quando possível, é importante no planejamento do tratamento, visto que vários tipos de forças resultam em diferentes padrões de lesão.

Classificação das lesões

Dois sistemas de classificação principais são utilizados com mais frequência para descrever lesões de nervos periféricos. As categorias de lesões definidas por esses sistemas apresentam, cada uma delas, características diagnósticas, prognósticas e abordagens terapêuticas singulares.

O sistema de classificação utilizado com mais frequência no contexto clínico foi proposto por Seddon, em 1942. O sistema de Seddon divide as lesões em três categorias principais delineadas pela extensão da ruptura da estrutura do nervo. As três categorias são *neuropraxia, axonotmese* e *neurotmese* (Tabela 49.1).

Neuropraxia é a menos grave das três categorias de lesões. É mais comumente causada por lesão leve, resultando em desmielinização focal, sem degeneração axonal associada. Caracteriza-se por bloqueio da condução focal transitório através da lesão. O axônio distal ao local de lesão permanece intacto, e o nervo mantém sua continuidade. Clinicamente, essa categoria de lesão pode se manifestar na forma de fraqueza ou perda sensitiva na distribuição anatômica do nervo afetado. O prognóstico para esse tipo de lesão é excelente, ocorrendo recuperação espontânea dentro de algumas horas e, nos casos mais graves, dentro de alguns meses. Não há necessidade de nenhuma intervenção terapêutica específica.

Axonotmese ocorre mais comumente com lesões por esmagamento, distensão ou percussão como ferimentos por arma de fogo, em que a lesão é causada, com mais frequência, por calor indireto e onda de choque da bala, e não por transecção. Essas lesões resultam em dano irreversível aos elementos axônicos, incluindo a bainha de mielina, com consequente degeneração distal. Estruturas de sustentação como epineuro, perineuro e, algumas vezes, endoneuro, permanecem intactas.

O prognóstico para as lesões axonotméticas depende de vários fatores. Esses fatores incluem o grau de ruptura da estrutura interna do nervo, bem como a distância do órgão-alvo e as características particulares do nervo lesionado. A recuperação espontânea é possível após a ocorrência de lesão axonotmética, porém o tempo levado é consideravelmente maior que o das lesões neurapráxicas. A recuperação é mais comumente parcial do que completa.

Neurotmese é definida por perda completa de continuidade do nervo. Todas as camadas de tecido conjuntivo, o axônio e a bainha de mielina sofrem dano irreversível. Há necessidade de intervenção cirúrgica, visto que a recuperação espontânea não é possível. O momento apropriado para a cirurgia depende do mecanismo de lesão, visto que as lesões contundentes continuam evoluindo por meio de um processo inflamatório ao longo de um período de várias semanas. O prognóstico após a cirurgia é variável; entretanto, é geralmente mais reservado do que o da recuperação espontânea.

Um segundo sistema de classificação importante de lesão dos nervos periféricos foi proposto por Sunderland em 1951 (Tabela 49.2). Ampliando o trabalho de Seddon, Sunderland

Tabela 49.1 Classificação de Seddon e prognóstico das lesões neurais.

Tipo	Patologia	Mecanismo	Tratamento	Prognóstico	Evolução
Neuropraxia	Desmielinização	Compressão Isquemia	Clínico Fisioterapia	Excelente	Horas a 3 meses
Axonotmese	Ruptura axonal Degeneração distal Epineuro intacto	Esmagamento Distensão Percussão	Variável: pode exigir cirurgia	Variável: satisfatório a sombrio	Semanas a anos
Neurotmese	Perda completa da continuidade Transecção Degeneração distal	Lesão perfurocontusa Tração	Cirúrgico: neurorrafia terminoterminal, enxerto ou neurotização	Sombrio/nulo, sem reparo	Meses a anos com cirurgia Nenhuma recuperação espontânea

Tabela 49.2 Classificação de Sunderland para lesões de nervos periféricos.

Tipo	Patologia	Mecanismo	Tratamento	Prognóstico	Evolução
I	Desmielinização	Compressão Isquemia	Clínico Fisioterapia	Excelente	Horas a 3 meses
II	Ruptura axonal Degeneração distal	Esmagamento Distensão Percussão	Variável	Bom	Meses a anos
III	II + ruptura endoneural	Esmagamento Distensão Percussão	Variável	Moderado	Meses a anos
IV	III + ruptura perineural	Esmagamento Distensão Percussão Tração	Variável	Sombrio sem reparo	Meses a anos
V	Transecção completa	Lesão perfurocontusa Tração	Cirurgia	Sombrio/nulo sem reparo	Meses a anos com cirurgia Nenhuma recuperação espontânea

descreveu cinco classes de lesão nervosa, em que a classe I descreve as lesões neuropráxicas, enquanto a classe V equivale à neurotmese. Para as classes II a IV, Sunderland subdividiu a axonotmese em três níveis de gravidade crescente e agravamento do prognóstico, com base na extensão da ruptura interna, do axônio apenas na classe II até a bainha endoneural na classe III e o perineuro na classe IV. Embora esse nível adicional de detalhe seja útil em uma situação de pesquisa, seu uso clínico é mais limitado, visto que todas as classes II a IV exigirão a mesma abordagem terapêutica inicial. Entretanto, esse esquema de classificação ressalta a importância da estrutura nervosa interna para a recuperação espontânea e a regeneração funcional.

Reparação e regeneração

Ocorrem alterações patológicas características no nervo em consequência do insulto traumático. Na forma mais leve, observa-se desmielinização no local de lesão. Quando o trauma resulta em ruptura axonal, o nervo distal sofre um processo de degeneração, que se estende até o órgão-alvo. A duração do processo degenerativo depende da distância entre a lesão e o órgão-alvo. Ocorrem também alterações morfológicas e funcionais no coto proximal adjacente ao local de lesão.

No período inicial, imediatamente após a lesão, a degeneração axonal aguda, que se estende por cerca de 300 mm proximal e distalmente ao local da lesão, é desencadeada por um influxo de cálcio extracelular. À microscopia eletrônica, vacúolos semelhantes a autofagossomos acumulam-se nas extremidades axonais. Observa-se a ocorrência de edema e ruptura dos neurofilamentos.

Essas alterações imediatas são seguidas de fragmentação e fagocitose da bainha de mielina. Dentro de 2 dias, podem-se observar espirais de restos mielínicos e pequenas gotículas lipídicas no interior das células de Schwann. Os macrófagos circulantes são recrutados e entram no coto distal. A perda do contato axonal e a presença de macrófagos estimulam a proliferação e a desdiferenciação das células de Schwann. Essas células de Schwann desdiferenciadas alinham-se ao longo da lâmina basal para formar as denominadas bandas de Büngner, que atuam como guias para os axônios em regeneração.

Reinervação ocorre por meio de dois mecanismos principais: formação de brotos axônicos colaterais a partir dos axônios não lesionados e regeneração axonal, que ocorre espontaneamente a partir do coto proximal após a degeneração. A formação de brotos colaterais constitui um mecanismo precoce de recuperação motora funcional. Ocorre nas lesões incompletas, nas quais alguns dos axônios permanecem intactos. Observa-se o aparecimento de novos crescimentos axônicos a partir dos nós adjacentes e dos ramos terminais. Essas finas extensões axonais seguem um trajeto ao longo das estruturas nervosas remanescentes, proporcionando reinervação parcial dos alvos motores adjacentes. Em geral, a formação de brotos colaterais não é suficiente para restaurar toda a potência do músculo, porém pode ser responsável por parte da recuperação funcional inicial.

A regeneração axonal constitui o principal mecanismo pelo qual ocorre reinervação, após degeneração distal, nas lesões axonotméticas e neurotméticas. A regeneração começa a partir do coto proximal e estende-se ao longo da lâmina basal intacta em direção ao órgão-alvo, em uma velocidade variável de aproximadamente 1 a 2 mm ao dia. Uma vez alcançado o órgão-alvo, observa-se um processo de maturação para restabelecer a conexão funcional. O aparecimento de evidências clínicas de reinervação reflete tanto a distância entre o local de lesão e o órgão-alvo quanto o processo de maturação. A velocidade de regeneração parece ser mais lenta para as lesões por transecção do que para as lesões por esmagamento.

A regeneração bem-sucedida e a recuperação funcional dependem de diversos fatores. A inflamação e o tecido cicatricial representam importantes barreiras ao crescimento axonal. As soluções de continuidade que são muito extensas resultam em vias axonais desorganizadas e altamente tortuosas, que podem coalescer dentro do tecido cicatricial, formando um bulbo não funcional e potencialmente doloroso, denominado *neuroma*.

Mesmo quando a regeneração ocorre com êxito, não há garantia de recuperação funcional. Os brotos em regeneração precisam ser capazes de formar conexões maduras com alvos motores ou sensoriais apropriados, a fim de que possa ocorrer recuperação. Nos nervos altamente mistos, com uma quantidade aproximadamente igual de fibras sensitivas e motoras, pode haver perda de algumas fibras motoras em regeneração para alvos sensoriais ou vice-versa. Os nervos que contêm uma modalidade predominante geralmente apresentam melhor prognóstico para sua recuperação funcional.

Por fim, os alvos sensoriais mantêm sua viabilidade por um período muito mais longo que o tecido muscular. Dentro de 12 a 18 meses, ocorrem alterações fibróticas no músculo desnervado, tornando improvável a reinervação bem-sucedida. Por outro lado, os alvos sensoriais mantêm sua viabilidade por até 2 a 3 anos. Por conseguinte, os pacientes podem continuar o processo de recuperação da sensação bem além do período da recuperação motora.

MANIFESTAÇÕES CLÍNICAS

O quadro clínico causado por lesão traumática de nervos periféricos depende do modo, da localização e da extensão da lesão sofrida. Sinais e sintomas refletem tanto a localização quanto a gravidade da lesão, bem como a composição do nervo lesionado. A lesão de um nervo que consiste predominantemente em fibras motoras se manifestará na forma de fraqueza ou paralisia e atrofia na distribuição dos miótomos correspondentes. Por outro lado, a lesão de um nervo predominantemente sensorial se manifestará na forma de alteração sensorial ou perda nos dermátomos correspondentes. A função autônoma e trófica pode também estar afetada, resultando em diminuição da sudorese, queda de pelos e alterações cutâneas na região afetada. As lesões parciais e a regeneração defeituosa podem resultar no desenvolvimento de dor difícil de tratar, frequentemente descrita como uma sensação de formigamento, dor lancinante ou com sensação de ardência. Em alguns pacientes, pode-se observar o desenvolvimento de um complexo sintomático debilitante, denominado *síndrome de dor regional complexa II*, também designada como *causalgia*, que se caracteriza por alodinia, desregulação autônoma e alterações neuroplásticas mal adaptativas em resposta e processamento dos sinais de dor pelo sistema nervoso central. Com frequência, essa síndrome não responde adequadamente às estratégias convencionais de manejo da dor.

Foram observadas algumas associações comuns entre vários mecanismos de lesão e nervos periféricos específicos. O reconhecimento dessas associações pelo médico pode contribuir para a identificação mais precoce e o tratamento de lesões potencialmente incapacitantes. Algumas dessas associações comuns e suas apresentações clínicas são discutidas na seção seguinte.

Lesões de nervos cranianos

O traumatismo de cabeça e pescoço é frequentemente acompanhado de lesão aguda de nervos cranianos. Pode ocorrer lesão significativa até mesmo com traumatismo cranioencefálico leve. Em estudo conduzido por Coello et al., foi avaliada a função dos nervos cranianos em 16.440 pacientes que sofreram traumatismo cranioencefálico leve, definido por um escore na escala de coma de Glasgow de 14 ou 15 por ocasião da apresentação, ao longo de um período de 6 anos. Nesse estudo, foi constatada prevalência de lesão associada de nervos cranianos de 0,3%, sendo o nervo olfatório o mais comumente afetado, seguido dos nervos faciais e dos nervos responsáveis pelo movimento ocular. Foi observado que a lesão dos nervos cranianos inferiores (IX a XII) ocorre com menos frequência em consequência de traumatismo cranioencefálico, porém está mais estreitamente associada à lesão iatrogênica durante várias intervenções médicas e cirúrgicas. A prevalência, a localização e o tipo de lesão de nervos cranianos observados com mais frequência resultam das vulnerabilidades anatômicas específicas do nervo afetado (Tabela 49.3).

Tabela 49.3 Lesão de nervos cranianos, mecanismos e manifestações clínicas.

Nervo craniano	Tipo de lesão	Mecanismo de lesão	Manifestações clínicas
I. Olfatório	Traumatismo craniano por forças de aceleração-desaceleração (p. ex., AAs)	Cisalhamento dos ligamentos do nervo olfatório, que cruzam a placa cribriforme Contusão do bulbo olfatório contra o osso frontal Lesão do trato olfatório cortical por edema, hemorragia ou lesão isquêmica dos lobos orbitofrontal e temporal	Anosmia Parosmia Sensibilidade gustatória reduzida
II. Óptico	Direta Indireta Complicação de reparação de fratura facial ou traumatismo maxilofacial	Ruptura anatômica das fibras neurais por fragmentos da fratura, traumatismo com perfuração ou hematoma dentro da bainha do nervo Transmissão de forças ao canal óptico durante traumatismo craniano fechado Lesão neural direta durante procedimentos cirúrgicos, obstrução dos vasos retinianos por edema orbitário, aumento da pressão intraorbitária no canal óptico	Déficit visual
III. Oculomotor	Compressiva • Hematoma em expansão • Herniação uncal • Aneurisma da artéria comunicante anterior Isquêmica	Compressão das fibras parassimpáticas que se estendem por fora do nervo	Déficit de contração pupilar (midríase) é mais provável no estágio inicial Déficit motor é mais provável no estágio inicial: • Desvio ocular "para baixo e para fora" • Ptose • Déficit de contração pupilar em reação à luz, mas não à acomodação
IV. Troclear	Hemorragia no mesencéfalo dorsal Complicação de anestesia dentária durante operação dos molares superiores (rara)	Lesão direta do nervo troclear ou seu núcleo no tronco encefálico	Inclinação da cabeça na direção do olho normal (o paciente não consegue mover o olho em direção medial e para baixo) Outros déficits oculomotores e neurológicos
VI. Abducente	Fratura da base do crânio, hematoma epidural do clivo Hiperextensão do pescoço, luxação atlantoccipital, hiperflexão	Deslocamento inferior contra a crista petrosa no ponto de rotação para entrar no canal de Dorello	Diplopia grave Desvio medial do olho afetado
V. Trigêmeo	Iatrogênica • Traumatismo dentário/craniano • Dispositivos nas vias respiratórias supraglóticas	Lesão direta do nervo facial	Déficits motores dos músculos faciais; déficits gustatórios nos 2/3 anteriores da língua, salivação e lacrimejamento; hiperacusia (menos comum) Lacrimejamento pode ser preservado Déficits motores
VII. Facial	Lesão intracraniana Lesão do canal facial no osso temporal Lesão extracraniana	Compressão do nervo lingual	Déficit transitório de sensibilidade e gustação no terço anterior da língua (regride dentro de 6 a 9 semanas)

(Continua)

Tabela 49.3 Lesão de nervos cranianos, mecanismos e manifestações clínicas. (Continuação)

Nervo craniano	Tipo de lesão	Mecanismo de lesão	Manifestações clínicas
IX. Glossofaríngeo	Traumática	Fratura no forame jugular, de onde emergem nervos IX, X e XI (raramente ocorre de forma isolada)	Déficit gustativo no terço posterior da língua Perda do reflexo de engasgo no lado da lesão
X. Vago	Lesão dos ramos faríngeos Lesão dos ramos superior/laríngeo recorrente	Fratura no forame jugular, de onde emergem os nervos IX, X e XI (raramente ocorre de forma isolada)	Disfagia Disartria Palato do lado afetado em posição mais baixa em repouso Desvio da úvula na direção do lado normal durante a fonação
XI. Espinal acessório	Traumática Iatrogênica • Biopsia de linfonodo • Colocação de cateter venoso central na veia jugular interna • Endarterectomia carotídea	Fratura no forame jugular, de onde emergem os nervos IX, X e XI (raramente ocorre de forma isolada) Lesão extracraniana onde o nervo passa pelo triângulo cervical posterior	Atrofia da parte superior do músculo trapézio Incapacidade de encolher os ombros Limitação da rotação da cabeça para o lado oposto Escápula alada em repouso (agravada pela abdução)
XII. Hipoglosso	Traumática Iatrogênica • Endarterectomia carotídea • Intubação endotraqueal • Dispositivo nas vias respiratórias supraglóticas	Fratura do côndilo occipital	Disartria Desvio da língua na direção do lado da lesão

AAs, acidentes automobilísticos.

Nervo craniano I: nervo olfatório

O nervo olfatório, responsável pela nossa capacidade de detectar e distinguir odores, é um dos nervos cranianos mais comumente citados que sofrem lesão em consequência de traumatismo cranioencefálico. Foi relatada a ocorrência de disfunção olfatória em até 4 a 7% de todos os casos de traumatismo cranioencefálico. A lesão pode ocorrer em múltiplos locais ao longo da via olfatória. Com mais frequência, está associada a forças de aceleração-desaceleração, como aquelas geradas durante acidentes com veículos a motor. Os locais comuns de lesão incluem os filamentos do nervo olfatório quando atravessam a lâmina cribriforme e que estão sujeitos a forças de cisalhamento; o bulbo olfatório, que pode sofrer contusão contra o osso frontal; e os tratos olfatórios corticais, que podem ser danificados por edema, hemorragia ou lesão isquêmica dos lobos orbitofrontal e temporal. *Anosmia*, que se refere à perda completa da percepção de odores, constitui o achado clínico mais comum, porém observa-se também a ocorrência de *parosmia*, uma diminuição no sentido do olfato, particularmente com a lesão do lobo temporal. A percepção do paladar, que depende da olfação, também está comumente afetada em pacientes com lesão do nervo olfatório, e esse é o sintoma que leva a maioria dos pacientes a procurar tratamento.

Apesar da relativa frequência com que ocorre a lesão do nervo olfatório após traumatismo cranioencefálico, raramente são identificados déficits no período agudo. Isso pode ser devido ao fato de que os pacientes traumatizados apresentam múltiplas lesões de gravidade e urgência variáveis, que exigem uma alocação desproporcional de recursos. Entretanto, a perda do sentido do olfato pode ter impacto significativo sobre a qualidade de vida, resultando em diminuição do prazer do alimento e de outras experiências prazerosas que dependem do olfato; perda do emprego, quando ele depende do sentido do olfato ou paladar; e diminuição da capacidade de detectar sinais ambientais passíveis de indicar um perigo, como o odor de gás volátil ou incêndio. O reconhecimento da associação do traumatismo cranioencefálico com a disfunção do nervo craniano I pelo médico é importante para sua detecção e diagnóstico precoces.

Nervo craniano II: nervo óptico

A ocorrência de neuropatia óptica, que pode resultar em perda completa ou parcial da acuidade visual no olho afetado, foi relatada em 1,4 a 5% dos casos de traumatismo cranioencefálico. A lesão pode ser *direta*, em consequência da ruptura anatômica das fibras nervosas por fragmentos de fratura, traumatismo penetrante ou hematoma dentro da bainha do nervo, ou *indireta*, refletindo a transmissão das forças para o canal óptico durante um traumatismo cranioencefálico contundente. Pode ser necessária uma cirurgia descompressiva precoce para evitar a perda irreversível da lesão.

Além disso, a lesão do nervo óptico é reconhecida como complicação potencial de reparo de fratura parcial em pacientes com trauma maxilofacial, com incidência relatada de 0,3%. Os mecanismos incluem lesão intraoperatória direta do nervo, oclusão vascular da retina por edema orbital e aumento da pressão intraorbitária no canal óptico, resultando em lesão indireta do nervo. Essa complicação é relatada, com mais frequência, após intervenção cirúrgica do assoalho orbital, e a isquemia constitui a via final mais comum que leva à lesão.

Diferentemente dos tecidos esqueléticos, o nervo óptico e os tecidos da retina são extremamente sensíveis à hipoxia e à pressão, ocorrendo lesão isquêmica irreversível dentro de 60 minutos a 2 horas. Em razão dessa sensibilidade, a identificação imediata de alterações até mesmo sutis da acuidade visual pelo médico é essencial para proceder em tempo hábil a intervenções passíveis de preservar a visão.

Nervos cranianos III, IV e VI: nervos oculomotor, troclear e abducente

Juntos, os nervos oculomotor, troclear e abducente inervam os músculos responsáveis pelos movimentos oculares. O dano a esses nervos constitui uma complicação comum de traumatismo cranioencefálico fechado. Pode resultar em diplopia, comprometimento do movimento ocular e desvio ocular. A lesão dos nervos pode ocorrer nos núcleos no tronco encefálico, quando o nervo sai do tronco encefálico e no ponto onde perfura a dura-máter. O local de lesão reflete tanto o mecanismo de lesão quanto as características anatômicas do nervo. Um ou todos os nervos para o controle oculomotor podem ser afetados, e a apresentação clínica variará de acordo.

O nervo craniano III (oculomotor) inerva muitos dos músculos responsáveis pelo movimento ocular, incluindo os músculos reto medial, reto superior, reto inferior e oblíquo inferior do globo ocular e os músculos elevador da pálpebra superior e esfíncter da pupila. Além disso, o nervo oculomotor transporta fibras parassimpáticas até o olho. A lesão completa desse nervo resulta em desvio inferior e lateral do olho, ptose, dilatação da pupila e perda da constrição da pupila à luz, mas não da acomodação. As lesões parciais podem resultar em qualquer combinação desses achados, dependendo das fibras nervosas específicas que foram afetadas. Como as fibras parassimpáticas correm ao longo da parte externa do nervo, as lesões por compressão, como hematoma em expansão ou herniação uncal progressiva secundária à hemorragia intracraniana ou edema, tendem a se manifestar inicialmente com alterações da pupila, que podem progredir para paralisia oculomotora com pressão crescente. Os aneurismas da artéria comunicante posterior também podem comprimir o terceiro nervo craniano e devem ser considerados quando se avalia um paciente com paralisia do nervo oculomotor. Por outro lado, as lesões que causam isquemia do nervo oculomotor têm mais tendência a afetar as fibras motoras antes de romper os componentes parassimpáticos. Essa distinção pode ajudar o médico a identificar a etiologia da paralisia idiopática do terceiro nervo craniano.

O nervo troclear inerva o músculo oblíquo superior do bulbo ocular. A lesão desse nervo resulta em incapacidade de mover o olho medial e inferiormente. A consequente diplopia pode ser corrigida pela inclinação da cabeça para o lado do olho não afetado. As paralisias do nervo troclear que ocorrem isoladamente têm sido observadas após hemorragia do mesencéfalo dorsal e como complicação de anestesia dentária durante uma cirurgia de molar superior, porém esses casos são extremamente raros. Em geral, a lesão do nervo troclear é acompanhada de outros déficits oculomotores e neurológicos.

O nervo abducente inerva o músculo reto lateral, que é responsável pela abdução do olho. A lesão desse nervo resulta em diplopia grave em quase todas as direções do olhar e em desvio medial. A lesão traumática do sexto nervo craniano tem sido associada à fratura da base do crânio e desenvolvimento de hematoma epidural de clivo, bem como hiperextensão cervical, luxação atlantoccipital e hiperflexão. Acredita-se que a vulnerabilidade do sexto nervo craniano à lesão resulte de sua origem intracraniana longa e delicada. Após sair da ponte, o nervo abducente ascende verticalmente dentro do espaço subaracnóideo por 15 mm antes de perfurar a dura-máter. A partir daí, o nervo segue seu trajeto na margem da parte petrosa do temporal, muda de direção abruptamente, em um ângulo de 120°, para entrar no canal de Dorello, um espaço triangular definido pelo ápice da parte petrosa, processo clinoide posterior e uma porção espessa da dura-máter, que conecta os dois, designada como ligamento de Gruber. O nervo é fixado pela dura-máter em ambos os lados do canal. A partir do canal de Dorello, o nervo passa através do seio cavernoso e fissura orbital superior, para alcançar o músculo reto lateral. Acredita-se que a lesão traumática do nervo abducente ocorra mais comumente pelo deslocamento inferior contra a margem da parte petrosa, no ponto em que muda de direção para entrar no canal.

Nervo craniano V: nervo trigêmeo

O nervo trigêmeo fornece sensibilidade para a face por meio de três ramos periféricos principais: oftálmico (V1), maxilar (V2) e mandibular (V3). Os nervos V1 e V2 são puramente sensoriais, enquanto o V3 também transporta fibras motoras para os músculos da mastigação. O nervo V1 também é responsável pelo reflexo corneopalpebral. A lesão traumática dos ramos do nervo trigêmeo é incomum, mas pode resultar de traumatismo dentário, cirúrgico ou craniano. Existem descritos vários casos de lesão do nervo lingual causadas por dispositivos colocados nas vias respiratórias supraglóticas. Esse nervo é um ramo do nervo mandibular, está ligado pela corda do tímpano ao nervo craniano VII e confere sensibilidade aos dois terços anteriores da língua. A compressão desse ramo pelo dispositivo resulta em perda temporária da sensibilidade e paladar (fibras gustativas do nervo craniano VII) na parte anterior da língua, que, embora seja potencialmente incômoda para o paciente, geralmente sofre resolução de modo espontâneo no decorrer de 6 a 9 semanas. O paciente que apresenta esses sintomas no pós-operatório deve ser tranquilizado quanto à probabilidade de recuperação.

Nervo craniano VII: nervo facial

O nervo facial fornece a maior parte da inervação motora para os músculos da expressão da face. Além disso, por meio do nervo intermédio, o nervo facial transmite a sensação do paladar aferente dos dois terços anteriores da língua e transporta fibras simpáticas para as glândulas lacrimais e salivares. Dependendo da localização da lesão, podem-se observar déficits motores, autônomos e gustativos. As lesões da porção intracraniana do nervo, próximo à origem ou próximo ao gânglio geniculado pelo meato acústico interno, podem afetar todos os três componentes, enquanto as lesões no canal facial do osso temporal entre o gânglio geniculado e a origem da corda do tímpano, próximo ao forame estilomastóideo, podem poupar a lacrimação. As lesões que ocorrem depois do processo estilomastóideo na porção extracraniana do nervo resultam principalmente em déficits motores. Os sintomas podem ser leves a graves, dependendo da intensidade da lesão.

A lesão do nervo facial pode manifestar-se na forma de paralisia completa dos músculos faciais, com atenuação dos sulcos faciais em torno do nariz, dos lábios e fronte; alargamento das fissuras palpebrais; e fechamento incompleto da pálpebra no lado afetado, o que pode resultar em formação de cicatrizes na córnea, em consequência de seu ressecamento, particularmente quando a lesão também afeta a lacrimação. Se a corda do tímpano estiver afetada, podem-se observar também a presença de diminuição da salivação e perda do paladar nos dois terços anteriores da língua. Com menos frequência, pacientes com lesões do nervo facial podem demonstrar sensibilidade a sons altos ou hiperacusia, visto que o nervo facial supre a inervação motora do músculo estapédio, que possui um efeito amortecedor sobre a membrana timpânica. Durante a regeneração, pode-se observar o desenvolvimento de *sincinesia,* que se refere ao movimento de músculos faciais não relacionados durante a tentativa de movimentos musculares isolados, como a contração dos lábios com o piscar de olhos, caso ocorra reinervação aberrante. É importante assinalar que as lesões do nervo facial periférico podem ser distinguidas das lesões da via motora central, ao se avaliar o comprometimento da fronte. As lesões centrais poupam o movimento da fronte, devido à representação bilateral no, o que não ocorre com as lesões periféricas.

A lesão traumática do nervo facial pode resultar de fratura do osso temporal, lesões com perfuração (p. ex., ferimentos por arma branca ou arma de fogo), lesão iatrogênica durante ressecção de neuromas do acústico e outras lesões do ângulo cerebelopontino ou, no recém-nascido, durante parto a fórceps. Os ramos periféricos superficiais são particularmente vulneráveis à lesão. Os estudos realizados sugerem que cerca de 7 a 10% das fraturas do osso temporal resultam em disfunção do nervo facial. O trauma do osso temporal pode resultar em lesão direta inicial do nervo, seguida de lesão isquêmica secundária, visto que o edema provoca aumento de pressão no canal do nervo facial. Pode ser necessária uma descompressão cirúrgica para evitar a progressão da lesão, devendo a cirurgia ser realizada o mais cedo possível. De modo semelhante, as lesões penetrantes resultam mais frequentemente em transecção do nervo, e é desejável proceder a uma exploração cirúrgica precoce. A abordagem cirúrgica depende da localização da lesão.

Nervo craniano IX: nervo glossofaríngeo

O traumatismo dos nervos cranianos IX, X, XI e XII é, com mais frequência, iatrogênico. O nervo glossofaríngeo transporta fibras tanto sensitivas quanto motoras. As fibras sensitivas transmitem a informação da parte superior da faringe e do paladar do terço posterior da língua. O componente motor inerva os músculos constritores da faringe e o músculo estilofaríngeo, bem como as glândulas secretoras na mucosa da faringe. A lesão traumática do nervo ocorre mais comumente em consequência de fraturas através do forame jugular, onde o nervo sai do crânio, juntamente dos nervos vago e acessório. As lesões que resultam de trauma raramente são isoladas e ocorrem mais frequentemente com lesões dos nervos cranianos X e XI. Do ponto de vista clínico, a disfunção do nervo glossofaríngeo manifesta-se como diminuição do paladar no terço posterior da língua e perda do reflexo faríngeo no lado da lesão. A presença de disfagia e disartria pode indicar lesão concomitante do nervo vago, visto que esses sintomas raramente são observados em lesões isoladas do nervo glossofaríngeo.

Nervo craniano X: nervo vago

O nervo vago fornece inervação motora, sensorial e autônoma a uma ampla variedade de estruturas. Fibras motoras que se originam no núcleo ambíguo no tronco encefálico inervam os músculos somáticos da faringe e da laringe, que coordenam a fase inicial da deglutição. Fibras autônomas do núcleo motor dorsal fornecem inervação ao coração, aos pulmões, ao esôfago e ao estômago. As fibras sensitivas do trato gastrintestinal superior e da orofaringe seguem seu trajeto dentro do nervo vago até o núcleo espinal, e a sensação dos órgãos torácicos e abdominais é transmitida ao trato solitário. Podem ocorrer disartria e disfagia com a lesão, e o palato do lado afetado apresenta-se relaxado em repouso. Pode-se observar o desvio da úvula para o lado não afetado com a fonação, quando os músculos contralaterais se contraem sem oposição.

Pode ocorrer lesão de ramos individuais do nervo vago durante uma intervenção cirúrgica da cabeça e pescoço. Um exame físico cuidadoso ajuda a localizar a lesão, visto que a apresentação clínica varia de acordo com o local da lesão. A lesão dos ramos laríngeos do nervo vago manifesta-se na forma de disfagia, que pode ser leve ou grave. A lesão do nervo laríngeo superior, que transporta fibras sensitivas da laringe e fornece inervação motora ao músculo cricotireóideo, produz anestesia da laringe e paralisia do músculo cricotireóideo. A lesão do nervo laríngeo recorrente leva à paralisia das cordas vocais, com consequente rouquidão e disfonia. A voz pode soar ofegante ou estridente durante a fala. A lesão bilateral causa paralisia completa das pregas vocais, que pode ser distinguida pela presença de dispneia, estridor inspiratório e incapacidade de fonação (p. ex., *afonia*). Lesões dos nervos faríngeo e laríngeo superior também podem produzir anormalidades vocais, resultando em voz fraca e que se fadiga facilmente.

Nervo craniano XI: nervo acessório

O nervo acessório espinal, diferentemente dos outros nervos cranianos, origina-se de C2, C3 e C4 na medula espinal cervical superior. Penetra no crânio pelo forame magno e, em seguida, segue seu percurso pelo forame jugular, com os nervos cranianos IX e X. Diferentemente dos nervos glossofaríngeo e vago, a raiz espinal do nervo acessório pode ser lesionada por traumatismo, resultando em fratura através do forame jugular. Foi também observada a ocorrência de lesão iatrogênica durante a biopsia de linfonodos, a cateterização da via jugular interna ou a endarterectomia da carótida. Nesses casos, a lesão geralmente é extracraniana, quando o nervo passa pelo trígono cervical posterior.

O nervo espinal acessório transporta fibras motoras para o músculo esternocleidomastóideo e parte descendente do músculo trapézio. Lesões desse nervo resultam em atrofia da parte descendente do músculo trapézio, incapacidade de encolher o ombro afetado e comprometimento na rotação da cabeça para o lado contralateral. Pode haver escápula alada em repouso, que é agravada pela abdução. A escápula alada, que resulta da fraqueza da parte descendente do músculo trapézio, pode ser diferenciada daquela associada à lesão do nervo torácico longo e fraqueza do músculo serrátil anterior pela posição da escápula em repouso. Quando o músculo serrátil anterior é afetado, a escápula alar é mínima em repouso e aumenta quando se aplica força no braço esticado mantido à frente do corpo.

Nervo craniano XII: nervo hipoglosso

O nervo hipoglosso origina-se no bulbo e sai do crânio pelo forame hipoglosso na fossa posterior do crânio. Transporta fibras motoras para os músculos da língua e é particularmente importante na dicção. A lesão desse nervo provoca disartria e atrofia, com desvio da língua, com protrusão, para o lado da lesão, devido à ação dos músculos contralaterais sem oposição. Foi relatada a ocorrência de traumatismo do nervo hipoglosso em muitas intervenções cirúrgicas, incluindo endarterectomia de carótida, intubação endotraqueal e uso de dispositivo de via respiratória supraglótico. A compressão do nervo craniano XII durante a rotação da cabeça também tem sido observada em consequência de processos estiloides alongados e orientados medialmente, com ossificação associada do ligamento estilo-hióideo. No traumatismo cranioencefálico agudo, a lesão do nervo hipoglosso pode estar associada à fratura do côndilo occipital. A presença de paralisia do nervo craniano XII após traumatismo exige a realização de ressonância magnética da coluna cervical, para avaliação de estabilidade da coluna. Pode haver necessidade de descompressão urgente, para evitar a ocorrência de lesão irreversível da medula espinal.

LESÕES DE NERVOS DOS MEMBROS SUPERIORES

Nervos periféricos dos membros superiores são vulneráveis à lesão traumática por compressão e distensão, lacerações, ferimentos perfurantes, fratura e luxação de ossos e articulações adjacentes e agressões isquêmicas e iatrogênicas de várias etiologias. O trauma que resulta em lesão pode ser agudo ou crônico. A síndrome do túnel do carpo e a síndrome do túnel cubital são dois exemplos de síndromes crônicas por compressão, em que a aplicação de forças compressivas traumáticas crônicas resulta em comprometimento da função do nervo. Essas síndromes e outras síndromes de compressão comuns serão discutidas de modo detalhado em capítulos subsequentes. Esta seção discutirá as lesões traumáticas agudas de nervos periféricos dos membros superiores e seus mecanismos.

Lesões do plexo braquial

A lesão do plexo braquial, que fornece a maior parte da inervação motora, sensorial e vasomotora dos membros superiores e ombros, pode ser gravemente incapacitante, em particular pelo fato de que a lesão traumática desse plexo tende a ocorrer com mais frequência na faixa etária produtiva. A recuperação é frequentemente incompleta, resultando em incapacidade duradoura, que pode afetar a qualidade de vida de maneira negativa. A localização superficial, o grande tamanho e a posição do plexo braquial entre duas estruturas altamente móveis (o pescoço e o braço) o torna vulnerável à lesão traumática. Embora as plexopatias braquiais sejam discutidas de modo mais detalhado em outra parte deste livro, é importante que o médico conheça os mecanismos traumáticos comuns e as apresentações da lesão do plexo braquial (Tabela 49.4).

O plexo braquial, que se estende da medula espinal até a axila, origina-se das raízes nervosas de C5-T1. Ele progressivamente se divide em cinco raízes, três troncos (superior, médio e inferior), seis divisões (três anteriores e três posteriores), três fascículos (lateral, posterior e medial) e vários ramos terminais que fornecem inervação motora, sensitiva e simpática ao membro superior. As raízes C5 e C6 contêm maior número de fibras motoras, enquanto as raízes C7 e T1 são as que contêm o menor número. A raiz C7 possui a maior quantidade de fibras sensitivas, seguida, por ordem descendente, das raízes C6, C8, T1 e C5. Essas distribuições motoras e sensitivas relativas possuem implicações tanto na apresentação da lesão quanto na probabilidade de recuperação funcional espontânea, visto que os nervos com maior proporção de fibras sensitivas ou motoras têm mais probabilidade de que os axônios em regeneração estabeleçam conexões apropriadas com os órgãos-alvo, em comparação com os nervos mistos.

Lesão do plexo braquial ocorre frequentemente com distensão a partir de seu posicionamento extremo em associação a quedas, laceração direta ou trauma perfurante, luxação do ombro, tração durante o parto e distensão ou compressão durante o posicionamento cirúrgico. A lesão pode ser classificada em *supraclavicular* (afetando raízes e troncos), *retroclavicular* (divisões) ou *infraclavicular* (troncos e nervos terminais), com padrão de déficit que reflete o local de lesão. As lesões supraclaviculares resultam em perda motora e sensitiva nas distribuições dos miótomos e dermátomos, associada às raízes afetadas, enquanto as lesões infraclaviculares tendem a apresentar déficits limitados aos territórios dos ramos terminais. As lesões infraclaviculares são observadas mais frequentemente nas lesões perfurantes, enquanto as lesões provocadas por alta velocidade, como as que ocorrem com acidentes com veículos a motor, têm mais tendência a resultar em padrões de lesão supraclavicular por tração fechada.

Além disso, as lesões podem ser classificadas em *superiores* (C5-C6), *inferiores* (C8-T1) ou *pamplexais* (C5-T1), com implicações tanto na apresentação quanto no prognóstico. A presença da síndrome de Horner, ou o comprometimento dos ramos proximais, como o nervo dorsal da escápula, que proporciona inervação motora aos músculos romboides, ou a disfunção do músculo latíssimo do dorso devido à lesão do nervo torácico longo, indica uma lesão proximal e está associada a um prognóstico mais sombrio. Podem-se observar características de

Tabela 49.4 Lesões do plexo braquial, mecanismos e manifestações clínicas.

Classificação da lesão	Mecanismos da lesão	Manifestações clínicas
Supraclavicular: *raízes e troncos*	Lesões em alta velocidade (p. ex., AAs)	Déficits sensoriais e motores nos miótomos e dermátomos correspondentes
Infraclavicular: *troncos, nervos terminais*	Lesões com perfuração	Déficits referidos aos ramos terminais

Superiores: C5-C6	Tração fechada (ombro separado violentamente da cabeça)
	• Esportes de contato
	• Posição operatória prolongada com rotação contralateral da cabeça ou abdução do membro superior a mais de 90°
	• Tração excessiva do plexo durante o parto
		Paralisia de Erb
		• Fraqueza/paralisia dos músculos deltoide, bíceps, braquiorradial, peitoral maior, supraespinal, infraespinal, subescapular, redondo maior
		• Abolição do reflexo bicipital
		• Hiperestesia nas regiões laterais do braço e antebraço
		• Posição de "bandeja de garçom":
		  • Rotação interna do braço
		  • Extensão e pronação do antebraço
		  • Flexão do punho e dedos da mão

Inferiores: C8-T1	Cirurgia torácica com esternotomia mediana Síndrome da faixa e costela cervical Traumatismo obstétrico Tumor de Pancoast	Paralisia de Klumpke: • Paralisia isolada da mão • Síndrome de Horner ipsilateral • Hiperestesia das regiões mediais do braço e antebraço e superfície ulnar da mão • Atrofia dos músculos intrínsecos da mão • Abolição do reflexo tricipital

AAs, acidentes automobilísticos.

disautonomia como anormalidades vasomotoras ou alterações cutâneas, no membro afetado. A dor intensa em um membro anestésico pode sugerir avulsão de raízes nervosas, em que há ruptura das raízes nervosas de sua fixação à medula espinal pela força da lesão. Em geral, a avulsão exige uma abordagem cirúrgica diferente daquela das lesões de nervos mais distais e pode estar associada a um prognóstico mais sombrio. No trauma agudo, a posição do braço no momento do impacto, bem como as lesões associadas, pode fornecer pistas para o médico sobre as possíveis lesões do plexo.

O plexo superior constitui o local mais comum de lesão. A lesão dessa região resulta de tração fechada, que ocorre quando o ombro é separado à força da cabeça. Esse padrão de lesão é frequente em esportes de contato, bem como no pós-operatório em consequência de posicionamento prolongado com rotação contralateral da cabeça ou abdução do membro superior de mais de 90°. Além disso, pode resultar da aplicação de tração excessiva do plexo durante o parto, condição designada como *paralisia de Erb* (C5-C6) ou *paralisia de Erb plus* (C5-C7), dependendo das raízes envolvidas. Fraqueza ou paralisia dos músculos deltoide, bíceps braquial, braquiorradial, peitoral maior, supraespinal, infraespinal, subescapular e redondo maior resulta na clássica postura de "bandeja de garçom" com rotação medial do braço, extensão e pronação do antebraço e flexão do punho e dos dedos. O reflexo bicipital está abolido, e o déficit sensorial é parcial com hipoestesia na superfície externa do braço e antebraço. Podem ocorrer contraturas se não forem realizados exercícios de amplitude de movimento passivos precocemente. O prognóstico das lesões do plexo superior associadas a trauma no nascimento é, em geral, muito satisfatório, com probabilidade de recuperação espontânea de 90% relatada mais frequentemente na literatura, embora ainda haja controvérsia sobre o momento ideal da intervenção cirúrgica nesses pacientes. Em geral, o período de observação cuidadosa de 3 a 6 meses em adultos com lesões de nervos periféricos fechada pode ser ampliado para 9 meses ou mais nas crianças, dependendo das condições clínicas.

Plexopatias inferiores traumáticas que afetam as raízes nervosas de C8-T1 são menos frequentes que as lesões do plexo superior, porém têm sido associadas à cirurgia torácica exigindo esternotomia mediana; à síndrome da costela cervical e banda fibrosa; ao trauma obstétrico e à presença de um tumor de Pancoast por compressão ou invasão tumoral direta. A síndrome resultante é designada como *paralisia de Klumpke*. Manifesta-se na forma de paralisia isolada das mãos e síndrome de Horner ipsilateral. Essa apresentação clínica simula a de uma lesão combinada do nervo mediano e do nervo ulnar. Observa-se perda de sensibilidade na parte medial do braço e antebraço e no lado ulnar da mão. Ocorre atrofia dos músculos intrínsecos das mãos. As particularidades anatômicas das raízes nervosas C8 e T1 tornam o plexo inferior mais suscetível à avulsão do que os plexos superior e médio. A maior vulnerabilidade à avulsão resulta em prognóstico mais sombrio para as lesões do plexo inferior.

A lesão isolada do plexo médio, que afeta a raiz nervosa de C7 ou tronco médio, constitui a forma menos comum de plexopatia braquial traumática. Essas lesões causam paralisia em uma distribuição principalmente radial, com preservação do músculo braquiorradial. Em razão da dupla inervação extensa, a perda sensitiva é mínima e pode limitar-se à hipoestesia sobre a superfície dorsal da mão e do antebraço.

A lesão completa do plexo braquial resulta em paralisia e anestesia do membro superior, com ou sem síndrome de Horner ipsilateral. As lesões completas do plexo apresentam o prognóstico mais sombrio, e pode ser necessária a realização de intervenção cirúrgica extensa, incluindo amputação, para restaurar a função e aliviar a dor.

Lesões de nervos proximais

O *nervo torácico longo* é um nervo puramente motor, que se origina dos ramos anteriores de C5-C7. Fornece inervação motora ao músculo serrátil anterior, que estabiliza, protrai e roda a escápula para cima para a abdução do braço acima da cabeça. A fraqueza ou paralisia desse nervo resulta em escápula alada, que é particularmente notável durante a abdução e a flexão para a frente. Observa-se uma escápula alada muito discreta em repouso, o que distingue a paralisia do nervo torácico longo da lesão do nervo acessório. A abdução entre 90 e 180° pode ser limitada.

Lesão desse nervo é detectada mais comumente nos pacientes que tiveram lesões profundas do plexo braquial. Lesão iatrogênica tem sido associada à ressecção da primeira costela e mastectomia radical. Lesões isoladas do nervo torácico longo sem mecanismo bem definido são raras e, nesses casos, deve-se considerar síndrome de Parsonage-Turner como diagnóstico alternativo.

O *nervo supraescapular* ramifica-se a partir do tronco superior e origina-se de fibras principalmente da raiz C5. Fornece inervação motora aos músculos supraespinal e infraespinal, bem como inervação sensitiva e simpática aos dois terços da cápsula do ombro, das articulações do ombro e acromioclavicular. A fraqueza do músculo supraespinal resulta em dificuldade em iniciar a abdução do ombro, particularmente nos primeiros 15 a 30°, quando o músculo deltoide assume a função. O músculo infraespinal é responsável pela rotação lateral do ombro, e a ocorrência de fraqueza pode ser observada com a rotação lateral, em consequência de lesão do nervo supraescapular. A lesão isolada é rara no trauma do ombro, embora se tenha relatado a ocorrência de trauma crônico em consequência de compressão pelo ligamento supraescapular. Além disso, pode ocorrer compressão por tumores e cistos ganglionares.

Nervo mediano

O nervo mediano deriva das raízes nervosas de C6-T1. No antebraço, fornece a inervação motora para os músculos pronador redondo, flexor radial do carpo, palmar longo e flexor superficial dos dedos antes de ramificar-se no nervo interósseo anterior do antebraço puramente motor e ramo principal. O ramo principal atravessa o túnel do carpo e, em seguida, dá origem ao ramo motor recorrente para os músculos abdutor curto do polegar e oponente do polegar. Ele termina na palma da mão, onde fornece inervação aos músculos lumbricais I e II. Por conseguinte, o nervo mediano está envolvido com a pronação do antebraço, a flexão do punho, a flexão dos dedos indicador e médio e a oposição do polegar.

Além disso, o nervo mediano é responsável pela sensibilidade da parte radial da palma da mão, parte ventral do polegar, dedos indicador e médio e metade radial do dedo anular. As superfícies dorsais da falange distal do polegar e falanges terminais dos dedos indicador e médio também são inervadas pelo nervo mediano.

Pode ocorrer lesão do nervo mediano em múltiplos pontos ao longo de seu trajeto, em consequência de trauma. A paralisia do nervo mediano tem sido associada a lesões do plexo braquial por ferimento por arma branca, lesão por esmagamento em consequência do uso prolongado de muletas ou torniquete, fratura da parte distal do úmero, luxação anterior do ombro e fraturas de Colles do punho, embora o trauma crônico devido à compressão constitua a lesão mais frequente do nervo mediano observada clinicamente. O nervo pode sofrer compressão no interior do túnel do carpo ou entre as cabeças do músculo pronador redondo no antebraço. A compressão crônica no túnel do carpo resulta em dor e perda sensitiva na distribuição distal do nervo mediano, com debilidade e fraqueza dos músculos tênares e lumbricais I e II. Foi também relatada a ocorrência de lesão traumática direta do nervo mediano em consequência de injeções de esteroides em locais inadequados para tratamento da síndrome do túnel do carpo. Em vários casos, o exame histológico revelou a presença de cristais brancos na bainha do nervo mediano, sugerindo injeção aberrante diretamente dentro do nervo como provável mecanismo de lesão. A síndrome do túnel do carpo é discutida de modo mais pormenorizado em capítulos subsequentes.

Nervo radial

O nervo radial origina-se do fascículo posterior e contém elementos das raízes nervosas C5 a T1. É composto principalmente de fibras motoras e fornece inervação ao punho, antebraço e músculos extensores dos dedos. Passa pela axila para inervar o músculo tríceps braquial e, em seguida, curva-se em torno da parte posterior do úmero, descendo no sulco do nervo radial. O nervo inerva os músculos braquiorradial e extensor longo radial do carpo antes de se ramificar no ramo superficial, que transporta a informação sensitiva da face dorsorradial da parte distal do antebraço e superfície dorsal da mão, e no nervo interósseo posterior do antebraço, que fornece inervação motora aos músculos extensores restantes do antebraço, punho e dedos, bem como ao músculo supinador.

A apresentação clínica da lesão traumática do nervo radial variará de acordo com o nível de ocorrência da lesão. Foram identificados vários mecanismos comuns de lesão, que estão associados a lesões em vários níveis. A lesão do nervo na axila, que resulta do uso de muletas excessivamente longas, causa fraqueza dos extensores e dormência na distribuição radial descrita anteriormente. A fratura na parte mediana do úmero ou a compressão externa, designada comumente como *paralisia de sábado à noite*, quando ocorre após uma noite de sono particularmente profundo com um braço estendido, ocasiona fraqueza dos extensores do antebraço e do punho, com queda do punho e fraqueza dos músculos extensores dos dedos. A extensão do cotovelo é preservada.

Foi também relatada a ocorrência de trauma iatrogênico do nervo radial na literatura, ocorrendo com cateterização venosa periférica e monitoramento arterial no punho, manguito de pressão arterial na parte mediana do úmero e, raramente, administração de vacinas no braço. Em geral, o prognóstico é satisfatório, devido ao componente motor predominante do nervo radial, limitando a reinervação cruzada motora/sensitiva e o sinergismo entre os músculos inervados pelo nervo radial.

Nervo ulnar

Nervo ulnar é um ramo terminal do fascículo medial da medula medial do plexo e contém fibras das raízes nervosas de C8 a T1. Desce entre os músculos bíceps braquial e tríceps braquial, antes de se mover posteriormente, para passar atrás do epicôndilo medial e através do túnel cubital para o antebraço. Fornece fibras motoras aos músculos flexor ulnar do carpo e flexor profundo dos dedos II antes de passar pelo canal de Guyon na mão. O nervo ulnar termina como ramo sensorial superficial, que supre os lados palmar e dorsal da parte ulnar da mão e superfícies palmar e dorsal do dedo mínimo e metade medial do dedo anular. Um ramo motor profundo inerva os músculos abdutor, oponente e flexor do dedo mínimo medialmente e músculo adutor do polegar e metade medial do músculo flexor curto do polegar, lateralmente. É responsável por muitas das manipulações motoras finas da mão, e sua lesão pode ser muito incapacitante.

Em virtude de seu trajeto superficial atrás do epicôndilo medial, o nervo ulnar é vulnerável à lesão por compressão externa. A paralisia do nervo ulnar constitui uma das complicações mais comumente relatadas de nervos periféricos no pós-operatório e pode resultar de posicionamento inadequado, acolchoamento insuficiente ao redor do cotovelo ou pressão externa por instrumentos cirúrgicos e equipe. A compressão do nervo ulnar também pode ocorrer no cotovelo, no sulco do nervo ulnar, distalmente ao cotovelo quando atravessa o túnel cubital, ou dentro do canal de Guyon no punho. Foram relatados vários casos de paralisia do nervo ulnar no punho em consequência de cistos ganglionares no interior do canal de Guyon, resultando em fraqueza e atrofia dos músculos intrínsecos da mão. A lesão do nervo ulnar também pode ser observada em caso de fraturas articulares da parte distal do úmero. A desenervação prolongada pode resultar em dedo mínimo e dedo anular em garra e atrofia dos músculos hipotênares e interósseos.

A probabilidade de recuperação funcional após a lesão traumática é menor no caso do nervo ulnar do que para os nervos mediano ou radial. Essa desigualdade é atribuída à inervação pelo nervo ulnar dos músculos responsáveis pelos movimentos finos da mão, o que exige maior especificidade na reinervação para recuperar uma função útil.

Nervo axilar

O nervo axilar surge como ramo terminal do fascículo posterior, com fibras tendo origem a partir das raízes nervosas C5 e C6. O nervo axilar cruza anteriormente ao músculo subescapular, antes de entrar no espaço quadrilateral e dividir-se em dois troncos principais. O ramo posterior fornece inervação motora ao músculo redondo menor e parte espinal do músculo deltoide antes de terminar como nervo cutâneo lateral superior do braço, enquanto o ramo anterior segue seu trajeto no interior do músculo deltoide, fornecendo inervação motora para as partes acromial e clavicular do músculo deltoide.

Uma lesão traumática do nervo está associada à luxação da articulação do ombro, fratura da parte proximal do úmero e contusão direta do músculo deltoide, como a que pode ocorrer durante a prática de esportes. Pode ocorrer também compressão dentro do espaço quadrilateral, resultando em fraqueza do músculo deltoide e dor difusa na parte posterior do ombro. Acredita-se que a compressão seja secundária ao desenvolvimento de bandas fibrosas anormais e hipertrofia dos músculos que formam os limites do espaço anatômico. O nervo axilar é vulnerável à lesão iatrogênica durante cirurgias envolvendo o ombro e a articulação do ombro, incluindo artroscopia do ombro durante a colocação de portal. Clinicamente, a lesão do nervo axilar pode se manifestar na forma de fraqueza da abdução do ombro e parestesia na parte lateral do braço. O prognóstico para a lesão do nervo axilar é geralmente satisfatório, embora possa variar de acordo com o mecanismo e a gravidade da lesão.

LESÕES DE NERVOS DOS MEMBROS INFERIORES

Plexo lombossacral

A inervação da pelve e dos membros inferiores origina-se do plexo lombossacral. Do ponto de vista funcional e anatômico, o plexo lombossacral pode ser dividido em dois grandes grupos: plexos lombar e sacral (Tabela 49.5).

O plexo lombar é formado dentro do músculo psoas maior e origina-se das raízes nervosas de L2-L4. O plexo lombar dá origem ao *nervo femoral*, que passa ao longo da borda lateral do músculo psoas maior, sob o ligamento inguinal, para a parte anterior da perna, onde fornece inervação motora aos músculos pectíneo, sartório, reto femoral, vasto lateral, vasto intermédio e vasto medial. Em seguida, o nervo femoral termina como nervo safeno, responsável pela sensibilidade da parte medial inferior da perna.

O *nervo obturatório* também se origina dos ramos anteriores das raízes L2, L3 e L4. Ele passa pelo canal obturatório na pelve e emite ramos anteriores que suprem os músculos adutores. Além disso, transmite a sensibilidade parte interna da coxa e joelho, embora a inervação cutânea nessa área seja altamente variável.

Diversos nervos sensoriais menores também se originam do plexo lombar. Esses nervos são *nervos ílio-hipogástrico, ilioinguinal, genitofemoral e cutâneo femoral lateral*. Lesões desses nervos são discutidas de modo individual no texto adiante, porém a lesão traumática é, com mais frequência, iatrogênica ou anatômica e raramente resulta de trauma agudo.

Tabela 49.5 Lesões dos membros inferiores, mecanismos e manifestações clínicas.

Nervo	Mecanismo da lesão	Manifestações clínicas
Obturatório	Compressão por massas pélvicas em expansão (hematomas, tumores, abscessos) Trabalho de parto	Marcha anormal em razão da fraqueza dos adutores Limitação da rotação interna/externa da coxa
Ilio-hipogástrico e/ou ilioinguinal	Complicações iatrogênicas cirúrgicas • Aplicação indevida de suturas/grampos • Formação de neuroma • Encarceramento em aderências fibróticas	Anestesia/parestesia em uma pequena faixa de pele Dor
Cutâneo femoral lateral	Compressão do ramo anterior nas seguintes situações: • Cintos/calças apertadas • Hiperlordose lombar associada à gestação • Posição de litotomia prolongada durante procedimentos cirúrgicos • Flexão extrema do quadril durante parto vaginal	Meralgia parestésica • Disestesia e hiperestesia na superfície lateral da coxa
Femoral	Compressão do nervo dentro da pelve (tumores, abscessos, linfonodos hipertrofiados) Hematoma espontâneo dentro do espaço ilíaco ou retroperitoneal	Fraqueza do músculo iliopsoas Paralisia do músculo quadríceps femoral Hiperestesia na superfície anteromedial da perna (distribuição do nervo safeno) Abolição do reflexo patelar Perna em flexão, abdução e rotação externa Anormalidade da marcha (especialmente ao caminhar em plano inclinado)
Ciático	Nas nádegas: • Lesão causada por injeção • Fratura/luxação de quadril • Artroplastia do quadril • Contusão causada por queda • Feridas por arma de fogo • Laceração • Compressão por imobilização prolongada Na coxa: • Feridas por arma de fogo • Lesão por estiramento associado à fratura da diáfise femoral • Laceração da coxa posterior Em todas as localizações, lesão da divisão fibular comum é mais comum que lesão da divisão tibial	Fraqueza de flexão do joelho Paralisia de todos os movimentos dos tornozelos e dedos dos pés Abolição do reflexo aquileu Queda do pé do lado afetado Movimento oscilante circular do quadril durante o avanço da perna para compensar perda da dorsiflexão do tornozelo Hiperestesia na superfície externa da perna, crista tibial, parte medial do pé, superfície dorsal dos dedos do pé Dor ciática (sugere compressão no nível das raízes de L5-S1)
Fibular comum	Compressão por cruzamento prolongado das pernas, posição de cócoras ou decúbito lateral	Queda do pé Fraqueza de eversão do tornozelo Incapacidade de estender os dedos do pé Hiperestesia na superfície externa da perna, crista tibial, parte medial do pé e superfícies dorsal dos dedos do pé
Tibial	Contusão com fratura, laceração e feridas por arma de fogo Síndrome do túnel tibial	Paralisia de flexão plantar, inversão do pé e flexão e abdução dos dedos do pé Hiperestesia na superfície plantar do pé Abolição do reflexo plantar Ardência/parestesia/anestesia sobre o túnel tarsal por trás do maléolo medial com irradiação para superfície plantar do pé, calcâneo e arco plantar

O plexo sacral é formado a partir das raízes nervosas de L5, S1 e S2, com contribuição variável de L4. O plexo sacral fornece a inervação motora para os músculos glúteo mínimo, glúteo médio e tensor da fáscia lata por meio do *nervo glúteo superior*, que contém fibras de L4 a S1, enquanto o *nervo glúteo inferior*, que se origina das raízes L5 a S1, supre o músculo glúteo máximo.

O *nervo ciático* é formado a partir das divisões posteriores das raízes L4-S1. Sai da pelve pelo forame ciático maior e através do músculo piriforme, que pode atuar como local de compressão quando este sofre hipertrofia. O nervo ciático segue seu percurso na parte posterior da perna na forma de dois componentes anatomicamente aproximados, porém distintos do ponto de vista funcional: a parte fibular lateral e a parte tibial medial. Na parte posterior da coxa, a parte fibular lateral do nervo ciático fornece inervação motora à cabeça curta do músculo bíceps femoral, enquanto a divisão tibial medial supre a cabeça longa do músculo bíceps femoral, o músculo semitendíneo e o músculo semimembranáceo. A posição lateral da parte fibular aumenta sua vulnerabilidade à lesão, particularmente por forças perfurantes e concussivas. Na parte posterior do joelho, o nervo ciático divide-se nos nervos fibular comum e tibial.

A lesão traumática do plexo lombossacral é incomum, embora se tenha observado a ocorrência de lesão em consequência de cirurgia ginecológica e trabalho de parto normal, devido à compressão pela parte de apresentação do feto ou instrumentação usada no parto vaginal. Podem ocorrer hematoma, abscesso e tumor na plexopatia lombossacral. A apresentação clínica varia de acordo com o local e a gravidade da lesão, embora o dano ao plexo possa ser diferenciado da lesão mais periférica, se houver disfunção do músculo esfíncter do ânus.

Nervo obturatório

A lesão traumática do nervo obturatório é rara; a compressão pode resultar de massas pélvicas em expansão, como hematomas, tumores ou abscessos, ou de compressão pela parte de apresentação do feto durante o trabalho de parto. Clinicamente, a lesão do nervo obturatório manifesta-se na forma de marcha anormal, devido à fraqueza da adução. A rotação medial e lateral da coxa também pode estar afetada.

Nervo ílio-hipogástrico

O nervo ílio-hipogástrico origina-se da parte superior do plexo lombar. É responsável pela sensibilidade da parte superior das nádegas e parte inferior do abdome e fornece alguma inervação motora aos músculos oblíquo interno e transverso do abdome. A lesão traumática desse nervo é mais frequentemente relatada como complicação iatrogênica de cirurgia. A sutura aberrante ou a colocação de grampos, o desenvolvimento de neuroma doloroso ou o encarceramento do nervo em aderências fibrosas podem causar anestesia, parestesias e dor refratária às estratégias mais convencionais de manejo da dor. Foi também relatado o encarceramento do nervo na tela utilizada para reparo de hérnia. Nos casos de lesão do nervo ílio-hipogástrico não complicada por dor, a lesão pode produzir déficits mínimos com anestesia em uma pequena faixa de pele como principal manifestação.

Nervo ilioinguinal

O nervo ilioinguinal confere sensibilidade à região púbica, à parte superior interna da coxa e à genitália externa. A lesão do nervo ilioinguinal frequentemente acompanha lesão dos nervos ílio-hipogástricos e está associada a mecanismos traumáticos semelhantes.

Nervo genitofemoral

O nervo genitofemoral é um nervo sensorial que se origina da raiz nervosa L2. Fornece a sensação ao escroto e a uma porção da superfície interna da coxa. A lesão traumática desse nervo é rara.

Nervo cutâneo femoral lateral

O nervo cutâneo femoral lateral origina-se de fibras nervosas entre L2 e L3. Esse nervo sensorial segue seu trajeto sob a fáscia ilíaca e emerge na espinha ilíaca anterossuperior. Divide-se em dois ramos: um posterior, responsável pela sensibilidade da parte externa da nádega, e um anterior, responsável pela sensibilidade da superfície lateral externa da coxa. A compressão do ramo anterior resulta em uma síndrome, denominada *meralgia parestésica*, que consiste em disestesia e perda sensitiva ao longo da parte lateral da coxa. Pode ocorrer compressão em consequência do uso de cintos e calças apertados, de hiperlordose lombar em consequência de gravidez, da manutenção prolongada da posição de litotomia durante a cirurgia ou da flexão extrema do quadril durante o parto vaginal. A hipertrofia do músculo iliopsoas, como a que pode ocorrer em bailarinas que repetidamente mantêm a perna em mais de 90° de flexão, também foi relatada como causa de neuropatia cutânea femoral lateral.

Nervo femoral

A lesão traumática do nervo femoral é menos comum que a lesão dos nervos ciático, fibular comum ou tibial, embora a lesão possa resultar de fraturas do fêmur e do ramo púbico. Com mais frequência, a lesão do nervo femoral resulta de compressão no interior da pelve por tumores, abscessos ou lesões expansivas, como linfonodos aumentados. O hematoma espontâneo do músculo ilíaco ou espaço retroperitoneal, associado classicamente à hemofilia e, mais recentemente, ao uso de medicamento anticoagulante, também foi descrito na literatura como causa de neuropatia femoral. Nos hemofílicos, foi constatado que o sangramento dentro do músculo ilíaco, que ocupa um espaço não distensível entre o osso pélvico e a fáscia ilíaca, eleva a pressão dentro do compartimento, comprimindo o nervo femoral, quando este segue seu percurso entre os músculos ilíaco e psoas. Foi também proposto um segundo mecanismo com base em estudos anatômicos mais recentes, os quais sugerem que a presença de sangue dentro da fáscia ilíaca aprisiona o nervo femoral no ponto em que ele passa sob o ligamento inguinal. Nesse modelo, a dissecção hemorrágica no nível do ligamento inguinal é necessária para que ocorra a compressão e pode explicar por que a neuropatia femoral, em geral, ocorre isoladamente.

A lesão do nervo femoral resulta em fraqueza do músculo iliopsoas, paralisia do músculo quadríceps femoral e hipoestesia na parte anteromedial da perna na distribuição do nervo safeno. Há perda do reflexo patelar, e a perna é frequentemente mantida em flexão, abdução e rotação lateral. Podem-se observar anormalidades graves da marcha, em particular quando o indivíduo tenta caminhar em solo inclinado ou subir escadas, visto que tanto a flexão do quadril quanto a extensão do joelho estão afetadas.

Nervo ciático

As lesões do nervo ciático compreendem o maior subconjunto de lesões traumáticas dos membros inferiores. Nas nádegas, a lesão causada por injeção é a causa mais comum de lesão traumática do nervo, seguida em ordem decrescente de frequência de fratura/luxação do quadril; artroplastia do quadril; contusão em consequência de queda; ferimentos por armas de fogo; laceração causada por hélice de barco; e compressão em consequência de imobilização prolongada. Na coxa, feridas por armas de fogo, seguidas de lesão por distensão associada à fratura do fêmur e de laceração na parte posterior da coxa, constituem os mecanismos mais comuns de lesão traumática. Em todas as localizações, a lesão do nervo fibular comum (divisão do nervo ciático) ocorre mais frequentemente que a lesão do nervo tibial. Acredita-se que isso seja o resultado da posição lateral do nervo fibular comum.

Lesão completa do nervo ciático é rara. Do ponto de vista clínico, manifesta-se como fraqueza da flexão do joelho, bem com paralisia completa de todos os movimentos do tornozelo e dedo dos pés. Ocorre perda do reflexo do tornozelo, e observa-se a queda do pé no lado afetado. Além disso, a marcha caracteriza-se por movimento de oscilação circular do quadril durante o avanço da perna, quando o paciente procura compensar a perda de dorsiflexão do tornozelo. A sensibilidade encontra-se alterada na face externa da parte inferior da perna, nos dedos dos pés e no dorso e planta do pé. A ciática, ou dor que se estende da região lombar até os dedos dos pés, seguindo o trajeto dos nervos, que está associada à queda do pé e à fraqueza na eversão do tornozelo, sugere compressão nas raízes nervosas L5-S1 e justifica avaliação por imagem da coluna lombar.

Nervo fibular comum

O nervo fibular comum é particularmente suscetível à lesão traumática. Seu trajeto anatômico ao redor da cabeça da fíbula o torna suscetível a forças de distensão, contusão e compressão em torno do joelho, bem como à laceração em consequência de fratura da fíbula. Pode ocorrer trauma compressivo com o cruzar das pernas, agachamento ou posição de decúbito lateral prolongada, com acolchoamento insuficiente durante o sono, inconsciência ou anestesia. A lesão do nervo fibular comum resulta em queda do pé e fraqueza na eversão do tornozelo. O paciente pode ser incapaz de estender os dedos dos pés. Dependendo do nível de lesão, pode ocorrer perda da sensação na parte externa da perna, canela, dorso do pé e superfície dorsal dos quatro dedos dos pés.

Lesões do nervo fibular comum estão associadas a prognóstico mais desfavorável que as lesões de outros nervos da perna. Acredita-se que isso seja devido a vários fatores, incluindo a distância dos órgãos-alvo, a natureza mista do nervo, o risco de lesão mais grave associada à localização lateral do nervo e às características dos músculos-alvo, que exigem estímulo coordenado para sua contração efetiva. As lesões distais tendem a ter maior probabilidade de recuperação do que as proximais.

Nervo tibial

A lesão do nervo tibial ocorre com frequência significativamente menor que do nervo fibular comum e está associada a prognóstico muito mais satisfatório. Os mecanismos mais comuns de lesão traumática consistem em contusão com fratura, laceração e ferimentos por armas de fogo. Como o nervo tibial fornece inervação motora aos músculos gastrocnêmio e sóleo, lesão completa do nervo causa paralisia de flexão plantar e inversão do pé, bem como flexão e abdução dos dedos dos pés. Ocorre perda da sensibilidade na face plantar do pé, e há também perda do reflexo plantar.

Foi também descrita uma síndrome de traumatismo crônico por compressão, denominada *síndrome do túnel do tarso*, que ocorre no interior do retináculo dos músculos flexores, em proximidade ao maléolo medial. Essa síndrome produz dor variável sobre o túnel do tarso, atrás do maléolo medial, com irradiação para a face plantar do pé, calcanhar e arco do pé, que pode ser descrita como dor em queimação, formigamento ou dormência. O desconforto é frequentemente exacerbado por uma atividade prolongada de sustentação de peso e pode ocorrer à noite. Acredita-se que a bifurcação do nervo tibial em nervos plantares medial e lateral proximal ao túnel constitua um fator anatomicamente predisponente para o desenvolvimento da síndrome.

O prognóstico após lesão do nervo tibial é favorável, em comparação com o da lesão do nervo fibular comum. Isso é atribuído a vários fatores intrínsecos do nervo, incluindo maior relação entre tecido conjuntivo e fascículos, com aumento da capacidade de absorção de choques; um ponto de fixação singular, que possibilita maior elasticidade e fornece proteção contra a distensão; melhor suprimento sanguíneo, para minimizar o dano isquêmico secundário; e maior proximidade aos órgãos-alvo. Além disso, a recuperação funcional é auxiliada pelo tamanho e pelas características biomecânicas dos músculos gastrocnêmio e sóleo, os quais exigem relativamente pouca inervação para a contração efetiva.

DIAGNÓSTICO

O diagnóstico inicial de lesão traumática de nervos é clínico; depende principalmente da realização de um exame físico completo e da identificação de uma história sugestiva de trauma agudo ou crônico. O mecanismo do trauma, com a presença de lesões em outras estruturas, como fraturas ósseas ou lacerações que estão frequentemente associadas à lesão de nervos periféricos, pode ajudar a focalizar o exame clínico do médico nas áreas mais provavelmente afetadas, embora se deva proceder a um exame completo dos nervos cranianos e periféricos, sempre que possível. A avaliação pode ser complicada por lesões que exigem intervenção terapêutica imediata para salvar a vida do paciente, bem como por alterações no nível de consciência do paciente politraumatizado.

Uma vez identificada lesão de nervos periféricos por meio de avaliação clínica, devem-se obter informações adicionais sobre a fisiopatologia e a extensão da lesão, visto que esses fatores influenciam a ocasião mais oportuna e o tipo de tratamento fornecido. Dispõe-se de vários instrumentos laboratoriais e exames de imagem para ajudar na classificação, incluindo estudos eletrodiagnósticos, ultrassonografia, ressonância magnética, neurografia por ressonância magnética e potenciais evocados somatossensoriais.

Alterações eletrodiagnósticas na lesão de nervos periféricos

A avaliação eletrodiagnóstica, que consiste principalmente em eletromiografia (EMG) e estudos de condução neural, é de importância crítica para estabelecer a gravidade, a localização e o prognóstico de lesões de nervos periféricos. O exame adequadamente programado procura responder a quatro questões importantes: (1) localização da lesão, (2) fisiopatologia, (3) gravidade da disfunção resultante e (4) progresso da reinervação e probabilidade de recuperação espontânea. Informações mais detalhadas sobre a administração e as características gerais desses exames são fornecidas em outros capítulos. Nesta seção, discutiremos as características eletrofisiológicas associadas a cada um dos tipos de lesão nervosa, com base na classificação de Seddon, e seu impacto no planejamento cirúrgico.

Neuropraxia

Lesões neurapráxicas caracterizam-se por bloqueio de condução focal no local da lesão, sem perda da condução no segmento distal. A lesão, que habitualmente resulta de compressão direta ou isquemia, leva à desmielinização focal, sem perda axonal associada. Nos estudos de condução nervosa, reflete-se pela manutenção do potencial de ação muscular composto (PAMC) e do potencial de ação de nervo sensorial (PANS) com estimulação distal ao local de lesão, quando se efetua um registro dos alvos distais do nervo. Quando a estimulação é aplicada em posição proximal à lesão, registros do PAMC podem revelar perda da amplitude, diminuição da velocidade de condução e alteração de morfologia. O PANS demonstra padrão semelhante, embora sua interpretação seja ligeiramente mais complicada, visto que a amplitude também é afetada pela distância entre os eletrodos de estimulação e registro. Espera-se que ocorra resolução das anormalidades com a remielinização, embora alguma lentidão da condução possa persistir permanentemente, visto que a remielinização resulta em segmentos internodais mais curtos e mais finos do que aqueles previamente existentes, com ligeira redução na capacidade de condução.

A EMG com agulha das lesões neurapráxicas caracteriza-se por perda dos potenciais de ação das unidades motoras, que estão sob controle voluntário, e por padrões anormais de recrutamento de unidades motoras. Nas lesões incompletas, nas quais ocorre bloqueio de certa proporção de axônios, tornando algumas unidades motoras ineficazes, as unidades motoras não afetadas remanescentes precisam aumentar a taxa de descarga para gerar a mesma quantidade de força. Na EMG, esse recrutamento anormal resulta em diminuição no número de PAUM de morfologia, amplitude e duração normais, com rápida descarga. Não se observa nenhum PAUM nas lesões neurapráxicas completas. A resolução desses achados ocorrerá com a remielinização.

Axonotmese

Na axonotmese, diferentemente da neuropraxia, a lesão do nervo produz ruptura axonal completa ou parcial, resultando em degeneração progressiva do coto distal. O tempo necessário para que o processo degenerativo seja completo depende do comprimento do coto distal, bem como da composição da fibra; entretanto, é geralmente concluído dentro de 10 a 14 dias. O tempo necessário para completar esse processo reflete-se na evolução do quadro eletrodiagnóstico, e os estudos realizados durante o período traumático agudo não irão distinguir adequadamente as lesões neurapráxicas das axonotméticas e neurotméticas.

Em geral, nos estudos de condução nervosa, uma vez concluído o processo degenerativo, PAMCs e PANSs distais à lesão apresentam redução de amplitude, que é proporcional ao grau de perda axonal. Fibras motoras degeneram mais rapidamente com a ocorrência do processo completo experimentalmente determinado em cerca de 5 a 8 dias e perda completa da amplitude observada em torno de 9 dias. As fibras sensitivas necessitam de mais tempo, e a perda completa é geralmente observada com 11 dias. Pode-se efetuar uma comparação da amplitude do PAMC no membro lesionado com a do lado não afetado para obter estimativa aproximada do grau de perda axonal. A comparação da amplitude do PAMC distal com a do PAMC proximal dentro do membro afetado pode fornecer estimativa da quantidade de desmielinização presente.

EMG com agulha fornece uma medida de desenervação do órgão-alvo. Os potenciais de fibrilação e ondas positivas constituem marcadores de desenervação em consequência de degeneração axonal nas lesões completas. Seu aparecimento distingue as lesões neurapráxicas da axonotmese e neurotmese, embora o momento de sua ocorrência dependa da distância do local de lesão. Os músculos proximais podem começar a exibir potenciais de fibrilação em 10 a 14 dias, enquanto os músculos distais podem necessitar de 3 a 4 semanas. As lesões incompletas demonstrarão padrões de descarga semelhantes aos da neuropraxia.

Com a progressão do processo de regeneração, ocorre remodelagem das unidades motoras. Os PAUMs restantes tornam-se cada vez mais complexos e observa-se desenvolvimento de "unidades nascentes". Nos casos típicos, as unidades nascentes são de pequena amplitude, polifásicas e com rápida taxa de descarga. Esses PAUMs precoces desenvolvem-se em unidades totalmente reinervadas, que apresentam grande amplitude, aumento da duração e polifasia, indicando aumento do território de unidades motoras. Evidências dessa reinervação a partir de fontes locais podem aparecer com apenas 3 semanas, indicando a possibilidade de recuperação espontânea, porém a reinervação axonal geralmente necessita de 3 a 4 meses para que se possa efetuar uma avaliação adequada. Podem-se utilizar exames seriados para acompanhar o progresso do processo de reinervação. Se não for obtida nenhuma evidência de regeneração dentro de 3 a 6 meses, uma exploração cirúrgica pode ser apropriada.

Neurotmese

Lesões neurotméticas são, por definição, lesões completas resultantes da transecção de todos os elementos estruturais do nervo. Os estudos de eletrodiagnóstico iniciais acompanharão o mesmo padrão de degeneração progressiva, conforme observado na axonotmese. Entretanto, diferentemente da axonotmese, não há nenhuma evidência de reinervação nos exames de acompanhamento, visto que os nervos que sofreram transecção total não são capazes de regeneração espontânea funcional. É necessário proceder a uma intervenção cirúrgica com enxerto ou reaproximação livre de tensão.

Ocasião mais adequada para realização dos exames

Há alguma controvérsia quanto ao momento ideal para a realização da avaliação eletrodiagnóstica. A orientação convencional é a de que a avaliação inicial deve ser realizada não antes de 3 semanas, para possibilitar a ocorrência do processo completo de degeneração. Por outro lado, a avaliação imediata, dentro de 7 dias após a lesão, foi proposta como método potencialmente valioso para a localização da lesão e determinação se uma lesão é completa ou incompleta. A detecção do bloqueio de condução identifica precisamente a localização da lesão, o que pode ser particularmente útil no contexto de trauma extenso ou que provoque distorção anatômica. As lesões incompletas estão associadas a um prognóstico mais satisfatório e têm menos probabilidade de exigir intervenção cirúrgica precoce.

Em geral, o momento de realização dos estudos deve refletir o contexto clínico e as questões a serem respondidas, podendo-se aplicar as seguintes diretrizes: (1) exames realizados dentro de 1 semana fornecem informações sobre integralidade da lesão e sua localização; (2) com 1 a 2 semanas, é possível diferenciar entre neuropraxia, axonotmese e neurotmese; (3) a avaliação dentro de 3 semanas fornece informações mais importantes sobre o tipo de lesão e prognóstico; e (4) com 3 a 4 meses, pode haver evidências de reinervação.

Utilidade no planejamento cirúrgico

EMG também é uma técnica diagnóstica importante para o planejamento cirúrgico. No que diz respeito à reparação e à recuperação funcional de nervos, é preciso considerar o tempo necessário para que os axônios em regeneração alcancem os tecidos-alvo e estabeleçam conexões maduras. Essa questão é particularmente importante na recuperação motora, visto que se observa a ocorrência de alterações irreversíveis no músculo dentro de 12 a 18 meses, tornando a inervação ineficaz depois desse período de tempo. A regeneração, após enxerto ou anastomose direta, ocorre em uma velocidade de aproximadamente 2,5 cm por mês. O momento da cirurgia precisa ser planejado de modo a proporcionar o período necessário para a ocorrência da regeneração. A EMG auxilia nesse planejamento ao monitorar a progressão da reinervação. Ao medir a distância entre o local de lesão e o músculo mais proximal e ao calcular o tempo necessário para a ocorrência da reinervação com base na velocidade de regeneração, a avaliação EMG pode ser planejada para estimar a recuperação espontânea dentro de um prazo que ainda facilitará a intervenção cirúrgica bem-sucedida. A cirurgia pode proporcionar algum benefício quando realizada fora da janela ideal, visto que os alvos sensoriais permanecem viáveis por até 2 a 3 anos, e pode-se obter o restabelecimento de uma sensibilidade protetora.

TRATAMENTO

A ocasião mais apropriada e a técnica da intervenção cirúrgica dependem do mecanismo e das características da lesão de nervos. As lesões podem ser classificadas em expostas ou fechadas, dependendo do estado do tecido cutâneo associado (Figuras 49.1 e 49.2).

Lesões *fechadas* de nervos periféricos ocorrem mais comumente em consequência de distensão, contusão ou compressão e têm mais tendência a estar em continuidade. É raro haver transecção, e as lesões neurapráxicas e axonotméticas predominam. Essas lesões raramente necessitam de intervenção cirúrgica imediata e devem ser tratadas de modo conservador por um período de, pelo menos, 3 meses, para permitir sua recuperação espontânea.

Lesões *expostas* resultantes de lacerações estão mais frequentemente associadas às lesões neurotméticas e podem exigir intervenção cirúrgica imediata. Em geral, o prognóstico de recuperação funcional é melhor se houver possibilidade de regeneração espontânea. Por conseguinte, as lesões abertas com nervo em continuidade podem ser tratadas de modo conservador, com manejo médico, mobilização precoce e fisioterapia, sendo o progresso monitorado por estudos eletrodiagnósticos seriados. Se não for constatada evidência de reinervação dentro de 3 meses, a exploração cirúrgica pode ser apropriada. Por outro lado, nas lesões abertas com evidência de transecção de nervos, prefere-se a exploração cirúrgica precoce. O momento de realização da cirurgia e sua extensão diferem de acordo com o mecanismo de lesão.

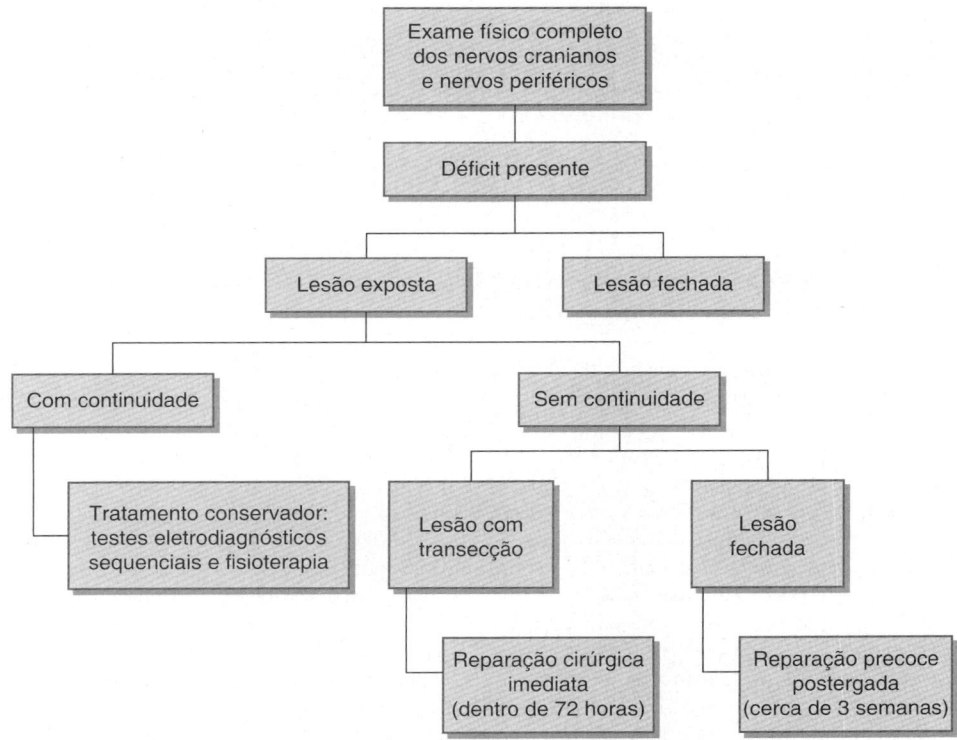

FIGURA 49.1 Avaliação inicial das lesões neurais expostas.

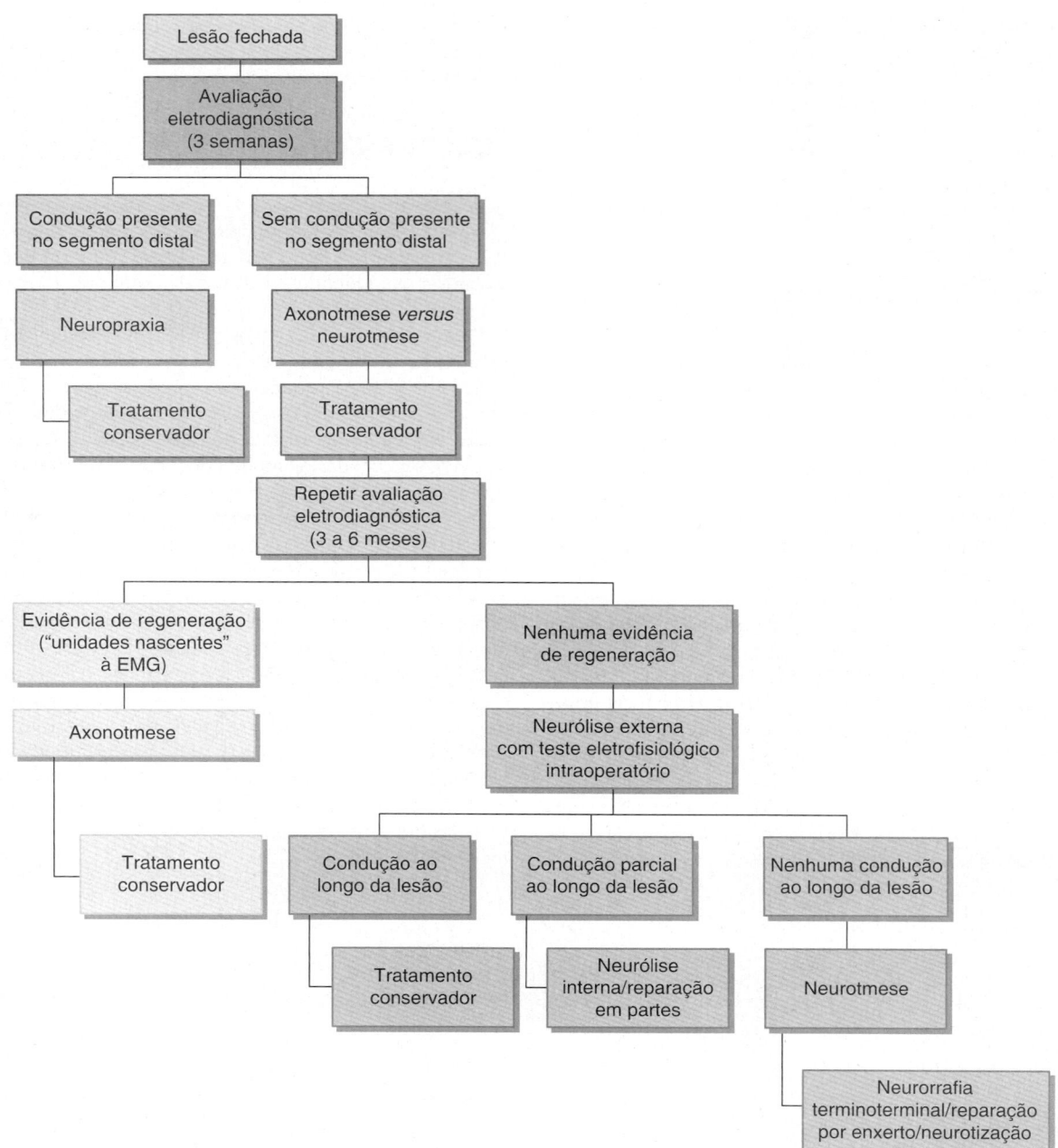

FIGURA 49.2 Tratamento de lesões neurais fechadas. EMG, eletromiografia.

A lesão de um nervo por objeto *cortante*, como aquela observada mais frequentemente nos ferimentos por faca ou bisturi, resulta em transecção limpa, com traumatismo mínimo do tecido nervoso adjacente, sem inflamação. Deve-se proceder ao reparo imediato dessas lesões, idealmente no decorrer dos primeiros 3 dias após a sua ocorrência; em geral, essas lesões podem ser reaproximadas diretamente com sutura livre de tensão. Nesses casos, o prognóstico é geralmente satisfatório.

Transecções *contusas*, que frequentemente estão associadas a acidentes com hélices de barco, apresentam inflamação significativa e dano aos tecidos circundantes. As alterações inflamatórias nas extremidades contusas continuam evoluindo no decorrer de um período de 3 semanas, e o reparo cirúrgico deve ser adiado. A inflamação contínua pode impedir o reparo. A reaproximação direta tem menos probabilidade de ser efetuada com sucesso, visto que as áreas contusas precisam ser removidas até o ponto do tecido saudável, aumentando a solução de continuidade. Pode haver necessidade de enxerto de nervos. O prognóstico é mais reservado após enxerto do que após *neurorrafia* terminoterminal direta, porém ainda é possível obter boa recuperação funcional.

Lesões de nervos por ferimentos de arma de fogo exigem consideração especial. Lesões causadas por ferimentos por armas de fogo resultam, em sua maior parte, do calor indireto e das ondas de choque gerados pela bala, e não pela transecção. Como a continuidade é habitualmente preservada, pode ocorrer recuperação espontânea. Além disso, o dano aos tecidos circundantes pode limitar o sucesso dos reparos iniciais. Por conseguinte, a exploração e o reparo cirúrgicos devem ser adiados por 3 a 4 meses após a lesão.

Indicações de intervenção cirúrgica imediata

Intervenção cirúrgica precoce pode estar indicada em certas situações. Conforme discutido anteriormente, as transecções por ação cortante, em que não há contusão significativa das extremidades, beneficiam-se da cirurgia realizada dentro de 3 dias. O déficit progressivo do nervo sugere a presença de lesão ou anormalidade vascular associada. As evidências de hematoma em expansão, pseudoaneurisma ou outra lesão por compressão devem levar a uma intervenção cirúrgica precoce para aliviar a compressão.

Técnicas cirúrgicas

A reparação cirúrgica tem por objetivo restaurar a conectividade funcional no local da lesão e aliviar a dor neural. Essa meta pode ser alcançada por meio de remoção do tecido cicatricial, reaproximação e sutura direta das extremidades do nervo transeccionado ou pela interposição de material de enxerto. O tipo e a extensão da intervenção cirúrgica dependem das características da lesão (Tabela 49.6).

Neurólise

O termo *neurólise* refere-se à exposição de um nervo periférico e à sua dissecção para liberá-lo dos tecidos circundantes. A neurólise pode ser externa ou interna.

A *neurólise externa* é a primeira etapa de todas as intervenções cirúrgicas de nervos periféricos. Nessa etapa, o nervo é liberado do tecido circundante e mobilizado (Figura 49.3). Áreas de endoneuro espessadas e fibróticas são removidas à medida que o cirurgião progride do tecido normal para o tecido anormal, distal e proximalmente à lesão. A dissecção cuidadosa procura evitar ao máximo ruptura da rede vascular, o que poderia retardar a cicatrização ou causar lesão secundária.

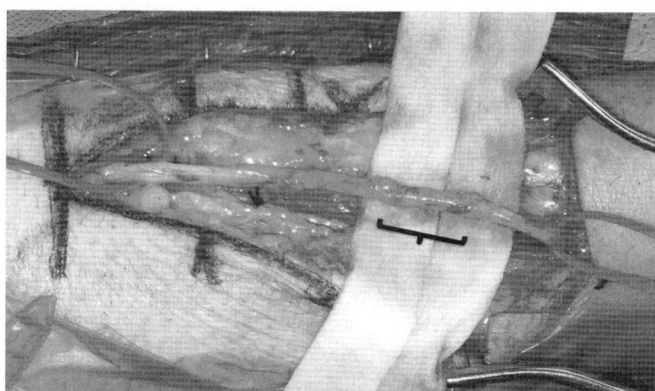

FIGURA 49.3 Fotografia intraoperatória mostrando lesão de nervo sural que ocorreu durante a reparação do tendão do calcâneo. A neurólise externa através do segmento lesionado revelou neuroma traumático indicado pela *chave preta*. O nervo estava em continuidade. (*Esta figura se encontra reproduzida em cores no Encarte.*)

Tabela 49.6 Opções de reparação cirúrgica.

Técnica cirúrgica	Descrição	Indicações
Neurólise externa	Dissecção e mobilização do nervo fixado aos tecidos circundantes	Resposta positiva a um estímulo elétrico – neurólise externa pode ser suficiente Resposta negativa a um estímulo elétrico – ressecção e reparação podem estar indicadas
Neurólise interna	Dissecção e ressecção de alguns fascículos neurais para avaliação e remoção de tecidos fibróticos	Lesões parciais associadas a dor resistente ao tratamento clínico convencional Realizada como parte do procedimento de reparação em partes
Reparação em partes	Avaliação de cada fascículo do nervo para detectar e retirar tecidos fibróticos	Heterogeneidade de condução em torno da circunferência de um nervo, conforme demonstrado por testes eletrofisiológicos
Neurorrafia terminoterminal	Reaproximação e sutura das extremidades cortadas do nervo	Reparação de transecções por cortes
Reparação por enxerto	Nervo sural, cutâneo do antebraço ou radial superficial sensorial é retirado do próprio paciente Tecidos danificados são retirados dos segmentos proximal e distal da lesão, até que seja detectada estrutura fascicular normal Grupos de fascículos são separados e enxertos finos de nervo doador são suturados aos tecidos neurais normais	Falhas neurais muito longas para que possam ser reparadas por neurorrafia terminoterminal (transecções fechadas)
Transferência de nervo (neurotização, transferência neural, sutura neural heterotópica)	A extremidade proximal do nervo receptor é suturada a uma janela epineural do nervo doador intacto. Por exemplo: • Transferência do nervo ulnar ao ramo motor do bíceps ou nervos intercostais ao nervo musculocutâneo para recuperar flexão do cotovelo • Transferência do nervo espinal acessório para o nervo supraescapular para recuperar abdução do ombro	Lesões por avulsão do plexo braquial
Transferência de tendão	Transferência de todo o músculo funcional com sua inervação para substituir as ações do nervo paralisado	Última opção para recuperar função e estabilidade em pacientes que buscam tratamento tardiamente

Para lesões em continuidade, uma vez realizada a neurólise externa, utilizam-se a estimulação intraoperatória e registro eletrofisiológico para avaliar a conectividade funcional. Um estímulo elétrico é aplicado em posição proximal à lesão, e a resposta é registrada distalmente (Figura 49.4). Se for observada a presença de uma resposta mensurável no segmento distal, a neurólise externa pode ser suficiente para aliviar a dor e sustentar a cicatrização. Se não houver resposta, pode-se justificar a realização de ressecção e reparo. A neurólise externa realizada antes da avaliação eletrofisiológica intraoperatória possibilita a colocação mais acurada dos eletrodos.

Neurólise interna refere-se à dissecção e à mobilização dos fascículos individuais do nervo, para avaliação e remoção do tecido cicatricial. Está indicada para lesões incompletas, que estão associadas a dor refratária ao tratamento médico convencional. A remoção do tecido cicatricial em torno dos fascículos individuais pode ajudar a aliviar a dor neuropática, porém a dissecção dentro da bainha do nervo tem o potencial de causar dano aos axônios em regeneração. A neurólise interna também é realizada como parte de um reparo de grupos fasciculares, descrito a seguir. Neurólise interna também é usada para eliminar compressões de nervos por tecidos fibróticos intrínsecos, como ocorre nas constrições em "vidro de relógio".

Reparação em partes

Reparação em partes é uma técnica cirúrgica utilizada quando o exame eletrofisiológico revela heterogeneidade de condução ao redor da circunferência de um nervo. Após a realização de neurólise interna, cada fascículo (ou grupos de fascículos) pode ser testado e preservado, se houver condução ao longo da lesão. Fascículos que não apresentam condução são submetidos à ressecção e à reparação com neurorrafia terminoterminal direta ou enxertos. A vantagem da técnica de reparação de grupos fasciculares é que ela permite regeneração espontânea de fascículos não lesados, que, em geral, é mais bem-sucedida que a sutura direta ou interposição de enxerto.

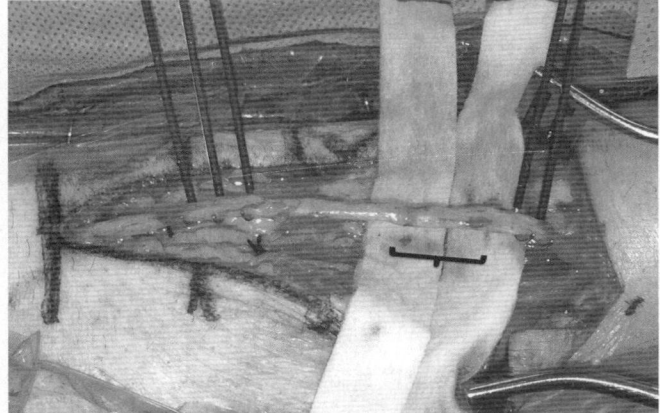

FIGURA 49.4 Fotografia intraoperatória demonstrando neuroma do nervo sural (assinalada por *chave preta*) com preservação de continuidade. Registros dos potenciais de ação neural durante o procedimento usando eletrodos em forma de gancho não demonstraram condução ao longo do segmento lesado. Por essa razão, o neuroma foi retirado e, em seguida, a continuidade foi restabelecida por reparo cirúrgico. *(Esta figura se encontra reproduzida em cores no Encarte.)*

Neurorrafia terminoterminal

Neurorrafia terminoterminal refere-se à reaproximação e à sutura de extremidades nervosas transeccionadas. É comumente usada para o reparo de transecções por objetos cortantes e, em geral, está associada a um prognóstico mais satisfatório do que o enxerto. O uso dessa técnica é limitado pelo tamanho da solução de continuidade criada após ressecção do tecido lesionado. A tensão excessiva na linha de sutura pode aumentar a formação de cicatrizes e impedir a recuperação funcional. Neurólise externa e mobilização dos cotos do nervo podem ajudar a diminuir a extensão da perda de continuidade. A transposição de alguns nervos, como o ulnar no cotovelo, também pode proporcionar maior extensão. Grupos de fascículos podem ser individualmente reaproximados e suturados, para ajudar a minimizar a formação de neuroma e aumentar ao máximo a probabilidade de regeneração. Como a composição dos fascículos modifica-se a cada 1 a 2 mm, foram desenvolvidas várias técnicas para tentar agrupar os fascículos de acordo com o componente predominante, motor ou sensorial, para melhorar a probabilidade de inervação adequada do órgão-alvo.

Reparação por enxerto

Quando a distância entre os cotos é muito grande para possibilitar sutura direta sem tensão excessiva, indica-se reparação neural com enxerto. Distâncias maiores entre os cotos são frequentemente observadas em consequência de transecções contusas, que lesam o tecido que circunda a lesão, e em lesões completas moderadas a longas em continuidade, que exigem ressecção. Embora sejam usados autoenxertos com mais frequência hoje em dia, os enxertos de nervos cadavéricos e tubos ocos especializados também têm sido usados para restaurar a continuidade do nervo.

Para esse procedimento, nervo sural, cutâneo do antebraço ou ramo superficial do nervo radial sensorial é retirado do paciente. O tecido nervoso lesado é removido do local da lesão proximal e distalmente, até identificar uma estrutura fascicular normal. Grupos de fascículos são cuidadosamente separados, e enxertos do nervo doador de pequeno calibre são suturados ao tecido nervoso sadio. As extremidades dos enxertos são dispostas em "boca de peixe" ou desdobradas para aumentar a área de superfície. Podem-se obter bons resultados com essa técnica, embora exista controvérsia sobre o comprimento máximo para que o enxerto seja bem-sucedido. Foi observada uma relação inversa entre o comprimento do enxerto e o prognóstico.

Transferência de nervos

Transferência de nervos é uma opção adicional para recuperar função de um membro lesado, particularmente quando não é possível realizar reparação da lesão neural pelas técnicas descritas anteriormente. Essa técnica, também conhecida como *neurotização, transferência de nervos* e *sutura heterotópica de nervos*, é usada com mais frequência no tratamento de lesões do plexo braquial por avulsão. Nessa técnica cirúrgica, utiliza-se um nervo não lesionado como substituto para outro nervo que não esteja mais funcional. As transferências podem ser simples ou duplas, em que são usadas uma ou duas transferências de nervos para restaurar a função. Os nervos podem ser unidos de modo terminoterminal ou terminolateral, em que a extremidade proximal do nervo receptor é suturada a uma janela epineural no nervo doador. Em geral, prefere-se a neurorrafia terminoterminal direta.

O procedimento mais comumente utilizado para recuperar flexão do cotovelo foi descrito por Oberlin et al. em 1994. Durante o procedimento de Oberlin, um ou dois fascículos do ramo ulnar são transferidos diretamente ao ramo motor do músculo bíceps braquial. Pode-se utilizar a estimulação intraoperatória para identificar os fascículos do nervo ulnar que inervam o músculo flexor ulnar do carpo para minimizar o déficit resultante. A transferência direta dos fascículos do nervo ulnar para o ramo motor do músculo bíceps braquial reduz a reinervação cruzada sensitiva/motora ao limitar a reinervação motora aberrante do território sensorial do nervo cutâneo lateral do antebraço. Um segundo procedimento comum utilizado para restabelecer a flexão do cotovelo consiste em transferir um grupo de nervos intercostais para o nervo musculocutâneo. Essa transferência pode ser realizada quando o procedimento de Oberlin não está disponível. Como o nervo intercostal não é um flexor nativo do cotovelo, pode ser necessário um período de reeducação, que pode se estender por 12 a 24 meses, para recuperar a função.

Procedimentos semelhantes são utilizados para recuperar a abdução e a rotação lateral do ombro, que são importantes para a estabilidade do ombro. O procedimento usado com mais frequência para recuperar abdução do ombro é transferência do nervo acessório para o nervo supraescapular. Nesse procedimento, fascículos distais do nervo acessório são diretamente suturados ao nervo supraescapular, que fornece inervação motora ao músculo supraespinal. Ramos superiores do nervo acessório, que inervam o músculo trapézio, são deixados intactos para preservar a função. Uma estratégia adicional para recuperar a abdução do ombro consiste na transferência do ramo do nervo radial que inerva o tríceps para o nervo axilar, que inerva o músculo deltoide. Podem-se utilizar ramos das cabeças longa, medial ou curta do músculo tríceps braquial. Esse procedimento pode ser combinado com transferência do nervo acessório para aumentar ao máximo a probabilidade de recuperação funcional. Em todos os casos, a escolha da intervenção depende das necessidades e do estado funcional do paciente.

Transferência de tendão

A última opção para recuperar parte da função e estabilidade em pacientes que se apresentam para tratamento tardio, quando existe menos probabilidade de reinervação bem-sucedida, é a transferência de tendões. A transferência de tendões consiste na transferência de todo um músculo funcionante, com sua inervação, para substituir as ações de outro músculo paralisado e, assim, restaurar parte do movimento em uma articulação. Em geral, as transferências de tendões constituem o último recurso antes que as opções de fusão sejam consideradas.

PROGNÓSTICO

A recuperação funcional depende tanto da lesão quanto de fatores específicos do paciente. Idade, mecanismo e tipo de lesão, sua localização e momento de intervenção influenciam o resultado. A interação dessas complexas características clínicas torna difícil o estabelecimento de um prognóstico.

Em geral, as lesões neurapráxicas são as que apresentam melhor prognóstico, com recuperação funcional aparente dentro de poucas semanas a alguns meses. As lesões axonotméticas recuperam-se mais lentamente, exigindo vários meses para que ocorra regeneração. Lesões neurotméticas são as que apresentam prognóstico mais desfavorável, e a probabilidade de recuperação está diretamente relacionada com o momento de realização e tipo de intervenção cirúrgica. Essas lesões não se recuperam de modo espontâneo. A recuperação da sensibilidade pode continuar por um período de até 3 anos, enquanto os músculos inervados não são mais viáveis depois de 12 a 18 meses. Recuperação espontânea sempre está associada a melhor prognóstico do que reaproximação cirúrgica, e a recuperação clínica pode ser acompanhada por um período de até 3 anos.

LEITURA SUGERIDA

Ali ZS, Bakar D, Li YR, et al. Utility of delayed surgical repair of neonatal brachial plexus palsy. *J Neurosurg Pediatr*. 2014;13(4):462-470.

Antoniadis G, Kretschmer T, Pedro M, König RW, Heinen CPG, Richter H-P. Iatrogenic nerve injuries: prevalence, diagnosis and treatment. *Dtsch Arztebl Int*. 2014;111(16):273-279.

Bodine-Fowler SC, Allsing S, Botte MJ. Time course of muscle atrophy and recovery following a phenol-induced nerve block. *Muscle Nerve*. 1996;19:497-504.

Brecknell JE, Fawcett JW. Axonal regeneration. *Biol Rev Camb Philos Soc*. 1996;71:227-255.

Brown M, Holland R, Hopkins W. Motor nerve sprouting. *Annu Rev Neurosci*. 1981;4:17-42.

Burnett MG, Zager EL. Pathophysiology of peripheral nerve injury: a brief review. *Neurosurg Focus*. 2004;16(5):E1.

Chaudhry V, Cornblath DR. Wallerian degeneration in human nerves: serial electrophysiological studies. *Muscle Nerve*. 1992;15:687-693.

Coello AF, Canals AG, Gonzalez JM, Martín JJ. Cranial nerve injury after minor head trauma. *J Neurosurg*. 2010;113(3):547-555.

Dejerine-Klumpke A. The classic: Klumpke's paralysis 1859–1927. *Clin Orthop Relat Res*. 1999;368:3-4.

Dorfman LJ. Quantitative clinical electrophysiology in the evaluation of nerve injury and regeneration. *Muscle Nerve*. 1990;13:822-828.

Dubuisson AS, Kline DG. Brachial plexus injury: a survey of 100 consecutive cases from a single service. *Neurosurgery*. 2002;51(3):673-683.

Elhassan B, Bishop A, Shin A, Spinner R. Shoulder tendon transfer options for adult patients with brachial plexus injury. *J Hand Surg*. 2010;35(7):1211-1219.

Giuffre JL, Kakar S, Bishop AT, Spinner RJ, Shin AY. Current concepts of the treatment of adult brachial plexus injuries. *J Hand Surg Am*. 2010;35(4):678-688.

Gunasekera SM, Wijesekara RL, Sesath HG. Proximal axonal changes after peripheral nerve injury in man. *Muscle Nerve*. 2011;43(3):425-431.

Guth L. Neuromuscular function after regeneration of interrupted nerve fibers into partially denervated muscle. *Exp Neurol*. 1962;6:129-141.

Irgit KS, Cush G. Tendon transfers for peroneal nerve injuries in the multiple ligament injured knee. *J Knee Surg*. 2012;25(4):327-333.

Kim DH, Cho YJ, Tiel RL, Kline DG. Outcomes of surgery in 1019 brachial plexus lesions treated at Louisiana State University Health Sciences Center. *J Neurosurg*. 2003;98(5):1005-1016.

Kim DH, Moronic JA, Tiel RL, Kline DG. Mechanisms of injury in operative brachial plexus lesions. *Neurosurg Focus*. 2004;16(5):E2.

Kline DG. Surgical repair of peripheral nerve injury. *Muscle Nerve*. 1990;13:843-852.

Kline DG, Kim D, Midha R, Harsh C, Tiel R. Management and results of sciatic nerve injuries: a 24-year experience. *J Neurosurg*. 1998;89:13-23.

Lee SK, Wolfe SW. Nerve transfers for the upper extremity: new horizons in nerve reconstruction. *J Am Acad Orthop Surg*. 2012;20(8):506-517.

Murovic JA. Lower-extremity peripheral nerve injuries: a Louisiana State University Health Sciences Center Literature Review with comparison of the operative outcomes of 806 Louisiana State University Health Sciences Center sciatic, common peroneal, and tibial nerve lesions. *Neurosurgery*. 2009;65(suppl 4):A18-A23.

Murovic JA. Upper-extremity peripheral nerve injuries: a Louisiana State University Health Sciences Center literature review with comparison of the operative outcomes of 1837 Louisiana State University Health Sciences Center median, radial, and ulnar nerve lesions. *Neurosurgery*. 2008;65(suppl 4):A11-A17.

Navarro X, Vivó M, Valero-Cabré A. Neural plasticity after peripheral nerve injury and regeneration. *Prog Neurobiol*. 2007;82:163-201.

Seddon H. A classification of nerve injuries. *Br Med J*. 1942;2(4260):237-239.

Seiler JG III, Desai MJ, Payne SH. Tendon transfers for radial, median, and ulnar nerve palsy. *J Am Acad Orthop Surg*. 2013;21(11):675-684.

Stewart JD. Peripheral nerve fascicles: anatomy and clinical relevance. *Muscle Nerve*. 2003;28:525-541.

Sunderland S. A classification of peripheral nerve injuries producing loss of function. *Brain*. 1951;74(4):491-516.

Sunderland S. The anatomy and physiology of nerve injury. *Muscle Nerve*. 1990;13:771-784.

Winfree CJ, Kline DG. Intraoperative positioning nerve injuries. *Surg Neurol*. 2005;63:5-18.

Wong CA. Nerve injuries after neuraxial anaesthesia and their medicolegal implications. *Best Pract Res Clin Obstet Gynaecol*. 2010;24:367-381.

Yang LJ, Chang KW, Chung KC. A systematic review of nerve transfer and nerve repair for the treatment of adult upper brachial plexus injury. *Neurosurgery*. 2012;71(2):417-429.

SEÇÃO 7 DEMÊNCIA
Editora da Seção: *Karen S. Marder*

Disfunção Cognitiva Leve 50

*Lawrence S. Honig, Arash Salardini,
William Charles Kreisl e James M. Noble*

PONTOS-CHAVE

1. A disfunção cognitiva leve é um estado cognitivo classificado entre envelhecimento normal e demência.

2. Os subtipos de disfunção cognitiva leve são definidos com base nos domínios afetados: disfunção cognitiva leve com amnésia e disfunção cognitiva leve sem amnésia.

3. Pacientes com disfunção cognitiva leve, especialmente do subtipo amnésico, têm risco mais alto de progredir à demência, na maioria dos casos à doença de Alzheimer.

4. A avaliação diagnóstica de disfunção cognitiva leve deve seguir as mesmas etapas da investigação de pacientes com demência.

5. Exames diagnósticos indicados para disfunção cognitiva leve incluem exames para excluir causas reversíveis de disfunção cognitiva e identificar os domínios mais afetados.

6. Exames de imagem e análises do líquido cefalorraquidiano podem ser realizados para determinar a probabilidade de que um paciente com disfunção cognitiva leve progrida para doença de Alzheimer ou outras doenças neurodegenerativas.

7. Hoje em dia não existem tratamentos aprovados para disfunção cognitiva leve.

INTRODUÇÃO

Queixas cognitivas são comuns na população idosa. Em alguns desses indivíduos, anamnese e exame físico detectam disfunção significativa em mais de um domínio cognitivo e declínio funcional coexistente – e, nesses casos, as anormalidades evidenciadas estabelecem o diagnóstico de demência (ver Capítulo 12). Entretanto, em muitos outros casos, pode haver acometimento de apenas um domínio cognitivo e/ou não se evidencia qualquer declínio funcional evidente, e o diagnóstico de demência não pode ser estabelecido. Ao longo da transição gradativa e progressiva da condição de saúde normal do cérebro para o estado de demência, há claramente um "estado intermediário" que não é normal, mas também não constitui demência propriamente dita. Ao longo dos anos, vários termos foram criados para classificar esse estado transitório como entidade diagnóstica, mesmo que possa ser simplesmente um estágio inicial de doença cerebral degenerativa. No século XX, vários termos inespecíficos foram propostos para descrever esse estado intermediário, inclusive *transtorno amnésico puro, déficit de memória relacionado com a idade, disfunção da memória associada à idade, demência questionável, disfunção cognitiva sem demência* e *demência prodrômica*. Originalmente, esses termos transmitiam a ideia de que os distúrbios cognitivos talvez fossem esperados como parte do processo de envelhecimento. Com a compreensão mais clara das bases biológicas dos transtornos cognitivos, essa hipótese tornou-se menos plausível. Por essa razão, para descrever indivíduos com disfunção que não atende aos critérios de demência, criou-se o termo *disfunção cognitiva leve* ou DCL.

A definição clínica original de DCL estava baseada na memória e requeria uma queixa subjetiva relacionada com memória, déficit objetivo documentado de memória, função cognitiva geral normal e inexistência de alguma limitação funcional "significativa" que impedisse o diagnóstico de demência. Esse estado transitório foi codificado pela American Academy of Neurology em 2001. A definição de DCL foi ampliada para abarcar outros domínios além da memória, de forma a refletir outras demências (além da doença de Alzheimer) (Tabela 50.1). Esses outros tipos

Tabela 50.1 Definição ampliada de disfunção cognitiva leve.

Critérios fundamentais	Exemplos
Queixa cognitiva subjetiva (autorreferida ou relatada por algum informante)	• Esquecimento de fatos, compromissos ou elementos de informação • Esquecimento de data ou hora • Colocar fora do lugar ou "perder" objetos • Dificuldade de encontrar palavras, por exemplo, "esquecer palavras" • Desorientação espacial, por exemplo, perder-se
Evidência objetiva de disfunção cognitiva nos testes apropriados	• Desempenho reduzido nos testes padronizados dos domínios cognitivos, inclusive funções e habilidades de memória, linguagem, orientação visuoespacial, atenção e funções ou habilidades executivas*
Preservação das atividades funcionais	• Desempenho praticamente normal das atividades da vida diária**
Diagnóstico de demência não estabelecido	• O diagnóstico de demência é firmado por exclusão***

*Vários limites de corte são usados nos testes objetivos, inclusive 1,5 erro-padrão abaixo das normas ajustadas por sexo e idade em um ou mais testes pertinentes a determinado domínio cognitivo. **A preservação funcional é o elemento mais problemático dos três critérios de inclusão principais, porque função depende da situação em que o indivíduo vive e suas demandas. ***Os diagnósticos de disfunção cognitiva leve e demência são mutuamente excludentes, mas o diagnóstico de demência depende dos critérios elencados nesta tabela.

de DCL eram os seguintes: DCL amnésica de domínio único (unimodal), DCL amnésica de vários domínios (multimodal), DCL não amnésica unimodal e DCL não amnésica multimodal (Tabela 50.2). Estudos científicos aperfeiçoaram ainda mais o *continuum* de DCL propriamente dita em estágios inicial e mais avançado com base nos resultados dos testes neuropsicológicos objetivos: a definição de estágio inicial é aplicada ao declínio cognitivo subjetivo autorreferido pelo paciente. Este capítulo descreve DCL como esse espectro de estágios possíveis, inclusive declínio cognitivo subjetivo.

Em 2013, a DCL também foi codificada pelas comissões da American Psychiatric Association. A descrição dos critérios diagnósticos da 5ª edição do *Manual Diagnóstico e Estatístico de Transtornos Mentais* reconhece que, para cada distúrbio demencial, deve existir um estado no qual a disfunção não chega ao nível de demência. Desse modo, cada distúrbio demencial é classificado como "transtorno neurocognitivo maior" ou "transtorno neurocognitivo menor". Por exemplo, doença de Alzheimer é um "transtorno neurocognitivo maior", enquanto a DCL amnésica é "menor". Como foi mencionado no Capítulo 12, a utilização dos termos "demência" e "DCL" tende a persistir nos contextos leigo e da especialidade de neurologia.

Em resumo, a DCL é um termo diagnóstico que se refere a um estado de disfunção cognitiva de amplitude ou gravidade menor que demência. Em geral, embora nem sempre, a DCL é um estágio sintomático de algum processo neurodegenerativo. De acordo com as revisões apresentadas nos Capítulos 12 e 51, a doença de Alzheimer é a causa subjacente mais comum de demência e, provavelmente, é o estágio final da maioria dos pacientes com DCL amnésica. Alguns biomarcadores possibilitaram a segmentação do processo neurodegenerativo relativamente lento em diversas fases diagnósticas. Em 2011, o grupo de trabalho da National Institute on Aging and Alzheimer's Association dividiu o espectro neurodegenerativo da doença de Alzheimer em três fases: doença "pré-clínica", na qual os indivíduos não têm sintomas, mas apresentam biomarcadores indicativos do estágio inicial da doença de Alzheimer; "fase sintomática pré-demência", que é o mesmo que DCL; e, por fim, a fase de demência sintomática propriamente dita da doença de Alzheimer (Tabela 50.3 e Figura 50.1). Assim, como se pode evidenciar mais claramente na doença de Alzheimer, a definição de DCL continua a evoluir e incorpora progressivamente evidências baseadas em biomarcadores, à medida que ocorrem descobertas científicas.

EPIDEMIOLOGIA

A incidência e a prevalência do DCL aumentam com a idade. Estimativas de prevalência variam amplamente, dependendo da definição exata da disfunção. Queixas subjetivas de memória ou outras funções cognitivas (p. ex., encontrar as palavras) evidenciadas durante a entrevista são extremamente comuns entre os idosos, embora variem com a população examinada; nos EUA, a prevalência dessas queixas na população acima de 70 anos gira em torno de 80%. Contudo, a maioria desses indivíduos não

Tabela 50.2 Classificação dos tipos de disfunção cognitiva leve (DCL).*

Tipo de DCL	Domínios afetados	Doença prodrômica possível
Domínio amnésico único	Apeas memória	Doença de Alzheimer
Vários domínios amnésicos	Memória MAIS um ou mais domínios adicionais: disfunção de linguagem, atenção, função executiva ou orientação visuoespacial	Doença de Alzheimer, demência com corpos de Lewy
Domínio não amnésico único	Disfunção de linguagem, atenção, função executiva ou orientação visuoespacial	Demência frontotemporal, demência com corpos de Lewy (inclusive demência com corpos de Lewy e demência associada à doença de Parkinson), demência vascular, atrofia cortical posterior, hidrocefalia
Vários domínios não amnésicos	A memória está preservada, mas há alteração de mais de um domínio: disfunção de linguagem, atenção, função executiva ou orientação visuoespacial	Demência frontotemporal, demência com corpos de Lewy, demência vascular, atrofia cortical posterior, hidrocefalia

*Os diversos tipos de DCL (coluna à esquerda) podem finalmente representar (como se pode observar na coluna à direita) estados prodrômicos de diferentes tipos de demência.

Tabela 50.3 Estágios da doença de Alzheimer.*

Estágio da doença de Alzheimer	Sinais e sintomas cognitivos	Déficit funcional	Biomarcador
Nenhuma doença	Nenhum	Nenhum	Negativo
Doença pré-sintomática (doença de Alzheimer pré-clínica)	Nenhum	Nenhum	Positivo
Pré-demência sintomática (comprometimento cognitivo leve)	Um ou vários domínios	Insignificante	Positivo
Demência sintomática (doença de Alzheimer)	Vários domínios	Déficits bem definidos	Positivo

*Essa definição foi elaborada pelos grupos de trabalho do National Institute on Aging and Alzheimer's Association e publicada em 2011. Biomarcadores incluem anormalidades evidenciadas à ressonância magnética estrutural (atrofia hipocampal regional), tomografia por emissão de pósitrons metabólica (hipometabolismo bitemporal), tomografia por emissão de pósitrons para amiloide (evidência de amiloide) e análises do líquido cefalorraquidiano (nível baixo de beta-amiloide, proteína tau alta e proteína fosfotau alta).

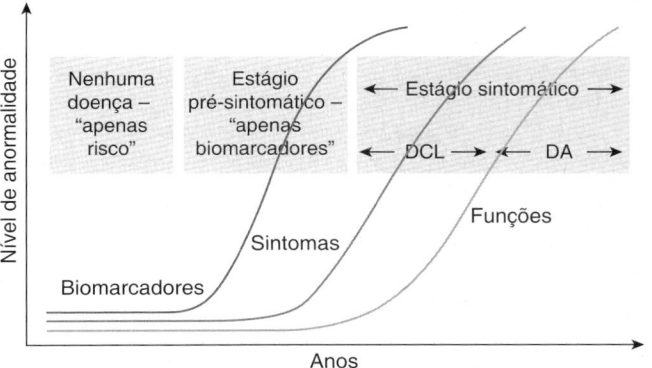

FIGURA 50.1 Posição da disfunção cognitiva leve (DCL) no espectro da doença neurodegenerativa. A figura demonstra aumentos esquemáticos ao longo do tempo dos biomarcadores cerebrais (*linha à esquerda*), sintomas (*linha central*) e déficits funcionais (*linha à direita*). No caso da doença de Alzheimer (DA), biomarcadores são (1) evidência de acumulação de beta-amiloide fibrilar no cérebro com base nos exames de imagem com florbetapir, florbetaben ou flutemetamol, ou com base na detecção de beta-amiloide-42 no líquido cefalorraquidiano em concentrações baixas; e (2) indícios de algum processo neurodegenerativo sugerido por redução do volume do hipocampo, diminuição da espessura da substância cinzenta dos giros encefálicos, ou aumento dos níveis da proteína tau e/ou tau fosforilada (fosfotau) no líquido cefalorraquidiano. Os sintomas podem ser déficits de memória, linguagem, orientação visuoespacial ou função executiva confirmados por testes neuropsicológicos. O período sem doença (*paciente em risco*) é seguido de um período assintomático, mas com biomarcadores positivos (*pré-sintomático*) e, por fim, um período *sintomático*. Esse último estágio consiste em um período inicial intermediário marcado por sintomas cognitivos sem efeitos significativos na função (*DCL*) e, por fim, um período tardio, no qual os sintomas cognitivos são mais evidentes e também há limitações funcionais (*demência*).

tem DCL quando se utilizam testes neuropsicológicos objetivos. Uma porcentagem relativamente pequena dos indivíduos com queixas subjetivas de memória ou outra função cognitiva busca atendimento clínico ou neurológico. Muitos pacientes com DCL não percebem seus déficits, e isso impacta o comportamento de buscar atendimento médico por si próprios ou outras pessoas. Dentre os que procuram avaliação médica, embora não tenham demência diagnosticável, porcentagem elevada (cerca de 85%) realmente atende aos critérios de DCL, e a maior parte desse grupo é diagnosticada com DCL amnésica. Depois de firmar esse diagnóstico, uma porcentagem grande dos casos de DCL amnésica finalmente desenvolve demência, principalmente doença de Alzheimer. Isso é esperado, considerando as prevalências relativas das doenças demenciais coexistentes (Tabela 50.2).

Definido como uma condição em que há preservação funcional razoável combinada com alterações subjetivas da memória ou outras funções cognitivas e déficits objetivos de memória ou outro domínio cognitivo (Tabela 50.1), a DCL não é tão comum quanto as queixas subjetivas de memória. Os índices de prevalência e incidência de DCL dependem da população avaliada, inclusive idade, nível educacional e meio cultural, assim como critérios diagnósticos exatos. Nos indivíduos com mais de 60 anos, estimativas de prevalência de DCL em geral variaram de apenas 1 a 5% até 30 a 40%. Estudos americanos e europeus com populações de indivíduos com mais de 75 anos sugeriram estimativa convergente da prevalência em torno de 20%, dos quais a maioria consiste em DCL amnésica unimodal ou DCL amnésico multimodal. As taxas de incidência de DCL em geral variam entre os diversos estudos: apenas 10 até quase 200 casos por mil sujeitos-ano, dependendo da faixa etária exata dos idosos, população estudada, número de anos em acompanhamento e critérios exatos utilizados.

Os fatores de risco para DCL parecem ser os mesmos dos distúrbios demenciais, especialmente doença de Alzheimer (ver Capítulo 51). A idade é o fator de risco principal. O sexo não foi confirmado como fator de risco, depois que idade foi controlada. Em geral, nível educacional inferior tem sido considerado fator de risco, assim como etnia, doenças clínicas (inclusive doença cardiovascular) e fatores genéticos (p. ex., alelo ε4 da apolipoteína E [APOE]) em alguns casos. Quando um indivíduo com DCL finalmente progride para determinado tipo de demência, então retrospectivamente se evidencia que os fatores de risco para esse tipo de DCL eram os mesmos do distúrbio demencial. Entretanto, nos pacientes com DCL que melhora ao longo de 1 a 3 anos, ou se mantém estável e não evolui para demência, os fatores de risco principais analisados retrospectivamente incluem comumente transtornos psiquiátricos (inclusive depressão e ansiedade) e doenças clínicas reversíveis.

Em termos gerais, adultos na faixa etária de 50 a 60 anos ou mais jovens sem história familiar de demência com início precoce que referem queixas subjetivas de memória, com ou sem confirmação objetiva, têm mais tendência a apresentar alguma base psiquiátrica subjacente para sua disfunção, quando comparados com indivíduos idosos. Isso provavelmente se deve ao fato de que demência precoce é menos comum entre adultos jovens e de meia-idade; porque ansiedade e depressão como transtornos psiquiátricos primários são frequentes nessa faixa etária; e porque ansiedade e depressão raramente começam em indivíduos idosos.

FISIOPATOLOGIA

A fisiopatologia da DCL é a mesma dos distúrbios que representam seu estágio final de evolução. Desse modo, quando a DCL é uma forma inicial da doença de Alzheimer, seu substrato patológico é o mesmo dessa doença. Por analogia, quando DCL é um precursor da demência frontotemporal (DFT), a patologia é a mesma dessa última doença. Desse modo, com base na definição atual, a DCL não é uma entidade clinicopatológica homogênea. O leitor deve consultar o Capítulo 12 sobre demências e capítulos específicos que abordem causas bem definidas de demência mais adiante nesta seção do livro.

DIAGNÓSTICO

Os critérios consensuais iniciais primários aplicáveis à DCL foram elaborados em torno do fato de que, na maioria dos casos, a DCL é uma condição prodrômica da doença de Alzheimer e reflete a epidemiologia da demência. Esses critérios estão detalhados na seção de "Introdução" deste capítulo e estão explicitados nas Tabelas 50.1 a 50.3 e Figura 50.1. Mais recentemente, foram realizados esforços para desenvolver critérios de DCL, que possam prever outras doenças neurodegenerativas como demência com corpos de Lewy, demência associada à doença de Parkinson (DP), DFT e disfunção cognitiva de causa vascular. Estima-se que 25 a 50% dos pacientes com DP tenham DCL, que está associada mais comumente ao fenótipo rígido-acinético da DP e é encontrada mais frequentemente nos pacientes idosos. Os domínios cognitivos afetados e os limites de corte quantitativos ainda não foram definidos formalmente, mas geralmente detectam déficits de atenção/função executiva e distúrbios de memória. Na demência com corpos de Lewy (LBD, do inglês *Lewy body dementia*; revisada com mais detalhes no Capítulo 53) – segundo tipo mais frequente de demência neurodegenerativa – agora existem definidos três estágios prodrômicos, que incluem um quadro de DCL potencialmente semelhante ao fenótipo de DCL com DP, embora com déficits mais graves detectados nesses casos, que talvez reflitam flutuações iniciais observadas mais tarde nos pacientes com LBD. O quadro psiquiátrico inicial com LBD é um terceiro tipo, no qual pacientes podem ter transtorno depressivo maior ou psicoses de início tardio, que são detectadas mais claramente nos estágios mais avançados da LBD; alguns pacientes com esse tipo de apresentação podem ter sintomas graves que exigem hospitalização. Sintomas parkinsonianos podem ser outro indício diagnóstico, mas pode ser difícil diferenciá-los dos efeitos colaterais dos antipsicóticos usados para tratar esses pacientes. Outras manifestações clínicas de LBD, inclusive transtorno comportamental do sono com movimentos oculares rápidos, podem ocorrer isoladamente, em alguns casos anos antes que sejam evidenciadas outras manifestações cognitivas ou comportamentais; esses sinais e sintomas também ocorrem com outras sinucleinopatia ou distúrbios que causam lesões do tronco encefálico.

Os primeiros estágios da DCL associada à DFT estão baseados, em grande parte, em estudos familiares bem caracterizados com genes determinísticos conhecidos e consistem em déficits sindrômicos brandos dos quadros clínicos detectados nos estágios mais tardios, inclusive déficits de atenção/função executiva e distúrbios da linguagem. A etiologia vascular da DCL pode ser considerada quando o paciente tem evidência demonstrável de acidentes vasculares encefálicos (AVEs) nos territórios de artérias calibrosas ou finas, contanto que não existam outros sinais clínicos ou biomarcadores sugestivos de outra doença neurodegenerativa.

Existem diversos outros termos possivelmente referíveis à DCL, mas não foram amplamente adotados na definição básica desta condição. A expressão *síndrome de risco cognitivomotor* descreve pacientes com marcha em velocidade lenta e queixas cognitivas subjetivas. As alterações neuropatológicas subjacentes não estão descritas e a utilização desse termo pode ficar limitada a servir como construto de triagem em contextos de cuidados geriátricos primários. A expressão *disfunção comportamental leve* define o que pode ser descrito por cuidadores como "alteração de personalidade" e inclui anormalidades de motivação, regulação afetiva, conveniência social, controle de impulsos ou conteúdo de pensamento/percepção, que também podem ocorrer com DFT ou manifestações frontais de outras doenças neurodegenerativas (inclusive doença de Alzheimer). Mais detalhes sobre manifestações clínicas da DFT e doença de Alzheimer, inclusive problemas comportamentais, são apresentados nos capítulos subsequentes desta seção.

Manifestações clínicas

As manifestações clínicas de DCL são distúrbios cognitivos subjetivos e objetivos (Tabela 50.1), mas cada um dos componentes principais da DCL tem flexibilidade interpretativa. Em geral, o diagnóstico de DCL está baseado em sintomatologia "consistente", não apenas em queixas isoladas que incomodam o paciente. A confirmação dos sintomas do paciente por um informante confiável também aumenta as chances de que os sintomas representem algum distúrbio cognitivo. A avaliação das disfunções objetivas da memória e da cognição depende dos domínios exatos afetados (memória, linguagem, atenção, função executiva e orientação visuoespacial), dos testes usados para cada domínio e dos critérios de anormalidade. Diversos padrões têm sido usados, inclusive 1, 1,5 ou 2 erros-padrão abaixo da média normativa, sem consenso ou concordância formal quanto a qual deles é mais apropriado.

Supondo a existência inequívoca de alterações cognitivas subjetivas e objetivas, os critérios diagnósticos mais difíceis de avaliar são de preservação funcional relativa. Especialmente nos indivíduos idosos, que dependem do apoio de seu cônjuge ou seus familiares e vivem em seu ambiente residencial, nem sempre se espera que o paciente execute ou tenha o hábito de desempenhar funções rotineiras realizadas comumente nos estágios anteriores da vida. As contas podem ser organizadas de antemão; as refeições podem ser pré-preparadas; e as locomoções podem ser circunscritas ou sempre acompanhadas. Nesses casos, é comumente difícil avaliar o que seria evidência de um declínio funcional significativo. Mesmo os indivíduos envolvidos em suas ocupações podem ter uma faixa exígua de responsabilidades e habilidades bem aprendidas em seu campo ocupacional, que tornam difícil detectar declínios funcionais.

Exames diagnósticos

Nos casos típicos, a investigação diagnóstica dos pacientes com DCL segue duas linhas paralelas, que incluem testes laboratoriais e exames de imagem e testes neuropsicológicos aplicados por meio de instrumentos de triagem e, quando possível, avaliação abrangente. Testes laboratoriais e exames de imagem podem desempenhar duas funções. A primeira é excluir doenças clínicas não degenerativas que não são evidentes ao exame clínico, mas podem ser responsáveis pela disfunção cognitiva e pode ser revertidas com tratamentos estabelecidos. A segunda função é detectar biomarcadores, seja no líquido cefalorraquidiano ou exames de imagem do encéfalo, que podem ser úteis para avaliar o prognóstico da DCL e determinar se existe menor ou maior probabilidade de que progrida para alguma doença demencial.

Testes neuropsicológicos

Testes neuropsicológicos podem ter aplicação ainda mais ampla nos casos suspeitos de DCL que na demência. Os resultados dos testes psicométricos podem ajudar a determinar a extensão da disfunção cognitiva, os domínios afetados e o grau da disfunção em comparação com uma amostra normativa de indivíduos de idade, sexo e nível educacional comparáveis. Em muitos casos, diferenças sutis podem ser importantes para definir disfunção regional e, desse modo, chegar a um diagnóstico, mas podem desaparecer nos estágios mais avançados de declínio cognitivo, inclusive demência. Testes neuropsicológicos são muito informativos quanto ao diagnóstico de DCL e também oferecem uma linha de base para comparações futuras.

Testes laboratoriais e exames de neuroimagem

Testes laboratoriais de exclusão são os mesmos usados na investigação diagnóstica da doença de Alzheimer e outras demências (ver Capítulo 12 e 51) e incluem testes laboratoriais sanguíneos para avaliar disfunção renal ou hepática, deficiência de vitamina B_{12}, deficiência de hormônios tireóideos e, em alguns casos, doenças infecciosas como doença de Lyme, sífilis ou infecção por vírus da imunodeficiência humana (HIV). Exames rotineiros de neuroimagem (inclusive ressonância magnética, ou RM) frequentemente são úteis para excluir anormalidades estruturais causadas por infecções, tumores, traumatismo, hidrocefalia ou lesões vasculares e também podem fornecer informações quanto ao padrão da atrofia cerebral indicativa de algum processo subjacente. Tomografia computadorizada de crânio sem contraste frequentemente é suficiente para excluir essas possibilidades, quando RM é um exame indisponível ou impraticável. Eletroencefalografia (EEG) ou outras modalidades neurofisiológicas raramente são necessárias, a menos que exista indício de natureza transitória dos sintomas, sugerindo a possibilidade de crises parciais complexas. Nos casos típicos, a EEG pode ser normal ou apresentar alentecimento temporal discreto inespecífico, ou alentecimento difuso do ritmo de base. Análises do líquido cefalorraquidiano são opcionais. Assim como RM, essas análises raramente podem demonstrar a presença improvável de alguma condição contribuinte insuspeita, que poderia ter sua abordagem terapêutica específica. Essas condições coexistentes incluem distúrbios inflamatórios, infecciosos ou neoplásicos do sistema nervoso central (SNC), inclusive neurossífilis, neurossarcoidose ou carcinomatose meníngea.

Pesquisa de biomarcadores

De forma a determinar a etiologia da DCL e ajudar a definir seu prognóstico, estudos demonstraram que alguns testes são valiosos à avaliação da probabilidade de que os sintomas de DCL progridam para demência (Tabela 50.4). Esses testes incluem exames de neuroimagem estrutural ou molecular e biomarcadores genéticos. Embora sejam preditivos, esses testes são usados principalmente em estudos científicos focados em DCL e não são custeados pela maioria das seguradoras de saúde, mas podem ser relevantes à prática clínica quando existem tratamentos modificadores da doença disponíveis.

Avaliações baseadas em biomarcadores estão formuladas basicamente em torno de biomarcadores da doença de Alzheimer, considerando que algumas outras doenças neurodegenerativas não têm perfil sugestivo, exceto pela inexistência do perfil de biomarcadores sugestivos de doença de Alzheimer incipiente. Considerados em conjunto, esses biomarcadores são usados da mesma forma que um construto diagnóstico experimental utilizado na doença de Alzheimer, que tem como objetivo detectar combinações de três traços distintivos de biomarcadores dessa doença: evidência de deposição de beta-amiloide ("A" confirmado por tomografia por emissão de pósitrons [PET] para amiloide ou $A_\beta 42$ no líquido cefalorraquidiano), biomarcador tau ("T" com base no nível de fosfotau do líquido cefalorraquidiano ou PET para proteína tau) e neurodegeneração ou lesão neuronal ("N" com base em PET com fluorodesoxiglicose, RM estrutural ou nível total de proteína tau no líquido cefalorraquidiano). Como está detalhado no Capítulo 51, existe relação muito forte com doença de Alzheimer quando todos esses três critérios estão presentes, ou quando há dois (inclusive amiloide) evidentes e menos ainda com outras combinações. Recomenda-se que esses biomarcadores sejam utilizados com cautela em pacientes com DCL e disfunção cognitiva subjetiva, nas quais esses recursos têm atualmente a finalidade de delimitar um diagnóstico diferencial, mas não estabelecer um diagnóstico clínico pré-sintomático. No futuro, espera-se que essa abordagem seja progressivamente mais informativa, na medida em que esse campo é coletivamente promissor quanto ao desenvolvimento de tratamentos modificadores das doenças neurodegenerativas.

Nos pacientes com DCL, a RM estrutural pode mostrar padrões de atrofia cerebral, que podem ser sugestivos da existência de um distúrbio neurodegenerativo específico. O estágio inicial da doença de Alzheimer é marcado por atrofia das circunvoluções dos lobos parietal e temporal e por adelgaçamento cortical. Estudos mostraram que a atrofia dos lobos temporais estava associada a um risco mais elevado de progressão dos déficits de memória e de desenvolvimento da doença de Alzheimer. Na maioria dos casos, o DCL caracteriza-se por atrofia simétrica ou assimétrica dos lobos frontal e temporal anterior (ver Capítulo 52). Exames de neuroimagem molecular por meio de PET com marcadores para amiloide (p. ex., florbetapir, florbetaben ou flutemetanol) podem mostrar deposição inicial de beta-amiloide fibrilar, que indica formação de placas neuríticas. Imagens positivas para amiloide indicam risco alto de progressão da DCL para demência associada à doença de Alzheimer, enquanto imagens negativas para amiloide indicam menos chances de desenvolver essa doença, embora tenham sido usados diversos limites de corte para interpretação das imagens. Mais recentemente, o marcador flortaucipir – um marcador de PET para proteína tau neurofibrilar – foi aprovado para estimar a densidade e a distribuição dos emaranhados neurofibrilares de proteína tau

Tabela 50.4 Biomarcadores úteis à avaliação do prognóstico da disfunção cognitiva leve.*

Biomarcador	Resultado	Implicações prognósticas
RM do cérebro	Redução focal do volume dos hipocampos, atrofia dos giros parietais, ou adelgaçamento cortical	Provavelmente indica DA
PET com fluorodesoxiglicose	Hipometabolismo bitemporoparietal; hipometabolismo frontal ou temporal anterior; hipometabolismo occipital	Provavelmente indica DA Sugere DFT Sugere ACP ou LBD
PET com florbetapir, florbetaben ou flutemetanol	Sinal positivo para amiloide fibrilar	Sugere DA com ou sem LBD
SPECT com ioflupano (DAT)	Redução unilateral ou bilateral da captação estriatal	Sugere LBD
Análise de biomarcadores no líquido cefalorraquidiano	Beta-amiloide-42 em nível baixo Fosfotau em nível alto	Sugere DA
Genotipagem da apolipoproteína E	Alelo ε4 presente	Sugere DA subjacente

*Os exames citados a seguir são úteis em estudos científicos sobre DCL e espera-se que tenham implicações clínicas mais amplas quando houver tratamentos modificadores das doenças disponíveis. ACP, atrofia cortical posterior; DA, doença de Alzheimer; DAT, tomografia computadorizada por emissão de fóton único para transportador de dopamina; DFT, demência frontotemporal; LBD, demência com corpúsculos de Lewy; PET, tomografia por emissão de pósitrons; RM, ressonância magnética; SPECT, tomografia computadorizada por emissão de fóton único.

agregada em pacientes com disfunção cognitiva em processo de investigação para doença de Alzheimer; a sensibilidade e a especificidade desse marcador estão baseadas principalmente em pacientes com doença avançada. Biomarcadores do líquido cefalorraquidiano (especialmente presença de beta-amiloide-42 em níveis baixos, mas também provavelmente presença de níveis altos de proteína tau e fosfotau) estão associados à progressão da DCL para doença de Alzheimer. Biomarcadores para DCL associada à LBD refletem os que são usados para diagnosticar demência secundária à LBD e incluem captação reduzida do transportador de dopamina no núcleo da base demonstrada por DAT (tomografia computadorizada por emissão de fóton único) ou PET com fluorodesoxiglicose; evidência de sono com movimentos oculares rápidos à polissonografia sem atonia; e anormalidades à cintilografia miocárdica (usando o marcador cardíaco metaiodobenzilguanidina, ou MIBG). Testes genéticos para definir o genótipo do gene *APOE* não são recomendados para investigação diagnóstica de DCL, independentemente do diagnóstico subjacente suspeito. Os padrões genéticos das demências são diferentes e complexos e pacientes com diagnóstico de DCL e história familiar de demência podem ser auxiliados por aconselhamento genético, com ou sem realização testes genéticos ao fim (aconselhamento genético está descrito com mais detalhes no Capítulo 35). A combinação desses fatores, na qual vários marcadores indicam o mesmo processo patológico incipiente, provavelmente tem valor prognóstico ainda maior, embora, no mesmo sentido, a presença de biomarcadores discordantes tornem o prognóstico de progressão menos inequívoco.

TRATAMENTO

Como muitos casos de DCL, especialmente do tipo amnésico, evoluem para doença de Alzheimer com o transcorrer do tempo, alguns estudos avaliaram se algum dos quatro tratamentos específicos usados comumente pelos pacientes com essa doença traz algum benefício no sentido de melhorar a cognição ou prolongar o intervalo até a conversão em demência. Três inibidores de colinesterase (donepezila, galantamina e rivastigmina) foram estudados em pacientes com DCL. Apenas a donepezila (10 mg/dia) mostrou alguma evidência fraca (Evidência de nível 1)[1] de eficácia para retardar a progressão ao diagnóstico da doença de Alzheimer (algumas vezes referida como *conversão*). Estudos com galantamina demonstram aumento discreto da mortalidade no grupo tratado, em comparação com os que usaram placebo, mas há suspeitas de que isso tenha sido um dado estatístico, não necessariamente indicativo de algum efeito deletério do fármaco nos pacientes com DCL. O único inibidor não colinesterásico aprovado para tratar doença de Alzheimer (memantina) foi estudado em pacientes com DCL e doença de Alzheimer branda, mas se mostrou ineficaz.

Ainda não existem tratamentos que modifiquem a evolução da DCL, doença de Alzheimer ou outras demências neurodegenerativas. O pressuposto geral é que, se um fármaco mostrar que retarda a progressão da doença neurodegenerativa, então o tratamento dos pacientes no estágio de DCL poderia ser ainda mais útil que o tratamento dos estágios mais avançados que começam com demência branda. Além disso, mesmo que se suponha que um fármaco atue com igual eficácia nos diversos estágios da doença, retardando a progressão da doença, seu uso mais precoce seria mais benéfico que se fosse introduzido tardiamente. Desse modo, a cada dia cresce o número de fármacos experimentais usados na doença de Alzheimer, que também têm sido testados nos pacientes com DCL. Biomarcadores de imagem para beta-amiloide e proteína tau; biomarcadores do líquido cefalorraquidiano para beta-amiloide, proteínas tau e fosfotau, sinucleína e outras; e marcadores genéticos como genótipo APOE podem ser úteis para prever quais indivíduos com DCL têm mais chances de estar nos estágios iniciais da doença de Alzheimer. Entretanto, qualquer abordagem baseada em biomarcadores para orientar tratamento é usada basicamente em paradigmas experimentais, mas não se aplica ainda à prática clínica.

Além disso, a DCL comumente inclui ansiedade ou depressão associadas. Em alguns casos, conforme foi mencionado antes, a causa primária da DCL pode ser depressão. Desse modo, diante de qualquer paciente com ansiedade ou depressão, deve-se considerar o tratamento dos sintomas psiquiátricos com antidepressivos, mais comumente com inibidores seletivos da recaptação de serotonina (p. ex., fluoxetina, sertralina, paroxetina, citalopram ou escitalopram).

No período que se segue imediatamente ao diagnóstico de DCL, pacientes e familiares estão altamente motivados a buscar mais informações sobre essa condição e demência em geral. Esse período oferece boa oportunidade de educação, apoio antecipatório, referenciamento a estudos científicos e debates sobre planejamento antecipado de cuidados de saúde (descrito com mais detalhes no Capítulo 158). Embora haja muito interesse em estratégias profiláticas para evitar conversão de DCL para demência mais avançada, associações epidemiológicas com hábitos potencialmente protetores na vida adulta (p. ex., dieta, prática de exercícios físicos e treinamento cognitivo) não se traduziram em evidência clara de benefício cognitivo protetor em ensaios randomizados sobre intervenções não farmacológicas focadas em dieta, exercícios e atividades cognitivamente demandantes. Embora fatores de risco potencialmente modificáveis para doença cardiovascular e AVE devam ser considerados, levando em conta as associações entre essas patologias e o declínio cognitivo – independentemente da suposta neuropatologia subjacente à DCL.

PROGNÓSTICOS

A DCL não é um diagnóstico patológico específico, de forma que a epidemiologia da progressão para demência é mais relevante à previsão do prognóstico. Está claro que a maioria dos pacientes que atendem aos critérios de DCL evolui para demência ao longo de um período de 5 a 10 anos. A frequência dessa progressão e também o tipo específico de demência ao qual há progressão variam, dependendo em parte da gravidade e em parte do tipo de DCL. Em termos gerais, a DCL amnésica e a DCL amnésica multimodal evoluem mais comumente para doença de Alzheimer, e estudos de base comunitária estimaram taxas de progressão para demência entre 5 e 20% ao ano. Alguns tipos menos comuns de DCL (p. ex., apenas disfunção visuoespacial) podem, com sua progressão, corresponder mais claramente ao diagnóstico clínico sindrômico de atrofia cortical posterior que, no entanto, geralmente também reflete a patologia da doença de Alzheimer. Ao longo de alguns anos, alguns indivíduos com DCL mantêm-se relativamente estáveis ou até melhora, embora esse tipo de evolução seja mais comum com as formas não amnésicas. Mesmo os pacientes que "revertem" da DCL para função cognitiva normal encontram-se em risco mais alto de ter demência no futuro. Entretanto, alguns indivíduos permanecem estáveis com diagnóstico de DCL por muitos anos, e a base subjacente à sua disfunção não está esclarecida, bem como seu prognóstico final.

EVIDÊNCIA DE NÍVEL 1

1. Lu PH, Edland SD, Teng E, Tingus K, Petersen RC, Cummings JL; for Alzheimer's Disease Cooperative Study Group. Donepezil delays progression to AD in MCI subjects with depressive symptoms. *Neurology.* 2009;72:2115-2121.

LEITURA SUGERIDA

Adams JW, Alosco ML, Mez J, et al. Association of probable REM sleep behavior disorder with pathology and years of contact sports play in chronic traumatic encephalopathy [published online ahead of print September 17, 2020]. *Acta Neuropathol.* doi:10.1007/s00401-020-02206-x.

Albert MS, DeKosky ST, Dickson D, et al. The diagnosis of mild cognitive impairment due to Alzheimer's disease: recommendations from the National Institute on Aging-Alzheimer's Association workgroups on diagnostic guidelines for Alzheimer's disease. *Alzheimers Dement.* 2011;7:270-279.

American Psychiatric Association. *Diagnostic and Statistical Manual of Mental Disorders (DSM-5®).* 5th ed. Washington, DC: American Psychiatric Association; 2013.

Albert M, Soldan A, Gottesman R, et al. Cognitive changes preceding clinical symptom onset of mild cognitive impairment and relationship to *ApoE* genotype. *Curr Alzheimer Res.* 2014;11:773-784.

Blazer DG, Yaffe K, Liverman CT. *Cognitive Aging: Progress in Understanding and Opportunities for Action.* Washington, DC: National Academies Press; 2015.

Bondi MW, Edmonds EC, Jak AJ, et al. Neuropsychological criteria for mild cognitive impairment improves diagnostic precision, biomarker associations, and progression rates. *J Alzheimers Dis.* 2014;42:275-289.

Clem MA, Holliday RP, Pandya S, Hynan LS, Lacritz LH, Woon FL. Predictors that a diagnosis of mild cognitive impairment will remain stable 3 years later. *Cogn Behav Neurol.* 2017;30(1):8-15.

Delrieu J, Piau A, Caillaud C, Voisin T, Vellas B. Managing cognitive dysfunction through the continuum of Alzheimer's disease: role of pharmacotherapy. *CNS Drugs.* 2011;25:213-226.

Dukart J, Mueller K, Villringer A, et al.; for Alzheimer's Disease Neuroimaging Initiative. Relationship between imaging biomarkers, age, progression and symptom severity in Alzheimer's disease. *Neuroimage Clin.* 2013;3:84-94.

Farlow MR. Treatment of mild cognitive impairment (MCI). *Curr Alzheimer Res.* 2009;6:362-367.

Ferman TJ, Smith GE, Kantarci K, et al. Nonamnestic mild cognitive impairment progresses to dementia with Lewy bodies. *Neurology.* 2013;81: 2032-2038.

Fleisher AS, Chen K, Liu X, et al. Using positron emission tomography and florbetapir F18 to image cortical amyloid in patients with mild cognitive impairment or dementia due to Alzheimer disease. *Arch Neurol.* 2011;68:1404-1411.

Ismail Z, Agüera-Ortiz L, Brodaty H, et al. The Mild Behavioral Impairment Checklist (MBI-C): a rating scale for neuropsychiatric symptoms in predementia populations. *J Alzheimers Dis.* 2017;56(3):929-938.

Jack CR Jr, Albert MS, Knopman DS, et al. Introduction to the recommendations from the National Institute on Aging-Alzheimer's Association workgroups on diagnostic guidelines for Alzheimer's disease. *Alzheimers Dement.* 2011;7:257-262.

Jack CR Jr, Bennett DA, Blennow K, et al. NIA-AA research framework: toward a biological definition of Alzheimer's disease. *Alzheimers Dement.* 2018;14(4):535-562.

Jack CR Jr, Wiste HJ, Therneau TM, et al. Associations of amyloid, tau, and neurodegeneration biomarker profiles with rates of memory decline among individuals without dementia. *JAMA.* 2019;321(23):2316-2325.

Jessen F, Amariglio RE, Buckley RF, et al. The characterisation of subjective cognitive decline. *Lancet Neurol.* 2020;19(3):271-278.

Jessen F, Amariglio RE, van Boxtel M, et al.; and Subjective Cognitive Decline Initiative Working Group. A conceptual framework for research on subjective cognitive decline in preclinical Alzheimer's disease. *Alzheimers Dement.* 2014;10(6):844-852.

Jessen F, Wolfsgruber S, Wiese B, et al. AD dementia risk in late MCI, in early MCI, and in subjective memory impairment. *Alzheimers Dement.* 2014;10(1):76-83.

Jiskoot LC, Panman JL, van Asseldonk L, et al. Longitudinal cognitive biomarkers predicting symptom onset in presymptomatic frontotemporal dementia. *J Neurol.* 2018;265(6):1381-1392.

Karow DS, McEvoy LK, Fennema-Notestine C, et al.; and Alzheimer's Disease Neuroimaging Initiative. Relative capability of MR imaging and FDG PET to depict changes associated with prodromal and early Alzheimer disease. *Radiology.* 2010;256:932-942.

Kemppainen NM, Scheinin NM, Koivunen J, et al. Five-year follow-up of 11C-PIB uptake in Alzheimer's disease and MCI. *Eur J Nucl Med Mol Imaging.* 2014;41:283-289.

Knopman DS, Petersen RC. Mild cognitive impairment and mild dementia: a clinical perspective. *Mayo Clin Proc.* 2014;89:1452-1459.

Koepsell TD, Monsell SE. Reversion from mild cognitive impairment to normal or near-normal cognition: risk factors and prognosis. *Neurology.* 2012;79(15):1591-1598.

Landau SM, Harvey D, Madison CM, et al.; for Alzheimer's Disease Neuroimaging Initiative. Comparing predictors of conversion and decline in mild cognitive impairment. *Neurology.* 2010;75:230-238.

Li J-Q, Tan L, Wang H-F, et al. Risk factors for predicting progression from mild cognitive impairment to Alzheimer's disease: a systematic review and meta-analysis of cohort studies. *J Neurol Neurosurg Psychiatry.* 2016;87(5):476-484.

Lim YY, Maruff P, Pietrzak RH, et al.; for AIBL Research Group. Effect of amyloid on memory and non-memory decline from preclinical to clinical Alzheimer's disease. *Brain.* 2014;137(pt 1):221-231.

Litvan I, Goldman JG, Tröster AI, et al. Diagnostic criteria for mild cognitive impairment in Parkinson's disease: Movement Disorder Society Task Force guidelines. *Mov Disord.* 2012;27(3):349-356.

Livingston G, Huntley J, Sommerlad A, et al. Dementia prevention, intervention, and care: 2020 report of the Lancet Commission. *Lancet.* 2020;396(10248):413-446.

Mattsson N, Tosun D, Insel PS, et al.; for Alzheimer's Disease Neuroimaging Initiative. Association of brain amyloid-β with cerebral perfusion and structure in Alzheimer's disease and mild cognitive impairment. *Brain.* 2014;137:1550-1561.

McKhann GM, Knopman DS, Chertkow H, et al. The diagnosis of dementia due to Alzheimer's disease: recommendations from the National Institute on Aging-Alzheimer's Association workgroups on diagnostic guidelines for Alzheimer's disease. *Alzheimers Dement.* 2011;7:263-269.

McKeith IG, Ferman TJ, Thomas AJ, et al.; for prodromal DLB Diagnostic Study Group. Research criteria for the diagnosis of prodromal dementia with Lewy bodies. *Neurology.* 2020;94(17):743-755.

Ngandu T, Lehtisalo J, Solomon A, et al. A 2 year multidomain intervention of diet, exercise, cognitive training, and vascular risk monitoring versus control to prevent cognitive decline in at-risk elderly people (FINGER): a randomised controlled trial. *Lancet.* 2015;385(9984):2255-2263.

Pagani M, Dessi B, Morbelli S, et al. MCI patients declining and not-declining at mid-term follow-up: FDG-PET findings. *Curr Alzheimer Res.* 2010;7: 287-294.

Petersen RC, Aisen P, Boeve BF, et al. Mild cognitive impairment due to Alzheimer disease in the community. *Ann Neurol.* 2013;74:199-208.

Petersen RC, Caracciolo B, Brayne C, Gauthier S, Jelic V, Fratiglioni L. Mild cognitive impairment: a concept in evolution. *J Intern Med.* 2014;275: 214-228.

Petersen RC, Lopez O, Armstrong MJ, et al. Practice guideline update summary: mild cognitive impairment. *Neurology.* 2018;90(3):126-135.

Petersen RC, Smith GE, Waring SC, Ivnik RJ, Tangalos EG, Kokmen E. Mild cognitive impairment: clinical characterization and outcome. *Arch Neurol.* 1999;56:303-308.

Prestia A, Caroli A, van der Flier WM, et al. Prediction of dementia in MCI patients based on core diagnostic markers for Alzheimer disease. *Neurology.* 2013;80:1048-1056.

Roberts R, Knopman DS. Classification and epidemiology of MCI. *Clin Geriatr Med.* 2013;29:753-772.

Roberts RO, Knopman DS, Mielke MM, et al. Higher risk of progression to dementia in mild cognitive impairment cases who revert to normal. *Neurology.* 2014;82:317-325.

Rowe CC, Bourgeat P, Ellis KA, et al. Predicting Alzheimer disease with β-amyloid imaging: results from the Australian imaging, biomarkers, and lifestyle study of ageing. *Ann Neurol.* 2013;74:905-913.

Sachdev P, Kalaria R, O'Brien J, et al. Diagnostic criteria for vascular cognitive disorders: a VASCOG statement. *Alzheimer Dis Assoc Disord.* 2014; 28(3):206-218.

Salardini A. Interpretation of biomarker data in diagnosis of primary dementias. *Semin Neurol*. 2019;39(2):200-212.

Slot RER, Sikkes SAM, Berkhof J, et al. Subjective cognitive decline and rates of incident Alzheimer's disease and non-Alzheimer's disease dementia. *Alzheimers Dement*. 2019;15(3):465-476.

Smith E. Vascular cognitive impairment. *Contin Lifelong Learn Neurol*. 2016;22(2, Dementia):490-509.

Sperling RA, Aisen PS, Beckett LA, et al. Toward defining the preclinical stages of Alzheimer's disease: recommendations from the National Institute on Aging-Alzheimer's Association workgroups on diagnostic guidelines for Alzheimer's disease. *Alzheimers Dement*. 2011;7:280-292.

Tricco AC, Soobiah C, Berliner S, et al. Efficacy and safety of cognitive enhancers for patients with mild cognitive impairment: a systematic review and meta-analysis. *CMAJ*. 2013;185:1393-1401.

van de Pol LA, Korf ES, van der Flier WM, et al. Magnetic resonance imaging predictors of cognition in mild cognitive impairment. *Arch Neurol*. 2007;64:1023-1028.

Verghese J, Wang C, Lipton RB, Holtzer R. Motoric cognitive risk syndrome and the risk of dementia. *J Gerontol A Biol Sci Med Sci*. 2013;68(4):412-418.

Wang X, Huang W, Su L, et al. Neuroimaging advances regarding subjective cognitive decline in preclinical Alzheimer's disease. *Mol Neurodegener*. 2020;15(1):55.

Ward A, Arrighi HM, Michels S, Cedarbaum JM. Mild cognitive impairment: disparity of incidence and prevalence estimates. *Alzheimers Dement*. 2012;8:14-21.

Wolfsgruber S, Kleineidam L, Guski J, et al.; for DELCODE Study Group. Minor neuropsychological deficits in patients with subjective cognitive decline. *Neurology*. 2020;95(9):e1134-e1143.

Doença de Alzheimer 51

Lawrence S. Honig e James M. Noble

PONTOS-CHAVE

1. Doença de Alzheimer (DA) é a doença neurodegenerativa mais comum e causa responsável por perda de memória da maioria dos pacientes com demência.

2. As alterações neuropatológicas associadas à doença de Alzheimer, inclusive deposição de amiloide e proteína tau, parecem causar sintomas quando afetam diretamente estruturas corticais ou redes neurais relacionadas.

3. Outros sintomas associados à doença de Alzheimer são distúrbios de linguagem, orientação visuoespacial, função executiva e habilidades motoras, que ocorrem isoladamente ou em diversas combinações, com ou sem amnésia coexistente.

4. A investigação diagnóstica para doença de Alzheimer inclui avaliar diversas causas de demência reversível por exames clínicos combinados com testes laboratoriais e exames de imagem.

5. Existem biomarcadores baseados em análises do líquido cefalorraquidiano e exames de imagem para deposição de amiloide e proteína tau, que estão disponíveis para confirmar o diagnóstico específico da doença de Alzheimer e podem desempenhar papel importante na determinação do prognóstico e avaliação da progressão da doença.

6. As opções terapêuticas disponíveis atualmente são paliativas e possibilitam atenuar sintomas por meio de anticolinesterásicos de ação central e memantina (antagonista do receptor de N-metil-D-aspartato).

7. Outros fármacos usados terapeuticamente têm como alvos manifestações comportamentais e psicóticas, que podem ocorrer em alguns pacientes com doença de Alzheimer, embora nem sempre sejam evidenciadas.

INTRODUÇÃO

A doença de Alzheimer é o tipo de demência mais comum. Essa doença foi designada pela primeira vez por Emil Kraepelin, em 1910, em homenagem a Alois Alzheimer, que descreveu em 1906 as manifestações clínicas patológicas de demência em uma mulher de 51 anos de idade. Durante algumas décadas, a doença de Alzheimer era considerada um tipo de demência pré-senil, que acometia indivíduos com sintomas que se iniciavam antes dos 65 anos de idade. Entretanto, em meados do século XX, constatou-se que as mesmas alterações clínicas, patológicas, ultraestruturais e bioquímicas da doença de Alzheimer pré-senil também estavam presentes nos indivíduos com demência "senil" mais comum (mais de 65 anos de idade). A doença é comumente esporádica, embora a suscetibilidade esteja relacionada com vários fatores de risco genéticos e potencialmente modificáveis, que também são impactados pelo envelhecimento. Raramente, a doença tem padrão hereditário autossômico dominante, particularmente em indivíduos mais jovens.

EPIDEMIOLOGIA

A doença de Alzheimer é uma degeneração patológica crônica associada ao envelhecimento, e tanto sua incidência quanto prevalência aumentam com a idade. Estimativas de sua prevalência revelaram que menos de 1% dos indivíduos com menos de 65 anos de idade são clinicamente afetados, enquanto cerca de 5% são acometidos entre 65 e 75 anos, cerca de 20% entre 75 e 85 anos e provavelmente mais de 50% com 85 anos de idade ou mais. A prevalência crescente com o avanço da idade deve-se ao fato de que a incidência específica da idade ou o número de novos casos que surgem no decorrer de um período específico de tempo aumentam acentuadamente de menos de 1% por ano antes dos 65 anos de idade para cerca de 6% por ano em indivíduos com 85 anos ou mais. A duração média dos sinais clínicos desde os primeiros sintomas perceptíveis até a morte é tipicamente de 10 a 20 anos ou mais. Estudos de base comunitária mais recentes sugeriram que a incidência tenha diminuído ligeiramente nos coortes de idade mais avançada, mas que a prevalência tenha estabilizado, provavelmente como reflexo da duração mais longa da doença e, em parte, por alterações dos padrões de cuidados prestados a esses pacientes.

Presume-se que uma combinação de fatores classificados como potencialmente modificáveis ou inalteráveis – fatores ambientais e genéticos, respectivamente – estejam envolvidos no risco da doença. Entretanto, pesquisas extensivas dos fatores de risco ambientais além da idade não permitiram identificar fatores de risco bem-definidos para doença de Alzheimer propriamente dita. Depressão em idade avançada está associada à doença de Alzheimer, embora a direção dessa causalidade não esteja bem-definida – é provável que os sintomas depressivos constituam, com frequência, manifestações precoces desse distúrbio demencial. Do mesmo modo, déficit auditivo e saúde oral precária foram associados epidemiologicamente à demência, embora suas relações fisiopatológicas potenciais ainda sejam desconhecidas. Traumatismo cranioencefálico foi associado a risco aumentado de desenvolver sintomas semelhantes aos da doença de Alzheimer, mas estudos neuropatológicos demonstraram combinação de anormalidades "taupáticas" bem definidas, patologia típica da doença de Alzheimer e corpos de Lewy; a coexistência dessas patologias aumenta progressivamente nas populações mais idosas. De modo semelhante, diabetes melito e distúrbios cardiovasculares e vasculares encefálicos foram associados a risco aumentado de demência, porém isso pode ser devido a uma lesão isquêmica aditiva do cérebro e não a um verdadeiro aumento na incidência de doença de Alzheimer.

Alguns outros fatores de risco potencialmente modificáveis próprios da meia-idade ou da idade avançada, inclusive dieta saudável, prática regular de exercícios e sono adequado, foram associados epidemiologicamente à incidência mais baixa de doença de Alzheimer, mas estudos sobre intervenções no estilo de vida em idade avançada não se traduziram em prevenção ou lentidão do declínio cognitivo. Estudos realizados com gêmeos idênticos mostraram que eles não são necessariamente afetados de maneira concordante, de modo que existem, quase certamente, alguns fatores além dos genéticos clássicos. Entretanto, os principais fatores de risco para desenvolvimento da doença de Alzheimer, cada um deles intrinsecamente pequeno, parecem constituir os membros de uma numerosa lista crescente de variações genéticas (Tabela 51.1).

Bases genéticas da doença de Alzheimer

Na maioria dos casos, doença de Alzheimer é uma condição "esporádica" e não um distúrbio dominante ou recessivo mendeliano. Entretanto, em uma porcentagem pequena do número total de pacientes com doença de Alzheimer (< 0,5%), a doença é transmitida como distúrbio familiar monogênico autossômico dominante identificado, em geral, mas nem sempre, com início antes dos 65 anos de idade. Mutações de três genes – gene da proteína precursora amiloide (APP) localizado no cromossomo 21, gene da presenilina 1 (PSEN1) do cromossomo 14 e gene da presenilina 2 (PSEN2) do cromossomo 1 – resultam em formas autossômicas dominantes da doença, que têm seu início já na terceira década de vida, com penetrância essencialmente completa (Figura 51.1). Além disso, trissomia do 21 ou síndrome de Down resulta, com quase certeza, em patologia da doença de Alzheimer em torno dos 50 anos de idade e em sintomas da doença naqueles que sobrevivem por tempo suficiente. Por fim, também há uma variante protetora do gene da APP (alelo "islandês", A673T), que está altamente correlacionada com proteção contra a doença de Alzheimer. Existem pelo menos 217 variantes diferentes do gene PSEN1 e suas variantes patogênicas causam o tipo mais comum da doença de Alzheimer familiar de início precoce. Variantes patogênicas desses três genes são responsáveis por até metade dos casos familiares de doença de Alzheimer de início precoce, podem ser consideradas determinantes em virtude da correspondência quase completa entre genótipo e fenótipo e parecem levar à produção aumentada de amiloide b (Aβ) ou, especificamente, do peptídeo Aβ_{42}.

Observa-se maior risco de doença de Alzheimer em parentes de primeiro grau de indivíduos com a doença. Irmãos de pacientes têm risco esperado aproximadamente duas vezes maior de desenvolver a doença. Gêmeos monozigóticos apresentam concordância significativamente mais alta para doença de Alzheimer que gêmeos dizigóticos. Parte do risco genético está relacionado com o polimorfismo do gene da apolipoproteína E (APOE) localizado no cromossomo 19, que demonstra forte associação ao início da doença de Alzheimer na faixa etária dos 60 a 80 anos. O polimorfismo $\varepsilon 4$ do gene APOE é uma variante de ocorrência normal do gene presente em cerca de um terço da população norte-americana não afetada, porém é encontrada em cerca de dois terços dos indivíduos com doença de Alzheimer de início tardio. O gene APOE foi denominado gene de *suscetibilidade*, visto que a presença do alelo $\varepsilon 4$ (um polimorfismo) nem sempre leva ao desenvolvimento da doença de Alzheimer. Um alelo $\varepsilon 4$ do gene APOE4 está associado ao aumento de cerca de duas a três vezes no risco, enquanto duas cópias estão associadas a risco cinco a dez vezes maior. Em termos gerais, o risco populacional atribuível ao alelo $\varepsilon 4$ do gene APOE é de aproximadamente 20%, tornando-o um dos fatores de risco mais importantes para a doença. Entretanto, por motivos parcialmente entendidos, também se sabe que esses riscos podem diferir acentuadamente com base na raça/etnia.

Foi identificado grande número de variantes gênicas, conferindo, cada uma delas, risco menor de doença de Alzheimer que o alelo $\varepsilon 4$ do gene APOE (Figura 51.1). Atualmente, várias dúzias desses genes estão identificados, incluindo alguns envolvidos na biologia dos lipídios, processamento intracelular ou vias endossômicas e outras vias envolvidas na inflamação ou resposta imune, migração celular, citoesqueleto, transporte axonal e função das células microgliais. Outros genes provavelmente serão identificados, contribuindo para a arquitetura genética já complexa dessa doença.

FISIOPATOLOGIA

A patologia da doença de Alzheimer caracteriza-se por dois aspectos neuropatológicos específicos (Tabela 51.1 e Figura 51.2): placas amiloides extracelulares, que molecularmente consistem predominantemente em agregados fibrilares de peptídeos de 40 e 42 aminoácidos (Aβ_{40} e Aβ_{42}) e emaranhados neurofibrilares intracelulares, que consistem em polímeros filamentosos helicoidais pareados de proteína tau hiperfosforilada. Embora essas características específicas possibilitem o diagnóstico patológico da doença de Alzheimer, é provável que os sintomas da doença estejam relacionados principalmente com destruição sináptica extensiva e, posteriormente, destruição neuronal evidente. Grande parte do impacto mais imediato dessa lesão é observada na região entorrinal do lobo temporal medial.

Tabela 51.1 Alterações patológicas clássicas da doença de Alzheimer.*

Macroscópicas/regionais	Implicações clínicas
Atrofia hipocampal	Déficit de memória
Atrofia parietotemporal	Disnomia/comprometimento visuoespacial
Perda de células dos núcleos da base	Déficit de atenção
Microscópicas	**Característica molecular correspondente**
Placas neuríticas	Agregados fibrilares Aβ_{42} e Aβ_{40} com alterações neuríticas associadas
Placas difusas	Agregados fibrilares Aβ_{42} e Aβ_{40}
Emaranhados neurofibrilares	Agregados filamentosos helicoidais pareados de proteína tau fosforilada
Destruição de sinapses	Desconhecida – porém acompanha-se de diminuição de vários neurotransmissores
Destruição de neurônios	Desconhecida
Degeneração granulovacuolar	Alterações vesiculares intraneuronais

*Lista de alterações patológicas típicas da doença de Alzheimer, inclusive alterações macroscópicas/regionais e microscópicas e seus correspondentes clínicos e moleculares.

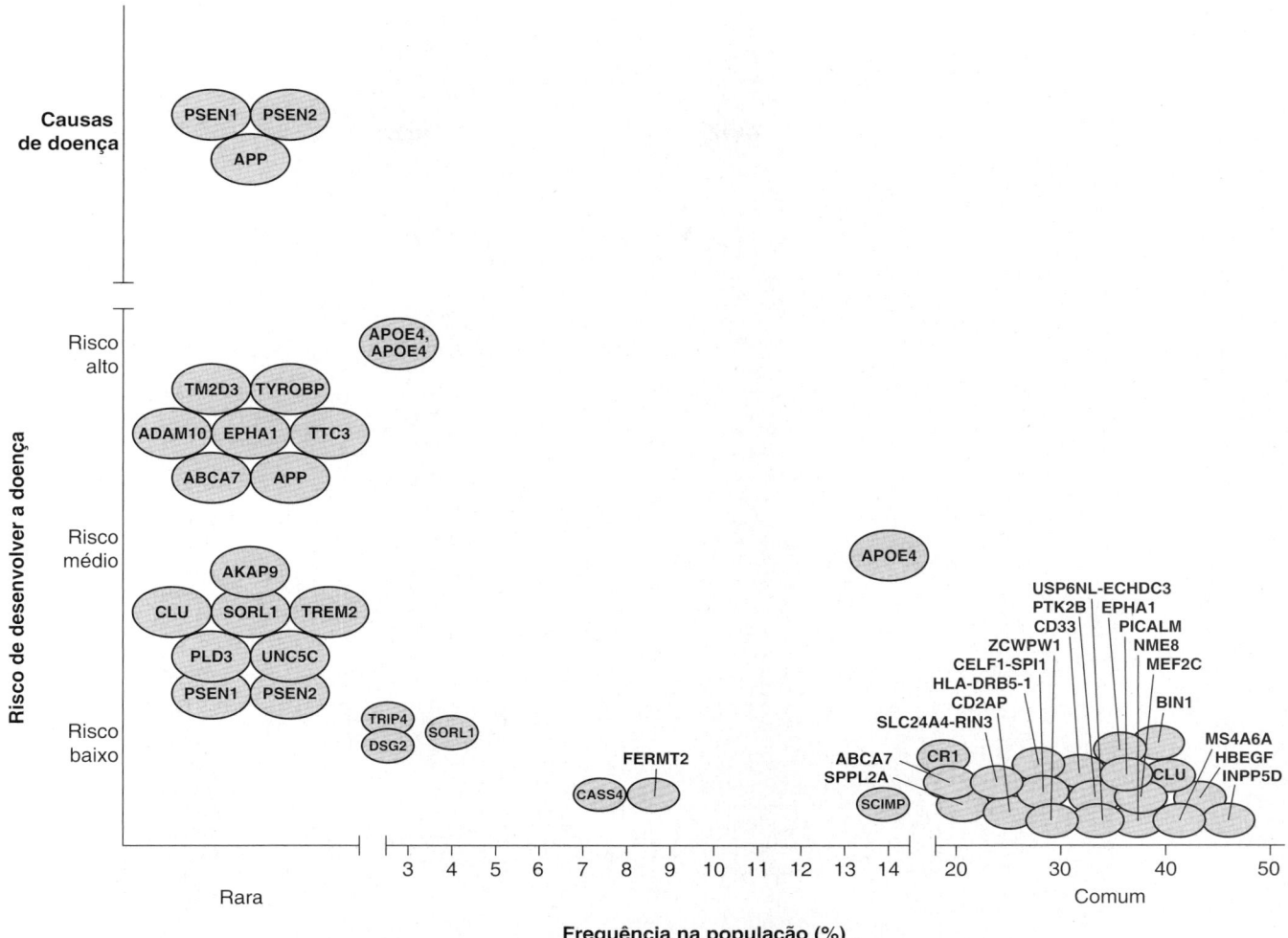

FIGURA 51.1 Marcadores genéticos da doença de Alzheimer. Como se pode evidenciar com base na frequência alélica na população (eixo *x*) e penetrância (eixo *y*), os genes *PSEN1*, *PSEN2* e *APP* são genes nos quais mutações podem causar doença de Alzheimer com padrão hereditário autossômico dominante, enquanto uma mutação específica do gene *APP* também pode conferir proteção contra essa doença. *APOE*, *SORL1* e todos os outros genes listados na figura demonstram variações alélicas que afetam o risco de desenvolver doença de Alzheimer. (Figura criada por Alan Renton, PhD, cedida por cortesia de Alison Goate, D. Phil, Icahn School of Medicine em Mount Sinai, New York, NY.)

Placas neuríticas senis são lesões microscópicas esféricas com região central de Aβ extracelular infiltrada e circundada por fibras nervosas anormais (neuritos). Os peptídeos $A\beta_{40}$ e $A\beta_{42}$ derivam da APP, uma proteína transmembrana presente na maioria dos tecidos. Uma região da APP fica localizada dentro de um domínio intramembranar de organelas intracelulares dos neurônios, e várias atividades enzimáticas proteolíticas, conhecidas como *secretases*, são responsáveis pela clivagem da proteína. Quando ocorre clivagem pela α-secretase, forma-se um derivado peptídico solúvel do amiloide. Entretanto, quando a APP é clivada pela β-secretase e, subsequentemente, pela γ-secretase, são gerados os peptídios $A\beta_{40}$ e $A\beta_{42}$. Esses monômeros de peptídeo Aβ sofrem agregação, formando oligômeros e, por fim, grandes polímeros – um processo que pode ser demonstrado *in vitro* e presumivelmente resulta nas placas amiloides observadas à histologia. Por conseguinte, não é surpreendente que os três genes autossômicos dominantes da doença de Alzheimer sejam o próprio gene *APP* e os genes *PSEN1* e *PSEN2*, que contribuem para a atividade da γ-secretase. Embora haja pouca dúvida quanto ao papel patológico dos produtos da APP, ainda não foi esclarecido que produtos poderiam ser mais responsáveis pela suposta neurotoxicidade e destruição sináptica: monômeros, oligômeros, polímeros ou até mesmo outros fragmentos mais solúveis. Além do depósito de amiloide no parênquima na doença de Alzheimer, ocorre, em quase todos os casos, angiopatia amiloide, que consiste em deposição de amiloide em torno dos vasos meníngeos e cerebrais. Essa condição tem gravidade e importância variáveis em diferentes pacientes, porém acompanha-se de propensão às hemorragias, as quais podem ser microscópicas, embora sejam visíveis nas imagens de ressonância magnética (RM) ponderadas em suscetibilidade, ou macroscópicas com hemorragias lobares médias ou grandes. Em uma pequena proporção de pacientes, pode ocorrer edema cerebral localizado ou difuso agudo, atualmente conhecido como anormalidades de exame de imagem associadas ao amiloide (ARIA, do inglês *amyloid-related imaging abnormality*), inclusive ARIA com "edema vasogênico" e/ou derrame/exsudato sulcal (ARIA-E) e ARIA com micro-hemorragias e/ou hemosiderose superficial (ARIA-H), seja espontaneamente ou depois da administração de tratamentos experimentais antiamiloide.

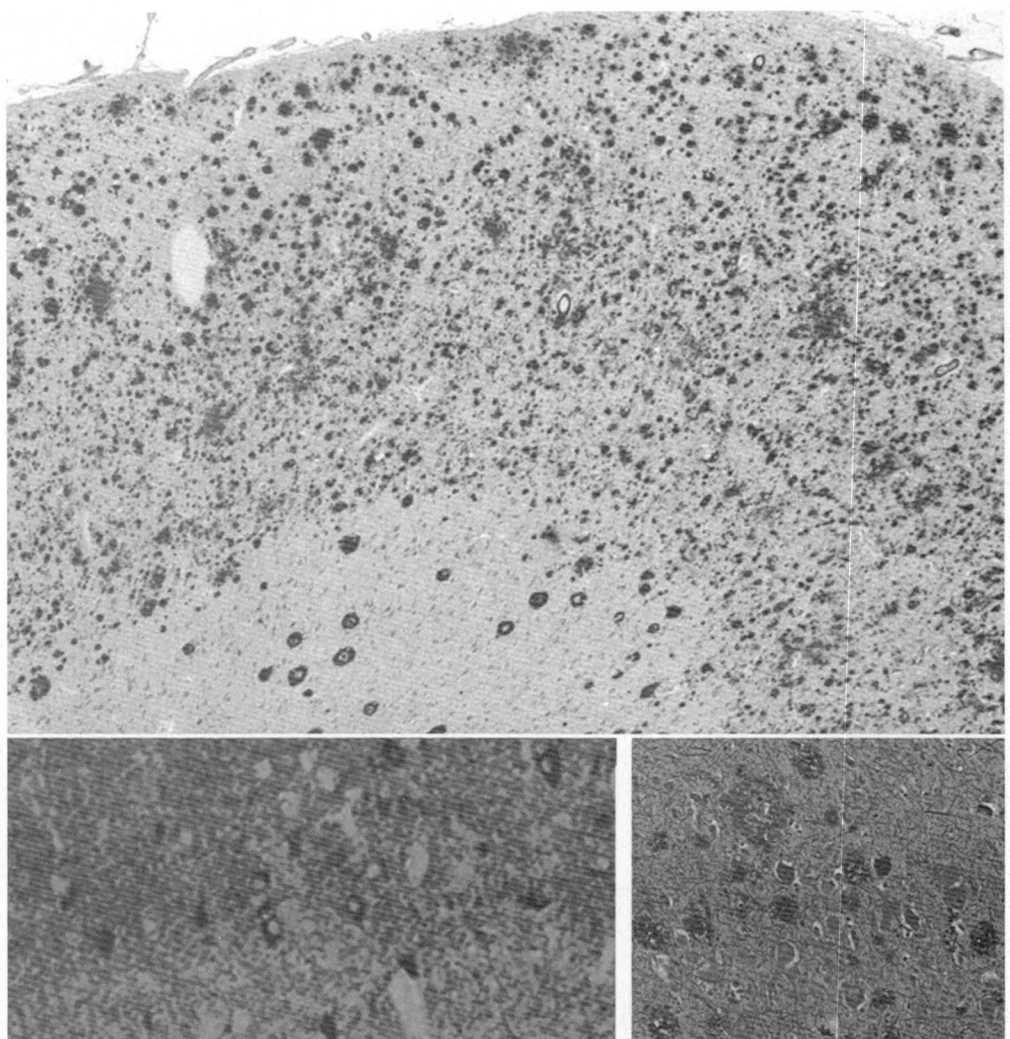

FIGURA 51.2 O *painel superior* mostra um corte do córtex cerebral com coloração imuno-histoquímica com anticorpo contra β-amiloide. São observados depósitos extracelulares corados extensos, que incluem placas, bem como coloração dos vasos sanguíneos na substância branca (angiopatia amiloide). O *painel inferior à esquerda* mostra um corte corado com anticorpo específico contra a proteína tau fosforilada, e os depósitos intracelulares corados consistem em emaranhados neurofibrilares. O *painel inferior à direita* mostra um corte com coloração histoquímica (impregnação de prata com o método de Bielschowsky), demonstrando a presença tanto de placas quanto de emaranhados. (*Esta figura se encontra reproduzida em cores no Encarte.*)

Emaranhados neurofibrilares são estruturas fibrilares intracitoplasmáticas intraneuronais. A microscopia eletrônica revela filamentos helicoidais pareados da proteína associada aos microtúbulos, conhecida como *proteína tau*. Normalmente, a proteína tau é uma proteína responsável, em parte, pelo citoesqueleto axonal, participando da estabilização dos microtúbulos. Na doença de Alzheimer, formam-se agregados de proteína tau hiperfosforilada, que aparecem na microscopia eletrônica como filamentos helicoidais pareados retorcidos e reconhecidos, na microscopia óptica, como emaranhados neurofibrilares. Os emaranhados neurofibrilares não são específicos da doença de Alzheimer; todavia, nessa doença, eles ocorrem inicialmente na formação hipocampal e, mais tarde, são observados por todo o córtex cerebral. Essa disseminação topográfica aparente dos emaranhados foi codificada com o sistema de estadiamento por Braak e Braak, incluindo comprometimento das regiões entorrinal (estágios 1 e 2), hipocampal (estágios 3 e 4) e neocortical (estágios 5 e 6). Os emaranhados parecem aumentar sua gravidade e extensão conforme a progressão da doença. Isso é mais evidente do que as placas amiloides, que estão presentes, com frequência, antes dos sintomas e não parecem se correlacionar tão fortemente com a gravidade da doença em tecidos de necropsia. Evidências recentes em imagens *in vivo* humanas sugerem que o depósito amiloide, na verdade, não aumenta com a doença, mas pode "sofrer saturação" mais precocemente do que a formação de emaranhados. A base prejudicial relativa dessas duas patologias essenciais ainda não está bem clara.

Uma característica patológica importante, porém inespecífica, da doença de Alzheimer consiste na perda disseminada e regionalmente específica de sinapses e, por fim, perda de neurônios. Perdas sinápticas são acompanhadas de grande variedade de déficits de neurotransmissores. Esses déficits incluem declínio especial das terminações colinérgicas do hipocampo e córtex, aparentemente devido ao comprometimento degenerativo precoce e proeminente do núcleo basal de Meynert, cujos grandes neurônios colinérgicos se projetam amplamente. É esse déficit colinérgico que forma a base do tratamento da doença de Alzheimer com fármacos que aumentam o tônus colinérgico. A doença de Alzheimer também se caracteriza de modo variável por degeneração granulovacuolar de células piramidais do hipocampo, que constitui uma característica patológica pouco elucidada, depósito amiloide nos vasos sanguíneos e alterações gliais. Por fim, na doença de Alzheimer, é comum observar coexistência de patologias e de séries de casos patológicos, que reforçam a hipótese de que patológicas combinadas tornem sintomas de demência mais prováveis em idade mais precoce ou sintomas mais evidentes. Patologias combinadas são inclusões intracitoplasmáticas de α-sinucleína, que são conhecidas como *corpos de Lewy* (ou *neuritos de Lewy*). Corpos de Lewy estão discutidos nos Capítulos 53 e 86, visto que constituem a característica patológica essencial do espectro da doença de Parkinson. São encontrados no cérebro em até 35% dos pacientes com doença de Alzheimer e estão até presentes no cérebro de indivíduos com doença de Alzheimer autossômica dominante de início precoce, devido, por exemplo, a mutações do gene *PSEN1*. Além da angiopatia amiloide (discutida anteriormente), as lesões vasculares constituem outra patologia coexistente comum, que ocorre no cérebro de 30 a 50% dos indivíduos com doença de Alzheimer. Essas lesões consistem em microinfartos, micro-hemorragias e infartos lacunares ou de grandes artérias. É provável que, quando presentes, a patologia dos corpos de Lewy e as patologias vasculares contribuam para o fenótipo na doença de Alzheimer, levando ao termo *demência mista*. Entretanto, a maioria dos estudos mostra que a carga de placas e emaranhados está mais bem correlacionada com a demência progressiva da doença de Alzheimer. Outras patológicas associadas frequentemente à doença de Alzheimer são proteína 43 TAR de ligação ao DNA (TDP-43) e astrogliopatia tau relacionada com o envelhecimento. Algumas dessas patologias associadas também podem ocorrer isoladamente e evidenciar-se por sintomas clínicos potencialmente sugestivos da doença de Alzheimer, inclusive encefalopatia TDP-43 predominantemente límbica relacionada com a idade (LATE, do inglês *limbic predominant age-related TDP-43 encephalopathy*). Outra patologia relacionada com o envelhecimento são emaranhados neurofibrilares isolados conhecidos como *tauopatia primária associada à idade* (ARTAG), que provavelmente ocorre na forma de um *continuum* de envelhecimento cognitivo. A posição da tauopatia primária associada à idade (PART, do inglês *primary age-related tauopathy*) quanto à neuropatologia e a manifestações clínicas da doença de Alzheimer ainda não foi definida por completo.

DIAGNÓSTICO

Os primeiros critérios organizados para o diagnóstico clínico da doença de Alzheimer foram estabelecidos em 1984 por um esforço conjunto do National Institute of Neurological and Communicative Disorders and Stroke e Alzheimer's Association (antes conhecida como *Alzheimer's Disease and Related Disorders Association*). Esses critérios (conhecidos como critérios do National Institute of Neurological and Communicative Disorders e Stroke-Alzheimer's Disease and Related Disorders Association) consistiam em três níveis de certeza clínica: definitiva (reservada apenas para casos confirmados por necropsia), provável e possível. Esses critérios incluíam história de deterioração progressiva da capacidade cognitiva não explicável por outros distúrbios conhecidos envolvendo memória e pelo menos outro domínio cognitivo e causando prejuízo significativo no funcionamento do paciente. Esses critérios foram aprovados pela American Academy of Neurology em 2001, com inclusão adicional de exames laboratoriais preferidos, como tomografia computadorizada (TC) ou RM, e exames laboratoriais opcionais, como teste sorológico para sífilis. Entretanto, com o passar do tempo, tornou-se evidente que esses critérios eram inadequados, devido à exigência de déficit de memória, distúrbio funcional e falta de referência aos exames de marcadores em líquidos biológicos e exames de imagem mais modernos e específicos. Foram desenvolvidos novos conjuntos de critérios pelo consenso financiado pelo National Institute on Aging e Alzheimer's Association, e esses critérios NIA-AA possibilitam diagnóstico pré-clínico, diagnóstico sintomático precoce sem comprometimento funcional (ver Capítulo 50) e diagnóstico pré-sintomático. Outro construto diagnóstico procura estabelecer evoluções clínicas relativas às diversas combinações de três biomarcadores típicos principais da doença de Alzheimer: evidência de deposição de β-amiloide ("A" evidenciada à tomografia por emissão de pósitrons [PET] ou nível de A$β_{42}$ no líquido cefalorraquidiano [LCR]); biomarcador tau ("T" com base na proteína tau fosforilada no LCR, ou PET específica para proteína tau); e neurodegeneração ou lesão neuronal ("N" demonstrada por PET com ^{18}F-fluorodesoxiglicose, RM estrutural ou dosagem de proteína tau total no LCR), sugerindo relação direta com doença de Alzheimer quando todos os três estão presentes, ou quando dois (inclusive amiloide) estão presentes, embora menos quando outras combinações ocorrem.

Manifestações clínicas

Os sinais e sintomas da doença de Alzheimer surgem e evoluem de modo variável, e os sinais precoces mais comuns consistem em comprometimento subjetivo e objetivo da memória (ver Capítulo 12). De modo geral, ocorre comprometimento cognitivo progressivo lento, que afeta finalmente muitos domínios cognitivos.

Disfunção cognitiva é a marca característica essencial da doença de Alzheimer. Déficit de memória é o sintoma de apresentação mais comum, presente em mais de 90% dos pacientes afetados. A dificuldade na memória é mais proeminente para informações adquiridas recentemente, a denominada memória a curto prazo, enquanto a memória imediata ou "de trabalho" tipicamente não é afetada. A "memória a longo prazo" para eventos remotos mostra-se relativamente inalterada nas fases iniciais da doença, porém também acaba sendo gravemente afetada. Com a evolução da doença, alterações da linguagem e função visuoespacial tipicamente se tornam mais proeminentes (Figura 51.3), bem como comprometimento do raciocínio abstrato e função executiva ou tomada de decisão. O comprometimento crescente na linguagem e na função visuoespacial pode ser particularmente evidente em testes seriados realizados no consultório (Figura 51.3). Em alguns indivíduos, o distúrbio de linguagem pode ser a primeira manifestação clínica, e um tipo de afasia progressiva primária (variante "logopênica" da afasia progressiva primária) frequentemente é causado pela doença de Alzheimer. Esses pacientes frequentemente mostram dificuldade de encontrar palavras, circunlóquios e repetição prejudicada; afasia progressiva primária está descrita com mais detalhes no Capítulo 52. Em outros indivíduos, o déficit visuoespacial, que pode evoluir até para cegueira cortical completa, pode ser o sintoma de apresentação da doença de Alzheimer, e essa síndrome é designada como *atrofia cortical posterior*. A doença de Alzheimer também pode causar uma síndrome corticobasal (SCB)

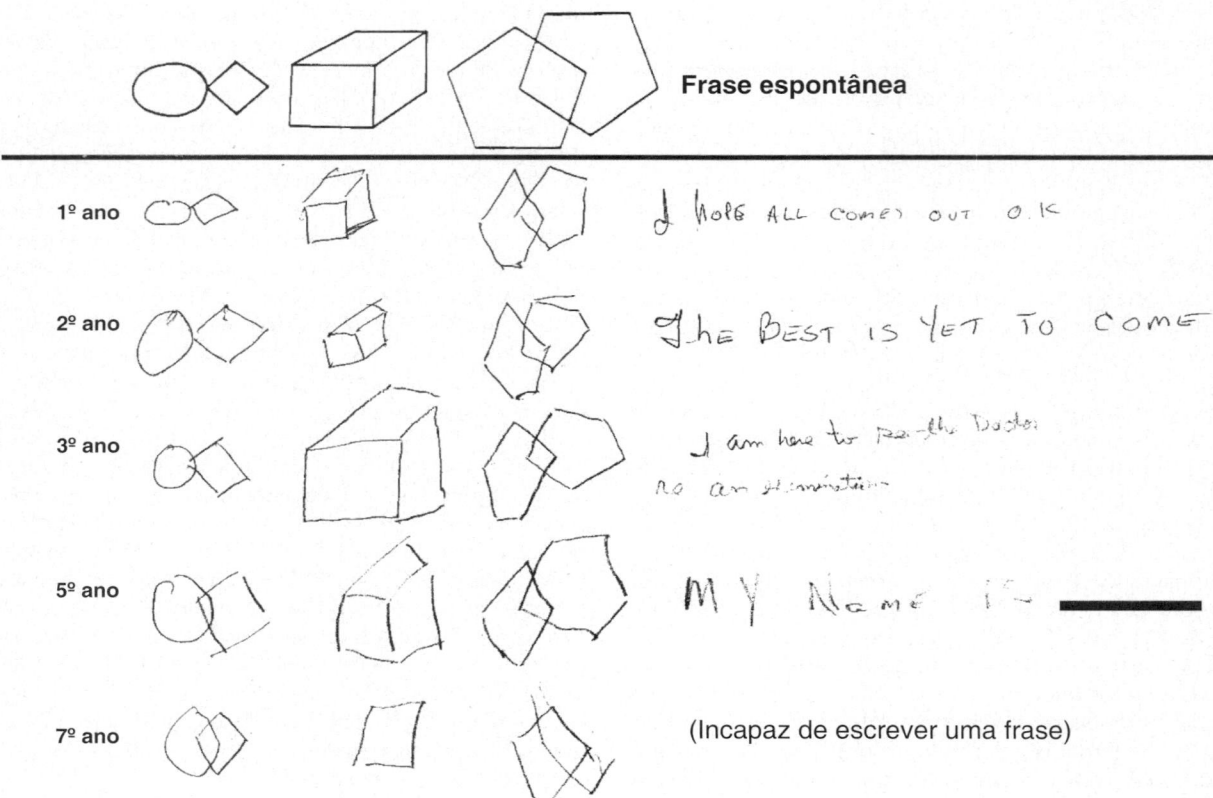

FIGURA 51.3 Teste para avaliação do estado mental em um paciente com problemas de memória, no qual foi estabelecido um diagnóstico de doença de Alzheimer no ano 1. No decorrer de um período de 7 anos, os desenhos mostram um comprometimento crescente na capacidade de construção – a capacidade de copiar figuras. A *fileira superior* mostra um exemplo apresentado ao paciente, e as fileiras subsequentes são o desempenho do paciente inicialmente e nos anos sucessivos. Em cada visita, o paciente também foi solicitado a escrever uma frase completa de sua escolha. Observa-se dificuldade crescente tanto na caligrafia quanto no conteúdo.

com sintomas marcantes de apraxia dos membros, mioclonia, distúrbio da marca e déficit sensorial cortical. A probabilidade de ocorrer o fenômeno do membro fantasma na SCB é menos provável na doença de Alzheimer que na degeneração corticobasal da demência frontotemporal; distúrbios de linguagem também podem ocorrer mais cedo na SBC associada à doença de Alzheimer que nos quadros clínicos amnésicos de Alzheimer.

Observa-se a presença de disfunção comportamental em algum momento na evolução da doença de Alzheimer na maioria dos pacientes. Os sintomas mais comuns não são apenas depressivos (especialmente apatia), mas também incluem irritabilidade, agitação, insônia, sonolência excessiva, redução ou aumento da ingestão alimentar, dependência, desinibição ou atividades compulsivas. Em alguns casos, esses sintomas provavelmente estão relacionados com alterações neuroanatômicas; todavia, em outros casos, podem representar alterações reativas da incapacidade cognitiva. Sintomas psicóticos mais comuns na doença de Alzheimer são períodos de agitação, quando pacientes ficam convencidos de suas ilusões. Alucinações auditivas e visuais podem ocorrer na doença de Alzheimer, mas devem levar à consideração de outra explicação ou de alguma doença coexistente. Com frequência, os delírios são paranoides e relacionam-se com roubo ou infidelidade, mas também podem envolver a identificação incorreta de locais ou pessoas; são muito mais comuns que as alucinações. A presença de alucinações visuais detalhadas, na ausência de doença sistêmica visual primária concomitante, deve constituir um indício tanto da demência de corpos de Lewy (ver Capítulo 53) como dos distúrbios de demência primária (doença de corpos de Lewy difusa) ou contribuinte (variante da doença de Alzheimer com corpos de Lewy).

O declínio funcional resulta de alterações tanto cognitivas quanto comportamentais. Com frequência, ocorrem perda de emprego, dificuldades financeiras, problemas conjugais ou outra disfunção familiar, dificuldade em dirigir veículos e dificuldades em aprender novas tecnologias, como controles dos automóveis, controles remotos de aparelhos domésticos, computadores ou sistemas de segurança interna.

Tipicamente, o exame do paciente com doença de Alzheimer revela apenas um comprometimento do estado mental. O restante do exame neurológico é habitualmente normal, sobretudo nos estágios leves a moderados. Nos estágios mais avançados da doença, não é rara a presença de sinais de parkinsonismo como rigidez, bradicinesia, marcha arrastada e alterações posturais. Em alguns casos, essas características podem ser exclusivamente uma consequência da doença de Alzheimer; todavia, em outros casos, podem estar relacionadas ao envolvimento concomitante da demência de corpos de Lewy (ver Capítulo 53). Tipicamente, as funções motoras e sensitivas primárias são poupadas. Os sintomas precoces de crises epilépticas, quedas ou sinais precoces de disfunção cortical motora ou sensitiva, neuropatias cranianas ou motoras ou disfunção cerebelar devem levantar fortemente a possibilidade de alguma outra forma de demência (ver Capítulo 12).

Exames diagnósticos

Testes neuropsicológicos

Testes neuropsicológicos são úteis para estabelecer a extensão da disfunção cognitiva em termos de domínios afetados e termos de grau de comprometimento em comparação com pessoas de idade, sexo e educação comparáveis (resultados normativos). O exame dos resultados em comparação com pessoas de um grupo semelhante possibilita melhor avaliação dos resultados em uma base absoluta, devido à ampla variação geral no desempenho desses testes, que estão relacionados, em grande parte, com a educação da pessoa (ver Capítulo 31). Esses testes também podem ser muito úteis ao acompanhamento da evolução da doença (principalmente no estágio inicial) para diferenciá-la do envelhecimento normal ou quando há depressão associada ao envelhecimento.

Testes laboratoriais e exames de neuroimagem

Exames laboratoriais rotineiros de sangue, urina e LCR são inespecíficos da doença de Alzheimer. Eletroencefalograma e outros testes neurofisiológicos são inespecíficos, revelando alentecimento do ritmo de fundo ou outras alterações que não são diagnósticas de qualquer distúrbio cerebral em particular. De modo semelhante, os exames de imagem de rotina por TC ou RM não revelam nenhuma anormalidade estrutural macroscópica, a não ser a atrofia, particularmente no início da evolução da doença. Posteriormente, na evolução da doença, observa-se tipicamente a ocorrência de atrofia cortical e subcortical significativa, embora não seja totalmente específica (Figura 51.4). Na doença de Alzheimer, frequentemente é possível detectar um padrão regional de atrofia envolvendo as regiões temporais, parietais e frontais (em menor grau), que comumente reflete as alterações neuropatológicas mais precoces e difusas que podem ser detectadas na doença de Alzheimer. Contudo, alguns casos comprovados por exame anatomopatológico não mostravam padrões consistentes. O adelgaçamento cortical regional também pode ser detectado nas imagens de RM, mas hoje este sinal limita-se aos contextos de pesquisa.

Mais importante ainda, ficou claro que análises do LCR e exames de imagem funcional do encéfalo, frequentemente combinados com exames de imagem estruturais, podem ser marcadores relativamente sensíveis e específicos da doença de Alzheimer (descritos na seção subsequente, na Figura 51.5 e no Capítulo 12) e podem ser úteis ao diagnóstico diferencial desta doença.

Em geral, testes genéticos não são recomendados para diagnosticar doença de Alzheimer. Contudo, alguns testes selecionados podem ajudar a diagnosticar famílias com formas autossômicas dominantes de início precoce da doença de Alzheimer. Nos pacientes com doença de Alzheimer de início precoce, seja familiar ou esporádica, o polimorfismo ε4 do gene *APOE* está associado a risco mais alto de desenvolver doença, mas como ao menos um terço dos pacientes com doença de Alzheimer não tem alelos ε4 e como alguns indivíduos – mesmo que tenham dois alelos ε4 – continuam assintomáticos mesmo quando chegam à faixa de 100 anos, esse teste não tem sensibilidade e nem especificidade suficientes para que possa ser usado para diagnosticar doença de Alzheimer, não sendo recomendável.

Avaliações baseadas em biomarcadores

Determinações de proteínas do LCR (ver Capítulo 32) têm seu uso estabelecido no diagnóstico da doença de Alzheimer. Tipicamente, na doença de Alzheimer, a concentração de $A\beta_{42}$ está diminuída, talvez devido, em parte, à deposição de amiloide no cérebro. O nível total de proteína tau tipicamente está elevado, relacionado presumivelmente com a neurodegeneração e a

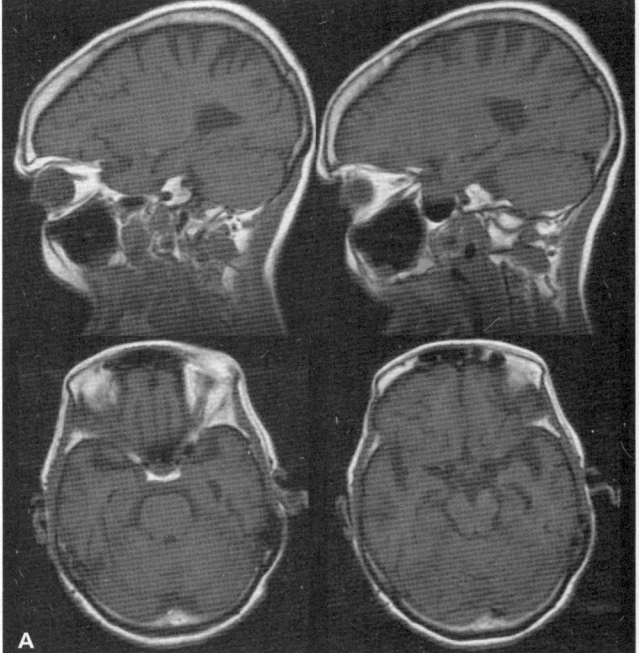
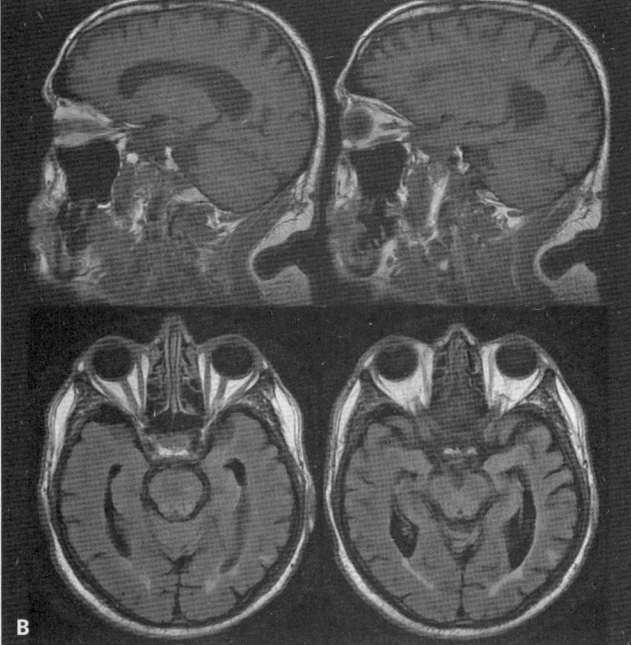

FIGURA 51.4 Imagens estruturais de ressonância magnética ponderada em T1 de dois pacientes (**A** e **B**) com doença de Alzheimer, incluindo, em cada um, imagens sagitais (*fileira superior*) e axiais (*fileira inferior*) selecionadas. A imagem **A** mostra padrão de atrofia mais proeminente nas regiões parietais. A imagem **B** mostra padrão de atrofia mais proeminente nas regiões temporais.

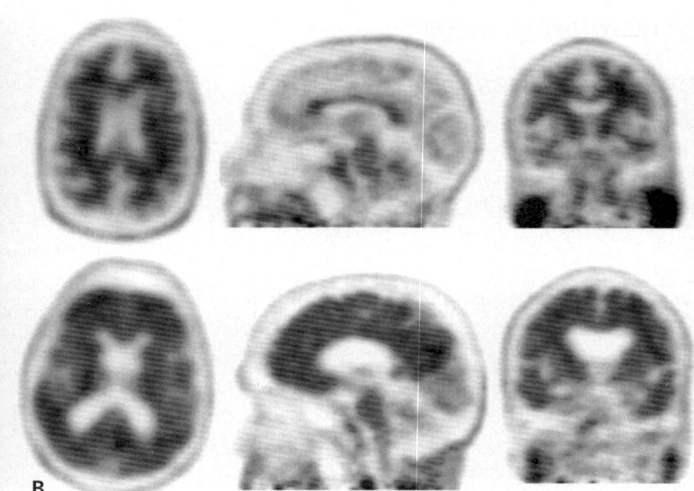

FIGURA 51.5 A. Imagens obtidas de um paciente que fez tomografia por emissão de pósitrons com ^{18}F-fluorodesoxiglicose. A *fileira superior* demonstra cortes sagitais, a *fileira do meio* cortes axiais e a *fileira inferior* cortes coronais. As imagens demonstram diminuição da atividade metabólica cerebral nas regiões parietais, temporais bilaterais e, em menor grau, frontais. Observe que, nesse esquema de codificação de cor, as cores "mais frias", como verde e azul, indicam menor atividade, enquanto as cores "mais quentes", como amarelo, vermelho e branco, representam maior atividade. O painel **B** mostra imagens de tomografia por emissão de pósitrons com ^{18}F-florbetapir em dois indivíduos, com esquema de imagem em preto e branco, em que a intensidade do preto representa maior captação do florbetapir. Cada fileira mostra um exemplo de cortes de imagem cerebral axial, sagital e coronal. A *fileira superior* é de um indivíduo controle normal, mostrando a captação cerebral do radioligante apenas na substância branca. A *fileira inferior* mostra as imagens de um paciente com doença de Alzheimer, mostrando a extensa captação do radioligante na substância cinzenta em todo o córtex cerebral, incluindo as regiões frontal, temporal e parietal, bem como os núcleos da base. (*A figura A encontra-se reproduzida em cores no Encarte.*)

perda da integridade axônica. A proteína tau fosforilada também está elevada e é mais específica da doença de Alzheimer, visto que, nesse distúrbio, a proteína tau está anormalmente fosforilada. As medições combinadas das concentrações desses três biomarcadores resultam em sensibilidade e especificidade na faixa de 90%. Convém destacar que alterações do peptídeo $A\beta_{42}$, proteína tau e tau fosforilada podem preceder os sintomas clínicos e o diagnóstico da doença em até 15 anos. Analitos séricos ou plasmáticos são especialmente interessantes como técnica não invasiva para possivelmente estabelecer o diagnóstico de doença de Alzheimer e monitorar progressão ou resposta ao tratamento. Hoje em dia, dosagens dos níveis plasmáticos de $A\beta_{40}$ e $A\beta_{42}$ estão disponíveis no mercado em algumas regiões. Algumas métricas das isoformas da proteína tau fosforilada plasmática mostraram-se especialmente úteis para prever declínio cognitivo em condições experimentais e, futuramente, podem ter aplicações clínicas eventuais.

Exames de imagem do encéfalo tornaram-se importantes no diagnóstico da doença de Alzheimer, podem ajudar a detectar a doença em estágio inicial e podem ser úteis em estudos científicos para acompanhar tratamento da doença. Exames de imagem do encéfalo incluem imageamento "estrutural", "funcional" e "molecular". Técnicas de imageamento estrutural, incluindo TC e RM, são usadas para descartar outras causas de demência como tumores ou acidente vascular encefálico (AVE). Entretanto, na doença de Alzheimer, exames de imagem estruturais tipicamente mostram dilatação dos ventrículos laterais e alargamento dos sulcos corticais, particularmente nas regiões temporal e parietal (Figura 51.4). Essa atrofia cortical não é específica da doença de Alzheimer, visto que pode ser observada em alguns indivíduos idosos com funcionamento normal no exame clínico e testes neuropsicológicos. Foram desenvolvidas modalidades de RM para medir alterações volumétricas precisas do cérebro, que podem ser úteis para diferenciar entre doença de Alzheimer e demência frontotemporal e que têm sido usadas no monitoramento do tratamento com fármacos em fase de investigação (ver Capítulo 22). Técnicas de imageamento funcional encéfalo incluem tomografia computadorizada por emissão de fótons únicos (SPECT), PET e RM funcional (RMf) (ver Capítulos 22 e 23). Apesar de utilizar diferentes tecnologias, as técnicas de imageamento funcional compartilham uma sensibilidade para o metabolismo cerebral – seja captação de glicose no caso da PET com ^{18}F-fluorodesoxiglicose, ou medidas de fluxo sanguíneo estreitamente correlacionadas da SPECT com hexametilpropilenoaminoxima (HMPAO) marcada por tecnécio-99m ou RMf. Os exames com PET ou SPECT revelam padrão característico de hipometabolismo e hipoperfusão na parte proximal do lobo temporal e parte posterior do lobo parietal, com preservação da função dos núcleos cinzentos profundos e córtex sensitivo e motor primários (Figura 51.5 A). Com a resolução espacial superior oferecida pela RMf, os estudos começaram a mapear padrões de disfunção em sub-regiões menores do lobo temporal medial, a área geral onde se acredita que ocorra o início da doença. Na formação hipocampal, a RMf de alta resolução mostrou que, diferentemente dos estágios iniciais da doença de Alzheimer que acometem o córtex entorrinal, o envelhecimento normal envolve o giro denteado, que é uma sub-região hipocampal vizinha. Por fim, o avanço mais recente dos exames de imageamento cerebral é capaz de detectar as características moleculares da doença de Alzheimer: as placas contendo amiloide e os emaranhados neurofibrilares. O primeiro reagente de imagem molecular para a detecção das placas neuríticas *in vivo* foi o "composto B de Pittsburg" (cuja formulação química é ^{11}C-6-OH-benzotazol-1), porém existem atualmente três reagentes marcados com ^{18}F aprovados: o florbetapir, o florbetaben e o flutemetamol – e, com base em estudos clínicos e de necropsia, foi demonstrado que todos eles apresentam ligação cortical do radioligante na doença de Alzheimer (Figura 51.5 B). A ausência de ligação cortical é incompatível com doença de Alzheimer. Entretanto, como seria esperado de uma doença que começa com pequenas quantidades de depósito assintomático de $A\beta_{42}$, uma fração substancial de idosos clinicamente normais (p. ex., cerca de 25% dos indivíduos com mais de 65 anos de idade, com proporções crescentes em faixas etárias mais avançadas) apresenta alguma ligação, compatível com a possibilidade de desenvolvimento posterior de doença de Alzheimer. Mais recentemente, o reagente flortaucipir marcado com ^{18}F para tau neurofibrilar foi aprovado para uso clínico com base em sua sensibilidade alta e especificidade modesta para detectar tauopatia associada à doença de Alzheimer. Atualmente, nos EUA, exames de imagem para amiloide e proteína tau têm aplicação limitada, porque não são referendados pela maioria ou talvez nenhum dos programas de seguro de saúde. Outros radioligantes experimentais para proteína tau, sinal inflamatório e também reagentes radiofarmacêuticos para SPECT e PET usados para estudar os sistemas dopaminérgicos mostraram-se promissores para ampliar o arsenal de biomarcadores de exames de imagem avançados, que podem facilitar o diagnóstico e a avaliação precoces da doença.

TRATAMENTO

Atualmente, os tratamentos para doença de Alzheimer são sintomáticos e paliativos, visto que não existe tratamento modificador da doença comprovado, embora alguns pareçam ser promissores. Tratamentos inespecíficos para os sintomas secundários da doença de Alzheimer podem ser úteis. Incluem o tratamento da sintomatologia depressiva com agentes antidepressivos, incluindo inibidores seletivos da recaptação de serotonina. De forma semelhante, o tratamento dos sintomas psicóticos, como delírios e alucinações, bem como a agitação e a irritabilidade, pode consistir no uso criterioso de medicamentos antipsicóticos. Os efeitos adversos desses medicamentos podem ser impeditivos, incluindo parkinsonismo induzido por fármacos. Em alguns estudos, mas não em outros, os neurolépticos têm sido associados a pequenos aumentos na taxa de mortalidade de várias causas. Os ansiolíticos, como os benzodiazepínicos, também podem ser usados; todavia, são geralmente evitados, devido a seus efeitos adversos sobre a cognição. Apesar dos riscos potenciais, o tratamento farmacológico dos sintomas comportamentais com neurolépticos pode ser de grande ajuda para os pacientes e seus cuidadores.

No momento atual, dispõe-se de cinco tratamentos específicos para a doença de Alzheimer. Esses cinco medicamentos são para alívio sintomático e não parecem modificar a evolução da doença, porém receberam aprovação da Food and Drug Administration (FDA) americana para o tratamento específico da doença (Tabela 51.2) com base em ensaios clínicos randomizados, controlados por placebo de nível 1. Quatro desses medicamentos são inibidores da colinesterase, que aumentam efetivamente os níveis sinápticos de acetilcolina no cérebro por meio da inibição da acetilcolinesterase sináptica, que normalmente hidrolisa a acetilcolina liberada do neurônio pré-sináptico na fenda sináptica. Tacrina foi o primeiro desses fármacos (Evidência de nível 1),[1] porém não é mais usada comumente devido à necessidade de sua administração 4 vezes/dia e à ocorrência de hepatotoxicidade. Três inibidores de colinesterase atualmente em uso frequente são donepezila (Evidência de nível 1),[2-4] rivastigmina (Evidência de nível 1)[5] e galantamina (Evidência de nível 1).[6] A evidência é de que esses três fármacos apresentam eficácia leve semelhante na melhora da cognição; além disso, podem produzir uma pequena melhora no comportamento e na função de pacientes com doença de Alzheimer leve, moderada ou grave (ver Evidências de nível 1 na seção seguinte). Outro fármaco, a memantina, foi aprovado para tratamento apenas da doença de Alzheimer moderada a grave, para a qual há evidências de nível 1 (Evidência de nível 1)[7,8] enquanto essa evidência falta na doença leve. Memantina é um antagonista do receptor de N-metil-D-aspartato dependente de atividade, que proporciona um benefício modesto independente na cognição, no comportamento e na função de indivíduos com doença moderada a grave. Esse benefício é observado tanto em tratamento isolado (Evidência de nível 1)[7] quanto no tratamento concomitante com inibidores da colinesterase (Evidência de nível 1)[8] nesses pacientes.

Ainda não se dispõe de tratamentos modificadores da doença. Entretanto, a compreensão cada vez maior da doença de Alzheimer como um distúrbio caracterizado pelo acúmulo de β-amiloide e agregados de tau levou ao estudo de um número significativo de fármacos experimentais, que atualmente estão em fase de investigação. As abordagens atuais para melhorar potencialmente a evolução da doença de Alzheimer consistem em anticorpos monoclonais ou imunizações ativas, planejados para eliminar a proteína amiloide do cérebro, inibidores da β-secretase destinados a diminuir a produção intracerebral de β-amiloide, e outras terapias que pretendem impedir a agregação da proteína tau ou a disfunção neuronal. Como foi ressaltado no capítulo sobre disfunção cognitiva leve (ver Capítulo 50) e nas seções iniciais deste capítulo, embora haja grande interesse em torno de estratégias profiláticas para doença de Alzheimer, associações epidemiológicas com hábitos de vida potencialmente protetores na vida adulta (p. ex., dieta, exercícios e treinamento cognitivo) não se traduziram em prevenção ou atraso do declínio cognitivo em ensaios randomizados. Com base em uma perspectiva neurológica mais ampla, ainda é importante que

Tabela 51.2 Tratamentos para doença de Alzheimer.*

Fármaco	Doses	Mecanismo de ação suposto
Cloridrato de donepezila	5 a 10 mg/dia PR ou 23 mg/dia ER oral	Inibição de colinesterase
Bromidrato de galantamina	8 a 24 mg/dia LI ou LE oral	Inibição de colinesterase
Tartarato de rivastigmina	3 a 12 mg/dia oral ou 4,5 a 13,3 mg/dia durante via transdérmica	Inibição da colinesterase
Cloridrato de memantina	5 a 20 mg/dia LI, ou 7 a 28 mg/dia LE oral	Inibição dos receptores NMDA

LE, preparação de liberação estendida; LI, preparação de liberação imediata; NMDA, N-metil-D-aspartato.
*Lista de fármacos aprovados pela Food and Drug Administration (FDA) americana especificamente para doença de Alzheimer. Donepezila e rivastigmina estão indicadas para tratar formas branda, moderada e grave da doença; galantamina está indicada para tratar formas branda a moderada; memantina está indicada apenas para formas moderadas a graves. Donepezila e memantina também são comercializadas em preparações combinadas.

pacientes com doença de Alzheimer tenham outras comorbidades clínicas tratadas, inclusive controle adequado da hipertensão e diabetes, na tentativa de reduzir satisfatoriamente o risco de AVE e suas complicações. Aconselhamento convencional sobre nutrição e atividade física podem resultar em melhor saúde geral e controle mais adequado dos fatores de risco cardiovascular de pacientes idosos, independentemente do impacto potencial na doença de Alzheimer.

PROGNÓSTICO

Quando pacientes vivem por tempo suficiente com doença de Alzheimer, a progressão contínua das alterações provocadas pela doença causa incapacidade completa e, finalmente, morte em consequência de comorbidades associadas e complicações da disfunção cognitiva grave e imobilidade. À medida que a doença avança, medidas de suporte torna-se progressivamente mais importantes para o paciente e seus cuidadores e frequentemente enfatizam manter um nível progressivamente menor de independência, ao mesmo tempo em que se evitam complicações catastróficas. Complicações como quedas, outros acidentes e internações hospitalares podem acelerar drasticamente o declínio clínico e as limitações subsequentes. O último capítulo deste livro (ver Capítulo 158) aborda detalhadamente algumas decisões antecipadas do final de vida, inclusive medidas de suporte e cuidados paliativos, que, por fim, predominam no estágio terminal da doença de Alzheimer. Em geral, a evolução entre os primeiros sintomas e a morte geralmente se estende por até 20 anos. Nos casos típicos, o diagnóstico não é firmado até que a doença esteja bem avançada clinicamente, mas com base em testes moleculares efetuados no LCR ou exames de neuroimagem, hoje o diagnóstico pode ser firmado anos antes dos primeiros sintomas. Embora a doença clínica comumente progrida em ritmos diferentes em cada paciente, não é provável que exista realmente qualquer "platô" ou cessão transitória da progressão neuropatológica. Ainda resta esperança de que uma das diversas abordagens em desenvolvimento, quase todas focadas na elaboração de tratamentos para modificar a evolução da doença, retarde significativamente ou impeça o declínio associado à doença de Alzheimer.

EVIDÊNCIAS DE NÍVEL 1

1. Davis KL, Thal LJ, Gamzu ER, et al. A double-blind, placebo-controlled multicenter study of tacrine for Alzheimer's disease. The Tacrine Collaborative Study Group. *N Engl J Med.* 1992;327:1253-1259.
2. Rogers SL, Friedhoff LT. The efficacy and safety of donepezil in patients with Alzheimer's disease: results of a US multicentre, randomized, double-blind, placebo-controlled trial. The Donepezil Study Group. *Dementia.* 1996;7:293-303.
3. Rogers SL, Doody RS, Mohs RC, Friedhoff LT. Donepezil improves cognition and global function in Alzheimer disease: a 15-week, double-blind, placebo-controlled study. Donepezil Study Group. *Arch Intern Med.* 1998;158:1021-1031.
4. Winblad B, Engedal K, Soininen H, et al.; for Donepezil Nordic Study Group. A 1-year, randomized, placebo-controlled study of donepezil in patients with mild to moderate AD. *Neurology.* 2001;57:489-495.
5. Rösler M, Anand R, Cicin-Sain A, et al. Efficacy and safety of rivastigmine in patients with Alzheimer's disease: international randomised controlled trial. *BMJ.* 1999;318:633-638.
6. Wilkinson D, Murray J. Galantamine: a randomized, double-blind, dose comparison in patients with Alzheimer's disease. *Int J Geriatr Psychiatry.* 2001;16:852-857.
7. Reisberg B, Doody R, Stöffler A, Schmitt F, Ferris S, Möbius HJ; for Memantine Study Group. Memantine in moderate-to-severe Alzheimer's disease. *N Engl J Med.* 2003;348:1333-1341.
8. Tariot PN, Farlow MR, Grossberg GT, Graham SM, McDonald S, Gergel I; for Memantine Study Group. Memantine treatment in patients with moderate to severe Alzheimer disease already receiving donepezil: a randomized controlled trial. *JAMA.* 2004;291:317-324.

LEITURA SUGERIDA

Albert MS, DeKosky ST, Dickson D, et al. The diagnosis of mild cognitive impairment due to Alzheimer's disease: recommendations from the National Institute on Aging-Alzheimer's Association workgroups on diagnostic guidelines for Alzheimer's disease. *Alzheimers Dement.* 2011;7:270-279.

Arboleda-Velasquez JF, Lopera F, O'Hare M, et al. Resistance to autosomal dominant Alzheimer's disease in an APOE3-Christchurch homozygote: a case report. *Nat Med.* 2019;25(11):1680-1683.

Ashton NJ, Hye A, Rajkumar AP, et al. An update on blood-based biomarkers for non-Alzheimer neurodegenerative disorders. *Nat Rev Neurol.* 2020;16(5):265-284.

Barthélemy NR, Li Y, Joseph-Mathurin N, et al.; and Dominantly Inherited Alzheimer Network. A soluble phosphorylated tau signature links tau, amyloid and the evolution of stages of dominantly inherited Alzheimer's disease. *Nat Med.* 2020;26(3):398-407.

Besser LM, Teylan MA, Nelson PT. Limbic predominant age-related TDP-43 encephalopathy (LATE): clinical and neuropathological associations. *J Neuropathol Exp Neurol.* 2020;79(3):305-313.

Boyle PA, Yu L, Leurgans SE, et al. Attributable risk of Alzheimer's dementia attributed to age-related neuropathologies. *Ann Neurol.* 2019;85(1):114-124.

Boyle PA, Yu L, Wilson RS, Leurgans SE, Schneider JA, Bennett DA. Person-specific contribution of neuropathologies to cognitive loss in old age. *Ann Neurol.* 2018;83(1):74-83.

Carrillo MC, Rowe CC, Szoeke C, et al.; for NIA/Alzheimer Association and International Working Group. Research and standardization in Alzheimer's trials: reaching international consensus. *Alzheimers Dement.* 2013;9:160-168.

Crary JF, Trojanowski JQ, Schneider JA, et al. Primary age-related tauopathy (PART): a common pathology associated with human aging. *Acta Neuropathol.* 2014;128(6):755-766.

Cummings J, Lee G, Ritter A, Sabbagh M, Zhong K. Alzheimer's disease drug development pipeline: 2020. *Alzheimers Dement (N Y).* 2020;6(1):e12050.

Farina N, Isaac MG, Clark AR, Rusted J, Tabet N. Vitamin E for Alzheimer's dementia and mild cognitive impairment. *Cochrane Database Syst Rev.* 2012;(11):CD002854.

Fleisher AS, Pontecorvo MJ, Devous MD Sr, et al.; for A16 Study Investigators. Positron emission tomography imaging with [^{18}F]flortaucipir and postmortem assessment of Alzheimer disease neuropathologic changes. *JAMA Neurol.* 2020;77(7):829-839.

Frisoni GB, Bocchetta M, Chételat G, et al.; for ISTAART's NeuroImaging Professional Interest Area. Imaging markers for Alzheimer disease: which vs how. *Neurology.* 2013;81:487-500.

Grøntvedt GR, Lauridsen C, Berge G, et al. The amyloid, tau, and neurodegeneration (A/T/N) classification applied to a clinical research cohort with long-term follow-up. *J Alzheimers Dis.* 2020;74(3):829-837.

Hardy J, Bogdanovic N, Winblad B, et al. Pathways to Alzheimer's disease. *J Intern Med.* 2014;275:296-303.

Hickman RA, Flowers XE, Wisniewski T. Primary age-related tauopathy (PART): addressing the spectrum of neuronal tauopathic changes in the aging brain. *Curr Neurol Neurosci Rep.* 2020;20(9):39.

Hill DL, Schwarz AJ, Isaac M, et al. Coalition Against Major Diseases/European Medicines Agency biomarker qualification of hippocampal volume for enrichment of clinical trials in predementia stages of Alzheimer's disease. *Alzheimers Dement.* 2014;10:421-429.

Hyman BT, Phelps CH, Beach TG, et al. National Institute on Aging-Alzheimer's Association guidelines for the neuropathologic assessment of Alzheimer's disease. *Alzheimers Dement.* 2012;8:1-13.

Jack CR Jr, Barrio JR, Kepe V. Cerebral amyloid PET imaging in Alzheimer's disease. *Acta Neuropathol.* 2013;126:643-657.

Jack CR Jr, Bennett DA, Blennow K, et al. A/T/N: an unbiased descriptive classification scheme for Alzheimer disease biomarkers. *Neurology.* 2016;87(5):539-547.

Jack CR Jr, Holtzman DM. Biomarker modeling of Alzheimer's disease. *Neuron.* 2013;80:1347-1358.

Jonsson T, Atwal JK, Steinberg S, et al. A mutation in APP protects against Alzheimer's disease and age-related cognitive decline. *Nature.* 2012;488:96-99.

Kantarci K. Molecular imaging of Alzheimer disease pathology. *AJNR Am J Neuroradiol.* 2014;35:S12-S17.

Karch CM, Goate AM. Alzheimer's disease risk genes and mechanisms of disease pathogenesis. *Biol Psychiatry.* 2015;77(1):43-51.

Klunk WE. Amyloid imaging as a biomarker for cerebral β-amyloidosis and risk prediction for Alzheimer dementia. *Neurobiol Aging.* 2011;32(suppl 1):S20-S36.

Kongpakwattana K, Sawangjit R, Tawankanjanachot I, Bell JS, Hilmer SN, Chaiyakunapruk N. Pharmacological treatments for alleviating agitation in dementia: a systematic review and network meta-analysis. *Br J Clin Pharmacol.* 2018;84(7):1445-1456.

Kovacs GG, Ferrer I, Grinberg LT, et al. Aging-related tau astrogliopathy (ARTAG): harmonized evaluation strategy. *Acta Neuropathol.* 2016;131(1):87-102.

Lannfelt L, Relkin NR, Siemers ER. Amyloid-β-directed immunotherapy for Alzheimer's disease. *J Intern Med.* 2014;275:284-295.

Lyketsos CG, Carrillo MC, Ryan JM, et al. Neuropsychiatric symptoms in Alzheimer's disease. *Alzheimers Dement.* 2011;7:532-539.

Maurer K, Volk S, Gerbaldo H. Auguste D and Alzheimer's disease. *Lancet.* 1997;349(9064):1546-1549.

Mayeux R, Stern Y. Epidemiology of Alzheimer disease. *Cold Spring Harb Perspect Med.* 2012;2:a006239.

McDade E, Wang G, Gordon BA, et al.; for Dominantly Inherited Alzheimer Network. Longitudinal cognitive and biomarker changes in dominantly inherited Alzheimer disease. *Neurology.* 2018;91(14):e1295-e1306.

McKhann G, Drachman D, Folstein M, Katzman R, Price D, Stadlan EM. Clinical diagnosis of Alzheimer's disease: report of the NINCDS-ADRDA Work Group under the auspices of Department of Health and Human Services Task Force on Alzheimer's Disease. *Neurology.* 1984;34:939-944.

McKhann GM, Knopman DS, Chertkow H, et al. The diagnosis of dementia due to Alzheimer's disease: recommendations from the National Institute on Aging-Alzheimer's Association workgroups on diagnostic guidelines for Alzheimer's disease. *Alzheimers Dement.* 2011;7:263-269.

Morris JC, Blennow K, Froelich L, et al. Harmonized diagnostic criteria for Alzheimer's disease: recommendations. *J Intern Med.* 2014;275:204-213.

Mukadam N, Sommerlad A, Huntley J, Livingston G. Population attributable fractions for risk factors for dementia in low-income and middle-income countries: an analysis using cross-sectional survey data. *Lancet Glob Health.* 2019;7(5):e596-e603.

Nelson PT, Alafuzoff I, Bigio EH, et al. Correlation of Alzheimer disease neuropathologic changes with cognitive status: a review of the literature. *J Neuropathol Exp Neurol.* 2012;71:362-381.

Nelson PT, Dickson DW, Trojanowski JQ, et al. Limbic-predominant age-related TDP-43 encephalopathy (LATE): consensus working group report. *Brain.* 2019;142(6):1503-1527.

Noble JM, Scarmeas N. Application of PET imaging to diagnosis of Alzheimer's disease and mild cognitive impairment. *Int Rev Neurobiol.* 2009;84:133-149.

Noble JM, Schupf N, Manly JJ, Andrews H, Tang MX, Mayeux R. Secular trends in the incidence of dementia in a multi-ethnic community. *J Alzheimers Dis.* 2017;60(3):1065-1075.

Nolan A, De Paula Franca Resende E, Petersen C, et al. Astrocytic tau deposition is frequent in typical and atypical Alzheimer disease presentations. *J Neuropathol Exp Neurol.* 2019;78(12):1112-1123.

Palmqvist S, Janelidze S, Quiroz YT, et al. Discriminative accuracy of plasma phospho-tau217 for Alzheimer disease vs other neurodegenerative disorders. *JAMA.* 2020;324(8):772-781.

Power MC, Mormino E, Soldan A, et al. Combined neuropathological pathways account for age-related risk of dementia. *Ann Neurol.* 2018;84(1):10-22.

Reitz C, Mayeux R. Alzheimer disease: epidemiology, diagnostic criteria, risk factors and biomarkers. *Biochem Pharmacol.* 2014;88:640-651.

Rupp C, Beyreuther K, Maurer K, Kins S. A presenilin 1 mutation in the first case of Alzheimer's disease: revisited. *Alzheimers Dement.* 2014;10(6):869-872.

Sakae N, Josephs KA, Litvan I, et al. Clinicopathologic subtype of Alzheimer's disease presenting as corticobasal syndrome. *Alzheimers Dement.* 2019;15(9):1218-1228.

Simrén J, Ashton NJ, Blennow K, Zetterberg H. An update on fluid biomarkers for neurodegenerative diseases: recent success and challenges ahead. *Curr Opin Neurobiol.* 2020;61:29-39.

Small SA. Imaging Alzheimer's disease. *Curr Neurol Neurosci Rep.* 2003;3:385-392.

Sperling RA, Aisen PS, Beckett LA, et al. Toward defining the preclinical stages of Alzheimer's disease: recommendations from the National Institute on Aging-Alzheimer's Association workgroups on diagnostic guidelines for Alzheimer's disease. *Alzheimers Dement.* 2011;7:280-292.

Steinerman JR, Honig LS. Laboratory biomarkers in Alzheimer disease. *Curr Neurol Neurosci Rep.* 2007;7:381-387.

Vellas B, Carrillo MC, Sampaio C, et al.; for EU/US/CTAD Task Force Members. Designing drug trials for Alzheimer's disease: what we have learned from the release of the phase III antibody trials: a report from the EU/US/CTAD Task Force. *Alzheimers Dement.* 2013;9:438-444.

Verghese PB, Castellano JM, Holtzman DM. Apolipoprotein E in Alzheimer's disease and other neurological disorders. *Lancet Neurol.* 2011;10:241-252.

Weintraub S, Wicklund AH, Salmon DP. The neuropsychological profile of Alzheimer disease. *Cold Spring Harb Perspect Med.* 2012;2:a006171.

Wisniewski T, Goñi F. Immunotherapy for Alzheimer's disease. *Biochem Pharmacol.* 2014;88:499-507.

Demência Frontotemporal 52

*Edward D. Huey, Megan S. Barker e
Stephanie Cosentino*

PONTOS-CHAVE

1. A demência frontotemporal evidencia-se mais comumente como um distúrbio de comportamento e função executiva (variante comportamental).
2. Demência frontotemporal também pode apresentar-se como um distúrbio de linguagem (afasia progressiva primária).
3. Afasia progressiva primária também pode ser subdividida em variantes não fluente, semântica e logopênica.
4. A demência frontotemporal está associada à perda de volume cortical dos lobos frontal e temporal anterior com preservação relativa dos córtices dos lobos parietal posterior e occipital.
5. As três causas genéticas principais da demência frontotemporal são mutações dos genes *MAPT*, *C9orf72* e *GRN*.

INTRODUÇÃO

A demência frontotemporal (DFT) é a apresentação clínica mais comum de degeneração lobar frontotemporal (DLFT). Clínica e patologicamente, a DLFT constitui um grupo heterogêneo de doenças, que também inclui degeneração corticobasal (DCB), paralisia supranuclear progressiva (PSP), doença de Pick e esclerose lateral amiotrófica (ELA), além de várias tauopatias raras relacionadas com DLFT (p. ex., doença de granulações argirofílicas, tauopatia sistêmica múltipla com demência). O termo DLFT geralmente se refere ao diagnóstico patológico, enquanto DFT descreve um espectro clínico. Existem dois fenótipos principais de DFT. Uma das formas consiste principalmente em transtorno de comportamento e função executiva (variante comportamental) (DFTvc), enquanto a segunda forma, menos frequente, consiste basicamente em transtorno da linguagem – a chamada *afasia progressiva primária* (APP) – definido por disfunção predominante da linguagem durante pelo menos 2 anos. As classificações de APP incluem as variantes não fluente/agramática (APPvnf), semântica (APPvs) e logopênica (APPvl). Também existem casos publicados de APP "mista". As combinações de sintomas comportamentais e distúrbios da linguagem que não se encaixam claramente nos subtipos clínicos definidos refletem distribuições sobrepostas de neuropatologia nas regiões pré-frontal e temporal anterior e podem estar presentes no início da doença; todavia, nos casos típicos, tornam-se mais frequentes com o avanço da gravidade da doença.

EPIDEMIOLOGIA

De modo geral, DFT (inclusive fenótipos comportamental e de linguagem) constitui a quarta demência mais comum (depois de doença de Alzheimer [DA], demência vascular e demência com corpos de Lewy), afetando 1 a 16% de todos os indivíduos com demência. A DFT é um tipo de demência mais comum antes dos 60 anos de idade e aproxima-se da prevalência da DA antes dos 65 anos. Cerca de 60% dos casos ocorrem em indivíduos entre 45 e 64 anos de idade, enquanto pacientes de 65 anos ou mais representam 20 a 25% de todos os casos. Embora não se disponham de estudos epidemiológicos definitivos, a prevalência pontual estimada da DFT na faixa etária abaixo de 65 anos – com base em estudos incluindo principalmente indivíduos brancos da América do Norte e Europa – é de 7 a 30 por 100 mil. Dentre esses pacientes, 20 a 40% demonstram algum indício de APP. A maioria dos estudos indica distribuição igual entre ambos os sexos, embora existam relatos de que DFTvb e APPvs sejam mais comuns no sexo masculino, enquanto APPvnf seja mais frequente entre as mulheres. Hoje em dia, não está claro como a prevalência da DFT varia nos diversos grupos étnicos. Ao interpretar estimativas de prevalência, é importante notar que APPvl foi acrescentada apenas como terceiro tipo de APP em 2011 e está associada mais comumente à patologia da DA que da DLFT. Antes de 2011, pesquisadores classificavam os casos de APPvs e APPvnf (ou "fluente" *versus* "não fluente") e que estas classificações binárias incluíam casos que, mais tarde, poderiam ser classificados como APPvl. Por essa razão, a maioria dos estudos que descreveram a prevalência de DFT provavelmente incluiu casos de APPvl em suas estimativas.

FISIOPATOLOGIA

A atrofia dos lobos frontal e temporal é habitualmente evidente na DLFT (um diagnóstico patológico, que não corresponde necessariamente ao diagnóstico clínico de DFT) e a histopatologia demonstra destruição neuronal e gliose afetando as lâminas corticais superficiais dessas mesmas regiões corticais, com ausência de alterações patológicas típicas de DA (exceto nos casos de APPvl). A DLFT abrange várias patologias bem definidas, com inclusões neuronais contendo proteína TAR 43 de ligação ao DNA (*TAR DNA-binding protein 43*), isoformas da proteína tau e proteína FUS/TLS (*fused in sarcoma/translocated in liposarcoma*). Alguns pacientes têm evidência clínica e/ou patológica de ELA, que está associada mais comumente à DFTvc, embora também possa ocorrer com qualquer uma das variantes clínicas de DFT (p. ex., APP). Como mostra a Figura 52.1, várias mutações gênicas associadas à DFT resultam em aspectos neuropatológicos específicos e, algumas vezes, em

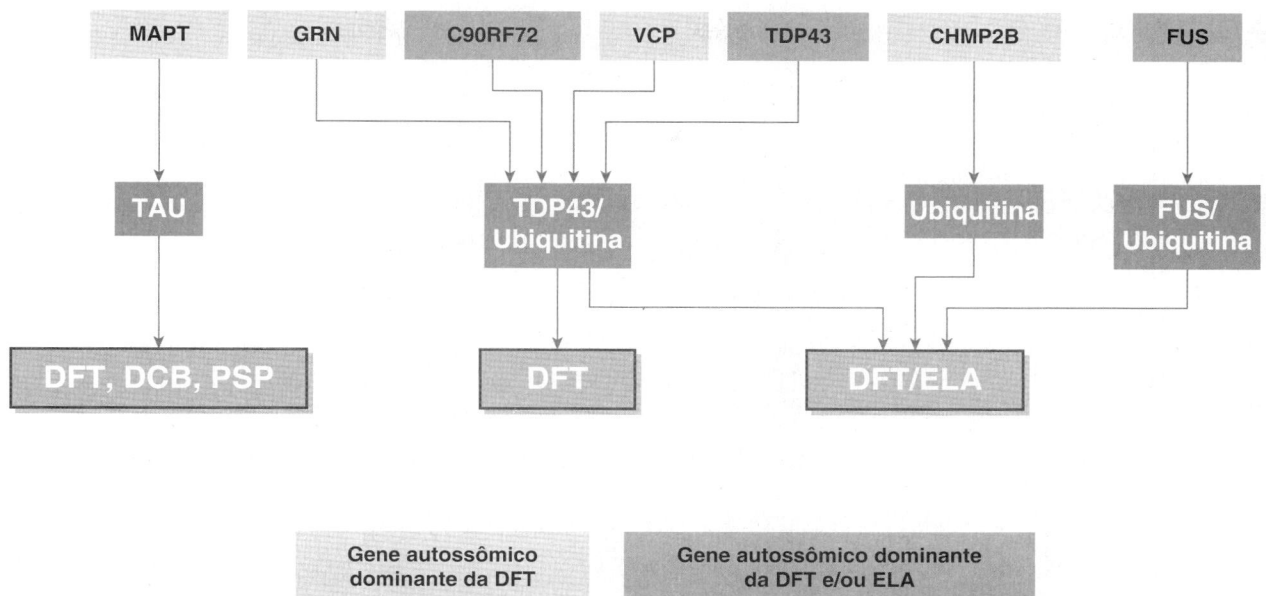

FIGURA 52.1 Associação entre variantes patológicas, genéticas e clínicas de DFT. DCB, degeneração corticobasal; ELA, esclerose lateral amiotrófica; PSP, paralisia supranuclear progressiva.

apresentações clínicas específicas. Por conseguinte, o médico pode deduzir a neuropatologia presente com base em algumas (p. ex., quando o paciente tem ELA no contexto de DFTvc), mas não em outras (p. ex., APPvl).

Menos da metade de todos os pacientes com DFTvc tem agregados proeminentes de proteína tau, ao passo que em cerca da metade dos pacientes com DFTvc há coloração positiva para ubiquitina, um marcador específico de morte celular, embora as categorias de patologia sejam diferentes em cada subtipo clínico. Por exemplo, embora DLFT-tau seja a patologia mais comum com os fenótipos DFTvc e APPvnf, patologia TDF-43 é mais frequente nos casos de APPvs.

A doença de Pick é um subtipo importante de DLFT associado a agregados de proteína tau. Inclusões citoplasmáticas argirofílicas e neurônios corticais balonados da doença de Pick, descritos pela primeira vez por Alois Alzheimer, caracterizam-se por inclusões citoplasmáticas argirofílicas de proteína tau (corpos de Pick) e neurônios tumefeitos (células de Pick). Recentemente, descobriu-se que os casos de DLFT positivos para ubiquitina caracterizam-se por inclusões compostas de agregados de TDP-43 e, mais raramente, FUS. A apresentação clínica da DFT-ELA está associada à DLFT positiva para TDP-43 (Figura 52.1).

GENÉTICA

Estima-se que 40 a 50% dos casos de DLFT sejam familiares, porém somente 10 a 15% têm padrão autossômico dominante bem definido. Mutações de três genes são responsáveis pela maioria dos casos de DFT com causa genética identificada (Figura 52.1). A causa genética mais comum de DFT e ELA parece ser expansão da repetição de hexanucleotídio do gene *C9orf72* do cromossomo 9. O fenótipo associado às expansões do gene *C90orf72* pode ser DFT, ELA ou DFT-ELA combinadas. Essa expansão é responsável por cerca de 35 a 40% dos casos de ELA familiar, 6% dos casos de ELA esporádica, 25% dos casos de DFT familiar (com ou sem ELA) e 5% dos casos de DFT esporádica e até 88% dos pacientes com formas familiares de DFT e ELA.

Outras duas causas genéticas principais e conhecidas da DFT consistem em mutações dos genes *MAPT* (tau) e *GRN*. Assim como ocorre com o gene *C9orf72*, mutações dos genes *MAPT* e *GRN* são autossômicas dominantes com alta penetrância. A proteína tau liga-se a microtúbulos e existe em isoformas de três e quatro domínios de ligação de microtúbulos gerados por *splicing* (processamento) alternado do éxon 10. A deposição de proteína tau com três repetições está associada à doença de Pick, enquanto a de proteína tau com quatro repetições está associada à DCB e à PSP. O gene *GNR* é um oncogene que codifica a proteína granulina, que é um fator de crescimento envolvido na cicatrização de feridas. Níveis reduzidos de granulina estão associados à DFT, porém a presença de níveis elevados está associada a determinados tumores, incluindo teratomas e cânceres de mama, esôfago e fígado. Ele é semelhante a outro oncogene associado à DFT (*FUS*), do qual níveis altos estão associados ao sarcoma, mas níveis baixos estão relacionados com DFT. Outras causas genéticas raras de DFT ou DFT-ELA incluem mutações de proteínas contendo valosina (*VCP*), *TARDBP*, *TBK1*, *UBQLN2*, *CCNF*, *SQSTMI*, *CHCHD10*, *OPTN*, *TIA1* e *CHMP2B*. Pode-se considerar a realização de testes genéticos clínicos, com orientação de especialista em aconselhamento genético. Até recentemente, acreditava-se, de modo geral, que um paciente com DFT deveria ter um parente de primeiro grau com DFT ou doença relacionada (inclusive ELA), tornando necessária a realização de teste genético clínico. Entretanto, deve-se considerar a realização de teste genético nos casos de DFT ou DFT-ELA sem história familiar. As apresentações clínica e patologia dos familiares podem orientar o teste genético; por exemplo, decidir a necessidade de examinar apenas mutações conhecidas ou sequenciar todo o gene associado à DFT, ou até mesmo sequenciamento de exoma ou genoma inteiro.

MANIFESTAÇÕES CLÍNICAS

Variante comportamental

O córtex pré-frontal ventral está frequentemente afetado na DFTvc e parece desempenhar importante papel na cognição social e comportamento. Alterações de personalidade e comportamento, que se evidenciam por dificuldade em avaliar normas sociais, é uma característica básica da DFTvc. Os pacientes exibem perda das habilidades sociais, geralmente caracterizada por diminuição da empatia, reações diminuídas a eventos emocionais, familiaridade excessiva com estranhos ou conhecidos, jocosidade inapropriada e falta geral de autoconsciência. Dificuldade de concentração, impulsividade e apatia também são componentes da DFTvc. Esses sintomas podem ser sutis no início. Pacientes podem mostrar comportamentos estereotipados envolvendo movimentos, linguagem ou comportamentos mais complexos. Além disso, podem ocorrer aumento do apetite, hiperfagia (particularmente doces) e hiperoralidade. Com frequência, pacientes com DFTvc demonstram redução da percepção ou falta de interesse por seus sintomas. O elemento apático ou avolitivo da DFTcv pode ser confundido inicialmente com humor depressivo; contudo, é relativamente raro encontrar pacientes com DFTvc e sentimento de tristeza ou desesperança. Na verdade, estudos recentes demonstraram prevalência mais baixa de transtorno depressivo maior na fase prodrômica de portadores do gene *MAPT*, que depois desenvolvem DFTvc e prevalência elevada de depressão atípica (p. ex., irritabilidade ou agitação), em comparação com controles da mesma família.

No que diz respeito à função cognitiva, alterações de comportamento e cognição social são observadas frequentemente nos estágios mais iniciais da doença e até mesmo na fase prodrômica dos portadores do gene *MAPT*. Testes neuropsicológicos formais demonstram mais comumente disfunção executiva e distúrbios de linguagem com preservação das funções visuoespaciais. Déficits de linguagem associados à DFTvc tendem a ser sutis e não podem ser classificados como afasia; por exemplo, pacientes podem ter organização narrativa pobre, discurso tangencial e fala espontânea empobrecida. Contudo, problemas semânticos iniciais (p. ex., nomeação de objetos) foram relatados em portadores do gene *MAPT* em estágio prodrômico (algumas vezes referido como fenótipo comportamental-semântico "misto"); além disso, distúrbios de linguagem associados à DFTvc podem ser amplamente variados, como também com os testes de memória. Critérios diagnósticos mais recentes para a DFTvc (2011) consideram a inclusão de indivíduos com apresentações cognitivas atípicas, como os que apresentam amnésia grave ou desorientação espacial. Por fim, é possível que a cognição medida objetivamente possa estar dentro dos limites normais em pacientes com DFTvc, apesar das alterações comportamentais acentuadas observadas na vida diária, ou, de modo alternativo, o desempenho pode estar globalmente prejudicado em consequência de apatia, desatenção ou reação a estímulos.

Afasia progressiva primária

Os três fenótipos da APP evidenciam-se geralmente por anormalidades dos diferentes componentes do sistema de linguagem, no qual APPvnf reflete comprometimento da região perissilviana do lado esquerdo do lobo frontal, enquanto APPvs afeta as áreas anteriores dos lobos temporais e APPvl está associada a comprometimento temporoparietal posterior do lado esquerdo. Em geral, pacientes com APPvnf demonstram redução da fala, que é muito difícil e disgramática. Esses sintomas podem ser precedidos de anomia (dificuldade de nomear objetos), déficits sutis de construção das sentenças e apraxia da fala (p. ex., anormalidade de planejamento motor e sequência dos movimentos necessários para a produção correta da fala). A compreensão geralmente é preservada, embora os pacientes possam ter dificuldade em decodificar frases complexas em termos de sua sintaxe. Em contrapartida, a APPvs é uma afasia fluente, com prosódia e ritmo normal; entretanto, os pacientes apresentam perda progressiva do conhecimento semântico (p. ex., compreensão e reconhecimento do significado das palavras e/ou objetos). Anomia e déficits de compreensão de uma única palavra constituem os critérios centrais para o diagnóstico. Dislexia de superfície, decodificação fonológica ou "regularização" de palavras irregularmente soletradas (p. ex., *seu* por *meu*), também é uma característica da APPvs, refletindo a perda de conhecimento de itens específicos. Pacientes com APPvs também apresentam fixações e/ou perguntas frequentes sobre o significado de uma palavra (p. ex., "o que é um pente?"). Alterações de comportamento também são típicas da APPvs, incluindo compulsividade obsessiva e alterações socioemocionais caracterizadas por indiferença e falta de afetividade, particularmente com comprometimento do hemisfério direito. Há evidências de que a síndrome comportamental associada à APPvs se sobreponha aos sintomas comportamentais da DFTvc, exibindo, entretanto, diferenças em alguns aspectos. Outro sinal de comprometimento das regiões temporais anteriores do lado direito é prosopagnosia (incapacidade de reconhecer faces). Por fim, APPvl caracteriza-se por fala espontânea lenta, mas geralmente correta sob o ponto de vista gramatical, com pausas frequentes para encontrar as palavras, dificuldade de nomear objetos, parafasias fonológicas (p. ex., uso de uma palavra incorreta que está fonologicamente relacionada com sons ou palavra pretendida), bem como erros na repetição de sentenças. Erros de repetição são geralmente observados para sentenças de comprimento e complexidade crescentes, mais do que para palavras isoladas ou frases simples e parecem refletir uma capacidade de memória a curto prazo auditiva limitada. A APPvl está mais frequentemente associada à patologia da DA, com indícios de patologia da DFT em menos de um terço dos casos. Há alguma evidência de que escores baixos nos testes de memória episódica prevejam patologia de DA em pacientes com APPvl, mas isso nem sempre ocorre.

DIAGNÓSTICO

A probabilidade do diagnóstico de DFT aumenta na faixa etária acima de 65 anos e nos indivíduos com padrão hereditário autossômico dominante. A rápida aquisição de conhecimento sobre os fenótipos associados à DFT resultou em revisões recentes dos critérios diagnósticos em 2011. Os novos critérios para a DFTvc consideram a apresentação heterogênea da doença, bem como os níveis de certeza diagnóstica (p. ex., possível, provável, definido), enquanto os critérios mais recentes (2011) para diagnosticar APP incluem a APPvl como terceira variante. Em uma série de casos neuropatológicos, a adição da categoria diagnóstica de APPvl levou a uma reclassificação de cerca da metade dos casos previamente diagnosticados como APPvf e melhorou a separação da patologia da DFT *versus* DA.

A investigação diagnóstica de DFT depende fundamentalmente da avaliação cognitiva e comportamental. Testes neuropsicológicos formais podem identificar a presença de disfunção da linguagem ou executiva sutil, o que ajuda no diagnóstico diferencial da DFT de outras demências (inclusive DA) bem como na caracterização do fenótipo da DFT. Especificamente, habilidades não verbais como processamento espacial e memória não verbal geralmente estão relativamente bem preservadas nos testes formais de pacientes com DFT. Quanto ao perfil cognitivo da DFT *versus* DA (um diagnóstico diferencial comum), as funções visuoespaciais geralmente estão bem preservadas na DFT. Além disso, embora a recuperação da informação da memória possa estar igualmente prejudicada em ambos os grupos, geralmente a capacidade de armazenar novas informações na memória a longo prazo está preservada na DFT, mas prejudicada na DA. A integridade de armazenamento da memória, medida por testes de reconhecimento e proporção de informação retida depois de determinado período de tempo, tem sido usada tradicionalmente como variável importante para diferenciar entre DFT e DA. Entretanto, constata-se cada vez mais que o baixo desempenho nessas medidas é comum nos casos de DFT. Além disso, recuperação de informações armazenadas na memória pode estar igualmente prejudicada nesses dois grupos. No que se refere à APP, testes de linguagem podem ser adaptados para detectar déficits específicos que caracterizam as três variantes, embora quadros mistos sejam comuns e frequentemente não seja possível separá-los nitidamente.

Além dos fenótipos comportamentais e linguísticos principais descritos antes, pacientes com DFT podem apresentar ou desenvolver outros sinais neurológicos; por essa razão, é fundamental efetuar um exame neurológico detalhado em todos os casos suspeitos. Cerca de 10 a 15% dos pacientes com DFTvc têm sinais de doença do neurônio motor compatível com ELA, enquanto 20 a 30% de todos os pacientes com DFT apresentam parkinsonismo em algum momento. A existência de parkinsonismo e outros sinais motores (p. ex., distúrbios da marcha, rigidez dos membros, apraxia e distonia) pode sugerir o diagnóstico de DCB ou PSP. Alguns pacientes também desenvolvem psicose, mais comumente nos casos de mutações dos genes *C9orf72* ou *GRN*.

Ressonância magnética (RM) de pacientes com DFT frequentemente revela perda do volume cortical nos lobos frontal e temporal anterior, com preservação relativa do córtex parietal posterior e occipital (Figuras 52.2 e 52.3). Exames de neuroimagem funcional (tomografia por emissão de pósitrons com ^{18}F-desoxiglicose ou tomografia computadorizada por emissão de fóton único com tecnécio-99m hexametilpropilenoamina oxima) frequentemente revelam hipometabolismo frontotemporal (Figura 52.4). APPvnf está associada a comprometimento da região perissilviana frontal do lado esquerdo, enquanto APPvs está associada a comprometimento do lobo temporal anterior. Avanços recentes dos marcadores de PET específicos para proteína tau podem ser úteis ao diagnóstico de DFT no futuro. Anormalidades do líquido cefalorraquidiano incluem contagens celulares e proteínas normais. Níveis de proteína tau fosforilada (p-tau) total/LCR e níveis de Aβ42 não demonstraram diferença suficientemente confiável dos controles para uso como exame complementar para a DFT. Contudo, os níveis dessas proteínas podem ser úteis para diferenciar entre DFT e DA, visto que pacientes com DA habitualmente apresentam níveis elevados de proteínas tau e tau fosforilada e níveis reduzidos de Aβ42 no LCR, em comparação com controles e pacientes com DLFT. A combinação de biomarcadores de exames de imagem e LCR pode aumentar expressivamente a precisão diagnóstica. Esses exames também podem ser úteis para determinar o processo neuropatológico associado a certas apresentações clínicas, inclusive APPvl. O desenvolvimento de sintomas motores pode elucidar a patologia subjacente, porque sintomas de DCB (p. ex., apraxia, déficits sensoriais corticais, parkinsonismo ou distonia) ou PSP (déficit de equilíbrio, paralisia do olhar vertical e rigidez axial) estão associados a uma patologia subjacente com proteína tau, enquanto sintomas de ELA estão associados a uma patologia de proteína TDP-43. É importante salientar que o diagnóstico diferencial de DFT pode incluir doenças neurodegenerativas e transtornos psiquiátricos.

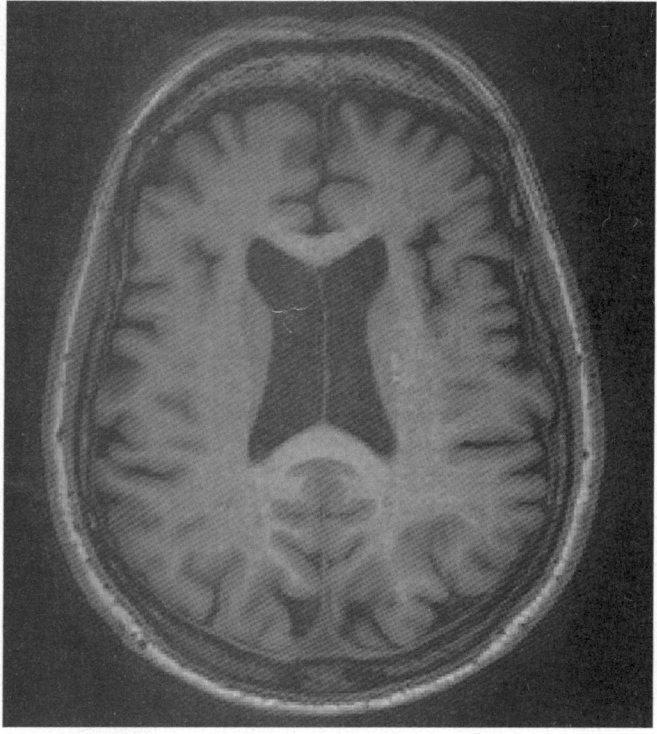

FIGURA 52.2 Imagem de ressonância magnética demonstrando atrofia frontal de um paciente com variante comportamental de demência frontotemporal.

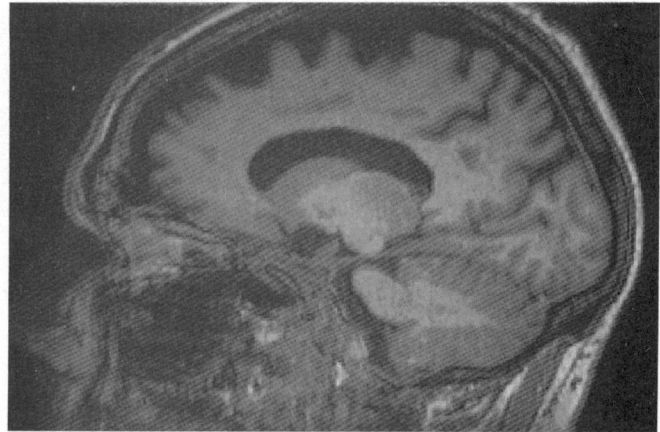

FIGURA 52.3 Imagem sagital de ressonância magnética do cérebro do mesmo paciente ilustrado na Figura 52.2.

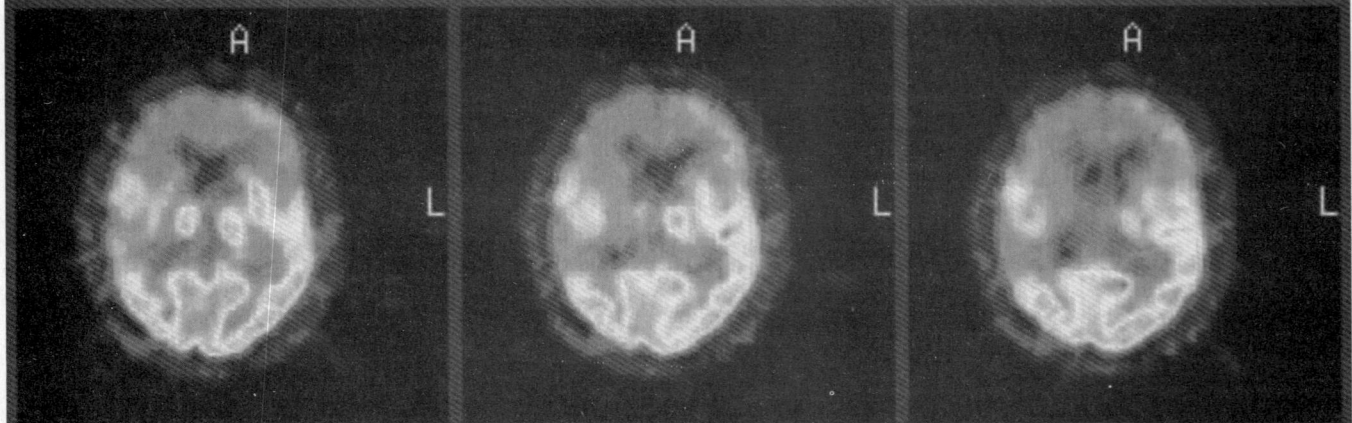

FIGURA 52.4 Imagens de tomografia por emissão de pósitrons demonstrando reduções moderadas a graves da utilização de glicose nas áreas corticais dos lobos frontais, temporais e parietais. Cores mais frias representam utilização reduzida de glicose. (*Esta figura se encontra reproduzida em cores no Encarte.*)

TRATAMENTO

Hoje em dia, não se dispõe de fármacos que possam ser considerados agentes modificadores da doença indicados para tratar DFT. Inibidores de colinesterase não parecem ser úteis (estudos de nível 2), embora existam razões para tratar APPvl com esses fármacos, porque geralmente há patologia coexistente de DA. Antidepressivos serotoninérgicos demonstram alguma eficácia, visto que reduzem certos sintomas comportamentais, incluindo agitação e comportamentos repetitivos, em estudos de nível 1 e nível 2 (Evidência de nível 1).[1] Com frequência, antipsicóticos atípicos também são usados na tentativa de reduzir os sintomas comportamentais na DFT. Os déficits cognitivos e a apatia geralmente não melhoram com o tratamento farmacológico. A memantina não demonstrou ser eficaz para o tratamento da DFT (Evidência de nível 1).[2]

O tratamento da DFT baseia-se, em grande parte, em intervenções não farmacológicas. Entre essas intervenções, a orientação do paciente e de sua família são de importância primordial. Por ocasião do diagnóstico, os pacientes e suas famílias querem saber o que os espera nos próximos anos. Os geneticistas podem ser úteis na orientação acerca dos testes genéticos. O encaminhamento a grupos de apoio locais e a organizações nacionais pode ser útil. Um diário dos sintomas pode constituir um instrumento útil para o rastreamento dos sintomas, particularmente os sintomas comportamentais, à medida que a doença progride, e observar os efeitos das intervenções terapêuticas, quando são introduzidas. Modificações do ambiente, incluindo fechar portas e retirar alimentos visíveis, podem ser úteis para o comportamento errante e a hiperfagia. Oferecer apenas porções pequenas nos pratos também pode ajudar a controlar hiperfagia. Pulseiras de segurança podem melhorar a segurança e, hoje, podem ser equipadas com sistemas de monitoramento (inclusive GPS) para ajudar a encontrar o paciente. Calendários e rotinas consistentes podem trazer estrutura e previsibilidade ao paciente e podem ajudar a contornar déficits de função cognitiva. Medidas de segurança devem ser adotadas (p. ex., chaves em gavetas/armários) com objetos perigosos como armas de fogo ou facas, tendo em vista que esses pacientes têm comportamento impulsivo e dificuldade de raciocinar.

O médico deve avaliar continuamente se o nível de assistência fornecido ao cuidador é suficiente. Médicos também devem avaliar se o paciente pode continuar a dirigir ou trabalhar. Os sintomas comportamentais da DFTvc podem colocar familiares do paciente em risco de lesão física ou comportamento sexual inapropriado dirigido a menores. Com frequência, crianças correm maior risco de exposição a sintomas comportamentais na DFT do que outros tipos de demência, visto que os pacientes frequentemente são mais jovens, têm mais probabilidade de ter filhos pequenos em casa e exibem maior mobilidade. Esses comportamentos provavelmente irão exigir o afastamento do paciente da casa. Nos estágios mais avançados da doença, o cuidado paliativo e o encaminhamento a cuidados paliativos podem ser úteis no manejo dos sintomas.

PROGNÓSTICO

O conhecimento da história natural da DFT limita-se aos estudos epidemiológicos obtidos de centros especializados em demência. O tempo médio entre aparecimento do primeiro sintoma e morte varia de 9,5 anos para DFTvc (variação aproximada entre 3 e 16 anos), 8 anos para APPvnf (variação aproximada de 3 a 12 anos) e 12 anos para APPvs (variação aproximada de 6 a 18 anos). Comorbidade de ELA reduz o tempo de vida com sobrevivência média de 3 anos a partir do início dos sintomas, embora tenham sido descritos casos esporádicos de sobrevivência longa. Mutações da proteína tau geralmente estão associadas à progressão mais lenta da doença. As causas de morte de pacientes com DFT assemelham-se àquelas de outros tipos de demência e incluem infecção, frequentemente relacionada com a diminuição da mobilidade, aspiração ou incontinência, e ingestão oral diminuída de água e alimentos, resultando em desidratação e desnutrição.

EVIDÊNCIAS DE NÍVEL 1

1. Huey ED, Putnam KT, Grafman J. A systematic review of neurotransmitter deficits and treatments in frontotemporal dementia. *Neurology*. 2006;66:17-22.

2. Boxer AL, Knopman DS, Kaufer DI, et al. Memantine in patients with frontotemporal lobar degeneration: a multicentre, randomised, double-blind, placebo-controlled trial. *Lancet Neurol.* 2013;12:149-156.

LEITURA SUGERIDA

Chare L, Hodges JR, Leyton CE, et al. New criteria for frontotemporal dementia syndromes: clinical and pathological diagnostic implications. *J Neurol Neurosurg Psychiatry.* 2014;85(8):865-870.

Davies RR, Kipps CM, Mitchell J, Kril JJ, Halliday GM, Hodges JR. Progression in frontotemporal dementia: identifying a benign behavioral variant by magnetic resonance imaging. *Arch Neurol.* 2006;63:1627-1631.

DeJesus-Hernandez M, Mackenzie IR, Boeve BF, et al. Expanded GGGGCC hexanucleotide repeat in non-coding region of *C9ORF72* causes chromosome 9p-linked frontotemporal dementia and amyotrophic lateral sclerosis. *Neuron.* 2011;72:245-256.

Goldman JS. New approaches to genetic counseling and testing for Alzheimer's disease and frontotemporal degeneration. *Curr Neurol Neurosci Rep.* 2012; 12:502-510.

Gorno-Tempini ML, Brambati SM, Ginex V, et al. The logopenic/phonological variant of primary progressive aphasia. *Neurology.* 2008;71: 1227-1234.

Gorno-Tempini ML, Hillis AE, Weintraub S, et al. Classification of primary progressive aphasia and its variants. *Neurology.* 2011;76:1006-1014.

Greaves CV, Rohrer JD. An update on genetic frontotemporal dementia. *J Neurol.* 2019;266:2075-2086.

Harciarek M, Cosentino S. Language, executive function and social cognition in the diagnosis of frontotemporal dementia syndromes. *Int Rev Psychiatry.* 2013;25:178-196.

Hogan DB, Jetté N, Fiest KM, et al. The prevalence and incidence of frontotemporal dementia: a systematic review. *Can J Neurol Sci.* 2016;43(suppl 1): S96-S109.

Hornberger M, Piguet O, Kipps C, Hodges JR. Executive function in progressive and nonprogressive behavioral variant frontotemporal dementia. *Neurology.* 2008;71:1481-1488.

Hornberger M, Shelley BP, Kipps CM, Piguet O, Hodges JR. Can progressive and non-progressive behavioural variant frontotemporal dementia be distinguished at presentation? *J Neurol Neurosurg Psychiatry.* 2009; 80:591-593.

Kansal K, Mareddy M, Sloane KL, et al. Survival in frontotemporal dementia phenotypes: a meta-analysis. *Dement Geriatr Cogn Disord.* 2016;41: 109-122.

Khan BK, Yokoyama JS, Takada LT, et al. Atypical, slowly progressive behavioral variant frontotemporal dementia associated with *C9ORF72* hexanucleotide expansion. *J Neurol Neurosurg Psychiatry.* 2012;83:358-364.

Knopman DS, Roberts RO. Estimating the number of persons with frontotemporal lobar degeneration in the US population. *J Mol Neurosci.* 2011;45: 330-335.

Manoochehri M, Huey ED. Diagnosis and management of behavioral issues in frontotemporal dementia. *Curr Neurol Neurosci Rep.* 2012;12: 528-536.

Onyike CU, Diehl-Schmid J. The epidemiology of frontotemporal dementia. *Int Rev Psychiatry.* 2013;25:130-137.

Park HK, Chung SJ. New perspective of parkinsonism in frontotemporal lobar degeneration. *J Mov Disord.* 2013;6:1-8.

Rascovsky K, Hodges JR, Knopman D, et al. Sensitivity of revised diagnostic criteria for the behavioural variant of frontotemporal dementia. *Brain.* 2011;134:2456-2477.

Renton AE, Majounie E, Waite A, et al. A hexanucleotide repeat expansion in *C9ORF72* is the cause of chromosome 9p21-linked ALS-FTD. *Neuron.* 2011;72:257-268.

Rosen HJ, Allison SC, Ogar JM, et al. Behavioral features in semantic dementia vs other forms of progressive aphasias. *Neurology.* 2006;67:1752-1756.

Seeley WW, Bauer AM, Miller BL, et al. The natural history of temporal variant frontotemporal dementia. *Neurology.* 2005;64:1384-1390.

Shinagawa S, Nakajima S, Plitman E, et al. Psychosis in frontotemporal dementia. *J Alzheimers Dis.* 2014;42:485-499.

Snowden JS, Thompson JC, Neary D. Knowledge of famous faces and names in semantic dementia. *Brain.* 2004;127(pt 4):860-872.

Thompson SA, Patterson K, Hodges JR. Left/right asymmetry of atrophy in semantic dementia: behavioral-cognitive implications. *Neurology.* 2003; 61:1196-1203.

Van Blitterswijk M, DeJesus-Hernandez M, Rademakers R. How do C9ORF72 repeat expansions cause amyotrophic lateral sclerosis and frontotemporal dementia: can we learn from other noncoding repeat expansion disorders? *Curr Opin Neurol.* 2012;25:689-700.

Demências com Corpos de Lewy 53

Oren Levy, Richard A. Hickman e Karen S. Marder

PONTOS-CHAVE

1. Corpos de Lewy (contendo α-sinucleína) no neocórtex definem a patologia da demência com corpos de Lewy.

2. Manifestações clínicas fundamentais da demência com corpos de Lewy são alucinações visuais, oscilações da função cognitiva, transtorno comportamental durante o sono com movimentos oculares rápidos e parkinsonismo.

3. As anormalidades nos exames de imagem específicos para transportador de dopamina oferecem forte evidência a favor do diagnóstico de demência com corpos de Lewy.

4. Inibidores de acetilcolinesterase melhoram as diversas manifestações cognitivas e psiquiátricas da demência com corpos de Lewy.

INTRODUÇÃO

As demências com corpos de Lewy (DCLs) englobam um grupo de demências com parkinsonismo motor marcante e patologia de α-sinucleína. A nomenclatura dessa área é confusa e precisa ser esclarecida. A DCL é uma denominação ampla, que inclui duas doenças principais: demência com corpos de Lewy (DCL) e demência associada à doença de Parkinson (DDP). Na verdade, parte dessa confusão provém da incerteza intrínseca em saber se DCL e DDP são doenças diferentes, ou representam quadros clínicos diferentes da mesma doença. Demência precoce caracteriza DCL, enquanto DDP é o termo usado para descrever demência que se desenvolve tardiamente na evolução da doença de Parkinson (DP) confirmada. A "regra de 1 ano" é uma diretriz consensual para diferenciar essas duas doenças: DCL é diagnosticada quando os déficits cognitivos precedem ou aparecem dentro de 1 ano depois do início dos sinais motores; por outro lado, utiliza-se o termo demência associada à doença de Parkinson quando a demência começa mais de 1 ano depois do início dos sintomas de parkinsonismo. Este capítulo enfatiza especialmente DCL.

EPIDEMIOLOGIA

A DCL é considerada uma causa comum de demência e estima-se que sua prevalência na população mundial varie de 4,2 a 7,5%, com incidência de 3,8% nos indivíduos com diagnóstico recente de demência. Entretanto, estudos de neuropatologia sugeriram que DCL represente 15 a 20% das necropsias de pacientes com demência. Embora estudos de necropsia geralmente sejam pequenos e tendam a ter viés de seleção, eles realçam a possibilidade de que a prevalência e a incidência reais da DCL possam ser maiores em razão da dificuldade de firmar esse diagnóstico clínico. Nos estudos mais amplos, a média de idade por ocasião do diagnóstico é de 75 anos. Homens são mais suscetíveis a desenvolver DCL e têm prognóstico mais desfavorável que as mulheres.

FISIOPATOLOGIA

Neuropatologia

Os achados patológicos comuns da DCL estão resumidos na Tabela 53.1 e ilustrados na Figura 53.1. A patologia dos corpos de Lewy (CL), particularmente no córtex, constitui o fator mais importante no desenvolvimento das DCLs (Figura 53.1 A e C). Os corpos de Lewy (CL) são a única característica essencial ao diagnóstico patológico de DCL; outras características são evidentes na maioria dos pacientes, mas não em todos os casos.

Corpos de Lewy

Os CLs são aglomerados de inclusão neuronais intracitoplasmáticos eosinofílicos, que são encontrados tanto nas regiões subcorticais quanto no tronco encefálico, bem como no córtex de pacientes com DCL (Figura 53.1 A). Os CLs do tronco encefálico ocorrem na substância negra e *locus* cerúleo. O termo *corpo de Lewy cortical* refere-se às inclusões esféricas menos bem definidas, que são observadas em neurônios corticais (Figura 53.1 B). Em alguns indivíduos, a identificação correta do CL cortical pode ser dificultada pela existência de alterações associadas à doença de Alzheimer (DA) grave e pela escassez de CLs corticais em pacientes com DCL.

Neuritos de Lewy

Neuritos de Lewy (NL) consistem em anormalidades dos neurofilamentos e são parte bem definida da patologia do CL, em que as proteínas agrupam-se em agregados difusos (Figura 53.1 C). Esses neuritos formam-se no hipocampo (região CA2/3), amígdala, núcleo da base de Meynert, núcleo dorsal do vago e outros núcleos do tronco encefálico.

Tabela 53.1 Aspectos patológicos associados à demência com corpos de Lewy.

Essenciais ao diagnóstico de DCL
- Corpos de Lewy

Associados, mas não essenciais ao diagnóstico de DCL
- Neuritos relacionados com corpos de Lewy
- Placas (todos os tipos morfológicos)
- Emaranhados neurofibrilares
- Destruição neuronal regional, particularmente no tronco encefálico (incluindo substância negra e *locus* cerúleo) e núcleo basal de Meynert
- Microvacuolização (alterações espongiformes) e perda de sinapses
- Concentrações reduzidas de colina-acetiltransferase (ChAT) no neocórtex

DCL, demência com corpos de Lewy.

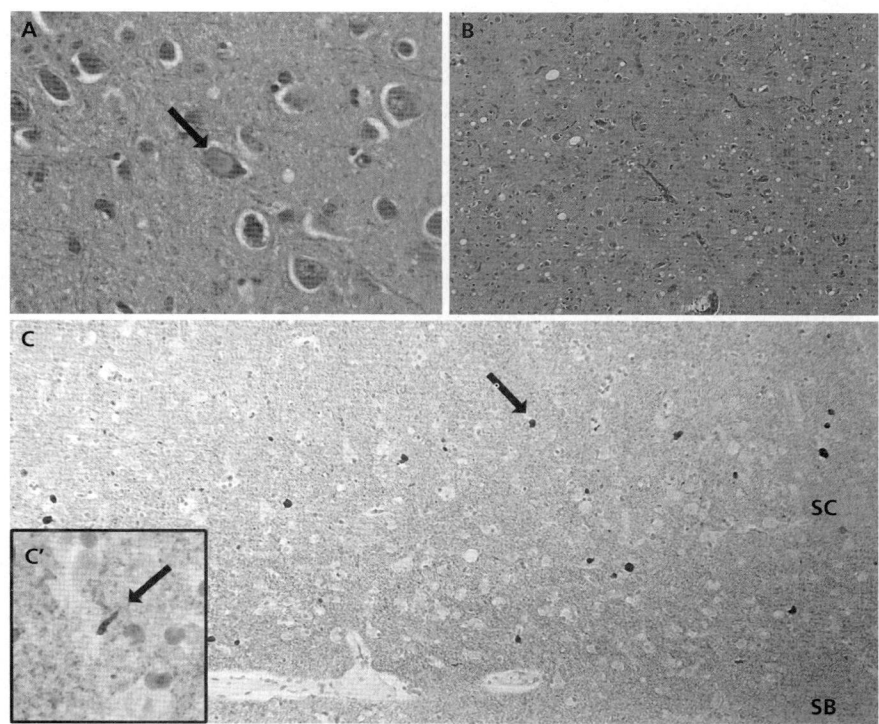

FIGURA 53.1 Aspectos neuropatológicos da demência com corpos de Lewy (DCL). **A.** Fotografia de microscopia de um corpo de Lewy (CL) cortical dentro de um neurônio patológico de um paciente com DCL (camada V, precúneo, ampliação original: 630×). O CL localizado no córtex não tinha halo característico em torno da circunferência da inclusão, e isso contrasta com o CL localizado no tronco encefálico. **B.** Fotografia de microscopia da DCL demonstrando alteração espongiforme, que histologicamente sugere doença de Creutzfeldt-Jakob (camadas V-VI, polo temporal anterior, ampliação original: 100×). **C.** Coloração imuno-histoquímica para α-sinucleína realça CLs generalizados nas camadas infragranulares do córtex (camadas V-VI, giro occipito-temporal, ampliação original: 100×). **C'.** Esse neurito de Lewy dentro do córtex foi realçado por imunocorante para α-sinucleína. SC, substância cinzenta; SB, substância branca. (*Esta figura se encontra reproduzida em cores no Encarte.*)

Patologia de Alzheimer

A maioria dos pacientes com DCL demonstra a presença de patologia concomitante da DA, incluindo placas amiloides e emaranhados neurofibrilares. As placas observadas na DCL são classificadas em placas difusas/imaturas com neuritos τ-positivos ou placas difusas/imaturas com neuritos tau-negativos e ubiquitina-positivos. Estudos bioquímicos demonstraram que a deposição de α-sinucleína facilita a agregação intracelular de τ-amiloide e β-amiloide em modelos celulares, fornecendo um mecanismo potencial que contribui para a ocorrência simultânea frequente da patologia de DA.

Alteração espongiforme/microvacuolização

Essa característica patológica é observada em alguns casos de DCL e ocorre principalmente no córtex temporal. Pode estar relacionada com a gravidade da doença. Essas alterações espongiformes são semelhantes às que são encontradas na doença de Creutzfeldt-Jakob e doenças relacionadas com príons. Embora haja interesse significativo em torno da "hipótese príon" para explicar a agregação e a dispersão de α-sinucleína, atualmente não há evidência de que DCL seja uma doença transmissível.

Diferenciação entre demência com corpos de Lewy e demência associada à doença de Parkinson

Embora existam algumas semelhanças histopatológicas entre DCL e DDP, diferenças morfológicas sutis entre essas duas doenças tornaram-se evidentes com base em estudos de neuropatologia. Primeiro e mais importante, a destruição de neurônios da substância negra pode ser mais extensiva na DDP que na DCL. Hoje em dia, existem estudos demonstrando quantidades maiores de amiloide e escores de placas neuríticas na DCL que na DPP e tendência a ter quantidades maiores de α-sinucleína nos córtices temporal e parietal de pacientes com DCL. Quantidades maiores de amiloide também foi sugerida no núcleo caudado e putame de pacientes com DCL, em comparação com pacientes com DPP. É necessário realizar estudos adicionais para esclarecer as diferenças patológicas no espectro da DCL e DPP.

Sistemas de neurotransmissores

Os mecanismos exatos que levam à DCL não são conhecidos. Entretanto, existe associação entre achados neuropatológicos estruturais das demências com corpos de Lewy, depleção de dopamina e disfunção noradrenérgica, serotoninérgica e colinérgica. Os CLs exibem predileção pela substância negra e DCL caracteriza-se por alterações dopaminérgicas no núcleo estriado e córtex frontal, levando ao parkinsonismo. Além do controle motor, a dopamina está envolvida em vários comportamentos não motores como cognição, motivação, sono e humor. Núcleo basal colinérgico é outra região suscetível, resultando em déficits colinérgicos corticais disseminados e graves. A patologia de corpos de Lewy também pode afetar os núcleos do tronco encefálico como *locus* cerúleo, que recebem ativação noradrenérgica e os núcleos da rafe serotoninérgicos. Sabe-se que todas essas áreas estão envolvidas na modulação dos sintomas cognitivos e psiquiátricos.

Fatores de risco genéticos

A maioria dos estudos genéticos sobre DCL utilizou a abordagem de "gene candidato" e baseou-se em pacientes com diagnóstico clínico de DCL. O primeiro estudo de associação genômica ampla foi realizado em 2017 com 1.743 pacientes portadores de DCL (1.324 comprovados por exames anatomopatológicos). A hereditariedade da DCL foi calculada em 36% (semelhante à da DP). Estudos demonstraram que a DCL estava geneticamente correlacionada com DA e DP, mas houve consenso de que ainda não é possível identificar genes específicos associados à DCL. Três genes foram consistentemente associados a esse tipo de demência: *APOE*, *SNCA* e *GBA1*.

APOE

O fator de risco mais consistente para DCL (e também DDP) é *APOE* ε4. Embora a associação entre *APOE* ε4 e DCL pareça ser mediada pela existência de neuropatologia associada à DA, estudos demonstraram que este é um fator de risco, mesmo nos casos de DCL "pura" com patologia mínima de DA. Em uma série de 652 casos de DCL confirmada por necropsia e 660 controles, *APOE* ε4 estava associado ao risco de desenvolver DCL difusa, independentemente da gravidade da patologia de DA. Além disso, a presença de *APOE* ε4 foi associada à gravidade da patologia de CLs, independentemente da patologia de DA.

SNCA

O gene *SNCA* codifica a proteína α-sinucleína, que se agrega dentro dos neurônios e forma os CLs. Mutações pontuais desse gene (p. Ala53Thr e p. Glu46Lys) e multiplicações de *locus* (três e quatro cópias de *SNCA*) foram associadas aos casos familiares de parkinsonismo e demência com fenótipos de DCL. Existem diversos polimorfismos de nucleotídio único dentro do gene *SNCA*, que foram associados ao risco de desenvolver DP e DCL. Alterações patogênicas desse gene podem aumentar a probabilidade de agregação da proteína α-sinucleína. Além disso, alterações dos níveis de expressão e distribuição do gene *SNCA* provavelmente também afetam o risco e fenótipo da doença (p. ex., DP *versus* DCL).

GBA1

Vários estudos individuais e um estudo colaborativo multicêntrico internacional demonstraram que pacientes com DP que apresentam mutações da enzima lisossômica glicocerebrosidase (*GBA1*) apresentam maior incidência de DP-déficit cognitivo brando (DCB) e DDP. Em outros estudos de necropsias multicêntricos, foi demonstrado que indivíduos com DCL têm probabilidade mais de oito vezes maior de apresentar mutação do gene *GBA1*, em comparação com controles. Análises adicionais indicaram que mutações do gene *GBA1* também estejam associadas significativamente à idade de início e morte mais precoce na DCL. Embora os mecanismos subjacentes ao parkinsonismo e demência associados ao gene *GBA1* ainda não estejam totalmente elucidados, evidências cumulativas sugerem que o comprometimento do lisossomo em processo de envelhecimento, intensificado pela deficiência ou mutação de glicocerebrosidase, pode afetar a degradação de α-sinucleína.

MANIFESTAÇÕES CLÍNICAS

Disfunção cognitiva

O diagnóstico de DCL pressupõe a existência de demência, ou seja, declínio cognitivo suficiente para interferir nas funções e/ou atividades da vida diária. Sinais precoces de disfunção cognitiva de pacientes com DCL incluem disfunção executiva, comprometimento visuoespacial e déficits na memória verbal. Disfunção executiva é uma característica essencial das DCLs e inclui comprometimento na flexibilidade, atenção e planejamento. Déficits de memória estão relacionados com a recuperação da informação aprendida, que melhora com o fornecimento de pistas.

O Miniexame do Estado Mental (MEEM) é menos sensível às alterações cognitivas mais precoces das DCLs, devido à sua dependência de desempenho da memória e linguagem e fraqueza na avaliação da disfunção executiva. Outros testes genéricos, como Dementia Rating Scale e Montreal Cognitive Assessment (MoCa) e escalas específicas para DP (p. ex., Parkinson Disease-Cognitive Rating Scale), demonstraram ter maior sensibilidade na DP e foram recomendados para uso nas DLCs. Em razão da comorbidade frequente de depressão e DCL, recomenda-se realizar triagem para depressão como causa alternativa ou fator contribuinte ao transtorno cognitivo. Deve-se proceder a uma revisão dos fármacos usados, especialmente os que têm efeitos colaterais cognitivos potenciais, inclusive anticolinérgicos.

Sintomas psiquiátricos

Alucinações visuais detalhadas (critério clínico fundamental de McKeith) ocorrem frequentemente nos pacientes com DCL. Observa-se superposição frequente de alucinações visuais e outros transtornos de percepção visual, incluindo ilusões, síndromes de identificação incorreta e agnosia visual. Alucinações auditivas, táteis ou gustatórias também podem ocorrer, porém são menos comuns (critério clínico complementar de McKeith). Além disso, nos estágios iniciais da doença, pacientes podem expressar crenças delirantes complexas e elaboradas (critério clínico complementar de McKeith). Vários fármacos utilizados para tratar DP, incluindo anticolinérgicos, dopaminérgicos e amantadina, podem exacerbar sintomas psicóticos. Depressão, ansiedade e apatia (critérios clínicos complementares de McKeith) ocorrem frequentemente em pacientes com DCL e estão diretamente relacionadas com declínio da função cognitiva.

Parkinsonismo

As manifestações clínicas fundamentais de parkinsonismo são rigidez, bradicinesia e tremor em repouso. Como manifestação clínica fundamental de DCL, apenas uma dessas três primeiras é necessária (em contraste com DP, na qual são necessárias no mínimo duas). Tremor em repouso e assimetria dos sinais/sintomas são menos comuns na DCL que DP, especialmente nos pacientes idosos. Outros sinais comuns de parkinsonismo são fala hipofônica, fácies inexpressiva, postura encurvada e marcha arrastada.

Durante o exame neurológico, o médico deve investigar cuidadosamente a existência de sinais extrapiramidais, mesmo quando o paciente não apresenta sintomas motores. A utilização de uma escala padronizada (p. ex., Movement Disorder Society United Parkinson's Disease Rating Scale) para avaliar manifestações de parkinsonismo pode ser especialmente recompensadora em contextos experimentais.

Distúrbios do sono

O transtorno comportamental do sono REM (TCSR – manifestação clínica fundamental de McKeith) é um marcador altamente específico de sinucleinopatias, especialmente DCL. Em muitos casos, o TCSR precede (até em algumas décadas) o início dos sintomas cognitivos e motores (ver Seção "Demência prodrômica com Corpos de Lewy" mais adiante). Inibidores seletivos de recaptação de serotonina reduzem a utilidade diagnóstica do TCSR, porque esses fármacos podem causar comportamentos semelhantes. Além de TCSR, outros distúrbios do sono encontrados comumente nos pacientes com DCL são hipersonolência diurna (critério clínico complementar de McKeith) e insônia.

Disfunção do sistema nervoso autônomo

Disautonomia é frequente nos estágios iniciais das DCLs e também pode ocorrer antes do início dos sintomas cognitivos ou motores. Manifestações clínicas frequentes são hipotensão ortostática, síncope, constipação intestinal e incontinência urinária (critérios clínicos complementares de McKeith), assim como retenção urinária e disfunção erétil. Em alguns casos, essas queixas são suficientemente graves para levar o médico a considerar o diagnóstico de atrofia sistêmica múltipla (ASM).

Oscilações do nível de atenção e concentração

Oscilações cognitivas significativas constituem uma das manifestações clínicas fundamentais das DCLs, mas ocorrem raramente na DDP. Pacientes podem apresentar déficits cognitivos transitórios, que alternam com períodos de desempenho normal ou quase normal. Essas oscilações podem incluir variações mais rápidas (alguns minutos a horas) ou mais lentas (semanas ou meses) do nível de consciência. Em consequência, podem-se observar alterações do estado mental e comportamento durante uma única entrevista clínica, bem como entre exames consecutivos. Cuidadores constituem a fonte mais confiável de informação a respeito das ocorrências dessas oscilações.

DIAGNÓSTICO

Recentemente, o quarto relatório do consórcio sobre DCL apresentou critérios diagnósticos atualizados dessa doença (Tabela 53.2) (Evidência de nível 1).[1] Em comparação com a terceira versão, alterações significativas incluem acréscimo de TCSR como manifestação clínica fundamental; rebaixamento do critério de "sensibilidade aos neurolépticos" de manifestação clínica fundamental para complementar; e inclusão de uma categoria de critérios de biomarcadores, inclusive anormalidades nos exames de imagem para transportador de dopamina, desenervação simpática do coração e demonstração de TCSR por polissonografia como sinais que podem contribuir para o diagnóstico de DCL provável. Biomarcadores e manifestações clínicas complementares não são levados em consideração na classificação de DCL provável ou possível, mas podem ser úteis aos médicos para reforçar esse diagnóstico.

A progressão temporal relativa dos sintomas cognitivos e motores é um fator importante ao diagnóstico de DCL. Como foi dito antes, a "regra de 1 ano" determina que se pode firmar o diagnóstico de DCL quando a demência começa antes ou dentro do primeiro ano depois do início dos sintomas motores de parkinsonismo; quando a demência começa mais de 1 ano depois do parkinsonismo, o diagnóstico é DDP. Esse limite reconhecidamente arbitrário incluído na primeira versão dos critérios diagnósticos consensuais é controverso, e alguns grupos de pesquisadores recomendaram sua eliminação. Contudo, as diretrizes revisadas de McKeith referendaram sua preservação.

A precisão neuropatológica desses critérios revisados ainda não foi determinada. Os critérios fundamentais antigos alcançam especificidade alta, mas sensibilidade baixa (faixa de 0 a 85%, valor médio em torno de 40%). Vale ressaltar que os critérios consensuais são mais preditivos da forma "pura" mais rara de DCL, que dos quadros neuropatológicos mistos de DCL e DA.

Demência prodrômica com corpos de Lewy

Embora o diagnóstico formal de DCL dependa da existência de demência, há grande interesse por diagnosticar pacientes com DCL em estágios mais precoces da doença. Vários estudos demonstraram que pacientes com disfunção cognitiva leve do tipo não amnésico tinham mais tendência a desenvolver DCL que DA. Sintomas cognitivos predominam nesse fenótipo de DCL prodrômica, mas também foram descritos outros padrões de DCL prodrômica. Isso inclui *delirium* grave e doença psiquiátrica de início tardio, principalmente psicose e transtorno afetivo. Contudo, hoje em dia não existem critérios formais para diagnosticar DCL prodrômica.

Tabela 53.2 Critérios diagnósticos de demência com corpos de Lewy (DCL).*

Manifestações clínicas

Fundamentais	Complementares
• Oscilações • Alucinações visuais repetidas, geralmente bem nítidas • Transtorno comportamental do sono REM • Parkinsonismo • No mínimo uma das seguintes: bradicinesia, rigidez e tremor em repouso	• Sensibilidade aos neurolépticos • Instabilidade postural, quedas frequentes • Síncopes repetidas/inconsciência transitória • Disautonomia (constipação intestinal, hipotensão ortostática, incontinência urinária) • Hipersonolência • Hiposmia • Alucinações não visuais • Ilusões • Apatia, depressão, ansiedade

Biomarcadores

Sugestivos	Complementares
• Anormalidades na DaTSCAN® • Anormalidades na cintilografia cardíaca com MIBG • Polissonografia demonstrando sono REM sem atonia	• Inexistência de atrofia do lobo temporal medial à TC/RM • Atividade cerebral funcional difusamente reduzida com atividade occipital diminuída (SPECT/PET) • Sinal da ilha cingulada • Alentecimento posterior à EEG

Diagnóstico

O diagnóstico de **DLC provável** pode ser firmado quando:
• Houver duas ou mais manifestações clínicas fundamentais
• Houver uma manifestação clínica fundamental MAIS um (ou mais) biomarcadores complementares

O diagnóstico de **DLC possível** pode ser firmado quando:
• Houver uma manifestação clínica fundamental
• Houver um (ou mais) biomarcador complementar (sem manifestações clínicas fundamentais)

DCL, demência com corpos de Lewy; EEG, eletroencefalografia; MIBG, metaiodobenzilguanidina; PET, tomografia por emissão de pósitrons; REM, movimentos oculares rápidos; RM, ressonância magnética; SPECT, tomografia computadorizada por emissão de fóton único; TC, tomografia computadorizada. *Segundo McKeith IG, Boeve BF, Dickson W, et al. Diagnosis and management of dementia with Lewy bodies: fourth consensus report of the DLB consortium. *Neurology*. 2017;89:88-100.

Outro grupo com risco alto de desenvolver DCL são pacientes com TCSR "idiopático". O índice de conversão a uma sinucleinopatia neurodegenerativa é altíssimo, ou seja, aproxima-se de 80% depois de 10 anos de seguimento. Dentre esses pacientes, cerca da metade desenvolve DCL, outra metade evolui para DP, e uma porcentagem pequena desenvolve ASM. Mesmo entre pacientes que desenvolvem DP, a detecção de TCSR aumenta o risco de desenvolver disfunção cognitiva.

Testes diagnósticos e avaliação clínica

A avaliação laboratorial também é recomendável para excluir a possibilidade de outras causas potencialmente reversíveis dos sintomas, incluindo infecção, distúrbios metabólicos, deficiência de vitamina B_{12} ou doença da tireoide. Outros exames complementares podem incluir avaliação neuropsicológica, exames de neuroimagem e análises do líquido cefalorraquidiano (LCR).

Testes neuropsicológicos

Recomenda-se avaliação neuropsicológica formal, que constitui o exame mais completo para alterações cognitivas associadas à DCL. Embora pacientes com DCL tenham mais tendência a apresentar déficits visuoespaciais e de atenção, pacientes com DA têm mais probabilidade de apresentar comprometimento significativo nos testes de memória, particularmente na codificação da memória. A presença de déficits proeminentes nos testes de função executiva e solução de problemas, como o Wisconsin Card Sorting Test, o Trail Making Test e a fluência verbal para categorias e letras, pode constituir indicadores de diagnóstico clínico úteis das DCLs, assim como a presença de comprometimento pronunciado nos testes de desempenho visuoespacial, como testes de blocos, desenho de relógio ou cópia de figuras. Com a progressão da demência, pode haver perda da seletividade desse padrão para DCLs *versus* DA. Em consequência, o estabelecimento de um diagnóstico diferencial acurado durante os estágios mais avançados da demência, utilizando apenas a apresentação clínica e a avaliação neuropsicológica, torna-se cada vez mais difícil, visto que os déficits cognitivos demonstrados nas DCLs avançadas frequentemente se sobrepõem àqueles observados na DA. Nesses pacientes, as técnicas de neuroimagem funcional podem ajudar no diagnóstico.

Exames de neuroimagem

Exames de neuroimagem estruturais

Ressonância magnética (RM) do cérebro sem contraste (ou tomografia computadorizada se não for possível realizar RM) deve ser obtida de pacientes que não fizeram exames de imagem recentemente para investigar outras anormalidades estruturais, que possam estar contribuindo ou causando as queixas do paciente, inclusive neoplasias malignas localizadas, infecções, acidente vascular encefálico (AVE) ou doença cerebrovascular subcortical difusa. Entretanto, TC ou RM como exames isolados têm aplicação diagnóstica limitada. Atrofia generalizada e hiperintensidade da substância branca são anormalidades inespecíficas na demência, e RM pode desempenhar papel limitado para distinguir entre os diferentes tipos de demência. Diversos estudos indicam que imagens coronais de RM através do hipocampo demonstrem habitualmente maior grau de atrofia hipocampal associada à DA, em comparação com demências com corpos de Lewy (critério de biomarcador complementar de McKeith). Apesar das alterações do lobo occipital nos exames de imagem funcionais, conforme descrito adiante, em geral não se observa atrofia occipital regional à RM de pacientes com DCL.

Exame de imagem para transportador de dopamina

A tomografia computadorizada por emissão de fóton único (SPECT) para transportador de dopamina marcado com ^{123}iodo (Ioflupano®) – também conhecida como DaTSCAN® – demonstra atividade dopaminérgica estriatal reduzida em pacientes com DCL. Essa anormalidade também é detectada em pacientes com DP e parkinsonismo atípico, mas não ocorrem na DA. Um estudo com 326 pacientes com demência calculou sensibilidade de 78% e especificidade de 90% no diagnóstico de DLC *versus* DA usando DaTSCAN® (Evidência de nível 1).[2] Um estudo pequeno de casos confirmados por necropsia reforçou esse poder discriminatório robusto. Esses resultados referendaram o acréscimo de anormalidades nos exames de imagem para transportador de dopamina como biomarcador complementar ao diagnóstico de DCL provável.

Exames de neuroimagem funcionais

Pacientes com DCL mostram perfusão reduzida no exame de SPECT com HMPAO (oxima de hexametilpropilenoamina-oxima) marcada por ^{99m}Tc e atividade metabólica reduzida (tomografia por emissão de pósitrons com fluorodesoxiglicose) nos lobos frontal lateral, temporoparietal e occipital. Essa redução de perfusão no lobo occipital tem aplicação diagnóstica potencial na diferenciação entre DCL e DA com sensibilidade e especificidade de 65 e 87%, para SPECT e 90 e 80% para PET, respectivamente (critério de biomarcador complementar de McKeith). O sinal da ilha cingulada correspondente – ou seja, preservação da função do giro cingulado posterior em comparação com o córtex occipital – também se mostrou promissor na diferenciação entre DCL e DA; esse sinal pode ser útil nos estágios mais iniciais de disfunção cognitiva leve dessa doença (critério de biomarcador complementar de McKeith).

Exames de neuroimagem para amiloide

A frequência alta de coexistência de patologia de DA nas demências com corpos de Lewy levou à realização de estudos com exames de neuroimagem para amiloide. De acordo com uma metanálise recente, 57% dos pacientes com DCL tinham resultados positivos nos exames de neuroimagem para amiloide. Comparativamente, 35% dos pacientes com DDP têm resultados anormais nesses exames. Na DCL (e DDP), o padrão anatômico de ligação do marcador para amiloide é muito semelhante ao observado na DA, com captação referencial nos lobos frontais, giro cingulado posterior e precúneo, região temporoparietal e estriado.

Análises do líquido cefalorraquidiano

Análises do LCR podem ajudar a estabelecer o diagnóstico de DCL. Em especial, a diferenciação entre DA e DCL pode ser facilitada por análises dos "biomarcadores para DA" – proteína tau (τ) total, τ 181-fosforilada (P-τ) e β-amiloide 1-42. Nos pacientes com DA, o perfil típico de P-τ elevada e β-amiloide Aβ-1-42 reduzido (geralmente expresso como ATI, ou índice Aβ-1-42) é muito sensível a essa doença. Por essa razão, a inexistência dessas alterações pode reforçar o diagnóstico de DCL no contexto clínico apropriado. Contudo, a especificidade do perfil liquórico na DA não é muito alta; isso provavelmente é mais importante na medida em que DCL com patologia coexistente de DA (como foi descrito antes) é comum. Na verdade, uma série ampla detectou que 22% dos pacientes com diagnóstico clínico de DCL tinham perfil de DA nas análises do LCR. Curiosamente, apenas 9% dos pacientes com DDP tinham esse mesmo perfil. Um aspecto negativo dos estudos com biomarcadores liquóricos nessa área é a inexistência de dados referidos a casos confirmados por exame anatomopatológico.

As análises dos marcadores liquóricos de patologia de corpos de Lewy é uma área promissora. Alguns estudos (mas não todos) demonstraram níveis baixos de α-sinucleína liquórica total nos pacientes com DCL. A utilidade desse exame para diferenciar entre DCL e DA ainda não está clara. Além disso, outros indicadores laboratoriais de α-sinucleína estão relacionados mais diretamente com patologia de corpos de Lewy, inclusive espécies fosforiladas (p. ex., α-sinucleína fosforilada S-129) ou α-sinucleína oligomérica, e podem ser mais úteis.

Testes da função autônoma

Testes da função autônoma podem ser úteis para distinguir entre DCL e DA. Em especial, a inervação simpática cardíaca reduzida (avaliada por captação de ^{123}I-metaiodobenzilguanidina, ou MIBG) é um critério de biomarcador sugestivo, com base nas diretrizes de McKeith atualizadas. (É importante ressaltar que exames de cintilografia cardíaca com MIBG não foram aprovados para investigação de demência nos EUA). Outros exames, como teste em mesa reclinável e reflexos cutâneos anormais nos testes sudomotores, também podem ser úteis.

Diagnóstico diferencial

Outras possibilidades diagnósticas são DA (com parkinsonismo coexistente ou características psiquiátricas proeminentes), demência vascular e parkinsonismo atípico.

Embora sinais extrapiramidais sutis possam estar presentes nos estágios iniciais da DA, o parkinsonismo perceptível geralmente não ocorre antes dos estágios finais da doença. O desenvolvimento precoce de disfunção cortical (p. ex., afasia) ou perda precoce acentuada de memória sugere habitualmente a presença de DA. Tendo em vista que as alterações patológicas da DA e da DCL frequentemente ocorrem juntas, pode ser particularmente difícil efetuar diferenciação clínica desses diagnósticos, sobretudo nos estágios mais avançados. Nesses casos, exames de neuroimagem funcionais (p. ex., exames de neuroimagem para transportador de dopamina ou amiloide) podem fornecer alguma indicação sobre o(s) processo(s) patológico(s) subjacente(s).

A doença vascular pode evidenciar-se por infartos em vários territórios vasculares ou alterações isquêmicas da microcirculação/vasos pequenos envolvendo substância branca periventricular e subcortical, núcleos da base e tronco encefálico. Essas anormalidades vasculares podem causar demência e parkinsonismo que, nos casos clássicos, afetam a marcha (parkinsonismo dos membros inferiores). Esse diagnóstico alternativo é sugerido por história de fatores de risco vasculares, início abrupto dos sintomas com progressão gradual com o passar do tempo, sinais neurológicos focais e evidências de doença vascular difusa na neuroimagem.

Em alguns casos, quadros clínicos de parkinsonismo atípico – paralisia supranuclear progressiva, ASM e degeneração corticobasal – podem ter apresentação clínica semelhante à DCL. Por exemplo, ASM pode causar TCSR e disautonomia, enquanto paralisia supranuclear progressiva pode evidenciar-se com alterações cognitivas iniciais e instabilidade postural. Outras possibilidades menos comuns que podem ser incluídas no diagnóstico diferencial são depressão, efeitos de fármacos, doenças causadas por príons e delírio causado por distúrbios metabólicos ou sistêmicos.

TRATAMENTO

Clinicamente, o tratamento dos pacientes com DCLs representa um desafio e limita-se ao controle dos sintomas. Como alguns fármacos podem ser pouco tolerados, é importante fornecer orientação aos pacientes e cuidadores acerca dos riscos, benefícios e limitações do tratamento.

Sintomas cognitivos

A primeira etapa do tratamento do declínio cognitivo de pacientes com qualquer tipo de DCL deve ser suspender fármacos que produzam efeitos cognitivos prejudiciais, especialmente anticolinérgicos.

A razão para usar inibidores de colinesterase baseia-se nos déficits colinérgicos corticais graves e generalizados das DCLs, assim como em sua aprovação pelo Food and Drug Administration (FDA) norte-americano para tratar DA. O inibidor de colinesterase rivastigmina (4,6 a 13,3 mg/dia via adesivo transdérmico, ou 6 a 12 mg/dia por via oral) foi aprovado pela FDA como tratamento sintomático do transtorno cognitivo associado à DDP (Evidência de nível 1).³ Embora não tenha sido aprovada para tratar DCL, o uso de rivastigmina foi referendado por metanálises e resultados positivos de um ensaio clínico randomizado duplo-cego. É importante salientar que os participantes tratados com rivastigmina apresentaram melhora nos indicadores de apatia e ansiedade e tiveram menos ilusões e alucinações. Um ensaio exploratório de fase 2 com donepezila ($n = 140$) demonstrou que esse fármaco foi seguro e bem tolerado, além de causar melhora cognitivo-comportamental. Um ensaio de fase 3 com donepezila ($n = 120$) não mostrou resultados positivos nos desfechos primários combinados (MEEM e inventário neuropsiquiátrico [NPI-2]); contudo, a dose de 10 mg trouxe melhora significativa dos escores do MEEM. A donepezila foi aprovada para tratar DCL no Japão em 2014. Houve relatos de casos de agravamento da função cognitiva, distúrbio do sono com movimento rápido dos olhos ou parkinsonismo com uso de inibidores da colinesterase, de modo que os pacientes devem ser cuidadosamente acompanhados durante o uso desses fármacos. Esses fármacos também estão associados a um risco de efeitos adversos gastrintestinais, incluindo náuseas, vômitos ou diarreia, embora o risco pareça ser minimizado pela sua administração transdérmica. Na interrupção dos inibidores da colinesterase, a dose deve ser reduzida de modo gradual, e não de maneira abrupta, a fim de minimizar o risco de agravamento cognitivo e comportamental súbito. Em geral, o uso de inibidores de colinesterase (especificamente rivastigmina e donepezila) como tratamento de primeira linha para sintomas cognitivos e neuropsiquiátricos é recomendado pelos critérios consensuais revisados de McKeith.

Modelos de estudo de parkinsonismo em animais demonstraram hiperatividade glutamatérgica no núcleo estriado, e a memantina (um antagonista do receptor de N-metil-D-aspartato, ou NMDA) foi aprovada pela FDA para tratar DA moderada a grave. Estudos dos efeitos da memantina (10 mg 2 vezes/dia VO) foram inconsistentes. Os dois maiores ensaios controlados randomizados combinaram DDP e DCL. O primeiro (n = 72 no total; 32 com DCL) demonstrou alteração da impressão clínica global (ICG) no grupo de pacientes com DCL apenas ao longo de 24 semanas. O segundo ensaio com memantina (n = 199; 75 com DCL) evidenciou melhora do NPI-2 apenas no grupo com DCL. Nenhum estudo mostrou melhora da função cognitiva. Outros estudos demonstraram que memantina pode agravar ilusões e alucinações dos pacientes com DCL.

Vários ensaios clínicos estão avaliando abordagens terapêuticas novas aos déficits cognitivos associados às DCLs. Ação seletiva em subtipos de receptores de serotonina é uma abordagem promissora para tratar disfunção cognitiva. Contudo, ensaios infrutíferos recentes incluíram antagonismo seletivo do receptor de serotonina 5-HT6 e/ou 5-HT2A, inibição de fosfodiesterase 9, ativação do receptor D1, inibição glutamatérgica e estabilização de glicocerebrosidase. Hoje em dia, há um ensaio pequeno em andamento sobre estimulação cerebral profunda bilateral do núcleo basal de Meynert de pacientes com DDP. Nos pacientes com déficit cognitivo leve e DP, estimulação não invasiva (seja por estimulação magnética transcraniana repetitiva ou estimulação transcraniana por corrente direta) resultou em melhora dos parâmetros cognitivos. Por fim, em pacientes com DP sem demência, a prática de exercícios melhorou memória operacional e atenção.

Sintomas motores

Nos pacientes com DCLs, sintomas motores de parkinsonismo são tratados da mesma forma que na DP. Em termos gerais, pacientes com DCL parecem ser menos sensíveis ao tratamento dopaminérgico que os indivíduos com DP ou DDP. Pacientes com DCL podem ser especialmente suscetíveis aos efeitos adversos neuropsiquiátricos dos fármacos dopaminérgicos, e isso pode limitar o nível posológico ou exigir uso combinado de antipsicóticos. Levodopa provavelmente oferece melhor perfil de risco:benefício aos pacientes com DCL. A maioria dos fármacos adjuvantes (p. ex., inibidores de monoaminoxidase B, inibidores de catechol-O-metiltransferase) não trouxe melhora motora suficiente para justificar seus efeitos adversos potenciais. Especialmente anticolinérgicos e amantadina frequentemente agravam a disfunção cognitiva e a psicose e devem ser utilizados com cautela. Do mesmo modo, agonistas de dopamina também devem ser evitados porque podem agravar psicose e sedação. Pacientes com DCL geralmente são excluídos de possível tratamento por estimulação cerebral profunda em razão de seu prognóstico desfavorável. Curiosamente, zonisamida (antiepiléptico que também inibe liberação de glutamato) foi estudada como fármaco adjuvante com levodopa para pacientes com DCL em um ensaio de fase 2. Depois de 12 semanas, a dose mais alta (50 mg) trouxe efeito motor benéfico modesto, sem agravar os sintomas cognitivos ou psiquiátricos.

Abordagens não farmacológicas são frequentemente desconsideradas, mas podem desempenhar papel importante no tratamento dos sintomas motores. Em vista do risco de quedas e oscilações do nível de consciência desses pacientes, médicos devem estimular os cuidadores (com colaboração de serviços complementares) a adotar medidas preventivas para melhorar a segurança no ambiente doméstico. Cuidados multidisciplinares incluindo fisioterapeuta, terapeuta ocupacional e fonoaudiólogo, podem trazer melhoras significativas em várias áreas da função motora.

Psicose

Simplesmente observar pacientes com alucinações visuais e ilusões pode ser uma conduta adequada quando esses sintomas não causam perturbação significativa. Interromper ou reduzir as doses de alguns fármacos (especialmente antipsicóticos) que podem agravar psicose deve ser primeiramente tentado. Se for possível, também é importante considerar alguma redução da dose de fármacos dopaminérgicos.

Se for necessário tratar psicose, os antipsicóticos típicos e a maioria dos antipsicóticos atípicos devem ser evitados em pacientes com DCL, porque eles são especialmente sensíveis aos bloqueadores de receptores dopaminérgicos. Algumas estimativas sugeriram que cerca de 60% dos pacientes com DCL possam ter agravação dos sintomas extrapiramidais, sedação, imobilidade ou síndrome neuroléptica maligna (febre, rigidez generalizada e decomposição dos tecidos musculares) depois da exposição aos neurolépticos. Entre os antipsicóticos atípicos, clozapina tem mais utilidade comprovada, embora a maioria dos estudos tenha incluído pacientes com DDP (Evidência de nível 1).[4] Clozapina tem risco extremamente baixo de agravar parkinsonismo; contudo, pode causar agranulocitose e requer monitoramento rigoroso da contagem de leucócitos. A quetiapina em dose baixa (25 a 100 mg) é considerada eficaz (apesar dos resultados negativos de um único ensaio controlado por placebo com pacientes de DCL). Efeitos adversos comuns são sedação e hipotensão ortostática; além disso, pacientes e cuidadores devem ser instruídos quanto à associação desse fármaco com risco aumentado de morbimortalidade cardíaca e AVE em pacientes idosos com demência. Por fim, conforme foi mencionado antes, inibidores de colinesterase melhoram sintomas psicóticos de pacientes com DCL e podem ser considerados como primeira opção de tratamento.

Pimavanserina (um agonista inverso seletivo do receptor 5-HT2A) foi aprovada nos EUA para tratar alucinações e ilusões de pacientes com psicose associada à DP. Esse fármaco não foi avaliado em pacientes com DDP ou DCL; na verdade, pacientes com demência foram excluídos do ensaio principal de fase 3 sobre psicose associada à DP. Curiosamente, análises *post hoc* desse estudo demonstraram que pacientes com disfunção cognitiva mais grave (escore do MEEM entre 21 e 24) melhoraram igualmente com pimavanserina, em comparação com sujeitos que tinham escores > 24. Hoje em dia, há um estudo em andamento com pimavanserina para psicose associada à demência por todas as causas.

Outras manifestações clínicas

Outras manifestações clínicas associadas à DCL são distúrbios de humor e sono e disautonomia. Esses distúrbios estão descritos separadamente no Capítulo 86 e aqui estão descritos resumidamente no contexto das DCLs. Não há evidências quanto ao tratamento de algumas dessas manifestações clínicas, e as recomendações frequentemente são adaptadas de pacientes com DP e outros distúrbios cognitivos neurodegenerativos, inclusive DA.

Transtornos de humor

Inibidores de recaptação de monoaminas – inclusive inibidores seletivos de recaptação de serotonina e inibidores de recaptação de serotonina-norepinefrina – podem ser eficazes para tratar ansiedade e depressão de pacientes com DCL. Entretanto, é necessário realizar mais estudos sobre segurança desses fármacos nesse grupo específico de pacientes. Não existem ensaios controlados randomizados com pacientes portadores de DCL e depressão ou ansiedade. Eletroconvulsoterapia foi usada com sucesso para tratar depressão, mas raramente é usada em pacientes com demência, considerando-se o risco de agravar disfunção cognitiva depois do tratamento. Além disso, a maioria dos estudos avaliou a utilização desse tratamento nos estágios iniciais da demência. Os benzodiazepínicos devem ser evitados (exceto para controlar TCSR), especialmente em tratamento prolongado, tendo em vista a possibilidade de agravarem confusão mental, distúrbio da marcha e agitação paradoxal. Os antidepressivos tricíclicos devem ser evitados em razão de seus efeitos anticolinérgicos. Por fim, psicoterapia também pode ser eficaz, especialmente para pacientes com quadros mais leves.

Distúrbios do sono

A insônia é um problema comum na DCL. Em geral, pacientes têm dificuldade de manter o sono, em vez de começar a dormir. Higiene apropriada do sono é importante para otimizar o ciclo de sono-vigília. As recomendações importantes consistem em manutenção de uma rotina diária, exposição à luz natural durante as horas diurnas, eliminação dos cochilos diurnos e eliminação do consumo de cafeína no final do dia. Quando é necessário recorrer a tratamento farmacológico, existem várias opções, inclusive (em ordem de inofensividade decrescente) melatonina, mirtazapina e trazodona. Sedativos como zolpidem devem ser usados com extrema cautela, porque podem agravar sintomas neuropsiquiátricos. O antipsicótico quetiapina também pode ser usado em razão de seus efeitos soporíficos, mas com cautela em razão de seu perfil de efeitos adversos descritos antes (ver Seção sobre "Psicose").

Quando está presente, TCSR geralmente não precisa ser tratado quando não é frequente e não causa acidentes. Clonazepam (0,25 a 1,0 mg VO antes de deitar) ou melatonina (3 mg VO à hora de deitar) podem ser usados para tratar eficazmente esses sintomas. Entre as abordagens terapêuticas não farmacológicas estão dormir em camas separadas, colocar o colchão no chão ou encostar o colchão na parede e acrescentar grades laterais de proteção no outro lado; acolchoar quinas dos móveis próximos; remover objetos potencialmente perigosos do quarto; e usar alarmes de leito para avisar outras pessoas se o paciente sair do seu leito.

Disautonomia

Medidas não farmacológicas para tratar hipotensão ortostática incluem uso de meias compressivas, assegurar hidratação adequada e aumentar a ingestão de sal de mesa. Opções farmacológicas são fludrocortisona, piridostigmina, midodrina e droxidopa, isoladamente ou combinadas. Constipação intestinal frequentemente melhora com alterações da dieta e hidratação adequada. Fármacos vendidos sem prescrição (p. ex., docusato de sódio, sena ou polietilenoglicol) também são eficazes.

Estilo de vida

É importante conversar sobre controle das finanças e fármacos com pacientes e cuidadores. Déficits cognitivos e parkinsonismo associados à DCL colocam esses pacientes em risco mais alto de acidentes de trânsito. Avaliação formal da capacidade de dirigir deve ser considerada para pacientes com DCL que desejam continuar a dirigir.

Tendências futuras

Até o momento, nenhum ensaio clínico publicado investigou fármacos modificadores da DCL. Ensaios clínicos futuros com pacientes portadores de DCL poderão incluir estimulação de fatores neurotróficos endógenos, redução da agregação de α-sinucleína, imunomoduladores e inibidores inflamatórios.

PROGNÓSTICO

Não há cura ou tratamentos para modificar a evolução da DCL. Sintomas psicóticos, particularmente alucinações visuais, persistem com o passar do tempo. Parkinsonismo também se agrava com o decorrer do tempo, sobretudo em pacientes nos quais ele constitui sintoma precoce. Em comparação com DA, a DCL tem evolução mais rápida e desfavorável. Uma metanálise demonstrou que o intervalo de sobrevida de pacientes com DCL foi de 4,1 anos a partir do diagnóstico, em comparação com 5,7 anos em pacientes com DA. Em outros estudos, foi constatado que os pacientes com DCL progridem para institucionalização mais cedo que pacientes com outros tipos de demência, talvez em virtude do desenvolvimento mais precoce de parkinsonismo e sonolência diurna. A sobrevida após a internação do paciente em instituição asilar é influenciada significativamente pela presença de depressão e parkinsonismo, incluindo rigidez e anormalidades da marcha.

EVIDÊNCIAS DE NÍVEL 1

1. McKeith IG, Boeve BF, Dickson DW, et al. Diagnosis and management of dementia with Lewy bodies: fourth consensus report of the DLB consortium. *Neurology*. 2017;89:88-100.
2. McKeith I, O'Brien J, Walker Z, et al. Sensitivity and specificity of dopamine transporter imaging with 123I-FP-CIT SPECT in dementia with Lewy bodies: a phase III, multicentre study. *Lancet Neurol*. 2007;6:305-313.
3. Maidment I, Fox C, Boustani M. Cholinesterase inhibitors for Parkinson's disease dementia. *Cochrane Database Syst Rev*. 2006;(1):CD004747.
4. Parkinson Study Group. Low-dose clozapine for the treatment of drug-induced psychosis in Parkinson's disease. *N Engl J Med*. 1999;340:757-763.

LEITURA SUGERIDA

Aarsland D, Ballard C, Walker Z, et al. Memantine in patients with Parkinson's disease dementia or dementia with Lewy bodies: a double-blind, placebo-controlled, multicentre trial. *Lancet Neurol*. 2009;8:613-618.

Aarsland D, Brønnick K, Ehrt U, et al. Neuropsychiatric symptoms in patients with Parkinson's disease and dementia: frequency, profile and associated care giver stress. *J Neurol Neurosurg Psychiatry*. 2007;78:36-42.

Aarsland D, Perry R, Larsen JP, et al. Neuroleptic sensitivity in Parkinson's disease and parkinsonian dementias. *J Clin Psychiatry*. 2005;66:633-637.

Aarsland D, Rongve A, Nore SP, et al. Frequency and case identification of dementia with Lewy bodies using the revised consensus criteria. *Dement Geriatr Cogn Disord*. 2008;26:445-452.

Ballard C, Holmes C, McKeith I, et al. Psychiatric morbidity in dementia with Lewy bodies: a prospective clinical and neuropathological comparative study with Alzheimer's disease. *Am J Psychiatry*. 1999;156:1039-1045.

Beyer MK, Larsen JP, Aarsland D. Gray matter atrophy in Parkinson disease with dementia and dementia with Lewy bodies. *Neurology*. 2007;69:747-754.

Boeve BF, Dickson DW, Duda JE, et al. Arguing against the proposed definition changes of PD. *Mov Disord*. 2016;31:1619-1622.

Boot BP, McDade EM, McGinnis SM, Boeve BF. Treatment of dementia with Lewy bodies. *Curr Treat Options Neurol.* 2013;15:738-764.

Dalrymple-Alford JC, MacAskill MR, Nakas CT, et al. The MoCA: well-suited screen for cognitive impairment in Parkinson disease. *Neurology.* 2010;75:1717-1725.

Dickson DW, Heckman MG, Murray ME, et al. *APOE* 4 is associated with severity of Lewy body pathology independent of Alzheimer pathology. *Neurology.* 2018;91:e1182-e1195.

Emre M, Tsolaki M, Bonuccelli U, et al. Memantine for patients with Parkinson's disease dementia or dementia with Lewy bodies: a randomised, double-blind, placebo-controlled trial. *Lancet Neurol.* 2010;9:969-977.

Ferman TJ, Boeve BF, Smith GE, et al. Inclusion of RBD improves the diagnostic classification of dementia with Lewy bodies. *Neurology.* 2011;77:875-882.

Ferman TJ, Smith GE, Kantarci K, et al. Nonamnestic mild cognitive impairment progresses to dementia with Lewy bodies. *Neurology.* 2013;81:2032-2038.

Guerreiro R, Ross OA, Kun-Rodrigues C, et al. Investigating the genetic architecture of dementia with Lewy bodies: a two-stage genome-wide association study. *Lancet Neurol.* 2018;17:64-74.

Ikeda M, Mori E, Matsuo K, Nakagawa M, Kosaka K. Donepezil for dementia with Lewy bodies: a randomized, placebo-controlled, confirmatory phase III trial. *Alzheimers Res Ther.* 2015;7:4.

Kantarci K, Ferman TJ, Boeve BF, et al. Focal atrophy on MRI and neuropathologic classification of dementia with Lewy bodies. *Neurology.* 2012;79:553-560.

Klatka LA, Louis ED, Schiffer RB. Psychiatric features in diffuse Lewy body disease: a clinicopathologic study using Alzheimer's disease and Parkinson's disease comparison groups. *Neurology.* 1996;47:1148-1152.

Lippa CF, Duda JE, Grossman M, et al. DLB and PDD boundary issues: diagnosis, treatment, molecular pathology, and biomarkers. *Neurology.* 2007;68:812-819.

Lobotesis K, Fenwick JD, Phipps A, et al. Occipital hypoperfusion on SPECT in dementia with Lewy bodies but not AD. *Neurology.* 2001;56:643-649.

McKeith I, Taylor J-P, Thomas A, Donaghy P, Kane J. Revisiting DLB diagnosis: a consideration of prodromal DLB and of the diagnostic overlap with Alzheimer disease. *J Geriatr Psychiatry Neurol.* 2016;29:249-253.

Minoshima S, Foster NL, Sima AA, et al. Alzheimer's disease versus dementia with Lewy bodies: cerebral metabolic distinction with autopsy confirmation. *Ann Neurol.* 2001;50:358-365.

Mishima A, Nihashi T, Ando Y, et al. Biomarkers differentiating dementia with Lewy bodies from other dementias: a meta-analysis. *J Alzheimers Dis.* 2016;50:161-174.

Mori E, Ikeda M, Kosaka K; for Donepezil-DLB Study Investigators. Donepezil for dementia with Lewy bodies: a randomized, placebo-controlled trial. *Ann Neurol.* 2012;72:41-52.

Murata M, Odawara T, Hasegawa K, et al. Adjunct zonisamide to levodopa for DLB parkinsonism: a randomized double-blind phase 2 study. *Neurology.* 2018;90:e664-e672.

O'Brien JT, McKeith IG, Walker Z, et al. Diagnostic accuracy of 123I-FP-CIT SPECT in possible dementia with Lewy bodies. *Br J Psychiatry.* 2009;194:34-39.

Oda H, Ishii K, Terashima A, et al. Myocardial scintigraphy may predict the conversion to probable dementia with Lewy bodies. *Neurology.* 2013;81:1741-1745.

Postuma RB, Berg D, Stern M, et al. Abolishing the 1-year rule: how much evidence will be enough? *Mov Disord.* 2016;31:1623-1627.

Postuma RB, Gagnon J-F, Bertrand J-A, Génier Marchand D, Montplaisir JY. Parkinson risk in idiopathic REM sleep behavior disorder: preparing for neuroprotective trials. *Neurology.* 2015;84:1104-1113.

Sadiq D, Whitfield T, Lee L, Stevens T, Costafreda S, Walker Z. Prodromal dementia with Lewy bodies and prodromal Alzheimer's disease: a comparison of the cognitive and clinical profiles. *J Alzheimers Dis.* 2017;58:463-470.

Stern Y, Marder K, Tang MX, Mayeux R. Antecedent clinical features associated with dementia in Parkinson's disease. *Neurology.* 1993;43:1690-1692.

Stinton C, McKeith I, Taylor J-P, et al. Pharmacological management of Lewy body dementia: a systematic review and meta-analysis. *Am J Psychiatry.* 2015;172:731-742.

Taylor JP, McKeith IG, Burn DJ, et al. New evidence on the management of Lewy body dementia. *Lancet Neurol.* 2020;19(2):157-169.

Vendette M, Gagnon JF, Décary A, et al. REM sleep behavior disorder predicts cognitive impairment in Parkinson disease without dementia. *Neurology.* 2007;69:1843-1849.

Wang H-F, Yu J-T, Tang S-W, et al. Efficacy and safety of cholinesterase inhibitors and memantine in cognitive impairment in Parkinson's disease, Parkinson's disease dementia, and dementia with Lewy bodies: systematic review with meta-analysis and trial sequential analysis. *J Neurol Neurosurg Psychiatr.* 2015;86:135-143.

Yoshita M, Taki J, Yokoyama K, et al. Value of 123I-MIBG radioactivity in the differential diagnosis of DLB from AD. *Neurology.* 2006;66:1850-1854.

Demência Vascular e Deficiência Cognitiva

54

Nikolaos Scarmeas e Adam M. Brickman

PONTOS-CHAVE

1. A demência vascular caracteriza-se por disfunção cognitiva com deterioração funcional simultânea causada por doença cerebrovascular isquêmica ou hemorrágica, ou sequelas de hipoperfusão, hipotensão ou hipoxia.

2. A doença cerebrovascular pode contribuir para as síndromes demenciais, mesmo que não seja a causa biológica primária, ou ser a causa primária da demência.

3. O diagnóstico de demência vascular baseia-se nos seguintes fatores: (1) acidentes vasculares encefálicos confirmados clínica e radiologicamente; (2) demência; e (3) relação temporal (presumivelmente causal) inequívoca entre acidentes vasculares encefálicos e demência.

4. Cerca de 15 a 20% dos pacientes com acidente vascular encefálico isquêmico agudo e idade maior que 60 anos têm demência por ocasião do acidente vascular encefálico, enquanto, anualmente, 5% desenvolvem demência a partir de então.

5. A maioria dos adultos idosos com demência tem alterações neuropatológicas mistas de doença de Alzheimer e demência vascular.

6. Pacientes com demência vascular frequentemente mostram deterioração cognitiva progressiva resultante de outros episódios de isquemia vascular cerebral.

7. Os índices de demência vascular podem ser reduzidos por intervenções de prevenção primária baseadas no controle dos fatores de risco relacionados.

INTRODUÇÃO

Ao longo de grande parte do século XX, supunha-se que a maioria dos casos de demência de pacientes idosos tivesse origem vascular, mas essa pressuposição foi questionada nas últimas décadas, depois do reconhecimento da importância das alterações patológicas encontradas na doença de Alzheimer. No entanto, o interesse em torno do papel da doença cerebrovascular na cognição e no nível funcional foi reativado, não apenas em razão da utilização mais ampla das técnicas modernas de neuroimagem, mas também como consequência da acumulação de mais conhecimentos sobre o impacto da patologia cerebrovascular nos vasos de pequeno calibre. Os conceitos tradicionais sugestivos de que obstrução dos vasos sanguíneos e extravasamento de líquidos sejam as causas primárias de deficiência cognitiva em razão de seu impacto na perda de neurônios têm sido gradativamente ampliados pelo entendimento mais claro da importância da unidade neurovascular, que inclui interações entre células endoteliais e pericitos com astrócitos, oligodendrócitos e micróglia (Figura 54.1). Em geral, a importância das anormalidades vasculares no desempenho cognitivo tem atraído interesse crescente.

A lesão cerebral causada por episódios de isquemia ou hemorragia, doença isquêmica da substância branca e sequelas de hipotensão ou hipoxia certamente pode contribuir para disfunção cognitiva. Em geral, a demência vascular pode ser caracterizada por disfunção cognitiva atribuível a uma lesão cerebrovascular que afeta as habilidades funcionais (p. ex., atividades básicas e instrumentadas da vida diária). Isso pode ser causado por vários mecanismos (Tabela 54.1 e Figuras 54.2 e 54.3).

Embora tenham sido propostos vários esquemas diagnósticos para demência vascular, hoje ainda não há consenso. Critérios clínicos disponíveis são controversos até certo ponto e alguns não foram adequadamente validados, não são aplicados consistentemente e não têm sensibilidade e especificidade satisfatoriamente altas. Em termos gerais, como regra prática, o diagnóstico de demência vascular requer os seguintes elementos: (1) *AVEs confirmados clínica (sinais/sintomas) e radiologicamente*; (2) *demência*; e (3) *relação temporal inequívoca entre AVEs e demência*. Essencialmente, a doença vascular cerebral é um distúrbio heterogêneo com vários mecanismos fisiopatológicos e diversas manifestações clínicas; por essa razão, a demência vascular também se evidencia como síndrome heterogênea.

Vários mecanismos patogenéticos podem causar demência vascular. Também há reconhecimento crescente de que a maioria dos casos de demência caracteriza-se por patologias mistas, inclusive doença cerebrovascular com processos neurodegenerativos; além disso, a doença cerebrovascular pode contribuir para disfunção cognitiva, mesmo que não seja considerada causa primária de demência. Em razão desses fatores, a expressão "deficiência cognitiva vascular" foi introduzida para levar em consideração o *continuum* de contribuições da doença cerebrovascular – em seus diversos subtipos – para a função cognitiva: efeitos cognitivos sutis, condição secundária ou comorbidade que contribui para demência; e causa primária da demência. A doença cerebrovascular pode ser focal ou distribuída em diversos sistemas encefálicos; as manifestações cognitivas da disfunção cognitiva vascular são igualmente heterogêneas.

EPIDEMIOLOGIA

Cerca de 15 a 20% dos pacientes com AVE isquêmico agudo depois da idade de 60 anos têm demência por ocasião do AVE e, a cada ano, 5% deles desenvolvem demência depois disso. Clinicamente, durante muito tempo, acreditou-se que a demência vascular fosse a segunda (depois da doença de Alzheimer) ou até mesmo a terceira (depois da doença de Alzheimer e da demência com corpos de Lewy) causa mais frequente de demência. Quando se consideram dados de séries anatomopatológicas e correlações clinicopatológicas semelhantes, pode-se entender claramente a complexidade do problema, principalmente porque a maioria dos casos de demência têm etiologia

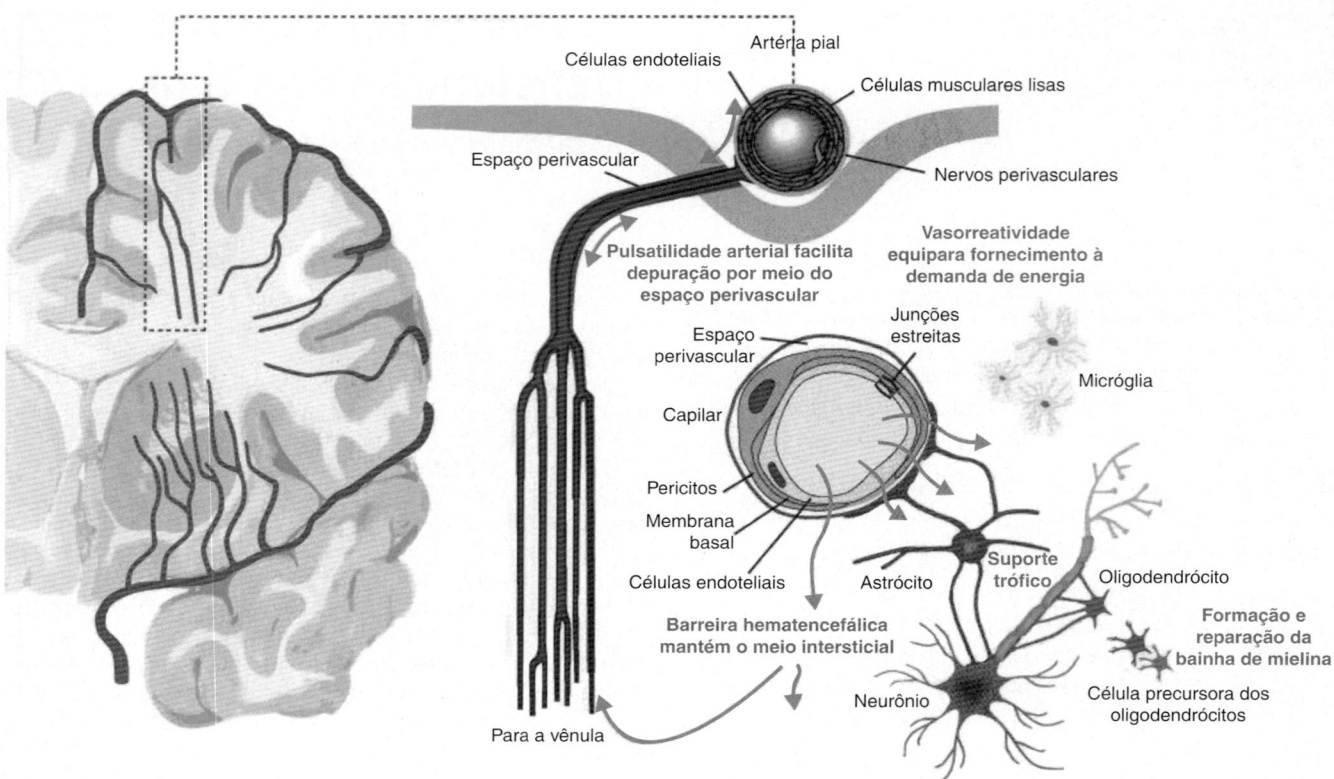

FIGURA 54.1 Componentes fundamentais da unidade neurovascular e possíveis "pontos de acesso" dos mecanismos patogênicos associados à doença cerebrovascular de vasos de pequeno calibre. Arteríolas penetram no encéfalo e ramificam-se em capilares. Cada capilar está circundado por um espaço perivascular, que se comunica com o líquido cefalorraquidiano. A barreira hematencefálica é formada pela reunião de células endoteliais capilares (inclusive suas junções estreitas conectivas), uma membrana basal especializada, pericitos e pseudópodes terminais dos astrócitos. A barreira hematencefálica é essencial à manutenção do meio intersticial. Os astrócitos mantêm o equilíbrio de líquidos intersticiais, fornecem energia aos neurônios e retransmitem sinais dos neurônios (e outras células) para que o sistema vascular possa adequar o fluxo sanguíneo à demanda de energia. Oligodendrócitos produzem e reparam a mielina depositada ao redor dos axônios, aos quais também fornecem suporte metabólico e trófico. No nível celular, a disfunção das células endoteliais e as anormalidades da barreira hematencefálica aumentam a quantidade de líquido e proteínas intersticiais, destroem os pseudópodes terminais dos astrócitos (dificultando a permuta de líquidos intersticiais), bloqueiam a maturação das células precursoras dos oligodendrócitos (que dificultam a mielinização, a reparação da bainha de mielina e o fornecimento de energia aos axônios) e impedem a função normal dos astrócitos (diminuindo o fornecimento de energia aos neurônios). Vários componentes celulares e funcionais da unidade vascular-glioneural (p. ex., células endoteliais, pericitos, astrócitos, oligodendrócitos, neurônios e matriz extracelular) são pontos de acesso potenciais aos mecanismos patogênicos associados à doença cerebrovascular dos vasos de pequeno calibre. (Reproduzida de Wardlaw JM, Smith C, Dichgans M. Small vessel Disease: mechanisms and clinical implications. *Lancet Neurol.* 2019;18(7):684-696.) (*Esta figura se encontra reproduzida em cores no Encarte.*)

mista. Embora a maioria (70 a 80% dos casos) dos pacientes idosos com demência tenham alterações patológicas típicas da doença de Alzheimer, a maioria deles também tem doença cerebrovascular associada, enquanto menos de 30% são portadores do quadro patológico "puro" (ou seja, apenas doença de Alzheimer). Do mesmo modo, a maioria dos adultos idosos tem algum grau de patologia cerebrovascular nos vasos de pequeno calibre, mas pode ser necessária grande dispersão da disfunção desses vasos para que possa ser considerada causa única da demência. A demência causada unicamente por infartos – sem contribuições patológicas significativas da doença de Alzheimer ou demência com corpos de Lewy – é muito incomum e teve sua incidência estimada entre 2 e 10% dos casos de demência.

Alguns estudos demonstraram variações étnicas e geográficas na incidência de disfunção cognitiva vascular e demência. Nos países em desenvolvimento, a prevalência da demência vascular parece ser baixa, enquanto os mesmos índices parecem ser relativamente mais altos em alguns países da América Latina e Ásia, inclusive China.

Em favor do argumento dos índices mais altos de contribuição da disfunção cognitiva vascular para demência, mas talvez menos frequentemente como causa única, existe o fato de que a maioria dos estudos anatomopatológicos considerou apenas infartos mais amplos, embora microinfartos sejam extremamente comuns e dispersos em todo o encéfalo, ainda que a importância clínica desses microinfartos não esteja totalmente esclarecida. Por fim, algumas das anormalidades da substância branca demonstradas à ressonância magnética do cérebro são comumente indetectáveis nos exames neuropatológicos convencionais realizados à necropsia, sugerindo que a neuropatologia seja pouco sensível para detectar lesões cerebrovasculares.

FISIOPATOLOGIA

Em termos gerais, os AVEs propriamente ditos e outras condições que predispõem à doença cerebrovascular são considerados fatores de risco para demência vascular e disfunção cognitiva

Tabela 54.1 Tipos propostos de demência vascular com base na localização e no mecanismo fisiopatológico.

Subtipo de demência vascular	Comentários/informações adicionais sobre cada subtipo, inclusive localização e mecanismos
Infartos de áreas críticas ("isolados", mas estratégicos)	Infartos frontais bilaterais causados por obstruções da artéria cerebral anterior Infarto talâmico bilateral causado por obstruções da artéria cerebral posterior Infartos do lobo temporal inferomedial Obstruções da artéria cerebral média causando infartos frontoparietais etc.
Infartos isquêmicos múltiplos envolvendo vasos calibrosos	Infartos não localizados necessariamente em áreas críticas, mas que causam perda significativa de volume parenquimatoso
Doença dos vasos de pequeno calibre	Infartos lacunares múltiplos dos gânglios da base Infartos lacunares múltiplos da substância branca subcortical ou periventricular, que causam um padrão difuso e mais generalizado, descrito comumente nos exames de imagem cerebrais como leucoaraiose (antes conhecida como *doença de Binswanger*)
Infartos hemorrágicos	Hemorragias intraparenquimatosas causadas por lesões vasculares associadas à hipertensão Angiopatia amiloide Hematomas intracerebrais ou subdurais, ou hemorragia subaracnóidea
Hipoperfusão	Causada por estenose da artéria carótida interna; secundária (ou algumas vezes associada) a distúrbios sistêmicos como insuficiência cardíaca, hipotensão, cirurgia de *bypass*, parada cardíaca, fármacos ou outros distúrbios sistêmicos
Outros mecanismos	Combinações das patologias anteriores Arteriopatia cerebral autossômica dominante com infartos subcorticais e leucoencefalopatia (CADASIL, do inglês, *cerebral autosomal dominant arteriopathy with subcortical infarcts and leukoencephalopathy*) – uma forma autossômica dominante de demência cerebrovascular (também com enxaqueca e sintomas psiquiátricos), relacionada com mutações do gene *notch3* do cromossomo 19 Encefalomiopatia mitocondrial com acidose láctica e episódios semelhantes aos AVE (do inglês, *mitochondrial encephalomyopathy with lactic acidosis and stroke-like episodes*; MELAS)

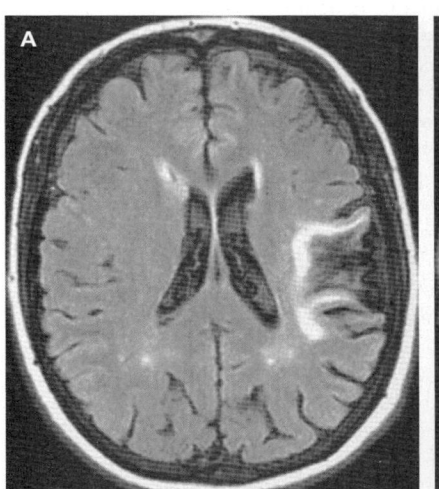
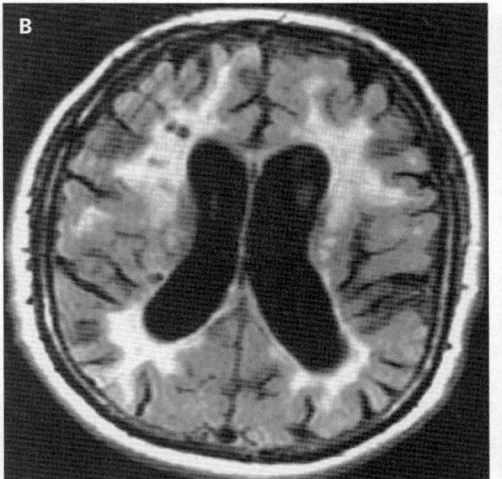
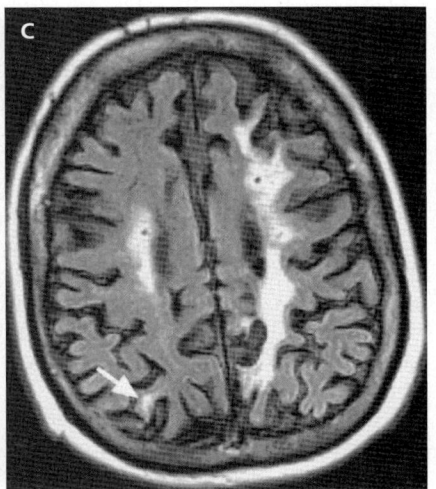
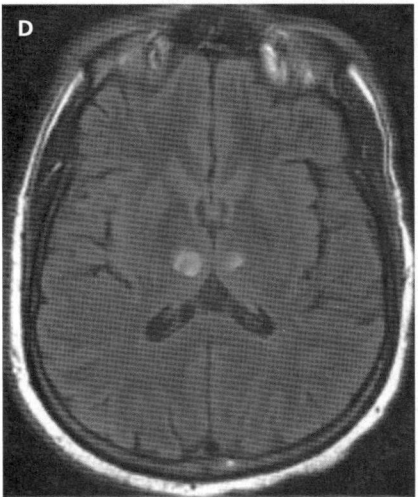

FIGURA 54.2 Imagens de ressonância magnética (RM) em sequência FLAIR (*fluid-attenuated inversion recovery*) encontradas em alguns subtipos de demência vascular. **A.** Essa imagem de RM em sequência FLAIR demonstrou infarto volumoso no território da artéria cerebral média com acometimento do giro angular. **B.** Doença de Binswanger com leucopatia isquêmica simétrica extensiva. **C.** Infartos limítrofes bilaterais causados por hipoperfusão depois de parada cardíaca. **D.** Demência causada por infartos talâmicos bilaterais estratégicos. (Figuras **A** a **C** reproduzidas com autorização de Guermazi A, Miaux Y, Rovira-Cañellas A, et al. Neuroradiological findings in vascular dementia. *Neuroradiology*. 2007;49[1]:1-22.)

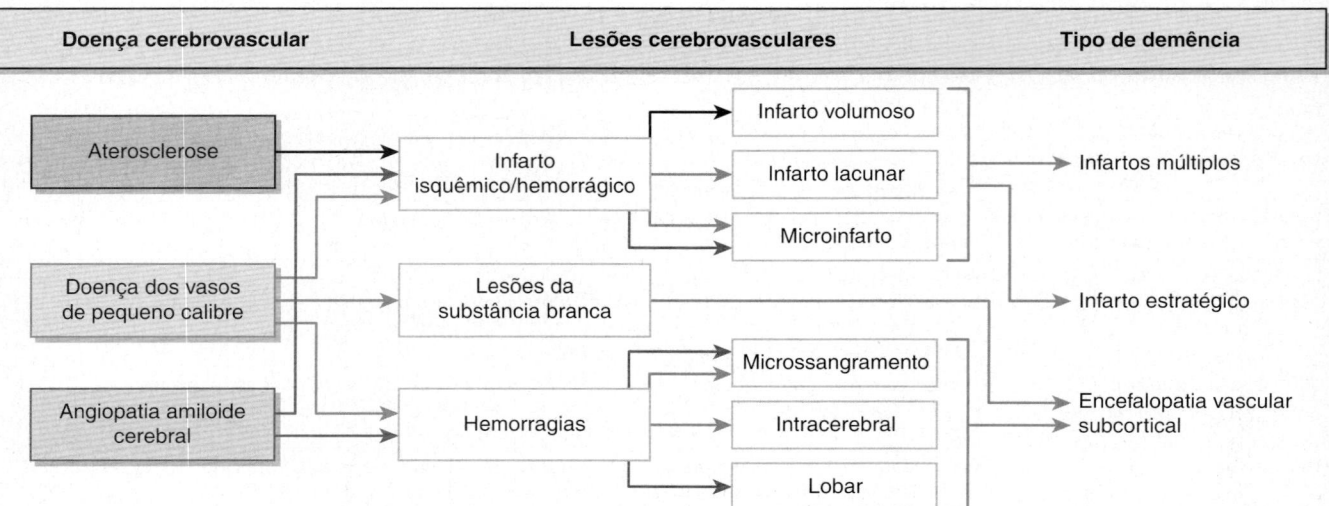

FIGURA 54.3 Diagrama esquemático ilustrando as três doenças cerebrovasculares encontradas mais comumente e as lesões vasculares cerebrais resultantes, que podem causar tipos específicos de demência vascular. (Reproduzida de McAleese KE, Alafuzoff I, Charidimou A, et al., Post-mortem assessment in vascular dementia: advances and aspirations. *BMC Med*. 2016;14[1]:129.)

vascular. Existem muitas condições predisponentes aos infartos ou hemorragias cerebrais, e elas devem ser incluídas na investigação diagnóstica do paciente (ver Capítulo 45: Profilaxias Primária e Secundária de Acidentes Vasculares Encefálicos). Em geral, pacientes com demência vascular são idosos e podem ter doença cardiovascular, inclusive ataques cardíacos, hipertensão e dislipidemia, que finalmente causam lesões de vários órgãos. A angiopatia amiloide cerebral está entre as causas mais comuns de lesões hemorrágicas, que geralmente se localizam em áreas lobares; lesões hemorrágicas pequenas de áreas subcorticais são atribuídas mais comumente à vasculopatia hipertensiva. A angiopatia amiloide cerebral caracteriza-se por depósitos de peptídeo β-amiloide dentro dos vasos sanguíneos de pequeno e médio calibres do encéfalo e das leptomeninges. Essa condição patológica pode apresentar-se com ou sem alterações neuropatológicas da doença de Alzheimer coexistente. Além da predisposição genética aos AVEs, causas genéticas raras de demência vascular incluem arteriopatia cerebral autossômica dominante com infartos subcorticais e leucoencefalopatia (CADASIL, do inglês *cerebral autosomal dominant arteriopathy with subcortical infarcts and leukoencefalopathy*) e encefalomiopatia mitocondrial com acidose láctica e episódios semelhantes aos AVE (em inglês, MELAS ou *mitochondrial encephalomyopathy with lactic acidosis and stroke-like episodes*).

Ainda não está demonstrado se as alterações patológicas da doença de Alzheimer causam lesões cerebrovasculares, ou se a doença cerebrovascular predispõe à neuropatologia da doença de Alzheimer. Em termos gerais, há interação complexa entre AVE, fatores de risco vascular e doença de Alzheimer, embora ainda não esteja clara a natureza exata dessa interação.

DIAGNÓSTICO

Em contraste com a disfunção cognitiva leve (DCL) ou demência causada por doença de Alzheimer subjacente, que afeta basicamente a memória, a disfunção cognitiva vascular e a demência vascular podem ter efeitos mais variáveis nos domínios cognitivos (com ou sem afetar a memória). Sinais e sintomas de disfunção cognitiva vascular ou demência vascular podem ser dificuldade de reter e lembrar-se de informações recentes, raciocinar, julgar e realizar atividades complexas; déficits de função visuoespacial; problemas de linguagem (compreensão, expressão etc.); e transtornos de personalidade ou comportamento. A combinação exata dessas manifestações clínicas depende da localização cerebral da lesão vascular ou dos sistemas cerebrais afetados pela doença cerebrovascular. Por exemplo, quando circuitos neurais do lobo temporal responsáveis pelas funções de memória são menos afetados, os déficits amnésicos (típicos da doença de Alzheimer) podem ser menos marcantes na demência vascular. Também podem coexistir déficits não cognitivos focais relacionados com a demência vascular causada pelos AVEs.

Alguns pacientes podem ter uma síndrome mais "cortical" com deterioração progressiva inequívoca – inclusive sinais e sintomas motores ou sensoriais focais, afasia, negligência, abulia, apraxia, agnosia, amnésia e outros – resultantes dos AVEs repetidos bem-definidos. Entretanto, a demência vascular frequentemente se evidencia por uma síndrome mais "subcortical", que se caracteriza por apatia, inércia, bradifrenia, déficits de atenção e concentração, disfunção executiva (dificuldades de organizar, planejar e executar estratégias), marcha geralmente anormal (marcha aparentemente apráxica ou magnética, ou parkinsonismo da parte inferior do corpo), urgência ou incontinência urinária, depressão e também descontrole emocional ("afeto pseudobulbar"), inclusive choro ou riso inapropriado.

Em geral, no diagnóstico diferencial com doença de Alzheimer, indícios que poderiam favorecer o diagnóstico de demência vascular seriam início súbito da demência, relação temporal com infarto cerebral, deterioração progressiva e evolução flutuante. Nenhum exame diagnóstico é específico para demência vascular.

A ocorrência clínica de AVE documentado pela história (sintomas) ou exame neurológico (sinais persistentes), embora não seja absolutamente necessária, aumenta a especificidade do diagnóstico de demência vascular.

Infartos demonstrados por exames de imagem cerebrais são requisitos para firmar o diagnóstico de demência vascular. O tipo de infarto (hemorrágico ou isquêmico), suas dimensões (grande ou pequeno), número de lesões (um em área estratégia ou vários) ou sua localização (cortical, subcortical, outras estruturas do cérebro) podem ser muito variados (Figura 54.2).

Doença confluente generalizada da substância branca ou áreas com sinal de hiperintensidade (frequentemente descritas como leucoaraiose) podem ser um aspecto marcante e podem indicar disfunção cognitiva vascular, mesmo que não haja um infarto bem definido.

Como parte da investigação diagnóstica, é necessário incluir uma avaliação para definir o subtipo específico de AVE e sua etiologia. Nos estágios iniciais, déficits cognitivos devem ser documentados por testes neuropsicológicos, mas eles são inespecíficos porque dependem da localização do AVE, que pode variar de caso a caso. Contudo, déficits da função frontal – inclusive dificuldades de atenção-concentração, lentidão de processamento mental, dificuldade de iniciar atividades e disfunção executiva – podem ser marcantes. Especialmente nas formas subcorticais de demência vascular, déficits amnésicos podem caracterizar-se por dificuldade de lembrar espontaneamente informações com melhora relativa do reconhecimento (p. ex., quando o paciente é ajudado por vários indícios estratégicos).

TRATAMENTO

Profilaxia e tratamento do acidente vascular encefálico

Prevenção primária para AVE, tratamento de um AVE recente e prevenção de episódios subsequentes são fundamentais à redução dos índices de demência vascular e à melhoria de sua evolução e prognóstico.

Parar de fumar e tratar ou controlar hipertensão, diabetes, dislipidemia, obesidade e realizar endarterectomia carotídea de lesões assintomáticas são exemplos de intervenções profiláticas. Do mesmo modo, antiplaquetários, anticoagulantes e endarterectomia carotídea de lesões sintomáticas são exemplos de estratégias profiláticas para evitar recidiva do AVE. Os Capítulos 36 e 45 descrevem com mais detalhes o tratamento e as estratégias profiláticas para AVE.

Sintomas cognitivos e comportamentais

A eficácia dos inibidores de colinesterase e memantina aprovados para tratar demência associada à doença de Alzheimer não foi detalhadamente estudada em populações de pacientes nos quais a demência é considerada atribuível apenas à doença vascular. Ao mesmo tempo, a eficácia desses fármacos ou classes farmacêuticas foi demonstrada em pacientes com quadros mistos de doença de Alzheimer e demência vascular por múltiplos infartos (Evidência de nível 1).[1-11] Considerando que demência mista é muito comum e que, clinicamente, é difícil excluir a coexistência de alterações patológicas próprias da doença de Alzheimer em pacientes com diagnóstico de doença vascular, é razoável oferecer tratamento com inibidores de colinesterase e memantina a estes pacientes. A prática corrente é iniciar tratamento com um dos três inibidores de colinesterase aprovados e, em seguida, acrescentar memantina. Doses prescritas comumente e esquemas de titulação correspondentes até chegar às doses máximas (ao longo de semanas ou meses, dependendo do fármaco específico) são os mesmos usados para tratar doença de Alzheimer, que é a indicação principal desses fármacos (Tabela 54.2). As intervenções terapêuticas recomendadas para sintomas comportamentais e neuropsiquiátricos da demência são semelhantes às indicadas para doença de Alzheimer, conforme estão descritas em outros capítulos desta seção.

Tabela 54.2 Fármacos prescritos comumente para demência vascular.

Fármaco ou substância ativa	Via de administração	Dose diária máxima almejada	Frequência da administração
Donepezila	Oral	10 mg	1 vez/dia
Rivastigmina	Oral	12 mg	6 mg, 2 vezes/dia
Rivastigmina	Transdérmica	13,3 mg	1 vez/dia
Galantamina	Oral	24 mg	1 vez/dia
Memantina (liberação imediata)	Oral	20 mg	10 mg, 2 vezes/dia
Memantina (liberação estendida)	Oral	28 mg	1 vez/dia

PROGNÓSTICO

O prognóstico da demência vascular é mais variável que o da doença de Alzheimer, porque depende basicamente dos AVEs coexistentes. Contanto que haja modificação definitiva dos fatores de risco para doença cerebrovascular, não deve ocorrer outro AVE ou apenas um pequeno número de AVEs no futuro, e os déficits cognitivos podem permanecer relativamente estáveis por períodos longos, ou até a morte do paciente. Em outros pacientes com demência vascular que continuam a ter infartos cerebrais subsequentes, geralmente há declínio cognitivo e deterioração progressiva da demência.

EVIDÊNCIAS DE NÍVEL 1

1. Black S, Román GC, Geldmacher DS, et al. Efficacy and tolerability of donepezil in vascular dementia: positive results of a 24-week, multicenter, international, randomized, placebo-controlled clinical trial. *Stroke*. 2003;34:2323-2330.
2. Wilkinson D, Doody R, Helme R, et al. Donepezil in vascular dementia: a randomized, placebo-controlled study. *Neurology*. 2003;61:479-486.
3. Erkinjuntti T, Kurz A, Gauthier S, Bullock R, Lilienfeld S, Damaraju CV. Efficacy of galantamine in probable vascular dementia and Alzheimer's disease combined with cerebrovascular disease: a randomised trial. *Lancet*. 2002;359: 1283-1290.
4. Auchus AP, Brashear HR, Salloway S, Korczyn AD, De Deyn PP, Gassmann-Mayer C. Galantamine treatment of vascular dementia: a randomized trial. *Neurology*. 2007;69:448-458.
5. Orgogozo JM, Rigaud AS, Stöffler A, Möbius HJ, Forette F. Efficacy and safety of memantine in patients with mild to moderate vascular dementia: a randomized, placebo-controlled trial (MMM 300). *Stroke*. 2002;33:1834-1839.
6. Wilcock G, Möbius HJ, Stöffler A. A double-blind, placebo-controlled multicentre study of memantine in mild to moderate vascular dementia (MMM500). *Int Clin Psychopharmacology*. 2002;17:297-305.
7. Kumar V, Anand R, Messina J, Hartman R, Veach J. An efficacy and safety analysis of Exelon in Alzheimer's disease patients with concurrent vascular risk factors. *Eur J Neurol*. 2000;7:159-169.

8. Román GC, Wilkinson DG, Doody RS, Black SE, Salloway SP, Schindler RJ. Donepezil in vascular dementia: combined analysis of two large-scale clinical trials. *Dement Geriatr Cogn Disord.* 2005;20(6):338-344.
9. Malouf R, Birks J. Donepezil for vascular cognitive impairment. *Cochrane Database Syst Rev.* 2004;(1):CD004395.
10. Moretti R, Torre P, Antonello RM, Cazzato G, Bava A. Rivastigmine in subcortical vascular dementia: a randomized, controlled, open 12-month study in 208 patients. *Am J Alzheimers Dis Other Demen.* 2003;18(5):265-272.
11. Birks J, Craig D. Galantamine for vascular cognitive impairment. *Cochrane Database Syst Rev.* 2006;(4):CD004746.

LEITURA SUGERIDA

Breteler MM. Vascular risk factors for Alzheimer's disease: an epidemiologic perspective. *Neurobiol Aging.* 2000;21(2):153-160.

Chui HC, Mack W, Jackson JE, et al. Clinical criteria for the diagnosis of vascular dementia: a multicenter study of comparability and interrater reliability. *Arch Neurol.* 2000;57(2):191-196.

Chui HC, Zheng L, Reed BR, Vinters HV, Mack WJ. Vascular risk factors and Alzheimer's disease: are these risk factors for plaques and tangles or for concomitant vascular pathology that increases the likelihood of dementia? An evidence-based review. *Alzheimers Res Ther.* 2012;4(1):1.

Erkinjuntti T. Subcortical vascular dementia. *Cerebrovasc Dis.* 2002;13(suppl 2):58-60.

Gold G, Giannakopoulos P, Montes-Paixao Júnior C, et al. Sensitivity and specificity of newly proposed clinical criteria for possible vascular dementia. *Neurology.* 1997;49(3):690-694.

Guermazi A, Miaux Y, Rovira-Cañellas A, et al. Neuroradiological findings in vascular dementia. *Neuroradiology.* 2007;49[1]:1-22.)

Hachinski V, Iadecola C, Petersen RC, et al. National Institute of Neurological Disorders and Stroke-Canadian Stroke Network vascular cognitive impairment harmonization standards. *Stroke.* 2006;37(9):2220-2241.

Hachinski VC, Lassen NA, Marshall J. Multi-infarct dementia. A cause of mental deterioration in the elderly. *Lancet.* 1974;2(7874):207-210.

Jellinger KA. The pathology of ischemic-vascular dementia: an update. *J Neurol Sci.* 2002;203-204:153-157.

Kalaria RN, Ballard C. Overlap between pathology of Alzheimer disease and vascular dementia. *Alzheimer Dis Assoc Disord.* 1999;13(suppl 3):S115-S123.

Kalaria RN, Maestre GE, Arizaga R, et al. Alzheimer's disease and vascular dementia in developing countries: prevalence, management, and risk factors. *Lancet Neurol.* 2008;7(9):812-826.

Kalmijn S, Foley D, White L, et al. Metabolic cardiovascular syndrome and risk of dementia in Japanese-American elderly men. The Honolulu-Asia Aging Study. *Arterioscler Thromb Vasc Biol.* 2000;20(10):2255-2260.

Kapasi A, DeCarli C, Schneider JA. Impact of multiple pathologies on the threshold for clinically overt dementia. *Acta Neuropathol.* 2017;134(2):171-186.

Kavirajan H, Schneider LS. Efficacy and adverse effects of cholinesterase inhibitors and memantine in vascular dementia: a meta-analysis of randomised controlled trials. *Lancet Neurol.* 2007;6(9):782-792.

Langa KM, Foster NL, Larson EB. Mixed dementia: emerging concepts and therapeutic implications. *JAMA.* 2004;292(23):2901-2908.

Launer LJ, Hughes TM, White LR. Microinfarcts, brain atrophy, and cognitive function: the HAAS autopsy study. *Ann Neurol.* 2011;70(5):774-780.

Libon DJ, Heilman KM. Assessing the impact of vascular disease in demented and nondemented patients. *Stroke.* 2008;39(3):783-784.

Lobo A, Launer LJ, Fratiglioni L, et al. Prevalence of dementia and major subtypes in Europe: a collaborative study of population-based cohorts. Neurologic Diseases in the Elderly Research Group. *Neurology.* 2000;54(11 suppl 5):S4-S9.

Lopez OL, Kuller LH, Becker JT. Diagnosis, risk factors, and treatment of vascular dementia. *Curr Neurol Neurosci Rep.* 2004;4(5):358-367.

Lopez OL, Kuller LH, Becker JT, et al. Classification of vascular dementia in the Cardiovascular Health Study Cognition Study. *Neurology.* 2005;64(9):1539-1547.

Marchant NL, Reed BR, Sanossian N, et al. The aging brain and cognition: contribution of vascular injury and Aβ to mild cognitive dysfunction. *JAMA Neurol.* 2013;70(4):488-495.

McAleese KE, Alafuzoff I, Charidimou A, et al. Post-mortem assessment in vascular dementia: advances and aspirations. *BMC Med.* 2016;14(1):129.

Moorhouse P, Rockwood K. Vascular cognitive impairment: current concepts and clinical developments. *Lancet Neurol.* 2008;7(3):246-255.

O'Brien JT, Erkinjuntti T, Reisberg B, et al. Vascular cognitive impairment. *Lancet Neurol.* 2003;2(2):89-98.

Reed BR, Marchant NL, Jagust WL, et al. Coronary risk correlates with cerebral amyloid deposition. *Neurobiol Aging.* 2012;33(9):1979-1987.

Reed BR, Mungas DM, Kramer JH, et al. Profiles of neuropsychological impairment in autopsy-defined Alzheimer's disease and cerebrovascular disease. *Brain.* 2007;130(pt 3):731-739.

Regier DA, Kuhl EA, Kupfer DJ. The DSM-5: classification and criteria changes. *World Psychiatry.* 2013;12(2):92-98.

Román GC. Vascular dementia: distinguishing characteristics, treatment, and prevention. *J Am Geriatr Soc.* 2003;51(5 suppl dementia):S296-S304.

Román GC, Sachdev P, Royall DR, et al. Vascular cognitive disorder: a new diagnostic category updating vascular cognitive impairment and vascular dementia. *J Neurol Sci.* 2004;226(1-2):81-87.

Román GC, Tatemichi TK, Erkinjuntti T, et al. Vascular dementia: diagnostic criteria for research studies. Report of the NINDS-AIREN International Workshop. *Neurology.* 1993;43(2):250-260.

Sonnen JA, Larson EB, Crane PK, et al. Pathological correlates of dementia in a longitudinal, population-based sample of aging. *Ann Neurol.* 2007;62(4):406-413.

Tomlinson BE, Blessed G, Roth M. Observations on the brains of demented old people. *J Neurol Sci.* 1970;11(3):205-242.

Troncoso JC, Zonderman AB, Resnick SM, Crain B, Pletnikova O, O'Brien RJ. Effect of infarcts on dementia in the Baltimore Longitudinal Study of Aging. *Ann Neurol.* 2008;64(2):168-176.

van der Flier WM, Skoog I, Schneider JA, et al. Vascular cognitive impairment. *Nat Rev Dis Primers.* 2018;4:18003.

Viswanathan A, Greenberg SM. Cerebral amyloid angiopathy in the elderly. *Ann Neurol.* 2011;70(6):871-880.

Wardlaw JM, Smith C, Dichgans M. Small vessel disease: mechanisms and clinical implications. *Lancet Neurol.* 2019;18(7):684-696.

Westover MB, Bianchi MT, Yang C, Schneider JA, Greenberg SM. Estimating cerebral microinfarct burden from autopsy samples. *Neurology.* 2013;80(15):1365-1369.

Wetterling T, Kanitz RD, Borgis KJ. Comparison of different diagnostic criteria for vascular dementia (ADDTC, DSM-IV, ICD-10, NINDS-AIREN). *Stroke.* 1996;27(1):30-36.

Zheng L, Mack WJ, Chui HC, et al. Coronary artery disease is associated with cognitive decline independent of changes on magnetic resonance imaging in cognitively normal elderly adults. *J Am Geriatr Soc.* 2012;60(3):499-504.

Doenças Causadas por Príons 55

Boon Lead e Michael Geschwind

PONTOS-CHAVE

1 As doenças causadas por príons formam um grupo de distúrbios neurodegenerativos atribuíveis à agregação da proteína relacionada com moléculas príons em sua forma patológica conhecida comumente como *príons*.

2 As doenças humanas causadas por príons podem ocorrer de três formas: esporádicas (mais comuns), mutações genéticas do gene das proteínas príons e casos adquiridos (raros).

3 Nos casos típicos, a forma esporádica da doença de Creutzfeldt-Jakob começa na sétima década de vida, com início e progressão rápidos de vários déficits cognitivos, motores e comportamentais; distúrbios visuais e sintomas constitucionais também são comuns.

4 Alguns dos biomarcadores testados no líquido cefalorraquidiano e usados para diagnosticar doença de Creutzfeldt-Jakob esporádica refletem destruição rápida das células cerebrais e não são tão específicos quanto o teste de conversão em tempo real induzida por tremor.

5 Nos pacientes com doença de Creutzfeldt-Jakob esporádica, anormalidades demonstradas à ressonância magnética cerebral incluem focos de hiperintensidade nos giros corticais e/ou núcleos profundos nas imagens ponderadas em sequência FLAIR (*fluid-attenuated inversion recovery*) e, especialmente, na sequência ponderada em difusão.

6 História familiar negativa não exclui a possibilidade de ter doença genética causada por príons.

7 A maioria das mutações *missense* do gene das proteínas príons tem penetrância de quase 100%.

8 Painéis de testes genéticos para demências autossômicas dominantes e/ou sequenciamento de última geração podem não diagnosticar inserções de octapeptídeos e outras inserções/deleções menos comuns nos genes das proteínas príons.

INTRODUÇÃO

Doenças causadas por príons formam um grupo de distúrbios neurodegenerativos transmissíveis fatais causados pela conversão da proteína relacionada com príons (PrP^C, onde *C* representa a configuração celular normal dessa proteína) em sua forma patológica agregada conhecida comumente como *príons* ou PrP^{Sc} (*Sc* abrevia o termo *scrapie*, ou tremor epizoótico, que é uma doença de ovinos e caprinos causada por príons). O termo *príon* originou-se da expressão *partícula infecciosa proteinácea*. Príons foram descobertos em 1982 por Stanley B. Prusiner, que depois recebeu o Prêmio Nobel de Fisiologia e Medicina em 1997. Antes disso, acreditava-se que as doenças associadas aos príons fossem causadas por "vírus lentos" com período de incubação longo entre exposição e início da doença. A descoberta revolucionária da proteína príon e de seu mecanismo patogênico de agregação ampliou o conhecimento científico acerca de doenças infecciosas, que tradicionalmente eram atribuídas obrigatoriamente à presença de ácidos nucleicos (p. ex., DNA ou RNA) dos agentes infecciosos. Estudos confirmaram não apenas que a proteína príon é necessária ao desenvolvimento das doenças causadas por príons, como também demonstraram sua natureza automodeladora e autopropagadora; essa última característica é um elemento comum a outras doenças neurodegenerativas. A descoberta do gene da proteína príon (*PRNP*) que codifica a PrP humana e a confirmação de que mutações desse gene são responsáveis por doenças genéticas causadas por príons (DgPrs) também fortaleceram a hipótese do papel patogênico dos príons.

História e nomenclatura

A primeira doença causada por príons foi descrita há mais de 150 anos em animais (ovinos e caprinos) e foi denominada *scrapie*, porque os animais infectados tinham prurido e raspavam seu corpo em objetos próximos para conseguir alívio. Por essa razão, a forma patológica da proteína príon é referida comumente como *PrP^{Sc}*. Outros termos também são usados na literatura científica com referência aos príons, inclusive PrP^{Res}, no qual *Res* refere-se ao núcleo transmissível dos príons que é *r*esistente à digestão por proteases. A semelhança entre a zoonose *scrapie* causada por príon e as formas humanas adquirida (conhecida como *Kuru*) e esporádica da doença causada por príon (forma esporádica da doença de Creutzfeldt-Jakob, ou DCJe) foi ressaltada primeiramente em 1959. Naquela época, acreditava-se que todas essas doenças fossem causadas por um "vírus lento". Em 1920, o neurologista alemão Hans Gerhard Creutzfeldt descreveu o caso de uma mulher de 23 anos com paraparesia espástica, estado de mal epiléptico, distonia e ataxia cerebelar. Entre 1921 e 1923, outro neurologista alemão (Alfons Maria Jakob) descreveu cinco casos, que ele considerou semelhantes ao da paciente de Creutzfeldt. Em retrospecto, os casos descritos por Jakob eram clinicamente diferentes da paciente de Creutzfeldt e, depois da revisão de suas manifestações clínicas e patológicas, o caso de Creutzfeldt não era uma doença causada por príons e apenas dois (ou talvez três) dos pacientes de Jakob tinham o que hoje poderíamos considerar clínica e/ou patologicamente uma doença causada por príons. Por décadas, o distúrbio era conhecido como *doença de Jakob*, *doença de Creutzfeldt* ou *doença ou síndrome de Jakob-Creutzfeldt*. Contudo, na década de 1960, um pesquisador proeminente nesse campo – Clarence J. Gibbs – começou a usar o termo *doença de Creutzfeldt-Jakob* (DCJ) porque ele gostava de ordenar as iniciais de forma semelhante às suas (CJG). Desse modo, alguns pesquisadores acreditam que a terminologia mais precisa para descrever doenças causadas por príons deva ser doença de Jakob ou, possivelmente, doença de Jakob-Creutzfeldt. Contudo, a abreviatura usada para doença de Jakob-Creutzfeldt (DJC) levava alguns médicos a confundi-la com o vírus de John Cunnigham (JC), que causa leucoencefalopatia multifocal progressiva. Por essa razão e porque o termo *DCJ* tornou-se muito comum, neste capítulo utilizamos essa terminologia corrente, embora historicamente seja inexata.

Antes da descoberta da proteína príon, doenças causadas por príons eram descritas como *encefalopatias espongiformes transmissíveis* (EETs), em vista de sua transmissibilidade e do padrão espongiforme (na verdade, vacuolização) observado comumente nos exames de neuropatologia. Como estudos demonstraram que algumas doenças causadas por príons não eram transmissíveis e que nem todas elas tinham alterações espongiformes ao exame patológico, o termo *EET* é, de certa forma, antiquado e, por essa razão, não o utilizamos neste capítulo como termo geral para descrever doenças causadas por príons.

Doenças humanas causadas por príons ocorrem de três formas: esporádica (espontânea), genética (hereditária ou familiar) e adquirida (infecciosa ou transmissível) (Tabela 55.1). Cerca de 85% das doenças humanas causadas por príons ocorrem espontaneamente, 15% são genéticas (atribuíveis às mutações autossômicas dominantes do gene *PRNP*) e menos de 1% é de caso adquirido. A forma esporádica ou espontânea da doença causada por príon é conhecida como *DCJe* porque antes se acreditava que ocorresse em razão da conversão espontânea da forma normal da proteína príon (PrP^C) em sua forma patológica agregada (PrP^{Sc}). Com base em suas manifestações clínicas e patológicas, doenças genéticas causadas por príons (DgPr) foram historicamente classificadas em três formas diferentes: DCJ familiar (DCJf), doença de Gerstmann-Sträussler-Scheinker (GSS) e insônia familiar fatal (IFF). Contudo, essa classificação é antiquada, porque foi elaborada antes da descoberta do gene *PRNP* e, por essa razão, não leva em consideração a variabilidade de certas mutações, assim como os fenótipos clínicos e patológicos de algumas mutações desse gene, inclusive códons de parada e inserções de repetições de octapeptídeos (IROPs). Embora seja a forma menos comum dentre todas as doenças humanas causadas por príons, as formas adquiridas da DCJ (inclusive Kuru ou DCJ variante [DCJv] e DCJ iatrogênica [DCJi]) têm atraído muito interesse em razão de sua transmissão acidental de animais aos seres humanos e entre humanos. Em geral, doenças humanas causadas por príons são consideradas protótipos de demência rapidamente progressiva (DRP), embora nem todas elas (especialmente as que são causadas por algumas mutações genéticas) tenham progressão rápida.

FISIOPATOLOGIA

Propriedades da proteína príon

PrP^C e PrP^{Sc} têm sequências de aminoácidos em comum (com exceção das DgPrs), mas diferem quanto à conformação tridimensional de suas estruturas. A primeira dessas proteínas consiste predominantemente em estrutura α-helicoidal, enquanto a segunda é formada basicamente por estrutura β-laminar provavelmente empilhada em configuração de solenoide.

Tabela 55.1 Classificação das doenças causadas por príons.

Tipo	Nome da doença ou síndrome	Abreviatura	Subtipos/comentários
Esporádicas	Doença de Creutzfeldt-Jakob esporádica	DCJe	No mínimo seis subtipos diferentes ou "classificação molecular" baseada em polimorfismos do códon 129 do gene *PRNP* e tipagem da proteína príon
	Insônia fatal esporádica	IFe	Subtipo MM2-talâmico da DCJe, que clinicamente é semelhante à IFF
	Prionopatia variável sensível às proteases	PrVSP	Doença esporádica raríssima, na qual o tipo predominante de PrP^{Sc} é sensível à digestão por protease; menos de 20 casos publicados
Genéticas	DCJ familiar	DCJf	Mais de 20 mutações *missense* e algumas IROPs
	Doença de Gerstmann-Sträussler-Scheinker	GSS	Mais de 12 mutações *missense* e algumas IROPs
	Insônia familiar fatal	IFF	Causada por uma única mutação *missense* do gene *PRNP* (D178N), geralmente com códon 129 M
	Inserções de repetições de octapeptídeos	IROPs	Nomenclatura baseada na quantidade de IROPs; nos casos típicos, dependendo do tamanho da IROP, pode ser evidenciada como DCJf, GSS ou algum fenótipo entre essas duas
	Mutações do códon de parada	–	Amplamente variável, manifestações clínicas atípicas com a maioria das PrDs; exames patológicos demonstram placas amiloides cerebrais e/ou angiopatia amiloide causada por príons
Adquiridas	DCJ variante	DCJv	Atribuída ao consumo de bovinos com encefalopatia espongiforme ou exposições aos príons da DCJv no sangue
	Kuru	Kuru	–
	DCJ iatrogênica	DCJi	Hormônios hipofisários humanos, enxertos de dura-máter e transplantes de córnea; eletrodos de ECP reutilizados

ECP, estimulação cerebral profunda; PrDs, doenças causadas por príons; PrP^{Sc}, subtipo zoonótico (*scrapie*, em inglês) da proteína príon.

Proteínas ricas em estruturas β-laminares geralmente são altamente resistentes à proteólise e termodinamicamente estáveis. A PrP^{Sc} também tem propriedade automodelável, por meio da qual a proteína pode atuar como molde e converter PrP^C em sua conformação enovelada (PrP^{Sc}) quando entram em contato; esse processo de conversão pode adquirir progressão exponencial. Além disso, existem diversas variantes de PrP^{Sc}, que variam quanto às suas propriedades biológicas e fisicoquímicas. Essa diversidade de variantes explica, em parte, as variações de tropismo tecidual, afinidade por hospedeiros específicos e manifestações clínicas das diversas doenças causadas por príons.

Estudos com animais demonstraram que a presença da PrP^C é obrigatória para que se desenvolva patogenicidade dos príons; camundongos transgênicos PrP$^{-/-}$ (geneticamente suprimidos, ou *knockout*) não podem ser infectados por príons nem os replicar em seus tecidos. Quando camundongos transgênicos PrP$^{-/-}$ recebem transplantes de tecidos neurais que expressam PrP^C e são infectados por príons, apenas os tecidos transplantados mostram acumulação de PrP^{Sc}, enquanto os tecidos encefálicos originais do hospedeiro não formam essa proteína anormal.

Funções da proteína príon

O gene da proteína príon humana (*PRNP*) está localizado no braço curto do cromossomo 20 e foi amplamente conservado ao longo da evolução. Estudos sugerem que a forma normal dessa proteína (PrP^C) esteja relacionada com o desenvolvimento e a função dos neurônios, embora as funções exatas que ela desempenha sejam praticamente desconhecidas. Cientistas tentaram estudar as funções da PrP^C analisando os fenótipos de camundongos com seu gene da proteína príon (*PRNP*) geneticamente suprimido (*knocked out*). Infelizmente, diversos traços fenotípicos descritos não eram reprodutíveis nos camundongos *PRNP* suprimidos de diferentes linhagens genéticas. Isso sugeriu a hipótese de que alguns dos traços descritos fossem causados por segregações mendelianas dos genes adjacentes ao *PRNP* de camundongos com constituição genética mista. Desse modo, estudos dos fenótipos de camundongos com *PRNP* geneticamente suprimido (*knockout*) de linhagem genética pura podem ser mais esclarecedores quanto às funções da PrP^C. Estudos demonstraram que camundongos de linhagem genética pura com gene *PRNP* suprimido desenvolvem neuropatia periférica desmielinizante crônica, distúrbios do ritmo circadiano e alterações da plasticidade sináptica. Essas descobertas sugerem que a PrP^C possa desempenhar função importante na preservação da integridade da mielina, na manutenção do ritmo circadiano e na facilitação da plasticidade sináptica. Além disso, quando o gene *PRNP* é geneticamente desativado apenas depois que os camundongos desenvolveram-se por completo, os animais continuam com fenótipo praticamente normal, sugerindo que a PrP^C possa ser mais essencial durante o desenvolvimento.

Patogenicidade da proteína príon

Em geral, acredita-se que as doenças causadas por príons sejam mais atribuíveis ao ganho que à perda de função, basicamente por duas razões: (1) camundongos homozigóticos ou hemizigóticos (estes últimos com metade do nível de PrP^C) com gene *PRNP* suprimido permanecem praticamente assintomáticos; e (2) o nível de expressão da proteína príon está diretamente relacionado com a taxa de progressão da doença em modelos de estudo com camundongos. Alguns estudos sugeriram que a patogenicidade da proteína príon possa estar associada ao seu processamento proteolítico. Camundongos mantidos em condições de estresse extremo parecem ser mais suscetíveis ao processamento proteolítico por β-clivagem, em vez de α-clivagem, o que resulta na produção da proteína C-terminal ligada à membrana (C2), que contém núcleo amiloidogênico e, por sua vez, poderia facilitar a agregação das proteínas príons. Além disso, a âncora de glicosilfosfatidilinositol que fixa a PrP^C à membrana celular pode estar envolvida na fisiopatologia da proteína príon. Uma evidência nesse sentido é que camundongos transgênicos que produzem PrP^C sem sua âncora de glicosilfosfatidilinositol eram clinicamente assintomáticos, embora tivessem deposição de placas de PrP^{Sc} no cérebro ou mais tarde desenvolvem sintomas neurológicos com patologia semelhante à doença de GSS.

FORMA ESPORÁDICA DA DOENÇA DE CREUTZFELDT-JAKOB

Epidemiologia

Na maioria dos pacientes com sistema de vigilância funcionante, a incidência anual de DCJe é estimada na faixa de 1 a 1,5 caso por milhão, com aumento discreto ao longo das últimas duas décadas, provavelmente em razão dos avanços das técnicas diagnósticas e crescimento rápido da população idosa. Estimativas da média de idade por ocasião do início da DCJe variam de 60 a 67 anos, embora seja amplamente variável (12 a 95 anos). DCJe com início precoce (entre a segunda e quarta décadas de vida) e início tardio (depois da oitava década) não é comum. Alguns estudos sugeriram que pacientes com DCJe de início mais precoce tendam a ter sobrevivência mais longa e frequentemente desenvolvem sintomas não cognitivos, inclusive transtorno de humor, distúrbio comportamental ou problemas de sono. Os índices médio e mediano de sobrevivência dos pacientes com DCJe foram estimados em 8 ± 11 meses e 4,5 a 6 meses (variação de 1 a 130 meses), respectivamente.

Manifestações clínicas

Os pacientes podem ter diversos sintomas, inclusive déficits cognitivos, transtornos comportamentais, distúrbios do movimento, problemas visuais e sintomas constitucionais. Em vista dessa diversidade de apresentação clínica, a DCJs é frequentemente descrita como *grande simuladora*. O déficit cognitivo é uma manifestação clínica inicial comum e pode se evidenciar por confusão mental, desorientação, perda de memória, déficits de atenção, disfunção executiva, afasia e/ou outros déficits referidos às estruturas corticais superiores. Em uma revisão retrospectiva dos prontuários médicos de 230 pacientes com DCJ confirmada por exame anatomopatológico, quase todos (96%) tiveram deterioração cognitiva ao longo de sua evolução clínica. Manifestações motoras comuns são sintomas extrapiramidais (p. ex., bradicinesia, distonia, tremor), distúrbios cerebelares (p. ex., ataxia da marcha, ou menos frequentemente, ataxia dos membros), mioclonia e/ou sintomas piramidais. A mioclonia pode ser espontânea ou desencadeada por susto e ocorrer nos estágios iniciais da variante clássica da DCJe (ver parágrafo seguinte) ou em fases mais adiantadas da evolução de algumas formas incomuns. Sintomas extrapiramidais frequentemente incluem tremor (geralmente postural ou de ação), bradicinesia, fenômeno de roda dentada e/ou distúrbios do movimento. Nos casos típicos, sinais piramidais ocorrem nos estágios avançados da doença e geralmente incluem hiper-reflexia ou espasticidade, mas (segundo nossa experiência) é muito raro encontrar fraqueza focal. Transtornos comportamentais típicos detectados em pacientes com DCJe são irritabilidade, ansiedade, depressão e psicose (menos comumente). Outros pródromo ou manifestações clínicas relatadas frequentemente são queixas constitucionais (fadiga, mal-estar, cefaleia, boca seca, tontura, vertigem, incontinência urinária e problemas de sono), sintomas visuais (diplopia ou turvação da visão e cegueira cortical) e, menos comumente, déficits sensoriais (dormência, formigamento e/ou dor).

Com base nas manifestações iniciais e nos sintomas predominantes, a DCJe pode ser classificada em diversas variantes ou apresentações clínicas: clássica (DRP, mioclonia inicial marcante, geralmente com padrão eletroencefalográfico [EEG] típico com complexos periódicos de ondas agudas [PSWCs, ou *periodic sharp wave complexes* em inglês]), cognitiva, variante de Heidenhain (sintomas visuais iniciais marcantes), afetiva (transtornos de humor iniciais marcantes) e variante de Brownell-Oppenheimer (ataxia inicial marcante). Em um dos nossos estudos com cerca de cem casos sequenciais de DCJe, as primeiras manifestações clínicas eram cognitivas em 40%; cerebelares, constitucionais ou comportamentais (20% cada); e sintomas extrapiramidais, piramidais, visuais ou sensoriais (≤ 10% cada). Além de mostrar diversas apresentações iniciais, essas variantes da DCJe também variam quanto à evolução clínica, padrão de EEG e alterações demonstradas à ressonância magnética (RM) do cérebro (ver Seção sobre "Diagnóstico"). Variantes clássica e visual tendem a ter progressão mais rápida, com intervalo mais curto de evolução da doença, enquanto em um estudo a variante afetiva teve sobrevivência mais longa e idade de início mais precoce que as outras variantes. Por outro lado, a variante de Oppenheimer-Brownell (variante atáxica) começa em idade mais avançada e raramente tem PSWCs no EEG. Independentemente da variante específica, a maioria dos pacientes com DCJe desenvolve mutismo acinético (nenhum movimento intencional e afasia total) no estágio final da doença; a pneumonia de aspiração é a causa direta mais comum dos óbitos desses pacientes.

Alterações neuropatológicas clássicas da DCJe incluem deposição de PrP^{Sc}, vacuolização (antes conhecida como *alterações espongiformes*), destruição neuronal sem inflamação e, por fim, gliose (proliferação de astrócitos) (Figura 55.1). Patologistas

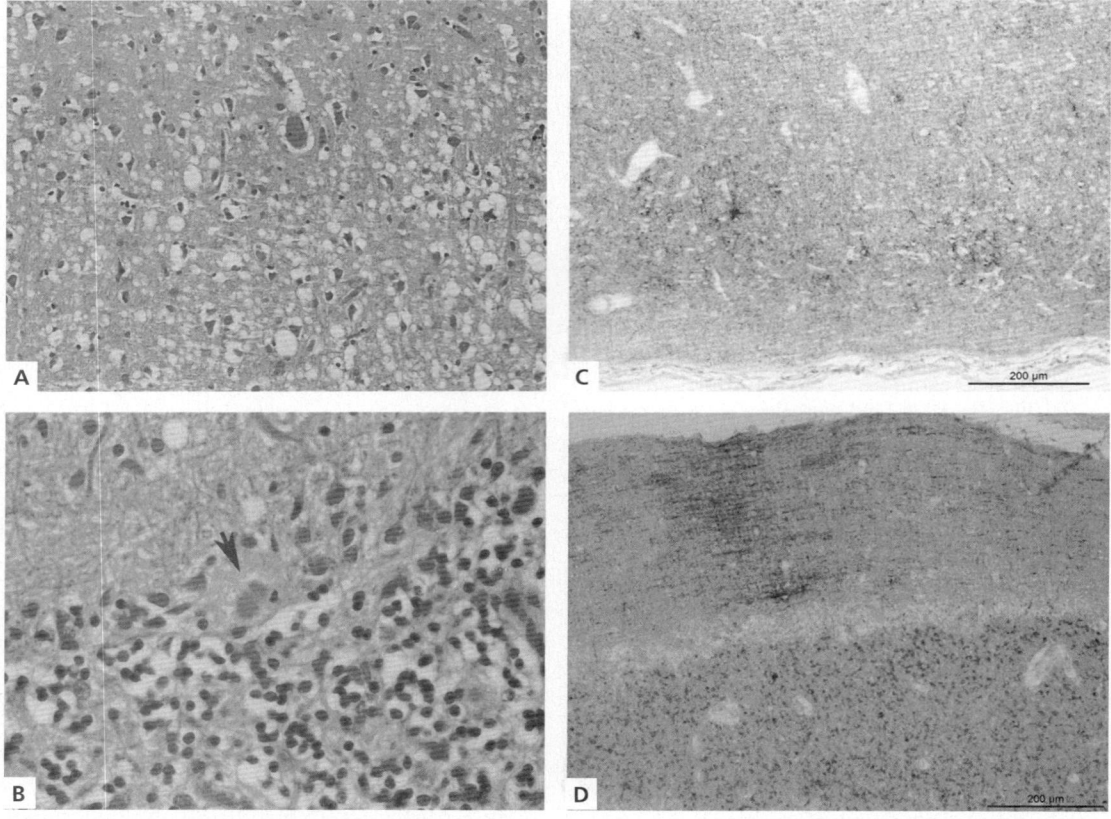

FIGURA 55.1 As imagens **A** e **B** ilustram cortes histológicos de córtex frontal e córtex cerebelar, respectivamente, ambos corados com hematoxilina, eosina e Luxol® rápido. As imagens **C** e **D** mostram cortes corados imuno-histoquimicamente de córtex frontal e córtex cerebelar, respectivamente, ambos corados com anticorpo monoclonal 3F4 específico para PrP^{res} (também conhecida como PrP^{Sc}). As lâminas **A** e **C** estão orientadas com a substância branca em cima e a superfície da pia-máter embaixo. A fotografia **A** mostra vacuolização mais marcante da substância cinzenta que da substância branca – um sinal típico de alteração espongiforme relacionada com príons. A fotografia **C** demonstra coloração castanha dos depósitos granulares de proteína príon anormal, que formavam agregados variáveis, embora mais proeminentes na substância cinzenta que na substância branca. As fotografias **B** e **D** estão orientadas com a camada molecular do cerebelo em cima e a camada de células granulares embaixo. A fotografia **B** mostra alteração espongiforme mínima, mas uma placa de Kuru proeminente (*seta*). A fotografia **D** demonstra coloração marrom dos depósitos granulares de proteína príon anormal na camada molecular. (**A** e **B**, cortesia do Dr. Jean Paul Vonsattel, Columbia University; **C** e **D**, cortesia do Dr. Pierluigi Gambetti, Case Western Reserve University.) (*Esta figura se encontra reproduzida em cores no Encarte.*)

têm preferido cada vez mais o termo *vacuolização* em vez de *alterações espongiformes*, porque as cavidades diminutas observadas nas camadas corticais superficiais são vesículas repletas de líquido formadas nos dendritos distais – não orifícios cheios de ar. A Tabela 55.1 resume as características clínicas de diversas doenças humanas causadas por príons.

Classificação molecular

Além dos fenótipos clínicos, a forma esporádica da DCJe é subdividida tradicionalmente em seis subtipos "moleculares" com base em: (1) polimorfismo genético do códon 129 do gene *PRNP* e (2) tipo de proteína príon, esse último determinado pelo peso molecular dos fragmentos de PrP^{Sc} obtidos por digestão por proteases. Príons do tipo 1 têm 21 quilodaltons (KDa), enquanto o tipo 2 tem 19 KDa. Com a combinação do polimorfismo do códon 192 com o tipo de príon, os casos da DCJe eram classificados no passado em seis subtipos moleculares: MM1, MV1, VV1, VV2, MV2 e MM2. Como os subtipos MM1 e MV1 têm algumas semelhanças clinicopatológicas, alguns estudos grandes agruparam esses dois em um único subtipo, embora possam ser diferenciados um do outro (p. ex., com base nas alterações detectadas à RM). O subtipo MM1/MV1 é o mais comum e representa cerca de 70% dos casos de DCJe – cerca de 67,5% são MM1 e 2,5% são MV1. Nos casos clássicos, o subtipo MM1/MV1 causa a forma clássica da DCJe com DRP, ataxia e mioclonia; uma minoria expressiva dos casos pode ter sintomas visuais ou motores unilaterais marcantes. Esse subtipo causa doença com duração mais curta (em média, cerca de 4 meses). O subtipo VV2 é o segundo mais frequente e representa cerca de 16% dos casos da DCJe. Em geral, esse subtipo evidencia-se por variante de Brownell-Oppenheimer (ataxia) com demência tardia e duração média ligeiramente mais longa (cerca de 6 meses), geralmente sem alterações típicas no EEG. O subtipo MV2 é o terceiro mais comum e representa cerca de 9% dos casos da DCJe; semelhante ao VV2, o MV2 geralmente causa ataxia e não tem alterações típicas no EEG, mas causa demência progressiva inicial e tem duração média mais longa (12 a 17 meses). Esse subtipo foi subdividido e inclui um subgrupo numeroso com placas amiloides focais de "Kuru" no cerebelo, que também é conhecido como *variante com placa de Kuru* ou MV2K. O subtipo MM2 é comumente subdividido em formas cortical e talâmica (MM2-C e MM2-T, respectivamente), ambas representando cerca de 2% dos casos da DCJe e com duração média de cerca de 12,5 a 15 meses; geralmente não causam anormalidades típicas no EEG. Nos casos clássicos, a forma MM2-C causa disfunção cognitiva progressiva e, ao exame neuropatológico, tem vacúolos confluentes nas camadas corticais, enquanto a forma MM2-T é clinicamente semelhante (em muitos casos, mas não todos) à IFF evidenciada por insônia e disautonomia iniciais seguidas de hiperatividade psicomotora, ataxia e demência nos estágios mais tardios da doença. Essa forma MM2-T também é descrita como insônia fatal esporádica (IFe). Ao exame neuropatológico, pacientes com MM2-T geralmente têm deposição de PrP^{Sc}, mas com gliose muito marcante e destruição neuronal confinada basicamente ao tálamo e às olivas inferiores, embora com pouca vacuolização (o que provavelmente explica porque as imagens de RM geralmente não mostram restrição da difusão). VV1 é o subtipo mais raro (cerca de 1% dos casos), com idade mediana de início muito mais precoce (cerca de 15 a 20 anos, ou seja, na faixa etária de 39 a 47 anos) e duração mais longa (cerca de 11 a 15 meses); uma minoria expressiva dos casos da DCJe tem PrP^{Sc} dos tipos 1 e 2. Como o fenótipo clinicopatológico parece depender da proporção relativa dos dois tipos de proteína príon, isso reforça a hipótese de que o tipo de PrP^{Sc} desempenhe algum papel na determinação do fenótipo da DCJe. Do mesmo modo, o códon 129 desempenha função importante na sobrevivência dos pacientes, ou seja, o estado heterozigótico (MV) está associado à progressão mais lenta, independentemente do subtipo de proteína príon.

Diagnóstico

Os critérios usados para diagnosticar DCJe foram modificados várias vezes em razão dos avanços dos testes diagnósticos e entendimento mais claro das apresentações iniciais da doença. A maioria dos critérios diagnósticos da DCJe tem três níveis de certeza: definitiva, provável e possível (Tabela 55.2). O diagnóstico de DCJe definitiva baseia-se em evidência de PrP^{Sc} nos tecidos infectados, seja por exame imuno-histoquímico ou *Western blot*. Critérios de DCJe possível geralmente se baseiam apenas no conjunto de sinais e sintomas, enquanto critérios de DCJe provável dependem de sintomas acrescidos de resultado positivo de algum teste diagnóstico comprobatório (p. ex., EEG, RM e/ou análises do líquido cefalorraquidiano [LCR]). A Tabela 55.2 descreve quatro critérios diagnósticos utilizados comumente para DCJe. Em geral, as manifestações clínicas devem incluir demência progressiva e mioclonia, distúrbios visuais e/ou cerebelares, sinais piramidais ou extrapiramidais e/ou mutismo acinético. Os critérios da University of California, San Francisco (UCSF), acrescentaram disfunção cortical de níveis superiores (p. ex., afasia, apraxia, síndrome do membro "alienígena", negligência etc.) e excluem sintomas visuais e cerebelares, considerando que (segundo nossa experiência) eles nem sempre ocorrem simultaneamente e têm bases anatômicas diferentes. Testes de biomarcadores como critérios de DCJe provável incluem EEG típico (PSWCs), algumas anormalidades específicas nas imagens de RM cerebral (descritas com detalhes mais adiante), níveis altos de 14-3-3 no LCR (daqui em diante descrita como "14-3-3") ou resultado positivo no teste de conversão em tempo real induzida por tremor (RT-QuIC, do inglês *real-time quaking-induced conversion*) com amostras de LCR ou outro tecido.

Anormalidades detectadas mais comumente no EEG de pacientes com DCJe são PSWCs evidenciadas por ondas bifásicas ou trifásicas agudas, que ocorrem praticamente a cada segundo (Figura 55.2). Alguns estudos de grande porte demonstraram que apenas cerca de 58 a 64% dos pacientes com DCJe tinham PSWCs durante a evolução de sua doença. Em geral, essas anormalidades ocorriam em estágio avançado da doença, e sua frequência variava amplamente, dependendo da classificação molecular (MM1: 73%; MV1: 53%; MV2/VV2: 12 a 18%). Além disso, PSWCs também podem ser detectadas em outras doenças neurológicas, dentre as quais algumas podem ter manifestações clínicas semelhantes às da DCJe, inclusive doença de Alzheimer, doença com corpos de Lewy, demência vascular, encefalopatias hipoxêmicas, leucoencefalopatia multifocal progressiva, encefalopatia de Hashimoto e encefalopatia autoimune. Embora esse fato limite até certo ponto a utilidade do EEG para diagnosticar DCJe propriamente dita, a utilização de critérios sintomáticos e de outros testes diagnósticos (ver parágrafos seguintes sobre análises do LCR e RM) pode aumentar ainda mais a certeza do diagnóstico desta doença.

Tabela 55.2 Critérios diagnósticos para formas esporádica, genética, variante e iatrogênica da doença de Creutzfeldt-Jakob.*

	DCJ esporádica	DCJ genética	DCJ variante	DCJ iatrogênica
Definitiva	Síndrome neurológica progressiva E Confirmação por exames neuropatológicos OU Imunocitoquímicos OU Bioquímicos	• EET definitiva E • EET definitiva ou provável em parente de primeiro grau OU • Mutação patogênica do gene *PRNP***	Transtorno neuropsiquiátrico progressivo E Confirmação neuropatológica***	DCJ definitiva com algum fator de risco iatrogênico conhecido[δ]
Provável	Déficit cognitivo rapidamente progressivo com dois dos seguintes sinais/sintomas: • Mioclonia • Distúrbio visual ou cerebelar • Sinais piramidais ou extrapiramidais • Mutismo acinético E • EEG típico[δδ] OU • RM típica[δδδ] OU • Nível alto de 14-3-3 no LCR OU Síndrome neurológica progressiva com RT-QuIC positivo no LCR ou outros tecidos	Transtorno neuropsiquiátrico progressivo E • TSE definido ou provável em primeiro grau relativo OU • PRNP patogênico Mutação**	• Transtorno neuropsiquiátrico progressivo • Duração da doença > 6 meses • Exames de rotina não sugerem outro diagnóstico • Nenhuma história de exposição iatrogênica potencial • Nenhuma evidência de alguma forma familiar de EET E Quatro dos seguintes sinais/sintomas: • Sintomas psiquiátricos iniciais[#] • Distúrbios sensoriais dolorosos persistentes[##] • Ataxia • Mioclonia ou coreia ou distonia • Demência E Biopsia de amígdala positiva OU EEG não demonstra aspecto típico da DCJ esporádica nos estágios iniciais da doença[δδ] E Sinal hiperintenso bilateral nos núcleos pulvinares nas imagens de RM	• Síndrome progressiva predominantemente cerebelar em pacientes tratados com hormônio hipofisário humano OU • DCJ provável com fator de risco iatrogênico conhecido[δ]
Possível		Déficit cognitivo rapidamente progressivo com dois dos sinais/sintomas seguintes: • Mioclonia • Distúrbio visual ou cerebelar • Sinais piramidais ou extrapiramidais • Mutismo acinético E Duração da doença < 2 anos	• Transtorno neuropsiquiátrico progressivo • Duração da doença > 6 meses • Exames de rotina não sugerem outro diagnóstico • Nenhuma história de exposição iatrogênica potencial • Nenhuma evidência de alguma forma familiar de EET E Quatro dos seguintes sinais/sintomas: • Transtornos psiquiátricos iniciais[#] • Sintomas sensoriais dolorosos persistentes[##] • Ataxia • Mioclonia ou coreia ou distonia • Demência E EEG não tem aspecto típico da DCJ esporádica nos estágios iniciais da doença[δδ]	• DCJ possível com algum fator de risco conhecido[δ]

*Esses critérios foram reproduzidos (com ligeiras modificações) com permissão da UK National Creutzfeldt-Jakob Disease Research & Surveillance Unit. Diagnostic criteria for human prion Disease. National CJD Research & Surveillance Unit Web site. https://www.cjd.ed.ac.uk/diagnostic-criteria. Atualizados em janeiro de 2017. Acessados em 28 de agosto de 2019. **Mutações patogênicas do gene *PRNP* são P102L, P105L, A117V, G131V, F198S, D202N, Q212 P, Q217R, M232T, 192 bpi, D178N,-129V, V180I, V180I + M232R, T183A, T188A, E196K, E200K, V203I, R208H, V201I, E211Q, M232R, 96 bpi, 120 bpi, 144 bpi, 48 bpdel, D178N-129M, Y145s, H187R, 216 bpi, I138M, G142S, Q160S, T188K, M232R, 24 bpi, 48 bpi e 48 bpi + substituição de nucleotídios de outros octapeptídeos. ***Alteração espongiforme e deposição extensiva de proteína príon com placas bem formadas dispersas por todo o cérebro e o cerebelo. [δ]Tratamento com hormônio de crescimento hipofisário humano, gonadotrofina hipofisária humana ou enxerto de dura-máter humana, enxerto de córnea quando o doador tem diagnóstico definitivo ou provável de doença humana causada por príons, ou exposição a instrumentos de neurocirurgia utilizados anteriormente em algum paciente com diagnóstico definitivo ou provável de doença humana causada por príons. [δδ]EEG típico: complexos periódicos de ondas agudas. [δδδ]Anormalidades típicas nas imagens de RM com base nos critérios de 2017 do European Consortium: sinais hiperintensos anormais nos núcleos caudado e putame, ou no mínimo em duas regiões corticais (temporoparietal-occipital, mas não frontal, cingulada, insular ou hipocampal) seja nas imagens ponderadas em difusão ou sequência FLAIR (*fluid-attenuated inversion recovery*). Nota: os autores deste capítulo acreditam que os critérios de RM para diagnóstico de DCJ esporádica propostos pela University of California, San Francisco (UCSF) (Staffaroni et al., 2017) sejam muito mais sensíveis e específicos que os critérios de RM propostos pelo European Consortium (Zerr et al., 2009). [#]Depressão, ansiedade, apatia, isolamento social e ilusões. [##]Inclui dor propriamente dita e/ou disestesias. [###]Biopsia de tonsila não é recomendável rotineiramente na maioria dos casos com padrão típico de DCJ esporádica no EEG, mas pode ser útil nos casos suspeitos, quando as manifestações clínicas são compatíveis com DCJ variante e o exame de RM não mostra sinal hiperintenso bilateral nos núcleos pulvinares. DCJ, doença de Creutzfeldt-Jakob; EEG, eletroencefalograma; EET, encefalopatia espongiforme transmissível; LCR, líquido cefalorraquidiano; RM, ressonância magnética; RT-QuIC, teste de conversão em tempo real induzida por tremor.

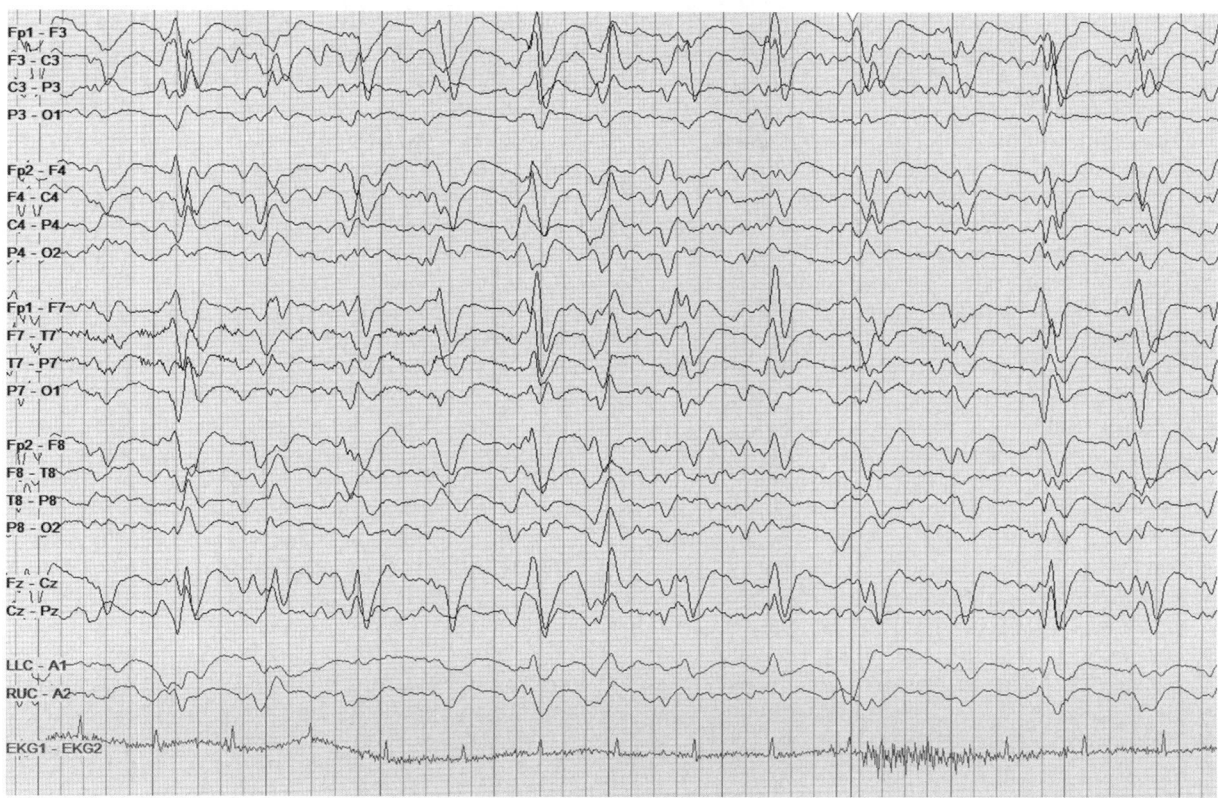

FIGURA 55.2 Traçados eletroencefalográficos demonstrando descargas paroxísticas generalizadas pseudoperiódicas. Essa montagem eletroencefalográfica demonstrou descargas paroxísticas generalizadas com morfologia de ondas agudas, frequentemente trifásicas, que ocorriam com padrão praticamente periódico a uma frequência aproximada de uma por segundo. A amplitude era um pouco maior nas regiões frontais.

Várias proteínas presentes no LCR, que refletem destruição rápida das células cerebrais, foram propostas como biomarcadores diagnósticos da DCJe, inclusive 14-3-3, tau total, enolase específica do neurônio (EEN) e proteína astrocítica S100β (S100β). A proteína 14-3-3 estava entre os primeiros biomarcadores diagnósticos propostos para detectar DCJe e pode ser analisada por *Western blot* ou ensaio imunossorvente ligado à enzima. Em razão da heterogeneidade dos grupos de controle e dos diferentes métodos/protocolos de quantificação adotados, a sensibilidade e a especificidade desses biomarcadores liquóricos variam consideravelmente nas diversas publicações e nas coortes analisadas. Apesar disso, a proteína 14-3-3 é considerada por alguns especialistas como altamente preditiva de DCJe quando há manifestações clínicas clássicas (Evidência de nível 1),[1] mas tem utilidade limitada nos casos atípicos ou subtipos menos comuns; contudo, sua utilidade diagnóstica ainda é uma questão controvertida entre especialistas da área. Em nosso coorte próprio da UCSF com várias centenas de casos de demência rapidamente progressiva (DRP), a proteína 14-3-3 teve sensibilidade (cerca de 55%) e especificidade baixas (cerca de 70 a 75%) para diagnosticar essas doenças. Com o tempo, estudos de grande porte demonstraram claramente que a especificidade da proteína 14-3-3 é muito baixa. Uma explicação possível para a sensibilidade mais alta dessa proteína demonstrada em estudos publicados por centros nacionais de vigilância de doenças causadas por príons é que alguns deles usaram 14-3-3 para triar pacientes com DCJ, de forma que pacientes com DCJe positiva para proteína 14-3-3 tinham mais chances de serem referenciados a esses centros nacionais de vigilância da doença. Por motivos desconhecidos, centros europeus frequentemente publicaram precisão diagnóstica mais alta da proteína 14-3-3 que os centros americanos. No entanto, números crescentes de estudos demonstraram consistentemente que vários outros biomarcadores inespecíficos do LCR (p. ex., tau total e EEN) tinham sensibilidade e/ou especificidade diagnóstica mais altas que essa proteína. Entre os outros biomarcadores liquóricos inespecíficos para proteína príon (inclusive tau total, EET e S100β), vários estudos sugeriram que concentração de tau total no LCR e razão entre tau fosforilada:tau total tenham mais valor preditivo para diagnosticar DCJe. Contudo, esses biomarcadores diagnósticos do LCR têm sensibilidade e especificidade muito menores para diagnosticar outros tipos de doença causada por príons, inclusive DCJv e DgPrs. O nível de cadeia leve de neurofilamento (NfL) no LCR parece ter sensibilidade relativamente alta para DCJ, mas sua especificidade é extremamente baixa, porque está elevada em algumas doenças neurodegenerativas e outras doenças neurológicas semelhantes. Vários estudos também avaliaram as concentrações séricas de NfL e tau como biomarcadores séricos potenciais e demonstraram sua utilidade potencial como indicadores e gravidade/ou prognóstico das doenças causadas por príons.

Em contraste com os biomarcadores mencionados antes, que refletem destruição neuronal rápida, um teste relativamente novo (RT-QuIC) detecta a própria PrP^{Sc}. Esse método permite detectar quantidades muito pequenas de PrP^{Sc} porventura presentes em determinada amostra (p. ex., LCR) por meio de sua amplificação. A amostra a ser testada para avaliar se contém PrP^{Sc} é pipetada dentro de uma placa de microcâmara contendo

PrP^C como substrato. Quando a placa é agitada, se houver alguma PrP^{Sc} presente na microcâmara, isso estimula a conversão do substrato PrP^C em PrP^{Sc}. Por fim, a PrP^{Sc} forma fibrilas amiloides, que se ligam à tioflavina T acrescentada à mistura e, desse modo, emite um sinal fluorescente, que demonstra a presença de PrP^{Sc}. Várias amostras foram avaliadas usando a técnica do RT-QuIC, inclusive tecidos encefálicos, LCR, mucosa nasal, pele e tecidos oculares (retina, nervo óptico, músculo extraocular, coroide, cristalino, vítreo e esclera). Dependendo do estudo em questão, do substrato utilizado e das condições de ensaio, a sensibilidade e a especificidade da técnica de RT-QuIC geralmente variam de 77 a 97% e 98 a 100%, respectivamente. Desse modo, o RT-QuIC é considerado útil, no mínimo como teste minimamente invasivo *in vivo* para confirmar o diagnóstico de DCJe no contexto clínico apropriado (Evidência de nível 1),[2] mas certamente resultados negativos não excluem essa doença.

RM cerebral como recurso diagnóstico para DCJe evoluiu consideravelmente ao longo das últimas três décadas. As primeiras anormalidades típicas detectadas à RM foram sinais hiperintensos nos núcleos da base nas imagens ponderadas em T2. Mais tarde, áreas de hiperintensidade nos giros corticais – conhecidas comumente como *hipersinal cortical posterior*, ou *cortical ribboning* em inglês – nas sequências FLAIR (*fluid-attenuated inversion recovery*) e DWI foram consideradas indicadores mais sensíveis de DCJe. Contudo, essas anormalidades de RM são muito mais evidentes nas imagens em DWI que T2 ou mesmo na sequência FLAIR (Figura 55.3). Nos pacientes com DCJe, esses focos de sinal hiperintenso nas imagens ponderadas em DWI são atribuídos à restrição a difusão (de moléculas de água, provavelmente em consequência da vacuolização) e, por essa razão, geralmente há sinal hipointenso correspondente nas sequências em mapa de ADC (*apparent diffusion coeficient*, ou coeficiente de difusão aparente). Na análise das imagens de RM, é importante confirmar que esse sinal hiperintenso em DWI tem hipointensidade correspondente na sequência de ADC, porque algumas regiões do encéfalo (especialmente áreas com interface de ar-tecido cerebral) são artificialmente hiperintensas nas imagens ponderadas em DWI ou T2, mas não representam realmente restrição à difusão. O padrão e a sensibilidade das anormalidades detectadas à RM variam consideravelmente entre os seis subtipos moleculares da DCJe (Figura 55.4). Por exemplo, a variante VV1 frequentemente não tem sinal hiperintenso nos núcleos da base nas imagens ponderadas em T2 ou DWI, enquanto mais de 50% dos pacientes com os subtipos VV1, MM2 e MVI têm hipersinal cortical posterior, e sinal hiperintenso talâmico é detectado mais comumente (cerca de 45% dos casos) nos subtipos VV2 e MV2, mas em menos de 10% dos pacientes com subtipos MM1 e VV1 e em cerca de 20 a 35% dos indivíduos com subtipos MV1 e MM2. A precisão diagnóstica da RM na investigação da DCJe pode ser afetada pelas sequências de

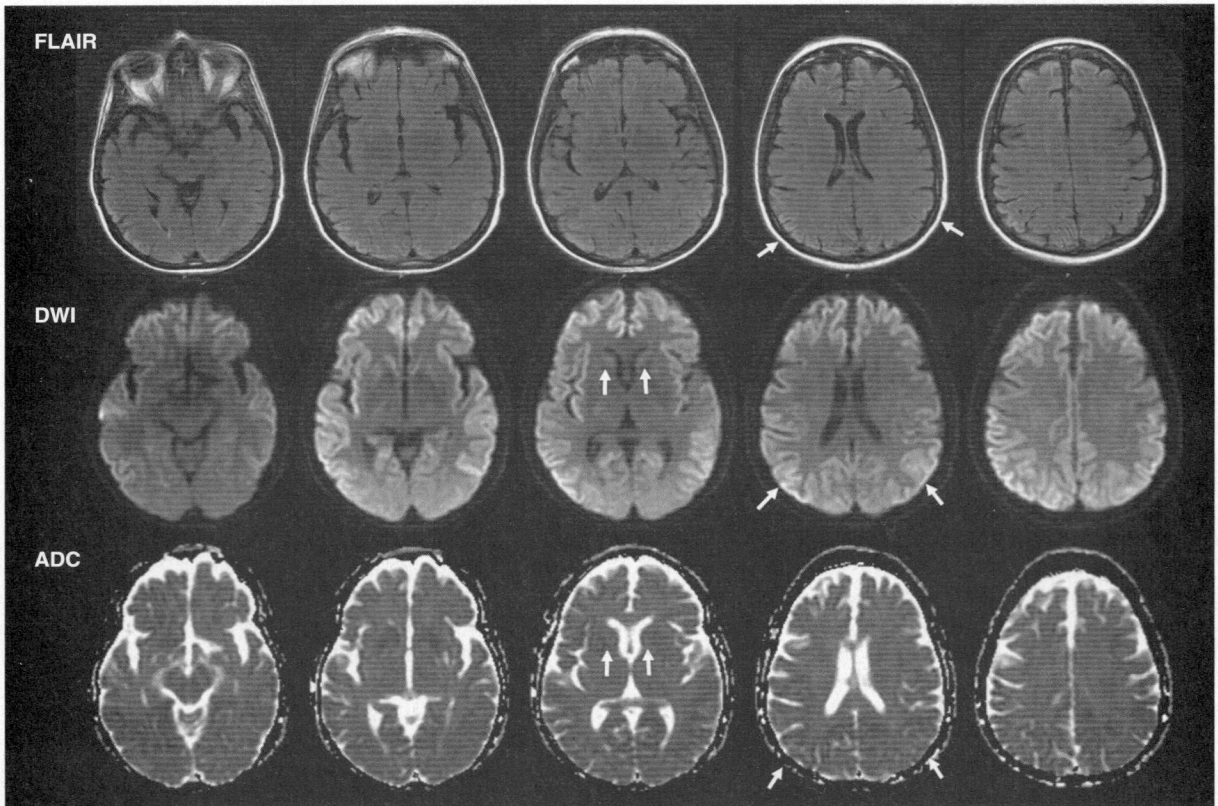

FIGURA 55.3 Imagens de ressonância magnética cerebral de um paciente com doença de Creutzfeldt-Jakob esporádica demonstradas em três sequências diferentes: FLAIR (*fluid-attenuated inversion recovery*), imagens ponderadas em difusão (DWI) e coeficiente de difusão aparente (ADC). As sequências FLAIR e DWI demonstraram sinais de hiperintensidade difusa nos giros corticais (*setas inclinadas*) ("*hipersinal cortical posterior*"), mais proeminentes nos lobos frontoparietais e núcleos caudados bilaterais (*setas nos dois lobos parietais e núcleos caudados*). Também havia sinal hipointenso correspondente nas sequências de ADC (*setas*). Esse padrão demonstrou que as anormalidades das imagens de RM eram atribuíveis à difusão restrita das moléculas de água e são alterações típicas encontradas na maioria dos casos da doença de Creutzfeldt-Jakob esporádica.

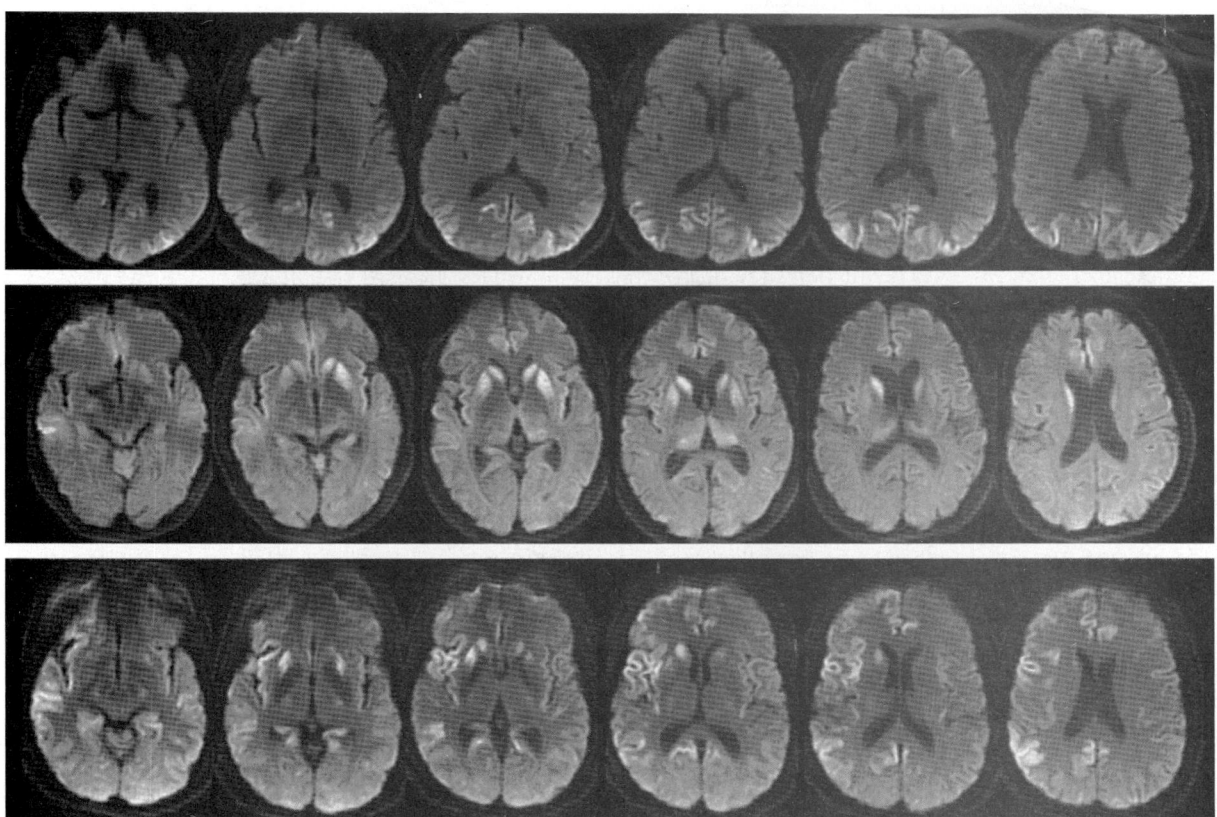

FIGURA 55.4 Cada fileira demonstra imagens axiais de RM em sequência ponderada em difusão (DWI) de diferentes pacientes com doença de Creutzfeldt-Jakob esporádica (DCJe). Essas imagens mostraram acometimento variável do córtex e núcleos profundos (estriado e/ou tálamo) na DCJe. No paciente cujas imagens de RM estão ilustradas na *fileira superior*, pode-se observar sinal hiperintenso cortical proeminente (hipersinal cortical posterior) bilateralmente nos córtices occipitoparietais, mas não havia anormalidade de sinal inequívoca nos núcleos profundos. Nas imagens de RM do paciente ilustrado na *fileira do meio*, havia sinal hiperintenso anormal proeminente bilateralmente nos núcleos estriados e tálamos, mas hipersinal cortical posterior menos intenso (cingulado anterior bilateralmente e temporal lateral inferior esquerdo). Na *fileira inferior*, as imagens desse paciente mostraram sinais hiperintensos anormais no estriado e córtex, assim como na ínsula e caudas hipocampais ou giros para-hipocampais posteriores.

aquisição utilizadas e experiência do radiologista. Obter valores b mais altos (p. ex., b2000 em vez do valor típico b1000) nas imagens ponderadas em DWI e mapeamento de ADC reduz artefatos de ar-tecido cerebral e permite diferenciação mais precisa entre hipersinal cortical posterior e sinal de fundo. À medida que cresce o entendimento das anormalidades detectadas à RM nos pacientes com DCJe, critérios de RM também são modificados para aumentar a precisão diagnóstica. Os critérios de RM para DCJe propostos em 2017 pela UCSF (ver Staffaroni et al., 2017) enfatizam a importância da difusão em comparação com as sequências ponderadas em T2 e FLAIR, porque o sinal anormal geralmente fica mais evidente nas sequências ponderadas em difusão. Além disso, com protocolos de aquisição ideais (p. ex., DWI b2000, ADC e imagens de ADC exponencial adquirida em várias direções), regiões encefálicas que antes eram consideradas sujeitas a muitos artefatos – como córtices frontal e insular, giro cingulado e lobos temporais anteriores – hoje podem ser acrescentadas como regiões de interesse nos critérios de RM para diagnosticar DCJe (Tabela 55.2). Em geral, a sensibilidade e a especificidade da RM cerebral no diagnóstico da DCJe variam de 91 a 96% (Evidência de nível 1).[3]

DOENÇAS GENÉTICAS CAUSADAS POR PRÍONS

Ao contrário das doenças "infecciosas", 10 a 15% das doenças causadas por príons têm etiologia genética e são causadas por mutações do gene *PRNP* (Tabela 55.2). Até hoje, existem descritas mais de 60 variantes desse gene, e a maioria consiste em mutações *missense*; todas têm padrão autossômico dominante, e a maioria tem alta penetrância. Contudo, algumas variantes consideradas patogênicas inicialmente têm frequência suficientemente alta na população normal e é provável que sejam apenas fatores de risco, variantes patogênicas de baixa penetrância (p. ex., mutações) ou, na verdade, variantes não patogênicas. Em todo o mundo, cerca de 85% das DgPrs são causadas por cinco mutações *missense* do gene *PRNP*: E200K, V210I, V180I, P102L e D178N. Em um estudo europeu de grande porte, praticamente 50% dos casos de DgPrs (47%) diagnosticados não tinham história familiar positiva, embora com variações amplas entre as principais mutações (E200 K = 49,1; V201I = 12,3%; IFF = 88%). As duas razões principais dessas histórias familiares negativas provavelmente são erros de diagnóstico dos casos anteriores de uma família (p. ex., diagnosticados como doença de

Alzheimer ou doença de Parkinson) ou que a doença foi ocultada dos familiares ou linhagens de uma família, ambas condições muito comuns. Com algumas mutações (p. ex., V201I, V180I e outras), as histórias familiares podem ter passado despercebidas, porque a mutação do gene *PRNP* não tinha penetrância completa. Em casos raros, a mutação pode ter ocorrido *de novo*. Por essa razão, preferimos não utilizar o termo *doença hereditária causada por príons*, mas sim doenças genéticas causadas por príon (DgPrs).

A classificação original das doenças familiares causadas por príons em DCJf, GSS e IFF baseava-se nas manifestações clínicas e patológicas e foi proposta antes da descoberta do gene *PRNP*. Esse sistema de classificação mais antigo não é apropriado com base em nossos conhecimentos atuais sobre a causa genética das doenças familiares causadas por príons e na variedade de mutações do gene *PRNP* que podem causar essas doenças. Por exemplo, várias mutações do *PRNP* (inclusive IROPs e códons de parada) não se encaixam perfeitamente em qualquer um dos três grupos da classificação original. Como também ocorre com algumas formas genéticas de outras doenças neurodegenerativas, genótipo e fenótipo não se correlacionam completamente também nas DgPrs; por essa razão, as manifestações clínicas podem variar significativamente na mesma variante patogênica, ou mesmo na mesma família, tornando problemática a classificação baseada em manifestações clínicas e patológicas. Em razão do uso comum da classificação clinicopatológica original das DgPrs – DCJf, GSS e IFF –, utilizamos estes termos em nossa descrição dessas formas genéticas, embora também descrevamos mutações com base em outras características (p. ex., localização da variante) e analisemos separadamente as mutações de IROPs e códons de parada (Tabela 55.1). Nas seções seguintes, apresentaremos uma revisão sucinta das DgPrs, mas revisões mais abrangentes estão incluídas na seção de "Leituras Sugeridas".

Doença de Creutzfeldt-Jakob familiar

Com a maioria das mutações do gene *PRNP* classificadas como DCJf, os pacientes geralmente têm manifestações clinicopatológicas semelhantes as dos portadores da DCJe, exceto porque sua doença começa em idade mais precoce (cerca de 7 anos a menos). Existem descritas mais de 20 variantes *missense* do gene *PRNP*, inclusive P105T, G114V, R148H, D178N (códon 129 cis V), V180I, T183A, T188A, T188K, T188R, T193I, K194E, E196A, E196K, E200K, E200G, V203I, R208H, V210I, E211Q, I215V, A224V, M232R e P238S (entre outras), embora algumas delas tenham significado patogênico duvidoso (p. ex., M232R) ou baixíssima penetrância (p. ex., V180I, V210I). Mutações *missense* do gene *PRNP*, IROPs com quatro (ou possivelmente menos) repetições de 24 pares de bases (octapeptídeos) e uma deleção de dois octapeptídeos geralmente causam DCJf. As IROPs estão descritas com mais detalhes nos parágrafos seguintes. A mutação E200K é a variante patogênica do gene *PRNP* mais comum em todo o mundo. Embora seja clinicamente semelhante à DCJe, alguns pacientes com mutação E200K desenvolveram sintomas que não eram típicos dessa última doença, inclusive prurido, neuropatia periférica desmielinizante e paralisia do olhar supranuclear; além disso, a prevalência de cefaleia e crises epilépticas pode ser mais alta, em comparação com os pacientes portadores de DCJe. Também há alguns dados sugestivos de que certos casos da mutação E200K, especialmente originados da Europa ocidental/oriental, possam ser diferenciados da DCJe pela formação de inclusões patológicas. Pacientes portadores da mutação D178N com cis-valina no códon 129 geralmente têm fenótipo de DCJe, enquanto pacientes típicos com cis-metionina nesse mesmo códon têm IFF; isso comprova um efeito importante do polimorfismo do códon 129 na definição do quadro clinicopatológico. Entretanto, a relação entre D178N e polimorfismo do códon 129 certamente não é invariável – alguns casos com cis-valina 129 têm IFF, enquanto alguns com cis-metionina 129 desenvolvem DCJ. A doença conhecida como IFF está descrita com mais detalhes nos parágrafos seguintes. Em contraste com a mutação E200K, D178N e algumas outras variantes patogênicas com alta penetrância (cerca de 100%), as variantes V210I, V180I e M232R do gene *PRNP* têm penetrância muito mais baixa (estimada em torno de 10%, 1% e 0,1%, respectivamente). A maioria dos casos com mutação V180I tende a progredir mais lentamente que a duração média de 25 meses de doença. Entre os casos de doença causada por mutação M232R., cerca de 75% dos pacientes têm evolução progressiva relativamente rápida (duração da doença: 12,5 ± 10,9 meses) e apresentam PrP^{Sc} tipo I com deposições do tipo sináptico. Os 25% restantes têm evolução muito mais lenta da doença (duração da doença: 49,9 ± 53,8 meses) e apresentam mais comumente PrP^{Sc} tipo 2 com deposições perivacuolares e alterações espongiformes. A maioria dos casos das mutações M232R e V180I foi diagnosticada no Japão.

Doença de Gerstmann-Sträussler-Scheinker

O epônimo Gerstmann-Sträussler-Scheinker (GSS) foi introduzido primeiramente em 1980 em homenagem a alguns dos autores que primeiro descreveram a doença em uma família australiana. Nos casos típicos, a doença de GSS causa ataxia cerebelar lentamente progressiva com distúrbio da marcha (72%) acompanhado de déficits cognitivos (82%), sintomas psiquiátricos (21%), distúrbios da fala e deglutição, parkinsonismo (36%) e mioclonia (15%) em estágio mais avançado da doença. O início da doença geralmente ocorre na quinta década de vida, mas pode variar amplamente entre a segunda e a sétima décadas. Embora a duração da doença de GSS seja muito variável, pacientes geralmente sobrevivem por alguns anos até uma década, ou seja, muito mais que a maioria das outras doenças causadas por príons. Contudo, alguns pacientes com doença de GSS podem ter DRP com sobrevida de 1 ano ou menos. A maioria (69 a 100%) dos casos dessa doença tem história familiar positiva com padrão hereditário autossômico dominante e penetrância estimada na faixa de 100%. Mais de 19 mutações *missense* do gene *PRNP* (inclusive P84S, P105L, P105S, P105T, A117V, G131V, S132I, A133V, R136S, V176 G, H187R, F198S, D202N, E211D, Q212P, Q217R, Y218N e M232T, entre outras), várias mutações de códons de parada (Y145X, Q160X, Y163X, Y226X e Q227X) e variantes de IROPs foram relacionadas com o genótipo da doença de GSS, mas a variante P102L é a mutação do gene *PRNP* que mais comumente causa essa doença em todo o mundo, além de ser a primeira mutação descrita desse gene. Alterações neuropatológicas da doença de GSS incluem placas amiloides de PrP^{Sc} (p. ex., proteínas príon agregam-se e formam placas amiloides grandes unicêntricas ou multicêntricas, que se depositam nos córtices do cérebro e cerebelo), angiopatia amiloide relacionada com PrP^{Sc} (p. ex., depósitos amiloides imunorreativos para PrP^{Sc} dentro das paredes dos vasos cerebrais) e vacuolização (p. ex., alterações espongiformes). Considerando as alterações neuropatológicas de placas amiloides de PrP^{Sc} e o padrão hereditário autossômico dominante, a doença de GSS é referida algumas vezes como *amiloidose*

PrP cerebral hereditária autossômica dominante. A maioria dos biomarcadores utilizados para diagnosticar DCJe tem menos sensibilidade para detectar doença de GSS. O estudo EuroCJD realizado pela European Creutzfeldt-Jakob Disease Surveillance Network relatou que apenas 50% dos pacientes com doença de GSS tinha níveis elevados de proteína 14-3-3 no LCR, menos de 10% apresentavam PSWCs no EEG e apenas cerca de 30% tinham anormalidades típicas da DCJe detectáveis nas imagens de RM (Figura 55.5). Em razão de sua evolução clínica lentamente progressiva até certo ponto e da negatividade comum dos exames complementares para detectar doenças causadas por príons, a doença de GSS é frequentemente confundida com outros distúrbios neurodegenerativos, inclusive atrofia de múltiplos sistemas, ataxias espinocerebelares, doença de Parkinson idiopática, doença de Alzheimer ou doença de Huntington, a menos que sejam realizados estudos do gene *PRNP*. A doença de GSS pode passar despercebida mesmo ao exame neuropatológico, porque, algumas vezes, as placas amiloides de PrP^{Sc} são confundidas com β-amiloide quando não são usadas técnicas imuno-histoquímicas específicas para beta-amiloide e PrP. Como há deposição de placas amiloides de PrP^{Sc} na doença de GSS, pesquisadores têm investigado a possibilidade de usar marcadores de PET (tomografia por emissão de pósitrons) que se ligam ao amiloide, inclusive 2-(1-(6-[(2-[^{18}F]-fluoroetil) (metil) amino]-2-naftidil)etilideno) malononitrila ([^{18}F]FDDNP) para diagnosticar essa doença.

Insônia familiar fatal

Nos casos clássicos, a IFF tem início um pouco mais insidioso (alguns meses) de insônia progressiva e disautonomia, inclusive sinais e sintomas de disfunção autonômica, como taquicardia, hipertermia, oscilações da pressão arterial, hiperventilação transitória, hiperidrose, disfunção sexual e/ou incontinência urinária. Em geral, esse quadro clínico é seguido de ataxia do tronco e membros, sinais referidos ao tronco encefálico (distúrbios do olhar e da deglutição), confusão mental grave e distúrbios cognitivos evidenciados nos estágios mais avançados da doença. Nos pacientes com insônia, sonhos vívidos podem ser comuns nos intervalos curtos de sono. Distúrbios cognitivos frequentemente se evidenciam por velocidade lenta de processamento, déficit de atenção e perda de memória a curto prazo que, por fim, progride a um estado de *delirium*. Como foi mencionado antes neste capítulo, pacientes com IFF geralmente têm a variante *missense* D187N do gene *PRNP* com cis-metionina no códon 129 (D178N-129M), mas alguns pacientes com variante D178N-128M têm manifestações clínicas de DCJe, enquanto outros com variante D178N-129V desenvolvem IFF. Inclusive na mesma família, podem ocorrer diversas apresentações clínicas. Mundialmente, IFF (D178N-129M) foi descrita em cerca de 30 famílias com média de idade de início da doença em torno de 52 anos (variação aproximada de 20 a 76 anos) e duração média da doença de 13,5 meses (variação de 4 a 40 meses). Alguns estudos demonstraram que pacientes com D178N-129M, que são heterozigóticos (MV) no códon 129 (p. ex., trans V) tinham doença com duração mais longa

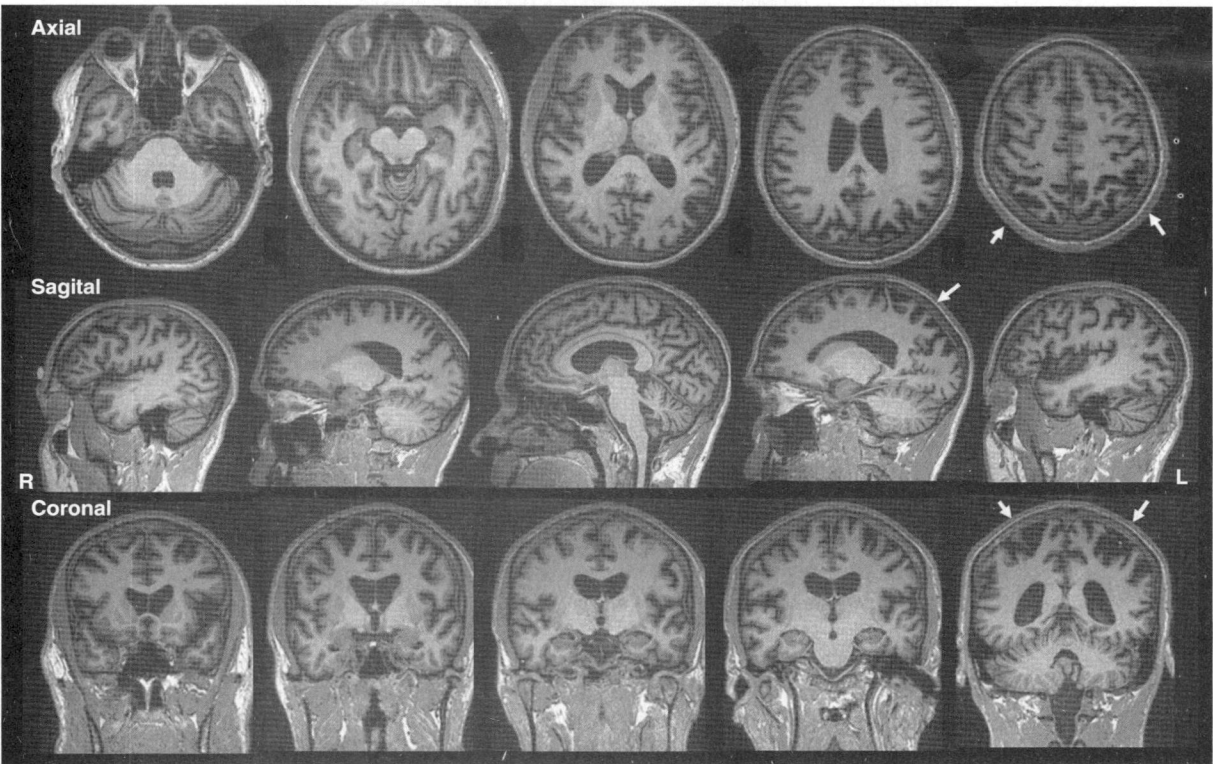

FIGURA 55.5 Essas imagens de ressonância magnética cerebral ponderadas em T1 são de um paciente de 46 anos, que desenvolveu fenótipo clínico da doença de Gerstmann-Sträussler-Scheinker; análises genéticas subsequentes revelaram mutação por inserção de seis repetições de octapeptídeos no gene *PRNP*. Observe que as imagens de RM mostraram atrofia cerebral difusa, mais evidente nos lobos parietais (*setas*) e frontais bilateralmente, embora menos acentuada na parte superior do cerebelo. Não havia sinal anormal de hiperintensidade cortical ou subcortical nas imagens ponderadas em sequência FLAIR (*fluid-attenuated inversion recovery*), nem qualquer grau de difusão restrita observada frequentemente nos pacientes com DCJe.

(em média, cerca de 23 meses) em comparação com códon 129MM (em média, cerca de 11 meses); isso sugere algum efeito do polimorfismo do códon 129 trans também nessa doença. Embora exame de RM frequentemente seja inconclusivo, o exame de PET com fluorodesoxiglicose (FDG) frequentemente mostra hipometabolismo acentuado nos tálamos e, algumas vezes, também no giro cingulado; essas alterações podem ser detectadas mesmo antes do início da doença. Ao exame neuropatológico, pacientes com IFF geralmente mostram destruição neuronal acentuada e atrofia dos núcleos talâmicos anteroventral e dorsomedial e núcleo olivar inferior. Frequentemente, também há destruição das células de Purkinje do cerebelo, que comumente está associada ao edema fusiforme dos axônios da camada de células granulares (os chamados "torpedos" axônicos).

Inserções de repetições de octapeptídeos

A região N-terminal da proteína príon normal consiste em um nonapeptídeo (Pro-Gln-Gly-Gly-Gly-Gly-Trp-Gly-Gln) chamado R1, seguido de repetições de quatro octapeptídeos (24 pares de bases) conhecidas como R2-R2-R3-R4, todas com a mesma sequência de aminoácidos (Pro-His-Gly-Gly-Gly-Trp-Gly-Gln), embora R3 e R4 sejam ligeiramente diferentes uma da outra e R2 tenha dois nucleotídios. Desse modo, uma variante normal das repetições tandem (lado a lado) é conhecida como *R1-R2-R2-R3-R4* e é descrita como *região de repetição de octapeptídeos do gene PRNP*, que é a região da proteína à qual se liga o cobre. Talvez em razão do *crossover* desigual durante o processo de recombinação ou do processo de replicação defeituoso, a deleção de duas repetições de octapeptídeos ou a inserção de quatro ou mais repetições de octapeptídeos do gene *PRNP* está associada às DgPrs. A variante 1-IROPs não é considerada patogênica. Embora alguns relatos tenham descrito que duas e três IROPs eram patogênicas, ainda existem controvérsias quanto à sua patogenicidade e alguns consideram que não sejam patogênicas com base em suas frequências na população em geral e/ou porque, quando foram detectadas em mais de um membro da mesma família com demência, apenas um membro tinha inequivocamente doença causada por príon (diagnosticada clinicamente ou com base em estudos anatomopatológicos) e o fenótipo era semelhante à DCJe. Estudos demonstraram que IROPs produzem PrP^C suscetível à agregação e resistência às proteases e que, por essa razão, predispõem à formação de PrP^{Sc}. O fenótipo clinicopatológico das IROPs foi até certo ponto correlacionado com a quantidade de repetições de octapeptídeos. A maioria dos pacientes com quatro IROPs tem DCJe com evolução mais curta da doença e existem dúvidas se a 4-IROPs seja uma variante patogênica de baixa penetrância ou dependa de algum outro polimorfismo para ser deletéria. Estudos demonstraram claramente que cinco ou mais IROPs causam fenótipos clínicos heterogêneos e frequentemente causam doenças com evoluções clínicas longas (vários anos) e início na faixa etária de 20 a 80 anos, embora mais comumente entre a segunda e quarta décadas de vida; em geral, estudos patológicos mostram deposição de PrP^{Sc} alongada. Pacientes com oito ou mais IROPs tendem a mostrar sobreposição clinicopatológica com a doença de GSS, embora possa haver ampla variabilidade clínica e/ou patológica. Pesquisadores descreveram uma família com 8-IROPs, que tinha quadro clínico semelhante à doença de Huntington e foi considerada uma fenocópia dessa doença. A única família com 12-IROPs descrita tinha quadro clínico semelhante ao da demência frontotemporal e também tautopatia demonstrada em estudos anatomopatológicos e PET específica para proteína tau.

Com base em nossa experiência, alguns painéis laboratoriais de genes padronizados disponíveis no mercado – principalmente os que utilizam sequenciamento de última geração – podem deixar de diagnosticar expansões ou deleções do gene *PRNP*. Por essa razão, quando o resultado desses painéis é negativo, mas ainda há suspeita de DgPrs, poderíamos recomendar que uma amostra de sangue seja enviada a um laboratório que faça sequenciamento de Sanger do gene *PRNP* ou use outros métodos sensíveis para detectar deleções e expansões.

DOENÇAS ADQUIRIDAS CAUSADAS POR PRÍONS

Doenças adquiridas causadas por príons são formas "adquiridas" e incluem três tipos diferentes: Kuru, DCJi e DCJv. Kuru foi a primeira doença adquirida causada por príons, tendo sido detectada na tribo Fore da Papua-Nova Guiné (Tabela 55.1). A doença era transmitida nessa população por endocanibalismo de parentes mortos como parte de um ritual fúnebre. Como mulheres e crianças ingeriam mais comumente cérebros e vísceras, inclusive partes do sistema nervoso central, elas eram mais suscetíveis a ingerir príons e contrair a doença, em comparação com homens adultos. Na língua Fore, o termo *Kuru* significa "sacudir ou tremer" porque, nos casos típicos, a doença causa ataxia cerebelar lentamente progressiva, algumas vezes com tremor, coreia e movimentos atetoides. A incidência da doença diminui acentuadamente quando missionários impediram rituais de endocanibalismo na década de 1950. Kuru está praticamente extinta, exceto por casos novos raríssimos entre indivíduos nascidos antes da erradicação do endocanibalismo, comprovando que o período de incubação pode estender-se por até 50 anos, especialmente nos indivíduos heterozigóticos (MV) para o códon 129 do gene *PRNP*. Curiosamente, um estudo muito inteligente analisou a genética de mulheres que viviam na região de distribuição da Kuru e que sobreviveram à epidemia, detectando polimorfismo do códon 127 do gene *PRNP* que, aparentemente, conferia proteção contra doença causada por príons. O esclarecimento do mecanismo desse polimorfismo poderia ajudar a desenvolver tratamentos para doenças causadas por príons. Como a doença Kuru está praticamente extinta, o restante desta seção será dedicado principalmente à DCJv e DCJi.

Doença de Creutzfeldt-Jakob variante

A doença de Creutzfeldt-Jakob variante (DCJv) foi descrita primeiramente em 1995 e, pouco tempo depois, gerou grande preocupação da opinião pública, quando foi relacionada com uma epidemia de encefalopatia espongiforme bovina (EEB). Existem evidências convincentes de que a maioria dos casos da DCJv foi exposta à doença por ingestão inadvertida de carnes e restos contaminados por EEB – conhecida comumente como *doença da vaca louca*. Hoje, acredita-se que a EEB tenha surgido em consequência da prática de alimentar gado com partes do corpo de ovelhas contaminadas com tremor epizoótico (*scrapie*, em inglês). Até janeiro de 2020, havia cerca de 229 casos da DCJv notificados oficialmente em todo o mundo, com a seguinte distribuição: 178 casos diagnosticados no Reino Unido, 28 na França, 5 na Espanha, 4 nos EUA e 4 na Irlanda, 3 na Itália e 3 na Holanda, 2 em Portugal e 2 no Canadá e 1 em Taiwan, Japão e Arábia Saudita. Vários casos, principalmente dentre os que foram notificados fora do Reino Unido e França, provavelmente foram expostos em outro país diferente de onde foram diagnosticados. Em razão da adoção rigorosa de regulamentos para controle de importação e comercialização de alimentos, a incidência da DCJv diminui drasticamente a partir do ano 2000 e, até onde sabemos, não foram notificados oficialmente casos novos entre 2017 e, no mínimo, final de 2019.

Nos casos típicos, a DCJv começa com sintomas psiquiátricos, como depressão, ansiedade, irritabilidade e apatia. Em geral, esses sintomas são seguidos de parestesias dolorosas persistentes, deterioração cognitiva, ataxia cerebelar e/ou queixas motoras como mioclonia, coreia ou distonia. Em contraste com a maioria das doenças causadas por príons, a DCJv geralmente acomete pacientes mais jovens, ou seja, média de idade do início dos sintomas de 26,5 anos (variação de 12 a 74 anos). Acredita-se que essa doença tenha duração mais longa em comparação com a DCJe (em média, cerca de 14,5 meses). Ao contrário da DCJe, na qual PSWCs finalmente são detectados no EEG de cerca de dois terços dos pacientes, o EEG de pacientes com DCJv raramente mostra essas anormalidades específicas e, mesmo nesses casos, apenas em estágios finais da doença. Em geral, exame de RM cerebral mostra acometimento do tálamo. Contudo, essa distribuição não é específica da DCJv; o "sinal dos pulvinares", no qual o sinal de hiperintensidade dos núcleos pulvinares é mais brilhante que no putame anterior ou outros núcleos da base – especialmente nas sequências ponderadas em densidade de prótons T2 (provavelmente também nas sequências em DWI) –, tem sensibilidade mínima de 79% (possivelmente bem maior) e especificidade relativamente alta para diagnosticar DCJv, em comparação com outras doenças causadas por príons (Figura 55.6). Nas imagens ponderadas em T2, sinais de hiperintensidade no tálamo dorsomedial e núcleos pulvinares – formando o chamado "sinal do taco de hóquei", ou "sinal do taco de hóquei duplo" – podem ser detectados em pacientes com DCJv; além disso, embora sejam muito menos específicos que o sinal dos pulvinares, sinais de hiperintensidade no tálamo podem ser encontrados em outras doenças causadas por príons ou de outras etiologias. Assim como ocorre com outras doenças causadas por príons, especialmente nos pacientes que sobrevivem por muito tempo, esses sinais de hiperintensidade nas imagens de RM ponderadas em T2 ou DWI podem finalmente desaparecer, principalmente quando também há atrofia significativa.

Na DCJv, a PrP^{Sc} pode ser detectada não apenas no sistema nervoso central, mas também no sistema linforreticular, inclusive linfonodos, tonsilas, baço e apêndice. A proteína fibrilar PrP^{Sc} agrega-se ao redor de grupos de vacúolos e produz aspecto florido (semelhante a uma flor) – sinal neuropatológico patognomônico da DCJv. A PrP^{Sc} formada nos casos da DCJv também tem perfil típico no exame de *Western blot*, que permite diferenciá-la da maioria das outras doenças causadas por príons. Em vista da distribuição periférica da PrP^{Sc} em pacientes com DCJv, a coleta de amostras de tecidos tonsilares para detectar a presença dessa proteína foi incluída como um dos critérios diagnósticos da DCJv provável. Alguns estudos científicos demonstraram que a PrP^{Sc} pode ser detectada na urina e no sangue de pacientes com DCJv, mas esses testes não estão disponíveis para uso clínico. Semelhante à DCJe, o diagnóstico da DCJv também é dividido em casos definidos, prováveis e possíveis com base no nível de certeza diagnóstica (Tabela 55.2). Ao contrário das outras doenças causadas por príons, estudos confirmaram que a DCJv é transmissível por sangue, mesmo de pacientes assintomáticos (portadores de príons da DCJv no sangue). Curiosamente, os três receptores de sangue contaminado com DCJv que finalmente desenvolveram quadro clínico dessa doença eram homozigóticos MM para o códon 129 do gene *PRNP*, enquanto os dois receptores que morreram por outras causas, mas tinham príons da DCJv demonstrados à necropsia fora do sistema nervoso central, eram heterozigóticos MV. Além disso, até hoje, todos os casos notificados da DCJv eram homozigóticos

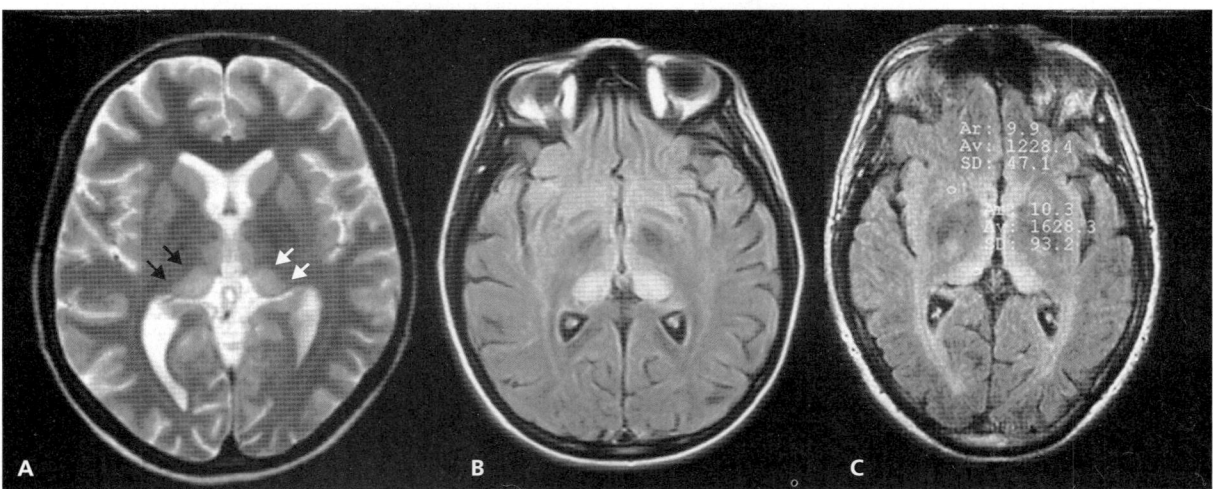

FIGURA 55.6 Imagens de ressonância magnética cerebral de um paciente com doença de Creutzfeldt-Jakob variante. **A.** Na imagem ponderada em T2, observe que havia sinais de hiperintensidade bilateralmente nos núcleos pulvinares (*setas brancas*) e em menor grau também bilateralmente nos núcleos caudado e putame. A hiperintensidade mais brilhante nos pulvinares que no putame anterior é conhecida como *sinal dos pulvinares*. **B.** Sinais de hiperintensidade pulvinar correspondentes também foram detectados nas imagens ponderadas em densidade de prótons. **C.** Imagens em sequência FLAIR (*fluid-attenuated inversion recovery*) utilizadas para quantificar a intensidade dos sinais dos núcleos pulvinares em comparação com os sinais do putame anterior. A intensidade de sinal dos núcleos pulvinares era 25% maior em comparação com a região do putame – isso é compatível com "sinal dos pulvinares". (Imagem cedida, com autorização, de Collie DA, Sellar RJ, Zeidler M, Colchester CF, Knight R, Will RG. MRI of Creutzfeldt-Jakob disease: imaging features and recommended MRI protocol. *Clin Radiol*. 2001;56[9]:726-739.)

MM para o códon 129, com exceção rara de um (ou possivelmente dois) que eram MV; isso sugere que indivíduos com polimorfismo MM do códon 129 possam ser mais suscetíveis à DCJv. Dois estudos de ampla escala realizados no Reino Unido demonstraram que um em 2 mil a um em 4 mil amostras de tecidos apendiculares armazenados eram positivas para PrP^{Sc}, suscitando questões de segurança dos hemoderivados doados por residentes de países com casos notificados da DCJv.

Doença de Creutzfeldt-Jakob iatrogênica

A doença de Creutzfeldt-Jakob iatrogênica (DCJi) ocorria porque pacientes portadores de doenças causadas por príons não eram diagnosticados antes de realizar determinados procedimentos médicos, e as técnicas de esterilização rotineira utilizadas na prática média não eram (e ainda hoje não são) dirigidas para inativação de príons. Isso resultou na transmissão de príons entre seres humanos por meio de alguns procedimentos médicos. O primeiro caso da DCJi foi notificado em 1974 e, até o ano de 2016, existiam 492 casos notificados em todo o mundo. Isso inclui pacientes que usaram hormônios hipofisários (hormônios de crescimento humano e hormônios gonadotróficos) humanos de cadáver, transplantes de enxerto de dura-máter, transplantes de córnea ou que foram operados inadvertidamente com instrumentos neurocirúrgicos ou usaram eletrodos de EEG para estimulação estereotáxica profunda contaminados com príons (Tabela 55.2).

Cerca de 238 casos da DCJi associada ao hormônio do crescimento foram notificados em todo o mundo até o ano de 2016. Pacientes com DCJi associada ao hormônio do crescimento tendem a mostrar períodos de incubação mais longos (em média, 17 anos; variação de 5 a 24 anos). A maioria dos casos tinha genótipo MM para o códon 129 do gene *PRNP*. Nos casos típicos, pacientes com DCJi desenvolvem sintomas motores cerebelares e disfunção cognitiva nos estágios avançados da doença. Nos EUA, não houve notificações de casos da DCJi entre pacientes que usaram hormônio do crescimento depois de 1977, quando foi introduzida uma etapa de cromatografia em coluna altamente seletiva no protocolo de purificação dos fatores de crescimento. É possível e até provável que, no futuro, apareçam casos que tiveram exposições remotas depois de períodos de incubação longos.

O primeiro caso de DCJi associada aos enxertos de dura-máter foi notificado em 1987 e, até o ano de 2016, existiam 238 casos notificados oficialmente em todo o mundo, dos quais 60% ocorreram no Japão. A maioria dos enxertos de dura-máter contaminados fazia parte de um lote do produto conhecido como *Lyodura*® fabricado pela empresa alemã B. Braun Melsungen AG, que combinava dura-máter de alguns cadáveres humanos; infelizmente, alguns dos doadores dos quais a dura-máter foi retirada não sabiam que tinham doença causada por príon. O produto *Lyodura*® foi utilizado em todo o mundo, embora mais amplamente no Japão, onde foi usado para realizar grande variedade de procedimentos médicos. O período de incubação médio da DCJi associada aos enxertos de dura-máter é de cerca de 12 anos (variação de 1,3 a 30 anos). Dois terços desses casos desenvolveram quadro clínico de DCJe com deterioração rápida dos sintomas cognitivos, cerebelares e visuais, frequentemente com PSWCs no EEG e nenhuma placa de PrP^{Sc} no encéfalo. O terço restante teve evolução mais lenta, tinha placas de PrP^{Sc} no encéfalo e raramente tinha PSWCs no EEG. Algumas evidências sugerem que o subgrupo com evolução mais lenta da DCJi associada aos enxertos de dura-máter tenha sido infectado por pacientes com DCJe do subtipo VV2 ou MM2, enquanto o subgrupo mais comum tenha sido infectado por doadores de dura-máter com DCJe do subtipo MM1/MV1.

Existem ao menos quatro casos publicados de possível transmissão da DCJi por instrumentos neurocirúrgicos contaminados: três no Reino Unido e um na França. O intervalo entre o procedimento neurocirúrgico e o início dos sintomas variou de 1,4 a 2,2 anos. A confirmação desses casos é difícil, considerando que clinicamente são semelhantes à DCJe e que não é fácil identificar os casos de origem. Outras vias de transmissão relatadas são transplantes de córnea, eletrodos de EEG usados para estimulação profunda e transfusões de sangue (de doadores que depois desenvolveram DCJv, embora alguns receptores tenham depois desenvolvido DCJv). A Organização Mundial da Saúde tem diretrizes para práticas mais seguras de descontaminação de príons de equipamentos médicos e cirúrgicos.

TRATAMENTO E PROGNÓSTICO

Tratamento sintomático

Até hoje, não existem tratamentos que possam curar ou modificar a progressão de qualquer tipo de doença causada por príons. Existem várias abordagens não farmacológicas e tratamentos farmacológicos para atenuar alguns dos sintomas observados frequentemente nos pacientes que desenvolvem essas doenças. Em geral, abordagens não farmacológicas são recomendadas antes dos tratamentos farmacológicos, a menos que seja necessária uma intervenção em caráter de urgência. Considerando que as doenças humanas causadas por príons têm evolução rápida, as listas de fármacos indicados devem ser avaliadas periodicamente para otimizar o tratamento dos sintomas e evitar medicalização excessiva. A Tabela 55.3 descreve algumas medidas de suporte e tratamentos sintomáticos para os diversos sintomas comuns das doenças causadas por príons.

Todos os fármacos citados neste capítulo devem ser usados com cautela para evitar ou atenuar efeitos adversos. Nutrição e alimentação são aspectos importantes do tratamento das doenças causadas por príons, porque quase todos os pacientes finalmente morrem por pneumonia de aspiração. Avaliações da deglutição são recomendáveis inicialmente e/ou quando pacientes apresentarem dificuldades de falar, sinais de engasgo ou redução da ingestão de líquidos/alimentos. Quando a ingestão alimentar é dificultada por problemas motores, dependendo do tipo de sintomas apresentados, utensílios ergonômicos podem facilitar a ingestão independente. De forma a estimular ingestão alimentar adequada, podem-se considerar a utilização de lembretes frequentes sobre horários das refeições e a flexibilidade na escolha dos alimentos preferidos. Higiene oral adequada (p. ex., usar escova de dentes infantil, babador ou compressas) pode reduzir o risco de pneumonia de aspiração e manter conforto do paciente. Quando há disfagia, acrescentar espessantes de líquidos, picar os alimentos em pedaços pequenos e oferecer quantidades pequenas a cada vez são medidas que podem reduzir os episódios de engasgo. Em geral, não é recomendada a colocação de tubos de alimentação, que podem prolongar a sobrevivência de pacientes com doenças causadas por príons, mas geralmente não melhoram a qualidade de vida e podem ser deletérios, porque prolongam o sofrimento do paciente e de seus familiares. Na medida em que doenças causadas por príons frequentemente impactam a função cognitiva desde os estágios iniciais de sua evolução, é importante planejar antecipadamente seus cuidados, enquanto os pacientes ainda têm função cognitiva satisfatória.

Tabela 55.3 Abordagens não farmacológicas e tratamentos farmacológicos para doenças humanas causadas por príons.

	Abordagens não farmacológicas	Tratamentos farmacológicos (off-label)
Mioclonia	• Atenuar estímulos ambientais auditivos e tácteis • Limitar número de visitantes • Manter o leito em uma área tranquila	• Benzodiazepínico (p. ex., clonazepam) • Antiepilépticos (p. ex., levetiracetam, ácido valproico)
Dor/disestesia	• Diagnosticar e tratar a causa da dor	• Dor não neuropática: paracetamol, opioides, outros • Dor neuropática: antiepilépticos (p. ex., pregabalina, gabapentina, eslicarbazepina, carbamazepina) e inibidores de recaptação de serotonina-epinefrina (IRSNs, inclusive duloxetina). Ficar atento à ocorrência de depressão do sistema nervoso central
Psicose, agitação, irritabilidade	• Avaliação de riscos e recursos assistenciais • Identificação e eliminação dos fatores desencadeantes • Terapia com arte, música suave, aromaterapia	• Inibidores seletivos da recaptação de serotonina (ISRSs, inclusive escitalopram e citalopram), trazodona, neurolépticos (p. ex., quetiapina), benzodiazepínicos. Ficar atento à ocorrência de efeitos adversos extrapiramidais dos neurolépticos
Depressão/ansiedade	• Terapia • Terapia com arte, musicoterapia	• ISRSs (p. ex., escitalopram, citalopram), IRSNs, mirtazapina, benzodiazepínicos
Disfagia/desnutrição	• Deglutição periódica e avaliação do peso corporal • Utensílios ergonômicos • Higiene oral adequada • Espessante de líquidos, alimentos amassados ou em forma de purê, refeições pequenas • Dieta ajustada às preferências do paciente • Autores recomendam evitar tubos de alimentação nos estágios tardios com diagnóstico confirmado de doença causada por príons	• Glicopirrolato ou fármacos semelhantes para reduzir salivação, se houver risco de aspiração de saliva
Náuseas/vômitos	• Ajustar quantidade e composição da dieta • Elevar cabeceira do leito • Higiene oral adequada	• Antieméticos, inclusive antagonistas do receptor 5-HT$_3$ de serotonina (p. ex., ondansetrona) e proclorperazina (ficar atento à ocorrência de efeitos adversos extrapiramidais)
Insônia	• Higiene do sono • Rotina diária estruturada	• Melatonina, trazodona, mirtazapina e quetiapina (especialmente esta última, se também houver agitação). Fármacos mais potentes podem ser necessários para tratar insônia fatal esporádica ou insônia familiar fatal
Incontinência	• Horários fixos para funções fisiológicas • Fraldas • Cateter com condom	• Considerar uso de vários fármacos com ação vesical, de preferência os que têm menos efeito anticolinérgico
Crises epilépticas	• Confirmar que são crises epilépticas, não mioclonia	• Antiepilépticos, benzodiazepínicos
Déficit visuoespacial, heminegligência	• Reduzir a complexidade visuoespacial do ambiente • Objetos que requerem atenção devem ser apresentados no lado normal ou por movimentos circulares	

Tratamentos experimentais

Não existem tratamentos eficazes ou cura para interromper ou reverter a evolução das doenças humanas causadas por príons. Vários fármacos foram experimentados, mas nenhum foi considerado eficaz. Dentre os quatro fármacos testados formalmente nos pacientes com doenças causadas por príons (flupirtina, quinacrina oral, doxiciclina oral e polissulfato de pentosana [PPS] intratecal), apenas três foram avaliados em ensaios controlados randomizados apropriados, mas nenhum prolongou comprovadamente a sobrevida. Flupirtina foi avaliada em um ensaio controlado randomizado pequeno (28 pacientes) com DCJ na Alemanha e produziu alguma melhora cognitiva de curta duração, mas sem qualquer efeito benéfico na sobrevivência. O antimalárico quinacrina inibiu a conversão de PrP^C em PrP^{Sc} in vitro, mas estudos observacionais realizados no Reino Unido e na França e um ensaio randomizado duplo-cego controlado por placebo publicado nos EUA não mostraram prolongamento da sobrevivência. Estudos demonstraram que doxiciclina teve efeito potencial in vitro e modelos de estudos com animais pequenos, mas não mostraram efeitos benéficos na sobrevivência ou outras medidas de prognóstico em um ensaio controlado randomizado com pacientes sintomáticos portadores de doença causada por príon. No entanto, esse fármaco ainda está sendo avaliado em um ensaio clínico com portadores pré-sintomáticos da mutação IFF em uma família italiana numerosa, de forma a verificar se pode prolongar o intervalo médio até o início da doença, em comparação com controles históricos. Estudos com modelos animais mostraram resultados promissores com PPS, mesmo quando foi administrado depois do início dos sintomas, mas esse fármaco precisa ser administrado dentro dos ventrículos porque não atravessa a barreira hematencefálica. Há controvérsias quanto a se o fármaco PPS teve qualquer efeito benéfico em ensaios com seres humanos ou estudos observacionais. É possível que tenha causado alguma redução da PrP^{Sc} ou outra patologia esperada. Nos casos da DCJv, esse fármaco pode ter prolongado a duração da doença em alguns casos, mas não trouxe melhora dos sintomas. Até o ano de 2020, havia um tratamento experimental administrado a pacientes sintomáticos selecionados com doença causada por príons, que consistia em um anticorpo monoclonal (PRN100) dirigido contra proteína príon; esse estudo conduzido pelo United Kingdom National Health Service (Medical Research Council de Londres, Reino Unido) estava aberto apenas para cidadãos do Reino Unido. Até outubro de 2019, o sexto e último paciente tinha sido tratado, quatro já tinham falecido e os dados estavam em processo de análise para determinar se o estudo poderia continuar.

Um dos avanços mais interessantes no tratamento das doenças neurológicas e distúrbios de outros tipos é a administração de oligonucleotídios *antisense* (OASs), que bloqueiam a translação do RNA mensageiro e, desse modo, reduzem a produção de proteínas específicas. Hoje em dia, OASs são usados na prática clínica para tratar ao menos três doenças neurológicas – atrofia espinomuscular, distrofia muscular de Duchenne e polineuropatia amiloide familiar – e encontram-se em fases 1 a 3 de ensaios clínicos para tratar vários outros distúrbios. Existem alguns dados sugestivos de que a redução parcial da quantidade de PrP^C possa ser segura nos seres humanos. Camundongos geneticamente suprimidos (*knockout*) para o gene *PRNP* têm expectativa de vida normal e desenvolvem apenas anormalidades inexpressivas. Alguns adultos hemizigóticos para o gene *PRNP* são aparentemente saudáveis. Camundongos com gene *PRNP* geneticamente suprimido são resistentes aos príons e, quando animais hemizigóticos (ou seja, que têm a metade do nível de PrP^C) para esse gene são inoculados com príons, eles mostram sobrevivência significativamente mais longa. Desse modo, reduzir os níveis de PrP^C pode ser um tratamento modificador das doenças humanas causadas por príons, principalmente quando os fármacos são administrados antes do início dos sintomas (p. ex., portadores de mutações do gene *PRNP* ou indivíduos expostos a príons). Um estudo recente com OASs dirigidos para reduzir os níveis de PrP^C (administrados por injeção intraventricular no cérebro) com camundongos normais infectados por príons mostrou sobrevivência prolongada quando foram administrados profilaticamente antes da inoculação com príons, ou mesmo depois da infecção, mas antes do início dos sintomas. OASs também podem ser eficazes nas doenças humanas causadas por príons, principalmente quando são usados profilaticamente. Hoje em dia, estão sendo planejados estudos desse tipo com seres humanos. A próxima década deve ser empolgante quanto à possibilidade de melhor entendimento e avanços no tratamento das doenças humanas causadas por príons.

EVIDÊNCIAS DE NÍVEL 1

1. Muayqil T, Gronseth G, Camicioli R. Evidence-based guideline: diagnostic accuracy of CSF 14-3-3 protein in sporadic Creutzfeldt-Jakob disease: report of the guideline development subcommittee of the American Academy of Neurology. *Neurology*. 2012;79(14):1499-1506.
2. Hermann P, Laux M, Glatzel M, et al. Validation and utilization of amended diagnostic criteria in Creutzfeldt-Jakob disease surveillance. *Neurology*. 2018;91(4):e331-e338.
3. Staffaroni AM, Elahi FM, McDermott D, et al. Neuroimaging in dementia. *Semin Neurol*. 2017;37(5):510-537.

LEITURA SUGERIDA

Bongianni M, Orrù C, Groveman BR, et al. Diagnosis of human prion disease using real-time quaking-induced conversion testing of olfactory mucosa and cerebrospinal fluid samples. *JAMA Neurol*. 2017;74(2):155-162.

Brown P, Cathala F, Castaigne P, Gajdusek DC. Creutzfeldt-Jakob disease: clinical analysis of a consecutive series of 230 neuropathologically verified cases. *Ann Neurol*. 1986;20(5):597-602.

Brown P, Gibbs CJ Jr, Rodgers-Johnson P, et al. Human spongiform encephalopathy: the National Institutes of Health Series of 300 cases of experimentally transmitted disease. *Ann Neurol*. 1994;35(5):513-529.

Carswell C, Thompson A, Lukic A, et al. MRI findings are often missed in the diagnosis of Creutzfeldt-Jakob disease. *BMC Neurol*. 2012;12:153.

Collie DA, Summers DM, Sellar RJ, et al. Diagnosing variant Creutzfeldt-Jakob disease with the pulvinar sign: MR imaging findings in 86 neuropathologically confirmed cases. *AJNR Am J Neuroradiol*. 2003;24(8):1560-1569.

Collins SJ, Sanchez-Juan P, Masters CL, et al. Determinants of diagnostic investigation sensitivities across the clinical spectrum of sporadic Creutzfeldt-Jakob disease. *Brain*. 2006;129(pt 9):2278-2287.

Coulthart MB, Jansen GH, Olsen E, et al. Diagnostic accuracy of cerebrospinal fluid protein markers for sporadic Creutzfeldt-Jakob disease in Canada: a 6-year prospective study. *BMC Neurol*. 2011;11:133.

Forner SA, Takada L, Bettcher BM, et al. Comparing CSF biomarkers and brain MRI in the diagnosis of sporadic Creutzfeldt-Jakob disease. *Neurol Clin Pract*. 2015;5(2):116-125.

Foutz A, Appleby BS, Hamlin C, et al. Diagnostic and prognostic value of human prion detection in cerebrospinal fluid. *Ann Neurol*. 2017;81(1):79-92.

Geschwind MD. Prion diseases. *Continuum (Minneap Minn)*. 2015;21(6):1612-1638.

Geschwind MD. Rapidly progressive dementia. *Continuum (Minneap Minn)*. 2016;22(2):510-537.

Ghetti B, Piccardo P, Zanusso G. Dominantly inherited prion protein cerebral amyloidoses–a Modern View of Gerstmann–Sträussler–Scheinker. In: Pocchiari M, Manson J, eds. *Handbook of Clinical Neurology*. Ottawa, Ontario, Canada: Elsevier; 2018:243-269.

Haïk S, Marcon G, Mallet A, et al. Doxycycline in Creutzfeldt-Jakob disease: a phase 2, randomised, double-blind, placebo-controlled trial. *Lancet Neurol*. 2014;13(2):150-158.

Kim MO, Takada LT, Wong K, Forner SA, Geschwind MD. Genetic PrP prion diseases. *Cold Spring Harb Perspect Biol*. 2018;10:a033134.

Kovács GG, Puopolo M, Ladogana A, et al. Genetic prion disease: the Euro-CJD experience. *Hum Genet*. 2005;118(2):166-174.

Krasnianski A, Bartl M, Sanchez Juan PJ, et al. Fatal familial insomnia: clinical features and early identification. *Ann Neurol*. 2008;63(5):658-661.

Meissner B, Kallenberg K, Sanchez-Juan P, et al. MRI lesion profiles in sporadic Creutzfeldt-Jakob disease. *Neurology*. 2009;72(23):1994-2001.

Minikel EV, Vallabh SM, Lek M, et al. Quantifying prion disease penetrance using large population control cohorts. *Sci Transl Med*. 2016;8: 322:322ra9.

Parchi P, Giese A, Capellari S, et al. Classification of sporadic Creutzfeldt-Jakob disease based on molecular and phenotypic analysis of 300 subjects. *Ann Neurol*. 1999;46(2):224-233.

Prusiner SB. Cell biology. A unifying role for prions in neurodegenerative diseases. *Science*. 2012;336(6088):1511-1513.

Prusiner SB. Prions. *Proc Natl Acad Sci U S A*. 1998;95(23):13363-13383.

Puoti G, Bizzi A, Forloni G, Safar JG, Tagliavini F, Gambetti P. Sporadic human prion diseases: molecular insights and diagnosis. *Lancet Neurol*. 2012;11(7): 618-628.

Rabinovici GD, Wang PN, Levin J, et al. First symptom in sporadic Creutzfeldt-Jakob disease. *Neurology*. 2006;66(2):286-287.

Raymond GJ, Zhao HT, Race B, et al. Antisense oligonucleotides extend survival of prion-infected mice. *JCI Insight*. 2019;5:e131175.

Staffaroni AM, Elahi FM, McDermott D, et al. Neuroimaging in dementia. *Semin Neurol*. 2017;37(5):510-537.

Thompson AGB, Mead SH. Review: fluid biomarkers in the human prion diseases. *Mol Cell Neurosci*. 2019;97:81-92.

Vitali P, Maccagnano E, Caverzasi E, et al. Diffusion-weighted MRI hyperintensity patterns differentiate CJD from other rapid dementias. *Neurology*. 2011;76(20):1711-1719.

World Health Organization. *Global Surveillance, Diagnosis and Therapy of Human Transmissible Spongiform Encephalopathies: Report of a WHO Consultation, Geneva, Switzerland 9-11 February 1998*. Geneva, Switzerland: World Health Organization; 1998.

World Health Organization. *WHO Infection Control Guidelines for Transmissible Spongiform Encephalopathies: Report of a WHO Consultation, Geneva, Switzerland, 23-26 March 1999*. Geneva, Switzerland: World Health Organization; 1999.

Will RG, Ironside JW. Sporadic and infectious human prion diseases. *Cold Spring Harb Perspect Med*. 2017;7(1):a024364.

Zerr I, Kallenberg K, Summers DM, et al. Updated clinical diagnostic criteria for sporadic Creutzfeldt-Jakob disease. *Brain*. 2009;132(pt 10):2659-2668.

SEÇÃO 8 CEFALEIAS E SÍNDROMES DOLOROSAS

Editor da Seção: *Richard B. Lipton*

Cefaleias Primárias e Secundárias 56

Peter J. Goadsby e Richard B. Lipton

PONTOS-CHAVE

1. Cefaleias primárias ou secundárias têm como via sensorial comum final neurônios trigeminocervicais de segunda ordem, e isto pode ser responsável pela sobreposição de sintomas. Anamnese cuidadosa e exame físico completo são necessários para diferenciar esses tipos de cefaleia.

2. Cefaleias secundárias podem indicar alguma doença vascular ou infecciosa potencialmente fatal, mas na maioria dos casos fazem parte de distúrbios benignos como infecção viral, influenza, "ressaca" ou traumatismo craniano leve.

3. Enxaqueca é a cefaleia primária incapacitante mais comum, bastante encontrada na prática de consultório dos neurologistas.

4. Cefalalgias autônomas referidas ao trigêmeo, sobretudo cefaleia em salvas, causam dor lateralizada extremamente grave e sintomas associados, que exigem investigação diagnóstica e tratamento imediatos.

5. Avanços recentes no tratamento das cefaleias primárias, inclusive tratamentos específicos para algumas vias neurais e abordagens à neuromodulação, enriqueceram nossos conhecimentos sobre a doença e tornam a prática médica cada vez mais recompensadora para pacientes e médicos.

ANATOMIA E FISIOLOGIA DA CEFALEIA

A cefaleia é um dos sintomas clínicos mais avaliados por neurologistas e tem diagnóstico diferencial amplo. O sucesso do tratamento das cefaleias primárias e secundárias depende de conhecimento de neuroanatomia pertinente e fisiopatologia subjacente.

Em muitos casos, dor é um fenômeno adaptativo. Nos casos típicos, dor ocorre quando nociceptores periféricos são estimulados em resposta a determinados fatores como lesão tecidual ou distensão visceral. Nesses casos, a percepção de dor constitui uma resposta fisiológica normal mediada pelo sistema nervoso normal. Entretanto, dor também pode ocorrer em consequência de danos ou ativação inapropriada das vias geradoras de dor do sistema nervoso periférico ou central. Cefaleia pode resultar de um desses mecanismos ou ambos, dependendo da condição associada. Estruturas encefálicas que desencadeiam dor são couro cabeludo, foice do cérebro, seios da dura-máter e segmentos proximais das grandes artérias da pia-máter. Acredita-se que a maior parte do parênquima cerebral, epêndima ventricular, plexo coróideo e veias da pia-máter não sejam capazes de gerar dor.

As estruturas fundamentais envolvidas nas cefaleias primárias são (Figura 56.1):

- Grandes vasos intracranianos, dura-máter e terminações periféricas do nervo trigêmeo que inervam estas estruturas
- Parte caudal do núcleo trigeminal, que se estende nos cornos dorsais da medula cervical superior e recebe estímulos do nervo trigêmeo e também da primeira e segunda raízes neurais cervicais (complexo trigeminocervical)
- Regiões rostrais de processamento da dor, como tálamo ventroposteromedial e córtex
- Sistemas moduladores da dor no cérebro, que modulam estímulos gerados pelos nociceptores trigeminais em todos os níveis das vias de processamento da dor e que influenciam funções vegetativas, inclusive estruturas do hipotálamo e tronco encefálico.

A inervação dos grandes vasos intracranianos e dura-máter pelo nervo trigêmeo é designada como *sistema trigeminovascular*. Os sintomas cranianos referidos ao sistema nervoso autônomo, como *lacrimejamento, hiperemia conjuntival, congestão nasal, rinorreia, edema periorbital, congestão ótica* e *ptose*, são proeminentes nas cefalalgias autonômicas do trigêmeo (CATs) e também podem ser observados na enxaqueca. Esses sintomas autonômicos resultam da ativação das vias parassimpáticas cranianas; exames de imagem funcionais também sugerem que alterações vasculares observadas na enxaqueca e cefaleia em salvas, quando presentes, também são desencadeadas, de maneira semelhante, por esses sistemas autonômicos cranianos. Quando são confundidos com infecção ou inflamação dos seios paranasais, esses sintomas podem resultar em diagnóstico errôneo e tratamento inadequado. Enxaqueca e outras síndromes de cefaleias primárias não são fundamentalmente "cefaleias vasculares" como se acreditava – esses distúrbios não demonstram alterações vasculares e os resultados dos tratamentos não podem ser previstos pelos efeitos vasculares. A enxaqueca é sobretudo um distúrbio cerebral e deve ser compreendida e tratada como tal.

AVALIAÇÃO CLÍNICA DAS CEFALEIAS

O diagnóstico diferencial de cefaleia recente e intensa é bastante diferente da cefaleia recorrente crônica. Existe maior probabilidade de identificar uma causa subjacente potencialmente grave nos pacientes com cefaleia de início recente e intensa, que em outro

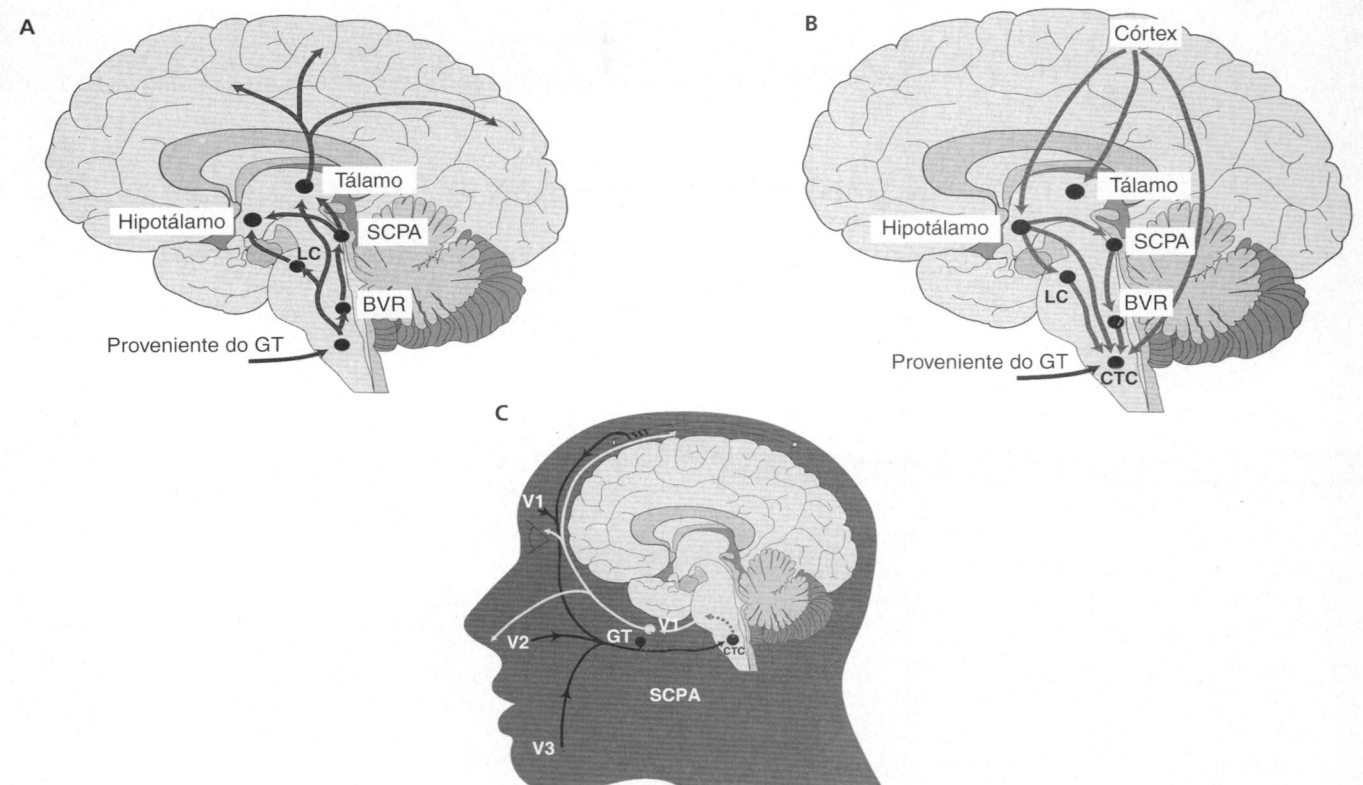

FIGURA 56.1 Fisiopatologia da enxaqueca. Estímulos sensoriais periféricos são transmitidos pelos nervos aferentes trigeminais, que se estendem do gânglio trigeminal (GT) até o complexo trigeminocervical (CTC), que é a interface principal entre os sistemas nervoso central e periférico no processamento da dor de origem trigeminal. Em seguida, neurônios de projeção sobem pelo trato quintotalâmico que cruza no tronco encefálico e estabelece sinapses com neurônios de retransmissão talamocorticais em diversos núcleos talâmicos. Projeções ascendentes colaterais também têm como alvo final vários núcleos, inclusive bulbo ventromedial rostral (BVR), *locus* cerúleo (LC), substância cinzenta periaquedutal (SCPA) e hipotálamo. **A**. A seguir, neurônios de retransmissão talamocorticais transmitem estímulos sensoriais a diversas regiões do córtex. Essa rede de processamento trigeminal da dor recebe estímulos moduladores descendentes em vários níveis. **B**. No nível do CTC, projeções diretas originadas de várias regiões corticais e projeções indiretas que passam pelo hipotálamo, SCPA, BVR e LC exercem efeitos moduladores potentes na despolarização neuronal. **C**. CTC recebe estímulos sensoriais periféricos originados dos nervos aferentes primários que inervam estruturas intracranianas e extracranianas de todos os três dermátomos da cabeça (mandibular [V3], maxilar [V2] e oftálmico [V1]), assim como estímulos convergentes originados da dura-máter posterior e dermátomos cervicais. Além das projeções trigeminotalâmicas ascendentes originadas do CTC, existe um reflexo autonômico-trigeminal entre aferentes sensoriais trigeminais e núcleo salivatório superior (NSS), que regula a ativação parassimpática da face por meio do gânglio esfenopalatino (GEP). As *linhas pontilhadas* representam interfaces potenciais entre os ramos trigeminal e parassimpático do reflexo autônomo-trigeminal, que ainda não foi plenamente caracterizado. (*Segundo Goadsby* PJ, Holland PR. Na update: pathophysiology of migraine. *Neurol Clin*. 2019;37:651-671.) (*Esta figura se encontra reproduzida em cores no Encarte.*)

paciente com cefaleias semelhantes com várias recidivas ao longo dos anos. A cefaleia que acarreta risco à vida é rara, porém, é preciso ficar atento para reconhecer e tratar esses pacientes. Causas graves a considerar incluem meningite, hemorragia subaracnóidea, hematoma epidural ou subdural, glaucoma, tumor e sinusite purulenta. A Sociedade Internacional de Cefaleia elaborou um sistema de classificação das cefaleias – Classificação Internacional das Cefaleias, atualmente em sua terceira edição. A versão mais recente divide esses distúrbios em *cefaleias primárias* (nas quais a cefaleia e suas características constituem o próprio distúrbio) e *cefaleias secundárias* (nas quais a cefaleia resulta de causas exógenas).

CEFALEIA SECUNDÁRIA

O Capítulo 9 descreve uma abordagem utilizável para detectar cefaleias secundárias com base na detecção de "sinais de alerta" (sinais vermelhos), ou seja, sinais que sugerem cefaleias secundárias. A Figura 9.1 ilustra um algoritmo para excluir cefaleias secundárias como prelúdio para diagnosticar cefaleias primárias. A Tabela 9.1 contém uma lista de "sinais de alerta" e as cefaleias secundárias que estão associadas a eles. A Tabela 9.2 resume quadros clínicos preocupantes e possibilidades diagnósticas correspondentes. Embora seja crucial detectar cefaleias secundárias, a grande maioria dos pacientes que apresentam cefaleia recidivante grave tem causas benignas. O tratamento da cefaleia secundária tem como enfoque o diagnóstico e tratamento da causa subjacente. Nos parágrafos seguintes, enfatizamos algumas causas importantes de cefaleia secundária:

- **Meningite**: cefaleia intensa e aguda com febre e rigidez da nuca sugerem meningite (ver Capítulo 64). Com frequência, ocorre agravamento significativo da dor com movimento ocular. É necessário realizar punção lombar para confirmar esse diagnóstico. Meningite pode ser facilmente confundida com enxaqueca, devido à presença frequente de sintomas fundamentais de cefaleia de caráter pulsátil, fotofobia, náuseas e vômitos, refletindo talvez alguma biopatologia coexistente em alguns desses casos

- **Hemorragia subaracnóidea:** cefaleia intensa e aguda com rigidez de nuca, porém sem febre, sugere hemorragia subaracnóidea (ver Capítulo 40). Além disso, ruptura de aneurisma, malformação arteriovenosa ou hemorragia intraparenquimatosa pode evidenciar-se apenas por cefaleia. Em casos raros (sobretudo se a hemorragia for pequena ou abaixo do forame magno), tomografia computadorizada de crânio pode ser normal. Por conseguinte, pode ser necessário realizar punção lombar para confirmar o diagnóstico definitivo de hemorragia subaracnóidea

- **Tumor cerebral:** o tumor cerebral é uma causa rara de cefaleia e, com menos frequência ainda, uma causa de dor intensa. A dor da cefaleia costuma ser indefinida – dor mal definida, intermitente e profunda de intensidade moderada, que pode se agravar com o esforço ou a mudança de posição e que pode estar associada a náuseas e vômitos. Esses sintomas são causados com muito mais frequência por enxaqueca do que por tumor cerebral. A cefaleia associada a um tumor cerebral desperta o paciente do sono em cerca de 10% dos casos. Vômitos que precedem o desenvolvimento da cefaleia em semanas são altamente característicos de tumores cerebrais da fossa posterior. A dor da cefaleia desencadeada por manobras de Valsalva, como inclinar-se, levantar uma carga ou tossir, pode ser causada por massa na fossa posterior. A cefaleia *de novo* em um paciente com neoplasia maligna conhecida pode sugerir metástases cerebrais e/ou meningite carcinomatosa

- **Arterite de células gigantes (arterite temporal):** a arterite temporal de células gigantes é um distúrbio inflamatório das artérias, que costuma acometer a circulação carotídea extracraniana. A idade média de início é de 70 anos e mulheres representam 65% dos casos. Em cerca da metade dos pacientes com arterite temporal não tratada, ocorre cegueira em consequência do comprometimento da artéria oftálmica e seus ramos, especificamente artérias ciliares posteriores curtas. Como o tratamento com corticoides é eficaz para evitar essa complicação, é importante o reconhecimento imediato do distúrbio. Cefaleia é o sintoma dominante mais frequentemente associado a mal-estar e mialgias. A dor da cefaleia pode ser unilateral ou bilateral e de localização temporal em 50% dos pacientes, porém pode acometer qualquer parte do crânio ou todas elas. A qualidade é quase sempre descrita como mal definida e incômoda, com dor em punhalada episódica sobreposta e hipersensibilidade intensa do couro cabeludo. Com frequência, pacientes descrevem que sua cefaleia tem origem superficial (externa ao crânio, em lugar de estar profunda dentro da cabeça, como na enxaqueca). A cefaleia costuma ser mais intensa à noite e, com frequência, é agravada por exposição ao frio. Outros sinais podem incluir nódulos avermelhados hipersensíveis ou estrias vermelhas na pele sobre as artérias temporais e hipersensibilidade das artérias temporais ou, menos comumente, occipitais. O tratamento da arterite temporal é discutido de modo mais detalhado no Capítulo 43

- **Glaucoma:** pode se manifestar com cefaleia incapacitante de início súbito associada a náuseas e vômitos. Com frequência, a cefaleia começa com dor ocular intensa. No exame físico, o olho costuma estar avermelhado com pupila fixa e moderadamente dilatada. Pacientes podem dizer que enxergam halos em torno de objetos muito iluminados. O glaucoma de ângulo fechado requer tratamento imediato.

SÍNDROMES DE CEFALEIAS PRIMÁRIAS

Cefaleias primárias caracterizam-se por cefalalgia e outras manifestações clínicas, que ocorrem em pacientes sem causas exógenas. Os grupos mais comuns de cefaleia primária são enxaqueca, cefaleia do tipo tensional (CTT) e CATs, sobretudo cefaleia em salvas; a lista completa é apresentada na Tabela 56.1. Cada um desses grupos inclui vários distúrbios relacionados, que podem diferir quanto ao prognóstico e resposta ao tratamento. No Capítulo 9, há uma abordagem às cefaleias primárias com base nas síndromes definidas por frequência das crises (< 15 dias de cefaleia por mês e ≥ 15 dias de cefaleia por mês) e duração dos episódios (< 4 horas e ≥ 4 horas por episódio). Essa abordagem sindrômica define quatro síndromes, cada qual com seu diagnóstico diferencial próprio. Com essa abordagem sindrômica, a enxaqueca transitória é classificada no grupo das cefaleias transitórias de duração longa, enquanto a enxaqueca crônica faz parte do grupo de cefaleias crônicas de longa duração. Neste capítulo, descrevemos as cefaleias primárias com base nos grupos definidos pela Classificação Internacional das Cefaleias, 3ª edição.

ENXAQUECA

Epidemiologia

A enxaqueca é a cefaleia incapacitante mais comum e ocupa a segunda posição na lista de doenças incapacitantes mais comuns em todo o mundo, com base nos anos de vida ajustados por incapacidade. Enxaqueca afeta 12 a 15% da população, ou seja, mais de 1 bilhão de indivíduos em todo o mundo. É três vezes mais frequente nas mulheres que nos homens e é mais comum entre as idades de 25 e 55 anos. Caracteriza-se por episódios repetidos de cefalalgia e distúrbios neurológicos coexistentes como hipersensibilidade aos estímulos sensoriais (luz, som, odores ou movimento). A cefaleia costuma ser acompanhada de náuseas e vômitos.

O cérebro de pacientes com enxaqueca é particularmente sensível aos estímulos ambientais e sensoriais; pacientes com propensão à enxaqueca não se habituam facilmente aos estímulos sensoriais. A cefaleia pode ser iniciada ou agravada por vários fatores desencadeantes, como luzes brilhantes, sons, odores ou outra estimulação aferente; fome, estresse ou relaxamento pós-estresse; esforço físico; condições meteorológicas de tempestade, altitude ou mudanças de pressão barométrica; flutuações hormonais durante a menstruação; falta ou excesso de sono; e álcool ou outras substâncias químicas, como nitratos. Identificar a suscetibilidade do paciente aos fatores desencadeantes específicos e sintomas premonitórios que ocorrem no período prodrômico pode ajudar a orientar mudanças do estilo de vida como parte do plano de tratamento.

Fisiopatologia

A hipersensibilidade sensorial característica da enxaqueca resulta em parte de disfunção dos sistemas de controle sensoriais monoaminérgicos localizados no tronco encefálico e diencéfalo. Ativação das células do núcleo trigeminal resulta na liberação de neuropeptídios vasoativos – sobretudo peptídeo relacionado com o gene da calcitonina (CGRP) – nas terminações vasculares do nervo trigêmeo e interior do núcleo trigeminal. No nível central, neurônios trigeminais de segunda ordem cruzam a

Tabela 56.1 Cefaleias primárias.

Enxaqueca	• Enxaqueca sem aura
	• Enxaqueca com aura
	  • Enxaqueca com aura típica
	    • Aura típica com cefaleia
	    • Aura típica sem cefaleia
	  • Enxaqueca com aura referida ao tronco encefálico
	  • Enxaqueca hemiplégica
	    • Enxaqueca hemiplégica familiar (MHF)
	      • Enxaqueca hemiplégica familiar tipo 1
	      • Enxaqueca hemiplégica familiar tipo 2
	      • Enxaqueca hemiplégica familiar tipo 3
	    • Enxaqueca hemiplégica esporádica
	  • Enxaqueca retiniana
	• Enxaqueca crônica
	• Complicações da enxaqueca
	  • Estado enxaquecoso
	  • Aura persistente sem infarto
	  • Infarto associado à enxaqueca
	  • Crise epiléptica desencadeada por enxaqueca com aura
	• Enxaqueca provável
	  • Enxaqueca provável sem aura
	  • Provável enxaqueca com aura
	• Síndromes transitórias que podem estar associadas à enxaqueca
	  • Distúrbio gastrintestinal recorrente
	    • Síndrome de vômitos cíclicos
	    • Enxaqueca abdominal
	  • Vertigem paroxística benigna
	  • Torcicolo paroxístico benigno
		Cefaleia tipo tensional	• Cefaleia tipo tensional transitória infrequente
			• Cefaleia tipo tensional transitória frequente
			• Cefaleia tipo tensional crônica

		Cefalalgias autonômicas do trigêmeo	• Cefaleia em salvas
			  • Cefaleia em salvas transitória
			  • Cefaleia em salvas crônica
			• Hemicrania paroxística
			  • Hemicrania paroxística episódica
			  • Hemicrania paroxística crônica
			• Crises de cefaleia neuralgiforme unilateral de curta duração
			  • Crises de cefaleia neuralgiforme unilateral de curta duração com hiperemia conjuntival e lacrimejamento (SUNCT, do inglês *Short-lasting unilateral neuralgiform headache attacks with conjunctival injection and tearing*)
			  • Crises de cefaleia neuralgiforme unilateral de curta duração com sintomas autonômicos cranianos (SUNA, do inglês *Short-lasting unilateral neuralgiform headache attacks with autonomic symptoms*)
			• Hemicrania contínua

		Cefalalgias autonômicas do trigêmeo	• Cefaleia em salvas
			  • Cefaleia em salvas transitória
			  • Cefaleia em salvas crônica
			• Hemicrania paroxística
			  • Hemicrania paroxística episódica
			  • Hemicrania paroxística crônica
			• Crises de cefaleia neuralgiforme unilateral de curta duração
			  • Crises de cefaleia neuralgiforme unilateral de curta duração com hiperemia conjuntival e lacrimejamento (SUNCT, do inglês *Short-lasting unilateral neuralgiform headache attacks with conjunctival injection and tearing*)
			  • Crises de cefaleia neuralgiforme unilateral de curta duração com sintomas autonômicos cranianos (SUNA, do inglês *Short-lasting unilateral neuralgiform headache attacks with autonomic symptoms*)
			• Hemicrania contínua

		Outras cefaleias primárias	• Cefaleia primária provocada por tosse
			• Cefaleia primária provocada por esforço físico
			• Cefaleia primária associada à atividade sexual
			• Cefaleia primária em trovoada
			• Cefaleia provocada por estímulo frio
			  • Cefaleia atribuída à aplicação externa de estímulo frio
			  • Cefaleia atribuída à ingestão ou inalação de estímulo frio
			• Cefaleia por pressão externa
			  • Cefaleia por compressão externa
			  • Cefaleia por tração externa
			• Cefaleia primária em facada
			• Cefaleia numular
			• Cefaleia hípnica
			• Cefaleia persistente e diária nova (CPDN)

Adaptada da International Headache Society. Headache Classification Committee of the International Headache Society (IHS). Classificação Internacional de Cefaleias, 3ª edição. *Cephalalgia*. 2018;38:1-211.

linha média e projetam-se para os núcleos ventrobasais e posteriores do tálamo para maior processamento. Existem projeções adicionais para substância cinzenta periaquedutal, núcleo parabraquial e hipotálamo, a partir dos quais sistemas descendentes recíprocos exercem efeitos antinociceptivos estabelecidos. Outras regiões do tronco encefálico provavelmente envolvidas na modulação descendente da dor trigeminal são *locus* cerúleo na ponte e bulbo rostroventromedial.

Dados farmacológicos e outros dados indicam atuação do neurotransmissor 5-hidroxitriptamina (5-HT ou serotonina) na enxaqueca. *Triptanas* – classe farmacológica amplamente usada para tratamento agudo – foram desenvolvidas para estimular seletivamente subpopulações de receptores 5-HT; em seres humanos, foram identificados pelo menos 14 receptores de 5-HT diferentes. As triptanas são agonistas potentes dos receptores 5-HT_{1B} e 5-HT_{1D} e algumas mostram-se ativas nos receptores 5-HT_{1F}. Agonistas específicos do receptor $T\text{-HT}_{1F}$ são denominados *ditanas*. As triptanas interrompem a sinalização nervosa nas vias nociceptivas do sistema trigeminovascular, pelo menos no núcleo caudal trigeminal e tálamo sensitivo trigeminal por seus efeitos no receptor 5-HT_{1D} e causam vasoconstrição craniana por meio dos efeitos no receptor 5-HT_{1B}. As ditanas – sobretudo lasmiditana – são usadas para tratar enxaqueca aguda, atuam apenas em alvos neuronais e não causam vasoconstrição. Hoje em dia, existem diversos alvos neurais interessantes em processo de investigação ativa como tratamento agudo e profilaxia da enxaqueca.

Alguns dados também reforçam o papel da dopamina na fisiopatologia da enxaqueca. Os sintomas da enxaqueca podem ser induzidos, em sua maioria, por estimulação dopaminérgica. Além disso, há hipersensibilidade dos receptores dopaminérgicos nos indivíduos que sofrem de enxaqueca, conforme demonstrado pela indução de bocejos, náuseas, vômitos, hipotensão e outros sintomas de crise de enxaqueca por agonistas dopaminérgicos, em doses que afetam os indivíduos que não sofrem de enxaqueca. Antagonistas dos receptores dopaminérgicos são agentes terapêuticos eficazes na enxaqueca, particularmente quando administrados por via parenteral ou concomitantemente com outros fármacos usados para enxaqueca. Vale ressaltar que a ativação hipotalâmica, anterior àquela observada na cefaleia em salvas, foi atualmente demonstrada na fase premonitória da enxaqueca por meio de exame de imagem funcional, e isso pode fornecer uma chave para entender parte do papel desempenhado pela dopamina no distúrbio.

Foram identificados genes de enxaqueca em estudos de famílias com enxaqueca hemiplégica familiar (MHF), que revelam a participação dos canais iônicos, sugerindo que alterações na excitabilidade das membranas podem predispor à enxaqueca. Atualmente, sabe-se que mutações envolvendo o gene *CACNA1A* do canal de cálcio regulado por voltagem do tipo $\text{Ca}_\text{V}2.1$ (P/Q) causam MHF-1; essa mutação é responsável por cerca de 50% dos casos de MHF. Mutações no gene *ATP1A2* da $\text{Na}^+\text{-K}^+$-trifosfatase de adenosina, designadas como MHF-2, são responsáveis por cerca de 20% dos casos de MHF. Mutações no gene *SCN1A* do canal de sódio regulado por voltagem neuronal causam MHF-3. Estudos de associação genômica ampla identificaram ao menos 38 *loci* genômicos que afetam o risco de enxaqueca e parece ser mais provável que haja base poligênica para a hereditariedade da enxaqueca na maioria dos pacientes.

Diagnóstico e manifestações clínicas

A Tabela 56.2 resume critérios diagnósticos da enxaqueca. Existem vários tipos de enxaqueca, que são diferenciados pela ocorrência ou não de aura (enxaqueca com ou sem aura) ou pelo número de dias com cefaleia por mês (enxaqueca transitória e enxaqueca crônica (Tabela 56.1). A aura da enxaqueca caracteriza-se por sintomas neurológicos focais que progridem lentamente e, em muitos casos, consistem em uma combinação de manifestações positivas e negativas. Aura visual é mais comum e pode incluir manifestações positivas como luzes tremulantes ou linhas em ziguezague que se movimentam à frente do campo visual, mas também manifestações negativas como escurecimento da visão (escotoma). Nos casos de aura sensorial, formigamento é uma manifestação positiva, enquanto dormência é um sinal negativo. Outros tipos de aura estão descritos nos parágrafos seguintes. Apenas 20 a 25% dos pacientes com enxaqueca têm aura. Aura visual deve ser diferenciada da síndrome de neve visual, que se evidencia por incontáveis pontos em movimento contínuo no campo visual. Essa síndrome não tem progressão ou combinação de manifestações positivas e negativas que caracterizam a aura da enxaqueca. Pacientes com cefaleia semelhante à enxaqueca no mínimo 8 dias por mês e cefaleia no mínimo 15 dias por mês são classificados como portadores de enxaqueca crônica. A maioria dos pacientes com cefaleia incapacitante tende a ter enxaqueca em vez de cefaleia tipo tensional (CTT), que constitui a cefaleia primária mais comum (discutida adiante neste capítulo).

A aura da enxaqueca tem diversas manifestações além dos sintomas visuais e sensoriais descritos antes. Vertigem pode ser uma queixa marcante; estima-se que um terço dos pacientes referenciados em razão de vertigem ou tontura tenha o diagnóstico primário de enxaqueca. A aura da enxaqueca pode causar sintomas proeminentes referidos ao tronco encefálico (como diplopia, ataxia, alteração da consciência, disartria, zumbido e vertigem) e, atualmente, os termos *enxaqueca da artéria basilar* e *enxaqueca basilar* foram substituídos por *enxaqueca com aura referida ao tronco encefálico* (Tabela 56.1). Nos pacientes com enxaqueca hemiplégica, a aura pode ter manifestações motoras; nos casos de enxaqueca hemiplégica familiar (EHF), a transmissão hereditária é autossômica dominante e está relacionada com algumas variantes genéticas citadas antes. Pacientes com enxaqueca sem cefaleia (aura típica sem cefaleia) apresentam sintomas neurológicos recorrentes, frequentemente com náuseas ou vômitos, porém com pouca ou nenhuma cefaleia.

Tratamento da enxaqueca

Uma vez estabelecido o diagnóstico de enxaqueca, é importante avaliar a extensão da doença do paciente e o nível de comprometimento funcional. O escore de avaliação de incapacidade da

Tabela 56.2 Critérios diagnósticos simplificados para enxaqueca.

Episódios repetidos de cefaleia com duração de 4 a 72 h em pacientes com exame físico normal, sem outra causa razoável para cefaleia e:

Ao menos duas das seguintes características	Mais pelo menos uma das seguintes características
Dor unilateral	Náuseas/vômitos
Dor de caráter pulsátil	Fotofobia e fonofobia
Agravamento com o movimento	
Intensidade moderada a grave	

Adaptada da International Headache Society. Headache Classification Committee of the International Headache Society (IHS). Classificação Internacional de Cefaleias, 3ª edição. *Cephalalgia.* 2018;38:1-211.

enxaqueca é uma ferramenta bem validada e de fácil uso. Um diário de cefaleia também ajuda a avaliar a incapacidade, bem como a frequência de uso de medicação abortiva. A orientação do paciente constitui um importante aspecto do tratamento da enxaqueca. É importante que o paciente entenda que a enxaqueca é uma vulnerabilidade herdada à dor da cefaleia e associada a sintomas neurológicos e que, embora o distúrbio não possa ser "curado", a enxaqueca pode ser modificada e controlada por meio de mudanças no estilo de vida e uso de fármacos. Além disso, é preciso tranquilizar os pacientes quanto ao fato de que, em geral, a enxaqueca não está associada a doenças graves ou que comportam risco à vida. Nos pacientes que têm enxaqueca com aura, os riscos de AVE, infarto do miocárdio e mortalidade cardiovascular por todas as causas são maiores, embora o risco absoluto destas complicações seja pequeno.

Fatores desencadeantes e abordagens de modificação do estilo de vida para tratar enxaqueca

Pacientes com enxaqueca podem ser beneficiados pela identificação e eliminação dos fatores desencadeantes específicos da cefaleia. É importante ter estilo de vida regulado, incluindo dieta saudável (com horários regulares para se alimentar), exercícios, padrões rotineiros de sono, evitar consumo excessivo de cafeína e álcool e reduzir ao máximo alterações agudas nos níveis de estresse (p. ex., por meio de *biofeedback*, meditação ou ioga). Modificações no estilo de vida que são efetivas para reduzir a frequência das cefaleias devem ser mantidas de modo rotineiro, visto que proporcionam uma abordagem simples e custo-efetiva para o manejo da enxaqueca. Se essas medidas não conseguirem evitar uma crise, há necessidade, então, de medidas farmacológicas abortivas.

Tratamentos da fase aguda

A Tabela 56.3 resume as abordagens usadas comumente no tratamento agudo da enxaqueca, inclusive anti-inflamatórios não hormonais (AINHs), agonistas de receptores 5-HT$_{1B/1D}$ (triptanas), di-hidroergotamina, agonistas seletivos do receptor 5-HT$_{1F}$ (ditanas), antagonistas do receptor de CGRP (gepantos) e antagonistas dos receptores dopaminérgicos e dispositivos de neuromodulação (Evidência de nível 1).[1-29] A escolha do esquema ideal para cada paciente depende de vários fatores, dos quais o mais importante é a gravidade da crise. As crises leves de enxaqueca podem ser controladas com agentes orais,

Tabela 56.3 Tratamento agudo para crises de enxaqueca.*

Fármaco	Nome comercial	Dose
AINH		
Naproxeno**	Aleve®, Anaprox®, genérico	220 a 550 mg VO, 2 vezes/dia
Ibuprofeno**	Advil®, Motrin®, Nuprin®, genérico	400 a 800 mg VO a cada 6 a 8 h
AAS**	Ácido acetilsalicílico®, genérico	500 a 1.000 mg VO, 2 vezes/dia
Ácido tolfenâmico	Clotam Rapid®	200 mg VO; pode se repetir a dose uma vez depois de 1 a 2 h
Diclofenaco potássico**	Cambia®, genérico	50 mg VO com água
Analgésicos compostos		
Paracetamol, AAS, cafeína**	Excedrin Migraine®	Dois comprimidos ou cápsulas a cada 6 h (máximo de 8 por dia)
Específicos para enxaqueca: triptanas – agonistas do receptor 5-HT$_{1B/1D}$		
Orais		
Naratriptana**	Amerge®, genérico	Comprimido de 2,5 mg no início; pode-se repetir uma vez depois de 4 h
Rizatriptana**	Maxalt®, genérico Maxalt-MLT®	Comprimido de 5 a 10 mg no início; pode-se repetir depois de 2 h (máx. de 30 mg/dia)
Sumatriptana**	Imitrex®, genérico	Comprimido de 50 a 100 mg no início; pode-se repetir depois de 2 h (máx. de 200 mg/dia)
Frovatriptana**	Frova®	Comprimido de 2,5 mg no início; pode-se repetir depois de 2 h (máx. de 5 mg/dia)
Almotriptana**	Axert®	Comprimido de 6,25 a 12,5 mg no início; pode-se repetir depois de 2 h (máx. de 25 mg/dia)
Eletriptana**	Relpax®	Comprimido de 20 a 40 mg no início (máx. de 80 mg/dia)
Zolmitriptana**	Zomig®, genérico Zomig Rapimelt®	Comprimido de 2,5 a 5 mg no início; pode-se repetir depois de 2 h (máx. de 10 mg/dia)
Nasais		
Di-hidroergotamina**	Migranal Nasal®, spray	Antes do *spray* nasal, a bomba precisa ser preenchida quatro vezes; administra-se um *spray* (0,5 mg), seguido de um segundo *spray* em 15 min
Sumatriptana**	Imitrex Nasal®, spray	Spray intranasal de 5 a 20 mg, em 4 *sprays* de 5 mg ou um único *spray* de 20 mg (pode-se repetir uma vez depois de 2 h, sem ultrapassar 40 mg/dia)
Zolmitriptana**	Zomig®	Spray intranasal de 2,5 a 5 mg na forma de um *spray* (pode-se repetir uma vez depois de 2 h, sem ultrapassar uma dose de 10 mg/dia)

(Continua)

Tabela 56.3 Tratamento agudo para crises de enxaqueca.* (Continuação)

Fármaco	Nome comercial	Dose
Parenterais		
Di-hidroergotamina**	D.H.E.45®	1 mg IV IM ou SC no início e a cada 1 h (máx. de 3 mg/dia, 6 mg/semana)
Sumatriptana**	Imitrex® injetável, genérico Alsuma® Sumavel DosePro®	6 mg SC no início (pode-se repetir uma vez depois de 1 h para duas doses no máximo em 24 h)
Ditanas: agonistas do receptor 5-HT$_{1F}$		
Lasmiditana	Reyvow®	Comprimidos de 50, 100 ou 200 mg VO
Gepantos: antagonistas do receptor de CGRP		
Rimegepanto	Nurtec®	Comprimidos de 75 mg VO
Ubrogepanto	Ubrelvy®	Comprimidos de 50 ou 100 mg VO
Antagonistas dos receptores de dopamina		
Orais		
Metoclopramida	Reglan,*** genérico***	5 a 10 mg/dia
Proclorperazina	Compazine®,*** genérico***	1 a 25 mg/dia
Prometazina	Fenergan®,*** genérico***	25 a 50 mg/dia
Clorpromazina	Thorazine®,*** genérico***	25 a 50 mg/dia
Parenterais		
Metoclopramida**	Reglan®,*** genérico	10 mg IV
Proclorperazina**	Compazine®,*** genérico***	10 mg IV
Clorpromazina**	Thorazine®,***genérico***	12,5 a 25 mg IM ou IV (0,1 mg/kg IV, 2 mg/min)
Prometazina	Phenergan®,*** genérico***	12,5 a 25 mg IM ou IV (lentamente)
Neuromodulação		
Estimulação transcutânea do nervo supraorbitário	Cefaly®	Estimular por 60 min
sTMS	sTMS mini®	Três pulsos repetidos, se não houver resposta inicial
Estimulação não invasiva do nervo vago	Gammacore®	Um a dois estímulos de 120 s no lado afetado
Neuromodulação elétrica remota	Nerivio Migra®	Estimulação por 45 min aplicada no braço

*Antieméticos (p. ex., domperidona na dose de 10 mg, ou ondansetrona na dose de 4 ou 8 mg) ou procinéticos (p. ex., metoclopramida na dose de 10 mg) são ocasionalmente úteis como fármacos adjuvantes. **Apoiados por Evidência de nível 1. ***Nem todos são fármacos indicados especificamente pela FDA norte-americana para tratar enxaqueca. O médico deve consultar as regulamentações e diretrizes locais. 5-HT, 5-hidroxitriptamina; AINH, anti-inflamatório não hormonal; CGRP, peptídeo relacionado com o gene da calcitonina; IM, intramuscular; IV, via intravenosa; SC, subcutânea; sTMS, estimulação magnética transcraniana com pulso único; VO, via oral.

com taxa média de eficácia de 50 a 70%. As crises intensas de enxaqueca podem exigir tratamento intranasal ou parenteral para obter um início mais rápido. Em geral, deve-se utilizar uma dose adequada do fármaco selecionado o mais cedo possível após o início de uma crise. Se houver necessidade de medicação adicional dentro de 1 h, devido à persistência dos sintomas ou sua recorrência, deve-se aumentar a dose inicial, ou deve-se escolher uma classe diferente para terapia de resgate. O tratamento da enxaqueca deve ser individualizado; não é possível seguir uma abordagem padronizada para todos os pacientes. Além disso, pode ser necessário rever com frequência o esquema de tratamento até que se obtenha um plano bem-sucedido capaz de proporcionar alívio rápido, completo e consistente, com efeitos adversos mínimos (Tabela 56.4).

Anti-inflamatórios não hormonais (AINHs)

Os AINHs podem reduzir consideravelmente a gravidade e a duração de uma crise de enxaqueca e são mais eficazes quando tomados no início da crise. Entretanto, esses fármacos isoladamente podem não abortar por completo uma crise de enxaqueca moderada ou grave. Foi constatado que a associação de ácido acetilsalicílico com metoclopramida é comparável a uma dose única de sumatriptana oral. Os efeitos adversos importantes dos AINE consistem em dispepsia e irritação gastrintestinal, bem como efeitos cardiovasculares e renais potenciais (sobretudo com uso frequente ou a longo prazo).

Agonistas do receptor 5-hidroxitriptamina$_{1B/1D}$ (triptanas) e derivados do esporão de centeio

Estimulação dos receptores 5-HT$_{1B/1D}$ pode abortar uma crise de enxaqueca aguda. A ergotamina e a di-hidroergotamina são agonistas não seletivos dos receptores, enquanto as triptanas são agonistas seletivos dos receptores de 5-HT$_{1B/1D}$. Atualmente, dispõe-se de várias triptanas, ou seja, agonistas dos receptores 5-HT$_{1B/1D}$ – sumatriptana, almotriptana, eletriptana, frovatriptana, naratriptana, rizatriptana, sumatriptana e zolmitriptana – para tratamento agudo da enxaqueca. Cada fármaco pertencente à classe das triptanas possui propriedades farmacológicas semelhantes, porém varia ligeiramente quanto à eficácia clínica.

Tabela 56.4 Estratificação clínica dos tratamentos agudos específicos para enxaqueca.	
Situação clínica	Opções terapêuticas

Ineficácia dos AINHs/ analgésicos	**Primeira linha**
	  Sumatriptana, 50 a 100 mg VO
	  Almotriptana 12,5 mg VO
	  Rizatriptana 10 mg VO
	  Eletriptana 40 mg VO
	  Zolmitriptana 5 mg VO
	Efeitos mais lentos/melhor tolerabilidade
	  Naratriptana 2,5 mg VO
	  Flovatriptana 2,5 mg VO
	Alternativas mais novas
	  Lasmiditana
	  Rimegepanto
	  Ubrogepanto

Náusea inicial ou dificuldade de ingerir comprimidos	Zolmitriptana, 5 mg *spray* nasal Sumatriptana, 20 mg *spray* nasal Rizatriptana, 10 mg MLT discos (*wafer*) Zolmitriptana, 5 mg ZMT Rapimelt®
Vômitos iniciais	Zolmitriptana, 5 mg *spray* nasal Sumatriptana, 6 mg SC
Recidiva da cefaleia	Naratriptana 2,5 mg VO Almotriptana 12,5 mg VO Eletriptana 40 mg VO Frovatriptana Rimegepanto Ubrogepanto
Pouca tolerabilidade aos tratamentos agudos em razão de efeitos colaterais	Naratriptana 2,5 mg VO Almotriptana 12,5 mg VO Lasmiditana Rimegepanto Ubrogepanto
Cefaleia associada à menstruação	Frovatriptana (2,5 mg) com naproxeno 500 mg próximo à menstruação
Sintomas de rápido desenvolvimento	Zolmitriptana, 5 mg *spray* nasal Sumatriptana, 6 mg SC Di-hidroergotamina, 1 mg IM

AINHs, anti-inflamatórios não hormonais; IM, intramuscular; SC, subcutânea; VO, via oral.

A rizatriptana e a eletriptana costumam ser as mais eficazes. A sumatriptana e a zolmitriptana apresentam taxas semelhantes de eficácia, bem como tempo de início, com a vantagem de ter diferentes vias de administração. A almotriptana possui uma taxa de eficácia semelhante àquela da sumatriptana, porém é mais bem tolerada, enquanto a frovatriptana e a naratriptana têm um início de ação ligeiramente mais lento, porém apresentam um perfil de efeitos adversos mais leves. A eficácia clínica parece estar relacionada mais com o $t_{máx.}$ (tempo necessário para alcançar o nível plasmático máximo) do que com a potência, meia-vida ou biodisponibilidade. Essa observação é consistente com vários estudos indicando que os analgésicos de ação mais rápida são mais eficazes do que os agentes de ação mais lenta.

Infelizmente, tratamento apenas com triptanas orais não oferece alívio rápido, consistente e completo da enxaqueca em todos os pacientes. Triptanas podem não ser eficazes na enxaqueca com aura, a não ser que sejam administradas até o término da aura e início da cefaleia; recidiva da cefaleia é outra limitação ao uso das triptanas. Evidências de ensaios clínicos controlados e randomizados demonstram que a coadministração de um AINE de ação mais longa (como naproxeno, 500 mg) com sumatriptana irá aumentar o efeito inicial da sumatriptana e, de modo importante, irá reduzir as taxas de recidiva da cefaleia. Os efeitos adversos das triptanas consistem em náuseas, sensação de constrição no tórax, tontura, astenia e rubor. Os agonistas 5-$HT_{1B/1D}$ estão contraindicados para indivíduos com história de doença cardiovascular ou vascular encefálica. Além disso, a bulha contém precauções recomendadas para pacientes com vários fatores de risco cardiovascular. Na prática, a incidência de complicações vasculares depois da administração de triptanas é muito baixa.

Preparações nasais de di-hidroergotamina, zolmitriptana ou sumatriptana – sobretudo com acréscimo de um facilitador de permeação – podem ser úteis aos pacientes que necessitam de via de administração não oral (p. ex., devido à ocorrência de náuseas/vômitos). A administração nasal pode resultar em níveis sanguíneos substanciais dentro de 30 a 60 minutos. Embora teoricamente os *sprays* nasais possam proporcionar alívio mais rápido e mais eficaz do que as formulações orais, sua eficácia relatada é de apenas 50 a 60%. Estudos realizados com uma nova formulação inalatória de di-hidroergotamina indicam que os problemas de absorção podem ser superados para produzir um início de ação rápido com boa tolerabilidade. Preparações de dispersão oral da rizatriptana e zolmitriptana são convenientes, pois não é necessário ingerir água e pode ter menos tendência a causar náuseas.

Sumatriptana e di-hidroergotamina também estão disponíveis em preparações injetáveis. Sumatriptana na dose de 4 a 6 mg por via subcutânea (SC) mostra-se eficaz em cerca de 50 a 80% dos pacientes. Os níveis plasmáticos máximos de di-hidroergotamina são alcançados dentro de 3 minutos após administração intravenosa, 30 minutos após administração intramuscular e 45 minutos após administração por via subcutânea. Se uma crise ainda não alcançou o pico, a administração por via subcutânea ou intramuscular de 1 mg de di-hidroergotamina pode ser eficaz em cerca de 80 a 90% dos pacientes.

Antagonistas dos receptores dopaminérgicos

Os antagonistas dos receptores dopaminérgicos administrados por via oral podem ser considerados como tratamento auxiliar da enxaqueca aguda. A absorção desses fármacos é afetada durante a enxaqueca, devido à redução da motilidade gastrintestinal (mesmo na ausência de náuseas) e está relacionada com a gravidade da crise, mais do que com sua duração. Por conseguinte, quando AINHs e/ou triptanas por via oral fracassam, deve-se considerar a adição de um antagonista de receptor dopaminérgico oral (como metoclopramida 10 mg) para aumentar a absorção gástrica, bem como para diminuir náuseas/vômitos. Alguns bloqueadores de dopamina (p. ex., metoclopramida) e algumas fenotiazinas (p. ex., prometazina, proclorperazina ou clorpromazina) também podem melhorar independentemente da dor da cefaleia, sobretudo quando administrados por via parenteral, embora acatisia, sedação e hipotensão ortostática possam limitar seu uso.

Ditanas: agonistas do receptor 5-HT_{1F}

As ditanas são fármacos neurologicamente ativos de penetração central utilizados no tratamento agudo da enxaqueca, sem causar instabilidade vasoconstritora. Uma das ditanas disponíveis atualmente – lasmiditana administrada por via oral – foi mais eficaz que placebo nas primeiras 2 horas para aliviar a dor por completo e os sintomas mais incômodos da enxaqueca. Cerca de 15% dos pacientes tratados referem tontura e é recomendável que pacientes não dirijam por 8 horas depois de ingerir esses fármacos. Como as ditanas não causam vasoconstrição, elas oferecem uma alternativa segura e eficaz para pacientes com contraindicações circulatórias ao uso de triptanas.

Gepantos: antagonistas do receptor de peptídeo relacionado com o gene da calcitonina (CGRP)

Os gepantos são moléculas pequenas ativas por via oral, que atuam como antagonistas do receptor de CGRP e podem ser usadas no tratamento agudo da enxaqueca. Ubrogepanto e rimegepanto foram mais eficazes que placebo nas primeiras 2 horas para eliminar por completo a cefaleia e os sintomas mais incômodos da enxaqueca. Ubrogepanto está disponível em comprimidos de 50 ou 100 mg. Rimegepanto é comercializado na forma de comprimidos de 75 mg com dispersão oral. Esses dois fármacos são extremamente bem tolerados e causam apenas efeitos colaterais brandos em menos de 5% dos pacientes. Exceto por evitar uso de ubrogepanto com inibidores potentes da enzima CYP3A4, esses fármacos são eficazes e fáceis de usar. Em termos gerais, gepantos costumam ser mais eficazes no tratamento agudo de pacientes que não melhoram ou não conseguem tolerar triptanas e nos pacientes com contraindicações cardiovasculares ao uso de triptanas. Como gepantos orais estão em fase de desenvolvimento como fármacos profiláticos (ver parágrafos seguintes) e como o uso frequente de rimegepanto no tratamento agudo está associado à redução dos dias de enxaqueca no mês, espera-se que esta classe – ao contrário das triptanas e combinações analgésicas – não leve ao uso excessivo. Hoje em dia, há uma preparação de gepanto (vazegepanto) em desenvolvimento para aplicação por *spray* nasal.

Outros fármacos para enxaqueca aguda

Os opioides são pouco eficazes no tratamento agudo da enxaqueca e costumam ser administrados no serviço de emergência. Esses fármacos podem "ajudar" no sentido de que a dor da enxaqueca é eliminada ou reduzida. Entretanto, esse esquema não é ideal para pacientes com cefaleia recorrente. Opioides não tratam a fisiopatologia subjacente da cefaleia; na verdade, atuam no sentido de alterar a sensação da dor e há evidências de que possam tornar outros fármacos para a enxaqueca (como triptanas) menos eficazes. Além disso, uso frequente de opioides pode resultar em cefaleia por uso excessivo destes fármacos, assim como dependência física ou drogadição; desejo incontrolável de usar o fármaco e/ou abstinência de opioides podem, por sua vez, agravar a enxaqueca. Por conseguinte, recomenda-se que o uso de opioides na enxaqueca seja restrito a pacientes com cefaleias intensas, porém infrequentes, que não respondem a outras abordagens farmacológicas ou que apresentam contraindicações para outros tratamentos.

Compostos que contêm butalbital também são administrados com frequência para tratar enxaqueca aguda. Embora esses fármacos possam proporcionar alívio analgésico, existe um alto potencial de dependência e desenvolvimento de cefaleia por uso excessivo de medicação (também conhecida como *cefaleia de rebote*), que é um estado de cefaleia refratária diária ou quase diária. Essa condição não costuma ser uma entidade separada de cefaleia, porém uma reação do paciente com enxaqueca a determinado fármaco. Em alguns países, os fármacos contendo butalbital foram proibidos e, embora ainda estejam disponíveis nos EUA, seu uso deve ser evitado.

Neuromodulação para tratamento da enxaqueca aguda

Estimulação transcutânea do nervo supraorbitário, estimulação magnética transcraniana por pulso único (sTMS), estimulação não invasiva do nervo vago e neuromodulação elétrica remota mostraram trazer alguma melhora como tratamento da enxaqueca aguda. Nas mulheres que pretendem engravidar, sTMS é interessante sobretudo quando se consideram os riscos gestacionais baixos da ressonância magnética (RM).

Medidas profiláticas para enxaqueca

Pacientes com crises de enxaqueca em frequência crescente, ou episódios que não melhoram satisfatoriamente com fármacos indicados para tratamento agudo, devem usar medidas profiláticas. Em geral, deve-se considerar o uso fármacos profiláticos para pacientes com quatro ou mais dias com enxaqueca por mês; entretanto, a decisão sobre quando iniciar um fármaco profilático também pode depender da gravidade e duração das crises, resposta ao tratamento agudo e preferência do paciente. Alguns fármacos profiláticos causam efeitos adversos significativos e a dose terapêutica pode variar acentuadamente entre diferentes pacientes. O mecanismo de ação desses fármacos não está totalmente elucidado; é provável que modifiquem a sensibilidade do cérebro subjacente à enxaqueca. No caso dos fármacos profiláticos orais, pacientes costumam começar com dose baixa do composto selecionado; em seguida, a dose é gradualmente aumentada até alcançar dose máxima razoável para obter resposta clínica. O fármaco profilático precisa ser tomado diariamente e, em geral, existe um intervalo de pelo menos 2 a 12 semanas antes que se possa alcançar efeito benéfico.

A Tabela 56.5 descreve fármacos profiláticos frequentemente usados para evitar enxaqueca (Evidência de nível 1).[30-65] Entre os fármacos orais aprovados pela FDA (U.S. Food and Drug Administration) para evitar enxaqueca estão dois betabloqueadores (propranolol e timolol), dois antiepilépticos (valproato de sódio e topiramato). Além disso, vários outros fármacos parecem ter eficácia profilática, inclusive amitriptilina, nortriptilina, candesartana, flunarizina, fenelzina, gabapentina e cipro-heptadina. Estudos controlados demonstraram que a toxina onabotulínica tipo A foi eficaz em comparação com placebo para evitar enxaqueca crônica, mas não enxaqueca transitória. A probabilidade de sucesso com qualquer um desses fármacos é de aproximadamente 50%.

Uma vez obtida estabilização efetiva, o fármaco é mantido por cerca de 6 a 12 meses e, em seguida, a dose é lentamente reduzida para avaliar se há necessidade de continuação. Muitos pacientes são capazes de retirada progressiva bem-sucedida dos fármacos profiláticos, com crises mais leves e menos frequentes por longos períodos. Isso pode sugerir que o tratamento altere a história natural da doença, embora existam outras possibilidades. A versão mais moderna de opções terapêuticas para evitar enxaqueca tem como alvo a via metabólica da CGRP.

Anticorpos monoclonais

Considerando o papel da CGRP na fisiopatologia da enxaqueca, pesquisadores desenvolveram anticorpos monoclonais dirigidos contra CGRP (eptinezumabe, fremanezumabe e galcanezumabe) ou receptor clássico do CGRP (erenumabe). Esses fármacos são eficazes para evitar enxaqueca. Pacientes com enxaqueca transitória (4 a 14 dias por mês) ou enxaqueca crônica (≥ 15 dias por mês) tiveram redução da frequência dos episódios de enxaqueca quando usaram esses fármacos em comparação com placebo.

Tabela 56.5 Medidas profiláticas para enxaqueca.*

Fármaco/tratamento	Dose	Efeitos adversos selecionados
Betabloqueadores		Fadiga, sintomas posturais, bradicardia, depressão, pesadelos
Propranolol**	40 a 120 mg, 2 vezes/dia	Cautela em pacientes com asma
Metoprolol**	25 a 100 mg, 2 vezes/dia	–
Timolol**	5 a 10 mg, 2 vezes/dia	–
Atenolol	25 a 100 mg, 1 vez/dia	–
Nadolol	40 a 240 mg fracionados, 2 ou 3 vezes/dia	–
Antiepilépticos		
Topiramato**	25 a 200 mg/dia	Parestesias, comprometimento cognitivo, perda de peso, náuseas, fadiga, glaucoma e acidose metabólica; cautela com nefrolitíase
Valproato**	400 a 600 mg, 2 vezes/dia	Sonolência, ganho de peso, queda dos cabelos, tremor, anormalidades hematológicas ou hepáticas, anormalidades fetais
Gabapentina	900 a 3.600, 1 vez/dia	Tontura, sedação, ganho de peso
Antidepressivos		
Amitriptilina	10 a 100 mg à noite	Sonolência, boca seca, constipação intestinal, visão embaçada, hipotensão postural, ganho de peso
Nortriptilina	10 a 100 mg à noite	*Nota:* alguns pacientes podem necessitar apenas de uma dose total de 10 mg, embora geralmente seja necessária uma dose de 1 a 1,5 mg/kg de peso corporal
Doxepina	10 a 75 mg à noite	Sedação, boca seca, ganho de peso
Venlafaxina**	75 a 150 mg, diariamente	Náuseas, insônia, tontura, fadiga, nervosismo
Serotoninérgicos		
Pizotifeno***	0.5 a 2 mg/dia	Aumento do peso, sonolência
Anticorpos monoclonais contra CGRP		
Eptinezumab (Vyepti®)	100 ou 300 mg IV, a cada 3 meses	–
Erenumabe (Aimovig®)	70 ou 140 mg SC, mensalmente	–
Fremanezumabe (Ajovy®)	225 mg SC mensalmente, ou 675 mg SC trimestralmente	–
Galcanezumabe (Emgality®)	Dose de impregnação de 240 mg SC, depois 120 mg SC mensalmente	–
Neuromodulação		
sTMS	sTMS mini®	2 a 8 pulsos, de 2 a 3 vezes/dia
Estimulação transcutânea do nervo supraorbitário	Cefaly®	Estimular por 20 min diariamente
Outras classes farmacêuticas		
Flunarizina*** (bloqueador dos canais de cálcio)	5 a 15 mg/dia	Sonolência, aumento de peso, depressão, parkinsonismo
Candesartana (inibidor de BRA)	16 mg/dia	Tontura, hipotensão
Toxina onabotulínica tipo A** (Botox)	155 unidades divididas em 31 locais (protocolo PREEMPT)	Desaparecimento do sulco frontal, ptose, dor nos locais de injeção, rigidez do pescoço
Outros fármacos		
Petasites hybridus (chapéu-de-aba-larga)**	75 mg, 2 vezes/dia	Desconforto gástrico
Riboflavina (vitamina B_2)	400 mg/dia	Coloração da urina
Magnésio	500 a 600 mg/dia	Aumento da motilidade intestinal
Matricária (MIG-99)	6,25 mg, 3 vezes/dia	Desconforto gástrico, náuseas

*Os fármacos profiláticos usados frequentemente estão listados com doses típicas e efeitos colaterais comuns. Nem todos eles foram aprovados pela FDA norte-americana; o médico deve consultar as regulamentações e diretrizes locais. **Apoiados por Evidência de nível 1. ***Indisponível nos EUA. ARB, bloqueador do receptor de angiotensina II; CGRP, peptídeo relacionado com o gene da calcitonina; IV, via intravenosa; PREEMPT, protocolo do Phase III Research Evaluation Migraine Prophylaxis Therapy; sTMS, estimulação magnética stranscraniana com pulso único.

Eles são administrados em dose subcutânea única mensal ou a cada trimestre por via intravenosa ou SC. Esses fármacos são bem tolerados e, de acordo com ensaios prospectivos randomizados controlados com placebo, foram eficazes em pacientes que não melhoraram com até quatro outros fármacos profiláticos.

Como grupo farmacêutico, anticorpos monoclonais são recomendados aos pacientes que não melhoram ou não conseguem tolerar outros fármacos profiláticos genéricos. Eles têm algumas vantagens em comparação com esse último grupo de fármacos. Primeiramente, não é necessário titular a dose – a dose inicial costuma ser a ideal. Em segundo lugar, efeitos terapêuticos benéficos ocorrem em tempo relativamente curto com redução estatisticamente significativa dos dias com enxaqueca na primeira semana depois da aplicação. Em alguns casos, efeitos benéficos plenos ocorrem mais lentamente (ao longo de vários meses). Em terceiro lugar, esses fármacos são muito bem tolerados em comparação com outros fármacos profiláticos orais e, em razão das doses amplamente espaçadas, a adesão é mais fácil que aos genéricos orais que exigem doses diárias.

Uso profilático dos gepantos

Considerando o sucesso dos anticorpos monoclonais que atuam na via metabólica do CGRP e os resultados de um ensaio clínico inicial com um gepanto, esses fármacos estão em processo de desenvolvimento para uso profilático. Existem dois deles em desenvolvimento para uso clínico: atogepanto (dois estudos de fase 3) e rimegepanto (em estudo atualmente).

Uso profilático de neuromodulação

Estudos demonstraram que neuromodulação com estimulação transcutânea do nervo supraorbitário ou sTMS foi profilaticamente eficaz no controle da enxaqueca. Essas modalidades são seguras e extremamente bem toleradas, sobretudo por pacientes em idade reprodutiva ou que tiveram efeitos adversos significativos com fármacos profiláticos.

CEFALEIA TIPO TENSIONAL

Manifestações clínicas

CTT é a cefaleia primária mais comum, embora pacientes raramente procurem atendimento médico devido ao baixo nível de incapacidade associada. CTT caracteriza-se por desconforto bilateral leve a moderado na cabeça, com sensação de aperto semelhante a uma faixa. Em geral, a dor progride lentamente, oscila em intensidade e pode persistir de modo mais ou menos contínuo durante muitos dias. A cefaleia pode ser transitória ou crônica (presente em 15 dias ou mais por mês). Diferentemente da enxaqueca, CTT é pouco definível nos demais aspectos e carece de manifestações associadas como náuseas, vômitos, fotofobia, fonofobia, osmofobia, caráter latejante e agravamento com movimento.

Fisiopatologia

A fisiopatologia da CTT não está totalmente elucidada. É provável que CTT seja causada apenas por um distúrbio primário de modulação da dor no sistema nervoso central, ao contrário da enxaqueca, que envolve um distúrbio mais generalizado da modulação sensorial. Dados disponíveis sugerem contribuição genética para a CTT, embora isso possa não ser um achado válido, visto que esses estudos provavelmente incluíram muitos pacientes com enxaqueca. O nome *cefaleia tipo tensional* implica que a dor é uma consequência de *tensão nervosa*; entretanto, não há evidências claras de que a causa seja tensão. Contração muscular tem sido considerada como uma característica que diferencia CTT da enxaqueca, porém não parece haver qualquer diferença na atividade eletromiográfica entre estes dois tipos de cefaleia.

Tratamento

A dor da CTT costuma melhorar com analgésico simples como paracetamol, ácido acetilsalicílico ou outros AINHs. Abordagens comportamentais, como relaxamento, também podem ser eficazes. Estudos clínicos realizados demonstraram que triptanas na CTT pura não são úteis, embora sejam eficazes na CTT quando o paciente também apresenta enxaqueca. Para CTT crônica, amitriptilina (10 a 100 mg/dia) é o único tratamento comprovado; outros antidepressivos tricíclicos, inibidores seletivos da recaptação de serotonina e benzodiazepínicos não demonstraram ser eficazes. Não há evidências de que acupuntura seja eficaz. Ensaios clínicos controlados com placebo usando toxina botulínica tipo A foram negativos no tratamento da CTT crônica.

CEFALALGIAS AUTONÔMICAS TRIGEMINAIS

As cefalalgias autonômicas trigeminais (CATs) abrangem um grupo de cefaleias primárias, como cefaleia em salvas, hemicrania paroxística (HP), SUNCT (cefaleia neuralgiforme unilateral de curta duração com hiperemia conjuntival e lacrimejamento [*short-lasting unilateral neuralgiform headache attacks with conjunctival injection and tearing*]), SUNA (cefaleia neuralgiforme unilateral de curta duração com sintomas autonômicos cranianos [*short-lasting unilateral neuralgiform headache attacks with cranial autonomic symptoms*]) e hemicrania contínua (HC) (Tabela 56.1). As CATs caracterizam-se por crises de duração relativamente curta de cefaleia com distribuição topográfica na região da primeira divisão do nervo trigêmeo (daí o nome trigeminal) associada a sintomas cranianos autonômicos como lacrimejamento, hiperemia conjuntival ou congestão nasal (Tabela 56.6). A dor costuma ser intensa e pode ocorrer mais de uma vez/dia. Devido à congestão nasal ou rinorreia associadas, os pacientes frequentemente recebem diagnóstico incorreto de "cefaleia sinusal" e são tratados com descongestionantes, que são ineficazes. A característica essencial desse grupo de cefaleias é a natureza lateralizada dos sintomas (p. ex., cefaleia unilateral e manifestações cranianas autonômicas ipsilaterais).

As CATs devem ser diferenciadas das cefaleias de curta duração que não causam síndromes cranianas autonômicas proeminentes, principalmente neuralgia do trigêmeo (NT), cefaleia lancinante primária e cefaleia hípnica. O padrão cíclico e duração, frequência e momento de ocorrência das crises são úteis à classificação dos pacientes. Pacientes com CAT devem ser submetidos a exames de imagem da hipófise e provas de função hipofisária, visto que há casos mais frequentes de CAT em pacientes com cefaleia relacionada a tumor de hipófise.

Cefaleia em salvas

Manifestações clínicas

A cefaleia em salvas é uma síndrome de cefaleia primária rara com frequência de aproximadamente 0,1% da população, que afeta mais frequentemente homens do que mulheres (razão

Tabela 56.6 Manifestações clínicas das cefalalgias autonômicas trigeminais.

	Cefaleia em salvas	Hemicrania paroxística	SUNCT/SUNA
Sexo predominante	M > F	F = M	F ~ M
Tipo	Lancinante, contínua e maçante	Pulsátil, contínua e maçante, lancinante	Sensação de ardência, lancinante, aguda e bem definida
Intensidade	Excruciante	Excruciante	Intensa a excruciante
Localização	Órbita, têmpora	Órbita, têmpora	Periorbital
Frequência das crises	Uma em dias alternados a 8 por dia	1 a 20 por dia (+ 5 por dia em mais da metade das vezes)	3 a 200 por dia
Duração da crise	15 a 180 min	2 a 30 min	5 a 240 s
Manifestações autonômicas	Sim	Sim	Sim (hiperemia conjuntival e lacrimejamento proeminente)*
Manifestações de enxaqueca**	Sim	Sim	Sim
Álcool como fator desencadeante	Sim	Não	Não
Estímulos cutâneos como fator desencadeante	Não	Não	Sim
Efeito da indometacina	–	Sim***	–
Tratamento supressor	Injeção ou *spray* nasal de sumatriptana Zolmitriptana em *spray* nasal *spray* Oxigênio Estimulação não invasiva do nervo vago	Nenhum tratamento eficaz	Lidocaína (IV)
Fármacos profiláticos	Verapamil Lítio Galcanezumabe	Indometacina	Lamotrigina Topiramato Gabapentina

*Se não houver congestão conjuntival e lacrimejamento, considerar SUNA. **Náuseas, fotofobia ou fonofobia; fotofobia e fonofobia geralmente são unilaterais e afetam o mesmo lado da dor e também ocorrem nos pacientes com história pessoal ou familiar de enxaqueca. ***Indica melhora parcial com indometacina. F, feminino; M, masculino; SUNA, cefaleia neuralgiforme unilateral de curta duração com sintomas autonômicos cranianos (*short-lasting unilateral neuralgiform headache attacks with cranial autonomic symptoms*); SUNCT, cefaleia neuralgiforme unilateral de curta duração com hiperemia conjuntival e lacrimejamento (*short-lasting unilateral neuralgiform headache attacks with conjunctival injection and tearing*).

de 3:1). A dor é profunda, geralmente retrorbitária, frequentemente de intensidade excruciante, não flutuante e de qualidade explosiva. Uma característica central da cefaleia em salvas é sua periodicidade. Ocorre pelo menos uma das crises diárias de dor aproximadamente na mesma hora todos os dias para a duração de um surto de cefaleia em salvas. O início é noturno em cerca de 50% dos pacientes. O paciente típico com cefaleia em salvas apresenta episódios diários de uma ou duas crises de dor unilateral de duração relativamente curta por 8 a 10 semanas por ano; essas crises costumam ser seguidas de um intervalo sem dor por um período médio de menos de 1 ano. A cefaleia em salvas é caracterizada como crônica quando as crises persistem no mínimo por 1 ano, com menos de 3 meses de remissão sustentada sem tratamento. Pacientes com cefaleia em salvas tendem a ficar inquietos durante as crises e podem andar de um lado para outro, balançar ou esfregar a cabeça para obter alívio; alguns podem até mesmo se tornar agressivos durante as crises. Esse comportamento contrasta nitidamente com pacientes com enxaqueca, que preferem permanecer imóveis durante as crises.

Fisiopatologia

É provável que a cefaleia em salvas seja um distúrbio que envolve neurônios marca-passos centrais da região hipotalâmica posterior, explicando, assim, sua periodicidade. Outras manifestações características da cefaleia em salvas incluem sintomas ipsilaterais de ativação craniana parassimpática autonômica: hiperemia conjuntival ou lacrimejamento, rinorreia ou congestão nasal ou disfunção craniana simpática, como ptose. O déficit simpático é periférico e provavelmente devido à ativação parassimpática, com lesão das fibras simpáticas ascendentes que envolvem uma artéria carótida dilatada quando entra na cavidade craniana. Quando presentes, fotofobia e fonofobia têm muito mais tendência a ser unilaterais e afetar o mesmo lado da dor, em lugar de bilaterais, conforme observado na enxaqueca. Esse fenômeno de fotofobia/fonofobia unilaterais é característico das CATs.

Tratamento

À semelhança da enxaqueca, existem fármacos supressores (tratamento agudo) e tratamentos profiláticos que podem ser utilizados durante um episódio de cefaleia salvas (Evidência de nível 1).[66-81]

Tratamento supressivo

Crises de cefaleia em salvas logo alcançam um pico, de modo que é necessário tratamento de início rápido. Muitos pacientes com cefaleia em salvas aguda respondem muito bem à inalação de oxigênio. Pode ser administrado como oxigênio a 100%, 10 a 12 ℓ/minuto, por 15 a 20 minutos no início da crise. Sumatriptana na dose de 6 mg por via SC tem início rápido e costuma diminuir a duração da crise para 10 a 15 minutos; não há evidências de taquifilaxia. Sumatriptana (20 mg) e zolmitriptana

(5 mg) em *spray* nasal também são eficazes na cefaleia em salvas aguda. Sumatriptana oral não é eficaz para prevenção ou tratamento agudo da cefaleia em salvas. Em comparação com placebo, estimulação não invasiva do nervo vago é um tratamento eficaz para crises de cefaleia em salva transitória nos primeiros 15 minutos, embora não seja útil para controlar crises de pacientes com cefaleia em salvas crônica.

Tratamentos profiláticos

A Tabela 56.7 contém um resumo dos tratamentos comumente utilizados para evitar cefaleias em salvas. A escolha de um tratamento profilático para cefaleia em salvas depende, em parte, da duração do episódio. Pacientes com episódios de longa duração ou cefaleia em salvas crônica necessitam de fármacos que sejam seguros quando administrados por longos períodos de tempo. Para pacientes com episódios relativamente curtos, a administração de ciclos breves de corticoides orais pode ser muito útil. Um ciclo de 10 dias de prednisona, começando com dose diária de 60 mg, durante 7 dias, seguida de rápida diminuição da dose, também pode ser útil para interromper o ciclo. Outra alternativa que tem base de evidências em estudos controlados é injeção de corticoide e anestésico local no nervo occipital maior. Lítio (400 a 800 mg/dia) parece ser útil sobretudo para a forma crônica do distúrbio. Estimulação não invasiva do nervo vago é eficaz em comparação com medidas comuns usadas para evitar cefaleia em salvas crônica. Melatonina e topiramato são usados profilaticamente para tratar esse tipo de cefaleia, embora existam poucas evidências favoráveis.

Muitos especialistas preferem verapamil como profilaxia primária para pacientes com cefaleia em salvas crônica ou episódios prolongados. Embora verapamil seja mais adequado que o lítio na prática, alguns pacientes necessitam de doses de verapamil muito mais altas que as administradas para tratar distúrbios cardíacos. A faixa posológica e inicial é de 40 a 80 mg, 2 vezes/dia; doses eficazes podem alcançar 960 mg/dia. Efeitos adversos são constipação intestinal e edema dos membros inferiores. A segurança cardiovascular do verapamil é mais problemática, particularmente em altas doses. Verapamil pode induzir bloqueio cardíaco por redução da velocidade de condução do nodo atrioventricular e, portanto, exige monitoramento rigoroso do intervalo PR com eletrocardiogramas seriados (ECG). Em cerca de 20% dos pacientes tratados com verapamil, observa-se desenvolvimento de anormalidades no ECG, que podem ocorrer com doses baixas (apenas 240 mg/dia); estas anormalidades podem agravar com o passar do tempo em pacientes que recebem doses estáveis. Recomenda-se ECG basal para todos os pacientes. Em seguida, repete-se o ECG dentro de 10 dias após mudança da dose nos pacientes cuja dose é aumentada acima de 240 mg/dia. Os aumentos da dose costumam ser feitos em incrementos de 80 mg. Nos pacientes em uso prolongado de verapamil, é necessário um monitoramento ECG a cada 6 meses.

Alguns estudos demonstraram que galcanezumabe (anticorpo monoclonal dirigido contra CGRP) foi eficaz em comparação com placebo para reduzir episódios em pacientes com cefaleia em salva transitória. Esse fármaco não teve efeito detectável nos casos de cefaleia em salvas crônica.

Neuroestimulação terapêutica

Quando tratamentos clínicos são eficazes no tratamento da cefaleia em salvas crônica, pode-se considerar o uso de técnicas de neuroestimulação. Existem dois estudos controlados por placebo com resultados positivos obtidos com estimulação do gânglio esfenopalatino para evitar cefaleia em salvas crônica. Também há experiência com estimulação do nervo occipital em estudos sem controle duplo-cego. Estimulação cerebral profunda da região da substância cinzenta hipotalâmica posterior demonstrou ter sucesso em porcentagem substancial de pacientes tratados sem controle duplo-cego; todavia, em virtude de sua morbidade e possível mortalidade e inexistência de um estudo controlado negativo, esta técnica não é recomendada antes de abordagens menos invasivas.

Hemicrania paroxística

A HP caracteriza-se por crises unilaterais, intensas e de curta duração (2 a 45 minutos) de cefaleia, que são frequentes (mais de 5 vezes/dia). À semelhança da cefaleia em salvas, a dor tende a ser retrorbitária, mas também pode afetar outras regiões da cabeça e está associada a fenômenos cranianos autonômicos ipsilaterais, como lacrimejamento e congestão nasal. Todavia, diferentemente da cefaleia em salvas, que acomete predominantemente homens, a razão entre homens e mulheres com HP aproxima-se de 1:1. A HP transitória caracteriza-se por períodos de remissão, enquanto a forma não remitente é denominada *HP crônica*. A HP caracteriza-se excelente resposta à indometacina (25 a 75 mg, 3 vezes/dia), que pode suprimir por completo as crises, comumente dentro de alguns dias depois de iniciar a dose recomendada. Embora esse tratamento possa ser complicado por efeitos adversos gastrintestinais induzidos pela indometacina, não se dispõe, no momento atual, de nenhuma alternativa consistentemente efetiva. Estimulação não invasiva do nervo vago é eficaz em 50% dos casos de PH. Foi relatada a utilidade do topiramato (50 a 300 mg/dia) em alguns casos, assim como o piroxicam (20 a 40 mg/dia), embora não na mesma extensão da indometacina. O verapamil, que constitui um tratamento eficaz para a cefaleia em salvas, não parece ser útil na HP. Em alguns pacientes, a HP pode coexistir com NT (HP com síndrome de tique); à semelhança da síndrome de cefaleia em salvas com tiques, cada componente pode exigir tratamento separado.

Foi relatada a ocorrência de HP secundária em consequência de lesões da região da sela túrcica, como malformação arteriovenosa, meningioma do seio cavernoso, patologia da hipófise e tumores epidermoides. A HP secundária é mais provável quando

Tabela 56.7 Tratamento preventivo de cefaleia em salvas.

Profilaxia de curta duração	Profilaxia de longa duração
Cefaleia em salvas transitória	Cefaleia em salvas transitória e cefaleia em salvas crônica prolongada
Prednisona, 1 mg/kg/dia (dose máxima de 60 mg), com redução gradativa ao longo de 21 dias	Verapamil, 160 a 960 mg/dia (*formulação de liberação imediata, dose fracionada 2 ou 3 vezes/dia*)
Verapamil, 160 a 960 mg/dia	Lítio, 400 a 800 mg/dia
Injeção do nervo occipital maior*	Topiramato,** 100 a 400 mg/dia
	Gabapentina,** 1.200 a 3.600 mg/dia
	Melatonina,** 9 a 12 mg/dia
Galcanezumabe, 300 mg mensalmente por via SC	Estimulação não invasiva do nervo vago

*Referendada por Evidências de nível 1. **Sem comprovação, mas potencialmente eficaz.

o paciente necessita de altas doses (> 200 mg/dia) de indometacina. Em pacientes com HP bilateral aparente, deve-se suspeitar de elevação da pressão do líquido cefalorraquidiano (LCR). É importante assinalar que indometacina reduz a pressão do LCR. Quando se considera o diagnóstico de HP, à semelhança de outras CATs, indica-se RM para descartar a possibilidade de lesão hipofisária.

SUNCT/SUNA

Manifestações clínicas

SUNCT é uma síndrome rara de cefaleia primária, caracterizada por dor orbital ou temporal unilateral e intensa, de caráter em facada ou pulsátil. O estabelecimento do diagnóstico exige pelo menos 20 crises, com duração de 5 a 240 segundos. Deve-se observar a presença de hiperemia conjuntival e lacrimejamento ipsilateral. Em alguns pacientes, a hiperemia conjuntival ou o lacrimejamento estão ausentes, e pode-se estabelecer o diagnóstico de SUNA.

A dor associada à SUNA é unilateral e pode estar localizada em qualquer parte da cabeça. Podem-se observar três padrões básicos: *episódios isolados de dor lancinante*, que costumam ser de curta duração; *episódios de dor lancinante em série*; ou crise mais prolongada, que consiste em muitos episódios de dor lancinante, entre os quais a dor não desaparece por completo, produzindo, assim, um *padrão em "serrilhado"* com crises de muitos minutos de duração. Cada padrão pode ser observado no contexto de cefaleia contínua subjacente. As características que levam à suspeita do diagnóstico de SUNCT são estímulos cutâneos (ou outros) desencadeantes das crises (ajuda a diferenciá-la da NT), ausência de período refratário à deflagração entre as crises e falta de resposta à indometacina (ajuda a diferenciá-la da HP). Com exceção do déficit sensorial referido ao nervo trigêmeo, o exame neurológico é normal na SUNCT primária.

O diagnóstico de SUNCT é frequentemente confundido com NT, particularmente na NT afetando a primeira divisão do nervo trigêmeo (conforme discutido no Capítulo 57). Sintomas autonômicos cranianos mínimos ou sua ausência e observação de um período refratário claro aos deflagradores indicam o diagnóstico de NT. SUNCT secundária pode ser observada em lesões da fossa posterior ou hipofisárias. Todos os pacientes com SUNCT/SUNA devem ser avaliados com provas de função hipofisária e RM do cérebro com imagens da hipófise.

Tratamento

Tratamento supressor não é exequível na SUNCT/SUNA, visto que as crises são de duração muito curta. A principal meta do tratamento consiste em prevenção a longo prazo, de modo a reduzir ao máximo a incapacidade. O fármaco profilático mais eficaz é lamotrigina em doses de 200 a 400 mg/dia. Topiramato (50 a 300 mg/dia) e gabapentina (800 a 2.700 mg/dia) também podem ser eficazes. Alguns relataram que a carbamazepina (400 a 600 mg/dia) é moderadamente efetiva. As abordagens cirúrgicas, como descompressão microvascular e procedimentos destrutivos do nervo trigêmeo, raramente são úteis e, com frequência, causam complicações a longo prazo, como dormência permanente e anestesia dolorosa. Bloqueios do nervo occipital maior podem proporcionar benefício limitado em alguns pacientes. Estimulação do nervo occipital provavelmente é útil em um subgrupo de pacientes com SUNCT/SUNA. Nos casos resistentes aos outros tratamentos, pode ser útil tentar profilaxia de curta duração com lidocaína intravenosa, que pode suprimir rapidamente os sintomas.

Hemicrania contínua

As características essenciais da HC são dor unilateral moderada e contínua, com exacerbações sobrepostas de dor intensa, que pode estar associada a manifestações autonômicas cranianas e fotofobia/fonofobia do lado afetado. A idade de início relatada na literatura varia de 11 a 58 anos. Mulheres são acometidas duas vezes mais frequentemente do que homens. A causa não é conhecida; todavia, à semelhança de outras síndromes de CAT, a HC tem sido associada a uma patologia da hipófise.

À semelhança da HP, o tratamento definitivo consiste em indometacina (25 a 75 mg, 3 vezes/dia); outros AINHs parecem ter pouco ou nenhum benefício. A indometacina oral deve ser iniciada na dose de 25 mg 3 vezes/dia, mas em seguida a dose é aumentada para 50 mg 3 vezes/dia se não for observado qualquer efeito, com aumento adicional para 75 mg 3 vezes/dia, se houver necessidade. Podem ser necessárias até 2 semanas com dose máxima para verificar se uma dose possui algum efeito útil. Estimulação não invasiva do nervo vago é eficaz em mais de 50% dos pacientes com HC. Topiramato pode ser útil em alguns pacientes, assim como bloqueios do nervo occipital maior. Estimulação do nervo occipital provavelmente desempenha papel significativo em pacientes com HC que são incapazes de tolerar a indometacina.

OUTRAS CEFALEIAS PRIMÁRIAS

Cefaleia primária desencadeada por tosse

Cefaleia primária da tosse consiste em cefaleia generalizada de início súbito, duração de vários minutos, algumas vezes de até algumas horas, que é desencadeada por manobra de Valsalva, mais comumente ao tossir; a cefaleia primária da tosse é passível de prevenção evitando a tosse ou outros eventos desencadeantes, que podem incluir espirros, esforço ao urinar ou defecar, riso ou curvar o corpo. Em todos os pacientes com essa síndrome, é preciso descartar a possibilidade de etiologias graves antes que se possa estabelecer um diagnóstico de cefaleia primária da tosse "benigna" (conforme discutido anteriormente neste capítulo, bem como no Capítulo 9). A cefaleia da tosse benigna pode se assemelhar à cefaleia benigna do esforço físico (no texto adiante), porém, os pacientes com a primeira condição costumam ser de idade mais avançada. Nos pacientes com cefaleia primária da tosse, vale ressaltar que a manobra de Valsalva realizada no momento do orgasmo durante atividade sexual costuma não provocar dor. Essa característica geralmente é sinal de benignidade.

O tratamento de escolha consiste em indometacina na dose de 25 a 50 mg, 2 a 3 vezes/dia. Alguns pacientes com cefaleia primária da tosse conseguem uma interrupção completa das crises com punção lombar; trata-se de uma opção simples quando comparada com o uso prolongado de indometacina, que se mostra efetiva em cerca de um terço dos pacientes. O mecanismo dessa resposta não está bem esclarecido.

Cefaleia primária desencadeada por esforço físico

A cefaleia primária desencadeada por esforço físico (CPEF) possui características que se assemelham tanto à cefaleia primária da tosse quanto à enxaqueca. Pode ser desencadeada por qualquer forma de exercício e, com frequência, tem o caráter pulsátil da enxaqueca. A dor, cuja duração pode ser de 5 minutos a 24 horas, é bilateral e pulsátil no início; pode-se observar o desenvolvimento de características de enxaqueca em pacientes suscetíveis à enxaqueca. Quando ocorre, tende a ser de duração mais curta em adolescentes. É possível evitar CPEF evitando esforços excessivos, particularmente em climas quentes ou altitudes elevadas. Assim como ocorre nos casos de cefaleia primária desencadeada por tosse, esforço físico durante atividade sexual costuma não provocar cefaleia em pacientes com CPEF.

O mecanismo das CPEF não está bem esclarecido. Distensão venosa aguda pode ser responsável pelo início agudo de cefaleia com esforço na micção ou defecção e interrupção da respiração. À semelhança da cefaleia primária da tosse, é preciso descartar a possibilidade de condições subjacentes graves. A dor da angina pode ser referida à cabeça, provavelmente por conexões centrais de aferentes vagais, e pode se manifestar como cefaleia do esforço físico (cefalalgia cardíaca) com a realização de exercício. Outras causas potenciais incluem feocromocitoma, lesões intracranianas e estenose da artéria carótida.

O tratamento da CPEF benigna consiste em indometacina (25 a 150 mg/dia) e modificação do esquema de exercícios do indivíduo. Propranolol também pode ser útil como profilaxia. Indometacina (50 mg), frovatriptana (2,5 mg), ergotamina (1 mg VO) ou di-hidroergotamina (2 mg por via intranasal), administradas 30 a 45 minutos antes do exercício podem ser úteis como profilaxia.

Cefaleia primária desencadeada por atividade sexual

A dor da cefaleia primária associada à atividade sexual costuma começar na forma de cefaleia bilateral difusa, que subitamente fica intensa no orgasmo. É possível evitar ou aliviar a cefaleia com interrupção da atividade sexual antes do orgasmo. São relatados dois tipos de cefaleia desencadeada por atividade sexual: uma dor difusa na cabeça e pescoço, que se intensifica à medida que aumenta a excitação sexual; e cefaleia súbita, intensa e explosiva que ocorre no orgasmo. A cefaleia postural que se desenvolve após o coito pode ser causada por níveis baixos de pressão do LCR. Cefaleias que aparecem no momento do orgasmo nem sempre são benignas; 5 a 12% dos casos de hemorragia subaracnóidea são precipitados por relações sexuais. A cefaleia associada à atividade sexual é relatada mais frequentemente por homens do que por mulheres e pode ocorrer a qualquer momento durante os anos de atividade sexual. Pode ocorrer em várias ocasiões sucessivamente e, em seguida, desaparecer, até mesmo sem alteração óbvia na atividade sexual. Nos pacientes que interrompem a atividade sexual quando a cefaleia é inicialmente percebida, a dor pode desaparecer no decorrer de um período de 5 minutos a 2 horas. Em cerca da metade dos pacientes, a cefaleia associada à atividade sexual sofre remissão espontânea dentro de 6 meses e comorbidade de enxaqueca é mais provável nessa população.

O tratamento inclui tranquilizar (uma vez descartada a possibilidade de causas graves) os pacientes e orientá-los no sentido de interromper a atividade sexual se ocorrer cefaleia de "alerta". Se a cefaleia ocorrer de modo regular, pode-se utilizar o propranolol para prevenção (40 a 200 mg/dia) ou, como alternativa, pode-se administrar diltiazem (60 mg 3 vezes/dia). Frovatriptan (2,5 mg), ergotamina (1 mg) ou a indometacina (25 a 50 mg), tomadas cerca de 30 a 45 min antes da atividade sexual também podem ser úteis.

Cefaleia desencadeada por frio

Mesmo que não tenham outras síndromes de cefaleia associadas, alguns pacientes podem ter episódios de cefalalgia simplesmente depois da aplicação externa ou ingestão de estímulos frios. Cefaleia por aplicação de estímulos frios é generalizada, ocorre quando o indivíduo é exposto ao frio e regride quando o estímulo é eliminado. Ingestão de substâncias geladas causa cefaleia frontão ou temporal de curta duração. Esse tipo é conhecido como *cefaleia do sorvete*. Naproxeno pode ser usado profilaticamente para evitar cefaleia desencadeada por estímulos frios.

Cefaleia desencadeada por pressão externa

Alguns pacientes podem ter cefaleia desencadeada por compressão ou tração das estruturas pericranianas, por exemplo, quando o indivíduo usa "rabo de cavalo" comprido. Esse tipo de dor é aliviado quando a tração ou compressão é eliminada.

Cefaleia lancinante primária

A cefaleia lancinante primária caracteriza-se por dor na cabeça semelhante a pontadas ou, raramente, na face, com duração de um a muitos segundos ou minutos e ocorrência na forma de uma única facada ou série de facadas, ausência de características cranianas autonômicas associadas, ausência de deflagradores cutâneos das crises e padrão de recidiva a intervalos irregulares (horas ou dias). A dor tem sido descrita de diversas formas, inclusive *dor em picador de gelo* ou *golpes e abalos*, e é mais comum em pacientes com outras cefaleias primárias, como enxaqueca e CATs. Quando é frequente, pode-se utilizar indometacina (25 a 50 mg, 2 ou 3 vezes/dia) para evitar crises. Na literatura, existem relatos de que a trajetória percebida da dor lancinante pode ajudar a diferenciá-la de outra síndrome conhecida com epicrania fugaz, mas isto não tem implicação terapêutica evidente.

Cefaleia numular

A dor da cefaleia numular é localizada em uma área redonda ou elíptica fixa, cujo tamanho varia de 1 a 6 cm, e que pode ser contínua ou intermitente. Em raros casos, pode ser multifocal. Em geral, a cefaleia numular é contínua, com exacerbações, embora possa ser episódica. Pode haver distúrbios sensitivos focais, como alodinia e hipoestesia. A fisiopatologia não é conhecida, embora se tenha sugerido um distúrbio neuropático focal. Com base na experiência dos autores deste capítulo, a melhor abordagem é detalhar todo o fenótipo e tratar a cefaleia primária subjacente. É preciso descartar a possibilidade de lesões dermatológicas ou ósseas locais por meio de exame e investigação. O tratamento consiste em antidepressivos tricíclicos como amitriptilina, ou fármacos antiepilépticos como topiramato, valproato ou gabapentina. Essa condição é considerada difícil de tratar, embora também o seja qualquer cefaleia primária subjacente.

Cefaleia hípnica

A cefaleia hípnica caracteriza-se por sua ocorrência dentro de algumas horas após o início do sono. A cefaleia, cuja duração é de 15 a 30 minutos, costuma ser generalizada e de intensidade moderada, embora também possa ser unilateral e pulsátil.

Em geral, não há fotofobia ou fonofobia, nem náuseas. As crises podem ocorrer até três vezes durante a noite, e os cochilos durante o dia também podem desencadear cefaleia. A maioria dos pacientes é constituída por mulheres, e o início costuma ser observado depois dos 60 anos. A principal consideração secundária nesse tipo de cefaleia consiste em hipertensão inadequadamente controlada; nesses casos, recomenda-se o monitoramento da pressão arterial durante 24 horas.

Pacientes com cefaleia hípnica costumam responder ao carbonato de lítio (200 a 600 mg à noite). Para pacientes que não toleram lítio, pode-se tentar o uso de verapamil (160 mg) ou indometacina (25 a 75 mg). Uma a duas xícaras de café ou uso de cafeína oral (60 a 100 mg) ao deitar podem ser eficazes em cerca de um terço dos pacientes. Os relatos de casos sugerem que a melatonina e a flunarizina (5 mg à noite) também podem ser úteis.

Cefaleia persistente e diária nova

Cefaleia persistente e diária nova (CPDN) é uma síndrome clinicamente distinta, caracterizada por cefaleia diária desde o início, durante pelo menos 3 meses. O paciente com CPDN claramente pode lembrar a data e o momento exatos de início. Em geral, a cefaleia começa de maneira abrupta, embora o início possa ser mais gradual em alguns casos; foi proposta uma evolução ao longo de 3 dias como limite superior para essa síndrome. Foi relatada a ocorrência de doença antecedente (como infecção das vias respiratórias superiores ou pródromo viral) em cerca de um terço dos pacientes com CPDN em uma série. Entretanto, com frequência, não se observa nenhum evento deflagrador notável. A prioridade é diferenciar uma causa primária de uma causa secundária nessa síndrome. A hemorragia subaracnóidea é a mais grave das causas secundárias, sendo preciso descartar sua possibilidade por meio de anamnese ou investigação adequada. Outras causas incluem meningite crônica, bem como anormalidades da pressão do LCR (ver Capítulo 9).

A CPDN primária pode ser semelhante à enxaqueca ou pode aparecer de maneira indefinida, na forma de CTT de início recente. Características de enxaqueca são comuns e consistem em cefaleia unilateral e dor pulsátil; ocorrem náuseas, fotofobia e/ou fonofobia em cerca da metade dos pacientes. Alguns pacientes apresentam história pregressa de enxaqueca episódica. O tratamento da CPDN primária semelhante à enxaqueca consiste em fármacos profiláticos padronizados para enxaqueca (ver discussão anterior). CPDN indefinida tende a ser mais refratária ao tratamento – embora possam-se oferecer terapias preventivas convencionais para a cefaleia (como antidepressivos tricíclicos e anticonvulsivantes), cuja maior parte é ineficaz.

Cefaleia pós-traumática

Episódio traumático pode desencadear um processo de cefaleia de muitos meses ou anos de duração após o ocorrido. O termo *trauma* é empregado aqui de maneira muito ampla: a cefaleia pode se desenvolver após uma lesão da cabeça (como procedimentos neurocirúrgicos, odontológicos ou procedimentos em otorrinolaringologia); todavia, pode ocorrer também depois de um episódio infeccioso, como meningite viral ou doença de tipo gripal. A causa subjacente parece ser um evento traumático envolvendo as meninges produtoras de dor, podendo desencadear um processo de cefaleia de muitos anos de duração. A cefaleia pode ser acompanhada de queixas de tontura, vertigem e comprometimento da memória. Os sintomas podem sofrer remissão depois de várias semanas, ou podem persistir por meses e até mesmo anos após a lesão. Nos casos típicos, o exame neurológico é normal e os resultados da TC ou RM são inespecíficos. Entretanto, é preciso descartar a possibilidade de causas subjacentes graves como hematoma subdural crônico, hemorragia subaracnóidea e dissecção da carótida. A melhor abordagem à cefaleia pós-traumática é caracterizar o fenótipo, pois muitos pacientes têm enxaquecas que podem ser controladas com fármacos profiláticos apropriados.

EVIDÊNCIAS DE NÍVEL 1

1. Silberstein SD. Practice parameter: evidence-based guidelines for migraine headache (an evidence-based review): report of the Quality Standards Subcommittee of the American Academy of Neurology. *Neurology*. 2000;55:754-763.
2. Kloster R, Nestvold K, Vilming ST. A double-blind study of ibuprofen versus placebo in the treatment of acute migraine attacks. *Cephalalgia*. 1992;12(3):169-171.
3. Johnson ES, Ratcliffe DM, Wilkinson M. Naproxen sodium in the treatment of migraine. *Cephalalgia*. 1985;5(1):5-10.
4. Lipton RB, Grosberg B, Singer RP, et al. Efficacy and tolerability of a new powdered formulation of diclofenac potassium for oral solution for the acute treatment of migraine: results from the International Migraine Pain Assessment Clinical Trial (IMPACT). *Cephalalgia*. 2010;30:1336-1345.
5. Tokola RA, Kangasniemi P, Neuvonen PJ, Tokola O. Tolfenamic acid, metoclopramide, caffeine and their combinations in the treatment of migraine attacks. *Cephalalgia*. 1984;4(4):253-263.
6. Lipton RB, Stewart WF, Ryan RE Jr, Saper J, Silberstein S, Sheftell F. Efficacy and safety of acetaminophen, aspirin, and caffeine in alleviating migraine headache pain: three double-blind, randomized, placebo-controlled trials. *Arch Neurol*. 1998;55:210-217.
7. Thorlund K, Mills EJ, Wu P, et al. Comparative efficacy of triptans for the abortive treatment of migraine: a multiple treatment comparison meta-analysis. *Cephalalgia*. 2014;34:258-267.
8. Ferrari MD, Roon KI, Lipton RB, Goadsby PJ. Oral triptans (serotonin 5-HT$_{1B/1D}$ agonists) in acute migraine treatment: a meta-analysis of 53 trials. *Lancet*. 2001;358:1668-1675.
9. Tfelt-Hansen P, De Vries P, Saxena PR. Triptans in migraine: a comparative review of pharmacology, pharmacokinetics and efficacy of triptans in migraine. *Drugs*. 2000;6:1259-1287.
10. Silberstein SD, Elkind AH, Schreiber C, Keywood C. A randomized trial of frovatriptan for the intermittent prevention of menstrual migraine. *Neurology*. 2004;63(2):261-269.
11. Brandes JL, Poole A, Kallela M, et al. Short-term frovatriptan for the prevention of difficult-to-treat menstrual migraine attacks. *Cephalalgia*. 2009;29:1133-1148.
12. Brandes JL, Kudrow D, Stark SR, et al. Sumatriptan-naproxen for acute treatment of migraine: a randomized trial. *JAMA*. 2007;297:1443-1454.
13. Dihydroergotamine Nasal Spray Multicenter Investigators. Efficacy, safety, and tolerability of dihydroergotamine nasal spray as monotherapy in the treatment of acute migraine. *Headache*. 1995;35:177-184.

14. Callaham M, Raskin N. A controlled study of dihydroergotamine in the treatment of acute migraine headache. Headache. 1986;26:168-171.
15. Winner P, Ricalde O, Le Force B, Saper J, Margul B. A double-blind study of subcutaneous dihydroergotamine vs subcutaneous sumatriptan in the treatment of acute migraine. Arch Neurol. 1996;53:180-184.
16. Kuca B, Silberstein SD, Wietecha L, Berg PH, Dozier G, Lipton RB; for COL MIG-301 Study Group. Lasmiditan is an effective acute treatment for migraine: a phase 3 randomized study. Neurology. 2018;91:e2222-e2232.
17. Goadsby PJ, Wietecha LA, Dennehy EB, et al. Phase 3 randomized, placebo-controlled, double-blind study of lasmiditan for acute treatment of migraine. Brain. 2019;142: 1894-1904.
18. Dodick DW, Lipton RB, Ailani J, et al. Ubrogepant for the treatment of migraine. N Engl J Med. 2019;381:2230-2241.
19. Lipton RB, Dodick DW, Ailani J, et al. Effect of ubrogepant vs placebo on pain and the most bothersome associated symptom in the acute treatment of migraine: the ACHIEVE II randomized clinical trial. JAMA. 2019;322(19):1887-1898.
20. Croop R, Goadsby PJ, Stock DA, et al. Efficacy, safety, and tolerability of rimegepant orally disintegrating tablet for the acute treatment of migraine: a randomised, phase 3, double-blind, placebo-controlled trial. Lancet. 2019;394: 737-745.
21. Chou DE, Yugrakh MS, Winegarner D, Rowe V, Kuruvilla D, Schoenen J. Acute migraine therapy with external trigeminal neurostimulation (ACME): a randomized controlled trial. Cephalalgia. 2019;39:3-14.
22. Lipton RB, Croop R, Stock EG, et al. Rimegepant, an oral caclitonin gene-related peptide receptor antagonist, for migraine. N Engl J Med. 2019;381:142-149.
23. Colman I, Brown MD, Innes GD, Grafstein E, Roberts TE, Rowe BH. Parenteral metoclopramide for acute migraine: meta-analysis of randomised controlled trials. BMJ. 2004;329:1369-1373.
24. Kelly AM, Walcynski T, Gunn B. The relative efficacy of phenothiazines for the treatment of acute migraine: a meta-analysis. Headache. 2009;49(9):1324-1332.
25. Bigal ME, Bordini CA, Speciali JG. Intravenous chlorpromazine in the emergency department treatment of migraines: a randomized controlled trial. J Emerg Med. 2002;23(2): 141-148.
26. Chou DE, Gross GJ, Casadei CH, Yugrakh MS. External trigeminal nerve stimulation for the acute treatment of migraine: open-label trial on safety and efficacy. Neuromodulation. 2017;20(7):678-683.
27. Lipton RB, Dodick DW, Silberstein SD, et al. Single-pulse transcranial magnetic stimulation for acute treatment of migraine with aura: a randomised, double-blind, parallel-group, sham-controlled trial. Lancet Neurol. 2010;9: 373-380.
28. Tassorelli C, Grazzi L, de Tommaso M, et al. Noninvasive vagus nerve stimulation as acute therapy for migraine: the randomized PRESTO study. Neurology. 2018;91: e364-e373.
29. Yarnitsky D, Volokh L, Ironi A, et al. Nonpainful remote electrical stimulation alleviates episodic migraine pain. Neurology. 2017;88(13):1250-1255.
30. Silberstein SD, Holland S, Freitag F, Dodick DW, Argoff C, Ashman E. Evidence-based guideline update: pharmacologic treatment for episodic migraine prevention in adults: report of the Quality Standards Subcommittee of the American Academy of Neurology and the American Headache Society. Neurology. 2012;78:1337-1345.
31. Holland S, Silberstein SD, Freitag F, Dodick DW, Argoff C, Ashman E. Evidence-based guideline update: NSAIDs and other complementary treatments for episodic migraine prevention in adults: report of the Quality Standards Subcommittee of the American Academy of Neurology and the American Headache Society. Neurology. 2012;78:1346-1353.
32. Borgesen SE, Nielsen JL, Moller CE. Prophylactic treatment of migraine with propranolol. A clinical trial. Acta Neurol Scand. 1974;50(5):651-656.
33. Forssman B, Henriksson KG, Johannsson V, Lindvall L, Lundin H. Propranolol for migraine prophylaxis. Headache. 1976;16(5):238-245.
34. Pradalier A, Serratrice G, Collard M, et al. Long-acting propranolol in migraine prophylaxis: results of a double-blind, placebo-controlled study. Cephalalgia. 1989;9(4): 247-253.
35. Tfelt-Hansen P, Standnes B, Kanagasneimi P, Hakkarainen H, Olesen J. Timolol vs propranolol vs placebo in common migraine prophylaxis: a double-blind multicenter trial. Acta Neurol Scand. 1984;69:1-8.
36. Briggs RS, Millac PA. Timolol in migraine prophylaxis. Headache. 1979;19:379-381.
37. Stellar S, Ahrens SP, Meibohm AR, Reines SA. Migraine prevention with timolol. A double-blind crossover study. JAMA. 1984;252:2576-2580.
38. Andersson PG, Dahl S, Hansen JH, et al. Prophylactic treatment of classical and non-classical migraine with metoprolol—a comparison with placebo. Cephalalgia. 1983;3:207-212.
39. Kangasniemi P, Andersen AR, Andersson PG, et al. Classic migraine: effective prophylaxis with metoprolol. Cephalalgia. 1987;7:231-238.
40. Steiner TJ, Joseph R, Hedman C, Rose FC. Metoprolol in the prophylaxis of migraine: parallel-groups comparison with placebo and dose-ranging follow-up. Headache. 1988;28:15-23.
41. Brandes JL, Saper JR, Diamond M, et al. Topiramate for migraine prevention: a randomized controlled trial. JAMA. 2004;291:965-973.
42. Silberstein SD, Neto W, Schmitt J, Jacobs D. Topiramate in migraine prevention: results of a large controlled trial. Arch Neurol. 2004;61:490-495.
43. Diener H-C, Bussone G, Van Oene JC, Lahaye M, Schwalen S, Goadsby PJ. Topiramate reduces headache days in chronic migraine: a randomized, double-blind, placebo-controlled study. Cephalalgia. 2007;27:814-823.
44. Diener HC, Tfelt-Hansen P, Dahlöf C, et al. Topiramate in migraine prophylaxis—results from a placebo-controlled trial with propranolol as an active control. J Neurol. 2004; 251:943-950.
45. Freitag FG, Collins SD, Carlson HA, et al. A randomized trial of divalproex sodium extended-release tablets in migraine prophylaxis. Neurology. 2002;58(11):1652-1659.
46. Ozyalcin SN, Talu GK, Kiziltan E, Yucel B, Ertas M, Disci R. The efficacy and safety of venlafaxine in the prophylaxis of migraine. Headache. 2005;45:144-152.
47. Diener H-C, Dodick DW, Aurora SK, et al. OnabotulinumtoxinA for treatment of chronic migraine: results from the double-blind, randomized, placebo-controlled phase of the PREEMPT 2 trial. Cephalalgia. 2010;30:804-814.

48. Aurora SK, Dodick DW, Turkel CC, et al. OnabotulinumtoxinA for treatment of chronic migraine: results from the double-blind, randomized, placebo-controlled phase of the PREEMPT 1 trial. *Cephalalgia*. 2010;30:793-803.
49. Dodick DW, Turkel CC, DeGryse RE, et al. OnabotulinumtoxinA for treatment of chronic migraine: pooled results from the double-blind, randomized, placebo-controlled phases of the PREEMPT clinical program. *Headache*. 2010;50: 921-936.
50. Lipton RB, Göbel H, Einhäupl KM, Wilks K, Mauskop A. Petasites hybridus root (butterbur) is an effective preventive treatment for migraine. *Neurology*. 2004;63:2240-2244.
51. Schoenen J, Jacquy J, Lenaerts M. Effectiveness of high-dose riboflavin in migraine prophylaxis. A randomized controlled trial. *Neurology*. 1998;50:466-470.
52. Maizels M, Blumenfeld A, Burchette R. A combination of riboflavin, magnesium, and feverfew for migraine prophylaxis: a randomized trial. *Headache*. 2004;44(9):885-890.
53. Stovner LJ, Linde M, Gravdahl GB, et al. A comparative study of candesartan versus propranolol for migraine prophylaxis: a randomised, triple-blind, placebo-controlled, double cross-over study. *Cephalalgia*. 2014;34:523-532.
54. Lipton RB, Goadsby PJ, Smith J, et al. Efficacy and safety of eptinezumab in patients with chronic migraine: PROMISE-2. *Neurology*. 2020;94(13):e1365-e1377.
55. Goadsby PJ, Reuter U, Hallström Y, et al. A controlled trial of erenumab for episodic migraine. *N Engl J Med*. 2017;377:2123-2132.
56. Tepper SJ, Ashina M, Reuter U, et al. A phase 2, randomised, double-blind, placebo-controlled study to evaluate the efficacy and safety of erenumab in chronic migraine prevention. *Lancet Neurol*. 2017;16:425-434.
57. Reuter U, Goadsby PJ, Lanteri-Minet M, et al. Efficacy and tolerability of erenumab in patients with episodic migraine in whom two-to-four previous preventive treatments were unsuccessful: a randomised, double-blind, placebo-controlled, phase 3b study. *Lancet*. 2018;392:2280-2287.
58. Dodick DW, Silberstein SD, Bigal ME, et al. Effect of fremanezumab compared with placebo for prevention of episodic migraine: a randomized clinical trial. *JAMA*. 2018;319(19):1999-2008.
59. Silberstein SD, Dodick DW, Bigal ME, et al. Fremanezumab for the preventive treatment of chronic migraine. *N Engl J Med*. 2017;377:2113-2122.
60. Ferrari MD, Diener HC, Ning X, Galic M, et al. Fremanezumab versus placebo for migraine prevention in patients with documented failure to up to four migraine preventive medication classes (FOCUS): a randomised, double-blind, placebo-controlled, phase 3b trial. *Lancet*. 2019;394:1030-1040.
61. Stauffer VL, Dodick DW, Zhang Q, Carter JN, Ailani J, Conley RR. Evaluation of galcanezumab for the prevention of episodic migraine: the EVOLVE-1 randomized clinical trial. *JAMA Neurol*. 2018;75:1080-1088.
62. Detke HC, Goadsby PJ, Wang S, Friedman DI, Selzler K, Aurora SK. Galcanezumab in chronic migraine: the randomized, double-blind, placebo-controlled REGAIN study. *Neurology*. 2018;91:e2211-e2221.
63. Mulleners WM, Kim B-K, Lainez MJA, Lanteri-Minet M, Pozo-Roisch P, Wang S, et al. Safety and efficacy of galcanezumab in patients for whom previous migraine preventive medication from two to four categories had failed (CONQUER): a multicentre, randomised, double-blind, placebo-controlled, phase 3b trial. *Lancet Neurology*. 2020;19:814-25.
64. Starling AJ, Tepper SJ, Marmura MJ, et al. A multicenter, prospective, single arm, open label, observational study of sTMS for migraine prevention (ESPOUSE study). *Cephalalgia*. 2018;38:1038-1048.
65. Schoenen J, Vandersmissen B, Jeangette S, et al. Migraine prevention with a supraorbital transcutaneous stimulator: a randomized controlled trial. *Neurology*. 2013;80:697-704.
66. The Sumatriptan Cluster Headache Study Group. Treatment of acute cluster headache with sumatriptan. *N Engl J Med*. 1991;325:322-326.
67. Ekbom K, Monstad I, Prusinski A, Cole JA, Pilgrim AJ, Noronha D. Subcutaneous sumatriptan in the acute treatment of cluster headache: a dose comparison study. The Sumatriptan Cluster Headache Study Group. *Acta Neurol Scand*. 1993;88:63-69.
68. van Vliet JA, Bahra A, Martin V, et al. Intranasal sumatriptan in cluster headache: randomized placebo-controlled double-blind study. *Neurology*. 2003;60:630-633.
69. Cittadini E, May A, Straube A, Evers S, Bussone G, Goadsby PJ. Effectiveness of intranasal zolmitriptan in acute cluster headache: a randomized, placebo-controlled, double-blind crossover study. *Arch Neurol*. 2006;63:1537-1542.
70. Rapoport AM, Mathew NT, Silberstein SD, et al. Zolmitriptan nasal spray in the acute treatment of cluster headache: a double-blind study. *Neurology*. 2007;69:821-826.
71. Fogan L. Treatment of cluster headache. A double-blind comparison of oxygen v air inhalation. *Arch Neurol*. 1985;42:362-363.
72. Cohen AS, Burns B, Goadsby PJ. High-flow oxygen for treatment of cluster headache: a randomized trial. *JAMA*. 2009; 302:2451-2457.
73. Silberstein SD, Mechtler LL, Kudrow DB, et al. Non-invasive vagus nerve stimulation for the ACute treatment of cluster headache: findings from the randomized, double-blind, sham-controlled ACT1 study. *Headache*. 2016;56: 1317-1332.
74. Goadsby PJ, de Coo IF, Silver N, et al. Non-invasive vagus nerve stimulation for the acute treatment of episodic and chronic cluster headache: a randomized, double-blind, sham-controlled ACT2 study. *Cephalalgia*. 2018;38:959-969.
75. Ambrosini A, Vandenheede M, Rossi P, et al. Suboccipital injection with a mixture of rapid- and long-acting steroids in cluster headache: a double-blind placebo-controlled study. *Pain*. 2005;118:92-96.
76. Leroux E, Valade D, Taifas I, et al. Suboccipital steroid injections for transitional treatment of patients with more than two cluster headache attacks per day: a randomised, double-blind, placebo-controlled trial. *Lancet Neurol*. 2011;10: 891-897.
77. Jammes JL. The treatment of cluster headaches with prednisone. *Dis Nerv Syst*. 1975;36:375-376.
78. Leone M, D'Amico D, Frediani F, et al. Verapamil in the prophylaxis of episodic cluster headache: a double-blind study versus placebo. *Neurology*. 2000;54:1382-1385.
79. Bussone G, Leone M, Peccarisi C, et al. Double blind comparison of lithium and verapamil in cluster headache prophylaxis. *Headache*. 1990;30:411-417.
80. Gaul C, Diener HC, Silver N, et al. Non-invasive vagus nerve stimulation for PREVention and Acute treatment of

chronic cluster headache (PREVA): a randomised controlled study. *Cephalalgia*. 2016;36:534-546.

81. Goadsby PJ, Dodick DW, Leone M, et al. Trial of galcanezumab in prevention of episodic cluster headache. *N Engl J Med*. 2019;381:132-141.

LEITURA SUGERIDA

Charles AC, Baca SM. Cortical spreading depression and migraine. *Nat Rev Neurol*. 2013;9(11):637-644.

Cittadini E, Goadsby PJ. Hemicrania continua: a clinical study of 39 patients with diagnostic implications. *Brain*. 2010;133(pt 7):1973-1986.

Cittadini E, Matharu MS, Goadsby PJ. Paroxysmal hemicrania: a prospective clinical study of thirty-one cases. *Brain*. 2008;131:1142-1155.

Cohen AS, Matharu MS, Goadsby PJ. Short-lasting Unilateral Neuralgiform Headache Attacks with Conjunctival injection and Tearing (SUNCT) or cranial Autonomic features (SUNA)—a prospective clinical study of SUNCT and SUNA. *Brain*. 2006;129(pt 10):2746-2760.

GBD 2016 Headache Collaborators. Global, regional, and national burden of migraine and tension-type headache, 1990–2016: a systematic analysis for the Global Burden of Disease Study 2016. *Lancet Neurol*. 2018;17(11):954-976.

Goadsby PJ. Primary headache disorders: five new things. *Neurol Clin Pract*. 2019;9:233-240.

Goadsby PJ, Holland PR, Martins-Oliveira M, Hoffmann J, Schankin C, Akerman S. Pathophysiology of migraine: a disorder of sensory processing. *Physiol Rev*. 2017;97:553-622.

Gormley P, Winsvold BS, Nyholt DR, Kallela M, Chasman DI, Palotie A. Migraine genetics: from genome-wide association studies to translational insights. *Genome Med*. 2016;8(1):86.

International Headache Society. Headache Classification Committee of the International Headache Society (IHS). The International Classification of Headache Disorders, 3rd edition. *Cephalalgia*. 2018;38:1-211.

Hoffmann J, May A. Diagnosis, pathophysiology, and management of cluster headache. *Lancet Neurol*. 2018;17(1):75-83.

Karsan N, Goadsby PJ. Biological insights from the premonitory symptoms of migraine. *Nat Rev Neurol*. 2018;14:699-710.

Lance JW, Goadsby PJ. *Mechanism and Management of Headache*. 7th ed. New York, NY: Elsevier; 2005.

Lipton RB, Bigal M. *Migraine and Other Headache Disorders*. New York, NY: Marcel Dekker; 2006.

Lipton RB, Bigal ME, Diamond M, Freitag F, Reed ML, Stewart WF. Migraine prevalence, disease burden, and the need for preventive therapy. *Neurology*. 2007;68:343-349.

Olesen J, Tfelt-Hansen P, Ramadan N, Goadsby PJ, Welch KMA. *The Headaches*. Philadelphia, PA: Lippincott Williams & Wilkins; 2005.

Schankin CJ, Maniyar FH, Digre KB, Goadsby PJ. 'Visual snow'—a disorder distinct from persistent migraine aura. *Brain*. 2014;137(pt 5):1419-1428.

Distúrbios Dolorosos Faciais e Neuralgias Cranianas Dolorosas 57

Paul G. Mathew e Zahid H. Bajwa

PONTOS-CHAVE

1. Dor facial e neuralgias cranianas (NCs) são condições mal compreendidas pelos médicos.

2. Hoje em dia, dor facial e NCs não são tratadas adequadamente por várias razões.

3. Esses distúrbios dolorosos crônicos costumam causar e são complicados por ansiedade, depressão e insônia.

4. Avaliação e tratamento correto dos distúrbios do sono e outras comorbidades são medidas fundamentais ao sucesso terapêutico.

5. Os mecanismos patogênicos da neuralgia do trigêmeo e outras NCs foram mais bem definidos e compreendidos nos últimos 20 anos.

6. Algumas intervenções comportamentais, tratamentos clínicos e farmacológicos, técnicas de bloqueio neural, neuromodulação e intervenções cirúrgicas costumam ser eficazes.

7. Educação é necessária a que todos os médicos compreendam como usar tratamentos de última geração (estado de arte) baseados em abordagem interdisciplinar.

INTRODUÇÃO

As neuralgias cranianas dolorosas e os distúrbios dolorosos faciais integram um conjunto de doenças que ocorrem isoladamente ou combinadas com outro tipo de cefaleia (Evidência de nível 1).[1] Com base na anamnese detalhada e exame físico abrangente, o médico pode firmar o diagnóstico certo, que é fundamental à elaboração de um plano de cuidados eficaz. Em razão da sobreposição de estruturas e sintomas, o diagnóstico e tratamento das neuralgias cranianas dolorosas e distúrbios dolorosos faciais podem representar uma área de interseção entre as especialidades de neurologia, oftalmologia, otorrinolaringologia e odontologia (Evidência de nível 1).[2,3] Traumatismo, infecções, tumores e doenças sistêmicas podem atuar como causas secundárias desses distúrbios. Por essa razão, quando há forte suspeição clínica, o médico deve adotar um limiar baixo para solicitar exames diagnósticos apropriados e referenciar esses pacientes a outros especialistas para que seja realizada avaliação mais detalhada.

Os critérios diagnósticos das neuralgias cranianas dolorosas e dos distúrbios dolorosos faciais primários e secundários estão detalhados na terceira edição da *Classificação Internacional das Cefaleias* (*International Classification of Headache Disorders*, ou ICHD-3 em inglês). Essa classificação está dividida em duas partes. A Parte I enfatiza cefaleias primárias descritas no Capítulo 56. A Parte II descreve as cefaleias secundárias também incluídas no Capítulo 56 e neste capítulo. A Parte II inclui especificamente uma seção sobre "cefaleias ou dores faciais atribuíveis às doenças do crânio, pescoço, olhos, orelhas, seios paranasais, dentes, boca e outras estruturas faciais e cervicais". Nesta seção inicial, descrevemos os distúrbios que causam dor facial. A Parte III – neuropatias, dores faciais e outras doenças – é singular, porque inclui distúrbios primários e secundários que causam dor facial, sobretudo neuralgias cranianas e neuropatias. Este capítulo também inclui algumas dessas doenças. A Tabela 57.1 detalha algumas causas de dor facial, inclusive doenças primárias do sistema nervoso periférico e distúrbios localizados fora do sistema nervoso.

DOR FACIAL CAUSADA POR DOENÇAS DOS SEIOS PARANASAIS, NARIZ E ORELHAS

Rinossinusite

Epidemiologia e fisiopatologia

Por definição, a rinossinusite é uma inflamação sintomática da cavidade nasal (rinite) e dos seios paranasais (sinusite). Os termos sinusite e rinossinusite costumam ser utilizados como sinônimos, pois na grande maioria dos casos há acometimento da cavidade nasal (Evidência de nível 1).[4] A rinossinusite é extremamente comum: adultos têm um a três episódios por ano e sua incidência varia de 15 a 40 episódios a cada mil pacientes-ano. A inflamação causada por rinossinusite pode estar associada a fatores genéticos ou ambientais, riscos ocupacionais, infecções, alergia, distúrbios imunes e doenças sistêmicas (Evidência de nível 1).[5] A inflamação dos seios paranasais pode ativar neurônios nociceptivos dos seios frontais, etmoides, maxilares e esfenoides. A divisão oftálmica do nervo trigêmeo inerva os seios frontais e etmoides anteriores. A divisão maxilar desse nervo inerva os seios maxilares, esfenoides e etmoides posteriores.

Diagnóstico

A rinossinusite costuma causar congestão/obstrução nasal, rinorreia, corrimento retronasal, sensação de dor/pressão facial e diminuição do olfato. Dependendo da causa, também pode haver outros sinais e sintomas. Por exemplo, rinossinusite causada por alergias pode evidenciar-se com espirros, rinorreia líquida, prurido nasal e ocular e lacrimejamento excessivo. Do mesmo modo, rinossinusite infecciosa pode causar febre e secreção purulenta.

De acordo com a ICHD-3, os critérios diagnósticos de cefaleia atribuível à rinossinusite incluem evidências clínicas, endoscópicas nasais e/ou exames de imagem indicativas de infecção pregressa ou atual, ou outro processo inflamatório dentro dos seios paranasais, assim como indícios de causalidade

Tabela 57.1 Causas de dor facial, inclusive doenças primárias do sistema nervoso periférico e distúrbios localizados fora do sistema nervoso.*

Nervo e distribuição sensorial	Doenças primárias do SNP	Distúrbios localizados fora do sistema nervoso	
Nervo trigêmeo, divisão oftálmica	NT clássica (idiopática ou associada a uma alça vascular)	Olhos:**	Glaucoma agudo de ângulo fechado, irite, uveíte, esclerite, conjuntivite, trocleíte
	Neuropatias trigeminais dolorosas: • NT sintomática (tumor, malformação vascular, placa de esclerose múltipla na zona de entrada de uma raiz dorsal) • Herpes-zóster oftálmico e neuropatia trigeminal pós-herpética • Pós-traumática (anestesia dolorosa)	Seios paranasais (frontais e etmoides anteriores):	Rinossinusite aguda, desvios de septo, hipertrofia das turbinas nasais, esporões nasais
		Artérias:	Arterite de células gigantes (arterite temporal)
	Síndrome oculossimpática paratrigeminal (síndrome de Raeder)		
Nervo trigêmeo, divisão maxilar	NT clássica	Dentes maxilares:	Pulpite, síndrome do dente rachado, hipersensibilidade da dentina, abscesso dentário
	Neuropatias trigeminais dolorosas: • NT sintomática • Herpes-zóster agudo e neuropatia trigeminal pós-herpética • Pós-traumática (anestesia dolorosa)	Cavidade oral:	Neoplasias malignas da mucosa, infecções, inflamação, obstrução do ducto de uma glândula salivar principal
		Seios paranasais (maxilar, esfenoide, etmoide posterior):	Rinossinusite aguda, rinossinusite crônica
Nervo trigêmeo, divisão mandibular	NT clássica	Dentes mandibulares, cavidade oral, língua:	As mesmas dos dentes maxilares e cavidade oral
	Neuropatias trigeminais dolorosas: • NT sintomática • Herpes-zóster agudo e neuropatia trigeminal pós-herpética • Pós-traumática (anestesia dolorosa)	Articulação temporomandibular:	Distúrbios temporomandibulares: artrite e doença articular degenerativa, luxação da placa articular, mialgia e dor miofascial
	Síndrome auriculotemporal (síndrome de Frey) Síndrome de ardência bucal	Meato acústico externo, parte anterior do pavilhão auricular:	Laceração e tumores do pavilhão auricular: otite externa, corpos estranhos, carcinomas espinocelulares e basocelulares, adenocarcinoma
		Artérias:	Arterite de células gigantes (arterite temporal)
Nervo facial, ramo nervo intermédio	Neuralgia do nervo intermédio	Células mastoides e pele que recobre o processo mastoide:	Otite média, mastoidite
	Neuropatias trigeminais: • Herpes-zóster (síndrome de Ramsey Hunt) e neuralgia pós-herpética	Meato acústico externo, parte lateral do pavilhão auricular:	Otite externa, corpos estranhos, tumores localizados
	Neuroma do acústico	Nasofaringe, palato:	Tumores localizados/infiltrativos, inflamação
Nervos glossofaríngeo e vago	Neuralgia vagoglossofaríngea	Canal auditivo externo e membrana timpânica:	Otite externa, corpos estranhos, carcinomas espinocelular e basocelular, adenocarcinoma, perfuração da membrana timpânica
	Compressão neural por processo estiloide alongado (síndrome de Eagle)	Parte superior da faringe, tonsilas posteriores, base da língua, palato mole:	Tumores localizados, inflamação, infecção

*Dor com distribuição específica deve levar à consideração das várias causas citadas nesta tabela, assim como distúrbios do sistema nervoso central. **Dor ocular sem oftalmoplegia. NT, neuralgia do trigêmeo; SNP, sistema nervoso periférico.

confirmada por no mínimo dois indícios diagnósticos enumerados a seguir: (1) a cefaleia guarda relação temporal com o início da rinossinusite crônica; (2) a cefaleia piora e melhora de acordo com o grau de congestão dos seios paranasais e outros sintomas de rinossinusite crônica; (3) a cefaleia é agravada por pressão aplicada nos seios paranasais; e (4) nos casos de rinossinusite unilateral, a cefaleia localiza-se no mesmo lado.

Embora a rinossinusite seja muito comum, a "cefaleia sinusal" diagnosticada pelo próprio paciente ou por médicos deve-se mais comumente à enxaqueca do que a alguma patologia dos seios paranasais propriamente ditos. O estudo Sinus, Allergy and Migraine recrutou 100 participantes com idade maior que 18 anos que referiam cefaleia sinusal autodiagnosticada e 86% deles tinham enxaqueca provável ou confirmada (Evidência de nível 1).[6] Enxaqueca e cefaleias secundárias à doença dos seios paranasais guardam algumas semelhanças, e isso explica por que erros diagnósticos são frequentes. Essas duas doenças podem ser mais frequentes com mudanças de estações, pressão barométrica e precipitação. Nos dois casos, a distribuição da dor pode incluir as áreas inervadas pelas divisões V_1 e V_2

do nervo trigêmeo. A enxaqueca também pode causar manifestações autonômicas, inclusive rinorreia, congestão nasal e lacrimejamento, que também estão associados à doença dos seios paranasais. Também há um elemento de comportamento de reforço. Muitos pacientes acreditam que a causa de sua cefaleia seja sinusite, usam antibióticos e sentem melhora da cefaleia. Esses pacientes supõem que a erradicação da infecção resulte na regressão da cefaleia quando, na verdade, a cefaleia era causada por enxaqueca, que teria melhorado com o tempo, independentemente de qualquer intervenção. Um elemento que ajuda a diferenciar essas duas condições é que, nos casos típicos, as cefaleias sinusais não causam manifestações clínicas de enxaqueca, inclusive dor pulsátil/incapacitante, fotofobia, fonofobia e náuseas. Por outro lado, enxaquecas geralmente não causam febre ou secreção nasal purulenta. Outro indício que pode ser usado para diferenciar essas duas condições é a resposta às triptanas, porque fármacos desta classe devem ser eficazes como tratamento da enxaqueca, mas não têm qualquer efeito na cefaleia sinusal (Evidência de nível 1).[2]

Quando há suspeita de que doença dos seios paranasais é a causa da cefaleia, o médico deve considerar tomografia computadorizada (TC), ressonância magnética (RM) ou exame endoscópico. É importante salientar aos pacientes que alterações crônicas da mucosa dos seios paranasais são comuns na população em geral e não devem ser consideradas indícios de que a cefaleia seja secundária à doença sinusal.

Tratamento e prognóstico

Dependendo da causa, a rinossinusite regride espontaneamente. Fármacos comercializados sem prescrição (p. ex., paracetamol, ibuprofeno e descongestionantes) e irrigação com soro fisiológico podem ser úteis. Antibióticos devem ser considerados quando há forte suspeição clínica de infecções bacterianas. Sinais e sintomas sugestivos de infecção bacteriana são dor nos malares/dentes, febre alta persistente, secreção purulenta e ineficácia dos descongestionantes. Além disso, corticoides intranasais podem ser úteis para tratar rinossinusite viral e bacteriana. Uma revisão de Cochrane sistemática sobre uso de corticoides intranasais para tratar rinossinusite demonstrou efeitos benéficos moderados para aliviar obstrução nasal e pouca melhora da rinorreia. A utilização de corticoides intranasais não é isenta de riscos, porque aumenta as chances de que ocorra epistaxe (Evidência de nível 1).[7] Um tratamento ineficaz de rinossinusite infecciosa pode causar abscesso cerebral, empiema subdural, meningite, trombose dos seios cavernosos, abscesso epidural e osteomielite (Evidência de nível 1).[8]

Dor facial causada por anormalidades dos pontos de contato da mucosa intranasal

Epidemiologia e fisiopatologia

Pontos de contato da mucosa intranasal são citados na literatura de neurologia e otorrinolaringologia como causas de dor facial. Pontos de contato podem ocorrer entre esporões septais, turbinas nasais hipertrofiadas e segmentos adjacentes da mucosa. Nesses casos, a hipótese sugerida é de que o ponto de contato intranasal provoque irritação do sistema trigeminal, que se evidencia clinicamente por sensação de pressão/dor retronasal, glabelar ou maxilar ipsilateral. A prevalência dos pontos de contato da mucosa intranasal varia amplamente nos diversos estudos publicados. Em um ensaio envolvendo 973 pacientes com diagnóstico provisório de rinossinusite, 4% tinham pontos de contato intranasal e 42% referiam dor facial associada à rinossinusite. Contudo, não havia relação inequívoca entre a existência de algum ponto de contato intranasal e a dor facial. Em outro estudo com 100 pacientes, 55% tinham pontos de contato intranasal e 29% referiam cefaleias, mas a existência desses pontos estava relacionada inversamente com a dor. Em uma revisão sistemática desses estudos e de outros ensaios, os autores mostraram que a maioria dos pacientes com pontos de contato intranasal não se queixavam de dor facial significativa (Evidência de nível 1).[9]

Diagnóstico

A cefaleia/dor facial induzida por pontos de contato intranasais não está incluída como diagnóstico específico na ICHD-3, mas corresponde mais amplamente à categoria de "Cefaleia e/ou dor facial causada por distúrbios do crânio, pescoço, olhos, orelhas, nariz, seios paranasais, dentes, boca ou outra estrutura facial ou cervical". Os critérios diagnósticos dessa categoria ampla são os seguintes: cefaleia e/ou dor facial que guarda relação temporal com o início do distúrbio ou desenvolvimento da lesão, cefaleia e/ou dor facial localizada na mesma área da lesão, cefaleia e/ou dor facial agravada por pressão aplicada na lesão e, finalmente, um ou dois indícios a seguir: (1) a cefaleia e/ou dor facial piorou significativamente na mesma época em que houve progressão do distúrbio/lesão e/ou (2) a cefaleia e/ou dor facial melhorou significativamente ou regrediu por completo na mesma época em que houve melhora ou regressão do distúrbio/lesão. Além desses critérios, outros requisitos diagnósticos são demonstração de pontos de contato nos exames de TC, RM e/ou endoscopia e melhora/regressão da dor com aplicação de anestésico tópico no ponto de contato (Evidência de nível 1).[10]

Tratamento e prognóstico

Em geral, pontos de contato intranasal são descobertos incidentalmente e não preveem a ocorrência de cefaleia ou dor facial. Além disso, a descompressão cirúrgica dos pontos de contato intranasal de pacientes com cefaleia/dor facial nem sempre resulta na erradicação definitiva da dor. A descompressão cirúrgica deve ser considerada quando a cefaleia e/ou dor facial localiza-se no mesmo lado do ponto de contato. Embora a resposta aos anestésicos intranasais facilite a investigação diagnóstica, alguns pacientes com compressão grave de estruturas podem não sentir alívio significativo. Nos casos em que há resposta parcial à descompressão, é possível que o ponto de contato intranasal esteja atuando como "gatilho" da cefaleia primária coexistente como, por exemplo, enxaqueca (Evidência de nível 1).[11]

A descompressão cirúrgica do ponto de contato intranasal costuma incluir septoplastia e redução das turbinas nasais. Nesses casos, pode haver melhora significativa das passagens nasais e isto pode melhorar a qualidade do sono. Nos pacientes com apneia/hipopneia do sono, reduções cirúrgicas da resistência das vias respiratórios pode resultar em redução da pressão positiva necessária a ser aplicada nas vias respiratórios e isto contribui para aumentar a tolerabilidade/adesão. Distúrbio do sono é um fator desencadeante bem conhecido de diversas cefaleias e distúrbios dolorosos faciais (Evidência de nível 1).[12] Por essa razão, a melhora do sono depois da descompressão cirúrgica dos pontos de contato intranasal pode ser outro fator de melhora da cefaleia e/ou dor facial.

Otalgia causada por doenças dos ouvidos e dor referida

Epidemiologia e fisiopatologia

A inervação sensorial do ouvido é altamente complexa (Figura 57.1). A sensibilidade é mediada pelo nervo auriculotemporal/nervo craniano V (superfície lateral da membrana timpânica, meato acústico externo, couro cabeludo temporal, área pré-auricular, trago, articulação temporomandibular), nervo intermédio/nervo craniano VII (superfície lateral da membrana timpânica, meato acústico externo, concha auditiva), ramo de nervo glossofaríngeo/nervo craniano IX (orelha média, superfície medial da membrana timpânica, células aeradas da mastoide), ramo do nervo vago/nervo craniano X (superfície lateral da membrana timpânica, meato acústico externo, concha auditiva) e nervo occipital menor/C2-C3 (região posterolateral do couro cabeludo, parte superior do pavilhão auricular, couro cabeludo supra-auricular) (Evidência de nível 1).[13] Cerca de 50% de todos os casos de otalgia ou dor no ouvido são atribuídos a alguma patologia mediado ouvido externo ou médio, enquanto os demais casos são causados por dor referida de estruturas distantes (Evidência de nível 1).[14]

Otite média aguda é uma doença primária comum do ouvido e pode causar otalgia. Em termos de incidência global, crianças com menos de 5 anos de idade têm 45 a 60 episódios novos a cada 100 habitantes-ano; crianças de 5 a 14 anos têm 19 a 22 episódios novos a cada 100 habitantes-ano; pacientes de 15 a 24 anos têm 3,1 a 3,5 episódios novos a cada 100 habitantes-ano; e adultos de 25 a 85 anos têm 1,5 a 2,3 episódios novos a cada 100 habitantes-ano (Evidência de nível 1).[15]

Diagnóstico

Dependendo da causa, a dor pode estar associada à sensação de congestão, hipersensibilidade, ardência ou prurido. A otoscopia comum pode ser útil, mas deve ser considerada uma avaliação mais detalhada por RM ou referenciamento ao otorrinolaringologista com base no grau de suspeição clínica. Além de otite média, outras possibilidades diagnósticas a considerar são: otite externa, corpos estranhos e carcinomas espinocelular, basocelular e adenocarcinoma.

DOR CAUSADA POR DISTÚRBIOS TEMPOROMANDIBULARES E PROBLEMAS DENTÁRIOS OU ORAIS

Dor localizada dentro da cavidade oral pode ter diagnóstico diferencial amplo. Quando a dor afeta um dente específico ou um grupo de dentes, as hipóteses a considerar são pulpite, hipersensibilidade da dentina, abscesso dentário e síndrome do dente rachado. Outras causas de dor na cavidade oral são neoplasias malignas da mucosa, infecções, inflamação e obstrução do ducto de uma das glândulas salivares principais.

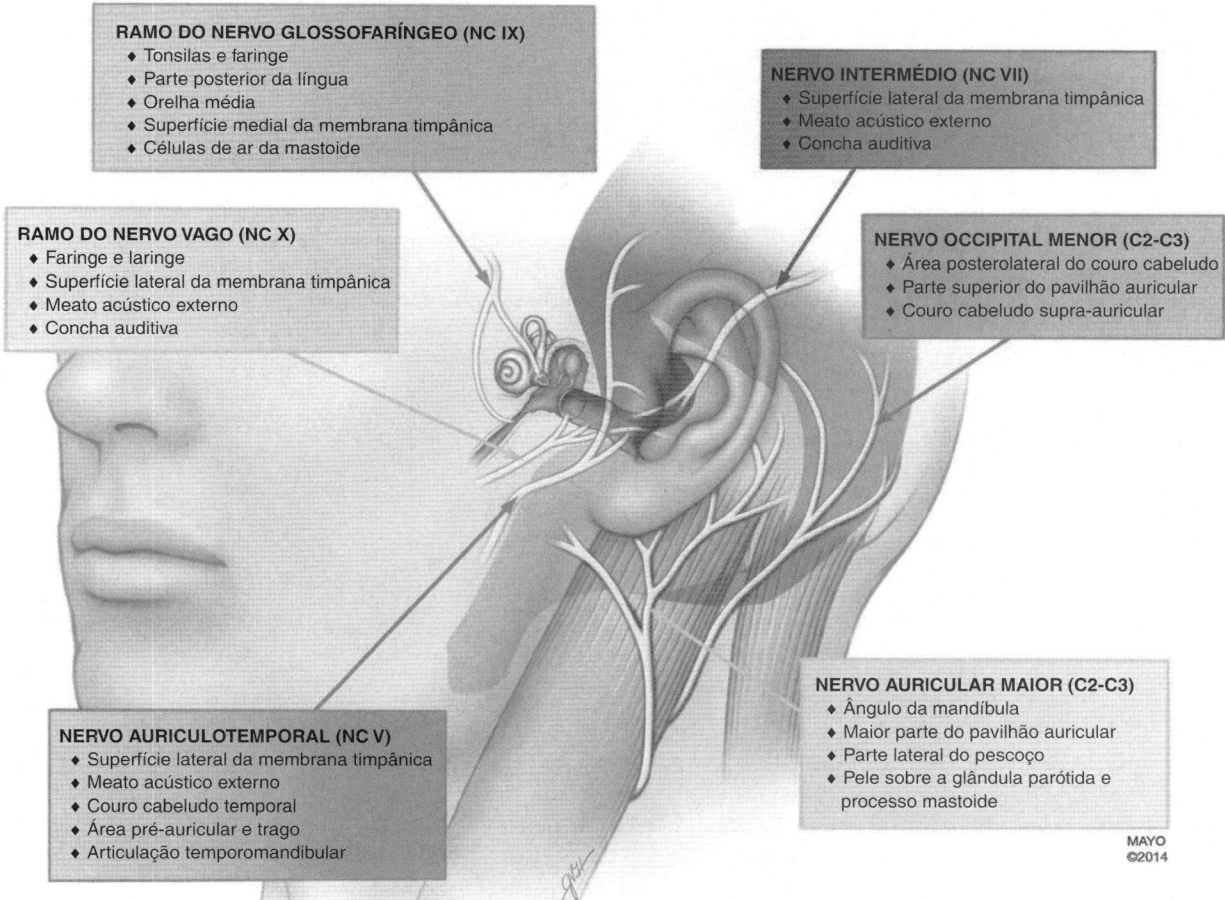

FIGURA 57.1 Inervação sensorial do ouvido. (De DeLange JM, Garza I, Robertson CE. Clinical reasoning: a 50-year-old woman with deep stabbing ear pain. *Neurology*. 2014;83[16]:e152-e157.) (*Esta figura se encontra reproduzida em cores no Encarte.*)

Distúrbios temporomandibulares

Epidemiologia e fisiopatologia

Disfunção temporomandibular (DTM) é o termo usado para englobar todos os distúrbios da articulação temporomandibular e/ou estruturas correlatas. Algumas estimativas sugeriram que cerca de 10% dos adultos com mais de 18 anos tenham dor causada por DTM. Essa condição tende a afetar mais comumente adultos jovens e de meia idade do que crianças e idosos. Além disso, mulheres têm chances duas vezes maior de desenvolver DTM (Evidência de nível 1).[16] Esse grupo de doenças tende a ocorrer frequentemente em pacientes com cefaleias primárias, inclusive enxaqueca e cefaleia tensional. Quando o paciente tem apenas sintomas de DTM, a probabilidade de que também desenvolva cefaleia é de cerca de 56,5% (Evidência de nível 1).[17]

A articulação temporomandibular é uma estrutura articular muito complexa, que recebe inervação sensorial do ramo mandibular do nervo trigêmeo (Figura 57.2). Um disco cartilaginoso facilita os movimentos de rotação e translação entre o côndilo mandibular e o osso temporal. DTM pode ser subdividida em distúrbios musculares, luxações do disco articular, artralgia, osteoartrite e osteoartrose. Hiperatividade muscular evidenciada por contrações mandibulares persistentes e bruxismo pode ter efeitos deletérios nas articulações e dentes. Além da destruição do esmalte, também pode ocorrer migração dos dentes para dentro das gengivas, resultando na formação de espaços e má oclusão.

Manifestações clínicas e diagnóstico

A articulação temporomandibular facilita a fonação, mastigação e expressão facial. Dor articular associada à DTM pode causar limitações de todas essas atividades. O tipo de dor pode ser descrito alternativamente como pulsátil, incômoda e persistente ou aguda com irradiação aos músculos masseter ao longo do ângulo mandibular, têmporas e orelha.

Em consequência da dor e contração da articulação, os pacientes frequentemente têm dificuldade de abrir a boca. A dor se torna bastante acentuada nos casos de luxação do disco articular. Nos casos graves, a DTM pode causar redução da ingestão de alimentos, resultando em desnutrição e emagrecimento patológico. Além da dor, pode haver um estalido/clique audível, que é muito incômodo para o paciente e outras pessoas próximas.

DTM crônica pode causar alterações posturais compensatórias, que podem levar ao desenvolvimento de cervicalgia crônica. Sintomas e padrões de irradiação da DTM podem ser unilaterais ou bilaterais.

Radiografias e TC podem ajudar a confirmar a suspeita de anormalidades da anatomia óssea, inclusive luxação e alterações degenerativas da articulação. RM tende a ser mais esclarecedora porque demonstra patologias do disco cartilaginoso e outras anormalidades de partes moles.

Tratamento e prognóstico

Os sintomas de DTM podem ter evolução alternante ao longo do tempo. Desse modo, períodos de agravamento dos sintomas costumam melhorar espontaneamente sem qualquer intervenção. Muitos pacientes passam a evitar certos alimentos e limitar a utilização da mandíbula e, em alguns casos, isto pode acelerar a resolução dos sintomas. Fisioterapia, *biofeedback* e dispositivos bucais podem ser úteis quando pacientes têm sintomas persistentes. Dispositivos bucais, algumas vezes usados continuamente, exceto durante as refeições, podem ser eficazes no tratamento da DTM porque estabilizam possíveis problemas de oclusão e relaxam músculos hiperativos. Embora existam dispositivos bucais comercializados sem prescrição, nem sempre eles são a melhor opção. Esses tipos de dispositivos bucais tendem a ser mais volumosos e desconfortáveis e isto pode levar o paciente a abandonar seu uso e/ou ocorrer expulsão involuntária durante o sono. Além disto, em razão da configuração não adaptável a cada paciente desses dispositivos vendidos no mercado, sua utilização pode agravar um problema de oclusão e intensificar os sintomas de DTM.

Dentre os fármacos utilizados frequentemente para tratar DTM estão anti-inflamatórios não hormonais, relaxantes musculares, corticoides, antidepressivos tricíclicos, antiepilépticos e benzodiazepínicos (Evidência de nível 1)[18]; injeções de toxina botulínica (BTX) nos músculos temporais, masseteres e/ou outros músculos mastigatórios também podem ser eficazes. Ainda não está claro se o efeito favorável da BTX é atribuível ao relaxamento muscular, hiporregulação da transmissão de estímulos sensoriais ou uma combinação destes fatores (Evidência de nível 1).[19] Em amostras de pacientes clínicos, a DTM costuma estar associada à enxaqueca e pode ser um fator desencadeante.

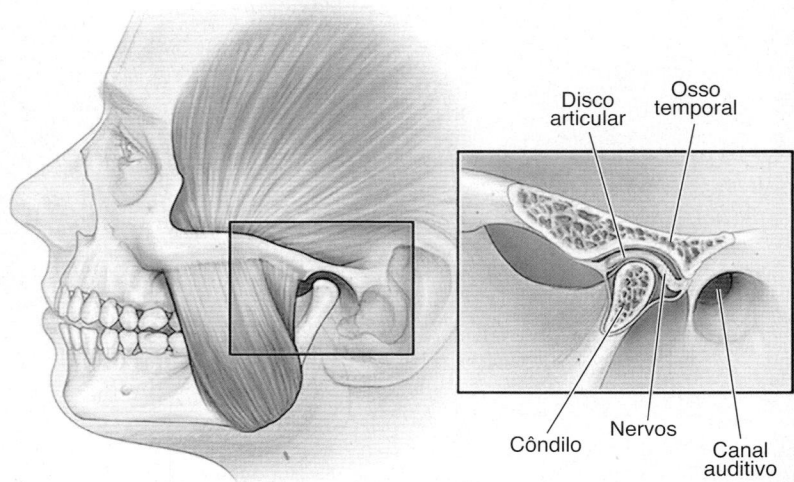

FIGURA 57.2 Articulação temporomandibular. (De DeLange JM, Garza I, Robertson CE. Clinical reasoning: a 50-year-old woman with deep stabbing ear pain. *Neurology*. 2014;83[16]:e152-e157.)

NEURALGIAS CRANIANAS

Neuralgia do trigêmeo

Epidemiologia e fisiopatologia

Neuralgia do trigêmeo (NT) é uma doença incapacitante, que causa paroxismos de dor facial lancinante, geralmente unilateral. Essa doença tem incidência anual de 4 a 13 casos por 100 mil habitantes. A incidência aumenta com a idade e a maioria dos casos idiopáticos afeta indivíduos com mais de 50 anos. A razão entre os sexos masculino e feminino é de cerca de 1:1,7 (Evidência de nível 1).[20,21]

A NT ocorre quando há compressão ou irritação do nervo trigêmeo. Lesões localizadas em áreas mais proximais afetam mais divisões desse nervo. O termo *NT clássica* aplica-se aos casos de NT causada por compressão do nervo por um vaso sanguíneo localizado perto da zona de entrada da raiz neural na ponte. A artéria cerebelar posterior inferior é o vaso sanguíneo implicado mais comumente nos casos de compressão vascular.

Com o transcorrer do tempo, acredita-se que a compressão crônica cause desmielinização focal e geração de estímulos sensoriais anormais, o que explica porque idade e hipertensão arterial são fatores de risco para desenvolver NT. Algumas estimativas sugeriram que cerca de 91% dos casos de NT sejam causados por compressão vascular (Evidência de nível 1).[22]

Além de compressão vascular, outras causas de NT secundária são herpes-zóster agudo/neuralgia pós-herpética, traumatismo, esclerose múltipla, schwannoma vestibular/neuroma do acústico, meningiomas cerebelopontino cerebelopontinos, cistos (inclusive epidermoides), aneurismas saculares e malformações arteriovenosas (Evidência de nível 1).[23]

Manifestações clínicas e diagnóstico

De acordo com os critérios da ICHD-3, a dor associada à NT afeta a distribuição de uma ou mais divisões do nervo trigêmeo e não há irradiação além da área inervada por esse nervo; além disso, a dor deve ter ao menos três das quatro características clínicas seguintes: (1) episódios paroxísticos recorrentes, que se estendem por fração de segundo até dois minutos; (2) dor intensa; (3) dor semelhante a choque elétrico, pulsátil, penetrante ou aguda; e/ou (4) no mínimo três episódios desencadeados por estímulos inofensivos aplicados no lado afetado da face.

No que se refere à distribuição, a NT costuma afetar a segunda e/ou terceira divisões do nervo trigêmeo, enquanto a primeira divisão é acometida em menos de 5% dos casos. Embora cada episódio de dor tenha curtíssima duração, os pacientes podem ter vários episódios ao longo do dia, mas entre as crises geralmente há períodos interictais durante os quais as zonas de gatilho ficam inativas. Em geral, pacientes não sentem dor durante esses períodos refratários, mas alguns pacientes com NT de longa duração podem ter continuamente dor difusa e persistente. Os intervalos com crises podem estender-se por semanas a meses, que algumas vezes são seguidos de remissões por meses ou anos, embora seja comum que a dor volte.

As crises podem ser desencadeadas por estímulos triviais como lavar a boca, barbear-se, fumar, comer, falar e/ou escovar os dentes, mas costumam ocorrer espontaneamente. Por definição, no mínimo três episódios devem ser desencadeados por contato para que sejam atendidos os critérios diagnósticos de NT. Em casos menos comuns, as crises podem ser desencadeadas por estímulos somatossensoriais aplicados fora da área de distribuição do nervo trigêmeo (p. ex., um membro) ou outros estímulos sensoriais (p. ex., luzes brilhantes, ruídos altos ou estímulos gustativos). Em alguns casos, a dor da NT pode causar espasmo facial ipsilateral e isto explica por que essa doença também é referida ocasionalmente como *tic douloureux* (tique doloroso).

Nos casos típicos, NT causa sinais/sintomas autonômicos ipsilaterais, que podem estar associados à cefaleia neuralgiforme unilateral de curta duração com congestão conjuntival e lacrimejamento (SUNCT, ou *short-lasting unilateral neuralgiform headache with conjunctival injection and tearing* em inglês) ou cefaleia neuralgiforme unilateral de curta duração com sintomas autonômicos (SUNA, *short-lasting unilateral neuralgiforme headache with autonomic symptoms* em inglês). Por essa razão, quando um paciente tem congestão conjuntival, lacrimejamento, congestão nasal, rinorreia, ptose palpebral, miose e/ou sudorese na fronte ou face do mesmo lado da dor facial, o médico deve incluir SUNCT e SUNA no diagnóstico diferencial. Na prática clínica, muitos pacientes não apenas negam a existência desses sinais/sintomas durante uma crise, mas também geralmente não se olham no espelho quando têm episódios de dor. Por essa razão, pedir ao paciente para tirar fotografias durante um episódio ou pedir a um familiar/amigo para observar o paciente durante a crise são medidas razoáveis que podem ajudar a confirmar o diagnóstico.

Embora compressão vascular seja a causa estrutural mais comum de NT, até 15% dos pacientes podem ter outras causas estruturais. Indícios que aumentam a possibilidade de alguma lesão subjacente são déficits sensoriais referidos ao trigêmeo, acometimento bilateral dos nervos trigêmeos e pouca idade (Evidência de nível 1).[24] A NT bilateral é bem rara, mas esclerose múltipla é uma etiologia frequentemente implicada. A infecção aguda por herpes-zóster/neuralgia pós-herpética afeta mais comumente a divisão oftálmica do nervo trigêmeo.

RM com contraste e cortes finos ao longo de todo o trajeto do nervo trigêmeo pode ser muito útil para confirmar compressão, determinar a indicação de tratamento cirúrgico e confirmar que não há outra causa secundária que explique a dor da NT. FIESTA (*fast imaging employing steady state acquisition*) e SPGR (*spoiled gradient echo recalled*) tridimensional são sequências de reconstrução multiplanar especialmente esclarecedoras.

Tratamento e prognóstico

O objetivo do tratamento da NT é reduzir a frequência e intensidade das crises. Fármacos orais são as primeiras opções desse tratamento. Com todos os fármacos, recomenda-se começar com dose baixa e aumentar gradativamente até que haja remissão, a menos que o paciente tenha efeitos adversos intoleráveis. Nos casos refratários, é comum que os pacientes usem vários fármacos. A carbamazepina tem evidência de nível A favorável ao seu uso no tratamento da NT. A titulação da dose pode começar com 100 mg/dia e chegar a 600 mg 2 vezes/dia. Antes de iniciar o tratamento com carbamazepina, deve-se considerar um estudo do alelo HLA-B*1502 para pacientes de descendência asiática por serem mais suscetíveis à síndrome de Stevens-Johnson e necrólise epidérmica tóxica. Outros fármacos potenciais são oxcarbazepina (nível B; titulação: 300 mg → 900 mg 2 vezes/dia), baclofeno (nível C; titulação: 5 mg a cada 8 horas → 80 mg/dia), lamotrigina (nível C; titulação: 50 mg → 400 mg/dia). Fenitoína, ácido valproico, gabapentina, pregabalina e topiramato têm estudos pequenos favoráveis à sua eficácia no tratamento da NT (Evidência de nível 1).[24] No setor de emergência ou urgência médica, opções potencialmente úteis são fenitoína intravenosa, ácido valproico e levetiracetam (Evidência de nível 1).[25-27] Para os pacientes com NT que não melhoram satisfatoriamente com tratamento oral, a toxina onabotulínica tipo A (BTX) deve ser uma opção terapêutica segura. Durante a aplicação das injeções de BTX para tratar NT, as injeções devem ser aplicadas simetricamente, independentemente da distribuição da dor, considerando que assimetria facial pode ser um resultado da fraqueza facial unilateral (Evidência de nível 1).[28] A Tabela 57.2 mostra detalhes dos fármacos utilizados comumente para tratar neuralgias cranianas.

Para os casos de NT resistente ao tratamento, opções mais invasivas podem ser consideradas. Essas opções são divididas em procedimentos que preservam o nervo trigêmeo e procedimentos de desenervação/ablação. Entre os procedimentos que preservam o nervo, descompressão microvascular é uma técnica que leva à cura de alguns casos. Esse procedimento consiste em fazer craniotomia (cerca de 5 cm) para expor a área localizada atrás da orelha. Com visão microscópica, vasos sanguíneos (em geral, artéria cerebelar superior, artéria cerebelar posterior inferior) e quaisquer outras estruturas que estejam comprimindo o nervo são descomprimidas e uma trama de Teflon é colocada entre as estruturas. A descompressão microvascular tende a produzir melhora mais rápida da dor e efeitos benéficos mais duradouros que alguns dos procedimentos de ablação neural (Evidência de nível 1).[29] Assim como ocorre com qualquer outro procedimento neurocirúrgico, os riscos incluem meningite, encefalite, hemorragia intracraniana, acidente vascular encefálico (AVE), déficits dos nervos cranianos, neuralgias e vazamento de líquido cefalorraquidiano (LCR).

Entre as opções de desenervação/ablação, neurectomias trigeminais periféricas foram os primeiros procedimentos realizados. Essas operações causavam dormência intensa, tendiam a causar recidivas da dor e tratavam apenas áreas pequenas inervadas pelos ramos superficiais do nervo trigêmeo. Com o tempo, foram desenvolvidas técnicas voltadas às estruturas mais proximais e rizotomias substituíram as neurectomias. Operações dirigidas à zona de saída neural em vez dos ramos superficiais tendem a tratar áreas mais amplas, oferecer resultados mais duradouros e causar menos efeitos adversos. Rizotomias são úteis sobretudo para pacientes que têm contraindicações à descompressão microvascular ou tiveram melhora insatisfatória.

Rizotomias são realizadas por introdução percutânea de uma agulha até a zona de saída neural do nervo trigêmeo sob visão radioscópica (Figura 57.3). Quando a agulha está posicionada na zona de saída do nervo, o médico pode realizar destruição mecânica por balão compressivo, ablação química com glicerol ou ablação por radiofrequência. Rizotomias de compressão por balão e injeção de glicerol são técnicas não seletivas, ou seja, durante o procedimento não há como confirmar que a distribuição neural desejada está sendo tratada e que áreas indesejáveis não estão sendo tratadas. Além disso, com essas técnicas – além da visão radioscópica e do retorno de LCR pela agulha – não há como confirmar que a agulha está bem próxima da zona de saída do nervo para que o procedimento tenha algum efeito. Em uma revisão de vários estudos comparativos das técnicas de rizotomias, os autores demonstraram que compressão por balão tinha mais probabilidade de afetar a mastigação e que as rizotomias com glicerol tinham índices mais altos de recidiva. Efeitos adversos dos procedimentos de desenervação/ablação incluem déficit sensorial, disestesias e anestesia dolorosa (dormência dolorosa). Por outro lado, ablação por radiofrequência é a única técnica seletiva pois, antes da ablação, o médico aplica estímulos para confirmar o alvo certo. Isso é importante sobretudo porque a aplicação por acaso ou a ablação excessiva do ramo oftálmico do nervo trigêmeo pode causar déficit de sensibilidade da córnea, que pode resultar em ceratopatia de exposição e, em casos graves, cegueira irreversível (Evidência de nível 1).[30,31]

Tabela 57.2 Fármacos usados comumente para tratar neuralgias cranianas.*

Fármaco	Dose de manutenção	Efeitos adversos	Outras considerações
Carbamazepina	300 a 1.200 mg/dia	Sedação, sonolência, disfunção cognitiva, hiponatremia, erupção cutânea, anemia aplásica	• Várias interações farmacológicas (induz enzimas CYP450) • Pode haver melhora dentro de 48 h
Oxcarbazepina	600 a 1.800 mg/dia	Menos graves que os causados pela carbamazepina, mas incluem sedação, sonolência, hiponatremia e erupção cutânea	• Alergia cruzada com carbamazepina em 25% dos casos • Mesma eficácia da carbamazepina
Gabapentina	600 a 2.400 mg/dia	Sedação, edema periférico	• Doses extras podem ser usadas no tratamento da fase aguda
Lamotrigina	150 a 400 mg/dia	Síndrome de Stevens-Johnson, sedação, tontura	• A dose deve ser aumentada gradativamente
Baclofeno	30 a 80 mg/dia	Sedação, ataxia, fadiga	• Risco de causar crises epilépticas se o tratamento for interrompido rapidamente
Fenitoína	200 a 400 mg/dia	Sedação, ataxia, disfunção cognitiva, erupção cutânea	• Várias interações farmacológicas (induz enzimas CYP450) • Utilizada como tratamento intravenoso inicial, mas seu efeito terapêutico termina rapidamente
Tizanidina	12 mg/dia	Sedação, tontura, hipotensão ortostática	• Efeitos terapêuticos desaparecem dentro de 1 a 3 meses
Levetiracetam	3 a 4 g/dia	Irritabilidade, depressão	• Usado como fármaco adjuvante
Toxina onabotulínica A	75 unidades	Fraqueza facial, edema transitório	• 5 unidades (0,1 mℓ) injetadas em 15 pontos da epiderme/derme ou nos tecidos subcutâneos da região afetada

*Evidência favorável ao uso com base em estudos clínicos sobre neuralgia do trigêmeo. CYP450, citocromo P450.

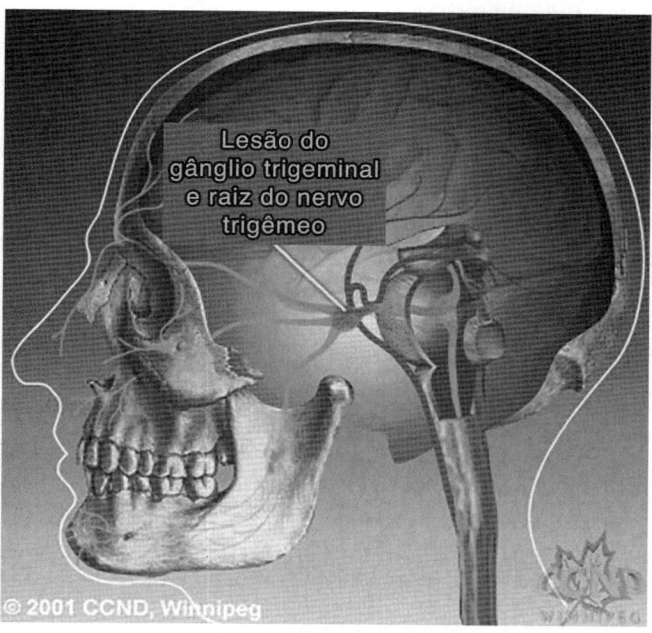

FIGURA 57.3 Rizotomias são realizadas por introdução de agulha percutânea até a zona de saída do nervo trigêmeo sob visão radioscópica. (*Esta figura se encontra reproduzida em cores no Encarte.*)

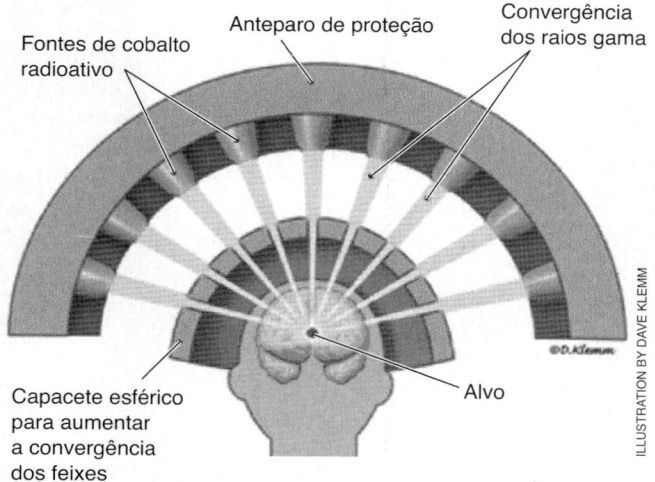

FIGURA 57.4 Ilustração esquemática do tratamento com Bisturi Gama/CyberKnife®.

Entre as técnicas de rizotomias, a ablação por radiofrequência tende a oferecer índices mais altos de melhora inicial da dor e índices mais baixos de recidiva dos sintomas. Com a técnica de compressão por balão, os índices de controle da dor podem alcançar 91% em 6 meses e 66% em 3 anos. Com a técnica de rizotomia com glicerol, os índices de controle da dor chegam a 90% em 6 meses e 54% em 3 anos. Com a técnica de termocoagulação por radiofrequência, os índices de controle inicial da dor podem alcançar 97%, mas diminuem a 58% em 3 anos. Algumas vantagens das rizotomias são duração menor do procedimento, risco anestésico mínimo e – no caso da rizotomia com glicerol e termocoagulação por radiofrequência – *feedback* imediato do paciente (Evidência de nível 1).[32]

A radiocirurgia estereotáxica (Bisturi Gama, CyberKnife®) é outro procedimento de desenervação/ablação que pode ser usado para tratar NT (Figura 57.4). A radiocirurgia estereotáxica consiste em aplicar feixes altamente focalizados de radiação ionizante, que convergem com alta precisão para uma diminuta zona a ser tratada. Essa técnica pode ser eficaz para tratar tumores pequenos, lesões vasculares e distúrbios funcionais (inclusive NT). Ela é útil sobretudo para alcançar alvos inacessíveis à técnica cirúrgica aberta, mas não é ideal para tratar alvos grandes. Com a técnica de radiocirurgia estereotáxica, o paciente pode sentir alívio da dor no período de 2 a 30 dias depois do procedimento; contudo, mais de 30% dos pacientes podem ter recidiva da dor e mais de 14% podem desenvolver hipoestesia (Evidência de nível 1).[33]

Na prática clínica, alguns pacientes com neuralgias isoladas podem ter acometimento dos ramos distais do nervo trigêmeo, inclusive nervos supraorbital, supratroclear e auriculotemporal. Bloqueios neurais podem oferecer alívio transitório da dor depois da injeção em quase todos os casos, mas alguns pacientes têm alívio persistente da dor por semanas, meses ou mesmo anos depois do procedimento (Figura 57.5). O mecanismo responsável por esse efeito benéfico não está esclarecido, mas uma hipótese é que as injeções de volumes maiores da solução causem expansão de planos faiscais fasciais e musculares até então exíguos, que causam compressão dos nervos. Quando essa técnica não oferece alívio satisfatório da neuralgia focal de um ramo do nervo trigêmeo, deve-se considerar descompressão cirúrgica (Evidência de nível 1).[34,35]

Neuralgia do glossofaríngeo

A neuralgia do glossofaríngeo (NG) causa dor localizada na parte posterior da língua, fossa tonsilar, faringe, região abaixo do ângulo da mandíbula e/ou orelha. De acordo com os critérios da ICHD-3, a dor precisa ter no mínimo três das quatro características descritas a seguir: (1) recidiva em crises paroxísticas com duração de alguns segundos até dois minutos; (2) dor muito intensa; (3) dor em pontadas, lancinante ou aguda; e (4) dor desencadeada por mastigar, tossir, falar ou bocejar. A incidência anual dessa doença é de 0,7 casos por 100 mil habitantes-ano. Em geral, os índices globais por faixa etária aumentam ligeiramente com a idade. Cerca de 25% dos pacientes podem ter acometimento bilateral e 25% dos casos precisam de intervenção cirúrgica para conseguir alívio satisfatório dos sintomas (Evidência de nível 1).[36]

A área de distribuição da dor associada à NG inclui ramos sensoriais originados dos ramos auricular e faríngeo do nervo glossofaríngeo e também do nervo vago. Por essa razão, o termo utilizado anteriormente para descrever esse distúrbio era *neuralgia vagoglossofaríngea* e alguns pacientes têm sintomas vagais como tosse, rouquidão, síncope e/ou bradicardia. Em vista desses sintomas, pacientes podem ter emagrecimento involuntário significativo em consequência da redução da ingestão oral. NG pode ser transitória com intervalos de semanas a meses sem sintomas, até que a dor reaparece. Esse tipo de neuralgia tende a melhorar com antiepilépticos. Em alguns casos, injeções de anestésico local na tonsila e parede faríngea pode evitar novos episódios por algum tempo. Como também ocorre nos casos de NT, exames de imagem podem demonstrar compressão neurovascular e pacientes podem ter melhora/resolução dos sintomas depois da descompressão microvascular do nervo glossofaríngeo e, possivelmente, também do nervo vago. Efeitos adversos associados ao procedimento cirúrgico são meningite, encefalite, hemorragia intracraniana,

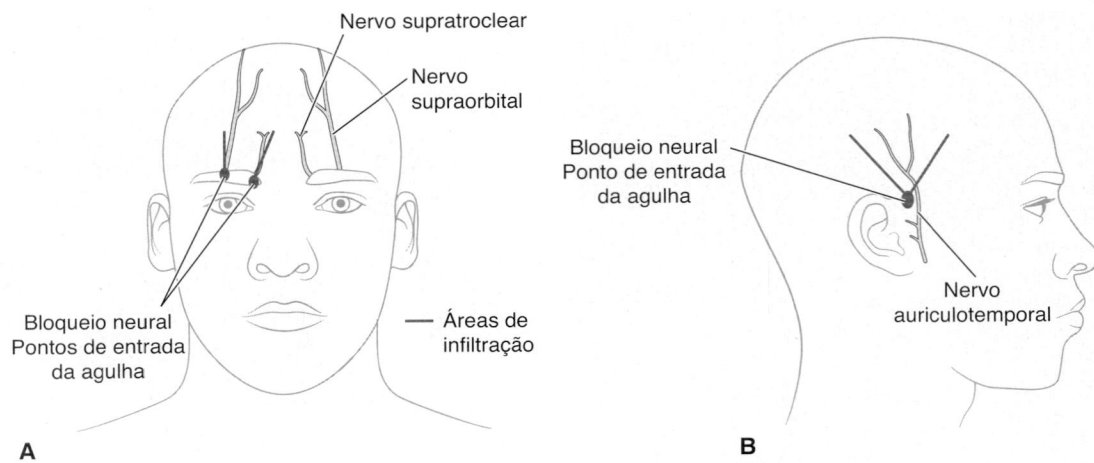

FIGURA 57.5 Áreas de bloqueio neural do nervo trigêmeo.

AVE, vazamentos de LCR, surdez unilateral, desequilíbrio e dificuldade de deglutir. Rizotomia e radiocirurgia estereotáxica também são opções terapêuticas para pacientes com NG resistente às outras medidas.

Neuralgia do nervo intermédio

Neuralgia do nervo intermédio (NNI) causa dor lancinante nos planos profundos do canal auditivo, que pode irradiar para a região parietoccipital. De acordo com os critérios da ICHD-3, a dor precisa ter no mínimo três das quatro características descritas a seguir: (1) recidiva em crises paroxísticas com duração de alguns segundos a minutos; (2) dor muito intensa; (3) dor em pontadas, lancinante ou aguda; e (4) dor provocada pela estimulação de uma área de gatilho localizado na parede posterior do canal auditivo e/ou região periauricular.

Outro nome usado para descrever esse distúrbio é neuralgia do nervo facial, considerando que o nervo intermédio é um ramo do NC VII, que inerva o canal auditivo externo, orelha média, nasofaringe e palato. Alguns pacientes com NNI têm lacrimejamento, salivação e/ou alteração da gustação.

Como parte da investigação diagnóstica da NNI, o paciente deve fazer RM do cérebro para avaliar se há causas secundárias de otalgia. A demonstração do nervo intermédio nas imagens de RM é difícil, pois ele é muito menor que os nervos trigêmeo e glossofaríngeo. Ao considerar as causas de otalgia, uma possibilidade é neuropatia do nervo intermédio causada por herpes-zóster – também conhecida como *síndrome de Ramsay Hunt*. Assim como ocorre em todos os casos de herpes-zóster, erupções vesiculares podem ocorrer na orelha e/ou mucosa oral. Alguns pacientes podem ter paresia facial periférica. NNI tende a melhorar com antiepilépticos. Como ocorre nos casos de NT, técnicas cirúrgicas ou procedimentos de intervenção podem ser usados para tratar casos resistentes de NNI.

Neuralgia occipital

Epidemiologia e fisiopatologia

Neuralgia occipital (NO) causa dor na distribuição dos nervos occipitais maior, menor e/ou terceiro. A dor pode ser unilateral ou bilateral e pode estender-se também ao mesmo lado do pescoço. Existem poucos dados relativos à prevalência da NO, mas essa condição costuma ser mal diagnosticada na prática clínica. Em um estudo realizado para avaliar a prevalência dessa neuralgia em uma clínica de cefaleia baseada em um hospital comunitário, os autores demonstraram que cerca de 25% dos pacientes atendidos com queixa principal de cefaleia tinham NO. Entre os pacientes com NO, apenas 15% tinham queixa principal de NO sem outro tipo de cefaleia, enquanto 85% dos casos de NO eram pacientes com algum outro tipo de cefaleia como queixa principal, mais comumente enxaqueca. Quando não é diagnosticada, o tratamento inadequado da NO pode aumentar a frequência e intensidade de outros tipos de cefaleia coexistente e causar distúrbios do sono (Evidência de nível 1).[37]

Manifestações clínicas e diagnóstico

De acordo com os critérios da ICHD-3, a dor precisa ter no mínimo duas das três características descritas a seguir: (1) recidiva em crises paroxísticas com duração de alguns segundos até dois minutos; (2) dor muito intensa; (3) dor em pontadas, lancinante ou aguda. Os critérios também determinam que a NO deve causar disestesia e/ou alodinia evidenciada por estimulação inócua do couro cabeludo e/ou cabelos e um ou dois dos seguintes indícios: (1) hipersensibilidade na região inervada pelos ramos neurais afetados ou (2) pontos de gatilho na região de saída do nervo occipital maior ou área de distribuição da raiz C2. Melhora terapêutica com bloqueios do nervo occipital faz parte dos critérios diagnósticos da NO.

Ao exame físico, o teste de Tinel occipital – o examinador bate suavemente com seus dedos ao longo da base do crânio – pode provocar dor lancinante/parestesias limitadas à distribuição do nervo correspondente. O sinal de Tinel é positivo em cerca de 75% dos pacientes com NO. Além disso, mobilização passiva do pescoço pode desencadear dor lancinante/parestesias semelhantes.

Tratamento e prognóstico

Os bloqueios do nervo occipital não apenas fazem parte dos critérios diagnósticos da NO, como também podem ter ação terapêutica. Esses bloqueios são realizados com anestésico (geralmente lidocaína, bupivacaína ou uma combinação das duas), com ou sem corticoide. Metilprednisolona e triancinolona são os dois corticoides usados mais comumente. Existem algumas evidências favoráveis à aplicação apenas de corticoides, mas a inexistência de alívio imediato pode diminuir o grau de satisfação do paciente.

Em geral, bloqueios do nervo occipital são procedimentos seguros e bem tolerados realizados no consultório e podem ter efeitos prolongados por mais tempo que a duração da ação do anestésico injetado (Figura 57.6). Entre os fatores que podem afetar a variabilidade de resposta estão tipos de fármacos injetados, técnica de aplicação e volume da solução. Em uma revisão retrospectiva dos prontuários de 41 pacientes com NO, bloqueios neurais com volumes grandes (6 mℓ de cada lado) foram usados para confirmar o diagnóstico. Entre esses pacientes, a duração média da remissão completa da NO foi de 206,95 dias (variação de 4 a 840 dias). A duração desse efeito benéfico está subestimada, pois a dor pode não ter retornado por ocasião de sua consulta de seguimento e pode não ficar claro se e quando a dor lancinante da NO recidivou, dificultando determinar quanto tempo de fato durou o efeito benéfico.

Depois de todos os tipos de bloqueio neural realizados, não foram observados efeitos adversos de longa duração. Um mecanismo de ação possível é que a pressão hidrodinâmica gerada pela injeção da solução cause expansão dos planos teciduais. Essa expansão dos planos pode causar descompressão do nervo, que pode estar relacionada com a duração longa do efeito benéfico e até mesmo com a regressão completa da dor em alguns casos (Evidência de nível 1).[38] Quando bloqueios neurais não trazem alívio adequado, pode-se considerar tratamento profilático com antidepressivos ou antiepilépticos. Para os casos resistentes às outras medidas, a cirurgia de descompressão do nervo occipital pode ser considerada (Evidência de nível 1).[39]

DOR FACIAL IDIOPÁTICA

Síndrome de ardência bucal

A síndrome de ardência bucal (SAB) caracteriza-se por ardência intraoral ou disestesia sem qualquer causa evidente, que ocorre diariamente por mais de 2 horas ao dia ao longo de mais de 3 meses. Quando está limitada à língua, os termos usados para descrever esse distúrbio são estomatodinia e glossodinia.

Na maioria dos casos, a SAB acomete mulheres em torno ou depois da menopausa. Essa condição foi associada à ansiedade e depressão e problemas psicossociais podem desencadear ou agravar a síndrome. A causa responsável pela SAB ainda não está totalmente esclarecida. Um mecanismo possível é que ocorra destruição das diminutas fibras neurais epiteliais e subpapilares da língua. Estudos demonstraram que a SAB pode envolver hiper-regulação dos canais de cátion TRPV1 ativados por calor e capsaicina.

De acordo com os critérios da ICHD-3, a dor deve ser do tipo ardente e sentida superficialmente na mucosa oral. Ao exame físico, a mucosa oral deve ter aspecto normal e os testes sensoriais devem estar normais. É importante excluir causas secundárias intraorais de SAB (p. ex., candidíase, líquen plano e hipossalivação) e também causas secundárias sistêmicas (p. ex., efeitos adversos de fármacos, anemia, deficiência de vitamina B_{12} e/ou ácido fólico, síndrome de Sjögren e diabetes). A SAB costuma ser bilateral e a área que costuma ser afetada é a ponta da língua.

Embora alguns casos tenham sintomas diários constantes, a intensidade da dor tende a variar. Alguns pacientes também podem perceber ressecamento bucal e alteração da gustação. Disgeusia pode ser causada por desenervação das fibras corda do tímpano, que inervam os botões fungiformes da língua.

Antidepressivos tricíclicos, inibidores seletivos de recaptação de serotonina, inibidores de recaptação de serotonina-epinefrina e reposição hormonal têm alguma eficácia demonstrada. Tratamentos tópicos (inclusive clonazepam e capsaicina) também podem ser úteis. Nos casos resistentes aos outros tratamentos, combinações de fármacos, terapia cognitivo-comportamental e estimulação magnética transcraniana são modalidades utilizadas (Evidência de nível 1).[40,41]

Dor facial idiopática persistente

Com base nos critérios da ICHD-3, a dor facial idiopática persistente (DFIP) – antes conhecida como dor facial atípica – caracteriza-se por dor facial e/ou oral, que ocorre diariamente por no mínimo 2 horas por dia e ao menos por 3 meses. Por definição, o tipo de dor associada à DFIP é mal definido, e a dor é incômoda e persistente ou irritante e não segue claramente a distribuição de algum nervo periférico. Parte dos critérios diagnósticos determina que causas dentárias precisam ser excluídas e que o exame neurológico deve ser normal.

Estudos estimaram que a prevalência de DFIP em alguma época da vida é de 0,03% (1 dentre 3.336 indivíduos) (Evidência de nível 1).[42] Essa condição tende a ser mais comum nas mulheres e costuma estar associada a outros tipos de dor crônica, transtornos psiquiátricos e síndrome do intestino irritável. A DFIP pode ser superficial ou profunda e causar dor aguda sobreposta. Estresse pode provocar dor que, com o transcorrer do tempo, pode migrar para áreas situadas fora da distribuição do nervo trigêmeo. Em alguns casos, a DFIP começa depois de traumatismo ou procedimento realizado na face e/ou cavidade oral. Como também ocorre com muitos tipos de dor neuropática, mesmo depois da cicatrização dos tecidos, a dor pode persistir. Quando há apenas dor em um ou mais dentes, ou a dor começa depois de uma extração sem qualquer causa detectável, o termo utilizado é *odontalgia atípica*. Quando há lesão mais significativa e déficits secundários, deve-se considerar o diagnóstico de neuropatia trigeminal pós-traumática (Evidência de nível 1).[23]

Opções de tratamento farmacológico são amitriptilina, gabapentina, topiramato, venlafaxina e fluoxetina (Evidência de nível 1).[43] Para tratar casos resistentes às outras medidas, pode-se considerar ablação por radiofrequência pulsada do gânglio esfenopalatino, estimulação de campos neurais periféricos e injeções de BTX (Evidência de nível 1).[44]

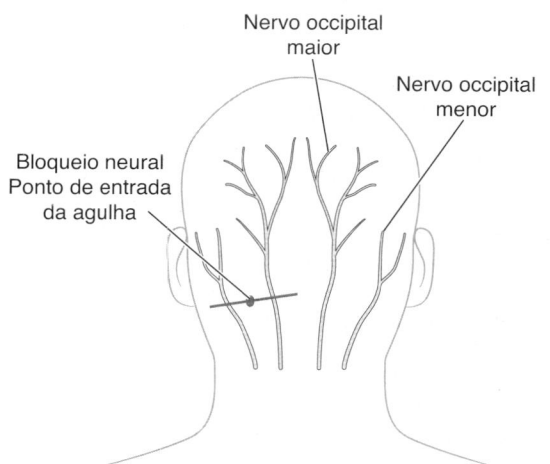

FIGURA 57.6 Áreas de bloqueio do nervo occipital.

Cefaleias primárias que causam dor facial

A grande maioria das cefaleias primárias causa dor facial definida por acometimento de um ou mais ramos do nervo trigêmeo. Em outras palavras, seria extremamente incomum encontrar algum caso de enxaqueca, cefaleia tensional ou cefaleia em salvas sem irradiação da dor para fronte, órbitas ou têmporas. Por outro lado, quando dor facial é definida por dor localizada na metade inferior da face (divisões V_2 e V_3, exceto têmporas), dor facial como manifestação de alguma cefaleia primária torna-se muito menos comum. Nos pacientes com enxaqueca, esses casos são descritos como *enxaqueca facial* ou *cefaleia facial inferior*. A dor facial pode acompanhar a distribuição craniana típica da enxaqueca em 8,9% dos pacientes com enxaqueca, enquanto dor facial inferior isolada (sem distribuição craniana típica de enxaqueca) ocorre em cerca de 0,2% dos pacientes com enxaqueca. Além disso, pacientes com componente de dor facial associada à enxaqueca tendem a apresentar mais manifestações autonômicas durante as crises (47% dos casos) que pacientes com enxaqueca sem dor facial ou manifestações autonômicas (7,9% dos casos) (Evidência de nível 1).[44] Sinais e sintomas associados comumente à enxaqueca, inclusive fotofobia, fonofobia, náuseas, vômitos e aura, devem levar à consideração da possibilidade diagnóstica de alguma variante de enxaqueca com dor facial associada. Nesses casos, isso deve indicar tentativas de tratamento com fármacos supressores e abortivos para enxaqueca, inclusive triptanas. Melhora da dor facial depois de administrar uma triptanas pode reforçar ainda mais essa hipótese diagnóstica. Outras cefaleias primárias – inclusive cefaleia em salvas e hemicrania paroxística – podem causar dor na metade inferior da face.

EVIDÊNCIAS DE NÍVEL 1

1. Mathew PG, Najib U, Khaled S, Krel R. Prevalence of occipital neuralgia at a community hospital-based headache clinic [published online ahead of print December 12, 2019]. *Neurol Clin Pract*. doi:10.1212/CPJ.0000000000000789.
2. Mathew PG. Headache medicine: a crossroads of otolaryngology, ophthalmology, and neurology (otolaryngology installment). *Pract Neurol*. July 2014:35-36.
3. Mathew PG. Headache medicine: a crossroads of otolaryngology, ophthalmology, and neurology (ophthalmology installment). *Pract Neurol*. November/December 2014:45-47.
4. Meltzer EO, Hamilos DL, Hadley JA, et al. Rhinosinusitis: establishing definitions for clinical research and patient care. *Otolaryngol Head Neck Surg*. 2004;131(6 suppl):S1-S62.
5. Orlandi RR, Kingdom TT, Hwang PH, et al. International Consensus Statement on Allergy and Rhinology: rhinosinusitis. *Int Forum Allergy Rhinol*. 2016;6(suppl 1):S22-S209.
6. Eross E, Dodick D, Eross M. The Sinus, Allergy and Migraine Study (SAMS). *Headache*. 2007;47(2):213-224.
7. Chong LY, Head K, Hopkins C, Philpott C, Schilder AG, Burton MJ. Intranasal steroids versus placebo or no intervention for chronic rhinosinusitis. *Cochrane Database Syst Rev*. 2016;(4):CD011996.
8. Dolan RW, Chowdhury K. Diagnosis and treatment of intracranial complications of paranasal sinus infections. *J Oral Maxillofac Surg*. 1995;53(9):1080-1087.
9. Harrison L, Jones NS. Intranasal contact points as a cause of facial pain or headache: a systematic review. *Clin Otolaryngol*. 2013;38(1):8-22.
10. Rozen TD. Intranasal contact point headache: missing the "point" on brain MRI. *Neurology*. 2009;72(12):1107.
11. Behin F, Lipton RB, Bigal M. Migraine and intranasal contact point headache: is there any connection? *Curr Pain Headache Rep*. 2006;10(4):312-315.
12. Cevoli S, Giannini G, Favoni V, Pierangeli G, Cortelli P. Migraine and sleep disorders. *Neurol Sci*. 2012;33(suppl 1):S43-S46.
13. DeLange JM, Garza I, Robertson CE. Clinical reasoning: a 50-year-old woman with deep stabbing ear pain. *Neurology*. 2014;83(16):e152-e157.
14. Yugrakh MS, Chou DE. Cranial neuralgias and facial pain disorders. In: Louis ED, Mayer SA, Rowland LP, eds. *Merritt's Neurology*. 13th ed. Philadelphia, PA: Lippincott Williams & Wilkins; 2016:450-457.
15. Monasta L, Ronfani L, Marchetti F, et al. Burden of disease caused by otitis media: systematic review and global estimates. *PLoS One*. 2012;7(4):e36226.
16. LeResche L. Epidemiology of temporomandibular disorders: implications for the investigation of etiologic factors. *Crit Rev Oral Biol Med*. 1997;8(3):291-305.
17. Gonçalves DA, Bigal ME, Jales LC, Camparis CM, Speciali JG. Headache and symptoms of temporomandibular disorder: an epidemiological study. *Headache*. 2010;50(2):231-241.
18. Ouanounou A, Goldberg M, Haas DA. Pharmacotherapy in temporomandibular disorders: a review. *J Can Dent Assoc*. 2017;83:h7.
19. Mathew PG, Mathew T. Taking care of the challenging tension headache patient. *Curr Pain Headache Rep*. 2011;15(6):444-450.
20. Katusic S, Williams DB, Beard CM, Bergstralh EJ, Kurland LT. Epidemiology and clinical features of idiopathic trigeminal neuralgia and glossopharyngeal neuralgia: similarities and differences, Rochester, Minnesota, 1945-1984. *Neuroepidemiology*. 1991;10(5-6):276-281.
21. Katusic S, Beard CM, Bergstralh E, Kurland LT. Incidence and clinical features of trigeminal neuralgia, Rochester, Minnesota, 1945-1984. *Ann Neurol*. 1990;27(1):89-95.
22. Hamlyn PJ. Neurovascular relationships in the posterior cranial fossa, with special reference to trigeminal neuralgia. 2. Neurovascular compression of the trigeminal nerve in cadaveric controls and patients with trigeminal neuralgia: quantification and influence of method. *Clin Anat*. 1997;10(6):380-388.
23. Headache Classification Committee of the International Headache Society. The International Classification of Headache Disorders, 3rd edition. *Cephalalgia*. 2018;38(1):1-211.
24. Gronseth G, Cruccu G, Alksne J, et al. Practice parameter: the diagnostic evaluation and treatment of trigeminal neuralgia (an evidence-based review): report of the Quality Standards Subcommittee of the American Academy of Neurology and the European Federation of Neurological Societies. *Neurology*. 2008;71(15):1183-1190.
25. Tate R, Rubin LM, Krajewski KC. Treatment of refractory trigeminal neuralgia with intravenous phenytoin. *Am J Health Syst Pharm*. 2011;68(21):2059-2061.
26. Zakrzewska JM, Linskey ME. Trigeminal neuralgia. *BMJ Clin Evid*. 2009;2009:1207.
27. Mitsikostas DD, Pantes GV, Avramidis TG, et al. An observational trial to investigate the efficacy and tolerability of levetiracetam in trigeminal neuralgia. *Headache*. 2010;50(8):1371-1377.

28. Wu CJ, Lian YJ, Zheng YK, et al. Botulinum toxin type A for the treatment of trigeminal neuralgia: results from a randomized, double-blind, placebo-controlled trial. *Cephalalgia.* 2012;32(6):443-450.
29. Pollock BE. Surgical management of medically refractory trigeminal neuralgia. *Curr Neurol Neurosci Rep.* 2012;12(2):125-131.
30. Taha JM, Tew JM Jr. Comparison of surgical treatments for trigeminal neuralgia: reevaluation of radiofrequency rhizotomy. *Neurosurgery.* 1996;38(5):865-871.
31. Scrivani SJ, Mathews ES, Maciewicz R. Trigeminal neuralgia. In: Mehta N, Maloney GE, Bana D, Scrivani SJ, eds. *Head, Face and Neck Pain: Science, Evaluation and Management.* Hoboken, NJ: John Wiley & Sons; 2009:465-510.
32. Cheng JS, Lim DA, Chang EF, Barbaro NM. A review of percutaneous treatments for trigeminal neuralgia. *Neurosurgery.* 2014;10(suppl 1):25-33.
33. Tuleasca C, Carron R, Resseguier N, et al. Patterns of pain-free response in 497 cases of classic trigeminal neuralgia treated with Gamma Knife surgery and followed up for least 1 year. *J Neurosurg.* 2012;117(suppl):181-188.
34. Pareja JA, López-Ruiz P, Mayo D, et al. Supratrochlear neuralgia: a prospective case series of 15 patients. *Headache.* 2017;57(9):1433-1442.
35. Mathew PG, Robbins L. Cranial neuralgia vs entrapment neuropathy decompression . . . better names than migraine trigger site deactivation surgery. *Headache.* 2015;55(5):706-710.
36. Katusic S, Williams DB, Beard CM, Bergstralh E, Kurland LT. Incidence and clinical features of glossopharyngeal neuralgia, Rochester, Minnesota, 1945-1984. *Neuroepidemiology.* 1991;10(5-6):266-275.
37. Mathew PG, Najib U, Khaled S, Krel R. One and done: a case series of large volume occipital nerve blocks for the treatment of occipital neuralgia. Paper presented at: American Academy of Neurology Annual Meeting; May 2019; Philadelphia, PA.
38. Jose A, Nagori SA, Chattopadhyay PK, Roychoudhury A. Greater occipital nerve decompression for occipital neuralgia. *J Craniofac Surg.* 2018;29(5):e518-e521.
39. Imamura Y, Shinozaki T, Okada-Ogawa A, et al. An updated review on pathophysiology and management of burning mouth syndrome with endocrinological, psychological and neuropathic perspectives. *J Oral Rehabil.* 2019;46(6):574-587.
40. Umezaki Y, Badran BW, DeVries WH, Moss J, Gonzales T, George MS. The efficacy of daily prefrontal repetitive transcranial magnetic stimulation (rTMS) for burning mouth syndrome (BMS): A randomized controlled single-blind study. *Brain Stimul.* 2016;9(2):234-242.
41. Mueller D, Obermann M, Yoon MS, et al. Prevalence of trigeminal neuralgia and persistent idiopathic facial pain: a population-based study. *Cephalalgia.* 2011;31(15):1542-1548.
42. Cornelissen P, van Kleef M, Mekhail N, Day M, van Zundert J. Evidence-based interventional pain medicine according to clinical diagnoses. 3. Persistent idiopathic facial pain. *Pain Pract.* 2009;9(6):443-448.
43. Weiss AL, Ehrhardt KP, Tolba R. Atypical facial pain: a comprehensive, evidence-based review. *Curr Pain Headache Rep.* 2017;21(2):8.
44. Yoon MS, Mueller D, Hansen N, et al. Prevalence of facial pain in migraine: a population-based study. *Cephalalgia.* 2010;30(1):92-96.

Síndrome Dolorosa Regional Complexa 58

Steven P. Cohen, Michael L. Weinberger e Thomas H. Brannagan III

PONTOS-CHAVE

1. Síndrome dolorosa regional complexa tipo 1 caracteriza-se por dor desproporcional à gravidade da lesão e, hoje em dia, é conhecida como dor nociplástica.

2. Síndrome dolorosa regional complexa tipo 2 caracteriza-se por dor depois de lesão de nervos.

3. Fisioterapia e programas de recuperação funcional são as bases do tratamento da síndrome dolorosa regional complexa.

INTRODUÇÃO

A síndrome dolorosa complexa regional (SDRC) tem história longa variável na prática médica. Veldman, em 1598, sugeriu que a Ambroise Parépossa tenha sido a primeira a apresentar a síndrome de dor difusa no membro acompanhada de edema e alterações de cor e temperatura locais. Silas Weir Mitchell, médico dos tempos da Guerra Civil norte-americana, debateu a relação entre os mecanismos centrais e periféricos e as "transferências reflexas" na medula espinal, além de apresentar sua descrição de soldados que referiam dor neural intensa e desregulação autônoma depois de feridas provocadas por armas de fogo em batalha. O termo *causalgia* é atribuído a Mitchell, enquanto o termo *distrofia simpática reflexa* (DSR) foi cunhado por Evans 80 anos depois. Outros termos usados para descrever o conjunto de sinais e sintomas hoje conhecidos como SDRC são os seguintes: *síndrome ombro-mão, simpatalgia, algodistrofia e distrofia de Sudeck*. Uma conferência consensual realizada em 1993 em Budapeste tentou aumentar a precisão diagnóstica desses fenômenos e renomeou a condição como "síndrome dolorosa regional complexa" (SDRC). O acróstico SDRC I foi proposto para substituir o termo distrofia simpática reflexa, enquanto SDRC deveria ser usado em substituição à definição de "causalgia". Essas alterações foram efetuadas na tentativa de eliminar a exigência de que seja necessária lesão do sistema nervoso simpático para que ocorram sintomas. Estudos clínicos sugeriram que 25 a 35% dos pacientes com SDRC tenham dor mantida por mecanismos simpáticos.

EPIDEMIOLOGIA

Em dois estudos populacionais, a incidência da SDRC foi estimada entre 5,5 a 26,2 por 100 mil habitantes-ano. No condado de Olmsted, Minnesota, a prevalência foi estimada em 20,57 por 100 mil. Um estudo mais recente baseado em análises dos dados do Korea National Health Insurance Service relatou incidência entre 28 e 32,4 por 100 mil habitantes-ano. Mulheres têm chances três vezes maiores de ser acometidas e o risco é maior depois da menopausa. A SDRC é diagnosticada mais comumente na meia idade (40 a 60 anos), enquanto crianças e idosos constituem subgrupos menores. A SDRC depois de lesões do membro superior é mais comum do que depois de lesões do membro inferior; de acordo com alguns estudos, a síndrome ocorreu em mais de 20% dos pacientes que tiveram fratura do rádio distal. Há evidências de que, nas crianças, a SDRC esteja associada a prognóstico mais favorável.

MANIFESTAÇÕES CLÍNICAS E PATOLOGIA

A SDRC é um distúrbio que se caracteriza por dor desproporcional à gravidade da lesão e acompanha-se de alodinia, anormalidades vasomotoras, distúrbios motores e/ou alterações tróficas da pele. A definição de alodinia é "dor resultante de algum estímulo (p. ex., um toque suave na pele) que, normalmente, não provocaria dor". Nos casos comuns, os sintomas começam depois de algum traumatismo, como lesões traumáticas leves, mas também podem ocorrer depois de infarto do miocárdio ou infecção por varicela-zóster. Em cerca de 10% dos casos, não é possível definir um evento desencadeante específico. Fraturas ou outras doenças que requerem intervenção cirúrgica no membro superior são condições predisponentes mais comuns (cerca de 45% dos casos). O braço é afetado mais comumente do que a perna.

A dor da SDRC é descrita de inúmeras formas, dentre elas como "sensação dolorosa profunda, lancinante, hipersensível e quente". Em geral, sobretudo quando a dor é mantida por mecanismos simpáticos, pacientes são hipersensíveis às sensações de frio e costumam proteger seus membros para evitar contato físico. O membro afetado apresenta inflamação, edema, aumento da temperatura e alterações de cor, que podem ser seguidos de osteoporose e anormalidades dos pelos, pele e crescimento das unhas. A dor não se limita ao território de um único nervo ou raiz neural e costuma se espalhar para além da área lesada. Em mais de 50% dos casos, observa-se que a dor espalha-se para outro membro, algumas vezes com "padrão de imagem espelhada". Alguns pacientes com SDRC I têm posturas distônicas da mão ou pé. Alguns autores detectaram alterações semelhantes aos distúrbios psicogênicos do movimento, como dificuldade de iniciar movimentos, coreia e distonia em repouso. De acordo com a nomenclatura mais recente proposta pela International Association for the Study of Pain (IASP), SDRC I agora é referida como dor nociplástica. Esse subtipo inclui síndromes dolorosas crônicas, que não podem ser relacionadas de algum outro modo à lesão de tecidos ou de nervos somatossensoriais. Alguns dos mecanismos patogênicos implicados nas síndromes de dor nociplástica são plasticidade cortical inadaptativa, sensibilização central, redução das atividades dos sistemas inibitórios descendentes e atividade anormal do sistema nervoso simpático.

A SDRC II é definida pela existência de lesão neural e, consequentemente, é classificada como dor neuropática. Menos de 10% dos pacientes com SDRC têm tipo II, dentre os quais a causa mais comum são lesões provocadas por materiais bélicos, como ferimentos por bala.

Em estudo anatômico de um único caso de necropsia de um paciente com SDRC I, as alterações patológicas incluíam destruição das células do corno posterior e ativação da micróglia e astrócitos. Essas alterações eram mais marcantes na área da lesão, mas se estendiam por todo o comprimento da medula espinal. Um estudo do coto proximal restante depois de amputação demonstrou alterações microvasculares com membranas basais espessadas dos capilares do músculo e destruição das fibras C de alguns pacientes. Na biopsia de pele, SDRC I (definida pela inexistência de alguma lesão neural detectável) pode mostrar menos fibras neurais sensoriais na epiderme que nos controles. Nos pacientes com SDRC, ressonância magnética funcional (RMf) demonstrou reorganização cortical com retração do córtex somatossensorial primário contralateral. Essas alterações podem regredir com alívio da dor.

FISIOPATOLOGIA

Há poucas informações quanto à fisiopatologia da SDRC, que parece ser causada por mecanismos neurais centrais e periféricos. Pesquisadores descreveram associações aos antígenos leucocitários humanos, mas isto não foi confirmado. As teorias quanto à patogenia têm enfatizado sensibilização central, lesão oxidativa e inflamação. Depois de uma lesão, o bloqueio inicial da atividade aferente das fibras C pode causar sensibilização central (ver Capítulo 59) dos neurônios do corno dorsal, resultando em alodinia e expansão dos campos receptivos. Pacientes com SDRC têm níveis elevados de citocinas proinflamatórias (interleucinas [IL]-1β, IL-2, IL6, fator α de necrose tumoral e marcadores da ativação das células gliais no líquido cefalorraquidiano (LCR). Além disso, esses pacientes têm níveis elevados dos marcadores indicativos de lesão oxidativa (como malondialdeído), assim como destruição dos neurônios inibitórios do corno dorsal.

Mais recentemente, pesquisadores sugeriram mecanismos autoimunes. Alguns estudos demonstraram autoanticorpos dirigidos contra autoantígenos do sistema nervoso autônomo em 30 a 40% dos pacientes com SDRC, mas não nos pacientes com neuropatias ou controles. Anticorpos da classe das imunoglobulinas G (IgG) contra receptores autonômicos (receptor $β_2$-adrenérgico e receptor muscarínicos tipo 2) foram demonstrados. Hiper-regulação dos receptores adrenérgicos $α_2$ dos aferentes nociceptivo presentes na periferia pode intensificar a dor e inflamação neural dos pacientes com SDRC. Isso pode explicar a resposta exagerada à dor dos pacientes com SDRC depois da administração de norepinefrina e atenuação da dor depois da infusão de fentanolamina (um α-bloqueador). Como foi mencionado antes, cerca de 25% dos pacientes com SDRC têm seus sintomas mantidos por mecanismos simpáticos.

CRITÉRIOS DIAGNÓSTICOS

Além das alterações da terminologia, os critérios diagnósticos também evoluíram. As primeiras tentativas de definir critérios diagnósticos estavam baseadas nas descrições dos sinais e sintomas de relatos de casos. Em 1976, Kozin et al. estabeleceram critérios diagnósticos, que incluíam as categorias de SDRC definitiva, provável e duvidosa. Gibbons sugeriu uma escala diagnóstica baseada nos sinais e sintomas clínicos e exames laboratoriais, incluindo resposta ao bloqueio neural simpático. Blumberg propôs uma escala de graduação numérica baseada nos sintomas autônomos, motores e sensoriais. Outros autores descreveram os estágios da SDRC, de acordo com os quais os primeiros estágios são descritos como "quentes" (associados ao aumento do fluxo sanguíneo e edema), estágios intermediários são referidos como "frios" (evidenciados por vasoconstrição e redução da temperatura) e os estágios mais avançados como "atróficos" (p. ex., unhas frágeis, osteoporose).

Os critérios da IASP para diagnosticar SDRC, de acordo com Merskey e Bogduk (1994), são os seguintes:

1. Ocorrência de algum evento desencadeante deletério ou alguma causa de imobilização.
2. Dor contínua, alodinia ou hiperalgesia – a dor é desproporcional a qualquer estímulo desencadeante.
3. Evidência de algum tipo de edema, alterações da irrigação sanguínea da pele, ou atividade sudomotora anormal na região dolorosa.
4. Esse diagnóstico é excluído quando existem distúrbios que, de outro modo, poderiam explicar a intensidade da dor e disfunção: tipo I – sem indícios de lesão neural significativa; tipo II – com indícios de lesão neural significativa.

Em 2003, um seminário consensual sugeriu alterações desses critérios em vista da preocupação de que eles não tivessem especificidade, apesar de sua sensibilidade alta. Estudos de validação desses critérios sugeriram que "diagnósticos excessivos" fosse um problema e a inclusão de dados objetivos, além dos dados históricos e subjetivos descritos, poderia aumentar a especificidade à custa de redução apenas discreta da sensibilidade.

Os critérios de Budapeste foram adotados pela IASP na terceira revisão da taxonomia formal e dos critérios diagnósticos dos estados dolorosos. Os critérios diagnósticos clínicos da SDRC incluem diversas condições dolorosas, que se caracterizam por dor regional contínua (espontânea ou provocada), que aparentemente é desproporcional em duração e intensidade à evolução habitual de qualquer traumatismo referido ou outra lesão. A dor é regional (não se limita a um território neural ou dermátomo específico) e costuma apresentar predominância distal das anormalidades sensoriais, motoras, sudomotoras, vasomotoras ou tróficas – todas com progressão variável ao longo do tempo. Clinicamente, não é possível diferenciar entre os tipos I e II de síndrome dolorosa regional complexa.

Critérios diagnósticos clínicos

1. Dor contínua desproporcional a algum estímulo desencadeante.
2. Deve incluir ao menos um sinal ou sintoma dentre as quatro categorias descritas a seguir:
   a. Sensoriais: hiperestesia, alodinia ou ambas.
   b. Vasomotores: assimetria da temperatura, alterações da cor da pele, assimetria da cor da pele, ou todas elas.
   c. Sudomotores/edema: edema, transpiração, assimetria da transpiração, ou todos os três.
   d. Motores/tróficos: redução da amplitude dos movimentos, disfunção motora (fraqueza, tremor, postura distônica), alterações tróficas (cabelos, unhas e pele), ou todas as três.
3. Deve apresentar ao menos um sinal de duas ou mais das categorias seguintes por ocasião da avaliação:
   a. Sensoriais: hiperalgesia (à picada de alfinete), alodinia (ao toque suave, à sensibilidade térmica ou à pressão

somática profunda ou movimentos articulares), ou combinações destas.
   b. Vasomotores: indícios de assimetria da temperatura (> 1°C), alterações ou assimetria da cor da pele, ou combinações destes.
   c. Sudomotores/edema: edema, alterações da transpiração, ou assimetria da transpiração.
   d. Motores/tróficos: redução da amplitude dos movimentos, disfunção motora (fraqueza, tremor, distonia) ou alterações tróficas (cabelos, pele e unhas).
4. Nenhum outro diagnóstico explica melhor os sinais e sintomas.

Critérios diagnósticos experimentais

1. Dor contínua desproporcional a algum estímulo desencadeante.
2. Deve incluir ao menos um sinal ou sintoma dentre as quatro categorias descritas a seguir:
   a. Sensoriais: hiperestesia, alodinia ou ambas.
   b. Vasomotores: assimetria da temperatura, alterações da cor da pele, assimetria da cor da pele, ou todas elas.
   c. Sudomotores/edema: edema, transpiração, assimetria da transpiração, ou todos os três.
   d. Motores/tróficos: redução da amplitude dos movimentos, disfunção motora (fraqueza, tremor, postura distônica), alterações tróficas (cabelos, unhas e pele), ou todas as três.
3. Deve apresentar ao menos um sinal de duas ou mais das categorias seguintes por ocasião da avaliação:
   a. Sensoriais: hiperalgesia (à picada de alfinete), alodinia (ao toque suave, à sensibilidade térmica ou à pressão somática profunda ou movimentos articulares), ou combinações destas.
   b. Vasomotores: indícios de assimetria da temperatura (> 1°C), alterações ou assimetria da cor da pele, ou combinações destes.
   c. Sudomotores/edema: edema, alterações da transpiração, ou assimetria da transpiração.
   d. Motores/tróficos: redução da amplitude dos movimentos, disfunção motora (fraqueza, tremor, distonia) ou alterações tróficas (cabelos, pele e unhas).
4. Nenhum outro diagnóstico explica melhor os sinais e sintomas.

Esses critérios não têm relação com a etiologia e nenhuma correlação fisiopatológica. Testes usados para avaliar esses critérios demonstraram índices mais baixos de diagnósticos excessivos, com pouca redução da sensibilidade em comparação com os critérios adotados anteriormente pela IASP.

Dados publicados demonstram que os critérios clínicos oferecem sensibilidade de 85% e especificidade de 69%, enquanto os critérios experimentais alcançam sensibilidade e especificidade de 70 e 96%, respectivamente, quando comparados com outros distúrbios dolorosos neuropáticos (exceto SDRC) com base em um *checklist* de bancos de dados sobre SDRC, que consistia em sinais e sintomas reconhecidamente associados à SDRC, mas que não estavam incluídos nos critérios diagnósticos da IASP. Os critérios mais estritos para fins experimentais – o mesmo que comparar critérios de seleção de um ensaio randomizado com critérios usados na prática clínica – priorizam especificidade em detrimento de sensibilidade.

Outros exames diagnósticos usados para identificar pacientes com SDRC são termografia, cintilografia óssea de três fases e outros procedimentos radiológicos, além de testes sensoriais quantitativos. Todos eles foram validados em comparação com um padrão de referência diagnóstico usado clinicamente. Schurmann et al. estudaram pacientes com fratura aguda do rádio, que preenchiam critérios da IASP (1994) e critérios experimentais de Bruxelas (1999). Com relação ao padrão de referência do diagnóstico clínico, os autores observaram que cintilografia óssea teve especificidade alta, mas sensibilidade baixa – ou seja, não é um teste de triagem apropriado. Os resultados dos testes de termografia tiveram sensibilidade e especificidade baixas. Assim como cintilografia óssea, ressonância magnética e radiografias simples alcançaram especificidade alta, mas sensibilidade insatisfatória – ou seja, valores preditivos positivos e negativos das radiografias simples foram de 58 e 86%, respectivamente. Os resultados desse estudo sugeriram que esses testes e exames não sejam úteis à triagem, mas possam estar indicados como parâmetros para seleção de pacientes para ensaios clínicos (Tabela 58.1).

No passado, pesquisadores descreveram três estágios da SDRC. Análises recentes não confirmaram essa classificação, mas em seu lugar sugeriram três subtipos possíveis: (1) síndrome autolimitada com predomínio de sinais vasomotores; (2) síndrome limitada com predomínio de dor neuropática e anormalidades sensoriais; e (3) SDRC completa anormalidades motoras/tróficas graves e alterações associadas ao desuso.

TRATAMENTO

Como as etiologias da SDRC são multifatoriais e incertas e os tratamentos estão baseados em sua maior parte em relatos anedóticos em vez de recomendações científicas baseadas em ensaios controlados por placebo, ainda há controvérsias quanto ao tratamento da síndrome (Tabela 58.2). Em geral, síndromes (p. ex., condições que se evidenciam por dor nociplástica, como SDRC I, fibromialgia e síndrome do colo irritável) tendem a ter prognósticos mais desfavoráveis do que condições patológicas mais bem definidas. Isso pode ser atribuído à inexistência de mecanismos fisiopatológicos consistentes e facilmente detectáveis, o que explica porque tratamentos da dor baseados em mecanismos patogênicos costumam ser mais eficazes do que tratamentos baseados em etiologia ou no tipo de doença.

Fisioterapia

Fisioterapia e programas de recuperação funcional constituem base fundamental do tratamento da SDRC, enquanto intervenções cirúrgicas e fármacos são frequentemente utilizados como meios para facilitar a recuperação funcional. Apesar disso, as recomendações atuais foram elaboradas por consenso. Uma revisão de Cochrane recente avaliou modalidades de fisioterapia para dor crônica associada à SDRC e demonstrou evidências muito fracas de melhora clínica significativa com imaginação motora dirigida e terapia com espelhos, com evidências inconclusivas ou inexistentes em favor de eletroterapia, fisioterapia multimodal e drenagem linfática.

Na prática clínica, modalidades de fisioterapia devem usar mobilização e utilização progressiva do membro afetado, sustentação de cargas progressivamente maiores e dessensibilização

Tabela 58.1 Precisão dos testes/exames diagnósticos para síndrome dolorosa regional complexa (SDRC).

Teste/exame diagnóstico	Precisão	Comentários
Cintilografia óssea	Sensibilidade baixa, especificidade alta	Cintilografia óssea de 3 fases pode ser útil em estudos científicos
Ecodoppler	Sensibilidade baixa	Pode excluir o diagnóstico de trombose venosa profunda
Testes sensoriais quantitativos	Limiares de dor à compressão têm sensibilidade e especificidade moderadas, em comparação com controles assintomáticos	Limiares mais baixos aumentam sensibilidade à custa de especificidade
Testes eletrodiagnósticos	Sensibilidade baixa para SDRC I, sensibilidade maior para SDRC II	Podem ser úteis para diagnosticar SDRC II; são usados frequentemente para excluir coexistência de lesão neural
Teste quantitativo do reflexo axonal sudomotor	Sensibilidade intermediária, especificidade alta quando há alterações sudomotoras	A sensibilidade aumenta nos pacientes com dor mantida por mecanismos simpáticos
Produção de suor em repouso	Sensibilidade intermediária, especificidade alta quando há alterações sudomotoras	A sensibilidade aumenta nos pacientes com dor mantida por mecanismos simpáticos
Radiografias simples	Sensibilidade baixa	Osteoporose detectável em menos de 50% dos casos
Ressonância magnética	Sensibilidade baixa; especificidade intermediária a alta	Pode ser usada para detectar ou excluir coexistência de lesões de partes moles
Termografia	Sensibilidade baixa e especificidade intermediária	Sensibilidade e especificidade aumentam quando há alterações vasomotoras; alteração de > 1°C é considerada significativa
Bloqueios simpáticos	Altamente sensível para dor mantida por mecanismos simpáticos; especificidade baixa a intermediária	Volumes menores aumentam especificidade, principalmente bloqueios do gânglio estrelado, no qual pode haver dispersão ao plexo braquial. A validade depende do sucesso técnico do bloqueio (i. e.: aumento de 2°C na temperatura)
Teste de infusão IV de fentolamina	Sensibilidade mais baixa e especificidade mais alta em comparação com bloqueios simpáticos em pacientes com dor mantida por mecanismos simpáticos	A validade depende da elevação de temperatura; o teste frequentemente causa taquicardia e hipotensão reflexas

aos diversos estímulos sensoriais em pacientes com alodinia e hiperalgesia. Bloqueios neurais, psicoterapia, terapia cognitivo-comportamental e tratamento farmacológico podem ser acrescentados para facilitar a participação nos programas de terapia ocupacional e fisioterapia. Edema deve ser tratado com mobilização ativa e/ou peças de vestuário especiais. Em termos gerais, o objetivo da fisioterapia é recuperar progressivamente a função por meio de técnicas de dessensibilização, ampliação da flexibilidade, controle do edema, exercícios de mobilização ativa, *stress loading* (i. e.: esfregar e carregar), intervenções para melhorar posturas e equilíbrio normais e reabilitação vocacional e funcional individualizada.

Fármacos não opioides

Existem poucos estudos randomizados controlados por placebo sobre tratamento farmacológico da SDRC e, hoje em dia, o tratamento está baseado em grande parte no controle da dor neuropática. Como foi salientado antes, hoje se considera que SDRC I seja um tipo de dor descrita como *nociplástica*. Embora esse tipo de dor tenha vários mecanismos em comum com a dor neuropática (p. ex., sensibilização central e periférica, atividade inibitória reduzida, hiperatividade simpática), ele não depende de lesão neural direta. Por essa razão, há sobreposição significativa entre as condições que causam dores nociplástica e neuropática.

Vários estudos controlados por placebo de qualidade média a alta demonstraram que *bifosfonatos*, como clodronato e alendronato, são eficazes para tratar SDRC; por outro lado, as evidências a favor da calcitonina são mistas. Uma revisão sistemática sobre tratamento com bifosfonatos encontrou quatro estudos de qualidade média a alta envolvendo 181 sujeitos e demonstrou evidência moderada de eficácia no controle da dor e qualidade de vida por até 3 meses. Corticoides orais e intravenosos (p. ex., metilprednisolona, 32 mg por 2 semanas, seguidos de redução progressiva da dose em 2 semanas, ou prednisona oral, 30 mg por 12 semanas) mostraram-se mais eficazes do que placebo, e seu uso, no geral, se limitou a pacientes com dor aguda ou subaguda.

Antiepilépticos como gabapentina, pregabalina e carbamazepina (para neuralgia do trigêmeo) são as primeiras opções de tratamento da dor neuropática e há evidência anedótica significativa a favor de seus efeitos benéficos para o tratamento da SDRC. Um ensaio randomizado cruzado duplo-cego comparou carbamazepina com morfina em 43 pacientes com SDRC I submetidos à desativação transitória de sistema de estimulação medular experimental e mostrou que a carbamazepina foi mais eficaz do que a morfina.

Outro ensaio randomizado cruzado comparou a gabapentina (1.800 mg/dia) com placebo em 58 pacientes com SDRC resistente ao tratamento e mostrou resultados mistos. Embora a gabapentina tenha sido superior ao placebo ao final do período de tratamento por 3 semanas, não houve diferença significativa entre os grupos tratados quando os dois períodos foram combinados. Um ensaio randomizado mais recente com 34 crianças com SDRC ou dor neuropática demonstrou eficácia comparável com gabapentina e amitriptilina na redução da dor e melhoria do sono. Nenhum ensaio controlado por placebo foi realizado para avaliar antidepressivos,

Tabela 58.2 Evidências a favor dos tratamentos recomendados para síndrome dolorosa regional complexa.

Tratamento	Evidência	Comentários
Fisioterapia e terapia ocupacional	Evidência favorável, como imaginação motora graduada e terapia por espelho	Primeira opção de tratamento, com ou sem outros recursos terapêuticos
Bifosfonatos	Evidência favorável	Preparações orais e intravenosas são eficazes. Doses altas necessárias na prática clínica podem exigir monitoramento
Acupuntura	Evidência favorável	Útil em programas de reabilitação
Neuromodulação	Evidência favorável para estimulação medular, estimulação de gânglios da raiz dorsal, estimulação neural elétrica transcutânea e estimulação magnética transcraniana repetitiva	Estimulação neural elétrica transcutânea pode ser usada como primeira opção de tratamento em combinação com fisioterapia. Efeitos benéficos diminuem com o tempo
Corticoides	Evidência favorável	Indicados nos estágios agudo e subagudo; podem ser mais eficazes em pacientes com SDRC II
Bloqueio regional intravenoso	Evidência favorável para lidocaína e cetanserina; evidências mistas para guanetidina e reserpina	Evidência anedótica para labetalol, fenoxibenzamina e clonidina
Baclofeno intratecal	Evidência favorável	Com base em um ensaio randomizado pequeno, mas um estudo subsequente não demonstrou evidência de dose-reatividade
Fármacos intravenosos	Evidência favorável para cetamina; evidência negativa quanto ao efeito prolongado de lidocaína e IgIV	Evidência de efeito de dose-resposta com cetamina
Antiepilépticos	Evidência favorável à carbamazepina; evidência variável para gabapentina	Oxcarbazepina pode ser uma alternativa à carbamazepina porque tem mecanismo de ação semelhante e evidência anedótica
Antidepressivos	Evidência favorável fraca com base em estudo comparativo de eficácia e diretrizes	Antidepressivos tricíclicos e inibidores de recaptação de serotonina-norepinefrina são preferíveis aos inibidores seletivos de recaptação de serotonina e também podem ser eficazes quando há coexistência de depressão e ansiedade
Tadalafila	Evidência favorável	Pode ser mais eficaz no estágio "frio" da SDRC
N-acetilcisteína	Evidência favorável	Pode ser mais eficaz no estágio "frio" da SDRC
Fármacos tópicos	Evidência anedótica para lidocaína; evidência favorável ao dimetilsulfóxido	Dimetilsulfóxido pode ser mais eficaz no estágio "quente" da SDRC
Imunoglobulina intravenosa (IgA)	Evidências mistas	O estudo mais amplo foi negativo
Calcitonina	Evidências mistas	Pode ser mais eficaz nos estágios mais avançados
Terapia psicológica	Evidência anedótica	Pode ser mais eficaz em pacientes com comorbidades psiquiátricas
Bloqueios simpático	Evidência negativa quanto a efeitos benéficos intermediários ou prolongados	Podem ser úteis para facilitar fisioterapia ou detectar dor mantida por mecanismos simpáticos

IgIV, imunoglobulina intravenosa; SDRC, síndrome dolorosa regional complexa.

embora antidepressivos tricíclicos e inibidores de recaptação de serotonina-norepinefrina (p. ex., duloxetina e venlafaxina) sejam considerados como primeira opção terapêutica em combinação com gabapentinoides para tratar dor neuropática.

Opioides

Existem evidências anedóticas de que opioides tenham efeitos benéficos em pacientes com SDRC I, mas seu uso não é referendado por ensaios clínicos. No único estudo randomizado realizado para avaliar opioides, os autores mostraram que a carbamazepina foi mais eficaz para reduzir dor que morfina oral (90 mg/dia) ao longo de um período de 8 dias de desativação de um sistema de estimulação medular anteriormente eficaz. Considerando os riscos do tratamento com opioides, a inexistência de efeitos benéficos prolongados em comparação com outros fármacos e a refratariedade relativa das dores neuropática e nociplástica ao tratamento com opioides, o IASP Neuropathic Pain Special Interest Group não tem recomendação firme ao uso de opioides para tratar dor neuropática. Caso sejam considerados, eles devem ser administrados apenas com estratificação cuidadosa dos riscos, parâmetros de sucesso claramente definidos, estratégia de monitoramento dos níveis do fármaco e estratégia de interrupção predefinida do tratamento.

Cremes tópicos

Fármacos tópicos como dimetilsulfóxido e lidocaína tópica foram utilizados com sucesso para tratar a SDRC, mas apenas o primeiro tem efeito benéfico comprovado por ensaio randomizado. Em um estudo comparativo de eficácia com metodologia duplo-cega, os autores demonstraram que dimetilsulfóxido foi mais eficaz para tratar SDRC "quente", enquanto N-acetilcisteína foi mais eficaz para SDRC "fria".

No que se refere aos cremes compostos contendo várias substâncias analgésicas (p. ex., cetamina, gabapentina, relaxantes musculares, lidocaína, anti-inflamatórios não hormonais), um estudo recente controlado por placebo distribuiu randomicamente pacientes de acordo com seu tipo de dor (p. ex., neuropática, não neuropática ou mista) e não demonstrou efeito benéfico significativo nos diversos tipos, incluindo a SDRC.

Infusão intravenosa contínua

Tratamentos por infusão são utilizados em pacientes com SDRC, mas seu uso é limitado por exigências das seguradoras, questões de reembolso e duração dos efeitos benéficos. Em um ensaio controlado randomizado comparando quatro infusões semanais lidocaína IV (3 mg/kg) com infusão de soro fisiológico em 42 pacientes com SDRC II ou neuralgia pós-herpética, Kim et al. demonstraram efeitos favoráveis à lidocaína logo depois da terceira e quarta infusões, mas o alívio da dor não persistiu ao longo das reavaliações realizadas depois de 1 ou 4 semanas. Dois ensaios controlados randomizados avaliaram infusões de cetamina para tratar SDRC. No estudo conduzido por Scwartzman et al. para avaliar um esquema ambulatorial com doses tituladas de até 100 mg por 4 semana horas, os autores detectaram efeitos benéficos pequenos em favor da cetamina ao longo do intervalo de seguimento de 12 semanas, embora sem significância estatística. A falta de significância foi atribuída à dose baixa usada e ao número reduzido de participantes inscritos ($n = 19$), considerando que o estudo foi interrompido precocemente. Outro estudo publicado por Sigtermans et al. avaliou um esquema de infusão intra-hospitalar de 100 horas e demonstrou efeito benéfico significativo em favor da cetamina, que persistiu por 8 semanas. Contudo, em uma metanálise sobre infusão de cetamina IV, Orhurhu e colaboradores não detectaram qualquer diferença no índice de resposta entre pacientes com e sem SDRC, ou quando a condição dolorosa foi subclassificada por tipo (i. e.: dor neuropática *versus* não neuropática *versus* nociplástica). Diretrizes multidisciplinares publicadas recentemente sobre infusão IV de cetamina encontraram evidência moderada a favor das infusões deste fármaco para aliviar dor por até 12 semanas (recomendação grau B, nível de certeza baixo a moderado) e também evidências favoráveis ao uso de doses mais altas.

Tratamentos intravenosos e bloqueio regional intravenoso

Em 2016, foi publicada uma revisão sistemática sobre tratamentos intravenosos para SDRC I e II. Com base em sua revisão da literatura, os autores encontraram evidência clara a favor dos bifosfonatos; evidência mista com magnésio; evidência mista com anti-inflamatórios não hormonais; evidência negativa com manitol e inibidores do fator α de necrose tumoral; evidência fraca (i. e.: ensaios randomizados positivos não concluídos) com bloqueio regional intravenoso (BRIV) de lidocaína e cetanserina; evidência mista com BRIV de simpaticolíticos como guanetidina e reserpina; e evidência anedótica (i. e.: estudos não controlados) com BRIV de clonidina, fenoxibenzamina e labetalol. Em outro estudo randomizado duplo-cego controlado por placebo, a imunoglobulina intravenosa (dose de 0,5 g/kg) não foi eficaz.

Bloqueios simpáticos e simpatectomia

Uma revisão de Cochrane recente avaliou a eficácia dos bloqueios simpáticos. Entre 12 ensaios ($n = 461$) avaliados, três eram controlados por placebo e dois não demonstraram efeito benéfico; o único que relatou efeitos benéficos não mostrou melhora imediata com bloqueio simpático torácico, mas demonstrou melhora significativa em comparação com placebo depois de 1 ano. Entre os dois estudos que compararam bloqueio simpático acrescentado à reabilitação ativa, o único estudo que avaliou escores de dor não demonstrou efeito benéfico. Nos oito estudos que compararam bloqueios simpáticos com outros tratamentos ativos, a maioria não detectou diferenças nos escores de dor. Em termos gerais, os autores concluíram que a escassez de estudos de alta qualidade impediu a obtenção de conclusões claras acerca da eficácia ou ineficácia dos bloqueios simpáticos para tratar a SDRC, mas que os poucos dados disponíveis não referendam o uso rotineiro de bloqueios simpáticos com anestésicos locais. Para os pacientes que não têm alívio satisfatório (ainda que transitório) com bloqueios simpáticos, considera-se simpatectomia química (p. ex., clonidina) ou cirúrgica, embora uma revisão sistemática recente tenha demonstrado que essa prática é baseada em poucas evidências de alta qualidade. Embora bloqueios simpáticos sejam utilizados ocasionalmente para conseguir uma "janela" de duração curta ou intermediária para otimizar a fisioterapia (incluindo dessensibilização), o efeito benéfico conseguido com vários bloqueios deve ser cuidadosamente comparado com seus riscos e custos significativos.

Neuromodulação

Ensaios randomizados demonstraram que estimulação neural elétrica transcutânea e estimulação magnética transcraniana repetitiva têm efeitos benéficos. No caso da estimulação medular, há evidências fornecidas por estudos randomizados e numerosos ensaios não controlados em favor de efeitos benéficos com duração intermediária, embora esses efeitos diminuam com o tempo e não haja evidência conclusiva de melhoras funcional e psíquica. Recentemente, dois ensaios randomizados demonstraram que a estimulação de gânglios das raízes dorsais foi mais eficaz do que a estimulação convencional da coluna dorsal.

Prevenção de dor

Vários fatores de risco são responsáveis pela persistência da dor depois de uma lesão, como sexo feminino, tratamento com opioides, idade jovem, extensão e tipo do trauma, intensidade da dor aguda, fatores psiquiátricos (p. ex., catastrofização, ganho secundário, ansiedade e depressão), transtornos de sono e fatores genéticos em geral. Como o traumatismo é imprevisível e alguns desses fatores de risco não podem ser alterados (p. ex., sexo e idade) ou exigem recursos intensivos (p. ex., fatores psicológicos, distúrbios do sono), é provável que a SDRC não seja evitada. Entretanto, em vista da incidência alta depois de traumatismo previsível (p. ex., cirúrgico), esforços são enviados para reduzir as chances de desenvolver essa síndrome. Em vista de suas propriedades antioxidantes, neuroprotetoras e neuromoduladoras, a administração de vitamina C para atenuar dor pós-operatória e evitar a SDRC foi extensivamente estudada. Em uma revisão sistemática, Chen et al. encontraram evidências moderadas a favor da administração pré-operatória de vitamina C para atenuar dor pós-operatória e reduzir o uso de opioides, bem como evidência alta a favor do uso de vitamina C (1 g/dia durante 50 dias) para diminuir a incidência de SDRC depois de procedimentos cirúrgicos dos membros.

ESTUDOS FUTUROS

A impossibilidade de encontrar mecanismos bem definidos para SDRC não significa que eles não existam (Tabela 58.3). Síndromes gerais – que não têm mecanismos confiavelmente reconhecíveis,

Tabela 58.3 Mecanismos possíveis da síndrome dolorosa regional complexa.
Sensibilização periférica
Sensibilização central
Atividade inibitória reduzida
Lesão neural
Estresse oxidativo
Disfunção do sistema nervoso simpático e distúrbio de acoplamento simpático aferente
Reorganização cortical e medular
Mediadores inflamatórios
Disfunção imune (p. ex., células gliais)
Inervação cutânea alterada
Suscetibilidade psíquica
Genética
Desuso

mas que constituem um conjunto de sinais e sintomas sem outra explicação – tendem a estar associadas a prognósticos mais desfavoráveis do que outras doenças que têm mecanismos facilmente detectáveis e diretamente controláveis (p. ex., tratamento imunossupressor para doenças autoimunes, tratamento anti-inflamatório para distúrbios inflamatórios). Embora a sobreposição considerável de mecanismos tenha dificultado a escolha de tratamentos mais apropriados, são necessários estudos adicionais para mais bem classificar a SDRC, pois evidências parecem apoiar tratamentos diferentes para cada subtipo (p. ex., quente versus frio).

Até hoje, há poucos incentivos para que a indústria farmacêutica realize ensaios randomizados de grande porte para avaliar tratamentos farmacológicos para a SDRC, e estudos de eficácia conduzidos até agora adotaram critérios de inclusão rígidos, que limitam generalizações. Registros de escala ampla, conforme foram recomendados pela NIH Pain Research Strategy, podem permitir que médicos e pesquisadores reconheçam fenótipos dos pacientes que podem melhorar com diversos tratamentos e possam mais bem avaliar eficácia em populações numerosas, que podem então orientar ensaios clínicos subsequentes.

Neuromodulação é uma especialidade em evolução rápida e crescimento espantoso e hoje inclui estimulação de alta frequência, estimulação explosiva (burst stimulation, em inglês) e estimulação de alvos diferentes (estruturas encefálicas profundas e córtex motor, nervos periféricos e plexos, raízes neurais e gânglios de raízes dorsais). É necessário realizar estudos comparativos de eficácia para determinar a eficácia relativa dessas modalidades e se cada subtipo de SDRC pode responder diferentemente.

Por fim, abordagens profiláticas para pacientes em risco alto de SDRC devem ser mais bem estudadas para incluir intervenções psicológicas para indivíduos com psicopatologia associada, operações minimamente invasivas e tratamentos multimodais.

CONCLUSÕES

SDRC é uma condição desafiadora e sua classificação como síndrome impõem obstáculos especiais ao tratamento, porque as intervenções terapêuticas são predominantemente empíricas, em vez de baseadas em mecanismos da dor. Recentemente, a SDRC I foi reclassificada como "dor nociplástica" em razão das evidências inquestionáveis em favor de um distúrbio primário do processamento da dor nas estruturas centrais e periféricas. Por outro lado, a SDRC II ainda é um tipo de dor neuropática, ainda que clinicamente essas duas condições sejam clinicamente indistinguíveis e que haja sobreposição significativa dos mecanismos propostos. O diagnóstico da SDRC está baseado em sinais e sintomas clínicos de pacientes sem outra patologia que os possa explicar, mas alguns testes diagnósticos podem ser úteis para aumentar a especificidade do diagnóstico com finalidade experimental, reconhecer subtipos (p. ex., dor mantida por mecanismos simpáticos versus dor independente de mecanismos simpáticos) e excluir outras causas como encarceramento de nervos. A fisioterapia ainda é fundamental ao tratamento, ainda que fármacos e procedimentos eventualmente sejam usados para facilitar a reabilitação. Entre as opções farmacológicas, as evidências mais fortes favorecem o uso de bifosfonatos, embora ensaios randomizados realizados para avaliar seu uso geralmente sejam pequenos e metodologicamente falhos. Neuromodulação na forma de estimulação medular e, mais recentemente, estimulação de gânglios das raízes dorsais (que, segundo alguns estudos, é melhor do que estimulação convencional da coluna dorsal) devem ser considerados para tratar pacientes resistentes às outras modalidades. Pesquisas futuras devem contemplar as seguintes áreas: estudos pré-clínicos que enfatizem o reconhecimento dos subtipos de mecanismos patogênicos; registros amplos que busquem avaliar resultados em populações numerosas; reconhecimento dos fenótipos que possam responder favoravelmente aos diversos tipos de tratamento; e indicações e eficácia de medidas profiláticas (p. ex., vitamina C) antes de cirurgias de alto risco.

LEITURA SUGERIDA

Agarwal S, Polydefkis M, Block B, Haythornthwaite J, Raja SN. Transdermal fentanyl reduces pain and improves functional activity in neuropathic pain states. *Pain Med.* 2007;8:554-562.

Albrecht PJ, Hines S, Eisenberg E, et al. Pathologic alterations of cutaneous innervation and vasculature in affected limbs from patients with complex regional pain syndrome. *Pain.* 2006;120:244-266.

Alexander GM, Perreault MJ, Reichenberger ER, Schwartzman RJ. Changes in immune and glial markers in the CSF of patients with complex regional pain syndrome. *Brain Behav Immun.* 2007;21:668-676.

Ali Z, Raja SN, Wesselmann U, Fuchs PN, Meyer RA, Campbell JN. Intradermal injection of norepinephrine evokes pain in patients with sympathetically maintained pain. *Pain.* 2000;88:161-168.

Bennett DS, Brookoff D. Complex regional pain syndromes (reflex sympathetic dystrophy and causalgia) and spinal cord stimulation. *Pain Med.* 2006;7(suppl):S64-S96.

Bhatia KP, Bhatt MH, Marsden CD. The causalgia-dystonia syndrome. *Brain.* 1993;116(pt 4):843-851.

Bilgili A, Çakır T, Do an K, Erçalık T, Filiz MB, Toraman F. The effectiveness of transcutaneous electrical nerve stimulation in the management of patients with complex regional pain syndrome: a randomized, double-blinded, placebo-controlled prospective study. *J Back Musculoskelet Rehabil.* 2016;29:661-671.

Birch R. Causalgia: a restatement. *Neurosurgery.* 2009;65(4 suppl):A222-A228.

Birklein F, O'Neill D, Schlereth T. Complex regional pain syndrome: an optimistic perspective. *Neurology.* 2015;84:89-96.

Breuhl S, Harden RN, Galer BS, et al. External validation of IASP diagnostic criteria for complex regional pain syndrome and proposed research diagnostic criteria. International Association for the Study of Pain. *Pain.* 1999;81:147-154.

Brown S, Johnston B, Amaria K, et al. A randomized controlled trial of amitriptyline versus gabapentin for complex regional pain syndrome type I and neuropathic pain in children. *Scand J Pain.* 2016;13:156-163.

Brutcher RE, Kurihara C, Bicket MC, et al. Compounded topical pain creams to treat localized chronic pain: a randomized controlled trial. 2019;170(5):309-318.

Cepeda MS, Lau J, Carr DB. Defining the therapeutic role of local anesthetic sympathetic blockade in complex regional pain syndrome: a narrative and systematic review. *Clin J Pain.* 2002;18:216-233.

Chen S, Roffey DM, Dion CA, Arab A, Wai EK. Effect of perioperative vitamin C supplementation on postoperative pain and the incidence of chronic regional pain syndrome: a systematic review and meta-analysis. *Clin J Pain.* 2016;32:179-185.

Chevreau M, Romand X, Gaudin P, Juvin R, Baillet A. Bisphosphonates for treatment of complex regional pain syndrome type 1: a systematic literature review and meta-analysis of randomized controlled trials versus placebo. *Joint Bone Spine.* 2017;84:393-399.

Christensen K, Jensen EM, Noer I. The reflex dystrophy syndrome response to treatment with systemic corticosteroids. *Acta Chir Scand.* 1982;148:653-655.

Cohen SP, Bhatia A, Buvanendran A, et al. Consensus guidelines on the use of intravenous ketamine infusions for chronic pain from the American Society of Regional Anesthesia and Pain Medicine, the American Academy of Pain Medicine, and the American Society of Anesthesiologists. *Reg Anesth Pain Med.* 2018;43:521-546.

Connolly SB, Prager JP, Harden RN. A systematic review of ketamine for complex regional pain syndrome. *Pain Med.* 2015;16(5):943-969.

Cooper DE, DeLee JC, Ramamurthy S. Reflex sympathetic dystrophy of the knee. Treatment using continuous epidural anesthesia. *J Bone Joint Surg Am.* 1989;71:365-369.

De Mos M, de Bruijn AGJ, Huygen FJPM, Dieleman JP, Stricker BH, Sturkenboom MCJM. The incidence of complex regional pain syndrome: a population-based study. *Pain.* 2007;129:12-20.

Deer TR, Levy RM, Kramer J, et al. Dorsal root ganglion stimulation yielded higher treatment success rate for complex regional pain syndrome and causalgia at 3 and 12 months: a randomized comparative trial. *Pain.* 2017;158:669-681.

Del Valle L, Schwartzman RJ, Alexander A. Spinal cord histopathological alterations in a patient with longstanding complex regional pain syndrome. *Brain Behav Immun.* 2009;23:85-91.

Eisenberg E, Shtahl S, Geller R, et al. Serum and salivary oxidative analysis in complex regional pain syndrome. *Pain.* 2008;138:226-232.

Finnerup NB, Attal N, Haroutounian S, et al. Pharmacotherapy for neuropathic pain in adults: systematic review, meta-analysis and updated NeuPSIG recommendations. *Lancet Neurol.* 2015;14:162-173.

Goebel A, Bisla J, Carganillo R, et al. *A Randomised Placebo-Controlled Phase III Multicentre Trial: Low-Dose Intravenous Immunoglobulin Treatment for Long-Standing Complex Regional Pain Syndrome (LIPS Trial).* Southampton, United Kingdom: NIHR Journals Library; 2017.

Goh EL, Chidambaram S, Ma D. Complex regional pain syndrome: a recent update. *Burns Trauma.* 2017;5:2.

Harke H, Gretenkort P, Ladleif HU, Rahman S, Harke O. The response of neuropathic pain and pain in complex regional pain syndrome I to carbamazepine and sustained-release morphine in patients pretreated with spinal cord stimulation: a double-blinded randomized study. *Anesth Analg.* 2001;92:488-495.

Kemler MA, De Vet HC, Barendse GA, Wildenberg F, Van Kleef M. The effect of spinal cord stimulation in patients with chronic reflex sympathetic dystrophy: two years' follow-up of the randomized controlled trial. *Ann Neurol.* 2004;55:13-18.

Kiefer RT, Rohr P, Ploppa A, Altemeyer KH, Schwartzman RJ. Complete recovery from intractable complex regional pain syndrome, CRPS-type I, following anesthetic ketamine and midazolam. *Pain Pract.* 2007;7:147-150.

Kiefer RT, Rohr P, Ploppa A, et al. A pilot open-label study of the efficacy of subanesthetic isomeric S(+)-ketamine in refractory CRPS patient. *Pain Med.* 2008;9:44-54.

Kiefer RT, Rohr P, Ploppa A, et al. Efficacy of ketamine in anesthetic dosage for the treatment of refractory complex regional pain syndrome: an open-label phase II study. *Pain Med.* 2008;9:1173-1201.

Kim YC, Castañeda AM, Lee CS, Jin HS, Park KS, Moon JY. Efficacy and safety of lidocaine infusion treatment for neuropathic pain: a randomized, double-blind, and placebo-controlled study. *Reg Anesth Pain Med.* 2018;43:415-424.

Kosek E, Cohen M, Baron R, et al. Do we need a third mechanistic descriptor for chronic pain states? *Pain.* 2016;157(7):1382-1386.

Maleki J, LeBel AA, Bennett GJ, Schwartzman RJ. Patterns of spread in complex regional pain syndrome, type I (reflex sympathetic dystrophy). *Pain.* 2000;88:259-266.

Mitchell SW. *Injuries of the Nerves and Their Consequences.* New York, NY: Dover; 1865.

Morrone LA, Scuteri D, Rombolà L, Mizoguchi H, Bagetta G. Opioids resistance in chronic pain management. *Curr Neuropharmacol.* 2017;15:444-456.

Nardone R, Brigo F, Höller Y, et al. Transcranial magnetic stimulation studies in complex regional pain syndrome type I: a review. *Acta Neurol Scand.* 2018;137:158-164.

Oaklander AL, Rissmiller JG, Gelman LB, Zheng Li, Chang Y, Gott R. Evidence of focal small-fiber axonal degeneration in complex regional pain syndrome-I (reflex sympathetic dystrophy). *Pain.* 2006;120:235-243.

O'Connell NE, Wand BM, Gibson W, Carr DB, Birklein F, Stanton TR. Local anaesthetic sympathetic blockade for complex regional pain syndrome. *Cochrane Database Syst Rev.* 2016;(7):CD004598.

Orhurhu V, Salisu M, Bhatia A, Cohen SP. Ketamine infusions for chronic pain: a systematic review and meta-analysis of randomized controlled trials. *Anesth Analg.* 2019;129:241-254.

Reddi D, Curran N. Chronic pain after surgery: pathophysiology, risk factors and prevention. *Postgrad Med J.* 2014;90:222-227.

Sandroni P, Benrud-Larson LM, McClelland RL, Low PA. Complex regional pain syndrome type I: incidence and prevalence in Olmsted County, a population-based study. *Pain.* 2003;103:199-207.

Schürmann M, Zaspel J, Löhr P, et al. Imaging in early posttraumatic complex regional pain syndrome: a comparison of diagnostic methods. *Clin J Pain.* 2007;23:449-457.

Schwartzman RJ, Alexander GM, Grothusen JR, Paylor T, Reichenberger E, Perreault M. Outpatient intravenous ketamine for the treatment of complex regional pain syndrome: a double-blind placebo controlled study. *Pain.* 2009;147:107-115.

Sigtermans MJ, van Hilten JJ, Bauer MCR, et al. Ketamine produces effective and long-term pain relief in patients with complex regional pain syndrome type 1. *Pain.* 2009;145:304-311.

Smart KM, Wand BM, O'Connell NE. Physiotherapy for pain and disability in adults with complex regional pain syndrome (CRPS) types I and II. *Cochrane Database Syst Rev.* 2016;(2):CD010853.

Straube S, Derry S, Moore RA, Cole P. Cervico-thoracic or lumbar sympathectomy for neuropathic pain and complex regional pain syndrome. *Cochrane Database Syst Rev.* 2013;(9):CD002918.

Stude P, Enax-Krumova EK, Lenz M, et al. Local anesthetic sympathectomy restores fMRI cortical maps in CRPS I after upper extremity stellate blockade: a prospective case study. *Pain Physician.* 2014;17:E637-E644.

van Bussel CM, Stronks DL, Huygen FJ. Dorsal column stimulation vs. dorsal root ganglion stimulation for complex regional pain syndrome confined to the knee: patients' preference following the trial period. *Pain Pract.* 2018;18:87-93.

Van Hilten BJ, van de Beek WJ, Hoff JI, Voormolen JH, Delhaas EM. Intrathecal baclofen for the treatment of dystonia in patients with reflex sympathetic dystrophy. *N Engl J Med.* 2000;343:625-630.

Veldman PH, Reynen HM, Arntz I, Goris RJ. Signs and symptoms of reflex sympathetic dystrophy: prospective study of 829 patients. *Lancet.* 1993;342:1012-1016.

Visnjevac O, Costandi S, Patel BA, et al. A comprehensive outcome-specific review of the use of spinal cord stimulation for complex regional pain syndrome. *Pain Pract.* 2017;17:533-545.

Weissmann R, Uziel Y. Pediatric complex regional pain syndrome: a review. *Pediatr Rheumatol Online J.* 2016;14:29.

Wertli MM, Kessels AG, Perez RS, Bachmann LM, Brunner F. Rational pain management in complex regional pain syndrome 1 (CRPS 1)—a network meta-analysis. *Pain Med.* 2014;15:1575-1589.

Xu J, Yang J, Lin P, Rosenquist E, Cheng J. Intravenous therapies for complex regional pain syndrome: a systematic review. *Anesth Analg.* 2016;122:843-856.

Dor Neuropática 59

Jeffrey Shije e Thomas H. Brannagan III

PONTOS-CHAVE

1. Dor nociceptiva desempenha função protetora. Contudo, doenças do sistema nervoso somatossensorial podem causar dor neuropática, que não mais atende a esse propósito.

2. Em resposta a alguma doença ou lesão, entram em ação mecanismos complexos que resultam em sensibilização do sistema nervoso central e periférico e provocam dor disfuncional.

3. Dor neuropática é sugerida por seus sinais e sintomas (i. e.: dormência, parestesia, dor espontânea, alodinia etc.) e deve ter alguma correlação neuroanatômica com a patologia subjacente. O primeiro passo da investigação diagnóstica e definir a causa subjacente.

4. Além de eliminar a causa subjacente, há tratamentos farmacológicos para dor neuropática, que são referendados por vários níveis de evidência. É necessário realizar estudos contínuos sobre tratamentos que assegurem um prognóstico mais favorável.

Tabela 59.1 Terminologia fundamental da dor.

Alodinia:	dor causada por estímulo que costuma não provocar dor
Disestesia:	sensação anormal desagradável, seja espontânea ou provocada (i. e.: parestesia dolorosa)
Dor neuropática:	dor desencadeada por lesão ou doença do sistema nervoso somatossensorial
Dor nociceptiva:	dor desencadeada por lesão potencial ou real de tecidos não neurais e atribuível à ativação dos nociceptores
Hiperalgesia:	dor exacerbada por estímulo que costuma não provocar dor
Neuralgia:	dor na distribuição de um único nervo periférico
Neuropatia:	distúrbio funcional ou alteração patológica de nervos periféricos. (Mononeuropatia afeta um nervo; mononeuropatia múltipla afeta vários nervos. O termo neuropatia costuma ser usado como sinônimo de polineuropatia; contudo, o termo polineuropatia é reservado aos casos de neuropatia causada por algum processo patológico difuso.)
Parestesia:	sensação anormal, seja espontânea ou provocada (i. e.: formigamento, sensação de algo rastejando sob a pele)
Sensibilização:	reatividade exagerada dos neurônios nociceptivos aos estímulos normais e/ou recrutamento de uma resposta a estímulos normalmente subliminares (pode ocorrer no sistema nervoso central e/ou periférico)

Adaptada de Merskey H, Bogduk N. *Classification of Chronic Pain: Descriptions of Chronic Pain Syndromes and Definitions of Pain Terms*. 2ª ed. Seattle, WA. International Association for the Study of Pain; 1994.

INTRODUÇÃO

A dor é uma experiência sensorial e emocional desagradável associada à lesão potencial ou real dos tecidos, ou descrita com referência a essa lesão. Antes de falar sobre dor, é importante que o leitor esteja familiarizado com determinados termos fundamentais, como os que estão enumerados na Tabela 59.1. A dor nociceptiva desempenha função protetora, pois alerta para uma lesão iminente ou real. Há sensibilização dos nociceptores periféricos e ocorrem alterações do sistema nervoso central (SNC), que protegem a área lesada de forma a evitar contato. Contudo, doenças do sistema nervoso podem desencadear dor sem função adaptativa, que não mais guarda relação com a lesão desencadeante ou atividade da doença. A dor neuropática é uma reação sem função adaptativa, que resulta de alguma lesão do sistema nervoso que cause dor na ausência de estimulação nociceptiva, ou reação inadequada à estimulação nociceptiva. Dor nociceptiva e dor neuropática não são sinônimos de dor aguda e dor crônica. Por exemplo, artrite reumatoide causa dor crônica, que é nociceptiva. Hérnia de disco pode causar dor radicular aguda, que é neuropática. A IASP (International Association for the Study of Pain) define dor neuropática como a que é causada por alguma lesão ou doença do sistema nervoso somatossensorial, embora existam outras definições mais abrangentes. Nos pacientes com dor neuropática, além da disfunção sensorial, também há outros sintomas sensoriais anormais (Tabela 59.1). Depois que se desenvolvem, esses tipos de dor podem persistir mesmo depois da regressão ou tratamento adequado da lesão/doença subjacente; o que dificulta o tratamento da dor neuropática. Esse capítulo revisa o processamento neural normal dos estímulos nociceptivos, mecanismos propostos para explicar dor neuropática, relevância clínica e abordagens terapêuticas recomendadas com ênfase sobretudo na neuropatia da dor.

EPIDEMIOLOGIA

A dificuldade de estimar a prevalência de dor neuropática provém do fato de que esse tipo de dor é uma manifestação clínica encontrada em grande número de doenças neurológicas diferentes. Frequentemente, dor neuropática é descrita ou classificada com base na doença subjacente. Por exemplo, a prevalência de dor neuropática secundária à neuropatia diabética foi estimada na faixa de 11 a 28%; a prevalência de dor neuropática em pacientes com câncer varia de 18 a 21% no Reino Unido. Por outro lado, a dor neuropática também pode ser classificada com base em suas características clínicas (i. e.: dormência, ardência, formigamento, alfinetadas e agulhadas, choque elétrico etc.), independentemente da causa. Em um estudo amplo usando um instrumento validado para triagem de dor neuropática (questionário painDETECT®, que se baseia nas características de sensação anormal e dor), estimou-se que a prevalência de dor neuropática nos EUA fique em torno de 10%.

FISIOPATOLOGIA

Processamento normal da dor nociceptiva

De forma a entender as alterações neuroplásticas que ocorrem nos pacientes com dor neuropática, o leitor deve estar familiarizado com o processamento normal da dor nociceptiva, que pode ser descrita como uma série de eventos: (1) transdução do estímulo deletério em sinal elétrico; (2) transmissão do sinal elétrico do sistema nervoso periférico ao central; (3) modulação do sinal nociceptivo; e, finalmente, (4) percepção da experiência dolorosa.

Transdução e transmissão

Em geral, nociceptores são receptores sensoriais de limiar alto localizados nas terminações dos nervos periféricos, que são ativados por estímulos deletérios (i. e.: térmicos, químicos ou mecânicos) e resultam na despolarização das fibras neurais distais. Axônios dessas fibras neurais originam-se dos neurônios sensoriais de primeira ordem localizados nos gânglios das raízes dorsais (GRDs). *Transdução* é o termo usado para descrever a conversão de sinais não elétricos em sinais elétricos.

Em seguida, o potencial de ação resultante é transmitido pelo axônio periférico do neurônio do GRD até o corno dorsal da medula espinal, onde estabelece sinapse com neurônios nociceptivos de segunda ordem. Neurônios dos GRDs podem ser classificados com base no grau de mielinização e velocidade de condução de suas fibras axonais. Fibras Aβ profusamente mielinizadas de condução rápida e limiar baixo costumam não ser nociceptivas. As fibras que desempenham função nociceptiva são: fibras Aδ pouco mielinizadas finas de condução mais lenta e fibras C não mielinizadas de condução muito lenta e diâmetro muito pequeno. Fibras Aδ podem transmitir sensação inicial de dor aguda, enquanto fibras C podem transmitir calor ou dor persistente subsequente.

Quando um estímulo deletério causa lesão tecidual, pode haver eritema e edema mediados por fatores pró-inflamatórios locais (i. e.: histamina, bradicinina, prostaglandina, citocinas etc.). Em alguns casos, esses mediadores pró-inflamatórios são referidos como *sopa inflamatória*, que pode sensibilizar os nociceptores periféricos e aumentar a frequência de disparos em resposta a estímulos menos intensos em limiares mais baixos. Alguns desses potenciais de ação nociceptivos podem até revolver em direção antidrômica por meio dos ramos de outros axônicos e voltar ao foco da lesão, desencadeando a liberação de mais mediadores pró-inflamatórios – processo conhecido como inflamação neurogênica. Por fim, potenciais de ação nociceptivos chegam à medula espinal e resultam na liberação de neurotransmissores pró-nociceptivos (p. ex., substância P e peptídeo relacionado com o gene da calcitonina), que ativam neurônios nociceptivos de segunda ordem localizados no corno dorsal da medula.

Os neurônios nociceptivos de segunda ordem localizados no corno dorsal emitem axônios, que cruzam a linha média na comissura branca anterior e reúnem-se ao trato espinotalâmico contralateral que, por fim, chegam ao tálamo ventroposterolateral contralateral. A partir daí, neurônios de terceira ordem comunicam estímulos nociceptivos primários por meio do ramo posterior da cápsula interna até o giro pós-central (córtex somatossensorial primário).

Modulação e percepção

Sinais nociceptivos transmitidos podem ser modulados no nível do corno dorsal por vias neurais descendentes da medula espinal ou no encéfalo.

O corno dorsal da medula espinal está organizado em camadas conhecidas como *lâminas de Rexed*. Fibras Aδ terminam predominantemente na lâmina I (zona marginal), que é a camada mais dorsal, embora algumas também se projetem à lâmina V. A maior parte das fibras C termina na lâmina II (i. e.: substância gelatinosa). Essas camadas laminares contêm redes complexas de interneurônios, que desempenham funções excitatórias e inibitórias responsáveis por modular a transmissão dos sinais nociceptivos entre os GRDs e os neurônios do corno dorsal.

A transmissão nociceptiva no corno dorsal também é influenciada por sistemas moduladores descendentes. Um exemplo bem conhecido dessas vias é a substância cinzenta periaquedutal (SCPA) localizada no mesencéfalo dorsal e bulbo ventromedial rostral (BVR). O sistema formado por SCPA-BVR recebe estímulos eferentes originados do trato espinotalâmico e projeções corticais e emite projeções descendentes ao corno dorsal da medula espinal. Norepinefrina, serotonina, ácido γ-aminobutírico (GABA) e encefalinas (ou opioides endógenos) desempenham papéis importantes no efeito inibitório dos sistemas moduladores descendentes.

Por fim, a percepção de dor é gerada no cérebro por integração dos componentes somatossensoriais, cognitivos e afetivos da experiência dolorosa. Estudos de ressonância magnética funcional demonstraram que, durante experiências dolorosas, áreas com hiperatividade metabólica incluem as que participam do processamento sensorial (i. e.: tálamo ventrolateral e córtex somatossensorial), assim como outras áreas envolvidas no processamento e integração emocional (i. e.: giro cingulado anterior e córtex insular).

Mecanismos da dor neuropática

Ao contrário da dor nociceptiva, dor neuropática não atende mais a qualquer finalidade protetora. Em vez disso, esse tipo de dor causa sofrimento físico e emocional sem qualquer efeito benéfico evidente. Os mecanismos subjacentes a essa dor disfuncional são complexos e parecem ter sua origem na sensibilização periférica e central, conforme está descrito nos parágrafos seguintes.

Sensibilização periférica

Patologias do sistema nervoso periférico podem afetar nervos, plexos ou raízes neurais e podem ser causadas por processos mecânicos, inflamatórios, tóxicos ou de outras etiologias. Por essa razão, pode haver excitabilidade exagerada da membrana neural dos nociceptores terminais ou estruturas próximas a eles. Quando estímulos elétricos são gerados em outras estruturas além dos nociceptores terminais, eles são referidos como *descargas ectópicas*. Descargas ectópicas podem ser geradas espontaneamente ou desencadeadas por estímulos que antes eram subliminares.

Dependendo do tipo de lesão neural, descargas ectópicas podem ser geradas em neuromas, segmentos axonais ou corpo celular do neurônio do GRD. Por exemplo, transecção de um nervo costuma ser seguida de ramificação axonal a partir do coto proximal do nervo cortado na tentativa de regenerá-lo; quando essas ramificações não conseguem entrar em um tubo de células de Schwann do segmento distal do nervo, elas formam um neuroma. (Traumatismo de um segmento longitudinal do nervo, mesmo sem transecção, pode danificar os fascículos axonais pequenos e resultar na formação de microneuromas). Estudos demonstraram que neuromas são focos de descargas ectópicas e atividade elétrica de marca-passo. Nas áreas mais proximais, lesões axonais ou desmielinizantes de segmentos do nervo podem gerar descargas ectópicas, que podem espalhar-se para axônios aferentes normais adjacentes por um processo conhecido como *transmissão efática*. Em alguns casos, essas correntes elétricas podem ser mantidas por um circuito fechado. Além disso, na tentativa de reinervar as áreas desenervadas, axônios normais adjacentes podem formar germinações colaterais, que também podem ser hiperexcitáveis. Por fim, com base em modelos animais de lesão neural, há evidências de que o próprio GRD possa ser fonte de descargas ectópicas. Por exemplo, lesões da medula espinal aumentam as oscilações dos potenciais de membrana subliminares dos neurônios do GRD e essas oscilações costumam gerar sequências explosivas de potenciais de ação.

Lesões do sistema nervoso periférico costumam provocar liberação de vários mediadores inflamatórios e fatores de crescimento, que podem alterar a expressão, distribuição e modificação pós-translacional (*i. e.*: fosforilação) de vários canais iônicos, resultando excitabilidade exagerada dos potenciais de membrana neural. Alguns desses canais iônicos são descritos a seguir.

Canais de sódio

Estudos com marcação imunofluorescente de fibras neurais danificadas demonstraram que canais iônicos de sódio podem acumular-se em segmentos de nervos desmielinizados, germinações axonais novas ou neuroma bulbar terminal. Além disso, observou-se hiporregulação e hiper-regulação de vários canais de sódio depois de lesões neurais. Entre esses, o canal de sódio regulado por voltagem (Na_v) 1.3 costuma não ser expresso nos GRDs de adultos, mas está hiper-regulado depois de lesões neurais. Além disso, o canal Na_v1.8 é expresso sobretudo nos nociceptores e seus níveis estão aumentados na membrana axonal depois de lesões neurais. Expressão recorrente do canal Na_v1.3 e expressão exagerada do canal Na_v1.8 ocorrem também nos axônios normais adjacentes. A expressão do canal Na_v.1.7 não aumenta depois de lesões neurais e esse canal não é expresso principalmente nos nociceptores, mas mutações com ganho de função desse canal podem causar síndromes dolorosas anormais. Esses canais de sódio parecem ser alvos terapêuticos ideais, mas estudos demonstraram que supressão dos genes dos canais Na_v1.3, 1.7 e 1.8 de camundongos não impediu o desenvolvimento de comportamentos associados à dor neuropática, sugerindo que o desenvolvimento deste tipo de dor não dependa unicamente de alterações da expressão dos canais de sódio.

Canais de potássio

Canais de potássio desempenham funções importantes na estabilização dos potenciais de membrana dos neurônios. Um exemplo desses canais é conhecido como TRESK – um canal de potássio em poro com dois domínios (*two-pore-domain potassium channel*, em inglês) – expresso em grandes quantidades nos GRDs. O canal TRESK encontra-se hiporregulado depois de lesões neurais, o que diminui a estabilidade do potencial de membrana. Outro exemplo são os canais de potássio ativados por voltagem baixa, que também estão hiporregulados depois de lesões neurais. Estudos demonstraram que a abertura desses canais tem efeitos antinociceptivos em modelos animais de dor neuropática.

Canais de cálcio

Canais de cálcio tipo N estão presentes em grandes quantidades nas terminações pré-sinápticas dos neurônios dos GRDs. A entrada de íons cálcio por esses canais causa despolarização da membrana e liberação de neurotransmissores pró-nociceptivos pelo GRD para neurônios do corno dorsal. Canais de cálcio tipo N, sobretudo suas subunidades α2δ, estão hiper-regulados depois de lesões neurais, facilitando ainda mais a transmissão de sinais nociceptivos entre os neurônios dos GRDs e corno dorsal. Aparentemente, gabapentinoides exerceu seu efeito na dor neuropática ligando-se e interferindo com as subunidades α2δ dos canais de cálcio tipo N.

Outros canais iônicos

O receptor vaniloide 1 (TRPV1) é um canal catiônico não seletivo, que pode ser ativado por vários estímulos como calor, pH baixo e diversos compostos químicos, inclusive capsaicina. Esse canal está expresso sobretudo nas fibras C e Aδ e sua ativação pode desencadear sensações de dor e ardência. Em resposta a uma lesão neural, a expressão do receptor vaniloide 1 pode aumentar, enquanto o limiar de ativação desse canal pode diminuir. Neurônios localizados nos GRDs também expressam canais regulados por nucleotídios cíclicos ativados por hiperpolarização (HCN – HCN1 nos neurônios grandes dos GRDs e HCN2 nos neurônios pequenos dos GRDs), que geram correntes lentamente despolarizantes. Esses canais abrem em resposta à hiperpolarização exagerada durante as fases refratárias de um potencial de ação e, desse modo, permitem que ocorra despolarização subsequente. A expressão dos canais HCN aumenta depois de lesões neurais em ratos, contribuindo para o aumento das oscilações do potencial de membrana dos GRDs e descargas ectópicas subsequentes.

Independentemente da localização ou do mecanismo da geração de estímulos ectópicos, a estimulação nociceptiva frequente ou persistente gerada pelo sistema nervoso periférico e transmitida à medula espinal pode acentuar ainda mais a sensibilização do sistema nervoso central.

Sensibilização central

Teoricamente, potenciais nociceptivos podem ser gerados independentemente no sistema nervoso central. Nesta seção, descreveremos basicamente a sensibilização central que ocorre em resposta às lesões neurais. Esse tipo de sensibilização provoca várias alterações (neuroplásticas) no sistema nervoso central, inclusive um tipo de potencialização prolongada (somação temporal, ou *windup* em inglês), ampliação do campo nociceptivo dos neurônios do corno dorsal, sensibilização das fibras Aβ de limiar baixo e redução dos mecanismos moduladores inibitórios.

Encerramento exagerado

Estímulos nociceptivos eferentes repetitivos transmitidos dos neurônios dos GRDs aos neurônios do corno dorsal podem aumentar a potência sináptica – um tipo de potencialização prolongada. Um exemplo disso é o fenômeno de somação temporal (*windup*), no qual disparos das fibras C em frequências baixas e sequências repetidas podem causar aumento progressivo da amplitude de resposta do neurônio do corno dorsal. Um mecanismo proposto para explicar isso é que a estimulação repetitiva do neurônio do corno dorsal pelas fibras C possa fazer com que seu potencial de membrana seja progressivamente despolarizado por ativação dos receptores de *N*-metil-D-aspartato (NMDA). Consequentemente, quantidades aumentadas de cálcio no meio intracelular podem ativar a proteinase C, que facilita ainda mais a entrada de cálcio por meio de ionóforos de NMDA ou outros canais de cálcio e também causa despolarização adicional. O fenômeno de somação temporal não é necessariamente patológico, mas pode ser exacerbado como consequência da neuroplasticidade induzida por lesões neurais, de forma que somação temporal mais forte, amplitude mais alta e duração mais longa dos potenciais pós-sinápticos sejam então combinados no processo final de somação temporal.

Campo receptivo alterado

É comum encontrar pacientes que referem dor neuropática em áreas situadas além da representação dermatomial do seu nervo lesado. Um aspecto da sensibilização central é que os neurônios nociceptivos do corno dorsal podem então responder aos estímulos eferentes periféricos originados fora de seu campo somatotópico anterior. Depois de lesão de um nervo periférico, o redirecionamento anômalo dos estímulos dentro do cérebro e medula espinal pode resultar na derivação dos estímulos originados das vias não nociceptivas para as vias nociceptivas. Isso foi demonstrado em experiências com animais, nas quais a atividade evocada dos neurônios do corno dorsal pode ser induzida pela estimulação não nociceptiva de áreas inervadas por outro nervo normal, sugerindo dispersão dos estímulos nociceptivos das vias normais para vias nociceptivas. Esse tipo de reorganização somatotópica poderia ser causado pelas ramificações axonais limitadas a distâncias curtas dentro do corno dorsal da medula espinal, na qual a formação de sinapses novas é estimulada quando a estimulação sensitiva primária é interrompida. Contudo, essa não é a única explicação.

Ramificação *versus* ativação de sinapses preexistentes

Um elemento fundamental da sensibilização central é que as fibras Aβ de limiar baixo passam então a desencadear reações excitatórias nos neurônios nociceptivos do corno dorsal. Isso coloca em dúvida o conceito tradicional de que fibras Aβ não transmitem sinais nociceptivos. Uma hipótese sugerida para explicar esse fenômeno é que as fibras Aβ de limiar baixo, que antes tinham poucas ou nenhuma sinapse com as lâminas superficiais (I e II) do corno dorsal, agora conseguem ramificar-se para dentro das lâminas superficiais e estabelecer sinapses com neurônios nociceptivos aí localizados, como resposta à lesão neural. (Fato demonstrado por um estudo de marcação axonal retrógrada da fibra Aβ na lâmina superficial depois de lesão neural, embora evidência subsequente tenha sugerido que isto possa ser atribuído à mudança fenotípica das fibras C, em vez de ramificação das fibras Aβ.) Outra hipótese é que existam vias polissinápticas até então desativadas entre fibras Aβ de limiar baixo e lâminas superficiais e que estas vias sejam "reveladas" em resposta à lesão neural. Por essa razão, um campo nociceptivo pode ser ampliado e um estímulo que antes não era nociceptivo, podendo, então, causar dor (i. e.: alodinia). Talvez, inibição reduzida pelos interneurônios medulares e estímulos eferentes descendentes contribuam para "revelar" essas sinapses antes inativas.

Perda de inibição

Normalmente, estímulos eferentes transmitidos dos GRDs para os neurônios do corno dorsal são regulados por estímulos inibitórios pré-sinápticos e pós-sinápticos originados de interneurônios da medula espinal e vias descendentes (i. e.: SCPA e BRV). Existem evidências de que esses efeitos inibitórios sejam atenuados por lesões de nervos periféricos. Por exemplo, alguns interneurônios usam GABA como neurotransmissor inibitório e redução dos seus níveis no corno dorsal da medula foi demonstrada em modelos de constrição crônica com preservação neural em experimentos com animais. Há evidência de que estímulos repetidos transmitidos entre as fibras Aδ e os neurônios do corno dorsal possam causar apoptose neuronal, possivelmente por mecanismo excitotóxico, inclusive os que são mediados por ativação excessiva dos receptores de glutamato. Além disso, essas experiências demonstraram que apoptose neuronal induzida por lesão neural no corno dorsal da medula estava correlacionada com redução das quantidades da GABA e enzima que o produz nesta área medular.

Hipersensibilidade mediada pela micróglia

As células gliais da medula (i. e., micróglia) são ativadas em resposta à lesão neural e produzem citocinas e quimiocinas proinflamatórias. Esses mediadores inflamatórios causam excitabilidade exagerada dos neurônios nociceptivos do corno dorsal e atenuam a ação reguladora inibitória contribuindo para a sensibilização central.

DIAGNÓSTICO

Na prática clínica, não existem métodos para determinar se a dor de um paciente é unicamente nociceptiva ou modificada por sensibilização. A possibilidade de dor neuropática é reforçada sobretudo pela descrição do tipo de dor do paciente e anormalidades sensoriais (i. e.: formigamento, ardência, choque elétrico, dormência etc.). Existem instrumentos de triagem para dor neuropática (p. ex., questionário painDETECT®), que usam termos descritivos para avaliar a possibilidade de que a dor seja neuropática. Contudo, esses recursos diagnósticos não ajudam a definir a causa da dor neuropática.

Como dor neuropática pode ser uma manifestação clínica de várias doenças neurológicas, o primeiro passo da investigação diagnóstica é avaliar qualquer patologia coexistente; isto é, o paciente tem evidência objetiva de mononeuropatia, polineuropatia, radiculopatia, plexopatia ou doença do sistema nervoso central? Em caso afirmativo, qual é a probabilidade de que sua dor (e demais sintomas sensoriais) sejam consequências diretas da lesão ou doença que afeta o sistema nervoso somatossensorial? Com base nesse conceito e com finalidade clínica e experimental, a IASP propôs um sistema de graduação para estabelecer o diagnóstico de dor neuropática possível, provável e confirmada.

Existem três padrões anatômicos bem definidos de neuropatia periférica: *mononeuropatia, mononeuropatia múltipla* e *polineuropatia*. A mononeuropatia pode causar déficit de sensibilidade no campo sensorial receptivo do nervo e/ou fraqueza dos músculos que ele inerva, embora a dor associada pode estender-se além do seu campo receptivo habitual (um indício de sensibilização central). A mononeuropatia múltipla pode causar déficits correspondentes às distribuições de vários nervos específicos. Polineuropatia implica acometimento mais difuso dos nervos periféricos e pode ser comprimento-dependente ou comprimento-independente. Quando há envolvimento do componente sensorial, polineuropatia comprimento-dependente causa dormência e comumente dor neuropática com distribuição do tipo luva-e-meia (pés, partes distais das pernas e mãos; os sintomas costumam começar nos pés, enquanto pernas e mãos podem ser afetadas à medida que a polineuropatia avança). Polineuropatias comprimento-independentes causam sintomas que podem ser assimétricos ou difusos. A Tabela 59.2 enumera exemplos de várias causas de neuropatia periférica com base em seu padrão anatômico. Do mesmo modo, dor neuropática causada por doença ou lesão de raízes neurais, plexos e sistema nervoso central e que causam déficits sensoriais devem ter alguma correlação neuroanatômica. Por exemplo, ainda que dor na perna/pé causada por radiculopatia de L5 possa ser referida além das bordas do dermátomo L5, qualquer déficit sensorial relacionado ainda deveria ficar limitado ao dermátomo correspondente.

O objetivo principal dos exames diagnósticos é investigar indícios da localização e causa subjacentes à neuropatologia. Exames da condução neural e eletromiografia podem ajudar a mostrar indícios eletrofisiológicos de mononeuropatia, polineuropatia, plexopatia ou radiculopatia. Quando há suspeita de polineuropatia, mas estudos da condução neural não a confirmam, outras opções como biopsia de pele e teste quantitativo do reflexo axonal sudomotora podem mostrar evidência de neuropatia de fibras finas. Outros exames laboratoriais e, conforme a necessidade, biopsia de nervo, são modalidades usadas para definir a causa da neuropatia. Exames de imagem como ressonância magnética podem ajudar a avaliar algumas etiologias (i. e.: lesão expansiva, compressão ou sinais inflamatórios) de neuropatia, plexopatia, radiculopatia ou doença do sistema nervoso central (i. e.: esclerose múltipla, AVE etc.). Exames diagnósticos hematológicos podem ajudar a confirmar causas metabólicas (i. e.: diabetes, deficiências de vitaminas etc.), infecciosas (i. e.: doença de Lyme), autoimunes ou síndromes paraneoplásicas (ver Capítulos 90 e 91).

TRATAMENTO

Princípios gerais

Em geral, o objetivo principal do tratamento é detectar e tratar qualquer patologia coexistente responsável pela dor. Quando não há tratamento para a doença subjacente, ou quando a dor neuropática torna-se persistente apesar da regressão ou controla adequado da patologia básica, o tratamento da dor propriamente dita passa a ser o foco principal. Embora alguns pacientes possam ter regressão completa da dor depois do tratamento, a maioria não tem essa evolução. Expectativas realistas devem ser estabelecidas desde o início. Quando não há regressão completa da dor com as opções terapêuticas disponíveis, a meta do tratamento pode ser atenuar a gravidade da dor, recuperar função física e melhorar o humor e sono. Além disso, é importante enfatizar que sintomas neurológicos como perda de sensibilidade, fraqueza e outros déficits provavelmente não melhorarão com fármacos indicados para atenuar dor neuropática.

Tratamento farmacológico

No passado, ensaios clínicos sobre dor neuropática baseavam-se na causa primária da neuropatia periférica (i. e.: avaliar tratamentos de dor neuropática diabética ou neuralgia pós-herpética etc.). Alguns estudos sugeriram que os mecanismos da dor neuropática deveriam ser incluídos no planejamento de ensaios clínicos, embora seja difícil conseguir isso. Evidências atuais a favor do uso de diversos fármacos provêm de ensaios controlados randomizados (RCTs, ou *randomized controlled trials*) sobre tratamento de diversas neuropatias dolorosas, inclusive neuropatia diabética, neuralgia pós-herpética, neuropatia induzida por quimioterapia, neuralgia do trigêmeo e outras doenças neurológicas dolorosas. Várias sociedades profissionais – inclusive European Federation of Neurological Societies, Canadian Pain Society e Grupo de Interesse Especial em Dor Neuropática da IASP – elaboraram diretrizes baseadas em evidências para tratamento farmacológico da dor neuropática e a maioria dessas recomendações mostra sobreposições. A Tabela 59.3 descreve suas recomendações de fármacos como primeira e segunda opções de tratamento. Fármacos classificados além das segundas opções supostamente têm evidência mais fraca. Em geral, recomenda-se que fármacos orais sejam iniciados em doses baixas e depois aumentados gradativamente conforme a tolerabilidade até alcançar a menor dose que ofereça mais benefícios com efeitos adversos mínimos (Tabela 59.4).

Gabapentinoides

Acredita-se que os gabapentinoides exerçam seu efeito de modulação da dor por ação antagônica na subunidade $\alpha 2\delta$ do canal de cálcio pré-sináptico dos neurônios dos GRDs e que, de acordo com alguns estudos, encontra-se hiper-regulada depois de lesões neurais. Revisão sistemática e metanálise dos

Tabela 59.2 Causas de neuropatia dolorosa com base na distribuição anatômica.

Mononeuropatia	Mononeuropatia múltipla (vários nervos específicos afetados)	Polineuropatia (comprimento-dependente, simétrica, distribuição em luva-e-meia)
• Compressiva (síndrome do túnel do carpo, neuropatia ulnar do cotovelo) • Traumática • Neoplásica	• Diabetes • Vasculites • Sarcoidose	• Diabetes/pré-diabetes[N,S] • Induzida por quimioterapia • Gamopatias (inclusive síndrome POEMS) • Deficiência/efeitos tóxicos de vitaminas (deficiência de B_{12}, deficiência e toxicidade de B_6) • Infecções (i. e.: HIV, herpes-zóster, doença de Lyme) • Autoimune primária (i. e.: SGB, PDIC) • Autoimune secundária (i. e.: síndrome de Sjögren,[N,S] doença celíaca, lúpus, granulomatose de Wegener e outras vasculites[N]) • Amiloide (i. e.: AL, hATTR) • Paraneoplásica (i. e.: anti-Hu) • Hereditária (i. e.: NASH, doença de Fabry)[S]

AL, amiloide de cadeia leve; hATTR, amiloidose por transtirretina hereditária; HIV, vírus da imunodeficiência humana; [N], pode ser comprimento-independente; NASH, neuropatia autônoma sensorial hereditária; PDIC, polirradiculoneuropatia desmielinizante inflamatória crônica; POEMS, polineuropatia, organomegalia, endocrinopatia, proteína M, lesões cutâneas; [S], pode afetar predominantemente fibras finas; SGB, síndrome de Guillain-Barré.

Tabela 59.3 Diretrizes baseadas em evidências para tratamento farmacológico da dor neuropática, conforme sugeridas por três grupos.

	EFNS	CPS	NeuPSIG
Primeira opção	**Neuropatia diabética** Gabapentina Pregabalina ADTs Duloxetina Venlafaxina **Neuralgia pós-herpética** Gabapentina Pregabalina ADTs Lidocaína a 5%, gel **Neuralgia do trigêmeo** Carbamazepina Oxcarbazepina	Gabapentina Pregabalina ADTs Duloxetina Venlafaxina Carbamazepina (para neuralgia do trigêmeo)	Gabapentina Pregabalina ADTs Duloxetina Venlafaxina
Segunda opção	**Neuropatia diabética** Tramadol **Neuralgia pós-herpética** Capsaicina tópica Tramadol Outros opioides	Tramadol Outros opioides Lidocaína tópica	Lidocaína tópica Capsaicina tópica Tramadol

ADTs, antidepressivos tricíclicos; CPS, Canadian Pain Society; EFNS, European Federation of Neurological Societies; NeuPSIG, Special Interest Group on Neuropathic Pain of the International Association for the Study of Pain.

RCTs de alta qualidade demonstraram que a gabapentina e a pregabalina reduzem significativamente a intensidade da dor e também melhoram a função e qualidade de vida de pacientes com neuropatia diabética e neuralgia pós-herpética (Evidência de nível 1).[1-5] Contudo, a gabapentina foi menos eficaz para tratar dor neuropática de causas múltiplas, inclusive condições como dor pós-AVE, dor do membro fantasma e síndrome dolorosa regional complexa. Em geral, gabapentinoides são bem tolerados em doses baixas, e a tolerabilidade pode aumentar com escalonamento de doses. Efeitos adversos comuns incluem sonolência, lentidão mental, disfunção erétil e, menos comumente, edema periférico e mioclonia. É recomendável iniciar com dose máxima de 300 mg de gabapentina e dose máxima de 75 mg (2 vezes/dia) de pregabalina. As doses são aumentadas gradativamente conforme a tolerância. Doses entre 1.800 e 3.600 mg/dia de gabapentina e 300 a 600 mg/dia de pregabalina podem ser necessárias para obter efeitos benéficos.

Inibidores de recaptação de serotonina-norepinefrina e antidepressivos tricíclicos

Inibidores seletivos de recaptação de serotonina-norepinefrina (IRSNs) reduzem a captação pré-sináptica de norepinefrina e serotonina e ampliam sua disponibilidade na junção sináptica. Acredita-se que esses neurotransmissores atuem como mediadores dos sistemas inibitórios descendentes (i. e.: SCPA) que modulam a transmissão de dor entre neurônios dos GRDs e corno dorsal. Exemplos de IRSNs são duloxetina e venlafaxina. Metanálises de estudos de alta qualidade concluíram que duloxetina foi uma opção terapêutica eficaz para controlar a dor da neuropatia diabética (Evidência de nível 1).[6] RCTs também demonstraram que a venlafaxina reduz significativamente a dor neuropática associada à neuropatia diabética, neuropatia induzida por quimioterapia e lesões da medula espinal (Evidência de nível 1).[7] Duloxetina (doses de 60 a 120 mg/dia) e venlafaxina (doses de 75 a 150 mg/dia) costumam ser bem toleradas com efeitos adversos mínimos. Contudo, recomenda-se cautela ao usar simultaneamente com inibidores seletivos de recaptação de serotonina (ISRSs) ou inibidores de monoaminoxidase para evitar síndrome serotoninérgica.

Do mesmo modo, antidepressivos tricíclicos (ADTs) são fármacos mais antigos que causam inibição da recaptação de norepinefrina, serotonina e dopamina. Esses fármacos também podem ter efeitos moduladores da dor por sua ação nas vias inibitórias descendentes; contudo, há evidências de que ADTs também possam suprimir canais iônicos regulados por voltagem nos neurônios do corno dorsal. Exemplos desses fármacos são amitriptilina e desipramina que, com base em RCTs, trazem alívio significativo da dor, inclusive dores ardentes e lancinantes (independentemente da existência de depressão) em pacientes com neuropatia diabética e neuralgia pós-herpética (Evidência de nível 1).[8-10] Nortriptilina é outro ADT comprovadamente tão eficaz quanto amitriptilina para atenuar dor da neuralgia pós-herpética, mas tem menos efeitos adversos em comparação com amitriptilina. Os efeitos benéficos da nortriptilina podem não ocorrer com doses menores que 50 a 75 mg/dia. Entretanto, efeitos adversos comuns dos ADTs são sonolência, aumento do peso e efeitos anticolinérgicos (i. e.: boca seca e constipação intestinal). Além disso, pode haver aumento do risco de arritmias, inclusive síndrome do QT prolongado. Por essa razão, em vista dos seus efeitos anticolinérgicos, as ADTs podem não ser ideais para pacientes idosos. Também se recomenda cautela com uso concomitante de ISRSs e inibidores de monoaminoxidase para evitar síndrome serotoninérgica.

Antagonistas dos canais de sódio

Anestésicos locais como lidocaína exercem seu efeito analgésico bloqueando canais de sódio regulados por voltagem nos nervos periféricos, impedindo a geração ou propagação dos potenciais de ação. Estudos demonstraram que lidocaína tópica a 5% (gel e adesivo) reduzem a intensidade da dor e alodinia de pacientes com neuralgia pós-herpética e outras síndromes de dor neuropática (Evidência de nível 1).[11,12] Além de possível irritação da pele no local de aplicação, a lidocaína tópica tem efeitos adversos sistêmicos mínimos quando é usada conforme a prescrição e é preferível para pacientes com dor neuropática em áreas bem demarcadas. Adesivo de lidocaína a 5% pode ser eficaz por 12 a 24 horas, embora seja possível aplicar até três adesivos por dia. Contudo, o aumento da absorção sistêmica de lidocaína oferece risco de desencadear arritmias cardíacas e portanto, deve-se evitar o uso de doses diárias maiores do que as recomendadas.

De acordo com alguns estudos iniciais, opções orais de antagonistas dos canais de sódio (p. ex., mexiletina) foram eficazes no tratamento de neuropatia dolorosa de pacientes diabéticos. Contudo, uma revisão sistemática dos RCTs que usaram mexiletina demonstrou que o grau de redução da dor era pequeno e duvidoso, ainda que clinicamente significativo. Como esperado, a mexiletina foi considerada eficaz para tratar dor associada a diversas canalopatias, inclusive eritromelalgia congênita, miotonia e paramiotonia congênita. Entretanto, esse fármaco é antagonista não seletivo dos canais de Na_v e, por isso, está associado a efeitos adversos cardíacos e neurológicos centrais, como arritmia, sonolência e tontura.

Atualmente, existem estudos em andamento para desenvolver fármacos que tenham como alvo canais de Na_v, expressos mais seletivamente no sistema nervoso periférico.

Tabela 59.4 Fármacos usados para tratar dor neuropática.

Fármaco	Doses iniciais	Doses de manutenção	Dados favoráveis ao uso	Alguns efeitos adversos
Antidepressivos				
Duloxetina	20 a 30 mg/dia	60 a 120 mg/dia	ECP – neuropatia diabética	Diarreia, náuseas, tontura
Amitriptilina	10 a 25 mg à hora de deitar	50 a 150 mg/dia	ECP – neuropatia diabética	Arritmia, retenção urinária, disfunção sexual
Nortriptilina	10 a 25 mg à hora de deitar	50 a 150 mg/dia	RCT – neuralgia herpética	Causa menos sonolência e hipotensão ortostática que amitriptilina
Venlafaxina	37,5 mg/dia	150 a 375 mg/dia	RCT – neuropatia diabética, neuropatia induzida por quimioterapia	Hipertensão, disfunção sexual, náuseas
Bupropiona, LS	150 mg/dia	150 mg, 2 vezes/dia	ECP – dor neuropática	Boca seca, cefaleia, insônia, tontura
Anticonvulsivantes				
Pregabalina	75 mg, 2 vezes/dia	150 a 300 mg, 2 vezes/dia	ECP – neuropatia diabética, neuralgia pós-herpética	Sonolência, fadiga, edema do tornozelo, aumento do peso
Gabapentina	100 mg, 3 vezes/dia	300 mg, 3 vezes/dia – 1.200 mg, 4 vezes/dia	ECP – neuropatia diabética, neuralgia pós-herpética	Sonolência, fadiga, edema do tornozelo
Lamotrigina	25 mg/dia	100 a 250 mg, 2 vezes/dia	ECP – neuropatia associada ao HIV, neuropatia diabética	Erupção semelhante à síndrome de Stevens-Johnson
Oxcarbazepina	75 mg à hora de deitar	300 a 1.200 mg, 2 vezes/dia	Relatos de casos – neuralgia do trigêmeo	Ataxia gastrintestinal, hiponatremia, erupção
Topiramato	15 a 25 mg à hora de deitar	100 a 400 mg, 2 vezes/dia	Relatos de casos – neuropatia diabética, dor neuropática	Sonolência, dificuldades de encontrar as palavras, cálculos renais
Lacosamida	100 mg/dia	400 mg/dia	ECP – neuropatia diabética	Tontura, náuseas
Outros fármacos				
Mexiletina	150 mg/dia	600 a 1.200 mg/dia	Relatos de casos, análise de subgrupos de ECP	Náuseas/vômitos, palpitações, dor torácica
Tramadol	25 mg/dia	200 a 400 mg/dia	ECP – neuropatia diabética	Crises epilépticas, náuseas, cefaleia, constipação intestinal, sonolência
Oxicodona, CR	10 mg/dia	40 mg/dia	ECP – neuropatia diabética	Constipação intestinal, sonolência, náuseas, tontura, vômitos
Tapentadol, ER	50 mg, 2 vezes/dia	100 a 250 mg, 2 vezes/dia	ECP – neuropatia diabética	Constipação intestinal, sonolência, tontura, náuseas, vômitos, fadiga
Tizanidina	1 mg/dia	4 a 36 mg/dia	Estudos abertos com dor neuropática	Tontura, sonolência, fadiga, lesão hepática
Metadona	5 mg/dia	10 a 20 mg/dia	ECP – dor neuropática	Náuseas, tontura, constipação intestinal
Capsaicina a 8% (adesivo tópico)	1 adesivo	1 adesivo a cada 12 semanas	ECP – neuralgia pós-herpética, neuropatia associada ao HIV	Reações no local da aplicação, inclusive exacerbação da dor, náuseas
Lidocaína a 5%, adesivo tópico	1 adesivo a cada 12 h	1 a 3 adesivos a cada 12 h	ECP – neuralgia pós-herpética	Reações no local da aplicação

CR, liberação controlada; ECP, ensaios controlados por placebo; ER, liberação estendida; HIV, vírus da imunodeficiência humana; RCT, ensaios controlados randomizados; SR, liberação prolongada.

Antiepilépticos

Teoricamente, fármacos antiepilépticos como carbamazepina e oxcarbazepina também podem exercer seu efeito terapêutico na dor neuropática por sua ação antagônica nos canais de sódio. Esses dois fármacos são duas opções iniciais para tratamento da neuralgia do trigêmeo, ainda que a oxcarbazepina seja mais bem tolerada (Evidência de nível 1).[13,14] A carbamazepina e a oxcarbazepina foram eficazes em outras síndromes de dor neuropática, inclusive neuropatia diabética em RCTs pequenos, embora outros RCTs tenham chegado a resultados inconsistentes. Um RCT demonstrou que a oxcarbazepina foi mais eficaz no tratamento de dor neuropática com fenótipo de "nociceptor irritável" – definido por hipersensibilidade com função preservada das fibras finas determinada por testes sensoriais quantitativos – do que nos pacientes com fenótipo de nociceptor não irritativo. Doses iniciais de 100 mg de carbamazepina e 300 mg de oxcarbazepina são razoáveis, mas podem ser aumentadas até alcançar efeito ideal. Efeitos adversos comuns são tontura e hiponatremia.

Muitos dos outros antiepilépticos, incluindo lamotrigina, ácido valproico, lacosamida, levetiracetam, topiramato e fenitoína, tiveram ao menos alguma eficácia relatada para várias síndromes de dor neuropática em RCTs.

Capsaicina

Os RCTs demonstraram que o adesivo de capsaicina a 8% reduz a intensidade da dor de alguns pacientes com neuralgia pós-herpética, neuropatia associada à infecção pelo HIV e neuropatia diabética (Evidência de nível 1).[15,16] A capsaicina ativa receptores vaniloides dos GRDs nociceptivos, resultando em depleção subsequente de substância P (um neurotransmissor nociceptivo). Contudo, até que se atinja depleção da substância P, pode haver acentuação da dor na primeira ou segunda semana de tratamento. Quando o paciente consegue suportar essa agravação inicial da dor, a melhora subsequente da intensidade da dor pode estender-se por até 12 semanas. Além de irritação da pele no local da aplicação, contato involuntário com mucosas (*i. e.*: mucosa ocular) poderia causar irritação grave e, por essa razão, a aplicação do fármaco deve ser cuidadosa.

Opioides e outras substâncias controladas

O mecanismo de ação dos opioides é complexo. Existem diversos tipos de receptores opioides distribuídos por todo o sistema nervoso central e periférico. O efeito dos opioides depende do tipo de receptor que ativam e das reações intracelulares acopladas às proteínas G que se seguem. No caso da dor neuropática, a ativação dos receptores opioides dos neurônios nociceptivos pode reduzir a entrada de cálcio e aumentar a saída de potássio, que aumentam o limiar de geração dos potenciais de ação e reduzem a excitabilidade neuronal. Outros efeitos da ativação dos receptores opioides são efeitos anticolinérgicos, sedação e euforia. Opioides podem ser eficazes no tratamento de dores neuropáticas. Por exemplo, RCTs demonstraram que oxicodona (preparação de liberação controlada, ou CR), levorfanol e metadona reduziram a intensidade da dor associada à neuropatia dolorosa. Contudo, em razão de seus numerosos efeitos adversos causados por uso prolongado, potencial de drogadição e aumento recente de mortes relacionadas a *superdosagens*, opioides não costumam ser opções ideais para tratar dor neuropática. Tramadol é um opioide relativamente fraco com alguma atividade de inibição da recaptação de norepinefrina. Revisões sistemáticas de RCTs demonstraram que o tramadol foi eficaz para reduzir expressivamente a intensidade da dor e teve efeitos terapêuticos em diversos aspectos da dor neuropática, inclusive parestesia, alodinia e dor provocada por estímulos táteis (Evidência de nível 1).[17] Apesar disso, aconselha-se cautela ao prescrever qualquer opioide e recomenda-se monitoramento cuidadoso de quaisquer sinais sugestivos de dependência química.

Outras opções farmacológicas

Considerando o papel da ativação dos receptores de NMDA no processo de sensibilização da dor neuropática, pesquisadores têm mostrado interesse em usar fármacos com atividade antagônica desses receptores (p. ex., dextrometorfano, cetamina e memantina) para tratar dor crônica. Contudo, seus efeitos benéficos na dor neuropática são duvidosos.

Além dos IRSNs e ADTs, os ISRSs foram considerados benéficos na dor neuropática. Por exemplo, um RCT demonstrou que escitalopram foi eficaz no tratamento de polineuropatia dolorosa. Entretanto, há relativamente poucas evidências a favor do uso de ISRSs para tratar dor neuropática.

Bupropiona é um antidepressivo com ação predominante de inibir recaptação de dopamina, embora cause alguma inibição de recaptação de norepinefrina e efeito antagonista dos receptores de NMDA. Um RCT demonstrou que a preparação de bupropiona de liberação prolongada reduziu a intensidade da dor e melhorou a qualidade de vida de pacientes com dores neuropáticas de diversas causas, inclusive neuropatia diabética, dor do membro fantasma, radiculopatia etc.

Uma revisão sistemática dos estudos com canabinoides (inclusive erva pura, tetraidrocanabinol [THC] derivado da planta ou sintético, *spray* para aplicação na mucosa oral) encontrou evidências de qualidade baixa a moderada a favor de redução da intensidade da dor neuropática e distúrbios do sono. Contudo, o efeito benéfico foi suplantado pelos efeitos adversos, inclusive tontura, insônia e confusão mental.

Ácido alfalipoico é uma coenzima do ciclo de Krebs com efeito antioxidante, que se mostrou capaz de reduzir complicações microvasculares diabéticas em modelos animais. Ensaios clínicos de curta duração demonstraram que infusão intravenosa de ácido alfalipoico reduziu a dor da neuropatia diabética. Entretanto, o efeito benéfico de seu análogo oral, assim como seus efeitos benéficos na dor neuropática associada a outras doenças, não estão claros.

Terapia cognitivo-comportamental e fisioterapia

Terapia cognitivo-comportamental (TCC) e fisioterapia são incluídas frequentemente no tratamento de dores crônicas. Os resultados de RCTs que estudaram o efeito da psicoterapia na dor neuropática foram conflitantes e a qualidade de alguns desses ensaios ficou aquém da ideal. Por essa razão, o efeito da TCC na dor neuropática não está definido. Além disso, técnicas de TCC podem variar entre os diversos terapeutas. Apesar da inexistência de evidência inequívoca quanto à eficácia no controle de neuropatia dolorosa, a TCC é relativamente segura e, por essa razão, pode ser uma opção terapêutica. Quanto à fisioterapia, não há evidências suficientes para concluir o efeito dos exercícios físicos no prognóstico funcional de pacientes com dor neuropática (exceto alguma melhora da força muscular). Por outro lado, nas dores crônicas em geral, alguns RCTs demonstraram que exercícios físicos podem reduzir a gravidade da dor crônica, embora estes resultados não tenham sido consistentes com outros estudos. Parte dessa inconsistência pode ser atribuída às diversas atividades físicas usadas nos diferentes estudos. Contudo, considerando o benefício geral à saúde da prática regular de exercícios, o risco baixo de lesão significativa (sobretudo com supervisão adequada de um fisioterapeuta) e que exercícios podem ser benéficos em alguns casos, fisioterapia e exercícios físicos são recomendados frequentemente em combinação com tratamento farmacológico para dor crônica.

Intervenções terapêuticas

Várias intervenções terapêuticas são avaliadas continuamente como tratamento de dor neuropática. Isso inclui toxina botulínica A, estimulação cortical transcraniana e estimulação de raízes neurais e nervos periféricos, embora com evidências inconclusivas ou fracas até o momento.

PROGNÓSTICO

Apesar da grande variedade de opções farmacológicas e não farmacológicas para tratar dor neuropática, os resultados costumam ser insatisfatórios ao paciente. Em um estudo observacional prospectivo longo realizado recentemente sobre dor neuropática (inclusive causas centrais e periféricas), que seguiu as diretrizes da Canadian Pain Society, apenas 32,4% dos pacientes conseguiram redução significativa da dor (definida por redução da dor em 30% ou mais ao longo de 12 meses) em comparação com o nível basal. Além disso, esse estudo demonstrou que a dor neuropática central tinha menos chance de melhorar do que a dor de origem periférica. Na verdade, há desafios a ser enfrentados na busca por tratamentos mais eficazes. Critérios de elegibilidade aos ensaios sobre dor neuropática frequentemente são baseados em grupos etiológicos (p. ex., neuropatia diabética ou neuralgia do trigêmeo). Pacientes do mesmo grupo etiológico podem ter dor causada por mecanismos diferentes. Essa heterogeneidade de mecanismos pode limitar nossa capacidade de aferir efeitos benéficos em ensaios randomizados e otimizar tratamentos na prática clínica. Alguns autores recomendaram uma abordagem baseada em mecanismos patogênicos para diagnosticar dor, enfatizando a detecção de alterações neuroplásticas coexistentes (i. e.: as que causam sensibilização) que promovem e perpetuam dor disfuncional. Hoje em dia, há esforços para desenvolver esses métodos. Ao menos teoricamente, ser capaz de identificar e ajustar tratamentos aos mecanismos que causam dor neuropática pode assegurar resultados clínicos mais satisfatórios. Além disso, escalas subjetivas de dor e instrumentos de avaliação da qualidade de vida utilizados como parâmetros prognósticos podem não ser ideais para avaliar o ônus da doença ou os benefícios do tratamento. Com a identificação dos subgrupos de pacientes com dor neuropática de acordo com o mecanismo da dor, tratamentos que sejam mais eficazes nesses subgrupos e medidas centradas no paciente oferecem esperanças de melhorar os resultados alcançados.

EVIDÊNCIAS DE NÍVEL 1

1. Backonja M, Beydoun A, Edwards KR, et al. Gabapentin for the symptomatic treatment of painful neuropathy in patients with diabetes mellitus: a randomized controlled trial. *JAMA*. 1998;280(21):1831-1836.
2. Bril V, England J, Franklin GM, et al. Evidence-based guideline: treatment of painful diabetic neuropathy: report of the American Academy of Neurology, the American Association of Neuromuscular and Electrodiagnostic Medicine, and the American Academy of Physical Medicine and Rehabilitation. *Neurology*. 2011;76(20):1758-1765.
3. Freeman R, Durso-Decruz E, Emir B. Efficacy, safety, and tolerability of pregabalin treatment for painful diabetic peripheral neuropathy: findings from seven randomized, controlled trials across a range of doses. *Diabetes Care*. 2008;31(7):1448-1454.
4. Moore RA, Straube S, Wiffen PJ, Derry S, McQuay HJ. Pregabalin for acute and chronic pain in adults. *Cochrane Database Syst Rev*. 2009;(3):CD007076.
5. Wiffen PJ, Derry S, Bell RF, et al. Gabapentin for chronic neuropathic pain in adults. *Cochrane Database Syst Rev*. 2017;(6):CD007938.
6. Kajdasz DK, Iyengar S, Desaiah D, et al. Duloxetine for the management of diabetic peripheral neuropathic pain: evidence-based findings from post hoc analysis of three multicenter, randomized, double-blind, placebo-controlled, parallel-group studies. *Clin Ther*. 2007;29 suppl:2536-2546.
7. Aiyer R, Barkin RL, Bhatia A. Treatment of neuropathic pain with venlafaxine: a systematic review. *Pain Med*. 2017;18(10):1999-2012.
8. Max MB, Culnane M, Schafer SC, et al. Amitriptyline relieves diabetic neuropathy pain in patients with normal or depressed mood. *Neurology*. 1987;37(4):589-596.
9. Max MB, Lynch SA, Muir J, Shoaf SE, Smoller B, Dubner R. Effects of desipramine, amitriptyline, and fluoxetine on pain in diabetic neuropathy. *N Engl J Med*. 1992;326(19):1250-1256.
10. Rowbotham MC, Reisner LA, Davies PS, Fields HL. Treatment response in antidepressant-naïve postherpetic neuralgia patients: double-blind, randomized trial. *J Pain*. 2005;6(11):741-746.
11. Binder A, Bruxelle J, Rogers P, Hans G, Bösl I, Baron R. Topical 5% lidocaine (lignocaine) medicated plaster treatment for post-herpetic neuralgia: results of a double-blind, placebo-controlled, multinational efficacy and safety trial. *Clin Drug Investig*. 2009;29(6):393-408.
12. Meier T, Wasner G, Faust M, et al. Efficacy of lidocaine patch 5% in the treatment of focal peripheral neuropathic pain syndromes: a randomized, double-blind, placebo-controlled study. *Pain*. 2003;106(1-2):151-158.
13. Cruccu G, Gronseth G, Alksne J, et al. AAN-EFNS guidelines on trigeminal neuralgia management. *Eur J Neurol*. 2008;15(10):1013-1028.
14. Gronseth G, Cruccu G, Alksne J, et al. Practice parameter: the diagnostic evaluation and treatment of trigeminal neuralgia (an evidence-based review): report of the Quality Standards Subcommittee of the American Academy of Neurology and the European Federation of Neurological Societies. *Neurology*. 2008;71(15):1183-1190.
15. Backonja M, Wallace MS, Blonsky ER, et al.; for NGX-4010 C116 Study Group. NGX-4010, a high-concentration capsaicin patch, for the treatment of postherpetic neuralgia: a randomised, double-blind study. *Lancet Neurol*. 2008;7(12): 1106-1112.
16. Derry S, Rice AS, Cole P, Tan T, Moore RA. Topical capsaicin (high concentration) for chronic neuropathic pain in adults. *Cochrane Database Syst Rev*. 2017;(1):CD007393.
17. Duhmke RM, Cornblath DD, Hollingshead JRF. Tramadol for neuropathic pain. *Cochrane Database Syst Rev*. 2004;(2):CD003726.

LEITURA SUGERIDA

Aiyer R, Mehta N, Gungor S, Gulati A. A systematic review of NMDA receptor antagonists for treatment of neuropathic pain in clinical practice. *Clin J Pain*. 2018;34:450-467.

Amir R, Kocsis JD, Devor M. Multiple interacting sites of ectopic spike electrogenesis in primary sensory neurons. *J Neurosci*. 2005;25:2576-2585.

Argoff CE, Cole BE, Fishbain DA, Irving GA. Diabetic peripheral neuropathic pain: clinical and quality-of-life issues. *Mayo Clin Proc*. 2006;81:S3-S11.

Attal N, Cruccu G, Baron R, et al.; for European Federation of Neurological Societies. EFNS guidelines on the pharmacological treatment of neuropathic pain: 2010 revision. *Eur J Neurol*. 2010;17:1113-e88.

Baron R, Maier C, Attal N, et al. Peripheral neuropathic pain: a mechanism-related organizing principle based on sensory profiles. *Pain*. 2017;158: 261-272.

Bennett MI, Rayment C, Hjermstad M, Aass N, Caraceni A, Kaasa S. Prevalence and aetiology of neuropathic pain in cancer patients: a systematic review. *Pain*. 2012;153:359-365.

Birse F, Derry S, Moore RA. Phenytoin for neuropathic pain and fibromyalgia in adults. *Cochrane Database Syst Rev*. 2012;(5):CD009485.

Challapalli V, Tremont-Lukats IW, McNicol ED, Lau J, Carr DB. Systemic administration of local anesthetic agents to relieve neuropathic pain. *Cochrane Database Syst Rev*. 2005;(4):CD003345.

Chandra K, Shafiq N, Pandhi P, Gupta S, Malhotra S. Gabapentin versus nortriptyline in post-herpetic neuralgia patients: a randomized, double-blind clinical trial—the GONIP Trial. *Int J Clin Pharmacol Ther*. 2006;44:358-363.

Chaplan SR, Guo H-Q, Lee DH, et al. Neuronal hyperpolarization-activated pacemaker channels drive neuropathic pain. *J Neurosci.* 2003;23:1169-1178.

Coggeshall RE, Lekan HA, White FA, Woolf CJ. A-fiber sensory input induces neuronal cell death in the dorsal horn of the adult rat spinal cord. *J Comp Neurol.* 2001;435:276-282.

Collins S, Sigtermans MJ, Dahan A, Zuurmond WWA, Perez RSGM. NMDA receptor antagonists for the treatment of neuropathic pain. *Pain Med.* 2010;11:1726-1742.

Colloca L, Ludman T, Bouhassira D, et al. Neuropathic pain. *Nat Rev Dis Primers.* 2017;3:17002.

Costigan M, Scholz J, Woolf CJ. Neuropathic pain: a maladaptive response of the nervous system to damage. *Annu Rev Neurosci.* 2009;32:1-32.

Cui M, Feng Y, McAdoo DJ, Willis WD. Periaqueductal gray stimulation-induced inhibition of nociceptive dorsal horn neurons in rats is associated with the release of norepinephrine, serotonin, and amino acids. *J Pharmacol Exp Ther.* 1999;289:868-876.

Davies M, Brophy S, Williams R, Taylor, A. The prevalence, severity, and impact of painful diabetic peripheral neuropathy in type 2 diabetes. *Diabetes Care.* 2006;29:1518-1522.

Demant DT, Lund K, Vollert J, et al. The effect of oxcarbazepine in peripheral neuropathic pain depends on pain phenotype: a randomised, double-blind, placebo-controlled phenotype-stratified study. *Pain.* 2014;155:2263-2273.

DiBonaventura MD, Sadosky A, Concialdi K, et al. The prevalence of probable neuropathic pain in the US: results from a multimodal general-population health survey. *J Pain Res.* 2017;10:2525-2538.

Eccleston C, Hearn L, Williams AC. Psychological therapies for the management of chronic neuropathic pain in adults. *Cochrane Database Syst Rev.* 2015;(10):CD011259.

Finnerup NB, Attal N, Haroutounian S, et al. Pharmacotherapy for neuropathic pain in adults: a systematic review and meta-analysis. *Lancet Neurol.* 2015;14:162-173.

Finnerup NB, Haroutounian S, Kamerman P, et al. Neuropathic pain: an updated grading system for research and clinical practice. *Pain.* 2016;157:1599-1606.

Freynhagen R, Baron R, Gockel U, Tölle TR. painDETECT: a new screening questionnaire to identify neuropathic components in patients with back pain. *Curr Med Res Opin.* 2006;22:1911-1920.

Geneen LJ, Moore RA, Clarke C, Martin D, Colvin LA, Smith BH. Physical activity and exercise for chronic pain in adults: an overview of Cochrane Reviews. *Cochrane Database Syst Rev.* 2017;(1):CD011279.

Gill D, Derry S, Wiffen PJ, Moore RA. Valproic acid and sodium valproate for neuropathic pain and fibromyalgia in adults. *Cochrane Database Syst Rev.* 2011;(10):CD009183.

Gimbel JS, Richards P, Portenoy RK. Controlled-release oxycodone for pain in diabetic neuropathy: a randomized controlled trial. *Neurology.* 2003;60:927-934.

Hearn L, Derry S, Moore RA. Lacosamide for neuropathic pain and fibromyalgia in adults. *Cochrane Database Syst Rev.* 2012;(2):CD009318.

Hendrich J, Van Minh AT, Heblich F, et al. Pharmacological disruption of calcium channel trafficking by the $\alpha_2\delta$ ligand gabapentin. *Proc Natl Acad Sci U S A.* 2008;105:3628-3633.

Herrero JF, Laird JM, López-García JA. Wind-up of spinal cord neurones and pain sensation: much ado about something? *Prog Neurobiol.* 2000;61:169-203.

Hudson LJ, Bevan S, Wotherspoon G, Gentry C, Fox A, Winter J. VR_1 protein expression increases in undamaged DRG neurons after partial nerve injury. *Eur J Neurosci.* 2001;13:2105-2114.

Jarvis B, Coukell AJ. Mexiletine. A review of its therapeutic use in painful diabetic neuropathy. *Drugs.* 1998;56:691-707.

Jiang YQ, Xing GG, Wang SL, et al. Axonal accumulation of hyperpolarization-activated cyclic nucleotide-gated cation channels contributes to mechanical allodynia after peripheral nerve injury in rat. *Pain.* 2008;137:495-506.

Liu C-N, Devor M, Waxman SG, Kocsis JD. Subthreshold oscillations induced by spinal nerve injury in dissociated muscle and cutaneous afferents of mouse DRG. *J Neurophysiol.* 2002;87:2009-2017.

Li C-Y, Song Y-H, Higuera ES, Luo ZD. Spinal dorsal horn calcium channel $\alpha_2\delta$-1 subunit upregulation contributes to peripheral nerve injury-induced tactile allodynia. *J Neurosci.* 2004;24:8494-8499.

Luo ZD, Chaplan SR, Higuera ES, et al. Upregulation of dorsal root ganglion $\alpha_2\delta$ calcium channel subunit and its correlation with allodynia in spinal nerve-injured rats. *J Neurosci.* 2001;21:1868-1875.

Mijnhout GS, Alkhalaf A, Kleefstra N, Bilo HJG. Alpha lipoic acid: a new treatment for neuropathic pain in patients with diabetes? *Neth J Med.* 2010;68:158-162.

Moore KA, Kohno T, Karchewski LA, Scholz J, Baba H, Woolf CJ. Partial peripheral nerve injury promotes a selective loss of GABAergic inhibition in the superficial dorsal horn of the spinal cord. *J Neurosci.* 2002;22:6724-6731.

Morley JS, Bridson J, Nash TP, Miles JB, White S, Makin MK. Low-dose methadone has an analgesic effect in neuropathic pain: a double-blind randomized controlled crossover trial. *Palliat Med.* 2003;17:576-587.

Moulin D, Boulanger A, Clark AJ, et al. Pharmacological management of chronic neuropathic pain: revised consensus statement from the Canadian Pain Society. *Pain Res Manag.* 2014;19:328-335.

Moulin DE, Clark AJ, Gordon A, et al. Long-term outcome of the management of chronic neuropathic pain: a prospective observational study. *J Pain.* 2015;16:852-861.

Mücke M, Phillips T, Radbruch L, Petzke F, Häuser W. Cannabis-based medicines for chronic neuropathic pain in adults. *Cochrane Database Syst Rev.* 2018;(3):CD012182.

Murnion BP. Neuropathic pain: current definition and review of drug treatment. *Aust Prescr.* 2018;41:60-63.

Otto M, Bach FW, Jensen TS, Brøsen K, Sindrup SH. Escitalopram in painful polyneuropathy: a randomized, placebo-controlled, cross-over trial. *Pain.* 2008;139:275-283.

Pabbidi RM, Yu S-Q, Peng S, Khardori R, Pauza ME, Premkumar LS. Influence of $TRPV_1$ on diabetes-induced alterations in thermal pain sensitivity. *Mol Pain.* 2008;4:9.

Passmore GM, Selyanko AA, Mistry M, et al. KCNQ/M currents in sensory neurons: significance for pain therapy. *J Neurosci.* 2003;23:7227-7236.

Pathan H, Williams J. Basic opioid pharmacology: an update. *Br J Pain.* 2012;6:11-16.

Rowbotham MC, Twilling L, Davies PS, Reisner L, Taylor K, Mohr D. Oral opioid therapy for chronic peripheral and central neuropathic pain. *N Engl J Med.* 2003;348:1223-1232.

Schoffnegger D, Ruscheweyh R, Sandkühler J. Spread of excitation across modality borders in spinal dorsal horn of neuropathic rats. *Pain.* 2008;135(3):300-310.

Semenchuk MR, Sherman S, Davis B. Double-blind, randomized trial of bupropion SR for the treatment of neuropathic pain. *Neurology.* 2001;57:1583-1588.

Suzuki R, Kontinen VK, Matthews E, Williams E, Dickenson AH. Enlargement of the receptive field size to low intensity mechanical stimulation in the rat spinal nerve ligation model of neuropathy. *Exp Neurol.* 2000;163:408-413.

Takaishi K, Eisele JH Jr, Carstens E. Behavioral and electrophysiological assessment of hyperalgesia and changes in dorsal horn responses following partial sciatic nerve ligation in rats. *Pain.* 1996;66:297-306.

Taylor CP. Mechanisms of analgesia by gabapentin and pregabalin—calcium channel alpha2-delta [Cavalpha2-delta] ligands. *Pain.* 2009;142:13-16.

Tulleuda A, Cokic B, Callejo G, Saiani B, Serra J, Gasull X. TRESK channel contribution to nociceptive sensory neurons excitability: modulation by nerve injury. *Mol Pain.* 2011;7:30.

Van Acker K, Bouhassira D, De Bacquer D, et al. Prevalence and impact on quality of life of peripheral neuropathy with or without neuropathic pain in type 1 and type 2 diabetic patients attending hospital outpatients clinics. *Diabetes Metab.* 2009;35:206-213.

Vardeh D, Mannion RJ, Woolf CJ. Toward a mechanism-based approach to pain diagnosis. *J Pain.* 2016;17:T50-T69.

von Hehn CA, Baron R, Woolf CJ. Deconstructing the neuropathic pain phenotype to reveal neural mechanisms. *Neuron.* 2012;73:638-652.

Wager TD, Atlas LY, Lindquist MA, Roy M, Woo C-W, Kross E. An fMRI-based neurologic signature of physical pain. *N Engl J Med.* 2013;368:1388-1397.

Watson CP, Vernich L, Chipman M, Reed K. Nortriptyline versus amitriptyline in postherpetic neuralgia: a randomized trial. *Neurology.* 1998;51:1166-1171.

White CM, Pritchard J, Turner-Stokes L. Exercise for people with peripheral neuropathy. *Cochrane Database Syst Rev.* 2004;(4):CD003904.

Wiffen PJ, Derry S, Lunn MPT, Moore RA. Topiramate for neuropathic pain and fibromyalgia in adults. *Cochrane Database Syst Rev.* 2013;(8):CD008314.

Wiffen PJ, Derry S, Moore RA. Lamotrigine for chronic neuropathic pain and fibromyalgia in adults. *Cochrane Database Syst Rev.* 2013;(12):CD006044.

Wiffen PJ, Derry S, Moore RA, Kalso EA. Carbamazepine for chronic neuropathic pain and fibromyalgia in adults. *Cochrane Database Syst Rev.* 2014;(4):CD005451.

Wiffen PJ, Derry S, Moore RA, Lunn MPT. Levetiracetam for neuropathic pain in adults. *Cochrane Database Syst Rev.* 2014;(7):CD010943.

Wolff M, Czorlich P, Nagaraj C, et al. Amitriptyline and carbamazepine utilize voltage-gated ion channel suppression to impair excitability of sensory dorsal horn neurons in thin tissue slice: an in vitro study. *Neurosci Res.* 2016;109:16-27.

Woolf CJ, Shortland P, Coggeshall RE. Peripheral nerve injury triggers central sprouting of myelinated afferents. *Nature.* 1992;355:75-78.

Wu G, Ringkamp M, Murinson BB, et al. Degeneration of myelinated efferent fibers induces spontaneous activity in uninjured C-fiber afferents. *J Neurosci.* 2002;22:7746-7753.

Yekkirala AS, Roberson DP, Bean BP, Woolf CJ. Breaking barriers to novel analgesic drug development. *Nat Rev Drug Discov.* 2017;16:545-564.

Yelland MJ, Poulos CJ, Pillans PI, et al. N-of-1 randomized trials to assess the efficacy of gabapentin for chronic neuropathic pain. *Pain Med.* 2009;10:754-761.

Zhou M, Chen N, He L, Yang M, Zhu C, Wu F. Oxcarbazepine for neuropathic pain. *Cochrane Database Syst Rev.* 2017;(12):CD007963.

SEÇÃO 9 EPILEPSIA E DISTÚRBIOS PAROXÍSTICOS

Editor da Seção: *Carl W. Bazil*

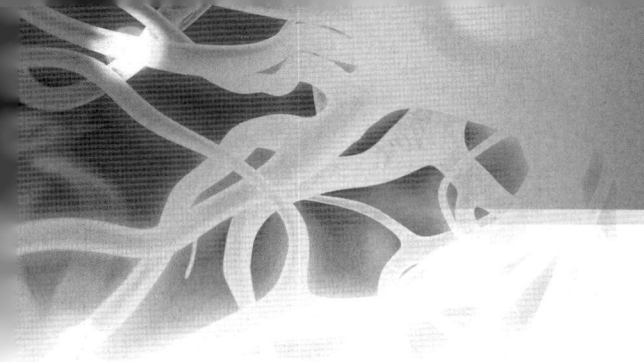

Classificação das Crises Epilépticas e Epilepsia 60

Shraddha Srinivasan e Carl W. Bazil

PONTOS-CHAVE

1. Embora as crises epilépticas sejam a manifestação clínica principal de epilepsia, nem todas têm epilepsia como causa.

2. A profilaxia antiepiléptica é enfaticamente recomendada depois de uma única crise espontânea acompanhada de anormalidade significativa no exame de ressonância magnética e/ou indícios epileptiformes no EEG.

3. A detecção da síndrome epiléptica ajuda a definir a causa da epilepsia, seu prognóstico e escolha do fármaco antiepiléptico apropriado.

4. Crises epilépticas do lobo frontal podem causar comportamentos motores hiperativos bizarros, vocalizações e gesticulações que, em alguns casos, podem ser confundidos com crises psicogênicas (não epilépticas).

5. O sistema mais recente de classificação proposto pela International League Against Epilepsy reconhece dois tipos novos: "epilepsia generalizada e focal mista" e "epilepsia de causa indeterminada".

INTRODUÇÃO

Crise epiléptica é resultado da disfunção fisiológica transitória do cérebro, que é causada por uma descarga elétrica hipersíncrona, autolimitada e anormal dos neurônios corticais. Existem muitos tipos de crises epilépticas e cada um causa alterações comportamentais e anormalidades eletrofisiológicas típicas, que podem ser detectadas nos traçados de eletroencefalografia (EEG) de superfície (couro cabeludo). As manifestações clínicas específicas de cada tipo de crise dependem de vários fatores: se apenas uma parte ou se a maior parte do córtex cerebral é afetada desde o início, funções das áreas corticais das quais se origina a atividade epiléptica, padrão subsequente de propagação das descargas elétricas epilépticas no cérebro, e extensão com que as estruturas subcorticais e do tronco encefálico são afetadas.

Embora crises epilépticas sejam a manifestação principal da epilepsia, nem todas as crises epilépticas são causadas por epilepsia. Crises epilépticas sintomáticas agudas ocorrem apenas durante a evolução de uma doença clínica ou neurológica, inclusive distúrbios metabólicos ou intoxicações por drogas. Em geral, essas crises não persistem depois da regressão do distúrbio desencadeante. Por motivos desconhecidos, alguns indivíduos têm um único episódio de crise epiléptica espontânea. Essas crises epilépticas não caracterizam o diagnóstico de epilepsia.

A epilepsia é um distúrbio crônico – ou um grupo de distúrbios crônicos – no qual a manifestação indispensável é recidiva das crises epilépticas que, nos casos típicos, são espontâneas e costumam ser imprevisíveis. Cada tipo de epilepsia tem seu histórico e resposta terapêutica próprios. Essa diversidade reflete o fato de que a epilepsia pode ser causada por vários distúrbios e mecanismos fisiopatológicos subjacentes.

A definição operacional de epilepsia proposta pela International League Against Epilepsy (ILAE) é uma doença cerebral crônica definida por qualquer um dos seguintes fatores:

1. Ao menos duas crises epilépticas espontâneas (ou reflexas) ocorridas com intervalo superior a 24 horas.
2. Uma crise epiléptica espontânea (ou reflexa) e probabilidade de crises adicionais semelhantes ao risco de recidiva geral (ao menos 60%) depois de duas crises epilépticas espontâneas nos próximos 10 dias.
3. Diagnóstico de alguma síndrome epiléptica (ver "Síndromes epilépticas", adiante).

Epilepsia reflexa é a condição na qual crises epilépticas reflexas provocadas (p. ex., por estímulos luminosos) são recorrentes. Elas podem ser focais (p. ex., epilepsia provocada por música com crises epilépticas do lobo temporal e crises epilépticas visuais associadas à epilepsia fotossensível do lobo occipital) ou generalizadas desde o início. Pacientes com epilepsia reflexa podem também ter crises epilépticas espontâneas, mas em muitos casos têm algum fator desencadeante das crises.

Cada tipo de epilepsia tem seu histórico e resposta própria ao tratamento. Essa diversidade reflete o fato de que a epilepsia pode ser causada por várias anormalidades primárias e diversos mecanismos fisiopatológicos, embora a maioria dos casos seja classificada como idiopática (supostamente de origem genética).

EPIDEMIOLOGIA

Em todo o mundo, mais de 50 milhões de indivíduos têm epilepsia, o que a torna uma das doenças neurológicas mundialmente mais comuns. A porcentagem estimada da população geral que tem epilepsia em atividade (*i. e.*: crises epilépticas repetidas ou necessidade de tratamento contínuo) em determinado momento oscila entre 4 e 10 por mil habitantes (https://www.who.int/news-room/fact-sheets/detail/epilepsy).

Nos EUA, as taxas de incidência anual de epilepsia foram estimadas em 150 mil ou 48 casos por 100 mil habitantes. Com base no censo norte-americano de 1990, as taxas de incidência anual de epilepsia ajustadas por idade variavam de 31 a 57 por 100 mil (Figura 60.1). As taxas de incidência são mais altas entre crianças pequenas e idosos.

Crises epilépticas focais com depressão da consciência (antes conhecidas como *crises parciais complexas*) são o tipo mais comum de crise epiléptica entre pacientes recém-diagnosticados, mas existe variabilidade etária nas porcentagens dos diversos tipos de epilepsia (Figura 60.2). A causa da epilepsia também varia até certo ponto com a idade. Entretanto, apesar dos avanços dos recursos diagnósticos, a categoria de causa "desconhecida" ainda é maior que qualquer outra em todas as faixas etárias (Figura 60.3). Doença vascular encefálica, distúrbios neurológicos associados ao desenvolvimento (p. ex., paralisia cerebral e retardo mental) e traumatismo craniano são outras causas detectadas com frequência.

Embora doenças genéticas bem-definidas representem apenas cerca de 1% dos casos de epilepsia, fatores hereditários são importantes. Gêmeos monozigóticos têm índice de concordância muito maior de epilepsia do que os dizigóticos. Com a idade de 25 anos, cerca de 9% dos filhos de mães com epilepsia e 2,4% dos filhos de pais com epilepsia desenvolvem epilepsia. A razão do risco aumentado de desenvolver epilepsia entre os filhos de mulheres com esse distúrbio ainda é desconhecida.

Alguns tipos de epilepsia têm padrão hereditário mais marcante do que outros. Por exemplo, filhos de pais com crises de ausência têm risco maior de desenvolver epilepsia (9%), que os filhos de pais com outros tipos de crises epilépticas generalizadas ou focais (5%). Como regra geral, mesmo as crianças nascidas de um genitor de alto risco têm chances de 90% ou mais de não desenvolver epilepsia.

Alguns pacientes que apresentam o primeiro episódio de crise epiléptica espontânea nunca têm o segundo. Por definição, esses indivíduos não têm epilepsia e costumam não precisar receber tratamento farmacológico de longa duração. Infelizmente, nossa capacidade de identificar esses casos com precisão é limitada. As decisões terapêuticas devem ser baseadas em dados epidemiológicos e considerações pessoais. Alguns tipos de crise epiléptica, inclusive crises de ausência e crises mioclônicas, quase sempre são recorrentes por ocasião em que os pacientes são atendidos por um médico. Por outro lado, pacientes com crises epilépticas podem buscar atendimento médico depois do primeiro episódio, em vista da natureza dramática da crise. Estudos prospectivos sobre recidiva depois do primeiro episódio indicaram que o risco de recorrência em 2 anos fique em torno de 40%, tanto nos adultos quanto nas crianças. O risco é menor

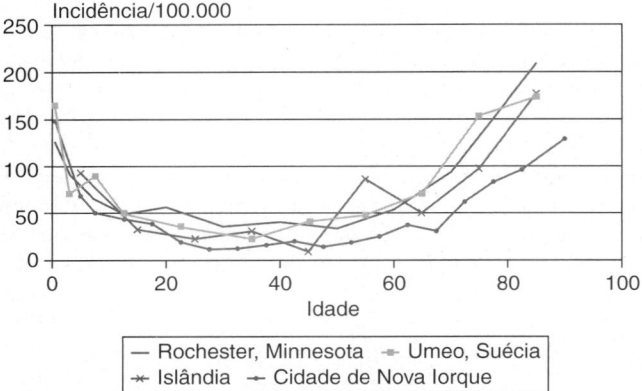

FIGURA 60.1 Incidência de epilepsia por faixa etária em Rochester, Minnesota, 1935-1984. (De Hauser WA, Annegers JF, Kurland LT. Incidence of Epilepsy and unprovoked seizures in Rochester, Minnesota: 1935-1984. *Epilepsia*. 1993;34[3]:453-468.)

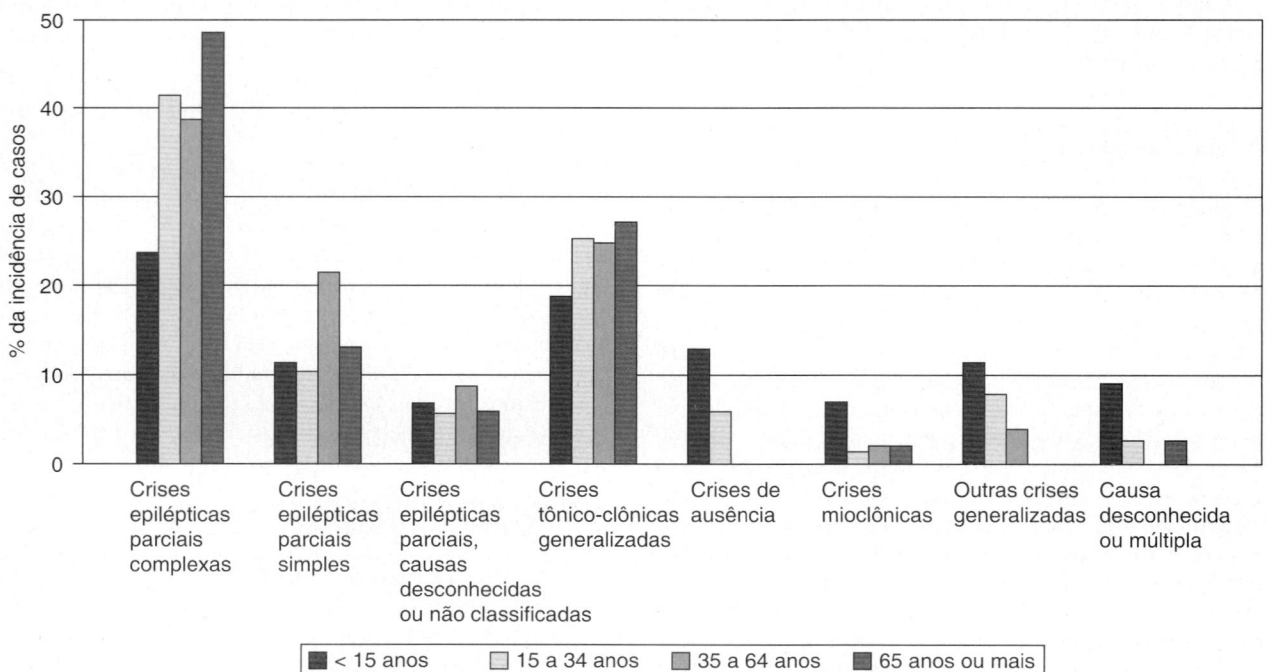

FIGURA 60.2 Porcentagens dos tipos de epilepsias entre pacientes recém-diagnosticados em Rochester, Minnesota, 1935-1984. (De Hauser WA, Annegers JF, Kurland LT. Incidence of epilepsy and unprovoked seizures in Rochester, Minnesota: 1935-1984. *Epilepsia*. 1993;34(3):453-468.)

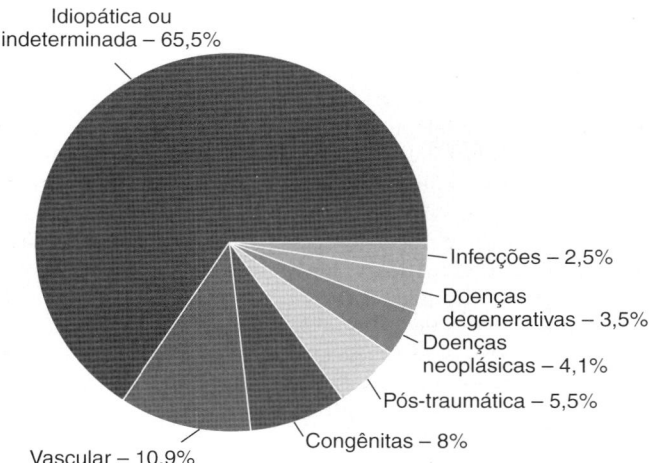

FIGURA 60.3 Causas de epilepsia entre todos os casos de epilepsia recém-diagnosticada em Rochester, Minnesota,1935-1984. (Segundo Hauser WA, Annegers JF, Kurland LT. Incidence of epilepsy and unprovoked seizures in Rochester, Minnesota: 1935-1984. *Epilepsia*. 1993;34(3):453-468.)

entre pacientes com a primeira crise generalizada idiopática e EEG normal (cerca de 24% dos casos), bem maior no grupo com crises generalizadas idiopáticas e EEG anormal (cerca de 48%) e máximo entre os pacientes com crises sintomáticas (i. e.: com lesão cerebral ou síndrome neurológica preexistente) e EEG anormal (cerca de 65%). Anormalidades eletroencefalográficas epileptiformes, mas não as de outros tipos, acarretam risco maior de recidiva. Além disso, quando o primeiro episódio é de crise epiléptica focal ou noturna, o risco relativo de recidiva também é maior. O risco de outras crises depois do segundo episódio espontâneo é maior que 80%; por isso, uma segunda crise epiléptica espontânea é um marcador confiável de epilepsia.

As diretrizes baseadas em evidência da American Academy of Neurology e American Epilepsy Society para aconselhamento e tratamento do primeiro episódio de crise epiléptica espontânea estão resumidas nos parágrafos seguintes (Evidência de nível 1).[1]

Adultos atendidos em seu primeiro episódio de crise epiléptica espontânea devem ser informados de que a probabilidade de recidiva da crise é maior nos primeiros 2 anos depois do primeiro episódio (21 a 45%). Também é importante dizer-lhes que os fatores clínicos associados a risco mais alto de recidiva das crises epilépticas incluem lesão encefálica preexistente (p. ex., AVE ou traumatismo), EEG com anormalidades epileptiformes, anormalidade significativa nos exames de imagem do encéfalo, ou crise epiléptica noturna. Médicos devem avisar aos pacientes que, embora fármacos antiepilépticos – em comparação com postergação do tratamento até que ocorra uma segunda crise epiléptica – devam reduzir o risco de recidiva das crises epilépticas nos próximos 2 anos, eles podem não melhorar a qualidade de vida. Eles devem ser alertados de que, a longo prazo (3 anos), tratamento imediato com fármacos antiepilépticos (FAEs) não tende a melhorar o prognóstico de remissão persistente das crises epilépticas. Além disso, seu risco de desenvolver efeitos adversos com os fármacos prescritos varia de 7 a 31% e que esses efeitos são predominantemente brandos e reversíveis.

Cerca de 4% dos indivíduos que chegam à idade de 74 anos tiveram ao menos um episódio de crise epiléptica espontânea. Quando as crises epilépticas provocadas (i. e.: febris ou crises relacionadas com alguma doença aguda) são incluídas, a probabilidade de ter outra crise até a idade de 74 anos aumenta no mínimo para 9%. Com essa idade, o risco de desenvolver epilepsia é de cerca de 3%.

Dentre os pacientes com epilepsia, 60 a 70% entram em remissão com tratamento à base de FAEs. Entre os fatores que predispõem à remissão estão forma idiopática de epilepsia, resultados normais no exame neurológico e início na fase inicial ou intermediária da infância (exceto crises neonatais). Fatores prognósticos desfavoráveis são crises epilépticas focais, EEG anormal, exame neurológico anormal e retardo mental ou paralisia cerebral associada (Tabela 60.1). Pacientes que não entram em remissão têm epilepsia resistente ao tratamento farmacológico e podem ser candidatos a outras modalidades terapêuticas, inclusive procedimento cirúrgicos, implante de dispositivos ou restrições dietéticas. Epilepsia resistente ao tratamento farmacológico é definida pela ILAE como "impossibilidade de suprimir as crises epilépticas persistentes depois de duas tentativas adequadas com dois fármacos antiepilépticos utilizados conforme a recomendação".

A mortalidade é maior entre pacientes com epilepsia, mas o risco maior é atribuído sobretudo aos casos sintomáticos, nos quais os coeficientes de mortalidade mais altos estão relacionados basicamente com a doença coexistente, em vez de com a epilepsia. Entretanto, mortes acidentais (principalmente por afogamento) são comuns em todos os pacientes epilépticos. Morte súbita inexplicável é quase 25 vezes mais comum nos pacientes com epilepsia do que na população geral; as incidências anuais estimadas variam de 1 em 500 a 1 em 2 mil adultos e 1 em 4.500 crianças com epilepsia (Evidência de nível 1).[2] Epilepsia grave, convulsões generalizadas incontroláveis (sobretudo noturnas) e necessidade de usar vários FAEs são fatores de risco.

Mutações genéticas associadas à epilepsia

Estudos populacionais e com gêmeos referendaram a contribuição genética às epilepsias focais e generalizadas. O índice de concordância entre gêmeos monozigóticos com epilepsia generalizada idiopática fica bem acima de 75%. Entretanto, epilepsias resultantes de variantes patogênicas de um único gene são raras e incluem epilepsias familiares com padrão hereditário mendeliano e epilepsias esporádicas associadas aos distúrbios do desenvolvimento cortical. Nos últimos 25 anos, foram identificados alguns genes responsáveis por essas formas raras de epilepsia. Além disso, cada vez mais se aceita que epilepsias focais com (e mesmo sem) malformações corticais podem estar associadas a mosaicismo somático resultante de mutações pós-zigóticas ocorridas durante o desenvolvimento. A relação

Tabela 60.1 Previsores de epilepsia incontrolável com fármacos.
Idade muito baixa (menos de 2 anos) no primeiro episódio
Crises epilépticas generalizadas frequentes
Impossibilidade de controlar as crises com facilidade
Evidência de lesão cerebral
Causa específica de crises epilépticas
Anormalidade grave no EEG
QI baixo
Crises atônicas ou crises de ausência atípica

EEG, eletroencefalograma; QI, coeficiente de inteligência.

entre genótipo e fenótipo é complexa, pois há heterogeneidade genética (i. e.: uma síndrome tem várias causas genéticas) e heterogeneidade fenotípica (i. e.: um gene apresenta fenótipos diferentes). Testes genéticos incluem técnicas citogenéticas para avaliar variações do número de cópias, assim como técnicas de sequenciamento para detectar anomalias mais sutis. Entre as vantagens dos testes genéticos está a possibilidade de concluir uma investigação diagnóstica demorada e, em um número crescente de condições clínicas, usar abordagens clínicas voltadas precisamente para a patologia subjacente; por exemplo, dieta cetogênica para síndrome de deficiência de Glut1 causada por variantes patogênicas do gene *SLC2A1* e piridoxina (vitamina B₆) para epilepsia dependente dessa vitamina (uma condição recessiva causada por mutações do gene *ALDH7A1*).

Exemplos de genes etiopatogênicos identificados em pacientes com epilepsia com padrão hereditário mendeliano são *KCNQ2* e *KCNQ3* (genes que codificam canais de potássio regulados por voltagem) associados à epilepsia neonatal familiar benigna; *CHRNA4* e *CHRNB2* (genes que codificam subunidades dos receptores nicotínicos de acetilcolina) associados à forma autossômica dominante de epilepsia noturna do lobo frontal; *SCN1A* (gene que codifica canais de sódio) associado à epilepsia genética com crises febris; *LGI1* (gene 1 do glioma inativado rico em leucina) associado à epilepsia autossômica dominante com anormalidades auditivas; e *DEPDC5* associado à epilepsia focal familiar com focos variáveis. Ver mais detalhes sobre genética dos distúrbios epilépticos no Capítulo 143.

CLASSIFICAÇÃO DAS CRISES EPILÉPTICAS E EPILEPSIA

A classificação precisa das crises epilépticas e epilepsia é essencial ao entendimento dos fenômenos epilépticos, à elaboração de um plano de investigação racional, à tomada de decisões sobre quando e por quanto tempo tratar, à escolha do FAEs adequados e à condução de estudos científicos, que exigem a descrição dos fenótipos clínicos e anormalidades do EEG.

Classificação das crises epilépticas

Os episódios iniciais de crise epiléptica – descritos pelo paciente ou por alguém que os presenciou – costumam ser os indícios clínicos mais confiáveis para determinar se a crise tem início focal ou se é generalizada desde o começo. Contudo, em alguns casos, não há indício de início focal por várias razões:

1. O paciente pode perder a memória depois da crise epiléptica e não se lembrar dos eventos iniciais.
2. O nível de perceptividade pode ser deprimido tão rapidamente, ou a crise epiléptica pode generalizar-se tão repentinamente, que as manifestações típicas iniciais são obscurecidas ou suprimidas.
3. A crise epiléptica pode originar-se de uma região do cérebro que não está associada a alguma função comportamental evidente. Desse modo, crises epilépticas tornam-se clinicamente detectáveis apenas quando as descargas se propagam além da zona ictal inicial ou se tornam generalizadas.

Além disso, crises epilépticas generalizadas desde o início podem ter manifestações focais como rotação aversiva da cabeça; assimetria ou assincronismo na fase clônica de uma crise epiléptica tônico-clônica; episódio de ausência típica antes de uma crise epiléptica tônico-clônica generalizada, que pode ser confundida com aura ou crise epiléptica parcial complexa; e anormalidades focais no EEG, inclusive apenas fragmentos de uma onda aguda generalizada.

Os sistemas de classificação antigo e atual da ILAE procuram agrupar as crises epilépticas de acordo com seu início e manifestações clínicas e classificar epilepsias com base no tipo de atividade epiléptica, idade de início, probabilidade de remissão, anormalidades do EEG, resultados dos exames radiológicos e bases genéticas. A partir de 2010, o termo *crise* epiléptica *focal* foi oficialmente adotado em substituição à *crise* epiléptica *parcial*. A classificação mais recente corrigiu algumas limitações da classificação de 1981. Algumas crises epilépticas podem ser focais ou generalizadas desde o início (p. ex., crises epilépticas tônico-clônicas) – crise epiléptica com início indefinido –, o que as tornava inclassificáveis e difíceis de encaixar no sistema de classificação de 1981; termos como *crises epilépticas parciais complexas* e *crises epilépticas parciais simples* são difíceis de entender e explicar; e alguns tipos de crise epiléptica (p. ex., crises mioclônico-atônicas e mioclonia palpebral) não estavam incluídos na classificação de 1981.

Crises epilépticas focais

Crises epilépticas focais podem ser subdivididas com base nos seguintes fatores: (1) nível de perceptividade, (2) primeira e mais marcante manifestação motora ou não motora da crise epiléptica e (3) se a crise focal progride para crise epiléptica tônico-clônica bilateral. Atualmente, o termo *crise epiléptica tônico-clônica generalizada secundária* foi substituído por *crise* epiléptica *focal evoluindo para tônico-clônica bilateral*. Por exemplo, quando o paciente tem aura de *déjà vu* seguida de perda da consciência e contraturas labiais presenciadas, o tipo de crise é classificado como crise epiléptica focal disperceptiva e automatismos. Quando a crise epiléptica inclui atividade tônico-clônica sem manifestações focais presenciadas ou referidas pelo paciente (p. ex., aura ou abalo clônico focal), a crise epiléptica pode ser classificada como crise de início indefinido com atividade tônico-clônica bilateral. Como já foi mencionado, o termo crise epiléptica parcial complexa foi substituído por crise epiléptica focal disperceptiva.

Crises epilépticas focais com perceptividade preservada ocorrem quando a descarga ictal afeta uma área limitada e geralmente circunscrita do córtex. Praticamente qualquer sintoma ou fenômeno pode ser uma manifestação subjetiva (aura) ou objetiva de crise epiléptica focal perceptiva: desde distúrbios motores elementares (crises jacksonianas, crises versivas) e alterações sensoriais unilaterais, até fenômenos emocionais, psicoilusórios, alucinatórios ou dismnésicos complexos. Entre as auras comuns estão sensação epigástrica ascendente, medo, sensação de irrealidade ou afastamento, experiências de *déjà vu* (sensação de algo familiar) e *jamais vu* (sensação de algo estranho) e alucinações olfatórias. Pacientes podem interagir normalmente com o ambiente durante crises epilépticas focais, exceto pelas limitações impostas pela crise nas funções cerebrais localizadas específicas, inclusive afasia durante uma crise epiléptica do lobo temporal dominante, que poderia ser confundida com perda de consciência devido à incapacidade de fala do paciente.

Entre as manifestações motoras estão automatismos; espasmos epilépticos; e movimentos tônicos, mioclônicos, hipercinéticos, clônicos e atônicos. Automatismos são atividades motoras repetitivas despropositais, que podem parecer normais em outras circunstâncias. Exemplos são automatismos orais (como estalar os lábios) e manuais (inclusive movimentos repetitivos das mãos). Vale salientar que automatismos também podem ocorrer nas crises de ausência, que estão descritas adiante.

Por outro lado, *crises epilépticas focais disperceptivas* são definidas por comprometimento do nível da percepção e implicam em dispersão mais ampla das descargas epilépticas, no mínimo ao prosencéfalo basal e às áreas límbicas. Além da depressão do nível de consciência, pacientes com essas crises costumam apresentar automatismos como morder os lábios, engolir repetidamente, exercer alguma atividade motora de maneira desajeitada ou sem qualquer propósito aparente. Depois da crise, os pacientes ficam confusos e desorientados durante vários minutos, e pode ser difícil determinar a transição do período ictal ao pós-ictal sem registros simultâneos do EEG. Dentre as crises epilépticas focais disperceptivas, 70 a 80% originam-se do lobo temporal; focos situados nos lobos frontal e occipital são responsáveis pela maioria dos casos restantes.

Crises epilépticas generalizadas

A classificação mais recente inclui alguns tipos adicionais de crise epiléptica nesse grupo. Ocorrência ou não de atividade motora no lobo predominante também subdivide essas crises epilépticas (Figura 60.4). Crises epilépticas predominantemente motoras também são subdivididas em tônicas, clônicas, tônico-clônicas, mioclônicas, atônicas, mioclônico-tônico-clônicas, mioclônico-atônicas e espasmos epilépticos.

Crises epilépticas tônico-clônicas generalizadas caracterizam-se por perda repentina da consciência com extensão tônica bilateral do tronco e membros (*fase tônica*), com frequência acompanhada de vocalização alta à medida que o ar é expelido vigorosamente pelas pregas vocais contraídas (*grito epiléptico*) e abalos musculares sincrônicos (*fase clônica*). Depois da crise, os pacientes não conseguem despertar durante um breve período e mostram-se confusos, geralmente preferindo dormir. Alguns pacientes referem sintomas premonitórios inespecíficos inconscientes (*pródromos epilépticos*) por alguns minutos ou horas antes de uma crise tônico-clônica generalizada. Os sinais e sintomas comuns são ansiedade indefinida, irritabilidade, dificuldade de concentrar-se e cefaleia ou outras sensações desagradáveis, que não são auras propriamente ditas. As crises *mioclônicas* caracterizam-se por abalos musculares rápidos e breves, que podem ser bilaterais, sincrônicos ou assincrônicos, ou unilaterais. A amplitude dos abalos mioclônicos varia de movimentos discretos dos músculos da face, do braço ou da perna, até espasmos bilaterais acentuados acometendo simultaneamente a cabeça, os membros e o tronco.

Crises epilépticas *atônicas*, também conhecidas como *crises de queda*, caracterizam-se por perda súbita do tônus muscular, que pode ser segmentar (p. ex., queda da cabeça) ou generalizada quando provoca queda. O termo *crise epiléptica astática* não é mais utilizado hoje em dia.

Crises epilépticas mioclônico-atônicas são atônicas e precedidas de episódio mioclônico breve, resultando em força de aceleração acrescentada à queda, razão pela qual contribuem para o índice elevado de lesões autoprovocadas por esse tipo de crise epiléptica. Essas crises são uma manifestação típica comum da síndrome de Doose.

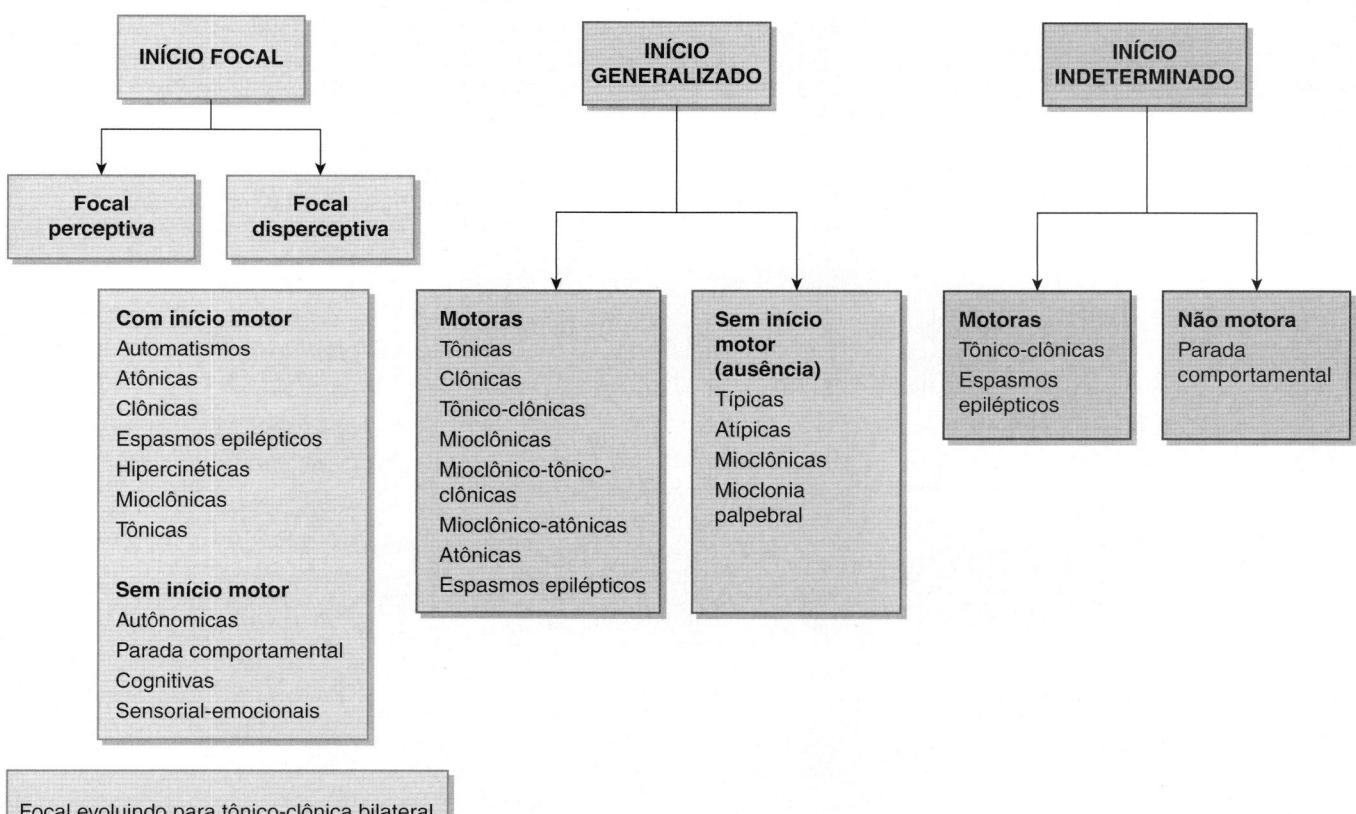

FIGURA 60.4 Classificação dos tipos de crise epiléptica com base no sistema proposto pela International League Against Epilepsy. (De Fisher RS, Cross JH, D'Souza C et al. Instruction manual for the ILAE 2017 operational classification of seizure types. *Epilepsia*. 2017;58[4]:531-542. doi: 10.1111/epi.13671.)

Espasmos epilépticos também são breves e, nos casos típicos, ocorrem em séries de flexões do tronco e flexões ou extensões dos membros. Assim como ocorre com espasmos epilépticos focais, pode ser necessário um EEG para determinar se a crise é generalizada ou não.

Crises de ausência, nas quais o componente motor não é predominante, são lapsos transitórios de consciência, que se acompanham de uma postura estática e da interrupção de qualquer atividade que o paciente fazia. As crises de ausência começam e terminam abruptamente e ocorrem sem um período premonitório ou pós-ictal. Abalos mioclônicos discretos dos músculos das pálpebras ou da face, redução variável do tônus muscular e automatismos podem acompanhar as crises mais prolongadas. Quando o início e término da crise epiléptica são menos nítidos, ou quando também ocorrem componentes tônicos e autonômicos, há mais probabilidade de que seja crise de ausência atípica, cujo correlativo eletroencefalográfico são espículas e ondas lentas (frequência menor do que 3 Hz). Crises de ausência atípicas são encontradas com mais frequência nas crianças com epilepsia e atraso do desenvolvimento, ou nas encefalopatias epilépticas como a síndrome de Lennox-Gastaut (descrita mais adiante neste capítulo).

A tríade de mioclonia palpebral (contrações palpebrais rápidas) com ou sem crises de ausência, crises epilépticas provocadas pelo fechamento dos olhos e paroxismos no EEG e fotossensibilidade é típica da síndrome de Jeavons (um tipo de epilepsia generalizada idiopática).

Crises epilépticas com início indeterminado

Como foi mencionado antes, quando a anamnese clínica ou exames diagnósticos não detectam alguma manifestação focal clara, as crises epilépticas são classificadas nesse grupo. Essas crises também podem ser subdivididas em motoras (p. ex., espasmo epiléptico, crises tônico-clônicas) ou não motoras (p. ex., parada comportamental).

Classificação das epilepsias

Semelhante à classificação das crises epiléptica, as epilepsias são classificadas como generalizadas ou focais.

O sistema de classificação mais recente também reconhece dois grupos novos: *epilepsia generalizada e focal combinada* e *epilepsia indeterminada*. Pacientes com crises epilépticas de início focal e generalizado têm alterações eletrofisiológicas que podem revelar anormalidades eletrográficas focais e generalizadas. Nesses casos, o tipo de epilepsia corresponderia a uma forma de epilepsia generalizada e focal mista. Alguns exemplos são síndrome de Dravet e síndrome de Lennox-Gastaut.

Quando o tipo de epilepsia do paciente é indefinido, ela é classificada como *epilepsia indeterminada*. Nos casos típicos, EEG ou outros exames confirmatórios (inclusive RM) e histórico familiar não estão disponíveis ou são inconclusivos (Figura 60.5).

Epilepsia generalizada

Pacientes com epilepsia generalizada têm um ou mais tipos de crise epiléptica generalizada e, nos casos típicos, seu EEG mostra atividade de espícula-onda generalizada. Em pacientes que têm crises epilépticas generalizadas e EEG normal, é necessário buscar outros dados para determinar se a epilepsia é generalizada. Abalos mioclônicos reforçam o diagnóstico de epilepsia generalizada.

Caso clínico 1. Uma adolescente de 17 anos buscou atendimento depois de ter um único episódio de crise epiléptica tônico-clônica generalizada. A anamnese revelou que, nos últimos 3 anos, ela teve abalos intermitentes rápidos nos braços ou pernas com frequência, geralmente pela manhã. Abalos mais acentuados levavam suas pernas a fraquejar, causando queda e desorientação durante alguns segundos. A paciente não usava fármacos e não havia histórico de uso abusivo de drogas. A RM cerebral estava normal e o EEG demonstrou descargas de espícula-onda generalizadas (Figura 60.6). Apesar de referir apenas um episódio de crise

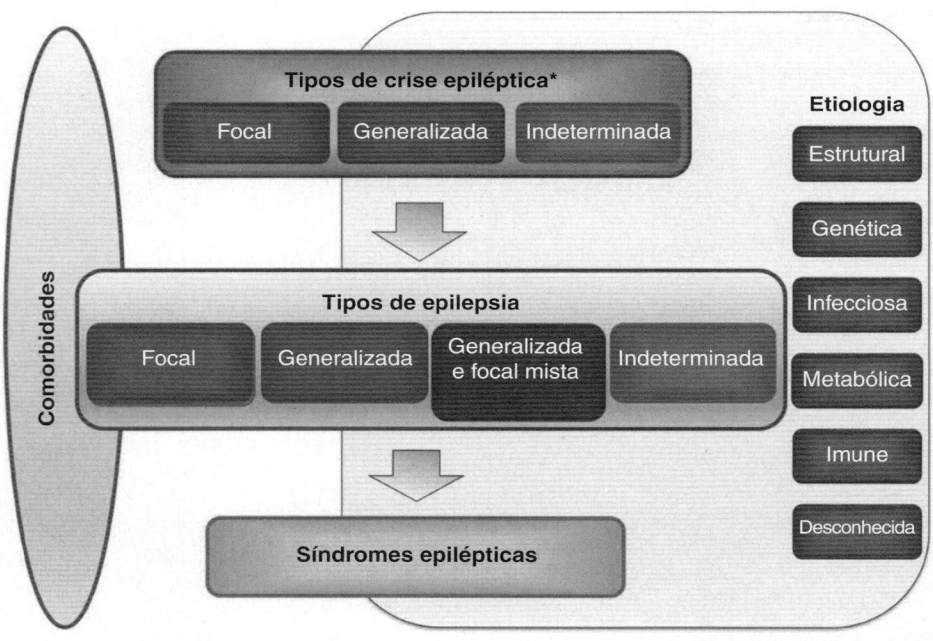

FIGURA 60.5 Sistema de classificação das epilepsias. *Início da crise epiléptica. (De Scheffer IE, Berkovic S, Capovilla G et al. ILAE Classification of the Epilepsies: position paper of the ILAE Commission for Classification and Terminology. *Epilepsia*. 2017;58[4]:512-521. doi: 10.1111/epi.13709.)

epiléptica generalizada sem manifestações focais, seu histórico de mioclonias matutinas e anormalidades no EEG sugeriram síndrome epiléptica generalizada idiopática. Esse quadro sugeria risco mínimo de 60% de ter uma segunda crise epiléptica espontânea nos próximos 10 anos. O diagnóstico da paciente foi epilepsia mioclônica juvenil (EMJ) e ela começou a usar levetiracetam.

Epilepsia focal

Clinicamente, pacientes com um ou mais tipos de crise epiléptica focal têm epilepsia focal. Nesses casos, as crises epilépticas podem originar-se de um ou mais focos. Embora nem sempre ocorram, anormalidades no EEG (p. ex., alentecimento focal ou descargas epileptiformes focais) referendam o diagnóstico de epilepsia focal. Anormalidades focais coexistentes no exame de RM também reforçam esse diagnóstico.

Epilepsia do lobo temporal

Caso clínico 2. Uma mulher de 27 anos referia crises epilépticas focais com aura de desconforto abdominal e sensação de frio, que lhe acometia e era seguida de estalos perceptíveis dos lábios e movimentos repetitivos da mão direita, além de postura distônica da mão esquerda. Ela teve crise epiléptica febril prolongada com 1 ano e 8 meses. As imagens de RM (Figura 60.7)

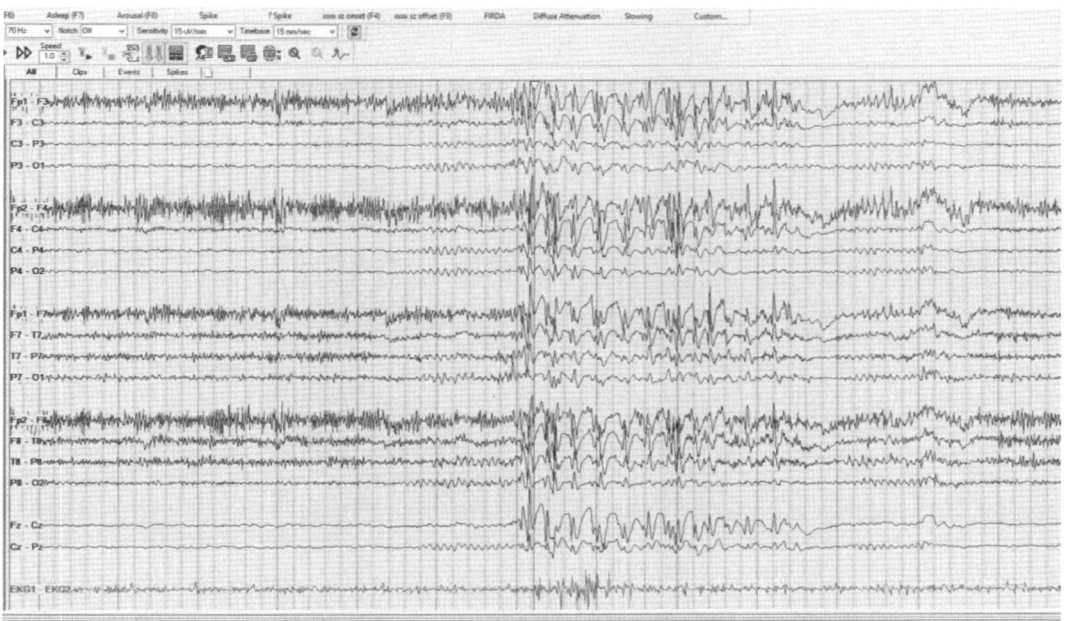

FIGURA 60.6 Montagem bipolar longitudinal do eletroencefalograma demonstrando descargas epileptiformes generalizadas de 3 a 4 Hz com predomínio no lobo frontal.

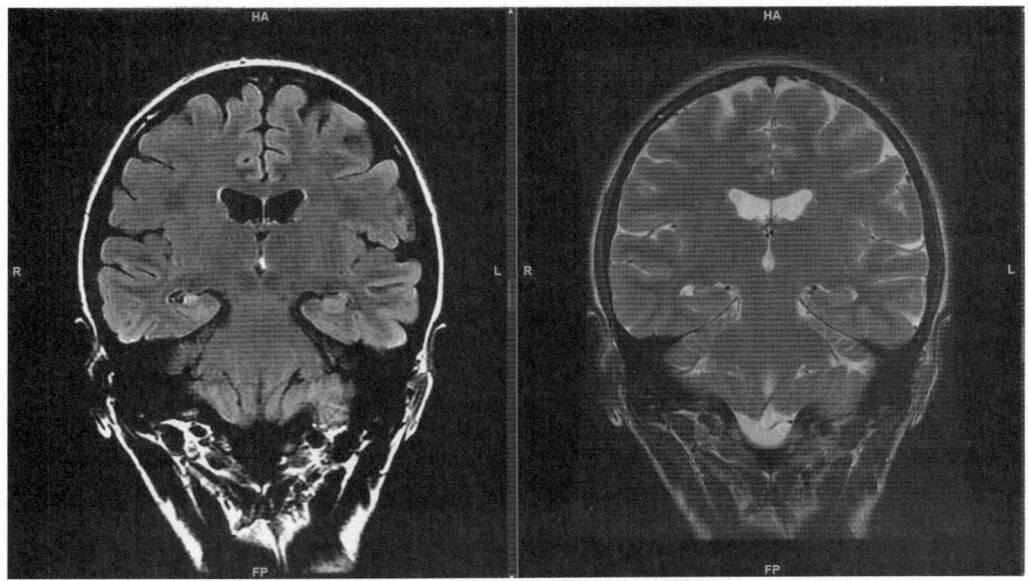

FIGURA 60.7 Imagens coronais de ressonância magnética em sequência FLAIR (*fluid-attenuated inversion recovery*) e ponderadas em T2 demonstrando hipocampo direito menor com sinal hiperintenso na sequência FLAIR.

demonstraram sinal hiperintenso em sequência FLAIR (*fluid-attenuated inversion recovery*) e atrofia do hipocampo direito compatíveis com esclerose temporal mesial. O EEG mostrou descargas epileptiformes e alentecimento focal na região temporal direita (Figura 60.8). A epilepsia da paciente foi classificada como focal (lobo temporal direito), enquanto o tipo de crise epiléptica foi definido como crises focais disperceptivas e automatismos. Nesse contexto, a paciente deveria iniciar tratamento com FAEs e, se as crises epilépticas persistirem, apesar de duas tentativas apropriadas com antiepilépticos diferentes, ela deveria ser referenciada a um centro especializado em epilepsia para avaliação de indicação de tratamento cirúrgico.

Epilepsia do lombo temporal é o tipo de síndrome epiléptica mais comum nos adultos. Na maioria dos casos, a região epileptogênica está localizada nas estruturas mesiais do lobo temporal, sobretudo hipocampo, amígdala e giro para-hipocampal. As crises epilépticas geralmente começam no final da infância ou adolescência e é comum haver histórico de crises febris. Quase todos os pacientes têm crises epilépticas focais disperceptivas, algumas das quais incluem atividade tônico-clônica bilateral. Automatismos manuais ipsilaterais também são comuns. Auras são frequentes e sensações viscerais são especialmente comuns. Outros indícios comportamentais típicos são postura imóvel, perda de consciência (gradativa em alguns casos) e automatismos oroalimentares, inclusive morder os lábios. A regra é que ocorra um período de confusão pós-ictal variável, embora geralmente longo. Entre as crises, o EEG mostra alentecimento temporal focal e ondas agudas ou descargas epileptiformes na região temporal anterior. Em geral, FAEs são eficazes para suprimir as crises tônico-clônicas bilaterais, mas a maioria dos pacientes continua a ter crises mais brandas. Quando as crises persistem, deve-se iniciar investigação de possível tratamento cirúrgico, porque até 80% dos pacientes selecionados conseguem ficar livres definitivamente das crises epilépticas (ver Capítulo 61).

Epilepsia do lobo frontal

O padrão específico de alguns tipos de epilepsia do lobo frontal depende da localização específica da qual se originam as descargas epilépticas e das vias afetadas subsequentemente durante a propagação. Apesar dessa diversidade, as seguintes anormalidades – quando presentes simultaneamente – sugerem epilepsia do lobo frontal:

1. Crises epilépticas breves, que começam e terminam repentinamente com pouco ou nenhum período pós-ictal.
2. Tendência a que as crises se concentrem e ocorram durante a noite.
3. Manifestações motoras marcantes, geralmente bizarras, inclusive arremessos ou oscilações assincrônicas dos braços e pernas; movimentos em pedalar das pernas; contrações pélvicas; e vocalizações altas e, algumas vezes, obscenas, das quais todas são sugestivas de crises epilépticas psicogênicas.
4. Anormalidade mínima nos registros de EEG de superfície.
5. Histórico de estado de mal epiléptico.

Síndromes epilépticas

Síndromes epilépticas constituem um acrescimento recente ao sistema de classificação atual e abrangem um conjunto de características como tipo de crise epiléptica, idade de início, histórico natural, prognóstico, causas, padrões do EEG, genética, resposta previsível ao tratamento, comorbidades (p. ex., déficit intelectual, transtorno psiquiátrico) e, algumas vezes, anormalidades nos exames de imagem. O reconhecimento de uma síndrome epiléptica é útil por fornecer informações sobre quais causas subjacentes devem ser consideradas e quais FAE poderiam ser mais úteis. Várias síndromes epilépticas mostram agravamento das crises epilépticas com determinados antiepilépticos, que podem ser evitados quando a síndrome epiléptica correspondente é diagnosticada imediatamente.

Encefalopatias epilépticas e síndromes epilépticas neonatais e infantis estão descritas em detalhes no Capítulo 143.

Síndromes epilépticas generalizadas idiopáticas

Entre essas síndromes estão epilepsia ausência da infância, epilepsia ausência juvenil, EMJ e epilepsia com crises tônico-clônicas generalizadas apenas (antes conhecidas como crises epilépticas tônico-clônicas generalizadas ao despertar).

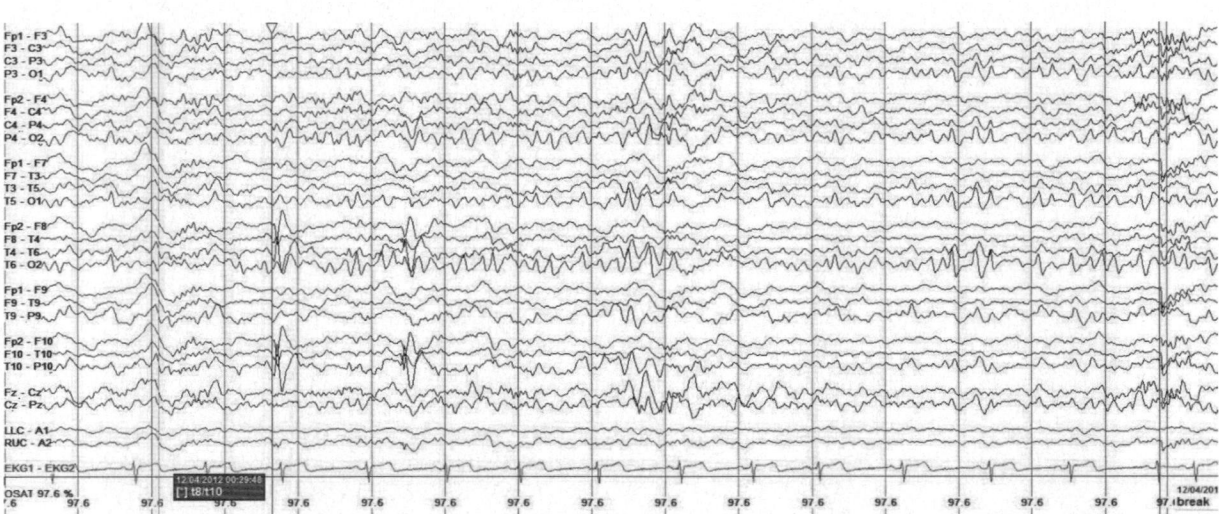

FIGURA 60.8 Montagem bipolar longitudinal do eletroencefalografia demonstrando descargas epileptiformes temporais anteriores direitas.

A genética dessas síndromes pode ser hereditária ou recém-adquirida. Nessas síndromes epilépticas, o EEG mostra descargas generalizadas sobrepostas a um ritmo de base normal.

Epilepsia ausência da infância

Costuma ter início entre 4 e 12 anos de idade e remissão geralmente na adolescência. Os pacientes apresentam crises de ausência e raras crises tônico-clônicas generalizadas. Durante uma crise de ausência, o EEG caracteriza-se por descargas estereotipadas bilaterais de complexos de espícula-onda ritmados a 3 Hz. Cerca de 30 a 50% dos pacientes também têm crises tônico-clônicas generalizadas. A maioria das crianças é intelectual e neurologicamente normal. Etossuximida e valproato são igualmente eficazes para tratar crises de ausência, mas a opção preferida é valproato ou lamotrigina quando também há crises tônico-clônicas. Topiramato, levetiracetam e zonisamida também podem ser eficazes para controlar crises generalizadas desde o início.

Epilepsia ausência juvenil

Essa síndrome começa na adolescência e primeiros anos da vida adulta com pico de incidência na faixa de 10 a 13 anos. Os tipos de crise epiléptica incluem crises tônico-clônicas generalizadas desde o início, ausências e crises mioclônicas. Essa síndrome não é autolimitada.

Epilepsia mioclônica juvenil

Na maioria dos casos, EMJ começa em indivíduos saudáveis sob outros aspectos entre as idades de 8 anos e meados da segunda década de vida. A síndrome plenamente desenvolvida consiste em abalos mioclônicos matutinos; crises tônico-clônicas generalizadas, que ocorrem pouco depois de despertar; inteligência normal; histórico familiar de crises epilépticas semelhantes; e EEG com descargas generalizadas de espículas isoladas e agrupadas (polispículas) a 4 a 6 Hz. A intensidade dos abalos mioclônicos varia de espasmos bilaterais graves e quedas, até abalos musculares isolados suaves, que alguns pacientes consideram nada mais que "falta de destreza matinal". Crises de ausência são raras. A maioria dos pacientes necessita usar FAEs por toda a vida. Estudos genéticos de *linkage* chegaram a resultados conflitantes, porque diversos grupos relataram *loci* de suscetibilidade nos cromossomos 6p, 5q e 15q. Em uma família franco-canadense numerosa com EMJ, pesquisadores encontraram uma mutação da subunidade α_1 do receptor de ácido γ-aminobutírico, mas esta mutação não ocorria nos pacientes com a forma esporádica comum desta síndrome. Valproato, lamotrigina, zonisamida, levetiracetam e topiramato podem ser igualmente eficazes em alguns pacientes, enquanto lamotrigina algumas vezes agrava mioclonias.

Síndromes epilépticas focais especiais

Epilepsia autossômica dominante com manifestações auditivas é um tipo de síndrome epiléptica focal, que se caracteriza por sintomas auditivos com ou sem afasia receptiva como queixas principais. Sintomas auditivos são sons simples como sussurros, zumbidos ou tinidos e, menos comumente, podem ocorrer alterações de volume ou sons complexos como canções ou vozes específicas. A maioria dos pacientes tem crises epilépticas focais evoluindo para tônico-clônicas bilaterais. Mutações do gene *LGI1* foram demonstradas em cerca de 50% das famílias com epilepsia autossômica dominante com manifestações auditivas.

Epilepsia do lobo frontal ocorre em algumas famílias como síndrome autossômica dominante referida como epilepsia noturna autossômica dominante do lobo frontal. Nesses casos, as crises epilépticas costumam ocorrer em série durante o sono; geralmente são estereotipadas, têm duração curta e variam de despertares simples até movimentos hipercinéticos bizarros e dramáticos. A maioria dos pacientes responde bem aos fármacos e as crises tornam-se mais brandas e menos frequentes à medida que envelhecem. Testes moleculares revelam uma variante patogênica heterozigótica dos genes *CHRNA4, CHRNB2, CHRNA2, KCNT1, DEPDC5* ou *CRH*.

Síndromes epilépticas focais autolimitadas da infância

Várias epilepsias focais autolimitadas ocorrem nas crianças e, dentre elas, a mais comum é a síndrome associada às descargas centromediotemporais no EEG. Esse tipo de epilepsia focal idiopática – a chamada epilepsia benigna com espículas centrotemporais – também conhecida como *epilepsia rolândica benigna*, é responsável por cerca de 15% de todos os distúrbios epilépticos pediátricos. Essa síndrome começa entre os 4 e 13 anos com crises epilépticas motoras focais predominantemente noturnas com preservação da consciência. Os pacientes têm episódios frequentes de tremores hemifaciais; sialorreia; parestesias da língua, lábios, áreas internas dos maxilares e face; ou interrupção súbita da fala, com ou sem atividade tônico-clônica bilateral.

Entre as crises, a anormalidade do EEG é típica e consiste em ondas agudas difásicas ou trifásicas estereotipadas nas regiões centromediotemporais (rolândicas), que são potencializadas pelo sono. As descargas podem ser unilaterais ou bilaterais e tornam-se mais abundantes durante o sono (quando são unilaterais) e oscilam de um lado para outro nos EEG obtidos repetidamente. Em cerca de 30% dos casos, também ocorre atividade de espícula-onda generalizada. O padrão do EEG é herdado como traço autossômico dominante com penetrância dependente da idade. O padrão hereditário das crises epilépticas, embora seja nitidamente familiar, muito provavelmente é multifatorial e não está muito bem definido. Mais de 50% das crianças com anormalidade típica no EEG nunca tem crises epilépticas detectáveis clinicamente. Em algumas famílias, esse traço hereditário foi relacionado com o cromossomo 15q14.

O prognóstico costuma ser bom; contudo, déficits neuropsicológicos como distúrbios cognitivos, linguísticos e comportamentais foram descritos em alguns estudos, sobretudo quando as crises epilépticas são mais graves, ocorrem em série e estão acompanhadas de atividade tônico-clônica. O termo "autolimitada" é mais preciso do que "benigno" por essa razão. Em todos os casos, as crises epilépticas desaparecem entre o meio e fim da adolescência. Há indicação de tratamento quando as crises epilépticas geram problemas graves como perturbação do sono ou crises tônico-clônicas. Como as crises são controladas facilmente e são autolimitadas, deve-se utilizar um fármaco que cause menos efeitos adversos, inclusive carbamazepina, oxcarbazepina ou gabapentina. Em geral, doses baixas que produzem concentrações sanguíneas subterapêuticas são eficazes. Uso simultâneo de vários fármacos deve ser evitado.

A *síndrome de Panayiotopoulos* caracteriza-se por crises epilépticas da infância, que frequentemente são prolongadas e estão associadas a sintomas autonômicos como náuseas/ânsias/vômitos durante as crises. Essas crises epilépticas podem ser confundidas com gastrenterite aguda. Durante as crises, algumas vezes também se observa palidez, incontinência urinária e hipersalivação; assistolia cardíaca é rara. As crises epilépticas costumam ser prolongadas e podem incluir atividade clônica ou hemiclônica.

As crises costumam começar no período de 3 a 6 anos. Entre as crianças, 25% têm um único episódio epiléptico (que pode ser estado de mal epiléptico com manifestações autonômicos) e 50% podem ter seis ou menos crises. Em geral, as crises epilépticas desaparecem entre os 11 e 13 anos. Histórico obstétrico e desenvolvimento costumam ser normais, assim como exame neurológico. Nos casos típicos, o EEG mostra descargas occipitais, às vezes multifocais, com ritmo de base normal. O tratamento com FAEs costuma não ser necessário, mas deve ser considerado quando as crises epilépticas são muito frequentes.

Epilepsia occipital idiopática da infância tipo Gastaut – outra síndrome epiléptica focal benigna autolimitada – caracteriza-se por alucinações visuais elementares, geralmente multicoloridas e circulares, que se apresentam na periferia de um hemicampo visual e podem ser cintilantes, mover-se dentro do campo visual ou permanecer estáticas. Em geral, as alucinações são estereotipadas. Cegueira ictal e alucinações visuais mais complexas são menos comuns. Progressão para crises convulsivas hemiclônicas ou tônico-clônicas bilaterais ocorre em alguns casos. O EEG caracteriza-se por paroxismos occipitais que, nos casos típicos, são bilaterais e sincrônicos e induzidos pelo fechamento dos olhos (quando há supressão da fixação visual). Alguns pacientes podem ter crises convulsivas reflexas fotossensíveis do lobo occipital e reações fotoparoxísticas no EEG. O prognóstico não é previsível como na epilepsia benigna com descargas centrotemporais e síndrome de Panayiotopoulos. Crianças com esse tipo de epilepsia costumam ter crises epilépticas muito frequentes e, por essa razão, o tratamento geralmente inclui um FAE. No entanto, dentro de 2 a 4 anos depois do início das crises, cerca de 50 a 60% das crianças entram em remissão.

Síndrome de Lennox-Gastaut (um tipo de síndrome epiléptica focal e generalizada mista)

Essa síndrome poderia ser classificada entre as síndromes epilépticas focais e generalizadas mistas. O termo *síndrome de Lennox-Gastaut* é utilizado para descrever um grupo heterogêneo de encefalopatias epilépticas infantis, que se caracterizam por atraso intelectual, crises epilépticas incontroláveis e um padrão típico no EEG. A síndrome não é uma doença única, porque as manifestações clínicas e eletroencefalográficas resultam de malformações cerebrais, asfixia perinatal, traumatismo craniano grave, infecção do sistema nervoso central ou, raramente, de uma síndrome degenerativa ou metabólica progressiva. Em cerca de 65 a 70% das crianças afetadas, é possível identificar a causa suposta. Em geral, as crises epilépticas começam antes da idade de 4 anos e cerca de 25% das crianças têm histórico de espasmos infantis. Nenhum tratamento é eficaz em todos os casos e 80% das crianças continuam a ter crises epilépticas na idade adulta. Em geral, os melhores resultados são obtidos com antiepilépticos de espectro amplo (p. ex., valproato, clobazam, lamotrigina, topiramato ou zonisamida). A rufinamida pode ser eficaz sobretudo para tratar crises atônicas associadas a essa síndrome. Apesar da incidência mais elevada de efeitos colaterais graves, felbamato frequentemente é eficaz quando esses outros fármacos não permitem o controle ideal das crises. Nos casos refratários, pode-se considerar estimulação do nervo vago ou calosotomia da porção anterior. Esses dois procedimentos são paliativos e raramente é possível controlar as crises por completo.

Espasmos infantis (síndrome de West)

O termo *espasmos infantis* descreve um tipo de epilepsia focal ou generalizada específica de determinada faixa etária, que pode ser idiopática ou sintomática. Quando todos os dados clínicos são levados em consideração, inclusive resultados dos exames de neuroimagem, apenas cerca de 15% dos pacientes são classificados atualmente como tendo epilepsia idiopática. Casos sintomáticos resultam de diversas condições, inclusive disgenesia cerebral, esclerose tuberosa, fenilcetonúria, infecções intrauterinas ou lesão hipoxicoisquêmica. Videomonitoramento por EEG e RM do cérebro pode ser necessário para determinar se os espaços infantis têm início focal ou generalizado.

As crises epilépticas caracterizam-se por espasmos flexores ou extensores súbitos, que afetam simultaneamente a cabeça, tronco e membros. Em geral, as crises começam antes da idade de 6 meses. O EEG mostra anormalidades grosseiras como atividade caótica lenta de voltagem alta com descargas multifocais – um padrão conhecido como *hipsarritmia*. O tratamento preferido é corticotrofina ou prednisona, e os espasmos são reconhecidamente resistentes aos FAEs tradicionais. Exceções são topiramato e zonisamida, que, de acordo com alguns estudos, são alternativas eficazes à corticotrofina em alguns casos selecionados. Vigabatrina também é eficaz, sobretudo nas crianças com esclerose tuberosa. Pacientes que usam esse último fármaco devem ser monitorados para detectar déficits visuais. Embora o tratamento com corticotrofina, vigabatrina, zonisamida ou topiramato geralmente controle os espasmos e reverta as anormalidades do EEG, ele tem pouco efeito no prognóstico a longo prazo. Apenas cerca de 5 a 10% das crianças com espasmos infantis têm inteligência normal ou praticamente normal e mais de 66% apresentam limitações graves.

Crises epilépticas pós-traumáticas

Crises epilépticas ocorrem dentro de 1 ano em cerca de 7% dos traumatismos cranianos civis e cerca de 34% dos traumatismos cranianos militares. A diferença está relacionada basicamente com a porcentagem mais alta de feridas penetrantes nos casos militares. O risco de desenvolver epilepsia pós-traumática está diretamente relacionado com a gravidade da lesão e também se correlaciona com o volume total de massa encefálica perdida, conforme avaliado pela tomografia computadorizada. Fraturas de crânio deprimidas podem ou não ser um fator de risco; em um estudo, a incidência de epilepsia pós-traumática foi de 17%, mas em outro não houve aumento acima dos níveis de controle. Os traumatismos cranianos são classificados como *graves* quando causam contusão cerebral, hematoma intracerebral ou intracraniano, perda da consciência ou amnésia por mais de 24 horas, ou acarretam déficits neurológicos persistentes (p. ex., afasia, hemiparesia ou demência). Os traumatismos cranianos *leves* (perda da consciência por um período curto, nenhuma fratura de crânio e sem déficit neurológico focal, contusão ou hematoma) não aumentam significativamente o risco de desenvolver crises epilépticas, em comparação com os índices da população em geral.

Cerca de 60% dos pacientes que desenvolvem crises epilépticas têm seu primeiro episódio no primeiro ano depois do traumatismo craniano. Contudo, no Vietnam Head Injury Study (Estudo sobre Traumatismo Craniano do Vietnã, em tradução livre), mais de 15% dos pacientes não desenvolveram epilepsia até 5 anos ou mais depois do evento traumático. As crises pós-traumáticas são classificadas como *imediatas* (na primeira ou segunda semana depois do traumatismo) ou *tardias*. Apenas as crises epilépticas tardias recidivantes (que ocorrem depois da recuperação do paciente dos efeitos agudos do traumatismo) devem ser classificadas como *epilepsia pós-traumática*. Entretanto, ainda que ocorram isoladamente, as crises epilépticas imediatas aumentam as chances de desenvolver epilepsia pós-traumática. Cerca de 70% dos pacientes têm crises focais ou focais com evolução para tônico-clônicas bilaterais. As *crises epilépticas pós-impacto* ocorrem em alguma época durante ou logo depois do traumatismo. Essas crises são atribuídas a uma reação aguda do cérebro ao traumatismo e não aumentam o risco de desenvolver epilepsia mais tarde.

Crises epilépticas bem-definidas devem ser tratadas de acordo com os princípios revisados mais adiante neste capítulo. A questão mais controvertida refere-se ao uso profilático dos FAE para evitar ou suprimir desenvolvimento de crises epilépticas futuras. Com base nos dados publicados por Temkin et al. (Evidência de nível 1),[3] recomendamos tratar os pacientes com traumatismo craniano grave (conforme definição anterior) com antiepilépticos durante a primeira semana depois do acidente, com o objetivo de atenuar as complicações das crises epilépticas que ocorrem durante a fase aguda. Quando não ocorrem, não mantemos o fármaco por mais que 1 a 2 semanas, porque não existem evidências demonstrando que o tratamento por mais tempo impeça o desenvolvimento de crises epilépticas ou epilepsia pós-traumática no futuro. Existem dados sugestivos de que o valproato seja menos eficaz que a fenitoína para suprimir crises agudas e que também seja ineficaz para evitar o desenvolvimento da epilepsia pós-traumática.

Epilepsia parcial contínua

O termo epilepsia parcial contínua (EPC) descreve crises epilépticas motoras focais persistentes, que afetam parte ou todo um lado do corpo. Nos casos típicos, essas crises consistem em abalos mioclônicos ou clônicos repetidos, que podem continuar focais ou regionais, ou avançar de um grupo muscular para outro, com oscilações da extensão do acometimento motor em variações intermináveis. Nos adultos, a EPC ocorre em diversas situações, inclusive acidentes vasculares encefálicos agudos, metástases e encefalopatias metabólicas (sobretudo hiperglicemia não cetótica hiperosmolar).

A forma mais característica de EPC, conhecida como *síndrome de Rasmussen*, afeta crianças e costuma começar antes da idade de 10 anos. A doença subjacente é uma encefalite focal crônica, embora não tenha sido isolado um agente infeccioso em todos os casos. Cerca de dois terços dos pacientes têm alguma doença infecciosa ou inflamatória cerca de 1 a 6 meses antes do início da EPC. Comumente, crises tônico-clônicas generalizadas são os primeiros sinais e começam antes que a EPC esteja estabelecida. Cerca de 20% dos casos começam com um episódio de estado de mal epiléptico convulsivo. Em seguida, há deterioração neurológica inexorável e lenta com desenvolvimento de hemiparesia, retardo mental e, em geral, hemianopsia. Quando o hemisfério dominante é afetado, o paciente tem afasia. Os resultados da EEG sempre são anormais, mas as anormalidades são inespecíficas e frequentemente não se correlacionam com as manifestações clínicas. A RM pode ser normal nos estágios iniciais, mas depois demonstra atrofia cortical unilateral e alterações dos sinais compatíveis com gliose. Autoanticorpos dirigidos contra a proteína GluR3 do receptor de glutamato foram detectados em alguns pacientes, sugerindo que a autoimunidade possa desempenhar um papel importante na patogenia dessa doença em alguns casos; além disto, a imunoterapia é eficaz em alguns pacientes. Em geral, os FAEs não conseguem controlar as crises epilépticas e evitar a progressão da doença, como também ocorre com os corticosteroides e antivirais. Quando as crises não entram em remissão antes que o paciente tenha hemiparesia grave, a hemisferectomia funcional pode controlar as crises e assegurar melhora intelectual expressiva em alguns casos. Existem controvérsias quanto à melhor época para realizar a hemisferectomia, por exemplo, se deve ser realizada mais precocemente ou antes que haja disfunção grave da linguagem ou função motora.

EVIDÊNCIAS DE NÍVEL 1

1. Krumholz A, Wiebe S, Gronseth GS, et al. Evidence-based guideline: management of an unprovoked first seizure in adults. Report of the Guideline Development Subcommittee of the American Academy of Neurology and the American Epilepsy Society. *Neurology*. 2015;84(16):1705-1713.
2. Harden C, Tomson T, Gloss D, et al. Practice guideline summary: sudden unexpected death in epilepsy incidence rates and risk factors. Report of the Guideline Development, Dissemination, and Implementation Subcommittee of the American Academy of Neurology and the American Epilepsy Society. *Neurology*. 2017;88(17):1674-1680.
3. Temkin NR, Dikmen SS, Wilensky AJ, Keihm J, Chabal S, Winn HR. A randomized, double-blind study of phenytoin for the prevention of post-traumatic seizures. *N Eng J Med*. 1990;323(8):497-502.

LEITURA SUGERIDA

Bazil CW. *Living Well With Epilepsy*. New York, NY: HarperCollins; 2004.
Bazil CW, Malow BA, Sammaritano MR, eds. *Sleep and Epilepsy: The Clinical Spectrum*. New York, NY: Elsevier; 2002.
Beghi E. Overview of studies to prevent posttraumatic epilepsy. *Epilepsia*. 2003;44(suppl 10):21-26.
Benardo LS. Prevention of epilepsy after head trauma: do we need new drugs or a new approach? *Epilepsia*. 2003;44(suppl 10):27-33.
Berg AT, Berkovic SF, Brodie MJ, et al. Revised terminology and concepts for organization of seizures and epilepsies: report of the ILAE Commission on Classification and Terminology, 2005-2009. *Epilepsia*. 2010;51(4):676-685.
Berg AT, Shinnar S. The risk of seizure recurrence following a first unprovoked seizure: a quantitative review. *Neurology*. 1991;41(7):965-972.
Berkovic SF. Genetics of epilepsy in clinical practice. *Epilepsy Curr*. 2015;15(4): 192-196.
Caraballo R, Koutroumanidis M, Panayiotopoulos CP, Fejerman N. Idiopathic childhood occipital epilepsy of Gastaut: a review and differentiation from migraine and other epilepsies. *J Child Neurol*. 2009;24(12):1536-1542.
Cendes F. Febrile seizures and mesial temporal sclerosis. *Curr Opin Neurol*. 2004;17(2):161-164.
Commission on Classification and Terminology of the International League Against Epilepsy. Proposal for revised clinical and electroencephalographic classification of epileptic seizures. *Epilepsia*. 1981;12(4):489-501.
DeLorenzo RJ, Pellock JM, Towne AR, Boggs JG. Epidemiology of status epilepticus. *J Clin Neurophysiol*. 1995;12(24):316-325.
Engel J Jr. ILAE classification of epilepsy syndromes. *Epilepsy Res*. 2006;70 (suppl 1):S5-S10.
Engel J Jr. *Surgical Treatment of the Epilepsies*. 2nd ed. New York, NY: Raven Press; 1993.
Engel J Jr, Pedley TA, eds. *Epilepsy: A Comprehensive Textbook*. Philadelphia, PA: Lippincott Williams & Wilkins; 1998.
First Seizure Trial Group. Randomized clinical trial on the efficacy of antiepileptic drugs in reducing the risk of relapse after a first unprovoked tonic–clonic seizure. *Neurology*. 1993;43(3 pt 1):478-483.
Gourfinkel-An I, Baulac S, Nabbout R, et al. Monogenic idiopathic epilepsies. *Lancet Neurol*. 2004;3(4):209-218.
Gutierrez-Delicado E, Serratosa JM. Genetics of the epilepsies. *Curr Opin Neurol*. 2004;17(2):147-153.
Hauser WA, Hesdorffer DC. *Epilepsy: Frequency, Causes and Consequences*. New York, NY: Demos; 1990.
Hauser WA, Rich SS, Lee JR, Annegers JF, Anderson VE. Risk of recurrent seizures after two unprovoked seizures. *N Engl J Med*. 1998;338(7):429-434.

Jackson GD, Berkovic SF, Tress BM, Kalnins RM, Fabinyi GC, Bladin PF. Hippocampal sclerosis can be reliably detected by magnetic resonance imaging. *Neurology*. 1990;40(12):1869-1875.

Karceski S, Morrell M, Carpenter D. The expert consensus guideline series: treatment of epilepsy. *Epilepsy Behav*. 2001;2(6):A1-A50.

Kwan P, Brodie MJ. Early identification of refractory epilepsy. *N Engl J Med*. 2000;342(5):314-319.

Musicco M, Beghi E, Solari A, Viani F. Treatment of first tonic-clonic seizure does not improve the prognosis of epilepsy. *Neurology*. 1997;49(4):991-998.

Noebels JL. The biology of epilepsy genes. *Annu Rev Neurosci*. 2003;26:599-625.

Northcott E, Connolly AM, Berroya A, et al. The neuropsychological and language profile of children with benign rolandic epilepsy. *Epilepsia*. 2005;46(6):924-930.

Ottman R, Winawer MR, Kalachikov S, et al. *LGI1* mutations in autosomal dominant partial epilepsy with auditory features. *Neurology*. 2004;62(7):1120-1126.

Pack AM, Epilepsy overview and revised classification of seizures and epilepsies. *Continuum (Minneap Minn)*. 2019;25(2):306-321.

Salazar AM, Jabbari B, Vance SC, Grafman J, Amin D, Dillon JD. Epilepsy after penetrating head injury. I. Clinical correlates: a report of the Vietnam Head Injury Study. *Neurology*. 1985;35(10):1406-1414.

Scheffer IE, Berkovic SF. The genetics of human epilepsy. *Trends Pharmacol Sci*. 2003;24(8):428-433.

Scheffer IE, Berkovic S, Capovilla G, et al. ILAE Classification of the Epilepsies: position paper of the ILAE Commission for Classification and Terminology. *Epilepsia*. 2017;58(4):512-521. doi:10.1111/epi.13709.

Sheen VL, Walsh CA. Developmental genetic malformations of the cerebral cortex. *Curr Neurol Neurosci Rep*. 2003;3:433-441.

Sillanpää M, Jalava M, Kaleva O, Shinnar S. Long-term prognosis of seizures with onset in childhood. *N Engl J Med*. 1998;338(24):1715-1722.

Spencer SS, Berg AT, Vickrey BG, et al. Predicting long-term seizure outcome after resective epilepsy surgery: the multicenter study. *Neurology*. 2005;65(6):912-918.

Temkin NR. Antiepileptogeniesis and seizure prevention trials with antiepileptic drugs: meta-analysis of controlled trials. *Epilepsia*. 2001;42(4):515-524.

Temkin NR, Dikmen SS, Wilensky AJ, Keihm J, Chabal S, Winn HR. A randomized, double-blind study of phenytoin for the prevention of post-traumatic seizures. *N Engl J Med*. 1990;323:497-502.

Wang J, Lin Z-J, Liu L, et al. Epilepsy-associated genes. *Seizure*. 2017;44:11-20.

Wyllie E, ed. *The Treatment of Epilepsy: Principles & Practice*. 3rd ed. Philadelphia, PA: Lippincott Williams & Wilkins; 2001.

Tratamento da Epilepsia 61

Carl W. Bazil e Shraddha Srinivasan

PONTOS-CHAVE

1. Cerca de 60% dos pacientes com diagnóstico de epilepsia têm sua doença totalmente controlada com fármacos; os casos restantes são resistentes ao tratamento clínico.

2. Existem alguns fármacos eficazes disponíveis, que variam quanto ao espectro de eficácia, mas, quando são usados para tratar síndromes epilépticas apropriadas, todos oferecem praticamente as mesmas chances de controlar as crises convulsivas.

3. A escolha de um fármaco para determinado paciente deve levar em consideração o perfil de efeitos colaterais, facilidade de administração, efeitos tóxicos potenciais a longo prazo (quando ocorrem), interações farmacológicas, efeitos possíveis nas doenças coexistentes e custo.

4. Quando o tratamento farmacológico não consegue controlar completamente as crises convulsivas, deve-se realizar monitoramento videoeletroencefalográfico para confirmar o diagnóstico e determinar se há indicação para tratamento cirúrgico.

5. Nos pacientes com crises epilépticas resistentes, deve-se considerar tratamento cirúrgico, sobretudo quando há um foco epileptogênico bem definido e quando sua ressecção provavelmente não causaria déficits neurológicos.

6. Nos casos de epilepsia resistente, sobretudo quando o tratamento cirúrgico não é uma opção adequada, implantação de dispositivos médicos (estimulador do nervo vago, neuroestimulador reativo ou estimulador encefálico profundo) também ajuda a diminuir a frequência das crises epilépticas.

INTRODUÇÃO

Crises epilépticas são muito comuns: cerca de 10% da população em geral têm crises epilépticas em alguma época da vida. Contudo, crises epilépticas podem ter várias causas, dentre as quais está a epilepsia. A classificação das epilepsias foi explicada no Capítulo 60, enquanto o Capítulo 61 começa com a diferenciação entre outras crises epilépticas (sobretudo crises sintomáticas isoladas) e epilepsia. Depois de confirmar o diagnóstico de epilepsia, seu tratamento quase sempre inclui fármacos. Contudo, o tratamento cirúrgico e a implantação de dispositivos médicos são opções para pacientes com epilepsia resistente aos fármacos. Complicações da epilepsia e dos fármacos antiepilépticos (FAEs) e problemas psiquiátricos também devem ser considerados no tratamento de qualquer paciente com epilepsia.

Crises epilépticas sintomáticas agudas

Essas crises são causadas ou estão associadas a alguma doença clínica ou neurológica aguda (ver Capítulo 7). Crises febris na infância são o exemplo mais comum de crise epiléptica sintomática aguda, mas outras causas encontradas comumente são encefalopatias metabólicas ou tóxicas, traumatismo craniano e infecções encefálicas agudas.

O status epilepticus refratário com início recente (do inglês, NORSE – *New Onset Refractory Status Epilepticus*) é uma condição clínica diagnosticada em pacientes sem epilepsia ou doença neurológica significativa preexistente, ou qualquer causa estrutural, tóxica ou metabólica aguda detectável. A síndrome epiléptica relacionada com infecção febril (do inglês, FIRES – *Febrile Infection Related Epileptic Syndrome*) pode ser considerada um subtipo de NORSE, mas depende da ocorrência de infecção febril anterior (entre 2 semanas a 24 horas antes do início do status epilepticus resistente) e aplica-se a todas as faixas etárias. A fisiopatologia dessas duas apresentações clínicas tem sido investigada. Ver considerações adicionais sobre estado epiléptico no Capítulo 7.

Estudos demonstraram que o uso profilático de fenitoína reduz a frequência das crises epilépticas de pacientes com traumatismo craniano grave de 14 para 4% durante a primeira semana depois do acidente (Evidência de nível 1);[1] contudo, hoje em dia, levetiracetam é prescrito mais comumente em razão da incidência mais baixa de efeitos adversos e inexistência de interações farmacológicas. Um ensaio prospectivo não detectou qualquer diferença no índice de recidiva das crises epilépticas com esses dois fármacos. Contanto que essas condições regridam sem sequelas cerebrais irreversíveis, crises epilépticas costumam ser autolimitadas. Nesses casos, a principal questão terapêutica deve ser identificar e tratar o distúrbio subjacente. Quando é necessário usar fármacos antiepilépticos (FAEs) para suprimir crises epilépticas agudas, eles geralmente não precisam ser mantidos depois que o paciente se recupera da doença que ocasionou as crises.

Crise epiléptica única

Cerca de 25% dos pacientes com crises epilépticas espontâneas procuram um médico depois da primeira crise, quase sempre um episódio de crises tônico-clônicas generalizadas. A maioria desses pacientes não tem fatores de risco para epilepsia, tem exame neurológico normal e tem seu primeiro eletroencefalograma (EEG) normal. É importante interrogar cuidadosamente esses pacientes quanto a possíveis episódios sugestivos de crises (p. ex., despertar com laceração grave e inexplicável da língua, ou períodos de perda de consciência), pois podem ter sido crises epilépticas despercebidas. Um estudo randomizado de grande porte envolvendo vários centros de pesquisa da Itália mostrou que os FAEs reduzem o risco de recidiva depois do primeiro episódio de crise epiléptica espontânea. Em quase 400 crianças e adultos, o tratamento iniciado nos primeiros 7 dias depois da primeira crise foi associado ao índice de recidivas de 25% em 2 anos. Por outro lado, pacientes que não foram tratados tiveram índice de recidiva de 51%. Quando pacientes com "desmaios duvidosos" no passado foram excluídos da análise, o efeito benéfico do tratamento foi ainda mais evidente, mas a magnitude desse efeito foi reduzida a uma taxa de recidiva de 30% do grupo tratado e 42% dos pacientes que não fizeram tratamento.

Embora o tratamento iniciado depois do primeiro episódio convulsivo reduza o índice de recidiva, mesmo nos pacientes em risco baixo, não existe evidência de que esse tratamento altere o prognóstico a longo prazo. Em 2015, uma nova diretriz baseada em evidências quanto ao tratamento de adultos com sua primeira crise epiléptica espontânea identificou os seguintes fatores de risco para progressão à epilepsia: lesão cerebral preexistente, EEG com anormalidades epileptiformes, anormalidade significativa nos exames de imagem do cérebro e episódio crítico noturno (Evidência de nível 1).[2] Basicamente por essa razão, a classificação mais recente da ILAE (International League Against Epilepsy) contempla o diagnóstico de epilepsia apenas depois de um episódio de crise epiléptica espontânea quando há risco significativo de recidiva. As recomendações médicas quanto a se o tratamento com FAE deve ser iniciado imediatamente depois da primeira crise devem ser baseadas nas avaliações personalizadas, que pesem o risco de recidiva em comparação com os efeitos colaterais potenciais do tratamento e levem em consideração as preferências dos pacientes. O tratamento imediato não melhora o prognóstico a longo prazo quanto à remissão das crises epilépticas, mas diminui o risco de crises subsequentes nos 2 anos seguintes. Na maioria dos pacientes com crise epiléptica espontânea e avaliação diagnóstica normal, postergar o tratamento até que ocorra uma segunda crise é uma decisão razoável e comumente preferível.

AVALIAÇÃO DIAGNÓSTICA INICIAL

A investigação diagnóstica tem três objetivos: determinar se o paciente tem epilepsia, classificar o tipo, diagnosticar uma síndrome epiléptica e definir a causa básica específica. O diagnóstico preciso permite tratamento apropriado e formulação de um plano terapêutico racional. O diagnóstico diferencial é considerado na Seção II, Capítulo 6.

Como o termo epilepsia abrange um grupo de doenças e não é um distúrbio único homogêneo, e como crises epilépticas podem ser sintomas de diversas doenças encefálicas em indivíduos com cérebro normal sob outros aspectos, não é possível ou desejável desenvolver diretrizes inflexíveis para definir o que constitui uma investigação diagnóstica mínima ou padronizada. Dados clínicos fornecidos pela anamnese e exame físico devem permitir definição razoável do diagnóstico provável, classificação da crise epiléptica e epilepsia e probabilidade de que exista alguma doença cerebral subjacente. Com base nessas considerações, exames diagnósticos devem ser realizados seletivamente.

Anamnese e exame físico

A anamnese completa é fundamental ao estabelecimento do diagnóstico de epilepsia. Como os pacientes comumente têm pouca ou nenhuma lembrança acerca de suas crises, é importante obter mais informações de familiares, amigos, outras pessoas que tenham presenciado a(s) crise(s) epiléptica(s). Um histórico adequado deve fornecer um quadro claro das manifestações clínicas das crises epilépticas e sequência com que elas ocorreram; evolução do distúrbio epiléptico; fatores que desencadeiam as crises, inclusive ingestão de álcool ou privação de sono; fatores de risco para crises epilépticas, inclusive gestação anormal, episódios febris, histórico familiar de epilepsia, traumatismo craniano, encefalite ou meningite e AVE; e resposta ao tratamento usado até então. Nas crianças, é importante sobretudo obter o histórico do desenvolvimento.

Ao descrever uma crise epiléptica, é importante ter o cuidado de fazer uma descrição detalhada de qualquer alteração inicial da função neurológica (aura). No passado, uma aura era considerada um prenúncio de crise iminente, mas, na verdade, é uma crise epiléptica focal perceptiva, que consiste em sensações subjetivas ou fenômenos experienciais observáveis apenas pelo paciente. Exemplos clássicos de aura são medo repentino, *déjà vu* ou distorção visual. Auras ocorrem antes de algumas crises epilépticas focais ou generalizadas com perda de consciência e são referidas por 50 a 60% dos adultos com epilepsia. A aura epiléptica raramente se estende por mais de 1 ou 2 minutos. Em alguns casos, sinais/sintomas "prodrômicos" mais duradouros são referidos por pacientes com crises epilépticas generalizadas primárias e são mais vagos. As auras confirmam a suspeita de que a crise epiléptica começa localmente no cérebro e também podem fornecer indícios diretos quanto à localização ou lateralidade do foco. Em geral, informações quanto aos eventos subsequentes à crise epiléptica são obtidas de uma testemunha, pois o nível de consciência do paciente fica comprometido ou há perda completa da consciência, ou em razão da amnésia pós-ictal, mesmo que as respostas às perguntas durante o episódio indiquem que a reatividade esteja preservada.

Durante a crise epiléptica propriamente dita, um relato confirmando a ocorrência de movimentos tônicos e/ou clônicos generalizados ajuda a confirmar que o paciente realmente teve convulsões. Movimentos automáticos ou involuntários repetitivos (automatismos), posturas sustentadas, ocorrência de mioclonias e duração da crise epiléptica ajudam a determinar os tipos específicos de crises ou síndromes epilépticas, sobretudo quando não houve convulsão bilateral. Anormalidades pós-ictais inespecíficas como letargia e confusão mental devem ser diferenciadas das anormalidades neurológicas focais (p. ex., hemiparesia ou afasia), que poderiam indicar o hemisfério em que a crise começou.

Informações quanto aos fatores de risco (Figura 61.1) sugerem uma causa específica e ajudam a definir o prognóstico. Além desses fatores de risco, alguns pesquisadores demonstraram que enxaquecas com auras e depressão eram fatores de risco independentes para crises epilépticas espontâneas. Em alguns casos, pode ser necessário conversar com os pais sobre os fatores de risco, pois crianças ou adultos eventualmente desconhecem (ou não se lembram) de episódios ocorridos nos primeiros anos da infância, inclusive encefalopatia perinatal, crises febris, infecções encefálicas, traumatismos cranianos ou crises de ausência intermitentes. Idade por ocasião do início das crises epilépticas e evolução do distúrbio epiléptico devem ser esclarecidas, pois essas características diferenciam as diversas síndromes epilépticas.

O exame neurológico geralmente é normal nos pacientes com epilepsia, mas em alguns casos fornece indícios quanto à etiologia. Sinais focais indicam alguma lesão cerebral coexistente. Assimetria da mão ou face pode indicar atrofia cerebral localizada ou hemisférica contralateral ao lado menor. Facomatoses costumam estar associadas a crises epilépticas e são sugeridas por manchas marrom claro, angioma facial, telangiectasias conjuntivais, máculas hipopigmentadas, nevos fibroangiomatosos ou placas de chagrém na região lombossacral.

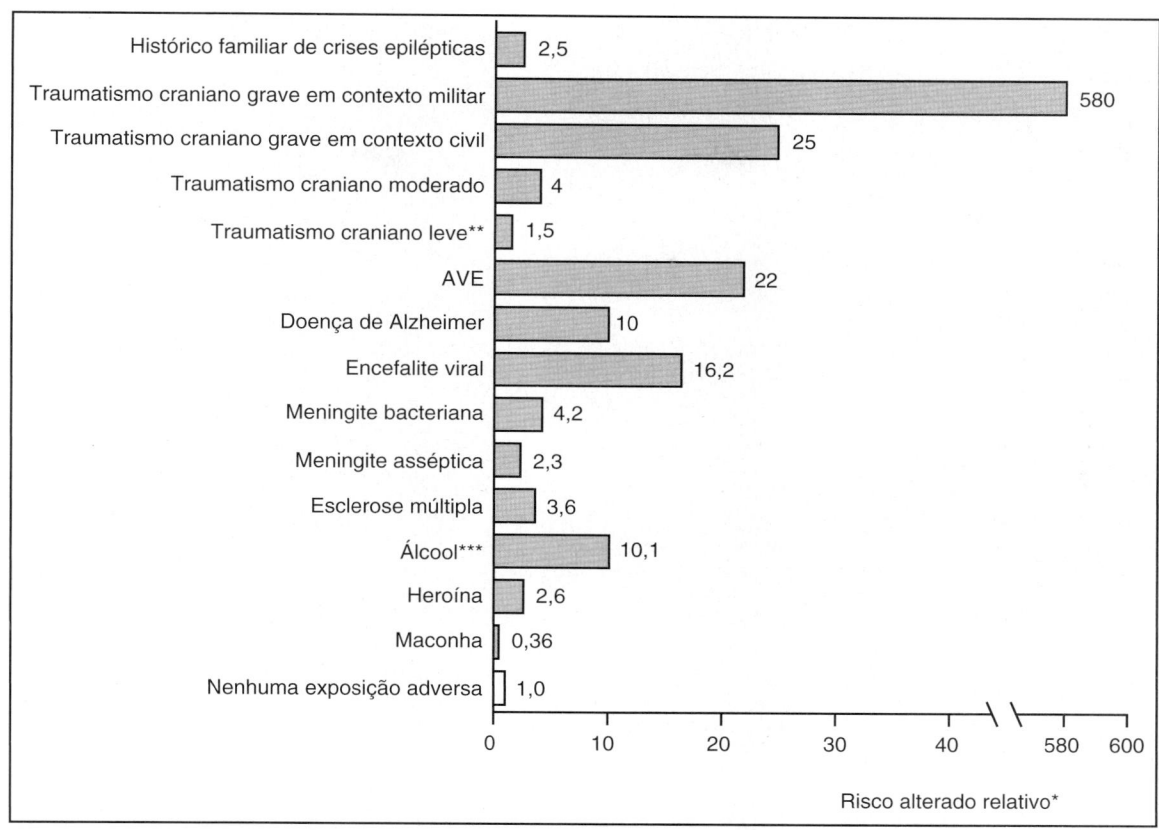

FIGURA 61.1 Fatores de risco para epilepsia. *Relativos aos indivíduos sem essas exposições adversas. **Estatisticamente não significativo. ***500 mℓ de destilados (40%/vol.) ou 2,5 garrafas de vinho. (Segundo Hauser WA, Hesdorffer DC. *Epilepsy: Frequency, Causes and Consequences*. New York: Demos; 1990.)

Eletroencefalografia

Como a epilepsia é fundamentalmente um distúrbio fisiológico da função cerebral, EEG é o exame laboratorial mais importante para avaliar pacientes com crises epilépticas. O EEG ajuda a estabelecer o diagnóstico de epilepsia e caracterizar as síndromes epilépticas específicas. Além disso, anormalidades do EEG também podem orientar o tratamento e definir o prognóstico (ver Capítulo 26).

Descargas epileptiformes (espículas e ondas agudas) estão diretamente relacionadas com a suscetibilidade às crises epilépticas e podem ser detectadas no primeiro EEG de cerca de 50% dos pacientes epilépticos. Alterações semelhantes são detectadas em apenas 1 a 2% dos adultos normais e em porcentagem um pouco maior das crianças normais. Quando são obtidos vários EEG, as anormalidades epileptiformes por fim aparecem em 60 a 90% dos adultos com epilepsia, mas o índice de exames positivos não aumenta expressivamente depois de três ou quatro EEGs. Registros prolongados ambulatoriais ou hospitalares aumentam a detecção de anormalidades epileptiformes entre as crises, tanto porque os tempos de registro são mais longos, como também porque são incluídos ciclos complexos de sono-vigília. Contudo, é importante lembrar que 10 a 40% dos pacientes com epilepsia não apresentam anormalidades epileptiformes no EEG de rotina. Por essa razão, EEG normal ou com anormalidades inespecíficas nunca exclui esse diagnóstico. Sono, hiperventilação, estimulação fótica e posições especiais dos eletrodos são usados rotineiramente para aumentar as chances de detectar anormalidades epileptiformes.

O Capítulo 60 resume os padrões diferentes e característicos de descargas epileptiformes associadas às síndromes epilépticas específicas.

Exames de imagem do cérebro

A ressonância magnética (RM) deve ser realizada em todos os pacientes com mais de 18 anos e nas crianças com desenvolvimento anormal, alterações anormais do exame físico ou tipos de crise epiléptica provavelmente associados aos distúrbios epilépticos sintomáticos. Em geral, a tomografia computadorizada (TC) não consegue detectar lesões epileptogênicas comuns, inclusive esclerose do hipocampo, displasia cortical e malformações do seio cavernoso. Sobretudo quando há suspeita de alguma anormalidade estrutural sutil, recomenda-se solicitar um exame de RM com potência de 3T ou maior. Como a TC é muito sensível para detectar calcificações cerebrais, um exame não contrastado (além da RM) pode ser proveitoso nos casos suspeitos de neurocisticercose.

Exames de imagem rotineiros não são necessários às crianças com epilepsia idiopática, inclusive síndromes epilépticas focais benignas (ver Seção "Síndromes epilépticas benignas" no Capítulo 60). Embora seja mais dispendiosa, a RM do cérebro é mais sensível do que a TC para detectar lesões potencialmente epileptogênicas, inclusive heterotopias (Figura 61.2), displasias corticais, hamartomas, tumores gliais diferenciados e angiomas cavernosos. Os planos axial e coronal devem ser examinados nas sequências ponderadas em T1 e T2. A injeção de gadolínio não aumenta a sensibilidade para detectar lesões cerebrais, mas facilita a diferenciação das causas possíveis.

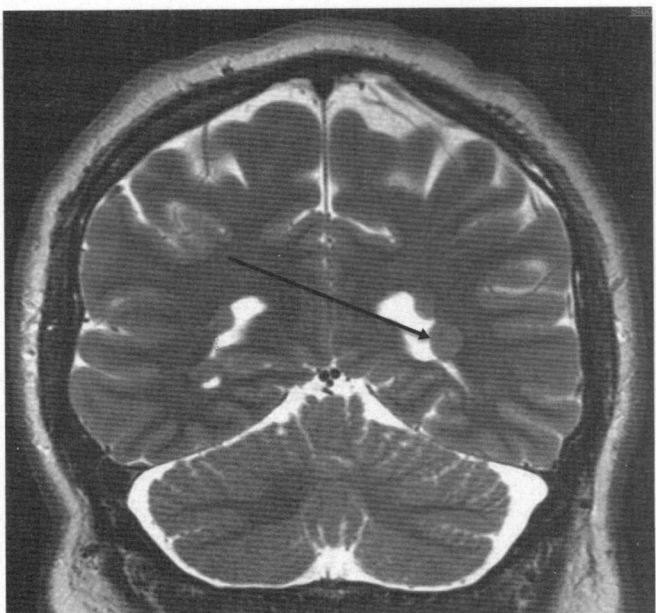 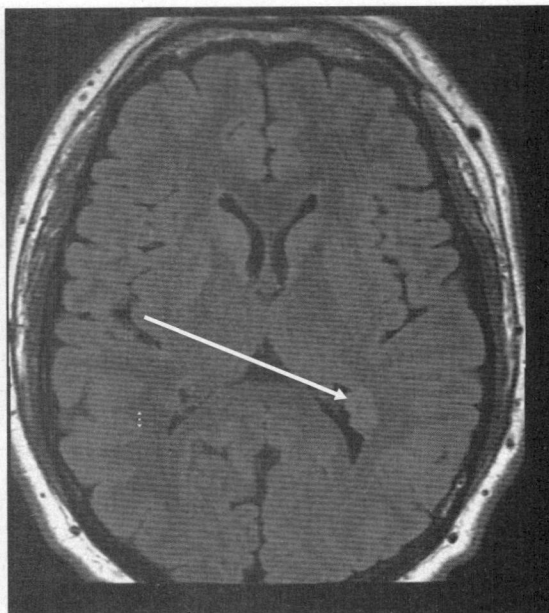

FIGURA 61.2 Heterotopias múltiplas em um homem de 33 anos com epilepsia resistente ao tratamento e foco inicial no lobo temporal esquerdo. A heterotopia maior (*setas*) provavelmente era responsável pelas crises epilépticas; seria necessário realizar estereoeletroencefalografia (E-EEG) para confirmar o foco inicial das crises epilépticas. *À esquerda*, imagem coronal ponderada em T2. *À direita*, imagem axial ponderada em T2 com recuperação de inversão (IR).

Imagens no plano coronal perpendicular ao eixo longitudinal do hipocampo e outras variações técnicas aumentam os índices de detecção de atrofia e gliose do hipocampo, que são anormalidades diretamente relacionadas com esclerose mesial temporal (ver Figura 59.8, Capítulo 59) e lobo temporal epileptogênico. Aumento focal da intensidade de sinal predominantemente nas estruturas temporais mesiais também pode ser um fenômeno pós-ictal. Um indicador ainda mais sensível de atrofia do hipocampo é determinação do seu volume por meio de RM. As medidas de volume hipocampal do paciente podem, então, ser comparadas com medidas de controles normais. Nos pacientes para os quais se considera tratamento cirúrgico, tomografia por emissão de pósitrons (PET) realizada entre as crises pode acrescentar informações valiosas à localização, sobretudo quando a RM é negativa. A tomografia por emissão de fóton único (SPECT) também é usada, embora sua resolutividade seja menor do que a da RM ou da PET. Em alguns casos, a SPECT ictal de subtração registrada simultaneamente com RM também pode ser útil para localizar a região cerebral epileptogênica.

Outros exames laboratoriais

Exames hematológicos de rotina são necessários para recém-nascidos e pacientes idosos com doença sistêmica aguda ou crônica, de forma a detectar anormalidades dos eletrólitos, glicose, cálcio ou magnésio, ou disfunção hepática ou renal que possa contribuir para a ocorrência de crises epilépticas. Esses exames raramente são úteis para estabelecer o diagnóstico em crianças ou adultos saudáveis. Dosagens de eletrólitos séricos, provas de função hepática e hemograma completo (HC) devem ser realizados quando há suspeita de anormalidades metabólicas ou infecciosas e também são úteis para definir valores basais antes de iniciar o tratamento com FAEs.

Qualquer suspeita de meningite ou encefalite deve ser investigada por punção lombar. Sobretudo nos pacientes com quadro clínico inicial mais fulminante, painéis de exames para neoplasias e doenças autoimunes devem ser considerados para investigar encefalites autoimunes. Triagens toxicológicas de sangue e urina devem ser consideradas quando ocorrem crises epilépticas generalizadas de início recente, que não possam ser explicadas por outras causas.

MONITORAMENTO PROLONGADO

A evidência direta mais convincente de uma base epiléptica dos sintomas transitórios do paciente é registro eletroencefalográfico de descargas epileptogênicas durante uma crise comportamental típica. Esse registro é necessário sobretudo quando o histórico é duvidoso, quando os EEGs são repetidamente normais ou mostram anormalidades inespecíficas e quando o tratamento antiepiléptico padronizado não é eficaz. Como a maioria dos pacientes não tem crises epilépticas frequentes, EEG de rotina raramente detecta crise. O monitoramento prolongado permite o registro contínuo do EEG por períodos longos e, dessa forma, aumenta as chances de detectar crises epilépticas ou descargas epileptiformes interictais. Hoje em dia, existem dois métodos de monitoramento prolongado amplamente disponíveis: videoeletroencefalografia (V-EEG) em unidades especializadas e V-EEG ambulatorial com ou sem gravação simultânea em vídeo. Esses dois métodos aumentam consideravelmente a precisão diagnóstica e confiabilidade da classificação da atividade epiléptica e ambos possibilitam registros contínuos durante um ou mais ciclos completos de sono-vigília, o que aumenta as chances de capturar eventos ictais reais. Cada método tem suas vantagens e desvantagens específicas. O método escolhido depende da questão que se pretende investigar em determinado paciente.

O monitoramento prolongado por meio de V-EEG – geralmente em uma unidade hospitalar especialmente planejada – é o método preferido para documentar crises não epilépticas psicogênicas e outros eventos paroxísticos não epilépticos. Essa técnica também pode estabelecer correlações eletroclínicas, confirmar o tipo de crise epiléptica e orientar o tratamento adicional, inclusive depois da localização dos focos epileptogênicos para possível ressecção cirúrgica. Em geral, a ênfase das unidades de monitoramento são eventos comportamentais, e não a atividade eletroencefalográfica interictal. A disponibilidade de uma equipe de técnicos e enfermeiros em tempo integral assegura registros de alta qualidade, permite examinar pacientes durante os episódios clínicos e ajuda a garantir a segurança dos pacientes. As doses dos FAEs podem ser reduzidas expressivamente ou interrompidas nesse ambiente cuidadosamente monitorado, de forma a facilitar a ocorrência de crises epilépticas. Programas de detecção computadorizada são usados para rastrear continuamente o EEG em busca de anormalidades epileptiformes e crises epilépticas subclínicas.

O EEG ambulatorial é outro método usado para monitoramento prolongado e destina-se ao uso ambulatorial na residência, escola ou ambiente de trabalho do paciente. Em geral, essa técnica é muito útil para avaliar crianças, que costumam se sentir mais à vontade no ambiente familiar. As limitações principais do monitoramento ambulatorial são variabilidade da qualidade técnica resultante da falta de supervisão por profissionais experientes e manutenção da integridade dos eletrodos, distorção frequente dos dados do EEG por interferências ambientais e inexistência de documentação em vídeo das alterações comportamentais. Alguns sistemas permitem gravações de vídeo simultâneas, contudo, a câmera precisa ser posicionada cuidadosamente a todo momento para mostrar o paciente e o episódio epiléptico real pode passar despercebido se ela não estiver bem posicionada. O monitoramento ambulatorial é mais útil para documentar atividade epileptiforme entre as crises, quando EEGs de rotina são repetidamente negativos, ou para detectar descargas ictais durante episódios comportamentais típicos. Esse método também pode revelar a ocorrência de crises eletrográficas não perceptíveis (sobretudo crises de ausência) quando são frequentes. Contudo, há uma limitação quanto ao número de dias de registro e episódios infrequentes, que podem passar despercebidos. O EEG ambulatorial não substitui monitoramento hospitalar por vídeo-EEG, sobretudo quando há possibilidade de crises epilépticas psicogênicas ou quando pacientes são avaliados antes de intervenção cirúrgica para tratar epilepsia.

TRATAMENTO CLÍNICO

O tratamento da epilepsia tem três objetivos: (1) erradicar as crises epilépticas ou reduzir sua frequência ao máximo possível, (2) evitar efeitos colaterais associados ao tratamento crônico e (3) ajudar o paciente a manter ou recuperar suas atividades psicossociais e vocacionais normais. Hoje em dia, nenhum tratamento clínico consegue induzir remissão permanente ("cura") ou evitar desenvolvimento de epilepsia alterando o processo epileptogênico.

A decisão de iniciar tratamento com FAEs deve ser baseada em uma análise ponderada e esclarecida das questões envolvidas. Crises epilépticas acarretam algum risco de acidentes, que não dependem principalmente das crises em si, mas das circunstâncias imprevisíveis em que ocorrem. Embora a maioria dos pacientes que têm crise epiléptica se recupere sem intercorrências, em casos raros (p. ex., enquanto nadavam ou tomavam banho), as crises podem levar à morte quando não são presenciadas por outros. Entretanto, mesmo as crises epilépticas relativamente brandas – sobretudo quando estão associadas à perda ou alteração do nível de consciência – podem ter algumas implicações psicossociais, vocacionais e de segurança. Por fim, a probabilidade de recidiva das crises epilépticas varia expressivamente entre os pacientes, dependendo do tipo de epilepsia e quaisquer problemas clínicos ou neurológicos associados. O tratamento farmacológico, embora geralmente seja eficaz, traz o risco de efeitos colaterais que podem ocorrer em cerca de 30% dos casos depois de iniciado o tratamento. O tratamento das crianças também levanta outras questões, sobretudo efeitos desconhecidos do uso crônico de FAEs no desenvolvimento cerebral, aprendizagem e comportamento.

Essas considerações significam que, embora tratamento farmacológico esteja indicado e seja benéfico para quase todos os pacientes com epilepsia, algumas circunstâncias exigem que o uso dos FAEs seja postergado, ou que sejam usados por um período limitado. Como regra geral, FAEs devem ser prescritos quando os benefícios potenciais do tratamento claramente superam possíveis efeitos adversos do tratamento.

Fármacos antiepilépticos

Escolha dos fármacos antiepilépticos

A escolha de um FAE adequado começa com aquele que tenha mais chances de controlar as crises epilépticas associadas à síndrome epiléptica. Alguns estudos de alta qualidade realizados ao longo de várias décadas não conseguiram separar um fármaco comprovadamente mais eficaz quando foi usado para tratar o tipo certo de crise. Dois estudos colaborativos randomizados duplo-cegos de âmbito nacional da Veterans Administration (1985 e 1992) compararam a eficácia dos principais FAEs disponíveis na época para tratar epilepsia de início recente. No estudo realizado em 1985, carbamazepina, fenitoína, primidona e fenobarbital foram igualmente eficazes para controlar crises parciais complexas e crises focais secundariamente generalizadas (Evidência de nível 1).[3] No estudo de 1992, a carbamazepina foi ligeiramente mais eficaz do que o valproato para tratar crises parciais complexas, mas ambos tiveram a mesma eficácia para controlar crises secundariamente generalizadas (Evidência de nível 1).[4] Esses estudos também demonstraram que, apesar da possibilidade de suprimir com relativa consistência as crises epilépticas com esses fármacos, eles estavam associados a riscos variados de efeitos colaterais. Ensaios randomizados com pacientes com crises epilépticas focais também compararam a eficácia da gabapentina, lamotrigina, topiramato, levetiracetam, zonisamida ou oxcarbazepina com esquemas de carbamazepina e/ou fenitoína. Nenhum estudo demonstrou que algum desses fármacos tinha eficácia comprovadamente superior, embora alguns tenham demonstrado que fármacos mais modernos tinham tolerabilidade maior. O estudo Standard and New Antiepileptic Drugs (ensaio aberto) distribuiu randomicamente pacientes com epilepsia focal para usar carbamazepina, lamotrigina, oxcarbazepina ou topiramato. Lamotrigina mostrou vantagem discreta quanto ao intervalo até que o tratamento fosse ineficaz, mas como também foi evidenciado nos estudos comparativos anteriores, as diferenças em termos de eficácia dos fármacos eram mínimas (Evidência de nível 1).[5] Alguns estudos menores compararam diretamente diversos fármacos entre si e chegaram a resultados semelhantes. Embora haja diferenças quanto à tolerabilidade, não existem vantagens inequívocas quanto à eficácia quando se utiliza um fármaco apropriado em dose terapêutica (Evidência de nível 1).[6] Em termos gerais, as opções mais razoáveis para tratar crises epilépticas focais de início recente são carbamazepina, lamotrigina, gabapentina, levetiracetam, oxcarbazepina, pregabalina e zonisamida.

Durante muito tempo, o valproato era considerado o fármaco de referência para tratar crises epilépticas generalizadas desde o início. Contudo, em razão basicamente de questões relativas à tolerabilidade e segurança, atualmente lamotrigina, levetiracetam, topiramato e zonisamida são consideradas alternativas razoáveis. Um segundo segmento do estudo Standard and New Antiepileptic Drugs comparou a eficácia de valproato, lamotrigina e topiramato em pacientes com todos os tipos de crises epilépticas generalizadas ou indeterminadas. O valproato foi considerado ligeiramente mais eficaz em termos gerais, sobretudo para tratar epilepsia idiopática, embora as diferenças fossem mínimas (Evidência de nível 1).[7] Fenitoína, carbamazepina, eslicarbazepina e oxcarbazepina são úteis para suprimir crises epilépticas tônico-clônicas generalizadas, mas a resposta é menos previsível do que a obtida com valproato. Carbamazepina, fenitoína, gabapentina e lamotrigina podem agravar crises mioclônicas. Com exceção da lamotrigina, todos também podem agravar as crises de ausência de alguns pacientes. Etossuximida é tão eficaz quanto valproato para controlar crises de ausência, mas causa menos efeitos colaterais. Contudo, etossuximida não é eficaz para tratar crises tônico-clônicas e, por essa razão, esse fármaco é uma alternativa ao valproato para tratar pacientes que apresentam apenas crises de ausência.

Embora nem sempre fossem aprovados inicialmente a esse grupo, a maioria dos FAEs eficazes em adultos mostraram-se eficazes para controlar o mesmo tipo de crise epiléptica de crianças e, quando isso não ocorreu, podem ser experimentados em indicação *off-label* enquanto não houver dados suficientes quanto à segurança. Também existem evidências sugestivas de que lamotrigina e topiramato sejam eficazes como tratamento adjuvante da epilepsia generalizada idiopática de adultos e crianças, bem como para tratar a síndrome de Lennox-Gastaut (Evidência de nível 1).[8]

O clobazam foi aprovado inicialmente nos EUA apenas para tratamento adjuvante de epilepsias graves, inclusive síndrome de Lennox-Gastaut. Esse fármaco também é eficaz nas epilepsias focais resistentes aos outros fármacos e tem sido amplamente prescrito em todo o mundo com essa indicação. O canabidiol foi aprovado para tratar crises epilépticas associadas às síndromes de Lennox-Gastaut e Dravet. Embora esse fármaco tenha atraído interesse considerável na imprensa leiga, ensaios randomizados demonstraram que, ainda que tenha alguma eficácia nessas síndromes difíceis de tratar, ele não é claramente superior a outros fármacos disponíveis e seus efeitos adversos são comparáveis ou talvez mais graves. A vigabatrina foi aprovada pela FDA (Food and Drug Administration) norte-americana para tratar espasmos infantis das crianças com idades de 1 mês a 2 anos.

Dentre os FAEs introduzidos mais recentemente, lacosamida, eslicarbazepina, perampanel, brivaracetam e cenobamato foram aprovados para tratar epilepsias focais resistentes aos outros fármacos, enquanto rufinamida também foi aprovada para tratar crises epilépticas associadas à síndrome de Lennox-Gastaut.

Pacientes idosos com epilepsia impõem considerações especiais, em razão das alterações próprias da idade, tanto dos perfis farmacocinéticos quanto das características farmacodinâmicas. Entre as alterações fisiológicas relevantes estão reduções do metabolismo hepático e da ligação às proteínas plasmáticas, diminuição da depuração renal, e motilidade e absorção gastrintestinais mais lentas. Pacientes idosos são mais sensíveis aos efeitos desejáveis e indesejáveis na função cerebral. Além disso, doenças clínicas coexistentes são comuns e, por essa razão, a maioria dos pacientes idosos usa vários fármacos que aumentam as chances de interações farmacológicas clinicamente significativas. Vários estudos clínicos envolvendo pacientes idosos, incluindo o amplo estudo cooperativo da Veterans Administration, demonstraram que lamotrigina e gabapentina são mais bem toleradas do que carbamazepina, embora – como também se observa nos pacientes mais jovens – as diferenças de eficácia sejam pequenas ou inexistentes. Por motivos práticos, médicos tendem a usar fármacos que causam pouca ou nenhuma interação nessa população (sobretudo gabapentina, lamotrigina, levetiracetam e lacosamida).

Como existem diversos fármacos eficazes disponíveis, sobretudo para tratar crises epilépticas focais, a escolha é baseada em alguns fatores como perfil específico de efeitos adversos, facilidade de administração, rapidez de titulação, interações farmacológicas, segurança a longo prazo e custo. Por isso, qualquer tentativa de definir a "primeira opção" seria necessariamente arbitrária, pois fatores pessoais podem tornar um fármaco inapropriado para determinado paciente, embora seu perfil geral seja muito conveniente para outros. A Tabela 61.1 relaciona os fármacos mais provavelmente apropriados como primeira opção; fármacos com os quais pacientes específicos podem melhorar e fármacos cujo perfil geral faz com que sejam mais apropriados apenas depois que outras opções mostrarem-se ineficazes.

Tabela 61.1 Fármacos* usados para tratar diversos tipos de crise epiléptica.

Tipo de crise	Primeiras opções	Fármacos para pacientes específicos	Fármacos geralmente reservados para pacientes extremamente resistentes
Crises epilépticas focais			
Crises focais e secundariamente generalizadas	Carbamazepina, lamotrigina, levetiracetam, oxcarbazepina, pregabalina, gabapentina e zonisamida	Eslicarbazepina, topiramato, lacosamida, valproato e clobazam	Fenitoína, primidona, fenobarbital, perampanel, brivaracetam, felbamato e cenobamato
Crises generalizadas primárias			
Crises tônico-clônicas generalizadas	Lamotrigina, topiramato, levetiracetam, valproato e zonisamida	Eslicarbazepina, clobazam, carbamazepina, oxcarbazepina	Fenitoína, perampanel, felbamato
Crises de ausência	Valproato e etossuximida	Lamotrigina, zonisamida, clobazam	Felbamato
Crises mioclônicas	Valproato, clonazepam, clobazam, levetiracetam	Zonisamida	
Crises tônico/atônicas	Valproato, clonazepam, clobazam, zonisamida	Felbamato, rufinamida	Canabidiol

*Nem todos esses fármacos foram aprovados pela Food and Drug Administration (FDA) para as indicações mencionadas.

Efeitos adversos dos fármacos antiepilépticos

Todos os FAEs causam efeitos indesejáveis em alguns pacientes. Embora exista variação entre os diversos pacientes, a maioria dos efeitos farmacológicos adversos é leve e está relacionada com a dose. Alguns são comuns a quase todos os FAEs, sobretudo quando o tratamento é iniciado. Isso inclui sedação, obnubilação mental, déficits de memória e concentração, oscilações do humor, desconforto gastrintestinal e tontura. A incidência dos efeitos adversos específicos varia com o fármaco utilizado. Em geral, sedação e efeitos cognitivos são menos prováveis com lamotrigina, gabapentina, levetiracetam ou lacosamida do que com fármacos mais antigos, sobretudo em pacientes idosos. Outros efeitos adversos são relativamente específicos com determinado grupo de fármacos.

Efeitos adversos dose-dependente

Nos casos típicos, esses efeitos ocorrem quando o tratamento é iniciado ou a dose é aumentada. Em geral, esses efeitos correlacionam-se com as concentrações sanguíneas do fármaco original ou seus metabólitos principais, embora isso nem sempre ocorra (Tabela 61.2). Efeitos colaterais dose-dependentes sempre são revertidos com redução da dose ou interrupção do tratamento. Uma exceção é perda de visão periférica causada pela vigabatrina, que pode progredir apesar da interrupção do tratamento com esse fármaco. Os efeitos adversos comumente determinam os limites do tratamento com determinado fármaco e têm influência significativa na adesão ao esquema prescrito. Como os efeitos colaterais dose-dependentes são em grande parte previsíveis, eles costumam ser o fator determinante principal da escolha entre fármacos igualmente eficazes sob outros aspectos.

Reações idiossincrásicas

As reações idiossincrásicas são os efeitos adversos mais graves dos FAEs e todas são potencialmente fatais. Alguns FAEs podem causar efeitos colaterais graves semelhantes (ver Tabela 61.2), mas, com exceção de erupções cutâneas, felizmente são raros. Por exemplo, o risco de desenvolver agranulocitose ou anemia aplásica associada à carbamazepina é de cerca de 2 por 575 mil; com felbamato, o risco de anemia aplásica pode chegar a níveis altos (1 por 5 mil). Reações idiossincrásicas não são dose-dependentes; pelo contrário, são causadas por reação imune ao fármaco ou fatores individuais mal definidos (sobretudo genéticos), que acarretam sensibilidade incomum ao fármaco. Um exemplo de mecanismo genético é hepatotoxicidade fatal provocada pelo valproato. Assim como a maioria dos FAEs, o valproato é metabolizado no fígado, mas existem várias vias metabólicas disponíveis para esse fármaco. Dados experimentais e clínicos indicam que uma dessas vias leve à formação de um composto hepatotóxico, que pode acumular-se e causar esteatose microvesicular com necrose. O grau com que essa via metabólica está envolvida na biotransformação varia com a idade e é ampliado pelo uso simultâneo de outros fármacos eliminados pelo fígado. Desse modo, a maioria dos pacientes que tiveram hepatotoxicidade fatal tinha idade inferior a 2 anos e foi tratada com vários fármacos (Tabela 61.3). Além disso, a maioria tinha epilepsia grave associada a deficiência intectual, atraso do desenvolvimento ou anomalias cerebrais congênitas. Nenhum paciente com mais de 10 anos tratado apenas com valproato morreu em consequência da hepatotoxicidade.

Tabela 61.2 Efeitos tóxicos dos antiepilépticos.

Efeitos adversos dose-dependentes	
Efeitos tóxicos sistêmicos	**Mais comuns com**
Gastrintestinais (dispepsia, náuseas, diarreia)	Valproato, fenobarbital, fenitoína, carbamazepina e oxcarbazepina
Elevações benignas das enzimas hepáticas	Valproato, fenobarbital, fenitoína, carbamazepina e oxcarbazepina
Leucopenia benigna	Carbamazepina, oxcarbazepina
Hipertrofia gengival	Fenitoína
Aumento do peso	Valproato, gabapentina, pregabalina
Anorexia e emagrecimento	Felbamato, topiramato, zonisamida
Alopecia, alteração da textura dos pelos	Valproato
Hirsutismo	Fenitoína, valproato
Hiponatremia (geralmente benigna)	Carbamazepina, oxcarbazepina e eslicarbazepina
Acentuação das marcas faciais	Fenitoína
Osteoporose	Fenitoína, fenobarbital, carbamazepina, valproato
Impotência	Fenobarbital, fenitoína, carbamazepina, topiramato
Efeitos neurotóxicos	**Mais comuns com**
Sonolência, sedação	Fenobarbital, benzodiazepínicos
Disfunção cognitiva	Fenobarbital, topiramato
Depressão e variações do humor	Fenobarbital, levetiracetam, perampanel, topiramato
Insônia	Felbamato
Déficits dos campos visuais periféricos	Vigabatrina
Tontura/vertigem	Carbamazepina, oxcarbazepina, lamotrigina, fenobarbital, fenitoína
Nistagmo, diplopia	Carbamazepina, oxcarbazepina, lamotrigina, fenobarbital, fenitoína
Neuropatia sensorial	Fenitoína
Reações idiossincrásicas	
Erupções cutâneas (raras com clobazam, gabapentina, levetiracetam, pregabalina e valproato) Síndrome de Stevens-Johnson (principalmente fenobarbital, fenitoína, carbamazepina e lamotrigina) Anemia aplásica (principalmente felbamato) Insuficiência hepática (principalmente felbamato e valproato) Pancreatite (principalmente valproato) Trombocitopenia (principalmente valproato)	

Tabela 61.3 Efeito da idade e tipo de tratamento no risco de desenvolver hepatotoxicidade fatal com valproato.

Idade	Tratamento com 1 fármaco	Tratamento com vários fármacos
< 2 anos	1/7.000	1/500
> 2 anos	1/80.000	1/25.000

Adaptada de Dreifuss FE, Santilli N, Langer DH, Sweeney KP, Moline KA, Menander KB. Valproic acid hepatic fatalities: a retrospective review. *Neurology.* 1987;37:379-385.

Nenhum exame laboratorial e, certamente, nenhum método de monitoramento rotineiro inespecífico dos níveis sanguíneos, identifica pacientes sob risco especial de hepatotoxicidade do valproato ou qualquer outra reação idiossincrásica relacionada com esse fármaco. Entretanto, dados clínicos permitem identificar grupos de pacientes em risco mais alto de reações adversas graves aos fármacos, inclusive pacientes com distúrbios metabólicos ou bioquímicos suspeitos ou confirmados, histórico de reações pregressas ao fármaco e doenças clínicas que afetam a hematopoese ou as funções hepática e renal.

Erupções cutâneas podem ocorrer com praticamente qualquer fármaco e, em casos raros, levam à síndrome de Stevens-Johnson. A frequência das erupções cutâneas graves é praticamente igual com carbamazepina, fenitoína, fenobarbital e (se o tratamento for iniciado lentamente ao longo de várias semanas) lamotrigina. Algumas populações asiáticas estão mais sujeitas a erupções cutâneas com esses fármacos em razão de um subtipo específico de antígeno leucocitário humano do grupo B. Há alguma reatividade cruzada entre esses fármacos, de forma que um paciente que desenvolve erupção cutânea com um deles tem risco ligeiramente maior de também desenvolver este efeito adverso com outro. Erupções cutâneas não são comuns com valproato, gabapentina, pregabalina ou levetiracetam, embora seja importante lembrar que uma reação alérgica pode ocorrer não apenas ao fármaco propriamente dito, mas também aos componentes da preparação (p. ex., corantes). Até hoje, não foram descritas reações idiossincrásicas potencialmente fatais com gabapentina, pregabalina, topiramato, oxcarbazepina, levetiracetam ou lacosamida.

Farmacologia dos antiepilépticos

A Tabela 61.4 fornece informações resumidas quanto às doses necessárias, propriedades farmacocinéticas e faixas de concentrações terapêuticas dos principais FAEs disponíveis nos EUA. Dentre os pacientes com epilepsia, 60 a 70% conseguem controle satisfatório das crises epilépticas com os FAEs disponíveis hoje em dia, mas os casos restantes continuam a ter crises incapacitantes, apesar do tratamento clínico ideal.

O tratamento deve começar com apenas um FAE escolhido com base no tipo de crise ou síndrome epiléptica e, em seguida, pode ser ajustado conforme a necessidade, dependendo de fatores como efeitos colaterais, esquema posológico necessário e custo. Doses de saturação de fenitoína, fenobarbital, gabapentina, zonisamida e levetiracetam podem ser administradas rapidamente quando necessário, embora possam ocorrer efeitos adversos transitórios. A maioria dos fármacos foi estudada inicialmente em pacientes com epilepsia focal resistente a outros tratamentos e, por essa razão, a aprovação inicial foi limitada. Contudo, experiências subsequentes e ensaios randomizados confirmaram que todos são eficazes no tratamento inicial com um único fármaco. Desde que o paciente não apresente *status epilepticus* (ver Capítulo 6), os FAEs geralmente são iniciados

Tabela 61.4 Antiepilépticos: doses e dados farmacocinéticos.*

Fármaco	Dose habitual para adultos, 24 h (mg)	Meia-vida (h)	Concentração plasmática geralmente eficaz (µg/mℓ)	Intervalo até a concentração de pico (h)	Fração ligada (%)
Fenobarbital[δ]	90 a 180	100	15 a 40	2 a 8	45
Fenitoína[δ,#]	300 a 400	22	10 a 20	3 a 8	90 a 95
Carbamazepina[δ,#]	800 a 1.600	8 a 22	8 a 12	4 a 8	75
Valproato[δ,#]	1.000 a 3.000	15 a 20	50 a 120	3 a 8	80 a 90
Etossuximida	750 a 1.500	60	40 a 100	3 a 7	< 5
Felbamato	2.400 a 3.600	14 a 23	20 a 140	2 a 6	25
Gabapentina[#]	1.800 a 3.600	5 a 7	4 a 16[τ]	2 a 3	< 5
Lamotrigina[#]	100 a 500	12 a 60[ρ]	2 a 16[τ]	2 a 5	55
Topiramato[#]	200 a 400	19 a 25[ρ]	4 a 10[τ]	2 a 4	9 a 17
Vigabatrina	1.000 a 3.000	5 a 7	NE	1 a 4	5
Levetiracetam[δ,#]	1.000 a 3.000	6 a 8	5 a 45[τ]	1	< 10
Oxcarbazepina[#]	900 a 2.400	8 a 10[Δ]	10 a 35[τ]	3 a 13	40[Δ]
Zonisamida	100 a 600	24 a 60[ρ]	10 a 40[τ]	2 a 6	40
Pregabalina[#]	150 a 600	5 a 7	NE	1	< 5
Lacosamida[δ]	200 a 400	12 a 16	5 a 10[τ]	1 a 4	< 15
Rufinamida	2.400 a 3.200	6 a 10	NE	4 a 6	34
Clobazam	10 a 60	36 a 42	NE	0,5 a 4	80 a 90
Perampanel	8 a 12	105	NE	0,5 a 2,5	95
Eslicarbazepina	800 a 1.600	13 a 20	NE	1 a 4	< 40
Brivaracetam[δ]	50 a 200	9	NE	1	< 20
Canabidiol	700 a 1.400	56 a 62	NE	2,5 a 5	> 94
Cenobamato	200	50 a 60	NE	1 a 4	60

*Os fármacos estão citados praticamente na ordem em que foram disponibilizados no mercado. [δ]Existe preparação intravenosa. [#]Existe preparação de liberação estendida. [τ]Não estabelecida; corresponde à faixa habitual em pacientes tratados com a dose recomendada. [ρ]Altamente dependente dos fármacos administrados hoje em dia. [Δ]Derivado metaidroxílico, que é o metabólito ativo. NE, não estabelecida.

em doses baixas para evitar efeitos tóxicos agudos. Em seguida, as doses podem ser aumentadas de acordo com a tolerabilidade do paciente e farmacocinética do fármaco. A dose desejável inicial deve produzir concentração sérica na faixa terapêutica inferior à intermediária. Em seguida, aumentos adicionais podem ser titulados de acordo com a evolução clínica do paciente, que é avaliada basicamente pela frequência das crises e pela ocorrência de efeitos colaterais. Um fármaco não deve ser considerado ineficaz, a menos que as crises continuem fora de controle com a dose máxima tolerada, independentemente do nível sanguíneo.

Em geral, alterações das doses não devem ser efetuadas antes que os efeitos do fármaco tenham sido observados com concentrações em estado de equilíbrio (ou seja, um intervalo praticamente igual a cinco meias-vidas do fármaco). Quando o primeiro fármaco é ineficaz, ele deve ser substituído gradativamente por uma alternativa adequada (ver Tabela 61.1). O tratamento simultâneo com dois fármacos deve ser experimentado apenas quando o tratamento com no mínimo um e preferencialmente dois FAEs escolhidos se mostrar ineficaz inicialmente. Em alguns casos, o tratamento combinado é eficaz, mas o custo de melhorar o controle das crises costuma estar associado à ocorrência de outros efeitos tóxicos. Algumas vezes, o tratamento combinado com fármacos que causam relativamente pouca sedação (p. ex., carbamazepina, lamotrigina, gabapentina ou levetiracetam) é preferível ao tratamento com um único fármaco que cause sedação (p. ex., fenobarbital ou primidona). Quando são utilizadas simultaneamente, a carbamazepina e a lamotrigina têm interação farmacodinâmica, que costuma causar efeitos neurotóxicos em doses que normalmente seriam bem toleradas quando apenas uma delas é utilizada.

De forma a evitar flutuações entre as concentrações sanguíneas mínima e máxima, os intervalos entre as doses devem ser idealmente menores do que um terço à metade da meia-vida do fármaco. Variações amplas podem causar efeitos colaterais induzidos pelo fármaco nos níveis de pico e crises epilépticas de "escape" com as concentrações mínimas. Contudo, em alguns casos, um fármaco tem meia-vida farmacodinâmica relativamente longa, de forma que é razoável usar duas doses por dia, mesmo que a meia-vida farmacocinética seja curta. Em geral, esse é o caso do valproato, pregabalina, gabapentina e levetiracetam. Existem preparações de liberação estendida da maioria dos FAEs usados comumente, que permitem doses menos frequentes e níveis máximos e mínimos reduzidos, desse modo possivelmente aumentando a tolerabilidade e a adesão ao tratamento. A biodisponibilidade desses fármacos não é necessariamente equivalente às preparações de liberação imediata (sobretudo com lamotrigina e valproato) e os diversos sistemas de liberação prolongada de cada fabricante do mesmo fármaco também podem causar variações dos níveis máximos e mínimos, bem como da absorção total.

O monitoramento dos níveis terapêuticos dos fármacos melhorou acentuadamente o tratamento dos pacientes com epilepsia, mas as faixas terapêuticas publicadas são apenas diretrizes gerais. A maioria dos pacientes cujas concentrações estão dentro da faixa terapêutica padronizada geralmente consegue controlar crises, obtendo efeitos colaterais mínimos. Contudo, existem exceções importantes. Alguns pacientes apresentam efeitos colaterais inaceitáveis com concentrações "subterapêuticas". Outros conseguem controle máximo das crises convulsivas apenas com concentrações "tóxicas", sem apresentar efeitos adversos.

A determinação das concentrações séricas do fármaco orienta melhores decisões quando o controle das crises tiver sido alcançado e quando houver recidiva das crises epilépticas ou efeitos colaterais. Os níveis farmacológicos também ajudam a comprovar adesão ao tratamento e avaliar a magnitude e significado das interações farmacológicas suspeitas ou conhecidas. O monitoramento dos níveis terapêuticos dos fármacos é um guia essencial ao tratamento dos recém-nascidos, lactentes, crianças pequenas, indivíduos idosos e pacientes com outras doenças (p. ex., insuficiência hepática ou renal) ou estados fisiológicos (p. ex., gravidez) que alteram a farmacocinética dos fármacos. Embora as concentrações sanguíneas totais relatadas rotineiramente sejam satisfatórias para a maioria das indicações, concentrações livres (fração não ligada) são úteis quando a fração de ligação proteica está alterada, como ocorre na insuficiência renal, gravidez, queimaduras de terceiro grau extensas e tratamento combinado com dois ou mais fármacos que se ligam amplamente às proteínas séricas (p. ex., fenitoína, valproato).

Fármacos específicos

Fenitoína

A *fenitoína* parece controlar crises epilépticas por bloqueio dos canais de sódio dependentes de voltagem. Ela ocupa posição singular entre os FAEs em razão da eliminação não linear das concentrações séricas terapeuticamente úteis. Ou seja, os sistemas enzimáticos hepáticos que metabolizam esse fármaco tornam-se progressivamente saturados com concentrações plasmáticas acima de 10 a 12 µg/mℓ e a taxa metabólica aproxima-se de um valor constante com concentrações altas. Com aumentos subsequentes da dose, as concentrações plasmáticas de fenitoína aumentam exponencialmente (Figura 61.3), de forma que a concentração no estado de equilíbrio com uma dose não pode ser usada para prever diretamente a concentração em equilíbrio com outra dose mais alta. Na prática clínica, isso requer titulação cuidadosa dentro da faixa terapêutica com aumentos de 30 mg para evitar efeitos tóxicos. A fenitoína também é um indutor enzimático potente e, por essa razão, interfere na metabolização de alguns fármacos administrados simultaneamente, inclusive alguns outros FAEs. A fenitoína liga-se amplamente às proteínas, e os níveis do fármaco livre (ativo) podem ficar inesperadamente altos quando é usada junto de outros fármacos que se ligam amplamente às proteínas, ou em situações clínicas nas quais os sítios de ligação proteica estão reduzidos (hipoalbuminemia). Essas propriedades farmacocinéticas complexas, além do número relativamente maior de efeitos adversos e tóxicos a longo prazo em comparação com outros FAEs, explicam porque a fenitoína não é mais considerada primeira opção na maioria dos casos.

Carbamazepina

A *carbamazepina* causa ativação das enzimas que a metabolizam. Esse processo (conhecido como *autoindução*) é dependente do tempo. Quando o tratamento com carbamazepina é iniciado, a meia-vida aproxima-se de 30 horas. Contudo, com a ampliação da depuração hepática ao longo das primeiras 3 a 4 semanas de tratamento, a meia-vida diminui para 11 a 20 horas. Por essa razão, a dose inicial deve ser pequena e, em seguida, aumentada gradativamente, enquanto o intervalo entre as doses deve ser pequeno (de 3 a 4 doses por dia). Preparações de liberação estendida permitem administrar duas doses por dia. O metabólito principal é a carbamazepina-10,11-epóxido, farmacologicamente ativo. Em determinadas circunstâncias (p. ex., quando é administrada simultaneamente com valproato ou felbamato), o metabólito epóxido acumula-se seletivamente e, desse modo, causa efeitos neurotóxicos, mesmo que a concentração plasmática do fármaco original esteja na faixa terapêutica ou mesmo abaixo dela.

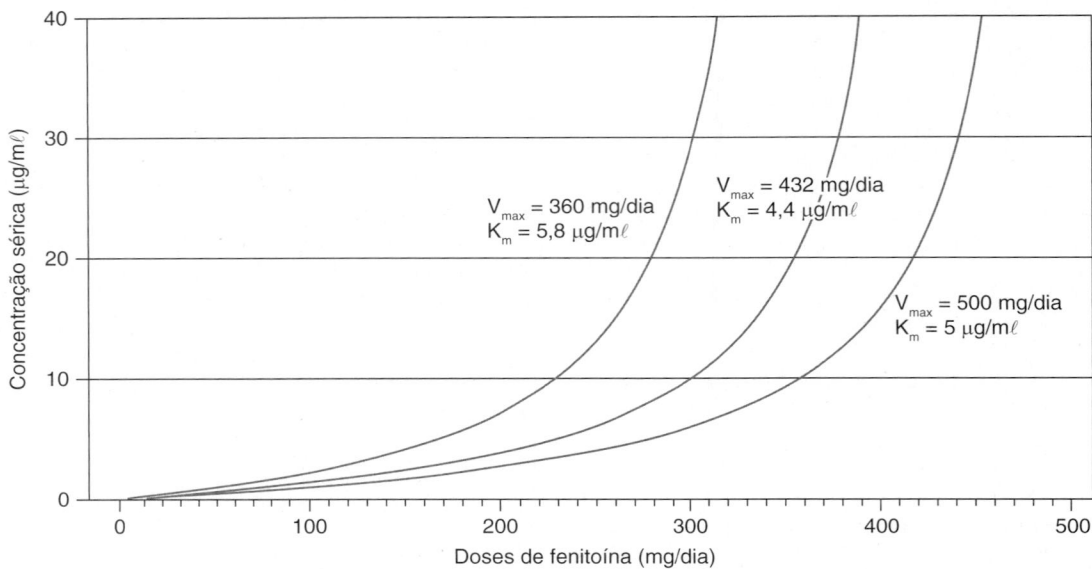

FIGURA 61.3 Curvas de dose-concentração de fenitoína em três pacientes adultos representativos. Observe a relação acentuadamente não linear na faixa posológica de 200 a 400 mg. Titulação cuidadosa da dose é necessária nessa parte da curva para evitar efeitos neurotóxicos. K_m, constante de Michaelis-Menten; V_{max}, taxa de eliminação máxima.

Oxcarbazepina

A *oxcarbazepina* e seu enantiômero ativo, eslicarbazepina, são estruturalmente semelhantes à carbamazepina, mas são metabolizados por uma via metabólica diferente. Por essa razão, não há formação do metabólito epóxido, que é responsável por alguns dos efeitos adversos da carbamazepina. Embora alguns pacientes sejam mais tolerantes à oxcarbazepina ou eslicarbazepina do que à carbamazepina, os perfis gerais desses dois fármacos são semelhantes, inclusive quanto à ocorrência de leucopenia (em geral, todos os casos são transitórios, assintomáticos e benignos), aumentos discretos das enzimas hepáticas e hiponatremia. A meia-vida farmacológica do metabólito ativo – um derivado monoidróxido (MHD) – é de 8 a 10 horas. Estudos clínicos referendaram o uso de duas doses diárias de oxcarbazepina, embora possam ocorrer toxicidade de pico quando isso é realizado com doses mais altas. A meia-vida da eslicarbazepina é maior (13 a 20 horas) e isto permite administrar apenas uma dose diária.

Valproato

O *valproato* liga-se amplamente às proteínas plasmáticas (assim como a fenitoína), mas a taxa de ligação depende da concentração e não é linear. A fração livre aumenta com concentrações plasmáticas acima de 75 µg/mℓ, pois os sítios de ligação proteica tornam-se saturados. Por exemplo, a duplicação da concentração plasmática de 75 para 150 µg/mℓ pode acarretar aumento mais de seis vezes maior na concentração do fármaco livre (de 6,5 para 45 µg/mℓ). Por essa razão, à medida que a dose do valproato é aumentada, os efeitos adversos podem agravar-se rapidamente em razão da porcentagem crescente de fármaco livre. Além disso, os efeitos adversos podem variar ao longo de um único dia, ou de 1 dia para outro, pois as concentrações do fármaco livre oscilam, apesar das alterações aparentemente pequenas dos níveis sanguíneos totais. Ademais, ácidos graxos circulantes deslocam o valproato de seus sítios de ligação proteica. Quando os níveis dos ácidos graxos estão elevados, a quantidade de valproato livre aumenta. Lamotrigina e felbamato prolongam a meia-vida do valproato e, por essa razão, geralmente é necessário usar dose menor quando esses fármacos são acrescentados.

Gabapentina

A absorção da *gabapentina* depende de um sistema de transporte de aminoácidos intestinal. Como esse transportador é saturável, a porcentagem do fármaco que é absorvida depois de uma dose oral diminui à medida que a dose aumenta. Por essa razão, esquemas posológicos com doses menores e mais frequentes podem ser necessários para aumentar os níveis sanguíneos. Quando são utilizadas doses acima de 3.600 mg/dia, a dosagem dos níveis sanguíneos pode ser útil para demonstrar que um aumento da dose é refletido na elevação da concentração sérica. A gabapentina não interage em qualquer grau clinicamente significativo com quaisquer outros fármacos e isso a torna proveitosa sobretudo quando é necessário usar mais do que um fármaco e também nos pacientes com doenças clínicas, que impõem a necessidade de usar outros fármacos. A gabapentina não é metabolizada no fígado, mas como é excretada sem alterações pelos rins, ajustes das doses são necessários nos pacientes com insuficiência renal. Esse fármaco liga-se a uma subunidade do canal de cálcio e, por essa razão, reduz a entrada de cálcio nos neurônios hiperativos. A *pregabalina* tem estrutura e mecanismo de ação semelhantes aos da gabapentina, mas não tem absorção dose-dependente. Sua potência é maior quando comparada com a gabapentina e pode ser eficaz com apenas duas doses diárias.

Lamotrigina

A *lamotrigina* é altamente sensível à administração simultânea de alguns outros FAEs. Fármacos indutores enzimáticos (p. ex., fenitoína e carbamazepina) diminuem a meia-vida da lamotrigina de 24 para 16 horas (ou menos), assim como ocorre com anticoncepcionais orais. Por outro lado, inibição enzimática causada pelo valproato aumenta a meia-vida da lamotrigina para 60 horas. Por essa razão, a posologia da lamotrigina depende acentuadamente se ela é usada isoladamente ou em combinação com outros FAEs. As concentrações de lamotrigina também diminuem com administração de anticoncepcionais orais e seus níveis podem cair drasticamente durante os últimos meses da gravidez, exigindo monitoramento e ajustes posológicos frequentes. Lamotrigina tem pouco ou nenhum efeito nos outros grupos de fármacos. Cerca de 10% dos pacientes desenvolvem erupção cutânea, que é mais comum nas crianças e raramente leva à síndrome de Stevens-Johnson. A incidência das erupções cutâneas pode diminuir com os esquemas de titulação lenta.

Levetiracetam

Assim como gabapentina, *levetiracetam* não tem interações significativas com outros fármacos e, por essa razão, seu uso é vantajoso nos pacientes clinicamente complicados. A meia-vida plasmática é de 6 a 8 horas, mas estudos clínicos enfatizaram o uso de duas doses diárias, possivelmente em razão da meia-vida farmacodinâmica mais longa. O metabolismo ocorre no fígado e também há eliminação renal. Em geral, efeitos adversos são leves e autolimitados, embora um subgrupo pequeno de pacientes tenha alterações do humor e até mesmo psicose. Até hoje, não foram descritas reações idiossincrásicas potencialmente fatais. O levetiracetam liga-se a uma proteína da vesícula sináptica e, desse modo, reduz a liberação de neurotransmissores. Esse parece ser seu mecanismo de ação antiepiléptica.

Brivaracetam

Quanto à estrutura e mecanismo de ação, o *brivaracetam* é semelhante ao levetiracetam. Ao contrário desse último, o primeiro tem algumas interações farmacológicas, sobretudo elevação dos níveis de fenitoína e carbamazepina epóxido. Efeitos adversos no humor parecem ser menos comuns.

Topiramato

O *topiramato* é afetado por outros FAEs utilizados simultaneamente. Carbamazepina, fenitoína e fenobarbital reduzem sua meia-vida, mas valproato tem pouco efeito. O topiramato não afeta a maioria dos outros fármacos, mas os níveis sanguíneos da fenitoína podem aumentar em 25%. Efeitos cognitivos adversos – sobretudo dificuldade de encontrar as palavras e déficit de memória – costumam limitar a dose que pacientes conseguem tolerar. Em geral, esses efeitos são dose-dependentes e podem ser atenuados com esquemas de titulação lenta. Efeitos cognitivos também são menos comuns quando o topiramato é usado isoladamente. Glaucoma, anidrose e cálculos renais são raros. Doses acima de 400 mg/dia costumam não assegurar controle mais adequado das crises epilépticas, mas estão associadas ao aumento da incidência de efeitos adversos.

Zonisamida

A *zonisamida* é afetada por outros fármacos que induzem enzimas hepáticas. Quando é usada isoladamente, a meia-vida da zonisamida é de cerca de 60 horas. Quando é administrada junto de outros fármacos indutores enzimáticos, sua meia-vida pode ser reduzida a 24 horas. De qualquer forma, uma dose por dia é apropriada. Embora seu metabolismo ocorra predominantemente no fígado, a própria zonisamida não parece afetar outros fármacos. Erupção cutânea, cálculos renais e anidrose são efeitos adversos raros.

Felbamato

Em comparação com outros FAEs, *felbamato* tem risco muito maior de causar reações adversas graves, inclusive anemia aplásica e insuficiência hepática. É difícil estimar o risco real, mas provavelmente oscila entre 1 por 5 mil a 1 por 20 mil exposições. Por essa razão, hoje em dia, o uso desse fármaco fica restrito aos pacientes resistentes aos outros FAEs e nos quais o risco causado pela persistência das crises epilépticas é maior que o risco dos efeitos adversos. O uso do felbamato também é limitado por outros efeitos adversos comuns, embora menos graves, inclusive anorexia, emagrecimento, insônia e náuseas e também por diversas interações farmacológicas complexas. No entanto, o felbamato ainda é útil aos pacientes com epilepsia grave, inclusive na síndrome de Lennox-Gastaut.

Lacosamida

A *lacosamida* promove inativação lenta dos canais de sódio, sem afetar a inativação rápida. Esse fármaco foi aprovado para tratar crises epilépticas inicialmente parciais e pode prolongar o intervalo PR e causar distúrbios da condução cardíaca. Antes de iniciar o tratamento com esse fármaco, recomenda-se obter um eletrocardiograma (ECG) basal dos pacientes em risco de doença cardíaca. Em geral, lacosamida é bem tolerada e não tem interações farmacológicas significativas, o que a torna útil sobretudo como fármaco coadjuvante para pacientes resistentes a outros tratamentos.

Rufinamida

A *rufinamida* é um derivado triazólico, cujo mecanismo de ação ainda não foi definido com precisão. *In vitro*, esse fármaco prolonga o estado inativo dos canais de sódio e, deste modo, limita as descargas repetitivas dos potenciais de ação dependentes de sódio e isto é responsável por seus efeitos antiepilépticos. O uso da rufinamida fica restrito basicamente aos casos resistentes de epilepsia generalizada, sobretudo ao controle das crises epilépticas tônicas.

Clobazam

O *clobazam* é utilizado em muitos países do mundo para tratar crises epilépticas focais e generalizadas, mas apenas recentemente foi aprovado pela FDA norte-americana como tratamento adjuvante da síndrome de Lennox-Gastaut. Ele é muito utilizado sem indicação oficial (*off-label*) isoladamente ou como fármaco adjuvante para crises epilépticas focais. Por ser um benzodiazepínico, pode haver risco mais alto de tolerância em comparação com outros antiepilépticos; contudo, isso parece ocorrer com frequência muito menor do que se observa com fármacos como diazepam ou lorazepam. Clobazam também tem propriedades ansiolíticas e isso o torna útil quando há alguma comorbidade. Existem relatos de reações graves, inclusive síndrome de Stevens-Johnson e necrólise epidérmica tóxica (NET).

Perampanel

O *perampanel* foi aprovado pela FDA norte-americana como fármaco adjuvante para tratar crises focais e tem mecanismo de ação singular, pois é o primeiro antagonista não competitivo do receptor de glutamato AMPA. A bula do produto contém advertência em negrito quanto à possibilidade de causar reações neuropsiquiátricas graves dose-dependentes, inclusive pensamentos homicidas e agressividade. Por ser indutor e substrato das enzimas do citocromo P450 3A4, o perampanel pode ter interações farmacológicas com outros FAEs.

Canabidiol

O *canabidiol* é um extrato vegetal aprovado para tratar crises epilépticas resistentes associadas às síndromes de Lennox-Gastaut e Dravet. Embora ensaios controlados por placebo tenham demonstrado eficácia nessas doenças, canabidiol não é claramente mais eficaz que outros fármacos disponíveis, pode causar efeitos adversos e – por ser um extrato administrado em óleo – sua absorção pode ser errática. Por essa razão, esse fármaco é reservado para os casos em que outros tratamentos não conseguiram resultados satisfatórios.

Cenobamato

Cenobamato é eficaz para tratar crises epilépticas inicialmente focais. Alguns pacientes com crises resistentes ficaram assintomáticos em ensaios clínicos. As doses devem ser tituladas lentamente para reduzir a possibilidade de reações graves (reação farmacológica com eosinofilia e sintomas sistêmicos). Cenobamato pode alterar os níveis de vários outros FAEs, inclusive lamotrigina, carbamazepina, fenitoína e clobazam. Ele deve ser utilizado com cautela em pacientes com doença cardíaca, pois pode reduzir a duração do intervalo QT.

Uso de equivalentes genéricos

Existem equivalentes genéricos da maioria dos antiepilépticos e essas preparações têm razão de custo-benefício mais favorável para a maioria dos pacientes. Há algum grau de variabilidade quando são efetuadas substituições de fármacos de fabricantes diferentes, sobretudo quando se tratam de preparações de liberação estendida. Alguns estudos sugeriram que variabilidade seja provável no que se refere aos níveis máximos e mínimos (em razão de variações no tempo de absorção); contudo, a absorção total do fármaco raramente é afetada. Quando há dúvida, a troca de fabricantes deve ser limitada sempre que possível em determinado paciente e monitoramento dos níveis terapêuticos do fármaco ajuda a assegurar que não ocorra alteração significativa do nível em estado de equilíbrio.

Interrupção do tratamento com fármacos antiepilépticos

Estudos epidemiológicos sugeriram que 60 a 70% dos pacientes com epilepsia fiquem livres de crises por no mínimo 5 anos, dentro dos primeiros 10 anos depois do diagnóstico. Do mesmo modo, estudos clínicos prospectivos com pacientes tratados, cujas crises epilépticas entraram em remissão por 2 anos ou mais, demonstraram que uma porcentagem quase idêntica continuou sem crises epilépticas depois da interrupção do tratamento (Evidência de nível 1).[9] A chance de recidiva continua a aumentar quando o intervalo sem crises epilépticas varia de 2 a 5 anos. Esses estudos também identificaram os previsores que permitem classificar pacientes em grupos de risco baixo e alto de recidiva das crises epilépticas depois da interrupção do tratamento. O risco de recidiva era alto quando os pacientes precisavam usar mais de um FAE para controlar as crises; quando o controle das crises era difícil; quando o paciente tinha histórico de crises tônico-clônicas generalizadas; e quando o EEG tinha anormalidades significativas por ocasião em que se considerou a interrupção do tratamento. A continuidade do controle das crises é favorecida por intervalos mais longos sem atividade epiléptica (> 4 anos) antes da tentativa de interromper o fármaco; poucas crises antes da remissão; tratamento com um único fármaco; EEG normal; e nenhuma dificuldade para alcançar o controle das crises.

Todas as síndromes epilépticas benignas da infância têm prognóstico excelente quanto à remissão permanente sem tratamento. Por outro lado, epilepsia mioclônica juvenil está associada a índice alto de recidiva quando os fármacos são suspensos, mesmo nos pacientes que estão sem crises epilépticas há muitos anos (no mínimo 30%). O prognóstico da maioria das outras síndromes epilépticas é praticamente desconhecido.

A interrupção do tratamento com FAEs nos casos apropriados pode ser considerada quando pacientes não têm crises por 2 anos, no mínimo. O argumento mais convincente a favor de interromper o uso dos FAEs é a preocupação quanto aos efeitos tóxicos neurológicos e sistêmicos a longo prazo, que podem ser insidiosos e inaparentes por muitos anos depois da introdução de um fármaco. Por outro lado, contudo, pacientes ou seus familiares podem ficar preocupados quanto à possibilidade de recidiva das crises epilépticas. Mesmo uma única crise pode ter consequências psicossociais e vocacionais devastadoras, sobretudo nos adultos. Por essa razão, a decisão de interromper o uso dos fármacos deve ser comparada cuidadosamente com base nas circunstâncias de cada paciente. Por exemplo, uma mulher que esteja considerando engravidar e não tenha crises epilépticas há alguns anos pode optar por suspender o uso dos FAEs antes de conceber o feto, ou um paciente que forma cálculos renais com topiramato poderia interromper o tratamento em vez de trocar por outro fármaco. Quando é tomada a decisão de interromper o tratamento com FAEs, preferimos suspendê-lo lentamente ao longo de 3 a 6 meses, mas essa recomendação é controvertida, pois existem poucos estudos avaliando as diversas taxas de interrupção dos fármacos.

Questões relacionadas com saúde reprodutiva

As diferenças sexuais da farmacocinética dos FAEs, hormônios esteroides sexuais e processos da vida reprodutiva suscitam questões especiais às mulheres com epilepsia. O monitoramento da gravidez de uma mulher epiléptica está descrito detalhadamente no Capítulo 129. Nesta seção, enfatizamos os efeitos dos hormônios reprodutivos nas crises epilépticas e efeitos destas crises e FAEs na saúde reprodutiva.

Embora a prevalência de epilepsia não seja maior no sexo feminino, a epilepsia entre as mulheres pode ser afetada sobretudo por alterações dos hormônios esteroides reprodutivos. Estrogênio é um hormônio pró-convulsivante nos modelos de epilepsia animal, enquanto progesterona e seus metabólitos têm efeitos anticonvulsivantes. Os hormônios esteroides ovarianos atuam na membrana neuronal e genoma, produzindo efeitos imediatos e prolongados na excitabilidade. Estrogênio atenua a inibição mediada pelo ácido γ-aminobutírico, enquanto progesterona aumenta os efeitos deste mediador. Além disso, estrogênio potencializa a ação dos neurotransmissores excitatórios em algumas regiões cerebrais e aumenta a quantidade de sinapses excitatórias. Essas alterações dinâmicas significativas da excitabilidade neuronal estão associadas às variações das concentrações de estrogênio e progesterona, que são observadas durante o ciclo menstrual das mulheres.

Cerca de um terço das mulheres epilépticas refere padrões de ocorrência das crises relacionadas com as fases do ciclo menstrual (*crises epilépticas catameniais*). Mulheres com crises epilépticas catameniais relatam que as crises são mais frequentes (ou mais graves) pouco antes da menstruação e durante o período de sangramento. Em algumas mulheres, as crises epilépticas também são mais frequentes na ovulação. Essas fases do ciclo menstrual correspondem aos períodos nos quais os níveis do estrogênio estão relativamente altos e a concentração de progesterona é relativamente baixa. Vários estudos clínicos de pequeno porte descreveram os efeitos benéficos do tratamento crônico com progesterona nas mulheres com padrões de epilepsia catamenial. As alterações das crises epilépticas associadas à puberdade e à menopausa não estão bem definidas.

A farmacocinética de alguns FAEs pode dificultar o controle da epilepsia das mulheres. FAEs que induzem a atividade do sistema enzimático do citocromo P-450 (carbamazepina, fenitoína, fenobarbital, primidona e – em menor grau – topiramato, clobazam, eslicarbazepina, oxcarbazepina e perampanel) interferem com a eficácia dos anticoncepcionais hormonais à base de estrogênio. Nas mulheres que utilizam esses fármacos, o metabolismo e ligação proteica dos esteroides contraceptivos são ampliados e, desse modo, há redução da fração biologicamente ativa destes hormônios. O índice de ineficácia dos anticoncepcionais orais fica acima de 6% ao ano entre as mulheres que utilizam FAEs indutores enzimáticos, em contraste com o índice correspondente inferior a 1% ao ano entre as mulheres que os utilizam regularmente, mas não têm epilepsia. Uma mulher motivada a evitar gravidez deve considerar o uso de uma preparação contraceptiva contendo 50 µg ou mais de um composto estrogênico, ou acréscimo de um método anticoncepcional de barreira. Alternativamente, ela deve conversar com seu médico quanto à possibilidade de escolher um FAE que não altere o metabolismo ou ligação proteica dos esteroides. Durante a gravidez, a eliminação de alguns FAEs aumenta e isto requer doses crescentes para manter eficácia. Isso é válido não apenas com lamotrigina, fenitoína e carbamazepina, mas também pode ocorrer com levetiracetam, oxcarbazepina e possivelmente outros FAEs. Durante a gestação, recomenda-se monitoramento terapêutico mensal. Quando a dose é aumentada significativamente, a mesma deve ser reduzida ao longo de várias semanas depois do parto para evitar efeitos tóxicos.

A saúde reprodutiva de mulheres e homens com epilepsia pode ser comprometida. Os índices de fertilidade dos homens e mulheres com epilepsia variam de um terço a dois terços dos índices correspondentes sem epilepsia. Índices de concepção mais baixos não podem ser explicados com base nas porcentagens menores de pacientes casados, pois hoje estas porcentagens são semelhantes nas mulheres com epilepsia e na população feminina em geral. A fertilidade baixa parece ser resultado direto de um distúrbio da fisiologia reprodutiva.

Mulheres e homens com epilepsia têm distúrbios endócrinos reprodutivos com frequências maiores que as esperadas. Isso inclui anormalidades da secreção cíclica e concentração do hormônio luteinizante e prolactina hipofisária, bem como concentração dos hormônios esteroides gonadais. Algumas dessas anormalidades provavelmente são atribuídas à atividade epiléptica. As FAEs também podem alterar as concentrações dos esteroides gonadais por interferirem no metabolismo e na ligação proteica dos hormônios esteroides. FAEs que aumentam o metabolismo e ligação proteica desses hormônios reduzem o *feedback* hormonal no hipotálamo e hipófise. FAEs que inibem o metabolismo dos esteroides (p. ex., valproato) aumentam as concentrações dos hormônios esteroides, sobretudo androgênios.

A síndrome do ovário policístico (SOPC) é um distúrbio ginecológico diagnosticado em cerca de 7% das mulheres em idade reprodutiva. Pacientes com epilepsia estão em risco de desenvolver manifestações clínicas dessa síndrome. Os requisitos diagnósticos da SOPC são evidência fenotípica ou sérica de hiperandrogenismo e ciclos anovulatórios. Sinais fenotípicos do hiperandrogenismo são hirsutismo, obesidade do tronco e acne. Hirsutismo evidencia-se por aumento dos pelos faciais e corporais, engrossamento dos pelos púbicos com disseminação para as superfícies internas das coxas e alopecia com padrão masculino – recessão temporal e adelgaçamento dos cabelos na região da coroa. As consequências da SOPC para a saúde são infertilidade, aterosclerose acelerada, diabetes e carcinoma endometrial, ressaltando a importância de diagnosticar e tratar essa doença. Cerca de 30% dos ciclos das mulheres com epilepsia são anovulatórios e este tipo de ciclo parece ser mais comum nas mulheres tratadas com ácido valproico (AVP). Mulheres com epilepsia estão mais sujeitas a ter ovários com aspecto policístico que, quando combinados com hiperandrogenismo, ocorrem em até 40% das pacientes tratadas com ácido valproico. As consequências a longo prazo da SOPC nas mulheres com epilepsia são desconhecidas. Dados desse tipo sugerem que a epilepsia e alguns FAEs afetem independentemente a fertilidade e que estes efeitos possam ser aditivos. Isso significa que o tratamento ideal da epilepsia deva levar em consideração os efeitos da doença e seu tratamento na saúde reprodutiva.

Cerca de um terço das mulheres e homens com epilepsia tem disfunção sexual. Homens relatam libido reduzida, dificuldade de alcançar ou manter ereção, ou ejaculação demorada. Mulheres com epilepsia podem apontar dor durante relações sexuais em consequência de vaginismo e falta de lubrificação. Embora existam razões psicossociais para a disfunção sexual de alguns pacientes com epilepsia, outros têm causas fisiológicas demonstráveis. Causas fisiológicas de disfunção sexual são alterações patológicas das regiões cerebrais que controlam o comportamento sexual pelas descargas epileptogênicas, anormalidades dos hormônios hipofisários e gonadais e efeitos adversos dos FAEs.

Embora nenhum FAE esteja reconhecidamente isento de efeitos teratogênicos, o risco é pequeno e costuma ser menor do que o acarretado pelas crises epilépticas não controladas durante a gestação. Exceções a essa regra são valproato e topiramato, que foram associados a riscos mais altos de malformações congênitas em estudos prospectivos em que foram usados isoladamente. Outros estudos também mostraram que valproato acarreta risco dose-dependente de QI baixo, em comparação com fenitoína, carbamazepina e lamotrigina. Em todos os casos, deve-se utilizar a menor dose eficaz e evitar o uso de mais de um fármaco (Evidência de nível 1),[10] sobretudo quando se utiliza valproato. Mulheres com epilepsia que têm dificuldade de engravidar, ciclos menstruais irregulares ou anormais, sangramento menstrual no meio do ciclo, disfunção sexual, obesidade ou hirsutismo devem ser referenciadas para avaliação da função endócrina reprodutiva. Homens com disfunção sexual ou dificuldade de engravidar suas parceiras também devem fazer avaliação endócrina com análise do sêmen. Todos os distúrbios reprodutivos diagnosticados nos pacientes com epilepsia são potencialmente tratáveis.

Saúde óssea

Pacientes com epilepsia têm riscos mais altos de desenvolver doença óssea que, nos casos típicos, evidencia-se por fraturas patológicas. Anormalidades da bioquímica óssea descritas nos pacientes com epilepsia incluem hipocalcemia, hipofosfatemia, fosfatase alcalina sérica elevada, hormônio paratireóideo alto e níveis baixos de vitamina D e seus metabólitos ativos (Pack & Morrell, 2004). Anormalidades bioquímicas ósseas mais graves são detectadas em pacientes tratados com mais de um FAE e também nos que têm usado esses fármacos por muitos anos. Os efeitos são mais marcantes com FAEs indutores enzimáticos, sobretudo fenitoína.

TRATAMENTO CIRÚRGICO

O tratamento cirúrgico deve ser considerado quando as crises epilépticas não são controladas pelo tratamento clínico ideal e quando comprometem a qualidade de vida. Entretanto, a quantificação dessas questões tem desafiado as definições estritas, talvez porque a intratabilidade é mais que a persistência das crises epilépticas. Apenas os pacientes sabem como sua vida é diferente em relação a como gostariam que fosse; o conceito de *limitação* inclui componentes físicos e psicológicos. Alguns pacientes com epilepsia resistente têm poucas limitações; outros, por qualquer razão, sentem que sua vida é profundamente limitada pelas crises infrequentes. Outros ainda tiveram suas crises totalmente suprimidas pelo tratamento cirúrgico, mas ainda assim são limitados e incapazes de ter uma vida produtiva. Determinar quais pacientes têm epilepsias "resistentes ao tratamento clínico" e quais são "controladas satisfatoriamente" pode ser uma questão abstrata. Felizmente, na prática médica, costuma haver consenso geral quanto a quais pacientes devem ser referenciados para uma avaliação cirúrgica.

Pacientes têm menos tendência a melhorar com as tentativas adicionais com outros tratamentos clínicos quando as crises não são controladas depois de duas tentativas de tratamento com um único fármaco em doses altas usando dois fármacos apropriados e uma tentativa de tratamento combinado. Esses esforços terapêuticos podem ser efetuados ao longo de 1 ou 2 anos; nessa ocasião, os efeitos deletérios das crises epilépticas persistentes ou da toxicidade dos fármacos justificam o referenciamento a um centro especializado. A chance de cura cirúrgica varia de acordo com a localização e procedimento cirúrgico específico, mas pode chegar a 69% (Tabela 61.5).

Atualmente, existem poucas contraindicações gerais ao tratamento cirúrgico da epilepsia, embora pacientes com doença clínica coexistente grave e síndromes neurológicas progressivas geralmente sejam excluídos. Alguns centros preferem não operar pacientes com psicose ou outro transtorno psiquiátrico grave; pacientes com mais de 60 anos; e pacientes com QI inferior a 70. Entretanto, pacientes classificados nesses grupos devem ser avaliados individualmente. Alguns pacientes submetidos à secção do corpo caloso para tratar crises atônicas associadas à síndrome de Lennox-Gastaut têm QIs abaixo de 70. Embora cirurgia para epilepsia seja realizada com frequência crescente nas crianças, ressecções funcionais na infância ainda são controvertidas por várias razões: o histórico natural desconhecido das crises epilépticas de alguns desses pacientes; os efeitos desconhecidos da cirurgia no cérebro imaturo; e a escassez de dados quanto aos resultados neurológicos, comportamentais e psicológicos a longo prazo.

Em razão dos avanços técnicos dos exames de imagem e do monitoramento eletrofisiológico, a cirurgia para epilepsia não é mais contraindicada automaticamente aos pacientes com anormalidades epileptiformes multifocais entre as crises, ou até mesmo com focos localizados próximo das áreas da linguagem ou outras regiões corticais eloquentes.

Operações de ressecção

A ressecção cerebral focal é o tipo mais comum de operação realizada para tratar epilepsia. A ressecção é apropriada quando as crises epilépticas começam em uma área cortical delimitada e identificável; quando a excisão cirúrgica engloba todas (ou quase todas) as áreas com tecidos epileptogênicos; e quando a ressecção não causa disfunção neurológica. Na maioria dos casos, esses critérios são alcançados pelos pacientes com epilepsia do lobo temporal, mas ressecções extratemporais também podem ter efeito benéfico expressivo. A probabilidade de erradicação completa das crises epilépticas varia até certo ponto com o procedimento realizado; contudo, quase sempre é maior que a conseguida com tentativas adicionais de tratamento com outros antiepilépticos. Estudos de prognóstico de longuíssimo prazo demonstraram alguma recidiva das crises epilépticas, mas a maioria dos pacientes têm crises raras ou fica absolutamente assintomática.

Ressecção do lobo temporal anterior

Essa operação de ressecção é a abordagem cirúrgica mais comum, mas o procedimento varia quanto ao que é considerado "padronizado", sobretudo no que se refere à forma como as estruturas neocorticais laterais e límbicas mesiais são removidas. A operação tradicional é da ressecção do lobo temporal anteromedial de Spencer (1991), que inclui a remoção dos giros temporais anteromedial e inferior, o giro para-hipocampal, 3,5 a 4 cm do hipocampo e uma área variável da amígdala. Nos pacientes com focos não dominantes, essa abordagem pode ser ligeiramente modificada para também incluir o giro temporal anterossuperior. Com frequência crescente, alguns centros (inclusive os nossos) têm realizado amígdalo-hipocampectomia seletiva, ou seja, uma ressecção mais limitada com a mesma eficácia. Os pacientes com epilepsia do lobo temporal medial associada à esclerose do hipocampo são os candidatos ideais a uma dessas operações, pois até 80% ficam curados das crises epilépticas e os restantes apresentam melhoras significativas. Em 2003, Spencer et al. publicaram os resultados de um estudo de grande porte envolvendo vários centros de pesquisa norte-americanos, que confirmaram os índices elevados de controle completo da epilepsia depois da ressecção do lobo temporal (Evidência de nível 1).[11] Um estudo canadense randomizado controlado demonstrou a superioridade nítida do tratamento cirúrgico sobre tratamento clínico dos pacientes com epilepsia do lobo temporal medial (Evidência de nível 1).[12] Outros métodos de ablação do lobo temporal mesial também foram descritos, inclusive radiocirurgia com acelerador linear (*gamma knife radiation*, em inglês) e ablação localizada a *laser*. Em geral, não está claro se ablação a *laser* é tão eficaz para tratar crises convulsivas iniciadas no lobo temporal medial quanto a ressecção mais tradicional, mas o tempo de recuperação é muito

Tabela 61.5 Prognóstico depois de procedimentos cirúrgicos para epilepsia.

Procedimento	Supressão da epilepsia (%)	Melhora (%)	Nenhuma melhora (%)	n
Lobectomia temporal anterior	69	22	9	3.579
Lesionectomia	67	22	12	293
Ressecção neocortical extratemporal não lesional	45	35	20	805
Hemisferectomia	67	21	12	190
Secção do corpo caloso (calosotomia)	8	61	31	563

Adaptada de Engel J Jr. *Surgical Treatment of the Epilepsies*. 2ª ed. New York, NY: Raven; 1993.

menor e pode haver resultado neuropsicológico mais favorável na medida em que são retiradas quantidades menores de tecido cerebral. Quando a ablação a *laser* não é totalmente eficaz, pode-se depois realizar uma ressecção aberta mais ampla.

Lesionectomia

Lesões estruturais epileptogênicas bem circunscritas (p. ex., angiomas cavernosos, hamartomas, gangliogliomas e esclerose temporal mesial) podem ser retiradas por ressecção cirúrgica ou ablação estereotáxica a *laser*. A extensão com que as margens de tecidos que circundam a lesão são incluídas na ressecção depende de como se definem as margens (inspeção radiológica, visual, eletrofisiológica ou histológica) e preferência do cirurgião. Cerca de 50 a 60% desses pacientes têm suas crises epilépticas controladas por esse método. Uma lesão envolvendo o córtex cerebral sempre também deve ser considerada como causa da epilepsia do paciente, mas deve ser confirmada por EEG (durante e/ou entre as crises, ou por técnica invasiva se for necessário) para considerar tratamento cirúrgico.

Ressecções corticais não lesionais

Quando a RM não consegue demonstrar nenhuma lesão, é difícil apontar uma área bem demarcada em que se iniciem as crises fora do lobo temporal anterior. Embora exames de imagem alternativos (PET ou SPECT) ajudem a identificar a área em que começam as crises epilépticas, essa situação quase sempre requer a colocação de eletrodos intracranianos para mapear a extensão do tecido epileptogênico e determinar sua relação com as áreas funcionais do cérebro. O prognóstico depois das ressecções corticais não lesionais não é tão bom quanto depois da lobectomia temporal anterior ou lesionectomia, basicamente porque os limites das áreas corticais epileptogênicas geralmente não podem ser demarcados com precisão e, em muitos casos, não é possível remover todos os tecidos epileptogênicos.

Calosotomia (secção parcial do corpo caloso)

A secção do corpo caloso desconecta os dois hemisférios e está indicada para tratar pacientes com crises atônicas ou tônicas incontroláveis e nenhum foco identificável e passível de ressecção. Conservação de 20 a 30% do corpo caloso posterior parece reduzir as complicações. A maioria dos pacientes referenciados para calosotomia tem diversos tipos de crises convulsivas graves e frequentes, geralmente com deficiência intelectual e EEG extremamente anormal (síndrome de Lennox-Gastaut).

Ao contrário das operações de ressecção, calosotomia é um procedimento paliativo, em vez de curativo. No entanto, essa operação pode ser acentuadamente eficaz para tratar crises generalizadas, pois 80% dos pacientes têm supressão completa ou praticamente completa das crises epilépticas atônicas, tônicas ou tônico-clônicas. Em geral, esse resultado é acentuadamente benéfico, pois elimina as quedas e lesões autoprovocadas subsequentes. Contudo, o efeito nas crises focais é inconsistente e imprevisível. Crises focais disperceptivas são reduzidas ou eliminadas em cerca de 50% dos casos, mas crises focais perceptivas ou disperceptivas são agravadas em 25% dos pacientes. Por essa razão, apenas crises focais resistentes ao tratamento não é indicação para calosotomia. Do mesmo modo, crises de ausência clássica, ausência atípica e crises mioclônicas não melhoram ou têm resposta inconsistente.

Hemisferectomia

A ressecção (hemisferectomia) ou desconexão (hemisferectomia funcional) de grandes áreas corticais de um lado do cérebro está indicada quando a lesão epileptogênica acomete a maior parte ou todo o hemisfério. Como a hemisferectomia causa hemiplegia, déficit hemissensorial e geralmente hemianopsia irreversíveis, ela pode ser considerada apenas para crianças com lesões estruturais unilaterais que já causaram estas anormalidades e têm crises epilépticas unilaterais resistentes. Exemplos de doenças nas quais a hemisferectomia seria apropriada são síndromes de hemiplegia infantil, doença de Sturge-Weber, síndrome de Rasmussen e várias anomalias do desenvolvimento unilaterais (p. ex., hemimegalencefalia). Nos casos apropriados, os resultados são espetaculares. As crises epilépticas cessam, o comportamento melhora e o desenvolvimento é acelerado (ver Tabela 61.5).

Avaliação pré-operatória

O objetivo da avaliação dos pacientes para ressecção focal é demonstrar que todas as crises epilépticas se originam de uma área cortical demarcada, que pode ser removida com segurança. Para isso, é necessária avaliação mais extensiva que a exigida para tratamento rotineiro dos pacientes com epilepsia. Os diversos exames realizados fornecem informações complementares acerca das funções cerebrais normais e epilépticas.

O monitoramento por vídeo-EEG é necessário para registrar uma amostra representativa das crises típicas do paciente e confirmar o diagnóstico e classificação, além de localizar a área cortical afetada no início da crise. Técnicas de RM volumétrica ou outras modalidades podem demonstrar atrofia unilateral do hipocampo ou outras anormalidades anatômicas potencialmente epileptogênicas. A PET e a SPECT pós-ictal são úteis para demonstrar anormalidades focais do metabolismo da glicose ou da irrigação sanguínea do cérebro, que correspondem à região epileptogênica do cérebro. Testes neuropsicológicos ajudam a demonstrar disfunção cognitiva focal, sobretudo da linguagem e memória. Injeção intracarotídea de amobarbital (*teste de Wada*) para determinar a dominância hemisférica nos domínios da linguagem e memória costuma ser necessária antes da lobectomia temporal (sobretudo quando envolve o hemisfério dominante ou possivelmente dominante) e, nos casos típicos, não se realiza ressecção mesial quando o hemisférico remanescente desempenha função secundária na memória. Embora RM funcional (RMf) lateralize confiavelmente a linguagem, a determinação da competência da memória de um lobo temporal ainda não foi estabelecida confiavelmente. Magnetoencefalografia (MEG) é uma técnica não invasiva avançada usada para registrar atividade epiléptica usando campos magnéticos gerados pelo fluxo de correntes elétricas originadas do córtex epileptogênico. Esse tipo de exame é usado quando outros dados pré-operatórios não ajudam a localizar o foco epileptogênico, quando a hipótese quanto à zona epileptogênica é duvidosa, ou quando há poucas anormalidades interictais ou ictais no EEG de superfície. MEG também pode ser usada como exame de imagem funcional para mapear funções vitais como linguagem e áreas somatossensoriais e motoras do encéfalo.

Quando técnicas não invasivas não conseguem localizar definitivamente a área epileptogênica, ou quando diversos testes não invasivos produzem resultados conflitantes, registros das crises convulsivas usando eletrodos intracranianos é necessário antes de fazer recomendação definitiva de tratamento cirúrgico. Colocação de eletrodos intracranianos também é necessária quando funções cerebrais vitais (linguagem, córtex motor) precisam ser mapeados em relação com a ressecção planejada. Duas abordagens são usadas, cada qual com vantagens e desvantagens próprias. Colocação estereotáxica de eletrodos (estéreo-EEG) permite que sejam aplicados vários eletrodos profundos por orifícios pequenos realizados no crânio sob controle de RM. Estruturas profundas (como lobo temporal mesial e ínsula) são alcançadas mais facilmente por essa técnica e é possível usar como alvos lesões específicas (p. ex., heterotopias). Pacientes toleram bem esse procedimento, pois não é necessário realizar craniotomia. Entretanto, como cada eletrodo perfura o córtex, há relativamente poucos contatos com a superfície cortical e o mapeamento do córtex eloquente é limitado (Figura 61.4). Alternativamente, grades e/ou faixas de eletrodos podem ser aplicadas diretamente na superfície cortical, facilitando o mapeamento detalhado da zona de origem das crises convulsivas e o córtex eloquente (Figura 61.5). Isso requer craniotomia e confiança razoável quanto à zona de início, pois a implantação bilateral ou extensiva de grades de eletrodos aumenta o risco de complicações.

Neuroestimulação para epilepsia resistente aos fármacos

Quando a cirurgia para epilepsia não é possível devido à existência de vários focos epileptogênicos, ou a crise epiléptica começa no córtex eloquente inoperável, a neuroestimulação é uma alternativa quando o tratamento farmacológico é ineficaz.

Estimulação do nervo vago

Estimulador do nervo vago é um dispositivo aprovado pela FDA norte-americana para tratar crises epilépticas focais resistentes ao tratamento clínico. Assim como calosotomia, a estimulação do nervo vago (ENV) é um procedimento paliativo, pois pouquíssimos pacientes têm suas crises totalmente suprimidas. ENV é realizada por um eletrodo de estimulação fixado ao nervo vago esquerdo. O gerador de estímulos é implantado no ângulo superior esquerdo do tórax. Em geral, o dispositivo é programado para liberar um pulso elétrico de 30 segundos a cada 5 minutos, embora seja possível ajustar os parâmetros de estimulação de acordo com as necessidades de cada paciente. Nos pacientes que têm aura, pode-se implantar um bastão magnético para ativar a ENV sob demanda, de forma que a progressão da crise epiléptica possa ser abortada. Cerca de 55% das crianças têm redução mínima de 50% na frequência das crises e este resultado aproxima-se da eficácia dos FAEs mais novos (Evidência de nível 1).[13] Além da estimulação por demanda, modelos mais modernos podem ser programados para estimular quando há aceleração da frequência cardíaca (pois isso pode ser um sinal inicial de crise epiléptica); nenhuma destas modalidades foi estudada em ensaios randomizados para confirmar que são mais eficazes em comparação com ENV tradicional. A ENV pode ser considerada para controlar crises epilépticas infantis, crises epilépticas associadas à síndrome de Lennox-Gastaut e melhoria do humor de adultos

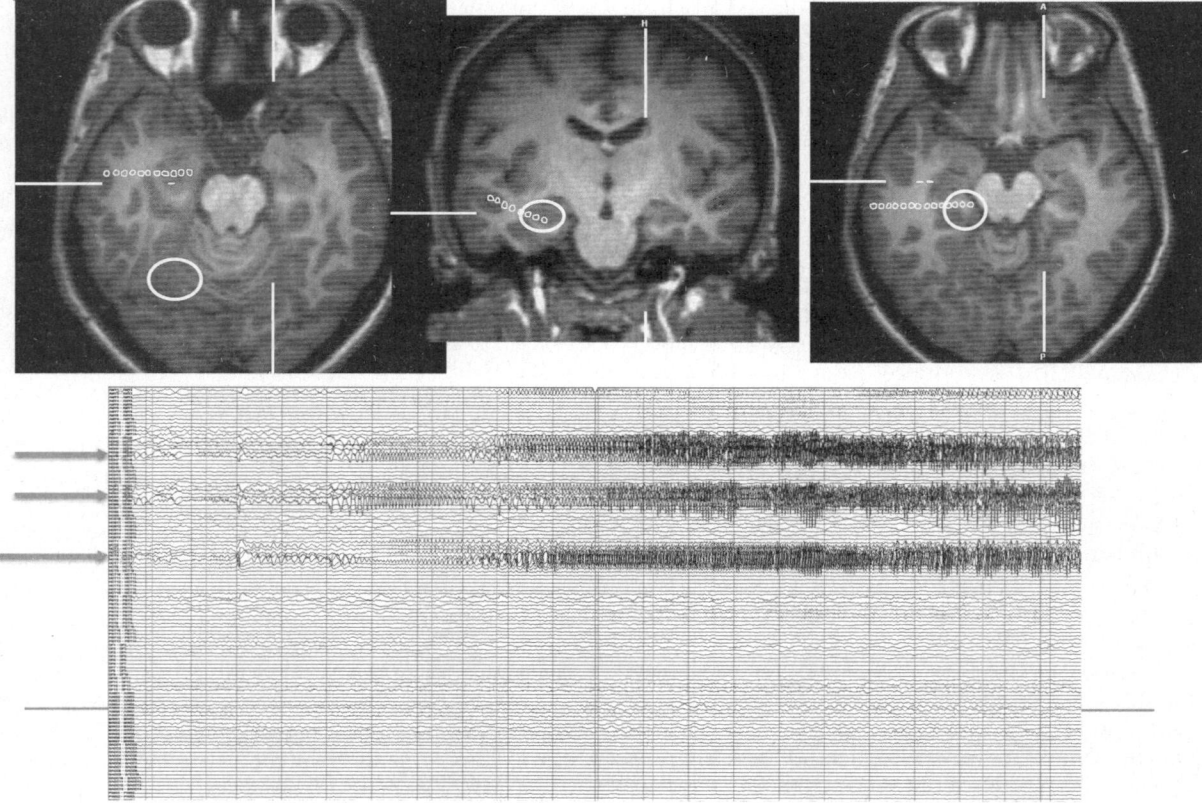

FIGURA 61.4 Posição dos eletrodos de eletroencefalografia estereotáxica aplicados em uma mulher de 51 anos com epilepsia gerada no lobo temporal esquerdo resistente ao tratamento (sem lesão detectável) (lobo esquerdo invertido em comparação com a imagem de ressonância magnética). Os eletrodos posicionados na área geradora estão circundados. Embaixo, início da atividade eletrográfica. A paciente não teve mais crises depois da ablação a *laser*. O foco gerador das crises estava na cabeça, corpo e cauda do hipocampo (*setas*).

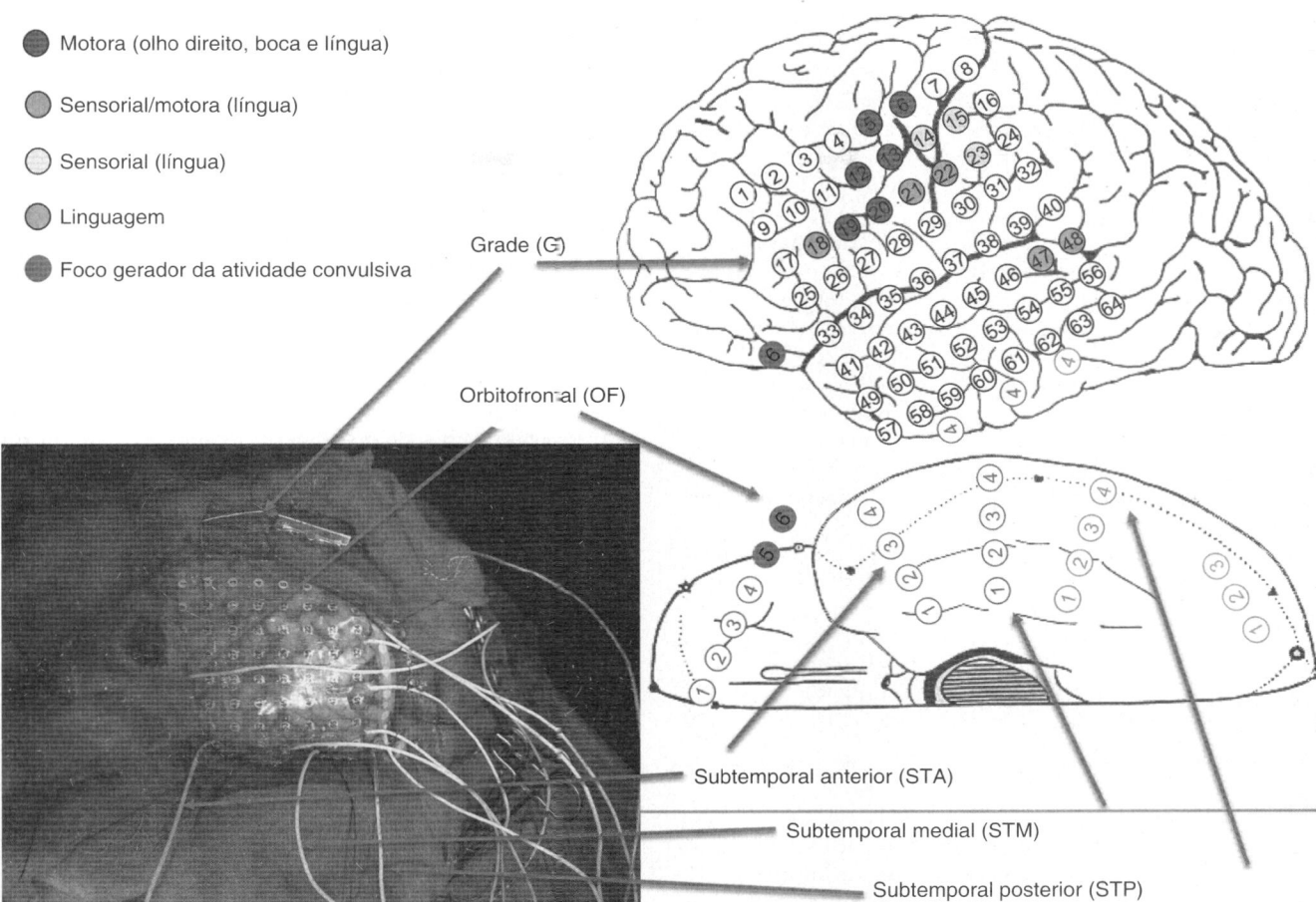

FIGURA 61.5 Implantação de grade intracraniana em um homem de 29 anos com epilepsia focal resistente a tratamento. O foco inicial da atividade epiléptica foi localizado na faixa de eletrodos da região frontal anterior esquerda; ela ficava distante do córtex eloquente demonstrado pelo mapeamento de estimulação cortical. (*Esta figura se encontra reproduzida em cores no Encarte.*)

com epilepsia (Nível C). Alguns autores consideram que a eficácia da ENV aumenta com o tempo. Crianças devem ser monitoradas cuidadosamente para detectar infecções locais depois da implantação do dispositivo de ENV. Efeitos adversos crônicos são rouquidão e dificuldade de deglutir, que podem piorar no momento da estimulação.

Estimulação cerebral profunda

A estimulação cerebral profunda foi aprovada pela FDA norte-americana em 2018 como tratamento coadjuvante de epilepsia focal resistente em pacientes de 18 anos ou mais. O núcleo anterior do tálamo – um componente fundamental do circuito de Papez – funciona como estação de retransmissão capaz de amplificar e sincronizar descargas epileptogênicas originadas do hipocampo e tálamo. Por essa razão, sua inibição por estimulação elétrica parece abortar ou evitar crises epilépticas. Eletrodos profundos de contato múltiplo são implantados bilateralmente dentro dos núcleos anteriores utilizando abordagem estereotáxica. No estudo principal sobre estimulação cerebral profunda, estimulação ativa foi associada à redução de 40% na frequência das crises epilépticas, em comparação com redução de 14% no grupo de controle (sem estimulação). Depressão (14,8% com tratamento ativo *versus* 1,8% dos controles) e déficits de memória (13% com o tratamento ativo *versus* 1,8% dos controles) foram as reações adversas mais comuns. Hemorragias assintomáticas ocorreram em 4,5% dos pacientes, mas não houve sequelas ou mortes atribuídas às hemorragias. Ao longo do seguimento prolongado (*aberto*), a redução média das crises epilépticas em 5 anos foi de 68%, enquanto 16% dos sujeitos não tiveram crises epilépticas por 6 meses no mínimo.

Neuroestimulação reativa

O sistema de neuroestimulação reativa foi aprovado pela FDA norte-americana para tratar pacientes de 18 anos ou mais com epilepsia resistente aos fármacos e crises epilépticas inicialmente focais, que se originavam no máximo de dois focos epileptogênicos. O dispositivo NeuroPace® consiste em um gerador de pulsos, um programa de computador para detectar crises e eletrodos intracranianos de registro e estimulação. Os eletrodos intracranianos podem ser profundos ou faixas de eletrodos subdurais e são colocados no foco epileptogênico predeterminado com base em vídeo-EEG de superfície ou profunda. Ao contrário dos outros sistemas descritos antes, que aplicam estimulação pré-programada para evitar crises epilépticas, o sistema de neuroestimulação reativa "capta" continuamente a atividade eletrocorticográfica do foco epileptogênico e responde com estimulação apenas quando é detectada atividade epileptiforme com o objetivo de suprimir o componente elétrico epileptogênico em seu local de origem. O sistema de neuroestimulação reativa é ajustado pelo médico para cada paciente, de acordo com seu relato de melhora clínica, assim como dados eletrocorticográficos que o dispositivo fornece. A estimulação repetida também pode ter efeitos neuromoduladores. O médico programa via e frequência dos estímulos, corrente, amplitude dos pulsos e duração das descargas. Ajustes de estimulação usados mais comumente em ensaios clínicos foram frequências de estimulação entre 100 e 200 Hz, corrente de 1,5 a 3 mA, amplitude de pulso de 160 μs e duração de descargas de 100 a 200 ms. No estudo principal – randomizado, prospectivo, duplo-cego controlado por estimulação fictícia –, não houve diferença na frequência de eventos adversos entre os grupos que receberam estimulação ativa ou fictícia. Entretanto, esse estudo demonstrou que os pacientes com o dispositivo ligado tiveram redução de 38% no número mensal médio de crises convulsivas, em comparação com redução de 17% no grupo de estimulação fictícia. Estudos a longo prazo sugeriram melhora adicional com o transcorrer do tempo, ou seja, redução média das crises convulsivas em 75% em 9 anos e 19% com períodos assintomáticos de 1 ano no mínimo.

Depois da implantação do dispositivo, pacientes não podem fazer RM, eletroconvulsoterapia, estimulação magnética transcraniana e procedimentos de diatermia.

O estado de mal epiléptico está descrito no Capítulo 7.

ASPECTOS PSICOSSOCIAIS E PSIQUIÁTRICOS

O impacto da epilepsia na qualidade de vida costuma ser maior do que as limitações impostas apenas pelas crises epilépticas. Em muitos casos, o diagnóstico de epilepsia traz outras consequências, que podem alterar profundamente a vida de muitos pacientes. Nos adultos, problemas mais importantes são discriminação no local de trabalho e restrições à direção de veículos, que acarretam perdas de mobilidade e independência. Crianças e também adultos podem ser evitados por amigos desinformados. Pacientes precisam aprender a evitar situações que desencadeiem crises epilépticas e podem ser necessárias mudanças do estilo de vida. Entre os fatores comuns que aumentam as chances de crises epilépticas estão privação de sono (seja em razão do estilo de vida ou distúrbios do sono coexistentes), ingestão de álcool (e outras drogas) e estresse emocional (Tabela 61.6).

Tabela 61.6 Fatores que reduzem o limiar convulsivo.

Comuns	Ocasionais
Privação de sono	Abstinência de barbitúricos/benzodiazepínicos
Abstinência de álcool	Hiperventilação (crises de ausência)
Estresse	Luzes intensas e brilhantes (apenas pacientes fotossensíveis)
Desidratação	Dieta e refeições suprimidas
Fármacos e interações farmacológicas	Gatilhos "reflexos" específicos
Infecção sistêmica	
Traumatismo	
Desnutrição	
Falta de adesão ao tratamento	

A adesão ao tratamento com FAEs costuma ser problemática, sobretudo nos adolescentes. Sintomas psiquiátricos, sobretudo depressão, podem complicar o tratamento.

Algumas restrições são apropriadas sob o ponto vista médico, ao menos por algum tempo. Por exemplo, quando as crises epilépticas comprometem o nível de consciência ou raciocínio, dirigir e outros tipos de atividade ocupacional (trabalhar em lugares altos abertos ou com equipamentos elétricos) e algumas outras atividades (nadar sozinho) devem ser evitadas. Por outro lado, as proibições legais de dirigir variam em cada estado norte-americano e nos diferentes países e, comumente, não se justificam sob o ponto de vista médico. Empregadores frequentemente têm temores infundados quanto aos efeitos físicos da epilepsia, à possibilidade de ações legais e ao impacto nos custos do seguro. Na verdade, a lei Americans with Disabilities proíbe negar emprego às pessoas com limitações, contanto que elas não as impeçam de atender aos requisitos de seu trabalho.

Crianças enfrentam problemas especiais porque suas crises epilépticas afetam toda a família. Com as melhores intenções, pais podem impor limitações quando são excessivamente restritivos. Atenção especial necessária recebida pela criança "doente" pode promover comportamento manipulativo passivo e dependência exagerada e, ao mesmo tempo, agravar involuntariamente as rivalidades normais entre irmãos.

O médico deve ser sensível a essas questões importantes relacionadas com qualidade de vida, mesmo quando elas não são aventadas espontaneamente pelo paciente ou sua família. Na verdade, as questões psicossociais costumam se tornar foco principal das consultas de acompanhamento depois do diagnóstico, conclusão da avaliação inicial e introdução do tratamento. Nunca é demais enfatizar a responsabilidade do médico em educar a sociedade para evitar percepções equivocadas e preconceitos e em separar mitos e fatos médicos. A Epilepsy Foundation (Landover, MD; www.epilepsy.com) e seu sistema nacional de afiliados dispõem de inúmeros materiais sobre epilepsia, que são apropriados para pacientes, familiares e educação pública.

A depressão é comum nos pacientes com epilepsia: mais de 50% dos pacientes com crises epilépticas não controladas são deprimidos. Mesmo indivíduos com crises epilépticas bem controladas têm índices mais altos de depressão que a população em geral. Os índices de suicídio são três vezes maiores e as taxas mais altas são detectadas nos primeiros 6 meses depois do diagnóstico. Pacientes devem ser observados quanto à existência de sinais depressivos e questionados especificamente sobre seu humor, atentando-se à necessidade potencial de referenciamento psiquiátrico e introdução de fármacos antidepressivos. Um instrumento de triagem simples, desenvolvido especificamente para pacientes com epilepsia, parece permitir a detecção rápida e precisa de depressão maior. A FDA norte-americana publicou um documento consultivo indicando risco mais alto de ideação suicida entre pacientes inscritos em estudos clínicos (0,43% dos pacientes que utilizavam algum fármaco adicional versus 0,22% dos que usavam placebo). Estudos subsequentes sugeriram que ideação suicida exacerbada na verdade ocorria antes da prescrição de FAEs, indicando que esses fármacos não agravem a predisposição ao suicídio. Apesar disso, é recomendável sempre considerar o diagnóstico de depressão, sobretudo em pacientes com epilepsia recém-diagnosticada.

O tratamento da depressão começa com controle ideal do distúrbio epiléptico. Barbitúricos e succinimida podem afetar negativamente o humor e causar sintomas semelhantes aos da depressão endógena. Topiramato e levetiracetam parecem causar depressão em uma porcentagem pequena dos pacientes, enquanto a lamotrigina pode melhorar a depressão em alguns casos. Levetiracetam e perampanel também foram relacionados com casos raros de psicose. Bupropiona pode reduzir o limiar convulsivo e não é tratamento preferível para pacientes com diagnóstico de epilepsia. Embora antidepressivos tricíclicos reduzam o limiar convulsivo em modelos experimentais de epilepsia, essa não é uma consideração prática, pois apenas raramente eles provocam crises epilépticas ou aumentam a frequência das crises em seres humanos. Inibidores de monoaminoxidase não induzem crises epilépticas, nem aumentam sua frequência. Eletroconvulsoterapia moderna não agrava epilepsia. Nosso grupo tem usado todos os inibidores seletivos de recaptação de serotonina disponíveis no mercado, sem agravação da epilepsia.

Transtornos de ansiedade também são comuns nos pacientes com epilepsia. Quando eles ocorrem, FAEs podem agravar o problema, sobretudo levetiracetam, topiramato e zonisamida. Outros fármacos (inclusive gabapentina, pregabalina e benzodiazepínicos) podem atenuar ansiedade. Dentre os benzodiazepínicos, apenas clonazepam e clobazam são usados no tratamento crônico da epilepsia.

A relação entre psicose e epilepsia é controvertida. Nenhuma evidência convincente mostra que psicose interictal é manifestação de epilepsia, mas alguns dados demográficos estão sobrerrepresentados nos pacientes com epilepsia. Contudo, psicose pós-ictal é uma complicação autolimitada bem conhecida da epilepsia. Sua causa é desconhecida, mas pode ser um análogo comportamental da paresia de Todd. Nos casos típicos, os sintomas começam 24 a 72 horas depois do intervalo lúcido subsequente a uma crise epiléptica prolongada ou a uma série de crises repetidas e são mais comuns nos pacientes com histórico de encefalite ou histórico familiar de transtornos neuropsiquiátricos. Psicose pós-ictal é mais frequente com epilepsias de localização ambígua, sugerindo que redes epileptogênicas bilaterais amplamente distribuídas possam ser um fator de risco. Ilusões e paranoia são comuns. A psicose é autolimitada e costuma se estender por alguns dias, embora em alguns casos os sintomas possam persistir por 1 a 2 semanas. Tratamento com haloperidol ou risperidona costuma ser eficaz. Nos casos em que a psicose pós-ictal ocorre consistentemente depois de uma série de crises epilépticas, tratamento crônico com doses baixas de risperidona pode ser eficaz. A longo prazo, deve-se enfatizar a melhoria do controle das crises. Fenotiazinas, butirofenonas e clozapina reduzem o limiar convulsivo dos animais de laboratório e, algumas vezes, parecem induzir crises epilépticas em pacientes sem epilepsia. A maioria dos casos estava associada a doses altas dos fármacos, ou aos aumentos rápidos das doses. Entretanto, com a possível exceção da clozapina, existem poucas evidências a favor da hipótese de que o uso sensato e conservador dos antipsicóticos aumente a frequência das crises dos pacientes com epilepsia.

Comportamento agressivo interictal não é mais comum entre pacientes com epilepsia. A agressividade intencional durante crises epilépticas ocorre em menos de 0,02% dos pacientes com epilepsia grave e costuma ser bem menos comum na população de pacientes com epilepsia em geral. Quando são efetuadas tentativas de conter pacientes confusos, algumas vezes ocorrem resistência ou movimentos agressivos não direcionados.

Morte súbita inesperada com epilepsia

Pacientes com epilepsia, em geral, têm risco mais alto de morte súbita inesperada, em comparação com a população geral. Isso é particularmente devastador, pois pode ocorrer com pacientes jovens e saudáveis sob outros aspectos. A morte pode estar relacionada com acidentes provocados por crises epilépticas, estado de mal epiléptico ou suicídio; contudo, a causa mais comum é morte súbita inesperada com epilepsia (MSIE) – incidência mínima de 0,35 por mil pacientes-ano, embora outras estimativas tenham chegado a índices muito mais altos. Entre candidatos a tratamento cirúrgico para epilepsia, o risco foi estimado em até 9 por mil pacientes-ano. Esse coeficiente de mortalidade padronizado é no mínimo 24 vezes maior que o índice correspondente da população em geral. A incidência de MSIE alcança nível máximo nos primeiros anos da vida adulta, mas pode estar subestimada na população idosa, considerando que mortes podem ser atribuídas a outras causas.

Em geral, a MSIE é definida como morte súbita e inesperada, presenciada ou não por outras pessoas, de pacientes com epilepsia com ou sem evidência de crise convulsiva precedente, que não possa ser atribuída a afogamento ou traumatismo. O risco de aumento está relacionado mais diretamente com convulsões generalizadas descontroladas. Esse risco é outra razão para recomendar tratamento rigoroso objetivando suprimir por completo crises epilépticas em todos os pacientes, sobretudo crises convulsivas. Outros fatores de risco associados são sexo masculino, epilepsia de início precoce, crises convulsivas noturnas, dormir desacompanhado e déficits intelectuais. Alguns autores recomendaram uso de *relógios inteligentes* (*smart watches*) para alertar os cuidadores quanto à ocorrência de convulsões não percebidas. Contudo, ainda não está claro se isso reduziria o risco de MSIE.

Adesão ao tratamento

A causa mais comum de recidiva das crises epilépticas é falta de adesão ao esquema terapêutico prescrito. Apenas cerca de 70% dos pacientes usam os FAEs conforme foram prescritos. No caso da fenitoína ou da carbamazepina, a falta de adesão pode ser inferida quando os níveis sanguíneos sequenciais variam em mais de 20%, supondo-se que as amostras sejam colhidas no mesmo horário e que a dose não tenha sido alterada. Níveis persistentemente baixos dos FAEs, apesar do aumento progressivo da dose, costumam indicar falta de adesão. Entretanto, deve-se ter cuidado com a fenitoína, na medida em que 20% dos pacientes têm níveis baixos em consequência de má-absorção ou metabolismo rápido.

Falta de adesão é comum sobretudo nos adolescentes e idosos, quando as crises epilépticas não são percebidas como limitantes, quando FAEs precisam ser tomados várias vezes ao dia e quando efeitos tóxicos persistem. A adesão pode ser aumentada por educação do paciente, simplificação do esquema terapêutico (uso de doses menos frequentes com preparações de liberação estendida, quando for apropriado) e ajustes dos esquemas posológicos às rotinas diárias do paciente. Caixas de comprimidos que avisam o paciente a tomar as doses programadas podem ser úteis. Quando os níveis sanguíneos são alterados inexplicavelmente em pacientes que insistem em que seguem o tratamento prescrito, deve-se considerar possível variações de absorção (atribuídas à troca de fabricante ou alterações da motilidade gástrica).

Crises não epilépticas psicogênicas

Crises não epilépticas psicogênicas (CNEPs) são diagnosticadas em 20 a 30% dos pacientes atendidos nos centros especializados em epilepsia, pois têm crises de controle difícil. Em muitos casos, essas crises são confundidas com epilepsia e são tratadas com antiepilépticos sem qualquer investigação apropriada, em muitos casos acarretando morbidade significativa. Estimativas de prevalência de epilepsia coexistente entre os pacientes com CNEP variaram de 5 a 56%. Aparentemente, CNEPs são manifestações de algum estresse psicológico subjacente e são classificadas como transtorno conversivo, que é um tipo de transtorno somatofórmico. Evento traumático específico em qualquer época da vida do paciente – inclusive abuso físico ou sexual, morte de um ente querido, divórcio ou outras perdas semelhantes – pode ser identificado nos pacientes com CNEP. O diagnóstico dessa condição pode ser difícil, pois a apresentação clínica dessas crises é muito diversificada; elas podem variar de simulação de uma crise generalizada ou, menos comumente, de uma crise atônica. Embora nenhum elemento semiológico isolado seja específico do diagnóstico de CNEP, as manifestações motoras costumam ser mais assincrônicas, variáveis e flutuantes em intensidade; além disto, movimentos específicos como escrita, espancamento, oscilações pélvicas, opistótono e exibição são mais sugestivos de CNEP. Gagueira, choro e fechamento ocular forçado durante a crise são relativamente raros nas crises epilépticas e sugerem CNEP, embora não sejam diagnósticos. Em um estudo, estimou-se que a ocorrência de um episódio na sala de exame do médico tinha valor preditivo de 75% para o diagnóstico de CNEP. A avaliação por vídeo-EEG quase sempre é necessária para confirmar o diagnóstico, pois as descrições dos pacientes e expectadores sempre são incompletas e mesmo uma equipe médica experiente não consegue diferenciar confiavelmente crises epilépticas e não epilépticas simplesmente por observação. As CNEP também podem ocorrer nos pacientes com epilepsia coexistente e isto dificulta ainda mais o diagnóstico de cada episódio. Mesmo como registro de vídeo-EEG, algumas crises epilépticas do lobo frontal com semiologias bizarras podem ser confundidas com CNEP e, em muitos casos, não têm um correlativo eletroencefalográfico durante a crise. A dificuldade principal é transmitir o diagnóstico aos pacientes, pois sua aceitação é um fator muito importante da resposta ao tratamento e aconselhamento. Intervenção psiquiátrica é fundamental ao tratamento dos pacientes com CNEP e deve ser individualizada de acordo com a comorbidade psiquiátrica subjacente. Em condições ideais, depois do diagnóstico, os pacientes devem ser acompanhados por neurologista e psiquiatra com diálogo direto entre os dois, que devem considerar redução cautelosa ou interrupção do fármaco antiepiléptico, conforme o caso. O acompanhamento neurológico deve ser mantido depois do diagnóstico, até que o paciente tenha sido transferido completamente aos cuidados do psiquiatra.

EVIDÊNCIAS DE NÍVEL 1

1. Temkin NR, Dikmen SS, Wilensky AJ, Chabal S, Winn HR. A randomized, double-blind study of phenytoin for the prevention of post-traumatic seizures. *N Engl J Med*. 1990;323:497-502.
2. Krumholz A, Wiebe S, Gronseth GS, et al. Evidence-based guideline: management of an unprovoked first seizure in adults: report of the Guideline Development Subcommittee of the American Academy of Neurology and the American Epilepsy Society. *Neurology*. 2015;84:1705-1713.
3. Mattson RH, Cramer JA, Collins JF, et al. Comparison of carbamazepine, phenobarbital, phenytoin, and primidone in partial and secondarily generalized tonic-clonic seizures. *N Engl J Med*. 1985;313:145-151.
4. Mattson RH, Cramer JA, Collins JF. A comparison of valproate with carbamazepine for the treatment of complex partial seizures and secondarily generalized tonic-clonic seizures in adults. The Department of Veterans Affairs Epilepsy Cooperative Study No. 264 Group. *N Engl J Med*. 1992;327:765-771.
5. Marson AG, Al-Kharusi AM, Alwaidh M, et al. The SANAD study of effectiveness of carbamazepine, gabapentin, lamotrigine, oxcarbazepine, or topiramate for treatment of partial epilepsy: an unblinded randomised controlled trial. *Lancet*. 2007;369(9566):1000-1015.
6. Kanner AM, Ashman E, Gloss D, et al. Practice guideline update summary: efficacy and tolerability of the new antiepileptic drugs I: treatment of new-onset epilepsy: report of the Guideline Development, Dissemination, and Implementation Subcommittee of the American Academy of Neurology and the American Epilepsy Society. *Neurology*. 2018;91(2):74-81.
7. Marson AG, Al-Kharusi AM, Alwaidh M, et al. The SANAD study of effectiveness of valproate, lamotrigine, or topiramate for generalised and unclassifiable epilepsy: an unblinded randomised controlled trial. *Lancet*. 2007;369(9566):1016-1026.
8. Kanner AM, Ashman E, Gloss D, et al. Practice guideline update summary: efficacy and tolerability of the new antiepileptic drugs II: treatment-resistant epilepsy: report of the Guideline Development, Dissemination, and Implementation Subcommittee of the American Academy of Neurology and the American Epilepsy Society. *Neurology*. 2018;91(2):82-90.
9. Medical Research Council Antiepileptic Drug Withdrawal Study Group. Randomised study of antiepileptic drug withdrawal in patients in remission. *Lancet*. 1991;337:1175-1180.
10. Harden CL, Meador KJ, Pennell PB, et al. Practice parameter update: management issues for women with epilepsy—focus on pregnancy (an evidence-based review): teratogenesis and perinatal outcomes: report of the Quality Standards Subcommittee and Therapeutics and Technology Assessment Subcommittee of the American Academy of Neurology and American Epilepsy Society. *Neurology*. 2009;73:133-141.
11. Spencer SS, Berg AT, Vickrey BG, et al. Initial outcomes in the multicenter study of epilepsy surgery. *Neurology*. 2003;61:1680-1685.
12. Wiebe S, Blume WT, Girvin JP, et al. A randomized, controlled trial of surgery for temporal-lobe epilepsy. *N Engl J Med*. 2001;345:311-318.
13. Morris GL III, Gloss D, Buchhalter J, Mack KJ, Nickels K, Harden C. Evidence-based guideline update: vagus nerve stimulation for the treatment of epilepsy: report of the Guideline Development Subcommittee of the American Academy of Neurology. *Neurology*. 2013;81:1453-1459.

LEITURA SUGERIDA

Ali A, Wu S, Issa NP, et al. Association of sleep with sudden unexpected death in epilepsy. *Epilepsy Behav*. 2017;76:1-6.

Alper K, Kuzniecky R, Carlson C, et al. Postictal psychosis in partial epilepsy: a case-control study. *Ann Neurol*. 2008;63(5):602-610.

Bazil CW. *Living Well With Epilepsy*. New York, NY: HarperCollins; 2004.

Beghi E. Overview of studies to prevent posttraumatic epilepsy. *Epilepsia*. 2003;44(suppl 10):21-26.

Benardo LS. Prevention of epilepsy after head trauma: do we need new drugs or a new approach? *Epilepsia*. 2003;44(suppl 10):27-33.

Benbadis SR. Nonepileptic behavioral disorders: diagnosis and treatment. *Continuum (Minneap Minn)*. 2013;19(3 Epilepsy):715-729.

Berg AT, Shinnar S. The risk of seizure recurrence following a first unprovoked seizure: a quantitative review. *Neurology*. 1991;41:965-972.

Brodie MJ, French JA. Management of epilepsy in adolescents and adults. *Lancet*. 2000;356:323-329.

Cendes F. Febrile seizures and mesial temporal sclerosis. *Curr Opin Neurol*. 2004;17:161-164.

Chong DJ, Lerman AM. Practice update: review of anticonvulsant therapy. *Curr Neurol Neurosci Rep*. 2016;16:39

Christensen J, Vestergaard M, Mortensen PB, Sidenius P, Agerbo E. Epilepsy and risk of suicide: a population-based case-control study. *Lancet Neurol*. 2007;6:693-698.

Devinsky O, Hesdorffer DC, Thurman DJ, Lhatoo S, Richerson G. Sudden unexpected death in epilepsy: epidemiology, mechanisms, and prevention. *Lancet Neurol*. 2016;15(10):1075-1088.

Drugs for epilepsy. *The Medical Letter*. 2017;59:121-130.

Engel J Jr. *Surgical Treatment of the Epilepsies*. 2nd ed. New York, NY: Raven Press; 1993.

Engel J Jr, Pedley TA, eds. *Epilepsy: A Comprehensive Textbook*. 2nd ed. Philadelphia, PA: Lippincott Williams & Wilkins; 2008.

First Seizure Trial Group. Randomized clinical trial on the efficacy of antiepileptic drugs in reducing the risk of relapse after a first unprovoked tonic-clonic seizure. *Neurology*. 1993;43(3, pt 1):478-483.

Fisher R, Salanova V, Witt T, et al. Electrical stimulation of the anterior nucleus of thalamus for treatment of refractory epilepsy. *Epilepsia*. 2010;51(5):899-908.

Gilliam FG, Barry JJ, Hermann BP, Meador KJ, Vahle V, Kanner AM. Rapid detection of major depression in epilepsy: a multicentre study. *Lancet Neurol*. 2006;5(5):399-405.

Hauser WA, Hesdorffer DC. *Epilepsy: Frequency, Causes and Consequences*. New York, NY: Demos; 1990.

Hauser WA, Rich SS, Lee JR, Annegers JF, Anderson VE. Risk of recurrent seizures after two unprovoked seizures. *N Engl J Med*. 1998;338:429-434.

Hirsch LJ, Hauser WA. Can sudden unexplained death in epilepsy be prevented? *Lancet*. 2004;364(9452):2157-2158.

Jones KE, Puccio AM, Harshman KJ, et al. Levetiracetam versus phenytoin for seizure prophylaxis in severe traumatic brain injury. *Neurosurg Focus*. 2008;25(4):E3.

Kanner AM, Nieto JC. Depressive disorders in epilepsy. *Neurology*. 1999;53(5 suppl 2):S26-S32.

Karceski S, Morrell M, Carpenter D. The expert consensus guideline series: treatment of epilepsy. *Epilepsy Behav*. 2001;2:A1-A50.

Kwan P, Brodie MJ. Early identification of refractory epilepsy. *N Engl J Med*. 2000;342:314-319.

Morrell MJ. Reproductive and metabolic disorders in women with epilepsy. *Epilepsia*. 2003;44(suppl 4):11-20.

Morrell MJ. Responsive cortical stimulation for the treatment of medically intractable partial epilepsy. *Neurology*. 2011;77(13):1295-1304.

Morrell MJ, Flynn K, eds. *Women With Epilepsy*. Cambridge, United Kingdom: Cambridge University Press; 2003.

Musicco M, Beghi E, Solari A, Vianin F. Treatment of first tonic-clonic seizure does not improve the prognosis of epilepsy. *Neurology*. 1997;49:991-998.

Pack AM, Morrell MJ. Epilepsy and bone health in adults. *Epilepsy Behav*. 2004;5(suppl 2):S24-S29.

Pedley TA, Hauser WA. Sudden death in epilepsy: a wake-up call for management. *Lancet*. 2002;359:1790-1791.

Pellock JM, Willmore LJ. A rational guide to routine blood monitoring in patients receiving antiepileptic drugs. *Neurology*. 1991;41:961-964.

Pennell PB. Use of antiepileptic drugs during pregnancy: evolving concepts. *Neurotherapeutics*. 2016;13:811-820.

Salazar AM, Jabbari B, Vance SC, Grafman J, Amin D, Dillon JD. Epilepsy after penetrating head injury. I. Clinical correlates: a report of the Vietnam Head Injury Study. *Neurology*. 1985;35:1406-1414.

Sillanpää M, Jalava M, Kaleva O, Shinnar S. Long-term prognosis of seizures with onset in childhood. *N Engl J Med*. 1998;338:1715-1722.

Spencer SS, Berg AT, Vickrey BG, et al. Predicting long-term seizure outcome after resective epilepsy surgery: the multicenter study. *Neurology*. 2005;65(6):912-918.

Sperling MR, Feldman H, Kirman J, Liporace JD, O'Connor MJ. Seizure control and mortality in epilepsy. *Ann Neurol*. 1999;46:45-50.

Sullivan JE, Dlugos DJ. Idiopathic generalized epilepsy. *Curr Treat Options Neurol*. 2004;6:231-242.

U.S. Food and Drug Administration. *Information for Healthcare Professionals: Suicidality and Antiepileptic Drugs*. Rockville, MD: U.S. Food and Drug Administration; 2008.

Watkins L, Shankar R, Sander JW. Identifying and mitigating sudden unexpected death in epilepsy (SUDEP) risk factors. *Expert Rev Neurother*. 2018;18(4):265-274.

Síndrome de Ménière, Vertigem Postural Paroxística Benigna e Neurite Vestibular

62

Ian S. Storper

PONTOS-CHAVE

1. Sinais e sintomas da doença de Ménière são déficit auditivo transitório, tinido, vertigem e/ou sensação de plenitude auditiva; nem todos os pacientes têm todos esses sintomas.

2. O tratamento da doença de Ménière é individualizado ao paciente e pode incluir dieta hipossódica, diuréticos, corticoides, gentamicina intratimpânica e procedimentos cirúrgicos.

3. Vertigem posicional paroxística benigna caracteriza-se por episódios transitórios de vertigem de curta duração, que ocorrem com mudanças de posição. Esse diagnóstico é firmado com base na anamnese e manobra de Dix-Hallpike positiva. O tratamento habitual consiste em manobras de reposicionamento canalicular nos pacientes que conseguirem tolerar.

4. Nos casos típicos, neurite vestibular causa vertigem grave com início súbito, que melhora ao longo dos próximos dias a semanas.

5. É importante excluir a existência de processos patológicos centrais quando o diagnóstico não estiver absolutamente claro.

INTRODUÇÃO

As três causas mais comuns de vertigem periférica são síndrome de Ménière, vertigem posicional paroxística benigna (VPPB) e neurite vestibular. Cada síndrome causa um tipo diferente de vertigem. A finalidade deste capítulo é explicar as manifestações clínicas e princípios terapêuticos atuais recomendados para cada síndrome, de forma a ajudar o médico a diagnosticar e tratar seus pacientes.

DOENÇA DE MÉNIÈRE

Embora a doença de Ménière tenha sido descrita há mais de 140 anos, pouco se sabe sobre ela. O quadro clínico comumente é progressivo, mas as limitações físicas podem ser suprimidas ou atenuadas com tratamentos clínicos e cirúrgicos. Um estudo recente baseado em relatos de queixas de saúde de 60 milhões de norte-americanos demonstrou prevalência de 190 por 100 mil habitantes, com razão de 1,89:1 entre os sexos feminino e masculino. A prevalência da doença aumenta com a idade.

Essa doença foi descrita primeiramente por Prosper Ménière em Paris em 1861. De acordo com sua descrição, os pacientes típicos tinham crises repetidas de vertigem, que se estendiam por algumas horas ou dias. Além das crises, esses pacientes tinham episódios de perda auditiva unilateral e tinido ensurdecedor. Inicialmente, o déficit auditivo e o tinido ocorriam apenas durante as crises, mas se tornavam irreversíveis à medida que a doença progredia. Em 1943, Cawthorne acrescentou um quarto sintoma: sensação de plenitude no ouvido afetado. A Tabela 62.1 descreve as manifestações clínicas da doença de Ménière. Embora a etiologia dessa doença ainda não seja conhecida, Knapp sugeriu em 1871 que os sintomas fossem causados pela dilatação do compartimento endolinfático do ouvido interno durante as crises, seguida de sua normalização subsequente. Essa hipótese ainda é amplamente aceita, pois a grande maioria dos pacientes melhora com a restrição de sódio.

Definições

A doença de Ménière é definida pela ocorrência *idiopática* de crises de vertigem, perda auditiva, tinido ou sensação de plenitude no ouvido afetado. Quando existe uma causa presumível, o termo usado é *síndrome de Ménière*. A Tabela 62.2 descreve as causas da síndrome de Ménière.

Nos casos típicos, os episódios da doença de Ménière estendem-se por algumas horas a dias. Depois da crise, o paciente costuma se sentir "entorpecido" ou cansado. Inicialmente, os pacientes podem ter apenas um ou dois sintomas. Por exemplo, alguns podem referir apenas vertigem transitória, que costuma apresentar variações em seu padrão. Nos estágios iniciais, os pacientes costumam não referir sintomas entre as crises.

Tabela 62.1 Manifestações clínicas da doença de Ménière.

Episódios de:
- Perda auditiva unilateral
- Tinido no ouvido afetado
- Vertigem
- Sensação de abafamento no ouvido afetado

Tabela 62.2 Algumas causas da síndrome de Ménière.

- Traumatismo do ouvido interno ou ruptura traumática de suas membranas
- Pós-infecciosa: labirintite, meningite, doença de Lyme ou otossífilis
- Anomalia anatômica congênita
- Tumor (p. ex., schwannoma vestibular) comprimindo os nervos cranianos VIII
- Insuficiência vertebrobasilar – também ocorrem sinais e sintomas neurológicos centrais

Com a progressão da doença, o déficit auditivo de frequência baixa pode tornar-se irreversível e afetar todas as frequências. Em geral, o tinido é alto e ensurdecedor. A vertigem pode ser grave, uma sensação de rodopio verdadeiro do próprio paciente ou do ambiente. Náuseas, vômitos, sudorese e palidez são queixas típicas, pois a vertigem tem origem no ouvido interno, em vez de no cérebro. Alguns pacientes descrevem um movimento linear ou como se estivessem em um barco. Em casos raros, a vertigem é percebida apenas quando o paciente muda de posição e, nesses casos, é semelhante à vertigem posicional paroxística benigna. As duas são diferenciáveis porque a vertigem posicional da doença de Ménière ocorre durante as crises. Se não for tratado, o distúrbio do equilíbrio pode persistir entre as crises de vertigem. Mais de 50% dos pacientes com doença de Ménière são mulheres, e esse predomínio é atribuído aos fatores hormonais, que acarretam mais retenção de água. Os sinais e sintomas podem agravar-se antes da menstruação.

Nos casos típicos, as crises tornam-se menos frequentes e graves com o transcorrer do tempo, independentemente do tratamento clínico. Dentro de cerca de 2 anos depois do diagnóstico, mais de 50% dos pacientes melhoram, mesmo sem tratamento. O tratamento reduz a frequência e a gravidade das crises e diminui a incidência de distúrbio irreversível do equilíbrio ou da audição. Apenas 5% dos pacientes tratados clinicamente precisam fazer tratamento cirúrgico.

Cerca de 10% dos pacientes nunca têm vertigem e, nesses casos, o distúrbio é conhecido como *doença de Ménière coclear*. Dez por cento dos pacientes nunca referem sintomas auditivos. O termo *doença de Ménière consumada* aplica-se aos pacientes que perderam completamente as funções auditiva e vestibular. Durante as crises de Ménière, não há perda da consciência; quando isso ocorre, é provável que o paciente tenha outra doença neurológica. Uma condição rara associada à doença de Ménière é conhecida como *ataque de queda* ou *crise de Tumarkin*, quando o paciente cai repentinamente ao solo e pode ter traumatismo craniano.

Diagnóstico

O diagnóstico da doença de Ménière é clínico e nenhum exame tem sensibilidade e especificidade suficientes para ser considerado patognomônico. Alguns exames são realizados para excluir outras doenças e ajudar a confirmar o diagnóstico. A anamnese detalhada e o exame físico completo são essenciais. A doença de Ménière deve ser considerada em qualquer paciente sem outra causa evidente, que apresente episódios de vertigem, déficit auditivo, tinido ou sensação de plenitude no ouvido. O diagnóstico da doença de Ménière não pode ser firmado quando o paciente não teve ao menos duas crises. Entre as crises, o exame físico costuma ser normal, sobretudo nos estágios iniciais. Durante a crise, o paciente frequentemente parece ter vertigem aguda com nistagmo horizontal direcionado para o ouvido afetado. Quando o nistagmo é vertical, deve-se considerar outra doença do sistema nervoso central.

Exames que ajudam a estabelecer o diagnóstico da síndrome de Ménière são os seguintes: audiometria (avaliação audiológica completa), videonistagmografia e ressonância magnética do ouvido interno. Nos estágios iniciais da doença, a avaliação audiológica completa costuma ser normal. Mais tarde, o paciente pode ter déficit auditivo neurossensorial de frequência baixa. Por fim, a perda auditiva pode afetar as frequências altas. Em casos raros, pode haver assimetrias auditivas nas frequências altas, em vez de nas frequências baixas. Durante uma crise, o paciente pode ter déficit auditivo no ouvido afetado, que depois desaparece com a recuperação. Quando há déficit auditivo de condução, deve-se considerar outros diagnósticos como deiscência do canal semicircular superior ou colesteatoma.

Nas fases iniciais da doença de Ménière, a videonistagmografia costuma ser normal, pois a função vestibular é recuperada entre as crises. À medida que a doença avança, o teste calórico comumente detecta parestesia vestibular unilateral. Quando esse teste é realizado inadvertidamente durante uma crise, costuma se observar hiperfunção do ouvido afetado. Nos casos avançados, há perda completa (100%) da função auditiva do ouvido afetado. Quando a causa da vertigem é uma patologia central, os resultados do teste calórico costumam ser normais. Os testes de fixação do olhar e os testes posicionais, assim como o teste para nistagmo optocinético, costumam ser anormais.

A RM é recomendada para todos os pacientes com vertigem recidivante, déficit auditivo neurossensorial assimétrico ou tinido unilateral contínuo. O exame deve incluir o cérebro e os canais auditivos internos, com e sem gadolínio. A RM investiga doenças intracranianas que podem causar esses sintomas, como schwannoma vestibular, AVE ou desmielinização. Quando os sintomas começam depois da idade de 60 anos, o ecodoppler é usado para investigar a possibilidade de doença vascular encefálica. A eletrococleografia é útil para o diagnóstico da doença de Ménière. Nos pacientes com essa doença, o exame demonstra razões altas entre potenciais de somação/potenciais de ação; a sensibilidade e a especificidade não são suficientemente altas para justificar seu uso rotineiro. Depois de excluir outras causas, o método mais seguro para estabelecer o diagnóstico dessa doença é avaliar se o paciente melhora com tratamento.

Tratamento clínico

O tratamento começa com dieta e fármacos. Cerca de 85% dos pacientes respondem muito bem com reduções significativas da frequência e gravidade das crises. Cerca de 5% acham que o tratamento com dieta e fármacos não é suficiente e requerem injeções na orelha média ou cirurgia.

O padrão de tratamento clínico consiste em dieta hipossódica e diurético tiazídico. Primeiramente, deve-se assegurar que essas medidas sejam seguras para o paciente por uma consulta com seu clínico geral. Um paciente recém-diagnosticado deve começar a usar um diurético entre as crises de vertigem. A dieta deve limitar a ingestão de sódio a 1.500 mg/dia e o paciente deve ser informado de que precisa verificar cuidadosamente os rótulos dos produtos. Quando estão fora de casa, os pacientes devem procurar locais que ajudem a limitar a ingestão de sódio. A ingestão de sódio deve ser invariável em cada refeição, de forma a evitar picos de pressão. Também é recomendável que os pacientes bebam bastante água para ajudar a eliminar o sódio e manter a pressão arterial. Também é importante recomendar enfaticamente que evitem cafeína e álcool, que parecem agravar os sintomas. Estresse emocional também pode agravar a doença de Ménière e pode ser necessário o parecer de um psiquiatra.

Como os níveis do sódio são regulados por fatores hormonais, o acréscimo de um diurético é eficaz. Nos casos típicos, o paciente começa a usar hidroclorotiazida (37,5 mg) com trianterene (25 mg) 1 vez/dia. Essa combinação de diuréticos elimina eficazmente o sódio e pode ser usada apenas 1 vez/dia. Triantereno costuma estabilizar o nível de potássio. Níveis dos eletrólitos e função renal devem ser monitorados periodicamente, enquanto o paciente estiver usando diuréticos. Em alguns casos, pode ser necessário interromper o tratamento com diuréticos ou ajustar as doses. Os pacientes devem ser instruídos de que podem ser necessárias algumas semanas antes que os efeitos benéficos sejam percebidos.

Supressores vestibulares podem ajudar a controlar a vertigem durante as crises. Fármacos anticolinérgicos são úteis porque não causam sedação profunda. O autor deste capítulo prefere glicopirrolato oral na dose de 2 mg 2 vezes/dia, conforme a necessidade durante a crise. Uma alternativa é meclizina oral na dose de 12,5, 25 ou 50 mg, até 3 vezes/dia. Embora esse último fármaco seja eficaz, ele causa sedação. Benzodiazepínicos também são supressores vestibulares. Diazepam oral na dose de 5 mg, 3 vezes/dia durante as crises também pode ser proveitoso, mas causa sedação e dependência. O diazepam deve ser usado com cautela quando a vertigem não melhora com os outros fármacos citados. Corticosteroides também podem ser benéficos. A Tabela 62.3 resume o tratamento clínico da doença de Ménière.

Nos casos de vertigem incontrolável com náuseas e vômitos, pode ser necessário buscar atendimento em um serviço de emergência. Nesses casos, deve-se fazer hidratação intravenosa, tendo o cuidado de não sobrecarregar o paciente com sódio. Prometazina (75 mg IM) ou droperidol (0,625 mg IV) é útil para controlar as emergências, mas ambos causam sedação intensa.

Tratamento cirúrgico

Os tratamentos cirúrgicos para doença de Ménière podem ser destrutivos ou conservadores. Em todos os casos, essas operações são realizadas apenas quando os sintomas persistem apesar do tratamento clínico ideal.

Procedimentos conservadores

Derivação endolinfática

Esses procedimentos destinam-se a reduzir a pressão do compartimento endolinfático, desviando a linfa para fora dele. Os procedimentos de derivação (*shunting*) modernos são realizados sob anestesia geral e consistem em perfurar o córtex mastóideo em posição medial até chegar ao saco endolinfático, que então é aberto para permitir que o líquido drene para a cavidade mastoide.

No passado, *shunts* endolinfáticos eram controvertidos. A controvérsia começou na década de 1980, quando um grupo dinamarquês demonstrou índices de controle semelhantes entre pacientes que haviam colocado *shunts* endolinfáticos e os que foram submetidos apenas à mastoidectomia ("operações fictícias"). Contudo, Welling e Nagaraja reavaliaram os mesmos dados em 2000 (Evidência de nível 1).[1] Ao comparar o grupo do *shunt* com o grupo da operação fictícia, o controle da vertigem foi significativamente melhor no primeiro; as náuseas e os vômitos diminuíram consideravelmente nesse grupo; e o tinido foi significativamente atenuado no grupo tratado com *shunt*. Em 2014, Sood et al. Publicaram uma metanálise de todos os artigos que descreveram os resultados dessa operação, de acordo com as recomendações vigentes entre 1970 e 2013. Os autores concluíram que as derivações endolinfáticas controlam eficazmente a vertigem de 75% dos pacientes que não melhoram com tratamento clínico (Evidência de nível 1).[2] As complicações das operações para colocação de *shunts* são raras e não diferem expressivamente, quando comparadas com as da mastoidectomia. Esse tratamento é uma primeira opção razoável para pacientes com audição preservada e vertigem leve a moderada.

Neurectomia vestibular

O nervo vestibular pode ser separado do nervo coclear e cortado. Embora o nervo vestibular seja cortado, esse procedimento costuma ser considerado uma operação conservadora, pois a audição é preservada. Os riscos da craniotomia devem ser levados em consideração e as indicações são mais estritas. Os critérios de seleção dos pacientes para neurectomia vestibular são os seguintes: vertigem incapacitante causada pela doença de Ménière, audição útil no ouvido afetado e insucesso do tratamento clínico. Além disso, o paciente deve ter disfunção vestibular unilateral do ouvido afetado ao teste calórico, mas não de 100%. Essa operação não deve ser realizada no ouvido com audição preservada ou significativamente melhor que o outro. Os resultados da neurectomia vestibular são excelentes. A vertigem é controlada em 94% dos casos. O déficit auditivo, o tinido e a sensação de plenitude não são alterados e o paciente deve continuar a fazer dieta hipossódica e usar diurético. As complicações são surdez neurossensorial (2 a 3% dos casos), extravasamento de líquido cefalorraquidiano (5 a 12% dos pacientes); desequilíbrio transitório (até 25% dos casos), cefaleia (10%) e tinido (7%). Como injeção intratimpânica de gentamicina pode, teoricamente, trazer resultados semelhantes sem que o paciente precise fazer craniotomia (ver parágrafos seguintes), esse tratamento é frequentemente experimentado antes da neurectomia vestibular. Esse último procedimento deve ser realizado em pacientes com vertigem transitória incapacitante, ou que não melhoraram com o procedimento de *shunting* e/ou tratamento com gentamicina intratimpânica.

Procedimentos destrutivos (labirintectomia)

Nessa operação, a parte vestibular do ouvido interno é destruída e todos os cinco órgãos terminais são retirados. Como a audição do ouvido operado é perdida, esse procedimento é restrito aos pacientes sem qualquer audição aproveitável no ouvido afetado aos que têm vertigem transitória incapacitante e aos que não melhoraram com o tratamento clínico. Esse é o procedimento padrão para controlar a vertigem dos pacientes surdos. O teste calórico deve demonstrar disfunção vestibular do ouvido afetado, mas não de 100%. Nos casos típicos, a labirintectomia erradica a vertigem em cerca de 95% dos casos. Além da instabilidade pós-operatória transitória em 10% dos pacientes, os riscos dessa operação não diferem significativamente dos associados à mastoidectomia. A Tabela 62.4 resume as opções cirúrgicas para doença de Ménière.

Tabela 62.3 Tratamento da doença de Ménière.

- Restrição de sódio (1.500 mg/dia) e aumento da ingestão de água
- Diuréticos tiazídicos
- Supressores vestibulares
- Anticolinérgicos
- Anti-histamínicos
- Benzodiazepínicos
- Corticoides

Tabela 62.4 Opções de tratamento cirúrgico para doença de Ménière.

- *Shunt* endolinfático
- Neurectomia vestibular
- Labirintectomia

Outras abordagens terapêuticas

Corticoides intratimpânicos e orais

A injeção intratimpânica de dexametasona a intervalos regulares foi descrita como método para controlar as crises da doença de Ménière, que persistam apesar da dieta hipossódica e do tratamento com diuréticos (Evidência de nível 1).[3] Em geral, são realizadas três perfusões de dexametasona (24 mg/mℓ) intercaladas por 10 minutos, totalizando 1 mℓ. Quando os sintomas recidivam, pode ser necessário repetir as injeções. Esse procedimento também pode ser usado para tratar episódios graves de vertigem ou déficit auditivo, com ou sem corticoides orais, dependendo se o paciente pode utilizá-los sem riscos; também é recomendável solicitar o parecer de um clínico geral, endocrinologista, gastrenterologista e/ou psiquiatra quando há alguma dúvida quanto à segurança do paciente antes de usar corticoides orais. Em geral, doses intratimpânicas não causam efeitos sistêmicos.

Gentamicina intratimpânica

A gentamicina é instilada dentro da orelha média e consegue chegar ao ouvido interno por meio da janela oval. Esse aminoglicosídeo destrói preferencialmente as células pilosas vestibulares e preserva as células pilosas cocleares. Os resultados são variáveis. Cerca de 80% dos pacientes têm sua vertigem controlada, mas há incidência significativa de perda auditiva neurossensorial. Em um estudo, os autores demonstraram que os pacientes tratados com gentamicina intratimpânica tiveram redução estatisticamente significativa dos escores de discriminação da voz e da média tonal pura, enquanto os pacientes que fizeram neurectomia vestibular não tinham estas alterações. O controle da vertigem foi conseguido em 80% dos pacientes tratados com gentamicina e 95% dos que fizeram neurectomia. Em outro estudo, 90% dos pacientes conseguiram controle inicial completo da vertigem depois da aplicação de gentamicina, mas 29% tiveram recidivas depois de 4 meses. Em um estudo mais recente, 85% dos pacientes conseguiram controle completo da vertigem depois da perfusão com gentamicina, mas a audição foi reduzida em 25,6% dos casos (Evidência de nível 1).[4-6] Gentamicina é menos eficaz no controle da vertigem que os procedimentos cirúrgicos. Existe o risco de causar instabilidade crônica depois das aplicações de gentamicina. Em 2014, Casani et al. Demonstraram menos instabilidade crônica e déficits auditivos quando usaram um esquema de doses menores. Considerando esses riscos menores e como essa modalidade de tratamento não requer craniotomia, hoje ela é usada frequentemente em vez de neurectomia vestibular. Esse último procedimento cirúrgico ainda pode ser realizado em casos selecionados ou quando a injeção de gentamicina intratimpânica é ineficaz e o paciente tem audição útil.

Dispositivo de Meniett

Esse dispositivo alivia os pulsos de pressão dentro do ouvido interno por meio de um tubo de timpanostomia colocado para gerar gradientes no compartimento endolinfático por meio da janela oval. O dispositivo é utilizado por 5 minutos 3 vezes/dia. Os efeitos benéficos do uso desse dispositivo ainda não foram demonstrados claramente.

Estreptomicina

Esse antibiótico foi banido pela FDA (Food and Drug Administration) norte-americana em razão de sua toxicidade no ouvido interno. Contudo, ele é útil para tratar pacientes com doença de Ménière terminal, que ainda têm crises de vertigem, mas perderam totalmente a audição. A estreptomicina é administrada por via intramuscular nas doses habituais, até que as respostas ao teste calórico desapareçam. O fármaco destrói completamente a função vestibular restante. Para conseguir e administrar esse antibiótico, o médico precisa conseguir autorização do governo. Estreptomicina foi praticamente substituída por gentamicina intratimpânica.

VERTIGEM POSICIONAL PAROXÍSTICA BENIGNA

A VPPV é considerada a causa mais comum de vertigem periférica e sua incidência varia de 10,7 a 64 casos por 100 mil, enquanto sua prevalência em alguma época da vida é de 2,4%. A média de idade por ocasião do início da doença varia de 50 a 60 anos e a razão entre os sexos feminino e masculino é de 2 a 3:1. A VPPB foi descrita inicialmente por Barany em 1921. Pacientes referem sensações de vertigem, que são causadas pela movimentação da cabeça. Em geral, eles referem que a vertigem é agravada quando se levantam ou se deitam na cama, ou quando mudam de posição enquanto dormem. Esses episódios podem ser graves e provocar quedas. Nos casos típicos, o paciente não tem vertigem quando a cabeça está imóvel. Em geral, cada episódio estende-se por menos que um minuto. Os pacientes com VPPB não têm perda auditiva, tinido ou sensação de plenitude no ouvido. A incidência aumenta com a idade e há ligeiro predomínio no sexo feminino. Cerca de 50% dos casos começam depois de traumatismo craniano.

Esse distúrbio parece ser causado pelo deslocamento dos otocônios – cristais de carbonato de cálcio, que normalmente estão presentes no utrículo ou no sáculo – para dentro dos canais semicirculares. Esses cristais acrescentam inércia ao modelo de torsão-pêndulo de ativação dos canais semicirculares. Quando há uma disparidade entre as inércias dos dois ouvidos, sinais desproporcionais são enviados ao longo dos nervos vestibulares direito e esquerdo e provocam nistagmo e sensação de vertigem, até que o movimento dentro do ouvido interno seja interrompido. Essa doença é autolimitada, mas pode persistir por um intervalo longo, antes de regredir. Em muitos casos, a VPPB afeta o canal semicircular posterior e, ocasionalmente, o canal semicircular horizontal; em casos raros, a doença acomete o canal semicircular superior.

O diagnóstico é estabelecido por manobras posicionais provocativas. No caso da VPPB do canal posterior, deve-se realizar a manobra de Dix-Hallpike, com a qual a cabeça do paciente é girada na direção do ouvido afetado e ele se deita de costas rapidamente, estendendo o pescoço. Quando a manobra é positiva, o paciente apresenta nistagmo vertical-giratório por alguns segundos, com latência e fatigabilidade. No caso da VPPB do canal semicircular horizontal, o diagnóstico é estabelecido girando-se a cabeça para o lado afetado com o paciente deitado em posição supina. O diagnóstico da VPPB do canal superior consiste em provocar nistagmo vertical e, nesses casos, é necessário excluir lesões centrais. Essas manobras não devem ser realizadas, a menos que primeiramente tenham sido excluídas lesões neurovasculares.

O tratamento consiste em manobras de reposicionamento dos canalitos, que parecem deslocar os cristais e permitir que caiam dentro de um compartimento seguro do ouvido interno. Embora existam várias manobras, as mais comuns são as que foram descritas por Epley em 1992. Nos casos de VPPB dos canais semicirculares posteriores, a manobra consiste em cinco fases: (1) manobra de Dix-Hallpike, (2) rotação da cabeça para o lado oposto, (3) rotação para o lado oposto com a cabeça abaixada, (4) posição sentada e depois rotação da cabeça para frente e (5) flexão do mento (Figura 62.1). A manobra deve ser repetida até que o nistagmo desapareça. O paciente é instruído a manter a cabeça nivelada nas próximas 48 horas. Essa manobra é extremamente eficaz, mas em alguns casos precisa ser repetida várias vezes. É importante consultar um fisioterapeuta. Nos casos graves e resistentes, pode-se oferecer a possibilidade de fazer neurectomia singular.

NEURITE VESTIBULAR

Neurite vestibular (ou neuronite vestibular) foi descrita por Dix e Hallpike em 1952 e caracteriza-se por uma síndrome clínica, na qual o paciente tem vertigem grave, comumente associada a náuseas, vômitos e/ou prostração. Os sinais e sintomas regridem depois de alguns dias a semanas. Os pacientes não têm outros déficits neurológicos e não há perda da consciência. Em geral, a recuperação é mais longa e pode ser parcial nos indivíduos idosos. A neurite vestibular tem incidência de cerca de 3,5 casos por 100 mil. A idade típica de início é entre 30 e 60 anos e a doença acomete igualmente os dois sexos. Cerca de 30% dos pacientes referem uma infecção das vias respiratórias superiores antes do início dos sintomas.

A causa proposta para explicar essa doença é a reativação da infecção por vírus do herpes simples ou outros vírus neurotrópicos, mas isso não foi comprovado. Os achados histopatológicos observados à necropsia dos pacientes com essa doença demonstraram atrofia do nervo vestibular superior e do gânglio.

O tratamento consiste em medidas gerais de suporte. A hidratação pode ser necessária e, durante as crises graves, os supressores vestibulares são úteis. O uso desses fármacos deve ser interrompido logo que seja possível, pois eles podem prolongar o tempo de recuperação. Os exames de imagem como RM e angiotomografia computadorizada costumam ser solicitados para excluir doença neurovascular ou outras lesões centrais. Em geral, os pacientes têm nistagmo horizontal não fatigável por ocasião da apresentação. Depois da regressão da vertigem grave inicial, o período de recuperação pode ser longo para alguns pacientes, fazendo com que a reabilitação vestibular seja benéfica. Um estudo recente demonstrou que os corticosteroides administrados nas primeiras 3 semanas depois do início da doença melhoraram os sintomas em menos tempo que a reabilitação vestibular, mas que os resultados a longo prazo foram semelhantes (Evidência de nível 1).[7] Para pacientes que se recuperam muito lentamente, a reabilitação vestibular pode ser benéfica.

CONCLUSÃO

Este capítulo descreveu as três síndromes clínicas de vertigem periférica mais comuns. É importante ressaltar que existem muitas outras causas de vertigens periférica e central, que devem ser consideradas durante a avaliação dos pacientes.

EVIDÊNCIAS DE NÍVEL 1

1. Welling DB, Nagaraja HN. Endolymphatic mastoid shunt: a reevaluation of efficacy. *Otolaryngol Head Neck Surg*. 2000;122:340-345.
2. Sood AJ, Lambert PR, Nguyen SA, Meyer TA. Endolymphatic sac surgery for Ménière's disease: a systematic review and meta-analysis. *Otol Neurotol*. 2014;35(6):1033-1045.
3. McRackan TR, Best J, Pearce EC, et al. Intratympanic dexamethasone as a symptomatic treatment for Ménière's disease. *Otol Neurotol*. 2014;35:1638-1640.
4. Hillman TA, Chen DA, Arriaga MA. Vestibular neurectomy vs intratympanic gentamicin for Meniere's disease. *Laryngoscope*. 2004;114:216-222.
5. Kaplan DM, Nedzelski JM, Chen JM, Shipp DB. Intratympanic gentamicin for the treatment of unilateral Meniere's disease. *Laryngoscope*. 2000;110:1298-1305.
6. Wu IC, Minor LB. Long-term hearing outcome in patients receiving intratympanic gentamicin for Ménière's disease. *Laryngoscope*. 2003;113:815-820.
7. Goudakos JK, Markou KD, Psillas G, Vital V, Tsaligopoulos M. Corticosteroids and vestibular exercises in vestibular neuritis. Single-blind randomized clinical trial. *JAMA Otolaryngol Head Neck Surg*. 2014;140:434-440.

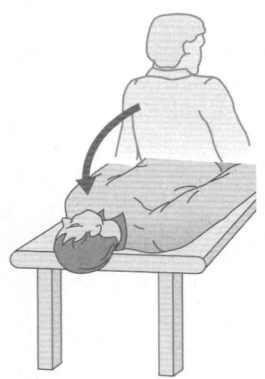
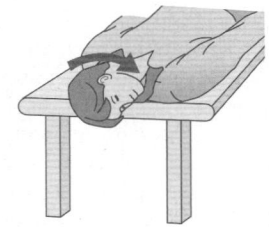
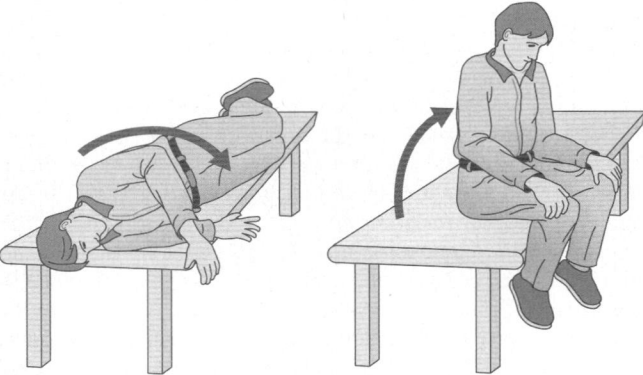

Primeira etapa: o paciente deve movimentar-se da posição sentada para a reclinada com a cabeça estendida a 45° na extremidade da mesa de exame e girada na direção do ouvido "ruim" (p. ex., à esquerda)

Segunda etapa: o paciente deve girar a cabeça lentamente para o lado direito durante um minuto

Terceira etapa: o paciente deve rolar para o lado direito com a cabeça inclinada de forma a olhar para o piso

Quarta etapa: o paciente deve voltar lentamente à posição sentada com o queixo apontado para baixo

FIGURA 62.1 Manobra de Epley modificada. (De Mayer AS, Marshall RS, eds. Headache. Em: *On Call: Neurology*. 4ª ed. St. Louis, MO: Elsevier; 2020;211.)

LEITURA SUGERIDA

Alexander TH, Harris JP. Current epidemiology of Meniere's syndrome. *Otolaryngol Clin North Am*. 2010;43:965-970.

Barany R. Diagnose von krankheitserscheinungen im bereiche des Otolithenapparates. *Acta Otolaryngol*. 1921;2:434-437.

Brackmann DE. Surgical treatment of vertigo. *J Laryngol Otol*. 1990;104:849-859.

Casani AP, Cerchiai N, Navari E, et al. Intratympanic gentamicin for Meniere's disease: short- and long-term follow-up of two regimens of treatment. *Otolaryngol Head Neck Surg*. 2014;150:847-852.

Coelho DH, Lalwani AK. Medical management of Ménière's disease. *Laryngoscope*. 2008;118(6):1099-1108.

Dix M, Hallpike C. The pathology, symptomatology and diagnosis of certain common disorders of the vestibular system. *Proc R Soc Med*. 1952;45:341-354.

Epley JM. The canalith repositioning procedure: for treatment of benign paroxysmal positional vertigo. *Otolaryngol Head Neck Surg*. 1992;107:399-404.

Gates GA, Green JD. Intermittent pressure therapy of intractable Meniere's disease using Meniett device: a preliminary report. *Laryngoscope*. 2002;112:1489-1493.

Kim J-S, Zee DS. Clinical practice. Benign paroxysmal positional vertigo. *N Engl J Med*. 2014;370:1138-1147.

Knapp H. A clinical analysis of the inflammatory affections of the inner ear. *Arch Ophthalmol*. 1871;2:204-283.

McKenzie KG. Intracranial division of the vestibular portion of the auditory nerve for Meniere's disease. *CMAJ*. 1936;34:369-381.

Ménière P. Memoire sur des lesions de l'orielle interne donnant lieu a des symptoms de congestion cerebrale apoplectiforme. *Gaz Med Paris*. 1861;16:597-601.

Paparella MM, Hanson DG. Endolymphatic sac drainage for intractable vertigo (method and experiences). *Laryngoscope*. 1976;86:697-703.

Parry RH. A case of tinnitus and vertigo treated by division of the auditory nerve. *J Laryngol Otol*. 1904;19:402-406.

Portmann G. Vertigo: surgical treatment by opening the saccus endolymphaticus. *Arch Otolaryngol*. 1927;6:309-319.

Richard C, Linthicum FH Jr. Vestibular neuritis: the vertigo disappears, the histological traces remain. *Otol Neurotol*. 2012;33:e59-e60.

Sekitani T, Imate Y, Noguchi T, Inokuma T. Vestibular neuronitis: epidemiological survey by questionnaire in Japan. *Acta Otolaryngol Suppl*. 1993;503:9-12.

Storper IS, Spitzer JB, Scanlan M. Use of glycopyrrolate in the treatment of Meniere's disease. *Laryngoscope*. 1998;108:1442-1445.

Thirlwall AS, Kundu S. Diuretics for Ménière's disease or syndrome. *Cochrane Database Syst Rev*. 2006;(3):CD003599.

Thomsen J, Bretlau P, Tos M, et al. Placebo effect in surgery for Meniere's disease. A double-blind, placebo-controlled study on endolymphatic sac shunt surgery. *Arch Otolaryngol*. 1981;107:271-277.

Amnésia Global Transitória 63

John C. M. Brust

PONTOS-CHAVE

1. Amnésia global transitória caracteriza-se por início súbito de amnésia anterógrada e retrógrada, que regride gradativamente ao longo de algumas horas.

2. Uma porcentagem pequena dos pacientes tem episódios repetidos.

3. Na grande maioria dos casos, a causa não parece ser ataque isquêmico transitório ou distúrbio epiléptico.

INTRODUÇÃO

A amnésia global transitória (AGT) caracteriza-se por incapacidade súbita de formar traços de memória recente (*amnésia anterógrada*), além de perda da memória retrógrada de eventos ocorridos nos dias, semanas ou mesmo anos anteriores.

EPIDEMIOLOGIA

Em geral, os pacientes são indivíduos de meia-idade ou idosos saudáveis sob outros aspectos. Cerca de 15 a 30% têm episódios repetidos e menos de 3% apresentam mais que três episódios. Os intervalos entre as crises variam de 1 mês a 19 anos.

FISIOPATOLOGIA

A causa da AGT é desconhecida. Estudos de caso-controle e relatos casuais sugerem vários distúrbios predisponentes, como acidentes vasculares encefálicos (AVE), crises epilépticas ou enxaqueca. Uma evidência contra a base epiléptica da AGT é a ocorrência incomum de recidivas, a inexistência de outras manifestações epilépticas e os resultados normais da eletroencefalografia, mesmo durante as crises. Na amnésia epiléptica transitória, as crises costumam se estender por menos de uma hora, tendem a ocorrer quando o indivíduo acorda pela manhã, comumente se acompanham de outros sinais e sintomas ictais e tendem a recidivar; anormalidades ictais e interictais demonstradas à eletroencefalografia são comuns e os sintomas melhoram com tratamento antiepiléptico.

De acordo com alguns relatos informais, a AGT está associada à obstrução da artéria carótida e à amaurose fugaz; infarto do lobo temporal inferomedial, giro do cíngulo ou corpo caloso retroesplenial; e ocorre como complicação de angiografia cerebral (sobretudo do sistema vertebral). Contudo, em estudos de grande porte, os fatores de risco principais para AVE (hipertensão, diabetes melito, tabagismo, cardiopatia isquêmica, fibrilação atrial e histórico pregresso de AVE ou ataque isquêmico transitório [AIT]) não eram mais comuns entre os pacientes com AGT, que nos controles pareados por idade; além disso, a AGT não é um fator de risco de AVE. A grande maioria dos episódios de AGT estende-se por mais de uma hora. Estudos realizados para avaliar uma possível associação entre AGT e cardiopatia valvar ou persistência do forame oval não produziram resultados consistentes. Pacientes com AVE amnésico secundário à obstrução comprovada da artéria cerebral posterior não referem episódios anteriores de AGT. Em geral, seus sinais e sintomas neurológicos incluem mais do que amnésia simples (p. ex., déficit visual), e raramente sugerem repetitividade característica. A redução da irrigação sanguínea do tálamo ou dos lobos temporais foi documentada durante os episódios de AGT, mas isso poderia ser causado por disfunção neuronal e não ser sua causa básica. Sintomas de AGT foram descritos em nove pacientes com dissecção aórtica, dos quais cinco não referiam dor torácica.

Alguns pacientes com AGT têm incompetência valvular da veia jugular interna e isso sugere a possibilidade de congestão venosa cerebral durante as atividades semelhantes à manobra de Valsalva. Entretanto, em alguns pacientes não é possível demonstrar refluxo venoso intracraniano durante a manobra de Valsalva, e não é provável que esse mecanismo explique sintomas persistentes por algumas horas, que raramente recidivam.

Estudos epidemiológicos confirmaram uma relação entre AGT e enxaqueca, mesmo que a maioria dos pacientes com enxaqueca tenha crises repetidas de cefaleia, enquanto os episódios de AGT não são frequentes. Em alguns casos, crises de amnésia e enxaqueca (como sintomas visuais e vômitos) ocorrem simultaneamente ou uma depois da outra. Um relato de caso descreveu um homem com episódios repetidos de AGT associados à atividade sexual, cujas crises não ocorriam contanto que ele usasse o betabloqueador metoprolol. Alguns casos de AGT poderiam ser explicados pela depressão cortical alastrante (possivelmente, essa é a base fisiopatológica dos sintomas cerebrais da enxaqueca), que afeta o hipocampo.

MANIFESTAÇÕES CLÍNICAS

Durante as crises que afetam os componentes verbal e não verbal da memória, costuma haver confusão mental ou ansiedade e uma tendência a repetir uma ou várias perguntas (p. ex., "onde estou?"). Os exames físico e neurológico, incluindo uma avaliação do estado mental, são normais sob outros aspectos. O registro imediato dos fatos (p. ex., memorização de sequências numéricas) está preservado, assim como a identidade pessoal. As crises estendem-se por alguns minutos a horas (raramente, mais de um dia) e a recuperação é gradativa. A amnésia retrógrada regride com um padrão anterógrado, geralmente com esquecimento irrecuperável dos eventos que ocorreram alguns minutos ou horas depois da crise; também há amnésia permanente dos fatos que ocorrem durante a crise propriamente dita. Em muitos casos, as crises

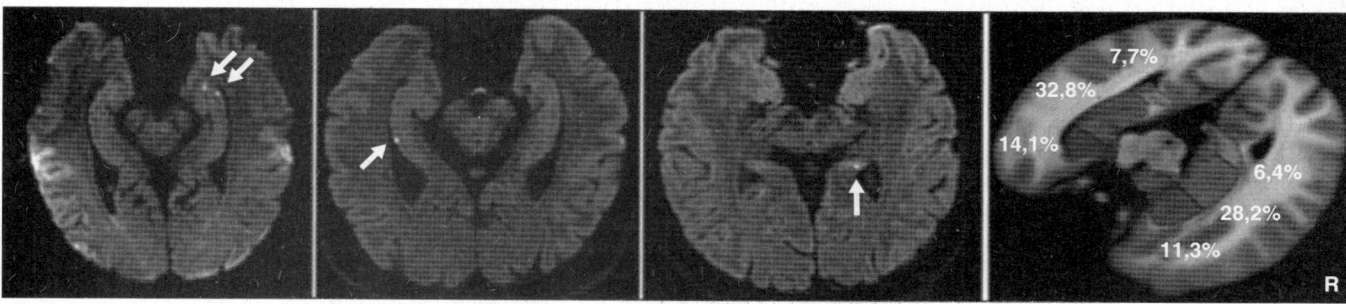

FIGURA 63.1 Exemplos de lesões localizadas na cabeça, corpo e cauda do hipocampo (*setas*), assim como frequências das lesões localizadas nas diversas áreas do hipocampo. (Reproduzida, com autorização, de Szabo K, Hoyer C, Caplan LR et al. Diffusion-weighted MRI in transient global amnesia and its diagnostic impications. *Neurology*. 2020;95[2];e206-e212.)

são acompanhadas de cefaleia e, menos comumente, os pacientes têm náuseas, tontura, calafrios, ruborização ou parestesias nos membros. A AGT costuma ser desencadeada por estresse físico ou emocional, incluindo ter relações sexuais, dirigir um automóvel, ser exposto a estímulos fotogênicos ou nadar em água gelada. Como a amnésia pode estar associada a vários distúrbios neurológicos como traumatismo craniano, intoxicação, crises focais disperceptivas ou estados dissociativos, os critérios necessários ao diagnóstico da AGT devem incluir a observação do episódio amnésico por outras pessoas.

Raramente há perda irreversível da memória depois de uma crise aguda, embora tenham sido descritos alguns déficits sutis.

DIAGNÓSTICO

A ressonância magnética ponderada na sequência de difusão detectou lesões muito bem delimitadas no campo da CA1 do hipocampo de 70% dos pacientes com AGT (apenas 12% tinham lesões bilaterais), com sensibilidade máxima entre 12 e 48 horas depois do início da AGT (*i. e.*: não necessariamente enquanto o paciente tem déficit de memória agudo), que desapareceram ao longo de várias semanas (Figura 63.1). A espectroscopia de ressonância magnética detectou picos reversíveis de lactato dentro das mesmas lesões e um dado compatível com isquemia. Ressonância magnética funcional realizada durante a fase aguda da amnésia demonstrou reduções reversíveis da conectividade funcional dos hipocampos e de outras regiões temporolímbicas consideradas componentes da "rede de memória episódica".

TRATAMENTO

Um estudo de 142 casos acrescido de revisão da literatura sugeriu três subtipos de AGT (exceto pacientes com epilepsia ou AIT). Nas mulheres, a AGT estava associada sobretudo a uma experiência emocional desencadeante e à história de depressão ou ansiedade. Nos homens, as crises ocorriam mais comumente depois de um evento físico desencadeante, talvez associado a um tipo de manobra de Valsalva. Nos pacientes mais jovens, a relação com enxaqueca era mais evidente. Desse modo, ainda que sejam adotados critérios diagnósticos estritos, a AGT provavelmente tem diversas causas. Nos pacientes nos quais é possível excluir epilepsia e enxaqueca e que têm fatores de risco para doença vascular encefálica, deve-se considerar o uso de agentes antiplaquetários, mas a história natural benigna torna difícil avaliar qualquer intervenção profilática.

LEITURA SUGERIDA

Agosti C, Akkawi NM, Borroni B, Padovani A. Recurrency in transient global amnesia: a retrospective study. *Eur J Neurol*. 2006;13:986-989.

April MD, Fossum K, Hounshell C, Stolper K, Spear L, Semelrath K. A sinister cause of anterograde amnesia: painless aortic dissection. *Am J Emerg Med*. 2015;33:e5-e7.

Baracchini C, Tonello S, Farina F, et al. Jugular veins in transient global amnesia: innocent bystanders. *Stroke*. 2012;43:2289-2292.

Bartsch T, Alfke K, Deuschl G, Jansen O. Evolution of hippocampal CA-1 diffusion lesions in transient global amnesia. *Ann Neurol*. 2007;62:475-480.

Bartsch T, Alfke K, Wolff S, Rohr A, Jansen O, Deuschl G. Focal MR spectroscopy of hippocampal CA-1 lesions in transient global amnesia. *Neurology*. 2008;70:1030-1035.

Bartsch T, Butler C. Transient amnestic syndromes. *Nat Rev Neurol*. 2013; 9:86-97.

Berlit P. Successful prophylaxis of recurrent transient global amnesia with metoprolol. *Neurology*. 2000;55:1937-1938.

Bilo L, Meo R, Ruosi P, de Leva MF, Striano S. Transient epileptic amnesia: an emerging late-onset epileptic syndrome. *Epilepsia*. 2009;50(suppl 5):58-61.

Chen ST, Tang LM, Lee TH, Ro LS, Lyu RK. Transient global amnesia and amaurosis fugax in a patient with common carotid artery occlusion—a case report. *Angiology*. 2000;51:257-261.

Eustache F, Desgranges B, Laville P, et al. Episodic memory in transient global amnesia: encoding, storage, or retrieval deficit? *J Neurol Neurosurg Psychiatry*. 1999;66:148-154.

Gallardo-Tur A, Romero-Godoy J, de la Cruz A, Arboix A. Transient global amnesia associated with an acute infarction at the cingulate gyrus. *Case Rep Clin Med*. 2014;2014:418180. doi:10.1155/2014/418180.

LaBar KS, Gitelman DR, Parrish TB, Mesulam MM. Functional changes in temporal lobe activity during transient global amnesia. *Neurology*. 2002;58:638-641.

Lin K-H, Chen Y-T, Fuh J-L, et al. Migraine is associated with a higher risk of transient global amnesia: a nationwide cohort study. *Eur J Neurol*. 2014;21: 718-724.

Mangla A, Navi BB, Layton K, Kamel H. Transient global amnesia and the risk of ischemic stroke. *Stroke*. 2014;45:389-393.

Peer M, Nitzan M, Goldberg I, et al. Reversible functional connectivity disturbances during transient global amnesia. *Ann Neurol*. 2014;75:634-643.

Quinette P, Guillery-Girard B, Dayan J, et al. What does transient global amnesia really mean? Review of the literature and thorough study of 142 cases. *Brain*. 2006;129(pt 7):1640-1658.

Romero JR, Mercado M, Beiser AS, et al. Transient global amnesia and neurological events: the Framingham Heart Study. *Front Neurol*. 2013;4:47. doi:10.3389//fneur.2013.00047.

Sedlaczek O, Hirsch JG, Grips E, et al. Detection of delayed focal MR changes in the lateral hippocampus in transient global amnesia. *Neurology*. 2004;62(12):2165-2270.

Szabo K, Hoyer C, Caplan LR, et al. Diffusion-weighted MRI in transient global amnesia and its diagnostic implications. *Neurology*. 2020;95(2): e206-e212.

Toledo M, Pujadas F, Grivé E, et al. Lack of evidence for arterial ischemia in transient global amnesia. *Stroke*. 2008;39:476-479.

SEÇÃO 10 INFECÇÕES DO SISTEMA NERVOSO CENTRAL

Editora da Seção: *Karen L. Roos*

Meningite Bacteriana Aguda 64

Karen L. Roos

PONTOS-CHAVE

1. Meningite bacteriana aguda é uma infecção purulenta das meninges e espaço subaracnóideo, que rapidamente causa complicações como edema cerebral difuso, hipertensão intracraniana, hidrocefalia, acidentes vasculares encefálicos isquêmicos e hemorrágicos, crises epilépticas e coma.

2. O quadro clínico de meningite bacteriana inclui dois ou mais dos quatro sinais e sintomas referidos a seguir: (1) febre (≥ 38,5°C), (2) cefaleia, (3) rigidez de nuca e (4) alteração do nível de consciência. Vômitos são um sintoma frequente, embora não muito valorizado como indicador de infecção do sistema nervoso central.

3. Quando meningite bacteriana aguda é uma possibilidade diagnóstica, o médico deve solicitar coloração por gram e hemoculturas, dosagem de pro-calcitonina sérica e proteína C reativa e iniciar tratamentos antimicrobiano e adjuvante empíricos. O tratamento antimicrobiano empírico deve incluir cobertura para encefalite viral e infecções bacterianas transmitidas por carrapatos durante as estações do ano em que se encontram mais ativos.

INTRODUÇÃO

Meningite bacteriana aguda é uma infecção purulenta das meninges e espaço subaracnóideo, que rapidamente causa complicações como edema cerebral difuso, hipertensão intracraniana, hidrocefalia, acidentes vasculares encefálicos (AVEs) isquêmicos e hemorrágicos, convulsões, cerebrite e paralisias dos nervos cranianos. As complicações associadas à meningite bacteriana aguda tornam esta infecção claramente diferente da meningite viral aguda. Nesse último caso, a infecção limita-se às meninges e espaço subaracnóideo. Meningite bacteriana afeta "outras estruturas além das meninges". Quando o quadro clínico sugere a possibilidade diagnóstica de meningite bacteriana, deve-se iniciar tratamento empírico antes de concluir a investigação diagnóstica e o esquema usado pode ser modificado se esta possibilidade for excluída ou o agente patogênico da meningite for isolado, permitindo a seleção dos antibióticos com base nos testes de sensibilidade antimicrobiana.

ETIOLOGIA

Agentes etiológicos mais comuns de meningite bacteriana adquirida na comunidade são *Streptococcus pneumoniae* e *Neisseria meningitidis*.

Doenças antecedentes mais importantes nos casos de meningite pneumocócica são pneumonia, otite média aguda e sinusite aguda. Embora as vacinas antipneumocócica polivalentes tenham reduzido as incidências de otite média e bacteriana causadas por *S. pneumoniae*, os sorotipos desta bactéria presentes nas vacinas representam 13% do total de sorotipos existentes e a incidência crescente de meningite pneumocócica causada por sorotipos não incluídos nas vacinas é preocupante.

Entre crianças e adolescentes (faixa etária de 2 a 18 anos), *N. meningitidis* é o agente patogênico mais comum, mas a incidência de meningite meningocócica tem diminuído em razão da imunização de crianças e adolescentes com vacina antimeningocócica tetravalente (sorogrupos A, C, W-135 e Y). Nos EUA, não existia vacina disponível para sorogrupo B, até que ocorreu um surto de meningite meningocócica causada por este sorogrupo na Universidade de Princeton, seguido de outros surtos em mais oito universidades americanas entre 2013 e 2016. Desde essa época, a vacinação contra meningococos do sorogrupo B (vacina MenB®) passou a ser uma recomendação padronizada do Advisory Committee on Immunization Practices como parte do esquema vacinal compulsório de muitas universidades americanas; esta vacina também é recomendada na idade de 10 anos e para pacientes idosos com deficiência de complemento e asplenia anatômica ou funcional (inclusive doença falciforme).

Embora *S. pneumoniae* e *N. meningitidis* sejam os agentes etiológicos mais comuns de meningite adquirida na comunidade, outros fatores como idade, doenças predisponentes e comorbidades aumentam o risco de desenvolver meningite causada por outros microrganismos (Tabela 64.1). Na faixa etária neonatal, estreptococos do grupo B e *Escherichia coli* são os patógenos meníngeos mais comuns. Agentes etiológicos de meningite associada à otite média, mastoidite ou sinusite são espécies *Streptococcus* (inclusive *S. pneumoniae*), anaeróbios gram-negativos, *Staphylococcus aureus*, espécimes *Haemophilus*, ou Enterobactérias. Pacientes com deficiência congênita ou adquirida dos componentes finais da via comum do complemento (C3 e C5-C9), deficiência de imunoglobulinas ou asplenia encontram-se sob risco mais alto de meningite causada

Tabela 64.1 Patógenos causadores de meningite de acordo com as condições predisponentes e coexistentes.

Condição predisponente/coexistente	Patógeno bacteriano
Período neonatal	Estreptococos do grupo B, *Escherichia coli*, *Listeria monocytogenes*
Crianças e adultos – meningite adquirida na comunidade	*Streptococcus pneumoniae* e *Neisseria meningitidis*
Otite, mastoidite e sinusite	Espécies *Streptococcus* (anaeróbias, aeróbias e grupo *viridans*) Anaeróbios gram-negativos (espécies *Bacteroides* e *Fusobacterium*), Enterobactérias (espécies *Proteus*, *E. coli*; espécies *Klebsiella*, *Enterobacter* e *Serratia*) *Staphylococcus aureus*, *Haemophilus influenzae*
Adultos com mais de 55 anos e portadores de doenças crônicas	*S. pneumoniae*, bastonetes gram-negativos, *N. meningitidis*, *L. monocytogenes*, *H. influenzae*
Endocardite	Estreptococos do grupo *viridans*, *S. aureus*, *Streptococcus bovis*, grupo HACEK* e enterococos
Imunossuprimidos	*S. pneumoniae*, *L. monocytogenes*, *H. influenzae*
Pacientes em pós-operatório	Estafilococos, bastonetes gram-negativos
Dispositivo intraventricular	Estafilococos, bastonetes gram-negativos e anaeróbios

*Grupo HACEK = espécies *Haemophilus*, *Actinobacillus actinomycetemcomitans*, *Cardiobacterium hominis*, *Eikenella corrodens* e *Kingella kingae*.

por bactérias encapsuladas, especificamente *N. meningitidis* e *S. pneumoniae*. Pacientes com meningite causada por microrganismos encapsulados devem fazer testes diagnósticos para detectar deficiências de complemento ou imunoglobulina e asplenia funcional (i. e., doença falciforme).

Listeria monocytogenes é um agente etiológico de meningite bacteriana e encefalite do tronco encefálico de indivíduos com imunossupressão celular causada por idade (recém-nascidos e adultos com mais de 50 anos), tratamento imunossupressor, gravidez e doenças crônicas.

Meningite como complicação de endocardite pode ser causada por estreptococos do grupo *viridans*, *S. aureus*, *Streptococcus bovis*, grupo HACEK ou enterococos. Vegetações das valvas cardíacas são fontes de êmbolos sépticos para o encéfalo. Endocardite infecciosa causa meningite bacteriana, abscesso cerebral, AVEs isquêmicos e hemorrágicos e aneurismas cerebrais micóticos.

Em pacientes pós-operatórios, estafilococos, bastonetes gram-negativos ou anaeróbios são os agentes etiológicos mais comuns de meningite. Traumatismo craniano com fratura da base do crânio e comorbidades clínicas (p. ex., diabetes e alcoolismo) também aumentam o risco de meningite.

FISIOPATOLOGIA

N. meningitidis e *S. pneumoniae* são transmitidos por gotículas de secreções respiratórias suspensas em aerossóis e colonizam inicialmente a nasofaringe depois de fixarem-se às células epiteliais desta estrutura. Depois da colonização da nasofaringe, as bactérias entram na corrente sanguínea e têm acesso ao líquido cefalorraquidiano (LCR) por meio do plexo coroide dos ventrículos laterais. A maioria dos patógenos meníngeos tem disseminação hematogênica, com exceção dos que consegue chegar ao espaço subaracnóideo a partir de um foco infeccioso adjacente.

A simples presença de bactérias no espaço subaracnóideo não é suficiente para desencadear uma reação inflamatória. Em vez disso, destruição das bactérias com liberação subsequente dos componentes de sua parede celular no espaço subaracnóideo é a primeira etapa da indução da reação inflamatória e formação de exsudato purulento neste espaço fisiológico. Entre os componentes específicos da parede celular bacteriana que causam inflamação estão ácido teicoico (componente da parede celular da maioria das bactérias gram-positivas) e endotoxina (molécula lipopolissacarídica da membrana externa das bactérias gram-negativas).

Os componentes da parede celular bacteriana causam inflamação das meninges por estimulação da liberação de citocinas inflamatórias, interleucina-1β (IL-1β) e fator α de necrose tumoral (TNF-α). IL-1β e TNF-α são produzidos por monócitos e macrófagos, astrócitos cerebrais e células microgliais (células do sistema nervoso central correspondentes aos macrófagos), que são "ativados" pela exposição aos lipopolissacarídeos e outros componentes da membrana celular bacteriana. Em modelos experimentais, a inoculação de IL-1β e TNF-α dentro das cisternas causa inflamação meníngea (migração de neutrófilos para o LCR) e aumenta da permeabilidade da barreira hematencefálica com padrão tempo-dependente e dose-dependente.

A Figura 64.1 ilustra as consequências fisiopatológicas resultantes da presença de citocinas inflamatórias no LCR. A permeabilidade da barreira hematencefálica aumenta e isto contribui para o edema vasogênico e extravasamento de proteínas séricas para dentro do espaço subaracnóideo, resultando na formação do exsudato purulento. O exsudato purulento com material proteináceo e leucócitos que se acumula no espaço subaracnóideo obstrui a circulação de LCR no sistema ventricular e reduz a capacidade de reabsorção das granulações aracnóideas dos seios durais. Isso causa hidrocefalia obstrutiva e comunicante e edema intersticial. A combinação de edema vasogênico e intersticial aumenta a pressão intracraniana e causa alteração do nível de consciência.

O exsudato purulento circunda e estreita o diâmetro do lúmen das grandes artérias localizadas na base do crânio com infiltração de células inflamatórias nas paredes arteriais (vasculite). As condições pró-coagulantes causam tromboses arteriais e venosas. Hipotensão sistêmica secundária à sepse contribui para a hipoperfusão cerebral global.

Bactérias e citocinas inflamatórias estimulam a produção de aminoácidos excitatórios, oxigênio reativo e espécies de nitrogênio que provocam apoptose dos neurônios. Déficits neurocognitivos são causados pela apoptose dos neurônios do giro denteado do hipocampo.

Inflamação e isquemia do córtex, hemorragia intraparenquimatosa e edema cerebral geram focos epileptogênicos. Crises epilépticas são comuns em pacientes com meningite bacteriana. Déficit auditivo secundário à meningite bacteriana pode ser atribuído à lesão pós-inflamatória das estruturas do ouvido interno.

MANIFESTAÇÕES CLÍNICAS

A tríade clássica de meningite é febre, cefaleia e sinais de meningismo. Essa tríade clássica aplica-se apenas à meningite viral. O quadro clínico de meningite bacteriana inclui dois ou mais

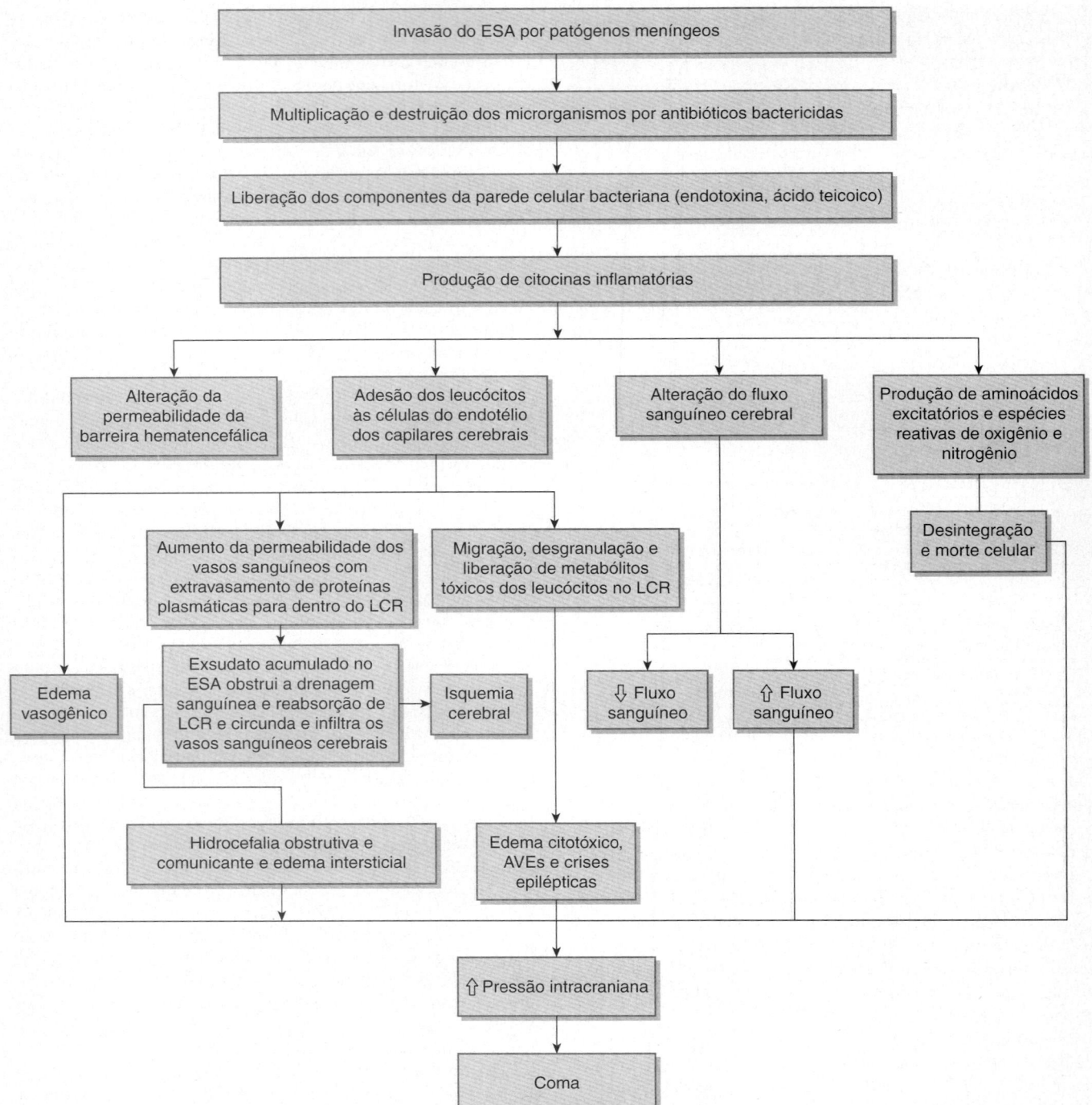

FIGURA 64.1 Fisiopatologia das complicações neurológicas da meningite bacteriana. AVE, acidente vascular encefálico; ESA, espaço subaracnóideo; LCR, líquido cefalorraquidiano. (Reproduzida com autorização da McGraw-Hill.)

dos quatro sinais e sintomas seguintes: (1) febre (≥ 38,5°C), (2) cefaleia, (3) rigidez de nuca e (4) alteração do nível de consciência. Vômito é um sintoma frequente, embora não seja muito valorizado como indicador de infecção do sistema nervoso central.

Os sinais clássicos de irritação meníngea são rigidez de nuca (pescoço rígido ou meningismo), sinal de Kernig e sinal de Brudzinski. Rigidez de nuca ocorre quando o pescoço do paciente resiste à flexão passiva. Nos casos típicos, o sinal de Kernig é evidenciado quando o paciente está deitado em posição supina, mas também pode ser testado na posição sentada quando o nível de consciência está normal. O paciente flexiona a coxa e o joelho. A extensão passiva da perna provoca dor quando há irritação das meninges. O sinal de Brudzinski é positivo quando a flexão passiva do pescoço provoca flexão espontânea dos quadris e joelhos.

Pacientes com meningite bacteriana têm doença fulminante que se desenvolve em algumas horas, ou doença subaguda com evolução ao longo de 24 a 72 horas. O nível de consciência dos pacientes pode deteriorar progressivamente em pouco tempo.

Tempo de evolução da doença e intervalo decorrido entre o início da infecção e atendimento no setor de emergência determinam os sinais e sintomas detectados à apresentação clínica. À medida que a doença avança e ocorrem complicações como crises epilépticas, hipertensão intracraniana e isquemia cerebral, o nível de consciência do paciente evolui de letargia a estupor, obnubilação e coma, possivelmente com déficits neurológicos focais.

DIAGNÓSTICO

Quando meningite bacteriana aguda é uma possibilidade diagnóstica, o médico deve solicitar coloração por gram e hemoculturas, dosagem de pro-calcitonina sérica e proteína C reativa e iniciar tratamentos antimicrobiano e adjuvante empíricos. O tratamento antimicrobiano empírico deve incluir cobertura para encefalite viral e infecções bacterianas transmitidas por carrapatos durante as estações do ano em que se encontram mais ativos.

Níveis séricos de pró-calcitonina (> 2 ng/mℓ) e proteína C reativa (> 40 mg/dℓ) estão significativamente mais elevados em pacientes com meningite bacteriana que nos que têm meningite viral e podem facilitar o diagnóstico quando os resultados das análises do LCR não conseguem diferenciar claramente uma da outra.

O tratamento empírico da meningite bacteriana baseia-se nas condições predisponentes e coexistentes (Tabela 64.2). Quando *S. pneumoniae* é um patógeno meníngeo possível, o tratamento empírico baseia-se na possibilidade de que esta bactéria seja resistente às penicilinas e cefalosporinas e inclui uma cefalosporina de terceira ou quarta geral e vancomicina. Metronidazol é acrescentado ao esquema empírico para cobrir bactérias anaeróbias em pacientes com doenças predisponentes como otite, mastoidite e sinusite. Ampicilina deve ser acrescentada ao esquema empírico para pacientes em risco de meningite causada por *L. monocytogenes*. Gentamicina também deve ser administrada aos pacientes com possível meningite por *L. monocytogenes*

quando apresentam estupor, obnubilação ou coma. Dexametasona é administrada 15 a 20 minutos antes da primeira dose do antibiótico, ou junto com a primeira dose.

Aciclovir também é acrescentado ao esquema empírico de tratamento para encefalite causada por vírus do herpes simples; nas estações do ano em que carrapatos picam ativamente, deve-se acrescentar doxiciclina ao esquema de tratamento empírico.

Depois de iniciar tratamento antimicrobiano e medidas adjuvantes, pode-se solicitar tomografia computadorizada (TC) seguida de análise do LCR. Sempre há controvérsias quanto a se o exame de TC deve ser realizado antes ou depois da punção lombar. Em 2004, a Infectious Doseasses Society of America publicou *Diretrizes Práticas para Tratamento da Meningite Bacteriana*. Essas diretrizes foram elaboradas por clínicos gerais, um neurologista e um pediatra. As diretrizes recomendam TC antes da punção lombar para pacientes adultos que atendam aos seguintes critérios: (1) imunossupressão causada por infecção pelo HIV (vírus da imunodeficiência humana), tratamento imunossupressor e/ou transplante de medula óssea ou órgão sólido; (2) história de doença do sistema nervoso central (lesão tumoral, AVE ou infecção focal); (3) crises epilépticas de início recente (uma semana antes da apresentação inicial); (4) edema de papilas; (5) nível de consciência anormal; e (6) déficit neurológico focal (Nível 2). Os autores dessas diretrizes também afirmaram que alguns especialistas poderiam postergar ou não realizar punção lombar em pacientes com crises epilépticas, porque convulsões podem causar elevações transitórias da pressão intracraniana. As diretrizes de 2008 da European Federation of Neurological Societies para tratamento de meningite bacteriana aguda de crianças maiores e adultos não apenas recomenda que pacientes façam exames de imagem antes da punção lombar, como também dizem que o início do tratamento antibiótico não deva ser postergado por mais que 3 horas depois do primeiro contato com os pacientes. A decisão de realizar punção lombar sem TC quando o paciente não tem um dos seis critérios citados antes certamente é razoável. Como a pressão de punção deve ser

Tabela 64.2 Esquemas de tratamento antimicrobiano empírico de acordo com a condição predisponente e o patógeno meníngeo.

Condição predisponente	Patógeno bacteriano	Antibiótico
Recém-nascidos	Estreptococos do grupo B, *Escherichia coli*, *Listeria monocytogenes*	Cefotaxima com ampicilina
Crianças e adultos – meningite adquirida na comunidade	*Streptococcus pneumoniae* e *Neisseria meningitidis*	Cefalosporina de terceira ou quarta geração mais vancomicina
Otite, mastoidite, sinusite	Espécies *Streptococcus*, anaeróbios gram-negativos (espécies *Bacteroide* e *Fusobacterium*), *Staphylococcus aureus*, espécimes *Haemophilus*, Enterobactérias	Cefalosporina de terceira ou quarta geração mais vancomicina mais metronidazol
Adultos com mais de 55 anos e portadores de doenças crônicas	*S. pneumoniae*, bastonetes gram-negativos, *N. meningitidis*, *L. monocytogenes*, *Haemophilus influenzae*	Cefalosporina de terceira ou quarta geração mais vancomicina mais ampicilina
Endocardite	Estreptococos do grupo *viridans*, *S. aureus*, *Streptococcus bovis*, grupo HACEK*, enterococos	Cefalosporina de terceira ou quarta geração mais vancomicina
Imunossuprimidos	*S. pneumoniae*, *L. monocytogenes*, *H. influenzae*	Cefalosporina de terceira ou quarta geração, ou meropeném mais vancomicina mais ampicilina
Pós-operatório de procedimento neurocirúrgico	Estafilococos, bastonetes gram-negativos	Vancomicina mais meropeném, ou vancomicina mais ceftazidima
Dispositivo intraventricular	Estafilococos, bastonetes gram-negativos, anaeróbios	Vancomicina mais meropeném, ou vancomicina mais ceftazidima mais metronidazol

*Grupo HACEK = espécies *Haemophilus*, *Actinobacillus actinomycetemcomitans*, *Cardiobacterium hominis*, *Eikenella corrodens* e *Kingella kingae*.

aferida em todos os pacientes com quadro suspeito de meningite bacteriana, há algum nível de segurança em saber que a TC não demonstrou lesão tumoral ou herniação iminente quando a pressão do LCR alcança níveis máximos no manômetro.

Entre as anormalidades do LCR típicas de meningite bacteriana estão: (1) pressão de punção acima de 180 mm H_2O, (2) pleocitose polimorfonuclear, (3) concentração baixa de glicose (< 40 mg/dℓ) e (4) concentração alta de proteínas. O LCR deve ser examinado dentro de 90 minutos depois de sua retirada, porque leucócitos começam a decompor-se pouco depois e os resultados podem ser negativos falsos. Nos pacientes com concentração sanguínea alta de glicose, deve-se calcular a razão entre glicose do LCR:soro. O valor normal dessa razão é de 0,6. Razão LCR:soro menor que 0,31 é demonstrada em cerca de 70% dos pacientes com meningite bacteriana. Coloração por gram consegue demonstrar microrganismos patogênicos de 60 a 90% dos casos de meningite bacteriana.

Em geral, concentração de lactato no LCR é inespecífica e sua dosagem não é recomendada para pacientes com quadro suspeito de meningite bacteriana aguda adquirida na comunidade. Entretanto, esse exame parece ser útil para diagnosticar meningite bacteriana de pacientes em pós-operatório de neurocirurgia. Nesses casos, o tratamento antimicrobiano empírico deve ser iniciado quando a concentração de lactato no LCR é igual ou maior que 4,0 mmol/ℓ.

Na prática clínica, é importante determinar desde o início se um paciente com febre, cefaleia e rigidez de nuca tem meningite bacteriana ou viral. Existem quatro exames úteis para diferenciar essas duas condições: (1) proteína C reativa, (2) pró-calcitonina sérica, (3) coloração do LCR por gram e (4) reação em cadeia de polimerase para enterovírus no LCR. Proteína C reativa normal tem valor preditivo negativo alto para o diagnóstico de meningite bacteriana. Pró-calcitonina sérica alta ocorre com infecções bacterianas graves. Esse exame também é útil para diferenciar entre meningites bacterianas e virais quando a coloração do LCR por gram é negativa. Em geral, os resultados da coloração do LCR por gram ficam prontos em 4 horas, enquanto os resultados do teste de reação em cadeia de polimerase reversa para enterovírus no LCR também ficam disponíveis em poucas horas.

Diagnóstico diferencial

Conforme foi descrito antes, o quadro clínico de meningite bacteriana inclui dois ou mais dos quatro sinais e sintomas referidos a seguir: (1) febre (≥ 38,5°C), (2) cefaleia, (3) rigidez e nuca e (4) alteração do nível de consciência. Meningite viral é a doença principal incluída no diagnóstico diferencial da tríade clássica de febre, cefaleia e rigidez de nuca. Análises do LCR demonstram pressão de punção normal, pleocitose linfocítica e concentração de glicose normal. Infecção por *Borrelia burgdorferi* pode causar cefaleia e paralisias dos nervos cranianos. Análises do LCR mostram pleocitose linfocítica com concentração normal de glicose. Quando depressão do nível de consciência, déficits neurológicos focais ou crises epilépticas de início recente são acrescentadas à tríade clássica, o diagnóstico diferencial passa a incluir encefalite viral, trombose venosa intracraniana, infecções bacterianas transmitidas por carrapatos e lesões intracranianas infecciosas expansivas. Encefalite viral e infecções bacterianas transmitidas por carrapatos frequentemente causam febre e alteração do nível de consciência. Nos casos típicos, a pressão de punção é alta nos casos de encefalite viral e infecções bacterianas transmitidas por carrapatos e o LCR mostra pleocitose linfocítica com concentração normal de glicose. Meningite tuberculosa também pode ter início súbito com febre e cefaleia. Análises do LCR demonstram pleocitose linfocítica e concentração baixa de glicose. Hemorragia subaracnóidea causa cefaleia e rigidez de nuca.

O diagnóstico diferencial de pacientes infectados pelo vírus da imunodeficiência humana com sinais meníngeos inclui meningites causadas por *Cryptococcus neoformans*, *Mycobacterium tuberculosis* e *Treponema pallidum*.

Meningite "asséptica" induzida por fármacos é a condição que reproduz mais fidedignamente o quadro de meningite bacteriana e pode ter manifestações clínicas semelhantes com as mesmas anormalidades no LCR. O quadro clínico inclui febre, cefaleia, rigidez de nuca, letargia, confusão mental, crises epilépticas e coma. Análises do LCR demonstram pressão de punção alta, pleocitose de leucócitos polimorfonucleares e concentração baixa de glicose. Imagens de TC ou ressonância magnética podem mostrar realce difuso das meninges depois da administração de contraste. Coloração do LCR por gram e culturas são negativas e os sintomas regridem rapidamente quando o fármaco desencadeante é interrompido.

Diagnóstico diferencial com base nas análises do líquido cefalorraquidiano

Coloração do LCR por gram e cultura podem identificar o patógeno meníngeo em cerca de 80% dos casos. Ensaios de reação em cadeia de polimerase (PCR) com LCR detectam ácidos nucleicos. PCR bacteriana baseada em uma sequência conservada ampla de rRNA 16S pode detectar quantidades pequenas de microrganismos viáveis e inviáveis no LCR, mas este teste foi substituído por ensaios mais modernos para ácidos nucleicos. FilmArray Meningitis/Encephalitis® é um painel de PCR utilizado comumente, que testa seis patógenos bacterianos causadores de meningite: *S. pneumoniae*, *N. meningitidis*, *H. influenzae*, *E. coli*, estreptococos do grupo B e *L. monocytogenes*. Entre as vantagens específicas desse painel de PCR está seu tempo de finalização rápida. Hoje em dia, a sensibilidade e especificidade do painel FilmArray Meningitis/Encephalitis® para patógenos bacterianos são desconhecidas. Análises do LCR devem incluir um teste de amplificação de ácido nucleico do *Mycobacterium tuberculosis*, coloração álcool-ácido resistente e cultura para *M. tuberculosis*.

Sequenciamento metagenômico de última geração (mNGS) é um ensaio mais moderno de ácido nucleico para detectar patógenos causadores de meningite (Evidência de nível 1).[1] Uma limitação dessa técnica é que os resultados demoram para ficar prontos. mNGS é uma técnica especialmente útil nos casos em que é difícil detectar patógenos. Ensaios de PCR eliminaram a necessidade de realizar teste de aglutinação com partículas de látex, que tinham especificidade alta, mas sensibilidade variável. Testes de PCR positivos falsos pode ocorrer com painel para meningite/encefalite e mNGS. Os resultados de um ensaio de PCR podem ser confirmados por algum teste convencional, inclusive cultura, pesquisa de imunoglobulina M no LCR e/ou comparação dos níveis sorológicos da fase aguda e convalescência. A Tabela 64.3 relaciona os exames diagnósticos realizados com LCR para confirmar meningite bacteriana. Na prática clínica, quando há possibilidade de meningite bacteriana, a maioria dos médicos trata seus pacientes com esquemas empíricos até que os resultados das análises do LCR e/ou evolução clínica sugira outro diagnóstico.

Tabela 64.3 Exames diagnósticos com líquido cefalorraquidiano para meningite.

Citometria total com contagem diferencial

Concentrações de glicose e proteínas

Coloração e cultura
- Coloração por gram e cultura de bactérias
- Coloração por nanquim e cultura de fungos
- Cultura de vírus
- Coloração álcool-ácido resistente e cultura para *Mycobacterium tuberculosis*

Antígenos
- Antígeno polissacarídico criptocócico
- Antígeno polissacarídico de Histoplasma

PCR
- Painel para meningite/encefalite
- PCR para vírus do oeste do Nilo
- PCR para vírus Epstein-Barr
- PCR para *Mycobacterium tuberculosis*
- PCR para RNA do HVI
- PCR para *Borrelia burgdorferi*

Anticorpos
- Vírus do herpes simples (níveis de IgG no soro e LCR para calcular razão entre os títulos de anticorpo)
- Índice de anticorpos IgM e IgG para vírus varicela-zóster
- Vírus transmitidos por artrópodes (IgM para vírus do oeste do Nilo)
- Índice de anticorpos para *B. burgdorferi*
- Anticorpo de fixação de complemento para *Coccidioides immitis*

HIV, vírus da imunodeficiência humana; IgG, imunoglobulina G; IgM, imunoglobulina M; LCR, líquido cefalorraquidiano; PCR, reação em cadeia de polimerase.

Tabela 64.4 Doses recomendadas de antibióticos para meningite bacteriana.

Antibiótico	Doses diárias totais (intervalo entre as doses em horas)
Ampicilina	Lactentes e crianças: 300 mg/dia (a cada 6 h) Adultos: 12 g/dia (a cada 4 a 6 h)
Cefepima	Lactentes e crianças: 150 mg/kg/dia (a cada 8 h) Adultos: 6 g/dia (a cada 8 h)
Cefotaxima	Lactentes e crianças: 225 a 300 mg/kg/dia (a cada 6 a 8 h) Adultos: 8 a 12 g/dia (a cada 4 a 6 h)
Ceftazidima	Lactentes e crianças: 150 a 200 mg/kg/dia (a cada 8 h) Adultos: 8 g/dia (a cada 8 h)
Ceftriaxona	Lactentes e crianças: 80 a 100 mg/kg/dia (a cada 12 h) Adultos: 4 g/dia (a cada 12 h)
Gentamicina	Lactentes e crianças: 7,5 mg/kg/dia (a cada 8 h) Adultos: 5 mg/kg/dia (a cada 8 h)
Meropeném	Lactentes e crianças: 120 mg/kg/dia (a cada 8 h) Adultos: 5 mg/dia (a cada 8 h)
Metronidazol	Lactentes e crianças: 30 mg/kg/dia (a cada 6 h) Adultos: 2.000 mg (a cada 6 h)
Nafcilina	Lactentes e crianças: 200 mg/kg/dia (a cada 6 h) Adultos: 9 a 12 g/dia (a cada 4 h)
Penicilina G	Lactentes e crianças: 0,3 μm/kg/dia (a cada 4 a 6 h) Adultos: 24 milhões U/dia (a cada 4 a 6 h)
Rifampicina	Lactentes e crianças: 10 a 20 mg/kg/dia (a cada 12 a 24 h) Adultos: 600 a 1.200 mg/dia (a cada 12 h)
Vancomicina*	Lactentes e crianças: 60 mg/kg/dia (a cada 6 h) Adultos: 45 a 60 mg/kg/dia (a cada 6 a 12 h)
Quimioprofilaxia para Neisseria meningitidis	Rifampicina, 600 mg 2 vezes/dia, durante 2 dias; ou ceftriaxona, 250 mg IM

*Vancomicina pode ser administrada por via intraventricular sem riscos. A dose para adultos é de 20 mg/dia e a dose pediátrica é de 10 mg/dia.

TRATAMENTO

Depois da identificação do agente etiológico por cultura e com base nos resultados dos testes de sensibilidade antimicrobiana, o tratamento empírico pode ser modificado conforme a necessidade (Tabela 64.4).

As diretrizes práticas da Infectious Diseases of America para tratamento de meningite bacteriana e as diretrizes da European Federation of Neurological Societis para tratamento de meningites bacterianas adquiridas na comunidade recomendam administrar dexametasona para adultos com diagnóstico suspeito ou confirmado de meningite pneumocócica (Evidência de nível 1).[2] Além disso, as diretrizes práticas da Infectious Diseases Society of America reconhecem que "alguns especialistas poderiam iniciar dexametasona para adultos com quadro suspeito de meningite bacteriana, considerando que nem sempre é possível definir a causa da meningite na avaliação inicial". Desde que foram publicadas diretrizes em 2004, observou-se tendência favorável no sentido da redução dos índices de morte e surdez e nenhuma evidência de que dexametasona foi perigosa nos pacientes com meningite meningocócica (Evidência de nível 1).[3] Esse fármaco diminui a formação de citocinas inflamatórias e estabiliza a barreira hematencefálica (Figura 64.2). Por essa razão, dexametasona consegue atenuar complicações neurológicas secundárias à produção de citocinas inflamatórias e ao aumento de permeabilidade da barreira hematencefálica. A dose recomendada é de 0,6 mg/kg/dia fracionados em quatro doses (0,15 mg/kg por dose) administradas por via intravenosa nos primeiros 4 dias do tratamento antibiótico para lactentes com mais de 2 meses de vida e crianças. Para os adultos, a dose de dexametasona é de 10 mg a cada 6 horas nos primeiros 4 dias do tratamento antibiótico. A primeira dose de dexametasona deve ser administrada 15 a 20 minutos antes, ou ao final da primeira dose do antibiótico.

A American Academy of Pediatrics recomenda a possibilidade de usar dexametasona para tratar meningite bacteriana de lactentes com mais de 6 semanas de vida e crianças. A dose recomendada é a mesma dos adultos e a primeira dose deve ser administrada 15 a 20 minutos antes, ou ao final da primeira dose do antibiótico. Resultados de ensaios clínicos com dexametasona em crianças demonstraram sua eficácia para reduzir inflamação meníngea e sequelas neurológicas e diminuir a incidência de surdez neurossensorial depois de meningite bacteriana de qualquer etiologia.

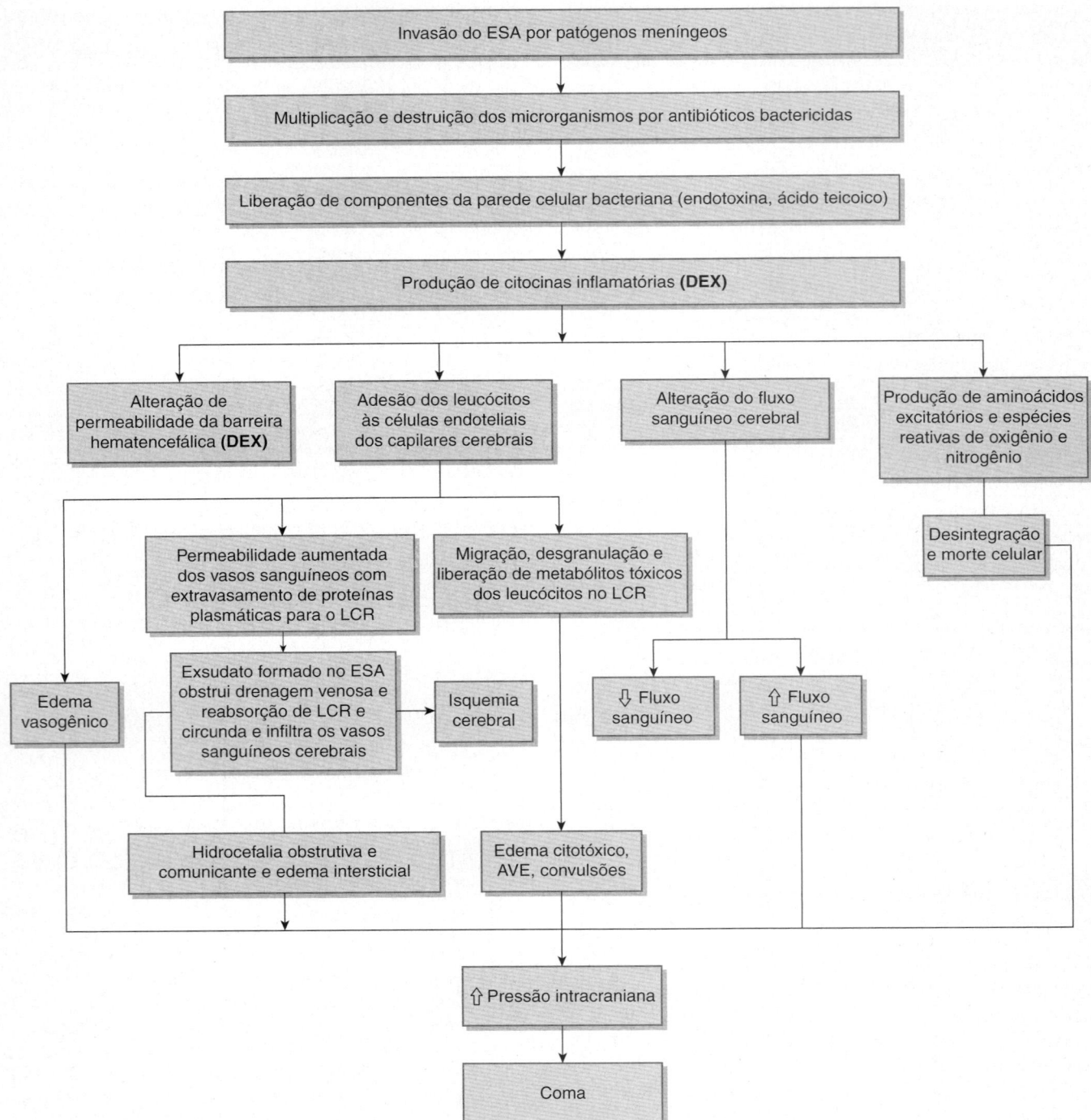

FIGURA 64.2 Dexametasona atenua duas etapas críticas da fisiopatologia das complicações neurológicas das meningites bacterianas. AVE, acidente vascular encefálico; DEX, dexametasona; ESA, espaço subaracnóideo; LCR, líquido cefalorraquidiano. (Reproduzida com autorização da McGraw-Hill.)

COMPLICAÇÕES

Pacientes com meningite bacteriana devem ser internados em unidade de cuidados intensivos neurológicos. Erradicar o patógeno meníngeo é uma tarefa fácil. Complicações neurológicas como edema cerebral, hipoperfusão cortical focal ou difusa, distúrbios da autorregulação cerebral, trombose séptica dos seios venosos, hemorragia intracerebral, hidrocefalia e crises convulsivas são responsáveis por mortes e sequelas da meningite bacteriana. Por essa razão, o tratamento das complicações neurológicas é fundamental ao prognóstico dos pacientes. Hipertensão intracraniana é controlada por elevação da cabeceira do leito, diuréticos osmóticos (p. ex., manitol) e hiperventilação (ver Capítulo 111). Sedação com anestésicos para reduzir o metabolismo cerebral também deve ser considerada. Nos pacientes com estupor ou coma, deve-se utilizar um dispositivo de monitoramento da pressão intracraniana de forma a facilitar o controle da pressão intracraniana. A pressão de perfusão cerebral deve ser mantida entre 50 e 70 mmHg. Isquemia cerebral e hemorragia intracerebral acarretam risco alto de morte e intervenções terapêuticas para tratar estas complicações podem ter efeitos extremamente benéficos aos pacientes.

EVIDÊNCIAS DE NÍVEL 1

1. Wilson MR, Sample HA, Zorn KC, et al. Clinical metagenomic sequencing for diagnosis of meningitis and encephalitis. N Engl J Med. 2019;380:2327-2340.
2. de Gans, van de Beek D. Dexamethasone in adults with bacterial meningitis. N Engl J Med. 2002;347:1549-1556.
3. Heckenberg SGB, Brouwer MC, van der Ende A, van de Beek D. Adjunctive dexamethasone in adults with meningococcal meningitis. Neurology. 2012;79:1563-1569.

LEITURA SUGERIDA

Amaya-Villar R, García-Cabrera E, Sulleiro-Igual E, et al. Three-year multicenter surveillance of community-acquired Listeria monocytogenes meningitis in adults. BMC Infect Dis. 2010;10:324.

Brouwer MC, Tunkel AR, van de Beek D. Epidemiology, diagnosis, and antimicrobial treatment of acute bacterial meningitis. Clin Microbiol Rev. 2010;23(3):467-492.

Brouwer MC, van de Beek D, Heckenberg SG, et al. Community-acquired Listeria monocytogenes meningitis in adults. Clin Infect Dis. 2006;43(10):1233-1238.

Durand ML, Calderwood SB, Weber DJ, et al. Acute bacterial meningitis in adults: a review of 493 episodes. N Engl J Med. 1993;328:21-28.

Erdem H, Elaldi N, Oztoprak N, et al. Mortality indicators in pneumococcal meningitis: therapeutic implications. Int J Infect Dis. 2014;19:13-19.

Hasbun R, Abrahams J, Jekel J, Quagliarello VJ. Computed tomography of the head before lumbar puncture in adults with suspected meningitis. N Engl J Med. 2001;345:1727-1733.

Lai WA, Chen SF, Tsai NW, et al. Non-cephalosporin-susceptible, glucose non-fermentative Gram-negative bacilli meningitis in post-neurosurgical adults: clinical characteristics and therapeutic outcome. Clin Neurol Neurosurg. 2014;116:61-66.

Lorber B. Listeria monocytogenes. In: Mandell GL, Bennet JE, Dolin R, eds. Principles and Practice of Infectious Diseases. Philadelphia: Churchill Livingstone; 2005:2478-2484.

Mylonakis E, Hohmann EL, Calderwood SB. Central nervous system infection with Listeria monocytogenes. 33 years' experience at a general hospital and review of 776 episodes from the literature. Medicine (Baltimore). 1998;77(5):313-336.

Pintado V, Pazos R, Jimenez-Mejias ME, et al. Methicillin-resistant Staphylococcus aureus meningitis in adults: a multicenter study of 86 cases. Medicine. 2012;91(1):10-17.

Pomar V, Benito N, Lopez-Contreras J, et al. Spontaneous gram-negative bacillary meningitis in adult patients: characteristics and outcome. BMC Infect Dis. 2013;13:451.

Prouox N, Frechette D, Toye B, et al. Delays in the administration of antibiotics are associated with mortality from adult acute bacterial meningitis. QJM. 2005;98:291-198.

Stockmann C, Ampofo K, Byington CL, et al. Pneumococcal meningitis in children: epidemiology, serotypes, and outcomes from 1997-2010 in Utah. Pediatrics. 2013;132(3):421-428.

Tacon CL, Flower O. Diagnosis and management of bacterial meningitis in the paediatric population: a review. Emerg Med Int. 2012;2012:320309.

Thigpen MC, Whitney CG, Messonnier NE, et al. Bacterial meningitis in the United States, 1998-2007. N Engl J Med. 2011;364(21):2016-2025.

Tunkel AR, Hartman BJ, Kaplan SL, et al. Practice guidelines for the management of bacterial meningitis. Clin Infect Dis. 2004;39:1267-1284.

van de Beek D, Brouwer MC, Thwaites GE, et al. Advances in treatment of bacterial meningitis. Lancet. 2012;380(9854):1693-1702.

van de Beek D, de Gans J, Spanjaard L, et al. Clinical features and prognostic factors in adults with bacterial meningitis. N Engl J Med. 2004;35:1849-1859.

van de Beek D, de Gans J, Tunkel AR, et al. Community acquired bacterial meningitis in adults. N Engl J Med. 2006;354:44-53.

van de Beek D, Drake JM, Tunkel AR. Nosocomial bacterial meningitis. N Engl J Med. 2010;362(2):146-154.

van de Beek D, Farrar JJ, de Gans J, et al. Adjunctive dexamethasone in bacterial meningitis: a meta-analysis of individual patient data. Lancet Neurol. 2010;9(3):254-263.

Weisfelt M, de Gans J, van de Beek D. Bacterial meningitis: a review of effective pharmacotherapy. Expert Opin Pharmacother. 2007;8:1493-1504.

Weisfelt M, van de Beek D, Spanjaard L, et al. Clinical features, complications, and outcomes in adults with pneumococcal meningitis: a prospective case series. Lancet Neurol. 2006;5:123-129.

Abscessos Cerebral, Medular e Epidural e Outras Infecções Parameníngeas

65

Tracey A. Cho

PONTOS-CHAVE

1. Abscessos cerebrais podem ser causados por disseminação direta de infecções dos seios frontais ou etmoides (lobo frontal), orelha média (cerebelo ou lobo temporal) ou processos dentários (lobo frontal).

2. Abscessos múltiplos na distribuição da artéria cerebral média quase certamente se devem à disseminação hematogênica de um foco extracraniano.

3. Imagens de ressonância magnética (RM) em difusão restrita podem ser úteis para diferenciar entre abscesso cerebral bacteriano e tumor.

4. O tratamento padronizado para abscessos cerebrais é aspiração estereotáxica para isolar o agente patogênico e reduzir o volume do abscesso.

5. Imagens de RM de abscessos cerebrais bacterianos podem mostrar um realce persistente mesmo depois do tratamento adequado, e esse sinal não pode ser usado isoladamente para selecionar qualquer tratamento adicional.

6. Empiema subdural tem progressão mais rápida que abscesso cerebral e, nos casos típicos, evolui com febre, cefaleia localizada e déficits neurológicos rapidamente progressivos e/ou crises epilépticas.

7. Abscesso epidural medular é uma emergência cirúrgica, porque apenas tratamento clínico geralmente é insuficiente e a gravidade do déficit neurológico antes do tratamento é o fator modificável mais importante para determinar o prognóstico.

ABSCESSO CEREBRAL

Abscesso cerebral é uma infecção purulenta focal dentro do parênquima cerebral, causada por bactérias, micobactérias, fungos, protozoários ou helmintos. O abscesso cerebral começa como uma área localizada de cerebrite; quanto ao tamanho, abscessos podem variar de uma coleção microscópica de células inflamatórias até área de necrose purulenta evidenciada como lesão expansiva.

Avanços no diagnóstico e tratamento dos abscessos cerebrais foram alcançados com o uso de tomografia computadorizada (TC), ressonância magnética (RM) – especialmente imagens ponderadas em difusão (DWI, ou *diffusion-weighted imaging*) –, biopsia e aspiração cerebral estereotáxica e novos antibióticos de amplo espectro.

Epidemiologia

A incidência de abscessos cerebrais varia de 0,4 a 0,9 casos por 100 mil habitantes-ano. Abscessos cerebrais são duas a três vezes mais comuns em homens que mulheres e têm incidência mais alta na quarta década de vida. Até 86% dos pacientes têm alguma condição predisponente e números crescentes de pacientes desenvolvem abscessos no contexto de imunossupressão iatrogênica. Ao longo das últimas décadas, avanços no tratamento dos abscessos cerebrais levaram a um declínio significativo na taxa de mortalidade, de 30 a 50% antes de 1980 para 4 a 20% mais recentemente. Até 25% de todos os casos são diagnosticados em crianças com menos de 15 anos, com concentração de casos na faixa etária de 4 a 7 anos, habitualmente em consequência de cardiopatia congênita cianótica ou otite.

Focos infecciosos de abscessos cerebrais

Classificar abscessos cerebrais com base na fonte provável de infecção ajuda a selecionar a avaliação dos fatores predisponentes e escolher tratamento antibiótico empírico mais apropriado. O abscesso cerebral pode desenvolver-se a partir de qualquer uma das seguintes condições predisponentes ou coexistentes: (1) extensão direta de infecção craniana, sinusite etmoidal ou frontal, otite média subaguda ou crônica, mastoidite ou infecção dentária; (2) inoculação direta por meio de feridas, fratura de crânio ou procedimentos neurocirúrgicos; e (3) disseminação hematogênica de infecção existente em outra parte do corpo (p. ex., abscesso pulmonar, endocardite bacteriana, infecções intra-abdominais, infecções dentárias, cardiopatia congênita). Vinte a 30% dos abscessos cerebrais não têm origem evidente e são descritos como *criptogênicos* ou *idiopáticos*; alguns deles provavelmente têm origem odontogênica.

Infecção da orelha média ou processo mastoide pode disseminar-se para cerebelo ou lobo temporal por meio de comprometimento do osso e meninges, ou por disseminação de bactérias pelas veias emissárias e seios desprovidos de válvulas que drenam essas regiões. A infecção pode originar-se das tonsilas ou abscessos dentários ou seios frontais, células etmoidais ou, raramente, seios maxilares com disseminação frequente das infecções dos seios paranasais para os lobos frontais por erosão do crânio. Abscessos cerebrais odontogênicos ocorrem depois de extrações dentárias ou outro tipo de manipulação dentária e são mais comuns no lobo frontal. Abscessos cerebrais raramente são complicações de meningite bacteriana, exceto casos de meningite neonatal causada por bactérias entéricas gram-negativas (inclusive espécies *Proteus* e *Enterobacter*); por motivos desconhecidos, essas espécies bacterianas tendem a causar abscessos em recém-nascidos.

Depois de disseminação hematogênica, as lesões cerebrais são encontradas nos territórios distais da artéria cerebral média e, com frequência, são múltiplas e detectadas frequentemente na transição das substâncias cinzenta e branca. As fontes potenciais de disseminação hematogênica de infecção são vias respiratórias superiores (abscessos pulmonares ou empiemas), endocardite bacteriana, infecção cutânea, infecção intra-abdominal ou infecções pélvicas. Anomalias cardíacas congênitas e malformações arteriovenosas pulmonares (p. ex., telangiectasia hemorrágica hereditária) predispõem ao desenvolvimento de abscesso cerebral. Nesses dois distúrbios, êmbolos infectados escapam do sistema de filtração pulmonar e ganham acesso ao sistema arterial cerebral. De modo semelhante, foram relatados casos de abscesso cerebral criptogênico causado por vegetações ou persistência do forame oval ou *shunting* direita-esquerda por meio de um forame oval patente. Em lactentes e crianças, cardiopatia congênita é um fator predisponente comum para desenvolvimento de abscesso cerebral. As condições predisponentes à telangiectasia hemorrágica hereditária (ou doença de Rendu-Osler-Weber) podem constituir a fonte de abscesso cerebral por êmbolos sépticos paradoxais originados do pulmão.

Pode ocorrer abscesso cerebral após lesão cranioencefálica penetrante ou procedimentos neurocirúrgicos, embora a ocorrência de abscessos após lesões penetrantes seja baixa.

Agentes etiológicos do abscesso cerebral

O microrganismo infectante varia com o tipo de acesso, idade do paciente e função imune. Embora existam variações entre continentes e faixas etárias, os agentes etiológicos mais comuns em todo o mundo são estreptococos (espécies anaeróbias, aeróbias ou microaerófilas), *Staphylococcus aureus*, bacilos entéricos gram-negativos (espécies *Proteus*, *Klebsiella pneumoniae*, *Escherichia coli*), Enterobactérias (espécies *Pseudomonas* e anaeróbios (inclusive espécies *Bacteroides*) (Tabela 65.1). Nos lactentes, bactérias gram-negativas são os patógenos mais frequentes. Em pacientes adultos com disseminação direta de infecção a partir de uma fonte otogênica, microrganismos mais comuns são estreptococos, espécies *Bacteroides* e *Pseudomonas*, Enterobactérias e *Haemophilus*. Outros microrganismos causadores de disseminação oral ou hematogênica incluem estreptococos, *S. aureus* e espécies *Bacteroides* e *Fusobacterium*. Após lesão cranioencefálica penetrante ou procedimento neurocirúrgico, abscessos geralmente são causados por *S. aureus* (*Staphylococcus aureus* resistente à meticilina, ou SARM), *Staphylococcus epidermidis*, estreptococos, Enterobactérias e espécies *Pseudomonas* ou *Clostridium*. Abscessos cerebrais como complicação de endocardite bacteriana são causados por estreptococos, SARM e *Serratia marcescens*.

No hospedeiro imunossuprimido, *Toxoplasma*, *Listeria*, *Nocardia*, *Aspergillus*, *Cryptococcus*, *Coccidioides*, *Mycobacterium tuberculosis*, Enterobactérias e outros fungos patogênicos constituem os microrganismos que causam abscesso cerebral. Nos países mais abastados, *Toxoplasma gondii* é o agente etiológico mais comum de lesões cerebrais expansivas com realce periférico em pacientes com infecção avançada pelo vírus da imunodeficiência humana (HIV), enquanto tuberculose é uma causa importante em países de todos os níveis de recursos. Nos receptores de transplantes de órgãos sólidos, até 90% dos abscessos cerebrais são causados por fungos. O abscesso cerebral também pode resultar de infecção parasitária como *Entamoeba histolytica*, cisticercose, *Schistoma* ou toxocaríase; tipo de lesão demonstrada nos exames de imagem (cística) e fatores demográficos geralmente diferenciam essas infecções parasitárias dos abscessos piogênicos típicos.

Culturas podem ser estéreis em pacientes que receberam antibióticos antes da biopsia, porém qualquer material obtido deve ser enviado ao laboratório. Coloração por gram-positiva pode orientar o tratamento, mesmo quando a cultura é negativa. Dependendo do estudo analisado, o diagnóstico microbiológico foi estabelecido em 68 a 83% dos pacientes; em 23% dos casos, os abscessos são polimicrobianos.

Fisiopatologia

Alterações patológicas associadas aos abscessos cerebrais são semelhantes, independentemente de sua origem: extensão direta de um foco infeccioso adjacente para o cérebro, trombose retrógrada de veias ou disseminação hematogênica (Figura 65.1).

Com base em modelos animais e exames de imagem de seres humanos, o desenvolvimento dos abscessos cerebrais caracteriza-se por um *continuum* de alterações. A infecção focal (cerebrite) começa como área de inflamação, que corresponde aos sinais hiperintensos nas imagens de RM ponderadas em T2 (sinais de hipodensidade nas imagens de TC); em seguida, há necrose central com edema circundante, que resultam em realce periférico na borda da inflamação com sinal hiperintenso circundante nas imagens em T2. Quando as defesas do hospedeiro impedem a disseminação da infecção, macróglia e fibroblastos se proliferam na tentativa de circundar os tecidos infectados necróticos, e observa-se uma formação de tecido de granulação e encapsulação fibrosa, frequentemente mais espessa no lado cortical que ventricular em razão da irrigação sanguínea mais abundante. Quando a cápsula sofre ruptura, ocorre liberação de material purulento no sistema ventricular – processo associado a uma elevada taxa de mortalidade. É comum ocorrer acumulação de edema ao redor do abscesso cerebral. O processo entre inoculação cerebral e formação completa da cápsula demora 2 semanas ou mais, dependendo do microrganismo patogênico.

Tabela 65.1 Abscesso cerebral.

Fonte	Patógeno
Cavidade oral, disseminação hematogênica (infecções intra-abdominais/pélvicas), otite, mastoidite, sinusite	Espécies estreptococos (aeróbicos e anaeróbicos), *Staphylococcus aureus*, espécies *Bacteroides* e *Pseudomonas*, espécies *Haemophilus*, Enterobactérias, *Prevotella melaninogenica*, espécies *Fusobacterium*
Traumatismo/procedimento neurocirúrgico	*S. aureus* ou *Staphylococcus epidermidis*, espécies *Streptococcus*, Enterobactérias, espécies *Pseudomonas* e *Clostridium*
Infecções pulmonares piogênicas	Estreptococos, estafilococos, espécies *Bacteroides* e *Fusobacterium*, Enterobactérias
Origem cardíaca (p. ex., cardiopatia cianótica, *shunts* direita-esquerda, endocardite bacteriana)	Espécies *Streptococcus*, *Serratia marcescens*, *S. aureus* resistente à meticilina (SARM)
Paciente imunossuprimido	*Pseudomonas*, *Toxoplasma*, *Listeria*, *Nocardia*, *Aspergillus*, *Cryptococcus*, *Coccidioides*, *Mycobacterium tuberculosis*, Enterobactérias, outros fungos patogênicos
Infecções parasitárias	Cisticercose, *Entamoeba histolytica*, *Schistosoma*, *Paragonimus*

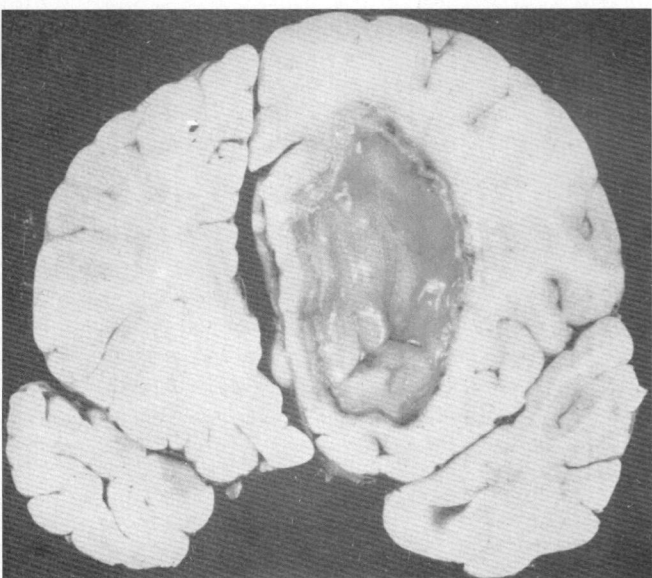

FIGURA 65.1 Abscesso cerebral localizado no lobo frontal secundário a uma infecção pulmonar. (Cortesia do Dr. Abner Wolf.)

No sistema nervoso central, duas reações imunes mediadas por sinais aos patógenos invasores potencialmente importantes no desenvolvimento do abscesso são sistemas de receptores Toll-*like* e Nod-*like*. Ativação do receptor Toll-*like* pelos patógenos invasores desencadeia uma série complexa de reações imunomediadas, incluindo controle da carga da infecção, infiltrados imunes e mediadores inflamatórios. De modo semelhante, o receptor Nod-*like* ativa diversas interleucinas imunes específicas, que são responsáveis pelo reconhecimento das bactérias e liberação subsequente de citocinas, cuja ação consiste em restringir a disseminação das bactérias durante a formação do abscesso.

Manifestações clínicas

Os sintomas do abscesso cerebral são típicos de lesão expansiva no cérebro com elevação da pressão intracraniana (PIC) e incluem cefaleia com ou sem febre como sintoma inicial, seguida de náuseas, vômitos, letargia e déficits neurológicos focais. Cerca de 70% dos pacientes queixam-se de cefaleia. Agravamento súbito da cefaleia preexistente, rigidez de nuca de início recente e crises epilépticas podem sugerir ruptura do abscesso cerebral no espaço ventricular. A duração média dos sintomas antes do primeiro atendimento clínico é de 8,3 dias. O início abrupto de cefaleia intensa é menos comum na presença de abscesso e com mais frequência está associado à meningite bacteriana aguda ou hemorragia subaracnóidea. Febre ocorre em 53% dos casos, enquanto déficits neurológicos focais são detectados em 48% dos pacientes, mas a combinação clássica de cefaleia, febre e déficits focais ocorre em apenas 20%.

Os déficits neurológicos focais variam, dependendo da localização do abscesso. Podem ocorrer hemiparesia, apatia e confusão mental com lesões do lobo frontal; hemianopsia e afasia (particularmente anomia) com abscessos dos lobos temporal ou parietoccipital; e ataxia, tremor intencional e nistagmo com abscessos cerebelares (Figura 65.2). Crises epilépticas (focais ou generalizadas), rigidez de nuca e edema de papila também são comuns nos pacientes com abscesso cerebral (cerca de 30% dos casos para cada sintoma). Nos casos típicos, edema de papila e/ou paralisia do terceiro ou sexto nervo craniano é devida à elevação da PIC.

Abscessos do tronco encefálico são raros. Os sinais clássicos de síndromes do tronco encefálico frequentemente estão ausentes, visto que o abscesso tende a sofrer expansão longitudinal ao longo dos tratos de fibras, mas não transversalmente. Pode-se observar a presença de infecções subdurais ou, raramente, epidurais nas regiões frontais com os mesmos sinais e sintomas de um abscesso no lobo frontal. A febre e as crises epilépticas focais favorecem o diagnóstico de abscesso subdural, e não intraparenquimatoso, embora esses achados sejam inespecíficos.

Com frequência, ocorre trombose do seio transverso depois de infecção da orelha média ou processo mastoide (Figura 65.2), que pode ser acompanhada de crises convulsivas e sinais de aumento da PIC, o que dificulta a diferenciação clínica entre essa condição e o abscesso do lobo temporal ou dos hemisférios. Quando há trombose do seio transverso, um edema de papila pode resultar do bloqueio da drenagem venosa do cérebro. Sinais neurológicos focais favorecem o diagnóstico de abscesso.

Diagnóstico

Deve-se suspeitar de abscesso cerebral quando há crises epilépticas, sinais neurológicos focais ou elevação da PIC em pacientes com infecção aguda ou crônica diagnosticada em orelha média, processo mastoide, seios paranasais, coração ou pulmões, bem como naqueles com cardiopatia congênita. Exames de neuroimagem como TC ou RM são essenciais para confirmar o diagnóstico.

Embora TC possa ser útil demonstrar hemorragia ou calcificação, RM é o exame de neuroimagem preferível para diagnóstico quanto e tratamento de abscesso cerebral e deve incluir sequências básicas ponderadas em T1 e T2, antes e depois da administração de contraste, acrescidas de imagens em sequência FLAIR (*fluid-attenuated inversion recovery*), DWI, coeficiente de difusão aparente (CDA) e ponderadas em suscetibilidade. Abscessos são frequentemente encontrados na transição entre substâncias cinzenta e branca nas áreas limítrofes entre territórios vasculares. Anormalidades sugestivas de abscesso são sinal hiperintenso em T2/FLAIR, centro com sinal de hipointensidade em T1, periferia com sinal hipointenso em T2/FLAIR e realce periférico nas sequências ponderadas em T1 pós-contraste (Figura 65.3). Em razão do centro purulento denso, a circulação de água geralmente é dificuldade e isto gera sinal de hiperintensidade em DWI e hipointensidade em CDA. No caso de abscesso encapsulado bem formado, tanto TC contrastada quanto RM com gadolínio revelam uma massa com realce periférico e edema vasogênico circundante. Como foi mencionado antes, a borda cortical do abscesso frequentemente é mais espessa em comparação com a borda medial e isto pode ajudar a diferenciar entre abscessos e tumores ou processos desmielinizantes.

RM possibilita a localização exata de cerebrite ou abscesso e avaliação sequencial do tamanho da lesão, sua demarcação, extensão do edema circundante e efeito expansivo total e possibilita o estadiamento do abscesso. Embora espectroscopia de ressonância magnética tenha sido estudada como técnica para ajudar a diferenciar entre abscessos e outras lesões cerebrais (p. ex., tumor) com base nos padrões metabólicos de lactato, aminoácidos ou acetato, sua utilidade adicional como exame complementar às imagens em DWI é limitada e por isto não é utilizada rotineiramente na prática clínica.

O diagnóstico diferencial baseado na aparência das lesões visualizadas à TC ou RM inclui glioblastoma, tumor metastático, infarto, malformação arteriovenosa, hematoma em resolução e granuloma. As características que favorecem o diagnóstico de abscesso cerebral incluem presença de gás no centro de uma

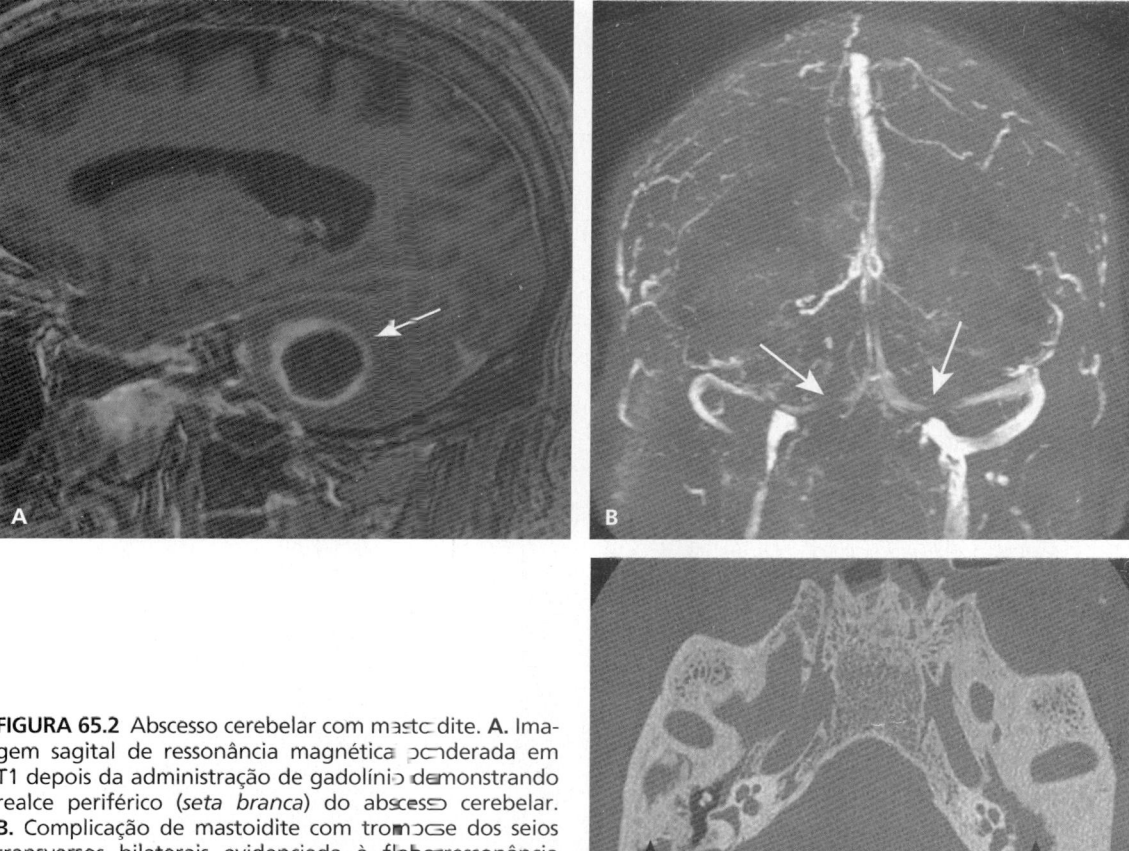

FIGURA 65.2 Abscesso cerebelar com mastoidite. **A.** Imagem sagital de ressonância magnética ponderada em T1 depois da administração de gadolínio demonstrando realce periférico (*seta branca*) do abscesso cerebelar. **B.** Complicação de mastoidite com trombose dos seios transversos bilaterais evidenciada à fleborressonância magnética (*setas*). **C.** Imagem de tomografia computadorizada em janela óssea demonstrando alteração esclerótica do seio mastoide direito (*seta à esquerda*) compatível com mastoidite crônica. (Cortesia do Dr. William Wagle.)

lesão com realce periférico; faixa de realce mais fina (< 5 mm) em comparação com tumores cerebrais; e bordas mais regulares com realce periférico e realce do epêndima associado à ventriculite ou ruptura ventricular (ver Figura 65.3). RM ponderada em DWI e CDA ajuda a diferenciar entre tumor e abscesso. Nos casos de abscesso cerebral, o sinal de RM em DWI é hiperintenso com valores baixos de CDA correspondentes, em comparação com tumor cerebral com sinal isointenso ou hipotenso em DWI com valor elevado a sequência ponderada em CDA. Em um estudo de 147 lesões cerebrais císticas, esse padrão alcançou sensibilidade e especificidade de 96% na diferenciação entre abscesso e outras lesões não infecciosas. Diferentemente dos abscessos cerebrais piogênicos, o sinal dos abscessos causados *Toxoplasma* pode não ser hiperintenso na sequência DWI. No contexto apropriado, o tratamento empírico para *Toxoplasma* pode ser iniciado com avaliação da resposta ao tratamento por meio de imagem de RM de acompanhamento dentro de várias semanas.

TC ou RM pode diferenciar entre abscessos e aneurismas mitóticos ou encefalite por herpes, que podem produzir sinais e sintomas semelhantes. O aneurisma micótico, que habitualmente se localiza no território das artérias cerebrais médias, pode ser acompanhado de meningite nos casos de endocardite bacteriana. TC ou RM pode excluir abscesso, porém angiotomografia computadorizada (ATC) é frequentemente necessária para identificar aneurisma antes da ruptura. Encefalite por herpes simples manifesta-se por cefaleia, febre e síndrome aguda dos lobos temporal e frontal. Nas imagens de TC ou RM, o lobo temporal está edemaciado com transparência irregular e realce variegado por contraste.

Velocidade de hemossedimentação (VHS) e proteína C reativa (PCR) podem estar elevadas em pacientes com abscesso cerebral (72 e 60% dos casos, respectivamente, com base em uma metanálise), mas alguns pacientes têm níveis normais. Hemoculturas são positivas (até 28% dos casos em geral) nos pacientes com disseminação hematogênica como fonte da infecção. A sorologia para HIV deve ser confirmada em todos os casos suspeitos de abscesso cerebral; se o paciente for HIV-positivo, deve-se pesquisar imunoglobulina G contra toxoplasmose.

Punção lombar pouco acrescenta ao diagnóstico, exceto nos casos de meningite; este exame está contraindicado antes de realizar exame de neuroimagem nos pacientes que supostamente tenham abscesso cerebral, considerando o risco de hérnia transtentorial ou uncal.

A extensão do abscesso às meninges ou aos ventrículos causa sinais e sintomas associados à meningite ou ventriculite aguda. Ruptura de um abscesso nos ventrículos caracteriza-se por elevação súbita da PIC e presença de pus livre, com aumento acentuado das contagens de células no LCR a níveis entre 20.000 e 50.000/mm^3. Redução da concentração de glicose abaixo de 40 mg/dℓ indica que as meninges foram invadidas por bactérias. Culturas de LCR são positivas apenas em casos raros.

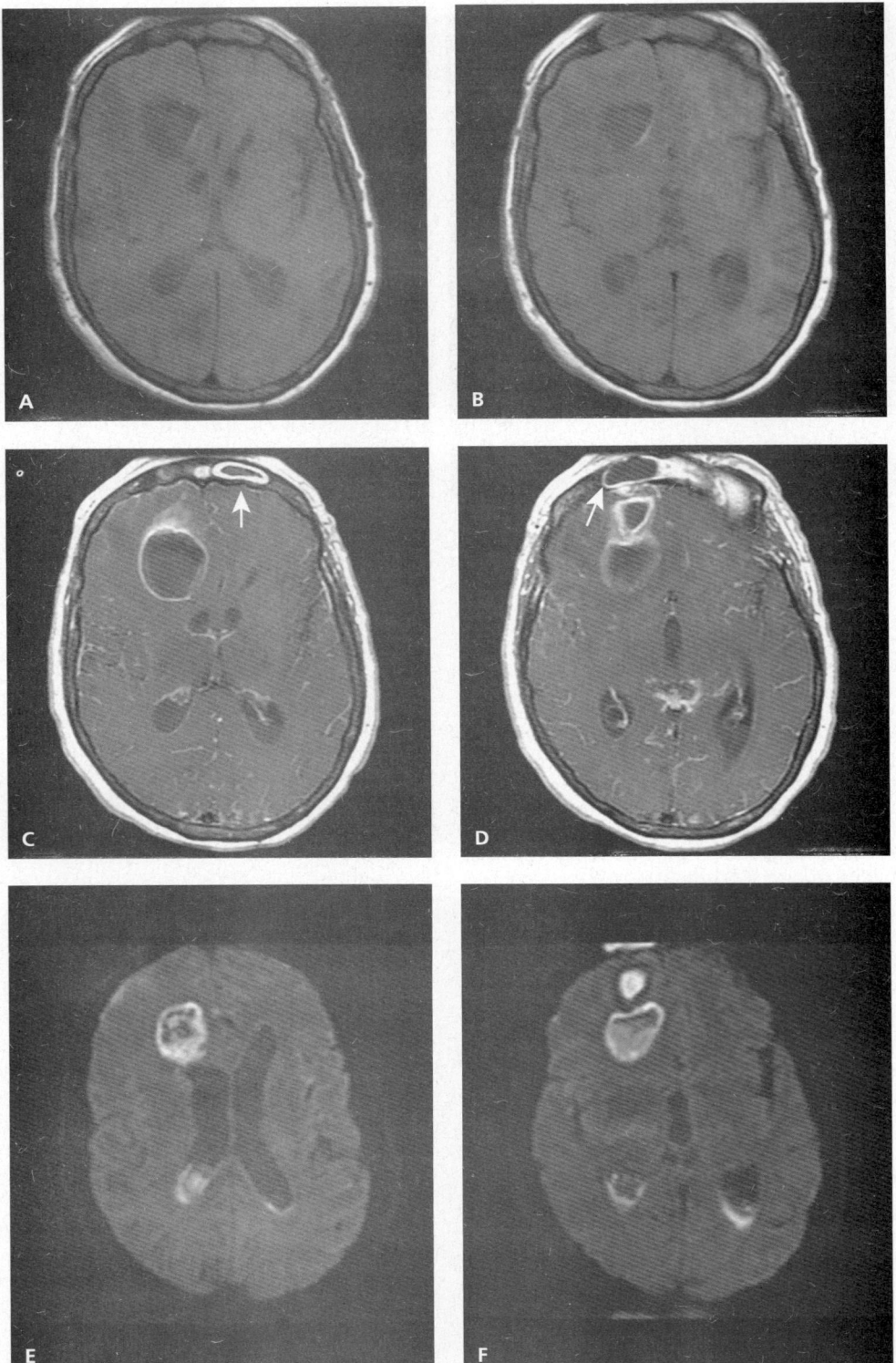

FIGURA 65.3 Abscessos cerebrais. Essas imagens de ressonância magnética (RM) ponderadas em T1 (**A** e **B**) demonstraram abscesso no lobo frontal direito com outro abscesso anterior adjacente menor com realce periférico típico depois da administração de gadolínio (**C** e **D**). Observe que houve realce dos seios frontais direitos (*setas*), que representava o foco infeccioso original. Imagens de RM ponderadas em difusão mostraram lesões com aspecto brilhante típico de abscessos (**E** e **F**). (*Continua*)

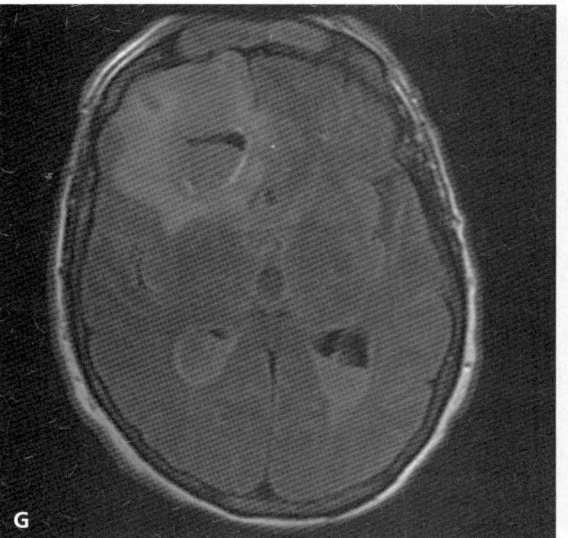
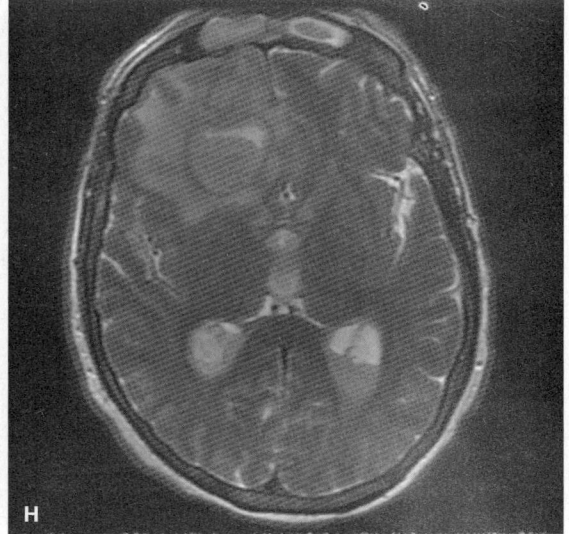
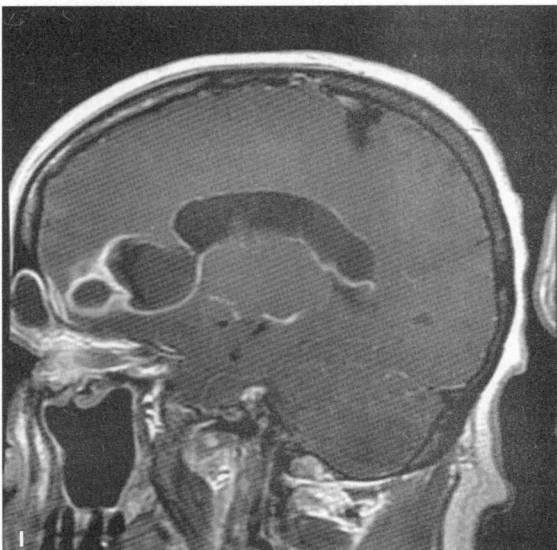

FIGURA 65.3 *(Continuação)* Imagens de RM em sequência FLAIR *(fluid-attenuated inversion recovery)* e T2 **(G e H)** evidenciaram abscessos cerebrais com indícios de edema e efeito expansivo. Imagens sagitais de RM ponderadas em T1 pós-gadolínio demonstraram realce da infecção do seio frontal com disseminação direta ao parênquima encefálico e ventrículos **(I)**. Na imagem ponderada em T1 pós-gadolínio, observe que havia sinal brilhante nos ventrículos sugestivo de ventriculite. (Cortesia do Dr. James Thomas.)

Tratamento

A introdução da TC revolucionou o tratamento dos abscessos cerebrais. Atualmente, com a disponibilidade de RM, é possível diagnosticar e localizar cerebrite ou abscesso, definir a escolha do tratamento e monitorar a resposta do paciente. O tratamento atual recomendado para a maioria dos abscessos cerebrais é aspiração estereotáxica para retirar amostras para cultura e exames especiais e orientar o tratamento com antimicrobianos apropriados.

No passado, o tratamento cirúrgico incluía drenagem aberta e excisão ou aspiração com agulha pelo orifício de trepanação. Na atualidade, a maioria dos cirurgiões prefere aspiração e drenagem estereotáxicas guiadas por TC ou RM. Esse método é o tratamento de escolha para a maioria dos abscessos, particularmente aqueles de localização profunda, múltiplos ou localizados em áreas eloquentes do cérebro. O tratamento antimicrobiano empírico baseia-se nos resultados da coloração por gram da amostra obtida por aspiração estereotáxica e na suposta origem do abscesso. Hoje em dia, a craniotomia aberta com excisão é realizada com pouca frequência e reservada para pacientes com abscessos multiloculados, para aqueles com patógenos resistentes aos agentes antimicrobianos, abscessos causados por *Nocardia*, abscessos contendo gás resistente aos antibióticos e abscessos pós-traumáticos contendo corpos estranhos ou fragmentos ósseos contaminados.

A escolha do tratamento antimicrobiano apropriado depende da capacidade do fármaco de penetrar na cavidade do abscesso e sua atividade contra o patógeno suspeito. No passado, penicilina e cloranfenicol eram os fármacos padronizados para tratar abscessos cerebrais, porém, são raramente usados hoje em dia. Esses fármacos foram substituídos por vancomicina, cefalosporinas de terceira e quarta gerações (p. ex., cefotaxima, ceftriaxona, ceftazidima e cefepima), metronidazol e meropeném (Tabela 65.2). Esquemas combinados de cefalosporinas de terceira ou de quarta geração e vancomicina parecem ser altamente eficazes como tratamento empírico da maioria dos abscessos cerebrais. Metronidazol deve ser acrescentado quando otite, mastoidite ou sinusite paranasal for a fonte suspeita de infecção. Pode ser necessária cobertura antibiótica adicional para alguns microrganismos (p. ex., espécies *Actinomyces*), quando o abscesso é secundário a procedimentos dentários ou abscesso dentário. É preciso considerar especialmente cobertura antimicrobiana para

Tabela 65.2 Antimicrobianos intravenosos específicos para tratar abscesso cerebral.

Vancomicina*	45 a 60 mg/kg/dia, a cada 6 a 12 h
Meropeném	2 g a cada 8 h (usado como primeira ou segunda opção)
Cefotaxima	2 g a cada 4 a 8 h (dose máxima de 12 g/dia)
Ceftriaxona	2 g a cada 12 h (dose máxima de 4 g/dia)
Ceftazidima	1 a 2 g a cada 4 a 8 h (dose máxima de 6 g/dia)
Cefepima	2 g a cada 8 h (dose máxima de 6 g/dia)
Metronidazol	500 mg a cada 6 h (1.500 a 2.000 mg/dia)
Voriconazol	Dose de ataque de 6 mg/kg a cada 12 h × 2, seguida de 4 mg/kg a cada 12 h

*Doses ajustadas com base nos níveis séricos máximos e mínimos; dose ajustada com base na depuração de creatinina.

Enterobactérias ou *Pseudomonas aeruginosa*, sobretudo quando houver suspeita de origem otogênica do abscesso cerebral. Inicialmente, podem-se administrar vancomicina e uma cefalosporina de terceira geração nos casos de abscesso cerebral em consequência de procedimentos neurocirúrgicos, enquanto se aguardam os resultados finais da cultura. Vancomicina também é utilizada nos casos de abscessos causados por SARM. Os raros abscessos da tuberculose podem ser tratados com associação de isoniazida, rifampicina, etambutol e pirazinamida por 2 a 4 meses e, em seguida, são administradas isoniazida e rifampicina durante pelo menos 1 ano. Abscessos associados à aspergilose são tratados de modo mais eficaz com voriconazol. Pode-se considerar anfotericina B se não for possível administrar voriconazol. A duração do tratamento com antibióticos para a maioria dos abscessos varia de 4 a 8 semanas, dependendo do contexto clínico, embora não existam ensaios clínicos randomizados. Nos casos de cerebrite sem encapsulação e abscessos simples drenados cirurgicamente, o tratamento pode ser mais curto (p. ex., 4 a 6 semanas). Quando há fatores agravantes como abscesso multiloculados, imunossupressão ou lesões inacessíveis à drenagem, esquemas mais prolongados (6 a 8 semanas, ou mais) são recomendáveis.

Melhora clínica e TC ou RM são usadas para monitorar a eficácia do tratamento antibiótico. A frequência recomendada para os exames de imagem subsequentes é variável. Nos pacientes que apresentam melhora clínica, um intervalo de 6 semanas é razoável; pacientes que persistem com febre ou têm melhora parcial devem fazer imagens a intervalos menores. TC ou RM de seguimento pode mostrar uma pequena área de realce residual, mesmo depois do tratamento antimicrobiano adequado e não deve ser usada como único critério para avaliar a eficácia dos antibióticos usados, contanto que haja melhora clínica e de outros parâmetros dos exames de imagem. Ocasionalmente, uma lesão preexistente com realce periférico nas imagens de TC desaparece com tratamento clínico, sugerindo que estas lesões reversíveis sejam causadas por cerebrite supurativa.

Podem ocorrer crises epilépticas na evolução inicial de até 50% dos pacientes com abscessos cerebrais. Em um estudo retrospectivo de grande porte, foi observada ocorrência de crises epilépticas em apenas 16% dos pacientes com abscesso cerebral. Com base em estudos sobre tumores cerebrais, antiepilépticos não devem ser administrados rotineiramente como profilaxia primária.

O uso de corticoides nesses pacientes é controverso. Nos pacientes com edema cerebral que acarrete risco à vida, deslocamento da linha média ou herniação iminente, um ciclo breve de corticoides em altas doses (dexametasona, 10 mg por via intravenosa inicial, seguida de 4 mg por via IV a cada 6 horas) pode ser apropriado. Corticoides devem ser suspensos quando o paciente estiver melhor. Uso prolongado de corticoides não é recomendado, visto que estes fármacos podem interferir na formação do tecido de granulação e diminuir a concentração de antibióticos no tecido infectado. Pacientes com edema cerebral grave podem necessitar de intubação e transferência à unidade de tratamento intensivo para controlar PIC elevada. Pode-se considerar hemicraniectomia nos casos de PIC aumentada resistente ao tratamento clínico.

Prognóstico

Com raras exceções, pacientes com abscesso cerebral não tratado morrem. Em estudos realizados antes que se dispusesse de TC, o índice mortalidade variava entre 35 e 55%. Na era atual dos exames de neuroimagem avançados como TC e RM, o índice de mortalidade dos abscessos cerebrais varia de 0 a 10%. A morbidade e mortalidade globais dos abscessos cerebrais estão relacionadas com diagnóstico tardio, presença de abscesso único ou múltiplos abscessos, ruptura intraventricular, progressão ao coma ou rápido declínio do estado neurológico por ocasião do diagnóstico ou infecções fúngicas. Pacientes com nível deprimido de consciência por ocasião da internação tendem a apresentar um prognóstico sombrio. Ruptura intraventricular de um abscesso cerebral e localização na fossa posterior estão associadas a taxas de mortalidade que ultrapassam 80%. Em uma análise univariada de mortalidade, a pontuação na escala de coma de Glasgow no momento da internação de nove ou menos foi um previsor independente de mortalidade hospitalar em um estudo. Pacientes imunossuprimidos têm prognóstico mais sombrio e taxas mais elevadas de mortalidade. A maior taxa de mortalidade é encontrada quando a infecção primária está localizada nos pulmões.

Sequelas dos abscessos cerebrais consistem em recidiva do abscesso ou desenvolvimento de novos abscessos quando o foco primário persiste. Sequelas neurológicas residuais como hemiparesia, crises convulsivas ou déficits intelectuais ou problemas comportamentais são frequentes; contudo, ao longo de cinco décadas até 2012, o número de pacientes que se recuperaram completamente aumentou de 30 a 70% dos casos.

EMPIEMA SUBDURAL

Empiema subdural é acumulação de pus loculado no espaço subdural. Os sintomas assemelham-se aos do abscesso cerebral, embora tenham progressão mais rápida.

Epidemiologia

Ao contrário de outras infecções supurativos do encéfalo e espaço paramenígneo, a maioria dos pacientes com empiema subdural é saudável, ou seja, não tem outras condições predisponentes além de sinusite. Em geral, a infecção subdural em adultos provém da disseminação a partir de um foco infeccioso adjacente; sinusite paranasal é a origem mais comum. Outras fontes de infecção incluem otite, traumatismo cranioencefálico e procedimentos neurocirúrgicos. Patógenos mais comuns no empiema subdural são bactérias anaeróbias e *estreptococos microaerofílicos*. Em uma minoria dos casos, pode-se verificar a presença de *S. aureus* e múltiplos microrganismos, incluindo bactérias gram-negativas como *E. coli* e microrganismos anaeróbicos como *Bacteroides*. Pode-se observar a presença de *P. aeruginosa* ou *S. epidermidis* em casos após a realização de procedimentos neurocirúrgicos. Além disso, empiemas subdurais causados por *Clostridium perfringens* podem ocorrer a partir do local de uma ferida cirúrgica ou traumatismo recente.

Fisiopatologia

A infecção dissemina-se no espaço subdural por meio de tromboflebite retrógrada pelos seios venosos, ou por extensão direta pelo osso e pela *dura-máter*. Uma vez estabelecida, a infecção pode se disseminar sobre as convexidades e ao longo da foice, embora seja comum a ocorrência de loculação característica. As complicações associadas consistem em trombose venosa cortical séptica, abscesso cerebral ou epidural e meningite. Empiema infratentorial é uma complicação rara de meningite bacteriana, que pode se manifestar com sintomas não localizadores como rigidez de nuca e redução do nível de consciência.

Manifestações clínicas

Nos casos típicos, empiema subdural causa cefaleia local, febre e sinais neurológicos focais (80 a 90% dos casos). A combinação de febre, deterioração neurológica rapidamente progressiva e crises epilépticas focais é particularmente sugestiva desse distúrbio. Os sintomas de empiema subdural podem começar dentro de 1 a 2 semanas depois uma infecção dos seios paranasais, mas os microrganismos isolados mais comumente sugerem que a causa seja sinusite crônica na maioria dos casos.

Diagnóstico

Exames de neuroimagem como TC ou RM mostram, respectivamente, área de hipodensidade ou sinal hiperintenso em forma de crescente sobre um hemisfério, ao longo da *dura-máter* e adjacente à foice, com realce das margens ao redor do empiema depois da administração de contraste. Entretanto, o exame complementar de escolha é RM com realce de gadolínio para definir a presença e extensão do empiema subdural e identificar a existência de infecções intracranianas concomitantes. Assim como ocorre com abscessos cerebrais, imagens de RM DWI podem ajudar a diferenciar entre empiema e coleções subdurais não infecciosas (Figura 65.4).

TC pode não diagnosticar algumas lesões que poderiam ser detectadas pela RM. Punção lombar está contraindicada pela mesma razão referida ao abscesso cerebral, isto é, devido ao efeito expansivo e potencial de herniação, além de sua positividade baixa.

Tratamento

O tratamento de quase todos os casos de empiema subdural consiste em drenagem cirúrgica e antibioticoterapia imediatas. Antibióticos intravenosos são administrados dependendo do microrganismo identificado ou, se este não for conhecido, administra-se tratamento empírico com uma cefalosporina de terceira geração e metronidazol; ajustes deste esquema podem ser efetuados com base nas condições predisponentes ou coexistentes. Fármacos antiepilépticos são administrados quando pacientes têm crises epilépticas. Existe controvérsia quanto à técnica neurocirúrgica útil para drenagem do empiema subdural. TC localiza de modo acurado o acúmulo de pus, e alguns autores defendem drenagem por meio dos orifícios de trepanação seletiva. Outros preferem craniotomia aberta para remoção mais completa da infecção, particularmente quando o empiema é loculado. Craniotomia limitada também é usada para colocar um dreno no espaço subdural e infusão local de antibióticos. O uso de orifícios de trepanação ou craniotomia para drenagem de empiema subdural é individualizado. A técnica neuroendoscópica para drenagem tanto do abscesso cerebral quanto do empiema subdural é uma alternativa do tratamento

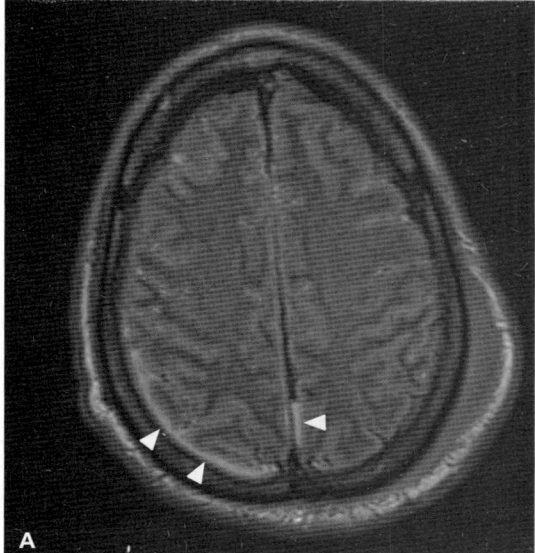 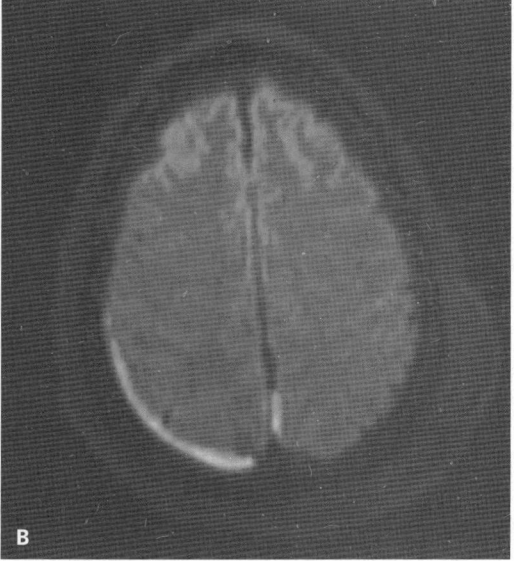

FIGURA 65.4 Empiema subdural. Essas imagens de ressonância magnética em sequência FLAIR (*fluid-attenuated inversion recovery*, **A**) e ponderada em difusão (**B**) demonstraram sinal hiperintenso na convexidade parietal e direita e espaços subdurais parafalcinos posteriores esquerdos (*pontas de seta*) compatíveis com empiema subdural (nenhuma evidência de produtos hemáticos nas imagens ponderadas em suscetibilidade; não foram obtidas imagens contrastadas porque o paciente tinha insuficiência renal). (Cortesia dos Drs. Girish Bathla e Michihiko Goto.)

cirúrgico. Em casos de empiema subdural fulminante, pode haver necessidade de craniectomia descompressiva, irrigação do empiema e drenagem subdural. Em muitos casos, são realizados simultaneamente procedimentos cirúrgicos adicionais para tratar sinusite ou falhas ósseas. A duração recomendada do tratamento antibiótico varia de 4 a 6 semanas depois da drenagem cirúrgica, com administração de fármacos intravenosos por 2 semanas no mínimo.

Prognóstico

Antibióticos e progressos no campo dos exames de neuroimagem reduziram a mortalidade associada ao empiema subdural para cerca de 6 a 15%. Apesar desse aumento do índice de sobrevivência, morbidade ainda é comum, especialmente crises convulsivas, hemiparesia ou outros déficits neurológicos residuais em cerca de 50% dos casos.

ABSCESSO EPIDURAL ESPINAL

Abscesso epidural medular é uma infecção do espaço epidural ao redor da medula espinal.

Epidemiologia e fisiopatologia

Abscesso epidural medular pode desenvolver-se depois da disseminação hematogênica de um foco infeccioso distante; inoculação direta; ou extensão por contiguidade de lesões infecciosas da pele, partes moles ou ossos. Nos casos típicos, o abscesso epidural espinal está associado ao diabetes melito, traumatismo, uso de substâncias intravenosas, álcool, idade ou imunossupressão, sendo diabetes melito o fator de risco único mais importante. O patógeno mais importante no abscesso epidural medular é *S. aureus*, que é encontrado em mais de 60% dos casos. As fontes mais comuns de infecção incluem abscessos cutâneos e infecções ósseas acometendo a coluna vertebral. Um surto de infecções fúngicas causadas por corticoides contaminados usados em injeções epidurais realçou a importância de determinar as fontes potenciais de inoculação direta. Abscessos epidurais medulares localizam-se mais comumente no espaço epidural dorsal, embora um estudo com 10 anos de duração tenha constatado que 30% podem estar localizados no espaço epidural ventral. Em razão do espaço epidural mais amplo e da quantidade maior de gordura, os segmentos torácico e lombar são afetados mais comumente que a coluna cervical.

Manifestações clínicas

O quadro clínico de abscesso epidural medular inclui dor lombar em cerca de 75% dos casos e febre em cerca de 50% dos pacientes. Esses sintomas frequentemente são seguidos de déficits neurológicos focais em cerca de 30% dos casos, inclusive radiculite e, em seguida, paraparesia, nível sensorial, disfunção vesical ou intestinal e, por fim, paraplegia ou tetraplegia.

Exames diagnósticos

VHS e PCR sempre estão elevadas. Devem-se obter um hemograma completo e hemoculturas. Punção lombar geralmente está contraindicada, visto que pode resultar na introdução da infecção dentro do espaço subaracnóideo e tem positividade microbiológica baixa. RM é mais sensível que TC contrastada na identificação do abscesso epidural espinal e a sensibilidade da RM aproxima-se de 90% em alguns estudos. Outros benefícios da RM incluem a capacidade de detectar a ocorrência de comprometimento da medula espinal (edema ou necrose), discite e osteomielite (Figura 65.5).

Tratamento

O tratamento do abscesso epidural medular consiste em intervenção cirúrgica de emergência (p. ex., descompressão com laminectomia) e antibióticos. O tratamento antimicrobiano inicial deve incluir antibióticos para SARM e bastonetes gram-negativos. Recomenda-se combinação de cefalosporina de terceira ou quarta geração e vancomicina. Depois de ser isolado o microrganismo específico a partir de uma amostra cirúrgica e estabelecida a sensibilidade aos antimicrobianos, o tratamento antibiótico é modificado de acordo com esses resultados. Alguns relatos sugerem que abscesso epidural medular possa ser tratado com sucesso simplesmente com antibióticos (antes do aparecimento dos sintomas neurológicos); entretanto, descompressão cirúrgica e drenagem continuam sendo a base do tratamento na maioria dos casos.

Prognóstico

O prognóstico do abscesso epidural medular depende do grau de lesão anterior ao tratamento. O mecanismo responsável pelos déficits neurológicos também pode afetar a recuperação. Compressão da medula espinal pode ser aliviada por descompressões cirúrgicas imediatas, mas os déficits causados por isquemia vascular (trombose ou tromboflebite dos vasos leptomeníngeos circundantes) ou reação inflamatória das células gliais não melhora com a cirurgia. A reabilitação pode afetar de modo significativo o prognóstico do abscesso epidural medular e pacientes podem melhorar até 1 ano depois do tratamento.

OTITE EXTERNA MALIGNA

Otite externa maligna (necrosante) é uma infecção invasiva do meato acústico externo e base do crânio; a infecção penetra no epitélio e dissemina-se pelo tecido mole circundante, causando celulite e abscesso. Quando não é tratada, a infecção pode se estender até a articulação temporomandibular, processo mastoide ou, com mais frequência, tecidos moles abaixo do osso temporal.

Epidemiologia e fisiopatologia

Otite externa maligna ocorre com mais frequência em indivíduos idosos diabéticos e pacientes imunossuprimidos (p. ex., pacientes HIV-positivos, pacientes em quimioterapia ou receptores de transplante de órgãos), que em indivíduos imunocompetentes.

Na maioria dos casos, *P. aeruginosa* é o microrganismo causador. Com menos frequência, foram relatados casos de otite externa maligna por *Klebsiella*, *S. aureus*, *Proteus mirabilis* e outras espécies *Pseudomonas*. Em indivíduos HIV-positivos ou com AIDS, pode-se isolar *P. aeruginosa* ou *Aspergillus fumigatus*. Em alguns pacientes com AIDS, pode-se isolar *Streptococcus*, *Staphylococcus* e espécies *Proteus* como patógenos isolados ou coexistentes. É interessante assinalar que irrigação da orelha com água contaminada por espécies *Pseudomonas* frequentemente é o evento causador que leva à otite externa maligna.

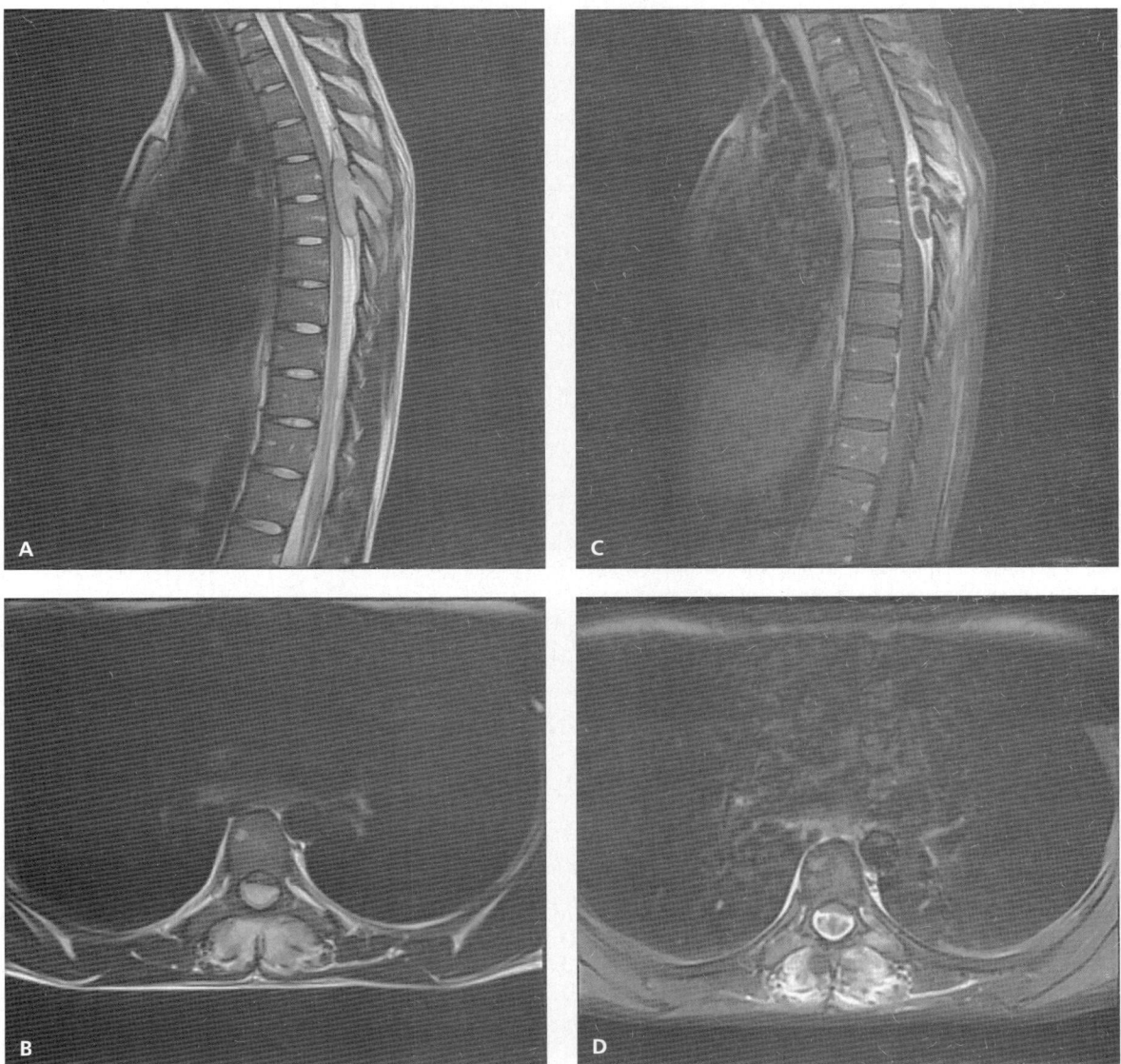

FIGURA 65.5 Abscesso epidural medular. Essas imagens sagital e axial de RM ponderadas em T2 demonstraram sinal hipertenso (**A** e **B**), enquanto imagens sagital e axial ponderadas em T1 mostraram realce por contraste (**C** e **D**) no espaço epidural posterior nos níveis de T5-T6 compatíveis com abscesso. Observe que também havia lesão dos elementos vertebrais posteriores, partes moles paravertebrais e músculos paravertebrais – alterações compatíveis com osteomielite e miosite adjacentes. (Cortesia dos Drs. Girish Bathla e Michihiko Goto.)

Manifestações clínicas

Sintomas comuns de otite externa maligna são otalgia intensa agravada à noite, otorreia purulenta e inflamação dolorosa dos tecidos circundantes. Déficit auditivo de condução resultar de obstrução do meato acústico externo. Trismo pode indicar irritação do músculo masseter ou comprometimento da articulação temporomandibular. Em razão de sua localização anatômica no osso temporal e ápice da parte petrosa, o nervo facial pode ser afetado como primeiro sintoma em até 30% dos pacientes. Lesão do nervo facial é mais comum, seguida (em ordem de frequência) dos nervos glossofaríngeo, vago e acessório no forame jugular; nervo hipoglosso em sua saída pelo canal hipoglosso; e nervos trigêmeo e abducente no ápice da parte petrosa. Os nervos olfatório, oculomotor e troclear são preservados. Raramente, a disfagia resulta de lesões nos nervos cranianos IX a XII e os achados podem ser interpretados incorretamente como carcinoma laríngeo. Febre e perda de peso são incomuns. Hipersensibilidade do processo mastoide é evidente ao exame. O exame otoscópico pode detectar tecido de granulação resultante da extensão da infecção na porção cartilaginosa do meato acústico. Em raros casos, podem ocorrer meningite, abscesso cerebral e tromboflebite do seio da *dura-máter*, que são frequentemente fatais.

Diagnóstico

Com frequência, o diagnóstico de otite externa maligna pode passar despercebido, mas pode ser estabelecido com base nos achados clínicos, laboratoriais e radiológicos. A avaliação laboratorial geral é sempre normal, com exceção da VHS e PCR, que estão elevadas. VHS quase sempre está aumentada acima de 50 mm/hora. VHS e PCR podem ser úteis para monitorar a atividade da doença.

TC é mais útil para mostrar a localização e extensão da doença e avaliar evidências de erosão óssea, porém as imagens podem ser normais no início da doença. TC inicial pode ajudar a prever a gravidade da evolução da doença com base nos achados iniciais de extensão da infecção além do meato acústico externo. Presença de erosão óssea, juntamente com anormalidades do tecido mole na área subtemporal, é quase patognomônica da doença. RM com e sem gadolínio não é útil na detecção de alterações ósseas, mas pode fornecer informações úteis sobre extensão na base do crânio e comprometimento do tecido mole intracraniano. Cintilografia óssea com difosfonato de metileno marcado por tecnécio-99m pode ser muito sensível, porém não é específica. Tomografia computadorizada por emissão de fóton único com gálio-67 pode ser mais sensível e precisa para detecção precoce de otite externa maligna, é sensível para avaliar processo infeccioso persistente e ajuda a monitorar a resposta ao tratamento. Entretanto, essa técnica ainda é usada com menos frequência em comparação com TC repetida.

O diagnóstico diferencial de otite externa maligna inclui carcinoma espinocelular do osso temporal. Exames radiológicos não conseguem diferenciar entre tumor e infecção necrosante associada à otite externa maligna e, com frequência, é necessário realizar biopsia para distinguir entre estes dois processos. Cultura positiva para espécies *Pseudomonas* e níveis elevados de VHS e PCR confirmam o diagnóstico de otite externa maligna.

Tratamento e prognóstico

Antibióticos antipseudomonas são as opções terapêuticas preferíveis para otite externa maligna (Tabela 65.3). Existem raros casos de otite externa maligna fúngica (p. ex., por espécies de *Aspergillus*). Na era pré-antibiótico, os índices de mortalidade eram superiores a 50% e desbridamento cirúrgico era o tratamento de escolha. Mais tarde, tratamento padrão com antibióticos intravenosos consistia em penicilina antipseudomonas por 4 a 8 semanas combinada com um aminoglicosídeo durante pelo menos 2 semanas ou, se for tolerado, por 4 a 6 semanas. Atualmente, tratamento com um único antibiótico é eficaz. As vantagens das quinolonas incluem baixa toxicidade, excelente penetração no osso e nenhuma necessidade de ajuste da dose no paciente idoso com comprometimento renal. Tratamento com dois antibióticos pode ser considerado para lesões mais extensivas. Existem cepas resistentes às fluoroquinolonas, de modo que é preciso considerar fármacos alternativos. Esse tratamento alternativo consiste em betalactâmicos antipseudomonas, incluindo piperacilina, combinação de piperacilina-tazobactam, ceftazidima e cefepima. Em alguns casos resistentes a fármacos, pode ser necessário usar cefalosporinas e penicilinas antipseudomonas em associação ao desbridamento. Abscessos retrofaríngeos como complicações raras são drenados cirurgicamente. Para infecções por *Aspergillus*, o voriconazol é eficaz como tratamento de primeira linha e demonstrou ser superior à anfotericina B em um ensaio clínico randomizado. Apesar desses tratamentos mais recentes, a taxa de mortalidade continua em 10 a 20% e pode alcançar até 50% se o tratamento for adiado.

A eficácia do tratamento com oxigênio hiperbárico ainda não foi comprovada, e essa modalidade raramente é usada hoje em dia para casos refratários de otite externa maligna. Estudos recentes sugeriram que comprometimento do nervo facial possa ser um marcador de disseminação da doença; todavia, não constitui por si só um fator prognóstico adverso. Quando não tratada ou inadequadamente tratada, a otite externa maligna pode resultar em osteomielite da base do crânio, trombose do seio sigmóideo, formação de abscesso, meningite e morte.

OSTEOMIELITE DA BASE DO CRÂNIO

Osteomielite da base do crânio é uma complicação rara de otite externa maligna, mastoidite crônica ou infecção dos seios paranasais.

Epidemiologia e fisiopatologia

À semelhança da otite maligna, pacientes são habitualmente idosos, diabéticos ou imunossuprimidos. A osteomielite pode ocorrer junto com otite, porém aparece habitualmente dentro de algumas semanas ou meses depois de iniciar tratamento com antibióticos.

Manifestações clínicas

Os sinais e sintomas incluem cefaleia, otalgia, déficit auditivo e otorreia, porém os pacientes frequentemente não apresentam febre. Com a disseminação do processo, os nervos cranianos podem ser afetados, particularmente os nervos VII e VIII. A disseminação da osteomielite da base do crânio para o forame jugular ou canal hipoglosso pode afetar os nervos cranianos IX a XII e causar disfagia. Nos casos avançados, disseminação para a parte petrosa do osso temporal pode comprometer os nervos cranianos III, IV, V e VI, causando paralisias oculares ou neuralgia do trigêmeo.

Diagnóstico

Anormalidades laboratoriais incluem leucometria normal ou ligeiramente elevada e aumento da VHS. Em geral, leucocitose não é comum e não é útil ao diagnóstico e tratamento. TC de cortes finos da base do crânio e ossos temporais para demonstrar comprometimento ósseo desempenha importante papel no diagnóstico da osteomielite e avaliação da extensão da doença. Entretanto, como mais de 30% do osso afetado precisam estar desmineralizados para revelar existência de erosão nas imagens de TC, a doença em seu estágio inicial pode não ser detectada por esta técnica.

A RM é útil para delinear o comprometimento de tecidos moles, porém, não se mostrou benéfica ao diagnóstico inicial,

Tabela 65.3 Antimicrobianos usados para tratar otite externa maligna.

Antibióticos antipseudomonas	Ciprofloxacino, 400 mg IV, a cada 8 h
	Levofloxacino, 750 mg/dia IV
	Ceftazidima, 2 g IV, a cada 8 h
	Cefepima, 2 mg IV, a cada 8 h
Antimicrobianos para espécies de *Aspergillus*	Voriconazol, 4 a 6 mg/kg IV a cada 12 h
	Anfotericina B lipossômica, 5 a 7,5 mg/kg/dia IV
	Anfotericina B + itraconazol, 5 mg/kg/dia + 600 mg oral por dia

IV, via intravenosa.

nem para estabelecer a eficácia do tratamento da osteomielite da base do crânio. Cintilografia óssea com tecnécio é um indicador sensível de osteomielite, porém não é útil para determinar resolução da doença. A captação do tecnécio é inespecífica e pode ser observada em diversas condições como infecção, traumatismo, neoplasia e pós-operatório. A cintilografia com citrato de gálio-67 pode ser útil para acompanhar resolução da doença com o passar do tempo. Cintilografia óssea ou cintilografia com gálio não ajuda a determinar a extensão exata da infecção. Ao contrário da cintilografia com tecnécio-99m, a cintilografia com gálio-67 volta ao normal em menos tempo depois da resolução da infecção e pode ser úteis para confirmar erradicação da infecção. Na atualidade, S. aureus é o microrganismo mais comumente isolado na osteomielite. Outros agentes etiológicos potenciais incluem P. aeruginosa, S. epidermidis, Proteus, Salmonella, Mycobacterium, Aspergillus e Candida.

Tratamento e prognóstico

O tratamento da osteomielite consiste em antibióticos intravenosos, geralmente uma associação de penicilina antipseudomonas ou cefalosporina. Ciprofloxacino, que se caracteriza pela sua acentuada penetração no osso, tem sido eficaz quando é usado isoladamente ou com outros antibióticos. Ceftazidima tem atividade bactericida contra Pseudomonas e tem sido usada isoladamente com sucesso. A doença é habitualmente extensiva e o tratamento conservador da osteomielite da base do crânio ainda consiste em um ciclo longo de tratamento. Nos raros casos de osteomielite por Aspergillus, é geralmente necessário desbridamento cirúrgico com mastoidectomia radical, além de tratamento antifúngico a longo prazo. Cintilografia com gálio realizada mensalmente pode ajudar a determinar a resposta e duração da antibioticoterapia. Nos casos refratários, oxigênio hiperbárico tem sido utilizado como tratamento adjuvante. Os antibióticos devem ser mantidos durante, pelo menos, 1 semana depois da normalização da cintilografia com gálio. A duração do tratamento antibiótico varia, porém, é habitualmente de pelo menos 1 mês e, em alguns casos, pode se estender por até 6 meses depois do diagnóstico. Cintilografias com gálio de acompanhamento podem ser realizadas 1 semana depois da finalização do tratamento antibiótico para detectar recidiva precoce, bem como dentro de 3 meses para recidivas tardias. Foram relatadas taxas de mortalidade de 40%; todavia, com tratamento antibiótico prolongado, pode-se obter cura completa. Recidivas podem ocorrer até 1 ano depois; considera-se que houve cura definitiva quando o paciente permanece livre de doença por 1 ano depois de iniciar tratamento.

LEITURA SUGERIDA

Abscesso cerebral, empiema subdural e abscesso epidural medular

Alderson D, Strong AJ, Ingham HR, Selkon JB. Fifteen-year review of the mortality of brain abscess. Neurosurgery. 1981;8:1-6.

Auvichayapat N, Auvichayapat P, Aungwarawong S. Brain abscess in infants and children: a retrospective study of 107 patients in northeast Thailand. J Med Assoc Thai. 2007;90:1601-1607.

Baggish AL, Nadiminti H. Intracranial abscess from embolic Serratia marcescens endocarditis. Lancet Infect Dis. 2007;7:630.

Balasubramaniam P, Madakira PB, Ninan A, Swaminathan A. Response of central nervous system aspergillosis to voriconazole. Neurol India. 2007;55: 301-303.

Bernardini GL. Diagnosis and management of brain abscess and subdural empyema. Curr Neurol Neurosci Rep. 2004;4(6):448-456.

Brouwer MC, Coutinho JM, van de Beek D. Clinical characteristics and outcome of brain abscess: systematic review and meta-analysis. Neurology. 2014;82(9):806-813.

Carpentier PA, Duncan DS, Miller SD. Glial toll-like receptor signaling in central nervous system infection and autoimmunity. Brain Behav Immun. 2008;22:140-147.

Chen FC, Tseng YZ, Wu SP, et al. Vegetation on patent foramen ovale presenting as a cryptogenic brain abscess. Int J Cardiol. 2008;124:e49-e50.

Chiller TM, Roy M, Nguyen D, et al. Clinical findings for fungal infections caused by methylprednisolone injections. N Engl J Med. 2013;369(17):1610-1619.

Chong-Han CH, Cortez SC, Tung GA. Diffusion-weighted MRI of cerebral Toxoplasma abscess. AJR Am J Roentgenol. 2003;181:1711-1714.

Courville CB, Nielsen JM. Fatal complications of otitis media, with particular reference to intracranial lesions in a series of 10,000 autopsies. Arch Otolaryngol. 1934;19:451-501.

Cunha BA, Krol V, Kodali V. Methicillin-resistant Staphylococcus aureus (MRSA) mitral valve acute bacterial endocarditis (ABE) in a patient with Job's syndrome (hyperimmunoglobulin E syndrome) successfully treated with linezolid and high-dose daptomycin. Heart Lung. 2008;37:72-75.

de Falco R, Scarano E, Cigliano A, et al. Surgical treatment of subdural empyema: a critical review. J Neurosurg Sci. 1996;40:53-58.

Dill ST, Cobbs CG, McDonald CK. Subdural empyema: analysis of 32 cases and review. Clin Infect Dis. 1995;20:372-386.

Finsterer J, Hess B. Neuromuscular and central nervous system manifestations of Clostridium perfringens infections. Infection. 2007;35:396-405.

Greenlee JE. Subdural empyema. Curr Treat Options Neurol. 2003;5:13-22.

Guzman R, Barth A, Lövblad KO, et al. Use of diffusion-weighted magnetic resonance imaging in differentiating purulent brain processes from cystic brain tumors. J Neurosurg. 2002;97:1101-1107.

Hakan T, Ceran N, Erdem I, Berkman MZ, Gökta P. Bacterial brain abscesses: an evaluation of 96 cases. J Infect. 2006;52:359-366.

Harvey FH, Carlow TJ. Brainstem abscess and the syndrome of acute tegmental encephalitis. Ann Neurol. 1980;7:371-376.

Heilpern KL, Lorber B. Focal intracranial infections. Infect Dis Clin North Am. 1996;10:879-898.

Infection in Neurosurgery Working Party of the British Society for Antimicrobial Chemotherapy. The rational use of antibiotics in the treatment of brain abscess. Br J Neurosurg. 2000;14(6):525-530.

Jaggi RS, Husain M, Chawla S, Gupta A, Gupta RK. Diagnosis of bacterial cerebellitis: diffusion imaging and proton magnetic resonance imaging spectroscopy. Pediatr Neurol. 2005;32:72-74.

Jansson AK, Enblad P, Sjölin J. Efficacy and safety of cefotaxime in combination with metronidazole for empirical treatment of brain abscess in clinical practice: a retrospective study of 66 consecutive cases. Eur J Clin Microbiol Infect Dis. 2004;23:7-14.

Kaushik K, Karade S, Kumar S, Kapila K. Tuberculous brain abscess in a patient with HIV infection. Indian J Tuberc. 2007;54:196-198.

Kawamata T, Takeshita M, Ishizuka N, Hori T. Patent foramen ovale as a possible risk factor for cryptogenic brain abscess: report of two cases. Neurosurgery. 2001;49:204-206.

Kielian T. Microglia and chemokines in infectious diseases of the nervous system: views and reviews. Front Biosci. 2004;9:732-750.

Lai PH, Hsu SS, Ding SW, et al. Proton magnetic resonance spectroscopy and diffusion-weighted imaging in intracranial cystic mass lesions. Surg Neurol. 2007;68(suppl 1):S25-S36.

Lefebvre L, Metellus P, Dufour H, Bruder N. Linezolid for treatment of subdural empyema due to Streptococcus: case reports. Surg Neurol. 2009;71(1):89-91.

Lu CH, Chang WN, Lui CC. Strategies for the management of bacterial brain abscess. J Clin Neurosci. 2006;13:979-985.

Macewen W. Pyogenic Infective Diseases of the Brain and Spinal Cord: Meningitis, Abscess of Brain, Infective Sinus Thrombosis. Glasgow, United Kingdom: James Maclehose & Sons; 1893.

Mathisen GE, Johnson JP. Brain abscess. Clin Infect Dis. 1997;25:763-779.

Menon S, Bharadwaj R, Chowdhary A, Kaundinya DV, Palande DA. Current epidemiology of intracranial abscesses: a prospective 5 year study. J Med Microbiol. 2008;57(pt 10):1259-1268.

Merritt HH, Fremont-Smith F. The Cerebrospinal Fluid. Philadelphia, PA: WB Saunders; 1938.

Miranda HA, Castellar-Leones SM, Elzain MA, Moscote-Salazar LR. Brain abscess: current management. J Neurosci Rural Pract. 2013;4(suppl 1): S67-S81.

Mueller-Mang C, Castillo M, Mang TG, Cartes-Zumelzu F, Weber M, Thurnher MM. Fungal versus bacterial brain abscesses: is diffusion-weighted

MR imaging a useful tool in the differential diagnosis? *Neuroradiology.* 2007;49:651-657.

Muthusamy KA, Waran V, Puthucheary SD. Spectra of central nervous system melioidosis. *J Clin Neurosci.* 2007;14:1213-1215.

Muzumdar D, Jhawar S, Goel A. Brain abscess: an overview. *Int J Surg.* 2011;9:136-144.

Nathoo N, Nadvi SS, Narotam PK, van Dellen JR. Brain abscess: management and outcome analysis of a computed tomography era experience with 973 patients. *World Neurosurg.* 2011;75(5-6):716-726.

Osborn MK, Steinberg JP. Subdural empyema and other suppurative complications of paranasal sinusitis. *Lancet Infect Dis.* 2007;7(1):62-67.

Reddy JS, Mishra AM, Behari S, et al. The role of diffusion-weighted imaging in the differential diagnosis of intracranial cystic mass lesions: a report of 147 lesions. *Surg Neurol.* 2006;66(3):246-250.

Rosenblum ML, Hoff JT, Norman D, Weinstein PR, Pitts L. Decreased mortality from brain abscesses since advent of computerized tomography. *J Neurosurg.* 1978;49:658-668.

Saigal G, Nagornaya N, Post MJD. Infection. *Handb Clin Neurol.* 2016;135:365-397.

Seydoux C, Francioli P. Bacterial brain abscesses: factors influencing mortality and sequelae. *Clin Infect Dis.* 1992;15:394-401.

Shaw MDM, Russell JA. Cerebellar abscess. A review of 47 cases. *J Neurol Neurosurg Psychiatry.* 1975;38:429-435.

Sonneville R, Ruimy R, Benzonana N, et al. An update on bacterial brain abscess in immunocompetent patients. *Clin Microbiol Infect.* 2017;23(9):614-620.

Tattevin P, Bruneel F, Clair B, et al. Bacterial brain abscesses: a retrospective study of 94 patients admitted to an intensive care unit (1980 to 1999). *Am J Med.* 2003;115:143-146.

Ulivieri S, Oliveri G, Filosomi G. Brain abscess and Rendu-Osler-Weber disease. Case report and review of the literature. *J Neurosurg Sci.* 2007;51:77-79.

van de Beek D, Campeau NG, Wijdicks EF. The clinical challenge of recognizing infratentorial empyema. *Neurology.* 2007;69:477-481.

Wada Y, Kubo T, Asano T, Senda N, Isono M, Kobayashi H. Fulminant subdural empyema treated with a wide decompressive craniectomy and continuous irrigation—case report. *Neurol Med Chir (Tokyo).* 2002;42:414-416.

Weingarten K, Zimmerman RD, Becker RD, Heier LA, Haimes AB, Deck MD. Subdural and epidural empyemas: MR imaging. *AJR Am J Roentgenol.* 1989;152:615-621.

Weisberg LA. Nonsurgical management of focal intracranial infection. *Neurology.* 1981;31:575-580.

Wispelwey B, Dacey RG Jr, Scheld WM. Brain abscess. In: Scheld WM, Whitley RJ, Durack DT, eds. *Infections of the Central Nervous System.* 2nd ed. New York, NY: Raven Press; 1991:457-486.

Yadav YR, Sinha M, Neha, Parihar V. Endoscopic management of brain abscesses. *Neurol India.* 2008;56:13-16.

Ziai WC, Lewin JJ III. Advances in the management of central nervous system infections in the ICU. *Crit Care Clin.* 2007;22:661-694.

Zimmerman RA. Imaging of intracranial infections. In: Scheld WM, Whitley RJ, Durack DT, eds. *Infections of the Central Nervous System.* 2nd ed. New York, NY: Raven Press; 1991:887-908.

Otite externa maligna e osteomielite

Bernstein JM, Holland NJ, Porter GC, Maw AR. Resistance of *Pseudomonas* to ciprofloxacin: implications for the treatment of malignant otitis externa. *J Laryngol Otol.* 2007;121:118-123.

Dinapoli RP, Thomas JE. Neurologic aspects of malignant external otitis: report of three cases. *Mayo Clin Proc.* 1971;46:339-344.

Grandis JR, Curtin HD, Yu VL. Necrotizing (malignant) external otitis: prospective comparison of CT and MR imaging in diagnosis and follow-up. *Radiology.* 1995;196:499-504.

Herbrecht R, Denning DW, Patterson TF, et al. Voriconazole versus amphotericin B for primary therapy of invasive aspergillosis. *N Engl J Med.* 2002;347:408-415.

Hern JD, Almeyda J, Thomas DM, Main J, Patel KS. Malignant otitis externa in HIV and AIDS. *J Laryngol Otol.* 1996;110:770-775.

Ismail H, Hellier WP, Batty V. Use of magnetic resonance imaging as the primary imaging modality in the diagnosis and follow-up of malignant external otitis. *J Laryngol Otol.* 2004;118:576-579.

Karantanas AH, Karantzas G, Katsiva V, Proikas K, Sandris V. CT and MRI in malignant external otitis: a report of four cases. *Comput Med Imaging Graph.* 2003;27:27-34.

Kondziella D, Skagervik I. Malignant external otitis with extensive cranial neuropathy but no facial paralysis. *J Neurol.* 2007;254:1298-1299.

Mani N, Sughoff H, Rajagopal S, Moffat D, Axon PR. Cranial nerve involvement in malignant external otitis: implications for clinical outcome. *Laryngoscope.* 2007;117:907-910.

Mardinger O, Rosen D, Minkow B, Tulzinsky Z, Ophir D, Hirshberg A. Temporomandibular joint involvement in malignant external otitis. *Oral Surg Oral Med Oral Pathol Oral Radiol Endod.* 2003;96:398-403.

Meyers BR, Mendelson MH, Parisier SC, Hirschman SZ. Malignant external otitis. Comparison of monotherapy vs combination therapy. *Arch Otolaryngol Head Neck Surg.* 1987;113:974-978.

Narozny W, Kuczkowski J, Stankiewicz C, Kot S, Mikaszewski B, Przewozny T. Value of hyperbaric oxygen in bacterial and fungal malignant external otitis treatment. *Eur Arch Otorhinolaryngol.* 2006;263:680-684.

Nicolai P, Lombardi D, Berlucchi M, Farina D, Zanetti D. Drainage of retroparapharyngeal abscess: an additional indication for endoscopic sinus surgery. *Eur Arch Otorhinolaryngol.* 2005;262:722-730.

Okpala NC, Siraj QH, Nilssen E, Pringle M. Radiological and radionuclide investigation of malignant otitis externa. *J Laryngol Otol.* 2005;119:71-75.

Parize P, Chandesris MO, Lanternier F, et al. Antifungal therapy of *Aspergillus* invasive otitis externa: efficacy of voriconazole and review. *Antimicrob Agents Chemother.* 2009;53:1048-1053.

Peleg U, Perez R, Raveh D, Berelowitz D, Cohen D. Stratification for malignant external otitis. *Otolaryngol Head Neck Surg.* 2007;137:301-305.

Ress BD, Luntz M, Telischi FF, Balkany TJ, Whiteman ML. Necrotizing external otitis in patients with AIDS. *Laryngoscope.* 1997;107:456-460.

Rubin Grandis J, Branstetter BF IV, Yu VL. The changing face of malignant (necrotising) external otitis: clinical, radiological, and anatomic correlations. *Lancet Infect Dis.* 2004;4:34-39.

Soudry E, Joshua BZ, Sulkes J, Nageris BI. Characteristics and prognosis of malignant external otitis with facial paralysis. *Arch Otolaryngol Head Neck Surg.* 2007;133:1002-1004.

Sreepada GS, Kwartler JA. Skull base osteomyelitis secondary to malignant otitis externa. *Curr Opin Otolaryngol Head Neck Surg.* 2003;11:316-323.

Sudhoff H, Rajagopal S, Mani N, Moumoulidis I, Axon PR, Moffat D. Usefulness of CT scans in malignant external otitis: effective tool for the diagnosis, but of limited value in predicting outcome. *Eur Arch Otorhinolaryngol.* 2008;265:53-56.

Tierney MR, Baker AS. Infections of the head and neck in diabetes mellitus. *Infect Dis Clin North Am.* 1995;9:195-216.

Outras Infecções do Sistema Nervoso Central e Toxinas Bacterianas 66

Kyle J. Coleman

PONTOS-CHAVE

1. Infecções por riquétsias, inclusive riquetsioses que causam febre maculosa e riquetsioses do grupo do tifo, são transmitidas por artrópodes causadores de várias síndromes neurológicas (inclusive meningoencefalite) e são tratadas com doxiciclina.

2. Zoonoses são causadas por transmissão de animais aos seres humanos e, em casos raros, podem provocar sintomas neurológicos depois da doença sistêmica inicial.

3. Difteria, botulismo e tétano são doenças causadas por bactérias produtoras de toxinas, que causam lesão dos nervos periféricos ou junção neuromuscular.

INTRODUÇÃO

Este capítulo trata das infecções bacterianas classificadas como riquetsioses. Essas infecções são transmitidas por invertebrados como carrapatos, ácaros, pulgas e piolhos. Infecções zoonóticas são adquiridas de vertebrados, geralmente, mamíferos. Algumas infecções também podem ser transmitidas de um ser humano a outro. Este capítulo propõe uma revisão sobre riquetsioses que causam febre maculosa (RFM), erliquioses e anaplasmose, tifo, febre Q, brucelose, leptospirose, doença da arranhadura do gato (DAG), antraz, doença de Whipple e toxinas bacterianas.

RIQUETSIOSES

Riquétsias formam um grupo de cocobacilos intracelulares obrigatórios, que são transmitidos por artrópodes vetores aos seres humanos, que funcionam como hospedeiros de "becos sem saída". Nos EUA, riquetsioses transmitidas por carrapatos incluem febres maculosas causadas por riquétsias, ehrlichiose e anaplasmose (Tabela 66.1). Todas essas riquetsioses transmitidas por carrapatos foram associadas a sinais/sintomas neurológicos. A febre maculosa das Montanhas Rochosas (FMMR) é a riquetsiose maculosa mais comum. Outras riquetsioses que causam manifestações neurológicas são tifo murino, tifo epidêmico e febre de Tsutsugamushi, que são transmitidos por pulgas, piolhos e ácaros, respectivamente (Tabela 66.2).

Riquétsias que causam febre maculosa

Riquétsias que causam febre maculosa (RFM) formam um grupo muito semelhante de bactérias gram-negativas intracelulares obrigatórias, que incluem *Rickettsia rickettsii*, *Rickettsia parkeri* e *Rickettsia* espécie 364D. Indiscutivelmente, a bactéria mais comum desse grupo é *R. rickettsii*, que é o agente etiológico da FMMR. Transmitida mais comumente pelo carrapato canino norte-americano (*Dermacentor variabilis*), essa bactéria é encontrada nas regiões oriental, central e ocidental dos EUA. Carrapatos vetores menos comuns são carrapato silvestre das Montanhas Rochosas (*Dermacentor andersoni*) encontrado no

Tabela 66.1 Riquetsioses transmitidas por carrapatos.

Doença	Manifestações cutâneas	Manifestações neurológicas	Diagnóstico	Tratamento
Febre maculosa causada por riquétsias	Na maioria dos casos, exantema maculopapuloso entre 2 e 4 dias depois do início da febre, que começa nos punhos e tornozelos e espalha-se aos membros e tronco; pode evoluir para exantema petequial com acometimento de palmas e plantas e preservação da face	Meningoencefalite, neuropatias cranianas, ataxia, surdez, crises epilépticas, rigidez e tremor	Ensaio de imunofluorescência indireta (IFI), imunocoloração de amostras retiradas por biopsia do exantema cutâneo	Doxiciclina
Erliquiose monocítica humana	Em 1/3 dos casos, exantema maculopapuloso ou petequial no tronco e membros; nos casos típicos, não afeta palmas, plantas e face	Meningite, meningoencefalite, crises epilépticas e coma; neuropatias cranianas são raras	IFI, reação em cadeia de polimerase (PCR) com amostra de sangue total, demonstração de mórulas dentro de monócitos corados com Wright e Giemsa	Doxiciclina
Erliquiose granulocítica humana	Raramente ocorrem	Meningite ou encefalite em casos raros	IFI, PCR com sangue total	Doxiciclina
Anaplasmose granulocítica humana	Raramente ocorrem	Paralisias de nervos cranianos, plexopatias braquiais e polineuropatias desmielinizantes; meningite ou encefalite em casos raros	IFI, PCR com sangue total, demonstração de mórulas nos granulócitos corados por Wright e Giemsa	Doxiciclina

Tabela 66.2 Riquetsioses do grupo do tifo e tifo transmitido por ácaros (febre de Tsutsugamushi).						
Doença	Agente etiológico	Vetor	Manifestações cutâneas	Manifestações neurológicas	Testes diagnósticos	Tratamento
Tifo epidêmico	*Rickettsia prowazekii*	Piolho	Escara com edema circundante e linfadenopatia regional	Meningoencefalite é mais comum Paralisias de nervos cranianos, cerebelite, mielite transversa; distúrbios neuropsiquiátricos são menos comuns	Ensaio de imunofluorescência indireta (IFI), reação em cadeia de polimerase (PCR) em tempo real com lesões cutâneas retiradas por biopsia	Doxiciclina
Tifo murino	*Rickettsia typhi*	Pulga	Máculas eritematosas que empalidecem sob pressão, começam no tronco e podem espalhar-se para membros, mas não se formam nas palmas e plantas; não há escaras	Cefaleia é mais comum Meningite ou encefalite em casos raros	IFI, PCR em tempo real com lesões cutâneas obtidas por biopsia	Doxiciclina
Tifo dos ácaros	*Orientia tsutsugamushi*	Ácaros trombiculídeos ("bicho-de-pé")	As mesmas do tifo murino	Coma e crises epilépticas em até 80% dos casos Meningite e encefalite são comuns	Soro: ensaio imunossorvente ligado a enzima, IFI LCR: PCR	Doxiciclina

LCR, líquido cefalorraquidiano.

oeste norte-americano e carrapato marrom dos cães (*Rhipicephalus sanguineus*) considerado um vetor importante no Arizona e ao longo da fronteira entre EUA e México. Em geral, larvas e ninfas das espécies *Dermacentor* não picam seres humanos, enquanto carrapatos adultos alcançam atividade máxima no final da primavera e início do verão. Hospedeiros principais são cervos, cães, bovinos e roedores.

Epidemiologia

A incidência de RFM relatada nos EUA aumentou drasticamente de cerca de 500 casos no ano 2000 para mais de 6 mil casos em 2017. Embora essas doenças sejam notificadas em quase os estados continentais dos EUA, observa-se predominância geográfica notável (Figura 66.1). Mais de 60% dos casos podem ser localizados em um dentre cinco estados: Arkansas, Missouri, Carolina do Norte, Oklahoma e Tennessee. Homens são acometidos com frequência duas vezes maior que mulheres e a incidência mais alta ocorre na faixa etária de 60 a 69 anos, enquanto o coeficiente de mortalidade mais alto afeta crianças com menos de 10 anos. As doenças também mostram predomínio sazonal, porque 90% dos casos ocorrem entre os meses de abril e setembro.

Fisiopatologia

Depois da picada de um carrapato, as riquétsias entram na epiderme e disseminam-se por via hematogênica. Os microrganismos mostram predileção pelo endotélio de capilares e arteríolas e as manifestações clínicas são resultado direto da inflamação vascular. A pele é o órgão afetado mais comumente. Coração, pulmões, rins, baço e sistema nervoso central (SNC) também são acometidos em graus variados. A infecção endotelial avança e forma infiltrados vasculares compostos de linfócitos e macrófagos. Isso aumenta a permeabilidade vascular e causa extravasamento de líquidos para os tecidos circundantes. No SNC, essa inflamação pode causar edema cerebral e hemorragias petequiais. Obstrução de arteríolas também são comuns e causam microinfartos.

Manifestações clínicas

Nos casos típicos, os sintomas começam 3 a 12 dias depois da picada de carrapato, embora apenas 50 a 60% dos pacientes recordem-se de que foram expostos. Alguns pacientes podem referir uma lesão pruriginosa ou eritematosa, que associam a uma picada de mosquito ou outro inseto. Os sintomas começam repentinamente e são inespecíficos, inclusive febre, calafrios, cefaleia e mal-estar. Dor abdominal, náuseas ou vômitos, anorexia e *delirium* também são comuns. A erupção cutânea aparece 2 a 4 dias depois do início da febre e, incialmente, consiste em máculas rosadas que empalidecem sob pressão nos punhos e tornozelos. As máculas espalham-se rapidamente em sentido centrípeto para braços e pernas primeiramente e depois tronco, mas não se formam na face. Ao longo dos dias subsequentes, a erupção torna-se maculopapulosa com petéquias ao centro. Essa erupção evolui para exantema petequial generalizado, que inclui palmas e plantas em torno de 5 a 6 dias (Figura 66.2).

Manifestações neurológicas podem ocorrer em até 40% dos casos, mesmo que seja excluída cefaleia (sintoma neurológico mais comum). Alterações do estado mental são comuns e podem variar de irritabilidade até depressão do nível de consciência e coma nos casos graves. Déficits neurológicos focais geralmente são transitórios nos casos brandos e incluem paresia facial unilateral, paralisias dos nervos cranianos, hemiparesia e ataxia. Nas formas mais graves da doença, o quadro neurológico progride para tremor, rigidez, surdez e crises epilépticas. Encefalite é a complicação neurológica mais temida e ocorre em cerca de 2% dos casos. Em torno de 5 a 10% dos pacientes com meningoencefalite associada às RFMs desenvolvem distúrbios neurológicos centrais irreversíveis, inclusive déficits cognitivos, surdez, fraqueza, disartria e cegueira. Outras complicações graves das RFMs são miocardite, arritmias cardíacas e disfunção hepática ou renal, que são menos frequentes que as manifestações neurológicas.

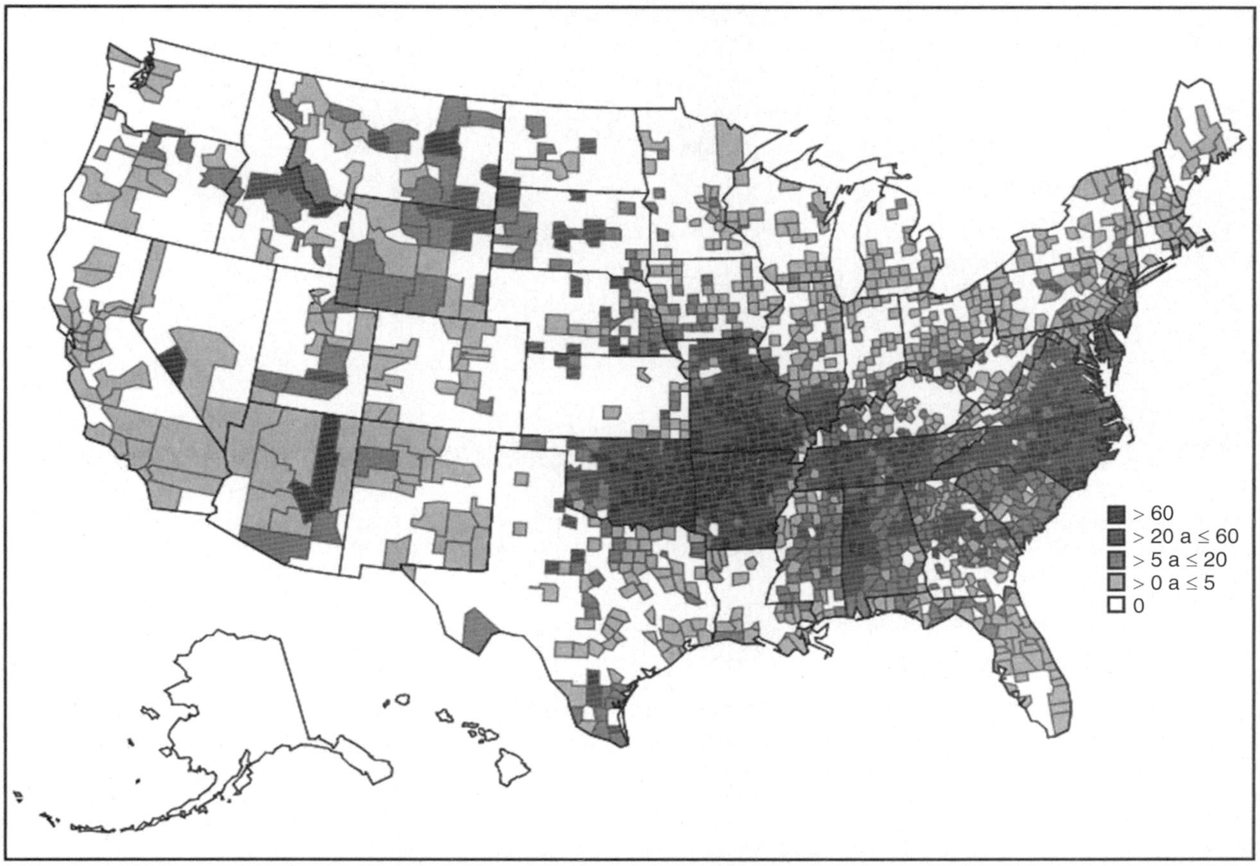

FIGURA 66.1 Mapa das riquetsioses que causam febre maculosa com coeficientes de incidência relatados por estado – EUA, 2000-2013. (Photo-Centers for Disease Control and Prevention.)

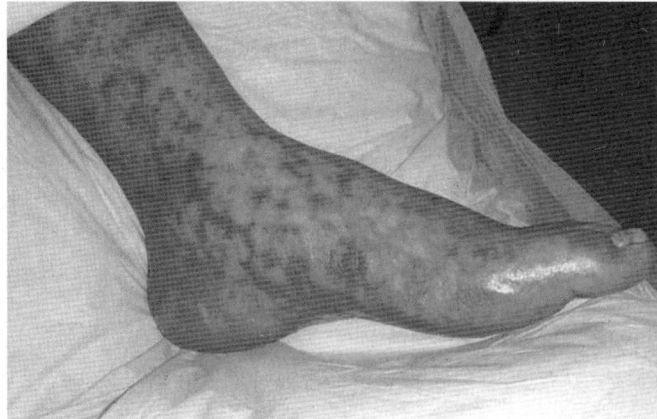

FIGURA 66.2 Estágio final de erupção purpúrico-petequial acometendo planta do pé de um paciente com febre maculosa das Montanhas Rochosas. (Photo/Centers for Disease Control and Prevention.) *(Esta figura se encontra reproduzida em cores no Encarte.)*

Diagnóstico

Exames laboratoriais realizados comumente no soro têm utilidade variável. Leucometria é normal ou ligeiramente aumentada. Trombocitopenia, elevações discretas das transaminases hepáticas e hiponatremia são comuns nos estágios intermediários a final da doença, mas contagens de plaquetas, provas de função hepática e dosagens do sódio sérico frequentemente são normais nos estágios iniciais. Quando há suspeita de meningoencefalite, devem ser realizadas análises do líquido cefalorraquidiano (LCR). Esses exames mostram pleocitose leucocitária (nos casos típicos, menos de 100 células/mm^3 no total) com predomínio de linfócitos na maioria dos casos, embora até um terço dos pacientes tenha predomínio de neutrófilos. Concentração de proteínas está moderadamente elevada (100 a 200 mg/dℓ), enquanto a concentração de glicose geralmente é normal.

A maioria dos pacientes têm anormalidades nos exames de neuroimagem. A ressonância magnética (RM) de crânio com gadolínio é a técnica mais recomendável. O aspecto clássico da FMMR nas imagens de RM é o chamado padrão de *céu estrelado* (Figura 66.3). Esse padrão é causado pelas alterações vasculíticas resultantes de infartos subcorticais e periventriculares com distribuição perivascular. No contexto clínico apropriado, essas anormalidades apoiam claramente o diagnóstico de meningoencefalite associada à RFM, principalmente nas crianças. Contudo, sua ausência não exclui esse diagnóstico, especialmente nos adultos. Outras alterações dos exames de neuroimagem de pacientes com RFMs incluem realce meníngeo e anormalidades puntiformes inespecíficas na substância branca subcortical e estruturas profundas de substância branca (inclusive tálamo).

O exame mais sensível para diagnosticar RFMs é ensaio de anticorpo com imunofluorescência indireta usando soros pareados das fases aguda e de convalescência. Essa técnica depende de que seja obtida uma amostra de soro logo que o diagnóstico seja considerado e que sejam realizadas dosagens de imunoglobulina

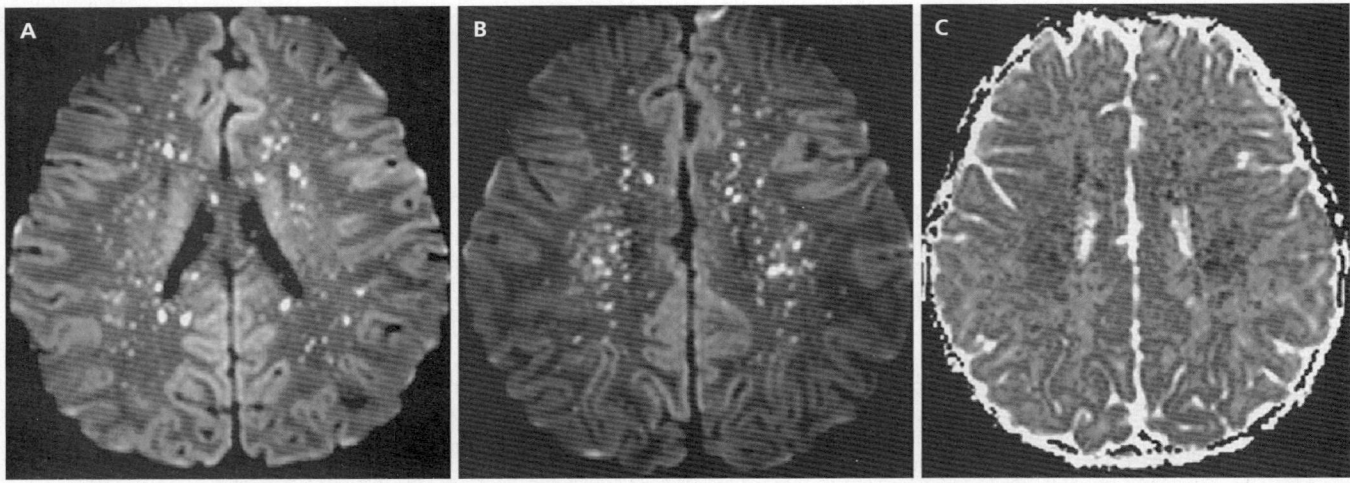

FIGURA 66.3 Febre maculosa das Montanhas Rochosas em paciente pediátrico com "aspecto de céu estrelado". Ressonância magnética ponderada em difusão com imagens de coeficiente de difusão aparente (CDA). **A** e **B**. Essas imagens de ressonância magnética ponderadas em difusão no mesmo nível da Figura 66.1 mostraram vários focos puntiformes de sinal hiperintenso correspondentes às lesões da substância branca ponderadas em T2. **C**. O mapa correspondente com coeficiente de difusão aparente confirmou **difusão restrita**. (De Crapp S, Harrar D, Strother M, Wushensky C, Pruthi S. Rocky Mountain spotted fever: "starry sky" appearance with diffusion-weighted imaging in a child. *Pediatr Radiol*. 2011;42:499-502.)

G (IgG) contra antígenos das riquétsias. A segunda amostra de soro é obtida 2 a 4 semanas depois. O diagnóstico de RFM é confirmado quando os títulos de anticorpo aumentam em quatro vezes ou mais entre as duas amostras. Reação em cadeia de polimerase (PCR) com sangue total está disponível, mas tem sensibilidade baixa, embora tenha mais chances de positivar quando a doença é grave. Imunocoloração de amostras de biopsia cutânea da escara ou erupção pode confirmar o diagnóstico do patógeno específico quando as técnicas citadas antes não são conclusivas.

Tratamento e prognóstico

Independentemente da idade do paciente, doxiciclina é o tratamento preferido para todas as riquetsioses transmitidas por carrapatos e deve ser iniciada empiricamente quando há suspeita destes diagnósticos (Evidência de nível 1). Isso inclui crianças com menos de 8 anos, porque os efeitos benéficos da doxiciclina certamente suplantam seus riscos. Estudos recentes de crianças com menos de 8 anos tratadas com doxiciclina não detectaram anormalidades dos dentes ou esmalte dentário. A dose recomendada de doxiciclina é de 100 mg 2 vezes/dia para adultos e 2,2 mg/kg de peso corporal 2 vezes/dia para crianças com menos de 45 kg. A duração do tratamento é variável, embora deva ser mantido por 5 a 7 dias no mínimo. O CDC (Centers for Disease Control and Prevention) norte-americano recomenda tratamento por no mínimo 3 dias depois do desaparecimento da febre e até que seja observada melhora clínica. Nos casos típicos, a duração do tratamento varia de 1 a 2 semanas.

Apesar da redução drástica dos coeficientes de mortalidade deste que foi doxiciclina foi introduzida, RFM ainda é a forma mais mortal dentre todas as riquetsioses. Cerca de 5 a 10% dos pacientes morrem em consequência da doença, enquanto os demais sobreviventes que tiveram meningoencefalite desenvolvem sequelas irreversíveis como epilepsia, déficits auditivos e disfunção cognitiva.

A profilaxia baseia-se em medidas proativas. Adultos devem examinar a si próprios, seus animais de estimação e seus filhos depois de passar algum tempo ao ar livre em áreas muito arborizadas ou cobertas de relva. Locais comuns de fixação dos carrapatos são couro cabeludo, axilas e virilhas. A linha da cintura e áreas cobertas por meias também devem ser cuidadosamente examinadas. Nos animais de estimação em geral e cães em especial, áreas ao redor das orelhas e dentro delas devem ser examinadas. Estudos demonstraram que tomar banho logo depois de atividades recreativas ao ar livre é uma medida protetora eficaz para doenças transmitidas por carrapatos. Outras medidas profiláticas são enfiar as calças dentro das meias, usar roupas borrifadas com permetrina e aplicar *sprays* de N, N-dietilmetatoluamida na pele. Se for encontrado algum carrapato, ele deve ser removido cuidadosamente com pinça de forma a evitar rigorosamente que ele entre em contato com outras áreas do corpo.

Erliquioses e anaplasmose

Erliquiose e anaplasmose são doenças causadas por bactérias gram-negativas intracelulares obrigatórias transmitidas por carrapatos, que infectam leucócitos e fazem parte da família *Anaplasmataceae*. As três espécies predominantes nos EUA são *Ehrlichia chaffeensis*, que causa erliquiose monocítica humana (EMH); *Ehrlichia ewingii* causadora da erliquiose ewingii humana (EEH); e *Anaplasma phagocytophilum*, que causa anaplasmose granulocítica humana (AGH).

Epidemiologia

Como outras doenças transmitidas por carrapato (p. ex., RFM), essas infecções ocorrem predominantemente nos meses de verão. EMH é transmitida pelo carrapato-estrela solitária (*Amblyomma americanum*) originado de seu hospedeiro, veado de rabo branco. Quatro estados (Missouri, Arkansas, Virginia e Nova York) representam a maioria dos casos notificados e são conhecidos por seus hábitats silvestres com populações numerosas de veados de rabo branco. EEH também é transmitida pelo carrapato-estrela solitária, mas sua frequência é muito menor que a da EMH e os casos notificados ficam limitados praticamente ao estado de Missouri. Anaplasmose é transmitida por espécies *Ixodes*, mesmos carrapatos que transmitem doença de Lyme, razão pela qual pode haver coinfecção. *Ixodes scapularis* transmite AGH, enquanto *Ixodes pacificus* é o vetor principal na costa oeste.

A incidência de erliquiose e anaplasmose está aumentando. A incidência de EMH aumentou mais de oito vezes desde o início do século, com total de cerca de 1.700 casos em 2017. A incidência de AGH aumentou quase seis vezes na última década, com cerca de 6 mil casos notificados em 2017. EEH ainda é muito menos comum, com total de cerca de 200 casos na última década. Como também ocorre com as riquetsioses que causam febre maculosa, erliquiose e anaplasmose são infecções predominantes em homens e adultos com mais de 60 anos.

Fisiopatologia

E. chaffeensis infecta monócitos e macrófagos, nos quais se múltipla e forma grumos compactos de bactérias conhecidos como mórulas. Por outro lado, *E. weingii* e *A. phagocytophilum* infectam granulócitos. Quantidades maiores dessas bactérias são encontradas onde essas células são tipicamente encontradas: baço, linfonodos e medula óssea. As lesões resultantes são causadas por reação inflamatória sistêmica em vez da lesão endotelial direta observada na RFM, razão pela qual vasculite é rara na erliquiose e anaplasmose.

Manifestações clínicas

Os sintomas da erliquiose e anaplasmose desenvolvem-se dentro de 5 a 14 dias depois da picada de carrapato e começam com quadro inespecífico de febre, cefaleia, mal-estar e mialgia. Erupções típicas da RFM são muito menos comuns. Na EMH, cerca de um terço dos pacientes desenvolve erupção maculopapulosa ou petequial 5 dias depois do início da doença, que afeta membros e tronco, mas frequentemente não acomete palmas, plantas e face. Erupções são raras nos pacientes com EEH e AGH.

Complicações referidas ao SNC são mais prováveis nos casos de EMH, dos quais ao menos 20% desenvolvem meningite isolada ou meningoencefalite. Crises convulsivas e coma são complicações relatadas frequentemente, enquanto paralisias de nervos cranianos são raras. Lesões do SNC não são comuns na AGH, na qual meningite ou encefalite é notificada em cerca de 1% dos casos. Em contraste com EMH, lesões do sistema nervoso periférico são mais comuns nos casos de AGH e incluem paralisias de nervos cranianos, plexopatias braquiais e polineuropatias desmielinizantes. Embora existam casos descritos de meningite associada à EEH, a frequência de complicações neurológicas é desconhecida atualmente.

Diagnóstico

O diagnóstico de erliquiose e anaplasmose pode ser difícil, tendo em vista que os sintomas relatados são inespecíficos. O médico deve manter um grau elevado de suspeita quando há relato de exposição a carrapatos ou tempo passado ao ar livre em regiões endêmicas. Exames laboratoriais sanguíneos comuns são úteis. A maioria dos pacientes tem leucopenia, trombocitopenia e transaminases elevadas. Colorações por Wright e Giemsa podem levar à demonstração de mórulas dentro de monócitos e granulócitos em esfregaço de sangue periférico (Figura 66.4). PCR com sangue total tem sensibilidade baixa para RFM, mas permite detecção rápida de até 85% dos casos em fase aguda da doença. Análises do LCR são mais úteis na EMH e geralmente demonstram pleocitose linfocítica (< 100 células), concentração normal de glicose e concentração de proteínas ligeiramente aumentada. RM com gadolínio pode demonstrar realce leptomeníngeo em pacientes com meningoencefalite.

Apesar da utilidade dos exames citados antes, testes sorológicos ainda são clássicos para confirmação diagnóstica. Como também ocorre nos casos de RFM, ensaios de imunofluorescência indireta (IFI) devem mostrar aumentos dos títulos de IgG de quatro vezes ou mais nas amostras obtidas nos estágios agudo e de convalescência (intervalo de 2 a 4 semanas). Quando pacientes têm erupção, biopsia de pele com imunocoloração é outra opção para confirmar o diagnóstico e tem sensibilidade alta.

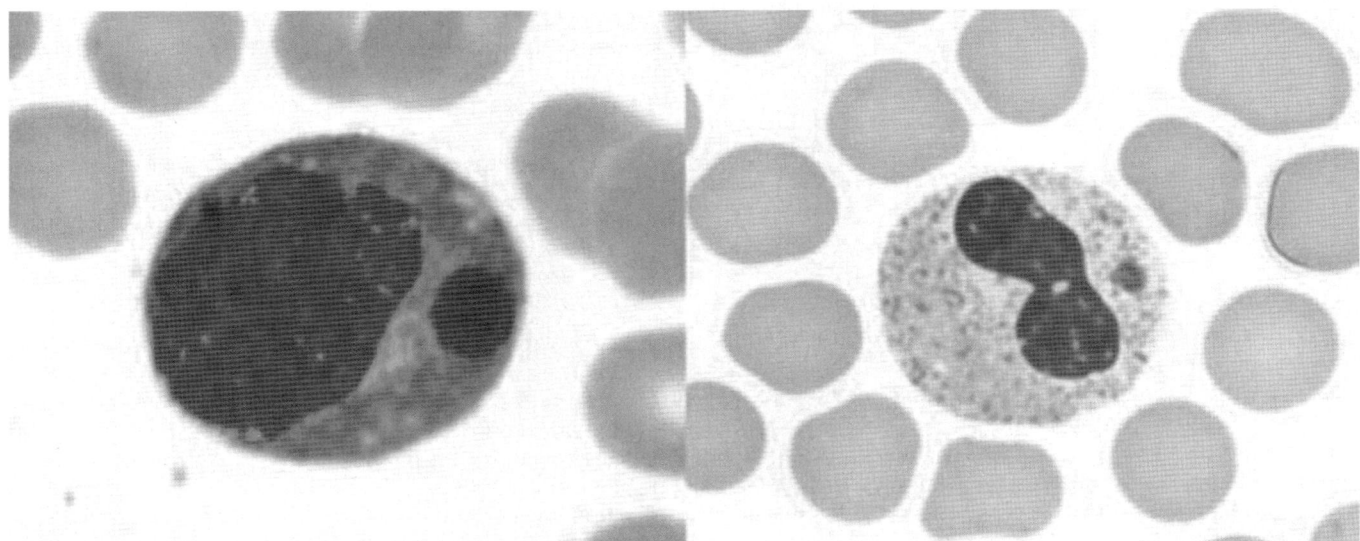

FIGURA 66.4 Lâmina de sangue periférico corado com Wright demonstrando uma mórula intramonocítica associada à infecção por *Ehrlichia chaffeensis* (à esquerda) e outra mórula intragranulocítica (à direita), que pode ocorrer na infecção por *Ehrlichia ewingii* ou *Anaplasma phagocytophilum*. (Fotos/J. Stephen Dumler, University of Maryland [à esquerda]; e Bobbi S. Pritt, Mayo Clinic [à direita].) (*Esta figura se encontra reproduzida em cores no Encarte.*)

Tratamento e prognóstico

O tratamento e a duração recomendados para erliquiose são os mesmos da RFM. Em crianças e adultos, doxiciclina deve ser administrada até 3 dias depois do desaparecimento da febre e que haja evidência de melhora clínica. O CDC norte-americano recomenda que anaplasmose também seja tratada com doxiciclina, mas por intervalo mínimo de 10 dias, considerando a possibilidade de coinfecção por doença de Lyme (Evidência de nível 1). Gestantes e pacientes com alergia às tetraciclinas podem usar rifampicina (300 mg 2 vezes/dia) como tratamento alternativo. O prognóstico dos pacientes com EEH e AGH é muito bom e casos fatais são raros. Mortes são mais comuns com EMH (3% dos casos), mas ainda menos frequentes que nos casos de RFM.

Tifo transmitido por ácaros (febre de Tsutsugamushi)

Tifo transmitido por ácaros é uma riquetsiose causada pela bactéria *Orientia tsutsugamushi*. A transmissão aos seres humanos ocorre depois da picada de ácaros trombiculídeos ("bichos-de-pé") em estágio larvário. Como esses ácaros preferem áreas com vegetação fechada e chuvas torrenciais, a doença fica praticamente limitada às áreas rurais da Ásia e ilhas do Pacífico. A doença é extremamente rara nos EUA, mas a infecção pode ser adquirida por indivíduos que viajam para áreas endêmicas.

Manifestações clínicas

A doença começa 1 a 3 semanas depois da picada de ácaro. Nos estágios iniciais, sempre há febre e cefaleia, mas congestão conjuntival e queixas gastrintestinais também são comuns. Com 5 dias de doença, a maioria dos pacientes desenvolve escara no local da picada com linfadenopatia regional associada. A escara contém quantidades grandes de bactérias e permite que a *O. tsutsugamushi* invada células endoteliais periféricas e espalhe-se nos sistemas sanguíneo e linfático. O resultado é vasculite sistêmica com invasão potencial do coração, pulmões, fígado, baço e SNC.

Quando há invasão do SNC, diversas complicações podem ocorrer. Meningoencefalite certamente é a mais comum e pode afetar até dois terços dos pacientes com tifo transmitido por ácaros. Nesses casos, estado de mal epiléptico é frequente. Muitas outras manifestações neurológicas podem ocorrer, inclusive paralisias de nervos cranianos, cerebelite, mielite transversa, lesões do sistema nervoso periférico e distúrbios neuropsiquiátricos (inclusive, alucinações visuais).

Diagnóstico

O diagnóstico do tifo transmitido por ácaros é reforçado pelo quadro clínico combinado com história de residir ou viajar para áreas reconhecidamente endêmicas. Formação de uma ou mais escaras é particularmente sugestiva, mas considerando que nem todos os pacientes formam escaras, testes sorológicos tornam-se fundamentais. O padrão de referência diagnóstica é ensaio de imunofluorescência indireta (IFI). Contudo, o ensaio de IFI tem várias limitações, inclusive seu custo e a possibilidade de gerar resultados negativos falsos nos estágios iniciais da doença. Ensaio imunossorvente ligado a enzima (ELISA) é o exame mais prático, considerando sua facilidade de aplicação, possibilidade de detectar imunoglobulina M (IgM) no estágio inicial da doença e sensibilidade e especificidade acima de 90%, respectivamente.

Nos pacientes com meningoencefalite, análises do LCR demonstram pleocitose mononuclear e concentração alta de proteínas. Hipoglicorraquia pode ocorrer em até 25% dos pacientes, enquanto os demais casos têm concentração de glicose normal. Exames de neuroimagem são inconclusivos na grande maioria dos casos. PCR com LCR também está disponível, mas sua confiabilidade é desconhecida.

Tratamento e prognóstico

Tifo transmitido por ácaros responde muito bem ao tratamento antibiótico e o paciente tem melhora nas primeiras 48 horas de tratamento, ainda que tenha meningoencefalite. Considerando sua relação com outras riquétsias, doxiciclina ainda é o antibiótico preferível. Alternativas são azitromicina e rifampicina, que têm eficácia comparável à doxiciclina. Pacientes que viajam para regiões endêmicas devem adotar medidas preventivas. Isso inclui aplicar um repelente de insetos apropriado (p. ex., N,N-dietilmetatoluamida), usar roupas lavadas com permetrina e, possivelmente, fazer quimioprofilaxia com uma dose semanal de doxiciclina.

Riquétsias do grupo do tifo

As duas doenças mais importantes causadas por riquétsias do grupo do tifo (RGT) são tifo epidêmico e tifo murino. *Rickettsia prowazekii* é o agente etiológico do tifo epidêmico. Essa bactéria é transmitida por fezes do piolho corporal *Pediculus humanis corporis*. Por outro lado, o tifo murino é causado por *Rickettsia typhi* e é transmitido aos seres humanos por pulgas de rato (*Xenopsylla cheopis*). A pulga adquire a bactéria quando se alimenta com sangue de ratos e excreta o microrganismo das fezes depositadas na pele humana. Seres humanos contraem tifo epidêmico e tifo murino quando esfregam ou coçam a pele na qual foram depositadas fezes.

Epidemiologia

Epidemias de infecção por RGT ainda são frequentes em todo o mundo. Embora tenham ocorrido milhares de casos por ano nos EUA na primeira metade do século XX, tifo epidêmico é raro atualmente. Tifo epidêmico ocorre em condições de aglomeração sem saneamento nas quais podem ocorrer infestações de piolhos, inclusive prisões, campos de refugiados e áreas de pobreza extrema. Casos esporádicos foram associados ao esquilo voador. Considerando que é transmitido por pulgas, tifo murino tem preferência por climas mais quentes e regiões costeiras; recentemente, houve aumento recente do número de casos notificados na Califórnia e Texas. Como outras riquetsioses, tifo murino tem predileção por meses de verão.

Manifestações clínicas

Como ocorre com as riquetsioses que causam febre maculosa, sintomas sistêmicos e neurológicos causados por RGT são atribuídos à infecção das células endoteliais, que resulta em vasculite. Vários órgãos são afetados, mas especialmente pulmões e encéfalo. Outros órgãos afetados variavelmente são coração, fígado e rins. O período de incubação é de 1 a 2 semanas e a doença começa com 1 a 3 dias de mal-estar geral seguido de início súbito de febre alta e cefaleia grave. Em uma porcentagem grande dos casos, é comum ocorrer infecção primária dos pulmões com pneumonia resultante. Uma forma recidivante de tifo epidêmico – doença de Brill-Zinsser – ocorre anos a décadas depois do episódio inicial. Aparentemente, as riquétsias ficam em estado dormente nos macrófagos, até que ocorra reativação subsequente. Os sintomas evidenciados na doença de Brill-Zinsser são semelhantes aos do primeiro episódio, mas geralmente são comparativamente mais brandos.

Erupção cutânea evidenciada por máculas eritematosas que empalidecem sob pressão é comum nas infecções por RGT, mas ainda menos comum que nos casos de RFM. Outras lesões cutâneas como petéquias e púrpura ocorrem em até um terço dos casos, mas escaras não ocorrem definitivamente. Além disso, em contraste com RFM, a erupção começa no tronco e axilas e mantém-se limitada ou se espalha em sentido centrífugo para membros, embora com preservação das palmas e plantas.

Em comparação com tifo epidêmico, tifo murino é muito menos preocupante. Embora semelhantes aos do tifo epidêmico, seus sinais e sintomas têm início mais gradativo e são menos graves. Outras queixas neurológicas além de cefaleia não são comuns e meningite ou encefalite é rara. Nos casos de tifo epidêmico, complicações referidas ao SNC como coma, *delirium* e crises epilépticas ocorrem em até 80% dos casos. Meningoencefalite é uma complicação do tifo epidêmico, na qual surdez é uma sequela comum.

Diagnóstico

Sorologia ainda é o exame diagnóstico padronizado para infecções por RGT. Como ocorre também em outras riquetsioses, IFI é a melhor técnica diagnóstica. Elevação de quatro vezes nos títulos de IgG entre os soros das fases aguda e de convalescência (obtidos com intervalo de 2 a 4 semanas) é necessária para confirmar o diagnóstico. PCR em tempo real das lesões cutâneas está disponível, mas sua confiabilidade depende da quantidade de bactérias presentes no tecido biopsiado. Análises do LCR, realizadas mais provavelmente nos casos de tifo epidêmico, demonstram pleocitose mononuclear, concentração alta de proteínas e concentração normal de glicose e ajudam a confirmar suspeita de invasão do SNC.

Tratamento e prognóstico

Doxiciclina é o tratamento preferível para infecções causadas por RGT. Recomendações quanto à duração do tratamento são as mesmas da RFM. Nos casos de tifo epidêmico, desinfestação de piolhos é necessária para evitar disseminação da infecção ou reinfecção. Quando antibióticos adequados são usados por tempo suficiente para tratar tifo epidêmico, a mortalidade fica em torno de 4%. Complicações das lesões vasculares foram descritas, inclusive gangrena das partes distais dos dedos das mãos e pés. Nos casos de tifo murino, recuperação completa é a expectativa geral, mesmo que não sejam usados antibióticos.

INFECÇÕES ZOONÓTICAS

Zoonoses são infecções adquiridas por seres humanos de outros animais, geralmente mamíferos. Essas infecções têm distribuição mundial e são diagnosticadas mais comumente em comunidades rurais e agrícolas, nas quais gado infectado é prevalente. Além disso, higiene ou saneamento precário pode contribuir para a disseminação dessas doenças. Embora infecções zoonóticas sejam comuns em muitas regiões do mundo, geralmente são raras nos EUA e frequentemente se limitam aos indivíduos que viajam para regiões endêmicas. A Tabela 66.3 contém um resumo das zoonoses.

Febre Q

Febre Q é causada por *Coxiella burnetti*, uma bactéria gram-negativa intracelular obrigatória. Gado é seu reservatório principal. Nos casos típicos, a infecção ocorre por inalação de partículas suspensas em aerossol de produtos placentários. Vale ressaltar que febre Q tem fases aguda e crônica. *Coxiella* é considerada uma bactéria semelhante às riquétsias e responde bem às tetraciclinas.

Epidemiologia

Infecções por *Coxiella* têm distribuição mundial. Reservatórios principais são ovinos, bovinos e caprinos, que geralmente são assintomáticos. Por essa razão, febre Q é diagnosticada mais comumente em regiões agrícolas e rurais e nos indivíduos que entram em contato com esses animais, inclusive veterinários, fazendeiros e açougueiros. O mecanismo de transmissão mais comum é inalação de partículas de tecidos e líquidos placentários suspensas em aerossóis. Como *Coxiella* é resistente à maioria dos elementos físicos, ela pode sobreviver por meses a anos. Poeira contaminada por produtos placentários pode ser dispersar pelo vento e infectar indivíduos distantes a vários quilômetros da fonte inicial. Além disso, febre Q pode ser contraída por ingestão de laticínios não pasteurizados, porque *Coxiella* pode ser disseminada ao leite de animais infectados. Outros mecanismos de transmissão são extremamente raros, inclusive contato entre seres humanos, transfusões sanguíneas ou transplante de medula óssea de doadores infectados, ou picada de um carrapato infectado.

Manifestações clínicas

Existem duas formas descritas de infecção por *Coxiella* em seres humanos: febre Q aguda e febre Q crônica. Na forma aguda, metade dos pacientes é assintomática. Nos pacientes que desenvolvem sintomas, a febre Q aguda geralmente se caracteriza por doença febril inespecífica autolimitada, que começa 2 a 3 semanas depois da inalação ou ingestão. Pneumonia é comum e resulta de bactérias suspensas em aerossóis, que proliferam nos pulmões. Hepatite também pode ocorrer, principalmente nos pacientes infectados por ingestão de laticínios contaminados.

Cefaleia grave é a queixa neurológica mais comum e ocorre quase sempre nos casos de febre Q. Por essa razão, punção lombar frequentemente é realizada para excluir meningite, embora meningite ou encefalite seja diagnosticada em menos de 1 a 2% dos pacientes.

Febre Q crônica começa meses a décadas depois da infecção aguda, mesmo que tenha sido assintomática. Nos adultos, endocardite com culturas negativas de valvas naturais ou infecção de próteses vasculares é uma manifestação comum e fatal, caso não seja tratada. Infecções pulmonares crônicas, osteomielite e hepatite crônica são possíveis, embora menos comuns. Na população pediátrica, é comum observar osteomielite recidivante. Apesar das manifestações graves da doença crônica, isto ocorre em menos de 5% dos casos.

Diagnóstico

A melhor técnica para diagnosticar febre Q é sorologia com IFI. A interpretação desse teste sorológico depende do entendimento das duas fases antigênicas da infecção por *Coxiella burnetti*. Na infecção aguda, anticorpos da fase II contra *Coxiella* aparecem primeiramente e alcançam títulos mais altos que os anticorpos da fase I. O diagnóstico da infecção aguda é confirmado por demonstração de aumentos de quatro vezes ou mais nos títulos

Tabela 66.3 Zoonoses.

Doença	Agente etiológico	Reservatórios	Manifestações sistêmicas	Manifestações neurológicas	Exames diagnósticos	Tratamento
Febre Q	Coxiella burnetti	Ovinos, bovinos e caprinos	Agudas: pneumonia é mais comum, hepatite Crônicas: endocardite, osteomielite, hepatite	Meningite ou encefalite em 1 a 2% dos casos	Soro: ensaio de imunofluorescência LCR: reação em cadeia de polimerase (PCR)	Doxiciclina
Brucelose	Brucella melitensis, Brucella abortus, Brucella suis	Caprinos, ovinos, bovinos e suínos	Febre crônica intermitente, artralgias migratórias, espondilite, hepatite e orquite	Meningite isolada ou meningoencefalite é mais comum; neuropatias cranianas, mielite, abscesso epidural	Soro: teste de aglutinação sérica, ensaio imunossorvente ligado a enzima (ELISA) LCR: teste de aglutinação com teste de Coombs	Doença sistêmica: doxiciclina e rifampicina Neurobrucelose: doxiciclina, rifampicina e ceftriaxona
Leptospirose	Leptospira	Roedores	Doença febril inespecífica, uveíte, congestão conjuntival, cefaleia Mais tarde: arritmias cardíacas, doença pulmonar, insuficiência renal, icterícia e diátese hemorrágica	Meningite é mais comum; síndrome de Guillain-Barré, mielopatia, encefalite, hemorragia subaracnóidea e neuropatias cranianas	Soro: teste de aglutinação microscópica (TAM); ELISA, PCR LCR: PCR	Fase septicêmica: doxiciclina Fase imune: penicilina ou ceftriaxona
Doença de arranhadura de gato	Bartonella henselae	Gatos	Pápulas eritematosas ou pústulas no local de inoculação; linfadenopatia dolorosa nas áreas proximais às lesões cutâneas	Encefalite, neurorretinite, hemiparesia, neuropatias cranianas, mielite infecciosa, síndrome de Guillain-Barré	Soro: ensaio de imunofluorescência, ELISA Biopsia: PCR com aspirados de linfonodos LCR: PCR	Azitromicina
Antraz	Bacillus anthracis	Caprinos, ovinos e bovinos	Cutâneas: pápula pruriginosa indolor, que se transforma em escara negra Ingestão: odinofagia, disfagia, diarreia Inalação: febre, calafrios, tosse, dispneia Injeção: infecção de partes moles	Meningite hemorrágica rapidamente progressiva e altamente fatal	Soro: ELISA, PCR Cultura: sangue, líquido pleural, raspado nasal	Casos sem complicações: ciprofloxacino ou doxiciclina Meningite: ciprofloxacino, meropeném e linezolida

de anticorpos IgG da fase II entre amostras de soro obtidas das fases aguda e de convalescência (obtidas com intervalo de 3 a 6 semanas). Teste de PCR com sangue total na primeira semana da doença – antes da seroconversão – é útil ao diagnóstico quando é positivo, mas tem pouca sensibilidade porque a amostra depende da carga bacteriana. Anticorpos da fase I estão associados à infecção persistente, embora quase nunca ultrapassem os níveis dos anticorpos da fase II. Títulos mais altos de anticorpos da fase I, que continuam a aumentar meses a anos depois da infecção aguda, correlacionam-se com desenvolvimento de endocardite e outras manifestações clínicas da febre Q crônica.

A possibilidade de meningite ou encefalite é reforçada por pleocitose linfocítica, concentração alta de proteínas e concentração normal de glicose nas análises do LCR, embora estas alterações sejam variáveis. PCR com LCR está disponível e tem especificidade alta, mas podem ocorrer resultados negativos falsos. Exames de neuroimagem geralmente são normais.

Tratamento e prognóstico

A maioria dos casos de febre Q regride espontaneamente dentro de algumas semanas, mesmo sem tratamento antibiótico. Embora rotineiramente não seja recomendável tratamento de indivíduos assintomáticos, febre Q crônica ainda assim poderia ocorrer. O antibiótico recomendado para tratar febre Q aguda é doxiciclina e seu efeito máximo é alcançado quando o fármaco é iniciado nos primeiros 3 dias depois do início dos sintomas. Outros antibióticos são moxifloxacino, claritromicina e rifampicina quando há alergia às tetraciclinas. Profilaxia com vacina de células completas inativadas (Q-Vax®) está disponível para profissionais de alto risco ou regiões altamente endêmicas. Sequelas neurológicos são raras, mas existem relatos de hemiparesia, parestesias e neuropatias periféricas.

Tratamento da febre Q crônica é mais difícil. O CDC norte-americano recomenda combinação de doxiciclina (100 mg 2 vezes/dia) e hidroxicloroquina (200 mg 3 vezes/dia) no mínimo por 18 meses para tratar infecções de valvas naturais e

24 meses para infecções de próteses valvares (Evidência de nível 1). Testes sorológicos mensais para anticorpos IgG/IgM das fases I e II contra *Coxiella* são realizados para confirmar que houve resposta ao tratamento. Mesmo depois de concluir o tratamento, testes sorológicos devem ser repetidos a cada 6 meses, por 5 anos no mínimo.

Brucelose

Brucelose é uma doença zoonóticas comum presente em todo o mundo, embora com algumas áreas esparsas altamente endêmicas. A infecção é causada por cocobacilos gram-negativos intracelulares facultativos conhecidos como *Brucella*. A transmissão ocorre por contato direto com animais infectados, ingestão de laticínios não pasteurizados ou partículas suspensas no ar.

Epidemiologia

Tradicionalmente, Mediterrâneo e Oriente Médio são regiões de risco mais alto. Outras regiões altamente endêmicas são Américas Central e do Sul, Caribe, leste da Europa, Ásia e África. *Brucella melitensis* é a espécie com mais chances de causar infecção humana e geralmente infecta caprinos ou ovinos, enquanto *Brucella abortus* e *Brucella suis* são agentes patogênicos que infectam bovinos e suínos, respectivamente. A maioria dos casos de infecção humana é adquirida depois da ingestão de laticínios não pasteurizados. Em uma minoria considerável dos casos, há contato direto com animais infectados, como ocorre com fazendeiros, veterinários ou açougueiros. Raramente, inalação de partículas suspensas em aerossóis ou inoculação direta de uma ferida exposta pode causar infecção.

Manifestações clínicas

Nos casos clássicos, brucelose causa doença febril aguda acompanhada de outros sintomas constitucionais como calafrios, mal-estar, anorexia e cefaleia. Em geral, a febre é variável e intermitente e, junto com transpiração malcheirosa, pode ser muito sugestiva de brucelose. Artralgias migratórias, mialgia e dor lombar grave causada por espondilite são comuns e podem ser incapacitantes. Até 25% dos pacientes queixam-se de dor abdominal e têm hepatosplenomegalia associada. Esses sintomas podem persistir por semanas ou meses. Em uma porcentagem menor dos casos, há doença crônica e frequentemente recidivante, na qual as complicações mais comuns são endocardite, orquite e fadiga crônica. Em vista de suas manifestações tão variadas, praticamente qualquer sistema do corpo pode ser afetado e é fundamental obter uma anamnese detalhada, inclusive história ocupacional e viagens.

Complicações neurológicas podem ocorrer em cerca de 5% dos casos. O quadro neurológico mais frequente é de meningite isolada ou meningoencefalite. A queixa principal é cefaleia grave e persistente, que pode estender-se por semanas ou meses antes que o paciente seja atendido por um médico. Neuropatias cranianas são frequentes e podem causar déficit auditivo neurossensorial, fraqueza facial ou diplopia. Sintomas neuropsiquiátricos e crises epilépticas são frequentes nos casos de encefalite ou abscesso cerebral. Mielopatia pode acometer até 10% dos pacientes com brucelose e pode ser causada diretamente por mielite aguda ou pós-infecciosa, ou indiretamente por compressão da medula espinal por abscesso epidural ou espondilite.

Diagnóstico

Embora o padrão de referência seja isolamento de *Brucella* em culturas de sangue ou outros tecidos infectados, as culturas frequentemente são negativas. PCR em tempo real pode fornecer resultados confiáveis em apenas 30 minutos e provavelmente é o melhor exame, embora frequentemente não esteja disponível em regiões endêmicas. Técnicas sorológicas como teste de aglutinação de soro (TAS) ou ELISA são modalidades diagnósticas padronizadas por sua razão de custo-benefício favorável. TAS consiste em determinar a produção de anticorpos contra lipopolissacarídeos da *Brucella*.

Nos pacientes com neurobrucelose, as análises do LCR geralmente mostram pleocitose mononuclear, concentração alta de proteínas e concentração baixa de glicose. Teste de aglutinação para *Brucella* com teste de Coombs no LCR tem sensibilidade e especificidade altas; títulos iguais ou superiores a 1:8 confirmam o diagnóstico. Exames de neuroimagem podem mostrar anormalidades, dentre as quais as mais comuns são realce leptomeníngeo, lesões da substância branca, abscesso ou edema cerebral.

Tratamento e prognóstico

A recomendação é tratamento antibiótico com combinação de doxiciclina e rifampicina por 6 meses no mínimo. Neurobrucelose precisa ser tratada com combinação de doxiciclina e um aminoglicosídeo ou esquema tríplice (doxiciclina, rifampicina e ceftriaxona). Os esquemas recomendados devem ser mantidos por 4 a 6 meses, ou até que as anormalidades do LCR desapareçam. Nos casos de mielite, frequentemente se utiliza um ciclo breve de corticoides adjuvantes.

A mortalidade fica abaixo de 1% e a causa mais provável de morte é endocardite. O prognóstico da neurobrucelose é favorável, especialmente quando há apenas meningite; déficits neurológicos persistentes não são comuns. Entre os déficits persistentes estão surdez irreversível e fraqueza quando há mielopatia. Medidas profiláticas incluem educação higiênica para fazendeiros e outros profissionais que trabalham com animais; preparação e tratamento de laticínios não pasteurizados; e desenvolvimento de vacinas humanas para regiões altamente endêmicas.

Leptospirose

Leptospirose é uma infecção zoonóticas comum e mal diagnosticada causada por espiroquetas aeróbios obrigatórios do gênero *Leptospira*. Seres humanos são infectados por esse microrganismo depois de entrar em contato com água contaminada por urina de animais infectados. Embora geralmente seja autolimitada, a doença pode ter complicações graves referidas aos sistemas renal, hepático e neurológico.

Epidemiologia

Embora seja diagnosticada em todo o mundo, leptospirose tem predileção por climas tropicais de algumas regiões da Ásia, Caribe, África e América Latina. Nos EUA, ocorrem entre 100 a 200 casos na maioria dos casos. O pico de incidência ocorre no verão e outono.

Roedores, especialmente ratos, são hospedeiros importantes para a disseminação da doença aos seres humanos. Ratos infectados podem ser assintomáticos ao longo de toda sua vida, mas espiroquetas sobrevivem por muito tempo nos seus túbulos renais e são eliminados continuamente na urina. As leptospiras podem sobreviver por semanas no solo de áreas de clima quente, quando entram em contato com seres humanos. Epidemias estão associadas às inundações ou chuvas torrenciais de áreas endêmicas com saneamento e condições de moradia precários. Viajantes que se expõem às atividades recreativas em água doce (p. ex., nadar ou remar), especialmente depois de inundações ou chuvas torrenciais, correm um risco mais alto.

Manifestações clínicas

A maioria das infecções é assintomática. Quando há sintomas clínicos, eles geralmente começam 1 a 2 semanas depois da exposição. Cerca de 90% dos pacientes sintomáticos têm doença febril autolimitada caracterizada por febre, cefaleia intensa, náuseas, vômitos e mialgia que, nos casos clássicos, afeta panturrilhas e dorso. Anormalidades oculares também podem ser comuns e incluem congestão conjuntival ou uveíte. Durante esse estágio, as manifestações neurológicas mais comuns são cefaleia, alteração do estado mental e meningismo. A primeira fase é conhecida como *septicêmica* (ou anictérica) e estende-se por cerca de 1 semana.

Depois da regressão da febre e no fim da fase septicêmica, há recidiva da doença depois de um intervalo de 1 a 3 dias em 5 a 10% dos casos. Essa segunda fase (imune ou ictérica) está associada à formação de anticorpos e causa manifestações sistêmicas graves. Arritmias cardíacas e doença pulmonar (inclusive hemorragias) podem ocorrer. Síndrome de Weil pode ocorrer nessa fase e caracteriza-se pela tríade clássica de icterícia, insuficiência renal e diátese hemorrágica. Durante a fase imune, até 25% dos pacientes têm manifestações neurológicas. Meningite com ou sem sintomas sistêmicos é a apresentação clínica mais comum. Outras complicações neurológicas menos frequentes são neuropatias cranianas, síndrome de Guillain-Barré (SGB), mielopatia, encefalite e hemorragia subaracnóidea.

Diagnóstico

O padrão de referência diagnóstica é sorologia com teste de aglutinação microscópica para comparar amostras de soro das fases aguda e de convalescença. Contudo, o teste de aglutinação microscópica não é amplamente utilizado. ELISA tem sensibilidade e especificidade extremamente altas e está mais amplamente disponível. PCR em tempo real pode detectar *Leptospira* com precisão em amostras de sangue e LCR durante a fase septicêmica e na urina durante a fase imune. Punção lombar com análises do LCR demonstram hipertensão intracraniana e concentração alta de proteínas. Em geral, também há pleocitose linfocítica, que também pode ser neutrofílica nos estágios iniciais da doença. A concentração de glicose no LCR geralmente é normal, embora possa estar ligeiramente reduzida em um terço dos casos.

Tratamento e prognóstico

Doxiciclina (100 mg 2 vezes/dia) é o antibiótico preferível para tratar a fase septicêmica e deve ser iniciada empiricamente quando há suspeita de leptospirose. Alternativas às tetraciclinas são amoxicilina e ampicilina. Para pacientes diagnosticados na fase imune, inclusive quando há meningite, deve-se administrar penicilina ou ceftriaxona intravenosa. Em geral, a duração do tratamento varia de 5 a 7 dias. O prognóstico geral é excelente na maioria dos casos. Nos pacientes com síndrome de Weil, o índice de mortalidade é mais alto (5 a 10%) e, nos casos típicos, a morte é causada por insuficiência renal, hemorragia pulmonar ou colapso cardiovascular. A maioria das complicações neurológicas regride sem deixar sequelas.

Prevenção depende de medidas de controle da disseminação da doença. Isso incluir evitar águas estagnadas ou despejos de fazendas; controle de roedores; e vacinação do gado. Quimioprofilaxia com doxiciclina para indivíduos em risco alto de exposição pode ser considerada, embora não existam recomendações enfáticas.

Doença da arranhadura do gato

Doença da arranhadura do gato (DAG) é uma zoonose transmitida principalmente aos seres humanos e é causada pela bactéria gram-negativas *Bartonella henselae*. A doença espalha-se entre felinos por suas pulgas (*Ctenocephalides felis*) e por fim é transmitida aos seres humanos por arranhões e mordidas de gatos, especialmente filhotes.

Epidemiologia

DAG tem distribuição mundial, mas não é epidêmica. Nos EUA, a incidência mais alta dessa doença ocorre entre crianças com menos de 14 anos e nos estados do sul. Há predileção sazonal entre agosto a janeiro e mulheres são infectadas mais comumente que homens. No mínimo 90% dos casos referem exposição a gatos nas 2 semanas anteriores e a maioria consegue identificar o local da arranhadura ou mordida do animal. Gatos infectados não mostram manifestações da doença e é provável que grande parte dos indivíduos infectados não tenha sintomas.

Manifestações clínicas

Os sintomas da DAG começam cerca de 1 semana depois da inoculação com formação de pápulas eritematosas ou pústulas no local da arranhadura ou mordida de gato. A manifestação principal da doença – linfadenopatia dolorosa – afeta áreas proximais à pápula ou pústula e é evidenciada dentro de 1 a 3 semanas depois. Linfonodos infectados geralmente se localizam na axila, região inguinal e pescoço e têm eritema e enduração associados. A linfadenopatia regride espontaneamente dentro de 2 a 4 meses.

A maioria dos pacientes tem sintomas sistêmicos, mas eles geralmente são brandos. Febre baixa autolimitada ocorre em até 50% dos casos. Conjuntivite folicular é um sinal ocular comum. Outros sintomas inespecíficos são menos frequentes e incluem fadiga, náuseas e vômitos, mal-estar e cefaleia. Manifestações graves como endocardite ou osteomielite são raras. Angiomatose bacilar pode ser diagnosticada em pacientes gravemente imunossuprimidos (p. ex., AIDS) e caracteriza-se por pápulas ou nódulos eritematosos, que se formam na pele ou nos planos subcutâneos. A infecção pode espalhar-se para outros órgãos, inclusive cérebro, osso, baço e fígado. Biopsia frequentemente é necessária para diferenciar entre angiomatose bacilar e sarcoma de Kaposi.

Complicações neurológicas associadas à DAG são infrequentes. Neurorretinite – neuropatia óptica com exsudato macular associado conhecido como *estrema macular* – é uma complicação detectada mais comumente na DAG e sua detecção pode facilitar este diagnóstico (Figura 66.5).

Também pode ocorrer encefalite evidenciada por letargia ou comportamento agressivo, déficits neurológicos focais (inclusive hemiparesia ou neuropatias cranianas) e crises epilépticas. Nos casos típicos, essa encefalite regride sem deixar sequelas. Outras síndromes neurológicas menos comuns são mielite infecciosa e SGB.

Diagnóstico

Em muitos casos, o diagnóstico é estabelecido em bases clínicas por uma combinação de história de exposição recente a gatos e anormalidades do exame físico como pápulas e linfadenopatia dolorosa. Isso é suficiente para iniciar tratamento. Testes sorológicos podem ser úteis nos casos atípicos ou quando o diagnóstico é duvidoso e consiste em ensaio de IFI com elevação de quatro vezes ou mais nos títulos de anticorpos entre amostras de soro das fases aguda e de convalescença (intervalo de 6 semanas). O melhor teste provavelmente é ELISA, à base de captura de IgM, que tem sensibilidade e especificidade

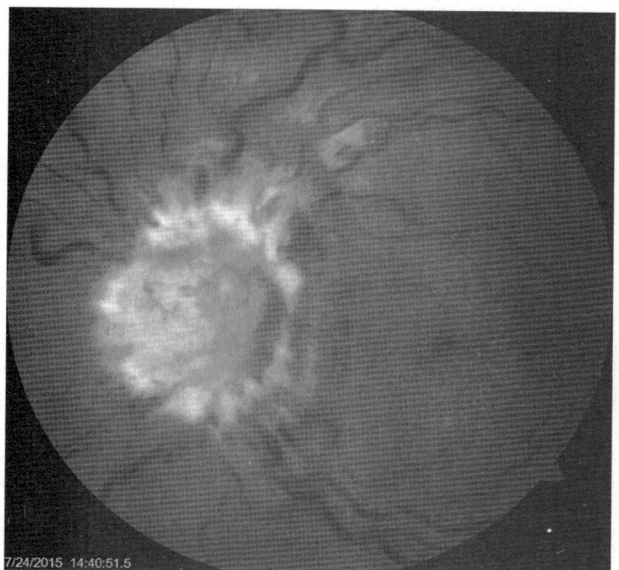

FIGURA 66.5 Neurorretinite com edema grave do nervo óptico e exsudatos maculares associados ("estrela macular"). (De Holdeman NR, Ma L, Tang RA: Cat scratch neuroretinitis. *In J Ophthalmol Clin Res*. 2017;4:71.) (*Esta figura se encontra reproduzida em cores no Encarte.*)

extremamente altas. Quando ainda assim há dúvida quanto a esse diagnóstico, PCR ou cultura de aspirados dos linfonodos é necessária para confirmar o diagnóstico e excluir outra condição semelhante, inclusive tumor maligno.

Nos pacientes com encefalite, análises do LCR demonstram pleocitose linfocítica discreta, elevação pequena da concentração de proteínas e concentração normal de glicose. Existe um teste de PCR para detectar *Bartonella* no LCR. Em geral, exames de neuroimagem são normais e, quando há anormalidades, elas geralmente são transitórias.

Tratamento e prognóstico

A maioria dos pacientes com DAG recupera-se sem necessidade de usar antibióticos, embora possam abreviar a duração da doença. Vários antibióticos são eficazes, mas azitromicina é usada mais comumente. Para pacientes adultos, o CDC norte-americano recomenda azitromicina na dose de 500 mg ou 1 g no primeiro dia, seguida de 250 mg/dia durante mais 4 dias (Evidência de nível 1). Quando há linfonodos supurados, recomenda-se aspiração, embora incisão e drenagem devam ser evitadas em vista da complicação possível de fistulização. O tratamento da doença neurológica consiste basicamente em medidas de suporte e a maioria dos pacientes recupera-se por completo.

Antraz

Doença zoonótica causada por uma bactéria gram-positiva formadora de esporos (*Bacillus anthracis*), antraz pode desenvolver-se por diversos mecanismos. Dentre esses, a via cutânea é mais comum, embora outros mecanismos sejam inalação, injeção e disseminação intestinal. Meningoencefalite hemorrágica rapidamente progressiva e fatal é uma apresentação típica do antraz.

Epidemiologia

B. anthracis infecta principalmente animais de criação, inclusive caprinos, ovinos e bovinos, que adquirem a bactéria quando ingerem vegetações ou se expõem ao solo ou à água contaminada. Seres humanos são hospedeiros ocasionais e podem adquirir infecção por consumo ou contato com produtos animais ou ambiente. Antraz é uma doença encontrada em regiões agrícolas da Ásia, América do Sul, África Subsaariana e leste da Europa. Nos EUA, ainda ocorrem surtos em animais de criação, mas infecções humanas são raras.

Manifestações clínicas

Existem quatro apresentações clínicas principais. A primeira – antraz cutâneo – representa mais de 95% de todos os casos da doença em seres humanos. Essa forma começa na primeira semana depois da exposição a animais infectados ou seus produtos, geralmente por meio de uma abrasão da pele. A área torna-se pruriginosa e, pouco depois, surge uma pápula indolor. A pápula cresce, transforma-se em lesão vesicular com líquido serossanguíneo, ulcera depois de 7 a 10 dias e, finalmente, forma uma escara preta indolor (Figura 66.6). Edema ao redor da lesão e linfadenopatia regional são típicos.

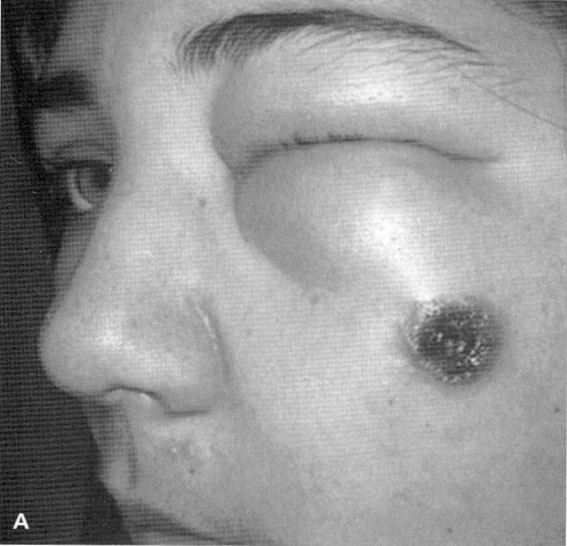
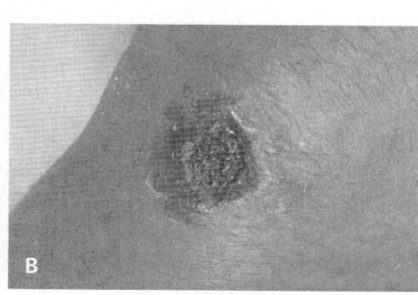

FIGURA 66.6 Antraz cutâneo. (**A**, cedida por Esfandbod M, Malekpour M. Cutaneous anthrax. *N Engl J Med*. 2009;361:178; **B**, reproduzida da Public Health Image Library.)

A segunda apresentação clínica – antraz por ingestão – começa na primeira semana depois da ingestão de produtos animais contaminados. A doença começa com febre e calafrios e, em seguida, pode ser subdividida em dois tipos. A forma orofaríngea caracteriza-se por dor ao deglutir e disfagia, possivelmente com obstrução das vias respiratórias, enquanto a forma intestinal evidencia-se por náuseas, vômitos e diarreia sanguinolenta. Alterações do estado mental com parada cardíaca e morte ocorrem nos primeiros 5 dias em mais de um terço dos casos desses dois tipos de antraz.

A terceira apresentação clínica – antraz por injeção – ocorre entre usuários de drogas intravenosas e começa como uma infecção de partes moles no local da injeção, que pode disseminar-se por via hematogênica. Essa forma da doença é encontrada principalmente em usuários de heroína da Europa. A quarta apresentação clínica é antraz por inalação, que começa com febre, calafrios, mal-estar, tosse e dispneia. Nos estágios iniciais, pode ser difícil diferenciá-la de pneumonia ou influenza. Ao longo dos dias subsequentes, a doença evolui com alteração do estado mental e cefaleia. Antraz por inalação é especialmente preocupante em razão de sua utilização como arma de bioterrorismo, mas é raro.

Meningoencefalite associada ao antraz ocorre em consequência da disseminação hematogênica de qualquer uma das quatro apresentações clínicas, mas também pode desenvolver-se isoladamente. Em geral, esses pacientes têm febre alta, cefaleia, vômitos, confusão mental ou agitação e evoluem rapidamente ao coma com postura de descerebração. Outras manifestações clínicas são mioclonias, crises epilépticas focais ou generalizadas e rigidez difusa. No contexto neurológico, um aspecto anatomopatológico comum é hemorragia extensiva das leptomeninges e meningite hemorrágica deve sugerir antraz.

Diagnóstico

O tratamento nunca deve ser postergado enquanto se aguardam os resultados dos exames diagnósticos de pacientes com quadro suspeito de antraz. História clínica e exame físico, principalmente quando houve exposição a animais potencialmente infectados ou viagem às áreas endêmicas, geralmente são suficientes. Na forma cutânea, escara preta é altamente sugestiva da doença. Na forma inalatória, radiografias do tórax frequentemente mostram alargamento do mediastino e derrames pleurais. Existem vários testes laboratoriais para confirmar o diagnóstico de antraz. Isso inclui ELISA, sorologia comparativa com amostras de soro obtidas nas fases aguda e de convalescência (intervalo de 1 semana) e PCR. Também é possível diagnosticar antraz por hemocultura, cultura de líquido pleural e *swab* nasal.

Nos casos de meningoencefalite, o LCR mostra anormalidades marcantes como pleocitose neutrofílica significativa (500 a 5.000 células), concentração alta de proteínas e concentração baixa de glicose. A cor do LCR varia de amarelada ou rosada a claramente sanguinolento e o sobrenadante frequentemente mostra xantocromia. Cultura de LCR mostra bastonetes gram-positivos isolados ou em cadeias. Exames de neuroimagem são úteis e demonstram hemorragias intracerebrais, subaracnóideas ou intraventriculares.

Tratamento e prognóstico

Nos casos de antraz cutâneo sem complicações, 7 a 10 dias de tratamento oral com ciprofloxacino ou doxiciclina são suficientes. Nas outras formas clínicas, com ou sem meningoencefalite, recomenda-se tratamento intravenoso tríplice com ciprofloxacino, meropeném e linezolida. Esse tratamento deve ser mantido por 2 a 3 semanas no mínimo, ou até que haja estabilização clínica, o que ocorrer por último. Nos casos de antraz por inalação, o tratamento deve ser prolongado por até 60 dias.

O prognóstico depende do tipo de antraz. A forma cutânea tem mortalidade menor que 2% quando é tratada. As formas de antraz por ingestão, injeção e inalação têm índices de mortalidade entre 25 e 50% nos casos tratados. A maioria dos casos de meningoencefalite é fatal e dois terços dos pacientes morrem nas primeiras 24 horas depois do início dos sintomas. Como a maioria dos casos consiste em antraz cutâneo sem complicações, sequelas geralmente não são comuns.

DOENÇAS TRANSMITIDAS ENTRE SERES HUMANOS

Transmissão entre seres humanos é um mecanismo comum de disseminação de doenças. Esse grupo inclui doença de Whipple (condição rara com muitas manifestações neurológicas) e pneumonia por micoplasma (muito comum, mas com complicações neurológicas raras).

Doença de Whipple

Causada pela bactéria gram-positiva *Tropheryma whipplei*, doença de Whipple é uma condição rara com diversas complicações crônicas. Embora nos casos clássicos afete os sistemas digestivo e musculoesquelético, qualquer órgão pode ser infectado e doença neurológica é extremamente comum. Doença de Whipple ainda é um desafio diagnóstico e terapêutico para os médicos.

Epidemiologia

Embora *T. whipplei* cause doença com distribuição global, o número total de casos notificados gira em torno de mil. Seres humanos são os únicos hospedeiros conhecidos dessa bactéria e o mecanismo de transmissão parece ser por contato entre seres humanos. Ainda não está completamente esclarecido como seres humanos contraem infecção por *T. whipplei*. Um mecanismo possível de infecção é por meio de solo ou água contaminada e a bactéria foi detectada em amostras de saliva e fezes de indivíduos saudáveis.

Manifestações clínicas

A doença caracteriza-se por dois estágios: pródromo e estágio crônico. O estágio prodrômico pode ter muitos sinais e sintomas, embora predominem poliarterite migratória e artralgias. O estágio crônico evidencia-se por emagrecimento e diarreia. A duração entre os estágios prodrômico e crônico é de 6 anos em média, mas pode ser abreviado por tratamento imunossupressor. Pericardite é um sinal comum de lesão cardíaca, mas também pode ocorrer endocardite com cultura negativa.

Sintomas neurológicos são comuns e diversificados. A tríade clássica de disfunção cognitiva, oftalmoplegia e mioclonias está associada à doença de Whipple, mas apenas 15% dos pacientes têm a tríade completa. Miorritmia oculomastigatória, que consiste em contrações simultâneas dos músculos mastigatórios com movimentos oculares convergentes, é considerada patognomônica da doença de Whipple. Disfunção cognitiva tem evolução subaguda a crônica e pode progredir para demência com distúrbios comportamentais significativos. Alguns pacientes também têm lesão hipotalâmica evidenciada por hipersonolência, hiperfagia e disfunção autônoma. Ataxia cerebelar, crises epilépticas, oftalmoplegia supranuclear e neuropatias cranianas também podem ocorrer.

Diagnóstico

O diagnóstico ainda é difícil. Nos casos clássicos da doença de Whipple, biopsia de intestino delgado com coloração por ácido periódico de Schiff e teste de PCR são exames necessários. É importante que várias áreas sejam biopsiadas, porque o microrganismo pode ter distribuição focal e está presente em pequena quantidade. Quando a coloração com ácido periódico de Schiff é positiva, o diagnóstico é provável, mas deve ser seguida de PCR para confirmar doença de Whipple em definitivo. Positividade do teste de PCR não precisa ser obtida necessariamente por biopsia de intestinal, porque o teste pode ser aplicado a qualquer espécime afetado, inclusive líquido sinovial e LCR.

Tratamento e prognóstico

Tratamento com antibiótico começa com 2 semanas de indução com ceftriaxona ou meropeném intravenoso. Em seguida, o tratamento é mantido por 1 ano com sulfametoxazol-trimetoprima oral, ou combinação de doxiciclina e hidroxicloroquina oral. Os esquemas de manutenção oral têm eficácia semelhante, embora doxiciclina com hidroxicloroquina geralmente sejam preferíveis quando há manifestações neurológicas.

O prognóstico dos pacientes com infecção do SNC é desfavorável e o índice de mortalidade é de 25% nos primeiros 4 anos da doença. Indivíduos que sobrevivem têm sequelas significativas, porque os sintomas neurológicos são irreversíveis. Mesmo quando não há manifestações neurológicas, recidivas são frequentes e alguns pacientes finalmente precisam usar tratamento antibiótico por toda a vida.

Pneumonia por micoplasma

Causada pela bactéria atípica *Mycoplasma pneumoniae*, pneumonia por micoplasma é uma doença respiratória benigna conhecida comumente como *pneumonia migratória*. Como micoplasma não têm parede celular, ele consegue ligar-se e entrar nas células pulmonares e, deste modo, fugir aos mecanismos de defesa do hospedeiro; isto explica porque ele é resistente aos efeitos dos antibióticos. Embora esteja confinada aos pulmões nos casos típicos, também ocorrem sintomas extrapulmonares, inclusive complicações neurológicas.

Epidemiologia

A doença tem distribuição global. A incidência estimada é de um caso por mil habitantes ao ano e representa até 40% das pneumonias adquiridas na comunidade. Crianças e idosos são mais suscetíveis e a transmissão ocorre por inalação de partículas suspensas em aerossóis produzidos por tosse de um contato próximo. Por essa razão, surtos tendem a ocorrer em escolas, famílias, quartéis militares e instituições asilares.

Manifestações clínicas

Sintomas pulmonares constituem os pilares das infecções causadas por *Mycoplasma*, mas dependem da faixa etária afetada. Crianças com menos de 5 anos tendem a desenvolver infecções das vias respiratórias superiores, pacientes de 5 a 20 anos desenvolvem bronquite ou pneumonia e, nos casos típicos, idosos têm pneumonia. O quaro clínico clássico é de tosse seca, febre e cefaleia, que começam vários dias depois da exposição. Anormalidades à ausculta pulmonar são mínimas ou inexistentes, embora radiografias de tórax mostrem claramente infiltrados pulmonares. Complicações extrapulmonares podem ocorrer, inclusive anemia hemolítica, púrpura trombocitopênica, vasculite retiniana, doença renal e doença neurológica.

Complicações neurológicas são raras, mas ocorrem em 5 a 7% dos pacientes hospitalizados com infecção por M. pneumoniae. Na infância, a apresentação clínica mais comum é encefalite que, nos casos típicos, não é precedida de sintomas respiratórios. Complicações pós-infecciosas são comuns e parecem ter mecanismo imune com predileção pela faixa etária pediátrica e incluem mielite, SGB e encefalomielite disseminada aguda.

Diagnóstico

Nos pacientes sem complicações, história clínica e radiografias de tórax geralmente são suficientes para estabelecer o diagnóstico. Testes sorológicos como imunoensaios enzimáticos comparativos com amostras de soro dos estágios agudo e de convalescência são os exames disponíveis mais amplamente. PCR com escarro ou secreções nasofaríngeas é um teste mais apropriado, considerando-se sua especificidade mais alta e rapidez, mas seu uso frequentemente é restrito em razão do custo. Nos casos clássicos, a detecção de crioaglutininas no soro pode reforçar esse diagnóstico nos estágios iniciais da doença, mas sua especificidade é limitada por sua reatividade cruzada com outros microrganismos; por esta razão, imunoensaio enzimático e PCR são os exames preferíveis.

Os resultados das análises do LCR dependem da síndrome neurológica em questão. Nos casos de encefalite, as anormalidades são pleocitose linfocítica, concentração alta de proteínas e concentração de glicose normal ou ligeiramente reduzida. Dissociação albuminocitológica ocorre nos casos da SGB. Nas síndromes pós-infecciosas, PCR geralmente é negativa e o diagnóstico é confirmado por sorologia. Nos casos de mielite, exames de neuroimagem como RM demonstram sinal hiperintenso em T2 na medula torácica com distribuição longitudinal ampla em alguns casos.

Tratamento e prognóstico

Tradicionalmente, o tratamento consistia em azitromicina, mas resistência aos macrolídeos tem aumentado. Doxiciclina é uma alternativa frequentemente preferida quando há sintomas neurológicos, considerando que tem este antibiótico aparentemente tem penetração mais ampla no SNC. Corticoides são acrescentes comumente ao tratamento das síndromes neurológicas pós-infecciosas, mas outros tratamentos imunes também podem ser considerados, inclusive imunoglobulina intravenosa ou plasmaférese.

Nos casos de doença sem complicações, a recuperação clínica frequentemente demora várias semanas, mesmo que sejam usados antibióticos apropriados. Quando antibióticos não são utilizados, a recuperação pode demorar meses. Sequelas neurológicas são mínimas nos casos de SGB ou encefalomielite disseminada aguda, mas são graves nos casos de encefalite. No mínimo um terço dos pacientes com encefalite desenvolve sequelas, inclusive déficits neurológicos focais, crises epilépticas e disfunção cognitiva.

TOXINAS

Bactérias podem produzir toxinas, que causam doenças neurológicas. As doenças mais comuns causadas por toxinas são difteria, botulismo e tétano (Tabela 66.4). Essas doenças podem causar disfunção do sistema nervoso periférico porque provocam desmielinização dos nervos periféricos ou impedem a liberação de neurotransmissores nas terminações pré-sinápticas.

Tabela 66.4 Toxinas.

Doença	Agente etiológico	Mecanismo de ação	Sintomas neurológicos	Diagnóstico	Tratamento
Difteria	Corynebacterium diphtheriae	Exotoxina inibe síntese proteica das células de Schwann e causa desmielinização	Neuropatia periférica: neuropatias dos nervos cranianos inferiores com paresia bulbar grave na maioria dos casos (disartria, disfagia e fraqueza facial) seguida de fraqueza dos músculos extraoculares e disfunção autônoma. Fraqueza dos membros ocorre semanas depois e é comum encontrar tetraplegia	Cultura de exsudato de orofaringe com reação em cadeia de polimerase para detectar toxina. EMG: compatível com polineuropatia desmielinizante	Antibióticos: eritromicina ou penicilina procaína IM MAIS Antitoxina
Botulismo	Clostridium botulinum	Toxina inibe a liberação de acetilcolinesterase nas terminações pré-sinápticas dos nervos. Isso diminui a transmissão de sinais nos nervos motores e autônomos periféricos	Botulismo infantil: bebê hipotônico com choro e sucção débeis, reflexo de engasgo abolido, ptose, midríase pupilar, oftalmoplegia e angústia respiratória. Botulismo transmitido por alimentos: 5 manifestações – boca seca, náuseas/vômitos, disfagia, diplopia e pupilas dilatadas fixas; também pode haver fraqueza dos músculos faciais e dos membros superiores, ptose e supressão do reflexo de engasgo	Detecção da toxina no soro, fezes ou fontes alimentares suspeitas por ensaio imunossorvente ligado a enzima ou testes realizados em camundongos. EMG: estimulação repetitiva demonstra facilitação com estimulação repetitiva de alta frequência	Botulismo infantil: imunoglobulina derivada do botulismo. Botulismo transmitido por alimento: antitoxina botulínica heptavalente derivada de equinos. Botulismo de feridas: o mesmo do botulismo transmitido por alimentos com acréscimo de desbridamento cirúrgico e antibióticos
Tétano	Clostridium tetani	Toxina inibe liberação de neurotransmissores nas terminações neurais pré-sinápticas de neurônios inibitórios. Isso causa hiperatividade dos nervos motores periféricos, cranianos e autônomos	Espasmos musculares graves começando com músculos inervados por nervos cranianos: espasmos faciais (riso sardônico), contração mandibular (trismo) e laringospasmo. Mais tarde, espasmos afetam músculos axiais e dos membros (opistótono); disfunção autônoma com instabilidade da pressão arterial e frequência cardíaca	Diagnóstico clínico	Antitoxina intramuscular, benzodiazepínicos ou bloqueadores neuromusculares para controlar espasmos e vacina de toxoide tetânico; antibióticos se houver ferida infectada

EMG, eletromiografia; IM, intramuscular.

Difteria

Corynebacterium diphtheriae é um bastonete gram-positivo causador da difteria. Seres humanos são os únicos hospedeiros conhecidos e podem ter infecção assintomática. A transmissão ocorre por via respiratória (difteria faríngea) ou cutânea (difteria cutânea) e é mediada por uma exotoxina, que causa morte celular interferindo com a síntese de proteínas. Quando há sintomas neurológicos, a toxina causa apoptose das células de Schwann, resultando em desmielinização dos nervos periféricos.

Epidemiologia

Difteria tornou-se rara nos EUA depois da aplicação de vacinação generalizada no século XX e, desde o ano 2000, foram notificados menos de 10 casos. Comparativamente, cerca de 5 mil casos foram notificados anualmente em todo o mundo. A maioria dos casos ocorre na Índia e Madagascar, enquanto outros países da Ásia e África também têm áreas endêmicas conhecidas. Em geral, casos de difteria são atribuídos à falta de imunização ou à vacinação incompleta.

Manifestações clínicas

A apresentação clínica mais comum da difteria faríngea é faringite com febre baixa. Nos casos clássicos, formam-se pseudomembranas na orofaringe, que se caracterizam por placas cinzentas localizadas na parede posterior. Quando há acometimento da laringe, pacientes podem ter estridor e insuficiência respiratória. Insuficiência cardíaca congestiva secundária à miocardite e insuficiência renal também são complicações comuns. Por outro lado, difteria cutânea – nos casos típicos, consiste em infecção de lesões cutâneas preexistentes – frequentemente não causa complicações sistêmicas.

A probabilidade de desenvolver neuropatia depende da gravidade da doença, que tem evolução bifásica. Neuropatias dos nervos cranianos inferiores ocorrem primeiramente com sintomas bulbares graves. Disartria e disfagia sempre ocorrem e a maioria dos pacientes tem fraqueza dos músculos faciais. Fraqueza dos músculos extraoculares e disfunção autônoma também são frequentes. Fraqueza dos membros inferiores aparece mais tarde, seja depois da regressão das neuropatias cranianas ou durante sua recuperação; estes casos são graves e quase 50% desenvolvem tetraplegia na fase mais grave.

Diagnóstico

O diagnóstico pode ser confirmado por cultura de orofaringe nos casos de difteria faríngea com PCR para detectar bactéria toxigênica. Como neuropatia desenvolve-se depois da regressão da infecção faríngea, culturas de orofaringe provavelmente são negativas. Além disso, pesquisa de IgG contra toxina diftérica tem pouca utilidade porque se espera que este anticorpo seja positivo nos pacientes vacinados previamente. Por essa razão, o diagnóstico baseia-se em história de faringe com placa cinzenta densa na faringe posterior. Quando são realizadas análises do LCR, observa-se dissociação albuminocitológica na maioria dos casos. Estudos da condução neural são especialmente úteis porque são compatíveis com polineuropatia desmielinizante.

Tratamento e prognóstico

O tratamento para difteria recomendado pelo CDC norte-americano inclui antibióticos e antitoxina (Evidência de nível 1). Eritromicina oral ou intravenosa, ou penicilina procaína intramuscular (IM), deve ser administrada por 14 dias. Também é importante administrar antitoxina mais rapidamente possível para reduzir as chances de desenvolver complicações neurológicas. Contatos próximos devem fazer profilaxia antibiótica por 7 a 10 dias com eritromicina oral, ou dose única de penicilina benzatina IM, além de dose de reforço de toxoide diftérico se tiverem decorrido mais de 5 anos desde o último reforço.

Cerca de 5 a 10% dos pacientes com difteria faríngea morrem. Esse índice pode ser maior entre os pacientes com neuropatia difteria, provavelmente atribuível à disfunção autônoma e doença cardiovascular. Pacientes que sobrevivem recuperam-se até certo ponto e 90% têm déficits leves no primeiro ano subsequente.

Botulismo

Botulismo é causado por *Clostridium botulinum*, um bacilo gram-positivo formador de esporos. Nos seres humanos, a doença é causada por sete subtipos conhecidos de toxina botulínica (A-G). O botulismo pode ser classificado em cinco subtipos: botulismo infantil, botulismo transmitido por alimentos, botulismo de feridas, botulismo por colonização intestinal do adulto e botulismo iatrogênico.

Fisiopatologia

Botulismo é causado por toxinas botulínicas, que inibem a liberação de acetilcolina nas terminações dos nervos periféricos interferindo com as proteínas envolvidas na fusão das vesículas de neurotransmissores. Entre essas proteínas está a SNAP-25, que é bloqueada pelas toxinas botulínicas dos tipos A, C e E; sinaptobrevina, que é afetada pelas toxinas dos tipos B, D, F e G; e sintaxina, que é bloqueada pela toxina tipo C. O resultado final é bloqueio da transmissão nos nervos motores periféricos e autônomos.

Epidemiologia

O botulismo não é comum nos EUA, onde ocorrem cerca de 150 casos por ano. Botulismo infantil é o subtipo mais comum e presenta 70% dos casos. Ingestão de mel é considerado o fator de risco principal, mas educação pública e conscientização mais ampla reduziram drasticamente o número de casos. Botulismo por colonização intestinal do adulto e botulismo iatrogênico representam menos de 1% dos casos. Botulismo transmitido por alimentos e botulismo de ferida constituem cerca de 15% dos casos cada um. Nos casos típicos, botulismo transmitido por alimentos é causado por produtos enlatados ou fermentação caseira, porque oferecem condições propícias à germinação dos esporos de *C. botulinum*. Botulismo de ferida pode infectar qualquer lesão cutânea preexistente, embora seja especialmente comum em pacientes que injetam heroína de alcatrão.

Manifestações clínicas

Botulismo infantil causa hipotonia com choro e sucção débeis, redução ou abolição do reflexo de engasgo e ptose. Midríase pupilar, oftalmoplegia e angústia respiratória também são comuns e 50% dos pacientes precisam ser intubados. A recuperação pode ser lenta, mas a mortalidade é baixa, e a maioria recupera-se por completo.

Botulismo transmitido por alimentos causa oftalmoplegia e fraqueza bulbar grave acompanhada de sintomas digestivos e seguida de paralisia descendente rapidamente progressiva. A maioria dos pacientes tem três ou mais sintomas da síndrome clássica de cinco elementos: boca seca, náuseas/vômitos, disfagia, diplopia e midríase pupilar fixa. Ao exame físico, pode haver fraqueza dos músculos faciais e dos membros superiores, ptose e redução do reflexo de engasgo. Botulismo de ferida, botulismo por colonização intestinal do adulto e botulismo iatrogênico têm manifestações clínicas semelhantes às do botulismo transmitido por alimento.

Diagnóstico

Em conjunto com autoridades estaduais locais, o CDC norte-americano realiza exames laboratoriais para botulismo. O diagnóstico é confirmado por detecção da toxina botulínica no soro, fezes ou fontes alimentares suspeitas. A detecção da toxina é realizada por teste com camundongos ou ELISA, embora PCR também possa ser usada para detectar *Clostridium*. Eletromiografia pode ser útil ao diagnóstico, porque consegue diferenciar entre botulismo e outras doenças semelhantes como SGB (especialmente síndrome de Miller Fisher) e miastenia *gravis*. Como botulismo é um distúrbio da junção neuromuscular pré-sináptica, ele causa as mesmas anormalidades eletrofisiológicas da síndrome miastênica de Lambert-Eaton. Estimulação repetitiva é especialmente importante, porque demonstra resposta incremental (facilitação) à estimulação repetitiva de alta frequência – uma alteração que não ocorre na SGB ou miastenia *gravis*.

Tratamento e prognóstico

Medidas de sustentação constituem a base do tratamento, geralmente, em unidade de tratamento intensivo (UTI), porque frequentemente é necessário intubar esses pacientes. O botulismo infantil é tratado com imunoglobulina antibotulínica humana, que é fornecida pelo Departamento de Saúde Pública da Califórnia. Os demais tipos de botulismo são tratados com antitoxina botulínica heptavalente equina, que é fornecida pelo CDC norte-americano. Nos casos de botulismo de ferida, além da aplicação de antitoxina, também é necessário fazer desbridamento da lesão e administrar antibióticos.

O coeficiente de mortalidade do botulismo infantil é de 1% e a maioria recupera-se por completo mesmo sem antitoxina, embora ela possa reduzir significativamente a duração da internação hospitalar e uso de respirador. Nos casos de botulismo transmitido por alimento, o coeficiente de mortalidade fica próximo de 5% e sequelas como fraqueza, fadiga, boca seca e tontura são referidas por sobreviventes anos depois do quadro inicial.

Tétano

Tétano é causado por *Clostridium tetani*, bacilo gram-negativo formador de esporos, que são encontrados no solo e trato intestinal de seres humanos e outros animais. A doença ocorre quando esporos do *C. tetani* penetram em lesões da pele e germinam, produzindo toxina tetânica (tetanospasmina) nesse processo.

Fisiopatologia

A toxina é levada na corrente sanguínea às terminações dos nervos periféricos e passa por transporte retrógrado nos axônios até os corpos dos neurônios periféricos. Em seguida, a toxina cruza a sinapse e chega às terminações dos nervos pré-sinápticos dos neurônios inibitórios da medula e tronco encefálico. Nessas estruturas, a toxina decompõe a sinaptobrevina, uma proteína necessária à fusão das vesículas sinápticas e, deste modo, impede a liberação de neurotransmissores e reduz os sinais inibitórios. Isso provoca hiperatividade dos nervos motores periféricos, cranianos e autônomos.

Epidemiologia

O tétano é raro nos EUA – em média 30 casos por ano. Cerca de 30% dos casos de tétano notificados nos EUA ocorrem entre usuários de drogas intravenosas e pacientes diabéticos com úlceras crônicas infectadas. Países da Ásia e África Subsaariana têm incidências muito maiores e Índia notifica mais de 2 mil casos por ano. A partir dos primeiros anos da década de 1980, a utilização crescente de vacina antitetânica diminuiu em dez vezes a incidência global.

Cerca de 35% dos casos mundiais de tétano ocorrem em recém-nascidos, mais comumente como consequência de infecção do coto umbilical de bebês nascidos de mães não imunizadas. A infecção do coto umbilical geralmente é causada por utilização de instrumentação contaminada. Com exceção do tétano neonatal e materno, homens estão mais sujeitos ao tétano, provavelmente em razão dos índices de vacinação menores e à incidência mais alta de lesões ocupacionais.

Manifestações clínicas

Na população adulta, o período de incubação entre a lesão e o início dos sintomas é de 7 a 10 dias. O sintoma mais marcante são espasmos musculares atribuídos à desinibição dos neurônios motores cranianos e periféricos, que começam 2 a 4 dias depois do início dos sintomas e persistem por cerca de 2 semanas. Quando músculos inervados por nervos cranianos são afetados, é comum observar sintomas como riso sardônico (espasmo facial com aspecto de riso), trismo (contração mandibular) e laringospasmo. Acometimento dos músculos axiais e dos membros causa rigidez com espasmos musculares nas extremidades, abdome e musculatura paravertebral. Opistótono (arqueamento da região lombar resultante da extensão da cabeça, pescoço e coluna vertebral) também é comum. Disfunção autônoma pode ocorrer na segunda semana com instabilidade da pressão arterial, sudorese excessiva e taquicardia ou bradicardia. A internação em UTI é necessária por várias semanas, porque a fraqueza bulbar grave torna necessária a intubação.

O tétano neonatal é semelhante à forma adulta da doença. Sinais evidenciados nos adultos, inclusive riso sardônico e opistótono, também ocorrem comumente nos recém-nascidos. As diferenças principais são progressão mais rápida e recusa em alimentar-se no início da doença. Sepse umbilical também ocorre na maioria dos casos e sua combinação com espasmos deve sugerir o diagnóstico de tétano.

Diagnóstico

Tétano ainda é um diagnóstico clínico, porque culturas não são sensíveis ou específicas. Considerando que tétano é raro quando há concentrações suficientes de anticorpos protetores, este diagnóstico deve ser reconsiderado quando os títulos de anticorpos séricos avaliados por ELISA estão acima de 0,1 UI/mℓ. Embora eletromiografia geralmente não seja necessária, algumas alterações podem referendar esse diagnóstico, inclusive atividade motora espontânea involuntária e contínua atribuível à desinibição dos neurônios motores. Outra condição que simula tétano é hipocalcemia, que pode ser facilmente excluída por dosagens sanguíneas e exame clínico (parestesias periorais e dos membros). Nos casos de tétano neonatal, eletroencefalografia pode ser necessária para diferenciar entre espasmos e crises epilépticas.

Tratamento e prognóstico

O tratamento de pacientes em estágio agudo consiste basicamente em estabilização das vias respiratórias, neutralização da toxina, controle dos espasmos e tratamento da ferida (se for necessário). Intubação em UTI geralmente é necessária, embora possa ser considerada traqueostomia imediata se houver problemas com o tubo endotraqueal em consequência do espasmo laríngeo. Injeções IM de antitoxina – imunoglobulina antitetânica humana ou antitoxina equina – devem ser aplicadas para neutralizar a toxina circulante e evitar complicações neurológicas adicionais. Espasmos podem ser controlados com doses altas de benzodiazepínicos, que são considerados como primeira opção de tratamento. Bloqueadores neuromusculares podem ser necessários quando os espasmos não puderem ser controlados. Se houver feridas, elas devem ser cuidadosamente limpas e desbridadas e, em seguida, deve-se administrar metronidazol ou penicilina G (oral ou intravenosa) por 7 a 10 dias. Toxoide antitetânico também é administrado na fase aguda do tétano, porque pode atuar como inibidor competitivo nos sítios de ligação da medula espinal e tronco cerebral.

Os índices de mortalidade são mais altos nos recém-nascidos e dependem do acesso aos cuidados em UTI. Cerca de 5 a 10% morrem apesar dos cuidados em UTI, enquanto 60 a 80% evoluem ao óbito quando não são mantidos em UTI. Sequelas de longa duração ocorrem em 25% dos bebês, inclusive atraso do desenvolvimento, déficits cognitivos e paralisia cerebral. Nos adultos, profilaxia com vacinação antitetânica ainda é importante. Pacientes com qualquer tipo de ferida devem receber vacina de toxoide tetânico se o estado vacinal for desconhecido, ou tiverem recebido menos de três doses da vacina. Pacientes com feridas significativas como queimaduras, perfurações, enregelamento, mordidas de animais ou tecidos necróticos também devem receber profilaticamente imunoglobulina antitetânica, além da vacina de toxoide antitetânico.

LEITURA SUGERIDA

Riquetsioses

Bechah Y, Capo C, Mege JL, Raoult D. Epidemic typhus. *Lancet Infect Dis.* 2008;08(7):417-426.

Biggs HM, Behravesh C, Bradley KK, et al. Diagnosis and management of tickborne rickettsial diseases: Rocky Mountain spotted fever and other spotted fever group rickettsioses, ehrlichioses, and anaplasmosis—United States. *MMWR Recomm Rep.* 2016;65(2):1-44.

Bradshaw MJ, Carpenter Byrge K, Ivey KS, Pruthi S, Bloch KC. Meningoencephalitis due to spotted fever rickettsioses, including Rocky Mountain spotted fever. *Clin Infect Dis.* 2020;71(1):188-195.

Dantes-Torees F. Rocky Mountain spotted fever. *Lancet Infect Dis.* 2007;7:724-732.

Mahajan SK, Mahajan SK. Neuropsychiatric manifestations of scrub typhus. *J Neurosci Rural Pract.* 2017;8(03):421-426.

Murray KO, Evert N, Mayes B, et al. Typhus group rickettsiosis, Texas, USA, 2003-2013. *Emerg Infect Dis.* 2017;23:645-648.

Paris DH, Dumler JS. State of the art of diagnosis of rickettsial diseases: the use of blood specimens for diagnosis of scrub typhus, spotted fever group rickettsiosis, and murine typhus. *Curr Opin Infect Dis.* 2016;29(5):433-439.

Tsioutis C, Zafeiri M, Avramopoulos A, Prousali E, Miligkos M, Karageorgos SA. Clinical and laboratory characteristics, epidemiology, and outcomes of murine typhus: a systematic review. *Acta Trop.* 2017;166:16-24.

Weitzel T, Dittrich S, López J, et al. Endemic scrub typhus in South America. *N Engl J Med.* 2016;375(10):954-961.

Infecções zoonóticas

Anderson A, Bijlmer H, Fournier PE, et al. Diagnosis and management of Q fever—United States, 2013: recommendations from CDC and the Q fever working group. *MMWR Recomm Rep.* 2013;62(RR03):1-23.

Angelakis E, Raoult D. Pathogenicity and treatment of *Bartonella* infections. *Int J Antimicrob Agents.* 2014;44(1):16-25.

Brett-Major DM, Coldren R. Antibiotics for leptospirosis. *Cochrane Database Syst Rev.* 2012;(2):CD008264.

Centers for Disease Control and Prevention. *CDC Yellow Book 2020: Health Information for International Travel.* New York, NY: Oxford University Press; 2017.

Chiappe-Gonzalez A, Ticona-Huaroto C, Hoerster V, et al. Primary neuroleptospirosis: a case report and literature review. *Infect Dis Clin Pract.* 2017;25:329-331.

Eldin C, Melenotte C, Mediannikov O, et al. From Q fever to *Coxiella burnetii* infection: a paradigm change. *Clin Micro Rev.* 2016;30(1):115-190.

Guven T, Ugurlu K, Ergonul O, et al. Neurobrucellosis: clinical and diagnostic features. *Clin Infect Dis.* 2013;56(10):1407-1412.

Hendricks KA, Wright ME, Shadomy SV, et al. Centers for Disease Control and Prevention expert panel meetings on prevention and treatment of anthrax in adults. *Emerg Infect Dis.* 2014;20(2):e130687.

Katharios-Lanwermeyer S, Holty JE, Person M, et al. Identifying meningitis during an anthrax mass casualty incident: systematic review of systemic anthrax since 1880. *Clin Infect Dis.* 2016;62:1537-1545.

Melenotte C, Protopopescu C, Million M, et al. Clinical features and complications of *Coxiella burnetii* infections from the French National Reference Center for Q fever. *JAMA Netw Open.* 2018;1(4):e181580.

Nelson CA, Saha S, Mead PS. Cat-scratch disease in the United States, 2005–2013. *Emerg Infect Dis.* 2016;22(10):1741-1746.

Pappas G, Akritidis N, Bosilkovski M, Tsianos E. Brucellosis. *N Engl J Med.* 2005;352:2325-2336.

Doenças transmitidas entre seres humanos

Daxboeck F. *Mycoplasma pneumoniae* central nervous system infections. *Curr Opin Neurol.* 2006;19:374-378.

Fenollar F, Puéchal X, Raoult D. Whipple's disease. *N Engl J Med.* 2007;356:55-66.

Kuwahara M, Samukawa M, Ikeda T, Morikawa M, et al. Characterization of the neurological diseases associated with *Mycoplasma pneumoniae* infection and anti-glycolipid antibodies. *J Neurol.* 2017;264:467-475.

Marth T, Moos V, Müller C, Biagi F, Schneider T. *Tropheryma whipplei* infection and Whipple's disease. *Lancet Infect Dis.* 2016;16(3):e13-e22.

Toxinas

Berkowitz A. Tetanus, botulism, and diphtheria. *Continuum (Minneap Minn).* 2018;24(5, Neuroinfectious Disease):1459-1488.

Sobel J. Botulism. *Clin Infect Dis.* 2005;41(8):1167-1173.

Vitek CR. Diphtheria. *Curr Top Microbiol Immunol.* 2006;304:71-94.

Yen LM, Thwaites CL. Tetanus. *Lancet.* 2019;393(10181):1657-1668.

Meningite Crônica 67

*Prashanth S. Ramachandran, Joseph R. Zunt,
Kelly J. Baldwin e Michael R. Wilson*

PONTOS-CHAVE

1. A avaliação de pacientes com meningite crônica baseia-se no histórico detalhado sobre estado imune, atividade ocupacional, viagens e contatos anteriores. O médico deve conhecer a sensibilidade e especificidade dos exames apropriados, porque cada patógeno possível tem um teste específico e exames inadequados podem levar a diagnóstico equivocado.

2. Apesar dos diversos exames padronizados, nem sempre é possível identificar um agente patogênico e testes mais "agnósticos" (p. ex., reação em cadeia de polimerase para 16s e 18s ou sequenciamento metagenômico de última geração) devem ser considerados para tentar chegar a um diagnóstico em menos tempo. Biopsia de meninge deve ser contemplada nos casos em que análises do soro e líquido cefalorraquidiano não permitem firmar o diagnóstico.

INTRODUÇÃO

Meningite crônica é definida comumente por inflamação das meninges, frequentemente acompanhada de pleocitose com mais de cinco leucócitos por microlitro de líquido cefalorraquidiano (LCR), que persiste há 1 mês no mínimo e não regride espontaneamente. O quadro clínico inicial frequentemente inclui sinais e sintomas de hipertensão intracraniana (HIC), inclusive cefaleia, náuseas, vômitos ou déficits neurológicos focais como neuropatias cranianas (Tabela 67.1). As causas mais comuns de meningite crônica podem ser classificadas em três grupos gerais: infecciosas, autoimunes e neoplásicas. Este capítulo enfatiza as causas infecciosas mais comuns de meningite crônica, inclusive fungos, bactérias e parasitos. Uso crescente de imunossupressores para tratar doenças autoimunes e conseguir imunossupressão pós-transplante, além de condições predisponentes (p. ex., imunossupressão celular ou humoral), têm ampliado a população suscetível a desenvolver meningite crônica de causas infecciosas.

ABORDAGEM DIAGNÓSTICA GERAL

O primeiro passo para chegar ao diagnóstico de um paciente com meningite crônica sempre é anamnese detalhada para avaliar fatores e exposições de risco e, deste modo, reduzir a lista de causas infecciosas e não infecciosas possíveis. Fatores de risco podem ser divididos em fatores referidos ao hospedeiro e fatores ambientais. Quanto ao hospedeiro, é fundamental definir seu estado imune, porque alguns patógenos infectam principalmente pacientes imunossuprimidos. Anamnese clínica detalhada sobre uso de drogas intravenosas (IV) e história de exposição sexual é um elemento importante. Fatores ambientais estão referidos principalmente às exposições potenciais a agentes infecciosos com base no histórico de migração ou viagem, assim como contatos com outros pacientes e exposições a animais e artrópodes. Em seguida, é necessário realizar exame físico abrangente em busca de evidências de infecção, neoplasia maligna ou doença reumática com manifestações sistêmicas, além de exame neurológico detalhado para detectar anormalidades como edema de papilas (sugestivo de PIC elevada), paralisias de nervos cranianos e outros sinais neurológicos focais, que podem ajudar a orientar a investigação subsequente, inclusive exames de neuroimagem e testes neurofisiológicos.

Exames de neuroimagem como ressonância magnética (RM) podem ajudar a definir o tipo de meningite (paquimeningite *versus* leptomeningite) e também se a meningite é difusa ou mais focal, como ocorre nos casos de meningite basilar ou ventriculite. RM também permite ao médico avaliar outras anormalidades coexistentes, inclusive cistos subaracnóideos ou parenquimatosos, ou encefalite e mielite associadas. Todos esses fatores podem ajudar a obter indícios quanto aos possíveis patógenos ou causas não infecciosas, de forma que o médico possa priorizar exames específicos no sangue e LCR. Amostras de sangue são úteis para culturas, testes para fungos específicos (p. ex., antígeno criptocócico), sorologias para patógenos específicos e doenças não infecciosas, inclusive triagem reumatológica, sinais de neoplasia e estudos toxicológicos. Com LCR, diversos padrões de anormalidades dos parâmetros básicos (i. e.: citometria total e contagem diferencial, proteínas e glicose) podem ser muito úteis para orientar a solicitação de exames diagnósticos mais específicos, conforme estão descritos nos parágrafos seguintes. É importante que amostras de LCR sejam enviadas para cultura de bactérias, bacilos álcool-ácido resistentes e fungos, além de testes de reação em cadeia de polimerase (PCR), sorologia, citologia e testes de antígenos para patógenos específicos apropriados.

Apesar da investigação cuidadosa, uma porcentagem expressiva dos pacientes com meningite crônica não tem sua causa definida. Quando não é possível estabelecer um diagnóstico com base nesses exames iniciais, recomenda-se abordagem proativa no sentido de solicitar exames mais inespecíficos e gerais. Isso pode incluir dosagens das concentrações do galactomanano 1,3-β-D-glicana (BDG) no LCR, que estão elevadas em diversos tipos de infecções fúngicas; exames menos direcionados sem bases de suspeição, inclusive PCR para RNA ribossômico (rRNA) 16s e 18s de bactérias e fungos, respectivamente; e sequenciamento metagenômico (mNGS) de última geração em amostras de LCR, que podem detectar RNA e DNA de vírus, fungos, bactérias e parasitos. Por fim, pode ser necessário realizar biopsia de meninges (Tabelas 67.2 e 67.3).

Tabela 67.1 Sintomas sistêmicos e neurológicos e anormalidades típicas dos exames de imagem nas meningites crônicas infecciosas.

Meningite	Sintomas neurológicos	Sintomas sistêmicos	Exames de neuroimagem
Criptococose	Cefaleia e febre (75%), náuseas e vômitos (50%), alterações do estado mental (50%), queixas visuais, crises epilépticas	Pulmonares, disfunção de múltiplos órgãos	Hidrocefalia, edema cerebral, realce das leptomeninges e criptococomas
Coccidioidomicose	Cefaleia (75%); náuseas e vômitos (40%); alterações do estado mental (39 a 73%); déficits neurológicos focais, inclusive ataxia, distúrbio da marcha, diplopia ou paralisias faciais (33 a 80%); e rigidez de nuca (20%)	Pulmonares, referidos à pele e linfonodos	Hidrocefalia, realce das meninges, realce nodular, meningite basilar, infarto cerebral
Blastomicose	Déficits neurológicos focais, crises epilépticas e alterações do estado mental. Menos comuns: febre, cefaleia e meningismo	Pulmonares, lesões cutâneas verrucosas ou fungoides; lesões de ossos, articulações e sistema geniturinário	Um ou vários abscessos, granuloma, realce das meninges, disseminação epidural e osteomielite dos ossos sobrejacentes
Histoplasmose	Cefaleia e alterações do estado mental	Infecção pulmonar aguda com febre, calafrios e opacidades pulmonares. Lesões em vários órgãos, inclusive medula óssea	Exame normal; granuloma e realce das meninges
Aspergilose	Lesão tumoral solitária; trombose dos seios cavernosos; abscessos intracranianos múltiplos; meningite basilar aguda ou crônica, vasculite ou mielite	Pulmonares; sinusite e lesões de vários órgãos	Vários abscessos, realce das meninges, infarto, hemorragia, sinusite com disseminação
Tuberculose	Cefaleia, vômitos, sinais meníngeos, déficits focais, déficit visual, paralisias de nervos cranianos	Pulmonares; mal-estar, anorexia, fadiga, emagrecimento, febre, mialgia	Realce das meninges basilares, exsudatos espessos, hidrocefalia obstrutiva, padrão miliar, tuberculoma e infartos periventriculares
Sífilis	Meningite (cefaleia, fotofobia, náuseas e vômitos, déficits referidos aos nervos cranianos), paresia generalizada, transtorno psiquiátrico, deterioração cognitiva, *tabes dorsalis* ou doença vascular	Úlcera genitais, febre, linfadenopatia, cefaleia, mal-estar, mialgia e erupção maculosa ou pustulosa nas palmas e plantas. Disfunção de múltiplos órgãos	Realce das leptomeninges, acometimento da substância branca do encéfalo e colunas posteriores, AVE isquêmico
Borreliose	Estágio inicial: meningite linfocítica séptica, neurite craniana ou polirradiculite dolorosa. Estágio avançado: mielite, encefalite e distúrbios neurocomportamentais	Erupção cutânea, febre, dor e desconforto difusos, cefaleia, mal-estar, fadiga, miocardite	Edema da substância branca com realce pós-contraste

MENINGITE FÚNGICA

Fungos apresentam-se de duas formas: fungos filamentosos e leveduras. Fungos filamentosos são estruturas tubulares conhecidas como hifas, que podem ser ramificadas ou conter um único filamento. Leveduras são microrganismos unicelulares com paredes espessas, que vivem dentro das células. Fungos dimórficos assumem formas tubulares em temperatura mais baixa, mas se tornam encapsulados em temperaturas acima de 35°C. Fungos filamentosos e leveduras podem infectar o sistema nervoso e causar meningite, vasculite, abscesso, granulomas ou encefalite.

Fungos são microrganismos saprofíticos com distribuição universal encontrados na forma de esporos no solo, na pele de mamíferos e aves e nas fezes de morcegos ou pássaros. Em geral, fungos invadem o corpo por inalação; invasão direta da pele, mucosas ou seios paranasais; ou penetração em feridas expostas. Infecções fúngicas do sistema nervoso ocorrem principalmente em pacientes imunossuprimidos por AIDS, câncer, doenças hematológicas malignas, anomalias imunes hereditárias, transplante de órgãos ou células-tronco ou outras condições que exijam imunossupressão terapêutica. Contudo, alguns fungos como *Coccidioides* e determinadas espécies de *Cryptococcus gattii* também podem infectar indivíduos com sistema imune normal.

Meningite criptocócica

Epidemiologia e fisiopatologia

Na maioria dos casos, meningite criptocócica é causada pela levedura encapsulada *Cryptococcus neoformans*, mas outras espécies de criptococose (p. ex., *Cryptococcus gattii*) têm surgido como patógenos que infectam indivíduos imunologicamente normais. Com distribuição mundial, *C. neoformans* é onipresente e encontrado principalmente em dejetos de aves, solo e cascas de frutas cítricas. *C. gattii* está associado mais comumente às cascas de árvores de várias espécies. Em geral, as infecções ocorrem por inalação do microrganismo, seguida de infecção respiratória e disseminação. Meningite criptocócica é mais comum em pacientes com imunossupressão celular, especialmente portadores de

Tabela 67.2 Características do líquido cefalorraquidiano e exames diagnósticos para meningite crônica infecciosa.

Doença	Aspecto microscópico	Pressão de abertura da PL	Citometria do LCR	Contagem diferencial do LCR	Glicose do LCR	Proteínas do LCR	Testes diagnósticos com LCR	Testes diagnósticos com soro
Criptococose	Fungos encapsulados; células leveduriformes com células germinativas secundárias; cápsula demonstrada por coloração com nanquim (efeito halo)	Alta	Alta ou normal	Mononuclear	Baixa	Alta	Esfregaço e culturas para fungos; coloração com nanquim; LFA para CrAg	Hemocultura
Coccidioidomicose	Leveduras com esférulas endosporulantes; hifas septadas ramificadas com artroconídios alternantes	Normal	Alta	PMN no início; depois linfocítica, eosinofílica (70%)	Baixa	Alta	Cultura para fungos, microscopia, ensaio de fixação de complemento para anticorpos; PCR	Microscopia do líquido de LBA ou outros líquidos corporais, ou cultura positiva de amostras obtidas de qualquer foco
Blastomicose	Micélio à temperatura ambiente; fase de levedura a 37°C; conídios, leveduras com germinações largas multinucleadas	Alta	Alta	PMN no início; depois linfocítica	Baixa	Alta	Cultura para fungos, biopsia de tecidos afetados com microscopia	Demonstração direta do fungo por microscopia
Histoplasmose	Hifas com macroconídios grandes e microconídios infecciosos menores. Leveduras em temperaturas < 35°C; pode haver hifas	Normal	Alta	Mononuclear	Baixa	Alta	Esfregaço e cultura para fungos; títulos de antígeno	Cultura para fungos de amostras de órgãos afetados; títulos de antígeno
Aspergilose	Hifas septadas e ramificadas em ângulo de 45° com conidióforos. Hifas desenvolvem-se nos botões terminais formando conídios pequenos	Normal	Alta	Neutrofílica no início; depois linfocítica	Baixa	Alta	Cultura para fungos, biopsia dos tecidos afetados com microscopia, PCR	Galactomanano e β-D-glicana; microscopia, cultura ou PCR de amostras obtidas por LBA ou tecidos afetados
Tuberculose	Bacilos gram-positivos aeróbios intracelulares álcool-ácido resistentes e polimórficos	Alta	Alta ou normal	Pleocitose mista	Baixa	Alta	Esfregaço e cultura para BAAR; PCR; GeneXpert®; MODS	QuantiFERON®, PPD, LBA para obter amostras para esfregaço e cultura; GeneXpert Ultra®
Sífilis	Bactérias em forma de espiroquetas	Normal	Alta ou normal	Linfocítica	Normal	Alta ou normal	Microscopia em campo escuro, VDRL; PCR	RPR, VDRL (FTA-ABS) e testes de aglutinação de partículas de *Treponema pallidum* (MHA-TP)
Borreliose	Bactérias em forma de espiroquetas	Normal	Alta	Linfocítica	Normal	Alta ou normal	Microscopia em campo escuro, índice de anticorpos IgG: IgM, PCR	Testes de dois níveis (ELISA e Immunoblot para IgG/IgM)

BAAR, bacilo álcool-ácido resistente; CrAg, antígeno polissacarídico capsular criptocócico; ELISA, ensaio imunossorvente ligado a enzima; FTA-ABS, absorção de anticorpo treponêmico fluorescente; IgG, imunoglobulina G; IgM, imunoglobulina M; LBA, lavado broncoalveolar; LCR, líquido cefalorraquidiano; LFA, ensaio de fluxo lateral; MHA-TP, ensaio de microaglutinação para *Treponema pallidum*; MODS, sensibilidade farmacológica por observação microscópica; PCR, reação em cadeia de polimerase; PL, punção lombar; PMN, polimorfonuclear; PPD, derivado proteico purificado; RPR, reagina plasmática rápida; VDRL, *Venereal Disease Research Laboratory*.

Tabela 67.3 Tratamento da meningite crônica infecciosa.

Doença	Tratamento	Alternativas e outras considerações
Criptococose	AmB 0,7 a 1 mg/kg/dia IV mais flucitosina, 100 mg/kg/dia × 14 dias; em seguida, fluconazol oral, 400 mg/dia × 8 semanas; em seguida, fluconazol, 200 mg/dia durante toda a vida	Repetir PL para manter pressão de abertura dentro da faixa normal; derivação do LCR, quando necessário
Coccidioidomicose	Tratamento de indução com fluconazol oral, 400 a 1.200 mg/dia, seguido de 800 a 1.200 mg/dia indefinidamente	Itraconazol, 400 a 600 mg/dia, ou AmB 0,5 a 0,7 mg/kg/dia. AmB intratecal além de um derivado azólico. Derivação para hidrocefalia, quando necessário
Blastomicose	AmB lipossômica, 5 mg/kg/dia, durante 4 a 6 semanas, seguida de um azólico oral. As possíveis opções para tratamento com azólico incluem fluconazol (800 mg/dia), itraconazol (200 mg, 2 ou 3 vezes/dia) ou voriconazol (200 a 400 mg, 2 vezes/dia), durante pelo menos 12 meses e até a resolução das anormalidades do LCR	Drenagem cirúrgica de qualquer abscesso epidural
Histoplasmose	AmB lipossômica (5,0 mg/kg/dia até dose total de 175 mg/kg administrada durante 4 a 6 semanas). Fluconazol (800 mg/dia) deve ser mantido por 9 a 12 meses	Tratamento de manutenção crônica com fluconazol (800 mg/dia) em pacientes que sofrem recidiva. AmB intratecal
Aspergilose	Voriconazol, 6 mg/kg IV 2 vezes/dia, no 1º dia; depois, 4 mg/kg IV, 2 vezes/dia; por fim, tratamento de manutenção com voriconazol, 200 mg a cada 12 horas	Voriconazol mais caspofungina para doença invasiva
Tuberculose	Esquema intensivo de quatro fármacos × 2 meses; em seguida, continuação com esquema de dois fármacos × 10 meses, com base nos padrões de resistência	A escolha do tratamento deve ser determinada pelos padrões de resistência. Deve-se considerar o uso de corticoide para a meningite
Sífilis	Penicilina G cristalina, de 18 a 24 milhões de U/dia, administrada na forma de 3 a 4 milhões de unidades IV a cada 4 h ou em infusão contínua durante 10 a 14 dias	Penicilina procaína, 2,4 milhões de unidades IV ao dia, com probenecida, 500 mg VO quatro vezes, durante 10 a 14 dias
Borreliose	Ceftriaxona, 2 g IV ao dia, durante 14 dias Doxiciclina, 100 mg 2 vezes/dia, durante 10 a 21 dias	Cefotaxima IV ou penicilina G IV; doxiciclina oral

AmB, anfotericina B; IM, intramuscular; IV, via intravenosa; LCR, líquido cefalorraquidiano; LP, punção lombar.

infecção pelo vírus da imunodeficiência humana (HIV), neoplasias malignas hematológicas, receptores de transplantes de órgãos sólidos e pacientes em tratamento crônico com corticoides ou outros imunossupressores. Nos pacientes imunossuprimidos em consequência da infecção pelo HIV, *C. neoformans* é a infecção mais comum do SNC, cuja prevalência varia de 10% nos EUA a mais de 30% nos países da África Subsaariana.

Manifestações clínicas

Cryptococcus neoformans

As manifestações clínicas da infecção por *C. neoformans* dependem principalmente do estado imune do hospedeiro. A gravidade da infecção varia de nódulos pulmonares assintomáticos detectados por acaso, até casos de doença amplamente disseminada. Pacientes HIV-positivos com contagens de CD4 abaixo de 50 células/$\mu\ell$ são especialmente suscetíveis à infecção disseminada e meningite. Nos casos típicos, meningite criptocócica tem início insidioso e 75% dos pacientes têm cefaleia e febre ao longo de 2 a 4 semanas. À medida que a infecção avança, 50% dos pacientes apresentam náuseas, vômitos e alterações do estado mental. Sintomas visuais e convulsões também são comuns. Mais de 50% dos pacientes imunossuprimidos desenvolvem hipertensão intracraniana, que é ainda mais comum nos pacientes imunocompetentes. À medida que a PIC aumenta, pacientes tornam-se obnubilados e podem ter herniação cerebral se não for realizada alguma intervenção.

Cryptococcus gattii

Esse patógeno é raro e, no passado, a doença que causava estava confinada às regiões tropicais e subtropicais, principalmente áreas altamente endêmicas da Austrália e Papua Nova Guiné. Em 2004, um surto de infecção por *C. gattii* foi documentado nos estados do noroeste do Pacífico dos EUA como Oregon e Washington. Uma revisão retrospectiva abrangente das infecções notificadas nesses estados revelou diferenças clínicas importantes entre infecções por *C. gattii* do Noroeste Pacífico e outras áreas historicamente endêmicas. Enquanto infecções relatadas em áreas historicamente endêmicas ocorriam principalmente em indivíduos imunocompetentes e causavam meningoencefalite, infecções por *C. gattii* diagnosticadas em Oregon e Washington eram mais comuns em pacientes imunocompetentes e causavam mais comumente doença respiratória. O intervalo decorrido entre o início dos sintomas e o diagnóstico da infecção por *C. gattii* era significativamente maior entre pacientes com infecções pulmonares (50 dias) que nos indivíduos com infecção do SNC (24 dias) ou hematogênica (27 dias). Contudo, não havia diferenças quanto ao estado imune de pacientes com disseminação hematogênica e indivíduos com infecções pulmonares ou do SNC.

Diagnóstico

O diagnóstico de meningite criptocócica deve ser considerado em pacientes com quadro subagudo de cefaleia e febre, especialmente na vigência de infecção pelo HIV ou imunossupressão. Imagens de tomografia computadorizada (TC) e RM são inespecíficas do diagnóstico de meningite criptocócica, mas podem demonstrar hidrocefalia, edema cerebral, realce das leptomeninges ou criptocomas. A Figura 67.1 ilustra alterações típicas de meningite fúngica em imagens de RM. Punção lombar – exame diagnóstico preferível – demonstra pressão de abertura alta, pleocitose mononuclear discreta, concentração alta de proteínas e concentração baixa de glicose. Pacientes com imunossupressão grave podem não ter esse perfil típico nas análises do LCR. O ensaio para antígeno polissacarídico capsular criptocócico (CrAg) é sensível e específico para detectar *C. neoformans* em amostras de LCR e seus níveis quantitativos têm valor prognóstico. O título de CrAg não é confiável para avaliar resposta ao tratamento. Embora ensaio positivo para CrAg no soro não possa confirmar o diagnóstico de meningite criptocócica, ensaio negativo praticamente exclui este diagnóstico, ao menos em pacientes HIV-positivos. Como o ensaio de fluxo lateral para CrAg tem sensibilidade e especificidade de quase 100% quando é realizado com amostras de LCR, ele é considerado o exame diagnóstico prático ideal para meningite criptocócica. Nas regiões nas quais não se dispõem de ensaio para CrAg, frequentemente se utiliza exame direto do LCR corado com nanquim. Cultura para fungos tem sensibilidade de 90% e também pode ser útil para definir espécies, embora geralmente sejam necessários alguns dias para que a cultura seja positiva. *C. neoformans* cultivado a partir de LCR, sangue ou outros focos de infecção forma colônias mucoides (dependendo da espessura capsular), geralmente dentro de 48 a 72 horas, na maioria dos meios de cultura para fungos e bactérias. Embora *C. neoformans* cresça a 37°C, temperaturas entre 30 e 35°C são ideais. Pacientes HIV-positivos com contagem de células CD4+ abaixo de 100 células/mm^3 em regiões nas quais a incidência de antigenemia criptocócica é alta devem fazer triagem com CrAg sérico e tratados com fluconazol oral para evitar meningite criptocócica. Pacientes com teste de CrAg positivo no soro devem passar por triagem para sintomas neurológicos e punção lombar. Tratamento empírico desses pacientes de alto risco com esquema antifúngico combinado para meningite criptocócica pode ser considerado.

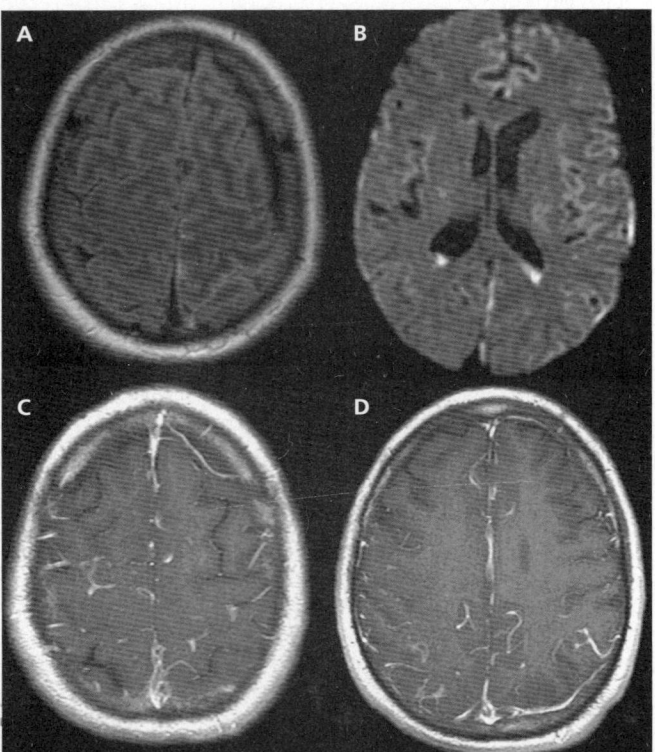

FIGURA 67.1 Imagens axiais de ressonância magnética do cérebro. **A.** Imagem em sequência FLAIR (*fluid-attenuated inversion recovery*) ponderada em T2 demonstrando sinal hiperintenso nas leptomeninges do lobo frontal posterior. **B.** Essa imagem ponderada em difusão mostrou pus no corno posterior do ventrículo lateral. **C** e **D.** Imagens ponderadas em T1 pós-contraste com realce intenso das leptomeninges.

Atualização terapêutica

Combinação de antifúngicos e controle intensivo da hidrocefalia são essenciais ao sucesso do tratamento de pacientes com meningite criptocócica. O tratamento antifúngico é dividido em três etapas: indução, consolidação e manutenção. A combinação de anfotericina B (AmB) com flucitosina, em comparação com uso isolado de AmB, foi associada ao aumento da sobrevivência de pacientes com meningite criptocócica na fase de indução do tratamento (Evidência de nível 1).[1] Quando não é possível usar AmB em razão de indisponibilidade ou problemas de segurança, a combinação oral de fluconazol com flucitosina é uma alternativa eficaz (Evidência de nível 1).[2] Em seguida, fluconazol é administrado nas fases de consolidação e manutenção. Administração combinada de dexametasona aos pacientes HIV-positivos com meningite criptocócica resultou em prognóstico mais desfavorável (Evidência de nível 1).[3] Nos pacientes com infecção não tratada pelo HIV-1, a introdução do tratamento com antirretrovirais deve ser postergada para reduzir o risco de síndrome inflamatória de recomposição imune na meningite criptocócica. Postergar o início do tratamento antirretroviral por mais de 4 semanas de tratamento de indução para meningite criptocócica foi associado ao aumento da sobrevivência (Evidência de nível 1).[4]

Hipertensão intracraniana (HIC) deve ser controlada com várias intervenções terapêuticas. Inicialmente, pacientes devem fazer punções lombares até que a pressão de abertura seja mantida consistentemente em níveis normais; alguns pacientes podem necessitar de várias punções lombares diariamente. Nos casos em que é necessária punção lombar frequente, a inserção de um dreno lombar ou ventriculostomia pode oferecer uma opção temporária para controlar a PIC. *Shunt* ventriculoperitoneal deve ser considerado para pacientes com PIC persistentemente elevadas. Um estudo retrospectivo recente sobre PIC elevada em pacientes com meningite criptocócica demonstrou que controle rigoroso da PIC durante os primeiros 5 dias da doença foi associado à mortalidade mais baixa que apenas iniciar tratamento antifúngico.

Embora as diretrizes para tratamento da doença criptocócica estejam baseadas fundamentalmente em dados referidos às infecções por *C. neoformans* em pacientes HIV-positivos e receptores de transplantes de órgãos sólidos, estas diretrizes podem ser aplicadas tanto aos pacientes com infecções por *C. neoformans* quanto *C. gattii*. Algumas recomendações específicas para *C. gattii* foram incluídas pela primeira vez nas diretrizes de 2010 da Infectious Diseases Society of America e estão baseadas em dados relativos às infecções por *C. gattii* em áreas historicamente endêmicas. Essas recomendações aplicam-se especialmente aos pacientes com criptococomas, nos quais dados mais antigos sugeriam ser mais comuns em pacientes infectados por *C. gattii* que *C. neoformans*; isto inclui consideração de intervenção cirúrgica para pacientes com criptococomas grandes; reavaliações clínicas e radiológicas mais frequentes para pacientes com criptococomas ou hidrocefalia; e possivelmente tratamento com AmB/flucitosina para pacientes com criptococomas pulmonares grandes e/ou múltiplos.

Prognóstico

Indicadores de prognóstico desfavorável são concentração baixa de glicose no LCR, título alto de antígeno criptocócico (> 1:1024) no LCR, concentração alta de lactato no LCR, nível de consciência alterado, hidrocefalia e PIC alta.

Coccidioidomicose

Epidemiologia e fisiopatologia

Coccidioides immitis é um fungo endêmico no sudoeste dos EUA, norte do México e algumas regiões da América do Sul. A fase micelial das espécies *Coccidioides* consegue sobreviver em climas desérticos extremos e, depois de chuvas torrenciais, volta a multiplicar-se para formar artroconídios. Infecções humanas ocorrem quando artroconídios suspensos em aerossóis são inalados. Depois de ser inalado, *C. immitis* geralmente causa infecção respiratória autolimitada conhecida comumente como *febre do vale*. Nas populações suscetíveis, a infecção pulmonar pode progredir para doença disseminada grave. Disseminação é mais provável em pacientes de descendência africana ou asiática, gestantes e pacientes imunossuprimidos, especialmente HIV-positivos ou em tratamento imunossupressor prolongado.

Manifestações clínicas

Assim como ocorre na tuberculose (TB), casos clássicos de meningite crônica causada por *C. immitis* afetam as meninges basilares. Cefaleia é o sintoma mais comum e ocorre em mais de 75% dos casos. Outros sinais e sintomas referidos à apresentação estão relacionados com PIC alta e incluem náuseas e vômitos (40%); alterações do estado mental (39 a 73%); déficits neurológicos focais, inclusive ataxia, distúrbios da marcha, diplopia ou paralisias faciais (33 a 80%); e rigidez de nuca (20%).

Nos pacientes infectados pelo HIV, coccidioidomicose pode ser semelhante à pneumonia causada por *Pneumocystis jiroveci* e causar doença pulmonar infiltrativa difusa com padrão reticulonodular singular e sintomas constitucionais como dispneia, febre e sudorese noturna. A coccidioidomicose frequentemente se dissemina nos pacientes infectados pelo HIV e os focos mais comuns de disseminação são meninges, linfonodos e pele. Embora pacientes HIV-positivos possam ter sintomas singulares, a maioria destes pacientes têm sintomas semelhantes aos que ocorrem na população imunocompetente. Hidrocefalia, infarto cerebral e vasculite são complicações possíveis da meningite causada por *C. immitis*. Hidrocefalia comunicante é uma complicação bem conhecida da meningite basilar secundária à obstrução das vilosidades aracnóideas com bloqueio da reabsorção de LCR e pode ocorrer nos estágios iniciais ou mais avançados da infecção. Hidrocefalia ocorre em cerca de 20 a 50% dos pacientes com meningite por *C. immitis* e está associada ao aumento do risco de mortalidade em 12 vezes. Infarto cerebral e tromboses de veias e seios durais foram descritos nos estágios iniciais e mais avançados da infecção. Nos casos típicos, inflamação perivascular causa infartos dos núcleos da base, tálamo e substância branca encefálica;

Diagnóstico

Coccidioidomicose pode ser diagnosticada por testes sorológicos, histopatologia ou cultura de tecidos ou líquidos retirados de focos infectados. Demonstração de esférulas do *C. immitis* em tecidos, escarro e líquido de lavado broncoalveolar (LBA), ou cultura positiva de amostras obtidas de qualquer parte do corpo, confirma o diagnóstico de coccidioidomicose. O diagnóstico definitivo de meningite causada por *C. immitis* depende da identificação ou cultura do microrganismo em amostras de cérebro ou LCR. Infelizmente, cultura de LCR frequentemente é negativa e o diagnóstico presuntivo geralmente é firmado por uma combinação de análises do LCR e testes sorológicos. Nos casos típicos, análises do LCR estão alteradas com pleocitose linfocítica e predomínio de neutrófilos nos estágios iniciais e concentração baixa de glicose. Vale ressaltar que esse patógeno pode causar eosinofilia no LCR de até 70% dos pacientes com meningite – uma anormalidade relativamente incomum com outros fungos patogênicos. O teste mais sensível para confirmar meningite é detecção de anticorpos contra *C. immitis* no LCR usando ensaio de anticorpo com fixação de complemento. Em alguns casos, é necessário realizar análises repetidas do LCR para confirmar esse diagnóstico, porque os resultados dos testes para anticorpo podem ser negativos nos estágios iniciais da infecção (sensibilidade entre 71 e 94%). Imunoensaio enzimático para imunoglobulina M (IgM) e imunoglobulina G (IgG) e testes de aglutinação de látex são menos sensíveis nas amostras de LCR. Embora testes de PCR tenham sido usados para diagnosticar infecção por *C. immitis*, eles não estão disponíveis rotineiramente.

Tratamento

Fluconazol oral é recomendado para tratar meningite causada por *C. immitis*. Diretrizes práticas recomendam fluconazol oral em doses de 400 a 1.200 mg/dia. Índices mais altos de falência terapêutica foram detectados com a dose de 400 mg/dia e a maioria dos especialistas recomenda usar doses na faixa mais alta do espectro posológico (800 a 1.200 mg/dia). Estudos demonstraram que itraconazol administrado em doses de 400 a 800 mg/dia foi comparativamente eficaz. Acrescentar AmB intratecal ao tratamento com um derivado azólico pode ser recomendado como medida de resgate nos casos em que o derivado azólico for ineficaz.

Hidrocefalia quase sempre precisa ser controlada por *shunt* neurocirúrgico de descompressão. Pacientes que não melhoram com fluconazol ou itraconazol são candidatos ao tratamento com AmB intratecal, com ou sem manutenção do derivado azólico. Vasculite do SNC resultando em isquemia, infarto e hemorragia cerebrais é a complicação potencialmente fatal mais comum de meningite por *C. immitis*. Alguns médicos recomendam administrar simultaneamente corticoides em doses altas por intervalo curto, mas não há estudos randomizados de grande porte.

Prognóstico

Cerca de 66 a 80% dos pacientes tratados apenas com derivados azólicos orais têm melhora clínica inicial ou remissão da meningite. Entretanto, até 75% dos pacientes têm recidivas; por esta razão, recomenda-se profilaxia com fluconazol (400 mg/dia) por toda a vida. Sem tratamento, a frequência de recidivas é alta e o prognóstico é desfavorável.

Blastomicose e histoplasmose

Epidemiologia

Blastomyces dermatitidis e *Histoplasma capsulatum* são fungos dimórficos endêmicos nos vales dos rios Mississippi e Ohio. Embora tenham sido notificados casos isolados de infecção fora dessa área geográfica, a maioria dos pacientes reside nestas regiões. Espécies *Histoplasma* e *Blastomyces* são fungos ambientais onipresentes encontrados em fase micelial, mas depois convertem para fase de levedura à temperatura do corpo. Esses dois fungos causam diversos tipos de doença, desde infecções subclínicas até doença disseminada.

Fisiopatologia

B. dermatitidis – uma levedura de paredes espessas com células germinativas secundárias com bases largas – é endêmico nos Grandes Lagos e nos vales dos rios Mississippi e Ohio. Assim como histoplasmose, blastomicose é adquirida por inalação de esporos aos pulmões e pode causar doença pulmonar ou extrapulmonar. Radiografias de tórax frequentemente demonstram infiltrados nodulares ou lobares com formação de cavidades. Quando o fungo consegue esquivar-se dos mecanismos de defesa inespecíficos dos pulmões do hospedeiro, ele sofre conversão à fase de levedura e multiplica-se. Em seguida, o microrganismo espalha-se por via hematogênica para outros órgãos. Lesões cutâneas são encontradas em 60% dos pacientes com blastomicose e caracterizam-se por lesões verrucosas ou fungoides com bordas irregulares. Outras estruturas afetadas comumente são ossos, articulações, sistema geniturinário e SNC.

Assim como se observa com B. dermatitidis, H. capsulatum é encontrado principalmente nos vales dos rios Mississippi e Ohio e a infecção é adquirida por inalação. Histoplasmose pode causar infecção pulmonar aguda com febre, calafrios e opacidades pulmonares nas radiografias de tórax. Nos casos típicos, pacientes com imunidade celular deprimida (p. ex., indivíduos HIV-positivos) desenvolvem sintomas pulmonares crônicos, que progridem à forma grave de doença disseminada. A infecção espalha-se por via hematogênica a órgãos distantes como fígado, baço e SNC. Invasão da medula óssea é comum e frequentemente causa trombocitopenia, anemia ou leucopenia.

Manifestações clínicas

Infecção do SNC por B. dermatitidis ocorre em menos de 10% dos pacientes com doença disseminada e evidencia-se por um ou mais abscessos e meningite aguda ou crônica. Ao contrário das outras infecções fúngicas do SNC, blastomicose tem mais tendência a causar déficits neurológicos focais, crises epilépticas e alterações do estado mental, enquanto sinais e sintomas como febre, cefaleia e meningismo são menos frequentes. Embora a infecção intracraniana resulte mais comumente da disseminação hematogênica ao parênquima cerebral a partir de focos pulmonares, também há casos descritos de extensão epidural a partir de osteomielite de vértebras ou crânio sobrejacente.

A maioria dos pacientes com histoplasmose pulmonar é assintomática e a infecção regride sem tratamento. É comum encontrar nódulos pulmonares assintomáticos em indivíduos que vivem nos vales dos rios Mississippi e Ohio. Disseminação ocorre tanto na infecção primária quanto na reativação de infecções latentes. Invasão do SNC ocorre em menos de 20% dos pacientes com infecção disseminada e, na maioria dos casos, acomete indivíduos com imunidade celular gravemente deprimida, inclusive pacientes HIV-positivos. Nos casos típicos, sinais e sintomas iniciais são cefaleia e alterações do estado mental; embora sejam menos comuns, pacientes também podem apresentar déficits neurológicos focais, crises epilépticas, AVE isquêmico e lesões tumorais.

Diagnóstico

Demonstração direta do B. dermatitidis por microscopia é o único método de diagnóstico rápido, mas sua sensibilidade é variável. Nos casos típicos, punção lombar demonstra pressão de abertura alta e as análises do LCR são notáveis por concentração alta de proteínas, concentração baixa de glicose e pleocitose com predominância de neutrófilos nos estágios iniciais da doença, seguida de predominância linfocítica. O exame diagnóstico de referência ainda é cultura de LCR, que é positiva em 70% dos pacientes com blastomicose. Crescimento de B. dermatitidis nos meios de cultura pode ocorrer dentro de 5 a 10 dias, mas a identificação definitiva do microrganismo pode demorar 2 a 4 semanas. Procedimentos mais invasivos como biopsia cerebral e retirada de amostras de LCR ventricular têm mais chances de fornecer material suficiente para firmar o diagnóstico definitivo e frequentemente são necessários para diagnosticar doença intracraniana. Dosagens dos títulos de antígenos e anticorpos no soro e LCR são úteis, embora ocorra reatividade cruzada significativa com outros fungos dimórficos, como também ocorre nos casos de histoplasmose.

Em pacientes com meningite associada à histoplasmose, LCR frequentemente mostra pleocitose mononuclear, concentração alta de proteínas e concentração baixa de glicose. Cultura de LCR não tem sensibilidade suficiente para diagnosticar histoplasmose. Títulos de antígeno e anticorpos no LCR e soro são úteis, embora ocorra reatividade cruzada significativa com outros fungos dimórficos, como também ocorre nos casos de blastomicose. Como meningite geralmente é causada por infecção disseminada, também podem ser considerados testes para detectar esse fungo no sangue ou medula óssea.

Tratamento

AmB em formulação lipídica na dose de 5 mg/kg/dia deve ser usada para tratar blastomicose por 4 a 6 semanas, seguida de um derivado azólico oral. Entre as opções possíveis para tratamento com derivado azólico estão fluconazol (800 mg/dia), itraconazol (200 mg, 2 a 3 vezes/dia) e voriconazol (200 a 400 mg, 2 vezes/dia) por 12 meses no mínimo, ou até que as anormalidades do LCR regridam. Pacientes com imunodeficiência secundária à infecção pelo HIV ou tratamento imunossupressor têm índices altos de recidiva e devem ser mantidos com profilaxia secundária por tempo indefinido com fluconazol. Em alguns casos selecionados de pacientes com disfunção neurológica causada por blastomicose focal do SNC, tratamento cirúrgico pode ser eficaz. Drenagem cirúrgica de abscesso epidural pode ser necessária para reduzir a morbimortalidade dessa doença.

Tratamento da histoplasmose do SNC é difícil. Apesar da administração de AmB, a mortalidade oscila entre 20 e 40% dos pacientes com meningite e até 50% dos que respondem ao tratamento têm recaída depois que ele é interrompido. O tratamento ideal para meningite causada por H. capsulatum é AmB lipossômica (5,0 mg/kg/dia, ou dose total de 175 mg/kg administrada por 4 a 6 semanas). De forma a reduzir o risco de recidiva, tratamento com fluconazol (800 mg/dia) deve ser mantido por 9 a 12 meses depois de finalizar o ciclo de AmB. Tratamento de manutenção crônica com fluconazol (800 mg/dia) deve ser considerado para pacientes que apresentam recidiva depois de concluir todo o ciclo de tratamento. Embora seja mais ativo contra H. capsulatum em modelos animais, itraconazol não atravessa a barreira hematencefálica em concentrações adequadas para tratar infecção do SNC. Infusão intratecal de AmB diretamente dentro dos ventrículos, cisterna magna ou espaço aracnoide lombar deve ser reservada para infecções graves que não melhorem com tratamento convencional.

Aspergilose

Epidemiologia e fisiopatologia

Espécies Aspergillus são componentes onipresentes do solo, onde crescem e sobrevivem em restos orgânicos. Esse fungo forma esporos abundantes, que liberam grandes quantidades de conídios no ar ambiente. Conídios são muito pequenos e isto lhes permite chegar às vias respiratórias mais finas dos pulmões, inclusive alvéolos. Embora seres humanos inalem diariamente milhares de conídios, a inalação destes microrganismos raramente causa doença porque eles são eficazmente eliminados pelos mecanismos imunes do hospedeiro. Macrófagos e neutrófilos alveolares formam a primeira linha de defesa do organismo contra conídios suspensos em aerossóis.

No passado, a aspergilose limitava-se aos pacientes com exposições repetitivas aos patógenos, que causava uma doença conhecida como *pulmão de fazendeiro*. Espécies *Aspergillus* também podem causar aspergilomas pulmonares evidenciados por proliferação excessiva dos fungos em lesões pulmonares cavitárias. Mais recentemente, a incidência e gravidade das infecções causadas por espécies *Aspergillus* têm aumentado em razão da ampliação progressiva da população de pacientes imunossuprimidos, nos quais causa a doença conhecida como *aspergilose invasiva*. Populações em risco significativo de aspergilose são pacientes em tratamento para neoplasias malignas hematológicas, receptores de transplantes alogênicos de células hematopoéticas e órgãos sólidos, pacientes HIV-positivos e portadores de doenças granulomatosas crônicas.

Manifestações clínicas

Aspergilose cerebral ocorre em cerca de 10 a 20% dos pacientes com doença invasiva e é resultado da disseminação hematogênica do fungo ou extensão direta de um foco de rinossinusite. A infecção do SNC pode ser evidenciada por massa solitária, trombose dos seios cavernosos, abscessos intracranianos múltiplos, meningite basilar aguda ou crônica, vasculite ou mielite. Patologicamente, aspergilose pulmonar tem propensão a causar invasão vascular, infarto, hemorragia e aneurismas; por esta razão, o quadro clínico pode ser semelhante ao de vasculite cerebral, infarto isquêmico ou hemorrágico ou hemorragia subaracnóidea. Nos casos suspeitos de aspergilose pulmonar, é importante examinar pulmões e seios paranasais em busca de evidências de infecção e focos potenciais para realizar biopsia ou material para cultura.

Diagnóstico

O diagnóstico de aspergilose ainda é difícil nos pacientes imunossuprimidos. Como também ocorre com muitas infecções fúngicas invasivas do SNC, o diagnóstico frequentemente é estabelecido com base no exame da via primária de acesso da infecção. Desse modo, nos casos suspeitos de aspergilose do SNC, é importante examinar pulmões e seios paranasais em busca de evidências de infecção e focos potenciais para realizar biopsia ou retirar material para cultura. Nos casos típicos, RM do cérebro demonstra sinais de infecção, inclusive infarto cerebral, lesões hemorrágicas, aspergilomas sólidos realçados por contraste, ou abscessos com realce periférico. Realce da dura-máter geralmente é demonstrado nas lesões adjacentes aos seios paranasais infectados e indica extensão direta da doença.

Vários marcadores séricos laboratoriais podem ajudar a estabelecer o diagnóstico de aspergilose invasiva. Ensaios imunossorventes ligados a enzima (ELISA) para componentes da parede celular do fungo (galactomanano e BDG) devem ser considerados. Ensaio para galactomanano no LCR usando aglutinação de látex ou ELISA pode ser útil como adjuvante ao teste com soro; contudo, os dados disponíveis limitam-se a estudos com amostras pequenas e desempenho e confiabilidade variáveis (sensibilidade entre 70 e 90%). BDG é o componente principal da parede celular da maioria das espécies de fungos e testes para este antígeno são usados como exame geral para detectar fungos patogênicos. Espécies *Cryptococcus* não têm níveis altos de BDG em suas paredes celulares e, por esta razão, não são detectados por esse teste. Pesquisa de antígeno BDG é útil para detectar aspergilose e candidíase invasivas. Vários ensaios de PCR podem detectar espécies *Aspergillus* no sangue e amostras de LBA; um estudo recente sobre detecção de espécies *Aspergillus* em tecidos à fresco e líquido de LBA demonstrou sensibilidade de 86% e especificidade de 100%. Há pouca experiência com utilização de PCR para detectar espécies *Aspergillus* em amostras de LCR.

Tratamento

Infelizmente, é difícil tratar aspergilose cerebral, especialmente na população de pacientes imunossuprimidos, que têm mortalidade alta. Voriconazol (antifúngico mais novo) reduziu a mortalidade associada a uma infecção que, no passado, quase sempre levava à morte. Ensaios clínicos demonstraram que voriconazol foi mais eficaz que AmB no tratamento inicial da aspergilose invasiva e foi associada ao aumento expressivo da sobrevivência (71% *versus* 58%, respectivamente). Estudos *in vitro* realizados para avaliar tratamento combinado de voriconazol com caspofungina para infecções por espécies *Aspergillus* mostraram resultados promissores em pacientes com aspergilose invasiva.

TUBERCULOSE

Epidemiologia e fisiopatologia

Mycobacterium tuberculosis é um bacilo gram-positivo aeróbio intracelular polimórfico álcool-ácido resistente, que pode causar meningite crônica. A transmissão ocorre principalmente por inalação de gotículas suspensas no ar aos pulmões. O bacilo multiplica-se nos macrófagos alveolares e, depois de algumas semanas, pode disseminar-se por via hematogênica para focos extrapulmonares, inclusive meninges e parênquima cerebral adjacente. Meningite tuberculosa é uma forma agressiva de doença extrapulmonar, mais comum em pacientes infectados pelo HIV.

Manifestações clínicas

Nos casos típicos, meningite tuberculosa é precedida de sintomas inespecíficos como mal-estar, anorexia, fadiga, emagrecimento, febre, mialgia e cefaleia. Nos pacientes imunocompetentes, manifestações clínicas típicas são cefaleia, vômitos, sinais meníngeos, déficits focais, déficit visual, paralisias de nervos cranianos e hipertensão intracraniana (HIC). Vasos sanguíneos cerebrais podem ser afetados pela inflamação meníngea adjacente e resultar em vasospasmo, constrição e finalmente trombose com infarto cerebral. À medida que a doença avança, o paciente pode entrar em coma por consequência da PIC alta e hidrocefalia obstrutiva.

Diagnóstico

Apesar de suas diversas limitações, teste cutâneo com tuberculina ainda é amplamente utilizado. Diretrizes do CDC (Centers for Disease Control and Prevention) norte-americano, American Thoracic Society e Infectious Diseases Society of America recomendam que o teste cutâneo com tuberculina não deva ser realizado, a menos que possa ser oferecido tratamento aos casos que tenham resultado positivo. Resultados negativos no teste com derivado proteico purificado (PPD) não excluem o diagnóstico de TB; quando o teste tuberculínico com 5 UT seja negativo e a suspeita de TB seja forte, o teste pode ser repetido com 250 UT. Vale lembrar que esse teste frequentemente não é reativo em pacientes com meningite tuberculosa.

Diagnosticar meningite tuberculosa pode ser difícil e, nos casos típicos, depende da combinação de exames de neuroimagem, testes sorológicos e análises do LCR. Meningite em pacientes com TB pulmonar coexistente é altamente sugestiva de etiologia tuberculosa. TC e RM do cérebro são muito úteis para diagnosticar meningite TB e investigar complicações. O aspecto patológico característico de meningite tuberculosa é exsudato espesso mais abundante nas meninges basilares. Desse modo, anormalidades típicas incluem realce das meninges basilares, exsudatos espessos, hidrocefalia obstrutiva e infartos periventriculares (Figura 67.2). TC de tórax é um exame sensível para detectar anormalidades pulmonares de pacientes com meningite tuberculosa.

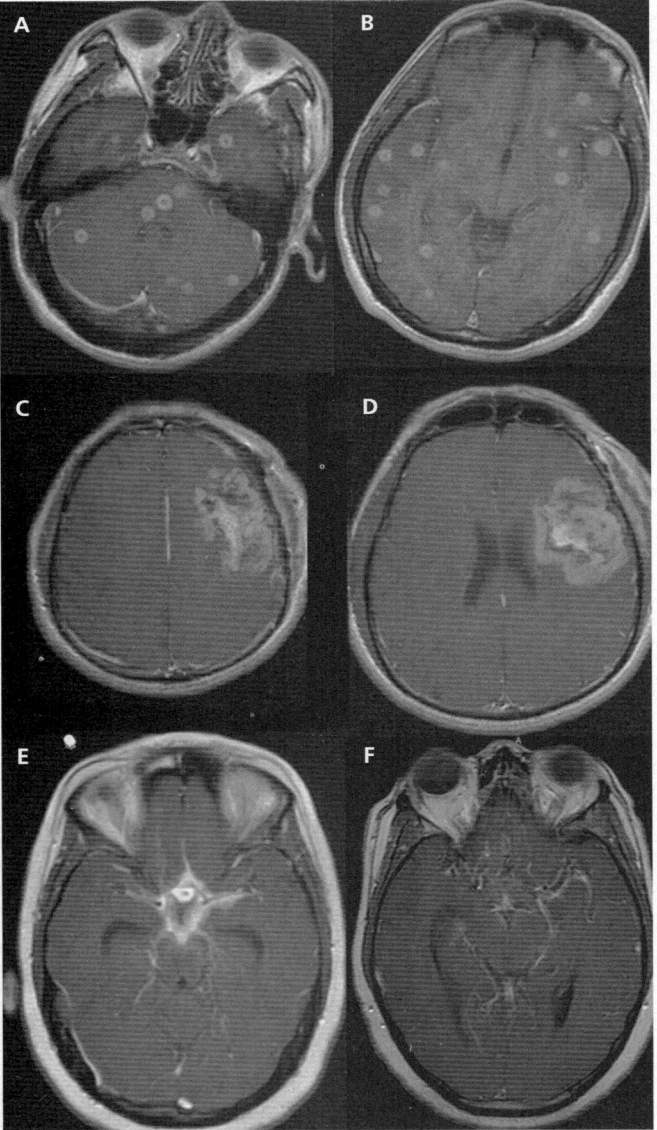

FIGURA 67.2 Imagens axiais de ressonância magnética do cérebro. **A** e **B**. Essas imagens ponderadas em T1 pós-contraste demonstraram várias lesões com realce periférico em um paciente com tuberculose miliar. **C** e **D**. Essas imagens ponderadas em T1 pós-contraste mostraram tuberculoma frontal E volumoso. **E** e **F**. Essas imagens ponderadas em T1 pós-contraste demonstraram meningite basilar com captação intensa do contraste e realce das leptomeninges.

Anormalidades típicas no LCR incluem pleocitose mononuclear, concentração baixa de glicose e concentração alta de proteínas. Pleocitose do LCR pode ser menor em pacientes HIV-positivos. É importante salientar que 16% dos pacientes com meningite criptocócica confirmada, 5% dos pacientes com TB e 4% dos pacientes com meningite bacteriana têm contagens de células e bioquímica normal no LCR. Embora esfregaços e cultura para bacilos álcool-ácido resistentes no LCR sejam cruciais à confirmação do diagnóstico de meningite tuberculosa, a sensibilidade relatada com estes esfregaços varia amplamente; a sensibilidade pode chegar a 52% quando amostras grandes de LCR (mais de 6 mℓ) são examinadas microscopicamente por 30 minutos no mínimo. Cultura convencional do LCR para *M. tuberculosis* em meio de Lowenstein-Jensen é positiva em cerca de 45 a 90% dos casos, mas geralmente demora várias semanas até que os resultados sejam positivos. Recentemente, um ensaio de sensibilidade farmacológica por exame microscópico foi referendado para triagem rápida de TB multirresistente. Essa tecnologia utiliza um microscópio de luz invertida para examinar culturas de LCR e detectar crescimento de estruturas "filamentares" típicas de TB. Esse exame pode ser concluído em 7 a 10 dias, em comparação com várias semanas necessárias à cultura em meio sólido convencional. Outros ensaios possivelmente mais sensíveis são detecção de bactérias intracelulares por coloração de Ziehl-Nielsen modificada e ensaio ESAT 6 (Early Secreted Antigenic Target 6-kDa, em inglês) com leucócitos do LCR. Detecção do DNA de *M. tuberculosis* no LCR por ensaio de PCR é um exame diagnóstico complementar útil, que tem especificidade de quase 100%, embora sua sensibilidade varie de 30 a 50% e, deste modo, limite sua utilidade. Hoje em dia, o teste GeneXpert Ultra® é o exame mais sensível para detectar meningite tuberculosa. Esse teste baseia-se em técnica totalmente automatizada de PCR para DNA genômico para detectar TB e resistência à rifampicina. Em comparação com um composto microbiológico, esse teste alcançou sensibilidade de 95%. Entretanto, em comparação com uma definição clínica homogênea de meningite tuberculosa usada em estudos científicos, a sensibilidade foi de apenas 70%.

Tratamento

Tratamento empírico deve ser iniciado quando há suspeita inicial de meningite tuberculosa, porque *M. tuberculosis* cresce lentamente, padrões de especiação e resistência podem levar semanas e tratamento imediato está associado a prognóstico mais favorável. Fármacos de primeira linha para tratar tuberculose são rifampicina, isoniazida, pirazinamida e etambutol (Evidência de nível 1).[5] TB multirresistente e TB extremamente resistente aos fármacos representam um problema grave crescente e o tratamento deve ser individualizado com base nos resultados dos testes de sensibilidade. Tratamento adjuvante com corticoide reduz significativamente mortes e déficits neurológicos residuais incapacitantes (Evidência de nível 1);[6] hoje em dia, corticoides são administrados independentemente do estado sorológico para HIV, embora evidências quanto aos efeitos benéficos adicionais em pacientes HIV-positivos sejam inconclusivas e ainda existam estudos em andamento sobre isto.

NEUROSSÍFILIS

Neurossífilis desempenhou um papel importante na evolução da neurologia moderna. Neurossífilis parética foi o primeiro transtorno psiquiátrico no qual havia patologia cerebral e tratamento específicos descritos. Erb descreveu sífilis da medula espinal (*tabes dorsalis*) em 1892. Quincke foi responsável por introduzir punção lombar e exames do LCR eram usados para diagnosticar sífilis, mesmo em indivíduos assintomáticos. Em 1913, Noguchi e Moore identificaram *Treponema pallidum* no cérebro. O primeiro tratamento eficaz surgiu em 1918, quando Wagner-Jaurregg propôs tratamento hipertérmico para paresia. Ele foi o primeiro psiquiatra a ganhar o Prêmio Nobel. Em seguida, surgiu tratamento químico com arsênio, que levou ao primeiro uso intencional de um composto que poderia atacar o microrganismo sem causar danos aos tecidos do hospedeiro; este era o conceito de "pílula mágica" de Ehrlich. Tratamentos mais eficazes e seguros foram propostos em 1945 com a introdução da penicilina, que começou a ser usada na época e revolucionou o tratamento da doença. Depois da introdução da penicilina nas décadas de 1940 e 1950, a incidência de neurossífilis diminuiu por duas razões principais: (1) Menos pessoas espalhavam a doença porque os pacientes infectados eram diagnosticados e tratados; e (2) muitos casos de neurossífilis eram evitados porque se utilizava penicilina para tratar gonorreia e outras infecções. Por exemplo, a frequência de neurossífilis como causa de primeira internação em hospital psiquiátrico caiu desabou de 5,9 casos por 100 mil habitantes em 1942 para 0,1 caso por 100 mil em 1965. Casos novos tornaram-se tão raros, que muitos hospitais deixaram de utilizar testes rotineiros para detectar sífilis.

Ao longo das décadas seguintes, alguns pesquisadores detectaram alterações dos padrões clínicos da doença, mas esta descoberta foi questionada. A população com incidência mais alta era composta de homens homossexuais jovens. Por fim, em 1981, começou a epidemia de AIDS. A incidência de sífilis primária e secundária aumentou de 13,7 por 100 mil em 1981 para 18,4 por 100 mil em 1989 (um aumento de 34%). Nos anos seguintes, a incidência de sífilis diminuiu. Em 1997, foram notificados menos de 8 mil casos de sífilis primária nos EUA – índice mais baixo em 38 anos e redução de seis vezes em comparação com 1990. Infelizmente, a partir do ano 2000, houve aumento inesperado de casos novos de sífilis primária e secundária nos EUA. Tendências semelhantes foram observadas na Europa Ocidental, Brasil e Canadá, provavelmente em razão da reintrodução de prática sexuais perigosas. Além do aumento alarmante da incidência de sífilis nos países industrializados, esta doença (assim como infecção pelo HIV) é um problema enorme de saúde pública nos países em desenvolvimento. Por exemplo, soropositividade para sífilis entre gestantes de países da África Subsaariana pode ficar acima de 10%. Mesmo antes da era de infecção pelo HIV, observou-se alteração das manifestações clínicas em razão do uso disseminado de antibióticos. Formas parenquimatosas antes comuns tornaram-se raras, enquanto a incidência de síndromes meníngeas (inclusive meningite, radiculite e neurite craniana) e vasculares aumentou.

Epidemiologia e fisiopatologia

Sífilis é causada por uma bactéria espiralada fina e móvel conhecida como *Treponema pallidum*. Esse microrganismo não pode ser cultivado rotineiramente em laboratório e é difícil de detectar usando microscopia óptica convencional. A transmissão ocorre principalmente por relações sexuais com pacientes infectados ou por transmissão vertical entre a mãe e o feto. Sem tratamento, sífilis sempre progride ao longo de vários estágios clínicos. Em geral, a doença pode ser classificada como infecção inicial ou avançada. Infecção inicial inclui sífilis primária, secundária e latente inicial, enquanto infecção tardia é sífilis terciária.

Manifestações clínicas

Depois da exposição sexual ao *T. pallidum*, começa um período de incubação assintomático com cerca de 3 semanas, que é seguido do aparecimento de úlcera genital indolor (ou cancro). Se não for tratado, o cancro desaparece dentro de 3 a 5 semanas e a doença evolui para sífilis secundária. Sífilis secundária é uma síndrome evidenciada por febre, linfadenopatia, cefaleia, mal-estar, mialgia e erupção maculosa ou pustulosa nas palmas e plantas. Durante esse estágio, infecção de outros sistemas do corpo causa sinais e sintomas clínicos como lesões de mucosa, insuficiência renal, hepatite e distúrbios neurológicos. Nos casos típicos, os sinais e sintomas da sífilis secundária desaparecem dentro de 4 a 10 semanas e começa o período de infecção latente. Cerca de um terço dos pacientes com sífilis latente não tratada progridem para sífilis avançada ou terciária, que pode afetar qualquer órgão do corpo, principalmente sistema nervoso, causando diversos sinais e sintomas clínicos.

O *T. pallidum* dissemina-se por via hematogênica ao SNC nos estágios iniciais de evolução da doença e os sinais e sintomas clínicos não se limitam a algum estágio específico da sífilis. Quadros de meningite ou doença vascular podem ser mais frequentes nos estágios mais iniciais da doença, enquanto doença avançada causa lesões do parênquima cerebral ou medula espinal. Embora neurossífilis possa causar grande variedade de sinais e sintomas, inclusive paresia generalizada, doença psiquiátrica, déficits cognitivos, *tabes dorsalis* ou doença vascular, esta seção limita-se à descrição da meningite sifilítica.

Nos casos típicos, meningite sifilítica ocorre no estágio secundário da sífilis nos primeiros 2 anos depois da infecção inicial. Embora meningite seja menos comum que outras formas de neurossífilis, até 25% dos pacientes têm LCR anormal com pleocitose mononuclear e concentração alta de proteínas. Sintomas iniciais mais comuns são cefaleia, fotofobia, náuseas e vômitos, meningismo e déficits referidos aos nervos cranianos. Embora qualquer nervo craniano possa ser afetado, os pares cranianos VII e VIII são acometidos com mais frequência.

Diagnóstico

Nos casos típicos, o diagnóstico de neurossífilis é estabelecido com base na combinação de anamnese, exame físico e resultados de testes sorológicos e análises do LCR. Dois tipos de teste sorológico são usados para diagnosticar sífilis: testes não treponêmico como VDRL (Venereal Disease Research Laboratory) e RPR (reagina plasmática rápida) e ensaios treponêmicos como teste de absorção de anticorpo treponêmico fluorescente e teste de aglutinação de partículas do *T. pallidum* (TPPA, em inglês). Testes não treponêmicos detectam anticorpos (imunoglobulinas G e M, ou IgG e IgM) dirigidos contra um antígeno cardiolipínico de lecitina-colesterol e podem normalizar depois de tratamento, ou mesmo nos pacientes portadores de infecção crônica ainda não tratados. Ensaios treponêmicos mensuram anticorpos treponêmicos e continuam positivos por toda a vida, mesmo depois de tratamento adequado. A solicitação de testes não treponêmicos ou treponêmicos depende das práticas adotadas em cada instituição. Em geral, um teste treponêmico (TPPA) é realizado primeiramente como triagem de infecção pregressa ou atual e depois é seguido de um ensaio não treponêmico (RPR) para avaliar possível resposta ao tratamento. Os critérios diagnósticos de neurossífilis proposta pelo CDC norte-americano em 2018 exigem RPR sérica positiva, TPPA sérico positivo e anormalidades no LCR. Nos casos típicos de meningite sifilítica, o LCR mostra pleocitose com predominância mononuclear, concentração alta de proteínas (> 45 mg/dℓ) e concentração de glicose normal ou reduzida. Embora testes imunológicos com LCR (inclusive VDRL) sejam muito específicos e geralmente tenham resultados anormais nos casos de meningite sifilítica (sensibilidade de 70%), um resultado negativo não exclui a neurossífilis. Mais recentemente, foram desenvolvidos ensaios de PCR para detectar *T. pallidum* no LCR, mas 50% dos pacientes com infecção sifilítica do SNC têm resultado negativo com estes testes. Outras técnicas mais modernas incluem anticorpo treponêmico fluorescente no LCR e porcentagem de células B no LCR (quando VDRL é negativo no LCR) para ajudar a estabelecer o diagnóstico de neurossífilis.

Tratamento

Penicilina é a primeira opção de tratamento para neurossífilis. O CDC norte-americano recomenda 18 a 24 milhões de unidades de penicilina G cristalina por dia, com doses fracionadas de 3 a 4 milhões de unidades por via IV a cada 4 horas, ou em infusão contínua por 10 a 14 dias. Uma alternativa é penicilina procaína na dose diária de 2,4 milhões de unidades por via IM com probenecida oral na dose de 500 mg 4 vezes/dia, durante 10 a 14 dias.

DOENÇA DE LYME

Epidemiologia

Borreliose de Lyme norte-americana, ou simplesmente doença de Lyme, é a infecção transmitida por carrapatos mais comum nos EUA. O CDC relatou que 300 mil casos da doença são diagnosticados anualmente nos EUA, com 96% dos casos concentrados em treze estados (Connecticut, Delaware, Maine, Maryland, Massachusetts, Minnesota, New Hampshire, New Jersey, New York, Pennsylvania, Vermont, Virginia e Wisconsin). Nos seres humanos, sinais e sintomas da borreliose de Lyme ocorrem mais comumente na primavera, verão e início do outono, coincidindo com a atividade das ninfas e prática crescente de atividades recreativas nos hábitats dos carrapatos.

Fisiopatologia

Doença de Lyme é causada por *Borrelia burgdorferi*, que é transmitida por carrapatos específicos das espécies *Ixodes*. Na Europa, ao menos cinco espécies de *Borrelia* (*Borrelia afzelli*, *Borrelia garinii*, *B. burgdorferi*, *Borrelia spielmanii* e *Borrelia bavariensis*) podem causar borreliose e isto explica a diversidade mais ampla de manifestações clínicas na Europa que nos EUA. A transmissão da bactéria ocorre por injeção da saliva do carrapato durante sua alimentação com sangue. Em geral, carrapatos da espécie *Ixodes scapularis* ou *Ixodes pacificus* precisam alimentar-se por mais de 36 horas para que ocorra transmissão de *B. burgdorferi*. Nos EUA, as únicas espécies de *Borrelia* que reconhecidamente causam doença humana são *B. burgdorferi*, *Borrelia miyamotoi* e *Borrelia mayonii*.

Manifestações clínicas

Inicialmente, as espiroquetas proliferam no local da picada de carrapato. Quando alcançam quantidades suficientes, elas migram lentamente em sentido centrífugo a partir do local de inoculação e, nos casos típicos, por até 30 dias depois da picada. A lesão cutânea associada à proliferação e disseminação da infecção é conhecida como *eritema migratório*. Esse tipo de eritema consiste em uma área de eritrodermia, que se amplia ao longo de dias a semanas e frequentemente alcança vários centímetros de diâmetro. Dependendo de sua localização no corpo, a erupção pode ser redonda ou elíptica, algumas vezes com palidez central.

Doença disseminada inicial geralmente se caracteriza por exantema multifocal, no qual cada foco novo representa um nicho de espiroquetas que se disseminaram por via hematogênica a partir do local da picada. A disseminação das bactérias acompanha-se de reação inflamatória comum do hospedeiro à bacteriemia: febre, desconforto e dores difusas, cefaleia, mal-estar e fadiga. Até 5% dos pacientes infectados desenvolvem bloqueios cardíacos (a chamada *miocardite de Lyme*), que algumas vezes requer marca-passo temporário. A fase inicial de disseminação afeta o sistema nervoso de 10 a 15% dos pacientes e, neste estágio, a doença é referida como *infecção disseminada aguda*. Na maioria dos casos, esses pacientes desenvolvem meningite linfocítica asséptica, neurite craniana ou polirradiculite dolorosa. Descrita inicialmente na Europa, síndrome de Garin-Bujadoux-Bannwarth hoje inclui todos os elementos ou parte de uma tríade clássica: meningite linfocítica, neurite craniana e polirradiculite. Lesões de nervos cranianos e periféricos podem afetar qualquer parte do trajeto dos nervos acometidos, sem mostrar predileção pelos segmentos contidos no espaço subaracnóideo. Cerca de três quartos dos pacientes com neuropatias cranianas associadas à doença de Lyme têm paralisia do nervo facial. Estudos iniciais sugeriram que a paralisia pudesse ser bilateral em até 25% dos casos.

Doença de Lyme avançada pode causar artrite ou lesões cutâneas conhecidas como *acrodermatite atrófica crônica*, quando a pele adelgaçada adquire aspecto de lenço de papel. Manifestações neurológicas da doença de Lyme avançada incluem mielite, encefalite e distúrbios neurocomportamentais. Pesquisadores têm dedicado muito atenção aos pacientes que referem fadiga e déficits cognitivos persistentes depois de fazer tratamento para doença de Lyme com esquemas que deveriam ser altamente eficazes, mesmo nos casos de infecção grave – uma condição referida frequentemente como *síndrome pós-Lyme*. Esse tema é controvertido e sua discussão estaria além dos propósitos deste capítulo.

Diagnóstico

Em geral, o eritema migratório típico é suficientemente característico para estabelecer o diagnóstico clínico, mesmo sem teste laboratorial confirmatório. Ensaios sorológicos para anticorpos contra *Borrelia* geralmente não são positivos nesse estágio e, por esta razão, devem ser solicitados apenas para casos atípicos e, mais tarde, combinados com testes sorológicos com amostras de soro das fases aguda e de convalescência (intervalo de 2 a 6 semanas depois da amostra da fase aguda). O tratamento de pacientes nesse estágio evita progressão à doença de Lyme neurológica.

A maioria dos pacientes com doença de Lyme em estágio inicial tem soropositividade nos testes sorológicos de dois níveis (ELISA e *immunoblot* para IgG). Pacientes soronegativos por ocasião da apresentação clínica fazem conversão 2 semanas depois da fase aguda. Exames do LCR para detectar produção de anticorpos intratecais e punção lombar demonstrando meningite linfocítica ajudam a confirmar o diagnóstico. Ensaio de PCR com LCR não tem sensibilidade suficiente para diagnosticar doença de Lyme neurológica e não deve ser solicitado rotineiramente. O diagnóstico de doença de Lyme neurológica em estágio avançado requer soropositividade em dois ensaios (ELISA e *immunoblot* para IgG) e evidência de produção de anticorpos intratecais. Em geral, exames do LCR confirmam infecção em atividade e demonstram meningite linfocítica, concentração alta de proteínas e concentração normal de glicose.

Tratamento

Pacientes adultos com doença de Lyme em estágio inicial e quadros neurológicos agudos de meningite ou radiculopatia devem ser tratados com ceftriaxona intravenosa na dose de 2 g/dia, durante 14 dias. Alternativas possíveis seriam tratamento parenteral com cefotaxima (Evidência de nível 1)[7,8] ou penicilina G (Evidência de nível 1).[9,10] Outra alternativa seria doxiciclina oral, que é bem absorvida e penetra satisfatoriamente no SNC (Evidência de nível 1).[11] Doença de Lyme neurológica avançada pode causar encefalomielite, neuropatia periférica ou encefalopatia. Esses pacientes devem ser tratados com ceftriaxona IV (2 g/dia) por 2 a 4 semanas. Cefotaxima ou penicilina G pode ser uma alternativa aceitável. Quando há persistência ou recidiva dos sintomas, não há indicação para repetir o tratamento.

EXAMES SOLICITADOS SEM HIPÓTESE DIAGNÓSTICA DEFINIDA

Em alguns casos, apesar da forte suspeição clínica de etiologia infecciosa da meningite crônica, não é possível detectar algum patógeno por meio de exames convencionais. Além dos diversos exames sorológicos para patógenos específicos, testes de antígenos e ensaios baseados em PCR descritos antes, exames diagnósticos mais inespecíficos para doenças infecciosas são utilizados com frequência crescente, principalmente nos casos difíceis de diagnosticar. Isso inclui ensaios de PCR para rRNA 16s e 18s para detectar bactérias e fungos, respectivamente, assim como mNGS do LCR. Hoje em dia, mNGS é um exame clinicamente validado para detectar infecções em pacientes com meningite, mielite e/ou encefalite.

O gene do rRNA 16s é uma região altamente conservada nas bactérias, enquanto os genes do rRNA 18s e 28s são altamente conservados nos fungos. Amplificação desses genes por técnicas de PCR permite detectar várias espécies de bactérias e fungos. Nos casos de meningite comprovada por cultura, o ensaio de PCR para rRNA 16s alcançou sensibilidade e especificidade de 94%, mas foi positivo em apenas 30% dos casos com cultura negativa. A razão principal dessa discrepância foi tratamento com antibióticos antes da punção lombar, resultando em redução da positividade das culturas.

Com base na amplificação e sequenciamento de todos os ácidos nucleicos presentes em uma amostra de LCR com *primers* aleatórios, mNGS oferece a abordagem mais geral ao diagnóstico. Depois do processamento extensivo por bioinformática das sequências resultados para "filtrar" sequências de baixa qualidade, redundantes e de origem humana, a origem das sequências não humanas é determinada buscando-se as sequências restantes em bancos de dados públicos amplos para determinar se poderiam representar algum agente patogênico. Estudos publicados recentemente demonstraram que a utilização de mNSG nos casos de meningite e encefalite crônicas obteve resultados favoráveis. Essa técnica conseguiu detectar vários patógenos causadores de meningite subaguda ou crônica, que não tinham sido considerados pela equipe médica, além de facilitar a tomada de decisões terapêuticas. Entretanto, mNGS alcançou menos sensibilidade para detectar infecções cujos diagnósticos dependiam basicamente de testes para anticorpos, inclusive infecções por *T. pallidum* e vírus do oeste do Nilo.

EVIDÊNCIAS DE NÍVEL 1

1. Day JN, Chau TTH, Wolbers M, et al. Combination antifungal therapy for cryptococcal meningitis. *N Engl J Med.* 2013;368(14):1291-1302.
2. Molloy SF, Kanyama C, Heyderman RS, et al.; for ACTA Trial Study Team. Antifungal combinations for treatment of cryptococcal meningitis in Africa. *N Engl J Med.* 2018;378:1004-1017.
3. Beardsley J, Wolbers M, Kibengo FM, et al. Adjunctive dexamethasone in HIV-associated cryptococcal meningitis. *N Engl J Med.* 2016;374(6):542-554.
4. Boulware DR, Meya DB, Muzoora C, et al.; for COAT Trial Team. Timing of antiretroviral therapy after diagnosis of cryptococcal meningitis. *N Engl J Med.* 2014;370(26):2487-2498.
5. Heemskerk AD, Bang ND, Mai NT, et al. Intensified antituberculosis therapy in adults with tuberculous meningitis. *N Engl J Med.* 2016;374(2):124-134.
6. Thwaites GE, Nguyen DB, Nguyen HD, et al. Dexamethasone for the treatment of tuberculous meningitis in adolescents and adults. *N Engl J Med.* 2004;351(17):1741-1751.
7. Pfister HW, Preac-Mursic V, Wilske B, Einhäupl KM. Cefotaxime vs penicillin G for acute neurologic manifestations in Lyme borreliosis. A prospective randomized study. *Arch Neurol.* 1989;46(11):1190-1194.
8. Pfister HW, Preac-Mursic V, Wilske B, Schielke E, Sörgel F, Einhäupl KM. Randomized comparison of ceftriaxone and cefotaxime in Lyme neuroborreliosis. *J Infect Dis.* 1991;163(2):311-318.
9. Karlsson M, Hammers-Berggren S, Lindquist L, Stiernstedt G, Svenungsson B. Comparison of intravenous penicillin G and oral doxycycline for treatment of Lyme neuroborreliosis. *Neurology.* 1994;44(7):1203-1207.
10. Kohlhepp W, Oschmann P, Mertens HG. Treatment of Lyme borreliosis. Randomized comparison of doxycycline and penicillin G. *J Neurol.* 1989;236(8):464-469.
11. Ljøstad U, Skogvoll E, Eikeland R, et al. Oral doxycycline versus intravenous ceftriaxone for European Lyme neuroborreliosis: a multicentre, non-inferiority, double-blind, randomised trial. *Lancet Neurol.* 2008;7(8):690-695.

LEITURA SUGERIDA

Ackermann R, Rehse-Küpper B, Gollmer E, Schmidt R. Chronic neurologic manifestations of erythema migrans borreliosis. *Ann N Y Acad Sci.* 1988;539:16-23.

Alspaugh JA, Perfect JR. Fungal infections of the central nervous system. In: Roos KL, ed. *Principles of Neurologic Infectious Disease.* New York, NY: McGraw-Hill; 2005:175.

Ampel NM. Coccidioidomycosis in persons infected with HIV type 1. *Clin Infect Dis.* 2005;41(8):1174-1178.

Arsura EL, Johnson R, Penrose J, et al. Neuroimaging as a guide to predict outcomes for patients with coccidioidal meningitis. *Clin Infect Dis.* 2005;40(4):624-627.

Blair JE. Coccidioidal meningitis: update on epidemiology, clinical features, diagnosis, and management. *Curr Infect Dis Rep.* 2009;11(4):289-295.

Boulware DR, Meya DB, Muzoora C, et al. Timing of antiretroviral therapy after diagnosis of cryptococcal meningitis. *N Engl J Med*. 2014;370(26):2487-2498.

Bush JW, Wuerz T, Embil JM, Del Bigio MR, McDonald PJ, Krawitz S. Outcomes of persons with blastomycosis involving the central nervous system. *Diagn Microbiol Infect Dis*. 2013;76(2):175-181.

Cecchini D, Ambrosioni J, Brezzo C, et al. Tuberculous meningitis in HIV-infected and non-infected patients: comparison of cerebrospinal fluid findings. *Int J Tuberc Lung Dis*. 2009;13(2):269-271.

Centers for Disease Control and Prevention. 2010 Guidelines for treatment of sexually transmitted diseases. *MMWR Morb Mortal Wkly Rep*. 2010;59(RR-12):1-110.

Centers for Disease Control and Prevention. Syphilis (*Treponema pallidum*). 2018 Case definition. Centers for Disease Control and Prevention Web site. https://wwwn.cdc.gov/nndss/conditions/syphilis/case-definition/2018/. Accessed July 24, 2019.

Chapman SW, Dismukes WE, Proia LA, et al. Clinical practice guidelines for the management of blastomycosis: 2008 update by the Infectious Diseases Society of America. *Clin Infect Dis*. 2008;46:1801-1812.

Day J. Cryptococcal meningitis. *Pract Neurol*. 2004;4:274-285.

Day JN, Chau TTH, Wolbers M, et al. Combination antifungal therapy for cryptococcal meningitis. *N Engl J Med*. 2013;368(14):1291-1302.

de Vedia L, Arechavala A, Calderón MI, et al. Relevance of intracranial hypertension control in the management of *Cryptococcus neoformans* meningitis related to AIDS. *Infection*. 2013;41(6):1073-1077.

Diekema DJ, Messer SA, Hollis RJ, Jones RN, Pfaller MA. Activities of caspofungin, itraconazole, posaconazole, ravuconazole, voriconazole, and amphotericin B against 448 recent clinical isolates of filamentous fungi. *J Clin Microbiol*. 2003;41(8):3623-3626.

Drake KW, Adam RD. Coccidioidal meningitis and brain abscesses: analysis of 71 cases at a referral center. *Neurology*. 2009;73(21):1780-1786.

Ellner JJ, Bennett JE. Chronic meningitis. *Medicine (Baltimore)*. 1976;55:341-369.

Feng GD, Shi M, Ma L, et al. Diagnostic accuracy of intracellular *Mycobacterium tuberculosis* detection for tuberculous meningitis. *Am J Respir Crit Care Med*. 2014;189(4):475-481.

Flood JM, Weinstock HS, Guroy ME, Bayne L, Simon RP, Bolan G. Neurosyphilis during the AIDS epidemic, San Francisco, 1985-1992. *J Infect Dis*. 1998;177(4):931-940.

Galgiani JN, Ampel NM, Blair JE, et al. Coccidioidomycosis. *Clin Infect Dis*. 2005;41(9):1217-1223.

Garcia-Monco JC. CNS tuberculosis and mycobacteriosis. In: Roos KL, ed. *Principles of Neurologic Infectious Disease*. New York, NY: McGraw-Hill; 2005:195.

Graybill JR, Sobel J, Saag M, et al. Diagnosis and management of increased intracranial pressure in patients with AIDS and cryptococcal meningitis. The NIAID Mycoses Study Group and AIDS Cooperative Treatment Groups. *Clin Infect Dis*. 2000;30(1):47-54.

Guo XS, Bu H, He JY, et al. Current diagnosis and treatment of cryptococcal meningitis without acquired immunodeficiency syndrome. *Neuroimmunol Neuroinflammation*. 2016;3:249-256.

Halperin JJ. Lyme disease: a multisystem infection that affects the nervous system. *Continuum (Minneap Minn)*. 2012;18(6 Infectious Disease):1338-1350.

Halperin JJ. Lyme disease: neurology, neurobiology, and behavior. *Clin Infect Dis*. 2014;58(9):1267-1272.

Halperin JJ, Logigian EL, Finkel MF, Pearl RA. Practice parameters for the diagnosis of patients with nervous system Lyme borreliosis (Lyme disease). *Neurology*. 1996;46:619-627.

Herbrecht R, Denning DW, Patterson TF, et al. Voriconazole versus amphotericin B for primary therapy of invasive aspergillosis. *N Engl J Med*. 2002;347(6):408-415.

Hook EW, Chansolme DH. Neurosyphilis. In: Roos KL, ed. *Principles of Neurologic Infectious Disease*. New York, NY: McGraw-Hill; 2005:215.

Jain KK, Mittal SK, Kuman S, Gupta RK. Imaging features of central nervous system fungal infections. *Neurol India*. 2007;55(3):214-250.

Johnson R, Ho J, Fowler P, Heidari A. Coccidioidal meningitis: a review on diagnosis, treatment, and management of complications. *Curr Neurol Neurosci Rep*. 2018;18:19.

Kabanda T, Siedner MJ, Klausner JD, Muzoora C, Boulware DR. Point-of-care diagnosis and prognostication of cryptococcal meningitis with the cryptococcal antigen lateral flow assay on cerebrospinal fluid. *Clin Infect Dis*. 2014;58(1):113-116.

Kalina P, Decker A, Kornel E, Halperin J. Lyme disease of the brainstem. *Neuroradiology*. 2005;47:903-907.

Kleinschmidt-DeMasters BK. Central nervous system aspergillosis: a 20-year retrospective series. *Hum Pathol*. 2002;33(1):116-124.

Latgé JP. *Aspergillus fumigatus* and aspergillosis. *Clin Microbiol Rev*. 1999;12(2):310-350.

Lemos LB, Guo M, Baliga M. Blastomycosis: organ involvement and etiologic diagnosis. A review of 123 patients from Mississippi. *Ann Diagn Pathol*. 2000;4(6):391-406.

Lu CH, Chang WN, Chang HW, Chuang YC. The prognostic factors of cryptococcal meningitis in HIV-negative patients. *J Hosp Infect*. 1999;42(4):313-320.

Macsween KF, Bicanic T, Brouwer AE, Marsh H, Macallan DC, Harrison TS. Lumbar drainage for control of raised cerebrospinal fluid pressure in cryptococcal meningitis: case report and review. *J Infect*. 2005;51(4):e221-e224.

Mamidi A, DeSimone JA, Pomerantz RJ. Central nervous system infections in individuals with HIV-1 infection. *J Neurovirol*. 2002;8(3):158-167.

Marra CM, Tantalo LC, Maxwell CL, Dougherty K, Wood B. Alternative cerebrospinal fluid tests to diagnose neurosyphilis in HIV-infected individuals. *Neurology*. 2004;63(1):85-88.

Marra CM, Tantalo LC, Maxwell CL, Ho EL, Sahi SK, Jones T. The rapid plasma reagin test cannot replace the venereal disease research laboratory test for neurosyphilis diagnosis. *Sex Transm Dis*. 2012;39(6):453-457.

Meyer T, Franke G, Polywka SK, et al. Improved detection of bacterial central nervous system infections by use of a broad-range PCR assay. *J Clin Microbiol*. 2014;52(5):1751-1753.

Mitchell TG, Perfect JR. Cryptococcosis in the era of AIDS—100 years after the discovery of *Cryptococcus neoformans*. *Clin Microbiol Rev*. 1995;8(4):515-548.

Molloy SF, Kanyama C, Heyderman RS, et al.; for ACTA Trial Study Team. Antifungal combinations for treatment of cryptococcal meningitis in Africa. *N Engl J Med*. 2018;378:1004-1017.

Moore DA, Evans CA, Gilman RH, et al. Microscopic-observation drug-susceptibility assay for the diagnosis of TB. *N Engl J Med*. 2006;355(15):1539-1550.

Moore JE, Hopkins HH. Asymptomatic neurosyphilis: VI. The prognosis of early and late asymptomatic neurosyphilis. *JAMA*. 1930;95(22):1637-1661.

Powderly WG. Current approach to the acute management of cryptococcal infections. *J Infect*. 2000;41(1):18-22.

Prasad K, Singh MB. Corticosteroids for managing tuberculous meningitis. *Cochrane Database Syst Rev*. 2008;(1):CD002244.

Ragland AS, Arusa E, Ismail Y, Johnson R. Eosinophilic pleocytosis in coccidioidal meningitis: frequency and significance. *Am J Med*. 1993;95(3):254-257.

Ramachandran PS, Wilson MR. Diagnostic testing of neurologic infections. *Neurol Clin*. 2018;36:687-703.

Reinwald M, Spiess B, Heinz WJ, et al. Aspergillus PCR-based investigation of fresh tissue and effusion samples in patients with suspected invasive aspergillosis enhances diagnostic capabilities. *J Clin Microbiol*. 2013;51(12):4178-4185.

Roos KL, Bryan JP, Maggio WW, Jane JA, Scheld WM. Intracranial blastomycoma. *Medicine (Baltimore)*. 1987;66(3):224-235.

Saccente M, Woods GL. Clinical and laboratory update on blastomycosis. *Clin Microbiol Rev*. 2010;23(2):367-381.

Segal BH, Walsh TJ. Current approaches to diagnosis and treatment of invasive aspergillosis. *Am J Respir Crit Care Med*. 2006;173(7):707-717.

Smith JE, Aksamit AJ Jr. Outcome of chronic idiopathic meningitis. *Mayo Clin Proc*. 1994;69(6):548-556.

Smith RM, Mba-Jonas A, Tourdjman M, et al. Treatment and outcomes among patients with *Cryptococcus gattii* infections in the United States Pacific Northwest. *PLoS One*. 2014;9(2):e88875.

Solomons RS, van Elsland SL, Visser DH, et al. Commercial nucleic acid amplification tests in tuberculous meningitis—a meta-analysis. *Diagn Microbiol Infect Dis*. 2014;78(4):398-403.

Srinivasan L, Pisapia JM, Shah SS, Halpern CH, Harris MC. Can broad-range 16S ribosomal ribonucleic acid gene polymerase chain reactions improve the diagnosis of bacterial meningitis? A systematic review and meta-analysis. *Ann Emerg Med*. 2012;60(5):609.e2-620.e2.

Stanek G, Wormser GP, Gray J, Strle F. Lyme borreliosis. *Lancet*. 2012;379:461-473.

Stewart SM. The bacteriological diagnosis of tuberculous meningitis. *J Clin Pathol*. 1953;6(3):241-242.

Targeted tuberculin testing and treatment of latent tuberculosis infection. *Am J Respir Crit Care Med*. 2000;161(4, pt 2):S221-S247.

Tenforde MW, Shapiro AE, Rouse B, et al. Treatment for HIV-associated cryptococcal meningitis. *Cochrane Database of Syst Rev.* 2018;2018(7):CD005647.

Thwaites GE, Chau TT, Farrar JJ. Improving the bacteriological diagnosis of tuberculous meningitis. *J Clin Microbiol.* 2004;42(1):378-379.

van der Horst CM, Saag MS, Cloud GA, et al. Treatment of cryptococcal meningitis associated with the acquired immunodeficiency syndrome. National Institute of Allergy and Infectious Diseases Mycoses Study Group and AIDS Clinical Trials Group. *N Engl J Med.* 1997;337(1):15-21.

Walusimbi S, Bwanga F, De Costa A, Haile M, Joloba M, Hoffner S. Meta-analysis to compare the accuracy of GeneXpert, MODS and the WHO 2007 algorithm for diagnosis of smear-negative pulmonary tuberculosis. *BMC Infect Dis.* 2013;13:507.

Wheat LJ, Freifeld AG, Kleiman MB, et al. Clinical practice guidelines for the management of patients with histoplasmosis: 2007 update by the Infectious Diseases Society of America. *Clin Infect Dis.* 2007;45:807-825.

Wilson MR, Naccache SN, Samayoa E, et al. Actionable diagnosis of neuroleptospirosis by next-generation sequencing. *N Engl J Med.* 2014;370(25):2408-2417.

Wilson MR, O'Donovan BD, Gelfand JM, et al. Chronic meningitis investigated via metagenomic next-generation sequencing. *JAMA Neurol.* 2018;75(8):947-955.

Wilson MR, Sample HA, Zorn KC, et al., Clinical metagenomic sequencing for diagnosis of meningitis and encephalitis. *N Engl J Med.* 2019;380:2327-2340.

Woodworth GF, McGirt MJ, Williams MA, Rigamonti D. The use of ventriculoperitoneal shunts for uncontrollable intracranial hypertension without ventriculomegally secondary to HIV-associated cryptococcal meningitis. *Surg Neurol.* 2005;63(6):529-531.

World Health Organization. *Consolidated Guidelines on the Use of Antiretroviral Drugs for Treating and Preventing HIV Infection: Recommendations for a Public Health Approach.* 2nd ed. Geneva, Switzerland: World Health Organization; 2016.

Wormser GP, Dattwyler RJ, Shapiro ED, et al. The clinical assessment, treatment, and prevention of Lyme disease, human granulocytic anaplasmosis, and babesiosis: clinical practice guidelines by the Infectious Diseases Society of America. *Clin Infect Dis.* 2006;43(9):1089-1134.

Infecções Parasitárias 68

Gustavo C. Román

PONTOS-CHAVE

1 Infecções parasitárias que afetam o SNC não se limitam mais às regiões tropicais.

2 A malária é a infecção parasitária mundialmente mais comum.

3 Em razão de sua mortalidade alta, a malária cerebral é uma emergência médica.

4 A doença do sono (África) e a doença de Chagas (América do Sul) são tripanossomíases humanas.

5 A meningite amebiana pode ser adquirida depois de nadar em água doce.

6 Crise epiléptica é a manifestação neurológica principal da neurocisticercose.

7 Toxocaríase (*larva migrans visceral*) é adquirida por ingestão de carnes cruas.

8 Guaxinins são reservatórios de *larva migrans visceral* nos EUA.

9 A esquistossomose frequentemente causa mielopatia lombossacral.

INTRODUÇÃO

Infecções parasitárias causam um enorme impacto de saúde pública nas regiões tropicais e subtropicais do mundo. Doenças parasitárias tropicais do sistema nervoso podem ser encontradas também nas regiões de clima temperado devido ao aumento exponencial das viagens internacionais, turismo e migração. Um importante fator é a desconsideração das medidas profiláticas por turistas e pessoas que viajam a negócio, que são recomendadas antes de viagens para regiões do mundo onde pode ocorrer exposição às doenças parasitárias endêmicas. Quando neurologistas obtêm histórico das viagens que antecederam ao início da doença, devem manter nível alto de suspeita para chegar ao diagnóstico diferencial das doenças neurológicas parasitárias mais comuns, a fim de diagnosticar e tratar estas condições exóticas.

Doenças neurológicas causadas por parasitos

A Tabela 68.1 lista os tipos mais comuns de infecções parasitárias do sistema nervoso humano. As doenças parasitárias são divididas em *infecções por protozoários*, que são causadas por microrganismos unicelulares (malária, tripanossomíase, amebíase) e *infecções por metazoários* causadas por vermes (helmintos), principalmente cestódeos ou tênias (cisticercose), nematódeos ou nematelmintos (larva *migrans* visceral, bailisascaríase, gnatostomíase, estrongiloidíase) e trematódeos ou fascíolas (paragonimíase). Neste capítulo não estão incluídas doenças neurológicas transmitidas por ectoparasitas, como carrapatos e outros artrópodes, incluindo doença de Lyme (infecção causada pelo espiroqueta *Borrelia burgdorferi*) (ver Capítulo 67); outros tipos de borreliose que ocorrem na forma de febre recorrente transmitidas aos seres humanos por piolhos ou carrapatos (ver Capítulo 67); e infecções por bactérias gram-negativas, como riquétsias do grupo do tifo (*Rickettsia prowazekii* e *Rickettsia typhi*, transmitidas, respectivamente, por piolho-do-corpo [*Pediculus humanus*] e pulga do rato [*Xenopsylla cheopis*]), assim como as febres maculosas transmitidas por carrapatos e causadas por *Rickettsia rickettsii* (ver Capítulo 66). Infecção por *Toxoplasma gondii* é descrita no contexto da infecção por vírus da imunodeficiência humana (ver Capítulo 70).

MALÁRIA CEREBRAL

Introdução

A malária é a infecção humana mais importante dentre as que são causadas por protozoários. O desenvolvimento rápido de *Plasmodium falciparum* multirresistente no Camboja e países vizinhos do Sudeste Asiático aumentou a mortalidade e dificulta os esforços para erradicar malária. Resistência à cloroquina e aos antifolatos está presente na África e América do Sul tropical há muitos anos e existem evidências de resistência inicial emergente aos derivados da artemisina.

Epidemiologia

De acordo com a Organização Mundial da Saúde, estima-se que ocorreram 206 milhões de casos de malária em todo o mundo e 405 mil mortes em 2008, principalmente de crianças pequenas na África Subsaariana. Em 2011, o número de casos de malária notificados nos EUA foi o maior desde 1971, representando aumento de 48% em comparação com 2008. Nos EUA, a maioria dos casos de malária ocorreu entre pessoas que viajaram para regiões de transmissão ativa da doença.

Fisiopatologia

Malária cerebral é uma encefalite aguda causada por *Plasmodium falciparum* (a mais virulenta das quatro espécies de *Plasmodium*), que infecta seres humanos quando a fêmea do mosquito *Anopheles* inocula protozoários através da pele. Os parasitas são transportados até o fígado, onde amadurecem e multiplicam-se para entrar nos eritrócitos circulantes.

Diagnóstico

Manifestações clínicas

A malária caracteriza-se por episódios típicos de febre intermitente com calafrios, tremores e anemia. Gestantes são mais

Tabela 68.1 Infecções parasitárias do sistema nervoso.

Nome	Agente etiológico	Reservatório	Transmissão
Infecções por metazoários			
Neurocisticercose	*Taenia solium*	Suínos, seres humanos	Seres humanos portadores de *Taenia*
Gnatostomíase	*Ghathostoma spinigerum*	Peixe, aves domésticas, cães, gatos	Carne de peixe, carne de aves malcozidas
Hidatidose	Espécies *Echinococcus*	Cães, raposas, ovinos, bovinos	Fezes de cães
Toxocaríase	*Toxocara canis, Toxocara cati,* espécies *Ascaris*	Cães, gatos	Fezes de cães e gatos
Bailisascaríase	*Baylisascaris procyonis*	Guaxinim (*Procyon lotor*)	Fezes de guaxinim
Paragonimíase	*Paragonimus westermani*	Crustáceos, caramujos de água doce	Consumo de crustáceos não cozidos
Esquistossomose/bilharzíase	Espécies *Schistosoma*	Caramujos de água doce	Penetração de larvas (cercárias) na pele em água infectada
Esparganose	*Spirometra mansoni*	Répteis, anfíbios	Consumo de rãs ou cobras cruas
Estrongiloidíase	*Strongyloides stercoralis*	Seres humanos	Contato com solo infectado
Triquinose	*Trichinella spiralis*	Suínos	Consumo de carne de porco malcozida
Infecções por protozoários			
Tripanossomíase africana Doença do sono	*Trypanosoma brucei*	Ungulados	Moscas tsé-tsé (*Glossina*)
Tripanossomíase americana Doença de Chagas	*Trypanosoma cruzi*	Gambá, cães	Percevejos triatomíneos
Amebíase	*Entamoeba histolytica*	Humanos	Consumo de alimento contaminado com fezes
Meningoencefalite amebiana primária	Espécies de *Naegleria*	Lagos de água doce morna	Aspiração nasal durante natação
Encefalite amebiana granulomatosa	Espécies *Acanthamoeba*	Água doce e salobra	Via nasal durante natação
Malária cerebral	*Plasmodium falciparum*	Seres humanos	Mosquitos *Anopheles*
Toxoplasmose	*Toxoplasma gondii*	Gato	Fezes de gato em solo ou vegetais contaminados

suscetíveis à malária. Malária cerebral pode ser prenunciada por cefaleia, vômitos e quadro clínico de encefalopatia, que se desenvolve no decorrer de alguns dias em paciente febril, acompanhada de confusão mental, diminuição da reatividade aos estímulos e sonolência, que evolui rapidamente para torpor e coma. Malária cerebral pode ser precedida de agitação psicomotora e manifestações psiquiátricas. Déficits focais são incomuns, exceto quando ocorre simultaneamente um acidente vascular encefálico (AVE). Nas crianças, ocorrem crises tônico-clônicas generalizadas, seguidas de ausência de reatividade aos estímulos na fase pós-ictal.

Nos adultos, malária cerebral pode fazer parte do quadro de malária sistêmica grave, que se evidencia por desconforto respiratório agudo; edema pulmonar; insuficiência renal aguda e hemoglobinúria ("febre hemoglobinúrica"); icterícia e insuficiência hepática; anemia grave; trombocitopenia; coagulação intravascular disseminada; e complicações hemorrágicas, incluindo hemorragia intracraniana. É importante considerar a possibilidade de hipoglicemia grave em crianças com malária cerebral, que deve ser tratada imediatamente com medidas rigorosas.

Hemorragias e exsudatos retinianos são habitualmente observados ao exame do fundo de olho e refletem vasculopatia de pequenos vasos cerebrais. Não há sinais meníngeos e o líquido cefalorraquidiano (LCR) está normal; todavia, é obrigatório realizar punção espinal para descartar a possibilidade de outras causas de encefalopatia. Exames de imagem do cérebro pode revelar evidências de edema e herniação cerebrais ou pequenas hemorragias.

Métodos diagnósticos

Nos EUA, a malária deve ser tratada como emergência médica em potencial nos pacientes paciente febris com as manifestações clínicas descritas antes e histórico de viagem recente para regiões tropicais. Diagnóstico e tratamento imediatos melhoram o prognóstico e reduzem o risco de disseminação dos protozoários às populações de mosquitos autóctones. A confirmação do diagnóstico de malária depende de exames laboratoriais realizados por patologista experimente, que pode demonstrar a presença de plasmódios dentro de hemácias em um esfregaço de sangue fino ou espesso corado por Wright ou Giemsa.

Resultado positivo no teste diagnóstico rápido BinaxNOW® detecta antígenos específicos da malária e confirma o diagnóstico, mas não prescinde da necessidade de fazer esfregaço de sangue periférico, porque o tipo de *Plasmodium* deve ser confirmado por microscopia. O teste sorológico para anticorpo fluorescente indireto para malária torna-se positivo na fase de convalescência e não é útil para diagnosticar malária aguda. O CDC (Centers for Disease Control and Prevention) americano oferece consultoria diagnóstica para casos suspeitos de malária e fornece artesunato para tratar casos graves.

Tratamento

Os fármacos preferidos para tratar malária cerebral consistem em derivados da artemisina, como artesunato, artemeter ou arte-éter. Quinina é uma alternativa equivalente para malária cerebral. Ocorreu desenvolvimento de resistência aos derivados da artemisina no Sudeste Asiático e recomenda-se tratamento combinado para malária por *P. falciparum* com outros agentes antimaláricos. A malária cerebral é uma condição crítica, que requer estabilização em unidade de tratamento intensivo; complicações como hipoglicemia, síndrome de angústia respiratória e insuficiência renal e hepática aguda precisam ser imediatamente reconhecidas e tratadas. Anemia grave ou diátese hemorrágica podem necessitar de transfusões de sangue. Não se recomenda o uso de corticoides nos casos de malária cerebral. Apesar do tratamento, a taxa de mortalidade fica acima de 25%, porém os sobreviventes habitualmente se recuperam sem sequelas. Todavia, podem ocorrer hemiplegia residual, sintomas extrapiramidais, cegueira, surdez, sintomas psiquiátricos e epilepsia.

Há pesquisas intensivas sobre os mecanismos imunes da malária cerebral, que levam a obstrução vascular pelos eritrócitos parasitados, vasoconstrição e alterações da barreira hematencefálica com diminuição do fluxo sanguíneo cerebral, edema, desmielinização, isquemia, hipoxia, acidose e morte. Tratamentos experimentais baseados na biodisponibilidade de óxido nítrico, níveis altos de endotelina-1 e disfunção de angiopoetina parecem ser promissoras.

A profilaxia da malária baseia-se em evitar exposição aos mosquitos por meio do uso de repelentes e telas mosquiteiras tratadas com inseticidas, juntamente com uso profilático de fármacos antimaláricos antes, no decorrer e depois de viagem para regiões de malária endêmica. A Organização Mundial da Saúde aprovou uma vacina para malária causada por *P. falciparum* (RTS,S Mosquirix, GlaxoSmithKline Biologicals S.A.) para uso experimentam em crianças de três países africanos.

TRIPANOSSOMÍASE

Duas infecções humanas causadas por protozoários do gênero *Trypanosoma* têm importância neurológica: tripanossomíase africana (doença do sono) e tripanossomíase americana (doença de Chagas); ambas são transmitidas por artrópodes infectados como vetores – mosca tsé-tsé (espécie *Glossina*) na África e triatomíneos (reduviídeos) (Figura 68.1). Aplicação de tinta com inseticidas organofosforados (Inesfly 5A IGR) e moscas tsé-tsé machos esterilizados pela radiação parecem ser medidas promissoras de controle dos vetores.

Tripanossomíase africana

Essa encefalite fatal é causada pela infecção por *Trypanosoma brucei rhodesiense* e *Trypanosoma brucei gambiense*, que são endêmicos na África Oriental e Ocidental, respectivamente. A mosca tsé-tsé infesta um terço do continente africano, representando um problema de magnitude aterrorizante. Tripanossomíase africana ou *doença do sono* é uma encefalite crônica com comprometimento diencefálico, resultando em desorganização do ciclo circadiano de sono/vigília, que se manifesta por sonolência diurna excessiva, ataques de sono semelhantes aos da narcolepsia e insônia noturna. Também ocorrem manifestações psiquiátricas, crises epilépticas, coma e, por fim, morte. Exame do LCR revela pleocitose linfocitária, elevação moderada da concentração de proteína e produção intratecal de imunoglobulina M. Os tripanossomos africanos podem ser identificados por meio de aspirado com agulha fina de linfonodos cervicais aumentados, bem como em amostras de sangue e LCR. Fexinidazol oral e combinação parenteral de nifurtimox e eflornitina parecem ser tratamentos promissores.

Tripanossomíase americana

Segundo algumas estimativas, a infecção humana por *Trypanosoma cruzi* (doença de Chagas) afeta 10 milhões de pessoas na América Latina e provoca cerca de 50 mil mortes por ano. Nos

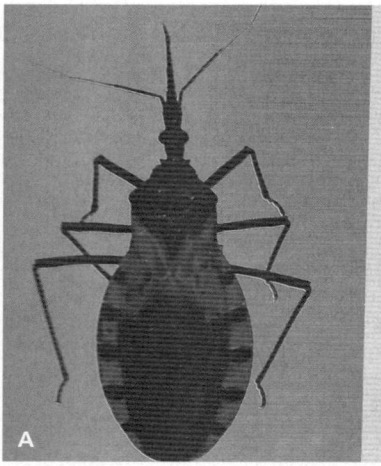
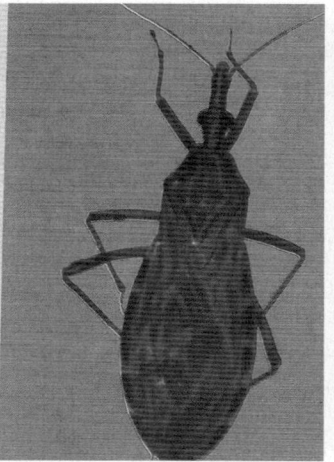
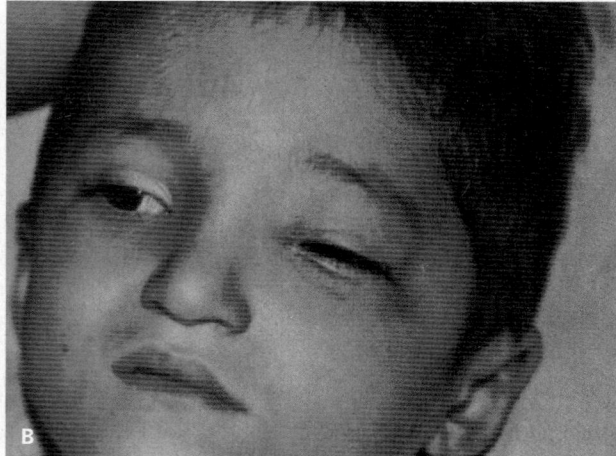

FIGURA 68.1 A. Vetores triatomíneos da doença de Chagas. *Triatoma dimidiata capitã a (à esquerda)* e *Rhodnius prolixus (à direita)*. **B.** Sinal de Romaña em uma criança com infecção aguda por *Trypanosoma cruz* depois da picada de triatomíneo, que causou edema subcutâneo na região orbitária e linfadenopatia cervical. (Cortesia de Toro, G.; Román, G. e Navarro de Román, L.I., editores. *Neurologia Tropical: Aspectos Neuropatológicos de la Medicina Tropical*. Bogotá, Colômbia; Editorial Printer Colombiana, Ltda. 1983.)

EUA, a identificação de doadores de sangue infectados assintomáticos levou os bancos de sangue a efetuar triagem de rotina para tripanossomos pela técnica de radioimunoprecipitação.

A infecção aguda que ocorre depois da picada de barbeiros triatomíneos (Figura 68.1 A) provoca edema subcutâneo, tipicamente localizado na região orbitária (sinal de Romaña; Figura 68.1 B), aumento dos linfonodos cervicais e miocardite ou encefalite aguda. Uma característica notável da doença de Chagas consiste na destruição neuronal seletiva com desenervação do plexo mioentérico do intestino (que causa megaesôfago e megacolo) e desenervação do sistema de condução do coração (responsável pela miocardiopatia dilatada crônica). O coração dilatado torna-se importante causa de AVE embólico. À necropsia, verifica-se a presença de trombos no ventrículo esquerdo em um terço dos pacientes com doença de Chagas crônica.

O *T. cruzi* pode ser demonstrado no sangue ou LCR, ou por meio de teste sorológico. O tratamento da doença aguda ou reativações consiste em nifurtimox, benznidazol ou itraconazol. Não existe tratamento eficaz para a doença de Chagas crônica. Recomenda-se profilaxia secundária de AVE com anticoagulação a longo prazo.

MENINGOENCEFALITE AMEBIANA

Meningoencefalite amebiana primária é decorrente da infecção pela ameba de vida livre *Naegleria fowleri*. A infecção é adquirida quando a pessoa nada em água doce natural ou artificial de temperatura morna. Os microrganismos penetram a lâmina cribriforme e alcançam o cérebro, causando meningoencefalite aguda e abscesso cerebral. O quadro clínico é típico de meningite purulenta. Microrganismos raramente são isolados. O tratamento com anfotericina B intravenosa e intratecal, miconazol intravenoso e intratecal e rifampicina oral deve ser iniciado com base na suspeita clínica em pacientes que apresentam meningite e história de nadar em água doce de temperatura morna.

Uma forma granulomatosa crônica de meningoencefalite amebiana, frequentemente acompanhada de infecção cutânea e ceratite, é causada pela ameba de vida livre oportunista *Balamuthia mandrillaris* e por várias espécies *Acanthamoeba*, afetando pacientes imunossuprimidos, receptores de transplante e indivíduos desnutridos. Com frequência, o tratamento não é bem-sucedido.

NEUROCISTICERCOSE

Introdução

Neurocisticercose é a infecção humana por larvas (cisticercos) da tênia de porco *Taenia solium*. Essa é a causa mais frequente de epilepsia em todo o mundo. A maioria dos casos diagnosticados nos EUA ocorre em imigrantes de países endêmicos, principalmente México e outros países da América do Sul. Casos autóctones também ocorrem por contato com portadores assintomáticos de *T. solium*.

Epidemiologia

Neurocisticercose é a infecção neurológica mais comum causada por helmintos (cestódeos) nos seres humanos (Figura 68.2). Contrariamente à crença comum, o consumo de carne de porco malcozida infectada por cisticercos de *T. solium* não provoca neurocisticercose, mas resulta em infecção intestinal por tênias ou teníase humana. Neurocisticercose ocorre devido à transmissão interpessoal de ovos fertilizados de *T. solium* de um portador humano de *Taenia* intestinal. Seres humanos tornam-se hospedeiros intermediários no ciclo de vida da *T. solium* ao ingerir ovos de *Taenia*, devido à contaminação fecal da água ou alimento. O comportamento dos portadores intestinais de *Taenia* de não lavar as mãos após defecar constitui a fonte mais comum de infecção.

Fisiopatologia

Os ovos ingeridos eclodem no intestino, entram na corrente sanguínea e são transportados até os tecidos do hospedeiro, incluindo coração, músculos, cérebro e medula espinal, onde os cisticercos se desenvolvem em formas císticas denominadas *Cysticercus racemosus* (do latim *racemus*, cacho de uvas). Neurocisticercose pode ser evitada por lavar as mãos, usar água limpa, saneamento ambiental e criação adequada de suínos.

Os cisticercos são encontrados no parênquima cerebral, espaço subaracnóideo, sistema ventricular, olho, medula espinal e raízes neurais intratecais, bem como coração, músculos e tecidos subcutâneos. Embora muitos cisticercos não induzam reação de corpo estranho, ocorre finalmente inflamação ao redor de cada cisticerco, acompanhada de edema, gliose reativa e formação de exsudatos densos no espaço subaracnóideo, que são compostos de colágeno, linfócitos, células gigantes multinucleadas, eosinófilos e membranas hialinizadas de parasitas encontradas em lesões parenquimatosas, mas que também causam meningite eosinofílica, ventriculite e radiculite. AVE pode ser causado por inflamação dos vasos sanguíneos. Até mesmo lesões calcificadas podem desenvolver edema perilesional associado à atividade epiléptica.

Diagnóstico

Neurocisticercose é a causa mais comum de epilepsia nas áreas tropicais da América Latina, África e Ásia. A doença é responsável por 50 mil mortes por ano e é uma causa frequente de distúrbios neurológicos crônicos, devido à lesão irreversível do cérebro ou medula espinal. Neurocisticercose está se tornando cada vez mais prevalente nos países industrializados em consequência de viagens e migração. Nos EUA, foram notificados 1.494 pacientes de neurocisticercose entre 1980 e 2004, tornando-a a doença importada mais comum do sistema nervoso. De acordo com o CDC norte-americano, estima-se que anualmente mil pacientes sejam hospitalizados por neurocisticercose nos EUA.

Manifestações clínicas

Cisticercose é uma doença polimórfica capaz de causar epilepsia, AVE com déficits neurológicos focais, hipertensão intracraniana e demência reversível. Foram estabelecidos claramente critérios diagnósticos. Nos EUA, os casos notificados apresentaram crises epilépticas (66%), hidrocefalia (16%) e cefaleia (15%) atribuídas às lesões cerebrais da neurocisticercose parenquimatosa (91%); os casos restantes apresentaram cistos ventriculares (6%), cistos subaracnóideos (2%) e lesões da medula espinal (0,2%). Neurocisticercose calcificada foi associada a risco mais alto de deterioração cognitiva.

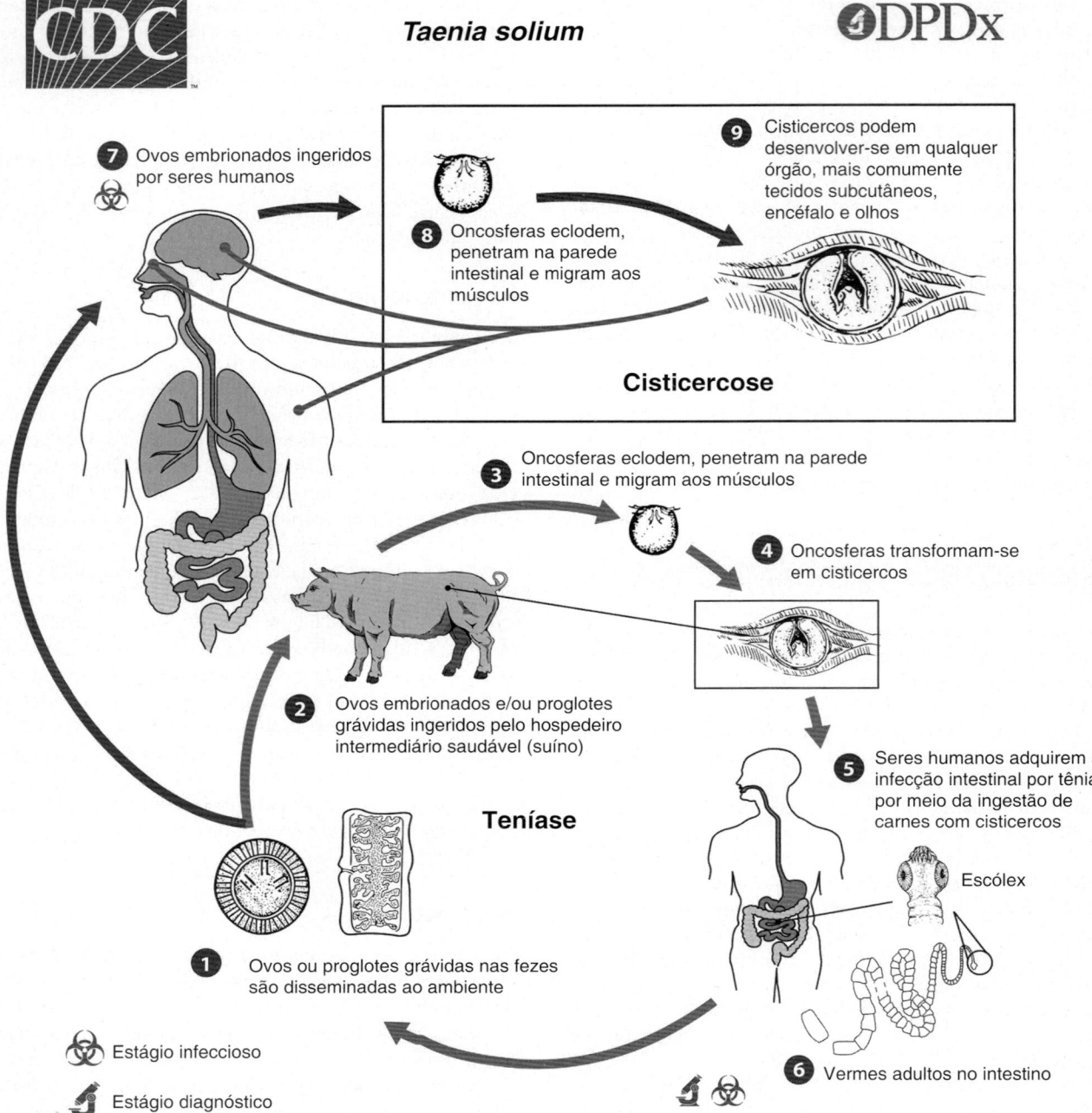

FIGURA 68.2 Ciclo de vida da *Taenia solium*. Cisticercose é uma infecção de seres humanos e porcos por formas larvárias dos parasitas cestódeos. A infecção é adquirida por ingestão de ovos disseminados nas fezes de seres humanos portadores de tênias. (*1*) Esses ovos são imediatamente infecciosos e não precisam passar por um período de desenvolvimento fora do hospedeiro. Suínos e seres humanos adquirem infecção quando ingerem ovos ou proglotes grávidas (*2*) e (*7*). Em geral, os seres humanos ficam expostos aos ovos por ingestão de água/alimentos contaminados por fezes contendo esses ovos ou proglotes, ou por disseminação interpessoal. Portadores de tênia também se infectam por meio da transmissão orofecal (p. ex., causada por higiene precária das mãos). Depois que ovos ou proglotes são ingeridos, oncosferas eclodem no intestino (*3*), invadem a parede intestinal (*8*), entram na corrente sanguínea e migram para diversos tecidos e órgãos do corpo, onde sofrem maturação a cisticercos ao longo de 60 a 70 dias (*4*) e (*9*). Alguns cisticercos migram ao sistema nervoso central e causam sequelas graves (neurocisticercose). Cisticercose cerebral é diferente de teníase, que consiste em infecção intestinal por tênias adultas. Seres humanos adquirem infecções intestinais por *T. solium* quando ingerem carnes suínas malcozidas contendo cisticercos (*5*). Os cistos eclodem e fixam-se à parede do intestino delgado por meio de seus escólices. Tênias adultas desenvolvem-se ao estágio adulto e podem habitar no intestino delgado por vários anos (*6*). (Reproduzida de https://www.cdc.gov/parasites/cysticercosis/biology.html.)

Métodos diagnósticos

O diagnóstico de neurocisticercose baseia-se no quadro clínico, história de viagem para regiões endêmicas ou exposição potencial a portadores de *Taenia* e testes imunológicos. A possibilidade de que um paciente seja portador de *Taenia* intestinal deve ser investigada por meio de exame parasitológico repetido das fezes. Nos exames de neuroimagem, neurocisticercose parenquimatosa tem cistos solitários ou múltiplos no parênquima com aspecto típico de "buraco de *donut*", no qual o buraco do típico bolo em forma de rosca é decorrente da presença do escólex radiodenso do parasita. Na neurocisticercose subaracnóidea, há realce anormal das leptomeninges, hidrocefalia e lesões císticas localizadas no sulco lateral (fissura silviana) ou cisternas basais. A presença de múltiplas lesões calcificadas ("céu estrelado") na tomografia computadorizada indica resolução espontânea. Análises do LCR revelam habitualmente pleocitose linfocitária, presença de eosinófilos, nível aumentado de proteína (até 2.000 mg/dℓ) e glicose normal. *Immunoblot* no soro e ensaio imunossorvente ligado a enzima (ELISA) no LCR são exames úteis à confirmação do diagnóstico.

Tratamento

O tratamento recomendado para pacientes com um a dois cistos subaracnóideos ou parenquimatosos viáveis é albendazol durante 8 a 15 dias; para pacientes com mais de dois cistos parenquimatosos viáveis, recomenda-se albendazol (15 mg/kg/dia) combinado com praziquantel (50 mg/kg/dia), geralmente associados à dexametasona para evitar risco de AVE ou edema cerebral (Evidência de nível 1).[1] A administração de dexametasona deve começar antes do tratamento com albendazol e deve ser prolongada por vários dias. Cistos intraventriculares isolados no quarto ventrículo são mais bem tratados por cirurgia endoscópica. Deve-se considerar realização de derivação antes de iniciar tratamento com albendazol em pacientes com hidrocefalia.

TOXOCARÍASE E MENINGITE EOSINOFÍLICA

Introdução

Infecção do sistema nervoso por nematódeos ou nematelmintos ocorre quando seres humanos tornaram-se hospedeiros do parasita e os vermes móveis migram, produzindo a síndrome clínica denominada *larva migrans* visceral, habitualmente acompanhada de meningite eosinofílica.

Epidemiologia

Nos EUA, a forma mais comum de toxocaríase (larva migrans visceral) é causada por *Ascaris* extremamente móveis do guaxinim americano *Baylisascaris procyonis*, que geralmente é adquirido por crianças que brincam em caixas de areia contaminada por fezes destes animais. Em outras regiões do mundo, a gravidade da infecção depende principalmente do tamanho e vitalidade do parasita e inclui desde meningoencefalite grave ou mielite causada pelos corpos do verme coberto de espícula *Ghathostoma spinigerum* na Tailândia, até meningite eosinofílica relativamente benigna causada por *Angiostrongylus cantonensis* (verme do pulmão de rato) no Sudeste Asiático.

Fisiopatologia

Em geral, os pacientes referem história de viagem, visto que seres humanos se tornam hospedeiros do parasita por meio da ingestão de peixe cru no estilo japonês contaminado (p. ex., *sushi* e *sashimi*) e consumo de alimentos naturais exóticos, como moluscos, camarão, crustáceos de água doce, caramujos, cobras, rãs crus ou carne de frango ou pato malcozida e contaminada por larvas infecciosas do parasita. Depois de sua ingestão, as larvas altamente móveis atravessam a parede intestinal e migram para os tecidos subcutâneos, causando larva *migrans* cutânea, que progride para larva *migrans* visceral com comprometimento de órgãos internos, músculo esquelético, olho e sistema nervoso. A Tabela 68.2 resume as principais formas geográficas das síndromes de larva *migrans* e meningite eosinofílica.

Diagnóstico

Em geral, essas doenças causam pleocitose eosinofílica no LCR, demonstrada por coloração com Giemsa ou Wright, que revela mais de 10 eosinófilos por mℓ, ou mais de 10% da contagem total de leucócitos do LCR. Eosinófilos são células efetoras da resposta imune adaptativa (células T auxiliares tipo 2) dirigida à destruição dos parasitas metazoários multicelulares.

Manifestações clínicas

Os quadros clínicos neurológicos incluem desde meningite eosinofílica relativamente benigna da angiostrongilíase até os casos mais graves com encefalite, mielite transversa, crises

Tabela 68.2 Infecções do sistema nervoso por nematódeos (nematelmintos) que causam síndrome de larva migrans visceral e meningite eosinofílica.

Nome	Agente	Localização geográfica	Quadro clínico
Angiostrongilíase Meningite eosinofílica	*Angiostrongylus cantonensis* *Angiostrongylus costaricensis*	China, Sudeste Asiático, Taiwan, Tailândia, Vietnã, Austrália, ilhas do Sul do Pacífico	Meningite asséptica eosinofílica
Gnatostomíase	*Gnathostoma spinigerum*	Sudeste Asiático	Meningoencefalite, mielite, meningite eosinofílica, larva *migrans* cutânea e visceral
Bailisascaríase	*Baylisascaris procyonis*	América do Norte	Meningoencefalite, mielite, meningite eosinofílica, comprometimento ocular, larva *migrans* cutânea
Toxocaríase Larva *migrans* visceral	*Toxocara canis*, *Toxocara cati* *Ascaris* spp.	Mundial	Meningite eosinofílica, comprometimento ocular, mielite, encefalite, larva *migrans* cutânea

epilépticas, meningite, hemorragia subaracnóidea e déficits neurológicos focais associados às hemorragias do parênquima cerebral, que ocorrem com parasitas maiores que causam gnatostomíase e bailisascaríase.

Métodos diagnósticos

O exame do LCR pode variar desde aspecto normal e meningite eosinofílica leve da angiostrongilíase até LCR habitualmente sanguinolento e xantocrômico da gnatostomíase e bailisascaríase que, nos casos típicos, mostram pleocitose eosinofílica intensa (até 3.000 células/mm^3), aumento discreto da concentração de proteína e concentração normal de glicose. Em geral, verifica-se a presença de eosinofilia sanguínea. Exames de neuroimagem demonstram os trajetos dos parasitas na forma de várias hemorragias do parênquima cerebral ou evidências de múltiplos focos de mielite. O diagnóstico é confirmado por identificação das larvas em amostras de LCR ou de tecidos.

Tratamento

O tratamento recomendado para a meningomielite eosinofílica consiste na combinação de anti-helmínticos e corticosteroides intravenosos, como albendazol com dexametasona intravenosa.

Prognóstico

Bailisascaríase e gnatostomíase podem ser fatais se não forem diagnosticadas e tratadas adequadamente. Lesões da medula espinal ou hemorragias cerebrais podem causar déficits neurológicos. Angiostrongilíase geralmente causa meningite eosinofílica benigna.

ESQUISTOSSOMOSE (BILHARZÍASE)

Introdução

A esquistossomose humana é uma doença parasitária causada por trematódeos do gênero *Schistosoma*. Algumas espécies *Schistosoma* causam lesão hepática crônica com hipertensão portal, enquanto outras causam lesões vesicais e urogenitais nos portadores crônicos. Complicações neurológicas principais são lesões da medula espinal e meningoencefalite.

Epidemiologia

Cerca de 230 milhões de indivíduos no mundo inteiro são infectados por espécies *Schistosoma*. A distribuição geográfica dos diferentes agentes etiológicos da esquistossomose está resumida na Tabela 68.3. Os vermes adultos permanecem na circulação venosa durante anos, escapam do sistema imune e excretam mais de 100 mil ovos fertilizados por dia. As respostas imunes do hospedeiro aos ovos dos parasitas explicam a patologia da esquistossomose.

Fisiopatologia

Lesões neurológica ocorrem durante o estágio pós-infeccioso imediato, quando ovos do *Schistosoma japonicum* alcançam o cérebro e causam meningoencefalite. Infecções por *Schistosoma mansoni* e *Schistosoma haematobium* acarretam comprometimento preferencial da medula espinal (mielite e mielorradiculite), particularmente no cone medular, cauda equina ou medula espinal. Ovos ectópicos de *Schistoma* alcançam o sistema nervoso central pelo fluxo venoso retrógrado no plexo venoso de Batson.

Diagnóstico

Manifestações clínicas

A mielopatia parasitária da esquistossomose pode manifestar-se como paraplegia flácida dolorosa aguda com arreflexia, disfunção de esfíncteres, incontinência urinária, impotência e déficits sensoriais; além disto, ocorrem mielite transversa aguda, paraplegia espástica, radiculopatia lombossacral dolorosa com dor lombar e síndrome da cauda equina.

Métodos diagnósticos

Deve-se suspeitar do diagnóstico com base no quadro clínico de mielopatia lombossacral dolorosa ou síndrome do cone medular, com alterações nos exames de imagem sugestivos de bilharzíase em paciente com história de viagem ou exposição às cercárias de *Schistosoma* depois de nadar em água doce. O diagnóstico é confirmado pela demonstração de anticorpos contra *Schistosoma* no soro e/ou LCR e presença de ovos de *Schistosoma* na biopsia da mucosa retal ou fezes e urina.

Tratamento e prognóstico

A mielite da esquistossomose responde habitualmente ao tratamento com esquistossomicida praziquantel combinado com corticoides; outros fármacos esquistossomicidas incluem oxamniquina e metrifonato. Tratamento cirúrgico com laminectomia descompressiva e o desbridamento é habitualmente reservado para os casos de mielite aguda que piorem apesar do tratamento intensivo com esquistossomicidas.

Nos países afetados pela esquistossomose, medidas profiláticas incluem uso de quimioterapia, medidas de controle dos caramujos e modificação comportamental.

Tabela 68.3 Síndromes clínicas e distribuição geográfica das esquistossomoses.

Síndromes clínicas	Agente etiológico	Distribuição geográfica
Mielite parasitária (cone medular)	*Schistosoma mansoni*	África, Oriente Médio, Caribe, Brasil, Venezuela, Suriname
Esquistossomose intestinal	*Schistosoma japonicum*	
Fibrose hepática com hipertensão portal		China, Indonésia, Filipinas
Meningoencefalite	*Schistosoma haematobium*	África, Oriente Médio
Esquistossomose urogenital	*Schistosoma intercalatum*	África Ocidental
Carcinoma de células escamosas da bexiga	*Schistosoma guineensis*	África Oriental
	Schistosoma mekongi	Bacia do Rio Mekong

EVIDÊNCIA DE NÍVEL 1

1. White AC Jr, Coyle CM, Rajshekhar V, et al. Diagnosis and treatment of neurocysticercosis: 2017 clinical practice guidelines by the Infectious Diseases Society of America (IDSA) and the American Society of Tropical Medicine and Hygiene (ASTMH). *Clin Infect Dis.* 2018;66(8):e49-e75.

LEITURA SUGERIDA

Akpek G, Uslu A, Huebner T, et al. Granulomatous amebic encephalitis: an under-recognized cause of infectious mortality after hematopoietic stem cell transplantation. *Transpl Infect Dis.* 2011;13:366-373.

Babokhov P, Sanyaolu AO, Oyibo WA, Fagbenro-Beyioku AF, Iriemenam N. A current analysis of chemotherapy strategies for the treatment of human African trypanosomiasis. *Pathog Glob Health.* 2013;107:242-252.

Bauer C. Baylisascariosis—infections of animals and humans with 'unusual' roundworms. *Vet Parasitol.* 2013;193:404-412.

Bruneel F. Human cerebral malaria: 2019 mini review. *Rev Neurol (Paris).* 2019:175:445-450.

Carabin H, Ndimubanzi PC, Budke CM, et al. Clinical manifestations associated with neurocysticercosis: a systematic review. *PLoS Negl Trop Dis.* 2011;5(5):e1152.

Carod-Artal FJ. American trypanosomiasis. *Handb Clin Neurol.* 2013;114:103-123.

Carod-Artal FJ, Gascon J. Chagas disease and stroke. *Lancet Neurol.* 2010;9:533-542.

Carvalho LJ, Moreira A, Daniel-Ribeiro CT, Martins YC. Vascular dysfunction as a target for adjuvant therapy in cerebral malaria. *Mem Inst Oswaldo Cruz.* 2014;109(5):577-588.

Centers for Disease Control and Prevention. *CDC Yellow Book 2020: Health Information for International Travel.* New York, NY: Oxford University Press; 2019.

Clarke GM, Rockett K, Kivinen K, et al. Characterisation of the opposing effects of G6PD deficiency on cerebral malaria and severe malarial anaemia. *Elife.* 2017;6:e15085.

Colley DG, Bustinduy AL, Secor WE, King CH. Human schistosomiasis. *Lancet.* 2014;383:2253-2264.

Conrad MD, Rosenthal PJ. Antimalarial drug resistance in Africa: the calm before the storm? *Lancet Infect Dis.* 2019;19(10):e338-e351.

Cook GC, ed. *Manson's Tropical Diseases.* 20th ed. London, United Kingdom: WB Saunders; 1996.

Deeks ED. Fexinidazole: first global approval. *Drugs.* 2019;79:215-220.

Deeks ED, Lyseng-Williamson KA. Fexinidazole in human African trypanosomiasis: a profile of its use. *Drugs & Therapy Perspectives.* 2019;35:529-535.

Del Brutto OH, Garcia HH. Neurocysticercosis. *Handb Clin Neurol.* 2013;114:313-325.

Del Brutto OH, Mera RM, Zambrano M, Costa AF, Román GC. The association between calcified neurocysticercosis and cognitive performance: a case-control study nested to a population-based cohort. *Am J Trop Med Hyg.* 2019;100(2):323-326.

Del Brutto OH, Rajshekhar V, White AC Jr, et al. Proposed diagnostic criteria for neurocysticercosis. *Neurology.* 2001;57:177-183.

Garcia HH, Tanowitz HB, Del Brutto OH, eds. *Neuroparasitology and Tropical Neurology.* Amsterdam, Netherlands: Elsevier B.V.; 2013. *Handbook of Clinical Neurology;* vol 114 (3rd series).

Graeff-Teixeira C, da Silva AC, Yoshimura K. Update on eosinophilic meningoencephalitis and its clinical relevance. *Clin Microbiol Rev.* 2009;22:322-348.

Hamilton WL, Amato R, van der Pluijm RW, et al. Evolution and expansion of multidrug-resistant malaria in Southeast Asia: a genomic epidemiology study. *Lancet Infect Dis.* 2019;19(9):943-951.

Hannisch W, Hallagan LF. Primary amebic meningoencephalitis: a review of the clinical literature. *Wilderness Environ Med.* 1997;8:211-213.

Harvey K, Esposito DH, Han P, et al.; and Centers for Disease Control and Prevention. Surveillance for travel-related disease—GeoSentinel Surveillance System, United States, 1997-2011. *MMWR Surveill Summ.* 2013;62:1-23.

Higgins SJ, Kain KC, Liles WC. Immunopathogenesis of falciparum malaria: implications for adjunctive therapy in the management of severe and cerebral malaria. *Expert Rev Anti Infect Ther.* 2011;9:803-819.

Kennedy PG. The continuing problem of human African trypanosomiasis (sleeping sickness). *Ann Neurol.* 2008;64:116-127.

Lejon V, Bentivoglio M, Franco JR. Human African trypanosomiasis. *Handb Clin Neurol.* 2013;114:169-181.

Lorenz V, Karanis G, Karanis P. Malaria vaccine development and how external forces shape it: an overview. *Int J Environ Res Public Health.* 2014;11:6791-6807.

Lv S, Zhang Y, Steinmann P, Zhou XN, Utzinger J. Helminth infections of the central nervous system occurring in Southeast Asia and the Far East. *Adv Parasitol.* 2010;72:351-408.

Marks M, Gupta-Wright A, Doherty JF, Singer M, Walker D. Managing malaria in the intensive care unit. *Br J Anaesth.* 2014;113(6):910-921.

Marquez JM, Arauz A. Cerebrovascular complications of neurocysticercosis. *Neurologist.* 2012;18:17-22.

Molehin AJ. Schistosomiasis vaccine development: update on human clinical trials. *J Biomed Sci.* 2020;27:28.

Nash TE, Pretell EJ, Lescano AG, et al. Perilesional brain oedema and seizure activity in patients with calcified neurocysticercosis: a prospective cohort and nested case-control study. *Lancet Neurol.* 2008;7:1099-1105.

Noubiap JJN. Shifting from quinine to artesunate as first-line treatment of severe malaria in children and adults: saving more lives. *J Infect Public Health.* 2014;7(5):407-412.

Pelfrene E, Allchurch MH, Ntamabyaliro N, et al. The European Medicines Agency's scientific opinion on oral fexinidazole for human African trypanosomiasis. *PLoS Negl Trop Dis.* 2019;13(6):e007381.

Pittella JE. Pathology of CNS parasitic infections. *Handb Clin Neurol.* 2013;114:65-88.

Plewes K, Turner GDH, Dondorp AM. Pathophysiology, clinical presentation, and treatment of coma and acute kidney injury complicating falciparum malaria. *Curr Opin Infect Dis.* 2018;31(1):69-77.

Postels DG, Birbeck GL. Cerebral malaria. *Handb Clin Neurol.* 2013;114:91-102.

Reiterer E, Reider S, Lackner P, et al. A long-term follow-up study on otoacoustic emissions testing in paediatric patients with severe malaria in Gabon. *Malar J.* 2019;18:212.

Roggelin L, Cramer JP. Malaria prevention in the pregnant traveller: a review. *Travel Med Infect Dis.* 2014;12:229-236.

Román GC. The neurology of parasitic diseases and malaria. *Continuum (Minneap Minn).* 2011;17(1 Neurologic Complications of Systemic Disease):113-133.

Román GC. Tropical myelopathies. *Handb Clin Neurol.* 2014;121:1521-1548.

Sahu PV, Satpathi S, Behera PK, Mishra SJ, Mohanty S, Wassmer SC. Pathogenesis of cerebral malaria: new diagnostic tools, biomarkers, and therapeutic approaches. *Front Cell Infect Microbiol.* 2015;5:75.

Sarkar PK, Ahluwalia G, Vijayan VK, Talwar A. Critical care aspects of malaria. *J Intensive Care Med.* 2010;25:93-103.

Schiøler KL, Alifrangis M, Kitron U, Konradsen F. Insecticidal paints: a realistic approach to vector control? *PLoS Negl Trop Dis.* 2016;10(4):e0004518.

Schmutzhard E. Eosinophilic myelitis, a souvenir from South East Asia. *Pract Neurol.* 2007;7:48-51.

Shikani HJ, Freeman BD, Lisanti MP, Weiss LM, Tanowitz HB, Desruiseaux MS. Cerebral malaria: we have come a long way. *Am J Pathol.* 2012;181:1484-1492.

Varo R, Crowley VM, Sitoe A, et al. Adjunctive therapy for severe malaria: a review and critical appraisal. *Malar J.* 2018;17(1):47.

Visvesvara GS. Infections with free-living amebae. *Handb Clin Neurol.* 2013;114:153-168.

World Health Organization, Centers for Disease Control and Prevention. Severe falciparum malaria. *Trans R Soc Trop Med Hyg.* 2000;94(suppl 1):S1-S90.

World Health Organization. *World Malaria Report 2019.* Geneva, Switzerland: World Health Organization; 2019.

Infecções Virais 69

*Shibani S. Mukerji, Maria Martinez-Lage e
Kiran T. Thakur*

PONTOS-CHAVE

1. Vírus neurotrópicos entram no sistema nervoso central (SNC) por diversos mecanismos, inclusive vias neural e hematogênica.

2. Infecção e propagação de vírus neurotrópicos transmitidos por vetores às populações sem imunidade preexistente podem resultar em surtos explosivos de doenças infecciosas.

3. Amplificação de ácidos nucleicos virais e detecção de imunoglobulina M específicas do vírus no líquido cefalorraquidiano e sangue são técnicas usadas comumente para diagnosticar infecções do SNC.

4. Infiltrados linfocíticos mononucleares no espaço subaracnóideo e tecidos perivasculares caracterizam as meningites.

5. Encefalites virais geralmente formam infiltrados linfocíticos perivasculares e parenquimatosos multifocais que, nos casos típicos, mostram predominância de células T.

6. Existem poucos antivirais terapêuticos e o tratamento de algumas infecções virais do SNC ainda consiste principalmente em medidas de suporte.

7. Profilaxia é a melhor abordagem ao controle de doenças virais e baseia-se em programas de vacinação, uso de repelentes de mosquito, roupas protetoras, programas de vigilância animal e educação.

INTRODUÇÃO

Infecções virais do sistema nervoso central (SNC) constituem um grupo diversificado de doenças, que atormentam a humanidade há séculos. Essas infecções podem acometer medula espinal (mielite), parênquima cerebral (encefalite), meninges (meningite), tronco encefálico (rombencefalite) ou qualquer combinação dessas. Infecções virais podem causar lesão direta do SNC ou por mecanismos mediados pelo sistema imune. Este capítulo enfatiza causas comuns de infecção viral do SNC (exceto vírus da imunodeficiência humana [HIV]) e descreve manifestações clínicas, técnicas diagnósticas e tratamento.

Vírus invadem seres humanos por diversos mecanismos. Isso pode incluir penetração pela pele, infecção de mucosas ou inoculação direta na corrente sanguínea. Depois da inoculação primária, vírus neurotrópicos conseguem entrar no SNC por vários mecanismos. Experimentos com várias cepas virais demonstraram que a replicação que ocorre em tecidos (p. ex., musculo esquelético ou pele) permite acesso às terminações dos nervos periféricos. Alguns vírus neurotrópicos conseguem infectar nervos e, em seguida, espalham-se para os gânglios sensoriais por transporte retrógrado e anterógrado. Exemplos típicos desse grupo são herpes-vírus, que se reproduzem na pele e infectam terminações dos nervos sensoriais adjacentes. Em seguida, os vírus conseguem fixar seu capsídio ao complexo de transporte do hospedeiro, são levados aos gânglios das raízes dorsais e iniciam o período de latência.

Por outro lado, infecções da corrente sanguínea dependem do local de inoculação e da capacidade de infectar células endoteliais ou populações celulares plasmáticas (p. ex., infecção pelo HIV). Quando chegam à corrente sanguínea, vírus podem atravessar a barreira hematencefálica (BHE) e infectar o parênquima encefálico. Com vírus semelhantes ao HIV, que infectam células inflamatórias como linfócitos ou células mononucleares (macrófagos) que atravessam a BHE, vírus podem ter acesso ao SNC por um processo conhecido como *cavalo de Troia*. Em outros casos, cargas virais altas resultam no transporte passivo ao encéfalo ou à medula espinal. Vírus específicos podem usar vários mecanismos de acesso viral ao SNC e, na verdade, alguns vírus conseguem invadir o SNC por vias neural e hematogênica, conforme está descrito nas seções sobre poliovírus e vírus varicela-zóster (VVZ).

A disponibilidade ampla das técnicas de amplificação do ácido nucleico viral revolucionou o diagnóstico das infecções virais do SNC e reduziu a necessidade de realizar biopsias abertas do encéfalo. A técnica de reação em cadeia de polimerase (PCR) é especialmente apropriada aos microrganismos difíceis de cultivar e podem conservar sua sensibilidade, mesmo depois da administração de doses baixas de antivirais. Contudo, essa técnica ainda depende da existência de cargas virais suficientemente altas (nem sempre presentes no líquido cefalorraquidiano) para que sejam detectadas por PCR e pode ter resultados falsos negativos. Falsos negativos também ocorrem quando a decomposição do heme hemático depois de punção lombar sanguinolenta interfere na detecção de ácidos nucleicos virais. Resultados falsos positivos de PCR no LCR são possíveis com vírus que se ligam às células do sangue periférico e entram no SNC durante um processo inflamatório, mas não são propriamente causadores de doença neurológica. Esse fenômeno ocorre com o vírus Epstein-Barr (VEB), que causa uma infecção latente das células mononucleares do sangue periférico. A importância desse vírus como agente patológico no LCR pode ser duvidosa e está descrita com mais detalhes adiante neste capítulo.

Outras técnicas usadas para diagnosticar infecções virais do SNC incluem detecção de imunoglobulina M (IgM) específicas de vírus e dependem da capacidade do hospedeiro de desenvolver reação imunológica ao agente infectante. A detecção de anticorpos específicos contra os vírus requer que o sistema imune seja competente e tenha decorrido tempo suficiente para produzir anticorpos. A interpretação dos níveis de anticorpo pode ser difícil, porque alguns anticorpos séricos persistem por meses ou mesmo anos depois da infecção, que frequentemente é assintomática, como ocorre com o vírus do Nilo ocidental (VNO), cujos anticorpos IgM específicos podem persistir por meses e não indicam infecção aguda. Em alguns casos, anticorpos com reatividade cruzada também podem causar resultados falsos positivos nos exames de detecção de anticorpos. Ao contrário dos anticorpos presentes no soro, anticorpos IgM específicos de vírus no LCR indicam síntese intratecal e confirmam diagnóstico de doença neurológica invasiva.

IgG sérica específica de vírus podem ser úteis quando há elevação correspondente dos títulos das fases aguda e de convalescência. Nesses casos, uma limitação seria a ocorrência de complicações pós-infecciosas em pacientes que não fizeram testes de detecção de anticorpos na fase aguda. A detecção isolada de IgG, especialmente nas infecções comuns e geralmente assintomáticas, tem pouca utilidade. Plataformas diagnósticas avançadas como PCR Multiplex e sequenciamento de última geração são técnicas laboratoriais utilizadas com frequência crescente para facilitar o diagnóstico de infecções virais do SNC.

Embora exames histológicos não sejam comumente usados para diagnosticar infecções virais do SNC, estudos de necropsia demonstraram alguns padrões de infecção sugestivos de encefalite viral subjacente em pacientes com síndrome neurológica indefinida por outros aspectos (Figura 69.1). Todas as meningites caracterizam-se por infiltrados linfocíticos mononucleares no espaço subaracnóideo e tecidos perivasculares (Virchow-Robin). Encefalites virais frequentemente formam infiltrados linfocíticos perivasculares e parenquimatosos multifocais, geralmente com predominância de linfócitos T. Anormalidades histológicas frequentemente associadas às encefalites virais são micróglia ativada com distribuição focal na forma de nódulos microgliais e neuronofagia evidenciada por micróglia e macrófagos englobando neurônios destruídos. Com algumas infecções virais específicas, inclusive citomegalovírus (CMV) ou vírus de John Cunningham (VJC), podem ser encontradas anormalidades típicas nas células infectadas conhecidas como *alterações citopáticas virais*, ou seja, inclusões intranucleares ou clareamento nuclear e raramente inclusões citoplasmáticas. Frequentemente, várias estruturas são afetadas patologicamente, inclusive substância cinzenta ou branca do cérebro, tronco encefálico, medula espinal, raízes neurais e leptomeninges em diversas combinações. Embora o padrão de encefalite viral descrito seja mais comum em algumas infecções virais do SNC, existem outras alterações histopatológicas possíveis, inclusive encefalite necrosante associada à infecção por vírus do herpes simples (VHS).

Existem poucos antivirais terapêuticos, e o tratamento de algumas infecções virais do SNC ainda consiste principalmente em medidas de suporte. VHS, VVZ, CMV, HIV e vírus influenza têm tratamentos específicos com eficácia variada. A falta de opções em muitos casos leva médicos a focar seus esforços no tratamento das complicações dessas doenças, frequentemente incluindo anti-inflamatórios (p. ex., corticoides) para suprimir efeitos destrutivos mediados por mecanismos imunes. Como também ocorre em praticamente todas as áreas da medicina, a profilaxia é a melhor abordagem ao controle de doenças virais e

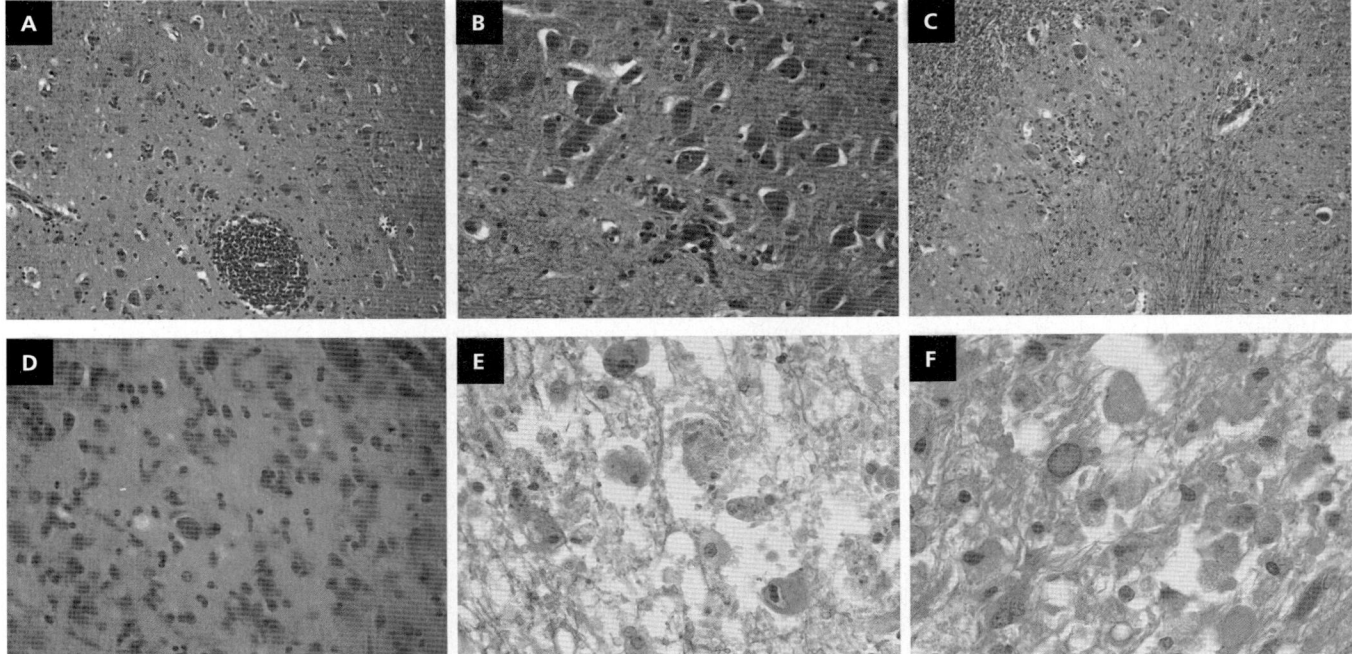

FIGURA 69.1 Aspectos neuropatológicos associados frequentemente às encefalites virais. **A.** Corte histológico dos núcleos da base corados com Luxol Fast Blue® e hematoxilina-eosina demonstrando infiltrados parenquimatoso e perivascular densos difusos de células arredondadas pequenas (infiltrados inflamatórios linfocíticos) típicas de algumas infecções virais. **B.** Corte da camada piramidal do hipocampo corado com Luxol Fast Blue® e hematoxilina-eosina mostrando neuronofagia, que consistia em células microgliais e macrófagos englobando neurônios destruídos. **C.** Corte do núcleo denteado do cerebelo corado com Luxol Fast Blue® e hematoxilina-eosina demonstrando dois nódulos microgliais caracterizados por coleções focais de células microgliais mononucleares pequenas. **D.** Esse corte do córtex cerebral corado com hematoxilina-eosina de um paciente com sarampo associado à panencefalite esclerosante subaguda demonstrou inclusão eosinofílica arredondada típica com halo circundante mais claro de uma célula. **E.** Esse corte do cérebro corado por Luxol Fast Blue® e hematoxilina-eosina de um recém-nascido com encefalite congênita por citomegalovírus mostrou inclusões intranucleares citomegalovirais típicas em diversas células. **F.** Esse corte da substância branca cerebral corado com Luxol Fast Blue® e hematoxilina-eosina de um paciente com leucoencefalite multifocal progressiva demonstrou aspecto vitrificado de uma inclusão intranuclear viral com halo de cromatina escura dentro de uma célula glial aumentada contendo partículas do vírus de John Cunningham. (*Esta figura se encontra reproduzida em cores no Encarte.*)

consiste em programas de vacinação abrangentes, uso de repelentes de mosquitos, roupas de proteção apropriadas, programas de vigilância animal e educação.

PICORNAVÍRUS

Picornavírus estão entre os vírus mais antigos e diversificados que causam doença humana. A família picornavírus tem quatro subgrupos principais causadores de doença nos seres humanos: enterovírus (p. ex., poliovírus, vírus Coxsackie e vírus ECHO), rinovírus, hepatovírus (p. ex., hepatite A) e parechovírus. Esses vírus não têm envoltório e são formados de RNA de fita simples. Algumas estimativas sugeriram que a maioria dos casos de meningite viral diagnosticados mundialmente seja causada por picornavírus (especialmente enterovírus), assim como a maioria dos casos de paralisia flácida aguda.

Enterovírus

Enterovírus humanos, assim denominados em razão de sua via de transmissão intestinal, contêm genomas de RNA de fita simples com polaridade positiva (RNA+). Existem 71 sorotipos humanos, que são classificados em grupos A, B, C e D. Poliovírus fazem parte do grupo C dos enterovírus humanos, enquanto outros enterovírus não causadores de pólio incluem vírus Coxsackie A e B e vários vírus ECHO e parechovírus. Enterovírus causam diversos quadros clínicos, mas sintomas neurológicos são os mais graves.

Poliomielite

Poliomielite é uma doença que atormentou o mundo no início do século XX, quando causou epidemias generalizadas de paralisia ou morte. O termo *poliomielite* originou-se de duas palavras gregas – *polios* ("cinzenta") e *myelon* ("medula" ou "medula espinal"). O controle da poliomielite depois do desenvolvimento de vacinas inativadas (vacinas de poliomielite inativadas [VPIs]) e vacinas orais de vírus vivos atenuados (vacinas de poliomielite orais [VPOs]) foi um avanço científico notável, e, desde o lançamento da Campanha Mundial de Erradicação da Poliomielite em 1988, a incidência dessa doença foi reduzida em mais de 95%, embora a erradicação global ainda imponha alguns desafios. A poliomielite foi declarada emergência de saúde pública de interesse internacional em 2014, depois que houve disseminação internacional de poliovírus em alguns países que antes haviam erradicado a doença. Regiões destruídas por guerras são particularmente suscetíveis e, no início de 2019, Afeganistão e Paquistão eram os dois únicos países nos quais ainda havia relatos de transmissão de poliovírus naturais. Outro desafio é a ocorrência de surtos de poliovírus derivados de vacinas – cepas raras geneticamente mutantes do poliovírus contido na vacina oral de poliomielite. A publicação recente da Organização Mundial da Saúde (OMS) denominada Polio Endgame Strategy 2019-2023 (Estratégia de Erradicação da Pólio 2019-2023, em tradução livre) ressalta os três riscos principais associados à erradicação mundial do vírus natural da poliomielite, que são: insegurança e conflitos; sistemas de saúde frágeis ou fracos; e riscos referidos às questões operacionais, controle e custeio.

Fisiopatologia

O mecanismo principal de contagiosidade dos vírus da poliomielite se dá por meio do sistema digestivo, embora, durante epidemias, os seres humanos possam ser infectados por disseminação de secreções faríngeas. A disseminação da infecção é diretamente influenciada pelos padrões de higiene. Todos os três sorotipos dos poliovírus são neurotrópicos, embora poliovírus tipo 1 seja encontrado mais frequentemente nas infecções humanas diagnosticadas mundialmente. Embora a doença ocorra em todas as faixas etárias, raramente é diagnosticada antes da idade de 6 meses. No passado, poliomielite era endêmica e bebês tinham imunidade generalizada em razão da proteção conferida pelos anticorpos maternos. Contudo, como hoje não há poliomielite endêmica, a população não é mais imune e estratégias de vacinação são fundamentais à erradicação da doença.

Poliovírus multiplicam-se na faringe e no intestino durante o período de incubação que, nos casos típicos, estende-se por algumas semanas antes da infecção da corrente sanguínea. Inicialmente, os vírus replicam-se no sistema linfático do sistema digestivo (placas de Peyer), mas depois há viremia e ativação imune. Ainda não está claro de que forma os vírus conseguem ter acesso ao sistema nervoso. Uma hipótese é que os vírus da poliomielite, que conseguem replicar-se nos músculos esqueléticos, possam espalhar-se para os axônios motores periféricos e ganhar acesso às células do corno anterior da medula espinal por transporte retrógrado. Essa hipótese foi testada em modelos de camundongos com expressão do receptor transgênico do vírus da poliomielite. Outra hipótese é que ocorra disseminação direta da corrente sanguínea em consequência da violação da BHE. Esses mecanismos de acesso ao SNC não são mutuamente excludentes. A replicação do vírus no SNC provoca destruição dos neurônios motores pelos infiltrados inflamatórios (inicialmente, células polimorfonucleares, depois linfócitos) e neuronofagia (micróglia e macrófagos englobando neurônios destruídos). O transporte retrógrado causa destruição de outros neurônios.

Manifestações clínicas

Embora complicações referidas ao SNC sejam as consequências mais temidas e bem conhecidas da infecção por poliovírus, elas não são frequentes quando se avaliam casos de poliomielite notificados mundialmente. Cerca de 90% das infecções são assintomáticas e detectadas apenas por isolamento do vírus das secreções orofaríngeas ou fezes. Em torno de 4 a 8% dos pacientes infectados desenvolve doença branda autolimitada, como também ocorre com outras infecções enterovirais, inclusive cefaleia, anorexia, dor abdominal e odinofagia. Nos casos típicos, esse quadro clínico ocorre durante epidemias. Cerca de 1 a 2% dos indivíduos infectados desenvolvem febre, cefaleia e meningismo. Paralisia bem definida ocorre em apenas 0,1% de todas as infecções por poliovírus e a evolução clínica pode ser dividida em duas fases. A fase prodrômica de odinofagia, febre e sintomas de infecção das vias respiratórias superiores é mais comum em pacientes jovens. Sintomas digestivos brandos e irritação meníngea são mais frequentes nos adultos. Em seguida, há um intervalo curto de recuperação de 2 a 3 dias antes do início súbito de febre, calafrios, mialgias, cefaleia e sinais e sintomas compatíveis com meningite. Parestesias e fasciculações musculares podem ocorrer antes da fraqueza e paralisia musculares. Quando pacientes têm paralisia, ela geralmente é assimétrica e os membros inferiores são afetados mais comumente que os superiores. Casos de tetraplegia são mais frequentes nos adultos que bebês. Nos casos de poliomielite da medula espinal, paralisia do diafragma e músculos intercostais é mais comum em adultos jovens que nas faixas etárias extremas. Paralisia bulbar é atribuída à fraqueza dos grupos musculares inervados por nervos cranianos e, nos casos de poliomielite, nervos glossofaríngeo e vago são acometidos mais comumente, seguidos do nervo oculomotor. Adultos idosos são mais suscetíveis a desenvolver paralisia bulbar e estes pacientes têm risco alto de aspiração e devem ser mantidos com ventilação mecânica.

Diagnóstico

O diagnóstico de poliomielite paralítica deve ser considerado clinicamente quando pacientes desenvolvem paralisia flácida aguda assimétrica depois de um episódio de doença febril. Essa suspeita é mais provável nos indivíduos que não foram vacinados e provêm de países endêmicos, ou em pacientes imunossuprimidos. Outros vírus incluídos no diagnóstico diferencial são outros enterovírus (especialmente enterovírus 71) e arbovírus, inclusive VNO (descrito mais adiante neste capítulo).

Pleocitose no LCR pode ser detectada a partir do estágio em que o paciente tem sintomas meníngeos e, inicialmente, o perfil mostra predomínio de polimorfonucleares, mas depois muda para predominância linfocítica. Concentração alta de proteínas é mais marcante quando há paralisia grave. Essas anormalidades não podem ser diferenciadas de outras causas virais de meningite asséptica e, por esta razão, identificação do vírus da poliomielite é necessária para confirmar o diagnóstico. Isolamento do vírus da poliomielite por cultura de LCR é difícil e não é realizada nos casos típicos. Poliovírus são isolados mais facilmente das secreções orais e fezes e, com identificação rápida destes vírus por amplificação genômica usando PCR, médicos podem diferenciar entre infecções por vírus da poliomielite e outros enterovírus, ou outras causas infecciosas.

Tratamento

Não existem antivirais para tratar poliomielite e as medidas terapêuticas principais são sintomáticas. Paralisia dos músculos respiratórios ou casos de poliomielite bulbar geralmente exigem ventilação mecânica e controle rigoroso das secreções. Função intestinal também pode requerer cuidados especiais nos casos de poliomielite espinal. Tratamento das sequelas físicas e psiquiátricas crônicas exige equipe abrangente com serviços de fisioterapia e terapia ocupacional, ortopedia e psiquiatria.

VPI e VPO são utilizadas eficazmente para controlar poliomielite paralítica, mas diferem quanto à disseminação viral assintomática e ao risco de desenvolver doença pós-vacinal. VPI é uma preparação injetável contendo unidades de antígenos contra todos os três sorotipos de poliovírus. Nos EUA, a VPI é o único imunizante aplicado e, nos casos típicos, é administrada junto com outras vacinas infantis nas idades de 2, 4, 6 a 18 meses, e 4 a 6 anos. Crianças desenvolvem pouca ou nenhuma resposta de anticorpos secretores com VPI. Quando são expostas aos poliovírus vivos, essas crianças são mais suscetíveis a adquirir infecções assintomáticas, mas ainda disseminam vírus nas fezes e expõem contatos que não foram imunizados. A maioria das preparações de VPO também imuniza contra todos os três sorotipos. A prevalência de anticorpos específicos para poliovírus de todos os três sorotipos depois da aplicação de três doses de VPO fica em torno de 96%. Crianças vacinadas com VPO, mas que não adquiriram imunidade, disseminam vírus vacinal nas fezes e secreções orofaríngeas, que podem ser transmitidas às crianças não imunizadas. Esse aspecto pode ser vantajoso em comunidades precariamente vacinadas, na medida em que crianças podem formar anticorpos específicos contra VPO, embora não tenham recebido a vacina. Poliomielite paralítica associada à vacina é rara (incidência de 1 caso por 2,6 milhões de doses aplicadas), mas ocorre apenas com VPO. Essa complicação ocorre mais comumente em pacientes imunossuprimidos. Poliomielite derivada da vacina consiste em surtos de paralisia flácida aguda causados por cepas circulantes de poliovírus derivadas de uma das três cepas de poliovírus da vacina Sabin (VPO). Isso ocorre nas regiões em que os índices de imunização são baixos e, deste modo, permitem que os poliovírus vacinais sofram mutações e adquiram propriedades biológicas semelhantes às encontradas nos poliovírus naturais. A OMS ainda recomenda aplicar VPO trivalente em países subdesenvolvidos em razão de seu custo, facilidade de administração e imunidade secretória mais forte no sistema digestivo.

Prognóstico

O prognóstico da poliomielite paralítica depende da idade (bebês e crianças têm mais chances de recuperar-se) e gravidade da paralisia (*i. e.*: parcial *versus* total). Cerca de dois terços dos pacientes desenvolvem fraqueza irreversível depois de infecções paralíticas por poliovírus. Recuperação completa não é provável nos casos de paralisia flácida aguda grave, ou nos pacientes que necessitam de ventilação mecânica. Nos casos típicos, coeficientes de mortalidade mais altos ocorrem em pacientes com encefalite, paralisia bulbar secundária à lesão do nervo glossofaríngeo e/ou vago e/ou paralisia dos músculos respiratórios.

Depois das epidemias que ocorreram no início do século XX, alguns pacientes com recuperação parcial ou completa da poliomielite paralítica tiveram reinício de fraqueza neuromuscular, dor e fadiga. Nesses casos, estudos detectaram fraqueza e atrofia dos músculos que já tinham sido afetados. O tratamento é sintomático com medidas de suporte e, nos casos típicos, requer uma abordagem multidisciplinar. Coletivamente, os problemas apresentados por esses pacientes são descritos como *síndrome pós-pólio* e, nos casos em que há fraqueza, atrofia e fasciculações lentamente progressivas, utiliza-se o termo *atrofia muscular progressiva pós-pólio* (descrita separadamente). A causa da deterioração neurológica progressiva é desconhecida, mas entre os fatores contribuintes estão lesão recorrente das unidades motoras reinervadas, persistência dos poliovírus nos tecidos neurais e destruição autoimune secundária das estruturas neurais. Existem evidências sugestivas de que unidades motoras reinervadas talvez estejam predispostas a enfraquecimento adicional quando submetidas a esforço exagerado ou uso excessivo.

Enterovírus D68

Enterovírus D68 ocupa posição singular entre os enterovírus porque seu comportamento biológico é mais semelhante ao dos rinovírus, na medida em que tem crescimento ideal a 33°C e é termolábil e ácido-lábil. Considerando essas características, o enterovírus D68 é transmitido principalmente por via respiratória em vez de orofecal. Embora esse vírus tenha sido isolado inicialmente em 1962 de amostras respiratórias de quatro crianças com infecções das vias respiratórias inferiores, apenas recentemente ele foi associado a sintomas neurológicos. Em agosto de 2014, houve um surto de doença respiratória causada por enterovírus D68, que afetou principalmente crianças que viviam no oeste dos EUA. A partir de 2012, houve números crescentes de casos de paralisia flácida aguda associada à lesão dos neurônios motores medulares nos EUA e, então, em 2014, um grupo de crianças com paralisia flácida foi diagnosticado durante um surto de doença respiratória causada pelo enterovírus D68. Desde que foram publicadas essas descrições iniciais, têm ocorrido picos bianuais de casos caracterizados por fraqueza flácida aguda com lesões coexistentes da substância cinzenta da medula espinal, geralmente com distribuição longitudinal extensiva. No verão e outono de 2018, o número de casos alcançou um pico de 230 confirmados em 41 estados. A maioria ocorreu cerca de 1 semana depois da doença prodrômica. Como também ocorre na poliomielite, a maioria dos pacientes referia melhora clínica da doença prodrômica antes de desenvolver sinais meníngeos, frequentemente seguidos de fraqueza dos membros e geralmente com envolvimento dos músculos respiratórios. A morbidade associada às cepas específicas de enterovírus, inclusive enterovírus D68, é significativa. O CDC (Centers for Disease Control and Prevention) norte-americano detectou vírus Coxsackie A16, enterovírus A71 e enterovírus D68 no líquido cefalorraquidiano de quarto dos 563 casos confirmados de mielite flácida aguda desde 2014. Outros pacientes com mielite flácida aguda tiveram diagnóstico de infecção por enterovírus D68 com base em amostras respiratórias.

Enterovírus 70 e 71

Conjuntivite hemorrágica aguda foi reconhecida primeiramente em 1970 e é causada por enterovírus 70 ou uma variante antigênica do vírus Coxsackie A24. A doença caracteriza-se por início rápido de conjuntivite dolorosa e hemorragia subconjuntival. Nos casos típicos, há recuperação completa dentro de 1 a 2 semanas. Epidemias ocorrem principalmente nas regiões tropicais e subtropicais do Sudeste Asiático e África. Alguns casos de conjuntivite hemorrágica aguda estão associados a paralisia flácida aguda, geralmente assimétrica. Clinicamente, pacientes com esse quadro neurológico são semelhantes aos casos de poliomielite espinal, exceto que os primeiros são precedidos de conjuntivite hemorrágica aguda. Sintomas prodrômicos de paralisia associada à conjuntivite hemorrágica aguda são febre e mal-estar seguidos de dor radicular aguda e grave. Em seguida, pacientes desenvolvem fraqueza flácida assimétrica das pernas com acometimento predominante dos músculos proximais (p. ex., músculo quadríceps). Reflexos estão reduzidos ou abolidos. Clinicamente, como também ocorre com outros enterovírus, a lesão principal parece estar localizada nas células do corno anterior da medula espinal e neurônios motores cranianos. Mais de 50% dos pacientes têm paralisia irreversível ou fraqueza residual. É difícil isolar o vírus do LCR por PCR quando surgem sintomas neurológicos, mas títulos altos de anticorpos específicos para o vírus geralmente são detectáveis no LCR e/ou soro dos pacientes com paralisia.

Clinicamente, infecção sistêmica pelo enterovírus 71 está associada à doença mão-pé-boca das crianças e pode ser evidenciada neurologicamente por paralisia flácida, encefalomielite ou rombencefalite. Enterovírus 71 é o agente etiológico responsável por várias epidemias de encefalite em todo o mundo, que acarretam morbidade e mortalidade significativas. A maior epidemia de infecção por enterovírus 71 ocorrem em Taiwan em 1988, quando 1,5 milhões foram infectados e 405 crianças desenvolveram complicações neurológicas graves com 78 mortes. A cada 2 a 3 anos, ocorrem grandes surtos de enterovírus 71 em torno do anel costeiro do Pacífico asiático com milhares de casos notificados. Por essa razão, enterovírus 71 hoje é reconhecido como vírus neurotrópicos emergente. Esse vírus pode causar doença mão-pé-boca, infecções das vias respiratórias superiores e gastrenterite. Nos pacientes com quadro neurológico, sinais e sintomas são abalos mioclônicos, tremores, ataxia, paralisia de nervos cranianos, meningite e meningoencefalite. Cerca de 10% dos pacientes desenvolvem paralisia flácida semelhante à poliomielite. Edema pulmonar neurogênico fulminante e apneia secundária à rombencefalite ocorreram nas epidemias ocorridas entre crianças de Taiwan e Malásia e estas complicações da doença são as causas principais de mortes de pacientes infectados pelo enterovírus 71. A maioria dos pacientes tinha lesões com sinal hiperintenso no tronco encefálico nas imagens de ressonância magnética (RM) ponderadas em T2. Na Catalunha, Espanha, houve um surto de rombencefalite e encefalomielite em 2016 causado por uma cepa nova de enterovírus 71. Essa cepa nova foi associada a grau alto de neurotropismo viral. O diagnóstico pode ser estabelecido por isolamento do vírus da garganta, fezes ou vesículas; testes de anticorpo; e reação em cadeia de polimerase com transcriptase reversa (PCR-RT) no LCR. O tratamento consiste em medidas de sustentação e pacientes frequentemente são tratados com imunoglobulina intravenosa (IGIV) e/ou plasmaférese, embora com resultados variáveis.

Vírus Coxsackie e vírus ECHO

Embora a maioria das infecções seja branda ou assintomática, meningite é a principal manifestação neurológica das infecções virais humanas causadas por vírus Coxsackie dos grupos A e B e vírus ECHO. No passado, vírus Coxsackie do grupo B e vírus ECHO eram os sorotipos implicados mais frequentemente nos casos de meningite; exceções ocorriam quando um único sorotipo causava surto generalizado. Por exemplo, vírus Coxsackie A9 foi responsável pela maioria dos casos notificados em um surto ocorrido na província de Gansu (China) em 2005 e em Alberta (Canadá) em 2010.

Sinais e sintomas de infecção meníngea causada por vírus Coxsackie e vírus ECHO são semelhantes aos que ocorrem com outros vírus causadores de meningite. A gravidade da doença varia, mas faixas etárias extremas têm formas mais graves de meningite. Cefaleia é comum e, quando há meningismo, a gravidade dos sintomas pode variar, mas nos casos típicos começa 24 a 48 horas depois do início da doença. Nos bebês, sintomas principais são febre e irritabilidade, enquanto menos de 10% têm evidência de irritação meníngea. Frequentemente, também há sintomas de infecção respiratória prodrômica ou concomitante. Complicações agudas referidas ao SNC incluem crises febris, hipertensão intracraniana e coma. Quando se consideram diagnósticos alternativos de meningite causada por enterovírus, meningites bacterianas devem ser consideradas e tratadas empiricamente com antibióticos de espectro amplo. Adultos comumente têm miocardite e pericardite associadas e todos os pacientes devem passar por uma avaliação cardiológica.

Embora encefalite não seja causada comumente por vírus Coxsackie ou vírus ECHO (exceto enterovírus 71), isto pode ocorrer nos pacientes imunossuprimidos. A gravidade da encefalite varia e entre os sintomas descritos estão crises epilépticas, coreia hemilateral e ataxia cerebelar aguda. Nos pacientes com agamaglobulinemia, transplante de células hematopoéticas ou depleção de linfócitos B por tratamento imunoterápicos, enterovírus podem causar meningite e encefalite crônicas, graves e fatais. Nesses casos, enterovírus podem ser detectados no LCR por PCR em diversos estágios da evolução da doença. IGIV e pleconarila são fármacos usados com algum sucesso.

Casos esporádicos de paralisia flácida aguda são causados por vírus Coxsackie e, nos casos típicos, são menos graves que na doença causada por poliovírus. Por exemplo, em um programa de monitoramento por 11 anos das paralisias flácidas agudas diagnosticadas na Eslováquia como parte da estratégia da OMS de erradicação da pólio, vírus Coxsackie B e vírus ECHO foram os agentes etiológicos mais comuns de paralisia flácida aguda na era pós-introdução das vacinas para poliomielite. Esses vírus também são causas comprovadas de paralisias oculomotoras, síndrome de Guillain-Barré (SGB), opsoclonus-mioclonia e mielite transversa.

Nos casos típicos, análises do LCR demonstram líquido claro com pressão normal ou ligeiramente aumentada. Também há pleocitose branda a moderada com variação de 10 a 500 células/mm³, raramente mais de 1.000/mm³. Inicialmente, contagens celulares diferenciais demonstram porcentagem alta de neutrófilos, mas por fim há predominância de linfócitos. Em geral, a concentração de glicose no LCR está normal, enquanto as concentrações de proteínas estão normais ou ligeiramente aumentadas. PCR é o método principal de detecção dos vírus e tem sensibilidade e especificidade acima de 95%.

Isolamento durante surtos é fundamental, assim como boas práticas de higiene e equipamentos de proteção para grupos de alto risco. Pleconarila (um fármaco antipicornaviral de espectro amplo) é administrado por via oral e inibe a replicação dos enterovírus. Existem dois ensaios clínicos controlados por placebo, que demonstraram redução da doença em comparação com placebo, mas o efeito benéfico foi modesto. Esse fármaco não foi aprovado para uso clínico nos EUA.

ARBOVÍRUS

Vírus transmitidos por artrópodes (arbovírus), conforme seu nome sugere, são transmitidos aos seres humanos por picadas de mosquitos e carrapatos infectados. Picada de um mosquito infectado pode transmitir infecções por VNO, vírus La Crosse, vírus Jamestown Canyon, vírus da encefalite de St. Louis e vírus da encefalite equina oriental (EEOr), enquanto picadas de carrapato podem transmitir vírus Powassan. Nos pacientes sintomáticos, ocorrem infecções com ou sem invasão do sistema nervoso. Nos EUA, VNO é a causa principal de arboviroses. Infecções humanas causadas por arbovírus acompanham os padrões de atividades dos seus vetores. Estações e anos em que os insetos são mais abundantes logicamente têm índices mais altos de infecção. A maioria dos arbovírus têm reservatórios em vertebrados (inclusive pássaros ou mamíferos pequenos) e é transmitida por mosquitos ou carrapatos. A continuidade do seu ciclo de vida depende da interação constante entre hospedeiros (p. ex., pássaros ou mamíferos) e vetores (p. ex., carrapatos ou mosquitos). Animais que funcionam como hospedeiros mantêm níveis suficientemente altos de viremia e podem retransmitir infecções de volta aos artrópodes quando são picados. Entretanto, seres humanos e equinos são hospedeiros "final de linha", porque não conseguem manter níveis altos de viremia sem sucumbir à doença. A endemicidade é amplamente variável, como também seu prognóstico. Neurologicamente, pacientes podem ter meningite, mielite e/ou encefalite. Síndromes neurológicos menos comuns podem incluir neurites craniana e periférica ou outras neuropatias, inclusive SGB. Em geral, invasão do sistema nervoso causa reação inflamatória intensa e/ou edema, cujos efeitos podem ser devastadores. Por outro lado, a doença neurológica pode ser um distúrbio inflamatório parainfeccioso na vigência de doença sistêmica, ou seja, sem evidência de infecção do sistema nervoso propriamente dito. Felizmente, na maioria dos casos, a exposição causa soroconversão assintomática ou doença branda autolimitada; nos casos típicos, apenas uma porcentagem pequena dos pacientes desenvolve doença neurológica grave e/ou morre.

Nos casos típicos, arboviroses agudas são diagnosticadas por detecção de anticorpos no soro e/ou LCR por meio de ensaios imunossorventes ligados a enzima (ELISA) para anticorpos IgM específicos dos vírus. Considerando a prevalência alta de infecções assintomáticas e a possibilidade de persistência de IgG no soro, detecção de anticorpos precisa ser confirmada por aumento de quatro vezes nos títulos de IgG entre as fases aguda e de convalescência (4 semanas depois da fase aguda). Entretanto, a presença de anticorpos IgM específicos dos vírus no LCR geralmente indica síntese intratecal e confirma o diagnóstico de doença neuroinvasiva. Detecção de RNA no LCR é altamente específica de infecção em atividade, mas sua sensibilidade nas infecções causadas por arbovírus não é praticamente tão alta quanto se observa com detecção de DNA de vírus do herpes simples. PCR no LCR pode ser especialmente útil nos pacientes imunossuprimidos, que não conseguem produzir anticorpos ou esta resposta ocorre mais tardiamente. Cultura de arbovírus não é realizada rotineiramente, porque estes vírus são difíceis de isolar em razão dos níveis baixos de viremia nos seres humanos. Também não existem antivirais específicos para tratar arboviroses neuroinvasiva e a ênfase principal ainda são medidas de sustentação e profilaxia de exposição. Informalmente, pacientes são tratados com IGIV, especialmente nos casos de doença neuroinvasiva causada pelo VNO.

Flavivírus

Flavivírus são vírus envelopados de RNA de fita simples com polaridade positiva e capsídios icosaédricos. Os membros mais conhecidos desse grupo são vírus da dengue (VD), vírus da febre amarela, vírus Zika e VNO. A maioria a transmitida por picadas de artrópodes, geralmente mosquitos e carrapatos (Tabela 69.1).

Dengue

Dengue é a segunda doença humana mais comum transmitida por mosquitos. Esse flavivírus tem quatro sorotipos e infecção por um deles não confere proteção contra infecção por outros. Todos os sorotipos podem causar doença grave, inclusive quadros neurológicos, embora os sorotipos 2 e 3 causem mais comumente doença neuroinvasiva. O vírus da dengue é abrigado por espécies de mosquitos *Aedes* e é endêmico na maioria das regiões tropicais e subtropicais, com incidência mais alta relatada na Ásia e Américas Central e do Sul. Assim como outros flavivírus, a inoculação é seguida de infecção das células imunes locais e transporte dos vírus até um centro linfático regional, onde ocorre replicação do vírus e viremia subsequente. Os vírus chegam ao SNC, embora os mecanismos de infecção não estejam bem definidos. Eles são detectados no SNC, mas não está claro se isso ocorre passivamente pela BHE alterada ou por um processo de infecção ativa. O resultado é edema vasogênico e, somado à reação inflamatória sistêmica, pode desencadear lesão imune de vários órgãos e do neuroeixo.

Depois da exposição e do período de incubação subsequente (vários dias até pouco mais de 1 semana), casos sintomáticos desenvolvem mais comumente febre, mialgia e mal-estar, algumas vezes com erupção cutânea. Doença sistêmica grave pode começar poucos dias depois e caracteriza-se por trombocitopenia, hemorragia multifocal, choque e morte. Sinais e sintomas neurológicos podem ocorrer com doença grave e podem incluir encefalopatia aguda; infecção direta do sistema nervoso acompanhada de reação inflamatória, que causa meningoencefalite e/ou mielite; e doenças imunes parainfecciosas como SGB e encefalomielite disseminada aguda (EMDA). Encefalopatia aguda é a síndrome neurológica associada mais frequentemente ao VD e, na maioria dos casos, é desencadeada por choque sistêmico. Fatores de risco de desenvolver doença grave são idade baixa, alguns genótipos dos antígenos leucocitários humanos (HLAs), sexo feminino e superinfecção por dois sorotipos.

Tabela 69.1 Doenças neurológicas causadas por flavivírus.

Vírus	Área endêmica	Nº de infecções/ano	Doença sintomática (% de infecções)	Doença neurológica (% de infecções sintomáticas)	Sinais e sintomas neurológicos	Coeficiente de mortalidade	Sequelas crônicas	Medidas profiláticas
Vírus da encefalite japonesa	Sudeste Asiático, Japão, ilhas do Pacífico	30 a 50 mil	0,30	0,001 a 0,02	Encefalite com lesões do tronco encefálico e, ocasionalmente, medula espinal	25%	30%	Controle dos vetores, vacina
Vírus do Nilo ocidental	África, Oriente Médio, EUA continental, Porto Rico	Cerca de 150 mil (EUA)	20	1	Meningoencefalite e/ou paralisia flácida aguda	10% do total, 15 a 30% na faixa etária acima de 70 anos	50%	Controle dos vetores, restrições à doação de sangue e órgãos
Vírus da dengue	Américas Central e do Sul, Porto Rico, África, Oriente Médio, Índia, Sudeste Asiático, ilhas do Pacífico e norte da Austrália	50 a 400 milhões	0,5 a 1	4 a 50	Meningoencefalite, MEDA, SGB, hemorragia no SNC	4 a 5%	Cerca de 25%	Controle dos vetores
Vírus da encefalite de Murray Valley	Norte da Austrália, Nova Guiné	Ocorre em surtos	Surtos de 21 a 114 casos	0,1 a 0,7 de todas as infecções	Meningoencefalite	20 a 40%	30 a 50%	Controle dos vetores, vacina
Vírus da encefalite transmitida por carrapatos	Europa, sul da Rússia, leste da Ásia	Cerca de 35 mil	2 a 33	25 a 30	Meningoencefalite	1 a 2% (Europa ocidental), 30 a 40% (leste da Rússia)	35 a 60%	Controle dos vetores, vacina
Vírus de Kunjin	Norte da Austrália, Nova Guiné	Ocorre em surtos	Minoria	Minoria	Meningoencefalite ou encefalomielite branda	< 1%	NA	Controle dos vetores
Vírus da encefalite de St. Louis	EUA continental	Cerca de mil; maior durante surtos	< 1	> 60	Meningoencefalite	5 a 15%	Até 50%	Controle dos vetores
Vírus de Powassan	Canadá, norte dos EUA, Rússia	NA; soroprevalência de 0 a 5% nas áreas endêmicas	Minoria	NA; < 50 casos notificados entre 2001-2008, mas incidência está aumentando	Meningoencefalite e/ou encefalomielite	10%	50%	Controle dos vetores

EMDA, encefalomielite disseminada aguda; NA, não se aplica; SGB, síndrome de Guillain-Barré; SNC, sistema nervoso central.

Diagnóstico

Considerando as diversas complicações neurológicas, não há anormalidades específicas dos exames de neuroimagem de pacientes com dengue tomografia computadorizada (TC) ou RM do cérebro pode ser absolutamente normal. Do mesmo modo, análises do LCR podem ser normais ou demonstrara apenas elevação da concentração de proteínas, dependendo da síndrome neurológica existente. Nos pacientes com encefalopatia associada ao VD, o perfil básico do LCR geralmente é normal, embora as pressões de abertura possam estar elevadas. Se houver pleocitose, geralmente haverá predominância de linfócitos. Se amostras forem obtidas imediatamente, é possível detectar RNA viral no sangue e/ou LCR; caso contrário, o diagnóstico pode ser confirmado por detecção de anticorpos no sangue e/ou LCR demonstrando produção ativa ou recente. Contudo, reatividade cruzada é comum com outros flavivírus. Nas regiões endêmicas, pode-se realizar prova do laço à beira do leito para avaliar fragilidade capilar nos casos apropriados e estabelecer um diagnóstico presuntivo.

Tratamento

Não há vacina ou tratamentos específicos para dengue, embora medidas rigorosas de suporte instituídas imediatamente possam aumentar a probabilidade de sobrevivência, inclusive transfusões de plaquetas, reidratação e estabilização da pressão intracraniana elevada. Ainda que existam poucos dados favoráveis a esse tratamento, alguns médicos usaram corticoides e IGIV para tratar pacientes com complicações neurológicas da dengue. Em termos gerais, o índice de mortalidade varia de 4 a 5%, mas cerca de 25% dos sobreviventes desenvolvem déficits neurológicos persistentes (ver Tabela 69.1).

Vírus da encefalite transmitida por carrapatos

Vírus causadores de encefalite transmitida por carrapatos são transmitidos por carrapatos da espécie *Ixodes*. Essa doença é endêmica em 19 países da Europa (uma porcentagem expressiva das infecções é diagnosticada na Rússia) e algumas regiões da Ásia e é responsável por milhares de casos anualmente. Homens são acometidos mais comumente que mulheres. A infecção viral é seguida de replicação nas células linfáticas, disseminação na corrente sanguínea e infecção do parênquima cerebral por meio das células endoteliais da microcirculação do cérebro. A presença do vírus no encéfalo desencadeia reação inflamatória, que causa lesões generalizadas em todo o cérebro, cerebelo, tronco encefálico e medula espinal em alguns casos. Depois do período de incubação de cerca de 1 semana, pacientes têm febre por vários dias e, na segunda fase da doença, apresentam cefaleia, náuseas e algumas vezes meningismo. Cerca de 50% dos pacientes têm encefalite grave. Em alguns casos, também há inflamação da medula espinal, que frequentemente se evidencia por paralisia flácida secundária à lesão dos neurônios do corno posterior. O diagnóstico é confirmado mais facilmente por demonstração de produção intratecal de anticorpos específicos para o vírus da encefalite transmitida por carrapatos; anticorpos séricos podem ser úteis na população que ainda não foi vacinada. Assim como ocorre com outras infecções causadas por flavivírus, reatividade é comum nos testes de anticorpos. Em geral, análises do LCR demonstram pleocitose linfocítica discreta com transição para predominância monocítica e elevação da concentração de proteínas, embora tenha sido demonstrado pleocitose polimorfonuclear em alguns casos.

O tratamento da encefalite transmitida por carrapatos consiste em medidas de suporte. A mortalidade varia com a região geográfica – 1 a 2% na Europa ocidental, mas até 40% no leste da Rússia (ver Tabela 69.1). Mais de 50% dos pacientes que sobrevivem desenvolvem sequelas neuropsiquiátricas persistentes.

Vírus da encefalite japonesa

Vírus da encefalite japonesa (VEJ) é transmitida pelo mosquito *Culex*. VEJ é o agente etiológico da encefalite epidêmica diagnosticada mais comumente em todo o mundo e ocorre nos países do sul e Sudeste Asiático (ver Figura 69.1 A). Como outros flavivírus semelhantes, a replicação inicial ocorre nos tecidos linfáticos e é seguida de viremia transitória, que transfere vírus ao encéfalo; depois de chegar ao SNC, os vírus causam lesão por infecção direta e reação inflamatória. Ao contrário de alguns outros flavivírus, a maioria dos pacientes sintomáticos tem manifestações neurológicas.

Nos casos sintomáticos, depois do período de incubação de pouco mais de 1 semana, pacientes têm febre, calafrios, mialgia e meningismo em alguns casos. Nas crianças, dor abdominal e náuseas são comuns. Os sintomas podem avançar rapidamente para fraqueza dos membros e sinais extrapiramidais e, mais tarde, coma e morte. Exames de imagem e espécimes anatomopatológicos demonstram lesões do tálamo e pedúnculos cerebrais, mas a infecção viral geralmente é disseminada em todo o encéfalo e pode até afetar medula espinal em alguns casos. Sinais e sintomas de parkinsonismo podem ser marcantes; outros distúrbios do movimento são estalar dos lábios, bruxismo, coreoatetose e hemibalismo. Paralisia flácida semelhante à poliomielite indica lesão dos neurônios do corno anterior da medula espinal e sinais referidos aos nervos cranianos incluem paralisias faciais, ptose e anormalidades dos movimentos oculares. Crises tônico-clônicas podem ocorrer, mas crises epilépticas motoras sutis também podem ser detectadas em alguns casos, especialmente crianças em estágio avançado. Nos casos típicos, o LCR mostra pleocitose linfocítica (até 1.000 células/$\mu\ell$) e elevação discreta da concentração de proteínas. O diagnóstico geralmente é confirmado por detecção de anticorpos no LCR ou aumento dos títulos sorológicos de amostras obtidas nas fases aguda e de convalescência; isolamento de RNA viral do LCR também confirma esse diagnóstico. Assim como ocorre com outras infecções por flavivírus, que geralmente são assintomáticas e/ou têm vacinas disponíveis, título positivo de IgG em áreas endêmicas pode indicar doença em atividade.

O tratamento consiste em medidas de suporte, tendo-se em mente que mortes frequentemente são causadas por edema cerebral e hipertensão intracraniana. Dentre os pacientes que sobrevivem, cerca de 30% desenvolvem déficits crônicos (ver Tabela 69.1) e, também nestes casos, medidas profiláticas são fundamentais. Isso inclui controle dos vetores e vacinação; contudo, vacina resultou em redução da incidência de encefalite causada por VEJ em alguns países asiáticos, mas estimativas sugeriram que 80% dos casos ainda ocorrem em áreas que contam com programas de vacinação contra este vírus. Isso provavelmente se deve a diversos fatores, inclusive possível imunidade decrescente e ineficácia da vacina e problemas na cadeia de frios.

Vírus do Nilo ocidental

O vírus do Nilo ocidental (VNO) foi isolado originalmente na África, mas depois de sua introdução em New York em 1999, quando houve um surto inicial, este vírus é endêmico nos EUA (ver Figura 69.1 A). O vírus tem distribuição mundial e causa surtos detectados em todos os países do mundo. Seu vetor é o mosquito *Culex*, embora sangue de doador infectado também seja um mecanismo de transmissão possível. Até 2012, todos os 48 estados continentais dos EUA tinham casos notificados. A maioria dos casos de infecção por VNO é assintomática e não é notificada; entre 1999 e 2010, estima-se que tenham ocorrido 1,8 milhões de infecções nos EUA. Centenas a milhares de casos sintomáticos são notificados anualmente ao CDC norte-americano. Por essa razão, a soroprevalência de IgG para VNO nas áreas endêmicas é realmente muito alta. Nos casos sintomáticos, sinais e sintomas mais comuns são febre e mal-estar. Menos de 1% dos pacientes desenvolvem o que se considera ser doença neuroinvasiva: meningite, encefalite ou mielorradiculite. Fatores de risco para desenvolver doença neuroinvasiva são idade acima de 50 anos, imunossupressão, moradores de rua, doença renal crônica, infecção pelo vírus da hepatite C e mutações do gene *CCR5*.

O período de incubação do VNO varia de 2 a 14 dias e, em seguida, há replicação viral nos tecidos linfáticos seguida de viremia e transferência dos vírus ao SNC, onde infecta neurônios e células do corno anterior. O mecanismo dessa infecção é desconhecido, porque não existem receptores virais reconhecidos, nem se sabe como os vírus atravessam a BHE. Contudo, como também ocorre com algumas doenças virais do SNC, seus mecanismos de lesão e morte neuronais estão diretamente relacionados não apenas com a infecção viral, mas também à reação inflamatória intensa, que causa destruição secundária das células delicadas existentes no encéfalo e na medula espinal.

A maioria dos pacientes infectados pelo VNO não tem sintomas ou doença febril. Doença neuroinvasiva ocorre em menos de 1% dos casos de infecção por VNO, embora possa estar subnotificada. Doença neuroinvasiva pode evidenciar-se como meningite do Nilo ocidental, encefalite do Nilo ocidental ou paralisia flácida aguda. Sinais de parkinsonismo de início recente indicam acometimento dos núcleos da base e são comuns nos pacientes com encefalite causada pelo VNO. O exame diagnóstico preferível é detecção de anticorpo IgG no soro ou LCR. Como o anticorpo IgM não atravessa a BHE, sua detecção no LCR indica infecção do SNC. A maioria dos pacientes com meningoencefalite forma anticorpos IgM no LCR em torno da primeira semana depois do início dos sintomas, mas testes de IgG não são úteis em pacientes com sintomas neurológicos agudos. Vacinação ou infecção recente por outros flavivírus relacionados pode causar resultado positivo para IgM contra VNO. O teste de neutralização por redução da formação de placas pode ajudar a diferenciar reações cruzadas entre flavivírus, mas está disponível apenas em laboratórios de referência e requer tempo significativo para que seus resultados estejam disponíveis.

Assim como alguns vírus, infecção causada por VNO é uma doença monofásica sem tratamento específico comprovado, além das medidas de suporte. IGIV, IgG específica para VNO e ribavirina não foram comprovadamente eficazes, embora tenham sido utilizadas informalmente. Sequelas crônicas são a regra entre sobreviventes da doença neuroinvasiva (especialmente encefalite) e cerca de 10% morrem (ver Tabela 69.1); isto faz com que medidas de prevenção de picadas de mosquito sejam a estratégia terapêutica mais lógica. Não existe vacina para VNO.

Vírus da encefalite de Murray Valley

O vírus da encefalite de Murray Valley é carreado por mosquitos *Culex* e é endêmico no norte da Austrália e Nova Guiné. A maioria dos casos ocorreu durante surtos com números estimados em dezenas a poucas centenas e isto torna a doença menos ameaçadora que a maioria das infecções causadas por outros flavivírus, especialmente as que têm distribuição mundial. Ao menos quatro surtos podem ter ocorrido na primeira metade do século XX (quando eram diagnosticados como "doença X australiana") e, em 1951, o vírus foi isolado durante o primeiro surto documentado causado pelo vírus da encefalite de Murray Valley. Surtos subsequentes ocorreram em 1956, 1974 e 2011. Esse último surto foi associado às chuvas torrenciais e inundações sazonais, que funcionaram como nicho para proliferação dos mosquitos vetores. Também houve outros casos esporádicos. Considerando a possibilidade de causar surtos, o vírus da encefalite de Murray Valley é uma doença "notificável" nos estados e territórios da Austrália.

O período médio de incubação varia de 2 a 4 semanas. A grande maioria dos casos é assintomática ou cursa com doença febril branda e cefaleia, que não leva o paciente a buscar atendimento médico. Alguns dias depois, cerca de 1 paciente em cada 150 a mil infecções desenvolve sintomas mais graves como letargia, encefalopatia e crises convulsivas em alguns casos; estes pacientes podem desenvolver depois sintomas referidos ao tronco encefálico, paralisia flácida causada por mielite e morte. O coeficiente de mortalidade varia de 15 a 30% e cerca de 30 a 50% dos sobreviventes desenvolvem sequelas neurológicas crônicas (ver Tabela 69.1).

Nos casos graves, imagens de RM ponderadas em T2 demonstram focos de hiperintensidade no tronco encefálico e tálamos bilateralmente, semelhantes aos que ocorrem com outras infecções por flavivírus. Ao exame anatomopatológico, o vírus pode ser isolado dos tecidos encefálicos e também há infiltrado inflamatório reacional generalizado por toda a substância cinzenta. O diagnóstico geralmente é firmado por sorologia, sugerindo que anticorpos IgM específicos para o vírus da encefalite de Murray Valley apareçam vários dias depois da infecção e persistam por meses. Anticorpos também podem ser detectados no LCR e existem ensaios para detecção de RNA do vírus da encefalite de Murray Valley no soro. O tratamento consiste em medidas de suporte.

Vírus da encefalite de St. Louis

O vírus da encefalite de St. Louis é transmitido por mosquitos da espécie *Culex* e causa encefalite epidêmica nas Américas do Norte e Sul, embora mais frequentemente nos EUA. Nos casos típicos, epidemias ocorrem nos meses de verão. A grande maioria dos indivíduos infectados é assintomática. Nos demais casos, pacientes têm sinais e sintomas semelhantes a uma infecção gripal, inclusive febre, cefaleia e letargia. Manifestações neurológicas são crises epilépticas, ataxia, confusão mental, hemiparesia e mioclonias.

Análises do LCR demonstram pleocitose com predominância linfocítica. Em casos raros, o vírus da encefalite de St. Louis é isolado do sangue ou soro e o diagnóstico baseia-se principalmente na detecção de IgM específica para esse vírus no LCR. RM pode mostrar focos de sinal hiperintenso nos núcleos da base e, em alguns casos, sinal anormal na substância nigra. Como também ocorre em outras encefalites causadas por arbovírus, anormalidades anatomopatológicas associadas ao vírus da encefalite de St. Louis incluem infiltrados linfocíticos perivasculares, meníngeos e capilares e micróglia ativada nas substâncias branca e cinzenta. Também há alterações degenerativas difusas dos neurônios, especialmente no córtex, núcleos da base e cerebelo. Alguns pacientes com esse tipo de encefalite têm evidência de inflamação e destruição de neurônios da medula espinal.

O tratamento consiste em medidas de suporte. A mortalidade variou consideravelmente nas séries publicadas, mas pode chegar a 20%; até 50% dos pacientes têm morbidade crônica (ver Tabela 69.1). O prognóstico é pior quando pacientes têm crises epilépticas.

Vírus de Powassan

Esse flavivírus é transmitido por carrapatos das espécies *Dermacentor* e *Ixodes* e é endêmico no Canadá, norte dos EUA e extremo oriente da Rússia. O nome do vírus originou-se da cidade do Canadá na qual a doença foi inicialmente detectada em 1958. Vírus de Powassan é uma doença emergente transmitida por carrapatos com dois casos de doença invasiva diagnosticada nos EUA em 2008 e 33 casos notificados em 2017. Sinais e sintomas começam depois do período de incubação de 1 a 4 semanas e consiste em mal-estar, febre e faringite, mas alguns casos podem progredir para hemiplegia, vômitos, disfunção grave do tronco encefálico, coma e morte. Assim como ocorre em quase todas as encefalites virais, análises do LCR geralmente demonstram pleocitose linfocítica moderada e elevação discreta da concentração de proteínas. O exame diagnóstico de referência é teste de triagem para anticorpo contra o vírus de Powassan, seguido do teste confirmatório de neutralização por redução de formação de placas; por esta razão, recomenda-se que amostras sejam enviadas aos laboratórios estaduais de referência dos EUA. Também é necessário excluir outras infecções transmitidas por carrapatos.

Exames anatomopatológicos demonstram infiltrados linfocíticos intensos e necrose da substância cinzenta, especialmente núcleos da base, tálamo e lobos temporais mesiais, que correspondem às áreas com sinal hiperintenso anormal nas imagens de RM ponderadas em T2, ainda que haja acometimento difuso do encéfalo (Figura 69.2). Medidas de suporte estão indicadas porque não há tratamento específico para essa doença, embora alguns casos isolados tenham sido tratados com IGIV. Cerca de 50% dos sobreviventes desenvolvem sequelas irreversíveis (ver Tabela 69.1).

Bunyavírus

Bunyavírus são vírus encapsulados com RNA de fita simples com polaridade negativa. Embora alguns sejam arbovírus, vários deles são disseminados por roedores e não causam doença neurológica significativa. Os bunyavírus que causam encefalite têm menos importância epidemiológica que a maioria dos flavivírus, que são encontrados em áreas densamente populosas, têm distribuição mundial e/ou são muito mais patogênicos ao SNC.

Vírus La Crosse

O vírus La Crosse é transmitido pelo mosquito *Aedes triseriatus*. O vírus é endêmico nos EUA e casos sintomáticos são diagnosticados mais comumente no vale do Rio Ohio, estados do Médio Atlântico médio e meio-oeste. Nessas regiões, a incidência varia entre 10 a 30 por 100 mil habitantes, mas apenas cerca de 0,3 a 4% são sintomáticos. A maioria dos casos é notificada na população pediátrica.

A infecção inicial resulta em replicação viral nos músculos e é seguida de viremia e invasão do SNC. O mecanismo de penetração no SNC não está definido, mas neurônios e células gliais dos lobos frontais, temporais e parietais são mais afetados. O quadro clínico consiste em cefaleia e febre, que progride depois de alguns dias para crises convulsivas e encefalopatia em cerca de 25 a 50% dos casos. Análises do LCR demonstram

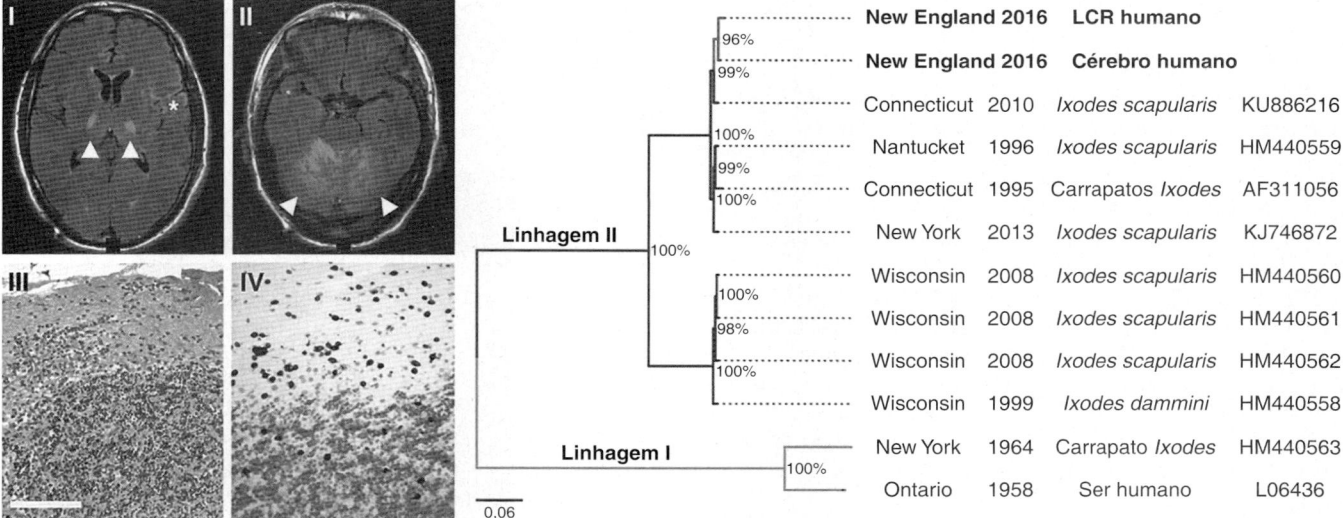

FIGURA 69.2 *Painel à esquerda*: essas imagens axiais de ressonância magnética demonstraram focos de hiperintensidade nas sequências ponderadas em T2/FLAIR (*fluid-attenuated inversion recovery*) bilateralmente nos tálamos (*quadro I, pontas de setas*) e córtex (*quadro I, asterisco*) e focos confluentes de hiperintensidade no cerebelo (*quadro II, pontas de seta*). A coloração por hematoxilina-eosina de um espécime de biopsia da fossa posterior mostrou infiltração linfocítica extensiva e espessamento da dura-máter com inflamação difusa do cerebelo (*quadro III*). Coloração do tecido cerebelar para antígeno CD3 evidenciou infiltrado linfocítico com predominância de linfócitos T nas camadas de células granular e molecular (*quadro IV*). Barra de escala = 100 μm. *Painel à direita*: árvore filogenética dos genomas dos vírus de Powassan. Os ramos estão assinalados com localização, data, origem e número de identificação (ID) no GenBank® para cada genoma do vírus de Powassan. Ramificações com suporte de inicialização mínimo de 80% estão marcadas com porcentagens de suporte de inicialização. (Adaptada de Piantadosi A, Kanjilal S, Ganesh V et al. Rapid detection of Powassan virus in a patient with encephalitis by metagenomic sequencing. *Clin Infect Dis*. 2018;66[5]:789-792, doi: 10.1093/cid/cix792.) (*Esta figura se encontra reproduzida em cores no Encarte.*)

pleocitose linfocítica com elevação discreta da concentração de proteínas, embora também possam ser absolutamente normais. A encefalite causada pelo vírus La Crosse é semelhante à encefalite do vírus do herpes simples (VHS). Detecção de IgM contra o vírus La Crosse no LCR confirma o diagnóstico; nos demais casos, o diagnóstico é confirmado quando há aumento de quatro vezes nos títulos de anticorpo IgG em amostras obtidas das fases aguda e de convalescença. Alternativamente, o diagnóstico pode ser confirmado pela detecção de antígeno viral em espécimes de biopsia. O tratamento consiste em medidas de suporte e a doença é monofásica com mortalidade menor que 1%. Se houver dúvida quanto à possibilidade de encefalite por VHS, deve-se iniciar imediatamente tratamento com aciclovir, até que este diagnóstico seja excluído por testes de PCR para VHS no LCR. Embora não existam evidências favoráveis à sua eficácia, ribavirina é usada como último recurso para casos graves.

Vírus de Jamestown Canyon

Esse vírus infecta algumas espécies de mosquitos e moscas e tem distribuição disseminada nos EUA e Canadá. O vírus raramente causa meningoencefalite, mas é classificado como doença emergente provavelmente subnotificada. Sinais e sintomas são semelhantes aos de outras arboviroses e começam com doença febril branda seguida de cefaleia intensa. Exames sorológicos confirmam o diagnóstico quando há aumento de quatro vezes nos títulos de IgG entre as fases aguda e de convalescença; pacientes são tratados com medidas de suporte.

Togavírus

Togavírus são vírus envelopados de fita simples com sentido positivo e capsídios icosaédricos. Existem dois gêneros: *Alphavirus* e *Rubivirus*. Espécies *Alphavirus* são arbovírus, enquanto o gênero *Rubivirus* inclui o vírus da rubéola, que é transmitido por perdigotos ou via materno-fetal.

Alphavirus (encefalite equina)

Existem três tipos de encefalite equina e os três agentes etiológicos fazem parte do gênero *Alphavirus*, que ocorrem nas Américas e incluem EEOr (encefalite equina oriental), encefalite equina venezuelana (EEV) e encefalite equina ocidental (EEOc). Esses vírus infectam principalmente equinos, mas em 1938 foram diagnosticados casos de doença humana em indivíduos que tiveram contato direto com animais infectados.

Encefalites equinas são infecções humanas raras e ocorrem na forma de casos isolados ou epidemias de curta duração quando há condições ambientais favoráveis à amplificação viral. EEOc e EEOr ocorrem nas regiões costeiras dos EUA e Canadá, com alguma sobreposição nas regiões do Meio-Oeste e Grandes Lagos. A distribuição geográfica da EEV abrange toda a América Central até a região norte da América do Sul.

EEOr é o tipo mais grave de encefalite equina e os pacientes frequentemente evoluem ao coma e morte. A doença começa com período prodrômico curto (cerca de 5 dias) de síndrome gripal: febre, cefaleia, mal-estar, náuseas e vômitos. Esses sintomas são seguidos rapidamente de confusão mental, estupor ou coma e possivelmente crises epilépticas. Pacientes podem ter déficits neurológicos focais, inclusive tremor, paralisias de nervos cranianos e perda de movimentos voluntários. De acordo com uma série de casos publicada recentemente, a contagem média de leucócitos no LCR era de 370 células/mm^3 (70% de neutrófilos em média). A concentração total média de proteínas era de 97 mg/dℓ e a concentração de glicose no LCR era normal. O diagnóstico de EEOr baseia-se na detecção de anticorpos IgM no soro e/ou LCR. Ensaios de PCR e amplificação genômica estão disponíveis para diagnosticar EEOr, mas isolamento do vírus do LCR ou cérebro ainda é o exame diagnóstico de referência. A maioria dos pacientes com EEOr e sintomas neurológicos tem anormalidades nas imagens de RM do cérebro. As lesões são demonstradas mais claramente nas sequências ponderadas em T2 e as principais estruturas afetadas são núcleos da base e tálamo (Figura 69.3).

Anormalidades evidenciadas ao exame anatomopatológico de pacientes com EEOr são semelhantes às encontradas em outras arboviroses e consistem basicamente em edema cerebral difuso. Nos casos típicos, há infiltrados inflamatórios perivasculares e meníngeos nos núcleos da base, tálamo, córtex, tronco encefálico e medula espinal. Infiltrados linfocíticos, nódulos microgliais, destruição neuronal e rarefação da substância branca podem correlacionar-se com as alterações detectadas nas imagens de RM. Exames imuno-histoquímicos de pacientes com EEOr demonstraram aglomerados de células infectadas principalmente na substância cinzenta, nos quais neurônios eram as células afetadas predominantemente (Figura 69.4). Nos pacientes com mielite, neurônios do corno anterior são destruídos.

Estimativas de mortalidade da EEOr variaram de 30 a 70%. Nas crianças, a duração do período prodrômico foi associada estatisticamente ao prognóstico clínico por ocasião da alta, ou seja, pródromo mais longos indicavam prognósticos mais favoráveis. Essa relação não é evidente nos adultos, embora pacientes com prognóstico mais favorável tendessem a ter pródromo mais longo. Nos pacientes que se recuperam, morbidade associada à EEOr é frequente e as sequelas incluem déficits intelectuais, paralisias de nervos cranianos, hemiplegia, afasia e crises convulsivas.

EEOc e EEV são infecções menos graves. A maioria dos pacientes tem síndrome gripal com febre e mal-estar, que se estendem por até 2 semanas. O risco de doença neuroinvasiva é maior nos extremos etários, mas menos de 10% dos pacientes evoluem ao coma. Hemiparesia, tremores e paralisias de nervos cranianos podem ser sequelas crônicas, que também incluem déficits cognitivos e intelectuais.

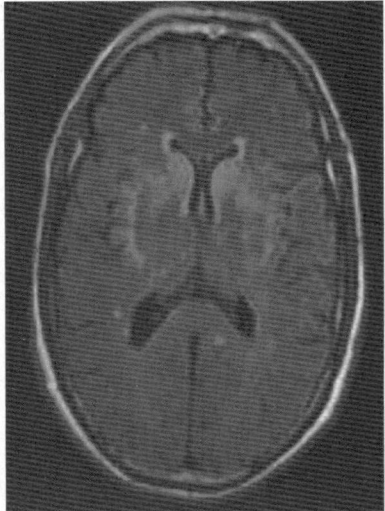

FIGURA 69.3 Essa imagem axial de ressonância magnética ponderada em T2-FLAIR (*fluid-attenuated inversion recovery*) de um paciente com encefalite causada pelo vírus da encefalite equina oriental mostrou focos de hiperintensidade nos núcleos basais bilateralmente.

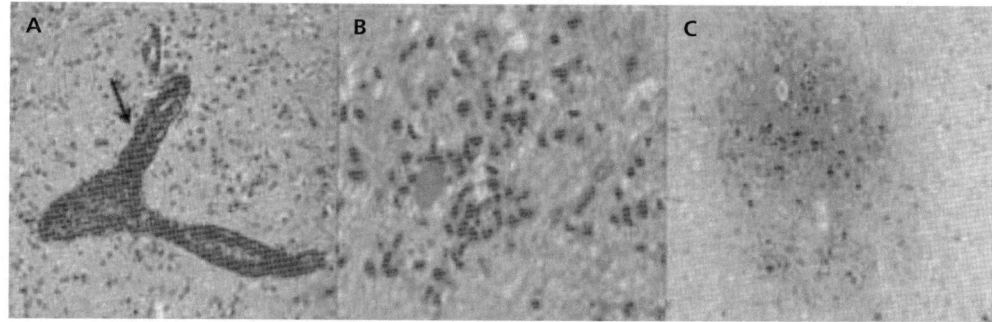

FIGURA 69.4 Aspectos histopatológicos da encefalite equina oriental (EEOr). **A.** Corte histológico do tálamo corado com hematoxilina-eosina demonstrando constrição perivascular (*seta*) (ampliação de 20×). **B.** Corte corado com hematoxilina-eosina mostrando degeneração neuronal e inflamação. **C.** Corte do córtex frontal corado com anticorpo específico para EEOr. (Cortesia do Dr. Pedro Ciarliani.) (*Esta figura se encontra reproduzida em cores no Encarte.*)

Rubivirus

Rubéola

Rubéola (também conhecida como *sarampo alemão*) é causada por um vírus de RNA de fita simples com polaridade positiva. O termo *rubéola* deriva-se do latim, que significa "pequeno vermelho", porque geralmente causa doença exantemática branda em crianças e adultos. Contudo, infecções durante a gestação (especialmente no primeiro trimestre) podem ter consequências graves, inclusive abortamento, morte intrauterina ou bebês com malformações congênitas e déficits neurológicos graves – a chamada *síndrome da rubéola congênita*. Além disso, rubéola causa uma forma crônica rara de encefalite progressiva conhecida como *panencefalite progressiva da rubéola*, que pode ser diagnosticada em crianças com síndrome da rubéola congênita ou pacientes com infecção pós-natal.

Na década de 1970, antes da aprovação da vacina contra rubéola, casos de rubéola ocorriam nos EUA na forma de epidemias a cada 6 a 9 anos em média. Em 2004, depois da implementação do programa de vacinação universal, estudos confirmaram a erradicação da transmissão endêmica do vírus da rubéola nos EUA. Casos de rubéola ainda são frequentes em todo o mundo, na medida em que o vírus continua a circular nas regiões que não dispõem de programas de imunização estabelecidos. A transmissão do vírus ocorre por via respiratória e sua replicação acontece na nasofaringe e linfonodos.

Quando uma gestante é infectada, o vírus da rubéola pode causar morbidade neurológica grave. A frequência de anomalias congênitas é mais alta no primeiro trimestre da gravidez. Bebês com síndrome da rubéola congênita podem disseminar vírus da nasofaringe, olhos ou LCR e a infecção fetal é crônica e persistente. Anormalidades neurológicas são detectadas com a idade de 18 meses. Bebês com encefalite associada à rubéola são hipotônicos, hipoativos e irritáveis e, nos casos típicos, têm fontanela anterior tensa. Por fim, esses bebês podem desenvolver opistótono, rigidez, paresias, crises convulsivas e atraso do desenvolvimento. A síndrome inclui déficit auditivo neurossensorial, anomalias cardiovasculares, trombocitopenia e áreas de hiperpigmentação em torno do umbigo, fronte e maxilares. Com infecção pós-natal, rubéola causa doença sistêmica branda com período de incubação de 2 a 3 semanas. Linfadenopatia geralmente é o primeiro sinal, mas depois aparece exantema eritematoso na face e tronco. Sintomas neurológicos são raros, mas ocorrem em menos de 0,1% dos casos de rubéola. Essa infecção pode causar encefalite, meningite ou mielite e existem casos descritos da SGB depois da erupção exantemática.

Anormalidades séricas detectadas nos pacientes com rubéola são leucopenia com linfócitos atípicos ou trombocitopenia. Nos casos de rubéola pós-natal ou síndrome da rubéola congênita, o LCR mostra pleocitose linfocítica e aumento moderado da concentração de proteínas. O diagnóstico de rubéola é reforçado pela detecção de IgM específica para rubéola e confirmado por isolamento do vírus a partir de lavados de orofaringe ou demonstração de RNA viral no LCR ou urina por meio de PCR-RT. O vírus da rubéola pode ser isolado do LCR de cerca de 25% dos pacientes e pode persistir neste material por mais de 1 ano depois do nascimento. No exame de RM do cérebro de pacientes com síndrome da rubéola congênita, poder calcificações dos núcleos da base, córtex e estruturas periventriculares e múltiplos focos de sinal hiperintenso nas imagens ponderadas em T2 com evidência de mielinização tardia. Ao exame anatomopatológico, a síndrome da rubéola congênita caracteriza-se por microcefalia, hidrocefalia e destruição da substância branca periventricular com mineralização (calcificação) dos núcleos da base e tálamo.

Prevenção é fundamental ao controle da rubéola. A vacina contra rubéola contém vírus vivo atenuado e geralmente é aplicada como parte da vacina MMR (sarampo, caxumba e rubéola). Em razão do risco de ocorrer síndrome da rubéola congênita, a imunização é especialmente importante para mulheres que engravidam sem estar imunizadas.

Panencefalite progressiva da rubéola

Panencefalite progressiva da rubéola é uma doença neurodegenerativa extremamente rara e fatal, que pode seguir-se à infecção congênita ou pós-natal pelo vírus da rubéola. Deterioração neurológica iniciada anos depois da infecção pelo vírus da rubéola foi descrita primeiramente no *The New England Journal of Medicine* em dois artigos consecutivos publicados em 1975. Várias manifestações neuropatológicas e clínicas da panencefalite progressiva da rubéola assemelham-se à panencefalite esclerosante subaguda (PEES) que se segue ao sarampo (descrita na Seção "Encefalite do sarampo"). Nos casos típicos, panencefalite progressiva da rubéola ocorre na segunda década de vida. A síndrome começa com doença demencial e ataxia, que é o sinal neurológico mais consistente da panencefalite progressiva. À medida que a doença avança, a ataxia agrava e o paciente tem dismetria, disdiadocinesia e titubeação do tronco. Disartria é um sinal marcante. Depois de um intervalo protraído de 8 a 10 anos, os pacientes têm distúrbios referidos aos tratos piramidais, retinopatia, crises epilépticas e mioclonias multifocais.

Cefaleia e meningismo não são sinais e sintomas associados a essa síndrome.

Panencefalite progressiva da rubéola e PEES afetam pacientes que apresentam níveis altos de anticorpos antivirais e imunidade celular aparentemente normal. Nos casos publicados de panencefalite progressiva, havia títulos altos de IgG específica para rubéola no LCR e soro. A razão alta entre anticorpos específicos para rubéola no LCR e soro sugere produção intratecal. O vírus da rubéola é isolado raramente. Nesses casos, é importante excluir a coexistência de anticorpos específicos para vírus do sarampo, considerando que ambos podem ter manifestações clínicas semelhantes. Eletroencefalografia (EEG) mostra lentidão difusa, mas sem padrão característico da PEES.

Ao exame anatomopatológico, alguns aspectos neuropatológicos da panencefalite progressiva são atrofia do rombencéfalo, centro semioval e núcleos da base com dilatação ventricular, especialmente do quarto ventrículo. Ao exame microscópico, o cerebelo mostra atrofia de todas as camadas celulares. Destruição de neurônios é evidente e generalizada. Corpos de inclusão demonstrados na PEES não ocorrem nos casos de panencefalite progressiva da rubéola. Há evidências de inflamação crônica e desmielinização com astrogliose difusa da substância branca e infiltrados linfocíticos e plasmocitários perivasculares. Panencefalite progressiva da rubéola causa um quadro semelhante de vasculite. Há deposição de IgG nos vasos sanguíneos cerebrais, assim como células gigantes multinucleadas e linfócitos nas paredes vasculares. A maior parte dos anticorpos IgG extraídos é específica para rubéola.

O diagnóstico de panencefalite progressiva da rubéola é mais fácil nas crianças com síndrome da rubéola congênita. Nos pacientes que contraíram rubéola no período pós-natal, o diagnóstico diferencial deve incluir PEES e doença demencial da infância. Contudo, com aparecimento de ataxia, o diagnóstico fica mais fácil e a demonstração de anticorpos específicos para rubéola no LCR e soro confirma a hipótese diagnóstica. A ênfase principal ainda recai em medidas profiláticas baseadas em programas de imunização, na medida em que não há tratamento específico.

CORONAVÍRUS: SÍNDROME RESPIRATÓRIA AGUDA GRAVE (SRAG) VIRAL

Epidemiologia

A pandemia global vigente causada pelo novo coronavírus – síndrome respiratória aguda grave por coronavírus 2 (SARS-CoV-2) – teve impacto enorme na saúde mundial e causou mais de 19 milhões de casos em todo o mundo e, apenas nos EUA, foi responsável por mais de 700 mil mortes até agosto de 2020. O vírus SARS-CoV-2 surgiu inicialmente de um pequeno número de casos de pneumonia em Wuhan, China, no final de dezembro de 2019. No início de janeiro, o órgão China National Institute for Viral Disease Control and Prevention confirmou a sequência genética do SARS-CoV-2. No final de janeiro do mesmo ano, a OMS classificou o surto de doença causada por coronavírus 2019 (SARS-Cov-2 ou covid-19) como Emergência de Saúde Pública de Interesse Internacional e, 6 semanas depois, a OMS caracterizou a epidemia de covid-19 como pandemia.

O espectro clínico da covid-19 inclui sintomas respiratórios e cerca de 15 a 25% dos pacientes hospitalizados desenvolvem angústia respiratória aguda grave e disfunção de múltiplos órgãos. Casos graves da doença foram associados à idade avançada e comorbidades coexistentes, inclusive diabetes, hipertensão e doença cardiovascular. Embora o desenvolvimento de vacinas esteja avançando rapidamente com vários ensaios clínicos, o controle do SARS-CoV-2 depende atualmente da interrupção da transmissão por detecção rápida e isolamento dos indivíduos infectados. A infecção é transmitida principalmente por gotículas respiratórias geradas quando pacientes sintomáticos tosse e espirram, mas também pode ser causada por indivíduos assintomáticos.

Coronavírus humanos (HCoVs) constituem uma família de vírus de RNA grandes de fita simples com polaridade positiva. O gênero é subdividido em quatro linhagens (A-D): a linhagem A inclui HCoV-OC43, HCoV-NL63, HCoV-229E e HCoV-HKU1; a linhagem B é composta de SARS-CoV e SARS-CoV-2; e a linhagem C contém o coronavírus relacionado com a síndrome respiratória do Oriente Médio (Figura 69.5). Existem dados

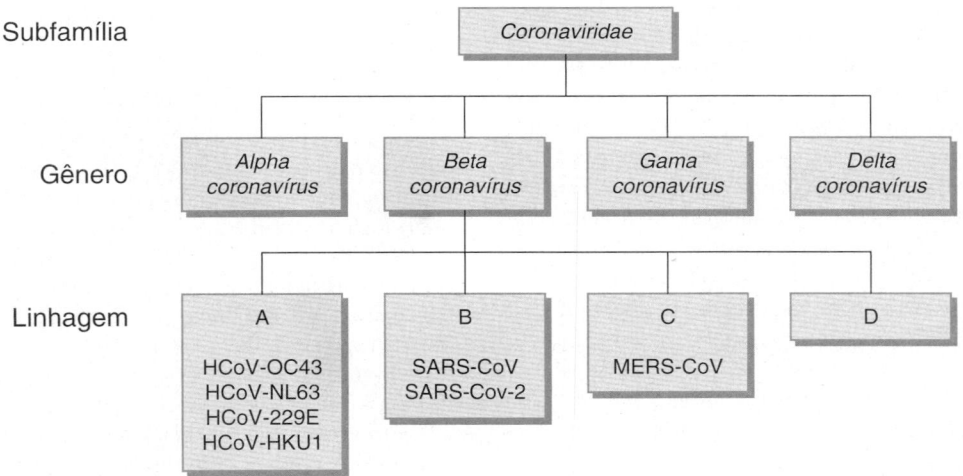

FIGURA 69.5 Ilustração esquemática da subfamília Coronaviridae relacionando os coronavírus que podem infectar seres humanos. HCoV, coronavírus humanos; MERS-CoV, coronavírus relacionado com a síndrome respiratória do Oriente Médio; SARS-CoV, coronavírus da síndrome respiratória aguda grave.

sugestivos de que os vírus SARS-CoV, HCoV-229E e HCoV-OC43 infectem linhagens de células neurais humanas e causem encefalite em modelos animais. Esses vírus também são detectados no LCR e a proteína do nucleocapsídio do SARS-CoV foi demonstrada no citoplasma dos neurônios.

Manifestações clínicas e neurológicas associadas à covid-19

Embora as manifestações clínicas mais comuns da covid-19 sejam sintomas respiratórios, também podem ocorrer sinais e sintomas extrapulmonares, inclusive sintomas e distúrbios neurológicos. Até hoje, a maioria dos casos publicados de manifestações neurológicas associadas à covid-19 enfatizou pacientes hospitalizados. Um dos primeiros relatos de 214 pacientes internados em três hospitais de Wuhan, China, sugeriu que 36% dos pacientes adultos com covid-19 tivessem sintomas neurológicos, inclusive cefaleia, tontura, confusão e anosmia. Outros coortes retrospectivos referidos a pacientes da Espanha e França relataram que as prevalências de sintomas neurológicos eram de 58 e 84%, respectivamente. Naquela época, havia apenas pouquíssimos coortes de pacientes ambulatoriais com detalhamento dos sintomas neurológicos disponíveis para revisão. Uma série sugeriu que 68% tinham cefaleia e 15% apresentavam confusão mental dentre o total de 248 pacientes ambulatoriais norte-americanos com testes de PCR positivos para SARS-CoV-2.

Distúrbios transitórios do olfato e gustação são particularmente típicos da covid-19 e incluem anosmia e ageusia. Outras manifestações neurológicas são mialgia e rabdomiólise, alterações do nível de consciência, coma, SGB, encefalite necrosante, encefalopatia e mielopatia (Figura 69.6). Doença cerebrovascular é uma complicação especialmente preocupante, considerando que há evidências de vasculopatia e trombos nos pulmões e outros órgãos de pacientes com covid-19. Até agosto de 2020, a literatura publicada tinha mais de 100 casos de AVE isquêmico ou hemorrágico no contexto de covid-19. A maioria dos casos publicados tinha história de comorbidades vasculares, idade acima de 60 anos ou doença sistêmica grave na vigência de covid-19. Em um estudo norte-americano, obstrução de grandes vasos como sintoma inicial da covid-19 foi demonstrada em 5 pacientes com menos de 50 anos; estimativas de prevalência ou incidência de AVE entre pacientes jovens com covid-19 ainda não estão definidas. Entre os mecanismos responsáveis por AVEs associados à covid-19 estão anormalidades secundárias à coagulopatia induzida por sepse, formação de anticorpos antifosfolipídicos em alguns casos e impacto potencial do SARS-CoV-2 nas células endoteliais e musculares lisas dos vasos sanguíneos cerebrais. Outros fatores são comorbidades clínicas (inclusive hipertensão, doença arterial coronariana e diabetes) existentes nos pacientes que desenvolvem formas graves de covid-19 e risco de complicações médicas predisponentes aos acidentes vasculares encefálicos (i. e.: arritmias atriais, infarto do miocárdio e miocardite).

Análises do líquido cefalorraquidiano e exames de neuroimagem na covid-19

Na maioria dos casos de covid-19 que fizeram punções lombares, contagens de células e concentrações de proteínas e glicose estavam normais; menos de 10 publicações relataram pressões de abertura elevadas, leucocitose no LCR, níveis altos

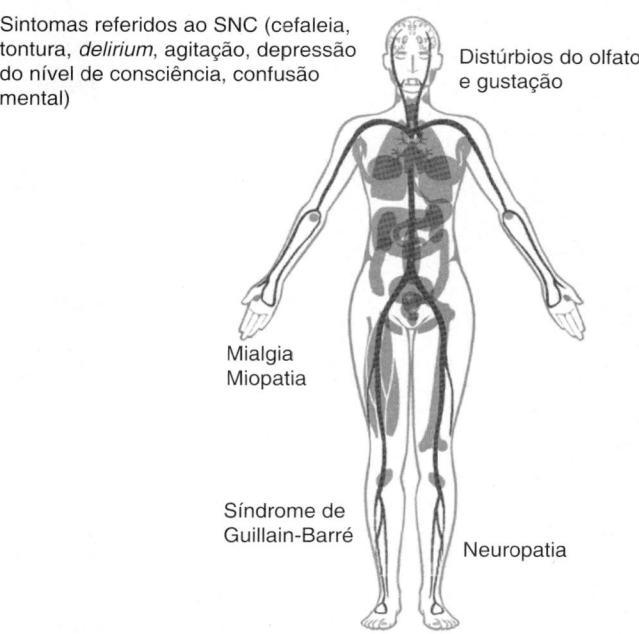

FIGURA 69.6 Sintomas e doenças neurológicas associadas à covid-19.

de proteína ou bandas oligoclonais positivas em pacientes com covid-19. Embora o ensaio de PCR-RT para SARS-CoV-2 possa ser realizado com LCR, ele não foi validado para uso clínico. A maioria dos estudos publicados demonstrou resultados negativos para RNA do SARS-CoV-2 no LCR usando PCR-RT, embora pacientes tivessem anormalidades nos exames de neuroimagem ou sintomas neurológicos agudos, inclusive depressão do nível de consciência, AVE ou crises convulsivas, ou síndromes pós-infecciosas como SGB. Dentre os casos publicados com RNA positivo para SARS-CoV-2 no LCR, três tinham leucocitose ou proteína elevada no LCR, enquanto outros mostraram contagens celulares normais ou não forneceram detalhes quanto às análises.

Publicações sobre exames de neuroimagem foram escassas durante a pandemia e estudos publicados enfatizaram RM de pacientes graves ou em estado crítico. Em várias séries de casos envolvendo vários centros de pesquisa, anormalidades demonstradas nos exames de neuroimagem eram alterações de sinal do lobo temporal médio; lesões multifocais não confluentes com sinal hiperintenso nas áreas subcorticais e substância branca profunda nas imagens em sequência FLAIR (*fluid-attenuated inversion recovery*); e difusão com realce variável. Também foram detectadas micro-hemorragias extensivas e isoladas na substância branca, inclusive hemorragias puntiformes no corpo caloso e substância branca subcortical. Em uma série de casos publicados, pacientes com lesões hemorrágicas eram mais prováveis nos pacientes em estado crítico com síndrome de angústia respiratória aguda e despertar patológico depois da interrupção da sedação. Microangiopatia da substância branca foi associada a prognóstico desfavorável dentro de 2 semanas. Outra anormalidade evidenciada nas imagens de RM é encefalite necrosante aguda (Figura 69.7).

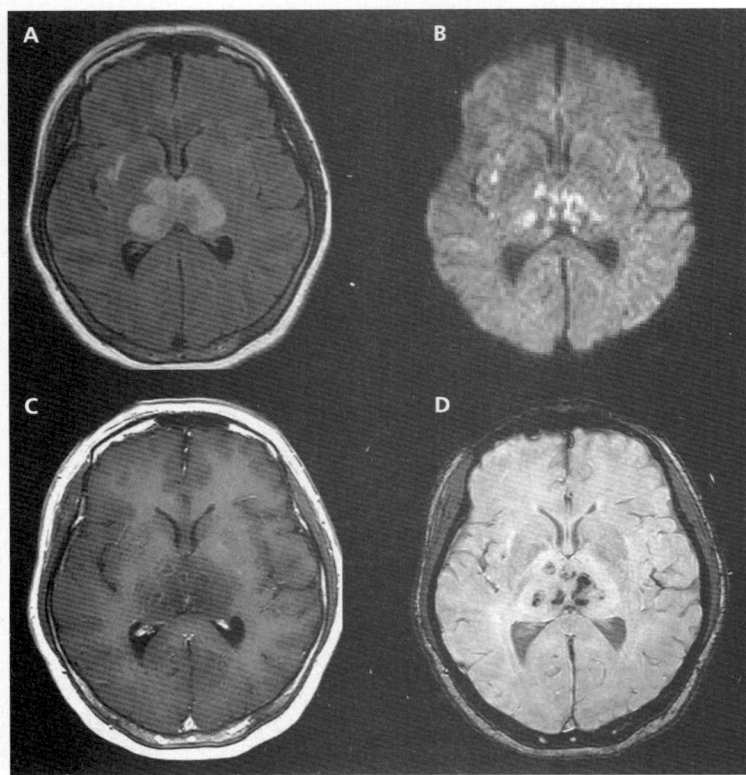

FIGURA 69.7 Imagens de ressonância magnética de um paciente com encefalopatia necrosante aguda e covid-19. A imagem ponderada em T2-FLAIR (*fluid-attenuated inversion recovery*) demonstrou sinal hiperintenso nos dois lobos temporais mediais e tálamos (**A**). Também havia lesões com sinal hiperintenso nos tálamos e giro cingulado na imagem ponderada em difusão (**B**), com realce periférico nas imagens contrastadas com gadolínio (**C**) e evidência de hemorragia nas imagens ponderadas em suscetibilidade (**D**). (Cortesia da Dra. Elissa K. Fory.)

Alterações histopatológicas associadas à covid-19

Estudos da neuropatologia associada à covid-19 ainda são área de interesse acirrado. Em uma série de necropsias de 18 pacientes, a alteração neuropatológica principal era lesão hipóxica aguda com destruição dos neurônios do córtex cerebral, hipocampo e camada de células de Purkinje do cerebelo (Figura 69.8). Na maioria dos estudos de neuropatologia, havia poucas evidências de microtrombose difusa ou reação inflamatória intensa. Até hoje, duas séries de necropsia demonstraram contagens baixas de cópias de RNA do SARS-CoV-2 nos tecidos cerebrais, sem qualquer evidência definitiva de proteína viral nas células do SNC; por esta razão, ainda há dúvidas quanto à origem celular do RNA viral nos tecidos cerebrais.

ORTHOMIXOVÍRUS: VÍRUS INFLUENZA

Vírus influenza é um vírus de RNA com genoma de polaridade negativa com três subtipos (A, B e C). Sua classificação adicional baseia-se na existência de hemaglutininas (H) e neuraminidases (N). A maioria das infecções sintomáticas causa doença respiratória febril monofásica, mas alguns subtipos de hemaglutinina e neuraminidases conferem virulência especialmente grave e causam morbimortalidade maior.

Complicações neurológicas são mais graves na influenza A e afetam mais comumente crianças. Além disso, infecção direta do SNC por vírus influenza é rara, enquanto doenças parainfecciosas ou pós-infecciosas autoimunes e mediadas por toxinas são complicações neurológicas comuns. Crises febris, encefalopatia, síndrome de Reye, SGB e encefalite são complicações neurológicas descritas. Nos casos típicos, a encefalopatia associada à influenza começa no estágio inicial da doença respiratória, ou cerca de 1 a 2 dias depois do início da febre. Sempre há depressão do nível de consciência. Crises convulsivas ocorrem em cerca de 80% dos casos e há anormalidades no EEG. Os sintomas podem progredir ao coma e morte. TC e RM demonstram anormalidades focais ou edema mais difuso e exames de neuroimagem raramente são normais na encefalopatia associada à influenza. O tratamento das complicações neurológicas tem como objetivo reduzir inflamação e edema.

PARAMIXOVÍRUS

Henipavírus

Vírus Hendra e vírus Nipah são paramixovírus de RNA envelopados de fita simples com polaridade negativa. No SNC, esses vírus causam encefalite. O reservatório desses vírus é o morcego frutívoro *Pteropus*, que vive no Sudeste Asiático, Madagascar, Índia e norte da Austrália. Surtos de vírus Hendra ocorreram predominantemente na Austrália, enquanto surtos de vírus Nipah foram registrados no Sudeste Asiático. Henipavírus não infectam predominantemente seres humanos: Hendra é um vírus equino, enquanto Nipah é um vírus suíno, mas a transmissão aos seres humanos ocorre por exposição ao morcego frutívoro e animais infectados, geralmente por meio de sua saliva. Esse tipo de transmissão é extremamente raro.

A patogenia no SNC está relacionada com infecção do parênquima e vasculite grave difusa. A invasão inicial do SNC parece ocorrer em sentido retrógrado pelo nervo trigêmeo ou diretamente por violação da BHE.

O quadro clínico associado à infecção pelo vírus Hendra ou Nipah é de encefalite rapidamente progressiva, que

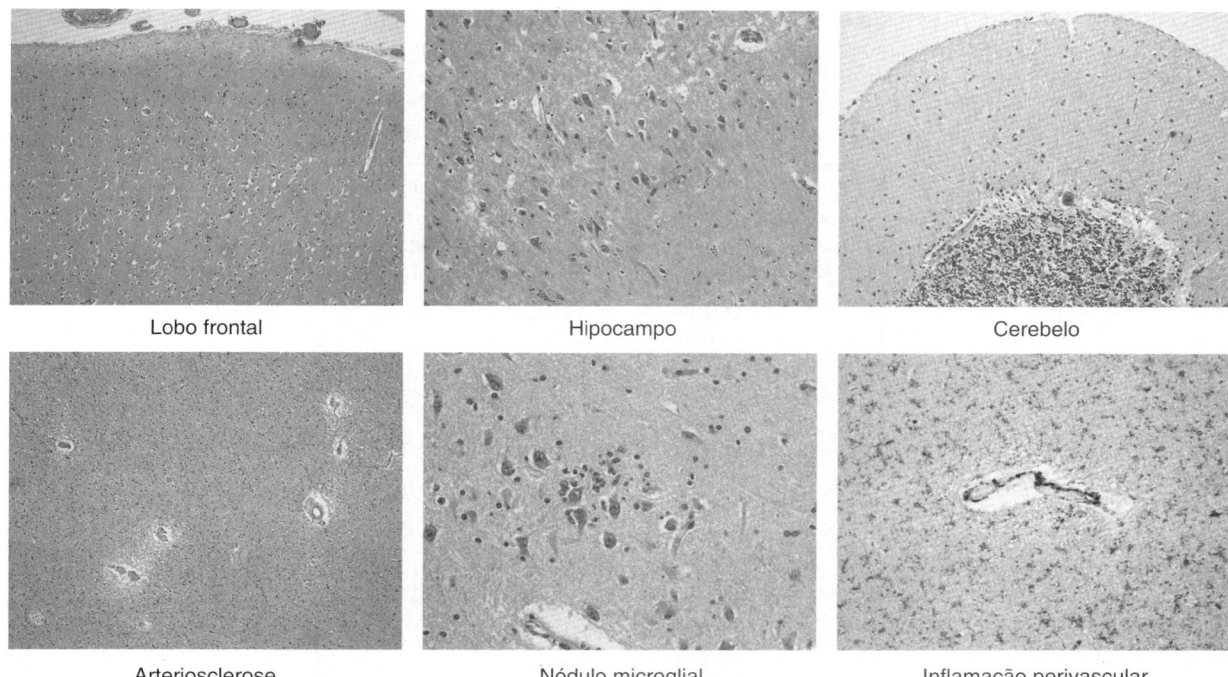

FIGURA 69.8 Alterações histopatológicas de pacientes com covid-19 demonstrando lesão hipoxicoisquêmica aguda com destruição neuronal e presença de neurônios vermelhos no lobo frontal, hipocampo e cerebelo; arteriosclerose com rarefação perivascular; nódulo microglial; e inflamação perivascular com micróglia dispersa (CD45). (De Solomon IH, Normandin E, Bhattacharyya S et al. Neuropathological features of covid-19 [publicado antecipadamente *online* a 12 de junho de 2020.] *N Engl J Med.* doi:10.1056/NEJMc2019373.) (*Esta figura se encontra reproduzida em cores no Encarte.*)

começa 1 a 2 semanas depois da exposição; nos casos típicos, a doença começa com síndrome gripal, mas progride para confusão mental, crises epilépticas, coma e morte ao longo dos dias subsequentes. O coeficiente de mortalidade varia de 40 a 75% e não há tratamento definitivo.

Encefalite do sarampo

O vírus do sarampo é um vírus de RNA pequeno de fita simples, que pertence ao gênero *Morbillivirus* da família *Paramyxoviridae*. O vírus é altamente contagioso e espalha-se rapidamente entre as pessoas principalmente por gotículas respiratórias suspensas em aerossóis dispersas à curta distância. O vírus do sarampo também pode ficar suspenso no ar por muito tempo em aerossóis de partículas pequenas. A disseminação da infecção pode ocorrer rapidamente entre populações parcialmente imunizadas em razão da baixa imunidade conservada. Exantema febril em crianças é a manifestação clínica mais comum do sarampo.

A infecção pelo vírus do sarampo está associada a uma reação celular imune vigorosa e hiperativação das citocinas subsequentes. Em geral, esse vírus não se replica extensivamente nos tecidos encefálicos e, aparentemente, são necessárias mutações fundamentais que o transformem em um fenótipo neurovirulento. Entre os mecanismos propostos para explicar a disseminação do vírus ao SNC estão migração de leucócitos infectados pela BHE, dispersão por células endoteliais ou transporte neuronal do vírus. Vírus e reação imune subsequente podem causar lesão grave do SNC.

Existem três complicações neurológicas principais associadas à infecção pelo vírus do sarampo: encefalomielite pós-sarampo (EMPS), encefalite do sarampo com corpos de inclusão (ESCI) e PEES. Encefalomielite pós-sarampo é semelhante à EMDA e ocorre semanas depois da infecção por sarampo. Sinais e sintomas são cefaleia, alterações do estado mental e crises epilépticas; a maioria dos casos de EMPS é precedida de erupção morbiliforme e febre associadas geralmente ao vírus do sarampo. Nos pacientes com mielite, dor lombar e disfunção vesical e intestinal são marcantes. Análises do LCR podem mostrar pleocitose linfocítica discreta e concentrações altas de proteínas. Exame de RM demonstra focos de sinal hiperintenso nas imagens ponderadas em T2 na substância branca do encéfalo e medula espinal. Nos estudos histopatológicos do cérebro, havia evidências de inflamação e desmielinização; contudo, o vírus do sarampo não era detectável e isto sugere que EMPS provavelmente seja uma doença autoimune pós-viral.

Encefalite do sarampo com corpos de inclusão (ESCI), também conhecida como *encefalite imunossupressora do sarampo*, geralmente ocorre meses depois da infecção aguda por sarampo e acomete pacientes imunossuprimidos, que não conseguem eliminar o vírus por completo. Essa doença foi descrita em pacientes com neoplasias malignas hematológicas, HIV e transplantes de órgãos sólidos e células-tronco. Quase todos os casos publicados de ESCI tinham alterações do estado mental e crises epilépticas. Nos casos típicos, as crises epilépticas consistem em crises motoras focais, embora existam casos descritos de crises epilépticas generalizadas e epilepsia parcial contínua. Déficits motores focais, distúrbios da fala e queixas visuais também ocorrem. Os pacientes têm deterioração progressiva do nível de consciência e, nos casos típicos, evoluem ao coma e morte em semanas a meses. Análises do LCR geralmente são normais, mas pode haver pleocitose discreta e elevação da concentração de proteínas. Biopsia do encéfalo é necessária para firmar o diagnóstico definitivo e demonstra alguns corpos de inclusão intranucleares, que contém nucleocapsídio do vírus do sarampo. Hemaglutinina e proteínas da matriz do vírus do sarampo podem ser demonstradas por coloração imuno-histoquímica e partículas de paramixovírus intranucleares e intracitoplasmáticas podem ser detectadas nos neurônios, glia e células endoteliais à microscopia eletrônica. Nos pacientes com ESCI e PEES, acredita-se que o vírus provavelmente não consiga replicar-se eficazmente e isto dificulta a cultura do vírus do sarampo, que pode ser demonstrado por PCR-RT. Vacina contra sarampo foi implicada como causa de ESCI em pacientes imunossuprimidos.

O tratamento consiste basicamente em medidas de suporte. A utilidade da profilaxia pós-exposição com imunoglobulina não está estabelecida. Em vários pacientes, tratamento com ribavirina intravenosa trouxe melhora transitória, mas este fármaco não foi aprovado para tratamento desses casos. Vacina contra sarampo é usada com sucesso (sem complicações graves) em muitos pacientes imunossuprimidos, inclusive HIV-positivos que não tenham evidências de imunossupressão grave. Surtos significativos ocorreram recentemente nos EUA e outros países entre grupos populacionais não vacinados. Apenas no último ano, foram notificados mais de mil casos de sarampo nos EUA.

Panencefalite esclerosante subaguda

PEES é uma doença lentamente progressiva rara e fatal do SNC que, nos casos típicos, acomete crianças e adultos jovens. Essa síndrome desenvolve-se em indivíduos imunocompetentes depois de um período prolongado de latência após infecção por sarampo. O risco de desenvolver PEES depois da infecção por sarampo é maior nas crianças com menos de 2 anos. A doença segue um padrão estereotipado e começa com alterações comportamentais depois de um intervalo de semanas a meses. Por fim, os pacientes apresentam mioclonia e déficits focais (distúrbio da fala, ataxia, paresia ou déficit visual). Quando desenvolvem epilepsia, crises tônico-clônicas são mais comuns. À medida que a doença avança, observa-se hipertonia piramidal e extrapiramidal e abalos mioclônicos do corpo inteiro. Existem pouquíssimos casos descritos de remissão e, nos casos típicos, a doença tem evolução prolongada por meses ou anos até que ocorra a morte.

A demonstração de complexos periódicos no EEG é típica da PEES, com um componente de ponta e onda delta com duração de 0,5 a 3 segundos e intervalos de 4 a 30 segundos entre os complexos. Esses complexos são detectáveis nos estágios iniciais da doença. Pacientes com PEES têm níveis altos de anticorpos IgG específicos do sarampo no LCR e soro, ao contrário do que se observa na ESCI. Nenhuma anormalidade detectável nas imagens de RM é específica da PEES. Alterações histopatológicas marcantes da PEES são astrócitos hipertróficos e proliferação microglial. Infiltrados perivasculares aparecem no córtex e substância branca com predomínio de plasmócitos e outras células mononucleares. Áreas dispersas de desmielinização e glicose ocorrem na substância branca e camadas mais profundas do córtex. Neurônios do córtex, núcleos da base, ponte e olivas inferiores demonstram alterações degenerativas, algumas vezes semelhantes aos emaranhados neurofibrilares. Inclusões intranucleares são escassas (ver Figura 69.1 D). O vírus do sarampo extraído dos tecidos encefálicos de pacientes com PEES é altamente deficiente porque não consegue produzir proteínas da membrana; isto impossibilita que o vírus seja completamente montado e disseminado da superfície celular.

Nenhum fármaco está disponível para erradicar o vírus do sarampo persistente no SNC. Administração de interferona intraventricular com ribavirina intravenosa ou intraventricular resultou em melhora clínica ou impediu a progressão de casos publicados, mas não curou a doença. A ênfase ainda recai em medidas terapêuticas sintomáticas de suporte, inclusive controle da mioclonia e crises convulsivas, mas a doença e suas sequelas são totalmente evitáveis com manutenção dos índices de imunização contra sarampo acima de 90% da população.

RHABDOVÍRUS: RAIVA HUMANA

Vírus da raiva é um dos vírus mais mortais e temíveis, cujos índices de letalidade chegam a praticamente 100%. A doença está presente em todos os continentes (exceto Antártica), com números maiores de casos na Ásia e África. O período de incubação é variável e seguido de dor ou parestesia no local da mordida e, finalmente, encefalomielite progressiva e morte.

Epidemiologia

Raiva é uma doença subnotificada em muitas áreas do planeta com mortalidade global estimada em cerca de 59 mil casos por ano, o que torna o vírus da raiva um dos mais mortais. O mecanismo de transmissão típico é por mordida de um animal infectado, que provoca violação da barreira cutânea e deposição do vírus nos tecidos. Embora cães raivosos ainda sejam os vetores principais da raiva humana e causem mais de 95% das mortes por raiva em todo o mundo, raiva transmitida por morcegos tem sido mais frequente, especialmente nas regiões nas quais a doença é controlada por programas de vacinação de cães e outros carnívoros. Durante o intervalo de 1960-2018, houve 89 casos de raiva humana adquirida nos EUA e 62 (70%) foram atribuídos aos morcegos. Mordidas de cães ocorridas durante viagens internacionais foram responsáveis por 26 casos. Seres humanos são considerados hospedeiros finais e a transmissão entre eles ocorre apenas raramente (p. ex., depois de transplantes). Transmissão do vírus da raiva pelo ar foi descrita em espeleólogos de cavernas infestadas de morcegos e profissionais de laboratórios sem relato de mordidas de morcegos.

Fisiopatologia

Raiva é causada por um vírus de RNA de fita dupla com polaridade negativa, que faz parte do gênero *Lyssavirus*. O vírus é envelopado e baciliforme (formato de bacilos). Depois de ser transcrito no hospedeiro, replicação e transcrição do vírus ocorrem nas inclusões citoplasmáticas formadas dentro dos neurônios – os chamados *corpos de Negri*. Em seguida, o vírus consegue usar o maquinário celular do hospedeiro para ser transportado em sentido retrógrado por mecanismos de transporte axonal até os gânglios das raízes dorsais ou corpos celulares da medula ou tronco encefálico. No SNC, a replicação viral é facilitada e o paciente desenvolve sinais e sintomas da doença.

Manifestações clínicas

Existem descritos dois quadros clínicos de raiva – encefalítica e paralítica – e suas manifestações clínicas dependem do tipo de transmissão (p. ex., mordida de morcego *versus* cão). O primeiro sintoma relatado é dor ou parestesia no local da infecção em cerca de 50% dos casos e deve-se à replicação viral nos gânglios das raízes dorsais locais. Outros sinais e sintomas são febre, cefaleia e letargia. O quadro encefalítico é prenunciado por hipersalivação, períodos alternantes de agitação e lucidez e hidrofobia com espasmos laríngeos resultantes que, por fim, levam ao coma e à morte. Os casos clássicos de raiva paralítica começam com fraqueza dos membros desde o início; não há crises epilépticas ou espasmos laríngeos. A paralisia resulta em flacidez e pode espalhar-se para outros membros. Raiva paralítica tem período prodrômico mais longo e evolução mais protraída. Nos casos típicos, o período de incubação varia de 1 a 6 meses. Existem relatos de períodos de incubação mais longo (inclusive um caso que ocorreu 8 anos depois da exposição).

Diagnóstico

Testes diagnósticos baseiam-se na disseminação generalizada do vírus. Exame de RM do encéfalo afetado demonstram padrão de hiperintensidade discreta nas imagens ponderadas em T2 com lesões localizadas principalmente no tronco encefálico, hipocampo, tálamo e substância branca cerebral (Figura 69.9). Nos estágios finais da doença, observa-se realce por contraste no cérebro. Nos casos de raiva paralítica, o plexo braquial pode ser realçado na fase prodrômica. Anormalidades nas imagens de RM dos pacientes com raiva afetam preferencialmente o tronco encefálico.

O diagnóstico é confirmado por coloração de esfregaços da córnea ou biopsias de pele retirada da nuca com anticorpos fluorescente – ainda que possam ocorrer resultados positivos ou falsos negativos – e/ou detecção de ácido nucleico viral por PCR-RT em líquidos biológicos, inclusive saliva e LCR. Embora dispersão do vírus na saliva seja útil como teste diagnóstico, a sensibilidade de uma única amostra testada pode ser de apenas 70%. Isso é atribuído à disseminação intermitente e, deste modo, amostras sucessivas de saliva ou biopsias de pele alcançam sensibilidade acima de 95%.

Durante muitos anos, o diagnóstico histopatológico da raiva dependeu de biopsia com demonstração dos corpos de Negri em neurônios infectados. Essas estruturas são inclusões citoplasmáticas que, nos casos clássicos, consistem em corpos eosinofílicos redondos ou ovalados. Corpos de Negri são mais abundantes no tronco encefálico, hipocampo e células de Purkinje, mas podem ser encontrados nos neurônios corticais e gânglios espinais. Quadro histopatológico de encefalite e/ou mielite centrada na substância cinzenta pode ocorrer, mas não é universal na medida em que a variabilidade considerável da reação inflamatória pode ser atribuída às diferenças entre as cepas infectantes do vírus da raiva. Antígeno viral é detectado frequentemente nos casos em que não há corpos de Negri e pode ser detectado em tecidos obtidas de fora do SNC, inclusive córnea e mucosa nasal.

Tratamento

Depois do desenvolvimento de sintomas, não há tratamento eficaz para a raiva. Dentre os pacientes que sobreviveram, um recebeu imunização pré-exposição e oito fizeram profilaxia pós-exposição antes do início dos sintomas. Houve um único caso de uma jovem de 15 anos, que entrou em contato com morcego 1 mês antes do início dos sintomas e não fez profilaxia pós-exposição, mas sobreviveu depois do tratamento com diversas medidas clínicas combinadas, inclusive coma terapêutico, ribavirina, amantadina, benzodiazepínicos, cetamina e o chamado "protocolo de Milwaukee". Esse paradigma com modificações do tratamento da raiva caso a caso ainda é controvertido, na medida em que ao menos 26 casos subsequentes não conseguiram reproduzir este sucesso isolado. Outros tratamentos usados na raiva, inclusive imunoglobulina + vacina, ribavirina e alfainterferona não foram eficazes até hoje. Desse modo, a melhor abordagem é evitar exposição e vacinar antecipadamente indivíduos com exposição potencial. Acesso à profilaxia pós-exposição pode salvar a vida de indivíduos expostos.

ARENAVÍRUS

Arenavírus têm distribuição mundial e infectam mamíferos (especialmente roedores) e répteis endêmicos em suas respectivas regiões geográficas. Hoje em dia, existem 41 espécies virais reconhecidas do gênero *Mammarenavirus*, que inclui vírus que infectam mamíferos. Arenavírus são vírus de RNA de fita simples com polaridade negativa. Arenavírus do "Velho Mundo" incluem os vírus de Lassa e Luho, que estão confinados principalmente ao continente africano, assim como vírus da coriomeningite linfocítica (VCML), que tem distribuição global e é disseminado por seu hospedeiro *Mus musculus*. Arenavírus do "Novo Mundo" incluem vírus de Whitewater Arroyo na América do Norte, vírus de Junin na Argentina e vírus de Machupo na Bolívia e algumas regiões do Paraguai. Estudos recentes de vigilância indicaram que existam novas cepas de arenavírus circulando na Ásia que,

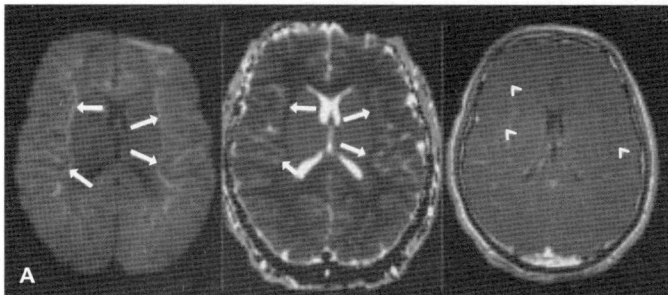
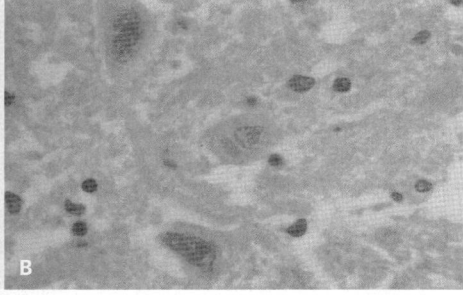

FIGURA 69.9 A. Essas imagens axiais de ressonância magnética ponderadas em difusão (*à esquerda*), coeficiente de difusão aparente (*ao centro*) e T1 depois da administração de gadolínio (*à direita*) obtidas no nível das cabeças do núcleo caudado de um paciente com raiva encefalítica demonstraram restrição da difusão dentro da substância branca subcortical (*setas*) e realce difuso das leptomeninges (*pontas de seta*). A restrição da difusão na substância branca parecia ser secundária à degeneração walleriana, enquanto o realce das leptomeninges foi atribuído à leptomeningite. **B.** Corte histológico corado com hematoxilina-eosina mostrando neurônios da medula espinal com típicas inclusões eosinofílicas nitidamente demarcadas (*corpos de Negri*) em um paciente com raiva encefalítica. (*A figura B se encontra reproduzida em cores no Encarte.*)

filogeneticamente, são semelhantes aos arenavírus do "Velho Mundo"; algumas destas cepas podem causar infecção humana.

Nos roedores hospedeiros, a viremia crônica geralmente não patogênica pode resultar na transmissão aos seres humanos por contato direto, inclusive mordidas de animais ou inalação de urina e fezes infectadas. O VCML causa doenças neurológicas descritas com mais detalhes na seção subsequente. Os vírus de Lassa, Whitewater Arroyo, Junin e Machupo causam febre hemorrágica com coeficientes de mortalidade entre 15 e 35%. Os sintomas iniciais são de síndrome gripal, que pode progredir para encefalopatia e trombocitopenia grave com inibição da agregação plaquetária resultando em hemorragias multifocais. Essas infecções tendem a ocorrer em surtos e homens são infectados mais comumente que mulheres, possivelmente em razão dos padrões de exposição.

Vírus da coriomeningite linfocítica

Exposição a roedores infectados é um mecanismo comum de transmissão à infecção pelo VCML que, nos casos típicos, é assintomática quando o hospedeiro é imunocompetente. Embora o VCML seja comum nos camundongos domésticos, surtos desta doença em seres humanos também foram relacionados com hamsters criados como animais de estimação. Surtos relatados em receptores de transplantes de órgãos sólidos são raros, mas sempre evoluem ao óbito. Alguns doadores de órgãos sólidos, cujos receptores morreram depois do transplante em consequência da infecção pelo VCML, não sabiam que estavam infectados. Também pode haver transmissão vertical.

Manifestações clínicas

Nos seres humanos, o período de incubação do VCML geralmente varia de 1 a 2 semanas e é seguido de febre, calafrios e mal-estar geral. Esse vírus é neurotrópicos e a viremia pode resultar em sua transferência ao cérebro. Meningite viral autolimitada é a complicação neurológica mais comum e é conhecida pelo epônimo *síndrome de Wallgren*; encefalite é rara, mas um estudo sobre encefalite não diagnosticada demonstrou que 2,3% dos pacientes tinham infecção pelo VCML, sugerindo que esta infecção possa ser subdiagnosticada. Existem casos de infecção por VCML com hidrocefalia aguda associada. Outras complicações são orquite, artrite, pericardite, pancreatite e erupção cutânea.

Diagnóstico e tratamento

Embora análises do LCR de pacientes imunossuprimidos possam ser acelulares, pacientes imunocompetentes podem ter pleocitose linfocítica moderada a alta (acima de 1.000 células/$\mu\ell$), além de concentrações altas de proteínas e hipoglicorraquia. Pleocitose pode persistir por mais de 1 mês, o que não é comum nos casos de meningite viral. Ocasionalmente, RNA do VCML pode ser detectado no sangue ou LCR, mas o diagnóstico é estabelecido com mais certeza por sorologia. Até onde temos conhecimentos, não existem estudos em andamento com antivirais para tratar doença humana causada pelo VCML e o tratamento ainda consiste basicamente em medidas de suporte (nível III: opinião de especialistas).

O VCML também é um agente teratogênico importante e existem muitos casos publicados nos EUA. Cerca de 50% das mães tiveram infecções sintomáticas e um terço referia exposição a roedores, sugerindo que medidas educativas possam ter importância profilática. Crianças nascidas dessas mulheres tinham coriorretinite, hidrocefalia e/ou calcificações periventriculares.

Adenovírus

Adenovírus é um vírus não encapsulado com DNA de fita dupla e capsídio icosaédrico, que faz parte da família *Adenoviridae*. Infecções causadas por esses vírus afetam principalmente as células mucoepiteliais do sistema respiratório, conjuntiva e sistema digestivo, e são seguidas de replicação nos tecidos linfoides e viremia subsequente. As infecções podem ser monofásicas, mas o vírus também pode entrar em latência e acarretar transformação oncogênica.

Adenoviroses com infecção do sistema nervoso de adultos imunocompetentes são raras e foram descritas em relatos de casos. Ao menos quatro estudos prospectivos de grande porte realizados para investigar as causas clínicas de encefalite (cerca de mil sujeitos, a maioria adultos) não identificaram casos atribuídos aos adenovírus. Em estudos de coorte, sinais e sintomas neurológicos foram descritos em 3 a 5% das crianças infectadas, inclusive crises epilépticas, encefalite e alucinações visuais; a maioria dos casos tinha adenovírus indetectáveis no LCR, mas detectáveis no sistema respiratório ou digestivo. Nos adultos, adenoviroses geralmente ocorrem em pacientes com imunodeficiência primária ou secundária e podem ser devastadoras quando são disseminadas. Meningoencefalite pode agravar e afetar medula espinal, resultando em mielite com outras manifestações clínicas como cefaleia, febre, estupor e coma. O LCR pode ter concentração alta de proteínas e DNA adenoviral detectável. Adenovírus têm tropismo por células ependimais e causam inflamação destas células; outros vírus com tropismo por epêndima são citomegalovírus (CMV) e vírus da caxumba. Anormalidades demonstradas à RM são inespecíficas e incluem sinal hiperintenso nas imagens ponderadas em T2 dos lobos temporais, sistemas límbicos bilaterais, tronco encefálico e cerebelo, além de realce variegado discreto, efeito de massa e hemorragia em alguns casos.

Exame anatomopatológico demonstra glicose generalizada, destruição neuronal, infiltrados linfocíticos, nódulos microgliais, necrose e inclusões neuronais adenovirais mais proeminentes no tronco encefálico e diencéfalo, enquanto neurônios dos cornos posteriores são afetados predominantemente nos casos de mielite (Figura 69.10). Embora existam poucos dados epidemiológicos que permitem prever o prognóstico, pacientes imunossuprimidos com meningoencefalite não têm evolução favorável. Séries de casos observacionais referendaram a eficácia limitada do tratamento das adenoviroses de pacientes imunossuprimidos com cidofovir e ribavirina, mas não existem estudos controlados para avaliar a eficácia destes fármacos no tratamento da meningoencefalite causada por adenovírus (opcional, nível III: opinião de especialistas). Brincidofovir é um conjugado lipídico experimental de cidofovir administrado por via oral e desenvolvido para tratar adenoviroses, mas sua eficácia nos casos de infecção do SNC é desconhecida (Tabela 69.2).

HERPES-VÍRUS

Herpes-vírus humanos são vírus neurotrópicos, que causam infecções latentes do sistema nervoso do hospedeiro enquanto estes viverem. Esses vírus contêm moléculas de DNA de fita dupla e incluem oito membros: vírus do herpes simples 1 e 2 (VHS-1 e VHS-2), VVZ; CMV; VEB; e herpes-vírus humanos 6, 7 e 8 (HHV-6, HHV-7 e HHV-8, respectivamente). Esses vírus pleiotrópicos podem causar lesão dos tecidos, vasculite, angiogênese e carcinogênese. A Tabela 69.2 descreve antivirais usados para tratar infecções por herpes-vírus.

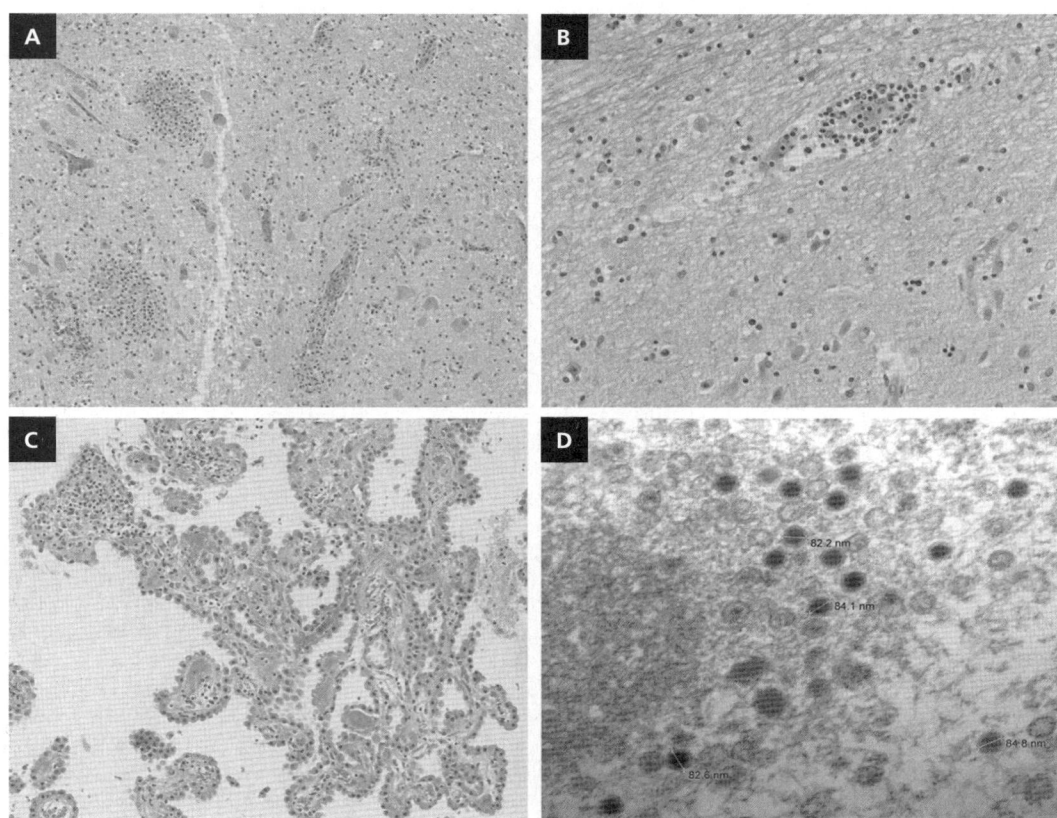

FIGURA 69.10 Neuropatologia da encefalite causada por adenovírus. **A.** Corte do núcleo denteado do cerebelo corado com hematoxilina-eosina demonstrando dois nódulos microgliais proeminentes com infiltrados linfocíticos associados. **B.** Corte dos núcleos da base corados com hematoxilina-eosina mostrando a localização perivascular dos infiltrados linfocíticos. **C.** Corte do plexo coroide do ventrículo lateral corado com hematoxilina-eosina demonstrando inflamação das estruturas do plexo coroide com ventriculite secundária. **D.** Imagem de microscopia eletrônica mostrando várias partículas virais icosaédricas dentro dos núcleos de um neurônio – alteração compatível com adenovírus. (*As figuras A a C se encontram reproduzidas em cores no Encarte.*)

Tabela 69.2 Antivirais usados na profilaxia e tratamento de doenças do sistema nervoso central causadas por herpes-vírus.*

Antivirais usados para tratar doença do SNC	VHS	VVZ	CMV	VEB	HHV-6
Disponíveis no mercado					
Aciclovir (IV)	X	X			
Ganciclovir (IV		Alternativa	X + foscarnet**		X***
Foscarnet (IV			X + ganciclovir**		X
Cidofovir (IV			Segunda opção⁸		Segunda opção
Atividade dos antivirais usados profilaticamente	**VHS**	**VVZ**	**CMV**	**VEB**	**HHV-6**
Disponíveis no mercado					
Aciclovir/valaciclovir/fanciclovir⁸⁸	X	X	+/– Dose alta		
Ganciclovir (IV)/valganciclovir (oral)	X	X	X		X
Letermovir			X		X
Antivirais novos/experimentais					
Brincidofovir (profármaco do cidofovir)⁸⁸⁸	X	X	X	X	X
Maribavir#	X			X	

CMV, citomegalovírus; HHV-6, vírus do herpes simples tipo IV; IV, via intravenosa; SNC, sistema nervoso central; VEB, vírus Epstein-Barr; VVZ, vírus varicela-zóster.
*Tabela de profilaxia: cedida por cortesia da Dra. Camille Kotton, MGH. **Tratamento duplo para casos de doença grave do SNC (p. ex., encefalite); tratamento com apenas um fármaco pode ser considerado se o paciente não tolerar tratamento duplo ou tiver doença branda (p. ex., mononeurite múltipla causada por CMV com déficits motores brandos). ***Ganciclovir pode ser ineficaz contra HHV-6A em razão de resistência. ⁸Cidofovir é uma alternativa para pacientes que não conseguem tolerar outras opções; não existem dados experimentais no tratamento de doença do SNC, mas há evidências no tratamento de retinite causada por CMV. ⁸⁸Especificamente para profilaxia. ⁸⁸⁸Além do CMV, não há dados clínicos quanto à eficácia terapêutica contra outros herpes-vírus; basicamente estudos *in vitro*. #Basicamente resultados de estudos *in vitro*. Nota: X significa eficácia terapêutica.

Vírus do herpes simples 1 e 2

VHS-1 e VHS-2 têm homologia de 70% em seus genomas e ambos causam infecções latentes dos gânglios das raízes dorsais. Esses vírus podem reativar anos depois e causar meningite (especialmente VHS-2) ou encefalite (principalmente VHS-1). Nos adultos, os índices de soroprevalência do VHS-1 e VHS-2 variam de 50 a 90% e 4 a 40%, respectivamente.

Encefalite do vírus do herpes simples

Nos EUA, Europa e Austrália, encefalite do vírus do herpes simples (EHS) é a causa mais comum de encefalite na imunologicamente normal. Anualmente, ocorrem dois a três casos por milhão de habitantes com pico de incidência na sexta década de vida. Na maioria dos casos, esse tipo de encefalite é causada por VHS-1, enquanto o VHS-2 pode causar EHS em pacientes imunossuprimidos ou recém-nascidos. A patogenia da EHS consiste em reativação viral dentro do gânglio trigêmeo com disseminação axonal até os lobos frontais e temporais, reativação no SNC e/ou infecção primária do SNC.

Manifestações clínicas

O quadro clínico consiste em sinais e sintomas atribuídos à infecção dos lobos temporais e inclui cefaleia e febre com alterações de comportamento ou personalidade, desorientação e/ou crises epilépticas. A maioria dos pacientes tem febre e cefaleia com alterações de personalidade ou confusão mental, embora raramente ocorra a tríade completa de sintomas (Figura 69.11)

Diagnóstico

Mais de 95% dos pacientes com EHS têm anormalidades no LCR, inclusive pleocitose moderada com predominância de células mononucleares. Frequentemente também há hemácias no LCR. A concentração de proteínas pode estar moderadamente aumentada, enquanto hipoglicorraquia é detectada apenas ocasionalmente e não é esperada. Ensaio de PCR para VHS-1 tem sensibilidade de 98% e especificidade de 94%. Resultados falsos negativos podem ocorrer nas primeiras 72 horas da doença e esse ensaio pode positivar 1 ou 2 dias depois. Os resultados do teste de PCR podem continuar positivos em 40% dos pacientes com EHS (mesmo em tratamento), embora este índice estatístico geralmente não inclua tratamento com aciclovir. Nos pacientes imunossuprimidos, a contagem de células do LCR pode não estar aumentada e geralmente têm contagens mais baixas de leucócitos quando comparados com pacientes imunologicamente saudáveis. Alterações do EEG são inespecíficas e, nos casos clássicos, demonstram descargas epileptiformes lateralizadas periódicas ou crises epilépticas. RM é o melhor exame de neuroimagem e demonstra anormalidades 24 a 48 horas antes que TC. O diagnóstico de EHS é reforçado por focos de sinal hiperintenso nas imagens ponderadas em T2 nas regiões corticais e subcorticais dos lobos temporais médios, ínsula, giro orbitofrontal e giro cingulado (ver Figura 69.11 A). Pode haver outros indícios de hemorragia subaguda no parênquima cerebral edemaciado. Restrição à difusão correlacionada com edema citotóxico e aparece nos estágios iniciais da doença. Como a combinação de manifestações clínicas e radiológicas com análises do LCR geralmente seja suficiente para estabelecer esse diagnóstico, raramente é necessário realizar exame histopatológico. Alterações neuropatológicas típicas da encefalite herpética são lesões necrosantes extensivas dos lobos temporais com hemorragia coexistente (ver Figura 69.11 B) e, ao exame microscópico, há infiltrados inflamatórios abundantes com predominância de macrófagos e linfócitos e poucas evidências de alterações citopáticas causadas pelo vírus. Na fase crônica, as lesões formam espaços cavitários com gliose circundante. A presença de partículas do VHS-1/VHS-2 pode ser confirmada por imuno-histoquímica ou microscopia eletrônica.

Tratamento

A partir de 1984, com a introdução do aciclovir que impede replicação viral por inibição da DNA-polimerase, houve redução drástica da mortalidade associada à EHS. Em pacientes com função renal normal, aciclovir é administrado na dose de 10 mg/kg a cada 8 horas durante 21 dias (Evidência de nível 1);[1,2] recidiva é um problema encontrado em pacientes tratados inadequadamente. Quando pacientes não mostram evidência de melhora clínica, aciclovir pode ser substituído por foscarnet.

Resistência ao aciclovir não é comum em pacientes que não foram tratados antes. Essa resistência tem como base mutações da timidinoquinase em 95% dos casos, ou de mutações dos genes da DNA-polimerase viral. Nos pacientes imunossuprimidos que usam aciclovir profilático por períodos longos, o risco de resistência do VHS e VVZ ao aciclovir aumenta e tratamento com foscarnet e cidofovir é considerado como segunda opção (opinião de especialista).

Prognóstico

EHS é uma emergência médica, porque o prognóstico depende da iniciação imediata do tratamento. Apesar dos resultados altamente favoráveis com aciclovir, o início do tratamento

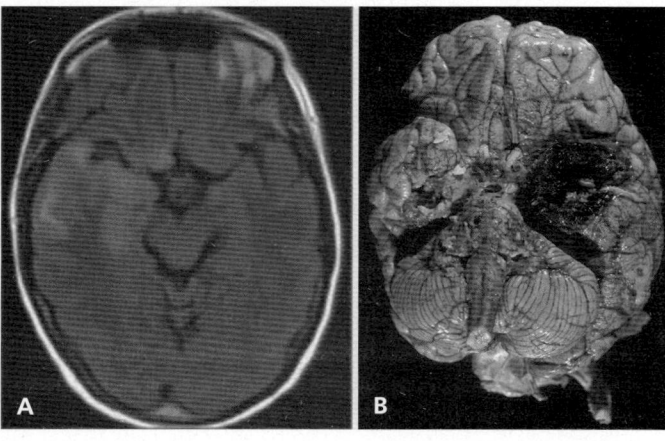

FIGURA 69.11 A. Essa imagem axial de ressonância magnética ponderada em T2-FLAIR (*fluid attenuated inversion recovery*) obtida no nível do pedúnculo cerebelar superior e tentório cerebelar de um paciente com encefalite límbica causada por vírus do herpes simples 1 demonstrou sinal hiperintenso em T2 e edema do lobo temporal anterior direito. **B.** Essa fotografia de necropsia da base do cérebro depois de fixação mostrou necrose hemorrágica do lobo temporal esquerdo e necrose com cavitação do lobo temporal direito desse paciente com encefalite herpética.

ainda é postergado, principalmente em razão da impossibilidade de diagnosticar a doença em estágio inicial; entre os fatores preditivos de prognóstico adverso apesar do tratamento estão idade (acima de 30 anos), escore da Escala de Coma de Glasgow (ECG) menor que seis e duração dos sintomas antes de iniciar tratamento com aciclovir. EHS pode desencadear encefalite autoimune em 5 a 27% dos casos, nos quais há deterioração neurológica semelhante à reativação da EHS. A produção de anticorpos contra antígenos neuronais (receptor de N-metil-D-aspartato ou outros anticorpos) é precedida de sintomas clínicos e, em média, ocorre 2 meses depois da infecção inicial. Com base em séries de casos publicados e opinião de especialistas, o tratamento da encefalite autoimune pós-EHS pode incluir corticoides, IGIV e outros agentes imunomoduladores quando estiver confirmado que não há infecção por VHS em atividade.

Encefalite neonatal do vírus do herpes simples 2

Infecções neonatais por VHS podem ser fatais. Nos EUA, ocorrem anualmente 1.500 a 2.220 casos de encefalite neonatal herpética e VHS-2 é responsável por 70% desses casos. Infecções neonatais são agrupadas em três categorias: doença disseminada, infecção do SNC e doença limitada à pele, olhos e/ou boca; esta classificação consegue prever morbidade e mortalidade associadas. Entre os fatores que influenciam o prognóstico da EHS neonatal estão prematuridade, crises convulsivas e multiplicidade de infecções cutâneas. As manifestações clínicas incluem sinais inespecíficos de encefalite/meningite, inclusive letargia, dificuldade de amamentar, oscilações de temperatura, crises epilépticas, opistótono e abaulamento das fontanelas. A média de idade por ocasião da apresentação clínica da encefalite causada por VHS-2 é de 16 a 19 dias de vida. Ao exame anatomopatológico, em contraste com a encefalite herpética típica, as lesões necrosantes não mostram predileção por áreas específicas do cérebro e inclusões virais intranucleares são mais frequentes em razão da carga viral geralmente mais alta.

PCR para DNA viral do VHS no líquido cefalorraquidiano dos recém-nascidos é um teste altamente sensível e específico. O DNA viral é detectável na primeira semana da doença, mesmo em tratamento antiviral. Em condições ideais, o tratamento com aciclovir deve ser iniciado antes que ocorra infecção do SNC, doença disseminada ou depressão do nível de consciência, na medida em que estudos demonstraram prognósticos mais favoráveis nestes casos. A primeira opção terapêutica para EHS neonatal é aciclovir intravenoso na dose total de 60 mg/kg/dia divididos em três doses diárias durante 21 dias (Evidência de nível 1).[3] É recomendável repetir o teste de PCR para VHS no LCR ao final do tratamento e, se ainda for possível detectar DNA viral, ele deve ser mantido. A morbidade e mortalidade associada à infecção prolongada por VHS são maiores, apesar do tratamento. Com a disponibilidade atual de tratamento antiviral, a mortalidade da doença neurológica causada por VHS é de 4% em 1 ano. Sequelas neurológicas crônicas são paralisia cerebral, déficits de inteligência e atenção e epilepsia.

Meningite linfocítica recidivante benigna

Em 1944, Mollaret descreveu uma síndrome de episódios repetidos de meningite asséptica benigna autolimitada. Durante muitos anos, essa doença era conhecida como *meningite de Mollaret*.

Fisiopatologia

Meningite linfocítica recidivante benigna foi associada às infecções por herpes-vírus. Nos últimos anos, a detecção do genoma do VHS-2 tem sido descrita com mais frequência, mas nem sempre ocorre. Outros casos foram relacionados com infecções pelo vírus varicela-zóster. Cistos epidermoides do SNC podem causar meningite de Mollaret, especialmente quando há manipulação cirúrgica do conteúdo cístico. Estudos também demonstraram associação familiar, na qual mais de um membro da mesma família teve meningite de Mollaret. Recentemente, pesquisadores encontraram evidência de que alguns pacientes tenham encefalite autoimune depois da encefalite típica causada por VHS, especialmente crianças. Esses pacientes podem melhorar com tratamento imunomodulador.

Manifestações clínicas

Essa síndrome caracteriza-se por episódios repetidos de cefaleia e rigidez de nuca, que regridem espontaneamente no espaço de 3 a 5 anos em geral. Os episódios de meningite geralmente duram 2 a 3 dias e, nos casos típicos, não têm outras anormalidades neurológicas associadas. O primeiro episódio pode ocorrer em qualquer idade entre infância e primeiros anos da vida adulta e ambos os sexos são igualmente afetados.

Diagnóstico

Pleocitose do LCR, elevação discreta das proteínas e concentração normal de glicose são alterações típicas durante os episódios de meningite. A contagem celular varia de 200 a vários milhares de células/mm^3, predominantemente células mononucleares. Embora células endoteliais grandes sejam encontradas no LCR de pacientes nas fases iniciais, sua presença é variável e não é um requisito para esse diagnóstico.

Diagnóstico e tratamento

Pacientes com meningite de Mollaret recuperam-se rápida e espontaneamente sem tratamento específico. Nenhum fármaco é eficaz para abreviar a duração ou evitar outros episódios. De acordo com alguns estudos informais, aciclovir foi eficaz (nível III).

Vírus varicela-zóster

VVZ é um herpes-vírus humano que causa infecção primária (varicela) e pode reativar causando herpes-zóster, meningite, vasculite e encefalite. Depois da infecção primária, o vírus permanece em estado latente nos nervos cranianos ou gânglios das raízes dorsais e passa por períodos de reativação e disseminação. Reativação do VVZ ocorre principalmente a partir dos gânglios espinais e a infecção latente ocorre mais comumente no segmento torácico, seguido de regiões lombar, cervical e sacral. Encefalite causada por VVZ é mais comum em pacientes com imunodeficiência ou imunossenescência (atenuação da imunidade de células T à varicela). Complicações neurológicas podem ocorrer sem sintomas prodrômicos, inclusive erupção cutânea. O diagnóstico é confirmado por detecção de DNA viral ou IgM anti-VVZ no LCR. O tratamento recomendado é aciclovir intravenoso na dose de 10 a 15 mg/kg a cada 8 horas, durante 10 a 14 dias; em seguida, o paciente deve fazer profilaxia oral.

Herpes-zóster

Herpes-zóster ocorre principalmente em pacientes acima de 50 anos e na população imunossuprimida, especialmente HIV-positivos ou receptores de transplantes. Mais de 30% da população geral têm herpes-zóster em alguma época de sua vida. A incidência mostra um pico específico na faixa etária acima de 80 anos (8 a 12 casos por mil pacientes-ano). Algumas estimativas sugeriram que a incidência mundial de infecções por VVZ esteja aumentando porque a população global está envelhecendo, antivirais disponíveis tem sido eficazes em mais pacientes diagnosticados e pacientes imunossuprimidos sobrevivem por mais tempo.

Nos casos típicos, o início do herpes-zóster é precedido de dor. A dor é descrita como dor radicular aguda e intensa na distribuição da raiz neural afetada. Além da dor, o paciente pode referir prurido e parestesia. Nos casos típicos, alguns dias depois surge erupção vesicular dermatomal unilateral na área inervada por uma ou mais raízes neurais. Em geral, as vesículas são agrupadas e contêm líquido claro, mas depois descamam e formam escaras em 5 a 10 dias. Em alguns casos, pacientes referem dor sem erupção subsequente – condição conhecida como *zoster sine herpete*. Entre as opções de tratamento para herpes-zóster sem complicações estão aciclovir, valaciclovir ou fanciclovir, mas estes dois últimos fármacos devem ser usados preferencialmente porque têm doses comparáveis e farmacocinética mais favorável no SNC. O tratamento antiviral é recomendado por 7 a 10 dias (Evidência de nível 1).[4]

Núcleos dos nervos cranianos são afetados em cerca de 20% dos casos. Nesses pacientes, nervo trigêmeo é acometido mais comumente. Herpes-zóster oftálmico na distribuição da divisão V1 do nervo trigêmeo frequentemente é acompanhado de ceratite e pode causar cegueira. Erupção vesicular na ponta do nariz (sinal de Hutchinson) é um indício convincente de acometimento ocular do ramo nasociliar da divisão V1 do nervo trigêmeo, que também inerva córnea e conjuntiva. A erupção do herpes-zóster também pode ser seguida de neurite óptica ou oftalmoplegia. A combinação de paralisia facial com vesículas no canal auditivo externo, membrana timpânica ou parte anterior da língua ou palato duro ipsilateral é conhecida como *síndrome de Ramsay Hunt*. Essa síndrome indica acometimento do nervo facial. A paralisia facial associada à síndrome de Ramsay Hunt pode ser grave e esses pacientes têm menos chances de recuperação completa.

Neuralgia pós-herpética (NPH) é uma complicação comum do herpes-zóster e ocorre no mínimo em um terço dos pacientes com manifestações cutâneas. A definição de NPH varia, mas geralmente é definida por dor persistente no dermátomo afetado por mais de 4 a 6 semanas depois do desaparecimento da erupção. O risco de desenvolver NPH também é variável, mas é mais alto na população idosa e nos pacientes imunossuprimidos. Vários estudos prospectivos demonstraram que 30 a 50% dos pacientes com NPH têm dor por mais de 1 ano e alguns podem referir dor por até 10 anos. Os mecanismos centrais da NPH são desconhecidos. O tratamento dessa complicação é difícil porque a dor pode ser resistente a vários analgésicos. Nos casos típicos, são utilizadas combinações de tratamento tópico (lidocaína ou capsaicina) com analgésicos orais (antidepressivos tricíclicos, anticonvulsivantes e opioides). Intervenções como bloqueios neurais simpáticos, injeções epidurais de lidocaína ou corticoides e aplicação de radiofrequências pulsadas não mostraram efeitos benéficos, ou não há dados suficientes para recomendar esses tratamentos.

Em casos raros, a infecção por VVZ pode causar fraqueza muscular dos músculos bulbares, tronculares ou dos membros e geralmente segue a distribuição prevista com base na erupção. Por exemplo, a fraqueza facial periférica ocorre nos casos de zóster óptico e paresia hemidiafragmática ocorre quando miótomos cervicais são afetados. Herpes-zóster sacral pode causar bexiga neurogênica e perda de controle do esfíncter anal. Paresia herpética sementar está diretamente associada à NPH. Nos pacientes com lesões pós-ganglionares, imagens de RM podem mostrar sinais hiperintensos em T2 no plexo ou nervo afetado, ou dilatação ou realce da estrutura neural afetada.

Ataxia sintomática pode ocorrer nos casos de varicela primária, que acomete tradicionalmente crianças. A ataxia cerebelar aguda é causada por infecção viral direta do cerebelo ou é um processo parainfeccioso. Esse sinal neurológico pode anteceder ou ocorrer até 14 dias depois do início da erupção da varicela primária. Pacientes com ataxia cerebelar aguda relacionada com varicela tendem a desenvolver ataxia mais grave que a observada em outras síndromes virais, mas têm recuperação mais rápida e prognóstico neurológico favorável (Figura 69.12).

Além disso, VVZ tem surgido como fator de risco importante para acidentes vasculares encefálicos (AVEs) isquêmicos e hemorrágicos. Estudos populacionais de grande porte realizados no Reino Unido e Taiwan demonstraram aumento da incidência de AVE ou ataque isquêmico transitório (AIT) no ano seguinte ao episódio de herpes-zóster, com risco relativo maior (aumento superior a 4,5 vezes) depois de herpes-zóster oftálmico. Nas populações pediátricas, quase um terço dos casos de arteriopatia isquêmica está associado à varicela.

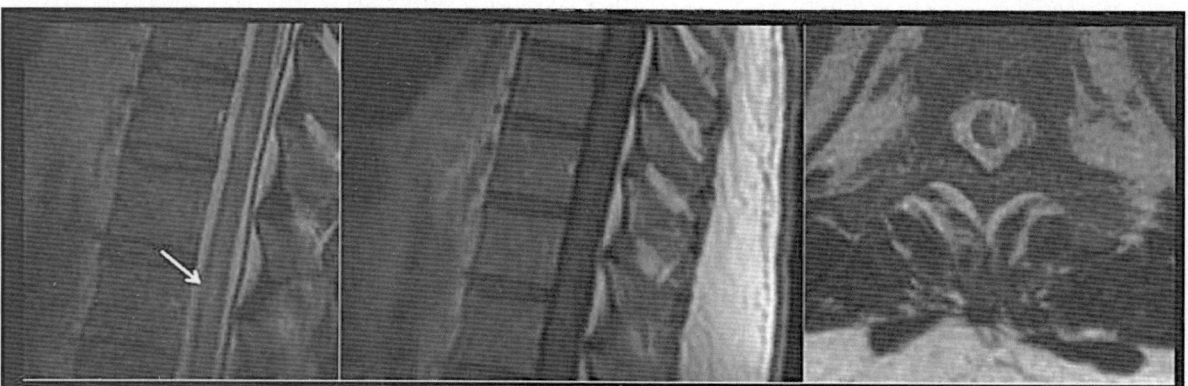

FIGURA 69.12 Essas imagens sagitais medianas ponderadas em T2 (*à esquerda*) e T1 pós-contraste (*ao centro*) da coluna torácica de um paciente com mielopatia associada ao vírus varicela-zóster demonstraram vários graus de hiperintensidade intrínseca da medula em T2 (*à esquerda*) com realce variegado (*ao centro*) entre T10 a T12 (*seta*); a imagem axial ponderada em T2 (*à direita*) no nível de T12 mostrou acometimento das substâncias branca e cinzenta pela lesão.

A hipótese sugerida é que a reativação viral nos gânglios neurais resulte na disseminação do vírus para a adventícia dos vasos sanguíneos locais e, finalmente, migração transmural até a camada média. VVZ é o único vírus que reconhecidamente replica dentro de artérias. Células inflamatórias (inclusive neutrófilos nos estágios iniciais da vasculopatia) e linfócitos T são recrutados para os focos afetados e secretam fatores inflamatórios, que provocam remodelação vascular. Exame anatomopatológico demonstra linfócitos e células gigantes multinucleadas, corpos de inclusão viral intranucleares e partículas virais nas células endoteliais e paredes vasculares das artérias. A vasculopatia associada ao VVZ afeta artérias de pequeno e grande calibres, embora com predominância das artérias pequenas. Por outro lado, pacientes imunossuprimidos podem mostrar acometimento de artérias de todos os calibres quando desenvolvem vasculopatia associada ao VVZ.

Pacientes com vasculopatia associada ao VVZ nem sempre têm história de herpes-zóster ou varicela. Nos casos em que havia erupção cutânea associada ao herpes-zóster, o intervalo médio geralmente é de 4 meses entre o exantema e os sintomas neurológicos. IgM anti-VVZ no LCR é um teste mais sensível que DNA viral no LCR para detectar vasculopatia associada ao VVZ. Quando há suspeita de vasculopatia associada ao VVZ ou isto foi confirmado, recomenda-se tratamento com aciclovir intravenoso por 14 dias no mínimo, usando como base evidências de nível III (opinião de especialistas). Prednisona oral na dose de 1 mg/kg por 5 dias (sem necessidade de redução progressiva da dose) é usada como fármaco adjuvante para suprimir a reação inflamatória das artérias, mas esta dose é arbitrária.

Mielite pode ser uma complicação da varicela aguda ou consequência da reativação do VVZ. Manifestações clínicas são paraparesia com nível sensorial cerca de 1 a 2 semanas depois do aparecimento da erupção dermatomial. Imagens de RM ponderadas em T2 podem mostrar lesões focais com sinal hiperintenso (ver Figura 69.9). Pacientes imunossuprimidos têm evolução progressiva mais insidiosa que, em alguns casos, finalmente evolui ao óbito. Exame histopatológico demonstra áreas de necrose e inflamação com infecção da medula espinha pelo VVZ. O diagnóstico é confirmado pela detecção de DNA viral e/ou IgM anti-VVZ no LCR. Tratamento intensivo com aciclovir intravenoso e possivelmente corticoides pode assegurar resposta favorável, embora não existam evidências neste sentido.

Profilaxia

Atualmente, existem nos EUA duas vacinas usadas para evitar herpes-zóster – Zostavax® e Shingrix®. A primeira é uma vacina de vírus vivos atenuados aprovada em 2006, enquanto a segunda é uma vacina de subunidade recombinante com adjuvante aprovada em 2017. Um ensaio de fase 3 com a vacina Shingrix® incluiu 14.759 sujeitos imunocompetentes de 50 anos ou mais, que não referiam história pregressa de herpes-zóster e não tinham qualquer tipo de imunossupressão. Esse ensaio demonstrou eficácia para reduzir a incidência de herpes-zóster em adultos vacinados, em comparação com placebo. As diretrizes atuais do CDC norte-americano recomendam vacinação com Shingrix® para adultos imunocompetentes de 50 anos ou mais, independentemente se tiveram episódio anterior de herpes-zóster ou receberam vacina Zostavax®, assim como portadores de doenças crônicas, pacientes em tratamento com imunossupressores em doses baixas, ou antes de iniciar imunossupressão.

Vírus Epstein-Barr

O VEB é um herpes-vírus gama com DNA de fita dupla, que infecta principalmente linfócitos B e depois entra em latência. No sistema nervoso central, a infecção primária está associada a meningite, encefalite, mielite, radiculite, ataxia cerebelar, SGB e EMDA. Essas complicações e associações são raras. Doença neurológica causada por reativação é encontrada basicamente em pacientes com imunossupressão grave, nos quais linfoma primário do SNC é causado por transformação dos linfócitos B mediada pelo VEB; esta condição está associada mais comumente à infecção avançada pelo HIV. Entretanto, existem casos relatados de meningoencefalomielite em pacientes com reativação aparente.

VEB é o agente etiológico de uma das infecções mais comuns em todo o mundo. Em geral, a inoculação primária ocorre na adolescência por meio da transferência de saliva infectada. O vírus replica nas tonsilas faríngeas e transforma linfócitos B de vida curta de forma a evitar sua apoptose. A infecção primária geralmente é assintomática, mas também pode causar mononucleose infecciosa cerca de 1 mês depois. Essa doença caracteriza-se por fadiga extrema, linfadenopatia, esplenomegalia e febre. Em casos raros, pacientes com mononucleose podem desenvolver as complicações neurológicas mencionadas antes. Nos casos de EMDA ou SGB, a fisiopatologia é secundária à inflamação parainfecciosa. Nas demais condições, também há pelo menos algum componente inflamatório e o grau de patogenia viral direta é desconhecida, mas provavelmente pequeno ou nulo.

O diagnóstico da infecção primária pelo VEB é estabelecido por sorologia. Detecção de IgM contra antígeno do capsídio viral sugere infecção recente; nos casos de infecção crônica/latente, o título deste anticorpo diminui, enquanto os títulos de IgG contra antígeno do capsídio viral e antígeno nuclear do VEB aumentam. DNA do VEB também pode ser detectado no sangue e LCR, mas não indica relação patogênica com a doença clínica. O tratamento consiste basicamente em medidas de suporte, com exceção dos casos de linfoma primário do SNC associado ao VEB, que é tratado como neoplasia com quimioterapia e/ou radioterapia. Nos casos em que ocorrem complicações primárias referidas ao sistema nervoso central, o tratamento frequentemente inclui corticoides, IGIV e/ou plasmaférese.

Estudos anatomopatológicos das infecções do SNC pelo VEB (exceto linfoma primário do SNC) são escassos. Embora o vírus seja detectado no LCR, seu valor preditivo positivo é pequeno. Além disso, pode haver replicação na vigência de outras infecções ou doenças e isto justifica cautela ao interpretar os resultados de importância fundamental, porque esta alteração poderia simplesmente representar um epifenômeno. Nos pacientes com doença associada à AIDS, detecção de DNA do VEB no líquido cefalorraquidiano tem sensibilidade e especificidade altas para diagnosticar linfoma do SNC.

Citomegalovírus

CMV é uma causa comum de infecções virais oportunistas de pacientes imunossuprimidos por infecção pelo HIV (contagens de células CD4 < 50 células/mm^3) ou receptores de transplantes. Esse vírus também é a causa mais comum de infecção viral congênita com complicações neurológicas. Na população em geral, a soroprevalência do CMV varia amplamente na faixa de 50 a 80% dos adultos sexualmente ativos. Nos adultos, infecções sintomáticas do SNC causadas por CMV podem causar retinite, encefalite, polirradiculite (em geral, raízes dos nervos lombossacrais), mielite ou mononeurite múltipla vasculítica. A partir da introdução do tratamento antirretroviral (TAR), a incidência de infecções do SNC por CMV tem diminuído.

Manifestações clínicas

Clinicamente, a encefalite causada por CMV caracteriza-se por encefalopatia subaguda com desorientação mental, letargia, apatia e possivelmente febre. Déficits neurológicos focais incluem crises epilépticas e paralisias de nervos cranianos. Cerca de 30% dos pacientes têm sinais clínicos referidos ao tronco encefálico ou cerebelo. Além disso, CMV pode causar polirradiculopatia lombossacral, que está associada frequentemente à infecção concomitante de outras estruturas. Pacientes com polirradiculopatia têm fraqueza subaguda dos membros inferiores, parestesia e dor lombar com progressão para paraplegia flácida e arreflexia. Em muitos casos, o déficit sensorial ascendente é assimétrico. Acometimento dos nervos sacrais causa retenção urinária e incontinência fecal. Quando pacientes têm anestesia perianal, provavelmente há disfunção do esfíncter anal e acometimento do cone medular, como também se observa em pacientes com síndrome de Elsberg associada mais comumente à reativação do VHS-2.

Embora a maioria das infecções congênitas por CMV seja assintomática, 10 a 15% dos bebês têm sintomas. A incidência varia nas diferentes populações mundiais, com índices na faixa de 0,2 a 3% de todos os nascimentos. A transmissão vertical do CMV pode ser resultado da infecção materna primária, pode ocorrer depois da reativação de infecção primária ou ser causada por reinfecção por outra cepa. Sequelas crônicas são surdez neurossensorial, microcefalia, coriorretinite e/ou atrofia do nervo óptico, crises convulsivas e diversos distúrbios do desenvolvimento intelectual.

Diagnóstico e tratamento

RM do cérebro pode mostrar realce periventricular ou sinal de hiperintensidade nas imagens ponderadas em T2 das superfícies ependimais, ou pode ser absolutamente normal. Pleocitose no LCR é rara e, quando presente, caracteriza pleocitose linfocítica discreta com elevação da concentração de proteínas. No contexto clínico apropriado, o diagnóstico é claramente corroborado por resultado positivo no teste de PCR para CMV no líquido cefalorraquidiano (sensibilidade entre 60 e 100% e especificidade de 89 a 100%). Embora existam diversos padrões histopatológicos de encefalite congênita causada por CMV, anormalidades típicas são infiltrados inflamatórios com linfócitos, nódulos microgliais, necrose, ventriculite e inclusões intranucleares citomegálicas intensamente eosinofílicas típicas nas células infectadas (que podem ser neurônios, glia e células endoteliais). Nos casos em que é difícil identificar inclusões, imuno-histoquímica pode ser usada para demonstrar a presença do vírus.

Tratamentos para CMV podem ser eficazes, contanto que sejam administrados nos estágios iniciais de evolução da doença. Diretrizes terapêuticas recomendadas para infecções graves do SNC por CMV (p. ex., encefalite por CMV com obnubilação mental) de adultos sugerem tratamento de indução combinado com ganciclovir (5 mg/kg) e foscarnet (90 mg/kg) intravenosos administrados 2 vezes/dia até estabilizar a doença (se forem tolerados). O tratamento deve ser mantido até que a melhora neurológica seja evidente, o que pode demorar semanas a meses. Quando o tratamento combinado não é tolerado, pode-se considerar administração apenas de ganciclovir ou foscarnet intravenoso. Cidofovir é uma alternativa para tratar pacientes que não tolerem outras opções (ver Tabela 69.2). Valganciclovir oral é recomendado como tratamento de manutenção para infecções por CMV por toda a vida, ou até que haja evidência de recuperação imune (i. e.: > 100 células/mm^3, no mínimo por 3 a 6 meses) com TAR. Fármacos orais para tratar infecção ativa do SNC provavelmente são ineficazes.

Herpes-vírus humano 6

Complicações neurológicas associadas à infecção por HHV-6 ocorrem apenas em pacientes imunossuprimidos, especialmente receptores de transplantes. O cenário mais comum é depois de transplante de células hematopoéticas, quando o vírus reativa e causa encefalite límbica e, ocasionalmente, mielite. A incidência de encefalite causada por HHV-6 é de cerca de 4% depois do primeiro transplante e 11% depois do segundo transplante.

Pacientes com encefalite causada por HHV-6 têm cefaleia e encefalopatia, geralmente evidenciada por desorientação mental, déficits de memória a curto prazo, crises convulsivas e depressão do nível de consciência; na população imunossuprimida, esse quadro clínico sempre deve ser sinal de alerta para patologia intracraniana. Replicação do HHV-6 pode ser demonstrada no LCR e confirma esse diagnóstico, principalmente nos casos em que é desproporcional à replicação no sangue e ocorre em pacientes com anormalidades nos exames de neuroimagem e manifestações clínicas compatíveis. A ressalva é que reativação do HHV-6 é comum nesse contexto e, por esta razão, detecção isolada de DNA viral não permite confirmar o diagnóstico.

Nos casos típicos, exames de neuroimagem demonstram sinal hiperintenso nos lobos temporais mesiais bilaterais, talvez com extensão ao tálamo; o exame anatomopatológico demonstrou quantidades mais altas de DNA do HHV-6 nessas áreas. Tratamento antiviral, geralmente foscarnet e/ou ganciclovir, pode reduzir a carga viral e evitar mortes, embora frequentemente persistam déficits crônicos (ver Tabela 69.2).

VÍRUS DE JOHN CUNNINGHAM

Vírus de John Cunningham (VJC) é um poliomavírus de DNA circular de fita dupla com capsídio icosaédrico, mas sem envoltório. O vírus tem distribuição mundial com soroprevalência entre 39 e 69% na população adulta (15% são soropositivos na segunda década, mas este índice chega a 80% entre a sétima e oitava décadas de vida) e o DNA viral pode ser detectado na urina de 20 a 30% dos indivíduos saudáveis. Existem sete tipos e diversos subtipos de VJC, todos originados da África, resultando em padrões de migração rastreáveis.

Fisiopatologia

A infecção inicial por VJC ocorre por ingestão ou inalação das partículas virais, que causam infecções subagudas, geralmente assintomáticas. O vírus pode infectar e entrar em latência no uroepitélio renal, ou entrar na circulação sanguínea periférica e iniciar infecção latente em tecidos linfoides, inclusive medula óssea. A reativação do VJC ocorre quando há depressão da função imune, principalmente imunossupressão mediada por células B, quando o vírus pode sobreviver nos linfócitos B circulantes ou na forma de vírions livres. Embora os mecanismos de entrada do vírus no encéfalo não estejam totalmente esclarecidos, ele infecta ativamente oligodendrócitos e causa infecção oportunista patológica catastrófica conhecida como leucoencefalopatia multifocal progressiva (LMP). Mais recentemente, estudos também demonstraram que o VJC infecta células da camada granular do cerebelo e causa neuroniopatia sintomática (Figura 69.13).

Os primeiros casos de LMP ocorreram em pacientes com doenças linfoproliferativas e imunossuprimidos depois de transplantes de órgãos. Na década de 1980, o fator de risco principal para LMP era infecção avançada pelo HIV-1 com contagem de células CD4 menor que 200. Iniciação imediata de TAR combinado reduziu drasticamente o risco de LMP em pacientes HIV-positivos. Nos últimos 15 anos, cresceu a percepção de que agentes biológicos específicos possam desencadear reativação do VJC e causar LMP. O mais importante desse grupo é natalizumabe, um anticorpo monoclonal dirigido contra integrinas $\alpha 4\beta 1$ e $\alpha 4\beta 7$ usado para evitar recidivas da esclerose múltipla. Em 2019, LMP foi diagnosticada em mais de 750 pacientes tratados com natalizumabe e isto exige que os médicos adotem um programa de redução de riscos para LMP. Outros agentes biológicos associados ao risco de LMP são fingolimode, dimetilfumarato, efalizumabe e rituximabe. Pacientes tratados com natalizumabe e outros agentes modificadores da doença e que desenvolvem LMP não têm imunossupressão sistêmica e outras infecções oportunistas são raras nestes casos. Isso sugere que a patogenia da LMP provavelmente seja mais complexa que simplesmente uma falha da vigilância imune.

O genoma do VJC tem três regiões principais: região reguladora (também conhecida como *região de controle não codificadora*), gene viral inicial e gene viral tardio. A região reguladora é hipervariável e contém mutações, que parecem ser cruciais à virulência e neurotropismo do VJC. O gene viral tardio codifica proteínas estruturais do vírus, inclusive proteína-1 principal do capsídio viral, que também pode sofrer mutações e contribuir para a neuropatogenia do vírus. Depois de atravessar a BHE, o vírus liga-se às glicoproteínas da superfície celular e pode usar receptores de serotonina (5-HT$_{2A}$) para entrar. Vesículas recobertas por clatrina iniciam o transporte para dentro da célula, onde o vírus é transportado em sentido retrógrado até o núcleo onde causa infecção ativa. Com foi mencionado antes, embora oligodendrócitos sejam alvos principais da infecção do encéfalo, algumas variantes mostram rara capacidade de infectar células da camada granular do cerebelo ou neurônios piramidais do córtex. Infecção ativa causa destruição celular, desmielinização e infiltração de macrófagos. Isso ocorre em vários focos dispersos no encéfalo e, à medida que a infecção avança, formam-se placas que coalescem.

Manifestações clínicas

Clinicamente, os sinais e sintomas dependem da localização da lesão desmielinizante. Quadros clínicos típicos são de déficits focais subagudos, que se desenvolvem ao longo de várias semanas. Fraqueza cortical, ataxia, distúrbio da linguagem ou visão, heminegligência espacial e distúrbios da marcha são anormalidades neurológicas bem descritas nos casos de LMP. Notavelmente ausentes são sinais/sintomas referidos à medula espinal, que é preservada nessa doença.

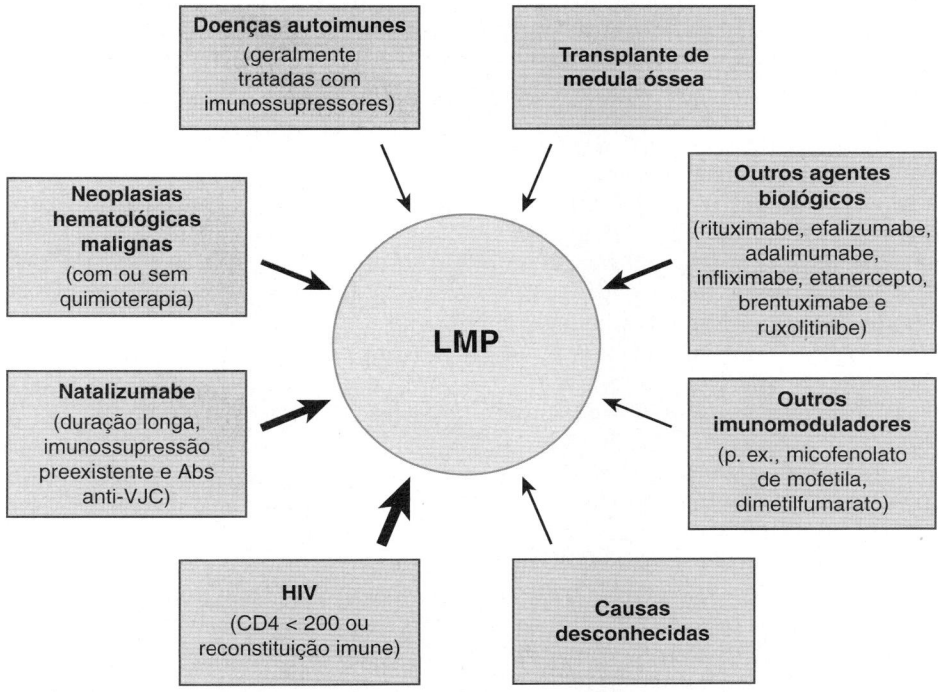

FIGURA 69.13 Fatores predisponentes da leucoencefalopatia multifocal progressiva (LMP). O tamanho das setas indica a quantidade relativa de casos. Sem dúvida alguma, infecção avançada pelo vírus da imunodeficiência humana (HIV) ou reconstituição imune é o fator predisponente mais comum. No século XXI, tratamento com natalizumabe usado em pacientes com esclerose múltipla tornou-se um fator de risco importante e os riscos são mais altos na dependência da duração do tratamento, imunossupressão preexistente e positividade para anticorpo anti-VJC. Neoplasia maligna hematológica é o fator de risco mais duradouro. Doenças autoimunes, transplante de medula óssea e outros agentes imunomoduladores ou biológicos também são fatores predisponentes, embora a contribuição das doenças autoimunes separadamente seja controvertida, porque pacientes com LMP neste contexto quase sempre são tratados com corticoides ou imunomoduladores. Por fim, alguns casos são idiopáticos. Abs, anticorpos.

VJC é um desencadeante conhecido da síndrome inflamatória de reconstituição imune (SIRI) associada à eliminação viral rápida depois de iniciar TAR combinado para infecção avançada pelo HIV (também ocorre quando tratamento com natalizumabe é interrompido). Essa condição raramente afeta o SNC, mas ocorre em cerca de 1% dos pacientes HIV-positivos tratados; quando há infecção oportunista na época em que a infecção pelo HIV é diagnosticada, reduzir a carga viral antes de iniciar TAR combinado é uma estratégia usada para evitar SIRI. Entretanto, nos pacientes com SIRI associada à LMP, isso não é possível porque não existem tratamentos conhecidos para reduzir a carga de antígenos virais. Por essa razão, não existe como evitar SIRI associada à LMP. Quando essa complicação ocorre, o tratamento consiste em medidas de suporte e inclui frequentemente corticoides para atenuar a resposta inflamatória intracraniana (nível III; opinião de especialistas).

Diagnóstico

Embora a biopsia de encéfalo ainda seja o padrão de referência para diagnosticar a LMP, a RM estrutural é vital e ajuda a realizar o estadiamento clínico da doença. Aspectos diferenciadores das lesões da LMP nos exames de imagem são lesões da substância branca subcortical e acometimento das fibras U, que aparece mais claramente nas lesões com sinal hiperintenso em T2 e sinal hipointenso em T1 como parte da mesma lesão e sinal hiperintenso nas imagens ponderadas em difusão. É comum detectar lesão do pedúnculo cerebelar médio (Figura 69.14). Embora realce por gadolínio seja raro nos casos de LMP associada ao HIV (até 15% dos casos), realce por contraste é detectável mais comumente na LMP relacionada com outras causas (p. ex., até 40% dos casos de LMP associados ao tratamento com natalizumabe). Efeito de massa não é observado nos casos típicos de LMP. Com um tipo mais raro de LMP, infecção dos neurônios da camada de células granulares do cerebelo pode causar neuroniopatia clínica detectada como atrofia cerebelar nas imagens de RM. Hoje em dia, não há utilidade clínica demonstrada com outras técnicas de neuroimagem (p. ex., tomografia por emissão de pósitrons, espectroscopia de ressonância magnética) no diagnóstico e monitoramento da LMP. Nos pacientes imunossuprimidos, o realce por gadolínio ocorre em apenas 15% dos casos, enquanto na vigência de reconstituição imune este percentual aumenta, mas apenas em torno de 40%.

Em uma série numerosa de casos de LMP associada ao HIV, contagens de células no LCR eram menores que 20 células/mm³ e havia elevação discreta das proteínas em mais de 50% dos casos com glicose normal (hipoglicorraquia foi demonstrada em menos de 15% dos pacientes). Nos estágios iniciais da LMP diagnosticada em pacientes com outras condições predisponentes e nos pacientes HIV-positivos em tratamento antirretroviral, a carga viral de DNA do VJC no líquido cefalorraquidiano pode ser baixa ou indetectável. Por essa razão, nos pacientes com padrão sugestivo de LMP nas imagens de RM, pode-se repetir as análises do LCR ou realizar biopsia de encéfalo para estabelecer o diagnóstico em definitivo.

Análises do LCR podem ser normais sob outros aspectos ou demonstrar pleocitose linfocítica branda com concentração de proteínas normal ou ligeiramente aumentada. Essas alterações são praticamente indistinguíveis das que ocorrem na meningite aguda ou crônica causada pelo HIV. Hipoglicorraquia não ocorre nesses casos.

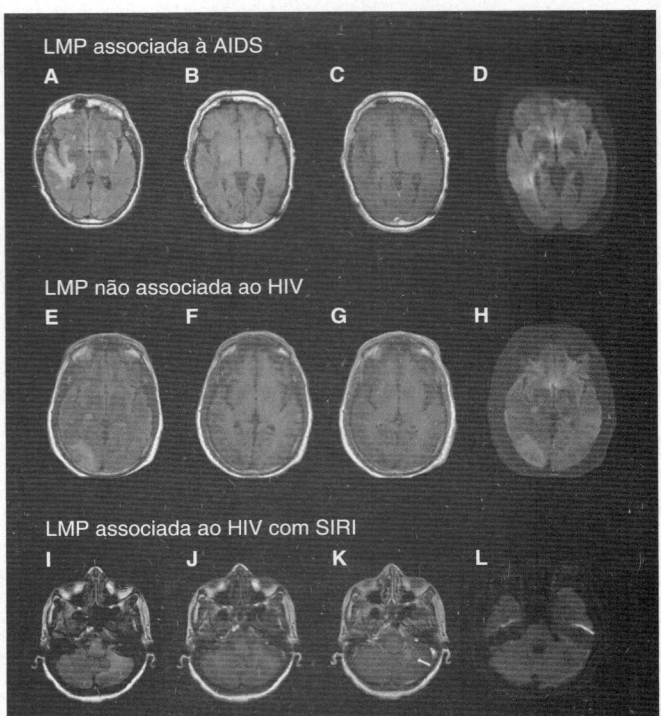

FIGURA 69.14 Imagens axiais de ressonância magnética de pacientes com vírus da imunodeficiência humana (HIV)/AIDS e leucoencefalopatia multifocal progressiva (LMP) (*ao alto*), LMP não relacionada com HIV (*ao centro*) e síndrome inflamatória de reconstituição imune (SIRI) (*embaixo*). Imagens ponderadas em T2/FLAIR (*fluid-attenuated inversion recovery*) demonstraram sinal hiperintenso assimétrico em forma de placas na substância branca subcortical (**A, E, I**), enquanto imagens de RM ponderadas em T1 depois da administração de gadolínio mostraram realce no caso de SIRI (**K**), que não é detectado nos casos típicos sem reconstituição imune (**C, G**). Restrição da difusão pode ser um indício de LMP (**D**), mas não ocorre em todos os casos (**H, L**; sinal compatível com brilho nas imagens ponderadas em T2 parece ser devido ao tempo de decaimento longo do sinal T2 [**H**]).

Alterações neuropatológicas típicas da LMP são lesões desmielinizantes confluentes. Ao exame macroscópico, focos irregulares de lesões da substância branca com coloração castanho-acinzentada de diversos tamanhos são típicos, algumas com necrose central e formação de cavidades. Ocasionalmente, essas lesões podem estender-se à substância cinzenta adjacente. Ao exame histopatológico, as lesões mostram desmielinização com perda de mielina e macrófagos espumosos abundantes, alguns contendo restos de mielina, associados a graus variados de inflamação perivascular linfocítica. Nos casos de SIRI, são observadas grandes quantidades de células CD3⁺ e especialmente CD8⁺ citotóxicas com distribuição predominantemente perivascular. Astrócitos polimórficos grandes e atípicos podem estar intercalados com o componente inflamatório. Por fim, as inclusões citopáticas virais típicas encontradas nos oligodendrócitos aumentados na periferia da lesão são homogêneas e anfifílicas, ocupando a maior parte do núcleo e contendo quantidades abundantes de partículas virais (Figura 69.15). Imuno-histoquímica com anticorpo SV40, além de hibridização *in situ*, podem ser usadas para realçar a presença do vírus nas células infectadas.

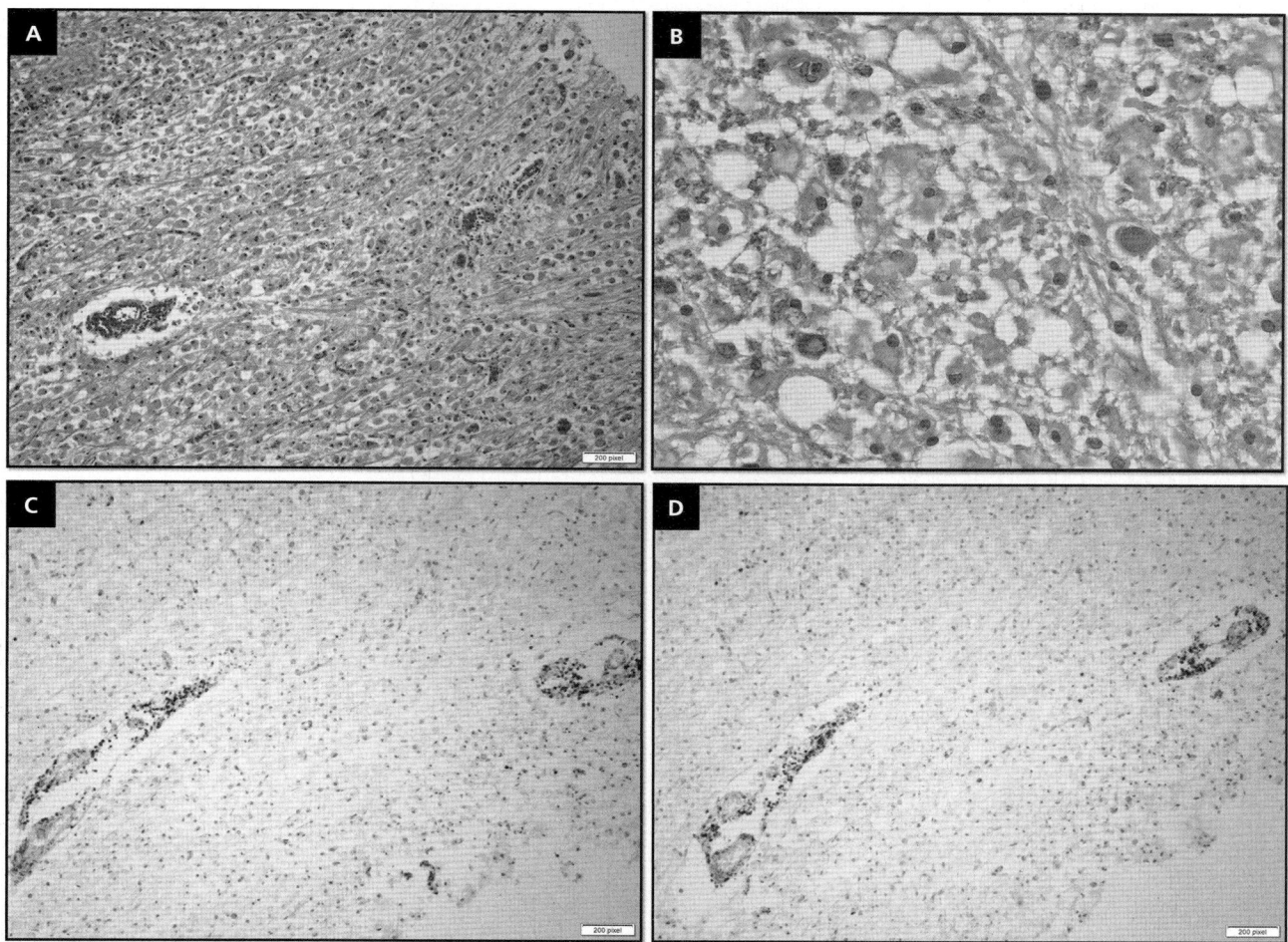

FIGURA 69.15 Neuropatologia da leucoencefalopatia multifocal progressiva (LMP). **A.** Esse corte da substância branca cerebral corado com Luxol® e hematoxilina-eosina demonstrou lâminas de macrófagos e perda marcante da mielina (que deveria ser demarcada em cor azul nessa preparação) compatível com uma lesão desmielinizante. Também havia infiltrados linfocíticos perivasculares focais. **B.** Esse corte corado por Luxol® e hematoxilina-eosina em ampliação mais alta mostrou duas células gliais com efeito citopático viral no núcleo, que consistia em cromatina com aspecto vitrificado. **C.** Imuno-histoquímica para antígeno CD3 demonstrou que a maioria das células inflamatórias perivasculares consistia em linfócitos T $CD3^+$. **D.** Imuno-histoquímica para antígeno CD8 mostrou que a maioria das células T consistia em linfócitos citotóxicos $CD8^+$. Nesse caso, a quantidade de linfócitos era compatível com LMP, mas não era suficiente para justificar o diagnóstico histopatológico de síndrome inflamatória de reconstituição imune. (*Esta figura se encontra reproduzida em cores no Encarte.*)

Tratamento e prognóstico

Hoje em dia, o tratamento de pacientes com LMP tem como objetivo recuperar o sistema imune do hospedeiro para controlar a replicação do VJC, considerando que atualmente não há fármacos específicos para a doença. Nos pacientes HIV-positivos que não estão em TAR supressivo, esse tratamento deve ser iniciado imediatamente (nível II; ensaios não randomizados ou estudos observacionais sobre prognóstico clínico a longo prazo). A progressão da LMP é sustada em mais de 50% dos pacientes HIV-positivos que começam a fazer TAR e, embora déficits neurológicos persistam, alguns têm melhora clínica. Em um relato de casos, contagem de células T $CD4^+$ no sangue periférico < 100 células/mm^2 foi associada a uma razão de probabilidade (*odds ratio*) de desfecho fatal 2,7 vezes maior em comparação com contagens de células $CD4^+$ mais altas; outros fatores associados a prognóstico desfavorável são níveis plasmáticos altos de RNA do HIV, resposta virológica insatisfatória ao TAR e lesões do tronco encefálico.

Nos casos de LMP causada por fármacos imunossupressores (p. ex., depois de transplante de órgãos), deve-se considerar cuidadosamente interrupção do tratamento ou redução da dose (nível II: ensaios randomizados ou estudos observacionais sobre prognóstico clínico a longo prazo). Embora a plasmaférese seja considerada para pacientes em tratamento com anticorpo monoclonal e possa acelerar a normalização do sistema imune, uma revisão retrospectiva concluiu que morbidade e mortalidade não foram alteradas com esta abordagem terapêutica (nível III; opinião de especialistas).

Com exceção da reconstituição do sistema imune, não há tratamento específico para LMP. Citarabina, cidofovir e mefloquina foram estudados em ensaios clínicos randomizados ou *open-label*, mas não se mostraram eficazes nessa doença (principalmente nos casos associados ao HIV). Por essa razão, não se recomenda o tratamento com esses fármacos (nível II; ensaios não randomizados ou estudos observacionais sobre prognóstico clínico a longo prazo). Com base em estudos *in vitro* que indicaram que o receptor $5-HT_{2A}$ possa ser usado como mecanismo de acesso do VJC, fármacos que bloqueiam este receptor são usados para tratar LMP, inclusive mirtazapina, olanzapina e risperidona. Nenhum ensaio clínico referendou o uso desses fármacos.

Recentemente, tem sido observado interesse em usar linfócitos T modificados para tratar pacientes com LMP e uma série de casos publicada recentemente com três pacientes tratados com linfócitos T específicos para vírus BK compatibilizados aos antígenos leucocitários humanos (vírus BK faz parte da família *Polyomaviridae*). Outra série de casos com pacientes tratados com proteína 1 inibidora de morte celular programada também foi publicada recentemente. Embora essas abordagens terapêuticas novas sejam interessantes, atualmente não existem ensaios clínicos de escala ampla para determinar sua eficácia, e elas não são aprovadas para uso clínico.

EVIDÊNCIAS DE NÍVEL 1

1. Sköldenberg B, Forsgren M, Alestig K, et al. Acyclovir versus vidarabine in herpes simplex encephalitis. Randomised multicentre study in consecutive Swedish patients. *Lancet*. 1984;2(8405):707-711.
2. Whitley RJ, Alford CA, Hirsch MS, et al. Vidarabine versus acyclovir therapy in herpes simplex encephalitis. *N Engl J Med*. 1986;314:144-149.
3. Whitley R, Arvin A, Prober C, et al. A controlled trial comparing vidarabine with acyclovir in neonatal herpes simplex virus infection. Infectious Diseases Collaborative Antiviral Study Group. *N Engl J Med*. 1991;324(7):444-449.
4. Beutner KR, Friedman DJ, Forszpaniak C, Andersen PL, Wood MJ. Valaciclovir compared with acyclovir for improved therapy for herpes zoster in immunocompetent adults. *Antimicrobial Agents Chemother*. 1995;39(7):1546-1553.

LEITURA SUGERIDA

Abdullah S, Tan CT. Henipavirus encephalitis. *Handb Clin Neurol*. 2014;123:663-670.

Aicardi J, Goutieres F, Arsenio-Nunes ML, Lebon P. Acute measles encephalitis in children with immunosuppression. *Pediatrics*. 1977;59(2):232-239.

AIDSinfo. Guidelines for the prevention and treatment of opportunistic infections in HIV-infected adults and adolescents. AIDSinfo Web Site. https://aidsinfo.nih.gov/guidelines/html/4/adult-and-adolescent-opportunistic-infection/0. Accessed June 22, 2019.

Anders HJ, Weiss N, Bogner JR, Goebel FD. Ganciclovir and foscarnet efficacy in AIDS-related CMV polyradiculopathy. *J Infect*. 1998;36(1):29-33.

Anlar B, Aydin OF, Guven A, Sonmez FM, Kose G, Herguner O. Retrospective evaluation of interferon-beta treatment in subacute sclerosing panencephalitis. *Clin Ther*. 2004;26(11):1890-1894. doi:10.1016/j.clinthera.2004.11.002.

Armangue T, Spatola M, Vlagea A, et al. Frequency, symptoms, risk factors, and outcomes of autoimmune encephalitis after herpes simplex encephalitis: a prospective observational study and retrospective analysis. *Lancet Neurol*. 2018;17(9):760-772.

Armstrong PM, Andreadis TG. Eastern equine encephalitis virus—old enemy, new threat. *N Engl J Med*. 2013;368(18):1670-1673. doi:10.1056/NEJMp1213696.

Benson PC, Swadron SP. Empiric acyclovir is infrequently initiated in the emergency department to patients ultimately diagnosed with encephalitis. *Ann Emerg Med*. 2006;47(1):100-105. doi:10.1016/j.annemergmed.2005.07.019.

Berger JR, Aksamit AJ, Clifford DB, et al. PML diagnostic criteria: consensus statement from the AAN Neuroinfectious Disease Section. *Neurology*. 2013;80:1430-1438.

Bitnun A, Shannon P, Durward A, et al. Measles inclusion-body encephalitis caused by the vaccine strain of measles virus. *Clin Infect Dis*. 1999;29(4):855-861. doi:10.1086/520449.

Black EM, Lowings JP, Smith J, Heaton PR, McElhinney LM. A rapid RT-PCR method to differentiate six established genotypes of rabies and rabies-related viruses using TaqMan technology. *J Virol Methods*. 2002;105(1):25-35.

Boland TA, McGuone D, Jindal J, et al. Phylogenetic and epidemiologic evidence of multiyear incubation in human rabies. *Ann Neurol*. 2014;75(1):155-160. doi:10.1002/ana.24016.

Bonthius DJ, Stanek N, Grose C. Subacute sclerosing panencephalitis, a measles complication, in an internationally adopted child. *Emerg Infect Dis*. 2000;6(4):377-381. doi:10.3201/eid0604.000409.

Bradley H, Markowitz LE, Gibson T, McQuillan GM. Seroprevalence of herpes simplex virus types 1 and 2—United States, 1999-2010. *J Infect Dis*. 2014;209(3):325-333. doi:10.1093/infdis/jit458.

Buchanan R, Bonthius DJ. Measles virus and associated central nervous system sequelae. *Semin Pediatr Neurol*. 2012;19(3):107-114. doi:10.1016/j.spen.2012.02.003.

Carod-Artal FJ. Neurological complications associated with dengue virus infection. *Rev Neurol*. 2019;69(3):113-122.

Centers for Disease Control and Prevention. Notes from the field: acute hemorrhagic conjunctivitis outbreaks caused by coxsackievirus A24v—Uganda and southern Sudan, 2010. *MMWR Morb Mortal Wkly Rep*. 2010;59(32):1024.

Cerna F, Mehrad B, Luby JP, Burns D, Fleckenstein JL. St. Louis encephalitis and the substantia nigra: MR imaging evaluation. *AJNR Am J Neuroradiol*. 1999;20(7):1281-1283.

Chopra JS, Banerjee AK, Murthy JM, Pal SR. Paralytic rabies: a clinico-pathological study. *Brain*. 1980;103(4):789-802.

Connolly AM, Dodson WE, Prensky AL, Rust RS. Course and outcome of acute cerebellar ataxia. *Ann Neurol*. 1994;35(6):673-679. doi:10.1002/ana.410350607.

Conomy JP, Leibovitz A, McCombs W, Stinson J. Airborne rabies encephalitis: demonstration of rabies virus in the human central nervous system. *Neurology*. 1977;27(1):67-69.

Cui A, Yu D, Zhu Z, et al. An outbreak of aseptic meningitis caused by coxsackievirus A9 in Gansu, the People's Republic of China. *Virol J*. 2010;7:72. doi:10.1186/1743-422X-7-72.

Dacheux L, Reynes JM, Buchy P, et al. A reliable diagnosis of human rabies based on analysis of skin biopsy specimens. *Clin Infect Dis*. 2008;47(11):1410-1417. doi:10.1086/592969.

Dalakas MC, Elder G, Hallett M, et al. A long-term follow-up study of patients with post-poliomyelitis neuromuscular symptoms. *N Engl J Med*. 1986;314(15):959-963. doi:10.1056/NEJM198604103141505.

Debiasi RL, Tyler KL. Molecular methods for diagnosis of viral encephalitis. *Clin Microbiol Rev*. 2004;17(4):903-925. doi:10.1128/CMR.17.4.903-925.2004.

Demir N, Cokar O, Bolukbasi F, et al. A close look at EEG in subacute sclerosing panencephalitis. *J Clin Neurophysiol*. 2013;30(4):348-356. doi:10.1097/WNP.0b013e31829ddcb6.

Deresiewicz RL, Thaler SJ, Hsu L, Zamani AA. Clinical and neuroradiographic manifestations of eastern equine encephalitis. *N Engl J Med*. 1997;336(26):1867-1874. doi:10.1056/NEJM199706263362604.

Dittmar S, Harms H, Runkler N, Maisner A, Kim KS, Schneider-Schaulies J. Measles virus-induced block of transendothelial migration of T lymphocytes and infection-mediated virus spread across endothelial cell barriers. *J Virol*. 2008;82(22):11273-11282. doi:10.1128/JVI.00775-08.

Dubé M, Le Coupanec A, Wong AHM, Rini JM, Desforges M, Talbot PJ. Axonal transport enables neuron-to-neuron propagation of human coronavirus OC43. *J Virol*. 2018;92(17):e00404-18.

Duckworth JL, Hawley JS, Riedy G, Landau ME. Magnetic resonance restricted diffusion resolution correlates with clinical improvement and response to treatment in herpes simplex encephalitis. *Neurocrit Care*. 2005;3(3):251-253. doi:10.1385/NCC:3:3:251.

Ellul MA, Benjamin L, Singh B, et al. Neurological associations of COVID-19 [published online ahead of print July 2, 2020]. *The Lancet Neurology*. doi:10.1016/S1474-4422(20)30221-0.

Finnerup NB, Attal N, Haroutounian S, et al. Pharmacotherapy for neuropathic pain in adults: a systematic review and meta-analysis. *Lancet Neurol*. 2015;14:162-173.

Fooks AR, Banyard AC, Horton DL, Johnson N, McElhinney LM, Jackson AC. Current status of rabies and prospects for elimination. *Lancet*. 2014;384(9951):1389-1399. doi:10.1016/S0140-6736(13)62707-5.

Frey TK. Neurological aspects of rubella virus infection. *Intervirology*. 1997;40(2-3):167-175.

Fu Y-C, Chi C-S, Jan S-L, et al. Pulmonary edema of enterovirus 71 encephalomyelitis is associated with left ventricular failure: implications for treatment. *Pediatr Pulmonol*. 203;35(4):263-268. doi:10.1002/ppul.10258.

Gilden D. Varicella zoster virus and central nervous system syndromes. *Herpes*. 2004;11(suppl 2):89A-94A.

Gilden DH, Beinlich BR, Rubinstien EM, et al. Varicella-zoster virus myelitis: an expanding spectrum. *Neurology*. 1994;44(10):1818-1823.

Gilden DH, Kleinschmidt-DeMasters BK, LaGuardia JJ, Mahalingam R, Cohrs RJ. Neurologic complications of the reactivation of varicella-zoster virus. *N Engl J Med*. 2000;342(9):635-645. doi:10.1056/NEJM200003023420906.

Gnann JW Jr. Varicella-zoster virus: atypical presentations and unusual complications. *J Infect Dis*. 2002;186(suppl 1):S91-S98. doi:10.1086/342963.

Greenlee JE. The equine encephalitides. *Handb Clin Neurol*. 2014;123:417-432. doi:10.1016/B978-0-444-53488-0.00019-5.

Greer DM, Robbins GK, Lijewski V, Gonzalez RG, McGuone D. Case records of the Massachusetts General Hospital. Case 1-2013. A 63-year-old man with paresthesias and difficulty swallowing. *N Engl J Med*. 2013;368(2):172-180. doi:10.1056/NEJMcpc1209935.

Griffin DE, Ward BJ, Jauregui E, Johnson RT, Vaisberg A. Immune activation in measles. *N Engl J Med*. 1989;320(25):1667-1672. doi:10.1056/NEJM198906223202506.

Griffiths P. Cytomegalovirus infection of the central nervous system. *Herpes*. 2004;11(suppl 2):95A-104A.

Guess HA, Broughton DD, Melton LJ III, Kurland LT. Population-based studies of varicella complications. *Pediatrics*. 1986;78(4, pt 2):723-727.

Guo T, Fan Y, Chen M, et al. Cardiovascular implications of fatal outcomes of patients with coronavirus disease 2019 (COVID-19). *JAMA Cardiol*. 2020;5(7):1-8.

Hall WW, Choppin PW. Measles-virus proteins in the brain tissue of patients with subacute sclerosing panencephalitis: absence of the M protein. *N Engl J Med*. 1981;304(19):1152-1155. doi:10.1056/NEJM198105073041906.

Hardie DR, Albertyn C, Heckmann JM, Smuts HEM. Molecular characterisation of virus in the brains of patients with measles inclusion body encephalitis (MIBE). *Virol J*. 2013;10:283. doi:10.1186/1743-422X-10-283.

Hardy GE Jr, Hopkins CC, Linnemann CC Jr, Hatch MH, Witte JJ, Chambers JC. Trivalent oral poliovirus vaccine: a comparison of two infant immunization schedules. *Pediatrics*. 1970;45(3):444-448.

Helms J, Kremer S, Merdji H, et al. Neurologic features in severe SARS-CoV-2 infection. *N Engl J Med*. 2020;382(23):2268-2270.

Hemachudha T, Ugolini G, Wacharapluesadee S, Sungkarat W, Shuangshoti S, Laothamatas J. Human rabies: neuropathogenesis, diagnosis, and management. *Lancet Neurol*. 2013;12(5):498-513. doi:10.1016/S1474-4422(13)70038-3.

Herrmann KL. Rubella in the United States: toward a strategy for disease control and elimination. *Epidemiol Infect*. 1991;107(1):55-61.

Hopkins CC, Hollinger FB, Johnson RF, Dewlett HJ, Newhouse VF, Chamberlain RW. The epidemiology of St. Louis encephalitis in Dallas, Texas, 1966. *Am J Epidemiol*. 1975;102(1):1-15.

Jackson AC, Warrell MJ, Rupprecht CE, et al. Management of rabies in humans. *Clin Infect Dis*. 2003;36(1):60-63. doi:10.1086/344905.

Jensenius M, Myrvang B, Størvold G, Bucher A, Hellum KB, Bruu AL. Herpes simplex virus type 2 DNA detected in cerebrospinal fluid of 9 patients with Mollaret's meningitis. *Acta Neurol Scand*. 1998;98:209-212.

Johnson RT, Griffin DE, Hirsch RL, et al. Measles encephalomyelitis—clinical and immunologic studies. *N Engl J Med*. 1984;310(3):137-141. doi:10.1056/NEJM198401193100301.

Jones LK Jr, Reda H, Watson JC. Clinical, electrophysiologic, and imaging features of zoster-associated limb paresis. *Muscle Nerve*. 2014;50(2):177-185. doi:10.1002/mus.24141.

Kandemirli SG, Dogan L, Sarikaya ZT, et al. Brain MRI findings in patients in the intensive care unit with COVID-19 infection. *Radiology*. 2020:201697.

Kang J-H, Ho J-D, Chen Y-H, Lin H-C. Increased risk of stroke after a herpes zoster attack: a population-based follow-up study. *Stroke*. 2009;40(11):3443-3448. doi:10.1161/STROKEAHA.109.562017.

Kawai K, Gebremeskel BG, Acosta CJ. Systematic review of incidence and complications of herpes zoster: towards a global perspective. *BMJ Open*. 2014;4(6):e004833. doi:10.1136/bmjopen-2014-004833.

Kimberlin DW. Advances in the treatment of neonatal herpes simplex infections. *Rev Med Virol*. 2001;11(3):157-163.

Kimberlin DW. Neonatal herpes simplex infection. *Clin Microbiol Rev*. 2004;17(1):1-13.

Kimberlin DW, Lakeman FD, Arvin AM, et al. Application of the polymerase chain reaction to the diagnosis and management of neonatal herpes simplex virus disease. National Institute of Allergy and Infectious Diseases Collaborative Antiviral Study Group. *J Infect Dis*. 1996;174(6):1162-1167.

Kimberlin DW, Lin CY, Jacobs RF, et al.; for Infectious Diseases Collaborative Antiviral Study Group. Natural history of neonatal herpes simplex virus infections in the acyclovir era. *Pediatrics*. 2001;108(2):223-229.

Kimberlin DW, Lin CY, Jacobs RF, et al.; for Infectious Diseases Collaborative Antiviral Study Group. Safety and efficacy of high-dose intravenous acyclovir in the management of neonatal herpes simplex virus infections. *Pediatrics*. 2001;108(2):230-238.

Klement C, Kissova R, Lengyelova V, et al. Human enterovirus surveillance in the Slovak Republic from 2001 to 2011. *Epidemiol Infect*. 2013;141(12):2658-2662. doi:10.1017/S0950268813000563.

Kremer S, Lersy F, De Sèze J, et al. Brain MRI findings in severe COVID-19: a retrospective observational study [published online ahead of print June 16, 2020]. *Radiology*. doi:10.1148/radiol.2020202222.

Lal H, Cunningham AL, Godeaux O, et al. Efficacy of an adjuvanted herpes zoster subunit vaccine in older adults. *N Engl J Med*. 2015;372(22):2087-2096.

Langan SM, Minassian C, Smeeth L, Thomas SL. Risk of stroke following herpes zoster: a self-controlled case-series study. *Clin Infect Dis*. 2014;58(11):1497-1503. doi:10.1093/cid/ciu098.

Laothamatas J, Sungkarat W, Hemachudha T. Neuroimaging in rabies. *Adv Virus Res*. 2011;79:309-327. doi:10.1016/B978-0-12-387040-7.00014-7.

Letko M, Marzi A, Munster V. Functional assessment of cell entry and receptor usage for SARS-CoV-2 and other lineage B betacoronaviruses. *Nat Microbiol*. 2020;5(4):562-569.

Lindquist L. Tick-borne encephalitis. *Handb Clin Neurol*. 2014;123:531-559.

Linnoila JJ, Binnicker MJ, Majed M, Klein CJ, McKeon A. CSF herpes virus and autoantibody profiles in the evaluation of encephalitis. *Neurol Neuroimmunol Neuroinflamm*. 2016;3(4):e245. doi:10.1212/NXI.0000000000000245.

Mandell GL, Bennett JE, Dolin R. *Mandell, Douglas, and Bennett's Principles and Practice of Infectious Diseases*. 7th ed. Philadelphia: Churchill Livingstone/Elsevier; 2010.

Mao L, Jin H, Wang M, et al. Neurologic manifestations of hospitalized patients with coronavirus disease 2019 in Wuhan, China. *JAMA Neurol*. 2020; 77(6):1-9.

Mease PJ, Ochs HD, Wedgwood RJ. Successful treatment of echovirus meningoencephalitis and myositis-fasciitis with intravenous immune globulin therapy in a patient with X-linked agammaglobulinemia. *N Engl J Med*. 1981;304(21):1278-1281. doi:10.1056/NEJM198105213042107.

Miller E, Cradock-Watson JE, Pollock TM. Consequences of confirmed maternal rubella at successive stages of pregnancy. *Lancet*. 1982;2(8302):781-784.

Modlin JF, Dagan R, Berlin LE, Virshup DM, Yolken RH, Menegus M. Focal encephalitis with enterovirus infections. *Pediatrics*. 1991;88(4):841-845.

Morfopoulou S, Brown JR, Davies EG, et al. Human coronavirus OC43 associated with fatal encephalitis. *N Engl J Med*. 2016;375(5):497-498.

Mori Y, Miyamoto T, Nagafuji K, et al. High incidence of human herpes virus 6-associated encephalitis/myelitis following a second unrelated cord blood transplantation. *Biol Blood Marrow Transplant*. 2010;16(11):1596-1602.

Moturi EK, Porter KA, Wassilak SG, et al. Progress toward polio eradication—worldwide, 2013-2014. *MMWR Morb Mortal Wkly Rep*. 2014; 63(21):468-472.

Mulder DW, Parrott M, Thaler M. Sequelae of western equine encephalitis. *Neurology*. 1951;1(4):318-327.

Mulders MN. Global measles and rubella laboratory network support for elimination goals, 2010-2015. *MMWR Morb Mortal Wkly Rep*. 2016;65:438-442.

Mustafa MM, Weitman SD, Winick NJ, Bellini WJ, Timmons CF, Siegel JD. Subacute measles encephalitis in the young immunocompromised host: report of two cases diagnosed by polymerase chain reaction and treated with ribavirin and review of the literature. *Clin Infect Dis*. 1993;16(5):654-660.

Nagel MA, Gilden D. Complications of varicella zoster virus reactivation. *Curr Treat Options Neurol*. 2013;15(4):439-453. doi:10.1007/s11940-013-0246-5.

Nau R, Lantsch M, Stiefel M, Polak T, Reiber H. Varicella zoster virus-associated focal vasculitis without herpes zoster: recovery after treatment with acyclovir. *Neurology*. 1998;51(3):914-915.

Oberste MS, Maher K, Schnurr D, et al. Enterovirus 68 is associated with respiratory illness and shares biological features with both the enteroviruses and the rhinoviruses. *J Gen Virol.* 2004;85(9):2577-2584.

Ohya T, Yamashita Y, Shibuya I, et al. A serial ^{18}FDG-PET study of a patient with SSPE who had good prognosis by combination therapy with interferon alpha and ribavirin. *Eur J Paediatr Neurol.* 2014;18(4):536-539. doi:10.1016/j.ejpn.2014.03.001.

Oldstone MB, Lewicki H, Thomas D, et al. Measles virus infection in a transgenic model: virus-induced immunosuppression and central nervous system disease. *Cell.* 1999;98(5):629-640.

Omland LH, Vestergaard BF, Wandall JH. Herpes simplex virus type 2 infections of the central nervous system: a retrospective study of 49 patients. *Scand J Infect Dis.* 2008;40(1):59-62.

O'Neil KM, Pallansch MA, Winkelstein JA, Lock TM, Modlin JF. Chronic group A coxsackievirus infection in agammaglobulinemia: demonstration of genomic variation of serotypically identical isolates persistently excreted by the same patient. *J Infect Dis.* 1988;157(1):183-186.

Oxley TJ, Mocco J, Majidi S, et al. Large-vessel stroke as a presenting feature of Covid-19 in the young. *N Engl J Med.* 2020;382(20):e60.

Pabbaraju K, Wong S, Chan EN, Tellier R. Genetic characterization of a coxsackie A9 virus associated with aseptic meningitis in Alberta, Canada in 2010. *Virol J.* 2013;10:93. doi:10.1186/1743-422X-10-93.

Pahud BA, Glaser CA, Dekker CL, Arvin AM, Schmid DS. Varicella zoster disease of the central nervous system: epidemiological, clinical, and laboratory features 10 years after the introduction of the varicella vaccine. *J Infect Dis.* 2011;203(3):316-323. doi:10.1093/infdis/jiq066.

Peckham CS, Chin KS, Coleman JC, Henderson K, Hurley R, Preece RM. Cytomegalovirus infection in pregnancy: preliminary findings from a prospective study. *Lancet.* 1983;1(8338):1352-1355.

Peters AC, Vielvoye GJ, Versteeg J, Bots GT, Lindeman J. ECHO 25 focal encephalitis and subacute hemichorea. *Neurology.* 1979;29(5):676-681.

Phuapradit P, Roongwithu N, Limsukon P, Boongird P, Vejjajiva A. Radiculomyelitis complicating acute haemorrhagic conjunctivitis. A clinical study. *J Neurol Sci.* 1976;27(1):117-122.

Piantadosi A, Kanjilal S, Ganesh V, et al. Rapid detection of Powassan virus in a patient with encephalitis by metagenomic sequencing. *Clin Infect Dis.* 2018;66(5):789-792. doi:10.1093/cid/cix792.

Pieracci EG, Pearson C, Wallace RM, et al. Vital signs: trends in human rabies deaths and exposures—United States, 1938–2018. *MMWR Morb Mort Wkly Rep.* 2019;68(23):524-528.

Pierelli F, Tilia G, Damiani A, et al. Brainstem CMV encephalitis in AIDS: clinical case and MRI features. *Neurology.* 1997;48(2):529-530.

Pottage JC Jr, Kessler HA. Herpes simplex virus resistance to acyclovir: clinical relevance. *Infect Agents Dis.* 1995;4(3):115-124.

Poyiadji N, Shahin G, Noujaim D, Stone M, Patel S, Griffith B. COVID-19-associated acute hemorrhagic necrotizing encephalopathy: CT and MRI features. *Radiology.* 2020;296(2):E119-E120.

Puelles VG, Lütgehetmann M, Lindenmeyer MT, et al. Multiorgan and renal tropism of SARS-CoV-2. *N Engl J Med.* 2020;383(6):590-592.

Rabenau HF, Buxbaum S, Preiser W, Weber B, Doerr HW. Seroprevalence of herpes simplex virus types 1 and type 2 in the Frankfurt Am Main Area, Germany. *Med Microbiol Immunol.* 2002;190(4):153-160.

Radmanesh A, Raz E, Zan E, Derman A, Kaminetzky M. Brain imaging use and findings in COVID-19: a single academic center experience in the epicenter of disease in the United States. *AJNR Am J Neuroradiol.* 2020;41(7):1179-1183.

Reda H, Watson JC, Jones LK Jr. Zoster-associated mononeuropathies (ZAMs): a retrospective series. *Muscle Nerve.* 2012;45(5):734-739. doi:10.1002/mus.23342.

Ren R, Racaniello VR. Poliovirus spreads from muscle to the central nervous system by neural pathways. *J Infect Dis.* 1992;166(4):747-752.

Reyes MG, Gardner JJ, Poland JD, et al. St Louis encephalitis. Quantitative histologic and immunofluorescent studies. *Arch Neurol.* 1981;38(6):329-334.

Romero-Sánchez CM, Díaz-Maroto I, Fernández-Díaz E, et al. Neurologic manifestations in hospitalized patients with COVID-19: the ALBACOVID registry [published online ahead of print June 1, 2020]. *Neurology.* doi:10.1212/WNL.0000000000009937.

Roos RP, Graves MC, Wollmann RL, Chilcote RR, Nixon J. Immunologic and virologic studies of measles inclusion body encephalitis in an immunosuppressed host: the relationship to subacute sclerosing panencephalitis. *Neurology.* 1981;31(10):1263-1270.

Rorabaugh ML, Berlin LE, Heldrich F, et al. Aseptic meningitis in infants younger than 2 years of age: acute illness and neurologic complications. *Pediatrics.* 1993;92(2):206-211.

Rotbart HA, Webster AD; for Pleconaril Treatment Registry Group. Treatment of potentially life-threatening enterovirus infections with pleconaril. *Clin Infect Dis.* 2001;32(2):228-235. doi:10.1086/318452.

Sabin AB. Pathogenesis of poliomyelitis; reappraisal in the light of new data. *Science.* 1956;123(3209):1151-1157.

Sauerbrei A, Bohn K, Heim A, et al. Novel resistance-associated mutations of thymidine kinase and DNA polymerase genes of herpes simplex virus type 1 and type 2. *Antivir Ther.* 2011;16(8):1297-1308. doi:10.3851/IMP1870.

Schaller T, Hirschbühl K, Burkhardt K, et al. Postmortem examination of patients with COVID-19. *JAMA.* 2020;323(24):2518-2520.

Schultz DR, Barthal JS, Garrett G. Western equine encephalitis with rapid onset of parkinsonism. *Neurology.* 1977;27(11):1095-1096.

Selvey LA, Johansen CA, Broom AK, et al. Rainfall and sentinel chicken seroconversions predict human cases of Murray Valley encephalitis in the north of Western Australia. *BMC Infect Dis.* 2014;14(1):672.

Silverman MA, Misasi J, Smole S, et al. Eastern equine encephalitis in children, Massachusetts and New Hampshire, USA, 1970-2010. *Emerg Infect Dis.* 2013;19(2):194-201. doi:10.3201/eid1902.120039.

Solomon IH, Normandin E, Bhattacharyya S, et al. Neuropathological features of Covid-19 [published online ahead of print June 12, 2020]. *N Engl J Med.* doi:10.1056/NEJMc2019373.

Spinsanti LI, Diaz LA, Glatstein N, et al. Human outbreak of St. Louis encephalitis detected in Argentina, 2005. *J Clin Virol.* 2008;42(1):27-33. doi:10.1016/j.jcv.2007.11.022.

Tan IL, McArthur JC, Venkatesan A, Nath A. Atypical manifestations and poor outcome of herpes simplex encephalitis in the immunocompromised. *Neurology.* 2012;79(21):2125-2132. doi:10.1212/WNL.0b013e3182752ceb.

Tenforde MW, Rose EB, Lindsell CJ, et al. Characteristics of adult outpatients and inpatients with COVID-19—11 Academic Medical Centers, United States, March-May 2020. *MMWR Morb Mortal Wkly Rep.* 2020;69(26):841-846.

Thomas SL, Minassian C, Ganesan V, Langan SM, Smeeth L. Chickenpox and risk of stroke: a self-controlled case series analysis. *Clin Infect Dis.* 2014;58(1):61-68. doi:10.1093/cid/cit659.

Tomoda A, Nomura K, Shiraishi S, et al. Trial of intraventricular ribavirin therapy for subacute sclerosing panencephalitis in Japan. *Brain Dev.* 2003;25(7):514-517.

Townsend CL, Forsgren M, Ahlfors K, Ivarsson S-A, Tookey PA, Peckham CS. Long-term outcomes of congenital cytomegalovirus infection in Sweden and the United Kingdom. *Clin Infect Dis.* 2013;56(9):1232-1239. doi:10.1093/cid/cit018.

Townsend JJ, Baringer JR, Wolinsky JS, et al. Progressive rubella panencephalitis. Late onset after congenital rubella. *N Engl J Med.* 1975;292(19):990-993. doi:10.1056/NEJM197505082921902.

Tunkel AR, Glaser CA, Bloch KC, et al. The management of encephalitis: clinical practice guidelines by the Infectious Diseases Society of America. *Clin Infect Dis.* 2008;47(3):303-327. doi:10.1086/589747.

Turner KM, Lee HC, Boppana SB, Carlo WA, Randolph DA. Incidence and impact of CMV infection in very low birth weight infants. *Pediatrics.* 2014;133(3):e609-e615. doi:10.1542/peds.2013-2217.

Turtle L, Solomon T. Japanese encephalitis—the prospects for new treatments. *Nat Rev Neurol.* 2018;14(5):298-313.

Tyler KL, McPhee DA. Molecular and genetic aspects of the pathogenesis of viral infections of the central nervous system. *Crit Rev Neurobiol.* 1987;3(3):221-243.

Wadia NH, Katrak SM, Misra VP, et al. Polio-like motor paralysis associated with acute hemorrhagic conjunctivitis in an outbreak in 1981 in Bombay, India: clinical and serologic studies. *J Infect Dis.* 1983;147(4):660-668.

Wasay M, Diaz-Arrastia R, Suss RA, et al. St Louis encephalitis: a review of 11 cases in a 1995 Dallas, Tex, epidemic. *Arch Neurol.* 2000;57(1):114-118.

Weil ML, Itabashi H, Cremer NE, Oshiro L, Lennette EH, Carnay L. Chronic progressive panencephalitis due to rubella virus simulating subacute sclerosing panencephalitis. *N Engl J Med.* 1975;292(19):994-998. doi:10.1056/NEJM197505082921903.

Weinstein L, Shelokov A, Seltser R, et al. A comparison of the clinical features of poliomyelitis in adults and in children. *N Engl J Med.* 1952;246(8):297-302.

Whitley RJ, Alford CA, Hirsch MS, et al. Vidarabine versus acyclovir therapy in herpes simplex encephalitis. *N Engl J Med.* 1986;314(3):144-149. doi:10.1056/NEJM198601163140303.

Whitley R, Arvin A, Prober C, et al. A controlled trial comparing vidarabine with acyclovir in neonatal herpes simplex virus infection. Infectious Diseases Collaborative Antiviral Study Group. *N Engl J Med*. 1991;324(7):444-449. doi:10.1056/NEJM199102143240703.

Williams KH, Hollinger FB, Metzger WR, Hopkins CC, Chamberlain RW. The epidemiology of St. Louis encephalitis in Corpus Christi, Texas, 1966. *Am J Epidemiol*. 1975;102(1):16-24.

Willoughby RE Jr, Tieves KS, Hoffman GM, et al. Survival after treatment of rabies with induction of coma. *N Engl J Med*. 2005;352(24):2508-2514. doi:10.1056/NEJMoa050382.

Wolinsky JS, Waxham MN, Hess JL, Townsend JJ, Baringer JR. Immunochemical features of a case of progressive rubella panencephalitis. *Clin Exp Immunol*. 1982;48(2):359-366.

Wood MJ, Johnson RW, McKendrick MW, Taylor J, Mandal BK, Crooks J. A randomized trial of acyclovir for 7 days or 21 days with and without prednisolone for treatment of acute herpes zoster. *N Engl J Med*. 1994;330(13):896-900. doi:10.1056/NEJM199403313301304.

World Health Organization. *Global polio eradication initiative: annual report 2017: securing a lasting world free of all polioviruses (No. WHO/POLIO/18.01)*. Geneva, Switzerland: World Health Organization; 2018.

Xu J, Zhong S, Liu J, et al. Detection of severe acute respiratory syndrome coronavirus in the brain: potential role of the chemokine mig in pathogenesis. *Clin Infect Dis*. 2005;41(8):1089-1096.

Yan JJ, Wang JR, Liu CC, Yang HB, Su IJ. An outbreak of enterovirus 71 infection in Taiwan 1998: a comprehensive pathological, virological, and molecular study on a case of fulminant encephalitis. *J Clin Virol*. 20;17(1):13-22.

Zhang Y, Xiao M, Zhang S, et al. Coagulopathy and antiphospholipid antibodies in patients with Covid-19. *N Engl J Med*. 2020;382(17):e38.

Zhu N, Zhang D, Wang W, et al. A novel coronavirus from patients with pneumonia in China, 2019. *N Engl J Med*. 2020;382(8):727-733.

Vírus da Imunodeficiência Humana (HIV) e Síndrome de Imunodeficiência Adquirida (AIDS)

70

Anne Damian Yacoub, Deanna Saylor, Ned Sacktor, Kiran T. Thakur, Carolyn Barley Britton e Barbara S. Koppel

PONTOS-CHAVE

1. Formas brandas de disfunção cognitiva e polineuropatia sensorial distal são manifestações neurológicas comuns da infecção pelo vírus da imunodeficiência humana.

2. O diagnóstico de uma síndrome neurológica primária associada ao HIV requer exclusão de causas secundárias, como infecções oportunistas, neoplasias e distúrbios tóxico-metabólicos secundários.

3. Infecções oportunistas ainda são frequentes em pacientes HIV+ com imunossupressão avançada e nos indivíduos que não seguem criteriosamente o tratamento antiviral ou não toleram antivirais.

INTRODUÇÃO

A AIDS é a pandemia mais devastadora dos séculos XX e XXI. A síndrome foi reconhecida inicialmente em 1981, em razão do número crescente de relatos de infecções oportunistas (inclusive pneumonia por *Pneumocystis carinii*) e neoplasias malignas (p. ex., sarcoma de Kaposi) raras, que ocorriam em homens até então saudáveis, que tinham relações sexuais com outros homens. Casos semelhantes também foram detectados entre usuários de drogas intravenosas (IV). Em 1983, o vírus da imunodeficiência humana (HIV) tipo 1 foi isolado de linfócitos do sangue periférico humano e, pouco tempo depois, esse retrovírus foi identificado como a causa da AIDS. Complicações da infecção pelo HIV-1 associadas ao sistema nervoso central (SNC) foram descritas inicialmente no início da epidemia, quando um distúrbio neurocognitivo grave atribuível ao vírus era comum entre pacientes com imunodeficiência grave.

Classificação da doença causada pelo HIV

Em 1986, o CDC (Centers for Disease Control and Prevention) norte-americano propôs critérios de estadiamento da infecção causada pelo HIV. Revisões efetuadas em 1993 acrescentaram três categorias laboratoriais estratificadas com base nas contagens de células CD4 e em três categorias diagnósticas (Tabela 70.1).

As condições/doenças que definem a AIDS foram ampliadas para incluir a sorologia positiva para HIV e tuberculose (TB) pulmonar, pneumonia bacteriana recidivante, carcinoma invasivo da cérvice e contagem de linfócitos CD4 menor que 200 células/mm³. Essas revisões definem o estágio terminal da infecção pelo HIV e esclarecem a relação entre síndromes clínicas específicas e imunossupressão avançada, especialmente as que afetam o SNC e não estão incluídas entre os critérios diagnósticos de AIDS. Diferentemente do sistema do CDC norte-americano, o Sistema de Classificação da Doença e Estadiamento Clínico da Organização Mundial da Saúde (OMS), revisado em 2006, pode ser usado facilmente em contextos de poucos recursos, que não têm acesso às contagens de células CD4 ou outros exames laboratoriais e diagnósticos (Tabela 70.2).

Tabela 70.1 Classificação de 1993 do CDC norte-americano para infecção pelo HIV.

Categorias laboratoriais
Categoria 1 – contagem de linfócitos CD4 > 500 células/mm³
Categoria 2 – contagem de linfócitos CD4 entre 200 e 499 células/mm³
Categoria 3 – contagem de linfócitos CD4 < 200 células/mm³
Categorias clínicas
Categoria A – infecção assintomática, linfadenopatia generalizada persistente e infecção primária aguda pelo HIV
Categoria B – condições sintomáticas não incluídas na definição de casos para fins de vigilância epidemiológica da AIDS (CDC 1987) que, segundo a opinião de um médico, estão relacionadas com o HIV, ou quando o tratamento clínico é complicado pela infecção causada pelo HIV (p. ex., sepse, endocardite bacteriana, TB pulmonar, displasia ou carcinoma de cérvice, candidíase vulvovaginal)
Categoria C – qualquer uma das 23 condições patológicas relacionadas nas definições de casos de AIDS (CDC 1987)

HIV, vírus da imunodeficiência humana. (Adaptada do Congresso Americano. *The CDC's Case Definition of AIDS: Implications of Proposed Revisions.* OTA-BP-H-89. Washington, DC: U.S. Government Printing Office; 1992.)

Tabela 70.2 Estadiamento clínico da Organização Mundial da Saúde (OMS) para a infecção confirmada pelo vírus da imunodeficiência humana (HIV).

Sintomas associados ao HIV	Estágio clínico, OMS
Assintomático	1
Sintomas brandos	2
Sintomas avançados	3
Sintomas graves	4

Adaptada da Organização Mundial da Saúde. *HIV/AIDS Programme: Strengthening Health Services for Fight HIV/AIDS. WHO Case Definitions of HIV for Surveillance and Revised Clinical Staging and Immunological Classification of HIV-Related Disease in Adults and Children.* Genebra, Suíça: Organização Mundial da Saúde; 2007. http://www.who.int/hiv/pub/guidelines/HIVstaging150307.pdf. Acesso em 12 de outro de 2020.

O sistema da OMS classificou a doença associada ao HIV com base nas manifestações clínicas, que podem ser detectadas e tratadas pelos médicos em diversos contextos e por clínicos com níveis variados de experiência e treinamento sobre infecção pelo HIV. Esse sistema de classificação orienta o tratamento clínico dos pacientes infectados pelo HIV. Contagens de linfócitos CD4 e ensaios de carga viral praticamente suplantaram os critérios de estadiamento como base para tomar decisões acerca do tratamento antirretroviral. O estadiamento ainda é útil para definir prognóstico e decisões quanto à profilaxia de infecções oportunistas e identificar pacientes em risco de desenvolver estas infecções e neoplasias malignas.

Quando há suspeita clínica de infecção pelo HIV, devem ser realizados imunoensaio de triagem e testes virológicos para HIV por reação em cadeia de polimerase (PCRT). Imunoensaio de triagem negativo com carga viral positiva sugere infecção inicial pelo HIV. Imunoensaio de triagem positivo e carga viral positiva podem ocorrer com infecção inicial ou avançada pelo HIV. O resultado positivo no imunoensaio de triagem indica a realização de outro imunoensaio (apenas anticorpo). O resultado negativo nesse segundo teste sugere infecção inicial ou aguda pelo HIV; contudo, um segundo resultado negativo não exclui infecção inicial e o contexto clínico deve ser levado em consideração. Em todos os pacientes com infecção pelo HIV recém-diagnosticada, devem ser realizados testes de resistência genotípica aos antivirais.

EPIDEMIOLOGIA

Epidemiologia da infecção pelo HIV em adultos

Infecção pelo HIV ainda é uma pandemia persistente, que afeta praticamente todas as faixas etárias e quase todos os países. De acordo com o relatório de 2018 do *Joint United Nations Programme on HIV and AIDS* (Unaids), em 2017 havia 36,9 milhões de pessoas infectadas pelo HIV em todo o mundo. Nesse mesmo ano, estimou-se que 1,8 milhões de indivíduos adquiriram infecção pelo HIV, dos quais 66% viviam nos países da África Subsaariana. Em 2017, houve 940 mil mortes relacionados com a AIDS. Globalmente, a redução mais expressiva da mortalidade por AIDS, em comparação com novas infecções pelo HIV, fez com que o número total de pessoas vivendo com HIV aumentasse constantemente nos últimos anos. HIV-2 está limitado à África ocidental e pacientes com laços históricos e socioeconômicos com esta região e comumente está associado à coinfecção pelo HIV-1. Uma análise retrospectiva das amostras de sangue doado demonstrou que o HIV estava presente nos EUA na década de 1970. Em 2019, o CDC norte-americano estimou a prevalência de HIV/AIDS em 1,1 milhão de norte-americanos (Tabela 70.3). As estimativas eram de que 16% dos indivíduos infectados não estavam cientes de sua sorologia para HIV.

No ano 2000, a AIDS tornou-se a causa principal de mortes entre homens afro-americanos com idades de 35 a 44 anos e mulheres com idades entre 25 e 34 anos do mesmo grupo racial que viviam nos EUA. A representação desproporcional dos homens afro-americanos e hispânicos parecia estar relacionada com o uso de drogas IV. Mais recentemente, dados estatísticos de 2017 publicados pelo CDC norte-americano sugeriram que afro-americanos representavam cerca de 13% da população norte-americana neste ano, mas constituíam cerca de 43% dos casos novos de infecção pelo HIV. Em 2016, hispânicos/latinos representavam 26% das infecções novas pelo HIV nos EUA. Embora sejam afetadas pelo uso de drogas, as relações heterossexuais sem proteção tornaram-se o risco de transmissão predominante entre as mulheres dos grupos raciais minoritários, enquanto as relações homossexuais sem proteção ainda são a causa principal de transmissão entre homens. Também houve um aumento significativo da incidência de infecção pelo HIV entre os idosos. Cerca de 50% dos norte-americanos HIV-positivos têm 50 anos ou mais, embora diagnósticos novos de infecção pelo HIV diminuam nessa faixa etária.

A introdução do tratamento antirretroviral combinado (*combination antirretroviral therapy*, ou cART na sigla em inglês) em 1996 alterou profundamente a epidemiologia de HIV/AIDS nos EUA e outros países abastados. Desde a introdução do cART, nos EUA, houve uma redução de 38% nos casos incidentes de AIDS e declínio de 67% nos óbitos atribuídos a essa condição. Em alguns países em desenvolvimento, os avanços nesse sentido têm sido dificultados pelo acesso limitado aos programas formais de distribuição de cART. Em consequência dos esforços do U.S. President's Emergency Plan for AIDS Relief (PEPFAR), da UNAIDS e OMS e também das organizações não governamentais e ministros de saúde dos países, houve ampliação dos programas formais de distribuição de cART em algumas regiões em desenvolvimento e espera-se a estabilização da doença nos próximos 5 a 10 anos.

Os mecanismos principais de transmissão do HIV são relações sexuais, transmissão materno-infantil, uso de drogas injetáveis com agulhas contaminadas e exposição ao sangue

Tabela 70.3 Epidemiologia do vírus da imunodeficiência humana (HIV)/AIDS: dados relativos aos EUA e a outros países, de 2018 e 2019.

EUA – até 2018	
Adultos/adolescentes	1.144.400
Crianças (< 13 anos)	1.323
Total	1.141.723
Dados demográficos (adultos)	
Raça	
Afro-americanos	42%
Brancos, exceto hispânicos	25%
Hispânicos	27%
Sexo	
Masculino	76%
Feminino	24%
Dados mundiais – 2018	
Total de casos até 2012	36.700.000
África Subsaariana	25.700.000
Ásia e Pacífico	5.200.000
Número de infecções novas pelo HIV em 2017	1.700.000
Mortes atribuídas a AIDS em 2017	940.000
Crianças (< 15 anos) com AIDS em 2017	1.800.000

Adaptada com base nos dados da Organização Mundial da Saúde. *HIV/AIDS Programme: Strengthening Health Services to Fight HIV/AIDS. WHO Case Definitions of HIV for Surveillance and Revised Clinical Staging and Immunological Classification of HIV-related Disease in Adults and Children.* Genebra, Suíça: Organização Mundial da Saúde; 2007. http://www.who.int/hiv/pub/guidelines/HIVstaging 150307.pdf. Página acessada em 12 de outubro de 2020.

ou hemoderivados infectados; em todo o mundo, a transmissão sexual é o mecanismo de exposição mais comum e, nesse grupo, as relações heterossexuais são o modo de transmissão mais frequente. Em 2016 nos EUA, as relações homossexuais foram a razão mais comum (67% dos casos) de infecção recente pelo HIV, seguidas de comportamento heterossexual de alto risco e uso de drogas injetáveis.

Receptores de hemocomponentes ou fator de coagulação para tratar hemofilia ou outros distúrbios hematológicos ou da coagulação representam menos de 1% dos casos de AIDS entre adultos. Nos EUA, a testagem rotineira dos hemocomponentes praticamente eliminou essa fonte de transmissão. A exposição ocupacional com transmissão e soroconversão confirmadas está bem demonstrada, mas é rara. A maioria das exposições mucocutâneas ou percutâneas envolve sangue ou líquido sanguinolento. Estudos prospectivos das exposições conhecidas estimaram que o risco médio de transmissão do HIV depois da exposição percutânea ("picada de agulha") seja de aproximadamente 0,3%, enquanto o risco depois da exposição das mucosas seja de 0,09%.

Epidemiologia da infecção pelo HIV entre crianças

Até o final do ano 2016, cerca de 1.300 crianças (menos de 13 anos) norte-americanas estavam infectadas pelo HIV. A maioria das crianças adquire a infecção no período perinatal. A partir de 1992, a transmissão perinatal declinou abruptamente nos EUA (de um pico de mil a 2 mil casos por ano, para apenas 38 casos em 2006) como resultado da adoção bem-sucedida das diretrizes do CDC norte-americano quanto ao aconselhamento, testagem e tratamento antirretroviral maternos. Entre 2012 e 2016, os diagnósticos de infecção perinatal diminuíram em 41%.

Entretanto, em nível mundial, transmissão perinatal ainda representa uma parcela expressiva da incidência global da infecção pelo HIV. Em 2017, estimou-se que havia 1,8 milhões de crianças (menos de 15 anos) HIV-positivas e 180 mil casos novos de infecção no mesmo ano. Um dado encorajador é que na África Oriental e Austral, esforços regionais para eliminar a transmissão do HIV de mãe para filho continuam a produzir resultados. Noventa e três por cento das 940 mil gestantes HIV-positivas dessa região receberam profilaxia antirretroviral em 2017, resultando em taxa média de transmissão materno-infantil abaixo de 10% (a menor em todo o mundo). A infecção perinatal de crianças depende da carga viral materna e estágio da gestação durante o qual a infecção é adquirida. Depois do nascimento, porcentagem significativa das crianças torna-se soronegativa. Indícios típicos de infecção pediátrica em estágio inicial são atraso do desenvolvimento e disfunção cognitiva, regressão dos marcos de desenvolvimento alcançados antes e vasculopatia, que pode causar acidentes vasculares encefálicos (AVEs) ou hemorragia. Na África, alguns estudos não detectaram qualquer diferença nos parâmetros neuropsicológicos nem no desempenho escolar das crianças HIV+, em comparação com controles HIV-negativos (HIV-) com condições nutricionais e socioeconômicas semelhantes. Contudo, a taxa de mortalidade de 61% na idade de 4 anos para crianças em estado grave deve modificar essa comparação.

Etiologia

HIV é um lentivírus de RNA envelopado. O vírus contém DNA-polimerase dependente de RNA (transcriptase reversa), que produz provírus capaz de incorporar-se ao DNA da célula hospedeira. Dentro da célula-alvo, o vírus está presente em suas formas livre e incorporada ao DNA.

A infecção humana pelo HIV é considerada uma infecção zoonótica (entre espécies diferentes), porque se originou de macacos infectados pelo vírus da imunodeficiência dos símios, por meio de várias transmissões independentes. Entre as duas espécies virais conhecidas, o HIV-1 tem distribuição global e é mais prevalente, enquanto o HIV-2 é encontrado na África ocidental e Europa entre imigrantes africanos e seus parceiros sexuais. Casos esporádicos de infecção pelo HIV-2 ocorrem nos EUA, mas são raros, em comparação com o HIV-1. Várias evidências sugerem que a pandemia de AIDS quase certamente se originou da África ocidental equatorial. O HIV-1 caracteriza-se por diversidade genética ampla e pode ser dividido em três classes: grupo M (maior), grupo O (periférico) e grupo N (novo, ou não M, não O). O grupo M é responsável por 90% dos casos de infecção pelo HIV em todo o mundo e é representado por nove subtipos ou clados principais. Os subtipos do HIV-1 encontrados nos EUA e Europa diferem dos subtipos isolados em qualquer outra região do planeta. Nos EUA e Europa, o clado B é o subtipo predominante, enquanto na África Subsaariana os clados A, C e D são os subtipos mais comuns.

FISIOPATOLOGIA

Infecção primária pelo HIV

A infecção primária pressupõe a violação de uma barreira da mucosa, o que facilita a entrada dos vírus. A viremia provoca infecção e depleção profunda dos linfócitos T CD4, especialmente nos tecidos linfoides associados ao intestino. A reação imune ao vírus causa ativação das células T CD8 e produção de anticorpos específicos para o vírus que, por sua vez, ativam linfócitos CD4 e reduzem a replicação viral, embora seja importante ressaltar que o sistema linfático das mucosas não se recupera ao seu estado pré-inleccioso. A progressão da infecção pelo HIV é causada, em parte, por essa ativação do sistema imune, que afeta negativamente o sistema imunológico por uma combinação de dois fatores: destruição direta dos linfócitos T CD4 infectados e morte das células circundantes. A infecção dos linfócitos CD4 pelo HIV, que é mediada pela fixação do vírus ao receptor CD4 da superfície celular, resulta na morte da célula. Nos seres humanos, o receptor CD4 está expresso em vários tipos de células, inclusive neurônios e glia do cérebro, mas não há evidência de replicação do vírus em outras células além de linfócitos, macrófagos, monócitos e seus derivados. Em 1996, pesquisadores identificaram um receptor de quimiocinas como correceptor necessário à entrada do vírus nas células. Na fase aguda e no estágio inicial da infecção pelo HIV, predomina a cepa viral M-trópica, que prefere se replicar dentro dos macrófagos com o receptor de quimiocinas CCR5 (cepa R5). Nas fases avançadas da infecção, surge uma cepa viral T-trópica, que prefere linfócitos T com receptor de quimiocinas CXCR4 (vírus X4) e torna-se predominante. Variações genéticas do receptor de quimiocinas pode afetar a suscetibilidade à infecção pelo HIV. Nos indivíduos homozigóticos para deleção de 32 pares de bases do CCR5, há resistência relativa à infecção. A infecção primária pelo HIV pode ser assintomática ou, em 50 a 70% dos casos, causa doença aguda autolimitada semelhante à mononucleose com febre, cefaleia, mialgia, mal-estar, letargia, odinofagia, linfadenopatia e erupção maculopapulosa. Ulceração dolorosa da mucosa oral pode impedir a deglutição (odinofagia).

A infecção aguda caracteriza-se por viremia, taxas altas de replicação viral (até 1 milhão de moléculas de RNA por mililitro), isolamento do vírus dos linfócitos do sangue periférico e níveis séricos altos de um antígeno nuclear (p24) do vírus. Linfócitos citotóxicos e fatores solúveis liberados pelos linfócitos CD8 conseguem reduzir a carga viral a nível basal, que difere caso a caso. Apesar da reação imune inicial eficaz, quase sempre há disfunção imune simultânea. Anticorpos neutralizantes, inicialmente da classe IgM (imunoglobulina M) e depois da classe IgG, aparecem dentro de 2 a 6 semanas e resultam na eliminação da viremia e redução dos níveis séricos do antígeno p24. Em casos raros, não há produção de anticorpos por vários meses ou, excepcionalmente, ao longo de toda a infecção.

Efeitos imunológicos adversos ocorrem precocemente e são mais graves nos pacientes sintomáticos. A linfopenia absoluta inicial afeta linfócitos CD4 (auxiliares) e CD8 (supressores) com hiporreatividade aos mitógenos e antígenos e trombocitopenia. Em seguida, geralmente há linfocitose (especialmente de linfócitos CD8) e inversão da razão CD4/CD8. Linfócitos atípicos são detectados em alguns casos. As alterações iniciais da razão CD4/CD8 geralmente são transitórias, mas a reversão aos valores mais normais acompanha-se de anormalidades funcionais persistentes. A anergia cutânea é uma consequência direta dos efeitos virais nas células CD4.

Depois da infecção aguda e soroconversão, a latência clínica pode se estender por vários anos antes do aparecimento dos primeiros sintomas em razão do desenvolvimento de infecções secundárias, neoplasias malignas ou doença neurológica. Entretanto, não há latência biológica porque a infecção pelo HIV é crônica e persistente com taxas variáveis de replicação viral.

Progressão à AIDS

O nível basal de carga viral depois da infecção aguda correlaciona-se com a taxa de progressão ao estágio sintomático da infecção ou AIDS. Vários ensaios disponíveis no mercado permitem avaliação quantitativa do RNA viral no plasma. O ensaio para DNA ramificado (b) detecta apenas 20 a 50 cópias por mililitro. A detecção de infecção aguda é importante porque o tratamento antirretroviral imediato pode evitar disseminação extensiva aos tecidos linfoides ou até erradicar a infecção. Sem tratamento, a replicação viral é intensa e, mesmo sem declínio da contagem de células CD4, pode causar doença cardiovascular, nefropatia e cânceres não relacionados com a AIDS.

Nos indivíduos que não são tratados, estima-se que 10 bilhões de vírions entrem no plasma diariamente. Os vírus estão localizados principalmente nos tecidos, não no plasma; a carga viral linfocitária total é três vezes maior que a plasmática e a maior parte do vírus localiza-se nas células dendríticas foliculares dentro dos centros germinativos, onde ele fica retido passivamente. A carga viral total é de 100 bilhões de cópias de RNA do HIV no corpo. Cerca de 10% das células com infecção latente contêm provírus capaz de se replicar. A destruição celular do tecido linfoide é mediada pelos efeitos citopáticos diretos do HIV, autoimunidade e outros mecanismos. Por fim, o sistema linfoide é suplantado pela carga viral, que aumenta com a progressão da doença e culmina na AIDS.

Outros fatores que podem aumentar a replicação do HIV e acelerar o início dos sintomas são os seguintes: variabilidade biológica do HIV e desenvolvimento de cepas progressivamente mais virulentas; imunogenética do hospedeiro; e interações com outras infecções associadas, inclusive citomegalovírus (CMV), vírus do herpes simples (VHS), vírus das hepatites B e C, herpes-vírus humano 6 (HHV-6) e vírus linfotrópico de células T humanas 1 (HTLV-1), que acentuam a expressão do HIV e capacidade citolítica das citocinas. Citocinas e quimiocinas são liberadas pelas células imunes em resposta à infecção e podem hiper-regular ou hiporregular a replicação viral.

Outras anormalidades imunológicas da AIDS são causadas pelos efeitos do HIV nos linfócitos B ou macrófagos, que causam hipergamaglobulinemia, depressão da reação humoral aos antígenos novos (inclusive bactérias encapsuladas) e aumento dos níveis de imunocomplexos. Os anticorpos dirigidos contra as plaquetas podem causar trombocitopenia.

Impacto do tratamento antirretroviral

Tratamento antirretroviral combinado (cART) e profilaxia específica reduziram a incidência de infecções oportunistas e neoplasias associadas à AIDS nos EUA e outros países, nos quais se dispõe facilmente de tratamento. A sigla cART refere-se ao uso de três ou mais fármacos antirretrovirais de duas classes diferentes. As classes principais de antirretrovirais são inibidores nucleotídios de transcriptase reversa, inibidores não nucleotídios de transcriptase reversa, inibidores de protease, inibidores de integrase, inibidores de entrada e inibidores de fusão. Essas classes de fármacos antirretrovirais interferem em estágios diferentes da replicação do HIV. Os tipos de infecções ou neoplasias que complicam a infecção pelo HIV não se modificaram e são semelhantes em todo o mundo, com frequências variáveis dependendo de fatores locais. Nos indivíduos HIV-positivos não tratados, pneumonia por *Pneumocystis carinii* é a infecção oportunista mais comum. Existem muitas outras infecções oportunistas, inclusive infecções causadas por fungos, vírus, bactérias e parasitos. Algumas dessas infecções afetam o SNC, geralmente, em processos infecciosos secundários, mas também primários em alguns casos. Por exemplo, o papovavírus causador da leucoencefalopatia multifocal progressiva (PML) causa infecção cerebral primária. Infecções comuns nos países em desenvolvimento – como tripanossomose, cisticercose e malária – são diagnosticadas ocasionalmente em imigrantes recém-chegados aos EUA. Hepatites B e C são comorbidades importantes, especialmente entre pacientes que adquirem a infecção pelo HIV com o uso de drogas injetáveis. Sarcoma de Kaposi (uma doença que define a AIDS e se caracteriza por placas maculosas ou nodulares eritematosas, comumente na face, mucosa oral ou parte superior do tronco), linfomas de Hodgkin e não Hodgkin e câncer de cérvice são as neoplasias malignas associadas à imunossupressão mais comuns, mas se tornaram muito raras desde a introdução do tratamento antirretroviral eficaz. Hoje em dia, neoplasias malignas que não definem a AIDS são mais comuns nos pacientes tratados e incluem câncer anal, carcinoma de pulmão, câncer de fígado e carcinomas da cabeça e pescoço. Com o uso de cART, indivíduos HIV+ vivem significativamente mais e, na verdade, atualmente mais de 75% destes indivíduos com mais de 50 anos morrem por causas não relacionadas com a AIDS.

Patogenia do HIV no sistema nervoso central

O HIV entra no SNC durante a infecção primária e esse processo pode ser assintomático, causar síndromes agudas autolimitadas ou desencadear doenças crônicas. Em estudos clínicos, distúrbios neurológicos foram detectados em até 70% dos pacientes avaliados e em mais de 80% das necropsias realizadas em pacientes com AIDS. Em 10 a 20% dos casos, o distúrbio neurológico é a primeira manifestação da AIDS. Em casos raros, o distúrbio neurológico também é a única evidência de infecção pelo HIV e a causa do óbito. A prevalência dos distúrbios neurológicos é alta em todas as populações estudadas, inclusive na África Subsaariana e regiões da Ásia que limitam o Oceano Pacífico. Apesar da redução da incidência das síndromes primárias relacionadas com AIDS, estudos de necropsia dos pacientes tratados com cART, mas que morreram de AIDS ou outras causas não relacionadas, evidenciaram anormalidades na maioria dos cérebros examinados e, em alguns casos, eram a causa do óbito. O distúrbio neurocognitivo (ou disfunção cognitiva) associado ao HIV é a síndrome clínica mais importante relacionada com essa infecção viral.

Evidências de invasão inicial do SNC incluem isolamento do HIV no líquido cefalorraquidiano (LCR) ou tecidos neurais (cérebro, medula espinal, nervo periférico) e produção intratecal de anticorpos contra HIV. Ainda não está claro como o vírus entra no SNC, mas os mecanismos possíveis são: o transporte intracelular através da barreira hematencefálica dentro dos macrófagos infectados; a implantação dos vírus livres nas leptomeninges; ou a disseminação dos vírus livres depois da replicação dentro do plexo coroide ou epitélio vascular. Estudos *in vitro* utilizaram uma plataforma proteômica e sugeriram que macrófagos derivados dos monócitos infectados pelo HIV-1 hiper-regulem grande quantidade de células endoteliais da microcirculação cerebral humana, causando disfunção da barreira hematencefálica, que facilita o desenvolvimento da doença no SNC. Quimiocinas parecem desempenhar um papel importante na facilitação da transmigração dos linfócitos infectados pelo HIV através da barreira hematencefálica. Estudos *in vitro* demonstraram aumento da transmigração de leucócitos infectados pelo HIV em resposta à quimiocina CCL2 (proteína quimiotáxica de monócitos tipo 1), com violação da barreira hematencefálica, aumento da permeabilidade, redução das proteínas das junções estreitas e expressão de metaloproteases matriciais 2 e 9. No cérebro, infecção viral (com replicação ativa) é detectada apenas nas células microgliais ou macrófagos por técnicas de hibridização *in situ*, mas não é observada nos neurônios (e raramente é demonstrada nas células gliais), mesmo que estas células tenham receptores CD4 e receptores de quimiocinas.

A frequência alta de distúrbios neurológicos associados à infecção pelo HIV resultou na designação deste patógeno como *vírus neurotrópico*. O termo *neurotrópico* implica vulnerabilidade seletiva e ação viral dirigida ao cérebro. Por outro lado, a frequência alta de distúrbios neurológicos pode ser explicada pela cronicidade da infecção, que resulta na disseminação contínua no SNC e ativação imune crônica. Neurotropismo específico não é necessário à acumulação progressiva de danos neurológicos. É difícil estabelecer a correlação entre síndromes neurológicas e replicação viral ativa nos tecidos afetados. Contudo, há um aumento da carga viral com progressão da doença, que acompanha a demência e outros distúrbios neurológicos. O mecanismo da lesão neural parece ser indireto. Entre os mecanismos possíveis estão lesão indireta mediada por fatores imunes; infecção celular persistente e limitada; lesão celular causada pelas citocinas liberadas pelos monócitos e macrófagos infectados; lesão causada por aminoácidos excitotóxicos; aumento do cálcio intracelular mediado por canais regulados por voltagem; danos provocados pelos radicais livres; potencialização da lesão inflamatória pelas quimiocinas e mediadores inflamatórios lipídicos (ácido araquidônico e fator de ativação plaquetário); citotoxicidade direta dos produtos dos genes do HIV, inclusive gp120, tat e gp41 do envelope viral; e anticorpos com reatividade cruzada contra uma glicoproteína do HIV, que se liga a um epítopo da membrana celular e causa bloqueio do receptor celular. Alguns estudos demonstraram envolvimento da proteinoquinase ativada por RNA de hélice dupla na morte neuronal por apoptose causada pela gp120 do HIV. O nível dessa enzima está elevado nos tecidos cerebrais de pacientes com demência associada ao HIV. Mais de um mecanismo pode ser importante. Alterações genéticas do vírus presente no hospedeiro podem resultar em vírus não citopático no SNC, que tem capacidade ampliada de replicação nos monócitos e macrófagos e produz carga viral maior neste sistema que nos tecidos periféricos. Discordância entre fenótipo e carga viral foi documentada em vários estudos com plasma e LCR.

Essa compartimentalização do vírus pode explicar a ocorrência de síndromes neurológicas quando a replicação viral periférica parece estar bem controlada. Escape no LCR – ou seja, quando o RNA do HVI é detectável no LCR, mas não no plasma (ou se encontra em níveis mais altas no LCR, em comparação com o plasma) – pode ocorrer em 5 a 10% dos indivíduos HIV-positivos tratados com cART.

DIAGNÓSTICO

Avaliação diagnóstica inicial

A avaliação diagnóstica dos pacientes sob suspeita de ter doença associada ao HIV começa com ensaio imunossorvente ligado a enzima (ELISA) para HIV. Resultados positivos são confirmados pela técnica *Western blot*. Dependendo da legislação local, testes sorológicos podem exigir consentimento esclarecido e aconselhamento. Nos pacientes que apresentam síndromes virais típicas (p. ex., meningite asséptica ou mielite transversa), a infecção pelo HIV deve ser considerada, mesmo que o paciente não relate comportamento de alto risco. Inexistência de anticorpos durante a doença aguda não exclui o diagnóstico, porque esses distúrbios geralmente ocorrem durante o período de soroconversão. Quantificação da carga viral de HIV no plasma pode ser obtida quando se suspeita de doença associada à soroconversão, de forma a estabelecer o diagnóstico definitivo. Outros exames diagnósticos úteis são os seguintes: razão entre os subtipos de linfócitos CD+, carga viral do HIV no plasma, eletroforese de proteínas séricas, dosagens quantitativas de imunoglobulinas (Igs) e plaquetometria.

A investigação de síndromes neurológicas específicas deve ser precedida de exame físico geral para ajudar a excluir infecções oportunistas ou tumores. Essa avaliação pode incluir biopsia de pele, linfonodos ou medula óssea, além de radiografias do tórax. Hemoculturas para vírus e fungos também podem ser necessárias.

O diagnóstico neurológico preciso requer avaliação sistemática, inclusive investigação da possibilidade de doenças coexistentes. O LCR é mais útil nos casos de sífilis e infecções virais e fúngicas. Ensaios de PCR no LCR podem ajudar a diagnosticar infecções por VHS, VVZ, CMV, *Toxoplasma* e LMP, mas resultados negativos não excluem estas possibilidades. Anormalidades do LCR são comuns na infecção assintomática pelo HIV e devem ser interpretadas com cautela quando se consideram outras possibilidades. Tomografia computadorizada (TC) e especialmente ressonância magnética (RM) ajudam a diferenciar lesões cerebrais focais e difusas. Espectroscopia de ressonância magnética e tomografia computadorizada por emissão de fóton único (SPECT) com tálio podem ajudar a diferenciar entre tumores e infecções. Biopsia de encéfalo pode ser necessária para firmar o diagnóstico definitivo de algumas dessas doenças, especialmente LMP e linfoma primário do SNC.

A mielopatia é avaliada por RM com gadolínio para excluir lesão compressiva. Análise do LCR é um exame adjuvante útil para excluir causas infecciosas. EMG e estudos da condução neural ajudam a avaliar polineuropatia desmielinizante inflamatória crônica, doença das células do corno anterior, polirradiculopatia, neuropatia periférica e miopatia. Em alguns casos, pode ser necessário realizar biopsia de músculo ou nervo.

Síndromes neurológicas associadas ao HIV

Distúrbios neurológicos podem ocorrer em qualquer estágio entre soroconversão e AIDS. Demência e mielopatia confirmam o diagnóstico de AIDS, mesmo que não haja infecções oportunistas; disfunção cognitiva e neuropatia são as doenças neurológicas diretas associadas mais comumente ao HIV. Todos os níveis do neuroeixo podem ser afetados, inclusive doença multissistêmica. Distúrbios neurológicos tendem a ser transitórios nos estágios iniciais da infecção pelo HIV, mas se tornam progressivos ou crônicos com a persistência da infecção e agravação da imunossupressão em pacientes não tratados com cART. Nos pacientes tratados com cART, disfunção cognitiva e neuropatia podem manter-se estáveis e não progredir por anos ou possivelmente décadas.

Nos estágios iniciais da infecção pelo HIV, síndromes neurológicas são indistinguíveis dos distúrbios causados por outros vírus (Tabela 70.4). Isso inclui meningite asséptica, encefalopatia reversível, leucoencefalite, crises epilépticas, mielite transversa, neuropatias cranianas e periféricas (paralisia de Bell, síndrome de Guillain-Barré), polimiosite e mioglobinúria. Neurite e ganglioneurite braquiais foram relatadas apenas raramente. Nos casos típicos, a evolução é autolimitada, e os pacientes comumente mostram recuperação neurológica completa. Indivíduos HIV+ mais idosos em tratamento com cART têm incidência mais alta de doenças neurológicas, em comparação com indivíduos HIV-negativos pareados por idade, inclusive infecções do sistema nervoso, demência, crises epilépticas/epilepsia e distúrbios do sistema nervoso periférico. Além disso, indivíduos HIV-positivos têm distúrbios neurológicos em idade mais precoce, quando são comparados com os indivíduos HIV-negativos.

Anormalidades do LCR (pleocitose com até 200 células/μℓ e bandas oligoclonais) diferenciam entre as síndromes associadas ao HIV e distúrbios pós-infecciosos. Testes para anticorpo contra HIV podem ser negativos, porque essas síndromes podem preceder ou acompanhar a soroconversão e o teste deve ser repetido depois de várias semanas. Quando há forte suspeita de infecção pelo HIV, ensaios para antígeno p24 e carga viral devem ser considerados, embora a sorologia seja negativa. Todos os pacientes HIV-positivos devem fazer sorologia para vírus das hepatites B e C. Tratamento antirretroviral imediato pode ser oferecido para reduzir rapidamente a carga viral alta típica da infecção aguda e, desse modo, diminuir a carga viral basal. Nenhum tratamento específico está indicado para esses distúrbios autolimitados, exceto plasmaférese ou Ig para tratar pacientes com síndrome de Guillain-Barré e corticosteroides para tratar polimiosite.

Com a infecção crônica pelo HIV, distúrbios neurológicos podem acompanhar a doença sistêmica ou distúrbios secundários causados pelo vírus (Tabela 70.5).

Em alguns casos, pleocitose liquórica crônica ou recidivante ocorre com sintomas meníngeos, mas frequentemente é assintomática. Pleocitose crônica não prevê qualquer complicação neurológica específica. Para que pleocitose do LCR seja atribuída à infecção pelo HIV, é necessário excluir patógenos secundários ou tumores. Em um estudo transversal, pleocitose do LCR associada ao HIV não era comum nos pacientes com contagens de células CD4 abaixo de 50 células/mm^3, ou nos pacientes em tratamento com agentes antirretrovirais eficazes.

Tabela 70.4 Síndromes neurológicas associadas à infecção primária pelo vírus da imunodeficiência humana: infecção aguda.

Meningite asséptica aguda
Encefalopatia aguda
Leucoencefalite
Crises epilépticas, focais ou generalizadas
Mielite transversa
Neuropatias cranianas e periféricas
Paralisia de Bell
Polineuropatia desmielinizante inflamatória aguda, tipo Guillain-Barré
Polimiosite
Mioglobinúria

Tabela 70.5 Síndromes neurológicas primárias associadas ao HIV: infecção crônica.

Pleocitose meníngea persistente ou recidivante, com ou sem sintomas meníngeos
Síndromes cerebrais focais e difusas
Demência estável ou progressiva, com ou sem sinais motores
Disfunção cognitiva branda, definida apenas por critérios de testes neuropsicológicos
Transtorno psiquiátrico orgânico
Síndromes vasculares cerebrais
Ataxia cerebelar
Distúrbio epiléptico
Degeneração multissistêmica
Mielopatia progressiva crônica
Neuropatias cranianas e periféricas
Paralisia de Bell
Surdez
Paralisia do nervo frênico
Nervo cutâneo femoral lateral
Polineuropatia desmielinizante inflamatória crônica
Neuropatia sensorial simétrica distal
Mononeuropatia múltipla
Doença do neurônio motor
Neuropatia autonômica
Miopatia

Distúrbio neurocognitivo associado ao HIV

Disfunção cognitiva é uma complicação bem conhecida da infecção crônica pelo HIV em todas as faixas etárias e pode ser leve a grave (Tabela 70.6). A expressão demência associada ao HIV aplica-se aos indivíduos HIV-positivos com disfunção cognitiva moderada a grave nos testes neuropsicológicos e dificuldades acentuadas nas atividades da vida diária em razão da disfunção cognitiva. A demência associada ao HIV, também conhecida como *complexo demencial associado ao HIV-1, demência do HIV* ou *complexo demencial da AIDS*, confirma o diagnóstico de AIDS. Termos descritivos mais antigos são encefalite subaguda, encefalopatia subaguda ou encefalite do HIV. Na era pré-cART, demência associada ao HIV (estágio mais grave do transtorno neurocognitivo associado ao HIV, ou TNCH) era uma forma comum de disfunção cognitiva entre indivíduos HIV+ com imunossupressão avançada. Nos indivíduos HIV+ em uso de cART, demência associada ao HIV é diagnosticada raramente (2 a 5% dos pacientes HIV+ tratados com cART) e os estágios menos graves do TNCH como disfunção neuropsicológica assintomática (DNPA) e transtorno neurocognitivo leve (TNCL) associado ao HIV são estágios mais comuns de disfunção cognitiva. TNCH – inclusive todos os três estágios (disfunção neuropsicológica assintomática [DNPA], TNCL e demência do HIV) – pode ser diagnosticado em 30 a 50% dos indivíduos HIV+ com infecção avançada. Cerca de 25% dos pacientes também têm neuropatia periférica.

A Escala Internacional de Demência do HIV (*International HIV Dementia Scale*, em inglês) é um teste de triagem resumido, que não precisa ser realizado por neurologistas e foi validado como teste de triagem potencial para demência em pacientes HIV+ de regiões com recursos escassos. Existem várias escalas para classificar disfunção cognitiva associada ao HIV, inclusive a revisão dos critérios da AIDS Task Force of the American Academy of Neurology (AAN).

Na era anterior ao cART, demência associada ao HIV era um distúrbio demencial subcortical insidioso e progressivo com sinais motores marcantes, inclusive alentecimento motor, tremor, parkinsonismo, fraqueza das pernas e ataxia da marcha. Contudo, com a utilização de cART, a demência associada ao HIV hoje se evidencia por sinais/sintomas corticais mais marcantes e sinais motores menos acentuados. Os primeiros sinais e sintomas são alentecimento do raciocínio, dificuldade de concentração, déficits de memória, apatia, retração social e perda de libido. Nos pacientes com TNCL, alterações dos testes neuropsicológicos incluem déficits de função executiva, redução da velocidade de processamento das informações e flexibilidade mental reduzida. A memória é relativamente preservada até estágios mais avançados da demência; em contraste com a doença de Alzheimer, os déficits de memória refletem dificuldades de recuperar em vez de codificar informações. Em alguns casos, síndromes psiquiátricas como psicose, depressão ou mania são graves e podem ser a primeira manifestação da infecção pelo HIV. Também pode haver cefaleia, crises epilépticas ou sinais de desinibição frontal. Embora o distúrbio geralmente seja progressivo nos indivíduos HIV+ que não fazem cART, alguns pacientes em tratamento desenvolvem déficits estáveis, enquanto outros podem melhorar em resposta ao tratamento clínico do HIV ou complicações da infecção. Quando é progressiva, a doença culmina em mutismo acinético, estado de imobilidade ao leito com disfunção cognitiva global e incontinência urinária.

Nas crianças, pode ocorrer encefalopatia estável ou progressiva semelhante. A maioria das crianças afetadas atende aos critérios diagnósticos de AIDS, mas encefalopatia progressiva pode ocorrer antes que a disfunção imune seja grave. Anormalidades neurológicas incluem deterioração intelectual, microcefalia, regressão dos marcos de desenvolvimento alcançados antes e déficits motores progressivos, que culminam em tetraparesia espástica e paralisia pseudobulbar. Em geral, as crises epilépticas estão associadas à febre. Mioclonia e rigidez extrapiramidal são raras.

Exame do LCR

O LCR geralmente é normal ou demonstra pleocitose discreta, elevação do nível de proteínas e bandas oligoclonais. O vírus pode ser cultivado a partir do LCR. Nos indivíduos HIV+ que não fazem cART, as cargas virais no LCR e plasma correlacionam-se com a ocorrência de demência, mas podem ser discordantes em alguns casos, quando a carga viral do LCR é maior que a do plasma. Nos indivíduos HIV+ em tratamento com cART, as cargas virais no LCR e plasma não se correlacionam com o estágio do TNCH. A maioria dos indivíduos HIV+ em tratamento com cART tem RNA viral indetectável no LCR. Marcadores de ativação imune no LCR (p. ex., antígeno p24 do HIV, β_2-microglobulina, fator de necrose tumoral e proteína básica antimielina) e marcadores de estresse oxidativo (p. ex., esfingomielina e ceramida no LCR) dos indivíduos HIV-positivos que não usam cART não se correlacionam com a gravidade da demência. Nenhum desses marcadores prevê ou é específico de demência. Marcadores no LCR e soro (p. ex., níveis de neopterina) não têm valor preditivo e especificidade suficientes, mas podem estar correlacionados com a gravidade da demência. Níveis altos de proteína do neurofilamento no LCR – um marcador de lesão axonal – são detectados nos pacientes HIV-positivos com demência. Hoje em dia, estudos avaliam a utilização da relação entre níveis plasmático e liquórico de proteína do neurofilamento como marcador periférico substituto para diagnosticar demência associada ao HIV.

Exames de neuroimagem

Nos adultos, TC ou RM mostram atrofia cortical, atrofia dos núcleos da base (especialmente núcleo caudado) e dilatação dos ventrículos, algumas vezes com alterações da substância branca. Nas imagens de TC, há atenuação da substância branca, enquanto RM mostra lesões com sinal hiperintenso na substância branca nas sequências ponderadas em T2 e densidade de prótons, que podem variar de focos discretos até lesões periventriculares confluentes grandes (Figura 70.1). Nas crianças, TC mostra calcificação dos núcleos da base e atrofia cerebral. Nas imagens de RM, alterações da substância branca podem não se correlacionar com demência e podem regredir espontaneamente ou com tratamento antirretroviral. A utilidade principal dos exames de neuroimagem, como TC ou RM, na avaliação de pacientes HIV+ é excluir lesão focal no SNC, inclusive infecções oportunistas, neoplasia maligna ou AVE.

Tabela 70.6 Distúrbios neurocognitivos associados ao HIV.
Sinais e sintomas graves
Demência associada ao HIV-1
Sinais e sintomas brandos
Transtorno cognitivo leve associado ao HIV-1
Distúrbio neuropsíquico assintomático

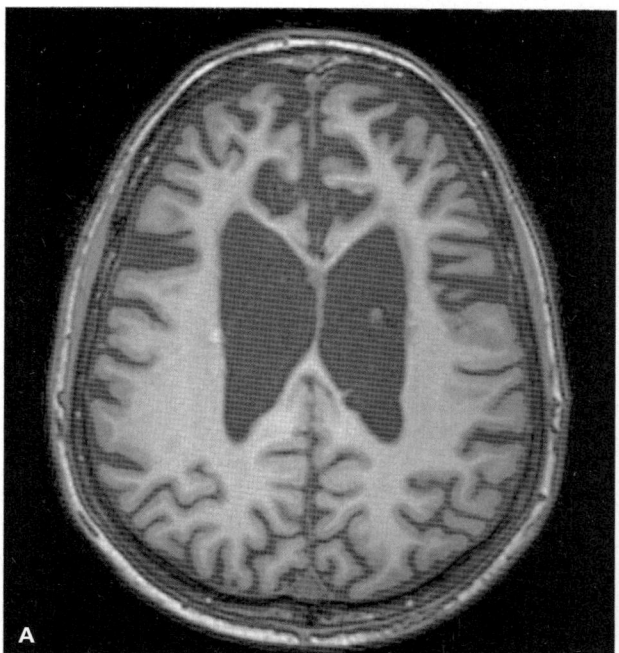
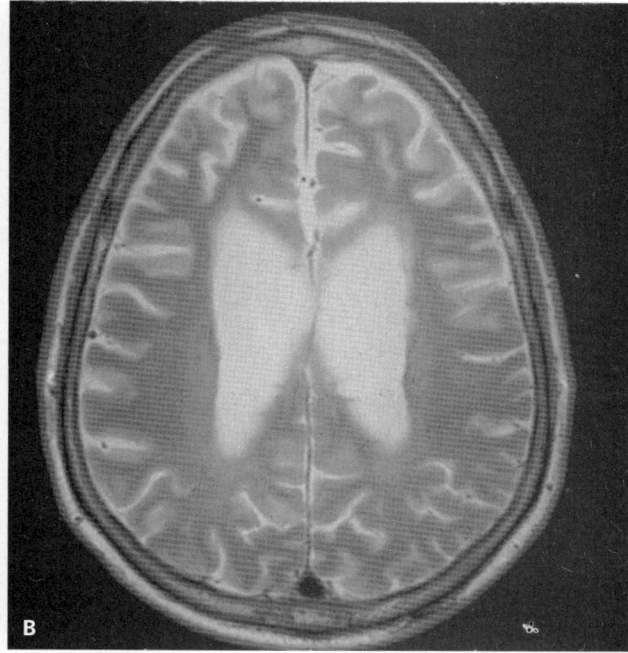

FIGURA 70.1 Paciente HIV+ com demência progressiva. Imagens de ressonância magnética ponderadas em T1 (**A**) e T2 (**B**) demonstraram dilatação dos ventrículos e atrofia cortical, especialmente no lobo frontal. Na imagem ponderada em T2, também havia hiperintensidade periventricular discreta.

Pacientes HIV-positivos apresentam anormalidades nos exames de neuroimagem funcional, independentemente de terem demência ou não. As anormalidades agravam ou se modificam com progressão da disfunção cognitiva. A tomografia por emissão de pósitrons (PET) com fluorodesoxiglicose mostra hipermetabolismo relativo no tálamo e núcleos da base dos indivíduos HIV-positivos. A demência progressiva acompanha-se de hipometabolismo nas áreas corticais e subcorticais. SPECT mostra déficits de perfusão cortical multifocais nos lobos frontais, que são mais graves nos pacientes com demência. As anormalidades do metabolismo cerebral evidenciadas pela espectroscopia de ressonância magnética incluem níveis altos de mioinositol e colina na substância branca frontal, que indicam proliferação glial nos pacientes com disfunção cognitiva leve. Demência grave está associada à redução dos níveis de N-acetilaspartato (um marcador neuronal). Sequências em tensor de difusão podem mostrar anormalidades nos tratos de substância branca dos pacientes com TNCH. Estudos dinâmicos do volume sanguíneo cerebral (VSC) por meio de RM funcional mostram aumento do VSC nas substâncias brancas cortical e profunda dos pacientes HIV-positivos e aumentos ainda maiores na substância cinzenta profunda dos pacientes HIV-positivos com demência. A técnica de RM conhecida como *continuous arterial spin labeling* (CASL) mostra reduções de fluxo e volume sanguíneos do núcleo caudado de pacientes com disfunção cognitiva. As anormalidades demonstradas nos exames de neuroimagem funcional podem melhorar com tratamento antirretroviral.

Patologia

As alterações patológicas cerebrais incluem nódulos microgliais, células gigantes multinucleadas, desmielinização e gliose perivasculares focais e destruição dos neurônios do córtex frontal. Embora geralmente não exista correlação entre a gravidade dessas alterações patológicas e a da demência, estudos sugeriram que a destruição dos neurônios possa não ser detectada pelas técnicas padronizadas usadas nos estudos de patologia. Em um estudo prospectivo, a gravidade da disfunção neurocognitiva foi relacionada com lesão microneuroanatômica das estruturas dendríticas, o que resultava em simplificação dos dendritos, mas sem acúmulo de vírus ou presença de nódulos microgliais e células gigantes multinucleadas. A morte dos astrócitos por mecanismos apoptóticos pode reduzir as funções neuroprotetores dessa população de células. Estudos *in vitro* mostraram que o ligando Fas solúvel liberado pelos macrófagos infectados pelo HIV desencadeia apoptose dos astrócitos não infectados. Um estudo com pacientes HIV-positivos demenciados antes de iniciar o cART mostrou níveis altos de ligando Fas solúvel no LCR deste grupo, em comparação com controles HIV-negativos e pacientes HIV+ sem demência. É necessário realizar mais estudos prospectivos para esclarecer o papel da apoptose na demência do HIV e a utilidade dos marcadores apoptóticos como previsores da demência.

Diagnóstico diferencial

O diagnóstico da demência associada ao HIV depende da exclusão de infecções oportunistas ou neoplasias malignas secundárias. Outras variáveis intervenientes são uso de drogas, deficiência de vitamina B_{12}, distúrbios metabólicos, infecções coexistentes (p. ex., infecção pelo vírus da hepatite C), efeitos neurológicos centrais de fármacos (p. ex., efavirenz, que pode causar efeitos colaterais neurológicos em 50% dos pacientes HIV+ depois de iniciar o tratamento; e fármacos com propriedades anticolinérgicas) e comorbidades associadas ao envelhecimento da população HIV-positiva em razão do sucesso do tratamento antirretroviral.

Tratamento

Na maioria dos estudos, o tratamento antirretroviral reduziu a incidência e mortalidade da demência associada ao HIV. O tratamento básico do TNCH é cART, que está associado à melhora cognitiva da maioria dos pacientes HIV+ que ainda não utilizaram antirretrovirais. O tratamento das comorbidades comumente associadas ao TNCH, inclusive depressão, também é benéfico aos pacientes. Um ensaio clínico com paroxetina (inibidor seletivo da recaptação de serotonina) mostrou tendência de melhora do desempenho cognitivo, mesmo depois de controlar coexistência de depressão, mas é necessário realizar estudos adicionais. Atualmente, vários outros tratamentos adjuvantes dirigidos a produtos imunológicos e inflamatórios específicos estão em processo de investigação.

O tratamento antirretroviral com fármacos que têm penetração adequada no SNC pode ser benéfico aos pacientes sintomáticos com persistência viral no SNC, mas alguns estudos sugeriram que o efeito favorável do tratamento não dependa do grau de penetração. Um estudo clínico randomizado com cART incluindo fármacos com boa penetração no SNC, em comparação com fármacos com penetração insatisfatória, não demonstrou qualquer benefício clínico no grupo tratado randomicamente com cART do primeiro tipo. A supressão da replicação viral no sangue e no LCR é fundamental ao tratamento eficaz do TNCH. Em geral, a introdução do cART está associada à recuperação do sistema imune e melhora da função cognitiva. Entretanto, depois de iniciar o cART, alguns pacientes HIV+ podem ter deterioração clínica, apesar da recuperação da imunossupressão – condição conhecida como *síndrome inflamatória de reconstituição imune* (SIRI). Quando a SIRI afeta o SNC, podem ser evidenciadas infecções oportunistas do SNC, inclusive meningite criptocócica ou LMP. Além disso, uma síndrome aguda de encefalite fulminante associada ao HIV pode ocorrer em casos raros, nos quais a função cognitiva piora apesar da supressão viral e recuperação da função imune. Entre os fatores de risco da SIRI, estão contagem de CD4 mínima por ocasião da introdução do cART, coexistência de infecção oportunista e declínio abrupto da carga viral depois de iniciar o tratamento. Corticoides são usados para tratar pacientes HIV+ com encefalite não infecciosa depois de iniciar o cART e alguns apresentam melhora. É necessário realizar mais estudos para avaliar a eficácia dos corticoides no tratamento da SIRI.

Hoje em dia, estudos experimentais avaliam estratégias de erradicação do HIV (p. ex., abordagem de "chocar e matar") na tentativa de curar a infecção definitivamente. Como parte dessas estratégias de erradicação, reservatórios virais latentes são ativados por um fármaco que reverte latência, que depois são eliminados. É importante reconhecer que o SNC pode funcionar como reservatório potencial e deve ser cuidadosamente monitorado, quando essas estratégias são implementadas.

Acidente vascular encefálico

A maioria dos estudos demonstrou relação entre incidência de AVE e estágio da infecção pelo HIV na era pós-cART, que vai além dos fatores de risco tradicionais como hipertensão, dislipidemia, diabetes melito e tabagismo, principalmente em pacientes mais jovens. Embora modificação desses fatores de risco seja uma estratégia importante para reduzir o risco de AVE entre pacientes HIV-positivos, estudos demonstraram risco excessivo de AVE nesse subgrupo. Vários mecanismos específicos da infecção pelo HIV podem aumentar o risco de AVE. Alguns pacientes podem ter fibrinólise reduzida, que causa hipercoagulabilidade. Pesquisadores descreveram vasculopatia intracraniana nos pacientes HIV-positivos profundamente imunossuprimidos e não tratados com e sem AVEs, comumente associada à arteriopatia aneurismática e, em alguns casos, infecções coexistentes (inclusive VVZ e CMV). Uma melhora radiológica e clínica da vasculopatia depois de iniciar o cART sugere que esse mecanismo provavelmente tenha muito menos importância nos indivíduos virologicamente suprimidos pelo cART. Na verdade, a epidemiologia dos AVEs na população HIV+ tem sido modificada à medida que aumenta a média de idade dos indivíduos que vivem com HIV, que se amplia a utilização de cART e que diminui a prevalência de infecções oportunistas. Outra mudança recente foi a prevalência crescente dos fatores de risco tradicionais nos países de renda mais baixa e intermediária em razão da globalização. Além disso, exposição cumulativa ao cART pode aumentar o risco vascular com o transcorrer do tempo. Resistência à insulina e dislipidemia associadas ao tratamento antirretroviral também podem aumentar o risco de desenvolver AVE. Mais recentemente, estudos sugeriram que mulheres HIV+ possam ter risco relativo mais alto de AVE, em comparação com homens, embora os mecanismos deste aumento ainda sejam desconhecidos. Além disso, algumas síndromes podem ocorrer depois de infecções ou neoplasias secundárias, inclusive infecções causadas por criptococos ou outros fungos, toxoplasmose, TB, herpes-zóster, CMV, sífilis ou linfoma. Outras causas são vasculite associada ao HIV, embolia cardiogênica, distúrbios trombogênicos (p. ex., hiperviscosidade sanguínea), coagulação intravascular disseminada e presença de anticoagulante lúpico. Trombocitopenia ou toxoplasmose associada à infecção pelo HIV pode causar hemorragia cerebral.

A avaliação diagnóstica das síndromes cerebrovasculares inclui triagem dos fatores de risco clássicos, inclusive hipertensão arterial, tolerância reduzida à glicose e hiperlipidemia. Outros exames devem ser realizados, inclusive exames de imagem; análises do LCR; culturas para vírus, bactérias, micobactérias e fungos; pesquisa de anticorpos no soro e LCR para criptococose, sífilis e toxoplasmose; cargas virais de HIV no plasma e no LCR; PCR com LCR para avaliar patógenos suspeitos; ecocardiografia; ecodoppler das carótidas; perfis lipídico e da coagulação; contagem de plaquetas; e pesquisa de fatores pró-coagulantes. Quando há suspeita de vasculite, angiografia ou biopsia do cérebro ou das meninges pode ser esclarecedora. Além disso, RM das paredes dos vasos sanguíneos intracranianos (sangue em preto) é um recurso mais recente, que pode facilitar a diferenciação entre AVE secundário à vasculite *versus* aterosclerose intracraniana acelerada. O tratamento é voltado para o mecanismo básico e pode incluir alteração do tratamento antirretroviral.

Crises epilépticas

A prevalência de crises epilépticas e epilepsia nos pacientes HIV+ é significativamente maior que na população em geral e os coeficientes de mortalidade são mais altos. Atividade epiléptica como complicação da infecção pelo HIV deve sugerir a possibilidade de lesão cerebral estrutural coexistente, especialmente quando a atividade epiléptica é focal, quando as contagens de células CD4 são menores que 400 e quando há sinais neurológicos focais ao exame físico. Quando as crises epilépticas são bilaterais, causas comuns são distúrbios metabólicos coexistentes ou meningoencefalite difusa. Causas infecciosas e não infecciosas que precisam ser consideradas, especialmente nos pacientes com contagens baixas de células CD4, são toxoplasmose, criptococomas, linfoma primário do SNC e LMP. Em um estudo de 100 casos consecutivos, patógenos secundários foram identificados em 53% e encefalopatia associada ao HIV em 24% dos casos; nos demais pacientes, não havia causa detectável. Em outro estudo, estado de mal epiléptico estava associado a alguma infecção do SNC em um terço dos pacientes, mais comumente toxoplasmose. Por essa razão, alguns autores também sugeriram que apenas infecção pelo HIV possa ser a única causa das crises epilépticas. Crises epilépticas definem doença pelo HIV e ocorrem inicialmente em 18% dos pacientes HIV+. Uma metanálise recente de 6.639 casos (incluindo estudos realizados nos EUA, Europa, Ásia e África) demonstrou que a prevalência acumulada de crises epilépticas em pacientes HIV+ era de 62 por mil, enquanto a incidência acumulada era de 60 por mil. Sessenta e três por cento dos pacientes tiveram crises epilépticas repetidas e 82% tinham diagnóstico de AIDS por ocasião da primeira crise. Infecções foram as causas primárias mais comuns: toxoplasmose diagnosticada em 21% dos pacientes e criptococose em 14% dos casos. Além desses casos, 14% tinham diagnóstico de LMP. Vinte e três por cento dos pacientes não tinham causa detectável e as crises epilépticas foram atribuídas teoricamente apenas ao HIV.

A investigação diagnóstica das crises epilépticas de pacientes HIV-positivos inclui exames laboratoriais básicos, dosagens dos níveis de fármacos (se forem exequíveis), exames de neuroimagem, punção lombar e eletroencefalografia. Se houver indicação para usar antiepilépticos, deve-se consultar as diretrizes recentes publicadas por um grupo colaborativo da American Academy of Neurology e International League Against Epilepsy) quanto à iniciação do tratamento antiepiléptico e ajustes das doses dos antirretrovirais, tendo em vista as interações farmacológicas entre antiepilépticos e antirretrovirais.

Leucoencefalopatia

Com a infecção aguda ou crônica causada pelo HIV, a leucoencefalopatia pode ser causada por leucoencefalites agudas fatais e fulminantes, leucoencefalopatia vacuolar multifocal (evidenciada por demência rapidamente progressiva) e leucoencefalopatia recidivante-remitente (possivelmente semelhante à esclerose múltipla). A patogenia dessas síndromes não está esclarecida. Em um paciente que não reagiu ao tratamento antirretroviral altamente ativo (HAART, em inglês) apesar da resposta viral favorável, pesquisadores descreveram leucoencefalopatia desmielinizante grave com infiltrados perivasculares intensos por monócitos/macrófagos e linfócitos imunorreativos para gp41 do HIV. Alguns sugerem que essa doença seja um tipo de SIRI.

Distúrbios do movimento

Nos pacientes infectados pelo HIV, distúrbios do movimento eram descritos comumente antes da introdução do cART, inclusive tremores, coreia ou discinesias faciais ou paroxísticas e atetose, que estavam associadas mais comumente às infecções oportunistas, inclusive toxoplasmose. Mioclonias segmentares ou generalizadas também foram descritas. Toxoplasmose e criptococose mostram predileção pelos núcleos da base e esta primeira infecção pode estar especialmente associada à hemicoreia-hemibalismo secundário às lesões do núcleo subtalâmico ou suas conexões. O tratamento da infecção oportunista coexistente nem sempre faz desaparecer o distúrbio dos movimentos. Com a utilização de cART, distúrbios do movimento hipercinéticos (tremores) ou parkinsonismo pode não apenas ser a anormalidade observada nos casos de infecções oportunistas, mas também podem ser o primeiro sinal de infecção. O distúrbio do movimento associado ao TNCH é mais bem descrito como lentidão psicomotora com alentecimento dos movimentos alternantes rápidos, hipertonia muscular e tremor postural bilateral discreto. Nos casos típicos, um declínio cognitivo ocorre antes do tremor e distúrbio da marcha. Curiosamente, pacientes HIV-positivos parecem ser mais suscetíveis ao parkinsonismo causado por fármacos, provavelmente em razão da disfunção dos neurônios dopaminérgicos causada pela infecção primária pelo HIV, que ocorre nas fases iniciais da infecção. Distúrbios do movimento associados às neuropatias periféricas também são comuns nos pacientes HIV-positivos, inclusive síndrome das pernas inquietas, síndrome das pernas doloridas e síndrome dos dedos do pé inquietos.

Mielopatia

O HIV pode infectar qualquer segmento da medula espinal e raízes neurais adjacentes e causar mielopatia, radiculomielopatia e lesão da substância branca ou cinzenta da medula. Existem alguns relatos de que, por ocasião da soroconversão ou nos estágios iniciais da infecção, pacientes possam desenvolver mielite transversa associada ao HIV. Por outro lado, nos pacientes com contagens de células CD4 iguais ou menores que 500, o diagnóstico diferencial de mielopatia em presença de infecção pelo HIV inclui mielite viral, mielopatia vacuolar, linfoma primário do SNC, radiculomielite associada ao CMV, radiculomielite sacral associada ao VHS, mielite causada por VVZ e sífilis e tuberculose da medula espinal, entre outras causas. Dentre essas, a síndrome mielopática mais específica do HIV é mielopatia progressiva crônica – uma doença que define a AIDS –, que se caracteriza por paraparesia espástica, ataxia e disfunção esfinctérica progressivas. Mielopatia vascular tem início subagudo com sinais e sintomas clínicos que se desenvolvem ao longo de semanas ou meses. Sintomas comuns são fraqueza bilateral dos membros inferiores com espasticidade. Além disso, esses pacientes têm disfunções intestinal, vesical e erétil com déficits sensoriais variáveis. Os reflexos tendíneos profundos são hiperativos com resposta plantar extensora. As alterações patológicas são semelhantes às causadas pela deficiência de vitamina B_{12} e incluem alteração vacuolar com dilatação intramielínica ou desmielinização, que é mais grave nas colunas laterais e posteriores. Nódulos microgliais e células gigantes são detectados em alguns casos e, algumas vezes, o HIV pode ser isolado em cultura ou detectado por técnicas de hibridização, embora não haja correlação comprovada entre carga viral do HIV no LCR e presença ou gravidade da mielopatia vacuolar. Alterações patológicas são mais comuns que sintomas clínicos. O diagnóstico depende da exclusão de outras causas com base na dosagem dos níveis de vitamina B_{12}, cobre, reagina plasmática rápida e anticorpos contra HTLV-1 para que o diagnóstico possa ser confirmado. Uma punção lombar deve ser efetuada para excluir infecções por VHS, VVZ e CMV ou neurossífilis. Nos casos de mielopatia vacuolar associada ao HIV, o LCR pode ser normal ou apresentar pleocitose discreta com elevação branda das proteínas. Exames de neuroimagem devem ser realizados, mas é importante notar que RM da medula espinal pode ser normal ou mostrar atrofia ou anormalidades difusas da medula nas imagens ponderadas em T2. Potenciais evocados somatossensoriais ajudam a confirmar mielopatia, enquanto estudos da condução neural podem detectar neuropatia coexistente. Não existe tratamento específico para esse tipo de mielopatia. O impacto do cART ainda não foi definido. Um estudo-piloto realizado para avaliar a eficácia da imunoglobulina intravenosa (IGIV) não foi conclusivo. Fármacos antispásticos (p. ex., baclofeno) ou relaxantes vesicais (p. ex., imipramina) devem ser usados com cuidado para evitar sedação ou agravação da fraqueza.

Doença do neurônio motor

Alguns autores relataram vários casos de doença semelhante à esclerose lateral amiotrófica (ELA) como síndrome neurológica inicial de pacientes com níveis variados de imunossupressão, desde contagens de CD4 praticamente normais até níveis profundamente reduzidos. Clinicamente, a ELA associada ao HIV difere da forma esporádica desta doença porque os pacientes desenvolvem sintomas em faixa etária mais precoce, têm progressão mais rápida, apresentam níveis altos de proteína no LCR e podem recuperar-se depois da introdução do cART. Existem outros casos relatados com fenótipo referido unicamente ao neurônio motor inferior. Em um estudo com 6 pacientes, EMG mostrou alterações compatíveis com ELA. É importante notar que, em vista da reversibilidade potencial dos sintomas de ELA associados ao HIV, testes virais geralmente estão recomendados aos pacientes mais jovens que se apresentam com anormalidades do neurônio motor. A patologia realmente associada à doença do neurônio motor associada ao HIV ainda não está bem descrita.

Neuropatia periférica

Polineuropatia sensorial distal (PNSD) é uma das complicações neurológicas mais comuns da infecção pelo HIV e mais de 50% dos pacientes com infecção avançada mostram evidências de PNSD ao exame neurológico. Essa condição pode ser causada por efeitos tóxicos dos antirretrovirais ou processos inflamatórios mediados pelo vírus. Fatores de risco para desenvolver neuropatia sensorial são idade avançada, contagem mínima de células CD4, uso corrente de antirretrovirais e história de tratamento com "fármacos D" (antirretrovirais análogos dos didesoxinucleotídios específicos, isto é, ddI [didanosina], ddC [zalcitabina] e d4T [estavudina]). Em termos gerais, a incidência de neuropatia aumentou em razão da sobrevivência mais longa dos pacientes infectados pelo HIV, provavelmente relacionada com comorbidades como diabetes melito, uso abusivo de álcool e deficiência de vitamina B_{12}. Nos casos típicos, os sinais e sintomas são simétricos e predominantemente distais e sensoriais. Os pacientes podem referir dormência, formigamento, dor, ardência ou hiperalgesia nos pés. Os sinais incluem déficit sensorial com distribuição de meia e luva, hipotrofia e fraqueza muscular leve e perda dos reflexos do tornozelo. Estudos da condução neural mostram neuropatia sensorimotora com sinais mistos de desmielinização e destruição axonal; contudo, esses exames também podem estar normais. Clinicamente e com base nos resultados dos estudos da condução neural, a PNSD associada ao HIV é indistinguível da neuropatia causada por inibidores nucleosídios de transcriptase reversa, embora esta última complicação possa desenvolver-se mais rapidamente. A relação entre PNSD e contagem de células CD4 tem sido enfraquecida na era atual do cART, mas alguns estudos demonstraram relação entre contagem mais alta e PNSD. Biopsia de pele pode mostrar evidência de neuropatia com acometimento de fibras finas. Alterações patológicas incluem degeneração axonal, destruição das fibras mielinizadas grossas e infiltrados variáveis de células inflamatórias. O LCR pode ser normal ou mostrar pleocitose discreta e níveis altos de proteína. O HIV raramente pode ser isolado em cultura do nervo, mas a localização celular do vírus ainda é desconhecida. Essa neuropatia pode ser mediada pela ligação da glicoproteína do envelope viral gp120 às células do gânglio sensorial.

A dor neuropática causa limitações físicas significativas das atividades da vida diária, desemprego e redução global da qualidade de vida. Em alguns casos, essa dor melhora com antiepilépticos (gabapentina, pregabalina e lamotrigina), antidepressivos tricíclicos, inibidores seletivos da recaptação de serotonina (duloxetina), anestésicos tópicos (adesivos ou cremes), capsaicina em concentração alta (adesivo) e analgésicos não esteroides ou narcóticos. Também existem relatos de que a maconha inalada seja eficaz para aliviar a dor, mas pode causar efeitos adversos referidos ao SNC.

Outras manifestações clínicas da infecção pelo HIV são mononeuropatias, mononeurite múltipla, polineuropatia desmielinizante inflamatória e ganglioneurite. A polineuropatia desmielinizante inflamatória pode ocorrer em sua forma aguda pouco depois da soroconversão, quando a contagem de células CD4 ainda está acima de 500/mm^3. A forma crônica dessa polineuropatia também pode ocorrer nos estágios iniciais da infecção, quando há desregulação imune. Polineuropatia desmielinizante inflamatória é diferenciada da síndrome de Guillain-Barré por sua evolução subaguda ou progressiva e pela resposta variável aos corticoides, IGIV ou plasmaférese. Exames eletrodiagnósticos demonstram desmielinização com lesão axonal variável. Histopatologia mostra infiltrados de células inflamatórias epineurais, desmielinização e degeneração axonal. Análises do LCR podem mostrar pleocitose que, nos casos típicos, não é típica de polineuropatia desmielinizante inflamatória aguda. O tratamento desse tipo de polineuropatia com IGIV ou plasmaférese e monitoramento cuidadoso é o mesmo, independentemente da positividade ao HIV.

Mononeuropatias causadas por compressão neural também são detectadas comumente nos pacientes infectados pelo HIV. É importante ressaltar que neuropatias cranianas focais justificam avaliação mais detalhada, inclusive exames de neuroimagem e análise do LCR. Mononeuropatia múltipla é causada por infartos dos nervos periféricos associados à vasculite e raramente é secundária à infecção primária do HIV; conforme está descrito adiante, na maioria dos casos, a mononeuropatia múltipla está associada à infecção oportunista pelo CMV.

Miopatia

A miopatia associada ao HIV pode variar de sintomas leves à rabdomiólise grave, mas polimiosite associada ao HIV é a síndrome clínica mais comum. Esse tipo de miopatia também pode ser causada por tratamento com zidovudina, vasculite e infecção (*Staphylococcus aureus*, *Mycobacterium*, CMV e *Toxoplasma*). O quadro neurológico varia de acordo com a causa subjacente, mas os níveis séricos de creatinoquinase (CK) sempre estão aumentados. Clínica e patologicamente, a polimiosite associada ao HIV é semelhante à polimiosite autoimune e caracteriza-se por fraqueza proximal dos membros, elevação discreta dos níveis de creatinoquinase e alterações miopáticas à EMG. O mecanismo pelo qual o HIV causa miopatia inflamatória ainda não está completamente esclarecido, mas alguns pesquisadores sugeriram um processo citotóxico mediado por linfócitos T e limitado ao complexo de histocompatibilidade principal tipo I. A miopatia associada ao HIV também foi descrita como parte da SIRI. Embora o tratamento da miopatia associada ao HIV não esteja definido, esses pacientes podem melhorar com corticoides ou IGIV. Estavudina (d4T) pode causar uma síndrome de fraqueza neuromuscular associada ao HIV, que se caracteriza por fraqueza rapidamente progressiva semelhante à síndrome de Guillain-Barré com acidose láctica secundária à disfunção mitocondrial. Alguns pacientes reagem bem ao tratamento com corticoides, sem progressão acelerada da doença causada pelo HIV.

Infecções oportunistas

Diversas infecções oportunistas virais, bacterianas e fúngicas – bem descritas em razão de suas consequências devastadoras antes da era do cART – ainda são prevalentes em muitos países nos quais esses fármacos ainda são pouco acessíveis, nos pacientes que não aderem ao tratamento anti-HIV e, por fim, como fenômeno de reconstituição imune (Tabela 70.7).

Tabela 70.7 Síndromes neurológicas secundárias associadas à infecção pelo vírus da imunodeficiência humana e AIDS: infecções oportunistas e neoplasias.

Leptomeninges

Virais	CMV, VHS, VVZ, VEB, VHB
Fúngicas	*Cryptococcus, Histoplasma, Coccidioides, Candida*
Bacterianas	*Listeria, Treponema pallidum*, bactérias piogênicas (*Salmonella, Staphylococcus aureus*), micobactérias clássicas ou atípicas
Neoplásica	Linfoma

Síndromes cerebrais

Encefalopatia ou encefalite difusa

Virais	CMV, VHS, VVZ, VHC
Bacterianas	Micobactérias atípicas
Parasitárias	*Acanthamoeba, Toxoplasma*
Neoplásica	Linfoma

Síndromes cerebrais focais

Virais	VHS, VVZ, LMP
Fúngicas	Abscesso causado por *Cryptococcus, Candida*, zigomicetos, *Histoplasma, Aspergillus*
Bacterianas	Abscesso causado por bactérias piogênicas, micobactérias (tuberculoma), *Listeria, Nocardia*
Parasitárias	*Trypanosoma cruzi, Taenia solium, Toxoplasma*
Neoplásicas	Linfoma primário ou metastático, glioma, sarcoma de Kaposi metastático

Síndromes cerebrovasculares e crises epilépticas

Virais	VVZ, VHS; raramente, LMP
Fúngicas	*Cryptococcus, Aspergillus*
Bacterianas	*T. pallidum, Mycobacterium tuberculosis*
Parasitárias	*Toxoplasma*
Neoplásicas	Linfoma, granulomatose linfomatoide, sarcoma de Kaposi metastático
Outras causas	Hemorragia cerebral, êmbolos cardiogênicos, vasculites

Distúrbios do movimento

Virais	LMP, HIV
Bacterianos	Doença de Whipple do SNC
Parasitário	*Toxoplasma*
Neoplásico	Linfoma primário do SNC

Síndromes medulares

Virais	VVZ, CMV, VHS, HTLV-1
Bacterianas	Micobactérias, bactérias piogênicas, *T. pallidum*
Parasitária	*Toxoplasma*
Neoplásicas	Linfoma, sarcoma de Kaposi

Neuropatias cranianas e periféricas

Virais	CMV (retinite, polirradiculite, mononeurite múltipla)
Bacteriana	*T. pallidum*
Fúngica	*Candida* (retinite)
Parasitária	*Toxoplasma* (retinite)

Miosite

Bacteriana	*Staphylococcus aureus*, micobactérias
Parasitária	*Toxoplasma*

CMV, citomegalovírus; HIV, vírus da imunodeficiência humana; HTLV-1, vírus linfotrópico de células T humanas tipo 1; LMP, leucoencefalopatia multifocal progressiva; SNC, sistema nervoso central; VEB, vírus Epstein-Barr; VHS, vírus do herpes simples; VVZ, vírus varicela-zóster.

Meningite pode ser causada por vírus como VHS, VVZ, CMV, vírus Epstein-Barr (VEB); fungos (*Cryptococcus, Histoplasma, Coccidioides, Candida*); bactérias (*Listeria, Treponema pallidum,* micobactérias clássicas ou atípicas; bactérias piogênicas como *Salmonella* e *S aureus*); e neoplasias malignas (meningite carcinomatosa causada por linfoma).

Síndromes cerebrais focais podem ser causadas por *Toxoplasma,* LMP e abscessos secundários às infecções por *Nocardia, Listeria, Taenia solium, Candida, Cryptococcus, Histoplasma, Aspergillus, Coccidioides, Mycobacterium tuberculosis,* micobactérias atípicas e bactérias piogênicas.

Infecções virais

O padrão de infecção viral oportunista associada à AIDS mudou desde a introdução do tratamento antirretroviral eficaz. No início da epidemia de AIDS, síndromes como herpes-zóster ou meningite asséptica recidivante sugeriam imunodeficiência e a encefalite finalmente atribuída ao próprio HIV era associada à infecção pelo CMV. Por outro lado, problemas atuais incluem a facilitação da disseminação do HIV pela coinfecção pelo herpes-vírus genital, uso de vacinas para contatos domiciliares dos pacientes com AIDS e outras considerações epidemiológicas. Contudo, nos pacientes gravemente imunossuprimidos, infecções virais do sistema nervoso ainda são importantes. Ver informações adicionais sobre infecções virais no Capítulo 69.

Leucoencefalopatia multifocal progressiva

A LMP foi reconhecida no início da pandemia de infecção pelo HIV como uma complicação da AIDS em pacientes gravemente imunossuprimidos. A LMP é causada pelo vírus John Cunningham (JC), que é um poliomavírus onipresente. A doença do SNC caracteriza-se por infecção citolítica dos oligodendrócitos, que causa desmielinização. Clinicamente, os pacientes têm deterioração neurológica subaguda com sinais e sintomas neurológicos focais. A localização é hemisférica em 85 a 90% dos casos; a fossa posterior é acometida nos demais pacientes. Também foram descritos casos raros de LMP da medula espinal. Crises epilépticas focais ou generalizadas ocorrem em 6% dos pacientes e são mais comuns à medida que a doença avança. Exames de imagem demonstram lesões subcorticais hipodensas na TC e lesões hiperintensas nas imagens de RM ponderadas em T2, que preservam a substância cinzenta cortical e mostram sinal hipointenso nas imagens correspondentes ponderadas em T1 (Figura 70.2). Nos pacientes com LMP-SIRI, exame de RM pode mostrar realce por contraste nas sequências ponderadas em T1 pós-gadolínio, que está associada patologicamente aos linfócitos T CD8+ que infiltram os espaços perivasculares. Estudos também mostraram que o vírus de JC causa neuroniopatia das células da camada granular do cerebelo, que é responsável por uma síndrome cerebelar progressiva e meningite. Análises do LCR devem ser realizadas porque o VJC pode ser detectado por PCR, embora resultado negativo não exclua o diagnóstico e seja recomendável repetir o teste e, possivelmente, realizar biopsia de encéfalo quando as manifestações clínicas e radiológicas são compatíveis com este diagnóstico.

O tratamento antirretroviral combinado (cART) aumentou expressivamente a sobrevivência, embora os pacientes comumente tenham sequelas neurológicas graves. Apesar dos relatos informais de eficácia, estudos clínicos não demonstraram qualquer efeito benéfico com infusão intratecal ou IV de arabinosídeos de

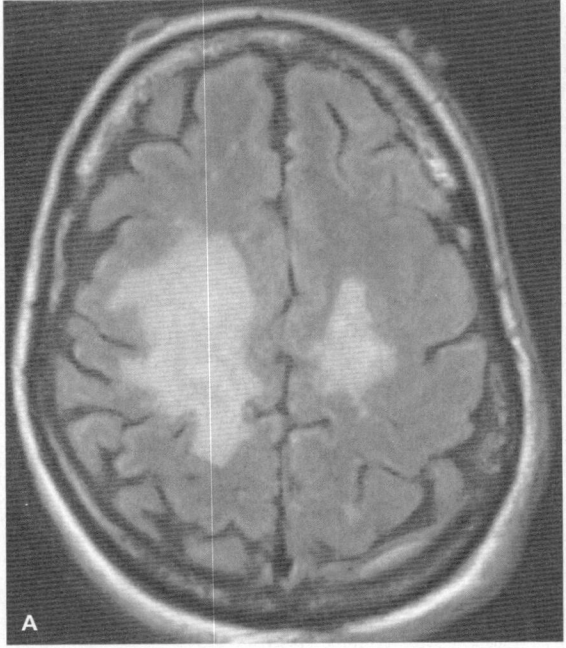 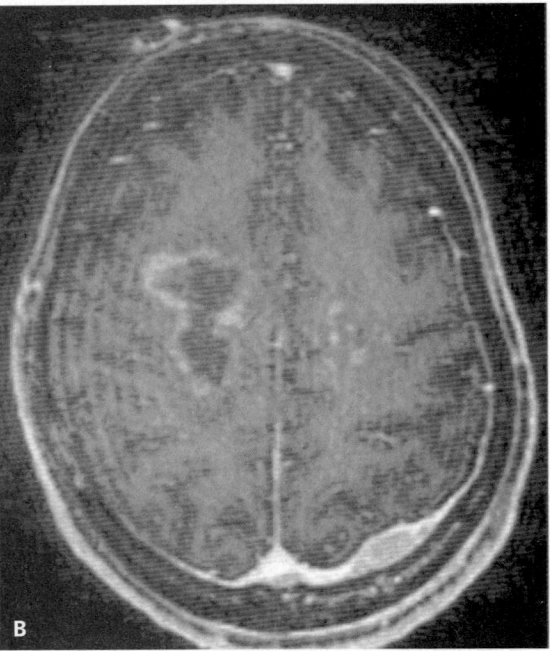

FIGURA 70.2 Essa mulher de 38 anos com histórico de infecção pelo vírus da imunodeficiência humana/AIDS havia reiniciado recentemente tratamento com antirretrovirais; sua contagem de células CD4 havia aumentado de 23 para 78 células/mm^3, a carga viral era de 340 mil cópias e ela referia fraqueza do lado esquerdo, que tinha piorado depois de 2 semanas e foi diagnosticada como leucoencefalopatia multifocal progressiva (LMP) como complicação da síndrome inflamatória de reconstituição imune. **A.** Na imagem em sequência FLAIR (*fluid-attenuated inversion recovery*), havia lesões com sinal hiperintenso na substância branca frontoparietal bilateralmente, que se estendiam até as regiões subcorticais, eram mais amplas no lado direito que esquerdo e estavam associadas a realce periférico irregular **(B)**. (Cortesia da Dra. Doris Lin, Department of Radiology, Johns Hopkins University School of Medicine.)

citosina, topotecana, mefloquina ou cidofovir. Estudos *in vitro* sugeriram que a mirtazapina bloqueia a captação do vírus de JC pelos oligodendrócitos novos e relatos informais sugeriram que isto possa ser clinicamente benéfico. Entretanto, a mirtazapina ainda não foi avaliada em ensaios randomizados. A reconstituição imune depois do tratamento antirretroviral afeta favoravelmente a evolução clínica de alguns pacientes com LMP, embora isto nem sempre ocorra. Existem relatos de SIRI com LMP inicial ou agravada clinicamente. Quando LMP é a doença que define AIDS, o prognóstico mais favorável está associado às contagens de células CD4 acima de 300 células/mm^3, evidência de resposta inflamatória indicada por realce com gadolínio nas imagens de RM e redução da carga viral do VJC no LCR.

Vírus varicela-zóster

Vírus varicela-zóster – agente etiológico da varicela ("catapora") e herpes-zóster ("cobreiro") – é comum na população em geral, com prevalência de 15 a 30% em alguma época da vida. Por ser um vírus latente onipresente, o VVZ permanece inativo nos gânglios das raízes dorsais depois da infecção primária, que se caracteriza por febre e erupções vesiculares, mais comumente nos primeiros anos da infância. Nos pacientes profundamente imunossuprimidos, a infecção é reativada e causa, em alguns casos, doença disseminada com manifestações como pneumonia, erupção generalizada e acometimento visceral.

O herpes-zóster começa com disestesia dolorosa ou parestesias (comumente referidas como prurido) que, depois de 7 a 10 dias, são seguidas de uma erupção vesicular contagiosa, que finalmente forma crostas. A fase aguda estende-se por até 1 mês e pode ser seguida de neuralgia crônica ao longo de alguns anos, embora isto seja menos provável quando o tratamento antiviral eficaz é iniciado imediatamente. Na maioria dos casos, as lesões localizam-se nas distribuições dos dermátomos torácicos e, menos comumente, cervicais e trigeminais. Além de neuralgia pós-herpética, outras complicações neurológicas são AVEs causados por vasculite de pequenos vasos (induzida pela infecção da parede vascular pelo vírus), mielite, mioclonia segmentar e meningite ou encefalite. *Herpes-zóster oftálmico*, que afeta a primeira divisão do nervo trigêmeo, pode causar cegueira secundária à fibrose da córnea. Sintomas neurológicos podem começar semanas a meses depois de um episódio típico de herpes-zóster.

O diagnóstico é estabelecido por PCR do LCR ou detecção de anticorpos. Anticorpos contra VVZ podem ser detectados em 2,5 a 7% dos pacientes HIV-positivos com meningite, encefalite, mielite ou retinite, que também referem história de herpes-zóster. RM do cérebro ou medula espinal pode mostrar acentuação focal ou meníngea. Nos pacientes com encefalite, o LCR demonstra pleocitose mononuclear, proteínas aumentadas e hipoglicorraquia (em alguns casos).

O tratamento das complicações associadas à infecção pelo VVZ com aciclovir ou fanciclovir deve ser iniciado nas primeiras 72 horas de desenvolvimento da erupção para evitar dor. A vacinação com duas doses de vacina de vírus vivos atenuados é recomendada, mesmo para pacientes HIV-positivos com contagens de células CD4 maiores que 200, porque isso pode reduzir complicações futuras.

Vírus do herpes simples

Vírus do herpes simples (VHS) são neurotrópicos e causam encefalite nos pacientes imunocompetentes e imunossuprimidos. O vírus infecta preferencialmente estruturas mesiais do lobo temporal e causa sinais e sintomas como cefaleia, febre, confusão mental, déficits de linguagem e memória e, nos casos graves, depressão do nível de consciência e estado de mal epiléptico. Nos pacientes imunossuprimidos, a evolução pode ser mais insidiosa em razão da reação inflamatória fraca desenvolvida nesses casos. O diagnóstico é confirmado por PCR no LCR, embora possam ocorrer resultados negativos falsos com PCR liquórica. É importante ressaltar que a pleocitose liquórica pode não ocorrer nos pacientes HIV+. A determinação da carga viral tem significado prognóstico: a mortalidade é de 22% nos pacientes com mais de 100 mil cópias/$\mu\ell$, enquanto as sequelas são brandas a moderadas (crises epilépticas, déficit de memória irreversível) nos pacientes com menos cópias virais. Exames de neuroimagem demonstram edema e necrose hemorrágica dos lobos temporais e lobos frontais basais, que refletem a via de acesso do vírus desde seu foco latente no nervo trigêmeo. Em uma análise retrospectiva, adultos imunossuprimidos tinham acometimento mais extensivo do encéfalo e lesões do tronco encefálico, cerebelo e regiões atípicas, inclusive lesões no cérebro, algumas vezes sem acometimento do lobo temporal. A eletroencefalografia demonstra alentecimento focal, geralmente com complexos periódicos ou outras descargas epileptiformes nas mesmas áreas. Inclusões virais abundantes (corpúsculos tipo A de Cowdry) podem ser detectadas nos pacientes sem necrose ou hemorragia ao exame anatomopatológico. Anticorpos séricos contra HSV-1 estão presentes em até 70% da população em geral, enquanto anticorpos contra VHS tipo 2 são positivos em 16 a 33%. Por essa razão, a existência de anticorpos não contribui para a confirmação diagnóstica. Nos pacientes HIV-positivos, a morbidade e mortalidade associadas à encefalite do VHS ainda são altas, apesar do uso de aciclovir, porque os pacientes podem ter manifestações atípicas e resistência a este antiviral.

Herpes-vírus humanos 6 e 7 (HHV-6 e HHV-7) são agentes etiológicos importantes de encefalite, meningite e mielite dos pacientes com AIDS, que também acometem preferencialmente os lobos temporais. HHV-8 é responsável pelo sarcoma de Kaposi, que raramente afeta o SNC.

Citomegalovírus

Nos casos típicos, a infecção por citomegalovírus (CMV) é uma manifestação de imunossupressão grave (contagem de células CD4 < 50 células/mm^3) e, na maioria dos casos, causa retinite e sintomas gastrintestinais, embora também possa ser responsável por uma síndrome neurológica primária que inclui tromboencefalite, ventriculite, encefalite micronodular ou polirradiculite. A polirradiculite associada ao CMV é uma apresentação neurológica comum e caracteriza-se pelo desenvolvimento rápido de paraplegia flácida, retenção urinária e dor intensa irradiada para as distribuições das raízes lombossacrais. Encefalite associada ao CMV pode causar anormalidades difusas da substância branca subcortical e, clinicamente, pode ser difícil diferenciá-la da encefalopatia do HIV. Um estudo de neuropatologia dos pacientes HIV-positivos relatou 28 casos (17%) de encefalite associada ao CMV e a maioria tinha o diagnóstico de declínio cognitivo associado ao HIV enquanto vivia. Infecções neurológicas causadas por CMV são frequentes em pacientes com infecções sistêmicas causadas por esses vírus.

A investigação diagnóstica deve incluir exame oftalmológico, porque 30% dos pacientes com complicações associadas ao CMV também têm retinite causada por este vírus e o LCR deve ser testado com PCR-CMV. Tratamentos recomendados para complicações neurológicas do CMV variam e incluem ganciclovir, foscarnet, valganciclovir ou combinações destes fármacos.

Tratamento de indução é recomendado por 2 a 4 semanas no mínimo, enquanto o tratamento de manutenção deve ser mantido por 3 a 6 meses no mínimo, com monitoramento da PCR liquórica e reconstituição imune.

Vírus linfotrópicos de células T humanas tipos 1 e 2

HTLVs também são neurotrópicos e fazem parte da mesma família de retrovírus que o HIV. HTLV-1 causa paraparesia espástica crônica de início gradativo e seus sintomas mais comuns são anormalidades da marcha e distúrbios urinários. Existem evidências conflitantes quanto a se a coinfecção por HTLV-1 acelera ou retarda a infecção pelo HIV e se a coinfecção por esse último patógeno predispõe às manifestações clínicas da paraparesia espástica tropical. Algumas evidências sugerem que a coinfecção pelo HIV-1/HTLV-1 resulta na formação de partículas de HIV-1 com tropismo ampliado e possibilidade de infectar diretamente células epiteliais do trato genital feminino, que normalmente atuam como barreira importante contra a infecção pelo HIV nas mulheres. Ao contrário das evidências controversas quanto à coinfecção pelo HTLV-1, geralmente há consenso de que a coinfecção por HTLV-2 tem efeito negativo na replicação do HIV-1 porque modula o microambiente celular e favorece sua própria viabilidade, ao mesmo tempo que inibe a progressão da infecção pelo HIV-1.

Vírus das hepatites B e C

Em razão do mesmo mecanismo de transmissão, coinfecção pelo HIV e vírus da hepatite B é comum e estima-se que 4 milhões de pessoas estejam coinfectadas em todo o mundo. Complicações neurológicas causadas basicamente pelo vírus da hepatite B (inclusive neuropatia periférica e encefalopatia associada à hiperamonemia) podem agravar o declínio cognitivo e sintomas de neuropatia periférica dos pacientes infectados pelo HIV. Coinfecção pelo vírus da hepatite C (VHC) e HIV também afeta populações enormes em todo o mundo. Nos EUA, estima-se que 25 a 40% dos pacientes HIV+ tenham coinfecção por VHC. Índices mais altos de coinfecção ocorrem usuários de drogas HIV+. Isoladamente, VHC é uma causa comprovada de neurotoxicidade. Entretanto, ainda há controvérsia quanto a se a coinfecção por VHC agrava a disfunção cognitiva dos pacientes HIV+, porque os dados disponíveis até hoje são conflitantes. A importância clínica disso também tem diminuído, considerando que existem novos tratamentos curativos disponíveis para a maioria das infecções causadas pelo VHC. Coinfecção pelo VHC também foi relacionada com aumento do risco de hemorragia intracraniana primária, enquanto a influência desta coinfecção no risco de AVE isquêmico não está tão bem esclarecida.

Infecções fúngicas

Infecções fúngicas e seu tratamento estão descritos detalhadamente no Capítulo 67 e, por essa razão, aqui descrevemos apenas aspectos importantes para pacientes HIV-positivos.

Criptococose

Criptococose – causa mais comum de meningite em pacientes HIV-positivos – era a doença inicial de 25 a 50% dos pacientes aidéticos descritos nos estudos clínicos mais antigos. Embora seja menos frequente na maioria dos países ocidentais, a criptococose ainda é prevalente em muitas regiões, especialmente em países da África Subsaariana, que acumulam cerca de três quartos dos casos. O *Cryptococcus* é um fungo encapsulado com distribuição ubíqua no ambiente, que pode ser encontrado no solo e fezes de pássaros e entra no corpo por via inalatória. A invasão do SNC origina-se da infecção latente e é mais comum quando contagens de células CD4 são menores que 100 células/mm^3. Na maioria dos casos, a meningite criptocócica evidencia-se por meningite ou meningoencefalite subaguda. Alguns pacientes têm sintomas mais graves, como crises epilépticas, letargia e coma resultantes da hipertensão intracraniana. Nos casos de infecção meníngea crônica, podem ser encontrados criptococomas pequenos e os pacientes podem ter AVEs associados à vasculite. TC e RM podem ser normais nos estágios iniciais, mas mostram hidrocefalia e realce das meninges à medida que a infecção progride. Criptococomas podem ser demonstrados perto dos ventrículos e áreas próximas aos espaços subaracnóideos. O LCR deve ser testado para antígeno criptocócico e semeado em cultura para fungos. Nos contextos com recursos limitados, coloração com nanquim é realizada comumente, porque o teste para antígeno criptocócico pode não estar disponível. Também é importante medir as pressões liquóricas de abertura e fechamento, porque estão elevadas na maioria dos pacientes com meningite criptocócica. Quando análises do LCR não são exequíveis, antígeno criptocócico positivo no soro de pacientes com síndrome clínica compatível correlaciona-se claramente com infecção do SNC; títulos mais altos são mais sensíveis e específicos de infecção criptocócica do SNC. As bases do tratamento de pacientes com meningite criptocócica são: (1) tratamento antifúngico, (2) redução da pressão intracraniana, (3) introdução ou ajuste do tratamento antirretroviral para melhorar a função imune e (4) controle da reconstituição imune (quando ocorre). O tratamento de indução consiste em anfotericina B com flucitosina. Um ensaio clínico realizado na África Subsaariana demonstrou a mesma eficácia e menos efeitos adversos com esquemas mais curtos (1 semana) de tratamento com anfotericina e flucitosina, em comparação com o protocolo clássico de tratamento de indução por 2 semanas. O fluconazol é a base do tratamento de manutenção e deve ser mantido até que a função imune seja reconstituída. Pacientes com pressões de abertura elevadas devem fazer punções lombares terapêuticas diárias com determinações das pressões de fechamento, até que estejam normalizadas.

A profilaxia primária com o fluconazol ou outro derivado azólico pode ser iniciada quando a contagem de células CD4 diminui a menos de 200 células/mm^3. Estudos demonstraram que a iniciação imediata do tratamento antirretroviral para pacientes com meningite meningocócica aumenta a mortalidade e, nos casos típicos, sua introdução é postergada por 5 semanas depois de iniciar o tratamento da infecção fúngica.

Candidíase

A *Candida* é uma causa rara de meningite nos pacientes imunossuprimidos. Esse fungo já foi isolado do parênquima cerebral analisado por necropsia. Cepas resistentes podem desenvolver-se nos pacientes que usam fluconazol como profilaxia primária.

Coccidioidomicose

A coccidioidomicose é endêmica no sudoeste dos EUA e algumas regiões do México e das Américas Central e do Sul. Na maioria dos casos, pacientes imunossuprimidos desenvolvem infecção disseminada, embora raramente tenham invasão do SNC. A meningite basal é a apresentação mais comum dos pacientes com infecção neurológica que, nos casos típicos, também está associada à pneumonia reticulonodular infiltrativa difusa. Como geralmente é difícil cultivar esse fungo a partir do LCR, o diagnóstico presuntivo é estabelecido comumente com base na identificação das esférulas de *Coccidioides immitis* nos tecidos, escarro, líquido de lavagem broncoalveolar ou outros líquidos corporais. Cerca de 10% dos pacientes originados de regiões endêmicas com contagens de CD4 menores que 200 células/mm^3 desenvolvem meningite crônica. Sinais e sintomas mais comuns são cefaleia e deterioração lenta do estado mental. Em geral, os sintomas são graves apenas nos pacientes que desenvolvem endarterite obstrutiva ou hidrocefalia. O tratamento da coccidioidomicose disseminada consiste em antifúngicos sistêmicos como anfotericina B ou derivados azólicos. A anfotericina B ainda é o fármaco preferido para tratar doenças potencialmente fatais.

Histoplasmose

Histoplasma capsulatum var. *capsulatum* infecta principalmente pessoas que vivem nos vales dos rios Mississippi e Ohio dos EUA e países da América Latina. *H. capsulatum* var. *duboisii* foi descrito apenas na África e causa micose endêmica comum em pacientes HIV+. Nos pacientes com doença avançada causada pelo HIV, histoplasmose geralmente causa infecção disseminada, em contraste com as infecções pulmonares assintomáticas ou localizadas observadas na maioria dos indivíduos saudáveis expostos ao *H. capsulatum*. Sinais e sintomas neurológicos incluem cefaleia e encefalopatia com meningite linfocítica e lesões parenquimatosas focais do cérebro ou da medula espinal.

Aspergilose

O *Aspergillus fumigatus* é uma causa rara de abscesso cerebral em pacientes HIV-positivos. O *Aspergillus* é um fungo angiotrópico, que causa angiite necrosante dos vasos sanguíneos cerebrais. Alguns pacientes podem ter trombose e hemorragia secundárias e, nesses casos, os vasos afetados mais comumente são as artérias cerebrais anterior e média. Infartos hemorrágicos progridem para infartos sépticos com abscessos e cerebrite associada. A disseminação intracraniana da infecção por *Aspergillus* ocorre menos comumente por invasão direta ou por contiguidade. Existem relatos de extensão direta dos seios paranasais ou órbitas, resultando na formação de abscessos nos lobos frontais. A meningite (menos frequente que abscessos) tende a afetar a base do encéfalo. Nos pacientes com AIDS, as complicações relatadas também incluem mielite e invasão do seio cavernoso por *Aspergillus*. O fungo *Mucorales* pode causar quadro clínico semelhante, mas não é mais comum nos pacientes com AIDS.

Exames de neuroimagem devem ser realizados antes da punção lombar para averiguar se há abscessos. O fungo é isolado raramente do LCR e ressecção cirúrgica dos abscessos pode ser a única forma de confirmar o diagnóstico. O tratamento recomendado consiste em anfotericina B com flucitosina e erradicação do foco infeccioso primário.

Infecções parasitárias

Os aspectos geográficos e ecológicos dos pacientes com infecções pelo HIV e parasitoses sobrepõem-se em algumas áreas, inclusive nas regiões tropicais da África Subsaariana e Américas Central e do Sul, Tailândia e Índia, que predispõem à aquisição de malária e infecções parasitárias. Os parágrafos subsequentes enfatizam a interação das infecções parasitárias nos pacientes HIV+.

Toxoplasmose

Durante muitos anos, toxoplasmose era a causa mais comum de lesões cerebrais dos pacientes com AIDS e frequentemente era responsável por sua morte. Hoje em dia, *Toxoplasma gondii* causa menos de 2% das mortes de pacientes norte-americanos com AIDS, embora ainda seja um fator contribuinte importante para os óbitos dos pacientes HIV-positivos em todo o mundo. Grande parte dessa redução é atribuída ao tratamento antirretroviral eficaz, mas os fármacos eficazes e bem tolerados para tratamento e profilaxia da toxoplasmose também contribuíram. Os sintomas neurológicos estão referidos à localização das lesões expansivas. Na maioria dos casos, essas lesões localizam-se na junção entre as substâncias branca e cinzenta e tálamo ou núcleos da base. Quando há várias lesões, o quadro clínico pode indicar acometimento difuso com crises epilépticas e sinais de hipertensão intracraniana (HIC). Meningite, ventriculite e hidrocefalia também foram descritas nos pacientes com AIDS, embora sejam apresentações menos comuns que as lesões focais expansivas. Cerca de 70% dos pacientes têm febre e cefaleia. TC e RM mostram lesões nodulares ou realce periférico com edema circundante acentuado. À RM, as lesões mostram sinal hipointenso nas sequências ponderadas em T1, mas sinais hiperintensos nas imagens ponderadas em T2 (Figura 70.3). Lesões múltiplas ocorrem em 60% dos casos. SPECT cerebral com tálio demonstra captação reduzida com abscesso causado pela toxoplasmose e isto pode ajudar a diferenciar entre toxoplasmose e linfoma primário do SNC, no qual há captação mais acentuada. Respostas radiológica e clínica devem ser observadas dentro de 7 a 10 dias depois de iniciar o tratamento. Se nenhuma dessas melhoras ocorrer, deve-se realizar biopsia de encéfalo para investigar linfoma primário do SNC. Por essa razão, hoje em dia a maioria dos casos é diagnosticada com base na resposta terapêutica, em vez da biopsia cerebral. Como imunossupressão grave pode causar reação negativa falsa, sorologia para toxoplasmose deve ser realizada logo que o diagnóstico de infecção pelo HIV seja confirmado. PCR para *Toxoplasma* pode ser realizada no LCR, mas sua positividade é baixa; níveis séricos de IgG para toxoplasmose são sensíveis, mas não específicos desse diagnóstico.

O tratamento consiste em administrar sulfadiazina ou sulfadoxina com pirimetamina. Ácido folínico deve ser administrado para evitar deficiência de vitamina B_{12}. A substituição inadvertida de ácido fólico favorece a sobrevivência do parasita. Pacientes alérgicos à sulfa podem fazer dessensibilização ou usar atovaquona, clindamicina com pirimetamina, ou cotrimoxazol, que também pode ser usado como profilaxia primária. O tratamento simultâneo com corticoide é necessário em alguns casos para controlar edema grave, mas deve ser evitado sempre que for possível, porque interfere no diagnóstico de linfoma primário do SNC quando a lesão cerebral não responde ao tratamento como seria esperado.

Malária

A malária é muito comum em algumas das mesmas regiões nas quais a prevalência do HIV é alta, embora os efeitos desta coinfecção ainda não estejam definidos. Pacientes em risco mais alto de desenvolver manifestações cerebrais de malária incluem os que não têm imunidade adquirida ao *Plasmodium falciparum*. Quando acomete o cérebro, a infecção por *P. falciparum* causa crises epilépticas, inclusive estado de mal epiléptico; edema cerebral; alterações do nível de consciência e coma; e sinais de disfunção do tronco encefálico. Uma metanálise recente

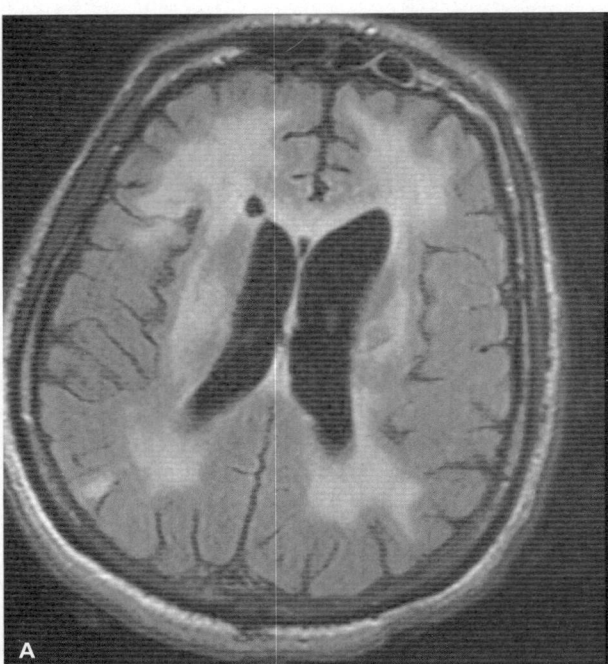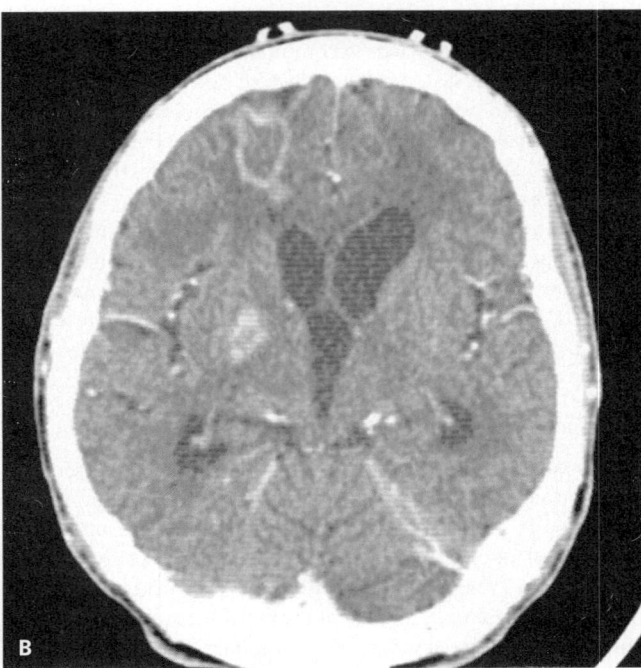

FIGURA 70.3 Imagem de ressonância magnética em sequência FLAIR (*fluid-attenuated inversion recovery*) (**A**) e imagem de tomografia computadorizada contrastada (**B**) de um paciente HIV-positivo com toxoplasmose. Essas imagens demonstraram sinal hiperintenso extensivo bilateral na substância branca e várias lesões realçadas por contraste.

dos estudos sobre coinfecção pelo HIV-malária em países da África Subsaariana sugeriu que a coinfecção esteja associada à frequência mais alta de parasitemia clínica e malária grave nas crianças, gestantes e outros adultos. As abordagens terapêuticas não são diferentes para os casos de coinfecção, mas medidas de prevenção da malária são realmente fundamentais para reduzir a morbidade associada à coinfecção.

Tripanossomíase

A infecção por *Trypanosoma brucei* var. *gambiense* ou *rhodesiense* causa doença do sono na África, enquanto o *Trypanosoma cruzi* é o agente etiológico da doença de Chagas na América do Sul; nos pacientes com AIDS, esses parasitos raramente causam lesões expansivas ou meningoencefalite.

Cisticercose

A imunossupressão não afeta a virulência e prevalência da infecção por *T solium*, mas neurocisticercose deve ser considerada no diagnóstico diferencial de um paciente HIV-positivo originado de região endêmica para cisticercose. Na maioria dos casos, as lesões são calcificadas, embora possam ser detectados cistos contendo parasitos vivos em alguns casos. Fármacos antiepilépticos são necessários para tratar crises epilépticas, mas raramente é necessário usar antiparasitários como praziquantel e albendazol.

Infecções bacterianas e micobacterianas

Sífilis

Neurossífilis causada pelo *T. pallidum* é mais frequente nos pacientes coinfectados pelo HIV. Embora não seja uma infecção oportunista, sífilis tem evolução diferente nos pacientes com AIDS e a infecção sifilítica genital facilita a aquisição do HIV. Cerca de 15% dos pacientes com sífilis primária são soropositivos para HIV. Por outro lado, sorologia positiva para sífilis pode ser detectada em mais de 35% dos pacientes HIV-positivos. Nos casos típicos, a progressão da sífilis primária (cancro indolor) aos estágios mais avançados é mais rápida nos pacientes HIV-positivos com contagens de CD4 menores. Sífilis pode afetar algumas estruturas do sistema nervoso, inclusive meninges, cérebro, tronco encefálico, medula espinal, raízes nervosas e vasos sanguíneos cerebrais e espinais. Síndromes de neurossífilis precoces são mais comuns que síndromes de neurossífilis avançadas (paralisia geral e tabes dorsal). Meningite sifilítica é a primeira complicação neurológica da sífilis e é causada pela invasão das meninges pelos espiroquetas. Em alguns casos, espiroquetas podem causar vasculite cerebral e AVE que, na maioria dos casos, afeta a artéria cerebral média (ACM). Os estágios avançados da neurossífilis incluem acometimento meningovascular dos vasos de grande e médio calibres e também doença parenquimatosa. Neurossífilis parenquimatosa é exemplificada por tabes dorsal, que acomete raízes dorsais e colunas posteriores e causa paresia generalizada. Mais recentemente, surgiram relatos de neurossífilis semelhante à encefalite causada por VHS, epilepsia do lobo temporal e encefalite límbica. Todos os pacientes HIV-positivos com sorologia positiva para sífilis precisam fazer análise do LCR para diagnosticar e tratar neurossífilis, antes que se desenvolvam sequelas incapacitantes irreversíveis. Embora sorologia positiva no LCR com base no teste de anticorpos treponêmicos fluorescente (ATF) ou VDRL (*Venereal Disease Research Laboratory*) seja suficiente para iniciar o tratamento, o LCR dos pacientes com neurossífilis geralmente contém leucócitos (em geral, mononucleares) e também pode ter níveis altos de proteína. Contudo, VDRL do LCR pode ser negativo. O tratamento com penicilina IV ou doxiciclina ou minociclina (4 semanas) deve ser mantido até que os títulos séricos diminuam quatro vezes. Ceftriaxona está associada a índice de resistência de 23% e, por esta razão, seu uso não é recomendado. Pacientes HIV-positivos devem repetir os testes sorológicos mensalmente por 3 meses e, em seguida, a cada 3 meses. Punção lombar também deve ser repetida depois de 6 meses para confirmar que a resposta ao tratamento foi adequada. Quando os títulos sorológicos continuam estáveis ou aumentam, o tratamento deve ser repetido. Normalização completa da reatividade do VDRL no LCR é menos provável nos pacientes com valores iniciais mais altos e contagens de CD4 no sangue periférico menores que 200 células/mm^3.

Micobactérias

Mycobacterium avium-intracellulare: *Mycobacterium avium-intracellulare* foi um dos primeiros agentes etiológicos das infecções oportunistas descritas nos pacientes com AIDS, mas a infecção neurológica geralmente era detectada apenas à necropsia. Esse microrganismo tem sido associado aos casos da síndrome de reconstituição imune depois de iniciar o tratamento antirretroviral. Os pacientes com infecção disseminada por *M. avium-intracellulare* podem desenvolver meningoencefalite, neuropatias cranianas e abscesso epidural, mas tem sido difícil definir as síndromes neurológicas causadas por esse microrganismo, em razão da coinfecção por vários outros microrganismos oportunistas.

Mycobacterium tuberculosis: Em todo o mundo, mais de 14 milhões de pessoas estão coinfectados pelo HIV e *M. tuberculosis*. Em 2012, estimou-se que 1,3 milhão de pessoas morreram por tuberculose, inclusive 320 mil coinfectados pelo HIV. Meningite tuberculosa (MTB) é a forma mais mortal da doença e é 5 vezes mais comum nos pacientes HIV+. O risco alto de TB nos indivíduos HIV-positivos é atribuído em parte à depressão da imunidade celular e o risco de desenvolver TB aumenta à medida que a contagem de CD4 diminui. Além disso, a cepa Beijint do *M. tuberculosis* é particularmente virulenta e está associada à infecção pelo HIV e resistência a vários fármacos.

Manifestações de tuberculose do SNC são atribuídas à disseminação hematogênica das micobactérias a partir do foco pulmonar primário, seguida da formação de pequenos focos subependimais e subpiais. Nos pacientes HIV-positivos, a apresentação clínica geralmente é semelhante à da população HIV-negativa, embora pacientes com contagens de CD4 muito baixas possam ter apresentações atípicas com doença mais disseminada e alteração do nível de consciência. Meningite é a apresentação clínica mais comum e frequentemente é subaguda ou crônica com formação de tuberculomas. A meningite acomete preferencialmente meninges basilares e está associada a hidrocefalia, neuropatias cranianas múltiplas e AVE isquêmico. TB também pode causar doença da coluna vertebral, que afeta os corpos vertebrais (doença de Pott) ou medula espinal. O diagnóstico pode ser especialmente difícil, porque o quadro clínico comumente se assemelha ao de outras infecções oportunistas, inclusive meningite criptocócica. Análises do LCR podem mostrar reação neutrofílica inicial seguida de predominância de linfócitos, glicose baixa e proteína alta, embora alguns estudos tenham demonstrado contagens baixas de leucócitos no LCR de adultos HIV-positivos que não faziam cART, em comparação com os pacientes HIV-positivos normais. Quando o *M. tuberculosis* é cultivado a partir do LCR, ele demora 3 a 4 semanas para crescer e sua detecção pode ser difícil. Bacilo álcool-ácido resistente (BAAR) também pode ser detectado por PCR, embora a sensibilidade deste exame seja baixa. Ainda que o teste GeneXpert baseado em PCR do LCR tenha sensibilidade mais alta em comparação com outros exames diagnósticos usados para MTB e forneça resultados em menos tempo que as culturas, nenhum estudo demonstrou que ele reduz a mortalidade de pacientes com TB avançada e sua sensibilidade fica aquém do ideal. O tratamento da MTB é extrapolado dos estudos clínicos sobre TB pulmonar e inclui rifampicina, isoniazida, pirazinamida e estreptomicina (ou etambutol) na fase intensiva, seguidos de rifampicina e INH para a manutenção, junto com corticoides adjuvantes. Estudos recentes demonstraram que rifampicina em doses altas e fluoroquinolona no início do tratamento possam reduzir a mortalidade. É importante ressaltar que o risco de resistência à INH e rifampicina é maior entre pacientes HIV-positivos com TB e isto dificulta ainda mais seu tratamento. Para os pacientes que nunca fizeram cART, recomenda-se postergar o início do tratamento por até 2 meses, porque alguns estudos sugeriram que isto reduz a incidência de reações adversas potencialmente fatais, embora não altere a mortalidade global.

Neoplasias malignas

A incidência de linfomas diminuiu acentuadamente da faixa de 0,6 a 3% dos pacientes descritos nos estudos clínicos realizados antes da era do cART para pouquíssimos ou nenhum caso nos estudos efetuados depois da introdução do cART. Sinais e sintomas clínicos são inespecíficos e incluem déficits neurológicos, crises convulsivas, neuropatia craniana e cefaleia. TC pode ser normal ou mostrar lesões hipodensas e lesões isoladas ou múltiplas com realce nodular ou difuso. SPECT com tálio demonstra aumento da captação no linfoma e isto ajuda a diferenciá-lo da toxoplasmose, que apresenta redução de captação. DNA do vírus Epstein-Barr é detectado pelos testes de PCR do LCR, mas não tem valor preditivo para esse diagnóstico. Biopsia cerebral é necessária ao diagnóstico. A resposta ao tratamento com radioquimioterapia (especialmente metotrexato em doses altas combinado com cART) melhora com esquemas antivirais modernos, com índices de sobrevivência mais altos e relatos de regressão completa do tumor, embora isto seja raro. Infecções oportunistas podem coexistir com o tumor e sua existência deve ser excluída pelos exames apropriados.

Outras neoplasias malignas relatadas raramente nos pacientes com AIDS são sarcoma de Kaposi (associado ao HHV-8) e tumores gliais primários, mas sua incidência também diminuiu drasticamente depois da introdução do cART. Hoje em dia, neoplasias malignas que não definem AIDS são mais importantes na população HIV-positiva em tratamento e são mais frequentes, em comparação com a população não infectada. Os seguintes tumores malignos estão associados a riscos mais altos: carcinomas de ânus e vagina, linfoma de Hodgkin, cânceres de fígado e pulmão, melanoma, tumores orofaríngeos, leucemia, câncer colorretal e carcinoma renal. Por essa razão, a triagem rotineira para câncer e a interrupção do tabagismo são importantes para essa população.

Consequências nutricionais e metabólicas

Deficiências de nutrientes podem ser causadas por ingestão de quantidades insuficientes de tiamina, vitamina B_{12}, ácido fólico e glutationa que, por sua vez, podem causar encefalopatia, demência, neuropatia ou doenças da medula espinal. Distúrbios metabólicos ocorrem frequentemente nos estágios tardios da doença e são causas de encefalopatia reversível. Deficiência de testosterona é diagnosticada com frequência crescente entre sobreviventes a longo prazo e pode contribuir para a encefalopatia destes pacientes.

TRATAMENTO

Tratamento antirretroviral combinado (cART) transformou a evolução da AIDS de uma doença fatal em enfermidade crônica. Mesmo antes do cART, a profilaxia das infecções oportunistas comuns tinha reduzido as mortes associadas à AIDS. Avanços dos cuidados médicos também reduziram a necessidade de internação hospitalar desses pacientes.

Fármacos antivirais reduzem a morbidade atribuída ao HIV e prolongam a sobrevivência. Hoje em dia, existem mais de 40 fármacos de sete classes, inclusive combinações terapêuticas aprovadas para uso e outros estão em processo de desenvolvimento ou pesquisa clínica (Tabela 70.8). Existem em desenvolvimento fármacos novos, que têm como alvos diversas fases do ciclo viral, inclusive inibidores da fixação e inibidores dos receptores de quimiocinas.

Tabela 70.8 Classes de fármacos usados para tratar a infecção pelo vírus da imunodeficiência humana.

Nome	Nome antigo	Efeitos colaterais	Ano de introdução
Inibidores nucleosídios de transcriptase reversa			
Abacavir		Déficits cognitivos, miopatia, crises convulsivas	1998
Didanosina	DDI	Neuropatia, miopatia	1991
Lamivudina	3TC	Neuropatia, acidose láctica	1995
Estavudina*	d4T	Neuropatia, miopatia	1994
Zalcitabina*	ddC	Neuropatia	1992
Zidovudina	AZT	Neuropatia, miopatia, déficits cognitivos, crises convulsivas	1987
Inibidores nucleotídios de transcriptase reversa			
Entricitabina	FTC	Acidose láctica	2003
Tenofovir (fumarato de tenofovir desoproxila)	–	Encefalopatia	2001
Inibidores não nucleosídios de transcriptase reversa			
Delavirdina	–	Erupção cutânea	1997
Efavirenz	–	Déficits cognitivos, insônia, alucinações	1998
Etravirina	–	Erupção cutânea	2008
Nevirapina	–	Efeitos hepatotóxicos, erupção cutânea	1996
Rilpivirina	–	Efeitos hepatotóxicos, erupção cutânea	2011
Inibidores de protease			
Amprenavir*	–	Lipodistrofia, síndrome metabólica, miopatia (quando é combinado com estatinas)	1999
Atazanavir	–	Os mesmos do amprenavir	2003
Darunavir	–	Os mesmos	2006
Fosamprenavir	–	Os mesmos	2007
Indinavir*	–	Os mesmos, mais neuropatia	1996
Nelfinavir	–	Os mesmos, mais sintomas visuais	1997
Ritonavir	–	Os mesmos, mais neuropatia e sintomas visuais	1996
Saquinavir	–	Os mesmos, mais neuropatia	1995
Tipranavir	–	Os mesmos, mais neuropatia	2006
Inibidores de integrase			
Raltegravir	–	Necrose muscular	2007
Dolutegravir	–	Efeitos hepatotóxicos, erupção cutânea	2013
Inibidor de entrada			
Maraviroque	–	Efeitos hepatotóxicos, erupção cutânea	2008
Inibidor de fusão			
Enfurvitida	–	Transtornos do sono	2007
Potencializador farmacocinético			
Cobicistate		Efeitos nefrotóxicos	2014

(Continua)

Tabela 70.8 Classes de fármacos usados para tratar a infecção pelo vírus da imunodeficiência humana. (*Continuação*)

Nome	Nome antigo	Efeitos colaterais	Ano de introdução
Fármacos combinados			
Lamivudina e zidovudina	–	Ver anteriormente	1997
Abacavir e lamivudina	–	Ver anteriormente	2005
Abacavir, lamivudina e zidovudina	–	Ver anteriormente	2000
Entricitabina e tenofovir	–	Acidose láctica	2004
Entricitabina, tenofovir e efavirenz	–	Insônia, alucinações	2006
Lopinavir e ritonavir	–	Os mesmos citados anteriormente	2000
Entricitabina, rilpivirina e tenofovir	–	Ver anteriormente	2011
Elvitegravir, clobicistate, entricitabina e tenofovir	–	Ver anteriormente	2012
Elvitegravir/cobicistate/entricitabina/tenofovir alafenamida		Ver anteriormente	2015
Abacavir/dolutegravir/lamivudina		Ver anteriormente	2014
Entricitabina/rilpivirina/tenofovir alafenamida		Ver anteriormente	2016
Bictegravir/entricitabina/tenofovir alafenamida		Ver anteriormente	2018

*Raramente utilizado nos EUA.

As recomendações atuais quanto à introdução do cART incluem iniciar o tratamento antirretroviral para todos os pacientes HIV+, independentemente da contagem de CD4 – estratégia conhecida como *testar e tratar*. A postergação intencional do tratamento antiviral (p. ex., até que seja alcançado determinada contagem limítrofe de células CD4) contribui para complicações não relacionadas com AIDS, inclusive doenças cardiovasculares, renais e hepáticas que podem ocorrer em consequência dos efeitos inflamatórios persistentes da infecção e sua mortalidade mais alta.

Efeitos neurológicos adversos do tratamento farmacológico da infecção pelo HIV

O efeito adverso mais importante da iniciação do cART em pacientes imunossuprimidos são síndromes de reconstituição imune.

A vacinação dos pacientes HIV-positivos (ou de seus contatos domiciliares) justifica o risco quando a porcentagem de linfócitos CD4 está acima de 15% nas crianças ou acima de 200 células/mm^3. No caso da vacina contra varicela, os médicos devem estar preparados para usar aciclovir se o paciente apresentar sintomas desta doença. Vacina contra o sarampo raramente causa panencefalite esclerosante subaguda. Outros antimicrobianos usados como profilaxia ou tratamento de manutenção para infecções fúngicas e parasitárias podem causar efeitos colaterais neurológicos, inclusive deficiência de testosterona com uso dos derivados azólicos, neuropatia com INH (se não for administrado suplemento de vitamina B$_6$) e crises convulsivas com ganciclovir. Hipersensibilidade aos fármacos psicotrópicos pode causar efeitos extrapiramidais marcantes nos pacientes com AIDS. Como são introduzidos fármacos novos com mecanismos de ação diferentes, é importante que quaisquer efeitos adversos sejam notificados usando sistemas como U.S. Food and Drug Administration's Sentinel Initiative, de forma a detectar tendências que permitam aos médicos comparar mais claramente riscos e benefícios do tratamento da infecção pelo HIV.

A Tabela 70.8 descreve os fármacos utilizados hoje em dia por classe farmacológica e seus efeitos tóxicos neurológicos. A seguir, há um resumo breve dos efeitos tóxicos mais importantes.

Zidovudina causa miopatia mitocondrial com fibras vermelhas esfarrapadas e esgotamento da energia do músculo. Anemia grave (que pode ser corrigida pela administração do fator de crescimento eritropoetina) também contribui para a fadiga.

Fármacos do "grupo D" – didanosina (ddI), zalcitabina (ddC) e estavudina (d4T) – causam neuropatia sensorial, que comumente é dolorosa e algumas vezes é difícil de diferenciar da neuropatia causada pelo próprio HIV. Hoje em dia, fármacos desse grupo raramente são utilizados porque podem causar neuropatia sensorial.

Efavirenz (um inibidor não nucleosídio de transcriptase reversa) causa distúrbio do sono, sintomas psiquiátricos e pesadelos, que podem levar o paciente a interromper o tratamento.

Inibidores de protease (IPs) como ritonavir e nelfinavir causam lipodistrofia. As consequências estéticas frequentemente levam os pacientes a evitar esses fármacos. A síndrome metabólica associada contribui para os índices mais altos (16% ao ano) de infartos do miocárdio e AVE nos pacientes tratados por períodos longos. Alguns IPs (inclusive indinavir, saquinavir e ritonavir) também estão associados a neuropatia, que provavelmente resulta de seus efeitos nos gânglios das raízes dorsais.

Existem relatos de que raltegravir (um inibidor de integrase) cause necrose muscular com mioglobinúria. Alguns inibidores nucleosídios de transcriptase reversa causam acidose láctica.

Precauções para serviços médicos e laboratoriais

A adoção rigorosa dos procedimentos de controle de contaminação ou precauções universais é fundamental. Pacientes hospitalizados com infecção suspeita ou confirmada pelo HIV não são isolados, a menos que tenham alguma infecção respiratória (p. ex., TB) ou neutropenia profunda. Devem ser adotadas precauções rigorosas quanto ao manuseio de qualquer lixo, líquidos corporais e espécimes cirúrgicos. Profissionais devem usar luvas para evitar contato da pele e mucosas com sangue, excreções, secreções e tecidos de pacientes infectados. Óculos de proteção ou óculos comuns devem ser usados quando houver possibilidade de ocorrer contaminação profusa com suspensões aerossolizadas de sangue ou outras secreções (p. ex., no centro cirúrgico). Máscaras não são necessárias, a menos que o paciente necessite de isolamento respiratório por outras razões. Agulhas e outros instrumentos perfurocortantes que entram em contato com sangue infectado devem ser descartados em recipientes seguros adequados. Profissionais de saúde não devem recolocar as tampas das agulhas para evitar picadas acidentais.

Os riscos dos profissionais de saúde são pequenos, embora reais. Existem casos documentados de soroconversão depois de picadas acidentais de agulhas ou exposição mucocutânea. O risco invertido de contaminação dos pacientes por profissionais de saúde infectados é extremamente pequeno, mas profissionais HIV-positivos não devem realizar ou auxiliar na realização de procedimentos invasivos, nos quais possam ocorrer cortes. A profilaxia pós-exposição com dois fármacos é recomendada depois da exposição ao HIV por via percutânea ou mucosa e com três fármacos depois da exposição significativa ao sangue (agulha ou algum dispositivo visivelmente contaminado com penetração profunda). As sorologias para HIV e hepatites B e C devem ser realizadas imediatamente. Entre os problemas associados à profilaxia pós-exposição estão os efeitos colaterais do tratamento, a falta de eficácia e os resultados positivos falsos dos testes de triagem rápida para HIV. Alguns estudos estimaram que o tratamento pós-exposição reduza o risco de transmissão em 80%.

O HIV é prontamente inativado por calor e soluções de esterilização convencionais, inclusive álcool a 70%. Os procedimentos especiais de esterilização podem não ser necessários, mas são comumente usados.

PROGNÓSTICO

Indivíduos que vivem com HIV podem morrer pela própria infecção, infecções oportunistas, causas não relacionadas com a infecção viral ou complicações associadas ao tratamento. Em geral, pacientes HIV-positivos em tratamento com cART eficaz e supressão viral sistêmica podem ter expectativa de vida normal. Entretanto, à medida que aumenta o número de pacientes HIV-positivos que sobrevivem até uma idade avançada, também há melhor percepção quanto às síndromes geriátricas associadas à infecção pelo HIV, inclusive fragilidade física, sarcopenia e incontinência. Por exemplo, a fragilidade física é uma síndrome geriátrica complexa, que essencialmente é um indicador de multimorbidade evidenciada por reservas fisiológicas reduzidas e suscetibilidade aumentada a vários desfechos desfavoráveis à saúde. Essa síndrome ocorre mais precocemente e é mais frequente na população HIV-positiva que nos grupos correspondentes pareados por sexo. Além disso, algumas comorbidades clínicas comuns nas populações geriátricas tendem a ocorrer mais cedo – frequentemente, uma década ou mais – nos pacientes HIV-positivos. Esse "envelhecimento acelerado" parece ser atribuível aos níveis baixos de inflamação crônica, que persistem apesar do cART eficaz e causam imunossenescência precoce. Por essas razões, todos os pacientes HIV-positivos devem passar por avaliações rigorosas para detectar síndromes neurológicas e sistêmicas, independentemente do estágio da infecção, em vista do risco de problemas múltiplos, coexistentes ou sequenciais, inclusive distúrbios não relacionados com a infecção pelo HIV.

Avanços significativos foram efetuados no tratamento clínico da infecção pelo HIV, com redução da prevalência de algumas sequelas neurológicas associadas à imunossupressão profunda. No entanto, infecção pelo HIV ainda é um diagnóstico grave por suas manifestações neurológicas comuns e sua evolução rapidamente fatal nos países em que há limitações de acesso ao tratamento eficaz. O tratamento não elimina os provírus latentes e pode tornar-se ineficaz quando surgem mutantes resistentes. Hoje em dia, existem estudos clínicos com vacinas experimentais em áreas que têm índices altos de soroprevalência e soroconversão. A biologia complexa do HIV e a reação imunogenética do hospedeiro à infecção trazem desafios importantes ao sucesso das vacinas em desenvolvimento. Outra estratégia para "curar" a infecção pelo HIV é a abordagem de "reativar e destruir", que usa fármacos para estimular o vírus HIV latente a replicar-se e, em seguida, "destruir" os vírus ativos e células que os produzem por ação do tratamento antirretroviral, processos imunes normais ou outras intervenções destinadas a destruir as células infectadas. A eliminação dos reservatórios do vírus, inclusive no SNC, ainda impõe dificuldades a essa estratégia de "cura" e é um tema de pesquisas significativas em andamento.

LEITURA SUGERIDA

Alfahad T, Nath A. Retroviruses and amyotrophic lateral sclerosis. *Antiviral Res*. 2013;99:180-187.

Antinori A, Arendt G, Becker JT, et al. Updated research nosology for HIV-associated neurocognitive disorders. *Neurology*. 2007;69:1789-1799.

Behar R, Wiley C, McCutchan JA. Cytomegalovirus polyradiculoneuropathy in acquired immune deficiency syndrome. *Neurology*. 1987;37:557-561.

BeLue R, Okoror TA, Iwelunmor J, et al. An overview of cardiovascular risk factor burden in sub-Saharan African countries: a socio-cultural perspective. *Global Health*. 2009;5(1):10.

Bhatia NS, Chow FC. Neurologic complications in treated HIV-1 infection. *Curr Neurol Neurosci Rep*. 2016;16(7):62.

Bicanic T, Brouwer A, Meintjes G, et al. Relationship of cerebrospinal fluid pressure, fungal burden and outcome in patients with cryptococcal meningitis undergoing serial lumbar punctures. *AIDS*. 2009;23(6):701-706.

Birbeck GL, French JA, Perucca E, et al. Antiepileptic drug selection for people with HIV/AIDS: evidence-based guidelines from the ILAE and AAN. *Epilepsia*. 2012;53:207-214.

Bogorodskaya M, Chow FC, Triant VA. Stroke in HIV. *Can J Cardiol*. 2019;35(3):280-287.

Boissé L, Gill MJ, Power C. HIV infection of the central nervous system: clinical features and neuropathogenesis. *Neurol Clin*. 2008;26:799-819.

Bozzette SA, Ake CF, Tam HK, Chang SW, Louis TA. Cardiovascular and cerebrovascular events in patients treated for human immunodeficiency virus infection. *N Engl J Med*. 2003;348:702-710.

Carroll E, Sanchez-Ramos J. Hyperkinetic movement disorders associated with HIV and other viral infections. *Handb Clin Neurol*. 2011;100: 323-334.

Centers for Disease Control and Prevention. Racial/ethnic disparities in diagnoses of HIV/AIDS—33 states, 2001-2005. *MMWR Morb Mortal Wkly Rep*. 2007;56:189-193.

Cettomai D, McArthur J. Mirtazapine use in human immunodeficiency virus-infected patients with progressive multifocal leukoencephalopathy. *Arch Neurol*. 2009;66:255-258.

Cherry CL, Skolasky RL, Lal L, et al. Antiretroviral use and other risks for HIV-associated neuropathies in an international cohort. Neurology. 2006;66: 867-873.

Chetty R. Vasculitides associated with HIV infection. J Clin Pathol. 2001;54: 275-278.

Chow FC, Regan S, Feske S, Meigs JB, Grinspoon SK, Triant VA. Comparison of ischemic stroke incidence in HIV-infected and non-HIV-infected patients in a U.S. health care system. J Acquir Immune Defic Syndr. 2012;60:351-358.

Chow FC, Wilson MR, Wu K, Ellis RJ, Bosch RJ, Linas BP. Stroke incidence is highest in women and non-Hispanic blacks living with HIV in the AIDS Clinical Trials Group Longitudinal Linked Randomized Trials cohort. AIDS. 2018;32(9):1125-1135.

Cornblath DR, McArthur JC, Kennedy PG, Witte AS, Griffin JW. Inflammatory demyelinating peripheral neuropathies associated with human T-cell lymphotropic virus type III infection. Ann Neurol. 1987;21:32-40.

De Clerq E. Emerging antiviral drugs. Expert Opin Emerg Drugs. 2008;13: 393-416.

de Rosso AL, de Mattos JP, Correa RB, Nicaretta DH, Novis SA. Parkinsonism and AIDS: a clinical comparative study before and after HAART. Arq Neuropsiquiatr. 2009;67:827-830.

Durand AM, Sheehy O, Baril JG, LeLorier J, Tremblay CL. Risk of spontaneous intracranial hemorrhage in HIV-infected individuals: a population-based cohort study. J Stroke Cerebrovasc Dis. 2013;22:e34-e41.

Eilbott DJ, Peress N, Burger H, et al. Human immunodeficiency virus type 1 in spinal cords of acquired immunodeficiency syndrome patients with myelopathy: expression and replication in macrophages. Proc Natl Acad Sci U S A. 1989;86:3337-3341.

Ellis RJ, Rosario D, Clifford DB, et al. Continued high prevalence and adverse clinical impact of human immunodeficiency virus-associated sensory neuropathy in the era of combination antiretroviral therapy: the CHARTER Study. Arch Neurol. 2010;67:552-558.

Epstein LG, Gendelman HE. Human immunodeficiency virus type 1 infection of the nervous system: pathogenetic mechanisms. Ann Neurol. 1993;33: 429-436.

Epstein LG, Sharer LR, Oleske JM, et al. Neurologic manifestations of human immunodeficiency virus infection in children. Pediatrics. 1986;78: 678-687.

Gray F, Chrétien F, Vallat-Decouvelaere AV, Scaravilli F. The changing pattern of HIV neuropathology in the HAART era. J Neuropathol Exp Neurol. 2003;62:429-440.

Hammer SM, Eron JJ Jr, Reiss P, et al. Antiretroviral treatment of adult HIV infection: 2008 recommendations of the International AIDS Society-USA panel. JAMA. 2008;300;555-570.

Hollander H, Stringari S. Human immunodeficiency virus-associated meningitis. Clinical course and correlations. Am J Med. 1987;83:813-816.

Illa I, Nath A, Dalakas M. Immunocytochemical and virological characteristics of HIV-associated inflammatory myopathies: similarities with seronegative polymyositis. Ann Neurol. 1991;29:474-481.

Kassaye SG, Wang C, Ocampo JMF, et al. Viremia trajectories of HIV in HIV-positive women in the United States, 1994-2017. JAMA Netw Open. 2019;2(5):e193822.

Kellinghaus C, Engbring C, Kovac S, et al. Frequency of seizures and epilepsy in neurological HIV-infected patients. Seizure. 2008;17(1):27-33.

Kwan CK, Ernst JD. HIV and tuberculosis: a deadly human syndemic. Clin Microbiol Rev. 2011;24:351-376.

Kwenti TE. Malaria and HIV coinfection in sub-Saharan Africa: prevalence, impact, and treatment strategies. Res Rep Trop Med. 2018;9:123-126.

Leng SX, Margolick JB. Aging, sex, inflammation, frailty, and CMV and HIV infections. Cell Immunol. 2020;348:104024.

Letendre SL, Cherner M, Ellis RJ, et al. The effects of hepatitis C, HIV, and methamphetamine dependence on neuropsychological performance: biological correlates of disease. AIDS. 2005;19 suppl 3:S72-S78.

Levin SN, Lyons JL. HIV and spinal cord disease. Hand Clin Neurol. 2018;152: 213-227.

Liner KJ II, Hall CD, Robertson KR. Impact of human immunodeficiency virus (HIV) subtypes on HIV-associated neurological disease. J Neurovirol. 2007;13:291-304.

Luft BJ, Haffner R, Korzun AH, et al. Toxoplasmic encephalitis in patients with the acquired immunodeficiency syndrome. Members of the ACTG 077p/ANRS 009 Study Team. N Engl J Med. 1993;329:995-1000.

Makadzange AT, Ndhlovu CE, Takarinda K, et al. Early versus delayed initiation of antiretroviral therapy for concurrent HIV infection and cryptococcal meningitis in sub-Saharan Africa. Clin Infect Dis. 2010;50:1532-1538.

Manabe YC, Campbell JD, Sydnor E, Moore RD. Immune reconstitution inflammatory syndrome: risk factors and treatment implications. J Acquir Immune Defic Syndr. 2007;46:456-462.

Mandell DM, Mossa-Basha M, Qiao Y, et al. Intracranial vessel wall MRI: principles and expert consensus recommendations of the American Society of Neuroradiology. Am J Neuroradiol. 2016;38(2):218-229.

Mateen F, Shinohara R, Carone M, et al. Neurological disorders incidence in HIV+ vs. HIV− men: multicenter AIDS Cohort Study, 1996-2011. Neurology. 2012;79:669-683.

Modi G, Modi M, Martinus I, Saffer D. New-onset seizures associated with HIV infection. Neurology. 2000;55:1558-1561.

Molloy SF, Kanyama C, Heyderman RS, et al. Antifungal combinations for treatment of cryptococcal meningitis in Africa. N Engl J Med. 2018;378: 1004-1017.

Morgello S, Estanislao L, Simpson D, et al. HIV-associated distal sensory polyneuropathy in the era of highly active antiretroviral therapy: the Manhattan HIV Brain Bank. Arch Neurol. 2004;61:546-551.

Moulignier A, Moulonguet A, Pialoux G, Rozenbaum W. Reversible ALS-like disorder in HIV infection. Neurology. 2001;57:995-1001.

Murdoch DM, Venter WDF, Feldman C, Van Rie A. Incidence and risk factors for the immune reconstitution inflammatory syndrome in HIV patients in South Africa: a prospective study. AIDS. 2008;22:601-610.

Nath A, Jankovic J, Pettigrew LC. Movement disorders and AIDS. Neurology. 1987;37:37-41.

Navia BA, Cho ES, Petito CK, Price RW. The AIDS dementia complex: II. Neuropathology Ann Neurol. 1986;19:525-535.

Navia BA, Jordan BD, Price RW. The AIDS dementia complex: I. Clinical features. Ann Neurol. 1986;19:517-526.

Ovbiagele B, Nath A. Increasing incidence of ischemic stroke in patients with HIV infection. Neurology. 2011;76:444-450.

Panlilio AL, Cardo DM, Grohskopf LA, Heneine W, Ross CS. Updated U.S. Public Health Service guidelines for the management of occupational exposures to HIV and recommendations for postexposure prophylaxis. MMWR Recomm Rep. 2005;54(RR-9):1-17.

Park MK, Hospenthal DR, Bennett JE. Treatment of hydrocephalus secondary to cryptococcal meningitis by use of shunting. Clin Infect Dis. 1999;28: 629-633.

Petito CK, Navia BA, Cho ES, Jordan BD, George DC, Price RW. Vacuolar myelopathy pathologically resembling subacute combined degeneration in patients with the acquired immunodeficiency syndrome. N Engl J Med. 1985;312:874-879.

Postels DG, Birbeck GL. Cerebral malaria. Handb Clin Neurol. 2013;114: 91-102.

Price RW, Spudich S. Antiretroviral therapy and central nervous system HIV-1 infection. J Infect Dis. 2008;197(suppl 3):S294-S306.

Qureshi AI, Janssen RS, Karon JM, et al. Human immunodeficiency virus infection and stroke in young patients. Arch Neurol. 1997;54(9):1150-1153.

Rozenberg F, Deback C, Agut H. Herpes simplex encephalitis: from virus to therapy. Infect Disord Drug Targets. 2011;11:235-250.

Sacktor N, Skolasky RL, Tarwater PM, et al. Response to systemic HIV viral load suppression correlates with psychomotor speed performance. Neurology. 2003;61:567-569.

Sacktor NC, Wong M, Nakasujja N, et al. The International HIV Dementia Scale: a new rapid screening test for HIV dementia. AIDS. 2005;19: 1367-1374.

San-Andrés FJ, Rubio R, Castilla J, et al. Incidence of acquired immunodeficiency syndrome-associated opportunistic diseases and the effect of treatment on a cohort of 1115 patients infected with human immunodeficiency virus, 1989-1997. Clin Infect Dis. 2003;36:1177-1185.

Sanchez-Ramos JR, Factor SA, Weiner WJ, Marquez J. Hemichorea-hemiballismus associated with acquired immune deficiency syndrome and cerebral toxoplasmosis. Mov Disord. 1989;4:266-273.

Satishchandra P, Sinha S. Seizures in HIV-seropositive individuals: NIMHANS experience and review. Epilepsia. 2008;49(suppl 6):33-41.

Saylor D. Neurologic complications of human immunodeficiency virus infection. Continuum (Minneap Minn). 2018;24(5, Neuroinfectious Disease): 1397-1421.

Saylor D, Dickens AM, Sacktor N, et al. HIV-associated neurocognitive disorder—pathogenesis and prospects for treatment. Nat Rev Neurol. 2016;12(4): 234-248.

Schifitto G, McDermott MP, McArthur JC, et al. Incidence of and risk factors for HIV-associated distal sensory polyneuropathy. Neurology. 2002;58:1764-1768.

Sellier P, Monsuez JJ, Evans J, et al. Human immunodeficiency virus-associated polymyositis during immune restoration with combination antiretroviral therapy. *Am J Med.* 2000;109:510-512.

Sevigny JJ, Albert SM, McDermott MP, et al. An evaluation of neurocognitive status and markers of immune activation as predictors of time to death in advanced HIV infection. *Arch Neurol.* 2007;64:97-102.

Sillman B, Woldstad C, Mcmillan J, Gendelman HE. Neuropathogenesis of human immunodeficiency virus infection. *Handb Clin Neurol.* 2018; 152:21-40.

Simpson DM, Bender AN. Human immunodeficiency virus-associated myopathy: analysis of 11 patients. *Ann Neurol.* 1988;24:79-84.

Sloan D, Dlamini S, Paul N, Dedicoat M. Treatment of acute cryptococcal meningitis in HIV infected adults, with an emphasis on resource-limited settings. *Cochrane Database Syst Rev.* 2008;(4):CD005647.

Smyth K, Affandi JS, McArthur JC, et al. Prevalence of and risk factors for HIV-associated neuropathy in Melbourne, Australia 1993-2006. *HIV Med.* 2007;8:367-373.

Ssentongo P. Prevalence and incidence of new-onset seizures and epilepsy in patients with human immunodeficiency virus (HIV): systematic review and meta-analysis. *Epilepsy Behav.* 2019;93:49-55.

Tan IL, McArthur JC, Venkatesan A, Nath A. Atypical manifestations and poor outcome of herpes simplex encephalitis in the immunocompromised. *Neurology.* 2012:79:2125-2132.

Thakur KT, Boubour A, Saylor D, Das M, Bearden DR, Birbeck GL. Global HIV neurology: a comprehensive review. *AIDS.* 2019;33(2):163-184.

Thurnher MM, Post JM, Rieger A, Kleibl-Popov C, Loewe C, Schindler E. Initial and follow-up MR imaging findings in AIDS-related progressive multifocal leukoencephalopathy treated with highly active antiretroviral therapy. *AJNR.* 2001;22:977-984.

UNAIDS. UNAIDS data 2018. UNAIDS Web site. http://www.unaids.org/sites/default/files/media_asset/unaids-data-2018_en.pdf. Accessed May 20, 2019.

Valcour VG, Shikuma CM, Watters MR, Sacktor NC. Cognitive impairment in older HIV-1-seropositive individuals: prevalence and potential mechanisms. *AIDS.* 2004;18(suppl 1):S79-S86.

Venkataramana A, Pardo CA, McArthur JC, et al. Immune reconstitution inflammatory syndrome in the CNS of HIV-infected patients. *Neurology.* 2006;67:383-388.

Wake RM, Britz E, Sriruttan C, et al. High cryptococcal antigen titers in blood are predictive of subclinical cryptococcal meningitis among human immunodeficiency virus-infected patients. *Clin Infect Dis.* 2018;66:686-692.

Wiley CA, Schrier RD, Nelson JA, Lampert PW, Oldstone MB. Cellular localization of human immunodeficiency virus infection within the brains of acquired immune deficiency syndrome patients. *Proc Natl Acad Sci U S A.* 1986;83:7089-7093.

Wong MH, Robertson K, Nakasujja N, et al. Frequency of and risk factors for HIV dementia in an HIV clinic in sub-Saharan Africa. *Neurology.* 2007;68:350-355.

SEÇÃO 11 DOENÇAS DESMIELINIZANTES E INFLAMATÓRIAS

Editor da Seção: *David A. Hafler*

Esclerose Múltipla e Outras Doenças Neuroimunes do Sistema Nervoso Central 71

Erin E. Longbrake e Sarah F. Wesley

PONTOS-CHAVE

1. A esclerose múltipla (EM) é uma doença autoimune crônica do sistema nervoso central, que se caracteriza por inflamação e neurodegeneração. Os fatores de risco associados são genéticos e ambientais.

2. Nos casos típicos, EM começa nos primeiros anos da vida adulta. Nos EUA, a EM é a causa mais comum de incapacidade neurológica não traumática em pacientes jovens.

3. Linfócitos B e T estão desregulados na EM.

4. Critérios diagnósticos de EM (critérios de McDonald) incluem manifestações clínicas e radiológicas e alterações do líquido cefalorraquidiano usadas para definir progressão no tempo e espaço.

5. EM pode ter evolução clínica recidivante ou progressiva.

6. Doença em atividade (recidiva clínica ou lesões novas/agravadas nas imagens de RM ponderadas em T2 ou realçadas com gadolínio) pode ocorrer nos casos de EM recidivante ou progressiva.

7. Progressão da doença (agravação lenta/contínua da disfunção neurológica) pode ser intercalada por períodos de estabilidade.

8. Diversos fármacos imunomoduladores são eficazes para tratar EM recidivante, e os resultados são mais favoráveis quando o tratamento é iniciado imediatamente.

9. Doenças do espectro da neuromielite óptica e doença do anticorpo contra glicoproteína do oligodendrócito de mielina caracterizam-se por autoanticorpos anormais e são diferentes da esclerose múltipla.

INTRODUÇÃO

A esclerose múltipla (EM) é uma doença autoimune crônica. Embora ainda seja a causa principal de incapacidade neurológica não traumática em pacientes jovens, na última década houve avanços significativos no entendimento da fisiopatologia da doença com introdução de exames diagnósticos e tratamentos novos. A identificação de um autoanticorpo contra aquaporina 4 patológica estabeleceu definitivamente que a doença do espectro da neuromielite óptica (DENMO) é um distúrbio diferente, embora no passado fosse considerada um subtipo de esclerose múltipla. A doença do anticorpo contra glicoproteína do oligodendrócito de mielina (MOG, ou *myelin oligodendrocyte glycoprotein*, em inglês) é outro distúrbio neuroinflamatório progressivamente esclarecido, que pode causar sinais e sintomas semelhantes aos que ocorrem na EM e DENMO.

ESCLEROSE MÚLTIPLA

Introdução

EM é uma doença autoimune crônica do SNC, que se caracteriza por inflamação e neurodegeneração e desenvolve-se em indivíduos geneticamente suscetíveis e tem evolução clínica variável. A doença foi reconhecida inicialmente pelo patologista escocês Robert Carswell em 1838, mas foi apenas na década de 1860 que o médico francês Jean Marie Charcot, do Hospital Pitié-Salpêtrière de Paris, descreveu detalhadamente a doença e a chamou de *EM* (*sclérose em plaques disseminées*). Nas últimas décadas, houve avanços significativos no entendimento e tratamento da doença. A história natural da EM pode seguir padrão surto-remissão, ou ter evolução progressiva. O diagnóstico é baseado na histórica clínica e exame físico, complementados por alterações demonstradas nos exames radiológicos e anormalidades do líquido cefalorraquidiano. Diferenças individuais quanto ao prognóstico depende da combinação de fatores genéticos e ambientais, assim como do acesso a tratamento imunomodulador eficaz em estágio inicial da doença.

Epidemiologia

Nos EUA, a prevalência de EM foi estimada em cerca de 309 casos por 100 mil habitantes, mas varia de acordo com a latitude na qual os pacientes vivem, um aspecto discutido com mais detalhes adiante neste capítulo. Esclerose múltipla é a causa principal de déficits neurológicos não relacionados com traumatismo em adultos jovens. A média de idade com que a doença começa varia de 23 a 24 anos, e os primeiros sintomas raramente aparecem antes de 10 anos ou depois de 60 anos. Mulheres são afetadas com frequência cerca de duas vezes maior que os homens, com exceção dos pacientes que desenvolvem a forma progressiva primária da doença, que não tem predomínio em um dos sexos.

Fisiopatologia

Imunobiologia

Esclerose múltipla é considerada uma doença autoimune resultante da interação complexa de fatores genéticos e ambientais. Pacientes finalmente desenvolvem EM quando linfócitos T proinflamatórios reativos à mielina ou à β-sinucleína identificados mais recentemente atacam o sistema nervoso central (SNC). Linfócitos B também participam da patogenia da doença, provavelmente por atuarem como células apresentadoras de antígenos, conforme foi demonstrado com tratamentos imunes que destroem células B, mas os mecanismos pelos quais causam doença ainda não foram esclarecidos.

Nos pacientes com EM, o sistema imune está desregulado em diversos níveis. A perda inicial de autotolerância ocorre quando indivíduos geneticamente suscetíveis desenvolvem reação imune contra epítopos patogênicos que mostram reatividade cruzada com peptídeos da mielina. Em seguida, células apresentadoras de antígenos apresentam autoantígenos relevantes aos linfócitos T $CD4^+$ $CXCR3^+$, resultando em sua ativação e formação subsequente de subpopulações de células T auxiliares proinflamatórias (Th) e subtipo 17. Linfócitos B e monócitos também são ativados Esses linfócitos T autorreativos interagem com moléculas de adesão existentes na superfície endotelial das vênulas do SNC e, com os anticorpos e monócitos, atravessam a barreira hematencefálica danificada com a ajuda de proteases (p. ex., metaloproteases matriciais) e quimiocinas. Dentro do SNC, antígenos-alvo são reconhecidos, linfócitos T são reativados e a resposta imune é amplificada. Células T auxiliares proinflamatórias proliferam e linfócitos B transformam-se em plasmócitos secretores de anticorpos, enquanto monócitos transformam-se em macrófagos ativados. Em conjunto, essas células imunes produzem citocinas inflamatórias (p. ex., interleucinas 12 [IL-12] e 23 [IL-23], gamainterferona, fator alfa de necrose tumoral [TNF-a]), proteases, radicais livres, anticorpos, óxido nítrico, glutamato e outros fatores de estresse que, coletivamente, causam danos à mielina e aos oligodendrócitos.

Dependendo da localização e extensão dos danos, a desmielinização pode dificultar ou impedir a condução neural e causar sinais e sintomas neurológicos, que podem ser transitórios ou irreversíveis. Melhora espontânea dos sintomas é atribuída à regressão da inflamação, mecanismos adaptativos (p. ex., reorganização dos canais de sódio) ou remielinização. Por outro lado, a perda de suporte trófico dos oligodendrócitos causa degeneração axonal e déficits neurológicos irreversíveis.

A classificação mais antiga das doenças autoimunes como distúrbios mediados por linfócitos T ou B foi modificada com base no entendimento de que as variantes genéticas que diminuem o limiar de ativação imune envolvem linfócitos T CD4, CD8 e células T reguladoras (Tregs), assim como linfócitos B. O sucesso clínico notável dos tratamentos que destroem células B e reduzem a produção intratecal de imunoglobulinas na maioria dos pacientes com EM; a detecção histológica de anticorpos específicos contra mielina e desmielinização associada a estes anticorpos em algumas lesões da EM; e a descoberta de tecidos linfoides ectópicos contendo linfócitos B nas meninges constituem evidências convincentes quanto ao papel fundamental das células B como ativadoras das células T em pacientes com a doença. Estudos anatomopatológicos demonstraram que clones de linfócitos B são compartilhados entre meninges e parênquima encefálico de pacientes com EM. Linfócitos B podem atuar como células apresentadoras de antígenos aos linfócitos T autorreativos. Além disso, linfócitos B podem produzir diretamente citocinas proinflamatórias, inclusive IL-6.

Patologia

A alteração patológica típica da EM é desmielinização circunscrita, que ocorre nas substâncias branca e cinzenta (Figura 71.1 A), mais comumente na substância branca periventricular, substância branca justacortical, tronco encefálico, cerebelo, córtex e medula espinal. Lesões da substância branca são produzidas por um processo inflamatório que inclui infiltração por macrófagos e linfócitos em menor quantidade. Aspectos histopatológicos evidenciados nas lesões agudas são hipercelularidade representada por macrófagos e astrócitos hipertróficos, infiltração profusa dos espaços perivasculares por linfócitos e monócitos (Figura 71.1 B) e destruição da mielina com preservação relativa dos axônios (Figura 71.1 C). Lesões agudas podem progredir para lesões ativas crônicas (também conhecidas como lesões ativas/inativas mistas), que podem persistir por muitos anos. Essas lesões demonstram inflamação ativa com atividade desmielinizante mínima em sua periferia e centro hipocelular com axônios desnudos e tecido fibrótico astroglial. Lesões crônicas assintomáticas consistem em tecido fibrótico astroglial sem inflamação. Em comparação com as lesões da substância branca, a desmielinização cortical evidencia-se por atividade inflamatória relativamente branda e, nos casos típicos, está associada à inflamação das meninges.

Fatores de risco genéticos

Dados originados do projeto de mapeamento de haplótipos (HapMap) foram fundamentais ao entendimento da genética da EM, considerando que estudos de associação genômica ampla baseados em polimorfismos de nucleotídio único forneceram uma abordagem ampla e imparcial às análises do genoma inteiro e detecção dos haplótipos associados ao risco de desenvolver doenças humanas. Estudos recentes definiram cerca de 50% da suscetibilidade genética ao risco de desenvolver EM. Vale ressaltar que pacientes com EM compartilham variantes alélicas de outras doenças autoimunes, ou seja, provavelmente existem mecanismos compartilhados de regulação do sistema imune. Estudos com gêmeos também demonstraram que existe risco genético de desenvolver EM com índice de concordância de 30% entre homozigóticos e 5% entre dizigóticos. Cerca de 15 a 20% dos pacientes com EM têm história familiar da doença. Quando os dois genitores têm EM, o risco de que os filhos desenvolvam a doença é de 9% no mínimo. Há alguns anos, sabemos que a EM está associada ao haplótipo do complexo de histocompatibilidade principal que contém o antígeno leucocitário humano (HLA, ou *human leukocyte antigen*) DRB1*1501. Estudos de associação genômica ampla com pacientes portadores de EM e outras doenças autoimunes identificaram mais 233 variantes de suscetibilidade autossômica, além do complexo de histocompatibilidade principal associado ao risco de desenvolver EM.

Fatores ambientais

Diversos fatores ambientais influenciam o risco de desenvolver EM. Em geral, observa-se um gradiente latitudinal, ou seja, a prevalência de EM aumenta à medida que se afasta do equador nos dois hemisférios. Contudo, várias regiões com latitudes semelhantes têm índices de prevalência de EM muito diferentes que, em alguns casos, podem ser explicadas pelas diferenças de suscetibilidade étnica. Países da Europa ocidental e EUA têm índices de prevalência mais alta da doença, enquanto Ásia, Oriente Médio e África têm índices mais baixos. Outras evidências do efeito ambiental provêm dos estudos de migrações. Em geral, imigrantes que se mudam de uma região para outra antes da idade de 15 anos adquirem o risco de desenvolver EM da região de destino.

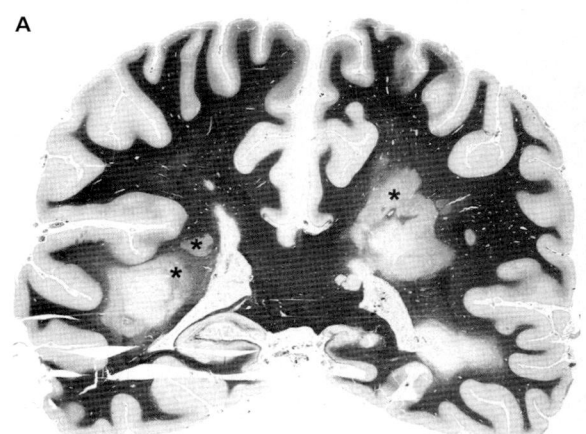
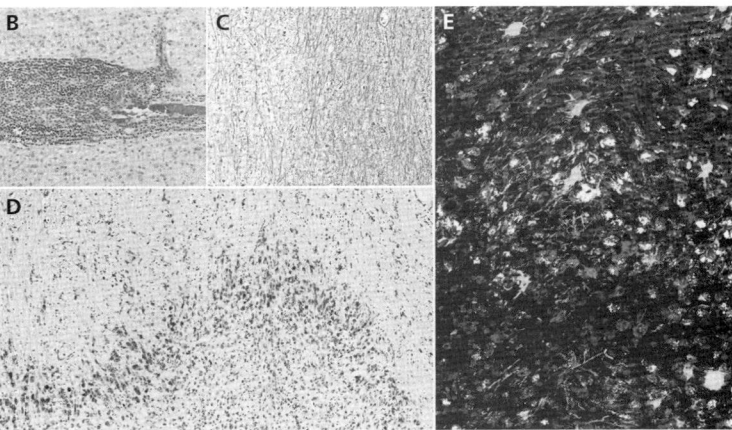

FIGURA 71.1 A. Corte coronal corado com Luxol *fast blue*® de um paciente com esclerose múltipla crônica. Esse corte demonstrou várias lesões na substância branca, dentre as quais algumas tinham remielinização parcial (placas sombreadas, *asteriscos*). Além disso, havia desmielinização cortical generalizada, principalmente nos lobos temporais, com preservação da mielina cortical dos lobos parietais. **B.** Constrição perivascular dentro de uma lesão desmielinizante, que consistia em células mononucleares, inclusive linfócitos, monócitos e plasmócitos (hematoxilina e eosina). **C.** Borda da lesão demonstrando densidade axonal reduzida na lesão (*metade esquerda da imagem*) em comparação com a substância branca adjacente (coloração com prata de Bodian). Os axônios estavam relativamente preservados em comparação com a destruição completa da mielina. **D.** Lesão desmielinizante recente com grande quantidade de macrófagos CD68+ na borda da lesão e macrófagos menores contendo mielina processada no centro da lesão (CD68, marrom; hematoxilina). **E.** Imagem de imunofluorescência multiplex da mesma lesão ilustrada em D, nesse caso marcada com anticorpos contra proteína proteolipídica (marcador de mielina; *em vermelho*), proteína ácida fibrilar glial (marcador de astrócitos; *em verde*), vimentina (marcador de astrócitos; *em ciano*), Iba1 (marcador microglial; *em magenta*), CD68 (marcador de macrófagos; *em branco*) e Hoechst (marcador nuclear; *em azul*). Essa imagem mostra um corte da periferia da lesão com macrófagos, astrócitos reativos e mielina preservada na parte superior da figura. (*Esta figura se encontra reproduzida em cores no Encarte.*)

Deficiência de vitamina D tornou-se um fator de risco para EM. A forma ativa da vitamina D (1,25-di-hidroxivitamina D_3) tem propriedades imunomoduladoras e pode evitar ou atenuar encefalite autoimune experimental (EAE, um modelo de EM dos camundongos). Vários estudos demonstraram correlação inversa entre exposição à luz solar (fonte mais comum de vitamina D) ou ingestão dietética de vitamina D e risco de desenvolver EM. Na verdade, a relação com exposição à luz solar pode ajudar a explicar a variação latitudinal na prevalência da doença. Além disso, um estudo realizado com militares americanos mostrou que níveis séricos mais altos de 25-hidroxivitamina D_3 (25[OH]D_3) estavam associados a risco menor de desenvolver EM. Pesquisadores publicaram resultados semelhantes na Holanda, mas apenas entre as mulheres, assim como correlação negativa entre níveis de 25-hidroxivitamina D_3 e grau de limitação física. Entretanto, ainda não está claro se suplementação de vitamina D modifica a doença dos pacientes que já foram diagnosticados. Estudos também demonstraram que há um elemento altamente conservado reativo à vitamina D na região promotora do haplótipo HLA-DRB*1501, que poderia indicar que esse alelo de risco seria alterado beneficamente pela suplementação desta vitamina.

Entre as causas infecciosas possíveis, o vírus Epstein-Barr (VEB) têm suscitado interesse há muitos anos. A prevalência de EM é pequena nos indivíduos soronegativos para esse vírus e o risco de desenvolver esta doença aumenta nos indivíduos que tiveram mononucleose infecciosa. Além disso, mais de 99% dos pacientes com EM tiveram exposição pregressa ao VEB, em comparação com 90% da população em geral. Evidências de outros agentes microbianos são menos convincentes, mas é possível que alguns vírus ou bactérias atuem como "gatilhos" inespecíficos da EM nos indivíduos geneticamente predispostos.

O efeito da dieta também tem sido investigado com ênfase especial na hipótese de que ingestão alta de sal ou gordura tenha algum impacto. Dietas ricas em sódio aumentam a gravidade da EAE e, *in vitro*, facilitam o desenvolvimento de células T_H17 dependentes de IL-23 patogênica que, por sua vez, aumentam a produção de citocinas proinflamatórias. Isso foi citado como hipótese para explicar parcialmente a incidência crescente de EM e outras doenças autoimunes nos países que consomem "dieta ocidental". Além disso, pesquisas focadas em populações pediátricas com EM demonstraram risco mais alto entre meninos obesos.

Embora nenhum estudo tenha demonstrado que tabagismo é um fator de risco ambiental diretamente associado ao desenvolvimento de EM, ele tem efeito significativo na gravidade e evolução da doença. Tabagismo foi associado a taxas aceleradas de progressão e risco mais alto de desenvolver o subtipo progressivo primário da EM. Tabagistas também têm taxas de progressão mais rápida da EM recorrente-remitente (EMRR) para EM progressiva secundária (EMPS).

Estudos recentes sobre microbioma intestinal sugeriram que bactérias simbióticas possam desempenhar função importante na correlação entre fatores de risco ambientais e alterações do sistema imune. Bactérias intestinais e seus subprodutos desempenham papel importante na modulação da função do sistema imune e a composição da flora intestinal está alterada nos pacientes com EM. Estudos de corte transversal com pacientes portadores dessa doença demonstraram nível comparável de abundância de espécies entre eles e indivíduos saudáveis, mas diferenças básicas na estrutura das populações bacterianas foram observadas repetidamente. Camundongos "livres de germens" desenvolveram EAE mais grave depois da colonização com micróbios intestinais derivados de pacientes com EM. Os mecanismos pelos quais a microbiota intestinal afeta a EM ainda estão sendo investigados.

Diagnóstico

Progressão da doença

A progressão da EM é avaliada clinicamente. Não existem marcadores biológicos ou alterações demonstradas à ressonância magnética (RM), que diferenciem objetivamente os diversos fenótipos da doença e o sistema de classificação atual está baseado em consenso. Classificação precisa é fundamental ao tratamento apropriado com fármacos que modificam a evolução da doença.

Em termos gerais, pacientes com EM são classificados como portadores do fenótipo recorrente-remitente. A caracterização adicional baseia-se no acréscimo de termos modificadores como "atividade da doença" e "progressão da doença". A expressão "atividade da doença" define recidivas clínicas ou demonstração de lesões recentes realçadas por gadolínio ou ampliação inequívoca de lesões demonstradas nas imagens de RM ponderadas em T2. Atividade da doença é o mesmo que inflamação persistente. Desse modo, um paciente assintomático com EM recorrente e lesões realçadas por gadolínio nas imagens de RM tem doença recorrente com evidência de atividade da doença. Da mesma forma, outro paciente com EM progressiva e lesões realçadas por gadolínio poderia ser classificado como portador de doença "ativa". Por outro lado, a expressão "progressão da doença" refere-se à acumulação de déficits neurológicos – independentemente de recidivas – em pacientes com doença em evolução progressiva. A progressão da EM não é homogênea ao longo do tempo, ou seja, pacientes com EM progressiva frequentemente se mantêm estáveis por períodos longos (Figura 71.2).

Atividade da doença e progressão da doença provavelmente têm mecanismos fisiopatológicos diferentes. A atividade da doença é atribuída à inflamação localizada e infiltração de células imunes. Contudo, a progressão da doença é atribuída mais provavelmente às sequelas da inflamação crônica branda sem violação da barreira hematencefálica. Células gliais cronicamente ativadas e coleções de linfócitos nos órgãos linfoides terciários das meninges podem contribuir para a neurodegeneração e progressão da doença.

O diagnóstico de EM baseia-se em sintomas clínicos e demonstração de lesões disseminadas no tempo e espaço (ver descrição nos parágrafos seguintes). Lesões encefálicas altamente sugestivas de EM podem ser detectadas em indivíduos assintomáticos que fazem RM de crânio por qualquer outra razão (frequentemente porque têm cefaleia ou depois de um acidente automobilístico). Quando não há sintomas clínicos, não é possível firmar o diagnóstico de EM e esses pacientes são diagnosticados como portadores de *síndrome radiologicamente isolada* (SRI). Essa condição provavelmente representa um estágio pré-clínico da doença e pode-se afirmar que, se análises do líquido cefalorraquidiano demonstram inflamação, então é razoável experimentar imunoterapia de curta duração na tentativa de evitar doença clinicamente detectável. Ainda não há evidência de que essa abordagem altere o prognóstico da doença; contudo, praticamente todos os estudos sobre EM realizados até hoje demonstraram que tratamento precoce estava associado a prognóstico mais favorável. Hoje em dia, existem vários ensaios clínicos de grande porte avaliando a eficácia do tratamento imunomodulador para pacientes com SRI. Cerca de dois terços dos pacientes com SRI desenvolvem outras lesões encefálicas ao longo de 5 anos e um terço apresenta algum episódio clínico sugestivo de EM neste mesmo intervalo.

A etapa seguinte ao longo do *continuum* da doença é *síndrome clinicamente isolada* (SCI). Essa condição é diagnosticada

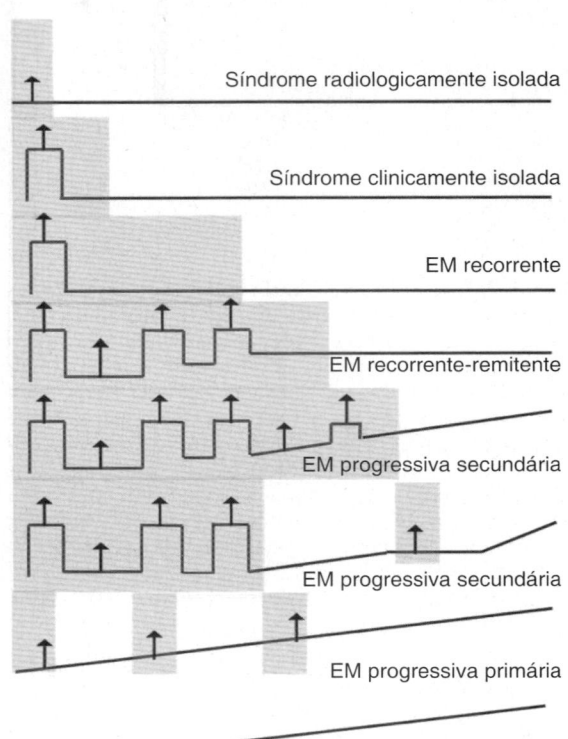

FIGURA 71.2 Esclerose múltipla (EM) pode ser descrita como recorrente ou progressiva. Esses dois subtipos também podem demonstrar *atividade da doença,* e pacientes com EM progressiva podem mostrar estabilidade clínica ou *progressão da doença.* Síndromes radiologicamente isoladas são diagnosticadas quando lesões encefálicas sugestivas são demonstradas em pacientes sem episódio clínico bem definido (*linha 1*). Síndromes clinicamente isoladas (*linha 2*) ocorrem quando pacientes apresentam um único episódio clínico, mas não é possível demonstrar progressão no tempo e espaço. EM recorrente-remitente (EMRR) é o fenótipo clínico mais comum e é definido em cerca de 85% dos pacientes por ocasião do diagnóstico. Pacientes com EMRR podem mostrar atividade da doença na forma de recidivas (*linhas contínuas*) ou lesões novas/crescentes nas imagens de ressonância magnética (RM) ponderadas em T2 ou realçadas por gadolínio (*setas*). As *linhas 3* e *4* mostram que a doença é classificada como EMRR, independentemente se a recuperação das recidivas é completa (*linha 3*) ou parcial (*linha 4*), contanto que seja restabelecida uma condição basal estável. Por fim, alguns pacientes progridem à EM progressiva secundária (EMPS) (*linhas 5* e *6*). Pacientes com EMPS ainda podem ter atividade da doença na forma de recidivas ou lesões recentes demonstradas à RM, contanto que a doença tenha agravação lenta ao longo do tempo. Cerca de 10 a 15% dos pacientes têm EM progressiva primária (*linhas 7* e *8*). Esses pacientes não têm recidivas clínicas, mas podem mostrar atividade da doença evidenciada à RM. Pacientes com EM progressiva podem passar por períodos de estabilidade, nos quais não se observam sinais de progressão da doença (*linha 6*). *Linhas contínuas* representam fenótipos clínicos. *Setas* indicam lesões recentes/crescentes nas imagens de RM ponderadas em T2 ou realçadas por gadolínio.

quando o paciente tem um episódio típico de doença desmielinizante (p. ex., neurite óptica ou mielite transversa) e as imagens de RM do cérebro são sugestivas de EM, mas não há evidência suficiente para demonstrar a disseminação ao longo do tempo. Pacientes com SCI frequentemente evoluem para EM: a probabilidade de conversão à EM confirmada em 2 anos é de cerca de 57%. Nesse estágio, recomenda-se iniciar tratamento eficaz modificador da doença. Critérios atuais usados para diagnosticar EM (critérios de McDonald, 2017) reduziram a frequência com que a SCI é diagnosticada, porque porcentagem mais alta de pacientes pode ser diagnosticada com EM confirmada por ocasião da apresentação clínica com base em alterações das análises do LCR ou exames de imagem.

Como foi mencionado antes, EMRR é a apresentação inicial da doença em 85 a 90% dos casos e caracteriza-se por recidivas agudas intercaladas por remissões clínicas. Nos casos típicos, os sintomas de recidiva estendem-se por vários dias ou 1 semana, antes de chegar a um nível de gravidade mínimo. A recuperação é variável, mas cerca de 40% das recidivas causam déficits neurológicos persistentes e pacientes podem acumular limitações físicas progressivas em consequência de recidivas repetidas. Quando pacientes com EM recorrente-remitente não são tratados, a maioria finalmente entra na fase *progressiva secundária* da EM (EMPS), que se caracteriza pelo fenótipo geral de deterioração gradativa (progressão da doença), com ou sem atividade da doença coexistente.

Pacientes com EM *progressiva primária* (EMPP) representam 10 a 15% dos portadores desta doença. EMPP caracteriza-se por progressão da doença desde o início (p. ex., monoparesia lentamente progressiva). Podem ser detectados períodos de estabilização e oscilações mínimas, mas nunca há recidivas clínicas nos casos de EMPP. Contudo, um subgrupo desses pacientes pode ter atividade da doença na forma de lesões encefálicas recentes realçadas por gadolínio ou lesões novas nas imagens ponderadas em T2.

Variante Marburg da EM é uma doença fulminante rara, geralmente monofásica, que nos casos típicos leva à morte dentro de 1 ano. Esse subtipo caracteriza-se por desmielinização aguda extensiva evidenciada por aspecto tumefaciente, efeito de massa e realce generalizado por gadolínio nas imagens de RM.

Manifestações clínicas

Nos casos típicos, pacientes com EM apresentam sinais/sintomas de recidiva ou episódio de disfunção neurológica localizável no encéfalo, medula espinal ou nervo óptico. Quadros clínicos comuns são neurite óptica, mielite transversa, fraqueza, parestesias (dormência/formigamento) ou sinais cerebelares (Tabela 71.1).

Embora as manifestações clínicas da EM sejam numerosas e variadas, algumas síndromes clínicas estão diretamente associadas à doença – neurite óptica aguda, síndromes referidas ao tronco encefálico e mielite transversa. Fenômeno de Lhermitte e fenômeno de Uhthoff também estão associados frequentemente à EM.

Neurite óptica aguda

Neurite óptica aguda é uma das manifestações clínicas mais comuns. Nos casos típicos, os pacientes percebem déficit visual unilateral, que evolui ao longo de alguns dias e é precedido ou acompanhado de dor orbital com ou sem exacerbação pelos movimentos oculares. No exame físico, pacientes com neurite óptica aguda sempre têm algum déficit pupilar aferente relativo, a menos que tenham história pregressa ou refiram episódio anterior de neurite óptica do olho contralateral. Nos casos típicos, esses pacientes também têm perda da visão de cores (discromatopsia), mas déficits de percepção de tons de vermelho ocorrem inicialmente. Anormalidades dos campos visuais são comuns, tipicamente escotoma central, mas podem ser detectados quase todos os tipos de déficits visuais. Perda de visão pode ser branda a grave e cerca de um terço dos pacientes tem acuidade visual de

Tabela 71.1 Sinais e sintomas clássicos da esclerose múltipla recorrente.

Sintoma	Sinal	Localização
Borramento visual	Déficit pupilar aferente relativo Palidez do disco óptico Papilite Discromatopsia (ou dessaturação de cor) vermelha*	Nervo óptico
Diplopia	Nistagmo Oftalmoplegia internuclear Síndrome "um e meio"**	Núcleos dos nervos III, IV e VI e tratos eferentes FLM FRPP
Sensação de vibração ou choque elétrico com flexão do pescoço ("fenômeno de Lhermitte")	Provocada pela flexão do pescoço	Medula espinal cervical, colunas posteriores
Espasmos tônicos (algumas vezes descritos como *distonia paroxística*)	Contrações musculares unilaterais estereotipadas de curta duração (segundos a minutos), frequentemente dolorosas. Podem ocorrer nos membros ou causar disartria ou espasmos faciais paroxísticos	Tratos corticospinais
Afeto pseudobulbar	Risos ou choro incontrolável sem congruência emocional com o afeto demonstrado	Tronco encefálico; também substância branca subcortical dos lobos frontal e parietal
Agravação de sintomas neurológicos antigos em temperaturas mais altas ("fenômeno de Uhthoff")	Nenhum	Teoricamente atribuível ao bloqueio dos axônios parcialmente desmielinizados sob temperatura alta

*Discromatopsia ou dessaturação vermelha: capacidade reduzida de perceber cor vermelha. **Síndrome de "um e meio": anormalidade dos movimentos oculares, incluindo paralisia do olhar horizontal conjugado em uma direção e oftalmoplegia intranuclear do outro olho. FLM, fascículo longitudinal medial; FRPP, formação reticular pontina paramediana.

20/200 ou pior. Inexistência de déficit pupilar aferente relativo em pacientes com perda visual aguda sugere a possibilidade de uveíte, que é mais comum na EM, embora não seja causada diretamente pela doença. Em geral, o exame do fundo de olho dos pacientes com neurite óptica aguda é normal, mas pode ser detectado edema do disco óptico em até um terço dos casos. Hemorragias e exsudatos da retina não são comuns.

Em geral, a recuperação espontânea da visão ocorre no primeiro mês, mesmo quando o déficit visual é grave. Persistência do déficit sugere outro diagnóstico, porque 98% dos pacientes com neurite óptica com acuidade visual de 20/50 ou pior melhoram ao menos três linhas do gráfico de letras de Snellen nos primeiros 6 meses depois do início dos sintomas. Depois que o episódio agudo regride, frequentemente se observa atrofia do nervo óptico evidenciada por palidez ao exame do fundo de olho. Déficit visual progressivo ao longo de anos não é comum.

Síndromes referidas ao tronco encefálico

Anormalidades oculomotoras são comuns na EM. Alguns pacientes podem ter diplopia, que geralmente é atribuída à paralisia do nervo craniano VI ou à oftalmoplegia internuclear. Oftalmoplegia intranuclear causada por lesões do fascículo longitudinal medial pode ser detectada por déficit de adução do olho afetado com nistagmo coexistente do olho contralateral. Nistagmo desencadeado por movimentos oculares ou nistagmo peduncular também é comum. Em casos menos frequentes, pode-se observar anormalidades leves dos movimentos oculares sacádicos (rápidos) e de busca. Paralisias do III ou IV nervos, síndrome de "um e meio" (que reflete lesão da formação reticular parapontina ou do núcleo do VI nervo, causando paralisia do olhar ipsilateral e déficit de adução do olho contralateral em consequência da lesão do fascículo longitudinal medial), opsoclonia e déficits homônimos sintomáticos dos campos visuais são raros.

Déficits sensoriais faciais (p. ex., dormência ou neuralgia do trigêmeo) e fraqueza também podem ocorrer. Nos casos típicos, fraqueza facial ocorre com padrão de lesão do neurônio motor superior, embora desmielinização inflamatória do núcleo facial possa causar sinais semelhantes à paralisia de Bell idiopática.

Alguns pacientes podem ter vertigem, que pode ser difícil de diferenciar da disfunção vestibular periférica. Perda súbita da audição não é comum e deve sugerir a possibilidade outro diagnóstico (p. ex., síndrome de Susac). Soluços incontroláveis são raros, mas podem ser causados por lesões do bulbo ou medula cervical alta. Entretanto, náuseas/vômitos e soluços incontroláveis devem sugerir a possibilidade de neuromielite óptica em vez de esclerose múltipla. Disfagia (especialmente líquidos) pode ocorrer em pacientes com EM avançada.

Sinais/sintomas piramidais

Cerca de 70% dos pacientes têm espasticidade, mais comumente das pernas e combinada com espasmos dolorosos. Espasticidade pode limitar a mobilidade e atividades da vida diária e interferir com o sono. Nos pacientes que não conseguem andar, isso pode dificultar transferências e higiene pessoal. Contudo, em alguns casos, espasticidade dos músculos extensores das pernas permite sustentar peso e, na verdade, pode melhorar a marcha.

Pacientes com EM frequentemente também desenvolvem outros sinais piramidais, inclusive fraqueza com padrão de lesão do neurônio motor superior e hiper-reflexia.

Sinais/sintomas sensoriais

Parestesias, disestesia e alodinia são manifestações iniciais comuns da EM e ocorrem em alguma fase da evolução da maioria dos pacientes. No exame físico, déficits de sensibilidade vibratória e proprioceptiva são detectados comumente. Em geral, esses déficits contribuem para distúrbios da marcha e quedas.

Fenômeno de Lhermitte consiste em sensação de choque elétrico, que desce pelo corpo durante a flexão do pescoço. Esse sinal é causado por estiramento das fibras neurais que passam por uma lesão da coluna cervical. Fenômeno de Lhermitte é comum nos pacientes com EM da coluna cervical, embora também possa ocorrer em pacientes com outros tipos de patologia cervical.

Sinais/sintomas cerebelares

Tremores cinéticos dos braços são comuns nos pacientes com EM. Em muitos casos, o tremor acompanha-se de outros sinais de doença cerebelar, inclusive ataxia da marcha, dismetria, disdiadococinesia e disartria. Tremores da cabeça, tronco e pernas são muito menos frequentes. Tremor incapacitante, fala escandida e ataxia do tronco são observados com a doença avançada. Quando ocorrem, sinais/sintomas cerebelares podem causar limitações físicas graves nos pacientes com EM.

Mielite transversa

Mielite transversa caracteriza-se por inflamação da medula espinal, que afeta mais comumente os segmentos cervical e torácico. Clinicamente, essa condição evidencia-se por dormência e fraqueza, mas os membros afetados dependem da localização da lesão. Alguns pacientes podem desenvolver distúrbios das funções vesical e intestinal. O diagnóstico diferencial de mielite transversa é amplo e inclui EM, neuromielite óptica, doenças infecciosas ou parainfecciosas, déficits nutricionais, manifestações de alguma doença reumática sistêmica ou casos idiopáticos. Sinais e sintomas de mielite transversa justificam investigação detalhada para definir sua causa, inclusive avaliação de doença desmielinizante coexistente.

Fenômeno de Uhthoff

Deterioração transitória da visão durante alguma atividade física foi descrita inicialmente por Uhthoff em 1890. Hoje em dia, o fenômeno de Uhthoff refere-se aos sintomas neurológicos novos ou agravados, que ocorrem em alguns pacientes quando há elevações da temperatura (em geral, durante atividades físicas ou banhos quentes). Os sintomas são transitórios e atribuídos ao bloqueio reversível da condução neural ao longo das fibras desmielinizadas. Fenômeno de Uhthoff não é o mesmo que recidiva da EM ou evidência de lesão neurológica persistente. Na verdade, embora alguns pacientes com fenômeno de Uhthoff possam ter limitações das atividades da vida diária, alguns outros não são sensíveis ao calor e, por esta razão, não precisam fazer qualquer alteração de seu estilo de vida.

Sinais/sintomas paroxísticos

Sintomas paroxísticos da EM são episódios breves, repetitivos e estereotipados de disfunção neurológica, que parecem ser resultantes da dispersão efática de descargas elétricas anormais geradas pelas fibras nervosas parcialmente desmielinizadas ("linha cruzada"). Essas descargas podem originar-se das áreas com inflamação e desmielinização ou lesão tecidual crônica. Em geral, esses sintomas persistem por poucos segundos a alguns minutos e podem ocorrer com qualquer frequência, desde alguns poucos até 200 por dia. As crises podem ocorrer espontaneamente ou ser provocadas por ruídos repentinos, emoção, movimentos, hiperventilação ou estimulação tátil. Sintomas paroxísticos mais comuns na EM são neuralgia do trigêmeo e espasmos tônicos. Em casos raros, pacientes têm paroxismos de disartria, ataxia, diplopia, prurido, parestesias, dor, espasmo hemifacial e neuralgia glossofaríngea.

Cerca de 2% dos pacientes com EM têm neuralgia do trigêmeo. Em geral, as características e o tipo de dor são indistinguíveis da neuralgia do trigêmeo idiopática. Contudo, os casos associados à EM têm mais tendência a acometer os dois lados da face e comumente se acompanham de neuropatia do trigêmeo ou outros sinais de disfunção do tronco encefálico. Neuralgia do trigêmeo atribuível à EM é tratável menos comumente por procedimentos cirúrgicos e deve ser controlada por medidas clínicas.

Espasmos tônicos geralmente são episódios dolorosos estereotipados de posturas distônicas unilaterais dos membros. Ocasionalmente, as crises são bilaterais e raramente afetam a face. Os episódios duram cerca de 30 segundos a 2 minutos e podem ocorrer até 60 vezes/dia. Espasmos tônicos provavelmente são causados por lesões desmielinizantes do trato corticospinal. Entretanto, eles não são patognomônicos de EM e, em alguns casos, ocorrem em pacientes com outros tipos de doença do SNC, inclusive isquemia cerebral ou traumatismo raquimedular.

Afeto pseudobulbar caracteriza-se por episódios de riso ou choro, que não são compatíveis com o estado emocional do paciente. Isso pode causar constrangimento emocional significativo para os pacientes e seus cuidadores.

Sinais/sintomas vesicais, intestinais e sexuais

Pacientes com EM podem ter disfunção intestinal evidenciada por urgência miccional e retenção, ou alguma combinação das duas. Isso é comum e ocorre em cerca de 75% dos pacientes. Em 15% dos casos, os sintomas são suficientemente graves para impedir que pacientes saiam de casa ou participem de atividades sociais. Lesões desmielinizantes situadas acima do nível da ponte podem causar hiper-reflexia do músculo detrusor com contrações vesicais desinibidas, que provocam urgência miccional acompanhada de aumento da frequência urinária, noctúria e incontinência de urgência. Lesões que afetam as vias reticuloespinais acima de S2 e abaixo da ponte também podem causar contrações vesicais involuntárias, ou contração simultânea da parede vesical e uretra – uma condição conhecida como *dissinergia detrusor-esfíncter*. Pacientes com esse quadro clínico têm dificuldades de armazenar e eliminar urina e mostram combinação de sinais/sintomas como urgência, aumento da frequência miccional, dificuldade de iniciar a micção, esvaziamento parcial e incontinência. Com a desmielinização das células do corno anterior dos segmentos sacrais inferiores, pacientes têm hipocontratilidade e incapacidade de esvaziar a bexiga por completo.

Em muitos casos, a disfunção intestinal coexiste com disfunção vesical e acomete até 70% dos pacientes. Nos casos típicos, essa condição evidencia-se por constipação intestinal, que pode ser agravada por imobilidade, ingestão insuficiente de líquidos ou efeitos adversos dos fármacos.

Até 90% dos pacientes com EM têm disfunção sexual. Nos homens, as queixas mais comuns são disfunção erétil e distúrbios ejaculatórios. Mulheres têm dificuldade de chegar ao orgasmo, lubrificação vaginal reduzida e diminuição da sensibilidade vaginal. Homens e mulheres podem referir perda da libido. Fatores fisiopatológicos (p. ex., fadiga, fraqueza, espasticidade, dor e hipoestesia) e psicológicos (p. ex., depressão, ansiedade desencadeada pelos distúrbios vesicais e intestinais) contribuem para disfunção sexual. Alguns fármacos usados comumente para tratar outros sintomas da EM, inclusive anticolinérgicos, antidepressivos e relaxantes musculares, também podem afetar negativamente a função sexual.

Sinais/sintomas inespecíficos da esclerose múltipla

Fadiga é o sintoma mais comum e incapacitante de EM e pode começar no início da doença. Algumas estimativas sugeriram que isso ocorra em 75 a 95% dos pacientes. Na verdade, fadiga (e outros sintomas inespecíficos) podem preceder ao primeiro episódio clínico de desmielinização em meses ou anos. A fadiga anormal associada à EM é desproporcional às atividades físicas e, nos casos típicos, piora no final do dia. A causa da fadiga associada à EM não está bem definida.

Transtornos de humor são frequentes na EM. Depressão é mais comum e sua prevalência entre os pacientes com menos de 60 anos é de 50% em alguma época da vida. A etiologia da depressão provavelmente é multifatorial, porque fatores biológicos e psicossociais contribuem para sua frequência elevada. Entre os fármacos modificadores da doença, betainterferonas podem causar ou agravar depressão e estão relativamente contraindicados aos pacientes com sintomas depressivos. Transtorno bipolar e ansiedade também são mais comuns nos pacientes com EM, que na população normal.

Até 65% dos pacientes com EM têm disfunção cognitiva, que frequentemente aparece nos estágios iniciais da doença. Memória a curto prazo, atenção, concentração, inteligência verbal, habilidades visuoespaciais e processamento de informações são os domínios afetados mais comumente, mas lentidão de processamento cognitivo é a anormalidade cognitiva mais frequente. Distúrbios da linguagem e déficits de memória de médio e longo prazos são menos frequentes. A disfunção cognitiva não está diretamente relacionada com limitações físicas ou duração da doença. Entretanto, com base nas técnicas de RM convencionais e experimentais, pacientes cognitivamente limitados têm mais lesões, destruição mais extensiva dos tecidos e volumes cerebrais menores que pacientes sem estas limitações. Em alguns casos, a disfunção cognitiva é sutil e passa despercebida na avaliação realizada no consultório do neurologista. O Miniexame do Estado Mental não conseguiu detectar cerca de 75% dos pacientes com EM considerados cognitivamente limitados com base nos exames neuropsicológicos detalhados. O *Symbol Digit Modalities Test* (SDMT, ou *Teste de Modalidades de Símbolos-Dígitos* em tradução livre), que avalia especificamente velocidade/eficiência do processamento de informações, é mais eficaz para triagem de pacientes com EM e é o único teste incluído em todas as baterias de triagem cognitiva usadas para esta doença.

Cerca de 70% dos pacientes com EM referem dor em alguma época. Dor pode ocorrer durante exacerbação aguda (p. ex., dor ocular com neurite óptica ou disestesia com placas de desmielinização na medula espinal), mas quase 50% dos pacientes com EM têm dores crônicas, que podem ser graves em alguns casos. Além dos espasmos musculares dolorosos, fenômenos paroxísticos e sintomas sensoriais descritos antes, pacientes com EM estão mais sujeitos a referir dor nas articulações, músculos e membros que controles pareados por sexo e idade.

Critérios diagnósticos

O diagnóstico de EM é estabelecido com base em critérios clínicos, radiológicos e liquóricos (análises do LCR), depois da exclusão de diversas outras doenças semelhantes. Isoladamente, nenhum resultado de exame é patognomônico dessa doença.

Os critérios diagnósticos de EM, também conhecidos como critérios de McDonald (em homenagem ao falecido Ian McDonald), foram definidos em 2001 e revisados em 2005, 2010 e 2017. A expressão "disseminação no tempo e espaço" foi incluída e redefinida em todas essas revisões. A disseminação no espaço refere-se ao acometimento de estruturas anatomicamente diferentes e reflete um processo neurológico central multifocal. Disseminação no tempo indica que o processo é crônico/multifásico, em vez de monofásico. O diagnóstico de EMRR requer ao menos um episódio de disfunção neurológica compatível com inflamação e desmielinização, que ocorre sem febre ou infecção e estende-se por no mínimo 24 horas, além de evidência objetiva de lesões progressivas no tempo e espaço. O diagnóstico de EMPP requer ao menos 1 ano de progressão neurológica insidiosa, combinada com várias anormalidades demonstradas à RM e análises do LCR.

Anormalidades detectadas à RM podem ser usadas para demonstrar progressão no tempo e espaço, contando que o indivíduo tenha apresentado um episódio de disfunção neurológica compatível com doença desmielinizante. Mais recentemente, é possível diagnosticar EM nos pacientes que apresentam bandas oligoclonais no LCR com SCI e disseminação no espaço demonstrada nas imagens de RM. Essas duas alterações permitem estabelecer diagnóstico precoce. Isso é muito importante, porque fármacos modificadores da doença parecem ser mais eficaz quando são administrados nos estágios iniciais da EM; além disso, demora em iniciar tratamento pode causar lesão neurológica irreversível.

Em alguns casos, lesões típicas de EM são detectadas nas imagens de RM de indivíduos sem história de sintomas neurológicos e com exame físico normal. Quando não há evidência clínica de desmielinização, mesmo quando as anormalidades da RM estão associadas a bandas oligoclonais no LCR, índice de IgG alto e potenciais evocados visuais (PEVs) prolongados, o diagnóstico de EM não pode ser estabelecido por critérios formais e estes casos são descritos como *síndrome radiologicamente isolada* com base nos critérios estabelecidos em 2009 (Tabela 71.2). Como foi mencionado antes, hoje em dia existem ensaios clínicos em andamento para determinar se o paciente deve iniciar imunoterapia de curta duração.

Tabela 71.2 Síndrome radiologicamente isolada.*

Anormalidades da substância branca do SNC atendem aos seguintes critérios:
- Focos ovoides homogêneos e bem demarcados, com ou sem acometimento do corpo caloso
- Focos de sinal hiperintenso (≥ 3 mm^2) nas imagens ponderadas em T2 e três dos quatro critérios de Barkhof (citados a seguir) para disseminação no espaço
    - Ao menos uma lesão realçada por gadolínio *ou* ao menos nove lesões demonstradas nas imagens ponderadas em T2
    - Ao menos três lesões periventriculares
    - Ao menos uma lesão justacortical
    - Ao menos uma lesão infratentorial
- As anomalias do SNC não se ajustam ao padrão vascular

Nenhuma história de sintomas clínicos remitentes compatíveis com disfunção neurológica

Anormalidades detectadas à RM não explicam quaisquer déficits clinicamente detectáveis

Anormalidades detectadas à RM não estão relacionadas com substâncias tóxicas ou alguma doença clínica

Anormalidades detectadas à RM não são mais bem explicadas por alguma outra doença

*Nota: Essas diretrizes não podem ser aplicadas aos pacientes com fenótipos de leucoaraiose ou acometimento extensivo da substância branca sem lesões no corpo caloso evidenciadas à RM. RM, ressonância magnética; SNC, sistema nervoso central. (Adaptada de Okuda, D et al. Incidental RMI anomalies suggestive of multiple sclerosis: the radiologically isolated syndrome. *Neurology.* 2009;72(9):800-805.)

Exames radiológicos

Ressonância magnética (RM) é fundamental ao diagnóstico, monitoramento e tratamento da esclerose múltipla. Mais de 95% dos pacientes com EM recém-diagnosticada têm anormalidades demonstradas à RM cerebral. Lesões detectáveis à RM podem ser clinicamente assintomáticas e 5 a 10 lesões cerebrais novas ou que mostram realce por gadolínio nas imagens ponderadas em T2 são detectadas a cada exacerbação clínica dos pacientes com EM remitente. Lesões da medula espinal são detectadas à RM de 75 a 90% dos pacientes com EM estabelecida. Cinquenta a 70% dos pacientes com SCI apresentam lesões cerebrais assintomáticas nas imagens ponderadas em T2 e 27 a 42% têm outras lesões clinicamente assintomáticas na medula espinal.

Nas imagens ponderadas em T2, as lesões cerebrais geralmente medem 3 a 15 mm de diâmetro, são arredondadas ou ovais e seguem padrões de distribuição específicos, que são importantes para diferenciá-las de outras lesões com sinal hiperintenso em T2, inclusive as que são causadas por doença isquêmica das artérias de pequeno calibre (Figuras 71.3 e 71.4). Lesões em atividade tendem a mostrar realce pós-contraste nas imagens ponderadas em T1. Lesões maiores situadas nos hemisférios cerebrais, que estão associadas a efeito de massa, edema ou acentuação periférica, são semelhantes aos tumores e são conhecidas como *lesões tumefacientes* (Figura 71.5). Em alguns casos, lesões corticais não aparecem claramente com as técnicas convencionais de RM, mas certamente podem estar presentes.

Nos pacientes com EM recorrente, o realce por gadolínio (que representa inflamação ativa e violação da barreira hematencefálica) é a fase mais precoce de desenvolvimento da lesão detectada pela RM convencional (Figura 71.6). Quase todas as lesões cerebrais recentes nas imagens ponderadas em T2 apresentam realce nas imagens ponderadas em T1 depois da infusão de gadolínio e 65 a 80% são hipointensas na sequência pré-contraste ponderada T1. Nos casos típicos, o realce por gadolínio regride depois de 2 a 4 semanas. Persistência de realce sugere a possibilidade outro diagnóstico, porque apenas 3 a 5% das lesões de EM são realçadas por mais que 8 semanas. Nas imagens ponderadas em T2, as lesões podem parecer menores, mas raramente desaparecem, enquanto a maioria das lesões hipointensas nas imagens ponderadas em T1 torna-se isointensa dentro de 6 a 12 meses, provavelmente em consequência da regressão do edema e remielinização.

Lesões da medula espinal são mais comuns na região cervical que torácica, são hiperintensas nas imagens ponderadas em T2 e mostram predileção pela substância branca das colunas laterais e posteriores. A substância cinzenta adjacente também é afetada comumente. Nos casos típicos, as lesões ocupam menos da metade da área transversal da medula e estendem-se por menos que dois segmentos vertebrais (Figura 71.7). Nos pacientes com EM, é raro encontrar lesões hipointensas na RM da medula espinal em T1. Ao contrário das lesões cerebrais realçadas por gadolínio, lesões em atividade na medula espinal geralmente estão associadas a sintomas clínicos. Contudo, também é comum encontrar lesões medulares assintomáticas. Lesões assintomáticas da medula são especialmente úteis para confirmar o diagnóstico de EM nos pacientes com queixas neurológicas vagas e anormalidades inespecíficas à RM cerebral, porque lesões intramedulares são raras nos indivíduos saudáveis.

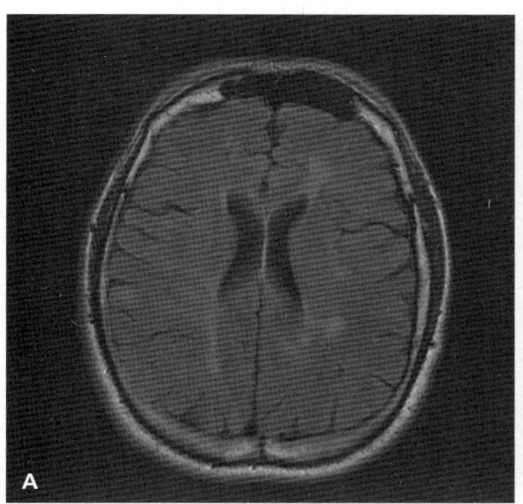
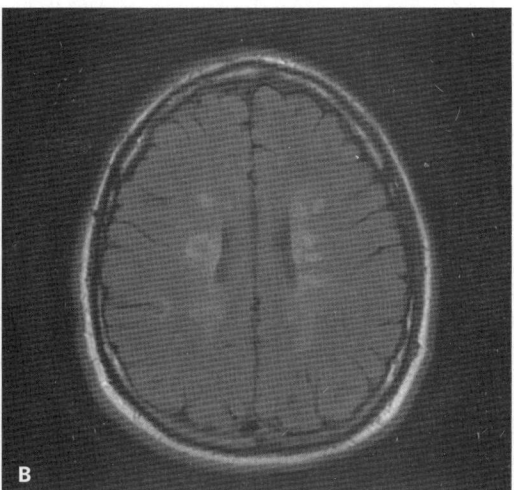
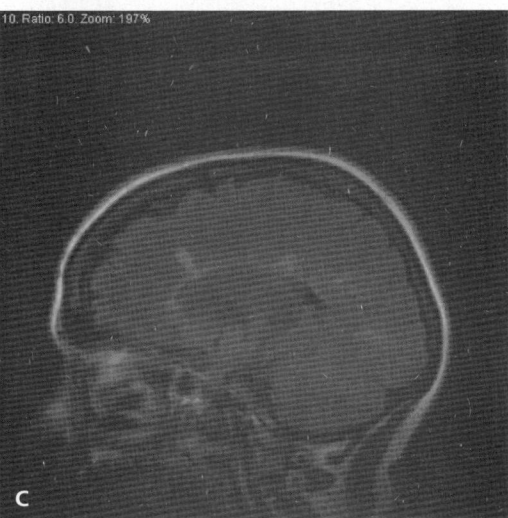

FIGURA 71.3 Imagens de ressonância magnética cerebral de pacientes com esclerose múltipla recorrente-remitente (EMRR). Imagens axiais (**A** e **B**) e sagital (**C**) na sequência FLAIR (*fluid-attenuated inversion recovery*) mostraram várias lesões na substância branca periventricular. Algumas dessas lesões estavam orientadas perpendicularmente aos ventrículos laterais e formavam os correspondentes à RM dos "dedos de Dawson", que originalmente eram uma descrição patológica das placas da EM. Observe que também havia lesão justacortical do lobo parietal direito (**A**). A localização e morfologia das lesões eram típicas de EM.

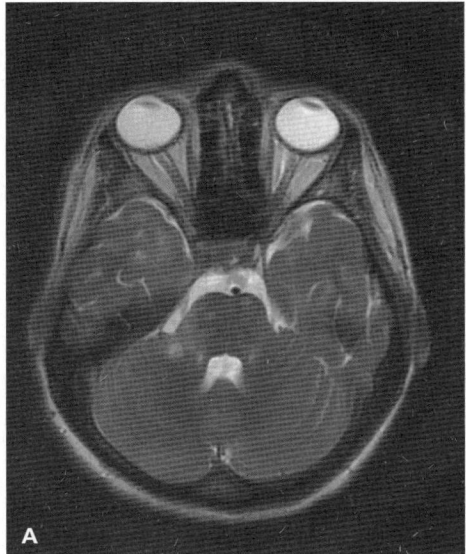
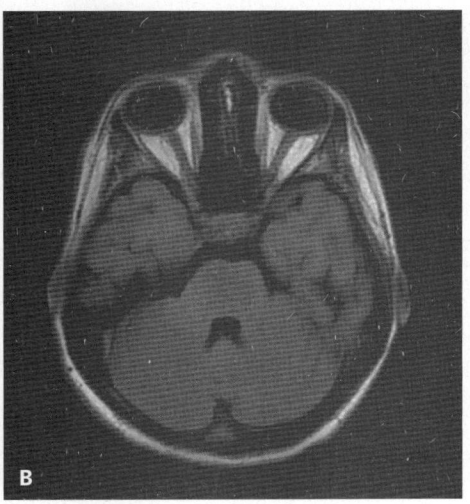

FIGURA 71.4 Imagens de ressonância magnética cerebral da fossa anterior de um paciente com esclerose múltipla. **A.** Essa imagem axial ponderada em T2 demonstrou várias lesões infratentoriais com esclerose múltipla. **B.** Essas lesões não foram bem demonstradas na imagem em sequência FLAIR (*fluid-attenuated inversion recovery*). Embora essa sequência seja mais sensível que T2 para demonstrar lesões supratentoriais, ela não é ideal para demonstrar lesões infratentoriais.

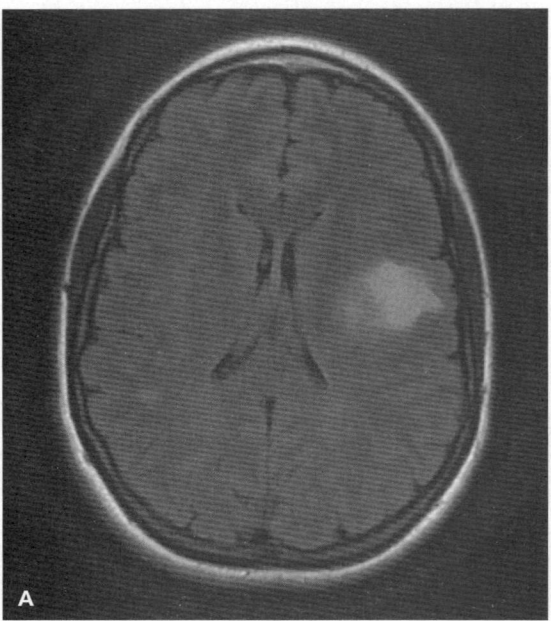
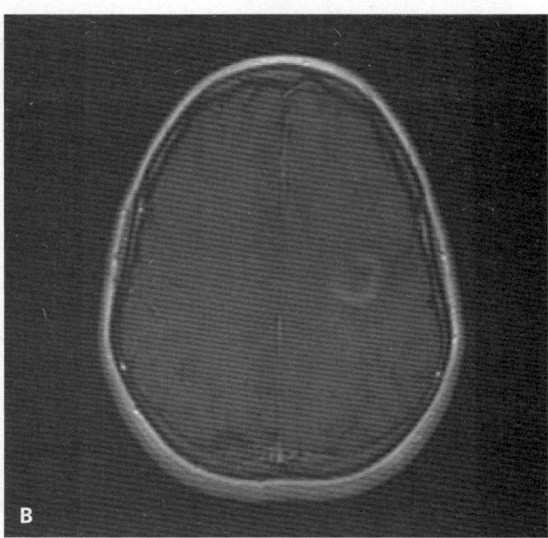

FIGURA 71.5 Imagens de ressonância magnética cerebral de um paciente com esclerose múltipla recorrente-remitente. Imagens axiais em sequência FLAIR (*fluid-attenuated inversion recovery*) **(A)** e ponderada em T1 pós-gadolínio **(B)** demonstraram uma lesão expansiva volumosa com realce periférico e edema vasogênico circundante no hemisfério esquerdo. Também havia uma lesão muito menor não realçada por gadolínio no hemisfério direito. Essas anormalidades eram compatíveis com esclerose múltipla tumefaciente.

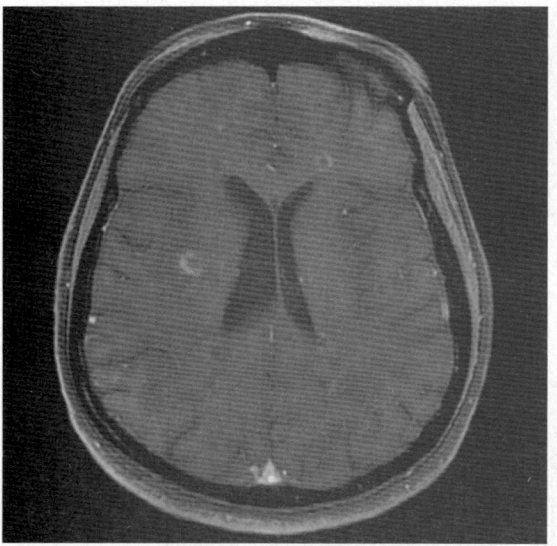

FIGURA 71.6 Imagem de ressonância magnética (RM) cerebral de um paciente com esclerose múltipla recorrente-remitente. Essa imagem ponderada em T1 pós-contraste demonstrou várias lesões realçadas por gadolínio. Realce por gadolínio, que reflete violação da barreira hematencefálica e inflamação em atividade, é a fase mais inicial de desenvolvimento das lesões e pode ser detectado nas imagens de RM com técnicas convencionais.

Em geral, os pacientes com EMRR têm mais lesões realçadas por gadolínio que pacientes com doença progressiva. Pacientes com EMPS tendem a ter mais "buracos negros" crônicos que os com doença recorrente-remitente ou EM progressiva primária (Figura 71.8). Pacientes com EMPP tendem a ter menos lesões cerebrais e anormalidades difusas da medula espinal nas imagens ponderadas em T2. Contudo, as características das lesões à RM não confirmam o diagnóstico dos subtipos de EM, que está baseado no quadro clínico.

RM convencional não tem especificidade patológica e focos de edema, desmielinização, lesão axonal, gliose e remielinização aparecem como áreas de sinal hiperintenso nas imagens ponderadas em T2. Além disso, não há correlação satisfatória entre o grau de disfunção neurológica e as anormalidades demonstradas nas imagens de RM ponderadas em T2. Técnicas de imageamento mais modernas estão em processo de desenvolvimento, mas ainda se limitam ao contexto experimental nos casos de EM. Isso inclui mapeamento de suscetibilidade quantitativo, que pode demonstrar deposição de ferro na micróglia ativada das lesões cronicamente ativadas, mesmo depois do desaparecimento do realce por contraste. Imageamento venoso central também está em processo de avaliação, possivelmente para ajudar a diferenciar entre lesões desmielinizantes da substância branca e outras lesões não desmielinizantes da substância branca com etiologia desconhecida.

Biomarcadores

Exame do LCR é necessário para facilitar o diagnóstico de EM e excluir outros diagnósticos possíveis. Nos casos típicos, o LCR contém menos de seis leucócitos por milímetro cúbico e a concentração de proteínas é normal na maioria dos pacientes com SCI ou EM confirmada. Em cerca de 35% dos pacientes, há leucocitose linfocítica branda ou níveis elevados de proteína. Raramente há mais de 50 leucócitos por milímetro cúbito ou concentração de proteínas acima de 100 mg/dℓ e isto deve sugerir a possibilidade de outro diagnóstico.

Anormalidades das imunoglobulinas no LCR são comuns. O índice de imunoglobulinas G (IgG), que reflete a produção intratecal de IgG, está aumentado em 70 a 85% dos pacientes. Focalização isoelétrica seguida *immunoblotting* detecta bandas oligoclonais em mais de 95% dos pacientes (duas ou

Capítulo 71 Esclerose Múltipla e Outras Doenças Neuroimunes do Sistema Nervoso Central

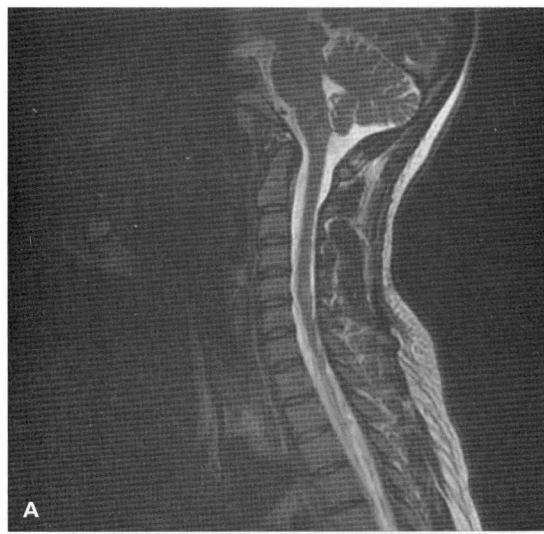

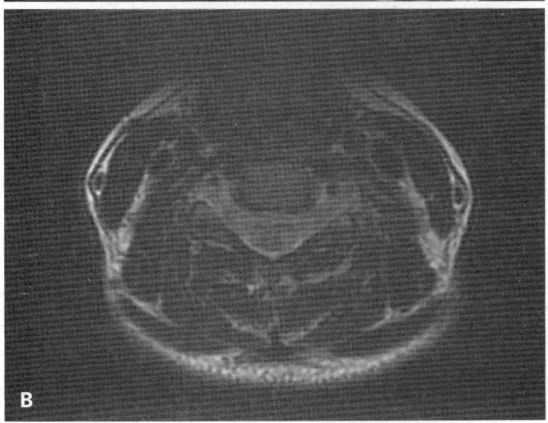

FIGURA 71.7 Imagens de ressonância magnética da coluna cervical de um paciente com esclerose múltipla recorrente-remitente. Imagens axial (**A**) e sagital (**B**) ponderadas em T2 demonstraram lesões intramedulares em C5-C6 compatíveis com desmielinização. Observe que também havia lesão na junção cervicobulbar.

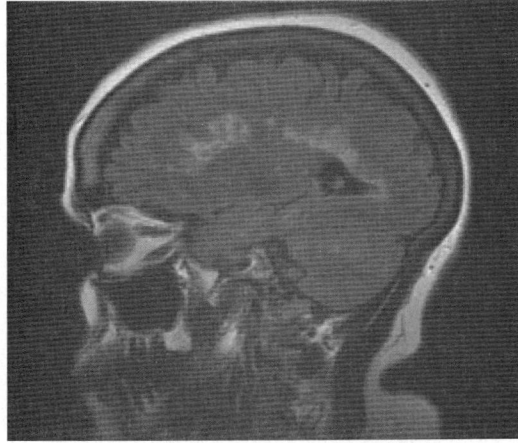

FIGURA 71.8 Imagem de ressonância magnética cerebral de um paciente com esclerose múltipla progressiva secundária. Essa imagem em sequência FLAIR (*fluid-attenuated inversion recovery*) demonstrou várias lesões da substância branca periventricular compatíveis com esclerose múltipla. Observe que algumas lesões tinham sinal hipointenso na imagem ponderada em T1 antes da infusão de gadolínio.

mais bandas detectadas no LCR, mas ausentes no soro, são consideradas anormais). Tratamento com corticoides reduz o índice de IgG, mas não altera as bandas oligoclonais. Índice de IgG alto com bandas oligoclonais não são específicas de EM, porque também são encontrados em 20 a 40% dos pacientes com outras doenças inflamatórias, desmielinizantes ou infecciosas e, ocasionalmente, outras doenças neurológicas como síndrome de Guillain-Barré e outras neuropatias periféricas. Essas alterações podem ocorrer transitoriamente nos casos de isquemia e infecção do SNC. Além disso, bandas oligoclonais são detectadas em até 5% de indivíduos saudáveis. Por essa razão, anormalidades do LCR sempre devem ser consideradas no contexto das manifestações clínicas e radiológicas (especialmente RM).

O significado de uma única banda de imunoglobulina apenas no LCR é duvidoso e isto pode ser observado nos indivíduos saudáveis e em várias doenças, inclusive SCI, EM, distúrbios inflamatórios e infecciosos, linfoma do SNC, neuropatia periférica e cefaleia hemicrânica (enxaqueca). Contudo, quando o LCR é reexaminado depois de um intervalo médio de 6 meses, um terço dos pacientes – dos quais a maioria tem doença desmielinizante – apresenta alteração de um padrão monoclonal para outro oligoclonal.

Nível elevado de proteína básica da mielina no LCR indica destruição da mielina, mas não ajuda a diferenciar entre EM e outros distúrbios, inclusive doença vascular cerebral, infecções, neoplasias malignas ou doenças inflamatórias. Esse exame não é recomendado rotineiramente como parte das análises do LCR para investigar EM.

Potenciais visuais evocados (PVEs) são sensíveis para detectar lesões clinicamente assintomáticas nas vias visuais anteriores, embora não estejam mais incluídos nos critérios diagnósticos de EM. Os PVEs são anormais (latência P100 prolongada, ou diferença interocular > 6 ms quando as latências estão normais) em cerca de 30% dos pacientes com SCI (exceto neurite óptica) e mais de 50% dos pacientes com EM sem história de sintomas visuais ou evidência clínica de disfunção do nervo óptico. Entretanto, PVEs anormais podem ser detectados em pacientes com outros distúrbios, inclusive lesões compressivas do nervo ou quiasma óptico, glaucoma, doença da retina, deficiência de vitamina B_{12}, infecções (p. ex., neuroborreliose, neurossífilis), lúpus eritematoso sistêmico e neurossarcoidose.

RM praticamente suplantou o uso dos potenciais evocados somatossensoriais e do tronco encefálico, que raramente ajudam a diagnosticar pacientes em risco mais elevado de desenvolver EM e não estão incluídos nos critérios diagnósticos desta doença.

Tomografia de coerência óptica (TCO) é uma técnica não invasiva, que utiliza luz infravermelha de frequência baixa para medir a espessura da camada de fibras neurais da retina (CFNR) e volume da mácula. Utilizada por oftalmologistas desde a década de 1990 para monitorar glaucoma, TCO hoje é usada em pacientes com EM. Adelgaçamento da CFNR ocorre depois de neurite óptica em consequência da destruição dos axônios retinianos. Os olhos dos pacientes com EM, mas sem história de neurite óptica, também mostram adelgaçamento da CFNR. Nos estudos clínicos, TCO foi usada como variável prognóstica secundária e terciária e alguns neurologistas e oftalmologistas utilizam esta técnica para acompanhar seus pacientes com ou sem história de neurite óptica.

Diagnóstico diferencial

Como não há um exame diagnóstico definitivo, o diagnóstico da EM ainda é firmado por exclusão das outras possibilidades, embora revisões dos critérios de McDonald tenham aumentado a sensibilidade e especificidade diagnósticas. A maioria das doenças que podem ser semelhantes à EM pode ser excluída com base na anamnese detalhada, exame físico completo e testes laboratoriais e exames de imagem apropriados.

Entre as infecções que podem ser semelhantes à EM estão neuroborreliose, neurossífilis e, raramente, leucoencefalopatia multifocal progressiva (LMP). Infecções pelo vírus linfotrópico de células T humanas tipo 1 (HTLV-1) e vírus da imunodeficiência humana (HIV) devem ser consideradas nos pacientes com mielopatia progressiva.

Depois do primeiro episódio agudo de EM, pode ser impossível diferenciá-la da encefalomielite disseminada aguda (EMDA). Contudo, é mais provável que essa última doença ocorra depois de infecção ou vacinação e é significativamente mais comum nas crianças. Nos casos típicos, pacientes com EMDA têm encefalopatia, que é rara na EM. Embora pacientes com sarcoidose possam apresentar sintomas neurológicos nos estágios iniciais, a avaliação clínica geralmente demonstra evidência de sarcoidose sistêmica.

Outras doenças autoimunes e vasculites sistêmicas que devem ser consideradas no diagnóstico diferencial de EM estão doença de Behçet, vasculites, síndrome de Sjögren, lúpus eritematoso sistêmico, síndrome do anticorpo antifosfolipídico e síndrome de Susac. Doença de Behçet é um tipo de vasculite, que pode afetar vasos sanguíneos de todos os calibres, tanto na circulação arterial quanto venosa. Essa doença frequentemente causa úlceras genitais/orais e também pode ter manifestações cutâneas, oculares e neurológicas. Doença de Behçet é mais comum ao longo da antiga Rota da Seda, que se estende da Ásia oriental até o Mediterrâneo, mas é mais frequente na Turquia. Outras vasculites também podem ser semelhantes à EM. Granulomatose com poliangiite (Wegener) causa inflamação necrosante dos vasos de pequeno e médio calibres das vias respiratórias superiores e inferiores. Granulomatose eosinofílica com poliangiite (Churg-Strauss) causa vasculite necrosante eosinofílica, que também afeta vasos sanguíneos de pequeno e médio calibres e vias respiratórias. Granulomatose com poliangiite e granulomatose eosinofílica com poliangiite estão associadas a anticorpos antinucleares e são conhecidas como vasculites causadas por anticorpos antinucleares. Elas podem ter manifestações neurológicas, inclusive neuropatias cranianas e periféricas, além de lesões expansivas do SNC, oftalmoplegia externa e déficit auditivo neurossensorial. Síndrome de Sjögren é uma doença autoimune sistêmica evidenciada por ressecamento oral/ocular e diversos outros sintomas clínicos. Essa síndrome pode causar sinais e sintomas neurológicos, inclusive neuropatias periféricas e lesões focais no encéfalo, nervos ópticos e/ou medula espinal. Lúpus eritematoso sistêmico causa manifestações neurológicas como cefaleia, AVE, sintomas neuropsiquiátricos, neurite óptica, mielite transversa e lesões da substância branca evidenciadas à RM. Síndrome do anticorpo antifosfolipídico pode estar associada ao lúpus ou ser um distúrbio primário. Síndromes do anticorpo antifosfolipídico caracterizam-se por episódios tromboembólicos arteriais, venosos e/ou microcirculatórios e estão associados à detecção persistente de anticorpos antifosfolipídicos. Essa doença causa lesões da substância branca demonstradas nas imagens de RM cerebral, que podem ser semelhantes às lesões associadas à EM. Síndrome de Susac é uma endoteliopatia microangiopática autoimune, que afeta cérebro, retina e cóclea e causa encefalopatia, surdez e obstruções dos ramos das artérias retinianas. Essa síndrome pode ser confundida com EM, porque RM cerebral mostra lesões proeminentes na substância branca.

Episódios de desmielinização também foram correlacionados com alguns fármacos. A desmielinização induzida por fármacos foi associada aos anticorpos monoclonais contra fator de necrose tumoral e deve ser considerada nos pacientes com doença de Crohn ou artrite reumatoide ou psoriática. Moléculas de anti-PD-1, anti-PD-L1 e anti-CTLA4 são inibidores das vias de sinalização utilizadas por alguns tipos de neoplasia maligna. Complicações neurológicas, inclusive desmielinização aparente, foram descritas também com esses fármacos.

Em alguns casos, pode ser difícil diferenciar entre DENMO e EM, principalmente nos estágios iniciais da doença de pacientes com neurite óptica recorrente e anormalidades mínimas no exame de RM cerebral, ou nos pacientes com anormalidades à RM cerebral mais típicas de EM. Soropositividade para IgG anti-AQP4 pode ajudar a diferenciar essas duas doenças. Também pode ser difícil diferenciar entre doença do espectro MOG e EM, que pode sobrepor-se a algumas outras doenças como EMDA, neurite óptica, DENMO e até mesmo EM. Essas doenças estão descritas com mais detalhes nas seções subsequentes deste capítulo.

Em alguns casos, neoplasias malignas (principalmente linfoma primário do SNC e gliomas) são incluídas no diagnóstico diferencial. Sintomas com início abrupto sugerem acidente vascular encefálico (AVE). Esclerose lateral primária pode ser semelhante à EMPP, mas não recidiva e é monossintomática. Em geral, RM e análises do LCR ajudam a diferenciar essas duas doenças. Paraparesia espástica hereditária deve ser considerada nos pacientes com forma progressiva desta doença, especialmente quando há história familiar de doença semelhante. Outras causas de mielopatia progressiva, que devem ser consideradas nos pacientes supostamente portadores de EM, são adrenomieloneuropatia, deficiência de vitamina B_{12}, deficiência de cobre, mielopatia espondilótica, tumores da medula espinal e fístula arteriovenosa da dura-máter espinal.

Tratamento

Três grupos de fármacos são usados para tratar EM: fármacos para exacerbações agudas, fármacos que modificam a evolução da doença e sintomáticos. Em geral, o controle ideal da doença requer abordagem multidisciplinar, inclusive uso de fármacos e medidas terapêuticas não farmacológicas.

Tratamento das exacerbações agudas

Corticoides intravenosos (IV) em doses altas aceleram a recuperação das exacerbações agudas, mas não parecem afetar o grau de recuperação. Um esquema típico consiste em um ciclo de 3 a 5 dias de tratamento com 1.000 mg de metilprednisolona IV, nos casos típicos sem prednisona oral em doses decrescentes, porque não há supressão significativa das glândulas suprarrenais quando corticoides IV são administrados por intervalos curtos e a administração de doses menores de corticoides orais não foi conseguiu suprimir episódios de desmielinização. Alguns pacientes com episódios graves parecem responder melhor a mais 2 a 5 dias de tratamento. Como esse tratamento não parece afetar o prognóstico a longo prazo, nem todas as exacerbações de EM (p. ex., sintomas sensoriais leves) devem ser tratadas com corticoides. No estudo Optic Neuritis Treatment Trial, pacientes que receberam 1 mg/kg/dia de prednisona oral não melhoraram mais rapidamente que o grupo que usou placebo. Além disso, tratamento com prednisona oral foi associado ao aumento do risco de neurite óptica subsequente. Por essa razão, não parece ser útil usar corticoides orais em doses baixas para tratar exacerbações agudas da EM (Evidência de nível 1).[1] Contudo, estudos demonstraram que corticoides orais em doses altas foram equivalentes às preparações IV e podem substituí-las.

Febre e infecções, inclusive infecções urinárias assintomáticas, podem causar agravação transitória ou recidiva da EM, mesmo que não haja evidência de inflamação cerebral aguda sugestiva de reativação da doença. Isso é conhecido como *pseudoexacerbação*. Nos pacientes com deterioração ou aparecimento de sintomas novos, deve-se excluir a existência de infecção antes de iniciar tratamento com corticoides; além disso, a febre deve ser controlada rigorosamente.

Plasmaférese pode ser recomendada para tratar recidivas agudas que causem déficits neurológicos significativos, apesar do tratamento com corticoide IV em doses altas. Em um estudo bem planejado, ainda que de pequeno porte, 42% dos pacientes com episódios de desmielinização grave sem melhora com corticoides IV em doses altas tiveram melhora funcional expressiva depois de sete sessões de plasmaférese, que foi realizada mais de 40 dias depois do início dos sintomas em média. Pesquisadores de um estudo retrospectivo mais amplo relataram resultados semelhantes e concluíram que plasmaférese pode ser eficaz, mesmo quando é iniciada mais de 60 dias depois do início de um episódio de desmielinização aguda.

Fármacos que modificam a doença

Fármacos que modificam a doença constituem a base do tratamento da EM. Esses fármacos são mais eficazes nas recidivas da doença quando, segundo alguns estudos, reduzem a frequência das recaídas e acumulação de lesões demonstradas à RM. Com o tempo, a maioria desses fármacos também parece retardar a progressão de incapacidade confirmada. Evidências recentes referendaram claramente que fármacos modificadores da doença são mais eficazes quando iniciados nos estágios iniciais de evolução da doença e que tratar pacientes com fármacos altamente eficazes por ocasião do início da doença assegura prognósticos mais favoráveis. Por essa razão, houve uma mudança de paradigma quanto às abordagens terapêuticas da EM e, hoje em dia, a maioria dos especialistas recomenda tratamento precoce com fármacos altamente eficazes.

Fármacos que modificam a doença são muito menos eficazes nos pacientes com fenótipo de EM progressiva. Quando pacientes com esse fenótipo continuam a mostrar atividade da doença (p. ex., lesões recentes na RM ou recidivas clínicas sobrepostas à evolução progressiva), pode estar indicado tratamento prolongado com fármacos que modificam a doença. Entre os fármacos aprovados atualmente, siponimode foi aprovado recentemente para tratar EMPS e ocrelizumabe foi aprovado para EPPP (Evidência de nível 1).[2,3]

O cenário terapêutico da EM foi consideravelmente alterado na última década. Em 2010, a FDA (Food and Drug Administration) norte-americana aprovou o primeiro fármaco oral (fingolimode), que foi seguido por teriflunomida (2012) e dimetilfumarato (2013), alentuzumabe (2014), ocrelizumabe (2016), siponimode (2019) e cladribina (2019). A Tabela 71.3 resume os tratamentos disponíveis para tratar formas recorrentes dessa doença. As decisões relativas ao tratamento devem ser baseadas na eficácia contraposta aos efeitos colaterais possíveis e outras questões médicas associadas. Recentemente, pesquisadores ressaltaram a inexistência de base racional para "tratamento escalonado", porque pacientes com doença mais grave tratados com natalizumabe ou alentuzumabe desde o início da doença tiveram menos acumulação de limitações físicas/mentais ao longo de 5 anos, que pacientes com doença mais branda tratados com fármacos menos eficazes. Isso é compatível com ensaios clínicos sobre EM, que indicaram que o prognóstico seja significativamente melhor com tratamento imediato, em comparação com tratamento mais tardio. Por essa razão, na maioria dos casos, fármacos altamente eficazes devem ser iniciados por ocasião do diagnóstico da doença.

Tabela 71.3 Resumo dos fármacos que modificam as formas recorrentes da esclerose múltipla listados por eficácia relativa.

Fármaco	Doses	Efeitos adversos possíveis	Monitoramento	Frequência do monitoramento	Eficácia
Ocrelizumabe	Iniciar com 2 doses de 300 mg IV a cada 2 semanas Manter com 600 mg IV a cada 6 meses	Aumento discreto do risco de infecção Reações durante a infusão	HC, PMC QuantiFERON® ou teste tuberculínico Dosagens quantitativas das imunoglobulinas Painel para hepatite crônica Subtipos de linfócitos	Início do tratamento	Alta
			HC, PMC	A cada 6 meses	
			Painel para hepatites Imunoglobulinas quantitativas	Periodicamente	
Rituximabe (uso off-label)	1.000 mg em 2 doses com intervalos de 2 semanas 500 a 2.000 mg a cada 6 meses A dose é variável	Aumento discreto do risco de infecção Reações durante a infusão	Igual ao recomendado para ocrelizumabe Subtipos de linfócitos podem ser monitorados e contagens subsequentes devem ser baseadas na detecção de linfócitos B circulantes	Igual à recomendada para ocrelizumabe	Alta

(Continua)

Tabela 71.3 Resumo dos fármacos que modificam as formas recorrentes da esclerose múltipla listados por eficácia relativa. (*Continuação*)

Fármaco	Doses	Efeitos adversos possíveis	Monitoramento	Frequência do monitoramento	Eficácia
Alentuzumabe	Iniciar com 5 doses de 12 mg/dia IV Depois de 12 meses, administrar 3 doses de 12 mg/dia IV Tratamento adicional apenas se for necessário	Aumento do risco de infecção Reações durante a infusão Doença autoimune secundária (tireoidite, doença renal) Risco de AVE, hemorragia intracerebral e/ou dissecção arterial durante as infusões	EAS, PFT, HC, PMC, título de anticorpo para VVZ, QuantiFERON® ou teste tuberculínico, subtipos de linfócitos Exame da pele Exame GIN/PAP recomendável	Início do tratamento	Alta
			EAS, PMB, contagens de células CD4 (até normalizar), PFT	Mensalmente até 48 meses depois da última infusão	
			PFT, subtipos de linfócitos Exame da pele Exame GIN/PAP recomendável	Anualmente	
Natalizumabe	300 mg IV a cada 4 semanas	Leucoencefalopatia multifocal progressivas Anormalidades das PFTs Reação de hipersensibilidade	Anticorpo anti-JVC PFHs RM de cérebro	Pacientes JVC⁻: repetir exames laboratoriais a cada 6 meses e RM anualmente	Alta
				Pacientes JVC⁺: dosar títulos de anti-JVC a cada 3 meses e RM a cada 6 meses	
Cladribina	1° ano: 1,75 mg/kg 1° ciclo: administrar em 4 a 5 dias 2° ciclo: administrar em 4 a 5 dias; 23-27 dias depois do 1°	Neoplasia maligna Teratogenicidade Infecções Linfopenia Anormalidades das PFHs	HC, PFHs Teste de gravidez HIV Triagem para hepatites (B e C) Imunidade contra VVZ	Antes de cada ciclo de tratamento	Moderada a alta
	2° ano: 1,75 mg/kg 1° ciclo: administrado em 4 a 5 dias 2° ciclo: administrado em 4 a 5 dias; 23-27 dias depois do 1°		HC	2 e 6 meses depois de iniciar cada ciclo de tratamento	
			Triagem padronizada para neoplasias malignas HC, PFHs	Periodicamente ou de acordo com a recomendação	
Fingolimode	Dose oral de 0,5 mg/dia	Bradicardia com a 1ª dose Anormalidades das PFHs Linfopenia Edema macular Reativação do herpes-vírus (zóster, herpes oral ou genital) Outras infecções graves (*Cryptococcus*, LMP)	Observação durante a 1ª dose (6 h) ECG Imunidade contra VVZ Exame das máculas HC, PFHs	Antes da primeira dose	Moderada
			HC, PFHs Exame das máculas	3 a 4 meses depois de iniciar o tratamento	
			HC, PFHs	A cada 6 meses	
Siponimode	Titulação Dose de manutenção de 1 a 2 mg/dia, dependendo do genótipo da CYP2C9	Iguais aos do fingolimode	Igual ao recomendado para fingolimode, EXCETO observação durante a primeira dose apenas se houver história de doença cardíaca Genótipo da CYP2C9	Antes da 1ª dose	Moderada
			Exame das máculas Espirometria	Se houver sintomas visuais ou respiratórios	
			HC, PFHs	A cada 6 meses	
Dimetilfumarato	240 mg VO, 2 vezes/dia	Desconforto gastrintestinal Ruborização Anormalidades das PFHs Linfopenia	HC, PFHs	Ao iniciar tratamento e a cada 6 meses	Moderada

(*Continua*)

Tabela 71.3 Resumo dos fármacos que modificam as formas recorrentes da esclerose múltipla listados por eficácia relativa. (*Continuação*)

Fármaco	Doses	Efeitos adversos possíveis	Monitoramento	Frequência do monitoramento	Eficácia
Teriflunomida	7 ou 14 mg/dia VO	Efeitos adversos digestivos Adelgaçamento dos cabelos Anormalidades das PFHs (alerta em negrito: insuficiência hepática) Hipertensão Reativação da tuberculose	QuantiFERON® (padrão de referência) ou teste tuberculínico HC, PFHs	Ao iniciar o tratamento	Baixa a moderada
			PFHs	Mensalmente nos primeiros 6 meses depois de iniciar o tratamento	
			HC, PFHs	A cada 6 meses	
IFNβ-1b IFNβ-1a IFNβ-1a IFNβ-1a peguilhado	250 μg SC em dias alternados 30 μg IM por semana 22 μg ou 44 μg SC, 3 vezes/semana 125 μg SC a cada 2 semanas	Sintomas gripais Reações no local da injeção Anormalidades das PFHs Leucopenia Anticorpos neutralizantes Depressão Necrose no local da injeção (rara)	HC PFHs PFHs	A cada 6 a 12 meses	Baixa a moderada
Acetato de glatirâmero	20 mg/dia SC ou 40 mg SC 3 vezes/semana	Reações no local de aplicação Lipoatrofia Reações imediatas pós-injeção	Nenhuma	NA	Baixa a moderada

CYP2C9, família do citocromo P45, subfamília C, membro 9; EAS, exame simples de urina; ECG, eletrocardiograma; GIN/PAP, exame ginecológico com teste de Pap; HC, hemograma completo; HIV, vírus da imunodeficiência humana; IFN-β, betainterferona; IM, intramuscular; IV, via intravenosa; JCV, vírus de John Cunnigham; LMP, leucoencefalopatia multifocal progressiva; PFHs, provas de função hepática; PFTs, provas de função tireóidea; PMB, painel metabólico básico; PMC, painel metabólico completo; RM, ressonância magnética; SC, subcutânea; TB, tuberculose; VVZ, vírus varicela-zóster.

Ocrelizumabe e rituximabe

Ocrelizumabe é um anticorpo monoclonal dirigido contra CD20, que é um marcador de superfície dos linfócitos B maduros. Esse fármaco destrói as células B e, ao mesmo tempo, preserva as células-tronco e plasmócitos e é altamente eficaz para reduzir recidivas e lesões cerebrais novas em pacientes com EM recorrente (Evidência de nível 1).[4] Nos ensaios clínicos de fase 3, pacientes com EMRR tratados com ocrelizumabe desenvolveram 94% menos lesões realçadas por gadolínio que pacientes tratados com interferona β-1a. Além disso, esse fármaco também se mostrou ligeiramente eficaz para reduzir progressão de incapacidade em pacientes com EMPP, o que lhe assegurou a posição de primeiro fármaco modificador deste fenótipo da doença (Evidência de nível 1).[2] Ocrelizumabe é uma versão humanizada do anticorpo quimérico anti-CD20 rituximabe, que tem mecanismo de ação semelhante. O rituximabe não foi aprovado pela FDA norte-americana para tratar a EM, mas tem sido usado em indicação *off-label* há mais de uma década para tratar doença recorrente. Ocrelizumabe e rituximabe podem aumentar os riscos de infecção, especialmente quando são usados por períodos longos; além disso, reações são muito comuns durante a infusão do fármaco.

Alentuzumabe

Alentuzumabe é um anticorpo monoclonal dirigido ao CD52, que reduz transitoriamente as contagens linfócitos T e B de forma a "reprogramar" eficazmente o sistema imune. Esse fármaco é altamente eficaz para tratar EM recorrente, reduzir recidivas e evidências da doença nas imagens de RM e retardar a progressão de incapacidade (Evidência de nível 1).[5,6]

O alentuzumabe é administrado em dois ciclos intercalados por intervalo de 12 meses. Depois disso, pacientes podem necessitar de imunoterapia adicional apenas quando apresentam evidência recente de reativação da doença. Entre os pacientes incluídos nos ensaios de fase 3 com alentuzumabe, cerca de 60% não precisaram ser tratados novamente por 3 anos depois da última infusão desse fármaco.

Embora seja altamente eficaz para evitar reativação da doença, alentuzumabe causa efeitos colaterais significativos como tireoidite ou doença renal e uma porcentagem pequena dos pacientes teve AVEs/hemorragias intracerebrais/dissecções arteriais no período das infusões. Monitoramento rigoroso é recomendado durante as infusões e por 5 anos depois da última infusão.

Natalizumabe

Natalizumabe é um anticorpo monoclonal humanizado dirigido contra a subunidade α4 da integrina α4β1 expressa na superfície dos linfócitos T ativados. Esse fármaco bloqueia a ligação entre integrina α4β1 e seu receptor (molécula 1 receptora da célula endotelial) presente na superfície do endotélio vascular. Como essa interação é essencial à migração dos linfócitos, o fármaco impede que as células T ativadas entrem no SNC. Natalizumabe é altamente eficaz para reduzir recidivas e evidência de atividade da doença à RM de pacientes com EM recorrente (Evidência de nível 1).[7,8] Entretanto, como foi associado à LMP (infecção encefálica fatal em alguns casos), ele é usado em combinação com teste de anticorpo para vírus de John Cunningham para prever o risco de LMP. Seis por cento dos pacientes desenvolvem anticorpos antinatalizumabe persistentes, que estão associados à perda inequívoca de eficácia e aumento do risco de reações de hipersensibilidade associadas à infusão.

Cladribina

Cladribina é um fármaco oral usado para tratar EM, que reduz recidivas, atividade à RM e progressão das formas recorrentes da doença (Evidência de nível 1).[9] Seus efeitos parecem ser mediados por sua ação citotóxica nos linfócitos B e T por redução da síntese de DNA. Cladribina é moderada a altamente eficaz e é administrada em dois ciclos de tratamento ao longo de 2 anos. Depois de concluir um ciclo de 2 anos, não é recomendável imunoterapia adicional, a menos que haja reativação da doença. Esse fármaco pode aumentar o risco de neoplasia maligna, de forma que os pacientes devem realizar periodicamente exames recomendados de triagem para neoplasias.

Fingolimode

Fingolimode é um antagonista funcional dos receptores 1, 2, 3 e 5 de esfingosina-1-fosfato, que impede a saída dos linfócitos dos linfonodos periféricos. Em dois grandes estudos randomizados duplos-cegos controlados por placebo, redução do índice de recidivas e melhora das lesões demonstradas à RM foram significativas, em comparação com placebo e interferona β-1a em doses intramusculares semanais (Evidência de nível 1).[10,11] Em casos raros, fingolimode foi associado a infecções graves, inclusive criptococose, herpes disseminado e LMP.

Siponimode

Siponimode é um modulador de esfingosina-1-fosfato de segunda geração, que difere do fingolimode porque atua principalmente nos receptores 1 e 5. Esse fármaco reduziu a frequência de recidivas e atividade demonstrada à RM, além de retardar a progressão da doença nos pacientes com EMPS ativa (Evidência de nível 1).[3] Siponimode foi aprovado para pacientes com fenótipos recorrente-remitente e progressivo ativo. Efeitos colaterais são semelhantes aos do fingolimode, embora existam menos dados de acompanhamento disponíveis em razão de sua aprovação recente.

Dimetilfumarato

Dimetilfumarato é um éster do ácido fumárico, que se mostrou eficaz para reduzir a frequência das recidivas e atividade das lesões à RM nas formas recorrentes de EM (Evidência de nível 1).[12,13] Teoricamente, o mecanismo de ação desse fármaco está relacionado com a "varredura" de radicais livres e modulação das vias do NF-kB e Nrf2. Ele também tem efeitos diretos nos linfócitos, reduzindo a frequência dos linfócitos B e T de memória e ampliando a população de linfócitos não ativados (*naïve*) circulantes. Além disso, dimetilfumarato hiporregular a glicólise aeróbica *in vitro*. Uma porcentagem pequena dos pacientes tratados com esse fármaco desenvolve linfopenia grave e existem relatos casos raros de LMP nos grupos tratados.

Teriflunomida

Teriflunomida é um inibidor da síntese de pirimidinas, que retarda a expansão dos clones de linfócitos efetores ativados. Nos estudos duplos-cegos controlados por placebo de grande porte, redução do índice de recidivas e atenuação dos déficits neurológicos persistentes foram modestas (Evidência de nível 1).[14,15]

Betainterferonas e acetato de glatirâmero

Interferonas e acetato de glatirâmero são fármacos antigos usados para tratar EMRR, mas como atualmente existem tratamentos mais eficazes, seu uso é limitado, exceto pelo acetato de glatirâmero, que parece ser relativamente seguro na gravidez. Embora reduzam recidivas e melhorem o prognóstico em comparação com placebo, esses fármacos são significativamente menos eficazes que os agentes imunoterápicos aprovados mais recentemente (Evidência de nível 1).[4,16-19] Interferonas têm vários mecanismos de ação. Os efeitos terapêuticos das interferonas podem ser atribuídos à sua ação antiproliferativa, hiporregulação das moléculas coestimuladoras, redução das citocinas proinflamatórias ou seus efeitos nas metaloproteases matriciais e moléculas de adesão, que reduzem a permeabilidade da barreira hematencefálica e dificultam o trânsito dos linfócitos T para dentro do SNC. Os efeitos benéficos do acetato de glatirâmero (um polipeptídio sintético composto de quatro aminoácidos: L-alanina, ácido L-glutâmico, L-lisina e L-tirosina) podem resultar das células Th2 reativas, que atravessam a barreira hematencefálica e aumentam a secreção de citocinas imunossupressoras e causam hiporregulação da atividade inflamatória no SNC – processo conhecido como *supressão do espectador* (*bystander supression*, em inglês).

Anticorpos neutralizantes (NAbs) desenvolvem-se em 15 a 25% dos pacientes tratados com doses altas de interferonas e, nos casos típicos, aparecem dentro de 6 a 18 semanas depois de iniciar o tratamento e, apenas em casos raros, mais de 2 anos depois do início do tratamento. Embora possam ser transitórios, NAbs em títulos elevados (> 100 NU/mℓ) e persistentes estão associados à redução do efeito terapêutico. Pacientes que apresentam indícios de formação de Nabs devem interromper permanentemente o tratamento com interferona e iniciar outro fármaco modificador da doença.

Mitoxantrona

Mitoxantrona é uma antracenediona com propriedades imunossupressoras e imunomoduladoras. Esse fármaco foi aprovado pela FDA norte-americana para tratar EMPS e formas altamente recorrentes da doença. Contudo, em razão do risco significado de cardiotoxicidade, esse fármaco não é mais usado na prática clínica.

Tratamento sintomático

Tratamentos para atenuar os sintomas cotidianos da EM fazem parte dos cuidados prestados aos pacientes. Em geral, o tratamento eficaz consiste na combinação de fármacos com medidas não farmacêuticas, inclusive reabilitação, exercícios ou modificações do estilo de vida e ambiente. Ver revisão do tratamento sintomático das queixas comuns do paciente com EM na Tabela 71.4.

Espasticidade

O controle da espasticidade depende da avaliação e tratamento dos fatores potencialmente agravantes. Depois de atenuar os fatores agravantes, o ideal é adotar uma abordagem combinada de fisioterapia e tratamento farmacológico. Os fármacos usados mais comumente são baclofeno e tizanidina, isoladamente ou combinados. Os efeitos adversos comuns do baclofeno são fraqueza dos membros, sedação e confusão mental. Com doses mais altas, a fraqueza pode anular o efeito benéfico de redução da espasticidade. A interrupção súbita do tratamento com baclofeno pode causar crises epilépticas, confusão mental, alucinações e hipertonia muscular acentuada. Alguns dos efeitos adversos sistêmicos do baclofeno podem ser atenuados pela infusão intratecal para pacientes com espasticidade significativa dos membros inferiores. Tratamento com tizanidina é limitado principalmente pela sonolência. O uso de benzodiazepínicos foi praticamente suplantado pelo baclofeno e tizanidina, que são mais bem tolerados. Toxina botulínica é eficaz para atenuar espasticidade localizada e foi aprovada com esta indicação.

Tabela 71.4 Tratamento dos sintomas da esclerose múltipla.

Sintoma	Medidas não farmacológicas	Abordagens farmacológicas (doses iniciais)
Espasticidade	Fisioterapia e terapia ocupacional Exercícios Avaliação dos fatores agravantes, que podem incluir os seguintes: • Infecção urinária • Úlceras de pressão • Dor • Constipação intestinal • Roupas apertadas	Baclofeno (10 mg VO, 3 vezes/dia; ou infusão intratecal) Tizanidina (4 mg, à hora de deitar) Benzodiazepínicos (variam) Toxina botulínica Gabapentina (300 mg, 3 vezes/dia)
Fraqueza	Fisioterapia e terapia ocupacional	Dalfampridina (10 mg, 2 vezes/dia)
Depressão	Psicoterapia Grupos de apoio	Inibidores seletivos da recaptação de serotonina Inibidores da recaptação de serotonina-norepinefrina
Afeto pseudobulbar	Psicoterapia para controlar fatores desencadeantes	Dextrometorfano (10 a 20 mg, 2 vezes/dia) Amitriptilina (10 mg, à hora de deitar)
Fadiga	Melhorar os hábitos de sono: • Terapia cognitivo-comportamental • Higiene do sono Técnicas de conservação de energia Avaliar outras causas de fadiga, inclusive as seguintes: • Anemia • Disfunção tireóidea • Apneia do sono • Efeitos adversos dos outros fármacos • Temperatura central elevada	Amantadina (150 mg, 2 vezes/dia) Modafinila (100 mg/dia) Armodafinila (150 mg/dia) Metilfenidato (10 mg/dia)
Disfunção sexual	Psicoterapia e aconselhamento conjugal para ajudar os casais a contornar as dificuldades sexuais Vibradores mecânicos e dispositivos a vácuo para aumentar o fluxo sanguíneo, melhorar a lubrificação e estimular o orgasmo	Inibidores seletivos de fosfodiesterase-5 para disfunção erétil Cremes de estrogênio para ressecamento vaginal
Disfunção cognitiva	Testes neuropsicológicos para definir as áreas disfuncionais e identificar as áreas positivas relativas para elaborar estratégias compensatórias Reabilitação cognitiva	Não há tratamento farmacológico comprovadamente eficaz
Disfunção urinária	Testes urodinâmicos para definir o tipo específico de disfunção – incapacidade de armazenar ou eliminar urina *Biofeedback* Investigar infecção Cateterização intermitente limpa	Anticolinérgicos Mirabegrona (25 mg/dia) Antagonista alfa-adrenérgico Toxina botulínica Desmopressina (0,1 mg, à hora de deitar) para noctúria
Disfunção intestinal	*Biofeedback* Alterações dietéticas para aumentar o teor de fibras Aumentar a ingestão de água para atenuar a constipação intestinal Evacuações programadas	Emoliente fecal Laxante estimulante Laxante osmótico
Tremores	Estimulação cerebral profunda	Primidona (25 mg, à hora de deitar) Propranolol (20 mg, 2 vezes/dia) Clonazepam (0,5 mg, 2 vezes/dia) Ondansetrona (8 mg, 2 vezes/dia)
Sintomas paroxísticos (neuralgia do trigêmeo, distonia paroxística)	Evitar fatores desencadeantes	Carbamazepina (100 mg, 2 vezes/dia) Acetazolamida (250 mg, 2 vezes/dia) Fenitoína (100 mg, 3 vezes/dia) Lamotrigina (100 mg/dia) Baclofeno (10 mg, 3 vezes/dia)
Dores	Evitar fatores desencadeantes Exercícios/fisioterapia	Gabapentina (300 mg, 3 vezes/dia) Pregabalina (75 mg, 2 vezes/dia) Amitriptilina (25 mg, à hora de deitar) Duloxetina (30 mg/dia) Venlafaxina (37,5 mg, 2 vezes/dia)

Distúrbios da marcha

Fisioterapia e terapia ocupacional são fundamentais ao tratamento das limitações motoras. De forma a assegurar eficácia máxima, os terapeutas devem estar familiarizados com a doença e levar este diagnóstico em consideração antes de elaborar um plano de reabilitação. A dalfampridina (preparação de liberação contínua de 4-aminopiridina) é um bloqueador do canal de potássio, que facilita a condução pelas fibras neurais desmielinizadas. Em dois ensaios terapêuticos, esse fármaco aumentou a força dos membros inferiores e velocidade da marcha de alguns pacientes com as formas recorrente-remitente e progressiva de EM (Evidência de nível 1).[20] Dalfampridina aumenta o risco de crises epilépticas (especialmente com doses mais altas) e está contraindicada aos pacientes com história de epilepsia ou disfunção renal. O risco de crises epilépticas parece ser pequeno com a dose eficaz de dalfampridina (10 mg 2 vezes/dia).

Transtornos de humor

Depressão reage bem à psicoterapia e antidepressivos, seja isoladamente ou combinados. Amitriptilina é eficaz como tratamento do afeto pseudobulbar (riso ou choro patológico), assim como a combinação de dextrometorfano e quinidina (Evidência de nível 1).[21]

Disfunção cognitiva

Disfunção cognitiva pode ocorrer nos estágios iniciais da EM e testes neuropsicológicos formais estão indicados por ocasião do diagnóstico com o objetivo de definir a condição basal do paciente. Deterioração cognitiva associada à EM é frequentemente confundida com transtornos de humor, distúrbios do sono e fadiga. Desse modo, embora não exista tratamento comprovadamente eficaz para disfunção cognitiva associada à EM, eliminação dos fatores de confusão pode traze melhora clínica a alguns pacientes. Pacientes podem melhorar com reabilitação cognitiva e estratégias para compensar os déficits. Exercícios físicos também podem melhorar sintomas cognitivos. Fármacos (inclusive donepezila e memantina) não se mostraram úteis para tratar disfunção cognitiva associada à EM e polifarmácia pode agravá-la. Fármacos modificadores da doença que retardam o desenvolvimento das lesões, destruição dos tecidos ou atrofia cerebral podem atenuar o declínio cognitivo.

Disfunção vesical/intestinal

A disfunção vesical dos pacientes com EM pode ser bem caracterizada por avaliação urológica e testes urodinâmicos. A combinação de anticolinérgico e antagonista alfa-adrenérgico (doxazosina, prazosina, tansulosina, terazosina) pode facilitar o esvaziamento vesical dos pacientes com dissinergia detrusor-esfíncter. Cateterização intermitente (de preferência por técnica asséptica) é a medida terapêutica principal para pacientes com hipocontratilidade do detrusor e distúrbios do esvaziamento. Pacientes que não conseguem tolerar fármacos ou realizar autocateterização podem precisar de cateter de longa permanência. Pacientes que usam cateteres urinários de longa permanência devem ser acompanhados por urologista para monitorar o desenvolvimento de complicações urinárias e genitais.

Tremores

Vários fármacos foram avaliados para tratar tremores associados à EM, inclusive carbamazepina, clonazepam, gabapentina, levetiracetam, primidona, ondansetrona, propranolol e tetraidrocanabinol. Contudo, esses fármacos raramente são eficazes e tremor pode ser o sintoma da EM mais difícil de tratar. Estimulação talâmica cerebral profunda pode causar melhora notável. Os melhores candidatos são pacientes com EM estável e tremor incapacitante há no mínimo 1 ano, apesar do tratamento clínico, embora sem disfunção cognitiva, distúrbios da fala ou deglutição ou outros déficits nos membros afetados.

Dor

Quando é necessário tratamento, disestesias e dor geralmente melhoram com antiepilépticos e antidepressivos, seja isoladamente ou combinados. Gabapentina, pregabalina, amitriptilina, nortriptilina e duloxetina comumente atenuam os sintomas. Dor mielopática melhora com opioides, que podem ser necessários em alguns casos. Referenciamento a um especialista em dor pode ser benéfico aos pacientes com dor resistente ao tratamento.

Gravidez e amamentação

Gravidez confere proteção às mulheres com EM, principalmente no terceiro trimestre, quando o índice de recidivas anual diminui em 70%, em comparação com o ano anterior ao da gravidez. Entretanto, quando a EM não é tratada, cerca de 30% das mulheres têm recidiva nos primeiros 3 meses depois do parto, antes que o risco volte aos níveis pré-concepcionais entre o 4º e 6º meses depois do parto. Esses efeitos podem ser atribuídos às alterações das respostas imunes Th1 e Th2 mediadas pelo estriol ou vitamina D, na medida em que ambos aumentam consideravelmente no último trimestre da gravidez e diminuem abruptamente depois do parto; outras alterações hormonais que ocorrem durante a gravidez também podem ser importantes.

Mulheres que têm recidivas durante a gravidez ou no ano anterior estão mais sujeitas a apresentar recaídas nos primeiros 3 meses depois do parto, que as pacientes que não têm recidivas nestes períodos; contudo, não é possível prever com precisão quem terá recidiva. Corticoides podem ser usados na gravidez, se for necessário tratar recidivas.

A maioria das mulheres que desejam engravidar interrompe tratamento com fármacos modificadores da doença antes da concepção e durante toda a gestação. Quando o tratamento é interrompido durante a gravidez, acetato de glatirâmero é usado com mais frequência. Fármacos modificadores da doença com ação mais prolongada podem ser mais úteis às mulheres que planejam engravidar no futuro, mas isto não foi formalmente estudado e não é recomendável administrar estes fármacos durante uma gestação confirmada.

Mães com EM que desejem amamentar podem fazê-lo, embora seja recomendável monitoramento cuidadoso. Um estudo demonstrou que amamentação exclusiva por 2 meses depois do parto reduziu o risco de recidiva, mas outros estudos chegaram a resultados conflitantes. Amamentação não deve ser considerada substituto para tratamento modificador da doença. Reavaliações clínica e radiológica devem ser realizadas depois do parto e as decisões quanto à continuação da amamentação devem ser baseadas nestas avaliações. Existem poucos dados relativos à segurança desses fármacos modificadores da doença durante a amamentação. Acetato de glatirâmero parece ser seguro. Anticorpos monoclonais grandes (p. ex., natalizumabe e ocrelizumabe) provavelmente não são secretados no leite materno em grande quantidade e quase certamente são destruídos no trato digestivo do bebê. Também não existem dados específicos quanto ao seu uso durante a lactação e, como não há evidências disponíveis acerca da segurança dos fármacos para EM durante a lactação, a maioria dos neurologistas recomendam que sejam evitados enquanto a mulher estiver amamentando.

Imunização

Infecções – inclusive infecções leves das vias respiratórias superiores – aumentam o risco de exacerbação da EM. Por essa razão, devem ser adotadas estratégias que reduzam o risco de infecção. Um estudo prospectivo randomizado duplo-cego controlado por placebo demonstrou que imunização contra influenza não aumentou o risco de recidiva ou progressão da doença (Evidência de nível 1).[22] Vacinas para hepatite B, tétano e varicela parecem ser seguras nesses casos. Como não há evidência de que vacinas causem agravação da EM, a maioria dos pacientes com esta doença deve ser estimulada a fazer todas as imunizações rotineiras. Nos pacientes que estão em fase de exacerbação da EM, provavelmente é melhor postergar as imunizações por 4 a 6 semanas, porque o objetivo do controle da recidiva é reduzir a reatividade do sistema imune e a imunização tem efeito contrário.

Vários fármacos imunossupressores usados para tratar EM podem aumentar o risco associado a algumas vacinas. Vacinas de microrganismos vivos não devem ser administradas aos pacientes em tratamento vigente com ocrelizumabe, rituximabe, alentuzumabe, mitoxantrona, fingolimode e siponimode. Qualquer vacina de microrganismos vivos que seja necessária deve ser administrada no mínimo 4 semanas antes de iniciar tratamento com esses fármacos. Contudo, pacientes tratados com esses e outros imunomoduladores podem receber vacinas de microrganismos inativados. A reação imune resultante da imunização frequentemente é menos vigorosa que a dos indivíduos que não usam imunomoduladores, mas nos casos típicos é suficiente para conferir imunidade.

Esclerose múltipla pediátrica

Cerca de 3 a 10% dos pacientes com EM são diagnosticados antes da idade de 16 anos e menos de 1% dos casos começa antes de 10 anos. Casos de EM pediátrica têm grande probabilidade de desenvolver a variante recorrente (98% têm EMRR) e o predomínio no sexo feminino é ainda mais marcante nos adolescentes, quando comparados com adultos (razão entre os sexos feminino:masculino em torno de 4,5:1). Contudo, na faixa etária abaixo de 11 anos, essa razão fica mais próxima de 1:1. Em comparação com adultos, pacientes com EM pediátrica têm mais tendência a desenvolver doença agressiva com manifestações multifocais desde o início e índices altos de recorrência nos estágios iniciais. Pacientes pediátricos também desenvolvem encefalopatia (p. ex., EMDA) com mais frequência que adultos.

Embora frequentemente se recuperem bem das primeiras recidivas, pacientes com EM pediátrica não têm desenvolvimento encefálico compatível com a idade. Disfunção cognitiva foi descrita consistentemente em cerca de um terço dos casos. Além disso, embora o intervalo até apresentar EMPS seja maior na EP pediátrica que na forma adulta, pouca idade por ocasião do início da doença significa que estes pacientes ainda desenvolverão limitações físicas significativas nos primeiros anos da vida adulta.

Assim como ocorre com a doença iniciada na idade adulta, tratamento precoce é fundamental para atenuar incapacidade de pacientes com EM pediátrica. Evidências disponíveis sugerem que pacientes pediátricos e adultos com EM tenham a mesma fisiopatologia, mas apenas alguns imunomoduladores foram formalmente estudados nas populações pediátricas; além disto, a raridade deste diagnóstico dificulta o recrutamento de pacientes para ensaios clínicos. Estudos retrospectivos com betainterferona e acetato de glatirâmero foram realizados e estes fármacos são considerados seguros e são usados frequentemente.

Natalizumabe, dimetilfumarato e fingolimode foram usados em ensaios clínicos com populações pediátricas. Em um ensaio de fase 3 com fingolimode, este fármaco foi superior à interferona-β1a subcutânea (Evidência de nível 1).[23] Há ensaios com teriflunomida e alentuzumabe em andamento. Fármacos que reduzem as contagens de células B também são usados frequentemente com indicação *off-label* na população pediátrica.

Doença de Schilder, ou esclerose difusa mielinoclástica, é uma apresentação pediátrica extremamente rara, que se caracteriza pelo desenvolvimento de placas bilaterais no centro semioval e patologia compatível com EM, sem outras lesões do SNC nos pacientes com função normal do sistema nervoso periférico, função suprarrenal normal e nenhuma anormalidade dos ácidos graxos de cadeia muito longa. Desde sua descrição original por Shilder em 1912, foram publicados apenas poucos casos adicionais. Há controvérsias quanto à possibilidade de "contaminação" dos estudos de casos por crianças que, por fim, desenvolveram adrenoleucodistrofia.

Prognóstico

A EM é uma doença extremamente variável, e grande parte dos dados sobre seu histórico natural refere-se ao período anterior à disponibilidade de tratamentos altamente eficazes. Nos pacientes tratados precocemente com fármacos altamente eficazes, poder-se-ia supor que o risco pessoal de incapacidade seja menor que o de pacientes não tratados. Contudo, não existem estudos recentes de longa duração, que permitam determinar o prognóstico ou atualizar dados estatísticos quanto às chances de progressão de EMRR para EMPS. Por essa razão, o aconselhamento dos pacientes com síndromes clínicas isoladas e EM em estágio inicial é uma tarefa difícil para os médicos.

Anormalidades demonstradas à RM cerebral depois de um primeiro episódio clínico de desmielinização fornecem informações prognósticas importantes quanto à progressão da doença. Cinquenta e um por cento dos pacientes com neurite óptica e no mínimo três lesões hiperintensas nas imagens de RM cerebral ponderadas em T2 atendem aos critérios diagnósticos de EM clinicamente confirmada dentro de 5 anos, em comparação com 16% dos pacientes com neurite óptica e RM cerebral normal. Usando definições mais antigas de SCI (antes dos critérios de McDonald de 2017, que incluem bandas oligoclonais ao diagnóstico), 82% dos pacientes com SCI e no mínimo uma lesão nas imagens de RM ponderadas em T2 desenvolveram EM, em comparação com 21% dos que tinham resultados normais na RM cerebral inicial. Nos ensaios anteriores sobre SCI, 41 a 50% dos pacientes foram diagnosticados com EM confirmada dentro de 2 a 3 anos. O risco de desenvolver EM era maior nos pacientes com mais de oito lesões hiperintensas nas imagens ponderadas T2, ou no mínimo uma lesão realçada por gadolínio em seu primeiro exame de RM cerebral.

Em geral, números maiores de lesões demonstradas à RM cerebral inicial por ocasião da apresentação clínica estão associados a risco maior de desenvolver déficits neurológicos persistentes. Também há correlação modesta entre alteração do volume das lesões detectadas nas imagens ponderadas em T2 nos primeiros 5 anos e déficits neurológicos crônicos. Contudo, as evoluções possíveis são muito variadas. De acordo com um estudo sobre história natural da doença, 45% dos pacientes com no mínimo 10 lesões demonstradas à RM cerebral inicial alcançaram escore 6 na EDSS (*Estimated Disability Status Scale*, ou Escala Ampliada do Grau de Incapacidade, em tradução livre) (um escore indicativo da necessidade de usar um dispositivo de apoio à marcha por um período curto) depois de 20 anos, mas 35% tinham apenas déficits neurológicos mínimos. Contudo, a escala EDSS não avalia também disfunção cognitiva ou distúrbios neuropsiquiátricos e, por esta razão, estas complicações passaram despercebidas nesses estudos antigos.

Embora seja praticamente impossível prever a evolução da EM em determinado paciente, indicativos de prognóstico favorável geralmente são sexo feminino, idade jovem por ocasião do início e poucos déficits neurológicos nos primeiros 5 anos depois do início dos sintomas. Sexo masculino, idade avançada por ocasião do início, episódios frequentes nas fases iniciais de evolução da doença, intervalo curto entre os dois primeiros episódios, recuperação parcial do primeiro episódio, déficits neurológicos acumulados rapidamente, acometimento cerebelar como um dos sintomas iniciais e doença progressiva desde o início são fatores associados a um prognóstico desfavorável. Desenvolvimento de neurite óptica no primeiro episódio da doença está associado a prognóstico favorável em curto e médio prazos, mas a gravidade dos déficits neurológicos depois de 20 anos é semelhante nos pacientes que se apresentaram com neurite óptica ou síndromes referidas ao tronco encefálico ou à medula espinal.

Em um estudo sobre história natural da doença, 24% dos pacientes com SCI (com base nas definições anteriores a 2017) acompanhados por um período médio de 4 anos obtiveram escore de 6 ou mais na EDSS (escore 6 desta escala é definido por incapacidade de andar 100 m sem apoio unilateral), enquanto 40% dos que foram acompanhados por 6 a 15 anos entraram na fase progressiva secundária. Esses resultados realmente demonstram que nossos conceitos mais antigos de "SCI" eram predominantemente semânticos, porque estes pacientes finalmente desenvolviam patologia associada à EM.

Alguns pacientes têm uma forma muito branda de EMRR com déficits neurológicos mínimos ou nenhuma anormalidade no mínimo por 10 anos depois do início da doença; esta condição é conhecida comumente como *esclerose múltipla benigna*. Contudo, esse termo deve ser aplicado com cautela e realmente é uma questão controvertida, porque existem algumas medidas de incapacidade que não são avaliadas adequadamente por escalas como a EDSS, dentre as quais o exemplo mais preocupante é disfunção cognitiva. Testes neuropsicológicos demonstram disfunção cognitiva em 20 a 45% dos pacientes classificados como portadores de EM benigna. Por essa razão, o diagnóstico de EM benigna deve incluir avaliação da função cognitiva e pode ser considerado apenas retrospectivamente e depois de um período de acompanhamento clínico.

Variante Marburg da EM é uma doença fulminante rara, geralmente monofásica, que geralmente leva ao óbito dentro de 1 ano. Pode ser difícil diferenciar entre essa variante e EMDA grave. Ao exame anatomopatológico, a doença caracteriza-se por infiltrados abundantes de macrófagos e destruição axonal, além de desmielinização e necrose extensiva dos tecidos.

DOENÇA DO ESPECTRO DA NEUROMIELITE ÓPTICA

Introdução

A doença do espectro da neuromielite óptica (DENMO) é um distúrbio desmielinizante inflamatório grave do SNC diferente da EM. Antes conhecida como doença de Devic, originalmente era considerada um subtipo de EM caracterizada pela coexistência de neurite óptica aguda ou subaguda e mielite transversa. Hoje sabemos que os pacientes com DENMO realmente têm fenótipo clínico mais variado. Embora exista superposição de alguns aspectos da EM, DENMO tem um anticorpo patológico diferente e os aspectos patológicos da neurite óptica e mielite são diferentes dos que se observam na EM.

Epidemiologia

A incidência e prevalência da DENMO são desconhecidas. Contudo, essa doença é muito menos comum que EM e tem prevalência estimada em cerca de 5 casos por 100 mil habitantes. Em geral, a DENMO começa no final da quarta década de vida, mas também pode começar na infância ou depois da idade de 70 anos. A incidência relatada é até 10 vezes maior nas mulheres e caucasoides são acometidos menos comumente que indivíduos de outras raças.

Fisiopatologia

IgG anti-AQP4 é um autoanticorpo sérico sensível e altamente específico e está presente no soro de cerca de 70% dos pacientes com DENMO. Esse anticorpo também pode ser detectado no LCR, mas testes sorológicos são mais sensíveis e preferíveis. A patogenicidade desse anticorpo foi demonstrada por transferência passiva em modelos experimentais de animais. AQP4 é o canal de água principal do SNC e funciona como antígeno-alvo em pacientes soropositivos com DEMNO. A AQP-4 está localizada principalmente nos pseudópodes dos astrócitos perivasculares e subpiais. Ela é expressa em níveis altos dentro dos nervos ópticos, hipotálamo, tronco encefálico, regiões periventriculares e substância cinzenta da medula espinal. A destruição da AQP-4 pode prejudicar a homeostasia da água e o transporte de glutamato e, consequentemente, causar destruição dos oligodendrócitos, desmielinização e lesão axonal. Órgãos periventriculares localizados em torno do terceiro e quarto ventrículos contêm grandes quantidades de AQP-4 e isto pode explicar a síndrome clínica evidenciada por náuseas, vômitos ou soluços incontroláveis, além da disfunção hipotalâmica.

Lesões agudas da DEMNO são muito mais destrutivas que as associadas à EM. As lesões agudas da DEMNO caracterizam-se por desmielinização e destruição axonal extensivas e contêm infiltrados inflamatórios formados principalmente de macrófagos, linfócitos B, eosinófilos e granulócitos. Linfócitos T são escassos. Imunoglobulina e produtos da ativação do complemento são depositados com padrão típico de roseta e halos perivasculares. Nos casos típicos, as lesões intramedulares estendem-se ao longo de vários segmentos espinais, afetam as substâncias branca e cinzenta e comumente são necróticas. Gliose, degeneração cística, formação de cavidades e atrofia são alterações crônicas típicas da medula espinal, nervo óptico e quiasma óptico. Em todas as lesões desmielinizantes da DEMNO, observa-se perda acentuada de imunorreatividade à AQP-4, independentemente da localização, estágio ou gravidade da necrose; essas lesões ocorrem nas regiões em que há deposição vasculocêntrica profusa de imunoglobulina e complemento.

Autoanticorpos dirigidos contra AQP4 não são detectados em uma parcela minoritária dos pacientes que atendem aos critérios clínicos de DEMNO. Esses pacientes podem ter autoanticorpos dirigidos contra MOG. Síndromes causadas por anticorpos anti-MOG estão descritas com mais detalhes nas seções subsequentes.

Diagnóstico

Manifestações clínicas

Nos casos típicos, os pacientes têm exacerbações graves e frequentes de neurite óptica ou mielite intercalados por períodos de remissão. Ver descrição das manifestações da DEMNO na Tabela 71.5. Nos casos típicos, esses pacientes acumulam limitações físicas/mentais à medida que se sucedem períodos de exacerbação e, ao contrário da EM, a doença não tem uma evolução lenta.

Neurite óptica (unilateral ou bilateral) e/ou mielite transversa longitudinalmente extensiva (mais de três segmentos espinais) são sintomas iniciais mais comuns de DEMNO e podem ser graves. Cerca de 10 a 15% dos pacientes têm doença disseminada a outras estruturas além da medula espinal e nervos ópticos. Esses sintomas podem incluir vômitos, soluços incontroláveis, narcolepsia, fraqueza ou parestesia facial, diplopia, vertigem, disartria, neuralgia do trigêmeo, tremor, ataxia, surdez, hemiparesia e encefalopatia. Em geral, o paciente melhora significativamente depois do primeiro episódio, mas 60% têm recidiva no primeiro ano e 90% nos próximos 3 anos.

O diagnóstico de DEMNO pode ser estabelecido em pacientes que apresentam no mínimo uma manifestação clínica principal (Tabela 71.6) e têm teste sorológico positivo para IgG anti-AQP4, contanto que outros diagnósticos tenham sido excluídos. Quando pacientes são soronegativos para anti-AQP4, deve haver no mínimo duas manifestações clínicas principais resultantes de um ou mais episódios de exacerbação clínica. Nesses casos, ao menos uma das manifestações clínicas principais deve ser neurite óptica, mielite transversa longitudinalmente extensiva, ou síndrome referida à área postrema. Anormalidades demonstradas no exame de RM também são necessárias ao diagnóstico dos casos soronegativos.

Manifestações radiológicas

Com exceção das sequelas da neurite óptica, exames de RM cerebral são normais em 55 a 84% dos pacientes com DEMNO. Contudo, ao longo do tempo, até 85% dos pacientes podem desenvolver lesões cerebrais. Essas lesões tendem a ocorrer no hipotálamo, tálamo, tronco encefálico e áreas em torno do terceiro e quarto ventrículos (nas quais há expressão abundante de AQP4). Em alguns casos, há lesões grandes nos hemisférios cerebrais. Lesões do nervo óptico podem ser longitudinalmente extensivas e afetar quiasma ou tratos ópticos. Em alguns pacientes, essas lesões cerebrais podem atender aos critérios de McDonald para diagnosticar EM; contudo, quando também há autoanticorpos contra AQP4, o diagnóstico de DEMNO é mais apropriado para descrever essa síndrome clínica.

Nos pacientes com mielite, RM da medula espinal é o exame diagnóstico mais sensível para demonstrar mononeurite neuromielite óptica (NMO). Lesões longitudinalmente extensivas nas imagens ponderadas em T2, ou seja, envolvendo mais de três segmentos vertebrais e comumente mais que seis, são típicas de NMO (ver Figura 71.8). As lesões medulares frequentemente são edematosas, ocupam a substância cinzenta da medula central e mostram realce por contraste durante um episódio agudo. As lesões demonstradas à RM frequentemente se tornam menos evidente radiologicamente durante as remissões, mas esse exame pode demonstrar atrofia da medula espinal. Também é comum observar acometimento preferencial da substância cinzenta central, realce por gadolínio e edema da medula espinal. As lesões frequentemente diminuem de tamanho ao longo de semanas a meses, seja espontaneamente ou em resposta ao tratamento com corticoide, mas alguns pacientes podem desenvolver atrofia da medula espinal. Embora sejam típicas de DEMNO, lesões longitudinalmente extensivas não são inespecíficas desta doença e também ocorrem em vários distúrbios, inclusive doenças infecciosas e inflamatórias, assim como em pacientes com lesões vasculares e tumores (Figuras 71.9 e 71.10).

Tabela 71.5 Manifestações clínicas da doença do espectro da neuromielite óptica.

Sintoma	Sinal	Localização
Borramento visual Dor à mobilização dos olhos	Déficit pupilar aferente relativo Dessaturação de cor vermelha*	Nervo óptico
Fraqueza dos membros Disfunção vesical/intestinal	Paraparesia ou monoparesia	Medula espinal
Vômitos ou soluços incontroláveis	NA	Área postrema

*Dessaturação de cor vermelha: capacidade reduzida de perceber cor vermelha.

Tabela 71.6 Critérios diagnósticos de neuromielite óptica.

Manifestações clínicas principais:
1. **Neurite óptica**
2. **Mielite aguda**
3. **Síndrome referida à área postrema: episódio agudo de náuseas, vômitos ou soluços inexplicáveis**
4. **Síndrome aguda do tronco encefálico**
5. **Narcolepsia sintomática ou síndrome diencefálica aguda com lesões diencefálicas típicas de DEMNO nas imagens de RM**
6. **Síndrome cerebral sintomática com lesões encefálicas típicas de DEMNO nas imagens de RM**

Critérios de RM nos casos de IgG anti-AQP4 negativo ou sorologia desconhecida
1. Neurite óptica aguda
   - RM deve ser normal ou mostrar apenas lesões inespecíficas na substância branca
   - Ou RM do nervo óptico deve mostrar lesão hiperintensa em T2 com realce pós-gadolínio nas imagens ponderadas em T1, que se estende por mais da metade do comprimento do nervo óptico ou afeta o quiasma óptico
2. Mielite aguda
   - RM da medula espinal deve demonstrar lesão intramedular acometendo ≥ 3 segmentos adjacentes
   - Ou ≥ 3 segmentos adjacentes com atrofia focal da medula e história clínica de mielite
3. Síndrome referida à área postrema
   - RM cerebral deve mostrar lesões do bulbo dorsal/área postrema
4. Síndrome aguda do tronco encefálico
   - RM cerebral deve mostrar lesões periependimais no tronco encefálico

DEMNO, doença do espectro da neuromielite óptica; IgG anti-AQP4, autoanticorpos contra aquaporina 4; RM, ressonância magnética. (Adaptada de Wingerchuk DM, Banwell B, Bennett JL et al. International consensus diagnostic criteria for neuromyelitis optica spectrum disorders. *Neurology*. 2015;85(2):177-189.)

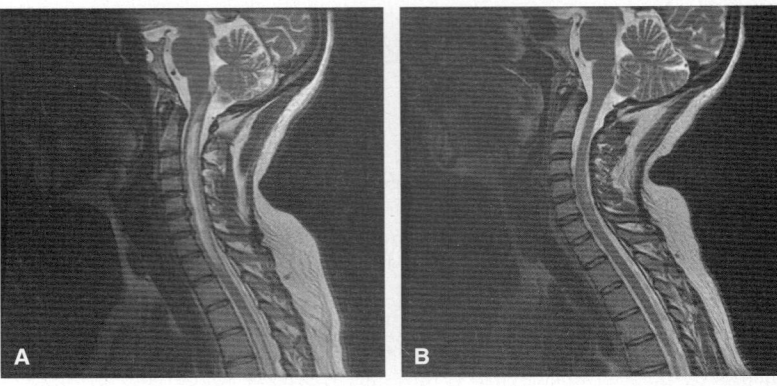

FIGURA 71.9 Paciente com mielite aguda associada à doença do espectro da neuromielite óptica. **A.** Essa imagem sagital ponderada em T2 da coluna cervical mostrou lesão intramedular, que se estendia de C1 a T1 e estava associada a edema da medula espinal. Também havia outra lesão no segmento visualizado da coluna torácica superior. **B.** Esse exame de ressonância magnética realizado 8 meses depois mostrou melhora acentuada.

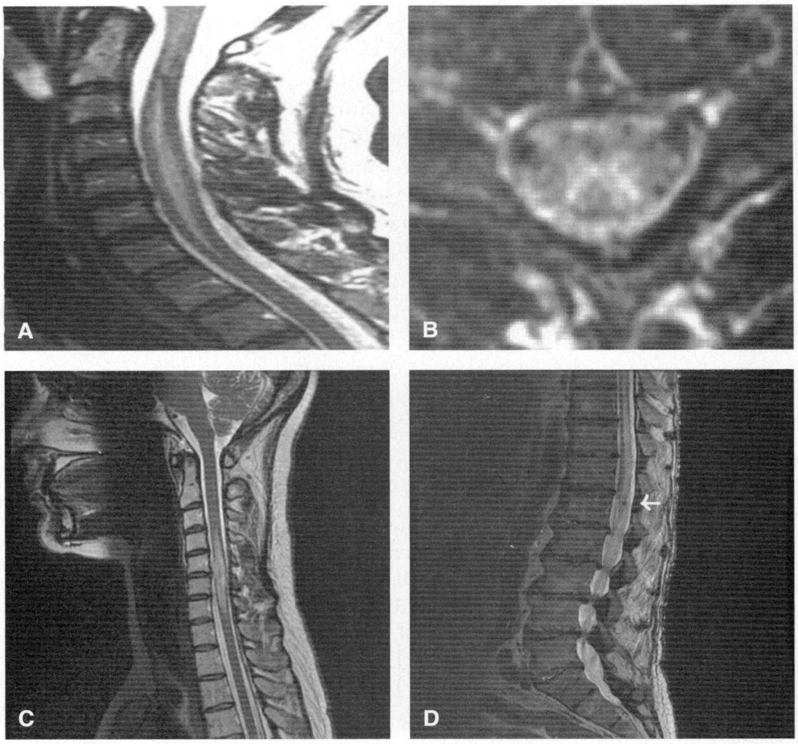

FIGURA 71.10 Lesões longitudinalmente extensivas da medula espinal associadas a outras doenças. Essas imagens sagital (**A**) e axial (**B**) da coluna cervical ponderadas em T2 demonstraram lesão intramedular envolvendo principalmente a substância cinzenta de C2 a C6 nesse paciente com neuroborreliose. **C.** Essa imagem sagital da coluna cervical ponderada em T2 mostrou lesão intramedular, que se estendia de C4 a T1 com edema medular em C5-C6 nesse paciente com neurossarcoidose. **D.** Essa imagem sagital ponderada em T2 demonstrou sinal hiperintenso na medula espinal torácica inferior, hemorragia pequena na ponta do cone medular (*seta*) e várias áreas vazias ao longo da superfície da medula espinal posterior desse paciente com fístula arteriovenosa dural.

Biomarcadores

IgG anti-AQP4 é detectada em cerca de 85% dos pacientes com DEMNO. Esse anticorpo tem sensibilidade entre 72 e 91% e especificidade de 100% para diagnosticar essa doença. Uma porcentagem pequena dos pacientes soronegativos para IgG anti-AQP4 pode ter epidemiologia e evolução clínica diferentes.

Embora não façam parte dos critérios diagnósticos de NMO, análises do LCR podem ser esclarecedoras em alguns casos e são úteis para excluir outros diagnósticos. Quando é examinado nas primeiras 4 semanas depois do início de uma exacerbação, o LCR geralmente demonstra pleocitose discreta (que pode ser monocítica, linfocítica ou neutrofílica) e concentração alta de proteínas. Até 35% dos pacientes têm ≥ 50 leucócitos/mm³. Nos casos típicos (70 a 85% dos casos), não há bandas oligoclonais, em contraste com a EM.

Autoanticorpos sem especificidade para algum órgão – especialmente anticorpos antinucleares ou nucleares extraíveis – são detectados no soro de muitos pacientes com DEMNO. Fator reumatoide ou anticorpos anti-DNA bicatenular também podem ser detectados. Pacientes com DEMNO frequentemente têm outras doenças autoimunes sistêmicas, inclusive síndrome de Sjögren, miastenia, tireoidite autoimune e sarcoidose.

Tratamento

Em geral, as exacerbações da NMO são tratadas com metilprednisolona intravenosa (1 g/dia, durante 5 a 7 dias). Plasmaférese, que está indicada para exacerbações graves que não melhoram com corticoides IV em doses altas, proporciona melhora funcional em até 60% dos pacientes tratados. A iniciação imediata de plasmaférese melhora o prognóstico.

Recentemente, foram concluídos três ensaios clínicos de fase 3 sobre DEMNO, que demonstraram eficácia na redução das recidivas. Esses ensaios avaliaram eculizumabe (inibidor de complemento), satralizumabe (inibidor do receptor de IL-6) e inebilizumabe (anticorpo monoclonal redutor de contagens de células B). Eculizumabe reduziu significativamente o risco de recidiva de pacientes soropositivos para IgG anti-AQP4, em comparação com os que usaram placebo (os fármacos estudados foram administrados em acréscimo aos imunomoduladores orais já em utilização durante o ensaio) (Evidência de nível 1)[24] e, em 2019, foi aprovado pela FDA norte-americana para tratar DEMNO soropositiva para anti-AQP4. Inebilizumabe e satralizumabe também reduziram significativamente o risco de recidiva da DEMNO, em comparação com placebo (Evidência de nível 1).[25,26] Rituximabe, azatioprina e micofenolato também são usados frequentemente em indicação *off-label* para tratar DEMNO. Betainterferona, acetato de glatirâmero e fingolimode parecem agravar a evolução da DEMNO, ressaltando a importância de diferenciar claramente entre EM e essa doença.

Tratamentos utilizados para controlar espasticidade, dor, disfunção dos esfíncteres e outros sintomas crônicos da DENMO fazem parte da abordagem terapêutica geral e são semelhantes aos descritos antes para tratar sintomas cotidianos gerais associados à EM.

Prognóstico

Sem tratamento, o prognóstico da DEMNO não é bom e os pacientes podem ter paresia e déficits visuais graves, que se desenvolvem nos estágios iniciais da doença em consequência da recuperação parcial dos episódios agudos. Dor mielopática, espasticidade, disestesias, espasmos tônicos e disfunção vesical/intestinal são comuns. Em uma coorte de pacientes atendidos na Mayo Clinic, 60% eram legalmente cegos ao menos de um olho e mais de 50% desenvolveram monoplegia ou paraplegia dentro de 8 anos depois do início da doença. O índice de sobrevivência em 5 anos foi de apenas 68% e todos os óbitos foram atribuídos à insuficiência respiratória secundária às lesões intramedulares agudas da medula cervical.

Pacientes tratados para DEMNO parecem ter prognóstico muito melhor, embora a escassez de ensaios clínicos dificulte análises dos dados quantitativos. Em um ensaio controlado randomizado de fase 3, houve recidivas em 3% dos pacientes tratados com eculizumabe (algumas vezes combinado com outros imunoterápicos, inclusive azatioprina e micofenolato), em comparação com 43% dos pacientes que usaram placebo (algumas vezes também combinado com outros imunoterápicos citados antes). Em outro ensaio, 12% dos pacientes tiveram recidiva durante o tratamento com inebilizumabe, em comparação com 39% dos que utilizavam placebo.

SÍNDROMES DO ANTICORPO CONTRA GLICOPROTEÍNA DO OLIGODENDRÓCITO DE MIELINA

Recentemente, anticorpos anti-MOG (MOG, ou *myelin oligodendrocyte glycoprotein* em inglês) foram reconhecidos como causadores de um grupo diferente de síndromes neurológicas. Embora esses anticorpos possam ser detectados em uma parcela de pacientes soronegativos com DEMNO, o espectro clínico da doença anti-MOG é muito mais amplo que o da doença mediada por IgG anti-AQP4.

Epidemiologia

Não existem estudos epidemiológicos de escala ampla sobre síndromes anti-MOG. Os dados disponíveis hoje em dia estão baseados em pequenas séries de casos. A incidência global foi estimada em 0,16 por 100 mil habitantes. Aparentemente, não há predominância sexual na doença anti-MOG e cerca de 50% dos pacientes são do sexo feminino. Caucasoides representam 78 a 90% dos casos. Síndromes anti-MOG parecem ser mais comuns na população pediátrica (incidência estimada em 0,31 por 100 mil e 0,13 por 100 mil na população adulta) e crianças podem desenvolver estas síndromes depois de infecções ou imunizações recentes.

Fisiopatologia

Pacientes com síndromes anti-MOG têm desmielinização sem as anormalidades dos astrócitos demonstradas nos casos de doença soropositiva para IgG anti-AQP4. Com base em estudos *in vitro* e modelos animais, anticorpos anti-MOG parecem ser responsáveis pela patologia da doença.

Diagnóstico

Manifestações clínicas

Síndromes anti-MOG podem ser semelhantes à DEMNO soropositiva para IgG anti-AQP4 quando causam neurite óptica ou mielite transversa longitudinalmente extensiva. Alguns pacientes têm apenas neurite óptica recorrente e muitos pacientes antes diagnosticados com neurite óptica inflamatória recorrente crônica apresentaram anticorpos anti-MOG, assim que os testes específicos ficaram disponíveis. Além de neurite óptica e mielite transversa, pacientes com doença associada aos anticorpos anti-MOG podem ter encefalite, EMDA ou outras síndromes desmielinizantes atípicas. Os quadros clínicos associados mais comumente às síndromes anti-MOG são neurite óptica nos adultos e EMDA nas crianças.

Critérios diagnósticos

O diagnóstico de uma síndrome anti-MOG baseia-se na positividade do teste sorológico para autoanticorpo em pacientes com sintomas neurológicos sugestivos.

Biomarcadores

Anticorpos anti-MOG são detectados no soro por meio de ensaios celulares. Análises do LCR podem mostrar pleocitose discreta e, nos casos típicos, não há bandas oligoclonais.

Tratamento

Imunossupressão crônica nem sempre é necessária porque, de acordo com alguns estudos, as síndromes anti-MOG são monofásicas em 41 a 70% dos casos. Quando pacientes soropositivos tornam-se soronegativos para anticorpos anti-MOG, evolução monofásica é mais provável.

Não existem ensaios controlados randomizados sobre doença anti-MOG. Nos casos agudos, os pacientes são tratados com corticoides e/ou plasmaférese, semelhante ao que é recomendado para exacerbações da EM ou DEMNO. Quando há recidiva confirmada, imunomoduladores como rituximabe, micofenolato, azatioprina e IGIV são utilizados. Mitoxantrona e natalizumabe não conseguiram reduzir recidivas em estudos pequenos com pacientes portadores de doença anti-MOG.

EVIDÊNCIAS DE NÍVEL 1

1. Beck RW, Cleary PA, Anderson MM Jr, et al. A randomized, controlled trial of corticosteroids in the treatment of acute optic neuritis. The Optic Neuritis Study Group. *N Engl J Med*. 1992;326:581-588.

2. Montalban X, Hauser SL, Kappos L, et al. Ocrelizumab versus placebo in primary progressive multiple sclerosis. *N Engl J Med.* 2017;376:209-220.
3. Kappos L, Bar-Or A, Cree BAC, et al. Siponimod versus placebo in secondary progressive multiple sclerosis (EXPAND): a double-blind, randomised, phase 3 study. *Lancet.* 2018;391:1263-1273.
4. Hauser SL, Bar-Or A, Comi G, et al. Ocrelizumab versus interferon beta-1a in relapsing multiple sclerosis. *N Engl J Med.* 2017;376:221-234.
5. Cohen JA, Coles AJ, Arnold DL, et al. Alemtuzumab versus interferon beta 1a as first-line treatment for patients with relapsing-remitting multiple sclerosis: a randomised controlled phase 3 trial. *Lancet.* 2012;380:1819-1828.
6. Coles AJ, Twyman CL, Arnold DL, et al. Alemtuzumab for patients with relapsing multiple sclerosis after disease-modifying therapy: a randomised controlled phase 3 trial. *Lancet.* 2012;380:1829-1839.
7. Polman CH, O'Connor PW, Havrdova E, et al. A randomized, placebo-controlled trial of natalizumab for relapsing multiple sclerosis. *N Engl J Med.* 2006;354:899-910.
8. Rudick RA, Stuart WH, Calabresi PA, et al. Natalizumab plus interferon beta-1a for relapsing multiple sclerosis. *N Engl J Med.* 2006;354:911-923.
9. Giovannoni G, Comi G, Cook S, et al. A placebo-controlled trial of oral cladribine for relapsing multiple sclerosis. *N Engl J Med.* 2010;362:416-426.
10. Kappos L, Radue EW, O'Connor P, et al. A placebo-controlled trial of oral fingolimod in relapsing multiple sclerosis. *N Engl J Med.* 2010;362:387-401.
11. Cohen JA, Barkhof F, Comi G, et al. Oral fingolimod or intramuscular interferon for relapsing multiple sclerosis. *N Engl J Med.* 2010;362:402-415.
12. Gold R, Kappos L, Arnold DL, et al. Placebo-controlled phase 3 study of oral BG-12 for relapsing multiple sclerosis. *N Engl J Med.* 2012;367:1098-1107.
13. Fox RJ, Miller DH, Phillips JT, et al. Placebo-controlled phase 3 study of oral BG-12 or glatiramer in multiple sclerosis. *N Engl J Med.* 2012;367:1087-1097.
14. O'Connor P, Wolinsky JS, Confavreux C, et al. Randomized trial of oral teriflunomide for relapsing multiple sclerosis. *N Engl J Med.* 2011;365:1293-1303.
15. Confavreux C, O'Connor P, Comi G, et al. Oral teriflunomide for patients with relapsing multiple sclerosis (TOWER): a randomised, double-blind, placebo-controlled, phase 3 trial. *Lancet Neurol.* 2014;13:247-256.
16. The IFNB Multiple Sclerosis Study Group. Interferon beta-1b is effective in relapsing-remitting multiple sclerosis. I. Clinical results of a multicenter, randomized, double-blind, placebo-controlled trial. *Neurology.* 1993;43:655-661.
17. Ebers GC. Randomised double-blind placebo-controlled study of interferon β-1a in relapsing/remitting multiple sclerosis. PRISMS (Prevention of Relapses and Disability by Interferon β-1a Subcutaneously in Multiple Sclerosis) Study Group. *Lancet.* 1998;352:1498-1504.
18. Comi G, Filippi M, Wolinsky JS. European/Canadian multicenter, double-blind, randomized, placebo-controlled study of the effects of glatiramer acetate on magnetic resonance imaging—measured disease activity and burden in patients with relapsing multiple sclerosis. European/Canadian Glatiramer Acetate Study Group. *Ann Neurol.* 2001;49:290-297.
19. Johnson KP, Brooks BR, Cohen JA, et al. Copolymer 1 reduces relapse rate and improves disability in relapsing-remitting multiple sclerosis: results of a phase III multicenter, double-blind placebo-controlled trial. The Copolymer 1 Multiple Sclerosis Study Group. *Neurology.* 1995;45:1268-1276.
20. Goodman AD, Brown TR, Krupp LB, et al. Sustained-release oral fampridine in multiple sclerosis: a randomised, double-blind, controlled trial. *Lancet.* 2009;373:732-738.
21. Panitch HS, Thisted RA, Smith RA, et al. Randomized, controlled trial of dextromethorphan/quinidine for pseudobulbar affect in multiple sclerosis. *Ann Neurol.* 2006;59:780-787.
22. Miller AE, Morgante LA, Buchwald LY, et al. A multicenter, randomized, double-blind, placebo-controlled trial of influenza immunization in multiple sclerosis. *Neurology.* 1997;48:312-314.
23. Chitnis T, Arnold DL, Banwell B, et al. Trial of fingolimod versus interferon beta-1a in pediatric multiple sclerosis. *N Engl J Med.* 2018;379:1017-1027.
24. Pittock SJ, Berthele A, Fujihara K, et al. Eculizumab in aquaporin-4-positive neuromyelitis optica spectrum disorder. *N Engl J Med.* 2019;381:614-625.
25. Cree BAC, Bennett JL, Kim HJ, et al. Inebilizumab for the treatment of neuromyelitis optica spectrum disorder (N-MOmentum): a double-blind, randomised placebo-controlled phase 2/3 trial. *Lancet.* 2019;394:1352-1363.
26. Yamamura T, Kleiter I, Fujihara K, et al. Trial of satralizumab in neuromyelitis optica spectrum disorder. *N Engl J Med.* 2019;381(22):2114-2124.

LEITURA SUGERIDA

Esclerose múltipla

Ascherio A, Munger KL. Environmental risk factors for multiple sclerosis. Part I: the role of infection. *Ann Neurol.* 2007;61:288-299.

Ascherio A, Munger KL. Environmental risk factors for multiple sclerosis. Part II: noninfectious factors. *Ann Neurol.* 2007;61:504-513.

Aubert-Broche B, Fonov V, Narayanan S, et al. Onset of multiple sclerosis before adulthood leads to failure of age-expected brain growth. *Neurology.* 2014;83(23):2140-2146.

Barnett MH, Prineas JW. Relapsing and remitting multiple sclerosis: pathology of the newly forming lesion. *Ann Neurol.* 2004;55:458-468.

Bitsch A, Kuhlmann T, Stadelmann C, Lassmann H, Lucchinetti C, Brück W. A longitudinal MRI study of histopathologically defined hypointense multiple sclerosis lesions. *Ann Neurol.* 2001;49:793-796.

Bloomgren G, Richman S, Hotermans C, et al. Risk of natalizumab-associated progressive multifocal leukoencephalopathy. *N Engl J Med.* 2012;366:1870-1880.

Briggs FB, Acuna B, Shen L, et al. Smoking and risk of multiple sclerosis: evidence of modification by NAT1 variants. *Epidemiology.* 2014;25(4):605-614.

Brooks BR, Thisted RA, Appel SH, et al. Treatment of pseudobulbar affect in ALS with dextromethorphan/quinidine: a randomized trial. *Neurology.* 2004;63(8):1364-1370.

Brownlee WJ, Hardy TA, Fazekas F, Miller DH. Diagnosis of multiple sclerosis: progress and challenges. *Lancet.* 2017;389(10076):1336-1346.

Cao Y, Goods BA, Raddassi K, et al. Functional inflammatory profiles distinguish myelin-reactive T cells from patients with multiple sclerosis. *Sci Transl Med.* 2015;7(287):287ra74.

CHAMPS Study Group. MRI predictors of early conversion to clinically definite MS in the CHAMPS placebo group. *Neurology.* 2002;59:998-1005.

Cole SR, Beck RW, Moke PS, Kaufman DI, Tourtellotte WW. The predictive value of CSF oligoclonal banding for MS 5 years after optic neuritis. Optic Neuritis Study Group. *Neurology.* 1998;51:885-887.

Comi G, Radaelli M, Soelberg Sørensen P. Evolving concepts in the treatment of relapsing multiple sclerosis. *Lancet.* 2017;389(10076):1347-1356.

Confavreux C, Hutchinson M, Hours MM, Cortinovis-Tourniaire P, Moreau T. Rate of pregnancy-related relapse in multiple sclerosis. Pregnancy in Multiple Sclerosis Group. *N Engl J Med.* 1998;339:285-291.

Confavreux C, Suissa S, Saddier P, et al. Vaccinations and the risk of relapse in multiple sclerosis. Vaccines in Multiple Sclerosis Study Group. *N Engl J Med.* 2001;344:319-326.

Cotton F, Weiner HL, Jolesz FA, Guttmann CR. MRI contrast uptake in new lesions in relapsing-remitting MS followed at weekly intervals. *Neurology.* 2003;60:640-646.

Dominguez-Villar M, Baecher-Allan CM, Hafler DA. Identification of T helper type 1-like, Foxp3+ regulatory T cells in human autoimmune disease. *Nat Med.* 2011;17(6):673-675.

Durelli L, Verdun E, Barbero P, et al. Every-other-day interferon beta-1b versus once-weekly interferon beta-1a for multiple sclerosis: results of a 2-year prospective randomised multicentre study (INCOMIN). *Lancet.* 2002;359:1453-1460.

Farh KK, Marson A, Zhu J, et al. Genetic and epigenetic fine mapping of causal autoimmune disease variants. *Nature.* 2015;518(7539):337-343.

Fazekas F, Lublin FD, Li D, et al. Intravenous immunoglobulin in relapsing-remitting multiple sclerosis: a dose-finding trial. *Neurology.* 2008;71:265-271.

Feinstein A, Freeman J, Lo AC. Treatment of progressive multiple sclerosis: what works, what does not, and what is needed. *Lancet Neurol.* 2015;14:194-207.

Filippi M, Rocca MA, Ciccarelli O, et al. MRI criteria for the diagnosis of multiple sclerosis: MAGNIMS consensus guidelines. *Lancet Neurol.* 2016;15(3):292-303. doi:10.1016/S1474-4422(15)00393-2.

Fisniku LK, Brex PA, Altmann DR, et al. Disability and T2 MRI lesions: a 20-year follow-up of patients with relapse onset of multiple sclerosis. *Brain.* 2008;131(pt 3):808-817. doi:10.1093/brain/awm329.

Francis GS, Rice GP, Alsop JC. Interferon beta-1a in MS: results following development of neutralizing antibodies in PRISMS. *Neurology.* 2005;65:48-55.

Freedman MS. Long-term follow-up of clinical trials of multiple sclerosis therapies. *Neurology.* 2011;76(1 suppl 1):S26-S34.

Frohman EM, Racke MK, Raine CS. Multiple sclerosis—the plaque and its pathogenesis. *N Engl J Med.* 2006;354:942-955.

Frohman TC, Castro W, Shah A, et al. Symptomatic therapy in multiple sclerosis. *Ther Adv Neurol Disord.* 2011;4(2):83-98.

Ghalie RG, Edan G, Laurent M, et al. Cardiac adverse effects associated with mitoxantrone (Novantrone) therapy in patients with MS. *Neurology.* 2002;59:909-913.

Ghalie RG, Mauch E, Edan G, et al. A study of therapy-related acute leukaemia after mitoxantrone therapy for multiple sclerosis. *Mult Scler.* 2002;8:441-445.

Goodin DS, Ebers GC, Johnson KP, Rodriguez M, Sibley WA, Wolinsky JS. The relationship of MS to physical trauma and psychological stress: report of the Therapeutics and Technology Assessment Subcommittee of the American Academy of Neurology. *Neurology.* 1999;52:1737-1745.

Goodkin DE, Kinkel RP, Weinstock-Guttman B, et al. A phase II study of i.v. methylprednisolone in secondary-progressive multiple sclerosis. *Neurology.* 1998;51:239-245.

Hafler DA, Compston A, Sawcer S, et al. Risk alleles for multiple sclerosis identified by a genomewide study. *N Engl J Med.* 2007;357:851-862.

Harding K, Williams O, Willis M, et al. Clinical outcomes of escalation vs early intensive disease-modifying therapy in patients with multiple sclerosis. *JAMA Neurology.* 2019;76(5):536-541.

Hartung HP, Gonsette R, Konig N, et al. Mitoxantrone in progressive multiple sclerosis: a placebo-controlled, double-blind, randomised, multicentre trial. *Lancet.* 2002;360:2018-2025.

Hauser SL, Bar-Or A, Comi G, et al. Ocrelizumab versus interferon beta-1a in relapsing multiple sclerosis. *N Engl J Med.* 2017;376(3):221-234.

Hawkins SA, McDonnell GV. Benign multiple sclerosis? Clinical course, long term follow up, and assessment of prognostic factors. *J Neurol Neurosurg Psychiatry.* 1999;67:148-152.

Healy BC, Ali EN, Guttmann CRG, et al. Smoking and disease progression in multiple sclerosis. *Arch Neurol.* 2009;66(7):858-864.

Hogancamp WE, Rodriguez M, Weinshenker BG. The epidemiology of multiple sclerosis. *Mayo Clin Proc.* 1997;72:871-878.

Howell OW, Reeves CA, Nicholas R, et al. Meningeal inflammation is widespread and linked to cortical pathology in multiple sclerosis. *Brain.* 2011;134(pt 9):2755-2771.

International Multiple Sclerosis Genetics Consortium. The multiple sclerosis genomic map: role of peripheral immune cells and resident microglia in susceptibility [published online ahead of print July 13, 2017]. *bioRxiv.* doi:10.1101/143933.

Kappos L, Mehling M, Arroyo R, et al. Randomized trial of vaccination in fingolimod-treated patients with multiple sclerosis. *Neurology.* 2015;84(9):872-879.

Kappos L, Weinshenker B, Pozzilli C, et al. Interferon beta-1b in secondary progressive MS: a combined analysis of the two trials. *Neurology.* 2004;63:1779-1787.

Kearney H, Miller DH, Ciccarelli O. Spinal cord MRI in multiple sclerosis—diagnostic, prognostic, and clinical value. *Nat Rev Neurol.* 2015;11(6):327-338.

Keegan M, Pineda AA, McClelland RL, Darby CH, Rodriguez M, Weinshenker BG. Plasma exchange for severe attacks of CNS demyelination: predictors of response. *Neurology.* 2002;58:143-146.

Kleinewietfeld M, Manzel A, Titze J, et al. Sodium chloride drives autoimmune disease by the induction of pathogenic TH17 cells. *Nature.* 2013;496(7446):518-522.

Kutzelnigg A, Lucchinetti CF, Stadelmann C, et al. Cortical demyelination and diffuse white matter injury in multiple sclerosis. *Brain.* 2005;128(pt 11):2705-2712.

Lassmann H, van Horssen J, Mahad D. Progressive multiple sclerosis: pathology and pathogenesis. *Nat Rev Neurol.* 2012;8(11):647-656.

Le Page E, Veillard D, Laplaud DA, et al. Oral versus intravenous high-dose methylprednisolone for treatment of relapses in patients with multiple sclerosis (COPOUSEP): a randomised, controlled, double-blind, non-inferiority trial. *Lancet.* 2015;386(9997):974-981.

Lincoln MR, Montpetit A, Cader MZ, et al. A predominant role for the HLA class II region in the association of the MHC region with multiple sclerosis. *Nat Genet.* 2005;37:1108-1112.

Link H, Huang YM. Oligoclonal bands in multiple sclerosis cerebrospinal fluid: an update on methodology and clinical usefulness. *J Neuroimmunol.* 2006;180(1-2):17-28.

Lovato L, Willis SN, Rodig SJ, et al. Related B cell clones populate the meninges and parenchyma of patients with multiple sclerosis. *Brain.* 2011;134(pt 2):534-541.

Lublin FD, Baier M, Cutter G. Effect of relapses on development of residual deficit in multiple sclerosis. *Neurology.* 2003;61:1528-1532.

Lublin FD, Reingold SC, Cohen JA, et al. Defining the clinical course of multiple sclerosis: the 2013 revisions. *Neurology.* 2014;83:278-286.

Lucchinetti CF, Bruck W, Lassmann H. Evidence for pathogenic heterogeneity in multiple sclerosis. *Ann Neurol.* 2004;56:308.

Lucchinetti CF, Parisi J, Bruck W. The pathology of multiple sclerosis. *Neurol Clin.* 2005;23(1):77-105.

Lucchinetti CF, Popescu BF, Bunyan RF, et al. Inflammatory cortical demyelination in early multiple sclerosis. *N Engl J Med.* 2011;365:2188-2197.

Magliozzi R, Howell O, Vora A, et al. Meningeal B-cell follicles in secondary progressive multiple sclerosis associate with early onset of disease and severe cortical pathology. *Brain.* 2007;130(pt 4):1089-1104.

Mahad DH, Trapp BD, Lassmann H. Pathological mechanisms in progressive multiple sclerosis. *Lancet Neurol.* 2015;14(2):183-193.

Mailand MT, Frederiksen JL. Vaccines and multiple sclerosis: a systematic review. *J Neurol.* 2017;264(6):1035-1050.

Manzel A, Muller D, Hafler D, Erdman SE, Linker RA, Kleinewietfeld M. Role of "Western diet" in inflammatory autoimmune diseases. *Curr Allergy Asthma Rep.* 2014;14(1):404.

Mikol DD, Barkhof F, Chang P, et al. Comparison of subcutaneous interferon beta-1a with glatiramer acetate in patients with relapsing multiple sclerosis (the REbif vs Glatiramer Acetate in Relapsing MS Disease [REGARD] study): a multicentre, randomised, parallel, open-label trial. *Lancet Neurol.* 2008;7:903-914.

Miller DH, Chard DT, Ciccarelli O. Clinically isolated syndromes. *Lancet Neurol.* 2012;11(2):157-169. doi:10.1016/S1474-4422(11)70274-5.

Miller DH, Weinshenker BG, Filippi M, et al. Differential diagnosis of suspected multiple sclerosis: a consensus approach. *Mult Scler.* 2008;14:1157-1174.

Montalban X, Hauser SL, Kappos L, et al. Ocrelizumab versus placebo in primary progressive multiple sclerosis. *N Engl J Med.* 2017;376(3):209-220.

Munger KL, Levin LI, Hollis BW, Howard NS, Ascherio A. Serum 25-hydroxyvitamin D levels and risk of multiple sclerosis. *JAMA.* 2006;296:2832-2838.

Munger KL, Zhang SM, O'Reilly E, et al. Vitamin D intake and incidence of multiple sclerosis. *Neurology.* 2004;62(1):60-65.

Okuda DT, Mowry EM, Beheshtian A, et al. Incidental MRI anomalies suggestive of multiple sclerosis: the radiologically isolated syndrome. *Neurology*. 2009;72(9):800-805.

Okuda DT, Siva A, Kantarci O, et al. Radiologically isolated syndrome: 5-year risk for an initial clinical event. *PLoS One*. 2014;9(3):e90509.

Olsson T, Barcellos LF, Alfredsson L. Interactions between genetic, lifestyle and environmental risk factors for multiple sclerosis. *Nat Rev Neurol*. 2017;13(1):25-36. doi:10.1038/nrneurol.2016.187.

Ontaneda D, Fox RJ, Chataway J. Clinical trials in progressive multiple sclerosis: lessons learned and future perspectives. *Lancet Neurol*. 2015;14(2):208-223.

Optic Neuritis Study Group. The 5-year risk of MS after optic neuritis. Experience of the optic neuritis treatment trial. *Neurology*. 1997;49:1404-1413.

Otallah S, Banwell B. Pediatric multiple sclerosis: an update. *Curr Neurol Neurosci Rep*. 2018;18(11):76.

Panitch H, Goodin DS, Francis G, et al. Randomized, comparative study of interferon beta-1a treatment regimens in MS: the EVIDENCE Trial. *Neurology*. 2002;59:1496-1506.

Paty DW, Li DK. Interferon beta-1b is effective in relapsing-remitting multiple sclerosis. II. MRI analysis results of a multicenter, randomized, double-blind, placebo-controlled trial. UBC MS/MRI Study Group and the IFNB Multiple Sclerosis Study Group. *Neurology*. 1993;43:662-667.

Plavina T, Subramanyam M, Bloomgren G, et al. Anti-JC virus antibody levels in serum or plasma further define risk of natalizumab-associated progressive multifocal leukoencephalopathy. *Ann Neurol*. 2014;76(6):802-812.

PRISMS Study Group and the University of British Columbia MS/MRI Analysis Group. PRISMS-4: long-term efficacy of interferon-beta-1a in relapsing MS. *Neurology*. 2001;56:1628-1636.

Pulicken M, Gordon-Lipkin E, Balcer LJ, Frohman E, Cutter G, Calabresi PA. Optical coherence tomography and disease subtype in multiple sclerosis. *Neurology*. 2007;69:2085-2092.

Sawcer S, Franklin RJM, Ban M. Multiple sclerosis genetics. *Lancet Neurol*. 2014;13(7):700-709.

Sayao AL, Devonshire V, Tremlett H. Longitudinal follow-up of "benign" multiple sclerosis at 20 years. *Neurology*. 2007;68:496-500.

Schlaeger R, Papinutto N, Panara V, et al. Spinal cord gray matter atrophy correlates with multiple sclerosis disability. *Ann Neurol*. 2014;76(4):568-580.

Secondary Progressive Efficacy Clinical Trial of Recombinant Interferon-Beta-1a in MS (SPECTRIMS) Study Group. Randomized controlled trial of interferon-beta-1a in secondary progressive MS: clinical results. *Neurology*. 2001;56:1496-1504.

Simon JH, Jacobs LD, Campion M, et al. Magnetic resonance studies of intramuscular interferon beta-1a for relapsing multiple sclerosis. The Multiple Sclerosis Collaborative Research Group. *Ann Neurol*. 1998;43:79-87.

Sorensen PS, Koch-Henriksen N, Ross C, et al. Appearance and disappearance of neutralizing antibodies during interferon-beta therapy. *Neurology*. 2005;65:33-39.

Thompson AJ, Banwell BL, Barkhof F, et al. Diagnosis of multiple sclerosis: 2017 revisions of the McDonald criteria. *Lancet Neurol*. 2018;17(2):162-173.

Trapp BD, Peterson J, Ransohoff RM, Rudick R, Mörk S, Bö L. Axonal transection in the lesions of multiple sclerosis. *N Engl J Med*. 1998;338:278-285.

van Waesberghe JH, Kamphorst W, De Groot CJ, et al. Axonal loss in multiple sclerosis lesions: magnetic resonance imaging insights into substrates of disability. *Ann Neurol*. 1999;46:747-754.

Vukusic S, Hutchinson M, Hours M, et al. Pregnancy and multiple sclerosis (the PRIMS study): clinical predictors of post-partum relapse. *Brain*. 2004;127(pt 6):1353-1360.

Waldman A, Ness J, Pohl D, et al. Pediatric multiple sclerosis: clinical features and outcome. *Neurology*. 2016;87(9 suppl 2):S74-S81.

Wallin MT, Culpepper WJ, Campbell JD, et al. The prevalence of MS in the United States. *Neurology*. 2019;92(10):e1029-e1040.

Weinshenker BG, Bass B, Rice GP, et al. The natural history of multiple sclerosis: a geographically based study. I. Clinical course and disability. *Brain*. 1989;112(pt 1):133-146.

Weinshenker BG, Bass B, Rice GP, et al. The natural history of multiple sclerosis: a geographically based study. 2. Predictive value of the early clinical course. *Brain*. 1989;112(pt 6):1419-1428.

Weinshenker BG, O'Brien PC, Petterson TM, et al. A randomized trial of plasma exchange in acute central nervous system inflammatory demyelinating disease. *Ann Neurol*. 1999;46:878-886.

Wolinsky JS, Narayana PA, O'Connor P, et al. Glatiramer acetate in primary progressive multiple sclerosis: results of a multinational, multicenter, double-blind, placebo-controlled trial. *Ann Neurol*. 2007;61:14-24.

Zivadinov R, Rudick RA, De Masi R, et al. Effects of IV methylprednisolone on brain atrophy in relapsing-remitting MS. *Neurology*. 2001;57:1239-1247.

Doença do espectro da neuromielite óptica e síndromes do anticorpo contra glicoproteína do oligodendrócito de mielina

Bonnan M, Valentino R, Debeugny S, et al. Short delay to initiate plasma exchange is the strongest predictor of outcome in severe attacks of NMO spectrum disorders. *J Neurol Neurosurg Psychiatry*. 2018;89(4):346-351.

Cree B. Neuromyelitis optica: diagnosis, pathogenesis, and treatment. *Curr Neurol Neurosci Rep*. 2008;8:427-433.

Cree BA, Lamb S, Morgan K, Chen A, Waubant E, Genain C. An open label study of the effects of rituximab in neuromyelitis optica. *Neurology*. 2005;64:1270-1272.

Jarius S, Paul F, Franciotta D, et al. Mechanisms of disease: aquaporin-4 antibodies in neuromyelitis optica. *Nat Clin Pract Neurol*. 2008;4:202-214.

Kitley J, Waters P, Woodhall M, et al. Neuromyelitis optica spectrum disorders with aquaporin-4 and myelin-oligodendrocyte glycoprotein antibodies: a comparative study. *JAMA Neurol*. 2014;71(3):276-283.

Lennon VA, Wingerchuk DM, Kryzer TJ, et al. A serum autoantibody marker of neuromyelitis optica: distinction from multiple sclerosis. *Lancet*. 2004;364:2106-2112.

Mealy MA, Wingerchuk DM, Greenberg BM, Levy M. Epidemiology of neuromyelitis optica in the United States: a multicenter analysis. *Arch Neurol*. 2012;69(9):1076-1080.

Papadopoulos MC, Bennett JL, Verkman AS. Treatment of neuromyelitis optica: state-of-the-art and emerging therapies. *Nat Rev Neurol*. 2014;10(9):493-506.

Pittock SJ, Lennon VA, de Seze J, et al. Neuromyelitis optica and non organ-specific autoimmunity. *Arch Neurol*. 2008;65:78-83.

Pittock SJ, Lennon VA, Krecke K, Wingerchuk DM, Lucchinetti CF, Weinshenker BG. Brain abnormalities in neuromyelitis optica. *Arch Neurol*. 2006;63:390-396.

Pittock SJ, Weinshenker BG, Lucchinetti CF, Wingerchuk DM, Corboy JR, Lennon VA. Neuromyelitis optica brain lesions localized at sites of high aquaporin 4 expression. *Arch Neurol*. 2006;63:964-968.

Roemer SF, Parisi JE, Lennon VA, et al. Pattern-specific loss of aquaporin-4 immunoreactivity distinguishes neuromyelitis optica from multiple sclerosis. *Brain*. 2007;130(pt 5):1194-1205.

Takahashi T, Fujihara K, Nakashima I, et al. Anti-aquaporin-4 antibody is involved in the pathogenesis of NMO: a study on antibody titre. *Brain*. 2007;130(pt 5):1235-1243.

Tenembaum S, Chitnis T, Nakashima I, et al. Neuromyelitis optica spectrum disorders in children and adolescents. *Neurology*. 20160;87(9 suppl 2):S59-S66.

Wingerchuk DM, Banwell B, Bennett JL, et al. International consensus diagnostic criteria for neuromyelitis optica spectrum disorders. *Neurology*. 2015;85(2):177-189.

Wingerchuk DM, Pittock SJ, Lucchinetti CF, Lennon VA, Weinshenker BG. A secondary progressive clinical course is uncommon in neuromyelitis optica. *Neurology*. 2007;68:603-605.

Mielite Transversa 72

Eoin P. Flanagan e Brian G. Weinshenker

PONTOS-CHAVE

1. A mielite transversa (MT) é uma síndrome clínica de mielopatia aguda ou subaguda. Em termos gerais, essa condição pode ser classificada como idiopática ou associada a outras doenças, mas seu diagnóstico diferencial é amplo. Algumas doenças não inflamatórias podem causar quadro clínico semelhante ao da MT, inclusive mielopatias vasculares, tóxico-metabólicas e neoplásicas.

2. O intervalo de desenvolvimento dos sintomas neurológicos é um dos indícios mais importantes para definir a causa da mielopatia. Nos casos de MT, o intervalo entre início dos sintomas e pico da doença (déficit máximo) varia entre 4 horas e 21 dias. Início repentino sugere infarto da medula espinal, enquanto progressão por mais de 21 dias deve sugerir alguma outra causa, como neoplasia, sarcoidose ou fístula arteriovenosa dural.

3. A demonstração de MT longitudinalmente extensiva (três ou mais segmentos vertebrais) na forma de lesão hiperintensa nas imagens sagitais de RM ponderadas em T2 deve indicar avaliação de biomarcadores sanguíneos como imunoglobulina G (IgG) contra aquaporina-4 e IgG contra glicoproteína de oligodendrócitos de mielina, que estão associados a esse quadro radiológico e podem confirmar o diagnóstico de MT mediada por anticorpos.

4. Avaliação cuidadosa do padrão de realce por gadolínio nas imagens de ressonância magnética das lesões causadas por MT pode oferecer indícios fundamentais à definição da causa básica.

5. O tratamento inicial da MT em fase aguda consiste em corticoides intravenosos em doses altas, mas pacientes com déficits residuais graves apesar do tratamento com corticoide devem ser tratados com cinco a sete sessões de plasmaférese.

6. MT pode ser monofásica ou manifestação inicial de alguma doença recidivante (p. ex., esclerose múltipla ou neuromielite óptica), e exames complementares como ressonância magnética, biomarcadores sanguíneos e análises do líquido cefalorraquidiano podem ajudar a diferenciar entre doença monofásica e recidivante.

INTRODUÇÃO

Mielite transversa (MT) é uma síndrome clínica que se caracteriza por mielopatia aguda ou subaguda associada à inflamação da medula espinal. O termo *transversa* refere-se ao nível sensorial detectado ao exame clínico de alguns pacientes, ainda que nem todos os casos de MT estejam associados à inflamação de todo o plano transversal da medula como este termo poderia sugerir; também há casos bem definidos de MT parcial com inflamação de apenas uma parte da medula espinal. Além disso, alguns pacientes não apresentam patologia "transversal", mas as lesões estendem-se ao longo do eixo longitudinal e podem afetar a maior parte da medula espinal. Tradicionalmente, os casos de MT são divididos em dois grupos: doença idiopática e pacientes com MT secundária a outras causas (Tabela 72.1).

Tabela 72.1 Causas de mielite transversa.

Mielite transversa secundária a outras doenças	Indícios clínicos e anormalidades da RM
Doença desmielinizante inflamatória	
• Esclerose múltipla	Lesões periféricas "curtas" nas colunas dorsais/laterais
• DENMO soropositiva para anticorpo antiaquaporina-4	Lesões longitudinalmente extensivas nas imagens em T2
• Doença do anticorpo contra glicoproteína de oligodendrócito de mielina	Lesão "curta" ou "longa" nas imagens em T2; acometimento do cone medular; nenhum realce por contraste
• Encefalomielite disseminada aguda	Lesões coexistentes na substância cinzenta profunda do encéfalo
Doença inflamatória – causa confirmada	
• Sarcoidose da medula espinal	Realce subpial dorsal linear/forma de tridente
• Associada às doenças do tecido conjuntivo (Behçet, lúpus, síndrome de Sjögren)*	Manifestações sistêmicas da doença do tecido conjuntivo
• Paraneoplásica	Câncer diagnosticado; fatores de risco de câncer; lesão de tratos medulares específicos, especialmente quando há realce por gadolínio
• Associada à um inibidor de *checkpoint* imunológico	Uso recente de algum inibidor de *checkpoint*
Infecciosa	
• Bacteriana (Lyme, sífilis, tuberculose)	Picada de carrapato/exantema recente; comportamento de alto risco
• Viral (VVZ, VHS-1, VHS-2 [pode estar associado à mielorradiculite lombar, ou síndrome de Elsberg], CMV, vírus do oeste do Nilo, mielite flácida aguda associada aos enterovírus; HIV)	Erupção do herpes-zóster, herpes genital, região endêmica de enterovírus/vírus do oeste do Nilo; comportamento de alto risco
• Parasitária (esquistossomose)	Região endêmica
Mielite transversa idiopática	

*Pode ser atribuída à DENMO coexistente soropositiva para imunoglobulina G contra aquaporina-4. CMV, citomegalovírus; DENMO, doença do espectro da neuromielite óptica; HIV, vírus da imunodeficiência humana; RM, ressonância magnética; VHS, vírus do herpes simples; VVZ, vírus varicela-zóster.

MT secundária a outros distúrbios pode ocorrer nos casos de doença desmielinizante inflamatória (DMI) monofásica ou recidivante do sistema nervoso central (SNC), inclusive esclerose múltipla (EM), neurossarcoidose ou alguma infecção (p. ex., mielite causada por vírus varicela-zóster, que tem evolução monofásica). A classificação de alguns casos de MT "idiopática" foi alterada para MT "secundária a outras doenças" com a descoberta de novos biomarcadores como autoanticorpos associados às DMIs do SNC (p. ex., imunoglobulina G dirigida contra aquaporina-4 [AQP4-IgG] detectada nas doenças do espectro da neuromielite óptica [DENMO]) e definição mais clara das anormalidades dos exames de imagem associadas às mielopatias. Várias outras doenças (p. ex., infarto da medula espinal) podem causar quadro clínico semelhante ao da MT

Tabela 72.2 Doenças que simulam mielite transversa.

Causas estratificadas por tipo de início	Indícios diagnósticos
Agudo	
Vasculares	
• Infarto da medula espinal (artéria espinal anterior ou posterior)	Fatores de risco vasculares
• Embolia fibrocartilaginosa	Manobra de Valsalva, disco adjacente à lesão
• Hematoma (hematomielia, hematoma epidural)	Diátese hemorrágica, traumatismo
Estrutural/traumática	
• Mielopatia do surfista	Surfista iniciante
• Contusão da medula espinal	Traumatismo recente
Progressiva crônica (pode ter início/agravamento subagudo)	
Vasculares	
• Fístula arteriovenosa dural	Agravamento clínico depois de esforço ou uso de corticoides
• Malformação cavernosa/outra MAV	"Aspecto de pipoca"*
Inflamatória ou desmielinizante	
• Esclerose solitária progressiva	Lesão única de EM nas colunas laterais, pirâmides ou bulbo
• EM progressiva primária	Várias lesões medulares "curtas" em T2
• Sarcoidose da medula espinal	Déficit mais brando, apesar da lesão grande
• Paraneoplásica	Câncer diagnosticado, tabagismo
Infecciosa	
• Bacteriana (sífilis, tuberculose)	Comportamento de alto risco, região endêmica
• Viral (HIV, HTLV-1)	Comportamento de alto risco, região endêmica, sinal anormal na coluna dorsal/lateral
Neoplásica	
• Gliomas primárias da medula espinal	História de radioterapia, lesão tumoral expansiva, sinal da coroa ou boné**
• Linfoma primário intramedular da medula espinal	Lesão expansiva, realce persistente (+ 3 meses), melhora com corticoide, paciente imunossuprimido
• Doença metastática (compressiva intramedular ou extramedular)	Câncer de órgãos sólidos diagnosticado
Estrutural	
• Mielopatia espondilótica	Osteoartrite cervical diagnosticada
Hereditária	
• Adrenomieloneuropatia	Neuropatia, atrofia medular progressiva, lesão da suprarrenal
• PEH	Espasticidade desproporcional à fraqueza; atrofia progressiva da medula espinal
• Doenças mitocondriais (p. ex., gene *DARS2*)	Sinal anormal na coluna dorsal/lateral; nível ↑ lactato
• Outras causas genéticas	
Tóxica/metabólica	
• Deficiência nutricional (vitamina B_{12}, cobre)	Cirurgia de *bypass* gástrico, suplementos de zinco, má-absorção)
• Tóxica (metotrexato intratecal, heroína)	Exposição tóxica
Iatrogênica	
• Irradiação	História de exposição à radiação

*Aspecto de pipoca – sinal de intensidade mista no centro da lesão causado por componentes vasculares com halo de sinal hipointenso em T1 causado por produto da decomposição do sangue. **Coroa de sinal hipointenso em T2 secundário à deposição de hemossiderina na parte superior ou inferior da lesão. ↑, elevado; EM, esclerose múltipla; HIV, vírus da imunodeficiência humana; HTLV-1, vírus linfotrópico de células T humanas tipo 1; MAV, malformação arteriovenosa; PEH, paraplegia espástica hereditária.

(Tabela 72.2). O diagnóstico diferencial amplo (ver Tabelas 72.1 e 72.2) exige que médicos determinem claramente a rapidez de início, características evidenciadas nos exames de neuroimagem, resultados das análises do líquido cefalorraquidiano (LCR) e biomarcadores sanguíneos de forma a estabelecer o diagnóstico certo. Quando há suspeita razoável do diagnóstico de MT (i. e.: depois de excluir compressão e infarto), tratamento imediato deve ser administrado mesmo antes de definir a causa da doença, de forma a reduzir déficits e incapacidade causados por um episódio de MT. Quando é possível definir a causa de MT secundária a alguma doença (p. ex., EM), tratamentos de manutenção crônica podem evitar episódios subsequentes de inflamação da medula espinal e outras áreas do SNC.

EPIDEMIOLOGIA

MT pode afetar pacientes de qualquer idade e ambos os sexos. Dependendo da etiologia, a razão entre homens e mulheres e a média de idade podem variam amplamente. Crianças estão especialmente predispostas à doença causada por anticorpo contra glicoproteína de oligodendrócito de mielina (GOM) e mielite flácida aguda associada à infecção por enterovírus. MT como manifestação secundária da EM (razão de 2:1 entre os sexos feminino:masculino) ou DENMO soropositiva para AQP4-Igg (razão de 9:1 entre os sexos feminino:masculino) afeta predominantemente mulheres. EM é mais comum nas populações caucasoides e regiões mais distantes da linha do equador, nas quais pacientes de descendência africana estão especialmente predispostos à DENMO soropositiva para AQP4-IgG e sarcoidose. A incidência de TM idiopática varia de 6,1 a 8,6 casos por milhão de habitantes-ano, mas quando são incluídos casos de MT secundária a outras doenças, a incidência aumenta para 24,6 por milhão de habitantes-ano. Surtos epidêmicos de mielite flácida aguda associada às infecções por enterovírus também impactam essa incidência.

FISIOPATOLOGIA

A fisiopatologia da MT depende da etiologia subjacente e pode incluir manifestações clínicas da doença básica específica (p. ex., granulomas da neurossarcoidose e perda seletiva de imunorreatividade da AQP4 nos tecidos sem necrose). A patologia da MT consiste em graus variáveis de inflamação tecidual e perivascular, desmielinização, lesão axonal e, em alguns casos, necrose. Algumas doenças que causam mielite podem afetar diversas estruturas do SNC (p. ex., EM, sarcoidose) e outros tecidos e órgãos fora do SNC (p. ex., sarcoidose). Nos pacientes com DENMO, a AQP4-IgG tem como alvo o canal de água predominante no SNC (AQP4), cuja expressão é mais acentuada no nervo óptico e na medula espinal – duas estruturas neurais afetadas predominantemente por essa doença. O anticorpo AQP4-IgG causa necrose grave associada aos marcadores de ativação do complemento, e isso é compatível com os conhecimentos atuais sobre patogenia dessa doença (ver Capítulo 73).

DIAGNÓSTICO

Manifestações clínicas

A Figura 72.1 resume a abordagem clínica ao diagnóstico de mielopatia. MT pode ser precedida de infecção ou imunização (especialmente IgG contra MOG), enquanto pródromo de náuseas, vômitos ou soluços sugere acometimento simultâneo da área postrema nos casos de DENMO soropositiva para AQP4-IgG.

Nos casos típicos, pacientes com MT referem início subagudo de dormência, frequentemente acompanhada de nível sensorial no dorso, fraqueza, bexiga ou intestino neurogênico e disfunção sexual. O tempo de evolução dos sintomas neurológicas é um dos indícios mais importantes quanto à etiologia da síndrome. Nos casos de MT, o intervalo entre o início da doença e a intensidade máxima (déficit máximo) dos sintomas é definido por variação de 4 horas a 21 dias. Sintomas graves (paraplegia/tetraplegia) de início mais rápido, algumas vezes seguidos de melhora espontânea rápida, sugerem isquemia ou infarto da medula espinal em vez de mielite, enquanto progressão dos sintomas por mais de 21 dias é típica de sarcoidose ou outra causa não mielítica de mielopatia (p. ex., espondilose, fístula arteriovenosa dural, tumor). Sinais mistos referidos aos neurônios motores superiores e inferiores (p. ex., reflexo braquiorradial invertido) podem sugerir etiologia compressiva com lesão radicular na área de estenose mais grave e mielopatia abaixo do segmento comprimido da medula espinal. Agravamento dos sinais e sintomas com esforço, agravamento progressivo ou exacerbação com uso de corticoides (resultante da retenção transitória de líquidos e acentuação da congestão venosa) é muito sugestiva de fístula arteriovenosa dural.

Sinal de Lhermitte (flexão do pescoço geralmente provoca sensação de choque elétrico ou vibração indolor descendo pela coluna vertebral e algumas vezes chegando aos membros), espasmos tônicos dolorosos paroxísticos (contrações involuntárias [geralmente dos músculos flexores] que se estendem por alguns minutos depois de um episódio de MT e melhoram com carbamazepina em doses baixas) ou sinal de McArdle (fraqueza piramidal acentuada pela flexão do pescoço) sugere doença desmielinizante do SNC como causa da MT. Nível sensorial detectável no dorso, fraqueza com padrão de acometimento do neurônio motor superior, hiper-reflexia, espasticidade e sinal de Babinski sugerem localização na medula espinal. Choque medular pode ocorrer nos casos de MT e causar paraplegia flácida com hiporreflexia ou arreflexia, sugerindo equivocamente alguma patologia do sistema nervoso periférico (p. ex., polineuropatia desmielinizante inflamatória aguda). Quando há disfunção intestinal ou vesical grave, a lesão geralmente está localizada na medula espinal, mas não no sistema nervoso periférico. Entretanto, síndrome da cauda equipa concomitante pode estar associada à mielite caudal de pacientes com síndrome de Elsberg (mielorradiculite lombar) que, nos casos típicos, ocorre depois da infecção genital por vírus do herpes simples tipo 2. Mielorradiculite também pode ocorrer nos pacientes com síndrome da cauda equipa associada à infecção por citomegalovírus, que é comum em indivíduos imunossuprimidos (p. ex., infecção por vírus da imunodeficiência humana).

Tradicionalmente, os casos de MT são classificados da seguinte forma: MT parcial, que afeta apenas parte da medula espinal, geralmente com sinais/sintomas sensoriais ou motores unilaterais, ou déficits sensoriais ou motores (não ambos) brandos típicos de EM; TM completa, que afeta todo o plano transversal da medula espinal com sinais/sintomas bilaterais e déficits graves que caracterizam TM central e geralmente "TM longitudinalmente extensiva", na qual a patologia estende-se ao longo de segmentos rostrocaudais longos da medula espinal e é típica da DENMO soropositiva para AQP4-IgG. Entretanto, a diferenciação clínica entre mielite parcial ou completa nem sempre se correlaciona com a etiologia e patologia. Outros elementos

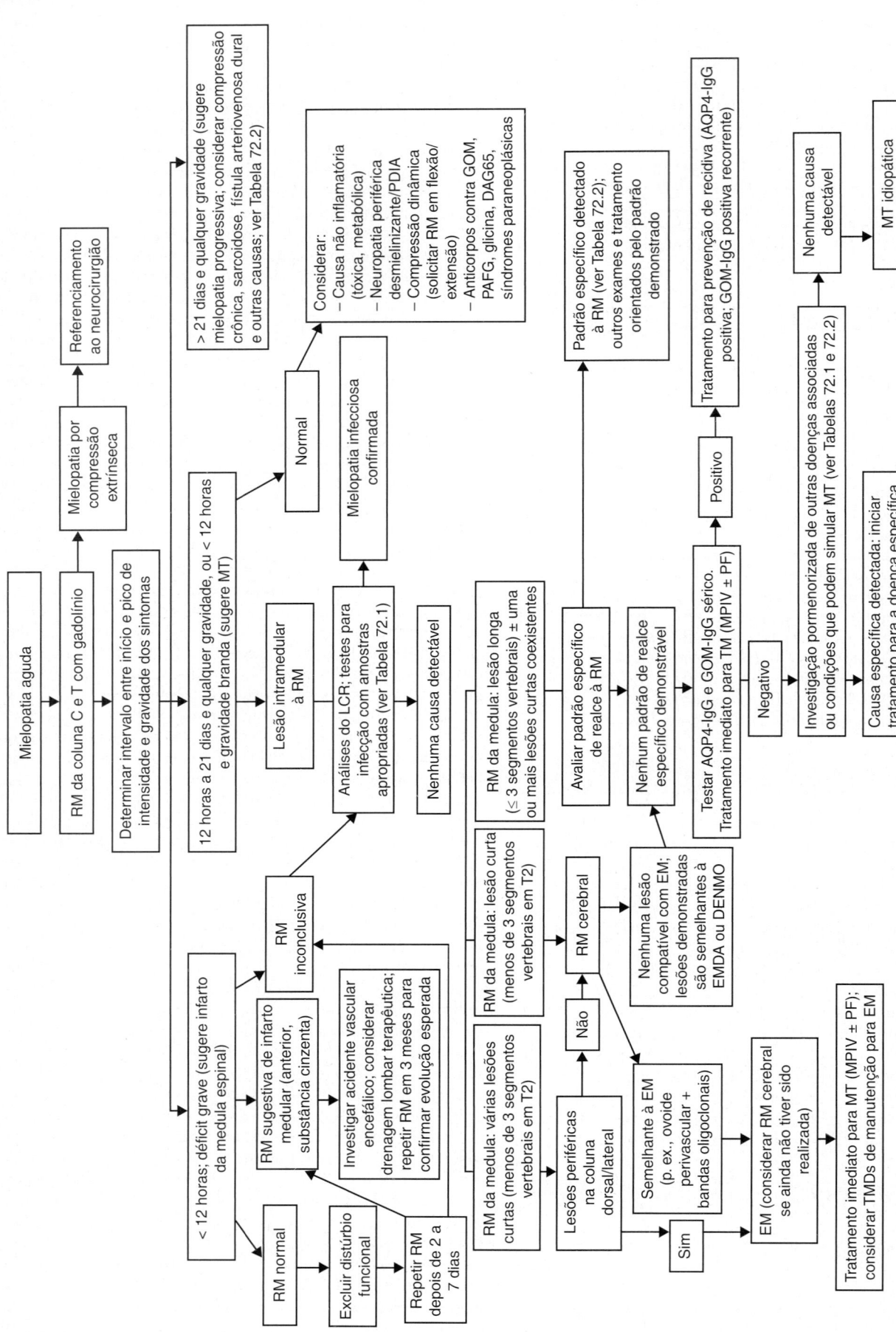

FIGURA 72.1 Algoritmo para diagnóstico e tratamento da mielite transversa (MT). AQP4, aquaporina-4; C, cervical; DAG, descarboxilase do ácido glutâmico; DENMO, distúrbio do espectro da mononeurite óptica; EM, esclerose múltipla; EMDA, encefalomielite disseminada aguda; GOM, glicoproteína de oligodendrócito de mielina; IgG, imunoglobulina G; LCR, líquido cefalorraquidiano; MPIV, metilprednisolona intravenosa; PAFG, proteína ácida fibrilar glial; PDIA, polirradiculoneuropatia desmielinizante inflamatória aguda; PF, plasmaférese; RM, ressonância magnética; T, torácica; TMDs, tratamentos modificadores da doença.

como intervalo entre início da doença até o nível de intensidade máxima, gravidade do déficit clínico e comprimento da lesão hiperintensa nas imagens de RM da medula espinal ponderadas em T2 são indicadores mais úteis da causa básica (ver Tabelas 72.1 e 72.2). Outras manifestações clínicas de alguma doença do tecido conjuntivo (lúpus, síndrome de Sjögren ou síndrome do anticorpo antifosfolipídico) devem indicar a necessidade de testar AQP4-IgG, porque DENMO frequentemente coexiste com estas doenças. Úlceras orais e genitais sugerem doença de Behçet, enquanto infecção coexistente por herpes genital pode indicar síndrome de Elsberg.

RESSONÂNCIA MAGNÉTICA

Ressonância magnética da coluna cervical e torácica, com ou sem gadolínio, é recomendável para excluir compressão extrínseca e demonstrar anormalidades intrínsecas da medula espinal associadas à MT (Figura 72.2), assim como outras doenças que simulam MT. O padrão de realce por gadolínio é especialmente útil para diferenciar essas causas. A Tabela 72.3 descreve as características das lesões medulares evidenciadas à RM nos diversos subtipos de MT e doenças que simulam MT.

Líquido cefalorraquidiano

Nos casos típicos, pacientes com MT têm pleocitose (geralmente linfocítica) e concentração alta de proteínas e a ausência destas anormalidades deve colocar em dúvida a precisão deste diagnóstico. Bandas oligoclonais isoladas são detectadas no LCR de 85% dos pacientes com EM, mas em menos de 25% dos pacientes com AQP4-IgG e menos de 15% dos casos de MT associada à GOM-IgG. Contagens de leucócitos normais ou ligeiramente aumentadas ($< 50/\mu\ell$) são típicas de EM, mas aumentos acima de $50/\mu\ell$ devem sugerir outras causas, inclusive DENMO ou sarcoidose. Inexistência de marcadores inflamatórios no LCR deve indicar a possibilidade de alguma etiologia não inflamatória. Proteínas aumentadas com contagem de células normal (dissociação albuminocitológica) podem indicar bloqueio espinal causado por tumor ou espondilose, ou sugerir outra causa como síndrome de Guillain-Barré. Coloração do LCR com gram, culturas de esfregaços (para bactérias, fungos e micobactérias) e outros exames para detectar infecção podem ser úteis para diagnosticar causas infecciosas, inclusive reação em cadeia de polimerase e sorologia para vírus (ver Tabela 72.1). Citologia e citometria de fluxo do LCR são úteis quando há suspeita de mielopatia neoplásica.

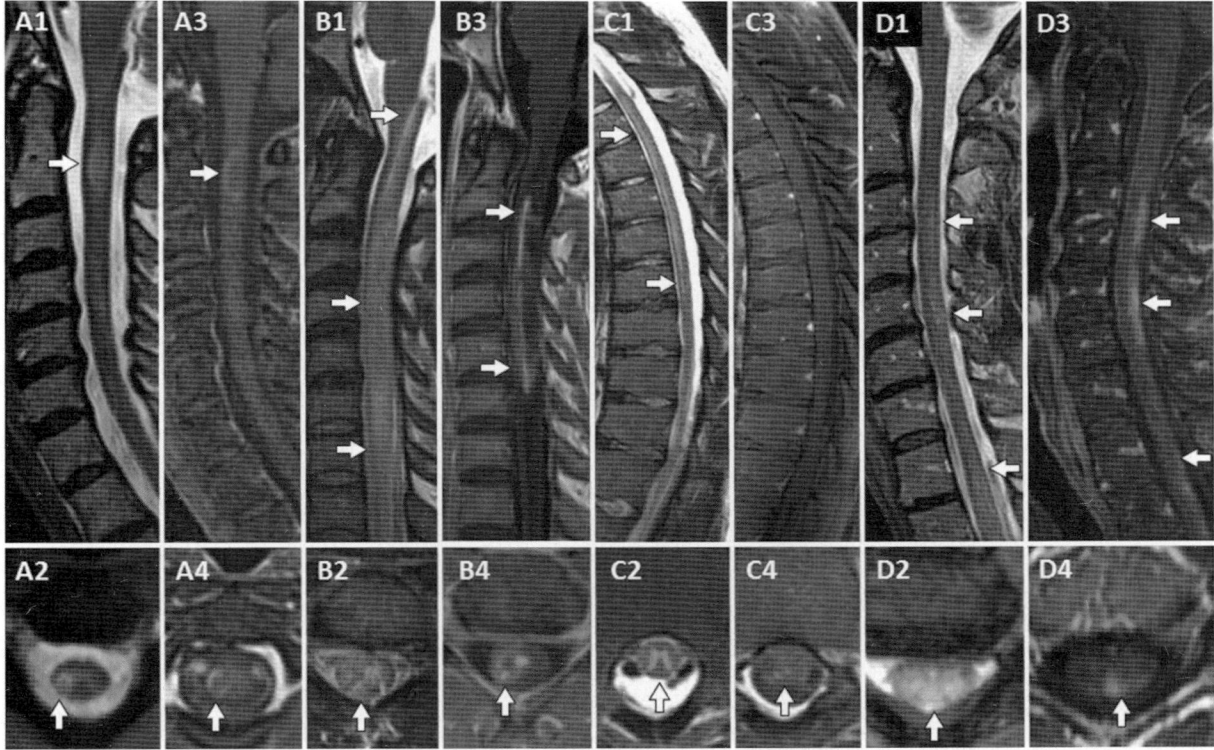

FIGURA 72.2 Exemplos de mielite transversa secundária a outras doenças. **A.** mielite secundária a esclerose múltipla com lesão hiperintensa "curta" nas imagens ponderadas em T2 (**A1**, *seta*) na coluna lateral direita nos planos axiais (**A2**, *seta*), associada à conformação anular nas sequências ponderadas em T1 depois da administração de gadolínio (**A3** e **A4**, *setas*). **B.** Doença do espectro da neuromielite óptica soropositiva para imunoglobulina G (IgG) contra aquaporina-4 demonstrando lesão hiperintensa longitudinalmente extensiva (mais de três segmentos vertebrais) nas imagens ponderadas em T2 (**B1**, *setas*), que se localizava ao centro da medula espinal nas sequências axiais (**B2**, *seta*) e mostrou realce depois da administração de gadolínio (**B3**, *setas*) com padrão anular nas sequências axiais ponderadas em T1 (**B4**, *seta*). **C.** Mielite por IgG contra glicoproteína de oligodendrócito de mielina com lesão hiperintensa longitudinalmente extensiva nas imagens em T2 (**C1**, *setas*), que se limitava à substância cinzenta nas sequências axiais com configuração de "H" (**C2**, *seta*), mas sem realce por gadolínio (**C3** e **C4**, *seta*). **D.** Essa imagem de um paciente com sarcoidose da medula espinal demonstrou lesão hiperintensa longitudinalmente extensiva em T2 (**D1**, *setas*), que se localizava ao centro nas sequências axiais (**D2**, *seta*) e mostrou realce subpial dorsal linear depois da administração de gadolínio e estendia-se ao longo de vários segmentos vertebrais (**D3** e **D4**, *setas*).

Tabela 72.3 Alterações da ressonância magnética na mielite transversa e outras doenças semelhantes.

	Localização na medula	Número de lesões em T2	Comprimento sagital em T2 (curto: < 3 segmentos verts; longo: ≥ 3 segmentos verts)	Imagens axiais em T2	Padrão pós-Gad	Outras alterações
MT associada a outras doenças						
EM	C ou T	Várias	Curto	Periférica (coluna dorsal ou lateral)	Anular, homogêneo	
AQP4-IgG	C ou T	Apenas uma	Longo: 85% Curto: 15%	Central (substâncias branca e cinzenta)	Anular, variegada	Sinal brilhante salpicado em T2*
GOM-IgG	C ou T	Várias	Longo: 70% Curto: 15%	Central (restrição de 30% na substância cinzenta/sinal do "H"**)	Fraco ou nenhum realce	Cone
Sarcoidose	C ou T	Apenas uma	Geralmente longo	Central	Tridente subpial*** ou axial[δ] dorsal	
Mielite flácida aguda	C ou T	Apenas uma	Longo ou curto	Substância cinzenta central/sinal do "H"*	Fraco ou nenhum realce	
Paraneoplásica	C ou T	Apenas uma	Longo	Sinal específico do trato afetado (coluna dorsal/lateral)	Realce do trato específico afetado (colunas dorsais ou laterais)	RM normal em até 50% dos casos
Síndrome de Elsberg (VHS-2 ou outros vírus)	L	Apenas uma	Curto	Central	Variável	Realce da cauda equina
Doenças que mais comumente simulam MT						
Espondilose	C	Apenas uma	Longo ou curto	Olho de coruja, central[δδ]	Sagital: semelhante a uma panqueca[δδδ] Axial: circunferencial com preservação da substância cinzenta	Estenose do canal cervical; outras alterações espondilóticas
Infarto da medula espinal	C ou T	Apenas uma	Longo ou curto	Olho de coruja[δδ]	Fita linear[#] Olho de coruja[δδ]	Restrição de difusão; infarto do corpo vertebral; dissecção arterial adjacente
FAV dural	T	Apenas uma	Longo	Central	Variegado, faltando pedaço[##]; realce de veias calibrosas; sem realce em 40% dos casos	Áreas destituídas de fluxo por trás da medula
Nutricional (vitamina B_{12}, cobre)	C ou T	Apenas uma	Longo	Tratos (colunas dorsais ou laterais)	Nenhum	
Metástases intramedulares	C ou T	Uma ou várias	Longo ou curto	Central ou periférica	Anel e chama[###]	

*Hiperintensidade muito brilhante em T2 com consistência semelhante à do líquido cefalorraquidiano (semelhante à siringe) manchada por lesão hiperintensa menos brilhante em T2. **Anormalidade de sinal em T2 limitada à substância cinzenta na imagem axial formando um "H". ***Realce do parênquima estendendo-se para dentro a partir da superfície dorsal da medula. [δ]Realce subpial dorsal combinado com realce do canal central causa aspecto de três pontas nas imagens axiais semelhante a um tridente. [δδ]Acometimento bilateral das células do corno anterior com aspecto semelhante aos olhos de coruja (ou olhos de cobra). [δδδ]Faixa transversal de realce, na qual a largura é igual ou maior que a altura e parece esmagada como uma "panqueca". [#]Tira linear de realce ao longo da superfície medular anterior nas imagens sagitais. [##]Área sem realce dentro de um segmento longo de realce homogêneo, que parece como se "faltasse um pedaço". [###]Halo de realce ao redor da região central com realce mais brando, formando aspecto de chama na parte superior ou inferior da lesão. AQP4, aquaporina-4; C, cervical; EM, esclerose múltipla; FAV, fístula arteriovenosa; Gad, gadolínio; GOM, glicoproteína de oligodendrócito de mielina; IgG, imunoglobulina G; L, lombar; MT, mielite transversa; RM, ressonância magnética; T, torácica; Verts, vertebrais; VHS-2, vírus do herpes simples tipo 2.

Biomarcadores de mielite transversa

AQP4-IgG é um biomarcador altamente específico (> 99%) de DENMO. Imunoensaios celulares utilizando células transfectadas com antígeno recombinante alcançam sensibilidade e especificidade ideais porque utilizam antígeno de conformação intacta como substrato do exame. MT associada à AQP4-IgG frequentemente é mais grave que MT secundária à EM e causa incapacidade de andar sem apoio. A detecção de AQP4-IgG nos pacientes com MT permite prever que ocorram recidivas. GOM-IgG é um anticorpo biomarcador recém-descoberto para MT e, do mesmo modo que AQP4-IgG, é detectado mais facilmente no soro por meio de um ensaio celular. MT associada à GOM-IgG tende a ser mais grave que os episódios de reativação da EM, mas está associada à recuperação mais ampla em comparação com os episódios de MT secundária à AQP4-IgG.

Mielite paraneoplásica é uma condição rara, que pode ser evidenciada por mielopatia aguda, subaguda ou crônica possivelmente associada radiologicamente às anormalidades de sinais no trato corticospinal ou outros tratos específicos, algumas vezes com realce por gadolínio. Vários autoanticorpos foram associados a essa síndrome, inclusive IgG contra proteína 5, mediadora da resposta à colapsina (CV2) e IgG antianfifisina, que são os dois anticorpos encontrados mais comumente; carcinoma pulmonar de células pequenas e câncer de mama são as neoplasias malignas associadas mais frequentemente.

Outros exames diagnósticos

Nos casos suspeitos de mielite flácida aguda, esfregaços de nasofaringe para cultura viral, testes sorológicos e análises do LCR para detectar enterovírus D68 ou outros subtipos são recomendáveis. Testes sorológicos para outras infecções (ver Tabela 72.1) devem ser considerados nos casos de MT, mas as recomendações podem variar por região, dependendo de informações epidemiológicas.

Marcadores sorológicos para doenças do tecido conjuntivo devem ser avaliados e incluem anticorpo antinuclear; SSA/SSB, DNA bicatenular e componentes C3 e C4 do sistema complemento. Tomografia computadorizada de tórax ou tomografia por emissão de pósitrons com ^{18}F-fluorodesoxiglicose pode ser considerada para detectar indícios de sarcoidose sistêmica ou alguma neoplasia nos casos suspeitos de mielopatia neoplásica ou paraneoplásica. Exames para investigar outras doenças que simulam MT também devem ser considerados (ver Tabela 72.2).

TRATAMENTO

O tratamento inicial para MT aguda associada a alguma doença desmielinizante do SNC (ver Tabela 72.1) consiste em 1 g de metilprednisolona intravenosa em dose única diária por 3 a 5 dias. Aos pacientes com déficits residuais importantes, apesar do tratamento com corticoide em doses altas, recomenda-se um ciclo de cinco a sete sessões de plasmaférese (PF). Um estudo duplo-cego randomizado controlado por placebo sobre PF em pacientes com DDI aguda do SNC (inclusive MT), que não tinham conseguido recuperar-se com corticoides, mostrou recuperação moderada ou mais acentuada com frequência nove vezes maior (45% versus 5%) depois de PF, em comparação com placebo (Evidência de nível 1).[1] O tratamento dos pacientes com MT de causas infecciosas depende da etiologia associada (ver Tabela 72.1), mas algumas infecções (mielite flácida aguda associada ao enterovírus D68) não têm tratamento eficaz e medidas sintomáticas são fundamentais. Reabilitação, fisioterapia e terapia ocupacional também são abordagens essenciais para treinar os pacientes a compensar seus déficits neurológicos e superar suas limitações.

PROGNÓSTICO

É importante levar em consideração a recuperação do episódio inicial de MT e avaliar o risco de recidiva, seja outro episódio de MT ou outra síndrome neurológica (p. ex., neurite óptica). O prognóstico desses dois tipos de evolução varia de acordo com a causa específica da MT.

A recuperação funcional subsequente à MT secundária à EM e GOM-IgG é melhor que a de pacientes com MT secundária à AQP4-IgG. Cerca de um quarto a um terço dos episódios de MT têm prognóstico desfavorável, geralmente definido por escore de Rankin modificado ≥ 3 na última consulta de reavaliação. Limitações físicas graves por ocasião da apresentação inicial, MT completa, paraplegia flácida, sintomas motores e urinários e acometimento do sistema nervoso periférico sugerem prognóstico desfavorável.

No que se refere ao risco de recidiva, pacientes com MT parcial ou lesões típicas de EM no exame de RM estão sujeitos a desenvolver esclerose múltipla. O risco de desenvolver sintomas que permitam diagnosticar EM nos primeiros 5 anos depois de um episódio de MT parcial pode ser estratificado com base nas alterações demonstradas à RM cerebral. Várias lesões típicas de EM sugerem risco alto (> 80%), enquanto inexistência de lesões cerebrais típicas de EM na RM cerebral indicam risco baixo (< 20%) de desenvolver a doença. Por essa razão, fármacos modificadores da evolução da EM são comumente iniciados para reduzir o risco de recidivas subsequentes em pacientes com MT e lesões cerebrais típicas desta doença, mas não nos casos em que não há lesões cerebrais e risco baixo de recidiva da doença. Soropositividade para AQP4-IgG associada a um episódio de MT é suficiente para diagnosticar DENMO soropositiva para AQP4-IgG. Fármacos imunossupressores para evitar outros episódios são enfaticamente recomendados para reduzir o risco de recidivas futuras potencialmente devastadoras em pacientes com seu primeiro episódio de MT soropositiva para AQP4-IgG (ver Capítulo 73: distúrbio do espectro da NMO). A soropositividade para GOM-IgG está associada a um risco de episódios desmielinizantes subsequentes (especialmente neurite óptica), mas o risco de recidiva não está tão bem definido nestes casos e ainda não é possível determinar a utilidade dos fármacos profiláticos depois do primeiro episódio de MT; quando um paciente soropositivo para GOM-IgG tem recidiva, pode-se iniciar a imunossupressão para evitar episódios subsequentes.

EVIDÊNCIA DE NÍVEL 1

1. Weinshenker BG, O'Brien PC, Petterson TM, et al. A randomized trial of plasma exchange in acute central nervous system inflammatory demyelinating disease. *Ann Neurol.* 1999;46(6):878-886.

LEITURA SUGERIDA

Barreras P, Fitzgerald KC, Mealy MA, et al. Clinical biomarkers differentiate myelitis from vascular and other causes of myelopathy. *Neurology.* 2018;90(1):e12-e21.

Dubey D, Pittock SJ, Krecke KN, et al. Clinical, radiologic, and prognostic features of myelitis associated with myelin oligodendrocyte glycoprotein autoantibody. *JAMA Neurol.* 2019;76(3):301-309.

Flanagan EP, Kaufmann TJ, Krecke KN, et al. Discriminating long myelitis of neuromyelitis optica from sarcoidosis. *Ann Neurol.* 2016;79(3):437-447.

Flanagan EP, Krecke KN, Marsh RW, Giannini C, Keegan BM, Weinshenker BG. Specific pattern of gadolinium enhancement in spondylotic myelopathy. *Ann Neurol.* 2014;76:54-65.

Flanagan EP, McKeon A, Lennon VA, et al. Paraneoplastic isolated myelopathy: clinical course and neuroimaging clues. *Neurology.* 2011;76:2089-2095.

Jarius S, Paul F, Aktas O, et al. MOG encephalomyelitis: international recommendations on diagnosis and antibody testing [in German]. *J Neuroinflammation.* 2018;15(1):134.

Lennon VA, Wingerchuk DM, Kryzer TJ, et al. A serum autoantibody marker of neuromyelitis optica: distinction from multiple sclerosis. *Lancet.* 2004;364(9451):2106-2112.

Mariano R, Flanagan EP, Weinshenker BG, Palace J. A practical approach to the diagnosis of spinal cord lesions. *Pract Neurol*. 2018;18(3):187-200.

Messacar K, Schreiner KL, Maloney JA, et al. A cluster of acute flaccid paralysis and cranial nerve dysfunction temporally associated with an outbreak of enterovirus D68 in children in Colorado, USA. *Lancet*. 2015;385(9978):1662-1671.

Montalvo M, Cho T. Infectious myelopathies. *Neurol Clin*. 2018;36(4):789-808.

Rabinstein AA. Vascular myelopathies. *Continuum (Minneap Minn)*. 2015;21(1 Spinal Cord Disorders):67-83.

Sechi E, Shosha E, Williams JP, et al. Aquaporin-4 and MOG autoantibody discovery in idiopathic transverse myelitis epidemiology. *Neurology*. 2019;93(4):e414-e420.

Thompson AJ, Banwell BL, Barkhof F, et al. Diagnosis of multiple sclerosis: 2017 revisions of the McDonald criteria. *Lancet Neurol*. 2018;17:162-173.

Transverse Myelitis Consortium Working Group. Proposed diagnostic criteria and nosology of acute transverse myelitis. *Neurology*. 2002;59:499-505.

Wingerchuk DM, Banwell B, Bennett JL, et al. International consensus diagnostic criteria for neuromyelitis optica spectrum disorders. *Neurology*. 2015;85(2):177-189.

Young J, Quinn S, Hurrell M, Taylor B. Clinically isolated acute transverse myelitis: prognostic features and incidence. *Mult Scler*. 2009;15(11):1295-1302.

Zalewski NL, Flanagan EP, Keegan BM. Evaluation of idiopathic transverse myelitis revealing specific myelopathy diagnoses. *Neurology*. 2018;90(2):e96-e102.

Distúrbio do Espectro da Neuromielite Óptica 73

Iris Vanessa Marin Collazo e Brian G. Weinshenker

PONTOS-CHAVE

1. O distúrbio do espectro da neuromielite óptica (DENMO) caracteriza-se por doença inflamatória do sistema nervoso central, geralmente com evolução recorrente, que mostra predisposição especial a causar neurite óptica e mielite transversa.

2. DENMO é classificado com base na existência ou não de imunoglobulina G contra aquaporina-4 (AQP4-IgG). Pacientes soropositivos para AQP4-IgG representam cerca de 70% dos pacientes.

3. Outro autoanticorpo – IgG contra glicoproteína de oligodendrócito de mielina (GOM-IgG) – está associado a 20 a 40% dos casos soronegativos para AQP4-IgG; a epidemiologia e as manifestações clínicas da doença associada à GOM-IgG são diferentes da doença secundária à AQP4-IgG.

4. "Sinais de alerta" clínico que devem levar à consideração de outros diagnósticos são evolução progressiva, início hiperagudo, mielite parcial e demonstração de bandas oligoclonais no líquido cefalorraquidiano.

5. O tratamento do DENMO consiste em fármacos indicados para tratar episódios agudos (basicamente corticoides e plasmaférese) e imunoterápicos de manutenção, inclusive eculizumabe (inibidor do componente C5 do sistema complemento), inebilizumabe (anticorpo que reduz as contagens de linfócitos B CD19+), satralizumabe e anticorpo anti-IL6.

INTRODUÇÃO

Distúrbios do espectro da neuromielite óptica (DENMO) constituem um conjunto de síndromes, entre as quais predominam neurite óptica (NO) e mielite, mas que também inclui várias outras síndromes que afetam principalmente o cérebro, mas algumas vezes acometem outros sistemas do corpo (p. ex., músculos). Recidivas não tratadas tendem a ser mais graves que os episódios recorrentes de esclerose múltipla (EM) e podem ser fatais, principalmente em consequência de insuficiência respiratória nos casos de mielite cervical. DENMO é uma síndrome evidenciada por recidivas-remissões que, até os primeiros anos do século XXI, era frequentemente confundida com EM e até mesmo questionava-se sua existência como doença diferente desta última. Contudo, critérios clínicos definidos recentemente permitem diferenciar confiavelmente entre DENMO e EM. Imunoglobulina G dirigida contra aquaporina-4 (AQP4-IgG) – um autoanticorpo biomarcador IgG1 descrito primeiramente em 2004 – hoje é aceita como teste diagnóstico altamente específico para DENMO e é positiva em 70% dos casos. Mais recentemente, na segunda década do século XXI, pesquisadores detectaram outro autoanticorpo da classe IgG1 com reatividade contra glicoproteína de oligodendrócito de mielina (GOM-IgG), que está associado à DENMO em 20 a 40% dos pacientes soronegativos para AQP4-IgG. Praticamente 10 a 15% dos pacientes com essa síndrome mantêm-se soronegativos para esses dois biomarcadores.

Casos de neurite óptica (NO) e mielite que ocorriam simultaneamente ou quase ao mesmo tempo foram relatados em meados do século XIX, mas Eugène Devic (1858-1930) e seu aluno Fernand Gault – cujo estudo revisou outros 16 casos publicados antes na literatura – atraíram mais atenção com sua descrição de casos publicados em 1894. Essa condição passou a ser conhecida como *doença de Devic*, embora não existissem critérios diagnósticos formais descritos. Com base nas características da descrição de Devic, critérios do século XX exigiam que os pacientes tivessem NO bilateral e mielite simultânea ou praticamente simultânea sem qualquer recidiva subsequente; nesta época, para firmar o diagnóstico, recidiva era considerada indício de EM em vez de doença de Devic. Na década de 1990, os critérios propostos foram flexibilizados para aceitar NO unilateral e recidivas. Lesões medulares "longas" demonstradas à ressonância magnética (RM) de pacientes com mielite aguda foram extremamente úteis para diferenciar entre mielite associada à doença de Devic e EM. No Japão, um tipo relativamente comum de EM diferente dos casos típicos de EM "ocidental", que também acometia preferencialmente nervo óptico e medula espinal, era conhecida como EM óptico-espinal.

Pesquisadores da Mayo Clinic ajudaram a reconhecer um padrão de imunocoloração do soro de pacientes com essa doença, que era característico e específico do DENMO. Um ano depois, esses autores detectaram que AQP4 era o alvo do autoanticorpo deduzindo seu antígeno com base nos padrões de imunocoloração em camundongos geneticamente suprimidos (*knockout*) para AQP4 e linhagens celulares transfectadas com AQP4 ou apenas vetor.

A descoberta da glicoproteína de oligodendrócito de mielina (GOM) como antígeno-alvo começou com estudos de um anticorpo desmielinizante e avançou com o desenvolvimento subsequente de uma linhagem de camundongos duplamente suprimidos para receptor de linfócitos T e imunoglobulina reativa à GOM. Uma porcentagem alta desses animais transgênicos desenvolvia espontaneamente NO predominante e mielite, mas não formava AQP4-IgG. Mais tarde, observou-se que pacientes soropositivos para GOM-IgG tinham características fenotípicas mais semelhantes ao DENMO que EM. Entretanto, frequentemente é possível diferenciar em bases clínicas e radiológicas entre DENMO associada à GOM-IgG e DENMO associada à AQP4-IgG. Além disso, o anticorpo GOM-IgG está associado mais comumente à NO recidivante que à DENMO associada à AQP4-IgG e pode estar relacionada com outras síndromes clínicas diferentes do DENMO, inclusive síndromes encefalítica e leucodistrofias.

EPIDEMIOLOGIA

Distribuição mundial e etnia

Artigos sobre epidemiologia do DENMO são limitados por seu reconhecimento relativamente recente como doença diferente da EM. Os primeiros relatos estavam baseados em critérios diagnósticos inadequados para classificação e os critérios e a terminologia utilizados variável nos diversos países. Na verdade, os critérios continuaram a evoluir e os que são aceitos internacionalmente hoje em dia aumentaram a frequência do diagnóstico de DENMO em quase duas vezes, basicamente porque flexibilizaram os critérios para diagnosticar doença soropositiva para AQP4-IgG, que agora requerem apenas um único episódio para estabelecer este diagnóstico. Em determinada comunidade, a triagem de todos os casos diagnosticados de EM geralmente revela outros casos nos quais o diagnóstico de DENMO não foi considerado antes. Com essas ressalvas em mente, a prevalência do DENMO é de cerca de 0,5 a 10 casos por 100 mil habitantes.

Nos estudos com populações etnicamente mistas, o risco de DENMO entre africanos é maior que entre os caucasoides – exatamente o contrário do que se observa com a EM. Entretanto, mundialmente as duas doenças têm frequências semelhantes. As diferentes razões entre EM:DENMO nos diversos países são explicadas em grande parte pela variação da frequência da EM, mas não do DENMO.

O predomínio em africanos e asiáticos não é evidenciado nos pacientes com DENMO secundário ao anticorpo GOM-IgG. Essa doença pode manifestar-se em qualquer idade. Cerca de 4% dos casos de DENMO soropositiva para AQP4-IgG afetam crianças e 30% são diagnosticados na faixa etária acima de 50 anos; na verdade, existem vários estudos relatando início do DENMO em octogenários. A média de idade por ocasião do início do DENMO associado à GOM-IgG é menor que a do DENMO secundário à AQP4-IgG.

Sexo

Nos grupos afetados por DENMO associada ao anticorpo AQP4-IgG, a razão entre os sexos feminino e masculino é de cerca de 8:1, mas fica próxima de 1:1 entre os pacientes com DENMO secundário ao anticorpo GOM-IgG.

Incidência familiar

Existem vários relatos de ocorrência familiar: cerca de 3% dos pacientes com DENMO referem que têm parentes de primeiro grau afetados pela doença; isto é compatível com o padrão de hereditariedade genética complexa, que reflete interação de vários genes, ou de genes e fatores etiológicos ambientais.

Fatores de risco

Pacientes com DENMO soropositiva para AQP4-IgG têm mais tendência a desenvolver doença autoimune sistêmica que indivíduos normais; até 25% têm uma ou mais doenças autoimunes e o espectro das doenças autoimunes dos pacientes com DENMO associada à AQP4-IgG é muito amplo. Cerca de 50% dos pacientes com DENMO AQP4-IgG+ têm um ou mais autoanticorpos em títulos altos, mais comumente autoanticorpos antiperoxidase e autoanticorpos A e B da síndrome de Sjögren, geralmente sem manifestações clínicas das doenças autoimunes correspondentes. Entretanto, o contrário não é verdade e o anticorpo AQP4-IgG raramente é detectado nos pacientes com diabetes tipo 1, artrite reumatoide ou lúpus eritematoso sistêmico, exceto quando esta última doença é complicada por mielite ou NO porque, nestes casos, ela provavelmente indica coexistência de lúpus com DENMO. Nas populações caucasoides, ao contrário do que se observa na EM, o haplótipo HLA DRB1*03 está associado positivamente ao DENMO, mas há relação negativa com DRB1*1501. Nas populações de ascendência mista, DENMO é uma doença cerca de duas a três vezes mais comum nos subgrupos não caucasoides. Nenhuma outra exposição ambiental ou doença correlaciona-se convincentemente com risco de desenvolver DENMO. Nenhum fator de risco foi associado ao DENMO secundário ao anticorpo GOM-IgG.

FISIOPATOLOGIA

Imunopatologia mediada por AQP-IgG e GOM-IgG

A característica principal da patogenia do DENMO é uma lesão mediada por anticorpo e complemento resultante da interação de um anticorpo patogênico com seu antígeno específico. Essa relação foi mais bem caracterizada na doença mediada por AQP4-IgG e menos na doença secundária ao anticorpo GOM-IgG, cujos efeitos patológicos são menos evidentes em estudos experimentais, em parte em razão da falta de afinidade por GOM de roedores em estudos de transferência passiva. Por essa razão, as considerações seguintes concentram-se no anticorpo AQP4-IgG.

A AQP4-IgG é produzida no sistema imune periférico e sua concentração no sangue é muito maior que no líquido cefalorraquidiano (LCR). Desse modo, esse anticorpo é detectado com sensibilidade mais alta no soro que no LCR. AQP4-IgG é um autoanticorpo da classe IgG1 e, por esta razão, requer a colaboração dos linfócitos T CD4 para sua produção. A natureza do antígeno desencadeante e as falhas de imunorregulação estão descritas na próxima seção. O anticorpo AQP4-IgG consegue circular por muitos anos antes de causar doença clínica, conforme foi demonstrado por sua detecção em soros obtidos anos antes de pacientes que, por fim, desenvolveram manifestações clínicas de DENMO (porque antes tinham desenvolvido outras doenças autoimunes ou tinham doado sangue para transfusão). Os fatores que resultam na violação da barreira hematencefálica não estão claros, mas um dos primeiros focos de lesão patogênica é a área postrema, que tem barreira hematencefálica relativamente permeável e é responsável por sintomas como vômito e soluços incontroláveis apresentados por 25% dos pacientes por ocasião da apresentação da doença. Experimentalmente, a administração sistêmica desse anticorpo para produzir patologia gerada passivamente depende de medidas para violar a barreira hematencefálica, que podem variar de indução inicial de encefalomielite autoimune experimental com linfócitos T ou infusão de adjuvantes. O anticorpo AQP4-IgG presente no LCR é atribuído principalmente à transferência de anticorpos circulantes no sangue periférico, mas clones de linfócitos B produtores de AQP4-IgG são facilmente isolados do LCR.

AQP4 é um canal de água envolvido fundamentalmente no transporte massivo de água e sua disfunção predispõe ao edema vasogênico; isto pode explicar a ocorrência incomum descrita de encefalopatia reversível posterior nos pacientes com DENMO, que parece ser uma consequência do edema vasogênico. AQP4 pode sofrer "agregação supramolecular" das suas subunidades heterotetraméricas que a compõem, principalmente no nervo óptico e na medula espinal, onde se encontra expressa em grandes quantidades; estes agregados fornecem uma configuração antigênica capaz de liga-se às matrizes densas de anticorpo anti-AQP4, facilitar a ligação do componente 1q do complemento (C1q) e ativar o sistema complemento pela via clássica. A ligação do anticorpo AQP4-IgG pode interiorizar os canais de água AQP4. Um aspecto mais importante é que isso resulta na ativação do complemento e citotoxicidade das células *natural killer* mediada por anticorpos, desencadeando uma série de efeitos efetores subsequentes, inclusive quimiotaxia de neutrófilos e eosinófilos e ativação do complexo de ataque à membrana, que podem ser demonstradas por técnicas imunopatológicas em lesões recentes de DENMO. Entretanto, apesar da evidência de perda de imunorreatividade da AQP4, algumas lesões não têm marcadores imunopatológicos de ativação do complemento terminal e conservam a viabilidade dos tecidos; estas lesões estão associadas à recuperação clínica dos pacientes. Bloqueio da síntese de imunoglobulinas por supressão dos linfócitos B (p. ex., inebilizumabe) ou fatores tróficos dos plasmoblastos (p. ex., satralizumabe) e bloqueio da ativação do complemento por fármacos que impedem a produção de C5a (p. ex., eculizumabe) são abordagens eficazes para evitar episódios de NMO. Plasmaférese é uma abordagem terapêutica eficaz dos episódios agudos de NMO.

Tecidos localizados fora do SNC que expressam AQP4 são relativamente preservados por essa doença, embora não haja proteção completa. Mialgia pode ser uma queixa simultânea durante os episódios de DENMO e pode estar acompanhada de elevação do nível de creatinoquinase, mas raramente há fraqueza muscular. Biopsias de músculo demonstram perda acentuada de imunorreatividade da AQP4 nos tecidos musculares inflamados – uma alteração semelhante à que é detectada nos tecidos afetados do SNC.

A patogenicidade do autoanticorpo contra GOM foi reconhecida em modelos *in vivo* de encefalomielite autoimune experimental induzida por imunização com GOM; a distribuição dos tecidos afetados era determinada principalmente pelos antígenos de histocompatibilidade principal. Ratos marrons com genótipo norueguês tinham distribuição das lesões mais sugestiva de NMO. O anticorpo GOM-IgG derivado de roedores pode causar desmielinização marcante, com ou sem encefalomielite autoimune experimental concomitante induzida por linfócitos T. Contudo, a patogenicidade do anticorpo humano é difícil de demonstrar em alguns sistemas experimentais, em parte porque o anticorpo humano GOM-IgG não reconhece a GOM dos roedores. Nas biopsias, a patologia das lesões causadas por GOM-IgG humana parece ser semelhante à encefalomielite disseminada aguda com hiperativação dos linfócitos CD4 em comparação com CD8, como também se observa na EM. As lesões tendem a ser menos necróticas que as associadas à AQP4-IgG, como seria esperado em vista de seu prognóstico geral mais favorável.

Ativação de linfócitos T, polarização de células T auxiliares TH17, reconhecimento de linfócitos B e patogenia "a montante"

Nos casos de DENMO associado à AQP4-IgG ou GOM-IgG, a fonte do antígeno desencadeante é desconhecida. Em casos raros, pacientes com DENMO secundário à AQP4-IgG desenvolvem cânceres que expressam AQP4 e parecem ser o estímulo desencadeante da resposta autoimune por "mimetismo molecular". Entretanto, na maioria dos casos de DENMO associado à AQP4-IgG, a fonte do antígeno desencadeante é desconhecida. Os títulos de anticorpo são muito mais altos na circulação periférica, sugerindo que essa doença se desenvolva "de fora para dentro", embora clones de linfócitos produtores de anticorpos sejam demonstrados no LCR. Há evidência de expressão excessiva de citocinas imunes, inclusive as que estão associadas à doença mediada por linfócitos T auxiliares TH17 (Th17), por exemplo interleucinas 6 (IL-6) e IL-17. A patologia da doença, que inclui infiltração profusa de neutrófilos e padrão de resposta à imunoterapia, também é compatível com autoimunidade facilitada por células Th17. Estudos recentes sobre DENMO implicaram falhas centrais e periféricas na tolerância imune, como também ocorre em outras doenças autoimunes.

DIAGNÓSTICO

Sintomas típicos e critérios diagnósticos

Em geral, DENMO evidencia-se por doença desmielinizante recorrente do sistema nervoso central com episódios de NO e mielite transversa. Cerca de 5 a 10% dos pacientes têm evolução monofásica (não recorrente) e até 3% têm evolução progressiva secundária. A descoberta do anticorpo AQP4-IgG possibilitou aos médicos diagnosticar um espectro clínico mais amplo de doenças, tendo em vista a especificidade demonstrada deste marcador. Outras doenças incluídas como DENMO são síndromes diencefálica, cerebral, do tronco cerebral e do bulbo dorsal (área postrema).

Nos casos típicos, a neurite óptica associada ao DENMO causa disfunção visual dolorosa grave aguda, que pode evoluir para cegueira unilateral ou bilateral, seja simultânea ou sequencialmente. Mielite transversa causa déficits agudos das funções sensorial, motora e esfinctérica, que frequentemente são graves e estão associados à lesão central da medula espinal (intramedular) ao longo de três ou mais segmentos vertebrais contíguos – condição descrita frequentemente como *mielite transversa longitudinalmente extensiva* – em contraste com as lesões medulares curtas e geralmente periféricas associadas à EM. A mielite pode estar associada a lesões mais curtas que os segmentos vertebrais em cerca de 15% dos casos e pode levar ao diagnóstico equivocado de EM, mas nos casos típicos as lesões são centrais (intramedulares) e semelhantes à mielite longitudinalmente extensiva. Espasmos tônicos paroxísticos são espasmos distônicos que devem ser diferenciados da espasticidade, que se repete com padrão altamente estereotipado. Nos casos típicos, esses espasmos são precedidos de "precipitação" sensorial, que é rapidamente seguida de postura distônica de um ou mais membros, unilateral ou bilateral. Esse fenômeno parece ser causado por transmissão efática dos potenciais de ação propagados por axônios desmielinizados. Embora também ocorram nos pacientes com EM, espasmos tônicos paroxísticos são mais comuns e graves nos casos de mielite transversa causada por DENMO secundário ao anticorpo AQP4-IgG e melhoram com tratamento com carbamazepina ou oxcarbazepina.

Síndrome da área postrema caracteriza-se por soluços, náuseas ou vômitos incontroláveis e sem explicação, geralmente associados às lesões bilaterais do bulbo dorsal ou lesões mielíticas com extensão rostral ao bulbo dorsal. Cerca de 20% dos pacientes desenvolvem essa síndrome e 40% desenvolvem-na em algum estágio de sua doença, principalmente nos casos soropositivos para AQP4-IgG.

Síndromes diencefálicas caracterizam-se por hipersonolência, narcolepsia, anorexia, hipotermia, hiponatremia e distúrbios comportamentais associados à alguma lesão do tálamo, hipotálamo ou paredes do terceiro ventrículo. Outras síndromes cerebrais associadas ao DENMO causam hemiparesia, déficit sensorial hemilateral, encefalopatia, déficit visual pós-quiasmático e cegueira cortical que, nos casos típicos, são causadas por lesões confluentes grandes localizadas nas áreas subcorticais ou substância branca profunda, que acompanham a distribuição dos tratos longos intracerebrais. Síndromes cerebrais e diencefálicas são mais comuns nas crianças e nos pacientes com doença grave.

O diagnóstico do DENMO baseia-se em critérios clínicos, radiológicos e laboratoriais. Os critérios diagnósticos propostos inicialmente por Wingerchuck et al. em 1999 foram revisados em 2006 e, mais recentemente, substituídos em 2015 pelos critérios do *International Panel for NMO Diagnosis* (Tabela 73.1). A revisão de 2006 incorporou o estado sorológico positivo ou negativo para AQP4-IgG. Em 2015, o termo DENMO foi proposto como descrição abrangente dos casos de neuromielite óptica tradicional e suas síndromes cerebrais reconhecidas mais recentemente; este diagnóstico foi ainda subdividido em dois grupos: pacientes soropositivos para AQP4-IgG e pacientes soronegativos ou cuja reatividade era desconhecida. Nos pacientes soropositivos para AQP4-IgG, é necessário que ocorra apenas um episódio da síndrome clínica compatível (p. ex., NO ou MT) e o diagnóstico pode ser firmado por ocasião da apresentação inicial. Nos indivíduos soronegativos para AQP4-IgG, é necessário que haja mais de uma síndrome envolvendo mais de uma área (p. ex., NO e tronco encefálico) e, no mínimo, uma síndrome típica (NO, mielite transversa longitudinalmente extensiva ou síndrome da área postrema). Condições que podem simular DENMO devem ser excluídas. Um estudo publicado em 2017 demonstrou que a utilização dos critérios de 2015 aumentou em 76% a positividade diagnóstica de DENMO em casos clinicamente suspeitos, especialmente nos pacientes soropositivos para AQP4-IgG; contudo, a especificidade dos critérios diagnósticos mais recentes ainda precisa ser mais bem-validada.

Testes sorológicos e análise do líquido cefalorraquidiano

AQP4-IgG é um marcador altamente sensível (73%) e específico (91%) detectável no soro da maioria dos pacientes com DENMO (68 a 91%). Hoje em dia, a detecção desse anticorpo é um elemento fundamental à confirmação do diagnóstico, embora possa ser firmado apenas com bases clínicas. Ensaios celulares nos quais o substrato para detecção de anticorpo é antígeno recombinante expresso em uma linhagem celular em sua conformação original são os métodos preferíveis, embora outros ensaios tenham especificidade aceitável (ainda que abaixo do desejável), que depende da probabilidade clínica desse diagnóstico. Uma metanálise calculou as seguintes sensibilidades e aproximadas do ensaio celular, ensaio tecidual e ensaio imunossorvente ligado a enzima, respectivamente: 0,76 (IC de 95% = 0,67 a 0,82), 0,59 (IC de 95% = 0,50 a 0,67) e 0,65 (IC de 95% = 0,53 a 0,75), enquanto as especificidades correspondentes foram: 0,99 (IC de 95% = 0,97 a 0,99), 0,98 (IC de 95% = 0,97 a 0,99) e 0,97 (IC de 95% = 0,96 a 0,99), respectivamente.

Tabela 73.1 Critérios diagnósticos para distúrbio do espectro da neuromielite óptica.

Critérios diagnósticos para DENMO com soropositividade para AQP4-IgG

1. No mínimo uma manifestação clínica fundamental
2. Teste positivo para AQP4-IgG com base no melhor método de detecção disponível (ensaios celulares são enfaticamente recomendados)
3. Exclusão de outros diagnósticos

Critérios diagnósticos para DENMO sem AQP4-IgG ou DENMO com sorologia desconhecida para AQP4-IgG

1. No mínimo duas manifestações clínicas fundamentais desenvolvidas em consequência de um ou mais episódios clínicos e que atendam a todos os seguintes requisitos:
   A. Ao menos uma das manifestações clínicas fundamentais deve ser neurite óptica, mielite aguda com MTLE, ou síndrome da área postrema.
   B. Disseminação espacial (duas ou mais manifestações clínicas fundamentais)
   C. Atendimento de todos os requisitos adicionais de RM, conforme o caso
2. Testes negativos para AQP4-IgG com base no melhor método de detecção disponível, ou testes indisponíveis
3. Exclusão de outros diagnósticos

Manifestações clínicas fundamentais

1. Neurite óptica
2. Mielite aguda
3. Síndrome da área postrema: episódio de soluços ou náuseas e vômitos inexplicáveis de outra forma
4. Síndrome aguda do tronco encefálico
5. Narcolepsia sintomática ou manifestações clínicas de síndrome diencefálica aguda com sinais diencefálicos típicos-DENMO
6. Síndrome cerebral sintomática com lesões cerebrais típicas de DENMO

Requisitos adicionais de RM para diagnosticar DENMO sem AQP4-IgG e DENMO com sorologia desconhecida para AQP4-IgG

1. Neurite óptica aguda: exame de RM deve demonstrar (1) resultados normais ou apenas lesões inespecíficas na substância branca, OU (2) exame de RM do nervo óptico demonstrando lesão hiperintensa em T2 ou lesão realçada por gadolínio em T1 estendendo-se por mais de metade do comprimento do nervo óptico ou afetando o quiasma óptico
2. Mielite aguda: exame de RM deve demonstrar lesão intramedular associada em três segmentos contíguos (MTLE), ou três ou mais segmentos contíguos de atrofia medular espinal focal em pacientes sem história compatível com mielite aguda
3. Síndrome da área postrema: o exame de RM deve demonstrar lesões coexistentes no bulbo dorsal/área postrema
4. Síndrome aguda do tronco encefálico: o exame de RM deve demonstrar lesões periependimais coexistentes no tronco encefálico causadas por AQP4-IgG

AQP4-IgG, imunoglobulina G contra aquaporina-4; DENMO, distúrbio do espectro da neuromielite óptica; MTLE, mielite transversa longitudinalmente extensiva; RM, ressonância magnética.

Análises do LCR não estão incluídas nos critérios diagnósticos revisados mais recentes. Contudo, pleocitose no LCR (50 leucócitos/mm^3 ou mais, ou 5 neutrófilos/mm^3 ou mais) e ausência de bandas oligoclonais reforçam o diagnóstico de DENMO, enquanto bandas oligoclonais isoladas são demonstráveis em 80 a 90% dos pacientes com EM. Pleocitose discreta (menos de 50 leucócitos/mm^3) com predomínio de linfócitos não é específica e pode ser evidenciada nessas duas doenças. Proteína ácida fibrilar glial (PAFG) no LCR, outro indicador de destruição de oligodendrócitos, também é um biomarcador diagnóstico de DENMO e seus níveis aumentam várias vezes durante recidivas e o grau de elevação pode prever o nível de deterioração clínica ao longo dos 6 meses seguintes.

Nos pacientes com DENMO soronegativos para AQP4-IgG, pesquisa de GOM-IgG é útil porque este autoanticorpo pode ser detectável em até 50% dos casos.

Sinais de alerta, comorbidades e diagnóstico diferencial

Os critérios diagnósticos estabelecidos no 2015 International Painel for NMO Diagnosis descrevem algumas ressalvas, que devem ser levadas em consideração durante a avaliação de um paciente com DENMO. A Tabela 73.2 resume os "sinais de alerta" clínicos e radiográficos que devem ser considerados para diagnosticar DENMO.

DENMO pode coexistir com doenças autoimunes como miastenia *gravis*, lúpus eritematoso sistêmico, síndrome de Sjögren, doença indiferenciada do tecido conjuntivo, tireoidite e anemia perniciosa. DENMO soropositiva para AQP4-IgG ou GOM-IgG também pode coexistir com encefalite por anticorpo antirreceptor de N-metil-D-aspartato. Doença mediada por anticorpo contra mediador 5 de resposta à colapsina/CV2 (CV2-CRMP5 IgG) pode estar associada à NO ou MT e causar quadro semelhante à DENMO. Contudo, pode ser difícil diferenciar entre DENMO e outros processos inflamatórios, desmielinizantes, infecciosos, metabólicos e neoplásicos. O diagnóstico diferencial de DENMO é amplo e depende de as manifestações sugerirem NO, MT ou ambas (Tabela 73.3). DENMO soropositiva para GOM-IgG e EM são os diagnósticos diferenciais principais, embora também devam ser consideradas outras doenças incluídas na Tabela 73.3, especialmente encefalomielite disseminada aguda, neurossarcoidose e distúrbios paraneoplásicos.

Distúrbio do espectro da neuromielite óptica *versus* esclerose múltipla

Diferenciar DENMO e EM tem implicações terapêuticas e prognósticas importantes, porque alguns tratamentos que modificam a evolução da EM são ineficazes e possivelmente perigosos nos pacientes com DENMO. Em comparação com o DENMO, pacientes com EM têm idade mais avançada por ocasião do início da doença, na maioria dos casos são mulheres e não caucasoides e raramente têm evolução progressiva secundária. Episódios de DENMO são mais graves e estão associados mais frequentemente à recuperação parcial. Em geral, RM cerebral é normal por ocasião do diagnóstico inicial do DENMO, mas isto raramente ocorre nos casos de EM. Episódios de mielite estão associados às lesões medulares longitudinalmente extensivas demonstradas à RM nos casos de DENMO, mas raramente nos pacientes com EM. Nos casos de neurite óptica associadas ao anticorpo AQP4-IgG, as lesões mais frequentemente são longas e estão relacionadas com acometimento do nervo ou quiasma óptico, em comparação com as lesões de neurite óptica causada por EM. Outras lesões cerebrais típicas são lesões longitudinalmente extensivas no corpo caloso e lesões talâmicas, que frequentemente são bilaterais. Tomografia de coerência óptica demonstra adelgaçamento mais acentuado da camada de fibras neurais da retina que nos pacientes com EM e isto reflete a lesão axonal mais grave. Bandas oligoclonais isoladas são detectadas no LCR de menos de 20% dos pacientes com DENMO, mas são demonstráveis em mais de 85% dos casos de EM.

Tabela 73.2 "Sinais de alerta" no diagnóstico de DENMO.

Sinais de alerta	Comentários
Clínicos	
Evolução progressiva	Mais comum na EM
Início hiperagudo	Sugere infarto da medula espinal
Bandas oligoclonais no LCR	Mais típicas de EM, mas podem ser detectadas em até 20% dos pacientes com DENMO
Doença sistêmica, inclusive infecção pelo HIV, sarcoide, câncer ou sífilis	Podem ser semelhantes à DENMO
Radiográficos	
Lesões medulares "curtas"	Mais típicas de EM
Lesões medulares periféricas	Mais típicas de EM
Lesão periventricular no cérebro, especialmente com orientação perpendicular aos ventrículos	Mais típica de EM
Realce persistente por gadolínio (+ 3 meses)	Sugere neoplasia ou infecção

DENMO, distúrbio do espectro da neuromielite óptica; EM, esclerose múltipla; HIV, vírus da imunodeficiência humana; LCR, líquido cefalorraquidiano.

Tabela 73.3 Diagnóstico diferencial do DENMO.

Combinações de neurite óptica, mielite transversa e/ou lesões cerebrais
Esclerose múltipla
Encefalomielite disseminada aguda
Neurossarcoidose
Doença de Behçet com lesão neurológica
Distúrbios paraneoplásicos (especialmente associados à CRMP5)
Doença de Alexander com início na idade adulta (segmentos longos de atrofia medular com lesões realçadas por contraste no tronco encefálico)
Neurite óptica
NOIRC
Neuropatia óptica de Leber
Tumor do nervo óptico
Lesões cerebrais
Encefalopatia de Wernicke
Doença de Marchiafava-Bignami (lesões no corpo caloso e lesões difusas da substância branca)
Linfoma do sistema nervoso central
Angiite primária do sistema nervoso central
Rombencefalite
Gliomatose cerebral
Adrenoleucodistrofia ligada ao X (lesões com realce por contraste no esplênio do corpo caloso e substância branca profunda)
Mielite transversa
Infarto da medula espinal
Fístula arteriovenosa da medula espinal
Mielite transversa idiopática
Mielite transversa infecciosa (vírus varicela-zóster, enterovírus, flavivírus, sífilis, tuberculose)

CRMP5, proteína 5 mediadora de resposta à colapsina; DENMO, distúrbio do espectro da neuromielite óptica; NOIRC, neuropatia óptica inflamatória recidivante crônica.

DENMO associada ao anticorpo AQP4-IgG versus anticorpo GOM-IgG

Doença causada por anticorpo GOM-IgG pode causar manifestações clínicas e radiológicas semelhantes ao DENMO e à EM. A Tabela 73.4 resume as diferenças clínicas e radiológicas fundamentais. Em comparação com pacientes portadores de anticorpo AQP4-IgG, pacientes soropositivos para GOM-IgG têm frequência mais alta de NO bilateral simultânea, síndrome de encefalomielite disseminada aguda ou encefalite com crises convulsivas e lesões corticais e subcorticais multifocais (Figura 73.1) e podem não preencher os critérios diagnósticos do DENMO. Lesões mielíticas agudas associadas ao anticorpo GOM-IgG tendem a ser longas (semelhantes às causadas pelo anticorpo AQP4-Ig), mas são menos extensivas e demonstram menos realce por contraste (ausente em alguns casos; ver Figuras 73.2 e 73.3) e, em alguns casos, têm aspecto linear longo ("sinal do cordão") nas sequências sagitais de RM medular ponderadas em T2 (Figura 73.4). Até 50% dos pacientes soropositivos para GOM-IgG podem não ter recidivas, especialmente quando se tornam soronegativos. Por essa razão e considerando o prognóstico relativamente mais favorável dos episódios que ocorrem nos pacientes soropositivos para GOM-IgG, apenas observação depois do primeiro episódio pode ser suficiente nos casos de doença associada a este anticorpo.

Tabela 73.4 Diferenças clínicas e radiológicas entre DENMO associada ao anticorpo AQP4-IgG versus GOM-IgG.

	DENMO AQP4-IgG+	DENMO GOM-IgG+
Neurite óptica bilateral simultânea	+	+ +
Edema do disco óptico ou papilite	+	+ + +
Síndrome medular aguda	+	+ +
Síndrome de EMDA	+	+ +
Encefalite com síndrome epiléptica	Não descrita	+
Lesões corticais e subcorticais multifocais nos exames radiológicos (ver Figura 73.1)	Não descritas	+ +
Lesão medular realçada por gadolínio (ver Figura 73.3)	+ + +	+
Lesão medular linear não realçada por gadolínio nas imagens sagitais (ver Figuras 73.3 e 73.4)	+	+ + +
Evolução monofásica (não recidivante)	+	+ +

+, ocorre, mas com frequência < 10%; + +, comum, mas com frequência < 50%; + + +, ocorre na maioria dos casos; AQP4-IgG, imunoglobulina G contra aquaporina-4; DENMO, distúrbio do espectro da neuromielite óptica; EMDA, encefalomielite disseminada aguda; GOM-IgG, imunoglobulina G contra glicoproteína de oligodendrócito de mielina.

TRATAMENTO

A abordagem terapêutica consiste em tratamento dos episódios agudos e tratamento de manutenção para evitar estes episódios e déficits progressivos cumulativos subsequentes. O tratamento de manutenção para DENMO soropositivo para AQP4-IgG deve ser iniciado por ocasião do diagnóstico em todos os casos, considerando-se o risco alto de recidivas incapacitantes. Até recentemente, o DENMO era tratado comumente com fármacos indicados para EM, considerando que as duas doenças eram confundidas frequentemente. Vários fármacos usados para tratar EM parecem ser ineficazes (acetato de glatirâmero) ou potencialmente deletérios aos pacientes com DENMO (betainterferona, natalizumabe, fingolimode e alentuzumabe). Por essa razão, diagnóstico seguro e diferenciação da EM são essenciais ao tratamento eficaz de pacientes com DENMO. Em 2019, foram publicados os resultados de ensaios clínicos de fase 3 com três fármacos indicados para tratar DENMO e, até a data de finalização deste capítulo, apenas um (eculizumabe) havia sido aprovado pela FDA (Food and Drug Administration) americana para tratar DENMO soropositivo para AQP4-IgG.

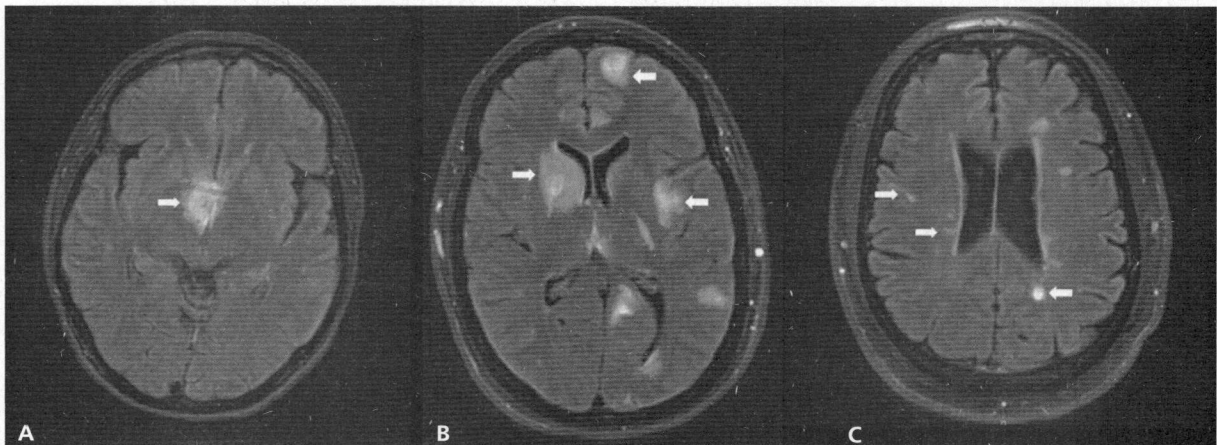

FIGURA 73.1 Imagens de ressonância magnética (RM) cerebral em sequência T2/FLAIR (*fluid-attenuated inversion recovery*). **A.** Distúrbio do espectro da neuromielite óptica positiva para imunoglobulina G contra aquaporina-4 demonstrando lesão isolada no hipotálamo; em geral, o exame de RM cerebral é normal nesses casos. **B.** Distúrbio do espectro da neuromielite óptica positiva para imunoglobulina contra glicoproteína de oligodendrócito de mielina demonstrando vários focos grandes de hiperintensidade. **C.** Esclerose múltipla com pequenos focos de hiperintensidade periventriculares, subcorticais e justacorticais.

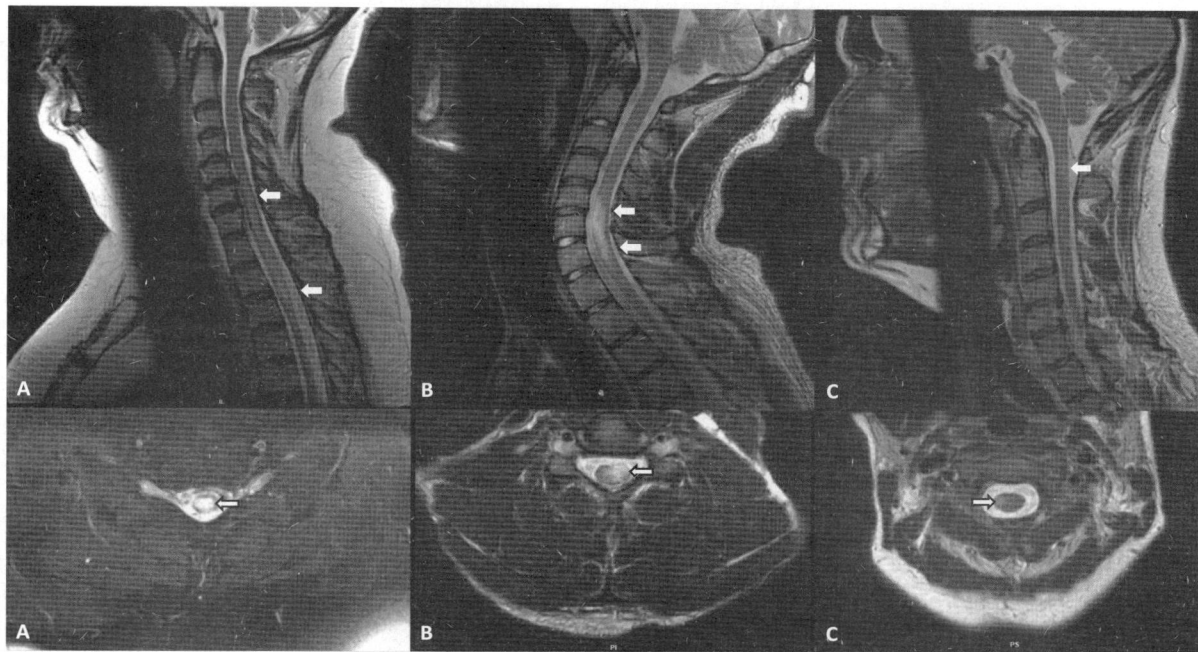

FIGURA 73.2 Imagens de ressonância magnética da coluna cervical nas sequências sagital (*fileira superior*) e axial (*fileira inferior*) ponderadas em T2 demonstrando mielite transversa de pacientes com distúrbio do espectro da neuromielite óptica. **A.** Paciente soropositivo para imunoglobulina contra aquaporina-4 demonstrando lesão volumosa edemaciada na região central da medula espinal. **B.** Paciente soropositivo para imunoglobulina G contra glicoproteína de oligodendrócito de mielina demonstrando lesão central menos extensiva na substância cinzenta. **C.** Paciente com esclerose múltipla com lesão curta bem definida acometendo menos de um segmento vertebral e localizada excentricamente na coluna lateral.

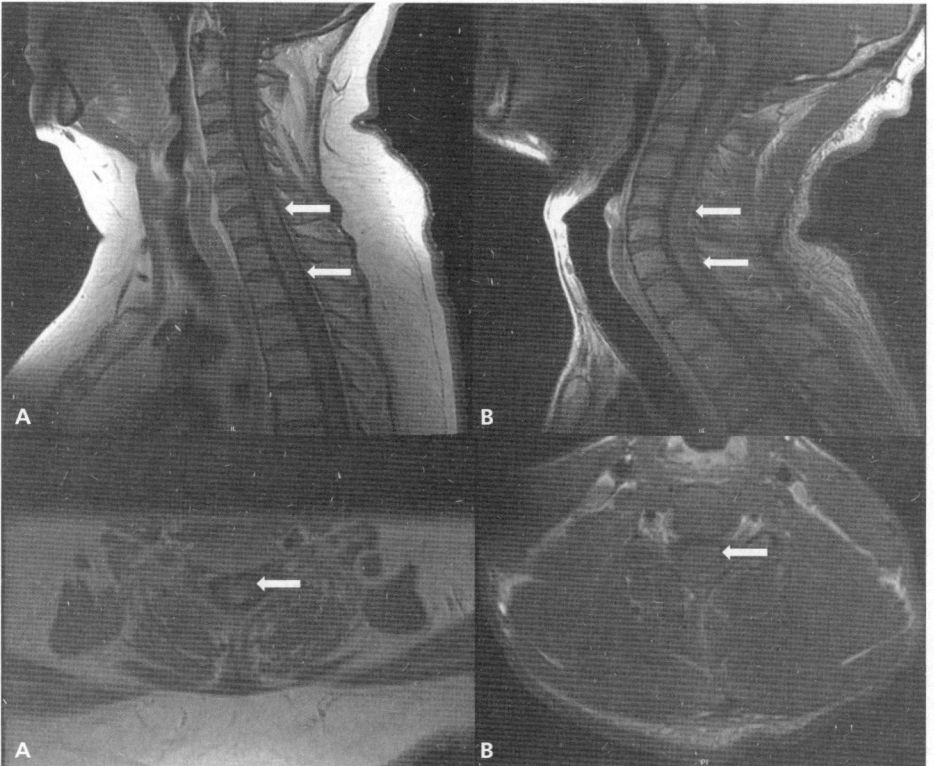

FIGURA 73.3 Imagens de ressonância magnética da coluna cervical nas sequências sagital (*fileira superior*) e axial (*fileira inferior*) depois da administração de gadolínio demonstrando mielite transversa em pacientes com distúrbio do espectro da neuromielite óptica. **A.** Paciente soropositivo para imunoglobulina contra aquaporina-4 demonstrando realce periférico moderadamente extensivo. **B.** Paciente soropositivo para imunoglobulina contra glicoproteína de oligodendrócito de mielina demonstrando realce muito menos extensivo confinado na periférica da medula espinal, principalmente em sua parte anterior.

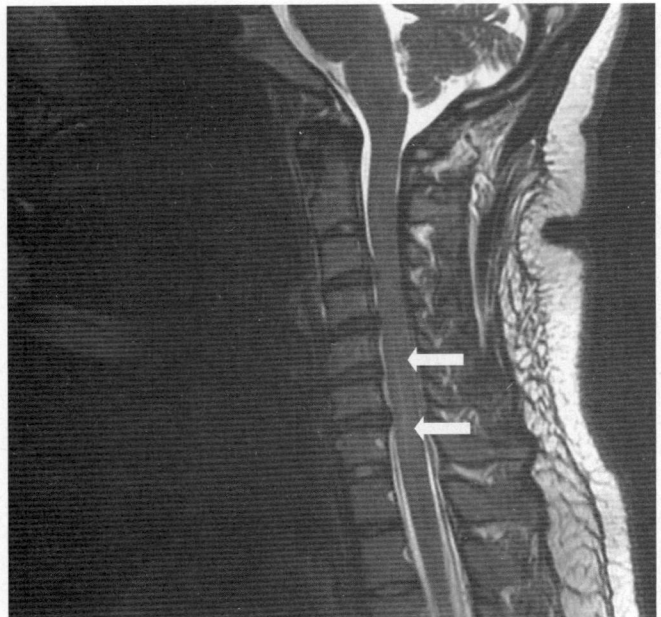

FIGURA 73.4 Imagem sagital de ressonância magnética da coluna cervical ponderada em T2 demonstrando "sinal do cordão" nesse paciente com mielite secundária ao distúrbio do espectro da neuromielite óptica associado à imunoglobulina contra glicoproteína de oligodendrócito de mielina.

Episódios agudos

Episódios agudos ou exacerbações do DENMO geralmente são tratados com metilprednisolona intravenosa (MPIV) na dose de 1.000 mg/dia durante 3 a 7 dias consecutivos. Corticoides inibem a cascata de inflamação porque suprimem a produção de citocinas inflamatórias, ativação dos linfócitos T e redução da permeabilidade da barreira hematencefálica.

Como as recidivas do DENMO tendem a ser graves e não respondem favoravelmente aos corticoides, plasmaférese (PF) é usada como resgate ou possivelmente como tratamento adjuvante. Em geral, esse tratamento consiste em cinco a sete sessões de troca de cerca de 1,5 volumes plasmáticos em dias alternados. Plasmaférese elimina fatores patogênicos do plasma, inclusive citocinas, autoanticorpos e componentes do complemento. Esse tratamento traz melhora funcional em até 40% dos pacientes com doenças desmielinizantes do SNC (inclusive DENMO), que não melhoram com corticoides durante uma recidiva (Evidência de nível 1).[1] Tratamento com MPIV seguido imediatamente de PF pode acarretar recuperação mais favorável, em comparação com a que é obtida apenas com MPIV. Evolução mais favorável foi descrita em pacientes que fizeram PF e também usaram tratamento imunossupressor prolongado para DENMO. Outro estudo retrospectivo de grande porte demonstrou evolução mais favorável da mielite dos pacientes tratados com PF como medida terapêutica principal em vez de corticoides.

A eficácia da PF no tratamento do DENMO não foi demonstrada apenas nos pacientes soropositivos para AQP4-IgG. No entanto, é importante lembrar que o único ensaio controlado randomizado favorável à eficácia da PF nos casos de DENMO baseou-se nos resultados de um estudo controlado de pacientes com doença desmielinizante grave do SNC, inclusive pacientes com DENMO e várias outras síndromes desmielinizantes agudas do SNC, além de vários estudos retrospectivos. Ainda não foi realizado um ensaio clínico randomizado sobre PF exclusivamente com pacientes portadores de DENMO. A imunoglobulina intravenosa, que é eficaz para várias doenças neurológicas mediadas por processos imunes, foi considerada eficaz até certo ponto em pacientes que não melhoraram com MPIV, com ou sem PF. Ciclofosfamida intravenosa também foi usada em um grupo pequeno de pacientes como medida de resgate dos episódios de DENMO com mielite transversa longitudinalmente extensiva resistente à MPIV, PF e imunoglobulina intravenosa.

Tratamento de manutenção para distúrbio do espectro da neuromielite óptica

Até a redação final deste capítulo, alguns imunoterápicos (Tabela 73.5) apoiados principalmente por estudos retrospectivos e observacionais ainda eram as opções terapêuticas principais para DENMO. O tratamento considerado como primeira opção consiste em rituximabe (anticorpo monoclonal anti-CD20) administrado com ou sem azatioprina (AZA) ou micofenolato de mofetila (MMF) combinado com prednisona por 4 a 6 meses. Em um estudo controlado envolvendo vários centros de pesquisa, pacientes tratados com rituximabe não tiveram recidivas, em comparação com 37% dos que usaram placebo (Evidência de nível 1).[2] Inebilizumabe (anticorpo monoclonal anti-CD19) foi aprovado em junho de 2020 (nos EUA) para ajudar a reduzir o risco de recidivas e incapacidade em pacientes com DENMO. Em comparação com rituximabe, inebilizumabe tem como alvo um espectro mais amplo de linfócitos B, inclusive plasmoblastos e alguns plasmócitos. Quando inebilizumabe foi comparado com placebo em um ensaio clínico de fase 3, 12% *versus* 39% tiveram recidivas (Evidência de nível 1).[3] Efeitos adversos comuns são semelhantes aos do rituximabe, que também reduz as contagens de linfócitos B. Inebilizumabe foi o segundo fármaco aprovado em junho de 2020 pelos órgãos reguladores para tratar DENMO soropositiva para AQP4-IgG. Outros fármacos profiláticos utilizados no tratamento de manutenção são AZA, MMF, ciclofosfamida e metotrexato.

Em um ensaio clínico randomizado, rituximabe foi mais eficaz que AZA e também foi confirmada sua eficácia em comparação com placebo (Evidência de nível 1).[2] Chen et al. demonstraram que MMF e AZA foram igualmente eficazes para reduzir o risco de recidiva, mas o primeiro causou efeitos adversos mais brandos ou menos frequentes que o segundo entre pacientes com DENMO.

Eculizumabe (inibidor do componente C5 do sistema complemento) foi o primeiro imunoterápicos aprovado em junho de 2019 pelo órgão regulador americano para evitar episódios repetidos de DENMO em pacientes soropositivos para AQP4-IgG (Evidência de nível 1).[4] Depois da distribuição randomizada dos pacientes, esse fármaco reduziu o risco de ter o primeiro episódio de recidiva do DENMO em mais de 90%. Eculizumabe aumenta o risco de sepse meningocócica, mas esta complicação pode ser evitada em grande parte por imunização contra meningococos (vacina antimeningocócica conjugada e vacina contra meningococos do grupo B). Considerando sua aprovação recente pelo órgão regulador, eculizumabe provavelmente será utilizado mais amplamente, em especial nos pacientes que não melhoram com outros tratamentos; contudo, como não existem dados sobre eficácia e segurança a longo prazo e em razão de seu custo elevado, a utilidade deste fármaco no tratamento do DENMO ainda não está definida.

Tabela 73.5 Imunoterápicos para distúrbio do espectro da neuromielite óptica.

Imunoterápico	Posologia	Mecanismo	Classificação	Efeitos adversos comuns
Rituximabe	2 doses de 1.000 mg (IV) com intervalo de 2 semanas; repetidas a cada 6 meses	Anticorpo monoclonal anti-CD20; redução das contagens de linfócitos B	Primeira opção	Infecções, leucopenia, hepatotoxicidade, reativação da hepatite B, LMP
Azatioprina	2,5 a 3 mg/kg/dia VO	Antagonista das tiopurinas endógenas; interfere na proliferação dos linfócitos	Primeira opção	Hepatotoxicidade, leucopenia, infecções recorrentes, náuseas, diarreia, erupção cutânea, aumento do risco de linfoma
Micofenolato de mofetila	500 mg (VO) 2 vezes/dia durante 2 semanas; depois, 1.000 mg 2 vezes/dia	Inibidor de desidrogenase do monofosfato de inosina; interfere na proliferação dos linfócitos	Primeira opção	Fotossensibilidade, leucopenia, infecções, cefaleia, dor abdominal, constipação intestinal, malformações congênitas
Eculizumabe	900 mg (IV) por semana, durante 4 semanas; 1.200 mg (IV) na 5ª semana; depois, 1.200 mg (IV) a cada 2 semanas	Inibidor do componente C5 do sistema complemento	Aprovado recentemente	Hipertensão, cefaleia, febre, diarreia, náuseas, leucopenia, anemia e infecções (especialmente por meningococos)
Metotrexato	7,5 mg (VO ou IV) por semana, depois aumentar a dose semanalmente até 22 a 50 mg/semana	Antagonista do ácido fólico	Segunda opção	Pneumonite, náuseas, diarreia, citopenia, hepatotoxicidade
Tocilizumabe	8 mg/kg (IV) por mês	Inibidor do receptor de IL-6	Terceira opção	Infecções, leucopenia, hipercolesterolemia, hepatotoxicidade
Satralizumabe	120 mg (SC) nas semanas 0, 2 e 4; depois, 120 mg a cada 4 semanas	Anticorpo monoclonal anti-IL-6	Aprovado recentemente	Reações no local de injeção, infecções, cefaleia
Inebilizumabe	2 doses de 300 mg (IV) com intervalo de 2 semanas; depois, 300 mg (IV) a cada 6 meses	Anticorpo monoclonal anti-CD19; reduz as contagens de linfócitos B	Aprovado recentemente	Infecções, leucopenia, reativação da hepatite B, LMP

IL-6, interleucina-6; IV, via intravenosa; LMP, leucoencefalopatia multifocal progressiva; SC, subcutânea; VO, oral.

Inibidores de interleucinas-6 (IL-6) foram eficazes e seguros para evitar recidivas do DENMO. Os níveis de IL-6 estão aumentados nos pacientes com DENMO e eles aumentam a produção de AQP4-IgG porque prolongam a sobrevida dos plasmoblastos. Dois ensaios clínicos concluídos recentemente com uma versão modificada do tocilizumabe (inibidor do receptor de IL-6 modificado para ampliar sua ação, em comparação com seu composto original) conseguiu supressão dos episódios de DENMO soropositivo para AQP4-IgG em mais de 70%, embora não tenham demonstrado evidência convincente quanto ao seu efeito favorável em pacientes com DENMO soronegativa para AQP4-IgG.

Satralizumabe foi o terceiro fármaco aprovado em agosto de 2020 pelo órgão regulador americano para evitar recidivas de DENMO soropositivo para AQP4-IgG. Esse fármaco pode causar reações no local de injeção, neutropenia, infecções (inclusive oportunistas) e distúrbios da função hepática (Evidência de nível 1).[5]

A escolha do tratamento depende de disponibilidade, custo, comorbidades, efeitos colaterais e preferência do paciente. Hoje em dia, não é possível individualizar o tratamento com base em indicadores de eficácia. Contudo, dados disponíveis de ensaios clínicos de fase 3 sugerem que anticorpo monoclonal anti-CD19 e inibidor de IL-6 possam ser menos eficazes para tratar pacientes soronegativos para AQP4-IgG que pacientes soropositivos para AQP4-IgG; além disto, todos os fármacos aprovados estão indicados apenas para pacientes soropositivos.

Quando há recidiva da doença depois de um período de experiência apropriado ou quando custo, disponibilidade ou tolerância dificultam o tratamento, é razoável substituir um fármaco de manutenção por outro.

Tratamento de manutenção para DENMO soropositivo para imunoglobulina G contra glicoproteína de oligodendrócito de mielina

Ainda não está claro quando é necessário iniciar tratamento de manutenção com imunoterápicos para pacientes com doenças associadas ao anticorpo GOM-IgG. Até 50% dos pacientes desse grupo podem não ter recidivas, especialmente os que se tornaram soronegativos para esse anticorpo. Entre os fatores que devem ser considerados antes de iniciar tratamento de manutenção estão os seguintes: se a recidiva ocorreu depois do primeiro episódio; gravidade da doença; e grau de recuperação das recidivas. Hoje em dia, não existem diretrizes baseadas em resultados de ensaios clínicos quanto ao tratamento da doença causada por GOM-IgG. A experiência inicial com essa doença recém-descoberta definida basicamente por seu anticorpo sugere que imunoterápicos recomendados como tratamento de manutenção devam ser semelhantes aos utilizados para tratar DENMO soropositivo para AQP4-IgG.

PROGNÓSTICO

Mortalidade associada ao distúrbio do espectro da mononeurite óptica

Os índices de mortalidade do DENMO diminuíram nos últimos anos. Estudos realizados antes da descoberta do anticorpo AQP4-IgG relataram um índice de sobrevivência de 68% e sobrevida média de 17,5 anos. Estudos mais recentes calcularam índice de mortalidade abaixo de 25% entre pacientes com doença há menos de 10 anos. A maioria dos óbitos relacionados com DENMO é atribuída à insuficiência respiratória no contexto de mielite cervical, inflamação do tronco encefálico e disfunção diencefálica com sinais/sintomas associados, inclusive síndrome de secreção inadequada de hormônio antidiurético e hipotermia. A redução da mortalidade provavelmente se deve ao diagnóstico precoce e à iniciação imediata do tratamento eficaz.

Em um estudo com 427 pacientes portadores de DENMO (inclusive 30 falecidos), a média de idade por ocasião do óbito foi de 52 anos com duração média da doença de 7 anos. Afro-americanos e hispânicos afro-caribenhos tiveram índices de mortalidade mais altos que caucasoides. Frequência dos episódios iniciais, recuperação insatisfatória do primeiro episódio e idade mais avançada por ocasião do início da doença podem aumentar o risco de morte por DENMO.

Incapacidade associada ao distúrbio do espectro da neuromielite óptica

DENMO associado ao anticorpo AQP4-IgG está associado à recuperação insatisfatória das recidivas e incapacidade grave, mas isto varia e também existem "casos benignos" descritos. A incapacidade associada ao DENMO afeta basicamente as funções visual e motora e capacidade de andar. Déficits cognitivos também foram descritos em 30 a 50% dos pacientes, embora sejam menos frequentes que nos casos de EM.

Cerca de 20 a 40% dos pacientes com DENMO desenvolvem déficits motores e visuais graves e irreversíveis depois do primeiro episódio da doença. Estudos recentes demonstraram que, depois do primeiro episódio, 40% dos pacientes não conseguiam andar sem ajuda e 20% tinham acuidade visual de 20/200 ou pior de um olho no mínimo. A acumulação de déficits é progressiva. O intervalo médio até necessitar de ajuda para andar com bengala, muletas ou andador é de 6 a 8 anos, enquanto são necessários 22 anos até ficar limitado a uma cadeira de rodas.

Idade, sexo e etnia não foram associados consistentemente ao prognóstico. Contudo, idade menor por ocasião do início da doença e sexo masculino têm mais chances de prever incapacidade visual, enquanto idade avançada é mais preditiva de incapacidade motora. Afro-caribenhos têm índices de recidiva mais altos que caucasoides. Soropositividade para AQP4-IgG não está associada claramente a prognósticos específicos entre pacientes com DENMO com ou sem AQP4-IgG. Incapacidade grave desde o início prevê prognóstico desfavorável, mas tratamento imunoterápicos prolongado reduz o grau de incapacidade causada pelos episódios repetidos.

Cerca de 50% dos pacientes com doença associada ao anticorpo GOM-IgG desenvolvem déficits irreversíveis dentro de 2 anos depois do primeiro episódio. Esses déficits incluem distúrbios visuais (16%), limitação da mobilidade (7%), disfunção vesical e/ou intestinal (20 a 30%) e disfunção erétil (20% dos homens). Cerca de 35% dos pacientes tiveram recidivas depois de 16 meses de duração média da doença. Pacientes com NO têm mais chances de recidiva que os indivíduos que apresentam MT.

EVIDÊNCIAS DE NÍVEL 1

1. Weinshenker BG, O'Brien PC, Petterson TM, et al. A randomized trial of plasma exchange in acute central nervous system inflammatory demyelinating disease. *Ann Neurol.* 1999;46:878-886.
2. Tahara M, Oeda T, Okada K, et al. Safety and efficacy of rituximab in neuromyelitis optica spectrum disorders (RIN-1 study): a multicenter, randomised, double-blind, placebo-controlled trial. *Lancet Neurol.* 2020;19:298-306.
3. Cree B, Bennett J, Kim H, et al. Inebilizumab for the treatment of neuromyelitis optica spectrum disorder (N-MOmentum): a double blind, randomised placebo-controlled phase 2/3. *Lancet.* 2019;394:1352-1363.
4. Pittock SJ, Berthele A, Fujihara K, et al. Eculizumab in aquaporin-4-positive neuromyelitis optica spectrum disorder. *N Engl J Med.* 2019;381(7):614-625.
5. Yamamura T, Kleiter I, Fujihara K, et al. Trial of satralizumab in neuromyelitis spectrum disorder. *N Engl J Med.* 2019;381:2114-2124.

LEITURA SUGERIDA

Chen H, Qiu W, Zhang Q, et al. Comparisons of the efficacy and tolerability of mycophenolate mofetil and azathioprine as treatments for neuromyelitis optica and neuromyelitis optica spectrum disorder. *Eur J Neurol.* 2017;24(1):219-226.

Elsone L, Panicker J, Mutch K, Boggild M, Appleton R, Jacob A. Role of intravenous immunoglobulin in the treatment of acute relapses of neuromyelitis optica: experience in 10 patients. *Mult Scler.* 2014;20(4):501-504.

Flanagan EP. Neuromyelitis optica spectrum disorder and other non-multiple sclerosis central nervous system inflammatory diseases. *Continuum (Minneap Minn).* 2019;25(3):815-844.

Flanagan EP, Cabre P, Weinshenker BG, et al. Epidemiology of aquaporin-4 autoimmunity and neuromyelitis optica spectrum. *Ann Neurol.* 2016;79(5):775-783.

Flanagan EP, Weinshenker BG, Krecke KN, et al. Short myelitis lesions in aquaporin-4-IgG-positive neuromyelitis optica spectrum disorders. *JAMA Neurol.* 2015;72(1):81-87.

Jarius S, Ruprecht K, Kleiter I, et al. MOG-IgG in NMO and related disorders: a multicenter study of 50 patients. Part 2: epidemiology, clinical presentation, radiological and laboratory features, treatment responses, and long-term outcome. *J Neuroinflammation.* 2016;13(1):280.

Jarius S, Ruprecht K, Wildemann B, et al. Contrasting disease patterns in seropositive and seronegative neuromyelitis optica: a multicentre study of 175 patients. *J Neuroinflammation.* 2012;9:14.

Jurynczyk M, Messina S, Woodhall MR, et al. Clinical presentation and prognosis in MOG-antibody disease: a UK study. *Brain.* 2017;140(12):3128-3138.

Keegan M, Pineda AA, McClelland RL, Darby CH, Rodriguez M, Wienshenker BG. Plasma exchange for severe attacks of CNS demyelination: predictors of response. *Neurology.* 2002;58:143-146.

Kitley J, Leite MI, Nakashima I, et al. Prognostic factors and disease course in aquaporin-4 antibody-positive patients with neuromyelitis optica spectrum disorder from the United Kingdom and Japan. *Brain.* 2012;135(pt 6):1834-1849.

Kleiter I, Gahlen A, Borisow N, et al. Apheresis therapies for NMOSD attacks: a retrospective study of 207 therapeutic interventions. *Neurol Neuroimmunol Neuroinflamm.* 2018;5(6):e504.

Kleiter I, Gahlen A, Borisow N, et al. Neuromyelitis optica: evaluation of 871 attacks and 1,153 treatment courses. *Ann Neurol.* 2016;79(2):206-216.

Lennon VA, Wingerchuk DM, Kryzer TJ, et al. A serum autoantibody marker of neuromyelitis optica: distinction from multiple sclerosis. *Lancet*. 2004;364:2106-2112.

López-Chiriboga AS, Majed M, Fryer J, et al. Association of MOG-IgG serostatus with relapse after acute disseminated encephalomyelitis and proposed diagnostic criteria for MOG-IgG-associated disorders. *JAMA Neurol*. 2018;75(11):1355-1363.

Lucchinetti CF, Mandler RN, McGavern D, et al. A role for humoral mechanisms in the pathogenesis of Devic's neuromyelitis optica. *Brain*. 2002;125(pt 7):1450-1461.

Mealy MA, Kessler RA, Rimler Z, et al. Mortality in neuromyelitis optica is strongly associated with African ancestry. *Neurol Neuroimmunol Neuroinflamm*. 2018;5(4):e468.

Narayan R, Simpson A, Fritsche K, et al. MOG antibody disease: a review of MOG antibody seropositive neuromyelitis optica spectrum disorder. *Mult Scler Relat Disord*. 2018;25:66-72.

Ramanathan S, Mohammad S, Tantsis E, et al. Clinical course, therapeutic responses and outcomes in relapsing MOG antibody-associated demyelination. *J Neurol Neurosurg Psychiatry*. 2018;89(2):127-137.

Trebst C, Jarius S, Berthele A, et al. Update on the diagnosis and treatment of neuromyelitis optica: recommendations of the Neuromyelitis Optica Study Group (NEMOS). *J Neurol*. 2014;261(1):1-16.

Wingerchuk DM, Banwell B, Bennett JL, et al. International consensus diagnostic criteria for neuromyelitis optica spectrum disorders. *Neurology*. 2015;85:177-189.

Encefalite e Meningite Autoimunes 74

Andrew McKeon, Divyanshu Dubey, Eoin P. Flanagan,
Anastasia Zekeridou e Sean J. Pittock

PONTOS-CHAVE

1. Encefalite e meningite autoimunes são doenças diagnosticadas comumente na prática neurológica. A incidência é equivalente à de causas infecciosas.

2. Fenótipos clínicos de encefalite autoimune incluem doenças clássicas (p. ex., encefalite límbica e do tronco encefálico) e distúrbios limitados (p. ex., epilepsia autoimune).

3. Nos casos clássicos, encefalite do receptor de *N*-metil-D-aspartato tem pródromo neuropsiquiátrico.

4. Algumas condições clínico-radiológicas e sorológicas são astrocitopatia associada à proteína glial fibrilar ácida (um tipo de meningoencefalite) e encefalite antirreceptor de ácido gama-aminobutírico tipo A.

5. O exame de ressonância magnética cerebral frequentemente é normal nas encefalites autoimunes. Tomografia por emissão de pósitrons e pesquisa de anticorpos neurais no soro e líquido cefalorraquidiano complementam o diagnóstico clínico. Testes realizados com soro e líquido cefalorraquidiano aumentam a sensibilidade global.

6. Testes para anticorpos neurais geralmente são negativos na encefalite autoimune. Outros indícios clínicos são início rápido, evolução alternante da doença e história pessoal de doença autoimune.

7. Algumas imunoglobulinas G estão associadas a tipos específicos de câncer (distúrbio paraneoplásico) e justificam investigação de neoplasias malignas coexistentes.

8. O tratamento imediato com imunoterápicos é fundamental nos casos confirmados de encefalite autoimune.

INTRODUÇÃO

Doenças neurológicas atribuídas à infecção ou inflamação do parênquima encefálico (encefalite) ou das meninges (meningite) são causas comuns de referenciamento aos neurologistas que atuam em ambulatórios e hospitais. Em alguns casos, o neurologista rapidamente estabelece com facilidade um diagnóstico como encefalite por vírus do herpes simples ou encefalite límbica autoimune. Em outros casos, a incerteza quanto ao diagnóstico persiste. No passado e, até certo ponto, também nos dias atuais, alguns pacientes são repetidamente avaliados quanto à existência de alguma causa infecciosa, sem levar em consideração etiologias não infecciosas, ou são tratados empiricamente para alguma doença inflamatória ou autoimune depois da realização de alguns poucos exames para um ou dois distúrbios raros.

Ao longo das últimas duas décadas, causas autoimunes de encefalite e meningite (principalmente encefalite) têm sido diagnosticadas com frequência crescente. Grande parte desse aumento foi possibilitada pela descoberta de inúmeros autoanticorpos biomarcadores (isótipos de imunoglobulina G [IgG]) de doenças autoimunes do sistema nervoso central (SNC). Além disso, também foram estabelecidos critérios diagnósticos e descrições detalhadas do espectro fenotípico.

Além da encefalite límbica, na qual pacientes apresentam a tríade de sintomas cognitivos, psiquiátricos e epilépticos, hoje são reconhecidas outras apresentações fenotípicas de autoimunidade do SNC. Exemplos são pródromo psiquiátrico (evidenciado nos casos de encefalite antirreceptor de N-metil-D-aspartato [NMDAR] e sinais/sintomas meníngeos (típicos da astrocitopatia associada à proteína fibrilar glial ácida [PFGA]). O reconhecimento mais amplo dessas doenças resultou em aumentos de sua incidência e, hoje em dia, encefalites autoimunes têm padrão epidemiológico comparável ao das causas infecciosas.

A descoberta de autoanticorpos da classe IgG específicos para tecidos neurais forneceu alguns indícios que facilitaram o entendimento da fisiopatologia dessas doenças. Como algumas doenças autoimunes do SNC são fenômenos paraneoplásicos (distúrbios neurológicos que ocorrem no contexto de alguma neoplasia que expressa proteínas neurais), pode-se realizar uma investigação de câncer sistêmico até então oculto. O tratamento de qualquer neoplasia subjacente pode contribuir para a melhora do quadro neurológico. O reconhecimento de que encefalites podem ter causa autoimune justifica iniciar tratamento imunoterápicos (p. ex., corticoides, plasmaférese ou imunossupressores). O tratamento precoce está associado comprovadamente à melhora do prognóstico neurológico de alguns pacientes. O diagnóstico sorológico também pode ajudar a escolher opções terapêuticas e definir prognóstico.

Embora esses biomarcadores de IgG neural tenham aumentado a sensibilidade diagnóstica das doenças autoimunes do SNC, seu reconhecimento clínico mais detalhado também demonstrou a existência de casos soronegativos (até 50% dos casos, de acordo com alguns estudos). A avaliação cuidadosa com anamnese, exame físico e testes para anticorpos IgG não neurais (p. ex., autoanticorpos antireóideos) pode ajudar a estabelecer o diagnóstico de algum distúrbio autoimune quando os testes para IgG neural são negativos. Nesses casos, resposta objetivamente definida e persistente ao tratamento imune pode confirmar esse diagnóstico.

EPIDEMIOLOGIA

A investigação de 761 casos de encefalite de etiologia desconhecida entre pacientes de 30 anos ou menos referenciados ao California Encephalitis Project entre setembro de 2007 e fevereiro de 2011 demonstrou que a frequência de encefalite NMDAR era comparável à de causas virais. Um estudo epidemiológico populacional recente sobre encefalite autoimune no Condado de Olmsted, Minnesota, mostrou que a prevalência dessa doença era de 13,7 por 100 mil habitantes. Os índices de prevalência de encefalite autoimune ajustados por idade e sexo eram comparáveis aos da encefalite infecciosa (11,6 por 100 mil). Além disso, a incidência de encefalite autoimune aumentou de 0,4 por 100 mil habitantes-ano no período de 1995-2005 para 1,2 por 100 mil habitantes-ano no intervalo de 2006-2015, em grande parte como consequência da detecção mais frequente de casos com autoanticorpos positivos. Os autoanticorpos neurais detectados mais comumente nos casos de encefalite autoimune eram IgG contra glicoproteína de oligodendrócito de mielina (GOM) e isoforma de 65 kDa da descarboxilase do ácido glutâmico detectadas no líquido cefalorraquidiano (LCR) ou soro em títulos altos (> 20,0 nmol/ℓ). É importante ressaltar que alguns estudos demonstraram que a incidência e a prevalência da encefalite autoimune eram mais altas entre afro-americanos que entre caucasoides.

FISIOPATOLOGIA

Imunobiologia

Proteínas antigênicas sujeitas à vigilância imune são processadas por células apresentadoras de antígeno (células dendríticas nos estágios iniciais, linfócitos B nas etapas mais avançadas da reação imune) e apresentadas aos linfócitos T auxiliares CD4+ do grupamento de diferenciação antígeno-específica. Por sua vez, esses linfócitos podem estimular a formação de linhagens celulares que produzem efetores imunológicos. Algumas diferenciam-se em linfócitos T citotóxicos CD8+. Algumas populações de linfócitos T desenvolvem-se e formam plasmócitos secretores de anticorpos. A localização subcelular do antígeno-alvo durante a reação autoimune – intracelular ou ligado à membrana plasmática – pode fornecer algum indício quanto à fisiopatologia da encefalite autoimune (Figura 74.1) no estágio efetor, seja mediada por linfócitos T citotóxicos ou autoanticorpo da classe IgG, respectivamente.

O fator desencadeante de autoimunidade nos casos de encefalite autoimune frequentemente é desconhecido. Alguns casos estão associados às neoplasias malignas ou infecções virais pregressas do SNC. Distúrbios neurológicos paraneoplásicos ocorrem no contexto de reações imunes antitumorais vigorosas contra antígenos neurais expressos nos cânceres e que também são expressos fisiologicamente no sistema nervoso (os chamados *antígenos onconeurais*; Figura 74.1). Antígenos onconeurais podem ser expressos por tumores em formas naturais

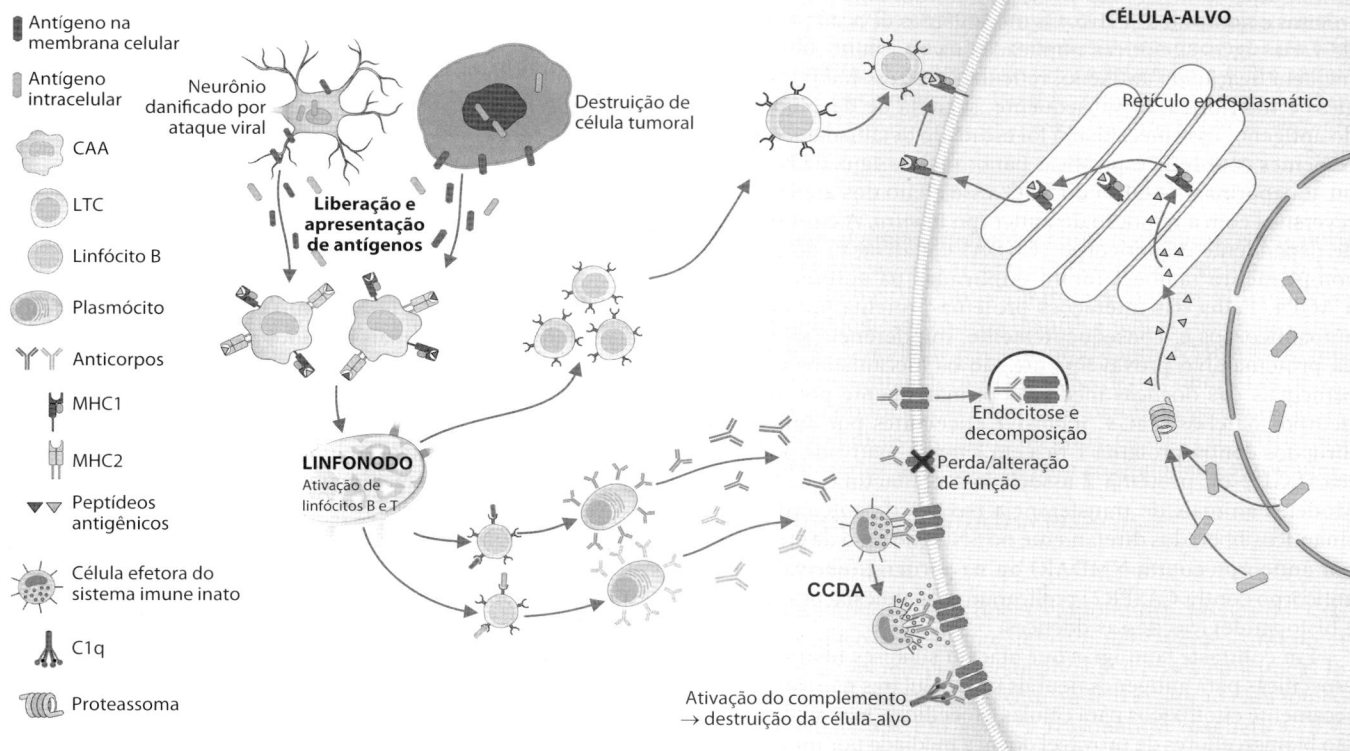

FIGURA 74.1 Mecanismos da autoimunidade neural. Antígenos neurais liberados (intracelular em *verde*, ligado à membrana celular em *azul*) por células tumorais destruídas depois do ataque inicial dos efetores do sistema imune inato, ou dos neurônios destruídos depois por infecção viral, são fagocitados e processados por células apresentadoras de antígeno (CAAs). Essas células migram aos linfonodos regionais e "preparam" linfócitos T CD4+ do grupamento de diferenciação *naïve* por meio de reações com o complexo de histocompatibilidade principal tipo 2 (MHC2). Linfócitos T ativados proliferam e diferenciam-se em células auxiliares (e reguladoras). Os linfócitos auxiliares CD4+ ativam linfócitos B que estão ligados ao mesmo antígeno em seus receptores e transformam-se em plasmócitos secretores de anticorpos de alta afinidade. A apresentação cruzada de peptídeos antigênicos por meio de reações com o MHC tipo 1 (MHC1) das CAAs "preparam" linfócitos T efetores citotóxicos CD8+ (LTCs) antígeno-específicos. LTCs circulantes atacam células que expressam peptídeos antigênicos ligados ao MHC1, que se originam da decomposição dos antígenos neurais intracelulares por ação dos proteassomas e, em seguida, são acoplados às moléculas do MHC1 no retículo endoplasmático. Imunoglobulinas G que se ligam ao domínio extracelular das proteínas da membrana plasmática neural podem desencadear interiorização do antígeno, bloqueio funcional, citotoxicidade celular dependente de anticorpo (CCDA) ou ativação do complemento seguida de citólise. (*Esta figura se encontra reproduzida em cores no Encarte.*)

Tabela 74.2 Autoanticorpos neurais da classe IgG com especificidade para antígenos intracelulares (nucleares, citoplasmáticos ou nucleolares) nas encefalites autoimunes. (Continuação)

Anticorpo	Antígeno	Quadros neurológicos	Associação oncológica
ITPR1	ITPR1	Sinais referidos ao tronco encefálico (distúrbios da mobilidade ocular) e ataxia	Carcinomas de mama, pulmão e sistema hematológico
Proteína 11 Kelch-símile	Proteína 11 Kelch-símile	Encefalite do tronco encefálico, ataxia cerebelar, encefalite límbica acompanhada de surdez	Tumores de células germinativas testiculares
Ma1, Ma2	PNMA1, PNMA2	Encefalite límbica ou do tronco encefálico, ataxia	Tumores de células germinativas testiculares (apenas Ma2), muitas outras (Ma1, Ma2)
NIF	NF-L, NF-H, α-internexina	Encefalopatia, ataxia, mielopatia	Carcinoma pulmonar de células pequenas (NFL-IgG)
PDE10A	PDE10A	Encefalopatia, distúrbios do movimento	Adenocarcinoma de células renais
PCA-1	CDR2, CDR2-símile	Encefalite do tronco encefálico, ataxia cerebelar, mielopatia, neuropatias	Adenocarcinoma mülleriano/ mamário
PCA-2	MAP1B	Encefalite límbica, ataxia, encefalite do tronco encefálico, síndrome de Lambert-Eaton, neuropatias periféricas e autonômicas	Carcinoma pulmonar de células pequenas
Septina-5	Septina-5	Sinais referidos ao tronco encefálico (distúrbios da mobilidade ocular) e ataxia	Nenhuma conhecida

AGNA, anticorpo nuclear antiglial/antineuronal; ANNA, anticorpo nuclear antineuronal; AP3B2, proteína 3B2 adaptadora; ARHGAP26, proteína 26 ativadora de Rho GTPase; CDR2, proteína 2 de degeneração cerebelar; CRMP, proteína mediadora da resposta à colapsina; ELAVL, proteína semelhante à ELAV; GAD65, descarboxilase do ácido glutâmico, isoforma de 65 kDa; GRAF, regulador das PFGAs associada à quinase 1 de adesão focal; IgG, imunoglobulina G; ITPR1, receptor de trifosfato de inositol tipo 1; MAP1B, proteína 1B associada aos microtúbulos; NF-H, cadeia pesada do neurofilamento; NF-L, cadeia leve do neurofilamento; NIF, filamento intermediário neuronal; PCA, anticorpo citoplasmático contra célula de Purkinje; PDE10A, fosfodiesterase 10A; PFGA, proteína fibrilar glial ácida; PNMA, proteína Ma paraneoplásica; SOX, SRY-Boxe.

Tabela 74.3 Autoanticorpos neurais da classe IgG com especificidade para domínio extracelular de receptores e canais nas encefalites autoimunes.

Anticorpo	Antígeno	Associação oncológica	Quadro neurológico
Receptor de AMPA	GluR1, GluR2	Tumores tímicos, carcinomas de pulmão ou mama	Encefalite límbica, nistagmo, crises convulsivas
DPPX	DPPX (DPP6)	Linfoma de células B (raramente)	Encefalomielite
Receptor GABA$_A$	Receptor GABA$_A$	Timoma	Encefalite multifocal
Receptor GABA$_B$	Receptor GABA$_B$	Carcinoma pulmonar de células pequenas, outras neoplasias neuroendócrinas	Encefalite límbica, epilepsia incontrolável, discinesias orolinguais
Receptor de glicina	Subunidade α_1 do GlyR	Timoma, linfoma	Encefalomielite progressiva com rigidez e mioclonia, síndrome da pessoa rígida
IgLON-5	IgLON5	Nenhuma conhecida	Distúrbios do sono, encefalopatia, coreia, parkinsonismo
LGI1/CAPSR2	LGI1, CASPR2	Timoma	Encefalite límbica, crises epilépticas distônicas faciobraquiais e outros tipos de epilepsia, hiperexcitabilidade neuromuscular
mGluR1	mGluR1	Linfoma de Hodgkin, adenocarcinoma de próstata	Ataxia, disgeusia, vertigem, sintomas cognitivos, crises epilépticas
mGluR5	mGluR5	Linfoma de Hodgkin	Encefalite límbica
GOM	GOM	Nenhuma conhecida	Quadro semelhante à EMDA nas crianças, neurite óptica recidivante, mielite transversa
AChR ganglionar neuronal	AChR ganglionar neuronal	Adenocarcinoma, timoma, carcinoma pulmonar de células pequenas	Disautonomia, neuropatias somáticas periféricas, encefalopatias
Receptor de NMDA	GluN1	Teratoma ovariano	Ansiedade, psicose, crises epilépticas, encefalopatia, discinesia, hipoventilação, coma
NMO	Aquaporina 4	Alguns relatos de timoma e outros tumores sólidos	Quadro semelhante à EMDA nas crianças, neurite óptica recidivante, mielite transversa; acometimento das estruturas periventriculares (náuseas/vômitos incontroláveis, soluços, narcolepsia)
Canais de cálcio dos tipos P/Q e N	Canais de cálcio dos tipos P/Q e N	Carcinoma pulmonar de células pequenas, adenocarcinomas de mama e trato ginecológico	Encefalopatias, mielopatias, neuropatias, síndrome de Lambert-Eaton

AChR, receptor de acetilcolina; AMPA, ácido alfa-amino-3-hidroxi-5-metil-4-isoxazolepropiônico; CASPR2, proteína 2 associada à contactina; DPPX, proteína semelhante a dipeptidil-peptidase 6; EMDA, encefalomielite disseminada aguda; GABA$_A$, ácido gama-aminobutírico tipo A; GABA$_B$, ácido alfa-aminobutírico tipo B; GOM, glicoproteína de oligodendrócito de mielina; GluN1, receptor de glutamato tipo NMDA, subunidade 1; GluR1, receptor de glutamato tipo 1; GluR2, receptor de glutamato tipo 2; GlyR, receptor de glicina; IgLON5, membro 5 da família de proteínas semelhantes às imunoglobulinas; LGI1, proteína 1 rica em leucina-inativada por glioma; mGluR1, receptor 1 de glutamato metabotrópico; mGluR5, receptor 5 de glutamato metabotrópico; NMDA, N-metil-D-aspartato; NMO, neuromielite óptica.

da encefalite infecciosa (11,6 por 100 mil). Além disso, a incidência de encefalite autoimune aumentou de 0,4 por 100 mil habitantes-ano no período de 1995-2005 para 1,2 por 100 mil habitantes-ano no intervalo de 2006-2015, em grande parte como consequência da detecção mais frequente de casos com autoanticorpos positivos. Os autoanticorpos neurais detectados mais comumente nos casos de encefalite autoimune eram IgG contra glicoproteína de oligodendrócito de mielina (GOM) e isoforma de 65 kDa da descarboxilase do ácido glutâmico detectadas no líquido cefalorraquidiano (LCR) ou soro em títulos altos (> 20,0 nmol/ℓ). É importante ressaltar que alguns estudos demonstraram que a incidência e a prevalência da encefalite autoimune eram mais altas entre afro-americanos que entre caucasoides.

FISIOPATOLOGIA

Imunobiologia

Proteínas antigênicas sujeitas à vigilância imune são processadas por células apresentadoras de antígeno (células dendríticas nos estágios iniciais, linfócitos B nas etapas mais avançadas da reação imune) e apresentadas aos linfócitos T auxiliares CD4+ do grupamento de diferenciação antígeno-específica. Por sua vez, esses linfócitos podem estimular a formação de linhagens celulares que produzem efetores imunológicos. Algumas diferenciam-se em linfócitos T citotóxicos CD8+. Algumas populações de linfócitos T desenvolvem-se e formam plasmócitos secretores de anticorpos. A localização subcelular do antígeno-alvo durante a reação autoimune – intracelular ou ligado à membrana plasmática – pode fornecer algum indício quanto à fisiopatologia da encefalite autoimune (Figura 74.1) no estágio efetor, seja mediada por linfócitos T citotóxicos ou autoanticorpo da classe IgG, respectivamente.

O fator desencadeante de autoimunidade nos casos de encefalite autoimune frequentemente é desconhecido. Alguns casos estão associados às neoplasias malignas ou infecções virais pregressas do SNC. Distúrbios neurológicos paraneoplásicos ocorrem no contexto de reações imunes antitumorais vigorosas contra antígenos neurais expressos nos cânceres e que também são expressos fisiologicamente no sistema nervoso (os chamados *antígenos onconeurais*; Figura 74.1). Antígenos onconeurais podem ser expressos por tumores em formas naturais

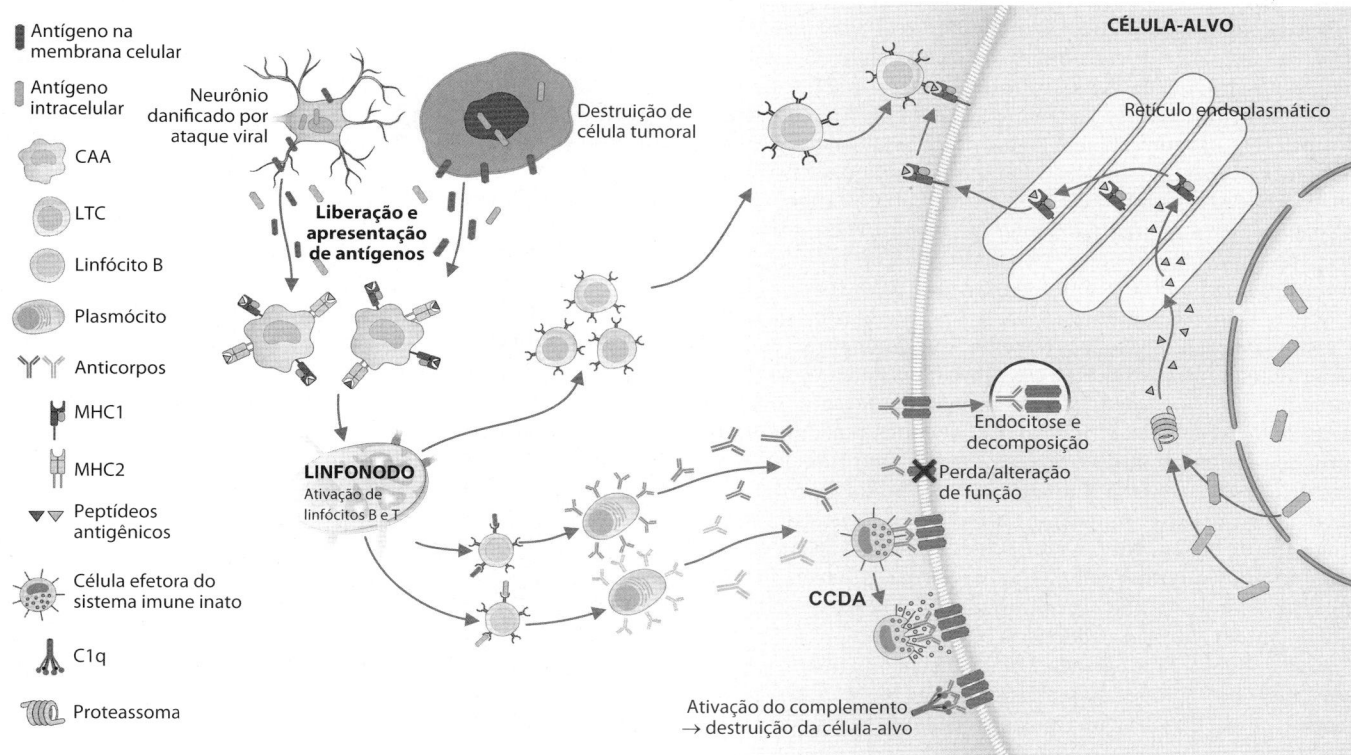

FIGURA 74.1 Mecanismos da autoimunidade neural. Antígenos neurais liberados (intracelular em *verde*, ligado à membrana celular em *azul*) por células tumorais destruídas depois do ataque inicial dos efetores do sistema imune inato, ou dos neurônios destruídos depois por infecção viral, são fagocitados e processados por células apresentadoras de antígeno (CAAs). Essas células migram aos linfonodos regionais e "preparam" linfócitos T CD4+ do grupamento de diferenciação *naïve* por meio de reações com o complexo de histocompatibilidade principal tipo 2 (MHC2). Linfócitos T ativados proliferam e diferenciam-se em células auxiliares (e reguladoras). Os linfócitos auxiliares CD4+ ativam linfócitos B que estão ligados ao mesmo antígeno em seus receptores e transformam-se em plasmócitos secretores de anticorpos de alta afinidade. A apresentação cruzada de peptídeos antigênicos por meio de reações com o MHC tipo 1 (MHC1) das CAAs "preparam" linfócitos T efetores citotóxicos CD8+ (LTCs) antígeno-específicos. LTCs circulantes atacam células que expressam peptídeos antigênicos ligados ao MHC1, que se originam da decomposição dos antígenos neurais intracelulares por ação dos proteassomas e, em seguida, são acoplados às moléculas do MHC1 no retículo endoplasmático. Imunoglobulinas G que se ligam ao domínio extracelular das proteínas da membrana plasmática neural podem desencadear interiorização do antígeno, bloqueio funcional, citotoxicidade celular dependente de anticorpo (CCDA) ou ativação do complemento seguida de citólise. (*Esta figura se encontra reproduzida em cores no Encarte.*)

e mutantes (neoepítopos). Na área do tumor, antígenos são liberados depois da destruição da célula tumoral, processados e apresentados por células apresentadoras de antígeno aos linfócitos T localizados nos linfonodos regionais. As células T auxiliares CD4+ ativadas por reação com o complexo de histocompatibilidade principal tipo 2 (MHC2) estimulam linfócitos B antígeno-específicos a diferenciar-se em plasmócitos e produzir anticorpos. A apresentação cruzada de um antígeno por meio da reação com o complexo de histocompatibilidade tipo 1 (MHC1) ativa linfócitos T citotóxicos CD8+ que, em seguida, migram para a área do tumor maligno e ao SNC e podem produzir efeito citotóxico. Na última década, foram desenvolvidos inibidores de *checkpoint* imunológico para tratamento do câncer. Esses autoanticorpos monoclonais têm como alvo as etapas reguladoras negativas coinibitórias da reação imune e, desse modo, ampliam a imunidade antitumoral, mas também a autoimunidade. Por essa razão, esses fármacos podem causar manifestações neurológicas.

Proteínas da membrana sináptica de neurônios e glia podem ser atacadas por IgGs, que são potencialmente patogênicas e causam manifestações patológicas. Essas IgGs ligam-se aos epítopos extracelulares dos receptores ionotrópicos e metabotrópicos, canais de água e proteínas de adesão neural. Os efeitos desses autoanticorpos foram reproduzidos em culturas de astrócitos e neurônios *in vivo*. Os mecanismos de ação principais de várias IgGs sinápticas implicadas na encefalite autoimune incluem ligação do antígeno, reticulação (*cross-linking*, em inglês) e interiorização subsequente, seguida de decomposição do antígeno. Esse mecanismo foi estudado detalhadamente nos pacientes com IgGs específicas para canal de água de NMDAR ou aquaporina 4 (AQP4) do SNC; esse efeito dos anticorpos é reversível com a remoção do anticorpo *in vitro*. A citotoxicidade dependente de anticorpo (CCDA) e a ativação do sistema complemento também foram implicadas na autoimunidade à AQP4. Falha das interações proteína-proteína por ação de autoanticorpos e, consequentemente, interferência na função da proteína-alvo provavelmente são os mecanismos de ação principais das doenças mediadas primariamente por autoanticorpos da classe IgG4, inclusive encefalites por anticorpos dirigidos contra proteína 1 rica em leucina-inativada por glioma (LGI1) ou proteína 2 associada à contactina (CASPR2). Modelos animais de transferência passiva de autoanticorpos sinápticos liberados diretamente no SNC (no caso da encefalite por anticorpo contra NMDAR) ou na periferia (encefalite por anticorpo contra CASPR2) replicaram as manifestações clínicas e histopatológicas dessas doenças.

Em contraste com IgGs que atacam sinapses neurais, IgGs específicas para antígenos neurais intracelulares não são intrinsecamente citotóxicas para células específicas, mas ainda assim são biomarcadores de provável doença mediada por linfócitos T efetores. Linfócitos T citotóxicos podem apenas reconhecer antígenos quando estes são apresentados na forma de um peptídeo antigênico combinado com MHC1 (Figura 74.1).

Nos últimos anos, pesquisadores descreveram encefalites autoimunes pós-infecciosas, principalmente depois de encefalite causada pelo vírus do herpes simples. Teoricamente, a liberação local de antígenos neurais dos neurônios destruídos causa ativação do sistema imune e autoimunidade antígeno-específica, em vez de mimetismo molecular. Esse tipo de doença também foi reproduzido em um modelo animal. A suscetibilidade genética à autoimunidade também foi sugerida. Associações aos antígenos leucocitários humanos (HLAs, do inglês *human leukocyte antigens*) foram demonstradas em alguns pacientes com autoimunidade neural associada a anticorpos, inclusive encefalite por anticorpo contra LGI1. Na época em que este capítulo estava sendo finalizado, a pandemia da doença pelo coronavírus 2019 (covid-19), em 2019/2020, oferecia oportunidades de investigar a fisiopatologia da encefalite inflamatória pós-infecciosa com mais detalhes.

Imunopatologia

Tumores retirados de pacientes com distúrbios neurais autoimunes paraneoplásicos frequentemente contêm em seu interior plasmócitos e linfócitos T dirigidos contra antígenos onconeurais inflamatórios. A patologia cerebral frequentemente reflete os mecanismos fisiopatológicos descritos antes (Figura 74.2). Nos pacientes com autoimunidade mediada por linfócitos T, inclusive os que têm como alvo anfifisina ou Hu, há infiltração imune abundante principalmente de células T citotóxicas e macrófagos e destruição neuronal. Por outro lado, nas amostras de necropsia de pacientes com encefalite por anticorpo contra NMDAR, há infiltrados inflamatórios moderados constituídos de plasmócitos, depósitos de IgG e ativação microglial. Com autoimunidade à AQP4, observam-se produtos da ativação de complemento ao redor dos vasos sanguíneos e depósitos de imunoglobulinas. Por outro lado, com autoimunidade à GOM, a desmielinização é a alteração patológica principal.

DIAGNÓSTICO

Manifestações clínicas

Meningite autoimune

A meningite autoimune pode causar um ou mais dos seguintes sinais/sintomas: cefaleia, borramento visual, perda de audição, tinido, febre, vômitos e sinais referidos aos nervos cranianos em alguns casos. A única doença na qual foi detectada IgG neural com quadro clínico de meningite é a astrocitopatia autoimune causada por anticorpo contra PFGA. Em geral, esses pacientes também têm manifestações clínicas de encefalite. Contudo, paquimeningite e leptomeningite autoimunes podem ocorrer nos pacientes com ou sem doenças autoimunes sistêmicas ou referidas a órgãos específicos, inclusive lúpus eritematoso sistêmico, artrite reumatoide e doença de Crohn. Em alguns casos, paquimeningite pode afetar pacientes com um distúrbio fibroinflamatório conhecido como *doença relacionada com IgG4*, assim denominada porque há infiltração densa de plasmócitos IgG4-positivos em vários órgãos e estruturas (pâncreas, glândulas salivares, tireoide, mediastino, retroperitônio, rins e espaço retrorbitário). Outros pacientes podem ter meningite inflamatória crônica como complicação de doenças inflamatórias do SNC, inclusive sarcoidose ou doença de Behçet, ou que ocorre isoladamente sem qualquer definição adicional. Um tipo de meningite idiopática recidivante conhecida como *meningite de Mollaret* pode ter etiologia autoimune ou inflamatória.

Encefalite autoimune: aspectos gerais

Nos casos típicos, a encefalopatia autoimune tem início subagudo com declínio cognitivo, *delirium* e sintomas psiquiátricos (alteração de humor ou psicose). Sinais e sintomas associados incluem cefaleia, borramento visual e distúrbios do sono. Além disso, pacientes podem ter um ou mais distúrbios do movimento

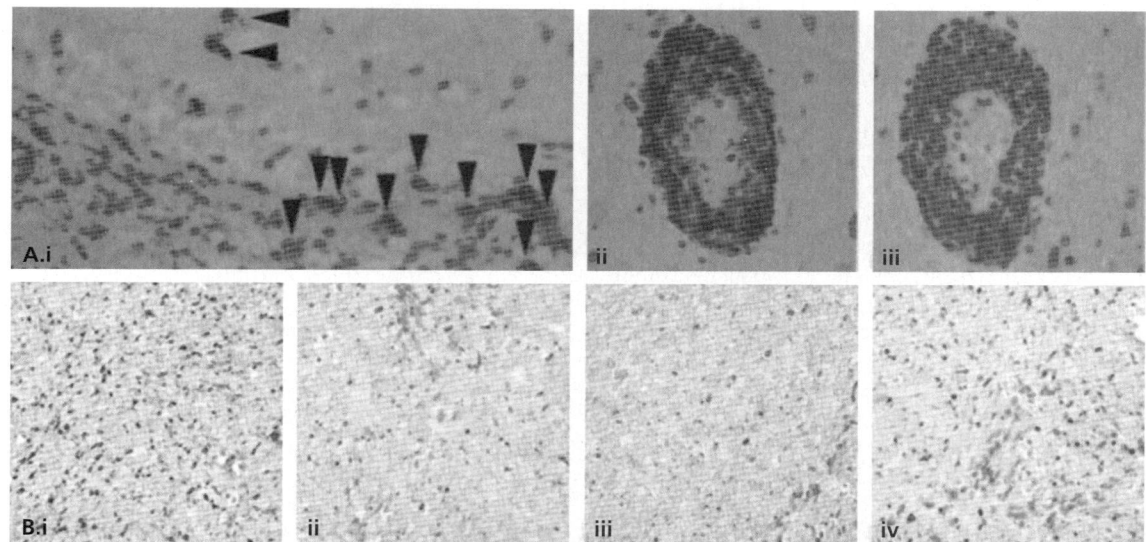

FIGURA 74.2 Exemplos de imunopatologia no cérebro e tumor de pacientes com autoimunidade neural. **A.** Plasmócitos (*i*), linfócitos B (*ii*) e linfócitos T (*iii*) nos tecidos de um paciente com encefalite por anticorpo contra receptor de *N*-metil-D-aspartato (NMDAR). Observe que os plasmócitos (*pontas de seta* na imagem *i*) estavam nas regiões perivasculares e ao longo da superfície cerebral que demarcava espaços contendo líquido cefalorraquidiano e vasos sanguíneos diminutos. (De Martinez-Hernandez EM, Horvath J, Shiloh-Malawsky Y, Sangha N, Martinez-Lage M, Dalmau J. Analysis of complement and plasma cells in the brain of patients with anti-NMDAR encephalitis. *Neurology*. 2011;77[6]:589-592, Figura 3 K.) **B.** Coloração imuno-histoquímica de um carcinoma metastático de células de Merkel retirado de um paciente com autoimunidade contra filamento intermediário neuronal (FIN) demonstrou expressão de internexina alfa (*i*), cadeia leve (*ii*), cadeia média (*iii*) e cadeia pesada do FIN (*iv*), que correspondiam ao perfil sorológico de IgG desses pacientes. (De Basal E, Zalewski N, Kryzer TJ et al. Paraneoplastic neuronal intermediate filament autoimmunity. *Neurology*. 2018;91[18]:e1677-e1689, Figura 6.) (*Esta figura se encontra reproduzida em cores no Encarte.*)

associados (ataxia, mioclonia ou coreia). Também pode haver outros indícios de doença autoimune (Tabela 74.1). Nos casos de etiologia paraneoplásica, a encefalopatia pode ser um dos componentes de doença neurológica multifocal. Doenças neurológicas coexistentes podem incluir sinais e sintomas mielopáticos, neuropatia periférica ou distúrbio da junção neuromuscular (miastenia *gravis* ou síndrome de Lambert-Eaton).

Tabela 74.1 Indícios sugestivos do diagnóstico de encefalite autoimune.

Início subagudo com progressão rápida de sintomas cognitivos, comportamentais e psiquiátricos e crises epilépticas
Evolução clínica oscilante com remissões espontâneas parciais ou totais
Tremores, mioclonia
Cefaleia, meningismo, borramento visual
História pessoal ou familiar de doença autoimune
História de câncer
Anticorpos não neurais positivos (p. ex., autoanticorpos antireóideos)
Inflamação do SNC demonstrada à RM ou hipometabolismo global à PET
Inflamação do SNC evidenciada no LCR (leucocitose, índice ou taxa de síntese de IgG elevada, bandas oligoclonais)
Resposta objetiva notável com imunoterápicos

IgG, imunoglobulina G; LCR, líquido cefalorraquidiano; PET, tomografia por emissão de pósitrons; RM, ressonância magnética; SNC, sistema nervoso central.

Existem algumas síndromes clínicas clássicas, e a maioria delas tem associações variadas com anticorpos neurais (p. ex., encefalite límbica). Outras síndromes clínicas ou condições clínico-radiológicas são semelhantes e têm perfis de IgG específicos (p. ex., encefalite por anticorpo contra NMDAR). Alguns pacientes apresentam formas limitadas dessas síndromes (p. ex., epilepsia autoimune com encefalite por anticorpo contra LGI1) ou quadros clínicos singulares ou raros. Graus et al. (2016) propuseram critérios diagnósticos para encefalopatia autoimune.

Síndromes encefalíticas clássicas

Encefalite límbica

Encefalite límbica é uma doença autoimune clássica do SNC. Nos casos típicos, os pacientes têm *delirium*, alteração de humor, distúrbios de memória e personalidade e crises epilépticas focais, do tipo temporal mesial com ou sem evolução para tônico-clônicas bilaterais. Em geral, a ressonância magnética (RM) cerebral demonstra sinais anormais unilaterais ou bilaterais na sequência T2 nas regiões temporais mesiais, com ou sem realce visível na sequência T1 pós-gadolínio. O eletroencefalograma (EEG) pode demonstrar alentecimento temporal unilateral ou bilateral, ou descargas epileptiformes. O perfil de autoanticorpos neurais é variável. Alguns desses autoanticorpos são altamente preditivos de câncer (p. ex., anti-Hu), enquanto outros sugerem reação à imunoterapia (p. ex., anticorpo anti-LGI1).

Encefalite do tronco encefálico

Sintomas iniciais incluem uma ou mais neuropatias cranianas, distúrbios da mobilidade ocular, vertigem, náuseas e vômitos (algumas vezes, incontroláveis), instabilidade postural e parkinsonismo. Distonia de fechamento mandibular está associada especialmente à encefalite do tronco encefálico com anticorpo antineuronal nuclear (AANN) (anti-Ri). A encefalite do tronco encefálico é uma apresentação comum de pacientes com anticorpo anti-Ma2 (também conhecido como *anti-Ta*, geralmente homens jovens com carcinoma testicular) ou anticorpos anti-Ma1 e anti-Ma2 (também conhecidos como *anti-Ma*, em homens e mulheres com diversos tipos de câncer). Surdez neurossensorial e tinido acompanham frequentemente a encefalite autoimune do tronco encefálico com anticorpo contra proteína 11 Kelch-símile. O exame de RM cerebral pode ser normal ou demonstrar anormalidades em T2 no tronco encefálico e/ou cerebelo.

Síndrome de opsoclonia-mioclonia

A síndrome de opsoclonia-mioclonia (também conhecida como "síndrome dos olhos e pés dançantes") é patognomônica de autoimunidade, seja um distúrbio parainfeccioso, paraneoplásico ou idiopático. Pacientes têm vertigem, tontura, náuseas e vômitos, tremores e desequilíbrio. O exame neurológico demonstra abalos mioclônicos generalizados e movimentos oculares aleatórios "semelhantes a relâmpagos", que são compatíveis com mioclonia dos músculos extraoculares (opsoclonia). As neoplasias associadas frequentemente são neuroblastoma, câncer de pulmão e carcinoma de mama (nos adultos). Em vez da síndrome de opsoclonia-mioclonia, alguns pacientes podem ter apenas opsoclonia ou mioclonia de tronco ou membros, com ou sem encefalopatia.

Síndrome de Morvan

Síndrome de Morvan é uma doença multifocal rara, que geralmente está associada à autoimunidade à CASPR2. O quadro neurológico inclui encefalite, distúrbio do sono, disautonomia e hiperexcitabilidade dos nervos periféricos. Timoma é a neoplasia maligna associada mais comumente.

Encefalomielite progressiva com rigidez e mioclonia

Encefalomielite progressiva com rigidez e mioclonia (EPRM) faz parte do espectro de distúrbios que causam hiperexcitabilidade do SNC, também conhecidos como *distúrbios do espectro da síndrome da pessoa rígida*. Resposta exagerada de sobressalto, hipertonia e espasmos coexistentes são comuns na síndrome da pessoa rígida e na EPRM. Entretanto, essa última doença é mais difusa e grave e, geralmente, inclui manifestações clínicas de encefalopatia. Anticorpo contra isoforma de 65 kDa da descarboxilase do ácido glutâmico é detectado em alguns desses pacientes, embora, no passado, a maioria dos pacientes com EPRM fosse soronegativa. Hoje em dia, anticorpo contra receptor de glicina e anticorpo contra proteína semelhante a dipeptidil-peptidase 6 são aceitos como biomarcadores do diagnóstico de EPRM.

Formas clinicamente limitadas

Epilepsia autoimune

Alguns pacientes com encefalite autoimune têm apenas crises epilépticas ou quadro clínico marcado predominantemente por crises epilépticas. Essas apresentações clínicas mais limitadas merecem comentários especiais, porque não fazem parte das síndromes clássicas. A epilepsia autoimune pode ser definida por crises epilépticas como sintoma exclusivo ou inicial principal, quando há suspeita de etiologia autoimune com base na detecção de anticorpo neural, perfil inflamatório no LCR ou RM cerebral compatível com esse diagnóstico. Nos casos típicos, pacientes com epilepsia autoimune não têm fatores de risco clássicos para epilepsia, inclusive história de lesão cerebral adquirida e história familiar de epilepsia. A maioria dos pacientes têm vários desses fatores, e, isoladamente, um fator não consegue prever claramente a etiologia autoimune. Duas outras síndromes parecem ter etiologia autoimune em vista da rapidez de início e evolução clínica grave, embora a maioria dos pacientes tenha doença idiopática sem biomarcadores imunológicos detectáveis. Essas síndromes são conhecidas como *estado de mal epiléptico refratário de início recente* (adultos) e *síndrome de encefalopatia epiléptica refratária induzida por febre* (crianças). Respostas clínicas dramáticas atribuíveis a um antagonista do receptor de interleucina 1 (anakinra) em alguns casos publicados reforçam a hipótese de etiologia autoimune.

Demência autoimune

Outros pacientes não têm crises epilépticas ou alterações do nível de consciência, mas apresentam déficit cognitivo rapidamente progressivo. Os fenótipos de demência autoimune podem ser semelhantes aos da doença de Creutzfeldt-Jakob, ou à forma rapidamente progressiva da doença de Alzheimer ou doença com corpos de Lewy. Tremores e cefaleia como sintomas iniciais, oscilações marcantes na evolução clínica e remissão espontânea sugerem etiologia autoimune.

Encefalites não límbicas: condições definidas sorologicamente

Encefalite causada por anticorpo antirreceptor de NMDA

Conforme está descrito adiante por Dalmau et al., pacientes com anticorpo contra NMDAR (dirigidos contra a subunidade GluN1 [NR1]) desenvolvem um distúrbio neurológico relativamente estereotipado. Sinais e sintomas prodrômicos incluem cefaleia, febre, náuseas e vômitos, diarreia ou sintomas referidos às vias respiratórias superiores. Esses pacientes têm sintomas psiquiátricos (ansiedade, insônia, medo, ilusões, mania e paranoia) e, inicialmente, podem ser atendidos por psiquiatras. Outras alterações comportamentais são retração social e comportamento estereotipado. Amnésia e distúrbio incomum da linguagem (afasia não cortical) são frequentes. Nas crianças, as alterações comportamentais podem ser menos específicas e incluem explosões temperamentais e hiperatividade. Problemas neurológicos, como crises epilépticas e discinesias, são frequentes. Depois desses sintomas iniciais, crianças e adultos frequentemente apresentam depressão de reatividade aos estímulos. Distúrbios do movimento incluem discinesias orolingofaciais, coreia generalizada, crises oculógiras, distonia e rigidez. Sinais frequentes referidos ao sistema nervoso autônomo são hipertermia, taquicardia, hipersalivação, hipertensão, bradicardia, hipotensão, incontinência urinária e disfunção erétil. Também pode haver hipoventilação com necessidade de suporte ventilatório prolongado (frequentemente por meses). Reações dissociativas semelhantes às que são causadas por antagonistas de NMDAR (p. ex., fenciclidina ou cetamina) foram observadas em alguns casos (p. ex., resistência à abertura dos olhos, apesar da ausência de reação aos estímulos dolorosos).

Astrocitopatia autoimune associada à proteína fibrilar glial ácida

Pacientes com essa doença têm sinais e sintomas de meningite (cefaleia e dor na região cervical), encefalite (*delirium*, tremor, crises epilépticas ou sintomas psiquiátricos) e mielite (déficits sensoriais e fraqueza). Papilite óptica (edema do disco óptico causando borramento visual) é comum. A inflamação do SNC é evidente nas imagens de RM ponderadas em T1 pós-gadolínio (realce das regiões do SNC com abundância de PFGA; Figura 74.3 F) e por elevação da leucometria do LCR com predomínio de linfócitos. O LCR é mais sensível e específico que soro para pesquisar presença de PFGA-IgG. Frequentemente, esses pacientes também têm teratoma ovariano, principalmente quando têm autoimunidade coexistente contra NMDAR ou AQP4. A melhora com corticoides é uma marca característica da doença. Recidivas ocorrem em cerca de 20% dos pacientes e, durante o processo de redução progressiva das doses de prednisona, isso requer transição para um fármaco "poupador" de corticoide.

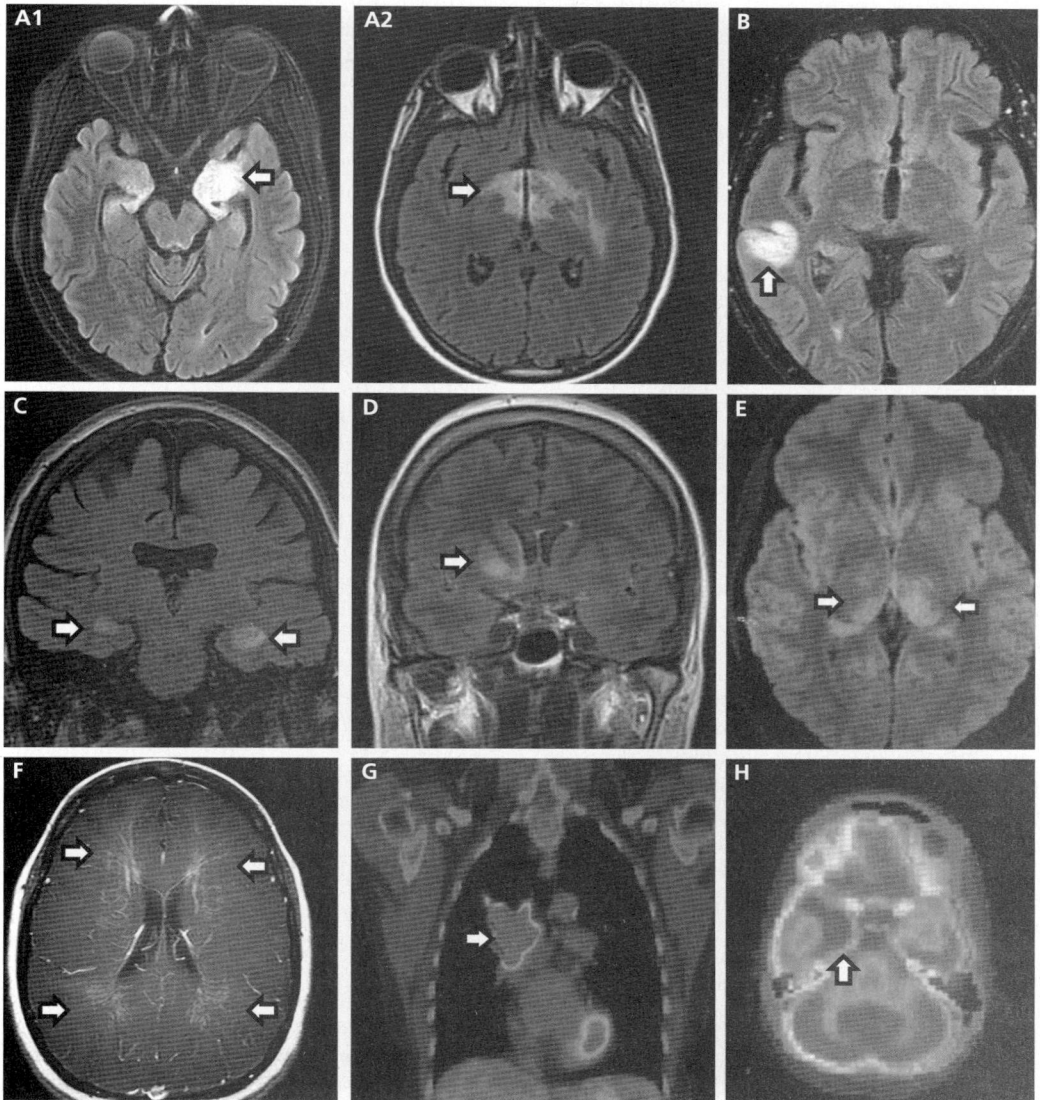

FIGURA 74.3 Anormalidades dos exames de imagem na encefalite autoimune. **A.** Nesse paciente com encefalite por anticorpo anti-Ma2, a imagem axial de ressonância magnética (RM) mostrou sinal hiperintenso em T2 no lobo temporal mesial esquerdo (**A1**, *seta*) acompanhada de sinal hiperintenso na linha média bilateralmente nas imagens ponderadas em T2 do hipotálamo (**A2**, *seta*). **B.** Em outro paciente com encefalite por anticorpo contra receptor de ácido gama-aminobutírico tipo A, essa imagem axial de RM ponderada em T2 detectou sinal de hiperintensidade corticossubcortical em T2 no lobo temporal direito (*seta*). **C.** Nesse paciente com encefalite por receptor contra receptor de AMPA (ácido alfa-amino-3-hidroxi-5-metil-4-isoxazolepropiônico), a imagem coronal de RM ponderada em T2 mostrou focos de hiperintensidade bilaterais no lobo temporal mesial (*setas*). **D.** Nesse paciente com encefalite por anticorpo contra proteína 1 rica em leucina-inativada por glioma, essa imagem coronal de RM ponderada em T2 mostrou sinais de hiperintensidade no caudado e putame direitos (*setas*). **E.** Nesse paciente com encefalomielite disseminada aguda (positiva para imunoglobulina contra glicoproteína de oligodendrócito de mielina), a imagem axial de RM ponderada em T2 evidenciou focos de hiperintensidade bilaterais nos tálamos (*setas*). **F.** Essa imagem axial de RM pós-gadolínio demonstrou realce perivascular radial (*setas*) nesse paciente com astrocitopatia autoimune associada à proteína fibrilar glial ácida. **G.** Nesse paciente com encefalite por anticorpo contra receptor de AMPA, essa imagem de tomografia por emissão de pósitrons com ^{18}F-fluorodesoxiglicose (FDG-PET) evidenciou uma massa pulmonar com sinal hipermetabólico (*seta*), que a histopatologia mostrou ser um carcinoma pulmonar de células pequenas. **H.** Essa imagem axial de FDG-PET cerebral mostrou hipermetabolismo no lobo temporal mesial direito (*seta*). (*As figuras G e H se encontram reproduzidas em cores no Encarte.*)

Encefalite por anticorpo contra receptor GABA$_A$

Nos casos típicos, pacientes (adultos ou crianças) têm crises epilépticas multifocais resistentes aos antiepilépticos, outros sinais/sintomas de encefalite e anormalidades detectáveis à RM cerebral (lesões multifocais corticais, justacorticais e subcorticais de tamanho médio a grande, que não realçam com contraste e não mostram restrição de difusão) (Figura 74.3 B).

Encefalite associada aos distúrbios do espectro da neuromielite óptica ou mielite

Neurite óptica e mielite transversa (lesões longitudinalmente extensivas nos exames radiológicos), seja em episódio único ou recidivante, são típicas de autoimunidade contra AQP4 e GOM. A encefalite também pode ocorrer com qualquer uma dessas doenças. A encefalomielite disseminada aguda é uma síndrome típica associada à autoimunidade contra GOM. Na maioria dos casos, pacientes são crianças que apresentam febre, encefalopatia e disfunção neurológica multifocal. O exame de RM cerebral mostra lesões volumosas de aspecto inflamatório no cérebro (Figura 74.3 E) e, em muitos casos, também na medula espinal. Embora neurite óptica e mielite predominem nos casos de autoimunidade contra AQP4, os pacientes podem ter sintomas encefálicos ou desenvolver lesões cerebrais assintomáticas demonstráveis radiologicamente durante sua evolução clínica.

Encefalopatia autoimune soronegativa para imunoglobulina G neural

Em alguns casos, é apropriado utilizar o termo mais genérico *encefalopatia (ou encefalite) autoimune*, sem referência a algum anticorpo neural específico. Isso ocorre porque anticorpos neurais detectados têm menos especificidade para encefalite (p. ex., anticorpo contra canal de cálcio tipo P/Q), ou nenhum anticorpo neural foi detectado, mas os pacientes têm outros indícios de doença autoimune (Tabela 74.1). Esses indícios clínicos podem incluir um ou mais indicadores de doença autoimune coexistente (p. ex., tireoidite ou anemia perniciosa), detecção de autoanticorpos não neurais (p. ex., autoanticorpos contra peroxidase tireóidea ou doenças do tecido conjuntivo) no soro, LCR com perfil inflamatório, imagens de RM cerebral sugestivas de encefalite e melhora com imunoterápicos. A encefalopatia de Hashimoto e a encefalopatia sensível aos corticoides associada à tireoide autoimune fazem parte de uma tríade de encefalopatia (geralmente com episódios semelhantes a acidentes vasculares encefálicos e RM normal), autoimunidade tireóidea e melhora clínica com imunoterápicos. Como autoanticorpos tireóideos e sintomas cognitivos geralmente são comuns, inclusive nos indivíduos saudáveis, esse exemplo serve para realçar a importância de observar melhora cognitiva objetiva com imunoterápicos.

Exames de imagem

Ressonância magnética cerebral

A RM cerebral com gadolínio é um exame diagnóstico essencial à investigação de encefalite e meningite autoimunes. A demonstração de focos de hiperintensidade unilaterais (Figura 74.3 A1) ou bilaterais (Figura 74.3 C) nas imagens ponderadas em T2 do lobo temporal medial reforça o diagnóstico de encefalite límbica autoimune e pode ser acompanhada de realce por gadolínio. Em alguns casos, anormalidades de sinal relacionadas com crises epilépticas de pacientes em estado de mal epiléptico podem produzir sinais hiperintensos nas imagens ponderadas em T2 do lobo temporal mesial, que se assemelham às lesões da encefalite límbica. Focos de restrição da difusão, focos de sinal hiperintenso no tálamo e realce dos giros encefálicos também são alterações de RM associadas às crises epilépticas. Na encefalite por anticorpo contra NMDAR, a maioria dos pacientes tem RM cerebral normal. Nos casos de RM anormal, pesquisadores descreveram diversas anormalidades nas imagens ponderadas em T2, que podem ser confundidas com outras doenças que geralmente causam anormalidades no exame de RM (p. ex., autoimunidade contra GOM e PFGA).

Autoanticorpos contra GOM, além de causar neurite óptica e mielite, também estão associados a áreas multifocais de sinal hiperintenso semelhantes à encefalomielite disseminada aguda nas imagens ponderadas em T2 da substância branca e substância cinzenta profunda (tálamo e núcleos da base; Figura 74.3 E). Além das alterações radiológicas típicas da neurite óptica e mielite, pacientes com distúrbios do espectro da neuromielite óptica soropositiva para AQP4-IgG desenvolvem lesões encefálicas em 75% dos casos, com ou sem manifestações clínicas associadas (p. ex., encefalopatia). Lesões localizadas ao redor do terceiro e quatro ventrículos (inclusive área postrema) são típicas.

Nas imagens de RM ponderadas em T2, as anormalidades de sinal associadas à encefalite por anticorpo contra receptor de ácido gama-aminobutírico tipo A são multifocais e afetam as substâncias branca e cinzenta (Figura 74.3 B). Lesões diencefálicas próximas do terceiro ventrículo foram descritas em pacientes com encefalite por anticorpo anti-Ma2 com fenótipo associado de narcolepsia/cataplexia (Figura 74.3 A2). Focos de sinal hiperintenso em T2 nos núcleos da base com distúrbios do movimento hipercinéticos foram descritos em pacientes com anticorpos contra fosfodiesterase 10A e proteína 5 mediadora da resposta à colapsina (CRMP). Em alguns casos, focos de hiperintensidade em T1 ou T2 nos núcleos da base estão associados às crises epilépticas distônicas faciobraquiais da encefalite por anticorpo contra LGI1 (Figura 74.3 D).

O realce por contraste perivascular radial linear estendendo-se para fora dos ventrículos sugere astrocitopatia autoimune associada à PFGA, que frequentemente também causa realce isolado das leptomeninges (Figura 74.3 F).

Diversas outras doenças – possivelmente de causa autoimune, mas sem anticorpo biomarcador conhecido – também causam anormalidades radiológicas clássicas. Infartos, micro-hemorragias e realce das leptomeninges sugerem vasculite primária do SNC ou angiite associada à β-amiloide. Focos circulares (semelhantes a "bolas de neve") com sinal hiperintenso em T2 no corpo caloso sugerem síndrome de Susac, uma doença que se caracteriza pela tríade de encefalopatia, obstruções dos ramos da artéria retiniana e surdez. Doença de Behçet frequentemente causa lesões no tronco encefálico, mas também pode ter trombose dos seios venosos cerebrais ou estar associada ao realce das leptomeninges (pia e aracnoide) com meningite crônica. Outras causas inflamatórias de meningite associada ao realce das leptomeninges são neurossarcoidose (que mostra predileção pelas meninges basilares) e meningite associada à artrite reumatoide. Doenças autoimunes associadas mais comumente ao realce da dura-máter são autoimunidade contra doença relacionada com IgG4 e granulomatose com poliangiite (antes conhecida como *granulomatose de Wegener*).

Tomografia por emissão de pósitrons

Tomografia por emissão de pósitrons com ^{18}F-fluorodesoxiglicose (FDG-PET) é um dos exames mais sensíveis para detectar alterações iniciais das encefalites autoimunes, embora tenha pouca especificidade. O hipometabolismo de glicose é a alteração encontrada mais comumente nas encefalites autoimunes, mas o hipermetabolismo pode coexistir em alguns casos ou ocorrer raramente de forma isolada (Figura 74.3 H). Hipometabolismo de glicose no lobo occipital mesial foi descrito como alteração associada mais comumente à encefalite por anticorpo contra NMDAR. Hipermetabolismo ou hipometabolismo nos núcleos da base pode ser observado nos casos de crises epilépticas distônicas faciobraquiais da encefalite por anticorpo contra LGI1.

Eletroencefalografia

O EEG desempenha papel fundamental no diagnóstico e tratamento da encefalite autoimune. Embora não seja específico dessa doença, a demonstração de encefalopatia no EEG (alentecimento delta ou teta difuso) ajuda a confirmar objetivamente a disfunção cerebral e serve como base para comparações futuras durante o tratamento e o seguimento dos pacientes. Em alguns casos, encefalites por anticorpo contra NMDAR e LGI1 estão acompanhadas de alterações do EEG ou semiologias específicas.

O padrão eletroencefalográfico conhecido como *extreme delta brush* (EDB) foi descrito como anormalidade típica de pacientes com encefalite por anticorpo anti-NMDAR mantidos em monitoramento por EEG contínua na unidade de terapia intensiva neurológica. O padrão EDB consiste em atividade delta rítmica de 1 a 3 Hz com surto simultâneo de atividade beta rítmica de 20 a 30 Hz sobreposta a cada onda delta. Em geral, esse padrão é observado em pacientes adultos e pediátricos com doença grave. Crises epilépticas distônicas faciobraquiais são patognomônicas da encefalite por anticorpo anti-LGI1. Em geral, o EEG ictal obtido durante as crises epilépticas distônicas faciobraquiais é obscurecido por artefatos musculares marcantes. Contudo, em alguns casos pode-se observar atividade de ondas lentas rítmicas na região frontal ou frontotemporal contralateral, seguida de atenuação difusa do EEG.

Pesquisa de anticorpos

Nos casos suspeitos de encefalite autoimune, devem ser realizadas pesquisas de biomarcadores como IgG neurais específicas no LCR e soro e indicadores menos específicos (p. ex., anticorpos tireóideos ou leucometria elevada no LCR).

As especificidades dos autoanticorpos não neurais podem ser órgão-específicas (p. ex., autoanticorpos antitireóideos) ou órgão-inespecíficas (p. ex., anticorpos antinucleares, antimúsculo liso ou antimitocondriais). Intrinsecamente, esses marcadores não são específicos de autoimunidade neural. Nas análises do LCR, proteínas aumentadas, leucocitose, bandas oligoclonais exclusivamente no LCR, índice de IgG ou taxa de síntese de IgG também reforçam a hipótese de etiologia autoimune. Contudo, esses parâmetros não são específicos de etiologia autoimune e podem ser detectados em outras doenças inflamatórias do SNC, nas quais não existem biomarcadores específicos (p. ex., esclerose múltipla).

Os antígenos-alvos dos autoanticorpos neurais da classe IgG podem ser subdivididos em classes gerais, com base em sua localização subcelular: intracelulares e extracelulares (da superfície celular) (Tabelas 74.2 e 74.3). Testes de triagem para esses autoanticorpos incluem imuno-histoquímico (baseada em tecidos ou células; Figura 74.4), ensaio imunossorvente ligado à enzima e ensaios de imunoprecipitação. Em alguns casos, testes reflexos podem estar indicados para confirmar a especificidade do antígeno (por *Western blot* ou métodos celulares) ou quantificar algum valor ou título limítrofe. Alguns autoanticorpos são detectados mais facilmente no soro (p. ex., LGI1-IgG) e outros no LCR (anticorpo anti-NMDAR); por essa razão, a positividade diagnóstica pode ser aumentada pela realização simultânea ou sequencial de testes com soro e LCR.

Tabela 74.2 Autoanticorpos neurais da classe IgG com especificidade para antígenos intracelulares (nucleares, citoplasmáticos ou nucleolares) nas encefalites autoimunes.

Anticorpo	Antígeno	Quadros neurológicos	Associação oncológica
AGNA	SOX-1	Encefalite límbica, neuropatia, síndrome de Lambert-Eaton	Carcinoma pulmonar de células pequenas
Antianfifisina	Anfifisina	Encefalite límbica, afasia, outras demências com início subagudo, fenômenos da pessoa rígida, mielopatia, neuropatia	Carcinoma pulmonar de células pequenas, adenocarcinoma de mama
ANNA-1	ELAVL (Hu)	Encefalite límbica ou do tronco encefálico, neuropatia sensorial-autonômica ou de outros nervos periféricos	Carcinoma pulmonar de células pequenas
ANNA-2	Nova 1, Nova 2 (Ri)	Demência, encefalite límbica ou do tronco encefálico, distonia mandibular, mielopatia, síndrome de opsoclonia-mioclonia, neuropatia periférica	Carcinoma pulmonar de células pequenas, adenocarcinoma de mama
ANNA-3	Desconhecido	Encefalite límbica ou do tronco encefálico, mielopatia, neuropatia periférica	Carcinomas dos tratos aerodigestivos
AP3B2	AP3B2	Distúrbios da marcha (ganglionopatia cerebelar ou da coluna dorsal) e disautonomia	Nenhuma conhecida
CRMP-5	CRMP-5	Distúrbios cognitivos, coreia, ataxia, mielopatia, radiculopatia, neuropatia, síndrome de Lambert-Eaton	Carcinoma pulmonar de células pequenas, timoma
GAD65 (título alto)	GAD65	Encefalite límbica ou do tronco encefálico, síndrome da pessoa rígida, fenômenos da pessoa rígida, ataxia, crises epilépticas, oftalmoplegia, parkinsonismo, mielopatia	Timoma; adenocarcinoma de células renais, mama ou intestino grosso
PFGA	Isoformas PFGA-α/PFGA-ε	Meningoencefalomielite	Teratoma, várias outras
GRAF/ARHGAP26	GRAF	Sinais referidos ao tronco encefálico (distúrbios da mobilidade ocular) e ataxia	Gastrintestinais e hematológicas

(Continua)

Tabela 74.2 Autoanticorpos neurais da classe IgG com especificidade para antígenos intracelulares (nucleares, citoplasmáticos ou nucleolares) nas encefalites autoimunes. (*Continuação*)

Anticorpo	Antígeno	Quadros neurológicos	Associação oncológica
ITPR1	ITPR1	Sinais referidos ao tronco encefálico (distúrbios da mobilidade ocular) e ataxia	Carcinomas de mama, pulmão e sistema hematológico
Proteína 11 Kelch-símile	Proteína 11 Kelch-símile	Encefalite do tronco encefálico, ataxia cerebelar, encefalite límbica acompanhada de surdez	Tumores de células germinativas testiculares
Ma1, Ma2	PNMA1, PNMA2	Encefalite límbica ou do tronco encefálico, ataxia	Tumores de células germinativas testiculares (apenas Ma2), muitas outras (Ma1, Ma2)
NIF	NF-L, NF-H, α-internexina	Encefalopatia, ataxia, mielopatia	Carcinoma pulmonar de células pequenas (NFL-IgG)
PDE10A	PDE10A	Encefalopatia, distúrbios do movimento	Adenocarcinoma de células renais
PCA-1	CDR2, CDR2-símile	Encefalite do tronco encefálico, ataxia cerebelar, mielopatia, neuropatias	Adenocarcinoma mülleriano/mamário
PCA-2	MAP1B	Encefalite límbica, ataxia, encefalite do tronco encefálico, síndrome de Lambert-Eaton, neuropatias periféricas e autonômicas	Carcinoma pulmonar de células pequenas
Septina-5	Septina-5	Sinais referidos ao tronco encefálico (distúrbios da mobilidade ocular) e ataxia	Nenhuma conhecida

AGNA, anticorpo nuclear antiglial/antineuronal; ANNA, anticorpo nuclear antineuronal; AP3B2, proteína 3B2 adaptadora; ARHGAP26, proteína 26 ativadora de Rho GTPase; CDR2, proteína 2 de degeneração cerebelar; CRMP, proteína mediadora da resposta à colapsina; ELAVL, proteína semelhante à ELAV; GAD65, descarboxilase do ácido glutâmico, isoforma de 65 kDa; GRAF, regulador das PFGAs associada à quinase 1 de adesão focal; IgG, imunoglobulina G; ITPR1, receptor de trifosfato de inositol tipo 1; MAP1B, proteína 1B associada aos microtúbulos; NF-H, cadeia pesada do neurofilamento; NF-L, cadeia leve do neurofilamento; NIF, filamento intermediário neuronal; PCA, anticorpo citoplasmático contra célula de Purkinje; PDE10A, fosfodiesterase 10A; PFGA, proteína fibrilar glial ácida; PNMA, proteína Ma paraneoplásica; SOX, SRY-Boxe.

Tabela 74.3 Autoanticorpos neurais da classe IgG com especificidade para domínio extracelular de receptores e canais nas encefalites autoimunes.

Anticorpo	Antígeno	Associação oncológica	Quadro neurológico
Receptor de AMPA	GluR1, GluR2	Tumores tímicos, carcinomas de pulmão ou mama	Encefalite límbica, nistagmo, crises convulsivas
DPPX	DPPX (DPP6)	Linfoma de células B (raramente)	Encefalomielite
Receptor GABA$_A$	Receptor GABA$_A$	Timoma	Encefalite multifocal
Receptor GABA$_B$	Receptor GABA$_B$	Carcinoma pulmonar de células pequenas, outras neoplasias neuroendócrinas	Encefalite límbica, epilepsia incontrolável, discinesias orolinguais
Receptor de glicina	Subunidade α_1 do GlyR	Timoma, linfoma	Encefalomielite progressiva com rigidez e mioclonia, síndrome da pessoa rígida
IgLON-5	IgLON5	Nenhuma conhecida	Distúrbios do sono, encefalopatia, coreia, parkinsonismo
LGI1/CAPSR2	LGI1, CASPR2	Timoma	Encefalite límbica, crises epilépticas distônicas faciobraquiais e outros tipos de epilepsia, hiperexcitabilidade neuromuscular
mGluR1	mGluR1	Linfoma de Hodgkin, adenocarcinoma de próstata	Ataxia, disgeusia, vertigem, sintomas cognitivos, crises epilépticas
mGluR5	mGluR5	Linfoma de Hodgkin	Encefalite límbica
GOM	GOM	Nenhuma conhecida	Quadro semelhante à EMDA nas crianças, neurite óptica recidivante, mielite transversa
AChR ganglionar neuronal	AChR ganglionar neuronal	Adenocarcinoma, timoma, carcinoma pulmonar de células pequenas	Disautonomia, neuropatias somáticas periféricas, encefalopatias
Receptor de NMDA	GluN1	Teratoma ovariano	Ansiedade, psicose, crises epilépticas, encefalopatia, discinesia, hipoventilação, coma
NMO	Aquaporina 4	Alguns relatos de timoma e outros tumores sólidos	Quadro semelhante à EMDA nas crianças, neurite óptica recidivante, mielite transversa; acometimento das estruturas periventriculares (náuseas/vômitos incontroláveis, soluços, narcolepsia)
Canais de cálcio dos tipos P/Q e N	Canais de cálcio dos tipos P/Q e N	Carcinoma pulmonar de células pequenas, adenocarcinomas de mama e trato ginecológico	Encefalopatias, mielopatias, neuropatias, síndrome de Lambert-Eaton

AChR, receptor de acetilcolina; AMPA, ácido alfa-amino-3-hidroxi-5-metil-4-isoxazolepropiônico; CASPR2, proteína 2 associada à contactina; DPPX, proteína semelhante a dipeptidil-peptidase 6; EMDA, encefalomielite disseminada aguda; GABA$_A$, ácido gama-aminobutírico tipo A; GABA$_B$, ácido alfa-aminobutírico tipo B; GOM, glicoproteína de oligodendrócito de mielina; GluN1, receptor de glutamato tipo NMDA, subunidade 1; GluR1, receptor de glutamato tipo 1; GluR2, receptor de glutamato tipo 2; GlyR, receptor de glicina; IgLON5, membro 5 da família de proteínas semelhantes às imunoglobulinas; LGI1, proteína 1 rica em leucina-inativada por glioma; mGluR1, receptor 1 de glutamato metabotrópico; mGluR5, receptor 5 de glutamato metabotrópico; NMDA, *N*-metil-D-aspartato; NMO, neuromielite óptica.

Anticorpos detectados na maioria das encefalites paraneoplásicas clássicas reconhecem antígenos intracelulares (Tabela 74.2). Em geral, esses anticorpos têm valores preditivos positivos acima de 70% para alguns tipos de câncer muito específicos e, desse modo, ajudam a direcionar a investigação de processos neoplásicos. Alguns anticorpos descobertos mais recentemente têm menos significado preditivo de câncer (p. ex., PFGA-IgG). Anticorpos dirigidos aos antígenos da membrana plasmática das células neurais (Tabela 74.3) foram descritos mais recentemente e têm valores preditivos positivos de câncer variáveis (p. ex., < 10% para anticorpo contra receptor de glicina *versus* 50% para anticorpos dirigidos contra receptores de NMDA, ácido α-amino-3-hidroxi-5-metil-4-isoxazolepropiônico e GABA$_B$). A resposta a um ou mais corticoides, imunoglobulina intravenosa (IGIV) e plasmaférese frequentemente é excelente e pode haver remissão neurológica completa.

Algoritmo de testagem dos perfis de autoanticorpos é uma abordagem diagnóstica mais sensível que a realização de testes para anticorpos isolados. Por exemplo, a soropositividade para IgG antianfifisina prevê carcinoma pulmonar de células pequenas ou adenocarcinoma de mama, mas a coexistência de um carcinoma de células pulmonares pequenas associado a anticorpos reduz as possibilidades do diagnóstico diferencial.

O perfil de anticorpos detectados também pode orientar a abordagem imunoterápica e fornecer informações quanto ao prognóstico neurológico. Alguns estudos sugeriram que doenças neurológicas autoimunes, nas quais IgGs biomarcadoras são intracelulares (p. ex., Hu como alvo do ANNA-1), raramente melhorem com tratamentos que diminuem os níveis de anticorpos. Por outro lado, IgGs dirigidas contra receptores de superfície das células neurais (p. ex., IgG anti-NMDAR) desempenham papel patogênico nas doenças autoimunes do SNC, que podem entrar em remissão depois de tratamentos imunes de redução dos níveis de anticorpo.

Investigação diagnóstica de câncer

A Tabela 74.4 descreve os tipos de câncer associados às doenças paraneoplásicas, os anticorpos reconhecidamente associados e as modalidades de testagem que podem facilitar sua detecção e seu diagnóstico. No contexto das doenças paraneoplásicas, sintomas neurológicos aparecem primeiramente em 70% dos casos. As neoplasias geralmente se limitam ao foco primário ou podem ser simplesmente detectadas em algum linfonodo regional ou pequeno foco metastático distante. Desse modo, pode ser difícil diagnosticar essas neoplasias com base nos exames de imagem convencionais. Um perfil informativo de autoanticorpos neurais pode facilitar a escolha da modalidade radiológica mais indicada. Por exemplo, timoma é diagnosticado em 85% dos pacientes com sorologias positivas simultânea para autoanticorpos contra músculo estriado, receptor de acetilcolina e CRMP-5. Carcinoma de pulmão é detectado em 80% dos pacientes soropositivos para anticorpos contra canais de cálcio dos tipos P/Q e N e IgG1 anti-SRY-Box (SOX). Nas mulheres, soropositividade isolada para IgG antianfifisina orienta o médico a buscar carcinoma de mama ou pulmão, mas a coexistência de IgG ANNA-1 (Hu) ou CRMP-5 sugere carcinoma pulmonar de células pequenas.

Tipo de câncer	Abs neurais específicos associados	Exames radiológicos diagnósticos	Testes e biomarcadores tumorais séricos	Comentários
Adenocarcinoma de mama	Risco alto: ANNA-2 (Ri), Ma1 e Ma2, anfifisina, PCA-1 (Yo) Risco baixo: recoverina (anti-CAR), CCRV tipos P/Q e N, AQP4, PFGA, ITPR1, ARHGAP26 (GRAF1), receptor de AMPA	Mamografia, RM de mama	CA 15 a 3 CA 27 a 29	Câncer de mama familiar – BRCA1 e BRCA2 Pesquisas de RE, RP e HER2 devem ser realizadas nos tecidos obtidos
Pulmão: carcinomas pulmonares e extrapulmonares de células pequenas Também alguns carcinomas de células não pequenas	Risco alto: ANNA-1 (Hu), ANNA-2 (Ri), ANNA-3, Zic4, SOX1, anfifisina, CRMP-5, PCA-2 (MAP1B), recoverina Risco baixo: Ma1 e Ma2, apenas Ma2, receptor GABA$_B$, AChR muscular, CCRV tipos P/Q e N, AChR ganglionar neuronal, PFGA, ITPR1, receptor de AMPA, NIF	Radiografias de tórax, TC de tórax com PET e contraste	Vários biomarcadores descritos, mas nenhum com especificidade e especificidade suficientemente altas para ser aplicável à prática clínica atual	Fatores ambientais como história de tabagismo são importantes na avaliação dos riscos
Testículo: seminoma de células germinativas	Risco alto: apenas Ma2, KLHL11	US dos testículos PET (para detectar metástases de mediastino ou fora dos testículos)	Alfafetoproteína Gonadotrofina coriônica humana	NA
Teratoma	Risco alto: receptor de NMDA (NR1) Risco baixo: PFGA, AQP4	TC de pelve RM de pelve US vaginal	Geralmente negativos	FDG-PET não é recomendável – teratomas mostram pouca ou nenhuma captação de FDG
Carcinoma de ovário	Risco alto: PCA-1 (Yo) Risco baixo: Ma2, recoverina, CCRV tipos P/Q e N, PFGA, ARHGAP26 (GRAF1)	TC RM de pelve PET	CA 125 (79%)	Quando PCA-1 é positivo, mas a investigação de câncer é inconclusiva, considerar laparoscopia diagnóstica

Tabela 74.4 Investigação diagnóstica de câncer nos casos suspeitos de doença neurológica paraneoplásica.*

(Continua)

Tabela 74.4 Investigação diagnóstica de câncer nos casos suspeitos de doença neurológica paraneoplásica.* (Continuação)

Tipo de câncer	Abs neurais específicos associados	Exames radiológicos diagnósticos	Testes e biomarcadores tumorais séricos	Comentários
Ducto mülleriano	Risco alto: PCA-1 (Yo)	TC RM de pelve PET	NA	NA
Endométrio/cérvice	Risco baixo: recoverina, CCRV tipos P/Q e N	Histeroscopia Esfregaço cervical, colposcopia	NA	NA
Aparelho digestivo	Risco alto: PCA-1 (Yo) em homens Risco baixo: AChR ganglionar neuronal, ARHGAP26 (GRAF1)	Endoscopia digestiva alta e baixa TC de abdome	ACE	Raramente associada às doenças paraneoplásicas
Hematológico, inclusive linfoma de Hodgkin	Risco baixo: anti-Ta, anti-Ma2, subunidade $\alpha 1$ do GlyR, DPPX PFGA (raramente), ITPR1, ARHGAP26 (GRAF1), subunidade $\alpha 1$ do GlyR Risco alto: PCA tipo Tr (receptor relacionado com fator de crescimento epidérmico *delta/notch-like*); mGluR1, mGluR5	Radiografia de tórax, PET, RM e TC	HC, biopsia de medula óssea, esfregaço de sangue periférico, imunofenotipagem (citometria de fluxo), microglobulina β_2, creatinina sérica, desidrogenase láctica	NA
Timoma	Risco alto: ANNA-1 (Hu), CRMP-5-IgG, LGI1⁺ CASPR2, receptor de AMPA Risco baixo: GAD65, AQP4-IgG, AChR ganglionar neuronal, AChR muscular, subunidade $\alpha 1$ do GlyR, LGI1, CASPR2, receptor GABA$_A$	TC de tórax com contraste	NA	NA
Neuroendócrino, células de Merkel, neuroblastoma, outros	Risco alto: ANNA-1 (Hu) – especialmente crianças, NF-L Risco baixo: receptor GABA$_B$	TC PET	Considerações: cromogranina A, NSE, u-5 HIAA, gastrina plasmática, insulina, glucagon, somatostatina, VIP, PP, outros (calcitonina plasmática, GHRH, IGF-1, ACTH, PTH-rp)	NA
Próstata	Risco baixo: mGluR1, AChR ganglionar neuronal	RM	PSA	Raramente associado às doenças paraneoplásicas
Bexiga/urotélio	Risco baixo: PFGA (raramente)	Cistoscopia	NA	Raramente associado às doenças paraneoplásicas
Rim	Risco baixo: Ma2, PDE10A	TC de abdome, US renal	NA	Raramente associado às doenças paraneoplásicas

*Risco alto indica probabilidade > 50% de neoplasia maligna coexistente; risco baixo indica probabilidade < 10% de neoplasia maligna associada (quando o anticorpo é detectado isoladamente). Abs, anticorpos; ACE, antígeno carcinoembrionário; AChR, receptor de acetilcolina; ACHT, hormônio adrenocorticotrófico; AMPA, ácido α-amino-3-hidroxi-5-metil-5-isoxazolepropiônico; ANNA, anticorpo antinuclear neuronal; AQP, aquaporina; BRCA1, proteína de suscetibilidade ao câncer de mama tipo 1; BRCA2, proteína de suscetibilidade ao câncer de mama tipo 2; CA, antígeno de câncer; CAR, retinopatia associada ao câncer; CASPR2, proteína 2 associada à contactina; CCRV, canal de cálcio regulado por voltagem; CRMP, proteína mediadora de resposta à colapsina; DPPX, proteína semelhante a dipeptidil-peptidase 6; FDG, fluorodesoxiglicose; GABA$_A$, receptor de ácido gama-aminobutírico tipo A; GABA$_B$, receptor de ácido gama-aminobutírico tipo B; GAD65, descarboxilase de ácido glutâmico, isoforma de 65 kDa; GHRH, hormônio de liberação do hormônio de crescimento; GlyR, receptor de glicina; HC, hemograma completo; HER2, receptor tipo 2 do fator de crescimento epidérmico humano; IGF-1, fator de crescimento semelhante à insulina tipo 1; IgG, imunoglobulina G; ITPR1, receptor de trifosfato de inositol tipo 1; KLHL11, proteína 11 Kelch-símile; LGI1, proteína 1 rica em leucina-inativada por glioma; MAP1B, proteína 1B associada aos microtúbulos; mGluR5, receptor de glutamato metabotrópico tipo 5; NIF, filamento intermediário neuronal; NF-L, cadeia leve do neurofilamento; NSE, enolase neuronal plasmática específica; NMDA, N-metil-D-aspartato; nGluR1, receptor de glutamato metabotrópico tipo 1; PCA, anticorpo anticitoplasma da célula de Purkinje; PSA, antígeno prostático específico; PET, tomografia por emissão de pósitrons; PDE10A, fosfodiesterase 10A; PFGA, proteína fibrilar glial ácida; PTH-rp, hormônio semelhante ao paratormônio; PP, polipeptídio pancreático; RM, ressonância magnética; RE, receptor de estrogênio; RP, receptor de progesterona; SOX, SRY-Boxe; TC, tomografia computadorizada; u-5 HIAA, ácido 5-hidroxindolacético urinário; US, ultrassonografia; VIP, peptídeo intestinal vasoativo; Zic4, proteína dedo de zinco cerebelar tipo 4.

Nos casos suspeitos de carcinoma pulmonar ou timoma, o primeiro exame recomendado é a tomografia computadorizada (TC) de alta resolução do tórax. A RM de tórax também é um exame sensível para diagnosticar timoma. PET é sensível para avaliar linfonodos mediastínicos com doença metastática local. O diagnóstico histopatológico deve ser buscado rigorosamente quando há lesão torácica ou linfadenopatia. A biopsia por aspiração com agulha fina orientada por ultrassonografia transesofágica, endoscopia transbrônquica ou TC permite confirmação histopatológica com índices variáveis de sucesso e complicações. TC do abdome e pelve ajuda a diagnosticar neoplasias malignas viscerais primárias e metastáticas volumosas. Endoscopia é mais sensível e específica para diagnosticar cânceres primários do aparelho digestivo.

Na investigação de câncer de mama, mamografia é o exame de referência. O diagnóstico histopatológico de lesões sutis deve ser buscado com afinco. RM ou ultrassonografia das mamas é útil em alguns casos.

A investigação de cânceres ginecológicos pode incluir ultrassonografia da pelve, além de TC e exame pélvico manual. Nas pacientes com sorologia positiva para anticorpo 1 contra citoplasma da célula de Purkinje (anti-Yo) que tiverem resultados normais nos exames de mama, avaliação clínica e radiológica da pelve e pesquisa de antígeno sérico CA-125, a laparotomia exploratória pode detectar carcinoma pélvico (adenocarcinoma papilar de ovário, tubas uterinas ou superfície serosa). Exames de triagem mais úteis para teratoma ovariano (p. ex., nas mulheres com encefalite por anticorpo contra NMDAR) são RM e ultrassonografia pélvica transvaginal (na faixa etária apropriada). Marcadores tumorais séricos (antígeno CA-125, gonadotrofina coriônica humana beta, alfafetoproteína ou testosterona) não são recomendados na investigação diagnóstica dessas pacientes. Em geral, ultrassonografia dos testículos é recomendável aos homens com encefalite límbica, cerebelar ou do tronco encefálico, independentemente de que sejam detectados anticorpos contra Ma2 ou proteína 11 Kelch-símile.

Quando a investigação radiológica não consegue detectar anormalidades sugestivas de neoplasia maligna, PET de corpo inteiro com fluorodesoxiglicose pode ajudar a detectar tumores malignos como carcinomas pulmonares e extrapulmonares de células pequenas, cânceres de tireoide e linfoma (Figura 74.3 G). A combinação de PET-TC não é adequada para investigar a possibilidade de timoma, teratoma, tumores malignos do trato digestivo e tumores testiculares primários.

Quando o perfil de autoanticorpo de um paciente é altamente preditivo de câncer, mas nenhum tumor maligno é detectado depois da investigação inicial, recomenda-se repetir a triagem dentro de 6 a 12 meses, por até 5 anos. Fatores específicos de cada paciente também devem ser levados em consideração. Nas crianças e mulheres em idade reprodutiva, RM é preferível à TC para reduzir a exposição à radiação. A exposição total à radiação da PET de corpo inteiro é equivalente à TC de tórax, abdome e pelve com e sem contraste (cerca de 25 mSv) e comparável à exposição natural à radiação ambiente por 8 anos.

TRATAMENTO

A abordagem terapêutica racional à encefalite e meningite autoimunes pode ser planejada com base nos tratamentos que foram bem-sucedidos no passado para tratar várias outras doenças autoimunes. Nos casos de encefalite ou meningite paraneoplásica, nos quais é possível diagnosticar câncer associado, o objetivo geral é retirar cirurgicamente o tumor por inteiro. Infelizmente, isso geralmente não traz melhora clínica significativa. Hoje em dia, recomendamos tratamento oncológico padronizado para esses casos.

Atualmente, não há evidências de nível 1 ou diretrizes padronizadas para orientar as decisões quanto à imunoterapia da encefalite autoimune. Nos casos típicos, os autores deste capítulo adotam um protocolo dividido em fases aguda e crônica. Antes de iniciar o tratamento, exames neurológicos e complementares basais (p. ex., EEG, RM, avaliação da função cognitiva) devem ser realizados para definir parâmetros iniciais que permitam monitorar objetivamente a resposta ao tratamento. Títulos de anticorpos têm pouca utilidade para prever o prognóstico clínico.

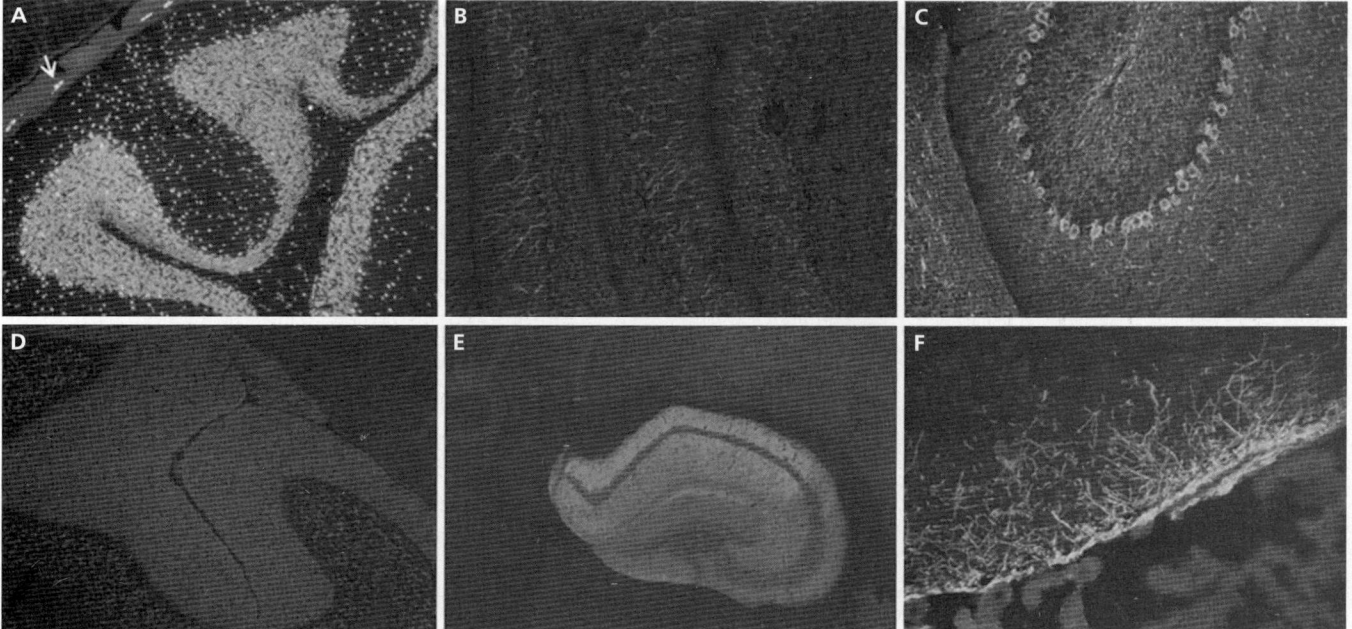

FIGURA 74.4 Padrões típicos de coloração para imunoglobulina G (IgG) em ensaios de imunofluorescência indireta baseada em tecidos de camundongos. **A.** O anticorpo antinuclear neuronal tipo 1 (anti-Hu) produz coloração dos núcleos e plexo mioentérico do intestino adjacente (*seta*), mas não das células parietais (*em cima e à esquerda*). **B** e **C.** O anticorpo tipo 2 contra citoplasma da célula de Purkinje (**B**, MAP1B-IgG) e a IgG contra filamento intermediário neuronal (**C**) podem ser diferenciados pelos diversos tipos de coloração das sinapses e dos filamentos no cerebelo. **D** e **E.** O anticorpo contra receptor de AMPA (ácido α-amino-3-hidroxi-5-metil-4-isoxazolepropiônico) causa coloração das sinapses (neurópilo) do cerebelo (**D**) e hipocampo (**E**). **F.** IgG contra proteína fibrilar glial ácida (PGFA) produz coloração do epêndima periventricular e da camada subependimal enriquecida com precursor de astrócitos, mas preserva a coroide (*embaixo e à esquerda*). (*Esta figura se encontra reproduzida em cores no Encarte.*)

Tratamento da fase aguda

Como tratamento da fase aguda, geralmente a primeira opção experimentada é um ciclo de corticoide intravenoso ou oral em doses altas. IGIV pode ser administrada aos pacientes que provavelmente não tolerariam corticoides ou têm risco alto de diabetes. A Tabela 74.5 descreve os protocolos terapêuticos típicos. Nos pacientes que não apresentam resposta inicial satisfatória aos corticoides, pode-se realizar plasmaférese em dias alternados (cinco a sete sessões) durante 10 a 14 dias. Quando o tratamento inicial utilizado é IGIV, pode-se administrar infusão semanal de 0,4 a 1 g/kg ou, como alternativa, 3 a 5 dias de tratamento consecutivo mensalmente.

Tabela 74.5 Imunoterápicos para fases aguda e de manutenção da encefalite e meningite autoimunes.*

Tratamento	Via, dose e frequência	Monitoramento e outras recomendações	Mecanismo de ação	Efeitos adversos principais
Metilprednisolona (MPIV)	IV: 1.000 mg/dia, durante 3 dias consecutivos; depois, 1 vez/semana durante 5 a 11 semanas	Um comprimido de trimetoprima e sulfametoxazol (dose dupla) 3 vezes/dia durante 1 semana para evitar pneumonia por *Pneumocystis carinii*. Se o paciente for alérgico a sulfas, alternativas são dapsona oral (50 mg/dia), pirimetamina oral (50 mg por semana), ácido folínico oral (25 mg por semana), atovaquona oral (1.500 mg/dia) ou pentamidina em aerossol (300 mg a cada 4 semanas). Inibidor da bomba de prótons (omeprazol) ou inibidor H2 (ranitidina) para profilaxia de DUP; cálcio (1.500 mg) e vitamina D (800 U) diariamente	Inibição do NF-κB, que é essencial à síntese de citocinas e outros componentes da reação imune por redução da ativação e proliferação dos linfócitos B e T	Imunodeficiência, hiperglicemia e predisposição ao diabetes; osteoporose, necrose avascular (quadril ou outras articulações), redistribuição de gordura e aumento do peso, decomposição de músculos, úlceras gastrintestinais e déficits de memória e atenção. Tratamento prolongado (+ de 1 semana) também está associado à supressão suprarrenal e à atrofia das glândulas suprarrenais, que pode demorar meses para ser recuperada
IGIV	0,4 g/dia durante 3 dias, depois 0,4 g/kg/semana por 5 a 11 semanas	Dosar nível total de imunoglobulinas e isótipos de IgA para *excluir deficiência seletiva de IgA*. Use com cautela em pacientes com insuficiência renal ou história de eventos trombóticos	O(s) mecanismo(s) de ação exato não está(ão) definido(s): pode incluir ligação de anticorpos anti-idiotípicos aos anticorpos patogênicos; inibição do sistema complemento; ou aumento da decomposição dos autoanticorpos existentes	Cefaleia, reações no local da infusão, anemia hemolítica autoimune, meningite asséptica, trombose venosa profunda, embolia pulmonar, necrose tubular aguda, insuficiência renal e edema pulmonar
Plasmaférese	Três a seis sessões de troca em dias consecutivos ou alternados usando cateter calibroso	Realizada em combinação com outros tratamentos imunes objetivando suprimir a produção de autoanticorpos. A exceção mais importante é SGB, que é uma doença monofásica na qual plasmaférese deve ser considerada como primeira opção	Remoção de componentes de alto peso molecular, inclusive anticorpos, citocinas inflamatórias e imunocomplexos, embora com conservação dos outros elementos sanguíneos	Infecções do cateter central, pneumotórax na inserção do cateter, hipotensão
Rituximabe (considerar também ocrelizumabe)	IV: 2 × 1.000 mg a intervalo de 14 dias, ou 4 doses semanais de 375 mg/m²; cada ciclo pode ser administrado rotineiramente a cada 6 meses, sem monitoramento das contagens de células CD20/CD19, ou doses administradas quando a contagem de CD20/CD19 é > 1%	Sorologia basal e subsequente para VHB; HC inicial e mensalmente; considerar mensalmente contagem de células CD20/CD19 logo depois da primeira infusão; se a contagem de CD20/CD19 for maior que 1% dos linfócitos totais, recalcular a dose de rituximabe. Se não houver supressão da contagem de células CD20/CD19, considerar outras alternativas terapêuticas. Monitorar anualmente níveis de imunoglobulinas. Antes da infusão, administrar paracetamol e um anti-histamínico	Redução das contagens de células B por estimulação da autoapoptose dessas células, citotoxicidade mediada por complemento e citotoxicidade mediada por anticorpo. Nota: CD20 não é expresso pelas células precursoras dos linfócitos B na medula óssea (isso permite a recomposição das populações dessas células depois do tratamento com rituximabe) ou depois da diferenciação terminal dos linfócitos B em linhagens secretoras de anticorpos (plasmoblastos e plasmócitos)	Problemas significativos podem ser reações à infusão, inclusive edema, hipertensão, febre, fadiga, calafrios, cefaleia, insônia, erupção cutânea, prurido, náuseas, diarreia, citopenia, febre neutropênica, angioedema, broncospasmo, urticária e – nos casos mais graves – infarto do miocárdio, fibrilação ventricular, choque cardiogênico e/ou choque anafilático. Reativação do vírus da hepatite B causando hepatite fulminante da tuberculose latente pode ser fatal. Em casos raros, rituximabe foi associado à reativação de vírus, inclusive vírus JC que pode causar LMP

(Continua)

Tabela 74.5 Imunoterápicos para fases aguda e de manutenção da encefalite e meningite autoimunes.* (Continuação)

Tratamento	Via, dose e frequência	Monitoramento e outras recomendações	Mecanismo de ação	Efeitos adversos principais
Ciclofosfamida	IV: 500 a 1.000 mg/m^2 mensalmente, por 3 a 6 meses Oral: 1 a 2 mg/kg de manhã	Nos casos típicos, níveis mínimos de contagens de hematológicas ocorrem entre 8 e 14 dias depois da infusão. Quando a contagem mínima de leucócitos for < 3.000 células/mm^3, mas ainda > 1.500 células/mm^3, reduzir a próxima dose em 25%. Quando a contagem mínima de leucócitos for < 1.500 células/mm^3 ou a contagem absoluta de neutrófilos for < 500 células/mm^3, reduzir a dose em 50%. Quando a concentração de hemoglobina for < 8,3 g/dℓ, a dose deve ser reduzida em 25%. Quando a contagem de plaquetas for < 80.000 células/mm^3, reduzir a dose em 50% Quando o nível sérico de Cr for < 2,0 mg/dℓ, pode-se administrar a dose padronizada. Quando Cr sérica for 2,0 mg/dℓ, administrar 75% da dose padronizada. Quando Cr sérica for > 3,5 mg/dℓ, administrar 50% da dose padronizada. Quando bilirrubina sérica total estiver entre 3,1 a 5 mg/dℓ ou houver elevação das transaminases, devem-se administrar 75% da dose padronizada. Quando bilirrubina sérica total for > 5 mg/dℓ, não se pode administrar ciclofosfamida Fazer EAS mensalmente Pode ocorrer cistite hemorrágica aguda grave potencialmente fatal. Por essa razão, profilaxia com mesna e pré-hidratação são importantes	Agente alquilante que causa *cross-linking* de DNA irreversível durante a replicação celular, resultando em apoptose	Supressão da medula óssea, cistite hemorrágica, infertilidade, cardiotoxicidade e aumento do risco de neoplasias malignas secundárias, inclusive carcinoma de bexiga e leucemia mieloide aguda, alopecia (40 a 60%): cabelos geralmente voltam a crescer, embora possam ter cor e/ou textura diferentes. Em geral, alopecia começa 3 a 6 semanas depois de iniciar o tratamento Esterilidade: ciclofosfamida pode causar esterilidade por interferência com oogênese e espermatogênese. Isso pode ser irreversível em alguns casos. Náuseas e vômitos: geralmente começam 6 a 10 h depois da administração; anorexia, diarreia, mucosite e estomatite também podem ocorrer
Tocilizumabe (considerar também satralizumabe)	8 mg/kg administrados em 2 ou mais ciclos a intervalos regulares de 1 mês	Considerar rituximabe com ciclofosfamida para casos refratários de encefalite/meningite Triagem para TB latente e infecção crônica por VHB	Bloqueia sinalização pro-inflamatória mediada por IL-6; redução da sobrevida das CAAs; redução da atividade proinflamatória das células B	Reações de hipersensibilidade, inclusive anafilaxia; aumento do risco de infecções, inclusive oportunistas
Bortezomibe	IV: 1,3 mg/m^2 por dose, semanalmente por 2 semanas; depois, um período de descanso de 10 dias (ciclo de tratamento com 21 dias); no máximo oito ciclos de tratamento	Monitorar regularmente HC e PFHs durante todo o tratamento Usar dose inicial menor para pacientes com disfunção hepática moderada ou grave Mulheres não podem engravidar Pacientes com neuropatia grave preexistente devem ser tratados apenas depois de avaliação cuidadosa do risco:benefício Profilaxia com valaciclovir oral (500 mg/dia) para evitar infecção disseminada por vírus herpes-zóster	Liga-se ao sítio catalítico do proteassoma 26S, reduz títulos de anticorpos e acelera a apoptose das CAAs	As reações adversas descritas mais comumente (incidência ≥ 20%) em estudos clínicos foram náuseas, diarreia, trombocitopenia, neutropenia, neuropatia periférica, fadiga, neuralgia, anemia, leucopenia, constipação intestinal, vômitos, linfopenia, erupção cutânea, febre e anorexia. Também houve relatos de arritmia, insuficiência cardíaca, SEPR, trombocitopenia, hepatotoxicidade e tromboses
Azatioprina (com prednisona)	Oral: 2 a 3 mg/kg/dia	Inicial: ensaio de atividade da TPMT, HC, Cr, PFHs Periodicamente: ↑ VCM-alvo ≥ 5 fℓ com HC semanalmente; PFHs por 1 mês, mensalmente por 6 meses, depois 2 vezes por ano; manter contagens de neutrófilos absolutas > 1.000 células/mm^3	Inibição da síntese de purinas (e, portanto, DNA) afeta células em proliferação rápida – especialmente linfócitos B e T efetores – promovendo apoptose das células T por coestimulação	Reações de hipersensibilidade, febre, mal-estar, mialgias, náuseas/vômitos e diarreia são comuns. Leucopenia, anemia, trombocitopenia, hepatotoxicidade ou pancreatite podem ocorrer. Complicações mais raras são infecção, neoplasia cutânea e linfoma. Reduzir exposição ao sol e luz ultravioleta

(Continua)

Tabela 74.5 Imunoterápicos para fases aguda e de manutenção da encefalite e meningite autoimunes.* (*Continuação*)

Tratamento	Via, dose e frequência	Monitoramento e outras recomendações	Mecanismo de ação	Efeitos adversos principais
Micofenolato de mofetila (com prednisona)	Oral: 1.000 a 3.000 mg/dia	Inicialmente: HC, Cr e PFHs Periodicamente: CAL alvo entre 1.000 e 1.500 células/mm^3; HC semanalmente, PFH por 1 mês, mensalmente por 6 meses, depois 2 vezes por ano Níveis do fármaco podem ser dosados para evitar dose insuficiente ou excessiva. O nível de glicuronídeo micofenólico (uma enzima que metaboliza o micofenolato) pode prever o risco de toxicidade ou nível subterapêutico	Inibe proliferação dos linfócitos B e T porque essas células não dispõem de uma via alternativa de conservação de nucleotídios e, desse modo, resulta em apoptose das células T e redução da produção de anticorpos pelas células B	Gastrintestinais, inclusive diarreia, dispepsia e náuseas. Outros efeitos adversos comuns são hipertensão e edema. Efeitos adversos graves, embora raros, incluem linfoma ou outras neoplasias malignas do SNC e infecções oportunistas. Trombocitopenia, leucopenia ou neutropenia pode ocorrer Micofenolato está associado ao aumento do risco de malformações congênitas e abortamento no primeiro trimestre
Prednisona	Oral: 15 a 30 mg/dia; reduzir a dose depois de 1 ano	Ver MPIV	Ver MPIV	Ver MPIV
Inibidores de calcineurina: CsA Tacrolimo	Oral: iniciar com 2 a 5 mg/kg/dia, 2 vezes/dia Oral: 0,15 a 0,30 mg/kg divididos em 2 doses orais	Janela terapêutica exígua Monitoramento frequente das concentrações sanguíneas de CsA/tacrolimo é necessária para evitar efeitos adversos e otimizar eficácia da imunossupressão. HC e Cr frequentes	Ciclosporina e tacrolimo bloqueiam a atividade da calcineurina e, desse modo, reduzem a produção de IL-2 e ativação dos linfócitos T CsA também inibe proliferação e ativação dos linfócitos B	Hiperplasia gengival branda, hirsutismo e tremor, até hipertensão potencialmente grave com síndrome de encefalopatia posterior reversível, nefrotoxicidade e neoplasia maligna. Tacrolimo tem mecanismo de ação muito semelhante ao da CsA, mas parece ser mais bem tolerado e causa efeitos adversos mais brandos
Metotrexato (com prednisona)	Oral: 15 a 25 mg/semana	Avaliar PFHs a cada 3 meses; recomendar 1 mg de folato suplementar; evitar AINEs. Evitar metotrexato se Cr > 3 mg/dℓ Monitorar HC mensalmente	Análogo do ácido fólico, que inibe a síntese de purinas e pirimidinas e, desse modo, impede a replicação do DNA e, portanto, a proliferação celular	Distúrbios digestivos, fadiga, neutropenia e (raramente) hepatotoxicidade

*Mulheres com potencial reprodutivo devem ter teste de gravidez negativo logo antes de iniciar o tratamento; o teste deve se repetido 8 a 10 dias depois. Testes de gravidez devem ser repetidos durante as consultas de seguimento rotineiras. Métodos anticoncepcionais aceitáveis devem ser usados durante o tratamento e por 6 semanas depois da sua interrupção. AINEs, anti-inflamatórios não esteroides; ALT, alanina-aminotransferase; CAAs, células apresentadoras de antígeno; CAL, contagem absoluta de linfócitos; CD, grupo de diferenciação; Cr, creatinina; CsA, ciclosporina A; EAS, exame simples ou parcial da urina; HC, hemograma completo; IGIV, imunoglobulina intravenosa; IL, interleucinas; IV, via intravenosa; JC, John Cunningham; LMP, leucoencefalopatia multifocal progressiva; MPIV, metilprednisolona intravenosa; MPMT, metiltransferase de tiopurinas; NF-κB, fator nuclear kappa B facilitar das cadeias leves de células B ativadas; PFHs, provas de função hepática; SGB, síndrome de Guillain-Barré; SEPR, síndrome de encefalopatia posterior reversível; SNC, sistema nervoso central; TB, tuberculose; VCM, volume corpuscular médio; VHB, vírus da hepatite B.

Depois da primeira tentativa de tratamento, o paciente deve ser reavaliado para determinar objetivamente a resposta à imunoterapia. Quando uma sequência rápida de sessões de imunoterapia não é eficaz para pacientes em condições agudas hospitalizados por encefalite ou meningite mediada por anticorpo bem caracterizada, deve-se manter tratamento com corticoide ou IGIV e acrescentar imediatamente um imunossupressor (p. ex., rituximabe ou ciclofosfamida). Além disso, também é necessário assegurar níveis terapêuticos de antiepilépticos e outros fármacos de suporte clínico por semanas a meses. Nos pacientes internados em unidade de tratamento intensivo (UTI), é necessário assegurar medidas de sustentação. Esse cenário é especialmente importante para os pacientes com encefalite associada ao anticorpo contra NMDAR, que frequentemente necessitam de meses de cuidados de manutenção além de imunossupressão. De acordo com a experiência dos autores deste capítulo, pacientes que têm apenas meningite de causa indefinida, geralmente podem ser tratados com corticoides em doses reduzidas progressivamente, depois de excluir causas infecciosas e câncer. Rituximabe e corticoides tendem a ser administrados inicialmente para tratar meningite relacionada com IgG4.

Tratamento da fase crônica

Melhoras objetivas devem levar à consideração do tratamento imune de manutenção prolongado, principalmente quando há recidiva dos sintomas depois da interrupção dos tratamentos de curta duração para fase aguda. Em alguns casos, é necessário usar tratamento de médio (6 meses a 1 ano) ou longo prazo (mais de 1 ano) com corticoides ou IGIV, mas o objetivo geral é sua interrupção definitiva. Imunossupressores orais, como azatioprina ou micofenolato de mofetila, são úteis para possibilitar a interrupção dos corticoides ou IGIV, quando se planeja tratamento por tempo mais longo (em razão de uma recaída anterior ou porque o paciente tem reconhecidamente risco de recidivar). Na prática dos autores deste capítulo, o intervalo entre as infusões de metilprednisolona intravenosa ou IGIV é estendido ao longo de um período de 4 a 6 meses da seguinte forma: semanalmente para quinzenalmente, depois a cada 3 semanas e, finalmente, uma vez por mês, até interromper em definitivo. Redução mais rápida do tratamento intravenoso pode causar recidiva. Quando o paciente usa doses diárias de prednisona, é preferível reduzir a dose de 60 mg em parcelas de 10 mg por mês até que os últimos 10 mg sejam retirados em parcelas de 1 mg/mês. É necessário assegurar alguma sobreposição do tratamento com corticoide ou IGIV e um imunossupressor oral a longo prazo (no mínimo, 12 semanas para azatioprina e 8 semanas para micofenolato de mofetila). No entanto, alguns pacientes continuam dependentes de corticoides ou IGIV, apesar das doses apropriadas de imunossupressor oral em uso crônico. Rituximabe e ciclofosfamida podem ser considerados para tratamento crônico de pacientes que precisaram utilizar esses fármacos na fase aguda, ou pacientes que tiveram recaída e não melhoraram com as opções terapêuticas de primeira linha, ainda que o tratamento com ciclofosfamida geralmente não deva passar de 18 meses no total, porque existe o risco de causar neoplasia maligna hematológica secundária. Os autores deste capítulo recomendam uma tentativa de interromper o tratamento crônico depois de 3 a 5 anos, contanto que não tenham ocorrido recaídas da doença.

Para os pacientes com encefalite paraneoplásica, na qual a lesão do SNC parece ser causada predominantemente por citotoxicidade mediada por linfócitos T (p. ex., ataxia cerebelar associada ao anticorpo 1 contra citoplasma da célula de Purkinje, ou encefalite límbica associada ao ANNA-1), com evidência de continuidade da deterioração neurológica, os autores tendem a iniciar logo que possível tratamento com metilprednisolona intravenosa por 12 semanas e iniciar ciclo de 6 a 12 semanas de ciclofosfamida oral ou intravenosa (Tabela 74.5).

Tratamentos mais recentes também devem ser considerados, especialmente para os pacientes com doença resistente às outras opções terapêuticas. Em um estudo, pacientes com encefalite autoimune resistente ao rituximabe foram tratados com tocilizumabe (anti-interleucina 6) e tiveram evolução mais favorável a longo prazo, em comparação com pacientes que continuaram a usar rituximabe ou não fizeram qualquer outro tratamento subsequente. Bortezomibe (um inibidor de proteassoma que reduz as contagens de plasmócitos) produziu melhora clínica em pacientes com encefalite associada ao anticorpo anti-NMDAR resistente aos outros tratamentos. Outros fármacos promissores são inebilizumabe (bloqueia receptor CD19 e, desse modo, atua nos plasmoblastos) e anakinra (bloqueia a citocina inflamatória interleucinas 1).

Durante o tratamento prolongado com imunoterápicos, é fundamental monitorar cuidadosamente os efeitos adversos. Isso inclui monitorar hemograma e provas de função hepática e renal. Quando azatioprina é o fármaco oral escolhido, a deficiência de metiltransferase das tiopurinas deve ser excluída antes de iniciar o tratamento. A experiência acumulada sugere que monitorar elevação do volume corpuscular médio no mínimo a 5 pontos do valor basal seja indicador de eficácia.

Pacientes tratados com corticoides também devem receber suplementos de cálcio elementar (1.500 mg/dia) e vitamina D (1.000 UI/dia), seja por meio de alterações dietéticas ou suplementos. A deterioração da densidade mineral óssea pode ocorrer logo depois de iniciar o tratamento com corticoides. Densitometrias ósseas inicial e periódica e tratamento com bifosfonatos devem ser considerados para pacientes que precisem fazer tratamento com corticoide por mais de 3 meses. Profilaxia para pneumonia por *Pneumocystis carinii* deve incluir trimetoprima/sulfametoxazol (1 comprimido de 160/800 mg 3 vezes/semana, ou um comprimido de 80/400 mg/dia) para pacientes em tratamento crônico com corticoides ou azatioprina. Para os pacientes alérgicos às sulfas, uma alternativa é atovaquona oral (1.500 mg/dia).

ESCORES PREDITIVOS

A utilização de escores preditivos na prática neurológica poderia otimizar a realização de triagem para autoanticorpos neurais e experiências com imunoterápicos. Para facilitar essa seleção, pesquisadores elaboraram um escore composto: Antibody Prevalence in Epilepsy and Encephalopathy (APE2). O APE2 baseia-se nas manifestações clínicas sugestivas de encefalite autoimune e na avaliação neurológica inicial (Tabela 74.6). Para prever soropositividade aos anticorpos neurais específicos em pacientes com encefalopatia, escores de APE2 ≥ 4 alcançaram sensibilidade de 99% e especificidade de 93%. O escore Response to Immunotherapy in Epilepsy and Encephalopathy (RITE2; Tabela 74.6) também incorpora dois previsores independentes de prognóstico favorável: iniciação do tratamento imune nos primeiros 6 meses do início dos sintomas e detecção de autoanticorpos específicos para superfície de células neurais no soro ou LCR. Para os pacientes com encefalopatia que participaram de estudos sobre tratamento imune de primeira linha, escores de RITE2 ≥ 7 alcançaram sensibilidade de 96% e especificidade de 86% quanto à resposta favorável ao tratamento imune inicial. Especificamente nos casos de encefalite por anticorpo contra NMDAR, também pode ser utilizado um sistema de classificação de cinco pontos: NMDAR Encephalitis One-Year Functional Status.

PROGNÓSTICO

Encefalite autoimune pode ser grave com taxas de mortalidade de até 20%. Como regra geral, pacientes com anticorpos dirigidos contra antígenos da superfície celular (p. ex., NMDAR, LGI1, receptor GABA$_A$) têm prognóstico mais favorável que os indivíduos com anticorpos reativos contra alvos intracelulares (p. ex., ANNA-1 [anti-Hu], Ma2). Uma exceção importante é astrocitopatia autoimune por anticorpo anti-PFGA, que melhora satisfatoriamente com corticoides e, frequentemente, tem prognóstico a longo prazo favorável. Nos pacientes com anticorpos dirigidos contra antígenos da superfície celular, quadro clínico inicial grave (p. ex., coma ou estado de mal epiléptico) não prevê confiavelmente prognóstico desfavorável a longo prazo e não se deve considerar prematuramente evolução desfavorável a longo prazo. Na verdade, recuperação lenta e prolongada com prognóstico favorável é possível em geral com tratamento imune rigoroso. Nos casos de encefalite por anticorpo contra NMDAR, a melhora pode persistir por até 18 meses depois do início dos sintomas. Nesses casos, o acréscimo de uma modalidade imunoterápica de segunda linha (rituximabe ou ciclofosfamida) foi associado a prognóstico mais favorável que o obtido apenas com tratamentos de primeira linha (corticoides, IGIV, plasmaférese) quando não houve melhora depois dessas intervenções iniciais.

Nos pacientes com encefalite por anticorpo contra LGI1, crises epilépticas e sintomas cognitivos tendem a melhorar rápida e completamente com tratamento imune (principalmente corticoides e plasmaférese), mas os déficits cognitivos podem demorar mais tempo para melhorar. Além disso, tratamento precoce (primeiras semanas depois do início dos sintomas) assegura prognóstico mais favorável.

Tabela 74.6 Correlação entre escore Antibody Prevalence in Epilepsy and Encephalopathy (APE2) e escore Response to Immunotherapy in Epilepsy and Encephalopathy (RITE2).*

Escore APE2	Valor	Escore RITE2	Valor
Alterações rapidamente progressivas do estado mental com início recente, que se desenvolvem ao longo de 1 a 6 semanas, ou atividade epiléptica de início recente (no primeiro ano de seguimento)	(+ 1)	Alterações rapidamente progressivas do estado mental com início recente, que se desenvolvem ao longo de 1 a 6 semanas, ou atividade epiléptica de início recente (no primeiro ano de seguimento)	(+ 1)
Distúrbios neuropsiquiátricos; agitação, agressividade, labilidade emocional	(+ 1)	Distúrbios neuropsiquiátricos; agitação, agressividade, labilidade emocional	(+ 1)
Disfunção autonômica (taquicardia ou bradicardia atrial sustentada, hipotensão ortostática, hiperidrose, labilidade persistente da pressão arterial, taquicardia ventricular, assistolia cardíaca ou distúrbios da motilidade gastrintestinal)*	(+ 1)	Disfunção autonômica (taquicardia ou bradicardia atrial sustentada, hipotensão ortostática, hiperidrose, labilidade persistente da pressão arterial, taquicardia ventricular, assistolia cardíaca ou distúrbios da motilidade gastrintestinal)*	(+ 1)
Pródromo viral (rinorreia, dor ao deglutir, febre baixa) a ser pontuado se não houver neoplasia sistêmica subjacente nos últimos 5 anos depois do início dos sintomas neurológicos	(+ 2)	Pródromo viral (rinorreia, dor ao deglutir, febre baixa) a ser pontuado se não houver neoplasia sistêmica subjacente nos últimos 5 anos depois do início dos sintomas neurológicos	(+ 2)
Crises epilépticas distônicas faciobraquiais	(+ 3)	Crises epilépticas distônicas faciobraquiais	(+ 3)
Discinesias faciais a ser pontuada se não houver crises epilépticas distônicas faciobraquiais	(+ 2)	Discinesias faciais a ser pontuada se não houver crises epilépticas distônicas faciobraquiais	(+ 2)
Crises epilépticas resistentes no mínimo a dois antiepilépticos	(+ 2)	Crises epilépticas resistentes no mínimo a dois antiepilépticos	(+ 2)
Anormalidades do LCR compatíveis com inflamação (proteínas > 50 mg/dℓ e/ou pleocitose linfocítica > 5 células/mm³ se a contagem total de hemácias do LCR for < 1.000 células/mm³)	(+ 2)	Anormalidades do LCR compatíveis com inflamação (proteínas > 50 mg/dℓ e/ou pleocitose linfocítica > 5 células/mm³ se a contagem total de hemácias do LCR for < 1.000 células/mm³)	(+ 2)
RM cerebral sugestiva de encefalite (sinal hiperintenso em T2/FLAIR restrito a um ou ambos os lobos temporais mesiais, ou vários focos de hiperintensidade em substância branca, substância cinzenta – ou ambas – compatíveis com desmielinização ou inflamação)	(+ 2)	RM cerebral sugestiva de encefalite (sinal hiperintenso em T2/FLAIR restrito a um ou ambos os lobos temporais mesiais, ou vários focos de hiperintensidade em substância branca, substância cinzenta – ou ambas – compatíveis com desmielinização ou inflamação)	(+ 2)
Neoplasia sistêmica diagnosticada dentro de 5 anos depois do início dos sintomas neurológicos (exceto carcinoma espinocelular cutâneo, carcinoma basocelular cutâneo, tumor cerebral e câncer com metástase cerebral)	(+ 2)	Neoplasia sistêmica diagnosticada dentro de 5 anos depois do início dos sintomas neurológicos (exceto carcinoma espinocelular cutâneo, carcinoma basocelular cutâneo, tumor cerebral e câncer com metástase cerebral)	(+ 2)
	Total (máximo de 18)	Tratamento imune iniciado nos primeiros 6 meses depois do início dos sintomas	(+ 2)
		Autoanticorpo contra membrana plasmática de célula neural detectável (NMDAR, GABA$_A$, GABA$_B$, AMPAR, DPPX, mGluR1, mGluR5, LGI1, CASPR2, neurexina-3α, GOM)	(+ 2)
			Total (máximo de 22)

*Pontuado apenas se não houver história de disfunção autonômica antes do início da síndrome autoimune suspeita e a disfunção autonômica não for atribuível a fármacos, hipovolemia, plasmaférese ou infecção. AMPAR, receptor de ácido alfa-amino-3-hidroxi-5-metil-4-isoxazolepropiônico; CASPR2, proteína 2 associada à contactina; DPPX, proteína semelhante a dipeptidil-peptidase 6; FLAIR, *fluid-attenuated inversion recovery*; GABA$_A$, ácido γ-aminobutírico tipo A; GABA$_B$, receptor de ácido γ-aminobutírico tipo B; GOM, glicoproteína de oligodendrócito de mielina; LCR, líquido cefalorraquidiano; LGI1, proteína 1 rica em leucina-inativada por glioma; mGluR1, receptor de glutamato metabotrópico tipo 1; mGluR5, receptor de glutamato metabotrópico tipo 5; NMDAR, receptor de N-metil-D-aspartato; RM, ressonância magnética.

LEITURA SUGERIDA

Albert ML, Darnell RB. Paraneoplastic neurological degenerations: keys to tumour immunity. *Nat Rev Cancer*. 2004;4(1):36-44.

Armangue T, Spatola M, Vlagea A, et al.; for the Spanish Herpes Simplex Encephalitis Study Group. Frequency, symptoms, risk factors, and outcomes of autoimmune encephalitis after herpes simplex encephalitis: a prospective observational study and retrospective analysis. *Lancet Neurol*. 2018;17(9):760-772.

Balu R, McCracken L, Lancaster E, Graus F, Dalmau J, Titulaer MJ. A score that predicts 1-year functional status in patients with anti-NMDA receptor encephalitis. *Neurology*. 2019;92(3):e244-e252.

Boronat A, Gelfand JM, Gresa-Arribas N, et al. Encephalitis and antibodies to dipeptidyl-peptidase-like protein-6, a subunit of Kv4.2 potassium channels. *Ann Neurol*. 2013;73(1):120-128.

Boronat A, Sabater L, Saiz A, Dalmau J, Graus F. GABA(B) receptor antibodies in limbic encephalitis and anti-GAD-associated neurologic disorders. *Neurology*. 2011;76(9):795-800.

Carvajal-González A, Leite MI, Waters P, et al. Glycine receptor antibodies in PERM and related syndromes: characteristics, clinical features and outcomes. *Brain*. 2014;137(pt 8):2178-2192.

Casado JL, Gil-Peralta A, Graus F, Arenas C, Lopez JM, Alberca R. Anti-Ri antibodies associated with opsoclonus and progressive encephalomyelitis with rigidity. *Neurology*. 1994;44(8):1521-1522.

Castillo P, Woodruff B, Caselli R, et al. Steroid-responsive encephalopathy associated with autoimmune thyroiditis. *Arch Neurol*. 2006;63(2):197-202.

Chen DS, Mellman I. Oncology meets immunology: the cancer-immunity cycle. *Immunity*. 2013;39(1):1-10.

Cortese I, Chaudhry V, So YT, et al. Evidence-based guideline update: plasmapheresis in neurologic disorders: report of the Therapeutics and

Technology Assessment Subcommittee of the American Academy of Neurology. *Neurology*. 2011;76(3):294-300.

Dalmau J, Graus F, Villarejo A, et al. Clinical analysis of anti-Ma2-associated encephalitis. *Brain*. 2004;127(pt 8):1831-1844.

Dalmau J, Lancaster E, Martinez-Hernandez E, Rosenfeld MR, Balice-Gordon R. Clinical experience and laboratory investigations in patients with anti-NMDAR encephalitis. *Lancet Neurol*. 2011;10(1):63-74.

Dubey D, Kothapalli N, McKeon A, et al. Predictors of neural-specific autoantibodies and immunotherapy response in patients with cognitive dysfunction. *J Neuroimmunol*. 2018;323:62-72.

Dubey D, Pittock SJ, Kelly CR, et al. Autoimmune encephalitis epidemiology and a comparison to infectious encephalitis. *Ann Neurol*. 2018;83(1):166-177.

Flanagan EP, Hinson SR, Lennon VA, et al. Glial fibrillary acidic protein immunoglobulin G as biomarker of autoimmune astrocytopathy: analysis of 102 patients. *Ann Neurol*. 2017;81:298-309.

Flanagan EP, McKeon A, Lennon VA, et al. Autoimmune dementia: clinical course and predictors of immunotherapy response. *Mayo Clin Proc*. 2010;85(10):881-897.

Gable MS, Sheriff H, Dalmau J, Tilley DH, Glaser CA. The frequency of autoimmune N-methyl-D-aspartate receptor encephalitis surpasses that of individual viral etiologies in young individuals enrolled in the California Encephalitis Project. *Clin Infect Dis*. 2012;54(7):899-904.

Gadoth A, Kryzer TJ, Fryer J, McKeon A, Lennon VA, Pittock SJ. Microtubule-associated protein 1B: novel paraneoplastic biomarker. *Ann Neurol*. 2017;81(2):266-277.

Geschwind MD, Tan KM, Lennon VA, et al. Voltage-gated potassium channel autoimmunity mimicking Creutzfeldt-Jakob disease. *Arch Neurol*. 2008;65(10):1341-1346.

Graus F, Titulaer MJ, Balu R, et al. A clinical approach to diagnosis of autoimmune encephalitis. *Lancet Neurol*. 2016;15(4):391-404.

Graus F, Vincent A, Pozo-Rosich P, et al. Anti-glial nuclear antibody: marker of lung cancer-related paraneoplastic neurological syndromes. *J Neuroimmunol*. 2005;165(1-2):166-171.

Horta ES, Lennon VA, Lachance DH, et al. Neural autoantibody clusters aid diagnosis of cancer. *Clin Cancer Res*. 2014;20(14):3862-3869.

Kenney-Jung DL, Vezzani A, Kahoud RJ, et al. Febrile infection-related epilepsy syndrome treated with anakinra. *Ann Neurol*. 2016;80(6):939-945.

Klaas JP, Ahlskog JE, Pittock SJ, et al. Adult-onset opsoclonus-myoclonus syndrome. *Arch Neurol*. 2012;69(12):1598-1607.

Lai M, Hughes EG, Peng X, et al. AMPA receptor antibodies in limbic encephalitis alter synaptic receptor location. *Ann Neurol*. 2009;65(4):424-434.

Lai M, Huijbers MG, Lancaster E, et al. Investigation of LGI1 as the antigen in limbic encephalitis previously attributed to potassium channels: a case series. *Lancet Neurol*. 2010;9(8):776-785.

Lancaster E, Lai M, Peng X, et al. Antibodies to the GABA(B) receptor in limbic encephalitis with seizures: case series and characterisation of the antigen. *Lancet Neurol*. 2010;9(1):67-76.

Lee W-J, Lee S-T, Moon J, et al. Tocilizumab in autoimmune encephalitis refractory to rituximab: an institutional cohort study. *Neurotherapeutics*. 2016;13(4):824-832.

Mandel-Brehm C, Dubey D, Kryzer TJ, et al. Kelch-like protein 11 antibodies in seminoma-associated paraneoplastic encephalitis. *N Engl J Med*. 2019;381:47-54.

McKeon A, Ahlskog JE, Britton JA, Lennon VA, Pittock SJ. Reversible extralimbic paraneoplastic encephalopathies with large abnormalities on magnetic resonance images. *Arch Neurol*. 2009;66(2):268-271.

McKeon A, Apiwattanakul M, Lachance DH, et al. Positron emission tomography-computed tomography in paraneoplastic neurologic disorders: systematic analysis and review. *Arch Neurol*. 2010;67(3):322-329.

Pittock SJ, Kryzer TJ, Lennon VA. Paraneoplastic antibodies coexist and predict cancer, not neurological syndrome. *Ann Neurol*. 2004;56(5):715-719.

Pittock SJ, Lucchinetti CF, Parisi JE, et al. Amphiphysin autoimmunity: paraneoplastic accompaniments. *Ann Neurol*. 2005;58(1):96-107.

Pittock SJ, Yoshikawa H, Ahlskog JE, et al. Glutamic acid decarboxylase autoimmunity with brainstem, extrapyramidal, and spinal cord dysfunction. *Mayo Clin Proc*. 2006;81(9):1207-1214.

Probasco JC, Solnes L, Nalluri A, et al. Abnormal brain metabolism on FDG-PET/CT is a common early finding in autoimmune encephalitis. *Neurol Neuroimmunol Neuroinflamm*. 2017;4(4):e352.

Quek AM, Britton JW, McKeon A, et al. Autoimmune epilepsy: clinical characteristics and response to immunotherapy. *Arch Neurol*. 2012;69(5):582-593.

Sabater L, Gaig C, Gelpi E, et al. A novel non-rapid-eye movement and rapid-eye-movement parasomnia with sleep breathing disorder associated with antibodies to IgLON5: a case series, characterisation of the antigen, and post-mortem study. *Lancet Neurol*. 2014;13(6):575-586.

Schmitt SE, Pargeon K, Frechette ES, Hirsch LJ, Dalmau J, Friedman D. Extreme delta brush: a unique EEG pattern in adults with anti-NMDA receptor encephalitis. *Neurology*. 2012;79(11):1094-1100.

Titulaer MJ, McCracken L, Gabilondo I, et al. Treatment and prognostic factors for long-term outcome in patients with anti-NMDA receptor encephalitis: an observational cohort study. *Lancet Neurol*. 2013;12(2):157-165.

Vernino S, O'Neill BP, Marks RS, O'Fallon JR, Kimmel DW. Immunomodulatory treatment trial for paraneoplastic neurological disorders. *Neuro Oncol*. 2004;6(1):55-62.

Neurossarcoidose 75

Siddharama Pawate e Barney J. Stern

PONTOS-CHAVE

1. Nos casos típicos, o diagnóstico preciso de sarcoidose sistêmica e neurossarcoidose inclui a confirmação patológica de inflamação granulomatosa.

2. O diagnóstico de sarcoidose sistêmica e neurossarcoidose é mais seguro depois de descartar infecções e neoplasias malignas.

3. O tratamento de pacientes com neurossarcoidose e doença progressiva ou recorrente é mais eficaz com corticoides em doses baixas e imunossupressores adjuvantes.

INTRODUÇÃO

A sarcoidose é uma doença granulomatosa multissistêmica de etiologia desconhecida caracterizada histopatologicamente por granulomas não caseosos sem agentes infecciosos detectáveis. Acredita-se que a patogenia seja mediada por processos imunes e dirigida a um ou mais antígenos ainda não identificados.

A sarcoidose intratorácica (sarcoidose pulmonar e linfadenopatia mediastínica) ocorre em 9 a cada 10 pacientes. As lesões neurológicas associadas à sarcoidose – conhecidas como neurossarcoidose – acometem 10 a 15% dos pacientes e podem se desenvolver em qualquer região do sistema nervoso central (SNC) ou periférico (SNP), resultando em quadros clínicos bastante variáveis. Acredita-se que a neurossarcoidose isolada (sem doença sistêmica) represente aproximadamente 17% dos casos de neurossarcoidose.

EPIDEMIOLOGIA

A sarcoidose pode ser assintomática em uma expressiva porcentagem dos casos, o que dificulta a determinação da incidência e da prevalência real. A doença tem distribuição global e estudos disponíveis relataram incidência na faixa de 0,2 por 100 mil habitantes (Brasil) a 19 por 100 mil (Suécia). Nos EUA, a ocorrência de sarcoidose foi estimada em 3 a 10 casos a cada 100 mil habitantes por ano entre a população caucasoide, e 35 a 80 por 100 mil entre os afro-americanos. A idade da maioria dos pacientes (70%) varia de 25 a 45 anos, ao ser feito o diagnóstico; em pacientes do sexo feminino da Europa e do Japão, observa-se um segundo pico de incidência após os 50 anos.

Fatores genéticos e ambientais influenciam a patogenia da doença. Parentes de primeiro e segundo graus de pacientes com sarcoidose, mas não seus cônjuges, apresentam risco 5 vezes maior de contrair a doença, fator que sugere predisposição genética; entretanto, estudos dos genes associados à sarcoidose ainda são incipientes. Considerando o papel fundamental desempenhado pelo sistema de histocompatibilidade principal na apresentação de antígenos, não é surpreendente que a maioria dos genes associados à sarcoidose até hoje estejam localizada sobretudo nas regiões dos aloantígenos leucocitários humanos; além disso, diferentes regiões de aloantígenos leucocitários humanos estão associadas a diversos fenótipos clínicos da sarcoidose. Estudos de associação genômica ampla também abrangem mediadores inflamatórios, inclusive o receptor 4 *toll-like*, o fator β transformador do crescimento e o fator de necrose tumoral (TNF). Trabalhadores expostos a ambientes com quantidades abundantes de microrganismos (inclusive bolores e mofos), inseticidas e pesticidas têm risco aumentado de desenvolver a doença. Embora a sarcoidose não seja infecciosa, acredita-se que a reação imune exagerada aos antígenos seja o provável mecanismo patogênico e, desse modo, a exposição microbiana pode desempenhar um papel indireto. Fumantes apresentam risco 20% maior de contrair sarcoidose do que não fumantes, provavelmente em razão do efeito imunossupressor da exposição ao tabaco.

FISIOPATOLOGIA

A sarcoidose é mediada, sobretudo, por linfócitos T auxiliares $CD4^+$ e fagócitos mononucleares, embora com participação de numerosas citocinas e quimiocinas, como interleucinas, moléculas de aderência, interferona γ, TNF-α e fator β transformador do crescimento. As lesões podem afetar qualquer órgão, especialmente pulmões, linfonodos, pele, ossos, olhos e glândulas salivares. Se alguma enfermidade do sistema nervoso agravar a sarcoidose sistêmica, isso geralmente ocorrerá nos primeiros 2 anos após o início da doença.

No SNC, os granulomas sarcoides costumam afetar as meninges, sobretudo na base do cérebro, com infiltração secundária dos nervos cranianos e obstrução da circulação de líquido cefalorraquidiano (LCR). As lesões tendem a ser perivasculares e, por essa razão, podem se estender ao parênquima. Muitas vezes, afetam o hipotálamo e, mais raramente, outras estruturas do SNC, como a medula espinal. Os granulomas também podem se desenvolver nos nervos periféricos e nos músculos.

MANIFESTAÇÕES CLÍNICAS

As manifestações clínicas da neurossarcoidose são heterogêneas, visto que o processo inflamatório pode afetar qualquer substrato anatômico relacionado com meninges, nervos cranianos, encéfalo, medula espinal, nervos periféricos e músculos, resultando, desse modo, nas diversas apresentações clínicas da doença.

Nervos cranianos

Com relação aos nervos cranianos, a paralisia unilateral ou bilateral do nervo facial (neurônio motor inferior) é o quadro neurológico mais comum. É possível que a paralisia do nervo facial preceda a sarcoidose, que, em alguns casos, pode permanecer sem ser diagnosticada por anos. Outras neuropatias cranianas relativamente frequentes são a neuropatia óptica e a disfunção do nervo vestibulococlear (esta também pode ser unilateral ou bilateral). Nos casos típicos, a lesão do nervo óptico (Figura 75.1 A) costuma apresentar-se como neurite óptica subaguda ou crônica. Em casos raros, déficits da visão também podem ser atribuídos à compressão extrínseca do nervo óptico por inflamação granulomatosa. Além disso, problemas auditivos isolados ou vertigem causada por disfunção seletiva do nervo vestibulococlear podem ocorrer em alguns casos; indícios de surdez neurossensorial indicam a necessidade de uma avaliação para diagnosticar neurossarcoidose. É interessante observar que outros nervos cranianos podem ser afetados, mas com menor frequência. Podem ocorrer, também, neuropatias cranianas combinadas.

Meninges

As lesões das meninges podem se apresentar como meningite linfocítica subaguda, evidenciada por cefaleia e rigidez variável da nuca, podendo ou não ser acompanhada de febre. A meningite crônica é comum e pode ou não causar cefaleia. O acometimento das leptomeninges é característico (Figura 75.1 B), mas também podem aparecer lesões da dura-máter (paquimeningite) (Figura 75.1 C). Por sua vez, a hidrocefalia, seja do tipo comunicante ou não comunicante, pode agravar quadros de meningite. Em alguns casos, uma massa inflamatória da dura-máter pode assemelhar-se a meningioma.

Parênquima encefálico

As manifestações clínicas dos granulomas localizados no parênquima encefálico dependem da localização e do tamanho das lesões. A Figura 75.1 D mostra uma lesão temporal esquerda sugestiva de neoplasia, que apresentou captação intensa de fluorodesoxiglicose (Figura 75.1 E). Lesões pequenas localizadas na substância branca subcortical ou periventricular podem ser assintomáticas. Nesse quadro clínico, as crises epilépticas são muito comuns. Além disso, a neurossarcoidose costuma afetar o hipotálamo e causa diversos distúrbios, como hipotireoidismo, hipogonadismo e reprogramação do "osmostato" (ou síndrome da secreção inadequada de hormônio antidiurético).

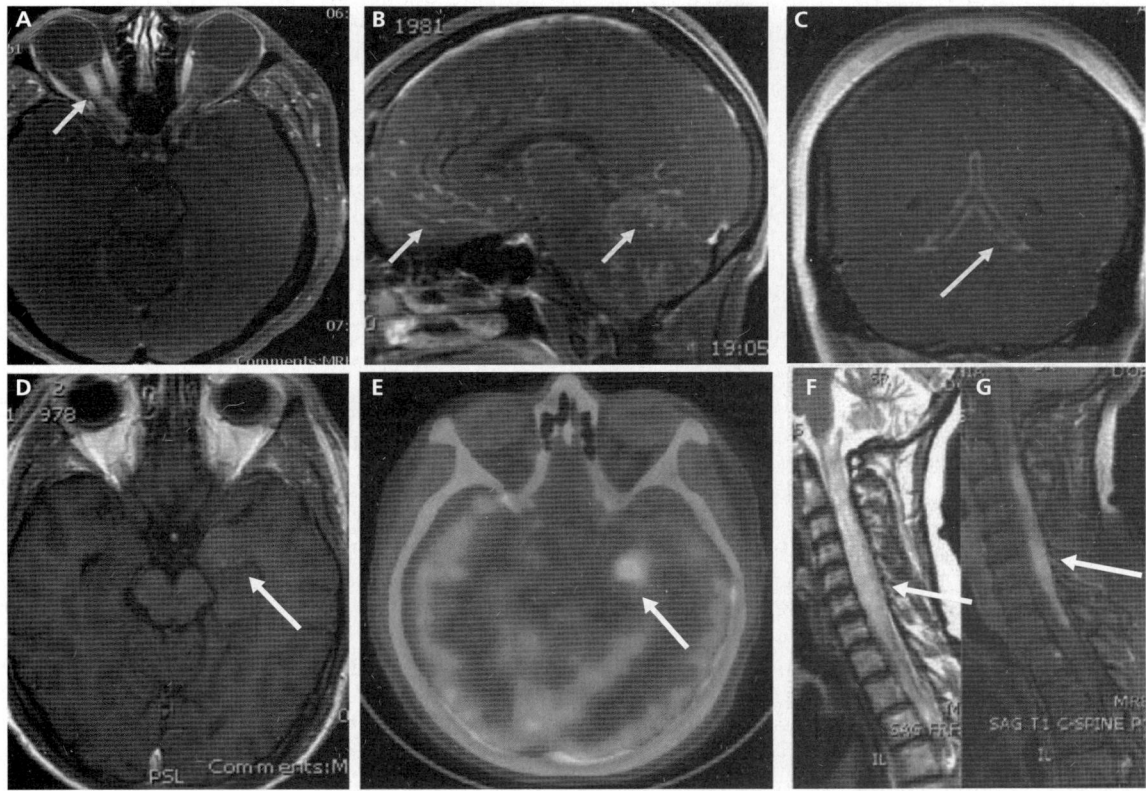

FIGURA 75.1 A. Neuropatia óptica associada a sarcoidose. A imagem de ressonância magnética cerebral mostra espessamento e realce intenso do nervo óptico pós-contraste (seta), compatível com processo infiltrativo. A resolução do realce por contraste depois do tratamento com corticoides (não presente na imagem) tornou improvável que o processo fosse neoplásico. **B e C.** Sarcoidose meníngea. **B.** A imagem sagital ponderada em T1 pós-contraste mostra extensivo realce das leptomeninges da fossa posterior e do lobo frontal (setas). **C.** A imagem coronal ponderada em T1 pós-contraste mostra espessamento e realce da dura-máter do tentório. **D e E.** Sarcoidose parenquimatosa. As imagens axiais de ressonância magnética pós-contraste mostram lesão realçada por contraste no lobo temporal esquerdo do paciente, que apresentava crises epilépticas de início recente, sugerindo possibilidade de neoplasia maligna, visto que a tomografia por emissão de pósitrons com fluorodesoxiglicose mostrou lesão com intensa captação de fluorodesoxiglicose. O paciente, entretanto, tinha sarcoidose comprovada por biopsia e foi tratado com corticoides em doses altas, e a lesão regrediu. **F e G.** Sarcoidose da medula espinal. **F.** A imagem ponderada em T2 mostra lesão hiperintensa longitudinalmente extensiva associada a edema da medula (seta). **G.** A imagem ponderada em T1 pós-contraste mostra realce (seta) da medula espinal e meninges sobrejacentes nas áreas posteriores. (A figura E se encontra reproduzida em cores no Encarte.)

Medula espinal

Alguns pacientes podem ter sintomas mielopáticos (nos casos típicos, trata-se de uma combinação de anormalidades motoras, sensoriais e vesicais/intestinais), os quais se agravam progressivamente ao longo de alguns meses. A lesão intramedular subpial é característica (Figura 75.1 F e G); entretanto, as meninges sobrejacentes também são acometidas em até 50% dos pacientes. O segmento torácico é o mais comumente afetado, seguido de doença da medula cervical.

DIAGNÓSTICO

Quando pacientes com diagnóstico conhecido de sarcoidose sistêmica em atividade apresentam queixas neurológicas, a neurossarcoidose geralmente é uma consideração importante do diagnóstico diferencial; se a avaliação inicial sugere neurossarcoidose, pode-se recomendar uma experiência terapêutica com corticoides em dose alta. Pacientes sem história pregressa de sarcoidose sistêmica são mais difíceis, e seu diagnóstico depende de o médico manter elevado grau de suspeita.

Os exames de imagem oferecem modalidade não invasiva para buscar evidências de inflamação granulomatosa. Os pacientes deverão fazer RM do cérebro e/ou da medula (Figura 75.1). Nos casos típicos, lesões do parênquima cerebral e medula espinal são detectadas como áreas com sinal isointenso em T1 e hiperintenso em T2, com realce variável por gadolínio. Vale observar que as lesões das leptomeninges podem não ficar evidentes nas sequências ponderadas em T1 ou T2; entretanto, imagens ponderadas em T1 pós-contraste frequentemente mostram realce linear ou nodular das meninges. Em pacientes com contraindicações à realização de RM, a tomografia computadorizada (TC) é uma opção, embora sua sensibilidade e especificidade sejam muito menores. Em alguns casos, TC com contraste iodado pode realçar mais lesões e identificar acometimento das meninges.

Exames de imagem de corpo inteiro ajudam a detectar sarcoidose fora do SNC e demarcam alvos para uma possível biopsia. A TC de tórax é mais sensível que as radiografias simples. A tomografia por emissão de pósitrons com fluorodesoxiglicose, por sua vez, pode ajudar a identificar lesões extratorácicas apropriadas para biopsia.

Os testes sorológicos e as análises do LCR são comumente realizados. Nos casos característicos, o LCR tem pleocitose e alta concentração de proteínas (marcadores inespecíficos de inflamação) e, com menor frequência, baixa concentração de glicose. Dosagens dos níveis séricos e liquóricos da enzima conversora de angiotensina podem estar elevadas em pacientes com sarcoidose, mas carecem de sensibilidade e especificidade. A maioria dos especialistas não recomenda confiar nessas dosagens para o diagnóstico de neurossarcoidose.

Por fim, é necessário realizar um exame histopatológico para estabelecer o diagnóstico definitivo. Isso foi referendado na definição consensual e nos critérios diagnósticos adotados pelo Neurosarcoidosis Consortium Consensus Group. O grupo propôs critérios para estratificar a probabilidade diagnóstica de neurossarcoidose como definitiva, provável e possível (Tabela 75.1).

Em pacientes com sarcoidose do SNP, exame clínico, estudos da condução neural e eletromiografia são inespecíficos e frequentemente incapazes de diferenciá-la de outras doenças neuromusculares primárias mediadas por mecanismos imunes

Tabela 75.1 Critérios para o diagnóstico de neurossarcoidose com base nas recomendações do Neurosarcoidosis Consortium Consensus Group.*

Definitiva	Patologia do sistema nervoso compatível com neurossarcoidose: • Evidências de sarcoidose extraneural • Nenhuma evidência de sarcoidose extraneural (*i. e.*, sarcoidose limitada ao sistema nervoso central)
Provável	Confirmação anatomopatológica de doença granulomatosa sistêmica compatível com sarcoidose
Possível	Nenhuma confirmação anatomopatológica de doença granulomatosa

*Em pacientes com quadro clínico e avaliação diagnóstica sugestivos de neurossarcoidose – definida por manifestações clínicas, alterações no exame de ressonância magnética, anormalidades do líquido cefalorraquidiano e/ou eletromiografia/estudos da condução neural típicos de inflamação granulomatosa do sistema nervoso – e rigorosa exclusão de outras causas, o diagnóstico de neurossarcoidose pode ser estabelecido em três níveis de certeza: definitiva, provável e possível. (Adaptada de Stern BJ, Royal W III, Gelfand JM et al. Definition and consensus diagnostic criteria for neurosarcoidosis: from the Neurosarcoidosis Consortium Consensus Group. *JAMA Neurol.* 2018;75(12):1546-1553.)

(p. ex., polimiosite ou polineuropatia desmielinizante inflamatória crônica), que apresentam melhora com a administração de corticoides e outros imunoterápicos usados para tratar sarcoidose. Por essa razão, é necessária a confirmação da histopatologia nos tecidos afetados ou de evidência de doença sistêmica para firmar, respectivamente, o diagnóstico definitivo ou provável de neurossarcoidose periférica. Felizmente, na maioria dos casos em que há acometimento de músculos e nervos, os tecidos afetados são mais acessíveis durante a biopsia, ao contrário de pacientes portadores de neurossarcoidose do SNC.

Entre as doenças que podem assemelhar-se à sarcoidose estão as neoplasias do SNC (p. ex., gliomas ou linfomas), as doenças desmielinizantes, as infecções bacterianas ou fúngicas e a tuberculose. A Tabela 75.2 apresenta uma lista detalhada das possibilidades incluídas no diagnóstico diferencial.

Anormalidades demonstradas no exame de ressonância magnética

A ressonância magnética (RM) do cérebro ou da medula espinal contrastada por gadolínio é a modalidade radiológica mais importante para investigar sarcoidose do SNC; embora seja altamente sensível, sua sensibilidade é baixa. A inflamação granulomatosa é associada à violação da barreira hematencefálica e é responsável pelo realce das áreas afetadas. O realce das leptomeninges é mais marcante ao longo da base do crânio; já o espessamento e o realce da dura-máter podem ser focais ou difusos e ter sinal hipointenso nas sequências ponderadas em T2. Além disso, é possível que o realce dos nervos cranianos esteja evidente. Os granulomas intraparenquimatosos podem ser detectados nas lesões da substância branca subcortical, assemelhando-se a esclerose múltipla ou lesões microisquêmicas, ou afetar a substância cinzenta profunda. Agrupamentos isolados e volumosos de granulomas podem sugerir neoplasias malignas.

Anormalidades do líquido cefalorraquidiano

As alterações do LCR não são precisas, mas ajudam a demonstrar inflamação intratecal e descartar processos infecciosos e neoplásicos. Os marcadores liquóricos inespecíficos de inflamação

Tabela 75.2 Algumas possibilidades incluídas no diagnóstico diferencial de neurossarcoidose.

Grupo	Exemplos	Considerações
Infecções sistêmicas e do SNC	Tuberculose Infecções por micobactérias atípicas (muito raras quando não há história de neurocirurgia ou dispositivos implantados) Infecções fúngicas do SNC – coccidioidomicose, histoplasmose, criptococose, esporotricose e blastomicose Infecções causadas por espiroquetas – neurossífilis e neuroborreliose (doença de Lyme) Troferima (doença de Whipple com lesão neurológica) Leucoencefalopatia multifocal progressiva Parasitoses (com alterações dos exames de imagem, análises do LCR ou contexto epidemiológico apropriado)	Culturas, testes sorológicos e PCR apropriados para detectar agentes infecciosos podem ajudar a confirmar etiologia infecciosa
Neoplasias malignas	Linfoma (primário do SNC ou sistêmico com acometimento neurológico) Tumores do SNC (glioma, tumor de células germinativas, craniofaringiomas) Carcinomatose meníngea	Histopatologia para detectar neoplasias malignas
Outras doenças inflamatórias neurológicas	Histiocitose (doença de Erdheim-Chester) Esclerose múltipla, sobretudo lesões tumefacientes Encefalomielite disseminada aguda Doenças do espectro da neuromielite óptica Vasculites do SNC Astrocitopatia autoimune com anticorpos anti-PAFG Síndrome anti-MOG	Histopatologia pode ajudar a detectar outras causas. A ATC ou a angiografia cerebral convencional podem ser necessárias quando há suspeita de vasculite. Anticorpos anti-AQP4 ou anti-MOG podem ser detectados em pacientes com DENMO
Lesões neurológicas associadas a outras doenças sistêmicas	Lúpus eritematoso sistêmico Paquimeningite hipertrófica associada à IgG-4 Síndrome de Sjögren Doença de Behçet Doença de Vogt-Koyanagi-Harada IDVC	Critérios clínicos e reumatológicos podem ajudar a diagnosticar doenças inflamatórias sistêmicas. A histopatologia confirma o diagnóstico definitivo de doença associada à IgG-4
Doenças vasculares	Fístula arteriovenosa dural (encéfalo ou medula espinal) ou outras malformações vasculares, inclusive MAV Acidente vascular encefálico	Contexto clínico e exames de imagem do sistema vascular

AQP4, aquaporina 4; ATC, angiotomografia computadorizada; DENMO, doença do espectro da neuromielite óptica; IDVC, Imunodeficiência variável comum; IgG-4, imunoglobulina G 4; LCR, líquido cefalorraquidiano; MAV, malformação arteriovenosa; MOG, glicoproteína do oligodendrócito de mielina; PAFG, proteína ácida fibrilar glial; PCR, reação em cadeia da polimerase; SNC, sistema nervoso central. Ressonância magnética e análises do LCR são sensíveis para detectar doenças do SNC, mas não diferenciam entre sarcoidose, outras doenças imunes, infecções e neoplasias malignas. Por essa razão, são necessários exames adicionais para diferenciar essas possibilidades, dependendo do contexto clínico em questão. (Reproduzida de Pawate S. Sarcoidosis and the nervous system. *Continuum (Minneap Minn)*. 2020;26(3):695-715.)

do SNC (pleocitose, concentração alta de proteínas, hipoglicorraquia, bandas oligoclonais e alto índice de imunoglobulina G [IgG]) estão presentes em 50 a 70% dos pacientes com neurossarcoidose. As anormalidades do LCR são mais prováveis em pacientes cujas leptomeninges aparecem realçadas nas imagens de RM.

Lesões do sistema nervoso periférico e músculos

As lesões sintomáticas do SNP causadas por sarcoidose são raras e acometem apenas 1 a 2% dos pacientes com doença sistêmica. A granulomatose pode causar vasculite, infiltração ou compressão direta dos nervos periféricos e das fibras musculares.

Já a neuropatia de fibras finas com sintomas sensoriais ou referidos ao sistema nervoso autônomo pode ser diagnosticada em pacientes com sarcoidose sistêmica ou neurossarcoidose. Os granulomas não são evidentes na biopsia cutânea com terminações de fibras finas, e esse quadro neurológico pode ser considerado fenômeno "parassarcoide", aparentemente mediado por fatores inflamatórios circulantes. Outro fenômeno comum atribuível à parassarcoidose é o *nevoeiro cerebral* – termo informal utilizado pelos pacientes para descrever déficits cognitivos sem evidência de lesões sarcoides bem definidas no SNC.

TRATAMENTO

A evolução clínica da neurossarcoidose é amplamente variável e difícil de prever. Contudo, em geral, cerca de dois terços dos pacientes com neurossarcoidose sofrem de doença monofásica autolimitada, inclusive paralisia facial isolada ou meningite asséptica. Nesses casos, um breve ciclo de corticoides geralmente traz efeitos benéficos; entretanto, pacientes com doença mais grave (inclusive lesões parenquimatosas, do nervo óptico ou da medula espinal) devem passar por tratamento prolongado. Como não há ensaios clínicos randomizados que facilitem decisões terapêuticas, o tratamento da sarcoidose baseia-se, sobretudo, na experiência clínica e em alguns poucos casos clínicos. A dose diária de 40 a 80 mg de prednisona pode ser administrada por algumas semanas e, em seguida, reduzida progressivamente até a mínima dose possível de manutenção ou, caso seja viável, até a suspensão em definitivo. Em alguns casos, podem ser necessárias doses iniciais mais altas. Quadros neurológicos graves podem exigir corticoide em pulsoterapia (1 g/dia de metilprednisolona intravenosa durante 3 a 5 dias), seguido de tratamento prolongado com redução progressiva do corticoide oral. O tratamento a longo prazo com corticoide é limitado por seus efeitos tóxicos bem conhecidos, como hiperglicemia, aumento de peso, osteoporose, risco de infecções e lipomatose epidural, entre outros. Por essa razão, geralmente são administrados fármacos conhecidos por reduzir a necessidade de corticoides (Tabela 75.3). Estudos não formais sobre tratamento imunossupressor adjuvante para os casos refratários incluem, entre outros, os seguintes fármacos: micofenolato de mofetila, azatioprina, metotrexato, ciclofosfamida e rituximabe. O infliximabe (anticorpo monoclonal anti-TNF) surgiu com opção eficaz para tratar neurossarcoidose resistente a outros fármacos. Vale ressaltar que o tratamento precoce com infliximabe deve ser considerado para pacientes com neurossarcoidose grave.

Nos casos típicos, a utilidade de cirurgia limita-se à biopsia. Além disso, pacientes com hidrocefalia podem necessitar de derivação ventriculoperitoneal.

Tabela 75.3 Fármacos usados para o tratamento de neurossarcoidose.

Fármaco	Doses	Efeitos adversos	Monitoramento
Corticoides			
Prednisona	Começar com 40 mg/dia ou até 1 mg/kg/dia, dependendo da gravidade, e reduzir progressivamente no menor tempo possível até a dose mínima necessária	Vários efeitos adversos, inclusive alterações do nível glicêmico, síndrome de Cushing, retenção de líquidos, distúrbio digestivo, osteoporose e catarata; quando se utiliza pulsoterapia, a chance de ocorrer necrose avascular do quadril é de 1 em 10 mil (1 em mil depois de ciclos repetidos)	Clínico
Pulso de metilprednisolona IV	Tratamento inicial para casos moderados a graves: 1.000 mg/dia durante 3 a 5 dias, seguido de transição ao esquema oral de prednisona descrito anteriormente	Os efeitos adversos são variados e incluem alterações do nível glicêmico, síndrome de Cushing, retenção de líquidos, distúrbio digestivo, osteoporose e catarata; quando se utiliza pulsoterapia, a chance de ocorrer necrose avascular do quadril é de 1 em 10 mil (1 em mil depois de ciclos repetidos)	Clínico
Fármacos que reduzem a necessidade de corticoide			
Azatioprina	50 a 150 mg/dia	Supressão da medula óssea, distúrbio digestivo 1 em 300 indivíduos brancos sofre de deficiência de tiopurinametiltransferases (enzimas que metabolizam a azatioprina) e devem evitar o tratamento com azatioprina	Hemograma completo com contagem diferencial; provas de função hepática, inicialmente 1 vez por mês e, depois, a cada 3 a 6 meses; deve-se avaliar tiopurinametiltransferases antes de iniciar o tratamento
Metotrexato	10 a 25 mg/semana combinado com 1 mg/dia de ácido fólico	Supressão da medula óssea, distúrbio digestivo	Hemograma completo com contagem diferencial; provas de função hepática inicialmente a cada 4 a 6 semanas, depois 1 vez a cada 3 a 6 meses após estabilização
Micofenolato de mofetila	1.000 a 1.500 mg, 2 vezes/dia	Distúrbio digestivo, cefaleia, leucopenia	Hemograma completo com contagem diferencial a cada 6 semanas por 6 meses; depois, a cada 3 a 6 meses
Ciclofosfamida	Pulsos de 500 a 750 mg/m^2 por via IV a cada 4 semanas, geralmente por 6 a 9 meses para tratamento de "indução"	Cistite hemorrágica (pode ser evitada por hidratação cuidadosa), leucopenia, infecções	Hemograma completo com contagem diferencial, exame simples de urina com base no protocolo de infusão
Rituximabe	Infusão de 1.000 mg IV no 1º e no 15º dia, depois 1.000 mg a cada 6 a 8 meses, dependendo das contagens de células CD19	Bem tolerado; infecções oportunistas são preocupantes; depois de tratamento prolongado, pode ser necessário repor IgG	Subtipos de linfócitos para ajustar a dosagem; pode-se também administrar 1 dose a cada 6 meses
Bloqueadores do fator de necrose tumoral			
Infliximabe	Infusão de 3 a 7 mg/kg por via IV nas semanas 0, 2 e 6 e, em seguida, a cada 4 a 6 semanas	Reações à infusão, desmielinização do SNC, infecções oportunistas	Deve-se confirmar que o paciente não contraiu tuberculose antes de iniciar o tratamento
Adalimumabe	40 mg por via SC, a cada 2 semanas	Reações à infusão, desmielinização do SNC, infecções oportunistas, reações no local da injeção	Deve-se confirmar que o paciente não contraiu tuberculose antes de iniciar o tratamento

IgG, imunoglobulina G; IV, via intravenosa; SC, subcutânea; SNC, sistema nervoso central. (Reproduzida de Pawate S. Sarcoidosis and the nervous system. *Continuum (Minneap Minn)*. 2020;26(3):695-715.)

PROGNÓSTICO

Em geral, o prognóstico dos pacientes com neurossarcoidose é favorável. Conforme já mencionado, pacientes com doença "branda" (p. ex., paralisia de nervos faciais e meningite asséptica) geralmente se recuperam por completo. Nos casos mais graves, a extensão das lesões irreversíveis do SNC ou SNP dificultam a recuperação integral. Em alguns casos, déficits clínicos podem levar muito mais tempo para regredir do que as anormalidades demonstradas nos exames de imagem.

LEITURA SUGERIDA

Bargagli E, Prasse A. Sarcoidosis: a review for the internist. *Intern Emerg Med.* 2018;13:325-331.

Bathla G, Singh AK, Policeni B, Agarwal A, Case B. Imaging of neurosarcoidosis: common, uncommon, and rare. *Clin Radiol.* 2016;71(1):96-106.

Fingerlin TE, Hamzeh N, Maier LA. Genetics of sarcoidosis. *Clin Chest Med.* 2015;36(4):569-584.

Fritz D, van de Beek D, Brouwer MC. Clinical features, treatment and outcome in neurosarcoidosis: systematic review and meta-analysis. *BMC Neurol.* 2016;16(1):220.

Fritz D, Voortman M, vandeBeek D, Drent M, Brouwer MC. Many faces of neurosarcoidosis: from chronic meningitis to myelopathy. *Curr Opin Pulm Med.* 2017;23(5):439-446.

Gelfand JM, Bradshaw MJ, Stern BJ, et al. Infliximab for the treatment of CNS sarcoidosis: a multi-institutional series. *Neurology.* 2017;89(20):2092-2100.

Nozaki K, Scott TF, Sohn M, Judson MA. Isolated neurosarcoidosis: case series in 2 sarcoidosis centers. *Neurologist.* 2012;18(6):373-377.

Patterson KC, Chen ES. The pathogenesis of pulmonary sarcoidosis and implications for treatment. *Chest.* 2018;153(6):1432-1442.

Pawate S. Sarcoidosis and the nervous system. *Continuum (Minneap Minn).* 2020;26(3):695-715.

Pawate S, Moses H, Sriram S. Presentations and outcomes of neurosarcoidosis: a study of 54 cases. *QJM.* 2009;102(7):449-460.

Sohn M, Culver DA, Judson MA, Scott TF, Tavee J, Nozaki K. Spinal cord neurosarcoidosis. *Am J Med Sci.* 2014;347(3):195-198.

Stern BJ, Royal W III, Gelfand JM, et al. Definition and consensus diagnostic criteria for neurosarcoidosis: from the Neurosarcoidosis Consortium Consensus Group. *JAMA Neurol.* 2018;75(12):1546-1553.

Valeyre D, Prasse A, Nunes H, Uzunhan Y, Brillet P-Y, Müller-Quernheim J. Sarcoidosis. *Lancet.* 2014;383(9923):1155-1167.

Vital A, Lagueny A, Ferrer X, Louiset P, Canron M-H, Vital C. Sarcoid neuropathy: clinico-pathological study of 4 new cases and review of the literature. *Clin Neuropathol.* 2008;27(2):96-105.

SEÇÃO 12 DISTÚRBIOS DO MOVIMENTO

Editor da Seção: *Elan D. Louis*

76 Tremor Idiopático

Elan D. Louis

PONTOS-CHAVE

1. O tremor idiopático (TI) é uma doença neurológica progressiva crônica. A anormalidade motora característica são tremores cinéticos de 4 a 12 Hz, que afetam braços e mãos.

2. Os tremores podem se alastrar e afetar a cabeça (*i. e.*, pescoço), as cordas vocais e a mandíbula.

3. Pacientes com TI têm probabilidade quatro vezes maior de desenvolver doença de Parkinson (DP) concomitante, podendo desenvolver, desse modo, o que se conhece como *tremor idiopático-doença de Parkinson* (TI-DP).

4. Nos últimos anos, houve crescente ponderação das manifestações não motoras apresentadas por pacientes com TI, as quais, de modo geral, podem ser classificadas em cognitivas, psiquiátricas e sensoriais.

5. Estudos controlados de necropsia apresentaram diversas alterações degenerativas no córtex cerebelar.

6. Betabloqueadores (sobretudo propranolol) e primidona, isoladamente ou combinados, são os fármacos mais eficazes para tratar esse grupo de pacientes. A estimulação talâmica de alta frequência reduz acentuadamente a gravidade dos tremores; por sua vez, a talamotomia por ultrassom focalizado guiado por ressonância magnética é outra opção de tratamento cirúrgico recém-introduzida.

INTRODUÇÃO

O tremor idiopático (TI), também conhecido como tremor essencial, é uma doença neurológica progressiva crônica. A anormalidade motora típica consiste em tremores cinéticos de 4 a 12 Hz, que ocorrem durante movimentos voluntários, como escrever ou comer, e acometem braços e mãos (Figura 76.1), mas podem afetar a cabeça (*i. e.*, pescoço), cordas vocais e mandíbula. Tendo em vista a existência de um perfil etiológico, clínico e de resposta farmacológica, bem como sua heterogeneidade patológica, cada vez mais se aceita o parecer de que o TI pode representar um conjunto de doenças, cuja característica fundamental consiste em tremores cinéticos dos braços, que podem ser mais precisamente denominados de *tremores idiopáticos*.

EPIDEMIOLOGIA

O TI figura entre os mais prevalentes distúrbios do movimento com início em idade adulta, embora possa ocorrer em qualquer faixa etária (há relatos de casos pediátricos nos quais a doença se manifestava na primeira década de vida). De acordo com uma metanálise de dados coletados de 28 estudos de prevalência populacional conduzidos em 19 países, a prevalência acumulada de TI em todas as faixas etárias foi de 0,9%. Essa porcentagem aumenta acentuadamente com o passar dos anos, sobretudo em pacientes com idade avançada. Na metanálise em questão, a predominância entre indivíduos com 65 anos ou mais foi de 4,6% e, em alguns estudos, de mais de 20%, em indivíduos acima de 95 anos. O índice de casos novos de TI (*i. e.*, taxa de incidência) foi estimado em 619 por 100 mil habitantes/ano entre pessoas a partir de 65 anos, e essa incidência aumenta com o passar do tempo. Os fatores de risco estabelecidos para TI incluem idade avançada e histórico familiar da doença.

ETIOLOGIA

Fatores genéticos e ambientais (*i. e.*, tóxicos) são prováveis determinantes para a etiologia da doença. Muitas famílias numerosas apresentam padrão hereditário autossômico dominante e, assim, parentes de primeiro grau de pacientes com TI têm probabilidade aproximadamente 5 vezes maior de desenvolver a doença, em comparação às demais pessoas, e essa probabilidade é 10 vezes maior quando o tremor do caso probando começa em tenra idade. A prevalência de histórico familiar de TI é alta entre pacientes examinados em clínicas neurológicas e é ainda maior nos casos em que o TI se manifesta de maneira precoce, em comparação àqueles em quem a doença surge em idade mais avançada. Uma variante do gene *LINGO1* tem sido consistentemente associada ao TI; entretanto, até o momento não foram identificados genes causais importantes, e isso provavelmente se deve às fenocópias, penetrância incompleta, herança bilinear ou, até mesmo, a outros padrões hereditários. Da mesma forma, a existência de casos esporádicos (*i. e.*, casos sem histórico familiar aparente), a variabilidade quanto à idade de início nos casos familiares e a ausência de concordância completa da doença em gêmeos monozigóticos são elementos que comprovam causas não genéticas (*i. e.*, ambientais). Diversas toxinas ambientais estão em fase de investigação, incluindo alcaloides de betacarbolina (como harmane, uma toxina alimentar) e chumbo. Um estudo epidemiológico sugeriu que o tabagismo possa ter um possível papel protetor contra o TI; outro, por sua vez, aventou

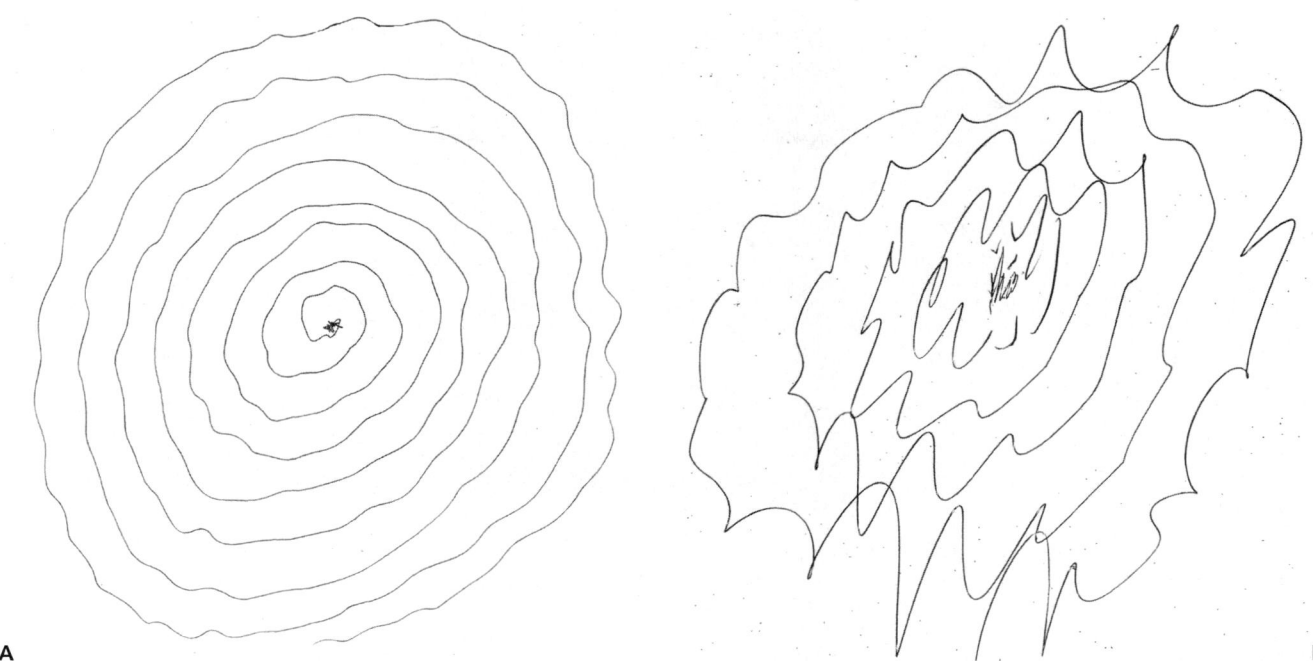

FIGURA 76.1 Espirais desenhados por pacientes com TI, que apresentavam tremores moderados (**A**) e graves (**B**) nos braços.

que um maior consumo de etanol antes de o TI se instalar aumenta o risco de desenvolver a doença – nesse caso, o suposto mecanismo seria a toxicidade das células de Purkinje. Assim, a definição dos fatores de risco modificáveis teria importante implicação em termos de prevenção da doença.

FISIOPATOLOGIA

O modelo olivar de TI, proposto pela primeira vez no início da década de 1970, postulava que a existência de um marca-passo de tremor no núcleo olivar inferior desencadearia o tremor associado à doença. Entretanto, existem ressalvas importantes para esse modelo, como a ausência de um suporte empírico direto, e, por essa razão, a tendência foi abandonar esse modelo. Nos últimos anos, estudos sobre os mecanismos do TI focaram mais no cerebelo e no papel que essa estrutura parece desempenhar na biologia desse tipo de tremor. O interesse pelo cerebelo foi motivado, a princípio, por exames de neuroimagem, que expõem a forte correlação dessa região cerebral com o TI, e, também, por estudos clínicos, que com frequência evidenciam a presença de sinais cerebelares em pacientes com a doença. Mais recentemente, estudos controlados de necropsia revelaram uma série de alterações degenerativas no córtex cerebelar (Figura 76.2), as quais afetam, sobretudo, as células de Purkinje e populações neuronais adjacentes, e, além disso, favorecem: aumento da quantidade de torpedos (dilatações ovoides do segmento proximal da célula de Purkinje) e anormalidades semelhantes dos axônios dessas células; aumento da quantidade de dilatações dos dendritos das células de Purkinje e desorganização de suas ramificações; aumento da quantidade de células de Purkinje heterotópicas; alterações da interface sináptica entre células de Purkinje e fibras ascendentes; e alterações da interface entre células de Purkinje e células calicinais. Estudos bem planejados evidenciaram a real destruição das células de Purkinje e o aumento da quantidade de plexos vazios nas células calicinais, o que indica destruição das células de Purkinje. Em um grupo menor de casos de TI, demonstrou-se um padrão caracterizado por corpos de Lewy relativamente restritos ao *locus* ceruleo. Vale destacar que, do ponto de vista mecanicista, neurônios noradrenérgicos do *locus* cerúleo projetam-se ao cerebelo e estabelecem sinapse com as células de Purkinje. Por essa razão, há crescentes evidências que sustentam o parecer de que o cerebelo possa ter papel fundamental na fisiopatologia da doença e que seu mecanismo patogênico seja neurodegenerativo.

MANIFESTAÇÕES CLÍNICAS

Introdução

Os sinais e sintomas de TI podem aparecer em qualquer idade. Aproximadamente 5% dos casos começam na infância, embora a incidência aumente de maneira acentuada com o avanço da idade e a maior prevalência de casos seja observada a partir dos 60 anos.

Tremor

A característica fundamental do TI é o tremor cinético, que se manifesta durante diversas etapas do exame neurológico (p. ex., manobra dedo-nariz-dedo, desenho de espiral). Em geral, o tremor é ligeiramente assimétrico, acometendo mais um braço que o outro, com diferença aproximada de 30%, em média, entre os lados; perto de 5% dos pacientes apresentam tremor acentuadamente assimétrico ou até mesmo unilateral. Em cerca de 50% dos pacientes, o tremor tem componente intencional e é acentuado pela manobra dedo-nariz-dedo, à medida que o paciente se aproxima de um ou de outro desses dois alvos. O tremor intencional não se limita aos braços; em 10% dos pacientes, também é detectável na cabeça, quando esta se aproxima de um objeto alvo (p. ex., à medida que o paciente abaixa a cabeça na direção de um copo ou uma colher). O tremor postural também

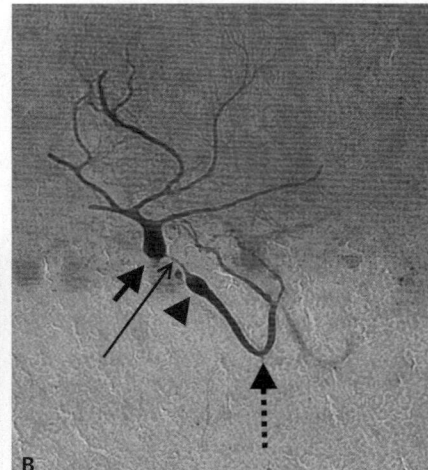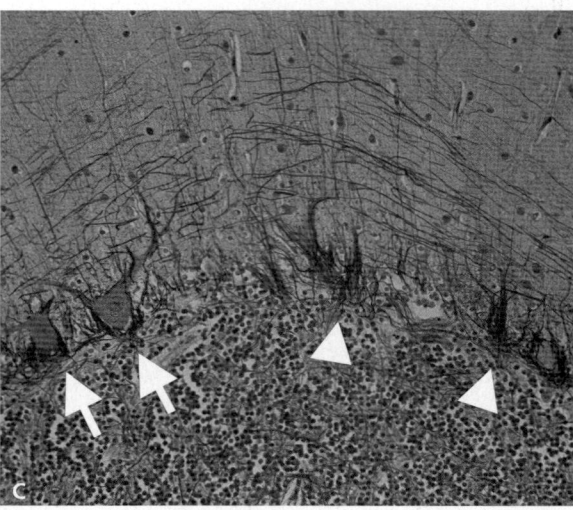

FIGURA 76.2 A. Corte histológico (100×) de verme cerebelar corado com calbindina obtido de um paciente com TI. Torpedos (ver as *duas setas*, que apontam para dilatações ovoides do segmento proximal do axônio da célula de Purkinje) ocorrem em quantidades significativamente maiores nos pacientes com TI em comparação aos indivíduos controles e indicam uma biologia anormal dessas células. **B.** Corte histológico (200×) de córtex cerebelar corado com calbindina obtido de outro paciente com TI. Da esquerda para a direita, pode-se observar o corpo da célula de Purkinje (*seta*), o segmento axonal inicial fino normal (*seta longa e fina*), o torpedo (*ponta de seta*) e o axônio espessado com formação colateral recorrente (*seta pontilhada*) com ramificação terminal do axônio de Purkinje. Essas alterações morfológicas são numericamente mais frequentes nos pacientes com TI do que nos indivíduos controles e indicam uma biologia anormal das células de Purkinje. **C.** Corte histológico (200×) de córtex cerebelar corado com calbindina obtido de um paciente com TI. Pode-se observar que havia hipertrofia dos processos das células calicinais (ver as *duas setas*, que apontam para "cestas peludas"); em alguns casos, houve destruição das células de Purkinje e as cestas ficaram vazias (*pontas de seta*). Essas alterações são mais acentuadas nos pacientes com TI do que nos indivíduos controles e indicam uma biologia anormal das células de Purkinje e alterações reativas dos neurônios circundantes. (*Esta figura se encontra reproduzida em cores no Encarte.*)

é observado em pacientes com TI e, em geral, é mais grave na posição de "bater asas" do que naquela em que os braços são mantidos estendidos à frente do corpo. Em geral, o tremor dos dois braços é dessincronizado e, algumas vezes, cria um efeito de gangorra, quando os braços são mantidos em posição de "bater asas", contribuindo para a observação de que a funcionalidade pode melhorar quando o indivíduo utiliza as duas mãos em vez de uma (p. ex., para segurar um copo). O tremor postural do TI costuma ter amplitude maior na articulação do punho ou do cotovelo em comparação com as articulações mais proximais ou distais e, além disso, envolve flexão e extensão do punho, mais do que sua rotação e supinação. De modo geral, a amplitude do tremor cinético é maior que a do tremor postural e um padrão inverso pode suscitar dúvidas quanto ao diagnóstico. O tremor de repouso, sem outras características fundamentais da DP, é observado em cerca de 20% dos pacientes com TI que procuram clínica especializada; todavia, ao contrário do tremor da DP, trata-se de uma manifestação tardia observada apenas no braço, e não no braço e na perna.

Outras manifestações motoras do tremor idiopático

Além do tremor, outra manifestação motora do TI é a ataxia da marcha, que é exagerada em comparação com a observada em indivíduos controles de idade semelhante. Na maioria dos pacientes, a ataxia da marcha é discreta, mas, em outros, pode ser de gravidade moderada. Há algumas evidências de que a ataxia da marcha seja mais acentuada em pacientes com tremores cranianos da linha média (p. ex., pescoço, mandíbula e cordas vocais). Anormalidades dos movimentos oculares sacádicos em pacientes com TI também foram observadas em vários estudos fisiológicos, embora sejam de natureza subclínica.

Manifestações não motoras do TI

Nos últimos anos, houve crescente reconhecimento da existência de manifestações não motoras de pacientes com TI, que podem ser classificadas, de modo geral, como cognitivas, psiquiátricas e sensoriais. As alterações cognitivas são desproporcionais em comparação com as observadas em indivíduos controles de idade semelhante e incluem desde alterações discretas em vários domínios (sobretudo função executiva) até disfunção cognitiva leve e demência, que são mais acentuadas que as apresentadas por indivíduos controles da mesma idade. De fato, estudos epidemiológicos mostraram que o diagnóstico de TI aumenta o risco de demência coexistente em mais de 50%. Nos dias atuais, a fisiopatologia dessas alterações cognitivas não está bem definida, mas é provável que seja multifatorial e envolva lesões do cerebelo e, também, outros processos degenerativos patológicos difusos. As manifestações psiquiátricas incluem ansiedade secundária e depressão. Ao menos um estudo prospectivo corroborou a presença de um transtorno de humor primário, que precede as manifestações motoras. Estudos que avaliaram traços de personalidade dos pacientes com TI descreveram personalidade avessa a riscos, o que pode explicar o motivo pelo qual os pacientes relutam em se submeter a procedimentos cirúrgicos terapêuticos, mesmo que tenham tremor grave e incapacitante. Já outros evidenciaram distúrbios sensoriais, que incluem déficit auditivo desproporcional, em comparação com indivíduos controles pareados por idade, e déficit olfatório discreto.

Histórico natural

A princípio, o tremor pode ser leve e assintomático e não agravar ao longo dos anos; entretanto, na maioria dos indivíduos, piora com o passar do tempo. Foram descritos vários padrões de progressão (Figura 76.3); os dois padrões mais frequentes são de início (1) tardio e (2) precoce, com tremor leve e estável durante muitos anos, seguido de agravamento com o avançar da idade. O padrão menos comum é de início precoce, com acentuado agravamento no decorrer dos anos até décadas. Existem poucos estudos longitudinais prospectivos sobre a evolução natural do transtorno, mas as melhores estimativas de sua taxa de alteração indicam que o tremor dos braços piore em 2 a 5% por ano. Com o passar do tempo, há tendência ao alastramento do tremor para além dos braços, conforme observado em pacientes que desenvolvem tremores cranianos (pescoço, cordas vocais e mandíbula), sobretudo em pacientes do sexo feminino, entre as quais o risco de tremor do pescoço é bem maior que o observado em homens acometidos. A prevalência de tremor do pescoço é a mais alta; em seguida, mais baixa, está a das cordas vocais e, ainda menor, a de tremor da mandíbula. Em geral, o tremor do pescoço é do tipo "não não" (i. e., horizontal) ou "sim-sim" (i. e., vertical) e, à medida que a doença avança, pode progredir para um tremor mais complexo, com componente rotatório. Se não for grave, o tremor do pescoço – que é do tipo postural – deverá diminuir e desaparecer quando o paciente estiver em decúbito. O tremor de pescoço isolado, com tremores braçais mínimos ou ausentes, é extremamente raro e deve levantar a suspeita de diagnóstico de distonia, e não de TI. Uma característica curiosa do tremor de pescoço é que o paciente não costuma perceber sua presença, sobretudo se for leve. A ocorrência de posturas distônicas nos pacientes com TI é controversa, embora seja provável que a distonia leve em alguns casos não descarte o diagnóstico de TI, sobretudo quando a distonia é um sinal tardio de um paciente com TI grave de longa duração.

Morbidade e mortalidade associadas

Embora o TI fosse, no passado, frequentemente considerado um problema "benigno", o termo *tremor idiopático benigno* não é mais considerado adequado. De fato, a maioria dos pacientes apresenta incapacidade relacionada com tremores, e 15 a 25% têm déficits motores suficientemente graves em consequência do tremor de alta amplitude, que lhes impede de continuar a trabalhar. Existem poucos estudos sobre risco de morte; o único ensaio prospectivo longitudinal de um grupo controlado relatou probabilidade 45% maior.

Pacientes com TI têm risco cerca de quatro vezes maior de desenvolver DP associada e, desse modo, desenvolver a condição conhecida como TI-DP. Entretanto, a fisiopatologia dessa relação não está totalmente esclarecida.

DIAGNÓSTICO

O diagnóstico de TI é clínico e não exige exames laboratoriais, uma vez que não existem biomarcadores para essa doença. De 30 a 50% dos casos são diagnosticados incorretamente e os pacientes, na verdade, não são portadores de TI; muitos deles, de fato, apresentam distonia ou DP. Entretanto, nesses casos, a diferenciação pode ser feita com facilidade, averiguando-se a ausência de rigidez ou bradicinesia ou de outros sinais de DP (como hipomimia). As características do tremor também são importantes para distinguir o paciente com TI do portador de DP (Tabela 76.1). O tremor postural isolado (com tremor cinético mínimo), o tremor postural envolvendo as articulações metacarpofalangianas em vez do punho e o tremor postural

Tabela 76.1 Manifestações clínicas que ajudam a diferenciar entre tremor idiopático (TI) e doença de Parkinson (DP).

	TI	DP
Tremor em repouso (braços)	+*	+
Tremor em repouso (pernas)	–*	+
Tremor cinético (braços)	+	+**
Tremor postural (braços)	+	+***
Tremor intencional (braços)	Comum	Raro
Tremor reemergente	–	+
Tremor da cabeça	Comum	Raro
Tremor da mandíbula	+δ	+
Tremor das cordas vocais	+	–
Rigidez	–δδ	+
Bradicinesia	–δδδ	+
Hipomimia	–	+
Taquipneia	–	+

*Quando está presente, o tremor em repouso geralmente ocorre em pacientes com TI de longa duração e apresenta sintomas mais graves que nos casos brandos de curta duração. Esse tipo de tremor se limita aos braços. **O tremor cinético associado ao TI geralmente tem amplitude maior que o da DP, embora isso não aconteça em todos os casos. ***O tremor postural das articulações metacarpofalangianas em vez do punho ou do cotovelo e o tremor postural caracterizado por rotação mais acentuada do punho que flexão e extensão são indicadores mais prováveis do diagnóstico de DP inicial do que de TI. A postura flexionada dos dedos das mãos durante a extensão do braço costuma ser um sinal de DP. δO tremor da mandíbula associado ao TI geralmente ocorre quando a boca está aberta (p. ex., quando o paciente fala ou pronuncia "ahhhhh"; na DP, esse tipo de tremor costuma ocorrer quando a boca está fechada. δδMovimentos passivos podem ser semelhantes à rotação de uma catraca (roda denteada), mas não devem estar acompanhados de rigidez. δδδPacientes idosos com TI podem ter escore 1 na parte motora da Unified Parkinson's Diasease Rating Scale (Escala Unificada de Avaliação da Doença de Parkinson, em tradução livre). +, presente; –, ausente.

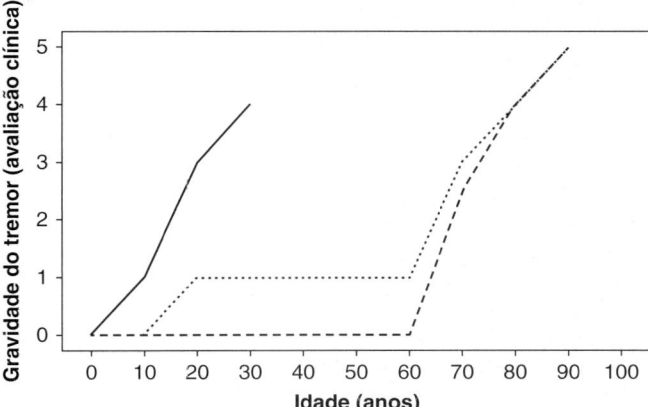

FIGURA 76.3 Três padrões de progressão do tremor idiopático. Os dois mais comuns são de início (1) tardio (*linha tracejada*) e (2) precoce com tremor leve e estável por muitos anos, seguido de agravamento em idade avançada (*linha pontilhada*). O terceiro padrão é de início (3) precoce com agravamento marcante nos anos a décadas subsequentes (*linha contínua*).

caracterizado por maior rotação do punho, e não por flexão e extensão, indicam diagnóstico provável de DP inicial, em vez de TI (Tabela 76.1). O tremor reemergente é do tipo postural, que começa após um curto intervalo de latência, e não imediatamente, o que constitui uma característica da DP. A distonia dos braços caracteriza-se por uma postura distônica, como os "dedos em colher" (i. e., tendência, durante a extensão do braço, a flexionar o punho e hiperestender as articulações metacarpofalangianas e falangianas), e presença de tremor que não é rítmico nem oscilatório. Deve-se avaliar a possibilidade de distonia do pescoço, caracterizada por inclinação ou rotação da cabeça acompanhada de tremor desta, hipertrofia do músculo esternocleidomastóideo, presença de tremor em postura de ponto nulo e ativação sensorial com base em anamnese (Tabela 76.2). A ausência de fala cerebelar (i. e., fala escandida ou disártrica) e nistagmo distingue o TI das ataxias espinocerebelares. O hipertireoidismo ou o uso de fármacos como lítio ou valproato comumente podem ser descartados pelo histórico clínico. O diagnóstico diferencial é mais difícil entre um caso leve de TI e o aumento do tremor fisiológico, embora a presença de tremor de pescoço deva descartar a probabilidade deste último. A análise computadorizada do tremor, com aplicação de carga em inércia, pode ajudar nesse diagnóstico diferencial. Em pacientes com tremor de origem central (TI), a frequência do tremor primário não deve se modificar com a aplicação de carga inercial.

TRATAMENTO

O tremor pode ser suficientemente grave para causar constrangimento e incapacidade funcional, os quais constituem o principal motivo para tratamento. Betabloqueadores (sobretudo propranolol) (Evidência de nível 1)[1] e primidona (Evidência de nível 1),[2] isoladamente ou combinados, são os fármacos mais eficazes, embora muitos pacientes optem por interromper o uso em virtude de sua eficácia limitada. O propranolol tem sido utilizado em doses de até 360 mg/dia, embora doses acima de 100 mg raramente sejam toleradas por indivíduos idosos em razão de bradicardia. A asma é uma contraindicação relativa para o uso do propranolol, porém não é absoluta e deve ser avaliada em cada caso; em geral, sintomas mais graves e histórico recente de asma brônquica são mais preocupantes. A primidona, por sua vez, é administrada em doses de até 1.500 mg/dia, embora o uso de doses mais baixas costume ser eficaz. Observa-se ocorrência de náuseas e/ou ataxia aguda em cerca de 25% dos pacientes aos quais se prescreve esse medicamento; para evitar esse efeito adverso indesejável, é feito um pré-tratamento com fenobarbital (p. ex., 30 mg 2 vezes/dia, durante 3 dias). Em pacientes idosos, a sonolência e efeitos cognitivos podem limitar ainda mais o uso de primidona. Tanto o propranolol quanto a primidona reduzem a amplitude do tremor em 30 a 70% dos pacientes, porém não o suprimem, a não ser que o tremor seja leve. Outros fármacos usados incluem topiramato (Evidência de nível 1),[3] gabapentina (Evidência de nível 1)[4] e benzodiazepínicos (alprazolam ou clonazepam) (Evidência de nível 1).[5] Muitos pacientes percebem que o tremor é temporariamente suprimido pelo consumo de etanol; entretanto, no dia seguinte, observa-se algumas vezes exacerbação de rebote. Alguns estudos mostraram que injeções de toxina botulínica são eficazes para tratar tremores dos punhos e de outras partes dos membros superiores de pacientes com TI, embora possam causar fraqueza muscular (Evidência de nível 1).[6] Utensílios pesados e ferramentas com sensores que usam tecnologia de supressão do tremor também podem proporcionar efeitos benéficos limitados em alguns casos. Já a estimulação talâmica de alta frequência diminui de maneira acentuada a gravidade do tremor e substituiu a talamotomia estereotáxica como tratamento de escolha para tremor grave farmacologicamente refratário. Vários outros tratamentos cirúrgicos novos ainda estão em fase de avaliação, sobretudo a talamotomia ultrassônica focalizada dirigida por ressonância magnética.

PROGNÓSTICO

Como já foi detalhadamente explicado, o TI costuma ser progressivo (Figura 76.3) com agravamento gradativo e disseminação do tremor com o passar do tempo. Nos dias atuais, ainda não existem fármacos capazes de retardar ou impedir essa progressão.

EVIDÊNCIAS DE NÍVEL 1

1. Winkler GF, Young RR. Efficacy of chronic propranolol therapy in action tremors of the familial, senile or essential varieties. N Engl J Med. 1974;290(18):984-988.
2. Findley LJ, Cleeves L, Calzetti S. Primidone in essential tremor of the hands and head: a double blind controlled clinical study. J Neurol Neurosurg Psychiatry. 1985;48(9): 911-915.
3. Ondo WG, Jankovic J, Connor GS, et al. Topiramate in essential tremor: a double-blind, placebo-controlled trial. Neurology. 2006;14;66(5):672-677.
4. Gironell A, Kulisevsky J, Barbanoj M, López-Villegas D, Hernández G, Pascual-Sedano B. A randomized placebo-controlled comparative trial of gabapentin and propranolol in essential tremor. Arch Neurol. 1999;56(4):475-480.
5. Gunal DI, Afsar N, Bekiroglu N, Aktan S. New alternative agents in essential tremor therapy: double-blind placebo-

Tabela 76.2 Manifestações clínicas que ajudam a diferenciar entre tremor idiopático (TI) e distonia.

	TI	Distonia
Tremor rítmico e oscilatório	+	+/–
Tremor com característica direcional	–*	+
Tremor em postura de ponto nulo	–**	+
Desaparecimento do tremor da cabeça em decúbito	+	–
Tremor da cabeça com pouco ou nenhum tremor dos braços	Raro***	+
Inclinação ou rotação da cabeça	–	+
Hipertrofia dos músculos esternocleidomastóideo ou outros músculos do pescoço	–	+
Pausas na voz com tremor de fonação	–	+/–
Postura distônica das mãos (p. ex., "em colher")	–	+

*O tremor distônico costuma ter característica direcional, ou seja, aparentemente se move em determinada direção, em vez de outra contrária. **Os tremores geralmente dependem muito da postura nos casos de TI, mas isso não deve ser confundido com "ponto nulo". ***O tremor isolado da cabeça deve ser considerado indício de que o provável diagnóstico é distonia, em vez de TI. +, pode estar presente; –, ausente.

controlled study of alprazolam and acetazolamide. *Neurol Sci.* 2000;21(5):315-317.
6. Jankovic J, Schwartz K, Clemence W, Aswad A, Mordaunt J. A randomized, double-blind, placebo-controlled study to evaluate Botulinum toxin type A in essential hand tremor. *Mov Disord.* 1996;1(3):250-256.

LEITURA SUGERIDA

Babij R, Lee M, Cortés E, Vonsattel JP, Faust PL, Louis ED. Purkinje cell axonal anatomy: quantifying morphometric changes in essential tremor versus control brains. *Brain.* 2013;136(pt 10):3051-3061.

Bagepally BS, Bhatt MD, Chandran V, et al. Decrease in cerebral and cerebellar gray matter in essential tremor: a voxel-based morphometric analysis under 3T MRI. *J Neuroimaging.* 2012;22(3):275-278.

Bain PD, Findley LJ, Thompson PD, et al. A study of hereditary essential tremor. *Brain.* 1994;117(pt 4):805-824.

Benito-León J, Louis ED, Bermejo-Pareja F. Population-based case-control study of cognitive function in essential tremor. *Neurology.* 2006;66(1):69-74.

Bermejo-Pareja F. Essential tremor—a neurodegenerative disorder associated with cognitive defects? *Nat Rev Neurol.* 2011;7(5):273-282.

Bermejo-Pareja F, Louis ED, Benito-León J. Risk of incident dementia in essential tremor: a population-based study. *Mov Disord.* 2007;22(11):1573-1580.

Cerasa A, Messina D, Nicoletti G, et al. Cerebellar atrophy in essential tremor using an automated segmentation method. *AJNR Am J Neuroradiol.* 2009;30(6):1240-1243.

Choe M, Cortés E, Vonsattel JPG, Kuo SH, Faust PL, Louis ED. Purkinje cell loss in essential tremor: random sampling quantification and nearest neighbor analysis. *Mov Disord.* 2016;31:393-401.

Critchley M. Observations on essential (heredofamial) tremor. *Brain.* 1949;72(pt 2):113-139.

Diaz NL, Louis ED. Survey of medication usage patterns among essential tremor patients: movement disorder specialists vs. general neurologists. *Parkinsonism Relat Disord.* 2010;16(9):604-607.

Elias WJ, Huss D, Voss T, et al. A pilot study of focused ultrasound thalamotomy for essential tremor. *N Engl J Med.* 2013;369(7):640-648.

Erickson-Davis CR, Faust PL, Vonsattel JGV, Gupta S, Honig LS, Louis ED. "Hairy baskets" associated with degenerative Purkinje cell changes in essential tremor. *J Neuropathol Exp Neurol.* 2010;69:262-271.

Farrell K, Cosentino S, Ida M, et al. Quantitative assessment of pathological tau burden in essential tremor: a postmortem study. *J Neuropathol Exp Neurol.* 2019;78:31-37.

Gitchel GT, Wetzel PA, Baron MS. Slowed saccades and increased square wave jerks in essential tremor. *Tremor Other Hyperkinet Mov (N Y).* 2013;3: tre-03-178-4116-2.

Haubenberger D, Hallett M. Essential tremor. *N Engl J Med.* 2018;378:1802-1810.

Helmchen C, Hagenow A, Miesner J, et al. Eye movement abnormalities in essential tremor may indicate cerebellar dysfunction. *Brain.* 2003;126(pt 6):1319-1332.

Hubble JP, Busenbark KL, Pahwa R, Lyons K, Koller WC. Clinical expression of essential tremor: effects of gender and age. *Mov Disord.* 1997;12(6):969-972.

Kim CY, Louis ED. "Spooning": a subtle sign of limb dystonia. *Tremor Other Hyperkinet Mov (N Y).* 2018;8:607.

Kuhlenbäumer G, Hopfner F, Deuschl G. Genetics of essential tremor: meta-analysis and review. *Neurology.* 2014;82(11):1000-1007.

LaRoia H, Louis ED. Association between essential tremor and other neurodegenerative diseases: what is the epidemiological evidence? *Neuroepidemiology.* 2011;37(1):1-10.

Lee JS, Kerridge CO, Chatterjee D, Koeppen AH, Faust PL, Louis ED. A quantitative study of empty baskets in essential tremor and other motor neurodegenerative diseases. *J Neuropathol Exp Neurol.* 2019;78:113-122.

Lin C-Y, Louis ED, Faust PL, Koeppen AH, Vonsattel JPG, Kuo S-H. Abnormal climbing fibre-Purkinje cell synaptic connections in the essential tremor cerebellum. *Brain.* 2014;137(pt 12):3149-3159.

Louis ED. "Essential tremor" or "the essential tremors": is this one disease or a family of diseases? *Neuroepidemiology.* 2014;42(2):81-89.

Louis ED. From neurons to neuron neighborhoods: the rewiring of the cerebellar cortex in essential tremor. *Cerebellum.* 2014;13(4):501-512.

Louis ED. Non-motor symptoms in essential tremor: a review of the current data and state of the field. *Parkinsonism Relat Disord.* 2016;22(suppl 1):S115-S118.

Louis ED. Re-thinking the biology of essential tremor: from models to morphology. *Parkinsonism Relat Disord.* 2014;20(suppl 1):S88-S93.

Louis ED. The primary type of tremor in essential tremor is kinetic rather than postural: cross-sectional observation of tremor phenomenology in 369 cases. *Eur J Neurol.* 2013;20(4):725-727.

Louis ED, Agnew A, Gillman A, Gerbin M, Viner AS. Estimating annual rate of decline: prospective, longitudinal data on arm tremor severity in two groups of essential tremor cases. *J Neurol Neurosurg Psychiatry.* 2011;82(7):761-765.

Louis ED, Benito-León J, Ottman R, Bermejo-Pareja F. A population-based study of mortality in essential tremor. *Neurology.* 2007;69:1982-1989.

Louis ED, Faust PL, Vonsattel JP, et al. Neuropathological changes in essential tremor: 33 cases compared with 21 controls. *Brain.* 2007;130(pt 12):3297-3307.

Louis ED, Ferreira JJ. How common is the most common adult movement disorder? Update on the worldwide prevalence of essential tremor. *Mov Disord.* 2010;25(5):534-541.

Louis ED, Ford B, Frucht S, Barnes LF, X-Tang M, Ottman R. Risk of tremor and impairment from tremor in relatives of patients with essential tremor: a community-based family study. *Ann Neurol.* 2001;49(6):761-769.

Louis ED, Galecki M, Rao AK. Four essential tremor cases with moderately impaired gait: how impaired can gait be in this disease? *Tremor Other Hyperkinet Mov (N Y).* 2013;3:tre-03-200-4597-1.

Louis ED, Jiang W, Pellegrino KM, et al. Elevated blood harmane (1-methyl-9h-pyrido[3,4-b]indole) concentrations in essential tremor. *Neurotoxicology.* 2008;29(2):294-300.

Louis ED, Joyce JL, Cosentino S. Mind the gaps: what we don't know about cognitive impairment in essential tremor. *Parkinsonism Relat Disord.* 2019;63:10-19.

Louis ED, Lenka A. The olivary hypothesis of essential tremor: time to lay this model to rest? *Tremor Other Hyperkinet Mov (NY).* 2017;7:473. doi:10.7916/D8FF40RX.

Louis ED, Rios E, Henchcliffe C. How are we doing with the treatment of essential tremor (ET)? Persistence of patients with ET on medication: data from 528 patients in three settings. *Eur J Neurol.* 2010;17(6):882-884.

Ondo WG, Sutton L, Dat Vuong K, Lai D, Jankovic J. Hearing impairment in essential tremor. *Neurology.* 2003;61(8):1093-1097.

Passamonti L, Cerasa A, Quattrone A. Neuroimaging of essential tremor: what is the evidence for cerebellar involvement? *Tremor Other Hyperkinet Mov (N Y).* 2012;2:02-67-421-3.

Phibbs F, Fang JY, Cooper MK, Charles DP, Davis TL, Hedera P. Prevalence of unilateral tremor in autosomal dominant essential tremor. *Mov Disord.* 2009;24(1):108-111.

Prasad S, Shah A, Bhalsing KS, et al. Abnormal hippocampal subfields are associated with cognitive impairment in essential tremor. *J Neural Transm (Vienna).* 2019;126(5):597-606. doi:10.1007/s00702-019-01992-3.

Robakis D, Louis ED. Head tremor in essential tremor: "yes-yes", "no-no," or "round and round"? *Parkinsonism Related Disord.* 2016;22:98-101.

Schrag A, Münchau A, Bhatia KP, Quinn NP, Marsden CD. Essential tremor: an overdiagnosed condition? *J Neurol.* 2000;247(12):955-959.

Stefansson H, Steinberg S, Petursson H, et al. Variant in the sequence of the LINGO1 gene confers risk of essential tremor. *Nat Genet.* 2009;41(3):277-279.

Tarakad A, Jankovic J. Essential tremor and Parkinson's disease: exploring the relationship. *Tremor Other Hyperkinet Mov (N Y).* 2019;8:589. doi:10.7916/D8MD0GVR.

Yilmaz NH, Akbostanci MC, Yilmaz N. Sensorineural hearing loss in non-depressed essential tremor cases and controls: a clinical and audiometric study. *Tremor Other Hyperkinet Mov (N Y).* 2015;5:281. doi:10.7916/D8XW4HKQ.

Zesiewicz TA, Elble RJ, Louis ED, et al. Evidence-based guideline update: treatment of essential tremor: report of the Quality Standards Subcommittee of the American Academy of Neurology. *Neurology.* 2011;77(19):1752–1755.

Tiques e Síndrome de Tourette 77

Harvey S. Singer

PONTOS-CHAVE

1. A síndrome de Tourette é um distúrbio heterogêneo complexo evidenciado por tiques motores e vocais (fônicos) variáveis e transtornos neuropsíquicos associados.

2. Normalmente, os tiques começam na primeira década de vida e, em muitos casos, diminuem na adolescência e nos primeiros anos da vida adulta.

3. Cerca de 85% dos pacientes com síndrome de Tourette têm ao menos um distúrbio neuropsíquico, dos quais os mais comuns são transtorno de déficit de atenção e hiperatividade (TDAH), transtorno obsessivo-compulsivo (TOC), ansiedade, depressão, comportamentos disruptivos e dificuldades na rotina escolar.

4. Embora a etiologia exata da síndrome de Tourette seja desconhecida, existem cada vez mais evidências de que seja uma combinação de vários genes anormais com a interferência de fatores ambientais.

5. Os modelos fisiopatológicos da síndrome de Tourette sugerem acometimento de vários componentes dos circuitos córtex-núcleos da base-tálamo-córtex (CNBTC) e seus neurotransmissores.

6. Um plano terapêutico eficaz começa com uma avaliação detalhada dos tiques e das comorbidades e inclui tanto educação especial como a progressiva adoção de terapias comportamentais e o uso de fármacos de primeira (agonista alfa-adrenérgico, topiramato) e segunda linhas (antipsicóticos típicos e atípicos, inibidores do transportador 2 vesicular de monoaminas).

INTRODUÇÃO

A síndrome de Tourette, incluída oficialmente na quinta edição do *Manual Diagnóstico e Estatístico de Transtornos Mentais* (DSM-5) como transtorno de Tourette, foi nomeada em homenagem ao médico francês Georges Giles de la Tourette, que, em 1885, descreveu nove pacientes com tiques motores e vocais involuntários crônicos. Antes disso, existiam outras descrições mais antigas, inclusive um caso descrito por Jean Itard em 1825. A síndrome de Tourette é um distúrbio muito heterogêneo, que se caracteriza pela ocorrência de tiques motores e vocais variáveis e diversos transtornos coexistentes, como TDAH, TOC, ansiedade, transtornos de humor e outros problemas. Com prevalência estimada em cerca de 1%, essa síndrome pode ter significativo impacto negativo na qualidade de vida. A etiologia é complexa e, nos dias atuais, acredita-se que seja poligênica (ou seja, compreenda vários genes) e sofra a influência de fatores ambientais. A fisiopatologia ainda não foi esclarecida e permanecem controvérsias quanto aos circuitos neuronais e neurotransmissores específicos envolvidos. Apesar de a síndrome de Tourette não ter cura, são indicadas algumas medidas terapêuticas, como o aprendizado sobre a doença, a terapia comportamental, o uso de fármacos e a neuromodulação.

EPIDEMIOLOGIA

A prevalência (número de casos detectados na população em determinado tempo) de tiques, sobretudo tiques simples na infância, varia de 4 a 24%. Os dados relativos aos distúrbios crônicos que causam tiques (ou seja, duração superior a 1 ano) variam amplamente (0,25 a 5,7%), em parte devido às significativas diferenças das metodologias dos estudos. Pesquisas baseadas no diagnóstico clínico da síndrome de Tourette calcularam índices de prevalência entre 0,3 a 0,76%, enquanto os estudos que avaliaram populações em geral relataram índices em torno de 1%. Uma metanálise de 13 ensaios detectou prevalência de 0,77%; entretanto, quando foram incluídos apenas pacientes pediátricos do sexo masculino, esse índice aumentou para 1,06%. Outra estimativa, por sua vez, calculou um acréscimo de 10 a 30 por mil crianças e adolescentes com formas brandas e indefinidas da doença. Acredita-se que a fenomenologia e a gravidade dos tiques sejam semelhantes em crianças e adultos; contudo, tiques que começam em idade adulta estão frequentemente associados a potenciais fatores desencadeantes ambientais, sintomas graves, morbidade social mais acentuada e resposta menos satisfatória ao tratamento farmacológico. A síndrome de Tourette é comum em crianças portadoras de autismo, síndrome de Asperger, síndrome do X frágil e outros transtornos do espectro autista; entretanto, acredita-se que sua ocorrência não esteja relacionada com a gravidade dos sintomas autistas. Em um ensaio clínico, 22,8% dos pacientes com síndrome de Tourette atendiam aos critérios diagnósticos de transtorno do espectro autista com base em subescalas comportamentais restritas aplicadas repetidamente, em vez de indicadores de comunicação social.

De acordo com alguns estudos, os coeficientes de mortalidade são mais altos em pacientes com síndrome de Tourette e transtornos associados a tiques motores ou vocais crônicos, independentemente da coexistência de outras doenças. Pais de crianças com transtornos de tique crônicos têm maior probabilidade de desenvolver distúrbios psiquiátricos (a incidência é mais alta entre as mães, em comparação aos pais), embora ainda não esteja claro se essa observação está associada ao estresse dos pais ou a fatores ambientais, genéticos ou outros.

FISIOPATOLOGIA

Neurobiologia

Circuitos motores

Circuitos entre córtex-núcleos da base-tálamo-córtex (CNBTC) desempenham importante papel na patogenia dos tiques, embora ainda existam controvérsias quanto ao componente que abriga a principal anormalidade fisiopatológica. Os defensores dessa hipótese geralmente enfatizam o córtex e os núcleos da base, enquanto outros salientam a atividade integrativa essencial do tálamo, as funções motivacionais e gratificadoras do estriado ventral ou a pouco reconhecida influência do cerebelo. Por fim, alguns autores sugeriram desorganização em vários componentes do circuito CNTBC ou alterações das regiões encefálicas que emitem estímulos a esse circuito, as quais poderiam resultar em mensagens anômalas enviadas ao córtex motor primário, ativando os tiques patológicos. Várias revisões recentes debateram exaustivamente os resultados de estudos com modelos animais e dados clínicos.

O modelo simplista mais comumente utilizado para explicar o controle comportamental motor sugere que os núcleos da base controlem a excitabilidade cortical por inter-relação de circuitos diretos e indiretos. Três regiões corticais (associativa/cognitiva, motora e límbica) inervam o núcleo estriado com ativação glutamatérgica excitatória: o circuito associativo/cognitivo origina-se das regiões pré-frontal dorsolateral e parietal e projeta-se ao núcleo caudado; o circuito motor se estende das áreas motoras/corticais motoras suplementares até o putame; e o circuito límbico (emocional) projeta-se das regiões orbital e pré-frontal medial até o estriado ventral. Os circuitos diretos e indiretos originam-se dos neurônios espinhosos médios (NEMs) localizados no estriado. O circuito direto transmite estímulos estriatais por sinapses únicas entre receptores de dopamina D_1 que contêm NEMs até a parte interna do globo pálido/parte reticulada da substância negra (GPi/SNpr), enquanto o sistema indireto transmite informações do receptor D_2 contendo MENs até essas mesmas regiões por meio de um retransmissor dissináptico entre a parte interna do globo pálido e o núcleo subtalâmico e, em seguida, até o GPi/SNpr. Cada circuito exerce efeito contrário nos neurônios aferentes GABAérgicos do GPi/SNpr: os NEMs GABAérgicos da via direta inibem; já os estímulos glutamatérgicos originados do núcleo subtalâmico ativam. Funcionalmente, essas vias neurais têm efeito oposto nos neurônios talamocortical e, desse modo, causam facilitação/inibição da atividade motora, isto é, a ativação da via direta facilita a atividade motora por desinibição dos neurônios talamocorticais, enquanto a ativação da via indireta reduz a atividade motora porque acentua a inibição dos neurônios talamocorticais. Embora alguns pesquisadores enfatizem esse "modelo de dois circuitos", é fundamental reconhecer que o circuito CNTBC é bastante complexo, dotado de extensivas interações entre seus diversos componentes.

Neurotransmissores

As hipóteses neuroquímicas relativas aos mecanismos sinápticos disfuncionais associados à patogenia dos tiques envolvem praticamente todos os sistemas de neurotransmissores localizados nos circuitos CNTBC (i. e., dopamina, glutamato, ácido gama-aminobutírico, serotonina, acetilcolina, histamina, norepinefrina, adenosina, canabinoides endógenos e opioides).

Entretanto, como também ocorre com outros aspectos referidos à fisiopatologia dos tiques, infelizmente a resposta definitiva ainda é desconhecida. Em geral, evidências publicadas quanto à associação de determinado neurotransmissor aos tiques incluem respostas clínicas às classes farmacológicas específicas, medições quantitativas, protocolos de exames de imagem, protocolos genéticos, análises de tecidos encefálicos por necropsia e dados originados de estudos com animais. Várias revisões publicadas discutiram extensivamente as evidências que corroboram as anormalidades de determinados neurotransmissores na síndrome de Tourette.

As evidências neuroquímicas disponíveis quanto à síndrome de Tourette sustentam o papel da dopamina, inclusive disfunções pré-sináptica e pós-sináptica e uma anormalidade intrassináptica específica envolvendo liberação fásica (estímulo-induzida) desse neurotransmissor. No entanto, estudos com animais e seres humanos detectaram desequilíbrios de outros sistemas neurotransmissores. Por exemplo, glutamato (excitatório) e ácido gama-aminobutírico (inibitório) são importantes neurotransmissores dos circuitos CNTBC, e alterações em seu equilíbrio no córtex ou no núcleo estriado de modelos animais causaram comportamentos semelhantes aos tiques. Além disso, é fundamental reconhecer que, dentro dos circuitos motores integrados complexos, as alterações de um neurotransmissor têm efeito significativo na função dos outros transmissores interconectados. Por essa razão, uma resposta favorável a um antagonista de dopamina não significa necessariamente que esse neurotransmissor seja o principal.

Genética

Estudos tanto de gêmeos como de famílias sustentam a etiologia genética não mendeliana da síndrome de Tourette. Esses dados incluem: (1) histórico familiar positivo de tiques em cerca de 50% dos pacientes; (2) maior índice de concordância dos transtornos de tiques crônicos entre gêmeos homozigóticos (86%), em comparação aos heterozigóticos (20%); e (3) estimativa de hereditariedade populacional de 0,77 – considerando que valor 1 indica hereditariedade de 100%. Entretanto, apesar das evidências favoráveis à hereditariedade, diversos estudos de famílias multigeracionais indicaram que a doença pode ser poligênica, ou seja, causada por vários genes (comuns, raros, com efeitos fortes e fracos), e sofrer influência de fatores ambientais. Foram identificados vários genes de suscetibilidade (risco), os quais não foram, entretanto, definitivamente confirmados. Isso inclui o gene *SLITRK1*, localizado no cromossomo 13q31.1, e uma mutação do gene que codifica L-histidina-descarboxilase. Estudos que avaliaram variações do número de cópias (microdeleções ou duplicações) detectaram algumas alterações significativas que corroboravam o aumento do risco, como deleções do gene *NRXN1* (que codifica neurexina 1) e duplicações do gene *CNTN6* (que codifica contactina 6). Estudos de associação genômica ampla não identificaram um marcador isoladamente significativo, e a proteína de nucleotídio único associado à síndrome de Tourette clássica estava localizada nos últimos 32kb do cromossomo 12q22 distal à netrina-4, de modo que este também poderia ser um gene de suscetibilidade à síndrome de Tourette. Por fim, nos estudos de sequenciamento de exoma inteiro expandido, indivíduos com pais normais tinham diversas variantes *de novo*, até mesmo genes para caderina e outros relacionados com a polaridade celular. Certamente, são necessários estudos adicionais para esclarecer a ligação entre genes de suscetibilidade, manifestações clínicas e fisiopatologia. Estudos realizados em busca de uma relação genética compartilhada entre síndrome de Tourette e TOC não identificaram genes variantes compartilhados, mas demonstraram sobreposição significativa das sequências variantes *de novo*. A hereditariedade poligênica da síndrome de Tourette também ocorre com TOC, TDAH e enxaqueca.

Sistema imunológico

Acredita-se que fatores autoimunes sejam influências primárias e contribuam com a patogenia dos tiques. Descrito inicialmente há mais de duas décadas, o transtorno neuropsiquiátrico autoimune pediátrico associado à infecção estreptocócica (PANDAS, em inglês) é uma doença ainda bastante discutível. Os sinais e sintomas desse distúrbio incluem tique com início agudo, repentino e explosivo, TOC e ocorrência de exacerbações associadas às infecções por estreptococos beta-hemolíticos do grupo A. O mecanismo fisiopatológico proposto para explicar essa doença é a formação de anticorpos polirreativos induzidos pelos estreptococos que, por meio do processo de mimetismo molecular, reconhecem e atacam a superfície extracelular ou os antígenos intracelulares dos neurônios. Entretanto, diversos estudos apresentaram significativas dúvidas quanto à existência dessa doença com base em seus critérios clínicos e suposta formação de anticorpos contra neurônios.

A hipótese microglial (células gliais que fazem parte da linhagem de monócitos/macrófagos) indica que vários fatores (ambientais, psicológicos, infecciosos e genéticos) podem "ativar" essas células, que, por sua vez, alteram a formação e eliminação das sinapses. Os dados que corroboram essa hipótese incluem um estudo de necropsia, que demonstrou hiper-regulação de transcritos de reação inflamatória; um estudo com tomografia por emissão de pósitrons, que evidenciou ligação exagerada ao receptor de proteína translocadora presente na micróglia ativada; e um estudo de sequenciamento do RNA do núcleo estriado *post-mortem*, que mostrou genes hiper-regulados envolvidos na ativação microglial. Alguns pacientes com síndrome de Tourette também apresentam várias anormalidades imunes, como linfócitos T reguladores anormais, citocinas aumentadas, reação imune inata suprimida a infecções bacterianas, níveis mais altos de moléculas de adesão e bandas oligoclonais intratecais.

MANIFESTAÇÕES CLÍNICAS

Os tiques motores e vocais (também descritos como *tiques fônicos*) são movimentos arrítmicos ou vocalizações repentinas, rápidas, breves e recorrentes, com repertório ilimitado de amplitudes e frequências variáveis. Em geral, esses movimentos ou vocalizações ocorrem repetidas vezes dentro de um curto intervalo entre os tiques e podem ser subdivididos em tipos simples e complexos (Tabela 77.1). Embora muitas vezes considerada uma característica da síndrome de Tourette, a coprolalia ocorre em apenas aproximadamente 10% dos casos.

A frequência e a intensidade dos tiques são amplamente variáveis. Em alguns indivíduos, os tiques são praticamente imperceptíveis, enquanto em outros podem ser muito frequentes, contundentes, intrusivos e até autolesivos. Além disso, fatores como estresse, ansiedade, fadiga, temperaturas elevadas e infecções podem agravá-los os tiques. Em alguns pacientes, os tiques são desencadeados ao ver atitudes ou ouvir palavras de outras pessoas ou agravados por conversas sobre seus tiques. Entretanto, essas alterações geralmente não explicam as oscilações mais prolongadas e a variabilidade dos tiques, os quais tendem a ser atenuados quando os pacientes estão envolvidos em atividades que requerem concentração e quanto sua atenção está focada (p. ex., quando o médico solicita que realizem determinadas tarefas durante o exame físico, quando tocam piano ou praticam esportes). Embora o histórico característico evidencie que os tiques não ocorrem durante o sono, a polissonografia formal demonstrou sua ocorrência em vários estágios do ciclo de sono.

A maioria (cerca de 90%) das crianças maiores e dos adultos alega uma sensação desconfortável, que ocorre pouco antes do tique (sensação premonitória), enquanto alguns relatam "desejo incontrolável" de repeti-lo. Descrita como sensação de aperto, formigamento, tensão, pressão, prurido, desconforto ou "difícil de definir", a sensação premonitória com frequência se localiza na mesma região em que o tique ocorre e desaparece quando o tique motor/vocal é executado. Alguns alegam breve sensação de alívio depois que o tique ocorre. Outros conseguem suprimir seus tiques por pouco tempo – frequentemente à custa de crescente desconforto. Nos casos típicos, os resultados de exame neurológico e estudos neurorradiológicos são normais. Sinais "leves", como anormalidades de coordenação e desempenho motor delicado, sincinesia e inquietude motora, costumam ocorrer em crianças afetadas, sobretudo nos casos de TDAH.

DIAGNÓSTICO

Diagnósticos de transtornos de tiques no DSM-5

O diagnóstico de um transtorno de tique baseia-se na história e na observação do movimento ou vocalização. Desse modo, nenhum exame laboratorial pode ser usado para confirmá-lo. O DSM-5 inclui cinco categorias: transtorno de tique transitório, transtorno de tique (motor ou vocal) crônico, transtorno de Tourette, outro transtorno de tique especificado e transtorno de tique não especificado (Tabela 77.2).

Tabela 77.1 Tiques motores e vocais.

Tiques motores simples	Os tiques motores simples incluem piscar os olhos, crispar o nariz, fazer caretas, sacudir a cabeça, encolher os ombros, entre outros
Tiques motores complexos	Compreendem movimentos mais complexos, inclusive: 1. Combinação de movimentos simples com padrão invariável 2. Ações coordenadas, como tocar, saltar, inclinar-se ou girar 3. Ação "tônica" prolongada (postura sustentada, desvio ocular, torcicolo), que podem persistir por alguns segundos a minutos 4. Gestos obscenos (copropraxia) 5. Imitação de movimentos observados (ecopraxia)
Tiques vocais simples	Sons ou ruídos repentinos ("limpar" a garganta, espirrar, grunhir, ganir, piar, gritar, gemer ou emitir outros sons de animais)
Tiques vocais complexos	Vocalizações mais compreensíveis, como: 1. Repetição de sílabas, palavras ou frases 2. Ecolalia (repetir as palavras de outras pessoas) 3. Palilalia (repetir as próprias palavras) 4. Coprolalia (pronunciar palavras obscenas)

Tabela 77.2 Diagnósticos de transtornos de tique.	
Transtorno de tique transitório	Termo usado para descrever indivíduos cujos tiques (motores e/ou vocais) ocorrem há menos de 1 ano desde que começaram, antes dos 18 anos. Esse problema não pode ser atribuível aos efeitos psíquicos de substâncias ou outras doenças clínicas
Transtorno de tique motor ou vocal crônico	Termo que indica a ocorrência de tiques motores ou vocais (não os dois ao mesmo tempo) há mais de 1 ano, independentemente da frequência com que ocorrem. Os tiques devem começar antes dos 18 anos e não podem ser atribuíveis ao uso de fármacos ou outras doenças clínicas
Transtorno de Tourette (também conhecido como síndrome de Tourette)	Inicia antes dos 18 anos e apresenta ocorrência de vários tiques motores ou, no mínimo, um tique vocal, com evolução alternante e duração superior a 1 ano; esses tiques não são causados por substâncias ou alguma doença clínica sistêmica
Outro transtorno de tique especificado	Esse diagnóstico é apropriado quando o paciente tem tiques, mas não atende aos critérios de qualquer um dos transtornos de tique descritos anteriormente. Nessa categoria diagnóstica, a razão pela qual o indivíduo não atende aos critérios já mencionados deve ser explicitada (p. ex., outro transtorno de tique específico "iniciado depois dos 18 anos" ou "associado a um transtorno induzido por substâncias")
Transtorno de tique não especificado	Esse diagnóstico é apropriado quando o paciente tem tiques, mas não atende aos critérios de qualquer outro transtorno de tique. Nessa categoria diagnóstica, a razão pela qual o indivíduo não atende aos critérios já mencionados não é explicada

Os transtornos de tique com início na idade adulta podem ocorrer e frequentemente incluem sintomas mais graves, dificuldades sociais mais acentuadas e resposta menos satisfatória aos fármacos. Os tiques também estão associados a várias doenças genéticas, transitórias e neurodegenerativas, como neuroacantose, doença de Huntington, síndrome de Hallervorden-Spatz, síndromes neurocutâneas e doença de Creutzfeldt-Jakob. Além disso, também foram relacionados com infecções (encefalite, coreia de Sydenham), fármacos, toxinas (monóxido de carbono), acidentes vasculares encefálicos (AVEs), traumatismo craniano ou periférico e procedimentos cirúrgicos. Entre os fármacos que reconhecidamente causam tiques estão cocaína, lamotrigina e neurolépticos. A confirmação de um transtorno de tique induzido por substâncias depende de que tenham começado durante ou até 1 mês após intoxicação ou abstinência da substância. Há poucas evidências científicas que corroborem a hipótese de que psicoestimulantes possam causar tiques.

Escalas de avaliação

Várias escalas de avaliação clínica podem ser usadas para monitorar a gravidade dos tiques. A Yale Global Tic Severity Scale, questionário clínico semiestruturado, é o instrumento mais comumente utilizado para avaliar tiques. Nos últimos tempos, essa escala foi revisada com base em suas propriedades psicométricas. Ela classifica tiques motores e vocais com base em quantidade, frequência, intensidade, complexidade e grau de interferência. Um escore independente de limitação causada pelo tique (*Tic Impairment Score*, em inglês) avalia as limitações existentes com base no impacto na autoestima, na vida familiar e na aceitação social. Outras escalas de classificação são: Motor tic, Obsessions and compulsions, Vocal tic Evaluation Survey e Modified Rush Videobase Rating Scale. A escala Premonitory Urge for Tics caracteriza e quantifica as sensações premonitórias incontroláveis em uma escala global, enquanto a Individualized Premonitory Urge for Tics Scale fornece informações complementares quanto à ocorrência, à frequência e à intensidade do desejo incontrolável associado a cada tique específico. Ao admitir que a gravidade do tique não se correlaciona necessariamente com a qualidade de vida em geral, a escala Gilles de la Tourette syndrome Health-Related Quality of Life, com suas subescalas psicológica, física, obsessiva e cognitiva, pode fornecer uma avaliação importante.

Distúrbios coexistentes

Embora o diagnóstico da síndrome de Tourette dependa simplesmente da existência de tiques, cerca de 85% dos pacientes com essa doença têm transtornos neuropsíquicos coexistentes, isto é, apenas 10% têm síndrome de Tourette "pura". Em muitos casos, esses transtornos têm impacto clínico mais negativo do que o causado diretamente pelos tiques. Vários desses transtornos (como TDAH e TOC) parecem estar geneticamente associados à síndrome de Tourette, embora sua relação seja complexa. Outros distúrbios coexistentes frequentes, embora com associação genética menos provável, são transtornos de ansiedade e depressão, comportamentos disruptivos, distúrbios de conduta, predisposição ao suicídio, distúrbios do sono, comportamentos autolesivos, dificuldades na rotina escolar e enxaqueca. Um estudo recente também indicou que distúrbios cardiovasculares e obesidade são comuns nos pacientes com síndrome de Tourette, ainda que não guardem relação com o tratamento com antipsicóticos.

Transtorno de déficit de atenção com hiperatividade

O TDAH, caracterizado por impulsividade, hiperatividade e reduzida capacidade de manter a atenção em grau limitante, ocorre em cerca de 60% dos pacientes referenciados com síndrome de Tourette (variação de 21 a 90%). Em geral, os sintomas de TDAH começam aos 4 a 5 anos e, nos casos típicos, precedem o início dos tiques. Em geral, o TDAH sem tiques correlaciona-se com dificuldades psicossociais mais acentuadas, comportamento disruptivos, problemas emocionais, limitações funcionais, distúrbios de aprendizagem e dificuldades na rotina escolar.

Comportamentos obsessivo-compulsivos e transtorno obsessivo-compulsivo

Comportamentos obsessivo-compulsivos são comuns nos pacientes com síndrome de Tourette (cerca de 60 a 90% dos casos) e aproximadamente 40 a 60% têm diagnóstico de TOC, transtorno que requer que os comportamentos estejam presentes por mais de 1 hora por dia, causem angústia acentuada ou exerçam impacto significativo nas atividades ou relações habituais. Em geral, sintomas obsessivo-compulsivos começam vários anos depois do início dos tiques e variam nos pacientes com e sem tiques. Pacientes com tiques associados mostram urgência por ordem, simetria e frequente verificação de erros, além do desejo de juntar, tocar, bater de leve e esfregar, bem como frequência mais alta de obsessões sexuais, religiosas e relacionadas com simetria. Por sua vez, sintomas obsessivo-compulsivos de pacientes sem tiques incluem rituais de limpeza, lavagem compulsiva e medo de contaminação. Pode ser difícil diferenciar clinicamente comportamentos obsessivo-compulsivos de tiques complexos. Indícios que corroboram sintomas obsessivo-compulsivos incluem desejos baseados em cognição ("se eu não fizer isto, algo acontecerá"), necessidade de executar uma ação com padrão determinado (i. e., em uma quantidade específica de vezes, até sentir que "está tudo bem", ou igualmente nos dois lados do corpo) e inexistência de sensação premonitória incontrolável.

Ansiedade e depressão

Pacientes com síndrome de Tourette têm maior predisposição à ansiedade e à depressão; dependendo do estudo considerado, a depressão afetava 13 a 76% dos casos e a ansiedade, 19 a 80%. Em contraste com estudos mais antigos, a idade de início desses sintomas é menor do que se acreditava a princípio, com períodos de alto risco de ansiedade e transtornos de humor a partir de 4 e 7 anos, respectivamente. Acredita-se que a etiologia desses sintomas seja multifatorial, mas não genética. A ansiedade e os comportamentos disruptivos são mediados parcialmente pelo TDAH, enquanto transtornos de humor são influenciados por TOC coexistente.

Outras psicopatologias

Comportamentos antissociais e opositivos disruptivos, agressividade, transtorno de personalidade, dificuldade de controlar a raiva, comportamentos não obscenos socialmente inaceitáveis e traços esquizotípicos são muito frequentes na síndrome de Tourette, embora os comportamentos autolesivos ocorram em pequena porcentagem dos casos. Assim como a ansiedade e a depressão, esses problemas de ordem comportamental e emocional estão associados a obsessividade, TDAH e impulsividade, e não simplesmente à ocorrência de tiques. A predisposição ao suicídio (por pensamentos e tentativas reais) é mais comum em pacientes com síndrome de Tourette. As crianças acometidas também são mais suscetíveis a apresentar hipersensibilidade sensorial.

Dificuldades na rotina escolar

Nos casos típicos, pacientes com síndrome de Tourette têm desempenho intelectual normal, embora cerca de 30 a 40% deles também possam apresentar problemas de aprendizagem. Entre os problemas documentados estão disfunção executiva coexistente, habilidades visuomotoras e visoperceptivas reduzidas e discrepâncias entre desempenho e resultados dos testes de QI. Um desempenho acadêmico insatisfatório também pode ser atribuído a tiques graves, problemas psicossociais e *bullying*, TDAH, TOC, problemas de aprendizagem, distúrbios do sono ou efeitos adversos dos fármacos prescritos.

Distúrbios do sono

Diversos tipos de distúrbios do sono, como dificuldade de adormecer ou manter o sono, sono inquieto, despertares frequentes e parassonias, são recorrentes na síndrome de Tourette. Ainda não foi esclarecido se todos esses problemas decorrem, principalmente, dos distúrbios coexistentes; no entanto, um tratamento eficaz dos distúrbios do sono reduz a gravidade dos tiques e aprimora a qualidade de vida.

TRATAMENTO

Primeiras medidas

Os primeiros passos para elaborar um plano de tratamento para síndrome de Tourette (Figura 77.1) são: (1) avaliar os tiques, a gravidade deles e as limitações resultantes; (2) investigar a coexistência de outros problemas e o impacto que exercem nas atividades da vida diária e na qualidade de vida; e, (3) com o paciente, seus familiares e a equipe da escola ou do trabalho, determinar os sintomas mais importantes e incapacitantes. Uma conversa inicial sobre tiques e sintomas coexistentes como condições independentes possibilita que familiares e profissionais de saúde foquem de maneira mais eficiente nas necessidades imediatas dos pacientes. Por exemplo, em alguns casos, TDAH, TOC, ansiedade, comportamentos disruptivos ou transtornos de humor podem causar problemas mais imediatos do que os tiques. Além disso, fornecer informações claras e precisas e oferecer tempo suficiente para perguntas e respostas aumentam a possibilidade de que pacientes e familiares compreendam as diversas questões envolvidas nesse transtorno tão complexo e heterogêneo. Por fim, todos precisam aceitar que não há cura para os tiques, apenas tratamento sintomático.

A terapia é direcionada para pacientes com tiques funcionalmente incapacitantes. O tratamento de crianças com síndrome de Tourette costuma requerer abordagem multidisciplinar abrangente, sobretudo quando há dificuldades na rotina escolar ou transtornos psiquiátricos. Em muitos casos, independentemente da manifestação dos tiques, a intervenção educacional sobre diagnóstico, prognóstico, problemas coexistentes, etiologia, neurobiologia e indicações do tratamento frequentemente evita ou posterga a necessidade de tratamento. Os tiques apresentam evolução oscilante e, assim, medidas de suporte costumam ser suficientes para pacientes com tiques mais brandos. Alguns critérios específicos para iniciar tratamento supressor dos tiques são: (1) coexistência de problemas psicossociais (p. ex., baixa autoestima; dificuldades de relacionamento com colegas; dificuldade de participar de atividades acadêmicas, ocupacionais, familiares, sociais e extracurriculares); (2) limitações físicas e/ou musculoesqueléticas causadas pelos tiques (p. ex., desconforto na região cervical associado aos frequentes abalos da cabeça); e (3) interferências no ambiente escolar/profissional (p. ex., sons, ruídos ou movimentos que interferem na capacidade de concentração dos colegas de turma nas atividades). Quando os tiques precisam ser tratados, a primeira opção são as intervenções comportamentais. O objetivo do tratamento é atenuar os tiques a um nível que não causem mais problemas significativos.

Terapias comportamentais para pacientes com tiques

As intervenções comportamentais incluem treinamento de reversão de hábitos (TIH), intervenção comportamental abrangente (ICA) para pacientes com tiques e prevenção de reação à exposição (PRE). O modelo neurocomportamental reconhece a natureza neurobiológica dos tiques, mas sugere que sofrem a influência de fatores internos (sensações premonitórias incontroláveis) e externas (estresse, fatores ambientais). Estratégias comportamentais utilizadas com fins terapêuticos visam interromper (e, por fim, eliminar) fatores internos e externos que reforcem os tiques. Apesar da eficácia da terapia comportamental

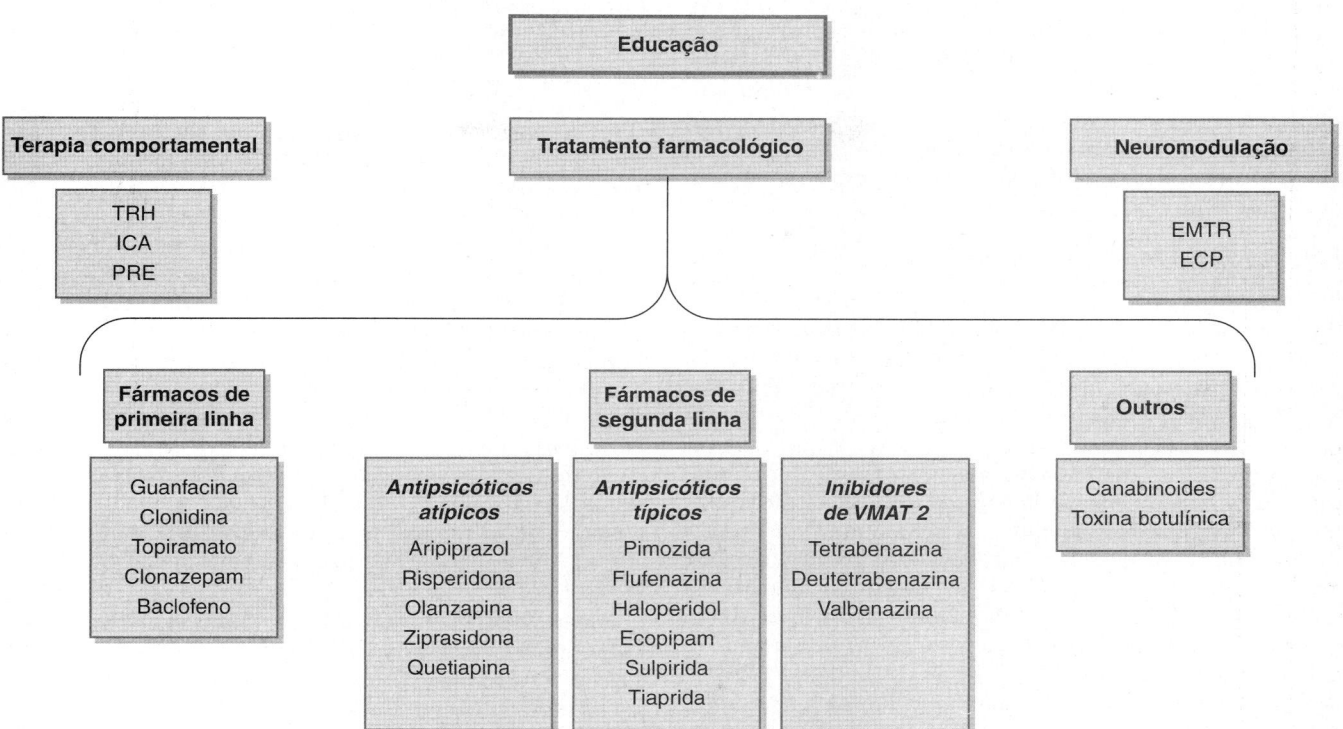

FIGURA 77.1 Tratamento dos tiques. ECP, estimulação cerebral profunda; EMTR, estimulação magnética transcraniana repetitiva; ICA, intervenção comportamental abrangente para pacientes com tiques; PRE, prevenção de reação à exposição; TRH, treinamento de reversão de hábitos; VMAT2, transportador 2 de monoaminas vesicular.

em pacientes com síndrome de Tourette, poucos profissionais têm treinamento para aplicar esse tratamento, o que limita sua utilização na comunidade.

Treinamento de reversão de hábitos

Embora o treinamento de reversão de hábitos (TRH) possa ter vários componentes, três são considerados essenciais ao tratamento: o treinamento de percepção (reconhecer a sensação premonitória incontrolável ou ocorrência dos tiques), o treinamento de reação competitiva (executar algum comportamento socialmente discreto, fisicamente incompatível com o tique e que possa ser mantido por até 1 minuto – em pacientes com tiques de abalos dos braços, por exemplo, uma reação competitiva poderia ser cruzar os braços sobre o peito por até 1 minuto ou até que a sensação premonitória incontrolável regrida) e apoio social (um profissional que trabalhe na escola fornece elogios compatíveis com o nível de desenvolvimento quando o paciente consegue executar uma tarefa com êxito). Cada tique específico deve ser tratado separadamente, um a cada semana.

Intervenção comportamental abrangente para pacientes com tiques

A intervenção comportamental abrangente para pacientes com tiques (ICA) é uma ampliação do TRH. Enquanto esta última modalidade enfatiza sobretudo fatores internos, a ICA incorpora habilidades adicionais para lidar com fatores externos que influenciam a execução de tiques. Em termos mais específicos, a ICA incorpora os três principais componentes do TRH e também inclui treinamento de técnicas de relaxamento para controlar a ansiedade e o estresse, bem como intervenções funcionalmente apropriadas para controlar fatores externos que influenciam a execução dos tiques. Além disso, a ICA também fornece aos pacientes e familiares treinamento psicoeducacional sobre a síndrome de Tourette e uma abordagem de gratificação para facilitar a adesão (quando necessário). Um programa típico inclui sessões semanais por 10 semanas, mas pode variar de acordo com a quantidade de tiques. Vários estudos (de curta duração e com seguimento por até 6 meses) confirmaram a eficácia da ICA para reduzir tiques de crianças e adultos, sem efeitos adversos (Evidência de nível 1).[1,2] O tratamento é benéfico para pacientes com tiques e TDAH/TOC; além disso, indivíduos que não usavam fármacos supressores de tiques tiveram evolução mais favorável do que aqueles em tratamento com esses fármacos. Ainda não se definiu o mecanismo biológico exato responsável pela melhora dos tiques, o qual pode incluir habituação à sensação premonitória incontrolável ou inibição do tique. A ICA é a modalidade comportamental recomendada e pode ser realizada de maneira eficaz por contato presencial ou *on-line*, por videoconferência.

Prevenção de reação à exposição

A prevenção de reação à exposição (PRE) é outra intervenção comportamental promissora, que guarda algumas semelhanças com o TRH. Enquanto esta última modalidade enfatiza tiques específicos por meio de respostas comportamentais compensatórias, a PRE visa atuar simultaneamente em todos os tiques aproveitando a capacidade intrínseca do paciente de suprimir tiques. Ao longo do tempo, os pacientes se habituam e/ou desenvolvem tolerância à sensação premonitória incontrolável. No início do tratamento, os pacientes praticam a supressão simultânea de todos os tiques, e a duração desse exercício aumenta gradativamente nas sessões subsequentes. À medida que o paciente começa a dominar a supressão dos tiques, o tratamento é aprofundado, a fim de aumentar a dificuldade dos exercícios terapêuticos (*i. e.*, focar em sensações premonitórias incontroláveis, conversar sobre os tiques, enfatizar a parte do corpo afetada pela sensação premonitória, expor-se a situações que agravam os tiques), que fortalecem a capacidade de os suprimir.

Fármacos de medicina complementar e alternativa

É muito comum a utilização de fármacos da medicina complementar e alternativa (MCAs) por pacientes com síndrome de Tourette. Em uma pesquisa de bases clínicas com portadores do distúrbio, 64% relataram ter usado MCAs ao menos uma vez e 29% usaram mais de três fármacos. A lista de MCAs é longa e inclui suplementos nutricionais (vitaminas B, C e E; magnésio; cálcio; óleo de peixe; óleo de linhaça; ácidos graxos ômega-3) e fitoterápicos (Ningdong Granule®; 5-Ling Granule®; composto *qufeng zhidong*; planta *Clerodendro inerme*). Existem poucos ensaios randomizados controlados, e a maioria incluiu apenas grupos pequenos nos estudos. Ningdong Granule® e 5-Ling Granule® apresentaram eficácia maior que placebo. Acupuntura, auto-hipnose, musicoterapia, *biofeedback* e *plum-blossom needle therapy* (modalidade de acupuntura com múltiplas agulhas aplicadas simultaneamente no mesmo local) carecem de suporte científico. É necessário que os médicos conheçam as modalidades de MCAs, visto que os pacientes/familiares utilizam esse tipo de tratamento por conta própria.

Tratamento farmacológico

Como visto, o médico deve prescrever tratamento farmacológico quando o paciente atende aos critérios para iniciar o tratamento dos tiques e não apresenta melhoras com a terapia comportamental ou caso nenhuma delas esteja disponível. A maioria dos fármacos tem indicação *off-label* e apenas três (pimozida, haloperidol e aripiprazol) foram aprovados pela FDA americana. Revisões recentes incorporaram ao tratamento farmacológico os conhecimentos correntes sobre a fisiopatologia da síndrome de Tourette e avaliaram até que ponto existem evidências favoráveis a cada fármaco específico. Em geral, a escolha do fármaco a ser usado baseia-se na experiência pessoal do médico, apesar da existência de diretrizes publicadas por especialistas e grupos profissionais. A princípio, esses fármacos devem ser prescritos na menor dose eficaz, que pode ser aumentada progressivamente conforme a necessidade (Tabela 77.3). Reavaliações periódicas são imprescindíveis para determinar a eficácia do fármaco, os efeitos adversos e a necessidade de manutenção do tratamento. Em média, os fármacos reduzem os sintomas de tique em 25 a 70%, mas não há tratamento eficaz para todos os casos. Quando os tiques não melhoram com um fármaco e não existe outro efeito benéfico resultante (p. ex., melhora do TDAH, ansiedade ou transtorno de humor), o uso deve ser interrompido, substituindo por outro fármaco. Em geral, o tratamento farmacológico dos tiques é dividido em dois níveis: fármacos de primeira linha, para casos mais brandos; e fármacos de segunda linha, para casos mais difíceis de controlar. Sabendo que os tiques costumam abrandar na adolescência, é recomendável reduzir progressivamente o uso de fármacos em períodos livres de estresse, contanto que os tiques estejam sob adequado controle por um intervalo significativo.

Fármacos de primeira linha

Como grupo geral, fármacos de primeira linha são menos eficazes para suprimir tiques, mas o perfil de efeitos adversos é preferível em comparação com fármacos de segunda linha. Nesse grupo, estão incluídos clonidina, guanfacina, topiramato, clonazepam e baclofeno. Em experiências terapêuticas, os dois alfa-agonistas (clonidina e guanfacina) foram mais eficazes do que o placebo e apresentaram efeitos favoráveis na supressão dos tiques e no tratamento do TDAH (Evidência de nível 1).[3-6] Com esses dois fármacos, o efeito de redução dos tiques foi maior nas crianças que portadoras de TDAH como comorbidade, em comparação com as que não tinham TDAH. Um estudo comparou guanfacina de liberação estendida com placebo e não detectou efeitos clinicamente significativos (Evidência de nível 1).[5] Os efeitos adversos mais comuns dos alfa-agonistas são sedação, hipotensão e bradicardia. O topiramato foi mais eficaz do que o placebo para reduzir a ocorrência dos tiques (Evidência de nível 1).[7] Já o clonazepam e o baclofeno foram classificados no grupo de fármacos com evidência insuficiente.

Fármacos de segunda linha

Como grupo geral, os fármacos de segunda linha são mais eficazes do que os do grupo anterior; entretanto, estão associados a efeitos adversos mais significativos, que não raro limitam sua utilidade. Nesse grupo estão incluídos antagonistas dos receptores de dopamina (antipsicóticos típicos e atípicos) e inibidores do transportador 2 de monoaminas vesicular. Ensaios clínicos randomizados confirmam a eficácia dos antipsicóticos típicos (pimozida, haloperidol e tiaprida) e atípicos (aripiprazol, risperidona e ziprasidona) para suprimir tiques, em comparação com o placebo (Evidência de nível 1).[3,4,8,9] Contudo, estudos comparativos não conseguiram confirmar a superioridade inequívoca de qualquer fármaco específico. A flufenazina (inibidor misto de receptores D_1 e D_2) foi eficaz em vários estudos de pequeno porte; o ecopipam (antagonista do receptor D_1), por sua vez, também mostrou eficácia em estudos pequenos com crianças e adultos. A tiaprida e a sulpirida produziram efeitos benéficos em estudos europeus, mas não estão disponíveis nos EUA. Alguns efeitos adversos do tratamento prolongado de pacientes tratados com antipsicóticos típicos ou atípicos podem ocorrer, como aumento de peso, sedação, sonolência, hiperprolactinemia, discinesia tardia, acatisia e prolongamento do intervalo QTc.

Os inibidores do transportador 2 de monoaminas vesicular atuam no bloqueio do transporte de dopamina para dentro das vesículas pré-sinápticas e, desse modo, reduzem seus níveis na terminação sináptica. Estudos com desenho *open-label* mostraram que a tetrabenazina produziu efeitos benéficos, mas existem preocupações quanto ao seu uso em pacientes com depressão e tendência ao suicídio. Atualmente, existem dois novos fármacos desse grupo – deutetrabenazina e valbenazina – em estudo clínico. As possíveis vantagens são redução dos efeitos adversos e necessidades de ministrar menos doses.

Outros fármacos

Injeções de toxina botulínica para tratar tiques

Injeções de toxina botulínica (toxina onabotulínica A) são específicas para tratar pacientes com tiques localizados graves (abalos violentos da cabeça), tiques motores distônicos e tiques vocais. Esse tratamento por ser eficaz por 12 a 16 semanas, sendo necessário aplicar injeções repetidas. Os efeitos adversos incluem fraqueza e hipofonia.

Tabela 77.3 Fármacos usados para tratar tiques e evidências favoráveis ao seu uso.

	Mecanismo de ação	Dose inicial (mg)	Dose diária (mg)	Efeitos adversos	RCT	"Intervalo de confiança"	"Mais chances de reduzir os tiques do que o placebo"
Primeira linha							
Agonistas alfa-adrenérgicos							
Guanfacina ER Guanfacina	Alfa-2-agonista	1	1 a 4	Sedação, hipotensão, ressecamento da boca, bradicardia, irritabilidade, cefaleia, dor abdominal, fadiga, insônia, disforia	3		
Clonidina	Alfa-2-agonista	0,05	0,1 a 0,4		1	Moderado	Provável
Clonidina (adesivo transdérmico)		0,1		Erupções cutâneas			
Antiepilépticos							
Topiramato	Agonista de GABA tipo A	25	25 a 200	Cefaleia, sedação, diarreia, confusão mental, parestesia, emagrecimento	1	Baixo	Possível
Clonazepam	Antagonista de AMPA	0,25 a 0,5	0,5 a 4	Sedação, fadiga, confusão mental, tontura, hiperatividade	NA	NA	NA
Outros							
Baclofeno	Agonista de GABA tipo B	5 a 10	10 a 60	Sedação, sonolência, problemas gástricos, confusão mental, ansiedade, cefaleia	1	Baixíssimo	NA
Segunda linha							
Neurolépticos típicos							
Pimozida	Antagonista D_2, bloqueador do canal de cálcio	0,5 a 1,0	0,5 a 10	DMIFs, sedação, hipotensão ortostática; QTc prolongado, hiperprolactinemia, inquietude, ansiedade, aumento do peso, fadiga, sonolência, ginecomastia, síndrome neuroléptica maligna	6	Baixo	Possível
Flufenazina	Antagonista D_1/D_2	0,5 a 1	5 a 10				NA
Haloperidol	Antagonista D_2	0,25 a 0,5	0,75 a 10		5	Moderado	Provável
Neurolépticos atípicos							
Aripiprazol	Agonista D_2-D_4 parcial; agonista 5-HT_{1A}/5-HT_{2C} parcial Antagonista	2	2,0 a 10	DMIFs, aumento do apetite, sedação, aumento do peso, dislipidemia, hiperprolactinemia, resistência à insulina, fadiga, sonolência QTc prolongado, hipotensão ortostática	4	Moderado	Provável
Risperidona	5-HT_2 em dose baixa Antagonista D_2 em dose alta	0,25 a 4,0	1 a 4,0		6	Moderado	Provável
Olanzapina	Antagonista: D_1-D_4, 5-HT_{2A}, 5-HT_{2C}, H_1, muscarínicos	2,5 a 5,0	5 a 10		0	NA	NA
Ziprasidona	Antagonista: D_2 e 5-HT_2	5	10 a 40		1	Baixo	Possível
Quetiapina	Antagonista: D_1, D_2, 5-HT_{1A}, 5-HT_2 e H_1	12,5 a 25	300 a 400		NA	NA	NA
Inibidores de VMAT2							
Tetrabenazina		12,5	50 a 150	Sedação, depressão, sintomas de DP, insônia, ansiedade, hipotensão, acatisia, fadiga, irritabilidade	0	NA	NA
Deutetrabenazina		6	18 a 36		0	NA	NA
Outros							
Toxina botulínica	Inibe a transmissão neuromuscular	NA	NA	Fraqueza e hipofonia	NA	Moderado	Provável
Tetraidrocanabinol (THC)	Agonista CB_1/CB_2	NA	NA	Sedação, tontura, cefaleia, "barato" (sensação de euforia), olhos vermelhos, aumento do apetite, psicose, depressão e déficit cognitivo	NA	Baixo	Possível

5-HT, serotonina; AMPA, ácido alfa-amino-3-hidroxi-5-metil-4-isoxazol propiônico; CB, canabinoide; D, dopamina; DMIFs, distúrbios do movimento induzidos por fármacos; DP, doença de Parkinson; ER, liberação estendida; GABA, ácido gama-aminobutírico; H, histamina; NA, não se aplica; RCT, ensaio controlado randomizado; VMAT2, transportador 2 de monoaminas vesicular. (De Essoe JK-Y, Grados MA, Singer HS, Myers NS, McGuire JF. Evidence-based treatment of Tourette's disorder and chronic tic disorders. *Expert Rev Neurother*. 2019;19:1103-1115; Pringsheim T, Holler-Managan Y, Okum MS et al. Comprehensive systematic review summary: treatment of tics in people with Tourette syndrome and chronic tic disorders. *Neurology*. 2019;92:907-915; Pringsheim T, Okum MS, Müller-Vahl K et al. Practice guideline recommendations summary: treatment of tics in people with Tourette syndrome and chronic tic disorders. *Neurology*. 2019;92:896-906.)

Fármacos canabinoides

Vários ensaios randomizados de pequeno porte e relatos de casos indicaram que canabinoides podem ter efeitos benéficos no tratamento dos tiques, mas ainda não existem muitas evidências que os corroborem. Entre as abordagens farmacêuticas utilizadas estão o fumo de maconha ou o uso de extratos retirados da planta, inclusive delta-9-tetraidrocanabinol, canabidiol e nabiximóis (combinações de delta-9-tetraidrocanabinol e canabidiol). Os efeitos adversos mais comuns são sedação, tontura, cefaleia, sensação de euforia ("barato"), congestão conjuntival, aumento do apetite, psicose, depressão e déficits cognitivos. Diversas revisões enfatizaram a falta de evidência quanto ao uso de canabinoides e à necessidade de estudos adicionais. Outras abordagens experimentais em processo de investigação atualmente são tentativas de modular o sistema endocanabinoide existente no encéfalo.

Neuromodulação

Neuromodulação não invasiva

A estimulação magnética transcraniana repetitiva (EMTR) é uma técnica não invasiva, que utiliza campos magnéticos intensos repetitivos de curta duração gerados por uma bobina aplicada no couro cabeludo, de modo a produzir um campo eletromagnético na região encefálica subjacente. Até hoje, não existem evidências suficientes que permitam avaliar a eficácia da EMTR aplicada em áreas motoras suplementares, no córtex motor esquerdo e no córtex parietal. Um único ensaio duplo-cego randomizado e controlado por placebo não apresentou diferença significativa entre o tratamento ativo e o placebo. Do mesmo modo, um estudo de pequeno porte usando estimulação transcraniana por corrente direta catódica não mostrou eficácia em dois terços dos pacientes com vários tipos de tiques.

Neuromodulação invasiva

A estimulação encefálica profunda é uma modalidade de tratamento estereotáxica com significativo potencial de controle de tiques. Existem recomendações publicadas quanto aos critérios de seleção dos pacientes. Atualmente, não há consenso quanto aos alvos encefálicos ideais para o controle dos tiques; entretanto, estudos mais amplos utilizaram como alvos o complexo parafascicular centromediano do tálamo e o GPi, enquanto outros focaram no tálamo dorsomedial, na parte externa do globo pálido, no núcleo subtalâmico, no estriado ventral e na cápsula interna. É fundamental fazer uma cuidadosa seleção dos pacientes, bem como uma avaliação multidisciplinar. Embora alguns relatos tenham descrito efeitos benéficos, sua interpretação é dificultada por variações de metodologias, diferenças de complicações, uso variável de medidas de resultado padronizadas e inexistência de populações de controle. A estimulação encefálica profunda para pacientes com menos de 18 anos deve ser considerada apenas em casos urgentes, quando os tiques causam lesões corporais agudas, e após revisão pelo comitê de ética da instituição.

PROGNÓSTICO

Os tiques geralmente começam na primeira década de vida, tipicamente entre 4 e 8 anos. São mais recorrentes no sexo masculino, em uma razão de cerca de 3 a 4:1. Em geral, os tiques motores precedem o aparecimento de tiques focais e costumam acometer a face, a cabeça ou o pescoço. A evolução é oscilatória e progressiva, alguns regridem, outros reaparecem ou são substituídos por outros tipos. Estatisticamente, o pico de gravidade dos tiques incide na faixa de 10 a 12 anos e é acompanhado de declínio progressivo na gravidade. A regra dos terços adotada pelo autor deste capítulo sugere que, entre a adolescência e os primeiros anos da vida adulta, cerca de um terço dos pacientes consiga solucionar os tiques, um terço melhore e um terço continue a apresentar oscilações. É difícil saber se os tiques desaparecem por completo, visto que muitos adultos que afirmam ter sido "curados" na verdade ainda têm tiques persistentes quando são examinados cuidadosamente. Estudos com adultos mostraram recorrência ou agravamento de algum distúrbio infantil com tiques graves na face, no pescoço e no tronco. É discutível afirmar que é possível prever o prognóstico dos tiques com base em exame clínico ou resultados dos exames de imagem.

CONCLUSÃO

A síndrome de Tourette é um distúrbio heterogêneo complexo, que se caracteriza pela ocorrência de tiques motores e vocais variáveis e oscilantes acrescidos de vários transtornos neuropsiquiátricos coexistentes. Essa síndrome impõe, ainda, desafios aos pacientes e seus familiares, médicos assistentes e pesquisadores, que procuram compreender melhor a etiologia e a fisiopatologia básica. Espera-se que novas descobertas sobre a neurobiologia da síndrome de Tourette levem ao desenvolvimento de tratamentos novos e inovadores, capazes de modificar a evolução dessa doença.

EVIDÊNCIAS DE NÍVEL 1

1. Piacentini J, Woods DW, Scahill L, et al. Behavior therapy for children with Tourette disorder: a randomized controlled trial. *JAMA*. 2010;303:1929-1937.
2. Wilhelm S, Peterson AL, Piacentini J, et al. Randomized trial of behavior therapy for adults with Tourette syndrome. *Arch Gen Psychiatry*. 2012;69:795-803.
3. Pringsheim T, Okun MS, Müller-Vahl K, et al. Practice guideline recommendations summary: treatment of tics in people with Tourette syndrome and chronic tic disorders. *Neurology*. 2019;92:896-906.
4. Essoe JK-Y, Grados MA, Singer HS, Myers NS, McGuire JF. Evidence-based treatment of Tourette's disorder and chronic tic disorders. *Expert Rev Neurother*. 2019;19:1103-1115.
5. Biederman J, Melmed RD, Patel A, et al. A randomized, double-blind, placebo-controlled study of guanfacine extended release in children and adolescents with attention-deficit/hyperactivity disorder. *Pediatrics*. 2008;121(1):e73-e84.
6. Wang S, Wei YZ, Yang J, Zhou Y, Zheng Y. Clonidine adhesive patch for the treatment of tic disorders: a systematic review and meta-analysis. *Eur J Paediatr Neurol*. 2017;21(4):614-620.
7. Yu L, Yan J, Wen F, et al. Revisiting the efficacy and tolerability of topiramate for tic disorders: a meta-analysis. *J Child Adolesc Psychopharmacol*. 2020;30(5):316-325.
8. Pringsheim T, Marras C. Pimozide for tics in Tourette's syndrome. *Cochrane Database Syst Rev*. 2009;2009(2):CD006996.
9. Yoo HK, Joung YS, Lee JS, et al. A multicenter, randomized, double-blind, placebo-controlled study of aripiprazole in children and adolescents with Tourette's disorder. *J Clin Psychiatry*. 2013;74(8):e772-e780.

LEITURA SUGERIDA

Augustine F, Singer HS. Merging the pathophysiology and pharmacotherapy of tics. *Tremor Other Hyperkinet Mov (N Y)*. 2018;8:598.

Cavanna AE. Gilles de la Tourette syndrome as a paradigmatic neuropsychiatric disorder. *CNS Spectr*. 2018;23:213-218.

Cavanna AE. The neuropsychiatry of Gilles de la Tourette syndrome: the état de l'art. *Rev Neurol (Paris)*. 2018;174:621-627.

Dale R. Tics and Tourette: a clinical, pathophysiological and etiological review. *Curr Opin Pediatr*. 2017;29:665-673.

Davis LK, Yu D, Keenan CL, et al. Partitioning the heritability of Tourette syndrome and obsessive compulsive disorder reveals differences in genetic architecture. *PLoS Genet*. 2013;9:e1003864.

Eapen V, Cavanna AE, Robertson MM. Comorbidities, social impact, and quality of life in Tourette syndrome. *Front Psychiatry*. 2016;7:97.

Eapen V, Robertson MM. Are there distinct subtypes in Tourette syndrome? Pure-Tourette syndrome versus Tourette syndrome-plus, and simple versus complex tics. *Neuropsychiatr Dis Treat*. 2015;11:1431-1436.

Fernandez TV, State MW, Pittenger C. Tourette disorder and other tic disorders. In: Geschwind DH, Paulson HL, Klein C, eds. *Handbook of Clinical Neurology*. Cambridge, MA: Elsevier; 2018:343-354.

Ganos C, Martino D, Pringsheim T. Tics in the pediatric population: pragmatic management. *Mov Disord Clin Pract*. 2017;4:160-172.

Gilbert DL, Mink JW, Singer HS. A pediatric neurology perspective on pediatric autoimmune neuropsychiatric disorder associated with streptococcal infection and pediatric acute-onset neuropsychiatric syndrome. *J Pediatr*. 2018;199:243-251.

Groth C, Debes NM, Rask CU, Lange T, Skov L. Course of Tourette syndrome and comorbidities in a large prospective clinical study. *J Am Acad Child Adolesc Psychiatry*. 2017;56:304-312.

Hartmann A, Worbe Y. Tourette syndrome: clinical spectrum, mechanisms and personalized treatments. *Curr Opin Neurol*. 2018;31:504-509.

Hartmann A, Worbe Y, Black KJ. Tourette syndrome research highlights from 2017. *F1000Res*. 2018;7:1122.

Hirschtritt ME, Lee PC, Pauls DL, et al. Lifetime prevalence, age of risk, and etiology of comorbid psychiatric disorders in Tourette syndrome. *JAMA Psychiatry*. 2015;72:325-333.

Kumar A, Duda L, Mainali G, Asghar S, Byler D. A comprehensive review of Tourette syndrome and complementary alternative medicine. *Curr Dev Disord Rep*. 2018;5:95-100.

Martinez-Ramirez D, Jimenez-Shahed J, Leckman JF, et al. Efficacy and safety of deep brain stimulation in Tourette syndrome: the international Tourette syndrome deep brain stimulation public database and registry. *JAMA Neurol*. 20108;75:353-359.

Martino D, Ganos C, Pringsheim TM. Tourette syndrome and chronic tic disorders: the clinical spectrum beyond tics. *Int Rev Neurobiol*. 2017;134:1461-1490.

Martino D, Pringsheim TM. Tourette syndrome and other chronic tic disorders: an update on clinical management. *Expert Rev Neurother*. 2018;18:125-137.

Martino D, Zis P, Buttiglione M. The role of immune mechanisms in Tourette syndrome. *Brain Res*. 2015;1617:126-143.

Mataix-Cols D, Isomura K, Pérez-Vigil A, et al. Familial risks of Tourette syndrome and chronic tic disorders. A population-based cohort study. *JAMA Psychiatry*. 2015;72:787-793.

McGuire JF, Piacentini J, Storch EA, et al. A multicenter examination and strategic revisions of the Yale Global Tic Severity Scale. *Neurology*. 2018; 90:e1711-e1719.

Mogwitz S, Buse J, Wolff N, Roessner V. Update on the pharmacological treatment of tics with dopamine-modulating agents. *ACS Chem Neurosci*. 2018;9:651-672.

Pandey S, Dash D. Progress in pharmacological and surgical management of Tourette syndrome and other chronic tic disorders. *Neurologist*. 2019;24:93-108.

Pringsheim T, Holler-Managan Y, Okun MS, et al. Comprehensive systematic review summary: treatment of tics in people with Tourette syndrome and chronic tic disorders. *Neurology*. 2019;92:907-915.

Quezada J, Coffman KA. Current approaches and new developments in the pharmacological management of Tourette syndrome. *CNS Drugs*. 2018;32:33-45.

Robertson MM, Eapen V, Singer HS, et al. Gilles de la Tourette syndrome. *Nat Rev Dis Primers*. 2017;3:16097.

Sharp AN, Singer HS. Standard, complementary, and future treatment options for tics. *Curr Dev Disord Rep*. 2018;5:101-107.

Singer HS. Controversies surrounding the pathophysiology of tics. *J Child Neurol*. 2019;34(13):851-862.

Singer HS, Szymanski S, Giuliano J, et al. Elevated intrasynaptic dopamine release in Tourette's syndrome measured by PET. *Am J Psychiatry*. 2002;159:1329-1336.

Sukhodolsky DG, Woods DW, Piacentini J, et al. Moderators and predictors of response to behavior therapy for tics in Tourette syndrome. *Neurology*. 2017;88:1029-1036.

Verdellen CWJ, Keijsers GPJ, Cath DC, Hoogduin CAL. Exposure with response prevention versus habit reversal in Tourettes's syndrome: a controlled study. *Behav Res Ther*. 2004;42:501-511.

Síndrome das Pernas Inquietas 78

Brian B. Koo

PONTOS-CHAVE

1. O diagnóstico da síndrome das pernas inquietas (SPI) é clínico e baseia-se na queixa de sensação urgente e desconfortável de movimentar as pernas; normalmente ocorre à noite e nos períodos de inatividade, sendo aliviada pela movimentação dos membros. É essencial descartar todas as outras condições que se assemelham à SPI e atendem a todos os critérios citados antes, mas não constituem SPI.

2. A fisiopatologia da SPI é complexa, mas está relacionada com reduzidas quantidades de ferro no núcleo estriado e baixos níveis de ferritina no líquido cefalorraquidiano (LCR). Os sistemas dopaminérgico e glutamatérgico do cérebro dos portadores estão hiperativados, enquanto os circuitos de endorfina do sistema nervoso central (SNC) mostram atividade reduzida.

3. As etapas mais importantes do tratamento de pacientes com SPI são o delineamento e a consideração da possibilidade de eliminar fatores que provocam agravamento da síndrome. Isso inclui componentes da alimentação (p. ex., álcool, carboidratos simples, cafeína), comportamentos habituais (p. ex., tabagismo ou doação de sangue), uso de fármacos sem prescrição (p. ex., anti-histamínicos, melatonina) ou prescritos por médicos (antipsicóticos, anti-histamínicos, antidepressivos) e fatores que interferem negativamente no sono (p. ex., apneia do sono).

4. Os fármacos que se ligam ao receptor $\alpha 2\delta$ (como gabapentina e pregabalina) são as primeiras opções de tratamento da SPI.

5. Quando é necessário usar agonistas de dopamina para tratar a SPI, as doses máximas (4,0 mg de ropinirol; 0,75 a 1,0 mg de pramipexol; e 4,0 mg de rotigotina) não devem ser excedidas, visto que doses mais altas estão associadas a graus acentuados de piora dos sintomas.

6. O agravamento é evidenciado por piora dos sintomas da SPI em pacientes que usam fármacos dopaminérgicos por períodos longos e caracteriza-se por sintomas nas primeiras horas da manhã, alastramento para partes do corpo que antes não eram afetadas ou aumento da intensidade dos sintomas. O tratamento, nesse caso, consiste em interromper ou ao menos reduzir a dose do fármaco dopaminérgico causador e, ao mesmo tempo, ministrar outro fármaco não dopaminérgico para controlar os sintomas da SPI.

INTRODUÇÃO

A síndrome das pernas inquietas (SPI), também conhecida como *doença de Willis-Ekbom*, é um distúrbio neurológico sensorimotor definido pela presença de quatro critérios essenciais: (1) necessidade de movimentar as pernas, com ou sem sensações desagradáveis; (2) agravamento dos sintomas nos períodos de repouso; (3) melhora com a atividade; e (4) ocorrência dos sintomas no fim da tarde ou à noite. A gravidade e a frequência da SPI variam bastante entre os pacientes. Nos casos brandos, os sintomas da síndrome podem ocorrer poucas vezes ao longo do ano e têm impacto clínico mínimo; já nos casos graves podem ocorrer todas as noites e ter impacto negativo profundo no sono e no bem-estar em geral. É importante salientar que a gravidade e a frequência dos sintomas da SPI são influenciadas por inúmeros fatores, inclusive outras doenças coexistentes, fármacos, alimentos ou bebidas e estado mental. A síndrome costuma ser crônica e, nos casos graves, os pacientes precisam de tratamento por toda a vida. Outras manifestações clínicas típicas da SPI são: tendência ao agravamento dos sintomas de modo gradual, com o avançar da idade; efeito positivo favorável dos fármacos dopaminérgicos; histórico familiar positivo; e coexistência de movimentos periódicos das pernas durante o sono (MPPS). Tradicionalmente, o resultado do exame neurológico é normal nos pacientes com SPI; entretanto, observa-se, algumas vezes, a ocorrência de estereotipias das pernas ou dos pés no final do dia, embora possam geralmente ser suprimidas.

As formas da SPI podem ser subdivididas em primária e secundária. Na SPI primária ou idiopática, os sintomas costumam começar na infância ou nos primeiros anos da vida adulta e não há comorbidades associadas; já nos casos da SPI secundária, os sintomas coexistem com outras condições que predispõem à síndrome, como doença renal terminal, doença de Parkinson ou gravidez.

EPIDEMIOLOGIA

A epidemiologia da SPI foi extensivamente estudada. Em geral, a prevalência dessa síndrome nos EUA e na Europa ocidental, sem considerar qualquer gravidade ou frequência diagnosticada, varia de 5 a 10%, enquanto a de SPI clinicamente significativa (duas vezes/semana, com desconforto no mínimo moderado) varia de 2 a 4%. Em geral, os países da Europa setentrional são os que apresentam maior prevalência da SPI, seguidos dos países germânicos/anglo-saxônicos e, por fim, países do Mediterrâneo, com ordem decrescente de prevalência do norte ao sul. Nos EUA e Canadá, a prevalência da síndrome é semelhante à observada na Europa ocidental. A prevalência é baixa na África e na Ásia e, neste continente, a prevalência de SPI com qualquer frequência gira em torno de 2 a 4%. Um estudo realizado na Tanzânia detectou apenas um paciente com SPI entre 7.654 indivíduos entrevistados. Embora esse fato não tenha sido bem estudado, observa-se empiricamente que indivíduos afro-americanos raramente são portadores de SPI. Mulheres desenvolvem essa síndrome com frequência duas vezes maior que homens (razão de 2:1). Acredita-se que a prevalência mais alta no sexo feminino esteja relacionada com a função reprodutiva, visto que a aumenta de forma linear, de acordo com o número de filhos, e é igual entre homens e mulheres nulíparas.

FISIOPATOLOGIA

Cerca de 40 a 60% dos pacientes com SPI primária apresentam histórico familiar positivo; desse modo, acredita-se que a síndrome seja transmitida hereditariamente com padrão autossômico dominante. A concordância de expressão da síndrome entre gêmeos homozigóticos gira em torno de 80%, mas a gravidade e a idade de início variam. Até hoje, pesquisadores identificaram oito *loci* de suscetibilidade à SPI familiar com base em estudos de *linkage* genético, mas ainda não foi possível encontrar um gene responsável. Estudos de ampla associação genômica demonstraram relação entre variantes de vários genes e a SPI. As relações mais evidentes apresentadas incluíam as seguintes variantes: genes reguladores de transcrição BTB (*Bric-à-Brac, Tramtrack and Broad Complex*) contendo domínio 9; sítio 1 de integração viral ecotrópico mieloide; e genes do receptor tipo D de proteinofosfatase.

Embora estudos importantes tenham sido realizados para esclarecer os mecanismos biológicos subjacentes à SPI, a fisiopatologia dessa doença ainda é desconhecida. As observações mais consistentes e persistentes incluem baixas reservas de ferro no SNC, mesmo que os níveis sistêmicos estejam normais. Pacientes com SPI têm baixos níveis de ferritina no LCR, reservas reduzidas de ferro nos exames de ressonância magnética (sobretudo no núcleo estriado e no núcleo rubro), menores quantidades de ferro no exame de ultrassonografia do SNC da substância negra e, sobretudo, quantidades reduzidas de ferro e proteínas associadas demonstradas à necropsia, como coloração por H-ferritina, coloração para ferro e colorações para transferrina aumentadas, além de receptores de transferrina reduzidos. Dois estudos independentes comparando os níveis de ferritina e transferrina de pacientes com SPI e de indivíduos controles normais sem a síndrome mostraram que os níveis de ferritina do LCR eram significativamente menores e as concentrações de transferrina do LCR, significativamente maiores no primeiro grupo, mas não havia diferenças quanto à ferritina ou à transferrina sérica. Essas observações indicam que pode haver deficiência e anormalidades do metabolismo do ferro, sobretudo no LCR de pacientes com SPI.

O sistema dopaminérgico também foi estudado com rigor em pesquisas sobre a fisiopatologia da SPI. O interesse em estudar esse sistema nos pacientes com SPI provém, sobretudo, de observações clínicas, que sugerem que bloqueadores de dopamina agravam os sintomas da síndrome, enquanto agonistas de dopamina (AD) atenuam seus sintomas. Alterações observadas nos estudos do sistema dopaminérgico de pacientes com SPI sugeriram, de modo geral, uma condição de relativo excesso de dopamina no cérebro desses indivíduos, embora a hipótese mais prevalente a princípio fosse o contrário disso. Os primeiros estudos do LCR de pacientes portadores de SPI evidenciaram metabólitos dopaminérgicos normais; no entanto, estudos subsequentes realizados por outro grupo de pesquisa mostraram níveis liquóricos de metabólitos dopaminérgicos significativamente mais altos em pacientes com a síndrome. As alterações evidenciadas nos exames de neuroimagem foram conflitantes e de difícil interpretação. Estudos com tomografia por emissão de pósitrons demonstraram aumentado potencial de ligação dos receptores dopaminérgicos D_2 no núcleo estriado de pacientes com SPI, mas nenhuma diferença no potencial de ligação aos receptores D_2 de dopamina estriatal e potencial de ligação reduzido nos receptores D_2 de dopamina no putame. Um estudo de necropsia de cérebros de pacientes com SPI detectou níveis significativamente aumentados de tirosina-hidroxilase na substância branca e no putame desses pacientes e quantidades expressivamente reduzidas de receptores dopaminérgicos D_2 no putame – ambos compatíveis com hiperatividade do sistema dopaminérgico.

Os circuitos opioides também foram considerados na fisiopatologia da SPI, visto que há resposta terapêutica praticamente invariável de seus sintomas aos fármacos opioides. Um estudo de necropsia do cérebro de alguns poucos pacientes com essa síndrome e controles normais detectou redução da quantidade de células positivas para betaendorfina e metencefalina. O sistema glutamatérgico também participa da fisiopatologia da SPI. Estudos com espectroscopia de ressonância magnética mostraram que a atividade glutamatérgica estava bastante aumentada no tálamo de pacientes com SPI, em comparação com indivíduos controles pareados, e que essa atividade se relacionava diretamente com interrupções do sono. Essa hiperatividade do sistema glutamatérgico pode ser modulada também por outro sistema neural, o sistema adenossinérgico. Em um modelo roedor com deficiência em ferro e portador de SPI, a deficiência desse elemento foi associada à hiporregulação dos receptores A_1 de adenosina e à hipersensibilidade das terminações glutamatérgicas do núcleo estriado. Além disso, nesse mesmo modelo, agonistas de dopamina e gabapentina (ligante do receptor $\alpha 2\delta$) reduziam a liberação excessiva de glutamato; tudo isso indica que alterações do sistema adenossinérgico podem modular a hiperatividade dos sistemas glutamatérgico e dopaminérgico.

DIAGNÓSTICO

O diagnóstico da SPI é unicamente clínico e não se baseia, em absoluto, nos resultados obtidos por polissonografia. Os critérios consensuais quanto ao diagnóstico dessa síndrome foram estabelecidos com especialistas participantes da conferência de 2003 do National Institutes of Health (NIH), que definiram os quatro principais critérios para diagnosticar esta síndrome, os quais são utilizados até hoje. Os critérios são: (1) necessidade incontrolável de movimentar as pernas, geralmente acompanhada de sensações desconfortáveis ou desagradáveis nas pernas; (2) necessidade incontrolável de movimentar as pernas ou sensações desagradáveis que começam ou pioram nos períodos de repouso ou inatividade; (3) necessidade urgente de movimentar as pernas ou sensações desagradáveis parcial ou totalmente aliviadas por movimentos; e (4) necessidade incontrolável de movimentar as pernas ou sensações desagradáveis que pioram ao anoitecer ou durante a noite. Em 2012, esses critérios diagnósticos foram revisados na terceira edição da Classificação Internacional dos Distúrbios do Sono; os itens revisados determinaram que as quatro características principais não sejam explicadas por alguma outra doença ou alteração comportamental e que os sintomas causem algum grau de sofrimento, perturbação do sono ou limitação das funções mentais, físicas, sociais ou ocupacionais (Tabela 78.1). Na verdade, os critérios revisados enfatizam a importância de excluir outras condições que podem simular SPI (Tabela 78.2) e de demonstrar as consequências funcionais negativas acarretadas pelos sintomas da síndrome.

Tabela 78.1 Classificação Internacional dos Distúrbios do Sono: três critérios diagnósticos da síndrome das pernas inquietas.

1. Necessidade incontrolável de movimentar as pernas, geralmente acompanhada ou aparentemente causada por sensações desconfortáveis e desagradáveis nesses membros
   Esses sintomas devem:
   A. começar ou piorar nos períodos de repouso ou inatividade (p. ex., depois de deitar-se ou sentar-se)
   B. ser parcial ou totalmente aliviados por movimentos (p. ex., caminhar ou alongar as pernas), ao menos enquanto a atividade continuar
   C. ocorrer exclusiva ou predominantemente ao anoitecer ou durante a noite, e não durante o dia
2. As características anteriores não podem ser explicadas unicamente por sintomas de alguma outra doença ou distúrbio comportamental (p. ex., cãibras nas pernas, desconforto postural, mialgia, estase venosa, edema das pernas, artrite, hábito de tamborilar com os pés)
3. Os sintomas da SPI causam preocupações, sofrimento, distúrbio do sono ou alterações das funções mentais, físicas, sociais, ocupacionais, educacionais, comportamentais ou de outras áreas importantes

Tabela 78.3 Síndrome das pernas inquietas (SPI) primária e secundária.

	SPI primária	SPI secundária
Definição	SPI idiopática	SPI associada a alguma doença ou condição predisponente
Início	Entre a primeira e a terceira década de vida	Entre a terceira e a sétima década de vida
Comorbidade	NA	Gravidez, doença renal terminal, doença de Parkinson (DP), esclerose múltipla, neuropatia, anemia ferropriva
Tratamento	Ver Tabela 78.4	Ligante do receptor $\alpha 2\delta$ se houver neuropatia; dopaminérgico se houver DP
Prognóstico	Doença progressiva	Pode variar com a gravidade da doença/condição coexistente (não necessariamente nos casos de esclerose múltipla ou DP)

DP, doença de Parkinson; NA, não se aplica.

Tabela 78.2 Diagnóstico diferencial da síndrome das pernas inquietas (condições semelhantes).

Condição	Como pode ser diferenciada da síndrome das pernas inquietas
Acatisia	Necessidade de movimentar todo o corpo associada a bloqueadores dopaminérgicos, sem padrão circadiano
Cãibras	Contração muscular caótica visível/palpável que pode ser interrompida com alongamento do músculo acometido, sem necessidade incontrolável de mover o membro
Mialgia	Dor muscular que pode piorar durante a noite, porém sem a necessidade incontrolável de movimentar as pernas
Dor neuropática	Habitualmente superficial, com sensação de ardência e de agulhamento/choques, com maior acometimento dos pés
Radiculopatia	Habitualmente assimétrica e mais dependente da posição, porém sem necessidade incontrolável de movimentar as pernas, a não ser para mudar a posição dolorosa
Desconforto de posição do corpo	Não se consegue encontrar nenhuma posição confortável, porém sem necessidade incontrolável de movimentar as pernas
Movimentação dos dedos dos pés, pernas dolorosas	Movimento distônico torcional e lento dos dedos dos pés ou dos pés que não pode ser suprimido

Embora não faça parte da nosologia diagnóstica da SPI, pode ser útil a classificação dessa síndrome em formas primária e secundária (Tabela 78.3). A SPI primária (ou idiopática) frequentemente surge entre a primeira e a terceira década de vida, tem incidência familiar expressiva e predomina no sexo feminino. Já a SPI secundária ocorre quando há outros diagnósticos reconhecidamente associados à SPI, como anemia ferropriva, doença de Parkinson (DP), esclerose múltipla, neuropatia periférica, doença renal terminal e gestação. Em termos clínicos, nem sempre é possível diferenciar a SPI primária da secundária com base na descrição dos sintomas, que podem melhorar com fármacos semelhantes. Contudo, a escolha do tratamento clínico pode ser ajustada caso haja coexistência da SPI com outras doenças/condições específicas; por exemplo, um ligante do receptor $\alpha 2\delta$ pode ser preferível para os casos de neuropatia, enquanto um fármaco dopaminérgico pode ser preferível quando a SPI ocorre em pacientes com DP. A SPI primária ou de início precoce tende a ser hereditária e acredita-se que progrida lentamente com a idade. A SPI secundária (geralmente de início tardio), por sua vez, ocorre depois dos 45 anos e sua gravidade pode estar mais associada aos níveis séricos de ferritina, embora também não seja possível excluir a progressão com o passar dos anos.

É importante observar que, embora a anemia ferropriva possa estar associada à SPI secundária, na SPI primária há deficiência de ferro e ferritina no cérebro, apesar de a deficiência sistêmica de ferro nem sempre ser detectada.

TRATAMENTO

A Figura 78.1 pode ser usada como fluxograma e abordagem ao tratamento da SPI. A gravidade e a frequência dos sintomas dessa síndrome são influenciadas por diversos fatores alimentares, farmacológicos, biológicos e relacionados ao estilo de vida. Por essa razão, o primeiro passo no tratamento da SPI é determinar se esses fatores estão presentes. Entre os aspectos alimentares que agravam os sintomas da SPI está o consumo de bebidas alcoólicas, cafeína e grandes quantidades de carboidratos simples. O tabagismo e a prática exagerada ou insuficiente de exercícios físicos são fatores relacionados ao estilo de vida que podem piorar os sintomas da síndrome. Quanto aos fármacos que podem agravar a SPI, estão os anti-histamínicos de primeira geração (p. ex., difenidramina ou qualquer indutor de sono que contenha essa substância); os bloqueadores de dopamina, como antipsicóticos e antieméticos; e os antidepressivos. Embora qualquer antidepressivo que bloqueie a recaptação de serotonina possa piorar os sintomas da síndrome, os fármacos com

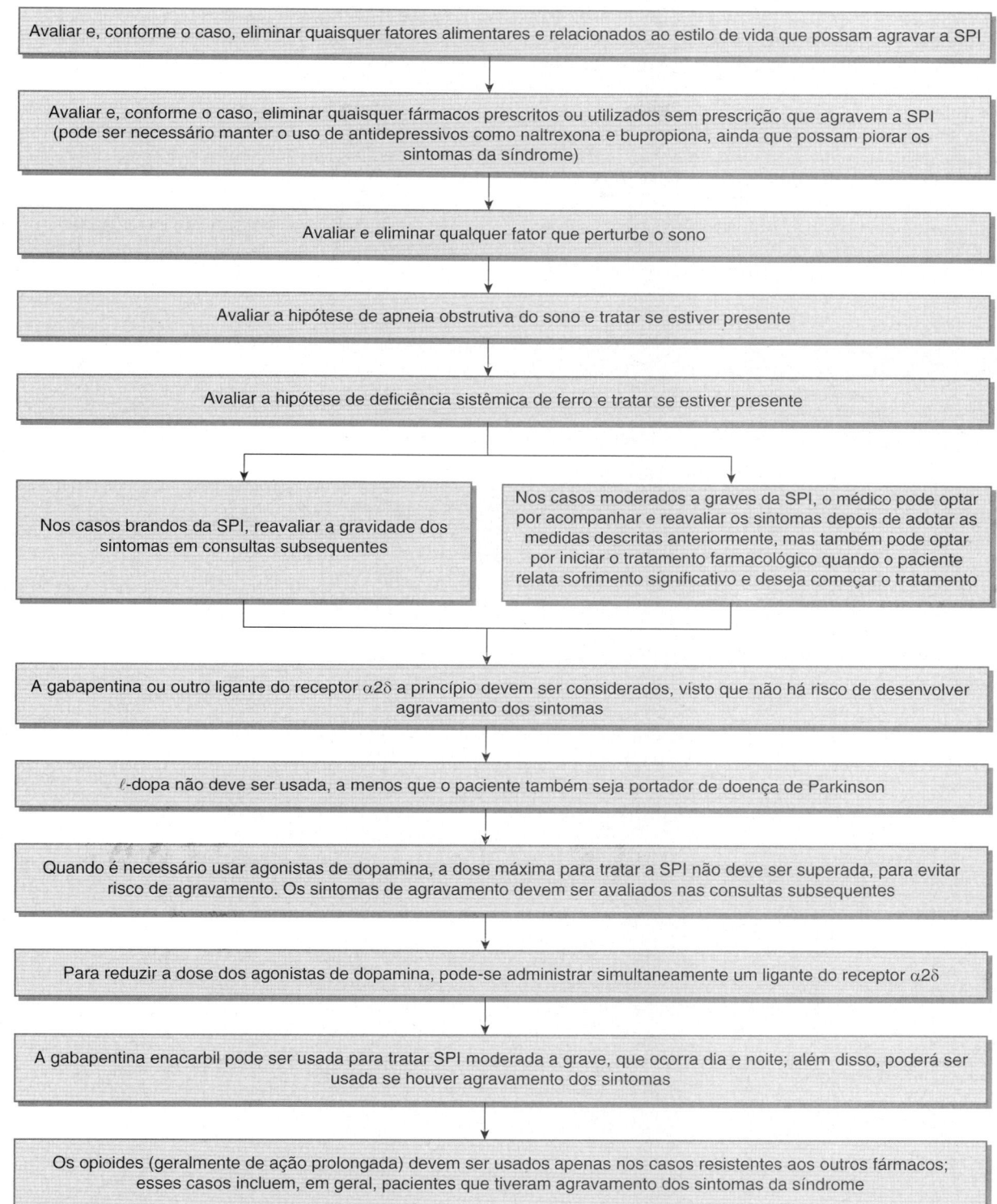

FIGURA 78.1 Algoritmo para tratamento da síndrome das pernas inquietas.

atividade anti-histaminérgica potente são os mais prováveis de causar agravamentos, sobretudo doxepina, mirtazapina e amitriptilina. Infelizmente, é muito comum que esses fármacos sejam prescritos aos pacientes com SPI com o objetivo de melhorar o sono. Entre os antidepressivos que aparentemente não agravam os sintomas de SPI estão a bupropiona e a desipramina. Qualquer fator que interrompa o sono ou dificulte que o paciente durma também agrava os sintomas da síndrome. Sono insuficiente, fatores ambientais que perturbem o sono e apneia obstrutiva do sono podem desencadear sintomas de SPI em indivíduos suscetíveis. O limiar para realizar polissonografia a fim de descartar a hipótese de apneia obstrutiva do sono deve ser baixo, visto que o tratamento desse distúrbio é especialmente importante para controlar os sintomas da SPI, considerando que muitas vezes é possível evitar a prescrição de um fármaco para SPI, ao se tratar a apneia do sono associada a essa síndrome. Níveis baixos de ferro ou ferritina também podem desencadear ou agravar os sintomas da SPI.

Existem várias opções de tratamento clínico para a SPI. O desenvolvimento de escalas de classificação validadas (*International Restless Legs Syndrome Study Group Severity Scale*, ou Escala de Gravidade do Grupo de Estudo Internacional sobre Síndrome das Pernas Inquietas, em tradução livre) e critérios diagnósticos padronizados aumentaram acentuadamente a qualidade dos ensaios sobre tratamento da SPI. Vários fármacos comprovaram eficácia em ensaios bem planejados de classe 1, sobretudo os dopaminérgicos, os ligantes do receptor α2δ, os opioides e o ferro (Tabela 78.4). Com possível exceção do ferro, acredita-se que todas essas opções ofereçam apenas alívio sintomático, em vez de alguma possibilidade de cura. Por essa razão, o tratamento deve ser iniciado apenas quando os benefícios pareçam justificar custos e quaisquer efeitos adversos potenciais. Com o tempo, podem ser necessários ajustes de doses e fármacos para ampliar os efeitos benéficos e reduzir o risco de efeitos adversos.

Os agonistas de dopamina (ADs) são os fármacos mais amplamente estudados como tratamento clínico da SPI. A melhora observada é imediata e, com frequência, muito notável. Os ADs consistentemente demonstram acentuada melhora dos MPPS,

Tabela 78.4 Fármacos e doses usadas para tratar síndrome das pernas inquietas.

Fármacos	Quantidade por dose (mg)	Duração do efeito (h)	Considerações
Dopaminérgicos: efeito imediato, considerados como primeira opção de tratamento			
L-dopa	100 a 250	2 a 6	Ensaios clínicos de classe 1 positivos, início rápido, pode ser usada conforme a necessidade; a incidência mais alta de agravamento limita a utilidade da L-Dopa e, por essa razão, raramente é utilizada para tratar SPI
Pramipexol	0,125 a 1	5 a 12	Ensaios clínicos de classe 1 positivos, comumente utilizado, início mais lento, mas de duração mais longa, disponibilidade de liberação prolongada; as doses não devem passar de 1,0 mg, visto que doses mais altas podem indicar agravamento
Ropinirol	0,25 a 4	4 a 8	Ensaios clínicos de classe 1 positivos, disponibilidade de preparações de liberação prolongada; as doses não devem passar de 4,0 mg, visto que doses mais altas podem indicar agravamento
Rotigotina	1 a 4	24	Ensaios clínicos de classe 1 positivos, preparação na forma de adesivo comumente usada; as doses não devem passar de 4,0 mg, visto que doses mais altas podem indicar agravamento
Pergolida	0,125 a 1	6 a 14	Bem estudada (classe 2), mas raramente utilizada devido ao risco de fibrose das valvas cardíacas e outros EAs possíveis com derivados do esporão-do-centeio
Apomorfina	1 a 3	1	Injeção de fármaco potente de ação curta, raramente utilizada, uso empírico conforme a necessidade
Cabergolina	0,25 a 2	> 24	De ação mais longa, mas pode causar os mesmos EAs de outros ADs derivados do esporão-do-centeio
Bromocriptina	5 a 20	4 a 6	Raramente utilizada na SPI
Opioides: diversos tipos de opioides são utilizados			
Metadona	2 a 15	8 a 12	Apenas dados de estudos abertos disponíveis, tolerabilidade e eficácia a longo prazo muito boas, latência de vários dias para obtenção de benefício
Hidrocodona	5 a 10	4 a 10	Ação mais rápida, mas duração menor
Oxicodona	5 a 20	5 a 10	Opioide mais bem estudado; a oxicodona é preferível em doses de 10 a 20 mg
Buprenorfina	2 a 4	5 a 12	Opioide de ação prolongada
Bloqueadores do receptor α2δ			
Gabapentina	300 a 1.200	4 a 8	Ensaios clínicos controlados de pequeno porte; pode ser útil para componente doloroso da SPI; pode ser administrada à noite ou ao anoitecer e também mais tarde, se houver sintomas noturnos
Pregabalina	50 a 300	6 a 12	Ensaios clínicos de classes 1 e 2 positivos
Gabapentina enacarbil	600 a 1.800	8 a 16	Pro-fármaco da gabapentina com melhor absorção/biodisponibilidade; ensaios clínicos de classe 1 positivos, aprovada nos EUA
Suplementação de ferro: pode ser eficaz em pacientes com níveis de ferritina normais ou baixos			
Ferro oral	> 50	*	Nenhum sal de ferro específico é superior, titular progressivamente, conforme tolerabilidade; dados mínimos de eficácia
Ferro IV	1.000	*,**	Em geral, não é repetido antes de 3 meses; latência de vários dias para obter efeito benéfico; a segurança a longo prazo é desconhecida; pacientes com nível sérico normal de ferritina respondem igualmente. Evidências empíricas favorecem preparações de ferrodextrana

*A administração de ferro não tem efeito duradouro por algumas horas, mas a manutenção dos níveis apropriados de ferro pode reduzir a frequência (dias por semana) ou a intensidade dos sintomas da SPI. **Alguns pacientes acreditam que o ferro IV tem efeitos terapêuticos, os quais tornam a SPI menos frequente e grave por várias semanas ou meses. ADs, agonistas de dopamina; EAs, efeitos adversos; IV, via intravenosa; SPI, síndrome das pernas inquietas.

a qual, entretanto, pode ser modesta ou nula em outros parâmetros do sono. Nenhuma evidência direta favorece qualquer AD em particular. Adesivo de rotigotina, pramipexol e ropinirol foram os mais bem estudados e todos apresentam evidências de nível 1, que corroboram seu uso (Evidência de nível 1).[1-4] A levodopa (precursora da dopamina) também proporciona tratamento eficaz para a SPI e pode ter início de ação mais rápido. Entretanto, vários estudos comparativos favoreceram os ADs em comparação à levodopa.

Os ADs orais de liberação imediata atuam melhor quando são administrados pelo menos 90 minutos antes do início dos sintomas. O efeito é imediato, de modo que a titulação para a menor dose efetiva pode ser bastante rápida. Com base na farmacocinética, muitos indivíduos podem se beneficiar de mais de uma dose, apesar das indicações formais, que recomendam a administração de uma dose 1 a 3 horas antes de se deitar. As preparações de liberação prolongada de pramipexol e ropinirol também são eficazes, porém não foram formalmente estudadas. Podem ocorrer náuseas, sedação e transtornos do controle de impulsos; entretanto, alucinações e hipotensão raramente são observadas na SPI, de modo que esses fármacos são mais bem tolerados na SPI do que na DP. Qualquer paciente que inicie tratamento com AD deve ser alertado quanto à possibilidade de desenvolver comportamento impulsivo (p. ex., jogos patológicos, compras descontroladas ou descontrole sexual).

Apesar de seu efeito inicial repentino no tratamento da SPI, o uso prolongado de ADs e levodopa é limitado pela ocorrência de agravamento, uma deterioração paradoxal dos sintomas da SPI que ocorre durante o tratamento prolongado com ADs ou levodopa. O agravamento dos sintomas consiste no início mais precoce dos sintomas da síndrome, acometimento de partes do corpo que antes não eram afetadas (p. ex., braços), alívio cada vez menor da necessidade incontrolável de realização de movimentos ou aumento da intensidade dos sintomas da síndrome (inclusive necessidade incontrolável de movimentar as pernas). Acredita-se que a levodopa possa estar associada a índices mais altos de agravamento; um estudo mostrou que 91% dos pacientes tratados com levodopa por serem portadores de SPI tiveram agravamento provável ou comprovado ao longo de um intervalo médio de 2,7 anos. Por essa razão, a levodopa raramente é usada para tratar SPI. Os índices de agravamento também são altos com ADs como ropinirol e pramipexol e, segundo algumas estimativas, ocorre a uma frequência de 8% ao ano. Isso é particularmente problemático, porque a SPI grave requer tratamento clínico por toda a vida. Entre os fatores de risco para agravamento estão baixos níveis séricos de ferritina, altas doses de dopaminérgicos, SPI grave e tratamento prolongado. Por essa razão, o tratamento dessa síndrome com AD – sobretudo quando é administrado por períodos longos (mais de 4 a 5 anos) – deve ser administrado com cuidado, não excedendo as doses máximas dos fármacos dopaminérgicos (ver Tabela 78.2). É importante salientar que essas doses máximas são muito menores do que as utilizadas para tratar DP.

Os fármacos que se ligam à subunidade α2δ dos canais de cálcio dependentes de voltagem também amenizam os sintomas da SPI e, nos dias de hoje, são preferíveis aos ADs porque não existe risco de causarem agravamento dos sintomas. Esses fármacos, como classe, parecem melhorar os escores da Escala Internacional de Classificação da Síndrome das Pernas Inquietas de modo semelhante aos ADs; entretanto, estudos do sono mostraram menor grau de melhora dos MPPS, mas melhor estrutura do sono. A gabapentina é a menos estudada dessa classe; entretanto, proporciona benefícios. O comprimido de liberação prolongada de gabapentina enacarbil é uma nova preparação que é absorvida com muito mais eficiência no tubo gastrintestinal e pode produzir níveis séricos mais altos e mais sustentados de gabapentina. Vários ensaios clínicos de grande porte de classe 1 mostraram sua eficácia, e a gabapentina enacarbil foi aprovada para tratar SPI em diversos países (Evidência de nível 1).[5,6] A pregabalina também foi eficaz em estudos de alta qualidade, mas não foi aprovada pelos órgãos reguladores.

Os fármacos opioides, também conhecidos como *narcóticos*, há muito tempo são reconhecidos pelo seu uso bem-sucedido no tratamento da SPI. Ensaios clínicos abertos mostraram de maneira consistente resultados iniciais e satisfatórios a longo prazo, com relativamente pouca tolerância, dependência ou drogadição. A metadona em dose baixa, em particular, mostra excelente eficácia e tolerabilidade a longo prazo. Todavia, apenas a oxicodona foi avaliada em ensaio clínico multicêntrico controlado por placebo. Um estudo mostrou que oxicodona-naloxona de liberação prolongada foi eficaz para tratar a SPI grave, que não havia sido controlada de forma satisfatória com fármacos não opioides (Evidência de nível 1).[7] É importante ressaltar que, na prática, a oxicodona-naloxona raramente é usada para tratar SPI, enquanto a oxicodona de ação curta ou longa é utilizada com maior frequência para essa finalidade. Os opioides costumam ser selecionados para tratar casos graves e resistentes da SPI, sobretudo depois que houver agravamento durante o tratamento com dopaminérgico.

O agravamento dos sintomas da SPI ocorre em pacientes tratados por períodos longos com ADs ou levodopa. Para tratar essa deterioração dos sintomas reduzir é feita a redução da dose ou interrompe-se o uso do AD. Isso provoca agravamento temporário da SPI, mas, após 2 a 6 semanas, os sintomas tornam-se mais brandos e menos incômodos durante o dia. O agravamento dos sintomas também pode ser tratado por substituição de um DA de ação curta (p. ex., ropinirol) por outro de ação mais longa (p. ex., adesivo de rotigotina). No entanto, mesmo com o uso de um DA de ação longa, existe o risco de ocorrer agravamento.

As preparações orais e intravenosas de ferro são eficazes para tratar SPI. Um estudo randomizado duplo-cego controlado por placebo com pacientes portadores de SPI moderada a grave e níveis séricos de ferritina normais ou baixos mostrou que sulfato ferroso oral na dose de 325 mg 2 vezes/dia melhorou os sintomas com mais eficácia do que o placebo (Evidência de nível 1).[8] No entanto, o ferro oral pode ter limitações relacionadas com sua absorção e tolerabilidade. Já a administração de ferro intravenoso em alta dose pode aumentar de maneira acentuada os níveis séricos de ferritina. Existem várias preparações de ferro intravenoso. Estudos abertos encontraram evidências de eficácia com ferrodextrana de baixo peso molecular para tratar SPI. O ferrodextrana de baixo peso molecular pode ser administrado sem riscos em infusão única de 1.000 mg em 4 doses semanais de 250 mg. Há evidência de nível 1 favorável ao uso da preparação intravenosa de carboximaltose férrica na dose de 500 mg em duas partes para tratar SPI (Evidência de nível 1).[9] Ferro-sacarose intravenosa também pode ser eficaz para tratar SPI.

De acordo com alguns relatos, vários outros fármacos – inclusive outros antiepilépticos, benzodiazepínicos, clonidina, baclofeno, tramadol e magnésio – foram eficazes para tratar a SPI, mas todos têm poucas evidências e não podem ser recomendados como tratamento de primeira ou segunda linha. Medidas físicas que aumentam o nível de atividade ou desencadeiam um estímulo sensorial também podem melhorar os sintomas da SPI, mas frequentemente são incômodas quando o paciente deseja dormir.

PROGNÓSTICO

A gravidade da SPI é amplamente variável. Embora até 10% dos pacientes dos EUA e Europa ocidental tenham SPI de qualquer frequência ou gravidade, cerca de 2 a 4% dessas populações têm SPI clinicamente significativa (duas vezes/semana ou mais e que cause algum sofrimento). Sem dúvidas, o sintoma que mais incomoda esses pacientes é a perturbação do sono. Quando a SPI é grave, o paciente pode levar mais tempo para adormecer e o sono pode ser interrompido várias vezes durante a noite. Como a síndrome afeta o sono, pode afetar de forma negativa todos os aspectos da vida, até mesmo funções sociais, ocupacionais, físicas e mentais. Essas consequências adversas foram ressaltadas nos critérios diagnósticos atualizados da SPI propostos pela American Academy of Sleep Medicine e, também, pela International Restless Legs Syndrome Study Group. Não surpreende que a depressão seja uma comorbidade associada de forma recorrente à SPI e ocorra com frequência duas a quatro vezes maior do que nos indivíduos pareados por idade e não portadores. Pacientes com SPI são mais suscetíveis a planejar ou tentar suicídio em alguma época da vida, em comparação com indivíduos controles não portadores pareados por idade e fatores demográficos. Além disso, a síndrome diminui a produtividade no trabalho, na medida em que pacientes com SPI têm maiores taxas de absentismo ao trabalho e são hospitalizados com mais frequência do que indivíduos sem a síndrome. A SPI também pode aumentar as complicações cardiovasculares, visto que os portadores têm incidência aumentada de infarto do miocárdio, acidente vascular encefálico e hipertensão. O aumento das complicações cardiovasculares pode ser mais proeminente nos pacientes com SPI secundária do que primária.

EVIDÊNCIAS DE NÍVEL 1

1. Hening WA, Allen RP, Ondo WG, et al. Rotigotine improves restless legs syndrome: a 6-month randomized, double-blind, placebo-controlled trial in the United States. *Mov Disord*. 2010;25(11):1675-1683.
2. Oertel WH, Stiasny-Kolster K, Bergtholdt B, et al. Efficacy of pramipexole in restless legs syndrome: a six-week, multicenter, randomized, double-blind study (effect-RLS study). *Mov Disord*. 2007;22(2):213-219.
3. Trenkwalder C, Garcia-Borreguero D, Montagna P, et al. Ropinirole in the treatment of restless legs syndrome: results from the TREAT RLS 1 study, a 12 week, randomised, placebo controlled study in 10 European countries. *J Neurol Neurosurg Psychiatry*. 2004;75(1):92-97.
4. Garcia-Borreguero D, Kohnen R, Silber MH, et al. The long-term treatment of restless legs syndrome/Willis-Ekbom disease: evidence-based guidelines and clinical consensus best practice guidance: a report from the International Restless Legs Syndrome Study Group. *Sleep Med*. 2013;14(7):675-684.
5. Kushida CA, Becker PM, Ellenbogen AL, Canafax DM, Barrett RW; and XP052 Study Group. Randomized, double-blind, placebo-controlled study of XP13512/GSK1838262 in patients with RLS. *Neurology*. 2009;72(5):439-446.
6. Ellenbogen AL, Thein SG, Winslow DH, et al. A 52-week study of gabapentin enacarbil in restless legs syndrome. *Clin Neuropharmacol*. 2011;34(1):8-16.
7. Trenkwalder C, Beneš H, Grote L, et al.; for RELOXYN Study Group. Prolonged release oxycodone-naloxone for treatment of severe restless legs syndrome after failure of previous treatment: a double-blind, randomised, placebo-controlled trial with an open-label extension. *Lancet Neurol*. 2013;12(12):1141-1150.
8. Wang J, O'Reilly B, Venkataraman R, Mysliwiec V, Mysliwiec A. Efficacy of oral iron in patients with restless legs syndrome and a low-normal ferritin: a randomized, double-blind, placebo-controlled study. *Sleep Med*. 2009;10(9):973-975.
9. Allen RP, Adler CH, Du W, Butcher A, Bregman DB, Earley CJ. Clinical efficacy and safety of IV ferric carboxymaltose (FCM) treatment of RLS: a multi-centred, placebo-controlled preliminary clinical trial. *Sleep Med*. 2011;12(9):906-913.

LEITURA SUGERIDA

Allen RP, Barker PB, Horská A, Earley CJ. Thalamic glutamate/glutamine in restless legs syndrome: increased and related to disturbed sleep. *Neurology*. 2013;80(22):2028-2034.

Allen RP, Barker PB, Wehrl F, Song HK, Earley CJ. MRI measurement of brain iron in patients with restless legs syndrome. *Neurology*. 2001;56(2):263-265.

Allen RP, Chen C, Garcia-Borreguero D, et al. Comparison of pregabalin with pramipexole for restless legs syndrome. *N Engl J Med*. 2014;370(7):621-631.

Allen RP, Picchietti DL, Auerbach M, et al.; for the International Restless Legs Syndrome Study Group. Evidence-based and consensus clinical practice guidelines for the iron treatment of restless legs syndrome/Willis-Ekbom disease in adults and children: an IRLSSG task force report. *Sleep Med*. 2018;41:27-44.

Allen RP, Picchietti DL, Garcia-Borreguero D, et al.; for the International Restless Legs Syndrome Study Group. Restless legs syndrome/Willis-Ekbom disease diagnostic criteria: updated International Restless Legs Syndrome Study Group (IRLSSG) consensus criteria—history, rationale, description, and significance. *Sleep Med*. 2014;15(8):860-873.

Allen RP, Picchietti DL, Hening WA, et al.; for the International Restless Legs Syndrome Study Group. Restless legs syndrome: diagnostic criteria, special considerations, and epidemiology. A report from the restless legs syndrome diagnosis and epidemiology workshop at the National Institutes of Health. *Sleep Med*. 2003;4(2):101-119.

Allen RP, Walters AS, Montplaisir J, et al. Restless legs syndrome prevalence and impact: REST general population study. *Arch Intern Med*. 2005;165(11):1286-1292.

Beneš HD, García-Borreguero D, Ferini-Strambi L, Schollmayer E, Fichtner A, Kohnen R. Augmentation in the treatment of restless legs syndrome with transdermal rotigotine. *Sleep Med*. 2012;13(6):589-597.

Connor JR, Wang XS, Patton SM, et al. Decreased transferrin receptor expression by neuromelanin cells in restless legs syndrome. *Neurology*. 2004;62(9):1563-1567.

Earley CJ, Connor JR, Beard JL, Malecki EA, Epstein DK, Allen RP. Abnormalities in CSF concentrations of ferritin and transferrin in restless legs syndrome. *Neurology*. 2000;54(8):1698-1700.

Earley CJ, Connor J, Garcia-Borreguero D, et al. Altered brain iron homeostasis and dopaminergic function in restless legs syndrome. *Sleep Med*. 2014;15(11):1288-1301.

Earley CJ, Kuwabara H, Wong DF, et al. Increased synaptic dopamine in the putamen in restless legs syndrome. *Sleep*. 2013;36(1):51-57.

Furudate NY, Komada Y, Kobayashi M, Nakajima S, Inoue Y. Daytime dysfunction in children with restless legs syndrome. *J Neurol Sci*. 2014;336(1-2):232-236.

Garcia-Borreguero D. Dopaminergic augmentation in restless legs syndrome/Willis-Ekbom disease: identification and management. *Sleep Med Clin*. 2015;10(3):287-292.

Garcia-Borreguero D, Kohnen R, Silber MH, et al. The long-term treatment of restless legs syndrome/Willis-Ekbom disease: evidence-based guidelines and clinical consensus best practice guidance: a report from the International Restless Legs Syndrome Study Group. *Sleep Med*. 2013;14(7):675-684.

Garcia-Borreguero D, Silber MH, Winkelman JW et al. Guidelines for the first-line treatment of restless legs syndrome/Willis-Ekbom disease, prevention and treatment of dopaminergic augmentation: a combined task force of the IRLSSG, EURLSSG, and the RLS-Foundation. *Sleep Med*. 2016;21:1-11.

Godau JU, Klose U, Di Santo A, Schweitzer K, Berg D. Multiregional brain iron deficiency in restless legs syndrome. *Mov Disord.* 2008;23(8):1184-1187.

Högl B, Garcia-Borreguero D, Kohnen R, et al. Progressive development of augmentation during long-term treatment with levodopa in restless legs syndrome: results of a prospective multi-center study. *J Neurol.* 2010;257(2):230-237.

Koo BB. Restless legs syndrome across the globe: epidemiology of the restless legs syndrome/Willis-Ekbom disease. *Sleep Med Clin.* 2015;10(3):189-205.

Merlino GA, Serafini A, Young JJ, Robiony F, Gigli GL, Valente M. Gabapentin enacarbil, a gabapentin prodrug for the treatment of the neurological symptoms associated with disorders such as restless legs syndrome. *Curr Opin Investig Drugs.* 2009;10(1):91-102.

Ondo W, Romanyshyn J, Voung KD, Lai D. Long-term treatment of restless legs syndrome with dopamine agonists. *Arch Neurol.* 2004;61(9):1393-1397.

Picchietti DL, Bruni O, de Weerd A, et al.; for the International Restless Legs Syndrome Study Group. Pediatric restless legs syndrome diagnostic criteria: an update by the International Restless Legs Syndrome Study Group. *Sleep Med.* 2013;14(12):1253-1259.

Schormair BD, Kemlink D, Roeske D, et al. PTPRD (protein tyrosine phosphatase receptor type delta) is associated with restless legs syndrome. *Nat Genet.* 2008;40(8):946-948.

Silber MH, Becker PM, Buchfuhrer MJ, et al.; for the Scientific and Medical Advisory Board, Restless Legs Syndrome Foundation. The appropriate use of opioids in the treatment of refractory restless legs syndrome. *Mayo Clin Proc.* 2018;93(1):59-67.

Silber MH, Becker PM, Earley C, Garcia-Borreguero D, Ondo WG; for the Medical Advisory Board of the Willis-Ekbom Disease Foundation. Willis-Ekbom Disease Foundation revised consensus statement on the management of restless legs syndrome. *Mayo Clin Proc.* 2013;88(9):977-986.

Silver N, Allen RP, Senerth J, et al. A 10-year, longitudinal assessment of dopamine agonists and methadone in the treatment of restless legs syndrome. *Sleep Med.* 2011;12(5):440-444.

Stiasny-Kolster K, Pfau DB, Oertel WH, Treede R-D, Magerl W. Hyperalgesia and functional sensory loss in restless legs syndrome. *Pain.* 2013;154(8):1457-1463.

Trenkwalder C, Allen R, Högl B, et al. Comorbidities, treatment, and pathophysiology in restless legs syndrome. *Lancet Neurol.* 2018;17(11):994-1005.

Walters AS, Ondo WG, Zhu W, Le W. Does the endogenous opiate system play a role in the restless legs syndrome? A pilot post-mortem study. *J Neurol Sci.* 2009;279(1-2):62-65.

Winkelmann J, Schormair B, Lichtner P, et al. Genome-wide association study of restless legs syndrome identifies common variants in three genomic regions. *Nat Genet.* 2007;39(8):1000-1006.

Winkelmann J, Schormair B, Xiong L, Dion PA, Rye DB, Rouleau GA. Genetics of restless legs syndrome. *Sleep Med.* 2017;31:18-22.

Distonias 79

Hyder A. Jinnah

PONTOS-CHAVE

1. A distonia representa um grupo heterogêneo de distúrbios com algumas características em comum e não representa, desse modo, uma doença única. O aspecto fundamental comum a todos os distúrbios abrangidos por ela são contrações musculares exageradas, que causam movimentos anormais e/ou posturas involuntárias.

2. As diversas manifestações clínicas da distonia são classificadas com base em quatro dimensões: idade de início, região do corpo afetada, aspectos temporais e a possibilidade de a distonia estar ou não combinada com outras anormalidades clínicas ou neurológicas.

3. As causas da distonia são diversas. A maioria dos casos é idiopática, mas existem, também, algumas origens conhecidas, tanto hereditárias quanto adquiridas.

4. Alguns tratamentos eficazes já estão disponíveis, como fármacos orais, injeções de toxina botulínica e procedimentos cirúrgicos.

INTRODUÇÃO

Características das distonias

Em 1911, o neurologista Hermann Oppenheim descreveu uma série de pacientes que tinham tônus muscular reduzido (hipotonia) quando estavam em repouso, o qual se tornava exagerado (hipertonia) quando tentavam realizar algum movimento. Como acreditava que o problema fundamental seria alguma anormalidade da regulação do tônus muscular, cunhou o termo *distonia*, que passou a ser, mais tarde, um vocábulo abrangente, que inclui alguns distúrbios semelhantes. A distonia não é mais entendida, fundamentalmente, como distúrbio do tônus muscular; um simpósio internacional de especialistas concordou com a seguinte definição:

> A distonia é um distúrbio do movimento caracterizada por contrações musculares sustentadas ou intermitentes e que desencadeia movimentos (geralmente repetitivos) ou posturas anormais, ou ambos. Nos casos típicos, os movimentos distônicos são estereotipados e torcionais, embora possam ser tremulantes. Em muitos casos, a distonia é ocasionada ou agravada por ações voluntárias e está associada a uma ativação muscular exagerada.

A definição apresentada abrange muitas anormalidades. O aspecto físico dos movimentos depende da distribuição dos músculos afetados e da força de cada contração muscular. As formas mais brandas evidenciam-se apenas por uma movimentação discretamente exagerada de movimentos executados com normalidade em outras situações. As formas moderadamente graves provocam movimentos espasmódicos, rígidos, torcionais e abruptos em alguns casos. Nos casos mais graves, a distonia pode causar posturas ou deformidades fixas com limitações físicas graves. Esses movimentos podem afetar praticamente qualquer parte do corpo.

Embora os movimentos distônicos costumem ser lentos e contínuos, algumas vezes podem ser rápidos e bruscos. De uma forma ou de outra, tendem apresentar padrão repetitivo. Em geral, os movimentos distônicos são agravados por ações voluntárias, fenômeno descrito como *distonia de ação*. Em alguns casos, os movimentos anormais ocorrem apenas durante ações muito específicas e são denominados *distonia tarefa-específica*. Os movimentos distônicos costumam estar acompanhados de ativação muscular exagerada, fenômeno que reflete a ativação de músculos incomuns e desnecessários a determinado movimento. Em muitos casos, os pacientes com distonia conseguem suprimir os movimentos anormais por meio de alguma ação, como tocar a região malar quando têm distonia cervical ou o supercílio nos casos de blefarospasmo. Essa atitude é conhecida por diversos termos, inclusive *geste antagoniste*, *truque sensorial* ou *manobra de alívio*. O gesto pode ser um indício diagnóstico muito útil quando ocorre, visto que é relativamente específico de pacientes com distonia.

Diferenciação entre distonia e outros distúrbios semelhantes

A distonia pode ser diferenciada de outros distúrbios do movimento por vários aspectos (Tabela 79.1). Nos casos característicos, os movimentos associados à coreia são aleatórios, fluidos e costumam ser mais rápidos. Comparativamente, os movimentos distônicos tendem a ser mais padronizados, menos fluidos e, com frequência, mais lentos que os da coreia. Entretanto, a distonia e a coreia podem coexistir, o que dificulta definir as diferenças entre os dois distúrbios. Os tiques motores costumam ser padronizados e, em alguns casos, podem ser relativamente lentos e torcionais. Contudo, os movimentos distônicos não são acompanhados de necessidade incontrolável e premonitória e não podem ser suprimidos de forma voluntária, como ocorre com os tiques. Algumas vezes, os movimentos distônicos podem ser rápidos e repetitivos, semelhantes a tremores; entretanto, ao contrário dos tremores mais comuns, os distônicos tendem a ser bruscos e irregulares quanto a frequência e amplitude. Abalos e tremores distônicos também têm um *ponto nulo*, ou seja, uma posição específica na qual os movimentos anormais diminuem ou são interrompidos.

É preciso diferenciar a hipertonia muscular associada à distonia de outros distúrbios hipertônicos (Tabela 79.2). Pacientes que apresentam espasticidade têm hipertonia muscular é mais intensa nos músculos extensores do que nos flexores; além disso, observa-se um aumento do tônus atrelado à frequência quando o membro é movimentado de forma passiva e geralmente há sinais corticospinais associados (p. ex., hiper-reflexia

Tabela 79.1 Diferenças entre distonia e distúrbios do movimento semelhantes.

Manifestação clínica	Distonia	Coreia	Atetose	Tremor	Tique	Mioclonia
Posturas ou contrações musculares contínuas	Frequentes	Não	Não	Não	Ocasionais	Não
Movimentos agravados por ação voluntária	Frequentes	Não	Não	Alguns casos	Não	Raramente
Movimentos específicos de uma tarefa	Frequentes	Não	Não	Alguns casos	Não	Raramente
Hiperativação de músculos incomuns	Frequente	Alguns casos	Não	Não	Alguns casos	Não
Movimentos padronizados	Frequentes	Não	Não	Sim	Sim	Alguns casos
Velocidade dos movimentos	Lentos ou rápidos	Médios a rápidos	Lentos a médios	Médios a rápidos	Lentos ou rápidos	Muito rápida
Movimentos que parecem fluidos	Não	Sim	Sim	Não	Alguns casos	Não
Movimentos torcionais	Frequentes	Não	Não	Não	Alguns casos	Não
Movimentos precedidos de sensação premonitória	Não	Não	Não	Não	Sim	Não
Movimentos que podem ser suprimidos	Não	Não	Não	Não	Sim	Não
Movimentos com ponto nulo, no qual diminuem	Frequentes	Não	Não	Alguns casos	Não	Não
Geste antagoniste	Frequente	Não	Não	Não	Não	Não

Tabela 79.2 Diferenças entre distonia e outras hipertonias.

Manifestação clínica	Distonia	Espasticidade	Rigidez	Paratonia
Tônus muscular que aumenta com ações voluntárias	Sim	Não	Não	Alguns casos
Tônus muscular que diminui em repouso	Sim	Não	Não	Alguns casos
Hipotonia em repouso	Alguns casos	Não	Não	Não
Aumento atrelado à frequência do tônus muscular com flexão passiva	Não	Sim	Não	Sim
Tônus muscular maior nos extensores que flexores	Não	Sim	Não	Não
Posturas basais anormais	Variáveis, dependendo do músculo afetado	Posturas clássicas dominadas pelos flexores	Flexão leve em muitos casos	Não
Outros aspectos úteis	*Geste antagoniste*	Sinais corticospinais	Roda denteada	Frequentemente associada à demência; o tônus volta ao normal quando o paciente se distrai

e reflexo extensor do primeiro pododáctilo). Já em pacientes com distonia, o tônus muscular aumenta durante ações voluntárias, mas costuma ser normal ou, algumas vezes, reduzido quando em repouso. Nos casos de distonia, a hipertonia não é mais intensa nos músculos extensores, não há aumento atrelado à frequência do tônus com flexão passiva e não há contração espasmódica. Nos pacientes com rigidez, observa-se hipertonia plástica dos músculos extensores e flexores durante a realização de movimentos passivos, não há dependência da frequência e costuma-se observar o fenômeno de roda denteada. Nos casos de rigidez, o tônus muscular não é alterado por ação ou repouso de maneira significativa. O termo *paratonia* refere-se à incapacidade demonstrada por alguns indivíduos de relaxar por completo quando o examinador lhes testa o tônus muscular. Alguns pacientes ajudam o examinador de maneira involuntária durante a realização de movimentos (*mitgegen*, ou "ir favoravelmente"), o que dá a impressão de que o tônus muscular está normal ou reduzido. Outros, por sua vez, resistem de forma involuntária aos movimentos passivos (*gegenhalten*, "ir contra"), causando a impressão de hipertonia. Esses dois tipos de paratonia costumam estar associados à demência; todavia, também podem ocorrer em crianças e adultos com função cognitiva normal. Embora todas essas anormalidades do tônus muscular possam ocorrer de forma isolada, também há casos em que aparecem combinados no mesmo paciente. A paralisia cerebral é um exemplo de transtorno em que, com frequência, há combinações variáveis de espasticidade, distonia e rigidez.

Outros termos descritivos relevantes

Quanto à terminologia, alguns termos adicionais são de uso recorrente (Tabela 79.3). A distonia é considerada uma desordem de diversos circuitos cerebrais que controlam os movimentos. Entretanto, contrações musculares excessivas que resultem em movimentos ou posturas anormais semelhantes aos da distonia podem ser detectadas ocasionalmente em pacientes com doenças da medula espinal (p. ex., síndrome da pessoa rígida), dos nervos periféricos (p. ex., neurotonia) ou dos músculos (p. ex., miotonia). Posturas anormais também podem ser causadas por anormalidades ósseas e articulares (p. ex., contraturas articulares). Os movimentos ou posturas associadas a estes outros distúrbios podem se assemelhar à distonia; entretanto, o termo *pseudodistonia* é usado para diferenciá-los da distonia causada pelos circuitos motores cerebrais. A Tabela 79.4 mostra alguns exemplos de pseudodistonias.

O termo *discinesia* significa literalmente *movimento anormal* e traz uma descrição abrangente, com todos os movimentos anormais, até mesmo a distonia. Por convenção, existem alguns tipos mais específicos de discinesia, como a *discinesia tardia* causada por tratamento com neurolépticos. Outro tipo mais específico é a *discinesia causada por levodopa*. Em ambos os casos, a distonia pode fazer parte da síndrome, junto a outros movimentos anormais.

Existem também algumas descrições que justapõem o termo *distonia* e outras palavras descritivas. O termo *mioclonia-distonia* refere-se a uma síndrome na qual os pacientes apresentam simultaneamente mioclonia e distonia. A *distonia mioclônica* descreve movimentos distônicos semelhantes à mioclonia, uma vez que os movimentos são repentinos e semelhantes a choques elétricos. já o termo *tique distônico* refere-se aos tiques com manifestações distônicas pelo fato de serem lentos, contínuos ou torcionais. Em alguns casos, utiliza-se o termo *crise epiléptica distônica* para descrever crises motoras com movimentos tônicos anormais e semelhantes à distonia. O termo *distonia espástica* refere-se à combinação de espasticidade com distonia, como

Tabela 79.3 Glossário de termos aplicáveis à distonia.

Termo	Referência
Apraxia de abertura da pálpebra	Dificuldade de abrir os olhos sem espasmos oculares evidentes, causada pela incapacidade de relaxar os músculos palpebrais
Camptocormia	Inclinação da coluna vertebral para frente, algumas vezes causada por distonia ou problemas ortopédicos
Discinesia	Termo genérico que literalmente significa "movimento anormal"
Crise epiléptica distônica	Crise epiléptica com movimentos tônicos e algumas vezes torcionais que se assemelham a distonia
Tiques distônicos	Tique com movimentos tônicos e algumas vezes torcionais que se assemelham a distonia
Tremores distônicos	Distonia com movimentos rápidos, repetitivos e rítmicos semelhantes a tremores
Distonia funcional ou psicogênica	Transtorno psiquiátrico que inclui movimentos anormais semelhantes à distonia
Geste antagoniste	Gesto por meio do qual o paciente consegue atenuar a distonia; também conhecido como *truque sensorial* ou *manobra de alívio*
Movimentos espelhados	Movimentos voluntários de um lado do corpo que provocam movimentos involuntários semelhantes no lado oposto
Distonia mioclônica	Movimentos distônicos muito rápidos e bruscos, semelhantes à mioclonia
Mioclonia-distonia	Síndrome que combina mioclonia e distonia
Crise oculogírica	Versão conjugada involuntária dos olhos, geralmente para cima e para os lados
Opistótono	Arqueamento do tronco para trás em consequência de movimentos distônicos dos músculos extensores do tronco
Contrações musculares exageradas	Contrações dos músculos para realizar determinado movimento e que se espalham para músculos adjacentes, que não seriam necessários ao movimento em questão
Síndrome de Pisa	Inclinação lateral do tronco algumas vezes causada por distonia ou problemas ortopédicos
Pseudodistonia	Movimentos ou posturas anormais não resultantes de anormalidades dos circuitos motores cerebrais
Distonia espástica	Síndrome que combina espasticidade e distonia, como paralisia cerebral
Dedo estriatal	Movimento extensor do primeiro pododáctilo, muito semelhante ao reflexo de Babinski; também conhecido como *dedo distônico*
Distonia tardia	Subtipo de discinesia tardia causado por antagonistas dos receptores de dopamina
Distonia tarefa-específica	Distonia desencadeada apenas por uma ação específica, como escrever

Tabela 79.4 Exemplos de algumas pseudodistonias.

Problemas ortopédicos	Exemplos
Deformidades articulares artríticas	Posicionamento anormal dos dedos das mãos Postura anormal do punho
Contraturas articulares	Contratura de Dupuytren Deformidade de Erb Torcicolo muscular congênito
Subluxações articulares	Articulação atlantoaxial Articulação do ombro Articulação dos quadris
Anormalidades vertebrais	Fraturas de compressão Anomalia de Klippel-Feil Escoliose
Distúrbios neuromusculares	**Exemplos**
Anormalidades de inibição medular	Síndrome da pessoa rígida Tétano
Queda da cabeça por debilidade do pescoço	Doença do neurônio motor Miastenia *gravis* Miopatia
Hiperexcitabilidade muscular	Miotonia congênita Paramiotonia congênita
Neuromiotonia	Síndrome de Isaac
Compensações comportamentais	**Exemplos**
Inclinação da cabeça	Desalinhamento ocular Desequilíbrio de origem vestibular
Comportamento de defesa em reação à dor	Cólicas abdominais Posturas de defesa do braço/mão

se observa na paralisia cerebral. Embora seja comum utilizar esses termos híbridos, o autor deste capítulo recomenda evitá-los ao conversar com pacientes ou quaisquer pessoas que não tenham amplos conhecimentos de neurologia, visto que podem facilmente causar confusão sobre se os movimentos anormais descritos são um tipo de distonia, algum outro distúrbio do movimento, uma combinação de movimentos anormais ou alguma síndrome conhecida.

Classificação dos subtipos de distonia

A definição atual de distonia engloba um extenso grupo de movimentos anormais muito heterogêneos em termos de manifestações clínicas e causas básicas. Por motivos práticos, é bastante útil adotar alguma abordagem simples para agrupar e dividir esse grupo em outros menores. Nos dias presentes, as distonias são agrupadas de acordo com dois eixos principais. O eixo I descreve as manifestações clínicas, enquanto o eixo II define as causas.

Eixo I: manifestações clínicas

As manifestações clínicas das distonias são classificadas com base em quatro fatores (Figura 79.1). O primeiro deles é a idade em que a distonia teve início. As faixas etárias são divididas de acordo com as idades padronizadas para algumas outras doenças e incluem lactância, infância, adolescência, primeiros anos da vida adulta e idade avançada. É importante considerar a idade de início porque os casos que começam em idade precoce têm mais chances de progredir, em comparação com os casos que iniciam em idade avançada. Além disso, as distonias de início precoce também mostram mais probabilidade de ter causa detectável, em comparação com a maioria dos casos de início tardio, nos quais geralmente não é possível definir a etiologia.

O segundo fator refere-se à classificação das partes do corpo afetadas pela distonia. A forma mais comum é a distonia focal, que afeta uma região do corpo. Exemplos típicos são a distonia cervical (que afeta músculos do pescoço), o blefarospasmo (atinge o músculo orbicular do olho e músculos relacionados da parte superior da face), a distonia laríngea (também conhecida como *disfonia espasmódica*) e a distonia da mão ("cãibra de escritor"). A distonia segmentar afeta ao menos duas regiões adjacentes. Um exemplo comum é a síndrome de Meige, na qual há acometimento das regiões superior e inferior da face, algumas vezes da mandíbula e da língua. Já a distonia multifocal afeta ao menos duas regiões não adjacentes. Um exemplo seria o blefarospasmo combinado com "cãibra de escritor". A distonia generalizada, por sua vez, afeta músculos de áreas mais amplas. Por convenção, esse tipo de distonia deve considerar o tronco e, no mínimo, duas outras partes do corpo. A hemidistonia pode ser classificada como subtipo de distonia generalizada quando afeta tronco e braço-perna ipsilaterais.

O terceiro fator útil à classificação das distonias refere-se às variações da gravidade do distúrbio ao longo do tempo, as quais incluem progressão crônica ao longo de anos, visto que a distonia

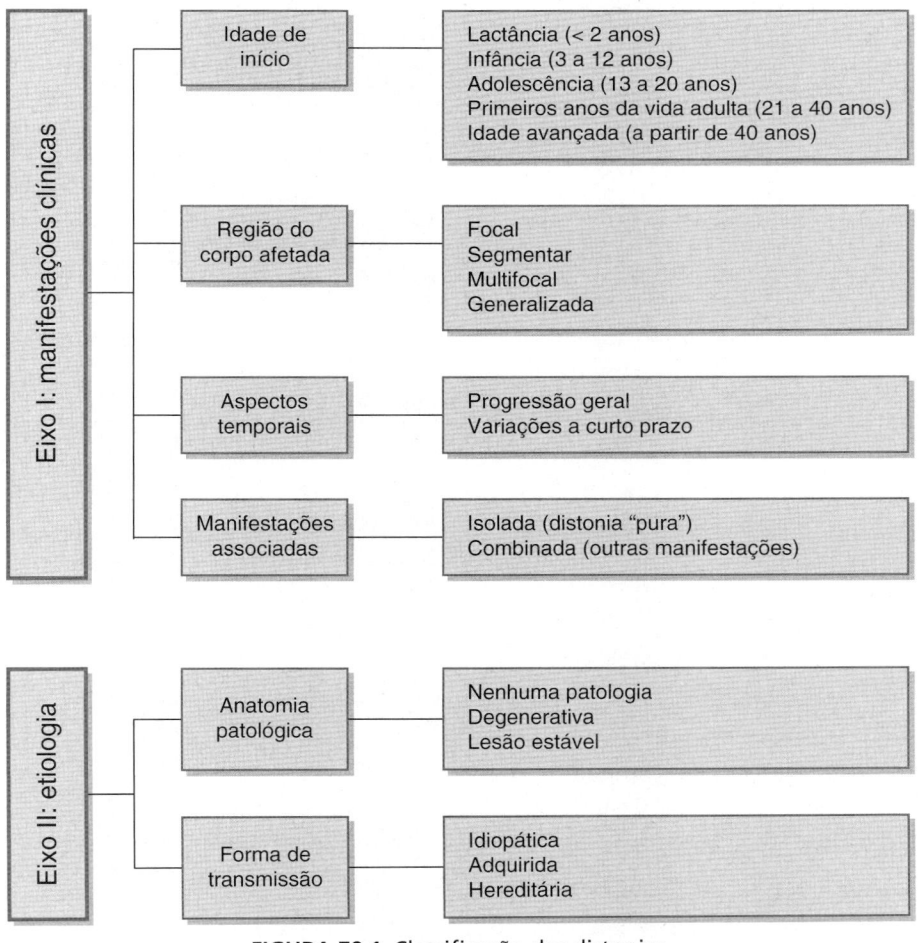

FIGURA 79.1 Classificação das distonias.

pode ser inexoravelmente progressiva, ter evolução progressiva ou se manter estável. Alterações temporais também incluem mudanças a curto prazo, como variações diurnas com agravamento a cada anoitecer (típicas da distonia sensível à L-dopa) ou crises transitórias de distonia (próprias das discinesias paroxísticas).

Por fim, o último fator considerado é se a distonia ocorre de forma isolada ("pura") ou está associada a outros distúrbios clínicos ou neurológicos. No contexto do sistema de classificação das distonias, o termo *isolada* refere-se apenas ao fato de a distonia ser ou não o único problema a ser considerado, e não à distonia limitada a apenas uma região do corpo. A distonia isolada pode afetar mais de uma região do corpo, como se observa nos casos de distonia segmentar ou generalizada. Dado que os tremores ocorrem em, no mínimo, 50% de todos os pacientes com distonia, o diagnóstico de distonia isolada pode incluir tremores coexistentes. Outras manifestações clínicas concomitantes são importantes, visto que existem muitas síndromes bem descritas, nas quais a distonia aparece combinada com algum outro distúrbio do movimento, como parkinsonismo, ataxia ou mioclonia. Existem também diversas síndromes bem conhecidas, nas quais a distonia aparece associada a outros distúrbios neurológicos (p. ex., neuropatia, retinopatia ou epilepsia) ou clínicos (p. ex., hepáticos ou hematológicos).

Eixo II: causas

As causas conhecidas de distonia são agrupadas de acordo com dois fatores principais (ver Figura 79.1). O primeiro deles é a neuropatologia. Na maioria dos casos de distonia, não há anormalidades estruturais detectáveis. Em casos raros, pode haver indícios de que a distonia é causada por alguma lesão focal ou processo neurodegenerativo. Algumas dessas distonias causadas por lesões específicas estão descritas com mais detalhes a seguir.

O segundo fator é se a distonia é hereditária ou adquirida. A maioria dos casos de distonias é esporádica e não é possível descobrir sua causa. Em alguns casos, há evidência de etiologia hereditária ou adquirida. Exemplos de algumas causas adquiridas estão descritos com mais detalhes na Tabela 79.5 e nos parágrafos subsequentes. Os subgrupos hereditários incluem padrões comuns dominante, recessivo, ligado ao cromossomo X e doenças mitocondriais. Algumas das causas hereditárias mais comuns de distonia também estão descritas com mais detalhes nas seções seguintes.

Os eixos I e II não são mutuamente excludentes e foram elaborados para serem usados de forma simultânea. O objetivo de definir os quatro fatores do eixo I é enfatizar as manifestações clínicas mais relevantes para descrever as síndromes de distonia, que costumam ter causas específicas incluídas no eixo II.

Tabela 79.5 Algumas causas de distonia adquirida.

Causas vasculares	Autoimune-paraimune
Síndrome do anticorpo antifosfolipídico	Doença de Behçet
Malformações arteriovenosas	Esclerose múltipla
AVE hemorrágico	Pandas
AVE isquêmico	Síndromes paraneoplásicas
Hemorragia subaracnóidea	Síndrome de Sjögren
Malformações vasculares	Lúpus eritematoso sistêmico
Vasculites	Coreia de Sydenham
Toxinas	**Infecciosas**
Ácido 3-nitropropiônico	Abscesso
Monóxido de carbono	Encefalite
Bissulfeto de carbono	HIV-AIDS
Cianeto	Panencefalite esclerosante subaguda
Dissulfiram	**Outras**
Manganês	Tumores cerebrais
Metanol	Paralisia cerebral
Veneno de vespa	Hipoparatireoidismo
Fármacos	Icterícia nuclear
Antiepilépticos	Tiques e síndrome de Tourette
Antidepressivos	Lesões pós-traumáticas
Bloqueadores do canal de cálcio	
Antagonistas de receptor de dopamina	
Derivados do esporão-de-centeio	
Fenfluramina	
Levodopa	

AVE, acidente vascular encefálico; Pandas, sigla em inglês de distúrbios autoimunes pediátricos associados a anticorpos antiestreptocócicos.

EPIDEMIOLOGIA

Síndromes de distonia isolada

O termo *distonia isolada*, antes conhecida como *distonia primária*, refere-se a um grupo de distúrbios caracterizados pela presença de distonia e ausência de outros problemas neurológicos ou clínicos relevantes. Em razão de diferenças de metodologia, as estimativas da prevalência de distonia isolada são bastante variáveis. Metanálises dos estudos mais rigorosos estimaram a prevalência global de todas as síndromes de distonia isolada combinadas em cerca de 16 casos por 100 mil habitantes. A maioria desses casos consiste em distonias focais e segmentares com início na idade adulta, com prevalência global estimada em torno de 15 casos por 100 mil habitantes. Entre esses casos, a distonia cervical é a mais comum, seguida de blefarospasmo e distonias do membro superior. Distonias oromandibular e laríngea são menos frequentes, enquanto as distonias generalizadas de início precoce representam uma porcentagem muito pequena de todos os casos de distonia isolada.

Embora as distonias sejam consideradas raras, existe um consenso de que a prevalência desses transtornos é subestimada em razão do reconhecimento precário de suas diversas manifestações. Comparativamente, existem mais dados definitivos sobre prevalência de tremor idiopático e doença de Parkinson (DP). Metanálises dos estudos epidemiológicos mais rigorosos calcularam prevalências globais de cerca de 450 casos de tremor idiopático e 113 casos de DP a cada 100 mil habitantes. O índice de ocorrência dessas duas doenças varia com a idade. No caso de DP, por exemplo, as estimativas de prevalência ajustadas por faixa etária são de 41 casos (entre 40 e 49 anos), 107 casos (50 a 59 anos), 428 casos (60 a 69 anos), 1.087 casos (70 a 79 anos) e 1.903 casos (a partir de 80 anos) a cada 100 mil habitantes.

Outras síndromes com distonia

Existem várias doenças nas quais a distonia se combina com outros distúrbios neurológicos. A epidemiologia da distonia associada à maioria desses distúrbios não foi avaliada metodicamente em estudos de escala ampla; no entanto, é provável que a prevalência de distonia combinada com outros transtornos seja maior do que com síndromes de distonia isolada.

A distonia é uma manifestação clínica que costuma ser associada à DP. Estudos mais rigorosos mostram que 30 a 40% dos pacientes com DP apresentaram distonia em alguma fase da doença. Em 10 a 15% desses pacientes, a distonia é o principal problema desde a manifestação do transtorno. Além disso, a distonia ocorre mais tardiamente nos pacientes com DP, como complicação do tratamento com levodopa, e seu aparecimento é mais comum durante períodos de baixa entre as doses, afetando 10 a 20% dos pacientes. É ainda mais recorrente em distúrbios semelhantes à DP, como síndrome corticobasal, paralisia supranuclear progressiva e atrofia de múltiplos sistemas.

A paralisia cerebral é outra condição na qual a distonia é comum, com prevalência global estimada em cerca de 150 a 400 casos a cada 100 mil pacientes. Estudos mais rigorosos abrangendo todos os tipos de paralisia cerebral mostram que cerca de 80% dos pacientes apresentavam distonia. Nos casos de paralisia cerebral, a distonia comumente vem associada a graus variáveis de espasticidade ou rigidez, embora possa ser o principal distúrbio do movimento em 10 a 15% das crianças com subtipo discinético de paralisia cerebral.

A distonia também se manifesta em muitas outras doenças neurológicas. É comum na doença de Huntington e, com frequência, é o principal distúrbio do movimento nos casos que começam na infância. Além disso, a distonia costuma ser frequente em ataxias espinocerebelares, sendo, em alguns casos, o principal distúrbio do movimento. Também pode se manifestar em pacientes com síndromes tardias causadas por neurolépticos, e o termo *distonia tardia* é usado para se referir a pacientes nos quais a distonia é o principal problema. A prevalência de distonia em algumas dessas doenças ainda não está bem definida.

FISIOPATOLOGIA

Bases anatômicas da distonia

Nos tempos atuais, a distonia é considerada um desarranjo de algum circuito motor que envolve núcleos da base, cerebelo, córtex sensorimotor e, provavelmente, também outras regiões do encéfalo. Evidências disponíveis sugerem que os diversos tipos de distonia possam ser causados por anormalidades de diferentes partes do circuito motor. Assim, há evidências convincentes de que os núcleos da base sejam responsáveis por alguns tipos de distonia, como distonia sensível à L-dopa causada por anomalias hereditárias da síntese de dopamina (neurotransmissor fundamental nos núcleos da base). Não obstante, o cerebelo foi implicado em outros tipos de distonia (p. ex., distonia cervical). Outros estudos sugeriram a participação do córtex sensorimotor, do tálamo e do mesencéfalo, ou tronco encefálico.

A maior parte das regiões associadas à distonia está interligada a um "circuito motor". O desafio para se entender as bases neuroanatômicas da distonia tem sido definir como esse circuito motor é desregulado e de que maneiras causa os diversos tipos de distonia (Figura 79.2). Diferentes tipos de distonia podem se originar de elementos específicos desse circuito. De outra forma, a distonia poderia se originar da disfunção simultânea de dois componentes, na chamada "hipótese de dois impactos", podendo ser causada, finalmente, por anormalidades na comunicação entre esses componentes.

É fundamental compreender de que maneira o circuito motor é afetado nos diversos tipos de distonia, considerando-se as que isso implica diretamente no tratamento neurocirúrgico. É importante ressaltar que intervenções cirúrgicas dirigidas às diversas regiões dos núcleos da base proporcionam significativa melhora da distonia (p. ex., distonia generalizada de início precoce associada às mutações do gene *TOR1A*). Entretanto, intervenções cirúrgicas focadas na mesma região não têm qualquer eficácia em outros tipos de distonia (p. ex., distonia-parkinsonismo de início rápido causada por anomalias do gene *ATP1A3*). Nesses casos, provavelmente será necessário considerar outras áreas de intervenção.

Bases fisiológicas da distonia

Atividade muscular

Contrações musculares excessivas e frequentemente repetitivas são uma anormalidade fundamental associada à distonia. É comum ouvir dizer que as contrações simultâneas dos músculos agonistas e antagonistas são uma manifestação essencial da distonia; entretanto, esse tipo de contração não ocorre em todos os tipos de distonia. Ao contrário, o principal aspecto da distonia é a contração muscular exagerada resultando em força

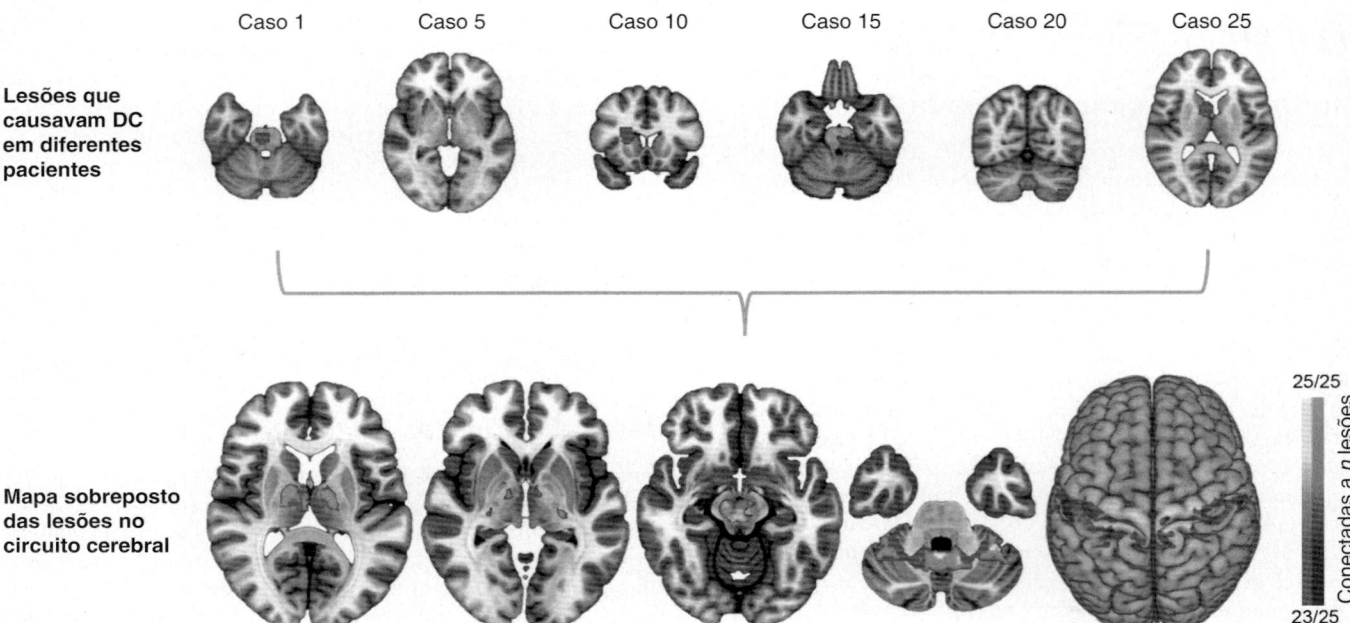

FIGURA 79.2 Neuroanatomia funcional da distonia cervical (DC). Embora as lesões focais não sejam causas comuns de DC, lesões foram descritas em diversas partes do encéfalo de alguns pacientes; a fileira superior mostra alguns exemplos. Quando essas diferentes lesões em diversos pacientes são mapeadas em um atlas compartilhado de conectividade encefálica, torna-se evidente que existe um circuito de regiões interligadas, o qual inclui cerebelo, núcleos da base e córtex sensorimotor. (Adaptada de Daniel DT, Joutsa J, Darby RR et al. Network localization of cervical dystonia based causal brain lesions. *Brain*. 2019;142[6]:1660-1674.) (*Esta figura se encontra reproduzida em cores no Encarte.*)

excessiva ou dispersão das contrações aos músculos próximos. Quando essa dispersão envolve músculos antagônicos, pode haver, então, contração simultânea desses grupos musculares.

A eletromiografia (EMG) pode ser usada para detectar contrações musculares exageradas e repetitivas, dispersões e contrações simultâneas dos músculos antagonistas. Entretanto, essas alterações demonstradas à EMG podem ser observadas durante contrações voluntárias em indivíduos normais ou pacientes com síndrome da pessoa rígida. Em indivíduos normais, podem ocorrer contração dos músculos antagonistas simultaneamente a contrações isométricas voluntárias. Como nenhuma alteração eletromiográfica é específica de distonia, a EMG não é usada de forma rotineira como exame diagnóstico. Contudo, em alguns casos, pode-se utilizar a EMG para descartar a hipótese de outras doenças, como algumas pseudodistonias. A EMG pode, também, ser útil para localizar os músculos mais apropriados para se injetar terapeuticamente toxina botulínica.

Fisiologia neuronal

Muitos tipos de distonia não estão associados a anormalidades estruturais evidentes no encéfalo, de modo que apenas alterações morfológicas sutis de neurônios isolados são encontradas. Existem poucas informações quanto à função neuronal de pacientes com distonia. A eletroencefalografia quantitativa demonstrou atividade oscilatória anormal no córtex cerebral de pacientes com distonia isolada. Registros dos potenciais de campo locais durante uma cirurgia de estimulação cerebral profunda (ECP) também mostraram atividade anormal nos núcleos da base e no tálamo de pacientes com diversos tipos de distonia. A base biológica dessa atividade e o modo como ela pode contribuir para causar esse transtorno ainda não estão bem definidos. Anormalidades semelhantes foram descritas em pacientes com distonia psicogênica (funcional) e outros distúrbios do movimento, colocando em dúvida o fato de elas poderem ser uma consequência do movimento anormal, e não a causa.

Em razão das dificuldades associadas à avaliação fisiológica dos neurônios cerebrais humanos, os estudos feitos tomam como base modelos animais. Algumas manipulações experimentais realizadas em animais podem causar movimentos anormais, que mostram aspectos típicos das distonias humanas (Figura 79.3). Vários desses estudos indicaram anormalidades nos núcleos da base, enquanto outros implicaram o cerebelo. Por exemplo, modelos de estudo com camundongos com anomalias do gene *TOR1A* detectaram secreção anormal de dopamina pelos aferentes nigroestriatais dos núcleos da base, além de anormalidades na atividade dos interneurônios cortico-estriatais e colinérgicos. Nos modelos de estudo com primatas, os registros eletrofisiológicos indicaram desequilíbrio entre circuitos diretos e indiretos dos núcleos da base ou alterações frequência-dependentes da ativação destas últimas estruturas.

Estudos com outros modelos de distonia em camundongos mostraram anormalidades no cerebelo. Nesses modelos, uma alteração comum eram repetitivos disparos anormais dos neurônios de Purkinje. Esse fenômeno foi demonstrado em um modelo de distonia generalizada de início precoce em ratos, um modelo de distonia paroxística em camundongos, modelos experimentais de síndrome de distonia-parkinsonismo de início rápido em camundongos e em vários outros modelos de roedores modificados por engenharia genética com anomalias específicas do cerebelo.

Fisiologia dos circuitos neurais

Foram propostos três modelos conceituais abrangentes para explicar as bases fisiológicas da distonia. O primeiro propõe um desequilíbrio entre influências inibitórias e excitatórias normais

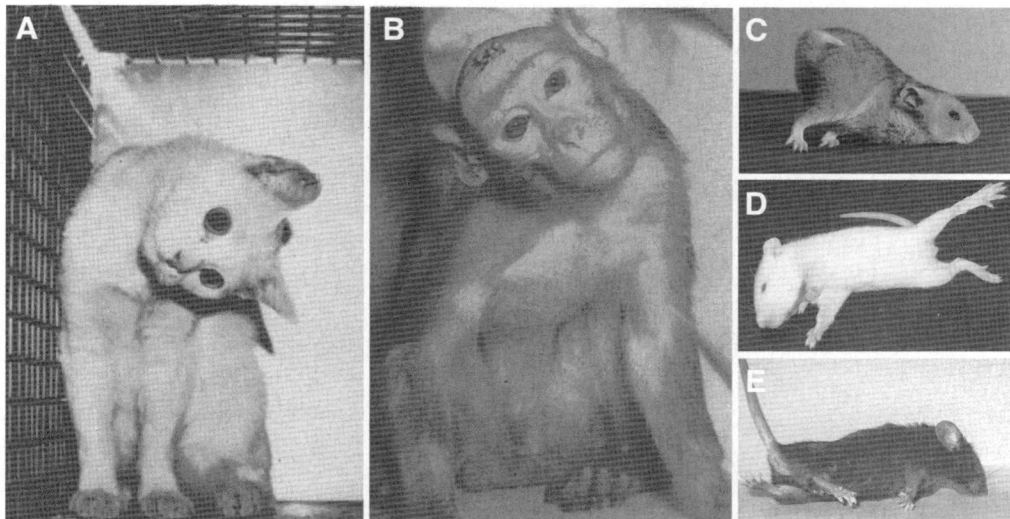

FIGURA 79.3 Modelos animais de distonia. **A.** Distonia cervical em um gato, causada por injeção de um agonista do glutamato no tegmento mesencefálico. **B.** Distonia cervical de um macaco *rhesus* causada por lesões eletrolíticas da formação reticular do tronco encefálico. Foi observada distonia generalizada em roedores, inclusive *hamsters* **(C)**, ratos **(D)** e camundongos **(E)**. (Adaptada com base em Jinnah HA, Prudente CN, Rose SJ, Hess EJ. The neurobiology of dystonia. Em: Johnston MV, Adams HP, Fatemi A, eds. *Neurobiology of Disease*. 2. ed. New York, NY: Oxford University Press; 2016:60-74.)

no sistema nervoso. Demonstrou-se a pressão dos processos inibitórios normais em alguns tipos de distonia e em diversas regiões do sistema nervoso, como córtex cerebral, tronco encefálico e mesmo medula espinal. Esse modelo é intuitivamente interessante, visto que o problema fundamental da distonia é a contração muscular excessiva. Contudo, a inibição reduzida não é específica da distonia e pode se manifestar em outras doenças neurológicas. Essas observações suscitaram dúvidas quanto ao fato de a inibição reduzida ser consequência dos movimentos anormais, e não causa.

O segundo modelo pressupõe anormalidades do *feedback* sensorial enviado ao sistema nervoso ou integração anormal deste *feedback* com a atividade motora. As anormalidades da integração sensorimotora também são intuitivamente interessantes, considerando a inequívoca necessidade de relacionar a atividade motora com o *feedback* sensorial durante e depois de qualquer movimento. Geralmente, os déficits sensoriais evidentes não são demonstrados ao exame neurológico rotineiro da maioria dos pacientes com distonia; contudo, estudos quantitativos detectaram déficits subclínicos de discriminação espacial, ou seja, a capacidade de detectar dois estímulos simultâneos diferentes próximos um do outro. Já outros estudos demonstraram déficits subclínicos de discriminação temporal, ou seja, a capacidade de detectar dois estímulos diferentes aplicados em sequência rápida. Também há evidência de *feedback* anormal originado dos fusos musculares que regulam o tônus muscular.

O terceiro modelo envolve a plasticidade neural. Sabe-se, atualmente, que o sistema nervoso altera suas respostas com a acumulação de experiência –fenômeno conhecido como *plasticidade adaptativa*. Anormalidades desses processos (plasticidade inadaptativa) podem ocorrer e anormalidades da plasticidade neuronal em pacientes com distonia já foram documentadas. Esse mecanismo é intuitivamente interessante, visto que alguns tipos de distonia se originam do uso ou do esforço excessivo repetitivo, como se observa com as distonias de movimento atreladas a uma tarefa específica. Ainda não está claro se esse mecanismo também se aplica às distonias que se manifestam sem comportamento motor repetitivo.

Processos relacionados com o desenvolvimento ou doenças degenerativas

Vários especialistas propuseram a hipótese de que a distonia seja um distúrbio do desenvolvimento. Na verdade, a maioria das distonias hereditárias começa na infância e alguns dos genes responsáveis afetam processos do desenvolvimento neural sem causar quaisquer anormalidades neurodegenerativas evidentes.

Não obstante, existem também alguns subtipos de distonia associados a mecanismos degenerativos. Algumas dessas doenças degenerativas começam na infância, enquanto outras surgem na vida adulta. Na maioria das distonias que iniciam na idade adulta, há poucas evidências de alterações dos processos relacionados com o desenvolvimento ou distúrbios degenerativos. Nesses casos, pode haver alguma anormalidade fisiológica do sistema motor.

Causas de distonia

Distonias idiopáticas

Existem muitas causas conhecidas de distonia, algumas das quais são descritas nas seções subsequentes. Contudo, é importante ressaltar, desde o início, que a maioria dos casos é idiopática, cuja causa, frequentemente, não é possível descobrir. Para definir a origem da distonia é necessário analisar alguns fatores, como idade de início, histórico familiar e tipo de síndrome distônica. É mais provável definir a causa da distonia nos casos de início precoce, sobretudo quando há histórico familiar, e esses casos são relativamente raros. Todavia, raramente se descobrem as causas das distonias mais comuns de início na idade adulta, mesmo após exaustivos exames diagnósticos. Nesses casos, acredita-se que a etiologia dependa de alguma combinação entre predisposição genética e influências ambientais.

O tipo de contribuição ambiental nem sempre é claro, embora existam alguns fatores de risco conhecidos. Entre esses fatores de risco, o mais conhecido são movimentos altamente repetitivos resultando em distonia atrelada a uma tarefa específica. Estudos epidemiológicos reconheceram alguns outros fatores de risco em potencial, embora seja difícil confirmar uma relação causal. Em comparação aos homens, as mulheres são muito mais acometidas por distonias focais de início na idade adulta (p. ex., distonia cervical e blefarospasmo). Alguns estudos detectaram, como fator de risco, história pregressa de traumatismo de crânio ou outra parte do corpo afetada pela distonia. Ressecamento ou irritação ocular e exposição à luz brilhante foram associados ao blefarospasmo. Laringite viral ou de outras causas foi relacionada com distonia laríngea. Ainda não foi esclarecido se esses fatores ambientais refletem alguma tendência mnemônica ou contribuem para a patogenia da distonia. As próximas seções descrevem algumas das síndromes distônicas mais comuns que, na maioria dos casos, são idiopáticas.

Distonia cervical

A distonia cervical é a mais comum de todas as síndromes de distonia isolada. Essa condição caracteriza-se por excessivas contrações involuntárias do pescoço, que causam posturas e/ou movimentos repetitivos anormais da cabeça (Figura 79.4). Os padrões comuns são torcicolo (rotação do queixo para a direita ou esquerda), laterocolo (inclinação da orelha na direção de um ombro ou outro), anterocolo (flexão do queixo na direção do tórax) e retrocolo (inclinação da cabeça para trás). Em casos menos frequentes, a cabeça e o pescoço por inteiro podem estar desviados para a frente ou para um dos lados na direção do ombro. Os movimentos anormais podem ser relativamente tônicos ou mais dinâmicos, com ocasionais movimentos bruscos, repentinos, intermitentes e de grande amplitude da cabeça (torcicolo espasmódico). Em outros casos, os movimentos podem ter amplitude menor e padrão regular, resultando em tremor da cabeça. Cerca de dois terços dos pacientes se queixam de dores no pescoço e/ou nos ombros.

A distonia cervical pode começar em qualquer idade, mas é mais comum em adultos com mais de 40 anos. Pacientes do sexo feminino representam dois terços dos casos. A maioria tem início insidioso, com agravamento evidente dos sintomas ao longo de 3 a 12 meses. Em cerca de 20% deles, observa-se deterioração contínua durante 5 a 10 anos e dispersão da distonia para áreas próximas do corpo, como cabeça, laringe ou membro superior.

Distonia craniofacial

O blefarospasmo caracteriza-se por excessivas contrações involuntárias dos músculos da parte superior da face, sobretudo a parte orbitária do músculo orbicular do olho e músculos adjacentes (Figura 79.5). As manifestações clínicas mais comuns são piscadelas excessivas com espasmos sobrepostos durante o fechamento bilateral dos olhos. Uma forma menos comum consiste em dificuldade de abrir os olhos sem espasmos evidentes do músculo orbicular do olho. Essa dificuldade pode ocorrer depois de anos de piscadelas excessivas e espasmos ou começar sem qualquer alteração premonitória. Esse tipo de distonia é conhecido como *apraxia da abertura palpebral*, embora possa ser consequência da distonia provocada pela contração excessiva da parte palpebral do músculo orbicular do olho, impedindo que as pálpebras fiquem abertas.

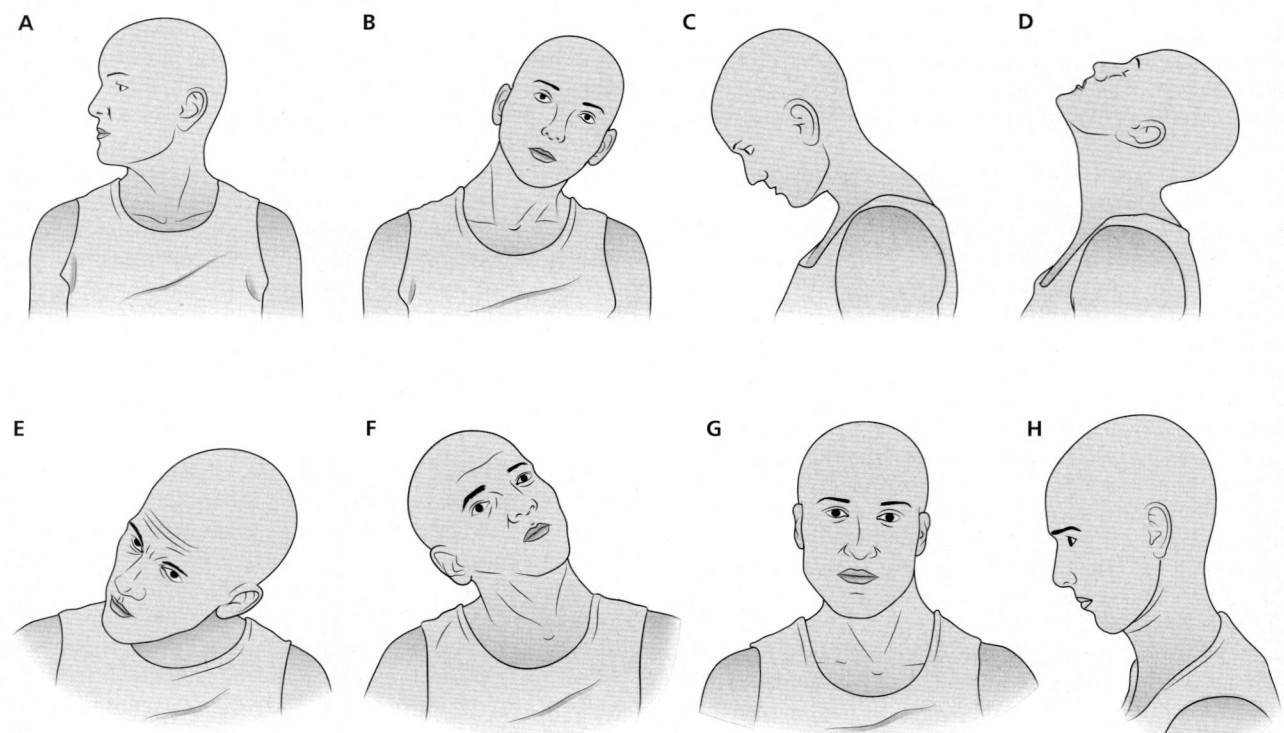

FIGURA 79.4 Distonia cervical. As posturas anormais da cabeça observadas nos casos de distonia cervical são torcicolo (**A**), laterocolo (**B**), anterocolo (**C**) e retrocolo (**D**). A maioria dos pacientes apresenta diversas combinações dessas posturas anormais. A ilustração **E** mostra a combinação frequente de laterocolo, torcicolo e anterocolo, enquanto a ilustração **F** demonstra a combinação de laterocolo, torcicolo e retrocolo. Em alguns casos, a cabeça e o pescoço podem se movimentar em direções contrárias. A ilustração **G** mostra uma combinação de inclinação do pescoço para a direita (laterocolo) e inclinação da cabeça para a esquerda (*laterocaput*). Por fim, a ilustração **H** demonstra uma combinação de extensão do pescoço para trás (retrocolo) com flexão da cabeça para frente (*anterocaput*).

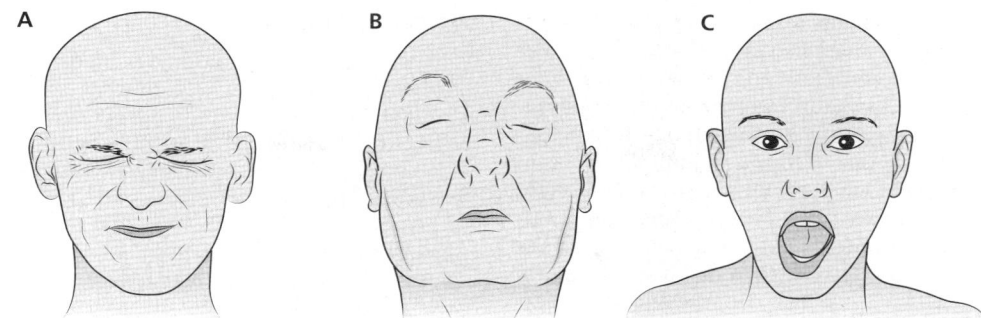

FIGURA 79.5 Distonia craniofacial. **A.** A anormalidade observada mais comumente nos pacientes com blefarospasmo são espasmos da parte orbital dos músculos orbiculares dos olhos, que os levam a fechá-los com firmeza. **B.** A apraxia da abertura palpebral consiste em espasmos da parte palpebral dos músculos orbiculares dos olhos, sem espasmos aparentes dos olhos, embora ocorra, com frequência, ativação compensatória dos músculos frontais durante esforços voluntários para abrir os olhos. **C.** Cerca de 50% dos pacientes mostram acometimento da parte inferior da face, com caretas ou outras contorções faciais. Em casos raros, também pode ocorrer distonia mandibular com abertura, fechamento ou desvios laterais involuntários.

O blefarospasmo pode se manifestar em qualquer idade, mas é mais comum em adultos com mais de 50 anos. Pacientes do sexo feminino representam dois terços dos casos. Em geral, esse tipo de distonia tem início insidioso, com sensações irritativas do olho e excessivos movimentos de piscar, antes que sejam detectados espasmos oculares mais evidentes. Cerca de 50% dos pacientes apresentam dispersão das contrações excessivas para a região oromandibular ao longo de 5 anos. O acometimento da parte inferior da face resulta em caretas ou outros movimentos (ver Figura 79.5). O envolvimento da mandíbula causa abertura, fechamento ou desvio lateral mandibular involuntários, acompanhados ou não de dor na região. Os movimentos anormais da mandíbula frequentemente são atrelados a uma habilidade motora específica e provocados pela mastigação ou fala. A língua também pode ser afetada, com protrusão, retração, enrolamento, movimentos laterais ou outros movimentos anormais exagerados.

Distonia dos membros

Nos adultos, as distonias dos membros superiores são muito mais comuns do que as distonias dos membros inferiores. Nos casos característicos, essas distonias são atreladas a uma habilidade motora específica e os tipos mais frequentes são as "cãibras de escritor" e as que acometem músicos que tocam instrumentos de corda ou teclado (Figura 79.6). Quando as distonias não são associadas a uma tarefa específica, deve-se considerar outras possibilidades diagnósticas, como DP ou outro tipo de doença assemelhada. Ao contrário das outras distonias focais, distonias dos membros parecem afetar igualmente homens e mulheres.

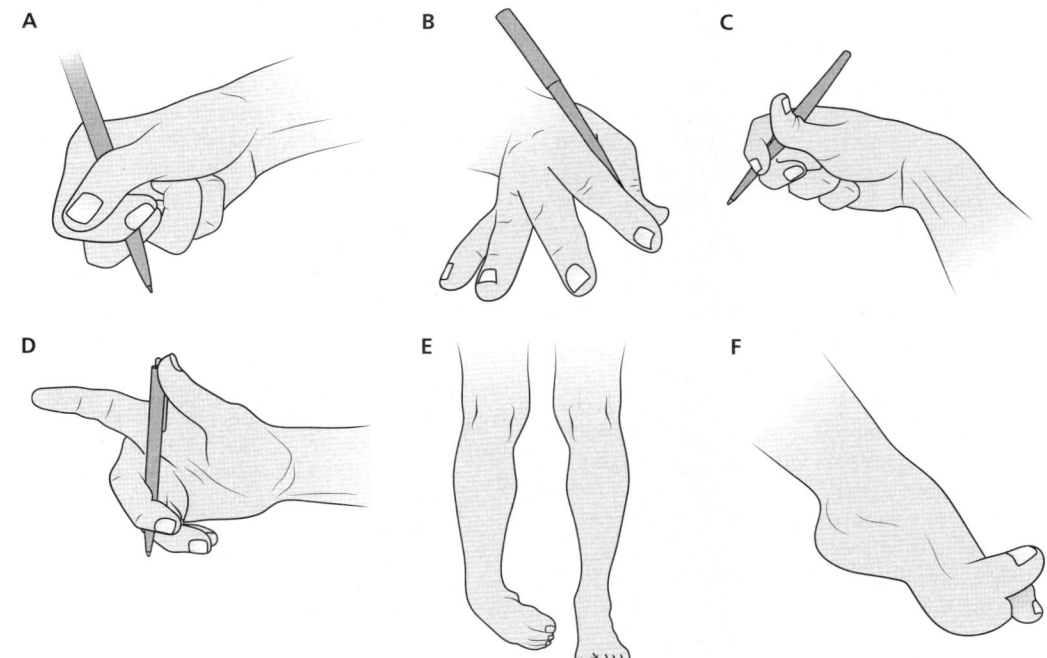

FIGURA 79.6 Distonias dos membros. Posturas anormais próprias da "cãibra de escritor" podem incluir diversas combinações de acometimento dos dedos, punho ou braço (**A** a **D**). As posturas anormais também podem afetar os membros inferiores (**E**). A postura extensora do primeiro pododáctilo (**F**), também conhecida como *dedo distônico* ou *estriatal*, é um tipo de distonia frequentemente confundido com sinal de Babinski.

As distonias dos membros também podem começar em qualquer idade, mas são mais frequentes em adultos de 40 anos. Esse tipo de distonia pode começar com padrão específico a uma tarefa (p. ex., incapacidade de escrever uma única letra ou número). Em seguida, essa especificidade pode ampliar-se com o tempo e incluir dificuldade com a maioria das letras e números. A especificidade pode diminuir ainda mais ao longo do tempo e abranger outras atividades, como usar talheres ou abotoar uma blusa. Nas crianças, as distonias dos membros são mais comuns e mostram risco elevado de progressão para a distonia generalizada.

Distonia laríngea

A distonia laríngea caracteriza-se pela contração excessiva dos músculos da laringe. O padrão mais comum afeta os músculos adutores das pregas vocais (disfonia espasmódica dos adutores), quando o fechamento exagerado das pregas provoca voz tensa e estrangulada intermitentemente com falhas da entonação vocal, quando há fechamento total transitório. Os músculos abdutores das pregas vocais são menos afetados (distonia espasmódica dos abdutores), com fechamento exagerado das pregas, que resultam em voz intermitentemente tensa e ofegante, algumas vezes acompanhada também de falhas de entonação vocal quando há abertura transitória das pregas vocais durante a fonação. Disfonias espasmódicas são atreladas a uma habilidade motora específica e desencadeadas pela fala.

Em casos raros, os pacientes podem apresentar disfonia espasmódica combinada dos músculos adutores e abdutores. Outro subtipo raro de distonia laríngea é a distonia respiratória, quando há fechamento distônico das pregas vocais durante a inspiração, normalmente acompanhada de estridor. Outros subtipos raros de distonia laríngea podem se assemelhar à tosse, espirros ou soluços. A distonia laríngea com frequência está associada a tremor vocal, que se evidencia por oscilações regulares dos músculos laríngeos que resultam em oscilações audíveis da voz.

Distonias segmentares e multifocais

Conforme mencionado anteriormente, a maioria das síndromes de distonia focal com início na idade adulta começa de maneira insidiosa, com agravamento durante as primeiras semanas ou meses e seguida de progressão mais lenta a partir de então. É comum ocorrer dispersão para outra região adjacente (distonia segmentar) ou distante (distonia multifocal), e a taxa de dispersão depende do local de origem. O risco de disseminação do blefarospasmo do adulto em 5 anos é de cerca de 50%, variando de 10 a 20% nos casos de distonia cervical, distonia laríngea e distonias da mão.

Distonias tronculares

Distonias tronculares não são comuns, mas incluem inclinação do tronco para trás (opistótono), para a frente (camptocormia) ou para os lados (síndrome de Pisa). Em alguns casos, a escoliose pode ser causada por distonia troncular. Nas crianças, a postura de opistótono com frequência é sinal indicativo de alguma doença metabólica hereditária. Nos adultos, indica alguma síndrome de discinesia tardia. A camptocormia e a síndrome de Pisa na fase adulta são observadas mais comumente com DP ou outras síndromes assemelhadas, embora essas anormalidades posturais possam ter outras causas além de distonia, como miopatia. A distonia generalizada consiste em distonia troncular combinada com acometimento de, no mínimo, duas outras regiões do corpo.

Distonias adquiridas

A distonia pode ser adquirida e secundária a alguns processos diferentes (ver Tabela 79.5). A distonia resultante de destruição estrutural do sistema nervoso pode ser causada por lesões focais, inclusive doença vascular (acidente vascular encefálico isquêmico ou hemorrágico) ou lesões expansivas (tumores ou abscessos). Uma das síndromes mais comuns causadas por lesões cerebrais é a paralisia cerebral, que, na maioria dos casos, é causada por lesão hipoxico isquêmica perinatal do encéfalo. Cerca de 80% das crianças com paralisia cerebral apresentam distonia, na maioria das vezes combinada com espasticidade e/ou rigidez. Um aspecto singular da distonia causada por lesões focais é que os sintomas algumas vezes não se desenvolvem logo depois da lesão, podendo se manifestar semanas ou meses depois e, em alguns casos, após alguns anos.

As distonias também podem ser causadas por exposição a toxinas, drogas ilícitas ou fármacos. Nos casos característicos, as distonias causadas por toxinas manifestam-se dias ou semanas após a exposição e frequentemente estão associadas à deterioração dos núcleos da base, que pode ser visualizada por ressonância magnética (RM). Uma das causas mais comuns da distonia tóxica é a exposição aos fármacos que bloqueiam receptores de dopamina. Esse grupo farmacológico inclui antipsicóticos clássicos e atípicos, além de fármacos usados para tratar problemas digestivos, como metoclopramida e proclorperazina. Todos esses fármacos podem causar duas síndromes distônicas diferentes, mas nenhuma está associada a qualquer anormalidade evidente nos exames de neuroimagem utilizados na prática clínica. Reações distônicas agudas começam minutos a uma hora depois da exposição e, nos casos típicos, evidenciam-se por inclinação súbita e, com frequência, brusca da cabeça para trás ou para os lados, algumas vezes combinada com desvio tônico dos olhos para cima e/ou no plano horizontal. Versão forçada dos olhos é descrita algumas vezes como *crise oculogírica*. O tratamento consiste em interromper o uso do fármaco desencadeante e administrar temporariamente anticolinérgicos e/ou benzodiazepínicos. A distonia tardia costuma se manifestar vários meses depois da exposição, mas também pode ocorrer depois de tratamento de curta duração. O quadro típico consiste na inclinação da cabeça e do tronco para trás, embora os braços e a face também possam ser acometidos.

Alguns estudos relacionaram traumatismo craniano com distonia, enquanto outros relacionaram traumatismo de outras partes do corpo com distonia, que pode, então, afetar a mesma região traumatizada. Algumas vezes, esse fenômeno é descrito como *distonia periférica* e, com frequência, está associado a dor na mesma região. Cerca de 50% de todos os pacientes com síndrome de dor regional complexa têm posturas distônicas na região afetada.

Possivelmente, o tipo mais comum de distonia adquirida sejam as chamadas distonias atreladas a uma tarefa específica. Escrever e digitar predispõem à "cãibra de escritor" ou ao "espasmo do digitador". Locutores profissionais estão predispostos a desenvolver distonia laríngea ou oromandibular, enquanto músicos profissionais estão sujeitos a desenvolver distonias que afetem as partes do corpo ou membros utilizados para tocar seus instrumentos. Acredita-se que diversas atividades possam provocar distonias atreladas a uma tarefa específica (Tabela 79.6). Na maioria dos casos, a atividade desencadeante é altamente repetitiva, muito precisa e, com frequência, executada sob algum tipo de estresse, em situações com limitação de tempo ou necessidade de extrema precisão. Ainda não foi esclarecido se as distonias atreladas a uma tarefa específica são totalmente adquiridas ou refletem alguma interação entre comportamento motor repetitivo e variáveis inatas.

Tabela 79.6 Exemplos de distonias atreladas a uma tarefa específica.

Ocupacionais	Músicos
Digitadores Carpinteiros Profissionais que usam *mouses* Contadores de dinheiro Pintores Locutores profissionais Alfaiates Cirurgiões Escritores	Bateristas Músicos que tocam instrumentos de sopro Tecladistas Músicos que tocam instrumentos de cordas
	Atletas
	Jogadores de boliche Dançarinos Arremessadores de dardos Jogadores de golfe Corredores Jogadores de tênis

As distonias raramente são causadas por infecções do sistema nervoso. Vários patógenos podem ser responsáveis, como vírus, bactérias, entre outros. Em muitos casos, o mecanismo patogenético consiste em acometimento e lesão direta de regiões específicas do sistema nervoso que causam distonia. Em outros casos, a patogenia envolve reações imunes que danificam de maneira indireta o sistema imune. É difícil que pacientes com pneumonia por *Mycoplasma*, por exemplo, desenvolvam necrose estriatal aguda no período de convalescência, fenômeno potencialmente atribuído a um mecanismo autoimune. As distonias também podem ser causadas por mecanismos autoimunes sem qualquer infecção pregressa ou por algum processo paraneoplásico.

Algumas das síndromes mais difíceis de diagnosticar são transtornos psiquiátricos que simulam distonia. A simulação declarada (fingir sintomas de distonia para obtenção de algum ganho secundário) é relativamente rara, mas os movimentos involuntários semelhantes à distonia são comuns. Ao longo dos anos, surgiram termos preferíveis para descrever esses transtornos. Em psiquiatria, a quarta edição do *Manual Diagnóstico e Estatístico de Transtornos Mentais* usava expressões como *transtorno somatoforme* ou *transtorno de somatização*, mas, na quinta edição, os termos preferíveis são *transtorno conversivo* e *transtorno de sintomas somáticos*. Neurologistas costumam utilizar bastante termos como *distonia não orgânica*, *distonia psicogênica* ou *distúrbio neurológico funcional*. Existem vários indícios que sugerem o diagnóstico desses transtornos, como início súbito, padrão relativamente invariável e posturas imóveis, alterações da distribuição ou tipo de movimentos anormais, variação inexplicável ao longo do tempo, lentidão "intencional", sinais neurológicos funcionais; sugestibilidade, entre outros (Tabela 79.7). Histórico de transtorno psiquiátrico ou evidência de distúrbio psiquiátrico em atividade é um elemento útil, mas nem sempre está presente. Embora esses indícios sejam úteis, são passíveis de questionamentos e há pouco consenso quanto a esses diagnósticos, mesmo entre especialistas. Contudo, é importante distinguir esses transtornos psiquiátricos de outras causas de distonia, visto que as abordagens terapêuticas são distintas para ambas as situações.

Distonias hereditárias

Até o momento, mais de 100 genes foram relacionados com várias síndromes de distonia. Em conjunto, esses genes são responsáveis por menos de 5% dos casos, razão pela qual ainda é necessário descobrir outras contribuições genéticas ou não hereditárias. Apenas uma pequena porcentagem desses genes geralmente causa síndromes de distonia isolada (Tabela 79.8); os demais causam síndromes mais complexas, que incluem outros distúrbios neurológicos ou clínicos (Tabela 79.9). Não obstante, a maioria dos genes que costumam causar síndromes de distonia combinada ocasionalmente pode provocar distonia isolada, ao menos nos estágios iniciais. Esta seção resume alguns princípios gerais; detalhes adicionais sobre algumas síndromes de distonia hereditária específicas podem ser encontrados em materiais já publicados.

Tabela 79.7 Alguns indícios de distonia funcional (psicogênica).

Manifestação clínica	Distonia psicogênica	Distonia não psicogênica
Início súbito	As anormalidades frequentemente alcançam intensidade máxima em curto período, algumas vezes da noite para o dia	A maioria tem progressão insidiosa, embora algumas possam ter início súbito, como distonia de início rápido, parkinsonismo, reações distônicas agudas e necrose estriatal aguda
Posturas anormais invariáveis	Postura fixa e imóvel (p. ex., torção do pé para dentro com incapacidade de andar, geralmente com início súbito)	A maioria possibilita ao menos mobilidade parcial, embora posturas fixas com contraturas possam ocorrer nos casos de longa duração
Alteração da distribuição corporal	As anormalidades passam de uma parte do corpo para outra	A maioria tem padrão recorrente na mesma região do corpo, embora possa ocorrer dispersão para outras regiões ao longo de meses ou anos
Alteração do tipo de movimento	Algumas vezes, movimentos aparentemente distônicos são substituídos por outras anormalidades do movimento, como lentidão, tremores, abalos ou paresia	A maioria é relativamente padronizada, embora possa depender da posição ou combinar lentidão, tremores e abalos
Variação inexplicável com o tempo	Várias remissões, agravamento repentino ou crises de movimentos anormais	A maioria é persistente, embora possa apresentar melhora e piora da gravidade; remissões raramente ocorrem; já existem fenótipos paroxísticos conhecidos
Sugestibilidade	Movimentos anormais podem ser provocados ao se falar sobre eles	A maioria não é sugestionável, embora falar sobre os movimentos anormais possa agravá-los
Lentidão intencional	Movimentos extremamente lentos e forçados quando avaliados, mas podem parecer normais em outras ocasiões	Os movimentos podem ser lentos e a distonia de ação piora com esforço
Sinais não orgânicos	Incluem-se cegueira funcional, déficits sensoriais funcionais, fraqueza funcional etc.	Os sinais funcionais são raros, embora a natureza subjetiva de sua descrição possa gerar confusão

Tabela 79.8 Distonias isoladas hereditárias.

Gene	Proteína	Padrão hereditário	Idade de início típica	Distribuição corporal característica
ANO3	Anoctamina-3	Autossômico dominante com penetrância parcial	Idade adulta	Pescoço, com tremores marcantes
CIZ1	Proteína 1 dedo de zinco, que interage com Cip1	Autossômico dominante com penetrância parcial	Idade adulta	Pescoço
COL6A3	Subunidade α_3 do colágeno tipo VI	Autossômico recessivo	Primeiros anos da infância	Pescoço e parte superior do corpo
GNAL	Subunidade alfa L da proteína G	Autossômico dominante com penetrância parcial	Idade adulta	Cabeça, pescoço e parte superior do corpo
THAP1	Proteína 1 de apoptose contendo domínio associado a *Thanatos*	Autossômico dominante com penetrância parcial	Adolescência	Cabeça, pescoço e parte superior do corpo
TOR1A	Torsina-A	Autossômico dominante com penetrância parcial	Infância	Membros superiores ou inferiores, comumente generalizada

Tabela 79.9 Exemplos de síndromes de distonia combinada hereditária.*

Síndrome	Fenótipo	Idade de início típica	Alguns genes responsáveis	Observações
Distonia sensível a L-dopa	Distonia do braço ou da perna com agravamento diário ao anoitecer	Infância a adolescência	GCH1 é o mais comum; os menos comuns são TH, SPR, PTS, PRKN ou PINK1	Os casos raros podem começar na idade adulta; pode haver acometimento axial predominante; é confundida, com frequência, com paralisia cerebral
Mioclonia-distonia	Distonia e mioclonia, mais comumente no pescoço ou membros superiores	Infância a adolescência	SGCE, KCTD17, RELN	Alguns casos podem ter apenas mioclonia ou distonia; frequentemente reage ao álcool
Distonia-parkinsonismo	Distonia progressiva combinada com parkinsonismo	Infância até primeiros anos da idade adulta	ATP1A3, GCHI, ATP7B, SLC30A10, SLC39A14	Também inclui a maioria dos distúrbios de NDAFC
Distonia-ataxia	Distonia combinada com ataxia	Infância até primeiros anos da idade adulta	ATM, CTX, NPC1, NPC2, POLG, alguns tipos de AEC	Também inclui alguns tipos de AEC
Distonia com evidência, detectada por RM, de acumulação de metal	Distonia lentamente progressiva e parkinsonismo	Infância até primeiros anos da idade adulta	ATP7B, SLC30A10, SLC39A14	Inclui alguns tipos de NDAFC
Distonia de início rápido	Início agudo ou subagudo de distonia, geralmente afetando músculos bulbares, muitas vezes com parkinsonismo associado	Infância ou adolescência	ATP1A3, GCHD, MUT, PCCA, PCCB, SLC19A3	Frequentemente desencadeada por estresse físico ou psíquico
Discinesias paroxísticas	Início súbito de movimentos anormais mistos com distonia sobreposta ao estado basal normal ou praticamente normal	Infância a adolescência	PRRT2, MRI, SLC2A1	Frequentemente confundidas com epilepsia

*Essa é apenas uma lista parcial das síndromes de distonia combinada. Relações mais completas podem ser consultadas em materiais já publicados. AEC, ataxia espinocerebelar; NDAFC, neurodegeneração com acumulação de ferro no cérebro; RM, ressonância magnética.

O crescente número de genes associados à distonia e os progressos realizados nos testes diagnósticos aplicáveis na prática clínica estimularam a revisão de algumas crenças tradicionais. Estudos mais antigos, por exemplo, enfatizavam que distonias isoladas hereditárias geralmente iniciavam nos primeiros anos da infância ou adolescência. Entretanto, hoje se sabe que alguns pacientes podem começar a apresentar distonia mais tarde, durante a idade adulta. Casos de distonia com início tardio costumam ter manifestações atípicas. Variantes genéticas patogênicas do gene TOR1A, por exemplo, geralmente estão associadas à distonia dos membros com início na infância e progressão para distonia generalizada. Todavia, alguns pacientes desenvolvem distonia focal na idade adulta com progressão mínima ao longo do tempo.

Outra tendência recente consiste na abordagem diagnóstica a algumas síndromes de distonia combinada. A abordagem tradicional focava na importância de definir síndromes típicas para orientar testes diagnósticos de genes específicos. Entretanto, síndromes causadas por diversos genes sobrepõem-se de maneira considerável e síndromes atípicas são diagnosticadas com frequência crescente. Variantes patológicas do gene *ATM*, por exemplo, geralmente estão associadas à ataxia-telangiectasia, na qual o fenótipo reconhecido com mais frequência consiste em ataxia e telangiectasias oculares, algumas vezes combinadas com distonia leve. Em casos esporádicos de anomalias do gene *ATM*, a distonia pode ser o distúrbio motor predominante ou mesmo único, algumas vezes sem telangiectasias. Esses fenótipos atípicos associados a alguns genes são reconhecidos com crescente frequência, dificultando cada vez mais a adoção da abordagem sindrômica à investigação diagnóstica.

Outra crença tradicional era que investigar as causas genéticas de distonia seria importante apenas quando houvesse histórico familiar. Hoje, está mais claro que anomalias genéticas *de novo* também causam alguns casos esporádicos sem histórico familiar. A frequência com que casos esporádicos ocorrem depende do gene. Com alguns genes, até 90% dos casos são esporádicos; com outros, a hereditariedade é mais evidente e menos de 10% dos casos são esporádicos. Além disso, algumas variantes patológicas dos genes associados à distonia têm penetrância apenas parcial, razão pela qual pode ser difícil identificar padrões hereditários autossômicos ou recessivos típicos. Por fim, alguns genes estão associados a fenótipos muito diferentes, mesmo entre membros da mesma família. Por essa razão, algumas vezes é difícil identificar um padrão hereditário nítido.

Uma grande surpresa trazida pelos avanços da genética foi a relevância das causas hereditárias de distúrbios tradicionalmente considerados adquiridos. A distonia, por exemplo, é comum em pacientes com paralisia cerebral e pode ser a manifestação clínica predominante. Durante muitos anos, a paralisia cerebral foi considerada um distúrbio adquirido causado por lesão encefálica perinatal, como hipoxia-isquemia ou hemorragia. Contudo, vários estudos recentes mostraram que até 30% dos casos de pacientes com diagnóstico de paralisia cerebral podem ter causa genética.

Embora todas as distonias hereditárias sejam raras, o diagnóstico molecular vem se tornando progressivamente importante por duas razões. Em primeiro lugar, alguns pacientes passam de um médico para outro em busca de uma resposta definitiva. Esse processo, que passou a ser conhecido como *odisseia diagnóstica*, é frustrante e dispendioso tanto para pacientes como médicos. Em segundo lugar, há um crescente número de distúrbios para os quais existem tratamentos específicos.

DIAGNÓSTICO

Avaliação clínica

Os pacientes com distonia costumam relatar busca por vários médicos ao longo de alguns anos antes de chegarem a um diagnóstico. Mesmo nos casos mais comuns de distonia focal com início na idade adulta, há um intervalo de 2 a 10 anos entre o início dos sintomas e o diagnóstico. Esse intervalo costuma ser ainda maior com tipos menos comuns de distonia. A principal razão dessa demora é o reconhecimento precário das diversas manifestações clínicas de distonia. O diagnóstico é facilitado quando o paciente apresenta manifestações mais graves e diversas partes do corpo são afetadas por movimentos torcionais e posturas anormais; entretanto, demanda mais tempo nas síndromes menos graves ou comuns.

Quando o diagnóstico de distonia é confirmado, é importante definir o subtipo. Existem alguns algoritmos publicados, cada qual enfatizando determinados subgrupos de distonia. Algoritmos diagnósticos universais são difíceis de usar em razão da ampla diversidade de manifestações clínicas e etiologias. A abordagem diagnóstica deve ser individualizada caso a caso, mas existem alguns princípios gerais úteis.

A investigação diagnóstica começa com anamnese e exame físico detalhados para delinear claramente a síndrome distônica, enfatizando cada um dos fatores relevantes à classificação clínica: idade de início, partes afetadas do corpo, evolução temporal e outras anormalidades associadas. A descrição da síndrome clínica ajuda a orientar a investigação laboratorial e o tratamento. As seções a seguir resumem a maneira de utilizar testes diagnósticos adicionais.

Exames diagnósticos de neuroimagem

A utilidade clínica dos exames de neuroimagem depende do tipo de síndrome distônica. A maioria das síndromes distônicas consiste em distonias focais com início na idade adulta, após os 40 anos. Elas incluem distonia cervical, blefarospasmo, distonia das mãos atrelada a uma tarefa específica e distonia laríngea. Nesses casos, os exames de neuroimagem geralmente são inconclusivos, razão pela qual os médicos não costumam solicitar. Nos pacientes com distonia laríngea, exames de imagem do aparelho vocal por laringoscopia podem ajudar a descartar anormalidades estruturais, que podem causar distúrbios vocais semelhantes à distonia. Nos casos de hemidistonia ou distonia generalizada com início na idade adulta, a RM do cérebro é importante para descartar causas estruturais. Esse exame também é útil em pacientes adultos, quando a síndrome de distonia inclui outras anormalidades, como ataxia ou doença assemelhada a DP, e quando há agravamento rápido dos sintomas. Exames de imagem dos sistemas dopaminérgicos geralmente não são realizados, a menos que exista suspeita de que a distonia seja uma manifestação inicial de DP.

Nos casos em que a distonia começa em indivíduos mais jovens (menos de 40 anos), os exames de neuroimagem são úteis em praticamente todos os casos, visto que podem orientar a investigação diagnóstica adicional. Um histórico de parto distócico combinado com leucomalácia periventricular evidenciada em RM, por exemplo, sugere a possibilidade de paralisia cerebral. Já a demonstração de anormalidades da substância branca pode indicar a possibilidade de alguma doença autoimune ou doença hereditária da substância branca. Lesões dos núcleos da base, por sua vez, podem indicar algum distúrbio mitocondrial, neurodegeneração com acumulação de ferro no cérebro ou algum processo imune. Esses sinais evidenciados nos exames de neuroimagem são úteis quando são detectados, mas em muitos pacientes com distonia esses exames podem dar resultados normais ou demonstrar anormalidades inespecíficas. Nesses casos, pode ser necessário realizar outros exames laboratoriais.

Exames laboratoriais de rotina

Em todas as faixas etárias, exames hematológicos ou bioquímicos de rotina raramente são esclarecedores. Contudo, exames específicos podem ser úteis em determinadas circunstâncias. Assim como ocorre com os exames de neuroimagem, os tipos de exames laboratoriais indicados dependem na natureza da síndrome distônica. Dosagem sérica de ceruloplasmina, por exemplo, é obrigatória em todos os casos de distonia com início em idade precoce para excluir doença de Wilson, que é uma doença tratável. Todavia, dosagem de ceruloplasmina raramente é útil quando a distonia se manifesta em adultos mais idosos. Nesses casos, o nível de ceruloplasmina é dosado apenas quando há outras manifestações clínicas sugestivas da doença de Wilson, como doença hepática coexistente ou anéis corneais de Kaiser-Fleischer.

Outros exames específicos também podem ser recomendados, como de acantócitos sanguíneos (neuroacantose) ou autoanticorpos (doenças autoimunes e neoplásicas). Em alguns casos, análises do líquido cefalorraquidiano (LCR) são necessárias para descartar distúrbios dos sistemas de neurotransmissores com distonia associada, como distonia sensível a L-dopa. Entretanto, exames do LCR não são realizados de forma rotineira nos pacientes com distonia sensível a L-dopa por algumas razões, que abrangem a disponibilidade de uma abordagem mais simples, como administrar L-dopa, avaliação da necessidade de realizar punção lombar e usar tubos contendo conservantes especiais (nem sempre disponíveis na prática clínica), sensibilidade e especificidade indefinidas para diagnosticar diversos subtipos de distonia sensível à L-dopa e disponibilidade de testes genéticos sanguíneos mais definitivos para identificar a maioria dos subtipos da doença.

Testes genéticos

Diversos avanços recentes na tecnologia genética resultaram em evolução praticamente constante dos exames diagnósticos usados em todas as doenças neurológicas hereditárias. Médicos de diferentes especializadas costumam recomendar testes diagnósticos diversificados, embora existam alguns princípios em comum.

Em geral, os testes genéticos não são realizados quando a distonia se manifesta após os 40 anos, a menos que outros membros na mesma família também sejam portadores. Testes genéticos também podem ser úteis aos adultos quando outras manifestações clínicas indicam alguma síndrome hereditária conhecida.

Quando as distonias começam antes de 40 anos, testes genéticos podem ser direcionados para a detecção de "sinais de alerta" específicos ou algum *padrão* sindrômico sugestivo de uma doença ou grupo de distúrbios específicos. O anel corneano de Kayser-Fleischer é um ótimo exemplo de "sinal de alerta" para doença de Wilson. Já a doença de Lesch-Nyhan, que se caracteriza pela combinação de distonia generalizada, déficit intelectual, comportamento autolesivo e alto nível sérico de ácido úrico, poderia ser um exemplo de padrão sindrômico. Considerando essas duas doenças, a síndrome clínica é relativamente específica de determinado distúrbio; por essa razão, exames laboratoriais dirigidos podem ser realizados nesses casos. Embora os "sinais de alerta" e as síndromes típicas sejam úteis quando ocorrem, estão ausentes em muitos tipos de distonia. Além disso, os "sinais de alerta" podem não ocorrer em alguns pacientes com essas doenças e síndromes atípicas são frequentes.

Quando o quadro clínico não ajuda a reduzir a amplitude dos exames diagnósticos indicados, há crescente tendência de recorrer diretamente aos painéis genéticos amplos para distonia ou sequenciamento clínico de exoma. É importante evitar testes genéticos repetidos – estratégia que consiste em prever o gene responsável mais provável e buscar resultados negativos em testes repetidos até encontrar uma resposta. Essa estratégia é mais dispendiosa do que a solicitação de um painel completo e é frustrante para pacientes e familiares. Assim como também ocorre com outras doenças neurológicas de início precoce (p. ex., epilepsia, déficit intelectual e ataxia), painéis genéticos ou sequenciamento clínico de exoma disponíveis fornecem resultados clinicamente úteis para cerca de um terço de todos os casos avaliados em estudos com coortes numerosos de pacientes com distonia ainda não diagnosticada. Quando se utiliza um painel genético, é importante saber o que está incluso nele. Diversos laboratórios de testagem diagnóstica abrangem quantidades variáveis de genes (de apenas alguns até mais de 100).

Mesmo quando não é possível chegar a um diagnóstico, também é importante acompanhar a evolução dos pacientes ao longo do tempo. Alguns podem desenvolver outros problemas, que tornam o diagnóstico mais evidente, ou os resultados de um exoma realizado anteriormente podem ser reavaliados de modo a incluir genes recém-descobertos associados às distonias. Cerca de 10 a 15% dos pacientes com DP, por exemplo, podem apresentar distonia focal em um braço ou uma perna, o que é muito semelhante à distonia isolada dos membros com início na idade adulta. Contudo, sinais de alguma doença semelhante a DP podem aparecer depois de alguns meses ou anos, sugerindo que o diagnóstico mais provável seja DP. Nos indivíduos mais jovens, esse tipo de progressão pode sugerir alguma doença hereditária que combine distonia com a doença que se assemelhe a DP.

TRATAMENTO

Existem algumas opções de tratamento para distonias, como fármacos orais, injeções de toxina botulínica, intervenções cirúrgicas e outras modalidades. Todas essas opções são descritas com mais detalhes a seguir. A Figura 79.7 ilustra uma estratégia ampla para saber como essas opções podem ser usadas nos diversos tipos de distonia; entretanto, esse esquema oferece apenas uma orientação geral e as abordagens terapêuticas devem ser individualizadas caso a caso.

Nos últimos anos, observou-se crescente entusiasmo por utilizar recomendações terapêuticas originadas da "medicina baseada em evidência". Os processos recomendados para avaliar evidências favoráveis a tratamentos específicos foram padronizados, de maneira que alcançar os mais altos níveis de evidência para recomendações terapêuticas depende da disponibilidade de dados fornecidos por vários ensaios clínicos randomizados de grande porte controlados por placebo. Evidências de "nível 1", por exemplo, requerem ao menos um ensaio clínico bem planejado de grande porte. O processo de definir recomendações terapêuticas foi desenvolvido para ser aplicado a doenças comuns, e não a distúrbios raros. Por muitas razões, os ensaios clínicos amplos repetidos raramente são realizados com doenças raras, como as distonias. Por esse motivo, algumas opções terapêuticas estabelecidas para distonia não alcançam os níveis mais altos de evidência favorável à sua recomendação.

Um dos tratamentos mais seguramente eficazes para todos os subtipos de distonia, por exemplo, é levodopa para pacientes com distonia sensível a L-dopa. Contudo, não existem ensaios clínicos randomizados de grande porte que comprovem a eficácia desse fármaco para tratar esse tipo de distonia. Por essa razão, esse tratamento não alcança os critérios de evidência de nível 1. Nesse caso, a "medicina baseada em evidência" torna-se "medicina limitada por evidência", e as recomendações devem se basear na boa prática clínica. Com base nessas ressalvas, existem evidências de nível 1 favoráveis ao uso de toxinas botulínicas para tratar pacientes com distonia cervical e blefaroespasmo. Também há evidências de nível 1 favoráveis ao uso de estimulação cerebral profunda para pacientes com distonias segmentares e generalizadas e, também, para pacientes com

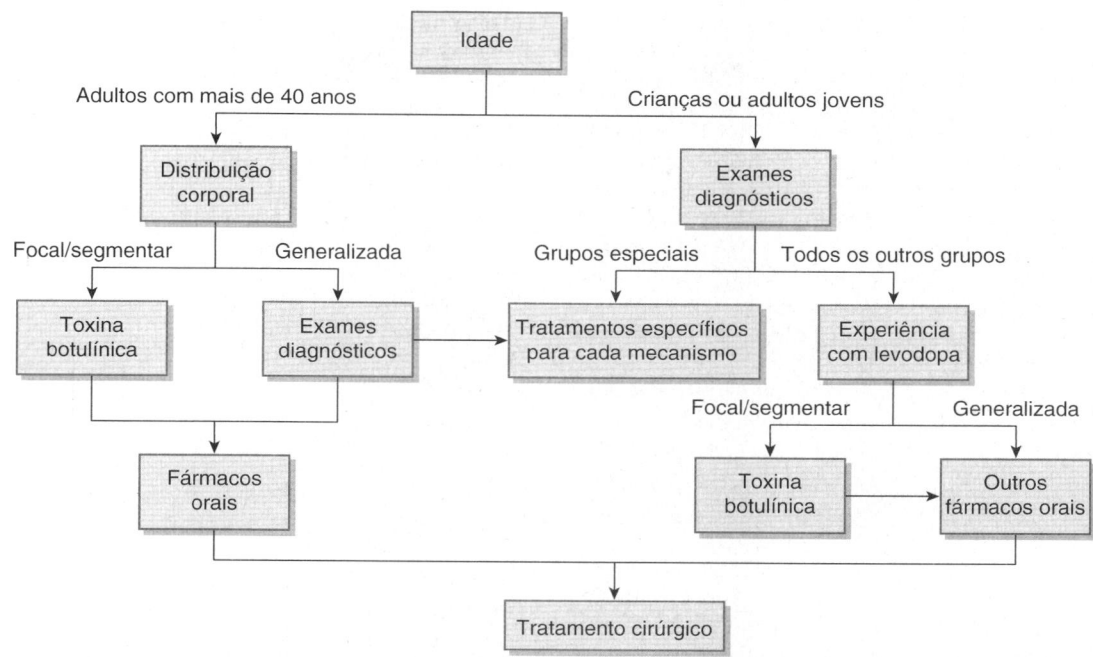

FIGURA 79.7 Algoritmo básico para tratamento das distonias, que descreve uma abordagem básica para a maioria dos pacientes com distonia. O tratamento realmente utilizado deve ser selecionado caso a caso, visto que exceções a essa abordagem geral podem ocorrer. Considerando-se que o subtipo de distonia determina as melhores abordagens terapêuticas, o tratamento depende de uma investigação diagnóstica clínica. A idade papel é um elemento fundamental. Nas crianças, exames diagnósticos são importantes, uma vez que existem populações especiais que necessitam de tratamentos específicos (ver Tabela 79.10). As demais crianças devem passar por uma experiência com levodopa oral para excluir o diagnóstico de distonia sensível a L-dopa. A indicação de outros fármacos orais ou a conveniência da toxina botulínica dependem da distribuição corporal da distonia. Nos casos de distonia focal iniciada em idade adulta, toxinas botulínicas são as primeiras opções de tratamento. Fármacos orais podem desempenhar papel coadjuvante e pacientes com respostas insatisfatórias devem ser encaminhados para intervenção cirúrgica. Nos adultos com distonia generalizada ou distonia combinada com outros distúrbios neurológicos, exames laboratoriais podem ser mais úteis para diagnosticar alguma causa tratável.

distonia cervical resistente às injeções de toxina botulínica. Na lista de leitura recomendada ao final deste capítulo, o leitor pode encontrar um resumo dos estudos terapêuticos com seus respectivos níveis de evidência.

Aconselhamento

O aconselhamento é fundamental para todos os pacientes com distonia. Com exceção dos subtipos raros de distonia com tratamentos específicos descritos anteriormente, os pacientes devem estar preparados para uma abordagem de tentativa e erro até encontrar as melhores soluções. A individualização do plano terapêutico pode demorar vários meses no caso de fármacos orais, toxinas botulínicas e tratamento cirúrgico. É possível evitar frustrações quando os pacientes são informados de antemão e de maneira adequada e eles devem estar preparados, de modo a não abandonar o tratamento muito precocemente.

Além da frustração gerada pelo tempo necessário até que os melhores tratamentos funcionem, alguns tipos de distonia estão, com frequência, associados a outras comorbidades psiquiátricas. Distonias focais com início na vida adulta estão associadas a índices elevados de depressão, ansiedade e retração social. Comorbidades psiquiátricas específicas são ainda mais comuns com certos subtipos de distonia determinados geneticamente, como síndrome de mioclonia-distonia associada às mutações do gene *SGCE*. É importante avaliar esses transtornos psiquiátricos e fornecer orientação se necessário.

Fármacos orais

A FDA (U.S. Food and Drug Administration) americana não aprovou fármacos específicos para tratar qualquer tipo de distonia. Existem poucos ensaios clínicos de grande porte duplo-cegos controlados por placebo. Contudo, sabe-se empiricamente que alguns fármacos são úteis (Tabela 79.10), os quais foram relatados em diversas revisões baseadas em evidências ou consensos de especialistas. As próximas seções descrevem os fármacos mais utilizados em geral.

Tabela 79.10 Alguns fármacos orais usados para tratar distonia.

Tipo de fármaco	Principais exemplos
Anticolinérgicos	Benzitropina, biperideno, etopropazina, orfenadrina, prociclidina, triexifenidila
Dopaminérgicos	Levodopa, deutetrabenazina, tetrabenazina e valbenazina
GABAérgicos	Alprazolam, baclofeno, clordiazepóxido, clonazepam e diazepam
Relaxantes musculares	Carisoprodol, clorzoxazona, ciclobenzaprina, metaxalona, metocarbamol e orfenadrina
Outros	Carbamazepina, canabidiol, cipro-heptadina, gabapentina, lítio, mexiletina, nabilona, riluzol, tizanidina, zolpidem

Fármacos que atuam nas vias colinérgicas (acetilcolina)

Os fármacos que suprimem as vias de sinalização colinérgica do cérebro podem ser úteis em alguns tipos de distonia, independentemente da causa subjacente. Os anticolinérgicos, por exemplo, podem ser úteis para tratar distonias generalizadas iniciadas na infância, bem como distonias focais esporádicas com início na idade adulta. Embora a triexifenidila seja prescrita com frequência, outros anticolinérgicos também são eficazes. Apesar de sua ampla aplicação, a eficácia é limitada e os efeitos adversos podem ser problemáticos, uma vez que doses incomumente altas são necessárias em alguns casos.

Os principais efeitos adversos nos adultos são ressecamento da boca ou dos olhos, constipação intestinal e retenção urinária, borramento visual, agravamento do glaucoma de ângulo fechado e depressão. Nos adultos idosos, são frequentes déficit de memória e confusão mental. É comum ouvir dizer que crianças são mais tolerantes a doses altas que adultos. Entretanto, é importante monitorar o desempenho escolar, visto que efeitos adversos podem causar alterações mais sutis de comportamento ou cognição. Em algumas crianças, os anticolinérgicos podem agravar distúrbios dos movimentos.

Fármacos que atuam nas vias dopaminérgicas (dopamina)

Fármacos que facilitam a sinalização dopaminérgica podem ser úteis em alguns subtipos de distonia. Em geral, levodopa tem acentuada eficácia para tratar crianças com distonia sensível a L-dopa. Muitas crianças melhoram em poucos dias com doses baixas (p. ex., dois comprimidos de 25/100 mg de carbidopa/levodopa por dia). Entretanto, um erro comum é supor que todas as crianças melhorem rapidamente com a administração de tais doses. Doses mais altas e tratamentos mais prolongados são necessários em cerca de 10 a 20% dos casos. Recomenda-se, atualmente, a quantificação da dose total de dopamina até 20 mg/kg/dia divididos em 3 a 4 doses administradas por período mínimo de 1 mês. A levodopa também costuma ser eficaz para tratar distonia associada a DP com início em idade jovem. Esse fármaco também pode ser útil para tratar distonia, que ocorre ocasionalmente em pacientes com ataxia espinocerebelar tipo 3, síndrome de ataxia-telangiectasia e várias outras distonias hereditárias. Contudo, a levodopa normalmente é ineficaz no tratamento das distonias focais ou segmentares com início na vida adulta, que são mais comuns. Em vista dessas considerações, não é de praxe realizar uma experiência com levodopa em pacientes com distonia de início em idade adulta; entretanto, ela é obrigatória para tratar distonias que começam na infância e nos primeiros anos da vida adulta.

Não obstante, fármacos que reduzem a sinalização dopaminérgica podem ser úteis para tratar outros tipos de distonia. Ainda não está clara a razão pela qual fármacos que facilitam ou reduzem a sinalização dopaminérgica podem ser eficazes em diferentes tipos de distonia, mas, provavelmente, reflete processos patológicos diferentes em cada tipo de distonia. Fármacos que esgotam as reservas de dopamina (p. ex., tetrabenazina, deutetrabenazina e valbenazina) podem atenuar os sintomas da distonia tardia. No passado, antagonistas dos receptores de dopamina eram utilizados ocasionalmente em pacientes com distonia. Essa classe farmacológica não é mais recomendada, dado que seus efeitos adversos podem incluir reações distônicas agudas ou distonia tardia. Nos pacientes que já têm distonia, o agravamento dos sintomas pode gerar confusão entre progressão da doença primária ou sobreposição de efeitos adversos.

Fármacos que atuam nas vias GABAérgicas (ácido gama-aminobutírico)

Fármacos que amplificam a sinalização GABAérgica também podem ser úteis para tratar alguns tipos de distonia, independentemente da causa básica. Os fármacos dessa classe de uso mais comum são benzodiazepínicos como clonazepam e alprazolam. Visto que podem causar dependência, esses fármacos devem ser administrados com cautela; além disso, a interrupção abrupta pode causar reações de abstinência. Os efeitos adversos típicos são sonolência, déficit de memória e concentração, desequilíbrio e depressão.

O baclofeno é usado com maior frequência para tratar distonias iniciadas na infância e combinadas com espasticidade. Normalmente, altas doses são necessárias; os principais efeitos adversos podem ser tontura, alteração do estado mental e hipotonia muscular em alguns casos. Quando os efeitos adversos são limitantes, o baclofeno pode ser aplicado por via intratecal por meio de minibombas implantadas. Uma interrupção repentina ou falhas da minibomba podem causar graves reações de abstinência, como crises convulsivas e estado mental alterado. O baclofeno oral também é ocasionalmente prescrito para tratar distonias mais comuns iniciadas em idade adulta, embora sua eficácia seja limitada na maioria dos casos.

Outros fármacos

Como o problema central da distonia são as contrações musculares excessivas, com frequência os pacientes precisam ser tratados com "relaxantes musculares". Essa classe farmacológica inclui fármacos com diversos mecanismos de ação, como baclofeno, benzodiazepínicos, carisoprodol, clorzoxazona, ciclobenzaprina, metaxalona, metocarbamol, orfenadrina e muitos outros. Algumas vezes, esses fármacos podem ser úteis para tratar pacientes que relatam dores causadas por espasmos musculares.

A literatura traz numerosos relatos baseados em fatos não comprovados e, também, não controlados sobre outros fármacos, como anfetaminas, canabinoides (p. ex., óleo de canabidiol), cicloeptadina, gabapentina, lítio, mexiletina, nabilona, riluzol, tizanidina, zolpidem, zonisamida, entre outros. Esses fármacos não são amplamente utilizados, visto que há pouca experiência com seu uso.

Grupos especiais de pacientes

Existem tratamentos altamente eficazes para alguns subtipos de distonia (Tabela 79.11). Embora todas essas síndromes distônicas tratáveis sejam raras, não devem ser desconsideradas, dado que o tratamento pode ter enorme impacto na qualidade de vida.

Existem várias doenças, por exemplo, nas quais a distonia resulta da acumulação de alguma substância tóxica ao sistema nervoso. Pacientes com doença de Wilson melhoram com tratamentos que reduzem as reservas de cobre; já pacientes com distúrbios do transporte de manganês melhoram com tratamentos que reduzem as reservas desse elemento. Outros transtornos, como a doença dos núcleos basais sensível à biotina-tiamina, melhoram com suplementação dietética de vitaminas ou outros suplementos. Algumas doenças melhoram ao menos em parte quando são evitados fatores desencadeantes conhecidos ou adotadas modificações dietéticas especiais.

Tabela 79.11 Distonias hereditárias tratáveis.

Doença	Gene	Idade de início típica	Manifestações clínicas características	Tratamento
Abetalipoproteinemia (doença de Bassen-Kornzweig)	MTTP	Infância até primeiros anos da idade adulta	Ataxia progressiva, coreia, distonia (comumente oromandibular), crises convulsivas, acantocitose, retinite pigmentosa, má-absorção de gordura	Tratamento precoce com vitamina E e restrição de gorduras dietéticas podem evitar ou atenuar sintomas
Deficiência de descarboxilase de aminoácidos aromáticos	AADC	Primeiros 2 anos de vida	Atraso motor, hipotonia e distonia, crises oculogíricas, disfunção do sistema nervoso autônomo	Agonistas de dopamina e inibidores de monoaminoxidase podem reverter parcialmente os sintomas de alguns pacientes
Ataxia com deficiência de vitamina E	TTPA	Infância até primeiros anos da vida adulta	Ataxia, déficit visual, neuropatia; alguns pacientes têm distonia no lugar desses sintomas	Tratamento precoce com vitamina E pode evitar ou atenuar os sintomas
Doença dos núcleos da base sensível à biotina-tiamina	SLC19A3	Infância	Crise encefalopática com distonia generalizada	Biotina e tiamina podem suprimir ou evitar sintomas
Deficiência de biotinidase	GTD	Primeiros 2 anos de vida	Encefalopatia, atraso motor, distonia, crises convulsivas, déficits visuais e auditivos, erupção cutânea	Tratamento precoce com biotina pode evitar ou atenuar os sintomas
Deficiência de folato cerebral	FLR1, SLC56A1	Primeiros anos da infância até adolescência	Atraso do desenvolvimento, ataxia, distonia, crises convulsivas, distúrbios neuropsiquiátricos	Ácido folínico pode evitar ou atenuar os sintomas
Xantomatose cerebrotendínea	CYP27A	Final da infância até adolescência	Ataxia, espasticidade, demência, distonia, mioclonia, xantomas tendíneos	Ácido quenodesoxicólico pode evitar progressão ou suprimir algumas manifestações clínicas
Deficiências de cobalamina (subtipos A-G)	Vários	Primeiros 2 anos de vida	Encefalopatia, atraso motor, ataxia, espasticidade, distonia, crises convulsivas, anormalidades da medula óssea	Derivados da cobalamina e/ou restrição proteica podem atenuar os sintomas
Deficiência de coenzima Q10	Vários	Qualquer idade	Fenótipos variados com ataxia progressiva ou encefalopatia, algumas vezes com distonia	Coenzima Q10 pode evitar ou atenuar os sintomas
Deficiência de creatina cerebral (tipo 3)	GAMT, AGAT	Primeiros 2 anos de vida	Atraso generalizado, miopatia, distonia generalizada	Creatina ± restrição de arginina podem atenuar os sintomas
Distonia sensível à L-dopa (clássica)	GCH1	Primeiros anos da infância até início da idade adulta	Distonia, comumente combinada com transtorno assemelhado a doença de Parkinson	Levodopa pode suprimir os sintomas
Distonia sensível à L-dopa (complicada)	TH, PTPS, SPR	Primeiros 2 anos de vida até a adolescência	Distonia, comumente combinada com transtorno assemelhado a doença de Parkinson, crises oculogíricas e distúrbios autônomos	Levodopa, 5-hidroxitriptofano e/ou tetraidrobiopterina podem suprimir parcial ou totalmente os sintomas
Distonia com acumulação de manganês no cérebro	SLC30A10, SLC39A14	Infância	Distonia progressiva com transtorno assemelhado a doença de Parkinson, doença hepática, policitemia	Tratamento quelante pode evitar ou, ao menos, suprimir parcialmente os sintomas
Galactosemia		Infância até início da idade adulta	Ataxia, tremores, intolerância à lactose, algumas vezes com distonia leve	Restrição de lactose pode evitar ou atenuar os sintomas
Deficiência de GLUT1	SLC2A1	Infância até a adolescência	Atraso de desenvolvimento, crises epilépticas, algumas vezes com distonia de esforço paroxística	Dieta cetogênica ou trieptanoína podem evitar ou atenuar os sintomas
Acidúria glutária (tipo 1)	GCDH	Início da infância até primeiros anos da idade adulta	Atraso de desenvolvimento com crise encefalopática e distonia generalizada	Evitar ou tratar doença intercorrente com restrição de lisina pode evitar crises encefalopáticas
Homocistinúria	CBS	Infância	Disfunção neurocognitiva, miopatia, cristalino ectópico, algumas vezes com distonia generalizada ou paroxística	Restrição de metionina evita a maioria dos sintomas

(Continua)

Tabela 79.11 Distonias hereditárias tratáveis. (*Continuação*)				
Doença	Gene	Idade de início típica	Manifestações clínicas características	Tratamento
Doença da urina de xarope de bordo	BCKDHA, BCKDHB, DBT	Infância	Encefalopatia intermitente com ataxia, algumas vezes com distonia focal ou paroxística	Restrição de leucina ± tiamina pode evitar ou atenuar os sintomas
Acidúria metilmalônica	MUT	Infância	Atraso de desenvolvimento, insuficiência renal, pancitopenia, crise encefalopática com distonia generalizada	Evitar ou tratar doença intercorrente com restrição proteica pode evitar crises encefalopáticas
Deficiência de cofator de molibdênio (sulfito-oxidase)	MOCS1	Adolescência	Atraso de desenvolvimento, encefalopatia, crises epilépticas; raramente pacientes têm distonia e parkinsonismo	Monofosfato de piranopterina cíclica pode evitar sintomas
Doença de Niemann-Pick (tipo C)	NPC1, NPC2	Início da infância até primeiros anos da idade adulta	Demência, ataxia, espasticidade, crises epilépticas, paralisia supranuclear do olhar, algumas vezes com distonia generalizada progressiva	N-butil-desoxinojirimicina (Miglustate®) pode evitar ou atenuar alguns sintomas
Acidúria propiônica	PCCA, PCCB	Início da infância até adolescência	Atraso de desenvolvimento, crise encefalopática com distonia generalizada	Evitar ou tratar doença intercorrente com restrição proteica pode evitar crises encefalopáticas
Deficiência de piruvato-desidrogenase	Vários	Primeiros 2 anos de vida	Distonia generalizada ou paroxística progressiva	Tiamina, dieta cetogênica e dicloracetato podem atenuar os sintomas
Distonia-parkinsonismo de início rápido	ATP1A3	Início da infância até idade adulta avançada	Atraso psicomotor, crise encefalopática com distonia bulbar ou generalizada	Evitar ou tratar doença intercorrente pode evitar crises encefalopáticas
Doença de Wilson	ATP7B	Início da infância até final da adolescência	Doença hepática, anéis de Kayser-Fleischer, distonia progressiva, disfunção cognitiva, distúrbios neuropsiquiátricos	Zinco; tetratiomolibdato pode evitar ou atenuar os sintomas

Além disso, existem várias doenças que melhoram com fármacos que atuam de forma específica em seus mecanismos patogênicos, entre as quais a mais conhecida é distonia sensível a L-dopa, que melhora com levodopa e outras intervenções que aumentam os níveis de dopamina. A discinesia cinesiogênica paroxística costuma melhorar com doses baixas de carbamazepina ou antiepilépticos semelhantes. O álcool tem efeito benéfico na síndrome de mioclonia-distonia, mas geralmente não é recomendado como tratamento de rotina, dado o risco de causar dependência.

Neurotoxinas botulínicas

Injeções de neurotoxinas botulínicas (NTBo) são a primeira opção de tratamento para alguns tipos de distonia. O uso de NTBo é referendado por vários ensaios randomizados duplo-cegos controlados por placebo e há várias revisões baseadas em evidência publicadas. Existem diversas preparações de NTBo e muitos artigos publicados resumiram suas semelhanças e diferenças (Tabela 79.12). Além disso, numerosas fontes descreveram suas aplicações em diversas doenças. Veja, a seguir, um resumo de suas indicações e ressalvas mais comuns.

Indicações

Nos pacientes com distonia cervical, a NTBo suprime movimentos anormais da cabeça e pescoço, atenua a dor causada pela tração dos músculos cervicais e melhora a qualidade de vida. Nos casos típicos, a melhora é evidente dentro de 2 a 7 dias depois da injeção e os efeitos benéficos persistem, em média, por 12 semanas. Em geral, a primeira sessão de tratamento começa com dose moderada, que deve ser quantificada para mais com individualização da distribuição dos músculos injetados

Tabela 79.12 Toxinas botulínicas utilizadas mais comumente.*				
Característica	AbobotulinumtoxinA®	IncobotulinumtoxinA®	OnabotulinumtoxinA®	RimabotulinumtoxinB®
Preparação fornecida	Liofilizada	Pó	Desidratada a vácuo	Líquido
Doses (unidades)	300; 500	50; 100	100; 200	2.500; 5.000; 10.000
Condições de armazenamento	Refrigerador	Temperatura ambiente	Refrigerador	Refrigerador
Equivalência de dose aproximada	2,5 a 3,0	1,0	1,0	40

*Como OnabotulinumtoxinA® foi a primeira neurotoxina botulínica aprovada pela FDA americana, foi definida com potência de 1,0. As doses equivalentes aproximadas das outras preparações são relativas à potência da OnabotulinumtoxinA.

ao longo de dois a três ciclos de tratamento. Por essa razão, é importante alertar os pacientes que esse processo pode demorar vários meses. Resultados satisfatórios podem ser obtidos pela maioria dos pacientes com distonia cervical, mas alguns são mais difíceis de tratar que outros. Os subtipos mais difíceis de tratar abrangem pacientes com anterocolo predominante, tremores acentuados da cabeça e posturas anormais persistentes acompanhadas de outras contraturas.

Nos casos de blefarospasmo, a NTBo suprime movimentos excessivos de piscar e espasmos do músculo orbicular do olho, atenua os déficits visuais secundários e melhora a qualidade de vida em geral. Resultados satisfatórios podem ser alcançados pela maioria dos pacientes com blefarospasmo. Pacientes com blefarospasmo que desenvolvem apraxia de abertura palpebral são mais difíceis de tratar, a menos que sejam aplicadas injeções nos músculos palpebrais. Pacientes que desenvolvem espasmos da musculatura facial inferior também são de difícil tratamento, uma vez que os músculos ao redor da boca são muito sensíveis e existe risco de prejuízo da simetria do sorriso ou dos movimentos faciais, sialorreia, fala arrastada ou mordidas labiais. Como também ocorre nos casos de distonia cervical, os efeitos benéficos obtidos nos pacientes com blefarospasmo começam após alguns dias e persistem por 12 semanas, em média.

A NTBo também é amplamente utilizada para tratar distonia laríngea; estudos mostraram que a substância reduz interrupções anormais da fala e atenua o esforço necessário para falar. O subtipo de disfonia espasmódica dos abdutores é mais difícil de tratar do que o subtipo de disfonia espasmódica dos adutores. A NTBo também pode ser usada para tratar outras distonias focais, como distonia oromandibular, distonias dos membros superiores ou inferiores e distonia troncular, e, também, de distonias segmentares e multifocais; entretanto, sua aplicabilidade diminui progressivamente à medida que aumenta o número de grupos musculares afetados. Não obstante, a NTBo pode ser útil mesmo nos casos de distonia generalizada, quando as injeções são aplicadas nas regiões mais afetadas. Pacientes com distonia generalizada, por exemplo, podem receber injeções nos membros inferiores, de forma a atenuar a dor e as consequências crônicas das contraturas.

Contraindicações e efeitos adversos

As contraindicações ao tratamento com NTBo são doenças neuromusculares que causam fraqueza (p. ex., miastenia *gravis*, síndrome de Eaton-Lambert ou doença do neurônio motor). Essas contraindicações não são absolutas e os pacientes podem melhorar com aplicação de NTBo, contanto que ajustes apropriados das doses sejam efetuados.

Se bem manejados, efeitos adversos causados por injeções de NTBo geralmente são brandos e transitórios. Efeitos adversos de curta duração dependem da região injetada. Nos casos de distonia cervical, podem incluir disfagia, ptose da cabeça e ressecamento oral. Efeitos adversos do tratamento do blefarospasmo com NTbo podem ser ptose, ressecamento ou irritação ocular, assimetria facial e, raramente, diplopia. Também pode ocorrer fechamento parcial das pálpebras. Quando os olhos permanecem parcialmente abertos durante a noite, pode haver ressecamento e fibrose irreversível da córnea. Rouquidão transitória é um efeito adverso comum do tratamento das distonias laríngeas com NTBo, algumas vezes com disfagia associada. Em alguns casos, ocorrem efeitos adversos sistêmicos depois de injeções locais, como síndrome gripal com fadiga e mialgia.

A princípio, acredita-se que a NTBo não cause qualquer efeito colateral prolongado e consistente, mesmo depois de décadas de tratamento. A atrofia muscular é um efeito adverso comum do tratamento com NTBo, mas não é irreversível. Alguns pacientes podem desenvolver anticorpos detectáveis contra NTBo, embora a fraca correlação entre anticorpos e respostas ao tratamento coloque em dúvida sua importância clínica. O desenvolvimento de resistência ao tratamento por mecanismos imunes é raro com as preparações modernas de NTBo. Quando os pacientes apresentam respostas decrescentes ao tratamento ou aparentemente não mostram mais qualquer melhora, outros mecanismos devem ser considerados antes de concluir que haja resistência.

Tratamentos cirúrgicos

Existem várias opções de tratamento cirúrgico, que podem ter enorme impacto em alguns pacientes com formas mais graves de distonia. A estimulação cerebral profunda (ECP) foi extensivamente estudada e existem numerosas revisões descrevendo métodos, seleção dos pacientes, resultados e efeitos adversos. Procedimentos que consistem em causar lesões cerebrais focais continuam sendo úteis em alguns casos. Em alguns pacientes, a deterioração permanente de nervos ou músculos periféricos pode ser uma opção viável. As próximas seções apresentam uma revisão sucinta das principais questões que devem ser consideradas quando se recomendam ou referenciam pacientes para tratamento cirúrgico.

Estimulação cerebral profunda

A estimulação cerebral profunda (ECP) consiste na implantação permanente de um dispositivo para produzir estimulação contínua e branda de áreas específicas do encéfalo. Em geral, o gerador de estímulos é implantado sob a clavícula ou, em alguns casos, no abdome e é conectado a eletrodos subcutâneos, dispostos em uma sequência em túnel até áreas específicas do encéfalo. O alvo mais comum é o segmento interno do globo pálido, embora outras áreas, como o núcleo subtalâmico e o tálamo, também sejam estimuladas em alguns casos. A estimulação crônica diminui os movimentos distônicos, atenua a dor e melhora a qualidade de vida.

A ECP é eficaz para tratar diversos tipos de distonia, embora não todos. Por essa razão, uma avaliação diagnóstica cuidadosa é essencial à seleção dos pacientes com mais chances de melhorar. Melhoras significativas são observadas de maneira segura em pacientes com alguns tipos de distonia, como distonias de início precoce associadas ao gene *TOR1A* ou distonia tardia adquirida após tratamento com neurolépticos. Contudo, a ECP não é eficaz para tratar outros tipos de distonia, como distonia-parkinsonismo de início rápido associada ao gene *ATP1A3*, e casos de pacientes com paralisia cerebral e evidências de lesão cerebral grave nos exames de neuroimagem. Algumas manifestações clínicas também podem prever os resultados obtidos. Movimentos dinâmicos distônicos parecem responder de modo favorável, enquanto posturas tônicas ou contrações fixas podem não melhorar. Em comparação às síndromes mais complexas, que podem combinar espasticidade ou outros déficits neurológicos, as síndromes de distonia isolada melhoram de maneira mais consistente. Respostas mais favoráveis são obtidas em pacientes com doença de duração mais breve, em comparação a pacientes que apresentam distonia há décadas. Alguns especialistas acreditam que resultados mais favoráveis sejam obtidos de maneira mais consistente em pacientes mais jovens, embora pacientes de qualquer idade possam melhorar; além disso, pacientes muito jovens geralmente apresentam índices mais altos de complicações cirúrgicas.

Depois da implantação cirúrgica, é importante ter acesso imediato a equipes com experiência em ajustar os parâmetros de estimulação. Alguns pacientes não mostram efeitos benéficos imediatos e ajustes do estimulador podem ser necessários por 3 a 12 meses antes de obter resultados ideais. Em geral, os resultados de longa duração obtidos após a cirurgia de implantação de ECP são muito bons e seus efeitos benéficos duram muitos anos. Contudo, visitas de retorno devem ser programadas a cada ano para confirmar se o equipamento está funcionando perfeitamente e avaliar a necessidade de substituir a bateria.

Complicações podem incluir problemas imediatos e a longo prazo. Existe pequeno risco de complicações agudas relacionadas ao procedimento cirúrgico, como infecção da área operada ou acidente vascular encefálico hemorrágico associado à implantação dos eletrodos profundos. Também há risco de efeitos adversos estímulo-dependentes, quando a localização dos eletrodos é muito próxima a estruturas adjacentes, como circuitos corticospinais. Complicações a longo prazo são falhas inesperadas do estimulador, rompimento ou migração do eletrodo e infecção do equipamento. Em um estudo bastante minucioso, 47 pacientes com distonia associada ao gene *TOR1A* foram acompanhados por mais de 10 anos. Durante esse período, 8,5% apresentaram falhas de equipamento que exigiram reoperação e 8,5% tiveram infecções decorrentes do equipamento, que, em alguns casos, precisaram ser retirados. Outros 4,3% necessitaram de uma segunda operação para reposicionar os eletrodos que tinham migrado ou estavam localizados em áreas não satisfatórias depois do procedimento cirúrgico.

Nos últimos anos, houve vários avanços tecnológicos importantes no campo da ECP, como o desenvolvimento de baterias com duração mais longa ou que podem ser recarregadas; geradores de estímulos menores, que podem ser mais apropriados para crianças pequenas e adultos muito magros; eletrodos que podem ser controlados com maior precisão; e adaptação da estimulação aos sinais fisiológicos específicos. Em geral, a ECP é um tratamento muito valioso e que pode ter enorme impacto em certos pacientes com distonia. O tratamento deve ser aplicado em centros multidisciplinares que tenham experiência com tecnologias mais modernas, seleção dos pacientes apropriados e ajustes dos estimuladores e tratamento das complicações.

Procedimentos de ablação focal

Há algumas décadas, neurocirurgiões providenciavam, com frequência, lesões focais de diversas partes do encéfalo para tratar distonia. Os resultados eram imprevisíveis e os efeitos adversos costumavam ser irreversíveis. Depois que a ECP foi disponibilizada, sua popularidade cresceu rapidamente porque era um procedimento reversível e ajustável. Não obstante, ablações focais readquiriram popularidade por várias razões.

Em primeiro lugar, a experiência demonstra que lesões diminutas do tálamo podem ser seguramente eficazes em alguns casos de distonia focal, sobretudo distonias específicas de tarefas que afetam as mãos. Os índices de complicação são muito baixos e há poucos efeitos adversos de longa duração. Em segundo lugar, existem situações nas quais a ablação pode ser preferível à ECP, as quais incluem, sobretudo, casos de adultos jovens ou magros que desejem evitar as consequências estéticas da implantação do estimulador, indivíduos que preferem evitar a necessidade duradoura de ajustes do equipamento implantado pelo resto da vida, pacientes que podem estar mais sujeitos a infecções, pacientes com doenças degenerativas progressivas que exijam um procedimento paliativo e indivíduos que morem longe dos centros com experiência em ECP.

Também há crescente interesse em torno da aplicação de ultrassom focalizado, que pode ser usado para produzir lesões cerebrais focais por aquecimento local rápido dos tecidos. Essa técnica é alardeada como "não invasiva" por não acarretar os riscos associados à realização de incisão e introdução de um eletrodo no cérebro. Contudo, o tamanho da lesão produzida por ultrassom pode ser mais difícil de controlar, dado que depende de alguns fatores como localização do alvo e características do crânio. A duração do efeito também foi questionada, visto que alguns pacientes voltam a ter sintomas depois de vários meses. Embora ainda haja pouca experiência, essa abordagem pode se tornar mais amplamente disponível em um breve futuro.

Procedimentos de ablação de nervos ou músculos periféricos

A ressecção cirúrgica de nervos ou músculos periféricos era realizada de forma rotineira para tratar distonia, antes que se dispusesse de NTBo e procedimentos modernos de neuromodulação. Procedimentos de ablação de nervos ou músculos ainda são realizados em alguns casos; por exemplo, a desenervação periférica seletiva pode ser útil para tratar distonia cervical quando a NTBo falha e outras opções de tratamento cirúrgico não estão disponíveis. Vários procedimentos ainda são oferecidos ocasionalmente por cirurgiões plásticos oculares para tratar blefarospasmo quando a NTBo é ineficaz, como descorticação dos músculos orbiculares do olho (miectomia), suspensão frontal, encurtamento do levantador da pálpebra e ressecção do excesso de pele palpebral. Outros procedimentos podem ser executados por otorrinolaringologistas em pacientes com distonia laríngea, como restruturação de músculos ou nervos e/ou estrutura cartilaginosa da laringe.

A experiência com técnicas cirúrgicas focadas em estruturas periféricas é relativamente limitada, visto que são oferecidas apenas por poucos centros médicos. A desenervação periférica para tratar distonia cervical foi o procedimento mais amplamente estudado. Se desempenhado por médicos experientes, esse procedimento traz benefícios comparáveis aos obtidos pela ECP. Potenciais complicações da cirurgia de desenervação periférica para tratar distonia cervical são fibrose focal, atrofia e fraqueza dos músculos locais, déficit sensorial, disestesia focal e disfagia. Relatos sem base científica descreveram sucesso com técnicas oculoplásticas para tratar blefarospasmo e técnicas otorrinolaringológicas para distonia laríngea; entretanto, não existem estudos amplos sobre a eficácia e os índices de complicação.

Fisioterapia e terapia ocupacional

Muitos pacientes com distonia necessitam de encaminhamento para realizar procedimentos adicionais a fim de atenuar o desconforto associado às contrações musculares excessivas. Esses procedimentos incluem fisioterapia, tratamento quiroprático, massoterapia, exercícios de fortalecimento, acupuntura ou aplicação de agulha seca, ioga, entre outros. Essas modalidades de tratamento podem ser úteis em alguns casos. Alguns pacientes parecem melhorar e existem numerosos estudos não controlados descrevendo efeitos benéficos com várias modalidades. Infelizmente, os ensaios mais amplos e rigorosos não conseguiram demonstrar quaisquer efeitos benéficos consistentes e a melhora costuma ser transitória.

Embora existam poucas evidências a favor do uso desses procedimentos para tratar distonia, os quais podem ser oferecidos conforme a preferência dos pacientes. É importante encontrar um terapeuta que tenha experiência no tratamento de distonia, dado que alguns procedimentos tradicionais podem agravar os sintomas ou causar muita dor.

PROGNÓSTICO

O prognóstico das distonias a longo prazo varia com o subtipo específico. Nos pacientes com distonias focais mais comuns de início na vida adulta, espera-se alguma piora nos primeiros meses ou anos. A remissão completa não é comum e recidivas são frequentes. No entanto, os sintomas podem ser controlados, na maioria dos casos, com NTBo, fármacos orais e, em alguns, intervenção cirúrgica.

Nos casos de distonia iniciada na infância, a progressão para distonia segmentar e generalizada é mais comum. O prognóstico depende do subtipo de distonia. Na maioria dos subtipos, os sintomas podem ser controlados com fármacos orais, intervenções cirúrgicas e, algumas vezes, NTBo. Para os pacientes com alguns subtipos raros, há muito poucas intervenções específicas que alterem a qualidade de vida (ver Tabela 79.11). À medida que estudos científicos sobre distonia continuem a revelar outras causas e mecanismos biológicos, a lista de distonias com tratamentos mais específicos provavelmente aumentará.

AGRADECIMENTOS

Este autor gostaria de agradecer a Margi Patel, Laura Scorr e Stewart Factor por seus comentários úteis durante a elaboração deste capítulo.

LEITURA SUGERIDA

Albanese A, Bhatia K, Bressman SB, et al. Phenomenology and classification of dystonia: a consensus update. *Mov Disord.* 2013;28:863-873.

Berlot R, Bhatia KP, Kojovi M. Pseudodystonia: a new perspective on an old phenomenon. *Parkinsonism Relat Disord.* 2019;62:44-55.

Cury RG, Kalia SK, Shah BB, Jimenez-Shahed J, Prashanth LK, Moro E. Surgical treatment of dystonia. *Expert Rev Neurother.* 2018;18:477-492.

Fahn S. The varied clinical expressions of dystonia. *Neurol Clin.* 1984;2:541-554.

Fung VS, Jinnah HA, Bhatia K, Vidailhet M. Assessment of the patient with dystonia: an update on dystonia syndromes. *Mov Disord.* 2013;28:889-898.

Hallett M, Albanese A, Dressler D, et al. Evidence-based review and assessment of botulinum neurotoxin for the treatment of movement disorders. *Toxicon.* 2013;67:94-114.

Jethwa A, Mink J, Macarthur C, Knights S, Fehlings T, Fehlings D. Development of the Hypertonia Assessment Tool (HAT): a discriminative tool for hypertonia in children. *Dev Med Child Neurol.* 2010;52:e83-e87.

Jinnah HA, Albanese A, Bhatia K, et al. Treatable inherited rare movement disorders. *Mov Disord.* 2018;33:21-35.

Jinnah HA, Sun YV. Dystonia genes and their biological pathways. *Neurobiol Dis.* 2019;129:159-168.

Jost W, Valerius KP. *Pictorial Atlas of Botulinum Toxin Injection: Dosage, Localization, Application.* Berlin, Germany: Quintessence Publishing; 2008.

Neychev VK, Gross RE, Lehéricy S, Hess EJ, Jinnah HA. The functional neuroanatomy of dystonia. *Neurobiol Dis.* 2011;42:185-201.

Patel N, Jankovic J, Hallett M. Sensory aspects of movement disorders. *Lancet Neurol.* 2014;13:100-112.

Sadnicka A, Kassavetis P, Pareés I, Meppelink AM, Butler K, Edwards M. Task-specific dystonia: pathophysiology and management. *J Neurol Neurosurg Psychiatry.* 2016;87:968-974.

Simpson DM, Hallett M, Ashman EJ, et al. Practice guideline update summary: botulinum neurotoxin for the treatment of blepharospasm, cervical dystonia, adult spasticity, and headache: report of the Guideline Development Subcommittee of the American Academy of Neurology. *Neurology.* 2016;86:1818-1826.

Truong D, Dressler D, Hallett M. *Manual of Botulinum Toxin Therapy.* Cambridge, United Kingdom: Cambridge University Press.

Espasmo Hemifacial 80

Paul Greene

PONTOS-CHAVE

1. O espasmo hemifacial (EHF) é um transtorno que causa abalos unilaterais e sincrônicos dos músculos inervados pelo VII nervo craniano. Essa condição pode causar abalos, sequências de abalos e contrações musculares continuadas.

2. Sincinesia após paralisia de Bell, mioquimia e, menos comumente, tiques ou distonia da face podem ser confundidos com EHF.

3. A epilepsia parcial contínua assemelha-se aos movimentos observados nos casos de EHF, mas frequentemente afeta o músculo masseter, e os movimentos anormais raramente se limitam à face.

4. Na maioria dos pacientes com EHF existe algum fator que provoca irritação na zona de saída das raízes do nervo facial, geralmente uma artéria em posição anômala, mas algumas vezes um tumor, malformação arteriovenosa ou outra anormalidade.

5. Entre os meios de tratamento de EHF, podem-se citar os fármacos, as injeções de toxinas botulínicas ou uma cirurgia de descompressão microvascular.

INTRODUÇÃO

O espasmo hemifacial (EHF) é um quadro caracterizado por contrações involuntárias e unilaterais dos músculos inervados pelo nervo facial (nervo craniano VII) (Figura 80.1). De acordo com Digre e Corbett, essa condição foi descrita primeiramente em 1875 por Schultze, mas havia sido anteriormente diferenciada das outras formas de espasmos faciais por Gowers, em 1888.

EPIDEMIOLOGIA

O EHF é incomum nos EUA. A taxa de incidência ajustada por sexo e idade era de 0,78 por 100 mil habitantes no condado de Olmsted, Minnesota, ou apenas 3% da incidência da paralisia de Bell. Com base no número de pacientes que buscam tratamento, a prevalência de EHF era de 1 por 100 mil nesse condado (7,4/100 mil entre homens e 14,5/100 mil entre mulheres e cerca de 28/100 mil pacientes entre 40 e 59 anos). Em Oslo, Noruega, utilizando técnicas semelhantes para determinação da prevalência de EHF, esta foi calculada em 9,8 por 100 mil habitantes (39,7/100 mil na faixa de 70 anos).

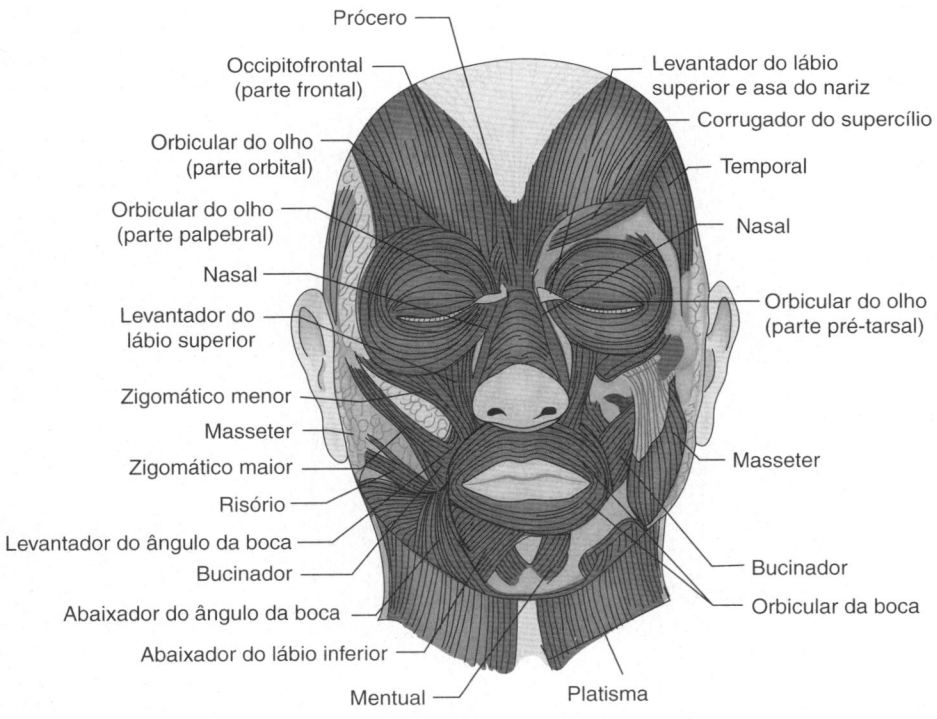

FIGURA 80.1 Músculos inervados pelo nervo facial.

FISIOPATOLOGIA

Acredita-se que a patogenia do EHF seja atribuível à compressão do nervo facial na região em que este emerge do tronco encefálico (zona de saída radicular), geralmente causada por uma artéria anômala (p. ex., artéria cerebelar inferior anterior, artéria cerebelar inferior posterior ou artéria auditiva interna) ou uma veia normal. A irritação do nervo nessa área parece desencadear atividade elétrica espontânea, que provoca contrações musculares e "curto-circuito" ou ativação simultânea dos axônios que se dirigem às diversas regiões da face. Contudo, em casos raros, além das artérias anormais, existem outras causas de compressão da zona de saída radicular, como veias de drenagem de malformações arteriovenosas, aneurismas, tumores ou placas de esclerose múltipla na mielina central da zona de saída radicular do nervo facial. Essa condição é conhecida como *EHF secundário*. Por essa razão, todos os pacientes com EHF devem fazer ressonância magnética com cuidadoso exame da fossa posterior. Se a compressão por artérias anômalas fosse a causa mais comum de EHF, seria lógico que a hipertensão arterial causasse dilatação vascular e caracterizasse fator de risco para esse tipo de espasmo. Essa correlação foi sugerida por estudos mais antigos; entretanto, investigações recentes cuidadosamente controladas não conseguiram demonstrá-la.

Em alguns pacientes, o EHF está associado à paralisia de Bell, proliferação óssea excessiva (p. ex., doença de Paget pinçando o forame estilomastóideo) e outras lesões periféricas do nervo facial. Assim, especula-se que a compressão do nervo facial induza alguma alteração do núcleo facial, que seria necessária à ocorrência do EHF. A possibilidade de que ocorram essas alterações do núcleo facial aumentaria à medida que a área de compressão estivesse mais próxima do núcleo. Essa hipótese alternativa é reforçada por um pequeno número de casos de EHF associados a lesões centrais situadas na região do núcleo do nervo facial. Além disso, em pacientes com EHF, existem sugestivas evidências de hiperexcitabilidade do núcleo desse nervo, como ampliação das ondas F e outras anormalidades.

MANIFESTAÇÕES CLÍNICAS

Em geral, as contrações do EHF começam na forma de contrações musculares isoladas dos músculos das pálpebras. Com o tempo, as contrações dispersam-se para outros músculos inervados pelo nervo facial, como frontal, paranasais, zigomático maior, periorais, platisma e, algumas vezes, músculos periauriculares. O início das contrações desses músculos é tão próximo um do outro que os abalos parecem ser sincrônicos em todos os músculos. O paciente pode ter uma sequência de contrações que, quando graves, podem acarretar períodos de contração muscular persistente com fechamento completo do olho. O EHF raramente é doloroso, mas a dor geralmente ocorre em pacientes com acometimento simultâneo do nervo trigêmeo, que causa tiques doloridos (a combinação dos dois é conhecida como *tique convulsivo*). As contrações do EHF diminuem durante o sono, mas não desaparecem; comumente, os pacientes relatam agravamento por estresse. Esse fato surpreende, em vista do que geralmente se supõe ser uma doença dos nervos periféricos (ver descrição seguinte). Em geral, o EHF tem progressão lenta ou nem mesmo agrava, mas pode causar fraqueza facial nos pacientes com doença de longa duração. Cerca de 1% dos casos relatados de EHF é bilateral (contrações assincrônicas entre os dois lados). A maioria dos casos é esporádica, embora existam alguns relatos ocasionais de casos familiares.

DIAGNÓSTICO

Além de EHF, existem poucas doenças que causam contrações, tremores em série e, ocasionalmente, episódios de contração muscular persistente (Tabela 80.1). Em geral, a distonia facial é mais persistente e bilateral e as contrações musculares não costumam ser sincrônicas. Os movimentos ondulantes da mioquimia facial normalmente são unilaterais, mas lentos e assincrônicos. Os tiques motores faciais podem ser unilaterais e rápidos, mas costuma haver sensação premonitória antes dos movimentos, que geralmente podem ser suprimidos ao menos por um breve período. Sincinesias que se desenvolvem depois da paralisia de Bell ou outros distúrbios provocam contrações sincrônicas, apenas quando o paciente pisca ou realiza movimentos voluntários. Contudo, alguns pacientes desenvolvem EHF com sincinesia depois de alguma lesão neural. A epilepsia parcial contínua assemelha-se aos movimentos do EHF, mas costuma afetar os masseteres (nervo craniano VII) e raramente se limita à face. A contratura hemifacial parética espástica (associada às lesões localizadas perto do núcleo do nervo facial no tronco encefálico) causa contrações musculares unilaterais da face, mas não há abalos e, com frequência, observa-se mioquimia.

Tabela 80.1 Diagnóstico diferencial de espasmo hemifacial.

Doença	Semelhanças com EHF	Diferenças do EHF
Distonia facial	Pode incluir contrações rápidas	Rarissimamente é unilateral. Na maioria dos casos, as contrações são mais lentas. Em geral, os espasmos dos diferentes músculos faciais são assincrônicos
Mioquimia	Pode ser unilateral	Contrações mais lentas. Em geral, os espasmos dos diferentes músculos são assincrônicos
Tiques motores	Podem ser rápidos, unilaterais e assincrônicos nos diferentes músculos	Geralmente há sensação interior antes dos movimentos. Além disso, os movimentos podem ser suprimidos por um período breve, raramente persistindo durante o sono
Sincinesias (p. ex., depois da paralisia de Bell)	Podem ser rápidas, unilaterais e sincrônicas nos diferentes músculos	Os espasmos ocorrem apenas quando o paciente pisca o olho ou realiza algum movimento voluntário
EPC	Podem ser rápidas, unilaterais e sincrônicas nos diferentes músculos	Ao contrário do EHF, pode afetar o músculo masseter. Em geral, acomete músculos extracranianos
Contratura hemifacial parética espástica	Contrações unilaterais dos músculos faciais	Ao contrário do EHF, não ocorrem abalos. Em geral, além das contrações, os pacientes apresentam mioquimia

EHF, espasmo hemifacial; EPC, epilepsia parcial contínua.

TRATAMENTO

O EHF pode ser tratado com fármacos, injeções de toxina botulínica (TXB) ou craniectomia, com separação entre uma alça arterial e a zona de saída radicular do nervo facial (descompressão microvascular).

Fármacos

Os fármacos raramente são usados, visto que costumam ser menos eficazes. No passado, os fármacos utilizados eram orfenadrina, dimetilaminoetanol, carbamazepina, clonazepam, baclofeno, gabapentina e felbamato.

Injeções de toxina botulínica

A toxina botulínica (TXB) tem sido extremamente útil para tratar EHF, sobretudo quando ocorrem contrações do músculo orbicular do olho. Como a distribuição das contrações musculares e a sensibilidade à TXB variam caso a caso, existem poucas regras específicas sobre como injetar a toxina. A Tabela 80.2 apresenta diretrizes gerais para aplicação das injeções.

Tabela 80.2 Tratamento do espasmo hemifacial com toxina botulínica.

1. Alguns pacientes mostram sensibilidade extremamente diferente à TXB; por essa razão, deve-se injetar, a princípio, apenas o músculo que causa o sintoma mais incômodo (em geral, Oo)

2. A concentração ideal da toxina, o volume de cada injeção e a quantidade de pontos injetados por músculo não estão estabelecidos para a maioria dos músculos (inclusive Oo). A maioria dos médicos usa concentrações de 5 a 10 U/0,1 mℓ A regra preconiza que se deve usar toxina mais diluída para obter efeito mais intenso e usar toxina mais concentrada para assegurar menor dispersão para os músculos adjacentes

3. Os principais efeitos adversos são os seguintes:
   - Ptose (causada pelo extravasamento da toxina para o músculo levantador da pálpebra)
   - Equimoses
   - Dermatocalasia (em geral, na pálpebra inferior)
   - Xeroftalmia ou epífora (em geral, de curta duração)
   - Fraqueza excessiva do músculo injetado (geralmente, isso não ocorre com Oo)
   - Diplopia (rara) – em consequência das injeções no ângulo lateral do olho
   - Entrópio (raro) – em consequência das injeções na pálpebra inferior

4. No músculo Oo, deve-se evitar injeção da linha média da pálpebra superior (a fim de reduzir o risco de ptose). As injeções sempre devem ser aplicadas na pálpebra inferior; em alguns casos, injeções na parte orbital do Oo são necessárias

5. Recomenda-se iniciar com dose pequena e aumentar progressivamente para atenuar os efeitos adversos. Algumas doses iniciais razoáveis são:
   - Orbicular do olho – 2,5 unidades por ponto (um ponto na pálpebra inferior, no ângulo lateral, nos componentes pré-tarsais medial e lateral do Oo e no componente orbital do Oo)
   - Frontal – 2,5 unidades em dois ou três pontos
   - Nasal – 2,5 unidades
   - Zigomático maior – 1 unidade em um ponto
   - Abaixador do ângulo da boca, abaixador do lábio inferior, mentual – 2,5 unidades, um ponto em cada músculo
   - Platisma – 2,5 unidades em três ou quatro pontos

6. Deve-se instruir os pacientes a sempre avisar ao médico se ocorrerem complicações depois das injeções de TXB: os pacientes coincidentemente podem desenvolver algum problema não relacionado nas semanas seguintes à injeção de TXB

Oo, orbicular do olho; TXB, toxina botulínica.

Tratamento cirúrgico

Acredita-se que a descompressão microvascular, popularizada primeiramente por Jannetta na década de 1970, seja o tratamento definitivo para EHF. Contudo, até cerca de 10% dos pacientes têm recidiva dos espasmos e precisam ser reoperados, possivelmente quando a esponja é deslocada. Além disso, a compressão vascular da zona de saída radicular do nervo facial não é observada em todos os casos e técnicas modernas de ressonância magnética ainda não oferecem garantia suficiente de que algum vaso anômalo será localizado. Por todas essas razões, alguns pacientes preferem evitar tratamento cirúrgico, se possível; as injeções de TXB são a primeira opção de tratamento para a maioria dos pacientes.

RESULTADOS

Fármacos

Existe apenas um estudo controlado sugerindo efeitos benéficos com orfenadrina e dimetilaminoetanol, mas os resultados nunca foram repetidos e esse tratamento raramente é usado atualmente. Também existem relatos de tratamento eficaz para EHF, em pequenos grupos de pacientes, com carbamazepina, clonazepam, baclofeno, gabapentina e felbamato, mas, a melhora foi "rara" em algumas centenas de pacientes tratados com antiepilépticos em uma grande série. Mesmo quando os espasmos melhoram com tratamento farmacológico, a melhora geralmente é transitória.

Injeções de toxina botulínica

A maioria dos estudos que descreveram os resultados das injeções de TXB relatou sucesso de quase 100%, ao menos no tratamento dos espasmos do músculo orbicular do olho. O índice de sucesso é menor com injeções dos músculos faciais inferiores (embora raramente seja relatado), visto que alguns pacientes desenvolvem fraqueza facial antes que os espasmos desapareçam. É raro ocorrer fraqueza excessiva do músculo orbicular do olho, mas é comum ocorrer extravasamento da toxina para o músculo levantador da pálpebra, que causa ptose. O risco de ptose depende do volume de toxina injetado (quanto maior o volume, maior o risco) e do local da injeção (quanto mais perto da inserção do músculo levantador no meio da pálpebra superior, maior o risco). Outros efeitos adversos menos comuns são equimoses no local da injeção, entrópio da pálpebra inferior, ressecamento ocular, lacrimejamento excessivo e frouxidão dos tecidos abaixo do olho. Alguns pacientes desenvolvem diplopia, provavelmente em razão da dispersão da toxina para um ou dois músculos retos laterais. Todos os efeitos adversos das injeções de TXB são transitórios e não há evidência de que causem qualquer alteração irreversível. O efeito benéfico das injeções de TXB persiste por 3 a 6 meses; após esse período, os sintomas recidivam e é necessário reaplicar a toxina. Efeitos benéficos desse tipo de tratamento são tão impressionantes e prolongados que existe apenas um estudo prospectivo cruzado, pequeno e controlado por placebo, que demonstrou melhora significativa com TXB em comparação com placebo (Evidência de nível 1).[1]

Tratamento cirúrgico

Em um estudo de grande porte sobre descompressão microvascular, 1.327 pacientes foram acompanhados por até 3 anos e 90,5% deles acreditaram que tiveram resultado excelente depois da primeira operação. Houve 2,3% de pacientes que não melhoraram e precisaram ser reoperados (na opinião dos cirurgiões, a descompressão não havia separado o vaso correto) e 90% destes acreditaram que o resultado foi excelente. Contudo, até cerca de 10% dos pacientes têm recidiva dos espasmos e precisam ser reoperados, possivelmente quando a esponja é deslocada. Na maioria dos estudos publicados, complicações graves (morte, acidente vascular encefálico ou hematoma cerebelar) ocorreram em menos de 1% dos casos. Fraqueza facial ou surdez irreversível não são comuns e ocorrem em cerca de 5% dos pacientes. Depois de tratamento cirúrgico, estudos mostraram ocorrência tardia de fraqueza facial e, mais raro, perda de audição; entretanto, a causa é desconhecida e os déficits geralmente não são irreversíveis. Também podem ocorrer outras complicações operatórias raras, como infecção da ferida ou hematoma, vazamento de líquido cefalorraquidiano, meningite bacteriana e pseudomeningocele.

EVIDÊNCIA DE NÍVEL 1

1. Yoshimura DM, Aminoff MJ, Tami TA, Scott AB. Treatment of hemifacial spasm with botulinum toxin. *Muscle Nerve*. 1992;15:1045-1049.

LEITURA SUGERIDA

Auger RG, Whisnant JP. Hemifacial spasm in Rochester and Olmsted County, Minnesota, 1960 to 1984. *Arch Neurol*. 1990;47:1233-1234.

Barker FG II, Jannetta PJ, Bissonette DJ, Shields PT, Larkins MV, Jho HD. Microvascular decompression for hemifacial spasm. *J Neurosurg*. 1995;82:201-210.

Colosimo C, Chianese M, Romano S, Vanacore N. Is hypertension associated with hemifacial spasm? *Neurology*. 2003;61:587.

Digre K, Corbett JJ. Hemifacial spasm: differential diagnosis, mechanism, and treatment. *Adv Neurol*. 1988;49:151-176.

Ehni G, Woltman HW. Hemifacial spasms: review of one hundred and six cases. *Arch Neurol Psychiatry*. 1945;53:205-211.

Ferguson JH. Hemifacial spasm and the facial nucleus. *Ann Neurol*. 1978;4:97-103.

Gowers WR. *A Manual of Disease of the Nervous System*. Philadelphia, PA: P. Blakiston; 1888.

Hua Z, Da TY, Hui WX, et al. Delayed facial palsy after microvascular decompression for hemifacial spasm. *J Craniofacial Surg*. 2016;27:781-783.

Huang T, Xiong N-X, Fu P, Abdelmaksoud A, Wang L, Zhao H-Y. Synchronous bilateral hemifacial spasm: case-report and literature review. *Acta Neurochir (Wien)*. 2019;161(3):509-515.

Hughes EC, Brackmann DE, Weinstein RC. Seventh nerve spasm: effect of modification of cholinergic balance. *Otolaryngol Head Neck Surg*. 1980;88:491-499.

Ishikawa M, Ohira T, Namiki J, et al. Electrophysiological investigation of hemifacial spasm after microvascular decompression: F waves of the facial muscles, blink reflexes, and abnormal muscle responses. *J Neurosurg*. 1997;86:654-661.

Jannetta PJ, Abbasy M, Maroon JC, Ramos FM, Albin MS. Etiology and definitive microsurgical treatment of hemifacial spasm. Operative techniques and results in 47 patients. *J Neurosurg*. 1977;47:321-328.

Lee MH, Lee S, Park S-K, Lee J-A, Park K. Delayed hearing loss after microvascular decompression for hemifacial spasm. *Acta Neurochir (Wien)*. 2019;161(3):503-508.

Leonardos A, Greene PE, Weimer LH, Khandji AG, Mazzoni P. Hemifacial spasm associated with intraparenchymal brain stem tumor. *Mov Disord*. 2011;26:2325-2326.

Martinelli P, Giuliani S, Ippoliti M. Hemifacial spasm due to peripheral injury of facial nerve: a nuclear syndrome? *Mov Disord*. 1992;7:181-184.

Miwa H, Mizuno Y, Kondo T. Familial hemifacial spasm: report of cases and review of literature. *J Neurol Sci*. 2002;193:97-102.

Nielsen VK. Pathophysiology of hemifacial spasm: I. Ephaptic transmission and ectopic excitation. *Neurology*. 1984;34:418-426.

Palaram H, Carrera E, Vargas MI, Kleinschmidt A, Fleury V. Familial hemifacial spasm of young-onset: report of two cases. *J Neurol Sci*. 2017;373:83-85.

Schultze F. Linksseitiger facialiskrampf in folge eines aneurysma der arteria vertebralis sinistra. *Archiv f Pathol Anat*. 1875;65:385-391.

Wang L, Hu X, Dong H, et al. Clinical features and treatment status of hemifacial spasm in China. *Chin Med J (Engl)*. 2014;127(5):845-849.

Yaltho TC, Jankovic J. The many faces of hemifacial spasm: differential diagnosis of unilateral facial spasms. *Mov Disord*. 2011;26:1582-1592.

Zhong J, Li ST, Zhu J, et al. A clinical analysis on microvascular decompression surgery in a series of 3000 cases. *Clin Neurol Neurosurg*. 2012;114:846-851.

Mioclonias 81

Pichet Termsarasab e Steven J. Frucht

PONTOS-CHAVE

1. A mioclonia é o mais rápido dos fenômenos hipercinéticos e caracteriza-se por movimentos espasmódicos semelhantes a choques elétricos.
2. A caracterização fenomenológica das mioclonias orienta sua localização anatômica e o diagnóstico diferencial.
3. Anatomicamente, as mioclonias podem se originar de estruturas corticais, subcorticais (inclusive tronco encefálico) ou periféricas.
4. Etiologicamente, também podem ser classificadas em fisiológicas, idiopáticas, epilépticas e sintomáticas.
5. A localização anatômica das mioclonias define o diagnóstico diferencial e a escolha do tratamento apropriado.

INTRODUÇÃO

A mioclonia caracteriza-se por abalos musculares semelhantes a choques elétricos e, dos fenômenos hipercinéticos, é considerada a mais rápida. Do ponto de vista eletrofisiológico, esses abalos estão associados a descargas eletromiográficas, cuja duração é relativamente curta em comparação a abalos voluntários. Os abalos mioclônicos podem ser positivos, em consequência de contrações musculares ativas, ou negativos, quando os abalos ocorrem devido a períodos curtos de hipotonia. O exemplo clássico de mioclonia negativa é asterixe.

CONSIDERAÇÕES GERAIS

Epidemiologia

Existem poucos dados quanto à epidemiologia da mioclonia. Com base em um estudo conduzido no condado de Olmsted e publicado em 1999, a taxa de prevalência de mioclonias era de 8,6 casos por 100 mil habitantes, com incidência anual de 1,3 caso por 100 mil habitantes/ano. Nesse estudo, as mioclonias sintomáticas (secundárias) eram mais comuns (72% dos casos), seguidas de mioclonias epiléptica e idiopática.

Caracterização fenomenológica das mioclonias

Quando se observa mioclonia, deve-se tentar responder às seguintes perguntas, de forma a definir sua causa:

1. Qual é a distribuição da mioclonia? Qual ou quais partes do corpo são afetadas? Ela é focal, segmentar (afetando várias regiões próximas do corpo), multifocal (várias regiões distantes do corpo) ou generalizada?
2. A mioclonia é positiva ou negativa (causada por perda súbita de tônus muscular)? O exemplo clássico de mioclonia negativa é asterixe, que é observado na encefalopatia hepática ou uremia. Mioclonia negativa das pernas na posição ortostática pode ser observada em pacientes com mioclonia pós-hipóxica (síndrome de Lance-Adams), que provoca a chamada marcha saltitante.
3. A mioclonia é espontânea (ocorre em repouso) ou induzida por ação, estimulação ou reflexo? Um exemplo de mioclonia induzida por estimulação é a hiperecplexia, que costuma ser induzida por estímulos somestésicos (na área do manto, incluindo fronte e nariz) auditivos e, com menos frequência, visuais. A mioclonia induzida por reflexo (característica fundamental da mioclonia cortical) pode ser testada pelo dedo do examinador percutindo uma região do corpo (p. ex., dedo, mão ou braço do paciente), produzindo abalo mioclônico. A latência entre estímulos reflexos e abalos mioclônicos na mioclonia cortical é relativamente curta, indicando condução eferente pela via corticospinal. Latência mais longa sugere vias de condução mais lenta, como a via proprioespinal.
4. A mioclonia é rítmica ou arrítmica? É sincrônica?
5. Existem outros fenômenos associados, como distonia ou ataxia?

As mioclonias podem ser classificadas com base na sua localização anatômica ou etiologia. Anatomicamente, a mioclonia pode ter origem no sistema nervoso central ou periférico. No sistema nervoso central, a localização das mioclonias é, ainda, subdividida em cortical, subcortical (incluindo o tronco encefálico) e medular. Na prática clínica, a classificação anatômica das mioclonias é útil para a elaboração dos diagnósticos diferenciais e a escolha do tratamento apropriado. A eletrofisiologia, a etiologia e as características clínicas das mioclonias originadas de cada estrutura anatômica serão descritas nas seções subsequentes. Com base na etiologia, conforme proposto por Marsden, Fahn e Shibasaki, as mioclonias podem, ainda, ser classificadas em *fisiológica*, *idiopática*, *epiléptica* e *sintomática* (ou secundária – Tabela 81.1). Abalos que ocorrem durante o sono (abalos hípnicos) e soluços (mioclonia diafragmática) são exemplos de mioclonia fisiológica. As mioclonias sintomáticas fazem parte de distúrbios primários, como doenças de armazenamento, doenças neurodegenerativas, encefalopatias metabólicas, entre outras, ou são secundárias a esses transtornos.

Depois da caracterização fenomenológica da mioclonia, o próximo passo é definir sua localização anatômica, o que ajudará, posteriormente, a determinar o diagnóstico etiológico. Nesta obra, as mioclonias são classificadas, sobretudo, com base em sua localização anatômica. A classificação etiológica foi incorporada para demonstrar as correlações entre essas duas abordagens.

Tabela 81.1 Classificação das mioclonias.*

Clínica	Anatômica	Etiológica
1. **Em repouso** De ação Reflexa 2. **Focal** Axial Multifocal Generalizada 3. **Irregular** Oscilatória Rítmica	1. **Cortical** 2. **Subcortical** Talâmica Tronco encefálico Reticular Hiperecplexia Palatina 3. **Espinal** Segmentar Propiospinal 4. **Periférica**	1. **Fisiológica** 2. **Idiopática** 3. **Epiléptica** 4. **Sintomática** Doenças de armazenamento Degenerações cerebelares Degenerações dos núcleos da base Demências Encefalopatia infecciosa Encefalopatia metabólica Encefalopatia tóxica Hipoxia Lesão focal

*As mioclonias podem ser classificadas com base nas manifestações clínicas, na origem anatômica da fisiopatologia dos abalos e nas causas.

MIOCLONIAS CORTICAIS

Fisiopatologia

A eletrofisiologia das mioclonias foi extensivamente estudada. A mioclonia originada do córtex apresenta características eletrofisiológicas singulares, conforme descrito na Tabela 81.2. As três primeiras características são exclusivas da mioclonia cortical e não são observadas nas mioclonias subcortical ou medular.

A técnica *jerk-locked back-averaging*, também conhecida como *eletroencefalografia (EEG) de back-averaging*, é muito útil à identificação de picos descargas corticais antes dos abalos; entretanto, não está rotineiramente disponível. É realizada ao obter a média de pelo menos 150 a 200 abalos mioclônicos, com captura de suas *descargas corticais* precedentes. Uma curta duração entre a descarga e o abalo indica uma condução rápida do córtex para os músculos por meio da via corticospinal, normalmente, menos de 50 milissegundos.

Os *potenciais evocados somatossensoriais (PES) muito grandes* são imensos potenciais corticais observados por técnicas de registro de PES, como estimulação do nervo mediano, enquanto se registra a EEG. Um PES típico possui uma fase negativa (ascendente), seguida de fases positiva (descendente) e negativa, respectivamente. Apenas a fase positiva e a segunda negativa estão aumentadas na mioclonia cortical; essas duas fases mais tardias são descargas motoras, enquanto a primeira fase negativa é uma descarga sensitiva.

O *reflexo C* é um tipo de reflexo com latência longa. Quando as fibras musculares são estimuladas, a via aferente é conduzida através de fibrassensitivas Ia, medula espinal, núcleo cuneiforme ou núcleo grácil e, por fim, para o córtex somatossensorial primário. Em seguida, o estímulo eferente é conduzido através do trato corticospinal para o motoneurônio alfa, o que leva, em regra, cerca de 40 a 50 s nos membros superiores. Por conseguinte, quando se estimula eletricamente o músculo, o reflexo C será observado no registro eletromiográfico (EMG) cerca de 40 a 50 milissegundos após a estimulação. Os reflexos C costumam estar aumentados na mioclonia cortical.

Tabela 81.2 Caraterísticas eletrofisiológicas típicas das mioclonias originadas de diversas estruturas anatômicas.

Mioclonia cortical

- Espículas ou ondas agudas focais com duração de 10 a 40 ms, precedem o abalo no *back-averaging* do EEG.
- PES muito grandes
- Reflexos C aumentados
- Nos casos característicos, a duração das séries de abalos detectados por EMG é mais curta do que na mioclonia subcortical ou medular; < 100 ms e, em geral, 20 a 50 ms de duração
- Padrão de recrutamento rostrocaudal na polimiografia, com propagação muito rápida (os abalos podem aparecer quase ao mesmo tempo na polimiografia regular)

Mioclonia subcortical, incluindo mioclonia do tronco encefálico

- As durações dos surtos na EMG variam entre os subtipos, geralmente com duração mais longa que a observada na mioclonia cortical (até 100 ms)
- Padrão de recrutamento típico
- Nos casos típicos, a *mioclonia reticular reflexa* origina-se da parte inferior do tronco encefálico, sobretudo dos músculos inervados pelo NC XI, como o MEM. Propaga-se de modo ascendente para músculos inervados pelos NCs VII e V e simultaneamente para baixo, para os músculos dos níveis cervicais superiores
- A *hiperecplexia* propaga-se entre os músculos inervados por NC. Pode iniciar a partir do NC, no mesencéfalo, como o músculo orbicular do olho, dispersando-se, em seguida, para baixo, em direção aos músculos inferiores inervados por NC. Ocorrem abalos após estímulos somestésicos (toque), auditivos ou, com menos frequência, visuais

Mioclonia medular

- Nos casos característicos, as durações das séries de abalos detectados por EMG são maiores que 100 ms
- Mioclonia segmentar espinal
  - Padrão de recrutamento: os abalos começam em um ou dois segmentos espinais e propagam-se de modo ascendente e descendente ao longo dos segmentos espinais. Por exemplo, os abalos no membro superior em consequência de lesão estrutural do segmento espinal C7 podem ser identificados por um abalo inicial do músculo tríceps ipsilateral, com possível propagação ascendente para os músculos bíceps braquial e trapézio e com propagação descendente simultânea para os músculos intrínsecos da mão inervados por C8
  - A velocidade de propagação é mais lenta do que na mioclonia cortical, visto que não ocorre por vias corticospinais de condução rápida
- Mioclonia propriospinal
  - Padrão típico de recrutamento ascendente e descendente ao longo dos músculos axiais na polimiografia. Os abalos podem se originar, por exemplo, no músculo reto do abdome T12 e propagar-se de modo ascendente e descendente, respectivamente, para os músculos axiais acima e abaixo (p. ex., em nível superior ao músculo reto do abdome inferior e descendo para o músculo iliopsoas)
  - Velocidade lenta de propagação, devido à condução através das fibras propriospinais lentas (a mais lenta entre todas as formas de mioclonias descritas anteriormente)

EEG, eletroencefalografia; EMG, eletromiografia; MEM, músculo esternocleidomastóideo; NC, nervo craniano; PES, potencial evocado somatossensorial.

O registro de EMG de múltiplos canais, também denominado *polimiografia*, também pode ser útil na visualização de padrões de propagação de um músculo para outro, denominados *padrão de recrutamento*. Os padrões de recrutamento característicos da mioclonia cortical estão descritos na Tabela 81.2.

Manifestações clínicas

A mioclonia cortical pode ser focal, multifocal ou generalizada. Em geral, mioclonia cortical focal afeta a parte distal dos membros, como mãos e dedos. Pode ser positiva ou negativa, ocorrer tanto no repouso quanto em uma atividade e, com frequência, é sensível a estímulos. Pode ser contínua e rítmica, como a *epilepsia parcial contínua*, em que o paciente apresenta abalos mioclônicos em um lado do corpo. A mioclonia cortical pode ocorrer como fragmento da epilepsia (mioclonia epiléptica; ver Seção "Diagnóstico"). Nos casos característicos, a mioclonia pós-hipóxica é generalizada, arrítmica, sincrônica e sensível a estímulos (estímulos táteis ou auditivos), mas também pode ocorrer durante repouso.

O *tremor mioclônico cortical familiar com epilepsia* (TMCFE, também denominado *epilepsia mioclônica familiar aguda benigna* ou *tremor cortical*) é uma doença genética autossômica dominante rara, caracterizada por abalos mioclônicos de pequena amplitude na parte distal dos membros e que pode se assemelhar ao tremor essencial e ser diagnosticada incorretamente como tremor essencial. Há heterogeneidade genética nos casos de tremor mioclônico familiar com epilepsia, e vários genes e *loci* já foram identificados.

Diagnóstico

Conforme já descrito, de acordo com a classificação de Marsden, Fahn e Shibasaki, a mioclonia cortical pode ser epiléptica ou sintomática. A *mioclonia epiléptica* consiste em epilepsia parcial ou epilepsia mioclônica de origem cortical. Pode ocorrer *epilepsia parcial contínua* devido a uma lesão estrutural focal, normalmente observada na *encefalite de Rasmussen*, distúrbio autoimune que provoca gliose e hemiatrofia de um hemisfério cerebral.

A Tabela 81.3 descreve o diagnóstico diferencial da epilepsia mioclônica progressiva. A EEG mostra-se útil na

Tabela 81.3 Diagnóstico diferencial das mioclonias classificadas com base em sua localização anatômica.*

Mioclonia cortical	Mioclonia subcortical, incluindo mioclonia do tronco encefálico
• Epiléptica	• Subcortical
• Epilepsia parcial contínua: a etiologia pode incluir encefalite de Rasmussen ou lesão cortical focal	• Síndrome de mioclonia-distonia (mioclonia essencial)
• Epilepsia mioclônica progressiva	• Tronco encefálico
• Doença de Unverricht-Lundborg (mioclonia báltica e mutação do gene *EPM1*, que codifica cistatina B)	• Fisiológica
• Doença com corpos de Lafora (autossômica recessiva, mutação do gene *EPM2A*, que codifica laforina, ou mutações do gene *EPM2B* [*NHLRC1*])	• Abalos hípnicos
	• Soluços
	• Hiperecplexia
• Lipofuscinose ceroide neuronal (doença de Batten, diversas mutações)	• As variantes incluem encefalomielite progressiva, rigidez, mioclonia (EPRM) e síndromes de sobressalto excessivo
• Sialidose (mutações do gene *NEU1*, que codifica neuraminidase)	• Mioclonia palatal
• Epilepsia mioclônica com fibras vermelhas dilaceradas (distúrbio mitocondrial)	• Mioclonia palatal essencial
	• Mioclonia palatal sintomática
	• Opsoclonia-mioclonia (tronco encefálico e cerebelo)
• Atrofia dentato-rubro-palido-luisiana (ADRPL; expansões de repetição GAG no gene *ANT1*, que codifica atrofina)	• Sintomática: secundária a lesões estruturais no tronco encefálico
• Sintomática	**Mioclonia espinal**
• Mioclonia pós-hipóxica	• Mioclonia segmentar espinal
• Secundária a doenças sistêmicas ou causas metabólicas	• Sintomática: secundária a lesões estruturais na medula espinal
• Insuficiência renal ou hepática	• Mioclonia propriospinal
• Relacionada com infecções	**Mioclonia periférica**
• Panencefalite esclerosante subaguda (PEES), doença de Creutzfeldt-Jakob	• Espasmo hemifacial
• Mioclonia associada a distúrbios neurodegenerativos	• Sintomática
• ADRPL), síndrome corticobasal e doença de Alzheimer	• Secundária às lesões de raízes nervosas, plexos ou nervos periféricos
• Distúrbios heredodegenerativos	
• Doenças de armazenamento	
• Distúrbios mitocondriais	
• Ataxia espinocerebelar (AEC), como AEC14	

*A tabela relaciona os diagnósticos diferenciais das mioclonias classificadas, sobretudo, com base em sua localização anatômica. Também foi incluída a classificação etiológica inicial proposta por Marsden, Fahn e Shibasaki com suas respectivas localizações anatômicas. Observar que a lista de mioclonias corticais sintomáticas é extensiva, razão pela qual foram listados apenas alguns exemplos. A mioclonia sintomática (p. ex., mioclonia causada por lesão estrutural focal) pode se originar de qualquer estrutura do neuroeixo.

identificação das descargas epileptiformes. As investigações necessárias para confirmar o diagnóstico dependem da etiologia específica, como biopsia cutânea para a pesquisa de corpos na doença de Lafora ou uma biopsia muscular à procura de fibras vermelhas dilaceradas na epilepsia mioclônica com fibras vermelhas irregulares. Para essas confirmações, são também utilizados testes genéticos seguidos de aconselhamento genético apropriado.

A mioclonia cortical pode ser assintomática, secundária a distúrbios sistêmicos ou heredodegenerativos, como doenças de armazenamento ou distúrbios mitocondriais, mencionados anteriormente. Não obstante, a mioclonia sintomática pode ser de origem cortical, espinal ou periférica, podendo advir, também, do tronco encefálico. A lista de distúrbios mioclônicos sintomáticos é extensa; assim, uma investigação adicional dependerá de localização e etiologia suspeitas. Na maioria das situações, os pacientes com *mioclonia pós-hipóxica* apresentam histórico de parada respiratória, e não de parada cardíaca. Pode-se observar uma lesão cerebral anóxica na neuroimagem. A *panencefalite esclerosante subaguda (PEES)* é outro exemplo de mioclonia cortical sintomática. O EEG normalmente revela descargas periódicas generalizadas a cada 4 a 14 s. *Atrofia dentato-rubro-palido-luisiana*, ou síndrome de Haw River – distúrbio autossômico dominante causado por expansões de repetições CAG no gene *ATN1*, que codifica a proteína atrofia –, é outro exemplo em que os pacientes podem apresentar mioclonia cortical associada a coreia, ataxia, demência e epilepsia. Foi riginalmente princípio descrita em populações japonesas, mas também acomete outros grupos étnicos. Os diagnósticos diferenciais da mioclonia associada a demência também incluem *doença de Creutzfeldt-Jakob, síndrome corticobasal* e *doença de Alzheimer*, entre outras. A mioclonia também pode ser observada na *ataxia espinocerebelar tipo 14*.

MIOCLONIA SUBCORTICAL INCLUINDO MIOCLONIA DO TRONCO ENCEFÁLICO

Fisiopatologia

A mioclonia subcortical origina-se das estruturas subcorticais, como globo pálido, tálamo ou tronco encefálico. Acredita-se que a *síndrome de mioclonia-distonia*, antes conhecida como *mioclonia idiopática* (também descrita como *distonia DYT11*), origina-se de áreas subcorticais, considerando que não haja as alterações eletrofisiológicas de mioclonia cortical descritas anteriormente, mas a localização exata é desconhecida. Outro exemplo de mioclonia subcortical é a que ocorre depois de um acidente vascular encefálico talâmico (nos casos típicos, mioclonia negativa ou asterixe do braço). Os três principais tipos de mioclonia originada do tronco encefálico são mioclonia reflexa reticular, hiperecplexia e mioclonia palatina. A Tabela 81.2 descreve as anormalidades eletrofisiológicas desses tipos de mioclonia.

Nos casos característicos, a *mioclonia reflexa reticular* apresenta a origem e o padrão de recrutamento descritos na Tabela 81.2.

A *hiperecplexia*, ou reação de sobressalto exagerada, tem como gerador o núcleo gigantocelular e apresenta os padrões de recrutamento descritos na Tabela 81.2. A inexistência de habituação é uma característica da hiperecplexia: com a resposta de sobressalto normal, os abalos tornam-se menos frequentes e, além disso, clínica e eletrofisiologicamente mais fracos depois de estimulação repetitiva; entretanto, em pacientes com hiperecplexia, não há acomodação aos abalos.

A *mioclonia palatina* é outro tipo de mioclonia do tronco encefálico, que causa movimentos espasmódicos rítmicos do palato mole à frequência de 2 a 2,5 Hz. Alguns especialistas podem questionar o termo *tremor palatino*, considerando sua regularidade; entretanto, em termos eletrofisiológicos, trata-se de um tipo de mioclonia.

Manifestações clínicas

Com a *síndrome de mioclonia-distonia*, os pacientes costumam apresentar abalos mioclônicos juntamente a distonia na mesma região ou em regiões adjacentes do corpo. Em geral, a mioclonia acomete o pescoço e a parte superior do corpo, como ombros, braços e mãos. A distonia observada nessa condição também apresenta comprometimento semelhante da parte superior do corpo, como pescoço ou mãos (p. ex., os pacientes podem apresentar "cãibra do escritor"), mas ela costuma ser muito menos acentuada que o componente mioclônico.

Nos casos típicos, a *hiperecplexia* não ocorre em repouso, mas é induzida por algum estímulo típico. Os pacientes normalmente não estão habituados aos estímulos repetidos. Entretanto, recomenda-se que os pacientes com hiperecplexia sejam examinados com estímulos repetitivos, visto que a percussão repetida do nariz pode provocar grave rigidez do corpo e depressão respiratória, sobretudo em lactentes.

Na *mioclonia reticular reflexa*, os pacientes costumam apresentar abalos mioclônicos que acometem os músculos esternocleidomastóideo, da face e do pescoço, com padrão de propagação que se relaciona com o recrutamento eletrofisiológico, habitualmente rostral e caudal.

As manifestações clínicas da *mioclonia palatal* estão descritas a seguir.

Diagnóstico

A *síndrome de mioclonia-distonia* é causada por uma mutação do gene *SGCE* (gene que codifica épsilon-sarcoglicana). Em condições normais, esse gene tem *imprinting* materno, isto é, mesmo em seu estado normal não há expressão do alelo materno. Por essa razão, o gene anormal costuma ser herdado do pai. Em uma condição rara – síndrome de Russell-Silver –, em que há dissomia uniparental, ambos os alelos provêm da mãe e, portanto, ambas as cópias do gene *SCGE* normal são impressas, levando à ausência de expressão do alelo normal. Isso pode causar o fenótipo da síndrome de mioclonia-distonia. Os sintomas da síndrome de mioclonia-distonia normalmente são aliviados por álcool e é comum a ocorrência de manifestações neuropsiquiátricas associadas, como transtorno de ansiedade e transtorno obsessivo-compulsivo. A síndrome de mioclonia-distonia também foi associada a outros genes, como *KCTD17*.

A *hiperecplexia* pode ser hereditária ou secundária. A genética dessa doença é complexa: existem formas autossômicas dominante e recessiva. Uma das formas hereditárias bem conhecidas é autossômica dominante causada por mutações no gene do receptor de glicina, embora outros genes também tenham sido relatados. Foi descrita a ocorrência de hiperecplexia secundária (*i. e.*, sintomática) devido à encefalite do tronco encefálico em decorrência de processo autoimune ou paraneoplásico. Algumas vezes, pode estar associada a rigidez muscular grave, também denominada *encefalopatia progressiva com rigidez e mioclonia*.

Certas síndromes bastante repentinas podem estar relacionadas com a cultura e também podem se manifestar na forma de ecolalia e obediência automática. Essas síndromes são conhecidas por nomes regionais pitorescos, como *The Jumping Frenchmen of Maine* (Quebec), *myriachit* (Sibéria), *Latah* (Indonésia e Malásia) e *Ragin's Cajun* (Louisiana). Essas síndromes não constituem formas verdadeiras de mioclonia, visto que os movimentos são mais prolongados em sua duração e sujeitos a supressão consciente.

A *mioclonia palatal* também pode ser subclassificada em dois tipos: idiopática e sintomática. Na mioclonia palatal idiopática (MPI), os pacientes apresentam estalidos nas orelhas devido à contração do músculo tensor do véu palatino, o que provoca movimentos da abertura da tuba auditiva. A mioclonia palatal sintomática (MPS) é um fenômeno tardio, que costuma ocorrer dentro de semanas ou meses depois da lesão no triângulo de Guillain-Mollaret, região definida pela linha entre o núcleo denteado, o núcleo rubro contralateral e o núcleo olivar inferior contralateral. O trato tegmentar central segue trajeto entre o núcleo rubro e o núcleo olivar inferior, que, em seguida, emite fibras para o núcleo denteado contralateral por meio do pedúnculo cerebelar inferior. Em seguida, o núcleo denteado emite projeção para o núcleo rubro por meio do pedúnculo cerebelar superior. Lesões desse triângulo podem ser isquêmicas, desmielinizantes, infecciosas ou pós-infecciosas, entre outras características. Na MPS, pode-se observar hipertrofia e hiperintensidade do núcleo olivar inferior nas imagens ressonância magnética (RM) ponderadas em T2. Diferentemente da mioclonia palatina idiopática, os pacientes não costumam apresentar estalidos nos ouvidos. Pode-se observar também ocorrência de nistagmo pendular na MPS. A *ataxia progressiva com tremor palatal* (APTP), por sua vez, é uma síndrome que, quando observada, indica a possibilidade de doença de Alexander de início na vida adulta, distúrbio causado por mutações do gene *GFAP*. Imagem sagital de RM na doença de Alexander de início na vida adulta pode revelar atrofia da medula espinal desde a porção cervical, produzindo o denominado sinal de girino. O diagnóstico é confirmado por meio de teste genético.

Além das mioclonias subcorticais clássicas descritas anteriormente, vale mencionar também a síndrome de opsoclonia-mioclonia, que é causada por disfunção do tronco encefálico e cerebelo.

A *síndrome de opsoclonia-mioclonia-ataxia* (*doença de Kinsbourne*) é diagnosticada pela combinação de opsoclonia, mioclonia e ataxia. Nas crianças, pode ocorrer na forma de processo paraneoplásico, observado tipicamente com neuroblastoma associado a anticorpos anti-Ri; nesse caso, é necessária a realização de exame de imagem do abdome para rastreamento desse câncer. Já nos adultos, está associada a processos pós-infecciosos (como pós-virais), autoimunes ou paraneoplásicos, os quais afetam o tronco encefálico. Exames de neuroimagem e análises do líquido cefalorraquidiano (LCR), incluindo painel paraneoplásico no sangue e no LCR, são úteis para confirmar esse diagnóstico. Para isso, justifica-se um ciclo de corticoides e/ou imunoglobulina intravenosa.

MIOCLONIA MEDULAR

Fisiopatologia

Existem duas formas principais de mioclonia medular: a mioclonia segmentar espinal e a mioclonia propriospinal. A Tabela 81.2 descreve o padrão de recrutamento característico e a velocidade de propagação.

Nos casos típicos, a *mioclonia segmentar espinal* origina-se dentro de alguns ou vários segmentos espinais adjacentes, os quais costumam ser cervicais ou lombares.

A *mioclonia propriospinal*, por sua vez, caracteriza-se por abalos axiais originados em segmentos da medula espinal com propagação ascendente e descendente ao longo do eixo longitudinal da medula. A via propriospinal de condução muito lenta ajuda a coordenar os movimentos dos membros torácicos e pélvicos em animais, como os gatos, porém o papel dessa via em seres humanos não está bem esclarecido.

Na literatura, existem relatos de que os potenciais de Bereitschafts (PBs) estão associados à mioclonia propriospinal. Os PBs são um tipo de potencial relacionado com movimento voluntário, observado com técnica de EEG de *back-averaging*, e também são conhecidos como potencial de pré-movimento ou prontidão. É útil estabelecer uma diferenciação entre mioclonias orgânicas e psicogênicas. Nesse sentido, alguns autores sugeriram a etiologia psicogênica para explicar a mioclonia propriospinal. Entretanto, há evidências de que ocorra lesão dos tratos de fibras da medula espinal, conforme observado em exames de imagem por tensor de difusão em pacientes com mioclonia propriospinal, o que indica que algumas formas de mioclonia propriospinal sejam orgânicas.

Manifestações clínicas

Na *mioclonia segmentar espinal*, os músculos de um ou dois segmentos medulares adjacentes normalmente estão afetados. Isso pode ocorrer em repouso ou durante uma ação, pode ser rítmica ou arrítmica, porém não costuma ser induzida por reflexo. Quando o paciente apresenta abalos mioclônicos em um membro, deve-se considerar sempre uma possível patologia na medula espinal, como neoplasia maligna primária da medula espinal.

Já a *mioclonia propriospinal* caracteriza-se por abalos axiais. Nos casos característicos, os pacientes apresentam flexão do tronco, a qual costuma ser arrítmica em repouso ou durante a ação, ou induzida por reflexo, com latência relativamente longa devido à condução lenta através das vias propriospinais. O diagnóstico diferencial de abalos axiais inclui mioclonia propriospinal e mioclonia reticular reflexa; entretanto, nesta última forma, uma região superior do tronco costuma ser acometida, em comparação com a mioclonia propriospinal.

Diagnóstico

A *mioclonia segmentar espinal* é sintomática até que se verifique o contrário; por esse motivo, é necessário realizar exame de neuroimagem da medula espinal nos níveis apropriados. Nos casos de *mioclonia propriospinal*, apesar das controvérsias quanto à sua origem psicogênica ou orgânica, sugere-se também a obtenção de neuroimagem da medula espinal para descartar a possibilidade de lesão estrutural.

MIOCLONIA PERIFÉRICA

Fisiopatologia

O espasmo hemifacial é um exemplo característico de mioclonia periférica; entretanto, a mioclonia periférica também pode ocorrer em consequência de irritação de raízes nervosas espinais, plexos ou nervos periféricos. A duração das séries de abalos detectados por EMG é variável, e não são observados padrões eletrofisiológicos de mioclonia cortical, subcortical e medular.

Manifestações clínicas

Nos casos típicos, a mioclonia periférica originada de raiz neural, plexo ou nervo periférico afeta um membro na distribuição correspondente às estruturas neurais que são inervadas. Em geral, ocorre em repouso e não se modifica durante a ação. Algumas vezes, é difícil diferenciá-la da mioclonia segmentar espinal, de modo que é necessário realizar exame de imagem para descartar a possibilidade de patologia medular. Já o *espasmo hemifacial* é um tipo de mioclonia periférica, que se caracteriza por contração clônica e, algumas vezes, tônica dos músculos inervados pelo nervo craniano VII, sobretudo os músculos orbicular do olho, zigomático, frontal e platisma.

Diagnóstico

A mioclonia periférica dos membros exige avaliação diagnóstica, incluindo estudos de condução neural e EMG para confirmar a localização das lesões, ou seja, as estruturas neurais envolvidas ou o nível miotômico. Nos casos de espasmo hemifacial, deve-se realizar RM com visualização do nervo facial e estruturas vasculares adjacentes. Algumas vezes, pode-se observar uma alça vascular adjacente ao nervo facial.

TRATAMENTO

O tratamento específico das mioclonias depende do diagnóstico etiológico, como tratamento da encefalopatia hepática quando há asterixe ou uso de antiepilépticos nos casos de epilepsia mioclônica. O tratamento sintomático pode ser administrado para atenuar sintomas em combinação com fármacos apropriados ou quando não há tratamento específico. Os fármacos que costumam ser utilizados com frequência incluem clonazepam, levetiracetam e ácido valproico. Não existe nenhuma diretriz bem definida sobre tipo de medicamento a ser administrado no início, embora a localização anatômica oriente o tratamento. A Tabela 81.4 descreve os tratamentos recomendados.

PROGNÓSTICO

O prognóstico e o histórico natural das mioclonias dependem de sua etiologia específica. Desse modo, o prognóstico geralmente é satisfatório depois do tratamento de um distúrbio sistêmico subjacente, da retirada de alguma lesão estrutural ou do tratamento de um processo autoimune ou paraneoplásico subjacentes. Entretanto, o prognóstico dos outros tipos de mioclonia é variável.

Tabela 81.4 Tratamento das mioclonias.*

Tratamento específico com base na etiologia

- **Tratamento farmacológico**
  - Levetiracetam (primeira opção considerada para mioclonia cortical); 1.000 a 3.000 mg/dia fracionados em 2 doses; doses de até 4.000 mg/dia já foram utilizadas
  - Dois outros fármacos relacionados com o levetiracetam – piracetam (1.600 a 4.800 mg/dia) e brivaracetam (50 a 200 mg/dia) – também podem ser considerados. Piracetam não está disponível nos EUA. O brivaracetam, por sua vez, não conseguiu mostrar eficácia como tratamento adjuvante para mioclonia de ação em pacientes com doença de Unverricht-Lundborg
  - Clonazepam (primeira opção considerada para mioclonias subcorticais e medulares); dose inicial de 0,5 a 1 mg/dia; dose típica de 3 mg/dia ou mais (algumas vezes, até 15 mg/dia)
  - Ácido valproico; a dose normalmente administrada é de 1.000 a 1.500 mg/dia
  - Zonisamida, primidonprimidona e perampanel (utilizados com menos frequência, quando os fármacos convencionais mencionados anteriormente falham); dose de zonisamida: 100 a 200 mg/dia; primidona: 500 a 750 mg/dia (entretanto, é habitualmente pouco tolerada em altas doses); perampanel: 2 a 12 mg/dia
  - Outros tratamentos (não convencionais)
    - Oxibato de sódio para alguns tipos de mioclonia que respondem ao álcool, como síndrome de mioclonia-distonia e mioclonia pós-hipóxica; dose média de 6,5 mg/dia, dose máxima de 9 mg/dia
    - 5-hidroxitriptofano para mioclonia pós-hipóxica
- **Injeção de toxina botulínica**
  - Espasmo hemifacial (tratamento de escolha)
- **ECP**
  - Foi relatado que ECP palidal melhora tanto a distonia quanto a mioclonia da síndrome de mioclonia-distonia, em comparação com ECP do NIV, que só melhora a mioclonia, mas não a distonia. Os dados disponíveis ainda são insuficientes
  - ECP do globo pálido também foi considerada eficaz para tratar mioclonia pós-hipóxica

*O tratamento específico das mioclonias depende do diagnóstico etiológico. O tratamento sintomático pode ser considerado em combinação com fármacos específicos ou quando não se dispõe de tratamento específico. ECP, estimulação cerebral profunda; NIV, núcleo intermédio ventral.

LEITURA SUGERIDA

Bakker MJ, van Dijk JG, van den Maagdenberg AM, Tijssen MA. Startle syndromes. *Lancet Neurol*. 2006;5:513-524.

Brown P, Thompson PD, Rothwell JC, Day BL, Marsden D. Axial myoclonus of propriospinal origin. *Brain*. 1991;114(pt 1A):197-214.

Caviness JN. Pathophysiology and treatment of myoclonus. *Neurol Clin*. 2009;27:757-777.

Caviness JN. Treatment of myoclonus. *Neurotherapeutics*. 2014;11:188-200.

Caviness JN, Alving LI, Maraganore DM, Black RA, McDonnell SK, Rocca WA. The incidence and prevalence of myoclonus in Olmsted County, Minnesota. *Mayo Clin Proc*. 1999;74:565-569.

Chang VC, Frucht SJ. Myoclonus. *Curr Treat Options Neurol*. 2008;10:222-229.

Deuschl G, Mischke G, Schenck E, Schulte-Mönting J, Lücking CH. Symptomatic and essential rhythmic palatal myoclonus. *Brain*. 1990;113(pt 6):1645-1672.

Deuschl G, Wilms H. Clinical spectrum and physiology of palatal tremor. *Mov Disord*. 2002;17(suppl 2):S63-S66.

Dreissen YE, Bakker MJ, Koelman JH, Tijssen MA. Exaggerated startle reactions. *Clin Neurophysiol*. 2012;123:34-44.

Erro R, Bhatia KP, Edwards MJ, Farmer SF, Cordivari C. Clinical diagnosis of propriospinal myoclonus is unreliable: an electrophysiologic study. *Mov Disord*. 2013;28:1868-1873.

Fahn S, Marsden CD, Van Woert MH. Definition and classification of myoclonus. *Adv Neurol*. 1986;43:1-5.

Franceschetti S, Michelucci R, Canafoglia L, et al. Progressive myoclonic epilepsies: definitive and still undetermined causes. *Neurology*. 2014;82:405-411.

Ghosh D, Indulkar S. Primary myoclonus-dystonia: a diagnosis often missed in children. *J Child Neurol*. 2013;28:1418-1422.

Gorman MP. Update on diagnosis, treatment, and prognosis in opsoclonus–myoclonus–ataxia syndrome. *Curr Opin Pediatr*. 2010;22:745-750.

Guettard E, Portnoi MF, Lohmann-Hedrich K, et al. Myoclonus–dystonia due to maternal uniparental disomy. *Arch Neurol*. 2008;65:1380-1385.

Ikeda A, Kakigi R, Funai N, Neshige R, Kuroda Y, Shibasaki H. Cortical tremor: a variant of cortical reflex myoclonus. *Neurology*. 1990;40:1561-1565.

Kälviäinen R, Genton P, Andermann E, et al. Brivaracetam in Unverricht-Lundborg disease (EPM1): results from two randomized, double-blind, placebo-controlled studies. *Epilepsia*. 2016;57:210-221.

Klaas JP, Ahlskog JE, Pittock SJ, et al. Adult-onset opsoclonus-myoclonus syndrome. *Arch Neurol*. 2012;69:1598-1607.

Lance JW, Adams RD. The syndrome of intention or action myoclonus as a sequel to hypoxic encephalopathy. *Brain*. 1963;86:111-136.

Marsden CD, Hallett M, Fahn S. The nosology and pathophysiology of myoclonus. In: Marsden CD, Fahn S, eds. *Movement disorders*. London, United Kingdom: Butterworth & Co; 1981:196-248.

Mencacci NE, Bruggemann N. KCTD17 is a confirmed new gene for dystonia, but is it responsible for SGCE-negative myoclonus-dystonia? *Parkinsonism Relat Disord*. 2019;61:1-3.

Ramdhani RA, Frucht SJ, Kopell BH. Improvement of post-hypoxic myoclonus with bilateral pallidal deep brain stimulation: a case report and review of the literature. *Tremor Other Hyperkinet Mov (N Y)*. 2017;7:461.

Raymond D, Ozelius L. Myoclonus-dystonia. In: Pagon RA, Adam MP, Ardinger HH, et al., eds. *GeneReviews*. Seattle, WA: University of Washington, Seattle; 1993.

Roze E, Bounolleau P, Ducreux D, et al. Propriospinal myoclonus revisited: clinical, neurophysiologic, and neuroradiologic findings. *Neurology*. 2009;72:1301-1309.

Rughani AI, Lozano AM. Surgical treatment of myoclonus dystonia syndrome. *Mov Disord*. 2013;28:282-287.

Samuel M, Torun N, Tuite PJ, Sharpe JA, Lang AE. Progressive ataxia and palatal tremor (PAPT): clinical and MRI assessment with review of palatal tremors. *Brain*. 2004;127:1252-1268.

Shibasaki H, Hallett M. Electrophysiological studies of myoclonus. *Muscle Nerve*. 2005;31:157-174.

Stahl CM, Frucht SJ. An update on myoclonus management. *Expert Rev Neurother*. 2019;19:325-331.

Termsarasab P, Thammongkolchai T, Frucht SJ. Spinal-generated movement disorders: a clinical review. *J Clin Mov Disord*. 2015;2:18.

Turner MR, Irani SR, Leite MI, Nithi K, Vincent A, Ansorge O. Progressive encephalomyelitis with rigidity and myoclonus: glycine and NMDA receptor antibodies. *Neurology*. 2011;77:439-443.

van den Ende T, Sharifi S, van der Salm SMA, van Rootselaar A-F. Familial cortical myoclonic tremor and epilepsy, an enigmatic disorder: from phenotypes to pathophysiology and genetics. A systematic review. *Tremor Other Hyperkinet Mov (N Y)*. 2018;8:503.

van der Salm SM, Tijssen MA, Koelman JH, van Rootselaar A-F. The Bereitschaftspotential in jerky movement disorders. *J Neurol Neurosurg Psychiatry*. 2012;83:1162-1167.

Zutt R, van Egmond ME, Elting JW, et al. A novel diagnostic approach to patients with myoclonus. *Nat Rev Neurol*. 2015;11:687-697.

Ataxias Hereditárias e Adquiridas 82

Sheng-Han Kuo e Vikram G. Shakkottai

PONTOS-CHAVE

1. A ataxia cerebelar pode ser atribuída a um grupo heterogêneo de doenças, como distúrbios nutricionais, imunes, hereditários e degenerativos.

2. O diagnóstico das ataxias nutricionais e imunes é fundamental, uma vez que essas doenças são tratáveis.

3. A abordagem sequencial à testagem genética oferece a melhor razão custo-benefício para se chegar ao diagnóstico de ataxia hereditária. Recomenda-se iniciar com testes para ataxia associada à expansão de repetições, e, caso estes sejam negativos, deve-se considerar o sequenciamento de exoma na íntegra.

4. Além do tratamento farmacológico sintomático, o treinamento coordenado intensivo pode melhorar os sintomas de ataxia.

INTRODUÇÃO

O cerebelo é uma estrutura que controla a coordenação dos movimentos dos seres humanos. Distúrbios nesse órgão ou em suas conexões aferentes ou aferentes provocam descoordenação, conhecida como *ataxia*. A diversidade de causas de ataxia cerebelar pode impor significativos desafios diagnósticos; no passado, as opções de tratamento para as ataxias cerebelares eram consideradas ineficazes, e muitos pacientes atáxicos permaneciam sem tratamento. Além disso, sintomas não motores, como depressão e transtornos de humor, passaram a ser incluídos no quadro clínico das doenças que causam ataxia. Alguns tratamentos novos para ataxia estão em fase de desenvolvimento, acelerado pelos avanços do conhecimento científico de neuroanatomia e neurofisiologia do cerebelo em condições normais e patológicas. Por essa razão, a ataxia cerebelar tem estado na vanguarda das descobertas neurológicas e do desenvolvimento de novas abordagens terapêuticas.

Este capítulo inicia com uma sucinta introdução sobre a anatomia e a fisiologia do cerebelo e detalha os sinais e sintomas clínicos comumente observados nos pacientes com ataxia. Em seguida, é feita uma descrição das modalidades diagnósticas úteis, como testes laboratoriais e exames de neuroimagem, e também é apresentado um algoritmo para reduzir as possibilidades etiológicas. Embora seja possível dedicar um capítulo inteiro a cada causa de ataxia cerebelar, este apresentará uma revisão abrangente de cada tipo de ataxia. Por fim, são enfatizados os tratamentos em desenvolvimento para a ataxia cerebelar, fonte de esperança para os pacientes. Os recentes avanços na terapêutica das ataxias definem essa área como especialmente promissora em neurologia clínica.

Neuroanatomia do cerebelo

O circuito neural do cerebelo é organizado de maneira muito peculiar, abrangendo conexões aferentes e eferentes bem definidas com outras regiões do encéfalo (Figura 82.1). Lesões nessas estruturas encefálicas causam ataxia cerebelar. O cerebelo recebe vários estímulos aferentes sensoriais, como os vestibulares e os proprioceptivos; outro importante tipo de estímulo enviado ao cerebelo provém do córtex e é transmitido pelas

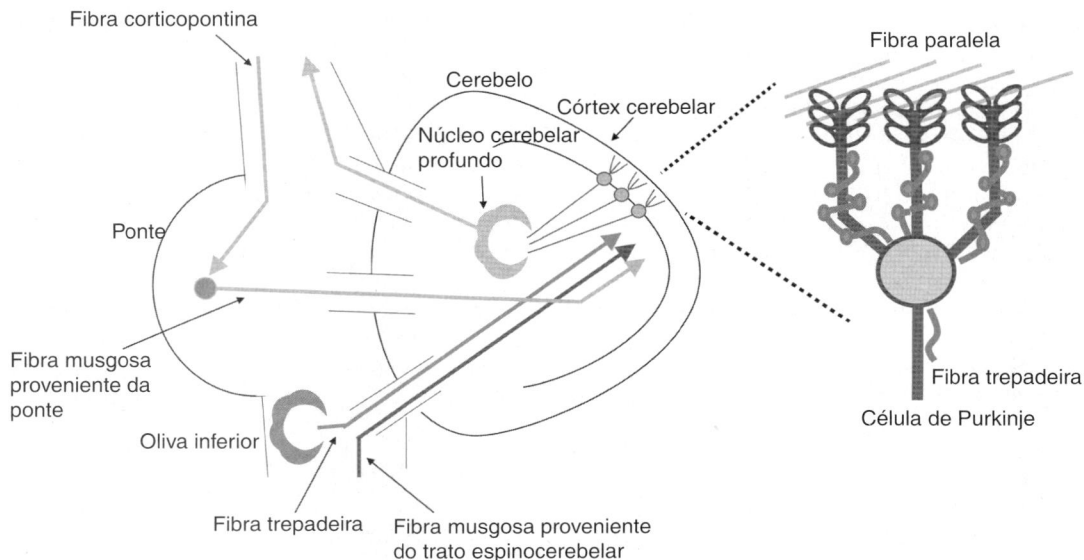

FIGURA 82.1 Neuroanatomia do cerebelo.

fibras corticopontocerebelares. Todas essas vias de estimulação formam as *fibras musgosas* do cerebelo, que se projetam ao córtex cerebelar, onde estabelecem sinapses com células granulares, cujos axônios formam fibras paralelas. Além das fibras musgosas, os axônios de neurônios do núcleo olivar inferior formam outra via aferente importante para o córtex cerebelar e são conhecidos como *fibras trepadeiras*. As células de Purkinje, principais neurônios do córtex cerebelar, recebem dois tipos de estímulos sinápticos excitatórios: um proveniente das fibras paralelas e outro, das fibras trepadeiras. As fibras paralelas estabelecem sinapses com as partes distais finas dos dendritos das células de Purkinje, enquanto as fibras trepadeiras estabelecem sinapses com as partes proximais das hastes dos dendritos dessas células. Despolarizações adequadas das fibras trepadeiras e paralelas transmitidas às células de Purkinje são essenciais ao funcionamento adequado do cerebelo. Outros interneurônios inibitórios (p. ex., células de Golgi e células caliciformes) também são importantes para modular as despolarizações das células de Purkinje. Essas células são os únicos neurônios eferentes do córtex cerebelar, e seus axônios projetam-se em direção aos núcleos cerebelares profundos (núcleo denteado, núcleo intercalado e núcleo fastigial), que enviam projeções axonais ao tálamo e, depois, ao córtex motor e outras regiões cerebrais associadas.

O lobo anterior do cerebelo é importante para o controle motor, enquanto a maior parte do lobo posterior pode estar relacionada com o processamento cognitivo. Dentro do cerebelo motor, lesões na estrutura da linha médica frequentemente causam ataxia troncular ou da marcha, enquanto a tendência de lesões das regiões paravermianas é provocar ataxia apendicular. Compreender a relação entre neuroanatomia e função comportamental do cerebelo pode ajudar a localizar lesões cerebelares.

NEUROFISIOLOGIA DO CEREBELO

Circuitos cerebelares

As células de Purkinje e os neurônios nucleares do cerebelo funcionam de maneira independente, com altas frequências basais de ativação. As projeções das células de Purkinje – que transmitem os estímulos principais aos neurônios dos núcleos cerebelares – são inibitórias. Estímulos levados ao cerebelo são transmitidos, sobretudo, pelas fibras musgosas excitatórias, que estimulam as células de Purkinje por meio das células granulares. Os colaterais das fibras musgosas também estimulam diretamente os neurônios nucleares do cerebelo. A modulação bidirecional da frequência de despolarização das células de Purkinje é possível por meio da estimulação mediada pelas sinapses de fibras paralelas e da inibição mediada por interneurônios corticais cerebelares (p. ex., células estreladas ou células caliciformes). Um grupo de células de Purkinje pode ser estimulado por inibição simultânea das células de Purkinje orientadas sagitalmente ao seu lado por uma placa bem demarcada de células granulares. Acredita-se que células de Purkinje recebam estímulos excitatórios representativos de grupos musculares agonistas bem definidos e estímulos inibitórios originados de músculos agonistas. Do mesmo modo, neurônios nucleares do cerebelo recebem estímulos de diferentes grupos de células de Purkinje, cujos estímulos inibitórios provavelmente deveriam reduzir sua frequência de despolarização. A modulação bidirecional da frequência de despolarização dos neurônios nucleares do cerebelo teria o efeito esperado de suprimir a inibição (e estimulação por meio dos colaterais das fibras musgosas) e aumentar a inibição por meio das células de Purkinje. Outro importante modulador da frequência de despolarização das células de Purkinje são as fibras trepadeiras, que são axônios dos neurônios olivares inferiores. No cerebelo bem desenvolvido, uma célula de Purkinje recebe apenas conexões sinápticas de uma fibra trepadeira. As fibras trepadeiras podem modular o sincronismo das células de Purkinje, o que resulta em potente efeito modulador dos neurônios dos núcleos cerebelares situados adiante.

Controle cerebelar dos movimentos

Registros obtidos de primatas que realizavam movimentos simples mostraram padrões característicos de atividade das células de Purkinje e das células dos núcleos cerebelares. Descargas simples originadas da maioria das células de Purkinje ocorrem em frequências altas, mantidas em torno de 70 Hz em repouso. Durante movimentos de flexão e extensão do punho, a frequência de descargas simples originadas das células de Purkinje alternam entre valores mais altos (até 400 a 500 Hz) a mais baixos do que a frequência de repouso, com relação temporal consistente a cada ciclo sucessivo de movimento. As células de Purkinje e os neurônios dos núcleos cerebelares alteram as frequências de despolarização, dependendo de os músculos estarem ativos durante determinada atividade motora. Células de Purkinje distintas (e neurônios nucleares situados adiante) provavelmente estão envolvidas com a regulação temporal da atividade muscular. Como a maioria dos neurônios dos núcleos cerebelares é excitatória, isso indica que aumentos da frequência de despolarização desses neurônios correspondem temporalmente a uma facilitação da atividade muscular, enquanto a redução da frequência de despolarização diminui a disponibilização dos grupos musculares. Embora a despolarização de algumas células de Purkinje se correlacione de maneira positiva com a ativação muscular, ainda não está claro como essa observação pode ser integrada nos modelos de controle cerebelar dos movimentos dos membros. Acredita-se que apenas um subgrupo de neurônios eferentes cerebelares regule de maneira direta a atividade motora dos membros, enquanto outros despolarizam em correlação com a posição articular e a direção do próximo movimento pretendido. Embora alguns pesquisadores defendam a hipótese de que o cerebelo, de forma isolada, planeje e controle os movimentos de uma estrutura cinemática – ou seja, sem definir diretamente parâmetros relacionados com força –, acredita-se que ao menos um subgrupo de neurônios eferentes do cerebelo ative de forma imediata grupos musculares, conforme evidenciado por estimulação elétrica dos núcleos intercalados e denteados de primatas. Além disso, a manipulação optogênica das células de Purkinje de camundongos mostrou que a inibição das despolarizações dessas células pode provocar contração muscular. Além do controle dos movimentos em tempo real pelo cerebelo, a atividade dos neurônios cerebelares pode ser modificada pela plasticidade de várias estruturas do circuito cerebelar. A depressão prolongada da atividade sináptica nas sinapses das fibras paralelas é um mecanismo de aprendizagem cerebelar importante e, particularmente, bem estudado. Além disso, a interação entre sistemas de controle motor do cerebelo e núcleos da base podem permitir que neurônios eferentes cerebelares regulem a atividade muscular.

EPIDEMIOLOGIA

A prevalência de ataxia nos EUA foi estimada em 25 a 30 casos por 100 mil habitantes; contudo, essa estimativa baseia-se, sobretudo, em dados fornecidos por centros de referenciamento, uma vez que existem poucos estudos populacionais. Na maioria dos estudos publicados, as ataxias não genéticas são mais frequentes que as genéticas. Entre as ataxias autossômicas dominantes ou ataxias espinocerebelares (AECs), a AEC3 é a mais comum, seguida de AEC2, AEC6 e AEC1, e a ataxia de Friedreich é a forma autossômica recessiva mais comum. A prevalência das ataxias genéticas varia nas diferentes regiões geográficas e origens étnicas. Mesmo quando há histórico familiar de ataxia, cerca de 30% dos pacientes não têm mutações genéticas conhecidas detectáveis. Com os avanços das técnicas genéticas, a prevalência das ataxias hereditárias não diagnosticadas provavelmente sofrerá diminuição.

ABORDAGEM CLÍNICA À ATAXIA CEREBELAR

Sinais e sintomas de ataxia

O primeiro passo da investigação diagnóstica de pacientes com ataxia é detectar seus sintomas iniciais (Tabela 82.1). Dificuldade em andar e desequilíbrio costumam ser os primeiros sinais da doença. Nos estágios iniciais da ataxia, os pacientes podem sentir dificuldade em subir e descer escadas e relatar necessidade de segurar nos corrimões. Outros sintomas iniciais de ataxia da marcha são dificuldade em correr, caminhar com calcanhares elevados, andar descalço na praia e cambalear para um lado. Uma pergunta comumente utilizada para investigar os sintomas iniciais de ataxia é: "Você anda como se estivesse embriagado?". Nessa mesma linha, alguns pacientes relatam sensibilidade exagerada a pequenas quantidades de álcool. Com frequência, pacientes com ataxia mais grave caem repetidas vezes.

Além de distúrbios da marcha, problemas visuais também podem ocorrer. Nos estágios iniciais da ataxia, os pacientes podem apresentar diplopia quando giram a cabeça repentinamente. Em razão da diplopia transitória branda, alguns podem relatar visão turva. Fala arrastada não costuma ser um sintoma inicial, mas pode ocorrer à medida que a doença avança. Alguns pacientes também podem referir perda de destreza manual, com escrita desajeitada e dificuldade em realizar atividades delicadas com as mãos.

É fundamental determinar o tempo em que o paciente desenvolveu ataxia (aguda *versus* subaguda *versus* crônica *versus* transitória), dadas as importantes implicações diagnósticas resultantes. A Tabela 82.2 enumera as causas mais comuns de ataxia com diferentes tipos de cronicidade. Etiologias tóxicas, metabólicas, infecciosas e vasculares costumam ter evolução rápida, enquanto ataxias imunes apresentam início subagudo. Em geral, ataxias genéticas e degenerativas avançam em intervalos relativamente longos.

Tabela 82.1 Sinais e sintomas de ataxia cerebelar.

Sinais e sintomas iniciais
Dificuldade em correr, saltar, andar ou se virar
Dificuldade em andar com calcanhares elevados
Dificuldade em subir e descer escadas sem segurar nos corrimões
Hipersensibilidade ao álcool (o desequilíbrio é agravado após ingestão de pequenas quantidades de álcool)
Fala arrastada (de difícil compreensão, em alguns casos); esse sinal pode ser intermitente nos estágios iniciais
Falta de destreza na escrita manual
Tontura
Diplopia (sobretudo quando o paciente gira a cabeça rapidamente)
Achado incidental de atrofia cerebelar nos exames de neuroimagem
Tremor das mãos
Sinais e sintomas tardios
Quedas
Dificuldade em se equilibrar
Andar como se estivesse embriagado
Dificuldade em engolir
Visão turva
Perda de destreza manual – dificuldade em se vestir e usar utensílios

Tabela 82.2 Causas de ataxia cerebelar aguda, subaguda, crônica e transitória.

Causas de ataxia cerebelar aguda (de minutos a alguns dias)
Causas vasculares: AVEs cerebelares isquêmicos ou hemorrágicos
Intoxicação alcoólica
Toxinas (mercúrio, tálio, tolueno, solventes)
Fármacos (fenitoína, carbamazepina, fenobarbital, lítio)
Doenças desmielinizantes, como esclerose múltipla
Meningite, sobretudo meningite basilar
Cerebelite viral
Abscesso cerebelar
Encefalopatia de Wernicke/deficiência de tiamina
Causas de ataxia cerebelar subaguda (de semanas a meses)
Degeneração cerebelar paraneoplásica
Tumores encefálicos
Doença de Creutzfeldt-Jakob
Siderose superficial
Ataxia anti-GAD
Meningite tuberculosa
Sarcoidose
Causas de ataxia cerebelar crônica (de meses a anos)
Ataxia associada à alergia ao glúten
Ataxia genética
Doença mitocondrial
Atrofia de múltiplos sistemas
Ataxia cerebelar idiopática de início tardio
Causas de ataxia cerebelar transitória
Ataxia transitória genética
Ataxia psicogênica
Doença mitocondrial
Esclerose múltipla

AVE, acidente vascular encefálico; GAD, descarboxilase do ácido glutâmico.

Além de reconhecer os sinais e sintomas de ataxia, outros sintomas associados frequentemente podem indicar esse diagnóstico e, por essa razão, são importantes elementos da anamnese clínica. Nesse grupo de sintomas, estão neuropatia periférica, parkinsonismo, distúrbios do sono, sintomas autonômicos, crises epilépticas, perda de audição e histórico familiar de ataxia e outros distúrbios do equilíbrio. Histórico de exposição a toxinas e fármacos (p. ex., antiepilépticos e quimioterápicos) também pode colaborar para definir a causa da ataxia.

Também é fundamental considerar as condições que simulam ataxia, como neuropatia sensorial, parkinsonismo, hidrocefalia normopressórica, distúrbios vestibulares, espasticidade, fraqueza muscular, problemas ortopédicos e distúrbios da marcha causados por dor (Tabela 82.3).

Exame neurológico

O cerebelo tem papel fundamental para a coordenação e o controle motor de todo o corpo; por esse motivo, as ataxias cerebelares podem ser divididas em vários domínios – olhos, fala, mãos, pernas e marcha –, que devem ser o principal foco do exame neurológico.

O exame motor clássico de pacientes com ataxia pode ser dividido em oito categorias, conforme relacionado na Escala de Avaliação e Classificação das Ataxias, questionário validado para mensurar a gravidade da ataxia. Essa escala é bastante utilizada por especialistas em ataxia para acompanhar sua progressão; entretanto, anormalidades dos movimentos oculares associados às ataxias não são avaliadas.

A disartria cerebelar é descrita, com frequência, como "fala escandida", termo que se refere às palavras separadas em suas diversas sílabas. A velocidade da fala é lenta, possivelmente para compensar a fala arrastada, enquanto o volume pode variar (esse é um elemento fundamental da disfunção cerebelar). Para testar a destreza manual de pacientes atáxicos, três testes são comumente usados: (1) teste dedo-nariz (o paciente aponta repetidas vezes seu dedo indicador, ou o dedo do examinador, para o próprio nariz); (2) acompanhamento com o dedo (o dedo indicador do paciente acompanha o dedo indicador do examinador com a maior precisão possível); e (3) movimentos alternados rápidos (o paciente faz movimentos alternados repetitivos de pronação e supinação da mão sobre sua coxa). Pacientes com ataxia cerebelar fazem movimentos exagerados no teste de acompanhamento com o dedo e apresentam tremor intencional no teste dedo-nariz. Durante o teste de movimentos alternados rápidos, os pacientes atáxicos fazem movimentos irregulares e frequentemente cometem erros de sequenciamento. De modo a avaliar a função cerebelar nos membros inferiores, o examinador pede aos pacientes que realizem a manobra de joelho-canela-lado (esticar uma perna e deslizar o calcanhar da outra perna do joelho para baixo, com movimentos suaves e precisos). Em geral, pacientes com ataxia têm dificuldade de realizar movimento deslizante e suave e/ou mostram dificuldade em manter a posição do calcanhar sobre a canela.

Para avaliar o equilíbrio, o examinador solicita aos pacientes que fiquem de pé em posição natural e observa se há oscilação do tronco e/ou titubeação, ou seja, movimento de tremores incontroláveis do tronco, sobretudo quando ficam de pé ou caminham. Para detectar ataxia branda no exame do equilíbrio, os pacientes são instruídos a manter os pés juntos, ficar eretos com os pés paralelos, apoiar o corpo sobre um dos pés ou pular com apenas um pé. Um teste útil é pedir aos pacientes que fechem os olhos enquanto realizam esses testes. Uma piora significativa do equilíbrio com olhos fechados indica algum traço de neuropatia sensorial, doenças da coluna posterior ou vestibulopatia.

A anormalidade clássica da marcha de pacientes com ataxia é a marcha com base larga, apesar de nem todos os pacientes apresentarem esse tipo de marcha. Nos casos de ataxia branda, os pacientes podem apresentar apenas variações da largura dos passos e da direção. Algumas vezes, o movimento de girar, sobretudo quando realizado de forma rápida e abrupta, pode salientar déficits de pacientes com ataxia branda. Marcha com base larga costuma ser uma estratégia adotada pelo paciente nos estágios mais avançados da doença, para compensar a perda de equilíbrio. Variações da direção e amplitude dos passos são um sinal clássico de ataxia da marcha. Se o paciente apenas tem dificuldade em subir e descer escadas ou correr, observá-lo enquanto realiza essas atividades geralmente fornecem informações importantes para confirmar o diagnóstico.

O exame dos movimentos oculares é um componente fundamental da avaliação da função cerebelar. Anormalidades específicas frequentemente estão associadas às diferentes causas de ataxia: (1) intrusões sacádicas com olhar fixo (i. e., abalos em ondas quadradas) podem estar associadas à ataxia de Friedreich; (2) nistagmo horizontal ou vertical do canto do olho pode ocorrer com alguns tipos de ataxia; (3) movimentos sacádicos hipo ou hipermétricos ocorrem com frequência em pacientes com alguns tipos de ataxia; (4) a interrupção do movimento suave de acompanhamento visual é muito comum nos casos de AEC3; (5) movimentos sacádicos lentos são típicos da AEC2; (6) oftalmoplegia/oftalmoparesia (*sensory axonal neuropathy with dysarthria and ophthalmoplegia*, ou SANDO, em inglês) podem ser detectadas em pacientes com neuropatia axonal sensorial, disartria e oftalmoplegia; e (7) ptose pode ocorrer em pacientes com SANDO e ataxia mitocondrial. Entre esses sinais oculares, nistagmo e movimentos sacádicos hipo ou hipermétricos são detectados com mais frequência em algumas doenças que causam ataxia; por essa razão, esses sinais podem ajudar a diferenciar a ataxia cerebelar da neuropatia sensorial, sobretudo nos estágios iniciais da doença, quando exames de neuroimagem ainda não mostram atrofia cerebelar.

O exame neurológico descrito anteriormente ajuda a comprovar a existência de ataxia. Entretanto, outros sinais associados podem ser fundamentais para definir a causa da ataxia. O examinador deve atentar, sobretudo, aos sinais de parkinsonismo, tremor, distonia, mioclonia, neuropatia sensorial, hiperreflexia e dedos dos pés virados para cima, que podem ocorrer com alguns tipos de AECs e, também, atrofia de múltiplos sistemas. Outros sinais evidenciados ao exame físico podem ajudar

Tabela 82.3 Diagnóstico diferencial e doenças que podem simular ataxia cerebelar.

Neuropatia/neuroniopatia sensorial
Parkinsonismo
Marcha "magnética"/hidrocefalia normopressórica
Distúrbios vestibulares
Sintomas referidos ao neurônio motor superior/espasticidade
Fraqueza muscular
Problemas ortopédicos
Distúrbios da marcha causados por dor
Distúrbios de movimento psicogênicos

a definir o diagnóstico, como telangiectasia (síndrome de ataxia-telangiectasia), esplenomegalia (doença de Niemann-Pick tipo C), escoliose e pé cavo (ataxia de Friedreich). A neuropatia sensorial deve ser enfatizada como importante elemento do exame, visto que várias ataxias genéticas causam neuropatia sensorial marcante sem atrofia cerebelar nos estágios iniciais das doenças, como ataxia de Friedreich e ataxia associada ao gene *POLG*.

Após a confirmação da existência de ataxia cerebelar, o médico deve seguir uma abordagem progressiva para definir a causa específica (Figura 82.2).

Exames laboratoriais

Biomarcadores sanguíneos podem ser úteis para diagnosticar ataxias nutricionais e imunes. Níveis sanguíneos de vitamina B_{12} e vitamina E podem ser dosados para diagnosticar ataxias associadas à deficiência vitamínica. Níveis sanguíneos de vitamina B_1 e atividade de transcetolase eritrocitária podem ser medidos para confirmar deficiência de tiamina, mas ainda não se esclareceu se esses exames podem detectar precisamente deficiência de tiamina no cérebro. Os médicos devem manter fortes suspeitas de encefalopatia de Wernicke em pacientes com histórico de alcoolismo, desnutrição associada a câncer e aqueles submetidos a procedimentos cirúrgicos de *bypass* gástrico. O tratamento empírico com tiamina deve ser administrado aos pacientes com ataxia, estado mental alterado e nistagmo.

Os níveis de anticorpos séricos podem ser muito úteis para diagnosticar ataxias específicas mediadas por mecanismos imunes. O anticorpo antidescarboxilase do ácido glutâmico (GAD), por exemplo, pode estar associado à ataxia cerebelar pura ou ao espectro da síndrome da pessoa rígida. Além disso, os anticorpos séricos antigliadina e antitransglutaminase tecidual estão associados à ataxia com alergia ao glúten. O anticorpo antitireoperoxidase pode indicar ataxia associada à encefalopatia sensível aos corticoides. Ainda não está bem definido se esses anticorpos têm papel etiopatogênico, mas a presença deles indica etiologia imune, e o tratamento deve ser iniciado.

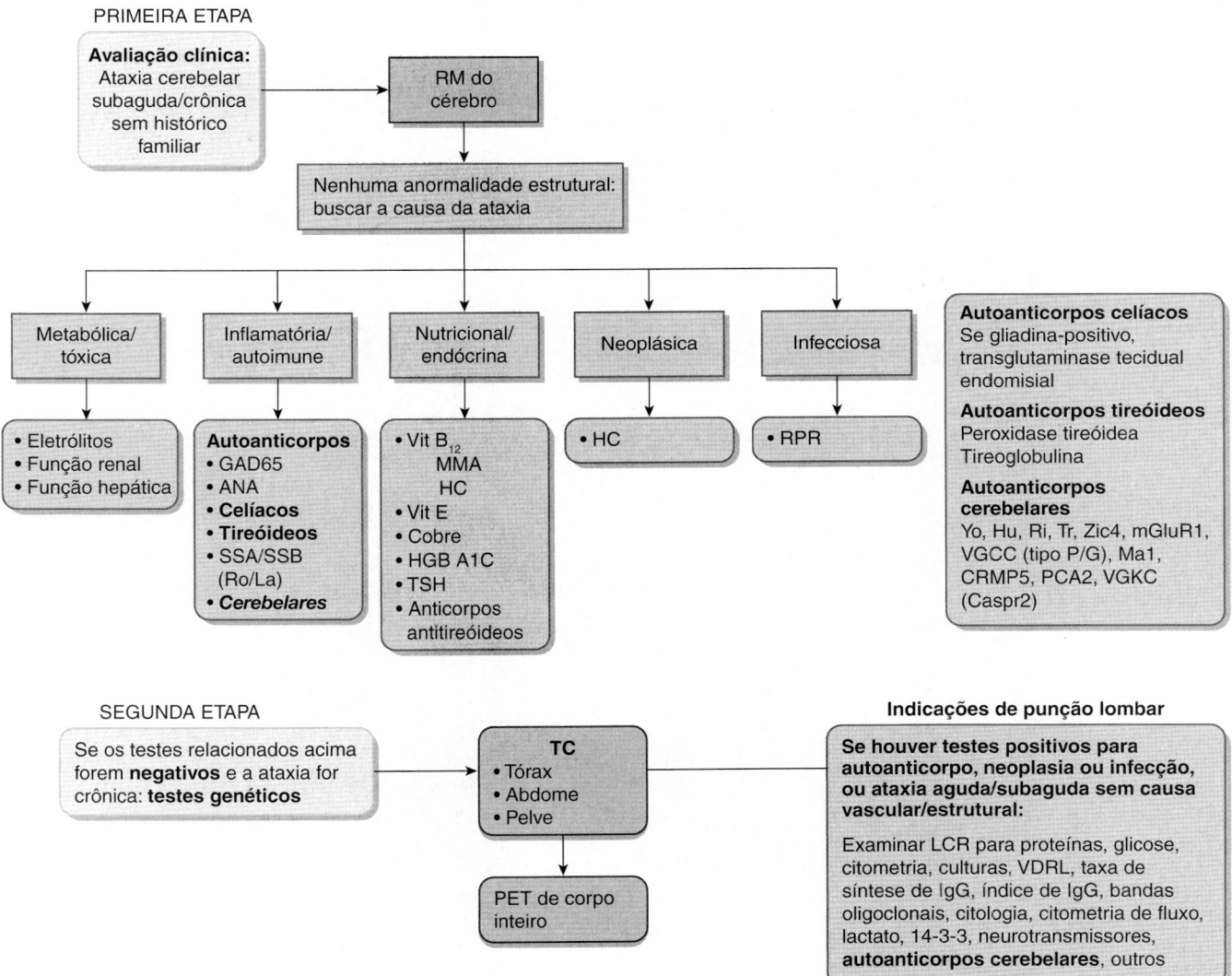

FIGURA 82.2 Fluxograma para se chegar ao diagnóstico do tipo de ataxia. ANA, anticorpo antinuclear; GAD65, descarboxilase do ácido glutâmico, isoforma de 65 kDa; HC, hemograma completo; HgbA1 c, hemoglobina A1 c; IgG, imunoglobulina G; LCR, líquido cefalorraquidiano; mGluR1, receptor 1 de glutamato metabotrópico; PET, tomografia por emissão de pósitrons; RM, ressonância magnética; RPR, reagina plasmática rápida; TC, tomografia computadorizada; TSH, hormônio tireoestimulante VDRL, Venereal Disease Research Laboratory; VGCC, canal de cálcio regulado por voltagem; vit, vitamina.

Análises do líquido cefalorraquidiano (LCR) devem ser realizadas em pacientes com ataxia aguda ou subaguda, incluindo testes para vírus, bactérias, produção intratecal de imunoglobulinas, pleocitose, níveis de glicose e concentrações de proteínas, a fim de diagnosticar ataxias infecciosas e inflamatórias. Níveis liquóricos de proteína 14-3-3 RTQuic podem auxiliar no diagnóstico da doença de Creutzfeldt-Jakob. Baixas concentrações de glicose no LCR podem indicar ataxia com deficiência do transportador de glicose tipo 1, que causa diversas manifestações clínicas, algumas vezes com ataxia cerebelar predominante.

Se forem descartadas as causas adquiridas de ataxia cerebelar e/ou houver histórico familiar de ataxia, sobretudo em parentes de primeiro grau, deve-se solicitar testes genéticos, detalhados a seguir.

Exames de neuroimagem

Ressonância magnética (RM) é a técnica de exame de neuroimagem mais utilizada para investigar ataxia. É também usada para detectar quaisquer lesões estruturais e vasculares: tumores ou abscessos cerebrais, acidentes vasculares encefálicos (AVEs) isquêmicos ou hemorrágicos ou lesões desmielinizantes associadas a esclerose múltipla, além de avaliar o grau de atrofia cerebelar. Os médicos devem avaliar as dimensões do cerebelo nas regiões vermianas, paravermianas e hemisféricas (Figura 82.3 A a D), que poderiam corresponder aos sintomas clínicos. À medida que o cerebelo sofre degeneração, torna-se marcante a foliação dos lóbulos cerebelares. Os lóbulos anteriores do cerebelo são essenciais ao controle motor; a atrofia dessa região frequentemente se associa à ataxia. Não obstante, os lóbulos posteriores do cerebelo podem estar relacionados a aspectos não motores da disfunção cerebelar, como depressão e labilidade emocional; por essa razão, a atrofia dos lóbulos posteriores dos pacientes poderia causar considerável disfunção cognitiva e emocional – a chamada *síndrome cognitivo-afetiva cerebelar*. Conforme mencionado antes, a atrofia do verme pode estar associada à ataxia do tronco e da marcha, enquanto a atrofia paravermiana pode causar ataxia apendicular. Curiosamente, alguns tipos de ataxia podem não causar atrofia cerebelar nas imagens de RM, sobretudo nos estágios iniciais. Essas ataxias caracterizam-se por neuroniopatia predominantemente sensorial, como ataxia de Friedreich, ataxia com deficiência de vitamina E e ataxia associada ao gene *POLG*.

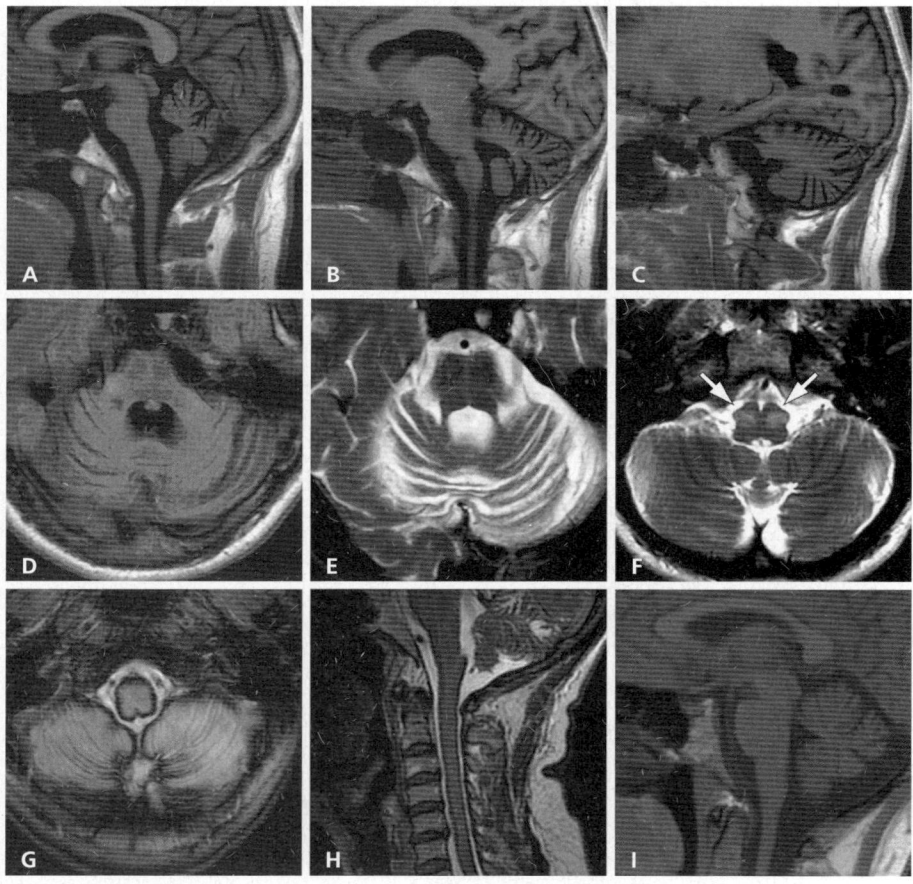

FIGURA 82.3 Imagens de RM de pacientes com ataxia. As imagens sagitais de ressonância magnética cerebral (RM) ponderadas em T1 mostraram atrofia cerebelar em um paciente com atrofia de múltiplos sistemas. Observar que havia foliação cerebelar marcante e realce dos sulcos do verme (**A**), da região paravermiana (**B**) e dos hemisféricos (**C**), além de atrofia da ponte (**A**). **D.** Sulcos proeminentes também foram observados nas imagens axiais em sequência FLAIR (*fluid-attenuated inversion recovery*) desse mesmo paciente. **E.** A imagem axial de RM cerebral ponderada em T2 mostrou o "sinal da cruz" na ponte de um paciente com atrofia de múltiplos sistemas. **F.** A imagem axial de RM cerebral ponderada em T2 mostrou sinal de hiperintensidade nos dois núcleos olivares inferiores de paciente com ataxia associada ao gene *POLG* (ver *setas*). As imagens axial e sagital de RM ponderadas em T2 mostraram sinal hipointenso ao redor do tronco encefálico e cerebelo (**G**) e medula espinal (**H**) de paciente com siderose superficial. **I.** A imagem sagital de RM cerebral ponderada em T1 não detectou atrofia cerebelar, mas havia atrofia da medula espinal nesse paciente com ataxia de Friedreich.

Além de atrofia cerebelar, outras anormalidades evidenciadas por RM cerebral poderiam indicar algum diagnóstico específico. O "sinal da cruz" (sinal semelhante a uma cruz nas imagens de RM cerebral ponderadas em T2), embora não seja específico, é detectado com frequência em pacientes com atrofia de múltiplos sistemas (Figura 82.3 E). Nos pacientes com encefalopatia de Wernicke, um sinal típico detectado por RM cerebral é hiperintensidade em T2 nos corpos mamilares, substância cinzenta periaquedutal e tálamo paraventricular. Xantomatose cerebrotendínea e doença de Alexander com início na idade adulta podem causar alterações bilaterais da substância branca periventricular. O sinal de hiperintensidade em T2 nos dois núcleos olivares inferiores indicam degeneração neuronal hipertrófica e pode ocorrer com ataxia associada ao gene *POLG*, doença de Alexander com início em idade adulta e ataxia com alergia ao glúten (Figura 82.3 F). Sequências especiais de RM podem ajudar a diferenciar tipos específicos de ataxia. A sequência *gradient-echo* (GE) mostrando hipointensidade linear ao longo do cerebelo, tronco encefálico e medula espinal, por exemplo, caracteriza siderose superficial (Figura 82.3 G e H), enquanto imagens ponderadas em difusão mostrando sinal filiforme hiperintenso no córtex sugere doença de Creutzfeldt-Jakob. Além do cerebelo, o médico deve dar atenção especial também à medula espinal e ao tronco encefálico, visto que a ataxia de Friedreich pode causar atrofia medular (Figura 82.3 I); além disso, a doença de Alexander com início em idade adulta costuma causar atrofia do tronco encefálico.

Outros exames diagnósticos

Outros exames para confirmação dos sintomas extracerebelares podem ajudar a reduzir as possibilidades do diagnóstico diferencial e definir a causa da ataxia. Testes de função do sistema nervoso autônomo demonstrando hipotensão ortostática e/ou distúrbio miccional, além de um estudo do sono mostrando transtorno de comportamento com movimentos oculares rápidos, ajudam a diagnosticar atrofia de múltiplos sistemas. Exames de imagem com marcador para transportador de dopamina podem ser feitos para definir se há déficit terminal pré-sináptico de dopamina. A neuropatia sensorial, que pode estar associada a alguns tipos de ataxia autossômica recessiva, pode ser avaliada por eletromiografia/estudos da condução neural. Já a eletroencefalografia com complexos de ondas agudas periódicas características pode ajudar a confirmar o diagnóstico de doença de Creutzfeldt-Jakob.

ATAXIA ADQUIRIDA

Os sinais e sintomas cerebelares podem ser causados por várias lesões cerebelares e suas conexões. Em termos gerais, a disfunção cerebelar causada por lesões ambientais, tóxicas, metabólicas ou vasculares é classificada como ataxia adquirida. A Tabela 82.4 traz uma lista das possíveis causas de ataxia adquirida. Como se pode observar nessa tabela, é importante determinar a rapidez com que os sintomas começaram, bem como a duração, para determinar as possíveis causas de ataxia. Isso é particularmente importante,

Tabela 82.4 Causas de ataxia adquirida.

Causas	Investigação diagnóstica
Doença vascular	Histórico de AVEs, exames de neuroimagem
Encefalopatia hipoxêmica	Histórico de episódios de hipoxemia
Doença desmielinizante	Episódios recorrentes e remitentes, exames de neuroimagem, análises do LCR
Tumores da fossa posterior	Exames de neuroimagem com contraste
Anomalias da junção craniovertebral	Exames de neuroimagem
Distúrbios tóxicos: Álcool Quimioterápicos (5-fluoruracila, ara-C, metotrexato) Metais (mercúrio, bismuto, lítio, chumbo) Solventes (tolueno) Antiepilépticos (fenitoína, lítio)	Anamnese
Doença infecciosa/inflamatória: Ataxia cerebelar aguda da infância, cerebelite aguda Pós-infecciosa Encefalite de Bickerstaff Vírus da imunodeficiência humana Doença de Creutzfeldt-Jakob Doença de Whipple Leucoencefalopatia multifocal progressiva	Anamnese, exames de neuroimagem, sorologia, análises do LCR Anamnese, exames de neuroimagem, análises do LCR Exames de neuroimagem, análises do LCR Sorologia Proteína 14-3-3 no LCR, exames de neuroimagem, EEG, biopsia Biopsia de intestino delgado Análise do LCR para detectar vírus JC
Autoimunes: Paraneoplásicas Alergia ao glúten Ataxia anti-GAD Anti-GluRδ2	Sorologia Anticorpos anti-Hu, anti-Yo, anti-R, outros Antigliadina, antitransglutaminase tecidual Anti-GAD Anti-GluRδ2
Siderose superficial	Exames de neuroimagem
Nutricionais: Deficiência de vitamina B_1 Deficiência de vitamina B_{12} Deficiência de vitamina E	Exames de sangue Dosagem de vitamina B_1 Dosagem de vitamina B_{12} Dosagem de vitamina E

AVE, acidente vascular encefálico; EEG, eletroencefalograma; GAD, descarboxilase do ácido glutâmico; LCR, líquido cefalorraquidiano.

dado que algumas ataxias adquiridas são tratáveis, sobretudo quando os sintomas começaram há pouco tempo. Dois grupos de ataxias especialmente importantes estão descritos a seguir: as ataxias vasculares e imunes.

Acidente vascular encefálico cerebelar

A causa mais comum de ataxia cerebelar aguda são lesões vasculares do cerebelo. As causas vasculares incluem infartos ou hemorragias cerebelares. A disfunção cerebelar pode fazer parte de uma síndrome de AVE mais amplo, causado por infartos resultantes da obstrução da artéria cerebelar inferior posterior (a irrigação sanguínea do cerebelo é ilustrada na Figura 82.4). A ataxia cerebelar pode, de maneira isolada, resultar da obstrução de um ramo da artéria cerebelar superior. A obstrução da artéria cerebelar inferior anterior pode causar ataxia cerebelar, provocando surdez no lado afetado.

Na maioria dos casos, a hemorragia cerebelar espontânea causa depressão do nível de consciência, com náuseas ou vômitos secundários à elevação da pressão intracraniana; entretanto, também pode ser evidenciada por ataxia cerebelar.

Ataxias paraneoplásicas e autoimunes

As síndromes cerebelares autoimunes representam um pequeno subgrupo de ataxias. Entretanto, é importante reconhecer essas síndromes por duas razões: elas podem ser tratáveis, sobretudo se diagnosticadas precocemente, e, além disso, algumas ataxias autoimunes ajudam a entender a patogenia das ataxias hereditárias. Uma parcela das ataxias autoimunes está associada a alguma neoplasia maligna coexistente, que costuma estar oculta. Sintomas neurológicos aparentemente causados por reatividade imune cruzada entre antígenos do tumor e cerebelo podem indicar a existência de algum tumor até então desconhecido. Por essa razão, esse tipo de ataxia pode ser considerado uma síndrome paraneoplásica, ou seja, efeito remoto de algum tumor coexistente. As ataxias imunes específicas serão descritas a seguir.

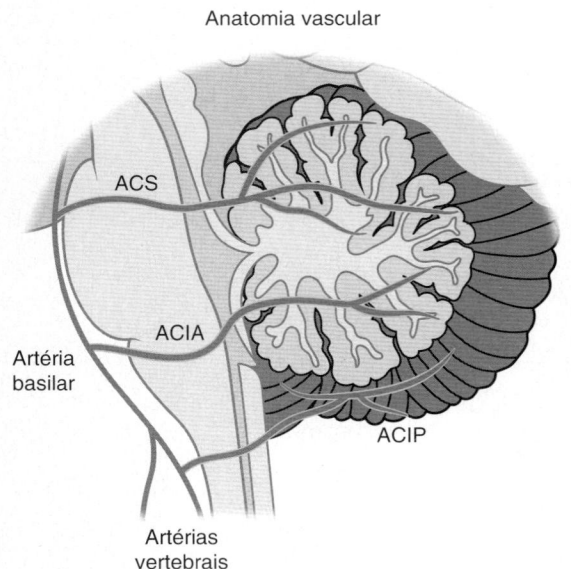

FIGURA 82.4 Anatomia vascular do cerebelo. ACIA, artéria cerebelar inferior anterior; ACIP, artéria cerebelar inferior posterior; ACS, artéria cerebelar superior.

Ataxia cerebelar paraneoplásica clássica

As ataxias paraneoplásicas clássicas estão associadas a anticorpos circulantes dirigidos contra antígenos Yo (também conhecido como *PCA1*), Hu (ou *ANNA1*), Tr, Ri, CRMP5 (ou *CV2*) e Ma. Os epítopos são antígenos intracelulares. Há significativa controvérsia quanto a se os próprios anticorpos têm ação patogênica ou se resultam de algum processo de autoimunidade mediada por linfócitos T. Existe forte relação entre o câncer de mama e de ovário e anticorpos anti-Yo. Os anticorpos anti-Hu estão diretamente associados com a descoberta de células pequenas cancerígenas nos pulmões. A detecção da neoplasia maligna subjacente pode ocorrer meses ou anos depois do início da síndrome cerebelar. A neoplasia oculta, por sua vez, pode ser detectada até 4 anos após o início dos sintomas; por essa razão, a investigação de neoplasias deve ser realizada ao menos anualmente nos pacientes que não apresentam algum câncer detectável.

Ataxias cerebelares causadas por anticorpos contra canais iônicos

Pacientes com elevados níveis de anticorpos dirigidos contra canais de cálcio regulados por voltagem (tipos CCRV, P/Q e N) e canais de potássio regulados por voltagem (Caspr2) podem apresentar ataxia cerebelar. Os canais de cálcio do tipo P/Q estão expressos em quantidades particularmente grandes nas células de Purkinje. Em modelos experimentais de camundongos, a redução da atividade desses canais mostrou associação com ataxia; já em seres humanos, as mutações do gene *CACNA1A*, que codifica o canal de cálcio do tipo P/Q, causam ataxia transitória tipo 2, bem como AEC6. Pacientes com anticorpos dirigidos contra CCRV P/Q também podem apresentar síndrome miastênica de Lambert-Eaton. Embora o carcinoma pulmonar de células pequenas esteja associado à ataxia relacionada com CCRV, uma significativa porcentagem dos pacientes nunca chega a desenvolver neoplasia maligna coexistente.

Ataxia causada por antígenos acessíveis da superfície celular

Ao contrário das ataxias paraneoplásicas clássicas, é possível que os anticorpos dirigidos contra o receptor 1 de glutamato metabotrópico (mGluR1), GluR 2 e isoforma de 65 kDa da descarboxilase do ácido glutâmico (GAD65) tenham função patogênica. Embora GAD65 esteja localizada dentro da célula, o acesso a esse antígeno provavelmente é possível durante a liberação das vesículas sinápticas. Vale salientar que o anticorpo anti-GAD também está associado a diabetes melito e à síndrome da pessoa rígida, que podem coexistir com ataxia cerebelar.

Ataxia associada à intolerância ao glúten

A ataxia cerebelar é uma manifestação neurológica da doença celíaca – distúrbio associado à intolerância ao glúten. Clinicamente, os pacientes podem ter ou não sintomas digestivos, mas biopsias de duodeno mostram alterações típicas, como anormalidades da morfologia das vilosidades e das criptas e inflamação do epitélio duodenal. Anticorpos dirigidos contra gliadina e transglutaminase tecidual (sobretudo transglutaminase 6) são marcadores dessa doença, visto que a transglutaminase 6 é importante para a função encefálica, enquanto os anticorpos contra transglutaminase 2 são marcadores de doença celíaca. Curiosamente, um tipo genético raro de ataxia é causado por mutações da transglutaminase 6, que causa AEC35.

Vale ressaltar que uma dieta com restrição do glúten diminui os níveis de anticorpos com o transcorrer do tempo e pode melhorar os sintomas neurológicos.

Neurossarcoidose

A sarcoidose (ver Capítulo 75) pode acometer várias regiões do encéfalo, como o cerebelo e as meninges, causando ataxia cerebelar frequentemente associada a outros déficits referentes aos nervos cranianos. O exame anatomopatológico costuma mostrar formação de granulomas típicos (Figura 82.5).

ATAXIAS HEREDITÁRIAS

Ataxias espinocerebelares

As ataxias espinocerebelares (AECs) formam um grupo de doenças predominantemente hereditárias, que resultam da disfunção e da degeneração do cerebelo e seus circuitos associados. Embora atualmente esteja demonstrado que mais de 40 genes causam AECs, existem mecanismos patogenéticos em comum. As AECs mais comuns são de repetições de CAG dos respectivos genes que codificam glutamina. A seguir, serão abordadas várias causas genéticas de AEC e será feita uma tentativa de classificar essas doenças com base nos mecanismos patogênicos em comum. Além disso, será apresentado um resumo sobre a avaliação e o tratamento das AECs.

Introdução

As ataxias cerebelares autossômicas dominantes (ACADs), hoje conhecidas sobretudo como ataxias espinocerebelares (AECs), são um grupo heterogêneo de doenças degenerativas. A ataxia cerebelar é o principal sintoma das AECs; outros sinais e sintomas variam e são específicos de cada doença, como parkinsonismo, distonia, tremores, sinais referidos aos tratos longos, neuropatia periférica, deterioração cognitiva e crises epilépticas (Tabela 82.5). As ataxias associadas à poliglutamina (poliQ), incluindo AEC1, AEC2 e AEC3, são doenças progressivas que reduzem a expetativa de vida. Várias outras ataxias autossômicas dominantes, como AEC6, causam disfunção motora e costumam resultar no confinamento dos pacientes em cadeira de rodas, embora não estejam associadas à morte prematura. A primeira classificação sistemática amplamente aceita das ataxias hereditárias autossômicas dominantes foi proposta em 1993 por Harding. Essa classificação incluía a ACAD tipo I, na qual a ataxia cerebelar está variavelmente associada a outras manifestações neurológicas, como disfunção do sistema nervoso central e/ou periférico; além disso, AEC1, AEC2 e AEC3 constituem o tipo I e estão entre as formas mais comuns. É comum detectar distonia, por exemplo, em pacientes com AEC3 (Figura 82.6 A). Nos casos de ACAD tipo II, a ataxia está associada à retinopatia pigmentar; AEC7 é a única ACAD incluída no tipo II (Figura 82.6 B). ACAD tipo III caracteriza-se por ataxia cerebelar relativamente isolada, entre as quais a mais comum é AEC6. Embora essa classificação tenha pouca utilidade hoje em dia, ainda é útil para subdividir ACADs entre as que costumam causar ataxia relativamente isolada e as que acompanham outros sinais e sintomas neurológicos.

Genética e patogenia molecular

As ataxias espinocerebelares podem ter diversas causas genéticas. A Tabela 82.5 resume os genes específicos e suas manifestações clínicas associadas. Genes distintos são responsáveis por mais de 35 ataxias hereditárias autossômicas dominantes. Entretanto, é possível reconhecer grupos de doenças com base em seus mecanismos patogênicos compartilhados. Esses grupos incluem ataxias de poliQ causadas por repetições CAG, ataxias associadas a repetições não codificadoras, ataxias associadas à disfunção de canais iônicos e ataxias relacionadas com mutações de moléculas envolvidas na transdução de sinais.

Ataxias poliglutamina causadas por repetições CAG

Expansão de uma repetição CAG que codifica glutamina é o mecanismo patogênico de vários tipos de AECs, como AEC1, AEC2, AEC3, AEC6, AEC7, AEC12, AEC17 e atrofia dentato-rubro-pálido-luisiana (ADRPL). Os tipos AEC1, AEC2, AEC3 e AEC6 representam a maioria das ataxias espinocerebelares. Além disso, AEC8 provavelmente provém dos efeitos de ganho de função de uma expansão de repetições CTG não codificadoras, que resultam na formação de RNA mensageiro tóxico, na translação não canônica de peptídeos a partir da repetição (os chamados produtos de translação RAN) e, também, na produção de uma proteína poliQ pura a partir da repetição CAG correspondente da fita oposta. Doenças associadas à poliQ costumam mostrar o fenômeno de antecipação, segundo o qual o início da doença tende a ocorrer mais precocemente em gerações sucessivas. A antecipação é atribuída à instabilidade das repetições CAG na linhagem de células germinativas, resultando em expansão adicional das repetições em gerações sucessivas. O fenômeno de antecipação é mais marcante na AEC7, que tem antecipação acentuada de cerca de 20 anos a cada geração. AECs com poliQ frequentemente estão associadas a outras manifestações neurológicas, que variam em cada AEC e até na mesma AEC, em parte devido às variações de comprimento das repetições CAG (resumidas na Tabela 82.5).

É provável que vários mecanismos sejam responsáveis pela patogenia das ataxias com poliQ. Foram propostos vários mecanismos, como os seguintes:

- Desregulação de transcrição
- Alterações da excitabilidade das membranas secundárias à disfunção de canais iônicos
- Enovelamento anormal de proteínas
- Formação de complexos oligoméricos tóxicos
- Disfunção mitocondrial
- Transporte axonal prejudicado
- Toxicidade do RNA.

Estudos recentes indicaram que o contexto proteico da expansão poliQ é importante para entender a patogenia da doença. Por exemplo, nos casos de AEC1, apenas a expansão poliQ não é suficiente para causar doença quando a interação proteica da proteína ATXN1 anormal associada está prejudicada.

Ataxias associadas a repetições não codificadoras

A expansão de repetições de regiões não transcritas é, provavelmente, o mecanismo patogênico da AEC8, AEC10, AEC12, AEC31 e AEC36. Estudos recentes sugeriram que a repetição associada à translação não AUG (translação RAN) pode desempenhar importante papel no RNA não codificador e genes que contêm repetições CAG. Esses RNAs não codificadores causam vários efeitos tóxicos, os quais resultam em disfunção cerebelar.

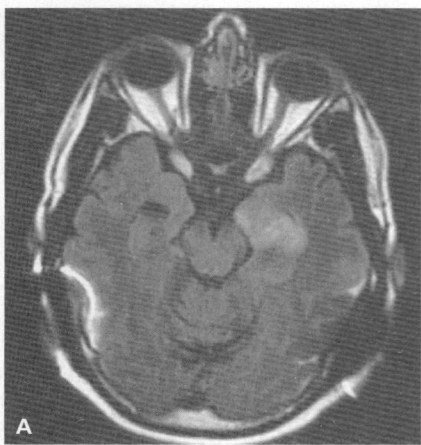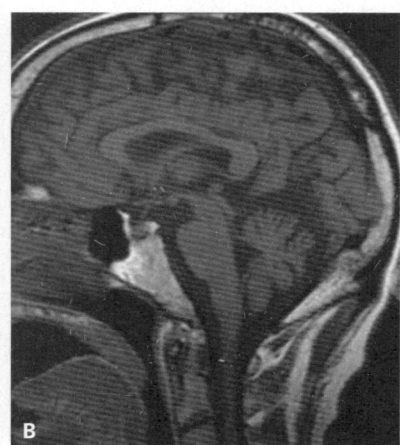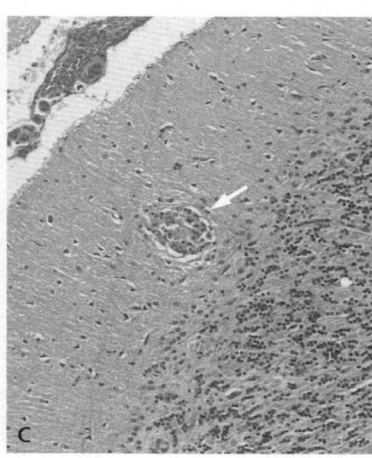

FIGURA 82.5 Neurossarcoidose em paciente do sexo masculino de 51 anos com surdez bilateral e ataxia progressiva. A imagem axial de ressonância magnética (RM) cerebral mostrou sinal hiperintenso na região temporal medial esquerda na sequência FLAIR (*fluid-attenuated inversion recovery*) (**A**) e atrofia cerebelar na imagem sagital ponderada em T1 (**B**). O exame de necropsia mostrou granuloma localizado no córtex cerebelar (**C**) (*seta*) e confirmou o diagnóstico de neurossarcoidose. (*A figura C se encontra reproduzida em cores no Encarte.*)

Tabela 82.5 Resumo das manifestações clínicas, genes e patogenia molecular das ataxias autossômicas dominantes.

Nome	Sinais/sintomas*	*Locus*	Gene	Proteína/mutação**	Função normal
AEC1	Sinais piramidais Sinais extrapiramidais Amiotrofia Oftalmoparesia	6p23	*ATXN1*	Ataxina-1 (ATXN1) Repetições CAG, 41 a 81 (normal: 25 a 36)	Transcrição de genes e *splicing* de RNA
AEC2	Movimentos sacádicos lentos Sinais extrapiramidais Neuropatia periférica Oftalmoplegia Sinais piramidais Demência (rara)	12p24	*ATXN2*	Ataxina-2 (ATXN2) Repetições CAG, 35 a 59 (normal: 15 a 24)	Processamento do RNA
AEC3 (DMJ)	Sinais piramidais Amiotrofia Exoftalmia Sinais extrapiramidais Oftalmoparesia	14q24.3-q31	*ATXN3*	Ataxina-3 (ATXN3) Repetições CAG, 62 a 82 (normal: 13 a 36)	Enzima de desubiquitinação
AEC4	Neuropatia axonal sensorial Sinais piramidais	16q22.1	Desconhecido, mas diferente da AEC31	Desconhecida	Desconhecida
AEC5	Ataxia cerebelar pura (início tardio) Sinais piramidais (início precoce)	11q13	*SPTBN2*	Espectrina β-III	Proteína estrutural envolvida na sinalização do glutamato
AEC6	Ataxia cerebelar pura Início tardio, geralmente > 50 anos	19p13.2	*CACNA1A*	Cav2.1 Repetições CAG, 21 a 30 (normal: 6 a 17)	Canal de cálcio importante para as células de Purkinje
AEC7	Degeneração macular pigmentar Oftalmoplegia Sinais piramidais	3p21.1-p12	*ATXN7*	Ataxina-7 Repetições CAG, 38 a 130 (normal: 7 a 17)	Transcrição de genes
AEC8	Sinais piramidais Déficit de sensibilidade vibratória Disartria espástica e atáxica	13q21.33	*ATXN8OS/ATXN8*	Repetições CAG/CTG, 80 a 250 (normal: 15 a 50) mRNA tóxico Proteína poliglutamina pura	Desconhecida
AEC9	Sinais extrapiramidais Oftalmoplegia Disfunção da coluna posterior Sinais piramidais Desmielinização central (um paciente)	Não descrito	Desconhecido	Desconhecida	Desconhecida

(*Continua*)

Tabela 82.5 Resumo das manifestações clínicas, genes e patogenia molecular das ataxias autossômicas dominantes. (*Continuação*)

Nome	Sinais/sintomas*	Locus	Gene	Proteína/mutação**	Função normal
AEC10	Crises epilépticas Déficit cognitivo e/ou neuropsiquiátrico Polineuropatia Sinais piramidais	22q13.31	ATXN10	Ataxina 10 Repetições ATTCT intrônicas, 800 a 4.500 (normal: 10 a 32)	Envolvido na sobrevivência e diferenciação dos neurônios e na neuritogênese
ACE11	Ataxia cerebelar pura	15q15.2	TTBK2	τ-tubulinoquinase 2	Serina-treoninoquinase Regula ciliogênese
ACE12	Tremor dos membros superiores Disfunção branda ou ausente da marcha Hiper-reflexia	5q32	PPP2R2B	Proteinofosfatase PP2A Repetições CAG em 5'-UTR, 51 a 78 (normal: 7 a 32)	Serina-treoninofosfatase Controle negativo do crescimento e divisão celulares
AEC13	Incapacidade intelectual (em famílias francesas) Ataxia cerebelar pura (em famílias filipinas)	19q13.3 a 13.4	KNC3	Kv3.3	Canal de potássio envolvido na regulação da excitabilidade das células de Purkinje
AEC14	Ataxia cerebelar pura Coreia e déficits cognitivos raros	19q13.4	PRKCG	Proteinoquinase C γ	Serina-treoninoproteinoquinase neuronal
AEC15 AEC16	Ataxia cerebelar pura Tremor ou déficit cognitivo raro	3p26.1	ITPR1	Receptor de inositol-1,4,5-trifosfato tipo 1	Canal de cálcio intracelular Regulação da excitabilidade neuronal
AEC17 HDL4	Coreia Demência Sinais extrapiramidais Hiper-reflexia Sintomas psiquiátricos	6q27	TBP	Proteína de ligação ao boxe TATA Repetições CAG, 46 a 63 (normal: 25 a 42)	Transcrição de genes
AEC18 NSMA	Disfunção da coluna posterior Amiotrofia Início precoce, geralmente < 20 anos Hiporreflexia	7q22-q32	Desconhecido	Desconhecida	Desconhecida
AEC19 AEC22	Ataxia cerebelar pura Déficit cognitivo Mioclonia Tremor postural	1p13.3	KCND3	Kv4.3	Canal de potássio envolvido na regulação da excitabilidade neuronal
AEC20	Disfonia ou tosse espasmódica Tremor palatino	11p11.2-q13.3	Desconhecido	Duplicação de genes	Desconhecida
AEC21	Início precoce Déficit cognitivo Acinesia Tremor em repouso Rigidez Disgrafia Hiporreflexia Tremor postural	7p21.3-p15.1	Desconhecido	Desconhecida	Desconhecida
AEC23	Início tardio, geralmente > 50 anos Sensibilidade reduzida à vibração	20p13	PDYN	Prodinorfina	Processada para formar peptídeos opioides, que se ligam aos receptores opioides tipo κ
AEC25	Arreflexia Neuropatia sensorial periférica	2p21-p15	Desconhecido	Desconhecida	Desconhecida
AEC26	Ataxia cerebelar pura	19p13.3	EEF2	Fator 2 de alongamento translacional eucariótico	Síntese de proteínas
AEC27	Discinesia orofacial Déficit cognitivo Tremor	13q34	FGF14	Fator 14 de crescimento fibroblástico	Interage com canais de sódio regulados por voltagem Regula a excitabilidade das células de Purkinje
AEC28	Início precoce, geralmente < 20 anos Hiper-reflexia Oftalmoparesia Ptose	18p11.22-q11.2	AFG3L2	Gene 3-*like*-2 da família de ATPase	Síntese de proteínas mitocondriais

(*Continua*)

Tabela 82.5 Resumo das manifestações clínicas, genes e patogenia molecular das ataxias autossômicas dominantes. (*Continuação*)

Nome	Sinais/sintomas*	Locus	Gene	Proteína/mutação**	Função normal
AEC29	Congênita Não progressiva	3p26.1	ITPR1	Receptor de inositol-1,4,5-trifosfato	Canal de cálcio intracelular Regulação da excitabilidade neuronal
AEC30	Início tardio, geralmente > 50 anos Ataxia cerebelar pura	4q34.3-q35.1	Desconhecido	Desconhecida	Desconhecida
AEC31	Ataxia cerebelar pura Início tardio, geralmente > 50 anos Surdez neurossensorial	16q22	BEAN1 e TK2	Expressa no cérebro, associada a NEDD4 Timidinoquinase 2 Repetição TGGAA no íntron compartilhado pelos dois genes	Desconhecida
AEC32	Déficit cognitivo se começar antes de 40 anos Azoospermia	7q32-q33	Desconhecido	Desconhecida	Desconhecida
AEC34	Eritema cutâneo e queratose Nistagmo Reflexos tendíneos profundos reduzidos	6p12.3-q16.2	ELOVL4	Alongamento da proteína 4 dos ácidos graxos de cadeia muito longa	Síntese de ácidos graxos
AEC35	Sinais piramidais Paralisia pseudobulbar	20p13	TGM6	Transglutaminase 6	Modificação pós-translacional das moléculas de glutamina
AEC36	Lesão dos neurônios motores inferiores Atrofia da língua	20p13	NOP56	Proteína nucleolar 56 Repetição intrônica de GGCCTG	Pré-processamento do mRNA
AEC37	Movimentos oculares verticais anormais Nistagmo	1p32.2	DAB1	Homólogo 1 desativado de *Drosophila*	Função microtubular, migração neuronal
AEC38	Ataxia cerebelar pura Neuropatia axonal	6q12.1	ELOVL5	Proteína 5 de alongamento dos ácidos graxos de cadeia muito longa	Síntese de ácidos graxos
AEC39	Espasticidade Paralisia do olhar horizontal	11q21-q22.3	Desconhecido	Desconhecida	Desconhecida
AEC40	Espasticidade	14q32.11	CCDC88C	DAPLE	Regulação da transdução de sinais
AEC41	Ataxia cerebelar pura	4q27	TRPC3	Membro 3 da subfamília c de canais de cátion do potencial receptor transitório (TRPC3)	Canal iônico envolvido na regulação da excitabilidade da membrana
AEC42	Ataxia cerebelar pura na maioria dos casos	17q21	CACNA1G	Cav3.1	Canal de cálcio envolvido na regulação da excitabilidade da membrana
AEC43	Neuropatia periférica	3q25	MME	Metaloendopeptidase de membrana	Inativa hormônios peptídicos
AEC44	Ataxia cerebelar pura	6q24	GRM1	Receptor 1 de glutamato metabotrópico	Receptor acoplado às proteínas G envolvido na sinalização do glutamato
AEC45	Ataxia cerebelar pura	5q33	FAT2	Homólogo 2 do supressor tumoral de gordura da *Drosophila*	Gene supressor tumoral
AEC46	Neuropatia sensorial atáxica Disartria cerebelar em alguns casos	19q13.2	PLD3	Família de fosfolipases D, membro 3	Proteína de membrana envolvida no processamento da APP
AEC47	Ataxia cerebelar pura	1p35.2	PUM1	Homólogo do pumílio 1 de *Drosophila*	Proteína de ligação do RNA, que regula negativamente a ATXN1
AEC48	Disfunção cognitiva	16p13.3	STUB1	Homólogo de STIP1 e boxe U contendo proteína 1	E3-ubiquitinoligase que facilita a ubiquitilação
ADRPL	Epilepsia mioclônica Coreoatetose Demência	12p13.31	ATN1	Atrofina 1 Repetições CAG, 49 a 75 (normal: 7 a 23)	Corregulador de transcrição

*Nem todos os pacientes apresentam todos os sinais/sintomas mencionados. **Mutação refere-se às mutações pontuais dos respectivos genes, a menos que seja especificado em contrário. ADRPL, atrofia dentato-rubro-pálido-luisiana; AEC, ataxia espinocerebelar; DMJ, doença de Machado-Joseph; HDL-4, doença de Huntington-símile 2; mRNA, RNA mensageiro; NSMA, neuropatia sensorimotora com ataxia; PP2A, proteinofosfatase 2; UTR, região não transladada.

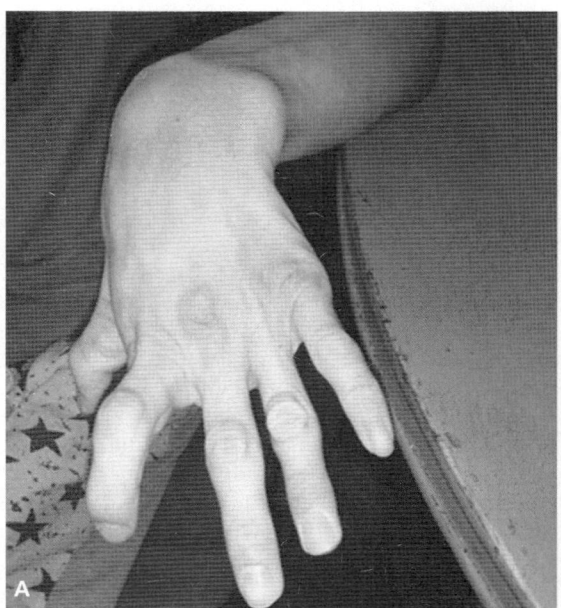
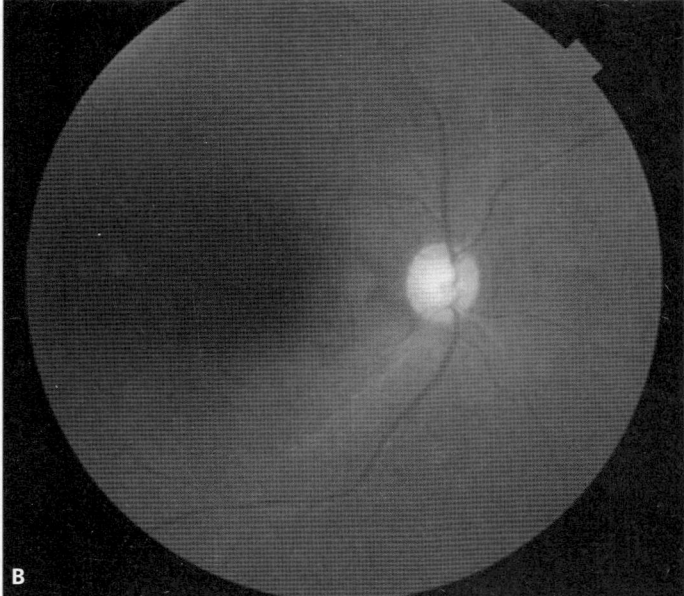

FIGURA 82.6 Sinais e sintomas associados às ataxias espinocerebelares (AECs). Distonia da mão de um paciente com AEC3 (**A**) e degeneração retiniana pigmentar de paciente com AEC7 (**B**).

Ataxias associadas à disfunção de canais iônicos

A disfunção de canais iônicos tem sido considerada na patogenia de várias AECs. Em alguns casos, a disfunção é atribuível diretamente às mutações dos canais iônicos; em outros, há indícios de disfunção secundária destes canais:

- AEC5 é causada por mutações do gene que codifica espectrina β-III. A proteína associada à doença é expressa em grandes quantidades nas células de Purkinje e sua função é estabilizar o transportador de glutamato específico dessas células. Nos pacientes com AEC5, esses neurônios também mostram despolarizações espontâneas reduzidas e correntes de sódio mais fracas, que possivelmente também contribuem para o avanço da doença. Em um modelo de AEC5 de camundongos transgênicos, acredita-se que a disfunção das células de Purkinje esteja relacionada à interação da espectrina β-III com o receptor mGluR1, que está desregulado
- AEC6 é causada por expansão poliQ de um CCRV do tipo P/Q (Cav2.1). O mecanismo pelo qual essa mutação provoca a doença ainda é desconhecido, mas pode abranger disfunção dos canais iônicos causada por haploinsuficiência e ganho de função associada a um fragmento C-terminal contendo a expansão poliQ. Estudos recentes sobre AEC6 identificaram um transcrito alternativo do gene *CACNA1A*, que resulta na formação de um fator de transcrição (α1ACT), que coordena a expressão de um programa de genes envolvidos no desenvolvimento das células de Purkinje
- AEC13 é causada por mutações do gene *KCNC3*, que codifica um canal de potássio regulado por voltagem (Kv3.3). Esse canal de potássio é expresso em todas as partes do encéfalo, mas é abundante sobretudo nas células de Purkinje (população celular suscetível nos casos de AEC13). Acredita-se que as mutações causem supressão dominante-negativa da corrente iônica por esse canal ou sua regulação alterada
- AEC15/16 é causada por mutações do receptor 1 de inositol-1,4,5-trifosfato, canal de cálcio regulado por ligando intracelular expresso em grandes quantidades nas células de Purkinje

- AEC19/22 é causada por mutações com perda de função do gene *KCND3*, que codifica o canal de potássio Kv4.3. Acredita-se que a perda de função desse canal seja a causada da ataxia desse tipo
- AEC27 é causada por mutações do gene *FGF14*, que provavelmente resulta na expressão anormal dos canais de sódio regulados por voltagem dos neurônios cerebelares. Camundongos que não produzem FGF14 são fenotipicamente semelhantes a seres humanos com EAC27 e apresentam alterações da frequência de despolarização das células de Purkinje atribuíveis à expressão reduzida de Nav1.6 (canal de sódio necessário às despolarizações repetitivas)
- AEC41 é causada por mutações do gene *TRPC3*, que codifica um canal de cátion não seletivo presente em grandes quantidades no cerebelo e que afeta a excitabilidade da membrana da célula de Purkinje
- AEC42 é causada por mutações do canal de cálcio Cav3.1, expresso em grandes quantidades no cerebelo
- AEC44 é causada por mutações do gene *GRM1*, que codifica o receptor mGluR1. Vale ressaltar que o ganho funcional anormal desse receptor nos casos de AEC44 é diferente da perda de função do mesmo receptor nos casos de AEC5.

Ataxias associadas a mutações de moléculas de transdução de sinais

Mutações dos genes implicados na transdução de sinais causam ataxia nos pacientes com AEC11, AEC12, AEC14, AEC23 e AEC40, embora seja provável que alterações das vias de transdução de sinais estejam indiretamente envolvidas na maioria das AECs:

- AEC11 é causada por mutações com perda de função do gene *TTBK2*, que codifica uma serina-treoninoquinase da família 1 de caseinoquinases. Há evidência de que essa enzima regule a iniciação da ciliogênese
- AEC12 é causada por uma expansão de repetições CAG da região 5' não transladada da proteinofosfatase PP2A.

O mecanismo exato pelo qual essa expansão causa doença é desconhecido. Provavelmente, as manifestações clínicas da AEC12 também são encontradas em outras doenças associadas às repetições não codificadoras

- AEC14 é causada por mutações da proteinoquinase C γ, uma isoforma expressa em grandes quantidades nas células de Purkinje. Dados originados de um modelo da doença em camundongos indicam que essa proteína é importante para o desbastamento sináptico, a plasticidade sináptica e a transmissão sináptica das células de Purkinje
- AEC23 é causada por mutações do gene *PDYN*, que codifica prodinorfina (proteína precursora dos neuropeptídios opioides e que é processada em alfaneoendorfina e dinorfinas A e B). Com base em modelos celulares da doença, os mecanismos patogênicos prováveis são neurotoxicidade do glutamato causando degeneração das células de Purkinje e ataxia induzida por alterações da atividade de dinorfinas A e/ou anormalidades das vias secretórias induzidas pela PDYN mutante
- AEC40 é causada por uma mutação *missense* do gene *CCDC88C*, que resulta em ganho de função resultante e, por fim, apoptose neuronal mediada por quinase N-terminal c-Jun.

Modelos animais contribuíram de maneira significativa para nossos conhecimentos atuais sobre AECs, incluindo sua fisiopatologia básica. Esses modelos ofereceram um mecanismo útil ao entendimento de como a genética determina os processos patológicos e provavelmente serão recursos essenciais para o desenvolvimento de novos tratamentos no futuro.

Testes genéticos

Embora exista considerável variabilidade fenotípica entre as AECs, algumas manifestações clínicas costumam ajudar na determinação da prioridade dos testes genéticos (ver Tabela 82.5). A origem geográfica e a etnia são fatores que também costumam ser úteis (p. ex., AEC3 no Brasil/Portugal; AEC2 em Cuba). Em geral, uma abordagem razoável é solicitar testes genéticos de forma sequencial e estratificada com base no fenótipo. Essa abordagem é mais aplicável aos casos em que, além de ataxia, há alguma anormalidade clínica claramente associada, como perda de visão nos casos de AEC7. A maioria das anormalidades clínicas associadas às outras AECs não alcança esse nível de confiabilidade e, nesses casos, uma triagem para as AECs autossômicas dominantes como primeiro passo provavelmente traz melhores resultados.

Uma abordagem recomendada para a testagem genética das ataxias familiares e esporádicas é solicitar, primeiro, testes para AECs mais comuns (tipos AEC1, AEC2, AEC3, AEC6 e AEC7, além da ataxia de Friedreich) antes de recorrer a testes como sequenciamento de exoma inteiro, como se verá a seguir.

Hoje em dia, existem disponíveis no mercado testes genéticos dirigidos para AEC1, AEC2, AEC3, AEC4, AEC5, AEC6, AEC7, AEC8, AEC10, AEC11, AEC12, AEC13, AEC14, AEC15/16, AEC17, AEC18, AEC19/22, AEC23, AEC27, AEC28, AEC29, AEC31, AEC35, AEC36 e ADRPL. Recentemente, a tecnologia de sequenciamento genômico amplo foi disponibilizada na prática clínica. O sequenciamento de exoma – cerca de 1% do genoma expresso como proteína – permite avaliar de modo simultâneo todo o genoma humano para localizar variações de sequências que alteram as proteínas. Após avaliar em detalhes as causas adquiridas, e quando os testes para as causas hereditárias mais comuns têm resultados negativos, a próxima abordagem lógica é o sequenciamento de exoma inteiro. As limitações dessa tecnologia abrangem sua capacidade relativamente baixa de detectar alguns tipos de mutações, como expansões de repetições, variantes não codificadoras e deleções/duplicações grandes.

Ataxia autossômica recessiva

As ataxias autossômicas recessivas podem ser subdivididas em três grupos: (1) ataxia cerebelar com predomínio de neuropatia sensorial; (2) ataxia cerebelar com neuropatia axonal sensorimotora; e (3) ataxia cerebelar sem neuropatia sensorial. A Tabela 82.6 relaciona as causas mais comuns de ataxia autossômica recessiva em cada um desses grupos. Em comparação com as ataxias autossômicas dominantes, as recessivas geralmente começam em idade mais precoce (início da infância) e acometem retina, córtex cerebral, núcleos da base, tratos corticospinais e nervos periféricos, resultando em fenótipos multissistêmicos complexos. Conforme descrito a seguir, acometimento dos nervos periféricos é o elemento fundamental do exame realizado para detectar as bases genéticas das ataxias autossômicas recessivas.

Ataxia cerebelar com predomínio de neuropatia sensorial (ataxia de Friedreich)

A ataxia de Friedreich é a doença protótipo do grupo das ataxias cerebelares com predomínio de neuroniopatia sensorial; além disso, é a ataxia autossômica recessiva mais comum. Pacientes com ataxia de Friedreich começam a ter sintomas entre a infância e a terceira década de vida. As manifestações clínicas mais comuns são pé cavo, escoliose, abalos em ondas quadradas, arreflexia e déficits de sensibilidade proprioceptiva e vibratória. A neuroniopatia de fibras sensoriais grossas é um elemento essencial da ataxia de Friedreich, enquanto sensibilidade à dor e temperatura são relativamente preservadas. Cerca de 25% dos pacientes com essa doença podem ter apresentação atípica após os 25 anos, progressão lenta e espasticidade predominante com hiper-reflexia. Diabetes e miocardiopatia são comuns na ataxia de Friedreich; já a intolerância à glicose foi detectada em um terço dos pacientes, enquanto 15% tinham diabetes clínico. Miocardiopatia hipertrófica é outra manifestação sistêmica da doença e pode provocar arritmia ou insuficiência cardíaca. Por essa razão, recomenda-se teste de tolerância à glicose e avaliação cardiológica (como eletrocardiografia e ecocardiografia) de rotina para pacientes com ataxia de Friedreich.

A ataxia de Friedreich é causada por uma repetição expandida de GAA intrônica no primeiro éxon do gene *FXN*, que resulta em produção ineficiente da proteína frataxina e distúrbios da função mitocondrial. Cerca de 5% dos pacientes com essa doença têm um alelo contendo mutação pontual do gene *FXN* e outro alelo com repetição expandida. Por essa razão, o neurologista ainda deve manter elevado grau de suspeita de ataxia de Friedreich, mesmo quando a repetição expandida é detectada em apenas um alelo de pacientes que, apesar disso, apresentam manifestações clínicas típicas dessa doença. A frataxina é uma proteína considerada onipresente; por essa razão, níveis de frataxina no sangue ou saliva são usados como biomarcadores nos estudos em busca de alvos para desenvolvimento de tratamentos para essa doença.

A ataxia de Friedreich faz parte de um grupo de ataxias autossômicas recessivas com predomínio de neuroniopatia sensorial (ver Tabela 82.6). Outras doenças desse grupo são SANDO (*sensory axonal neuropathy with dysarthria and ophthalmoplegia*, em inglês), ataxia com deficiência de vitamina E e abetalipoproteinemia. Nesse grupo em particular, a atrofia cerebelar pode

Tabela 82.6 Causas comuns de ataxia cerebelar autossômica recessiva.

Doença	Mutações genéticas	Idade de início	Manifestações clínicas associadas
Ataxia cerebelar com predomínio de neuropatia sensorial			
Ataxia de Friedreich	Expansões repetidas no íntron 1 do gene *FXN*	Da infância à terceira década de vida	Pé cavo, escoliose, abalos em ondas quadradas, hiporreflexia, espasticidade (início na vida adulta)
Neuropatia axonal sensorial com disartria e oftalmoplegia	Mutações do *POLG*	20 a 60 anos	Oftalmoplegia, disartria, ptose, mioclonia, epilepsia
Ataxia com deficiência de vitamina E	Mutações do *TTPA*	2 a 50 anos	Retinite pigmentosa, tremor da cabeça
Abetalipoproteinemia	Mutações do *MTP*	Nascimento	Diarreia, esteatorreia neonatal
Ataxia cerebelar com neuropatia axonal sensorimotora			
Ataxia-telangiectasia	Mutações do *ATM*	< 5 anos	Telangiectasia, coreia, distonia, suscetibilidade aumentada a infecções e câncer, radiossensibilidade, alfafetoproteína alta
Ataxia com apraxia oculomotora tipo 1	Mutações do *APTX*	< 20 anos	Apraxia oculomotora, coreia, distonia
Ataxia com apraxia oculomotora tipo 2	Mutações *SETX*	Da infância à terceira década de vida	Apraxia oculomotora, coreia, distonia, alfafetoproteína alta
Xantomatose cerebrotendínea	Mutações do *CYP27*	Infância	Espasticidade, retardo mental, xantoma tendíneo, diarreia crônica, catarata prematura
Gangliosidose GM2 de início tardio	Mutações do *HEXA* ou *HEXAB*	15 a 45 anos	Espasticidade, fraqueza, distonia, epilepsia, déficit cognitivo, psicose
Ataxia cerebelar sem neuropatia			
Ataxia cerebelar autossômica recessiva tipo 1	Mutações do *SYNE1*	Entre a segunda e a quinta década de vida	Espasticidade, sinais referidos ao neurônio motor inferior
Ataxia cerebelar autossômica recessiva tipo 2	Mutações do *ADCK3*	< 10 anos	Retardo mental, mioclonia, epilepsia, intolerância aos esforços
Doença de Niemann-Pick tipo C	Mutações do *NPC1* e *NPC2*	Da primeira à terceira década de vida	Oftalmoplegia vertical supranuclear, esplenomegalia, distonia, declínio cognitivo

não estar evidente nas imagens de RM cerebral, ao menos nos estágios iniciais da doença. SANDO é causada por mutações do gene *POLG*. Inicia em idade adulta, frequentemente com oftalmoplegia, ptose, mioclonia e epilepsia; em alguns casos, podem ser observados sinais hiperintensos nos núcleos olivares inferiores bilateralmente nas imagens de RM cerebral ponderadas em T2 (ver Figura 82.3 F). A ataxia com deficiência de vitamina E está associada a tremor da cabeça e retinite pigmentosa. Pacientes com abetalipoproteinemia podem ter seus primeiros sintomas em idade muito precoce, com esteatorreia neonatal.

Ataxia cerebelar com neuropatia axonal sensorimotora

O segundo grupo de ataxias autossômicas recessivas caracteriza-se por ataxia cerebelar com neuropatia axonal sensorimotora e inclui ataxia-telangiectasia, ataxia com apraxia oculomotora dos tipos 1 e 2, xantomatose cerebrotendínea e gangliosidose GM2 de início tardio (ver Tabela 82.6). A idade de início das ataxias desse grupo é variável, mas com frequência há neuropatia sensorimotora. Outras manifestações neurológicas, como coreia, distonia e espasticidade, são comumente detectadas. Níveis de alfafetoproteína estão elevados nos pacientes com ataxia-telangiectasia e ataxia com apraxia oculomotora tipo 2 e podem ser usados como biomarcadores para triagem a dessas doenças. Pacientes com ataxia-telangiectasia têm risco mais alto de desenvolver infecções e câncer, além de hipersensibilidade à radiação. A apraxia oculomotora pode estar associada às ataxias com apraxia oculomotora. Níveis elevados de colesterol e atividade deficiente de hexosaminidase são testes diagnósticos úteis para averiguar xantomatose cerebrotendínea e gangliosidose GM2 de início tardio, respectivamente.

Ataxia cerebelar sem neuropatia

O terceiro grupo de ataxias autossômicas recessivas caracteriza-se por ataxia sem neuropatia e abrange ataxia cerebelar autossômica recessiva com mutações do gene *SYNE1*, ataxia cerebelar autossômica recessiva tipo 2 e doença de Niemann-Pick tipo C. Em geral, a ataxia cerebelar autossômica recessiva tipo 1 se manifesta na idade adulta com sinais referentes ao neurônio motor inferior, pé cavo e escoliose. A ataxia cerebelar autossômica recessiva tipo 2 pode causar retardo mental, mioclonia e epilepsia. Pacientes com doença de Niemann-Pick tipo C têm oftalmoplegia supranuclear vertical típica, além de retardo mental, distonia e disfunção cognitiva.

Em alguns casos, é possível diagnosticar ataxia autossômica recessiva em pacientes sem histórico familiar de ataxia. Em um estudo amplo sobre ataxia esporádica, a ataxia cerebelar autossômica recessiva tipo 1 com mutações do gene *SYNE1* era o tipo diagnosticado com maior frequência e representava 4% dos casos. Também há reconhecimento crescente de que mutações dos genes tradicionalmente associados à paraplegia espástica autossômica recessiva também possam causar ataxia; um desses exemplos são mutações do gene *SPG7*, que podem provocar ataxia cerebelar isolada.

O mecanismo patogênico das ataxias autossômicas recessivas geralmente é perda de função da proteína associada às mutações genéticas; por essa razão, o desenvolvimento de novos tratamentos tem focado em: (1) aumentar ou estabilizar a proteína deficiente; (2) aumentar a expressão de proteína exógena por terapia gênica; e (3) reduzir substratos tóxicos, como os que resultam da deficiência funcional da proteína afetada. Os efeitos da perda de função de proteínas associadas às ataxias autossômicas recessivas costumam acarretar três consequências: (1) prejudicar a função mitocondrial; (2) dificultar a reparação do DNA; e (3) reduzir o metabolismo lipídico (Figura 82.7). A disfunção desses processos pode explicar, em parte, a vulnerabilidade seletiva do cerebelo nessas doenças; uma atuação terapêutica nesses processos subsequentes poderia oportunizar o tratamento de uma ampla faixa de ataxias autossômicas recessivas.

Outras ataxias hereditárias

Ataxia ligada ao cromossomo X

A síndrome do tremor e ataxia associada ao cromossomo X frágil (STACX) é a ataxia mais comumente relacionada ao cromossomo X e é causada por uma expansão de 55 a 200 repetições de CGG dentro do gene *FMR1*. A expansão dessa repetição instável do gene *FMR1* em gerações sucessivas pode resultar na síndrome do X frágil, caracterizada por déficit intelectual na infância. Insuficiência ovariana prematura, em mulheres, também pode ser uma apresentação clínica das repetições expandidas do gene *FMR1*. Por essa razão, o médico deve considerar o diagnóstico de STACX quando há histórico familiar de retardo mental e insuficiência ovariana prematura. Parkinsonismo e disfunção autonômica também podem ocorrer; por essa razão, a STACX deve ser incluída no diagnóstico diferencial de atrofia de múltiplos sistemas. Sinal hiperintenso nas imagens de RM cerebral ponderadas em T2 dos pedúnculos cerebelares médios (Figura 82.8) e corpo caloso são característicos dessa síndrome e podem auxiliar na confirmação do diagnóstico.

Ataxia mitocondrial

Mutações do DNA mitocondrial também podem provocar ataxia. As causas comuns nesse grupo são síndrome de Kearns-Sayre, mioclonia-epilepsia com fibras vermelhas dilaceradas e encefalopatia mitocondrial, acidose láctica e episódios semelhantes a AVE. Dado que mutações genéticas do genoma mitocondrial podem ser relacionadas a algum tecido específico (i. e., heteroplasmia), a biopsia muscular deve ser realizada, visto que as anomalias mitocondriais são detectadas com mais probabilidade nas células que não se dividem (p. ex., miócitos), com as quais podem ser realizadas análises bioquímicas e determinação do teor de DNA mitocondrial.

Ataxia transitória

As ataxias transitórias (tipos 1 a 8) formam um grupo de ataxias hereditárias autossômicas dominantes com episódios intermitentes, que podem durar de minutos a dias. Além dos episódios intermitentes, os pacientes podem ter ataxia progressiva subjacente. O mecanismo patogênico das ataxias transitórias é atribuído a alguma canalopatia (ataxias transitórias tipos 1 e 2) ou disfunção do transportador de glutamato (ataxia transitória tipo 6). Curiosamente, as ataxias transitórias são provocadas por mutações do gene *CACNA1A*, cujas mutações podem causar manifestações clínicas diversas, como AEC6 e enxaqueca hemiplégica familiar, o que indica a importância da proteína codificada (Cav2.1) para a função neuronal no cerebelo.

Outros diagnósticos diferenciais importantes das ataxias transitórias são esclerose múltipla e ataxia psicogênica.

Ataxia cerebelar, neuropatia e síndrome de arreflexia vestibular

Estudos recentes detectaram expansões pentanucleotídicas bialélicas no gene *RFC1* como causa comum de uma síndrome que consiste em ataxia cerebelar, neuropatia/neuroniopatia sensorial e arreflexia vestibular. Surpreendentemente, uma significativa porcentagem das ataxias esporádicas de início tardio resulta das mesmas mutações bialélicas do gene *RFC1*. Na população branca, mutações bialélicas desse gene devem ser consideradas nos casos de ataxia transitória com início em idade adulta, sobretudo se também houver neuropatia e vestibulopatia.

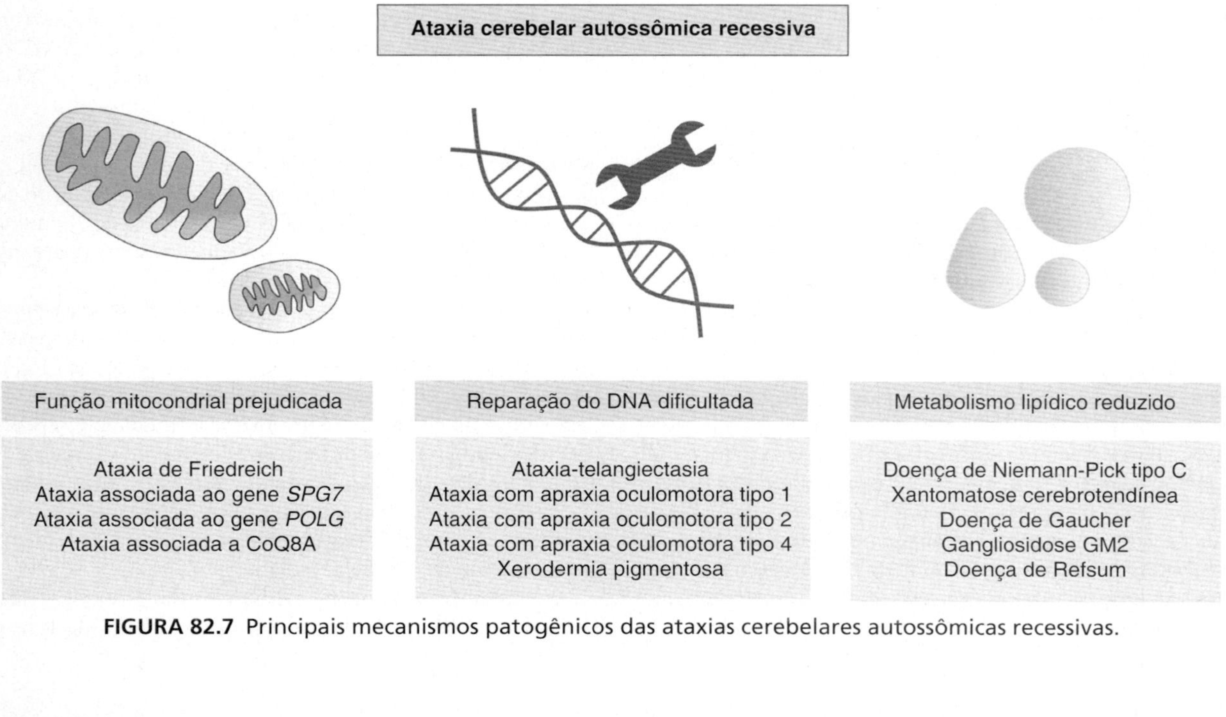

Ataxia cerebelar autossômica recessiva

Função mitocondrial prejudicada	Reparação do DNA dificultada	Metabolismo lipídico reduzido
Ataxia de Friedreich Ataxia associada ao gene *SPG7* Ataxia associada ao gene *POLG* Ataxia associada a CoQ8A	Ataxia-telangiectasia Ataxia com apraxia oculomotora tipo 1 Ataxia com apraxia oculomotora tipo 2 Ataxia com apraxia oculomotora tipo 4 Xerodermia pigmentosa	Doença de Niemann-Pick tipo C Xantomatose cerebrotendínea Doença de Gaucher Gangliosidose GM2 Doença de Refsum

FIGURA 82.7 Principais mecanismos patogênicos das ataxias cerebelares autossômicas recessivas.

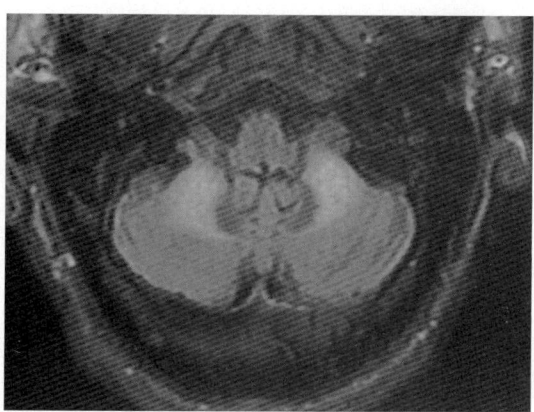

FIGURA 82.8 A imagem axial de ressonância magnética cerebral em sequência FLAIR (*fluid-attenuated inversion recovery*) mostrou sinal hiperintenso nos dois pedúnculos cerebelares médios de uma paciente com síndrome de tremor e ataxia associada ao cromossomo X frágil.

Ataxia degenerativa

Em geral, as ataxias degenerativas começam após os 60 anos em indivíduos sem histórico familiar de ataxia. Nesse grupo, a atrofia de múltiplos sistemas e a ataxia cerebelar idiopática de início tardio são as duas doenças degenerativas mais comuns.

Atrofia de múltiplos sistemas

A atrofia de múltiplos sistemas afeta várias regiões do encéfalo e provoca ataxia cerebelar, parkinsonismo, instabilidade autonômica (hipotensão ortostática, impotência, aumento da frequência urinária, urgência miccional e incontinência urinária) e sinais piramidais (hiper-reflexia e elevação dos pododáctilos). A alteração patológica típica dessa doença são inclusões citoplasmáticas gliais contendo alfassinucleína nos oligodendrócitos, além de ativação microglial, astrogliose reativa e morte dos neurônios dos núcleos da base e cerebelo. Dependendo das manifestações clínicas predominantes, a atrofia de múltiplos sistemas pode ser subdividida em dois tipos: atrofia de múltiplos sistemas com parkinsonismo e atrofia de múltiplos sistemas do tipo cerebelar (AMS-C). Será detalhada aqui esta última doença, na qual a ataxia é a manifestação clínica predominante quando os sintomas começam. A AMS-C representa cerca de 13 a 42% de todos os casos de atrofia de múltiplos sistemas, mas esse índice pode variar entre as diferentes etnias. Em geral, a AMS-C tem progressão mais lenta do que a atrofia de múltiplos sistemas com parkinsonismo. Nos estágios iniciais da doença, os pacientes podem ter ataxia cerebelar relativamente isolada. Por essa razão, anamnese e exame neurológico devem focar nos sinais de parkinsonismo, disfunção autonômica e disfunção dos neurônios motores superiores. Transtorno comportamental do sono com movimentos oculares rápidos ocorre com frequência e pode ser muito útil para sugerir sinucleinopatia subjacente associada à atrofia de múltiplos sistemas. Estridor respiratório e apneia obstrutiva do sono podem ocorrer e, em alguns casos, levar à morte. Dessa maneira, em pacientes com ataxia cerebelar iniciada em idade avançada, testes da função autônoma e estudos do sono podem fornecer indícios adicionais a favor do diagnóstico de atrofia de múltiplos sistemas quando sintomas clínicos evidentes ainda não são manifestados. Exames de RM cerebral dos pacientes com atrofia de múltiplos sistemas mostram, com frequência, o "sinal da cruz" (ver Figura 82.3 E), que pode não estar presente nos estágios iniciais da doença, mas surgir mais tarde, à medida que a doença avança.

Ataxia cerebelar idiopática de início tardio

A atrofia de múltiplos sistemas é uma doença com progressão relativamente lenta e a morte ocorre de 6 a 10 anos após o início dos sintomas. Não obstante, a ataxia cerebelar idiopática de início tardio tem progressão mais lenta, geralmente sem diminuição da expectativa de vida. Pacientes com ataxia cerebelar idiopática de início tardio não costumam ter outros sintomas neurológicos, como parkinsonismo. Na prática, sinais de parkinsonismo e disfunção autonômica em pacientes idosos com ataxia indicam, com frequência, um prognóstico preocupante, visto que o diagnóstico provável é a atrofia de múltiplos sistemas. Quando os pacientes não desenvolvem parkinsonismo ou disfunção autonômica nos primeiros 5 anos após o início da ataxia, provavelmente apresentam evolução clínica favorável e o diagnóstico é de ataxia cerebelar idiopática de início tardio. Considerando tecnologias mais modernas, como sequenciamento de exoma, hoje se sabe que um subgrupo de ataxias idiopáticas com início tardio tem etiologia genética.

O tremor idiopático é um distúrbio do movimento muito comum, caracterizado, sobretudo, por tremores dos membros superiores. Estudos recentes questionaram o conceito de que seja um distúrbio que provoca apenas tremor, dado que pacientes com tremor idiopático têm dificuldade em caminhar em paralelo, sobretudo nos casos mais graves da doença. Análises cinemáticas detectaram que a colocação imprecisa dos pés é compatível com marcha atáxica, indicando que de fato há disfunção cerebelar. Alterações degenerativas do cerebelo, como destruição das células de Purkinje, foram identificadas em estudos de necropsia do encéfalo de pacientes com tremor idiopático, embora em menor grau, quando comparadas com pacientes com AECs e atrofia de múltiplos sistemas; por essa razão, o tremor idiopático poderia ser classificado como doença cerebelar.

Ataxia psicogênica

A ataxia psicogênica é um distúrbio do movimento de causa psíquica. Em geral, os pacientes relatam algum evento significativo em sua vida antes do início dos sintomas atáxicos. Em muitos casos, podem lembrar da data ou época exata em que os sintomas começaram. A evolução da doença costuma ser flutuante ou ter natureza transitória. A ataxia psicogênica é caracterizada por quatro características fundamentais: (1) inconsistência; (2) variabilidade; (3) distração; e (4) manifestações atípicas associadas. Um exemplo de inconsistência é o paciente que não consegue caminhar bem, mas consegue correr ou saltar com um dos pés, atividades que requerem mais equilíbrio que do que a deambulação. Variabilidade e episódios neurológicos transitórios também podem indicar ataxia psicogênica, considerando-se os principais diagnósticos diferenciais de ataxia transitória e esclerose múltipla. A distração refere-se ao fato de que os pacientes podem melhorar quando estão distraídos e/ou são instruídos a realizar outras atividades, como contar, durante os testes para ataxia. Por fim, a ataxia psicogênica tem algumas manifestações "atípicas" associadas, que não ocorrem com outras causas de ataxia, como exaustão extrema, sensibilidade à luz ou fraqueza de colapso (*give-way weakness*, em inglês). O diagnóstico de ataxia psicogênica é fundamental para evitar que outros testes genéticos ou exames sejam solicitados e um tratamento específico seja administrado. O encaminhamento a um psiquiatra é imprescindível ao tratamento desses pacientes.

TRATAMENTO E PROGRESSOS FUTUROS

O tratamento das ataxias pode ser subdividido em medidas sintomáticas e intervenções que modificam a doença. Estas últimas podem ser consideradas para ataxia, sobretudo os casos adquiridos, por exemplo, tiamina para encefalopatia de Wernicke, dieta de restrição de glúten para ataxia associada à intolerância ao glúten e imunoglobulina intravenosa e plasmaférese e outros imunossupressores (p. ex., rituximabe) para ataxia causada por anticorpos anti-GAD e ataxia paraneoplásica. Existem alguns tratamentos modificadores da doença para pacientes com ataxia genética, sobretudo ataxias autossômicas recessivas, como reposição de vitamina E para tratar ataxia com níveis baixos dessa vitamina (ataxia associada à deficiência de vitamina E e abetalipoproteinemia); miglustate para doença de Niemann-Pick tipo C; ácido quenodesoxicólico para xantomatose cerebrotendínea; e alterações dietéticas para evitar ácido fitânico, em pacientes com doença de Refsum. A deficiência de transportador de glicose tipo 1 é uma doença hereditária autossômica dominante com variados sintomas neurológicos (como ataxia) e pode ser tratada com dieta cetogênica.

Duas importantes abordagens experimentais mostram-se promissoras para o tratamento das AECs. Estratégias baseadas em nucleotídios para reduzir a expressão dos produtos de genes patogênicos foram aplicadas aos pacientes com AECs, incluindo interferência no RNA e oligonucleotídios *antisense*. O recente sucesso com oligonucleotídios *antisense* para reduzir a expressão dos produtos genéticos anormais da AEC1, AEC2 e AEC3 em modelos de camundongos com essas doenças trouxe esperança de que possam ser realizados testes finais com moléculas silenciadoras de genes em experiências com seres humanos. A segunda abordagem terapêutica experimental consiste em identificar a disfunção neuronal relacionada aos distúrbios de canais de potássio específicos. Atuar terapeuticamente nos canais de potássio poderia atenuar sintomas de várias ataxias.

Existe uma linha de tratamento em desenvolvimento para a ataxia de Friedreich, cujos alvos são vários processos moleculares, como: (1) melhorar a função mitocondrial e atenuar o estresse oxidativo; (2) modular os processos metabólicos controlados pela proteína frataxina; (3) estabilizar a proteína frataxina; ou (4) aumentar a expressão do gene *FXN*.

Algumas opções terapêuticas utilizadas comumente são usadas por especialistas em ataxia. Estudos demonstraram que riluzol (50 mg 2 vezes/dia) melhora disartria e ataxia da marcha. É necessário monitorar a função hepática enquanto os pacientes estiverem em tratamento com riluzol. A vareniclina (1 mg 2 vezes/dia) é recomendada para atenuar a ataxia de pacientes com AEC3 e pode ter efeitos benéficos em pacientes com outros tipos de ataxia. A depressão é um efeito adverso que deve ser cuidadosamente monitorado, sobretudo porque alguns pacientes com AEC3 já sofrem desse transtorno. Estudos mostraram que o fármaco 4-aminopiridina (15 mg/dia) foi eficaz para suprimir alguns episódios de ataxia transitória tipo 2 e pode ser útil para controlar nistagmo em pacientes atáxicos. Outros fármacos, como amantadina, baclofeno e clorzoxazona, também podem ser experimentados para tratar ataxia. Nos casos de tontura, comumente relatada por pacientes com síndrome de ataxia cerebelar, neuropatia e arreflexia vestibular ou ataxia causada por anticorpos anti-GAD, o diazepam pode ser útil. Outros sintomas além de ataxia, como tremor, distonia e depressão, devem ser detectados e tratados com fármacos sintomáticos tradicionais. O tremor postural, por exemplo, pode ser tratado com primidona ou propranolol, enquanto a distonia melhora com injeções de toxina botulínica.

A prática de exercícios físicos pode ser benéfica aos pacientes atáxicos, considerando que alguns estudos mostraram que a atividade física ampliou a expectativa de vida de modelos camundongos com AEC1. Outros estudos mostraram que treinamento coordenado e exercícios com foco em força e equilíbrio axiais trazem benefícios de longa duração aos pacientes atáxicos. No futuro, ainda será necessário avaliar se exercícios aeróbicos e outros tipos de atividade física proporcionam efeitos benéficos adicionais nesses casos.

As taxias cerebelares formam um grupo heterogêneo de doenças. Reconhecer a evolução temporal dos sintomas e determinar os casos nos quais os sintomas motores realmente têm origem cerebelar é fundamental para confirmar o diagnóstico e escolher possíveis opções de tratamento. O diagnóstico precoce das ataxias de causa imune é importante para evitar a incapacidade progressiva. Um expressivo subgrupo de ataxias tem causa genética; por esse motivo, conhecer as bases genéticas das ataxias facilita o planejamento para a adaptação a uma incapacidade futura. Embora nos tempos presentes não exista tratamento farmacológico aprovado para ataxias hereditárias e degenerativas, as pesquisas em andamento são promissoras no sentido tanto de descobrir tratamentos sintomáticos quanto impedir a progressão da doença. O treinamento intensivo de equilíbrio é a base do tratamento atual e deve se recomendado a todos os pacientes atáxicos.

LEITURA SUGERIDA

Anheim M, Tranchant C, Koenig M. The autosomal recessive cerebellar ataxias. *N Engl J Med*. 2012;366:636-646.

Ashizawa T, Figueroa KP, Perlman SL, et al. Clinical characteristics of patients with spinocerebellar ataxias 1, 2, 3 and 6 in the US; a prospective observational study. *Orphanet J Rare Dis*. 2013;8:177.

Bird TD. Hereditary ataxia overview. In: Adam MP, Ardinger HH, Pagon RA, et al., eds. *GeneReviews®*. Seattle, WA: University of Washington; 1993.

Bushart DD, Shakkottai VG. Ion channel dysfunction in cerebellar ataxia. *Neurosci Lett*. 2019;688:41-48.

Dürr A. Autosomal dominant cerebellar ataxias: polyglutamine expansions and beyond. *Lancet Neurol*. 2010;9:885-894.

Dürr A, Cossee M, Agid Y, et al. Clinical and genetic abnormalities in patients with Friedreich's ataxia. *N Engl J Med*. 1996;335:1169-1175.

Fanciulli A, Wenning GK. Multiple-system atrophy. *N Engl J Med*. 2015;372:249-263.

Fogel BL, Perlman S. Clinical features and molecular genetics of autosomal recessive cerebellar ataxias. *Lancet Neurol*. 2007;6:245-257.

Ilg W, Brötz D, Burkard S, Giese MA, Schöls L, Synofzik M. Long-term effects of coordinative training in degenerative cerebellar disease. *Mov Disord*. 2010;25:2239-2246.

Jen JC, Wan J. Episodic ataxias. *Handb Clin Neurol*. 2018;155:205-215.

Louis ED, Galecki M, Rao AK. Four essential tremor cases with moderately impaired gait: how impaired can gait be in this disease? *Tremor Other Hyperkinet Mov (N Y)*. 2013;3:tre-03-200-4597-1. doi:10.7916/D8QV3K7G.

Louis ED, Kerridge CA, Chatterjee D, et al. Contextualizing the pathology in the essential tremor cerebellar cortex: a patholog-omics approach. *Acta Neuropathol.* 2019;138(5):859-876. doi:10.1007/s00401-019-02043-7.

Paulson HL, Shakkottai VG, Clark HB, Orr HT. Polyglutamine spinocerebellar ataxias—from genes to potential treatments. *Nat Rev Neurosci.* 2017;18:613-626.

Schmahmann JD, Sherman JC. The cerebellar cognitive affective syndrome. *Brain.* 1998;121(pt 4):561-579.

Schmitz-Hübsch T, du Montcel ST, Baliko L, et al. Scale for the assessment and rating of ataxia: development of a new clinical scale. *Neurology.* 2006;66:1717-1720.

Thach WT. Correlation of neural discharge with pattern and force of muscular activity, joint position, and direction of intended next movement in motor cortex and cerebellum. *J Neurophysiol.* 1978;41:654-676.

Thach WT. Discharge of Purkinje and cerebellar nuclear neurons during rapidly alternating arm movements in the monkey. *J Neurophysiol.* 1968;31:785-797.

Zesiewicz TA, Wilmot G, Kuo SH, et al. Comprehensive systematic review summary: treatment of cerebellar motor dysfunction and ataxia: report of the Guideline Development, Dissemination, and Implementation Subcommittee of the American Academy of Neurology. *Neurology.* 2018;90:464-471

Discinesia Tardia e Outras Síndromes Induzidas por Neurolépticos

83

Un Jung Kang e Stanley Fahn

PONTOS-CHAVE

1. Os antagonistas dos receptores de dopamina podem provocar diversas anormalidades sensoriais e motoras como complicação iatrogênica.

2. Os antagonistas dos receptores de dopamina causam parkinsonismo e outros efeitos adversos associados ao estado hipodopaminérgico, o qual pode ser revertido por meio da interrupção do tratamento com o fármaco desencadeante.

3. Em geral, a síndrome de discinesia tardia ocorre após o tratamento crônico com antagonistas dos receptores de dopamina e costuma persistir, mesmo depois da interrupção do tratamento com o fármaco desencadeante.

4. A fisiopatologia da discinesia tardia ainda não foi totalmente esclarecida, mas pode incluir plasticidade inadaptativa dos circuitos encefálicos.

5. Os melhores fármacos recomendados para tratar discinesia tardia são os derivados da tetrabenazina, que reduzem as reservas de monoaminas.

INTRODUÇÃO

Os neurolépticos são fármacos conhecidos por seus efeitos adversos neurológicos indutores de parkinsonismo (o chamado parkinsonismo farmacogênico), vários outros distúrbios do movimento, anormalidades sensoriais e alterações do nível de consciência com febre. Os distúrbios do movimento mais comumente causados por neurolépticos são reações distônicas agudas (movimentos torcionais involuntários e continuados), parkinsonismo e síndrome de discinesia tardia (SDT). Esta última complicação pode ser evidenciada por movimentos rítmicos repetitivos, que costumam afetar a boca e os membros (tanto superiores como inferiores), bem como outros tipos de movimentos anormais (Tabela 83.1). A SDT caracteriza-se por início tardio variável após o começo do tratamento com os fármacos desencadeantes; a doença persiste, mesmo após a interrupção do tratamento (ver Tabela 83.1). Os mecanismos fisiopatológicos comuns dos neurolépticos são: ligar-se aos receptores D_2 de dopamina e antagonizar suas ações. Os bloqueadores dos receptores de dopamina (BRDs) não são usados apenas como antipsicóticos (p. ex., fenotiazinas e butirofenonas), mas também para o tratamento de distúrbios gastrintestinais (p. ex., metoclopramida). Por definição, esses distúrbios são iatrogênicos e, por essa razão, podem ser evitados; além disso, seus riscos podem ser reduzidos e possivelmente revertidos quando o diagnóstico é firmado de pronto e seu tratamento é administrado de maneira apropriada. Embora os antipsicóticos de segunda geração, também conhecidos como antipsicóticos *atípicos*, tenham sido desenvolvidos para reduzir esses efeitos adversos, não estão isentos dessas complicações.

EPIDEMIOLOGIA

A prevalência de distúrbios neurológicos causados por neurolépticos varia de 20 a 50%. O parkinsonismo farmacogênico é a forma mais comum. A exposição a esses fármacos duplica o risco de desenvolver parkinsonismo, mais elevado na população idosa e na do sexo feminino. As reações distônicas agudas ocorrem

Tabela 83.1 Efeitos neurológicos adversos dos bloqueadores de receptores D_2.

Síndromes clínicas	Principais manifestações clínicas
Reação distônica aguda	Movimentos torcionais continuados, que ocorrem nos primeiros dias depois de o tratamento com BRDs ser iniciado, incluindo crise oculógira
Acatisia aguda	Incapacidade de permanecer imóvel com manifestações sensoriais e motoras nos primeiros dias ou semanas depois de iniciado o tratamento com BRDs
Parkinsonismo farmacogênico	Manifestações clínicas semelhantes às da doença de Parkinson idiopática em pacientes tratados com BRDs
Síndrome neuroléptica maligna	Combinação idiossincrásica de febre, disautonomia e distúrbio do movimento, que pode ser grave e levar à morte
Síndromes de discinesia tardia	Movimentos involuntários anormais ou sintomas sensoriais de início tardio, que persistem mesmo após a interrupção do tratamento com BRDs
Síndrome emergente de abstinência	Movimentos coreiformes em crianças após a interrupção do tratamento com BRDs
Discinesia tardia	Forma clássica de discinesia tardia, evidenciada por discinesia orobucolingual e dos membros
Distonia tardia	Movimentos torcionais focais ou generalizados e contínuos, associados ao tratamento crônico com BRDs
Acatisia tardia	Inquietude evidenciada por sensação subjetiva de incapacidade em permanecer imóvel e movimentos estereotipados associados à inquietude
Dor tardia	Sensação dolorosa, normalmente uma forma focal de acatisia tardia
Tiques tardios	Tiques motores e vocais associados ao tratamento crônico com BRDs
Mioclonia tardia	Movimentos bruscos semelhantes a choques elétricos associados ao tratamento crônico com BRDs
Tremor tardio	Tremor associado ao tratamento crônico com BRDs

BRD, bloqueador dos receptores de dopamina.

em cerca de 2 a 5% dos pacientes tratados com neurolépticos, sobretudo crianças e adultos jovens e em homens, comparados às mulheres. A SDT pode ocorrer em cerca de 25% dos pacientes tratados com neurolépticos; entretanto, as estimativas de incidência e prevalência reais variam e costumam ser confundidas pelo fato de que os BRDs obscurecem as manifestações clínicas dessa síndrome. A discinesia tardia clássica com movimentos orofaciais é mais comum e tem incidência anual de cerca de 5% nos primeiros 4 a 5 anos. A incidência de SDT aumenta conforme exposição cumulativa aos BDRs, dependendo da dose e da duração do tratamento. A idade avançada é o fator de risco demográfico mais sólido; quanto às diferenças entre os sexos, estas ainda não foram detectadas de maneira consistente. A prevalência e a incidência variam nas diferentes regiões do mundo. Estudos genéticos levaram em consideração variantes de genes envolvidos no metabolismo dos fármacos ou no sistema dopaminérgico como fatores de risco para SDT. Distonia tardia é mais rara que o tipo clássico e mais frequente em pacientes jovens. Outras síndromes de discinesia tardia, como acatisia tardia, representam cerca de 10% de todos os casos.

FISIOPATOLOGIA

A patogenia dos distúrbios neurológicos causados por neurolépticos, como o parkinsonismo, é atribuída à ação antagônica aos efeitos da dopamina nos receptores D_2. Os BRDs que se ligam de forma mais ávida a esses receptores são os que têm maior tendência a causar parkinsonismo e SDT. Os antipsicóticos de segunda geração são atípicos porque têm menos tendência a provocar essas complicações; entretanto, a maioria deles não está isenta desses efeitos adversos. A clozapina, fármaco que bloqueia predominantemente receptores D_4 e outros subtipos de receptores de serotonina, é relativamente isento dessas complicações, com exceção de acatisia aguda. Os fármacos que reduzem os níveis de monoaminas, como reserpina e tetrabenazina, podem causar acatisia aguda e parkinsonismo farmacogênico. A tetrabenazina também foi associada às reações distônicas agudas e à síndrome neuroléptica maligna. Contudo, nenhum dos fármacos que reduzem as reservas de dopamina foi implicado de maneira convincente como causa de SDT persistente. Além disso, bloqueadores de canais de cálcio (p. ex., flunarizina e cinarizina) e, raramente, inibidores seletivos da recaptação de serotonina e lítio podem causar parkinsonismo e SDT; o mecanismo pelo qual esses fármacos levam a essas complicações ainda não é desconhecido.

A patogenia da SDT, que pode persistir mesmo depois da interrupção do tratamento com BRDs, não está bem definida. Os BRDs causam hiper-regulação dos receptores de dopamina, mas não há comprovação de que essa seja a causa da SDT. A fim de explicar o início tardio e sua persistência, pesquisadores sugeriram plasticidade sináptica inadaptativa como mecanismo básico. Outros autores consideraram algum processo neurodegenerativo desencadeado pelo estresse oxidativo ou fármacos que se ligam à neuromelanina, com subsequente interiorização da membrana celular, mas todas essas hipóteses ainda não se confirmaram. Estudos de polimorfismo genético detectaram relação entre as variantes dos genes envolvidos no metabolismo de fármacos, receptores ou transportadores de monoaminas e genes associados à plasticidade sináptica, mas essas hipóteses ainda precisam ser confirmadas.

DIAGNÓSTICO

É fundamental reconhecer as diferentes fenomenologias causadas pelos BRDs, visto que cada uma requer tratamento específico.

Reação distônica aguda

A reação distônica aguda caracteriza-se por posturas e movimentos torcionais continuados do crânio, do pescoço e de outras partes do corpo. Contorções persistentes e graves, bem como posturas desconfortáveis dos membros, tronco, pescoço, língua e face, são repentinas. A *crise oculogírica* é um tipo de distonia na qual os olhos apresentam desvio conjugado em posição fixa por alguns minutos ou horas. O diagnóstico é confirmado quando há relato de exposição recente aos BRDs. A reação distônica aguda tende a ocorrer nos primeiros dias de tratamento com esses fármacos e afeta, sobretudo, crianças e adultos jovens, mais comumente do sexo masculino.

Acatisia aguda

A acatisia consiste em sensação *subjetiva* de inquietude e a queixa mais característica é a incapacidade de permanecer imóvel. Está associada a manifestações *motoras* de inquietude, o que inclui movimentos estereotipados repetitivos e frequentes, como andar de um lado para outro, acariciar repetidas vezes o couro cabeludo ou cruzar e descruzar as pernas, além de balançar o corpo repetidas vezes. A acatisia aguda ocorre nos primeiros dias ou semanas de tratamento com BRDs, mas também pode ser um fenômeno mais tardio, quando as doses são aumentadas. Pode ocorrer em qualquer faixa etária e os sintomas desaparecem quando o fármaco desencadeante é interrompido.

Parkinsonismo farmacogênico

O diagnóstico de parkinsonismo farmacogênico baseia-se nas manifestações clássicas, como tremor em repouso, bradicinesia e rigidez, além do histórico de uso atual ou interrupção recente do tratamento com neurolépticos.

Síndrome neuroléptica maligna

A *síndrome neuroléptica maligna* (ver Capítulo 133) é uma complicação rara, que se caracteriza pela tríade febre, sinais de disfunção autonômica (p. ex., palidez, sudorese, instabilidade da pressão arterial, taquicardia, congestão pulmonar e taquipneia) e algum distúrbio do movimento (em geral, acinesia e rigidez) com histórico de exposição recente a um BRD. O nível de consciência pode estar deprimido com obnubilação e confusão mental; por fim, o paciente entra em estupor ou coma e pode morrer. A síndrome neuroléptica maligna pode ocorrer a qualquer tempo durante o tratamento com BRDs.

Síndromes de discinesia tardia

O diagnóstico das síndromes de discinesia tardia (SDTs) depende do reconhecimento do padrão típico de movimentos involuntários ou dos sintomas sensoriais anormais, além do uso confirmado de fármacos desencadeantes. Os critérios apresentados na quinta edição do *Manual Diagnóstico e Estatístico de Transtornos Mentais* estabelecem que o diagnóstico pode ser determinado quando há exposição mínima de 1 a 3 meses, dependendo da idade do paciente. Além disso, é necessário que os sintomas tenham iniciado enquanto o paciente ainda utilizava o fármaco desencadeante ou, então, nos primeiros 3 meses após a interrupção do tratamento e persistido por no mínimo 1 mês após a interrupção ou alteração da dose. Entretanto, esses intervalos formam um espectro contínuo e existem relatos de SDT mesmo depois de alguns dias de tratamento com BRDs. A SDT é a mais temida das complicações decorrentes dos antipsicóticos, dado que seus sintomas podem ser duradouros e costumam ser irreversíveis.

Síndrome emergente de abstinência

A síndrome emergente de abstinência pode ser uma variante branda da SDT. O termo "emergente" significa que os sintomas começam de maneira repentina após uma súbita interrupção do tratamento crônico com antipsicótico. Essa síndrome ocorre sobretudo em crianças e persiste por apenas algumas semanas até desaparecer. Os movimentos anormais são semelhantes aos da coreia de Sydenham e não são estereotipados e repetitivos, como se observa na SDT clássica.

Discinesia tardia clássica

A discinesia tardia clássica consiste em movimentos estereotipados e repetitivos. A parte inferior da face é a mais comumente afetada. Essa discinesia orobucolingual assemelha-se aos movimentos contínuos de mastigação; a língua é colocada para fora da boca a intervalos regulares. Os movimentos do tronco podem causar um padrão repetitivo de flexão e extensão (balanceio do corpo) e segmentos distais dos membros podem apresentar movimentos incessantes de flexão-extensão. Em geral, os músculos proximais são preservados, mas podem ocorrer discinesias respiratórias.

A discinesia tardia clássica deve ser diferenciada de outros distúrbios do movimento que acometem a face. Pacientes com doença de Huntington costumam apresentar coreia facial e frequentemente são tratados com antipsicóticos, de modo que a discinesia tardia resultante pode sobrepor-se à coreia. A ocorrência de acatisia ou movimentos repetitivos (estereotipados) involuntários sugere o diagnóstico adicional de discinesia tardia. Outras possibilidades, como coreia e subtipos que afetam a face e são causados por fármacos como levodopa, anticolinérgicos, fenitoína, anti-histamínicos e antidepressivos tricíclicos, devem ser incluídas no diagnóstico diferencial. É necessário levar em conta outras doenças neurológicas, como degeneração hepatocerebral e AVEs do cerebelo e tronco encefálico, bem como movimentos involuntários anormais atribuíveis à má oclusão de pacientes edentados.

Hoje em dia, várias outras formas importantes de SDT foram descritas. Ao contrário da discinesia orobucolingual clássica já citada, essas formas variantes podem ser mais incapacitantes.

Distonia tardia

A distonia tardia é um distúrbio distônico crônico causado por BRDs. Pacientes de todas as idades estão sujeitos a desenvolver distonia tardia; entretanto, indivíduos mais jovens têm maior tendência a apresentar a forma generalizada mais grave. Em pacientes idosos, a distonia tardia costuma ser focal (afeta apenas uma parte do corpo), sobretudo na face ou no pescoço, e pode permanecer restrita a essas regiões ou se espalhar para os braços e o tronco. Raramente os membros inferiores são afetados. Em muitos casos, o acometimento do pescoço consiste em retrocolo e arqueamento do tronco para trás. Nos casos característicos, os braços são rotacionados internamente, os cotovelos, estendidos e os punhos, flexionados. O diagnóstico diferencial abrange todas as diversas causas de distonia. Acredita-se que a distonia oromandibular seja o tipo mais comum de discinesia oral espontânea. Em muitos pacientes, essa distonia assume a forma de movimentos repetitivos de abrir e fechar a mandíbula à medida que o paciente tenta aliviar a tração muscular. Para saber se os movimentos repetitivos são voluntários ou espontâneos, o examinador deve solicitar ao paciente que não tente impedir os movimentos, mas permita que eles "façam o que quiserem". Nos casos de distonia, o paciente costuma desenvolver contração persistente, como abrir ou trincar a mandíbula. É sobretudo importante descartar a hipótese de doença de Wilson em qualquer paciente com sintomas psiquiátricos e distonia.

Acatisia tardia

A acatisia tardia é outra variante incapacitante digna de nota da discinesia tardia. Essa condição caracteriza-se por acatisia crônica evidenciada por aversão subjetiva a permanecer parado. Os sinais motores de inquietude são movimentos estereotipados repetitivos e frequentes, como marchar no mesmo lugar, cruzar e descruzar as pernas e esfregar repetidas vezes a face ou os cabelos com a mão. Os pacientes podem emitir sons de gemidos e não usar o termo "inquietude" para descrever seus sintomas; em vez disso, podem empregar expressões como "tremendo de susto", "nervoso" ou "explodindo por dentro". Ao contrário da acatisia aguda, o tipo tardio tende a agravar quando o antipsicótico é interrompido, como também ocorre com outras SDTs após a interrupção do tratamento. Assim como outros tipos de SDT, a acatisia tardia tende a persistir. Em geral, está associada à discinesia orobucolingual clássica. Já a discinesia tardia clássica, a distonia tardia e a acatisia tardia podem ocorrer de maneira simultânea. A acatisia pode se manifestar com desconforto localizado (p. ex., dor), que, algumas vezes, é extremamente angustiante. O diagnóstico de acatisia focal é difícil e será descrito com mais detalhes a seguir.

Outras síndromes tardias

As variantes menos comuns de discinesia tardia são: dor, tiques, mioclonia e tremor tardios. Na maioria dos casos, a dor tardia evidencia-se por sensação de dor ou ardência na boca ou na vagina, em mulheres. Essas queixas podem ser sintomas desagradáveis de acatisia focal, que os pacientes costumam descrever como dor. Os tiques tardios são raros e semelhantes à fenomenologia dos tiques motores crônicos ou síndrome de Tourette. A mioclonia pode ter várias causas; os neurolépticos também podem causar esse sintoma como parte de uma síndrome de início tardio. Os tremores tardios devem ser diferenciados de tremor idiopático, doença de Parkinson, tremor cerebelar e outros tremores faciais com base em sua etiologia. As síndromes tardias que abrangem movimentos faciais devem ser diferenciadas de espasmo hemifacial, mioquimia e sincinesia dos músculos faciais em consequência de regeneração anômala após lesões do nervo facial, dependendo de suas características fenomenológicas próprias.

TRATAMENTO

Esforços devem ser envidados para evitar complicações causadas por neurolépticos, visto que elas são distúrbios iatrogênicos. Antipsicóticos devem ser administrados apenas quando há indicação, ou seja, para controlar psicoses ou quaisquer outros distúrbios para os quais não existam outros fármacos eficazes, como é o caso dos distúrbios coreicos ou tiques. Esses fármacos não devem ser usados de maneira indiscriminada e, quando forem administrados, a dose e a duração do tratamento devem ser as menores e mais breves possíveis. Controlada a psicose, o médico deve tentar reduzir a dose e até mesmo interromper o tratamento, se possível. Em transtornos não psicóticos, como tiques, primeiro devem ser tentados outros fármacos; os BRDs devem ser usados apenas quando aqueles forem ineficazes.

Reação distônica aguda

A reação distônica aguda é facilmente suprimida por meio da administração parenteral de anti-histamínicos (p. ex., difenidramina, 50 mg por via intravenosa), anticolinérgicos (p. ex., mesilato de benzitropina, 2 mg por via intramuscular) ou diazepam (5,0 a 7,5 mg por via intramuscular).

Acatisia aguda

A acatisia aguda desaparece com a interrupção do uso do fármaco que a desencadeou. Em alguns casos, melhora com bloqueador beta-adrenérgico propranolol em doses de 20 a 80 mg/dia ou mirtazapina (15 mg/dia).

Parkinsonismo farmacogênico

O parkinsonismo farmacogênico apresenta resposta variável à levodopa (doses tituladas até 600 a 1.500 mg) Os anticolinérgicos orais (triexifenidila, 2 a 15 mg/dia) e a amantadina (até 300 mg/dia) são eficazes. Depois da interrupção do antipsicótico que desencadeou o problema, os sintomas regridem lentamente em semanas ou meses.

Síndrome neuroléptica aguda

Diante de um paciente com síndrome neuroléptica maligna, complicação potencialmente fatal, o tratamento deve ser iniciado de imediato, com internação hospitalar, interrupção do antipsicótico e uso de medidas de sustentação, como hidratação intravenosa e resfriamento corporal para controlar complicações clínicas como febre, rabdomiólise e insuficiência renal. É fundamental interromper o tratamento com antipsicóticos. Embora estudos controlados não tenham sido realizados, vários relatos sugerem que dantroleno sódico (relaxante muscular) e levodopa ou agonistas dopaminérgicos de ação direta possam ser eficazes. A carbamazepina também mostra eficácia. Na maioria dos casos, o antipsicótico pode ser reiniciado mais tarde, sem que haja recidiva da síndrome.

Síndromes de discinesia tardia

Quando o paciente desenvolve alguma SDT, a abordagem terapêutica lógica é a interrupção ou redução das doses dos fármacos que a desencadearam (BRDs), sobretudo nos casos em que há outras abordagens alternativas e a indicação do BRD foi para obter melhora imediata de distúrbios digestivos ou transtornos psiquiátricos (Figura 83.1). É recomendável reduzir lenta e progressivamente as doses dos BRDs, de modo a evitar agravamento do problema original e desenvolvimento de uma SDT. A redução da dose ou a interrupção do tratamento com o fármaco desencadeante podem agravar o distúrbio neurológico nas primeiras semanas subsequentes ou até mesmo desencadear uma SDT que não havia sido percebida. A substituição de antipsicóticos de primeira geração por antipsicóticos mais modernos também é uma medida razoável, já que a incidência da SDT é menor com alguns dos antipsicóticos mais novos, embora não exista evidência de que essa substituição melhore os sintomas da SDT já desenvolvida. Paradoxalmente, iniciar ou

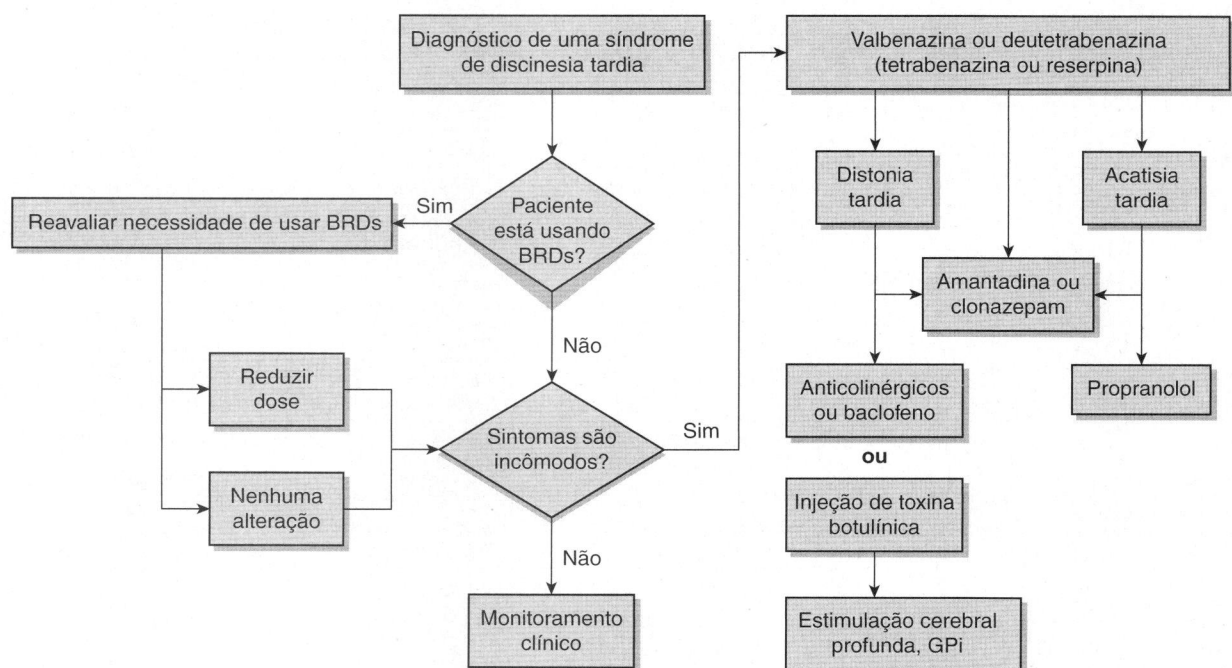

FIGURA 83.1 Algoritmo para tratamento das síndromes de discinesia tardia. BRDs, bloqueadores dos receptores de dopamina; GPi, parte interna do globo pálido.

aumentar a dose dos BRDs pode atenuar os sintomas da SDT, visto que atenua os movimentos anormais. Como os BRDs são os fármacos que desencadearam o problema, essa abordagem é adotada como último recurso e apenas por um curto período. A síndrome emergente de abstinência é autolimitada, mas pode demorar algumas semanas para regredir. A reintrodução do antipsicótico e, em seguida, a redução lenta e progressiva da dose podem eliminar os movimentos coreicos da síndrome emergente de abstinência.

Quando os sintomas da SDT são muito angustiantes, o tratamento com inibidores do transportador de monoaminas vesicular (VMATs) que esgotam as reservas de monoaminas pode suprimi-los (Tabela 83.2; ver Figura 83.1). A reserpina (doses de 0,75 a 1,5 mg/dia) é um inibidor de VMAT inespecífico, enquanto a tetrabenazina (doses de 25 a 150 mg/dia) e seus análogos são inibidores mais seletivos de VMAT2, que está distribuído, sobretudo, no sistema nervoso central e, por essa razão, causa menos efeitos adversos. A deutetrabenazina é uma formulação modificada da tetrabenazina, que tem metabolismo mais lento e pode ser iniciada na dose de 6 mg 2 vezes/dia e, em seguida, aumentada até 6 a 24 mg em 2 doses diárias. A maioria dos pacientes melhora com doses entre 24 e 36 mg/dia. Um ensaio de curta duração (até 3 meses) não demonstrou efeitos adversos significativos (Evidência de nível 1).[1,2] A valbenazina é outro inibidor seletivo de VMAT2, que pode ser usado em doses de 40 a 80 mg 1 vez/dia (Evidência de nível 1).[3] Os efeitos adversos dos inibidores de VMAT podem ser o agravamento ou desencadeamento de parkinsonismo, depressão, sedação, acatisia, ressecamento da boca e hipotensão arterial. As doses devem ser aumentadas de maneira gradativa, de modo a atenuar esses efeitos adversos. A distonia tardia também pode ser tratada com anticolinérgicos (p. ex., triexifenidila), baclofeno ou injeções de toxina botulínica quando a distonia tardia focal é o problema principal (ver Tabela 83.2 e Figura 83.1). A estimulação cerebral profunda dirigida à parte interna do globo pálido pode ser considerada quando o tratamento farmacológico é ineficaz. Nos casos de acatisia tardia, pode-se tentar tratamento com propranolol (ver Tabela 83.2 e Figura 83.1).

PROGNÓSTICO

Os distúrbios do movimento causados por neurolépticos podem ser de difícil diagnóstico e tratamento. Em geral, melhoram com a redução ou a interrupção do tratamento, mas a SDT pode persistir, apesar da descontinuação do tratamento com os fármacos que a provocaram. Existem poucos dados publicados sobre o índice de remissão das SDTs após interrupção completa do tratamento com BRDs; o índice de prevalência das remissões é surpreendentemente baixo (2 a 13%), embora cerca de 20 a 30% dos pacientes melhorem. Os pacientes que continuam a usar neurolépticos também podem ter aparente regressão da discinesia tardia em até 60% dos casos, mas é provável que os sintomas são mascarados pelos BRDs, dado que sua melhora comumente está associada à agravação do parkinsonismo. O melhor resultado que se deve buscar é a minimização do risco dessa complicação iatrogênica com o uso criterioso de neurolépticos.

Tabela 83.2 Opções de tratamento para síndromes de discinesia tardia.

Fármaco	Faixa posológica	Efeitos adversos
Valbenazina	6 a 24 mg, 2 vezes/dia	Prolongamento de QT, sonolência, acatisia
Deutetrabenazina	40 a 80 mg, 1 vez/dia	Depressão, prolongamento de QT, acatisia, síndrome neuroléptica maligna, parkinsonismo
Tetrabenazina	25 a 150 mg/dia, divididos em 3 a 4 doses	Depressão, prolongamento de QT, acatisia, síndrome neuroléptica maligna, parkinsonismo
Reserpina	0,75 a 1,5 mg/dia, divididos em 3 ou 4 doses	Depressão, hipotensão, acatisia
Clonazepam	0,25 a 6 mg, divididos em 3 ou 4 doses	Sonolência, tontura, fadiga, irritabilidade
Amantadina	100 a 400 mg, divididos em 3 ou 4 doses	Alucinações, tontura, edema periférico, náuseas
Ginkgo biloba	80 a 240 mg/dia, divididos em 3 doses	Distúrbios hemorrágicos, cefaleia, tontura, constipação intestinal
Estimulação cerebral profunda	Parte interna do globo pálido	Infecção, hemorragia intracraniana, distúrbios da marcha e fala, paresia, confusão mental
Apenas distonia tardia		
Triexifenidila	1 a 40 mg, divididos em 3 ou 4 doses	Visão embaçada, tontura, confusão mental, sonolência, constipação intestinal, retenção urinária
Baclofeno	10 a 100 mg, divididos em 3 ou 4 doses	Sonolência, tontura, fraqueza, confusão mental, fadiga
Toxina botulínica	Injeção local	Fraqueza excessiva dos músculos injetados
Apenas acatisia tardia		
Propranolol	20 a 160 mg, divididos em 3 ou 4 doses	Fadiga, tontura, bradicardia, hipotensão, depressão

EVIDÊNCIAS DE NÍVEL 1

1. Anderson KE, Stamler D, Davis MD, et al. Deutetrabenazine for treatment of involuntary movements in patients with tardive dyskinesia (AIM-TD): a double-blind, randomised, placebo-controlled, phase 3 trial. *Lancet Psychiatry*. 2017;4(8):595-604.
2. Fernandez HH, Factor SA, Hauser RA, et al. Randomized controlled trial of deutetrabenazine for tardive dyskinesia: the ARM-TD study. *Neurology*. 2017;88(21):2003-2010.
3. Hauser RA, Factor SA, Marder SR, et al. KINECT 3: a phase 3 randomized, double-blind, placebo-controlled trial of valbenazine for tardive dyskinesia. *Am J Psychiatry*. 2017;174(5):476-484.

LEITURA SUGERIDA

Bakker PR, de Groot IW, van Os J, van Harten PN. Long-stay psychiatric patients: a prospective study revealing persistent antipsychotic-induced movement disorder. *PLoS One*. 2011;6(10):e25588.

Bhidayasiri R, Fahn S, Weiner WJ, Gronseth GS, Sullivan KL, Zesiewicz TA. Evidence-based guideline: treatment of tardive syndromes: report of the Guideline Development Subcommittee of the American Academy of Neurology. *Neurology*. 2013;81(5):463-469.

Bhidayasiri R, Jitkritsadakul O, Friedman JH, Fahn S. Updating the recommendations for treatment of tardive syndromes: a systematic review of new evidence and practical treatment algorithm. *J Neurol Sci*. 2018;389:67-75.

Burke RE, Kang UJ, Jankovic J, Miller LG, Fahn S. Tardive akathisia: an analysis of clinical features and response to open therapeutic trials. *Mov Disord*. 1989;4:157-175.

Carbon M, Hsieh CH, Kane JM, Correll CU. Tardive dyskinesia prevalence in the period of second-generation antipsychotic use: a meta-analysis. *J Clin Psychiatry*. 2017;78(3):e264-e278.

Frei K, Truong DD, Fahn S, Jankovic J, Hauser RA. The nosology of tardive syndromes. *J Neurol Sci*. 2018;389:10-16.

Glazer WM, Morgenstern H, Schooler N, Berkman CS, Moore DC. Predictors of improvement in tardive dyskinesia following discontinuation of neuroleptic medication. *Br J Psychiatry*. 1990;157:585-592.

Henderson VW, Wooten GF. Neuroleptic malignant syndrome: a pathogenetic role for dopamine receptor blockade? *Neurology*. 1981;31:132-137.

Kane JM, Woerner M, Borenstein M, Wegner J, Lieberman J. Integrating incidence and prevalence of tardive dyskinesia. *Psychopharmacol Bull*. 1986;22:254-258.

Kang UJ, Burke RE, Fahn S. Natural history and treatment of tardive dystonia. *Mov Disord*. 1986;1:193-208.

Kenney C, Hunter C, Jankovic J. Long-term tolerability of tetrabenazine in the treatment of hyperkinetic movement disorders. *Mov Disord*. 2007;22(2):193-197.

Kiriakakis V, Bhatia KP, Quinn NP, Marsden CD. The natural history of tardive dystonia. A long-term follow-up study of 107 cases. *Brain*. 1998;121(pt 11):2053-2066.

Leucht S, Cipriani A, Spineli L, et al. Comparative efficacy and tolerability of 15 antipsychotic drugs in schizophrenia: a multiple-treatments meta-analysis. *Lancet*. 2013;382(9896):951-962.

Miller DD, Caroff SN, Davis SM, et al. Extrapyramidal side-effects of antipsychotics in a randomised trial. *Br J Psychiatry*. 2008;193(4):279-288.

Muscettola G, Barbato G, Pampallona S, Casiello M, Bollini P. Extrapyramidal syndromes in neuroleptic-treated patients: prevalence, risk factors, and association with tardive dyskinesia. *J Clin Psychopharmacol*. 1999;19:203-208.

Oosthuizen PP, Emsley RA, Maritz JS, Turner JA, Keyter N. Incidence of tardive dyskinesia in first-episode psychosis patients treated with low-dose haloperidol. *J Clin Psychiatry*. 2003;64:1075-1080.

Paulsen JS, Caligiuri MP, Palmer B, McAdams LA, Jeste DV. Risk factors for orofacial and limbtruncal tardive dyskinesia in older patients: a prospective longitudinal study. *Psychopharmacology (Berl)*. 1996;123:307-314.

Pringsheim T, Gardner D, Addington D, et al. The assessment and treatment of antipsychotic-induced akathisia. *Can J Psychiatry*. 2018;63:719-729.

Savica R, Grossardt BR, Bower JH, Ahlskog JE, Mielke MM, Rocca WA. Incidence and time trends of drug-induced parkinsonism: a 30-year population-based study. *Mov Disord*. 2017;32(2):227-234.

Seeman P. Dopamine D_2 receptors as treatment targets in schizophrenia. *Clin Schizophr Relat Psychoses*. 2010;4(1):56-73.

Seeman P, Tallerico T. Antipsychotic drugs which elicit little or no parkinsonism bind more loosely than dopamine to brain D_2 receptors, yet occupy high levels of these receptors. *Mol Psychiatry*. 1998;3:123-134.

Seeman P, Tinazzi M. Loss of dopamine neuron terminals in antipsychotic-treated schizophrenia; relation to tardive dyskinesia. *Prog Neuropsychopharmacol Biol Psychiatry*. 2013;44:178-183.

Smith JM, Baldessarini RJ. Changes in prevalence, severity, and recovery in tardive dyskinesia with age. *Arch Gen Psychiatry*. 1980;37:1368-1373.

Coreias 84

Ruth H. Walker e Joseph Jankovic

PONTOS-CHAVE

1. As coreias podem ter várias causas, inclusive farmacológicas, genéticas, estruturais, autoimunes e metabólicas.

2. A doença de Sydenham é a causa mais provável de coreia aguda de início na infância.

3. O tratamento deve ser dirigido aos sintomas clinicamente mais limitantes da doença básica, os quais podem não abranger o distúrbio do movimento propriamente dito.

4. O tratamento da coreia consiste basicamente em reduzir a neurotransmissão dopaminérgica (pré-sináptica ou pós-sináptica) e deve ser reduzido de forma periódica para que sua eficácia possa ser avaliada.

INTRODUÇÃO

A coreia é um distúrbio hipercinético dos movimentos, caracterizada por movimentos espasmódicos contínuos que se estendem de maneira aleatória de uma parte a outra do corpo. Os pacientes podem conseguir suprimir temporariamente ou "camuflar" os movimentos involuntários com sua incorporação a atividades semivoluntárias (paracinesia). Como consequência da coreia, os pacientes apresentam dificuldade em manter contração voluntária prolongada, como protrusão da língua ou preensão palmar persistente, resultando em contrações e relaxamentos intermitentes ("pegada de ordenhador"). É preciso diferenciar a coreia da "pseudocoreoatetose" causada por déficits proprioceptivos.

EPIDEMIOLOGIA

Em praticamente todos os casos, a coreia é secundária a alguma doença subjacente. Além de distúrbios genéticos, como a doença de Huntington (DH, descrita em outro capítulo deste livro), que a têm como manifestação neurológica típica, a coreia também pode ser um elemento atípico de outras doenças genéticas, como ataxias hereditárias. A lista das possíveis causas genéticas de coreia continua a aumentar, à medida que métodos de diagnóstico molecular aperfeiçoados são usados para diagnosticar fenótipos atípicos de distúrbios genéticos específicos, além de novas anomalias genéticas.

Do mesmo modo, embora a coreia seja uma manifestação neurológica típica da doença de Sydenham (DS), também pode ter ocorrência variável em outros distúrbios autoimunes, como lúpus eritematoso sistêmico. Alguns distúrbios metabólicos (na maioria dos casos, hiperglicemia diabética não cetótica) podem provocar coreia, embora ainda não esteja claro por que determinados pacientes desenvolvem coreia e por que os sintomas são assimétricos nos casos clássicos.

FISIOPATOLOGIA

Considerando o funcionamento dos circuitos diretos e indiretos dos núcleos basais, as coreias podem ser conceituadas como uma redução generalizada da atividade da via indireta. Isso pode ser causado pela destruição dos neurônios GABAérgicos (que utilizam ácido gama-aminobutírico ou GABA como neurotransmissor), que se projetam do putame à parte externa do globo pálido, resultando em desinibição e hiperatividade desse núcleo. A hiperatividade desses neurônios GABAérgicos inibe os neurônios glutamatérgicos do núcleo subtalâmico. O efeito disso é análogo ao de uma lesão desse núcleo, como se observa nos casos de hemibalismo. A atividade eferente reduzida pode causar desinibição no nível do gerador de padrão motor talamocortical e, por consequência, desinibir movimentos involuntários.

Em geral, exames de neuroimagem funcional mostram hipometabolismo nos núcleos basais de pacientes com doenças neurodegenerativas e hipermetabolismo nos casos de doenças autoimunes. É interessante observar que essas alterações opostas possam causar o mesmo distúrbio do movimento, mas é possível, conforme mencionado, que neurônios da via indireta, que têm receptores dopaminérgicos D_2, sejam mais suscetíveis aos desequilíbrios metabólicos ou neuroquímicos do que os neurônios dopaminérgicos D_1 da via direta.

CAUSAS DE COREIA

Coreias autoimunes

Doença de Sydenham

A doença de Sydenham (DS, também conhecida como coreia aguda, dança de São Vito, coreia menor ou coreia reumática) é um distúrbio comum na infância e caracterizada por coreia geralmente assimétrica ou possivelmente unilateral (hemicoreia) em cerca de 20% dos casos. O termo *doença de Sydenham* é preferível a *coreia de Sydenham*, dado que a coreia é apenas uma das muitas manifestações, abrangendo várias anormalidades neurológicas, psiquiátricas, cardíacas, reumáticas e outros problemas.

A DS é consequência da infecção por *estreptococos* beta-hemolíticos do grupo A; acredita-se que estes estimulem a produção de anticorpos com reatividade cruzada com antígenos citoplasmáticos neuronais dos núcleos caudado e subtalâmico. Ao contrário da artrite e da cardite, que ocorrem pouco depois da infecção, a coreia pode começar após 6 meses ou mais.

A coreia aguda acomete quase exclusivamente crianças. Mais de 80% dos casos ocorrem na faixa etária de 5 a 15 anos e é raro que a ocorrência da primeira crise se dê depois dos 15 anos. A incidência é duas vezes maior no sexo feminino.

Com algumas exceções, a coreia é uma doença autolimitada e os casos fatais são raros, exceto se for consequência de complicações cardíacas. Em média, os sintomas motores persistem por 3 a 6 semanas, mas os distúrbios neuropsiquiátricos (sobretudo comportamento obsessivo-compulsivo) podem persistir por meses a anos, recorrer ou estender-se por toda a vida. Após a remissão espontânea, alguns pacientes do sexo feminino apresentam recidivas durante a gravidez (condição conhecida como *coreia gestacional*) ou quando utilizam anticoncepcionais orais ou fazem tratamento de reposição hormonal.

A DS está associada a diversos transtornos neurocomportamentais, como irritabilidade, labilidade emocional, ansiedade, transtorno obsessivo-compulsivo, entre outras manifestações neuropsiquiátricas. Além disso, podem ocorrer distúrbios da fala e, mais raramente, encefalopatia, alterações dos reflexos, fraqueza, distúrbio da marcha, cefaleia, crises epilépticas e neuropatia craniana.

O diagnóstico é estabelecido sem dificuldade com base no início agudo ou subagudo dos movimentos coreicos típicos em uma criança com histórico relativamente recente de infecção estreptocócica. Embora os títulos séricos de antiestreptolisina O e anti-DNase estejam elevados em menos de 30% dos casos, esses testes são muito específicos. Nos casos característicos, os resultados dos exames de neuroimagem são normais, embora possam mostrar aumento volumétrico do núcleo estriado e do globo pálido.

Quando a gravidade dos movimentos interfere no repouso apropriado, pode-se considerar o uso de fármacos que esgotam as reservas de dopamina ou um breve ciclo de bloqueadores dos receptores de dopamina. Outros fármacos, como benzodiazepínicos, valproato ou Carbamazepina, também podem ser eficazes. Quando a síndrome é incapacitante (p. ex., pacientes com forma hipotônica grave), podem ser necessários tratamentos imunossupressores, como corticoides, imunoglobulina intravenosa ou plasmaférese. Em geral, o tratamento da infecção estreptocócica que desencadeou a DS consiste em um ciclo completo de 10 dias com penicilina V oral ou uma injeção de penicilina G benzatina. A administração profilática de penicilina por, no mínimo, 10 dias é recomendada para evitar outras manifestações de febre reumática, na qual a DS pode ser a única manifestação clínica.

Lúpus eritematoso sistêmico

A coreia associada ao lúpus eritematoso sistêmico, que com frequência apresenta evolução flutuante e intermitente, foi associada à formação de anticorpos antifosfolipídicos no soro (anticoagulante lúpico), os quais representam um grupo heterogêneo de anticorpos que podem provocar disfunção plaquetária e trombose. O tratamento visa controlar as manifestações imunes da doença e inclui anticoagulante.

Síndrome do anticorpo antifosfolipídico

A síndrome primária do anticorpo antifosfolipídico é outro fator que causa coreia, sobretudo em mulheres jovens. Quanto às manifestações sistêmicas, os pacientes podem apresentar enxaqueca, abortamentos espontâneos, tromboses arteriais e venosas, espessamento das valvas cardíacas, livedo reticular e fenômeno de Raynaud. Complicações relativas ao sistema nervoso central são acidentes vasculares encefálicos, demência por múltiplos infartos e coreia. O tempo de tromboplastina parcial ativado mostra-se prolongado em razão da presença do anticoagulante lúpico e, além disso, os títulos dos anticorpos anticardiolipina também aparecem elevados. A eficácia dos anticoagulantes, dos imunossupressores e da plasmaférese pode variar e é difícil interpretar a eficácia das intervenções terapêuticas, dado que as remissões espontâneas são comuns.

Coreia causada por outros autoanticorpos

É sobretudo importante diagnosticar a coreia associada à encefalite causada por anticorpo antirreceptor de NMDA (N-metil-D-aspartato), visto que tratamentos apropriados podem assegurar um prognóstico favorável. A encefalite causada por anti-NMDA, comumente evidenciada na forma de doença neuropsiquiátrica subaguda, caracteriza-se por vários distúrbios do movimento, como coreia, estereotipia, distonia e miorritmia. É fundamental investigar a existência de teratoma ovariano ou outros tumores benignos, considerando-se que sua ressecção é essencial ao tratamento da encefalite. Em muitos casos, podem ser encontrados anticorpos da classe IgG contra subunidade NR1 do receptor de NMDA.

Outros autoanticorpos, independentemente de estarem associados às síndromes paraneoplásicas ou a doenças autoimunes idiopáticas, podem provocar coreia. Quando os exames de imagem de corpo inteiro não detectam alguma neoplasia maligna que possa ser retirada por meio de cirurgia, tratamentos imunossupressores devem ser administrados. É essencial um tratamento imunossupressor rigoroso e prolongado, uma vez que pode assegurar o prognóstico favorável, apesar da longa evolução da doença. A lista de autoanticorpos que podem provocar esse tipo de coreia continua a ser ampliada, incluindo anti-LG11, anti-CV2/CRMP5, anti-Ma, entre outros.

Coreia e balismo associados às lesões vasculares e estruturais

Os movimentos coreicos limitados ao braço e à perna de um lado do corpo (hemicoreia e hemibalismo) podem começar de maneira repentina nos pacientes de meia-idade ou no grupo dos idosos. Movimentos balísticos representam uma forma mais violenta de coreia e caracterizam-se por atividade descoordenada e de grande amplitude dos músculos apendiculares proximais; esses movimentos são tão vigorosos que os membros são atirados violentamente a esmo. O acolchoamento dos membros ou a inserção de grades laterais no leito podem ser necessários para evitar lesões. Os movimentos ocorrem durante o repouso e podem ser suprimidos durante a mobilização voluntária dos membros.

O início súbito da coreia sugere causa vascular; de fato, ela pode ser precedida de hemiplegia ou hemiparesia. Nesses casos, movimentos coreicos ou balísticos aparecem quando o paciente recupera a função motora. Esse tipo de distúrbio do movimento pode ser causado por lesão destrutiva do putame ou do núcleo subtalâmico contralateral (ou de suas conexões) e também foi observado em pacientes com lesões difusas de encefalomalácia envolvendo a cápsula interna e os núcleos da base. Lesões vasculares hemorrágicas ou obstrutivas são as causas mais comuns; entretanto, o hemibalismo também foi associado a outras lesões estruturais, por exemplo, causadas por toxoplasmose em pacientes imunossuprimidos, tumores e esclerose múltipla. Em geral, os movimentos tendem a diminuir com o tempo, mas podem persistir e exigir intervenção terapêutica. Os fármacos para controlar movimentos coreicos, citados em outras seções deste capítulo, costumam apresentar eficácia nesses casos.

A coreia-balismo assimétrica pode ser uma manifestação neurológica da síndrome hiperglicêmica hiperosmolar não cetótica. A anormalidade característica detectada nas imagens de ressonância magnética ponderadas em T1 é sinal hiperintenso no putame contralateral. Acredita-se que mulheres idosas, sobretudo com ascendência da Ásia oriental, sejam mais suscetíveis a essa doença; não obstante, a fisiopatologia básica ainda não está definida. Nos casos típicos, os sintomas desaparecem quando os distúrbios metabólicos são corrigidos; contudo, os pacientes podem demorar semanas ou meses para apresentar melhoras, e, em casos raros, a coreia-hemibalismo é irreversível.

Acredita-se que a coreoatetose desenvolvida como sequela da correção cirúrgica de cardiopatias congênitas esteja associada ao período longo em circulação extracorpórea, à hipotermia profunda e à parada circulatória. A incidência dessa complicação tem diminuído, provavelmente em consequência de avanços tecnológicos.

Em alguns casos, a coreia pode ser causada por hipotensão intracraniana secundária à perda espontânea de líquido cefalorraquidiano. O mecanismo patogênico é desconhecido, mas inclui é provável que inclua lesão dos circuitos dos núcleos basais em consequência de desvios estruturais.

Coreias de causa genética

Autossômicas recessivas

Coreia-acantocitose

A coreia-acantocitose (CAc) é uma das síndromes de neuroacantocitose, também descrita como "neuroacantocitose", embora o termo possa gerar alguma confusão. A CAc é provocada por mutações autossômicas recessivas do gene *VPS13A* localizado no cromossomo 9q21.2, que codifica a proteína coreína. Nos casos característicos, a coreia é menos marcante que a observada nos pacientes com DH, mas pode ser tão grave quanto alguns casos. Além da coreia, pacientes com CAc com frequência têm tiques, crises epilépticas, parkinsonismo, déficit cognitivo, amiotrofia, disfagia, abolição dos reflexos tendíneos, nível sérico de creatinoquinase alto, distonia alimentar (o alimento é empurrado pela língua para fora da boca) e autolesões por mordidas dos lábios e da língua. Nos casos típicos, a doença começa no final da adolescência ou primeiros anos da idade adulta, mas algumas vezes pode ter início mais tardio. Esse diagnóstico é reforçado pela demonstração de que mais de 10% dos eritrócitos do esfregaço de sangue periférico têm espículas (acantócitos), embora essa alteração nem sempre ocorra. A detecção dos acantócitos pode ser facilitada quando o esfregaço de sangue a fresco é diluído a 1:1 com soro fisiológico (Figura 84.1). Ocasionalmente, a microscopia eletrônica é necessária para confirmar a presença de acantócitos. O diagnóstico pode ser confirmado por *Western blot* para determinar que a proteína coreína não esteja presente e por meio da demonstração de mutações do gene afetado (Figura 84.2). Níveis elevados de creatinoquinase e, em alguns casos, enzimas hepáticas aumentadas são muito sugestivos desse diagnóstico quando há manifestações clínicas características.

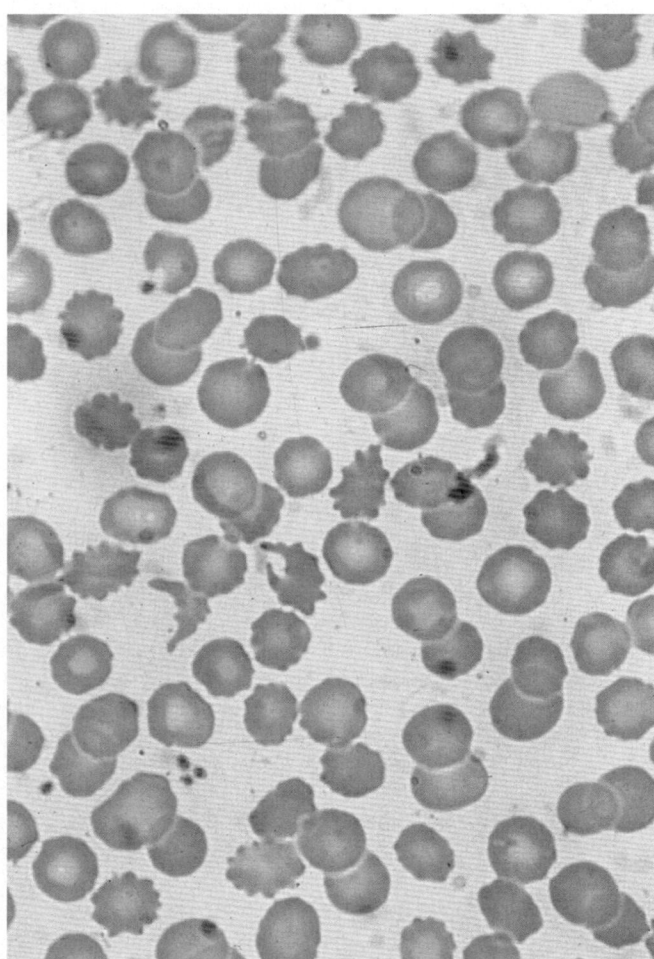

FIGURA 84.1 Acantócitos de um paciente com coreia-acantocitose.

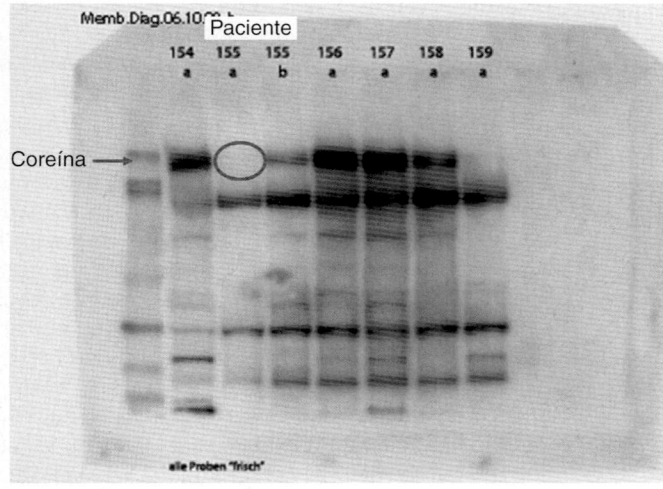

FIGURA 84.2 Ausência da proteína coreína em um paciente (*155a*) com coreia-acantocitose (*Western blot*). (Cortesia do Dr. Benedikt Bader, Munique, Alemanha.)

Nos casos típicos, o exame de tomografia por emissão de pósitrons mostra hipometabolismo no núcleo caudado, assim como redução da captação de fluorodopa e diminuição da ligação aos receptores de dopamina estriatal.

Ataxias autossômicas recessivas

A coreia pode ser uma manifestação neurológica associada a várias ataxias autossômicas recessivas, sobretudo ataxia-telangiectasia (AT), ataxias com apraxia oculomotora (AAOs) tipos 1 e 2 e ataxia de Friedreich. Nos casos característicos, essas doenças iniciam na infância, embora alguns casos possam ter início mais tardio. Anormalidades séricas como níveis elevados de alfafetoproteína e hipoalbuminemia podem corroborar os diagnósticos de AT e AAOs.

Coreias ligadas ao cromossomo X

Síndrome de McLeod

Tempos atrás, a síndrome de McLeod era conhecida como um tipo de neuroacantocitose ligada ao X. A síndrome é causada por mutações do gene XK, localizado no cromossomo Xp21. Além das variantes alélicas desse gene, a síndrome de McLeod pode fazer parte de uma síndrome de deleção de genes adjacentes, que afeta os genes XK e outros próximos, inclusive os que estão associados às doenças granulomatosas crônicas, distrofia muscular de Duchenne e retinite pigmentosa. A proteína alterada (XK) geralmente é expressa como um antígeno conhecido como Kx na superfície dos eritrócitos. Quando a proteína XK é alterada por alguma mutação genética, o antígeno Kx não pode ser expresso. Também há expressão reduzida dos antígenos da proteína Kell, que se liga de forma covalente à proteína XK na membrana eritrocitária; essa apresentação de antígenos é conhecida como "fenótipo de McLeod" e tem implicação na seleção de transfusões sanguíneas.

Nos casos característicos, a síndrome de McLeod acomete homens de meia-idade, embora mulheres portadoras heterozigóticas raramente possam ser diagnosticadas. As manifestações clínicas são muito semelhantes às da CAc, ou seja, coreia, distonia, tiques, parkinsonismo, crises epilépticas, neuropatia, disfunção cognitiva e sintomas psiquiátricos; entretanto, distonia alimentar e automutilação não são comumente detectadas. Semelhante à CAc, a demonstração de acantocitose é útil, mas níveis elevados de creatinoquinase e enzimas hepáticas podem ser mais úteis para confirmar o diagnóstico. Outras manifestações clínicas típicas da síndrome de McLeod são miocardiopatia e arritmias, que são causas potencialmente controláveis de morbimortalidade.

Coreias autossômicas dominantes

A DH (descrita em outro capítulo deste livro) é a causa mais comum de coreia autossômica dominante. Neste capítulo, descreveremos de maneira sucinta outros tipos de coreias autossômicas dominantes.

Doença associada ao gene C9orf72

Mutações do gene C9orf72 podem causar diversos sintomas neurológicos, como demência frontotemporal, doença do neurônio motor e fenótipo semelhante ao da DH. Essa mutação consiste em expansão de uma repetição de hexanucleotídio do cromossomo 9p21.2 e, depois da doença de Huntington, é uma das causas mais comuns de coreia hereditária em populações não africanas. Hiper-reflexia e sinais de disfunção do lobo frontal sugerem esse diagnóstico.

Ataxias espinocerebelares

Embora também sejam conhecidas como degeneração espinocerebelares, várias ataxias espinocerebelares (AECs) podem ter fenótipo coreiforme, inclusive tipos 1, 2, 3, 8 e 17 (também conhecida como "HDL4"). Aparentemente, não existe correlação entre o tamanho da expansão de trinucleotídios repetidos e o quadro clínico. Além de coreia, esses pacientes podem ter vários distúrbios do movimento, como parkinsonismo e distonia.

Atrofia dentato-rubro-pálido-luisiana

Embora no passado se acreditasse que esse distúrbio autossômico dominante ocorresse apenas na população japonesa, hoje se sabe que a distribuição é mais ampla, graças à descoberta das repetições expandidas de citosina-adenina-guanina (CAG) no gene da atrofia dentato-rubro-pálido-luisiana (DRPLA ou ATN1), localizado no cromossomo 12p13.31 e responsável por codificar a proteína atrofina-1 fosforilada pela quinase NH-terminal c-Jun. A proteína poliQ anormal tem afinidade reduzida por essa quinase específica. Também conhecida como síndrome do rio Haw, em razão de sua ocorrência em alguns afro-americanos da Carolina do Norte, a ADRPL, em termos clínicos, é semelhante à DH e evidencia-se por combinações de coreia, mioclonia, crises epilépticas, ataxia e demência. O fenótipo varia de acordo com o comprimento das repetições do tripleto CAG, e estudos revelaram antecipação e excesso de hereditariedade paterna nos casos que começam em idade mais precoce, com comprimentos de repetição mais longos. O espectro neuropatológico é centrado nos sistemas cerebelofugal e palidofugal, mas também podem ser detectadas alterações neurodegenerativas em alguns núcleos. Diferentemente da DH, a ADRPL geralmente está associada à degeneração da substância branca.

Doença de Huntington-símile tipo 1

A doença de Huntington-símile tipo 1 (DHL-1) é um distúrbio autossômico dominante que afeta o gene da proteína priônica (PRNP) mapeado no cromossomo 20p com oito repetições extras de octopeptídeos nessa proteína. A evolução temporal da doença (ao longo de décadas) é mais sugestiva de DH do que de uma doença causada por príon. Nos casos característicos, a doença começa nos primeiros anos da idade adulta e os sintomas podem variar, mesmo em uma única família, incluindo ataxia e outras manifestações clínicas sugestivas de DH. Exames de neuroimagem tendem a mostrar atrofia encefálica generalizada; nos casos típicos, o eletroencefalograma mostra descargas anormais, como ondas trifásicas.

Doença de Huntington-símile tipo 2

A doença de Huntington-símile tipo 2 (autossômica dominante) parece afetar exclusiva ou predominantemente indivíduos de ascendência africana. Essa doença foi atribuída às expansões de repetições de citosina-tiamina-guanina e CAG no gene do cromossomo 16q24.2, que codifica a junctofilina-3, proteína do complexo juncional que liga membrana plasmática e retículo endoplasmático. As manifestações clínicas, radiológicas e neuropatológicas são muito semelhantes às da DH. Anormalidades sutis de volume talâmico podem ser demonstradas usando métodos volumétricos, mas, sob outros aspectos, a doença de Huntington-símile tipo 2 é indistinguível da DH.

Síndrome cérebro-pulmão-tireoide (gene NKX2-1)

No passado, esse tipo de coreia que começa na infância era considerado relativamente benigno e não progressivo, mas o fenótipo tem sido ampliado desde a descoberta de mutações do gene *NKX2-1* (antes conhecido como *TITF1*), localizado no cromossomo 14q13.3, que codifica um fator de transcrição essencial à organogênese dos pulmões, da tireoide e dos núcleos da base. Essa síndrome autossômica dominante também foi descrita nos pacientes com deleção não apenas do gene *NKX2-1*, como também do gene *PAX9* adjacente. Essas mutações devem ser consideradas em crianças e adultos com coreia, atraso motor discreto, baixa estatura, ataxia da marcha, distonia, mioclonia, tiques, déficit intelectual, hipotireoidismo congênito e doença pulmonar crônica. O termo *síndrome cérebro-pulmão-tireoide* é usado para chamar a atenção ao acometimento de vários órgãos por essa doença e é preferível à errônea designação "coreia hereditária benigna".

Em geral, a ressonância magnética (RM) do cérebro não mostra alterações expressivas, mas alguns pacientes têm hipoplasia do globo pálido, falta de diferenciação dos componentes medial e lateral, além de sinais hiperintensos bilaterais nas imagens de RM ponderadas em T2. Cerca de 50% dos pacientes melhoram espontaneamente na idade adulta.

Outras coreias

Existem muitas outras causas genéticas de coreia. Mutações do gene *ADCY5*, que codifica adenilatociclase 5 – enzima específica do núcleo estriado, que converte trifosfato de adenosina em monofosfato de adenosina cíclico –, por exemplo, são reconhecidas como causas de doenças polissintomáticas com crescente frequência. As manifestações clínicas podem incluir uma combinação de distonia inicialmente paroxística e depois progressiva, além de coreia, mioclonia, espasticidade das pernas e hipotonia (pescoço e tronco). Em muitos casos, a evolução da doença é flutuante, com exacerbações transitórias observadas ao amanhecer ou desencadeada no sono, doenças intercorrentes, excitação ou estresse. Alguns episódios caracterizam crises epilépticas referentes ao lobo frontal medial. Frequentemente confundida com paralisia cerebral, outras manifestações clínicas desse tipo de coreia são atraso de desenvolvimento da linguagem, "aspecto facial miopático" e insuficiência cardíaca.

A paralisia cerebral discinética, evidenciada por alguma combinação de coreia e atetose (coreoatetose) e várias outras anormalidades neurológicas, como déficits intelectuais, crises epilépticas, distonia, ataxia e espasticidade, é uma das causas mais comuns de coreia com início na infância. Em geral, essa doença é atribuída a uma lesão no feto ou bebê em desenvolvimento, como hipoxia-isquemia perinatal, hemorragia intracraniana ou infarto cerebral, hiperbilirrubinemia neonatal (Figura 84.3) e anomalias do desenvolvimento cerebral. A paralisia cerebral é a causa mais comum de incapacidade nos primeiros anos da infância e sua prevalência foi estimada entre 1,7 a 3,1 casos por mil nascidos vivos. Embora a paralisia cerebral geralmente seja atribuída a alguma lesão perinatal, há uma lista crescente de doenças genéticas e metabólicas que podem causar um quadro semelhante.

Outras causas comuns de coreia são discinesias farmacogênicas (p. ex., discinesia causada por levodopa e discinesia tardia). É importante salientar que a coreia pode ser uma manifestação de diversos tipos de discinesia paroxística. Por fim, pacientes com distúrbios do movimento psicogênicos (funcionais), evidenciados nos casos típicos por tremor e distonia, raramente também podem apresentar fenomenologia de coreia, atetose ou balismo.

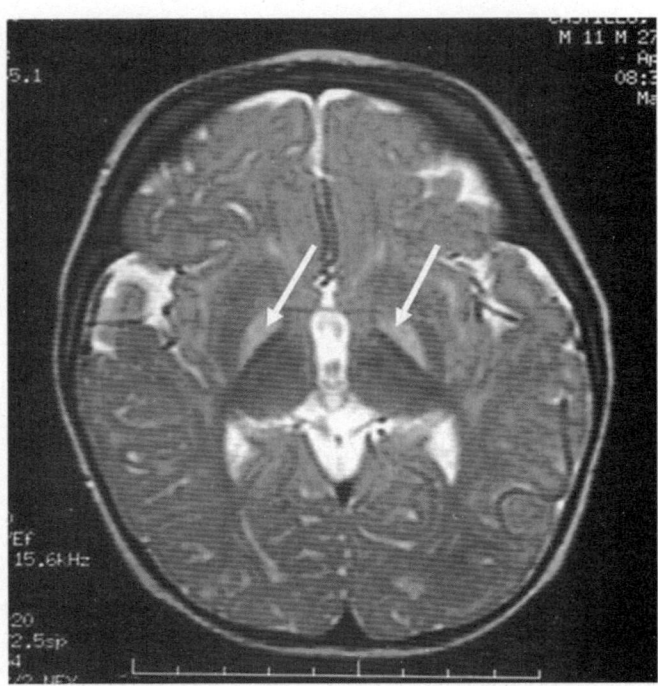

FIGURA 84.3 Imagem de ressonância magnética de um menino de 11 anos com icterícia nuclear. A imagem ponderada em T2 mostrou sinal anormal do globo pálido (*setas*).

A descrição de todas as causas de coreia foge do escopo deste capítulo; entretanto, se o leitor desejar mais informações sobre os tipos mais comuns de distúrbios coreiformes, poderá consultar a Seção "Leitura sugerida".

DIAGNÓSTICO

O diagnóstico de coreia baseia-se na detecção de sua fenomenologia típica, e a investigação de sua causa é orientada pelos seguintes fatores: existência ou não de histórico familiar de algum distúrbio semelhante; doenças clínicas coexistentes; histórico dos fármacos utilizados no passado ou atualmente; evolução temporal e fatores agravantes-atenuantes; e outros sinais e sintomas clínicos e neurológicos. Nos casos característicos, a avaliação dos pacientes com coreia requer exames de neuroimagem, preferencialmente RM do cérebro; exames do sangue periférico para detectar anormalidades metabólicas (p. ex., provas de função tireóidea) e autoimunes (p. ex., autoanticorpos) e marcadores proteicos específicos (p. ex., ceruloplasmina para doença de Wilson, alfafetoproteína para AT e AAO tipo 2, coreína para CAc); e, em alguns casos, análises do líquido cefalorraquidiano (p. ex., pesquisa de autoanticorpos, proteína 14-3-3, citometria). Testes genéticos dirigidos, sobretudo para DH, podem ser considerados em fase relativamente inicial da investigação diagnóstica, sobretudo quando há histórico familiar sugestivo.

A eletroencefalografia (possivelmente com resultados anormais nas doenças causadas por príons e síndromes de neuroacantocitose) e exame eletrofisiológico das funções neural e muscular (pode ser anormal em algumas doenças cerebelares degenerativas e síndromes de neuroacantocitose) podem ser uma opção de exames complementares esclarecedores.

TRATAMENTO

O tratamento da coreia deve focar na identificação das causas específicas potencialmente reversíveis, como fármacos, causas infecciosas e autoimunes ou paraneoplásicas. O alívio dos sintomas da coreia é semelhante ao que pode ser obtido nos pacientes com DH e, nos casos típicos, requer o uso de fármacos que reduzem a neurotransmissão dopaminérgica. Bloqueadores dos receptores de dopamina, como antipsicóticos típicos ou atípicos, podem ser usados com essa finalidade; recomenda-se evitar ou, ao menos, reduzir o uso desses fármacos, sobretudo antipsicóticos típicos, em razão do risco de discinesia tardia. Entre os antipsicóticos atípicos, a quetiapina provavelmente é o que tem menos chances de causar esse efeito a longo prazo; se a quetiapina não for tolerada por causar sedação ou síndrome metabólica, a clozapina é a melhor opção possível. Há evidência de nível 1 a favor da eficácia e da segurança da tetrabenazina (Evidência de nível 1)[1] e deutetrabenazina (Evidência de nível 1)[2] – ambas causam esgotamento das reservas de dopamina pré-sináptica por bloqueio do transportador de monoaminas vesicular tipo 1 – para tratar coreia associada à DH; essa indicação foi aprovada pela FDA americana. Estudos demonstraram que esses dois fármacos são opções terapêuticas úteis para tratar uma grande variedade de distúrbios do movimento hipercinéticos. Além disso, a deutetrabenazina foi aprovada pela FDA americana apenas para tratar discinesia tardia. As doses desses fármacos devem ser reduzidas periodicamente para averiguar se continuam a ter efeito terapêutico, dado que os sintomas podem regredir ou piorar com o transcorrer do tempo. Quando o paciente desenvolve parkinsonismo, por exemplo, isso pode ser causado pelo fármaco usado ou por progressão da doença. Sobretudo nas síndromes neurodegenerativas progressivas, sintomas comportamentais, psiquiátricos, cognitivos e não motores (p. ex., disfagia) podem ser mais incapacitantes que o distúrbio do movimento e podem exigir abordagem terapêutica multidisciplinar. Quando os sintomas são crônicos e incapacitantes, pode ser considerada a estimulação cerebral profunda da parte interna do globo pálido; contudo, essa opção provavelmente é mais adequada para tratar doenças não progressivas (p. ex., coreia causada por lesões estruturais), em vez de doenças neurodegenerativas (como DH).

PROGNÓSTICO

Coreias causadas por lesões estruturais, doenças autoimunes ou distúrbios metabólicos tendem a regredir com o passar do tempo. Como manifestação neurológica de doenças neurodegenerativas (p. ex., DH ou CAc), a coreia também pode regredir e ser substituída por fenótipo de parkinsonismo bradicinético.

EVIDÊNCIAS DE NÍVEL 1

1. Huntington Study Group. Tetrabenazine as antichorea therapy in Huntington disease: a randomized controlled trial. *Neurology*. 2006;66(3):366-372.
2. Huntington Study Group. Effect of deutetrabenazine on chorea among patients with Huntington disease: a randomized clinical trial. *JAMA*. 2016;316(1):40-50.

LEITURA SUGERIDA

Doença de Sydenham
Dean SL, Singer HS. Treatment of Sydenham's chorea: a review of the current evidence. *Tremor Other Hyperkinet Mov (N Y)*. 2017;7:456.

Coreias autoimunes
Baizabal-Carvallo JF, Bonnet C, Jankovic J. Movement disorders in systemic lupus erythematosus and the antiphospholipid syndrome. *J Neural Transm (Vienna)*. 2013;120(11):1579-1589.
Baizabal-Carvallo JF, Jankovic J. Autoimmune and paraneoplastic movement disorders: an update. *J Neurol Sci*. 2018;385:175-184.

Coreia vascular e balismo
Gómez-Ochoa SA, Espín-Chico BB, Pinilla-Monsalve GD, Kaas BM, Téllez-Mosquera LE. Clinical and neuroimaging spectrum of hyperglycemia-associated chorea-ballism: systematic review and exploratory analysis of case reports. *Funct Neurol*. 2018;33(4):175-187.
Mehanna R, Jankovic J. Movement disorders in cerebrovascular disease. *Lancet Neurol*. 2013;12(6):597-608.

Coreia-neuroacantocitose
Velayos Baeza A, Dobson-Stone C, Rampoldi L, et al. Chorea-acanthocytosis. In: Adam MP, Ardinger HH, Pagon RA, et al., eds. *GeneReviews®*. Seattle, WA: University of Washington; 1993-2020. http://www.ncbi.nlm.nih.gov/books/NBK1387/. Accessed October 10, 2019.
Walker RH. Management of neuroacanthocytosis syndromes. *Tremor Other Hyperkinet Mov*. 2015;5:346.
Walker RH. Untangling the thorns: advances in neuroacanthocytosis syndromes. *J Mov Disord*. 2015;8(2):41-54.
Walker RH, Miranda M, Jung HH, Danek A. Life expectancy and mortality in chorea-acanthocytosis and McLeod syndrome. *Parkinsonism Relat Disord*. 2019;60:158-161.

Síndrome de McLeod
Jung HH, Danek A, Walker RH, Frey BM, Gassner C. McLeod neuroacantocytosis syndrome. In: Adam MP, Ardinger HH, Pagon RA, et al., eds. *GeneReviews®*. Seattle, WA: University of Washington; 1993-2019. https://www.ncbi.nlm.nih.gov/books/NBK1354/. Accessed October 10, 2019.
Roulis E, Hyland C, Flower R, Gassner C, Jung HH, Frey BM. Molecular basis and clinical overview of McLeod syndrome compared with other neuroacantocytosis syndromes: a review. *JAMA Neurol*. 2018;75(12):1554-1562.

Ataxias espinocerebelares
Rossi M, Perez-Lloret S, Cerquetti D, Merello M. Movement disorders in autosomal dominant cerebellar ataxias: a systematic review. *Mov Disord Clin Pract*. 2014;6;1(3):154-160.

Atrofia dentato-rubro-pálido-luisiana
Carroll LS, Massey TH, Wardle M, Peall KJ. Dentatorubral-pallidoluysian atrophy: an update. *Tremor Other Hyperkinet Mov (N Y)*. 2018;8:577.

Síndromes semelhantes à doença de Huntington
Anderson DG, Walker RH, Connor M, Carr J, Margolis RL, Krause A. A systematic review of the Huntington like-2 phenotype. *J Huntingtons Dis*. 2017;6(1):37-46.
Bourinaris T, Houlden H. C9orf72 and its relevance in parkinsonism and movement disorders: a comprehensive review of the literature. *Mov Disord Clin Pract*. 2018;5(6):575-585.
Hensman Moss DJ, Poulter M, Beck J, et al. C9orf72 expansions are the most common genetic cause of Huntington disease phenocopies. *Neurology*. 2014;82(4):292-299.

Síndrome cérebro-pulmão-tireoide (gene *NKX2-1*)
Carecchio M, Mencacci NE, Iodice A, et al. ADCY5-related movement disorders: frequency, disease course and phenotypic variability in a cohort of paediatric patients. *Parkinsonism Relat Disord*. 2017;41:37-43.
Parnes M, Bashir H, Jankovic J. Is benign hereditary chorea really benign? Brain-lung-thyroid syndrome caused by NKX2-1 mutations. *Mov Disord Clin Pract*. 2019;6(1):34-39.
Peall KJ, Lumsden D, Kneen R, et al. Benign hereditary chorea related to NKX2.1: expansion of the genotypic and phenotypic spectrum. *Dev Med Child Neurol*. 2014;56(7):642-648.

Outras coreias e tópicos relacionados

Baizabal-Carvallo JF, Hallett M, Jankovic J. Pathogenesis and pathophysiology of functional (psychogenic) movement disorders. *Neurobiol Dis*. 2019;127:32-44.

Bashir H, Jankovic J. Deutetrabenazine for the treatment of Huntington's chorea. *Expert Rev Neurother*. 2018;18(8):625-631.

Bashir H, Jankovic J. Treatment options for chorea. *Exp Rev Neurother*. 2018;18(1):51-63.

Chinnery PF. Neuroferritinopathy. In: Adam MP, Ardinger HH, Pagon RA, et al., eds. *GeneReviews®*. Seattle, WA: University of Washington; 1993-2019. https://www.ncbi.nlm.nih.gov/books/NBK1141/. October 10, 2019.

Edwards TC, Zrinzo L, Limousin P, Foltynie T. Deep brain stimulation in the treatment of chorea. *Mov Disord*. 2012;27(3):357-363.

Ehrlich DJ, Walker RH. Functional imaging of chorea: a systematic review *J Clin Mov Disord*. 2017;4:8.

Erro R, Bhatia KP. Unravelling of the paroxysmal dyskinesias. *J Neurol Neurosurg Psychiatry*. 2019;90(2):227-234.

Feinstein E, Walker RH. An update on the treatment of chorea. *Curr Treat Options Neurol*. 2018;20(10):44.

Feinstein E, Walker RH. Treatment of secondary chorea: a review of the current literature. *Tremor Other Hyperkinet Mov (NY)*. In press.

Jankovic J. Dopamine depleters in the treatment of hyperkinetic movement disorders. *Expert Opin Pharmacother*. 2016;17(18):2461-2470.

Jinnah HA, Albanese A, Bhatia KP, et al. Treatable inherited rare movement disorders. *Mov Disord*. 2018;33(1):21-35.

Miyajima H, Hosoi Y. Aceruloplasminemia. In: Adam MP, Ardinger HH, Pagon RA, et al., eds. *GeneReviews®*. Seattle, WA: University of Washington; 1993-2019. https://www.ncbi.nlm.nih.gov/books/NBK1493/. Accessed October 10, 2019.

Monbaliu E, Himmelmann K, Lin J-P, et al. Clinical presentation and management of dyskinetic cerebral palsy. *Lancet Neurol*. 2017;16(9):741-749.

O'Toole O, Lennon VA, Ahlskog JE, et al. Autoimmune chorea in adults. *Neurology*. 2013;80(12):1133-1144.

Pearson TS, Pons R, Ghaoui R, Sue CM. Genetic mimics of cerebral palsy. *Mov Disord*. 2019;34(5):625-636.

Savitt D, Jankovic J. Tardive syndromes. *J Neurol Sci*. 2018;389:35-42.

Vijayakumar D, Jankovic J. Drug-induced dyskinesia, part 1: treatment of levodopa-induced dyskinesia. *Drugs*. 2016;76(7):759-777.

Vijayakumar D, Jankovic J. Drug-induced dyskinesia, part 2: treatment of tardive dyskinesia. *Drugs*. 2016;76(7):779-787.

Watchko JF, Tiribelli C. Bilirubin-induced neurologic damage—mechanisms and management approaches. *N Engl J Med*. 2013;369(21):2021-2030.

Doença de Huntington

Karen S. Marder e Richard A. Hickman

PONTOS-CHAVE

1 A doença de Huntington (DH) é um distúrbio autossômico dominante causado por uma expansão de poliglutamina CAG (citosina-adenina-guanina) no éxon 1 do gene de Huntington, localizado no cromossomo 4p16.3.

2 A idade de início, definido pelo desenvolvimento de algum distúrbio do movimento de origem extrapiramidal, está inversamente relacionada com o comprimento das repetições CAG.

3 Indivíduos com 40 ou mais repetições desenvolvem DH; com 36 a 39 repetições, penetrância incompleta; e 27 a 35, instabilidade meiótica. Em geral, a forma juvenil dessa doença tem mais de 50 repetições CAG.

4 A neurodegeneração do neoestriado (estriado dorsal) e a agregação intracelular da proteína huntingtina (Htt) mutante são alterações patológicas da doença de Huntington.

5 Os sinais e sintomas cognitivos e psiquiátricos começam 10 a 15 anos antes das manifestações motoras. A coreia é a principal anormalidade da função motora.

6 O tratamento é sintomático, visto que não existem tratamentos aprovados para modificar a evolução da doença.

INTRODUÇÃO

A doença de Huntington (DH) é um distúrbio neurodegenerativo autossômico dominante causado por uma expansão de repetições de poliglutamina citosina-adenina-guanina (CAG) no éxon 1 do gene de Huntington (*HTT*), localizado no cromossomo 4p16.3. A idade de início, definida com base no desenvolvimento de algum distúrbio do movimento de origem extrapiramidal característico, está inversamente relacionada com o comprimento das repetições de CAG, de modo que o maior comprimento de repetições de CAG está associado à idade mais precoce de início. A DH caracteriza-se por uma tríade de sinais e sintomas, que consiste em manifestações motoras, cognitivas e psiquiátricas. Estudos sobre DH subclínica demonstraram alterações em biomarcadores de imagem (putame e núcleo caudado) que antecedem o início dos sinais motores em mais de 15 anos, bem como alterações cognitivas que ocorrem 10 anos antes do início dos distúrbios motores. Na atualidade, dispõe-se de tratamento sintomático para a coreia; contudo, não existem fármacos que possam modificar a evolução da doença. O desenvolvimento de exames de imagem, análises de líquidos biológicos e testes cognitivos e motores quantitativos poderão facilitar o planejamento de ensaios clínicos sobre a DH sintomática e sua forma prodrômica.

EPIDEMIOLOGIA

Em 1872, George Huntington publicou sua clássica descrição da doença e seu padrão hereditário. Uma análise de 82 estudos de prevalência realizados entre 1930 e 2015 demonstrou diferença 10 vezes maior entre diversas regiões do mundo: a prevalência é consistentemente mais alta no Reino Unido (6,68 por 100 mil pessoas; intervalo de confiança de 95%: 6,40 a 6,97) e EUA (7,33; intervalo de confiança de 95%: 6,94 a 7,4), em comparação com índices mais baixos registrados em países asiáticos, como Hong Kong, Japão, Coreia do Sul e Taiwan (0,4 por 100 mil; intervalo de confiança de 95%: 0,36 a 0,44), e na África Subsaariana (0,02 por 100 mil na África do Sul). A prevalência da DH aumentou 15 a 20% por década entre 1954 e 1996, apesar dos índices estáveis de incidência. Em todas as populações, a prevalência é igual em ambos os sexos. Uma das razões do aumento da prevalência pode ser a utilização de testes genéticos diagnósticos. No mundo inteiro, a incidência da DH tem variado de 0 a 8 por milhão de habitantes-ano e tem se mantido inalterada nas últimas três décadas, apesar da incidência muito mais baixa nos indivíduos de ascendência asiática, em comparação com os de origem europeia. Foram identificados sete haplótipos comuns no gene *HTT*, com um único haplótipo ancestral responsável por 50% de todos os cromossomos na Europa, o que sustenta a teoria de que a DH possa ter se originado na Europa setentrional e se disseminado no mundo inteiro. Haplótipos específicos podem estar mais ou menos associados à expansão de repetições CAG, e isso também poderia explicar a heterogeneidade observada quanto à idade de início da doença em diferentes populações.

FISIOPATOLOGIA

Bases genéticas

A idade de início da DH, definida pelo desenvolvimento de sinais motores extrapiramidais, ocorre com maior frequência entre 40 e 50 anos (média de 45 anos); todavia, foram relatados casos em indivíduos jovens, de apenas 2 anos, e, também, em indivíduos de até 87 anos. Cerca de 5 a 10% desenvolvem DH antes dos 20 anos (DH juvenil) e cerca de 10%, após 60 anos. O comprimento das repetições CAG está inversamente relacionado com a idade por ocasião do início da doença e responde por 50 a 70% da variância na idade por ocasião do início. A presença de 26 repetições ou menos é normal. Um número entre 27 e 35 é considerado intermediário ou "normal alto" e representa 3 a 5% de todos os alelos "normais". Embora os portadores de 27 a 35 repetições não desenvolvam DH clínica, essa faixa confere instabilidade meiótica, e os genitores, sobretudo o pai, podem transmitir repetições CAG aos filhos que estão dentro da faixa da DH. Portadores de 27 a 35 repetições podem exibir evidências sutis de alterações comportamentais ("endofenótipo"), embora não tenham comprometimento motor ou cognitivo. Um número entre 36 e 39 está associado à penetrância incompleta ou reduzida, o que significa que alguns indivíduos desenvolverão DH de início tardio, enquanto outros não terão a doença. O diagnóstico de DH na faixa de 36 a 39 repetições pode ser difícil, devido às dificuldades com a expressão de sinais associados à idade. Indivíduos com 40 repetições ou mais desenvolverão DH (penetrância completa) se viverem por tempo suficiente. A maioria dos indivíduos com DH tem entre 40 e 50 repetições. Em geral, pacientes com DH juvenil têm mais de 50 repetições, embora tenham sido relatados casos com mais de 100 repetições (Tabela 85.1).

Existe maior probabilidade de expansão CAG nos espermatozoides do que nos óvulos, e isso explica o conceito de "antecipação genética", ou seja, idade de início mais precoce na próxima geração. Mães com DH transmitem aproximadamente o mesmo número de repetições (± 3), enquanto os pais com DH, em razão da instabilidade meiótica, com frequência transmitem maior número de repetições CAG. Noventa por cento dos casos de DH juvenil são de herança dos pais. Apesar da correlação inversa entre comprimento de repetições CAG e idade de início da doença, existe significativa variabilidade na idade de início da DH até mesmo entre indivíduos com o mesmo número de repetições de CAG. Estudos recentes sobre modificadores genéticos identificaram um *locus* no cromossomo 15, que retarda em 6,1 anos o início da doença, outro localizado no mesmo cromossomo e que atrasa o início em 1,4 ano e um polimorfismo de nucleotídio único (SNP, ou *single nucleotide polymorphism*, em inglês) no cromossomo 8, que está associado ao início mais precoce da doença (1,6 ano). Em uma análise da progressão das manifestações clínicas e radiológicas por meio de associação genômica ampla, um SNP em MSH3 do cromossomo 5 estava associado à progressão clínica mais lenta.

Neuropatologia

A destruição de neurônios começa no neoestriado (núcleos caudado e putame). Um sistema de graduação de cinco pontos, que varia de grau 0 (nenhuma patologia) a 4, baseia-se em critérios macroscópicos e microscópico e correlaciona-se com a escala de Capacidade Funcional Total de Shoulson-Fahn (Figura 85.1).

Tabela 85.1 Faixas de repetições citosina-adenina-guanina (CAG).

Categoria	Faixa de repetições CAG	Fenótipo	Observações adicionais
Alelo normal	≤ 26	Normal	
Alelo normal mutável	27 a 35	Normal	3 a 5% de todos os alelos "normais" Pode haver sutis sinais comportamentais (endofenótipo)
Alelo DH com penetrância reduzida	36 a 39	Normal ou DH (início tardio)	0,26% das populações europeias Podem desenvolver DH se viverem por tempo suficiente
Alelo DH	≥ 40 repetições	DH	Comprimentos de repetições maiores que 50 estão associados à DH juvenil

DH, doença de Huntington.

As primeiras anormalidades macroscópicas são observadas na cauda do núcleo caudado. Com o tempo, a doença parece progredir dentro do neoestriado em direção caudorrostral, mediolateral e dorsoventral, com acometimento progressivo do núcleo caudado e putame. Cinquenta por cento dos neurônios do núcleo caudado estão destruídos no grau 1, enquanto 95% são perdidos no grau 4. Também há astrocitose com áreas de destruição neuronal, que aumentam de maneira contínua dos graus 2 a 4, com gliose grave no último estágio. Embora a patologia característica da DH seja a destruição dos neurônios espinhosos médios GABAérgicos (que usam ácido gama-aminobutírico como neurotransmissor), a DH é um distúrbio difuso do sistema nervoso central com variações de suscetibilidade das diversas regiões. O núcleo acumbente, por exemplo, é relativamente resistente e sofre neurodegeneração em estágios mais tardios da evolução da doença. Também há destruição em outras áreas além do neoestriado (núcleo subtalâmico, parte reticulada da substância negra, tálamo, tronco encefálico, cerebelo e neocórtex), embora o processo neurodegenerativo costume ser menos grave do que o observado no neoestriado (ver Figura 85.1). Recentemente, também foram descritos agregados de huntingtina nos segmentos cervical e lombar da medula espinal de pacientes com DH.

Microscopicamente, observa-se destruição neuronal e gliose dentro do núcleo caudado e putame (Figura 85.2 B). Parte dos neurônios contém inclusões de proteína anormal, que são marcadas por anticorpos dirigidos contra ubiquitina e p62 (Figura 85.2 C a E). Essas duas proteínas são importantes para a decomposição intracelular de proteínas enoveladas, e, em grande parte dessas inclusões, pode-se observar a proteína huntingtina (HTT) por técnicas imuno-histoquímicas (ver Figura 85.2 E). Ainda não está exatamente claro como a proteína huntingtina acumula-se dentro dos neurônios de pacientes com DH, embora estudos experimentais com camundongos tenham sugerido que anormalidades do processo de autofagia possam ser importantes. A HTT tem expressão em todo o corpo e alguns estudos sugeriram que essa proteína atue como arcabouço para grande variedade de processos celulares, desde a transcrição de genes até a circulação de vesículas. Como o gene *HTT* codifica a proteína HTT, a neuropatologia da DH parece ser atribuível basicamente a um ganho de função tóxica em razão da conformação anormal da proteína mutante; contudo, a perda parcial de função da HTT e seus efeitos tóxicos no RNA podem também ser fatores contributivos.

Modelos experimentais de camundongos geneticamente *knockout* e *knockdown* forneceram evidências convincentes de que a HTT é necessária ao desenvolvimento embrionário inicial. Contudo, apesar de incontáveis estudos sobre o neurodesenvolvimento de modelos roedores e sistemas de cultura celular, as anormalidades do desenvolvimento do cérebro de pacientes com DH não estão claramente definidas. Existem poucas evidências sugerindo que crianças com DH subclínica tenham circunferências cranianas menores e que pacientes do sexo masculino tendam a ter volumes intracranianos menores que seus controles pareados por idade. É necessário desenvolver estudos adicionais sobre neuropatologia humana para investigar efeitos da DH no neurodesenvolvimento do cérebro humano.

Neuroquímica

Na DH, são perdidos até 95% dos neurônios GABAérgicos espinosos médios, que se projetam ao globo pálido e à substância negra, enquanto os grandes interneurônios colinérgicos são preservados de maneira seletiva. A destruição dos neurônios espinosos médios pode se dar pela estimulação excessiva dos receptores de aminoácidos excitatórios, sobretudo receptores

Capítulo 85 Doença de Huntington

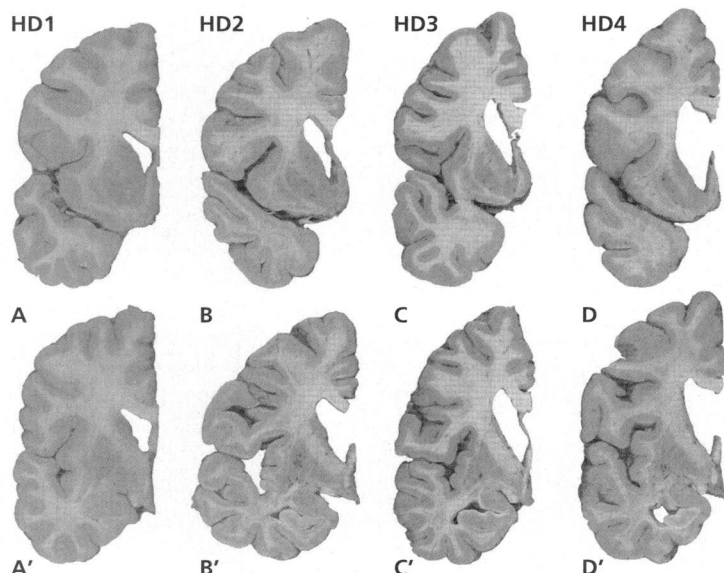

FIGURA 85.1 Gradações da patologia da doença de Huntington (DH). Gradações neuropatológicas da DH utilizam escala de 5 pontos (0 a 4). **A** a **D**. Cortes coronais do núcleo acumbente, incluindo cabeça do núcleo caudado e putame. **A'** a **D'**. Cortes coronais do globo pálido, incluindo putame e segmento caudal da cabeça do núcleo caudado. **A** e **A'**. Grau neuropatológico de gravidade 1 (DH1) (cerca de 5% de todos os cérebros com DH): observa-se alteração detectável mínima ao exame macroscópico dos locais mostrados em **A** e **A'**; entretanto, o corpo e a cauda do núcleo caudado mostram atrofia. **B** e **B'**. Grau neuropatológico de gravidade 2 (DH2) (cerca de 15% dos cérebros com DH): há perda moderada de volume do estriado com relativa preservação de seu formato. O contorno medial da cabeça do núcleo caudado está apenas ligeiramente convexo, mas ainda faz protuberância no ventrículo lateral (**B**). A borda medial do núcleo lentiforme (**B'**) perde sua convexidade medial. **C** e **C'** Grau neuropatológico de gravidade 3 (DH3) (cerca de 50% dos cérebros com DH): o contorno medial da cabeça do núcleo caudado forma uma linha reta ou exibe ligeira concavidade medial (**C**). A perda de volume do núcleo lentiforme (putame e globo pálido) é nítida e seu contorno medial é paralelo ao ramo anterior da cápsula interna ou com ligeira concavidade medial (**C'**). **D** e **D'**. Grau neuropatológico de gravidade 4 (HD4) (cerca de 30% dos cérebros com DH): o estriado apresenta grave atrofia. O contorno medial da cabeça do núcleo caudado é côncavo, assim como o ramo anterior da cápsula interna (**D**). (Cortesia do Dr. JP Vonsattel.)

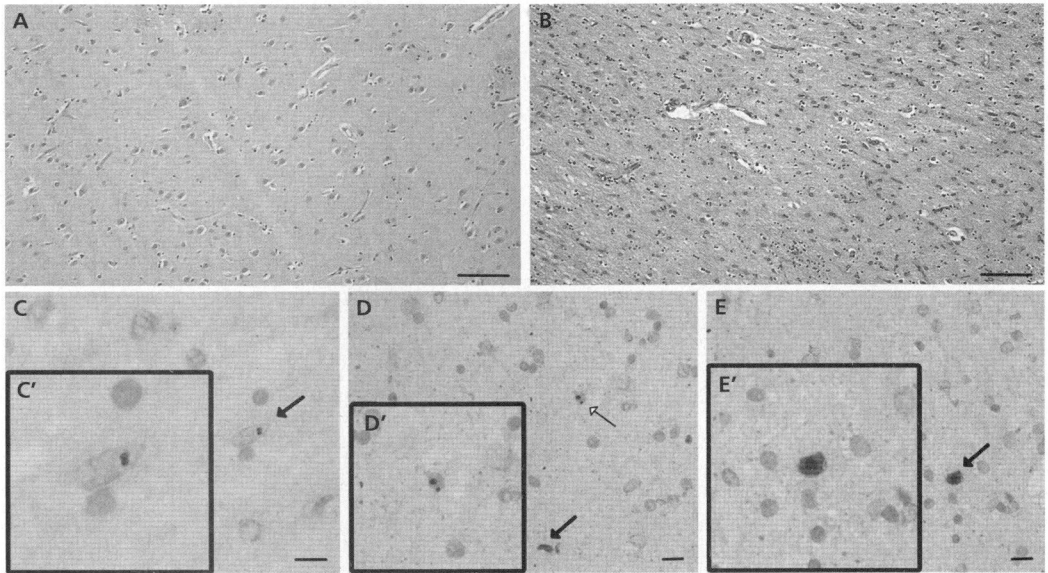

FIGURA 85.2 Fotografias de microscopia da cabeça do núcleo caudado (**B** e **C**) e neocórtex pré-frontal de pacientes com DH (**D** e **E**) e da cabeça do núcleo caudado de um cérebro de um indivíduo controle (**A**). **A** e **B**. A celularidade do núcleo caudado aumenta de maneira acentuada com a doença de Huntington (**B** com quantidades aumentadas de oligodendrócitos e astrocitose marcante). **C**. Fotografias de microscopia do núcleo caudado imunocorados para p62 mostrando inclusões intranucleares (*seta fechada*; mais ampliada na quadrícula **C'**). O neocórtex também tinha inclusões de proteínas anormais. **D** e **E**. Imunocoloração dupla para proteína p62 (cromógeno vermelho) e huntingtina (HTT; cromógeno marrom) do neocórtex pré-frontal (área 9 de Brodmann). Essa imagem mostra agregados de HTT intranucleares (**D**, *seta aberta*; mais ampliada em **D'**) e extranucleares; também havia um neurito p62+/HTT- distrófico em **D** (*seta fechada*). **E**: Agregado de HTT extranuclear circundado por proteína p62 (*seta fechada*; **E'**). **A** e **B**. 100 μm; **C** a **E**. 10 μm. (*Esta figura se encontra reproduzida em cores no Encarte.*)

de N-metil-D-aspartato. Embora se acredite que dopamina, glutamina e GABA sejam os neurotransmissores mais afetados na DH e que venham sendo utilizados como alvos terapêuticos, vários neurotransmissores e seus receptores estão envolvidos. A ligação aos receptores canabinoides e de adenosina A2a no estriado e no globo pálido lateral é afetada de maneira precoce. Nos casos característicos, à medida que a doença evolui, há perda dos receptores de dopamina D_1 no estriado, bem como de receptores canabinoides e D_1 na substância negra. Nos estágios tardios da DH, há destruição dos neurônios que utilizam substância P/dinorfinas como neurotransmissores; clinicamente, isso se evidencia por distonia.

DIAGNÓSTICO

O diagnóstico baseia-se na existência evidente de algum distúrbio do movimento extrapiramidal no contexto de expansão das repetições CAG ou histórico familiar de DH com base em necropsia ou familiar próximo que fez teste genético. O diagnóstico diferencial da coreia é apresentado no Capítulo 84.

Membros de famílias com DH confirmada e que apresentam sinais e sintomas dessa doença devem ser submetidos a um cuidadoso exame físico e do histórico. À semelhança dos casos esporádicos, devem-se considerar as causas de coreia, incluindo provas de função tireóidea, vitamina B_{12}, anticorpo antinuclear, antiestreptolisina O e vírus da imunodeficiência humana. Como a DH é a causa mais provável de distúrbio do movimento de origem extrapiramidal em uma família com DH documentada, o teste genético para expansão das repetições de CAG é uma abordagem com relação custo-benefício mais favorável. É essencial que todo indivíduo (sintomático ou pré-sintomático) que considera fazer o teste genético tenha aconselhamento genético de acordo com as diretrizes publicadas. É recomendável encaminhar o paciente a um centro especializado em DH com equipe de profissionais, incluindo neurologista, psiquiatra e geneticista.

Diagnóstico diferencial

Cerca de 1 a 12,4% dos pacientes com quadro clínico de DH têm resultados negativos para mutação do gene *HTT* e são conhecidos como *fenocópias*. A etiologia das fenocópias é diversificada e com frequência há indícios étnicos e clínicos. Expansões de repetições de hexanucleotídios do gene *C9orf72*, geralmente associadas à esclerose lateral amiotrófica e à demência frontotemporal, podem ser as fenocópias mais comuns da HD, seguidas da AEC17 associada às expansões de repetições trinucleotídicas na proteína de ligação do boxe TATA. A doença de Huntington-símile tipo 2 (HDL2), causada por uma mutação da Junctofilina-3 (JPH3), localizada no cromossomo 16q24.3, também está associada à ascendência da África ou do Oriente Médio, enquanto a atrofia dentato-rubro-palido-luisiana, causada por uma mutação do gene *ATN1*, foi descrita sobretudo entre japoneses. Essas doenças são revisadas no Capítulo 84, que também aborda o diagnóstico diferencial mais amplo das coreias.

Quando não há histórico familiar de DH, deve-se obter histórico detalhado de todos os fármacos utilizados, inclusive tratamento com bloqueadores de dopamina, que causam discinesia tardia, anticoncepcionais orais ou antiepilépticos (fenitoína, carbamazepina, gabapentina etc.); todos esses fármacos podem estar associados à coreia, que também pode ser causada por cocaína e anfetaminas. Outros exames recomendados são dosagens de glicose (hiperglicemia), hemograma completo (policitemia vera), provas de função tireóidea (hipertireoidismo), vitamina B_{12}, velocidade de hemossedimentação (para avaliar doenças autoimunes, como doença de Sydenham ou lúpus), ceruloplasmina (doença de Wilson) e painel paraneoplásico. A paternidade diferente também pode explicar a inexistência de histórico familiar de DH.

Nos indivíduos com DH, os resultados de exames rotineiros de sangue, urina e líquido cefalorraquidiano (LCR) são normais. A ressonância magnética (RM) estrutural pode revelar aumento dos ventrículos laterais, devido à atrofia do núcleo caudado e putame, mas essa alteração pode não ser evidente nos estágios iniciais da doença (Figura 85.3). Em um estudo longitudinal (PREDICT-DH), a redução do volume estriatal médio foi mais rápido nos casos de DH pré-sintomática (antes do aparecimento de sintomas motores) e HD clínica, em comparação com indivíduos controles da mesma idade; essa alteração foi observada 10 anos antes do diagnóstico de "conversão fenotípica" definida pelo aparecimento de sinais motores inequívocos associados à DH.

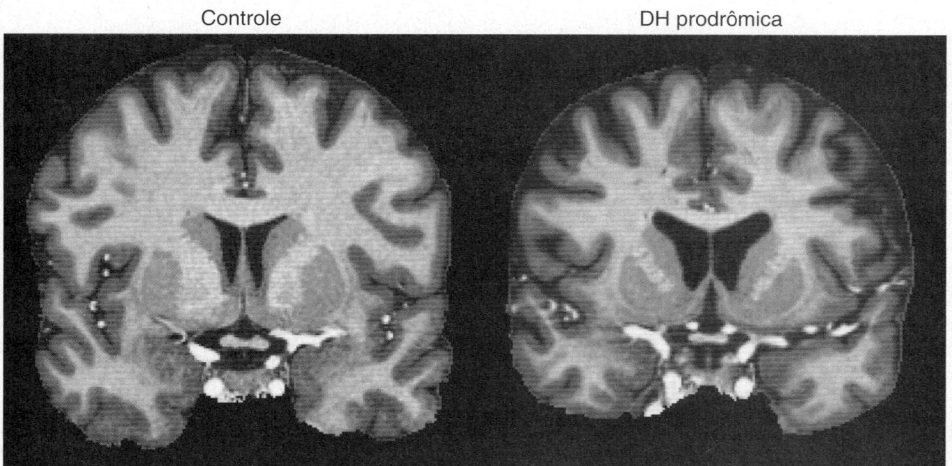

FIGURA 85.3 Imagens 7T MP2RAGE com resolução de 0,65 mm mostrando perda de volume estriatal e atrofia do cérebro em outras regiões em pacientes com doença de Huntington (DH) prodrômica (*à direita*, mulher de 38 anos, 6,5 anos para o início previsto, *versus* indivíduo controle; *à esquerda*, mulher de 38 anos). (Cortesia dos Drs. Christopher A. Ross, PhD, e Jun Hua, PhD.)

Manifestações clínicas

A tríade de sinais e sintomas associados à DH abrange distúrbio do movimento de origem extrapiramidal, disfunção cognitiva e transtorno comportamental (Tabela 85.2). Qualquer componente da tríade pode se manifestar primeiro. Três estudos observacionais cuidadosamente planejados incluindo indivíduos com risco de DH e com DH sintomática inicial (PHAROS, PREDICT HD, TRACK HD) facilitaram a caracterização detalhada de indivíduos acompanhados longitudinalmente, considerando o período de conversão fenotípica. A evolução da DH pode ser dividida em vários períodos. Durante o período pré-sintomático (do nascimento até cerca de 10 a 15 anos antes da conversão fenotípica), os pacientes são, em termos clínicos, indistinguíveis dos indivíduos controles (fase pré-sintomática). A fase prodrômica, que se manifesta na sequência, caracteriza-se por sutis sinais motores, cognitivos e psiquiátricos, que resultam na conversão fenotípica. Esta é definida, clinicamente, como manifestação inequívoca de sinais motores extrapiramidais da DH quando se estabelece o diagnóstico da doença.

Sinais motores

O distúrbio do movimento de origem extrapiramidal é a manifestação neurológica que define DH e caracteriza-se por movimentos involuntários (coreia, distonia) e comprometimento dos movimentos voluntários (movimentos oculares, marcha, deglutição). A Escala Unificada de Avaliação da Doença de Huntington (*Unified Huntington's Disease Rating Scale* – UHDRS) inclui uma avaliação de 124 pontos dos sinais motores de DH, a qual considera movimentos oculares (redução dos movimentos sacádicos e perda do movimento de perseguição suave), coordenação motora fina, coreia, distonia, marcha e equilíbrio. A coreia (termo derivado do grego e que significa "dança") é um movimento involuntário breve, mas não do tipo súbito, observado na mioclonia. Esses movimentos aleatórios podem ser observados nos membros, na face ou no tronco, são exacerbados pelo estresse e aparentemente desaparecem durante o sono. A coreia tende a estar presente na fase sintomática inicial, alcança seu pico no meio da evolução da doença e declina ou desaparece na fase tardia. Não obstante, bradicinesia, distonia e rigidez aumentam, sobretudo durante os estágios tardios da doença, e afetam os movimentos voluntários. A maioria dos pacientes necessita de alguma ajuda para caminhar (p. ex., dispositivos auxiliares) aproximadamente 7 anos após o início dos sinais motores. Quedas e asfixia constituem eventos frequentes nos estágios intermediário a tardio da doença e podem ser fatais. Além de coreia, outra anormalidade motora é a falta de persistência motora. Exemplos disso são incapacidade de manter a protrusão da língua por 10 segundos ou a contração voluntária enquanto aperta (coloquialmente conhecida como *pegada do ordenhador*). O comprometimento na capacidade motora fina, que pode incluir lentidão e irregularidade, pode ser medido por meios clínicos ou por meio de avaliação motora quantitativa, incluindo velocidade e ritmo de batida dos dedos. A variabilidade do intervalo entre as batidas dos dedos ou o ritmo da marcha estão entre os primeiros sinais detectáveis de comprometimento motor, em um momento em que esse comprometimento não é detectável no exame neurológico nem reconhecido pelo paciente. Quanto mais precoce o início da doença, menos provável a ocorrência de coreia.

Crianças com DH juvenil apresentam uma forma rígida acinética da doença. A rigidez das pernas também pode ser acompanhada de "marcha em tesoura", bradicinesia e perda da destreza. A coreia não é comum nos pacientes que desenvolvem DH com idade abaixo de 10 anos, mas pode ser detectada em adolescentes. Crises epilépticas ocorrem em 25% dos casos de DH juvenil.

Disfunção cognitiva

Embora a DH seja diagnosticada com base na existência de algum distúrbio motor de origem extrapiramidal, diversos estudos transversais e longitudinais documentaram comprometimento sobretudo da função executiva e ocorrência de lentidão psicomotora, que podem começar 10 a 15 anos antes do distúrbio motor durante a fase prodrômica. Déficits de função executiva, incluindo capacidade de planejar, organizar e monitorar o comportamento, são, sobretudo, relevantes. Esses domínios cognitivos foram estreitamente associados aos lobos frontais e circuitos frontoestriatais e assemelham-se à disfunção cognitiva observada na doença de Parkinson ou demência vascular. Pacientes com DH não apresentam transtorno primário de retenção da memória, mas têm dificuldade em adquirir informação de maneira eficiente ou recuperá-la de modo consistente. Diferentemente dos pacientes com doença de Alzheimer, os pacientes com DH demonstram acentuada melhora em resposta à lembrança induzida, semelhante àquela observada em outros pacientes com doença dos lobos frontais. Ao contrário das demências corticais, como a doença de Alzheimer, a DH não envolve a linguagem, de forma notável, até o estágio tardio da doença. Entre os indivíduos que se encontram no estágio pré-sintomático, déficits de planejamento motor/velocidade (p. ex., ritmo das batidas dos dedos, tempo de reação de duas escolhas) e processamento sensório-perceptivo (reconhecimento emocional e teste de identificação do olfato da Universidade de Pensilvânia) fornecem melhor previsão do intervalo até o diagnóstico da doença, depois dos sintomas motores e do número de repetições de CAG e idade. Quando se utilizam testes neuropsicológicos tradicionais, 40% dos pacientes no estágio pré-sintomático preenchem os critérios de disfunção cognitiva leve (DCL) (utilizando escores de ponto de corte de 1,5 desvio padrão abaixo da média de um grupo de comparação em pelo menos um domínio) e exibem comprometimento leve da memória episódica, velocidade de processamento, função executiva e/ou percepção visuoespacial. A prevalência de DCL aumenta no decorrer dos

Tabela 85.2 Manifestações clínicas da doença de Huntington.*

Domínio clínico	Sinais/sintomas
Motor	Movimentos involuntários: • Coreia, distonia, disfagia, disartria Movimentos voluntários: • Iniciação sacádica lenta e perseguição interrompida • Tamborilar de dedos/pronação-supinação, marcha e equilíbrio
Cognitivo	Velocidade de processamento, função executiva, percepção visuoespacial, memória transitória, identificação de odores
Psiquiátrico	Irritabilidade, sintomas obsessivo-compulsivos, comportamento obstinado, depressão, apatia, anosognosia

*As manifestações clínicas da doença de Huntington afetam três domínios: motor (elemento que define a doença), cognitivo e psiquiátrico.

10 anos que precederam o estabelecimento do diagnóstico, à medida que o indivíduo se aproxima da idade estimada no início do diagnóstico. A maioria apresenta DCL não amnésica (18%), seguida de DCL amnésica (7,5%) na DH pré-sintomática. Durante o período pré-sintomático, os indivíduos podem identificar um sutil declínio funcional na capacidade de executar seus trabalhos e administrar assuntos financeiros. As crianças representam um caso especial; com frequência, apresentam declínio cognitivo, que se manifesta em baixo desempenho escolar, caracterizado por falta de atenção, o que pode ser diagnosticado incorretamente como transtorno de déficit de atenção.

Sinais comportamentais

Diversas manifestações psiquiátricas podem ser observadas na DH, tanto no estágio pré-sintomático quanto nos casos clinicamente evidentes, incluindo com frequência irritabilidade, sintomas obsessivo-compulsivos (SOCs), depressão (em até 50% dos casos) e apatia; esta pode aumentar de maneira significativa na DH pré-sintomática e está associada à previsão de declínio funcional. À semelhança da apatia, os SOCs são atribuíveis aos circuitos frontoestriatais, sobretudo córtex orbitofrontal, e também aumentam com o passar do tempo, à medida que o indivíduo se aproxima da conversão fenotípica. Além disso, pode-se observar comportamento obstinado não egodistônico, como prender-se a uma ideia. A anosognosia é frequente na DH. Em comparação a pacientes com doença de Parkinson, os portadores da DH têm menos tendência a relatar sintomas motores presentes no exame. Quase 50% dos participantes do estudo PREDICT-DH que apresentaram conversão fenotípica não relataram sintomas motores, o que indica falta de percepção pessoal. Utilizando a avaliação comportamental do problema, três grupos de sintomas identificados na DH manifesta foram depressão, apatia e irritabilidade. Entre pacientes com DH, não existe uma relação bem definida entre sintomas psiquiátricos e progressão da doença, exceto por apatia, que se correlaciona com a duração da doença. Essa falta de correlação pode refletir a existência de um tratamento eficaz para os sintomas afetivos e a natureza transitória desses sintomas. Pensamentos suicidas e o ato em si são mais comuns em pacientes com DH, em comparação com indivíduos controles da mesma idade. Foi relatado que o suicídio consumado é 7 a 12 vezes mais comum em pacientes com DH do que em indivíduos controles. A psicose, por sua vez, é rara. Períodos críticos de pensamentos suicidas foram identificados próximo ao momento da conversão fenotípica e precocemente, no estágio sintomático inicial. Nas crianças, as alterações comportamentais podem incluir depressão, agressão, impulsividade e obsessões.

Medidas de progressão da doença

Medidas compostas de progressão clínica

Medidas compostas, como idade, comprimento das repetições CAG, Escore Motor Total (EMT) (derivado da Escala Unificada de Classificação da Doença de Huntington [UHDRS]) e Teste de Modalidades de Símbolos e Dígitos, podem ser usadas para prever a probabilidade de conversão fenotípica. Estudos mostraram que medidas compostas de testes motores (escore motor da UHDRS), cognitivos (Teste de Modalidades de Símbolos e Dígitos) e Leitura de Palavras de Stroop (SWR, ou *Stroop Word Reading*) e função global (Capacidade Funcional Total – todos derivados da Escala Unificada de Classificação da Doença de Huntington) possibilitaram uma avaliação mais precisa da progressão da doença em 1.668 pacientes com DH inicial, acompanhados por até 36 meses. Essas medidas também estão associadas aos indicadores de atrofia corticoestriatal.

Exames de imagem estruturais e moleculares

Medidas de atrofia estriatal baseadas em RM estrutural podem ser as primeiras alterações atribuídas à DH, porém não são suficientemente sensíveis ou específicas como marcadores diagnósticos em determinado paciente. Em estudos longitudinais, esses marcadores de exames de imagem estruturais e funcionais apresentaram correlação com o tempo calculado de início da doença com base no comprimento de repetições CAG e escore motor da UHDRS. RM em tensor de difusão, RM funcional e tomografia por emissão de pósitrons com fluorodesoxiglicose são técnicas usadas em ambientes de pesquisa como marcadores substitutos potenciais; todavia, ainda não são úteis para fins diagnósticos. Vários neurotransmissores foram implicados na DH. Estudos com tomografia por emissão de pósitrons mostraram, de maneira consistente, disfunção do sistema dopaminérgico, sobretudo terminações pós-sinápticas (em especial, receptores D_2, mas também D_1). Outros sistemas de neurotransmissores estudados em pequenos grupos de pacientes sintomáticos e pré-sintomáticos foram circuitos GABAérgicos, endocanabinoide, adenosina e fosfodiesterase (sobretudo fosfodiesterase 10a). Há algum tempo, pesquisadores têm investigado ativamente medidas de neuroinflamação relacionadas com micróglia ativada (Figura 85.4).

Biomarcadores líquidos

Os avanços mais notáveis ocorridos no campo dos biomarcadores da DH foram o desenvolvimento de ensaios sensíveis e ultrassensíveis para HTT mutante total e a capacidade de dosar neurofilamento leve (NfL) no LCR e no plasma. Em estudos de corte transverso, a concentração de huntingtina mutante (HTTm) no LCR foi associada à gravidade clínica depois de efetuados ajustes por idade e comprimento das repetições CAG; esses estudos indicaram que o nível de HTTm diminuiu no primeiro ensaio de redução da huntingtina de fase 1 ou 2, o que mostrou, então, sua aplicabilidade como marcador farmacodinâmico. Outros estudos mostraram que NfL (marcador de lesão neuronal) aumentou quase quatro vezes no plasma de pacientes com HD clínica, em comparação com indivíduos controles, indicando um nítido gradiente entre as fases sintomática e pré-sintomática, o qual se correlacionava com idade, comprimento das repetições CAG e volume encefálico total. O nível de NfL no LCR correlaciona-se com todas as medições encefálicas de forma mais direta do que o nível plasmático de NfL, embora as dosagens no LCR e no plasma estejam bastante correlacionadas. Em uma comparação direta, os níveis de NfL no plasma e no LCR foram significativamente melhores do que os níveis de HTTm no LCR para diferenciar entre DH sintomática e pré-sintomática; além disso, de acordo com um estudo de corte transversal com 80 participantes (20 indivíduos controles, 20 pré-sintomáticos e 40 sintomáticos moderados em estágio inicial), o nível de NfL também possibilitou uma previsão mais segura das medidas clínicas e dos exames de imagens, indicando a possibilidade de que os níveis de NfL no plasma e LCR possam ser medidas mais confiáveis de progressão/discriminação de portadores da mutação, em comparação ao nível de HTTm. Esses dois biomarcadores, limitados a ensaios clínicos, são sensíveis indicadores iniciais capazes de aumentar a eficiência de ensaios clínicos.

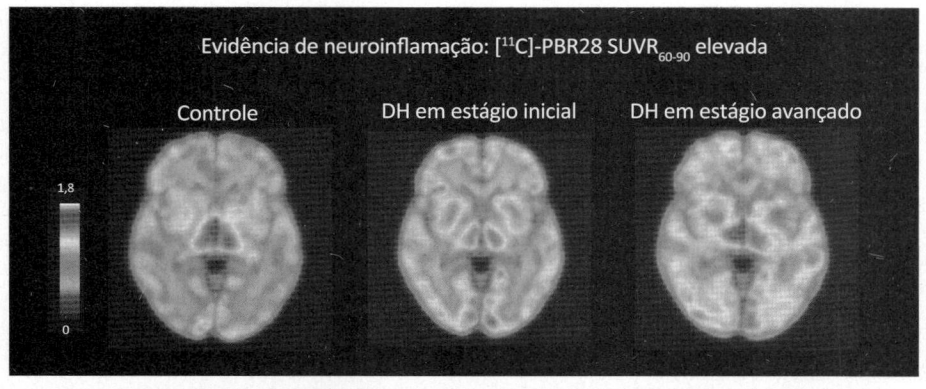
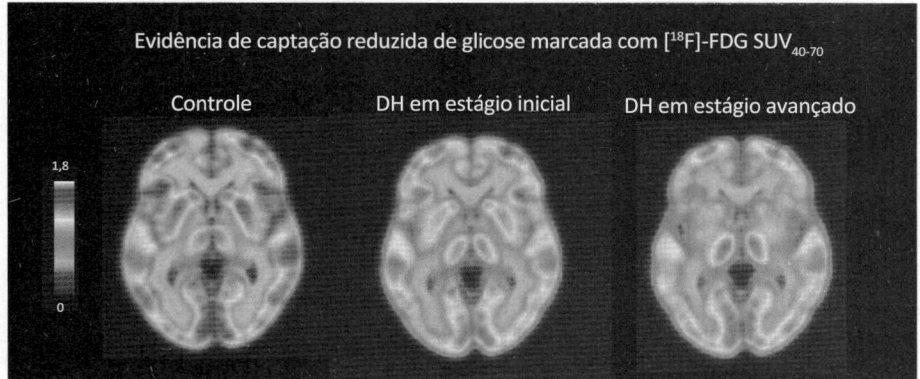

FIGURA 85.4 Imagens de tomografia por emissão de pósitrons. DH, doença de Huntington. (Cortesia da Dra. H. Diana Rosas.) (*Esta figura se encontra reproduzida em cores no Encarte.*)

TRATAMENTO

Tratamento do distúrbio do movimento

Antidopaminérgicos para tratar coreia

Cerca de 90% dos pacientes com DH desenvolvem coreia. O tratamento sintomático é recomendável quando a coreia é incapacitante do ponto de vista funcional ou emocional. Tetrabenazina (TBZ) (Evidência de nível 1)[1] e deutetrabenazina (preparação deuterada da TBZ) (Evidência de nível 1)[2] são os únicos fármacos aprovados pela FDA americana para o tratamento sintomático da coreia. Em um estudo duplo-cego controlado por placebo incluindo 54 pacientes com DH randomizados para receber TBZ em doses de até 100 mg e 30 pacientes no grupo placebo, a coreia foi reduzida em 23,5% após 12 semanas (NCT00219804). A TBZ inibe de maneira reversível o transportador de monoaminas vesicular central tipo 2 (VMAT2) e causa depleção de dopamina pré-sináptica de modo mais seletivo do que a norepinefrina e a serotonina. As estruturas de ligação mais abundante da TBZ são o núcleo caudado, o putame e o núcleo acumbente, em que a patologia da DH é máxima. A dose inicial de TBZ é de 12,5 mg/dia, dividida em 3 vezes/dia, com dose máxima de 100 mg. Com 50 mg, a FDA americana exige genotipagem do citocromo P450 2D6 (CYP2D6). Metabolizadores com pouca atividade de CYP2D6 não devem ultrapassar a dose de 50 mg. Como a dose é metabolizada pela enzima CYP2D6, é preciso considerar interações farmacológicas que possam aumentar o nível de TBZ. Em geral, o fármaco é bem tolerado; porém, os efeitos adversos dependentes da dose incluem agravamento da depressão, fadiga, parkinsonismo e acatisia. Não foi descrita a ocorrência de discinesia tardia. A TBZ foi aprovada pela FDA americana em 2008. Já a deutetrabenazina foi aprovada em 2017 para tratar coreia após um ensaio duplo-cego controlado por placebo que durou 12 semanas e envolveu 90 pacientes (NCT01795859) (Evidência de nível 1).[2] Esse fármaco tem meia-vida mais longa (Evidência de nível 1)[2] do que a TBZ, e isso permite a administração das doses a intervalos maiores. Não existem comparações diretas entre TBZ e deutetrabenazina.

Um ensaio clínico de fase 2 de 26 semanas com doses variáveis de pridopidina (NCT02006472) (Evidência de nível 1)[3] – estabilizador de dopamina por ação nos receptores D_2 – incluiu 408 participantes, mas, em comparação com placebo, não melhorou o escore motor total da UHDRS.

Neurolépticos e antipsicóticos atípicos que bloqueiam receptores D_2 pós-sinápticos foram estudados em ensaios clínicos de pequeno porte; entretanto, seu uso pode ser limitado em virtude dos efeitos adversos, sobretudo discinesia tardia e agravamento da marcha e deglutição. Haloperidol, flufenazina e pimozida são antipsicóticos atípicos de alta potência que podem suprimir a coreia, mas provocam efeitos adversos que limitam a dose. De modo semelhante, foram conduzidos ensaios clínicos de pequeno porte com neurolépticos atípicos, como olanzapina, risperidona, quetiapina e ziprasidona, com resultados mistos. O tratamento com esses antipsicóticos típicos e atípicos, em vez de TBZ ou deutetrabenazina, é recomendado quando é necessário controlar simultaneamente sintomas motores e alterações comportamentais.

Antiglutamatérgicos para o tratamento da coreia

A toxicidade do glutamato, que resulta em degeneração dos neurônios espinosos estriatais médios, é o conceito subjacente ao tratamento com antagonistas do receptor de N-metil-D-aspartato, como amantadina, ou compostos que interrompem a transmissão do glutamato, como riluzol (NCT00277602) (Evidência de nível 1).[4] Em estudos de nível 1, esses fármacos não mostraram efeitos neuroprotetores ou sintomáticos, ou, então, esses efeitos foram mínimos.

Tratamento da distonia

Não foram conduzidos estudos de classe 1 sobre distonia na DH. Injeções de toxina botulínica também podem ser usadas para tratar distonia focal associada à DH.

Tratamento de distúrbios motores voluntários (marcha e deglutição)

Não existe nenhum tratamento clínico para distúrbios motores voluntários (p. ex., marcha e deglutição). Entretanto, fisioterapia, terapia ocupacional e reabilitação da deglutição podem proporcionar benefícios, reduzindo o risco de quedas, melhorando o bem-estar psicológico e aumentando a ingestão calórica. Não foram realizados ensaios clínicos controlados randomizados de exercício físico na DH manifesta ou pré-sintomática.

Tratamento da perda de peso

A perda de peso também é comum na evolução da DH. É necessário aumentar a ingestão calórica a fim de manter o índice de massa corporal, mesmo no estado pré-sintomático, quando não há movimentos evidentes responsáveis pelo maior gasto energético. Na DH sintomática, a perda de peso está relacionada com a velocidade de progressão da doença. Além disso, pode não apenas ser atribuível à gravidade do distúrbio do movimento de origem extrapiramidal, à ingestão calórica diminuída em consequência da disfagia ou à depressão, mas também a um estado hipermetabólico associado à DH. É essencial ao bem-estar do paciente atentar para o aumento da ingestão calórica visando à manutenção do peso, sobretudo com a evolução da doença. Alimentos preparados em forma pastosa e líquidos espessados, bem como refeições pequenas e frequentes, podem melhorar a ingestão calórica. A colocação de sonda alimentar é uma decisão individual, que deve ser discutida bem antes de sua necessidade nos estágios mais avançados da doença.

Tratamento da disfunção cognitiva

Não existe tratamento aprovado para disfunção cognitiva associada à DH. Foram conduzidos estudos de pequeno porte com inibidores da colinesterase, incluindo donepezila e rivastigmina, sem melhora significativa. Um ensaio clínico controlado randomizado com citalopram (NCT00271596) (Evidência de nível 1)[5] administrado a pacientes com DH não deprimidos não mostrou qualquer alteração da função executiva após 20 semanas; entretanto, foi constatada melhora do humor, indicando um efeito sobre a depressão subsindrômica. O maior estudo conduzido até hoje abrangeu 403 participantes com DH de 64 centros acompanhados durante 6 meses e randomizados para usar latrepirdina (20 mg) *versus* placebo (NCT00497159) (Evidência de nível 1).[6] Esse agente, que se acredita ser um estabilizador das mitocôndrias, não mostrou nenhuma diferença de desempenho no Miniexame do Estado Mental (*Mini-Mental Status Examination*) ou Impressão de Mudança Baseada em Entrevista Clínica (*Clinician Interview–Based Impression of Change*).

Tratamento dos sintomas psiquiátricos

Fármacos aprovados pela FDA americana para tratar depressão, irritabilidade, comportamento obsessivo-compulsivo, ansiedade generalizada e agressividade também são usados no tratamento de pacientes com DH. Os dados obtidos limitam-se a séries de casos e estudos abertos de pequeno porte. Não houve nenhum estudo de classe 1 para avaliar especificamente tratamento da sintomatologia psiquiátrica. Um ensaio de fase 2 recém-concluído (NT02507284) com SRX246 (antagonista do receptor de vasopressina 1a) foi avaliado quanto à segurança e à tolerabilidade em duas doses para tratar irritabilidade de pacientes com DH, em comparação com placebo.

Tratamentos que modificam a evolução da doença

Nenhum tratamento modificador da doença foi aprovado para tratar DH. Esses tratamentos têm sido direcionados, sobretudo, para estresse oxidativo e mecanismos de ação mitocondriais, mas recentemente têm focado na redução da inflamação e em estratégias para reduzir os níveis de HTTm.

Estabilização da função mitocondrial e redução do estresse oxidativo

Um estudo de fase 3 com 5 anos de duração incluiu 609 pacientes com DH, distribuídos randomicamente para usar CoQ10 (2.400 mg) ou placebo e acompanhados por 60 meses, mas foi interrompido prematuramente em 2014 por sua improdutividade (NCT00608881) (Evidência de nível 1).[7] Um estudo de fase 3 conduzido por 3 anos avaliou creatina na dose de 40 mg/dia, mas também foi interrompido, logo no início, pela mesma razão (NCT00712426) (Evidência de nível 1).[8]

Imunomodulação

A laquinomode (NCT02215616), uma pequena molécula imunomoduladora que aumenta os níveis do fator neurotrófico derivado do cérebro (FNDC), não conseguiu aumentar o escore motor total, em comparação com placebo. Um estudo em andamento com o primeiro anticorpo monoclonal para tratar DH avalia a segurança e a tolerabilidade da antissemaforina 4D em 240 pacientes (NCT2481274).

Estratégias para reduzir os níveis de huntingtina mutante (HTTm)

Hoje em dia, existem três estratégias para reduzir os níveis de RNA mensageiro (mRNA) da HTT por inibição pós-transcricional: oligonucleotídios *antisense* (OAS), compostos que interferem com o RNA e moléculas de *splicing* de outras moléculas pequenas.

As tentativas de reduzir os níveis de HTTm têm procurado, basicamente, impedir processos pós-transcricionais e facilitar a decomposição imediata do mRNA com OAS, por meio do recrutamento de RNasesH1 (enzima endógena que reconhece duplas de RNA/DNA e decompõe o pré-mRNA da HTT). Existem dois tipos de OAS em desenvolvimento clínico: o primeiro reduz de maneira inespecífica os níveis de HTT normal e mutante, enquanto o segundo atua em alelos específicos de dois SNPs exclusivos dentro da mutação, mas não no alelo do tipo natural, responsável por 75% de todos os casos da DH. O primeiro estudo usando OAS redutor inespecífico de HTT (1b/2a) foi concluído com 46 pacientes portadores de DH em estágio inicial avaliados por 3 meses (NCT02519036) (Evidência de nível 1).[9] O fármaco foi administrado por via intratecal por punção lombar a cada 4 semanas, foi bem tolerado e resultou em redução da dependência de dose em 40% na concentração de HTT do LCR. Atualmente, há um estudo *open-label* em andamento, e outro estudo de fase 3 já começou. Além disso, estão em andamento estudos de fases I a II com OAS específicos a um alelo (NCT03225833/46). Hoje em dia, os efeitos a longo prazo da redução dos níveis de HTT normal ainda são desconhecidos, de modo que uma estratégia que atue apenas na HTT mutante pode ser muito relevante.

A administração de moléculas pequenas que interferem com o RNA provoca clivagem e decomposição do RNA *spliced* maduro do gene *HTT*. Como o RNA de dupla hélice não se distribui com facilidade por todos os tecidos encefálicos, é necessário liberar a pequena molécula que interfere no RNA por aplicação estereotáxica no estriado ou corte por meio de um vetor viral (p. ex., vírus adenoassociados). Como a interferência com o RNA aplicada por vírus provoca transdução irreversível das células do sistema nervoso central (terapia gênica), essa abordagem é considerada tratamento em "dose única" para suprimir HTTm. Vários métodos diferentes de liberação ampliada estão em análise e os alvos considerados são o córtex e o estriado.

Outras estratégias que ainda não estão em fase de ensaio clínico humano abrangem técnicas de interferência no DNA, como proteínas dedo de zinco e CRISPR/Cas9.

Pesquisadores fizeram pequenos ensaios com transplantes fetais e está em andamento um estudo longitudinal multicêntrico. Os resultados foram variados, em parte como consequência do pequeno tamanho das amostras e dos critérios de seleção dos pacientes, além de diferenças metodológicas (tipo de tecido transplantado e quantidades de células transplantadas).

Intervenções terapêuticas não farmacológicas

Existem evidências experimentais pré-clínicas de que exercícios físicos podem modificar a progressão da doença com base em vários modelos de camundongos. Uma revisão sistemática de 20 estudos encontrou evidências favoráveis aos efeitos benéficos da prática de exercícios e da atividade física na função motora, velocidade da marca e equilíbrio (Evidência de nível 1).[10,11] Nenhum estudo avaliou os efeitos das intervenções de longa duração na saúde e na qualidade de vida dos participantes. O tipo de exercício físico (aeróbicos e treinamento de força), bem como seus efeitos no gasto calórico e no potencial de redução do peso, não foram estabelecidos. Pode ser importante, também, avaliar os efeitos da prática de exercícios combinados com intervenções farmacológicas que alteram a evolução da doença.

PROGNÓSTICO

Em geral, a evolução da DH é de 15 a 20 anos desde a confirmação do diagnóstico com base na existência de uma síndrome extrapiramidal compatível com a doença. A evolução da DH juvenil raramente ultrapassa 15 anos. A causa mais frequente de morte é pneumonia por aspiração, embora acidentes sejam comuns, sobretudo hematoma subdural. A crescente atenção para os benefícios da manutenção do peso e do treinamento de equilíbrio pode prolongar a vida do paciente. A conclusão de três estudos observacionais bem planejados com indivíduos de risco e sintomáticos iniciais (PHAROS, TRACK HD e PREDICT HD), bem como uma ampla plataforma clínica multinacional (ENROLL-HD) para inserção de dados clínicos e biológicos, facilitarão o planejamento de novos ensaios clínicos com capacidade suficiente para detectar alterações em todos os estágios da doença.

EVIDÊNCIAS DE NÍVEL 1

1. Huntington Study Group. Tetrabenazine as antichorea therapy in Huntington disease: a randomized controlled trial. *Neurology*. 2006;66(3):366-372.
2. Frank S, Testa CM, Stamler D, et al.; for Huntington Study Group. Effect of deutetrabenazine on chorea among patients with Huntington disease: a randomized clinical trial. *JAMA*. 2016;316(1):40-50.
3. Reilmann R, McGarry A, Grachev ID, et al. Safety and efficacy of pridopidine in patients with Huntington's disease (PRIDE-HD): a phase 2, randomised, placebo-controlled, multicentre, dose-ranging study. *Lancet Neurol*. 2019;18(2):165-176.
4. Landwehrmeyer GB, Dubois B, de Yébenes JG, et al. Riluzole in Huntington's disease: a 3-year, randomized controlled study. *Ann Neurol*. 2007;62(3):262-272.
5. Beglinger LJ, Adams WH, Langbehn D, et al. Results of the citalopram to enhance cognition in Huntington disease trial. *Mov Disord*. 2014;29(3):401-405.
6. Kieburtz K, McDermott MP, Voss TS, et al. A randomized, placebo-controlled trial of latrepirdine in Huntington disease. *Arch Neurol*. 2010;67(2):154-160.
7. McGarry A, McDermott M, Kieburtz K, et al. A randomized, double-blind, placebo-controlled trial of coenzyme Q10 in Huntington disease. *Neurology*. 2017;88(2):152-159.
8. Hersch SM, Schifitto G, Oakes D, et al. The CREST-E study of creatine for Huntington disease: a randomized controlled trial. *Neurology*. 2017;89(6):594-601.
9. Tabrizi SJ, Leavitt BR, Landwehrmeyer GB, et al. Targeting huntingtin expression in patients with Huntington's disease. *N Engl J Med*. 2019;380(24):2307-2316.
10. Quinn L, Busse M, Carrier J, et al. Physical therapy and exercise interventions in Huntington's disease: a mixed methods systematic review protocol. *JBI Database System Rev Implement Rep*. 2017;15(7):1783-1799.
11. Fritz NE, Rao AK, Kegelmeyer D, et al. Physical therapy and exercise interventions in Huntington's disease: a mixed methods systematic review. *J Huntingtons Dis*. 2017; 6(3):217-235.

LEITURA SUGERIDA

Biglan KM, Shoulson I, Kieburtz K, et al.; for Huntington Study Group PHAROS Investigators. Clinical-genetic associations in the Prospective Huntington at Risk Observational Study (PHAROS): implications for clinical trials. *JAMA Neurol*. 2016;73(1):102-110.

Byrne LM, Rodrigues FB, Blennow K, et al. Neurofilament light protein in blood as a potential biomarker of neurodegeneration in Huntington's disease: a retrospective cohort analysis. *Lancet Neurol*. 2017;16(8):601-609.

Byrne LM, Rodrigues FB, Johnson EB, et al. Evaluation of mutant huntingtin and neurofilament proteins as potential markers in Huntington's disease. *Sci Transl Med*. 2018;10(458):eaat7108.

Croce KR, Yamamoto A. A role for autophagy in Huntington's disease. *Neurobiol Dis*. 2019;122:16-22.

Fritz NE, Rao AK, Kegelmeyer D, et al. Physical therapy and exercise interventions in Huntington's disease: a mixed methods systematic review. *J Huntingtons Dis*. 2017;6(3):217-235.

Genetic Modifiers of Huntington's Disease Consortium. Identification of genetic factors that modify clinical onset of Huntington's disease. *Cell.* 2015;162(3):516-526.

Godin JD, Poizat G, Hickey MA, Maschat F, Humbert S. Mutant huntingtin-impaired degradation of beta-catenin causes neurotoxicity in Huntington's disease. *EMBO J.* 2010;29(14):2433-2445.

Gusella JF, Wexler NS, Conneally PM, et al. A polymorphic DNA marker genetically linked to Huntington's disease. *Nature.* 1983;306(5940):234-238.

Hensman Moss DJ, Poulter M, Beck J, et al. *C9orf72* expansions are the most common genetic cause of Huntington disease phenocopies. *Neurology.* 2014;82(4):292-299.

Humbert S. Is Huntington disease a developmental disorder? *EMBO Rep.* 2010;11(12):899.

Koga H, Martinez-Vicente M, Arias E, Kaushik S, Sulzer D, Cuervo AM. Constitutive upregulation of chaperone-mediated autophagy in Huntington's disease. *J Neurosci.* 2011;31(50):18492-18505.

Lee JK, Mathews K, Schlaggar B, et al. Measures of growth in children at risk for Huntington disease. *Neurology.* 2012;79(7):668-674.

Long JD, Langbehn DR, Tabrizi SJ, et al. Validation of a prognostic index for Huntington's disease. *Mov Disord.* 2017;32(2):256-263.

MacDonald M, Ambrose CM, Duyao MP, et al. A novel gene containing a trinucleotide repeat that is expanded and unstable on Huntington's disease chromosomes. *Cell.* 1993;72(6):971-983.

Malek N, Newman EJ. Hereditary chorea—what else to consider when the Huntington's disease genetics test is negative? *Acta Neurol Scand.* 2017;135(1):25-33.

Moss DJH, Pardiñas AF, Langbehn D, et al. Identification of genetic variants associated with Huntington's disease progression: a genome-wide association study. *Lancet Neurol.* 2017;16(9):701-711.

Nopoulos PC, Aylward EH, Ross CA, et al. Smaller intracranial volume in prodromal Huntington's disease: evidence for abnormal neurodevelopment. *Brain.* 2011;134(pt 1):137-142.

Paulsen JS, Long JD, Ross CA, et al. Prediction of manifest Huntington's disease with clinical and imaging measures: a prospective observational study. *Lancet Neurol.* 2014;13(12):1193-1201.

Quinn L, Busse M, Carrier J, et al. Physical therapy and exercise interventions in Huntington's disease: a mixed methods systematic review protocol. *JBI Database System Rev Implement Rep.* 2017;15(7):1783-1799.

Rawlins MD, Wexler NS, Wexler AR, et al. The prevalence of Huntington's disease. *Neuroepidemiology.* 2016;46(2):144-153.

Reilmann R, McGarry A, Grachev ID, et al. Safety and efficacy of pridopidine in patients with Huntington's disease (PRIDE-HD): a phase 2, randomised, placebo-controlled, multicentre, dose-ranging study. *Lancet Neurol.* 2019;18(2):165-176.

Schobel SA, Palermo G, Auinger P, et al. Motor, cognitive, and functional declines contribute to a single progressive factor in early HD. *Neurology.* 2017;89(24):2495-2502.

Sciacca G, Cicchetti F. Mutant huntingtin protein expression and blood-spinal cord barrier dysfunction in Huntington disease. *Ann Neurol.* 2017;82(6):981-994.

Tabrizi SJ, Ghosh R, Leavitt BR. Huntingtin lowering strategies for disease modification in Huntington's disease. *Neuron.* 2019;101(5):801-819.

Tabrizi SJ, Leavitt BR, Landwehrmeyer GB, et al. Targeting huntingtin expression in patients with Huntington's disease. *N Engl J Med.* 2019;380(24):2307-2316.

Tabrizi SJ, Scahill RI, Owen G, et al. Predictors of phenotypic progression and disease onset in premanifest and early-stage Huntington's disease in the TRACK-HD study: analysis of 36-month observational data. *Lancet Neurol.* 2013;12(7):637-649.

Tong Y, Ha TJ, Liu L, Nishimoto A, Reiner A, Goldowitz D. Spatial and temporal requirements for huntingtin (Htt) in neuronal migration and survival during brain development. *J Neurosci.* 2011;31(41):14794-14799.

Vonsattel JP, Myers RH, Stevens TJ, Ferrante RJ, Bird ED, Richardson EP Jr. Neuropathological classification of Huntington's disease. *J Neuropathol Exp Neurol.* 1985;44(6):559-577.

Wexler NS, Collett L, Wexler AR, et al. Incidence of adult Huntington's disease in the UK: a UK-based primary care study and a systematic review. *BMJ Open.* 2016;6(2):e009070.

Wild EJ, Boggio R, Langbehn D, et al. Quantification of mutant huntingtin protein in cerebrospinal fluid from Huntington's disease patients. *J Clin Invest.* 2015;125(5):1979-1986.

Wild EJ, Tabrizi SJ. Therapies targeting DNA and RNA in Huntington's disease. *Lancet Neurol.* 2017;16(10):837-847.

Doença de Parkinson 86

Peter LeWitt

PONTOS-CHAVE

1. Pacientes com doença de Parkinson (DP) frequentemente têm, além dos déficits motores clássicos, outros distúrbios não relacionados à função motora (p. ex., autonômicos, cognitivos, psiquiátricos ou comportamentais).

2. Embora a DP geralmente seja um distúrbio esporádico, mutações genéticas associadas ao parkinsonismo enfatizaram vários mecanismos patogênicos.

3. O tratamento sintomático da DP abrange vários fármacos e opções cirúrgicas, dentre as quais algumas foram introduzidas recentemente.

INTRODUÇÃO

A doença de Parkinson é o mais comum dos distúrbios do movimento associados à neurodegeneração. A maioria de suas manifestações clínicas foi descrita de maneira brilhante em uma monografia publicada em 1817 pelo clínico geral inglês Dr. James Parkinson. O que foi descrito faz parte de um distúrbio motor com sintomas e limitações físicas variáveis, mas também manifestações essenciais, como lentidão de movimentos (bradicinesia), perda de destreza, distúrbio da marcha e, em alguns casos, hipertonia muscular (rigidez) e tremores dos membros em repouso. Inicialmente (ou nunca), alguns pacientes não apresentam todo o conjunto de sinais e sintomas que podem ocorrer com essa doença e, com frequência, a evolução clínica é bastante variável caso a caso. Nos estágios iniciais, a experiência de desenvolver DP pode ser insidiosa e sutil, e a doença acaba por não ser diagnosticada por meses a anos. Por fim, muitos pacientes encontram correspondência com as envolventes descrições da doença publicadas por James Parkinson: "[...] a mão não consegue responder com exatidão aos ditames da vontade".

Ainda existem divergências de opinião quanto a critérios diagnósticos inquestionáveis. Na prática clínica, mesmo médicos experientes reconhecem que o diagnóstico da DP é uma decisão probabilística, dado que suas manifestações clínicas se sobrepõem às de outras doenças neurodegenerativas, que também podem afetar pacientes na mesma faixa etária. A DP é simplesmente o mais frequente entre os distúrbios que provocam as limitações motoras d parkinsonismo (também conhecidas como *síndrome parkinsoniana*). De certo modo, as bases clínicas para estabelecer o diagnóstico da DP dependem da exclusão de outras possibilidades. De forma a estabelecer o diagnóstico dessa doença de maneira definitiva, alguns especialistas argumentam que é necessário que existam no mínimo duas manifestações "fundamentais" e que ao menos uma delas seja tremor ou bradicinesia.

A maioria dos tipos clínicos de parkinsonismo (Tabela 86.1) é causada por destruição ou degeneração dos neurônios de um circuito encefálico bem definido, que se origina da parte compacta da substância negra (pcSN) e projeta-se ao estriado. Como um dos pioneiros em estudos sobre DP, Oleh Hornykiewicz afirmou que "[...] o parkinsonismo pode ser entendido como um distúrbio que provoca deficiência de dopamina no estriado". A definição conceitual dos diversos tipos de parkinsonismo pode se basear em sua subdivisão entre grupos etiológicos: degeneração neuronal primária, degeneração neural secundária às lesões estruturais semelhantes ou parkinsonismo por degeneração neuronal associada a outras manifestações clínicas (as chamadas síndromes de parkinsonismo *plus*). O parkinsonismo também pode ser causado por déficits de síntese de algum neurotransmissor específico, ou seja, um distúrbio hereditário no qual haja deficiência de alguma enzima específica envolvida na síntese de dopamina. Essa condição, que costuma ter evolução clínica benigna, é conhecida como *distonia sensível a L-dopa* ou *distonia com oscilações diurnas* e está descrita em outros capítulos deste livro, nas seções sobre síndromes distônicas.

Na maioria dos casos, *parkinsonismo primário* é um termo aplicável apenas à DP, que está associada a alterações patológicas e neuroquímicas características. Algumas vezes, a DP é referida como *DP idiopática*, visto que sua causa (ou causas) é desconhecida. Estudos recentes enfatizaram os desafios enfrentados mesmo por médicos experientes para estabelecer o diagnóstico definitivo. Com a utilização de critérios diagnósticos consensuais estritos (baseados em casos confirmados por necropsia [critérios do Kingdom Parkinson's Disease Society Brain Bank]), por exemplo, o grupo Parkinson Progression Markers Initiative incluiu mais de 400 casos de DP inicial para estudos com biomarcadores. Dentre esses inscritos, mais de um em cada sete não tinha, inicialmente, evidência de déficit de neurotransmissão dopaminérgica nos exames de neuroimagem com radioisótopos usados para avaliar a concentração de transportador de dopamina (DaT) estriatal. Esses casos foram descritos como *sintomáticos sem evidência de déficits dopaminérgicos* (SSEDDs, ou SWEDDs, em inglês). As bases patológicas dos pacientes SSEDDs não estão estabelecidas e a existência de uma síndrome clínica indistinguível de DP coloca em dúvida pressupostos anteriores de que haja entendimento pleno do que provoca todos os sinais e sintomas. De qualquer modo, o distúrbio clínico que se conhece como parkinsonismo – isto é, com suas manifestações clínicas características e anormalidades neuropatológicas e neuroquímicas inconfundíveis – pode ser esporádico ou familiar. O fenótipo clínico do parkinsonismo não se alterou ao longo das várias décadas em que foi detalhadamente estudado pela comunidade científica de neurologia. Depois da doença de Alzheimer (DA), a DP é o segundo transtorno neurodegenerativo mais comum. Além das manifestações motoras, a DP causa várias outras manifestações clínicas não motoras, cuja importância tem aumentado à medida que se reconhece que elas contribuem para as limitações físicas e mentais crônicas impostas pela doença. Esses problemas incluem fadiga, privação de sono, transtornos comportamentais, disfunção autonômica e vários sintomas sensoriais.

Tabela 86.1 Classificação das principais síndromes parkinsonianas.

Síndromes extrapiramidais
- Doença de Parkinson – casos hereditários e esporádicos (padrões hereditários mendeliano e não mendeliano)

Parkinsonismo secundário (adquirido)
- Causado por fármacos que bloqueiam receptores dopaminérgicos ou esgotam as reservas de dopamina
- Hemiatrofia – síndrome de hemiparkinsonismo
- Hidrocefalia; hidrocefalia normopressórica
- Encefalopatia hipóxica
- Diversas infecções virais que causam encefalite; encefalite letárgica
- Causas metabólicas; disfunção das paratireoides com deposição de cálcio no cérebro
- Efeitos tóxicos da exposição a manganês, monóxido de carbono, cianeto ou 1-metil-4-fenil-1,2,3,6-tetraidropiridina
- Traumatismo da região mesencefálica que se estende até os núcleos da base
- Tumor localizado nos núcleos da base ou mesencéfalo, ou que interrompem os circuitos nigroestriatais
- Causas vasculares; infartos múltiplos

Síndromes mais comuns de parkinsonismo *plus*
- Degeneração corticobasal
- Síndromes demenciais:
  - Doença de Alzheimer (alguns casos)
  - Demência com corpos de Lewy (alguns casos)
  - Demência frontotemporal (alguns casos)
  - Esclerose lateral amiotrófica-parkinsonismo-demência de Guam (ELA-PDG, ou *Lytico-Boding*)
  - Doença do neurônio motor com parkinsonismo
- Síndromes de atrofia de múltiplos sistemas (AMS) e suas abreviaturas:
  - Parkinsonismo: antes conhecida como *degeneração estriatonigral* (AMS-P)
  - Disfunção autonômica: antes conhecida como *síndrome de Shy-Drager* (AMS-A)
  - Disfunção cerebelar: antes conhecida com *degeneração olivoponto-cerebelar esporádica* (AMS-C)
- Atrofia palidal progressiva
- Atrofia supranuclear progressiva

Doenças heredodegenerativas
- Neurodegeneração com acúmulo de ferro no cérebro
- Doença de Huntington (variante de Westphal)
- Lubag (distonia-parkinsonismo ligados ao X)
- Citopatias mitocondriais com necrose estriatal
- Neuroacantocitose
- Doença de Wilson

Parkinsonismo com deficiências de enzimas que sintetizam neurotransmissores
- Deficiências enzimáticas da síntese de dopamina

ELA, esclerose lateral amiotrófica.

Apesar do paradoxo dos casos SSEDDs, a sintomatologia motora da DP parece ser causada por redução da neurotransmissão dopaminérgica, sobretudo no putame. Essa patologia neuroquímica pode ser reproduzida em modelos de animais que desenvolvem parkinsonismo após exposição a neurotoxinas ou destruição da substância negra (SN). Na maioria das síndromes parkinsonianas descritas na Tabela 86.1, a anormalidade compartilhada é a degeneração das projeções dopaminérgicas em consequência da destruição dos neurônios da pcSN. Em algumas delas, a patologia cerebral é mais extensiva do que a observada nos casos de DP; entre as alterações degenerativas encontradas nessas síndromes está a destruição também dos receptores dopaminérgicos pós-sinápticos do estriado. A inexistência de efeito terapêutico dos fármacos dopaminérgicos nessas síndromes provavelmente é explicada pelas alterações degenerativas adicionais à destruição da inervação dopaminérgica pré-sináptica típica da DP. Nos seres humanos, a sintomatologia motora do parkinsonismo pode se originar de intervenções farmacológicas reversíveis com fármacos que esgotam as reservas de dopamina pré-sináptica (reserpina e tetrabenazina) ou inibem sua neurotransmissão por bloqueio dos receptores pós-sinápticos (como a maioria dos antipsicóticos, proclorperazina e metoclopramida). Ainda é desconhecido o mecanismo pelo qual algumas lesões estruturais causam parkinsonismo (p. ex., hidrocefalia ou deposição estriatal de cálcio). Estudos de eletrofisiologia estriatal mostraram um quadro de sinalização desordenada no parkinsonismo, no qual a atividade dopaminérgica reduzida provocava alteração das despolarizações dos neurônios "distais" dos circuitos que se projetam ao núcleo subtalâmico (NST) e parte interna do globo pálido (GPi).

Durante a década de 1960, novos conhecimentos sobre a patologia bioquímica do encéfalo culminaram no desenvolvimento do tratamento de reposição de dopamina. Posteriormente, o entendimento das alterações fisiopatológicas dos circuitos encefálicos pós-estriatais resultou nas intervenções cirúrgicas para melhorar tremor, discinesia e outras manifestações clínicas da DP por ablação e, mais tarde, estimulação elétrica da GPi, NST ou núcleo ventral intermédio do tálamo. Hoje, estas últimas abordagens tornaram-se os tratamentos mais comumente utilizados, além dos fármacos indicados para DP. É possível que a modulação dos circuitos distais situados depois do estriado por estimulação elétrica localizada (conhecida como *estimulação cerebral profunda* [ECP]) vá além do que os melhores fármacos disponíveis para tratar DP podem oferecer.

Conforme mencionado antes, a sintomatologia e as limitações físicas/mentais da DP são mais do que apenas uma disfunção dos circuitos estriatais e pós-estriatais e seus distúrbios motores correspondentes. Distúrbios do sono, hipotensão ortostática, deterioração cognitiva, sialorreia, constipação intestinal e outros problemas não motores são relatados com frequência por esses pacientes como condições que agravam as dificuldades de viver com DP. Para a maioria desses problemas, a causa e o tratamento não estão relacionados com a neurotransmissão dopaminérgica estriatal reduzida. Como base desses distúrbios, há degeneração neuronal mais ampla (sobretudo no tronco encefálico) e outras anormalidades da neurotransmissão dispersas por todo o encéfalo e demais sistemas dos pacientes com DP.

EPIDEMIOLOGIA

A causa principal de parkinsonismo é a DP (ver Tabela 86.1), distúrbio cuja incidência e prevalência aumentam com a idade. Na população em geral, a prevalência da DP foi estimada entre 1 e 2% na faixa etária acima de 60 anos. Alguns grupos de pesquisa relataram que a média de idade por ocasião do início dos sintomas motores variou de 55 a 60 anos, embora cerca de 5% dos casos comecem antes de 45 anos. Quando a doença inicia antes dos 20 anos, utiliza-se o termo *parkinsonismo juvenil*. Em geral, a ocorrência de parkinsonismo antes da quinta década de vida aumenta a probabilidade de que a doença seja diferente da forma patológica clássica da DP; é possível que isso seja consequência de um dos tipos de parkinsonismo geneticamente associados (Tabela 86.2) ou de alguma outra doença neurodegenerativa. Vários distúrbios heredodegenerativos – como doença de Huntington, doença de Wilson e degeneração associada à pantotenatoquinase tipo 2 – raramente se apresentam como parkinsonismo juvenil. Por convenção, a manifestação de parkinsonismo entre 20 e 40 anos é definida como *DP iniciada em idade jovem*. Nesse grupo, também há mais chances de que o problema seja algum distúrbio hereditário.

A DP é mais comum em homens, e a relação entre os sexos é de cerca de 3:2. As estimativas de prevalência em populações atuais são bastante variáveis, mas acredita-se que oscilem entre 100 e 200 casos por 100 mil habitantes. A incidência anual foi estimada em cerca de 20 casos por 100 mil. Como a prevalência e a incidência aumentam exponencialmente com a idade, a prevalência é de cerca de 550 casos por 100 mil na faixa de 70 anos, com incidência aproximada de 120 casos por 100 mil habitantes/ano. Além do parkinsonismo diagnosticado clinicamente, estudos de necropsia demonstraram que o substrato patológico da DP pode ser encontrado em indivíduos que não desenvolveram parkinsonismo ao longo da vida, o que sugere que os estudos sobre incidência e prevalência da DP subclínica subestimem a doença.

FISIOPATOLOGIA

Patologia

A patologia da DP é peculiar e facilmente distinguível das outras doenças que provocam parkinsonismo. Um sinal marcante é a degeneração dos neurônios que contêm neuromelanina e estão localizados nas partes superior e inferior do tronco encefálico. No mesencéfalo, a destruição é seletiva e há perda tanto de neurônios que sintetizam dopamina na camada ventral da pcSN quanto dos que sintetizam norepinefrina no *locus* cerúleo. Além da acentuada redução dos neurônios, alguns das células neuronais restantes nesses núcleos contêm inclusões proteináceas citoplasmáticas típicas, conhecidas como *corpos de Lewy* – marca patológica característica da DP. Os neurônios dopaminérgicos da pcSN projetam-se ao putame e, em menor grau, aos núcleos caudados (neoestriado). Correlações clínico-patológicas mostraram que, na época em que o parkinsonismo começa, ao menos 60% dos neurônios dopaminérgicos da pcSN já foram destruídos, enquanto a quantidade de dopamina estriatal está reduzida de maneira acentuada. Cérebros de indivíduos sem manifestações clínicas da DP podem apresentar alguns corpos de Lewy ocasionais ao exame neuropatológico, que talvez representem estágios mais iniciais da doença.

O corpo de Lewy tornou-se tema de grande interesse nas pesquisas sobre a DP, visto que essa inclusão eosinofílica

Tabela 86.2 Principais tipos de parkinsonismo hereditário.

Nome e *locus*	Gene	Tipo de transmissão	Manifestações clínicas e patológicas	Função da proteína	Onde ocorre
PARK1 e 4; 4q22.1	*SCNA*	Autossômico dominante	Corpúsculos de Lewy; início mais precoce e evolução mais agressiva; parkinsonismo sensível a L-dopa, demência, alucinações, disfunção autonômica	A alfassinucleína possivelmente participa do trânsito das vesículas sinápticas	Famílias da Alemanha, Itália, EUA (parentes de Contursi), Grécia, Espanha
PARK8; 12q12	*LRRK2*	Autossômico dominante	Polimorfismo patológico; indistinguível da DP idiopática	Dardarina, uma GTPase e quinase com diversas funções nas vias de sinalização e atividade celular	Mundial
PARK2; 6q26	*PRKN*	Autossômico recessivo	Comumente de início juvenil, sem corpúsculos de Lewy; progressão lenta; ausência de demência	Parkina, uma ligase de ubiquitina E3, que se liga às cadeias peptídicas curtas de ubiquitina, provavelmente para marcar a degradação; contribui para a mitofagia	Em todo o mundo, originalmente no Japão; muito comum na forma de início juvenil
PARK6; 1p36.12	*PINK-1*	Autossômico recessivo	Início juvenil	Quinase mitocondrial, que modula a dinâmica mitocondrial; contribui para a mitofagia	Famílias da Itália, Espanha, Filipinas, Taiwan, Israel, Japão, Irlanda e EUA
PARK7; 1p36.23	*DJ-1*	Autossômico recessivo	Início precoce	Possível peroxirredoxina atípica; pode ter algum papel na apoptose	Famílias da Holanda, Itália e Uruguai
Glicocerebrosidase; 1q22	*GBA*	Autossômico dominante; gene de suscetibilidade; baixa penetrância; gene associado mais comumente como fator de risco genético	Indistinguível da DP idiopática	Enzima lisossômica	Cerca de 13% dos casos de DP esporádica entre judeus asquenazes; encontrada em todos os grupos étnicos

DP, doença de Parkinson; GTPase, hidrolase do trifosfato de guanosina.

intraneuronal é formada basicamente de ubiquitina e alfassinucleína (αSyn) agregada. Trata-se de uma proteína sináptica normalmente presente no cérebro e distribuída por todo o corpo. Além dos corpos de Lewy, aglomerados positivos para αSyn podem ser encontrados no interior dos axônios dos neurônios afetados; essas estruturas são conhecidas como *neuritos de Lewy*. Corpos e neuritos de Lewy não ocorrem apenas na DP; essas inclusões também são características de neurodegeneração dos neurônios corticais não dopaminérgicos de pacientes com algum tipo de demência progressiva, independentemente de também serem ou não encontrados na pcSN ou no *locus* cerúleo. Depois da doença de Alzheimer, a deterioração cognitiva associada aos corpos de Lewy (doença dos corpos de Lewy corticais) é o tipo mais comum de demência progressiva. Outras doenças neurodegenerativas são reconhecidas por mostrarem acumulação de αSyn agregada e enovelada, embora sem aspecto típico dos corpos de Lewy, com suas inclusões intraneuronais arredondadas com centro hialino. Essas doenças – conhecidas como *sinucleinopatias* – incluem atrofia de múltiplos sistemas (MAS), na qual as inclusões de αSyn são encontradas exclusivamente dentro dos oligodendrócitos. A deposição de αSyn enovelada também pode ser observada nas doenças neurodegenerativas com acumulação de ferro no cérebro, que também mostra patologia neuronal cerebral composta de esferoides axonais contendo αSyn.

Estudos neuropatológicos de cérebros de indivíduos idosos com ou sem DP revelaram padrão ontológico de desenvolvimento da sinucleinopatia. Nesses estudos, a coloração dos corpos e neuritos de Lewy com anticorpos contra αSyn indicou que esses agregados proteicos se acumulam primeiramente no núcleo olfatório anterior e nos núcleos do tronco encefálico caudal, sobretudo no núcleo motor dorsal do nervo vago (nervo X) localizado no bulbo. Essas alterações ocorrem sem que haja acometimento patológico da pcSN, da qual se originam as manifestações motoras da DP. Após estudar extensivamente cérebros senescentes de indivíduos sem manifestações clínicas da DP, Braak e colaboradores propuseram um sistema de classificação da sinucleinopatia da DP com base na evolução temporal, na localização e na abundância relativa dos corpos de Lewy. Com base nessas observações, os autores sugeriram a hipótese de que a patologia relacionada com corpos de Lewy segue um padrão típico de disseminação rostral progressiva a partir do tronco encefálico na direção do telencéfalo e do córtex cerebral. Os estudos de Braak sinalizaram para um padrão de suscetibilidade inicial processada por alguns grupos neuronais, assim como transmissão interneuronal do processo patológico. Embora seja uma hipótese interessante, a patologia dos corpos de Lewy não se correlaciona por completo com a destruição ou disfunção dos neurônios, e acredita-se que alguns casos difiram desse padrão teórico de progressão. Estudos recentes ressaltaram a evolução da patologia dos corpos de Lewy, desde sua origem, no intestino ou bulbo olfatório, em vez de na parte inferior do tronco encefálico. Há consideráveis evidências a favor da hipótese de que a αSyn enovelada funcione como um molde distribuído por toda uma população neuronal adjacente, como também ocorre nas doenças causadas por príons.

As observações de Braak e colaboradores possibilitaram descobertas, as quais estimularam pesquisas em busca das origens da DP em todo o corpo. Estudos recentes referendaram o conceito de que a αSyn agregada possa ser produzida, no início, no plexo autonômico do intestino grosso. Pesquisadores apresentaram alguma evidência de que esses agregados possam migrar (possivelmente em sentido retrógrado ao longo do nervo vago) para o núcleo dorsal do nervo vago localizado no bulbo, onde se observa, com frequência, formação inicial dos corpos de Lewy. Alfassinucleína agregada também pode ser encontrada na pele, nas glândulas salivares e em outras estruturas distribuídas por todo o corpo. Uma característica das células suscetíveis a formar neuritos de Lewy é sua identidade como um tipo de neurônios de projeção com axônios finos e desproporcionalmente longos, além de ter mielinização parcial ou totalmente ausente.

Etiologia

A causa (ou causas) da DP ainda é desconhecida. Embora mais de 24 genes tenham sido associados a essa doença (alguns genes determinantes claramente relacionados com a etiologia da doença, outros reconhecidamente capazes de aumentar o risco de desenvolver parkinsonismo), a maioria dos pacientes com DP não apresenta fatores hereditários detectáveis. Estudos de ampla associação genômica têm analisado populações progressivamente maiores à procura de outras mutações ou fatores genéticos adicionais, descrevendo de tempos em tempos novos *loci* patogênicos. Uma questão suscitada considerando-se a frequência da doença de corpos de Lewy esporádica é se mecanismos não genéticos são parte necessária de alguns distúrbios geneticamente relacionados. Com base nisso, estudos sobre etiologia da DP têm buscado fatores ambientais ou relacionados com estilo de vida que possam contribuir para a distribuição mundial dessa doença. Sem dúvida, o envelhecimento é um elemento fundamental no "cerne" do risco de desenvolver DP. Entretanto, ainda não está claro se a ocorrência mais frequente dessa doença da sexta década de vida em diante reflete aumento de suscetibilidade nessa fase de vida ou se é apenas consequência dos eventos cumulativos ao longo da vida, que não conseguiram ultrapassar determinado limiar de expressão da doença em idade mais precoce. Mesmo o envelhecimento avançado não é a resposta, visto que muitos indivíduos centenários não apresentam alterações patológicas da DP no cérebro. Com exceção de raras famílias que apresentam parkinsonismo com claros padrões de hereditariedade mendeliana (ver a seguir), a DP na população em geral não é diagnosticada em grupos definidos por exposições ocupacionais, localização geográfica, perfil de prática de exercícios físicos, dieta ou outros fatores relacionados com estilo de vida. Uma das poucas exceções a essa regra é o tabagismo, que, segundo dezenas de estudos epidemiológicos, mostrou forte correlação dose-dependente inversa com risco reduzido de desenvolver DP. A razão dessa influência do estilo de vida é desconhecida. Um ensaio clínico baseado na administração transdérmica de nicotina não mostrou modificação da doença, mas não há outra explicação do motivo pelo qual o tabagismo confere aparente efeito protetor. Embora seja um efeito protetor aparentemente mais fraco, a ingestão de cafeína é outro fator relacionado ao estilo de vida que diminui o risco de desenvolver DP. Outra inexplicável relação inversa com a ocorrência e a velocidade de progressão da DP é a concentração do composto purínico urato (antioxidante natural que tem semelhança química com a cafeína) no líquido cefalorraquidiano e no plasma. O tratamento prolongado com estatinas para reduzir níveis lipídicos, alguns bloqueadores dos canais de cálcio e agonistas do peptídeo 1 semelhante ao glucagon também tem evidências a favor de redução do risco.

Pesquisas sobre as causas da DP envolvendo dieta contemporânea e estilo de vida moderno, com exposição a centenas de compostos químicos, precisam considerar que essa mesma doença neurológica foi bem descrita por médicos do século XIX.

Também não parece provável um efeito etiopatogênico de alguma substância neurotóxica capaz de destruir seletivamente neurônios de algumas regiões do cérebro de pacientes com DP. Há alguns anos, pesquisadores descobriram que um composto químico industrial (1-metil-4-fenil-1,2,3,6-tetraidropirina, ou MPTP) causava parkinsonismo em trabalhadores expostos a ele. Essa descoberta sugeriu a possibilidade de que algum composto semelhante presente no ambiente possa ser responsável pela DP. Roedores e primatas não humanos com parkinsonismo causado por exposição a MPTP têm sido úteis como modelos experimentais para investigar fármacos sintomáticos no tratamento da DP. Embora esse composto provoque lesão aguda altamente seletiva dos neurônios dopaminérgicos da pcSN, como também se observa nos pacientes com DP, a exposição a MPTP não reproduz todas as alterações patológicas encefálicas, como a formação dos corpos de Lewy. Outras exposições químicas são consideradas potencialmente causadoras de DP. Estudos epidemiológicos com agricultores, por exemplo, detectaram aumento do risco de desenvolver DP com exposição a compostos químicos utilizados na agricultura. Contudo, a investigação da(s) causa(s) da DP precisa considerar que não há concentração regional de casos ou prevalência aumentada em determinadas atividades ocupacionais ou hábitos relacionados ao estilo de vida. Como prova adicional de sua ampla distribuição na população humana, a DP é diagnosticada em sociedades que não adotam o estilo de vida moderno próprio dos países ocidentais.

Como não há uma causa definida para DP esporádica, é preciso que os estudos investiguem a possibilidade de que a doença possa originar-se de acontecimentos inócuos do cotidiano (p. ex., infecções virais das vias respiratórias superiores) ou fatores derivados dos microrganismos do intestino grosso (microbiota). Estudos genômicos amplos têm periodicamente expandido a conexão entre DP e vários genes e fatores epigenéticos. Outro *insight* quanto à etiologia da DP foi uma doença do século XX conhecida como *encefalite letárgica* ou doença de Von Economo. Essa forma aparentemente epidêmica de parkinsonismo espalhou-se pelo mundo todo por mais de uma década, a partir de 1918. Embora sua causa nunca tenha sido descoberta, suspeitou-se de que fosse uma consequência da pandemia mundial de *influenza*. Apesar de suas semelhanças clínicas com a DP (inclusive melhora com L-dopa), a síndrome clínica completa da encefalite letárgica e sua neuropatologia são muito diferentes.

Genética

Embora cuidadosos estudos de concordância entre gêmeos idênticos não tenham encontrado evidências claras de predisposição genética à DP, houve uma mudança revolucionária em 1997, com uma publicação sobre a hereditariedade mendeliana do parkinsonismo. Observado em algumas famílias da região de Contursi, no sul da Itália, essas descobertas trouxeram novos entendimentos não apenas quanto a esses casos raros de parkinsonismo hereditário, mas também à DP esporádica. A anormalidade compartilhada nos casos de parkinsonismo de Contursi era uma mutação do gene que codifica αSyn. Conforme mencionado antes, a forma agregada dessa proteína é o elemento singular dos corpos de Lewy. O papel dessa mutação (A53T) do gene da αSyn (*SNCA*) chamou a atenção para a contribuição universal dessa proteína vulnerável, mesmo nos casos considerados "esporádicos". Com a descoberta do papel desempenhado pela mutação A53T, foram iniciadas pesquisas de outras mutações genéticas que poderiam aumentar o risco de desenvolver parkinsonismo. Essas descobertas também reforçaram o conceito de que a etiologia da DP possa ser multifatorial, ou seja, combinar genética e fatores ambientais. A descrição do parkinsonismo familiar ampliou de maneira significativa a quantidade de genes identificados (ver Tabela 86.2). Os diversos fenótipos clínicos dos tipos genéticos de parkinsonismo, bem como suas anormalidades neuropatológicas, suscitaram dúvidas quanto a se cada um desses tipos de parkinsonismo deveria ser classificada necessariamente como DP. De qualquer forma, as manifestações mais marcantes do parkinsonismo genético têm a ver com idade de início e sua patologia cerebral (sobretudo se há ou não corpos de Lewy). Várias mutações genéticas listadas na Tabela 86.2 estão associadas ao parkinsonismo com início antes de 50 anos. Em geral, a DP com início mais precoce tem maior probabilidade de alguma associação genética subjacente. Nesses casos com início precoce, além das manifestações características de parkinsonismo da DP, outros déficits neurológicos podem estar presentes. A deposição de ferro nos tecidos encefálicos e a inexistência de corpos de Lewy em alguns tipos genéticos de parkinsonismo contribuem para a incerteza sobre quão relacionados estão com a DP esporádica.

Conforme mencionado antes, a primeira descoberta importante sobre parkinsonismo genético foi a descrição de mutações do gene *SNCA* (cromossomo 4q22.1), que codifica αSyn. Também conhecido como *PARK1*, esse genótipo autossômico dominante provoca parkinsonismo muito semelhante à DP esporádica, embora nos casos característicos a doença inicie em idade mais precoce. Exemplos esporádicos de novos polimorfismos de nucleotídio único do gene *SNCA* foram identificados em pacientes que não tinham histórico familiar de parkinsonismo. Embora a forma mutante da αSyn sempre produza agregados encontrados nos corpos de Lewy, outra anomalia genética descrita oferece indícios das razões pelas quais a DP esporádica está associada à proteína em sua forma normal ("tipo original"). Em outro tipo de parkinsonismo familiar classificado como PARK4 (ver Tabela 86.2), o mecanismo é simplesmente produção excessiva da proteína αSyn original (natural). Nesses casos, o parkinsonismo resulta de atividade desregulada do gene (seja por duplicação ou triplicação da translação do gene). Essas descobertas sugerem suscetibilidade intrínseca da αSyn como precursora para a formação dos corpos de Lewy com base na taxa de síntese ou sua concentração intraneuronal. Pesquisadores ainda não concluíram se os corpos de Lewy provocam toxicidade nos neurônios que os contêm ou, todavia, se sua formação é um mecanismo protetor para "sequestrar" αSyn enovelada antes que se espelhe e coloque em risco outras funções celulares vitais.

Além de ressaltar o papel da αSyn na degeneração neuronal, estudos genéticos descobriram outros mecanismos pertinentes a esse processo. *PARK8* (ver Tabela 86.2) é uma anomalia genética (localizada na repetição rica em leucina da serina/treonina-proteinoquinase 2 [*LRRK2*]) que contribui para o risco de parkinsonismo de herança familiar. Em geral, essa mutação resulta em ganho de função enzimática. A LRRK2 é uma enzima com expressão universal em todo o sistema nervoso central e desempenha diversas funções. A história completa da relação da LRRK2 com o desenvolvimento do parkinsonismo é incerta. Contudo, a proteína LRRK2 mutante está associada à decomposição reduzida da αSyn e à autofagia atenuada. Foram descritas algumas mutações patogênicas do gene *LKKR2*, as quais representam a causa genética mais comum de parkinsonismo, ou seja, são responsáveis por até 5% dos casos familiares diagnosticados nas populações europeias. Alguns grupos genéticos têm prevalência ainda mais alta. A mutação mais comum do gene *LKKR2* (G2019S), por exemplo, têm frequência aumentada entre descendentes de judeus asquenazes (18,3% dos pacientes com parkinsonismo) e berberes do norte da África (39%).

Mutações do gene *LRRK2* são responsáveis pela forma autossômica dominante de parkinsonismo, que é muito semelhante à DP esporádica. Estudos de associação genômica ampla mostraram que polimorfismos desse gene também podem ocorrer em populações com DP esporádica. Embora a neuropatologia associada às mutações do gene *LRRK2* tenda a ser amplamente variada (alguns casos têm corpos de Lewy, enquanto outros apresentam apenas patologia de emaranhados neurofibrilares), a degeneração dos neurônios dopaminérgicos da pcSN é uma anormalidade invariável.

Quando o parkinsonismo familiar inicia antes de 30 anos, a anomalia genética mais comum está localizada no *locus* PARK2 (*PRKN*), gene que codifica parkina, ligase de proteína ubiquitina E3 dependente de E2. Mutações do gene da parkina causam parkinsonismo autossômico recessivo lentamente progressivo, caracterizado por tremor de repouso e melhora clínica após dormir. Em contraste com a DP esporádica típica, PARK2 tem evolução clínica mais benigna a longo prazo. Em pacientes com esta última doença, não se formam corpos de Lewy, mesmo que neurônios da pcSN apresentem sinais de degeneração. Para tornar o histórico ainda mais complexo, alguns casos de PARK2 com início em idade adulta apresentavam mutação de um único gene heterozigótico; nesses casos, havia corpos de Lewy na pcSN. Dois outros tipos autossômicos recessivos de parkinsonismo com início mais precoce são os que têm mutações do gene *PINK1* (PARK6, ou quinase 1 induzida por PTEN) ou *DJ-1* (PARK7). Essas mutações resultam em uma regulação anormal dos processos de mitofagia. Essas doenças foram associadas a alguns distúrbios da função mitocondrial, como controle do estresse oxidativo intracelular. Nesses dois tipos de doença, as manifestações clínicas típicas são parkinsonismo autossômico dominante com início precoce e progressão clínica lenta.

Outro foco relativamente comum de mutações associadas ao parkinsonismo é o gene que codifica glicocerebrosidase (*GBA*), localizado no cromossomo 1q21. Em indivíduos homozigóticos, uma mutação da *GBA* afeta a função lisossômica e provoca a doença de Gaucher. Portadores heterozigóticos de mutações desse gene têm risco mais alto de desenvolver parkinsonismo. O quadro clínico desses pacientes é praticamente indistinguível da DP esporádica, embora possa iniciar em idade mais precoce e sua evolução se evidencie por incidência mais alta de deterioração cognitiva. Estudos epidemiológicos mostraram que cerca de 13% dos pacientes com DP e ascendência asquenásica são portadores dessa mutação (também encontrada em outras populações, mas com menor frequência).

Patogenia

Descobertas obtidas por exame do cérebro de pacientes com DP e por meio de vários modelos dessa doença em animais trouxeram incontáveis informações sobre a DP, embora ainda existam algumas lacunas no entendimento de sua patogenia. Dois aspectos principais da origem e da progressão da doença foram descritos anteriormente neste capítulo – o primeiro considera a αSyn enovelada e o segundo é guiado por descobertas quanto aos mecanismos dos tipos genéticos de parkinsonismo. O papel emergente da microbiota intestinal abriu outra dimensão referente a um bioambiente endógeno capaz de modular a função do sistema imune, de moléculas inflamatórias, da síntese de neurotransmissores e da agregação de αSyn (entre outras possíveis funções). No conceito ainda fragmentário da patogenia da DP, hipóteses quanto a uma via final comum surgiram com foco em proteinopatias, distúrbios da função mitocondrial e várias fontes de estresse oxidativo. A descoberta de neurotoxinas capazes de causar parkinsonismo experimental também teve importante função nas considerações sobre patogenia da DP. Algumas dessas toxinas atuam de maneira seletiva na função mitocondrial e geram estresse oxidativo. Estudos bioquímicos de necropsia mostraram que a atividade do complexo I mitocondrial estava reduzida na pcSN de pacientes com DP. Essa anormalidade poderia causar redução da síntese de trifosfato de adenosina (ATP) e acumulação de elétrons livres, resultando na liberação de radicais livres. O encéfalo de pacientes com DP (sobretudo a pcSN) mostra depleção de glutationa reduzida, um dos principais antioxidantes intracelulares necessários à inativação de espécies reativas de oxigênio. Anormalidades semelhantes foram encontradas em cérebros que também tinham corpos de Lewy ocasionais. Uma síntese reduzida de glutationa poderia ser uma das primeiras anormalidades bioquímicas da DP; entretanto, ainda não está claro se essas alterações poderiam causar DP ou simplesmente ser uma consequência do estresse oxidativo crônico produzido por outras causas.

A deposição de ferro na pcSN pode contribuir para o estresse oxidativo, dado que o íon ferroso catalisa a formação do radical hidroxila altamente reativo a partir do peróxido de hidrogênio, que é um subproduto do metabolismo mitocondrial. Genes recessivos com mutações associadas ao parkinsonismo, conforme mencionado, podem contribuir para as causas mitocondriais do parkinsonismo. Mutações nos genes *PRKN* e *PINK1*, por exemplo, produzem efeitos amplamente variados no controle de qualidade mitocondrial, inclusive regulação da biogênese mitocondrial, manutenção do equilíbrio entre fissão-fusão para remover mitocôndrias danificadas, transporte mitocondrial e renovação das mitocôndrias danificadas por recrutamento do aparato autofágico. Outro gene recessivo (*DJ-1*) está implicado em uma via encarregada de controlar o estresse oxidativo. Fatores endógenos também podem predispor à neurodegeneração os neurônios monoaminérgicos contendo melanina. Reações de oxidação celular (como oxidação enzimática e auto-oxidação da dopamina e outras monoaminas) resultam na formação das espécies reativas de oxigênio, como dopaminoquinona e outros produtos metabólicos, que podem causar danos aos neurônios monoaminérgicos da pcSN e do *locus* cerúleo. Neurônios dopaminérgicos e noradrenérgicos (estes últimos presentes no *locus* cerúleo) são "marca-passos" autonômicos e têm axônios longos e bastante ramificados. Essas características impõem altas demandas metabólicas aos seus corpos celulares. A existência de algum canal de cálcio vulnerável pode predispor esses neurônios a estresse metabólico basal por excessiva entrada de cálcio (outro mecanismo que pode predispor à morte celular).

A maioria dos genes cujas mutações estão associadas ao parkinsonismo interage com diversas funções celulares. No entanto, genes relacionados a tipos recessivos da DP apresentaram relação maior com alterações dos processos mitocondriais e metabólicos, enquanto genes associados às formas autossômicas dominantes da DP tendem a estar envolvidos com homeostasia da degradação proteica. Conforme mencionado antes, evidências recentes sugerem efeitos tóxicos das formas protofibrilares da αSyn. Algumas intrigantes evidências experimentais indicam que as formas anormais de αSyn podem ter a propriedade (assim como os príons) de propagar sua conformação anormal, com dispersão ao longo das projeções neuronais e até mesmo por meio de conexões sinápticas. Outra consequência da αSyn agregada é sua interferência com a reciclagem de vesículas neuronais. A LRRK2 desempenha importante papel na circulação vesicular e na função do citoesqueleto. O *VPS35* (proteína 35 de ordenação vesicular) – outro gene cuja mutação está associada ao parkinsonismo – foi associado ao parkinsonismo autossômico dominante sensível a L-dopa. Esse gene codifica uma subunidade do complexo retrômero envolvido nos endossomos e na reciclagem vesicular. A alfassinucleína e a LRRK2 afetam as vias de decomposição proteica, o que inclui autofagia (processo de degradação celular dos componentes celulares anormais por ação dos lisossomos). Como visto na seção sobre tipos genéticos de parkinsonismo, mutações de genes que limitam a síntese da enzima lisossômica GBA foram reconhecidas como um dos fatores de risco mais comuns.

MANIFESTAÇÕES CLÍNICAS

Sinais e sintomas

As limitações impostas pelas manifestações clínicas da DP têm evolução insidiosa e começam com uma fase prodrômica. O único tipo de evidência disponível atualmente para detectar DP em estágio pré-clínico são os exames de neuroimagem apresentando síntese reduzida de dopamina. Essa anormalidade pode ser inferida com base na redução do *turnover* de dopamina estriatal ou na captação de ^{18}F-fluorodopa com tomografia por emissão de pósitrons (PET, ou DaTscan®). Os exames de imagem da deposição de αSyn, embora seja uma meta dos estudos científicos atuais, ainda não estão disponíveis, apesar de terem sido publicados resultados promissores nesse sentido.

Tremor

Os tremores (movimentos repetitivos de vai e vem com flexão-extensão ou rotação) são, com frequência, a primeira manifestação clínica da DP, que ocorre quando o membro está inativo (tremor de repouso). Quando o indivíduo executa algum movimento, o tremor é suprimido até que a parte afetada do corpo volte à inatividade e, então, recomeça pouco tempo depois. Esse tipo de tremor pode estar limitado a um dedo da mão, mas geralmente afeta a mão por inteiro e tende a afetar partes distais dos membros, mas também pode ocorrer nos músculos proximais. Lábios, língua e mandíbula também podem desenvolver tremores com frequência semelhante. O clássico tremor de "contar cédulas" da DP afeta os dedos polegar e indicador. O tremor de repouso da mão frequentemente aumenta quando o paciente caminha. Estresse, concentração ou excitação emocional também agravam o tremor. Alguns pacientes com DP têm tremor de movimento (tremor cinético) e manutenção postural (tremor postural).

O tremor de repouso, por sua vez, pode ter localização unilateral. Alguns pacientes relatam sensação interna de tremor, embora não seja detectável externamente. Como esse tipo de tremor pode melhorar com fármacos antiparkinsonismo, sua causa poderia ser a mesma do tremor detectável. O tremor de repouso pode ser a única manifestação clínica da DP por muitos anos, embora, por fim, se some a outros indícios clínicos. Na maioria dos casos, o diagnóstico de DP baseia-se em vários sinais clínicos.

Em alguns casos, a avaliação clínica do tremor de pacientes com DP é dificultada, visto que o tremor ocorre quando o indivíduo mantém alguma postura estável ou realiza algum movimento. Este último tipo de tremor é característico do tremor idiopático (TI). Em geral, é fácil diferenciar esses dois tipos de tremor, porque o tremor associado à DP geralmente é suprimido durante a realização de movimentos e é acentuado nos casos de TI. DP e TI podem manifestar tremor enquanto os braços são mantidos em posição estendida para a frente. Em alguns casos, todos esses três tipos de tremor são detectados no mesmo paciente, que, então, poderia ser portador de DP e TI.

Bradicinesia

A *bradicinesia* é outra manifestação clínica essencial da DP. Embora literalmente signifique "movimentos lentos", a expressão clínica da bradicinesia caracteriza um espectro de limitações motoras que acarretam acentuada incapacidade e muito desconforto aos pacientes com DP. Todos os movimentos de um membro afetado podem apresentar lentidão acentuada; o paciente pode, por exemplo, demorar vários segundos para se levantar da cadeira. A velocidade da marcha pode ser apenas uma fração do normal. Um dos indicadores mais confiáveis de bradicinesia (e que os pacientes podem usar como guia para avaliar a eficácia do seu tratamento farmacológico) é o movimento repetitivo de tamborilar os dedos da mão ou pé. Além de mostrar movimentos mais lentos, esse teste também demonstra amplitude progressivamente reduzida à medida que os movimentos continuam – fenômeno conhecido como *decaimento*. Em alguns casos, a lentidão progressiva dos movimentos apresenta interrupções, que são momentâneas ou duram vários segundos. Outro indicador de bradicinesia é a *escassez de movimentos* (também descrita, algumas vezes, como "movimentos em bloco"). Essas limitações refletem redução dos componentes aparentemente automáticos do movimento. A marcha dos pacientes com DP, por exemplo, não mostra fluidez de movimentos e caracteriza-se por oscilação reduzida dos braços, passos mais curtos, passos adicionais para girar o corpo e redução global da utilização dos grupos musculares suplementares. A marcha pode ser mais lenta, com passos curtos, tendência a arrastar os pés e incapacidade de caminhar sobre os calcanhares. Algumas vezes, a experiência subjetiva de bradicinesia é descrita como falta de destreza ou coordenação motora. Essas queixas devem ser lembradas durante o exame clínico, visto que outros déficits motores podem coexistir nos casos de parkinsonismo. Um exame físico cuidadoso deve avaliar se também há déficits referentes a tratos piramidais, tremor de ação, dissinergia ou outros indícios de disfunção do sistema cerebelar.

Os pacientes com frequência descrevem ao médico sua experiência de bradicinesia como "sensação de fraqueza". A sensação de fadiga – outra queixa comumente relatada por alguns pacientes com DP, mesmo que os sintomas sejam brandos – é, algumas vezes, associada às outras manifestações de bradicinesia. Pacientes com fraqueza também podem relatar que se sentem excessivamente cansados, embora essa queixa possa ser sentida mesmo sem haver sonolência. Evidências de bradicinesia são detectáveis como alterações comportamentais sutis, até mesmo na forma como o paciente encolhe os ombros. O distúrbio motor de bradicinesia também pode ser evidenciado nas atividades cotidianas, durante as quais a lentidão de movimentos não é o único problema. A dificuldade em escrever, por exemplo, produz letras e palavras pequenas, imprecisas e com tendência a desalinhar. A perda de destreza na execução de atividades de rotina é evidenciada por dificuldade de abotoar roupas ou passar os braços nas mangas de camisas. Mesmo as expressões faciais costumam mostrar indícios de bradicinesia.

Pacientes com DP frequentemente têm lábios entreabertos e expressão facial "fixa", caracterizada por redução dos movimentos musculares, como piscar e ativar músculos faciais. Por essa razão, pacientes com essa doença parecem ter olhar fixo ou vivenciar alguma depressão.

Rigidez

Outra manifestação clínica encontrada em alguns pacientes com DP é um aumento característico do tônus da musculatura axial ou dos membros; essa alteração é descrita como *rigidez*. Alguns pacientes podem ter resistência irregular intermitente quando fazem movimentos com as articulações do punho ou do cotovelo – fenômeno conhecido como *rigidez de roda denteada*. Com esse tipo de rigidez, a qualidade tremulante ou semelhante ao movimento de uma catraca não é igual ao tremor de repouso combinado com hipertonia muscular dos membros nem à rigidez muscular que provoca bradicinesia. Assim como tremor e bradicinesia, a rigidez de roda denteada é considerada, com frequência uma manifestação clínica essencial da DP. Em algumas classificações diagnósticas, os critérios necessários para estabelecer o diagnóstico "provável" dessa doença podem exigir que ao menos duas dessas manifestações estejam presentes. Contudo, a rigidez de roda denteada é detectada em apenas cerca de 50% dos casos. Algo semelhante à rigidez de roda denteada também pode ser observado em alguns pacientes com TI, conhecido, nesses casos, como *sinal de Froment*. Para testar esse sinal, o examinador realiza movimentos passivos com o membro do paciente, enquanto o outro membro é utilizado em algum outro movimento voluntário.

Instabilidade postural

A *postura flexionada para a frente* é um aspecto típico dos pacientes com DP. Muitas vezes, isso é observado inicialmente em um ou em ambos os braços, afetando, mais tarde, o pescoço, o tronco e as pernas. Nos casos graves, os pacientes podem manter o tronco e a cabeça inclinados para baixo (*camptocormia*).

As posturas de flexão crônica dos membros provocam deformidades com desvio ulnar das mãos, flexão das articulações metacarpofalangianas e extensão das articulações interfalangianas (resultando na chamada posição da *mão estriatal*). É possível, também, ocorrer inversão dos pés, e os primeiros pododáctilos podem mostrar dorsiflexão (descrita como *pododáctilo estriatal*), enquanto outros dedos contraem para baixo. Além da posição de flexão anterior, o tronco do paciente com DP pode ser inclinado lateralmente – condição conhecida como *síndrome de Pisa*.

Distonia

Pacientes com DP podem desenvolver postura equinovara distônica do pé, algumas vezes com espasmos musculares dolorosos. Com frequência, a dor inicia nas primeiras horas da manhã, depois de o paciente acordar. Embora geralmente não haja desequilíbrio nos primeiros anos de evolução do parkinsonismo, o paciente pode, mais tarde, desenvolver um distúrbio de equilíbrio típico.

A *abolição dos reflexos posturais* é uma singular manifestação neurológica da DP, que pode estar associada a quedas para trás, apesar da tendência de desenvolver postura em flexão anterior. Essa direção seletiva do desequilíbrio representa um marco temporal na progressão da DP que, em alguns casos, indica perda da capacidade de caminhar ou mesmo ficar em pé sem ajuda. A *retropulsão* (tendência de cair para trás) pode ocorrer quando o paciente se levanta da posição sentada ou quando anda para trás. Esse problema pode provocar quedas, porque os pacientes não conseguem desenvolver uma reação apropriada para evitar que caiam, mesmo que possam ser capazes de se recuperar do mesmo grau de desequilíbrio quando ocorre em direção anterior ou para os lados. De modo a testar os reflexos posturais, o examinador deve fazer o *teste de puxar*. Esse teste é realizado colocando-se por trás do paciente e puxando seus ombros para trás de maneira abrupta – essa ação é realizada apenas após explicar a manobra ao paciente. Normalmente, este recupera seu equilíbrio dando um ou dois passos para trás. Quando os reflexos estão reduzidos de maneira acentuada, pode ser necessário que o examinador segure o paciente ou este pode precisar dar vários passos para trás, de modo a conter a retropulsão. Quando os reflexos posturais estão reduzidos, o paciente pode cair sobre a cadeira à medida que tenta se sentar. A *festinação da marcha* é outro indício de perda dos reflexos posturais. Na tentativa de evitar uma queda para trás, o paciente com marcha festinante acelera os passos que faz para a frente.

Distúrbios da fala e deglutição

Outro sinal motor associado à DP é a alteração da qualidade da voz, que pode tornar-se mais suave (*hipofonia*) e em tom monótono, sem qualquer tipo de inflexão (*aprosódia*). Algumas vezes, a pronúncia torna-se incompreensível (*disartria*) ou todo o processo de geração da fala é reduzido a um sussurro. Um exame da fala alterada pode detectar sílabas separadas de modo inadequado, resultando na pronúncia de palavras reunidas indevidamente (*taquifemia*). Uma versão extrema de gagueira com típica repetição da primeira sílaba da palavra é conhecida como *palilalia*.

A deglutição pode ser prejudicada à medida que a doença avança; desse modo, a possibilidade de ocorrerem engasgos e aspiração torna-se preocupante. Pacientes com DP podem ter dificuldade de reter saliva, sobretudo quando há redução da mobilidade dos músculos faciais. Nesses casos, a sialorreia é atribuída à dificuldade de deglutir saliva de modo espontâneo, e não à produção excessiva de saliva. Em geral, pacientes com DP têm deglutição voluntária normal, embora possa ser necessário lembrá-los constantemente de engolir, de forma que não babem. Do mesmo modo, a postura de flexão do tronco para a frente e a oscilação dos braços podem ser normalizadas quando o paciente faz esforço intencional para eliminar essas típicas alterações do parkinsonismo.

Congelamento

O *congelamento da marcha* é outro fenômeno típico da DP. Trata-se de um fenômeno súbito e transitório com duração de alguns segundos a vários minutos. Não deve ser confundido com doses insuficientes dos fármacos, visto que pacientes em tratamento com doses plenas também podem desenvolver esse problema. Os estímulos que provocam congelamento podem variar de um paciente para outro. O congelamento da marcha pode ocorrer de maneira repentina, dando a impressão de que os pés estão "colados" no chão. Subitamente, os pés são "descolados" e o paciente volta a caminhar. Os padrões típicos de congelamento ocorrem no início da marcha (*hesitação inicial*), quando o paciente gira o corpo e se aproxima de seu destino. O congelamento pode ser provocado ao caminhar em um espaço com muitas pessoas. Passar por uma porta ou andar no meio da multidão pode provocar congelamento da marcha. Alguns pacientes podem relatar que esse problema ocorre quando se apressam para realizar atividades simultâneas (p. ex., segurar algum objeto com as mãos), falam ou se concentram mentalmente. É interessante observar que o fenômeno de congelamento pode estar associado a "estímulos sensoriais" que permitem contornar esse problema reagindo a estímulos visuais (p. ex., saltar sobre um objeto imaginário). A combinação de congelamento da marcha com perda dos reflexos posturais pode aumentar o risco de quedas. Além da marcha, outras atividades motoras podem ser "congeladas", dificultando a abertura dos olhos (*apraxia de abertura ocular*) ou a fala (o chamado fenômeno da *ponta da língua*) e provocando pausas quando o paciente escreve.

Outro curioso sinal encontrado nos estágios avançados da DP pode ocorrer quando o paciente se encontra em estado acinético, mas pode mostrar súbita reversão da imobilidade (a chamada *cinesia paradoxal*). Como imagem espelhada do fenômeno de congelamento, a cinesia paradoxal consiste na capacidade de se levantar rapidamente, caminhar ou utilizar os membros em resposta a algum estímulo ou estado emocional inesperado. Esse fenômeno foi descrito, primeiro, em pacientes no estágio anterior a L-dopa. A regressão extremamente breve da imobilidade indica que, mesmo que haja deficiência grave de neurotransmissão dopaminérgica no cérebro de pacientes com DP, os circuitos capazes de ativar as funções motoras estão preservados.

Distúrbios semelhantes à DP

Por ocasião do diagnóstico e mais tarde, ao longo da evolução do parkinsonismo, podem surgir outras manifestações clínicas indicativas de outro diagnóstico além da DP. Em muitos casos, isso se evidencia por redução ou perda da eficácia do tratamento com fármacos dopaminérgicos. Outros problemas podem ser perda de coordenação motora, distúrbios dos movimentos oculares, disfunção autonômica ou quedas frequentes. Como a DP não é uma doença propriamente homogênea em seus sinais e sintomas, é importante ressaltar suas manifestações diagnósticas essenciais e, ao mesmo tempo, descartar outros distúrbios que se assemelham à DP. Estudos que investigaram grandes populações clínicas de pacientes com diagnóstico de parkinsonismo observaram que a paralisia supranuclear progressiva (PSP) era a doença neurodegenerativa mais comum confundida, em um primeiro momento, com DP. A atrofia de múltiplos sistemas (AMS) – outra doença menos frequente – pode causar disfunção do sistema cerebelar ou distúrbios da função autônoma.

Como o tratamento e o prognóstico da PSP e AMS são muito diferentes da DP típica, é importante estabelecer o diagnóstico de maneira precoce (visto que é possível que, no futuro, esses dois tipos de doença que provocam parkinsonismo tenham tratamentos específicos para modificar a evolução desses diferentes distúrbios neurodegenerativos). A PSP e a AMS mostram alterações bem definidas nos exames de ressonância magnética (RM) cerebral, que não são encontradas mesmo nos casos avançados da DP. Isso inclui o *sinal do beija-flor* nas imagens sagitais de RM das estruturas da linha média, o qual, no cérebro com PSP, está associado à atrofia do mesencéfalo. Nos casos de AMS, as imagens de RM podem mostrar evidências de atrofia do cerebelo e uma anormalidade típica, o chamado *sinal do bolo de cruz quente*[a] no tegmento da ponte. Desequilíbrio grave e quedas inexplicáveis nos primeiros 2 anos após o início da doença são indícios típicos de PSP, mas não de DP. Hipotensão ortostática sintomática e outros distúrbios autônomos nos estágios iniciais de evolução do parkinsonismo são, com frequência, sinais premonitórios de AMS.

Evolução clínica

A DP geralmente se assemelha a um distúrbio progressivo. Essa descrição é real na maioria dos casos, embora, com um tratamento sintomático eficaz, qualquer progressão adicional da doença subjacente possa ficar obscurecida. Os pacientes com DP tratados com fármacos eficazes podem entrar em fase estável, sem alterações clínicas adicionais, por muitos anos desde o início do tratamento. Os primeiros meses de expressão clínica – quando são observados os primeiros sinais da DP – podem mostrar evidências mais claras da progressão da doença. A princípio, os sintomas podem ocorrer apenas a intervalos irregulares ou em situações de estresse, por exemplo, após um procedimento cirúrgico ou quando o indivíduo sente dor. Em cerca de dois terços dos pacientes com DP, o tremor de repouso (geralmente unilateral e intermitente) é o primeiro sintoma detectável (Tabela 86.3). Outros sinais unilaterais de DP, como micrografia, são comuns e podem persistir por anos. Por fim, a maioria dos pacientes apresenta sinais e sintomas bilaterais, embora a assimetria possa persistir. O ritmo de progressão dos sinais e sintomas da DP foi avaliado de maneira prospectiva por vários ensaios clínicos que utilizaram a escala UPDRS, que classifica as manifestações clínicas de parkinsonismo. O agravamento dos distúrbios motores e as limitações funcionais costumam causar aumentos praticamente lineares dos escores da UPDRS ao longo de vários anos de acompanhamento.

Tabela 86.3 Sinais e sintomas iniciais da doença de Parkinson.

Sinal ou sintoma	Nº de casos	Porcentagem
Tremor	129	70,5
Rigidez ou lentidão dos movimentos	36	19,7
Perda de destreza e/ou dificuldade de escrever	23	12,6
Distúrbio da marcha	21	11,5
Dor, cãibras ou desconforto muscular doloroso	15	8,2
Depressão, irritabilidade ou outro transtorno psiquiátrico	8	4,4
Distúrbios do sono	7	3,8
Fadiga generalizada, fraqueza muscular	5	2,7
Sialorreia	3	1,6
Perda da oscilação dos braços	3	1,6
Inexpressividade facial	3	1,6
Disfagia	1	0,5
Parestesia	1	0,5
Número médio de sintomas iniciais por paciente		1,4

De Fahn S, Kang UJ. Parkinson disease. Reproduzida de: Louis ED, Mayer SA, Rowland LP, eds. *Merritt's Neurology*. 13. ed. Philadelphia: Lippincott Williams and Wilkins; 2016:704-721.

---

[a]N.T.: *bolo de cruz quente* é um bolo doce temperado, feito com uvas-passas e marcado com uma cruz no topo, tradicionalmente consumido no feriado da Sexta-Feira Santa no Reino Unido, na Irlanda, na Austrália e em outros países.

Nem todos os pacientes com DP acabam limitados à cadeira de rodas ou ao leito, embora esse seja o desfecho de uma pequena porcentagem dos casos, mesmo com todos os fármacos disponíveis hoje em dia. Na maioria dos casos, seja progressiva ou não, essa doença mantém sua resposta ao tratamento sintomático com levodopa e outros fármacos. Além disso, a modalidade de estimulação elétrica dos núcleos da base (ECP) ampliou as opções disponíveis para alcançar o controle dos sintomas. Contudo, quando o paciente desenvolve desequilíbrio de retropulsão – sinal físico que costuma não melhorar com fármacos ou ECP –, torna-se necessário usar dispositivos de apoio (como andadores com rodas) para manter a deambulação segura. O uso de bengala provavelmente não oferece proteção suficiente contra quedas.

A escala de classificação clínica de Hoehn e Yar (Tabela 86.4) avalia aspectos típicos da progressão da DP. Essa escala foi desenvolvida na década de 1960 e baseou-se em estudos com pacientes com DP não medicados (alguns dos quais tinham sintomas por muitos anos). Ela mapeia a transição das manifestações unilaterais para laterais (do estágio 1 ao 2) e, em seguida, até a perda dos reflexos posturais (estágio 3). Com o desenvolvimento da levodopa, a incapacidade definida pelos estágios 4 e 5 (paciente limitado à cadeira de rodas e ao leito, respectivamente) tornou-se muito menos frequente. Outras formas de descrever o impacto da DP nas atividades da vida diária são a escala de Schwab e England e a parte da UPDRS que avalia o funcionamento independente. A UPDRS foi atualizada e validada em sua versão que incorpora mais manifestações não motoras da DP; essa revisão é conhecida como *UPDRS*, ou *The Movement Disorder Society* (Sociedade do distúrbio do movimento).

Manifestações não motoras

Como seria esperado, alguns sinais e sintomas não motores da DP podem ser mais problemáticos do que suas manifestações motoras. Em muitos casos, esses sintomas são mais difíceis de tratar ou não podem ser tratados. As manifestações não motoras incluem uma grande variedade de problemas, que podem aparecer nos estágios iniciais ou tardios da DP. Entre elas, estão distúrbios de comportamento e personalidade, como indecisão, apatia, isolamento social, dependência exagerada e passividade. Os pacientes com DP podem desenvolver várias anormalidades indicativas de disfunção cognitiva, como amplitude de atenção reduzida, memória operacional e funções executivas dificultadas e distúrbios visuoespaciais. Essas alterações também podem progredir em pacientes sem evidência clara de deterioração cognitiva. Por fim, alguns pacientes apresentam deterioração global das funções cognitivas e se encaixam nos critérios diagnósticos de demência.

Na DP, os padrões de disfunção cognitiva podem ser vivenciados de formas muito diferentes. Alguns pacientes, por exemplo, queixam-se de dificuldades em realizar múltiplas atividades da vida diária ou de sensação de lentidão para o ato de se lembrar (embora as recordações sejam exatas). O impacto dos distúrbios cognitivos que não caracterizam demência pode afetar relações profissionais e sociais. Em alguns casos, esses sutis declínios do processamento mental leva um cônjuge ou outro membro da família a assumir atividades que exijam decisão. Em consequência da reduzida amplitude de atenção e das limitações da capacidade de escrever que alguns pacientes apresentam, o efeito final pode ser a redução da capacidade de se comunicar. Aversão a participar de atividades que causem fadiga (p. ex., exercícios físicos e caminhadas longas) é uma típica alteração de alguns pacientes com DP, mesmo que estejam muito bem fisicamente. A prevalência de depressão é mais alta entre pacientes com DP, quando comparada com indivíduos controles saudáveis de mesma idade. É importante reconhecer que a probabilidade de a depressão dos pacientes com DP melhorar com fármacos antidepressivos é exatamente igual à de outros pacientes. Ansiedade é outro problema frequente, algumas vezes agravada pelos desafios cotidianos impostos pelos inconsistentes efeitos benéficos dos fármacos e, também, pelas frustrações ocasionadas por atrasos e dificuldades em participar das atividades do cotidiano.

Assim como ocorre nos pacientes com doença de Alzheimer (DA), a deterioração cognitiva global associada à DP não é inevitável, embora pacientes com mais de 70 anos tenham risco mais alto de desenvolver demência por várias causas (entre as quais DA é a mais comum). Quando o paciente desenvolve disfunção cognitiva, esta pode ser atribuída à segunda causa mais comum de demência progressiva, isto é, formação de corpos de Lewy dispersos por todo o córtex cerebral. Na demência provocada por corpos de Lewy corticais, o déficit de memória a curto prazo pode ser menos marcante como manifestação clínica inicial, que se observa nos casos típicos de DA. Não obstante, a demência associada à DP com frequência se caracteriza, nos estágios iniciais, por lentidão de resposta às perguntas e outros indícios de demora no processamento cognitivo, alteração descrita como *bradifrenia*. Algumas das alterações sutis associadas à bradifrenia são pouca flexibilidade mental, rigidez de personalidade e dificuldade em efetuar mudanças rápidas nas composições mentais (como pode ficar evidente em tarefas psíquicas que exijam categorização). Em uma análise de corte transversal de uma população clínica de pacientes típicos com DP, cerca de 20%, por fim, chegaram a desenvolver deterioração cognitiva associada à doença com corpos de Lewy corticais, que ficou evidente nos primeiros 10 anos após o diagnóstico. Algumas estimativas indicam que DP com duração superior a 10 anos possa ter prevalência ainda maior de demência. Enquanto vive, não é fácil saber se um paciente com DP e deterioração cognitiva progressiva tem corpos de Lewy abundantes nos neurônios corticais ou

Tabela 86.4 Versão modificada da escala de Hoehn e Yar para estadiamento da doença de Parkinson.

Estágio 0	Nenhum sinal da doença
Estágio 1	Doença unilateral
Estágio 1,5	Unilateral com acometimento axial e/ou da linha média
Estágio 2	Doença bilateral, sem distúrbio do equilíbrio
Estágio 2,5	Doença bilateral branda com teste do empurrão anormal, mas com recuperação para evitar queda
Estágio 3	Doença bilateral branda a moderada; alguma instabilidade postural (pode cair durante o teste do empurrão, se não for segurado); fisicamente independente
Estágio 4	Incapacidade grave; ainda consegue andar ou ficar de pé sem ajuda, mas é recomendável usar algum dispositivo para facilitar a marcha e evitar a queda
Estágio 5	Limitação à cadeira de rodas ou ao leito, a menos que haja auxílio

De Fahn S, Elton RL, Membros do Comitê de Elaboração da UPDRS. The Unified Parkinson's Disease Rating Scale. Reproduzida de Fahn S, Marsden CD, Calne DB et al. *Recent Developments in Parkinson's Disease*. Vol. 2. Florham Park, NJ: Macmillan Healthcare information; 1987:153-163, 293-304.

patologia típica de DA. Um elemento clínico diferenciador que constitui evidência favorável à patologia dos corpos de Lewy é a ocorrência precoce de alucinose[a] (mesmo sem uso de fármacos que reconhecidamente causam alucinações).

Outra manifestação não motora da DP é a percepção de vários sintomas sensoriais, como sensações desconfortáveis localizadas profundamente, dor do tipo ardência e formigamento, os quais podem ocorrer mesmo sem déficits das modalidades sensoriais principais. Um indício da relação desses sintomas sensoriais com DP é que, nos casos típicos, eles ocorrem no lado em que a doença se manifestou e podem desaparecer durante o tratamento com levodopa. Alguns pacientes com DP relatam dor difusa e mal definida no braço e redução da oscilação dos membros superiores enquanto andam; essa condição pode ser confundida com síndrome do ombro "congelado", até que o paciente tenha melhora com levodopa. Acatisia (condição praticamente constante de desconforto, que leva o paciente a fazer movimentos voluntários) e síndrome das pernas inquietas (SPI) podem ocorrer em alguns pacientes com DP. Com essas duas síndromes, as sensações desconfortáveis desaparecem quando o paciente realiza algum movimento. Pode ser difícil diferenciar essas duas síndromes, visto que a acatisia geralmente ocorre durante todo o dia, enquanto casos típicos da SPI começam ao anoitecer. A SPI também se caracteriza por sensações "rastejantes" nas pernas e pode estar associada a movimentos periódicos dos membros durante o sono.

Distúrbios do sono são comuns na DP e, algumas vezes, são descritos pelos pacientes como despertares frequentes ou sono fragmentado. Um aspecto do distúrbio do sono é atribuível à alteração dos estágios normais do sono em favor da ampliação dos períodos de sono no estágio de sonho, durante o qual predomina o sono com movimentos oculares rápidos (tipo REM). A consequência de sono REM excessivo é a ocorrência de um transtorno de comportamento típico, caracterizado por encenações de sonhos, com conversas e movimentos repetidos enquanto o indivíduo dorme. Esse transtorno comportamental pode melhorar após o tratamento com benzodiazepínicos. Pacientes com DP que não conseguem descansar de maneira adequada durante a noite podem desenvolver sonolência excessiva durante o dia, problema que pode ser gravado pela administração diurna de fármacos que provocam sedação (p. ex., agonistas dopaminérgicos).

Pacientes com DP podem desenvolver vários padrões de distúrbios autonômicos. Alguns apresentam evidências quando têm manifestações clínicas assimétricas da DP, por exemplo, a temperatura da pele é mais fria no lado afetado por sintomas motores mais acentuados. Um aspecto comum da disfunção autonômica causada pela DP é constipação intestinal, queixa referida com frequência por pacientes com essa doença, mesmo que adotem medidas apropriadas para evitá-la. Pacientes do sexo masculino com DP podem ter dificuldade de esvaziar a bexiga por completo, ter ereções e apresentar episódios sintomáticos de hipotensão ortostática. Fármacos dopaminérgicos também podem causar hipotensão ortostática. Quando há disfunção autonômica grave nos estágios iniciais do parkinsonismo, deve-se considerar o diagnóstico de AMS, visto que a disautonomia pode ser mais acentuada do que os déficits motores. Não obstante, pacientes com DP também podem ter déficits autonômicos, embora não tenham AMS.

Outros sinais sistêmicos da DP podem ser seborreia e dermatite seborreica. Em até um terço dos pacientes com essa doença, a redução acentuada (hiposmia) ou perda completa do olfato pode preceder o desenvolvimento de déficits motores, às vezes em alguns anos.

Os reflexos de estiramento muscular não são prejudicados pela DP, mas a postura de extensão plantar espontânea dos primeiros pododáctilos é um sinal distônico encontrado em alguns casos com postura equinovara do pé. Esse sinal (conhecido como *dedo do pé estriatal*) é semelhante ao sinal de Babinski e, em muitos casos, os demais pododáctilos são mantidos em posição flexionada. Essas manifestações distônicas tendem a ocorrer no lado mais afetado do corpo, quando o paciente tem DP unilateral. O reflexo desinibido de pestanejar obrigatório (conhecido como *reflexo glabelar* ou *sinal de Myerson*) é observado frequentemente em combinação com redução do movimento de pestanejar espontâneo.

DIAGNÓSTICO DIFERENCIAL

Os médicos podem estabelecer o diagnóstico da DP com base no perfil típico de distúrbios motores e na inexistência de outras manifestações clínicas que possam indicar algum outro distúrbio (p. ex., disfunção cerebelar ou distúrbios autonômicos associados à AMS). Nos casos típicos, o início insidioso da DP geralmente é assimétrico (ver Tabelas 86.1 e 86.5). A ocorrência de tremor de repouso e rigidez de roda denteada, embora não sejam sinais encontrados em todos os casos, é muito sugestiva desse diagnóstico. O exame físico é complementado por informações obtidas do histórico dos fármacos usados. Indícios muito favoráveis do diagnóstico da DP são melhora do tremor com amantadina ou anticolinérgico e atenuação de todos os sinais/sintomas da doença com levodopa. Como em muitos casos o tremor é a primeira manifestação motora da DP, o TI é comumente confundido com essa doença (ver Capítulo 76). O TI pode coexistir com DP, mas não há clara relação etiológica entre os dois. Nos pacientes com DP, a morfologia do encéfalo é normal nas imagens de TC axial e RM, ao contrário do que ocorre na PSP e na AMS, conforme mencionado.

Na DP, os indícios de neurotransmissão dopaminérgica reduzida podem ser obtidos com uma modalidade de exame disponível no mercado – DaTscan® ou tomografia computadorizada por emissão de fóton único (SPECT) usando ^{131}I-ioflupano. Do mesmo modo, exames de PET cerebral com ^{18}F-fluorodopa também podem fornecer imagens mostrando redução das terminações neurais dopaminérgicas estriatais. Na interpretação dos resultados do DaTscan®, os estágios iniciais da DP incluem déficit de terminações dopaminérgicas na região caudal do putame. Essa técnica de exame pode ser usada para diferenciar DP de TI, visto que seus resultados são normais nos pacientes com TI. Outra modalidade de TEP usando outro ligante (^{18}F-fluorodesoxiglicose) pode ser usada para mostrar padrão típico de hipermetabolismo nos núcleos lentiformes e um padrão de circuitos metabólicos correlacionado com a progressão da doença. Em alguns pacientes com DP, esse padrão de circuitos metabólicos diferentes foi associado a uma progressiva deterioração cognitiva, embora também ocorra em outras síndromes de parkinsonismo.

Os indícios sugestivos de que um paciente com parkinsonismo tenha alguma patologia diferente da DP podem ser sutis nos estágios iniciais. Um dos elementos que favorecem o diagnóstico de DP é unilateralidade dos sintomas. Não obstante, pacientes

---

[a] N.T.: Alucinose é um estado patológico evidenciado por diversas perturbações alucinatórias, durante as quais o paciente mantém seu juízo crítico da realidade.

Tabela 86.5 Indícios sugestivos do tipo provável de parkinsonismo.

Indício clínico	Diagnósticos alternativos
Nenhuma resposta à levodopa	Outro distúrbio, exceto DP
Parkinsonismo predominantemente unilateral	DP; síndrome HP-HA; SBC
Início simétrico	DP; a maioria das outras síndromes de parkinsonismo
Tremor de repouso	DP; parkinsonismo secundário
Inexistência de tremor em repouso	DP; síndromes de Parkinson-*plus*
Histórico de encefalite	Parkinsonismo pós-encefalite
Histórico de exposição a toxinas	Parkinsonismo causado por toxinas
Uso de neurolépticos	Parkinsonismo induzido por fármacos
Marcha arrastada muito mais acentuada do que a bradicinesia dos membros superiores	Hidrocefalia normopressórica; parkinsonismo vascular
Rigidez unilateral grave	SCB
Sinais sensoriais corticais	SCB
Mioclonia cortical unilateral	SCB
Apraxia unilateral	SCB
Síndrome do membro "estranho"	SCB
Demência precoce	Demência com corpos de Lewy; DA; demência frontotemporal
Sensibilidade psicótica à levodopa	Demência com corpos de Lewy; DA
Perda precoce dos reflexos posturais	Paralisia supranuclear progressiva
Quedas durante estágio inicial da doença	Paralisia supranuclear progressiva
Paresia do olhar para baixo e nistagmo opticocinético	Paralisia supranuclear progressiva
RM: atrofia do núcleo caudado	DH; neuroacantocitose
RM: sinais hipointensos em T2 no corpo estriado	Atrofia sistêmica múltipla
RM: atrofia do mesencéfalo (sinal do "beija-flor")	Paralisia supranuclear progressiva
"Apraxia" da abertura palpebral	Paralisia supranuclear progressiva
Sulcos nasolabiais profundos	Paralisia supranuclear progressiva
Fronte e supercílios enrugados (expressão interrogativa)	Paralisia supranuclear progressiva
Hesitação excessiva ao falar	Paralisia supranuclear progressiva; DBC
Distonia cervical	Paralisia supranuclear progressiva
Braços abduzidos ao caminhar	Paralisia supranuclear progressiva
Movimentos oculares com abalos em ondas quadradas	Paralisia supranuclear progressiva; atrofia sistêmica múltipla; SCB
Congelamento da marcha	Paralisia supranuclear progressiva
Hipotensão ortostática sintomática	Atrofia de múltiplos sistemas
Incontinência urinária ou fecal	Atrofia de múltiplos sistemas
Disartria e dismetria cerebelares	Atrofia de múltiplos sistemas, AEC2, AEC3, AEC7
Estridor laríngeo (paresia das pregas vocais)	Atrofia de múltiplos sistemas
Déficits relativos ao neurônio motor inferior	Atrofia de múltiplos sistemas; neuroacantocitose
Déficits relativos ao neurônio motor superior	Atrofia de múltiplos sistemas
Discinesia orofacial precoce com levodopa	Atrofia de múltiplos sistemas
Anormalidades laboratoriais	
Esfregaço de sangue a fresco: acantócitos (> 20%)	Neuroacantocitose
Níveis extremamente altos de creatinoquinase	Neuroacantocitose
RM: muitos infartos lacunares	Parkinsonismo vascular
RM: "olho de tigre" no globo pálido	Neurodegeneração associada à pantotenatoquinase tipo 2 (PKAN-2)
RM: ventrículos dilatados	Hidrocefalia normopressórica
Anormalidades nas provas de função autonômica	Atrofia de múltiplos sistemas
Desenervação dos esfíncteres à EMG	Atrofia de múltiplos sistemas

AEC, atrofia espinocerebelar; DA, doença de Alzheimer; DH, doença de Huntington; DP, doença de Parkinson; EMG, eletromiografia; HP-HA, hemiparkinsonismo-hemiatrofia; RM, ressonância magnética; SCB, síndrome corticobasal.

com outras síndromes de parkinsonismo frequentemente têm acometimento bilateral simétrico (embora uma exceção importante seja a síndrome corticobasal). O parkinsonismo causado por alguma lesão encefálica localizada (p. ex., hematoma subdural) também pode ser muito assimétrico. Tremor de repouso também é um elemento favorável à DP, exceto quando ocorre em indivíduos com parkinsonismo causado por fármacos/toxinas. Por mais úteis que essas generalizações possam ser, não são definitivas no diagnóstico de DP, visto que os pacientes podem não ter início unilateral ou tremor de repouso. Além do histórico clínico convincente, um dos indícios diagnósticos mais importantes é a melhora com uma experiência terapêutica com 300 a 600 mg/dia de levodopa. Embora PSP e outras síndromes de parkinsonismo também possam melhorar no início, em geral são necessárias doses mais altas para que os efeitos sejam favoráveis; além disso, em muitos casos, a melhora produzida com levodopa é pequena. Contudo, tremor de repouso associado a DP pode não melhorar com quaisquer fármacos disponíveis (e, em alguns casos, essa é a indicação para incluir ECP como opção de tratamento). O Capítulo 87 contém descrições clínicas de outros distúrbios que causam parkinsonismo.

Algumas doenças neurodegenerativas raras podem causar parkinsonismo, como neurodegeneração associada a pantotenatoquinase (que, com frequência, mostra uma anormalidade típica nas imagens de RM, o chamado "sinal do olho de tigre") e neuroacantocitose (que tem evidências laboratoriais, como níveis altos de creatinofosfoquinase e quantidades abundantes de acantócitos no esfregaço de sangue periférico). A doença de Huntington, que costuma ser um distúrbio do movimento hipercinético, raramente pode causar parkinsonismo grave. Da mesma forma, a doença de Wilson pode não causar manifestações típicas, como tremor e distonia, e, em vez disso, pode ter um quadro clínico semelhante ao da DP. Quase todos os pacientes com doença de Wilson têm anormalidades nos exames de RM cerebral; entretanto, exames laboratoriais, como excreção de cobre urinário ou concentração de ceruloplasmina sérica, podem ter resultados duvidosos em alguns casos.

CONSIDERAÇÕES GERAIS SOBRE TRATAMENTO DA DOENÇA DE PARKINSON

Hoje em dia, o tratamento da DP é totalmente sintomático, ou seja, voltado ao controle das manifestações motoras e não motoras da doença. A Tabela 86.6 inclui diversas opções de tratamento para DP (Evidência de nível 1).[1,2] Na maioria dos casos, a escolha das opções terapêuticas deve ser norteada por diretrizes padronizadas, embora seja possível individualizar, até certo ponto, os fármacos preferíveis. A maioria dos pacientes, por exemplo, não precisa usar fármacos que atuem de maneira específica no tremor, dado que a levodopa tem eficácia geral para tratar a maioria dos sinais e sintomas. Entretanto, anticolinérgicos e amantadina podem ser usados em combinação com levodopa para melhorar o controle do tremor. A resposta aos fármacos (sobretudo levodopa) depende da quantidade disponível em cada dose e pode ser necessário ajustar o intervalo entre as doses de acordo com os relatos dos pacientes sobre seus efeitos favoráveis e diversos efeitos adversos (como movimentos involuntários).

Entre os princípios gerais que norteiam o tratamento da DP está o fato de que não há razão para deixar de iniciar "imediatamente" (i. e., quando há apenas sintomas brandos) seu

Tabela 86.6 Opções de tratamento para doença de Parkinson.

- Precursor da dopamina: levodopa combinada com carbidopa (ou benserazida, não disponível nos EUA); existem preparações convencional e de liberação prolongada, levodopa para uso inalatório (microgranulada) e gel intestinal para infusão
- Agonistas de dopamina: bromocriptina, pramipexol, ropinirol, apomorfina, cabergolina, rotigotina
- Inibidores de catecol-O-metiltransferase: entacapona, tolcapona e opicapona
- Antagonista de glutamato (receptor de NMDA): amantadina
- Inibidores de monoaminoxidase tipo B: selegilina e resagilina
- Anticolinérgicos: triexifenidila, benzitropina, etopropazina
- Antagonista do receptor de adenosina A_{2A}: istradefilina
- Relaxantes musculares: ciclobenzaprina, diazepam, baclofeno
- Antidopaminérgico de ação periférica para náuseas: domperidona
- Antidepressivos: amitriptilina e outros tricíclicos; inibidores da recaptação de serotonina
- Ansiolíticos: benzodiazepínicos, buspirona
- Tratamento de alucinações e psicose: clozapina, quetiapina, pimavanserina
- Tratamento da demência: rivastigmina, donepezila, galantamina e memantina
- Transtorno comportamental do sono REM: clonazepam, melatonina
- Antissoporíficos (sonolência diurna): modafinila, metilfenidato
- Fármacos para tratar síndrome das pernas inquietas: agonistas dopaminérgicos, gabapentina e opioides
- Tratamento da sialorreia: glicopirrolato, propantelina, atropina em gotas; injeção de toxina botulínica nas glândulas salivares
- Tratamento da hipotensão postural: midodrina, fludrocortisona, droxidopa, indometacina

Abordagens cirúrgicas

- Cirurgia ablativa
  - Talamotomia
  - Palidotomia
- Estimulação cerebral profunda
  - Estimulação talâmica (Vim) para tremor
  - Estimulação palidal (GPi) para parkinsonismo
  - Estimulação dos núcleos subtalâmicos para parkinsonismo

GPi, parte interna do globo pálido; NMDA, N-metil-D-aspartato; REM, rapid eye movement (movimentos oculares rápidos); Vim, ventral intermédio.

tratamento farmacológico. Algumas vezes, os pacientes deparam-se com o mito de que a levodopa e outros fármacos antiparkinsonianos têm efeitos benéficos com duração limitada; pela lógica, o argumento dessa informação equivocada é que postergar o início do tratamento poderia ser mais benéfico aos pacientes. Outro mito é que um fármaco de primeira linha deve fazer parte do grupo dos inibidores de monoaminoxidase B (MAO-B). A comercialização dos agonistas dopaminérgicos ao longo dos últimos 35 anos, algumas vezes, significou que esses fármacos deveriam ser escolhidos como primeira opção ou combinados com levodopa desde o início. Embora vários estudos tenham avaliado essa questão, não há evidência convincente de que exista alguma vantagem em iniciar o tratamento com essa classe de fármacos. Pacientes que apresentam apenas tremor de repouso podem alcançar melhora altamente satisfatória com anticolinérgicos como benzitropina, triexifenidila ou amantadina; esses fármacos poderiam ser preferíveis para alguns pacientes quando a levodopa não conseguisse controlar esse tipo de tremor. A escolha dos melhores fármacos para tratar DP costuma ser um processo de tentativa e erro baseado, fundamentalmente, no entendimento de que os fármacos devem ser introduzidos de maneira gradativa e suas doses, reduzidas quando ocorrem efeitos adversos. Os pacientes devem ser envolvidos em uma análise de custo-benefício quando são considerados fármacos dispendiosos. Escolher uma preparação de levodopa-carbidopa de liberação continuada, por exemplo, pode impor significativo custo financeiro a um paciente em quem a conveniência oferecida por uma formulação de ação mais prolongada poderia ser suplantada por seu custo muito maior inacessível, em comparação com sua alternativa genérica de liberação imediata.

Levodopa

Desde que sua eficácia foi demonstrada em 1967, a L-di-hidroxifenilalanina (também conhecida como *levodopa* ou L-dopa) tornou-se a base do tratamento da DP (Evidência de nível 1).[1,2] Esse aminoácido neutro e de alto peso molecular atua como precursor da síntese de dopamina, que ocorre nas terminações neurais dos núcleos caudado e putame. A produção de dopamina endógena está diminuída em mais de 50% quando pacientes com DP têm sintomas motores. Por ser uma molécula polar, a dopamina não atravessa a barreira hematencefálica, mas a penetração de levodopa é amplamente facilitada por um sistema de transporte de aminoácidos, o qual é bastante dependente da concentração sérica de levodopa e é saturável. Evidências experimentais mostram que concentrações plasmáticas em torno de 0,9 µg/mℓ constituem o limiar necessário à produção do efeito antiparkinsoniano da levodopa. Em muitos casos, esse nível é alcançado com a administração oral da dose de 100 mg de levodopa combinada com algum inibidor de descarboxilase de levodopa com ação periférica (carbidopa ou benserazida). Esses dois últimos inibidores de descarboxilase têm potência comparável em doses equivalentes em miligramas e não há qualquer vantagem em utilizar algum deles em preferência ao outro. A benserazida não está disponível nos EUA. Ao longo de todo o dia, é necessário administrar, no mínimo, 75 mg de um inibidor de descarboxilase combinado com levodopa para que haja suficiente inibição enzimática, de modo que quantidades suficientes do precursor de dopamina cheguem ao cérebro para suprimir sintomas de parkinsonismo. Sem inibidor de descarboxilase, seria necessário administrar vários gramas de levodopa todos os dias para se conseguir efeito antiparkinsoniano máximo. Em alguns casos, cada dose de levodopa deve ser maior que 100 mg para obter efeito pleno na DP. Em alguns casos, doses diárias mais altas de um inibidor de descarboxilase têm efeito benéfico (e, nos EUA, a carbidopa também está disponível em preparação isolada).

Um esquema típico de carbidopa-levodopa de liberação imediata na dose de 25 a 100 mg (ou benserazida-levodopa) é administrado 3 vezes/dia (nos casos característicos, a intervalos de 4 a 5 horas). A base racional desse esquema é a meia-vida de depuração plasmática, de cerca de 2,5 a 3 horas da preparação de liberação imediata de levodopa, que, em alguns casos, correlaciona-se com a duração do seu efeito clínico. Embora a concentração plasmática de levodopa não seja monitorada na prática clínica, o médico pode supor que a maioria dos pacientes terá efeito terapêutico (supraliminar) de levodopa com uso de doses máximas de até 200 mg. As preparações de levodopa-carbidopa de liberação continuada destinam-se a liberar seu conteúdo lentamente. Todas as formulações disponíveis possibilitam menos captação intestinal (biodisponibilidade reduzida) do que a preparação de liberação imediata, que, no caso da levodopa, fica próxima de 100%.

A levodopa combinada com um inibidor de descarboxilase pode ser ingerida sem alimentos. Alguns pacientes percebem uma demora no início do efeito da levodopa quando o fármaco é ingerido durante as refeições. Por essa razão, um esquema de administração 30 minutos antes ou 1 hora depois das refeições pode atenuar a competição por captação de levodopa com os alimentos. Outro fator que pode interferir com a absorção plena de levodopa é a ingestão simultânea de proteínas ou outras fontes de aminoácidos. O intestino delgado proximal é a área onde a maior parte dos L-aminoácidos neutros grandes é absorvida e seu mecanismo de transporte facilitado tem cinética saturável. Teoricamente, os aminoácidos da dieta poderiam competir com a captação de levodopa a ponto de reduzir seu efeito antiparkinsoniano. Alguns pacientes percebem efeito menos intenso quando a levodopa é administrada durante as refeições e atribuem esse fato à quantidade de proteínas da refeição; contudo, a maioria deles não experimenta esse tipo de interação. Os pacientes podem testar facilmente se a restrição de proteínas em suas refeições de desjejum e almoço melhora os efeitos da levodopa.

Em geral, o principal fator determinante da ação terapêutica variável da levodopa é a liberação irregular do fármaco no estômago. Os pacientes devem ser avisados de que precisam ingerir líquidos com os comprimidos, de modo a facilitar sua captação de maneira segura. Administrar levodopa na forma de comprimidos que dissolvem na boca não aumenta a captação de levodopa, porque esta é absorvida apenas no intestino delgado proximal. O intervalo mais curto para que a levodopa de liberação imediata administrada por via oral alcance concentração terapêutica na circulação é de 15 a 20 minutos. Embora seja recomendado algumas vezes, triturar os comprimidos antes de deglutir, dissolvê-los em alguma bebida gaseificada ou ingeri-los com alguma bebida quente não aumenta a captação de levodopa. Um exemplo da irregularidade que muitos pacientes experimentam com a levodopa, mesmo quando administrada no esquema de 3 horas de intervalo entre as doses, foi um recente relato no qual o exame de endoscopia encontrou comprimidos intactos de carbidopa-levodopa no estômago 90 minutos após sua ingestão.

Embora seja um fármaco, a levodopa também é um composto intermediário da via de biossíntese de dopamina em todo o corpo. Além disso, é formada a partir da fenilalanina, que depois é convertida em tirosina. Entretanto, a suplementação desses aminoácidos não aumenta a síntese de dopamina. Depois de entrar no cérebro, a levodopa é logo convertida em dopamina e é armazenada temporariamente nas terminações dos nervos pré-sinápticos, antes que seja liberada ou metabolizada. Estudos com cérebros de coelho demonstraram que o *turnover* das moléculas de dopamina depois da chegada de levodopa aos tecidos encefálicos demora 15 minutos ou menos. Desse modo, a regularidade da liberação de levodopa é o fator fundamental à manutenção de efeitos clínicos constantes nos pacientes que apresentam variações nos efeitos desse fármaco. Contudo, ainda há certo mistério em torno de sua ação: a persistência do efeito antiparkinsoniano muito depois da eliminação de uma dose da circulação e sua passagem pelo núcleo estriado (onde não há armazenamento ou liberação sustentada de levodopa ou dopamina).

O que assegura efeito persistente por várias horas (e, em menor grau, por até 1 dia ou mais após a última dose) é um fenômeno parcialmente esclarecido denominado *resposta de longa duração* (RLD), o qual explica a frequente observação de que, quando o tratamento com levodopa é iniciado pela primeira vez, os pacientes praticamente nunca apresentam oscilações do efeito terapêutico, mesmo quando a administração oral ocorre a intervalos de 8 horas ou mais. Estudos sobre RLD indicaram que as melhoras dos sintomas de parkinsonismo sejam mais duradouras do que quaisquer possíveis efeitos da neurotransmissão dopaminérgica, ou seja, que a explicação possa ser algum mecanismo subsequente. A RLD não é um fenômeno específico do tratamento com levodopa, considerando que também foi demonstrado com o uso de apomorfina (agonista dopaminérgico). O desaparecimento da RLD – detectado quando os pacientes começam experimentar efeitos dose a dose com levodopa de liberação imediata – é seguido de *resposta de curta duração* (RCD). Este último tipo de resposta é uma marca característica do tratamento com levodopa que ocorre em 50% ou mais dos pacientes com DP após 2 anos ou mais de tratamento contínuo. Nos pacientes com RCD, essa transição torna fundamental assegurar constância de liberação de levodopa no encéfalo para manter o parkinsonismo sob controle. Nesse estágio da "carreira" de um paciente tratado com levodopa, doses sobrepostas do fármaco e acréscimo de outros fármacos podem ser necessários para controlar oscilações dose a dose.

A atenuação das limitações farmacocinéticas da ingestão oral de levodopa tem sido o foco de desenvolvimento farmacêutico há muitos anos. O conceito de assegurar estimulação dopaminérgica contínua por infusão enteral de uma microssuspensão de levodopa-carbidopa (também conhecida como *gel intestinal de levodopa-carbidopa*) resultou na liberação de um produto disponível nos EUA, cuja concentração de levodopa é de 20 mg/mℓ. O gel intestinal de levodopa-carbidopa exige a introdução de um tubo para infusão através da parede abdominal no estômago, de modo que avance além do piloro até o duodeno ou jejuno. A taxa de infusão da microssuspensão é ajustada de modo a otimizar o controle das oscilações motoras. Abordagens menos invasivas para obter maior constância do efeito da levodopa têm sido a meta de vários produtos com levodopa-carbidopa (ou benserazida) de liberação continuada. Contudo, o desempenho de várias formulações comercializadas tem sido insatisfatório para suprimir oscilações motoras. Hoje em dia, há estudos em andamento sobre administração subcutânea de uma preparação solubilizada de levodopa-carbidopa para infusão contínua. Conforme mencionado, o problema do início demorado ou mínimo do efeito de carbidopa pode ser consequência do fármaco ingerido, mas que permanece no estômago. Um método novo para assegurar início rápido e confiável do efeito da levodopa foi desenvolvido para uso conforme a necessidade por pacientes que experimentam efeitos decrescentes do fármaco. Esse produto utiliza levodopa em microgrânulos, inalados em dose fixa para garantir efeito imediato em apenas 10 minutos.

Discinesias causadas por levodopa

Movimentos involuntários (discinesias) são uma persistente consequência farmacológica do tratamento crônico com levodopa. Sua fenomenologia abrange elementos de coreia, balismo e distonia, algumas vezes com combinações desses tipos de distúrbios do movimento. As discinesias ocorrem em até um terço dos pacientes tratados com levodopa por 3 anos ou mais, embora esses movimentos involuntários possam não ocorrer mesmo após 10 anos ou mais de tratamento. A gravidade das discinesias é variável e, em alguns casos, são brandas a ponto de não serem percebidas pelo paciente. Formas mais graves podem ser incapacitantes e limitar a dose de levodopa que pode ser administrada. A incidência e a gravidade das discinesias com frequência aumentam em função da duração do tratamento e da dose de levodopa. Em alguns casos, elas ocorrem imediatamente, sobretudo nos pacientes com DP iniciado na juventude e em indivíduos com manifestações clínicas graves de parkinsonismo. A fenomenologia das discinesias pode ser classificada com base no intervalo entre as doses de levodopa:

- Discinesias no pico de efeito, que ocorrem na mesma ocasião em que o efeito de alívio dos sintomas de parkinsonismo é máximo (nos casos típicos, 30 minutos a 2 horas após dose de levodopa de liberação imediata)
- Discinesias difásicas, que começam a ocorrer dentro de 20 minutos depois da administração da dose de levodopa de liberação imediata e não ocorrem no período de pico de efeito. Curiosamente, movimentos discinéticos voltam a ocorrer mais tarde, no final do intervalo entre as doses. Em alguns casos, o padrão de discinesia difásica é apresentado pelo paciente apenas no final do efeito de uma dose, quando sua ocorrência pode combinar-se com o reaparecimento do tremor ou distonia durante o estado "sem efeito (*off*)"
- Distonia do período "sem efeito" (*off*), que se caracterizada por cãibras dolorosas e continuadas e ocorre nos períodos sem efeito da levodopa. Inicialmente, a distonia do período *off* pode ocorrer apenas depois que o paciente acorda ("distonia do início da manhã"). Esse tipo de distonia pode causar cãibras dolorosas nos pés, as quais, nos casos típicos, são aliviadas pela primeira dose de levodopa do dia e podem ser evitadas pelo uso de um agonista dopaminérgico durante a noite.

As discinesias com frequência são acompanhadas de oscilações dos sintomas motores ao final do intervalo de ação do fármaco. Em alguns pacientes, o ciclo de levodopa pode logo mudar de discinesias graves, no pico de efeito, para estados graves "sem efeito" (*off*); esse processo é chamado de *efeito ioiô*. Durante um ciclo de levodopa, os pacientes podem apresentar apenas um período curto de efeito terapêutico ("*on*"). Essa condição foi descrita, em termos conceituais, como "janela terapêutica estreita", embora não haja comprovação farmacológica desse fenômeno. Pacientes com efeito ioiô podem ter períodos longos de controle adequado dos sintomas de parkinsonismo, sem qualquer ocorrência de discinesia ou distonia; contudo, a variabilidade do efeito farmacológico (determinado em grande parte pela farmacocinética periférica da levodopa) pode resultar em um padrão incapacitante caótico de movimentos involuntários e períodos sem efeito ("*off*").

O tratamento farmacológico das discinesias pode ser difícil, visto que algumas vezes é difícil equilibrar de maneira consistente o controle máximo do parkinsonismo com os efeitos adversos. Em muitos casos, isso requer um esquema terapêutico complexo, com doses de levodopa e intervalos de administração variáveis entre as doses, que podem ser de apenas 2 horas. Os fatores de risco que predispõem às discinesias causadas por levodopa não estão bem definidos. Entre os fatores contribuintes conhecidos para essas discinesias, estão alguns polimorfismos dos receptores D_2 de dopamina e DP iniciada em idade jovem. Ainda é um mistério a razão pela qual nem todos os pacientes desenvolvem discinesias, considerando que praticamente todos os primatas não humanos que desenvolvem parkinsonismo após exposição à neurotoxina MPTP apresentam movimentos involuntários depois de um intervalo relativamente curto em tratamento com levodopa. Experiências com modelos animais de parkinsonismo realçaram um possível papel da estimulação dopaminérgica pulsátil como fator fundamental à ocorrência de discinesias (que, após iniciadas, persistem). A prevenção das discinesias causadas por levodopa tem sido um desafio aos pesquisadores e, também, aos médicos. Evitar o tratamento com levodopa seria eficaz, mas teria o custo de privar pacientes da opção mais eficaz para controlar o parkinsonismo. Alguns autores sugeriram usar preparações de levodopa de liberação sustentada para atenuar esses riscos com base na hipótese de que a redução da estimulação dopaminérgica pulsátil do núcleo estriado possa ser benéfica. Contudo, estudos controlados randomizados que avaliaram essa hipótese por meio de comparações com as preparações de levodopa de liberação imediata (e, por consequência, mais pulsátil) não mostraram que discinesias pudessem ser evitadas ou que foram menos frequentes.

Acredita-se que a limitação da dose diária de levodopa (com alguma dose máxima definida de maneira arbitrária) não reduza o risco de discinesias. Estudar o problema de como evitar discinesias pode ser problemático, já que um paciente tratado com esquema de levodopa em doses baixas que ainda não desenvolveu discinesias poderia, ainda assim, ter ativado o mecanismo necessário aos movimentos involuntários, embora estes nunca sejam observados quando as doses de levodopa não são suficientes para revelar discinesias latentes. O tratamento apenas com agonista dopaminérgico ou a administração simultânea de levodopa também foram sugeridos como meios de evitar movimentos involuntários. Entretanto, um ensaio clínico controlado randomizado mostrou que essa estratégia não alcançou o objetivo pretendido.

Levodopa e fármacos adjuvantes

Entre as considerações práticas relativas à abordagem terapêutica à DP está a ideia de ajustar o tratamento às necessidades do paciente e oferecer explicações detalhadas sobre as opções terapêuticas. Embora a polifármácia possa parecer indesejável (sobretudo quando se leva em consideração a eficácia da levodopa usada isoladamente), combinar levodopa com outros fármacos (como inibidores de MAO-B e COMT) pode oferecer um esquema posológico mais conveniente do que os intervalos de 2 a 3 horas necessários para pacientes com RCD e que usam preparações de levodopa-carbidopa de liberação imediata (Evidência de nível 1).[1-5] Para controlar os tremores, pode ser necessário acrescentar um anticolinérgico ou amantadina ao esquema de levodopa. O efeito sintomático benéfico da combinação de um agonista dopaminérgico com levodopa pode ser alívio mais prolongado dos sintomas de parkinsonismo e controle mais efetivo dos sintomas distônicos. Manter a função independente por mais tempo possível pode exigir ajustes dos fármacos para tratar problemas novos, como ocorrência de discinesias causadas por levodopa, nas quais a amantadina pode ser útil, além da redução da dose de levodopa para reduzir as concentrações de pico.

A maioria dos pacientes não precisa fazer ECP para conseguir controle máximo dos sintomas de parkinsonismo. Contudo, nos casos em que a qualidade de vida pode melhorar enormemente com esse tratamento, é importante que os médicos tenham um ponto de vista equilibrado sobre os efeitos benéficos dessa intervenção, de modo que ela possa ser avaliada de maneira realística. Médicos que tratam pacientes com DP também devem defender ferrenhamente a prática regular de exercícios físicos, visto que há convincentes evidências favoráveis ao seu impacto no controle sintomático mais efetivo e melhoria da qualidade de vida (Evidência de nível 1).[2,6,7] Em alguns casos, o referenciamento para a fisioterapia pode ajudar o paciente a aumentar sua independência e fazer uma deambulação mais segura (Evidência de nível 1).[8] Um programa de fisioterapia amplamente disponível para problemas associados à DP é conhecido como *Lee Silverman Voice Therapy* (LSVT)-BIG, o qual foi desenvolvido pela mesma organização que criou a terapia da fala específica para DP. Mais informações podem ser obtidas no *site* www.lsvtglobal.com.

No passado, havia controvérsias quanto às opções para iniciar o tratamento sintomático, mas o conceito atual (baseado em evidências) é de que não há riscos associados à administração de fármacos, embora os sintomas sejam relativamente brandos. Mesmo sintomas iniciais, como tremor suave ou perda de expressividade facial, podem ter impacto nos meios de sustento, nas interações sociais e em outros indicadores de qualidade de vida do paciente. Por essa razão, é importante saber que a decisão de postergar o tratamento pode ter custos indiretos ao paciente.

As preocupações de que a levodopa possa acelerar a falência dos neurônios dopaminérgicos foram descartadas pelos resultados de dois ensaios controlados randomizados: ELLDOPA, de 2004, e um estudo com levodopa-carbidopa iniciada tardiamente (publicado em 2019 por Verschuur e colaboradores). Esses dois estudos forneceram evidências de que o tratamento com levodopa não acelera a destruição dos neurônios estriatais. O estudo ELLDOPA indicou um efeito protetor dependente da dose.

Inibidores de COMT

Os esforços para melhorar o controle consistente do parkinsonismo com levodopa podem ficar cada vez mais difíceis com o transcorrer do tempo, mesmo em pacientes com doença primária estável. O declínio da RLD ao longo dos primeiros 3 a 5 anos depois de iniciar o tratamento com levodopa motivou a busca de outras opções para aumentar a eficácia desse fármaco. Uma forma de ampliar a duração do efeito da levodopa é bloquear seu metabolismo em um metabólito inativo (3-O-metildopa) nos tecidos periféricos. Assim como os inibidores de descarboxilase impedem a utilização de levodopa circulante para produzir dopamina, os inibidores da enzima catecolamina-O-metiltransferase (COMT) podem reduzir a conversão de levodopa em 3-O-metildopa. Entacapona, tolcapona e opicapona – três fármacos em uso clínico – são inibidores reversíveis de COMT, cuja ação amplia concentração plasmática terapêutica da levodopa administrada por via oral. O resultado final do tratamento adjuvante com inibidores de COMT é a ampliação em cerca de um terço do intervalo "*on*" de pacientes com deterioração dos efeitos obtidos com uma preparação de levodopa de liberação imediata (Evidência de nível 1).[5] Os três fármacos inibidores de COMT diferem quanto aos seus esquemas posológicos; a entacapona é administrada a intervalos de 4 horas, enquanto a opicapona pode ser administrada 1 vez/dia. Já a tolcapona é comercializada em preparação a ser administrada três doses por dia. Ao contrário das demais, a tolcapona foi associada a casos extremamente raros de insuficiência hepática, e, por essa razão, recomenda-se aos médicos que monitorem as enzimas hepáticas dos pacientes. Embora a opicapona e a entacapona exerçam ações inibitórias na COMT apenas nos tecidos periféricos, a tolcapona tem penetração limitada da barreira hematencefálica e, por essa razão, pode derivar parte de seu efeito antiparkinsoniano da decomposição mais lenta de dopamina no cérebro.

Inibidores de MAO-B

O uso de inibidores de MAO seletivos para a isoforma do tipo B (MAO-B) é outra maneira de ampliar o efeito da levodopa em pacientes com DP e oscilações dos sintomas motores. MAO-B é uma das vias enzimáticas cerebrais, por meio das quais a dopamina é metabolizada (a outra é COMT). Selegilina, resagilina e safinamida – os três inibidores de MAO-B disponíveis comercialmente – agem retardando o catabolismo da dopamina, de modo que cada molécula do neurotransmissor permaneça por mais tempo na sinapse. O efeito clínico final é comparável ao obtido com inibidores de COMT: ampliação do intervalo diário "*on*" em cerca de um terço nos pacientes que apresentam decréscimo de efeito entre as doses (Evidência de nível 1).[1-5] Inibidores de MAO-B usados de maneira isolada também têm efeito antiparkinsoniano pequeno, atribuível à amplificação da neurotransmissão dopaminérgica dos pacientes com DP relativamente branda. Embora sejam mensuráveis clinicamente, os efeitos benéficos da inibição de MAO-B são muito menores do que os obtidos com levodopa em um mesmo paciente. Por essa razão, há pouca indicação para usar inibidores de MAO-B como tratamento inicial; entretanto, alguns médicos adotam essa conduta, talvez com base no conceito ainda não comprovado de que "poupar" tratamento com levodopa atende a algum propósito favorável. Selegilina e resagilina foram estudadas em ensaios clínicos randomizados controlados de ampla escala, que avaliaram a hipótese de que pudessem modificar a evolução da doença. O mecanismo sugerido teoricamente para explicar esse efeito da inibição da MAO-B seria a redução da formação de radicais livres produzidos pelo catabolismo da dopamina. Nenhum dos fármacos desse grupo confirmou efeito neuroprotetor quando usado de forma isolada em centenas de pacientes com DP recém-diagnosticada. Entretanto, alguns médicos ainda têm a impressão de eficácia como modificadores da evolução da doença, e, por essa razão, os inibidores de MAO-B continuam a ser prescritos como primeira opção ou tratamento adjuvante.

Amantadina

Uma descoberta inesperada no final da década de 1960 trouxe a amantadina (um antiviral) como mais uma opção terapêutica para DP. Em alguns casos, a amantadina é o tratamento mais eficaz para tremores (mesmo nos pacientes nos quais fármacos dopaminérgicos ou anticolinérgicos foram ineficazes). Mais tarde, estudos mostraram que a amantadina era bastante eficaz em alguns pacientes para suprimir movimentos involuntários causados por levodopa. Essa indicação tornou-se mais reconhecida quando foi lançada, nos EUA, uma preparação de amantadina de liberação continuada. Outros estudos também mostraram que esse fármaco amplia a duração dos efeitos da levodopa em pacientes que apresentam decaimento entre doses (Evidência de nível 1).[1-3]

A farmacologia da amantadina ainda tem aspectos não esclarecidos quanto à forma como seus efeitos antiparkinsonianos são produzidos. No caso da supressão das discinesias, existem evidências favoráveis ao bloqueio dos receptores de glutamato do tipo NMDA. Além disso, a amantadina tem propriedades anticolinérgicas, embora não seja provável que expliquem seu efeito de supressão dos tremores. A amantadina é sobretudo útil como fármaco adjuvante ao tratamento com dopaminérgicos, mas também pode ser usada de maneira isolada em pacientes com tremores que não necessitem de efeitos antiparkinsonianos adicionais.

Em sua formulação genérica de liberação imediata, a amantadina costuma ser administrada na dose de 100 mg 2 a 4 vezes/dia. Nos EUA, dois produtos de liberação continuada destinam-se a liberar doses semelhantes às preparações de liberação imediata. A amantadina é excretada praticamente de maneira inalterada, de modo que sua depuração renal deve ser considerada em pacientes com disfunção renal. Os efeitos clínicos produzidos pela amantadina indicam que as doses devam ser administradas de preferência a cada 4 a 6 horas.

Os efeitos adversos da amantadina incluem ressecamento da boca e dos olhos e maior tendência a constipação intestinal. Esse fármaco pode ter efeito sedativo e provocar sonhos vívidos e alucinações. Alguns pacientes têm edema bilateral dos tornozelos, enquanto outros apresentam alteração característica do aspecto da pele (livedo reticular). Essa alteração assintomática da pele não é reação alérgica ou razão para interromper o tratamento, exceto por suas consequências estéticas. Livedo reticular (que também pode ter outras causas) consiste em manchas avermelhadas com padrão reticulado em consequência da dilatação dos leitos capilares. Isso fica bastante evidente nas superfícies cutâneas distais das pernas e na superfície medial dos antebraços.

Anticolinérgicos (antimuscarínicos)

Os anticolinérgicos foram os primeiros fármacos eficazes usados para tratar DP, várias décadas antes do desenvolvimento da levodopa. Entretanto, não oferecem todos os benefícios da levodopa, sobretudo para a bradicinesia e a perda de destreza. Os anticolinérgicos reduzem o tremor de repouso e os sintomas distônicos da DP; entretanto, o papel da neurotransmissão colinérgica na etiopatogenia dos sintomas de parkinsonismo ainda não está bem esclarecido. A administração de inibidores de acetilcolinesterase de ação central para tratar disfunção cognitiva, por exemplo, apenas raramente provoca agravamento dos distúrbios motores de pacientes com DP. A eficácia dos anticolinérgicos no tratamento do tremor de repouso pode ser muito marcante, mesmo nos pacientes que não melhoram com fármacos dopaminérgicos ou amantadina.

Nos EUA, existem hoje apenas dois anticolinérgicos disponíveis no mercado para tratar DP: triexifenidila e benzitropina. A etopropazina, fármaco da classe das fenotiazinas, é outra opção útil para tratar tremores e é administrado em doses de 25 a 50 mg 3 vezes/dia, mas não está disponível nos EUA. As ações neurológicas centrais dos anticolinérgicos podem ter como alvos os circuitos de interneurônios colinérgicos estriatais, embora a farmacologia específica desses fármacos não tenha sido muito estudada na era moderna da farmacologia. Apesar das preocupações em torno de sua tolerabilidade e limitada gama de sintomas parkinsonianos que podem controlar, os anticolinérgicos são úteis para potencializar o tratamento com dopaminérgicos e amantadina.

Com a administração de comprimidos de 2 mg de triexifenidila, a dose inicial habitual é de meio ou um comprimido administrado 3 vezes/dia a intervalos de 4 a 6 horas. Quando é eficaz, alguns pacientes podem ser beneficiados e tolerar doses maiores (até 15 mg/dia). A benzitropina tem efeito antiparkinsoniano mais potente em doses equivalentes em miligramas (cerca de quatro vezes maior que o efeito da triexifenidila) e, por essa razão, as faixas posológicas habituais variam de 0,5 a 2,0 mg 3 vezes/dia. As doses de triexifenidila e benzitropina usadas nos pacientes com DP são as mesmas potencialmente eficazes para tratar tremor de repouso e rigidez associados ao parkinsonismo causado por bloqueadores dos receptores dopaminérgicos. Os anticolinérgicos, não obstante, não são eficazes em todos os tipos de tremor, como TI e tremor secundário à hiperatividade cerebelar.

Os efeitos adversos dos anticolinérgicos são comuns, sobretudo em pacientes idosos. As ações centrais desses fármacos podem interferir em memória a curto prazo e causar outros efeitos na cognição e estado mental, como sonolência, "fuga" de pensamentos e alucinações marcantes, além de outros sintomas psicóticos (p. ex., suspeição extrema). Efeitos adversos periféricos dos anticolinérgicos também podem ser problemáticos, sobretudo constipação intestinal, retenção urinária (com prevalência no sexo masculino) e ressecamento oral. Algumas diretrizes recomendam não administrar anticolinérgicos em pacientes idosos, mas, com se forem feitos aumentos cautelosos, começando com dose inicial baixa, alguns pacientes idosos podem tolerar e melhorar em razão do singular efeito supressor dos tremores produzido por esses fármacos. Outros fármacos com propriedades anticolinérgicas – como amitriptilina, difenidramina, clozapina e ciclobenzaprina – também podem ajudar a controlar tremores, e seu perfil sedativo pode torná-los opções úteis para pacientes com DP e tremores que interfiram no sono.

Para tratar efeitos periféricos frequentes (em muitos casos, razão para interromper o tratamento ou reduzir a dose dos anticolinérgicos), existem algumas opções farmacológicas disponíveis: o colírio de pilocarpina pode reverter dilatação pupilar que causa borramento visual. Piridostigmina (até 60 mg 3 vezes/dia) pode ajudar a aliviar ressecamento da boca, retenção urinária e constipação intestinal.

Agonistas dopaminérgicos

Os fármacos que reproduzem as ações da dopamina foram introduzidos em 1951, quando alguns pacientes tratados por períodos curtos com apomorfina apresentaram evidências de que esse fármaco poderia atenuar sintomas de parkinsonismo. Na época, as propriedades dopaminérgicas da apomorfina eram desconhecidas e a descoberta do papel da dopamina na DP ainda demoraria alguns anos. A fase seguinte dessa história, publicada em 1967, foi utilizar um composto dopaminérgico relacionado com a apomorfina (N-propilaporfina) para tratar parkinsonismo. Os efeitos adversos impediram o desenvolvimento subsequente desse fármaco. Bromocriptina (derivado do esporão-do-centeio semissintético para uso oral) foi acrescentado à prática clínica com pacientes portadores de DP, em 1974, como possível alternativa para levodopa. Além disso, quando foi usada como fármaco adjuvante, a bromocriptina trouxe melhora das respostas máximas alcançáveis com levodopa. O sucesso da bromocriptina abriu caminho para outros compostos dopaminérgicos que poderiam ter mais potência, seletividade de ação e propriedades farmacocinéticas mais favoráveis que as da levodopa.

A partir de 1974, dezenas de agonistas dopaminérgicos foram desenvolvidos e testados em ensaios clínicos quanto aos seus efeitos antiparkinsonianos. Em razão da eficácia comparável da maioria desses fármacos, apenas alguns foram introduzidos no mercado. Um deles, conhecido como pergolida (uma ergolina), foi retirado do mercado quando ficou demonstrado que aumentava o risco de causar fibrose de valvas cardíacas. Problemas semelhantes foram associados à cabergolina, que também é uma ergolina. Como o risco de desenvolver fibrose de pleura, pericárdio e outras estruturas também foi associado à bromocriptina, acredita-se que distúrbios fibróticos sejam um efeito idiossincrásico do tratamento crônico com derivados do esporão-do-centeio. Por essa razão, hoje em dia, compostos com diversas estruturas químicas constituem a base do tratamento agonista dopaminérgico e distúrbios fibróticos não foram correlacionados com seu uso.

Nos EUA, atualmente dois fármacos orais desse grupo – pramipexol e ropinirol – estão disponíveis para tratar DP. A rotigotina (outro agonista dopaminérgico) é administrada por adesivo transdérmico. Todos eles são usados de maneira isolada em tratamento isolado ou combinado com outros fármacos antiparkinsonianos. Embora suas propriedades farmacológicas sejam um pouco diferentes, todos são potentes agonistas dopaminérgicos dos receptores de dopamina D_2/D_3 existentes em grandes quantidades no estriado. A potência por miligrama de pramipexol é cerca de quatro a cinco vezes maior que a do ropinirol e da rotigotina (ambos com potência aproximada de 1:1). Embora esses fármacos possam diferir quanto aos seus perfis de efeitos adversos, sua eficácia global como antiparkinsonianos é semelhante. É possível fazer substituições de doses noturnas desses fármacos em razão de seus mecanismos de tolerância cruzada aos efeitos adversos dos dopaminérgicos. Embora ropinirol e pramipexol sejam comercializados em preparações de liberação continuada para administração 1 vez/dia, as formulações de liberação imediata têm efeitos mais prolongados, conforme demonstrado pelo intervalo de vários dias necessários para a eliminação de seus efeitos clínicos. Embora, em comparação ao tratamento com agonistas dopaminérgicos orais, a administração transdérmica de rotigotina possa parecer melhor para assegurar um controle mais contínuo do parkinsonismo, não há evidências favoráveis nesse sentido.

O esquema posológico habitual do ropinirol e pramipexol consiste em três doses por dia a intervalos de 4 a 5 horas durante o dia. Adesivos de rotigotina são aplicados apenas 1 vez/dia. A dose diária máxima de pramipexol é de 6 mg/dia (embora pacientes raramente cheguem a esta dose em razão de efeitos adversos ou inexistência de eficácia adicional). Os resultados de um ensaio para definir doses não mostraram qualquer efeito antiparkinsoniano adicional com doses diárias acima de 1,5 mg. No caso do ropinirol, a faixa posológica ideal é muito mais ampla e a dose desse fármaco pode chegar a 24 mg/dia. Um ensaio clínico randomizado de escala ampla mostrou que a dose diária ideal média foi de 15,5 mg. Nos casos típicos, a rotigotina é administrada em doses de 4 a 12 mg/dia.

A apomorfina está disponível nos EUA e em outros países para administração subcutânea intermitente quando um paciente decide que o estado "*off*" precisa ser revertido, geralmente dentro de 10 minutos. As doses de apomorfina utilizadas com essa finalidade variam de 2 a 6 mg e as injeções podem ser aplicadas várias vezes por dia. Recentemente, foi aprovada uma preparação sublingual de apomorfina nos EUA. Em outros países, a apomorfina também está disponível para infusão subcutânea por uma minibomba para manter a estimulação dopaminérgica contínua ao longo de todo o dia e, em casos excepcionais, também durante a noite inteira.

O papel terapêutico dos agonistas dopaminérgicos tem evoluído ao longo das últimas três décadas, em virtude de ensaios clínicos realizados com o fim de entender se seria possível conseguir prognóstico mais favorável do que se fosse utilizada apenas levodopa. Todos os agonistas dopaminérgicos disponíveis no mercado podem ser usados de maneira isolada. Mesmo com aumentos das doses máximas toleradas, o resultado trazido por esses fármacos fica aquém da eficácia global da levodopa. Um ensaio clínico randomizado de longa duração sobre tratamento apenas com ropinirol, por exemplo, mostrou que, a partir do segundo ano, houve aumento do número de pacientes que preferiram combinar seu agonista dopaminérgico com levodopa, de modo que, ao final do estudo, apenas uma pequena porcentagem conseguiu permanecer apenas com ropinirol.

Os agonistas dopaminérgicos causam vários efeitos adversos, como risco de sedação diurna. Embora a sonolência possa ser atenuada com aumentos lentos da dose, esse efeito adverso limita a dose utilizável em muitos casos. Outros problemas associados a todos os agonistas dopaminérgicos são hipotensão arterial e edema dos tornozelos. Em comparação com levodopa, os agonistas dopaminérgicos têm maior tendência a provocar alucinações, sobretudo em pacientes idosos ou com déficit cognitivo. Além disso, no início do tratamento com agonistas dopaminérgicos, podem ocorrer sonhos vívidos durante toda a noite.

Além dos efeitos adversos descritos, os agonistas dopaminérgicos causam outro tipo de efeito adverso, conhecido como *transtorno de controle dos impulsos* (TCIs). Estudos mostraram que até 17% dos pacientes tratados com esses fármacos em qualquer dose podem ter algum tipo de TCI, mesmo os que usam agonistas dopaminérgicos para tratar SPI. Os TCIs são efeitos adversos idiossincrásicos sem quaisquer fatores de risco conhecidos. Pacientes que desenvolvem TCIs podem ter um ou mais comportamentos psicossociais problemáticos, como hábito descontrolado de jogar, comportamento sexual exagerado, compulsão alimentar, compras compulsivas, atividades de *hobby* excessivas e até mesmo generosidade injustificável. As consequências de um TCI podem ser devastadoras para os pacientes e a família.

O risco de desenvolver algum TCI deve ser explicado aos pacientes e seus familiares, dado que esse problema pode ocorrer a qualquer tempo depois de iniciado o tratamento com agonista dopaminérgico. Em alguns casos, a redução da dose pode ajudar a solucionar o problema, mas a abordagem terapêutica mais segura é interromper o tratamento. Felizmente, os TCIs costumam reverter após um intervalo relativamente curto e não persistem quando pacientes voltam a usar apenas levodopa. Cessar o tratamento com agonista dopaminérgico de maneira repentina pode provocar síndrome de abstinência, que pode ser evitada por redução lenta das doses. A síndrome de abstinência de um agonista dopaminérgico caracteriza-se por um conjunto de sinais e sintomas, como ansiedade, irritabilidade, outros tipos de transtorno psíquico e diversos sintomas autônomos (náuseas e vômitos, hipotensão, ruborização e sudorese). Os pacientes com essa síndrome também podem sentir desejo incontrolável de voltar a usar um agonista dopaminérgico, podendo persistir por semanas a meses.

Os dopaminérgicos podem causar outros efeitos comportamentais. O *comportamento de utilização* (também conhecido como *punding*) é um distúrbio idiossincrásico raro com alguma semelhança com TCIs. Esse distúrbio, descrito também em usuários de anfetamina, caracteriza-se por manuseio e observação extremamente repetitivos de objetos (p. ex., cutucar o próprio corpo, separar objetos ou classificar e arrumar objetos de uso comum repetidas vezes). Esses comportamentos foram observados em pacientes com DP tratados com levodopa ou agonistas dopaminérgicos. O único tratamento é interromper a administração do fármaco dopaminérgico.

Agonistas do receptor A_{2A} de adenosina

Outra classe de fármacos foi acrescentada às demais opções não dopaminérgicas usadas para tratar DP. Recentemente, a istradefilina, agonista altamente seletivo do receptor A_{2A} de adenosina, foi aprovada para tratar episódios de "*off*". Nos tempos presentes, esse fármaco também está disponível no mercado americano, após vários anos em uso no Japão. Estudos com dose diária de 20 ou 40 mg de istradefilina mostraram que pacientes tratados com levodopa e com flutuações motoras tiveram redução do intervalo diário "*off*". Essa melhora clínica foi observada em pacientes que usavam doses máximas de agonistas dopaminérgicos, como agonistas e inibidores de MAO-B e COMT. A istradefilina tem perfil favorável de efeitos adversos, entre os quais o principal é discreta acentuação das discinesias de alguns pacientes. O mecanismo de ação da istradefilina é a inibição dos receptores de adenosina do tipo A_{2A}, que são encontrados preferencialmente nos circuitos de ativação estriatal indireta.

TRATAMENTO DAS MANIFESTAÇÕES NÃO MOTORAS DA DOENÇA DE PARKINSON

Em muitos casos, as manifestações não motoras ocorrem de maneira simultânea com tremores, bradicinesia e perda de destreza. Algumas dessas manifestações clínicas, como a sensibilidade olfatória reduzida e o transtorno de comportamento associado ao sono REM, podem começar vários anos antes das manifestações motoras e indicam que haja disfunção mais precoce de outras estruturas do sistema nervoso central além do circuito nigroestriatal. As manifestações não motoras, coletivamente, têm impacto mais significativo na deterioração da qualidade de vida dos pacientes com DP dentro de 5 a 10 anos depois do início da doença e mesmo depois. É evidente que o processo de envelhecimento se sobrepõe à progressão da DP, o que pode confundir a avaliação de várias alterações clínicas, como a facilidade de deglutir, o equilíbrio e a dinâmica da voz. Entretanto, o desafio enfrentado pelo médico assistente é reconhecer e realizar intervenções terapêuticas disponíveis para controlar distúrbios não motores tratáveis.

Complicações mentais e cognitivas

Embora pacientes com DP possam ter deterioração cognitiva secundária à destruição progressiva dos neurônios, os efeitos de alguns fármacos também podem ser a causa desse problema, podendo até mesmo agravá-lo. Assim como agonistas dopaminérgicos, a amantadina e os anticolinérgicos podem ser responsáveis por esse efeito. Entre os problemas encontrados estão sedação, confusão mental, agitação, sonhos vívidos, alucinações ou pensamento paranoide. As áreas encefálicas das quais esses distúrbios se originam não estão definidas no caso dos fármacos dopaminérgicos. A ativação dos receptores de dopamina de outras regiões além do estriado (estruturais corticais e límbicas) provavelmente é a causa, com base em evidências farmacológicas de redução da dose ou administração de bloqueadores dos receptores de dopamina. Dose e potência da estimulação dopaminérgica é outro fator associado a esse problema, conforme evidenciado pela tolerabilidade satisfatória das doses convencionais de levodopa por pacientes que apresentam efeitos adversos tóxicos referidos à função mental, mesmo com doses baixas de agonistas dopaminérgicos muito mais potentes. Com base nisso, costuma-se supor que pacientes idosos com DP não possam tolerar o tratamento concomitante com agonistas dopaminérgicos. Entretanto, estudos publicados demonstram o contrário. Em geral, todos os pacientes com DP (independentemente da idade ou duração da doença) podem desenvolver psicose dependente de dose quando são utilizadas doses excessivas de levodopa ou agonistas dopaminérgicos, amantadina ou anticolinérgicos. Como alguns pacientes têm esvaziamento gástrico demorado ou parcial dos fármacos administrados por via oral, alguns episódios de confusão mental ou alucinação podem ser causados por aparentes superdosagens desses fármacos, mesmo que o paciente esteja utilizando doses na faixa convencional.

Assim como ocorre nos casos de transtornos psicóticos primários como esquizofrenia, as alucinações e outros fenômenos psicóticos evidenciados nos pacientes com DP podem ser parcial ou totalmente suprimidos por fármacos que atuam nos receptores dopaminérgicos D_2 cerebrais. Todos os componentes desse último grupo de psicotrópicos podem ser usados com essa finalidade; contudo, existe a possibilidade de que causem, de maneira simultânea, redução da neurotransmissão dopaminérgica estriatal (e, desse modo, dificultem o controle do parkinsonismo). Dois antipsicóticos que podem controlar as alucinações sem agravar o parkinsonismo são clozapina e quetiapina (ambas em doses de 12,5 a 50 mg/dia e, em alguns casos, em doses mais altas) (Evidência de nível 1).[8,9] As propriedades farmacológicas específicas desses fármacos que os tornam úteis em pacientes com DP ainda não foram definidas e nem todos os pacientes são beneficiados por eles. A clozapina é mais potente que a quetiapina e também tem ação singular como fármaco para controlar tremores. O principal inconveniente da clozapina é seu risco de causar agranulocitose, ainda que raro. Por essa razão, exames hematológicos periódicos (semanais nos primeiros 6 meses e, depois, a intervalos maiores) são obrigatórios para garantir uso seguro de clozapina. A pimavanserina é outra opção para tratar sintomas psicóticos de pacientes com DP. Esse fármaco não bloqueia receptores de dopamina, mas atua como agonista inverso seletivo e antagonista seletivo dos receptores $5-HT_{2A}$; além disso, a pimavanserina tem pouca afinidade de interação com receptores $5-HT_{2C}$. Usada na dose diária convencional de 34 mg, é segura e eficaz para controlar alucinações, sem agravar manifestações motoras do parkinsonismo. Não existem comparações diretas entre a pimavanserina e outros fármacos antipsicóticos. Contudo, a maior parte da experiência clínica indica que a eficácia da pimavanserina seja diferente dos outros e possa ter ação complementar.

Quando um paciente começa a apresentar alucinações, agitação ou estado de confusão mental, os médicos devem ter em mente a possibilidade de que a causa sejam outros fatores agravantes. Isso pode incluir infecções brandas (urinárias ou respiratórias), desidratação e efeitos adversos de outros fármacos (como antiespasmódicos de vias urinárias com propriedades anticolinérgicas). Início recente de demência progressiva também pode provocar sintomas cognitivos e comportamentos. Medidas de suporte para evitar "agravamento crepuscular" (p. ex., iluminação ou música suave ligada durante a noite no quarto de dormir) podem ser úteis. Reduzir as doses do fármaco usado e avaliar a necessidade de manter quaisquer fármacos adjuvantes além da levodopa também são medidas que ajudam a controlar alucinações e agitação. A redução das doses dos agonistas dopaminérgicos deve ser efetuada de maneira gradativa para evitar a possibilidade de síndrome de abstinência associada a esses fármacos.

No âmbito das manifestações não motoras incapacitantes, nenhuma tem impacto tão profundo quanto a deterioração cognitiva. Além dos problemas comuns da de pacientes da mesma faixa etária, déficits cognitivos podem ser detectados em pacientes com DP em consequência dos agregados intraneuronais de αSyn. Assim como ocorre com o beta-amiloide acumulado nos neurônios corticais e subcorticais de pacientes com DA, a patologia da deterioração cognitiva dos pacientes com DP consiste na ampla formação de corpos de Lewy nas regiões cerebrais relacionadas com processamento cognitivo. Doença com corpos de Lewy nas estruturas corticais e subcorticais é a segunda patologia mais comumente encontrada nos pacientes com deterioração cognitiva progressiva. Corpos de Lewy podem coexistir com DA. As consequências da destruição neuronal podem somar-se aos problemas de hipersensibilidade aos fármacos usados para tratar DP. O médico dispõe de alguns indícios que podem sugerir, de maneira específica, que a patologia associada à doença com corpos de Lewy seja a causa dos distúrbios cognitivos e comportamentais. Nos estágios iniciais do processo (e, em alguns casos, sem qualquer relação com fármacos que podem causar alucinações), fenômenos alucinatórios, pensamento paranoide e incapacidade de concluir tarefas executivas (como tomar decisões adequadas) podem ser evidentes. Embora problemas semelhantes possam ser encontrados nos pacientes com DA, sua incidência parece ser mais alta nas populações com doença associada aos corpos de Lewy.

Quando pacientes com DP desenvolvem demência, pode ser difícil alcançar a meta de manter funções independentes. As decisões quanto ao tratamento não são influenciadas pelo tipo de patologia, seja DA ou doença associada aos corpos de Lewy. Em geral, a primeira opção é uma experiência com inibidor de acetilcolinesterase (Evidência de nível 1).[8-10] Fármacos desse grupo são rivastigmina (1,5 a < 6 mg/dia), donepezila (5 a 10 mg/dia) e galantamina (4 a 24 mg/dia). A memantina (5 a 20 mg/dia) é outro fármaco comprovadamente eficaz para obter melhora sintomática da disfunção cognitiva. A combinação de memantina com um inibidor de acetilcolinesterase pode trazer efeitos benéficos adicionais. Em geral, a melhora clínica é evidente dentro de 1 mês após iniciar o tratamento com esses fármacos (que apenas atenuam os sintomas, sem interromper a progressão da doença).

Pacientes com DP têm risco mais alto de desenvolver depressão. Os mesmos antidepressivos eficazes na população em geral podem ser usados (exceto inibidores não seletivos de MAO). Os inibidores seletivos de recaptação de serotonina são, com frequência, escolhidos para tratar depressão nesses casos. Entretanto, ensaios clínicos randomizados controlados sobre tratamento da depressão associada à DP compararam paroxetina com nortriptilina, e este último mostrou-se mais eficaz.

Alprazolam, diazepam e outros benzodiazepínicos geralmente são bem tolerados para tratar ansiedade; além disso, esses fármacos também podem ajudar a atenuar tremores, já que reduzem reações ao estresse, que agravam o tremor. O médico deve ficar atento à ocorrência ocasional de excitação e agitação paradoxal que os benzodiazepínicos podem causar, sobretudo nos pacientes idosos com demência. O sono fragmentado, queixa comum em pacientes com DP, pode causar sonolência diurna. Nesses casos, o médico deve tentar diferenciar entre as causas de perturbação do sono associadas à DP e problemas que ocorrem na população em geral (p. ex., apneia obstrutiva do sono, SPI e noctúria). Alguns pacientes com DP queixam-se de frequentes sonhos vívidos. Em muitos casos, esses sonhos estão associados às alterações da "estrutura" do sono, que podem ser detectadas à polissonografia (ou com base em relatos do paciente ou seu companheiro de leito) na forma de transtorno comportamental associado ao sono REM. Há poucas opções terapêuticas, como administração de melatonina (4 a 6 mg) e clonazepam (0,5 a < 1 mg) ao anoitecer. Infelizmente, nem todos os pacientes melhoram de maneira satisfatória. O transtorno comportamental associado ao sono REM deve ser diferenciado de alucinações noturnas, já que as opções de tratamento são diferentes.

As alucinações podem ser evidenciadas por um *continuum*, que começa com sonhos vívidos. Alguns pacientes conseguem descrever o tipo de pesadelo que têm. Nesses casos, podem ser utilizados fármacos com ação antipsicótica, como quetiapina, clozapina e pimavanserina (ver descrições e considerações posológicas nas seções anteriores). Nos casos de sonolência diurna excessiva, as opções de tratamento incluem a administração, nas primeiras horas da manhã, de comprimidos de cafeína de liberação lenta ou modafinila (100 a 200 mg). Outra medida possivelmente útil é reduzir as doses diurnas dos fármacos que causam sonolência (sobretudo agonistas dopaminérgicos e amantadina).

Outros sintomas não motores

Pacientes em estágios mais avançados da DP podem apresentar outros sintomas não motores. A hipotensão ortostática com instabilidade postural secundária pode estar relacionada com fármacos dopaminérgicos; nesses casos, pode ser útil alterar as doses utilizadas. Outras medidas úteis são garantir ingestão diária adequada de água e sal (esta última pode ser obtida incentivando o paciente a ingerir, todos os dias, algum alimento salgado, até mesmo comida preparada com temperos em tabletes). A elevação da cabeceira do leito pode reduzir a diurese noturna e atenuar a hipotensão arterial quando o paciente se levanta de manhã. Os fármacos específicos para tratar hipotensão postural são midodrina (5 a 10 mg, 3 vezes/dia) e droxidopa (100 a 200 mg, 3 vezes/dia). Com essa segunda opção, pode ser necessário limitar a dose diária de carbidopa para conseguir efeito favorável máximo. Evitar hipertensão na posição supina é uma medida necessária ao controle da hipotensão postural.

A sialorreia também pode ser um problema associado à DP. Essa condição é atribuída à redução da frequência de deglutições espontâneas, e não à produção excessiva de saliva. Um fármaco anticolinérgico de ação periférica (p. ex., glicopirrolato) pode ser eficaz quando administrado por via oral ou dissolvido na boca com pequena quantidade água. Quando essa medida é ineficaz, injeções bilaterais de toxina botulínica aplicadas nas glândulas salivares geralmente são eficazes, mas seu efeito estende-se por 3 meses ou mais.

TRATAMENTO CIRÚRGICO

No contexto terapêutico da DP, a neurocirurgia funcional é definida como destruição ou estimulação elétrica dirigida para obter melhora dos tremores, discinesias, períodos "*off*" e sintomas de parkinsonismo em geral (Evidência de nível 1).[6,7] Em geral, a neurocirurgia funcional é utilizada para alcançar efeitos que não podem ser obtidos com fármacos (ainda que os agentes antiparkinsonianos costumem ser mantidos). A lesão estereotáxica de algumas regiões do tálamo (núcleo ventral intermédio, ou Vim) para controlar tremores era utilizada antes que a levodopa fosse disponibilizada. Mais tarde, com o entendimento mais claro dos circuitos motores dos núcleos da base, estudos mostraram que a ablação destrutiva da GPi trazia melhora das manifestações clínicas da DP, além do tremor. Ao longo das últimas 2 décadas, a neurocirurgia funcional avançou e passou a utilizar estimulação elétrica dirigida por uma técnica conhecida como *estimulação cerebral profunda* (ECP). O termo "profunda" refere-se à aplicação de eletrodos de estimulação a vários centímetros do crânio em núcleos específicos do encéfalo, como Vim (tálamo), GPi e NST. A ECP tornou-se uma técnica importante para tratar DP quando os fármacos não oferecem resultados satisfatórios. Com ampla experiência internacional, envolvendo mais de 250 mil pacientes e vários avanços tecnológicos, a ECP tornou-se opção terapêutica estabelecida, embora com limitações quanto aos efeitos que pode oferecer (Evidência de nível 1).[6,7] Essa técnica avançou ainda mais com a descoberta da atividade funcional que os circuitos de ativação estriatal "eferentes" produzem no cérebro de pacientes com DP. Com a utilização de ECP de alta frequência (60 a 150 Hz) com pulsos de 1 a 4 volts, essa técnica terapêutica tem significativo impacto na qualidade de vida dos pacientes com DP avançada. Essa técnica também foi aprovada para tratar DP em estágios mais iniciais, com base no conceito de que os problemas mais tardios, como discinesia e flutuações motoras, precisam ser evitados. Contudo, a maioria dos médicos experientes nos dias de hoje usa ECP basicamente para tratar tremor de repouso e discinesia ou distonia induzida por levodopa. Em geral, esses problemas podem ser controlados por completo. A ECP dirigida à GPi é sobretudo útil para controlar discinesias ou distonia (Evidência de nível 1).[6,7] Médicos experientes na seleção das áreas de ECP costumam conseguir prever de maneira adequada se estímulos aplicados na GPi ou NST serão úteis para controlar outras manifestações neurológicas da DP, embora a estimulação dessas duas estruturas possa levar a resultados semelhantes. Ainda que a estimulação da GPi e NST também possa atenuar tremores de alguns pacientes, resultados mais satisfatórios são obtidos com a aplicação dos eletrodos no núcleo talâmico Vim. Entretanto, a aplicação de estímulos nesse local pode provocar disfagia ou distúrbios da fala quando é realizada de modo bilateral; por essa razão, a ECP unilateral é preferível em alguns casos. A opção por ECP para tratar DP avançada deve levar em consideração suas limitações; alguns problemas, como desequilíbrio de retropulsão, não melhoram com essa intervenção. Como a aplicação do eletrodo precisa passar pelo córtex frontal do cérebro, os pacientes selecionados para ECP não devem ter disfunção cognitiva significativa. Depois de ampla experiência clínica, a aplicação dos eletrodos de ECP é muito segura; contudo, em casos raros, existe o risco de hemorragia intracerebral durante o procedimento ou infecção localizada no período pós-operatório.

Um recente acréscimo ao arsenal terapêutico disponível para o tremor associado à DP é a destruição talâmica unilateral por ultrassom focado (USF). Assim como ocorria com o procedimento cirúrgico mais antigo de lesão cirúrgica estereotáxica do núcleo talâmico Vim, a técnica de USF produz lesão térmica localizada. O USF é aplicado com o paciente acordado, cuja cabeça é circundada por vários transdutores de ultrassom. A técnica de aplicação do USF utiliza feixes de ultrassom focados para incidir em determinada área exata do crânio, cuja direção é orientada por exame de RM em tempo real. Embora tenha sido aprovado pela FDA (Food and Drug Administration) americana, o USF está disponível atualmente apenas em alguns centros de tratamento localizados nos EUA e outros países. Além de USF, outra abordagem não cirúrgica utiliza radiação gama para produzir lesão localizada no núcleo talâmico Vim com o objetivo de controlar tremores. Essa técnica é conhecida como *bisturi gama* e está disponível há alguns anos. Semelhante ao USF, feixes de raios gama são posicionados ao redor do crânio, de maneira que se cruzem em torno do alvo talâmico desejado, e são ajustados por parâmetros de exposição previamente definidos pela experiência com lesões induzidas pela radiação. A destruição neuronal localizada produzida por um procedimento com bisturi gama costuma demorar 6 meses ou mais para produzir seu efeito final e, assim como outros métodos de lesão terapêutica do tálamo, sua aplicação deve ser unilateral. Embora resultados excelentes sejam obtidos em centros experientes, esse procedimento nem sempre consegue eliminar tremores e alguns pacientes desenvolvem necrose pós-irradiação com consequências neurológicas mais amplas do que as que se pretendia erradicar com a destruição seletiva. A maioria dos médicos experientes não considera que o tratamento com bisturi gama seja a primeira opção para controlar tremor associado à DP.

PROGNÓSTICO

A DP é descrita, com frequência, como um distúrbio "progressivo" e, na verdade, alguns pacientes têm agravamento progressivo dos sintomas e da incapacidade com o transcorrer dos anos. Entretanto, a maioria dos pacientes com DP melhora de maneira acentuada com as diversas opções terapêuticas disponíveis e tem expectativa de vida normal. Antes que se dispusesse de tratamento farmacológico, o diagnóstico de DP era associado à expectativa de morte prematura e à inevitável perda de independência funcional. Embora esses estereótipos mais antigos da DP persistam, hoje em dia pacientes com essa doença têm excelente probabilidade de alcançar controle dos sintomas motores.

Uma das razões da percepção da DP como distúrbio progressivo incapacitante é o subgrupo de pacientes parkinsonianos que, na verdade, têm outros diagnósticos. Os pacientes com doença rapidamente progressiva diagnosticada, a princípio, como DP podem, por fim, ter o diagnóstico de PSP ou AMS. Algumas vezes, essas doenças são diagnosticadas apenas após um intervalo de tratamento ineficaz e desenvolvimento de outros déficits neurológicos. Pacientes com DP que desenvolvem déficit de equilíbrio impõem desafios especiais para evitar quedas, que aumentam o risco de lesões ortopédicas e cranianas; esses problemas estão entre as explicações mais comuns do motivo pelo qual os pacientes com DP podem ter morbidade mais grave e evolução fatal ocasional.

Médicos que informam pacientes com DP quanto ao seu futuro sempre devem buscar o "lado positivo" da doença. A maioria dos pacientes evolui de modo favorável, mesmo a longo prazo. O desafio para chegar a esse otimismo bem justificado é conhecer os estudos que acompanharam a evolução da doença a longo prazo. Pacientes com DP devem se considerar saudáveis e ter boa perspectiva de vida normal no futuro. Na maioria dos casos, pode-se assegurar que os fármacos serão eficazes nos próximos 10 anos ou mais. Pacientes não se tornam "imunes" à levodopa – mito comum divulgado por fontes não autorizadas.

Como explicado antes, o agravamento do controle sintomático satisfatório costuma ser um problema associado à liberação do fármaco, que comumente pode ser contornado. Os pacientes com frequência perguntam por que a DP algumas vezes aparece como causa de morte nos obituários, e uma explicação realista do motivo pelo qual isso não é verdade pode ser confortadora. Como muitos pacientes com DP são agraciados com anos (senão décadas) de controle sintomático contínuo, estabilização das limitações motoras como desequilíbrio e prevenção de demência, as orientações fornecidas pelo médico devem levar em consideração essa expectativa realista. Alguns subgrupos de pacientes com DP que apresentam tremor de repouso ou quadros neurológicos predominantemente unilaterais são especialmente sujeitos a ter prognóstico favorável. Também é importante que os médicos compartilhem com os pacientes que grande parte do que está disponível para ler sobre DP realça os diversos problemas causados pela doença, em vez de afirmar quão benigna pode ser sua evolução.

Uma questão muito controversa sobre o tratamento da DP é a razão pela qual pode haver perda progressiva de eficácia com o uso contínuo de levodopa. A DP em estágio terminal pode ser definida como uma condição infeliz, na qual a resposta à levodopa é insatisfatória para manter a independência nas atividades da vida diária. A progressão da doença com destruição adicional das áreas de armazenamento de dopamina nas terminações pré-sinápticas não é uma explicação provável para esse tipo de desfecho, visto que, com base em alguns estudos, a destruição dessas terminações de pacientes com parkinsonismo pós-encefalite resultou em aumento (em vez de redução) da sensibilidade à levodopa

Estudos de longa duração mostraram que, depois de 15 anos ou mais, alguns pacientes com DP desenvolvem algum tipo de limitação (seja atribuível a problemas motores ou outras manifestações não motoras). Nesse estágio da doença, o coeficiente de mortalidade é maior do que o de uma população pareada por idade. Apesar da disponibilidade de fármacos muito eficazes para tratar sintomas iniciais da doença, tendem a predominar problemas como bradicinesia progressiva, congelamento da marcha, distúrbios posturais e desequilíbrio de retropulsão. Quedas seguidas de lesões traumáticas tornam-se progressivamente mais comuns. Disfagia com asfixia e aspiração, imobilidade com desenvolvimento de úlceras de pressão e acentuada dificuldade de comunicação são complicações frequentes nos estágios muito avançados da DP. Há crescente risco de desenvolver demência, além de psicose, alucinações ou ideação paranoide. Por essa razão, com frequência é necessário internar os pacientes em instituições asilares. Essa trajetória da doença ao longo do tempo enfatiza a importância de compreendermos de maneira mais clara a patogenia e a necessidade de desenvolver tratamentos que alterem a evolução da doença.

EVIDÊNCIAS DE NÍVEL 1

1. Goetz CG, Koller WC, Poewe W, et al. Management of Parkinson's disease: an evidence-based review. *Mov Disord*. 2002;17(suppl 4):Sl-S166.
2. Fox SH, Katzenschlager R, Lim SY, et al.; for Movement Disorder Society Evidence-Based Medicine Committee. International Parkinson and Movement Disorder Society evidence-based medicine review: update on treatments for the motor symptoms of Parkinson's disease. *Mov Disord*. 2018;33:1248-1266.
3. Pahwa R, Factor SA, Lyons KE, et al.; for Quality Standards Subcommittee of the American Academy of Neurology. Practice parameter: treatment of Parkinson disease with motor fluctuations and dyskinesia (an evidence-based review): report of the Quality Standards Subcommittee of the American Academy of Neurology. *Neurology*. 2006;66: 983-995.
4. Talati R, Reinhart K, Baker W, White CM, Coleman CI. Pharmacologic treatment of advanced Parkinson's disease: a meta-analysis of COMT inhibitors and MAO-B inhibitors. *Parkinsonism Relat Disord*. 2009;15:500-505.
5. Binde CD, Tvete IF, Gåsemyr J, Natvig B, Klemp M. A multiple treatment comparison meta-analysis of monoamine

oxidase type B inhibitors for Parkinson's disease. *Br J Clin Pharmacol*. 2018;84:1917-1927.
6. Mansouri A, Taslimi S, Badhiwala JH, et al. Deep brain stimulation for Parkinson's disease: meta-analysis of results of randomized trials at varying lengths of follow-up. *J Neurosurg*. 2018;128:1199-1213.
7. Peng L, Fu J, Ming Y, Zeng S, He H, Chen L. The long-term efficacy of STN vs GPi deep brain stimulation for Parkinson disease: a meta-analysis. *Medicine (Baltimore)*. 2018; 97(35):e12153. doi:10.1097/MD.0000000000012153.
8. Uhrbrand A, Stenager E, Pedersen MS, Dalgas U. Parkinson's disease and intensive exercise therapy—a systematic review and meta-analysis of randomized controlled trials. *J Neurol Sci*. 2015;353:9-19
9. Miyasaki JM, Shannon K, Voon V, et al.; for Quality Standards Subcommittee of the American Academy of Neurology. Practice parameter: evaluation and treatment of depression, psychosis, and dementia in Parkinson disease (an evidence-based review): report of the Quality Standards Subcommittee of the American Academy of Neurology. *Neurology*. 2006;66:996-1002.
10. Seppi K, Weintraub D, Coelho M, et al. The Movement Disorder Society evidence-based medicine review update: treatments for the non-motor symptoms of Parkinson's disease. *Mov Disord*. 2011;26:S42-S80.
11. Meng YH, Wang PP, Song YX, Wang JH. Cholinesterase inhibitors and memantine for Parkinson's disease dementia and Lewy body dementia: a meta-analysis. *Exp Ther Med*. 2019;17:1611-1624.

LEITURA SUGERIDA

Anderson E, Nutt J. The long-duration response to levodopa: phenomenology, potential mechanisms and clinical implications. *Parkinsonism Relat Disord*. 2011;17:587-592.
Berg D, Lang AE, Postuma RB, et al. Changing the research criteria for the diagnosis of Parkinson's disease: obstacles and opportunities. *Lancet Neurol*. 2013;12:514-524.
Connolly BS, Lang AE. Pharmacological treatment of Parkinson disease: a review. *JAMA*. 2014;311:1670-1683.
Del Tredici K, Braak H. Review: sporadic Parkinson's disease: development and distribution of α-synuclein pathology. *Neuropathol Appl Neurobiol*. 2016;42(1):33-50.
Deleu D, Northway MG, Hanssens Y. Clinical pharmacokinetic and pharmacodynamic properties of drugs used in the treatment of Parkinson's disease. *Clin Pharmacokinet*. 2002;41(4):261-309.
Dickson DW. Parkinson's disease and parkinsonism: neuropathology. *Cold Spring Harb Perspect Med*. 2012;2:a009258.
Fahn S, Oakes D, Shoulson I, et al.; and Parkinson Study Group. Levodopa and the progression of Parkinson's disease. *N Engl J Med*. 2004;351:2498-2508.
Francardo V, Schmitz Y, Sulzer D, Cenci MA. Neuroprotection and neurorestoration as experimental therapeutics for Parkinson's disease. *Exp Neurol*. 2017;298(pt B):137-147.
Gibb WR, Lees AJ. The relevance of the Lewy body to the pathogenesis of idiopathic Parkinson's disease. *J Neurol Neurosurg Psychiatry*. 1988;51:745-752.
Goetz CG, Tilley BC, Shaftman SR, et al. Movement Disorder Society-sponsored revision of the Unified Parkinson's Disease Rating Scale (MDS-UPDRS): scale presentation and clinimetric testing results. *Mov Disord*. 2008;23(15): 2129-2170.
Hely MA, Reid WG, Adena MA, Halliday GM, Morris JG. The Sydney multicenter study of Parkinson's disease: the inevitability of dementia at 20 years. *Mov Disord*. 2008;23:837-844.
Holloway RG, Shoulson I, Fahn S, et al. Pramipexole vs levodopa as initial treatment for Parkinson disease: a 4-year randomized controlled trial. *Arch Neurol*. 2004;61:1044-1053.
Hughes AJ, Daniel SE, Kilford L, Lees AJ. Accuracy of clinical diagnosis of idiopathic Parkinson's disease: a clinico-pathological study of 100 cases. *J Neurol Neurosurg Psychiatry*. 1992;55:181-184.

Jankovic J, McDermott M, Carter J, et al. Variable expression of Parkinson's disease: a base-line analysis of the DATATOP cohort. The Parkinson Study Group. *Neurology*. 1990;40:1529-1534.
Kempster PA, Williams DR, Selikhova M, Holton J, Revesz T, Lees AJ. Patterns of levodopa response in Parkinson's disease: a clinico-pathological study. *Brain*. 2007;130:2123-2128.
Khoo TK, Yarnall AJ, Duncan GW, et al. The spectrum of nonmotor symptoms in early Parkinson disease. *Neurology*. 2013;80:276-281.
Kulisevsky J, Oliveira L, Fox SH. Update in therapeutic strategies for Parkinson's disease. *Curr Opin Neurol*. 2018;31(4):439-447.
Latella D, Maggio MG, Maresca G, et al. Impulse control disorders in Parkinson's disease: a systematic review on risk factors and pathophysiology. *J Neurol Sci*. 2019;398:101-106.
LeWitt PA. Levodopa therapy for Parkinson's disease: pharmacokinetics and pharmacodynamics. *Mov Disord*. 2015;30:64-72.
LeWitt PA, Fahn S. Levodopa therapy for Parkinson disease: a look backward and forward. *Neurology*. 2016;86(14 suppl 1):S3-S12.
LeWitt PA, Jenner P. Adenosine A_{2A} receptor antagonism in the treatment paradigm of Parkinson's disease: the WHY and the HOW. *Parkinsonism Relat Disord*. 2020;80(suppl 1):1-64. doi.org/10.1016/j.parkreldis.2020.10.001.
Lunati A, Lesage S, Brice A. The genetic landscape of Parkinson's disease. *Rev Neurol (Paris)*. 2018;174:628-643.
Marek K, Seibyl J, Eberly S, et al.; for Parkinson Study Group PRECEPT Investigators. Longitudinal follow-up of SWEDD subjects in the PRECEPT study. *Neurology*. 2014;82:1791-1797.
Martino R, Candundo H, Lieshout PV, et al. Onset and progression factors in Parkinson's disease: a systematic review. *Neurotoxicology*. 2017;61:132-141.
McDonnell MN, Rischbieth B, Schammer TT, Seaforth C, Shaw AJ, Phillips AC. Lee Silverman Voice Treatment (LSVT)-BIG to improve motor function in people with Parkinson's disease: a systematic review and meta-analysis. *Clin Rehabil*. 2018;32:607-618.
Nutt JG, Chung KA, Holford NH. Dyskinesia and the antiparkinsonian response always temporally coincide: a retrospective study. *Neurology*. 2010;74(15): 1191-1197.
Noyce AJ, Bestwick JP, Silveira-Moriyama L, et al. Meta-analysis of early nonmotor features and risk factors for Parkinson disease. *Ann Neurol*. 2012;72:893-901.
Parkinson J. An essay on the shaking palsy. 1817. *J Neuropsychiatry Clin Neurosci*. 2002;14(2):222-236.
Parkinson Study Group. Pramipexole vs levodopa as the initial treatment for Parkinson disease: a randomized controlled trial. Parkinson Study Group. *JAMA*. 2000;284:1931-1938.
Parnetti L, Gaetani L, Eusebi P, et al. CSF and blood biomarkers for Parkinson's disease. *Lancet Neurol*. 2019;18(6):573-586.
Poulopoulos M, Levy OA, Alcalay RN. The neuropathology of genetic Parkinson's disease. *Mov Disord*. 2012;27:831-842.
Pringsheim T, Jette N, Frolkis A, Steeves TDL. The prevalence of Parkinson's disease: a systematic review and meta-analysis. *Mov Disord*. 2014;29: 1583-1590.
Schapira AH, McDermott MP, Barone P, et al. Pramipexole in patients with early Parkinson's disease (PROUD): a randomised delayed-start trial. *Lancet Neurol*. 2013;12:747-755.
Schindlbeck KA, Eidelberg D. Network imaging biomarkers: insights and clinical applications in Parkinson's disease. *Lancet Neurol*. 2018;17(7): 629-640.
Selikhova M, Williams DR, Kempster PA, et al. A clinico-pathological study of subtypes in Parkinson's disease. *Brain*. 2009;132:2947-2957.
Strafella AP, Bohnen NI, Perlmutter JS, et al. Molecular imaging to track Parkinson's disease and atypical parkinsonism: new imaging frontiers. *Mov Disord*. 2017;32(2):181-192.
Tanner CM, Goldman SM. Epidemiology of Parkinson's disease. *Neurol Clin*. 1996;14:317-335.
Verschuur CVM, Suwijn SR, Boel JA, et al. for LEAP Study Group. Randomized delayed-start trial of levodopa in Parkinson's disease. *N Engl J Med*. 2019;380:315-324.
Whone AL, Watts RL, Stoessl AJ, et al.; for REAL-PET Study Group. Slower progression of Parkinson's disease with ropinirole versus levodopa: the REAL-PET study. *Ann Neurol*. 2003;54:93-101.
Zeuner KE, Schäffer E, Hopfner F, Brüggemann N, Berg D, Progress of pharmacological approaches in Parkinson's disease. *Clin Pharmacol Ther*. 2019; 105:1106-1120.

Síndromes Parkinson-*Plus* 87

Paul Greene

PONTOS-CHAVE

1. Doenças que incluem deficiência de dopamina têm manifestações clínicas semelhantes. A doença de Parkinson é a mais conhecida. Depois dela, outras doenças mais comuns são paralisia supranuclear progressiva (PSP), atrofia de múltiplos sistemas (AMS) e degeneração corticobasal (DCB).

2. Algumas manifestações clínicas que preveem a patologia da paralisia supranuclear progressiva são paralisia do olhar supranuclear, inexistência de melhora com levodopa, déficit de equilíbrio em estágios iniciais e/ou "congelamento" patológico e voz gutural.

3. Algumas manifestações clínicas que preveem a patologia da atrofia de múltiplos sistemas são combinações de voz escandida, ataxia e dismetria, distúrbios autonômicos marcantes e sinais/sintomas de parkinsonismo.

4. Algumas manifestações clínicas que preveem a patologia de degeneração corticobasal são apraxia, agnosia e mioclonia cortical, distonia unilateral e parkinsonismo resistente ao tratamento com levodopa.

5. Em geral, os sinais e os sintomas do parkinsonismo associados à paralisia supranuclear progressiva, da atrofia de múltiplos sistemas e da degeneração corticobasal não melhoram com fármacos usados para tratar a doença de Parkinson.

6. Alguns sinais/sintomas do parkinsonismo associados à paralisia supranuclear progressiva, da atrofia de múltiplos sistemas e da degeneração corticobasal podem ser tratáveis, inclusive cãibras musculares dolorosas, apraxia de abertura palpebral/blefarospasmo, constipação intestinal, distúrbios da função urinária e depressão.

7. Fármacos de ação central que bloqueiam receptores de dopamina ou reduzem os níveis desse neurotransmissor podem reproduzir os sinais motores e sintomas da doença de Parkinson.

INTRODUÇÃO

A doença de Parkinson (DP) é a causa mais comum de uma síndrome de deficiência de dopamina; entretanto, no início do século XX, foram identificadas outras causas para essa síndrome, a partir de um pequeno número de exames patológicos. Foi somente após a introdução da levodopa para o tratamento da DP, no fim da década de 1950 e início da década de 1960, que os médicos começaram a identificar pacientes que apresentavam sinais de deficiência de dopamina, mas que, diferentemente daqueles com DP, não tinham melhora ou apenas melhora mínima com o uso da levodopa. Como foram logo identificadas múltiplas causas para os estados de deficiência de dopamina que não respondem à levodopa, esses pacientes foram designados como portadores de parkinsonismo ou síndromes Parkinson-*plus*. As três síndromes Parkinson-*plus* mais comuns são a paralisia supranuclear progressiva (PSP), atrofia de múltiplos sistemas (AMS) e degeneração corticobasal (DCB). Além dessas doenças degenerativas, há alguns outros distúrbios semelhantes à DP, que também têm manifestações clínicas semelhantes.

SÍNDROMES PARKINSON-*PLUS*

Paralisia supranuclear progressiva

História

Em 1964, Steele, Richardson e Olszewski procederam a uma revisão de necropsias de pacientes que apresentavam uma síndrome de paralisia pseudobulbar, paralisia ocular supranuclear (acometendo principalmente o olhar vertical), rigidez axial e distonia, perda precoce dos reflexos posturais e demência. Encontraram um padrão de degeneração neuronal e emaranhados neurofibrilares (ENFs), afetando principalmente a ponte e o mesencéfalo. Essa afecção passou a ser conhecida como *síndrome de Steele-Richardson-Olszewski* ou PSP. À medida que foram realizadas mais necropsias, ficou evidente que essa patologia característica também era capaz de produzir outros padrões de sintomas iniciais, além daqueles da doença originalmente descrita, hoje conhecida como *síndrome de Richardson*. Na PSP com parkinsonismo (PSP-P), os pacientes no estado inicial da doença assemelham-se aos que apresentam DP idiopática. Entretanto, alguns pacientes com patologia da PSP também podem apresentar a síndrome corticobasal (ver adiante), afasia não fluente progressiva (ANFP), acinesia com congelamento da marcha, primariamente ataxia ou até mesmo demência pura.

Fisiopatologia

Na inspeção visual macroscópica do cérebro à necropsia na PSP típica, observam-se a presença de atrofia do mesencéfalo dorsal, globo pálido e núcleo subtalâmico; a despigmentação da substância negra; e a dilatação discreta do terceiro e quarto ventrículos e aqueduto. A microscopia óptica revela perda neuronal com gliose, numerosos ENF e filamentos de neurópilo em muitas estruturas subcorticais, incluindo núcleo subtalâmico, pálido, substância negra, *locus ceruleus*, substância cinzenta periaquedutal, colículos superiores, núcleo basal, oliva, núcleo rubro, núcleos oculomotores e córtex cerebral, particularmente as áreas pré-frontal e pré-central. Os ENFs aparecem como meadas de fibrilas finas, frequentemente de formato globoso nos neurônios do tronco encefálico. Em nível ultraestrutural, ENFs são compostos de túbulos curtos e retos de 12 a 15 nm, dispostos em feixes circulares e entrelaçados, contendo proteínas de neurofilamentos e a proteína tau associada aos neurotúbulos. Na PSP, a inclusão do éxon 10 da proteína tau cria um predomínio de quatro domínios repetidos de ligação de microtúbulos, em comparação com uma mistura de três e quatro domínios repetidos na doença de Alzheimer. A lesão astrocítica típica na PSP consiste no astrócito em tufo, diferentemente da lesão astrocítica observada na DCB, a placa astrocítica (ver adiante). São encontrados corpos espiralados que consistem em ENF nos astrócitos tanto da PSP quanto da DCB.

Sinais e sintomas

Pacientes com PSP clássica ou síndrome de Richardson apresentam uma síndrome acinética rígida semelhante à DP, com perda precoce dos reflexos posturais, quedas e demência e, habitualmente, exibem paralisia supranuclear precoce na evolução. O tremor de repouso, o início assimétrico e a obtenção de melhora com a levodopa não são comuns. Com frequência, a rigidez axial excede a rigidez dos membros, e a postura pode ser ereta. Os pacientes apresentam distonia facial com pregas nasolabiais profundas e testa sulcada (sinal do prócero), com aparência de surpresa ou preocupação. Quando o paciente anda, o pescoço pode ficar estendido e os braços entram em abdução nos ombros e flexão nos cotovelos. Em geral, a disfagia e a disartria aparecem em estágio precoce e tornam-se graves. A voz é pastosa e, algumas vezes, rouca ou gutural, e alguns pacientes apresentam anartria com progressão da doença. O "congelamento" da marcha pode ser proeminente, e a parada transitória da atividade motora interrompe a marcha, a fala e/ou outras ações.

Os primeiros sintomas visuais da síndrome de Richardson consistem em incapacidade de manter o contato dos olhos em interações sociais e dificuldade em tarefas que exigem olhar para baixo, como ler, comer ou descer escadas. No exame, verifica-se hesitação no olhar para baixo voluntário, acompanhada de perda do nistagmo optocinético vertical no movimento para baixo do alvo. Com frequência, os pacientes queixam-se de diplopia, visão turva ou dificuldade na leitura. Os distúrbios da motilidade das pálpebras também são comuns, incluindo retração da pálpebra (resultando em expressão com olhar fixo), blefarospasmo e apraxia da abertura ou fechamento das pálpebras (incapacidade de abrir ou fechar os olhos por comando, apesar da força motora preservada e capacidade normal de entender o que lhe foi pedido). A apraxia de abertura e o fechamento das pálpebras (que provavelmente não é uma verdadeira apraxia) são muito mais comuns na PSP que em qualquer outro distúrbio extrapiramidal. A instabilidade na fixação com reflexos de onda quadrada grosseiros e a supressão defeituosa do reflexo vestíbulo-ocular são comuns.

O distúrbio cognitivo associado às síndromes de PSP é considerado o protótipo da demência subcortical. As características notáveis consistem em bradifrenia (lentidão de pensamento) grave, comprometimento da fluência verbal e dificuldade em ações sequenciais ou em passar de uma tarefa para outra. Os testes cognitivos que dependem do desempenho visual são particularmente afetados. A apatia e a desinibição são comuns. A impulsividade complica a instabilidade postural e, com frequência, leva a um comportamento que acentua o risco de quedas. A incontinência emocional é dominada por choro inadequado ou, com menos frequência, por riso.

A evolução da PSP é agressiva; dentro de 3 a 4 anos após o início, os pacientes já não podem andar sem auxílio e, em um período mediano de 5 anos após o início, estão confinados ao leito e a uma cadeira. Sucumbem a infecções (por aspiração ou úlceras de decúbito) ou pelas sequelas das quedas. A evolução varia de acordo com a síndrome clínica, porém a síndrome de Richardson caracteriza-se por uma deterioração inexorável, culminando na morte dentro de 6 a 10 anos na maioria dos casos.

Nos casos de PSP-P, quedas, demência e paralisia supranuclear ocorrem de modo mais tardio, e os pacientes têm mais tendência a apresentar início assimétrico, tremor de repouso e resposta à levodopa no início da evolução (embora esses achados habitualmente não persistam). Em alguns pacientes com patologia da PSP, dependendo da distribuição da patologia, a dificuldade na linguagem pode preceder os sinais motores, manifestando-se como afasia expressiva lenta disártrica (denominada *afasia progressiva primária* ou *ANFP*). Em um pequeno número de pacientes, a variação observada na patologia pode produzir outras síndromes iniciais: congelamento e dificuldade de equilíbrio sem rigidez significativa (acinesia com congelamento da marcha), demência pura sem déficits motores significativos, síndrome cerebelar ou síndrome corticobasal.

Atrofia de múltiplos sistemas

História

Já no início da década de 1900, foi observado que alguns pacientes com sinais parkinsonianos apresentavam sinais e sintomas adicionais atribuíveis a outros sistemas cerebrais: disfunção cerebelar (denominada *atrofia olivopontocerebelar*, ou AOPC) ou disfunção autonômica (denominada *síndrome de Shy-Drager*, ou SSD). Outra síndrome de parkinsonismo rapidamente progressiva com perda neuronal e gliose principalmente no putame e na substância negra, porém sem corpos de Lewy na necropsia, foi denominada *degeneração nigroestriatal* (DNE). Por fim, foi constatado que alguns pacientes exibiam elementos de todas essas síndromes, e alguns pacientes com determinada síndrome clínica poderiam ter uma sobreposição da patologia com as outras síndromes. Foi introduzido o termo *atrofia de múltiplos sistemas* para indicar que a DNE; a SSD e a AOPC constituíam parte de um único espectro de doença. A identificação posterior de uma patologia comum (inclusões citoplasmáticas gliais contendo sinucleína) confirmou a suspeita de que essas afecções representavam uma doença. Alguns pacientes com AMS apresentam sinais do neurônio motor superior e um dos pacientes com SSD como doença de base também apresentou sinais do neurônio motor inferior. Ainda não foi esclarecido como muitos pacientes com parkinsonismo e doença do neurônio motor exibem a patologia da AMS, de modo que os critérios atuais para a AMS não incluem a síndrome de parkinsonismo-amiotrofia. Tendo em vista que a maioria dos pacientes apresenta algum grau de disfunção autonômica, a doença é atualmente caracterizada de acordo com a disfunção motora à apresentação: AMS com parkinsonismo quando sinais/sintomas parkinsonianos predominam e AMS com disfunção cerebelar quando há predomínio de anormalidades das funções cerebelares.

Fisiopatologia

O espectro patológico completo da AMS consiste em perda neuronal e gliose no neoestriado, substância negra, globo pálido, cerebelo, núcleo olivar inferior, núcleos da ponte, células do corno intermediolateral, tratos corticospinais e, raramente, células do corno anterior. A característica patológica comum é a presença de inclusões citoplasmáticas gliais disseminadas, em particular na oligodendróglia. Essas estruturas perinucleares argirofílicas positivas para alfassinucleína são principalmente compostas de microtúbulos retos contendo ubiquitina e proteína tau. Na DNE, a perda de neurônios e a gliose são observadas predominantemente na substância negra e neoestriado. Na SSD, ocorre perda dos neurônios simpáticos pré-ganglionares nos cornos intermediolaterais. Além disso, outras áreas podem ser afetadas, particularmente a substância negra (produzindo parkinsonismo), o cerebelo (causando ataxia) e o estriado (levando a uma ausência de resposta à levodopa). Na AOPC, ocorre degeneração da oliva, ponte e cerebelo, bem como perda neuronal no estriado e na substância negra. Com menos frequência, ocorre comprometimento das células do corno anterior (causando amiotrofia).

Sinais e sintomas

Os sintomas que definem DNE são os do parkinsonismo, sem tremor. A progressão é habitualmente rápida, e a resposta benéfica à levodopa é discreta ou ausente, presumivelmente devido à perda dos neurônios estriatais contendo receptores de dopamina. As reações distônicas são comuns após a terapia com doses baixas de levodopa. Nesses pacientes, contrações sustentadas da face, pescoço ou membros podem ocorrer depois do tratamento com levodopa. Hipotensão ortostática é um sintoma inicial comum da SSD (algumas vezes com pressão arterial lábil), porém outros sintomas de disfunção autonômica também são problemáticos, incluindo impotência, incontinência de urgência, esvaziamento incompleto da bexiga e distúrbios da motilidade gastrintestinal. O estridor laríngeo (com frequência à noite, mas algumas vezes também durante o dia) sugere fortemente a SSD e pode comportar risco à vida. Outros sintomas do sono incluem respiração disrítmica, sono e apneia central. A AOPC caracteriza-se por uma mistura de parkinsonismo e síndrome cerebelar, incluindo ataxia da marcha, dismetria, fala escandida, nistagmo, movimentos sacádicos hipométricos, comprometimento do olhar para cima supranuclear e outras anormalidades de movimentos oculares cerebelares. A apresentação menos comum da AMS envolve amiotrofia simulando a esclerose lateral amiotrófica (frequentemente combinada com parkinsonismo). Alguns pacientes com AMS patológica podem apresentar insuficiência autonômica pura durante muitos anos antes do desenvolvimento de outros sintomas (e alguns podem exibir a patologia e, por fim, desenvolver os sintomas da doença com corpos de Lewy). A demência na AMS é raramente grave. Conforme assinalado anteriormente, é frequente a ocorrência das combinações desses sintomas. Na maioria dos casos, o paciente progride rapidamente e fica confinado a uma cadeira de rodas dentro de um período mediano de 6 a 7 anos após o início, embora os pacientes com predomínio do déficit cerebelar pareçam ter uma progressão mais lenta. Assim como em outras síndromes Parkinson-*plus*, os pacientes morrem de infecções pulmonares, das vias urinárias e de úlceras de decúbito e complicações das quedas. Diferentemente das outras síndromes, os pacientes com AMS também correm risco de parada cardiopulmonar, devido à disfunção autonômica.

Degeneração corticobasal

História

Descrita inicialmente em 1967, como degeneração corticodentatonigral com acromasia neuronal, esse distúrbio foi caracterizado clinicamente por uma combinação de parkinsonismo não responsivo à levodopa com perda precoce do equilíbrio, distonia acentuada unilateral do membro e quase qualquer tipo de déficit cortical focal. A patologia também foi caracterizada: presença de neurônios acromáticos aumentados em áreas corticais (particularmente os lobos parietal e frontal), com degeneração dos neurônios da substância negra e estriado sem corpos de Lewy. A síndrome, também denominada *degeneração ganglionar corticobasal* no passado, é hoje habitualmente designada como *degeneração corticobasal*. À semelhança da PSP, sabe-se atualmente que essa patologia também pode se manifestar clinicamente de outras maneiras: como síndrome comportamental-espacial frontal, ANFP, síndrome semelhante à PSP, demência sem anormalidades motoras, ou até DP. Como os pacientes com a patologia da PSP podem simular a DCB, a síndrome clínica original é atualmente denominada *síndrome corticobasal*. A sobreposição da DCB e da PSP, tanto na patologia quanto nas características clínicas, levantou a questão de que os dois diagnósticos possam representar um espectro de uma única doença, apesar do pequeno número de achados patológicos típicos de cada diagnóstico.

Fisiopatologia

Na DCB, a atrofia simétrica é habitualmente mais grave na região frontoparietal, com preservação relativa dos lobos occipitais. São encontrados neurônios vacuolados intumescidos nas áreas corticais atróficas e, em menor grau, nas regiões subcorticais afetadas. Esses neurônios intumescidos ou balonados contêm neurofilamentos fosforilados e, algumas vezes, proteína tau e ubiquitina. Há perda neuronal e gliose no córtex afetado e no globo pálido, putame, núcleo rubro, tálamo, núcleo subtalâmico, substância negra, *locus cerúleo* e, em menor grau, núcleo denteado. Os neurônios remanescentes nas áreas afetadas contêm os emaranhados globosos comuns na PSP e, nesse contexto, são designados como *corpos corticobasais*. À semelhança da PSP, a substância branca é afetada com uma variedade de anormalidades, incluindo fibrilas contendo proteína tau espiraladas ao redor dos núcleos da oligodendróglia (corpos espiralados). O achado típico glial na DCB não é o astrócito em tufo comum na PSP, porém prolongamentos contendo proteína tau que circundam os astrócitos, denominados *placas astrocíticas*. À semelhança da PSP, a proteína tau de quatro regiões repetidas predomina, porém os fragmentos insolúveis de tau na DCB apresentam uma ultraestrutura diferente daquela dos fragmentos insolúveis de tau na PSP.

Sinais e sintomas

O início da DCB é insidioso e tipicamente unilateral, com déficits corticais focais e, com frequência, rigidez-distonia acentuada do braço e/ou da perna acometidos. As posturas sustentadas que levam a contraturas são comuns. Em geral, observa-se a presença de bradicinesia, cuja detecção pode ser difícil no membro ou membros distônicos. Sinais corticais de apraxia (incapacidade de realizar movimentos complexos quando a compreensão e força muscular estão preservadas), agnosia (incapacidade de interpretar estímulos sensoriais complexos, mesmo quando a sensibilidade e compreensão estão preservadas), fenômeno do membro estranho (quando movimentos complexos são realizados por um membro sem controle do indivíduo), déficit sensorial cortical, mioclonia reflexa cortical e, em certas ocasiões, afasia são habitualmente acentuados. Além dos sinais focais, é comum haver disfunção cortical global (demência). A fala é hesitante e disártrica, a marcha é deficiente e, em certas ocasiões, o tremor de ação é evidente. Em geral, ocorrem quedas pouco depois do início da doença. Em geral, a doença dissemina-se lentamente, até acometer ambos os lados do corpo, e podem ocorrer dificuldades supranucleares do olhar tardiamente na evolução. Os pacientes com patologia da DCB podem apresentar várias outras síndromes. Na síndrome comportamental-espacial frontal, os pacientes exibem alguma combinação de disfunção executiva, alteração comportamental e déficits visuoespaciais. A DCB no início também pode se assemelhar à PSP, à ANFP ou a uma demência sem as características motoras ou corticais focais.

EPIDEMIOLOGIA

A prevalência relatada de cada síndrome varia acentuadamente. Em parte, isso se deve ao fato de que os estudos clínicos tendem a subestimar a prevalência, enquanto os estudos de necropsia tendem a superestimá-la (visto que casos raros têm mais probabilidade de chegar à necropsia). PSP é a mais comum e, em estudos clínicos, a sua prevalência geralmente relatada é de 1 a 20 por 100 mil (em comparação com 100 a 200 por 100 mil para a DP). Em um estudo comunitário de 233 necropsias, 19% tinham DP, 3% tinham PSP, 0,9% tinham AMS e 0,4% tinham DCB. Embora PSP, DCB, AMS e suas síndromes geralmente sejam esporádicas, recentemente foi diagnosticado pequeno número de doenças genéticas raras, que clinicamente podem ser semelhantes à PSP, AMS ou DCB, inclusive mutações dos genes *MAPT* e *PGRN* (que codificam proteína tau e progranulina), *C9orf72* (que geralmente causa esclerose lateral amiotrófica familiar e doença frontotemporal), *TARDBP*, *CHMP2B* e mutações genéticas raras.

DIAGNÓSTICO

Atualmente, há consenso quanto aos critérios para o diagnóstico de cada uma dessas síndromes. Foram desenvolvidos principalmente para pesquisa clínica, porém são também usados com frequência para o diagnóstico clínico (Tabelas 87.1 e 87.2).

O parkinsonismo que não responde à levodopa com comprometimento precoce da marcha e equilíbrio sugere síndrome Parkinson-*plus*, mais frequentemente PSP, AMS ou DCB. Hoje em dia, existem exames de imagem específicos para transportador de dopamina, que são usados para detectar deficiência dopaminérgica, embora sua sensibilidade ainda não esteja definida. Existem dois desafios: (1) É possível identificar pacientes com sinais e sintomas de uma doença, porém com patologia de outra? (2) É possível identificar pacientes que parecem apresentar DP idiopática no início da evolução, mas que na verdade apresentam uma dessas síndromes?

É impossível prever a patologia subjacente em 100% dos casos. Oftalmoplegia vertical supranuclear sugere a presença de doença de Richardson. Em geral, movimentos oculares verticais são os primeiros afetados na PSP, enquanto distúrbios da motricidade ocular surgem em estágio tardio na DCB e são habitualmente horizontais na AMS. Déficits cerebelares significativos são mais comuns na AMS, porém raramente estão presentes na PSP. Insuficiência autonômica é uma característica essencial da AMS e é incomum na PSP e DCB, porém pode ser proeminente na doença com corpos de Lewy difusos (DCLD). Transtorno cognitivo significativo é comum na PSP e DCB, porém raro na AMS. Déficits corticais focais constituem uma característica de definição da DCB, porém são observados em minoria de pacientes com PSP. As alucinações visuais e as discinesias por DOPA têm mais tendência a ocorrer na DP do que na PSP-P ou nas outras síndromes. Com frequência, o parkinsonismo vascular preenche os critérios para uma síndrome Parkinson-*plus* e pode ser confundido com a PSP se houver comprometimento dos movimentos oculares. O parkinsonismo vascular só pode estar presente em caso de anormalidade significativa na ressonância magnética (RM), porém doença da substância branca na RM não descarta a possibilidade de PSP, AMS ou DCB. Parkinsonismo associado à degeneração lobar frontotemporal pode simular qualquer uma dessas doenças, particularmente quando a demência aparece depois dos sintomas motores.

Tabela 87.1 Critérios diagnósticos para atrofia de múltiplos sistemas.

AMS possível
Doença esporádica gradualmente progressiva que começa com mais de 30 anos de idade
• Pelo menos uma característica sugestiva de disfunção autonômica:
• Urgência urinária, polaciúria ou esvaziamento incompleto da bexiga inexplicável
• Disfunção erétil em homens
• Hipotensão ortostática significativa
• Pelo menos uma característica adicional de AMS (ver descrição no texto seguinte)
• Qualquer um dos seguintes critérios:
• Parkinsonismo (bradicinesia com rigidez, tremor ou instabilidade postural)
• Síndrome cerebelar (ataxia da marcha com disartria cerebelar, ataxia dos membros, disfunção oculomotora cerebelar)
AMS provável
Doença esporádica gradualmente progressiva, começando depois dos 30 anos de idade
• Insuficiência autonômica com um dos seguintes critérios:
• Incontinência urinária (incapacidade de controlar a liberação de urina da bexiga) com disfunção erétil nos homens
• Doença ortostática da pressão arterial dentro de 3 min de posição ortostática em pelo menos 30 mmHg para a pressão sistólica ou 15 mmHg para a pressão diastólica
• Qualquer um dos seguintes critérios:
• Parkinsonismo com resposta deficiente à levodopa (bradicinesia com rigidez, tremor ou instabilidade da postura)
• Síndrome cerebelar (ataxia da marcha com disartria cerebelar, ataxia dos membros, disfunção oculomotora cerebelar)
• Características adicionais de AMS possível
AMS-P ou AMS-C possíveis
• Sinal de Babinski com hiper-reflexia
• Estridor
• AMS-P possível
• Parkinsonismo rapidamente progressivo
• Resposta deficiente à levodopa
• Instabilidade postural dentro de 3 anos após o início motor
• Ataxia da marcha, disartria cerebelar, ataxia dos membros ou disfunção oculomotora cerebelar
• Disfagia dentro de 5 anos após o início motor
• Atrofia na RM do putame, pedúnculo cerebelar médio, ponte ou cerebelo
• AMS-C possível
• Parkinsonismo (bradicinesia e rigidez)
• Atrofia na RM do putame, pedúnculo cerebelar médio ou ponte
• Hipometabolismo na FDG-PET do putame
• Desenervação dopaminérgica nigroestriatal pré-sináptica na SPECT ou PET

AMS, atrofia de múltiplos sistemas; AMS-C, AMS-disfunção cerebelar; AMS-P, AMS-parkinsonismo; FDG-PET, tomografia por emissão de pósitrons com ^{18}F-fluorodesoxiglicose; RM, ressonância magnética; SPECT, tomografia computadorizada por emissão de fóton único. (Adaptada de Gilman S, Wenning GK, Low P et al. Second consensus statement on the diagnosis of multiple system atrophy. *Neurology*. 2008;71:670-676.)

Tabela 87.2 Critérios diagnósticos para degeneração corticobasal.

DCB provável

- Início insidioso e progressão gradual
- Início com 50 anos de idade ou mais, presente durante pelo menos 1 ano, menos de dois parentes afetados
- Qualquer dos seguintes critérios:
  - SCB provável
  - CEF
  - VNA com pelo menos uma característica provável de SCB (ver adiante)

SCB provável

Apresentação assimétrica de ambos:

- Pelo menos dois dos seguintes critérios:
  - Rigidez dos membros ou acinesia
  - Distonia dos membros
  - Mioclonia dos membros
- Pelo menos dois dos seguintes critérios:
  - Apraxia orobucal ou dos membros
  - Déficit sensorial cortical
  - Membro alienígena (mais do que apenas movimento involuntário de levitação do membro)

Síndrome CEF

Dois dos seguintes critérios:

- Disfunção executiva
- Alteração do comportamento ou da personalidade
- Déficits visuoespaciais

Variante não fluente/agramatical (VNA) da afasia progressiva primária

Fala agramatical difícil, com pelo menos uma das seguintes características:

- Prejuízo na compreensão gramatical e da sentença, com relativa preservação da compreensão de palavras isoladas
- Produção de fala distorcida (apraxia da fala)

SPSP

Três dos seguintes critérios:

- Rigidez ou acinesia axial ou dos membros simétrica
- Instabilidade postural ou quedas
- Incontinência urinária
- Alteração comportamental
- Paralisia do olhar vertical supranuclear ou diminuição da velocidade dos movimentos sacádicos verticais

DCB possível

- Início insidioso e progressão gradual
- Presente pelo menos durante 1 ano
- Qualquer um dos seguintes critérios:
  - DCB provável
  - VNA ou síndrome CEF
  - SPSP com pelo menos uma característica de SCB possível (ver adiante)

SCB possível

Apresentação assimétrica ou simétrica de ambos:

- Pelo menos um dos seguintes critérios:
  - Rigidez ou acinesia dos membros
  - Distonia dos membros
  - Mioclonia dos membros
- Pelo menos um dos seguintes critérios:
  - Apraxia orobucal ou dos membros
  - Déficit sensorial cortical
  - Membro estranho (mais do que apenas movimento involuntário de levitação do membro)

CEF, síndrome comportamental-espacial frontal; DCB, degeneração corticobasal; PSP, paralisia supranuclear progressiva; SCB, síndrome corticobasal; SPSP, síndrome de paralisia supranuclear progressiva; VNA, variante não fluente-agramatical. (Adaptada de Armstrong MJ, Litvan I, Lang AE et al. Criteria for the diagnosis of corticobasal degeneration. *Neurology*. 2013;80:496-503.)

PSP ou DCB pode se manifestar como demência sem anormalidades motoras, ou como parkinsonismo sensível à levodopa sem sinais incompatíveis, e pode não haver nenhuma maneira clínica de identificar corretamente a doença até sua progressão. Qualquer paciente com sinais parkinsonianos simétricos ou cuja parte inferior do corpo seja mais afetada do que a parte superior pode finalmente desenvolver uma síndrome Parkinson-*plus*, porém isso não é sensível, nem específico.

Tomografia por emissão de pósitrons (PET) com ^{18}F-fluorodesoxiglicose pode diferenciar com precisão DP de todas as síndromes Parkinson-*plus*, porém geralmente não está disponível. Existem outros marcadores de imagem para cada uma dessas síndromes, porém nenhum deles ainda foi aceito como sensível e específico. A atrofia do mesencéfalo pode ser quantificada na tomografia computadorizada ou RM e, com frequência, é diferente da PSP, AMS e DCB. A atrofia rostral maior do que a atrofia da ponte pode se assemelhar ao bico de um beija-flor da PSP. Pode haver hiperintensidade na margem dorsolateral do putame (sinal "*putaminal slit*") e sinal cruciforme aumentado na ponte (sinal da "colomba pascal") na AMS. A atrofia cortical focal sugere DCB. A insuficiência autonômica na AMS afeta os neurônios simpáticos pré-ganglionares (a epinefrina plasmática está normal quando o paciente está em decúbito dorsal, porém não aumenta quando o paciente está em posição ortostática), e isso pode diferenciá-la do ortostatismo na DCLD.

No passado, acreditava-se que essas síndromes fossem esporádicas; todavia, recentemente, foi identificado um pequeno número de anomalias genéticas que podem ser diagnosticadas clinicamente como PSP, AMS e DCB.

TRATAMENTO

O tratamento de todas as síndromes Parkinson-*plus* é difícil e as abordagens são semelhantes para PSP, DCB e AMS, de modo que serão discutidas juntas. Em geral, fármacos não são eficazes para tratar sintomas parkinsonianos dessas doenças, porém têm mais probabilidade de serem eficazes na disfunção cerebelar associada à AMS, na qual o estriado é relativamente poupado. Entretanto, levodopa pode exagerar a hipotensão ortostática da AMS. Medidas para superar esse problema consistem no uso de meia elástica de suporte, ingestão de sal e administração de fludrocortisona, midodrina e outros agentes hipertensivos. Os pacientes podem dormir com a cabeça elevada, a fim de evitar hipertensão noturna e, se esta for um problema, a fludrocortisona deve ser mantida na dose mínima. Se houver maior comprometimento do estriado, com suposta perda dos receptores de dopamina, o benefício da levodopa diminui. O tratamento com levodopa exige aumento até a dose máxima tolerada ou até 2 g/dia (na presença de carbidopa), a fim de determinar se é possível obter qualquer resposta terapêutica. A apraxia da abertura palpebral (principalmente na PSP) e a distonia ou rigidez dolorosas podem ser tratadas com toxina botulínica quando os sintomas são relativamente focais, e os músculos podem ser localizados para injeção. Antidepressivos tricíclicos ou dextrometorfano/quinidina podem suprimir choro ou riso inapropriados. Anticolinérgicos em doses modestas ou injeções de toxina botulínica podem ser úteis para controlar salivação excessiva. Pacientes com síndromes Parkinson-*plus* correm alto risco de deglutição difícil, de modo que toxina botulínica deve ser utilizada com cautela. Os antidepressivos podem ser úteis para tratar depressão em todas as síndromes de Parkinson (não se sabe se alguns antidepressivos são mais eficazes que outros), embora a maioria dos pacientes não tolere bloqueadores dos receptores de dopamina, que algumas vezes são utilizados no tratamento da depressão. A 1-desamino-8-d-arginina-vasopressina administrada ao deitar pode ser útil para evitar incontinência noturna (e também para ajudar a controlar ortostatismo). Constipação intestinal é tratada como na DP idiopática, porém pode responder de modo menos satisfatório ao tratamento. À semelhança de outras síndromes Parkinson-*plus*, cãibras dolorosas podem responder às injeções de toxina botulínica. Algumas famílias usam alimentação enteral quando há risco de aspiração. Sondas gástricas não impedem regurgitação seguida de aspiração. Sondas duodenais evitam aspiração, porém exigem alimentação contínua e não na forma de bolo (Tabela 87.3).

Recentemente, alguns autores sugeriram a hipótese de que a proteína tau desestruturada (nos casos de PSP e DCB) e a alfas-sinucleína desestruturada (na AMS) possam atuar como príons e causar progressão dessas doenças. Hoje em dia, há estudos em andamento para retardar ou interromper a disseminação dessas proteínas no encéfalo.

OUTRAS SÍNDROMES PARKINSON-*PLUS*

Parkinsonismo induzido por fármacos/toxinas

Bloqueadores de receptores de dopamina

Fármacos que bloqueiam receptores D2 de dopamina no núcleo estriado (p. ex., fenotiazinas, butirofenonas, tioxantenos e outros bloqueadores dos receptores de dopamina de ação

Tabela 87.3 Tratamentos recomendados para paralisia supranuclear progressiva, atrofia de múltiplos sistemas e degeneração corticobasal.

Indicação	Tratamento	Efeitos colaterais possíveis
Distúrbios motores	Levodopa-carbidopa até que haja tolerância: tentar tratar com 600 a 800 mg/dia de levodopa, se possível em 3 doses fracionadas ao dia	Ortostatismo (especialmente AMS), distonia (especialmente AMS), náuseas, psicoses e outros
Apraxia de abertura palpebral (especialmente PSP)	Injeções BTX-A: geralmente é preciso usar doses maiores que as aplicadas para tratar blefaroespasmo (faixa de 25 a 100 unidades por olho). De forma a aplicar doses maiores sem causar ptose, é necessário aumentar a concentração da toxina sem usar volumes mais altos em cada ponto de injeção	Ptose, outros
Depressão	Antidepressivos (exceto BRDs): mesma faixa de doses destes fármacos usados para tratar pacientes sem parkinsonismo	Letargia, agitação, outros
Sialorreia	Anticolinérgicos: conforme a tolerabilidade, geralmente em doses baixas (2 a 5 mg/dia nessa faixa etária) BTX-B: as doses variam acentuadamente caso a caso, geralmente começando com 500 unidades por lado e aumentadas de acordo com a tolerância e a necessidade	Boca seca, confusão mental (anticolinérgicos), disfagia (especialmente BTX-B)
Incontinência urinária noturna	DDAVP: 0,1 mg, 10 µg em 1 a 3 aplicações por narina todas as noites à hora de deitar	Hipertensão
Constipação intestinal	Igual ao recomendado para DP	–
Cãibras musculares dolorosas	BTX-A: em geral, doses muito baixas por músculo aplicado são suficientes para atenuar espasmo doloroso (25 a 50 unidades por músculo), dependendo do seu tamanho	Fraqueza muscular excessiva
Aspiração	Tubo gástrico ou duodenal	–

AMS, atrofia de múltiplos sistemas; BRDs, bloqueadores de receptor de dopamina; BTX, toxina botulínica; DDVAP, 1-desamino-8-o-arginina vasopressina; DP, doença de Parkinson; PSP, paralisia supranuclear progressiva.

central, incluindo alguns antieméticos e alguns bloqueadores dos canais de cálcio) ou que causam depleção da dopamina e serotonina no núcleo estriado (p. ex., reserpina, tetrabenazina) podem induzir parkinsoniano. Pode ser necessário um período de várias semanas a meses para a resolução do parkinsonismo após a retirada do agente agressor. Parkinsonismo que persiste por mais de 6 meses após a retirada do fármaco é atribuído à DP subjacente, que se tornou evidente durante a exposição a esses fármacos antidopaminérgicos. Anticolinérgicos podem melhorar os sinais e sintomas parkinsonianos induzidos por fármacos. Clozapina e quetiapina (antipsicóticos atípicos) e, mais recentemente, pimavanserina são os antipsicóticos com menos probabilidade de causar ou agravar parkinsonismo.

1-metil-4-fenil-1,2,3,6-tetra-hidropiridina

Apesar de raro, o parkinsonismo induzido por essa toxina é importante, visto que provoca destruição seletiva dos neurônios nigroestriatais dopaminérgicos, e seu mecanismo envolvido foi intensivamente investigado para possíveis indicações quanto à etiologia e à patogenia da DP. A 1-metil-4-fenil-1,2,3,6-tetra-hidropiridina (MPTP) é uma pró-toxina, que é convertida em proteína 1 palmitoilada de membrana (MPP1) por ação da monoaminoxidase tipo B. A MPP1 é captada seletivamente pelos neurônios e terminações dopaminérgicas, por meio do sistema transportador de dopamina. A MPP1 inibe o complexo I das mitocôndrias, causa depleção do ATP e aumenta a quantidade de radicais de íons superóxido. Por sua vez, o superóxido pode reagir com óxido nítrico para formar o oxirradical peroxinitrito. Parkinsonismo induzido por MPTP tem sido observado em usuários de drogas que a administram por via intravenosa e, possivelmente, também em alguns funcionários de laboratórios expostos à toxina. A síndrome clínica é indistinguível da DP e responde à administração de levodopa. A PET mostra que a exposição subclínica à MPTP resulta em diminuição da captação de fluorodopa no estriado, tornando o indivíduo propenso ao futuro desenvolvimento de parkinsonismo.

Outros fármacos além dos bloqueadores de receptores de dopamina e 1-metil-4-fenil-1,2,3,6-tetraidropiridina

Muitos outros fármacos são ocasionalmente apontados como causa de parkinsonismo reversível, incluindo antidepressivos, antiepilépticos, medicamentos anti-hipertensivos, agentes antiarrítmicos, fármacos imunossupressores e outros. Em alguns casos, o parkinsonismo é relativamente comum; em outros, sua ocorrência é só raramente relatada. Em casos raros, outros fármacos que causam comprovadamente parkinsonismo também podem ter desempenhado um papel e alguns podem incluir casos de DP idiopática coincidente. A Tabela 87.4 fornece uma lista parcial de fármacos que causam parkinsonismo.

Tabela 87.4 Substâncias que causam parkinsonismo induzido por fármacos.*

Fármacos/indicações	Mecanismo de ação
Risco alto de causar PIF	
Antipsicóticos de primeira geração: haloperidol, clorpromazina, pimozida, tioxantenos, trifluoperazina, outros	Bloqueio dos receptores de dopamina
Antipsicóticos de segunda geração: risperidona, olanzapina, ziprasidona, aripiprazol	Bloqueio dos receptores de dopamina
Depletores da dopamina: tetrabenazina, valbenazina, deutetrabenazina, reserpina	Depleção de dopamina
Antieméticos: metoclopramida, proclorperazina	Bloqueio dos receptores de dopamina
Bloqueadores dos canais de Ca^{++}: flunarizina, cinarizina	Bloqueio dos receptores de dopamina
MPTP	Destruição dos neurônios produtores de dopamina
Risco intermediário de causar PIF	
Antipsicóticos atípicos: quetiapina, clozapina	Bloqueio dos receptores de dopamina
Bloqueadores dos canais de Ca^{++}: diltiazem, verapamil	–
Antiepilépticos: ácido valproico, fenitoína, levetiracetam	–
Estabilizadores do humor: lítio	–
Risco baixo de causar PIF	
Antiarrítmicos: amiodarona	–
Agentes imunossupressores: ciclosporina	–
Antidepressivos: ISRS: fluoxetina, sertralina	–
Inibidores da MAO: moclobemida, fenelzina	Inibição da MAO
Agentes antivirais: aciclovir, vidarabina, fármacos anti-HIV	–
Estatinas: lovastatina	–
Antifúngicos: anfotericina B	–
Hormônios: medroxiprogesterona, levotiroxina sódica	–
Inibidores da colinesterase: donepezila, rivastigmina	–

*Casos de parkinsonismo atribuídos aos fármacos de risco baixo podem ter sido 'contaminados' por pacientes que também tinham doença de Parkinson idiopática ou uso simultâneo de vários fármacos. Ca^{++}, íon cálcio; ISRSs, inibidores seletivos de recaptação de serotonina; HIV, vírus da imunodeficiência humana; MAO, monoaminoxidase; MPTP, 1-metil-4-fenil-1,2,3,6-tetraidropiridina; PIF, parkinsonismo induzido por fármacos. (Dados baseados em López-Sendón J, Mena MA, de Yébenes JG. Drug-induced parkinsonism. *Expert Opin Drug Saf.* 2013;12:487-496.)

Doença de Lytico-Bodig (complexo de Parkinson-demência-esclerose lateral amiotrófica de Guam)

Embora não seja definitivamente um distúrbio induzido por fármacos, evidências epidemiológicas sustentam uma causa ambiental provável para a doença de Lytico-Bodig, em que a exposição ocorre durante a adolescência ou início da vida adulta. A doença de Lytico-Bodig foi identificada quando foi constatado que nativos chamorro em Guam, no Pacífico Ocidental, apresentavam incidência surpreendente de parkinsonismo, demência e doença do neurônio motor. A incidência declinou de modo gradual com a modernização da cultura. Uma hipótese sustenta que a exposição ambiental à neurotoxina encontrada nas sementes da planta *Cycas circinalis* seja responsável pela ocorrência de degeneração neuronal. Os nativos de Guam utilizavam essa semente para fazer farinha na II Guerra Mundial. Entretanto, essa hipótese foi contestada. Além do parkinsonismo, demência e doença do neurônio motor em várias combinações, aparecem também déficits supranucleares do olhar. Um achado patológico característico consiste na presença de ENF nos neurônios em degeneração, incluindo a substância negra. Não há corpos de Lewy nem placas senis.

Síndrome de hemiparkinsonismo-hemiatrofia

Essa síndrome relativamente benigna consiste em hemiparkinsonismo com hemiatrofia corporal ipsilateral e/ou hemiatrofia cerebral contralateral. Em geral, o parkinsonismo começa em adultos jovens e pode permanecer como hemiparkinsonismo, algumas vezes com hemidistonia, ou pode progredir para o parkinsonismo generalizado. Tende a ser não progressivo ou lentamente progressivo, em comparação com a DP. Acredita-se que o distúrbio possa resultar de uma lesão cerebral no início da vida, possivelmente até mesmo no período perinatal. Algumas vezes, responde aos medicamentos.

Hidrocefalia com pressão normal

O distúrbio da marcha na hidrocefalia com pressão normal (ver Capítulo 110) assemelha-se ao do parkinsonismo, com passos curtos e arrastados e perda dos reflexos posturais e, algumas vezes, congelamento. Posteriormente, observa-se a ocorrência das características de incontinência urinária e demência. O tremor é raro. Os ventrículos visivelmente aumentados levam ao estabelecimento do diagnóstico correto, com melhora frequente dos sintomas após remoção ou derivação do líquido cefalorraquidiano. O distúrbio da marcha contrasta de modo notável com a ausência de parkinsonismo na parte superior do corpo. Os principais diagnósticos diferenciais de parkinsonismo da parte inferior do corpo incluem parkinsonismo vascular, síndromes Parkinson-*plus* e mesmo DP clássica.

Síndromes de Parkinson com demência

Embora bradifrenia seja comum na DP, a demência também ocorre em cerca de 30% dos pacientes com DP atendidos em clínicas. A prevalência de demência aumenta com a idade (mais de 80% dos pacientes com DP há 20 anos) e aqueles com demência têm taxa de mortalidade mais elevada. Os dois substratos patológicos mais comuns da demência com parkinsonismo consistem em alterações patológicas típicas da doença de Alzheimer e presença de corpos de Lewy difusamente no córtex cerebral. Não se sabe se as alterações de Alzheimer são coincidentes, devido à população idosa dos indivíduos afetados ou se a doença de Alzheimer ou DP está de algum modo relacionada Foi também efetuada uma distinção clínica entre pacientes que desenvolvem demência antes dos sintomas motores (ou dentro de 1 ano após o desenvolvimento dos sintomas motores), designada como *DCLD*, e os que desenvolvem demência muito tempo depois do aparecimento dos sintomas motores, designada como *demência da doença de Parkinson*. Como essas condições são semelhantes na maioria das outras características patológicas e clínicas, não se sabe se elas representam o espectro de uma doença ou múltiplas doenças distintas. De modo semelhante, não se sabe se a disseminação dos corpos de Lewy no córtex constitui uma característica da progressão da DP ou uma entidade distinta.

Parkinsonismo pós-encefalite

Embora seja raramente encontrado hoje em dia, parkinsonismo pós-encefalite era comum na primeira metade do século XX. Parkinsonismo era a sequela mais proeminente das pandemias de encefalite letárgica (encefalite de von Economo), que ocorreram entre 1919 e 1926. Embora o agente etiológico nunca tenha sido estabelecido, a doença afetava principalmente o mesencéfalo, destruindo, assim, a substância negra. A patologia é distinta, devido à presença de ENF nos neurônios remanescentes da substância negra e ausência de corpos de Lewy. Além do parkinsonismo lentamente progressivo, com características semelhantes àquelas da DP, é frequente a ocorrência de crises oculógiras, em que os olhos se desviam para uma posição fixa por vários minutos a horas. Esses pacientes podem ter distonia, tiques, transtornos do comportamento e paralisias oculares. Pacientes com parkinsonismo pós-encefalite são mais sensíveis aos efeitos adversos da levodopa e podem desenvolver discinesias, mania ou hipersexualidade com doses baixas. Anticolinérgicos são tolerados e eficazes para tratar crises oculógiras.

Parkinsonismo vascular

O parkinsonismo vascular resultante de doença lacunar não é comum, mas pode ser diagnosticado por exames de imagem, inclusive RM com sinais hiperintensos nas imagens ponderadas em T2 compatíveis com pequenos infartos. Em geral, é necessária a presença de hipertensão para o desenvolvimento desse distúrbio. O início dos sintomas, habitualmente com um distúrbio da marcha, é insidioso, e a evolução é progressiva. É raro obter uma história de acidente vascular encefálico significativo precedendo o início do parkinsonismo, embora seja algumas vezes observada uma evolução gradativa. A marcha é profundamente afetada (parkinsonismo da parte inferior do corpo), com congelamento e perda dos reflexos posturais. O tremor é raro. A resposta aos agentes antiparkinsonianos típicos é habitualmente mínima ou ausente.

LEITURA SUGERIDA

Armstrong MJ. Diagnosis and treatment of corticobasal degeneration. *Curr Treat Options Neurol*. 2014;16:282.

Armstrong MJ. Lewy body dementias. *Continuum (Minneap Minn)*. 2019;25:128-146.

Armstrong MJ, Litvan I, Lang AE, et al. Criteria for the diagnosis of corticobasal degeneration. *Neurology*. 2013;80:496-503.

Ayers JI, Giasson BI, Borchelt DR. Prion-like spreading in tauopathies. *Biol Psychiatry*. 2018;83(4):337-346.

Baizabal-Carvallo JF, Jankovic J. Parkinsonism, movement disorders and genetics in frontotemporal dementia. *Nature Rev Neurol.* 2016;12(3):175-185.

Cheyette SR, Cummings JL. Encephalitis lethargica: lessons for contemporary neuropsychiatry. *J Neuropsychiatry Clin Neurosci.* 1995;7:125-134.

FitzGerald PM, Jankovic J. Lower body parkinsonism: evidence for vascular etiology. *Mov Disord.* 1989;4:249-260.

Friedman DI, Jankovic J, McCrary JA III. Neuro-ophthalmic findings in progressive supranuclear palsy. *J Clin Neuroophthalmol.* 1992;12:104-109.

Giladi N, Burke RE, Kostic V, et al. Hemiparkinsonism-hemiatrophy syndrome: clinical and neuroradiological features. *Neurology.* 1990;40:1731-1734.

Gilman S, Wenning GK, Low PA, et al. Second consensus statement on the diagnosis of multiple system atrophy. *Neurology.* 2008;71:670-676.

Goetz CG, Emre M, Dubois B. Parkinson's disease dementia: definitions, guidelines, and research perspectives in diagnosis. *Ann Neurol.* 2008;64(suppl 2):S81-S92.

Gupta A, Lang AE. Potential placebo effect in assessing idiopathic normal pressure hydrocephalus. *J Neurosurg.* 2011;114:1428-1431.

Höglinger GU, Respondek G, Stamelou M, et al.; for Movement Disorder Society-Endorsed PSP Study Group. Clinical diagnosis of progressive supranuclear palsy: the Movement Disorder Society criteria. *Mov Disord.* 2017;32(6):853-864.

Langston JW, Ballard P, Tetrud JW, et al. Chronic parkinsonism in humans due to a product of meperidine-analog synthesis. *Science.* 1983;219:979-980.

Lanska DJ. The history of movement disorders. In: Finger S, Boller F, Tyler KL, eds. *Handbook of Clinical Neurology, History of Neurology.* Vol 95. Amsterdam, Netherlands: Elsevier B.V.; 2010:501-546.

Lee SL. Guam dementia syndrome revisited in 2011. *Curr Opin Neurol.* 2011;24:517-524.

Lippa CF, Duda JE, Grossman M, et al. DLB and PDD boundary issues: diagnosis, treatment, molecular pathology, and biomarkers. *Neurology.* 2007;68:812-819.

Liscic RM, Srulijes K, Gröger A, Maetzler W, Berg D. Differentiation of progressive supranuclear palsy: clinical, imaging and laboratory tools. *Acta Neurol Scand.* 2013;127:362-370.

Litvan I, Bhatia KP, Burn DJ, et al. Movement Disorders Society Scientific Issues Committee report: SIC Task Force appraisal of clinical diagnostic criteria for Parkinsonian disorders. *Mov Disord.* 2003;18:467-486.

López-Sendón J, Mena MA, de Yébenes JG. Drug-induced parkinsonism. *Expert Opin Drug Saf.* 2013;12:487-496.

McGirt MJ, Woodworth G, Coon AL, Thomas G, Williams MA, Rigamonti D. Diagnosis, treatment and analysis of long-term outcomes in idiopathic normal-pressure hydrocephalus. *Neurosurgery.* 2005;57:699-705.

Rebeiz JJ, Kolodny EH, Richardson EP Jr. Corticodentatonigral degeneration with neuronal achromasia: a progressive disorder of late adult life. *Trans Am Neurol Assoc.* 1967;92:23-26.

Respondek G, Kurz C, Arzberger T, et al.; for Movement Disorder Society-endorsed PSP Study Group. Which ante mortem clinical features predict progressive supranuclear palsy pathology? *Mov Disord.* 2017;32:995-1005.

Seppi K, Poewe W. Brain magnetic resonance imaging techniques in the diagnosis of parkinsonian syndromes. *Neuroimag Clin N Am.* 2010;20:29-55.

Stamelou S, Quinn NP, Bhatia KP. "Atypical" atypical parkinsonism: new genetic conditions presenting with features of progressive supranuclear palsy, corticobasal degeneration, or multiple system atrophy—a diagnostic guide. *Mov Disord.* 2013;28:1184-1199.

Steele JC, Richardson JC, Olszewski J. Progressive supranuclear palsy. A heterogenous degeneration involving the brain stem, basal ganglia and cerebellum with vertical gaze and pseudobulbar palsy, nuchal dystonia and dementia. *Arch Neurol.* 1964;10:333-359.

Thobois S, Guillouet S, Broussolle E. Contributions of PET and SPECT to the understanding of the pathophysiology of Parkinson's disease. *Neurophysiol Clin.* 2001;31:321-340.

Vargas JY, Grudina C, Zurzolo C. The prion-like spreading of α-synuclein: from in vitro to in vivo models of Parkinson's disease. *Ageing Res Rev.* 2019;50:89-101.

Wenning GK, Krismer F. Multiple system atrophy. *Handb Clin Neurol.* 2013;117:229-241.

Zijlmans JC, Daniel SE, Hughes AJ, Révész T, Lees AJ. Clinicopathological investigation of vascular parkinsonism, including clinical criteria for diagnosis. *Mov Disord.* 2004;19:630-640.

SEÇÃO 13 DOENÇAS NEUROMUSCULARES

Editor da Seção: *Thomas H. Brannagan III*

Esclerose Lateral Amiotrófica e Doenças dos Neurônios Motores — 88

Neil A. Shneider

PONTOS-CHAVE

1. A esclerose lateral amiotrófica é a doença dos neurônios motores mais comum com início em idade adulta e consiste basicamente em degeneração dos neurônios motores corticospinais, bulbares e medulares.

2. A esclerose lateral amiotrófica é uma doença geneticamente complexa, na qual foram detectadas mutações patogênicas de mais de 30 genes. Apesar disso, cerca de 85 a 90% dos pacientes com esclerose lateral amiotrófica não têm história familiar ou mutação conhecida de genes associados à doença.

3. Na maioria dos casos de esclerose lateral amiotrófica, as alterações patológicas comuns sugerem que os mecanismos patogênicos subjacentes sejam os mesmos.

4. Evidências genéticas, patológicas e clínicas indicam que a esclerose lateral amiotrófica seja semelhante à demência frontotemporal, que é uma doença neurodegenerativa a ela relacionada. Cerca de 50% de todos os pacientes com esclerose lateral amiotrófica têm algum grau de disfunção frontotemporal.

5. O tratamento dos pacientes com esclerose lateral amiotrófica ainda consiste basicamente em medidas de suporte. Dois fármacos aprovados pelo Food and Drug Administration para tratar esclerose lateral amiotrófica – riluzol e edavarona – têm efeitos modestos na progressão da doença.

INTRODUÇÃO

Doenças dos neurônios motores englobam vários distúrbios caracterizados principalmente por degeneração progressiva e destruição dos neurônios motores da medula espinal, com ou sem afetar núcleos motores do tronco encefálico. A expressão *doença dos neurônios motores* é usada para descrever a *esclerose lateral amiotrófica* (ELA), uma doença que geralmente começa na idade adulta e causa destruição dos dois tipos de neurônios corticospinais, ou seja, neurônios motores "superiores" e "inferiores". Nos EUA, os termos *doença dos neurônios motores* e *esclerose lateral amiotrófica* são utilizados como sinônimos, mas também é conhecida coloquialmente como *doença de Lou Gehrig* em referência ao famoso jogador de basquete que morreu em 1941 em consequência da doença. Na Europa, a ELA é conhecida como *doença de Jean-Martin Charcot*, que descreveu primeiramente as manifestações clínicas e patológicas principais da doença em 1869. Conforme a descrição de Charcot, a ELA afeta predominantemente neurônios motores, ainda que evidências clínicas, genéticas e neuropatológicas tenham demonstrado que se trata de doença neurodegenerativa multissistêmica, comumente associada à demência frontotemporal (DFT), como foi mencionado no Capítulo 52.

A expressão *atrofia muscular espinal* refere-se às síndromes que se caracterizam unicamente por sinais referidos aos neurônios motores inferiores. Por convenção de uso, o termo *atrofia muscular espinal* é reservado à forma infantil, que é hereditária e está descrita no Capítulo 146.

Outras variantes de doença dos neurônios motores incluem atrofia muscular progressiva (AMP), na qual os pacientes têm apenas sinais referidos aos neurônios motores inferiores; esclerose lateral primária (ELP), na qual os pacientes apresentam apenas sinais referidos aos neurônios motores superiores; paralisia bulbar progressiva (PBP), na qual a fraqueza limita-se aos músculos bulbares; e amiotrofia monomélica, na qual os sinais comum referidos aos neurônios motores inferiores geralmente estão limitados a um membro apenas. Esses subtipos de doença dos neurônios motores estão descritos com mais detalhes nas seções subsequentes (Tabela 88.1).

É importante salientar que há certa superposição clínica entre as doenças dos neurônios superiores, neuropatias motoras puras (especialmente as que são hereditárias) e paraplegias

Tabela 88.1 Variantes de doenças dos neurônios motores.

Esclerose lateral amiotrófica (ELA)	Degeneração dos neurônios motores superiores e inferiores
Atrofia muscular progressiva (AMP)	Acometimento exclusivo dos neurônios motores inferiores
Esclerose lateral primária (ELP)	Acometimento exclusivo dos neurônios motores superiores
Paralisia bulbar progressiva	Apenas sinais e sintomas bulbares, ou ELA inicialmente bulbar
Atrofia muscular monomélica	Predominam sinais referidos aos neurônios motores inferiores, apenas um membro superior
Amiotrofia braquial bilateral	Predominam sinais referidos aos neurônios motores inferiores nos dois braços

espásticas hereditárias (PEHs). Atualmente, a diferenciação e a classificação dos fenótipos clínicos que se situam na área de superposição desses diagnósticos geralmente são difíceis, com base nas manifestações clínicas, em razão da inexistência de biomarcadores diagnósticos.

Esclerose lateral amiotrófica

Patologicamente, a ELA é definida como uma doença na qual há degeneração dos neurônios motores *superiores* do córtex motor e dos neurônios motores *inferiores* com os quais se comunicam no tronco encefálico e na medula espinal (Figura 88.1). Clinicamente, a ELA é definida por sinais de disfunção dos neurônios motores inferiores (fraqueza, atrofia e fasciculações) e superiores (espasticidade, reflexos tendíneos hiperativos, ou clônus) nos mesmos membros. Nenhum exame específico permite estabelecer o diagnóstico de ELA, que ainda é eminentemente clínico, com base na detecção de sinais referidos aos neurônios motores superiores e inferiores em pacientes com fraqueza muscular indolor progressiva, que não tenham qualquer outra explicação para seus sintomas.

EPIDEMIOLOGIA

Na Europa e EUA, a ELA tem incidência anual de cerca de dois a três casos por 100 mil e prevalência de 10 a 12 por 100 mil habitantes. Entretanto, existem diferenças geográficas significativas; por exemplo, a incidência de ELA na Ásia é menor que um caso por 100 mil habitantes-ano. Embora seja considerada rara, os riscos cumulativos estimados de desenvolver ELA ao longo da vida são de um em 350 entre os homens e de um em 400 entre as mulheres. Em média, a idade de início dos sintomas varia de 58 a 63 anos com a forma esporádica da doença e de 40 a 60 anos com a forma familiar de ELA (ELAf). A ELA é mais comumente uma doença que acomete indivíduos de meia-idade e idosos, e apenas 10% dos casos começam antes de 40 anos; 5% dos casos começam antes da idade de 30 anos, e a maior parte dos pacientes mais jovens tem alguma mutação patogênica de um gene associado à ELA. Não existe qualquer predomínio étnico conhecido, com exceção da incidência ligeiramente mais alta na Noruega, em razão da concentração de algumas mutações genéticas.

Com exceção de genética, idade e sexo masculino, estudos controlados não detectaram quaisquer outros fatores que aumentam o risco individual de desenvolver ELA. Pesquisadores estudaram possíveis fatores predisponentes, como estilo de vida (tabagismo, condicionamento físico, índice de massa corporal, prática de exercícios físicos), exposições ocupacionais e ambientais (campos eletromagnéticos, metais, pesticidas, β-metilamino-L-alanina e infecções virais) e relações potenciais entre ELA e outras doenças (traumatismo craniano, doenças metabólicas, câncer e doenças inflamatórias), mas nenhuma relação causal ficou demonstrada convincentemente.

FISIOPATOLOGIA

Genética

A ELA é uma doença geneticamente complexa. Mutações de mais de 30 genes foram associadas etiologicamente à ELA e à DFT, que é um distúrbio neurodegenerativo relacionado. Cerca de 5 a 10% dos casos de ELA são familiares (ELAf) – na maioria dos casos, a doença é transmitida com padrão autossômico dominante, embora existam relatos de hereditariedade recessiva e ligada ao cromossomo X. Além disso, como consequência de mutações *de novo*, penetrância parcial ou história familiar pouco definida, mutações patogênicas também são encontradas em porcentagem significativa dos casos aparentemente "esporádicos" de ELA. Mutações de genes reconhecidamente associados à doença são responsáveis por cerca de 60% dos casos de ELAf entre europeus, mas menos de 50% dos pacientes asiáticos com ELAf; por essa razão, ainda é necessário definir as bases genéticas desses casos hereditários da doença.

A causa conhecida mais comum de ELA é uma mutação do gene *C9orf72*. Em 2011, pesquisadores descobriram uma expansão da repetição de seis nucleotídios (GGGGCC) nesse gene, que era responsável por 30 a 50% dos casos de ELAf e por 5 a 10% dos casos de doença esporádica na Europa. Essa mutação é menos comum nas populações asiáticas. A expansão localizada no gene *C9orf72* também é a causa mais comum de DFT e um ou esses dois fenótipos clínicos ocorre em indivíduos e famílias com essa mutação.

Mutações do gene que codifica a enzima superóxido dismutase 1 (*SOD1*) são a segunda causa genética mais comum de ELA entre europeus e a causa mais frequente na Ásia, nos quais representam 15 e 30% dos casos de ELAf, respectivamente. Em 1993, o gene *SOD1* foi o primeiro a ser associado à ELA e, desde então, mais de 150 mutações patogênicas foram encontradas nesse gene e associadas a diversos fenótipos clínicos. Embora os mecanismos moleculares por meio dos quais o gene *SOD1* mutante causa neurodegeneração não estejam totalmente esclarecidos, evidências fornecidas por modelos animais e celulares e estudos *in vitro* demonstraram que efeitos tóxicos resultam de um ganho funcional, em vez de perda de atividade da enzima. Isso sugeriu que o "silenciamento" seletivo desse gene possa ser uma

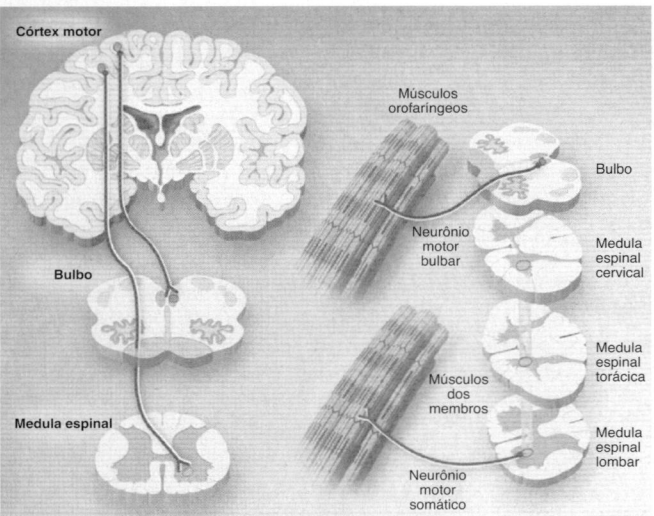

FIGURA 88.1 Degeneração seletiva dos neurônios motores na esclerose lateral amiotrófica. A degeneração dos neurônios corticospinais localizados no córtex motor é responsável pelos sinais detectáveis clinicamente de disfunção dos neurônios motores superiores: reflexos tendíneos hiperativos, sinais de Hoffmann e Babinski e clônus. A degeneração dos neurônios motores do tronco encefálico e medula espinal causa atrofia, fraqueza e fasciculações musculares. (De Rowland LP, Shneider NA. Amyotrophic lateral sclerosis. *N Engl J Med*. 2001;344[22]:1688-1700.)

abordagem terapêutica eficaz para pacientes com ELA e mutações do gene *SOD1*; em 2015, ensaios clínicos começaram a investigar a eficácia de um oligonucleotídios *antisense* dirigido ao transcrito da enzima SOD1; esforços semelhantes também foram iniciados com os genes *C9orf72, FUS* e outros relacionados com ELA.

A Tabela 88.2 contém uma lista com as mutações reconhecidamente associadas à ELAf até a época da publicação deste capítulo.

Neuropatologia

Exames neuropatológicos do encéfalo e medula espinal de pacientes com ELAf demonstram suscetibilidade seletiva dos neurônios corticospinais da camada V do córtex motor primário e neurônios motores (α) de grande diâmetro localizados no tronco encefálico e na medula espinal. A alteração patológica típica da ELA são inclusões neuronais, inclusive corpos de Bunina – pequenas inclusões intraneuronais eosinofílicas – e agregados ubiquitinados parecidos com meadas ou travessões. Na maioria (mais de 95%) dos pacientes com ELA, inclusive casos da doença esporádica e casos hereditários associados às mutações dos genes *C9orf72* e *TARDBP*, assim como a maioria dos outros genes relacionados com ELA, essas inclusões citoplasmáticas e neuríticas caracterizam-se pela presença da proteína 43 de ligação ao TAR DNA anormalmente fosforilada e ubiquitinada (TDP-43) – uma proteína de ligação ao DNA-/RNA codificada pelo gene *TARDBP* (Figura 88.2). Implicadas inicialmente como anormalidade histopatológica essencial da

Tabela 88.2 Genes associados à esclerose lateral amiotrófica.*

Nome	Cromossomo	Gene	Hereditariedade	Comentário
FTD-ALS	9p21	C9orf72	AD	ELA e DFT Expansão de hexanucleotídio Causa mais comum de ELA
ALS1	21q22.1	SOD1	AD	Forma adulta 15 a 20% dos casos de ELA familiar
ALS2	2q33	Alsin	AR	Forma juvenil; pode ser semelhante à ELP
ALS3	18q21	–	–	–
ALS4	9q34	Senataxin (SETX)	AD	Forma juvenil; progressão lenta; alélica à CMT2
ALS5	15q15.1-q21.1	SPG11	AR	Forma juvenil ELA AR mais comum Também associada à PEH
ALS6	16p11.2	Sarcoma em fusão (FUS)	AD	Início na juventude e idade adulta
ALS7	20p13	–	AD	Forma adulta
ALS8	20q13.33	VAPB	AD	Forma adulta
ALS9	14q11.2	ANG	AD	–
ALS10	1p36.22	TARDBP	AD	Alguns têm DFT
ALS11	6q21	FIG4	AD	Alélica à CMT 4J (AR)
ALS12	10p13	OPTN	AD/AR	–
ALS13	12q24.12	ATXN2	AD	Expansões de CAG e risco elevado de ELA Também ocorrem expansões na AEC2
ALS14	9p13.3	VCP	AD	Também há mutações na MCIDFT
ALS15	Xp11.21	UBQLN2	Ligada ao X	Penetrância baixa nas mulheres
ALS16	9p13.3	SIGMAR1	AR	Forma juvenil
ALS17	3p11.2	CHMP2B	AD	Pode causar DFT
ALS18	17p13.2	PFN1(Profilin 1)	AD	–
ALS19	2q34	ERBB4	AD	–
ALS20	12q13.13	HNRNPA1	AD	Pode causar proteinopatia multissistêmica
ALS21	5q31.2	MATR3	AD	Antes conhecida como miopatia distal tipo 2, VCPDM
ALS22	2q35	TUBA4A	AD	ELA e DFT
ALS23	10q22.3	ANXA11	AD	
ALS24	4q33	NEK1	AD	
ALS25	12q13.3	KIF5A	AD	Forma adulta Também encontrada na PEH

*Outros genes descritos e implicados na ELA são: *DAO, NEFH, HNRNPA2B1, SQSTM1/p62*. AD, autossômica dominante; AEC2, ataxia espinocerebelar tipo 2; AR, autossômica recessiva; CAG, citosina-adenina-guanina; CMT2, neuropatia hereditária de Charcot-Marie-Tooth tipo 2; CMT4J, neuropatia de Charcot-Marie-Tooth tipo 4J; DFT, demência frontotemporal; ELA, esclerose lateral amiotrófica; ELP, esclerose lateral primária; MCIDFT, miopatia com corpos de inclusão e demência frontotemporal; PEH, paraplegia espástica hereditária; VCPDM, disfunção das pregas vocais e faringe com miopatia distal.

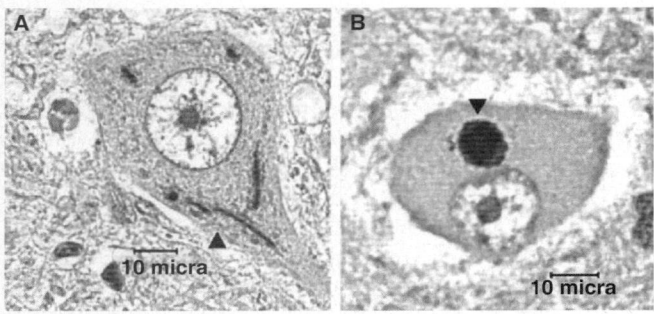

FIGURA 88.2 Agregados citoplasmáticos positivos para proteína TDP-43 nos neurônios motores espinais de pacientes com esclerose lateral amiotrófica. **A.** Meadas: vários agregados positivos para TDP-43 com formato de meadas (*ponta de seta*). **B.** Inclusões redondas densas: agregados densos e redondos positivos para proteína TDP-43 (*ponta de seta*). (Escala = 10 μm.) (De Bodansky A, Kim JM, Tempest L, Velagapudi A, Libby R, Ravits J. TDP-43 and ubiquitinated cytoplasmic aggregates in sporadic ALS are low frequency and widely distributed in the lower motor neuron columns independent of disease spread. 2010;11[3]:321-327.)

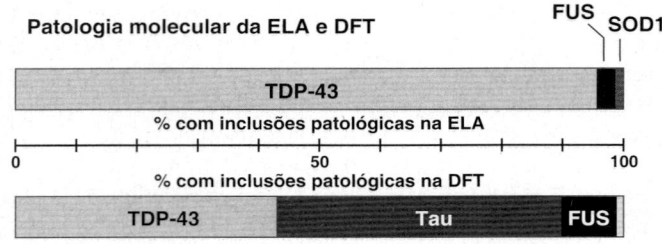

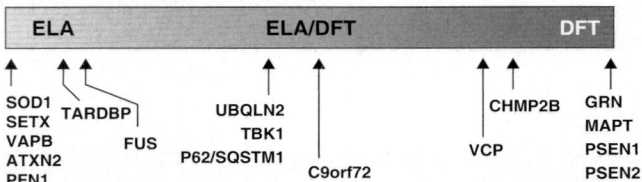

FIGURA 88.3 Esclerose lateral amiotrófica (ELA) e demência frontotemporal (DFT) são doenças relacionadas, que têm em comum vários aspectos genéticos e citopatológicos. Embora proteína TDP-43 anormal seja detectada na maioria dos casos de ELA, inclusões positivas para SOD1 e FUS são demonstradas em pacientes com ELA e mutações causas do respectivo gene. Patologia de TDP-43, FUS e tau (MAPT) são marcas características da degeneração lobar frontotemporal de pacientes com DFT. No espectro de ELA-DFT, algumas mutações genéticas causam ELA ou DFT, mas algumas dessas mutações associadas à ELA também causam DFT em familiares e indivíduos – especialmente expansão de hexanucleotídios no gene *C9orf72*. (Adaptada de Ling SC, Polymenidou M, Cleveland DW. Converging mechanisms in ALS and FTD: disrupted RNA and protein homeostasis. *Neuron*. 2013;79[3]:416-438.)

ELA e DFT com significado indefinido na patogenia da doença, mutações raras do gene *TARDBP* (TDP-43) foram detectadas em 2008 e associadas etiologicamente a essas duas doenças; isso representa uma relação genética entre essas duas doenças clínica e patologicamente semelhantes e implica a proteína TDP-43 como mediador ativo da neurodegeneração. Mutações patogênicas do *FUsed in Sarcoma* (*FUS*) – outro gene que codifica uma proteína de ligação ao DNA-/RNA muito semelhante à TDP-43 – foram detectadas subsequentemente em indivíduos e famílias com ELA, inclusive casos da doença com início juvenil evidenciados por progressão clínica rápida e, diferentemente, inclusões citoplasmáticas neuronais FUS-positivas ao exame neuropatológico. Inclusões FUS imunorreativas são corpúsculos basofílicos, relacionados, embora diferentes dos conglomerados de hialina (inclusões de filamentos intermediários neuronais) encontrados na ELA, e formas semelhantes de DFT. Mutações raras do gene *FUS* e alterações patológicas FUS-positivas também estão associadas a um subtipo de DFT com fenótipo cognitivo-comportamental bem definido (Figura 88.3).

Outra exceção notável à descoberta da patologia de TDP-43 nos casos de ELA são os pacientes que têm mutações associadas do gene *SOD1*, nos quais as inclusões anormais coram-se positivamente para SOD1. O papel dessas inclusões na patogenia da ELA ainda não está totalmente esclarecido, mas os aspectos comuns dessas anormalidades celulares encontradas em todos os subtipos de ELA – inclusive variantes fenotípicas como AMP e ELP – sugerem um mecanismo subjacente comum a essas síndromes motoras e também DFT.

Estudos genéticos trouxeram descobertas importantes quanto à etiologia da ELA e doenças dos neurônios motores semelhantes, mas os mecanismos celulares e moleculares responsáveis pela neurodegeneração associada à ELA ainda não foram elucidados. Mutações associadas à ELA nos genes *TARDBP*, *FUS* e outros que codificam ribonucleoproteínas (p. ex., *hnRNPA1*, *TAF15*) sugerem que anormalidades no metabolismo do RNA sejam um mecanismo patogênico fundamental. Combinadas com evidência genética, a importância dessas proteínas na histopatologia da ELA sem alguma mutação genética sugerem que esses mecanismos sejam compartilhados pelas formas familiar e esporádica dessa doença. Mutações dos genes que codificam proteínas envolvidas na autofagia e outros processos de controle de qualidade das proteínas (p. ex., *TBK1*, *OPTN*, *p62[SQSTM1]* e, possivelmente, *C9orf72*) sugerem que anormalidades da proteostase também contribuam para a patogenia da ELA. Genes associados à ELA que codificam proteínas envolvidas na dinâmica citoesquelética e no transporte axonal (p. ex., *profilin 1 [PFN1]*, *KIF5A*, *DCTN1*, *TUBA4A*) também foram implicados nesses processos fisiopatológicos associados à ELA.

Esclerose lateral amiotrófica e demência frontotemporal

As conexões genéticas, clínicas e patológicas entre ELA e DFT tornam-se cada vez mais evidentes (Figura 88.3; ver Capítulo 52). Cerca de 50% dos pacientes com ELA têm algum grau de disfunção frontotemporal, que se evidencia por níveis variáveis de limitações das funções executivas, da linguagem e do comportamento. Cerca de 10 a 15% dos pacientes com ELA atendem aos critérios diagnósticos da variante comportamental da DFT ou afasia progressiva primária e, nesses casos, é possível firmar o diagnóstico de ELA-DFT. Números crescentes de genes estão associados etiologicamente à ELA e à DFT, inclusive *C9orf72*, *TARDBP* (TDP-43), *FUS*, *VCP*, *CHMP2B*, *hnRNPA1*, *CHCHD10*, *SQSTM1/p62*, *TBK1* e *UBQLN2*. Ao exame neuropatológico, pacientes com DFT e ELA mostram alterações patológicas de TDP-43 e FUS.

MANIFESTAÇÕES CLÍNICAS

A apresentação clínica da ELA é variável, e os pacientes com essa doença são subclassificados com base na estrutura que origina os sintomas iniciais: pacientes com **início bulbar** primeiramente têm dificuldade de falar ou deglutir (disartria ou disfagia), enquanto indivíduos com **início medular** podem inicialmente ter fraqueza dos membros superiores ou inferiores. Insuficiência respiratória geralmente é uma complicação tardia da doença, mas também pode ser a apresentação inicial de pacientes com ELA. Fraqueza dos músculos axiais e incapacidade de sustentar a cabeça também são comuns nos estágios mais avançados da doença, mas podem ser sintomas iniciais. As manifestações clínicas da ELA também são classificadas com base na idade de início, velocidade de progressão, predominância relativa de sinais referidos aos neurônios motores superiores ou inferiores e existência ou inexistência de sinais/sintomas não motores, inclusive disfunção frontotemporal e afeto pseudobulbar (APB).

Nos casos típicos, a manifestação clínica principal da ELA é a fraqueza indolor progressiva, que geralmente tem distribuição focal e depois "espalha-se" para outras regiões anatômicas adjacentes (p. ex., braço direito para braço esquerdo, ou braço direito para perna direita). Em muitos casos, as mãos são afetadas primeiramente, em geral com padrão assimétrico e atrofia (Figura 88.4) e fasciculações musculares, que ocorrem como consequência de despolarizações espontâneas de um neurônio motor e contração sincrônica de todas as fibras de uma única unidade motora. A marcha é afetada porque os músculos da perna ficam fracos e é comum observar queda do pé, embora os músculos proximais dos membros sejam afetados primeiramente em alguns casos. Nos casos em que neurônios motores são afetados predominantemente, podem-se evidenciar marcha espástica e também distúrbios do controle motor. Cãibras musculares são contrações dolorosas repentinas e involuntárias de um músculo, que estão associadas às sequências de disparos de alta frequência (até 150 Hz) dos neurônios motores afetados. O emagrecimento é comum nos pacientes com ELA, além de atrofia muscular, disfagia e anorexia, mas o estado hipermetabólico – definido por elevações significativas do consumo calórico em repouso previsto *versus* medido – também contribui para perda de peso observada nessa doença. O acometimento do diafragma e músculos acessórios da respiração causa problemas respiratórios. A disfagia pode causar aspiração broncopulmonar e pneumonite, que geralmente são complicações fatais nos pacientes com ELA. Nos casos típicos, a continência vesical e intestinal e a função sexual são preservadas nos casos de ELA, e isso é atribuído à preservação do núcleo de Onuf, localizado na medula espinal sacral. Núcleos motores extraoculares também são acometidos raramente pela ELA, e isso explica a preservação típica dos músculos que controlam a mobilidade ocular. Clinicamente, não há déficits sensoriais, a menos que os pacientes também tenham neuropatia associada. Dor não é uma queixa primária dos pacientes com ELA, mas pode ocorrer mais tarde, quando os membros ficam imóveis em razão da espasticidade e da contratura articular graves.

Sinais referidos ao neurônio motor inferior devem ser evidentes para que o diagnóstico seja considerado válido. Fasciculações podem ser detectadas na língua, mesmo que não haja disartria. Quando há fraqueza e atrofia dos músculos dos membros, as fasciculações quase sempre são perceptíveis. Os reflexos tendíneos podem estar exacerbados ou reduzidos; a combinação de reflexos hiperativos com sinais de Hoffmann

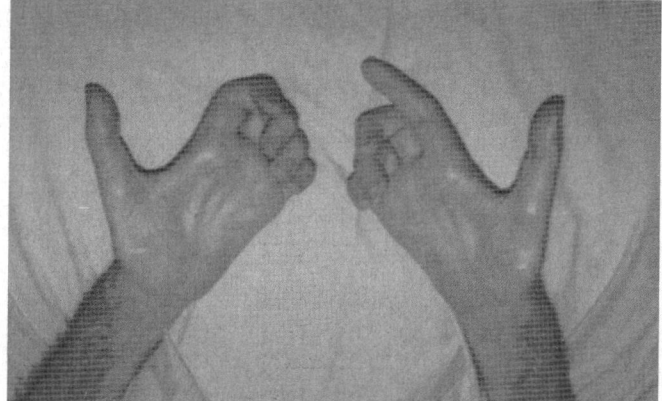

FIGURA 88.4 Atrofia das mãos de um paciente com esclerose lateral amiotrófica.

nos braços e músculos fracos, atrofiados e fasciculantes é praticamente patognomônica de ELA. Sinais inequívocos de doença do neurônio motor superior são espasticidade, sinais de Hoffmann ou Babinski e clônus. Quando o paciente tem marcha espástica sem sinais referidos ao neurônio motor inferior nos membros inferiores, a fraqueza dos membros inferiores pode não ser evidente, mas a perda da coordenação é demonstrada claramente pela falta de destreza e lentidão ao realizar movimentos alternantes (Tabela 88.3).

Os núcleos motores dos nervos cranianos estão implicados na disartria, atrofia e fasciculações linguais e na mobilidade reduzida da úvula (Figura 88.5). Fraqueza e atrofia da face podem ser evidentes, especialmente no músculo mentual, mas

Tabela 88.3 Manifestações clínicas típicas da esclerose lateral amiotrófica.
Sinais e sintomas referidos ao neurônio motor superior
Espasticidade
Hiper-reflexia dos reflexos tendíneos profundos e/ou clônus
Sinal de Babinski/resposta plantar extensora
Sinal de Hoffmann
Abalo mandibular exagerado
Disartria espástica
Afeto pseudobulbar
Sinais e sintomas referidos ao neurônio motor inferior
Hipotonia muscular
Atrofia muscular
Fasciculações
Cãibras
Hiporreflexia
Atrofia e fasciculações da língua
Fraqueza facial
Disfagia
Disartria
Paresia dos músculos respiratórios
Fraqueza dos músculos cervicais, queda da cabeça

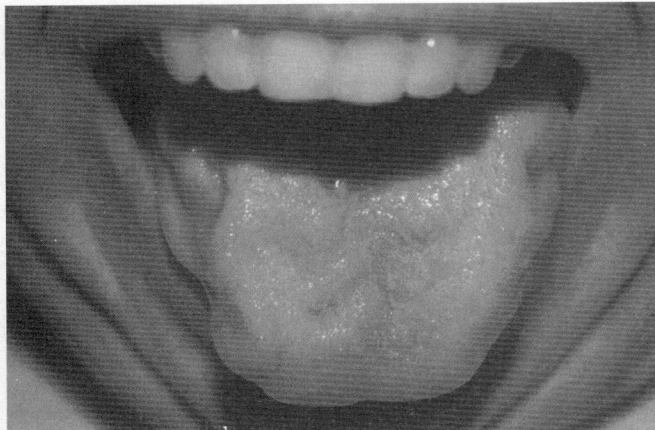

FIGURA 88.5 Atrofia lingual causada por esclerose lateral amiotrófica.

geralmente não é proeminente. Disartria e disfagia causadas pela doença do neurônio motor superior são evidenciadas por movimentos da úvula, que são mais vigorosos na inervação reflexa que na atividade voluntária; isto é, a úvula não se movimenta bem (ou nada) com a fonação, mas mostra resposta vigorosa quando é estimulada pelo reflexo faríngeo ou de engasgo.

A paralisia pseudobulbar é causada por lesão dos neurônios motores superiores, que interrompem a transmissão de estímulos entre tratos corticobulbares e núcleos motores cranianos. Pacientes com paralisia pseudobulbar mostram pobreza de expressão facial, dificuldade de mastigar e labilidade emocional, constituindo a amimia pseudobulbar (APB). Eles têm sinais neurológicos referidos ao neurônio motor superior (língua espástica e exacerbação dos reflexos de engasgo e contração mandibular), em contraste com pacientes portadores de paralisia bulbar, que têm sinais referidos aos neurônios motores inferiores (atrofia e fasciculações da língua, reflexo de engasgo suprimido). A APB é uma manifestação não motora comum da ELA e caracteriza-se por riso ou choro involuntário incontrolável, que é desproporcional a qualquer estímulo. Esses episódios de riso ou choro também podem ser incompatíveis com o humor, ou seja, o paciente pode rir descontroladamente quando está com raiva ou frustrado. Frequentemente, o quadro de APB é confundido com depressão clínica. Embora geralmente não seja tão incapacitante quanto os sintomas físicos da ELA, APB pode ter impacto social negativo nos relacionamentos interpessoais e causar isolamento social. Felizmente, os sintomas de APB melhoram satisfatoriamente com a combinação de bromidrato de dextrometorfano e sulfato de quinidina.

DIAGNÓSTICO

O diagnóstico de ELA é eminentemente clínico, e os resultados dos exames laboratoriais, radiológicos e eletrodiagnósticos devem ser combinados com as manifestações clínicas, para estabelecer o diagnóstico. Por fim, anamnese clínica e exames físico e neurológico detalhados são os recursos diagnósticos mais importantes para a avaliação da ELA. A combinação de sinais típicos referidos aos neurônios motores superiores e inferiores em diversos membros com déficits dos músculos bulbares tem poucas possibilidades adicionais incluídas no seu diagnóstico diferencial.

Critérios diagnósticos da esclerose lateral amiotrófica

Vários grupos de critérios diagnósticos foram propostos para estabelecer o diagnóstico experimental e clínico de ELA. Os critérios utilizados mais comumente são os de El Escorial revisados (Tabela 88.4), que, para o diagnóstico definitivo de ELA, requerem a combinação de sinais referidos aos neurônios motores superiores e inferiores em três das quatro regiões anatômicas possíveis (craniana, cervical, torácica e lombossacral). Critérios de Awaji para ELA foram elaborados em 2008 com a intenção de incluir um número maior de pacientes com a doença em estágios mais precoces de sua evolução clínica por meio de alguns ajustes dos critérios clínicos e eletrodiagnósticos necessários (Tabela 88.5). Os critérios Awaji destinam-se basicamente a finalidades de pesquisa, e muitos pacientes são diagnosticados e tratados para ELA antes que atendam a todos esses critérios diagnósticos.

Variantes de doenças dos neurônios motores

O termo *esclerose lateral amiotrófica* abrange vários fenótipos motores, que são subclassificados principalmente com base no grau relativo de disfunção dos neurônios motores superiores *versus* inferiores e na distribuição regional das manifestações clínicas.

Atrofia muscular progressiva

O termo *atrofia muscular progressiva* é usado para descrever a variante de doença do neurônio motor que afeta apenas neurônios motores inferiores. As manifestações clínicas e a evolução são semelhantes às da ELA, mas sem sinais coexistentes referidos ao neurônio motor superior, inclusive hiper-reflexia, sinal de Babinski ou Hoffmann ou espasticidade. Com o tempo, cerca de 30% dos pacientes com AMP desenvolvem sinais referidos aos neurônios motores superiores ao longo de sua evolução, de forma que AMP confirmada por exame patológico provavelmente representa menos de 8% dos casos de doença do neurônio motor. Pacientes com ELA evidenciada por predomínio de sinais referidos aos neurônios motores inferiores e pacientes com AMP geralmente têm sobrevida mais longa que os casos de ELA clássica.

Tabela 88.4 Critérios de El Escorial revisados para diagnosticar esclerose lateral amiotrófica.

- Caso suspeito de ELA: síndrome pura referida ao NMI em duas ou mais regiões
- Caso possível de ELA: sinais referidos ao NMS e NMI presentes simultaneamente em uma região, ou apenas sinais referidos ao NMS em duas ou mais regiões, ou sinais referidos ao NMI proximais aos sinais do NMS
- Diagnóstico de ELA reforçado por exames laboratoriais: sinais referidos ao NMS e NMI em uma região, ou sinais referidos ao NMS em apenas uma região com sinais do NMI detectados por EMG em duas regiões
- Caso provável de ELA: sinais referidos ao NMS e NMI em mais de duas regiões; alguns sinais referidos ao NMS devem ser proximais (ou acima) aos sinais do NMI
- Caso confirmado de ELA: sinais referidos ao NMS e NMI em três ou mais regiões

Todos exigem a inexistência de evidências eletrofisiológicas ou patológicas de outra doença para explicar as manifestações clínicas

ELA, esclerose lateral amiotrófica; EMG, eletromiografia; NMI, neurônio motor inferior; NMS, neurônio motor superior.

Tabela 88.5 Critérios de Awaji para diagnosticar esclerose lateral amiotrófica.

O diagnóstico da esclerose lateral amiotrófica (ELA) requer a existência das seguintes anormalidades:

- Evidência de degeneração do neurônio motor inferior (NMI) ao exame clínico, eletrofisiológico ou neuropatológico
- Evidência de degeneração do neurônio motor superior (NMS) ao exame clínico
- Disseminação progressiva dos sinais e sintomas na região afetada, ou para outras regiões, conforme evidenciada pela anamnese, exame físico ou testes eletrofisiológicos

Inexistência das seguintes anormalidades:

- Evidência eletrofisiológica ou patológica de outros processos patológicos que possam explicar os sinais de degeneração do NMI e/ou NMS
- Evidências nos exames de neuroimagem de outros processos patológicos que possam explicar os sinais clínicos e eletrofisiológicos observados

Categorias diagnósticas

- ELA clinicamente confirmada caracteriza-se por evidência clínica ou eletrofisiológica de sinais referidos ao NMI e NMS na região a bulbar e ao menos em duas regiões espinais, ou pela existência de sinais referidos ao NMI e NMS em três regiões espinais
- ELA clinicamente provável caracteriza-se por evidência clínica ou eletrofisiológica de sinais referidos ao NMI e NMS ao menos em duas regiões, com alguns sinais do NMS necessariamente proximais (acima) dos sinais do NMI
- ELA clinicamente possível caracteriza-se por sinais clínicos ou eletrofisiológicos referidos à disfunção do NMS e NMI em apenas uma região, ou apenas sinais referidos ao NMS em duas ou mais regiões, ou sinais referidos ao NMS proximais

O diagnóstico de AMP sempre deve ser estabelecido com cautela, porque esse quadro sugere a possibilidade de neuropatia motora potencialmente tratável, como neuropatia motora multifocal (NMM). Exames diagnósticos devem incluir testes eletrofisiológicos (eletromiografia [EMG] e estudos da condução neural [ECN]) com estimulação proximal nos ECN para excluir áreas de bloqueio da condução e anormalidades sugestivas de desmielinização; exames laboratoriais para detectar anticorpos encontrados comumente nas neuropatias motoras; e análises do líquido cefalorraquidiano para avaliar se há elevação das proteínas. Ressonância magnética (RM) do cérebro e estimulação magnética transcraniana (EMT) podem ser usadas para detectar acometimento subclínico dos neurônios motores superiores.

Esclerose lateral primária

O termo *esclerose lateral primária* refere-se à síndrome clínica de acometimento progressivo envolvendo apenas neurônios motores superiores. Nos casos típicos, os sinais e sintomas da ELP começam simetricamente nas pernas, embora doença com início bulbar também seja comum. Para diagnosticar ELP, o paciente não pode ter sinais referidos aos neurônios motores inferiores (atrofia muscular, fasciculações visíveis ou sinais eletrofisiológicos de desenervação). A maioria dos pacientes com ELP desenvolve sinais referidos aos neurônios motores inferiores 3 a 4 anos depois do início de sua doença, e o quadro clínico passa a ser de ELA, com acometimento predominante do neurônio motor superior. ELP representa apenas 3 a 5% de todos os casos de doença do neurônio motor.

Sinais e sintomas clínicos da ELP são espasticidade e distúrbio da marcha associado, disartria espástica e reflexos patológicos coexistentes. A investigação diagnóstica deve incluir exames de neuroimagem, para excluir patologias estruturais que causam lesão dos neurônios motores superiores; exames laboratoriais, para avaliar distúrbios metabólicos que causam um quadro clínico semelhante e, possivelmente, testes eletrodiagnósticos, para investigar acometimento do neurônio motor inferior, mesmo nos pacientes sem atrofia clínica ou fasciculações; em alguns casos, pode ser necessário repetir os exames alguns meses ou anos depois, para confirmar que não houve desenervação. O aparecimento de sinais referidos aos neurônios motores inferiores pode ser tardio em alguns pacientes que tiveram diagnóstico inicial de ELP, cujo diagnóstico passa a ser, então, de ELA, com acometimento predominante dos neurônios motores superiores. Por essa razão, o diagnóstico de ELP requer um período mínimo de observação de 4 anos. Quando a espasticidade e os sinais referidos aos neurônios motores superiores estão limitados aos membros inferiores ou preservam os músculos bulbares, o médico deve considerar a possibilidade diagnóstica de PEH.

Paralisia bulbar progressiva

O termo *paralisia bulbar progressiva* é usado para descrever a doença do neurônio motor que afeta seletivamente músculos bulbares e causa disartria e disfagia. Esse termo tem caído em desuso, porque a maioria dos pacientes com essa doença tem ao menos algum acometimento dos membros, que pode ser subclínico quando os sintomas bulbares começam. A expressão *ELA com início bulbar* é mais apropriada para descrever pacientes que desenvolvem sintomas bulbares iniciais ou proeminentes.

Atrofia muscular monomélica

Atrofia muscular monomélica é uma doença focal do neurônio motor, que se limita a um membro, geralmente braço e mão, em vez de um membro inferior. Outros nomes usados para descrever essa síndrome são *amiotrofia monomélica, amiotrofia focal benigna, atrofia muscular espinal unilateral do membro superior* e *síndrome de Hirayama*.

Atrofia muscular monomélica é 10 vezes mais comum nos homens que nas mulheres e começa em torno de 20 anos, em contraste com a forma esporádica típica da ELA, que começa em uma idade muito mais avançada. Essa doença é comum no Sudeste Asiático, especialmente no Japão e na Índia, embora tenham sido descritos casos nos países ocidentais. Nos casos típicos, a fraqueza afeta a mão e o antebraço e envolve os músculos inervados pelos segmentos medulares C7-T1. Os reflexos tendíneos geralmente estão reduzidos no braço afetado. O paciente não tem sinais referidos ao neurônio motor superior nos outros membros. A doença progride por 1 ou 2 anos e, em seguida, parece estabilizar-se na maioria dos casos, embora alguns pacientes tenham progressão lenta ao longo de muitos anos. A causa da doença é desconhecida.

Uma variante *pseudopolineurítica* de ELA, também conhecida como síndrome das pernas inquietas (*flail leg syndrome*, em inglês), também é uma doença com acometimento predominante dos neurônios motores inferiores e caracteriza-se por fraqueza progressiva assimétrica inicialmente distal e atrofia dos membros inferiores, sem anormalidades iniciais nos membros superiores ou região bulbar. Em comparação com a ELA clássica, pacientes com síndromes monomélicas têm sobrevida significativamente mais longa depois do início dos sintomas.

O diagnóstico diferencial de atrofia muscular monomélica deve incluir o estágio inicial da ELA mais generalizada, NMM ou síndromes infecciosas semelhantes à poliomielite (p. ex., infecção pelo vírus do oeste do Nilo).

Amiotrofia bibraquial

Uma porcentagem pequena dos pacientes desenvolve síndrome do neurônio motor inferior limitada aos dois braços. Assim como a amiotrofia monomélica, essa doença é mais comum nos homens que nas mulheres (razão de 8 a 9:1). Em geral, a amiotrofia bibraquial causa fraqueza dos músculos proximais do ombro e braço. A progressão é muito mais lenta que a da ELA clássica. Nos casos típicos, a postura dos braços é em pronação e os membros superiores ficam pendentes; ocasionalmente, a doença também é conhecida como *diplegia amiotrófica braquial* ou *síndrome do homem no barril*. Em geral, predominam sinais referidos ao neurônio motor inferior, mas outros pacientes têm sinais referidos ao neurônio motor superior.

Exames diagnósticos

Testes eletrodiagnósticos

Testes eletrodiagnósticos como ECNs e EMG são essenciais para demonstrar acometimento do neurônio motor inferior dos pacientes com ELA e excluir neuropatias motoras que podem ser semelhantes. ECNs podem não apenas demonstrar amplitudes motoras baixas, mas também podem ser normais, principalmente nos estágios iniciais da doença. Esses testes são usados basicamente para excluir a existência de anormalidades sugestivas de uma neuropatia motora com bloqueio da condução ou outras anormalidades sugestivas de desmielinização. Respostas sensoriais anormais não devem ser evidenciadas nos casos de ELA, a menos que estejam relacionadas com outra doença não relacionada (p. ex., neuropatia diabética). EMG com agulha deve mostrar evidência de desenervação em atividade (fibrilação e potenciais de fasciculação) e desenervação crônica em três segmentos do corpo (craniano, cervical, torácico e lombossacral), de forma a atender aos critérios de Awaji ou El Escorial. É importante salientar que alterações dos testes eletrodiagnósticos devem ser combinadas com resultados dos exames clínicos e radiológicos, porque polirradiculopatia ou neuropatia motora grave poderiam causar anormalidades semelhantes na EMG.

EMT é uma técnica eletrodiagnóstica usada para avaliar a condução de nervos centrais como indicativo funcional de anormalidades dos neurônios motores superiores associadas à ELA. Essa técnica é mais útil quando o quadro clínico predominante é de disfunção do neurônio motor inferior, que pode obscurecer sinais referidos aos neurônios motores inferiores. A estimulação do córtex motor, da medula cervical e da medula lombar é realizada com registros de um potencial de ação motora composto (PAMC), de forma a verificar se há latência prolongada e condução central. EMT não é um exame disponível amplamente.

Exames de neuroimagem

Exames de imagem do cérebro e medula, preferencialmente RM, quando possível, geralmente são recomendados para excluir a existência de processos estruturais, inclusive lesões tumorais e doença espinal degenerativa, que podem reproduzir sinais e sintomas de ELA. Na maioria dos pacientes com ELA, exames de neuroimagem são normais ou mostram anormalidades incidentais discretas; entretanto, em alguns casos, RM mostra sinal hiperintenso anormal no trato corticospinal intracraniano nas imagens ponderadas em T2 e densidade de prótons e sequência FLAIR (*fluid-attenuated inversion recovery*). Embora a relação dessas anormalidades com disfunção dos neurônios motores superiores não esteja clara, o sinal hiperintenso no trato corticospinal é evidência diagnóstica confirmatória de acometimento dos neurônios motores superiores nos casos de ELA, especialmente quando é detectado no giro pré-central subcortical, centro semioval e pedúnculos cerebrais. No exame de RM, sinais de atrofia das regiões frontais e temporais constituem evidência de DFT em pacientes com ELA.

Exames laboratoriais

Análises do líquido cefalorraquidiano não são necessárias à avaliação de pacientes com quadro suspeito de ELA. Contudo, nos casos atípicos, nas variantes de doença do neurônio motor superior (AMP) ou inferior (ELP), ou quando há possibilidade de neuropatia motora semelhante, essas análises devem ser realizadas para investigar se há elevação das proteínas, leucócitos, células anormais ou produção aumentada de imunoglobulina G.

Exames sanguíneos são recomendados para avaliar distúrbios metabólicos, endócrinos ou inflamatórios que podem simular o quadro de ELA. Testes para gamopatia monoclonal, anticorpos antigangliosídeos, níveis da enzima conversora de angiotensina, hormônio paratireóideo e marcadores paraneoplásicos raramente estabelecem um diagnóstico alternativo. Em muitos casos, os níveis de creatinoquinase estão ligeiramente aumentados na ELA e são compatíveis com este diagnóstico. À medida que sejam desenvolvidas abordagens terapêuticas de "silenciamento" de genes e outras intervenções dirigidas para formas genéticas de ELA e, considerando as implicações aos familiares em risco, testes genéticos para mutações associadas devem ser considerados em todos os casos de ELA, inclusive os que não têm indícios de história familiar. Essa investigação é facilitada com a ajuda de um geneticista consultor ou médico com experiência em testes genéticos.

Biopsia de músculo

Biopsia de músculo não é recomendada rotineiramente para avaliar o diagnóstico de ELA e outras doenças que afetam neurônios motores, mas, nos casos típicos, demonstram anormalidades compatíveis com desenervação crônica em atividade. A indicação principal da biopsia de músculo quando se contempla o diagnóstico de ELA é para casos de manifestações clínicas sugestivas de miosite com corpos de inclusão (MCI), que pode ter alguma semelhança em seu quadro clínico.

Diagnóstico diferencial

Embora o quadro clínico típico de ELA dificilmente seja confundido com outras doenças neurológicas, existem alguns casos que suscitam dúvidas quanto à existência de outros distúrbios neuromusculares com fenótipos clínicos semelhantes. Considerando que hoje não existem tratamentos que possam modificar a evolução da ELA, o foco principal da investigação, quando se considera esse diagnóstico, é excluir essas outras doenças potencialmente tratáveis (Tabela 88.6).

Neuropatia motora multifocal

NMM ou MMN com bloqueio da condução é uma síndrome clínica de neuropatia motora pura com bloqueio da condução em mais de um nervo, mas não nas áreas de neuropatia por encarceramento. Em geral, esses pacientes têm anticorpos contra GM1 ou outros gangliosídeos. Os sintomas geralmente começam ou predominam nos membros superiores. Embora não devam existir anormalidades bem definidas dos neurônios

Tabela 88.6 Diagnóstico diferencial de doenças dos neurônios motores.

Neuropatia motora multifocal	• Síndrome com acometimento predominante do neurônio motor inferior • Bloqueio da condução nos estudos da condução neural • Testes laboratoriais para anticorpos GM1
Polineuropatia desmielinizante inflamatória crônica	• Déficits sensorimotores típicos ao exame clínico • Anormalidades sugestivas de desmielinização nos estudos da condução neural • Níveis elevados de proteína no LCR
Miastenia *gravis*	• Sintomas oculares, flutuações e fadiga são queixas mais típicas • Decréscimo à estimulação repetitiva nos estudos da condução neural e nenhum sinal de desenervação na EMG com agulha • Pesquisa de anticorpos contra receptor de acetilcolina e quinase específica dos músculos, se for clinicamente necessário
Estenose do canal medular	• Nos casos típicos, causa mais dor e sintomas sensoriais • RM ou outros exames de imagem mostram anormalidades estruturais • Não há acometimento dos músculos bulbares ou faciais
Miosite com corpos de inclusão	• Nos casos típicos, afeta mais gravemente os músculos flexores do quadríceps e dos dedos da mão • EMG com agulha mostra anormalidades miopáticas • Elevações mais acentuadas dos níveis de CK • Biopsia de músculo para confirmar o diagnóstico se houver suspeita clínica
Síndrome pós-poliomielite	• História de poliomielite com declínio da força com o aumento da idade
Paraparesia espástica hereditária	• Síndrome do neurônio motor superior, afeta principalmente os membros inferiores • História familiar pode ser esclarecedora • Testes genéticos quando estiverem clinicamente indicados
Síndrome da fasciculação benigna/síndrome da fasciculação com cãibra	• Inexistência de fraqueza ou atrofia muscular • Testes eletrodiagnósticos podem mostrar fasciculações, mas nenhuma outra anormalidade
Síndromes paraneoplásicas	• Painel/testes para anticorpos paraneoplásicos
Outras doenças sistêmicas	• Diabetes, sarcoidose, doença das paratireoides, deficiência de hexosaminidase A

CK, creatinoquinase; EMG, eletromiografia; LCR, líquido cefalorraquidiano; RM, ressonância magnética.

motores superiores, reflexos tendíneos profundos algumas vezes estão relativamente preservados e atrofia muscular é mínima, considerando o grau de fraqueza. NMM é uma doença autoimune potencialmente tratável com imunoglobulina intravenosa ou outros fármacos imunossupressores, de forma que o foco dos ECNs frequentemente é avaliar a possibilidade deste diagnóstico potencialmente tratável.

Miastenia gravis

Miastenia *gravis* é uma causa comum de disartria e disfagia de pacientes da mesma faixa etária afetada pela ELA e pode ser considerada no diagnóstico diferencial quando predominam sintomas bulbares. Quando também há ptose ou oftalmoparesia, flutuações diurnas marcantes na gravidade dos sintomas ou história de remissões, o diagnóstico de miastenia *gravis* é mais provável. Quando há suspeita desse diagnóstico, a investigação deve incluir exames sanguíneos para detectar anticorpos contra receptor de acetilcolina e tirosinoquinase específica do músculo e estimulação repetitiva com ECN. Miastenia *gravis* é revisada com mais detalhes no Capítulo 93.

Estenose do canal medular

Embora doença espinal não deva causar sintomas bulbares, polirradiculopatias cervical e lombossacral devidas à estenose do canal medular podem causar uma combinação de sintomas referidos aos neurônios motores e superiores e inferiores e anormalidades do exame físico nos pacientes com sintomas referidos unicamente aos membros, que podem ser difíceis de diferenciar da ELA com acometimento inicial dos membros. Por essa razão, a RM da medula espinal é recomendada para todos os pacientes nos quais se considera o diagnóstico de ELA. Estenose do canal medular está descrita com mais detalhes no Capítulo 114.

Miopatias

Miopatias, especialmente MCI, podem causar uma síndrome clínica semelhante à ELA com fraqueza acentuada dos braços (nos casos típicos, afetando desproporcionalmente os flexores dos dedos e os quadríceps) e sintomas bulbares. A EMG com agulha geralmente sugere um distúrbio miopático, mas aparecem anormalidades neurogênicas em alguns casos. Os níveis de creatinoquinase devem ser mais altos na MCI que na ELA. Fasciculações e sinais referidos aos neurônios motores não devem ocorrer nas doenças musculares. Biopsia de músculo é recomendada quando existe a possibilidade de miopatias inflamatórias.

Síndrome pós-poliomielite

Síndrome pós-poliomielite caracteriza-se por agravação da fraqueza anos depois da recuperação completa ou parcial da poliomielite viral. Essa síndrome provavelmente é consequência da perda lenta dos neurônios do corno anterior associada ao envelhecimento dos pacientes que tiveram poliomielite e, desse modo, perderam grande parte dos neurônios motores de determinadas estruturas. A função desses músculos previamente paralíticos depende das unidades motoras gigantes, que resultam da reinervação das fibras musculares desenervadas pelos axônios terminais que germinam durante a fase de recuperação da poliomielite aguda. À medida que essas unidades gigantes degeneram com o envelhecimento, fraqueza reincidente avança lentamente nos músculos previamente paralíticos.

Fasciculações benignas

Fasciculações com ou sem cãibras musculares na ausência de fraqueza ou sinais referidos aos neurônios motores superiores quase sempre são alterações benignas. Nesses casos, não existe risco mais alto de desenvolver doença do neurônio motor no futuro. Os testes eletrodiagnósticos podem ser úteis para demonstrar que não há evidências de desenervação crônica ou em atividade e tranquilizar o paciente quanto ao diagnóstico.

Atrofia muscular espinobulbar (doença de Kennedy)

Embora não seja considerada um tipo de ELAf, a atrofia muscular espinobulbar (AMEB) recessiva ligada ao X – também conhecida comumente como doença de Kennedy – é uma doença hereditária dos neurônios motores, que deve ser incluída no diagnóstico diferencial da ELA. AMEB é uma doença neurodegenerativa debilitante progressiva, que causa cãibras musculares e fraqueza progressiva secundária à degeneração dos neurônios motores do tronco encefálico e medula espinal. Essa doença é causada por expansão de uma repetição de trinucleotídios (CAG, ou citosina-adenina-guanina) no primeiro éxon do gene do receptor de androgênio, que está localizado no cromossomo Xa11-q12. Os primeiros sintomas geralmente são disartria e disfagia com fasciculações marcantes da língua e músculo mental. Em seguida, os pacientes têm fraqueza progressiva dos músculos dos membros com atrofia muscular gradativa. Os pacientes geralmente não têm sinais referidos aos neurônios motores superiores. Em contraste com ELA, comumente há neuropatia periférica sensorial associada às fibras calibrosas. A maioria dos pacientes tem ginecomastia, mas não todos. Os indícios desse diagnóstico são a distribuição típica dos sinais, a inexistência de sinais referidos aos neurônios motores superiores, a progressão lenta e a história familiar sugestiva de hereditariedade ligada ao X. Em geral, os sintomas começam depois da idade de 40 anos e a doença avança muito lentamente, embora, por fim, possa causar incapacidade extrema. Início mais precoce dos sintomas e gravidade crescente da doença correlacionam-se com o comprimento da expansão na repetição de CAG. O tratamento consiste em medidas de suporte neuromuscular.

TRATAMENTO

Tratamento farmacológico

Apesar dos avanços em nosso entendimento da genética da ELA e mecanismos responsáveis pela neurodegeneração, não há tratamento farmacológico eficaz para modificar a evolução da ELA ou outras doenças semelhantes que afetam neurônios motores.

Riluzol (um inibidor do glutamato) foi o primeiro fármaco aprovado pela Food and Drug Administration (FDA) para tratar ELA. Em dois estudos controlados randomizados, os autores demonstraram aumentos da sobrevida em 12 e 18 meses, embora os efeitos benéficos fossem modestos (Evidência de nível 1).[1,2] A dose habitual é de 50 mg 2 vezes/dia. Efeitos adversos mais comuns são náuseas e tontura e recomenda-se monitorar a função hepática.

Edaravona foi aprovada para tratar ELA no Japão em junho de 2015 e pela FDA em maio de 2017. Administrado por infusão intravenosa, esse fármaco é um antioxidante conhecido, mas o mecanismo pelo qual edaravona poderia ser eficaz nos pacientes com ELA é desconhecido.

Cuidados de manutenção multidisciplinares

Tendo em vista a eficácia limitada dos fármacos disponíveis, o tratamento consiste basicamente em medidas sintomáticas (Tabela 88.7). Atendimento em um centro multidisciplinar especializado em ELA é uma das poucas intervenções comprovadamente eficazes para prolongar a sobrevivência e melhorar a qualidade de vida (Evidência de nível 1).[3] No estágio inicial da doença, os pacientes devem esforçar-se por continuar a realizar as atividades rotineiras enquanto for possível. Existe discordância quanto à prática de exercitar os músculos fracos, mas fisioterapia pode ajudar a manter a função na medida do possível. A sialorreia pode melhorar com sulfato de atropina, glicopirrolato, amitriptilina ou injeções de toxina botulínica nas glândulas salivares. Fármacos para atenuar espasticidade têm pouca utilidade no tratamento do distúrbio espástico da marcha, mas baclofeno administrado por infusão intratecal pode ser considerado em alguns casos, principalmente pacientes com ELP e ELA com acometimento predominante dos neurônios motores superiores. Disfagia frequentemente leva à utilização de uma sonda entérica para manter a nutrição e hidratação, mas não impede broncoaspiração. Dispositivos para facilitar a comunicação são usados para atender pacientes com disartria grave ou anartria. Ventilação não invasiva com pressão positiva tem sido usada com frequência crescente para melhorar dispneia noturna, insônia e desconforto respiratório em geral e tem como objetivo não apenas prolongar a vida, mas também melhorar a qualidade de vida (Evidência de nível 1).[4] A utilização de um dispositivo de insuflação-desinsuflação mecânica (DIDM) ou suporte à tosse com ventilação não invasiva sob pressão positiva também pode ter efeito favorável na sobrevivência dos pacientes. Alguns fármacos também podem ajudar a atenuar

Tabela 88.7 Intervenções terapêuticas para esclerose lateral amiotrófica e doenças dos neurônios motores.

Fármaco modificador da doença
• Riluzol: único fármaco modificador da doença aprovado pela FDA para tratar ELA
Medidas que melhoram a qualidade de vida e/ou prolongam a sobrevivência
• Cuidados multidisciplinares em centro especializado em ELA
• Ventilação não invasiva com pressão positiva/aparelho para ajudar a tossir
• Fisioterapia e reabilitação
• Equipamento médico durável e dispositivos auxiliares para evitar quedas e aumentar a mobilidade
• Manutenção da nutrição/aporte calórico e tubo de gastrostomia percutânea
• Traqueostomia e respiração artificial
Medidas terapêuticas sintomáticas
• Tratamento da sialorreia – atropina, glicopirrolato, amitriptilina, injeções de toxina botulínica
• Tratamento da espasticidade – baclofeno, ciclobenzaprina, benzodiazepínicos, baclofeno intratecal
• Dispositivos de comunicação
• Tratamento dos sintomas bulbares – dextrometorfano com quinidina, ISRSs
• Tratamento da depressão e dos transtornos do humor associados – ISRSs, IRSNs, antidepressivos tricíclicos
• Tratamento da fadiga – modafinila, piridostigmina
• Apoio emocional ao paciente e aos cuidadores familiares
Medidas de conforto, controle da dor, cuidados paliativos e internação em unidades para pacientes terminais

ELA, esclerose lateral amiotrófica; FDA, Food and Drug Administration; IRSNs, inibidores de recaptação de serotonina-norepinefrina; ISRSs, inibidores seletivos de recaptação de serotonina.

sintomas bulbares, inclusive a combinação de dextrometorfano com quinidina (Evidência de nível 1).[5]

Cuidados a longo prazo administrados aos pacientes com ELA foram descritos nas recomendações médicas baseadas em evidência propostas por uma comissão da American Academy of Neurology. Essas diretrizes estabelecem que atendimento por uma equipe multiprofissional especializada em ELA torna o tratamento sintomático mais eficaz, proporciona melhor qualidade de vida e prolonga a sobrevivência. Planejamento antecipado dos cuidados necessários é um aspecto importante da abordagem aos pacientes com ELA. Nos países ocidentais, apenas uma porcentagem pequena desses pacientes faz traqueostomia e usa ventilação mecânica, e essas intervenções geralmente são realizadas em situações de emergência, quando não há diretivas antecipadas. Cuidados paliativos – uma prática focada em tratar sintomas, desconforto e estresse associados à doença e oferecer apoio físico e emocional aos pacientes e familiares – passaram a ser fundamentais ao tratamento dos pacientes com ELA (ver Capítulo 158).

PROGNÓSTICO

A história natural da esclerose lateral amiotrófica é amplamente variável, de forma que não é possível prever a evolução da doença e seu prognóstico em determinado indivíduo. Isso complica a avaliação de riscos e o aconselhamento de pacientes com ELA recém-diagnosticados, bem como dificulta a estratificação dos sujeitos para participarem de ensaios clínicos. Na população de pacientes com ELA, algumas manifestações clínicas estão associadas à sobrevida mais curta, inclusive início bulbar e respiratório, idade avançada por ocasião do início dos sintomas e deterioração funcional rápida (avaliada pela escala revisada de classificação funcional da ELA). Com base nesses determinantes, pesquisadores desenvolveram um modelo preditivo para pacientes com ELA, que pode ser útil à abordagem individualizada dos pacientes, aconselhamento e planejamento de estudos inovadores. Como foi mencionado antes, algumas mutações genéticas associadas à ELA também estão associadas à progressão rápida e sobrevida mais curta (p. ex., A4V no gene *SOD1* e P525L no gene *FUS*). Em geral, a evolução é progressiva, sem remissões ou fases de estabilização. Nos casos típicos, os óbitos são causados por insuficiência respiratória, pneumonite de aspiração ou embolia pulmonar depois de imobilidade prolongada. A duração média dos sintomas é de cerca de 4 anos; cerca de 10% dos pacientes vivem mais de 10 anos. Depois da realização de traqueostomia, o paciente pode ser mantido vivo por anos, embora paralisado, talvez com exceção dos movimentos oculares. Em casos excepcionais, pacientes morrem no primeiro ano da doença ou vivem por mais de 25 anos.

EVIDÊNCIAS DE NÍVEL 1

1. Bensimon G, Lacomblez L, Meininger V. A controlled trial of riluzole in amyotrophic lateral sclerosis. ALS/Riluzole Study Group. *N Engl J Med*. 1994;330:585-591.
2. Lacomblez L, Bensimon G, Leigh PN, Guillet P, Meininger V. Dose-ranging study of riluzole in amyotrophic lateral sclerosis. Amyotrophic Lateral Sclerosis/Riluzole Study Group II. *Lancet*. 1996;347:1425-1431.
3. Van den Berg JP, Kalmijn S, Lindeman E, et al. Multidisciplinary ALS care improves quality of life in patients with ALS. *Neurology*. 2005;65:1264-1267.
4. Bourke SC, Tomlinson M, Williams TL, Bullock RE, Shaw PJ, Gibson GJ. Effects of non-invasive ventilation on survival and quality of life in patients with amyotrophic lateral sclerosis: a randomised controlled trial. *Lancet Neurol*. 2006;5: 140-147.
5. Brooks BR, Thisted RA, Appel SH, et al.; for AVP-923 ALS Study Group. Treatment of pseudobulbar affect in ALS with dextromethorphan/quinidine: a randomized trial. *Neurology*. 2004;63:1364-1370.

LEITURA SUGERIDA

Andersen PM, Abrahams S, Borasio GD, et al.; for EFNS Task Force on Diagnosis and Management of Amyotrophic Lateral Sclerosis. EFNS guidelines on the clinical management of amyotrophic lateral sclerosis (MALS)—revised report of an EFNS task force. *Eur J Neurol*. 2012;19: 360-375.

Ashworth NL, Satkunam LE, Deforge D. Treatment for spasticity in amyotrophic lateral sclerosis/motor neuron disease. *Cochrane Database Syst Rev*. 2012;(2):CD004156.

Baldinger R, Katzberg HD, Weber M. Treatment for cramps in amyotrophic lateral sclerosis/motor neuron disease. *Cochrane Database Syst Rev*. 2012;(4): CD004157.

Blexrud MD, Windebank AJ, Daube JR. Long-term follow-up of 121 patients with benign fasciculations. *Ann Neurol*. 1993;34:622-625.

Brooks BR, Miller RG, Swash M, et al.; for World Federation of Neurology Research Group on Motor Neuron Diseases. El Escorial revisited: revised criteria for the diagnosis of amyotrophic lateral sclerosis. *Amyotroph Lateral Scler Other Motor Neuron Disord*. 2000;1:293-299.

Brown RH, Al-Chalabi A. Amyotrophic lateral sclerosis. *N Engl J Med*. 2017; 377:162-172.

Byrne S, Walsh C, Lynch C, et al. Rate of familial amyotrophic lateral sclerosis: a systematic review and meta-analysis. *J Neurol Neurosurg Psychiatry*. 2011;82:623-627.

Chancellor AM, Warlow CP. Adult onset motor neuron disease: worldwide mortality, incidence and distribution since 1950. *J Neurol Neurosurg Psychiatry*. 1992;55:1106-1115.

Chiò A, Logroscino G, Hardiman O, et al.; and Eurals Consortium. Prognostic factors in ALS: a critical review. *Amyotroph Lateral Scler*. 2009;10(5-6): 310-323. doi:10.3109/17482960802566824.

Dalakas MC, Elder G, Hallett M, et al. A long-term follow-up study of patients with post-poliomyelitis neuromuscular symptoms. *N Engl J Med*. 1986;314:959-963.

D'Amico E, Pasmantier M, Lee YW, Weimer L, Mitsumoto H. Clinical evolution of pure upper motor neuron disease/dysfunction (PUMMD). *Muscle Nerve*. 2013;47:28-32.

de Carvalho M, Dengler R, Eisen A, et al. Electrodiagnostic criteria for diagnosis of ALS. *Clin Neurophysiol*. 2008;119:497-503.

DeJesus-Hernandez M, Mackenzie IR, Boeve BF, et al. Expanded GGGGCC hexanucleotide repeat in noncoding region of *C9ORF72* causes chromosome 9p-linked FTD and ALS. *Neuron*. 2011;72:245-256.

Dimos JT, Rodolfa KT, Niakan KK, et al. Induced pluripotent stem cells generated from patients with ALS can be differentiated into motor neurons. *Science*. 2008;321:1218-1221.

Donofrio PD, Berger A, Brannagan TH III, et al. Consensus statement: the use of intravenous immunoglobulin in the treatment of neuromuscular conditions report of the AANEM ad hoc committee. *Muscle Nerve*. 2009; 40:890-900.

Floyd AG, Yu QP, Piboolnurak P, et al. Transcranial magnetic stimulation in ALS: utility of central motor conduction tests. *Neurology*. 2009;72:498-504.

GBD 2016 Motor Neuron Disease Collaborators. Global, regional, and national burden of motor neuron diseases 1990-2016: a systematic analysis for the Global Burden of Disease Study 2016. *Lancet Neurology*. 2018;17:1083-1097.

Gordon PH, Cheng B, Katz IB, Mitsumoto H, Rowland LP. Clinical features that distinguish PLS, upper motor neuron-dominant ALS, and typical ALS. *Neurology*. 2009;72:1948-1952.

Gordon PH, Cheng B, Katz IB, et al. The natural history of primary lateral sclerosis. *Neurology*. 2006;66:647-653.

Gourie-Devi M, Nalini A. Long-term follow-up of 44 patients with brachial monomelic amyotrophy. *Acta Neurol Scand*. 2003;107:215-220.

Hardiman O, Al-Chalabi A, Chio A, et al. Amyotrophic lateral sclerosis. *Nat Rev Dis Primers*. 2017;3:17085.

Hirayama K, Tokumaru Y. Cervical dural sac and spinal cord in juvenile muscular atrophy of distal upper extremity. *Neurology.* 2000;54:1922-1926.

Huang YC, Ro LS, Chang HS, et al. A clinical study of Hirayama disease in Taiwan. *Muscle Nerve.* 2008;37:576-582.

Ince PG, Evans J, Knopp M, et al. Corticospinal tract degeneration in the progressive muscular atrophy variant of ALS. *Neurology.* 2003;60:1252-1258.

Ingre C, Roos PM, Piehl F, Kamel F, Fang F. Risk factors for amyotrophic lateral sclerosis. *Clin Epidemiol.* 2015;7:181-193. doi:10.2147/CLEP.S37505.

Joint Task Force of the European Federation of Neurological Societies and the Peripheral Nerve Society. European Federation of Neurological Societies/Peripheral Nerve Society guideline on management of multifocal motor neuropathy. Report of a joint task force of the European Federation of Neurological Societies and the Peripheral Nerve Society—first revision. *J Peripher Nerv Syst.* 2010;15:295-301.

Kaufmann P, Pullman SL, Shungu DC, et al. Objective tests for upper motor neuron involvement in amyotrophic lateral sclerosis (ALS). *Neurology.* 2004;62:1753-1757.

Kim WK, Liu X, Sandner J, et al. Study of 962 patients indicates progressive muscular atrophy is a form of ALS. *Neurology.* 2009;73:1686-1692.

Lawyer T Jr, Netsky MG. Amyotrophic lateral sclerosis. *AMA Arch Neurol Psychiatry.* 1953;69:171-192.

Logroscino G, Traynor BJ, Hardiman O, et al.; for EURALS. Incidence of amyotrophic lateral sclerosis in Europe. *J Neurol Neurosurg Psychiatry.* 2010;81:385-390.

Marin B, Boumédiene F, Logroscino G, et al. Variation in worldwide incidence of amyotrophic lateral sclerosis: a meta-analysis. *Int J Epidemiol.* 2017;46:57-74.

Miller RG, Jackson CE, Kasarskis EJ, et al.; for Quality Standards Subcommittee of the American Academy of Neurology. Practice parameter update: the care of the patient with amyotrophic lateral sclerosis: drug, nutritional, and respiratory therapies (an evidence-based review): report of the Quality Standards Subcommittee of the American Academy of Neurology. *Neurology.* 2009;73:1218-1226.

Miller RG, Jackson CE, Kasarkis EJ, et al.; for Quality Standards Subcommittee of the American Academy of Neurology. Practice parameter update: the care of the patient with amyotrophic lateral sclerosis: multidisciplinary care, symptom management, and cognitive/behavioral impairment (an evidence-based review): report of the Quality Standards Subcommittee of the American Academy of Neurology. *Neurology.* 2009;73:1227-1233.

Miller RG, Mitchell JD, Moore DH. Riluzole for amyotrophic lateral sclerosis (ALS)/motor neuron disease (MND). *Cochrane Database Syst Rev.* 2012;(3):CD001447.

Mitsumoto H, Chad D, Pioro E. *Amyotrophic Lateral Sclerosis.* Philadelphia, PA: FA Davis; 1998.

Nagai M, Re DB, Nagata T, et al. Astrocytes expressing ALS-linked mutated SOD1 release factors selectively toxic to motor neurons. *Nat Neurosci.* 2007;10:615-622.

Pouget J, Trefouret S, Attarian S. Transcranial magnetic stimulation (TMS): compared sensitivity of different motor response parameters in ALS. *Amyotroph Lateral Scler Other Motor Neuron Disord.* 2000;1(suppl 2):S45-S49.

Re DB, Le Verche V, Yu C, et al. Necroptosis drives motor neuron death in models of both sporadic and familial ALS. *Neuron.* 2014;81:1001-1008.

Renton AE, Majounie E, Waite A, et al. A hexanucleotide repeat expansion in C9ORF72 is the cause of chromosome 9p21-linked ALS-FTD. *Neuron.* 2011;72:257-268.

Rosen DR, Siddique T, Patterson D, et al. Mutations in Cu/Zn superoxide dismutase gene are associated with familial amyotrophic lateral sclerosis. *Nature.* 1993;362:59-62.

Rowland LP. Diagnosis of amyotrophic lateral sclerosis. *J Neurol Sci.* 1998;160(suppl 1):S6-S24.

Rowland LP. Progressive muscular atrophy and other lower motor neuron syndromes of adults. *Muscle Nerve.* 2010;41:161-165.

Rowland LP, Shneider NA. Amyotrophic lateral sclerosis. *N Engl J Med.* 2001;344:1688-1700.

Ryan M, Heverin M, McLaughlin RL, Hardiman O. Lifetime risk and heritability of amyotrophic lateral sclerosis. *JAMA Neurol.* 2019;76(11):1367-1374.

van Es MA, Hardiman O, Chio A. Amyotrophic lateral sclerosis. *Lancet.* 2017;390:2084-2098.

Wang MD, Little J, Gomes J, Cashman NR, Krewski D. Identification of risk factors associated with onset and progression of amyotrophic lateral sclerosis using systematic review and meta-analysis. *Neurotoxicology.* 2017;61:101-130. doi:10.1016/j.neuro.2016.06.015.

Westeneng HJ, Debray TPA, Visser AE, et al. Prognosis for patients with amyotrophic lateral sclerosis: development and validation of a personalised prediction model. *Lancet Neurol.* 2018;17(5):423-433. doi:10.1016/S1474-4422(18)30089-9.

Wijesekera LC, Mathers S, Talman P, et al. Natural history and clinical features of the flail arm and flail leg ALS variants. *Neurology.* 2009;72:1087-1094.

Paralisia de Bell e Neuropatias Cranianas 89

Comana M. Cioroiu e Thomas H. Brannagan III

PONTOS-CHAVE

1. As neuropatias cranianas podem ocorrer de maneira simultânea (p. ex., nos casos de câncer, infarto e doenças inflamatórias do sistema nervoso central) ou isolada.

2. Déficit de sensibilidade olfatória pode ser causado por doenças congênitas ou adquiridas e, nos casos característicos, está associado à perda de apetite e déficit gustativo.

3. A neuralgia do trigêmeo é uma síndrome de dor facial bastante grave e que se caracteriza por paroxismos repetidos de dor aguda em pontadas na distribuição de um ou mais ramos desse nervo; para o tratamento, considera-se a carbamazepina como primeira opção de fármaco. Já a neuralgia glossofaríngea é uma condição clinicamente semelhante, que afeta a distribuição sensitiva do nono nervo craniano.

4. Lesões centrais no nervo facial situado acima do núcleo facial provocam fraqueza da parte inferior da face, com preservação da função dos músculos da fronte.

5. Lesões periférica no nervo facial (localizadas no núcleo facial ou abaixo dele) provocam fraqueza de toda a hemiface ipsilateral e, dependendo da posição da lesão, também podem acarretar déficits de gustação, salivação e lacrimejamento.

6. Os orticoides devem ser ministrados aos pacientes com paralisia de Bell nas primeiras 72 horas do início dos sintomas; nos casos característicos, o prognóstico é muito favorável.

7. A reativação de infecções latentes por vírus varicela-zóster no gânglio geniculado provoca inflamação do nervo facial e síndrome de Ramsay Hunt, em que é comum ocorrer dor facial.

8. O nervo vago (nervo craniano X) tem uma via eferente parassimpática, uma via eferente motora (laringe e faringe) e circuitos aferentes.

9. Lesões unilaterais no núcleo hipoglosso provocam atrofia e paralisia dos músculos de metade da língua, que resultam em desvio na direção do lado afetado durante o movimento de protrusão lingual.

INTRODUÇÃO

Neuropatias cranianas isoladas não são incomuns; dentre elas, a mais frequente é a paralisia de Bell. Essas síndromes podem ser diagnosticadas em pacientes ambulatoriais e hospitalizados, e todas têm diagnóstico diferencial muito diversificado, de modo que a examinação dos nervos cranianos é um componente crucial do exame neurológico completo. Lesões dos nervos cranianos podem estar implicadas em várias doenças com acometimento neurológico difuso, como acidentes vasculares encefálicos (AVEs), esclerose múltipla e neuropatias desmielinizantes, sobretudo quando há também acometimento de outros circuitos neurais e regiões neuroanatômicas. As neuropatias cranianas podem ocorrer de maneira simultânea (quando há acometimento de mais de um nervo) ou isolada (quando apenas um nervo é afetado). Na maioria dos casos, neuropatias cranianas múltiplas são causadas por câncer, doenças inflamatórias do sistema nervoso central (SNC), infarto e traumatismo, e essas causas devem ser consideradas e descartadas de maneira cautelosa durante a investigação dos pacientes, com especial atenção para o tronco encefálico, no qual se localizam vários nervos cranianos (Figura 89.1). Entretanto, em algumas situações, o paciente pode ter anormalidades limitadas a um nervo craniano isoladamente. Nesses casos de neuropatia craniana isolada, o diagnóstico diferencial depende do nervo afetado e do quadro clínico em geral. Este capítulo descreve as mononeuropatias cranianas mais comuns, bem como sua investigação e tratamento. Várias dessas neuropatias estão descritas em outros capítulos deste livro e serão referenciadas quando for apropriado. Especificamente, os nervos cranianos II, III, IV e VI são descritos em outro capítulo sobre distúrbios visuais (ver Capítulo 10), enquanto as doenças que afetam o nervo craniano VIII são consideradas no Capítulo 62.

NERVO OLFATÓRIO (I NERVO CRANIANO)

A capacidade de perceber odores é um sentido especial que depende das células olfatórias da mucosa nasal. A biologia molecular do olfato não está esclarecida por completo, mas é provável que os fatores ativadores de transcrição (p. ex., Olf-1), presentes exclusivamente nos neurônios com receptores olfatórios, controlem a diferenciação celular. O olfato pode ser reduzido em casos de lesões na mucosa nasal, no bulbo olfatório ou em seus filamentos, ou nas conexões com o SNC. Lesões no nervo olfatório provocam diminuição ou perda do sentido olfatório. Entretanto, a queixa mais comum dos pacientes não é perda do olfato, mas redução da gustação; a olfação desempenha papel fundamental na percepção dos sabores em razão das substâncias voláteis existentes em muitos alimentos e bebidas. A perda do sentido do olfato pode ser congênita ou adquirida e ocorre em várias condições (Tabela 89.1). Na maioria dos casos, esse sentido é afetado transitoriamente em consequência de congestão nasal alérgica ou resfriado comum. A lesão traumática mais comum do nervo olfatório ocorre nos pacientes com traumatismo craniano, sobretudo da modalidade de aceleração-desaceleração, como acidentes automobilísticos. Os delicados filamentos do nervo olfatório são lacerados pelas perfurações

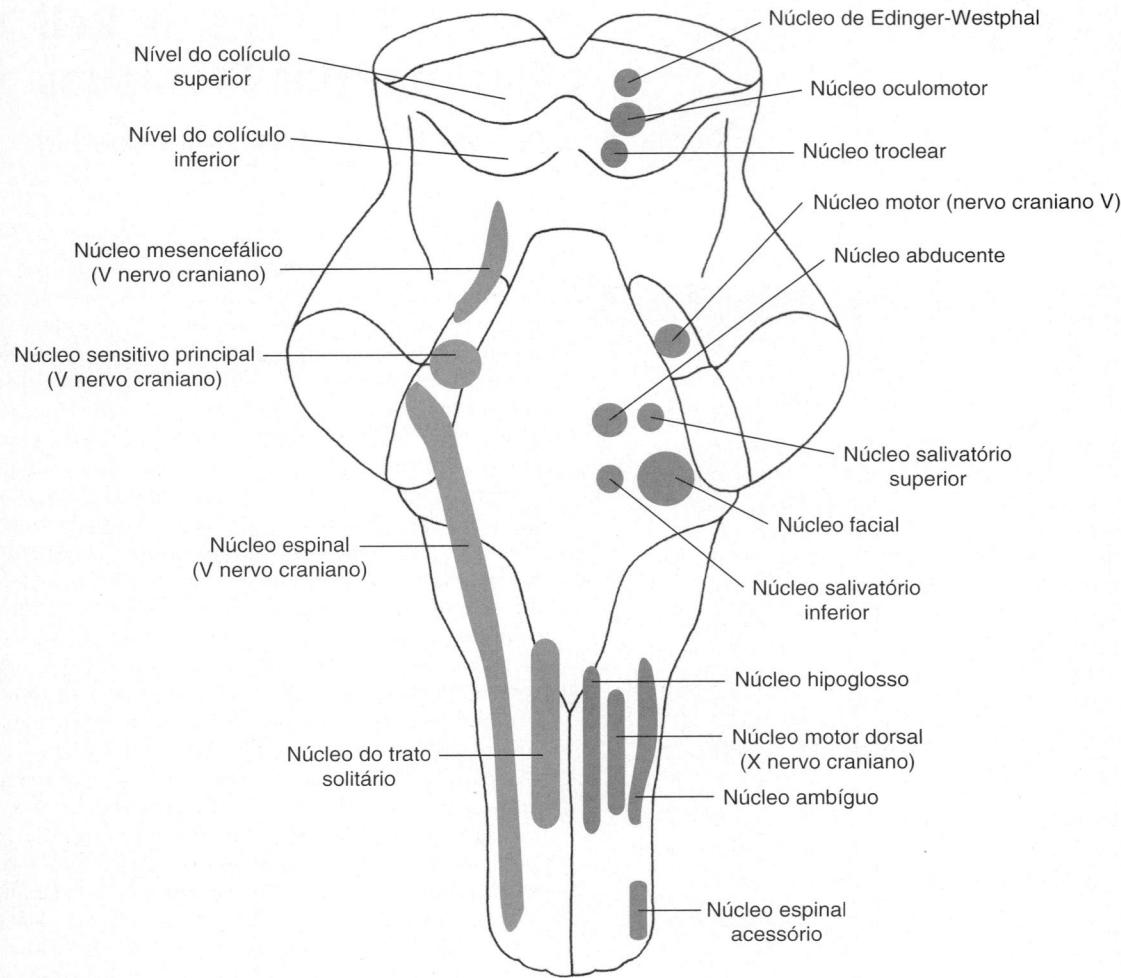

FIGURA 89.1 Núcleos dos nervos cranianos. (De Siegel A, Sapru HN. *Essential Neuroscience*. 3th ed. Philadelphia, PA: Wolters Kluwer, 2015.)

Tabela 89.1 Causas de perda do olfato relacionadas com lesões do nervo olfatório.	
Congênitas	Doença de Refsum Síndrome de Kallmann Anosmia congênita
Adquiridas	Inflamatórias • Rinite • Meningite • Mononeurite múltipla Traumatismo craniano Tumores • Meningioma do sulco olfatório • Glioma do lobo frontal • Metástases Doenças neurodegenerativas • Doença de Parkinson • Doença de Alzheimer Exposições tóxicas • Cocaína • Cádmio • Tabagismo • Quimioterápicos Deficiências de vitaminas • Tiamina (B_1) • B_{12} Doença psiquiátrica

da placa cribriforme. O bulbo olfatório também pode sofrer contusão ou laceração após traumatismos cranianos. Leigh e Zee (2006) relataram alterações do sentido olfatório em 7,2% dos pacientes com traumatismo craniano em um hospital militar, com perda completa em 4,1% e parcial em 3,1% dos casos. A recuperação do olfato ocorreu em apenas 6 de 72 pacientes. Em um estudo sobre traumatismo craniano em na população, Friedman e Merritt (1944) demonstraram que o nervo olfatório havia sido lesionado em 11 (2,6%) dos 430 pacientes estudados. Em todos os casos, a anosmia era bilateral. Em três pacientes, a perda foi transitória e desapareceu dentro de 2 semanas após traumatismo. Doze pacientes tinham *parosmia* (i. e., perversão do sentido do olfato).

Lesões inflamatórias ou neuríticas do bulbo ou trato olfatório não são comuns, mas ocasionalmente essas estruturas são afetadas por meningite ou mononeurite múltipla. Em casos raros, pacientes com diabetes melito perdem o olfato, algumas vezes em consequência de um infarto do nervo olfatório. Hiposmia ou anosmia também são comuns nos estágios iniciais da doença de Refsum (distúrbio autossômico recessivo que resulta na acumulação excessiva de ácido fitânico). A síndrome de Kallmann é um distúrbio hereditário ligado ao cromossomo X e que provoca hipogonadismo e anosmia atribuída à hipoplasia do trato olfatório. Tanto o bulbo como o trato olfatório podem ser comprimidos por meningiomas (sobretudo no sulco olfatório ou na crista esfenoidal), tumores metastáticos ou aneurismas da fossa anterior, bem como por tumores infiltrativos do lobo frontal. Já a síndrome de Foster-Kennedy é um clássico distúrbio causado por um tumor que invade a região orbitofrontal e provoca atrofia óptica unilateral ipsilateral, edema de papila contralateral e anosmia. Em alguns casos, as doenças neurodegenerativas podem ser prenunciadas por perda do olfato, o que é bastante comum na doença de Parkinson, na qual a perda olfatória pode ser um sinal inicial. Alguns fármacos costumam estar implicados na perda do olfato, sobretudo a cocaína usada por via intranasal, mas outras toxinas, como cádmio e quimioterápicos, também costumam estar envolvidas.

A parosmia não está associada à redução da acuidade olfatória e é causada mais comumente por lesões no lobo temporal, embora também tenha sido descrita nos casos de lesão no bulbo ou no trato olfatório. Alucinações olfatórias podem ocorrer com psicoses ou como aura epiléptica que envolve o giro hipocampal ou uncinado; as percepções são descritas como odores estranhos, desagradáveis ou mal definidos. A hipersensibilidade aos estímulos olfatórios geralmente é rara, mas pode ocorrer em pacientes com enxaqueca e doença reativa das vias respiratórias, talvez em virtude da sensibilização prévia aos estímulos olfatórios. Entretanto, casos nos quais o sentido do olfato é tão exacerbado que chega a causar contínuo desconforto podem ser psicogênicos.

NERVO TRIGÊMEO (V NERVO CRANIANO)

O quinto nervo craniano, ou nervo trigêmeo, tem um grande componente sensorial e, também, um componente motor menor. Conta com três ramos principais – divisão oftálmica (V1), divisão maxilar (V2) e divisão mandibular (V3), que transmitem informações sensitivas de diversos dermátomos da face, da cabeça e das mucosas e convergem no gânglio trigêmeo ou gasseriano, localizado no cavo de Meckel (que funciona como gânglio da raiz dorsal). Fibras sensitivas provenientes de todas as três divisões ascendem pela ponte e terminam nas três partes do núcleo trigeminal. O núcleo trigeminal espinal recebe as fibras aferentes relacionadas com a sensibilidade à dor e à temperatura na face; o núcleo sensitivo principal recebe as fibras relacionadas com a sensibilidade ao toque suave e à mecanorrecepção; já o núcleo mesencefálico contém os corpos celulares com fibras que transmitem informações proprioceptivas da mandíbula. Os ramos motores originam-se do núcleo motor do nervo trigêmeo e estão distribuídos na divisão mandibular, que inerva os músculos mastigatórios.

Uma lesão do quinto nervo craniano causa déficits sensitivos ao tato suave, à temperatura e à sensação dolorosa na face; perda dos reflexos corneais e esternutatórios (i. e., que provocam espirros); e paralisia dos músculos da mastigação. Lesões dos circuitos trigeminais na ponte geralmente afetam os núcleos motores e sensitivos principais e causam paralisia dos músculos mastigatórios e perda da sensibilidade ao toque suave na face; lesões do bulbo, por sua vez, afetam apenas o trato descendente e causam déficits faciais de sensibilidade à temperatura e à dor. Ressonância magnética (RM) do cérebro com contraste ajuda, com frequência, a investigar lesões expansivas, isquemia e inflamação, enquanto testes eletrofisiológicos (p. ex., teste do reflexo de pestanejar) podem ajudar a quantificar os componentes aferentes (i. e., nervo trigêmeo) e eferentes (i. e., nervo facial) do reflexo corneal. O quinto nervo craniano pode ser lesionado por traumatismo, neoplasia, aneurisma ou meningite. Infartos e outras lesões vasculares, bem como tumores intramedulares, podem danificar os núcleos sensitivos e motores da ponte e do bulbo. Lesões isoladas no trato descendente podem ocorrer com siringobulbia ou esclerose múltipla. Causas comuns de lesão do nervo trigêmeo com parestesia facial incluem traumatismos cranianos ou dentários, herpes-zóster, tumores da cabeça e do pescoço, tumores intracranianos e neuropatia trigeminal idiopática. Causas menos comuns são esclerose múltipla, esclerose sistêmica, doenças mistas do tecido conjuntivo, amiloidose e sarcoidose. Parestesia facial isolada também pode ocorrer sem qualquer causa identificável (i. e., *neuropatia trigeminal idiopática*), mas os pacientes devem ser avaliados de maneira cuidadosa, de forma a assegurar que não haja um processo oculto coexistente. Embora a perda da sensibilidade limitada à região do queixo (i. e., *síndrome do queixo dormente*) geralmente seja causada por traumatismo dentário, procedimentos odontológicos ou cirúrgicos, ou até mesmo por dentaduras mal adaptadas, essa síndrome é uma manifestação inicial bem conhecida de neoplasias malignas sistêmicas, como linfoma, carcinoma de mama metastático, melanoma e câncer de próstata. RM da mandíbula também pode ajudar a diferenciar esses distúrbios. Parestesia facial dolorosa pode prenunciar carcinoma nasofaríngeo ou metastático. Fraqueza isolada dos músculos mastigatórios inervados pelo trigêmeo pode ocorrer com doença do neurônio motor, quando os pacientes comumente desenvolvem fraqueza da mandíbula e disfagia, que também podem ocorrer com as doenças da junção neuromuscular, ou seja, miastenia *gravis*.

Neuralgia do trigêmeo

Epidemiologia e biopatologia

Neuralgia do trigêmeo, bastante conhecida também como *tique doloroso*, é uma síndrome de dor facial extremamente grave com sensação de dormência ou anormalidades objetivas na distribuição do quinto nervo craniano (ver Capítulo 57). Essa doença caracteriza-se por paroxismos repetidos de dores em pontadas agudas na distribuição de um ou mais ramos desse nervo. Ao contrário do herpes-zóster, é comum que a segunda e a terceira divisão do nervo trigêmeo sejam afetadas, enquanto a primeira divisão é, sobretudo, envolvida em menos de 5% dos casos. Em geral, a neuralgia se manifesta nos pacientes de meia-idade ou idosos, mas pode ocorrer em qualquer faixa etária. A neuralgia do trigêmeo característica pode acometer crianças, mas é rara antes de 35 anos: a apresentação nessa faixa etária deve levar a uma investigação de doença desmielinizante. A incidência da neuralgia do trigêmeo é ligeiramente maior no sexo feminino do que no masculino e, em alguns estudos, girou em torno de 12,6 por 100 mil habitantes.

A etiologia ainda é desconhecida. Na maioria dos casos, não é possível encontrar qualquer patologia orgânica do quinto nervo craniano ou SNC. Pesquisadores descreveram alterações degenerativas ou fibróticas do gânglio gasseriano, mas estas são muito variáveis para serem consideradas patogênicas. Compressão do nervo trigêmeo relacionada a um vaso sanguíneo anômalo, geralmente nas proximidades do gânglio, é uma etiologia proposta há muitos anos, embora seja discutível. Na maioria dos casos, acredita-se que a compressão seja provocada por uma alça vascular da artéria cerebelar inferior anterior ou superior. Em alguns casos, há sintomas dolorosos típicos da neuralgia do trigêmeo com as lesões desmielinizantes do tronco encefálico, como as que são causadas pela esclerose múltipla, bem como por isquemia vascular envolvendo a raiz descendente do quinto nervo craniano. Quando a neuralgia do trigêmeo tem causa estrutural conhecida, é classificada como sintomática, em contraste com a forma idiopática sem qualquer etiologia detectável. Embora a neuralgia do trigêmeo costume aparecer depois dos outros sintomas da esclerose múltipla, em vez de a preceder, até 10% dos pacientes podem apresentar dores faciais como parte do quadro clínico inicial. Tumores que invadem o gânglio gasseriano ou o ângulo cerebelopontino também podem causar sinais e sintomas da neuralgia do trigêmeo, embora os pacientes geralmente tenham exame neurológico anormal. Crises paroxísticas de dor facial associada à neuralgia do trigêmeo podem estar relacionadas com descargas excessivas dentro do núcleo descendente do nervo, que são desencadeadas por um afluxo de estímulos. Alívio dos sintomas após transecção do nervo auricular maior ou occipital de alguns pacientes indica que a excitação periférica é importante; além disso, a supressão de uma crise com infusão intravenosa de fenitoína e a resposta terapêutica geral aos antiepilépticos sugerem que descargas neuronais anormais também possam desempenhar importante papel na patogenia desse distúrbio. De todas as neuralgias, a neuralgia do trigêmeo é a mais comum.

Diagnóstico

A dor é bastante intensa, costuma ser descrita pelos pacientes como a pior dor imaginável e, nos casos graves e resistentes, aumenta o risco de suicídio. A dor ocorre em paroxismos e geralmente se estende por alguns segundos, embora possam ocorrer episódios com até 15 minutos de duração. Entre as crises, o paciente não tem quaisquer sintomas, exceto pelo medo de uma ocorrência iminente. A dor é causticante ou ardente e ocorre em ataques semelhantes a relâmpagos. A frequência das crises varia de alguns episódios por dia a poucos por mês. O paciente para de falar quando a dor se manifesta e pode esfregar ou beliscar a face; movimentos da face e da mandíbula podem acompanhar a dor. Em alguns casos, o lacrimejamento ipsilateral é marcante. Não há indícios objetivos de perda da sensibilidade cutânea durante ou depois dos paroxismos, mas o paciente pode queixar-se de hiperestesia facial.

Um aspecto característico da apresentação é a *zona de gatilho*, cuja estimulação desencadeia paroxismos típicos de dor. Essa zona consiste em uma pequena área no maxilar, no lábio ou no nariz que pode ser estimulada pelos movimentos faciais, pela mastigação, pela escovação dos dentes ou pelo toque. O paciente pode evitar fazer expressões faciais enquanto conversa, pode ficar dias sem comer ou evitar a mais leve brisa para se prevenir de uma crise. A dor limita-se rigorosamente a um ou mais ramos do quinto nervo e não se propaga além da distribuição desse nervo. A segunda divisão costuma ser mais afetada que a terceira. A dor pode alastrar-se para uma ou duas outras divisões. Nos casos de longa duração, em 15% dos pacientes todas as três divisões são afetadas. Ocasionalmente, a dor é bilateral (5%) em alguns casos, mas é raro que afete os dois lados ao mesmo tempo. A neuralgia do trigêmeo bilateral é mais comumente observada nos pacientes com esclerose múltipla. Um esquema de classificação mais recente diferencia a neuralgia do trigêmeo clássica com paroxismos de dor de uma forma diferente, na qual os paroxismos estão associados à dor facial constante, difusa e simultânea.

Em geral, o diagnóstico da neuralgia do trigêmeo é firmado com base na história clínica. O exame neurológico dos pacientes com neuralgia do trigêmeo costuma ser normal, embora alguns pacientes também possam ter espasmo hemifacial associado e os aqueles cujas crises são desencadeadas pela ingestão alimentar possam parecer emagrecidos ou caquéticos. Os resultados dos exames séricos e de outros testes diagnósticos também são normais. Nos casos característicos, os pacientes evitam tocar na zona de gatilho quando o médico lhes pede que a indiquem e, em vez disso, mantêm a ponta do dedo indicador a uma distância curta da face. Ao exame físico, os pacientes não apresentam déficits sensitivos ou motores clinicamente detectáveis na distribuição do nervo trigêmeo, mas a área afetada costuma ser hipersensível. Recomenda-se proceder a uma tomografia computadorizada (TC) ou RM do cérebro para descartar causas estruturais; em alguns casos, ambas podem mostrar compressão causada por um vaso anômalo. Entretanto, a sensibilidade e a especificidade da RM no diagnóstico da compressão vascular são variadas e, por essa razão, sua utilidade para essa finalidade é discutível. Em 2008, a American Academy of Neurology divulgou um parâmetro prático relativo ao diagnóstico e ao tratamento da neuralgia do trigêmeo, postulando que a avaliação eletrodiagnóstica do reflexo trigeminal é um primeiro passo razoável para descartar neuralgia do trigêmeo sintomática e pode ser feita antes dos exames de imagem.

A neuralgia do trigêmeo deve ser diferenciada dos outros tipos de dor facial ou cefaleia, sobretudo infecções dentárias e dos seios paranasais. Em geral, essas dores são contínuas, e não paroxísticas, costumam ser pulsáteis e persistem por algumas horas. Contudo, é comum encontrar pacientes com neuralgia do trigêmeo, que passaram por tratamento cirúrgico dos seios paranasais ou extrações dentárias antes de estabelecer o diagnóstico. Já pacientes com dentes avariados, por sua vez, podem ser encaminhados a um neurologista com diagnóstico de neuralgia do trigêmeo, embora um exame dentário cuidadoso geralmente revele que os dentes são, de fato, a causa da dor desses indivíduos.

Doença da articulação temporomandibular também pode provocar sintomas semelhantes aos da neuralgia do trigêmeo, mas a dor não é paroxística e, embora seja agravada pela mastigação, não há uma zona de gatilho e os sintomas costumam ser menos intensos entre as refeições. Cefaleias em salvas é outra possibilidade diagnóstica, mas estas ocorrem em séries longas, em vez de episódios de curta duração, e estão associadas a congestão nasal ipsilateral, congestão conjuntival e lacrimejamento ipsilaterais e síndrome de Horner ipsilateral. A dor facial atípica pode afetar a mesma distribuição do nervo trigêmeo, mas os paroxismos sempre duram mais que alguns segundos (em geral, minutos ou horas). A dor propriamente dita é difusa, persistente, ardente ou esmagadora. O tratamento cirúrgico não é eficaz nos casos de dor facial atípica e sua causa ainda é desconhecida, embora possa estar associada à depressão.

O Capítulo 9 traz uma descrição mais detalhada das cefaleias e das síndromes de dor facial.

Tratamento e prognóstico

Embora atualmente existam opções de tratamento cirúrgico, o tratamento clínico ainda é a primeira opção. A maneira mais eficaz de tratar neuralgia do trigêmeo é com carbamazepina na dose de 800 mg/dia (dose máxima de 1.600 mg/dia) fracionados em quatro doses diárias (Evidência de nível 1).[1] Uma revisão de Cochrane revelou que a carbamazepina foi consistentemente eficaz, com número necessário para tratar (NNT) de 1,8. Contudo, a dose deve ser titulada até alcançar o efeito desejado, e podem ser necessárias doses que produzem níveis séricos acima da faixa terapêutica para controle das crises epilépticas, contanto que os efeitos adversos limitantes da dose sejam tolerados. Uma dosagem excessiva pode ser evidenciada por sonolência, tontura, ataxia, instabilidade da marcha e náuseas. É possível ocorrer hepatotoxicidade, geralmente reversível com a interrupção do tratamento. Anemia aplásica é outra complicação rara e grave, que exige monitoramento periódico da função hepática e do hemograma. Alguns pacientes podem desenvolver tolerância com o transcorrer do tempo. Baclofeno nas doses de 40 a 80 mg/dia também é eficaz em alguns casos, enquanto a fenitoína apresenta menor eficiência, mas pode ser utilizada como adjuvante. Alguns dos antiepilépticos mais novos também podem proporcionar algum alívio; acredita-se que a oxcarbazepina (um derivado da carbamazepina) em doses de 600 a 1.800 mg/dia seja tão eficaz quanto a carbamazepina. A pimozida (antagonista dos receptores de dopamina) apresentou eficácia em um ensaio cruzado duplo-cego randomizado em doses de 2 a 12 mg/dia; contudo, sua utilidade clínica é limitada pelo risco de causar efeitos adversos graves, como arritmias cardíacas e parkinsonismo agudo. Outros fármacos com eficácia comprovada em alguns casos (embora não existam estudos controlados) são lamotrigina, gabapentina, pregabalina, levetiracetam, fenitoína e topiramato. Até pouco tempo, estudos demonstraram que lidocaína intravenosa e toxina botulínica A foram eficazes no tratamento dos episódios agudos de neuralgia do trigêmeo, embora ainda sejam necessários estudos mais rigorosos. A anestesia oftálmica tópica provavelmente não é eficaz para aliviar a dor. Procedimentos cirúrgicos realizados para tratar neuralgia do trigêmeo são descompressão microvascular, ablação por radiofrequência, microcompressão por balão e gangliólise e rizotomias químicas. Recentemente, a radiocirurgia estereotáxica usando bisturi gama tem sido usada, com perceptíveis melhoras dos escores de dor. Dentre esses métodos, a ablação por radiofrequência obteve maior sucesso como tratamento inicial, embora os índices de recidivas não tenham sido estudados de maneira cuidadosa. Na medida em que a compressão do nervo trigêmeo por alças arteriais pode desempenhar importante papel em alguns casos, a exploração da fossa posterior com descompressão é realizada em alguns casos de dor refratária. Outras massas crônicas, como malformações arteriovenosas, aneurismas e colesteatomas, também podem comprimir o gânglio gasseriano e ser removidas por meio de cirurgias.

NERVO FACIAL (VII NERVO CRANIANO)

O sétimo nervo craniano (nervo facial), embora seja predominantemente motor, também desempenha importantes funções sensoriais e parassimpáticas (Figura 89.2). Ao emergir do tronco encefálico em posição ventral, por meio do meato acústico interno da parte petrosa do osso temporal perto da junção pontobulbar, o nervo facial forma duas divisões: nervo intermédio e raiz motora. Esta é formada por cinco ramos que se originam do núcleo motor facial e, depois de saírem do núcleo, esses axônios estendem-se em posição dorsomedial na ponte, de modo a circundar o núcleo abducente (formando assim o colículo facial), e descem para se encontrarem com o nervo intermédio e formar o nervo facial. O nervo intermédio origina-se dos núcleos salivar e lacrimal superiores (que, por fim, enviam inervação parassimpática às glândulas salivares, sobretudo aos gânglios submaxilar e esfenopalatino), núcleo solitário (cujas fibras, por fim, retransmitem as sensações gustativas aferentes originadas dos dois terços anteriores da língua) e núcleo trigeminal espinal (que envia fibras aferentes somatossensitivas a algumas regiões da face e da orelha). As fibras do sétimo nervo craniano que se originam do núcleo trigeminal espinal também podem retransmitir estímulos proprioceptivos originados dos músculos faciais e sensibilidade cutânea originada da superfície posteromedial do pavilhão auricular e do canal auditivo externo. As fibras que se originam do núcleo solitário e do núcleo trigeminal espinal fazem sinapses no gânglio geniculado em contato direto com o tronco encefálico. Em posição distal ao gânglio geniculado, o nervo facial forma vários ramos. Os axônios originados do núcleo lacrimal superior formam o nervo petroso maior, que estabelece sinapses no gânglio esfenopalatino antes de inervar as glândulas lacrimais. As fibras que se originam do núcleo solitário e dos núcleos salivares superiores estendem-se ainda mais em direção distal no nervo facial, antes de formar a corda do tímpano, ramo do nervo facial que atravessa a orelha média e emerge no crânio para se reunir com o nervo lingual. Pouco antes da corda do tímpano, o nervo facial também origina um ramo motor para o músculo estapédio. Em posição distal à corda do tímpano, a raiz motora do nervo facial atravessa o canal facial e emerge no crânio através do forame estilomastóideo. Nesse ponto, origina o nervo auricular posterior, que inerva o couro cabeludo e a orelha, assim como um ramo motor para os músculos estilo-hióideo e digástrico. Em seguida, o nervo estende-se dentro da glândula parótida, na qual se divide em seus cinco ramos principais – temporal, zigomático, bucal, mandibular marginal e cervical.

Lesões localizadas perto da origem do nervo ou nas proximidades do gânglio geniculado provocam déficit das funções motora, gustativa e autonômica. Nos casos típicos, lesões situadas entre o gânglio geniculado e a corda do tímpano preservam a função lacrimal, enquanto lesões localizadas perto do forame estilomastóideo preservam a gustação e o lacrimejamento e provocam apenas paralisia facial ipsilateral das regiões superior e inferior da face. Lesões que afetam o núcleo do nervo facial no tronco encefálico também causam paralisia ipsilateral de todos os músculos faciais, tanto superiores quanto inferiores.

O padrão de lesão nuclear ou periférica (lesão periférica do sétimo nervo craniano) precisa ser diferenciado do que está associado às lesões das vias motoras centrais situadas acima do núcleo e causam fraqueza e paralisia da metade inferior da face, enquanto preservam o enrugamento frontal em razão da redundância das vias centrais que inervam os músculos faciais superiores (fraqueza facial central; paralisia supranuclear) (Figura 89.3). Com as lesões supranucleares, as contrações voluntárias da face são diferentes, ou seja, mais ou menos intensas do que as que ocorrem durante a expressão emocional espontânea, sobretudo quando o indivíduo ri ou chora. Dependendo da localização exata e da extensão da lesão associada do SNC, também podem ocorrer outros sinais neurológicos.

Em razão dessa organização anatômica, os sinais associados à lesão periférica do nervo facial são variáveis (Tabela 89.2). Uma lesão mais grave causa paralisia facial evidente em repouso com flacidez dos músculos da face ipsilateral inferior. Os sulcos e as linhas normais ao redor dos lábios, nariz e fronte são atenuados; a fissura palpebral é mais larga que o normal; e os movimentos voluntários dos músculos faciais e platisma não ocorrem. Sorrir realça a fraqueza porque contrasta os músculos orbiculares normais e afetados da boca, com ptose do lado

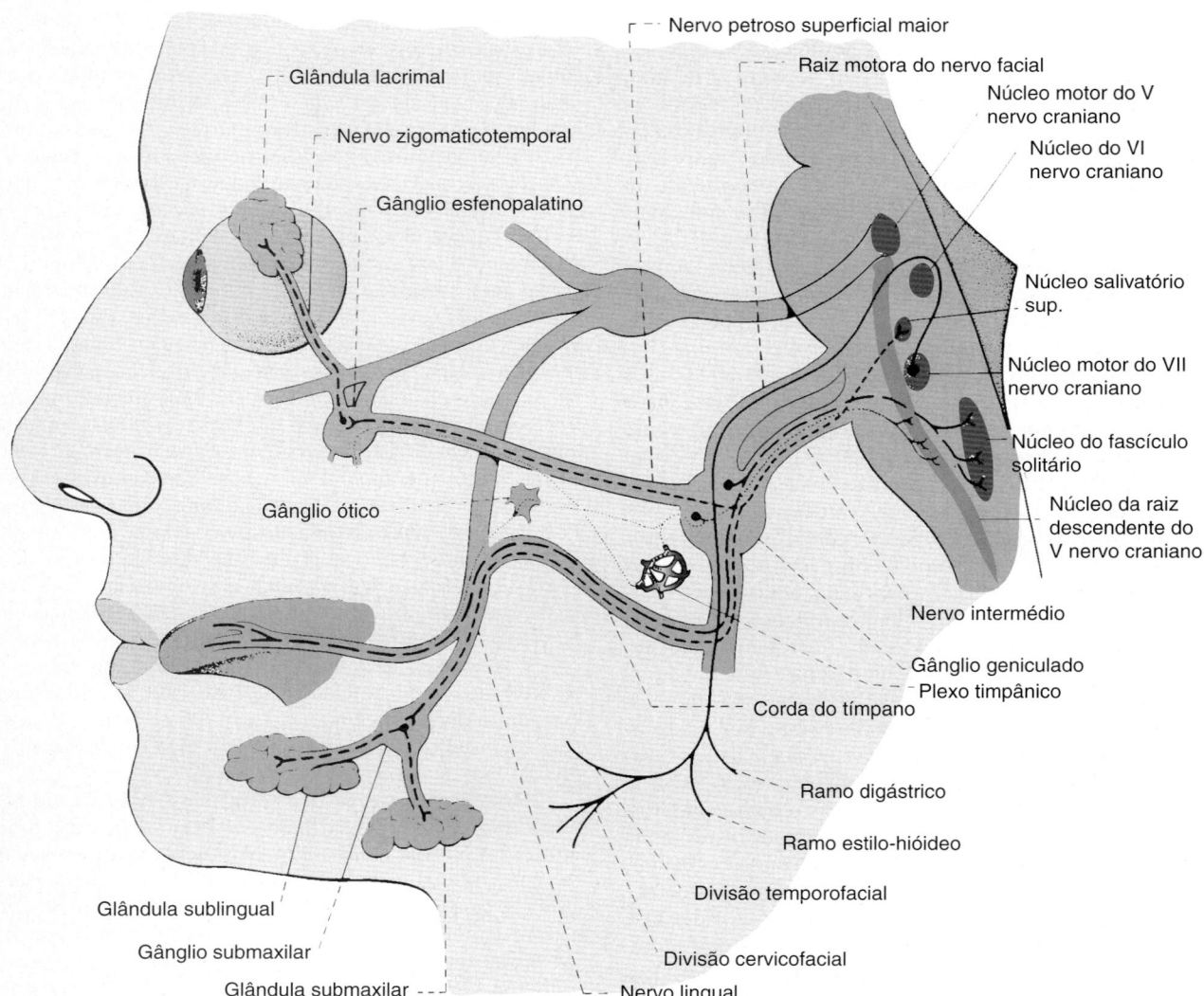

FIGURA 89.2 Anatomia do nervo facial. (De Campbell WW. *DeJong's The Neurologic Examination.* 6th ed. PA: Lippincott Williams and Wilkins; 2005.)

afetado. Embora haja fraqueza das metades superior e inferior da face, em alguns casos os músculos inferiores podem estar mais fracos que os superiores ou, mais raramente, os superiores podem estar mais fracos que os inferiores, quando há lesão parcial do nervo. A saliva pode escorrer do lado paralisado da boca em repouso e alimentos ou líquidos podem extravasar quando o paciente mastiga. O fechamento da pálpebra não é completo e pode haver desvios do olhar para cima e para dentro durante o exame, quando o paciente tenta fechar os olhos (fenômeno de Bell). Essa complicação comum é muito importante, porque a oclusão e a lubrificação do olho afetado após uma lesão do VII nervo craniano são essenciais para evitar ressecamento da córnea e fibrose potencialmente irreversível. A produção de lágrimas diminui apenas quando a lesão é proximal ao gânglio geniculado. Com as lesões periféricas ao gânglio, o lacrimejamento é preservado, mas as lágrimas ainda podem ficar retidas no saco conjuntival, visto que o fechamento parcial das pálpebras não as faz circular de maneira eficiente pelo ducto lacrimal. O reflexo corneal também é reduzido pela paralisia da pálpebra superior, embora a preservação da sensibilidade da córnea e da parte aferente do reflexo seja confirmada pelo piscar consensual da pálpebra contralateral durante o teste do reflexo corneal. A redução da salivação e a perda da gustação dos dois terços anteriores da língua ocorrem quando a corda do tímpano é afetada; já o déficit de sensibilidade somática do canal auditivo externo é menos comum. O sétimo nervo craniano também inerva o musculo estapédio; os pacientes podem ter hipersensibilidade a sons altos (i. e., hiperacusia) quando esse pequeno músculo é paralisado e seu efeito amortecedor na membrana timpânica, suprimido. A recuperação da paralisia facial depende da gravidade da lesão e de sua causa específica. Quando o nervo é completamente esmagado ou lacerado, as chances de recuperação, ainda que parcial, são remotas, sobretudo quando há perda do molde intraneural necessário ao direcionamento da regeneração axonal. Não obstante, nos pacientes com lesões unicamente desmielinizantes sem lesão axonal, pode-se esperar excelente recuperação e, na maioria dos casos, completa. Quando o nervo facial tenta regenerar-se

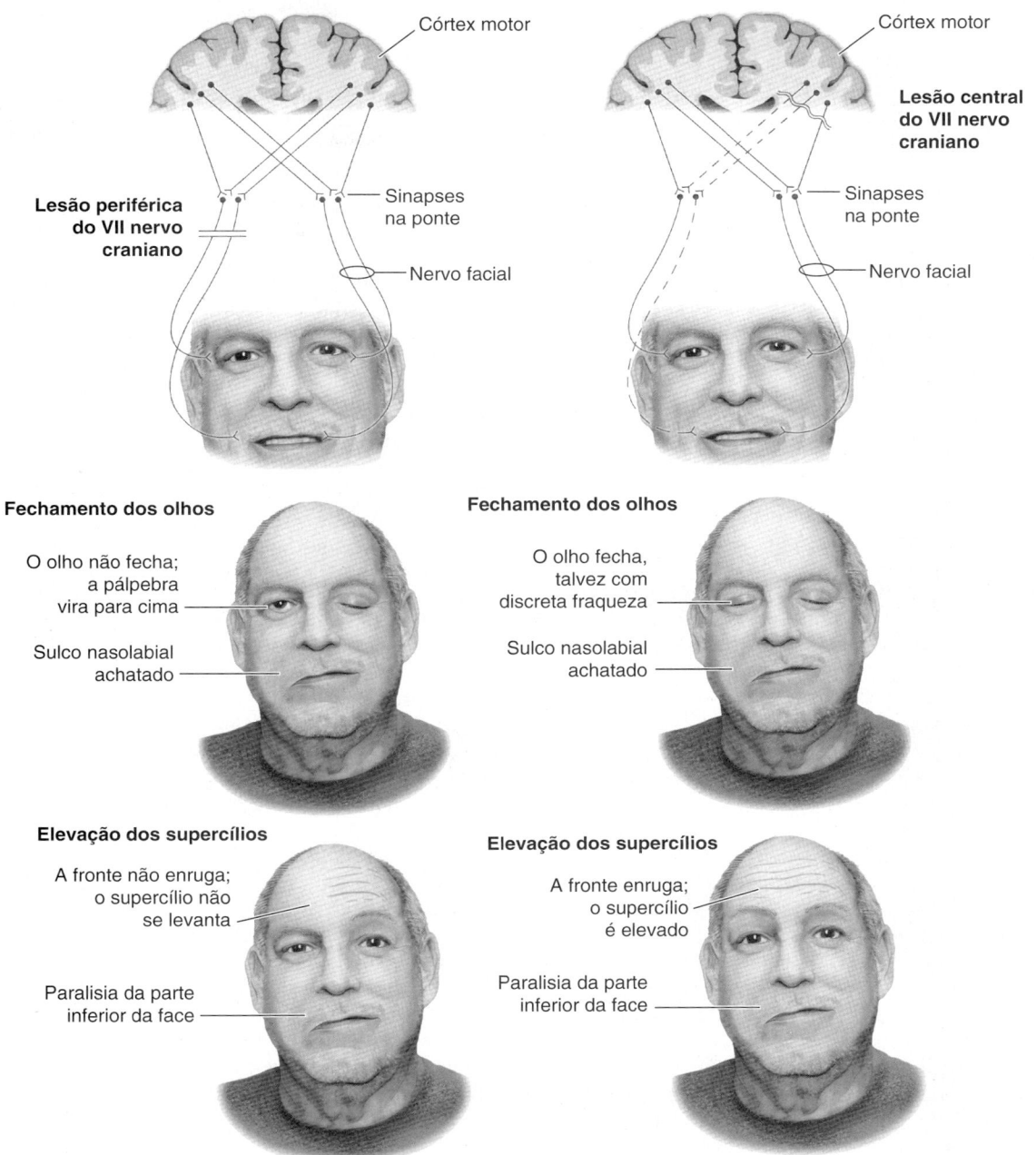

FIGURA 89.3 Paralisias central e periférica do sétimo nervo craniano. (De Dugani S, Alonsi Je, Agur AMR, Dalley AF. *Clinical Anatomy Cases*. Philadelphia, PA: Wolters Kluwer, 2017.)

por crescimento axonal proximal ao longo de um segmento lesionado, a extensão axonal algumas vezes resulta em reinervação anômala. Esse circuito defeituoso provoca movimentos de músculos faciais antes não relacionados quando o paciente tenta a ativação isolada de um músculo separado – condição conhecida como *sincinesia*. Nesses casos, por exemplo, o movimento do lábio pode ocorrer cada vez que o paciente pisca os olhos. A reinervação anômala também pode causar lacrimejamento excessivo durante a ativação dos músculos faciais ou quando as glândulas salivares são ativadas durante a ingestão alimentar (causando as chamadas "lágrimas de crocodilo"). Além disso, alguns pacientes têm contrações clônicas paroxísticas dos músculos hemifaciais (*i. e.*, espasmo hemifacial), que podem ser semelhantes a crises epilépticas focais.

Tabela 89.2 Manifestações clínicas de lesões do nervo facial.

Localização da lesão	Função motora	Sensibilidade gustativa	Lacrimejamento
Núcleo do nervo facial na ponte	Reduzida	Reduzida	Reduzido
Origem do nervo/ gânglio geniculado	Reduzida	Reduzida	Reduzido
Entre o gânglio geniculado e a corda do tímpano	Reduzida	Reduzida	Preservado
No forame estilomastóideo	Reduzida	Preservada	Preservado

Paralisia de Bell

Epidemiologia e fisiopatologia

A paralisia de Bell, assim nomeada em homenagem ao anatomista escocês Charles Bell, é uma síndrome clínica comum de etiologia desconhecida. O paciente desenvolve de maneira espontânea paresia ou paralisia unilateral dos músculos inervados pelo nervo facial ao longo de algumas horas ou dias, e essa é a causa mais comum de lesão do nervo facial e mononeuropatia aguda. A paralisia de Bell ocorre em todas as faixas etárias, mas é ligeiramente mais frequente entre a terceira e a quinta década de vida e tende a afetar os dois lados da face com a mesma frequência. É a causa comum de paralisia do nervo facial e, de acordo com um estudo, foi a razão de 65% dos casos de paralisia facial periférica em uma população pediátrica (exceto causas congênitas). As recidivas no mesmo lado ou no lado oposto são raras e sugerem a possibilidade de uma doença mais generalizada. A paralisia de Bell familiar foi descrita, mas também é rara. Os fatores de risco não estão bem definidos, embora alguns pacientes relatem exposição do lado afetado a uma brisa contínua ou ventilador por várias horas antes do início dos sintomas. Alguns autores também demonstraram que a paralisia de Bell está associada a diabetes melito, gravidez e hipertensão e alguns pesquisadores sugeriram que a doença possa ser causada pela reativação de uma infecção latente pelo vírus do herpes simples ou varicela-zóster e, possivelmente, herpes-vírus humano 6. A doença de Lyme também costuma estar implicada, sobretudo nos casos de paralisia facial bilateral.

Diagnóstico

A dor não é manifestação típica, exceto na síndrome de Ramsay Hunt (ver seção subsequente), que é causada pelo herpes-zóster e geralmente está associada a uma erupção vesicular na distribuição sensitiva do sétimo nervo craniano na orelha ipsilateral. Nos casos típicos, os pacientes têm fraqueza facial unilateral ou paralisia completa, que pode ser graduada de 1 a 6 na escala de House-Brackmann, que é baseada em medições dos movimentos da boca e dos supercílios. Dependendo da localização da lesão, a fraqueza facial pode estar associada à redução da produção de lágrimas e/ou diminuição da sensibilidade gustativa nos dois terços anteriores da língua no lado afetado; sempre há paresia ou abolição do reflexo de piscar. Considerando a inervação do músculo estapédio, pode haver hipersensibilidade a ruídos no lado afetado. Entretanto, o paciente não deve ter quaisquer anormalidades dos movimentos oculares, alterações visuais ou outros sintomas bulbares, como disfagia ou dormência facial. Quando qualquer um desses sinais ou sintomas está presente, o médico deve buscar imediatamente um diagnóstico alternativo. Em 2013, a American Academy of Otolaringology-Head and Neck Surgery Foundation publicou uma nova diretriz de prática clínica sobre o diagnóstico e o tratamento da paralisia de Bell. No que diz respeito à investigação diagnóstica apropriada, o documento concluiu que, no contexto clínico apropriado, após anamnese e exame físico completos, não há indicação para realizar exames laboratoriais, exames de imagem ou testes eletrodiagnósticos (a menos que o paciente tenha paralisia facial completa). Contudo, os pacientes devem ser recomendados a um especialista quando apresentam anormalidades recém-desenvolvidas ou agravadas, sintomas oculares ou recuperação parcial dentro de 3 meses após o início da paralisia. Apesar disso, estudos da condução neural da parte extracraniana do nervo facial são realizados em alguns casos (sobretudo quando há paralisia completa), além de registros com agulha a partir dos seus miótomos (p. ex., eletromiografia do músculo facial) para ajudar a definir a natureza e a gravidade da lesão. Lesões da parte intracraniana podem ser detectadas pelo teste do reflexo de piscar.

Tratamento e prognóstico

Embora possam ocorrer déficits irreversíveis nos casos graves, a maioria dos pacientes com paralisia de Bell tem recuperação funcional completa com sinais residuais mínimos ou imperceptíveis. Nos casos característicos, o prognóstico a longo prazo é muito favorável, ainda que existam algumas evidências recentes de que esses pacientes possam ter risco ligeiramente maior de desenvolver câncer (sobretudo câncer da cavidade oral) e de AVE. Inflamação, infecção por vírus do herpes simples e edema com compressão podem ser responsáveis pela patogenia da paralisia de Bell, e, por essa razão, corticoides, antivirais (aciclovir) e descompressão cirúrgica são recomendados como tratamento da fase aguda. Um estudo controlado randomizado de grande porte mostrou que 94% dos pacientes tratados com prednisolona (25 mg 2 vezes/dia, durante 10 dias) tiveram recuperação satisfatória dentro de 9 meses, em comparação com 82% dos que não usaram corticosteroide (Evidência de nível 1).[2,3] O mesmo estudo não apresentou qualquer efeito benéfico com o antiviral aciclovir em doses de 400 mg 5 vezes/dia, durante 10 dias, embora outro estudo de grande porte tenha mostrado efeitos benéficos com valaciclovir (1 g/dia, durante 5 dias). As abordagens cirúrgicas também foram avaliadas, e uma recente revisão de Cochrane não encontrou evidências suficientes para decidir se são benéficas ou perigosas; contudo, considerando-se o prognóstico geralmente favorável e a recuperação espontânea, o tratamento cirúrgico costuma não ser recomendável. Fisioterapia iniciada imediatamente pode ser benéfica, sobretudo nos casos de paresia gravíssima ou paralisia completa. As diretrizes práticas da American Academy of Otolaryngology-Head and Neck Surgery Foundation publicadas em 2013 recomendam oferecer tratamento antiviral e corticoides orais nas primeiras 72 horas após o início dos sintomas, embora não tenham feito qualquer recomendação quanto ao uso de fisioterapia, acupuntura ou referenciamento ao cirurgião. A American Academy of Neurology publicou recomendações atualizadas sobre corticoides e tratamento antiviral, afirmando que corticoides devem ser oferecidos aos pacientes com paralisia de início recente e que antivirais podem ser oferecidos, embora provavelmente tenham efeito benéfico modesto, na melhor das hipóteses. É importante que os pacientes afetados cubram o olho parético durante a noite, visto que a fraqueza do fechamento ocular pode causar ressecamento e abrasões da córnea. Colírios e pomadas lubrificantes também devem ser aplicados. O prognóstico da lesão do nervo facial pós paralisia de Bell também tem suscitado ampla discussão. Em geral, a preservação das amplitudes motoras nos estudos da condução neural depois de 7 a 10 dias indica integridade axonal conservada e sugere prognóstico favorável quanto à recuperação. Não obstante, perda rápida das amplitudes motoras sugere acometimento axonal grave, degeneração walleriana e menores chances de melhora funcional. A eletromiografia com agulha também pode ajudar a detectar desenervação e confirmar a possibilidade de lesão axonal. Recentemente, a eletroneurografia foi avaliada quanto à sua utilidade diagnóstica e estudos mostraram que esse método se correlacionava de modo positivo com maior probabilidade de recuperação da paralisia de Bell e síndrome de Ramsay Hunt, embora não seja comumente realizada na prática clínica. Conforme mencionado, os pacientes podem desenvolver sincinesias a longo prazo. Àqueles com recuperação parcial ou desfavorável, pode-se sugerir cirurgia de reanimação facial.

Síndrome de Ramsay Hunt

A síndrome de Ramsay Hunt, também conhecida como *herpes-zóster ótico*, é outra causa de mononeuropatia facial, embora seja muito menos frequente do que a paralisia de Bell e tenda a afetar pacientes mais jovens. Acredita-se que a incidência média gire em torno de cinco casos por 100 mil habitantes. A doença é causada por reativação da infecção latente por vírus varicela-zóster, que afeta o gânglio geniculado e provoca inflamação do nervo facial; por essa razão, a síndrome costuma acometer pacientes imunossuprimidos (p. ex., após transplantes ou nos casos de câncer). Nos casos típicos, além de fraqueza facial, como também ocorre com a paralisia de Bell, há hiperacusia, redução do sentido gustativo e redução da salivação e do lacrimejamento. O grau de fraqueza desses pacientes geralmente é muito mais grave do que o dos pacientes com paralisia de Bell. A dor é a manifestação diferencial e mais comum, podendo localizar-se nas partes profundas da face, orelhas, órbita, língua ou palato (sobretudo quando há acometimento das fibras sensitivas). Na maioria dos casos, a dor localiza-se atrás da orelha do lado afetado. Ao exame, podem ser detectadas vesículas herpéticas no canal auditivo externo ou por trás da orelha e, em alguns casos, também no pescoço e no palato (Figura 89.4). Contudo, a erupção cutânea nem sempre é evidente (ou pode aparecer após o início da fraqueza), e o médico deve manter elevado grau de suspeita clínica com base na história e na apresentação clínica do paciente, de modo a considerar essa possibilidade diagnóstica em vez de paralisia de Bell. A infecção herpética pode disseminar-se para o oitavo nervo craniano – provocando queixas como náuseas, tinido e vertigem – e, raramente, também para outros nervos cranianos.

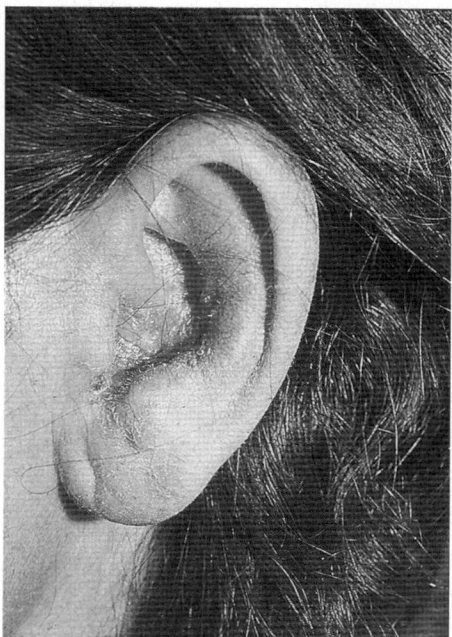

FIGURA 89.4 Erupção de Ramsay Hunt. (De Chung EK, Atkinson-McEvoy, Lai NL, Terry M. *Visual Diagnosis and Treatment in Pediatrics*. 3th ed. Philadelphia, PA: Wolters Kluwer; 2015.)

Tanto corticoides como antivirais são usados para tratar a síndrome de Ramsay Hunt, com variados graus de sucesso. Embora não existam estudos randomizados controlados, várias pesquisas mostraram que a administração precoce de corticoides e antivirais (nos primeiros 3 a 5 dias) facilita a recuperação dos nervos facial e vestibulococlear. Alguns autores sugerem administrar metilprednisolona intravenosa aos pacientes que não melhoram ou apresentam fatores prognósticos desfavoráveis. Em geral, os pacientes com síndrome de Ramsay Hunt têm prognóstico geral mais desfavorável do que pacientes com paralisia de Bell e, em geral, não se recuperam por completo.

Outras causas de lesão do nervo facial

Muitos outros processos podem lesar de maneira significativa o nervo facial. No segmento intracraniano, a lesão pode ser causada por tumores, aneurismas, infecções meníngeas, leucemia, osteomielite, herpes-zóster, doença de Paget, sarcomas e tumores ósseos, entre outros. O nervo também pode ser lesionado por polineurite da hanseníase, síndrome de Guillain-Barré e polineuropatia diftérica. Mononeuropatias diabéticas do VII nervo craniano também podem ocorrer, mas são menos comuns do que outras neuropatias cranianas diabéticas. O segmento periférico do nervo facial pode ser comprimido por tumores da glândula parótida, sarcoidose e, mais raramente, parotidite epidêmica (caxumba). A paralisia facial bilateral também pode ser causada por algumas das mesmas doenças que causam paralisia unilateral, mas é bastante associada a sarcoidose, síndrome de Guillain-Barré, hanseníase, leucemia e meningite meningocócica. Na verdade, a sarcoidose pode estar implicada na maioria das neuropatias cranianas, e no Capítulo 75 é feita uma descrição completa da neurossarcoidose. A *síndrome de Melkersson-Rosenthal* é evidenciada na infância e que se caracteriza por um conjunto de sinais e sintomas clínicos, como edema da face e lábios, língua sulcada e fissurada (língua preguada) e repetidos episódios de fraqueza facial. Embora a etiologia seja desconhecida, a síndrome parece ser familiar em alguns casos. Outra causa congênita de paralisia facial é síndrome de Möbius, em que a fraqueza está associada à limitação do movimento ocular lateral em consequência do desenvolvimento anormal do sexto e do sétimo nervo craniano. O núcleo facial propriamente dito pode ser afetado por lesões vasculares, esclerose múltipla, tumores intraparenquimatosos, lesões inflamatórias e poliomielite aguda, entre outras causas. Os ramos periféricos relativamente superficiais do VII nervo craniano são vulneráveis a feridas causadas por armas brancas e projéteis de arma de fogo, cortes e traumatismo obstétrico, nos recém-nascidos. Em alguns casos, esse nervo também é lesionado durante operações que envolvam o mastoide e as glândulas parótidas, em caso de ressecção de um neuroma do acústico e descompressão do gânglio trigêmeo, bem como em fraturas do osso temporal.

Casos de lesão do nervo facial com causa específica detectável podem exigir intervenção imediata. Anastomoses microcirúrgicas podem ser realizadas em alguns casos de transecção do segmento extracraniano do nervo ou seus ramos; contudo, quando o nervo facial é lesionado em seus segmentos proximais ao forame estilomastóideo, a anastomose operatória é mais difícil. Não obstante, a cirurgia ainda pode ser indicada quando uma massa expansiva é encontrada antes que haja lesão grave do nervo. Nos casos de lesão parcial ou inacessível do segmento intracraniano do nervo facial, a reinervação cirúrgica compensatória pode ser obtida ao suturar o segmento distal do VII nervo craniano com a parte central do XI ou do XII nervo.

Com treinamento de reabilitação, os pacientes podem aprender a redirecionar os estímulos antes destinados ao músculo esternocleidomastóideo ou à metade da língua para a musculatura facial reinervada. Contudo, o uso do XI nervo craniano nesse procedimento causa paralisia irreversível do músculo esternocleidomastóideo e das fibras superiores do músculo trapézio, enquanto o uso do XII nervo causa atrofia e paralisia de metade da língua. A anastomose do nervo facial com o XI ou o XII nervo deve ser realizada tão logo possível após uma lesão aguda, por exemplo, quando a lesão ocorre como complicação cirúrgica de operação do mastoide ou ressecção de neuroma do acústico. Nos demais casos, pode ser necessário postergar a cirurgia por até 6 meses ou mais para avaliar se há regeneração espontânea.

O espasmo hemifacial afeta as contrações musculares involuntárias dos músculos faciais de uma metade da face; o Capítulo 80 traz uma detalhada descrição desse distúrbio.

NERVO GLOSSOFARÍNGEO (IX NERVO CRANIANO)

O nono nervo craniano contém fibras motoras e sensitivas (mistas e também gustativas). As fibras motoras que se originam do núcleo ambíguo inervam o músculo estilofaríngeo e os constritores da faringe, enquanto outras fibras eferentes inervam as glândulas secretórias da mucosa faríngea. As fibras sensitivas são responsáveis pela sensibilidade geral da parte superior da faringe (e também da tonsila, da membrana timpânica e da orelha externa) e pelo sentido especial da gustação no terço posterior da língua. Além disso, o nervo glossofaríngeo conduz fibras aferentes sensitivas provenientes do seio e do corpo carotídeos por meio do núcleo solitário e participa da inervação parassimpática da glândula parótida por meio do gânglio ótico e do nervo petroso menor. Lesões isoladas nesse nervo ou em seus núcleos são raras e não causam limitações perceptíveis. A gustação é perdida no terço posterior da língua, enquanto o reflexo de engasgo desaparece no mesmo lado da lesão. Lesões no IX nervo craniano por infecções ou tumores raramente são isoladas e, em geral, também provocam sinais patológicos referidos ao envolvimento dos nervos cranianos adjacentes. Como os IX, X e XI nervos cranianos emergem juntos pelo forame jugular, tumores situados nessa área causam paralisias de vários nervos cranianos (i. e., *síndrome do forame jugular*). Dentro do tronco encefálico, o trato solitário recebe fibras gustativas do VII e do IX nervo craniano e é comumente afetado por lesões vasculares ou neoplásicas do tronco encefálico.

Neuralgia do glossofaríngeo

A *neuralgia do glossofaríngeo* (NG), também conhecida como *tique doloroso* do IX nervo craniano, caracteriza-se por paroxismos de dor excruciante na região das tonsilas, faringe posterior e parte posterior da língua, com irradiação para a orelha média. A causa da NG é desconhecida e, na maioria dos casos, não há alterações patológicas significativas. A NG idiopática deve ser diferenciada da dor na distribuição do nervo após sua lesão no pescoço por tumores. Esse tipo de neuralgia é raro, com frequência de cerca de 5% da neuralgia do trigêmeo. Ao contrário desta última, tanto o sexo masculino como o feminino são afetados de forma igualitária e a NG é mais provavelmente bilateral do que a neuralgia do trigêmeo. Os paroxismos consistem em dor ardente ou em pontadas e podem ocorrer de maneira espontânea, mas costumam ser desencadeados quando o paciente engole, fala ou toca nas tonsilas ou na faringe posterior. Em geral, as crises dolorosas duram apenas poucos segundos, mas algumas vezes podem se estender por vários minutos e ocorrer várias vezes por dia ou uma vez a intervalos de algumas semanas. Os pacientes perdem peso em virtude do medo de que mastigar cada porção de alimento possa desencadear um paroxismo de dor; assim, a qualidade de vida em geral pode ser profundamente afetada, sobretudo nos casos graves. Algumas vezes, as manifestações podem provocar síncope, arritmia ou crises epilépticas decorrentes da estimulação do reflexo do seio carotídeo.

O diagnóstico da NG é estabelecido mais com mais facilidade por meio da anamnese e pode ser confirmado por testes provocativos (p. ex., desencadeamento de paroxismo por estimulação das tonsilas, faringe posterior ou base da língua) ou alívio transitório da dor após aplicação de anestésico tópico no dermátomo do IX nervo craniano. Depois desse procedimento, a dor não é mais desencadeada por estimulação e o paciente pode engolir alimentos e conversar sem desconforto, até que o efeito do anestésico termine. O diagnóstico diferencial é limitado, mas inclui neuralgia do ramo mandibular do V nervo craniano. Podem ocorrer remissões longas, durante as quais a dor não é mais desencadeada; contudo, geralmente reaparece, a menos que seja evitada por tratamento clínico ou ressecção cirúrgica do nervo. Os fármacos usados para tratar neuralgia do trigêmeo são igualmente eficazes na NG, e a carbamazepina (com ou sem fenitoína) costuma possibilitar o controle eficaz, induzindo a remissão farmacológica. O uso de duloxetina e alguns antiepilépticos mais novos (p. ex., pregabalina, gabapentina, topiramato e lamotrigina) também pode ser eficaz.

Quando o tratamento clínico é ineficaz e a dor, incontrolável, intervenções cirúrgicas mostraram-se eficazes, como a descompressão microvascular, a ablação por radiofrequência e a ablação por bisturi gama. A transecção intracraniana do nervo também pode aliviar os sintomas. Após a operação, a mucosa inervada pelo IX nervo craniano é anestesiada de maneira irreversível e há perdas ipsilaterais do reflexo de engasgo e da gustação no terço posterior da língua. Sintomas motores como disfagia ou disartria não são característicos, a menos que o X nervo craniano seja lesionado durante a cirurgia.

NERVO VAGO (X NERVO CRANIANO)

As fibras eferentes do nervo vago originam-se do núcleo ambíguo e do núcleo motor dorsal. As fibras originadas do núcleo ambíguo, por fim, inervam os músculos somáticos da faringe e da laringe por meio dos nervos faríngeo, laríngeo superior e laríngeo recorrente, enquanto as fibras originadas do núcleo motor dorsal fornecem inervação autonômica ao coração, pulmões, esôfago e estômago. O nervo vago também retransmite estímulos sensitivos originados da mucosa orofaríngea e de parte superior do trato gastrintestinal ao núcleo espinal do nervo trigêmeo, bem como estímulos sensitivos provenientes dos órgãos torácicos e abdominais ao trato solitário. Lesões centrais situadas acima dos núcleos do tronco encefálico provocam alguns sintomas; lesões unilaterais do núcleo ambíguo causam disartria e disfagia, embora raramente o problema seja grave. Entretanto, como o núcleo tem considerável extensão longitudinal no bulbo, essas lesões podem causar disartria sem disfagia ou vice-versa (i. e., as lesões nucleares distais causam disfagia, enquanto as proximais provocam disartria). Rouquidão também pode ocorrer, mas a fala geralmente é inteligível. Em geral, a disfagia é leve, embora, em alguns casos, uma afagia transitória mais grave possa exigir o uso de um tubo alimentar por dias ou semanas. Ao exame, não há contração dos músculos palatinos do lado afetado durante o teste do reflexo de engasgo. O palato do lado afetado é frouxo em repouso e a úvula desvia para o lado oposto durante a fonação, visto que os músculos paralisados são desviados pela contração normal do palato contralateral (*i. e.*, desvio uvular contralateral).

Em contraste com os déficits leves geralmente detectados com lesões unilaterais, lesões bilaterais do núcleo ambíguo causam afonia e afagia completas. A lesão bilateral localizada desse tipo é rara, mas pode ocorrer com esclerose lateral amiotrófica (ELA) avançada com paralisia pseudobulbar. A danificação seletiva de algumas partes do núcleo ambíguo pode ser causada por siringobulbia, tumores intramedulares ou isquemia e provocar uma síndrome clínica de paralisia das pregas vocais durante a adução. O paciente pode falar e deglutir sem dificuldade, mas apresentar estridor inspiratório e dispneia graves o suficiente para necessitar de traqueotomia. As lesões unilaterais do núcleo motor dorsal não causam sintomas significativos, mas as bilaterais podem acarretar instabilidade autonômica potencialmente fatal. O núcleo dorsal pode ser lesionado por infecções (p. ex., poliomielite aguda), tumor intramedular, isquemia e polineuropatias, sobretudo as que estão associadas à difteria e à síndrome de Guillain-Barré.

Os ramos isolados do nervo vago estão mais sujeitos às lesões do pescoço, tórax e, com menor frequência, abdome. Lesão dos ramos faríngeos do nervo vago causa disfagia, enquanto as lesões do nervo laríngeo superior provocam anestesia da parte superior da laringe e paralisia do músculo cricotireóideo. Nesses casos, a voz é fraca e o paciente cansa-se com facilidade ao falar. Lesão unilateral do nervo laríngeo recorrente (*i. e.*, comumente associada aos aneurismas da aorta, tumores ou traumatismos do pescoço e, algumas vezes, ao pós-operatório de cirurgias do pescoço) provoca paralisia unilateral das pregas vocais com rouquidão e disfonia; já as lesões bilaterais causam paralisia completa das pregas vocais com afonia e estridor inspiratório. A paralisia bilateral parcial pode causar paralisia dos dois abdutores, com dispneia grave e estridor inspiratório, mas geralmente não acarreta qualquer alteração da voz. Lesões bilaterais do nervo vago sempre levam à morte por arritmias cardíacas, respirações irregulares, atonia gastrintestinal e paralisia completa da faringe e da laringe.

NERVO ESPINAL ACESSÓRIO (XI NERVO CRANIANO)

O nervo espinal acessório é formado por dois ramos principais – o primeiro é um pequeno ramo craniano acessório, que contribui com fibras eferentes viscerais para o nervo vago e emerge pelo forame jugular para reunir-se ao nervo vago à medida que este desce (sobretudo no nervo laríngeo recorrente). A maior parte do nervo acessório – parte espinal – inerva o músculo esternocleidomastóideo e uma porção do músculo trapézio (ou o músculo todo). Suas fibras originam-se da medula espinal cervical alta (C2, C3 e C4), penetram no crânio pelo forame magno e atravessam o forame jugular com a artéria carótida para inervar o músculo esternocleidomastóideo (ECM). Outro ramo emerge na parte intermediária do ECM em sua borda posterior e cruza o triângulo cervical posterior para inervar a parte superior do trapézio. É importante ressaltar que os eferentes supranucleares que se dirigem ao ECM são predominantemente ipsilaterais, enquanto os estímulos dirigidos ao trapézio cruzam do córtex motor contralateral. Por essa razão, ao exame físico, uma lesão hemisférica ou do nervo espinal acessório ipsilateral provoca a incapacidade de virar a cabeça para o lado oposto (à medida que o ECM gira a cabeça em direção oposta). As fibras do nervo acessório espinal também se estendem no fascículo longitudinal medial, onde estabelecem conexões com os núcleos oculomotor, troclear, abducente e vestibular e participam da coordenação dos movimentos oculares com os movimentos da cabeça em resposta aos estímulos externos.

Lesões da parte espinal do XI nervo provocam fraqueza e atrofia dos músculos trapézio e ECM, dificultando os movimentos rotatórios do pescoço e do queixo para o lado oposto, além de fraqueza dos movimentos de encolhimento do ombro. Fraqueza da parte superior do trapézio causa abertura da escápula, que precisa ser diferenciada da que é provocada pela fraqueza do músculo serrátil anterior. A abertura escapular causada pela fraqueza do músculo trapézio ocorre em repouso (p. ex., com os braços ao lado do corpo) e acentua-se com a abdução do ombro. A abertura escapular causada pela fraqueza do músculo serrátil anterior é pouco evidente em repouso e é agravada durante a flexão do ombro (ao manter ou empurrar o braço para cima). A paralisia bilateral do músculo trapézio pode ocorrer com a "síndrome da cabeça caída", provocada pela fraqueza do movimento de extensão da cabeça. Com a fraqueza unilateral do músculo esternocleidomastóideo, o paciente geralmente tem pouca inclinação da cabeça, em razão das contribuições de vários outros músculos para a rotação da cabeça, embora ainda tenha dificuldade de virá-la para o lado oposto. A parte craniana ou acessória do nervo origina-se do núcleo ambíguo e atravessa o forame jugular com o X nervo craniano, estendendo-se com as fibras espinais (conforme explicação anterior) até finalmente inervar a laringe; em termos funcionais, alguns consideram que esse nervo faça parte do complexo do nervo vago.

O núcleo do XI nervo craniano pode ser danificado por infecções e doenças degenerativas do bulbo, como siringobulbia ou ELA. O nervo propriamente dito pode ser lesionado por polineuropatias, infecção meníngea, tumor extramedular (p. ex., meningiomas e neurinomas), traumatismo (*i. e.*, fratura da base do crânio) ou processos destrutivos do osso occipital. O nervo é sobretudo vulnerável a lesões ao longo de seu trajeto no triângulo posterior do pescoço, por exemplo, durante biopsia de linfonodo, radioterapia, cateterização da veia jugular interna ou endarterectomia carotídea. Os músculos esternocleidomastóideo e trapézio também costumam ser afetados nos casos de disfunção extrapiramidal (descrita nos próximos capítulos), como torcicolo associado à distonia cervical. Embora sejam raras, existem mononeuropatias focais idiopáticas do nervo acessório espinal, mas, ocasionalmente, esse nervo pode ser afetado nos pacientes com síndrome de Parsonage-Turner. As doenças musculares primárias e os distúrbios da junção neuromuscular também costumam afetar os músculos inervados pelo XI nervo craniano, como distrofia fascioescapuloumeral, distrofia miotônica e miastenia *gravis*. O diagnóstico de paralisia do nervo acessório espinal é estabelecido clinicamente, mas pode ser confirmado por exames de imagem e testes eletrodiagnósticos. Estudos recentes sugeriram a utilidade potencial da ultrassonografia no diagnóstico e na definição da etiologia.

NERVO HIPOGLOSSO (XII NERVO CRANIANO)

O nervo hipoglosso (nervo unicamente motor) emerge do bulbo no sulco ventrolateral entre a oliva e as pirâmides na forma de algumas radículas, que convergem para formar o nervo hipoglosso. Em seguida, o nervo sai do crânio pelo forame hipoglosso na fossa craniana posterior e seu trajeto estende-se ao lado dos IX, X e XI nervos cranianos, descendo próximo ao gânglio inferior do nervo vago, até sua posição entre a artéria carótida interna e a veia jugular interna. Em seguida, o nervo cruza lateralmente até a bifurcação da artéria carótida comum e forma uma alça acima do osso hioide, antes de avançar em direção ventral para inervar o músculo genioglosso (que tem inervação supranuclear cruzada) e outros músculos da língua, com exceção do palatoglosso (inervado pelo nervo vago). O XII nervo craniano e seu núcleo podem ser lesionados pela maioria dos processos que também afetam os núcleos do X e XI nervos cranianos. Obstruções dos ramos pequenos da artéria basilar, que irrigam o bulbo paramediano, provocam paralisia da língua de um lado e paralisia do braço e da perna do lado oposto (i. e., hemiplegia alternada). A lesão unilateral do núcleo provoca atrofia e paralisia dos músculos de uma metade da língua, provocando desvio na direção do lado paralisado quando esta é colocada para fora da boca (Figura 89.5).

A fibrilação dos músculos ocorre quando há lesão crônica do nervo hipoglosso ou seu núcleo por siringobulbia ou ELA e pode ser detectada visualmente na forma de minúsculos abalos na superfície da língua. A paralisia bilateral do núcleo ou nervo causa atrofia bilateral da língua e paralisia de todos os movimentos, com disartria grave e dificuldade de movimentar os alimentos na boca. A língua é afetada apenas raramente pelas lesões supranucleares situadas no SNC; fraqueza unilateral pode acompanhar uma hemiplegia grave com discreto desvio da língua para o lado paralisado quando esta é colocada para fora da boca. Fraqueza moderada da língua pode estar associada à paralisia pseudobulbar, mas nunca é tão grave quanto a que é causada pela destruição dos dois núcleos bulbares. O nervo hipoglosso está sujeito às lesões situadas em qualquer trecho ao longo do seu trajeto (intramedular e extramedular) e pode ser afetado nos casos de meningite, infiltração neoplásica, traumatismo, linfadenopatia, radioterapia e processos que acometem a base do crânio. Em alguns casos, doenças musculares podem afetar a língua, como distrofia miotônica, na qual a percussão da língua pode causar contração temporária ao longo da linha de percussão.

EVIDÊNCIAS DE NÍVEL 1

1. Gronseth G, Cruccu G, Alksne J, et al. Practice parameter: the diagnostic evaluation and treatment of trigeminal neuralgia (an evidence-based review): report of the Quality Standards Subcommittee of the American Academy of Neurology and the European Federation of Neurological Societies. Neurology. 2008;71(15):1183-1190.
2. Hato N, Tamada H, Kohno H, et al. Valacyclovir and prednisolone treatment for Bell's palsy: a multicenter, randomized, place-controlled study. Otol Neurotol. 2007;28: 408-413.
3. Sullivan FM, Swan IR, Donnan PT, et al. Early treatment with prednisolone or acyclovir in Bell's palsy. N Engl J Med. 2007;357:1598-1607.

LEITURA SUGERIDA

Ashkan K, Marsh H. Microvascular decompression for trigeminal neuralgia in the elderly: a review of the safety and efficacy. Neurosurgery. 2004; 55(4):840-850.

Auger RG, Piepgras DG, Laws ER Jr. Hemifacial spasm: results of microvascular decompression of the facial nerve in 54 patients. Mayo Clin Proc. 1986;61:640-644.

Baugh RF, Basura GJ, Ishii LE, et al. Clinical practice guideline: Bell's palsy. Otolaryngol Head Neck Surg. 2013;149(3 suppl):S1-S27.

Boghen DR, Glaser JS. Ischaemic optic neuropathy. The clinical profile and history. Brain. 1975;98:689-708.

Brin MF, Blitzer A, Stewart C, Fahn S. Treatment of spasmodic dysphonia (laryngeal dystonia) with local injections of botulinum toxin: review and technical aspects. In: Blitzer A, Brin MF, Sasaki CT, Fahn S, Harris KS, eds. Neurological Disorders of the Larynx. New York, NY: Thieme Medical Publishers; 1992:214-218.

Brisman R. Repeat Gamma Knife radiosurgery for trigeminal neuralgia. Stereotact Funct Neurosurg. 2003;81(1-4):43-49.

Brisman R. Trigeminal neuralgia and multiple sclerosis. Arch Neurol. 1987; 44:379-381.

Ceylan S, Karaku A, Duru S, Baykal S, Koca O. Glossopharyngeal neuralgia: a study of 6 cases. Neurosurg Rev. 1997;20:196-200.

Cheuk AV, Chin LS, Petit JH, Herman JM, Fang HB, Regine WF. Gamma Knife surgery for trigeminal neuralgia: outcome, imaging, and brainstem correlates. Int J Radiat Oncol Biol Phys. 2004;60(2):537-541.

Cruccu G, Gronseth G, Alksne J, et al. AAN-EFNS guidelines on trigeminal neuralgia management. Eur J Neurol. 2008;15(10):1013-1028.

Dunphy EB. Alcohol and tobacco amblyopia: a historical survey. XXXI Deschweinitz lecture. Am J Ophthalmol. 1969;68:569-578.

Eldridge PR, Sinha AK, Javadpour M, Littlechild P, Varma TRK. Microvascular decompression for trigeminal neuralgia in patients with multiple sclerosis. Stereotact Funct Neurosurg. 2003;81(1-4):57-64.

Ford FR, Woodhall B. Phenomena due to misdirection of regenerating fibers of cranial, spinal and autonomic nerves: clinical observations. Arch Surg. 1938;36:480-496.

Friedman AP, Merritt HH. Damage to cranial nerves resulting from head injury. Bull Los Angeles Neurol Soc. 1944;9:135-139.

Fukuda H, Ishikawa M, Okumura R. Demonstration of neurovascular compression in trigeminal neuralgia and hemifacial spasm with magnetic

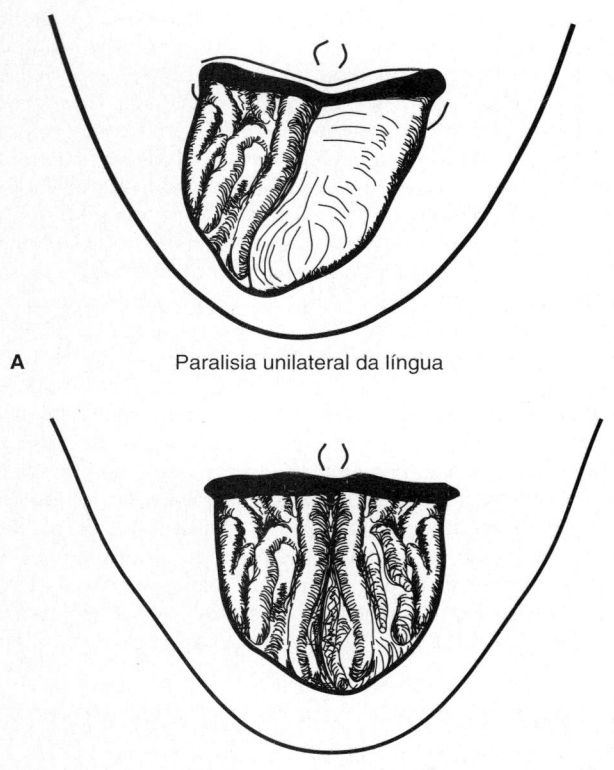

A   Paralisia unilateral da língua

B   Paralisia bilateral da língua

FIGURA 89.5 Fraqueza da língua. (De Bhatnagar SC. *Neuroscience for the Study of Communicative Disorders*. 4th ed. Philadelphia, PA: Wolters Kluwer; 2013.)

resonance imaging: comparison with surgical findings in 60 consecutive cases. *Surg Neurol.* 2003;59(2):93-100.

Furuta Y, Fukuda S, Chida E, et al. Reactivation of herpes simplex virus type 1 in patients with Bell's palsy. *J Med Virol.* 1998;54:162-166.

Gouda JJ, Brown JA. Atypical facial pain and other pain syndromes. Differential diagnosis and treatment. *Neurosurg Clin N Am.* 1997;8:87-100.

Jankovic J, Ford J. Blepharospasm and orofacial-cervical dystonia: clinical and pharmacological findings in 100 patients. *Ann Neurol.* 1983;13:402-411.

Jannetta P. Observations on the etiology of trigeminal neuralgia, hemifacial spasm, acoustic nerve dysfunction and glossopharyngeal neuralgia. Definitive microsurgical treatment and results in 117 patients. *Neurochirurgia (Stuttg).* 1977;20:145-154.

Jitpimolmard S, Tiamkao S, Laopaiboon M. Long term results of botulinum toxin type A (Dysport) in the treatment of hemifacial spasm: a report of 175 cases. *J Neurol Neurosurg Psychiatry.* 1998;64:751-757.

Juncos JL, Beal MF. Idiopathic cranial polyneuropathy: a fifteen-year experience. *Brain.* 1987;110:197-211.

Kalovidouris A, Mancuso AA, Dillon W. A CT-clinical approach to patients with symptoms related to the V, VII, IX-XII cranial nerves and cervical sympathetics. *Radiology.* 1984;151:671-676.

Keane JR. Mutiple cranial nerve palsies: analysis of 979 cases. *Arch Neurol.* 2005;62(11):1714-1717.

Kemp LW, Reich SG. Hemifacial spasm. *Curr Treat Options Neurol.* 2004;6(3):175-179.

Lecky BRF, Hughes RAC, Murray NMF. Trigeminal sensory neuropathy. *Brain.* 1987;110:1463-1486.

Leigh RJ, Zee DS. *The Neurology of Eye Movements.* 4th ed. Oxford, United Kingdom: Oxford University Press; 2006.

Lopez BC, Hamlyn PJ, Zakrzewska JM. Stereotactic radiosurgery for primary trigeminal neuralgia: state of the evidence and recommendations for future reports. *J Neurol Neurosurg Psychiatry.* 2004;75(7):1019-1024.

Lossos A, Siegal T. Numb chin syndrome in cancer patients: etiology, response to treatment, and prognostic significance. *Neurology.* 1992;42:1181-1184.

Ludlow CL, Naunton RF, Sedory SE, Schulz SE, Hallett M. Effects of botulinum toxin injections on speech in adductor spasmodic dysphonia. *Neurology.* 1988;38:1220-1225.

Majoie CB, Hulsmans FJ, Castelijns JA, et al. Symptoms and signs related to the trigeminal nerve: diagnostic yield of MR imaging. *Radiology.* 1998;209:557-562.

Murakami S, Nakashiro Y, Mizobuchi M, Hato N, Honda N, Gyo K. Varicella-zoster virus distribution in Ramsay Hunt syndrome revealed by polymerase chain reaction. *Acta Otolaryngol.* 1998;118:145-149.

Nadeau SE, Trobe JD. Pupil sparing in oculomotor palsy: a brief review. *Ann Neurol.* 1983;13:143-148.

Nielsen VK. Electrophysiology of the facial nerve in hemifacial spasm: ectopic/ephaptic excitation. *Muscle Nerve.* 1985;8:545-555.

Özkale Y, Erol I, Saygı S, Yilmaz I. Overview of pediatric peripheral facial nerve paralysis: analysis of 40 patients. *J Child Neurol.* 2015;30(2):193-199.

Pearce JM. Melkersson's syndrome. *J Neurol Neurosurg Psychiatry.* 1995;58:340.

Portenoy RK, Duma C, Foley KM. Acute herpetic and postherpetic neuralgia: clinical review and current management. *Ann Neurol.* 1986;20:651-664.

Rozen TD. Trigeminal neuralgia and glossopharyngeal neuralgia. *Neurol Clin.* 2004;22(1):185-206.

Rush JA, Younge BR. Paralysis of cranial nerves III, IV and VI. Cause and prognosis in 1,000 cases. *Arch Ophthalmol.* 1981;99:76-79.

Searles RP, Mladinich EK, Messner RP. Isolated trigeminal sensory neuropathy: early manifestations of mixed connective tissue disease. *Neurology.* 1978;28:1286-1289.

Shaya M, Jawahar A, Caldito G, Sin A, Willis BK, Nanda A. Gamma Knife radiosurgery for trigeminal neuralgia: a study of predictors of success, efficacy, safety, and outcome at LSUHSC. *Surg Neurol.* 2004;61(6):529-535.

Spillane JD, Wells CEC. Isolated trigeminal neuropathy. A report of 16 cases. *Brain.* 1959;82:391-416.

Stevens H. Melkersson's syndrome. *Neurology.* 1965;15:263-266.

Tan EK, Chan LL. Clinico-radiologic correlation in unilateral and bilateral hemifacial spasm. *J Neurol Sci.* 2004;222(1-2):59-64.

Tankére F, Maisonobe T, Lamas G, et al. Electrophysiological determination of the site involved in generating abnormal muscle responses in hemifacial spasm. *Muscle Nerve.* 1998;21:1013-1018.

Tenser RB. Trigeminal neuralgia: mechanisms of treatment. *Neurology.* 1998;51:17-19.

Troost BT, Daroff RB. The ocular motor defects in progressive supranuclear palsy. *Ann Neurol.* 1977;2:397-403.

Van Zandycke M, Martin JJ, Vande Gaer L, Van den Henyning P. Facial myokymia in the Guillain-Barré syndrome: a clinicopathologic study. *Neurology.* 1982;32:744-748.

Victor M, Dreyfus PM. Tobacco-alcohol amblyopia. Further comments on its pathology. *Arch Ophthalmol.* 1965;74:649-657.

Wang A, Jankovic J. Hemifacial spasm: clinical findings and treatment. *Muscle Nerve.* 1998;21:1740-1747.

Wartenberg R. *Hemifacial Spasm: A Clinical and Pathological Study.* London, United Kingdom: Oxford University Press; 1952.

Wiffen PJ, Derry S, Moore RA, Kalso EA. Carbamazepine for chronic neuropathic pain and fibromyalgia in adults. *Cochrane Database Syst Rev.* 2014;2014(4):CD005451.

Willoughby EW, Anderson NE. Lower cranial nerve motor function in unilateral vascular lesions of the cerebral hemisphere. *Br Med J (Clin Res Ed)* 1984;289:791-794.

Yoshino N, Akimoto H, Yamada I, et al. Trigeminal neuralgia: evaluation of neuralgic manifestation and site of neurovascular compression with 3D CISS MR imaging and MR angiography. *Radiology.* 2003;228(2):539-545.

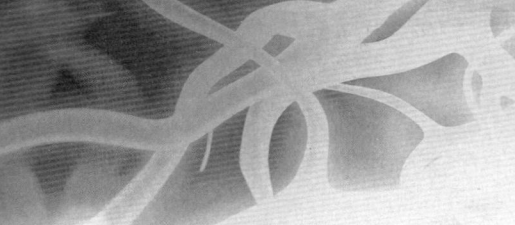

Mononeuropatias e Neuropatias por Compressão 90

Thomas H. Brannagan III

PONTOS-CHAVE

1. A síndrome do túnel do carpo é uma das mononeuropatias mais comuns e é causada pela compressão do nervo mediano no punho.

2. O plexo braquial é formado por troncos superior, médio e inferior e cordões medial, posterior e lateral.

3. Mioquimia demonstrada à eletromiografia é comum em pacientes com lesões de plexos neurais causadas pela radiação.

ABORDAGEM ÀS DOENÇAS DOS NERVOS PERIFÉRICOS

Mononeuropatia refere-se a um distúrbio que afeta apenas um nervo e costuma ser causado por traumatismo local, compressão ou aprisionamento. A *mononeuropatia múltipla* é definida por acometimento de dois ou mais nervos, geralmente como consequência de alguma doença sistêmica, como diabetes melito ou vasculite. Este capítulo traz uma abordagem às mononeuropatias, incluindo distúrbios que afetam plexos neurais.

Epidemiologia

As mononeuropatias são problemas comuns. Algumas estimativas indicaram que apenas um dos tipos de mononeuropatias, a síndrome do túnel do carpo, ocorra em 3 a 5,8% da população e seja três vezes mais comum no sexo feminino, em comparação ao masculino. Os grupos com risco mais elevado incluem profissionais que realizam atividades que exigem força e repetição (p. ex., processamento de alimentos, carpintaria e instalação de telhados).

Manifestações clínicas

Em pacientes com *mononeuropatia* ou *mononeuropatia múltipla*, os déficits motores e sensitivos, bem como os reflexos focais, limitam-se às áreas inervadas por nervos específicos. Quando há acometimento de vários nervos distais de pacientes com mononeuropatia múltipla, o padrão pode abranger o acometimento mais simétrico sugestivo de polineuropatia. A mononeuropatia múltipla é descrita no Capítulo 91.

Os processos que afetam as raízes neurais são chamados de *radiculopatia* e acometem um ou vários miótomos ou dermátomos. A causa mais comum é a compressão focal, mas outros processos também podem afetar nervos nesses segmentos proximais. A queixa mais característica é dor semelhante a choques elétricos com irradiação em direção distal ao longo de um segmento específico; o déficit de sensibilidade ou força em determinado local ocorre quando há lesão neural mais grave.

Já a *plexopatia* é causada por lesões do plexo braquial ou lombossacral e, com frequência, provoca um padrão caracterizado por acometer vários nervos ou raízes neurais adjacentes.

Etiologia e diagnóstico

Traumatismo, compressão e aprisionamento nervoso devem ser considerados no diagnóstico diferencial das mononeuropatias, sobretudo a neuropatia do nervo mediano no punho, do nervo ulnar no cotovelo ou do nervo fibular sobre a cabeça da fíbula. Pacientes com qualquer tipo de polineuropatia são mais suscetíveis às lesões neurais mecânicas e tóxicas; já os pacientes imobilizados ou que sofrem de caquexia podem desenvolver neuropatia focal por compressão ou traumatismo.

Prognóstico

Para os pacientes com mononeuropatias, o prognóstico é determinado pelo grau de degeneração do nervo. Com a eliminação ou o tratamento da causa desencadeante, a recuperação é mais rápida, se não houve perda de continuidade macroscópica do nervo. Não obstante, a recuperação pode estender-se por alguns meses ou não ser completa se houve significativa degeneração walleriana. O processo de regeneração axonal avança à taxa de 1 a 2 mm/dia e pode ser mais dificultado quando os axônios precisam atravessar tecidos fibróticos, segmentos neurais lesados ou outros obstáculos. O crescimento anômalo das áreas de germinação axonal pode causar formação de neuromas persistentes. Após uma degeneração walleriana grave, o paciente pode apresentar fraqueza, atrofia muscular, redução dos reflexos e déficits sensitivos permanentes.

RAÍZES ESPINAIS E PLEXO BRAQUIAL

Em cada nível da coluna cervical, várias radículas contendo fibras sensitivas e motoras reúnem-se assim que saem da medula espinal para formar raízes espinais, que emergem do canal vertebral por meio do forame intervertebral da coluna vertebral e, logo depois, subdividem-se para formar ramos anteriores e posteriores. Com frequência, as raízes neurais são lesionadas por doença articular degenerativa e hérnias de disco dos segmentos cervical e lombossacral. Vale ressaltar que os gânglios das raízes dorsais (i. e., corpos neuronais dos nervos sensitivos) estão localizados fora dos forames e ficam protegidos da compressão foraminal, ou seja, a parte restante do nervo sensitivo mantém-se viável e é aparentemente normal nos estudos da condução neural, ainda que esteja desconectado do sistema nervoso central e o paciente relate dormência e dor. Antes de formar o plexo braquial, a raiz do nervo C5 origina um ramo proximal, o *nervo escapular dorsal*, que inerva os músculos romboides, enquanto as raízes C5, C6 e C7 originam os ramos proximais, que se reúnem para formar o *nervo torácico longo*, que inerva o músculo serrátil anterior. Em seguida, as raízes C5 e C6 reúnem-se para formar o *tronco superior* do plexo braquial, enquanto a raiz C7 forma o *tronco médio* e as raízes C8 e T1 constituem o *tronco inferior*. O tronco superior origina um ramo pequeno, o *nervo supraescapular*, que inerva os músculos supra e infraespinal. Todos os troncos passam pela fossa supraclavicular, por baixo dos músculos cervicais e escalenos. Em seguida, cada tronco forma dois ramos, que se reagrupam para formar novas divisões (*i. e.*, cordões) à medida que se estendem pelo *desfiladeiro torácico* entre a costela e a clavícula, junto à artéria subclávia. Os ramos laterais dos troncos superior e médio contribuem para formar o *cordão lateral* (*i. e.*, C5, C6 e C7), enquanto os ramos mediais juntam-se com o ramo lateral do tronco inferior e avançam em direção dorsal para formar o *cordão posterior* (*i. e.*, C5, C6, C7 e C8). Por fim, o tronco inferior forma o *cordão medial* (*i. e.*, C8 e T1). Os *nervos peitorais lateral e medial* ramificam-se próximo à junção dos troncos e cordões laterais e mediais, respectivamente, de modo a inervar o músculo peitoral maior.

O *nervo toracodorsal*, que inerva o músculo latíssimo do dorso, e o *nervo subescapular*, que inerva o músculo redondo maior, ramificam-se em posição medial a partir do cordão posterior. Este persiste em direção distal e forma o *nervo radial* depois de originar um ramo lateral menor (*nervo axilar*) que inerva o músculo deltoide. Em seguida, os cordões lateral e medial contribuem, cada qual, com um ramo para formar o *nervo mediano*, constituído pelo ramo medial do cordão lateral e pelo ramo lateral do cordão medial, que se reúnem no centro do plexo. O ramo lateral do cordão lateral persiste em direção distal e forma o *nervo musculocutâneo*, enquanto o ramo medial do cordão medial forma o *nervo ulnar* (Tabelas 90.1 e 90.2).

Tabela 90.1 Inervação dos músculos da cintura escapular.

Músculo	Nervo	Raízes neurais espinais
Esternocleidomastóideo	Acessório	X1, C2, C3
Trapézio	Acessório	C3, C4
Serrátil anterior	Torácico longo	C5, C7
Levantador da escápula	Escapular dorsal	C5, C6
Romboide maior	Escapular dorsal	C5, C6
Romboide menor	Escapular dorsal	C5, C6
Subclávio	Subclávio	C5, C6
Supraespinal	Supraescapular	C5, C6
Infraespinal	Supraescapular	C5, C6
Peitoral maior	Peitorais medial e lateral	C5, C6
Peitoral menor	Peitoral medial	C5, C6
Redondo maior	Subescapular	C5, C6
Latíssimo do dorso	Toracodorsal	C6, C7
Subescapular	Subescapular	C5, C6
Deltoide	Axilar	C5, C6
Redondo menor	Axilar	C5, C6

Tabela 90.2 Inervação dos músculos do braço e do antebraço.

Músculo	Nervo	Raiz
Bíceps braquial	Musculocutâneo	C5, C6
Tríceps	Radial	C7, C8
Ancôneo	Radial	C7, C8
Braquiorradial	Radial	C5, C6
Extensor radial do carpo	Radial	C6, C7
Pronador redondo	Mediano	C6, C7
Flexor radial do carpo	Mediano	C7, C8
Palmar longo	Mediano	C7, C8
Flexor superficial dos dedos	Mediano	C7, C8
Flexor profundo dos dedos	Mediano, ulnar	C7, C8
Flexor ulnar do carpo	Ulnar	C7, C8
Supinador	Radial	C7, C8
Extensor comum dos dedos	Radial	C7, C8
Extensor do dedo mínimo	Radial	C7, C8
Extensor ulnar do carpo	Radial	C7, C8
Abdutores curto e longo do polegar	Radial	C7, C8
Extensor próprio do indicador	Radial	C7, C8

O plexo braquial pode ser lesionado por processos traumáticos, neoplásicos, infecciosos, por irradiação externa e outros mecanismos. Uma anamnese detalhada e um cuidadoso exame físico complementados pelo entendimento detalhado da anatomia dos plexos são os primeiros passos para detectar lesões dos plexos neurais e diferenciá-las das lesões de raízes ou nervos periféricos. A avaliação eletrofisiológica por meio de eletromiografia (EMG) e estudos da condução neural costumam ter papel decisivo para a confirmação do diagnóstico, enquanto os exames de imagem também podem ser recomendados. Síndromes mistas com lesões dos plexos radiculares e nervos periféricos também podem ocorrer, o que torna a localização ainda mais desafiadora. Raízes ou troncos do plexo braquial podem ser danificados por lacerações, feridas por projéteis de arma de fogo ou traumatismo direto. Essas estruturas podem ser comprimidas por tumores ou aneurismas, ou estiradas e laceradas por movimentos violentos do ombro em quedas, luxação do ombro, transporte de cargas pesadas sobre o ombro e tração durante o parto. Síndromes que afetam raízes e troncos causam déficits localizados sobretudo na região das raízes neurais afetadas. Paralisia parcial e déficit sensitivo incompleto são comuns, dado que alguns músculos do braço recebem inervação de duas ou mais raízes.

Lesões de tronco e raiz

Síndrome radicular superior

A síndrome radicular superior (paralisia de Erb ou Erb-Duchenne) é causada por uma lesão das raízes superiores (C4, C5 ou C6) ou do tronco superior. Na maioria dos casos, esse tipo de lesão é causado por estiramento durante trabalhos de parto difíceis (sobretudo quando são utilizados fórceps) e causa paralisia dos músculos deltoide, bíceps, braquiorradial, peitoral maior, supraespinal, infraespinal, subescapular e redondo maior em diversas combinações. Quando a lesão está localizada próximo às raízes, também podem ocorrer paralisias dos músculos serrátil anterior, romboides e levantador das escápulas. Em termos clínicos, esse tipo de lesão causa fraqueza de flexão do cotovelo e abdução e rotações interna e externa do braço. Além disso, também se observa fraqueza ou paralisia da aposição da escápula e movimentos do braço para trás e para dentro. Déficits sensitivos são parciais e consistem em hipoestesia na superfície externa do braço e do antebraço. Há ausência do reflexo bicipital. A menos que sejam tratados por exercícios de mobilização passiva, esses pacientes podem desenvolver contraturas crônicas com o braço estendido ao lado do corpo, em adução completa e pronação com a mão flexionada e a palma voltada para trás (posição conhecida como "garçom pedindo gorjeta").

Síndrome radicular média

A síndrome radicular média é causada por lesões da sétima raiz cervical (C7) ou do tronco médio, as quais causam paralisia predominante dos músculos inervados pelo nervo radial, exceto pelo envolvimento do músculo braquiorradial, que é completamente preservado. Em termos clínicos, a fraqueza corresponde à lesão do nervo radial abaixo do nível de sua ramificação para inervar o músculo braquiorradial. O déficit sensitivo correspondente é variável e, quando ocorre, consiste apenas em hipoestesia na superfície dorsal do antebraço e parte externa da superfície dorsal da mão.

Síndrome radicular inferior (paralisia de Klumpke)

A síndrome radicular inferior (paralisia de Klumpke) é causada por lesões do tronco inferior ou das raízes inferiores (C7-T1), que provocam paralisia dos músculos flexor ulnar do carpo, flexor dos dedos, interósseos, tenares e hipotenares. Esse padrão assemelha-se ao que ocorre com a lesão combinada dos nervos mediano e ulnar. Clinicamente, a mão do paciente tem aparência simiesca ou achatada, com perda de todos os músculos intrínsecos da mão e déficit sensitivo na parte interna do braço e antebraço e na superfície ulnar da mão. Não há sinal de reflexo tricipital. Quando o ramo comunicante direcionado ao gânglio cervical inferior também é lesionado, há paralisia dos nervos simpáticos e síndrome de Horner associada.

Lesão em cordões neurais

Lesões nos cordões neurais provocam déficits sensitivos e motores semelhantes aos observados quando dois ou mais nervos periféricos sofrem danos. A lesão no *cordão lateral* causa fraqueza na região do nervo musculocutâneo e na cabeça lateral do nervo mediano, além de fraqueza nos músculos pronador redondo, flexor radial do carpo e flexor do polegar. A lesão no *cordão posterior*, por sua vez, causa fraqueza semelhante à provocada por lesões combinadas dos nervos radial e axilar, enquanto a lesão no *cordão medial* causa padrão semelhante ao da lesão combinada no nervo ulnar e na cabeça medial do nervo medial (fraqueza de flexão dos dedos).

Lesão difusa de plexos

Lesões generalizadas do plexo braquial costumam ser unilaterais, mas algumas vezes parecem ser bilaterais. São causadas por polineuropatia mais difusa (p. ex., neuropatia desmielinizante inflamatória crônica) ou neuropatia motora multifocal. Vários processos patológicos podem causar lesões seletivas do plexo braquial, mas infiltração tumoral, plexite pós-irradiação e plexite idiopática são os mecanismos mais importantes. Quase todos os processos neoplásicos malignos com predileção pelo tórax podem acometer o plexo braquial; entretanto, os tumores malignos que se desenvolvem localmente (p. ex., carcinomas de mama e pulmão) têm mais tendência a provocar esse tipo de lesão. Além disso, à medida que crescem, esses tumores podem causar compressão extrínseca do plexo ou infiltrar diretamente os tecidos neurais. Outras neoplasias como linfomas podem infiltrar o plexo braquial e causar déficits progressivos sem qualquer efeito de massa aparente ou aumento volumétrico do próprio plexo nos estágios iniciais. Para confirmar essas lesões, a melhor técnica é a ressonância magnética (RM) com contraste.

A *plexite braquial idiopática* (também conhecida como *síndrome de Parsonage-Turner* ou *amiotrofia neurálgica*) costuma começar com dor aguda de início súbito em um dos ombros, frequentemente com irradiação distal ao longo do braço ipsilateral, e, depois, fraqueza do ombro ou braço. A dor persiste por horas ou alguns dias, mas melhora de maneira gradativa e costuma regredir por completo após alguns dias ou semanas, acarretando algum déficit sensitivo e motor residual. O processo pode ser bilateral ou assimétrico. Em muitos casos, é difícil definir a localização da lesão, visto que o acometimento do plexo pode ser difuso ou multifocal e, com frequência, abrange lesões intercaladas dos ramos neurais originados do plexo braquial (p. ex., nervo axilar).

Os exames eletrodiagnósticos, quando são realizados após, no mínimo, 14 a 21 dias desde o início dos sintomas, geralmente localizam a lesão no plexo, mas podem mostrar acometimento multifocal. Há relatos de padrões de lesão axonal e desmielinização. A diversidade de distúrbios fisiopatológicos que afetam diversos nervos ou até em um mesmo nervo é atribuída ao acometimento das germinações neurais terminais ou a uma lesão variegada de feixes esparsos de fibras dentro dos cordões, ou troncos do plexo braquial, ou seus ramos. Os nervos torácico longo e interósseo anterior costumam ser afetados. Doenças autoimunes ou infecciosas foram cogitadas para explicar o problema, mas a causa não está definida. Alguns casos estavam associados a pequenas epidemias e a doença pode ocorrer após uso de heroína, soroconversão da infecção pelo vírus da imunodeficiência humana, procedimentos cirúrgicos ou trabalho de parto.

Nenhuma evidência inequívoca demonstra que o tratamento imunossupressor altere a evolução da doença. Contudo, breves ciclos de corticoides orais em doses decrescentes são prescritos com frequência, quando os pacientes são atendidos pouco depois do início dos sintomas. Variantes dessa síndrome também foram descritas, uma das quais com déficits unicamente sensitivos envolvendo os nervos cutâneos laterais do antebraço e mediano.

Em casos raros, pacientes apresentam uma forma hereditária frequentemente recidivante e bilateral. A plexite lombossacral também pode ocorrer, mas é muito menos comum. A recuperação depende da gravidade da lesão inicial. Quase todos os pacientes recuperam-se bem após 6 a 12 meses; no entanto, alguns permanecem com déficits irreversíveis. A recuperação é considerada boa em cerca de 66% dos casos, razoável em 20% e ruim em 14%. O processo de recuperação clínica pode estender-se de 2 meses a 3 anos.

Síndrome do desfiladeiro torácico

O termo *síndrome do desfiladeiro torácico* (SDT) engloba diversas síndromes causadas por compressão dos nervos do plexo braquial ou vasos sanguíneos (*i. e.*, artéria subclávia ou axilar, ou veias da mesma área). As causas prováveis de compressão também são diversas. Ainda há significativa controvérsia quanto à frequência com que essas lesões são de fato responsáveis pelos sintomas e ao modo como devem ser tratados. Estudos realizados sobretudo por ortopedistas, cirurgiões vasculares e neurocirurgiões envolveram centenas de pacientes com essa síndrome e tratados por meio de cirurgia. Entretanto, quando neurologistas escrevem sobre a forma neurogênica da SDT, o teor costuma ser cético e a síndrome é descrita como condição excepcionalmente rara (incidência anual de cerca de um caso por 1 milhão de habitantes).

Patologia

As raízes dos nervos T1 e C8 e tronco inferior do plexo braquial ficam expostos a compressão e angulação por anomalias anatômicas, como costelas cervicais e faixas fibrosas de etiologia desconhecida. Outras estruturas próximas, como músculos escalenos, não são causas certas de compressão. As costelas cervicais são detectadas com frequência em indivíduos assintomáticos e, por essa razão, é difícil supor que a existência de uma costela cervical explique necessariamente os sintomas locais. Além das síndromes neurais, as mesmas anomalias podem comprimir os vasos sanguíneos locais e provocar síndromes vasculares, que costumam ser subdivididas em arteriais e venosas. Essas síndromes também são raras e podem causar sintomas neurológicos por isquemia do nervo distal, mas não compressão do plexo braquial. Alguns casos ocorrem após traumatismo da região.

Manifestações clínicas

Os pacientes relatam dor nos ombros, braços e mãos ou, em alguns casos, nessas três regiões. A dor na mão é frequentemente mais intensa no quarto e no quinto dedo e é agravada pelo uso do braço; a "fadiga" do membro pode ser marcante, ou seja, sente-se desconforto local após algum breve esforço. Pacientes também podem ter hipoestesia na área afetada.

Os especialistas classificaram esses casos em dois grupos: SDT neurogênica *verdadeira* e síndromes *controversas*. Na síndrome neurogênica *verdadeira*, os pacientes apresentam algumas anormalidades clínicas e eletrodiagnósticas bem definidas. Essa condição é rara e quase sempre é causada por uma faixa fibrosa retesada, que se estende desde uma costela cervical ou processo transverso anormalmente alongado da vértebra C7; a faixa estira os segmentos distais das raízes C8 e T1 ou o tronco inferior do plexo braquial. Nesses casos, observa-se inequívocas fraqueza e hipotrofia dos músculos da mão inervados por esses segmentos; além disso, as anormalidades quase sempre são unilaterais.

Eletromiografia e estudos da condução neural mostram um padrão de respostas de baixa amplitude com estímulos cutâneos dos nervos motor mediano, sensitivo ulnar e medial do antebraço. As respostas motoras ulnares dos músculos hipotenares podem ser afetadas em menor grau. Os sinais eletromiográficos de desenervação crônica ativa limitam-se aos músculos afetados (sobretudo músculo abdutor curto do polegar) e são atribuídos a uma expressiva contribuição da raiz T1.

Nas síndromes *controversas*, não há sinais sensitivos ou motores objetivos ou anormalidades consistentes nos testes diagnósticos. Existem relatos de tentativas de reproduzir a síndrome por abdução passiva do braço (*i. e.*, teste de Adson) ou por meio de outras manobras, mas as mesmas anormalidades podem ser encontradas em indivíduos normais e não têm valor diagnóstico específico. Em geral, o diagnóstico é firmado pelo cirurgião que trata o paciente; os sintomas costumam ser bilaterais e complicados por questões legais ou outros problemas não médicos.

Do mesmo modo, estudos sobre utilização de técnicas eletrodiagnósticas não tiveram distribuição duplo-cega ou não foram controlados, de maneira que irregularidades menos específicas foram detectadas, incluindo anormalidades isoladas de amplitude do nervo sensitivo ulnar, velocidade de condução depois da estimulação do ponto de Erb, ondas F ulnares e potenciais somatossensoriais evocados do nervo ulnar. A RM pode mostrar desvio ou distorção de nervos ou vasos sanguíneos, faixas que se estendem desde o processo transverso da vértebra C7 ou outras anomalias locais. Estimativas quantitativas do diâmetro do desfiladeiro torácico com base em imagens de RM podem apresentar dimensões menores que a média, como ocorreu com revisões duplo-cegas de estudos que compararam pacientes vasculares e neurológicos com indivíduos controles, mas não comprovaram que as diferenças fossem responsáveis pelos sintomas. Angiorressonância magnética e *ecodoppler* podem ajudar a investigar a possibilidade de compressão vascular.

Diagnóstico e tratamento

Nos casos de SDF *verdadeira*, a investigação diagnóstica precisa descartar síndromes de aprisionamento do braço e lesões compressivas da coluna cervical. O "teste de tensão do membro superior" é considerado comparável à lesão do braço estirado e é realizado por abdução dos braços a 90° em rotação externa, que pode desencadear sintomas em 60 segundos. EMG, RM e ultrassonografia após elevação do braço são modalidades utilizadas para facilitar esse diagnóstico; contudo, continuam a surgir relatos alertando quanto às manobras falso-positivas para provocar dor. Danielson e Odderson injetaram toxina botulínica no músculo escaleno anterior de um paciente sob controle ultrassonográfico. Os índices de fluxo da artéria subclávia foram medidos por ecodoppler. Após 3 semanas, os sintomas melhoraram e o fluxo sanguíneo arterial avaliado com o braço estendido melhorou. Um estudo formal controlado por placebo com essa técnica de "quimiodesenervação do músculo escaleno" poderia ajudar a resolver a incerteza quanto ao procedimento, que poderia então ser usado para diagnosticar, tratar e triar pacientes para cirurgia. Contudo, não houve consenso quanto ao procedimento cirúrgico preferível, que pode ou não incluir injeção de toxina botulínica, ressecção de costela, neurólise do plexo braquial, escalenectomia ou liberação da veia e artéria subclávias. Também foram recomendados programas de fisioterapia.

Nos casos de síndromes *controversas* – quando não há sinais objetivos ao exame neurológico –, os médicos enfrentam dificuldades. Cada caso deve ser avaliado separadamente, mas recomenda-se cautela quando os sintomas não estão acompanhados de anormalidades objetivas. O tratamento conservador deve ser a primeira abordagem; ajustes posturais, exercícios passivos para ampliar a mobilidade dos músculos do ombro e um programa de fisioterapia são recomendados nesses casos. Os resultados cirúrgicos são difíceis de avaliar sem haver sinais objetivos ou anormalidades laboratoriais diagnósticas para avaliação; os efeitos placebo raramente são considerados na avaliação pré-operatória. Acredita-se que a melhora sintomática também não esteja relacionada com o procedimento cirúrgico ou a estrutura específica excisada ou retirada. O tratamento cirúrgico tem seus riscos, e as complicações podem incluir causalgia, lesão do nervo torácico longo, infecção e laceração da artéria subclávia.

RAÍZES ESPINAIS E PLEXOS LOMBAR E SACRAL

Plexo lombar

As raízes dos nervos espinais L2, L3 e L4 reúnem-se para formar o *plexo lombar* no músculo psoas maior. Esse plexo origina predominantemente nervos sensitivos, como ilio-hipogástrico, ilioinguinal, genitofemoral e cutâneo femoral lateral. O *nervo femoral* origina-se das raízes L2, L3 e L4 e estende-se à parte anterior da perna na superfície lateral do músculo psoas (que também é inervado por esse nervo), emerge da pelve e passa por baixo do ligamento inguinal para inervar os músculos pectíneo, sartório, reto femoral, vasto lateral, vasto intermédio e vasto medial, terminando como nervo safeno sensitivo puro na parte medial da perna.

O *nervo obturatório* origina-se dos ramos anteriores das raízes L2, L3 e L4, que se reúnem no músculo psoas e entram na pelve em posição anterior à articulação sacroilíaca. Esse nervo passa pelo canal obturatório e ramifica-se em posição anterior para inervar os músculos adutores longo e curto e músculo grácil, bem como em posição posterior para inervar o músculo obturatório externo e metade do adutor magno. O nervo transmite sensibilidade de uma área pequena e variável da superfície interna da coxa medial, joelho e, algumas vezes, pouco abaixo da área medial do joelho.

Plexo sacral

O plexo sacral é formado pelas raízes L5, S1 e S2 com contribuições variáveis de L4. O *nervo glúteo superior* origina-se das raízes L4, L5 e S1 e inerva os músculos glúteos médio e mínimo e tensor da fáscia lata; o *nervo glúteo inferior* tem origem nas raízes L5 e S1 e inerva o músculo glúteo máximo.

O *nervo ciático* é formado pela fusão posterior das raízes L4, L5 e S1, emerge da pelve por meio do forame ciático maior e atravessa o músculo piriforme ou passa por baixo dele. Funcionalmente, esse nervo é dividido em parte fibular lateral (inerva a cabeça curta do bíceps femoral) e parte tibial medial (inerva a cabeça longa do bíceps femoral, semitendíneo e semimembranáceo). Acima do joelho, esse nervo subdivide-se em nervos fibular comum (antes conhecido como *peroneal*) e tibial.

O *nervo fibular comum* ramifica-se da parte lateral do tronco ciático na fossa poplítea e, em seguida, avança superficialmente, de modo a circundar a cabeça da fíbula. Em seguida, divide-se em *nervo fibular superficial* (inerva os músculos fibular longo e curto) e *nervo fibular profundo* (inerva os músculos tibial anterior, extensor longo do hálux, fibular terceiro e extensor curto dos dedos). O *nervo tibial* inerva os músculos gastrocnêmico e sóleo, tibial posterior, flexor longo dos dedos e flexor longo do hálux e desce pela perna, entre o maléolo medial e o retináculo extensor, subdividindo-se em *nervo plantar medial* (inerva os músculos abdutor do hálux, flexor curto dos dedos e flexor curto do hálux) e *nervo plantar lateral* (inerva os músculos abdutor do dedo mínimo, flexor do dedo mínimo, abdutor do hálux e interósseos). Os nervos tibial e fibular emitem ramos sensoriais, que se reúnem e formam o *nervo sural*, abaixo do espaço poplíteo.

Plexopatia pós-irradiação

A radioterapia usada para o tratamento de câncer pode lesionar os tecidos neurais, sobretudo quando são utilizadas voltagens altas. A plexopatia braquial ocorre após radioterapia para câncer de mama; as raízes caudais e o plexo lombossacral sofrem danos em alguns pacientes submetidos à radioterapia de câncer testicular ou doença de Hodgkin. Em geral, o primeiro sintoma é dor intensa seguida de parestesia e déficit sensitivo. Pode ocorrer um período de latência de 12 a 20 meses e, nos casos mais brandos, podem decorrer vários anos antes do aparecimento dos sintomas. A fraqueza dos membros alcança intensidade máxima alguns meses depois, e existem relatos de períodos de latência de até 20 anos. A lesão pode afetar, a princípio, um único nervo periférico e depois avançar lentamente, acometendo outros nervos. Em termos clínicos, os reflexos tendíneos desaparecem antes que se evidenciem fraqueza e atrofia; além disso, fasciculações e mioquimia podem ser sinais marcantes. EMG e estudos da condução neural revelam sinais de lesão axonal; descargas mioquímicas são típicas e podem ajudar a diferenciar entre plexopatia secundária à irradiação e plexopatia causada por infiltração tumoral. Uma RM de alta resolução também pode ser esclarecedora. Não há tratamento eficaz para essa complicação, cujos supostos mecanismos são fibrose pós-irradiação e lesão microvascular.

NERVOS PROXIMAIS DO BRAÇO

Nervo axilar

O nervo axilar é o último ramo do cordão posterior do plexo braquial antes de formar o nervo radial. Origina-se das raízes C5 e C6, inerva os músculos deltoide e redondo menor e transmite sensibilidade cutânea de uma área pequena da região lateral do ombro. A neuropatia axilar pode ser causada por traumatismo, fratura, luxação da cabeça do úmero e plexite braquial. Um sinal característico é fraqueza de abdução do braço após movê-lo de 15° a 30°. Movimentos do braço para fora, para trás e para frente também são enfraquecidos, embora de maneira menos grave. O déficit sensitivo limita-se a uma área pequena da superfície lateral do deltoide.

Nervo torácico longo

O nervo torácico longo origina-se das raízes C5, C6 e C7 e inerva o músculo serrátil anterior. Em geral, esse nervo é lesado de maneira isolada por compressão violenta do ombro para baixo, que o estira e comprime. Nos casos característicos, essa pressão é aplicada por carregar peso excessivo nos ombros (p. ex., móveis, tapetes, sacos pesados, mochilas penduradas em apenas um ombro), embora também possa ocorrer após impactos agudos (p. ex., impacto sofrido durante uma partida de futebol). Um termo já em desuso, embora ainda seja utilizado por vezes, é *paralisia do carregador de cocho de pedreiro*, em referência ao cocho ou caixa de tijolos carregados antigamente sobre os ombros para transportar tijolos para cima do telhado durante a construção de chaminés. A lesão desse nervo desestabiliza a escápula e provoca sua abertura em formato de asa, impedindo a rotação da escápula necessária para alcançar os últimos graus de abdução do braço, entre 90° e 180° sobre a cabeça. Lesões sofridas após traumatismo agudo ou crônico caracterizam-se por fraqueza de elevação do braço acima do plano horizontal. A escápula em formato alado é mais evidente quando o braço é totalmente abduzido ou elevado à frente do corpo (Figura 90.1), mas, em geral, não fica tão evidente com o braço em repouso ao lado do corpo.

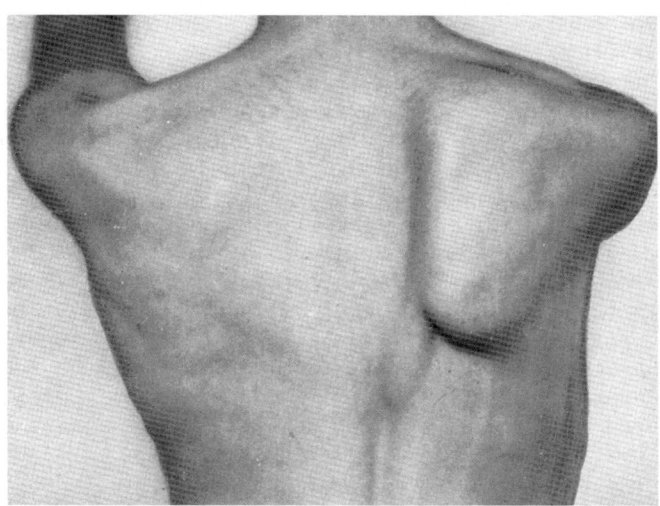

FIGURA 90.1 Paralisia do músculo serrátil anterior com escápula em formato alado.

Nervos cutâneos do braço e do antebraço

Os nervos cutâneos do braço e do antebraço ramificam-se diretamente do plexo entre C8 e T1 e fornecem sensibilidade à parte medial do braço e dois terços superiores do antebraço. Em geral, sofrem danos junto com o cordão medial do plexo braquial, mas também, em casos raros, podem ser afetados de maneira isolada.

Nervo supraescapular

As fibras do nervo supraescapular originam-se das raízes C5 e C6 e, por fim, ramificam-se do tronco superior do plexo braquial. Esse nervo predominantemente motor inerva os músculos supra e infraespinal. Os pacientes afetados têm dificuldade em movimentar o braço lateralmente nos primeiros 15° a 30° de abdução e rotação externa do ombro. Traumatismo do ombro ou lesões mais difusas do plexo braquial são mais comuns, enquanto lesões isoladas do nervo são raras.

NERVOS PERIFÉRICOS

Nervo radial

O nervo radial é continuação do cordão posterior e contém elementos das raízes neurais de C5, C6, C7, C8 e T1. É predominantemente motor e inerva os principais músculos extensores do antebraço, do punho e dos dedos. Desce pela axila para inervar o músculo tríceps, origina três ramos sensitivos ao braço e, em seguida, circunda posteriormente o úmero no *sulco espiral*. Após sair do sulco espiral, o nervo radial inerva os músculos braquiorradial e extensor radial longo do carpo e, por fim, avança lateralmente até chegar ao antebraço, entre os músculos braquial e braquiorradial. Nesse ponto, o nervo radial ramifica-se em um componente sensitivo primário (*nervo radial superficial*), que transmite sensibilidade da parte dorsorradial do antebraço distal e superfície dorsal da mão, além de um componente motor (*nervo interósseo posterior*), que inerva todos os demais músculos extensores do antebraço e, com frequência, também o músculo supinador (Tabela 90.3).

Tabela 90.3 Músculos inervados pelo nervo radial.

Tríceps	Extensor do dedo mínimo
Ancôneo	Extensor ulnar do carpo
Braquiorradial	Abdutor longo do polegar
Extensores radiais curto e longo do carpo	Extensores curto e longo de polegar
Supinador	Extensor próprio do indicador
Extensor comum dos dedos	

As manifestações clínicas evidenciadas após lesões no nervo radial dependem do nível afetado. Lesões na axila, que costumam ser causada por muletas muito longas e mal adaptadas, causam fraqueza do músculo tríceps e, também, do miótomo radial restante, além de sensação de dormência no dermátomo radial. Lesões no sulco espiral provocadas por fratura do úmero ou compressão extrínseca (p. ex., *paralisia da noite de sábado*) causam fraqueza do miótomo radial abaixo do cotovelo com queda marcante do punho, fraqueza de extensão dos dedos, além de déficit sensitivo na região do nervo radial superficial, embora com preservação da extensão do cotovelo. Uma discreta fraqueza dos músculos flexores do cotovelo pode ser causada por lesões que afetam o músculo braquiorradial, que deve ser fácil de diferenciar por meio do exame físico. O ramo interósseo posterior também pode ser lesado por aprisionamento no ponto em que atravessa o músculo supinador, no exíguo espaço da arcada de Frohse.

Lesões no nervo interósseo posterior não afetam a função dos músculos braquiorradial e extensor radial longo do carpo, assim como ocorre com o nervo radial superficial, que causa desvio radial do punho durante a tentativa de realizar sua extensão, embora sem déficit sensitivo (i. e., neuropatia do interósseo posterior). Lesões no ramo radial superficial podem ocorrer no punho, em consequência do uso de joias ou algemas muito apertadas, que provocam déficit sensitivo isolado na região dorsal da mão, sem fraqueza. A avaliação de lesões do nervo radial costuma incluir exames eletrodiagnósticos e pode considerar exames de imagem, dependendo da localização. O foco do tratamento é eliminar a causa da lesão compressiva, quando possível. Em alguns casos, a síndrome do nervo interósseo posterior é tratada cirurgicamente, por meio da liberação do nervo.

Nervo mediano

O nervo mediano origina-se das raízes neurais de C6 a T1 e passa pelos cordões lateral e medial do plexo braquial, onde cada qual contribui com um segmento do nervo. O nervo mediano desce pelo braço, passa pelas duas cabeças do músculo pronador redondo no nível do antebraço e, por fim, inerva esse músculo e, também, os músculos flexor radial do carpo, palmar longo e flexor superficial dos dedos. Em seguida, o nervo mediano ramifica-se para formar o *nervo interósseo anterior* (que inerva os músculos flexor longo do polegar, pronador quadrado e flexor profundo dos dedos I e II) e um ramo principal, que passa pelo túnel do carpo e depois se ramifica para formar o *nervo tênar recorrente* (que inerva os músculos abdutor e flexor lateral curto do polegar e oponente do polegar), antes de terminar na palma da mão, onde inerva os músculos lumbricais I e II. A pronação é mediada pelos músculos pronador quadrado e pronador redondo; a flexão do punho, pelos músculos flexor radial do carpo e palmar longo; a flexão dos dedos polegar, indicador e médio, pelos flexores superficiais e profundos; e a oposição do polegar, pelo músculo oponente do polegar (Tabela 90.4).

O nervo mediano transmite sensibilidade à parte radial da palma, à superfície ventral do polegar, aos dedos indicador e médio, à metade radial do dedo anular, às superfícies dorsais da falange distal do polegar e às falanges médias e distais dos dedos indicador e médio. Lesões isoladas no nervo mediano causam fraqueza e déficit sensitivo na distribuição descrita, mas apenas alguns movimentos ficam paralisados, em vista das contribuições sinérgicas dos músculos inervados por outros nervos para esses movimentos. Não obstante, os pacientes podem apresentar paralisia de flexão do dedo indicador e paralisia praticamente completa do músculo oponente do polegar. O nervo mediano pode ser lesionado por traumatismo, isquemia e outros processos patológicos, mas, na maioria dos casos, a causa da lesão é compressão anatômica. O nervo pode ficar aprisionado entre as cabeças do músculo pronador redondo, o que provoca fraqueza e déficit sensitivo na distribuição descrita, embora com preservação da função do músculo pronador redondo propriamente dito, que é inervado por segmentos mais proximais do nervo mediano (i. e., síndrome do pronador redondo).

O aprisionamento do nervo interósseo anterior (i. e., neuropatia do interósseo anterior) costuma provocar dor, mas não ocorrem déficits sensitivos. Os sintomas são fraqueza dos músculos flexor longo do polegar, flexor profundo dos dedos I e II e pronador quadrado. Ao se tentar fazer o sinal "ok" com os dedos polegar e indicador, forma-se um triângulo em vez de um círculo (p. ex., sinal da pinça). A *síndrome do túnel do carpo* é a mais comum dentre todas as síndromes de aprisionamento neural e é causada pelo aprisionamento do nervo mediano no ponto em que atravessa o túnel do carpo, definido pelos ossos do carpo e pelo ligamento transverso do carpo, resultando em dor e déficit sensitivo nas áreas distais de distribuição do nervo mediano; nos casos graves, observa-se hipotrofia e fraqueza dos músculos tênares e lumbricoides inervados pelo nervo mediano. Embora o diagnóstico seja sobretudo clínico, os exames eletrofisiológicos podem confirmar a lesão e fornecer indícios quanto à gravidade. O tratamento conservador com aplicação de tala de imobilização do punho em posição neutra costuma ser eficaz. Os casos mais graves ou resistentes às medidas anteriores, sobretudo quando ocorrem déficits motores ou o uso de tala ou outras medidas tradicionais não trazem alívio dos sintomas, podem ser tratados por liberação cirúrgica do túnel do carpo. Algumas condições coexistentes podem predispor a essa síndrome, como diabetes melito, uremia, hipotireoidismo, amiloidose e gravidez.

Nervo ulnar

O nervo ulnar origina-se das raízes de C8 a T1 e do cordão medial do plexo braquial, passa entre os músculos bíceps e tríceps e avança em direção posterior, passando por trás do epicôndilo medial no sulco ulnar. Entra no antebraço pelo túnel cubital, inerva os músculos flexor ulnar do carpo e os flexores profundos dos dedos II e IV e, por fim, avança em direção medial até entrar na mão por meio do canal de Guyon, onde se divide em um ramo sensitivo superficial e outro ramo motor profundo, que inerva os músculos abdutor, oponente e flexor do dedo mínimo em posição medial. Em seguida, avança lateralmente até o músculo adutor do polegar e metade medial do flexor curto do polegar (Tabela 90.5).

O nervo ulnar confere sensibilidade às superfícies palmar e dorsal do dedo mínimo, metade medial do dedo anular e superfícies palmar e dorsal da parte ulnar da mão. Lesões completas do nervo ulnar proximal caracterizam-se por fraqueza de flexão e adução do punho e flexão dos dedos anular e mínimo, paralisia de abdução e oposição do dedo mínimo, paralisia de adução do polegar e paralisia de adução e abdução dos dedos, além de atrofia dos músculos hipotenares e interósseos. A atrofia do primeiro interósseo dorsal é sobretudo evidente no dorso da mão, entre os dedos polegar e indicador. O déficit sensitivo é mais marcante no dedo mínimo, embora afete com menos gravidade a superfície interna do dedo anular. Lesões crônicas resultam na deformidade em garra dos dedos inervados pelo nervo ulnar. Esse nervo pode ser lesado por traumatismo, isquemia e outras causas, porém, como também ocorre com o nervo mediano, a causa mais comum é compressão. O aprisionamento ocorre, sobretudo, em três locais. O mais comum é o cotovelo, sobre o sulco ulnar ou um pouco antes deste. Em posição ligeiramente distal ao cotovelo, o nervo pode ficar aprisionado no túnel cubital formado pela aponeurose que interliga as duas cabeças do músculo flexor ulnar do carpo. Lesões do segmento proximal desse nervo causam fraqueza dos miótomos ulnares da mão e podem afetar os músculos flexor ulnar do carpo e flexores profundos dos dedos III e IV, dependendo da localização exata da compressão. O nervo pode ser comprimido no cotovelo por aplicação de pressão direta nos braços apoiados em cadeiras, bordas de mesas e flexão exagerada do cotovelo. O uso de almofada de proteção do cotovelo pode ser útil em alguns casos. Existem várias técnicas de descompressão cirúrgica para os casos mais graves. A estenose do canal de Guyon no punho, que mais comumente está associada a um cisto ganglionar, causa fraqueza e atrofia dos músculos intrínsecos da mão. Queixas sensitivas podem ser mínimas, embora estudos da condução neural dos dedos apresentem anormalidades. Apesar disso, os músculos flexor ulnar do carpo e flexores profundos dos dedos III e IV são preservados, bem como a sensibilidade da superfície dorsal da mão, que é inervada pelo nervo cutâneo ulnar dorsal originado do antebraço distal. A Tabela 90.2 resume a inervação dos músculos da mão.

Nervo musculocutâneo

O nervo musculocutâneo origina-se das raízes dos nervos C5 e C6 e é o ramo principal do tronco superior do plexo braquial. Inerva os músculos coracobraquial, bíceps braquial e braquial e confere sensibilidade ao antebraço ventrolateral (nervo sensitivo

Tabela 90.4 Músculos inervados pelo nervo mediano.

Pronador redondo	Pronador quadrado
Flexor radial do carpo	Abdutor curto do polegar
Palmar longo	Oponente do polegar
Flexor superficial dos dedos	Flexor curto do polegar
Flexor profundo dos dedos	Lumbricoides (dedos I e II)
Flexor longo do polegar	

Tabela 90.5 Músculos inervados pelo nervo ulnar.

Flexor ulnar do carpo	Flexor do dedo mínimo
Flexor profundo dos dedos (dedos IV e V)	Todos os músculos interósseos
Palmar curto	Lumbricoides (dedos III e IV)
Abdutor do dedo mínimo	Flexor curto do polegar
Oponente do dedo mínimo	

lateral do antebraço), além de uma pequena área na superfície externa dorsolateral do antebraço. Lesões isoladas nesse nervo são raras e, nos casos típicos, ele não está sujeito à compressão focal. Lesões no nervo musculocutâneo provocam fraqueza de flexão e supinação do antebraço, déficit sensitivo nos miótomos do nervo musculocutâneo e perda do reflexo bicipital. A flexão do antebraço ainda pode ser feita pelo músculo braquiorradial, que é inervado pelo nervo radial. Contudo, como o músculo bíceps é o principal supinador do antebraço, esse movimento é perdido. A prática excessiva de esportes como o windsurfe está associada à compressão do ramo sensitivo lateral do antebraço.

NERVOS DA PERNA

Nervo obturatório

Lesões no nervo obturatório são incomuns e podem ser causadas por tumores pélvicos, hérnias do obturatório e passagem da cabeça fetal durante um trabalho de parto difícil. Provocam fraqueza grave de adução e, em menor grau, rotação interna e externa da coxa. Em alguns casos, a dor na articulação do joelho é causada pela lesão do ramo geniculado do nervo obturatório na pelve.

Nervo ilio-hipogástrico

O nervo ilio-hipogástrico é predominantemente sensitivo e origina-se da parte mais superior do plexo lombar. Confere sensibilidade às partes externas e superiores das nádegas e parte inferior do abdome, inervando parcialmente os músculos oblíquo interno e transverso. As lesões nesse nervo são raras. Pode ser cortado por incisões durante operações renais ou com o nervo ilioinguinal durante cirurgias na região inguinal (p. ex., reparação de hérnia). Lesões nesses nervos não causam déficits motores significativos, apenas uma pequena área cutânea anestesiada.

Nervo ilioinguinal

O nervo ilioinguinal é um dos ramos do plexo lombar superior e fornece sensibilidade à parte superior interna da coxa, região pélvica e genitália externa, inervando, também, os músculos transverso, oblíquo interno e oblíquo externo. Em geral, o nervo ilioinguinal é lesionado ao mesmo tempo que o nervo ilio-hipogástrico, mas é raro que seja danificado separadamente.

Nervo genitofemoral

Esse nervo predominantemente sensitivo origina-se da segunda raiz lombar e confere sensibilidade à bolsa escrotal e à área adjacente da superfície interna da coxa. As lesões nesse nervo são raras. Lesões irritativas no nervo na parede abdominal estão associadas a hipoestesia dolorosa na raiz da coxa e na bolsa escrotal.

Nervo cutâneo femoral lateral da coxa

Esse nervo é formado por fibras originadas da segunda e da terceira raiz lombar. Atravessa por baixo da fáscia ilíaca, emerge na espinha ilíaca anterossuperior, desce pela coxa sob a fáscia lata e divide-se em dois ramos. O ramo posterior estende-se de forma oblíqua para trás, atravessando a fáscia lata, e confere sensibilidade à parte superior externa da nádega. O ramo anterior, que tem mais importância do ponto de vista clínico, perfura a fáscia lata por meio de um diminuto canal fibroso situado cerca de 10 cm abaixo do ligamento e confere sensibilidade à superfície externa da coxa.

Lesões nesse nervo afetam, sobretudo, o ramo anterior e provocam a síndrome clínica de *meralgia parestésica*, que inclui disestesias e déficit sensitivo na parte lateral da coxa. O uso de cintos pesados ou cintas e talismãs religiosos apertados e fatores como obesidade, emagrecimento e gravidez são considerados potenciais contribuintes para a compressão. Dor na superfície lateral da coxa também pode ser causada por lesões espinais ou tumores pélvicos, que devem ser descartados por exames diagnósticos apropriados. A evolução clínica da meralgia parestésica é variável; em alguns casos, os sintomas desaparecem espontaneamente. Na maioria dos pacientes, a eliminação dos fatores contribuintes facilita a regressão dos sintomas.

Nervo femoral

O nervo femoral pode ser comprimido por tumores ou outras lesões pélvicas, pelo ramo púbico ou por fraturas de fêmur, bem como por isquemia associada a neuropatia diabética e outras doenças. O exame do movimento de adução do quadril ajuda a diferenciar entre essa condição e plexopatia ou radiculopatia lombar.

Lesões do nervo femoral provocam fraqueza de extensão da perna e flexão da coxa. É possível caminhar em piso plano, contanto que a perna seja estendida; porém, se houver flexão, ainda que leve, o joelho do paciente pode colapsar. Subir degraus ou caminhar ladeira acima é difícil ou até mesmo impossível e o reflexo quadricipital é perdido no lado afetado. O déficit sensitivo na distribuição do nervo safeno também ajuda a estabelecer esse diagnóstico. Nos casos graves, pode-se considerar o uso de aparelhos ortopédicos que fixam o joelho em extensão ou transposição de tendões.

Nervo ciático

O tronco principal do nervo ciático origina-se das raízes lombossacrais inferiores e conserva a separação estrita das fibras fibulares e tibiais. É rara a paralisia total dos músculos inervados pelo nervo ciático. Mesmo quando a lesão está localizada na coxa, a divisão fibular comum com frequência é lesionada de maneira mais grave que a tibial.

Causas consideráveis de lesão desse nervo são ferimentos por armas de fogo, estilhaços ou armas brancas na perna ou na pelve; fraturas da pelve ou do fêmur; luxações de quadril; pressão exercida pela cabeça fetal durante o trabalho de parto; ou tumores pélvicos. Em alguns casos, o nervo ciático é acidentalmente lesionado por injeção intramuscular de fármacos, sobretudo em bebês. Pode haver, também, compressão da parte posterior da coxa por bordas pontiagudas de cadeiras ou mesas cirúrgicas. Lesões causadas pelo músculo piriforme (*síndrome do piriforme*) são controversas, mas raríssimas, ainda que casos convincentes já tenham sido descritos. O termo *ciática* é usado para descrever a dor na parte inferior da região lombar e da perna ao longo do trajeto do nervo, mas a maioria desses pacientes apresenta lesão de raízes neurais no nível de L5-S1, que com frequência é causada por hérnias de disco intervertebral. As manifestações clínicas das hérnias de disco cervicais e lombares estão descritas nos Capítulos 113 e 114.

A transecção completa do nervo ciático provoca paralisia de todos os movimentos do tornozelo e dedos dos pés, além de fraqueza ou paralisia de flexão do joelho. A marcha é marcada por queda do pé e pela perda do reflexo calcanear, bem como por sensibilidade na superfície externa da perna, dorso do pé, região plantar e superfície sobre os dedos.

Nervo fibular comum

O ramo fibular comum do nervo ciático é um nervo misto que inerva os músculos extensores do tornozelo e dedos dos pés e os eversores do pé. Confere sensibilidade à superfície lateral da perna, parte anterior do seu terço inferior, região dorsal do pé e superfície dorsal interna do segundo ao quinto dedo dos pés sobre suas falanges proximais. O nervo fibular comum, com frequência, é submetido a traumatismo, podendo ser lesionado por feridas localizadas próximo ao joelho e ser facilmente comprimido ou estirado à medida que circunda a cabeça fibular por movimentos como cruzar as pernas, agachar ou apoiar a borda da perna contra alguma superfície rígida enquanto se dorme, está embriagado ou anestesiado. Os cistos ganglionares, algumas vezes palpáveis na cabeça da fíbula, também estão bem descritos. A neuropatia do nervo fibular comum provoca queda do pé e fraqueza do movimento de eversão do pé. O paciente pode não ser capaz de fazer dorsiflexão do pé, retificar ou estender os dedos do pé ou revirar o pé para dentro ou para fora, havendo também déficit sensitivo na distribuição do nervo. A recuperação depende da gravidade da lesão, que costuma se correlacionar com o grau e a duração da compressão extrínseca. Nos pacientes com queda do pé, a marcha pode ser bastante facilitada por meio do uso de órteses para o tornozelo e o pé.

Nervo tibial

Não é comum ocorrer neuropatia do nervo tibial, que pode ser lesionado por ferimentos de arma de fogo ou fraturas da perna. A lesão completa do nervo causa paralisia plantar e de flexão, bem como inversão do pé, flexão e separação dos pododáctilos e déficit sensitivo na distribuição do nervo. Os reflexos aquiliano e plantar são perdidos. Em casos raros, a compressão do ramo tibial posterior desse nervo no maléolo medial provoca dor e parestesia nas plantas dos pés, semelhante à compressão do nervo mediano no punho (*síndrome do túnel do tarso*); contudo, esse processo é muito menos comum. Outras condições que causam dor e/ou parestesia no pé, como neuropatia dos dedos, doenças focais do pé, fasciite plantar, polineuropatia em estágio inicial e neuroma de Morton (que causa queda do pé e dormência), são mais comuns.

NEUROPATIAS DIABÉTICAS

Embora ainda não esteja comprovado de maneira definitiva, costuma-se acreditar que neuropatias focais sejam mais frequentes em pacientes diabéticos do que na população em geral. Normalmente, as síndromes se limitam às áreas comuns de aprisionamento neural ou compressão extrínseca e podem ser atribuídas à suscetibilidade aumentada às paralisias por compressão. Isso se aplica ao nervo mediano no túnel do carpo, ao nervo ulnar no cotovelo e ao nervo fibular na cabeça da fíbula. As anormalidades eletrofisiológicas são semelhantes às encontradas em pacientes não diabéticos com paralisias por compressão, com exceção de que alterações localizadas fora das áreas afetadas indicam, algumas vezes, que as paralisias sejam simultâneas a alguma neuropatia sistêmica. Na maioria dos casos, as paralisias dos nervos cranianos afetam o terceiro e o sexto par. Essas neuropatias começam de maneira repentina e, em geral, regridem espontaneamente por completo dentro de 6 meses; as recidivas são raras.

LEITURA SUGERIDA

Neurite braquial

Evans BA, Stevens JC, Dyck PJ. Lumbosacral plexus neuropathy. *Neurology*. 1981;31:1327-1330.

Kuhlenbäumer G, Hannibal MC, Nelis E, et al. Mutations in SEPT9 cause hereditary neuralgic amyotrophy. *Nat Genet*. 2005;37:1044-1046.

Sumner AJ. Idiopathic brachial neuritis. *Neurosurgery*. 2009;65(4 suppl):A150-A152.

van Alfen N, van Engelen BG, Hughes RA. Treatment for idiopathic and hereditary neuralgic amyotrophy (brachial neuritis). *Cochrane Database Syst Rev*. 2009;(3):CD006976.

Síndrome do desfiladeiro torácico

Cherington M, Cherington C. Thoracic outlet syndrome: reimbursement patterns and patient profiles. *Neurology*. 1992;42:943-945.

Danielson K, Odderson IR. Botulinum toxin type A improves blood flow in vascular thoracic outlet syndrome. *Am J Phys Med Rehabil*. 2008;87:956-959.

Demondion X, Bacqueville E, Paul C, Duquesnoy B, Hachulla E, Cotton A. Thoracic outlet: assessment with MR imaging in asymptomatic and symptomatic populations. *Radiology*. 2003;227:461-468.

Gilliatt RW, Le Quesne PL, Logue V, Summer AJ. Wasting of the hand associated with a cervical rib or band. *J Neurol Neurosurg Psychiatry*. 1970;33:615-624.

Kothari MJ, Macintosh K, Heistand M, Logigian EL. Medial antebrachial cutaneous sensory studies in the evaluation of neurogenic thoracic outlet syndrome. *Muscle Nerve*. 1998;21:647-649.

Levin KH, Wilbourn AJ, Maggiano HJ. Cervical rib and median sternotomy-related brachial plexopathies: a reassessment. *Neurology*. 1998;50:1407-1413.

Nord KM, Kapoor P, Fisher J, et al. False positive rate of thoracic outlet syndrome diagnostic maneuvers. *Electromyogr Clin Neurophysiol*. 2008;48(2):67-74.

Roos DB. Thoracic outlet syndrome is underdiagnosed. *Muscle Nerve*. 1999;22:126-129.

Sanders RJ, Hammond SL, Rao N. Diagnosis of thoracic outlet syndrome. *J Vasc Surg*. 2007;46:601-604.

Simon NG, Ralph JW, Chin C, Kilot M. Sonographic diagnosis of true neurogenic thoracic outlet syndrome. *Neurology*. 2013;81:1965.

Tsao BE, Ferrante MA, Wilbourn AJ, Shields RW. Electrodiagnostic features of true neurogenic thoracic outlet syndrome. *Muscle Nerve*. 2014;49:724-727.

Wilbourn AJ. Thoracic outlet syndrome is overdiagnosed. *Muscle Nerve*. 1999;22:130-136.

Plexopatia pós-irradiação

Dropcho EJ. Neurotoxicity of radiation therapy. *Neurol Clin*. 2010;28(1):217-234.

Foley KM, Woodruff JM, Ellis FT, Posner JB. Radiation-induced malignant and atypical peripheral nerve sheath tumors. *Ann Neurol*. 1980;7:311-318.

Lalu T, Mercier B, Birouk N, et al. Pure motor neuropathy after radiation therapy: 6 cases [in French]. *Rev Neurol (Paris)*. 1998;154:40-44.

Pradat PF, Delanian S. Late radiation injury to peripheral nerves. *Handb Clin Neurol*. 2013;115:743-758.

Mononeuropatias

Buchthal F, Rosenfalck A, Trojaborg W. Electrophysiological findings in entrapment of the median nerve at wrist and elbow. *J Neurol Neurosurg Psychiatry*. 1974;37:340-360.

Cartwright MS, Hobson-Webb LD, Boon AJ, et al. Evidence-based guideline: neuromuscular ultrasound for the diagnosis of carpal tunnel syndrome. *Muscle Nerve*. 2012;46(2):287-293.

Padua L, Coraci D, Erra C, et al. Carpal tunnel syndrome: clinical features, diagnosis, and management. *Lancet Neurol*. 2016;15(12):1273-1284.

Stewart JD. *Focal Peripheral Neuropathies*. 4th ed. West Vancouver, Canada: JBJ Publishing; 2009.

Sunderland S. *Nerves and Nerve Injuries*. 2nd ed. Edinburgh, United Kingdom: Churchill Livingstone; 1979.

Yuen EC, Olney RK, So YT. Sciatic neuropathy: clinical and prognostic features in 73 patients. *Neurology*. 1994;44:1669-1674.

Neuropatias Periféricas Adquiridas

Thomas H. Brannagan III e Kurenai Tanji

PONTOS-CHAVE

1. A caracterização de uma polineuropatia como desmielinizante multifocal, desmielinizante homogênea, axonal multifocal ou axonal generalizada pode ajudar a reduzir as possibilidades do diagnóstico diferencial da polineuropatia.

2. O diabetes melito é, atualmente, a causa mais comum de polineuropatia em todo o mundo.

3. Pacientes com polineuropatias distais devem ser avaliados para diabetes, proteínas monoclonais e vitamina B_{12}.

4. Mesmo após uma detalhada investigação diagnosticada, cerca de 20% de todas as polineuropatias e 50% das polineuropatias que afetam fibras de pequeno calibre resultam em idiopáticas.

5. Existem evidências de nível 1 quanto à eficácia de imunoglobulina intravenosa para tratar síndrome de Guillain-Barré, polineuropatia desmielinizante inflamatória crônica e neuropatia motora multifocal.

6. Existem evidências de nível 1 quanto à eficácia dos estabilizadores de transtirretina (como diflunisal e tafamides) e silenciadores de RNA (como patisiran e inotersen) para tratar polineuropatias associadas a amiloidose hereditária causada por transtirretina.

ABORDAGEM ÀS DOENÇAS DOS NERVOS PERIFÉRICOS

O sistema nervoso periférico é formado por diversos tipos de células e estruturas, que desempenham diferentes funções motoras, sensoriais e autonômicas. As manifestações clínicas das neuropatias dependem da gravidade, da distribuição e das funções afetadas. *Neuropatia* e *polineuropatia periféricas* são termos usados para descrever as síndromes resultantes das lesões difusas dos nervos periféricos, que costuma se evidenciar por fraqueza, déficit sensitivo, dor e disfunção autonômicas. O termo *mononeuropatia* refere-se ao acometimento de um único nervo, comumente em consequência de traumatismo, compressão ou aprisionamento local. Já a expressão *mononeuropatia múltipla* relaciona-se ao acometimento focal de dois ou mais nervos, geralmente atribuído a uma doença sistêmica, como diabetes melito ou vasculite. Este capítulo traz uma abordagem às doenças dos nervos periféricos e polineuropatias adquiridas específicas. As neuropatias hereditárias são descritas no Capítulo 92, enquanto as mononeuropatias (inclusive doenças que afetam plexos neurais) são abordadas no Capítulo 90.

Epidemiologia

As neuropatias periféricas de várias causas são comuns. Estudos conduzidos em vários países calcularam a prevalência de polineuropatia simétrica em 2 a 7%. Hoje em dia, a causa mais comum de neuropatia periférica em todo o mundo é diabetes, embora, antes de 1994, a causa mais frequente fosse hanseníase. A prevalência da neuropatia periférica aumenta com a idade, e essa doença acomete 15% da população acima de 40 anos e 24% das pessoas com mais de 70 anos.

Manifestações clínicas

As polineuropatias podem ocorrer em qualquer idade, embora determinadas síndromes sejam mais prováveis em certos grupos etários. A doença de Charcot-Marie-Tooth (CMT), por exemplo, costuma iniciar na infância ou adolescência, enquanto a neuropatia associada à paraproteinemia é mais comumente detectada nas faixas etárias mais avançadas. O início e a progressão da neuropatia também diferem: a síndrome de Guillain-Barré (SGB), a paralisia transmitida por carrapato e a porfiria começam de maneira repentina e podem entrar em remissão. Outras neuropatias, como a deficiência de vitamina B_{12} ou a neuropatia carcinomatosa, têm início insidioso e progridem de maneira lenta. Outras ainda, como a polineuropatia desmielinizante inflamatória crônica (PDIC), podem ter início súbito ou insidioso e, em seguida, progredir com remissões e recidivas.

Tanto as bainhas de mielina como os axônios sensitivos ou motores e, também, os próprios neurônios podem ser predominantemente afetados ou a neuropatia pode ser mista, axonal ou desmielinizante. A maioria das polineuropatias, sobretudo as que causam desmielinização primária, afetam as funções sensitiva e motora. Um quadro de polineuropatia predominantemente motora ocorre com intoxicação por chumbo, toxicidade da dapsona ou n-hexano, paralisia transmitida por carrapato, porfiria, alguns casos da SGB e neuropatia motora multifocal (NMM). As neuropatias sensoriais são classificadas entre as que destroem as fibras neurais de diâmetro pequeno ou grande, embora seja mais comum encontrar uma combinação de fibras afetadas. A neuropatia que acomete com predominância as fibras finas, comumente com disfunção autonômica associada, está associada a diabetes melito, amiloidose, doença de Fabry e hanseníase lepromatosa. A neuropatia que acomete, de preferência, as fibras grossas é menos prevalente, mas está associada a intoxicação por tálio, ganglioneurite paraneoplásica, doença de Sjögren, toxicidade da piridoxina (vitamina B_6) e sífilis. O acometimento predominante do sistema nervoso autônomo pode ocorrer com neuropatia autonômica aguda ou crônica e na amiloidose.

Os sinais e sintomas da polineuropatia incluem dor, parestesias, fraqueza e déficits sensitivos distais. A dor pode ser espontânea ou desencadeada por estimulação da pele e ser do tipo cortante ou ardente. Em geral, as parestesias são descritas como sensação de dormência (entorpecimento), formigamento, zumbido, ferroada, ardência ou constrição. Perda da sensibilidade à dor pode acontecer com lesões traumáticas repetitivas associadas à degeneração das articulações (*artropatia* ou *articulações de Charcot*) e úlceras crônicas.

Com a maioria das neuropatias, a fraqueza é mais acentuada nos músculos distais dos membros; o paciente pode ter paralisia dos músculos intrínsecos da mão e do pé, com queda do punho ou do pé. Os reflexos tendíneos profundos geralmente são perdidos, sobretudo com as neuropatias desmielinizantes. Nos casos de polineuropatia grave, o paciente pode ficar tetraplégico e dependente de respirador. Os nervos cranianos também podem ser afetados, sobretudo na SGB e na neuropatia diftérica. Os déficits sensitivos cutâneos têm distribuição em meia e luva. Todas as modalidades sensitivas podem ser afetadas ou pode haver um déficit seletivo das funções das fibras mielinizadas "grossas" (sensibilidade postural e vibratória) ou das fibras não mielinizadas "finas" (sensibilidade à dor e à temperatura). Em muitos casos, a percepção dos estímulos dolorosos é reduzida e a reação é mais demorada e acentuada do que o normal. Paradoxalmente, a percepção anormal à dor costuma ocorrer, apesar da destruição das fibras que transmitem dor.

O acometimento dos nervos autonômicos pode causar miose (pupila contraída), pupilas de Adie, anidrose (transpiração suprimida), hipotensão ortostática, distúrbios dos esfíncteres, anormalidades da motilidade gastrintestinal, impotência e distúrbios vasomotores; isso pode ocorrer sem outra evidência de neuropatia, mas ocorre com maior frequência em pacientes com polineuropatia distal simétrica. Diabetes melito é a causa mais comum. A amiloidose causa neuropatia autonômica especialmente grave. A maioria dos tipos de neuropatia causa disfunção distal da transpiração, dos reflexos vasomotores e dos estímulos locais que ajudam a explicar os sinais tróficos típicos dos pés dos pacientes neuropáticos. A perda distal da transpiração pode causar sudorese proximal excessiva como reação compensatória.

Nos pacientes com *mononeuropatia múltipla*, as anormalidades sensitivas, motoras e reflexas localizadas restringem-se às áreas inervadas pelos nervos afetados. Quando vários nervos distais são acometidos pela mononeuropatia múltipla, o padrão pode se alterar e evidenciar acometimento mais simétrico sugestivo de polineuropatia. As causas mais comuns de mononeuropatia múltipla são neuropatia vasculítica, diabetes melito, artrite reumatoide, neuropatia braquial, hanseníase e sarcoidose. A neuropatia assimétrica também ocorre nos pacientes com NMM e bloqueio da condução, em alguns casos com títulos elevados de anticorpo anti-GM1, neuropatia sensorimotora desmielinizante multifocal (síndrome de Lewis-Sumner) e neurite braquial.

Os nervos cutâneos superficiais podem estar espessados e visivelmente aumentados em consequência da proliferação das células de Schwann e da deposição de colágeno após repetidos episódios de desmielinização e remielinização segmentares ou deposição de amiloide ou polissacarídeos nos nervos. Os nervos hipertrofiados podem ser percebidos visualmente ou palpados nos casos da forma desmielinizante de CMT (tipo 1), neuropatia de Dejerine-Sottas, doença de Refsum, doença de Von Recklinghausen (neurofibromatose) e vários outros distúrbios.

Etiologia e diagnóstico

Os distúrbios dos nervos periféricos podem ser classificados em hereditários e adquiridos. A causa hereditária mais comum é o tipo 1A da doença de CMT (atrofia muscular fibular), que está associada à duplicação do gene que codifica a proteína 22 da mielina periférica. A deleção dessa mesma região causa neuropatia hereditária com predisposição às paralisias por compressão. Nos EUA, as neuropatias adquiridas mais comuns estão associadas ao diabetes melito; a Tabela 91.1 relaciona algumas causas adicionais de polineuropatia.

Durante a avaliação de um paciente com neuropatia periférica, os dados necessários ao diagnóstico geralmente incluem: históricos familiar, social e médico e relação detalhada dos fármacos utilizados; exame neurológico; e exames eletrodiagnósticos e laboratoriais. A American Academy of Neurology publicou recomendações para a avaliação das polineuropatias simétricas distais (Tabela 91.2). Existem mais de 200 causas diferentes conhecidas, muitas das quais se tornam evidentes após os testes de triagem iniciais. Biopsias de pele ou nervo são indicadas em alguns casos. Apesar desses exames, a causa de uma expressiva minoria continua indefinida após uma avaliação completa. A Tabela 91.1 descreve a classificação das polineuropatias hereditárias e adquiridas mais comuns e seus exames laboratoriais.

Tratamento

O tratamento dos pacientes com doenças dos nervos periféricos pode ser classificado em duas fases: erradicação ou tratamento da condição desencadeante e alívio sintomático. Os tratamentos específicos são descritos nas seções dedicadas a cada doença.

O tratamento sintomático da polineuropatia consiste em medidas gerais, atenuação da dor e fisioterapia. Intubação traqueal e suporte respiratório podem ser necessários aos pacientes com SGB. As córneas devem ser protegidas quando houver fraqueza significativa do fechamento ocular. O leito deve ser mantido limpo e os lençóis, esticados para evitar lesão na região anestesiada; um colchão especial pode ser usado para evitar úlceras de pressão. Nos casos de polineuropatia crônica com queda do pé, o uso de uma órtese no pé comumente melhora a marcha. Os tratamentos para dor neuropática (ver Capítulo 59) e disfunção autonômica (ver Capítulo 116) são descritos nos respectivos capítulos.

Prognóstico

A polineuropatia pode ser progressiva ou entrar em remissão, e o prognóstico é determinado pela extensão da degeneração neural. Com a erradicação ou o tratamento da causa desencadeante, a recuperação é mais rápida quando a continuidade dos nervos estiver preservada. Não obstante, a recuperação poderá demorar alguns meses ou não se concluir quando houver degeneração walleriana significativa. A regeneração axonal avança a uma taxa de 1 a 2 mm/dia e pode ser postergada ainda mais, quando os axônios precisam penetrar nos tecidos cicatriciais, segmentos neurais danificados ou outras barreiras. O crescimento anormal dos brotos axonais pode resultar na formação de neuromas persistentes. Após degeneração walleriana grave, pode haver fraqueza, atrofia muscular, redução dos reflexos e déficit sensitivo irreversíveis. Nos pacientes com neuropatias desmielinizantes, a recuperação algumas vezes é mais rápida e completa em razão da remielinização ou da dissolução de um bloqueio da condução.

Tabela 91.1 Tipos de neuropatia e exames laboratoriais indicados.

Causa ou diagnóstico	Manifestações clínicas	Exames laboratoriais
Excesso/deficiência de vitaminas	S, SM, SIM	Vitaminas B_{12}, B_6 (piridoxina), vitamina B_1, folato, vitamina E, ácido metilmalônico
Infecciosas		
Doença de Lyme	S, SM, SIM, MF, NC	Sorologia, PCR
HIV-1	S, SM, SIM, MF, NC	Sorologia, PCR
Hepatite C	S, SM, SIM, MF, NC	Sorologia, PCR
Herpes-zóster	S, radicular	Sorologia, PCR
CMV	SM, M, SIM, MF	Sorologia, PCR, cultura
Mediadas por mecanismos imunes		
Guillain-Barré e variantes	SM, S, M, SIM, MF, NC	Anticorpos IgG antigangliosídeos (GM1, GD1a, GQ1b, GD1b), porfirinas urinárias
Associada ao anticorpo IgM	M, MF	IgM anti-GM1, GD1a
	S, SM, SIM	IgM anti-MAG, sulfatídeo, GD1b, GQ1b
Gamopatia monoclonal	M, S, SM, SIM, MF	Eletroforese de imunofixação sérica, dosagens quantitativas das imunoglobulinas
Neuropatia autonômica	Disfunção autonômica	Anticorpos antirreceptores nicotínicos de acetilcolina, anti-Hu
Vasculites	SM, S, MF, SIM	VHS, crioglobulinas, sorologia para hepatite C ou PCR
Sarcoidose	SM, S, MF, SIM	ECA, radiografias do tórax
Doença celíaca	S, SM, MF, SIM	Anticorpos antigliadina, antiendomísio e antitransglutaminase
Doenças reumáticas Síndrome de Sjögren Lúpus Granulomatose de Wegener Artrite reumatoide	SM, S, MF, SIM	Anticorpos SSA-Ro, SSB-La ANA, ANCA (PR3, mieloperoxidase), dsDNA, Ab, RNP, fator reumatoide
Paraneoplásicas		
Câncer de pulmão	S, SIM	Anticorpo anti-Hu, radiografia/TC do tórax
Síndrome de Waldenström	SM, S, M, SIM, MF	Eletroforese de imunofixação sérica
Mieloma	SM, M, SIM, MF	Eletroforeses de imunofixação sérica e urinária, inventário ósseo
Hereditárias		
CMT-1	Desmielinizante, SM, SIM, MF	Testes de DNA para PMP-22, MPZ, EGR2, Cx32 e outros
CMT-2	Axonal, SM, SIM	Testes de DNA para NF-L, Cx32, MPZ e outros
Mitocondrial	NARP, SM, MF	Lactato sérico, timidinafosforilase, teste do DNA
Outras	Axonal, S, SM, amiloide, porfiria	Testes de DNA para transtirretina, periaxina, porfirinas urinárias
Metabólicas/tóxicas		
Diabetes	S, SM, SIM, MF, NC	Glicose em jejum, $HgbA_{1c}$, teste de tolerância à glicose
Insuficiência renal	S, SM, SIM	Ureia, creatinina, CO_2, glicose, cloreto, potássio, sódio séricos
Doença da tireoide	S, SM, SIM, MF	TSH, T4
Intoxicação por metais pesados	S, SM, SIM, MF	Chumbo, mercúrio, arsênico e tálio urinários

Ab, anticorpo; ANA, anticorpo antinuclear; ANCA, anticorpos anticitoplasma de neutrófilo; CMT-1, doença de Charcot-Marie-Tooth tipo 1; CMT-2, doença de Charcot-Marie-Tooth tipo 2; CMV, citomegalovírus; Cx32, conexina; dsDNA, DNA de dupla hélice; ECA, enzima conversora de angiotensina; EGR, proteína de resposta de crescimento imediato; GM1, GD1a, componentes gangliosídeos da mielina; HbA_{1c}, hemoglobina A_{1c}; HIV-1, vírus da imunodeficiência tipo 1; IgG, imunoglobulina G; IgM, imunoglobulina M; M, motor; MAG, glicoproteína associada à mielina; MF, multifocal; MPM, proteína da mielina periférica; MPZ, proteína zero da mielina; NARP, neuropatia, ataxia e retinite pigmentosa; NC, nervo craniano; NF-L, cadeia leve do neurofilamento; PCR, reação em cadeia de polimerase; PR3, proteinase 3; RNP, ribonucleoproteína; S, sensorial; SSA-Ro, síndrome de Sjögren com anticorpo anti-Ro; SSB-La, síndrome de Sjögren com anticorpo anila; SIM, simétrica; SM, sensorimotor; T4, tiroxina; TC, tomografia computadorizada; TSH, hormônio de estimulação da tireoide; VHS, velocidade de hemossedimentação.

Tabela 91.2 Exames diagnósticos recomendados pela American Academy of Neurology para polineuropatia simétrica distal.

Avaliação laboratorial básica para neuropatia simétrica distal
HC, VHS ou PCR
Vitamina B_{12}* e, se o paciente estiver no limite inferior normal, dosar metabólitos como ácido metilmalônico e/ou homocisteína*
Painel metabólico abrangente, inclusive glicemia em jejum* e teste de tolerância à glicose* se houver necessidade de investigar tolerância reduzida à glicose
Eletroforese de imunofixação das proteínas séricas*
Exame simples de urina, eletroforese da urina
Questionar sobre fármacos e toxinas
Outros exames laboratoriais que podem ser realizados em alguns casos
ANA, fator reumatoide, anti-Ro/SSA, anti-LA/SSB, ANCA, crioglobulinas
Campylobacter jejuni, CMV, painel de hepatite (B e C), HIV, anticorpos para doença de Lyme, testes para vírus de herpes, testes para vírus do oeste do Nilo, análise do LCR
Antigliadina; anticorpos IgA antitransglutaminase; anticorpos antiendomísio; vitaminas E, B_1 e B_6
Nível sérico de ECA, análise do LCR com dosagem de ECA
Arsênico, chumbo, mercúrio, tálio
Anticorpos antigangliosídeos (GM1, GD1a, GD1b, GD3, GQ1b, GT1b), anti-MAG, anticorpos paraneoplásicos (anti-Hu, anti-CV2), bandas oligoclonais no LCR
Testes moleculares para doença de Charcot-Marie-Tooth, NHPC, amiloidose familiar
Inventário ósseo; tomografia computadorizada ou RM do tórax, abdome ou pelve; ultrassonografia do abdome ou da pelve; PET, citologia do LCR

*Testes com índices de positividade mais altos. ANA, anticorpo antinuclear; ANCA, anticorpos anticitoplasma de neutrófilo; CMV, citomegalovírus; ECA, enzima conversora de angiotensina; HC, hemograma completo; HIV, vírus da imunodeficiência humana; HNPP, neuropatia hereditária com tendência à paralisia por compressão; IgA, imunoglobulina A; LCR, líquido cefalorraquidiano; MAG, glicoproteína associada à mielina; PCR, proteína C reativa; PET, tomografia por emissão de pósitrons; RM, ressonância magnética; SSA, síndrome de Sjögren com anticorpo anti-Ro; SSB, síndrome de Sjögren com anticorpo anti-La; VHS, velocidade de hemossedimentação. (Dados baseados em England JD, Gronseth GS, Franklin G et al. Practice parameter: evaluation of distal symmetric polyneuropathy: role of Laboratory and genetic testing [an evidence-based review]. *Neurology*. 2009;72:185-192.)

POLINEUROPATIAS ADQUIRIDAS ESPECÍFICAS

Síndrome de Guillain-Barré

A síndrome de Guillain-Barré (SGB) caracteriza-se por início agudo de disfunção dos nervos cranianos e periféricos. Infecções virais das vias respiratórias ou do trato gastrintestinal, imunização ou intervenção cirúrgica comumente precedem os sintomas neurológicos em 5 dias a 4 semanas. Os sinais e sintomas são fraqueza simétrica rapidamente progressiva, perda dos reflexos tendíneos, diplegia facial, paresias orofaríngea e respiratória e déficit de sensibilidade das mãos e dos pés. A doença piora ao longo de vários dias até 3 semanas; em seguida, inicia um período de estabilidade e, por fim, segue-se a recuperação gradativa da função normal ou praticamente normal. Plasmaférese ou imunoglobulina intravenosa (IGIV, 2 g/kg em doses fracionadas) administrada logo em seguida acelera a recuperação e diminui a incidência de sequelas neurológicas crônicas.

Nos EUA e na Europa, 90% dos casos da SGB são atribuídos à polineuropatia desmielinizante inflamatória aguda. Essa síndrome também inclui neuropatia axonal motora aguda (NAMA), neuropatia axonal sensorimotora aguda (NASMA), síndrome de Miller Fisher e neuropatias sensitiva e autonômica agudas.

Epidemiologia

Na maioria dos casos, a SGB é uma neuropatia desmielinizante adquirida com incidência calculada entre 0,6 a 1,9 caso por 100 mil habitantes. A incidência aumenta de maneira progressiva com a idade, mas a doença pode afetar pacientes de qualquer faixa etária. Os sexos masculino e feminino são acometidos igualmente. A incidência é maior nos pacientes com doença de Hodgkin, bem como em gestantes ou pacientes em pós-operatório de cirurgia geral.

Fisiopatologia

A etiologia da SGB ainda não está completamente esclarecida. Existem evidências de que seja mediada por mecanismos imunes. A patologia é inflamatória e os pacientes melhoram quando usam fármacos imunomoduladores. Nos animais de laboratório, uma doença com manifestações clínicas semelhantes (i. e., alterações patológicas, eletrofisiológicas e anormalidades do líquido cefalorraquidiano [LCR] semelhantes) pode ser induzida pela imunização com preparações de nervo periférico inteiro, mielina do nervo periférico ou, em algumas espécies, proteína básica P2 da mielina do nervo periférico ou galactocerebrosídeo. Uma importante primeira etapa dessa doença autoimune é a supressão da autotolerância; existem evidências de que isso ocorra por mimetismo molecular em dois tipos de SGB (NAMA e síndrome de Miller Fisher) com epítopos de reatividade cruzada entre *Campylobacter jejuni* e nervo periférico. Quando a SGB é precedida de infecção viral, não há evidência de infecção viral direta dos nervos periféricos ou raízes neurais.

Manifestações clínicas

A SGB costuma iniciar alguns dias a semanas após um período com sintomas de infecção viral das vias respiratórias superiores ou do trato digestivo. Em geral, os primeiros sintomas neurológicos resultam da fraqueza simétrica dos membros, frequentemente com parestesia. Em contraste com muitas outras neuropatias, os músculos proximais, em alguns casos, são inicialmente afetados com gravidade maior que os músculos distais. Em alguns pacientes, os músculos faciais, oculares ou orofaríngeos são os primeiros a ser afetados; mais de 50% dos pacientes apresentam diplegia facial, enquanto uma porcentagem semelhante desenvolve disfagia e disartria. Alguns pacientes acabam por necessitar de respiração artificial. Os reflexos tendíneos podem estar normais nos primeiros dias, mas depois são perdidos. A gravidade do déficit sensitivo é variável. Em alguns casos, todas as modalidades sensitivas estão preservadas; em outros, há profunda redução da percepção da posição articular, vibração, dor e temperatura com distribuição em meia e luva. Algumas vezes, os pacientes têm edema de papila, ataxia sensitiva e respostas plantares extensoras transitórias. Disfunções do sistema nervoso autônomo, como hipotensão ortostática, instabilidade da pressão arterial, taquiarritmia e bradiarritmia ou taquicardia em repouso, são comuns nos casos mais graves e são causa comum de morbimortalidade. Alguns pacientes apresentam hipersensibilidade muscular e os nervos podem ser sensíveis à pressão, mas não há sinais de irritação meníngea (p. ex., rigidez de nuca).

Variantes

A NAMA é uma variante da SGB. Nesses casos, há degeneração axonal motora e pouca ou nenhuma desmielinização ou inflamação. Apesar do acometimento dos axônios, a recuperação é semelhante à que ocorre com a forma desmielinizante. A NAMA pode ocorrer após infecção por *C. jejuni* ou *Mycoplasma pneumoniae* ou injeção parenteral de gangliosídeos.

A *síndrome de Miller Fisher* caracteriza-se por ataxia da marcha, arreflexia e oftalmoparesia; em alguns casos, também há anormalidades pupilares. Essa síndrome é considerada uma variante da SGB visto que costuma ser precedida de infecção respiratória, progride ao longo de algumas semanas e depois melhora, além de a concentração de proteínas no LCR estar aumentada. Entretanto, o paciente não tem fraqueza dos membros e as velocidades de condução neural geralmente estão normais; ainda assim, os reflexos H podem ser afetados. Em alguns casos, a ressonância magnética revela lesões com sinal hiperintenso no tronco encefálico.

Outras variantes da SGB são *NASMA*, neuropatia ou neuroniopatia sensitiva aguda e neuropatia autonômica ou pandissautonomia aguda (ver Capítulo 116).

Diagnóstico e diagnóstico diferencial

A SGB é diagnosticada com base no histórico típico de evolução subaguda com neuropatia motora ou sensorimotora simétrica após infecção viral, parto ou cirurgia, alterações eletrofisiológicas compatíveis e níveis elevados de proteína no LCR com contagem celular normal.

No passado, as principais doenças que precisavam ser diferenciadas da SGB eram polineuropatia diftérica e poliomielite aguda. Atualmente, essas duas doenças tornaram-se raras. A polineuropatia diftérica geralmente pode ser diferenciada pelo longo período de latência entre infecção respiratória e início da neurite, frequência da paralisia de acomodação visual e evolução relativamente lenta dos sintomas. A poliomielite anterior aguda era diferenciada pela assimetria da paralisia, sinais de irritação meníngea, febre e pleocitose no LCR. Contudo, a infecção aguda causada pelo vírus do oeste do Nilo pode causar um quadro semelhante. A encefalite aguda é a manifestação neurológica mais comum dessa infecção viral, mas uma síndrome paralítica aguda é a apresentação mais comum após esse quadro típico. Fraqueza monomélica ou assimétrica é característica, mas alguns pacientes têm evolução comparável à da SGB. Alguns casos têm pródromo gripal sem encefalite notável e, em alguns pacientes infectados pelo HIV, ocorre um quadro idêntico ao da SGB. A neuropatia associada à porfiria é, em termos clínicos, semelhante a essa síndrome, mas pode ser diferenciada pelo nível normal de proteínas no LCR, crises abdominais repetidas, sintomas mentais, início após exposição a barbitúricos ou outros fármacos e altos níveis urinários de ácido delta-aminolevulínico e porfobilinogênio. O desenvolvimento de uma síndrome semelhante à SGB durante a alimentação parenteral prolongada pode sugerir a possibilidade de disfunção neural induzida por hipofosfatemia. Neuropatias tóxicas causadas pela inalação de *n*-hexano, tálio ou arsênico podem começar de maneira repentina ou ter evolução subaguda. Em alguns casos, pode ser difícil traçar uma diferenciação clínica entre botulismo e as formas unicamente motoras da SGB, mas os músculos oculares e as pupilas costumam ser afetados no botulismo. Testes eletrofisiológicos dos pacientes com botulismo revelam velocidades de condução normais e uma resposta de facilitação com a estimulação neural repetitiva. A paralisia transmitida por carrapato, que ocorre quase exclusivamente em crianças, deve ser descartada por um cuidadoso exame do couro cabeludo.

Exames laboratoriais

A concentração de proteínas no LCR é aumentada na maioria dos pacientes com SGB, mas pode estar normal nos primeiros dias após o início da doença. Em geral, a contagem de células do LCR é normal, mas alguns pacientes com SGB característica sob outros aspectos têm 10 a 100 células mononucleares/$\mu\ell$ de LCR. Antecedentes de mononucleose infecciosa, citomegalovirose (CMV), hepatite viral, infecção por vírus da imunodeficiência humana (HIV) ou outras doenças virais podem ser documentados por testes sorológicos. Títulos altos de imunoglobulina G (IgG) ou imunoglobulina A (IgA) dirigidas contra gangliosídeos GM1 ou GD1a podem ser demonstrados na forma axonal da SGB; anticorpos anti-GQ1b estão diretamente relacionados com a síndrome de Miller Fisher.

Eletrofisiologia e patologia

As velocidades de condução neural são reduzidas nos pacientes com SGB, mas os valores podem ser normais nos estágios iniciais da doença. As latências motoras distais podem estar prolongadas. Em razão da desmielinização das raízes neurais, a latência mínima da onda F costuma estar ampliada ou as respostas podem ser indetectáveis em razão de um bloqueio da condução proximal. A redução da velocidade de condução pode persistir por meses ou anos após a recuperação clínica. Em geral, a gravidade da anormalidade neurológica não está relacionada com o grau de redução da velocidade de condução, mas corresponde a gravidade do bloqueio da condução ou da destruição axonal. A presença de fraqueza crônica é mais provável quando as amplitudes dos potenciais de ação motora compostos estão reduzidas a menos de 20% do valor normal.

Ao exame histopatológico, a SGB caracteriza-se por desmielinização segmentar focal (Figura 91.1) com infiltrados perivasculares e endoneurais de linfócitos e monócitos ou macrófagos (Figura 91.2). Essas lesões estão dispersas por todos os nervos, raízes neurais e nervos cranianos. Em pacientes com lesões particularmente graves, há degeneração axonal e desmielinização segmentar. Durante a fase de recuperação, há remielinização, mas os infiltrados linfocíticos podem persistir.

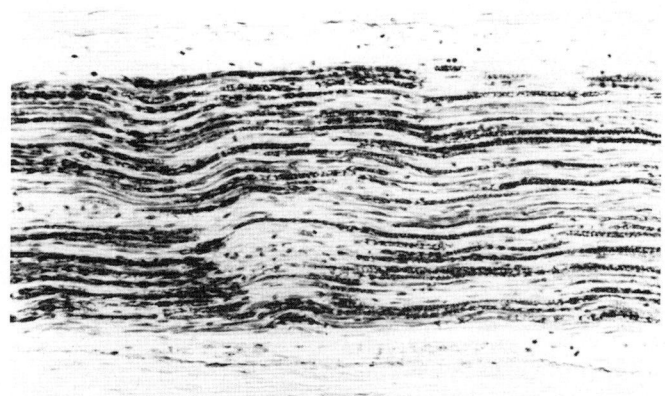

FIGURA 91.1 Desmielização focal na síndrome de Guillain-Barré aguda. (Cortesia do Dr. Arthur Asbury.)

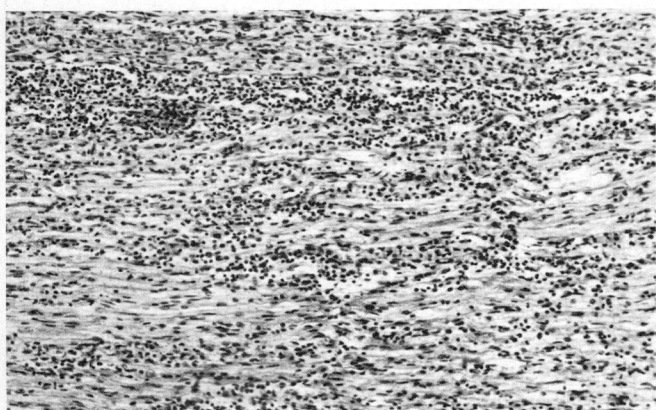

FIGURA 91.2 Infiltrado mononuclear difuso em um nervo periférico de paciente com síndrome de Guillain-Barré. (Cortesia do Dr. Arthur Asbury.)

Tratamento

Estudos mostram que plasmaférese (Evidência de nível 1)[1,2] ou tratamento com IGIV (Evidência de nível 1)[3] imediato é benéfico aos pacientes com SGB. A administração de glicocorticoides não abrevia a evolução ou altera o prognóstico. Em alguns casos, é necessário usar suporte ventilatório com respirador e, quando os músculos orofaríngeos estão afetados, devem ser adotadas precauções para evitar aspiração de alimentos ou conteúdo gástrico. Em pacientes com diplegia facial, deve-se evitar a ocorrência de ceratite por exposição prolongada.

Prognóstico

Em geral, os sinais e sintomas são mais graves na primeira semana após o início da doença, mas podem progredir por 3 semanas ou mais. Morte não é comum, mas pode ocorrer após pneumonia de aspiração, embolia pulmonar, infecções coexistentes ou disfunção autônoma. O índice de recuperação é variável. Em alguns casos, a recuperação é rápida, com normalização funcional em algumas semanas. Na maioria dos pacientes, a recuperação é lenta e só se completa após alguns meses. A recuperação é acelerada com a instituição imediata de plasmaférese ou o tratamento com IGIV. Em estudos com pacientes que não foram tratados, 35% deles tinham hiporreflexia, atrofia e fraqueza residuais irreversíveis dos músculos distais ou paresia facial. Menos de 10% dos pacientes têm uma doença bifásica com recuperação parcial seguida de recaída. Cerca de 2% têm recidiva após a recuperação completa.

Polineuropatia desmielinizante inflamatória crônica

Assim como ocorre na SGB, a polineuropatia desmielinizante inflamatória crônica (PDIC) tem início agudo ou insidioso e, em seguida, evolução progressiva crônica ou recidivante. Em geral, essa doença ocorre após infecções virais inespecíficas, embora com frequência menor que nos casos de SGB. Nos nervos periféricos, observam-se desmielinização segmentar e infiltrados linfocíticos; uma doença semelhante pode ser induzida em animais de laboratório por imunização com mielina de nervos periféricos. A concentração de proteínas do LCR costuma estar aumentada, mas com frequência menor que na SGB. Uma forma da PDIC bastante frequente em bebês e crianças bem pequenas inicia com hipotonia e atraso do desenvolvimento motor. Existem relatos de neurite óptica em alguns pacientes. O diâmetro dos nervos pode aumentar em razão da proliferação das células de Schwann e da deposição de colágeno após desmielinização e remielinização segmentares (Figuras 91.3 e 91.4).

Em contraste com a SGB, os corticoides geralmente são eficazes nos casos de PDIC; a doença também melhora com plasmaférese (Evidência de nível 1)[4] ou IGIV (Evidência de nível 1).[5] O tratamento com fármacos imunossupressores pode ser eficaz em casos mais resistentes. Os pesquisadores recomendaram critérios experimentais para estabelecer o diagnóstico da PDIC, mas não existe um teste específico e o diagnóstico

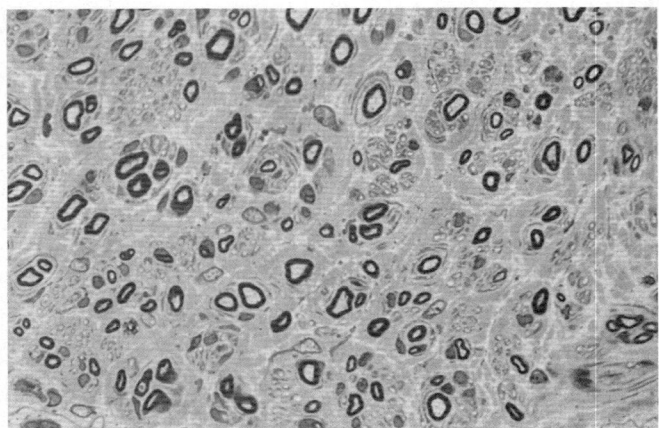

FIGURA 91.3 Corte histológico semifino revelando fibras finamente mielinizadas com distribuição multifocal em um paciente com polineuropatia desmielinizante inflamatória crônica (ampliação de 600×). (*Esta figura se encontra reproduzida em cores no Encarte.*)

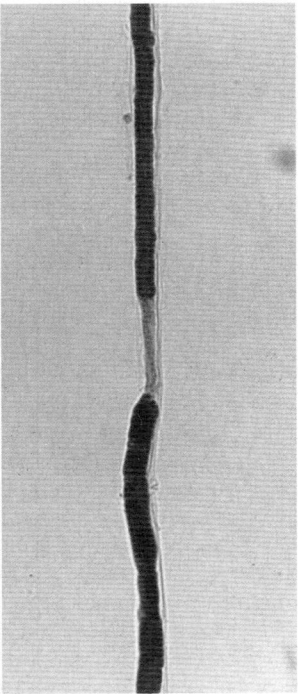

FIGURA 91.4 Fibra rompida revelando desmielinização em um paciente com polineuropatia desmielinizante inflamatória crônica (ampliação de 400×).

normalmente é firmado em bases clínicas. Também existem descrições de uma forma predominantemente sensorial ou distal da PDIC, bem como de uma forma multifocal (síndrome de Lewis-Sumner). Testes para HIV, paraproteínas monoclonais, anticorpos contra glicoproteína associada à mielina e, em alguns casos, CMT tipo 1 ou neuropatia hereditária com predisposição à paralisia por pressão devem ser feitos em casos suspeitos, a fim de investigar possíveis causas de neuropatia desmielinizante.

Neuropatia motora multifocal

A neuropatia motora multifocal (NMM) é uma síndrome clínica de disfunção do neurônio motor inferior. Nos casos característicos, os pacientes apresentam fraqueza, atrofia muscular e fasciculação com reflexos tendíneos preservados ou ausentes. As anormalidades geralmente são assimétricas e afetam os braços e as mãos, mais do que as pernas. A evidência eletrofisiológica de desenervação está associada à anormalidade que define a doença, ou seja, indícios fisiológicos de bloqueios multifocais da condução motora em áreas não características de compressão. Também foram descritos outros sinais de desmielinização; os bloqueios da condução não ocorrem em todos os pacientes, como em alguns com títulos de anticorpos positivos. A NMM está associada a títulos altos de imunoglobulina M (IgM) anti-GM1 em cerca de 60% dos pacientes; em casos menos frequentes, são detectados anticorpos anti-GD1a. A síndrome clínica da NMM também ocorre em pacientes com títulos negativos de anticorpo anti-GM1. É importante diferenciar esses pacientes dos que têm doença do neurônio motor típica, dado que a fraqueza associada à NMM pode ser revertida com a administração de IGIV (Evidência de nível 1)[6] ou o tratamento imunossupressor.

Neuroniopatia e neuropatia sensitivas

A neuropatia sensitiva pode ser causada pelo grande acometimento dos gânglios das raízes sensitivas (p. ex., ganglioneurite ou neuronite sensitiva) ou, então, o nervo pode ser afetado diretamente (p. ex., neuropatia sensitiva distal). A *ganglioneurite* pode ter início agudo ou subagudo e caracteriza-se por sensação de dormência, parestesia e dor, que pode ser distal ou radicular, ou afetar todo o corpo, inclusive a face. Alguns pacientes podem ter ataxia e disfunção autônoma. A sensibilidade transmitida pelas fibras finas ou grossas pode ser afetada em graus variados. Os reflexos tendíneos podem estar normais ou ausentes e a força, normal. A doença pode ser autolimitada ou crônica, com recidivas ou progressão lenta. As velocidades de condução dos nervos motores são normais ou praticamente inalteradas; entretanto, os potenciais sensoriais têm amplitude reduzida ou estão ausentes. Exames eletrofisiológicos rotineiros podem ter resultados normais quando a doença é leve ou afeta apenas as fibras finas. A concentração de proteínas do LCR é normal ou ligeiramente elevada; já a resposta aos corticoides ou imunossupressores é variável. Estudos patológicos dos gânglios das raízes espinais revelaram infiltrados inflamatórios com predomínio de linfócitos T e macrófagos. Alguns pacientes têm síndrome de Sjögren (ou síndrome *sicca*) com anticorpos anti-Ro ou anti-La.

A neuropatia sensitiva está associada a vários autoanticorpos dirigidos contra os antígenos dos nervos periféricos. Alguns pacientes com neuropatias axonais sensitivas têm IgM monoclonal ou policlonal contra sulfatídeos e IgM monoclonal com atividade anti-GD1b e antigangliosídeos diasilosil, que foram associados à neuropatia sensitiva de fibras grossas. Outras causas de neuropatia sensitiva são infecção pelo HIV, deficiência ou toxicidade da vitamina B_6, doença celíaca, neuropatia paraneoplásica, amiloidose e neuropatia tóxica.

Neuropatia autonômica idiopática

A doença caracteriza-se por disfunções dos nervos simpáticos, parassimpáticos e entéricos. São conhecidas as formas aguda, subaguda e crônica, descritas no Capítulo 116.

Neuropatias vasculíticas e crioglobulinêmicas

A neuropatia vasculítica evidencia-se como mononeurite múltipla ou polineuropatia simétrica distal. Estudos da condução neural podem mostrar inexcitabilidade elétrica dos segmentos neurais distais a uma lesão causada por obstrução vascular. Quando alguns fascículos do nervo estão preservados, a condução ocorre a uma velocidade normal, mas a amplitude do somatório da resposta final é reduzida. O diagnóstico de uma lesão dos nervos periféricos pode ser confirmado por biopsias dos músculos e nervos (Figura 91.5), as quais, nos casos característicos, revelam infiltrados de células inflamatórias e necrose das paredes dos vasos sanguíneos. Entretanto, a amostra da biopsia pode mostrar apenas degeneração axonal quando a vasculite causou uma lesão neural proximal à área biopsiada ou não afetou os vasos sanguíneos localizados nela.

A vasculite pode estar limitada aos nervos periféricos ou associada a alguma doença sistêmica, como poliarterite ou crioglobulinemia. A causa sistêmica mais comum de neuropatia vasculítica é poliarterite nodosa, que pode provocar lesões cutâneas purpúreas, insuficiência renal, fenômeno de Raynaud, sintomas constitucionais e, em alguns casos, crioglobulinemia policlonal mista; alguns pacientes também podem ter infecção pelo vírus da hepatite B ou C (VHB ou VHC) ou HIV. Crioglobulinas são imunoglobulinas que precipitam no frio e são classificadas em tipos I a III. O tipo I contém apenas uma imunoglobulina monoclonal, o tipo II inclui imunoglobulinas monoclonais e policlonais e o tipo III contém imunoglobulinas policlonais mistas. Os tipos I e II estão associados às discrasias plasmocitárias, enquanto o tipo III pode estar relacionado com poliarterite nodosa e infecção pelo vírus da hepatite B ou C. As amostras usadas para pesquisar crioglobulinas devem ser mantidas aquecidas para evitar precipitação antes da análise laboratorial.

Outras causas de neuropatia vasculítica são síndrome de Churg-Strauss com asma e eosinofilia; síndrome de Sjögren com xeroftalmia, xerostomia e anticorpos anti-Ro e anti-La;

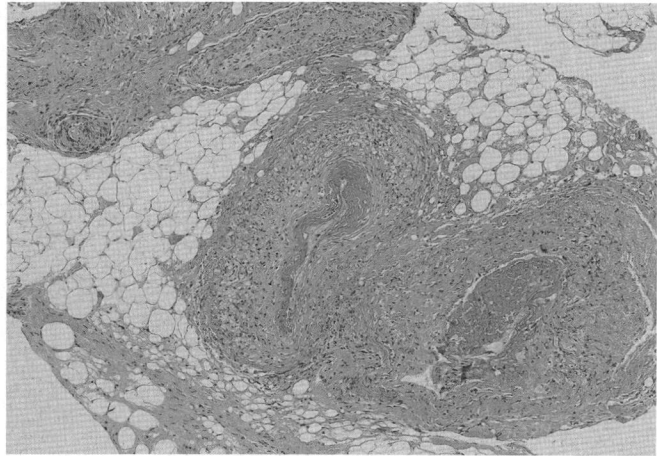

FIGURA 91.5 Vasculite necrosante (ampliação de 200×). (*Esta figura se encontra reproduzida em cores no Encarte.*)

e granulomatose de Wegener com lesões granulomatosas necrosantes nas vias respiratórias superiores ou inferiores, glomerulonefrite e anticorpos contra antígenos citoplasmáticos dos neutrófilos. Em casos menos frequentes, a neuropatia vasculítica está associada a artrite reumatoide, lúpus eritematoso sistêmico e esclerose sistêmica. A vasculite pode melhorar com prednisona (60 mg/dia) e ciclofosfamida (1 g/m² por mês, durante 6 meses). A plasmaférese também é útil para tratar crioglobulinemia.

Neuropatias associadas ao mieloma e às gamopatias monoclonais benignas com imunoglobulina G ou A

Cerca de 50% dos pacientes com neuropatia periférica têm mieloma osteosclerótico com gamopatias monoclonais de IgG ou IgA. Alguns têm síndrome POEMS (polineuropatia, organomegalia, endocrinopatia, proteína M e lesões cutâneas) ou síndrome de Crow-Fukase, com hiperpigmentação da pele, edema, crescimento excessivo dos pelos, hepatosplenomegalia, edema de papila, alta concentração de proteínas no LCR, hipogonadismo e hipotireoidismo. Em alguns casos, a síndrome POEMS está associada ao mieloma monosteosclerótico ou à gamopatia monoclonal benigna. O tipo de cadeia leve da IgG ou IgA quase sempre é lambda (λ). As anormalidades eletrofisiológicas e anatomopatológicas são compatíveis com desmielinização e degeneração axonal, cujos padrões podem ser semelhantes à PDIC.

A gamopatia monoclonal maligna ou benigna com IgG ou IgA também pode estar associada à neuropatia da amiloidose primária, na qual fragmentos das cadeias leves dos anticorpos monoclonais são depositados na forma de amiloide nos nervos periféricos e nas crioglobulinemias dos tipos I e II, em que as imunoglobulinas monoclonais são componentes dos crioprecipitados.

Quando os pacientes não têm mieloma, síndrome POEMS, amiloidose ou crioglobulinemia, o significado das gamopatias monoclonais de IgG ou IgA é incerto. As gamopatias monoclonais benignas são diagnosticadas com maior frequência em pacientes com neuropatia de etiologia indeterminada; contudo, também podem ocorrer em cerca de 1% dos adultos normais e a frequência aumenta com a idade ou se houver infecções crônicas ou doenças inflamatórias, de modo que sua relação com a neuropatia poderia ser coincidência em alguns casos. Também devem ser consideradas outras causas de neuropatia, sobretudo as doenças inflamatórias, como a PDIC. Nos casos de mieloma, os tratamentos benéficos incluem radioterapia, quimioterapia ou transplante de medula óssea. Alguns pacientes com neuropatia associada às proteínas monoclonais de IgG ou IgA de significado indefinido melhoram com plasmaférese.

Neuropatias associadas aos anticorpos monoclonais da classe IgM, que reagem com antígenos de glicoconjugados de nervos periféricos

Em diversas síndromes, a neuropatia periférica está associada a autoanticorpos policlonais ou monoclonais da classe IgM, que reagem com glicoconjugados do nervo periférico. Os anticorpos da classe IgG que reagem com glicoproteína associada à mielina estão associados a uma neuropatia sensorimotora desmielinizante crônica. Estudos anatomopatológicos revelaram depósitos de IgM monoclonal e complemento nas bainhas de mielina afetadas (Figura 91.6) e transferência passiva de autoanticorpos aos animais de laboratório reproduz a neuropatia. O tratamento consiste em plasmaférese e quimioterapia para reduzir as concentrações dos autoanticorpos ou IGIV e costuma trazer melhora clínica.

Outras síndromes associadas aos anticorpos policlonais ou monoclonais da classe IgM são: NMM ou síndrome do neurônio motor inferior, associada a anticorpos antigangliosídeos GD1a; neuropatia sensorial de fibras grossas com anticorpos anti-GD1b e gangliosídeos disialosil; e neuropatia sensitiva axonal associada a anticorpos antissulfatídeo. Nos casos característicos, os anticorpos antissulfatídeo estão associados à neuropatia de fibras finas ou finas e grossas; não obstante, 25% dos pacientes têm neuropatia desmielinizante semelhante à PDIC.

Neuropatia inflamatória progressiva (entre profissionais que trabalham em abatedouros de porcos)

A partir de 2007, 24 pacientes que trabalhavam em três indústrias de processamento de carne suína desenvolveram neuropatia inflamatória semelhante à PDIC. Os trabalhadores afetados

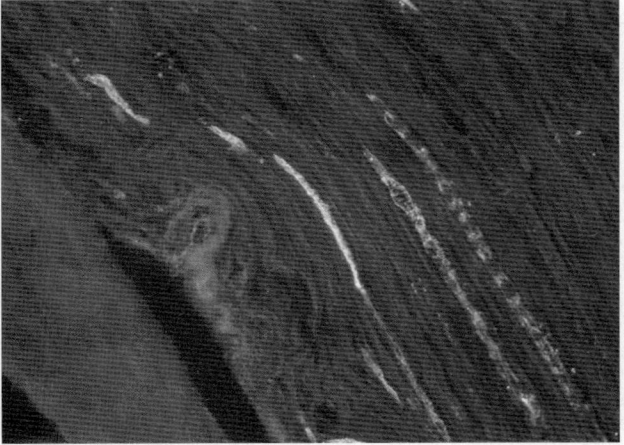
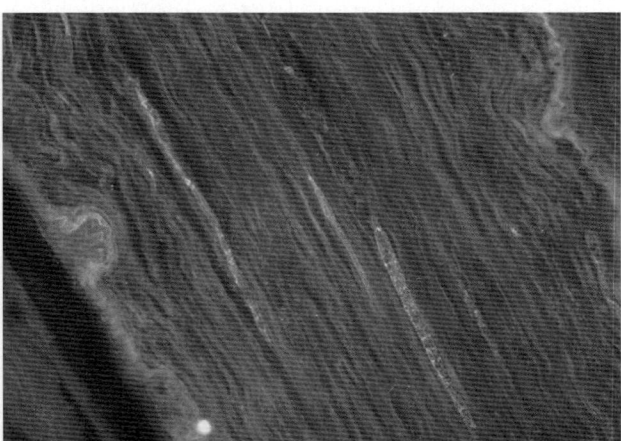

FIGURA 91.6 O paciente, com imunoglobulina M (IgM) contra proteína monoclonal κ e neuropatia por anticorpo contra glicoproteína de mielina, tinha coloração positiva para IgM (**A**) e proteína monoclonal κ (**B**) no exame de imunofluorescência. (*Esta figura se encontra reproduzida em cores no Encarte.*)

trabalhavam na bancada principal, na qual um equipamento de ar comprimido era usado para extrair o cérebro dos porcos. Os pacientes desenvolveram polirradiculoneuropatia com fraqueza e dor, e alguns tinham neuropatia facial. Os sintomas progrediram por 8 a 213 dias. O nível de proteínas do LCR estava elevado na maioria dos casos (63 a 210 mg/dℓ), mas apenas um paciente tinha pleocitose. Os estudos da condução neural revelaram alterações axonais e desmielinizantes. Os soros dos pacientes apresentavam IgG, que corava os tecidos neurais.

Neuropatia amiloide

Amiloide é qualquer agregado extracelular insolúvel de proteínas, que se forma nos nervos ou em outros tecidos quando qualquer uma das inúmeras proteínas é produzida em excesso. Os dois tipos principais de proteína amiloide que provocam neuropatia são cadeias leves de imunoglobulinas nos pacientes com amiloidose primária e discrasias plasmocitárias e transtirretina na amiloidose hereditária. Em geral, a síndrome consiste em neuropatia sensitiva dolorosa, com acometimento das fibras finas e insuficiência autonômica progressiva, déficits assimétricos de sensibilidade a dor e temperatura com preservação dos sentidos de posição e vibração, síndrome do túnel do carpo ou alguma combinação desses sintomas. O diagnóstico da neuropatia amiloide pode ser confirmado pela demonstração do amiloide no nervo ao exame histopatológico (Figura 91.7), seguida da caracterização imunocitoquímica dos depósitos com utilização de anticorpos contra cadeias leves de imunoglobulinas ou transtirretina. A proteína responsável pela formação do amiloide também pode ser detectada por microdissecção e espectrometria de massa. A mutação do gene da transtirretina é revelada por análise do DNA. Se os pacientes não receberem tratamento, o prognóstico é desfavorável. Outras causas de amiloidose hereditária, como apolipoproteína A e gelsolina, produzem neuropatias menos frequentes e graves. A eletroforese de soro e urina com imunofixação pode facilitar o diagnóstico da neuropatia amiloide primária. Em geral, o prognóstico não é bom. Estudos mostraram que transplante de fígado é benéfico aos pacientes com amiloidose hereditária, enquanto outros revelaram que quimioterapia em doses elevadas seguida de transplante de medula óssea foi benéfica em alguns pacientes com amiloidose primária. Dois fármacos que estabilizam os tetrâmeros de transtirretina e reduzem a formação do amiloide são tafamides (20 mg/dia) (Evidência de nível 1)[7] e diflunisal (250 mg/dia) (Evidência de nível 1),[8] que podem melhorar a neuropatia. "Silenciadores" de RNA, que impedem a produção de transtirretina, inclusive patisiran (Evidência de nível 1)[9] e inotersen (Evidência de nível 1),[10] podem interromper a progressão da neuropatia, e, assim, alguns pacientes podem melhorar.

Neuropatia associada aos carcinomas (neuropatia paraneoplásica)

As neoplasias malignas do sistema nervoso central (SNC) podem causar efeitos diretos e indiretos. Em alguns casos, os nervos ou as raízes neurais são comprimidos ou infiltrados pelas células neoplásicas. Em outros pacientes, não há evidência de lesão dos nervos pelo tumor, e uma deficiência dietética ou metabólica, tóxicos ou fatores imunes podem ser os fatores responsáveis.

O distúrbio paraneoplásico mais característico é uma neuropatia sensitiva com início subagudo, associada ao carcinoma de células pequenas do pulmão. Testes eletrodiagnósticos revelaram perda das respostas sensitivas evocadas. Autoanticorpos contra o antígeno Hu (antinuclear neuronal ou ANNA-1) são característicos e os exames de necropsia revelaram destruição dos neurônios, deposição de anticorpos e células inflamatórias nos gânglios das raízes dorsais.

Os carcinomas estão associados com menor frequência a uma polineuropatia sensorimotora sem manifestações específicas. A biopsia de um nervo pode revelar infiltração por células tumorais, degeneração axonal ou desmielinização. Em casos raros, os pacientes com doença de Hodgkin e outros linfomas podem desenvolver uma síndrome predominantemente motora com início subagudo. Nesses casos, a lesão predominante é a degeneração das células do corno anterior, mas também há desmielinização, infiltrados de células mononucleares perivasculares e alterações da morfologia das células de Schwann das raízes ventrais.

O diagnóstico de câncer deve ser considerado em pacientes de meia-idade ou idosos com neuropatia sensorial subaguda ou polirradiculopatia de etiologia obscura, sobretudo quando também há emagrecimento. Em geral, a evolução é progressiva, a menos que a neoplasia primária seja erradicada com sucesso. O exame do LCR para células malignas é valioso ao diagnóstico de infiltração meníngea maligna. Em alguns casos de infiltração meníngea, a radioterapia ou quimioterapia intratecal pode ser eficaz.

Neuropatia do hipotireoidismo

Neuropatias por aprisionamento são relativamente comuns nos pacientes com hipotireoidismo, provavelmente porque são depositados complexos proteicos mucopolissacarídicos (mucoides) nos nervos. O sintoma mais comum de hipotireoidismo é parestesia dolorosa das mãos e dos pés. A fraqueza não é uma queixa comum. Os reflexos tendíneos estão reduzidos ou ausentes e, quando presentes, podem revelar resposta retardada característica ou de "desligamento". A percussão direta do músculo provoca "modelação" transitória da pele e do músculo subjacentes (mioedema). Estudos da condução neural mostram lentidão branda da condução dos nervos motores e redução da amplitude da resposta sensitiva. Estudos morfológicos

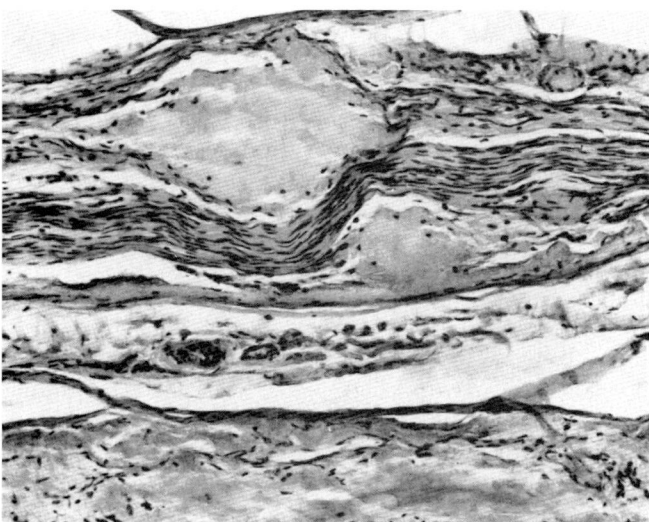

FIGURA 91.7 Neuropatia amiloide. Depósitos maciços de amiloide endoneural comprimem os feixes de fibras neurais. (Cortesia do Dr. Arthur Asbury.)

mostraram evidência de desmielinização, destruição axonal e deposição excessiva de glicogênio dentro das células de Schwann. A concentração de proteínas do LCR geralmente está acima de 100 mg/dl. Em casos raros, disfunção dos nervos cranianos IX, X e XII provoca rouquidão e disartria, provavelmente em consequência da infiltração mixedematosa local dos nervos. Pode ocorrer neuropatia periférica antes que haja evidência laboratorial de hipotireoidismo. Quando esse tipo de neuropatia é diagnosticado, a reposição do hormônio tireóideo traz melhoras clínica, eletrofisiológica e morfológica.

Neuropatia da acromegalia

Neuropatias por aprisionamento também são relativamente comuns nos pacientes com acromegalia. Em casos raros, pacientes acromegálicos apresentam parestesia distal, mas, em contraste com os pacientes mixedematoso, a fraqueza pode ser grave e os nervos periféricos podem ser palpados. Existe uma significativa relação entre o sódio corporal total permutável e a gravidade da neuropatia. Os nervos estão aumentados, visto que há quantidades maiores de tecido conjuntivo endoneural e perineural, talvez estimuladas pelos níveis elevados de somatomedina C (fator de crescimento 1 semelhante à insulina). Os reflexos tendíneos estão atenuados. As velocidades de condução neural são ligeiramente mais lentas e as amplitudes das respostas evocadas são reduzidas.

Neuropatia do hipertireoidismo

Hipertireoidismo pode causar uma síndrome de fraqueza difusa e fasciculações com reflexos tendíneos preservados ou exacerbados, que se assemelha à esclerose lateral amiotrófica. Contudo, os sinais e sintomas desaparecem com o tratamento da tireotoxicose. Nenhum estudo patológico convincente demonstrou a ocorrência de neuropatia sensorimotora crônica associada ao hipertireoidismo.

Neuropatia da doença celíaca

A doença celíaca é uma enteropatia inflamatória crônica com prevalência de 1:250. A neuropatia periférica é o distúrbio neurológico mais comumente associado a essa doença e acredita-se que não resulte de alguma deficiência nutricional. Não há relatos de queixas gastrintestinais em mais de 50% dos pacientes com neuropatia celíaca. A doença celíaca é causada pela exposição ao glúten ingerido, pela acumulação das proteínas do trigo e pelas proteínas semelhantes encontradas no arroz e na cevada. Esses pacientes têm alelos HLA-DQ2 e HLA-DQ8 específicos.

Em geral, a neuropatia é predominantemente sensitiva. É frequente o acometimento multifocal, e face e mãos são afetadas de início, embora alguns pacientes mostrem padrão dependente do comprimento das fibras. A neuropatia das fibras finas é mais comum nos estágios iniciais, mas também há uma polineuropatia sensorimotora. O diagnóstico deve ser considerado quando houver títulos elevados de anticorpos contra gliadina ou transglutaminase, sendo confirmado por biopsia de duodeno que revela inflamação, hiperplasia das criptas e atrofia das vilosidades da mucosa do intestino delgado. Queixas digestivas melhoram se uma dieta sem glúten for seguida. Os sintomas de neuropatia periférica melhoram em alguns casos, mas não em todos os que seguem dieta sem glúten. A exposição até mesmo a uma pequena quantidade de glúten pode desencadear uma reação imune ativa.

Neuropatia urêmica

A neuropatia periférica é apenas uma das síndromes neuromusculares associadas à insuficiência renal crônica. Pernas inquietas, cãibras e abalos musculares podem ser as primeiras manifestações da neuropatia periférica, que acomete 70% dos pacientes com insuficiência renal crônica, embora a maioria tenha neuropatia subclínica detectável apenas por meio dos estudos da condução neural. Os sintomas incluem disestesias dolorosas e déficit de sensibilidade com padrão de meia e luva, bem como fraqueza dos músculos distais. Testes eletrodiagnósticos revelam neuropatia sensorimotora com anormalidades axonais. Exames patológicos confirmam a axonopatia. A desmielinização secundária pode resultar da destruição dos axônios. A diálise raramente reverte a neuropatia, mas pode estabilizar os sintomas e a diálise peritoneal é mais eficaz que a hemodiálise. Estudos sequenciais da condução neural podem avaliar a eficácia da hemodiálise, mas não são mais realizados de modo rotineiro. Em muitos casos, um transplante renal cura a neuropatia.

Em geral, os pacientes desenvolvem mononeuropatia – sobretudo a síndrome do túnel do carpo – nas áreas distais a uma fístula arteriovenosa implantada, sugerindo que a isquemia é o mecanismo provável. Isquemia distal causada por *shunts* bovinos implantados pode provocar neuropatia isquêmica mais grave nos nervos mediano, ulnar e radial, possivelmente em razão do *shunting* arteriovenoso excessivo. Hemodiálise crônica (mais de 10 anos) causa acumulação excessiva de beta-2-microglobulina (amiloidose generalizada), que também pode causar síndrome do túnel do carpo e polineuropatia urêmica.

A etiologia da neuropatia urêmica é desconhecida; a causa mais provável é acumulação de algum metabólito tóxico ainda não identificado. Em animais de laboratório, um composto plasmático com peso molecular de 2 a 60 kDa dos pacientes urêmicos induziu neuropatia axonal.

Neuropatia associada à doença hepática

As principais doenças do fígado raramente causam neuropatia periférica. A cirrose biliar primária está associada a uma neuropatia sensitiva dolorosa, que provavelmente é causada pela formação de xantomas dentro e ao redor dos nervos. Testes eletrodiagnósticos podem ter resultados normais ou a amplitude da resposta sensitiva evocada pode estar reduzida ou indetectável. A biopsia do nervo revela destruição das fibras nervosas de diâmetro pequeno. Além disso, um material sudanofílico pode ser visto acumulado dentro das células do perineuro. O objetivo do tratamento é o controle da dor. Assim, os antidepressivos tricíclicos ou antiepilépticos podem aliviar a parestesia.

Doenças infecciosas do fígado também podem estar associadas à neuropatia periférica. Hepatites virais (sobretudo hepatite C associada à crioglobulinemia), infecção pelo HIV ou CMV e mononucleose infecciosa podem estar associadas à neuropatia desmielinizante aguda (SGB), neuropatia desmielinizante crônica ou mononeuropatia múltipla. As doenças mediadas por mecanismos imunes (p. ex., poliarterite e sarcoidose) também podem provocar anormalidades hepáticas e mononeuropatia múltipla.

A neuropatia periférica é comum em pacientes com doença hepática tóxica ou doenças metabólicas hepáticas, como porfiria intermitente aguda e abetalipoproteinemia.

Neuropatias infecciosas

Neuropatia da hanseníase

A infiltração direta das fibras dos nervos periféricos de pequeno calibre pelo *Mycobacterium leprae* é responsável pela neuropatia da hanseníase. No passado, essa era a neuropatia mais comum em todo o mundo, mas hoje foi suplantada pela neuropatia diabética, em grande parte devido ao súbito e recente declínio da hanseníase em algumas regiões endêmicas, sobretudo na Índia. Entre 2002 e 2007, a incidência mundial diminui drasticamente a uma taxa média em torno de 20% ao ano, com base nos relatórios da Organização Mundial da Saúde (OMS). Nos EUA, a hanseníase é menos endêmica, mas ocorre na população oriunda da Índia, Sudeste Asiático e África central.

Os nervos periféricos são afetados diferentemente nas formas tuberculoide e lepromatosa. No primeiro caso, os pacientes têm pequenas áreas de hipopigmentação com perda da sensibilidade superficial, e os nervos subcutâneos subjacentes podem estar visíveis ou aumentados e palpáveis. Os troncos neurais calibrosos, como os nervos ulnar, fibular, facial e auricular posterior, podem estar envoltos em granulomas e tecido fibrótico. Também pode haver necrose caseosa do endoneuro. O quadro clínico é de mononeurite ou mononeurite múltipla.

Em pacientes com hanseníase lepromatosa, os bacilos de Hansen proliferam em grandes quantidades dentro das células de Schwann e dos macrófagos no endoneuro e perineuro das radículas neurais subcutâneas (Figura 91.8), sobretudo nas áreas frias do corpo (pavilhão auricular e dorso das mãos, dos antebraços e dos pés). A perda da sensibilidade cutânea ocorre em placas, que depois podem se unir e cobrir áreas amplas do corpo. O sentido postural pode estar preservado nas partes afetadas, enquanto a sensibilidade à dor e à temperatura está ausente – dissociação semelhante à que ocorre na siringomielia. Os reflexos tendíneos, por sua vez, estão preservados.

Mononeurite múltipla aguda com eritema nodoso pode ocorrer durante o tratamento quimioterápico da hanseníase. Essa complicação é tratada com talidomida, que também pode causar neuropatia.

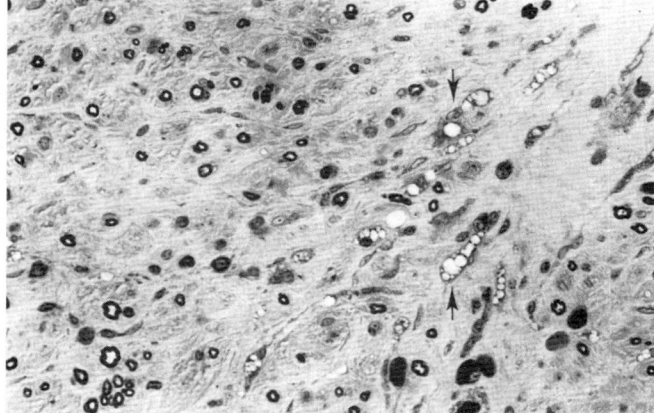

FIGURA 91.8 Neurite associada a hanseníase lepromatosa. Algumas fibras mielinizadas aparecem dispersas no endoneuro fibrótico. Presença de células espumosas abundantes (*setas*), que continham bacilos *Mycobacterium leprae* durante exame sob maior ampliação. (Cortesia do Dr. Arthur Asbury.)

O objetivo do tratamento é erradicar a bactéria e evitar reações imunes secundárias, que podem danificar os nervos. A OMS recomenda esquemas que incluem vários fármacos usados de maneira simultânea. Pacientes adultos com doença paucibacilar ou multibacilar devem usar rifampicina; já pacientes com hanseníase multibacilar devem usar um fármaco extra, aclofazimina. Dapsona também é recomendada para pacientes adultos com formas paucibacilar e multibacilar. Esse fármaco é eficaz, mas pode causar neuropatia motora tóxica. Em razão da ampla destruição das fibras sensitivas, podem ocorrer lesões traumáticas indolores e acidentais (p. ex., queimaduras autoprovocadas) caso o paciente não tome cuidado para evitar traumatismo das áreas anestésicas.

Neuropatia da difteria

Embora a difteria propriamente dita seja rara, a neuropatia diftérica acomete cerca de 20% dos pacientes infectados. *Corynebacterium diphtheriae* infecta a laringe e a faringe, bem como feridas da pele. Os microrganismos liberam uma toxina, que causa miocardite e, mais tarde, neuropatia simétrica. Em geral, a neuropatia inicia com déficit de acomodação visual e paresia dos músculos oculares e orofaríngeos, seguida de tetraparesia. As velocidades de condução neural são lentas e refletem a neuropatia desmielinizante subjacente. A difteria pode ser evitada por imunização e, quando ocorre, antibióticos podem ser administrados. A recuperação pode ser lenta, e os parâmetros fisiológicos voltam ao normal com a regressão da síndrome clínica.

Neuropatias associadas ao HIV

Várias neuropatias acometem pacientes soropositivos, dependendo do estágio da doença e do grau de imunossupressão destes. Nos estágios iniciais da infecção, os pacientes podem desenvolver neuropatia desmielinizante aguda indistinguível da forma esporádica da SGB, comumente sem sinais de imunodeficiência ou na época da soroconversão, assim como quando desenvolvem AIDS. Em alguns casos, há pleocitose no LCR, que não é típica da SGB dos pacientes soronegativos.

A neuropatia desmielinizante subaguda indistinguível clinicamente da PDIC idiopática é diagnosticada com frequência nos pacientes soropositivos, antes que haja evidências de imunodeficiência (AIDS). A concentração de proteínas do LCR está elevada na PDIC idiopática e na neuropatia desmielinizante associada ao HIV. Corticoides, plasmaférese e IGIV foram considerados eficazes no tratamento desses pacientes.

Nos pacientes que atendem aos critérios diagnósticos da AIDS, comumente há polineuropatia sensorimotora distal com manifestações axonais. A síndrome é marcada por parestesia dolorosa grave, que afeta com maior intensidade os pés. Essa neuropatia dolorosa pode ser a manifestação funcionalmente mais incapacitante da AIDS. Estudos da condução neural podem ter resultados normais, mas a biopsia de pele revela redução da densidade de fibras nervosas intraepidérmicas. O mecanismo exato é desconhecido. Estudos revelaram infecção dos neurônios dos gânglios das raízes dorsais pelo HIV. Como poucos neurônios são infectados, outras causas foram consideradas, como toxicidade dos macrófagos ativados e das citocinas e toxicidade das proteínas virais. Nenhum tratamento reverte os sintomas, mas os fármacos sintomáticos (p. ex., lamotrigina ou gabapentina) podem ser úteis. Um tipo de neuropatia encontrada nos pacientes soropositivos é a síndrome de linfocitose infiltrativa difusa, que é uma reação hiperimune à infecção do HIV.

Mononeuropatia múltipla pode ocorrer nos pacientes soropositivos em qualquer estágio da infecção, algumas vezes com hepatite. Quando a contagem de células CD4 é menor que 50/mm^3, a provável causa da mononeuropatia é infecção por CMV, e o tratamento imediato com ganciclovir sódico pode preservar a vida do paciente. A infecção por CMV também pode causar polirradiculopatia.

Fármacos antirretrovirais da classe dos didesoxinucleotídios usados para tratar infecção pelo HIV podem provocar neuropatia sensorial dolorosa, difícil de diferenciar da neuropatia sensorial dolorosa primária causada por esse vírus.

Neuropatia associada ao vírus do herpes-zóster

A infecção do gânglio da raiz dorsal pelo vírus varicela-zóster provoca dor radicular, que pode preceder ou seguir o desenvolvimento da erupção cutânea típica. Embora seja uma neuropatia predominantemente sensitiva, cerca de 0,5 a 5% dos pacientes infectados têm fraqueza atribuível ao acometimento dos nervos motores. Herpes-zóster (também conhecido como "cobreiro") é uma infecção mais comum em indivíduos idosos e pacientes com câncer e imunossupressão. A dor que se desenvolve após erupção (neuralgia pós-herpética) geralmente segue a mesma distribuição dermatomial das lesões cutâneas e afeta uma minoria dos casos, mas o risco aumenta de maneira significativa com a idade (50% após 70 anos). De modo a estabelecer o diagnóstico, a dor deve persistir por 1 a 6 meses após o desaparecimento da erupção. Dor aguda e intensa, erupção mais difusa, cicatrizes, déficit sensorial e febre aumentam o risco de desenvolvimento de neuralgia pós-herpética. As infecções por herpes-zóster também estão associadas à SGB e à pleocitose do LCR. Em muitos casos, a infecção por herpes-zóster acomete pacientes soropositivos; a combinação de infecção herpética e fraqueza focal em um indivíduo jovem deve alertar o médico para a possibilidade de infecção pelo HIV.

O vírus causador de herpes-zóster pode afetar qualquer nível do neuroeixo, porém é mais comum nos dermátomos torácicos e nos nervos cranianos com gânglios sensitivos (V e VII). Nos casos típicos, a infecção herpética ocular acomete o gânglio gasseriano e a primeira divisão do nervo trigêmeo. O paciente pode apresentar fraqueza dos músculos oculares e ptose. A infecção do gânglio geniculado do nervo facial (VII nervo craniano) causa erupção herpética vesicular no meato auditivo externo, vertigem, surdez e fraqueza facial (síndrome de Ramsay Hunt). A dor é constante e ardente e pode incluir paroxismos de dor muito grave.

Tratamento com aciclovir (4 g/dia fracionados em cinco doses) por 7 a 10 dias ou com outros fármacos antivirais reduz a incidência da neurite motora segmentar e da axonopatia sensitiva. Esses fármacos também podem reduzir a incidência da neuralgia pós-herpética. Antidepressivos tricíclicos, opioides, antiepilépticos (pregabalina) e adesivos de lidocaína podem trazer alívio sintomático, alguns confirmados por estudos clínicos randomizados. A vacina de vírus varicela-zóster atenuado é recomendável aos adultos de 60 anos ou mais (sem contraindicações) para evitar essa doença.

Neuropatia de Lyme

Doença de Lyme é comumente diagnosticada nos EUA e na Europa. A doença é causada por um espiroqueta transmitido por carrapatos (*Borrelia burgdorferi*). A manifestação clínica mais comum da neuroborreliose é uma dolorosa radiculite sensitiva, que pode começar cerca de 3 semanas após o eritema migratório. A intensidade da dor varia de 1 dia para outro e costuma ser grave, saltando de uma área para outra e comumente associada a áreas dispersas de disestesias desagradável. O início pode ser subagudo e assemelhar-se à SGB, mas há significativa pleocitose no LCR e não há sinais claros de desmielinização. Sinais neurológicos focais são comuns e podem incluir neuropatia craniana (61%), paresia dos membros (12%) ou ambas (16%); entretanto, os testes eletrodiagnósticos detalhados costumam indicar mononeuropatia múltipla. O padrão clínico pode ser de mononeuropatia, plexopatia, mononeuropatia múltipla ou polineuropatia simétrica distal. O nervo facial é comumente afetado e o padrão unilateral é duas vezes mais comum do que o bilateral. Alguns pacientes apresentam oftalmoparesia; mielorradiculite e encefalomielite progressiva crônica são raras. Em alguns casos, a doença está associada à miocardiopatia dilatada. A artralgia é comum nos pacientes estadunidenses, mas é rara nos europeus (6%). A tríade radiculite dolorosa, mononeurite múltipla predominantemente craniana e pleocitose linfocítica no LCR é conhecida como *síndrome de Bannwarth* na Europa. A biopsia de um nervo periférico revela vasculite perineural e epineural e degeneração axonal. O diagnóstico da neuroborreliose baseia-se na existência de alterações inflamatórias do LCR e nos anticorpos intratecais específicos para *B. burgdorferi*. Contudo, em alguns pacientes infectados, não há anticorpos livres detectáveis. A detecção do antígeno no LCR é útil em alguns casos. A técnica de reação em cadeia de polimerase para detectar espiroquetas ou o DNA destas é menos específica. O prognóstico é bom após tratamento com doses elevadas de penicilina ou ceftriaxona. Sequelas incapacitantes são raras, mas ocorrem sobretudo nos pacientes que já tinham lesões do SNC.

Neuropatia da sarcoidose

Quatro por cento dos pacientes com sarcoidose apresentam sintomas neurológicos. Na maioria dos casos, há paralisia de um ou mais nervos cranianos, cuja gravidade é variável. Entre os nervos cranianos, o sétimo é acometido com maior frequência e, assim como ocorre no diabetes melito, a síndrome do nervo facial associada à sarcoidose é indistinguível da paralisia de Bell idiopática. Algumas neuropatias cranianas associadas à sarcoidose resultam da meningite basilar. Um aspecto típico da mononeuropatia da sarcoidose é uma ampla área de déficit sensitivo no tronco.

Ocasionalmente, pacientes com sarcoidose apresentam polineuropatia simétrica meses ou anos depois do diagnóstico estabelecido. A neuropatia pode ser a primeira manifestação antes do diagnóstico da sarcoidose. As síndromes clínicas podem incluir SGB, plexopatia lombossacral, mononeurite múltipla, neuropatia sensitiva pura e neuropatia autonômica com acometimento simultâneo das fibras de pequeno calibre. Em cerca de 50% dos casos, há sintomas referidos aos nervos cranianos.

A biopsia de um nervo revela uma combinação de degeneração walleriana e desmielinização segmentar com granulomas sarcoides no endoneuro e epineuro (Figura 91.9). A neuropatia da sarcoidose pode melhorar com o uso de corticoides, imunoglobulina intravenosa ou fármacos contra o fator de necrose tumoral.

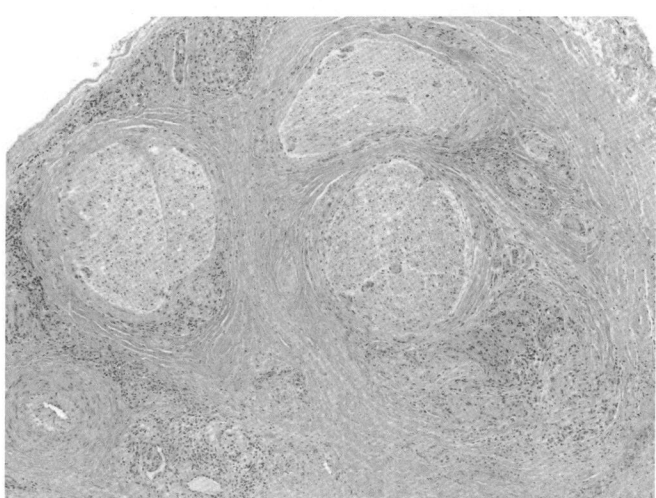

FIGURA 91.9 Biopsia do nervo de um paciente com neuropatia sarcoide demonstrando granulomas (ampliação de 40×). (*Esta figura se encontra reproduzida em cores no Encarte.*)

Polineuropatias associadas às deficiências nutricionais

A *deficiência de tiamina* pode causar duas síndromes clínicas: *beribéri úmido*, em que a insuficiência cardíaca é a manifestação predominante; e *beribéri seco*, em que o sintoma predominante é a neuropatia periférica. Pacientes com deficiência de tiamina apresentam intensas disestesias ardentes nos pés (mais graves do que nas mãos), fraqueza e atrofia dos músculos distais (mais do que dos proximais), alterações distróficas (pele brilhante, queda dos pelos) e déficit sensitivo distal. Eletromiografia e estudos da condução neural revelam a existência de neuropatia periférica sensorimotora difusa, que é axonal. Degeneração axonal também é a principal alteração encontrada nas biopsias dos nervos. O tratamento do beribéri deve incluir vitaminas do complexo B por via parenteral, seguidas de tiamina oral. A recuperação é lenta e os pacientes podem ficar com fraqueza e atrofia residuais.

A *deficiência de niacina* (ácido nicotínico) provoca pelagra, que se caracteriza por lesões cutâneas hiperceratóticas. Em geral, pacientes com deficiência de niacina também têm neuropatia periférica, mas os sintomas não melhoram unicamente com a suplementação dessa vitamina, provavelmente porque há deficiência de várias outras. Os sintomas geralmente melhoram quando se acrescentam à dieta tiamina e piridoxina.

A *deficiência de vitamina B_{12}* causa a síndrome clínica clássica de degeneração combinada subaguda da medula espinal. É difícil separar os sintomas da neuropatia periférica e sinais de acometimento da medula espinal. Pacientes têm parestesias dolorosas, mas a ataxia sensitiva com perda da sensibilidade da posição articular e das vibrações é mais grave. Apesar da mielopatia, os reflexos tendíneos geralmente estão atenuados ou ausentes. A neuropatia associada à deficiência de vitamina B_{12} pode ocorrer com níveis sanguíneos normais dessa vitamina e pode ser confirmada pela detecção de concentrações elevadas dos metabólitos, como ácido metilmalônico e homocisteína.

O óxido nitroso também inativa de maneira irreversível a cobalamina e provoca a mesma síndrome. Uma única dose desse anestésico administrada a um paciente suscetível ou a exposição crônica (geralmente por uso excessivo de recursos odontológicos ou médicos ou de produtos como creme de chantili) pode causar deficiência de vitamina B_{12}. Em geral, as anormalidades hematológicas não ocorrem nos casos de exposição excessiva.

A *deficiência de vitamina B_6* (*piridoxina*) provoca neuropatia periférica e a causa mais frequente dessa deficiência vitamínica é o tratamento com o fármaco tuberculostático isoniazida, o qual aumenta a excreção de piridoxina. A neuropatia resultante afeta de maneira mais grave as fibras sensitivas em comparação com as motoras e é causada por destruição axonal. O tratamento consiste em suplementação de piridoxina para compensar a excreção aumentada. Essa neuropatia pode ser evitada pelo uso profilático de piridoxina. O excesso de vitamina B_6 também pode provocar neuropatia sensitiva grave.

A *deficiência de vitamina E* contribui para a neuropatia associada às síndromes de má-absorção de gorduras, como abetalipoproteinemia, atresia biliar congênita, disfunção pancreática e ressecção cirúrgica de amplos segmentos do intestino delgado. A síndrome clínica associada à deficiência de vitamina E assemelha-se à degeneração espinocerebelar com ataxia, déficits sensitivos graves da percepção da posição articular e das vibrações, além de hiporreflexia. Os estudos da condução neural são normais, mas as respostas evocadas sensitivas têm amplitude reduzida ou são indetectáveis.

Respostas somatossensitivas evocadas mostram atraso na condução central, mas o traçado de eletromiografia geralmente é normal. Os níveis séricos de vitamina E podem ser dosados. A reposição com doses orais elevadas costuma ser suficiente, contanto que seja iniciada nos estágios iniciais da doença.

A *deficiência de cobre* pode causar neuropatia, que costuma ser acompanhada de mielopatia e leucopenia. Alguns pacientes desenvolvem deficiência de cobre por ingestão excessiva de zinco. A suplementação de cobre interrompe a progressão da doença, embora a recuperação geralmente seja apenas parcial.

A *síndrome de Strachan* inclui déficit visual, úlceras orais, lesões da pele e neuropatia dolorosa. Essa síndrome foi originalmente descrita nos agricultores da cana-de-açúcar da Jamaica e causou uma epidemia em Cuba, em 1991. O fator implicado foi dieta pobre em nutrientes com deficiência de vitaminas do complexo B.

A *cirurgia de bypass gástrico* está associada a uma neuropatia axonal subaguda, que é grave em alguns casos e está associada a um rápido emagrecimento pós-operatório. A deficiência de vários tipos de vitaminas tem papel crucial nesse caso.

Polineuropatia associada às doenças críticas

Alguns pacientes em estado crítico (acometidos por sepse e falência múltipla de órgãos) desenvolvem grave neuropatia periférica sensorimotora. O diagnóstico pode tornar-se evidente quando um paciente mostra dificuldade de ser desconectado do respirador após um episódio de sepse. Testes eletrodiagnósticos revelaram grave neuropatia axonal sensorimotora, mas os exames convencionais não conseguem diferenciar entre essa neuropatia e a miopatia associada às doenças críticas mais comuns, descrita em detalhes no Capítulo 95. A recuperação da função neural pode ocorrer quando a causa básica da falência múltipla de órgãos é tratada com sucesso.

Neuropatias causadas por metais pesados

Arsênico

A exposição crônica a pequenas quantidades de arsênico ou a ingestão ou administração parenteral de grandes quantidades podem causar neuropatia. A exposição crônica pode ocorrer nas indústrias nas quais o arsênico é liberado como subproduto na fundição de cobre ou chumbo, por exemplo. Em razão da prevalência desses subprodutos, a neuropatia associada ao arsênico é a mais comum de todas as induzidas por metais pesados. Sintomas gastrintestinais agudos, vômitos e diarreia ocorrem quando o indivíduo ingere uma quantidade tóxica de arsênico, mas esses sintomas podem não ocorrer quando esse metal pesado é administrado por via parenteral ou ingerido em quantidades pequenas durante períodos longos. A exposição aguda pode causar encefalopatia ou coma. A evolução da polineuropatia é muito mais lenta nos casos de intoxicação crônica por arsênico. Os sintomas sensitivos são proeminentes nos estágios iniciais. Podem ocorrer dor e parestesia nos membros inferiores por vários dias ou semanas antes do início da fraqueza, que pode progredir até paralisia flácida total das pernas e, algumas vezes, também dos braços, dependendo da dose. A sensibilidade cutânea é perdida com um padrão de distribuição em meia e luva, e a sensibilidade à vibração e à posição das articulações é mais afetada. Os reflexos tendíneos são perdidos. Em muitos casos, também há pigmentação e hiperqueratose da pele, além de anormalidades ungueais (*linhas de Mees*). O arsênico está presente na urina dos pacientes nos estágios agudos da intoxicação, mas é rapidamente eliminado; entretanto, níveis detectáveis persistem nos cabelos e nas unhas. As velocidades de condução neural podem estar normais ou ligeiramente reduzidas, enquanto a amplitude das respostas sensitivas e motoras evocadas pode estar atenuada. O exame patológico dos nervos revela degeneração axonal. Em geral, a polineuropatia associada ao arsênico é tratada com agente quelante, mas sua eficácia é duvidosa, considerando a eliminação rápida desse metal pesado na maioria dos casos.

Chumbo

A maioria das neuropatias tóxicas provoca fraqueza assimétrica e déficit de sensibilidade nos segmentos distais, mais do que nas regiões proximais, com piora nos pés, em comparação às pernas. A neuropatia causada por chumbo é atípica, visto que o acometimento é predominantemente motor e afeta mais os braços.

A neuropatia associada ao chumbo ocorre quase exclusivamente nos adultos. Em geral, bebês intoxicados por chumbo desenvolvem encefalopatia. O chumbo pode penetrar no corpo através dos pulmões, da pele ou dos intestinos. Intoxicações ocupacionais por chumbo eram comuns no passado, sobretudo nos mineradores de prata, mas também são detectadas raramente nos operários que fabricam baterias, nos pintores e nos vitrificadores de cerâmica. A intoxicação acidental por chumbo ocorre após a ingestão desse metal pesado nos alimentos ou bebidas, ou ocorre nas crianças que ingerem tinta contendo chumbo. Esse tipo de intoxicação pode provocar desconforto abdominal (cólica do chumbo). A descrição característica é de ptose focal do punho com padrão de neuropatia radial; contudo, a fraqueza geralmente não se limita a um nervo e se dispersa para os braços, causando atrofia bilateral destes e acometimento variável dos membros inferiores. Ptose do pé é o sinal mais comum referente aos membros inferiores. Em geral, não há sinais e sintomas sensoriais. Em casos raros, os pacientes têm sinais referidos ao neurônio motor superior com doença do neurônio motor inferior semelhante a esclerose lateral amiotrófica. Anormalidades laboratoriais incluem anemia e pontilhado basofílico nas hemácias, altos níveis de ácido úrico sérico e discreto aumento das proteínas do LCR. A excreção urinária de chumbo também aumenta, sobretudo após administração de um agente quelante. A excreção urinária de porfobilinogênio também está aumentada, mas o nível do ácido delta-aminolevulínico está normal. O tratamento básico consiste em evitar exposição adicional ao chumbo. Com a interrupção da exposição e o tratamento quelante, a recuperação é gradativa ao longo de vários meses.

Mercúrio

O mercúrio é usado nas indústrias química e de eletricidade. Existem dois tipos de mercúrio: elementar e orgânico. O mercúrio orgânico (metilmercúrio e etilmercúrio) é mais tóxico para o SNC, embora parestesia distal e ataxia sensorial distais sejam relevantes (provavelmente em consequência da degeneração do gânglio da raiz dorsal). As raízes ventrais e a função motora ficam preservadas. O mercúrio inorgânico pode ser absorvido pelo trato gastrintestinal, enquanto a forma elementar pode ser absorvida diretamente pela pele ou pelos pulmões (ela é volátil à temperatura ambiente). A exposição ao mercúrio elementar é uma causa rara de fraqueza e destruição das fibras axonais motoras e sensoriais.

Tálio

Esse metal é usado como raticida e, também, integra outros processos industriais. Como também ocorre com o chumbo, crianças expostas ao tálio podem desenvolver encefalopatia, enquanto os adultos apresentam neuropatia. Em contraste com a intoxicação por chumbo, a neuropatia associada ao tálio acomete predominantemente as fibras sensitivas e autonômicas. Disestesia grave e incômoda começa de maneira repentina; alopecia difusa é um sinal típico. Em alguns casos, os pacientes mostram sinais de neuropatia autonômica cardiovascular tardia, que regride de maneira lenta. As anormalidades eletrofisiológicas são compatíveis com uma neuropatia axonal.

Outros compostos químicos

O *monômero de acrilamida* é usado para preparar poliacrilamida, utilizada nos laboratórios químicos e no tratamento dos esgotos líquidos. A exposição ao monômero provoca neuropatia sensorimotora distal, que pode estar associada a alterações cutâneas distróficas e demência branda. As poliacrilamidas, contudo, não são neurotóxicas. O dissulfureto de carbono raramente é inalado nos ambientes industriais. A exposição pode causar neuropatia axonal sensorimotora.

Alguns organofosforados usados em inseticidas e raticidas são inibidores de acetilcolinesterase e podem causar neuropatia tardia. As manifestações clínicas e eletrofisiológicas são semelhantes às das neuropatias causadas por quimioterápicos; entretanto, algumas afetam o SNC e também os nervos periféricos, enquanto outras têm algumas características específicas. O *fosfato de tricresilo* (gengibre jamaicano), adulterante usado na fabricação ilegal de bebidas destiladas (aguardente ilegal) e contaminante do óleo de refrigeração, foi responsável por epidemias de neuropatia. A *dimetilaminopropionitrila*, usada para fabricar espuma de poliuretano, provoca disfunção urológica e déficit sensitivo limitado aos dermátomos sacrais. A exposição ao *metilbrometo* (inseticida) resulta em uma combinação de distúrbios referidos ao trato piramidal, cerebelo e nervo periférico. A ingestão acidental de *piriminil* (raticida comercializado com o nome Vacor®). causa axonopatia distal grave com considerável disfunção autonômica e diabetes melito agudo secundário à necrose das células beta do pâncreas.

Drogas ilícitas podem provocar neuropatia, sobretudo *n*-hexano e metil-N-butil-cetona, presentes nos solventes, combustíveis e agentes de limpeza amplamente disponíveis. A inalação desses materiais pelo nariz ou pela boca é comum entre adolescentes e adultos jovens. Nesses casos, há degeneração axonal com déficits sensorimotores, mas o bloqueio da condução focal associado a edema axonal grave também é característico. Esse fenômeno é semelhante a uma doença hereditária rara – neuropatia axonal gigante –, relacionada com uma anomalia do gene da gigaxonina.

Neurotoxinas ingeridas de várias criaturas marinhas portadoras de toxinas podem causar disfunção neural, sobretudo em razão do bloqueio dos canais de sódio e da condução neural, que, na maioria dos casos, causa neuropatia sensitiva, cãibras, diarreia e vômitos. Alguns exemplos são a ciguatera produzida pelos peixes dos recifes expostos a um dinoflagelado que produz ciguatoxina; saxitoxina (intoxicação paralisante dos mariscos); brevetoxinas B (intoxicação neurotóxica dos mariscos); e tetrodotoxina (baiacu). O veneno de alguns insetos também é neurotóxico. A maioria causa bloqueio da junção neuromuscular, mas alguns – inclusive a paralisia transmitida por carrapato e as toxinas da pele do sapo – bloqueiam os canais de sódio e a condução dos nervos periféricos.

Neuropatias causadas por agentes terapêuticos

Muitos fármacos foram suspeitos de causar neuropatia, mas relativamente poucos provocam manifestações clínicas convincentes e têm confirmação laboratorial ou suas manifestações clínicas podem ser reproduzidas nos animais de laboratório. Os diversos aspectos desse problema são descritos nos Capítulos 109 e 133. A maioria dessas neuropatias tem relação de dependência com a dose e evidencia-se por sinais e sintomas predominantemente sensitivos ou uma combinação de anormalidades sensitivas, motoras e autonômicas. A maioria causa efeitos tóxicos, atuando de modo direto nos axônios ou nos neurônios dos gânglios das raízes dorsais, mas alguns fármacos também causam toxicidade nas células de Schwann e na mielina. Os mecanismos patogênicos são específicos de cada fármaco e podem variar. A detecção de um efeito tóxico é mais simples quando os sintomas iniciam logo após exposição ao fármaco ou uma alteração de sua dose. A maioria dos pacientes inclui-se nesse grupo. Não obstante, é difícil diagnosticar uma neuropatia lentamente progressiva, que começa alguns meses ou anos após exposição crônica a um fármaco. As estatinas, por exemplo, são um caso à parte e são descritas adiante. "Coasting" (cabotagem) é um fenômeno no qual a neuropatia pode continuar a progredir, geralmente por 2 a 3 semanas, apesar da interrupção do tratamento com o fármaco que a desencadeou. A melhora após a interrupção do tratamento ajuda a reforçar a hipótese de um efeito tóxico, mas a recuperação pode demorar alguns meses ou ser parcial quando houver significativa degeneração axonal. A descrição de todas as numerosas substâncias relacionadas temporalmente com neuropatia estaria além dos objetivos deste capítulo, mas o leitor que tiver interesse deve consultar as revisões abrangentes citadas na Seção de "Leitura sugerida". Algumas das causas mais importantes e mais bem descritas são discutidas a seguir.

Quimioterapia é uma área na qual alguns efeitos tóxicos são toleráveis, supondo-se que o fármaco seja eficaz. Os antineoplásicos mais comuns relacionados com neuropatia são *vincristina*, *cisplatina*, *carboplatina*, *oxaliplatina* e *taxoides* (paclitaxel e docetaxel). A vincristina causa neuropatia distal sensorimotora simétrica, progressiva e dependente de dose, que começa nos membros inferiores e está associada a arreflexia. Pacientes com doença de CMT tipo 1A são sobretudo suscetíveis e o tratamento pode revelar casos subclínicos. Não obstante, a neuropatia causada pela platina é unicamente sensitiva e distal com parestesia, perda da sensibilidade à vibração e ausência dos reflexos do tornozelo, provavelmente em consequência dos efeitos tóxicos e do acesso desse fármaco aos gânglios das raízes dorsais, mas não aos motores alfa. A platina liga-se ao DNA e causa alterações, que podem provocar apoptose quando as falhas do DNA não são reparadas. Outra síndrome transitória aguda caracterizada por parestesias induzidas pelo frio, dor de garganta, rigidez da mandíbula e, algumas vezes, fraqueza focal está associada à infusão de oxiplatina; hiperexcitabilidade dos nervos periféricos foi demonstrada por pesquisadores.

Paclitaxel é usado para tratar cânceres de mama, ovário e pulmão. Esse fármaco causa neuropatia predominantemente sensitiva, mas a administração de uma única dose elevada pode também afetar as fibras motoras e autonômicas. A conformação dos microtúbulos é desorganizada. Neuropatia também é manifestação relevante da quimioterapia com suramina (axonal e desmielinizante), bortezomiba, misonidazol, ixabepilona e talidomida (sensorial). Alguns fármacos quimioprotetores administrados para atenuar os efeitos neurotóxicos foram estudados, mas nenhum é usado de modo rotineiro nos seres humanos, embora alguns sejam promissores. Vários outros agentes terapêuticos podem provocar neuropatia, como colchicina (mioneuroptia), sais de ouro, isoniazida (sem vitamina B_6), metronidazol, nitrofurantoína e resina podofilotoxina. A amiodarona pode causar neuropatia sensorimotora distal simétrica grave, ou seja, neuropatia autonômica, ou desmielinizante grave semelhante à PDIC. A fenitoína pode causar déficits sensitivos distais discretos e arreflexia, mas isso ocorre com maior frequência após tratamento prolongado com doses elevadas e provavelmente é diagnosticado de maneira exagerada. O principal efeito tóxico de alguns antirretrovirais análogos dos nucleosídios (didanosina, zalcitabina e estavudina) é neuropatia periférica, que pode ser difícil de diferenciar da neuropatia associada ao HIV. Outros fármacos, como a azidotimidina, não estão relacionados com neuropatia; já a neuropatia predominantemente motora foi associada ao dissulfiram e à dapsona. Em um único estudo de grande porte, o uso de estatinas foi associado a uma neuropatia idiopática, sobretudo nos pacientes que tinham neuropatia bem definida e exposição mais longa. Os métodos desse estudo foram criticados e essa relação ainda é discutida. Outro estudo de grande porte com pacientes portadores de diabetes melito revelou que o uso de estatinas evita o desenvolvimento de neuropatias.

Neuropatia alcoólica

A neuropatia periférica dos dependentes alcoólicos é bem conhecida, mas sua etiologia ainda é discutida. A hipótese mais aceita é de que a neuropatia alcoólica seja devida unicamente à deficiência nutricional, sobretudo de vitamina B_1 (tiamina). Contudo, Koike et al. forneceram a melhor evidência de um efeito tóxico direto do etanol. Dependentes com níveis normais de tiamina desenvolveram neuropatia sensitiva que acomete predominantemente fibras finas, que é o tipo clínico mais comum. Início mais subagudo com acometimento motor também ocorre nos dependentes com deficiência de tiamina e nos indivíduos que não ingerem álcool, mas têm grande deficiência dessa vitamina. Os sintomas causados pela neuropatia de fibras finas, como ardência e dor, são comuns nos dependentes crônicos. Mais tarde, pode haver perda da sensibilidade postural, da propriocepção e dos reflexos tendíneos. Em alguns casos, pode ser difícil diferenciar entre ataxia sensitiva e degeneração cerebelar alcoólica. A abstinência pode resultar em significativa recuperação; os suplementos de vitamina administrados de maneira isolada não trazem melhora nítida, mas são recomendados.

Neuropatia diabética

Cerca de 50% dos pacientes com diabetes melito desenvolvem neuropatia periférica, mais comumente na forma de neuropatia simétrica distal. Entretanto, os pacientes diabéticos também podem desenvolver várias outras síndromes neuropáticas bem definidas.

Em uma delas, os sinais e sintomas são transitórios; em outra, a progressão é constante. A forma transitória inclui as neuropatias, as mononeuropatias e as radiculopatias dolorosas agudas. O tipo doloroso começa de maneira repentina, com dor contínua e incapacitante, comumente com sensação de ardência e distribuição em meia. Em alguns casos, a dor localiza-se nas coxas, na forma de neuropatia femoral. O início da neuropatia costuma estar associado à perda de peso, e essa condição foi denominada "caquexia neuropática diabética". A dor pode persistir por meses; contudo, a regressão da dor intensa costuma ser completa dentro de 1 ano e a neuropatia não progride necessariamente a uma polineuropatia sensitiva característica.

O tipo progressivo consiste em polineuropatias sensorimotoras com ou sem sinais e sintomas autonômicos. Embora a causa verdadeira das neuropatias diabéticas seja desconhecida, acredita-se que o acometimento focal dos nervos seja mediado por mecanismos imunes e que a polineuropatia simétrica progressiva provavelmente seja devida à doença microvascular resultante da hiperglicemia. O número de fatores causais pode ser tão grande quanto o de quadros clínicos possíveis. Existe evidência de lesão oxidativa e ativação beta da proteinoquinase C nas células endoteliais. Entretanto, acredita-se que a hipoxia hiperglicêmica seja o principal fator responsável pelas alterações da condução neural observadas nos nervos diabéticos lesados. As anormalidades da condutância iônica, sobretudo dos canais iônicos regulados por voltagem, poderiam contribuir para as alterações patológicas da geração e da condução dos potenciais de ação.

A tolerância reduzida à glicose também está associada a neuropatia periférica. O teste de tolerância à glicose de 2 horas ou nível de hemoglobina A_{1C} pode servir como triagem de diabetes ou tolerância reduzida à glicose nos pacientes com neuropatia.

Amiotrofia diabética, ou *radiculoplexopatia lombossacral diabética*, é uma síndrome evidenciada por uma tríade composta por dor, fraqueza muscular assimétrica grave e atrofia dos músculos iliopsoas, quadríceps e adutores. O início da síndrome costuma ser agudo, mas pode evoluir ao longo de algumas semanas. Essa neuropatia acomete sobretudo diabéticos idosos e não dependentes de insulina e comumente está associada a emagrecimento acentuado (caquexia neuropática diabética). Os reflexos do joelho estão ausentes, mas há pouco ou nenhum déficit sensitivo. Embora seja tradicionalmente descrita por sua tendência a envolver os músculos proximais das pernas, essa síndrome também pode afetar os braços e até mesmo o sistema respiratório. Os sintomas melhoram de maneira espontânea, mas podem persistir por 1 a 3 anos, com recuperação parcial.

Polineuropatias generalizadas

A neuropatia diabética mais comum é a neuropatia simétrica distal difusa predominantemente sensitiva, com ou sem manifestações autonômicas. O equilíbrio pode ser afetado em razão do déficit proprioceptivo. Em geral, a fraqueza dos segmentos distais dos membros é mínima. Essa neuropatia desenvolve-se de maneira lenta e está relacionada com a duração do diabetes, mas nem todos os pacientes são afetados. Quando ocorre, a neuropatia não regride ou, então, melhora de maneira significativa. Um controle rigoroso da glicemia diminuiu as complicações, inclusive neuropatia periférica, com diferenças notáveis nos valores da condução neural entre os grupos submetidos a um controle rigoroso e convencional da glicose (Evidência de nível 1).[11] A sensibilidade à dor e à temperatura é transmitida pelas fibras mais finas e pode ser afetada antes das modalidades transmitidas por fibras mais calibrosas (vibração, toque suave, posição). A função das fibras finas pode ser avaliada ao se determinar os limiares de percepção de aquecimento e resfriamento ou, cada vez mais, ao se fazer uma avaliação da densidade de fibras neurais epidérmicas nos espécimes de biopsia de pele (Figura 91.10). Muitos pacientes com neuropatia diabética não relatam dor, mas têm pés dormentes ou anestesiados. A neuropatia diabética é o principal previsor do desenvolvimento de úlceras e amputações dos pés.

A prevalência de neuropatia autonômica diabética (NAD) pode ser subestimada, porque seus sintomas inespecíficos não são diagnosticados ou a doença pode ser assintomática. Os sintomas têm evolução insidiosa após o início do diabetes. O processo avança lentamente e, em geral, é irreversível. A NAD é um importante indicador prognóstico, com taxa de mortalidade dos diabéticos sem outras complicações iniciais de 23% em 8 anos, em comparação com 3% no mesmo período para os diabéticos sem NAD e doença com duração comparável. Baterias de testes não invasivos da função autonômica podem ser usadas como triagem; laboratórios especializados na realização desses testes tornaram-se cada vez mais comuns (ver Capítulo 28).

A redução branda das velocidades de condução sensitiva e motora é uma anormalidade comum nos pacientes diabéticos, mesmo nos que não têm neuropatia evidente. Em geral, essa alteração é atribuída à degeneração axonal com desmielinização secundária. As intervenções terapêuticas experimentais, como infusão contínua de insulina subcutânea para corrigir a hiperglicemia e evitar complicações diabéticas, não foram

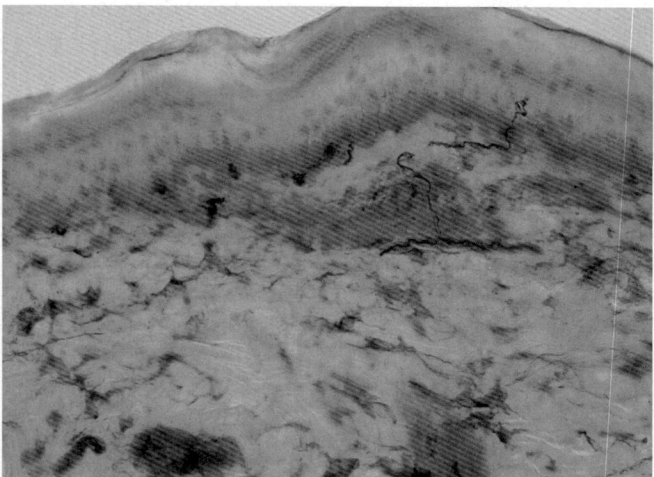

FIGURA 91.10 Biopsia de pele corada com produto de gene de proteína 9.5 (*protein gene product 9.5*, em inglês) revelando quantidades reduzidas de fibras nervosas cruzando os limites entre derme e epiderme (ampliação de 400×). (*Esta figura se encontra reproduzida em cores no Encarte.*)

bem-sucedidas na maioria dos casos. Embora os transplantes simultâneos de pâncreas e rim possam interromper a progressão da polineuropatia diabética, seu efeito a longo prazo ainda é duvidoso. Os pacientes com queixas de dor podem melhorar com duloxetina ou pregabalina, mas os efeitos colaterais podem impedir o tratamento de alguns deles.

Neuropatia idiopática

Pacientes com neuropatia periférica de causa indeterminada podem ser diagnosticados mais tarde como portadores de alguma neuropatia hereditária ou imune, após uma avaliação mais cuidadosa. Entretanto, apesar disso, 10 a 35% dos pacientes continuam sem causa identificada. Entre os pacientes com neuropatia sensitiva dolorosa dos pés, essa porcentagem é ainda maior. Embora não haja cura para a neuropatia, o tratamento pode incluir controle da dor, fisioterapia e aconselhamento quanto ao prognóstico. Quando não há uma causa detectável para a neuropatia simétrica predominantemente sensitiva, após uma avaliação completa, é difícil que a doença progrida para perda da capacidade de andar ou outra limitação física. A dor persistente é uma queixa comum. É importante realizar uma pesquisa adequada para detectar distúrbios coexistentes tratáveis.

EVIDÊNCIAS DE NÍVEL 1

1. French Cooperative Group on Plasma Exchange in Guillain-Barré Syndrome. Plasma exchange in Guillain-Barré syndrome: one-year follow-up. *Ann Neurol.* 1992;32:94-97.
2. The Guillain-Barré Syndrome Study Group. Plasmapheresis and acute Guillain-Barré syndrome. *Neurology.* 1985;35:1096-1104.
3. Plasma Exchange/Sandoglobulin Guillain-Barré Syndrome Trial Group. Randomised trial of plasma exchange, intravenous immunoglobulin, and combined treatments in Guillain-Barré syndrome. *Lancet.* 1997;349:225-230.
4. Dyck PJ, Daube J, O'Brien P, et al. Plasma exchange in chronic inflammatory demyelinating polyradiculoneuropathy. *N Engl J Med.* 1986;314:461-465.
5. Hughes RA, Donofrio PD, Bril V, et al.; for ICE Study Group. Intravenous immune globulin (10% caprylate-chromatography purified) for the treatment of chronic inflammatory demyelinating polyradiculoneuropathy: a randomised placebo-controlled trial. *Lancet Neurol.* 2008;7:136-144.
6. Hahn AF, Beydoun SR, Lawson V, et al.; and IVIG in MMN Study Team. A controlled trial of intravenous immunoglobulin in multifocal motor neuropathy. *J Peripher Nerv Syst.* 2013;18:321-330.
7. Coelho T, Maia LF, Martins da Silva A, et al. Tafamidis for transthyretin familial amyloid polyneuropathy: a randomized, controlled trial. *Neurology.* 2012;79:785-792.
8. Berk JL, Suhr OB, Obici L, et al.; for Diflunisal Trial Consortium. Repurposing diflunisal for familial amyloid polyneuropathy: a randomized clinical trial. *JAMA.* 2013;310(24):2658-2667.
9. Adams D, Gonzalez-Duarte A, O'Riordan WD, et al. Patisiran, an RNAi therapeutic, for hereditary transthyretin amyloidosis. *New Engl J Med.* 2018;379:11-21.
10. Benson MD, Waddington-Cruz M, Berk JL, et al. Inotersen treatment for patients with hereditary transthyretin amyloidosis. *New Engl J Med.* 2018;379:22-31.
11. The Diabetes Control and Complications Trial Research Group. The effect of intensive diabetes therapy on the development and progression of neuropathy. *Ann Intern Med.* 1995;122:561-568.

LEITURA SUGERIDA

Gerais
Callaghan BC, Price RS, Feldman, EL. Distal symmetric polyneuropathy: a review. *JAMA.* 2015;314:2117-2181.
Cashman CR, Höke A. Mechanisms of distal axonal degeneration in peripheral neuropathies. *Neurosci Lett.* 2015;596:33-50.
Cioroiu C, Brannagan TH III. Peripheral neuropathy. *Curr Geriatr Reports.* 2014;3:83-90.
Dyck PJ, Thomas PK, eds. *Peripheral Neuropathy.* Philadelphia, PA: WB Saunders; 2005.
England JD, Gronseth GS, Franklin G, et al. Practice parameter: evaluation of distal symmetric polyneuropathy: role of laboratory and genetic testing (an evidence-based review). *Neurology.* 2009;72:185-192.
Martyn CN, Hughes RA. Epidemiology of peripheral neuropathy. *J Neurol Neurosurg Psychiatry.* 1997;62:310-318.

Síndrome de Guillain-Barré e variantes
Al-Shekhlee A, Katirji B. Electrodiagnostic features of acute paralytic poliomyelitis associated with West Nile virus infection. *Muscle Nerve.* 2004;29:376-380.
Feasby TE, Gilbert JJ, Brown WP, et al. An acute axonal form of Guillain-Barré polyneuropathy. *Brain.* 1986;109:1115-1126.
Hafer-Macko C, Hsieh ST, Li CY, et al. Acute motor axonal neuropathy: an antibody-mediated attack on axolemma. *Ann Neurol.* 1996;40:635-644.
Hughes RAC, Cornblath DR, Willison HJ. Guillain-Barré syndrome in the 100 years since its description by Guillain, Barré and Strohl. *Brain.* 2016;139:3041-3047.
Jacobs BC, van den Berg B, Verboon C, et al. International Guillain-Barré syndrome outcome study: protocol of a prospective observational cohort study on clinical and biological predictors of disease course and outcome in Guillain-Barre syndrome. *J Peripher Nerv Sys.* 2017;22:68-76.
Ropper AH, Wijdicks EF, Truax BT. *Guillain–Barré Syndrome.* Philadelphia, PA: FA Davis; 1991.
Walgaard C, Lingsma HF, Ruts L, et al. Early recognition of poor prognosis in Guillain-Barre syndrome. *Neurology.* 2011;76:968-975.
Wijdicks EE, Klein CJ. Guillain-Barré syndrome. *Mayo Clin Proceed.* 2017;92:467-479.
Willison H, Scherer SS. Ranvier revisited: novel nodal antigens stimulate interest in GBS pathogenesis. *Neurology.* 2014;83:106-108.

Polineuropatia desmielinizante inflamatória crônica
Ad Hoc Subcommittee of the American Academy of Neurology AIDS Task Force. Research criteria for diagnosis of chronic inflammatory demyelinating polyneuropathy (CIDP). *Neurology.* 1991;41:617-618.
Berger AR, Bradley WG, Brannagan TH III, et al. Guidelines for the diagnosis and treatment of chronic inflammatory demyelinating polyneuropathy. *J Peripher Nerv Syst.* 2003;8:282-284.
Brannagan TH III. Current diagnosis of CIDP: the need for biomarkers. *J Peripher Nerv Syst.* 2011;16(suppl):3-13.
Dyck PJ, Lais AC, Ohta M, Bastron JA, Okazaki H, Groover RV. Chronic inflammatory polyradiculoneuropathy. *Mayo Clin Proc.* 1975;50:621-637.
Kleyman I, Brannagan TH III. Treatment of CIDP. *Curr Neurol Neurosci Rep.* 2015;15:47.
Querol L, Siles AM, Alba-Rovira R, et al. Antibodies against peripheral nerve antigens in chronic inflammatory demyelinating polyradiculoneuropathy. *Sci Rep.* 2017;7:14411.
Shije J, Brannagan TH III. Chronic inflammatory demyelinating polyneuropathy. *Sem Neurol.* 2019;39:596-607.
van Dijk GW, Notermans NC, Franssen H, Oey PL, Wokke JH. Response to intravenous immunoglobulin treatment in chronic inflammatory demyelinating polyneuropathy with only sensory symptoms. *J Neurol.* 1996;243:318-322.

Neuropatia motora multifocal
Hahn AF, Beydoun SR, Lawson V, et al. A controlled trial of intravenous immunoglobulin in multifocal motor neuropathy. *J Peripher Nerv Syst.* 2013;18:321-330.

Joint Task Force of the EFNS and the PNS. European Federation of Neurological Societies/Peripheral Nerve Society guideline on management of multifocal motor neuropathy. Report of a joint task force of the European Federation of Neurological Societies and the Peripheral Nerve Society—first revision. *J Peripher Nerv Syst.* 2010;15:295-301.

Kinsella L, Lange D, Trojaborg T, Sadiq SA, Younger DS, Latov N. The clinical and electrophysiologic correlates of anti-GM1 antibodies. *Neurology.* 1994;44:1278-1282.

Neuronopatia ou ganglioneurite sensorial idiopática

Griffin JW, Cornblath DR, Alexander E, et al. Ataxic sensory neuropathy and dorsal root ganglioneuritis associated with Sjögren's syndrome. *Ann Neurol.* 1990;27:304-315.

Quattrini A, Corbo M, Dhaliwal SK, et al. Anti-sulfatide antibodies in neurological disease: binding to rat dorsal root ganglia neurons. *J Neurol Sci.* 1992;112:152-159.

Sobue G, Yasuda T, Kachi T, Sakakibara T, Mitsuma T. Chronic progressive sensory ataxic neuropathy: clinicopathological features of idiopathic and Sjögren's syndrome–associated cases. *J Neurol.* 1993;240:1-7.

Willison HJ, O'Leary CP, Veitch J, et al. The clinical and laboratory features of chronic sensory ataxic neuropathy with anti-disialosyl IgM antibodies. *Brain.* 2001;124:1968-1977.

Windebank AJ, Blexrud MD, Dyck PJ, Daube JR, Karnes JL. The syndrome of acute sensory neuropathy: clinical features and electrophysiologic and pathologic changes. *Neurology.* 1990;40:584-589.

Neuropatia autonômica idiopática

Mericle RA, Triggs WJ. Treatment of acute pandysautonomia with intravenous immunoglobulin. *J Neurol Neurosurg Psychiatry.* 1997;62:529-531.

Vernino S, Low PA, Fealey RD, Stewart JD, Farrugia G, Lennon VA. Autoantibodies to ganglionic receptors in autoimmune autonomic neuropathies. *N Engl J Med.* 2000;343:847-855.

Neuropatias vasculíticas e crioglobulinêmicas

Brannagan TH III. Retroviral-associated vasculitis of the nervous system. *Neurol Clin.* 1997;15:927-944.

Collins MP, Periquet MI, Mendell JR, Sahenk Z, Nagaraja HN, Kissel JT. Nonsystemic vasculitic neuropathy: insights from a clinical cohort. *Neurology.* 2003;61:623-630.

Dyck PJ, Benstead TJ, Conn DL, Stevens JC, Windebank AJ, Low PA. Nonsystemic vasculitic neuropathy. *Brain.* 1987;110:845-854.

Ferri C, La Civita L, Longombardo R, Zignego AL, Pasero G. Mixed cryoglobulinaemia: a cross-road between autoimmune and lymphoproliferative disorders. *Lupus.* 1998;7:275-279.

Gwathmey KG, Burns TM, Collins MP, Dyck PJB. Vasculitic neuropathies. *Lancet Neurol.* 2014;13:67-82.

Nemni R, Corbo M, Fazio R, Quattrini A, Comi G, Canal N. Cryoglobulinemic neuropathy: a clinical, morphological and immunocytochemical study of 8 cases. *Brain.* 1988;111:541-552.

Said G, Lacroix-Ciaudo C, Fujimura H, Blas C, Faux N. The peripheral neuropathy of necrotizing arteritis: a clinicopathological study. *Ann Neurol.* 1988;23:461-466.

Neuropatias associadas ao mieloma e gamopatias monoclonais benignas com imunoglobulina G ou A

Dingli D, Tan TS, Kumar SK, et al. Stem cell transplant in patients with autonomic neuropathy amyloid due to primary (AL) amyloid. *Neurology.* 2010;74:913-918.

Dispenzieri A. POEMS syndrome: 2017 update on diagnosis, risk stratification and management. *Am J Hematol.* 2017;92:814-829.

Dyck PJ, Low PA, Windebank AJ, et al. Plasma-exchange in polyneuropathy associated with monoclonal gammopathy of undetermined significance. *N Engl J Med.* 1991;325:1482-1486.

Kelly JJ Jr, Kyle RA, Latov N. *Polyneuropathies Associated With Plasma Cell Dyscrasias.* Boston, MA: Martinus-Nijhoff; 1987.

Mauermann ML. The peripheral neuropathies of POEMS syndrome and Castleman disease. *Hematol Oncol Clin North Am.* 2018;32:153-163.

Neuropatias motoras, sensoriais e sensorimotoras associadas aos anticorpos monoclonais ou policlonais da classe IgM dirigidos contra nervos periféricos

Dalakas MC. Advances in the diagnosis, immunopathogenesis and therapies of IgM-anti-MAG antibody-mediated neuropathies. *Ther Adv Neurol Disord.* 2018;11:1756285617746640.

Dalakas MC, Rakocevic G, Salajegheh M, et al. Placebo-controlled trial of rituximab in IgM anti-myelin-associated glycoprotein antibody demyelinating neuropathy. *Ann Neurol.* 2009;65:286-293.

Latov N. Pathogenesis and therapy of neuropathies associated with monoclonal gammopathies. *Ann Neurol.* 1995;37(suppl 1):S32-S42.

Nobile-Orazio E, Bianco M, Nozza A. Advance in the treatment of paraproteinemic neuropathy. *Curr Treat Options Neurol.* 2017;19:43.

Pedersen SF, Pullman SL, Latov N, Brannagan TH III. Physiological tremor analysis of patients with anti-myelin-associated glycoprotein associated neuropathy and tremor. *Muscle Nerve.* 1997;20:38-44.

Quattrini A, Corbo M, Dhaliwal SK, et al. Anti-sulfatide antibodies in neurological disease: binding to rat dorsal root ganglia neurons. *J Neurol Sci.* 1992;112:152-159.

Renaud S, Gregor M, Fuhr P, et al. Rituximab in the treatment of polyneuropathy associated with anti-MAG antibodies. *Muscle Nerve.* 2003;27:611-615.

Neuropatia inflamatória progressiva

Center for Disease Control and Prevention. Investigation of progressive inflammatory neuropathy among swine slaughterhouse worker—Minnesota, 2007–2008. *MMWR Morb Mortal Wkly Rep.* 2008;57:122-124.

Meeusen JW, Klein CJ, Pirko I, et al. Potassium channel complex autoimmunity induced by inhaled brain tissue aerosol. *Ann Neurol.* 2012;71:417-426.

Neuropatia amiloide

Benson MD, Kincaid JC. The molecular biology and clinical features of amyloid neuropathy. *Muscle Nerve.* 2007;36:411-423.

Kelly JJ Jr, Kyle RA, O'Brien PC, Dyck PJ. The natural history of peripheral neuropathy in primary systemic amyloidosis. *Ann Neurol.* 1979;6:1-7.

Neuropatia associada aos carcinomas (neuropatia paraneoplásica)

Antoine JC, Camdessanché JP. Paraneoplastic neuropathies. *Curr Opin Neurol.* 2017;30:513-520.

Camdessanché J-P, Antoine JC, Honnorat J, et al. Paraneoplastic peripheral neuropathy associated with anti-Hu antibodies. A clinical and electrophysiologic study of 20 patients. *Brain.* 2002;125:166-175.

Dalmau J, Graus F, Rosenblum MK, Posner JB. Anti-Hu–associated paraneoplastic encephalomyelitis/sensory neuropathy: a clinical study of 71 patients. *Medicine.* 1992;71:59-72.

Lancaster E. Paraneoplastic disorders. *Continuum.* 2015;21:452-475.

Schold SC, Cho ES, Somasundaram M, Posner JB. Subacute motor neuronopathy: a remote effect of lymphoma. *Ann Neurol.* 1979;5:271-287.

Neuropatia do hipotireoidismo

Dyck PJ, Lambert EH. Polyneuropathy associated with hypothyroidism. *J Neuropathol Exp Neurol.* 1970;9:631-658.

Misiunas A, Niepomniszcze H, Ravera B, Faraj G, Faure E. Peripheral neuropathy in subclinical hypothyroidism. *Thyroid.* 1995;5:283-286.

Nemni R, Bottacchi E, Fazio R, et al. Polyneuropathy in hypothyroidism: clinical, electrophysiological and morphological findings in four cases. *J Neurol Neurosurg Psychiatry.* 1987;50:1454-1460.

Neuropatia da acromegalia

Jamal GA, Kerr DJ, McLellaan AR, Weir AI, Davies DL. Generalized peripheral nerve dysfunction in acromegaly: a study by conventional and novel neurophysiological techniques. *J Neurol Neurosurg Psychiatry.* 1987;50: 885-894.

Khaleeli AA, Levy RD, Edwards RHT, et al. The neuromuscular features of acromegaly: a clinical and pathological study. *J Neurol Neurosurg Psychiatry.* 1984;47:1009-1015.

Low PA, McLeod JG, Turtle JR, Donnelly P, Wright RG. Peripheral neuropathy in acromegaly. *Brain.* 1974;97:139-152.

Neuropatia celíaca

Brannagan TH III, Hays AP, Chin SS, et al. Small fiber neuropathy/neuronopathy associated with celiac disease: skin biopsy findings. *Arch Neurol.* 2005;62:1574-1578.

Chin RL, Sander HW, Brannagan TH III, et al. Celiac neuropathy. *Neurology.* 2003;60:1581-1585.

Cicarelli G, Della Rocca G, Amboni M, et al. Clinical and neurological abnormalities in adult celiac disease. *J Neurol Sci.* 2003;24:311-317.

Cooke WT, Smith WE. Neurological disorders associated with adult coeliac disease. *Brain.* 1966;89:683-722.

Kaplan JG, Pack D, Horoupian D, DeSouza T, Brin M, Schaumburg H. Distal axonopathy associated with chronic gluten enteropathy: a treatable disorder. *Neurology*. 1988;38:642-645.

Thawani SP, Brannagan TH III, Lebwhol B, Green PHR, Ludvigsson JF. Risk of neuropathy among 28,232 patients with biopsy-verified celiac disease. *JAMA Neurology*. 2015;72:806-811.

Neuropatia urêmica

Bolton CF. Peripheral neuropathies associated with chronic renal failure. *Can J Neurol Sci*. 1980;7:89-96.

Cantaro S, Zara G, Battaggia C, et al. In vivo and in vitro neurotoxic action of plasma ultrafiltrate from uraemic patients. *Nephrol Dial Transplant*. 1998;13:2288-2293.

Neuropatia associada às doenças hepáticas

Inoue A, Tsukada M, Koh CS, Yanagisawa N. Chronic relapsing demyelinating polyneuropathy associated with hepatitis B infection. *Neurology*. 1987;37:1663-1666.

Taukada N, Koh CS, Inoue A, Yanagisawa N. Demyelinating neuropathy associated with hepatitis B virus infection. Detection of immune complexes composed of hepatitis B virus surface antigen. *Neurol Sci*. 1987;77:203-210.

Zaltron S, Puoti M, Liberini P, et al. High prevalence of peripheral neuropathy in hepatitis C virus infected patients with symptomatic and asymptomatic cryoglobulinaemia. *J Gastroenterol Hepatol*. 1998;30:391-395.

Neuropatia da hanseníase

Nascimento OJ. Leprosy neuropathy: clinical presentations. *Arq Neuropsiquiatr*. 2013;71:661-666.

Rosenberg RN, Lovelace RE. Mononeuritis multiplex in lepromatous leprosy. *Arch Neurol*. 1968;19:310-314.

Smith CS, Aerts A, Saunderson P, Kawuma J, Kita E, Virmond M. Multidrug therapy for leprosy: a game changer on the path to elimination. *Lancet Infect Dis*. 2017;17: e293-e297.

World Health Organization. Leprosy elimination. Leprosy today. World Health Organization Web site. http://www.who.int/lep/en. Accessed April 29, 2015.

Neuropatia da difteria

Kurdi A, Abdul-Kader M. Clinical and electrophysiological studies of diphtheritic neuritis in Jordan. *J Neurol Sci*. 1979;42:243-250.

Sanghi V. Neurologic manifestations of diphtheria and pertussis. *Handb Clin Neurol*. 2014;121:1355-1359.

Solders G, Nennesmo I, Persson A. Diphtheritic neuropathy: an analysis based on muscle and nerve biopsy and repeated neurophysiological and autonomic function tests. *J Neurol Neurosurg Psychiatry*. 1989;52:876-880.

Neuropatias associadas ao HIV

Behar R, Wiley C, McCutchan JA. Cytomegalovirus polyradiculopathy in AIDS. *Neurology*. 1987;37:557-561.

Brannagan TH III, Nuovo GJ, Hays AP, Latov N. Human immunodeficiency virus infection of dorsal root ganglion neurons detected by polymerase chain reaction in situ hybridization. *Ann Neurol*. 1997;42:368-372.

Brannagan TH III, Zhou Y. HIV-associated Guillain–Barré syndrome. *J Neurol Sci*. 2003;208:39-42.

Cornblath DR, McArthur JC, Kennedy PGE, Witte AS, Griffin JW. Inflammatory demyelinating peripheral neuropathies associated with human T-cell lymphotropic virus type III infection. *Ann Neurol*. 1987;21:32-40.

Gherardi RK, Chrétien F, Delfau-Larue MH, et al. Neuropathy in diffuse infiltrative lymphocytosis syndrome. *Neurology*. 1998;50:1041-1044.

Kaku M, Simpson DM. HIV, antiretrovirals and peripheral neuropathy: a moving target. *Muscle Nerve*. 2018;57:347-349.

Said G, Lacroix C, Chemoulli P, et al. Cytomegalovirus neuropathy in acquired immunodeficiency syndrome: a clinical and pathological study. *Ann Neurol*. 1991;29:139-195.

Schütz SG, Robinson-Papp J. HIV-related neuropathy: current perspectives. *HIV AIDS*. 2013;5:243-251.

Neuropatia do herpes-zóster

Denny-Brown D, Adams RD, Brady PJ. Pathologic features of herpes zoster: a note on "geniculate herpes." *Arch Neurol Psychiatry*. 1944;51:216-231.

Dubinsky RM, Kabbani H, El-Chami Z, et al. Practice parameter: treatment of postherpetic neuralgia: an evidence-based report of the Quality Standards Subcommittee of the American Academy of Neurology. *Neurology*. 2004;63:959-965.

Dworkin RH, Johnson RW, Breuer J, et al. Recommendations for the management of herpes zoster. *Clin Infect Dis*. 2007;44:S1-S26.

Hales CM, Harpaz R, Ortega-Sanchez I, Bialek SR; for Centers for Disease Control and Prevention. Update on recommendations for use of herpes zoster vaccine. *MMWR Morb Mortal Wkly Rep*. 2014;63:729-731.

Mondelli M, Romano C, Passero S, Porta D, Rossi A. Effects of acyclovir on sensory axonal neuropathy, segmental motor paresis and postherpetic neuralgia in herpes zoster patients. *Eur Neurol*. 1996;36:288-292.

Raja SN, Haythornthwaite JA, Pappagallo M, et al. Opioids versus antidepressants in postherpetic neuralgia. A randomized placebo-controlled trial. *Neurology*. 2002;59:1015-1021.

Paralisia transmitida por carrapatos

Swift TR, Ignacio OJ. Tick paralysis: electrophysiologic signs. *Neurology*. 1975;25:1130-1133.

Vedanarayanan VV, Evans OB, Subramony SH. Tick paralysis in children; electrophysiology and possibility of misdiagnosis. *Neurology*. 2002;59:1088-1090.

Neuropatia sarcoide

Burns TM, Dyck PJB, Aksamit AJ, Dyck PJ. The natural history and long-term outcome of 57 limb sarcoidosis neuropathy cases. *J Neurol Sci*. 2006;244:77-87.

Hoitsma E, Marziniak M, Faber CG, et al. Small fibre neuropathy in sarcoidosis. *Lancet*. 2002;359:2085-2086.

Said G. Sarcoidosis of the peripheral nervous system. *Handb Clin Neurol*. 2013;115:485-495.

Tavee JO, Karwa K, Ahmed Z, Thompson N, Parambil J, Culver DA. Sarcoidosis-associated small fiber neuropathy in a large cohort: clinical aspects and response to IVIG and anti-TNF alpha treatment. *Respir Med*. 2017;126:135-138.

Polineuropatia associada às deficiências nutricionais

Green R, Kinsella LJ. Current concepts in the diagnosis of cobalamin deficiency. *Neurology*. 1995;45:1435-1440.

Kumar N, Elliott MA, Hoyer JD, Harper CM Jr, Ahlskog JE, Phyliky RL. "Myelodysplasia," myeloneuropathy, and copper deficiency. *Mayo Clin Proc*. 2005;80:943-946.

Parry GJ, Bredeson DE. Sensory neuropathy with low-dose pyridoxine. *Neurology*. 1985;35:1466-1468.

Saperstein DS, Wolfe GI, Gronseth GS, et al. Challenges in the identification of cobalamin-deficiency polyneuropathy. *Arch Neurol*. 2003;60:1296-1301.

Schaumburg H, Kaplan J, Windebank A, et al. Sensory neuropathy from pyridoxine abuse. A new megavitamin syndrome. *N Engl J Med*. 1983;309:445-448.

Sokol RJ, Guggenheim MA, Iannaccone ST, et al. Improved neurologic function after long-term correction of vitamin E deficiency in children with chronic cholestasis. *N Engl J Med*. 1985;313:1580-1586.

Victor M, Adams RD, Collins GH. *The Wernicke–Korsakoff Syndrome*. Philadelphia, PA: FA Davis; 1971.

Polineuropatia associada às doenças críticas

Bolton CF, Laverty DA, Brown JD, Witt NJ, Hahn AF, Sibbald WJ. Critically ill polyneuropathy: electrophysiological studies and differentiation from Guillain–Barré syndrome. *J Neurol Neurosurg Psychiatry*. 1986;49:563-573.

Neuropatias causadas por metais pesados, toxinas e agentes terapêuticos

Buchthal F, Behse F. Electromyography and nerve biopsy in men exposed to lead. *Br J Ind Med*. 1979;36:135-147.

Cavaletti G. Chemotherapy-induced peripheral neurotoxicity (CIPN): what we need and what we know. *J Peripher Nerv Syst*. 2014;19:66-76.

Chang AP, England JD, Garcia CA, Sumner AJ. Focal conduction block in n-hexane polyneuropathy. *Muscle Nerve*. 1998;21:964-969.

Chen H, Clifford DB, Deng L, et al. Peripheral neuropathy in ART-experienced patients: prevalence and risk factors. *J Neurovirol*. 2013;19:557-564.

Chu CC, Huang CC, Ryu SJ, Wu TN. Chronic inorganic mercury-induced peripheral neuropathy. *Acta Neurol Scand*. 1998;98:461-465.

Cioroiu C, Weimer LH. Update on chemotherapy neuropathy. *Curr Neurol Neurosci Rep*. 2017;17:47.

Davis LE, Standefer JC, Kornfeld M, Abercrombie DM, Butler C. Acute thallium poisoning: toxicological and morphological studies of the nervous system. *Ann Neurol*. 1981;10:38-44.

Davis TM, Yeap BB, Davis WA, Bruce DG. Lipid-lowering therapy and sensory peripheral neuropathy in type 2 diabetes mellitus: the Fremantle Diabetes Study. *Diabetologia*. 2008;51:562-566.

Gaist D, Jeppesen U, Andersen M, et al. Statins and risks of polyneuropathy: a case-control study. *Neurology*. 2002;58:1333-1337.

Gignoux L, Cortinovis-Tourniaire P, Grimaud J, Moreau T, Confavreux C. A brachial form of motor neuropathy caused by lead poisoning. *Rev Neurol (Paris)*. 1998;154:771-773.

Goebel HH, Schmidt PF, Bohl J, Tettenborn B, Krämer G, Gutmann L. Polyneuropathy due to acute arsenic intoxication: biopsy studies. *J Neuropathol Exp Neurol*. 1990;49:137-149.

Iñiguez C, Larrodé P, Mayordomo JI, et al. Reversible peripheral neuropathy induced by a single administration of high-dose paclitaxel. *Neurology*. 1998;51:868-870.

Koike H, Iijima M, Sugiura M, et al. Alcoholic neuropathy is clinicopathologically distinct from thiamine-deficiency neuropathy. *Ann Neurol*. 2003;54:19-29.

Leis AA, Stokic DS, Olivier J. Statins and polyneuropathy: setting the record straight. *Muscle Nerve*. 2005;32:428-430.

Nordentoft T, Andersen EB, Mogensen PH. Initial sensorimotor and delayed autonomic neuropathy in acute thallium poisoning. *Neurotoxicology*. 1998;19:421-426.

Oh S. Electrophysiological profile in arsenic neuropathy. *J Neurol Neurosurg Psychiatry*. 1991;54:1103-1105.

Thawani SP, Tanji K, De Sousa E, et al. Bortezomib associated demyelinating neuropathy—clinical and pathologic features. *J Clin Neuromusc*. 2015;16:202-209.

Neuropatia diabética

Brannagan TH III, Promisloff RA, McCluskey LF, Mitz KA. Proximal diabetic neuropathy presenting with respiratory weakness. *J Neurol Neurosurg Psychiatry*. 1999;67:539-541.

Dyck PJ, Albers JW, Andersen H, et al.; for Toronto Expert Panel on Diabetic Neuropathy. Diabetic polyneuropathies: update on research definition, diagnostic criteria and estimation of severity. *Diabetes Metab Res Rev*. 2011;27:620-628.

Dyck PJ, Giannini C. Pathologic alterations in the diabetic neuropathies of humans: a review. *J Neuropathol Exp Neurol*. 1996;55:1181-1193.

Dyck PJB, Windebank AJ. Diabetic and nondiabetic lumbosacral radiculoplexus neuropathies: new insights into pathophysiology and treatment. *Muscle Nerve*. 2002;25:477-491.

Feldman EL, Callaghan BC, Pop-Busui R, et al. Diabetic neuropathy. *Nat Rev Dis Primers*. 2019;5:41.

Hur J, Sullivan KA, Callaghan BC, Pop-Busui R, Feldman EL. Identification of factors associated with sural nerve regeneration and degeneration in diabetic neuropathy. *Diabetes Care*. 2013;36:4043-4049.

Llewelyn JG, Thomas PK, King RH. Epineurial microvasculitis in proximal diabetic neuropathy. *J Neurol*. 1998;245:159-165.

Navarro X, Sutherland DE, Kennedy WR. Long-term effects of pancreatic transplantation on diabetic neuropathy. *Ann Neurol*. 1998;44:149-150.

Pop-Busui R, Boulton AJ, Feldman EL, et al. Diabetic neuropathy: a position statement by the American Diabetes Association. *Diabetes Care*. 2017;40:136-154.

Stino AM, Smith AG. Peripheral neuropathy in prediabetes and the metabolic syndrome. *J Diabet Investig*. 2017;8:646-655.

Neuropatia de Lyme

Coyle PK, Deng Z, Schutzer SE, et al. Detection of *Borrelia burgdorferi* antigens in cerebrospinal fluid. *Neurology*. 1993;43:1093-1098.

Halperin JJ. Lyme disease and the peripheral nervous system. *Muscle Nerve*. 2003;28:133-143.

Halperin JJ, Luft BJ, Volkman DJ, Dattwyler RJ. Lyme neuroborreliosis. Peripheral nervous system manifestations. *Brain*. 1990;11:1207-1221.

Hansen K, Lebech AM. The clinical and epidemiological profile of Lyme neuroborreliosis in Denmark 1985–1990: a prospective study of 187 patients with *Borrelia burgdorferi* specific intrathecal antibody production. *Brain*. 1992;115:399-423.

Pachner AR, Steere AC. The triad of neurologic manifestations of Lyme disease: meningitis, cranial neuritis, and radiculoneuritis. *Neurology*. 1985;35:47-53.

Neuropatia idiopática

Chia L, Fernandez A, Lacroix C, Adams D, Planté V, Said G. Contribution of nerve biopsy findings to the diagnosis of disabling neuropathy in the elderly. A retrospective review of 100 consecutive patients. *Brain*. 1996;119:1091-1098.

De Sousa EA, Hays AP, Chin RL, Sander HW, Brannagan TH III. Characteristics of patients with sensory neuropathy diagnosed by abnormal small nerve fibres on skin biopsy. *J Neurol Neurosurg Psychiatry*. 2006;77:983-985.

Dyck PJ, Oviatt KF, Lambert EH. Intensive evaluation of referred unclassified neuropathies yields improved diagnosis. *Neurology*. 1981;10:222-226.

Farhad K, Traub R, Ruzhansky KM, Brannagan TH III. Causes of neuropathy in those referred with idiopathic neuropathy. *Muscle Nerve*. 2016;53:856-861.

Notermans NC, Wokke JHJ, Franssen H, et al. Chronic idiopathic polyneuropathy presenting in middle or old age: a clinical and electrophysiological study of 75 patients. *J Neurol Neurosurg Psychiatry*. 1993;56:1066-1071.

Wolfe GI, Baker NS, Amato AA, et al. Chronic cryptogenic sensory polyneuropathy: clinical and laboratory characteristics. *Arch Neurol*. 1999;56:540-547.

# Neuropatias Periféricas Adquiridas 92

Chiara Pisciotta e Michael E. Shy

PONTOS-CHAVE

1 Neuropatias hereditárias, ou doença de Charcot-Marie-Tooth (CMT), abrangem um grupo geneticamente heterogêneo, mas o tipo de CMT pode ser determinado com base em características específicas.

2 A prevalência das várias mutações, o padrão hereditário, os estudos da condução neural e a idade de início da doença ajudam a definir o tipo de teste genético a ser solicitado.

3 A tecnologia de sequenciamento de última geração descobriu um crescente número de mutações genéticas potenciais, com correlações fenotípicas complexas e desconhecidas em alguns casos.

4 A CMT representa uma área de conhecimento em rápida expansão, na qual o entendimento mais claro da fisiopatologia da doença abre caminho para o desenvolvimento de tratamentos potencialmente eficazes.

INTRODUÇÃO

As neuropatias hereditárias, conhecidas de maneira geral como *doença de Charcot-Marie-Tooth* (CMT), formam um grupo de neuropatias periféricas genética e fenotipicamente heterogêneas, associadas a mutações ou variações do número de cópias de cerca de 100 genes diferentes, algumas delas descobertas recentemente graças à tecnologia de sequenciamento de última geração. A doença de CMT, cujo nome foi dado em homenagem aos três neurologistas que a descreveram pela primeira vez em 1886, é o distúrbio neuromuscular hereditário mais comum. As neuropatias hereditárias são classificadas como CMT (ou neuropatia sensorimotora hereditária) quando os sistemas sensitivo e motor são afetados de maneira simultânea; neuropatia sensitiva/autonômica hereditária (NSH ou NSAH) quando predomina disfunção sensitiva e/ou autonômica; e neuropatia motora hereditária distal (NMHd) quando déficits motores são as manifestações clínicas predominantes. Esses três grupos representam um *continuum* e, com frequência, são coletivamente denominados *doença de Charcot-Marie-Tooth e distúrbios semelhantes*.

Com base em critérios eletrofisiológicos, as neuropatias de CMT são classificadas em dois subgrupos principais: tipo desmielinizante (CMT1), com redução das velocidades de condução neural (VCNs) dos braços a menos de 38 m/s; e tipo axonal (CMT2), com déficits predominantemente axonais evidenciados por VCNs normais e redução da amplitude dos potenciais de ação dos nervos motores (PANM) e sensitivos (PANS). Também há um tipo intermediário de CMT, na qual a VCN motora média oscila entre 25 e 45 m/s.

As subdivisões adicionais dos pacientes com CMT baseiam-se no padrão hereditário e nas anormalidades evidenciadas por testes moleculares. O padrão hereditário da CMT pode ser autossômico dominante (AD), autossômico recessivo (AR) ou ligado ao cromossomo X. Por convenção, as formas desmielinizantes AR de CMT1 são referidas como *CMT4*, enquanto as formas axonais AR também são conhecidas como *CMT2-AR*. Em geral, a doença de CMT ligada ao cromossomo X é referida como *CMTX*.

O termo *neuropatia de Dejerine-Sottas* (NDS) é usado, nos dias atuais, para referir-se, sobretudo, aos fenótipos clínicos graves de início precoce, independentemente do padrão hereditário. A classificação da doença de CMT foi, ainda, dividida em subtipos, identificados por letras, conforme definido pelo gene que sofreu mutação.

Descobertas genéticas ocorridas nas últimas duas décadas colocaram em dúvida a classificação simplificada da doença de CMT, visto que já foram utilizadas todas as letras do alfabeto para descrever a CMT2. Recentemente, pesquisadores propuseram uma modificação da nomenclatura atual da CMT e doenças semelhantes, que leva em consideração a anomalia genética causadora, o padrão hereditário e o fenótipo patológico principal (axonal, desmielinizante ou intermediário), mas é necessário que seja ainda mais bem analisada para que alcance aceitação geral.

EPIDEMIOLOGIA

A prevalência da doença de CMT é de cerca de 1 em 2.500 indivíduos, com distribuição mundial sem predominância étnica. Ainda existem poucos estudos epidemiológicos, e os dados referentes à frequência da CMT nas diversas regiões do planeta ainda são extremamente escassos. A taxa de prevalência estimada na Europa varia de 10 a 28 casos por 100 mil habitantes.

A CMT1A, que está associada à duplicação do cromossomo 17p11.2 na região que contém o gene da proteína da mielina periférica 22 (*PMP22*), é a forma mais comum da doença de CMT e responde por cerca de 60% dos pacientes com diagnóstico confirmado geneticamente e cerca de 50% de todos os casos de CMT. Mutações do gene beta 1 da junção comunicante (*GJB1*) causam CMTX, que representa cerca de 10 a 20% dos casos da doença de CMT, enquanto CMT1B associada às mutações do gene da proteína de mielina zero (*MPZ*) responde por cerca de 7% dos pacientes. Pacientes com CMT2 representam cerca de 15 a 20% de todos os casos, sendo CMT2A (mutação da *mitofusina 2*) o subtipo mais comum, ou seja, praticamente 20% dos casos de CMT2. Cinquenta por cento dos genes associados à CMT2 ainda não foram identificados. A prevalência de neuropatia hereditária com suscetibilidade à paralisia por pressão (NHPP) é de cerca de 3% dos pacientes com diagnóstico confirmado por testes genéticos.

Alguns estudos demonstraram que cerca de 90% dos pacientes com diagnóstico de CMT confirmado geneticamente apresentam mutação de um destes quatro genes: *PMP22* (duplicação), *GJB1*,

MPZ e *MFN2* ou *GDAP1*, dependendo da região geográfica em consideração. O primeiro é mais comum nos EUA e norte da Europa, enquanto o último é mais frequente na região do Mediterrâneo.

FISIOPATOLOGIA

Uma característica comum da maioria dos genes mutantes associados à doença de CMT é o papel que desempenham na manutenção da estrutura ou da função dos componentes celulares do sistema nervoso periférico, células de Schwann mielinizantes e axônios que estas envolvem. As células de Schwann e os axônios interagem em diversos pontos ao longo do nervo periférico, incluindo membrana adaxônica (em oposição ao axônio), alças de mielina paranodais, microvilosidades e lâmina basal justaparanodal. Essas interações são mutuamente benéficas, proporcionando suporte trófico para os axônios e trajetórias de mielinização para a célula de Schwann. Um exemplo dessa importante interação é a ocorrência de degeneração axônica secundária em todas as formas da doença de CMT desmielinizante. De fato, embora a anormalidade metabólica ou estrutural primária afete, com frequência, a mielina ou o axônio, a degeneração axônica é a via comum final em ambas as formas de neuropatias periféricas. Nas neuropatias desmielinizantes, a degeneração axônica secundária presumivelmente ocorre devido ao suporte inadequado do axônio pela célula de Schwann. Nessas neuropatias, a degeneração axônica secundária pode contribuir mais para o comprometimento clínico do que a desmielinização primária. Acredita-se que interações anormais entre axônios e células de Schwann mutantes constituam o processo comum que liga todas as formas de doença de CMT desmielinizante. Os casos de CMT1 são provocados, em sua maioria, por mutações de genes específicos da mielina, incluindo *PMP22* (CMT1A), *MPZ* (CMT1B) e *GJB1* (CMT1X) ou outros genes associados à função da célula de Schwann, incluindo aqueles que exercem controle da transcrição da mielinização e tráfego intracelular. Em nível patológico, dismielinização, desmielinização, remielinização e destruição axônica constituem aspectos característicos das várias formas desmielinizantes da CMT1. Na NDS, pode nunca haver formação normal de mielina, condição chamada de *dismielinização*. Na CMT1, biopsias de nervos geralmente revelam "bulbos de cebola" formados por células de Schwann concêntricas com destruição das fibras mielinizadas de pequeno e grande calibres, bem como redução da quantidade de axônios mielinizados. Espessamentos focais da bainha de mielina com formato de salsicha (tomáculas) são típicos da NHPP, mas também podem ser encontrados em outros tipos de CMT1, sobretudo CMT1B. Nos casos típicos da CMT1, os déficits neurológicos correlacionam-se de maneira mais direta com degeneração axônica secundária do que a própria desmielinização, o que evidencia, mais uma vez, a importância das interações entre células de Schwann e axônio na doença desmielinizante.

Vários estudos recentes revelaram suscetibilidade das células de Schwann às mutações que produzem proteínas mal conformadas, conforme observado em certas mutações pontuais dos genes *PMP22* e *MPZ*. As proteínas mal conformadas podem se acumular no retículo endoplasmático (RE) das células de Schwann, induzindo uma resposta às proteínas desdobradas (*unfolded protein response*, ou UPR, em inglês), que consiste em uma série de reações celulares que ajudam o RE a lidar com a demanda metabólica aumentada causada pela retenção de proteínas mal constituídas. Isso, por sua vez, provoca subregulação dos genes do programa de mielinização e desdiferenciação das células de Schwann, em ganho de função tóxica que se agrava com a desmielinização e é potencialmente passível de intervenção terapêutica.

Neurônios motores espinais e neurônios sensitivos dos gânglios da raiz dorsal afetados pela doença de CMT enfrentam desafios específicos na manutenção da homeostasia, visto que os axônios estendem-se por até 1 metro além do corpo celular. Como as proteínas neuronais são sintetizadas predominantemente no corpo celular, é necessário haver intenso transporte de proteínas entre corpo celular e extremidade axônica por meio de transporte anterógrado. Além disso, sinais provenientes da periferia contendo fatores tóxicos ou favoráveis à sobrevida, bem como proteínas danificadas, retornam ao corpo celular por meio de transporte retrógrado. De fato, o tráfego axônico aparece como tema comum em vários genes aparentemente diversos associados à doença de CMT tipo 2. Mutações dos genes associados à estrutura e à função do axônio causam CMT2. Alguns exemplos incluem mutações de proteínas do citoesqueleto neuronal (cadeia leve de neurofilamento-NEFL [CMT2E]), proteínas associadas à dinâmica mitocondrial do axônio (mitofusina 2-MFN2 [CMT2A] e proteína de diferenciação induzida por gangliosídeo 1-GDAP1 [CMT2K]) e proteína associada à regulação da membrana e ao tráfego intracelular (proteína RAB7 associada ao fator Ras [CMT2B]). A alteração patológica típica da CMT2 consiste em degeneração axônica com perda de todos os tipos de fibras nervosas, sem formação de bulbos de cebola.

A descoberta antecipada de novos genes patogênicos revelou mecanismos neuropáticos até então desconhecidos e inesperados, como estrutura do envelope nuclear, dinâmica mitocondrial, biossíntese de proteínas, homeostasia de Ca^{2+}, metabolismo do fosfoinositídeo, processos metabólicos da síntese de açúcares e regulação da transcrição.

MANIFESTAÇÕES CLÍNICAS

Apesar da variabilidade de fenótipos, existem padrões clínicos característicos aos numerosos tipos de doença de CMT. O fenótipo "clássico" da doença de CMT consiste em marcos de desenvolvimento inicial normais, como começar a andar por volta de 1 ano de idade, seguidos de fraqueza gradualmente progressiva e perda sensitiva durante as duas primeiras décadas de vida. Nos casos característicos, o fenótipo consiste em marcha escarvante, pé cavo, déficit sensitivo com distribuição de "meia e luva", pernas em formato de garrafa de champanhe invertida e atrofia das mãos (Figura 92.1). Embora os nervos motores e sensitivos estejam habitualmente afetados, a característica fenotípica mais marcante está relacionada com a dificuldade motora na maioria dos casos. O exame físico revela diminuição ou ausência dos reflexos tendíneos profundos, frequentemente de modo difuso, porém sempre acometendo o tendão do calcâneo. Os achados quase sempre são simétricos. Assimetrias marcantes dos sintomas apresentados sugerem NHPP quando são transitórios; nos demais casos, são mais compatíveis com distúrbios adquiridos. Pacientes com doença de CMT característica quase sempre apresentam propriocepção comprometida, com dificuldade do equilíbrio. Em geral, as crianças afetadas correm com vagar e têm dificuldade com atividades que exigem equilíbrio (p. ex., andar de *skate*, caminhar sobre um tronco que atravessa um rio). Com frequência, há necessidade de órteses de pé-tornozelo na terceira década de vida. Os movimentos finos das mãos para atividades como girar uma chave ou abotoar e usar um zíper podem estar comprometidos, porém as mãos raramente são tão afetadas

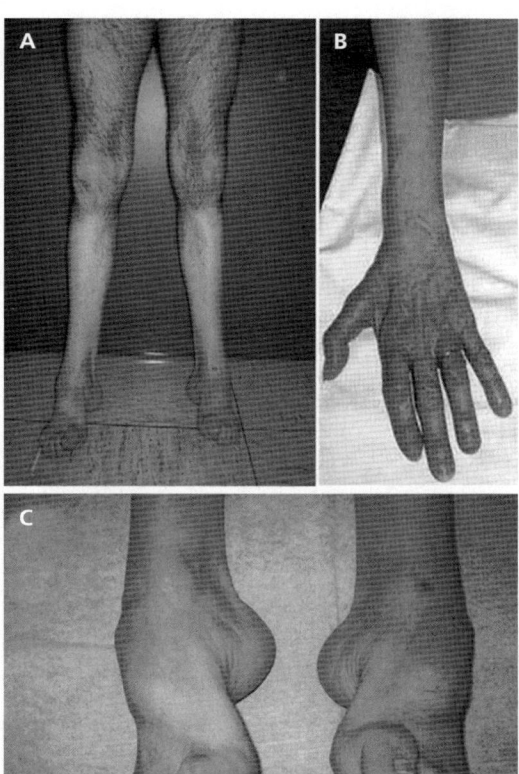

FIGURA 92.1 A. Perda da massa muscular dos músculos distais dos membros inferiores, levando as pernas a se assemelharem a uma garrafa de champanhe invertida. **B.** Exemplo de perda de massa dos músculos intrínsecos das mãos. **C.** Pé cavo com dedos em martelo.

quanto os pés. Os músculos profundos e superficiais que são inervados pelo nervo fibular, como os músculos tibial anterior, fibular curto e fibular longo, com frequência provocam mais sintomas do que os músculos flexores plantares inervados pelo nervo tibial, como o músculo gastrocnêmico. Em consequência, a luxação e o entorse do tornozelo constituem sintomas comuns. A maioria dos pacientes permanece ambulatorial durante a vida e apresenta expectativa de vida normal.

Entretanto, a doença de CMT, além de sua heterogeneidade genética, pode ser clinicamente heterogênea, com variabilidade na idade de início, na velocidade de progressão e nos achados eletrofisiológicos. O início pode diferir, dependendo do subtipo genético, incluindo formas infantis de início precoce e com marcos de desenvolvimento tardios (historicamente designadas como NDS) e formas adultas de início tardio. Em geral, os sintomas progridem de maneira lenta, em particular no caso do fenótipo clássico e de início tardio, mas podem ser graves, sobretudo nas formas de início precoce (Tabela 92.1).

DIAGNÓSTICO

A neuropatia periférica é uma das razões mais comuns de referenciamento às clínicas de neurologia. A primeira etapa é determinar se o paciente apresenta neuropatia genética. Nos casos em que um dos genitores é afetado, existe a probabilidade de hereditariedade AD ou ligada ao X (se não houver nenhuma transmissão definida de pai para filho). Se houver vários irmãos afetados, ou nenhum dos genitores afetados e/ou genitores consanguíneos, existe a probabilidade de herança AR. Entretanto, o reconhecimento da doença de CMT pode representar um desafio, sobretudo quando não há nenhum histórico familiar ou quando as famílias são pequenas. Nessas circunstâncias, os fatores que indicam neuropatia hereditária incluem apresentação na infância, progressão lenta, presença de deformidades nos pés e ausência de sintomas sensitivos positivos (disestesias, parestesias) na presença de sinais sensitivos evidentes. Os pacientes podem ter sido submetidos, na infância, a cirurgia do pé ou relatar dificuldades na prática de esportes na escola.

Testes genéticos

O teste genético é o "padrão de referência" para o diagnóstico das neuropatias hereditárias. Entretanto, existe o desafio de manter os custos dentro de uma margem razoável, sobretudo devido às inúmeras causas genéticas conhecidas. Embora existam muitos genes associados à doença de CMT nos EUA, mutações de apenas quatro genes (duplicação/deleção de *PMP22*, *GJB1*, *MPZ* e *MFN2*) respondem por mais de 90% dos casos de doença de CMT. Esses números justificam a adoção de um algoritmo diagnóstico escalonado com base em fenótipo, padrão hereditário, VCNs, frequência dos subtipos e etnia. Embora seja razoavelmente bem-sucedida, possibilitando o diagnóstico genético de mais de 60% dos pacientes com doença de CMT, essa abordagem não constitui mais o método de maior eficiência, mais rápido ou com relação custo-benefício favorável para estabelecer o diagnóstico molecular, sobretudo no caso da CMT2, NMHd e NSAH. De fato, as abordagens diagnósticas vêm incorporando painéis de sequenciamento de última geração, que se modificam de maneira rápido, visto que o custo cai abaixo daquele para triagem seriada de genes candidatos. Por essa razão, uma abordagem prática seria considerar a utilização de painéis disponíveis no mercado que contenham os genes comumente associados à doença de CMT (*PMP22*, *GJB1*, *MPZ*, *MFN2*, *GDAP1*, *HSPB1*, *HSPB8*), dependendo do contexto clínico. Testes modernos com painéis poligênicos são utilizados cada vez mais como abordagem inicial a muitos pacientes, enquanto o sequenciamento de exoma inteiro é reservado como último recurso, embora seja conveniente realizar, de início, um teste dirigido para a duplicação do gene *PMP22* em pacientes com CMT desmielinizante. A maioria das mutações que alteram a sequência de aminoácidos dos genes *PMP22*, *MPZ* e *GJB1* provoca a doença, mas polimorfismos são frequentes na maioria dos outros genes e é difícil interpretar mutações patogênicas. Os autores deste capítulo sugerem que sejam seguidas as recomendações do American College of Human Genetics (ver "Leitura sugerida") para determinar se uma variante é a causa da doença – e, até mesmo, se a variante mostra segregação para a doença –, está presente na população, foi conservada durante toda a evolução e tem função potencialmente deletéria.

Estes autores acreditam que ainda seja razoável fornecer alguma informação sobre como realizar exames genéticos, que devem levar em consideração a frequência dos subtipos, o fenótipo e as características eletrofisiológicas, bem como o padrão hereditário. Isso pode representar um grande desafio, visto que o mesmo gene pode estar envolvido em formas desmielinizantes, axonais ou intermediárias e pode ter padrão hereditário AD ou AR, dependendo do tipo e da posição da mutação.

Tabela 92.1 Fenótipos específicos da doença de Charcot-Marie-Tooth (CMT).

Tipo	Fenótipo específico
CMT1	
CMT1A	Fenótipo clássico da doença de CMT com início da doença nas duas primeiras décadas de vida. Os pacientes se queixam de dificuldades na marcha, fraqueza distal associada à perda da massa muscular, perda sensorial e deformidades dos pés. Progressão lenta; com frequência, há necessidade de OPT. As VCNMs estão uniformemente lentas (faixa média de 17 a 21 m/s)
CMT1B	Associada a diversos fenótipos: leve e tardio, com início em idade adulta, e VCNMs intermediárias; NDS com início infantil precoce, fenótipo grave, andar tardio e VCNM < 10 m/s; fenótipo clássico da doença de CMT (ver CMT1A)
CMT1C	CMT1 (pacientes frequentemente se assemelham aos casos de CMT1A)
CMT1D	Apresenta-se habitualmente com NDS
CMT1E	Fenótipos diferentes, dependendo da localização e da alteração dos aminoácidos; NDS com início precoce, atraso no andar, fenótipo grave (pode-se observar também a presença de surdez), VCNM muito lenta; CMT1 com início mais tardio e fenótipo mais leve; NHPP
CMT1F	Forma "desmielinizante" da CMT2E com início mais precoce (na lactância ou infância), fenótipo mais grave (marcos motores tardios) e VCNMs mais lenta
NHPP	Mononeuropatias indolores episódicas recorrentes, tipicamente em locais de compressão, em resposta à lesão nervosa por compressão ou estiramento. Neuropatia sensitiva predominante, dependente de comprimento e sobreposta de fibras de grande calibre
CMT ligada ao cromossomo X	
CMTX1	Indivíduos do sexo masculino apresentam fenótipo mais grave que os do sexo feminino. VCNMs na faixa intermediária (VCNMs no sexo masculino < sexo feminino). A condução neural pode ser focal, com dispersão temporal e bloqueios de condução, sobretudo no sexo feminino
CMT2	
CMT2A	Fenótipo habitualmente grave com início na lactância ou infância, evolução progressiva e comprometimento motor predominante, com necessidade de cadeira de rodas para deambulação por volta dos 20 anos em muitos pacientes. Início mais tardio e fenótipo mais leve são raros. Pode-se observar a presença de outras características clínicas, como atrofia óptica e sinais piramidais
CMT2B	Comprometimento sensitivo predominante, com ulcerações, infecções e, algumas vezes, amputações. Além disso, os pacientes costumam apresentar os sintomas motores típicos da doença de CMT. Além disso, podem-se observar disfunções autonômicas
CMT2C	Comprometimento motor predominante, paralisia das cordas vocais (rouquidão e estridor) e disfunção respiratória. Outras características clínicas distintas podem incluir deformidades ósseas, como escoliose, baixa estatura e/ou escápula alada. A idade de início se dá, com frequência, na primeira década de vida
CMT2D	Apresenta-se habitualmente na segunda década de vida, com fraqueza distal mais pronunciada e perda da massa muscular dos membros superiores, em comparação aos membros inferiores. Em geral, os achados sensitivos são leves e podem até mesmo estar ausentes. Nessa situação, o distúrbio tem sido classificado como NMHd tipo V
CMT2E	A idade de início varia desde a lactância e a infância, tipicamente com comprometimento grave, até a idade adulta, com comprometimento leve. A fraqueza e a perda da massa muscular começam nas pernas, com comprometimento de todas as modalidades sensitivas relatadas. As VCNMs podem estar normais, intermediárias ou lentas (CMT1F)
CMT2F	A maioria dos pacientes apresenta fenótipo de NMHd (NMHd tipo IIB). Tipicamente, trata-se de uma neuropatia distal motora dependente do comprimento, com lenta progressão proximal dos sintomas. Podem-se observar achados sensoriais, sobretudo em um estágio mais avançado da evolução da doença. A idade de início característica é no final da adolescência até o início da vida adulta
CMT2L	CMT2 ou NMHd-IIA se não houver comprometimento sensitivo (ver CMT2F)
CMT2K	Costuma resultar em um fenótipo muito mais leve do que a forma recessiva (CMT4A), sem comprometimento das cordas vocais e início que varia da adolescência até a idade adulta
CMT4/CMT2-AR	
CMT4A	Neuropatia progressiva grave de início infantil, com comprometimento variável das cordas vocais e paralisia do diafragma
CMT4B1	Início infantil com fenótipo grave (tanto proximal quando distal), comprometimento de nervos cranianos, sobretudo fraqueza facial. Dependência de cadeira de rodas na idade adulta
CMT4C	O fenótipo pode ser grave, com escoliose precoce e intensa. O início é ligeiramente mais tardio do que a CMT-AR
CMT4F	Neuropatia grave de início precoce, com considerável comprometimento sensitivo e ataxia
CMT4J	Início na infância com fenótipo motor grave, algumas vezes assimétrico. Foi descrita uma rápida progressão para dependência de cadeira de rodas na idade adulta
CMT2A-AR	Neuropatia axonal grave com comprometimento proximal e rápida progressão. A miocardiopatia pode constituir uma característica associada. Em geral, o início é observado na segunda década de vida

AR, autossômica recessiva; CMT1, doença de Charcot-Marie-Tooth desmielinizante autossômica dominante; CMT2, doença de Charcot-Marie-Tooth axônica autossômica dominante; CMT4, doença de Charcot-Marie-Tooth desmielinizante autossômica recessiva; NDS, neuropatia de Dejerine-Sottas; NHPP, neuropatia hereditária com tendência às paralisias de pressão; NMHd, neuropatia motora hereditária distal; OTP, órteses tornozelo-pé; VCNM, velocidade de condução dos nervos motores.

Idade de início e progressão

Três categorias diferentes podem ser identificadas. Pacientes com fenótipo característico, que começam a andar na época oportuna e desenvolvem fraqueza ou perda sensorial durante as duas primeiras décadas de vida, pertencem ao primeiro grupo. O comprometimento progride de maneira lenta e os pacientes raramente necessitam de dispositivos para deambulação além de OTPs. Essa categoria inclui a maioria dos pacientes com CMT1A e indivíduos do sexo masculino com CMTX.

O segundo grupo é constituído pelos fenótipos de início precoce, em que os pacientes só começam a andar com pelo menos 15 meses de idade. Com frequência, esses pacientes são gravemente afetados e, em torno dos 20 anos, tendem a necessitar de órteses de joelho, andadores ou cadeiras de rodas para deambulação. O espectro genético da doença de CMT de início precoce é muito heterogêneo, incluindo formas dominantes e recessivas. A maioria representa fenótipos desmielinizantes com velocidades de condução neural motora (VCNMs) muito lentas; as mais comuns são CMT1A, CMT1B e CMT1E, entre as formas dominantes, e CMT4A, CMT4C e CMT4F, entre as formas recessivas. Além dos fenótipos desmielinizantes, as neuropatias axonais de início precoce graves podem ser causadas por mutações do gene *MFN2* (CMT2A) ou *GDAP1* (AR-CMT2 K). Com frequência, pacientes com CMT2A estão gravemente acometidos na lactância e infância e apresentam neuropatia motora predominante, embora nem sempre isso ocorra.

O terceiro fenótipo é definido pelo início na vida adulta, no qual os pacientes não desenvolvem sintomas de doença de CMT até essa fase de vida, com frequência até aproximadamente os 40 anos. Um grande número de pacientes com doença de CMT axonal e pacientes com CMT1B de início mais tardio está incluído nesse grupo.

Sinais e sintomas associados

O reconhecimento de sinais e sintomas adicionais pode levar a uma melhor definição do tipo de doença de CMT. Histórico de paralisia neural recorrente é típica da NHPP, que apresenta déficits motores e/ou sensitivos focais transitórios na distribuição de nervos individuais ou plexos, que habitualmente são precipitados por pressão. Um sinal distinto da CMT1X consiste em uma síndrome da mão fendida (em que o músculo abdutor curto do polegar é mais fino e mais fraco do que o primeiro interósseo dorsal), sobretudo nos indivíduos do sexo masculino. Uma disfunção transitória do SNC e episódios semelhantes a acidente vascular encefálico, caracterizados por disartria, fraqueza episódica e ataxia, também são raramente relatados por homens jovens com CMT1X. Em certas ocasiões, observam-se atrofia óptica e sinais piramidais em pacientes com mutações do gene *MFN2*. A paralisia das cordas vocais é frequente com CMT2C causada por mutações do gene *TRPV4* (receptor transitório do canal de cátions potencial subfamília V membro 4), assim como por mutações do gene *MFN2* e vários outros. Pupilas tônicas podem constituir uma característica clínica adicional da forma axonal de início tardio, devido a mutações do *MPZ* (p. ex., Thr124Met). Amputações e úlceras de pele constituem a principal característica da CMT2B e outros sintomas autonômicos podem ser relatados, como tontura ou hipoidrose/hiperidrose. Mutações do gene *SH3TC2* (domínio SH3 e domínio de repetição tetratricopeptídico 2) provocam CMT4C e constituem uma causa frequente de escoliose significativa.

Padrão neurofisiológico

O subtipo CMT1 caracteriza-se por VCNMs dos membros superiores abaixo de 38 m/s com lentidão uniforme disseminada das velocidades de condução, em contraste com a lentidão segmentar multifocal encontrada nas neuropatias adquiridas desmielinizantes, nas quais se observa, com frequência, a ocorrência de dispersão temporal e bloqueios de condução. Exceções a essa regra incluem pacientes com NHPP e indivíduos com mutações do gene *FIG4* (CMT4J). Nesses casos, pode-se observar desmielinização focal com dispersão temporal ou bloqueio de condução. Nos casos de CMT1A, as VCNMs são uniformemente lentas em todos os nervos, com faixa média de 17 a 21 m/s. VCNMs muito lentas (< 10 m/s) sugerem CMT1B, mutações pontuais do gene *PMP22* ou fenótipos recessivos desmielinizantes (CMT4).

VCNM preservada ou lentamente reduzida (sobretudo > 45 m/s nos membros superiores) e redução de amplitude dos potenciais de ação muscular compostos (PAMCs) são compatíveis com CMT2. Sobretudo nos fenótipos graves, em que o PAMC e os PANS não podem ser obtidos distalmente, recomenda-se a obtenção da condução nervosa em nervos proximais para uma pesquisa diagnóstica adequada, a fim de investigar de maneira pormenorizada a possibilidade de patologia desmielinizante grave, em vez de patologia axônica. A avaliação da condução dos nervos sensitivos é necessária para diferenciar entre CMT2 e NMHd e deve ser determinada sobretudo nos membros inferiores, visto que a amplitude dos PANSs pode estar normal nos membros superiores em fenótipos leves. Algumas formas de NMHd podem apresentar comprometimento sensitivo, e, nesses casos, a discrepância entre a redução da amplitude dos PAMC e PANS deve ser levada em consideração no diagnóstico diferencial.

VCNMs "intermediárias" (faixa de 25 a 45 m/s) são compatíveis com CMT-I. As VCNMs não são uniformemente lentas e podem divergir entre diferentes nervos no mesmo indivíduo ou entre membros da família. Por conseguinte, embora um único nervo possa ser suficiente para estabelecer o diagnóstico de CMT1, é necessário efetuar uma avaliação de múltiplos nervos, sobretudo nesses casos. Além disso, pode-se observar a presença de dispersão temporal e bloqueios de condução. As formas intermediárias mais comuns de doença de CMT são causadas por mutações em *MPZ* e *GJB1*. Lentidão focal em locais típicos de compressão (nervo mediano no punho, nervo ulnar no cotovelo e nervo fibular na cabeça da fíbula) e presença de neuropatia sensitiva difusa sobreposta sugerem NHPP.

Padrão hereditário

O padrão hereditário mais comum da doença de CMT é autossômico dominante com transmissão vertical de uma geração a outra. Se não houver transmissão entre indivíduos de sexo masculino, deve-se levar em consideração padrão hereditário ligado ao cromossomo X, ao passo que, em caso de consanguinidade, existe a probabilidade de hereditariedade AR. Entretanto, muitos pacientes não apresentam histórico familiar bem definido e devem ser considerados como casos esporádicos devidos a mutação *de novo*, penetrância/variabilidade intrafamiliar reduzidas ou caso-probando de hereditariedade AR. Por conseguinte, a inexistência de histórico familiar de neuropatia não deve dissuadir o médico de considerar uma causa genética subjacente.

Populações de risco

É importante conhecer as frequências das mutações específicas que ocorrem em determinadas populações, visto que algumas mutações genéticas em grupos étnico-raciais específicos foram relatadas. Na Europa setentrional e nos EUA, a hereditariedade AD é muito mais comum que a AR, que deve ser considerada em pacientes provenientes de países nos quais a consanguinidade é mais frequente, como as populações do Mediterrâneo e do Oriente Médio.

TRATAMENTO

Apesar do grande avanço na compreensão biológica das neuropatias hereditárias, como resultado, sobretudo, dos progressos realizados em biologia molecular e modelos de animais transgênicos nos últimos 25 anos, ainda não existe tratamento disponível para qualquer tipo de doença de CMT. Fisioterapia, terapia ocupacional e alguns procedimentos ortopédicos continuam sendo a base do tratamento da doença de CMT. Histórico familiar detalhado e exames rotineiros dos membros da família são necessários para o diagnóstico e aconselhamento genético.

Uma equipe de reabilitação multidisciplinar dedicada pode contribuir de modo significativo para a estabilização de pacientes com doença de CMT e melhorar sua funcionalidade e qualidade de vida. Métodos de fisioterapia para manter a força e o tônus muscular, evitar contraturas musculares e melhorar o equilíbrio constituem uma necessidade comum da maioria dos pacientes com doença de CMT. Órteses também representam um importante componente no tratamento desses pacientes, proporcionando apoio e melhorando o equilíbrio para a deambulação. A terapia ocupacional focada no desenvolvimento de ferramentas e estratégias para ajudar os pacientes nas atividades da vida diária beneficia os portadores de doença de CMT, sobretudo aqueles com fraqueza nas mãos. O alongamento de tendões e as transferências de tendão podem beneficiar um subgrupo de pacientes com, respectivamente, doença de CMT que apresentam contraturas musculares e encurtamento de tendões e pacientes com fraqueza significativa em músculos relevantes em termos funcionais; entretanto, o momento ideal para a realização desses procedimentos ainda é discutido. Algumas vezes, a cirurgia do pé é sugerida para corrigir pés invertidos, pé cavo e dedos em martelo, podendo melhorar a deambulação, aliviar a dor sobre pontos de pressão e prevenir úlceras plantares. Todavia, a intervenção cirúrgica nem sempre é necessária e não melhora nem a fraqueza nem a perda sensorial (Tabela 92.2).

Tabela 92.2 Abordagens terapêuticas e suas metas.

Fisioterapia	Manter força e tônus muscular, evitar contraturas musculares e melhorar o equilíbrio
Órtese	Fornecer apoio e melhorar o equilíbrio caminhar
Terapia ocupacional	Fornecer ferramentas e estratégias para atividades da vida diária, sobretudo para pacientes com fraqueza nas mãos
Alongamento dos tendões	Para pacientes com contraturas musculares e encurtamento de tendões
Transferências de tendão	Para pacientes com fraqueza significativa de músculos funcionalmente relevantes
Cirurgia do pé	Para correção de pés invertidos, pé cavo e dedos em martelo. Pode melhorar a deambulação e prevenir úlceras plantares

Entretanto, alguns fármacos promissores estão em fases de teste em modelos celulares e animais e poderão chegar ao estágio de avaliação de tolerância e eficácia em ensaios clínicos.

Terapia gênica

A terapia gênica tornou-se uma realidade aplicável a muitas doenças neuromusculares antes incuráveis. Reduzir a expressão da proteína PMP22 nas células de Schwann (e, desse modo, corrigir sua expressão exagerada) é uma abordagem biológica já testada para tratar CMT1A. Recentemente, Zhao et al. trataram dois modelos de CMT1A de roedores com oligonucleotídios *antisense* dirigidos contra PMP22 e comprovaram redução de 35% no nível de RNA mensageiro (mRNA) dessa proteína. Essa redução não apenas foi suficiente para retardar a progressão da doença, mas também melhorou os fenótipos associados a CMT1A nesses dois modelos experimentais; isso evidencia que outra doença neuromuscular antes incurável pode tornar-se tratável.

A regulação de um alelo mutante por um pequeno RNA interferente e específico a um alelo pode ser outra abordagem terapêutica. Lee et al. desenvolveram pequenos RNAs interferentes específicos a um alelo para um modelo da doença em camundongos portadores de uma mutação *missense* (L16P) do gene *PMP22*, que representa um modelo da doença CMT1E. O tratamento administrado reduziu os níveis de mRNA da L16P-*PMP22* nas células de Schwann e melhorou o fenótipo patológico dos animais.

Uma abordagem de terapia gênica foi utilizada com sucesso por Kleopa et al., que aplicaram injeções intratecais de *GJB1* com vetores de lentivírus e AAV9 e promotor de *MPZ* específico da mielina em camundongos geneticamente suprimidos para o gene *GJB1*, que não tinham expressão de Cx32. Acredita-se que a administração do gene resultou em expressão estável de Cx32 nas células de Schwann e nos nervos periféricos, além de melhora clínica. A mesma abordagem foi utilizada com sucesso por esse grupo no modelo de CMT4C em camundongos *SH3TC2*.

Normalização da expressão gênica

Conforme mencionado, reduzir a expressão da proteína PMP22 das células de Schwann é uma abordagem usada para tratar CMT1A. Estudos revelaram que o ácido ascórbico (vitamina C) em alta dose diminuiu os níveis de PMP22 e sintomas dos camundongos com CMT1A, de modo que estes conseguiram permanecer por mais tempo em uma barra giratória, cruzar uma alavanca com maior rapidez e conseguir uma preensão por mais tempo do que os camundongos não tratados. Vários estudos foram realizados em seres humanos com CMT1A, testando diferentes doses de vitamina C (1 a 4 g/dia) por um período de até 2 anos. Infelizmente, nenhum estudo conseguiu atingir as medidas de resultados primários e não demonstrou efeito significativo sobre o fenótipo.

Hoje em dia, há em andamento um ensaio de fase III sobre CMT1A, que utiliza PXT3003 (mistura de sorbitol, naltrexona e baclofeno em doses baixas), depois de resultados promissores em modelo animal e ensaio de fase II terem sido publicados.

Hormônios esteroides são reguladores epigenéticos da expressão gênica, e a progesterona pode estimular a expressão da proteína PMP22 nas células de Schwann em cultura. Foi constatado que antagonistas da progesterona diminuíam a expressão dessa proteína em um modelo murino de CMT1A, melhorando seu fenótipo (sobretudo, perda axonal observada durante a progressão da doença). Infelizmente, a onapristona (composto que mostrou ter efeitos terapêuticos nesse estudo) não apresenta perfil de segurança apropriado para sua administração aos seres humanos. Esforços estão sendo envidados para desenvolver compostos bioequivalentes com melhor perfil de segurança.

Suporte neurotrófico

Neurotrofina 3, um fator de crescimento, promove a regeneração dos nervos lesionados e a sobrevivência das células de Schwann. Desse modo, uma injeção de neurotrofina 3 recombinante melhorou a regeneração e a remielinização em modelos animais. Um estudo-piloto realizado com oito pacientes portadores de CMT1A resultou em aumento da densidade das fibras mielinizadas, redução no escore de comprometimento neurológico e melhora das modalidades sensitivas, em comparação com controles de placebo, exigindo um ensaio clínico controlado randomizado de maior porte. Outro estudo forneceu dados pré-clínicos, comprovando a eficácia da terapia gênica com neurotrofina 3 mediada por vírus adenoassociado em um modelo murino de CMT1A.

A atividade de neuregulina1-III (Nrg1-III) determina a espessura da mielina e é regulada por enzimas secretases 1 de clivagem do sítio beta da APP (BACE1) e enzima conversora de TNFα (TACE). É razoável supor que a modulação da atividade de Nrg1-III possa ser usada como abordagem terapêutica geral ao tratamento da doença de CMT, caracterizada por desmielinização/dismielinização. Recentemente, estudos mostraram que a expressão genética exagerada de Nrg1-III melhorou os parâmetros neurofisiológicos e morfológicos de um modelo de CMT1B de camundongos; além disso, a estimulação da sinalização de Nrg1-III por supressão farmacológica da enzima TACE inibidora de Nrg1-III também melhorou o quadro de neuropatia. Apesar disso, aumentar a atividade da enzima TACE com uma preparação de niacina disponível no mercado (Niaspan®) foi benéfico em diversos modelos de neuropatia atribuída à hipermielinização (p. ex., CMT4B).

Redução dos agregados neurotóxicos/ proteínas mal conformadas

Estudos recentes comprovaram o papel do acúmulo de proteínas mal conformadas no RE e ativação da UPR na patogenia de vários modelos animais de doença de CMT associada a mutações pontuais nos genes relacionados com a mielina, incluindo *PMP22* e *MPZ*. Além disso, o tratamento com um agente que reduz o estresse no RE (curcumina) melhorou o fenótipo em ambos os modelos. Por conseguinte, compostos que atenuam o estresse do RE ou reduzem a ativação da UPR constituem estratégias terapêuticas promissoras para o tratamento de pacientes com mutações que causam acúmulo de proteínas mal conformadas no RE das células de Schwann. Sephin1 – que atenua a participação da enzima 1 dependente de inositol (IRE1) na UPR –, por exemplo, pode ser eficaz para melhorar a mielinização dos pacientes com CMT1B, nos quais os processos de UPR estão ativados.

Estratégias direcionadas aos distúrbios de transporte

O transporte axonal é um importante alvo terapêutico, que provavelmente desempenha papel fundamental em vários subtipos da doença de CMT; entretanto, estratégias terapêuticas para as formas axonais de CMT não foram identificadas tão facilmente quanto para as formas desmielinizantes. Estudos revelaram que inibidores da histona desacetilase-6 corrigiram distúrbios de transporte axônico em um modelo murino de CMT2F associada às mutações pontuais no gene *HSPB1*, recuperando a perda axônica e o fenótipo clínico desses camundongos. Ainda não foi comprovado se essa mesma estratégia pode ser útil em outras formas de doença de CMT axonal, mas a correção dos defeitos de transporte axônico pode constituir uma opção de tratamento comum para a maioria desses tipos de doença de CMT.

Reprogramação celular e triagem terapêutica de alta produtividade

Duas tecnologias novas desenvolvidas recentemente mostram enorme potencial na pesquisa de compostos para o tratamento da doença de CMT: reprogramação celular e triagem terapêutica de alta produtividade. A reprogramação celular é uma técnica que possibilita a produção de tipos celulares específicos (incluindo células semelhantes às células-tronco, neuroglias e glia) por meio de modificação genética de células somáticas facilmente disponíveis, como fibroblastos ou linfócitos. Utilizando essa tecnologia, pesquisadores conseguem gerar suprimentos ilimitados de linhagens celulares específicas do paciente para uso em estudos de mecanismo e desenvolvimento de fármacos. Essas linhagens celulares específicas do paciente são sobretudo úteis quando combinadas com triagem de alta produtividade de bibliotecas de fármacos contendo milhares de compostos. Nessas plataformas bastante automatizadas, o processo de identificação de compostos capazes de corrigir certos fenótipos celulares relacionados com a doença é racionalizado, possibilitando uma seleção mais rápida de compostos para teste em estudos de animais de fase 1. O uso de células humanas derivadas do paciente oferece a vantagem teórica de uma plataforma mais translacional, capaz de facilitar o processo de transição de estudos de fase 1 para ensaios clínicos humanos. Ainda não foi comprovado se isso é, de fato, verdadeiro.

PROGNÓSTICO

A variabilidade fenotípica ocorre dentro de determinados fenótipos; mais estudos sobre o histórico natural da maioria das formas da doença de CMT precisam ser realizados. Entretanto, a maioria dos pacientes mantém sua capacidade de andar durante toda vida e o tempo de sobrevida não costuma ser reduzido. Alguns pacientes desenvolvem sintomas apenas na idade adulta.

A tentativa de descobrir modificadores genéticos que possam explicar a variabilidade fenotípica é um novo campo de pesquisa. CMT1A é um alvo valioso para estudos com genes modificadores, dado que, certamente, é o tipo mais comum de CMT e, apesar de sua homogeneidade genética, os pacientes têm variações clínicas e fenotípicas consideráveis. Recentemente, estudos mostraram que o gene *SIPA1L2* (*signal-induced proliferation-associated 1 like 2*) pode ser um modificador genético das expressões fenotípicas da CMT1A, abrindo caminho para novas intervenções terapêuticas.

À medida que novos tratamentos sejam disponibilizados, uma linha de pesquisa paralela tem como objetivo planejar ensaios clínicos e definir parâmetros prognósticos de melhora para confirmar a eficácia terapêutica dentro de um intervalo de tempo razoável e com amostras de tamanho exequível. Isso pode representar um desafio nas neuropatias que evoluem lentamente ao longo de muitos anos. Com esse propósito, pesquisadores desenvolveram um sistema de escore validado (escore de neuropatia da CMT) com base nos sinais, sintomas e dados neurofisiológico para adultos com excelentes correlações entre observadores e no mesmo observador, podendo detectar alterações no decorrer de 1 ano. Existe um escore de CMT pediátrica mais sensível (CMTPedS) para pacientes entre 3 e 21 anos que leva em consideração alterações relacionadas com o crescimento; esse sistema pode ser útil em ensaios clínicos futuros. Exames anuais de ressonância magnética dos músculos dos membros à procura de progressiva substituição do músculo por tecido adiposo mostraram-se um valioso parâmetro prognóstico em um coorte de pacientes com CMT1A e HSAN1. O *ecodoppler* de nervos e músculos e a neurografia de ressonância magnética fornecem imagens precisas de pacientes com diversas neuropatias periféricas (inclusive CMT) e também poderiam ser úteis para estudos de seguimento. Existem estudos cuidados sobre biomarcadores significativos obtidos por biopsias de pele, exames hematológicos e análises do líquido cefalorraquidiano. Por essa razão, biopsias de pele têm sido realizadas com crescente frequência, com finalidade diagnóstica de neuropatias periféricas hereditárias por análises morfológicas e morfométricas das fibras de nervos cutâneos. Além disso, podem-se quantificar alterações do nível de algumas proteínas da mielina e seus respectivos mRNAs. Na verdade, Svaren et al. recentemente desenvolveram um método inédito que permite a determinação exata dos níveis de *PMP22* nas biopsias de pele de pacientes com CMT1A, e análises mostraram uma avaliação reprodutível das biopsias de pele dos pacientes com a doença e controles normais, sobretudo após a normalização dos genes específicos das células de Schwann. Por fim, uma abordagem com base em proteômica aplicada aos linfoblastos de pacientes com CMT2 permitiu comprovar que profilina 2 (PFN2) e guanidinoacetato-metiltransferase (GAMT) são proteínas comumente hiporreguladas em diversos genótipos, revelando dois determinantes moleculares potencialmente utilizáveis como biomarcadores da CMT2.

LEITURA SUGERIDA

Berciano J, García A, Gallardo E, et al. Intermediate Charcot-Marie-Tooth disease: an electrophysiological reappraisal and systematic review. *J Neurol.* 2017;264:1655-1677.

Burns J, Ouvrier R, Estilow T, et al. Validation of the Charcot-Marie-Tooth disease pediatric scale as an outcome measure of disability. *Ann Neurol.* 2012;71:642-652.

Fridman V, Bundy B, Reilly MM, et al. CMT subtypes and disease burden in patients enrolled in the Inherited Neuropathies Consortium natural history study: a cross-sectional analysis. *J Neurol Neurosurg Psychiatry.* 2015;86:873-878.

Murphy SM, Herrmann DN, McDermott MP, et al. Reliability of the CMT neuropathy score (second version) in Charcot-Marie-Tooth disease. *J Peripher Nerv Syst.* 2011;16:191-198.

Pareyson D, Reilly MM, Schenone A, et al.; for CMT-TRIAAL and CMT-TRAUK groups. Ascorbic acid in Charcot–Marie–Tooth disease type 1A (CMT-TRIAAL and CMT-TRAUK): a double-blind randomised trial. *Lancet Neurol.* 2011;10:320-328.

Pareyson D, Saveri P, Pisciotta C. New developments in Charcot-Marie-Tooth neuropathy and related diseases. *Curr Opin Neurol.* 2017;30:471-480.

Pisciotta C, Shy ME. Neuropathy. *Handb Clin Neurol.* 2018;148:653-665.

Richards S, Aziz N, Bale S, et al. Standards and guidelines for the interpretation of sequence variants: a joint consensus recommendation of the American College of Medical Genetics and Genomics and the Association for Molecular Pathology. *Genet Med.* 2015;17:405-424.

Rossor AM, Kalmar B, Greensmith L, Reilly MM. The distal hereditary motor neuropathies. *J Neurol Neurosurg Psychiatry.* 2012;83:6-14.

Rossor AM, Tomaselli PJ, Reilly MM. Recent advances in the genetic neuropathies. *Curr Opin Neurol.* 2016;29:537-548.

Rotthier A, Baets J, Timmerman V, Janssens K. Mechanisms of disease in hereditary sensory and autonomic neuropathies. *Nat Rev Neurol.* 2012;8:73-85.

Svaren J, Moran JJ, Wu X, et al. Schwann cell transcript biomarkers for hereditary neuropathy skin biopsies. *Ann Neurol.* 2019;85(6):887-898.

Tao F, Beecham GW, Rebelo AP, et al. Variation in SIPA1L2 is correlated with phenotype modification in Charcot-Marie-Tooth disease type 1A. *Ann Neurol.* 2019;85:316-330.

Wallace A, Pietrusz A, Dewar E, et al. Community exercise is feasible for neuromuscular diseases and can improve aerobic capacity. *Neurology.* 2019;92(15):e1773-e1785.

Weis J, Claeys KG, Roos A, at al. Towards a functional pathology of hereditary neuropathies. *Acta Neuropathol.* 2017;133:493-515.

Miastenia *Gravis* e Outras Doenças da Junção Neuromuscular

Christina M. Ulane

PONTOS-CHAVE

1. As doenças da junção neuromuscular causam fraqueza de intensidade variável, sem sintomas ou distúrbios sensitivos.

2. A miastenia *gravis* é o protótipo das doenças autoimunes da junção neuromuscular pós-sináptica e, na maioria dos casos, está associada a autoanticorpos dirigidos contra o receptor de acetilcolina (além de outras proteínas da membrana pós-sináptica).

3. O tratamento dos pacientes com miastenia *gravis* deve ser individualizado e incluir medidas sintomáticas, tratamentos imediatos/agudos para exacerbações e imunomoduladores para tratamento crônico, com o objetivo de reduzir a atividade da doença.

4. Atualmente, há muitas opções terapêuticas novas e promissoras para miastenia *gravis*.

5. A síndrome miastênica de Lambert-Eaton e o botulismo são os principais exemplos de doenças da junção neuromuscular pré-sináptica; embora sejam mais raras, o diagnóstico é imprescindível.

6. Recentemente, obtiveram-se expressivos avanços no entendimento da fisiopatologia das síndromes miastênicas congênitas e suas causas genéticas subjacentes; algumas dessas síndromes contam com tratamentos sintomáticos específicos.

INTRODUÇÃO

As doenças da junção neuromuscular (JNM) podem afetar tanto a membrana pré-sináptica como a pós-sináptica. Os principais tipos de distúrbios que afetam a JNM são doenças autoimunes, doenças hereditárias e toxinas.

MIASTENIA *GRAVIS*

A miastenia *gravis* (MG) é provocada por um distúrbio da transmissão neuromuscular em virtude de um ataque mediado por anticorpos aos receptores nicotínicos de acetilcolina (AChR) ou outras proteínas funcionalmente relacionadas da membrana pós-sináptica da JNM, como tirosinoquinase muscular específica (MuSK), agrina e proteína 4 relacionada com o receptor de lipoproteínas (LRP4). Essa doença caracteriza-se por fraqueza de intensidade variável limitada aos músculos esqueléticos, que pode ser focal ou generalizada e quase sempre envolve a musculatura ocular. A fraqueza dos membros é simétrica e, nos casos característicos, afeta mais os segmentos proximais do que os distais. Existem vários subgrupos diferentes de MG, e essas diferenças têm implicações terapêuticas e prognósticas (Tabela 93.1).

Tabela 93.1 Subgrupos da miastenia *gravis*.

- Início precoce (antes de 50 anos); associado a alguns haplótipos HLA; três vezes mais comum no sexo feminino
- Início tardio (50 anos ou mais); diversos haplótipos HLA; o sexo masculino é afetado com frequência ligeiramente maior em comparação ao sexo feminino*
- Timoma (10%)
- MuSK (1 a 10%)
- LRP4 (1 a 3%)
- Soronegativo
- Ocular (15%)

*As formas com início precoce e tardio representam dois terços dos casos de MG. HLA, antígeno leucocitário humano; LRP4, proteína 4 relacionada com receptor de lipoproteína; MG, miastenia *gravis*; MuSK, tirosinoquinase específica do músculo.

Epidemiologia

A prevalência de MG varia entre 150 e 200 casos por milhão, enquanto sua incidência tende a 8 a 10 casos por milhão. Com uma conscientização mais ampla sobre a doença e seu diagnóstico mais preciso, esses números têm aumentado. A doença acomete igualmente homens e mulheres com mais de 40 anos; entretanto, antes de 40 anos, é três vezes mais comum no sexo feminino em comparação ao masculino. A miastenia anticorpo anti-MuSK também é mais frequente nas mulheres.

Doenças autoimunes sistêmicas têm maior incidência em pacientes portadores de MG. Doenças da tireoide estão presentes em até 15% dos pacientes com MG. Artrite reumatoide e lúpus eritematoso sistêmico (LES) são outros tipos de distúrbios autoimunes que ocorrem com incidência aumentada em pacientes com MG.

Os casos familiares são raros; entretanto, entre gêmeos bivitelinos, um dos membros normalmente é afetado e vários gêmeos idênticos também já foram acometidos. Mulheres jovens com MG tendem a apresentar haplótipos HLA-B8, HLA-DR3 e HLA-DQB1*0102; em mulheres japonesas jovens, o haplótipo HLA-A12 é predominante. Essas observações sugerem a existência de algum gene ligado à resposta imune, que codifica uma proteína envolvida na resposta autoimune. Parentes de primeiro grau têm incidência aumentada de outras doenças autoimunes (como LES, artrite reumatoide, doença da tireoide) e haplótipo HLA-B8.

Fisiopatologia

A MG adquirida é uma doença autoimune, que acarreta disfunção da JNM e fraqueza secundária. A função da JNM é transmitir estímulos elétricos do neurônio motor para a fibra muscular e desencadear a contração. A Figura 93.1 traz uma ilustração do complexo sináptico. O estímulo elétrico, ao chegar à terminação

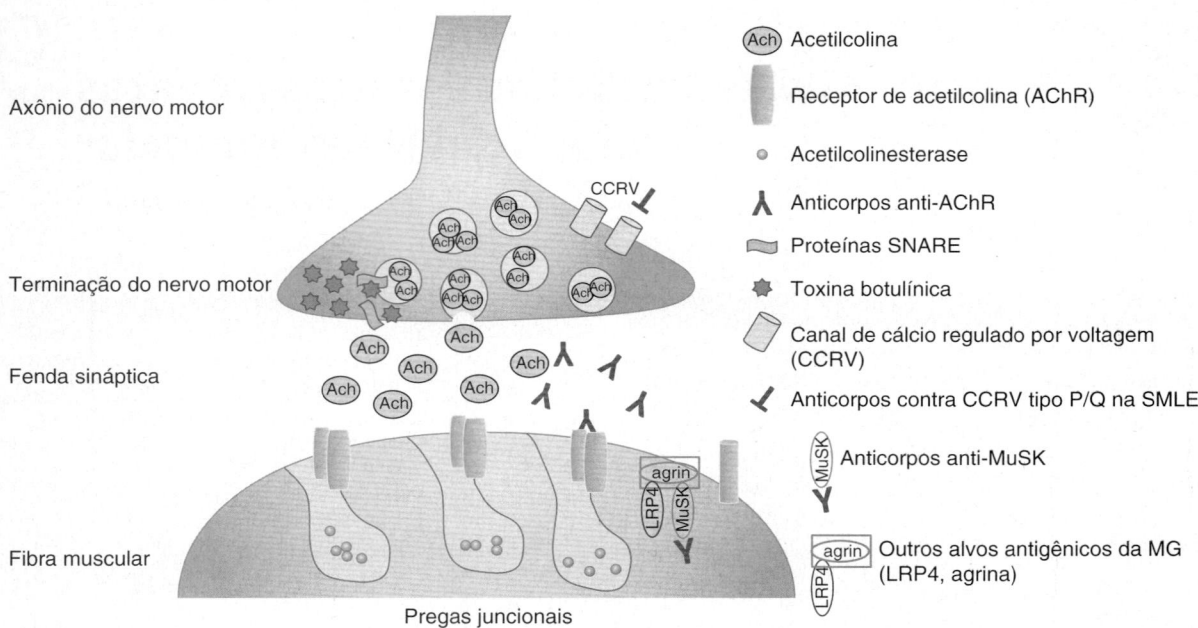

FIGURA 93.1 Junção neuromuscular. Ilustração dos componentes essenciais da junção neuromuscular, incluindo o axônio motor e a placa motora do músculo, a fenda sináptica e a fibra muscular. Quando um potencial de ação alcança a terminação do nervo, a ACh é liberada na sinapse e liga-se aos receptores nicotínicos de ACh no sarcolema, desencadeando um potencial de ação e contração da fibra muscular. Os alvos antigênicos da miastenia *gravis* (MG) e síndrome miastênica de Lambert-Eaton (SMLE) estão indicados, bem como o local de ação da toxina botulínica. LRP4, proteína 4 relacionada com receptor de lipoproteína; MuSK, tirosinoquinase específica do músculo.

do axônio motor, provoca liberação de quantidades determinadas de acetilcolina (ACh) na fenda sináptica por meio da fusão das vesículas com a membrana. A ACh liberada atua como sinal químico, que então atravessa a fenda sináptica e liga-se ao AChR localizado na membrana da fibra muscular pós-sináptica, desencadeando um potencial de ação da fibra muscular e sua subsequente contração.

Anticorpos autoimunes

A JNM é suscetível à patologia autoimune, uma vez que não há qualquer barreira hematoneural para protegê-la. Os mecanismos precisos que desencadeiam o processo de autoimunidade na JNM são desconhecidos; entretanto, acredita-se que o timo desempenhe alguma função importante.

Pesquisas extensivas revelaram a complexa natureza autoimune da MG. Cerca de 80% dos pacientes com MG têm anticorpos dirigidos contra AchR, como as imunoglobulinas G (IgG) da subclasse G1 ou G3. Anticorpos falsos positivos contra AChR são bastante raros (< 1%) e são detectados com frequência em doenças semelhantes (síndrome miastênica de Lambert-Eaton [SMLE]) ou distúrbios que afetam os neurônios motores. A maior parte consiste em anticorpos "ligantes", que simplesmente se ligam ao AChR. Anticorpos "moduladores" do AChR são encontrados em menos de 1% dos pacientes com MG sem anticorpos ligantes, enquanto os anticorpos "bloqueadores" são identificados em aproximadamente 10% dos pacientes com MG que não apresentam anticorpos ligantes. Anticorpos IgG policlonais dirigidos contra o AChR são produzidos por plasmócitos em órgãos linfoides periféricos, na medula óssea e no timo. Essas células originam-se de linfócitos B que foram ativados por linfócitos T auxiliares (CD41) para antígenos específicos. Os linfócitos T também são ativados, nesse caso, pela ligação às sequências peptídicas antigênicas (epítopos) do AChR acoplados aos antígenos de histocompatibilidade da superfície das células apresentadoras de antígenos.

Os anticorpos mais comuns são os ligantes anti-AchR, que se ligam a esse receptor localizado na membrana pós-sináptica e destroem as pregas juncionais de maneira mediada por complemento, acelerando a internalização e a degradação do AChR. Anticorpos bloqueadores impedem a ligação da ACh ao AChR e anticorpos moduladores deformam a JNM e suas pregas. Em todos os casos, o resultado final consiste em perda do AChR funcional.

Os anticorpos anti-AChR reagem com múltiplos determinantes, e uma quantidade suficiente de anticorpos circula para saturar até 80% de todos os locais de AChR no músculo. Uma pequena porcentagem de moléculas anti-AChR interfere diretamente com a ligação da ACh, mas acredita-se que a principal lesão das placas motoras resulte da perda eficaz de receptores, devido à destruição da membrana mediada por complemento e à aceleração dos processos normais de degradação (internalização, endocitose, hidrólise lisossômica) com reposição inadequada por meio de nova síntese. Em consequência da perda dos AChR e da erosão e simplificação das placas motoras terminais, a amplitude dos potenciais de ação da placa motora em miniatura é cerca de 20% do normal e os pacientes são anormalmente sensíveis ao curare (antagonista competitivo). A resposta decrescente característica à estimulação repetitiva do nervo motor mostra incapacidade dos potenciais da placa motora de alcançar o limiar, de modo que um número progressivamente menor de fibras responde à chegada de um estímulo nervoso. Anticorpos anti-AChR são, em sua maioria, dirigidos contra determinantes antigênicos localizados na porção extracelular da proteína mais distante da membrana – e não contra os sítios de ligação da ACh. Os efeitos somados dos anticorpos anti-AChR policlonais, sobretudo os que determinam complemento, levam à destruição dos receptores. Estudos fisiológicos mostraram comprometimento da resposta pós-sináptica à ACh, que é responsável pelas anormalidades fisiológicas, pelos sintomas clínicos e também pelos efeitos benéficos dos fármacos que inibem a acetilcolinesterase.

O sistema complementar desempenha papel fundamental na imunidade inata e depende da ativação de um conjunto de mais de 30 proteínas. Em pacientes com MG, os complexos antígeno-anticorpo ativam a via clássica do complemento que recruta diversas proteínas, dentre as quais a ativação de C5 é uma das últimas etapas e resulta na ativação do complexo de ataque à membrana, que, por fim, leva à destruição da membrana pós-sináptica da JNM. A importância do sistema complementar na MG levou ao desenvolvimento de fármacos que inibem seus componentes.

A proteína MuSK localiza-se na superfície interna da membrana muscular e está envolvida no agrupamento dos receptores de AChR. Aproximadamente 10% de todos os pacientes com MG e 50% dos pacientes sem anticorpos contra AChR têm anticorpos dirigidos contra MuSK. Pacientes com MG e anticorpos anti-MuSK apresentam notável atrofia dos músculos. Os anticorpos anti-MuSK são patogênicos por inibirem o agrupamento dos AChR, demonstrado na transferência passiva de IgG humana de pacientes com MG com anticorpos anti-MuSK para roedores.

Desde 2011, diversos grupos de pesquisadores identificaram outros alvos antigênicos em pacientes soronegativos com MG. A LRP4, proteína transmembrana que atua como receptora de agrina e participa do agrupamento de MuSK e AChR ativado por agrina, é essencial à formação da JNM. Anticorpos (sobretudo da subclasse IgG1) dirigidos contra LRP4 foram detectados em pacientes com MG soronegativos para anticorpos anti-AChR e anti-MuSK. Anticorpos contra cortactina – outra proteína envolvida nas etapas subsequentes do agrupamento dos receptores de ACh – não foram detectados apenas em pacientes soronegativos, mas também em portadores de outras doenças autoimunes. É provável que existam outros autoanticorpos dirigidos contra os componentes da JNM que ainda não foram descobertos e poderiam explicar os demais casos de pacientes com MG "soronegativa".

Autoimunidade mediada por linfócitos T

Ainda não foi esclarecido como a doença autoimune inicia, mas trata-se de um processo mediado por anticorpos e dependente dos linfócitos T. Na doença humana, diferentemente do que ocorre na MG experimental de animais, o timo quase sempre apresenta anormalidade; com frequência, múltiplos folículos linfoides exibem centros germinativos ("hiperplasia do timo") e, em cerca de 15% dos pacientes, observa-se presença de um tumor benigno encapsulado (timoma). Essas anormalidades são notáveis, visto que o timo normal é responsável pela maturação dos linfócitos T que intermedeiam a proteção imune sem promover respostas autoimunes. Os anticorpos anti-AChR são sintetizados por linfócitos B em culturas de timo hiperplásico. As glândulas hiperplásicas contêm todos os elementos necessários à produção de anticorpos: células portadoras de antígenos positivas para HLA da classe II, linfócitos T auxiliares, linfócitos B e antígeno do AChR; ou seja, RNA mensageiro das subunidades do AChR foi detectado no timo e "células mioides" também estão presentes nos timos normais e hiperplásicos. As células mioides têm AChR de superfície e contêm outras proteínas musculares. Quando o timo miastênico humano foi transplantado em camundongos com imunodeficiência congênita grave, os animais produziram anticorpos contra AChR, que se ligavam às próprias placas motoras, embora a fraqueza não fosse evidente.

Os linfócitos T são responsáveis pelo início e pela manutenção da resposta dos autoanticorpos, e o timo constitui o local de patologia evidente. Em cerca de 70% dos pacientes adultos com MG, o timo não sofre involução, pesa mais que o normal e revela hiperplasia linfoide. Em contrapartida, os centros germinativos de indivíduos não miastênicos são numerosos nos linfonodos e no baço, mas escassos no timo. Métodos imunocitoquímicos indicam que os centros germinativos do timo de pacientes miastênicos contenham linfócitos B, plasmócitos, linfócitos T positivos para HLA classe II do haplótipo DR e células dendríticas. Cerca de 10% dos pacientes com MG apresentam timomas linfoepiteliais e as células epiteliais neoplásicas do timo contêm autoantígenos, incluindo AChR e outras proteínas do músculo esquelético, como titina e receptor de rianodina. Nesses tumores, as células linfoides consistem em linfócitos T, e os elementos neoplásicos são constituídos por células epiteliais. Timomas benignos podem substituir quase totalmente a glândula com material glandular apenas residual nas margens ou se localizar dentro de uma glândula hiperplásica volumosa. Os timomas tendem a aparecer em pacientes idosos; todavia, em uma série, 15% desses tumores foram identificados em pacientes entre 20 e 29 anos. Eles podem invadir a pleura, o pericárdio ou vasos sanguíneos adjacentes, ou podem dissipar-se para estruturas torácicas mais distantes, incluindo diafragma; todavia, quase nunca se dispersam para outros órgãos. Em pacientes idosos sem timoma, o timo parece involuído e, com frequência, no exame microscópico de várias amostras, apresenta focos hiperplásicos no interior do tecido adiposo. A síntese excessiva e anormalmente prolongada de hormônios tímicos que, em condições normais, promovem a diferenciação dos linfócitos T auxiliares, pode contribuir para a resposta autoimune. Outro possível fator desencadeante é alteração imunogênica do antígeno AChR nas placas motoras; o tratamento com penicilamina de pacientes com artrite reumatoide pode desencadear uma síndrome indistinguível da MG, exceto por sua regressão quando se interrompe a administração do fármaco.

Descobertas mais recentes

Há poucos casos familiares da doença autoimune adquirida, porém a frequência desproporcional de alguns haplótipos HLA (B8, DR3, DQB1) em pacientes com MG indica que a predisposição genética pode ser importante. Acredita-se que outras doenças autoimunes também ocorram com mais frequência em pacientes com MG, sobretudo hipertireoidismo e outros distúrbios da tireoide, LES, artrite reumatoide, anemia perniciosa e pênfigo.

Recentemente, pesquisadores descobriram que micro-RNAs (miRNAs) estavam regulados de maneira anormal nos pacientes com MG e podem ser usados como biomarcadores da gravidade da doença. Os miRNAs são pequenas moléculas de RNA endógeno não codificadoras, associadas a muitos processos biológicos e, também, certas doenças humanas. Estudos revelaram hiper-regulação de perfis específicos de miRNAs em pacientes com MG positivos para anticorpos anti-AChR e anti-MuSK, que mostram alterações dinâmicas em seus níveis após timectomia ou imunoterapia.

Embora não costume haver inflamação evidente nos músculos, alguns indícios indicam que eles não são apenas alvos passivos da MG, mas podem também reagir de modo dinâmico. Várias citocinas estão hiper-reguladas nos músculos de modelos experimentais de MG. A ativação do complemento na membrana muscular pós-sináptica não causa apoptose, mas provoca ativação significativa das vias de transcrição e sinalização celulares.

O interesse em torno do microbioma intestinal e suas relações com doenças autoimunes aumentou de maneira significativa nos últimos anos, sobretudo nos pacientes que desenvolvem desequilíbrios nas contagens de linfócitos T, como esclerose múltipla e artrite reumatoide. Grandes quantidades de microrganismos vivem no intestino humano em relação simbiótica e evoluíram de maneira simultânea com os tecidos linfoides intestinais. Embora não existam estudos sobre alterações do microbioma intestinal de seres humanos com MG, estudos com modelos animais revelaram evidências de que probióticos possam alterar a evolução da doença.

Diagnóstico

Os sintomas da MG apresentam três características gerais que, em conjunto, proporcionam uma combinação diagnóstica (Tabela 93.2). O diagnóstico formal baseia-se nas manifestações clínicas, demonstração de alguma resposta aos fármacos colinérgicos, evidências eletrofisiológicas de transmissão neuromuscular anormal e demonstração de anticorpos circulantes dirigidos contra AChR ou MuSK.

Manifestações clínicas

A intensidade variável da fraqueza miastênica difere de qualquer outra doença. A fraqueza sofre alterações no decorrer de um único dia (algumas vezes, em minutos) e varia de 1 dia para outro ou durante períodos mais longos. Variações prolongadas maiores são denominadas *remissões* ou *exacerbações*; quando uma exacerbação envolve os músculos respiratórios a ponto de exigir intubação e ventilação mecânica assistida, é denominada *crise*. Uma "exacerbação" pode ser atenuada por meio de ventilação não invasiva ou pode ser um agravamento transitório sem desconforto respiratório. Acredita-se que as variações algumas vezes estejam relacionadas com esforço; essa característica e a natureza da anormalidade fisiológica foram, há muito tempo, designadas de *fatigabilidade excessiva*, mas existem razões práticas para retirar a ênfase na fatigabilidade como característica central da MG. Pacientes com a doença queixam-se com menor frequência de fadiga ou sintomas que poderiam ser interpretados como fadiga, exceto quando há fraqueza incipiente dos músculos respiratórios. Os sintomas miastênicos são sempre causados por fraqueza, e não por cansaço imediato. A fadiga é comum na MG e, algumas vezes, pode ser difícil (sobretudo para os pacientes) de diferenciar de uma verdadeira exacerbação miastênica.

A segunda característica da MG consiste na distribuição da fraqueza. Músculos oculares são afetados, de início, em cerca de 40% dos pacientes e acabam sendo acometidos em cerca de 85% dos casos. Ptose e diplopia são os sintomas resultantes. Outros sintomas comuns afetam os músculos faciais ou orofaríngeos e provocam disartria, disfagia e limitação dos movimentos faciais. Em conjunto, a fraqueza orofaríngea e ocular causa sintomas em quase todos os pacientes com MG adquirida. Fraqueza dos membros e pescoço também é comum quando combinada com fraqueza craniana. Os membros quase nunca são afetados de maneira isolada. A miastenia causada por anti-MuSK costuma envolver músculos oculares, faciais e bulbares e apresenta alto risco de insuficiência respiratória. Esse tipo de miastenia pode ter evolução rapidamente progressiva e mais grave.

Apesar do caráter oscilante da fraqueza, a MG não é uma doença com progressão inexorável. Entretanto, a natureza geral da doença costuma ser estabelecida dentro de algumas semanas ou meses após os primeiros sintomas. Quando a miastenia se restringe aos músculos oculares durante 2 anos – e, certamente, se assim continuar após 3 anos –, tende a permanecer restrita, tornando-se generalizada apenas em raros casos. Distinguir a miastenia exclusivamente ocular da miastenia generalizada logo após o início tem se mostrado um desafio.

Os sinais vitais e os resultados do exame físico geral costumam ser normais, a não ser que o paciente esteja em crise. A fraqueza dos músculos faciais e do levantador da pálpebra provoca um característico aspecto inexpressivo, com queda das pálpebras, que pode ser assimétrica (Figura 93.2 A). A fraqueza dos músculos oculares (Figura 93.2 B) pode causar paralisia ou fraqueza de músculos oculares isolados, limitação do olhar conjugado, oftalmoplegia completa de um ou ambos os olhos, ou um padrão que se assemelha à oftalmoplegia internuclear. A fraqueza proximal dos membros manifesta-se por dificuldade de elevar os braços acima da cabeça (Figura 93.2 C) e dificuldade de subir escadas, enquanto a fraqueza dos músculos flexores e extensores do pescoço pode resultar em tombamento da cabeça (Figura 93.2 D). A fraqueza dos músculos orofaríngeos ou dos membros, quando presente, pode ser demonstrada por meio de testes apropriados. A fraqueza dos músculos respiratórios pode ser detectada por provas de função pulmonar, que não devem se limitar apenas à determinação da capacidade vital, mas incluir também pressões inspiratória e expiratória, cujos valores pode ser anormais até mesmo antes que ocorram sintomas evidentes. Perda da massa muscular de grau variável é observada em cerca de 10% dos pacientes, porém não é focal e costuma ser verificada apenas em pacientes com desnutrição causada por disfagia intensa. Fasciculações não estão presentes, a não ser que o paciente tenha ingerido quantidades excessivas de fármacos colinérgicos. A sensibilidade está normal e os reflexos estão preservados, mesmo nos músculos enfraquecidos.

Crise miastênica é mais provável nos pacientes com fraqueza da orofaringe e músculos respiratórios. Acredita-se que essa condição seja provocada por infecção respiratória em muitos pacientes ou procedimentos cirúrgicos (incluindo timectomia), embora possa ocorrer sem nenhuma provocação aparente. Estresse emocional e doença sistêmica podem agravar a fraqueza

---

Tabela 93.2 Manifestações clínicas essenciais da miastenia *gravis*.

- **Fraqueza oscilante**
    - Parte proximal dos braços ou pernas
    - Algumas vezes parte distal dos braços/mãos
    - Axial: flexores > extensores do pescoço
- **Diplopia**
    - Fraqueza dos músculos extraoculares
    - Pode assemelhar-se a OIN
- **Ptose**
    - Frequentemente assimétrica
- **Disartria**
    - Fala anasalada
    - NMI
- **Disfagia**
- **Insuficiência respiratória**
    - Dispneia
    - Hipoxia como achado tardio

NMI, neurônio motor inferior; OIN, oftalmoplegia internuclear.

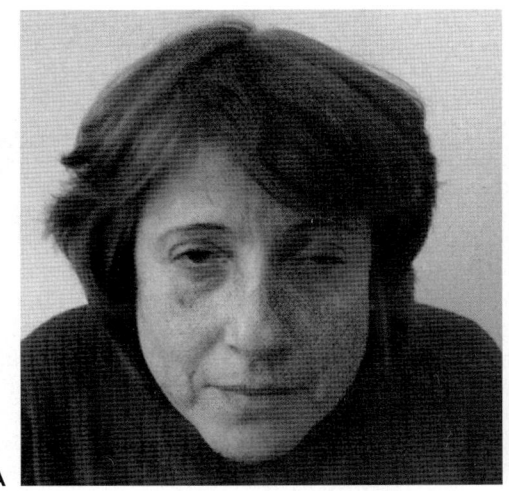
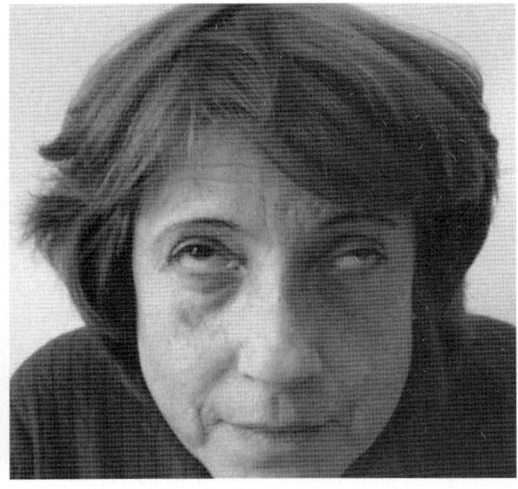
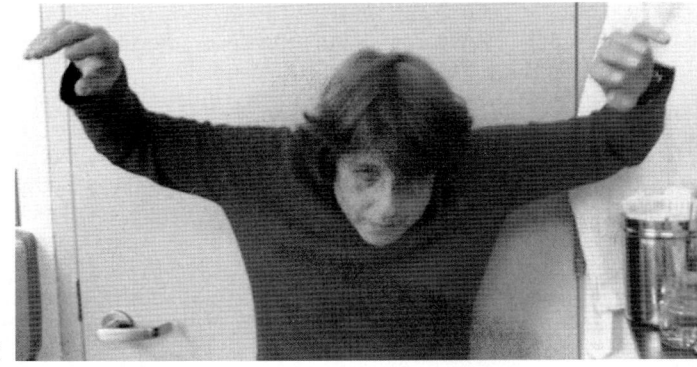
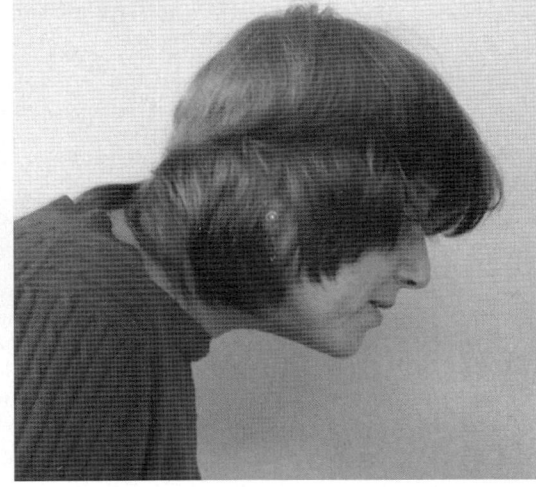

FIGURA 93.2 Manifestações clínicas da miastenia *gravis*. **A.** Fraqueza facial bilateral e ptose assimétrica. **B.** Fraqueza dos músculos extraoculares, que provoca olhar desconjugado. **C.** Fraqueza proximal dos braços. **D.** Fraqueza dos flexores do pescoço, causando tombamento da cabeça. (Cortesia de C. M. Ulane.)

miastênica por motivos ainda não esclarecidos; em pacientes com fraqueza orofaríngea, a aspiração de secreções pode provocar obstrução das vias pulmonares, resultando em início bastante abrupto de dificuldade respiratória. Entretanto, uma cirurgia de grande porte pode ser seguida de fraqueza respiratória sem aspiração, de modo que esta pode não ser a única explicação.

Um quadro clínico bem definido de fraqueza variável, melhora com repouso e sintomas oculares pode estabelecer diretamente o diagnóstico de MG. Entretanto, o diagnóstico de MG ocular algumas vezes pode representar um desafio quando os sinais clínicos são mínimos durante o exame, não há flutuação significativa dos sintomas e os sintomas observados são leves. O teste do gelo é realizado à beira do leito em pacientes com ptose: coloca-se uma bolsa de gelo sobre o olho com ptose durante 1 a 2 min, e a resolução ou melhora da ptose é considerada positiva e altamente específica de MG.

A notável melhora observada após injeção de brometo de neostigmina ou edrofônio torna esses fármacos úteis para diagnosticar MG. Apesar do risco quase sempre baixo de complicações, como é necessário ter atropina e um carrinho de emergência médica para administrar esses dois fármacos, o teste raramente é realizado hoje em dia. No teste do edrofônio, administra-se o fármaco, um inibidor de acetilcolinesterase de ação curta; a observação de melhora na avaliação clínica subsequente também é considerada positiva e específica da MG. Administra-se uma dose de teste de 2 mg de edrofônio IV, seguida de até 8 mg IV. A fraqueza muscular da MG melhora dentro de 30 a 45 s, e essa resposta persiste por até 5 min de duração; uma melhora objetiva da força muscular é considerada resultado positivo. Embora o risco de complicações cardíacas graves seja pequeno, podem ocorrer bradiarritmias e fibrilação ventricular potencialmente fatais com o teste, de modo que o fármaco deve ser administrado com monitoramento rigoroso e disponibilidade de atropina à cabeceira do paciente. Podem-se obter resultados falsos positivos em pacientes com doença do neurônio motor e outros distúrbios, e a sensibilidade do teste é de 60%. Tanto o teste do gelo quanto o teste do edrofônio exigem resultados objetivamente mensuráveis, sendo ambos, portanto, muito úteis nos casos de ptose e anormalidades oculomotoras, mas não nos casos de fraqueza dos membros. As únicas outras condições em que foi documentada melhora clínica após o uso de edrofônio são outros distúrbios da transmissão neuromuscular, como intoxicação botulínica, picada de cobras, intoxicação por organofosforados ou distúrbios incomuns que incluem características tanto da MG quanto da síndrome de Lambert-Eaton. Doenças que causam desenervação, como doença do neurônio motor ou neuropatia periférica, não apresentam resposta clínica reprodutível ou inequívoca ao edrofônio ou neostigmina.

Exames laboratoriais e testes eletrofisiológicos

Exames rotineiros de sangue, de urina e do líquido cefalorraquidiano são normais. Anticorpos anti-AChR são detectados em 85 a 90% dos pacientes de todas as idades com MG generalizada, se o músculo humano for utilizado como antígeno do teste (Tabela 93.3). Anticorpos podem não ser detectados nos pacientes com doença estritamente ocular, em alguns pacientes em remissão (ou após timectomia) ou até mesmo em alguns pacientes com sintomas graves. A titulação não corresponde à gravidade dos sintomas; pacientes em remissão clínica completa podem apresentar titulações elevadas. No caso da MG ocular pura, a presença de anticorpos anti-AChR no soro reforça o diagnóstico; entretanto, a sensibilidade é muito baixa (faixa de 25 a 70%). Anticorpos dirigidos contra proteínas miofibrilares (titina, miosina, actina, actomiosina) são encontrados em 85% dos pacientes com timoma e podem constituir a primeira evidência de timoma em alguns casos. No primeiro relato de miastenia soronegativa, não houve nenhuma diferença clínica entre pacientes com ou sem anticorpos anti-AChR. Mais tarde, em mais da metade desses pacientes soronegativos, foi constatada a presença de anticorpos anti-MuSK. Observou-se que pacientes com anticorpos anti-MuSK apresentam quadro clínico semelhante, quase sempre com MG generalizada e sinais predominantemente bulbares, bem como resposta fraca e inconsistente à piridostigmina, a agentes imunossupressores ou à timectomia, mas excelente resposta à plasmaférese. Foram detectados anticorpos contra aglomerados rapsina-AChR em células renais embrionárias humanas por meio de seleção de células ativadas por fluorescência em 66% (25/38) das amostras de soro de pacientes com teste previamente negativo para ligação ao AChR em solução. Outras anormalidades sorológicas são encontradas com frequência variável, e, em vários estudos, o fator antinuclear, o fator reumatoide e anticorpos dirigidos contra a tireoide foram encontrados com frequência maior do que nas populações de controle.

Recentemente, foram detectados anticorpos contra proteína 4 relacionada com receptor de lipoproteína (LRP4) em pacientes "soronegativos" com MG, cuja frequência oscilava entre 1 e 3% dos casos. Essa proteína está presente no músculo pós-sináptico, ativa a enzima MuSK e liga-se à agrina, componentes essenciais da transmissão de sinais na JNM.

A anormalidade eletrodiagnóstica característica consiste em progressivo decréscimo da amplitude dos potenciais compostos de ação musculares evocados por estimulação nervosa repetitiva em 3 ou 5 Hz (Figura 93.3). Nos casos de MG generalizada, a resposta decrescente pode ser verificada em cerca de 90% dos pacientes caso sejam usados pelo menos três sistemas neuromusculares (mediano-tenar, ulnar-hipotenar, acessório-trapézio). O teste de estimulação neural repetitiva é frequentemente negativo nos casos de MG ocular (nos músculos distais e proximais). Na eletromiografia (EMG) de fibra única, um pequeno eletrodo determina o intervalo entre os potenciais evocados das fibras musculares na mesma unidade motora. Esse intervalo (fenômeno denominado *instabilidade* ou *jitter*, em inglês) costuma variar, e seus limites temporais normais já foram definidos. Na MG, a instabilidade está aumentada e um estímulo pode não aparecer no momento esperado; esse processo é denominado *bloqueio*, cuja quantidade está aumentada no músculo miastênico. Embora todas essas anormalidades eletrofisiológicas sejam características de MG, tanto bloqueio como instabilidade também são observados em outros distúrbios. EMG de fibra única é o exame mais sensível para a MG, mas não é específico.

A EMG com agulha padrão costuma ter resultados normais; em certas ocasiões, revela um padrão miopático e quase nunca apresenta sinais de desenervação, a não ser que alguma outra condição sobrevenha. As velocidades de condução nervosa, do mesmo modo, estão normais.

Todos os pacientes com diagnóstico de MG devem ser submetidos a triagem para presença de timoma. Uma tomografia computadorizada (TC) do mediastino permite a visualização de todos os timomas, exceto os microscópicos. A ressonância magnética (RM) não é mais sensível que a TC.

O diagnóstico diferencial inclui todas as doenças acompanhadas de fraqueza dos músculos orofaríngeos ou dos membros, como distrofias musculares, esclerose lateral amiotrófica, paralisia bulbar progressiva, oftalmoplegia de outras causas e

Tabela 93.3 Exames diagnósticos para miastenia *gravis*.

Exame laboratorial	Observações
Anticorpos AChR	
• Anticorpos de ligação ao AChR • Anticorpos bloqueadores do AChR • Anticorpos moduladores do AChR	• 80 a 85% de todos os casos de MG • 50% dos casos de MG ocular • Anticorpos de ligação mais comuns • Anticorpos bloqueadores positivos em cerca de 10% dos casos de MG com anticorpos de ligação negativos • Anticorpos moduladores positivos em < 1% dos casos de MG com anticorpo de ligação negativo
• Anticorpos anti-MusK	• 10% de todos os casos de MG • 50% dos casos de MG AChR-negativo
Outros anticorpos	
• Anticorpos antimúsculo estriado • Titina, RyR, miosina, actina • LRP4, agrina	• Presentes em 75 a 85% dos casos de MG com timoma • Podem estar associados a doença mais grave (titina, RyR) • Anticorpos anti-LRP4 podem ser positivos em 1 a 3% dos casos de MG; ambos podem ser encontrados em outras doenças
Testes eletrodiagnósticos	
Estudos de condução neural	• A estimulação nervosa repetitiva revela decremento (≥ 10%) • Sensibilidade de 53 a 100% na MG generalizada • Sensibilidade de 10 a 48% na MG ocular • Inespecíficos
EMG de fibra única	• Exame mais sensível para MG (> 95%), porém inespecífico (cerca de 70%)
Radiologia	
Tomografia computadorizada do tórax	• 10% timomas

AChR, receptor de acetilcolina; EMG, eletromiografia; ICI, inibidor de *checkpoint* imune; LRP4, proteína 4 relacionada com receptor de lipoproteína; MG, miastenia *gravis*; MuSK, tirosinoquinase específica do músculo; RyR, receptor de rianodina.

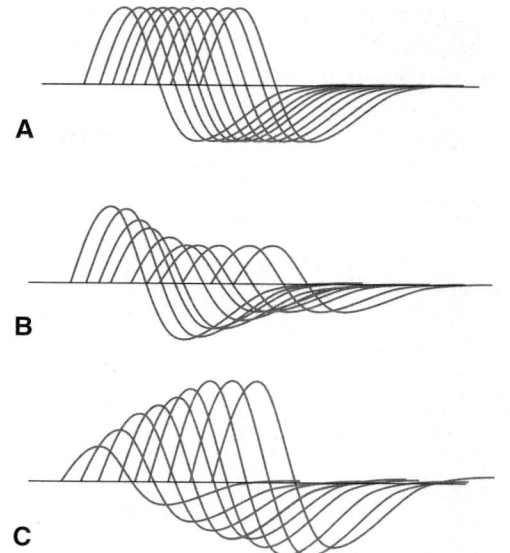

FIGURA 93.3 Estimulação neural repetitiva. A estimulação neural repetitiva (ENR) lenta (3 Hz) do sistema do nervo mediano-abdutor curto do polegar mostrou resposta normal, decréscimo e facilitação do potencial de ação muscular composto. **A.** Resposta normal à ENR, com decréscimo mínimo. **B.** Resposta decrescente associada à miastenia *gravis*. **C.** Facilitação associada à síndrome miastênica de Lambert-Eaton e ao botulismo.

astenia da psiconeurose ou hipertireoidismo. Em geral, não há dificuldade em diferenciar essas condições da MG com base nos achados do exame e na incapacidade de melhora dos sintomas nessas condições após injeção parenteral de neostigmina ou edrofônio. Em certas ocasiões, acredita-se que o blefarospasmo simule miastenia ocular; entretanto, nessa condição, o fechamento forçado do olho envolve tanto a pálpebra superior quanto a inferior, a fissura palpebral é estreitada e os sinais de atividade muscular ativa são característicos.

Tratamento

O tratamento da MG é específico para cada paciente. Um algoritmo geral para o tratamento do distúrbio é apresentado na Figura 93.4. É necessário que o médico escolha a sequência e a combinação de modalidades terapêuticas: anticolinesterásicos, corticoides, imunossupressores, plasmaférese, imunoglobulina intravenosa (IGIV), agentes biológicos (anticorpos monoclonais) e timectomia (Tabela 93.4).

Inibidores de acetilcolinesterase

Em 1934, a doutora Mary Walker descobriu os efeitos benéficos dos inibidores de acetilcolinesterase em pacientes com MG. Até hoje, esses fármacos continuam sendo a base do tratamento, embora nenhum ensaio clínico randomizado desses agentes tenha sido realizado para MG. Uma revisão Cochrane,

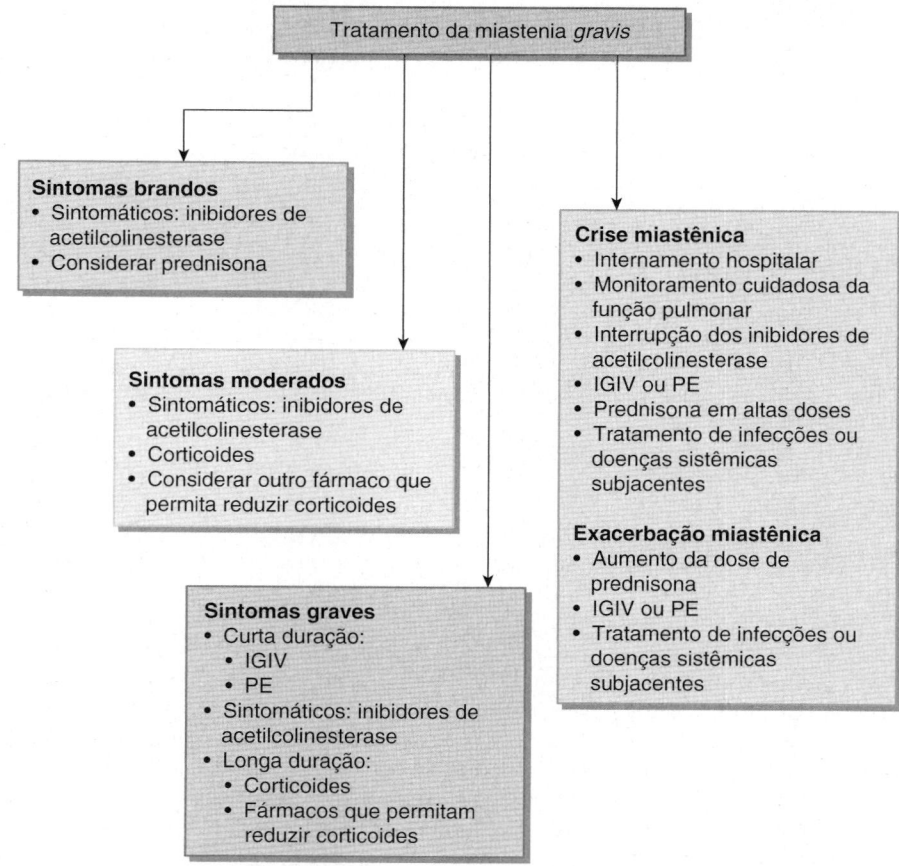

FIGURA 93.4 Diretrizes para o tratamento geral da miastenia *gravis* (MG). A terapia para esse distúrbio é altamente individualizada e depende de numerosos fatores. A figura traz os princípios gerais para a orientação dos médicos no tratamento da MG, com base na gravidade dos sintomas. IGIV, imunoglobulinas intravenosas; PF, plasmaférese.

Tabela 93.4 Fármacos usados para tratar miastenia *gravis*.

Agente	Dose	Parâmetros de monitoramento	Efeitos adversos
Piridostigmina	30 a 90 mg a cada 4 a 6 h Liberação prolongada: 180 mg antes de dormir	Resposta clínica	Comuns: fasciculações, diarreia Superdosagem: crise colinérgica, fraqueza, disfagia, insuficiência respiratória Raros: bromismo (psicose aguda)
Prednisona	1 mg/kg/dia (normalmente 60 a 80 mg/dia) Doses em dias alternados Reduzir gradualmente no decorrer de vários meses após resposta clínica continuada Concomitantes: IBP, bloqueadores H2 Cálcio, vitamina D	Pode causar agravamento inicial Pressão arterial Glicose sérica Exame oftalmológico anual	Hiperglicemia Hipertensão Ganho de peso Retenção de líquidos Cataratas/glaucoma Osteoporose/necrose avascular Miopatia por esteroides Doença ulcerosa péptica Depressão/efeitos psiquiátricos
IGIV	2 g/kg durante 4 a 5 dias	Frequência cardíaca Pressão arterial Resposta clínica (normalmente dentro de 1 semana)	Comuns: cefaleia, calafrios, febre, náuseas Raros: insuficiência renal aguda (induzida por soluto), meningite asséptica, trombose (TVP/EP, acidente vascular encefálico, IM), leucopenia
Plasmaférese	Cinco a seis trocas	Frequência cardíaca Pressão arterial Exames da coagulação Fibrinogênio Cálcio ionizado	Parestesias Hipotensão Arritmias transitórias Náuseas, tontura, calafrios Complicações de acessos centrais
Azatioprina	Iniciar com 50 mg/dia Titular até 2 a 3 mg/dia	Hemograma completo Função hepática	Infecções Desconforto gastrintestinal Hepatoxicidade Citopenias Neoplasia maligna
Micofenolato de mofetila	1 g 2 vezes/dia até totalizar 3 g diariamente*	Hemograma completo Função hepática	Infecções Citopenias Náuseas Diarreia Dor abdominal LMP (se usado com outros agentes imunossupressores)
Ciclosporina A	5 a 6 mg/kg 2 vezes/dia Meta mínima: 75 a 150 ng/mℓ	Pressão arterial Função renal	Infecções Toxicidade renal Hipertensão Muitas interações medicamentosas
Tacrolimo	3 a 5 mg/dia	Pressão arterial Função renal Glicose	Infecções Hiperglicemia Toxicidade renal Hipertensão Neoplasia maligna
Ciclofosfamida	Doses pulsadas mensalmente 500 mg/m**	Painel metabólico completo Exames de urina Hemograma completo	Mielossupressão Cistite hemorrágica Hiponatremia Crises epilépticas Infecção oportunista Neoplasia maligna

*Ensaios recentes, controlados e randomizados indicaram que não houve benefícios. **Geralmente reservadas para miastenia refratária grave. IBPs, inibidores de bomba de prótons; IGIV, imunoglobulina intravenosa; IM, infarto do miocárdio; LMP, leucoencefalopatia multifocal progressiva; TVP, trombose venosa profunda.

realizada em 2011, confirmou a falta de estudos controlados, mas concluiu que os resultados de estudos observacionais eram tão evidentes que seria difícil justificar a necessidade de um ensaio clínico. Existe o consenso de que a terapia com agentes anticolinesterásicos deve ser instituída tão logo o diagnóstico seja confirmado. Dos três fármacos disponíveis (neostigmina, brometo de piridostigmina e ambenônio), piridostigmina é o mais popular; entretanto, não foi formalmente avaliada em comparação controlada aos outros agentes. Os efeitos adversos muscarínicos de cólicas abdominais e diarreia são os mesmos para os três fármacos, mas menos intensos com piridostigmina; nenhum tem mais efeitos benéficos ou adversos em comparação aos outros e todos podem ser considerados seguros da mesma forma. A dose inicial habitual de piridostigmina é de 60 mg VO a cada 4 h, enquanto o paciente está desperto. Dependendo da resposta clínica, a dose pode ser aumentada, mas não se deve esperar benefícios adicionais com quantidades superiores a 120 mg a cada 2 h. Se os pacientes tiverem dificuldade em se alimentar, a dose pode ser administrada cerca de 30 min antes da refeição. Caso os pacientes tenham dificuldade sobretudo ao acordar pela manhã, podem tomar um comprimido de 180 mg de piridostigmina de liberação prolongada antes de dormir.

Os sintomas muscarínicos podem ser aliviados com preparações contendo atropina (0,4 mg) com cada dose de piridostigmina. Doses excessivas de atropina podem causar psicose; contudo, as quantidades ingeridas nesse esquema não apresentaram esse efeito. Podem-se administrar outros fármacos caso a diarreia seja intensa. O uso de dois fármacos associados não apresentou melhorias em comparação à administração de um fármaco apenas.

Embora o tratamento com fármacos colinérgicos algumas vezes possa trazer resultados impressionantes, existem graves limitações. Na miastenia ocular, apesar de aa ptose poder ser aliviada, quase sempre persiste algum sinal de diplopia. Na MG generalizada, pode-se observar notável melhora dos pacientes, porém alguns sintomas costumam permanecer. Os agentes colinérgicos não normalizam a função e o risco de crise persiste, visto que a doença não é curada. Por conseguinte, um dos outros tratamentos é imediatamente usado para os casos de MG generalizada. Pacientes com MG causada por anti-MuSK não costumam ter resposta tão satisfatória aos anticolinesterásicos.

Glicocorticoides

Apesar do uso disseminado e da eficácia confirmada dos glicocorticoides no tratamento da MG, não foi realizado nenhum estudo controlado randomizado e, nesse aspecto, não seria ético recusar um tratamento benéfico conhecido. Vários estudos controlados e cegos sugeriram inicialmente os benefícios dos esteroides para a MG e diversos estudos retrospectivos mostram que os esteroides podem induzir remissão em 27 a 42% dos pacientes com MG, bem como uma acentuada melhora em 29 a 52% destes. Uma dose de 60 a 100 mg/dia de prednisona produz resposta dentro de poucos dias ou semanas. Nas 2 primeiras semanas após o início da administração da prednisona, os pacientes podem ter agravamento dos sintomas; nesse caso, é preciso cautela com aqueles que apresentam sintomas bulbares ou respiratórios intensos. Pode-se observar resposta igualmente satisfatória com uma dose mais baixa, embora seja necessário mais tempo; se a dose for de 25 a 40 mg, por exemplo, pode-se observar algum benefício em 2 a 3 meses depois. A partir de então, a dose deve ser reduzida de maneira gradual para 20 a 35 mg, em dias alternados. Essa se tornou uma forma popular de tratamento para pacientes incapacitados, porém nenhum ensaio clínico controlado foi realizado. Se o paciente não melhorar em cerca de 6 meses ou se houver efeitos adversos inaceitáveis dos esteroides, deve-se prosseguir o tratamento com agentes poupadores de esteroides.

A prednisona em doses de 15 a 35 mg em dias alternados também é recomendada por alguns médicos para o tratamento de miastenia ocular, ponderando-se os riscos em relação aos benefícios potenciais. Para alguns pacientes em ocupações específicas, os riscos da terapia com prednisona podem ser necessários (p. ex., atores, policiais, reparadores de telhados, profissionais que trabalham em lugares altos ou aqueles que necessitam de visão estereoscópica). A miastenia ocular não representa ameaça à vida e a piridostigmina pode aliviar a ptose. O uso de um tapa-olho pode interromper a diplopia e prismas são úteis para alguns pacientes com diplopia horizontal estável. Atualmente, o ensaio clínico Efficacy of Prednisone in the Treatment of Ocular Myasthenia está em andamento e procura estudar a segurança e a eficácia para a MG ocular em um ensaio clínico multicêntrico, controlado e randomizado.

Fármacos que permitem reduzir o uso de corticoides

A azatioprina é um dos fármacos mais estudados dessa categoria. Trata-se de um antimetabólito das purinas, que atua ao inibir a proliferação dos linfócitos T e B. Costuma ser bem tolerada, mas pode levar mais de 12 meses para produzir um benefício máximo. Os efeitos adversos comuns abrangem desconforto gastrintestinal e reação de tipo gripal idiossincrásica. Além disso, a azatioprina pode causar hepatotoxicidade, havendo necessidade de monitorar as transaminases. Entre os efeitos adversos raros, mas graves estão leucopenia e pancitopenia, que podem ocorrer a qualquer momento durante o tratamento. Em 1998, um ensaio clínico controlado randomizado revelou os benefícios da azatioprina e da prednisolona. Pacientes aos quais foram administrados esses fármacos tiveram menos exacerbações, remissão mais prolongada e menor dose diária total de manutenção de prednisolona (Evidência de nível 1).[1] Outro estudo sugeriu que a azatioprina administrada isoladamente pode ser tão ou mais eficaz que a prednisolona para evitar deterioração clínica após 2 a 4 anos de tratamento (Evidência de nível 1).[2]

O micofenolato de mofetila inibe a proliferação dos linfócitos T e B, visto que bloqueia de maneira seletiva a síntese de purinas. Estudos-piloto iniciais e retrospectivos mostraram um benefício promissor para o tratamento da MG. Em um relato, 73% de 85 pacientes obtiveram melhora, e a ocorrência de efeitos adversos levou à suspensão do tratamento em 6% deles (Evidência de nível 1);[3] entretanto, dois ensaios clínicos controlados randomizados, realizados em 2008, não mostraram nenhum benefício em comparação com o placebo (Evidência de nível 1).[4,5] Muitos especialistas ainda utilizam micofenolato e o consideram eficaz, com perfil favorável de efeitos colaterais. As críticas dos estudos com resultados negativos sugeriram que os pacientes selecionados tinham doença leve, resposta melhor do que a esperada à prednisona em dose baixa, e que a curta duração geral do ensaio clínico pode ter suprimido algum efeito positivo.

A ciclosporina atua como inibidor da calcineurina e, assim, suprime a função dos linfócitos T efetores. É menos utilizada em razão de toxicidade renal; entretanto, demonstrou eficácia em vários ensaios clínicos controlados e randomizados (Evidência de nível 1).[6,7]

A administração de ciclofosfamida pode ser considerada em doses de até 2,5 mg/kg/dia para adultos (Evidência de nível 1).[8] Com frequência, em razão de sua toxicidade é reservada para os casos refratários. O tacrolimo, do mesmo modo, é outro agente com efeito benéfico (Evidência de nível 1).[9]

O metotrexato (MTX) também pode ser considerado segunda opção para tratar MG. Ainda é utilizado, embora existam dados de muito pouca qualidade quanto à sua eficácia. Trata-se de um inibidor seletivo da di-hidrofolatorredutase, que inibe a síntese de ácidos nucleicos nas células em divisão rápida (inclusive linfócitos) e, desse modo, causa imunossupressão. Os efeitos adversos costumam ser leves e incluem mucosite, alopecia e intolerabilidade gastrintestinal, mas podem ocorrer efeitos adversos graves, como pneumonite intersticial, hepatotoxicidade e supressão da medula óssea. Recentemente, pesquisadores fizeram um ensaio randomizado duplo-cego controlado por placebo para avaliar a eficácia do MTX como fármaco redutor da necessidade de corticoide usando como base o desfecho primário "curva de dose-tempo". Embora não houvesse diferença até 1 ano em termos de área sob a curva dose-tempo ou outras medidas de prognóstico clínico (Evidência de nível 1),[10] os autores observaram que não estava esclarecido se o estudo não contou com elementos suficientes ou se o fármaco realmente não é útil para tratar MG. Outro estudo foi desenvolvido para avaliar o grau de poliglutamação do MTX (que, em outras doenças, correlaciona-se com seus efeitos anti-inflamatórios) nesses mesmos pacientes ao final do ensaio. Os pesquisadores constataram que o grau de poliglutamação do MTX correlacionava-se com o efeito clínico-terapêutico na MG.

Os diversos efeitos adversos da prednisona devem ser ponderados em relação às possibilidades de supressão da medula óssea, suscetibilidade à infecção ou neoplasia maligna tardia em pacientes em uso de agentes imunossupressores.

Plasmaférese e imunoglobulinas intravenosas

A plasmaférese (PF) também é usada para tratar exacerbações; a melhora obtida, observada na maioria dos pacientes, pode ser discreta ou notável e durar apenas alguns dias ou vários meses. A PF é segura, mas de alto custo e não é conveniente para muitos pacientes. Cateteres de demora podem levar à ocorrência de sangramento, trombose ou infecção. Em geral, são realizadas cinco sessões de PF em dias alternados.

O tratamento com IGIV costuma ser administrado em cinco doses diárias até completar a total, de 2 g/kg de peso corporal. Existem algumas evidências de que a dose de 1 g/kg pode ser suficiente para tratar exacerbações (Evidência de nível 1).[11] Um ensaio clínico randomizado duplo-cego controlado por placebo com IGIV para tratar exacerbações moderadas a graves de MG constatou um benefício que foi tanto estatisticamente significativo quanto clinicamente pertinente (Evidência de nível 1).[12] Os efeitos adversos incluem cefaleia, meningite asséptica e síndrome de tipo gripal, que pode ser alarmante, mas desaparece em 1 ou 2 dias. Podem ocorrer complicações tromboembólicas, incluindo acidente vascular encefálico. A IGIV é mais fácil de administrar, mas é ainda mais dispendiosa. É preferível à PF em pacientes com acesso venoso inadequado, incluindo crianças.

Recentemente, pesquisadores avaliaram a utilização de imunoglobulinas subcutâneas (IGSCs) como alternativa à IGIV para tratar algumas doenças autoimunes, considerando que permite aos pacientes mais autonomia para que façam a própria aplicação, o que demanda menos gastos com atendimento à saúde e, em teoria, menos efeitos adversos e melhor tolerabilidade. Uma revisão sistemática sobre o uso de IGSCs em pacientes com MG encontrou apenas estudos pequenos e não controlados, mas esse tratamento geralmente pode atenuar as limitações impostas pela MG com reações adversas apenas locais e brandas.

Tanto IGIV como PF também podem tratar exacerbações. Tendo em vista as diferenças em sua disponibilidade em vários centros de tratamento e os diferentes perfis de efeitos colaterais, é importante considerar cada uma delas com cautela. Um estudo cego e randomizado comparou a IGIV com a PF para exacerbações moderadas a graves e constatou que ambas constituem tratamentos igualmente eficazes para o agravamento da MG, com duração dos benefícios e perfis de segurança semelhantes (Evidência de nível 1).[13]

Outros imunomoduladores

Rituximabe

Há grande interesse em novos tratamentos imunossupressores e moduladores para MG. Rituximabe foi originalmente desenvolvido para tratar câncer e outras doenças autoimunes. Trata-se de um anticorpo monoclonal dirigido contra linfócitos B CD20$^+$ que atua por meio da depleção das reservas de linfócitos. Vários estudos retrospectivos ou prospectivos publicados relataram potenciais efeitos benéficos nos pacientes com MG. Além disso, aparentemente havia melhora sobretudo significativa em pacientes com MG causada por anti-MuSK. Uma ampla revisão prospectiva duplo-cega comparou pacientes com MG causada por anti-MuSK e tratada com rituximabe ou outros imunossupressores e mostrou que rituximabe aumentou a probabilidade de obter prognóstico clínico favorável. Um ensaio de fase II com rituximabe (estudo BeatMG) foi um estudo randomizado duplo-cego randomizado conduzido para avaliar a eficácia e a segurança do rituximabe em pacientes com MG generalizada positiva para anti-AChR, mas não conseguiu alcançar o desfecho primário em termo de efeitos poupadores de corticoides; contudo, a doença em geral pode ter sido mais branda, e uma análise *ad hoc* dos subgrupos sugeriu que rituximabe pode ser mais eficaz nos casos moderados a graves. Entretanto, vários estudos retrospectivos indicaram efeitos benéficos na MG com anti-AChR e uma metanálise calculou índice de resposta de 26% entre pacientes com MG anti-AChR positivos tratados com rituximabe. Um ensaio retrospectivo sugeriu que rituximabe é seguro e eficaz para controlar MG com início tardio e, ao longo de um estudo prospectivo ampliado, os autores mostraram que esse fármaco trouxe melhora clínica continuada aos pacientes com MG positiva para anti-AChR e anti-MuSK. Desse modo, embora evidências indiquem de maneira clara os efeitos benéficos na MG com anti-MuSK, pode haver alguma melhora em determinados casos de MG anti-AChR. Em geral, rituximabe é considerado seguro e bem tolerado; contudo, existe um pequeno risco de causar leucoencefalopatia multifocal progressiva e reativação da hepatite B.

Inibidor de complemento: eculizumabe

Considerando o papel da destruição da JNM mediada por complemento nos casos de MG, tem sido observado um crescente interesse em torno da utilização de inibidores de complemento para tratar a doença. Eculizumabe é um anticorpo monoclonal dirigido contra o componente terminal C5 do complemento, que impede sua ativação e, desse modo, inibe a produção do complexo de ataque à membrana; por essa razão, provavelmente consegue preservar os receptores de ACh e a própria membrana sináptica, preservando assim a transmissão na JNM de pacientes com MG. Um amplo ensaio clínico de fase III (RE-GAIN) revelou significativos efeitos clínicos benéficos em pacientes com MG generalizada resistente, que foram tratados com eculizumabe ou placebo, quanto aos parâmetros clínicos secundários (ainda que o desfecho clínico primário não tenha alcançado significado estatístico); por essa razão, a FDA americana aprovou a utilização desse fármaco para tratar casos resistentes de MG. Uma extensão *open-label* do estudo RE-GAIN mostrou que os efeitos benéficos do tratamento com eculizumabe persistiram por até 3 anos; os parâmetros clínicos incluíram manifestações mínimas da doença ou remissão farmacológica. O efeito adverso mais grave do eculizumabe é meningite meningocócica, que requer imunização apropriada antes de o tratamento iniciar e profilaxia primária conforme necessidade.

Inibidor de complemento: zilucoplan

Zilucoplan é um pequeno peptídeo sintético que se liga ao componente C5 do complemento e impede a clivagem e a ativação da cascata do complemento. Um ensaio de fase II randomizado e duplo-cego controlado por placebo avaliou a eficácia do zilucoplan subcutâneo em duas doses diferentes para pacientes com MG anti-AChr. O estudo mostrou que o fármaco foi bem tolerado e alcançou o desfecho primário de alteração clinicamente significativa do escore quantitativo de miastenia *gravis* (QMB) com 12 semanas (a escala QMB avalia fraqueza muscular), assim como ocorreu com a maioria dos parâmetros secundários. A inibição máxima do complemento com a dose mais alta de zilucoplan mostrou supressão mais rápida e intensa da doença, enquanto a inibição parcial do complemento com a dose menor foi melhor do que o placebo.

Inibição de receptor Fc neonatal

Uma abordagem terapêutica nova consiste no bloqueio do receptor Fc neonatal (FcRn). Esse receptor desempenha papel fundamental no prolongamento da meia-vida das moléculas de IgG, impedindo que sejam decompostas nos lisossomos. Quando há inibição do FcRn, a meia-vida das IgGs é significativamente reduzida e suas concentrações totais, bem como os níveis de IgG patogênicas (autoanticorpos), diminuem.

Efgartigimode

Efgartigimode é um anticorpo monoclonal dirigido contra o FcRN, que impede a decomposição lisossômica das IgGs circulantes. Esse fármaco é administrado por infusão intravenosa. Uma única dose causa redução de 50% nos níveis de IgG, enquanto doses repetidas reduzem ainda mais suas concentrações (75%). Em um ensaio randomizado duplo-cego controlado por placebo, administrou-se efgartigimode a pacientes com MG generalizada positiva para anti-AChr e os resultados foram muito promissores. Não apenas o fármaco foi seguro e bem tolerado como o estudo também revelou correlação entre níveis reduzidos de anticorpo anti-AChR e melhora clínica; várias escalas de eficácia diferentes mostraram que 75% dos pacientes obtiveram melhora rápida e persistente da doença.

Outros inibidores de receptor Fc neonatal

Rozanolixizumabe é um anticorpo monoclonal (aplicação subcutânea) dirigido contra FcRn. Um estudo de fase II concluído há pouco tempo revelou melhoras clinicamente significativas em pacientes com MG, que também tiveram redução dos títulos dos autoanticorpos (os resultados ainda não foram publicados). Outros inibidores de FcRn em estudo são nipocalimabe e RVT-1401.

Outros tratamentos

Vários outros tratamentos novos para MG também têm despertado interesse, os quais incluem vários outros mecanismos de inibição dos linfócitos B (bortezomibe, inibidor de proteassoma que destrói linfócitos B de curta e longa sobrevida); belimumabe, anticorpo monoclonal dirigido contra fator de ativação dos linfócitos B, que inibe sua diferenciação; e transplante de células-tronco (depressão da medula óssea por transplante de células-tronco hematopoéticas autólogas).

Em um ensaio randomizado duplo-cego controlado por placebo, o tiramsetiv, fármaco experimental que ativa o complexo toponímico da musculatura esquelética rápida, foi estudado como opção para aumentar a potência e reduzir a fadiga muscular de pacientes com MG por meio da amplificação da resposta muscular subsequente. Os autores mostraram que o fármaco foi bem tolerado e pode melhorar a função dos pacientes com MG, com melhoras dos escores QMG dependentes de dose.

Relatos de casos comprovaram efeitos benéficos em pacientes com MG resistente com o uso de tocilizumabe (anticorpo monoclonal dirigido contra receptor de interleucinas 6) e ofatumumabe (anticorpo monoclonal totalmente humanizado dirigido contra um epítopo dos linfócitos B CD20+).

Timectomia

A timectomia era originalmente destinada para pacientes com incapacidade grave, visto que a cirurgia estava associada à elevação da taxa de mortalidade. Entretanto, com os avanços da cirurgia e da anestesiologia, a taxa de mortalidade operatória atual é insignificante nos principais centros. Embora a timectomia tenha sido a base do tratamento de pacientes com MG, não existiam evidências conclusivas comprovando seus efeitos benéficos, até que em 2017 foi concluído e publicado um estudo sobre timectomia de pacientes com miastenia *gravis* não timomatosa tratados com prednisona (MGTX). O ensaio randomizado internacional avaliador-cego envolveu vários centros de pesquisa e comparou timectomia transesternal acrescida de prednisona em dias alternados com tratamento apenas com prednisona em dias alternados e demonstrou que a timectomia para tratar MG não timomatosa com anticorpos anti-AChR positivos provavelmente é mais eficaz do que apenas a prednisona no sentido de alcançar atividade clínica mínima da doença e redução dos internamentos hospitalares em 3 anos (Evidência de nível 1).[14] Cerca de 10% dos pacientes participaram de um estudo de extensão, que comprovou que esses efeitos benéficos persistiam ao final de 5 anos. Uma revisão sistemática e uma metanálise demonstraram que a timectomia pode ser considerada um tratamento eficaz para pacientes com MG não timomatosa, casos nos quais alcança índices de remissão significativamente mais altos. Desse modo, as diretrizes de especialistas recomendam que a opção de timectomia seja proposta aos pacientes com MG não timomatosa anti-AChR positivos na faixa entre 18 e 65 anos. Nenhum estudo randomizado avaliou a eficácia da timectomia em pacientes com MG anti-MuSK ou soronegativa; contudo, uma revisão retrospectiva dos dados referidos à MG anti-MuSK e reunidos de um ensaio com rituximabe mostrou que a timectomia não estava associada a uma melhora clínica adicional de pacientes com MG anti-MuSK.

As decisões tomadas em relação a crianças ou pacientes com mais de 65 anos e MG soronegativa devem ser individualizadas. Embora o estudo tenha demonstrado que a timectomia é segura, ainda se trata de um procedimento cirúrgico significativo. Existem técnicas minimamente invasivas, mas que podem aumentar o risco de que sobrem restos de tecidos tímicos. Mantegazza et al. demonstraram taxa de remissão de cerca de 50% dentro de 6 anos após a cirurgia com operação transesternal padrão ou operação torascópica minimamente invasiva.

Pacientes com timoma têm tendência a apresentar MG mais grave e menos tendência a melhorar após timectomia; entretanto, muitos desses pacientes também melhoram quando o timo circundante é excisado com o tumor.

Crise miastênica

Crises miastênicas ocorrem em cerca de 10% dos pacientes com miastenia. Essas crises são mais prováveis em pacientes com disartria, disfagia e fraqueza documentada dos músculos respiratórios, presumivelmente por serem mais propensos à aspiração das secreções orais; todavia, crises também podem ocorrer em outros pacientes após infecção respiratória ou cirurgia de grande porte (incluindo timectomia). Os princípios do tratamento são os mesmos recomendados para insuficiência respiratória em geral. Diversos estudos retrospectivos investigaram quais fatores clínicos e laboratoriais na crise MG podem antecipar a necessidade de ventilação mecânica. A Tabela 93.5 mostra as manifestações clínicas e laboratoriais da insuficiência respiratória iminente em pacientes com MG. Em geral, o tratamento com colinérgicos é interrompido após colocação de tubo endotraqueal e respiração sob pressão positiva; essa prática evita problemas relacionados com a dose apropriada ou a estimulação colinérgica das secreções pulmonares. A crise é classificada como exacerbação temporária, que desaparece em poucos dias

Tabela 93.5 Sinais de insuficiência respiratória iminente em pacientes com miastenia *gravis*.

Manifestações clínicas	Disfunção bulbar significativa • Disartria, disfagia • Comprometimento do reflexo faríngeo Taquipneia, dispneia Uso dos músculos acessórios Respiração paradoxal Contar alto em uma única expiração Dificuldade para tossir Comprometimento da eliminação das secreções
Sinais laboratoriais	Provas de função pulmonar: CV < 15 a 20 mℓ/kg (ou CV < 1 ℓ) FIN > –20 cmH$_2$O PEM < 40 cmH$_2$O Volume corrente < 4 a 5 mℓ/kg Laboratório: PCO$_2$ ≥ 50 mmHg*

*Hipoxia é um sinal tardio. CV, capacidade vital; FIN, força inspiratória negativa; PEM, pressão expiratória máxima.

Tabela 93.6 Fármacos que agravam miastenia *gravis*.

Contraindicados	Alfainterferona Penicilamina Telitromicina Toxina botulínica
Utilizar com cautela (podem agravar MG)	**Fármacos de ação cardíaca** • Betabloqueadores (propranolol, colírio de maleato de timolol) • Bloqueadores do canal de cálcio • Quinina, quinidina, procainamida **Bloqueadores neuromusculares** • Succinilcolina • Tubocurarina **Antibióticos** • Aminoglicosídeos (gentamicina, canamicina, estreptomicina, neomicina) • Macrolídeos (eritromicina, azitromicina) • Quinolonas (ciprofloxacino, levofloxacino, norfloxacino, ofloxacino) **Sais de magnésio** (laxativos, antiácidos)

MG, miastenia *gravis*.

ou semanas. O objetivo do tratamento é manter as funções vitais e evitar ou tratar uma infecção até que o paciente se recupere da crise de maneira espontânea. Tratamento com colinérgicos não precisa ser reiniciado, a não ser que a febre e outros sinais de infecção tenham desaparecido, que não haja complicações pulmonares e que o paciente respire sem assistência. A crise miastênica e exacerbações podem ser desencadeadas por infecções, procedimentos cirúrgicos e uso de fármacos (Tabela 93.6).

Imunizações e miastenia gravis

Um estudo de coorte populacional realizado no Canadá mostrou que pacientes com MG tinham risco 39% maior de adquirir infecções graves, em comparação com controles pareados, ainda que esse estudo não tenha levado em consideração o tratamento com imunossupressores. Em vista da importância da imunização para evitar disseminação de doenças infecciosas na população em geral e da necessidade de evitar infecções graves em pacientes com MG, a segurança das vacinas com frequência suscita muita preocupação nesse grupo específico. Não foi bem estudada entre pacientes com doenças autoimunes, mas estudos observacionais pequenos indicaram que vacinação contra *influenza* é segura na MG e não altera os títulos de anticorpo anti-AChR de pacientes. Um ensaio randomizado duplo-cego controlado por placebo comprovou que a imunização *contra* influenza foi segura, não desencadeou exacerbações da MG e induziu resposta imune comparável à dos controles, independentemente do tipo de imunossupressão.

Gravidez e miastenia gravis

MG também afeta mulheres em idade reprodutiva, e a gravidez é uma situação singular. Embora a doença em si não altere a fertilidade, fármacos imunossupressores podem deprimi-la e causar efeitos teratogênicos.

É difícil prever a evolução da doença durante a gestação, visto que há amplas variações. Um terço das mulheres apresenta agravamento da MG no primeiro trimestre; contudo, também pode haver melhora ou remissão no segundo e no terceiro trimestre.

Em condições ideais, as pacientes devem ser atendidas por um neurologista para avaliar o planejamento gestacional tão logo seja possível. A timectomia é uma opção caso ainda não tenha sido realizada, considerando-se os efeitos benéficos em pacientes com MG; além disso, a timectomia pode estar associada à redução da probabilidade de ocorrer miastenia neonatal.

Durante a gravidez, o tratamento preferível para MG é piridostigmina e corticoide nas menores doses eficazes. Não é recomendável iniciar outros imunossupressores nesse período, tendo em vista o longo intervalo até se obter efeitos benéficos e o risco potencial acarretado ao feto. Pacientes que já utilizem ciclosporina ou azatioprina podem mantê-las se necessário, enquanto MTX e micofenolato de mofetila devem ser interrompidos antes de engravidar. Rituximabe pode ser seguro na gestação, mas não há dados disponíveis e as recomendações atuais sugerem que o tratamento deve ser interrompido 12 meses antes de engravidar.

As exacerbações podem ser tratadas com IGIV ou PF, conforme a necessidade.

Prognóstico

Antes do advento das unidades de terapia intensiva e da introdução da respiração sob pressão positiva na década de 1960, a crise miastênica era um evento potencialmente fatal. Nos últimos 60 a 70 anos, os avanços em cuidados críticos pulmonares e no diagnóstico da MG reduziram as taxas de mortalidade da crise miastênica de 33 a 60% para cerca de 4%. Com a melhoria dos cuidados respiratórios, é raro que os pacientes morram de MG, exceto quando doenças cardíacas, renais ou outros distúrbios complicam o quadro. Não obstante, cuidados intensivos pulmonares são atualmente tão eficazes que a crise quase nunca é fatal e muitos pacientes entram em remissão após se recuperam. Em consequência dos avanços no tratamento, MG ainda é uma condição séria, mas que não leva à morte.

SÍNDROMES MIASTÊNICAS CONGÊNITAS

Miastenia *gravis* neonatal

Cerca de 12% das crianças nascidas de mães miastênicas desenvolvem uma síndrome que se caracteriza por dificuldade de sugar, choro fraco, membros flácidos e, excepcionalmente, insuficiência respiratória. Os sintomas começam nas primeiras 48 h após o nascimento e podem durar vários dias ou semanas; após esse período, as crianças são normais. As mães costumam ser sintomáticas, mas podem estar em remissão completa; em ambos os casos, pode-se comprovar a presença de anticorpos anti-AChR tanto na mãe quanto na criança. Os sintomas desaparecem quando os títulos de anticorpos no lactente declinam. A insuficiência respiratória grave pode ser tratada por exsanguineotransfusão, mas o histórico natural do distúrbio é de melhora progressiva e desaparecimento completo de todos os sintomas dentro de vários dias ou semanas. Suporte respiratório e nutrição são essenciais ao tratamento. Casos raros de artrogripose múltipla congênita (síndrome evidenciada por múltiplas contraturas articulares presentes na ocasião do nascimento) foram atribuídos à transferência transplacentária de anticorpos que inibem AChR fetal.

Síndromes miastênicas congênitas

O termo *síndromes miastênicas congênitas* (SMCs) abrange ao menos trinta doenças diferentes, das quais muitas foram descobertas recentemente em razão da percepção mais ampla e da utilização de técnicas de sequenciamento de última geração. Serão descritas a seguir as mais comuns e bem definidas.

Embora a ocorrência de MG congênita em crianças seja rara, a condição apresenta várias características nessa população. As mães são assintomáticas e não têm anticorpos anti-AChR circulantes no sangue. Em geral, não ocorre qualquer problema no período neonatal; em vez disso, oftalmoplegia é o sinal dominante posteriormente na lactância e fraqueza dos membros pode ser evidente. A doença com frequência é familiar. Não são encontrados anticorpos dirigidos contra AChR, porém se observa resposta decrescente à estimulação repetitiva. Essas síndromes podem ser classificadas com base no tipo de patologia: pré-sináptica, sináptica ou pós-sináptica.

Síndromes miastênicas congênitas pré-sinápticas

SMCs pré-sinápticas são causadas por anomalias dos genes que codificam proteínas essenciais à transmissão neuromuscular ao longo da membrana pré-sinápticas das terminações neurais. A mais comum é deficiência de colina-acetiltransferase, que impede a síntese de ACh. Algumas crianças podem ter hipotonia grave e entrar em apneia ao nascer, enquanto outros podem ser normais ao nascer, mas desenvolver episódios de apneia súbitos e aparentemente espontâneos. A gravidade dessa doença está relacionada ao tipo de mutação genética.

A deficiência de SNAP-25B é atribuída a uma anormalidade na iniciação do processo de exocitose das vesículas sinápticas até a superfície, resultando em quantidades reduzidas de ACh nas terminações neurais a cada estímulo neural.

A insuficiência de vesículas sinápticas e a síndrome de liberação reduzida de ACh não têm causa genética conhecida.

A deficiência de sinaptotagmina 2 afeta a detecção dos níveis de cálcio na terminação neural pré-sináptica.

Síndromes associadas à lâmina basal sináptica

A deficiência de acetilcolinesterase na placa terminal pode ser causada por mutações da proteína COLQ, responsável por fixar essa enzima na lâmina basal. Essa deficiência prolonga as correntes elétricas e os potenciais de ação em consequência das quantidades aumentadas de ACh na fenda sináptica. Pacientes com a doença podem apresentar anormalidades com distribuição restrita às cinturas pélvica-escapular e aos membros.

A deficiência de laminina-B2 causa desalinhamento entre a terminação neural e a região pós-sináptica, o que reduz as quantidades de ACh liberadas. Outros órgãos, como os rins, também podem ser afetados.

Anormalidades do receptor de acetilcolina

Uma das síndromes miastênicas congênitas mais comuns é causada por anormalidades do AChR nicotínico dos músculos. A deficiência primária de AChR decorre de diversas mutações, mas o resultado final é que as quantidades de AChR na placa terminal são reduzidas a cerca de 10% da concentração normal, enquanto a resposta à ACh nas sinapses reduz de maneira acentuada. A maioria dos pacientes apresenta ptose, oftalmoplegia que se torna fixa e fraqueza variável dos membros.

A síndrome do canal lento é causada por mutações autossômicas dominantes do poro de ligação ao ligante do AChR e acarreta correntes elétricas, bem como potenciais de ação sinápticos prolongados. Isso ativa repetitivos potenciais de ação motora compostos reforçados por edrofônio e bloqueio da despolarização após estimulação repetida. Os músculos do pescoço, a região escapular e o antebraço dorsal são afetados com frequência; em geral, os músculos oculares são preservados.

A síndrome do canal rápido é provocada por mutações de diversos domínios do AChR, que causam decréscimo anormalmente rápido das correntes elétricas e potenciais de ação das placas terminais.

Anormalidades da membrana pós-sináptica

Anormalidades do desenvolvimento e da conservação da placa terminal foram associadas às mutações de vários genes pós-sinápticos.

A deficiência ou disfunção de agrina afeta não apenas a aglomeração dos receptores de ACh e transdução de sinais, mas também a conservação estrutural da JNM, essencial à formação das sinapses.

Mutações da LRP4 interferem em sua capacidade de ligar-se à MuSK e à agrina e, desse modo, interrompem a transdução de sinais pós-sinápticos.

Mutações da MuSK impedem sua função e provocam remodelação extensiva das placas terminais. Pacientes com essas anomalias com frequência têm ptose e sofrimento respiratório ao nascer e, mais tarde, desenvolvem fraqueza dos músculos faciais, oculares e periféricos dos membros.

Dok-7 é um ativador da MuSK e algumas mutações foram descritas, as quais inibem sua função e sinalização pós-sináptica. Todos os pacientes apresentam fraqueza acentuada da cintura escapular-pélvica e dos membros, com relativa preservação dos músculos faciais, oculares e bulbares.

Rapsina é uma proteína que fixa o AChR à membrana pós-sináptica e é essencial à formação das dobras juncionais; quanto essa proteína sofre mutação, a placa terminal se degenera. Em geral, pacientes com essa anomalia têm manifestações clínicas no primeiro ano de vida, inclusive artrogripose e outras malformações congênitas.

Distúrbios da glicosilação

A glicosilação altera a solubilidade, a estabilidade e a conformação dos peptídeos. Proteínas glicosiladas estão presentes na membrana pós-sináptica; desse modo, a transmissão na JNM pode ser prejudicada por distúrbios da glicosilação. Anormalidades de várias enzimas de glicosilação foram reconhecidas como causa de SMCs. Ao exame de microscopia eletrônica, observam-se agregados tubulares no retículo sarcoplasmático, que podem ser indicativos desse diagnóstico. Anormalidades da GFPT1 resultam no subdesenvolvimento das placas terminais e sugerem hipoglicosilação das proteínas pós-sinápticas, inclusive MuSK, agrina e distroglicanos. Já anormalidades da DPAGT1 causam redução de até 50% dos níveis normais de liberação de ACh, resposta pós-sináptica à ACh e concentração de AChR.

Outras síndromes miastênicas congênitas

A síndrome de deleção do PREPL (síndrome de hipotonia-cistinúria) causa cistinúria, deficiência de hormônio do crescimento, fraqueza muscular, distúrbio alimentar e ptose. A enzima PREPL (prolilendopeptidase-*like*) é essencial ao preenchimento das vesículas sinápticas com ACh; desse modo, mutações da enzima reduzem a quantidade liberada de ACh.

A plectina é uma proteína que forma ligações cruzada com filamentos intermediários e promove sustentação ao citoesqueleto da célula. Anomalias dessa proteína causam muitas síndromes diferentes, como distrofia muscular, SMCs e epidermólise bolhosa simples. Nos pacientes com SMCs, as dobras juncionais sofrem degeneração com desorganização estrutural e malformação do AChR.

Anormalidades do canal de sódio Na1.4 (SCN4A) reduzem a margem de segurança para transmissão na JNM em consequência da inativação rápida e da inativação dependente de uso.

Tratamento das síndromes miastênicas congênitas

O tratamento das SMCs inclui colinérgicos, fármacos que aumentam as quantidades de ACh disponíveis na JNM (piridostigmina e 3,4-diaminopiridina [3,4-DAP]), bloqueadores de canal aberto do canal iônico do AChR (fluoxetina e quinidina) e agonistas beta-adrenérgicos (salbutamol e efedrina), que estabilizam a JNM e reduzem a dispersão dos AChRs. Piridostigmina bloqueia a enzima acetilcolinesterase e, desse modo, aumenta as quantidades de ACh disponíveis para transmissão na JNM. O bloqueador 3,4-DAP age no canal de potássio da membrana pré-sináptica, que prolonga o potencial de ação neural e, desse modo, aumenta as quantidades de ACh liberadas dentro da sinapse. Esses dois fármacos aumentam a amplitude do potencial de ação da placa terminal e ajudam a alcançar a margem de segurança para transmissão na JNM.

Acredita-se que agonistas beta-adrenérgicos atuem estabilizando a JNM e diminuindo a dispersão dos receptores de ACh. Em geral, a resposta ao tratamento com esses fármacos costuma ser mantida por meses ou mesmo 1 ano. Salbutamol e albuterol são os mais comumente utilizados. Os pacientes devem monitorar a pressão arterial e fazer exames laboratoriais para detectar hipopotassemia.

Fluoxetina e quinidina são bloqueadores do canal aberto do receptor de ACh com ação prolongada. Esses fármacos atuam mantendo o canal de ACh aberto e, desse modo, reduzindo o tempo de abertura do receptor; são bastante úteis para tratar síndrome do canal lento, na qual um prolongamento do tempo de abertura do canal causa bloqueio de despolarização (Tabela 93.7).

Tabela 93.7 Tratamentos para síndromes miastênicas congênitas.

Tratamento	SMCs	Observações
Piridostigmina 3,4-DAP	ChAT, RAPSN, anormalidades de glicosilação, subunidade AChR, síndrome do canal rápido	Pode agravar a síndrome do canal lento, COLQ, Dok-7
Salbutamol Albuterol	COLQ, Dok-7, agrina, MuSK, LRP4	Monitorar PA e hipopotassemia
Quinidina Fluoxetina	Síndrome do canal lento	Quinidina – arritmias Fluoxetina – pode prolongar QTc em doses altas

3,4-DAP, 3,4-diaminopiridina; AChR, receptor de acetilcolina; ChAT, colina-acetiltransferase; LRP4, proteína 4 relacionada ao receptor de lipoproteína; MuSK, tirosinoquinase específica do músculo; PA, pressão arterial; SMCs, síndromes miastênicas congênitas.

MIASTENIA *GRAVIS* CAUSADA POR FÁRMACOS

Penicilamina

Até recentemente, o melhor exemplo dessa condição eram pacientes tratados com penicilamina para artrite reumatoide, esclerodermia ou degeneração hepatolenticular (doença de Wilson). As manifestações clínicas e os títulos de anticorpos anti-AChR assemelham-se aos da MG característica do adulto; entretanto, ambos desaparecem com a interrupção da administração do fármaco. Casos atribuídos ao antiepiléptico trimetadiona não foram estudados de maneira detalhada.

Inibidores de *checkpoint* imune

Checkpoints imunes são componentes normais do sistema imune e desempenham a função de evitar uma reação imune exagerada seguida de danificação dos tecidos normais. Proteínas dos *checkpoints* imunes ligam-se à superfície dos linfócitos T e bloqueiam suas funções. Duas proteínas principais de *checkpoints* imunes são: proteína 1 de morte celular programada (PD-1); e proteína 4 associada aos linfócitos T citotóxicos (CTLA-4). Esse processo pode impedir o sistema imune de danificar células neoplásicas e, assim, tornou-se alvo de pesquisas científicas sobre tratamento do câncer. Desde 2011, sete inibidores de *checkpoints* imunes (ICIs) foram aprovados pela FDA americana para tratar câncer: inibidores de PD-1 (pembrolizumabe, nivolumabe e cemiplimabe); inibidores de ligando 1 de morte celular (PDL1; durvalumabe, avelumabe e atezolizumabe); e inibidores de proteína 4 associada aos linfócitos T citotóxicos (ipilimumabe). Originalmente, os fármacos conhecidos como ICIs foram desenvolvidos e aprovados para tratar melanoma metastático, mas hoje em dia seu uso é permitido para tratar diversos cânceres, o que fez com que suas indicações terapêuticas tenham aumentado. Apesar de seus promissores efeitos benéficos no tratamento do câncer, os pacientes podem desenvolver efeitos adversos graves conhecidos como *eventos adversos imunorrelacionados* (EAirs), os quais podem limitar a utilidade terapêutica. Os EAirs podem afetar vários sistemas do corpo e causar diversas síndromes neurológicas (os quais acredita-se que ocorram em cerca de 1 a 3% dos pacientes tratados com ICIs), como MG e miosite. Exacerbação de MG preexistente e desenvolvimento recente de MG em pacientes tratados com ICIs são dois EAirs associados ao tratamento com estes fármacos, os quais já foram bem descritos. Clinicamente, o início da doença costuma ser agudo (primeiras 4 semanas após o início do tratamento) com deterioração rápida (apenas 7 dias entre o início dos sintomas e a progressão rápida) e, na maioria dos casos (cerca de 45%), há fraqueza muscular com disfunção respiratória. Estudos mostraram que, nos pacientes com MG preexistente, os títulos dos anticorpos anti-AChR aumentaram depois do tratamento com ICIs e uma expressiva porcentagem desses pacientes tinha anticorpos dirigidos contra músculos estriados, enquanto alguns também apresentavam altos níveis de creatinoquinase. Existem vários casos descritos de MG e miosite coexistentes; o tratamento consiste em interromper o uso de ICIs e administrar imunoterapia agressiva (corticoides, IGIV, PF, entre outros) para MG. Existem relatos de reexposição aos ICIs após a recuperação da MG, que não recidivou na segunda exposição. Dentre os ICIs disponíveis no mercado, a maioria pode causar MG e síndromes de MG/miosite concomitantes.

Fármacos que podem agravar miastenia gravis

Diversas classes farmacológicas podem afetar a transmissão neuromuscular e, assim, provocar exacerbação da MG. Entre elas estão antibióticos (sobretudo aminoglicosídeos e fluoroquinolonas), magnésio e preparações farmacêuticas contendo magnésio (i. e., laxantes e antiácidos), toxina botulínica, beta-bloqueadores, bloqueadores do canal de cálcio, bloqueadores neuromusculares, anestésicos e ICIs.

SÍNDROME MIASTÊNICA DE LAMBERT-EATON

Introdução

A síndrome miastênica de Lambert-Eaton (SMLE) é uma doença autoimune que afeta a JNM pré-sináptica. Os anticorpos são dirigidos contra os canais de cálcio regulados por voltagem das terminações dos nervos motores periféricos (ver Figura 93.1).

Epidemiologia

A SMLE é rara e detectada praticamente apenas em adultos. Um estudo da Veterans Affairs dos EUA publicado em 2017 confirmou 2,6 casos por 1 milhão de habitantes, ou seja, a incidência é semelhante à relatada por estudos realizados anteriormente nos Países Baixos. A doença pode ser autoimune ou paraneoplásica. Cerca de 50% dos casos de SMLE são paraneoplásicos e, destes, 80% ocorrem com carcinoma de pulmão de pequenas células. Os sintomas neurológicos quase sempre precedem os do tumor e o intervalo pode ser longo, de até 5 anos. Outros tumores também foram implicados, mas cerca de 33% dos casos não estão associados a eles. Os pacientes sem tumores tendem a apresentar os haplótipos HLA-B8 e HLA-DR3, que não são encontrados em pacientes com neoplasias.

Fisiopatologia

Os canais de cálcio regulados por voltagem do tipo P/Q localizados na membrana das terminações neurais pré-sinápticas permitem a entrada de cálcio em resposta a um estímulo nervoso, que então provoca a liberação de ACh na fenda sináptica, resultando em bloqueio da transmissão neuromuscular e fraqueza muscular. A anormalidade da neurotransmissão é atribuída à liberação inadequada de ACh nas terminações neurais, tanto em sítios nicotínicos quanto muscarínicos; por essa razão, fraqueza neuromuscular e disfunção autônoma ocorrem nessa síndrome. Ao se injetar IgG dos pacientes afetados em camundongos, o número de quanta de ACh liberados pela estimulação do nervo é reduzido; além disso, observa-se desorganização das partículas da zona ativa, que pode ser detectada por meio de análise ultraestrutural de congelamento-fratura.

Proteínas do canal de cálcio purificadas podem ser diretamente marcadas com radioisótopos. A marcação alternativa pode ser realizada pelo uso de um ligante específico (ômega-conotoxina) extraído do veneno de um caramujo marinho (Conus magus) e que tem sido utilizado para identificar canais de cálcio do tipo P/Q em extratos de carcinoma de pequenas células, neuroblastoma e outras linhagens celulares neuroendócrinas. Um teste diagnóstico para autoanticorpos baseia-se em preparações marcadas com radioisótopos, embora não seja totalmente específico. Em uma série, 92% de 72 pacientes apresentaram reação positiva. Um antígeno nuclear das células gliais identificado no carcinoma de pulmão de pequenas células (CPPC) (fator de transcrição de desenvolvimento) é reativo em 22% dos pacientes com CPPC e foi identificado em 64% dos pacientes com SMLE e CPPC, mas em nenhum dos pacientes com SMLE isoladamente; esse antígeno poderia atuar como marcador de CPPC concomitante em pacientes com SMLE. Foram obtidos alguns resultados positivos para esse antígeno em distúrbios cerebelares paraneoplásicos; alguns pacientes, no entanto, apresentam SMLE e síndrome cerebelar.

Diagnóstico

Manifestações clínicas

Pode-se suspeitar de SMLE em pacientes com sintomas de fraqueza proximal dos membros, que apresentam perda dos reflexos patelar e aquileu e queixam-se de secura na boca ou mialgia. Outros sintomas autonômicos menos comuns incluem impotência, constipação intestinal e hipoidrose. Clinicamente, a SMLE difere da MG pela ausência de diplopia, disartria, disfagia e dispneia. Além disso, os sintomas autonômicos são mais comuns na SMLE do que na MG.

Testes eletrodiagnósticos e exames laboratoriais

Assim que a doença é definida, o diagnóstico é estabelecido pela resposta incremental característica à estimulação nervosa repetitiva, padrão oposto ao observado na MG. O primeiro potencial evocado tem amplitude anormalmente baixa, que diminui ainda mais com baixas frequências de estimulação. Entretanto, com frequências acima de 10 Hz, observa-se acentuado aumento da amplitude da resposta evocada (duas a vinte vezes o valor original) (ver Figura 93.3 C). O incremento resulta da facilitação da liberação do transmissor com frequências elevadas de estimulação, o que também pode ser obtido com exercício. Com baixas frequências, o número de quanta liberados por impulso (conteúdo de quanta) é inadequado para produzir potenciais da placa motora que alcancem o limiar. Anormalidades semelhantes são encontradas em preparações expostas à toxina botulínica ou a um meio com baixo teor de cálcio ou alto teor de magnésio.

É necessário fazer uma pesquisa apropriada para neoplasias malignas em todos os pacientes com diagnóstico de SMLE, incluindo TC do tórax e, possivelmente, tomografia por emissão de pósitrons. Quando negativa de início, a triagem deve ser refeita nos anos seguintes, visto que a SMLE pode preceder a neoplasia maligna.

Alguns pacientes com SMLE apresentam ptose com anticorpos dirigidos contra o AChR. Essa síndrome combinada pode ser um exemplo de múltiplas doenças autoimunes no mesmo paciente.

Tratamento

Nos pacientes com SMLE paraneoplásica, o tratamento visa erradicar o tumor coexistente. Sinais e sintomas neuromusculares e autonômicos são tratados com fármacos que facilitam a liberação de ACh, como 3,4-DAP e amifampridina. Ambas foram aprovadas, em 2018, pela FDA americana para tratar adultos com SMLE (amifampridina) e crianças e jovens de 6 a 17 anos (3,4-DAP), após dois ensaios clínicos de fase III demonstrarem a segurança e eficácia da 3,4-DAP para tratar SMLE (Evidência de nível 1).[15,16] Doses altas podem provocar crises epilépticas, de modo que pacientes com disfunção hepática ou renal devem ser monitorados. A combinação de piridostigmina e 3,4-DAP também aumenta a força muscular, e o primeiro fármaco pode ajudar a melhorar o ressecamento oral.

Outros tratamentos que podem ser úteis incluem PF, IGIV, esteroides e agentes imunossupressores. Um estudo cruzado controlado por placebo, randomizado e de pequeno porte mostrou um benefício a curto prazo na força em pacientes com SMLE tratados com IGIV, presumivelmente devido aos menores níveis de anticorpos circulantes (Evidência de nível 1).[17]

BOTULISMO

Epidemiologia e fisiopatologia

O botulismo é uma doença em que a paralisia quase total da transmissão nicotínica e muscarínica colinérgica é provocada pela toxina botulínica, que atua sobre mecanismos pré-sinápticos para a liberação de ACh em resposta à estimulação nervosa. A cadeia pesada da toxina é responsável por sua ligação aos receptores de superfície das terminações dos nervos motores, o que possibilita a internalização da molécula de toxina por endocitose. A cadeia leve é, então, transferida para o citoplasma. Essa cadeia atua como protease dependente de zinco, clivando diferentes componentes das vesículas sinápticas que dependem do sorotipo da toxina. Toxinas botulínicas dos sorotipos A e C clivam a proteína SNAP-25, enquanto o sorotipo B cliva sinaptotagmina; já os sorotipos B, F e G clivam sinaptobrevina. O efeito final de todas essas toxinas é clivar diferentes proteínas da vesícula sináptica, impedindo sua exocitose (ver Figura 93.1).

As toxinas são produzidas por esporos de clostrídios. *Clostridium botulinum,* que pode contaminar alimentos que crescem no solo, produz os tipos A, B, F e G ou, em peixes, o tipo E; *Clostridium butyricum,* por sua vez, produz o tipo E, enquanto *Clostridium barati* produz o tipo F. A intoxicação ocorre quando o alimento contaminado é cozido de maneira inadequada e os esporos não são destruídos ou quando o peixe não é eviscerado antes de ser seco ou salgado. A toxina pode ser produzida em feridas anaeróbicas contaminadas por microrganismos e esporos. A ingestão ou a inalação dos esporos por lactentes podem causar botulismo quando as toxinas tipo A ou B são produzidas no trato gastrintestinal durante períodos de constipação intestinal.

Uma síndrome semelhante ocorre em adultos com o crescimento do *C. botulinum* no intestino após cirurgia devido a acloridria gástrica ou antibioticoterapia. A toxina não provoca morte celular, embora interrompa a exocitose. Os efeitos desaparecem lentamente no decorrer de vários meses.

Diagnóstico

Manifestações clínicas

Casos isolados em crianças e adolescentes podem ser confundidos com síndrome de Guillain-Barré, MG ou até mesmo difteria. Em alguns pacientes, ptose responde ao cloreto de edrofônio IV; entretanto, a resposta aos agentes anticolinesterásicos não é extensa nem prolongada o suficiente para servir a uma terapia. Em lactentes, o botulismo costuma aparecer antes dos 6 meses. Nessa idade, a doença caracteriza-se por fraqueza generalizada, que se manifesta por diminuição dos movimentos espontâneos, letargia, sucção inadequada e salivação. Os reflexos de sucção e engasgo estão diminuídos ou ausentes. Além desses sinais, ocorrem diplegia facial, ptose e oftalmoparesia.

Testes eletrodiagnósticos e exames laboratoriais

O diagnóstico é estabelecido pelas seguintes características: simetria dos sinais, boca ressecada, ausência de salivação, paralisia pupilar e resposta crescente característica à estimulação nervosa repetitiva (ver Figura 93.3 C). Nos EUA, os Centers for Disease Control and Prevention (que conta com telefone de emergência de 24 h) ou laboratórios estaduais apropriados devem ser notificados, de modo que a toxina possa ser identificada em amostras refrigeradas de soro, fezes ou resíduos de alimentos. Em casos de suspeita de botulismo infantil, as fezes devem ser examinadas para averiguar a presença de *C. botulinum* e sua toxina.

Evidências eletrofisiológicas de grave distúrbio da transmissão neuromuscular incluem um potencial de ação muscular isolado anormalmente pequeno, suscitado em resposta a um estímulo nervoso supramáximo. Quando a sinapse é impulsionada por uma estimulação repetitiva em frequências elevadas (20 a 50 Hz), a resposta é potencializada em até 400% (ver Figura 93.3). Em lactentes afetados, os potenciais de ação muscular são incomumente breves, de baixa amplitude e notavelmente abundantes. Acredita-se que isso esteja relacionado ao comprometimento de ramificações nervosas terminais nas terminações de muitas unidades motoras. Em pacientes tratados para blefarospasmo ou outros distúrbios do movimento por meio de injeções intramusculares de toxina botulínica, a EMG de fibra única revela aumento de instabilidade (*jitter*) dos músculos distantes àqueles que foram injetados e a instabilidade aumenta ao máximo em baixas frequências de descarga. Essas anormalidades não são sintomáticas, mas indicam um efeito da toxina circulante.

A toxina do *C. botulinum* é conhecida como o mais potente dos venenos (a dose letal para um camundongo é de 10^{-12} g/kg de peso corporal). Se um paciente sobrevive e chega ao hospital, os sintomas incluem boca e garganta ressecadas e ulceradas, visão turva, diplopia, náuseas e vômitos. Os sintomas consistem em hipoidrose, oftalmoplegia externa total e paralisia simétrica descendente da face, orofaríngea, dos membros e respiratória. Entretanto, a paralisia pupilar não é invariável. Nem todos os pacientes são igualmente afetados, o que sugere ingestão variável da toxina ou respostas individuais diferentes. Quando ocorrem casos em grupos, a suspeita do diagnóstico costuma ser imediata.

Tratamento

Os pacientes devem ser tratados em unidades de terapia intensiva para cuidados respiratórios. O tratamento específico consiste em antitoxina (produto obtido do soro equino, que pode causar doença do soro ou anafilaxia) disponível nos Centers for Disease Control and Prevention e cloridrato de guanidina, que promove a liberação do transmissor das terminações nervosas residuais poupadas, mas pode deprimir a medula óssea. Imunoglobulina antibotulínica é administrada em casos de botulismo do lactente para reduzir o uso de respirador e a duração do internamento hospitalar.

AGRADECIMENTO

Esta autora deseja agradecer a Lewis P. Rowland (*in memoriam*) pelas contribuições para as versões anteriores deste capítulo.

EVIDÊNCIAS DE NÍVEL 1

1. Palace J, Newsom-Davis J, Lecky B; for Myasthenia Gravis Study Group. A randomized double-blind trial of prednisolone alone or with azathioprine in myasthenia gravis. *Neurology*. 1998;50(6):1778-1783.
2. Myasthenia Gravis Clinical Study Group. A randomised clinical trial comparing prednisone and azathioprine in myasthenia gravis. Results of the second interim analysis. *J Neurol Neurosurg Psychiatry*. 1993;56(11):1157-1163.
3. Meriggioli MN, Ciafaloni E, Al-Hayk KA, et al. Mycophenolate mofetil for myasthenia gravis: an analysis of efficacy, safety, and tolerability. *Neurology*. 2003;61(10):1438-1440.
4. Sanders DB, Hart IK, Mantegazza R, et al. An international, phase III, randomized trial of mycophenolate mofetil in myasthenia gravis. *Neurology*. 2008;71(6):400-406.
5. Muscle Study Group. A trial of mycophenolate mofetil with prednisone as initial immunotherapy in myasthenia gravis. *Neurology*. 2008;71(6):394-399.
6. Tindall RS, Rollins JA, Phillips JT, Greenlee RG, Wells L, Belendiuk G. Preliminary results of a double-blind, randomized, placebo-controlled trial of cyclosporine in myasthenia gravis. *N Engl J Med*. 1987;316(12):719-724.
7. Tindall RS, Phillips JT, Rollins JA, Wells L, Hall K. A clinical therapeutic trial of cyclosporine in myasthenia gravis. *Ann N Y Acad Sci*. 1993;681:539-551.
8. De Feo LG, Schottlender J, Martelli NA, Molfino NA. Use of intravenous pulsed cyclophosphamide in severe, generalized myasthenia gravis. *Muscle Nerve*. 2002;26(1):31-36.
9. Nagane Y, Utsugisawa K, Obara D, Kondoh R, Terayama Y. Efficacy of low-dose FK506 in the treatment of myasthenia gravis—a randomized pilot study. *Eur Neurol*. 2005;53(3):146-150.
10. Pasnoor M, He J, Herbelin L, et al. A randomized controlled trial of methotrexate for patients with generalized myasthenia gravis. *Neurology*. 2016;87:57-64.
11. Gajdos P, Tranchant C, Clair B, et al. Treatment of myasthenia gravis exacerbation with intravenous immunoglobulin: a randomized double-blind clinical trial. *Arch Neurol*. 2005;62(11):1689-1693.
12. Zinman L, Ng E, Bril V. IV immunoglobulin in patients with myasthenia gravis: a randomized controlled trial. *Neurology*. 2007;68(11):837-841.
13. Barth D, Nabavi Nouri M, Ng E, Nwe P, Bril V. Comparison of IVIg and PLEX in patients with myasthenia gravis. *Neurology*. 2011;76(23):2017-2023.
14. Wolfe GI, Kaminski HJ, Aban IB, et al. Randomized trial of thymectomy in myasthenia gravis. *N Engl J Med*. 2016;375(6):511-522.
15. Sanders DB, Juel VC, Harati Y, et al. 3,4-Diaminopyridine base effectively treats the weakness of Lambert-Eaton myasthenia. *Muscle Nerve*. 2018;57(4):561-568.
16. Oh SJ, Shcherbakova N, Kostera-Pruszczyk A, et al. Amifampridine phosphate (Firdapse®) is effective and safe in a phase 3 clinical trial in LEMS. *Muscle Nerve*. 2016;53(5):717-725.
17. Bain PG, Motomura M, Newsom-Davis J, et al. Effects of intravenous immunoglobulin on muscle weakness and calcium-channel autoantibodies in the Lambert-Eaton myasthenic syndrome. *Neurology*. 1996;47(3):678-683.

LEITURA SUGERIDA

Beeson D, Higuchi O, Palace J, et al. Dok-7 mutations underlie a neuromuscular junction synaptopathy. *Science*. 2006;313:1975-1978.

Benatar M, Rowland LP. The muddle of mycophenolate mofetil in myasthenia. *Neurology*. 2008;71(6):390-391.

Benatar M, Sanders DB, Wolfe GI, McDermott MP, Rawil R. Design of the efficacy of prednisone in the treatment of ocular myasthenia (EPITOME) trial. *Ann N Y Acad Sci*. 2012;1275:17-22.

Bever CT Jr, Chang HW, Penn AS, Jaffe IA, Bock E. Penicillamine-induced myasthenia gravis: effects of penicillamine on acetylcholine receptor. *Neurology*. 1982;32:1077-1082.

Burke G, Cossins J, Maxwell S, et al. Distinct phenotypes of congenital acetylcholine receptor deficiency. *Neuromuscul Disord*. 2004;14:356-364.

Ciafaloni E, Massey JM. Myasthenia gravis and pregnancy. *Neurol Clin*. 2004;22(4):771-782.

Donaldson JO, Penn AS, Lisak RP, Abramsky O, Brenner T, Schotland DL. Antiacetylcholine receptor antibody in neonatal myasthenia gravis. *Am J Dis Child*. 1981;135:222-226.

Drachman DB, Adams RN, Hu R, Jones RJ, Brodsky RA. Rebooting the immune system with high-dose cyclophosphamide for treatment of refractory myasthenia gravis. *Ann N Y Acad Sci*. 2008;1132:305-314.

Eaton LM, Lambert EH. Electromyography and electric stimulation of nerves in diseases of motor unit: observations on myasthenic syndrome associated with malignant tumors. *J Am Med Assoc*. 1957;163:1117-1124.

Engel AG, Sine SM. Current understanding of congenital myasthenic syndromes. *Curr Opin Pharmacol*. 2005;5:308-321.

Evoli A, Tonali PA, Padua L, et al. Clinical correlates with anti-MuSK antibodies in generalized seronegative myasthenia gravis. *Brain*. 2003;126(pt 10):2304-2311.

Gajdos P, Chevret S, Toyka K. Intravenous immunoglobulin for myasthenia gravis. *Cochrane Database Syst Rev*. 2008;(1):CD002277.

Gronseth GS, Barohn RJ. Practice parameter: thymectomy for autoimmune myasthenia gravis (an evidence-based review): report of the Quality Standards Subcommittee of the American Academy of Neurology. *Neurology*. 2000;55(1):7-15.

Guillermo GR, Téllez-Zenteno JF, Weder-Cisneros N, et al. Response of thymectomy: clinical and pathological characteristics among seronegative and seropositive myasthenia gravis patients. *Acta Neurol Scand*. 2004;109:217-221.

Guptill JT, Sanders DB, Evoli A. Anti-MuSK antibody myasthenia gravis: clinical findings and response to treatment in two large cohorts. *Muscle Nerve*. 2011;44:36-40.

Hoff JM, Daltveit AK, Gilhus NE. Myasthenia gravis: consequences for pregnancy, delivery, and the newborn. *Neurology*. 2003;61:1362-1366.

Howard FM Jr, Lennon VA, Finley J, Matsumoto J, Elveback LR. Clinical correlations of antibodies that bind, block, or modulate human acetylcholine receptors in myasthenia gravis. *Ann N Y Acad Sci*. 1987;505:526-538.

Howard JF Jr, Barohn RJ, Cutter GR, et al. A randomized, double-blind, placebo-controlled phase II study of eculizumab in patients with refractory generalized myasthenia gravis. *Muscle Nerve*. 2013;48:76-84.

Illa I, Diaz-Manera J, Rojas-Garcia R, et al. Sustained response to rituximab in anti-AChR and anti-MuSK positive myasthenia gravis patients. *J Neuroimmunol*. 2008;201-202:90-94.

Jaretzki A, Steinglass KM, Sonett JR. Thymectomy in the management of myasthenia gravis. *Semin Neurol.* 2004;24(1):49-62.

Juel V. Evaluation of neuromuscular junction disorders in the electromyography laboratory. *Neurol Clin.* 2012;30:621-639.

Katzberg HD, Barnett C, Merkies ISJ, Bril V. Minimal clinically important difference in myasthenia gravis: outcomes from a randomized trial. *Muscle Nerve.* 2014;49:661-665.

Kondo K, Monden Y. Thymoma and myasthenia gravis: a clinical study of 1,089 patients from Japan. *Ann Thorac Surg.* 2005;79(1):219-224.

Leite MI, Jacob S, Viegas S, et al. IgG1 antibodies to acetylcholine receptors in 'seronegative' myasthenia gravis. *Brain.* 2008;131(pt 7):1940-1952.

Lindstrom J, Seybold M, Lennon VA, Whittingham S, Duane DD. Antibody to acetylcholine receptor in myasthenia gravis. Prevalence, clinical correlates, and diagnostic value. *Neurology.* 1976;26:1054-1059.

Mantegazza R, Baggi F, Bernasconi P, et al. Video-assisted thoracoscopic extended thymectomy and extended transsternal thymectomy (T-$_3$b) in non-thymomatous myasthenia gravis patients: remission after 6 years of follow-up. *J Neurol Sci.* 2003;212(1-2):31-36.

McGrogan A, Sneddon S, de Vries CS. The incidence of myasthenia gravis: a systematic literature review. *Neuroepidemiology.* 2010;34:171-183.

Mehndiratta MM, Pandey S, Kuntzer T. Acetylcholinesterase inhibitor treatment for myasthenia gravis. *Cochrane Database Syst Rev.* 2014;(10):1-17.

Padua L, Stalberg E, LoMonaco M, Batocchi A, Tonali P. SFEMG in ocular myasthenia gravis diagnosis. *Clin Neurophysiol.* 2000;111:1203-1207.

Pasnoor M, He J, Herbelin L, Dimachkie M, Barohn RJ; and Muscle Study Group. Phase II trial of methotrexate in myasthenia gravis. *Ann N Y Acad Sci.* 2012;1275:23-28.

Patrick J, Lindstrom J. Autoimmune response to acetylcholine receptor. *Science.* 1973;180:871-872.

Phillips LH II. The epidemiology of myasthenia gravis. *Ann N Y Acad Sci.* 2003;998:407-412.

Pinching AJ, Peters DK, Davis JN. Remission of myasthenia gravis following plasma-exchange. *Lancet.* 1976;308(8000):1373-1376.

Prigent H, Orlikowski D, Letilly N, et al. Vital capacity versus maximal inspiratory pressure in patients with Guillain-Barré syndrome and myasthenia gravis. *Neurocrit Care.* 2012;17:236-239.

Rowland LP, Hoefer PFR, Aranow H Jr. Myasthenic syndromes. *Res Publ Assoc Res Nerv Ment Dis.* 1961;38:548-600.

Rowland LP, Hoefer PF, Aranow H Jr, Merritt HH. Fatalities in myasthenia gravis: a review of 39 cases with 26 autopsies. *Neurology.* 1956;6:307-326.

Ruff RL, Lennon VA. How myasthenia gravis alters the safety factor for neuromuscular transmission. *J Neuroimmunol.* 2008;201-202:13-20.

Sanders DB, El-Salem K, Massey JM, McConville J, Vincent A. Clinical aspects of MuSK antibody positive seronegative MG. *Neurology.* 2003;60:1978-1980.

Silvestri NJ, Wolfe GI. Treatment-refractory myasthenia gravis. *J Clin Neuromuscul Dis.* 2014;15(4):167-178.

Sonett JR, Jaretzki A III. Thymectomy for nonthymomatous myasthenia gravis: a critical analysis. *Ann N Y Acad Sci.* 2008;1132:315-328.

Toyka KV, Brachman DB, Pestronk A, Kao I. Myasthenia gravis: passive transfer from man to mouse. *Science.* 1975;190:397-399.

Vincent A. Autoantibodies in different forms of myasthenia gravis and in the Lambert-Eaton syndrome. *Handb Clin Neurol.* 2008;91:213-227.

Vincent A, McConville J, Farrugia ME, Newsom-Davis J. Seronegative myasthenia gravis. *Semin Neurol.* 2004;24(1):125-133.

Vissing J, Jacob S, Fujita KP, O'Brien F, Howard, JF; and REGAIN Study Group. 'Minimal symptom expression' in patients with acetylcholine receptor antibody-positive refractory generalized myasthenia gravis treated with eculizumab. *J Neurol.* 2020;267(7):1991-2001.

Wolfe GI, Barohn RJ, Foster BM, et al. Randomized, controlled trial of intravenous immunoglobulin in myasthenia gravis. *Muscle Nerve.* 2002;26(4):549-552.

Wolfe GI, Kaminski HJ, Aban IB, et al.; for MGTX Study Group. Long-term effect of thymectomy plus prednisone versus prednisone alone in patients with non-thymomatous myasthenia gravis: 2-year extension of the MGTX randomised trial. *Lancet Neurol.* 2019;18:259-268.

Wu JY, Kuo PH, Fan PC, Wu HD, Shih FY, Yang PC. The role of non-invasive ventilation and factors predicting extubation outcome in myasthenic crisis. *Neurocrit Care.* 2009;10:35-42.

Zhang B, Tzartos JS, Belimezi M, et al. Autoantibodies to lipoprotein-related protein 4 in patients with double-seronegative myasthenia gravis. *Arch Neurol.* 2012;69(4):445-451.

Miopatias Inflamatórias e Autoimunes 94

Rebecca Traub, Kurenai Tanji e Christina M. Ulane

PONTOS-CHAVE

1. Avanços recentes em nosso entendimento sobre a fisiopatologia das miopatias inflamatórias resultaram em uma classificação nova, com cinco subtipos principais: dermatomiosite, síndrome antissintetase e miosite de sobreposição, miopatia necrosante imune, miosite esporádica com corpos de inclusão e polimiosite.

2. A maioria das miopatias inflamatórias causa fraqueza simétrica proximal dos membros e manifestações sistêmicas variáveis, enquanto miosite com corpos de inclusão pode causar fraqueza assimétrica distal dos membros.

3. Câncer e doença pulmonar intersticial podem estar associados à maioria das miopatias inflamatórias e devem ser investigados nesses casos.

4. A dermatomiosite é uma microvasculite autoimune que afeta pele, músculos e pulmões em alguns casos; as alterações patológicas clássicas são inflamação e necrose perifascicular com infiltrados de linfócitos B e T e coloração imuno-histoquímica positiva para proteína A de resistência aos mixovírus.

5. Síndrome antissintetase e miosite de sobreposição estão associadas frequentemente a outras doenças autoimunes e doença pulmonar intersticial; exames patológicos demonstraram inflamação com predomínio de linfócitos T.

6. A miopatia necrosante imune pode ocorrer durante tratamento com estatinas, mas também acontece isoladamente ou sem outras doenças autoimunes.

7. Clinicamente, a miopatia necrosante imune é mais agressiva, e, embora sua patologia mostre predominância de mionecrose e menos inflamação, frequentemente é necessário usar imunoterapia intensiva com diversas modalidades.

8. A miosite esporádica com corpos de inclusão é uma condição diferente, porque não melhora com imunoterapia e pode ser uma doença degenerativa com manifestações inflamatórias secundárias.

INTRODUÇÃO

Miopatias ou doenças do músculo esquelético resultam de uma variedade de causas hereditárias e adquiridas. As miopatias com base genética estão descritas nos Capítulos 97 e 99 e em toda Seção 19. As miopatias adquiridas secundárias aos distúrbios sistêmicos e toxinas constituem o tema do Capítulo 96. Este capítulo trata das miopatias inflamatórias e autoimunes. O capítulo tem como foco principal as miosites ou miopatias inflamatórias idiopáticas (MIIs): dermatomiosite (DM), síndrome antissintetase (SAS) e miosite de sobreposição (MS), miosite com corpos de inclusão (MCI), polimiosite (PM) e miopatia necrosante imune (MNI). É importante ressaltar que a PM primária se tornou uma doença mais rara e o diagnóstico é firmado por exclusão, porque a maioria dos pacientes antes classificados como portadores de PM agora são incluídos em outros subtipos. MCI está incluída neste capítulo; contudo, como não há melhora com as modalidades convencionais de imunoterapia, isto levou à hipótese de ela possa não fazer parte do grupo das MIIs. Miopatias inflamatórias idiopáticas constituem um grupo heterogêneo de doenças evidenciadas por inflamação muscular, mas que frequentemente causam lesões em outros órgãos, principalmente pele, pulmões e articulações. A diferenciação entre esses distúrbios e as miopatias hereditárias ou tóxicas é essencial para o tratamento adequado dos pacientes com doenças musculares, que podem ter quadros clínicos semelhantes.

A classificação e diagnóstico das miosites elaborados originalmente por Bohan e Peter em 1975 ainda são amplamente utilizados até hoje (Tabela 94.1). Ao longo dos anos seguintes, vários outros sistemas de classificação foram propostos de forma a levar em consideração descobertas clínicas, patológicas e sorológicas. Hoje em dia, existem cinco subtipos principais de miopatias inflamatórias idiopáticas, que são descritos adiante: DM, SAS e miosite de sobreposição, MNI, PM e MCI. Os diversos subtipos de MIIs podem ser diferenciados com base em suas manifestações clínicas, anticorpos específicos associados à miosite e correlativos histopatológicos. O tratamento dessas doenças ainda se baseia principalmente na opinião de especialistas, mas algumas modalidades terapêuticas mostraram-se eficazes em estudos sobre determinados subtipos.

Tabela 94.1 Critérios de Bohan e Peter para classificação e diagnóstico das miosites.*

Critério	Descrição
Fraqueza proximal simétrica (no decorrer de semanas a meses)	Flexores do pescoço, musculatura das cinturas escapular e pélvica
Anormalidades compatíveis na biopsia muscular	Necrose, regeneração, fagocitose, atrofia, infiltrados de células mononucleares
Enzimas musculares elevadas	Creatinoquinase, aldolase, transaminases, desidrogenase láctica
Evidências de miopatia à eletromiografia	Irritabilidade das fibras musculares (ondas agudas positivas, fibrilações), potenciais de unidades motoras polifásicas de curta duração e pequena amplitude, com descargas espontâneas, bizarras e de alta frequência
Erupção cutânea característica	Sinal de Gottron, pápulas de Gottron, heliotrópio

*Polimiosite confirmada: quatro critérios; dermatomiosite confirmada: três ou quatro critérios *mais* erupção cutânea; polimiosite possível: dois critérios; dermatomiosite possível: um critério *mais* erupção cutânea.

DERMATOMIOSITE

Introdução

Nos casos clássicos de dermatomiosite, os pacientes têm erupção cutânea típica e miosite, mas também foram descritos subtipos amiopáticos ou hipomiopáticos.

Epidemiologia

DM é rara e não se dispõe de dados epidemiológicos exatos. Uma revisão sistemática recente e uma metanálise estimaram incidência de cerca de 7,98 casos por milhão por ano e prevalência de 14 por 100 mil (faixa de 2,4 a 33,8 por 100 mil) para todas as miopatias inflamatórias.

DM ocorre em todas as faixas etárias com picos de incidência antes da puberdade e em torno dos 40 anos. Entre adultos jovens, mulheres têm maior tendência a ser afetadas. Casos familiares são raros. Casos diagnosticados em idade adulta estão associados a risco aumentado de neoplasias malignas; com mais frequência, foi relatada a ocorrência de câncer de ovário, pulmão ou mama, embora outras neoplasias tenham sido relatadas, como carcinoma nasofaríngeo. Na maioria dos estudos, foi relatado que 15 a 25% dos casos de DM do adulto estão associados a alguma neoplasia maligna.

DM juvenil é extremamente rara, com incidência estimada de 2 a 5 por milhão de crianças com menos de 16 anos por ano. É muito mais comum em meninas do que em meninos (5:1) e praticamente nunca está associada a alguma neoplasia maligna.

Fisiopatologia

DM é considerada uma doença autoimune com vasculopatia do músculo e pele. O alvo antigênico parece ser o endotélio da microcirculação intramuscular, que ativa as vias do complemento e causa lesão vascular. A destruição dos capilares parece causar isquemia muscular, resultando em lesão e destruição das fibras musculares. Os infiltrados linfocitários são compostos de linfócitos B e T, em comparação com o processo inflamatório da MP e MCI, nas quais há predomínio de linfócitos T.

Manifestações clínicas

A apresentação clínica típica da DM consiste na combinação de fraqueza proximal dos membros com anormalidades cutâneas características (Figura 94.1). O exantema cutâneo pode aparecer antes da fraqueza em várias semanas, porém fraqueza isolada quase nunca é o primeiro sintoma. Algumas vezes, o exantema é tão típico que o diagnóstico pode ser estabelecido até mesmo quando não há evidências de miopatia (DM amiopática). Em outros casos, a fraqueza pode não ser evidente, porém anormalidades eletrofisiológicas, alterações patológicas ou nível sérico de creatinoquinase (CK) são evidências de miopatia.

A fraqueza na DM afeta principalmente os músculos proximais dos braços e pernas e pode ser acompanhada de desconforto (mialgias) e hipersensibilidade. Com frequência, os pacientes queixam-se de dificuldade de subir escadas, levantar-se da posição sentada ou elevar os braços acima da cabeça. Os músculos cranianos podem ser acometidos, causando fraqueza facial, disfagia e distúrbios esofágicos. Pode ocorrer fraqueza dos músculos cervicais, causando queda da cabeça. A sensibilidade é preservada e há abolição dos reflexos apenas quando a miopatia é grave.

O exantema típico é observado na face, frequentemente nas pálpebras superiores como pigmentação purpúrea com edema (exantema heliotrópico). Pode-se observar exantema maculaeritematoso na face, pescoço e tórax (sinal em V) e parte superior do dorso (sinal do xale). O eritema inicial pode ser substituído

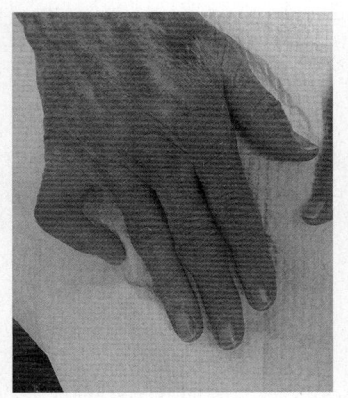
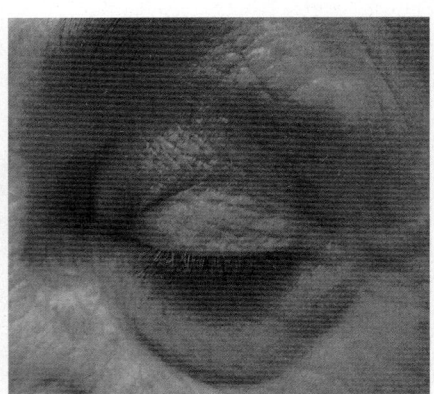
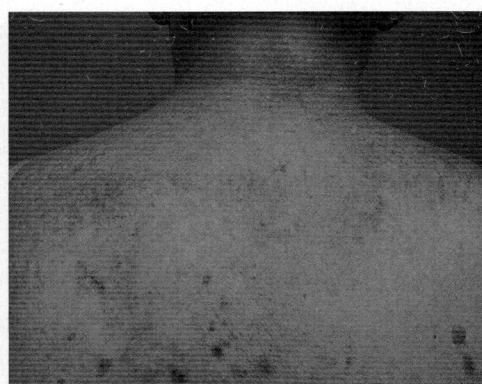
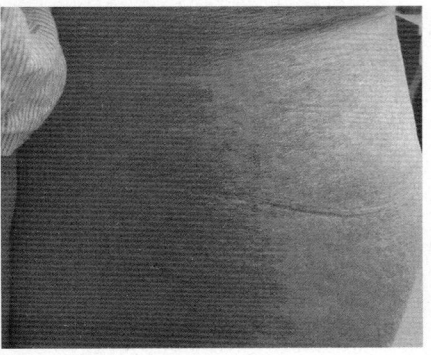

FIGURA 94.1 Erupções violáceas encontradas comumente em pacientes com dermatomiosite. **A.** Eritema linear nas superfícies extensoras do dorso da mão. **B.** Exantema heliotrópico com distribuição periférica. **C.** Sinal do xale na região dorsal. **D.** Sinal do coldre na região lateral do quadril. (*Esta figura se encontra reproduzida em cores no Encarte.*)

posteriormente por pigmentação acastanhada. O sinal de Gottron consiste em máculas descamativas vermelho-purpúreas nas superfícies extensoras das articulações dos dedos.

Podem ocorrer calcificações subcutâneas, mais frequentemente nos casos crônicos e pacientes pediátricos. Essas calcificações podem provocar erosão na pele, causando ulceração e infecção secundária.

DM pode estar acompanhada de doença pulmonar intersticial (DPI), especialmente quando há anticorpos contra o gene 5 associado à diferenciação do melanoma (MDA5); nestes casos, a DPI é grave. Os pacientes podem ser indagados acerca de sintomas respiratórios e encaminhados para avaliação pulmonar, quando apropriado. Pode ocorrer comprometimento cardíaco, de modo que a história clínica deve incluir perguntas sobre dor torácica, palpitações e síncope e aconselha-se a realização de triagem cardíaca.

DM juvenil caracteriza-se por exantema cutâneo semelhante e fraqueza proximal.

Diagnóstico

DM é um diagnóstico clínico complementado por biopsias de músculo e pele (ver a Seção "Patologia muscular", mais adiante neste capítulo), mas os subtipos reconhecidos mais recentemente podem ser diagnosticados com base em anticorpos específicos de miosite (ver Tabela 94.1). Devem ocorrer elevações das enzimas musculares, incluindo CK e aldolase. Cerca de 70% dos pacientes com DM têm anticorpos específicos desta doença. O anticorpo antiMi-2 está associado à DM clássica, na qual há lesões cutâneas e fraqueza proximal significativas. Anticorpos dirigidos contra proteína 2 de matriz nuclear (NXP-2) são detectados mais comumente quando há fraqueza proximal e distal, edema, disfagia e calcinose. Pacientes com anticorpos dirigidos contra NXP-2 ou fator intermediário de transcrição tipo 1 (TIF-1) têm um risco mais alto de neoplasia maligna. Músculos são moderadamente afetados nos pacientes com anticorpos antiMi-2 e antiNXP-2, mas as anormalidades musculares são brandas ou inexistes nos casos em que há anticorpos dirigidos contra TIF-1, enzima ativadora modificadora semelhante à ubiquitina pequena (SAE) e antiMDA5 e nos casos de DM soronegativa. Doença cutânea e pulmonar grave ocorre nos pacientes com DM e anticorpos antiMDA5 (Tabela 94.2).

Tabela 94.2 Anticorpos específicos de dermatomiosite.

Autoanticorpo	Manifestações clínicas
AntiMi-2	Anormalidades musculares moderadas, erupção cutânea clássica
AntiNXP-2	Anormalidades musculares moderadas (fraqueza proximal e distal), erupção cutânea clássica, calcinose, edema, disfagia, risco aumentado de neoplasia maligna
AntiTIF-1	Anormalidades musculares brandas, erupção cutânea clássica, associação direta com câncer (pode incluir DM amiopática)
AntiMDA5	Nenhuma ou poucas anormalidades musculares, lesões cutâneas graves, DPI grave
AntiSAE	Anormalidades musculares brandas com erupção cutânea clássica
DM soronegativa	Anormalidades musculares brandas, lesões cutâneas moderadas

DM, dermatomiosite; DPI, doença pulmonar intersticial; MDA5, gene 5 associado à diferenciação do melanoma; NXP-2, proteína 2 de matriz nuclear; SAE, enzima ativadora de modificador semelhante à ubiquitina pequena; TIF-1, fator 1 intermediário de transcrição.

Nos casos típicos, testes eletrodiagnósticos incluem estudos de condução neural normais com achados miopáticos na eletromiografia (EMG) com fibrilações, ondas agudas positivas, descargas repetitivas complexas e, algumas vezes, miotonia ou descargas evanescentes sugerindo processo inflamatório. Ressonância magnética (RM) dos músculos pode ser utilizada na procura de evidências de inflamação e definição de um alvo para biopsia muscular.

O diagnóstico diferencial da DM inclui outras miopatias imunes, distrofias musculares hereditárias e miopatias tóxicas. Manifestações clínicas, resultados dos testes eletrodiagnósticos, patologia muscular e testes genéticos podem ajudar a distinguir essas entidades (Tabela 94.4).

Quando há suspeita do diagnóstico de DM, os exames devem incluir avaliação para neoplasia maligna subjacente e fibrose pulmonar associada. Tomografia computadorizada (TC) do tórax, abdome e pelve é habitualmente suficiente, mas é acrescida de ultrassonografia da pelve e mamografia nas mulheres, embora tomografia por emissão de pósitrons possa estar indicada em alguns casos.

Tratamento

O tratamento recomendado para DM e outras MIIs é semelhante. O tratamento inicial dos pacientes com DM consiste em prednisona que, nos casos típicos, é iniciada em alta dose (60 mg/dia ou mais) e, em seguida, reduzida gradativa e lentamente no decorrer de vários meses, combinada com outras modalidades de imunoterapia moduladora para reduzir a necessidade de corticoide.

O metotrexato é a primeira opção dentre os fármacos que permitem reduzir a necessidade de corticoides em pacientes com miopatias inflamatórias. Esse fármaco é administrado por via oral ou subcutânea (iniciar com uma dose de 7,5 mg/semana, titular para 2,5 mg por semana até alcançar a meta de 10 a 20 mg por semana; administrar com ácido fólico, 1 mg/dia) com monitoramento rigoroso das contagens de células, função hepática e função renal. Em razão do risco de desenvolver fibrose pulmonar durante o tratamento com metotrexato, este fármaco deve ser evitado nos pacientes com SEA (se for possível). Azatioprina é outro fármaco que permite reduzir a necessidade de corticoide e pode ser usada como primeira ou segunda opção (Evidência de nível 1).[1,2] Azatioprina é iniciada em dose baixa (50 mg/dia), que é lentamente aumentada (com meta de 2 a 3 mg/kg/dia) com monitoramento das contagens celulares e função hepática. Antes de iniciar o tratamento com azatioprina, pacientes devem ser testados quanto à existência de deficiência da enzima tiopurinas-S-metiltransferase, porque isto pode ajudar a prever quais estão em risco alto de efeitos tóxicos referidos à medula óssea. Nos pacientes com miosite refratária a esses fármacos ou que apresentam efeitos adversos intoleráveis, opções de segunda linha incluem rituximabe (1.000 mg por via intravenosa nos dias 1 e 15, podendo ser repetido a cada 24 semanas) e imunoglobulina intravenosa (IGIV) (as doses variam, sendo tipicamente de 1 a 2 g/kg por via intravenosa a cada 2 a 4 semanas). Rituximabe, um anticorpo monoclonal antiCD20, quando foi estudado para tratamento da DM e MP em um ensaio clínico controlado randomizado, não preencheu as medidas de resultados primários; entretanto, foram observadas melhora clínica e redução significativa da dose de corticoide em todos os pacientes que receberam tratamento (Evidência de nível 1).[3] Um ensaio clínico controlado randomizado sobre IGIV em casos de DM resistentes ao tratamento demonstrou sua eficácia em 9 de 12 pacientes (Evidência de nível 1).[4] As diretrizes da American Academy of Neurology de 2012 recomendam o uso da IGIV como tratamento potencialmente eficaz para DM refratária. Outros fármacos utilizados em certas ocasiões para casos de DM refratária são ciclosporina (dose inicial de 500 a 1.000 mg/dia fracionados em duas doses), tacrolimo (dose de 0,075 mg/kg/dia fracionados em duas doses), micofenolato de mofetila (dose inicial de 500 a 1.000 mg/dia) e ciclofosfamida (dose inicial de 300 mg/m^2 a cada 4 semanas). Alguns desses imunossupressores de segunda e terceira linhas causam toxicidades e efeitos adversos significativos, de modo que devem ser prescritos por especialistas habituados com seu uso. Para tratar casos resistentes da doença, outros agentes biológicos podem ser considerados, inclusive abatacepte e tocilizumabe.

O tratamento deve incluir medidas para controlar as manifestações sistêmicas associadas, com rigorosa coordenação entre especialistas em reumatologia, neurologia, pneumologia, cardiologia e oncologia, quando apropriado.

Em geral, recomendam-se fisioterapia, terapia ocupacional e atividade física de baixa intensidade para todos os pacientes com miopatias inflamatórias, a fim de evitar perda do condicionamento físico, ajudar no treinamento da marcha e melhorar a força muscular.

O tratamento da DM juvenil é semelhante e prednisona oral em altas doses diariamente ou pulsos de metilprednisolona intravenosa são considerados para tratamento padrão; este fármaco deve iniciado imediatamente para evitar morbidade e mortalidade significativas. Podem-se utilizar outros imunossupressores poupadores de corticoides em pacientes que não respondem a estes fármacos ou que não podem tolerá-los, incluindo metotrexato e ciclosporina.

SÍNDROME ANTISSINTETASE (SAS) E MIOSITE DE SOBREPOSIÇÃO

Introdução

Miosite de sobreposição e SAS são tipos de miopatia associados a outras doenças autoimunes, inclusive lúpus eritematoso sistêmico (LES), artrite reumatoide, síndrome de Sjögren ou esclerose sistêmica. No que se refere à fraqueza miopática, o quadro clínico e tratamento são semelhantes aos da DM, mas não há lesões cutâneas típicas desta última doença. Em comparação com DM, miosite de sobreposição e SAS têm probabilidade muito maior de causar lesões pulmonares significativas. Ao exame patológico, essas duas doenças são diferentes da DM. O tratamento recomendado é semelhante ao da DM, mas é importante diferenciar essas doenças de forma a monitorar disfunção de outros órgãos e risco de câncer.

Epidemiologia

As MIIs como um todo apresentam prevalência de aproximadamente 14 em 100 mil. A porcentagem de miopatias inflamatórias identificadas como PM varia amplamente de 2% a mais de 50% em diferentes séries.

Fisiopatologia

SAS é o representante mais importante desse grupo e os autoanticorpos estão dirigidos contra sintetases de RNA que transferem moléculas de aminoácidos. A doença é considerada autoimune com anormalidades da imunidade celular (em contraste com as supostas anormalidades humorais associadas à DM). Entretanto, o alvo antigênico não foi identificado e o tipo de anormalidade imune também é desconhecido. Embora exista algum aumento do risco de neoplasias malignas associadas à SAS e miosite de sobreposição, esta associação não é tão evidente quanto nos casos de DM.

Manifestações clínicas

A miopatia associada à miosite de sobreposição e SAS é inespecífica e, nos casos típicos, afeta músculos proximais dos membros com distribuição semelhante à da DM; pacientes têm dificuldade de subir escadas ou levantar-se de assentos baixos, levantar objetos ou pratos ou trabalhar com os braços acima da cabeça. Fraqueza dos músculos do pescoço pode resultar em queda da cabeça. Nos casos típicos, os músculos cranianos são poupados, embora possa ocorrer disfagia quando a doença é grave. Os músculos respiratórios só raramente estão afetados. Dor ou mialgia pode estar presente, porém não há sintomas sensitivos nos demais aspectos.

Manifestações sistêmicas associadas à miosite de sobreposição e SAS são DPI, artrite, síndrome de Raynaud, febre e "mãos de mecânico" (lesões hiperceratósicas evidenciadas por manchas escuras nas articulações dos dedos). Alguns pacientes apresentam erupções cutâneas semelhantes às encontradas na DM. Paciente com anticorpos antiJo-1 desenvolvem fraqueza mais grave com frequência aumentada, enquanto anticorpos antiPL-12 estão associados à DPI sem anormalidades musculares; formas mais graves de DPI estão associadas aos anticorpos antiPL-7 e antiPL-12.

Diagnóstico

O diagnóstico de SAS e miosite de sobreposição é firmado no contexto clínico apropriado quando há alguma combinação de anormalidades nos testes eletrodiagnósticos e biopsia muscular (ver detalhes sobre biopsia de músculo na Seção "Patologia muscular", adiante). O diagnóstico diferencial inclui outras miopatias inflamatórias, miopatias tóxicas e doenças musculares hereditárias (ver Tabela 94.4). Doença do neurônio motor (esclerose lateral amiotrófica) pode ser incluída no diagnóstico diferencial porque há elevação modesta dos níveis de CK, embora os achados clínicos e eletrodiagnósticos sejam diferentes na esclerose lateral amiotrófica.

Anormalidades detectadas nos testes eletrodiagnósticos de pacientes com SAS e miosite de sobreposição são indistinguíveis das que ocorrem na DM. Estudos de condução neural são normais, exceto nos casos da miopatia grave, nos quais pode ocorrer redução das amplitudes do potencial de ação motora composto (PAMC). EMG com agulha revela fibrilações, descargas repetitivas complexas e outros achados "inflamatórios" em associação com potenciais de unidades motoras miopáticos, que são de baixa amplitude, curta duração, polifásicos e com recrutamento precoce.

Exames laboratoriais demonstram elevação nos níveis séricos de CK e aldolase como marcadores de inflamação muscular. Autoanticorpos presentes nos pacientes com SAS e miosite de sobreposição ajudam a diferenciar os diversos subtipos (Tabela 94.3). Testes para autoanticorpos podem sugerir doença reumática coexistente em pacientes com miosite de sobreposição, inclusive teste positivo para anticorpo antinuclear ou anticorpos da esclerodermia.

Tabela 94.3 Anticorpos associados à síndrome antissintetase e miosite de sobreposição.

Autoanticorpo	Manifestações clínicas
Anticorpos antissintetase	
AntiJo-1	Anormalidades musculares moderadas, lesões pulmonares progressivas
AntiPL-7	Anormalidades musculares moderadas com doença pulmonar grave
AntiPL-12	Anormalidades musculares brandas com doença pulmonar grave
Anticorpos associados à miosite de sobreposição	
AntiPM/Scl	Doença muscular, pulmonar e cutânea branda com manifestações clínicas de esclerodermia
AntiKu	Doença muscular e pulmonar branda
AntiU1-RNP	Anormalidades musculares brandas, manifestações clínicas de esclerodermia e LES; possível disfunção renal

LES, lúpus eritematoso sistêmico; U1-RNP, ribonucleoproteína U1.

Assim como ocorre na DM, RM de músculo é útil em alguns casos para direcionar a área muscular a ser biopsiada.

O diagnóstico diferencial é semelhante ao de outras miopatias inflamatórias (ver Tabela 94.4).

Tabela 94.4 Diagnóstico diferencial das miopatias inflamatórias.

Doença semelhante	Características diferenciadoras
Dermatomiosite	Exantema típico associado, alterações patológicas específicas na biopsia muscular, anticorpos específicos de miosite
Síndrome antissintetase	Doença pulmonar significativa, patologia muscular específica, anticorpos específicos de miosite
Miosite de sobreposição	Doença reumática associada (p. ex., lúpus, artrite reumatoide)
Miopatia necrosante imune	Alterações patológicas específicas na biopsia muscular, exposição a fármacos/estatinas, mais resistente ao tratamento imunossupressor
Miosite com corpos de inclusão	Progressão mais lenta, idade de início mais avançada, distribuição da fraqueza muscular, achados patológicos específicos na biopsia muscular, ausência de resposta aos agentes imunossupressores
Distrofia muscular	Idade de início, progressão mais lenta, história familiar, achados patológicos específicos na biopsia muscular, teste genético, ausência de resposta aos agentes imunossupressores
Miopatia metabólica	Idade de início, progressão mais lenta, história familiar, patologia, teste genético, ausência de resposta aos agentes imunossupressores
Fibromialgia	Dor proeminente, ausência de fraqueza, biopsia muscular normal
Polimialgia reumática	Elevação da VHS/PCR, CK normal, EMG normal

CK, creatinoquinase; EMG, eletromiografia; PCR, proteína C reativa; VHS, velocidade de hemossedimentação.

Tratamento

O tratamento recomendado para miosite de sobreposição e SAS é o mesmo da DM. O tratamento inicial de primeira linha consiste em corticoides em altas doses, tipicamente prednisona, com as mesmas considerações para agentes poupadores de corticoides e opções para doença refratária, conforme descrito no tratamento da DM na seção anterior.

MIOSITE ESPORÁDICA COM CORPOS DE INCLUSÃO

Introdução

Miosite com corpos de inclusão ainda é classificada como miopatia inflamatória, embora seja muito diferente em suas manifestações clínicas e resposta ao tratamento. Além disso, MCI tem características patológicas singulares, sugerindo que ela possa ter duplo aspecto de doença muscular inflamatória e degenerativa.

Epidemiologia

A prevalência de MCI varia de 4,9 por milhão na Holanda até 71 por milhão no condado de Olmsted, Minnesota. Prevalência e incidência aumentam quando se considera a faixa etária acima de 50 anos. Observa-se um predomínio do sexo masculino de 2:1 a 3:1, diferentemente da maioria dos distúrbios autoimunes com predomínio feminino. Até 15% dos pacientes apresentam uma doença autoimune associada, como lúpus, síndrome de Sjögren, trombocitopenia ou sarcoidose.

Fisiopatologia

A causa da MCI não é conhecida; entretanto, acredita-se que seja um processo autoimune e neurodegenerativo. A resposta inflamatória do músculo e a natureza adquirida sugerem etiologia imune (ver a Seção "Patologia muscular"). Foi identificado um novo autoanticorpo no soro de 50% dos pacientes com MCI, que foi reconhecido como uma proteína muscular de 43 kDa (5-nucleotidase 1 citosólica, que é codificada pelo gene *NT5C1A*).

A resposta insatisfatória à imunoterapia sugere um componente degenerativo da doença. Histologicamente, são encontrados agregados de proteína nas fibras musculares vacuolizadas da MCI, os quais tipicamente não são encontrados em outras miopatias inflamatórias. Esses agregados, que se acredita sejam um acúmulo de proteínas inadequadamente dobradas, compartilham componentes semelhantes com aqueles observados em outras doenças neurodegenerativas (ver a Seção "Patologia muscular").

Em contraste com a forma esporádica da MCI, a forma hereditária tem algumas manifestações clínicas e patológicas em comum com a MCI esporádica, mas não é mediada por mecanismos imunes. Essas doenças genéticas são causadas por mutações de alguns genes, mais comumente, *GNE* e *VCP*, embora outros gentes também tenham sido implicados.

Manifestações clínicas

Os sintomas clínicos da MCI em sua forma clássica são diferentes daqueles de outras miopatias inflamatórias quanto à distribuição e evolução temporal da fraqueza. Nos casos típicos, o início da fraqueza é lento com progressão muito gradativa ao longo dos anos. Muitos pacientes têm sintomas durante anos antes do estabelecimento do diagnóstico. Os primeiros músculos afetados são habitualmente os músculos proximais dos membros inferiores, com predileção pelo grupo do músculo quadríceps femoral, em contraposição com outras miopatias que afetam os músculos proximais, tipicamente com maior comprometimento dos músculos flexores do quadril. Nos braços, os músculos distais tendem a ser os primeiros e são mais gravemente afetados, com comprometimento proeminente dos músculos flexores dos dedos e do punho no antebraço. Com frequência, a atrofia é maior do que aquela observada em outras miopatias inflamatórias e é habitualmente simétrica. Atrofia e fraqueza acentuadas, que podem ser assimétricas, diferenciam entre MCI e outros tipos de miosite e constituem uma causa de confusão diagnóstica com doença do neurônio motor. Verifica-se a ocorrência de dor muscular (mialgia) em cerca de 40% dos pacientes. Com frequência, os músculos do pescoço estão acometidos, podendo resultar em cabeça caída. Ocorre disfagia em metade ou mais dos pacientes, de modo que constitui um sintoma mais comum na MCI do que em outras miopatias inflamatórias, podendo até mesmo ser o sintoma inicial. Raramente, há comprometimento dos músculos respiratórios. O prognóstico é de progressão lenta ao longo dos anos, levando, nos casos típicos, ao uso de cadeira de rodas. A morte pode ocorrer como complicação da infecção respiratória ou aspiração dentro de 10 anos ou mais após o início dos sintomas.

Diagnóstico

Com frequência, suspeita-se do diagnóstico de MCI com base na anamnese e nos achados ao exame físico, apoiados pelos estudos de eletrodiagnóstico; entretanto, o seu estabelecimento depende da patologia muscular para confirmação (ver a Seção "Patologia muscular"). Os exames laboratoriais revelam uma elevação discreta da CK, de até 15 vezes o limite superior da normalidade, embora também possa ser normal. Anticorpos que reconhecem 5'-nucleotidase 1A citosólica são detectados em cerca de 50% dos pacientes com MCI, mas em até 5 a 10% dos pacientes com outros tipos de miosite inflamatória e até 20% dos pacientes com LES ou síndrome de Sjögren. Não deve haver elevação da velocidade de hemossedimentação (VHS) ou outros marcadores inflamatórios, embora existam relatos de associação com anticorpo antinuclear e anticorpos da síndrome de Sjögren. As pesquisas devem incluir anticorpos associados às doenças reumáticas sistêmicas e anticorpos específicos de miosite.

Testes eletrodiagnósticos mostram principalmente padrão miopático com características inflamatórias, semelhantes àquelas observadas na DM e PM. Há fibrilações e atividade espontânea anormal compatível com um processo inflamatório, com potenciais de unidade motora de curta duração e baixa amplitude e recrutamento precoce. Entretanto, em alguns pacientes com MCI, observa-se um quadro eletrodiagnóstico misto com potenciais de unidades motoras de curta e longa duração. Esses achados mistos na EMG em associação com respostas sensoriais normais podem tornar o diagnóstico um desafio maior e, em certas ocasiões, levam a um diagnóstico incorreto de doença do neurônio motor em pacientes com MCI.

RM dos músculos está sendo cada vez mais utilizada para o diagnóstico nas miopatias inflamatórias, e, na MCI, demonstra a presença de atrofia e/ou substituição gordurosa do músculo, com comprometimento predominante dos músculos da parte anterior da coxa.

Em vista das manifestações singulares da MCI, o diagnóstico diferencial a ser considerado é um pouco diferente (Tabela 94.5). Alguns critérios diagnósticos são usados para confirmar o diagnóstico definitivo ou provável de MCI, que se prestam a uso clínico e experimental. O mais recente deles consiste nos critérios definidos no *workshop* do European Neuromuscular Center, em 2011 (Tabela 94.6).

Tratamento

MCI é notória por ser refratária aos tratamentos que são efetivos para outras miopatias inflamatórias. Em alguns pacientes, observa-se uma resposta inicial aos corticosteroides; entretanto, em todos a MCI acaba se tornando finalmente refratária. Outros agentes imunossupressores não alteram a evolução natural da MCI. Em um ensaio clínico controlado randomizado do metotrexato, foi observada melhora nos níveis de CK, porém o fármaco não teve nenhum efeito sobre a força muscular. Ensaios clínicos controlados e randomizados de IGIV, com e sem esteroides, tampouco demonstraram um benefício significativo para pacientes com MCI. Dois estudos-piloto controlados randomizados realizados pelo Muscle Study Group não mostraram qualquer benefício em pacientes com MCI tratados com interferona. Apesar dos ensaios clínicos negativos, alguns especialistas tratam pacientes com MCI com prednisona, agentes poupadores de esteroides, como metotrexato ou azatioprina, ou IGIV como prova terapêutica, com base na observação de que um pequeno subgrupo de pacientes parece obter melhora ou estabilização da força muscular com o tratamento, porém há controvérsias quanto ao uso de imunoterapia.

Com base nos indícios fisiopatológicos de agregação proteica sugestiva de doença degenerativa, vários tratamentos dirigidos a estes processos foram experimentados. Arimoclomol prolonga a atividade das proteínas do choque térmico que, por sua vez, impedem agregação de proteínas e está em fase de estudos de fase II/III. Inibição de miostatina (que é propriamente um inibidor do desenvolvimento dos músculos esqueléticos) e modulação da autofagia também são processos degenerativos em estudo quanto aos seus efeitos terapêuticos.

Tabela 94.5 Diagnóstico diferencial da miosite com corpos de inclusão.

Dermatomiosite	Lesões cutâneas associadas Patologia muscular
Síndrome antissintetase, miosite de sobreposição, polimiosite	Autoanticorpos associados Patologia muscular
Miopatias distais hereditárias	História familiar Idade de início precoce Testes genéticos
Miopatias induzidas por fármacos (tóxicas)	História de exposição a substâncias tóxicas ou fármacos
Doença do neurônio motor	Sinais referidos ao neurônio motor superior Testes eletrodiagnósticos Biopsia muscular – alterações neurogênicas
Miastenia *gravis*	Sintomas oculares e bulbares proeminentes Anticorpos contra receptor de acetilcolina ou quinase muscular específica Estimulação repetitiva anormal Resposta à imunoterapia

Tabela 94.6 Critérios diagnósticos do European Neuromuscular Center Workshop de 2011 para miosite com corpos de inclusão.

Classificação	Manifestações clínicas	Características patológicas
MCI confirmada por critérios clínicos e patológicos	Duração de mais de 12 meses Idade de início acima dos 45 anos Fraqueza do músculo quadríceps femoral maior do que a fraqueza dos flexores do quadril e/ou fraqueza dos músculos flexores dos dedos maior que a fraqueza dos abdutores do ombro Nível sérico de CK não superior a 15× o limite superior da normalidade	Inflamação endomisial e vacúolos marginais e acúmulo de proteína (amiloide ou outras proteínas) Ou Filamentos de 15 a 18 nm
MCI confirmada clinicamente		Um ou mais dos seguintes critérios: Inflamação endomisial Ou aumento da coloração para MHC-1 Ou vacúolos marginais Ou acúmulo de proteína (amiloide ou outras proteínas) Ou filamentos de 15 a 18 nm
MCI provável		Um ou mais dos seguintes critérios: Exsudato endomisial Ou aumento da coloração para MHC-1 Ou vacúolos marginais Ou acúmulo de proteína (amiloide ou outras proteínas) Ou filamentos de 15 a 18 nm

CK, creatinoquinase; MCI, miosite com corpos de inclusão; MHC-1, complexo de histocompatibilidade principal classe I. (Adaptada segundo Dimachkie M, Barohn R. Inclusion body myositis. *Neurolol Clin.* 2014;32:629-644; e Machado P, Brady S. Hanna MG. Update in inclusion body myositis. *Curr Opin Rheumatol.* 2013;25(6):763-771.)

Tendo em vista o benefício limitado – se houver algum – da terapia imunomoduladora para a MCI, o tratamento deve se concentrar na terapia sintomática e de suporte para melhorar a qualidade de vida do paciente. A fisioterapia de baixa intensidade pode ajudar a melhorar a força e a mobilidade. A prevenção de quedas e o treinamento da marcha são importantes para evitar as complicações do agravamento da fraqueza. Terapia da fala pode ajudar a controlar disfagia e evitar broncoaspiração.

MIOPATIA NECROSANTE IMUNE

Introdução

Miopatia necrosante imune (MNI) ou miopatia necrosante imunomediada (MNIM) é um tipo singular de miopatia mediada por mecanismos imunes que exibe, na biopsia, vários graus de necrose das miofibras com pouca ou nenhuma resposta inflamatória, exceto pela miofagocitose. MNI pode ocorrer isoladamente (com ou sem anticorpos dirigidos contra partícula de reconhecimento de sinais [SRP]) ou em associação ao uso de estatinas (com anticorpos anti3-hidroxi-3-metilglutaril-coenzima A redutase [HMGCR]) com certos distúrbios do tecido conjuntivo e, possivelmente, neoplasias malignas.

Epidemiologia

Casos de MNI associados ao uso de estatinas foram inicialmente relatados na década de 1980 e séries de casos subsequentes descreveram a ocorrência de miopatia que progride após a interrupção de estatinas, com características de MNI na biopsia e resposta a agentes imunossupressores. A incidência exata da MAN não está bem definida. Entretanto, 21% dos casos de MNI estão associados ao LES e, em pacientes com anticorpos antiSRP, cuja maior parte consiste em mulheres com idade média de 45 anos no início, 65% apresentam hipertensão coexistente, 23% têm diabetes melito e até 37% desenvolvem DPI. Em um terço dos pacientes com MNI, não há anticorpos específicos de miosite e estes casos estão mais frequentemente associados ao LES e à esclerodermia sistêmica.

Fisiopatologia

Nas biopsias de músculo, a MNI caracteriza-se por necrose e degeneração, porém sem infiltrado típico de células inflamatórias observado na DM e PM, apesar de sua fisiopatologia autoimune.

No caso das estatinas, observa-se uma expressão aumentada de HMGCR nas fibras musculares em regeneração, o que provavelmente desencadeia a resposta imune e o desenvolvimento subsequente de anticorpos antiHMGCR. Essa suprarregulação persiste mesmo após a interrupção das estatinas, presumivelmente porque os sintomas continuam e até mesmo progridem após a suspensão desses fármacos. Não se sabe se esses anticorpos são patogênicos ou constituem um achado associado, particularmente pelo fato de que o alvo é uma proteína intracelular. A HMGCR é a enzima limitadora de velocidade na síntese de colesterol e alvo das estatinas.

No início de 1986, foram identificados anticorpos que reconhecem a SRP na membrana do retículo endoplasmático em associação à miopatia. Além disso, não foi esclarecido se esse anticorpo é patogênico, visto que ele também é intracelular. Entretanto, foi constatado que os títulos de anticorpos antiSRP e os níveis séricos de CK exibem correlação entre si durante o tratamento.

Manifestações clínicas

Como também ocorre com outros tipos de miosite, pacientes com MNI desenvolvem fraqueza proximal simétrica no decorrer de várias semanas a meses. Todavia, em pacientes com anticorpos antiSRP, o início pode ser agudo e grave e 66 a 80% deste grupo de pacientes referem mialgia. Pacientes com miopatia causada por anticorpo antiSRP podem apresentar dispneia (50%), que pode ser causada por fraqueza neuromuscular ou doença pulmonar (13 a 22% dos casos). Podem ocorrer sintomas nos casos relacionados com estatinas a qualquer momento durante o tratamento (2 meses a 3 anos), porém, depois de 3 anos de tratamento, em média. Os sintomas continuam ou até mesmo se agravam com a interrupção das estatinas, e as mialgias constituem uma característica proeminente (75%). Com menor frequência, pacientes podem apresentar miopatia HMGCR-positiva na ausência de exposição às estatinas. Existem casos pediátricos de MNI, que podem ser semelhantes às distrofias musculares e devem ser considerados em seu diagnóstico diferencial.

Diagnóstico

À semelhança de outras miopatias inflamatórias, MNI é diagnosticada com base em alguma combinação de manifestações clínicas e laboratoriais e anormalidades eletrodiagnósticas, porém frequentemente com base na patologia muscular para confirmar o diagnóstico (ver a Seção "Patologia muscular") (Tabela 94.7).

Em muitos casos, os níveis séricos de CK estão extremamente elevados, geralmente acima de 5.000 U/mℓ, à semelhança de outras miopatias inflamatórias. O soro pode ser testado para presença de anticorpos antiSRP e anti-HMGCR, que são extremamente úteis em cada caso. Nos casos típicos, pacientes com miopatia causada por anticorpo antiSRP não apresentam anticorpo específico de miosite. Pacientes com miotoxicidade induzida por estatinas sem MNI não possuem anticorpos anti-HMGCR. Em cerca de dois terços dos pacientes com MNI, existem anticorpos antiSRP e anti-HMGCR. Esse último tipo de anticorpo também foi detectado em pacientes que não tinham sido expostos anteriormente às estatinas.

Testes eletrodiagnósticos fornecem dados semelhantes àqueles observados na PM e DM, ou seja, estudos de condução nervosa normais, a não ser que a fraqueza seja intensa; neste caso, a amplitude do PAMC pode estar reduzida. Ocorre atividade espontânea anormal, com fibrilações e outras características de irritabilidade. Os potenciais de unidade motora são miopáticos, com curta duração e baixa amplitude, e o recrutamento é precoce.

RM dos músculos mostra alterações semelhantes aos de outras miopatias inflamatórias com edema, atrofia e substituição gordurosa do músculo. RM é algumas vezes útil para direcionar a biopsia muscular.

O diagnóstico diferencial é semelhante ao de outras miopatias inflamatórias (ver Tabela 94.4).

Tabela 94.7 Anticorpos associados à miosite necrosante imune.

Anticorpos associados à miopatia necrosante imune	
AntiSRP	Anormalidades musculares graves com disfagia e doença pulmonar branda
Anti-HMGCR	Anormalidades musculares graves; pode estar associada ao tratamento com estatinas
Miopatia necrosante imune soronegativa	Associada às neoplasias malignas

HMGCR, 3-hidroxi-3-metilglutaril-coenzima A-redutase; SRP, partícula de reconhecimento de sinal.

Tratamento

O tratamento da MNI baseia-se na interrupção de qualquer agente deflagrador tóxico do processo patológico (i. e.: interrupção das estatinas), quando implicado. Embora a miopatia típica induzida por estatinas melhore após a interrupção do medicamento, a evolução da MNI consiste em agravamento da fraqueza, apesar da suspensão do agente desencadeante. Há necessidade de tratamento imunossupressor para a fisiopatologia autoimune subjacente da MNI. A maioria dos pacientes responde à administração de corticoides. Outros fármacos poupadores de corticoides utilizados com sucesso são metotrexato, azatioprina, micofenolato de mofetila, rituximabe e IGIV.

POLIMIOSITE

Com os avanços na identificação de diversos autoanticorpos e síndromes clínicas associadas às miosites, a maioria dos casos de polimiosite (PM) pode ser classificada atualmente como SAS, MCI ou outros tipos de miosite definida. PM verdadeira provavelmente é rara e é um diagnóstico firmado por exclusão dos outros tipos de miosite.

PATOLOGIA MUSCULAR

Dermatomiosite

Biopsias de músculo dos pacientes com DM mostram inflamação perimisial e predominantemente perivascular, frequentemente combinada com infiltrados mistos de macrófagos, linfócitos $CD4^+$ e $CD8^+$, linfócitos B e células dendríticas plasmocitoides. Contudo, a extensão e gravidade da inflamação podem variar acentuadamente caso a caso. Exceto nos pacientes com DM amiopática, fibras necróticas/degeneradas ou em processo de regeneração são encontradas nos cortes de biopsia ou com padrão perifascicular. A densidade de capilares endomisiais pode estar acentuadamente reduzida. Ao exame imuno-histoquímico, imunorreatividade contra complexo de histocompatibilidade principal classe I (MHC-I) é invariável, ou há predomínio perifascicular e expressão variável do MHC classe II. Imunocomplexos contendo imunoglobulina G, imunoglobulina M e complemento (especialmente complexo de ataque à membrana, ou CAM) podem estar depositados na microcirculação. Em acréscimo à descoberta do papel bem definido da interferona tipo 1 na microcirculação e músculo de pacientes com DM, estudos demonstraram que a coloração imuno-histoquímica do sarcoplasma por anticorpo contra proteína A de resistência aos mixovírus (um mediador fundamental da resposta antiviral induzida pela interferona) é útil para diferenciar entre DM e SAS (inclusive miopatia causada por anticorpo antiJo-1). No nível ultraestrutural, as células endoteliais da microcirculação afetada podem mostrar necrose, edema ou alterações reativas/degenerativas. As células endoteliais reativas/degenerativas podem exibir estruturas tubulorreticulares, que parecem estar estreitamente relacionadas com o retículo endoplasmático e que se acredita possam indicar exposição à interferona tipo1 (Figura 94.2).

Síndrome antissintetase

Síndromes antissintetase, inclusive as miopatias associadas aos anticorpos antiJo-1, antiOJ e antiPL-2, podem causar alterações histopatológicas semelhantes às da DM, inclusive padrões

Polimiosite e miosite com corpos de inclusão

Histologicamente, PM e MCI têm algumas características em comum, inclusive necrose e regeneração de fibras e infiltrados inflamatórios acumulados predominantemente no endomísio, que consistem principalmente em linfócitos T com predomínio de células T citotóxicas (CD8$^+$) e macrófagos/histiócitos. Ocasionalmente, quando se utiliza coloração imuno-histoquímica para CD8, podem ser encontrados linfócitos T citotóxicos invadindo o sarcoplasma aparentemente não necrótico. Nos pacientes com MCI, células dendríticas mieloide e plasmócitos também compõem os infiltrados inflamatórios. Nos casos típicos, exames imuno-histoquímicos de pacientes com PM e MCI mostram hiper-regulação invariável do MHC classe I, enquanto frequentemente se observa expressão variegada ou dispersa de MHC classe II nos casos de MCI. É importante salientar que essa última doença tende a mostrar biopsias com graus mais acentuados de alterações miopáticas crônicas da histoarquitetura, quando comparada com a PM: variações acentuadamente aumentadas do calibre das fibras e fibrose do endomísio podem ser detectadas com formação de vacúolos repletos de amiloide. Com frequência, anormalidades mitocondriais são evidenciadas por fibras vermelhas "rasgadas" ou fibras com deficiência de citocromo-C-oxidase. Deposição intravacuolar de amiloide também pode ser bem demonstrada ao exame microscópico de fluorescência com rodamina. A premissa científica de agregados proteicos intracelulares e proteostase anormal associadas à MCI resultou no desenvolvimento de outras técnicas de imunocoloração usando anticorpos contra beta-amiloide, proteína tau fosforilada, proteína 43 de ligação ao TAR DNA, ubiquitina e p62, entre outras. Contudo, como nenhuma proteína específica mostrou-se patogênica isoladamente na formação dos vacúolos associados à MCI, a detecção de imunorreatividade à proteína p62 (um marcador de autofagia) – quando combinada com imunorreatividade ao MHC classe I e infiltrados de linfócitos T endomisiais – parece ser mais útil para confirmar o diagnóstico morfológico de MCI com especificidade e sensibilidade altas (Figuras 94.3 e 94.4).

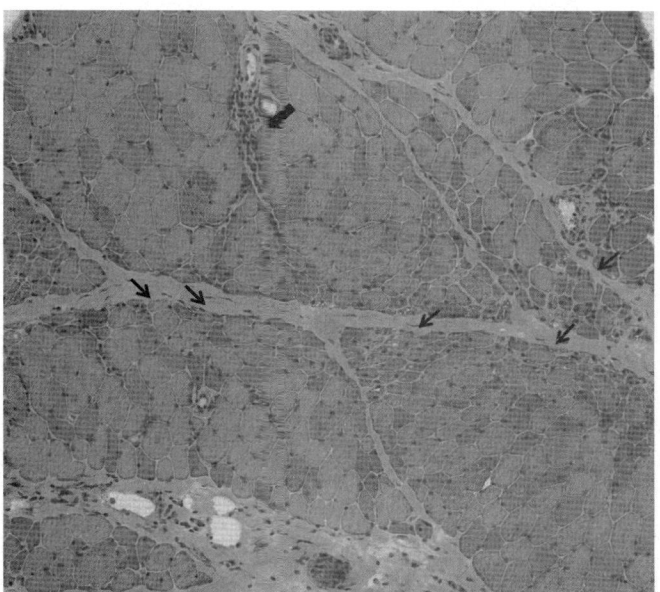

FIGURA 94.2 Patologia muscular da dermatomiosite. Inflamação perivascular (*seta grossa*) e padrão perifascicular (*setas finas*) de lesão dos miócitos. Coloração pela hematoxilina e eosina, aumento de 200x. (*Esta figura se encontra reproduzida em cores no Encarte.*)

perifasciculares de lesão dos miócitos e inflamação perimisial. Linfócitos T citotóxicos (CD8$^+$) são mais numerosos na SAS que na DM e plasmócitos também estão presentes. Nos casos típicos, o tecido conjuntivo intersticial está acentuadamente fragmentado e observa-se coloração perimisial para fosfatase alcalina. Ao exame imuno-histoquímico, além de reatividade ao MHC classe I, frequentemente também há positividade para MHC classe II com padrão perifascicular singular; além disto, também se observa coloração sarcolêmica para CAM entre as fibras perifasciculares não necróticas. Ao contrário da DM, geralmente não há reatividade para anticorpo contra proteína A de resistência aos mixovírus. Ao exame ultraestrutural, agregados de actina nuclear foram descritos como marca característica da SAS.

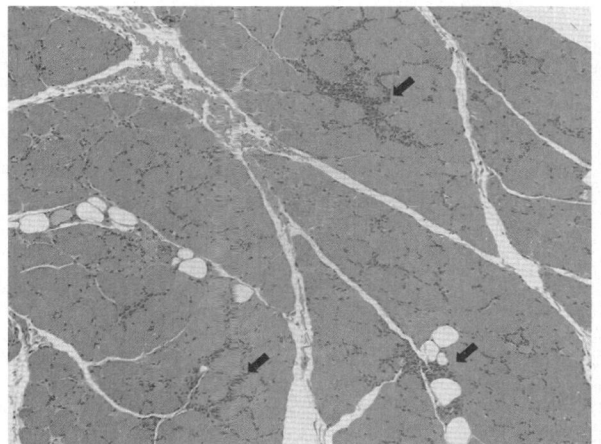
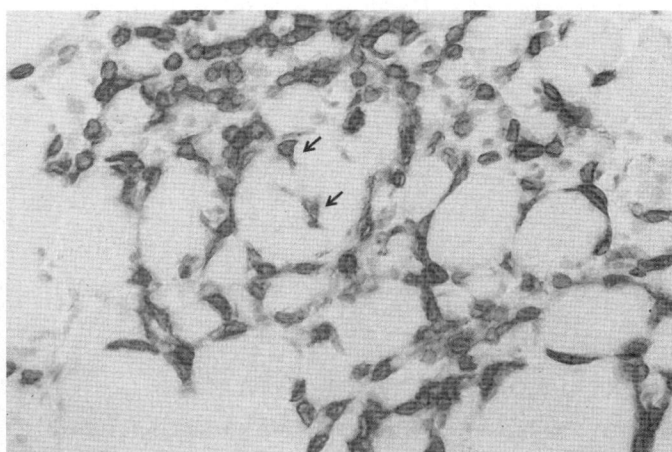

FIGURA 94.3 Patologia muscular da polimiosite. **A.** Infiltração linfocitária endomisial (*setas*). Coloração pela hematoxilina e eosina, aumento de 200x. **B.** Infiltrado de linfócitos T citotóxicos invadindo as fibras musculares (*setas*). Coloração imuno-histoquímica para CD8, aumento de 400x. (*Esta figura se encontra reproduzida em cores no Encarte.*)

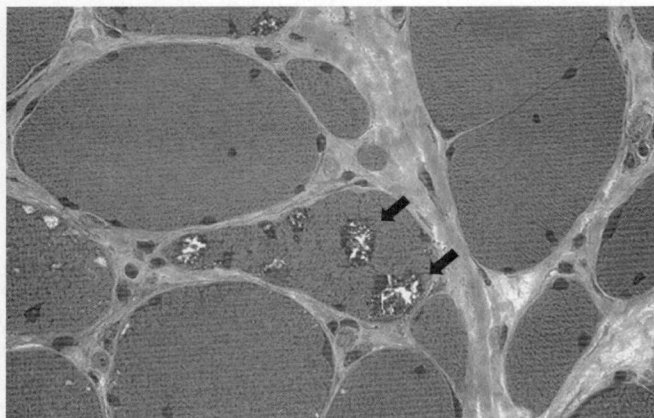

FIGURA 94.4 Patologia muscular da miosite com corpos de inclusão. Vacúolos marginais (*setas*). Coloração por hematoxilina e eosina, aumento de 400x. (*Esta figura se encontra reproduzida em cores no Encarte.*)

Miopatia necrosante imune (autoimune)

MNI mostra fibras musculares necróticas dispersas e infiltrados fagocíticos (macrófagos). Nos casos típicos, há poucos infiltrados de linfócitos T; apesar disso, estas células podem ser detectadas em um subgrupo de pacientes. Nos casos graves, especialmente na faixa etária mais jovem, a doença pode progredir e tornar-se crônica; nesses casos, biopsias de músculo podem mostrar anormalidades semelhantes às detectadas na distrofia muscular. Ao exame imuno-histoquímico, há expressão variável de MHC classe I nas fibras sem necrose/regeneração e pode haver deposição de CAM no sarcolema das fibras não necróticas. Elementos morfológicos demonstrados à biopsia muscular não permitem subclassificar os diversos tipos de MNI; por esta razão, testes sorológicos são necessários para diferenciar entre as MNIs induzidas por anticorpos (inclusive antiSRP e anti-HMG) e os casos soronegativos (Figura 94.5).

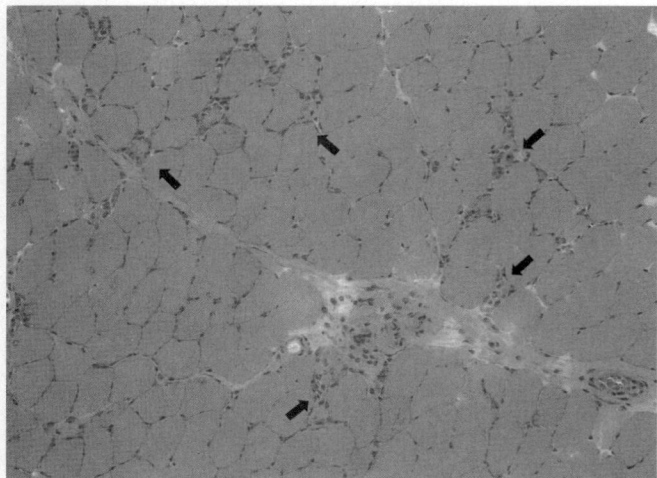

FIGURA 94.5 Patologia muscular da miopatia necrosante autoimune. Fibras musculares necróticas com inflamação mínima (*setas*). Coloração por hematoxilina e eosina, aumento de 200x. (*Esta figura se encontra reproduzida em cores no Encarte.*)

EVIDÊNCIAS DE NÍVEL 1

1. Bunch TW. Prednisone and azathioprine for polymyositis: long-term followup. *Arthritis Rheum*. 1981;24:45-48.
2. Bunch TW, Worthington JW, Combs JJ, Ilstrup DM, Engel AG. Azathioprine with prednisone for polymyositis. A controlled, clinical trial. *Ann Intern Med*. 1980;92:365-369.
3. Oddis CV, Reed AM, Aggarwal R, et al.; and Rituximab in Myositis (RIM) Study Group. Rituximab in the treatment of refractory adult and juvenile dermatomyositis and adult polymyositis: a randomized, placebo-phase trial. *Arthritis Rheum*. 2013;65:314-324.
4. Dalakas MC, Illa I, Dambrosia JM, et al. A controlled trial of high-dose intravenous immune globulin infusions as treatment for dermatomyositis. *N Engl J Med*. 1993;329:1993-2000.

LEITURA SUGERIDA

Miopatias inflamatórias (em geral)

Dalakas MC. Inflammatory muscle diseases. *N Engl J Med*. 2015;372:1734-1747.

Ibrahim F, Choy E, Gordon P, et al. Second-line agents in myositis: 1-year factorial trial of additional immunosuppression in patients who have partially responded to steroids. *Rheumatology (Oxford)*. 2015;54:1050-1055.

Mariampillai K, Granger B, Amelin D, et al. Development of a new classification system for idiopathic inflammatory myopathies based on clinical manifestations and myositis-specific autoantibodies. *JAMA Neurol*. 2018;75(12):1528-1537.

McGrath ER, Doughty CT, Amato AA. Autoimmune myopathies: updates on evaluation and treatment. *Neurotherapeutics*. 2018;15:976-994.

Nalotto L, Iaccarino L, Zen M, et al. Rituximab in refractory idiopathic inflammatory myopathies and antisynthetase syndrome: personal experience and review of the literature. *Immunol Res*. 2013;56:362-370.

Oddis CV, Aggarwal R. Treatment in myositis. *Nat Rev Rheumatol*. 2018;14:279-289.

Selva-O'Callaghan A, Pinal-Fernandez I, Trallero-Araguás E, Milisenda JC, Grau-Junyent JM, Mammen AL. Classification and management of adult inflammatory myopathies. *Lancet Neurol*. 2018;17:816-828.

Dermatomiosite

Bendewald MJ, Wetter DA, Li X, Davis MD. Incidence of dermatomyositis and clinically amyopathic dermatomyositis: a population-based study in Olmsted County, Minnesota. *Arch Dermatol*. 2010;146:26-30.

Bohan A, Peter JB. Polymyositis and dermatomyositis (first of two parts). *N Engl J Med*. 1975;292:344-347.

Bohan A, Peter JB. Polymyositis and dermatomyositis (second of two parts). *N Engl J Med*. 1975;292:403-407.

Engel AG, Hohlfeld R. The polymyositis and dermatomyositis syndromes. In: Engel AG, Franzini-Armstrong C, eds. *Myology*. 3rd ed. New York, NY: McGraw-Hill; 2004:1321-1388.

Uruha A, Nishikawa A, Tsuburaya RS, et al. Sarcoplasmic MxA expression: a valuable marker of dermatomyositis. *Neurology*. 2017;88:493-500.

Síndrome antissintetase e miosite de sobreposição

Marie I, Josse S, Hatron PY, et al. Interstitial lung disease in anti-Jo-1 patients with antisynthetase syndrome. *Arthritis Care Res (Hoboken)*. 2013;65:800-808.

Witt LJ, Curran JJ, Strek ME. The diagnosis and treatment of antisynthetase syndrome. *Clin Pulm Med*. 2016;23:218-226.

Miosite com corpos de inclusão

Badrising UA, Maat-Schieman ML, Ferrari MD, et al. Comparison of weakness progression in inclusion body myositis during treatment with methotrexate or placebo. Ann Neurol. 2002;51:369-372.

Benveniste O, Guiguet M, Freebody J, et al. Long-term observational study of sporadic inclusion body myositis. *Brain*. 2011;134:3176-3184.

Dabby R, Lange DJ, Trojaborg W, et al. Inclusion body myositis mimicking motor neuron disease. *Arch Neurol*. 2001;58:1253-1256.

Dalakas MC, Koffman B, Fujii M, Spector S, Sivakumar K, Cupler E. A controlled study of intravenous immunoglobulin combined with prednisone in the treatment of IBM. Neurology. 2001;56:323-327.

Dalakas MC, Sonies B, Dambrosia J, Sekul E, Cupler E, Sivakumar K. Treatment of inclusion-body myositis with IVIg: a double-blind, placebo-controlled study. Neurology. 1997;48:712-716.

Dimachkie MM, Barohn RJ. Inclusion body myositis. Neurol Clin. 2014;32:629-646.

Greenberg SA. Inclusion body myositis: clinical features and pathogenesis. Nat Rev Rheumatol. 2019;15:257-272.

Muscle Study Group. Randomized pilot trial of high-dose betaINF-1a in patients with inclusion body myositis. Neurology. 2004;63:718-720.

Larman HB, Salajegheh M, Nazareno R, et al. Cytosolic 5'-nucleotidase 1A autoimmunity in sporadic inclusion body myositis. Ann Neurol. 2013;73:408-418.

Naddaf E, Barohn RJ, Dimachkie MM. Inclusion body myositis: update on pathogenesis and treatment. Neurotherapeutics. 2018;15:995-1005.

Pluk H, van Hoeve BJ, van Dooren SH, et al. Autoantibodies to cytosolic 5'-nucleotidase 1A in inclusion body myositis. Ann Neurol. 2013;73:397-407.

Miopatia necrosante imune

Allenbach Y, Benveniste O. Acquired necrotizing myopathies. Curr Opin Neurol. 2013;26:554-560.

Ellis E, Ann Tan J, Lester S, et al. Necrotizing myopathy: clinicoserologic associations. Muscle Nerve. 2012;45:189-194.

Kassardjian CD, Lennon VA, Alfugham NB, Mahler M, Milone M. Clinical features and treatment outcomes of necrotizing autoimmune myopathy. JAMA Neurol. 2015;72:996-1003.

Mammen AL, Chung T, Christopher-Stine L, et al. Autoantibodies against 3-hydroxy-3-methylglutaryl-coenzyme A reductase in patients with statin-associated autoimmune myopathy. Arthritis Rheum. 2011;63:713-721.

Mammen AL, Tiniakou E. Intravenous immune globulin for statin-triggered autoimmune myopathy. N Engl J Med. 2015;373:1680-1682.

Miller T, Al-Lozi MT, Lopate G, Pestronk A. Myopathy with antibodies to the signal recognition particle: clinical and pathological features. J Neurol Neurosurg Psychiatry. 2002;73:420-428.

Mohassel P, Mammen AL. Anti-HMGCR myopathy. J Neuromuscul Dis. 2018;5:11-20.

Pinal-Fernandez I, Casal-Dominguez M, Mammen AL. Immune-mediated necrotizing myopathy. Curr Rheumatol Rep. 2018;20(4):21. doi:10.1007/s11926-018-0732-6.

Pinal-Fernandez I, Parks C, Werner JL, et al. Longitudinal course of disease in a large cohort of myositis patients with autoantibodies recognizing the signal recognition particle. Arthritis Care Res (Hoboken). 2017;69:263-270.

Suzuki S, Nishikawa A, Kuwana M, et al. Inflammatory myopathy with anti-signal recognition particle antibodies: case series of 100 patients. Orphanet J Rare Dis. 2015;10:61.

Miopatia e Neuropatia da Doença Crítica 95

Ahmad Riad Ramadan, Michio Hirano e Louis H. Weimer

PONTOS-CHAVE

1. A miopatia e a polineuropatia da doença crítica estão entre as causas mais comuns de fraqueza adquirida na unidade de tratamento intensivo e incapacidade de desmamar os pacientes da ventilação mecânica.

2. Os principais fatores de risco para miopatia da doença crítica são agentes bloqueadores neuromusculares não despolarizantes e uso de corticosteroides. No caso da polineuropatia da doença crítica, são fatores de risco a sepse e a falência múltipla de órgãos.

3. A perda de filamentos espessos de miosina observada na microscopia eletrônica é típica da miopatia da doença crítica. Já o aumento da permeabilidade da microvasculatura nervosa está associado à polineuropatia da doença crítica.

4. Insulinoterapia intensiva (glicemia-alvo de 80 a 110 mg/dℓ) demonstrou reduzir a incidência de miopatia e de polineuropatia da doença crítica.

5. Limitar o uso de corticosteroides e paralisantes, tratar a sepse e fazer fisioterapia precoce são os pilares do tratamento da miopatia e da polineuropatia da doença crítica.

6. Pacientes com miopatia da doença crítica tendem a ter uma recuperação mais rápida e mais completa do que os pacientes com polineuropatia da doença crítica.

INTRODUÇÃO

Embora pacientes em estado crítico na unidade de terapia intensiva (UTI) estejam tipicamente fracos em virtude de doenças clínicas graves, um subgrupo de pacientes desenvolve miopatia da doença crítica (MDC), polineuropatia da doença crítica (PDC) ou ambas. O primeiro caso de miopatia tetraplégica aguda (que mais tarde recebeu a nova designação de MDC), foi relatado em 1977 por MacFarlane e Rosenthal em uma mulher de 24 anos de idade, que teve tratamento com corticosteroides em altas doses para o estado de mal asmático. Em 1984, Bolton et al. descreveram cinco pacientes em estado crítico com sepse e falência múltipla de órgãos, que desenvolveram neuropatias periféricas sensorimotoras graves. Desde então, foram relatados centenas de pacientes com MDC e PDC. Juntas, essas entidades patológicas representam duas das etiologias mais comuns de falha em liberar os pacientes da ventilação mecânica nas UTIs.

EPIDEMIOLOGIA

Apesar de uma variação observada nas taxas de incidência de MDC e PDC nas séries relatadas, com base nas populações de pacientes e métodos de detecção utilizados, os distúrbios parecem ser frequentemente comuns no ambiente da UTI. Em um relato, cerca de 25% dos pacientes na UTI desenvolveram fraqueza, e os estudos eletrofisiológicos detectaram anormalidades neuromusculares em até 84% dos pacientes. Entre pacientes que apresentam sepse e síndrome de resposta inflamatória sistêmica, a incidência foi estimada em 70% e em praticamente 100% em pacientes com choque séptico ou sepse e coma. Em um estudo, até um terço dos pacientes submetidos à ventilação mecânica por pelo menos 4 a 7 dias manifestou sinais de PDC/MDC. Na maioria das séries de casos, a incidência relatada de MDC foi maior que a da PDC; todavia, alguns pacientes manifestam ambos os distúrbios, uma condição concomitante chamada de *polineuromiopatia da doença crítica* (PMDC).

BIOPATOLOGIA

Os corticosteroides, os agentes bloqueadores neuromusculares não despolarizantes ou ambos são considerados os principais fatores desencadeantes na MDC; entretanto, foi constatada sua ocorrência em alguns indivíduos que não receberam nenhum desses fármacos. Os pacientes submetidos a tratamento para estado de mal asmático, transplante de órgãos e traumatismo grave parecem ser particularmente vulneráveis. O sexo feminino foi considerado independentemente associado ao desenvolvimento de PMDC. Em compensação, para PDC, foram relacionadas a sepse, a síndrome da reação inflamatória sistêmica e a ocorrência de falência múltipla de órgãos. Outros fatores que podem contribuir para a MDC e a PDC incluem gravidade da doença, duração de permanência na UTI, duração da disfunção orgânica, presença de insuficiência renal, hiperosmolaridade e hiperglicemia e tratamento de suporte com vasopressores e catecolaminas.

Os mecanismos fisiopatológicos responsáveis por essas condições não estão totalmente elucidados. A perda de miosina é uma marca registrada da forma mais tradicional de MDC e pode ser reconhecida como rarefação seletiva dos filamentos espessos de miosina na microscopia eletrônica. Em pacientes com MDC, a estimulação muscular direta mostrou perda de excitabilidade das fibras musculares, que foi atribuída à inativação rápida dos canais de sódio regulados por voltagem, com base em modelos animais de músculo desnervado tratado com esteroides e biopsia de músculo. A expressão aumentada de ubiquitina, das enzimas lisossômicas e das proteases ativadas por cálcio (calpaínas) foi observada no músculo e pode desempenhar papel patogênico. Essas vias catabólicas podem ser ativadas no músculo por meio de indução das vias do fator de crescimento transformador-beta da proteinoquinase ativada por mitógeno. A ativação imune por citocinas também pode contribuir para a miopatia.

Embora não se disponha de evidências diretas, a PDC tem sido atribuída a defeitos da microcirculação, incluindo aumento da permeabilidade dos vasos e vasodilatação, levando à degeneração axônica. A biopsia de nervos periféricos de pacientes com

PDC revelou a expressão da E-selectina no endotélio vascular dos vasos epineurais e endoneurais. Como a E-selectina normalmente não é expressa no endotélio vascular, sua presença pode aumentar a permeabilidade da microvascularização do nervo, possibilitando a entrada de neurotoxinas circulantes no endoneuro e promovendo seu edema.

DIAGNÓSTICO

Manifestações clínicas

Na MDC, a tetraplegia grave e a atrofia muscular surgem dentro de quatro a mais de 100 dias após o início da terapia de cuidados intensivos. A fraqueza pode ser principalmente distal ou proximal, porém é habitualmente difusa, e muitos pacientes apresentam perda dos reflexos tendinosos. Em certas ocasiões, observam-se oftalmoparesia e fraqueza dos músculos faciais. A fraqueza persistente dos músculos respiratórios complica o desmame dos pacientes da ventilação mecânica. Em geral, a melhora torna-se evidente dentro de um a vários meses na maioria dos pacientes que sobrevivem à doença crítica, porém é comum a ocorrência de recuperação demorada ou déficits persistentes.

A PDC manifesta-se na forma de fraqueza aguda da parte distal dos membros e perda sensitiva, com diminuição ou ausência dos reflexos tendinosos. O comprometimento dos nervos frênico e intercostais provoca fraqueza dos músculos respiratórios, exigindo frequentemente uma terapia prolongada com ventilação mecânica (Tabela 95.1). Insuficiência autonômica e alterações pupilares não são manifestações esperadas de PDC ou MDC.

Tipicamente, deve-se suspeitar do diagnóstico de MDC e de PDC quando os pacientes apresentam fraqueza intensa e inexplicada dos membros, ou há incapacidade de desmame de pacientes fracos da ventilação mecânica ou em ambas as situações. A atrofia muscular acentuada é comum na MDC, enquanto a arreflexia e a perda da sensibilidade em meia e luva (nos pacientes alertas) constituem características da PDC. A MDC e a PDC precisam ser diferenciadas da fraqueza persistente, que pode ocorrer após a administração de agentes bloqueadores não despolarizantes a um paciente com comprometimento do metabolismo hepático, redução da excreção renal ou ambos.

Exames laboratoriais e de eletrofisiologia

Nos pacientes com MDC, os níveis séricos de creatinoquinase são geralmente normais, mas podem estar elevados no subtipo necrosante agudo de MDC. Estudos de condução nervosa (ECN) demonstram potenciais de ação muscular compostos ausentes ou de baixa amplitude, com duração diminuída e polifasia. Os potenciais de ação dos nervos sensitivos estão geralmente normais na MDC, mas podem estar reduzidos ou ausentes devido à neuropatia coexistente ou a contenções técnicas no ambiente da UTI, como interferência de dispositivos ao redor, hipotermia ou edema dos membros. A eletromiografia mostra, de modo variável, sinais de denervação em consequência de necrose muscular e potenciais de ação da unidade motora miogênicos ou normais; entretanto, a análise das unidades motoras e de recrutamento frequentemente fornece um resultado subótimo, devido à presença de fraqueza intensa, encefalopatia, sedação ou outros fatores de confusão. A estimulação muscular direta tem demonstrado perda de excitabilidade das fibras musculares. Maior atividade insercional, na forma de potenciais de fibrilação, ou de ondas agudas positivas, ou ambas, é observada na maioria dos casos de MDC.

Na PDC, ECNs tipicamente apresentam sinais de axonopatia, com diminuição ou ausência dos potenciais de ação dos neurônios sensitivos e musculares compostos, com velocidade de condução levemente reduzida; essas alterações podem aparecer dentro de apenas 72 horas após admissão na UTI e preceder as manifestações clínicas. Foram propostos estudos eletrofisiológicos do nervo fibular, como exame complementar rápido e sensível para a PDC. A eletromiografia revela fibrilações e ondas agudas positivas, devido à denervação aguda, que pode ser difícil de diferenciar da necrose muscular aguda.

Biopsia de músculo

A biopsia de músculo na MDC revela alterações miopáticas. Foram descritas três características histológicas distintas em biopsias de músculo esquelético; as anormalidades podem ocorrer de modo isolado ou em combinações variáveis. Observa-se, de modo rotineiro, a ocorrência de atrofia das fibras musculares, que frequentemente é mais proeminente nas fibras tipo 2. Em pacientes que apresentam níveis acentuadamente elevados de creatinoquinase, foi observada a necrose das fibras

Tabela 95.1 Principais características da miopatia e da polineuropatia da doença crítica.

	Miopatia da doença crítica	Polineuropatia da doença crítica
Manifestações clínicas	Fraqueza, tipicamente difusa, incluindo os músculos respiratórios. A atrofia muscular é comum	Fraqueza da parte distal dos membros e perda sensorial com diminuição ou ausência dos reflexos tendinosos. A fraqueza dos músculos respiratórios é comum
Fatores de risco	Tratamento com corticosteroides, agentes bloqueadores neuromusculares não despolarizantes ou ambos	Sepse, síndrome de resposta inflamatória sistêmica, falência múltipla de órgãos
Anormalidades nos estudos de condução nervosa e eletromiografia	Anormalidades miogênicas	Anormalidades neurogênicas com sinais de denervação aguda
Achados na biopsia muscular	Atrofia das miofibras, afetando predominantemente as fibras tipo 2. Perda dos filamentos espessos (de miosina) é característica, porém nem sempre é observada	Sinais de denervação aguda
Tratamento	Redução da exposição aos corticosteroides e agentes bloqueadores neuromusculares não despolarizantes	Tratamento intensivo com insulina para manter os níveis normais de glicemia

musculares. A característica mais notável demonstrada na microscopia eletrônica consiste na perda dos filamentos espessos de miosina confirmada por coloração de anticorpo antimiosina e níveis reduzidos de RNA mensageiro da miosina, embora não seja observada em muitos casos.

A biopsia muscular na PDC pode revelar sinais de denervação aguda e reinervação. Em geral, as biopsias de nervos não são úteis na PDC, porém manifestam tipicamente sinais inespecíficos de neuropatia axônica, que afetam tanto os nervos motores, quanto sensitivos; todavia, se houver suspeita de outras formas de neuropatia periférica (p. ex., vasculite ou polineuropatia desmielinizante inflamatória crônica), podem-se indicar biopsias de nervos.

TRATAMENTO

O tratamento de pacientes com MDC e PDC é principalmente dirigido para a condição ou condições clínicas agudas subjacentes. O cuidado de suporte, particularmente a ventilação mecânica, é importante. Como os corticosteroides e os agentes bloqueadores neuromusculares parecem desencadear MDC, recomenda-se geralmente uma redução da exposição a esses fármacos. Profilaxia de tromboembolismo venoso e prevenção de úlcera de pressão são fundamentais no cuidado de pacientes com MDC e PDC.

Dois ensaios clínicos randomizados de pacientes na UTI demonstraram que o tratamento intensivo com insulina (TII) destinado a manter níveis normais de glicose reduz a incidência de PDC e MDC em quase metade (risco relativo de 0,65, intervalo de confiança de 95% de 0,55 a 0,77), bem como a duração da ventilação mecânica e a taxa de mortalidade de 180 dias em comparação com o tratamento convencional com insulina (Evidência de nível 1).[1,2] Atualmente, a imunomodulação está sendo investigada para o tratamento de fraqueza adquirida na UTI. Até o presente, imunoglobulinas intravenosas não demonstraram benefício em estudo randomizado controlado. A fisioterapia para o alongamento passivo dos músculos pode reduzir a atrofia muscular e aumentar a independência funcional. Em estudo randomizado controlado, a estimulação elétrica dos músculos demonstrou melhorar a força muscular e reduzir o tempo para desmame da ventilação mecânica em pacientes com PMDC.

PROGNÓSTICO

Tanto a MDC quanto a PDC causam incapacidade prolongada e frequentemente grave. A fraqueza pode persistir por vários meses a anos ou até mesmo indefinidamente. Cerca de 28% dos pacientes com PDC, MDC ou ambas podem não recuperar sua capacidade de deambulação independente ou de desmame completo da ventilação. A PDC tem mais tendência a causar incapacidade permanente do que a MDC. A maioria dos pacientes com MDC recupera-se em 3 a 6 meses. Dentre esses pacientes com PDC que se recuperam completamente, a maioria se recuperará em um prazo de 6 a 12 meses, sendo que um quarto se recupera em questão de 12 a 24 meses.

EVIDÊNCIAS DE NÍVEL 1

1. Van den Berghe G, Schoonheydt K, Becx P, Bruyninckx F, Wouters PJ. Insulin therapy protects the central and peripheral nervous system of intensive care patients. *Neurology*. 2005;64:1348-1353.

2. Hermans G, Wilmer A, Meersseman W, et al. Impact of intensive insulin therapy on neuromuscular complications and ventilator dependency in the medical intensive care unit. *Am J Respir Crit Care Med*. 2007;175:480-489.

LEITURA SUGERIDA

Allen DC, Arunachalam R, Mills KR. Critical illness myopathy: further evidence from muscle-fiber excitability studies of an acquired channelopathy. *Muscle Nerve*. 2008;37:14-22.

Apostolakis E, Papakonstantinou NA, Baikoussis NG, Papadopoulos G. Intensive care unit-related generalized neuromuscular weakness due to critical illness polyneuropathy/myopathy in critically ill patients. *J Anesth*. 2015;29:112-121.

Argov Z, Latronico N. Neuromuscular complications in intensive care patients. *Handb Clin Neurol*. 2014;121:1673-1685.

Bird SJ. Diagnosis and management of critical illness polyneuropathy and critical illness myopathy. *Curr Treat Options Neurol*. 2007;9:85-92.

Bolton CF, Gilbert JJ, Hahn AF, Sibbald WJ. Polyneuropathy in critically ill patients. *J Neurol Neurosurg Psychiatry*. 1984;47:1223-1231.

Brunner R, Rinner W, Haberler C, et al. Early treatment with IgM-enriched intravenous immunoglobulin does not mitigate critical illness polyneuropathy and/or myopathy in patients with multiple organ failure and SIRS/sepsis: a prospective, randomized, placebo-controlled, double-blinded trial. *Crit Care*. 2013;17(5):R213.

Coakley JH, Nagendran K, Yarwood GD, Honavar M, Hinds CJ. Patterns of neurophysiological abnormality in prolonged critical illness. *Intensive Care Med*. 1998;24:801-807.

De Jonghe B, Sharshar T, Lefaucheur JP, et al. Paresis acquired in the intensive care unit: a prospective multicenter study. *JAMA*. 2002;288:2859-2867.

De Letter MA, van Doorn PA, Savelkoul HF, et al. Critical illness polyneuropathy and myopathy (CIPNM): evidence for local immune activation by cytokine-expression in the muscle tissue. *J Neuroimmunol*. 2000;106:206-213.

Di Giovanni S, Molon A, Broccolini A, et al. Constitutive activation of MAPK cascade in acute quadriplegic myopathy. *Ann Neurol*. 2004;55:195-206.

Fenzi F, Latronico N, Refatti N, Rizzuto N. Enhanced expression of E-selectin on the vascular endothelium of peripheral nerve in critically ill patients with neuromuscular disorders. *Acta Neuropathol*. 2003;106:75-82.

Goodman BP, Harper CM, Boon AJ. Prolonged compound muscle action potential duration in critical illness myopathy. *Muscle Nerve*. 2009;40:1040-1042.

Guarneri B, Bertolini G, Latronico N. Long-term outcome in patients with critical illness myopathy or neuropathy: the Italian multicentre CRIMYNE study. *J Neurol Neurosurg Psychiatry*. 2008;79:838-841.

Helliwell TR, Wilkinson A, Griffiths RD, McClelland P, Palmer TE, Bone JM. Muscle fibre atrophy in critically ill patients is associated with the loss of myosin filaments and the presence of lysosomal enzymes and ubiquitin. *Neuropathol Appl Neurobiol*. 1998;24:507-517.

Hermans G, De Jonghe B, Bruyninckx F, Van den Berghe G. Interventions for preventing critical illness polyneuropathy and critical illness myopathy. *Cochrane Database Syst Rev*. 2014;(1):CD006832.

Hirano M, Ott BR, Raps EC, et al. Acute quadriplegic myopathy: a complication of treatment with steroids, nondepolarizing blocking agents, or both. *Neurology*. 1992;42:2082-2087.

Koch S, Spuler S, Deja M, et al. Critical illness myopathy is frequent: accompanying neuropathy protracts ICU discharge. *J Neurol Neurosurg Psychiatry*. 2011;82:287-293.

Koch S, Wollersheim T, Bierbrauer J, et al. Long-term recovery in critical illness myopathy is complete, contrary to polyneuropathy. *Muscle Nerve*. 2014;50:431-436.

Kraner SD, Novak KR, Wang Q, Peng J, Rich MM. Altered sodium channel-protein associations in critical illness myopathy. *Skelet Muscle*. 2012;2:17.

Lacomis D, Petrella JT, Giuliani MJ. Causes of neuromuscular weakness in the intensive care unit: a study of ninety-two patients. *Muscle Nerve*. 1998;21:610-617.

Latronico N, Tomelleri G, Filosto M. Critical illness myopathy. *Curr Opin Rheumatol*. 2012;24:616-622.

MacFarlane IA, Rosenthal FD. Severe myopathy after status asthmaticus. *Lancet*. 1977;2:615.

Matsuda N, Kobayashi S, Tanji Y, Hasegawa A, Tase C, Ugawa Y. Widespread muscle involvement in critical illness myopathy revealed by MRI. *Muscle Nerve*. 2011;44:842-844.

Minetti C, Hirano M, Morreale G, et al. Ubiquitin expression in acute steroid myopathy with loss of myosin thick filaments. *Muscle Nerve*. 1996;19:94-96.

Routsi C, Gerovasili V, Vasileiadis I, et al. Electrical muscle stimulation prevents critical illness polyneuromyopathy: a randomized parallel intervention trial. *Crit Care*. 2010;14(2):R74.

Segredo V, Caldwell JE, Matthay MA, Sharma MA, Gruenke LD, Miller RD. Persistent paralysis in critically ill patients after long-term administration of vecuronium. *N Engl J Med*. 1992;327:524-528.

Tennilä A, Salmi T, Pettilä V, Roine RO, Varpula T, Takkunen O. Early signs of critical illness polyneuropathy in ICU patients with systemic inflammatory response syndrome or sepsis *Intensive Care Med*. 2000;26:1360-1363.

Trojaborg W, Weimer LH, Hays AP. Electrophysiologic studies in critical illness associated weakness: myopathy or neuropathy—a reappraisal. *Clin Neurophysiol*. 2001;112:1586-1593.

Weber-Carstens S, Deja M, Koch S, et al. Risk factors in critical illness myopathy during the early course of critical illness: a prospective observational study. *Crit Care*. 2010;14:R119.

Weber-Carstens S, Schneider J, Wollersheim T, et al. Critical illness myopathy and GLUT4: significance of insulin and muscle contraction. *Am J Respir Crit Care Med*. 2013;187:387-396.

Witt NJ, Zochodne DW, Bolton CF, et al. Peripheral nerve function in sepsis and multiple organ failure. *Chest*. 1991;99:176-184.

Zink W, Kollmar R, Schwab S. Critical illness polyneuropathy and myopathy in the intensive care unit. *Nat Rev Neurol*. 2009;5:372-379.

Miopatias Endócrinas e Tóxicas 96

Christina M. Ulane

PONTOS-CHAVE

1. Transtornos da tireoide e anormalidades corticosteroides (mais frequentemente de origens exógenas) são as endocrinopatias mais comuns associadas à miopatia.

2. Padrões de fraqueza devido ao uso de corticosteroides em transtornos neuromusculares autoimunes, como miastenia *gravis*, podem se sobrepor à condição subjacente.

3. Os exames envolvem a identificação das condições subjacentes, bem como a creatinoquinase e a eletromiografia.

4. Miopatias tóxicas são uma consideração importante, tanto por causa de exposições ambientais, como álcool, ou como efeito adverso de medicamentos, especialmente de estatinas e determinados quimioterápicos.

INTRODUÇÃO

O músculo compreende uma grande proporção de todos os tecidos no corpo, e a energia necessária para o desempenho de sua função o torna suscetível a anormalidades metabólicas, em decorrência de disfunção endócrina e efeitos tóxicos de medicamentos, além da exposição ambiental. O tecido muscular é afetado pelos efeitos metabólicos e tróficos de vários componentes do sistema endócrino e por efeitos tanto diretos quanto indiretos de toxinas. Com o rápido desenvolvimento de novos tratamentos para uma ampla variedade de doenças, especialmente os inibidores de pontos de controle imunológico utilizados na oncologia, têm surgido novas causas de miopatias tóxicas. Este capítulo destaca as características das endocrinopatias e toxinas mais comuns que afetam o músculo, procede a uma revisão concisa de muitas outras e ressalta os princípios fundamentais no diagnóstico e no tratamento desses distúrbios.

MIOPATIAS ENDÓCRINAS

Epidemiologia

A miopatia nas doenças endócrinas é bastante comum, porém o diagnóstico e o tratamento mais precoces das endocrinopatias reduziram a gravidade dos sintomas miopáticos. As doenças da tireoide e as anormalidades dos corticosteroides (mais frequentemente de fontes exógenas) constituem as endocrinopatias mais frequentemente encontradas, razão pela qual são discutidas de modo mais detalhado. A administração de corticosteroides exógenos, na dose de 30 mg ou mais de prednisona por dia, está associada ao maior risco.

Sintomas neuromusculares no hipotireoidismo são relatados em até 80% dos pacientes. Nos estudos históricos realizados, foi sugerido que até 75% dos pacientes com hipertireoidismo apresentarão miopatia; entretanto, não se dispõe de dados atuais sobre a incidência da verdadeira miopatia nas endocrinopatias, provavelmente como resultado do diagnóstico e do tratamento mais precoces dessas afecções. A miopatia também é observada em associação com a acromegalia, o hipopituitarismo, o hiperparatireoidismo e o hipoparatireoidismo.

Biopatologia

A base exata da miopatia na endocrinopatia não é conhecida e pode ser multifatorial. Com frequência, a fraqueza e a fadiga são desproporcionais em relação à emaciação muscular, sugerindo uma deficiência de energia como mecanismo. A tiroxina possui efeitos catabólicos sobre o músculo, pode reduzir a eficiência da contração muscular, altera a excitabilidade da membrana e resulta em diminuição do potássio no músculo e no soro, levando à fraqueza no hipertireoidismo. O hipotireoidismo reduz a glicogenólise (estudos conduzidos em animais indicam que isso ocorre por meio da expressão reduzida dos receptores beta-adrenérgicos nas células musculares), o que pode ser responsável pelas cãibras e pela fadiga. O hipotireoidismo também pode reduzir a oxidação mitocondrial, e estudos realizados em ratos demonstraram alterações na miosina dos músculos de contração rápida a contração lenta. A oftalmopatia associada à tireoide resulta em edema dos músculos extraoculares, devido ao acúmulo de glicoproteína e inflamação. Os corticosteroides provocam catabolismo muscular e estimulam a degradação de proteínas.

Diagnóstico

Manifestações clínicas

A miopatia dos distúrbios endócrinos apresenta sintomas inespecíficos de miopatia. É comum a ocorrência de fraqueza proximal dos membros, fadiga e cãibras. Em alguns casos, observam-se mialgias. Na miopatia por corticosteroide, podem ocorrer sintomas dentro de apenas algumas semanas de tratamento. Ver a Tabela 96.1 para as manifestações clínicas das miopatias associadas à tireoide e a Tabela 96.2 para outras miopatias associadas a outras endocrinopatias, incluindo a causada pela administração exógena de corticosteroide.

Exames diagnósticos

Outras características relacionadas com doenças endócrinas específicas são habitualmente evidentes e sugerem o diagnóstico (ver Tabelas 96.1 e 96.2). Entretanto, se os corticosteroides estiverem sendo usados para o tratamento de uma doença que também provoca fraqueza (como a miosite inflamatória ou a miastenia *gravis*), pode ser realmente um desafio estabelecer se a causa da fraqueza está na progressão da doença subjacente ou no tratamento com corticosteroides. Os exames laboratoriais de função da tireoide, níveis séricos de hormônio adrenocorticotrófico, cortisol, painel metabólico, paratormônio e hormônio

Tabela 96.1 Miopatias associadas a distúrbios da tireoide.

Distúrbio	Manifestações clínicas	Diagnóstico	Tratamento
Hipotireoidismo	• Rigidez muscular, dor e cãibras, principalmente com frio e exercícios • Retardamento do relaxamento (pseudomiotonia) • Pode haver polineuropatia sensório-motora associada • Pode resultar em rabdomiólise • Associado a fadiga, aumento de peso, intolerância ao frio, constipação, pele seca, bradicardia	• TSH elevado; T3 e T4 livres baixas • CK normal ou até 10 vezes mais alta que o normal • EMG: normal ou miopática, +/− fibrilações, ondas acentuadas positivas • Biópsia: normal ou alterações inespecíficas, como atrofia de fibras tipo 2 • Raramente consequente de hipotireoidismo central: TSH normal, mas T4 livre baixo	• Suplementação de T4 (Iniciar com 25 a 50 μg por dia e aumentar para 1,6 μg/kg/d, e monitorar o TSH)
Hipertireoidismo	• Pode ser de manifestação aguda ou insidiosa • Fraqueza proximal, emaciação (cintura escapular, discinesia escapular) • Pode envolver músculos respiratórios, bulbares ou distais • Oftalmopatia na doença de Graves • Associado a ansiedade, tremores, palpitações, perda de peso, intolerância ao calor, taquicardia	• CK é normal (exceto na tempestade tireoidiana) • EMG: normal ou miopática nos músculos proximais • Biópsia: atrofia de fibras tipo 1 e 2 inespecífica	• Correção para normalização dos níveis de T4 (medicamentos antitireoidianos, iodo radioativo, tireoidectomia) • A resolução da fraqueza pode demorar meses • Propranolol (iniciando com 10 mg 3 a 4 vezes ao dia; pode ser aumentado para 40 mg 4 vezes por dia) pode acelerar a recuperação
Paralisia periódica tireotóxica	• Fraqueza severa por horas ou dias, precipitada por frio, exercício, ou alta ingestão de carboidratos, insulina ou beta-agonistas (causando hipocalemia) • Associado a um estado de hipertireoidismo • Mais comum em homens japoneses e chineses	• Níveis baixos de potássio durante as crises • Magnésio ou fósforo +/− baixo • Haplótipos HLA associados	• Correção da anormalidade da tireoide • Suplementação de potássio quando necessária • Propranolol (iniciar com 10 mg 3 a 4 vezes ao dia; pode aumentar para 40 mg 4 vezes ao dia) pode prevenir crises
Oftalmopatia da tireoide	• Exoftalmia, dor, diplopia • Pode haver neuropatia óptica compressiva • Ocorre principalmente com hipertireoidismo (às vezes com hipotireoidismo, eutireoidismo)	• Edema dos músculos extraoculares na RM	• Correção da anormalidade da tireoide • Colírio de guanetidina (beta-adrenérgico) • Injeção local de esteroides • Esteroides sistêmicos (30 a 100 mg de prednisona via oral por pelo menos 4 semanas seguidos por uma redução gradativa ou uma dose IV de 500 mg de metilprednisolona seguida por doses de 250 mg IV semanais) • 100 mg de selênio duas vezes por dia durante 6 meses

CK, creatinoquinase; EMG, eletromiografia; HLA, antígeno leucocitário humano; IV, via intravenosa; RM, ressonância magnética; T3, triiodotironina; T4, tiroxina; TSH, hormônio tireoestimulante.

do crescimento podem ser diagnósticos. Em muitos casos, os níveis séricos de creatinoquinase (CK) e de eletrólitos são úteis.

A eletromiografia (EMG) pode ser normal, mas geralmente mostrará a presença de anormalidades miopáticas e, em certas ocasiões, sinais de miopatia irritativa, embora também possa ser normal. A biopsia muscular pode ser necessária para distinguir outras causas subjacentes, porém os achados nas miopatias endócrinas são habitualmente inespecíficos. Ver as Tabelas 96.1 e 96.2 para exames laboratoriais e achados da EMG e biopsia muscular em várias miopatias endócrinas.

Tratamento

O tratamento tem por objetivo corrigir a anormalidade endócrina subjacente por meio de terapia de reposição hormonal ou redução dos níveis de hormônios circulantes. No caso da miopatia do hipertireoidismo, o propranolol pode melhorar o tempo de recuperação por meio de bloqueio beta-adrenérgico. Se a causa da miopatia consistir em corticosteroides exógenos, o tratamento da doença para a qual os esteroides estão indicados precisa ser ponderado com a redução da contribuição dos esteroides na miopatia. Várias estratégias podem ser úteis, incluindo administração da dose em dias alternados e uso de agentes poupadores de esteroides, quando possível (ver Tabelas 96.1 e 96.2).

Prognóstico

Na maioria dos casos, os indivíduos com endocrinopatia que causa miopatia recuperam-se por completo com a correção da anormalidade subjacente. Raramente, na doença de Cushing, a recuperação pode ser incompleta.

Tabela 96.2 Miopatias associadas a outras endocrinopatias.

Distúrbio	Manifestações clínicas	Diagnóstico	Tratamento
Doença de Cushing/ administração de corticosteroides exógenos	• Fraqueza proximal indolor (as pernas são mais afetadas do que os braços) • +/– emaciação muscular • Os corticosteroides fluorados têm mais tendência a causar miopatia (triancinolona, betametasona, dexametasona)	• Nível normal de CK • EMG: pode ser normal ou revelar características miopáticas • Biopsia: atrofia das fibras de tipo 2, aumento do glicogênio	• Tratar a etiologia subjacente de Cushing, porém a recuperação pode ser lenta ou incompleta • Reduzir a dose de esteroides exógenos para a dose mínima possível • Doses de esteroides em dias alternados • Uso de corticosteroides não fluorados • Uso de agentes poupadores de esteroides
Insuficiência suprarrenal	• Fraqueza geral • Fadiga, cãibras	• Nível de CK está normal • EMG: normal • Biopsia: inespecífica	• Reposição de glicocorticoides. Hidrocortisona: dose total de 5 mg/m^2 diariamente, administrada 2 vezes/dia, com 2/3 da dose pela manhã e 1/3 à tarde
Acromegalia	• Fraqueza proximal lentamente progressiva e dor • Tolerância diminuída ao exercício • Emaciação muscular mínima • Síndrome do túnel do carpo associada, radiculopatias	• Nível de CK normal ou ligeiramente elevado • EMG: +/– miopatia • Biopsia: hipertrofia ou atrofia das fibras de tipos 1 e 2, excesso de lipofuscina, glicogênio	Correção do GH em excesso: • Bromocriptina: iniciar com uma dose de 1,25 a 1,5 mg/dia, aumentar para 20 a 30 mg/dia • Ressecção do adenoma hipofisário • Irradiação
Hiperparatireoidismo	• Fraqueza generalizada, rigidez • Fraqueza muscular proximal, emaciação (particularmente das pernas) • Fasciculações da língua • +/– hiper-reflexia • Encefalopatia, alucinações • Insuficiência renal crônica (hiperparatireoidismo secundário)	• Nível normal de CK • Hipercalcemia, hipofosfatemia, hipomagnesemia • EMG: +/– miopática • Biopsia: inespecífica	• Paratireoidectomia
Osteomalacia	• Fraqueza proximal e mialgias	• Nível de CK normal ou ligeiramente elevado • EMG: miopática • Biopsia: inespecífica	• Suplementação de vitamina D (50.000 unidades de vitamina D$_2$ ou D$_3$ semanalmente, durante 6 semanas; em seguida, 800 unidades de vitamina D$_3$ ao dia) • Suplementação quando necessário: 1.000 mg de cálcio ao dia e dose total de 30 a 80 mmol de fósforo diariamente, administrada 3 ou 4 vezes/dia

CK, creatinoquinase; EMG, eletromiografia; GH, hormônio do crescimento.

MIOPATIAS TÓXICAS

Epidemiologia

As miopatias tóxicas resultam de exposição ambiental e, cada vez, mais de medicamentos (Tabela 96.3). Em consequência do grande número de pacientes com prescrição de estatinas, esses agentes potencialmente miotóxicos representam um problema clínico comumente encontrado. Até 20% dos indivíduos em uso de estatinas apresentarão mialgias ou cãibras, e a elevação assintomática da CK ocorre em até 5% dos pacientes tratados com estatinas. A manifestação dos sintomas ocorre mais comumente nos 6 primeiros meses de uso da estatina, porém pode ocorrer a qualquer momento. É importante observar que 30 a 50% dos pacientes que tomam estatinas e têm mialgias têm outra causa possível para as mialgias. A maior parte da miotoxicidade das estatinas é leve a autolimitada; todavia, em casos raros, pode ocorrer miopatia necrosante tóxica grave. Verificou-se que somente cerca de 0,08% dos pacientes que tomam lovastatina, sinvastatina, ou pravastatina desenvolviam miopatia grave com dor e fraqueza proximal. Certas estatinas estão associadas a maior risco de toxicidade (atorvastatina, sinvastatina e pravastatina), enquanto outras apresentam menor risco (fluvastatina e rosuvastatina). Em 2001, a cerivastatina foi retirada do mercado devido a casos de rabdomiólise fatal. A rabdomiólise causada por estatinas é rara, com incidência de dois a três casos para cada 100 mil pacientes-anos.

A miotoxicidade em consequência do uso de estatinas está aumentada em pacientes com obesidade, doença hepática ou renal preexistente, hipotireoidismo e idade avançada. Existe também um efeito miotóxico dependente da dose: para pacientes em uso de sinvastatina, 1,6% apresenta sintomas com dose de 80 mg/dia de sinvastatina *versus* 0,1% com dose de 20 mg/dia. O risco de miotoxicidade das estatinas aumenta com o uso concomitante de medicamentos que inibem a rota do citocromo P450 3A4 (*CYP3A4*), que afeta o metabolismo das estatinas. Particularmente, o uso de estatina com gemfibrozil ou ciclosporina aumenta significativamente o risco de toxicidade das estatinas. O uso de outras medicações metabolizadas através da rota do *CYP3A4* (como bloqueadores dos canais de cálcio, antibióticos, antidepressivos e antirretrovirais) pode elevar os níveis séricos das estatinas, e, portanto, o risco de miotoxicidade.

Tabela 96.3 Miopatias tóxicas.	
Fisiopatologia	**Medicamentos/Toxinas**
Necrosante*	Estatinas*** • Miopatia necrosante tóxica grave ou miopatia necrosante imunomediada: associada a anticorpos anti-HMGCR, suprarregulação de *MHC-1* e MAC em fibras não necróticas na biopsia do músculo Outros agentes que reduzam o colesterol (fibratos, levedura vermelha de arroz)*** Imunofilinas • Ciclosporina*** • Tacrolimo Etanol Labetalol, propofol (raramente) Veneno de cobra
Anfifílica (lisossomal autofágica)	Cloroquina/hidroxicloroquina*** • Geralmente com polineuropatia • Pode haver cardiomiopatia associada • Está relacionada à duração do uso e dose • Vacúolos na biopsia do músculo Amiodarona • Geralmente com polineuropatia • Também causa hipotireoidismo, tremor, ataxia • Vacúolos na biopsia do músculo
Antimicrotubular	Colchicina*** • Frequentemente com polineuropatia • Vacúolos na biopsia muscular Vincristina
Hipopotassêmica	Diuréticos Laxativos Anfotericina Tolueno Alcaçuz Corticosteroides • EMG normal • Atrofia de fibras do tipo 2 na biopsia do músculo Etanol • EMG normal • Atrofia de fibras do tipo 2 na biopsia do músculo
Mitocondrial**	Zidovudina Outros antirretrovirais
Inflamatória	Inibidores dos *checkpoints* imunológicos (geralmente miosite com miastenia *gravis*) L-triptofano D-penicilamina Fenitoína Lamotrigina Interferona alfa Hidroxiureia Imatinibe (20 a 50% dos casos irão apresentar mialgias) Inibidores do fator de necrose tumoral Cimetidina (raramente, com nefrite intersticial)
Desconhecida/ outras	Omeprazol Levetiracetam Finasterida Isotretinoína Emetina Febuxostate

*Pode ser de manifestação aguda e dolorosa. **Fibras vermelhas/ azuis retalhadas na biópsia muscular. ***Pode apresentar descargas miotônicas na EMG.
EMG, eletromiografia; HMGCR, 3-hidroxi-3-metilglutaril coenzima A redutase.

Estudos de associação ampla de genoma identificaram um polimorfismo nucleotídio único no gene *SLCO1B1* que leva a uma predisposição à miopatia induzida por estatinas. Esse gene codifica uma proteína envolvida na captação hepática das estatinas, e os indivíduos homozigóticos para o polimorfismo (2% da população geral) apresentam níveis séricos elevados de estatinas; 15% desenvolvem miopatia autolimitada por estatinas (mas não a miopatia necrosante imunomediada).

Inibidores de pontos de controle imunológicos surgiram recentemente como uma etiologia de miotoxicidade, com incidência incerta, mas estima-se que os eventos neurológicos imunomediados ocorram em geral em até 2,9% dos pacientes tratados com antiproteínas inibidoras da morte programada das células 1 (PD-1).

Biopatologia

As toxinas causam miopatia diretamente ao afetar o músculo ou indiretamente por meio de desequilíbrio eletrolítico ou deflagração de reações imunes. Vários tipos de fisiopatologia são responsáveis pelas miopatias tóxicas (ver Tabela 96.3). As toxinas podem induzir miopatia necrosante, como no caso do álcool e das estatinas. Observa-se uma patologia lisossomal autofágica como o uso de agentes anfifílicos, como a cloroquina e a amiodarona. A colchicina e a vincristina induzem miopatia, por meio de seus efeitos antimicrotubulares. Muitos agentes podem causar miopatia inflamatória. Os agentes antirretrovirais levam à miopatia mitocondrial, e os diuréticos e laxativos, entre outros, provocam miopatia hipopotassêmica. A miotoxicidade autolimitada das estatinas provavelmente é causada pela desestabilização da membrana muscular em consequência de níveis reduzidos de precursores lipídicos, vitamina D, disfunção do transporte de elétrons mitocondrial e a produção de coenzima Q10 (Figura 96.1). As estatinas podem causar uma miopatia necrosante tóxica grave, ou uma miopatia necrosante imunomediada associada a anticorpos anti-HMGCR e suprarregulação dos receptores do complexo de ataque à membrana (MAC) complementar e dos receptores do complexo principal de histocompatibilidade classe 1 (*MHC-1*) em fibras musculares não necróticas submetidas a biopsia. A miopatia necrosante imunomediada causada pelas estatinas é discutida de modo detalhado no Capítulo 94.

Os inibidores de ponto de controle imunológico agem objetivando os mecanismos utilizados pelo câncer para se esquivar da resposta imune resultando na suprarregulação do sistema imune. Isto, por sua vez, causa diversos eventos adversos imunológicos fora do alvo que afetam vários sistemas orgânicos diferentes, incluindo efeitos neurológicos, como neuropatia, encefalopatia, meningite, e miosite/miastenia *gravis*.

Diagnóstico

Manifestações clínicas

Os sintomas das miopatias tóxicas são inespecíficos, e a apresentação clínica pode ser diversa. A fraqueza proximal é comum, com ou sem dor associada. Raramente, os músculos respiratórios e bulbares são afetados. No geral, amiopatia decorrente de medicamentos é infrequente, e, portanto, um alto grau de suspeita é essencial para identificar a conexão. Dependendo do medicamento, dosagem e características do paciente, os sintomas podem variar desde leves (cãibras e mialgias) até intensos (miopatia necrosante com fraqueza, rabdomiólise). Embora a maioria dos pacientes exiba sintomas logo depois de começar

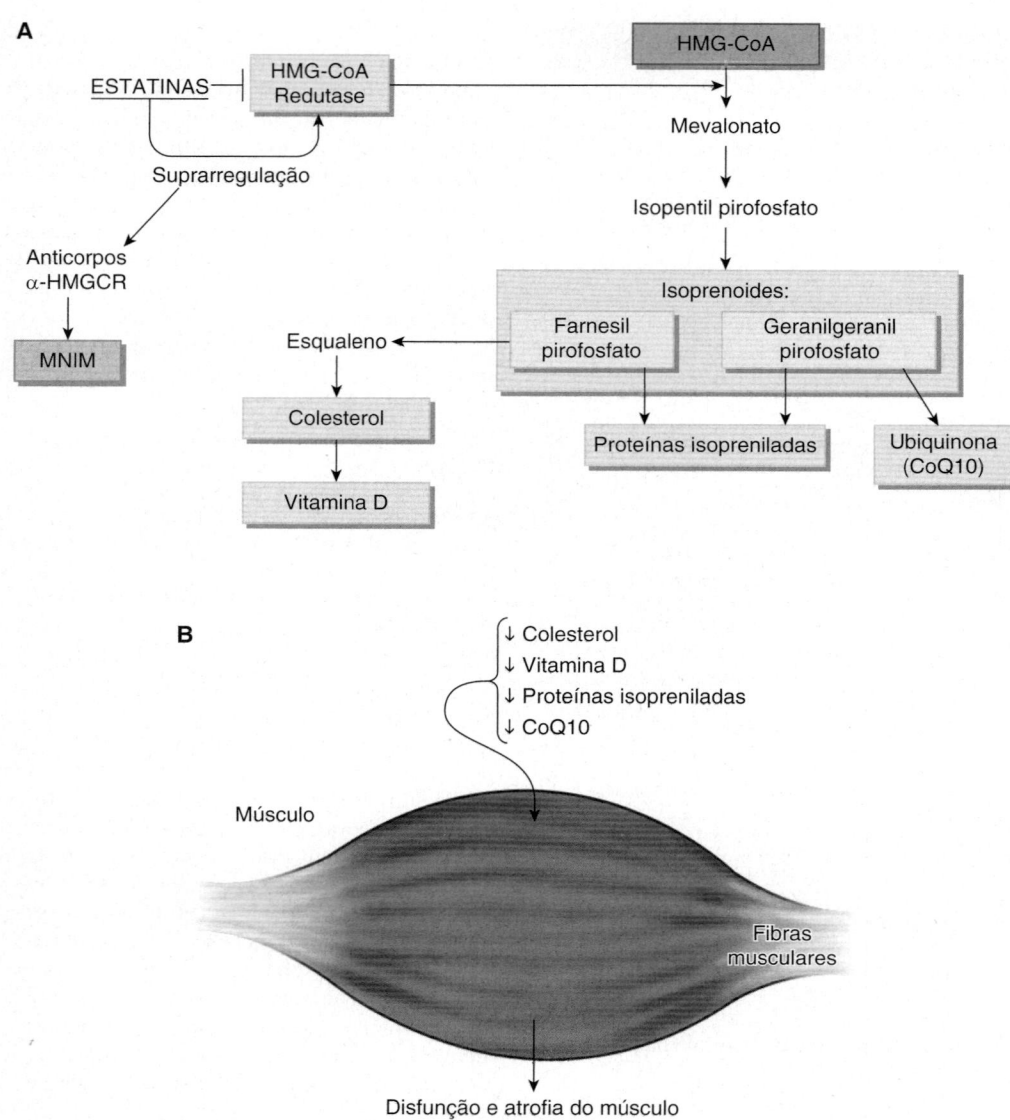

FIGURA 96.1. A. Esquema simplificado da síntese do colesterol, geração de proteínas isopreniladas e coenzima Q10 (CoQ10) e do papel das estatinas (inibidores da beta-hidroxi beta-metilglutaril coenzima A [HMG-CoA] redutase) nesta rota. **B.** Efeitos a jusante das estatinas nos músculos. Níveis reduzidos de colesterol, vitamina D e proteínas isopreniladas causam efeitos pleiotrópicos na função dos músculos esqueléticos. HMGCR, 3-hidroxi-3-metilglutaril coenzima A redutase; MNIM, miopatia necrotizante imunomediada.

a tomar um medicamento, em outros, os sintomas podem se desenvolver de forma mais insidiosa com o tempo, e, assim, pode ser difícil estabelecer uma causalidade.

A miosite por uso de inibidores de pontos de controle imunológicos começa cedo (geralmente em questão de 1 mês) após o início da terapia e pode ocorrer com inibidores da proteína 4 associada a linfócitos T citotóxicos (CTLA-4), PD-1, ou inibidores do ligante de morte 1 programado (PD-L1). São observados fraqueza proximal e, ocasionalmente, envolvimento bulbar e respiratório; também há coincidência com miastenia *gravis* (os níveis de CK podem ajudar a diferenciar).

Exames diagnósticos

A anamnese e a correlação temporal com o uso de medicamentos são de suma importância para determinar se uma toxina é a causa da miopatia. A resolução dos sintomas após a retirada do agente potencialmente agressor é útil no estabelecimento do diagnóstico.

Os exames laboratoriais, incluindo nível de CK, painel metabólico, provas de função hepática, provas de função da tireoide e vitamina D, podem não apenas ajudar no estabelecimento do diagnóstico, mas também ser úteis para a identificação de anormalidades passíveis de agravar a miopatia e prontamente corrigíveis. A EMG pode demonstrar achados miopáticos. Em casos raros, pode ser necessária uma biopsia do músculo, e, em certas ocasiões, um medicamento miotóxico pode levar à identificação de uma miopatia metabólica ou hereditária.

Tratamento

Com mais frequência, a remoção da exposição ao agente agressor leva à redução ou à resolução completa da miopatia. No caso da miopatia necrosante imunomediada associada a estatinas, há necessidade de tratamento imunossupressor continuado (ver Capítulo 94). Os resultados são variados quanto ao fato de a suplementação com coenzima Q10 ser benéfica para a miopatia associada a estatinas. Recomenda-se suplementação de vitamina D apenas para indivíduos com evidências laboratoriais de deficiência, porém ainda não foi esclarecido se ela tem alguma utilidade na ausência de deficiência. A alta prevalência de dislipidemia e o consequente uso de estatinas sugerem uma abordagem escalonada ao tratamento da miopatia associada a estatinas (Tabela 96.4). O American College of Cardiology (ACC) oferece uma ferramenta on-line, denominada *ACC's Statin Intolerance Tool*, para ajudar a estratificar o risco e esclarecer se um paciente é realmente intolerante a estatinas ou se podem ser realizadas modificações no tratamento. Também existe o "Statin-Associated Muscle Symptom Clinical Index", que pode ajudar os médicos a avaliar a probabilidade de que os sintomas musculares de um paciente sejam devidos ao uso de estatina.

Prognóstico

O prognóstico para as miopatias tóxicas depende da etiologia e da síndrome específica. Em geral, a retirada do agente agressor leva à resolução ou à melhora significativa da miopatia.

Tabela 96.4 Miotoxicidade associada às estatinas.

Síndrome	Conduta
HiperCKemia assintomática	• Pode continuar a administração de estatina • Monitorar o nível de CK e a ocorrência de sintomas clínicos
Mialgias, cãibras	• Interromper a estatina; ocorre resolução da maioria dos sintomas em 2 a 3 meses • Nova tentativa em dose mais baixa ou mudança para uma estatina de menor risco • Se houver persistência ou progressão dos sintomas, considerar a biopsia muscular para distúrbio neuromuscular subjacente ou miosite • Papel potencial da vitamina D (principalmente em indivíduos com deficiência), coenzima Q10
Miopatia necrosante tóxica	• Interromper a estatina (com melhora dentro de 2 a 3 meses) • Internação hospitalar • Hidratação intravenosa • Medidas de suporte • Hemodiálise, se necessário • Análise do risco/benefício com relação à necessidade de estatina
Miopatia necrosante imunomediada (com anticorpos anti-HMGCR)	• Interromper a estatina (a miopatia persiste ou progride, apesar da interrupção do fármaco) • Tratamento imunossupressor a longo prazo (ver Capítulo 94)

CK, creatinoquinase; HMGCR, 3-hidroxi-3-metilglutaril coenzima A redutase.

LEITURA SUGERIDA

Allenbach Y, Mammen AL, Benveniste O, Stenzel W; for Immune-Mediated Necrotizing Myopathies Working Group. 224th ENMC International Workshop: clinico-sero-pathological classification of immune-mediated necrotizing myopathies Zandvoort, The Netherlands, 14–16 October 2016. *Neuromuscul Disord*. 2018;28(1):87-99. doi:10.1016/j.nmd.2017.09.016.

American College of Cardiology. Statin intolerance. American College of Cardiology Web site. https://tools.acc.org/StatinIntolerance/. Updated December 2016. Accessed December 13, 2020.

Brahmer JR, Lacchetti C, Schneider BJ, et al.; for National Comprehensive Cancer Network. Management of immune-related adverse events in patients treated with immune checkpoint inhibitor therapy: American Society of Clinical Oncology clinical practice guideline. *J Clin Oncol*. 2018;36(17):1714-1768. doi:10.1200/JCO.2017.77.6385.

Cham S, Evans MA, Denenberg JO, Golomb BA. Statin-associated muscle-related adverse effects: a case series of 354 patients. *Pharmacotherapy*. 2010;30(6):541-553. doi:10.1592/phco.30.6.541.

Duyff RF, Van den Bosch J, Laman DM, van Loon BJ, Linssen WH. Neuromuscular findings in thyroid dysfunction: a prospective clinical and electrodiagnostic study. *J Neurol Neurosurg Psychiatry*. 2000;68(6):750-755. doi:10.1136/jnnp.68.6.750.

Harper CR, Jacobson TA. Evidence-based management of statin myopathy. *Curr Atheroscler Rep*. 2010;12:322-330.

Ishii M. Neurologic complications of nondiabetic endocrine disorders. *Continuum (Minneap Minn)*. 2014;20(3):560-579.

Kendall-Taylor P, Turnbull DM. Endocrine myopathies. *Br Med J (Clin Res Ed)*. 1983;287:705-708.

Kung AW. Neuromuscular complications of thyrotoxicosis. *Clin Endocrinol (Oxf)*. 2007;67(5):645-650. doi:10.1111/j.1365-2265.2007.02909.x.

Liewluck T, Kao JC, Mauermann ML. PD-1 inhibitor-associated myopathies: emerging immune-mediated myopathies. *J Immunother*. 2018;41(4):208-211. doi:10.1097/CJI.0000000000000196.

Mammen AL. Toxic myopathies. *Continuum (Minneap Minn)*. 2013;19(6):1634-1649.

Mammen AL, Tiniakou E. Intravenous immune globulin for statin-triggered autoimmune myopathy. *N Engl J Med*. 2015;373(17):1680-1682. doi:10.1056/NEJMc1506163.

Mastaglia FL, Needham M. Update on toxic myopathies. *Curr Neurol Neurosci Rep*. 2012;12:54-61.

Orrell RW. Endocrine myopathies. *Handb Clin Neurol*. 2007;86:343-355.

Pasnoor M, Barohn RJ, Dimachkie MM. Toxic myopathies. *Neurol Clin*. 2014;32:647-670.

Rosenson RS, Miller K, Bayliss M, et al. The Statin-Associated Muscle Symptom Clinical Index (SAMS-CI): revision for clinical use, content validation, and inter-rater reliability. *Cardiovasc Drugs Ther*. 2017;31(2):179-186. doi:10.1007/s10557-017-6723-4.

Shah M, Tayar JH, Abdel-Wahab N, Suarez-Almazor ME. Myositis as an adverse event of immune checkpoint blockade for cancer therapy. *Semin Arthritis Rheum*. 2019;48(4):736-740. doi:10.1016/j.semarthrit.2018.05.006.

Touat M, Maisonobe T, Knauss S, et al. Immune checkpoint inhibitor-related myositis and myocarditis in patients with cancer. *Neurology*. 2018;91(10):e985-e994. doi:1212/WNL.0000000000006124.

Paralisia Periódica e Outras Canalopatias 97

Comana M. Cioroiu

PONTOS-CHAVE

1. As canalopatias musculares compreendem um grupo heterogêneo de doenças do músculo esquelético que incluem tanto síndromes de fraqueza esporádica (paralisias periódicas) quanto hiperexcitabilidade das fibras musculares (miotonias não distróficas), e essas entidades podem se sobrepor umas às outras.

2. A maioria desses transtornos é hereditária de maneira autossômica dominante devido a mutações específicas nos canais.

3. Paralisia periódica hipopotassêmica ocorre em episódios de mais de 2 horas de duração, desencadeados por repouso após exercícios, ingestão de álcool e após refeições ricas em carboidratos. Está associada a mutações no gene do canal de cálcio *CACNA1S* ou no gene do canal de sódio *SCN4A*.

4. Paralisia periódica hiperpotassêmica ocorre em episódios que duram menos de 2 horas e são desencadeados por alimentos ricos em potássio, exercícios, jejum e exposição ao frio. Ela pode coexistir com a paramiotonia congênita e está associada a mutações no gene *SCN4A* do canal de sódio.

5. A síndrome de Andersen-Tawil é caracterizada por uma tríade clínica de paralisia periódica, arritmias ventriculares e intervalo QT prolongado, além de características dismórficas.

6. Paramiotonia congênita é caracterizada por rigidez que piora mediante exercícios repetitivos e temperaturas frias e está associada a uma mutação no gene *SCN4A* do canal de sódio.

7. Miotonia congênita (doença de Thomsen) é caracterizada por rigidez que melhora mediante exercícios repetitivos ("fenômeno do aquecimento") e está associada a uma mutação no gene *CLCN1* do canal de cloro.

8. Episódios de paralisia periódica podem ser prevenidos por meio de tratamento com os inibidores da anidrase carbônica acetazolamida e diclorofenamida.

INTRODUÇÃO

As canalopatias musculares compreendem um grupo heterogêneo de doenças do músculo esquelético, que incluem as síndromes de fraqueza episódica (paralisia periódica) e de hiperexcitabilidade das fibras musculares (miotonia não distrófica). O fenótipo clínico depende da mutação do canal particular envolvido, e os ataques podem variar quanto à gravidade, duração e constelação de deflagradores assintomáticos (Tabela 97.1).

Esses distúrbios são, em sua maioria, herdados como caráter autossômico dominante, embora existam mutações esporádicas. As alterações na despolarização da membrana neuronal em consequência de várias mutações dos canais iônicos podem levar a uma despolarização sustentada e à consequente fraqueza muscular franca ou a uma despolarização constante mais leve (ou repolarização reduzida), resultando em miotonia e rigidez. Em certas ocasiões, observa-se sobreposição entre as duas, e alguns pacientes podem apresentar episódios tanto de miotonia quanto de paralisia. Existem três tipos principais de paralisia periódica: a hipopotassêmica (PPhipoK), a hiperpotassêmica (PPhiperK) e a síndrome de Andersen-Tawil (paralisia periódica com arritmias cardíacas e características dismórficas). Os distúrbios miotônicos não distróficos são constituídos principalmente pela miotonia congênita (MC) e pela paramiotonia congênita (PC), bem como por um subgrupo de distúrbios miotônicos agravados pelo potássio. Os testes de eletrodiagnóstico são importantes para ajudar a identificar os padrões particulares e a estabelecer um diagnóstico correto. A eletromiografia (EMG) com agulha é necessária para detectar descargas miotônicas ou outra atividade espontânea anormal. Além dos estudos de condução nervosa de rotina, as provas de esforço curta e longa são exclusivamente usadas para ajudar a caracterizar padrões específicos. Na prova do esforço curta, o paciente é solicitado a exercitar um músculo (tipicamente, o músculo abdutor do dedo mínimo), e registra-se um potencial de ação muscular composto (PAMC) a cada 10 segundos, que é comparado com um valor basal. Na prova do esforço longa, o paciente é solicitado a exercitar o músculo por um período prolongado de tempo (habitualmente 5 minutos), e, em seguida, os PAMC são registrados a cada 2 minutos por cerca de 1 hora e comparados com um valor basal. As alterações na amplitude dos PAMC na prova de esforço tanto curta quanto longa podem ser utilizadas para diferenciar as várias canalopatias. Por exemplo, as amplitudes do PAMC tipicamente aumentam nas paralisias periódicas e diminuem nas miotonias. Em 2004, Emmanuel Fournier descreveu diferentes padrões eletrodiagnósticos para o diagnóstico de cada doença específica, que são ainda utilizados hoje em dia e são conhecidos como *padrões de Fournier*. Em seguida, efetua-se frequentemente um teste genético confirmatório para a confirmação do diagnóstico. Embora os pacientes com essas doenças tenham expectativa de vida normal, eles podem experimentar dor persistente ou enfrentar fraqueza progressiva, causando prejuízo funcional significativo.

PARALISIA PERIÓDICA HIPOPOTASSÊMICA

Epidemiologia e biopatologia

A PPHipoK constitui a mais comum das paralisias periódicas, embora ainda seja rara, acometendo apenas cerca de 1,7 por 1 milhão de indivíduos na Inglaterra. O início clínico é

Tabela 97.1 Manifestações clínicas da paralisia periódica hereditária e miotonias não distróficas.

	Paralisia periódica hipopotassêmica	Paralisia periódica hiperpotassêmica	Síndrome de Andersen-Tawil	Paramiotonia congênita	Miotonia congênita
Gene	CACN1AS ou SCN4A	SCN4A	KCNJ2	SCN4A	CLCN-1 (AD) ou SCN4A (AR)
Idade de início	Habitualmente na segunda ou última parte da primeira década	Primeira década	Primeira ou segunda década	Primeira década	Primeira década
Sexo	Preponderância masculina	Igual	Igual	Igual	Preponderância masculina
Frequência dos episódios de paralisia	Diária a anual	Intervalo de horas a dias	Diária a anual	Pode não existir; de outro modo, semanal a mensal	Habitualmente ausente, frequência variável na forma AR
Graus de paralisia	Tende a ser grave	Tende a ser leve, mas pode ser grave	Variável	Tende a ser leve, mas pode ser grave	Duração de vários segundos a minutos na forma AR, habitualmente não presente na forma AD
Efeito do frio	Pode induzir um ataque	Pode induzir um ataque	Pode induzir um ataque	Tende a induzir um ataque	Sem efeito
Potássio oral	Alivia ou impede um ataque	Precipita um ataque	Pode aliviar ou impedir um ataque	Pode precipitar um ataque	Sem efeito
Miotonia	Ausente	Pode estar presente	Ausente	Presente	Presente
Precipitantes	Alimento rico em carboidrato, frio	Jejum, estresse, repouso após um exercício, alimentos ricos em K	Alimento rico em carboidrato, repouso após o exercício	Jejum, estresse, frio, repouso após o exercício	Exercício
Prova de esforço	Aumento do PAMC, com declínio gradual com prova de esforço longa; prova de esforço curta normal (Fournier V)	Aumento da amplitude com aumento gradual na prova do esforço tanto curta quanto longa (Fournier V)	Desconhecida	Queda proeminente nas amplitudes com resfriamento na prova do esforço tanto longa quanto curta; presença de PMPE (Fournier V)	AD: queda da amplitude na prova do esforço curta, menor queda com prova do esforço repetida AR: queda da amplitude com recuperação lenta (Fournier II)

AD, autossômico dominante; AR, autossômico recessivo; CMAP, potencial de ação muscular composto; K, potássio; PEMP, potencial miotônico pós-exercício. (Adaptada de Hudson AJ. Progressive neurological disorder and myotonia congenita associated with paramyotonia. Brain. 1963;86:811-826.)

habitualmente observado nos primeiros 2 anos de vida (embora possa ocorrer apenas na sexta década), e o distúrbio é mais prevalente nos homens do que nas mulheres em uma relação de cerca de 2:1. A maioria desses pacientes apresenta mutações no gene *CACN1AS* (CaV1.1, cromossomo 1q31-32), que codifica o canal de cálcio de tipo L, ou, com menos frequência, no gene do canal de sódio *SCN4A* (NaV1.4, cromossomo 17q23). Na presença dessas mutações e de níveis baixos de potássio extracelular, as fibras musculares tornam-se despolarizadas e eletricamente não excitáveis, resultando em fraqueza. Não se sabe exatamente como essas mutações provocam despolarização persistente; entretanto, em um modelo murino dessa mutação dos canais de cálcio, foi sugerida uma possível explicação por meio de uma "corrente de poro com comporta", descrita como uma corrente de influxo anormal no potencial de repouso, desencadeada por um baixo conteúdo de potássio extracelular, levando à despolarização e à inativação do canal de sódio. Em nível estrutural, as mutações no canal de cálcio levam a uma miopatia vacuolar, enquanto as mutações do canal de sódio estão associadas ao desenvolvimento de agregados tubulares transversos e menos vacuolização.

Manifestações clínicas e diagnóstico

Nos casos típicos, os pacientes com PPHipoK queixam-se de fraqueza transitória depois de um período de repouso após o exercício com hipopotassemia associada. Com frequência, esses episódios são mais proeminentes durante o sono ou ao despertar, pela manhã, e agravam-se depois de uma refeição rica em sódio ou em carboidratos. A extensão da paralisia pode ser variável e assimétrica e variar desde uma leve fraqueza das pernas até tetraplegia flácida completa. Os músculos bulbares e respiratórios tipicamente são preservados, porém pode-se observar a ocorrência de retenção urinária ou fecal. Os ataques comumente ocorrem entre os 5 e os 35 anos e diminuem com a idade. A duração dos ataques pode ser variável, desde algumas horas até vários dias. O intervalo entre os ataques pode ser prolongado, de até 1 ano, embora eles possam ocorrer diariamente em alguns pacientes. Os pacientes apresentam força normal entre os ataques; todavia, alguns acabam desenvolvendo fraqueza proximal fixa. Os ataques podem estar associados à dor, precedendo ou ocorrendo após a fraqueza. Em um ataque leve, os reflexos tendinosos estão diminuídos proporcionalmente ao grau de fraqueza e totalmente ausentes em um ataque grave.

A sensibilidade permanece normal. Esses pacientes têm maior risco de desenvolver fraqueza no contexto de anestesia.

O diagnóstico pode ser estabelecido com base na presença de ataques semelhantes de fraqueza transitória nos familiares. Os exames confirmatórios consistem no achado de um baixo nível de potássio (3,0 mEq/ℓ ou menos) e nível elevado de sódio no soro durante um ataque e na capacidade de provocar um episódio pela infusão intravenosa de glicose e insulina regular. Nos casos típicos, os níveis séricos de creatinoquinase (CK) estão normais ou levemente elevados. O teste de eletrodiagnóstico com esforço de curta duração é habitualmente normal; entretanto, pode-se observar um aumento na amplitude do PAMC com declínio tardio no teste do esforço longo (padrão de Fournier V). A EMG com agulha não revela descargas miotônicas. Antes de estabelecer um diagnóstico de PPHipoK, é de suma importância excluir outras condições que também podem levar à paralisia periódica e à hipopotassemia, incluindo hiperaldosteronismo, uso de diuréticos, perda gastrintestinal e tireotoxicose (Tabela 97.2). A tireotoxicose, em particular, precisa ser considerada (sobretudo em indivíduos de ascendência asiática). Além disso, foram descritos ataques de PPHipoK em pacientes com hipertireoidismo ligado ao gene da subunidade beta do canal de potássio *KCNE3*, que responde por completo ao tratamento da doença da tireoide.

Tratamento e prognóstico

Os ataques agudos podem ser tratados de maneira segura com potássio oral (20 a 100 mEq), e, raramente, pode-se administrar potássio intravenoso, embora esteja associado ao risco de hiperpotassemia subsequente e arritmias cardíacas. O tratamento profilático dos ataques recorrentes consiste habitualmente na administração do inibidor da anidrase carbônica, a acetazolamida, em doses de 250 a 1.000 mg/dia. Cerca de 50% dos pacientes respondem à acetazolamida, e obtém-se maior benefício em pacientes com a mutação do canal de cálcio *CACNA1S* do que naqueles com a mutação do canal de sódio *SCN4A*. De fato, em certas ocasiões, ela pode agravar os ataques em pacientes com mutações do canal de sódio. O mecanismo pelo qual esse fármaco ajuda nos ataques de fraqueza não está bem definido, mas pode estar relacionado com a indução de acidose metabólica leve, melhora da condutância do cloreto ou ativação do canal de KCa^{2+}. Não há nenhum estudo randomizado controlado que corrobore o uso de acetazolamida, sendo que os dados que sustentam seu uso são baseados em evidências preliminares e em poucos estudos unicegos não randomizados. Contudo, a diclorofenamida, outro inibidor da anidrase carbônica, também demonstrou ser eficaz na redução, dos ataques tanto na PPHiperK, quanto na PPHipoK, nos estudos randomizados controlados por placebo (Evidência de nível 1),[1] tendo sido recentemente aprovada pela vigilância sanitária dos EUA (*Food and Drug Administration*) para seu tratamento em dosagens de 50 a 200 mg/dia. Em pacientes tratados com diclorofenamida, esses estudos demonstraram não apenas redução significativa, tanto na frequência, quanto na gravidade dos ataques, como também na qualidade de vida dos pacientes com PPhipo. Outros agentes que podem ser benéficos incluem o trianterereno (50 a 100 mg/dia) ou espironolactona (25 a 100 mg/dia), que promovem a retenção de potássio. Mais recentemente, a bumetanida (um inibidor do Na-K-2Cl) tem sido efetiva na prevenção de ataques recorrentes de fraqueza e na restauração da força muscular em um modelo murino de PPHipoK com mutação no canal de sódio NaV1.2 ou no canal de cálcio CaV1.1. Os pacientes devem ser aconselhados quanto aos fatores desencadeadores e incentivados a evitar o consumo de álcool, a prática de exercício extenuante e as refeições ricas em carboidratos, além de hidratação. Nos casos de PPHipoK secundária a uma condição médica geral (p. ex., doença da tireoide), é preciso tratar o distúrbio subjacente.

Com o passar do tempo, os pacientes com PPHipoK apresentam menos ataques com o avanço da idade, e os ataques podem cessar por completo depois dos 40 ou 50 anos. A doença não diminui o tempo de sobrevida global, e a morte causada por comprometimento respiratório é rara. Pode-se observar o desenvolvimento de miopatia proximal progressiva e persistente com o passar do tempo, causando prejuízo funcional e incapacidade. Por fim, é preciso mencionar que a suscetibilidade à hipertermia maligna tem sido ligada ao gene *CACNA1S* (embora seja habitualmente causada por uma mutação no gene *RYR1* que codifica um receptor de rianodina), e foram descritos casos de hipertermia maligna em pacientes com PPHipoK. Entretanto, até o momento, não foi encontrada evidência conclusiva de uma ligação genética bem definida.

Tabela 97.2 Potássio e paralisia: formas não hereditárias.

Hipopotassêmicas
- Perda urinária excessiva
- Hiperaldosteronismo (síndrome de Conn)
- Fármacos: glicirrizina (alcaçuz), diuréticos tiazídicos, furosemida, clortalidona, ácido etacrínico, anfotericina B, duogastrona, bário e corticosteroides
- Pielonefrite, acidose tubular renal
- Recuperação da acidose diabética
- Ureterocolostomia
- Perda gastrintestinal excessiva (diarreia, vômitos e fístula)
- Síndrome de má-absorção
- Abuso de laxantes
- Tumor de pâncreas, adenoma viloso
- Tireotoxicose

Hiperpotassêmicas
- Uremia
- Hipoaldosteronismo
- Doença de Addison
- Diuréticos poupadores de potássio (p. ex., espironolactona)
- Ingestão/suplementação excessiva de potássio
- Iatrogênica
- Geofagia

PARALISIA PERIÓDICA HIPERPOTASSÊMICA

Epidemiologia e biopatologia

A PPHiperK foi descrita pela primeira vez por Frank Tyler na Universidade de Utah, em 1951, quando identificou uma forma de paralisia periódica que não era acompanhada de redução do nível sérico de potássio. A doença é causada por uma mutação genética autossômica dominante com penetrância completa, que afeta o gene do canal de sódio *SCN4A*. Acredita-se que a mutação provoque inativação defeituosa do canal de sódio, resultando, assim, em perda completa da excitabilidade da membrana e em fraqueza. As mutações que envolvem o gene *SCN4A* produzem três variações clínicas da PPHiperK – fraqueza episódica sem miotonia, fraqueza episódica com miotonia e fraqueza episódica associada à PC desencadeada pelo frio (discutida em uma seção subsequente deste capítulo). A prevalência global é estimada em cerca de 1,3 por 1 milhão de indivíduos, com início antes dos 10 anos. A fisiopatologia PPHiperK foi inicialmente estudada por Rudel et al. na década de 1980 e levou à suspeita de que o fator responsável poderia ser uma proteína defeituosa do canal de sódio. Em primeiro lugar, em estudos do músculo intercostal com uso de microeletrodos, eles confirmaram que o músculo isolado de pacientes com PPHiperK sofre despolarização parcial em repouso. A despolarização anormal era bloqueada pela tetrodotoxina, que afeta especificamente a subunidade alfa do canal de sódio. Experimentos com fixação de placas demonstraram inativação defeituosa, levando à conclusão de que o influxo excessivo de sódio provoca disparo repetitivo dos potenciais de ação (miotonia) e inativação eventual da membrana (fraqueza). A clonagem e a análise do gene que codifica o canal de sódio regulado por voltagem levaram à identificação de mais de 20 mutações de sentido incorreto no gene *SCN4A*. Algumas mutações exibem variabilidade fenotípica tanto interfamiliar quanto intrafamiliar. A biopsia muscular pode revelar a presença de vacúolos intracitoplasmáticos.

Manifestações clínicas e diagnóstico

Diferentemente da PPHipoK, os ataques na PPHiperK tendem a ocorrer com mais frequência durante o dia e são de menor duração (menos de 2 horas, em média) e menos intensos. É raro haver comprometimento dos músculos bulbares ou respiratórios. A frequência dos ataques varia, porém eles tendem a ocorrer com mais frequência do que aqueles na PPHipoK. Os ataques podem ser precipitados por alimentos ricos em potássio, repouso após o exercício, jejum e temperatura fria. A força muscular é normal entre os ataques, e os pacientes apresentam arreflexia durante os ataques. Pode-se observar o desenvolvimento de fraqueza proximal fixa com o passar do tempo em muitos pacientes. Pode ocorrer miotonia clínica mínima em aproximadamente metade dos pacientes entre as crises, com retardo palpebral miotônico ou miotonia lingual.

Os níveis séricos de potássio podem estar normais ou elevados durante o ataque, ultrapassando, algumas vezes, 5,0 mEq/ℓ. O nível sérico de CK também pode estar normal ou ligeiramente elevado. A EMG com agulha pode revelar fibrilações ou descargas miotônicas em até 50 a 75% dos pacientes (indicando hiperexcitabilidade e irritação muscular), e, posteriormente no curso clínico, as unidades motoras podem adquirir uma aparência miopática. O teste de exercício de curta e de longa duração revela elevação na amplitude do PAMC, que diminui com o passar do tempo (padrão de Fournier IV). Com frequência, realiza-se um teste genético confirmatório para a mutação responsável. À semelhança da PPHipoK, é preciso descartar a possibilidade de causas não hereditárias de hiperpotassemia, como uremia, doença de Addison e suplementação excessiva de potássio.

Tratamento e prognóstico

Os ataques podem ser interrompidos pela administração de gliconato de cálcio, glicose e insulina para estabilizar as membranas cardíacas e reduzir os níveis séricos de potássio. Exercícios leves e ingestão de carboidratos no início de um ataque também podem ser úteis. A acetazolamida, na dose de 250 mg a 1 g por via oral, pode reduzir o número de ataques ou suprimi-los por completo. A diclorofenamida recentemente foi aprovada pela FDA tanto para PPhipoK quanto para PPhiperK. Os diuréticos perdedores de potássio, como os tiazídicos, podem promover a excreção urinária de potássio e também são efetivos clinicamente. Em raros casos, podem-se administrar agentes beta-adrenérgicos, embora com um risco de arritmias cardíacas. Nos pacientes com miotonia, a mexiletina pode proporcionar alívio sintomático, porém está associada a um pequeno risco de efeitos cardiovasculares (incluindo arritmias), e é necessário obter um eletrocardiograma (ECG) antes do início de sua administração. Os pacientes são incentivados a evitar o jejum, o consumo de alimentos ricos em potássio e a exposição a temperaturas frias. À semelhança da PPHipoK, a expectativa de vida não é afetada, porém a morbidade pode estar relacionada com a fraqueza proximal episódica e progressiva e mialgia, podendo a rigidez muscular resultar da miotonia.

SÍNDROME DE ANDERSEN-TAWIL

Epidemiologia e biopatologia

Essa doença rara, também conhecida como *síndrome de Klein-Lisak-Andersen*, é herdada de modo autossômico dominante (com alguns casos esporádicos) e, com mais frequência, é causada por mutações no gene *KCNJ2* que codifica um canal de potássio retificador interno; existem várias mutações desse gene. No entanto, somente cerca de 60% dos pacientes terão uma mutação genética conhecida, enquanto nos demais 40% a causa permanece desconhecida. Essa síndrome é responsável por menos de 10% de todos os indivíduos com paralisia periódica. A síndrome caracteriza-se pela tríade clínica formada por paralisia periódica, arritmias ventriculares com intervalo QT prolongado e características dismórficas, que habitualmente consistem em anormalidades esqueléticas. Os episódios de paralisia podem ser hiperpotassêmicos, normocalêmicos ou hipopotassêmicos. Nem todos os pacientes exibem a tríade completa. Nos casos típicos, a doença começa com episódios de paralisia periódica na primeira ou segunda décadas de vida, e os níveis séricos de potássio variam.

Manifestações clínicas e diagnóstico

Os ataques são altamente variáveis quanto à sua frequência, à duração e à gravidade. Em geral, não há miotonia associada nem fraqueza entre os episódios, porém alguns pacientes demonstram fraqueza leve dos músculos flexores do pescoço ou facial. As anormalidades de desenvolvimento incluem hipertelorismo, clinodactilia, orelhas de baixa implantação, escoliose e sindactilia, e os pacientes habitualmente apresentam baixa estatura e podem ter fenda palatina ou arco palatino alto com uma mandíbula pequena. Alguns pacientes podem apresentar anormalidades cognitivas. As manifestações cardíacas associadas da síndrome de Andersen-Tawil são inerentes e peculiares para o diagnóstico. Mais de 50% dos pacientes exibem uma síndrome do QT longo, e uma proporção ainda maior desenvolve arritmias, como taquicardia ventricular bidirecional ou polimórfica. As taquiarritmias ventriculares são menos comuns e frequentemente assintomáticas, embora possa ocorrer parada cardíaca em até 10% dos pacientes. Os pacientes precisam ser indagados acerca de qualquer evento de síncope inexplicada, que pode indicar uma arritmia subjacente. O ECG constitui um componente crucial da pesquisa diagnóstica, visto que alguns pacientes podem se beneficiar de marca-passo ou agentes antiarrítmicos. As concentrações séricas de potássio devem ser avaliadas em seus valores de referência e durante ataques de fraqueza grave. O teste eletrofisiológico é frequentemente útil, desde que o teste de exercício revele um aumento imediato na amplitude do PAMC, com declínio subsequente. O teste genético para mutação do gene *KCNJ2* é confirmatório. À semelhança da PPHiperK e da PPHipoK, é preciso descartar a possibilidade de causas secundárias de paralisia periódica (incluindo doença da tireoide, insuficiência renal e outras).

Tratamento e prognóstico

O tratamento da síndrome de Andersen-Tawil é direcionado para a abordagem tanto da paralisia episódica quanto das manifestações cardíacas, de modo que é de suma importância uma abordagem multidisciplinar. O tratamento dos ataques depende de se eles estão associados a níveis baixos ou altos de potássio. Os inibidores da anidrase carbônica podem diminuir a frequência dos ataques clínicos, como em outras formas de paralisia periódica. A avaliação cardíaca inclui ECG anualmente e monitor Holter, visto que alguns pacientes se beneficiam de um marca-passo ou desfibrilador. Entretanto, com mais frequência, são utilizados agentes farmacológicos, como betabloqueadores e outros antiarrítmicos, para o controle das arritmias. Os pacientes devem ser aconselhados a evitar medicamentos que possam prolongar ainda mais o intervalo QT.

MIOTONIAS NÃO DISTRÓFICAS

Epidemiologia e biopatologia

A PC (algumas vezes conhecida como *doença de Eulenburg*) também é causada por uma mutação no gene do canal de sódio *SCN4A* e, em razão do *locus* genético compartilhado, sobrepõe-se com frequência à PPHiperK, podendo existir diferentes fenótipos na mesma família. A PC é tipicamente herdada como distúrbio autossômico dominante, e os sintomas começam no início da vida. Os lactentes podem ter dificuldade em abrir os olhos enquanto choram (miotonia de abertura das pálpebras). Na PC, a inativação deficiente do canal de sódio prolonga o potencial de ação neuronal e alentece a velocidade de repolarização, produzindo, assim, um estado leve de despolarização persistente que resulta em miotonia clínica. Esse fenótipo difere da PPHiperK, e existe provavelmente um tipo diferente de defeito funcional no gene *SCN4A* nas duas síndromes que explique essa variabilidade. Os defeitos genéticos que provocam persistência das correntes de sódio podem levar à paralisia por meio de despolarização estável e persistente (PPHiperK), enquanto as descargas miotônicas resultam da instabilidade da ativação dos canais, que é mais variável. Do ponto de vista histopatológico, a biopsia muscular pode revelar características miopáticas, com vacuolização intracitoplasmática e agregados tubulares.

A MC, também conhecida como *doença de Thomsen*, também é autossômica dominante e é causada por mutações no gene do canal de cloreto *CLCN1*. Os homens são mais afetados do que as mulheres. Na forma autossômica dominante, as alterações na função do canal de cloreto levam a uma perda de condutância do cloreto, resultando, assim, em repolarização tardia e aumento da excitabilidade neuronal, devido ao acúmulo de potássio nos túbulos T e à consequente despolarização da membrana. Existe também uma forma autossômica recessiva, também conhecida como *doença de Becker*, que envolve mutação no gene do canal de sódio *SCN4A*.

Manifestações clínicas e diagnóstico

Nos casos típicos, os primeiros sinais clínicos de PC são observados na primeira década de vida. Os pacientes demonstram miotonia "paradoxal", que é definida como miotonia ou rigidez, que se agrava com o exercício repetido (em oposição ao "fenômeno de aquecimento", observado em outras síndromes miotônicas, em que a miotonia diminui com o exercício). As temperaturas ambientais frias agravam a miotonia clínica e a rigidez, e o teste de exercício curto e longo em um membro resfriado demonstra queda de amplitude, com recuperação lenta (padrão de Fournier I). Com maior número de provas, pode-se observar queda adicional de amplitude, que constitui um equivalente eletrofisiológico da miotonia paradoxal observada clinicamente. Muitos pacientes demonstram potenciais miotônicos pós-exercício (PMPE), que são pós-descargas de amplitude decrescente observadas após o exercício. A EMG com agulha pode demonstrar sinais de irritabilidade muscular na forma de fibrilações e descargas miotônicas, que desaparecem por completo com temperaturas mais frias, à medida que o músculo enfraquece. Tendo em vista a sobreposição ocasional com a paralisia periódica, em alguns pacientes, a temperatura fria ou a ingestão de potássio podem induzir um ataque de paralisia. Pode-se observar o desenvolvimento de fraqueza muscular progressiva fixa com o passar do tempo.

Os sintomas da doença de Thomsen começam na primeira década de vida, com sinais clínicos de miotonia – por exemplo, os lactentes podem ter dificuldade em abrir os olhos depois de chorar e podem cair quando estão aprendendo a andar. Na MC, a miotonia exibe o fenômeno de aquecimento clássico, em que a miotonia melhora com o exercício e a contração muscular repetida. Pode-se observar a ocorrência de miotonia tanto de percussão quanto de preensão. Os pacientes são descritos como "hercúleos" com massa muscular excessiva atribuída ao estado quase constante de contração muscular, embora habitualmente não se queixem de dor. Os episódios de fraqueza são raros na forma autossômica dominante; entretanto, na doença de Becker, podem ocorrer no início da atividade física, com duração de alguns segundos a vários minutos. Além disso, nesses pacientes, os sintomas começam mais tarde na vida, e eles também podem desenvolver fraqueza proximal. Nos casos típicos, o nível sérico de CK está normal, assim como o nível sérico de potássio. O teste de exercício curto revela uma queda transitória de amplitude (mais pronunciada com o resfriamento na forma autossômica dominante), com menor queda com provas repetidas (correspondendo ao fenômeno de aquecimento observado clinicamente), compatível com um padrão de Fournier II. O teste de exercício longo revela pouca ou nenhuma alteração, e podem ser observados PMPE. O teste genético confirma o diagnóstico.

Tratamento e prognóstico

A rigidez muscular relacionada com a miotonia constitui frequentemente a principal queixa de pacientes com PC e MC, e as estratégias que visam atenuar essa dor variam. A mexiletina, um agente antiarrítmico de classe IB, tem sido usada durante muitos anos para alívio sintomático nas síndromes miotônicas, tanto distróficas quanto não distróficas. Em um ensaio clínico controlado por placebo realizado por Statland et al., em 2012, foi demonstrada melhora significativa da rigidez após tratamento com mexiletina durante 4 semanas em pacientes com miotonia não distrófica. Acredita-se que a mexiletina atue por meio de reforço da inativação rápida dos canais de sódio, embora sua eficácia não se limite apenas aos pacientes com miotonia relacionada com mutações do SCN4A (canal de sódio). Em geral, o medicamento é bem tolerado e tipicamente é iniciado em uma dose de 150 mg/dia e, em seguida, aumenta-se lentamente a dose para 300 mg, 3 vezes/dia. Com frequência, efetua-se uma avaliação cardíaca, incluindo ECG, antes de iniciar a prova terapêutica com o fármaco, particularmente em pacientes com sintomas cardíacos ou doença cardiovascular diagnosticada. Alguns pacientes podem obter alívio com outros medicamentos que apresentam mecanismos diferentes de ação, como carbamazepina, fenitoína ou diuréticos, como acetazolamida ou hidroclorotiazida.

AGRADECIMENTO

A autora agradece as contribuições do Dr. Lewis P. Rowland (in memoriam) nas versões anteriores deste capítulo.

EVIDÊNCIA DE NÍVEL 1

1. Sansone V, Burge J, McDermott MP, et al. Randomized, placebo-controlled trials of dichlorphenamide in periodic paralysis. Neurology. 2016;86:1408-1416.

LEITURA SUGERIDA

Bendahhou S, Donaldson MR, Plaster NM, Tristani-Firouzi M, Fu Y-H, Ptácek LJ. Defective potassium channel Kir2.1 trafficking underlies Andersen-Tawil syndrome. J Biol Chem. 2003;278(51):51779-51785.

Bendheim PE, Reale EO, Berg BO. Beta-adrenergic treatment of hyperkalemic periodic paralysis. Neurology. 1985;35(5):746-749.

Benstead TJ, Camfield PR, King DB. Treatment of paramyotonia congenita with acetazolamide. Can J Neurol Sci. 1987;14(2):156-158.

Borg K, Hovmöller M, Larsson L, Edström L. Paramyotonia congenita (Eulenburg): clinical, neurophysiological and muscle biopsy observations in a Swedish family. Acta Neurol Scand. 1993;87(1):37-42.

Cannon SC. An expanding view for the molecular basis of familial periodic paralysis. Neuromuscul Disord. 2002;12(6):533-543.

Cannon SC. Pathomechanisms of channelopathies of skeletal muscle and brain. Annu Rev Neurosci. 2006;29:387-415.

Cavel-Greant D, Lehmann-Horn F, Jurkat-Rott K. The impact of permanent muscle weakness on quality of life in periodic paralysis: a survey of 66 patients. Acta Myol. 2012;31(2):126-133.

Comi G, Testa D, Cornelio F, Comola M, Canal N. Potassium depletion myopathy: a clinical and morphological study of six cases. Muscle Nerve. 1985;8(1):17-21.

Dias Da Silva MR, Cerutti JM, Arnaldi LA, Maciel R. A mutation in the KCNE3 potassium channel gene is associated with susceptibility to thyrotoxic hypokalemic periodic paralysis. J Clin Endocrinol Metab. 2002;87(11):4881-4884.

Donaldson MR, Yoon G, Fu YH, Ptácek LJ. Andersen-Tawil syndrome: a model of clinical variability, pleiotropy, and genetic heterogeneity. Ann Med. 2004;36(suppl 1):92-97.

Evers S, Engelien A, Karsch V, Hund M. Secondary hyperkalaemic paralysis. J Neurol Neurosurg Psychiatry. 1998;64(2):249-252.

Fournier E, Arzel M, Sternberg D, et al. Electromyography guides toward subgroups of mutations in muscle channelopathies. Ann Neurol. 2004;56(5):650-661.

Griggs RC, Engel WK, Resnick JS. Acetazolamide treatment of hypokalemic periodic paralysis. Prevention of attacks and improvement of persistent weakness. Ann Intern Med. 1970;73(1):39-48.

Heatwole CR, Statland JM, Logigian EL. The diagnosis and treatment of myotonic disorders. Muscle Nerve. 2013;47(5):632-648.

Horga A, Raja Rayan DL, Matthews E, et al. Prevalence study of genetically defined skeletal muscle channelopathies in England. Neurology. 2013;80(16):1472-1475.

Jurkat-Rott K, Lehmann-Horn F. Periodic paralysis mutation MiRP2-R83H in controls: interpretations and general recommendation. Neurology. 2004;62(6):1012-1015.

Jurkat-Rott K, Lerche H, Lehmann-Horn F. Skeletal muscle channelopathies. J Neurol. 2002;249(11):1493-1502.

Kostera-Pruszczyk A, Potulska-Chromik A, Pruszczyk P, et al. Andersen-Tawil syndrome: report of 3 novel mutations and high risk of symptomatic cardiac involvement. Muscle Nerve. 2015;51(2):192-196.

Layzer RB, Lovelace RE, Rowland LP. Hyperkalemic periodic paralysis. Arch Neurol. 1967;16(5):455-472.

Lehmann-Horn F, Rüdel R, Ricker K, Lorkovic' H, Dengler R, Hopf HC. Two cases of adynamia episodica hereditaria: in vitro investigation of muscle cell membrane and contraction parameters. Muscle Nerve. 1983;6(2):113-121.

Levitt JO. Practical aspects in the management of hypokalemic periodic paralysis. J Transl Med. 2008;6:18.

Lisak RP, Lebeau J, Tucker SH, Rowland LP. Hyperkalemic periodic paralysis and cardiac arrhythmia. Neurology. 1972;22(8):810-815.

Marchant CL, Ellis FR, Halsall PJ, Hopkins PM, Robinson RL. Mutation analysis of two patients with hypokalemic periodic paralysis and suspected malignant hyperthermia. Muscle Nerve. 2004;30(1):114-117.

Matthews E, Portaro S, Ke Q, et al. Acetazolamide efficacy in hypokalemic periodic paralysis and the predictive role of genotype. Neurology. 2011;77(22):1960-1964.

Minaker KL, Meneilly GS, Flier JS, et al. Insulin-mediated hypokalemia and paralysis in familial hypokalemic periodic paralysis. Am J Med. 1988;84(6):1001-1006.

Moxley RT III, Ricker K, Kingston WJ, Böhlen R. Potassium uptake in muscle during paramyotonic weakness. Neurology. 1989;39(7):952-955.

Ponce SP, Jennings AE, Madias NE, Harrington JT. Drug-induced hyperkalemia. Medicine (Baltimore). 1985;64(6):357-370.

Ptácek LJ, Trimmer JS, Agnew WS, Roberts JW, Petajan JH, Leppert M. Paramyotonia congenita and hyperkalemic periodic paralysis map to the same sodium-channel gene locus. Am J Hum Genet. 1991;49(4):851-854.

Rajabally YA, El Lahawi M. Hypokalemic periodic paralysis associated with malignant hyperthermia. Muscle Nerve. 2002;25(3):453-455.

Rüdel R, Ricker K, Lehmann-Horn F. Genotype-phenotype correlations in human skeletal muscle sodium channel diseases. Arch Neurol. 1993;50(11):1241-1248.

Sansone V, Griggs RC, Meola G, et al. Andersen's syndrome: a distinct periodic paralysis. Ann Neurol. 1997;42(3):305-312.

Sansone V, Tawil R. Management and treatment of Andersen-Tawil syndrome (ATS). Neurotherapeutics. 2007;4(2):233-237.

Statland JM, Barohn RJ. Muscle channelopathies: the nondystrophic myotonias and periodic paralyses. Continuum (Minneap Minn). 2013;19(6 Muscle Disease):1598-1614.

Statland JM, Bundy BN, Wang Y, et al.; and Consortium for Clinical Investigation of Neurologic Channelopathies. Mexiletine for symptoms and signs of myotonia in non-dystrophic myotonia: a randomized controlled trial. JAMA. 2012;308(13):1357-1365.

Statland JM, Fontaine B, Hanna MG, et al. Review of the diagnosis and treatment of periodic paralysis. Muscle Nerve. 2018;57(4):522-530.

Striessnig J, Hoda JC, Koschak A, et al. L-type Ca2+ channels in Ca2+ channelopathies. Biochem Biophys Res Commun. 2004;322(4):1341-1346.

Tawil R, McDermott MP, Brown R Jr, et al. Randomized trials of dichlorphenamide in the periodic paralyses. Working Group on Periodic Paralysis. Ann Neurol. 2000;47(1):46-53.

Tricarico D, Barbieri M, Camerino DC. Acetazolamide opens the muscular Kca^{2+} channel: a novel mechanism of action that may explain the therapeutic effect of the drug in hypokalemic periodic paralysis. Ann Neurol. 2000;48(3):304-312.

Tricarico D, Servidei S, Tonali P, Jurkat-Rott K, Camerino DC. Impairment of skeletal muscle adenosine triphosphate–sensitive K+ channels in patients with hypokalemic periodic paralysis. J Clin Invest. 1999;103(5):675-682.

Tristani-Firouzi M, Jensen JL, Donaldson MR, et al. Functional and clinical characterization of KCNJ2 mutations associated with LQT7 (Andersen syndrome). *J Clin Invest*. 2002;110(3):381-388.

Venance SL, Cannon SC, Fialho D, et al.; for CINCH Investigators. The primary periodic paralyses: diagnosis, pathogenesis and treatment. *Brain*. 2006;129(pt 1):8-17.

Venance SL, Jurkat-Rott K, Lehmann-Horn F, Tawil R. SCN4A-associated hypokalemic periodic paralysis merits a trial of acetazolamide. *Neurology*. 2004;63(10):1977.

Vicart S, Sternberg D, Fournier E, et al. New mutations of SCN4A cause a potassium-sensitive normokalemic periodic paralysis. *Neurology*. 2004;63(11):2120-2127.

Vijayakumar A, Ashwath G, Thimmappa D. Thyrotoxic periodic paralysis: clinical challenges. *J Thyroid Res*. 2014;2014:649502.

Vroom FW, Jarrell MA, Maren TH. Acetazolamide treatment of hypokalemic periodic paralysis. Probable mechanism of action. *Arch Neurol*. 1975;32(6):385-392.

Webb J, Cannon SC. Cold-induced defects of sodium channel gating in atypical periodic paralysis plus myotonia. *Neurology*. 2008;70(10):755-761.

Wu F, Mi W, Cannon SC. Beneficial effects of bumetanide in a CaV1.1-R528H mouse model of hypokalaemic periodic paralysis. *Brain*. 2013;136(12):3766-3774.

Wu F, Mi W, Cannon SC. Bumetanide prevents transient decreases in muscle force in murine hypokalemic periodic paralysis. *Neurology*. 2013;80(12):1110-1116.

Wu F, Mi W, Hernández-Ochoa EO, et al. A calcium channel mutant mouse model of hypokalemic periodic paralysis. *J Clin Invest*. 2012;122(12):4580-4591.

Síndrome da Pessoa Rígida e Hiperexcitabilidade dos Nervos e Músculos Periféricos

98

Jonathan Perk e Christina M. Ulane

PONTOS-CHAVE

1. A excitabilidade muscular excessiva pode ser consequente de inativação inadequada ou disfunção dos sistemas inibitórios.

2. A síndrome da pessoa rígida é um transtorno autoimune do sistema nervoso central cujos diferenciais clínicos são rigidez muscular, espasmos esporádicos e sintomas psiquiátricos.

3. A neuromiotonia (síndrome de Isaacs) é uma síndrome de hiperexcitabilidade neuronal mediada perifericamente, que pode ser autoimune ou paraneoplásica.

4. A síndrome neuroléptica maligna e a hipertermia maligna podem ser fatais e estão associadas ao bloqueio de dopamina e a agentes anestésicos, respectivamente.

5. Cãibras musculares são comuns e mais comumente benignas; porém, pode vir acompanhadas de condições graves, como doença do neurônio motor.

INTRODUÇÃO

Os termos *rigidez muscular* e *cãibras* são usados comumente para descrever sintomas frequentemente transitórios e benignos. Em casos raros, esses sintomas podem ser precursores de doenças mais graves. A rigidez muscular persistente dos membros é causada por contrações musculares contínuas involuntárias, enquanto as cãibras e os espasmos são contrações breves. As lesões localizadas em qualquer parte do sistema motor foram implicadas na patogenia da rigidez ou do espasmo muscular. A ativação muscular exagerada pode ser causada por disfunção dos sistemas inibitórios, estando associada às doenças do sistema nervoso central ou pela ativação anormal ou hiperexcitabilidade, que está ligada às doenças do sistema nervoso periférico (SNP). A Tabela 98.1 descreve as características de várias causas de cãibras e rigidez musculares.

SÍNDROME DA PESSOA RÍGIDA

Em 1956, Moersch e Woltman, neurologistas seniores da Mayo Clinic, descreveram pacientes com uma síndrome clínica rara,

Tabela 98.1 Distúrbios que causam rigidez e hiperexcitabilidade musculares.

Localização da lesão	Distúrbio	Manifestações principais	Tratamento
Cérebro, tronco encefálico e medula espinal	Síndrome da pessoa rígida	Rigidez e espasmos reflexos Anticorpos anti-GAD65	Diazepam, IGIV, tratamento do câncer coexistente (se for paraneoplásica)
	EPRM	Rigidez e espasmos reflexos, déficits neurológicos focais Anticorpos anti-GlyRα1	Semelhante ao da síndrome da pessoa rígida
	Tétano	Rigidez e espasmos reflexos	Diazepam, medidas de suporte
Nervo periférico	Neuromiotonia adquirida (síndrome de Isaac)	Rigidez, mioquimia, relaxamento demorado Anticorpos anti-VGKC (anti-CASPR2, anti-LGI1)	Imunoterapia, fenitoína, carbamazepina, mexiletina, tratamento do câncer coexistente (se for paraneoplásica)
	Síndrome de Schwartz-Jampel	Rigidez e miotonia	Fenitoína, carbamazepina
	Tetania	Espasmo carpopodálico	Correção dos distúrbios do cálcio, magnésio e equilíbrio acidobásico
Músculos	Distúrbios miotônicos	Relaxamento demorado, miotonia pós-percussão	Mexiletina, fenitoína, carbamazepina (ver Capítulo 147)
	Miopatias metabólicas	Cãibras durante exercícios intensos ou isquêmicos	Ver Capítulo 99 e Seção 19
	Síndrome neuroléptica maligna	Rigidez durante o uso de bloqueadores de dopamina	Medidas de suporte, bromocriptina, dantroleno
	Hipertermia maligna	Rigidez durante a anestesia	Medidas de suporte, dantroleno
Desconhecido	Cãibras musculares comuns	Cãibras durante o sono ou atividades habituais	Alongamento do músculo afetado para aliviar a cãibra; podem ser usados fármacos se a cãibra for grave (ver texto)

CASPR2, contactina associada semelhante à proteína 2; GAD65, ácido glutâmico descarboxilase-65; GlyRα1, subunidade alfa do receptor de glicina 1; IVIG, imunoglobulina intravenosa; LGI1, proteína inativada de glioma rica em leucina 1; PERM, encefalomielite progressiva com rigidez e mioclonia; VGKC, canal de potássio dependente de voltagem.

de rigidez muscular flutuante e espasmos dolorosos progressivos. Hoje em dia, essa condição é conhecida pela expressão neutra *síndrome da pessoa rígida* (SPR). Uma variante focal dessa doença é conhecida como *síndrome do membro rígido*.

Epidemiologia

A SPR acomete mais comumente mulheres, mas os dois sexos podem ser afetados (média de idade por ocasião do início dos sintomas: 35 anos), e os pacientes desenvolvem sintomas progressivos ao longo de vários meses ou anos. A SPR é muito rara e existem poucos dados epidemiológicos exatos; a prevalência foi estimada em um caso por milhão. Na maioria dos casos, a síndrome é mediada por mecanismos imunológicos, com presença de anticorpos dirigidos contra a descarboxilase-65 do ácido glutâmico (anti-GAD65); a doença pode coexistir com outros distúrbios autoimunes, inclusive diabetes melito tipo 1 (no mínimo 35% dos pacientes com SPR), tireoidite de Hashimoto, doença de Graves, anemia perniciosa, vitiligo e doença celíaca. A forma paraneoplásica da SPR representa cerca de 5% dos casos, sendo a maioria associada ao câncer de mama, embora também existam relatos de cânceres de tireoide, rins ou intestino grosso. A SPR é extremamente rara nas crianças; porém, existem vários relatos de casos disponíveis.

Biopatologia

Os neurônios que secretam ácido gama-aminobutírico (GABA) no sistema nervoso central (SNC) desempenham papel significativo na inibição normal da atividade motora contínua excessiva. A síntese de GABA a partir do ácido glutâmico é catalisada pela enzima descarboxilase do ácido glutâmico (GAD). A descoberta de anticorpos dirigidos contra a proteína GAD de 65-kDa na maioria dos pacientes sugere uma disfunção das sinapses inibitórias mediada por mecanismos imunes. A Figura 98.1 ilustra a sinapse inibitória e a localização intracelular dos alvos antigênicos dos anticorpos detectados na SPR. A associação descrita entre SPR e doenças autoimunes, como anemia perniciosa, doença da tireoide, diabetes melito tipo 1 e outras, também reforça o papel da autoimunidade. A presença dos anticorpos anti-GAD65 com outros distúrbios neurológicos, inclusive ataxia cerebelar (com ou sem SPR coexistente), epilepsia ou encefalomielite progressiva com rigidez e mioclonia (EPRM), sugere um espectro patológico associado à desinibição neuronal, no qual a SPR é um subtipo. Embora geralmente exista uma relação entre anticorpos anti-GAD65 e SPR, a função patogenética direta desses anticorpos ainda não foi definida. Um enigma significativo é que a enzima antigênica GAD65 é intracelular e, portanto, supostamente ficaria oculta aos anticorpos agressores. Além disso, ao contrário da miastenia *gravis* – outra doença autoimune mediada por anticorpos – na qual os anticorpos estão dirigidos contra receptores nicotínicos de acetilcolina da superfície, a transmissão passiva dos anticorpos (p. ex., transferência placentária materna) não causa a SPR. Sugeriu-se que a patologia do SNC seria mediada por células T CD4+ específicas a descarboxilase do ácido glutâmico em vez dos anticorpos.

É possível que outros anticorpos coexistentes sejam cúmplices patogênicos, por exemplo, o autoanticorpo contra a proteína associada ao receptor de GABA (GABARAP). Dalmau et al. demonstraram que os anticorpos dirigidos contra a subunidade alfa 1 (GlyRα1) imunoglobulina G estavam presentes em 12% dos pacientes com SPR e também são detectados em outras doenças de hiperexcitabilidade, que afetam o tronco encefálico e a medula espinal, mais comumente EPRM. Os anticorpos anti-GlyRα1 podem prever uma resposta favorável à imunoterapia. Mutações do gene que codificam a GlyRα1 causam *hiperecplexia* ou *doença do sobressalto*.

Ao longo dos anos, pesquisadores identificaram um subgrupo de pacientes com SPR paraneoplásica. Muitos desses pacientes tinham testes positivos para autoanticorpos dirigidos contra outras moléculas da sinapse inibitória, inclusive anfifisina (carcinoma de mama e câncer pulmonar de células pequenas) e gefrina (câncer metastático).

Manifestações clínicas

A forma clássica da SPR caracteriza-se por rigidez progressiva e espasmos intermitentes da musculatura axial, mas os músculos distais dos membros também podem ser afetados. O desconforto doloroso e a rigidez tendem a predominar nos músculos axiais e proximais dos membros, causando uma postura hiperlordótica, com marcha desajeitada e lentidão de movimentos. Ao contrário do tétano, o paciente não tem trismo, mas os músculos faciais e orofaríngeos podem ser afetados. Em alguns casos, os músculos respiratórios são acometidos. A rigidez diminui durante o sono e com anestesia geral, e isso diferencia a SPR das outras síndromes de hiperexcitabilidade da unidade motora, inclusive neuromiotonia. Os espasmos podem causar deformidades articulares e são suficientemente potentes para romper músculos, arrancar suturas cirúrgicas e fraturar ossos. Os espasmos reflexos dolorosos e as quedas ocorrem em resposta aos movimentos, à estimulação sensorial ou às alterações emocionais. O medo de desenvolver crises desencadeadas por estímulos sensoriais pode ser incapacitante e levar o paciente a evitar locais públicos. Ansiedade e fobias ao realizar atividades específicas podem ser as manifestações predominantes da SPR e contribuir para o retardo ou os erros diagnósticos observados comumente, especialmente porque os espasmos e a rigidez melhoram com o tratamento direcionado à ansiedade. O exame

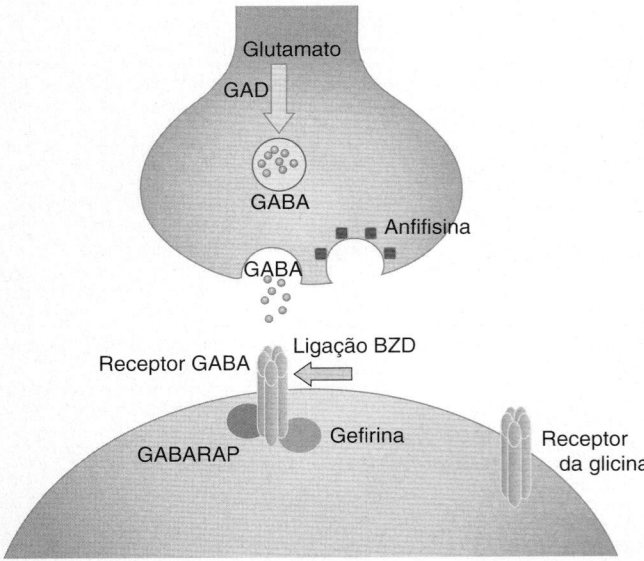

FIGURA 98.1 Sinapse inibitória neuronal. Ácido gama-aminobutírico (GABA) e glicina são os neurotransmissores inibitórios principais. A disfunção dos componentes da sinapse (pré-sinápticos, sinápticos e pós-sinápticos) pode causar inibição e rigidez e espasmos clínicos. BZD, benzodiazepínico; GABARAP, proteína associada ao receptor de GABA; GAD, descarboxilase do ácido glutâmico.

físico demonstra hipertonia acentuada dos músculos axiais e proximais dos membros. Entretanto, a força, a coordenação e a sensibilidade estão preservadas. O estiramento passivo dos músculos provoca contração reflexa exagerada, que persiste por vários segundos. As reações de sobressalto da SPR são semelhantes às que ocorrem com a hiperecplexia.

Diagnóstico

Exames laboratoriais

O diagnóstico da SPR é facilitado quando há títulos altos (2.000 U/ml ou mais) de anticorpos no soro (ou no líquido cefalorraquidiano [LCR]) contra GAD65, que estão presentes em cerca de 80% dos casos. Os anticorpos contra GAD65 reforçam o diagnóstico dessa síndrome, mas não são específicos, porque também são detectados em outras doenças neurológicas (inclusive ataxia cerebelar, EPRM e doença de Batten), e títulos baixos estão associados a outras doenças autoimunes (até 22% dos pacientes com diabetes melito tipo 1). Outros autoanticorpos presentes nos pacientes com SPR são proteínas associadas aos receptores anti-GABA em 65% dos casos, anti-GlyRα1 em até 10% dos pacientes, antianfifisina em até 5% (encontrada em casos paraneoplásicos mais comumente no câncer de mama) e antigefrina (detectada em um caso de SPR paraneoplásica).

Exames eletrofisiológicos

A eletromiografia (EMG) mostra descargas contínuas de potenciais de ação das unidades motoras normais, mesmo quando o indivíduo está em repouso. Essas descargas excessivas podem ser inibidas pela administração de diazepam intravenoso. Outra marca característica da SPR são as contrações simultâneas dos músculos agonistas e antagonistas. Normalmente, a contração de um músculo agonista inibe a atividade do antagonista, mas isso não ocorre na SPR (Figura 98.2).

Exames de imagem

A ressonância magnética do cérebro e da medula espinal é normal na SPR, e esses exames são mais úteis para excluir outras patologias. Contudo, a espectroscopia de ressonância magnética cerebral mostra redução acentuada do neurotransmissor inibitório GABA.

Tratamento e prognóstico

Antes da descoberta dos autoanticorpos contra GAD e outros componentes, os fármacos GABAérgicos eram usados para diagnosticar e tratar sintomaticamente os pacientes. A compreensão de que a autoimunidade provavelmente desempenha papel importante abriu novas possibilidades diagnósticas e terapêuticas. Dalakas demonstrou efeitos benéficos inequívocos nos pacientes com SPR tratados com imunoglobulina intravenosa (IGIV) em estudo randomizado duplo-cego controlado por placebo envolvendo 16 pacientes (Evidência de nível 1).[1] Embora a maioria dos pacientes tivesse melhorado depois da dose inicial de IGIV, alguns precisaram repetir o tratamento para manter a melhora. Corticosteroides e rituximabe (anticorpos dirigidos contra os linfócitos B) não demonstraram ser eficazes.

Os benzodiazepínicos são fundamentais ao tratamento da rigidez e dos espasmos (bem como da ansiedade), e as doses geralmente precisam ser tituladas até se alcançarem níveis elevados, em média 40 mg/dia, embora alguns pacientes precisem usar várias centenas de miligramas por dia. O baclofeno pode ser usado como fármaco adjuvante, e podem ser necessárias doses de 60 a 100 mg/dia. Outros fármacos potencialmente úteis são gabapentina (300 a 1.200 mg, 3 vezes/dia), pregabalina (50 a 100 mg, 3 vezes/dia), levetiracetam (500 a 1.500 mg, 2 vezes/dia) e, para os casos refratários, dantroleno sódico (dose inicial de 25 mg/dia, aumentado progressivamente até a dose máxima de 100 mg, 4 vezes/dia). O dantroleno deve ser usado com cautela, monitorando os efeitos adversos cardíacos e a hepatotoxicidade. Alguns pacientes melhoram com infusão intratecal de baclofeno. Dalakas e seu grupo recentemente apresentaram o relatório de um seguimento a longo prazo de 8 anos de uma série bastante grande de 57 pacientes de SPR, demonstrando que essa síndrome, principalmente se não for tratada, é um transtorno progressivo que, com o tempo, leva à deficiência.

OUTROS DISTÚRBIOS DO SISTEMA NERVOSO CENTRAL COM RIGIDEZ MUSCULAR

Doenças comuns do SNC podem causar hipertonia muscular. Acidente vascular encefálico, esclerose múltipla, esclerose lateral amiotrófica e esclerose lateral primária são exemplos nos quais há perda da inibição normal do sistema motor. Essas doenças relativamente comuns estão descritas em outros capítulos deste livro.

Embora o tétano e a tetania tenham nomes semelhantes e também algumas manifestações clínicas em comum, eles são doenças absolutamente diferentes. O tétano está descrito no Capítulo 66 e, aqui, é mencionado apenas de passagem, em razão das semelhantes patogenéticas com a SPR na sinapse inibitória. O tétano é causado pela toxina tetanospasmina, produzida pela bactéria *Clostridium tetani* presente em feridas contaminadas. Essa toxina chega às terminações nervosas e é levada em sentido retrógrado por transporte axonal, até chegar aos interneurônios inibitórios da medula espinal e do tronco encefálico. A tetanospasmina impede a liberação de GABA e glicina para o interior da fenda sináptica e, desse modo, bloqueia completamente a neurotransmissão inibitória por um mecanismo semelhante ao

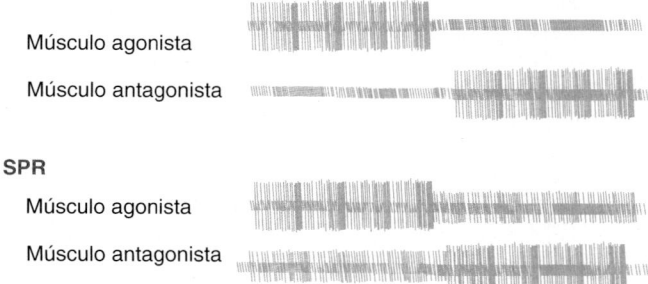

FIGURA 98.2 Ilustração esquemática dos registros de atividade simultânea dos agonistas e antagonistas na eletromiografia de um paciente com síndrome da pessoa rígida (SPR). Os registros normais (*ao alto*) demonstram sequências de potenciais de ação das unidades motoras dos músculos agonistas associadas à inibição dos potenciais de ação das unidades motoras dos antagonistas e vice-versa. Por outro lado, os registros pareados obtidos de um paciente com SPR (*dupla inferior*) mostram ativação simultânea desinibida dos músculos agonistas e antagonistas.

da SPR. Contudo, ao contrário dessa síndrome, o tétano mostra predileção pelo tronco encefálico, possivelmente em razão do comprimento mais curto dos axônios dos nervos cranianos, desencadeando manifestações clínicas bem definidas, como trismo e riso forçado satânico ("riso sardônico"). O espasmo opistótono dos músculos axiais pode causar fraturas e insuficiência respiratória. O tratamento inclui suporte respiratório, antibióticos, antitoxina e relaxantes musculares. O tétano é evitado mais facilmente por imunização que, infelizmente, não está disponível em alguns países em desenvolvimento. O riso sardônico também ocorre com a intoxicação por estricnina, que tem um mecanismo de ação semelhante; contudo, o contexto clínico e a exposição à toxina diferenciam essas duas síndromes.

A paraparesia espástica tropical é causada pelo retrovírus vírus linfotrópico de células T humanas tipo 1 e é prevalente na população adulta das ilhas caribenhas. Essa mielopatia infecciosa acomete principalmente a medula espinal torácica e evidencia-se por espasticidade e fraqueza progressivas, disfunção vesical e sintomas sensitivos mínimos. Nenhum fármaco consegue modificar eficazmente a evolução da doença, que é crônica e incapacitante. Corticosteroides, alfainterferona e betainterferona, além de outros fármacos, foram experimentados com sucesso limitado. O tratamento é basicamente sintomático e voltado para a atenuação da espasticidade, dos espasmos musculares dolorosos e da disfunção do controle vesical.

Existem formas hereditárias de paraparesia espástica, especialmente as paraplegias espásticas hereditárias (PEHs). Essas doenças são genética e clinicamente heterogêneas. As síndromes clínicas podem ser "puras" quando causam apenas espasticidade e fraqueza nos membros inferiores com disfunção vesical, ou "complicadas" quando também causam sintomas neurológicos e sistêmicos. As PEHs podem ser autossômicas dominantes, autossômicas recessivas ou ligadas ao X e ser diagnosticadas por testes genéticos.

HIPEREXCITABILIDADE DOS NERVOS E MÚSCULOS PERIFÉRICOS

Neuromiotonia adquirida (síndrome de Isaac)

Isaac descreveu inicialmente esse distúrbio como um estado de "atividade contínua das fibras musculares". A manifestação clínica sempre presente é a mioquimia, ou tremores musculares constantes perceptíveis à inspeção (semelhante a um saco de vermes serpenteantes). Em consequência da atividade contínua, os pacientes podem ter cãibras musculares ou posturas anormais dos membros, que podem ser persistentes ou intermitentes e são idênticas ao espasmo carpal ou podálico.

Epidemiologia

A neuromiotonia é uma doença rara e não existem informações específicas acerca de sua incidência ou prevalência. As formas autoimunes adquiridas podem estar associadas a muitas outras doenças autoimunes, sejam neurológicas (como a miastenia gravis) ou sistêmicas. Em alguns casos, a neuromiotonia é uma síndrome paraneoplásica associada principalmente ao timoma ou câncer pulmonar de células pequenas, mas também ao carcinoma de mama ou linfoma.

Biopatologia

Em sua forma autoimune, a neuromiotonia foi atribuída primeiramente à presença de anticorpos dirigidos contra os canais de potássio regulados por voltagem (VGKC). Esses canais são necessários para estabilizar a condução nos nódulos de Ranvier, prevenir disparos repetitivos e manter o potencial de repouso. Complexos anti-VGKC também foram detectados em alguns pacientes com encefalite límbica e naqueles com síndrome das fasciculações benignas com cãibras. Esse espectro fenotípico amplo associado aos anticorpos anti-VGKC é enigmático. Contudo, avanços efetuados na identificação dos anticorpos ampliaram nosso conhecimento acerca das síndromes de hiperexcitabilidade e facilitaram sua classificação clínica. Estudos mais recentes demonstraram que, em vez de ligarem-se ao próprio canal de potássio, os "anticorpos anti-VGKC" ligam-se a alvos antigênicos dos neurônios do complexo macromolecular associado a esses canais. Os dois antígenos principais são a proteína 1 inativada do glioma rica em leucina (LGI1) e a proteína tipo 2 associada à contactina (CASPR2). Os anticorpos contra LGI1 têm como alvos as estruturas do SNC e estão associados mais comumente à encefalite límbica. Por outro lado, os alvos dos anticorpos anti-CASPR2 são tecidos neurais centrais e periféricos. Esses últimos anticorpos podem estar associados à neuromiotonia e também à síndrome de fasciculações com cãibras, que pode ser uma variante branda da síndrome de Isaac. Por essa razão, é razoável considerar esse espectro de fenótipos sob o termo geral de *distúrbios autoimunes de hiperexcitabilidade neural periférica*.

Manifestações clínicas

A síndrome de Isaac afeta crianças, adolescentes ou adultos jovens e tem início insidioso, progredindo lentamente ao longo de meses ou alguns anos. Na maioria dos casos, os sintomas começam nos segmentos distais dos braços e das pernas. Mais tarde, os movimentos lentos, as contraturas dos dedos em garra e a marcha sobre os dedos do pé são agravados por rigidez dos músculos axiais e proximais; em alguns casos, também há acometimento dos músculos orofaríngeos ou respiratórios. Os sintomas motores comumente estão associados à síndrome de sudorese profusa (hiperidrose). A rigidez e a mioquimia ocorrem em repouso, mas, ao contrário da SPR, persistem durante o sono e com anestesia geral. A contração voluntária pode causar espasmos, que persistem embora o paciente tente relaxar.

Quando os pacientes desenvolvem disfunção cortical alta evidenciada por transtornos do sono, alterações da personalidade e *delirium*, a condição é conhecida como *síndrome de Morvan*. As posturas fixas dos membros dos pacientes com síndrome de Isaac podem ser semelhantes às que ocorrem na síndrome genética rara de Schwartz-Jampel (SSJ). Entretanto, a SSJ caracteriza-se por outras manifestações, como aspecto facial singular (blefarofimose), estatura baixa e anormalidades ósseas. Com a "neuromiotonia ocular", os músculos cranianos e dos membros são preservados, e a doença limita-se a um ou mais músculos extraoculares.

Diagnóstico

Anticorpos dirigidos contra o VGKC são detectados em 30 a 40% dos pacientes com síndrome de Isaac e em 80% dos pacientes com timoma coexistente, mas também podem ser demonstrados em títulos muito baixos em indivíduos assintomáticos. Esses anticorpos também podem ser demonstrados nos pacientes com neuropatia dolorosa das fibras finas. A prevalência dos anticorpos específicos contra CASPR2 e LGI1 nessa população é desconhecida. É recomendável realizar uma triagem para neoplasias malignas, porque 20 a 25% dos pacientes com síndrome de Isaac têm algum tipo de câncer coexistente (embora a síndrome possa preceder a neoplasia maligna em alguns anos).

A EMG demonstra anormalidades típicas. A EMG registrada nos músculos rígidos mostra descargas mioquímicas ou neuromiotônicas prolongadas. Na mioquimia elétrica, fasciculações agrupadas disparam com frequências de até 60 Hz e soam como soldados marchando. A mioquimia pode ser detectada na EMG de alguns indivíduos sem quaisquer abalos detectáveis ao exame clínico. Além disso, a mioquimia não ocorre apenas na síndrome de Isaac, porque pode ocorrer em outras doenças clínicas bem definidas como neuropatia pós-irradiação, esclerose múltipla ou exposição ao veneno da cascavel norte-americana (*Crotalus horridus*). Com a *neuromiotonia* elétrica, por outro lado, as descargas contínuas ocorrem a uma frequência entre 150 e 300 Hz, tendem a iniciar e parar subitamente e soam como um "motor dos carros de corrida da NASCAR" ou um "bombardeiro de mergulho". O esforço voluntário desencadeia descargas mais intensas, que persistem durante o relaxamento, explicando a pós-contração semelhante à miotonia; contudo, a miotonia elétrica não ocorre. Nos pacientes com SSJ, o padrão mais frequente à EMG é de descargas miotônicas, mas pode haver atividade motora contínua com descargas mioquímicas e neuromiotônicas.

Tratamento

O tratamento dos distúrbios de hiperexcitabilidade dos nervos periféricos é multimodal. Em geral, os sintomas causados pelas contrações musculares são controlados com antiepilépticos, como carbamazepina (200 a 1.200 mg/dia em doses fracionadas) ou fenitoína (100 a 300 mg/dia). A mexiletina também pode ser usada em doses de 100 a 300 mg 3 vezes/dia, mas com cautela nos pacientes em risco de desenvolver arritmias cardíacas (monitorar o prolongamento do QTc) e, raramente, pode causar hepatotoxicidade. Plasmaférese (três a cinco sessões em dias alternados) e IGIV (2 g/kg durante 4 a 5 dias) são eficazes em alguns casos e, no grupo paraneoplásico, o tratamento é voltado basicamente para o câncer coexistente.

Tetania

A tetania é uma síndrome clínica caracterizada por crises epilépticas, parestesias, espasmos prolongados dos músculos dos membros ou laringospasmo, além de sinais de hiperexcitabilidade dos nervos periféricos. A tetania ocorre nos pacientes com hipocalcemia, hipomagnesemia ou alcalose. A hiperventilação pode revelar a tetania hipocalcêmica latente, mas a própria alcalose respiratória raramente causa tetania bem desenvolvida.

Em geral, parestesias periorais e digitais intensas precedem os espasmos carpopodálicos típicos, que consistem em adução e extensão dos dedos das mãos, flexão das articulações metacarpofalangianas e posturas em equinovaro dos pés. Nos casos graves, os espasmos espalham-se para os músculos axiais e proximais e, por fim, causam opistótono. Com todos os tipos de tetania, os nervos são hiperexcitáveis, como se evidencia pelas reações à isquemia (sinal de Trousseau) ou à percussão (sinal de Chvostek). Os espasmos são atribuídos às descargas espontâneas dos nervos periféricos, que começam nos segmentos proximais dos nervos mais longos. A EMG demonstra cada unidade motora despolarizando independentemente a uma frequência de 5 a 25 Hz (em alguns casos, até 300 Hz); cada descarga consiste em um grupo de dois ou mais potenciais idênticos.

O tratamento da tetania consiste em corrigir o distúrbio metabólico coexistente. A hipomagnesemia pode levar à hipocalcemia secundária, por ser necessária para a secreção do paratormônio. Portanto, o tratamento de tetania requer a restauração da normalidade de ambos.

Síndrome neuroléptica maligna e hipertermia maligna

Os sintomas difusos agudos de rigidez muscular podem estar associados à exposição aos neurolépticos, que inibem a ação da dopamina. A síndrome neuroléptica maligna (SNM) pode ser dramática e fatal, se não for tratada agressivamente (ver também Capítulo 133). Essa síndrome consiste em alteração aguda do estado mental, febre, disfunção autonômica e decomposição muscular com níveis séricos altos de creatinoquinase (CK). A necrose dos músculos pode liberar o potássio intracelular e a mioglobina no soro; a hiperpotassemia resultante pode causar arritmias cardíacas e insuficiência renal. Uma causa comumente desconsiderada de supressão súbita de dopamina, que pode causar consequências semelhantes, ocorre com a interrupção súbita dos fármacos dopaminérgicos usados para tratar pacientes com doença de Parkinson. O tratamento básico da SNM consiste em medidas de sustentação, como resfriamento corporal, líquidos intravenosos e suporte respiratório. Os agonistas de dopamina como bromocriptina (5 a 10 mg, 3 ou 4 vezes/dia) e o miorrelaxante potencialmente hepatotóxico dantroleno podem ser úteis (iniciar com a dose de 25 mg/dia e titular até a dose máxima de 100 mg 3 a 4 vezes/dia).

Outra síndrome semelhante à SNM ocorre nos pacientes expostos aos anestésicos que causam a síndrome de hipertermia maligna. Os agentes desencadeantes mais comuns são o bloqueador neuromuscular succinilcolina e os anestésicos gerais inalatórios, como halotano, sevoflurano e desflurano. O sinal característico dessa síndrome é febre, mas a rigidez muscular, as consequências da destruição muscular ("rabdomiólise" ou mioglobinúria) e o colapso cardiorrespiratório são praticamente indistinguíveis da SNM. O tratamento também é semelhante ao da SNM. Os pacientes com miopatia do *core* central hereditária rara têm mutações do receptor de rianodina RYR1 e são mais suscetíveis à síndrome da hipertermia maligna.

Cãibras musculares

A *cãibra muscular* comum é uma contração muscular vigorosa, súbita e dolorosa, que se estende de alguns segundos até vários minutos. Na maioria dos casos, as cãibras musculares são benignas, mas também podem estar associadas a vários distúrbios neuromusculares, como síndromes de hiperexcitabilidade dos nervos periféricos, doença do neurônio motor inferior, fármacos e miopatias (metabólicas, mitocondriais ou distróficas).

Epidemiologia

A maioria dos adultos tem, no mínimo, um episódio de cãibras benignas dos membros inferiores durante sua vida, sem qualquer diferença significativa na prevalência entre os homens e as mulheres. Em alguns grupos, como os veteranos idosos, até 50% têm cãibras noturnas nas pernas, assim como 30 a 50% das gestantes, que têm cãibras mais fortes à medida que a gestação avança. A maioria das cãibras ocorre apenas à noite (73%), alguns têm cãibras de dia e de noite e poucos têm cãibras apenas durante o dia. Em muitos, as crises ocorrem várias vezes por semana, e 6% têm cãibras diariamente. As cãibras são comuns nas crianças com doença de Charcot-Marie-Tooth e são uma fonte importante de desconforto em pacientes com esclerose lateral amiotrófica. Cãibras frequentes tendem a ocorrer nos pacientes com hipotireoidismo, uremia, transpiração ou diarreia profusa, hemodiálise, distúrbios eletrolíticos e hipoglicemia. Estatinas e diuréticos também podem provocar cãibras.

Biopatologia

Em geral, a cãibra começa com fasciculações e, em seguida, o músculo torna-se transitoriamente duro e semelhante a caroços, à medida que as contrações involuntárias vêm e vão e estendem-se de uma parte do músculo para outra. Normalmente, quando um neurônio motor despolariza, a acetilcolina é liberada na junção neuromuscular e, em seguida, liga-se à fibra muscular e desencadeia um potencial de ação. A seguir, esse potencial de ação é transformado em uma contração por liberação do cálcio do retículo sarcoplasmático e pela interação da actina com a miosina, de forma a causar encurtamento do músculo (tremor ou contração). O processo termina quando a concentração de cálcio diminui; a contração e o relaxamento do músculo dependem do trifosfato de adenosina. Quando os níveis de cálcio continuam altos, não pode haver relaxamento. O estiramento da fibra 1a do fuso muscular excita o neurônio motor e também provoca contração muscular (reflexo de estiramento muscular monossináptico). A inibição ocorre no interior da medula espinal por ação dos interneurônios inibitórios.

A base neuroanatômica e a propagação das cãibras são temas de debates contínuos, e pesquisadores sugeriram mecanismos centrais e periféricos. As cãibras podem ser causadas pela hiperexcitabilidade dos neurônios motores (induzida por estímulos aferentes), resultando em mecanismos de *feedback* positivo autônomo e implicando uma contribuição espinal. As cãibras podem ser desencadeadas nos segmentos distais ao bloqueio de um nervo periférico com a estimulação elétrica e, nesses casos, podem ser interrompidas pelo estiramento do músculo, favorecendo sua origem no nervo terminal.

Manifestações clínicas

As cãibras musculares são percebidas como espasmos súbitos e dolorosos, que duram alguns segundos a minutos. As cãibras podem ser provocadas por um movimento trivial ou pela contração voluntária de um músculo encurtado. Elas podem ocorrer durante exercícios vigorosos, mas, na maioria dos casos, começam depois que os exercícios terminam. Fasciculações benignas ou mioquimia podem estar associadas às cãibras musculares frequentes dos indivíduos aparentemente saudáveis. As pernas e, especialmente, as panturrilhas são afetadas mais comumente pelas cãibras. Nos casos típicos, as cãibras noturnas causam flexão vigorosa do tornozelo e dos dedos do pé. Contudo, as cãibras podem afetar quase todos os músculos voluntários.

A maioria das pessoas têm cãibras em alguma época de sua vida, mas algumas têm cãibras com frequência extraordinariamente incomum, em geral acompanhadas de fasciculações. Essa síndrome de *fasciculações benignas* é muito mais frequente entre os médicos e outros profissionais de saúde, porque eles têm mais tendência a conhecer as implicações perigosas das fasciculações para o diagnóstico de uma doença do neurônio motor. Contudo, a doença do neurônio motor nunca cursa apenas com fasciculações. Quando não há fraqueza nem atrofia, a doença do neurônio motor está praticamente excluída.

A síndrome das fasciculações benignas é descrita muitas vezes com variações de nome.

As cãibras verdadeiras devem ser diferenciadas da dor muscular semelhante à cãibra, que não é acompanhada de espasmo. As cãibras da doença de McArdle (deficiência de miofosforilase) ocorrem durante o exercício em razão do bloqueio do metabolismo do glicogênio. Como não há atividade elétrica evidente na EMG durante o encurtamento doloroso do músculo afetado pela doença de McArdle, o termo usado é *contratura*. A causa da contratura é desconhecida, mas há muito se suspeita da deficiência de trifosfato de adenosina no músculo. A destruição do músculo causa mioglobinúria e níveis séricos altos de CK.

As distrofinopatias benignas com pouca ou nenhuma fraqueza clinicamente detectável podem ser evidenciadas por dor muscular aos esforços e mioglobinúria. Esses sintomas podem ser referidos como *cãibras musculares*, mas não há espasmo muscular real descrito nesses casos; a dor pode ser simplesmente um reflexo da lesão muscular. Os distúrbios miotônicos distróficos e não distróficos estão descritos em outro capítulo deste livro.

Mialgia e cãibras parecem ser especialmente comuns nos pacientes com *deficiência de mioadenilato desaminase*, mas como essa condição é comum em indivíduos assintomáticos (1 a 3% de todas as biopsias de músculo), é difícil confirmar essa associação. Além disso, nas famílias afetadas, a deficiência da enzima muscular e os sintomas clínicos não estão bem relacionados.

Diagnóstico

O diagnóstico das cãibras musculares comuns baseia-se essencialmente na história clínica. É importante excluir causas clínicas e neurológicas de cãibras. Os exames laboratoriais de rotina para distúrbios eletrolíticos e outras doenças clínicas coexistentes podem ser realizados de acordo com a indicação clínica de cada paciente. Os exames podem incluir hemograma completo, painel metabólico e dosagem de CK.

Os testes eletrodiagnósticos são úteis para diagnosticar um distúrbio coexistente dos nervos ou músculos periféricos, assim como para caracterizar qualquer atividade muscular espontânea anormal. A EMG realizada durante uma cãibra mostra surtos breves e transitórios de potenciais das unidades motoras, despolarizando a uma frequência entre 200 e 300 Hz, que parecem ser irregulares e misturados com descargas semelhantes originadas das unidades motoras adjacentes. Vários focos dentro do mesmo músculo podem independentemente despolarizar. Essa atividade elétrica origina-se claramente do neurônio motor inferior.

Tratamento

Em geral, o alongamento passivo do músculo afetado suprime a cãibra. Contudo, um estudo da American Academy of Neurology publicado em 2010 não encontrou evidência suficiente a favor do tratamento não farmacológico (p. ex., alongamento e hidratação) das cãibras musculares (Evidência de nível 1).[2]

Uma revisão de Cochrane publicada em 2010 demonstrou que a administração dos derivados de quinina em doses de 200 a 500 mg/dia foi eficaz, embora modestamente, com poucos efeitos adversos graves (Evidência de nível 1).[3] Entre os efeitos adversos graves e raros da quinina estão trombocitopenia, diátese hemorrágica, arritmias cardíacas e reações de hipersensibilidade aguda, que podem ocorrer em 2 a 4% dos pacientes tratados. Outros efeitos adversos raros são hipoglicemia, cegueira, psicose, tinido e esofagite. Em vista desse perfil de efeitos adversos, a Food and Drug Administration publicou vários alertas, e esse órgão e a American Academy of Neurology não recomendam o uso da quinina como tratamento rotineiro das cãibras musculares. O uso desse fármaco é recomendado apenas quando as cãibras forem incapacitantes, não puderem ser aliviadas por outros fármacos e com instrução e monitoramento cuidadoso dos pacientes, para detectar efeitos adversos possivelmente graves (Evidência de nível 1).[1]

Apesar da frequência das cãibras comuns, nenhum outro fármaco foi suficientemente estudado, mas entre os que podem ser eficazes para tratar cãibras estão o complexo de vitamina B (tiamina, 50 mg; cobalamina, 250 μg; piridoxina, 30 mg; riboflavina, 5 mg), a naftidrofurila (não disponível nos EUA, 100 mg 3 vezes/dia) e o diltiazem (30 mg/dia). Outros fármacos usados comumente com sucesso variado são baclofeno, benzodiazepínicos, carbamazepina, oxcarbazepina, verapamil, citrato de magnésio e gabapentina; contudo, não existem evidências suficientes a favor desses fármacos. Para as cãibras associadas à hemodiálise, as vitaminas E e C podem ser eficazes, enquanto o sulfato de zinco e os aminoácidos de cadeias ramificadas podem ser úteis para tratar cãibras associadas à cirrose. Para as cãibras associadas à esclerose lateral amiotrófica, a gabapentina e o tetraidrocanabinol são ineficazes.

Prognóstico

As cãibras musculares comuns têm prognóstico bom, mas a dor e o desconforto podem ser perturbadores. As cãibras noturnas podem interromper o sono.

EVIDÊNCIAS DE NÍVEL 1

1. Dalakas MC. The role of IVIg in the treatment of patients with stiff person syndrome and other neurological diseases associated with anti-GAD antibodies. *J Neurol.* 2005;252(suppl 1):I19-I25.
2. Katzberg HD, Khan AH, So YT. Assessment: symptomatic treatment for muscle cramps (an evidence-based review): report of the therapeutics and technology assessment subcommittee of the American Academy of Neurology. *Neurology.* 2010;74(8):691-696.
3. El-Tawil S, Al Musa T, Valli H, Lunn MP, El-Tawil T, Weber M. Quinine for muscle cramps. *Cochrane Database Syst Rev.* 2010;(12):CD005044.

LEITURA SUGERIDA

Síndrome da pessoa rígida

Alexopoulos H, Dalakas MC. A critical update on the immunopathogenesis of stiff person syndrome. *Eur J Clin Invest.* 2010;40(11):1018-1025.

Barker RA, Revesz T, Thom M, Marsden C, Brown P. Review of 23 patients affected by the stiff man syndrome: clinical subdivision into stiff trunk (man) syndrome, stiff limb syndrome, and progressive encephalomyelitis with rigidity. *J Neurol Neurosurg Psychiatry.* 1998;65:633-640.

Butler MH, Hayashi A, Ohkoshi N, et al. Autoimmunity to gephyrin in stiff-man syndrome. *Neuron.* 2000;26(2):307-312.

Carvajal-González A, Leite MI, Waters P, et al. Glycine receptor antibodies in PERM and related syndromes: characteristics, clinical features and outcomes. *Brain.* 2014;137(pt 8):2178-2192.

Chang T, Alexopoulos H, McMenamin M, et al. Neuronal surface and glutamic acid decarboxylase autoantibodies in nonparaneoplastic stiff person syndrome. *JAMA Neurol.* 2013;70(9):1140-1149.

De Camilli P, Thomas A, Cofiell R, et al. The synaptic vesicle-associated protein amphiphysin is the 128-kD autoantigen of stiff-man syndrome with breast cancer. *J Exp Med.* 1993;178:2219-2223.

Levy LM, Levy-Reis I, Fujii M, Dalakas MC. Brain gamma-aminobutyric acid changes in stiff-person syndrome. *Arch Neurol.* 2005;62(6):970-974.

Lorish TR, Thorsteinsson G, Howard FM Jr. Stiff-man syndrome updated. *Mayo Clin Proc.* 1989;64(6):629-636.

McKeon A, Martinez-Hernandez E, Lancaster E, et al. Glycine receptor autoimmune spectrum with stiff-man syndrome phenotype. *JAMA Neurol.* 2013;70(1):44-50.

McKeon A, Robinson MT, McEvoy KM, et al. Stiff-man syndrome and variants: clinical course, treatments, and outcomes. *Arch Neurol.* 2012;69(2):230-238.

Moersch FP, Woltman HW. Progressive fluctuating muscular rigidity and spasm ("stiff-man" syndrome): report of a case and some observations in 13 other cases. *Proc Staff Meet Mayo Clin.* 1956;31:421-427.

Petzold GC, Marcucci M, Butler MH, et al. Rhabdomyolysis and paraneoplastic stiff-man syndrome with amphiphysin autoimmunity. *Ann Neurol.* 2004;55:286-290.

Rakocevic G, Floeter MK. Autoimmune stiff person syndrome and related myelopathies: understanding of electrophysiological and immunological processes. *Muscle Nerve.* 2012;45(5):623-634.

Rakocevic G, Alexopoulos H, Dalakas MC. Quantitative clinical and autoimmune assessments in stiff person syndrome: evidence for a progressive disorder. *BMC Neurol.* 2019;19(1):1.

Cãibras e distúrbios semelhantes

Alvarez MV, Driver-Dunckley EE, Caviness JN, Adler CH, Evidente VGH. Case series of painful legs and moving toes: clinical and electrophysiologic observations. *Mov Disord.* 2008;23(14):2062-2066.

Blexrud MD, Windebank AJ, Daube JR. Long-term follow-up of 121 patients with benign fasciculations. *Ann Neurol.* 1993;34:622-625.

Layzer RB. The origin of muscle fasciculations and cramps. *Muscle Nerve.* 1994;17:1243-1249.

Minetto MA, Holobar A, Botter A, Farina D. Origin and development of muscle cramps. *Exerc Sport Sci Rev.* 2013;41(1):3-10.

Rowland LP. Cramps, spasms and muscle stiffness. *Rev Neurol (Paris).* 1985;141:261-273.

Rowland LP, Trojaborg W, Haller RG. Muscle contracture: physiology and clinical classification. In: Serratrice G, Pouget J, Azulay J-P, eds. *Exercise Intolerance and Muscle Contracture.* Paris, France: Springer; 1999:161-170.

Thompson PD. Muscle cramp syndromes. *Handb Clin Neurol.* 2007;86:389-396.

Neuromiotonia

Binks SNM, Klein CJ, Waters P, Pittock SJ, Irani SR. LGI1, CASPR2 and related antibodies: a molecular evolution of the phenotypes. *J Neurol Neurosurg Psychiatry.* 2018;89(5):526-534.

Hart IK, Maddison P, Newsom-Davis J, Vincent A, Mills KR. Phenotypic variants of autoimmune peripheral nerve hyperexcitability. *Brain.* 2002;125(pt 8):1887-1895.

Irani SR, Alexander S, Waters P, et al. Antibodies to Kv1 potassium channel-complex proteins leucine-rich, glioma inactivated 1 protein and contactin-associated protein-2 in limbic encephalitis, Morvan's syndrome and acquired neuromyotonia. *Brain.* 2010;133(9):2734-2748.

Klein CJ, Lennon VA, Aston PA, et al. Insights from LGI1 and CASPR2 potassium channel complex autoantibody subtyping. *JAMA Neurol.* 2013;70(2):229-234.

Lai M, Huijbers MG, Lancaster E, et al. Investigation of LGI1 as the antigen in limbic encephalitis previously attributed to potassium channels: a case series. *Lancet Neurol.* 2010;9(8):776-785.

Lancaster E, Huijbers MG, Bar V, et al. Investigations of Caspr2, an autoantigen of encephalitis and neuromyotonia. *Ann Neurol.* 2011;69(2):303-311.

Maddison P. Neuromyotonia. *Clin Neurophysiol.* 2006;117(10):2118-2127.

Paterson RW, Zandi MS, Armstrong R, Vincent A, Schott JM. Clinical relevance of positive voltage-gated potassium channel (VGKC)-complex antibodies: experience from a tertiary referral centre. *J Neurol Neurosurg Psychiatry.* 2014;85:625-630.

Takahashi H, Mori M, Sekiguchi Y, et al. Development of Isaacs' syndrome following complete recovery of voltage-gated potassium channel antibody-associated limbic encephalitis. *J Neurol Sci.* 2008;275(1-2):185-187.

Taylor RG, Layzer RB, Davis HS, Fowler WM Jr. Continuous muscle fiber activity in the Schwartz-Jampel syndrome. *Electroencephalogr Clin Neurophysiol.* 1972;33:497-509.

Vincent A. Autoimmune channelopathies: John Newsom-Davis's work and legacy: a summary of the Newsom-Davis Memorial Lecture 2008. *J Neuroimmunol.* 2008;201-202:245-249.

Miopatias Metabólicas e Mitocondriais no Adulto 99

Michio Hirano, H. Orhan Akman e Salvatore DiMauro

PONTOS-CHAVE

1. As miopatias metabólicas englobam um grupo clinicamente e etiologicamente diversificado de transtornos hereditários raros decorrentes de defeitos no metabolismo da energia celular, incluindo a decomposição de carboidratos e ácidos graxos para a geração de trifosfato de adenosina (ATP), predominantemente pela fosforilação oxidativa na cadeia respiratória mitocondrial.

2. Transtornos do armazenamento de glicogênio da fase adulta podem se apresentar como miopatias de progressão lenta (p. ex., deficiência de maltase ácida) ou como câimbras musculares agudas, com ou sem mioglobinúria, após rápidas descargas de exercícios intensos.

3. Miopatias decorrentes de defeitos da oxidação de ácidos graxos geralmente se apresentam com mialgias, fadiga e mioglobinúria, normalmente sem câimbras, após exercícios prolongados.

4. Doença mitocondrial devido a defeitos primários de fosforilação oxidativa pode se manifestar como miopatias isoladas geralmente com fraqueza muscular extraocular e intolerância a exercícios desproporcional ao nível de fraqueza muscular.

INTRODUÇÃO

As miopatias metabólicas compreendem um grupo clínica e etiologicamente diversificado de distúrbios, devido a defeitos no metabolismo energético da célula, incluindo a degradação dos carboidratos e dos ácidos graxos para a produção de ATP, predominantemente por meio da cadeia respiratória mitocondrial e fosforilação oxidativa. Por conseguinte, as miopatias metabólicas podem ser classificadas, quanto à etiologia, em três grandes categorias: doenças de armazenamento do glicogênio, distúrbios de oxidação dos ácidos graxos e doenças mitocondriais. Essas miopatias metabólicas apresentam espectro clínico que abrange desde doenças multissistêmicas graves de início na infância até miopatias isoladas leves de início no adulto. Neste capítulo, são discutidas as miopatias metabólicas que afetam adultos.

EPIDEMIOLOGIA

As miopatias metabólicas são doenças raras. A mais comum dessas doenças é a doença de Pompe (deficiência de maltase ácida), com incidência étnica e geográfica variável na triagem de recém-nascidos, de 1:4.400 nascimentos anualmente na Áustria para 1:165 mil em habitantes do estado de Nova Iorque. A prevalência da doença de Pompe de início tardio foi estimada em 1:60 mil. Outras miopatias metabólicas frequentes incluem a doença de McArdle (deficiência de miofosforilase) e a deficiência de carnitina palmitoiltransferase II (CPT II). A prevalência da doença de McArdle foi estimada em 1:100 mil em Dallas-Fort Worth, uma região do Texas, com prevalência mínima de 1:170 mil na Espanha. A prevalência da deficiência de CPT II não é conhecida; todavia, foram relatados mais de 300 pacientes. Embora as doenças mitocondriais sejam individualmente raras, em seu conjunto, a prevalência dos distúrbios mitocondriais em adultos é de aproximadamente 1:4.300.

BIOPATOLOGIA

A energia na forma de ATP é necessária para impulsionar numerosas funções celulares, incluindo a contração muscular. Os principais combustíveis utilizados para a produção de ATP são o glicogênio, a glicose e os ácidos graxos livres (AGL). O glicogênio é metabolizado no citoplasma a piruvato, que entra nas mitocôndrias (Figura 99.1). Os ácidos graxos de cadeia curta e de cadeia média penetram livremente nas mitocôndrias, enquanto os ácidos graxos de cadeia longa precisam ligar-se à carnitina, para seu transporte através da membrana mitocondrial, um processo que é mediado pela carnitina-acilcarnitina translocase e pelas CPT I e II (Figura 99.2). Uma vez dentro das mitocôndrias, todas essas substâncias são transformadas em acetilcoenzima A (CoA), que entra no ciclo de Krebs. Nesse ciclo de importância crítica, os equivalentes redutores (elétrons) combinados com prótons ligam-se a moléculas intermediárias, a nicotinamida adenina dinucleotídio e a flavina adenina dinucleotídio reduzido, que fornecem os elétrons à cadeia respiratória mitocondrial para produzir ATP e água.

Os defeitos em qualquer uma dessas vias – catabolismo do glicogênio (glicogenólise e glicólise), oxidação de ácidos graxos, ciclo de Krebs e cadeia respiratória mitocondrial e fosforilação oxidativa – provocam distúrbios humanos que, com frequência, afetam predominantemente o músculo em virtude de sua alta necessidade de energia, particularmente durante o exercício. Como os defeitos enzimáticos são, em sua maioria, parciais, muitas dessas doenças manifestam-se na vida adulta com sintomas musculares, isoladamente ou em associação a outras manifestações clínicas.

Quantidades abundantes de glicose são armazenadas no fígado e no músculo esquelético na forma de um polissacarídio denominado *glicogênio*. As glicogenoses são distúrbios que se caracterizam por mutações genéticas na síntese do glicogênio (gliconeo-gênese), na sua degradação (glicogenólise) ou na degradação da glicose (glicólise). Até o momento, foram identificadas 15 glicogenoses (ver Figura 99.1), cuja maioria é autossômica recessiva, com exceção das deficiências de fosfoglicerato quinase (PGK) e da fosforilase *b* quinase, que são ligadas ao X.

Os ácidos graxos constituem a principal fonte de energia para o músculo em repouso e durante períodos de exercício

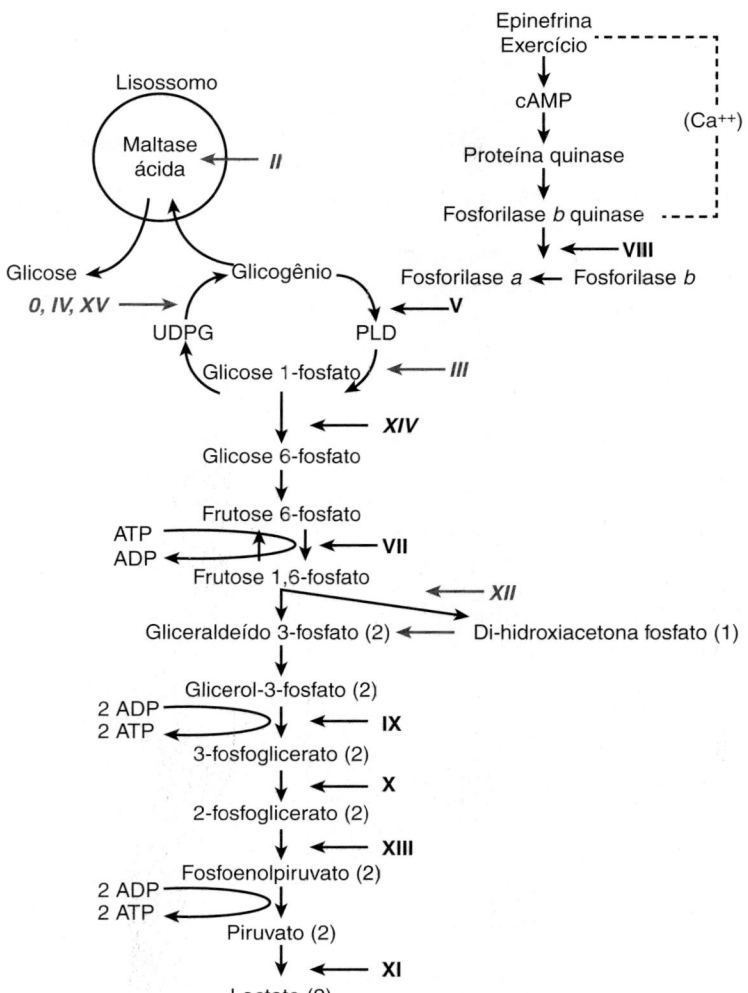

FIGURA 99.1 Esquema do metabolismo do glicogênio e glicogenólise. Os *algarismos romanos* indicam glicogenoses musculares devido a defeitos nas seguintes enzimas: *0*, glicogênio sintase; *II*, maltase ácida; *III*, enzima desramificadora; *IV*, enzima ramificadora; *V*, miofosforilase; *VII*, fosfofrutoquinase; *VIII*, fosforilase *b* quinase; *IX*, fosfoglicerato quinase; *X*, fosfoglicerato mutase; *XI*, lactato desidrogenase; *XII*, aldolase; *XIII*, betaenolase; *XIV*, fosfoglicomutase 1; e *XV*, glicogenina-1. Os *algarismos em preto* designam glicogenoses associadas à intolerância ao exercício, a cãibras e à mioglobinúria. Os *algarismos em cinza* correspondem a glicogenoses que causam fraqueza. ADP, difosfato de adenosina; ATP, trifosfato de adenosina; cAMP, monofosfato de adenosina cíclico; PLD, dextrina limite de fosforilase; UDPG, difosfato de uridina glicose.

prolongado de baixa intensidade. Os ácidos graxos são catabolizados pelas enzimas da betaoxidação, que clivam fragmentos de dois carbonos a cada ciclo. Por conseguinte, as lipidoses surgem em consequência da incapacidade de transporte dos ácidos graxos para dentro das mitocôndrias, devido às deficiências de carnitina ou de CPT I ou II ou a defeitos da betaoxidação intramitocondrial. Esses distúrbios são herdados como traço autossômico recessivo. As variantes mais graves manifestam-se na lactância ou na infância, com comprometimento primário do fígado ou do cérebro, enquanto as formas mais leves no adulto são predominantemente miopáticas e incluem a variante miopática da deficiência de CPT II, a deficiência de proteína trifuncional (PTF) e a deficiência de acil-CoA desidrogenase de cadeia muito longa (VLCAD).

Além de catabolizar os lipídios, as mitocôndrias desempenham outras funções essenciais, incluindo ciclo de Krebs e metabolismo de aminoácidos, bem como produção de energia por meio da cadeia respiratória e da fosforilação oxidativa. A cadeia respiratória é composta de quatro complexos enzimáticos (I, II, III e IV) de múltiplas subunidades, que geram um gradiente de prótons através da membrana mitocondrial interna (MMI), o que, por sua vez, impulsiona a síntese de ATP pelo complexo V. Além disso, a coenzima Q_{10} (CoQ_{10}) e o citocromo *c* são componentes de importância crítica da cadeia respiratória mitocondrial, que atuam como "transportadores de elétrons" entre os complexos. Originalmente restritas a defeitos primários da cadeia respiratória e da fosforilação oxidativa, as doenças mitocondriais foram expandidas para incluir defeitos no transporte, tradução, manutenção do DNA mitocondrial, importação de proteínas, membranas lipídicas e dinâmica das organelas (fusão, cisão e movimento) mitocondriais (ver Capítulo 144).

DIAGNÓSTICO

Do ponto de vista clínico, as miopatias metabólicas podem ser classificadas em dois grupos diferentes: (1) as que apresentam sinais e sintomas relacionados com o exercício (intolerância ao exercício, cãibras, mialgias, mioglobinúria), com exame interictal normal, e (2) aquelas com sintomas fixos, como fraqueza muscular, frequentemente associados a comprometimento sistêmico (como encefalopatias ou endocrinopatias). Na avaliação de um paciente com sintomas relacionados ao exercício físico, o médico deve fazer duas perguntas: (1) Que tipo de exercício provoca os sintomas? (2) Os sintomas estão associados a fatores desencadeantes? Se curtos períodos de exercício de alta intensidade causam cãibras musculares ou mioglobinúria, o paciente pode apresentar um defeito no metabolismo do glicogênio. Exemplos desse tipo de atividade incluem levantamento de peso ou corrida. Em pacientes jovens que jogam beisebol ou

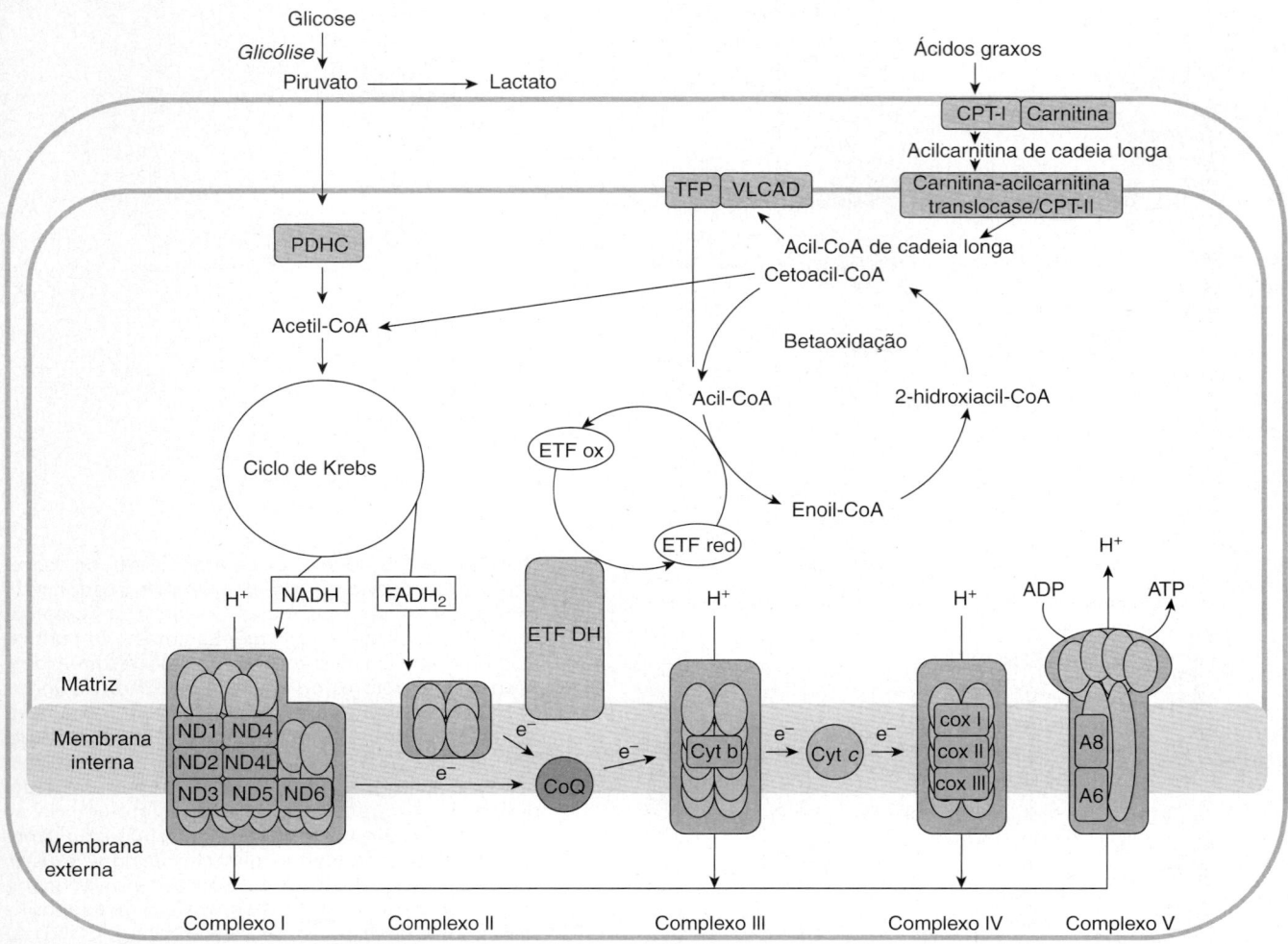

FIGURA 99.2 Representação esquemática do metabolismo mitocondrial. ADP, difosfato de adenosina; ATP, trifosfato de adenosina; CoA, coenzima A; CoQ, coenzima Q; CPT, carnitina palmitoil transferase; Cyt c, citocromo c; ETF DH, flavoproteína desidrogenase de transferência eletrônica; ETF ox, flavoproteína oxidada e reduzida de transferência eletrônica; ETF red, flavoproteína de transferência eletrônica, reduzida; $FADH_2$, dinucleótido de flavina e adenina, reduzido; NADH, dinucleótido nicotinamida e adenina; PDHC, complexo piruvato desidrogenase; TFP, proteína trifuncional; VLCAD, acil-CoA desidrogenase de cadeia muito longa.

softebol, o sinal de "*home run*" (sinal de Haller), que consiste na incapacidade de correr pelos cantos do quadrilátero, em virtude de espasmos musculares induzidos por exercício, constitui uma queixa típica em pacientes com glicogenoses, como doença de McArdle. Em contrapartida, se o paciente se queixar que o exercício prolongado (como caminhada ou jogar uma partida de futebol) desencadeia mialgias, fadiga e mioglobinúria sem contraturas agudas, é provável que o paciente tenha um defeito na oxidação dos ácidos graxos. Os sintomas frequentemente ocorrem quando o paciente está em jejum ou sob estresse. Um protótipo é representado por um adulto jovem com deficiência de CPT II, que se alista no serviço militar e tem dificuldade em completar marchas longas em virtude de fadiga e mialgias, seguidas de mioglobinúria.

No passado, o termo *mioglobinúria* era reservado para a urina macroscopicamente pigmentada; todavia, as técnicas modernas podem hoje detectar quantidades tão pequenas dessa proteína que a pigmentação pode não ser evidente. (A determinação do nível sérico de mioglobina por radioimunoensaio tem significado diagnóstico semelhante ao da determinação da atividade da creatinoquinase [CK] sérica.) Entretanto, as síndromes clinicamente importantes estão associadas a pigmentúria macroscópica. Numerosas condições causam mioglobinúria (Tabela 99.1). Algumas vezes, o distúrbio pode ser identificado sem a demonstração direta de mioglobinúria na urina; por exemplo, a presença de insuficiência renal aguda em um paciente com níveis séricos de atividade da CK de mais de 20.000 U/ℓ indicaria insuficiência renal mioglobinúrica. De modo inexplicável, o complicado neologismo *rabdomiólise* foi preferido durante vários anos; entretanto, várias buscas pelo PubMed em 2020 mostraram que o termo "mioglobinúria" está sendo mais usado. A mioglobina é o pigmento visível na urina e constitui uma toxina que contribui para lesão renal. A síndrome surge com necrose muscular (rabdomiólise) e não necessita de um nome novo e impreciso.

Distúrbios do metabolismo do glicogênio (glicogenoses)

Alguns pacientes com distúrbios da glicólise, dos lipídios ou das mitocôndrias podem desenvolver miopatia progressiva isolada e fraqueza persistente. De modo mais característico, os pacientes

Tabela 99.1 Classificação da mioglobinúria humana.

Mioglobinúria hereditária	Mioglobinúria esporádica (continuação)
Distúrbios do metabolismo do glicogênio	**Isquemia**
Deficiência de miofosforilase (McArdle [1951]; MIM 232600)	Oclusão arterial
Deficiência de fosfofrutoquinase (Tarui et al. [1965]; MIM, 171840)	Cardioversão
Fosfoglicerato quinase (MIM 311800)	Coagulopatia na doença falciforme ou coagulação intravascular disseminada
Fosfoglicerato mutase (MIM 261670)	Isquemia em síndromes de compressão e tibial anterior
Desidrogenase láctica (Kanno et al. [1980]; MIM 150000)	Nefrectomia laparoscópica
Distúrbios do metabolismo dos lipídios	Ligadura de veia cava
Deficiência de carnitina palmitoiltransferase II (DiMauro & DiMauro-Melis [1973]; MIM 255110)	Cirurgia em indivíduos com obesidade mórbida, incluindo cirurgia bariátrica
Mutações LPIN1 (MIM 268200)	**Depressão metabólica**
Deficiência de VLCAD (MIM 201375)	Barbitúricos, monóxido de carbono, coma narcótico
Deficiência de proteína trifuncional (MIM 609015)	Exposição ao frio
Miopatias mitocondriais	Acidose diabética
Mutações do DNA mitocondrial (MTCYB)	Anestesia geral
Deficiência de coenzima Q_{10}	Coma hiperglicêmico, hiperosmolar
Outras miopatias genéticas	Hipotermia
Deficiência de RYR1 (com hipertermia maligna MIM 145600, sem hipertermia maligna MIM 117000 e 255320)	**Toxinas e substâncias exógenas**
	Uso abusivo de álcool
Distrofia muscular de Becker/Duchenne	Anfotericina B
DFEU	Carbenoxolona
Distrofia muscular da cintura e dos membros 1C (deficiência de Caveolina)	Clopidogrel (e transplante cardíaco)
	Genfibrozila (mais estatina)
Distrofia muscular da cintura e dos membros 2C (SGCG, deficiência de γ-sarcoglicano)	Alcaçuz
	Doença de Haff
Distrofia muscular da cintura e dos membros 2D (SGCA, deficiência de α-sarcoglicano)	Intermação
	Heroína
Distrofia muscular da cintura e dos membros 2E (SGCB, deficiência de β-sarcoglicano)	Hipopotassemia, crônica, de qualquer etiologia
	Interferona α-2b
Distrofia muscular da cintura e dos membros 2I (deficiência FKRP)	Isotretinoína
Distrofia muscular da cintura e dos membros 2ℓ (mutações de ANO5)	Veneno da picada da serpente marinha da Malásia
Mioglobinúria esporádica	Síndrome neuroléptica maligna
Esforço físico em indivíduos não treinados	**Plasmocida**
"Agachar-pular" e síndromes relacionadas	Fenilpropanolamina
Síndrome tibial anterior	Estatinas
Convulsões	Succinilcolina
Choque elétrico de alta voltagem, relâmpago	Síndrome do choque tóxico
Delirium agitado, contenções	Infecção viral (CMV, influenza, outras)
Estado de mal asmático	Picadas de vespa
Mioclonia prolongada ou distonia aguda	**Doença muscular progressiva**
Síndrome de esmagamento	Miopatia alcoólica
Compressão por objetos caídos	Polimiosite ou dermatomiosite
Compressão pelo corpo no coma prolongado	Causa desconhecida

CMV, citomegalovírus; FSHD, distrofia fascioscapuloumeral; VLCAD, acil-coenzima A desidrogenase de cadeia muito longa.

com doenças mitocondriais podem exibir ampla variedade de manifestações extramusculares. Nesta seção, são descritos os aspectos clínicos gerais dessas miopatias metabólicas, com ênfase nas formas mais comuns.

As apresentações clínicas das glicogenoses musculares são múltiplas, incluindo desde doença multissistêmica profunda na lactância até intolerância ao exercício ou fraqueza muscular progressiva isolada em adultos. Nesta seção, serão considerados os pacientes adultos. A deficiência de miofosforilase (doença de McArdle, glicogenose tipo V) é o protótipo dos distúrbios da glicogenólise, com disfunção muscular episódica e mioglobinúria. Trata-se do distúrbio mais comum do metabolismo dos carboidratos do músculo esquelético e uma das miopatias genéticas mais frequentes. Tipicamente, os pacientes com doença de McArdle exibem intolerância às contrações musculares estáticas ou isométricas, bem como ao exercício dinâmico, que pode desencadear episódios de "crises musculares" reversíveis. As crises agudas manifestam-se principalmente na forma de fadiga prematura e contraturas, que, com frequência, são acompanhadas de degradação do músculo (rabdomiólise), com níveis séricos elevados de CK e, algumas vezes, mioglobinúria. Além da doença de McArdle, seis outras formas de glicogenoses manifestam mioglobinúria induzida por exercício: tipo VII (deficiência de fosfofrutoquinase [PFK], doença de Tarui), tipo VIII (fosforilase *b* quinase), tipo IX (deficiência de PGK), tipo X (deficiência de fosfoglicerato mutase [PGAM]), tipo XI (deficiência de desidrogenase láctica) e tipo XIV (deficiência de fosfoglicomutase 1).

Outro sinal importante, que é considerado patognomônico, é o "segundo fôlego", que se caracteriza por melhora na tolerância ao exercício dentro de cerca de 10 minutos de exercício aeróbico envolvendo grandes massas de músculo (*jogging* ou ciclismo). O segundo fôlego, que se manifesta por acentuada redução na taquicardia de esforço inicial (p. ex., diminuição de cerca de 140 a 150 bpm para cerca de 120 bpm), que começa depois de aproximadamente 7 minutos de exercício, não ocorre em pacientes com outros distúrbios que também estejam associados a uma intolerância ao exercício, como deficiência de PFK e outras glicogenoses, miopatias mitocondriais ou distúrbios do metabolismo dos lipídios. Esse fenômeno se deve a um aumento da captação de glicose e ao uso de ácidos graxos.

A anemia hemolítica (elevação da bilirrubina indireta e dos reticulócitos) é observada na glicogenose, devido a defeitos em genes parcialmente expressos nos eritrócitos, como PFK, PGK e aldolase A. Os déficits cognitivos estão frequentemente associados à doença de corpúsculos de poliglicosana do adulto (DCPA), uma forma de deficiência da enzima ramificadora (tipo IV), e à deficiência de PGK.

A maltase ácida ou α-glicosidase ácida (GAA) é uma enzima responsável pelo catabolismo do glicogênio dentro dos lisossomos. A deficiência de maltase ácida de início infantil (tipo II, doença de Pompe) manifesta-se na forma de miopatia e miocardiopatia que, se não for tratada, é tipicamente fatal no primeiro ano de vida. Por outro lado, na forma da doença de Pompe de início tardio, que começa na infância até a vida adulta, os pacientes apresentam fraqueza muscular proximal fixa e lentamente progressiva e insuficiência respiratória precoce. Embora a miopatia seja a manifestação predominante, os pacientes com doença de Pompe também desenvolvem aneurismas da artéria basilar e da aorta, incontinência vesical ou intestinal e disfagia. Um estudo de necropsia de um paciente com doença de Pompe de início tardio revelou anormalidades ultraestruturais no músculo liso dos vasos sanguíneos, do trato gastrintestinal e da bexiga, explicando, portanto, as manifestações musculares extraesqueléticas. Foi também relatada a ocorrência de perda auditiva nessa doença. É importante estabelecer o diagnóstico de doença de Pompe, visto que a terapia de reposição enzimática com GAA humana recombinante (rhGAA) melhora acentuadamente a miocardiopatia na forma infantil e, com menos eficácia, a miopatia nas formas tanto infantil quanto de início tardio.

Em outros casos, como a deficiência da enzima desramificadora (tipo III, doença de Cori-Forbes), a doença muscular distal pode ser combinada com miocardiopatia e neuropatia periférica em pacientes que apresentaram hepatomegalia na lactância, hipoglicemia e atraso do crescimento; todos os quais em geral melhoram aproximadamente na época da puberdade. Por conseguinte, os pacientes adultos com deficiência da enzima desramificadora podem apresentar fraqueza muscular distal e perda da massa muscular com anormalidades miogênicas e neurogênicas eletromiográficas.

A deficiência da enzima ramificadora (tipo IV) apresenta fenótipos heterogêneos, que abrangem desde distúrbios neuromusculares congênitos ou infantis até DCPA de início tardio, que se manifesta como disfunção progressiva do neurônio motor superior e inferior, perda sensitiva com distribuição em "meia e luva", disfunção vesical e demência. As biopsias de músculo e de nervo de pacientes com DCPA revelam corpúsculos de poliglicosana ácido periódico-Schiff (PAS)-positivos, porém resistentes à diástase. A DCPA, embora tenha sido descrita em vários grupos étnicos, é particularmente frequente na população de judeus Asquenazes, devido a mutações de fundador. Os corpúsculos de poliglicosana também são característicos de uma miopatia de início juvenil, frequentemente acompanhada de miocardiopatia, devido a mutações em *RBCK1*, que codifica uma ubiquitina ligase.

A ausência notável de glicogênio caracteriza dois distúrbios: a glicogenose tipo 0, a deficiência de glicogênio sintase (GS1), e a glicogenose tipo XV, a deficiência de glicogenina-1. Ambas as enzimas são necessárias para a síntese de glicogênio. A deficiência de GS1 manifesta-se como intolerância ao exercício, miocardiopatia, morte súbita ou miocardiopatia e miopatia na infância. A deficiência de glicogenina-1 foi associada a dois fenótipos: uma miopatia esquelética pura de manifestação adulta tardia e miopatia de manifestação adulta precoce com cardiomiopatia; biopsias musculares têm corpos de poliglicosana.

Distúrbios do metabolismo dos lipídios

Desde que DiMauro e DiMauro-Melis descreveram os primeiros pacientes com deficiência de CPT II, essa doença tem sido o distúrbio do metabolismo dos lipídios diagnosticado com mais frequência. Os primeiros sintomas ocorrem mais frequentemente entre 6 e 20 anos, porém a idade de início pode ser de até 50 anos. Em geral, a sintomatologia consiste em crises recorrentes de mialgias e rigidez ou fraqueza muscular, frequentemente associadas a mioglobinúria. A duração das crises é habitualmente aguda, e as consequências podem ser prolongadas por até várias semanas. Os pacientes são habitualmente assintomáticos entre as crises. A frequência desses episódios é altamente variável. Em certas ocasiões, a rabdomiólise pode ser complicada por dois tipos de eventos que comportam risco à vida: mais comumente, a insuficiência renal aguda secundária à mioglobinúria e, com muito menos frequência, a insuficiência respiratória secundária ao comprometimento dos músculos respiratórios. Em geral, os sintomas são desencadeados por exercício prolongado e, menos comumente, por jejum prolongado, ingestão de grandes quantidades de gordura, exposição ao frio, infecção leve (particularmente em crianças), febre, estresse emocional, anestesia geral e fármacos, como diazepam ou ibuprofeno. Em todos os casos, a sintomatologia clínica limita-se ao músculo esquelético, sem comprometimento hepático ou cardíaco.

Os defeitos na maioria das enzimas da β-oxidação manifestam-se tipicamente na lactância com doença multissistêmica grave; entretanto, a apresentação clínica da deficiência de VLCAD pode ser indistinguível daquela da deficiência de CPT II. A enzima trifuncional catalisa três etapas na β-oxidação dos ácidos graxos de cadeia longa: a enoil-CoA hidratase, a 3-hidroxiacil-CoA desidrogenase de cadeia longa e a aciltiolase (ver Figura 99.2). Os adultos com deficiência da PTF apresentam rabdomiólise recorrente desencadeada por exercício prolongado, jejum ou infecções semelhantes às deficiências de CPT II e VLCAD; entretanto, as mutações da PTF frequentemente estão associadas a neuropatia periférica e retinopatia pigmentar.

A deficiência múltipla da desidrogenação de acil-CoA (MADD) também conhecida como *acidúria glutárica tipo II*, é um distúrbio autossômico recessivo, devido a mutações nos genes que codificam uma das duas subunidades da flavoproteína de transferência de elétrons (*ETFA* e *ETFB*) ou a mutações no gene que codifica a desidrogenase da flavoproteína de transferência de elétrons (*ETF DH*), resultando em metabolismo anormal dos ácidos graxos, dos aminoácidos e da colina. Os pacientes menos gravemente afetados podem apresentar fraqueza muscular progressiva e miopatias por depósito de lipídios, com deficiência muscular secundária de CoQ_{10}, principalmente na vida adulta, e algumas vezes respondem ao tratamento com riboflavina (MADD responsiva à riboflavina), suplementação de CoQ_{10} ou ambos.

A forma miopática da deficiência de CoQ_{10} caracteriza-se por miopatia proximal com fadiga prematura, fraqueza e níveis séricos elevados de CK e de lactato. As biopsias musculares revelam números excessivos de gotículas lipídicas, predominantemente nas fibras tipo 1, deficiência combinada dos complexos I e III da cadeia respiratória e níveis de CoQ_{10} abaixo de 50% do normal. As mutações no gene *ETF DH*, que levam a um decremento na atividade do complexo de flavoproteína de transferência de elétrons-ubiquinona oxidorredutase (ETF:QO), foram identificadas na MADD de início no adulto e em alguns casos de miopatia com deficiência de CoQ_{10}, indicando que podem constituir doenças alélicas.

A doença de depósito de lipídios neutros (DDLN) manifesta-se na forma de fraqueza da parte proximal dos membros leve a moderada, com acúmulo notável de lipídio no músculo esquelético e em outros tecidos, bem como nos leucócitos (anomalia de Jordan). A CK está persistentemente elevada e precede a fraqueza. As mutações no gene *PNPLA2*, que codifica a triglicerídio lipase dos adipócitos, provocam miopatia por depósito de lipídios neutros, enquanto as mutações em *ABHD5*, que codifica CGI-58 (ativador da lipase de adipócitos triglicerídeos), provocam miopatia por depósito de lipídios com ictiose (síndrome de Chanarin-Dorfman).

Doenças mitocondriais

Embora as doenças mitocondriais frequentemente ocorram como doenças multissistêmicas de início na lactância ou infância, muitos pacientes adultos apresentam miopatia como manifestação única ou predominante, com fraqueza fixa, intolerância ao exercício ou ambas. A mioglobinúria é menos comum nos distúrbios da cadeia respiratória e fosforilação oxidativa, em comparação com outras miopatias metabólicas.

À semelhança da maioria das miopatias, as miopatias mitocondriais causam fraqueza proximal dos membros, porém os músculos extraoculares frequentemente também são acometidos, resultando em ptose e oftalmoplegia externa progressiva crônica (OEPC). A OEPC começa na infância ou na vida adulta e tipicamente se manifesta com comprometimento simétrico e lentamente progressivo dos movimentos oculares, acompanhado de ptose. Em certas ocasiões, a fraqueza dos músculos extraoculares pode ser notavelmente assimétrica. A OEPC algumas vezes é diagnosticada de modo incorreto como miastenia *gravis*; entretanto, a fraqueza fixa com flutuações mínimas ou ausentes, a ausência de receptores de acetilcolina e anticorpos antitirosinoquinase muscular específica (MUSK), bem como a ausência de disfunção da junção neuromuscular nos exames eletrofisiológicos, devem levar o médico a efetuar um rastreamento para miopatias como a OEPC.

A OEPC frequentemente permanece uma miopatia pura com fraqueza dos membros, disfagia variável e comprometimento dos músculos respiratórios. Por outro lado, a OEPC pode constituir parte de uma doença multissistêmica, como a síndrome de Kearns-Sayre (SKS) ou neuropatia atáxica sensitiva, disartria e oftalmoplegia (SANDO; do inglês, *sensory ataxic neuropathy dysarthria ophthalmoplegia*) (ver Capítulo 144). Alguns indivíduos são classificados como portadores de OEPC-*plus*, devido ao desenvolvimento de manifestações neurológicas adicionais, porém sem características que preencham os critérios para SKS, SANDO ou outras síndromes clínicas definidas. A OEPC pode ser causada por mutações pontuais do DNA mitocondrial (mtDNA) herdadas da mãe, deleções isoladas esporádicas em larga escala do mtDNA ou mutações autossômicas dominantes ou recessivas primárias que causam múltiplas deleções secundárias do mtDNA.

Nos pacientes com miopatias mitocondriais, a intolerância ao exercício manifesta-se na forma de fadiga prematura com atividades leves, como subir um lance de escadas. Depois de um curto repouso, os pacientes habitualmente podem retomar suas atividades, porém os sintomas sofrem recidiva. Os pacientes com doenças mitocondriais frequentemente relatam uma sensação subjetiva de peso ou queimação dos músculos com o esforço físico; todavia, diferentemente dos pacientes com glicogenoses, eles tipicamente não apresentam rigidez, cãibras ou fenômeno do segundo fôlego. Com frequência, a intolerância ao exercício é desproporcionalmente grave em relação à fraqueza muscular. Esse sintoma pode ser isolado ou pode estar associado à fraqueza muscular e ao comprometimento multissistêmico. A prova de esforço é particularmente útil como instrumento de avaliação e de triagem nas miopatias mitocondriais. Os níveis elevados de lactato em repouso e a resposta exagerada do lactato, mesmo após um exercício físico trivial, constituem pistas úteis para o diagnóstico de doença mitocondrial. Uma das características essenciais das miopatias mitocondriais consiste em redução do consumo de oxigênio corporal total máximo (VO_2 máx.), demonstrada por um déficit característico na extração periférica de oxigênio (diferença de oxigênio arteriovenoso) e aumento do aporte de oxigênio (circulação hipercinética). De modo alternativo, em centros de referência especializados, a espectroscopia por ressonância magnética com fósforo-31 pode revelar recuperação prolongada dos níveis de compostos de fosfato de alta energia (p. ex., ATP e fosfocreatina) após exercício em pacientes com miopatias mitocondriais.

Um grupo incomum de pacientes com doenças mitocondriais apresenta miopatias isoladas esporádicas com intolerância ao exercício, que são variavelmente acompanhadas de fraqueza muscular proximal e mioglobinúria. É importante que o médico esteja atento para essa condição que, em vários casos, foi diagnosticada incorretamente como síndrome de fadiga crônica ou fibromialgia. O ácido láctico venoso em repouso está elevado na maioria dos pacientes com essa condição; por conseguinte, o nível sanguíneo de lactato constitui um teste de triagem não invasivo útil para essa síndrome. Na maioria dos casos, as biopsias musculares revelam fibras vermelhas anfractuosas, que são positivas para citocromo c oxidase (COX), visto que o defeito gênico frequentemente consiste em mutação no gene do citocromo b, que codifica uma subunidade do complexo III, ou em um gene ND, que codifica uma subunidade do complexo I. Além disso, outras mutações no mtDNA foram associadas a intolerância ao exercício, incluindo mutações do RNA de transferência (tRNA), bem como mutações em genes que codificam proteínas para subunidades do complexo I ou IV da cadeia respiratória. Como as mutações não são detectáveis no sangue da maioria desses pacientes, a biopsia muscular geralmente é necessária para estabelecer o diagnóstico.

Uma forma clínica rara de deficiência de CoQ_{10} manifesta-se como encefalopatia na infância, com a tríade de encefalopatia (crises epilépticas, deficiência intelectual ou ataxia), fraqueza muscular frequentemente com mioglobinúria e fibras vermelhas anfractuosas no músculo. Os pacientes têm sido diagnosticados na adolescência ou na vida adulta e apresentam melhora com uma suplementação de CoQ_{10}.

Uma miopatia mitocondrial rara de início na infância foi identificada em pacientes do norte da Suécia que apresentam intolerância ao exercício. Nesses pacientes, o exercício físico moderado desencadeia fadiga, taquicardia, dispneia e mioglobinúria, devido a uma mutação no sítio *splice* de fundador no gene *ISCU*, que codifica a proteína de arcabouço de ferro-enxofre, necessária para enzimas que contêm uma subunidade ferro-enxofre, como a aconitase, e complexos I, II e III da cadeia respiratória mitocondrial.

Abordagem para exames diagnósticos

Deve-se considerar o diagnóstico de glicogenose em pacientes com mioglobinúria recorrente desencadeada por exercício intenso de breve duração. A presença do "segundo fôlego" indica doença de McArdle (deficiência de miofosforilase), ao passo que, nos adultos, sinais de anemia hemolítica com níveis elevados de ácido úrico (e, em certas ocasiões, gota) são sugestivos de deficiência de PFK ou PGK. O defeito glicolítico específico pode ser identificado pelo sequenciamento do DNA sanguíneo ou pela determinação da atividade bioquímica de sete enzimas glicolíticas (miofosforilase, PFK, fosforilase b quinase, fosfoglicerato quinase, PGAM, desidrogenase láctica e fosfoglicomutase 1). Em pacientes com fraqueza dos membros, comprometimento precoce dos músculos respiratórios e evidências eletromiográficas de atividade espontânea proeminente dos músculos paraespinais, deve-se considerar o diagnóstico de doença de Pompe. Um teste de sangue seco pode detectar a deficiência de maltase ácida. O diagnóstico definitivo é estabelecido pelo sequenciamento de *GAA* ou por uma biopsia muscular mostrando aumento do glicogênio ligado à membrana, com acentuada redução da atividade da maltase ácida. Deve-se considerar a possibilidade de deficiência da enzima desramificadora em pacientes com fraqueza fixa distal maior do que a fraqueza proximal dos membros, com anormalidades miogênicas e neurogênicas na eletromiografia e comprometimento de órgãos viscerais. A deficiência da enzima ramificadora é clinicamente identificada pela combinação de disfunção do neurônio motor superior e inferior, neuropatia sensorimotora, disfunção dos esfíncteres e demência. As deficiências tanto da enzima desramificadora quanto da enzima ramificadora podem ser diagnosticadas pelo sequenciamento do DNA. Em muitos casos, a histologia do músculo demonstra quantidade excessiva de glicogênio livre, levando ao diagnóstico de deficiência da enzima desramificadora, enquanto a detecção de corpúsculos de poliglicosana indica DCPA. A detecção de defeitos bioquímicos da enzima desramificadora ou ramificadora muscular é diagnóstica, particularmente nos casos em que o sequenciamento do DNA revela variantes de significado incerto.

Nos pacientes com mioglobinúria recorrente desencadeada por exercício prolongado, jejum ou ambos, deve-se considerar a presença de defeitos na oxidação dos ácidos graxos. O perfil da acilcarnitina pode revelar elevação das acilcarnitinas (p. ex., acilcarnitinas de cadeia longa nas deficiências de CPT II e VLCAD), particularmente depois de um jejum noturno; entretanto, os perfis frequentemente estão normais. O diagnóstico pode ser estabelecido pelo exame do DNA do sangue. A atividade da CPT II pode ser medida no músculo esquelético ou em cultura de fibroblastos.

Em pacientes com suspeita de miopatia mitocondrial, a determinação do lactato e piruvato do sangue de fluxo livre pode ser útil; os níveis elevados de lactato em repouso, particularmente quando a relação entre lactato e piruvato está alta (p. ex., > 20:1), indica um defeito na cadeia respiratória mitocondrial e fosforilação oxidativa. Em pacientes com evidências de herança materna, o sequenciamento completo do mtDNA oferece uma abordagem custo-efetiva para a identificação de mutações pontuais do mtDNA. Os indivíduos com OEPC esporádica, OEPC-*plus* ou SKS devem ser submetidos à triagem para deleções isoladas de mtDNA em larga escala, as quais habitualmente não são detectáveis no sangue e, em certas ocasiões, são identificadas no sedimento urinário ou esfregaços bucais, embora a maioria seja detectada de modo confiável em biopsias musculares. Em pacientes com OEPC autossômica, OEPC-*plus* e SANDO, o sequenciamento de genes nucleares, particularmente o *POLG* que codifica a subunidade catalítica da mtDNA polimerase, pode revelar a(s) mutação(ões) causadora(s). Se a triagem do DNA no sangue e na urina for negativa ou ambígua, a biopsia muscular para exame histológico, a determinação da atividade da cadeia respiratória mitocondrial e o exame genético molecular potencial (p. ex., triagem para deleções ou depleção do mtDNA) são frequentemente úteis.

Embora não seja um distúrbio metabólico, a ocorrência de mutações no gene *RYR1* que codifica o receptor de rianodina do músculo esquelético constitui uma causa frequente de mioglobinúria recorrente induzida por exercício. O calor e, em menor grau, as infecções virais, o álcool e fármacos podem desencadear episódios de mioglobinúria.

TRATAMENTO

O tratamento das miopatias metabólicas é limitado. A terapia de reposição enzimática para a doença de Pompe é a única terapia modificadora da doença; entretanto, sua eficácia é limitada em adultos. Há evidências de nível 1 de efeitos benéficos discretos da terapia de reposição enzimática sobre a função respiratória e a deambulação em pacientes com doença de Pompe de início tardio (Evidência de nível 1).[1] É de suma importância evitar os fatores precipitantes (p. ex., exercício intenso em pacientes com mioglobinúria devido à glicogênese).

A ingestão de glicose ou de sacarose antes da realização de exercício físico exacerba os sintomas musculares (fenômeno sem fôlego) na deficiência de PFK, na qual o bloqueio metabólico ocorre abaixo da entrada da glicose na glicólise, ao passo que, na doença de McArdle, a ingestão de açúcar melhora os sintomas, visto que o bloqueio metabólico é proximal ao catabolismo da glicose. Em outros casos, como as deficiências de PGAM ou PFK, essa intervenção não produz alterações no desempenho do exercício físico.

Em pacientes com distúrbios da oxidação de ácidos graxos, uma dieta rica em carboidratos e evitar o jejum frequentemente são benéficos. Em pacientes com deficiências de CPT II, VLCAD e TP, a suplementação com triglicerídios de cadeia média pode ser benéfica.

Para pacientes com miopatias mitocondriais, a terapia sintomática é importante. Para pacientes com ptose grave que compromete a visão, lentes de contato esclerais, as "muletas" ou "tipoias" para pálpebras podem ser benéficas. A triagem para bloqueio cardíaco em pacientes com SKS ou OEPC é importante, visto que a colocação de marca-passo no momento oportuno pode salvar a vida do paciente. A prática de exercício aeróbico melhora a capacidade oxidativa em pacientes com mutações do mtDNA heteroplásmicas.

PROGNÓSTICO

O prognóstico a longo prazo de pacientes com miopatias metabólicas devido a defeitos no metabolismo do glicogênio ou dos lipídios geralmente é favorável. Nos pacientes com mioglobinúria grave, a síndrome do compartimento e a insuficiência renal constituem complicações graves, que precisam ser tratadas de modo agressivo. Em pacientes com mioglobinúria recorrente devido à deficiência de miofosforilase ou de PFK, observa-se com frequência o desenvolvimento de fraqueza fixa moderada tardiamente na vida. Por outro lado, os pacientes com doença de Pompe de início tardio podem desenvolver doença pulmonar restritiva grave, que responde ao suporte com pressão positiva da via respiratória com dois níveis.

O prognóstico para pacientes com miopatias mitocondriais é variável. Os pacientes com OEPC podem apresentar um prognóstico muito benigno, tendo como principal problema a fraqueza extraocular moderada a grave; entretanto, alguns pacientes com OEPC desenvolveram disfagia sintomática, doença pulmonar restritiva e fraqueza acentuada dos membros. Os pacientes com SKS, SANDO e outras doenças mitocondriais multissistêmicas frequentemente evoluem e podem desenvolver encefalopatias graves e, no caso da SKS, miocardiopatia grave ou disfunção de órgãos viscerais, que podem ser fatais no início da meia-idade.

EVIDÊNCIA DE NÍVEL 1

1. van der Ploeg AT, Clemens PR, Corzo D, et al. A randomized study of alglucosidase alfa in late-onset Pompe's disease. *N Engl J Med*. 2010;362:1396-1406.

LEITURA SUGERIDA

Akman HO, Aykit Y, Amuk OC, et al. Late-onset polyglucosan body myopathy in five patients with a homozygous mutation in GYG1. *Neuromuscul Disord*. 2016;26:16-20.

Andreu AL, Hanna MG, Reichmann H, et al. Exercise intolerance due to mutations in the cytochrome b gene of mitochondrial DNA. *N Engl J Med*. 1999;341:1037-1044.

Auré K, Ogier de Baulny H, Laforêt P, Jardel C, Eymard B, Lombès A. Chronic progressive ophthalmoplegia with large-scale mtDNA rearrangement: can we predict progression? *Brain*. 2007;130:1516-1524.

Bao Y, Kishnani P, Wu JY, Chen YT. Hepatic and neuromuscular forms of glycogen storage disease type IV caused by mutations in the same glycogen-branching enzyme gene. *J Clin Invest*. 1996;97:941-948.

Berardo A, DiMauro S, Hirano M. A diagnostic algorithm for metabolic myopathies. *Curr Neurol Neurosci Rep*. 2010;10:118-126.

Bertrand C, Largilière C, Zabot MT, Mathieu M, Vianey-Saban C. Very long chain acyl-CoA dehydrogenase deficiency: identification of a new inborn error of mitochondrial fatty acid oxidation in fibroblasts. *Biochim Biophys Acta*. 1993;1180:327-329.

Bodamer OA, Scott CR, Giugliani R; for Pompe Disease Newborn Screening Working Group. Newborn screening for Pompe disease. *Pediatrics*. 2017;140(suppl 1):S4-S13.

Bruno C, Dimauro S. Lipid storage myopathies. *Curr Opin Neurol*. 2008;21:601-606.

DiMauro S. Mitochondrial encephalomyopathies—fifty years on: the Robert Wartenberg Lecture. *Neurology*. 2013;81:281-291.

DiMauro S, DiMauro-Melis PM. Muscle carnitine palmitoyltransferase deficiency and myoglobinuria. *Science*. 1973;182:929-931.

DiMauro S, Schon EA, Carelli V, Hirano M. The clinical maze of mitochondrial neurology. *Nat Rev Neurol*. 2013;9:429-444.

Dlamini N, Voermans NC, Lillis S, et al. Mutations in RYR1 are a common cause of exertional myalgia and rhabdomyolysis. *Neuromuscul Disord*. 2013;23:540-548.

Garone C, Rubio JC, Calvo SE, et al. *MPV17* mutations causing adult-onset multisystemic disorder with multiple mitochondrial DNA deletions. *Arch Neurol*. 2012;69:1648-1651.

Haller RG, Vissing J. Spontaneous "second wind" and glucose-induced second "second wind" in McArdle disease: oxidative mechanisms. *Arch Neurol*. 2002;59:1395-1402.

Kanno T, Sudo K, Takeuchi I, et al. Hereditary deficiency of lactate dehydrogenase M-subunit. *Clin Chim Acta*. 1980;108:267-276.

Kaufmann P, El-Schahawi M, DiMauro S. Carnitine palmitoyltransferase II deficiency: diagnosis by molecular analysis of blood. *Mol Cell Biochem*. 1997;174(1-2):237-239.

Kearns TP, Sayre GP. Retinitis pigmentosa, external ophthalmophegia, and complete heart block: unusual syndrome with histologic study in one of two cases. *AMA Arch Ophthalmol*. 1958;60:280-289.

Kishnani PS, Steiner RD, Bali D, et al. Pompe disease diagnosis and management guideline. *Genet Med*. 2006;8:267-288.

Kollberg G, Tulinius M, Gilljam T, et al. Cardiomyopathy and exercise intolerance in muscle glycogen storage disease 0. *N Engl J Med*. 2007;357:1507-1514.

Laforêt P, Malfatti E, Vissing J. Update on new muscle glycogenosis. *Curr Opin Neurol*. 2017;30:449-456.

Lossos A, Barash V, Soffer D, et al. Hereditary branching enzyme dysfunction in adult polyglucosan body disease: a possible metabolic cause in two patients. *Ann Neurol*. 1991;30:655-662.

Malfatti E, Nilsson J, Hedberg-Olfors C, et al. A new muscle glycogen storage disease associated with glycogenin-1 deficiency. *Ann Neurol*. 2014;76:891-898.

McArdle B. Myopathy due to a defect in muscle glycogen breakdown. *Clin Sci*. 1951;10:13-33.

Mochel F, Knight MA, Tong WH, et al. Splice mutation in the iron-sulfur cluster scaffold protein ISCU causes myopathy with exercise intolerance. *Am J Hum Genet*. 2008;82:652-660.

Moraes CT, DiMauro S, Zeviani M, et al. Mitochondrial DNA deletions in progressive external ophthalmoplegia and Kearns-Sayre syndrome. *N Engl J Med*. 1989;320:1293-1299.

Moslemi AR, Lindberg C, Nilsson J, Tajsharghi H, Andersson B, Oldfors A. Glycogenin-1 deficiency and inactivated priming of glycogen synthesis. *N Engl J Med*. 2010;362:1203-1210.

Ogasahara S, Engel AG, Frens D, Mack D. Muscle coenzyme Q deficiency in familial mitochondrial encephalomyopathy. *Proc Natl Acad Sci U S A*. 1989;86:2379-2382.

Ogilvie I, Pourfarzam M, Jackson S, Stockdale C, Bartlett K, Turnbull DM. Very long-chain acyl coenzyme A dehydrogenase deficiency presenting with exercise-induced myoglobinuria. *Neurology*. 1994;44(3, pt 1):467-473.

Oldfors A, DiMauro S. New insights in the field of muscle glycogenoses. *Curr Opin Neurol*. 2013;26:544-553.

Olsson A, Lind L, Thornell LE, Holmberg M. Myopathy with lactic acidosis is linked to chromosome 12q23.3-24.11 and caused by an intron mutation in the ISCU gene resulting in a splicing defect. *Hum Mol Genet*. 2008;17:1666-1672.

Paradas C, Gutiérrez Rios P, Rivas E, Carbonell P, Hirano M, DiMauro S. *TK2* mutation presenting as indolent myopathy. *Neurology*. 2013;80:504-506.

Ronchi D, Garone C, Bordoni A, et al. Next-generation sequencing reveals DGUOK mutations in adult patients with mitochondrial DNA multiple deletions. *Brain*. 2012;135(pt 11):3404-3415.

Rowland LP. Progressive external ophthalmoplegia. In: Vineken PJ, Bruyn GW, Klawans HL, eds. *Handbook of Clinical Neurology*. Amsterdam, Netherlands: Elsevier Sciences; 1992:287-329.

Schaefer J, Jackson S, Dick DJ, Turnbull DM. Trifunctional enzyme deficiency: adult presentation of a usually fatal beta-oxidation defect. *Ann Neurol*. 1996;40:597-602.

Sharp LJ, Haller RG. Metabolic and mitochondrial myopathies. *Neurol Clin*. 2014;32:777-799.

Sobreira C, Hirano M, Shanske S, et al. Mitochondrial encephalomyopathy with coenzyme Q10 deficiency. *Neurology*. 1997;48:1238-1243.

Stojkovic T, Vissing J, Petit F, et al. Muscle glycogenosis due to phosphoglucomutase 1 deficiency. *N Engl J Med*. 2009;361:425-427.

Tarui S, Okuno G, Ikura Y, Tanaka T, Suda M, Nishikawa M. Phosphofructokinase deficiency in skeletal muscle. A new type of glycogenosis. *Biochem Biophys Res Commun*. 1965;19:517-523.

Tsujino S, Shanske S, DiMauro S. Molecular genetic heterogeneity of myophosphorylase deficiency (McArdle's disease). *N Engl J Med*. 1993;329: 241-245.

Tyynismaa H, Sun R, Ahola-Erkkilä S, et al. Thymidine kinase 2 mutations in autosomal recessive progressive external ophthalmoplegia with multiple mitochondrial DNA deletions. *Hum Mol Genet*. 2012;21:66-75.

Vissing J, Haller RG. The effect of oral sucrose on exercise tolerance in patients with McArdle's disease. *N Engl J Med*. 2003;349:2503-2509.

Zeviani M, Viscomi C, DiMauro S. Disorders in mitochondrial DNA maintenance. MedLink Neurology. http://www.medlink.com. Published November 13, 2000. Updated March 11, 2017.

SEÇÃO 14 NEURO-ONCOLOGIA

Editor da Seção: *Tobias Walbert*

Gliomas 100

J. Ricardo McFaline-Figueroa e Patrick Y. Wen

PONTOS-CHAVE

1. Gliomas compreendem a maioria dos tumores primários do parênquima cerebral nos adultos, e, destes, o glioblastoma não apenas é o mais comum, como também o mais agressivo.

2. Mutações na isocitrato desidrogenase 1 (*IDH1*) e 2 (*IDH2*) levam ao crescimento de um subconjunto de astrocitomas e oligodendrogliomas e estão associadas a um prognóstico mais positivo em comparação a suas contrapartes de IDH do tipo selvagem.

3. A partir de 2016, a Organização Mundial da Saúde passou a classificar os tumores do sistema nervoso central (SNC) por *diagnósticos integrados* que incorporam histologia, grau e perfilamento molecular.

4. Ressecção máxima segura, radioterapia e quimioterapia, especificamente a quimioterapia com agentes alquilantes, são os pilares do tratamento de gliomas.

INTRODUÇÃO

Os gliomas constituem um grupo de tumores neuroepiteliais primários do sistema nervoso central (SNC) que se originam de células progenitoras gliais no cérebro e na medula espinal. Historicamente, eles eram classificados em diferentes tipos de tumores baseados exclusivamente em sua semelhança histológica com as linhagens de células gliais, incluindo astrocitomas, oligodendrogliomas, ependimomas e vários tipos incomuns de tumores glioneuronais. Recentemente, a Organização Mundial da Saúde (OMS) redefiniu os gliomas em entidades que apresentam características histológicas e assinaturas moleculares, chegando a *diagnósticos integrados*. Diagnósticos histológicos mal definidos, como oligoastrocitomas, foram removidos, exceto em casos nos quais não há disponibilidade de caracterização molecular.

Os gliomas raramente metastatizam fora do SNC e não são estadiados como neoplasias malignas sistêmicas. Com efeito, a graduação dos gliomas baseia-se em características histopatológicas que indicam sua agressividade; os tumores com características malignas são frequentemente designados como *gliomas de alto grau*, em contraste com os *gliomas de baixo grau* (GBGs) que, apesar de sua aparência histológica mais benigna, não são clinicamente benignos. A localização e o caráter invasivo da maioria dos GBGs que ocorrem em adultos frequentemente dificultam sua ressecção completa, levando à doença recorrente, bem como a uma morbidade e mortalidade significativas. Os gliomas de grau mais baixo (como os astrocitomas pilocíticos) representam uma exceção e, com frequência, são cirurgicamente curáveis, embora raramente ocorram em adultos.

Este capítulo enfoca os astrocitomas e oligodendrogliomas, os subtipos mais comuns de glioma em adultos. Outros subtipos de gliomas que são raros em adultos, mas comumente encontrados em crianças, incluindo ependimoma e tumores glioneuronais, são descritos separadamente no Capítulo 150.

Epidemiologia

Os gliomas são tumores relativamente raros, com incidência anual estimada em 4,67 a 5,73 por 100 mil indivíduos, mas são os tumores cerebrais primários malignos mais comuns em adultos. O glioblastoma, um astrocitoma de grau IV de acordo com a OMS, é o mais comum e, infelizmente, o mais agressivo de todos os gliomas Apesar de sua raridade, os gliomas estão entre alguns dos cânceres mais devastadores em termos de anos de vida perdidos.

Em geral, a incidência de gliomas é maior nos homens do que nas mulheres e em brancos não hispânicos do que em negros, hispânicos, asiáticos ou nativos americanos. Gliomas de alto grau são comumente diagnosticados entre a sétima e a oitava década de vida, enquanto o pico de incidência de GBGs se dá entre a quarta e quinta década.

Existem poucos fatores de risco conhecidos para o desenvolvimento de gliomas. O único fator de risco ambiental claro é a exposição a altas doses de radiação ionizante no cérebro ou medula espinal (p. ex., irradiação craniana profilática em crianças e adolescentes com leucemia), embora exista associação negativa com atopia. Até o presente, não foi estabelecida associação entre gliomas e radiação não ionizante, como uso de telefones celulares. Várias síndromes genéticas raras de predisposição a tumores estão associadas a uma incidência aumentada de glioma, incluindo mutação na linhagem germinativa das neurofibromatoses tipos I e II (*NF1* ou *NF2*), mutações de *TSC1* ou *TSC2* na esclerose tuberosa, mutações no mecanismo de reparação de incompatibilidade na síndrome de Lynch e mutação *TP53* na síndrome de Li-Fraumeni, entre outros.

Biopatologia

À semelhança dos pacientes com metástases cerebrais, os pacientes com gliomas apresentam sinais e sintomas clínicos diversos e inespecíficos, que estão relacionados com a localização, o tamanho e a velocidade de crescimento do tumor, mais do que com o tipo de tumor. Uma exceção é um subconjunto de GBGs que inclui oligodendrogliomas e alguns tumores glioneurais, que estão associados a uma alta incidência de epilepsia. Podem surgir gliomas nos compartimentos supra ou infratentoriais do cérebro, na medula espinal ou, menos comumente, espalhar-se para o líquido cefalorraquidiano e leptomeninges. Metástases extracranianas são raras, embora existam descrições de casos. Sintomas focais, como hemiparesia, afasia, ataxia, déficits de campo visual ou neuropatias cranianas, resultam de invasão localizada ou compressão de estruturas cerebrais essenciais, enquanto os sintomas generalizados, como cefaleia, vômitos, letargia e confusão, tendem a resultar de aumento da pressão intracraniana em consequência da massa tumoral, edema ou hidrocefalia obstrutiva. As crises epilépticas em decorrência de um glioma subjacente são de origem invariavelmente focal, porém podem se generalizar rapidamente, dificultando o reconhecimento de seu início focal. Embora as crises epilépticas ou os sintomas de hemorragia intratumoral apareçam de maneira súbita, a maioria dos outros sintomas produzidos por gliomas é de ocorrência subaguda, ao longo de vários dias a semanas. Os gliomas de alto grau tendem a apresentar sintomas focais ou generalizados mais rapidamente progressivos, enquanto os GBGs frequentemente são acompanhados de crises epilépticas, sem déficits neurológicos progressivos. Dependendo de sua localização, até mesmo os tumores grandes podem surpreendentemente produzir poucos sintomas, como no caso dos GBGs, aos quais o cérebro pode gradualmente se adaptar. Por conseguinte, um exame neurológico aparentemente normal não pode descartar a possibilidade de glioma subjacente, e é necessário que uma história minuciosa e um exame físico completo estejam associados a um alto grau de suspeita clínica, para saber quando se deve considerar o diagnóstico e quando obter um exame de neuroimagem.

Características moleculares dos gliomas

Estudos recentes esclareceram os mecanismos que estão por trás da gliomagênese, ou seja, da formação e do desenvolvimento dos gliomas. A Tabela 100.1 resume algumas das alterações genômicas mais caracterizadas associadas a certos subtipos de gliomas. A presença de uma mutação na isocitrato desidrogenase (IDH1

Tabela 100.1 Alterações genômicas associadas a subtipos de glioma.

Subtipo de glioma	Alteração(ões) genômica(s)	Identificação
Tumores neuroepiteliais disembrioplásicos (grau I da OMS)	Mutação BRAF-V600E	Sequenciamento genético por imuno-histoquímica contra a proteína mutante BRAF-V600E
Ganglioglioma (grau I da OMS, raramente grau III)	Mutação BRAF-V600E	Sequenciamento genético por imuno-histoquímica contra a proteína mutante BRAF-V600E
Astrocitoma pilocítico (grau II da OMS)	Fusões BRAF, incluindo KIAA1549-BRAF Mutações BRAF Outras mutações da via MAPK Mutações da linhagem germinativa da NF1	Imuno-histoquímica para fusão de proteína KIAA1549-BRAF Sequenciamento genético Diagnóstico clínico de NF1
Xantoastrocitoma pleomórfico (grau II da OMS)	Mutações BRAF, incluindo BRAF-V600E	Sequenciamento genético
Astrocitoma subependimário de células gigantes (grau I da OMS)	Mutações germinativas ou esporádicas de TSC1/TSC2	Sequenciamento genético Diagnóstico clínico ou genético da esclerose tuberosa
IDH astrocitomas de tipo selvagem • Astrocitoma difuso, IDH tipo selvagem (OMS grau II) • Astrocitoma anaplásico, IDH tipo selvagem (grau III da OMS) • Glioblastoma, IDH tipo selvagem (OMS grau IV)	Ganho do cromossomo 7 (incluindo VEGFR) Perda do cromossomo 9 (incluindo CDKN2A/B) Perda do cromossomo 10 (incluindo PTEN) Mutações do promotor TERT Nenhuma mutação IDH	FISH ou CGH para aberrações cromossômicas IHC para amplificação de VEGFR Sequenciamento genético
Astrocitomas mutantes de IDH • Astrocitoma difuso, IDH-mutante (OMS grau II) • Astrocitoma anaplásico, IDH-mutante (grau III da OMS) • Glioblastoma, IDH-mutante (OMS grau IV)	Mutação IDH1 ou IDH2 Mutação ATRX Mutação TP53	IHC para mutação canônica de IDH1-R132H ou sequenciamento genético Para mutações não canônicas IHC para ATRX (perda de cores na mutação) IHC para p53 (aumento da cor na mutação) Sequenciamento genético
Oligodendroglioma • Oligodendroglioma difuso, IDH-mutante (OMS grau II) • Oligodendroglioma anaplásico, IDH-mutante (OMS grau III)	Mutação IDH1 ou IDH2 Codeleção do cromossomo braços 1p e 19q Mutações do promotor TERT	IHC para mutação canônica de IDH1-R132H ou sequenciamento genético para mutações não canônicas FISH ou CGH para codeleção 1p/19q
Glioma difuso de linha média (grau IV da OMS)	Mutação H3K27M	Sequenciamento genético IHC para proteína mutante H3K27M
Ependimoma (grau II ou III da OMS)	Múltiplas aberrações cromossômicas Fusões dos genes RELA e YAP1 em um subconjunto de ependimoma	Sequenciamento genético FISH para fusão RELA

ATRX, alfatalassemia e retardo mental ligado ao cromossomo X; CGH, hibridização genômica comparativa; EGFR, receptores do fator de crescimento epidérmico; FISH, fluorescência histoquímica in situ; IDH, isocitrato desidrogenase; IHC, imuno-histoquímica; MAPK, proteinoquinase ativada por mitógeno; NF1, neurofibromatose tipo 1; OMS, Organização Mundial da Saúde; PTEN, homólogo de fosfatase e tensina.

ou *IDH2*) é o fator prognóstico mais importante nos astrocitomas e oligodendrogliomas, que são os gliomas mais comuns nos adultos. Esse reconhecimento levou à estratificação desses tumores pela presença ou ausência de uma mutação na *IDH*, definindo novas entidades de doenças. Embora não diretamente envolvida na formação do tumor, a metilação do promotor de *MGMT* tem grande importância prognóstica de sobrevida no glioma e de resposta à terapia.

Mutações na IDH1 e IDH2

IDH1 e IDH2 são enzimas que catalisam a conversão de isocitrato para alfacetoglutarato no citoplasma e na mitocôndria, respectivamente. Mutações na *IDH1* ou *IDH2* podem conferir uma função aneoenzimática por meio da qual o alfacetoglutarato é convertido em 2-hidroxiglutarato. Este "oncometabólito" inibe competitivamente as dioxigenases dependentes de alfacetoglutarato, resultando em hipermetilação do DNA, alterações complexas na expressão de genes e, por fim, tumorigênese. Mutações na IDH estão associadas tanto a gliomas quanto a algumas outras leucemias e outros tumores sólidos.

Mutação na IDH, mais comumente uma mutação pontual que substitui uma histidina por uma arginina no aminoácido de posição 132 (*IDH1R132H*), é identificada na maioria dos astrocitomas e oligodendrogliomas de baixo grau, porém em apenas cerca de 5% dos glioblastomas. A maioria dos glioblastomas com mutação da IDH são tumores "secundários" de alto grau, ou seja, surgem de astrocitomas precursores com mutação na IDH de grau mais baixo. Gliomas com mutação na IDH têm prognóstico significativamente melhor do que suas contrapartes de IDH do tipo selvagem, sendo que a mutação na IDH é um determinante prognóstico mais importante do que a graduação histológica. Ademais, a mutação na IDH é potencialmente uma alteração clinicamente objetivável, e uma série de estudos clínicos atualmente explora a eficácia dos inibidores de IDH mutante.

Metilação do promotor de O^6-metilguanina-DNA metiltransferase

A O^6-metilguanina-DNA metiltransferase (MGMT) é uma proteína de reparação de DNA com capacidade de reparar a ligação cruzada de DNA criada por agentes alquilantes e está associada à resistência à quimioterapia com agentes alquilantes (p. ex., temozolomida, lomustina [CCNU]). Em um subconjunto de gliomas, o promotor do gene *MGMT* é hipermetilado, de forma que o gene é epigeneticamente silenciado, e a MGMT não é expressada. Pacientes de glioma de alto grau com tumores que possuem promotores de *MGMT* metilados demonstram sobrevida significativamente maior em comparação aos pacientes com *MGMT* não metilada. Por exemplo, em um estudo pivotal de Stupp et al. com pacientes de glioblastoma tratados com quimiorradiação concomitante com temozolomida seguida por temozolomida adjuvante *versus* radioterapia (RT) isoladamente, os pacientes com promotores de *MGMT* metilados demonstraram melhora na sobrevida média de 15,3 para 23,4 meses, enquanto aqueles com *MGMT* não metilada apresentaram apenas uma melhora mínima, de 11,8 para 12,6 meses. Portanto, a metilação do promotor de *MGMT* é um potente fator prognóstico para os gliomas.

Aproximadamente 40% dos pacientes de glioblastoma apresentam metilação dos promotores de *MGMT*, e o *status* de metilação dos promotores de *MGMT* desempenha papel proeminente na tomada de decisão médica, especialmente pelo fato de que o *status* da metilação de *MGMT* não apresenta tendência de alteração em recorrência. A mutação na *IDH* também está associada à metilação dos promotores de *MGMT*, devido ao fenótipo de hipermetilação de gliomas com mutação da *IDH*. Contudo, a importância prognóstica da metilação dos promotores de *MGMT* não foi estabelecida em GBGs.

Diagnóstico

A ressonância magnética (RM) do cérebro ou da medula espinal, com e sem contraste com gadolínio, constitui a modalidade de imagem de escolha quando há suspeita de tumor do SNC. A RM fornece resolução e caracterização tecidual superiores em comparação com a tomografia computadorizada e tornou-se parte integral do diagnóstico de tumores, planejamento do tratamento, vigilância e monitoramento terapêutico. As sequências de RM necessárias para uma caracterização adequada do tumor incluem imagens com recuperação de inversão atenuada com líquido (FLAIR)/T2 e imagens pré- e pós-contraste com gadolínio. As sequências ponderadas em T1 tridimensionais (3D) de alta resolução possibilitam melhor visualização em múltiplas orientações e, com frequência, são usadas no planejamento pré-cirúrgico e no monitoramento subsequente. Outras imagens úteis incluem imagens ponderadas por difusão com mapas de coeficiente aparente de difusão para avaliação da hipercelularidade, bem como imagens ponderadas por suscetibilidade, para identificar a presença de hemoprodutos ou calcificação.

Em geral, os gliomas aparecem como lesões infiltrantes da substância branca pouco definidas, que são hiperintensas em imagens ponderadas em T2/FLAIR e hipointensas em imagens ponderadas em T1. Os gliomas surgem predominantemente nos hemisférios cerebrais, embora lesões troncoencefálicas e cerebelares sejam comuns em crianças. Embora existam exceções, os GBGs em adultos tendem, em sua maioria, a ser infiltrativos e sem realce, com efeito expansivo leve a moderado, enquanto os gliomas de alto grau apresentam, com mais frequência, realce heterogêneo, frequentemente com regiões de necrose e acentuado edema circundante hiperintenso nas imagens ponderadas em T2/FLAIR, contribuindo para um efeito expansivo significativo. O realce com gadolínio resulta do extravasamento do contraste pelos vasos tumorais anormais, e, embora a extensão do realce nem sempre se correlacione com o grau de malignidade, o desenvolvimento de novo realce pelo contraste pode indicar transformação para um maior grau. É importante lembrar que a área de realce não define a extensão do tumor, particularmente nos gliomas difusos. Em virtude de sua vascularização anormal, vários tipos de tumores, incluindo os gliomas de alto grau, podem apresentar hemorragia. Por esse motivo, é importante obter imagens de acompanhamento tardias em todo paciente que apresenta hemorragia intracerebral inexplicada, para descartar um tumor subjacente. De modo semelhante, embora a difusão restrita na RM frequentemente seja associada a infarto ou abscesso, os tumores hipercelulares, como os gliomas, podem, de modo semelhante, restringir a difusão de água. Esse achado pode levar a alguma confusão quanto ao diagnóstico em pacientes que apresentam sintomas agudos; todavia, os gliomas tendem a poupar a substância cinzenta cortical e não permanecem confinados a um único território vascular.

Nesses últimos anos, foram desenvolvidas técnicas avançadas de imagem para melhorar a competência diagnóstica e o planejamento cirúrgico de pacientes com glioma. Muitas dessas técnicas destinam-se a ultrapassar a caracterização anatômica, a fim de obter mais detalhes sobre a biologia do tumor. Algumas das técnicas que estão sendo estudadas para uso nos gliomas incluem imagens por tensor de difusão de RM, perfusão por RM, espectroscopia por RM inclusive para 2-hidroxiglutarato e tomografia por emissão de pósitrons (PET)/tomografia computadorizada.

O diagnóstico de glioma é finalmente realizado por amostragem de tecido. Tradicionalmente, uma semelhança morfológica com as células gliais normais é usada para classificar os tumores em subtipos particulares de gliomas, incluindo astrocitoma, oligodendroglioma, ependimoma e tumores glioneuronais. Dentro de cada um desses tipos de tumores, a presença ou ausência de características histológicas específicas é usada para inferir o comportamento do tumor e a velocidade de crescimento e atribuir aos tumores graus patológicos, com implicações para o prognóstico e o tratamento. Algumas das características que determinam o grau do tumor incluem atipia celular, anaplasia, atividade mitótica, proliferação endotelial e necrose. Os gliomas são graduados utilizando o sistema de classificação da OMS, que inclui os graus I a IV. Os graus I e II da OMS são considerados tumores de baixo grau, enquanto os graus III e IV da OMS são considerados tumores malignos de alto grau. Com base no seu aspecto patológico, os GBGs têm sido ocasionalmente designados como *benignos*; entretanto, esse termo é incorreto, visto que a evolução clínica dos GBGs em adultos quase sempre inclui recidiva e progressão para malignidade de maior grau e morte.

Avanços em nossos conhecimentos sobre as características moleculares que definem os tumores cerebrais e seus prognósticos levaram a uma revisão da *WHO Classification of Tumours of the Central Nervous System* em 2016. Em vez de diagnósticos baseados exclusivamente em dados histológicos, os tumores cerebrais primários são agora amplamente classificados por *diagnósticos integrados*, que incorporam histologia, graduação e alterações moleculares que poderiam oferecer uma previsão melhor do prognóstico e da resposta à terapia. Talvez o mais importante para a neuro-oncologia adulta, os astrocitomas e oligodendrogliomas são agora definidos por seu *status* de mutação da IDH, bem como por outras mutações concomitantes. Para gliomas de alto grau, o *status* de metilação dos promotores de MGMT também foi incorporado ao diagnóstico integrado.

Tratamento

Os médicos deparam-se com vários desafios no tratamento dos gliomas, incluindo sua natureza infiltrativa, resposta geralmente insatisfatória à RT e à quimioterapia e impacto do tratamento no tecido cerebral saudável. Considerações gerais de tratamento são apresentadas nesta seção, enquanto recomendações baseadas em diagnósticos específicos são discutidas nas seções posteriores.

Cirurgia

A cirurgia atende tanto ao propósito diagnóstico quanto terapêutico no tratamento do glioma. Embora a biopsia estereotáxica possa estabelecer um diagnóstico, normalmente a craniotomia e a ressecção aberta de tumor são preferíveis, para evitar erros de diagnóstico por amostragem insuficiente da lesão e para benefício terapêutico. Infelizmente, mesmo quando todo o tumor radiograficamente visível é excisado, células microscópicas viáveis do glioma geralmente permanecem e crescem novamente. Por conseguinte, exceto nos casos de determinados gliomas de grau I da OMS, em que a ressecção total macroscópica pode ser curativa, a cirurgia isoladamente não é uma terapia definitiva no tratamento dos gliomas.

A extensão da ressecção é um importante fator prognóstico nos gliomas e impacta a sobrevida global. Não se sabe qual é a extensão exata da ressecção que confere benefício de sobrevida ou quanto se ganha com uma ressecção maior (ou seja, ressecção de 80% *versus* 90%), e isso provavelmente depende da histologia e de fatores moleculares, como o *status* de mutação da IDH e de metilação dos promotores de MGMT. Experiências anteriores de fato demonstram que ressecção extremamente agressiva às custas da função neurológica pode ter efeito prejudicial na sobrevida e, certamente, no *status* funcional. Por esse motivo, o objetivo da maioria das cirurgias de glioma é *ressecar a lesão com o máximo de segurança*, o que pode ser guiado por imagens funcionais, como de RM funcional, mapeamento funcional intraoperatório e imagens intraoperatórias, bem como com o uso de ácido 5-aminolevulínico, para identificar tumor residual sob luz fluorescente. A extensão da ressecção em gliomas de alto grau deve ser medida por meio de RM pós-operatória dentro de 48 horas após o procedimento, quando é mais fácil discernir o tumor residual de hemoprodutos pós-operatórios.

Radioterapia

A RT provoca quebras nos filamentos do DNA, direta (no caso da terapia com partículas) ou indiretamente, por meio da produção de radicais livres de oxigênio (no caso da terapia com fótons). As células que sofrem mitose são mais sensíveis aos efeitos lesivos da RT, e as células cancerosas constituem alvos, em virtude de sua rápida divisão e do comprometimento dos mecanismos de reparo do DNA. Em geral, a RT é administrada em doses repetidas, conhecidas como *frações*, para possibilitar o reparo de lesão subletal das células normais. A RT para o glioma envolve terapia fotônica de feixe externo fracionada, gerada por acelerador linear, que é aplicado em vários ângulos diferentes em direção ao local do tumor. O tratamento envolve a administração de feixes de radiação de várias direções, convergindo para a área de tratamento. A dose varia dependendo do tipo de tumor, porém frações de 1,8 a 2 Gy são tipicamente administradas, até uma dose total de 40 a 60 Gy. O planejamento da RT envolve sua administração direcionada para o volume do glioma definido por T2/FLAIR, mais uma margem de 1,5 a 2 cm para doença infiltrativa subclínica e um pequeno volume, considerando-se as incertezas no planejamento ou administração do tratamento.

Diversas técnicas de RT melhoram a capacidade de erradicar mais precisamente o tumor, enquanto se preserva o tecido cerebral circundante normal com a intenção de reduzir ao máximo a toxicidade. A RT de intensidade modulada, com planejamento conformacional 3D, possibilita a administração de RT, que se conforma aos contornos da área de interesse. A radiocirurgia estereotáxica (SRS) de uma única fração ou a RT estereotáxica, administrada em uma ou em algumas frações, envolvem o uso de muitos feixes de radiação focados para aplicar doses muito altas de radiação em uma pequena área-alvo bem definida, enquanto administram uma dose mínima nas estruturas adjacentes. Em virtude de seu pequeno volume-alvo bem definido, a SRS/RT estereotáxica não é ideal para a maioria dos gliomas infiltrantes e não é usada rotineiramente para RT inicial, embora em certas ocasiões seja utilizada para recidivas focais. A RT com feixes de prótons é uma terapia à base de partículas, cuja vantagem é a administração de radiação ionizante em uma determinada profundidade-alvo, enquanto poupa o tecido tanto superficial quanto mais profundo ao alvo. Em virtude de sua disponibilidade limitada, alto custo e longos tempos de espera, a terapia com feixes de prótons geralmente é reservada para pacientes pediátricos com tumores de baixo grau que tendem a se beneficiar principalmente do risco diminuído de efeitos adversos a longo prazo após RT administrada a um cérebro em desenvolvimento.

Apesar da RT focal em altas doses, a maioria dos gliomas sofre recidiva no local original de tratamento.

Os principais efeitos adversos da RT incluem fadiga, dores de cabeça e déficits neurológicos focais relacionados à irradiação no cérebro saudável, especialmente falta de atenção e memória prejudicada, e estes podem ser imediatamente evidentes após o tratamento ou efeitos tardios. A RT pode resultar em permeabilidade dos capilares e necrose cerebral, que podem imitar a aparência radiográfica de um glioma de alto grau e ser sintomáticos, um fenômeno denominado *pseudoprogressão, alterações relacionadas ao tratamento* ou *necrose pela radiação*. Doses mais altas de RT, reaplicação de radiação, quimioterapia concomitante e possivelmente metilação dos promotores de MGMT aumentam o risco de pseudoprogressão.

Quimioterapia

Terapias sistêmicas têm como objetivo o direcionamento de células cancerosas viáveis que se estendem além das margens da ressecção cirúrgica e de irradiação e/ou intensificar o efeito da RT. Numerosos agentes quimioterápicos foram usados no tratamento dos GBGs e gliomas de alto grau, incluindo agentes alquilantes, antimetabólitos e inibidores da protoisomerase (Tabela 100.2). A maioria dos agentes quimioterápicos tradicionais atua ao induzir dano ao DNA ou ao bloquear sua replicação, tendo o maior feito observado nas células que sofrem rápida divisão. Infelizmente, um número muito pequeno de fármacos demonstrou ser efetivo no tratamento dos gliomas. Os agentes alquilantes, como as nitrosureias e a temozolomida, têm sido os agentes mais bem-sucedidos no tratamento dos gliomas e continuam sendo a base da terapia atual.

Mais recentemente, foram desenvolvidos múltiplos agentes direcionados para alvos moleculares e imunoterapia em uma tentativa de inibir o crescimento dos gliomas. As únicas terapias direcionadas para gliomas aprovadas pela Food and Drug Administration (FDA) nos EUA são o everolimo, para astrocitomas subependimário de células gigantes em pacientes com esclerose tuberosa, e bevacizumabe, que é um anticorpo monoclonal humanizado, que se liga ao fator de crescimento endotelial vascular (VEGF), impedindo a ativação dos receptores de VEGF (VEGFR), um dos principais sinais usados pelos tumores para recrutar novos vasos sanguíneos. O bevacizumabe tem sido particularmente útil como quimioterapia paliativa no glioblastoma, devido a seu potente efeito normalizador na vasculatura tumoral que melhora o incômodo dos sintomas

Tabela 100.2 Panorama dos agentes quimioterápicos usados com mais frequência no tratamento dos gliomas.

Fármaco	Indicação	Esquema posológico	Efeitos colaterais	Monitoramento
Temozolomida	GBM Astrocitoma anaplásico/oligodendroglioma Glioma de baixo grau	Quimiorradioterapia: 75 mg/m²/dia VO, diariamente, por 6 semanas Adjuvante: 150 a 200 mg/m²/dia durante 5 dias, a cada 28 dias	Náuseas, vômitos Fadiga Mielossupressão – particularmente linfopenia, trombocitopenia	Hemograma completo com contagem diferencial semanalmente durante a quimiorradioterapia, nos dias 21 e 28 durante a terapia adjuvante ou com mais frequência
Lomustina/CCNU (isoladamente ou em combinação com PCV)	GBM (recorrente) Astrocitoma/oligodendroglioma anaplásico Glioma de baixo grau	100 a 130 mg/m² VO em dose única, a cada 6 semanas	Náuseas, vômitos Mielossupressão – particularmente linfopenia, trombocitopenia Fibrose pulmonar	Hemograma completo com contagem diferencial semanalmente × 6 semanas Função hepática e renal Função pulmonar em condições basais e, em seguida, periodicamente
Carmustina/BCNU	GBM (recorrente)	150 a 200 mg/m² IV em dose única, a cada 6 semanas	Náuseas, vômitos Mielossupressão Fibrose pulmonar Cefaleia Raramente reação à infusão	
Carmustina discos (*wafers*)	GBM	Até 8 discos (*wafers*) (61,6 mg) implantados no leito cirúrgico por ocasião da ressecção	Edema/inflamação local do SNC Infecção Extravasamento do LCR Convulsões	Monitoramento clínico para crises epilépticas/infecções/edema do SNC
Procarbazina (PCV)	Glioma de baixo grau Anaplásico Oligodendroglioma	60 a 75 mg/m² VO nos dias 8 a 21, a cada 6 semanas	Náuseas, vômitos Mielossupressão, encefalopatia	Hemograma completo com contagem diferencial Provas de função hepática e renal
Vincristina (PCV)	Glioma de baixo grau Anaplásico Oligodendroglioma	1,4 mg/m² IV nos dias 8 e 29, a cada 6 semanas	Neuropatia periférica sensorimotora Crises epilépticas	Hemograma completo com contagem diferencial, eletrólitos, função hepática, níveis de ácido úrico
Bevacizumabe	GBM (recorrente)	10 mg/kg IV a cada 2 semanas	Hemorragia Trombose Cicatrização deficiente de feridas Hipertensão Proteinúria RPLS	Hemograma completo com contagem diferencial, pressão arterial, proteína urinária

GBM, glioblastoma; IV, via intravenosa; LCR, líquido cefalorraquidiano; PCV, procarbazina, lomustina e vincristina; RPLS, síndrome de leucoencefalopatia posterior reversível; SNC, sistema nervoso central; VO, via oral.

inibindo o edema cerebral. Infelizmente, vários estudos de fase III não conseguiram demonstrar um benefício de sobrevida do tratamento com bevacizumabe no glioblastoma. Recentemente, foram aprovados pela FDA o pembrolizumabe, um inibidor de ponto de controle imunológico para tumores sólidos com grande instabilidade microssatélite, e o larotrectinibe, um inibidor de pequena molécula das proteínas quinase receptoras de tropomiosina, para proteínas de fusão quinase receptoras de neurotrópicos 1 (NTRK) de forma agnóstica tissular. Contudo, eles representam apenas uma proporção muito pequena dos gliomas.

Desfecho

O prognóstico de pacientes com glioma varia substancialmente, com base no diagnóstico específico. Como regra geral, esses tumores são incuráveis, a despeito de terapia multimodal agressiva, recidivam e estão associados a morbidade e mortalidade significativas. Gliomas grau I da OMS são a exceção, já que ressecção macroscópica total pode ser curativa. Nos gliomas de alto grau, a idade, o *status* funcional, a extensão da ressecção, o *status* de mutação da IDH e a metilação dos promotores de MGMT determinam o prognóstico. Em gliomas com mutação de IDH, sendo que sua maioria é de tumores de baixo grau, tumores com codeleção 1p/19q (ou seja, oligodendrogliomas) têm prognóstico mais favorável do que os tumores não codeletados (ou seja, astrocitomas).

As seções a seguir, analisaremos os gliomas mais comuns em relação à sua apresentação, ao seu tratamento e ao seu prognóstico.

ASTROCITOMAS

Astrocitoma pilocítico

Introdução

Astrocitomas pilocíticos são tumores de grau I da OMS relativamente bem circunscritos que ocorrem primordialmente em crianças e adultos jovens. Molecularmente, são caracterizados por mutações na via da proteinoquinase ativada por mitógeno (MAPK). A base do tratamento é a ressecção cirúrgica, que pode ser curativa em um grande número de casos.

Epidemiologia

Os astrocitomas pilocíticos compõem cerca de 5% de todos os gliomas e constituem o glioma mais comum em crianças, contabilizando 15,3% dos tumores cerebrais em indivíduos menores de 19 anos de idade. Sua incidência diminui com a idade, ocorrendo somente raramente em adultos mais velhos. Os astrocitomas pilocíticos estão associados à neurofibromatose tipo I, na qual se estima que ocorram em 15 a 20% dos pacientes.

Biopatologia

A maioria dos astrocitomas pilocíticos contém alterações na rota de sinalização MAPK. A alteração mais comum envolve a duplicação de uma região do cromossomo 7q34 formando uma proteína de fusão *BRAF* constitutivamente ativa, a *KIAA1549-BRAF*. Essa mutação está mais comumente associada a astrocitomas pilocíticos cerebelares. Outras mutações associadas a esses tumores incluem outros produtos de fusão *BRAF*, mutações pontuais na *BRAF* como a *BRAF-V600E*, fusões e mutações no gene *NTRK* em *FGFR1*. Há uma forte associação entre mutação da *NF1* e astrocitomas pilocíticos na neurofibromatose tipo I, especificamente como gliomas da rota óptica. A identificação de uma mutação na IDH em um presumível astrocitoma pilocítico deve levantar suspeita de um diagnóstico alternativo.

Os astrocitomas pilocíticos podem ocorrer em qualquer parte do neuroeixo, porém surgem com mais frequência no cerebelo. Além disso, exibem predileção pela via óptica anterior, particularmente na NF1, na qual exibem evolução ainda mais indolente do que os tumores esporádicos. De fato, os astrocitomas pilocíticos da via óptica são tão característicos da NF1 que qualquer criança com diagnóstico desse tumor deve ser avaliada quanto à possibilidade de NF1. Os astrocitomas pilocíticos manifestam-se de modo insidioso com sintomas relacionados com sua localização. Com frequência, os tumores infratentoriais apresentam cefaleia progressiva, náuseas e vômitos relacionados com a hidrocefalia, enquanto os tumores da via óptica apresentam perda visual progressiva e proptose. As crises epilépticas constituem apresentação incomum, visto que esses tumores raramente acometem o córtex cerebral.

Diagnóstico

Na RM, os astrocitomas pilocíticos aparecem bem circunscritos, com realce brilhante do contraste e formação frequente de cistos. O diagnóstico requer biopsia ou ressecção para amostragem dos tecidos. Histologicamente, há um padrão bifásico de crescimento com áreas de células bipolares com fibras de Rosenthal e células multipolares de textura frouxa com microcistos. Apesar de suas margens definidas, os astrocitomas pilocíticos não possuem uma cápsula verdadeira e, embora não sejam considerados invasivos, eles com frequência infiltram microscopicamente o parênquima cerebral adjacente. Conforme detalhado anteriormente, exames moleculares do tumor podem confirmar o diagnóstico de astrocitoma pilocítico, principalmente se revelarem uma fusão *BRAF*.

Tratamento

A ressecção macroscópica total dos astrocitomas pilocíticos pode ser curativa e deve ser a principal consideração de tratamento, sempre que possível. Até mesmo a ressecção parcial pode levar a uma sobrevida a longo prazo, com sobrevida de 10 e 20 anos em até 87 e 82% dos pacientes. Independentemente da extensão da ressecção, os pacientes precisam ser acompanhados a longo prazo, para monitorar a ocorrência infrequente de progressão. Tendo em vista sua história natural indolente, até mesmo os astrocitomas pilocíticos submetidos a ressecção parcial podem ser monitorados subsequentemente sem terapia adjuvante, até que surjam evidências de crescimento subsequente. Casos documentados de remissão espontânea após ressecção parcial parecem validar essa abordagem expectante. Pode-se considerar o uso de RT ou de quimioterapia (temozolomida, bevacizumabe e irinotecano) em casos de tumores inoperáveis ou progressivos, embora os benefícios a longo prazo dessas modalidades sejam incertos.

Desfecho

O prognóstico do astrocitoma pilocítico depende de sua ressecabilidade, visto que aqueles que não podem ser ressecados por completo tendem a sofrer recidiva. Contudo, dados do período de 2011 a 2015 do Central Brain Tumor Registry dos EUA demonstram índice de sobrevida em 10 anos de 92,2% entre todos os casos documentados, sugerindo prognóstico geral positivo.

A transformação maligna só ocorre em uma minoria de casos, embora infelizmente não exista meio de prever quais os tumores que sofrerão transformação.

Astrocitoma difuso

Introdução

Os astrocitomas difusos são tumores astrocíticos infiltrativos de grau II da OMS, que tipicamente afetam adultos jovens saudáveis nos demais aspectos. Como é o caso nos astrocitomas de alto grau, a presença de uma mutação da IDH define uma categoria de doença com melhor prognóstico, em comparação aos astrocitomas de IDH do tipo selvagem. O tratamento envolve ressecção até o nível máximo de segurança, RT e quimioterapia, embora o momento de cada um desses tratamentos possa ser influenciado por diversos fatores, ônus, taxa de crescimento e presença de mutação da IDH. Embora chamados de *gliomas de baixo grau*, a taxa de recidiva desses tumores e sua possibilidade de transformação maligna são altas.

Epidemiologia

Astrocitomas difusos representam 7% de todos os gliomas com incidência anual de 0,46 para cada 100 mil e incidência máxima na quarta década de vida. Há uma ligeira predominância do sexo masculino.

Biopatologia

O mecanismo pelo qual os astrocitomas difusos se desenvolvem a partir de células precursoras dos astrócitos permanece pouco compreendido. Mutações na *IDH1* ou *IDH2* são encontradas em 68 a 90% de todos os astrocitomas difusos e são possíveis fatores de gliomagênese nesses tumores. Ao contrário de suas contrapartes oligodendrogliais, os astrocitomas difusos com mutação na IDH tendem a conter mutações de perda de função em *ATRX* e *TP53*. Astrocitomas difusos com mutação IDH do tipo selvagem são raros e provavelmente representam um grupo heterogêneo de astrocitomas. Em recente atualização de sua *Classification of Tumours of the Central Nervous System*, a OMS defendeu a designação de "glioma astrocítico difuso, IDH tipo selvagem com características moleculares de glioblastoma, grau IV da OMS" para astrocitomas difusos de IDH tipo selvagem com mutação nos promotores de TERT, amplificação dos receptores do fator de crescimento epidérmico (EGFR), ou combinação de todo ganho no cromossomo 7 e perda no cromossomo 10 devido a seu curso clínico mais agressivo.

Os astrocitomas difusos podem afetar qualquer área do SNC, embora surjam preferencialmente nos hemisférios cerebrais em adultos. Os astrocitomas difusos apresentam-se mais frequentemente com crises epilépticas; entretanto, dependendo de sua localização e tamanho, podem também causar sintomas focais ou alterações cognitivas e comportamentais.

Diagnóstico

Em geral, os astrocitomas difusos aparecem como regiões homogêneas mal definidas de sinal hipointenso em T1 e hiperintensidade em T2/FLAIR, embora tenham tendência a se infiltrarem além das margens visíveis em T2/FLAIR na RM. Em geral, os astrocitomas difusos exibem contraste mínimo, e o desenvolvimento de novo realce do contraste pode indicar progressão para um grau mais alto (Figura 100.1).

O diagnóstico definitivo requer biopsia ou ressecção para amostragem tissular. Histologicamente, astrocitomas difusos têm a aparência de tecido hipercelular com células que se assemelham a astrócitos bem diferenciados que, em certas ocasiões, demonstram atipia nuclear, porém somente rara atividade mitótica. Marcadores de proliferação celular, como Ki-67 ou proteína ubiquitina ligase 1 MIB E3 (MIB-1), tipicamente demonstram fração de crescimento inferior a 4%. Por definição, os astrocitomas difusos não apresentam necrose nem proliferação endovascular. Os astrocitomas difusos devem ser positivos à coloração para proteína ácida fibrilar glial (GFAP).

A mutação da IDH é normalmente identificada por imuno-histoquímica em relação à mutação da *IDH1 R132 H* ou sequenciamento genético para verificação de mutações não canônicas de *IDH1* ou *IDH2*. Nos astrocitomas difusos com mutação de IDH, a mutação *ATRX* leva à perda de coloração *ATRX* na imuno-histoquímica, enquanto a mutação *TP53* leva a uma intensa coloração nuclear. Os astrocitomas difusos com IDH do tipo selvagem normalmente contêm assinaturas moleculares mais sugestivas de glioblastoma no sequenciamento genético.

Tratamento

A abordagem ao astrocitoma difuso é complexa, e várias questões persistem no que concerne a muitos aspectos do tratamento. A conduta que inclui observação, cirurgia, RT e quimioterapia é individualizada, com base na localização do tumor, no perfil molecular e nas características do paciente.

As evidências disponíveis sustentam cada vez mais a ressecção cirúrgica a favor de observação, e estudos retrospectivos sugerem um benefício da ressecção mais extensa, em termos de sobrevida. Em geral, recomenda-se a cirurgia precoce para pacientes com grandes tumores sintomáticos, embora a conduta nos pacientes com pequenos tumores encontrados incidentalmente ou tumores minimamente sintomáticos não esteja tão bem definida. É possível que a ressecção precoce nessa população de pacientes também confira um benefício de sobrevida, mas, na ausência de evidências confiáveis, o monitoramento para progressão clínica ou radiográfica também seja uma opção. A prática atual é tentar realizar uma ressecção máxima segura por um neurocirurgião especialista em tumores cerebrais em pacientes submetidos à cirurgia, embora a natureza difusa dessa doença possa, em alguns casos, limitar as opções cirúrgicas a uma biopsia para fechar um diagnóstico.

Terapias adjuvantes aprovadas incluem RT e quimioterapia, embora o momento e a dosagem ideal delas ainda permaneçam indefinidos. Estudo seminal mostrou que a RT pós-operatória retardou o momento de progressão, mas não prolongou a sobrevida global (Evidência de nível 1).[1] Tendo em vista os efeitos neurocognitivos potenciais a longo prazo da RT, esses estudos foram usados para justificar o adiamento da RT, embora a progressão do tumor também possa ter impacto negativo sobre a função cognitiva. Estudos retrospectivos ajudaram a definir a população de pacientes com GBGs de "alto risco", que pode se beneficiar da terapia pós-operatória imediata, incluindo idade acima de 40 anos, tumores de tamanhos grandes no pré-operatório, ressecção subtotal, alta taxa de proliferação tumoral por imuno-histoquímica (MIB-1 > 3%) e ausência de mutação na IDH. Os astrocitomas difusos com mutação na IDH apresentam um risco relativamente maior de progressão tumoral em comparação a oligodendrogliomas difusos com mutação na IDH, que são caracterizados pela perda dos braços cromossômicos 1p e 19q, além da mutação na IDH.

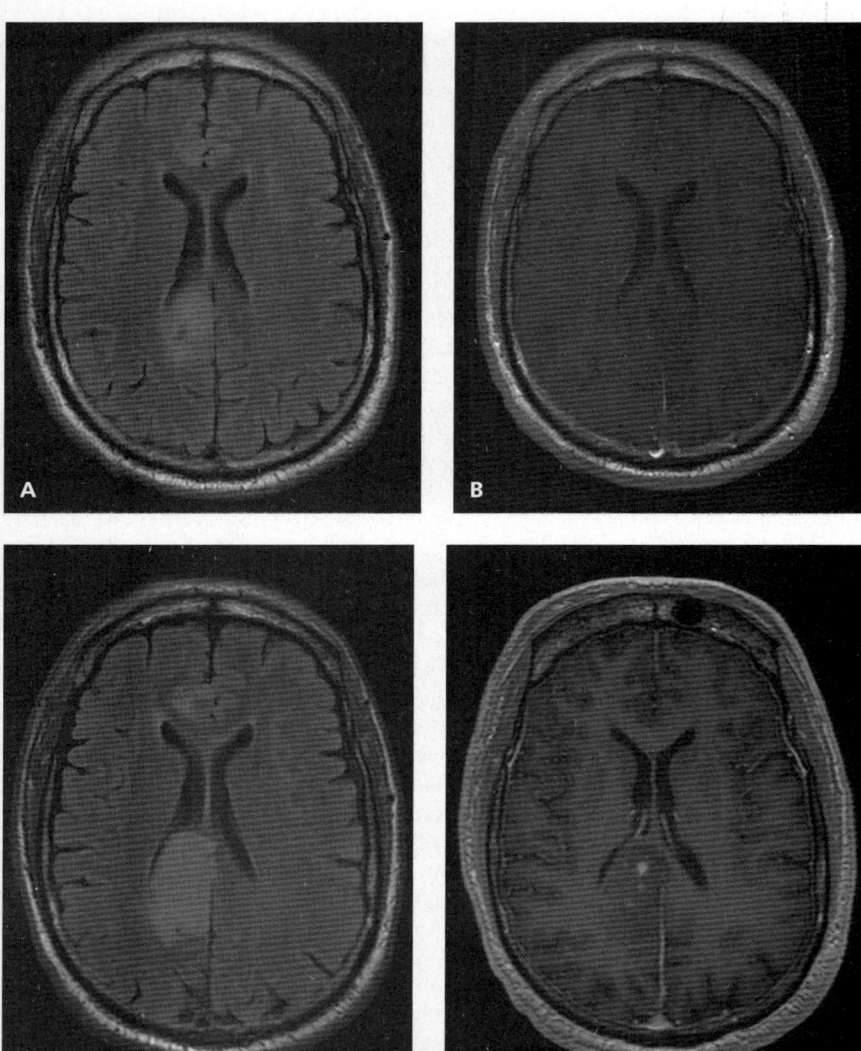

FIGURA 100.1 Astrocitoma difuso de grau II da Organização Mundial da Saúde (OMS), com progressão para astrocitoma anaplásico de grau III da OMS. Recuperação de inversão atenuada por fluidos (FLAIR) inicial ponderada em T2 (**A**) e imagem ponderada em T1 com contraste de gadolínio (**B**), sequências de imagens de ressonância magnética de um paciente com astrocitoma difuso que, apesar da radioterapia, recidivou com sinal em T2/FLAIR mais extenso (**C**) e novo realce focal (**D**) que, na biopsia, demonstrou ser uma transformação para astrocitoma anaplásico de grau III da OMS.

RT no pós-operatório imediato ou tardio é recomendada para todos os pacientes com astrocitomas difusos que recebem tratamento adjuvante. Dois estudos que consideraram a dose de RT constataram que doses mais baixas de RT (45 ou 50,4 Gy) eram equivalentes a uma dose mais alta (59,4 ou 64,8 Gy) (Evidência de nível 1).[2,3] Como resultado desses estudos, a maioria dos pacientes atualmente recebe 50 a 54 Gy.

O papel da quimioterapia no astrocitoma difuso está sendo recentemente definido. O estudo 9802 do Radiation Therapy Oncology Group (RTOG), que não diferenciou entre astrocitomas difusos e oligodendrogliomas difusos, verificou benefício significativo de sobrevida média com RT adjuvante seguida de quimioterapia com procarbazina, ciclofosfamida, vincristina (PCV) em relação à RT isoladamente em pacientes com GBGs de alto risco (13,3 *versus* 7,8 anos, respectivamente) (Evidência de nível 1).[4] Atualmente, a prática comum é usar RT sequencial seguida por PCV adjuvante ou temozolomida, ou quimiorradiação concomitante com temozolomida, seguidas de temozolomida adjuvante para pacientes com astrocitoma difuso após ressecção cirúrgica. O monitoramento atento com RM do cérebro realçada com contraste é aconselhável para todos os pacientes com astrocitoma difuso.

Desfecho

Apesar do tratamento agressivo, a maioria dos astrocitomas difusos recidivará ou sofrerá transformação maligna. O prognóstico depende da idade, do estado funcional, de déficits neurológicos, do tamanho e grau de ressecção do tumor, da presença de realce na RM do cérebro e de características moleculares, incluindo mutação de IDH, a qual é um grande fator prognóstico positivo. A sobrevida em 5 anos de adultos com astrocitoma difuso é de 72,2%, para a faixa etária de 15 a 39 anos, e de 31,2%, para pessoas acima de 40 anos de idade, segundo os dados do período de 2011 a 2015 do Central Brain Tumor Registry dos EUA. Deve-se observar, porém, que esses dados são anteriores à estratificação de astrocitomas difusos por mutação de IDH, bem como às recentes alterações no padrão de tratamento, como a incorporação da quimioterapia precoce.

Astrocitoma anaplásico e glioblastoma

Introdução

Os astrocitomas anaplásicos de grau III da OMS e os glioblastomas de grau IV da OMS representam os astrocitomas de alto grau. Estes são tumores agressivos que tendem a progredir rapidamente a despeito de terapia multimodal. Um subconjunto desses tumores envolve mutações na IDH e evoluiu a partir de astrocitomas difusos precursores com mutação na IDH. A metilação dos promotores de *MGMT* está associada a melhores prognósticos e a respostas à terapia. O tratamento inclui ressecção até a máxima extensão segura, quimiorradiação concomitante, seguida de quimioterapia adjuvante, e campos de tratamento de tumor. Contudo, estão associados à morbidade significativa e a tempo de vida severamente encurtado em virtualmente todos os casos.

Epidemiologia

Glioblastoma é o tumor cerebral maligno primário mais comum, perfazendo 14,7% de todos os tumores cerebrais primários e 56,6% de todos os gliomas. A incidência anual de glioblastoma é de 3,21 por 100 mil, sendo a média de idade no momento do diagnóstico de 65 anos. Astrocitomas anaplásicos compõem apenas 6,7% de todos os gliomas e têm incidência anual de 0,41 em cada 100 mil. Ambos são muito menos frequentes em crianças do que em adultos, além de serem predominantes entre indivíduos do sexo masculino.

Biopatologia

No que diz respeito aos astrocitomas difusos, o desenvolvimento de astrocitomas anaplásicos e glioblastoma, a partir de células precursoras gliais, não é totalmente compreendido. Gliobastomas secundários, que advêm de transformação maligna de astrocitomas difusos de baixo grau, estão fortemente associados à mutação da IDH (85 a 88%), assim como os astrocitomas anaplásicos (73%). Por outro lado, a maioria dos glioblastomas primários (ou seja, aqueles que não surgem em pacientes com diagnóstico anterior de astrocitoma de baixo grau) é do tipo selvagem de IDH, sendo que somente 5% contêm mutações na IDH. Embora a mutação na IDH seja o provável fator para a gliomagênese em tumores com mutação na IDH, nenhuma mutação específica está associada à evolução de astrocitomas de IDH do tipo selvagem. Na verdade, estudos recentes de glioblastoma de IDH do tipo selvagem sugerem que os eventos genéticos mais iniciais envolvem grandes ganhos ou perdas cromossômicas, principalmente ganhos no cromossomo 7 e perdas no cromossomo 9 ou 10, levando a alterações em *EGFR*, *CDKN2A/B* e *PTEN*, respectivamente.

Os astrocitomas anaplásicos e os glioblastomas surgem preferencialmente na substância branca dos hemisférios cerebrais. Os sintomas, que resultam da localização do tumor e de seu efeito expansivo, podem incluir déficits neurológicos focais, crises epilépticas e dores de cabeça. As crises epilépticas são mais comuns nos gliomas anaplásicos que no glioblastoma.

Diagnóstico

Na imagem de RM do cérebro, astrocitomas de alto grau normalmente aparecem como lesões de massa heterogênea realçada com contraste cercadas por sinal hiperintenso em T2/FLAIR com margens mal definidas que representam combinação de edema cerebral e tumor não realçado (Figura 100.2). O diagnóstico é feito por amostragem tissular. Histologicamente, tanto astrocitomas anaplásicos quanto glioblastomas aparecem como tumores astrocíticos infiltrantes hipercelulares, com atipia e anaplasia significativas, bem como mitoses frequentes, sugerindo alta taxa de proliferação. O glioblastoma apresenta adicionalmente evidência de necrose, que pode assumir uma aparência pseudopaliçada, e/ou proliferação microvascular. O diagnóstico de uma mutação na IDH pode ser feito por imuno-histoquímica contra a mutação *IDH1 R132H*, ou por sequenciamento genético, para verificar a presença de mutações não canônicas em *IDH1* ou *IDH2*.

Astrocitomas anaplásicos com mutação de IDH e glioblastomas normalmente apresentam mutações em *ATRX* e *TP53* que podem ser evidentes na imuno-histoquímica, como perda de *ATRX* e forte coloração do núcleo de *TP53*. Gliomas de alto grau, especialmente os tumores com IDH do tipo selvagem, são muito heterogêneos, e o sequenciamento genético geralmente revela alterações em uma série de rotas relacionadas ao câncer, incluindo mutações nos promotores de *TERT* e mutações na sinalização dos receptores de quinase (p. ex., sinalização EGFR), fosfoinositídeo 3-quinase/proteinoquinase B/alvo da rapamicina em mamíferos, rotas do retinoblastoma e MAPK. A metilação dos promotores de *MGMT* é um importante fator prognóstico e deve ser rotineiramente avaliado nestes pacientes.

Tratamento

A abordagem geral para o tratamento de gliomas de alto grau envolve ressecção máxima segura, quimiorradiação concomitante seguida por quimioterapia adjuvante e campos de tratamento de tumor para glioblastomas). Entretanto, a sobrevida permanece muito insatisfatória, sendo que especialistas defendem considerar a inclusão em estudos clínicos de todos os pacientes com gliomas de alto grau que sejam candidatos.

Cirurgia

A ressecção máxima segura do tumor realçado por contraste realizada por um neurocirurgião de tumor cerebral experiente é recomendada para todos os pacientes com astrocitoma anaplásico e glioblastoma. A extensão da ressecção está relacionada à sobrevida global, embora a quantidade exata de tumor ressecado que confere uma vantagem de sobrevida ainda permaneça mal definida. Recente metanálise de 37 estudos, avaliando a extensão da ressecção e a sobrevida global ou livre de progressão, confirmou uma vantagem de sobrevida para pacientes com glioblastoma tratados com ressecção total macroscópica em comparação à ressecção subtotal, ressecção subtotal comparada a biopsia e qualquer ressecção comparada a biopsia, embora a qualidade dos dados fosse de moderada a baixa. No geral, a literatura sugere que ressecção de 70 a 80% do tumor realçado é suficiente para conferir uma vantagem de sobrevida. Ressecção tumoral também é preferível em relação à biopsia, pois ela aumenta a acurácia do diagnóstico e fornece tecido para exame molecular, que é importante na determinação do prognóstico e em algumas decisões relacionadas com o tratamento.

Radioterapia

A RT desempenha papel central no tratamento de pacientes com astrocitoma de alto grau e é importante no tratamento da doença infiltrativa, tanto macroscópica quanto microscópica, que não pode ser ressecada. A RT pós-operatória prolonga a sobrevida global, em média, de 3 a 4 meses para 7 a 12 meses no glioblastoma e deve ser considerada em todos os pacientes com astrocitomas graus III e IV da OMS. Normalmente, consiste em RT de feixe externo de campo envolvido, administrada 5 dias por semana, em frações de 1,8 a 2,0 Gy, para uma dose total de 60 Gy. É importante assinalar que, em até 40% dos pacientes que recebem tratamento inicial com RT e quimioterapia, o exame inicial de imagem pode demonstrar realce aumentado e edema.

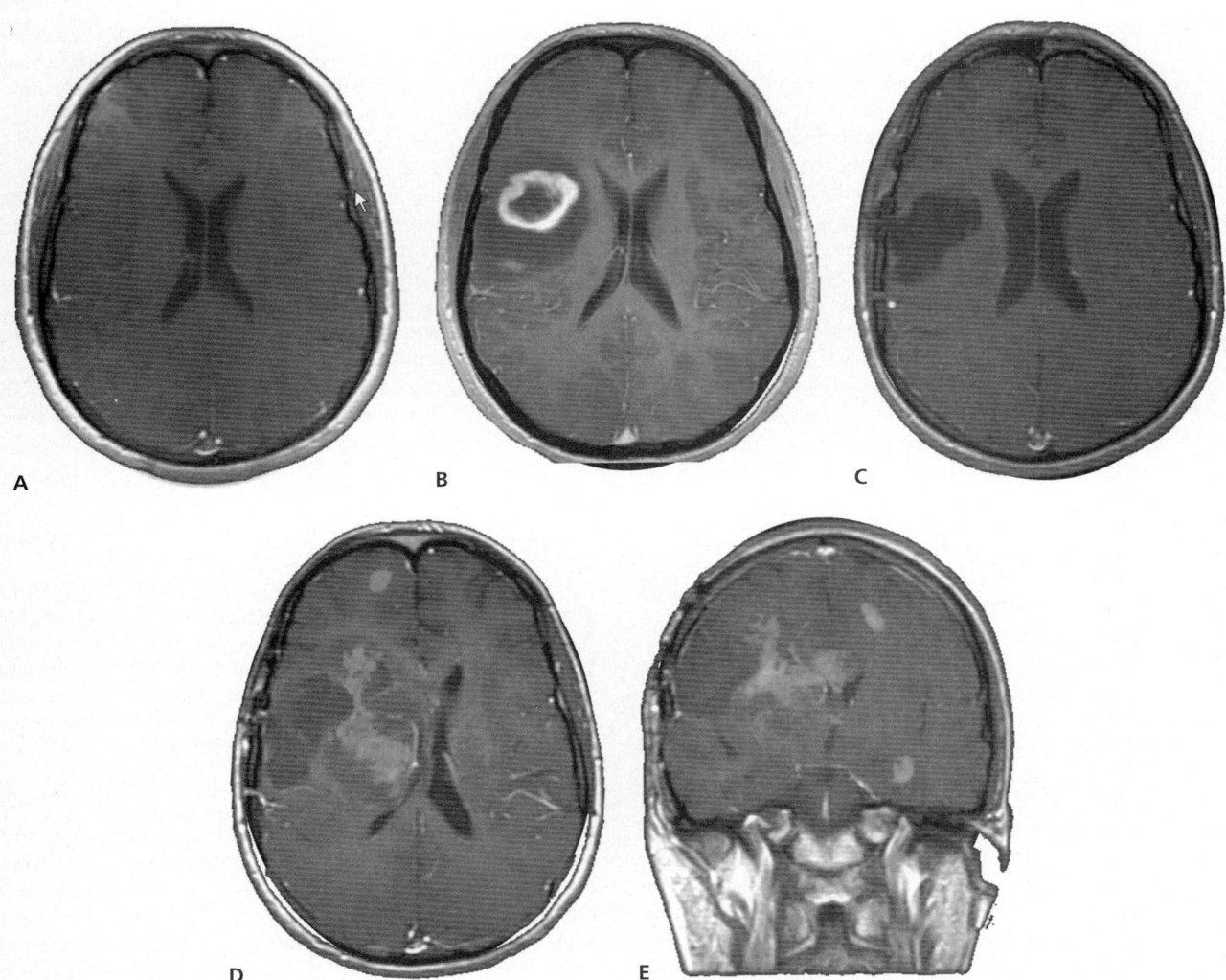

FIGURA 100.2 Glioblastoma. **A.** Imagens de ressonância magnética (RM) contrastadas com gadolínio ponderadas em T1 de um paciente que inicialmente apresentou cefaleias e imagem inespecífica. **B.** O paciente desenvolveu fraqueza facial que levou à realização de outra RM exatamente 3 meses depois da primeira, revelando massa com necrose central e realce periférico. A ressecção macroscópica total levou ao diagnóstico de glioblastoma (**C**); todavia, apesar da quimiorradioterapia, dentro de 6 meses o tumor sofreu recidiva (**D**) e infiltrou o hemisfério contralateral (**E**).

Embora esses achados pareçam ser compatíveis com progressão tumoral precoce, em até metade dos pacientes, as alterações resultam, na verdade, do aumento da permeabilidade vascular em consequência do tratamento, um fenômeno conhecido como *pseudoprogressão*. Pacientes com metilação de promotores de MGMT podem apresentar maior risco de pseudoprogressão. O papel da espectroscopia por RM, perfusão por RM e PET está sendo explorado para melhor diagnóstico do glioma maligno e para diferenciar a progressão do tumor da pseudoprogressão relacionada com o tratamento.

Quimioterapia

A quimioterapia desempenha importante papel no manejo de pacientes com astrocitomas de alto grau. Resultados preliminares do estudo CATNON em gliomas anaplásicos codeletados não 1p/19q (ou seja, astrocitomas anaplásicos) sugerem que o tratamento com RT e temozolomida adjuvante proporciona um benefício de sobrevida em relação à RT isoladamente em astrocitomas anaplásicos grau III da OMS (sobrevida em 5 anos de 55,9% *versus* 44,1%, respectivamente) (Evidência de nível 1).[5]

O estudo também foi desenhado para responder a questão sobre a administração concomitante diária de temozolomida durante a RT seguida por temozolomida adjuvante ser superior à RT sequencial seguida por temozolomida adjuvante, mas esses resultados não estão disponíveis. Embora se estejam aguardando esses dados referentes a astrocitoma anaplásico, estudo randomizado de referência de 2005 de fase III, que comparou a RT isoladamente com a RT mais temozolomida concomitante e adjuvante em pacientes com glioblastoma, determinou veementemente o papel da quimiorradiação concomitante e quimioterapia adjuvante no glioblastoma (Evidência de nível 1).[6,7] A adição de temozolomida prolongou a sobrevida mediana de 12,1 para 14,6 meses e levou a índices de sobrevida em 2 anos (26,5% *versus* 10,4%) e em 5 anos (10% *versus* 2%) significativamente mais altos. Uma análise *post hoc* dos resultados com base no *status* de metilação de *MGMT* tentou determinar quais pacientes se beneficiaram mais com a adição. O estudo verificou que pacientes cujos tumores apresentavam promotor metilado de MGMT (ou seja, MGMT silenciado) proporcionou maior benefício da temozolomida (sobrevida mediana de 21,7 meses

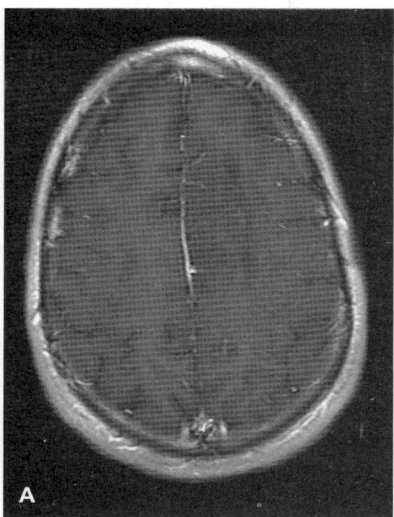
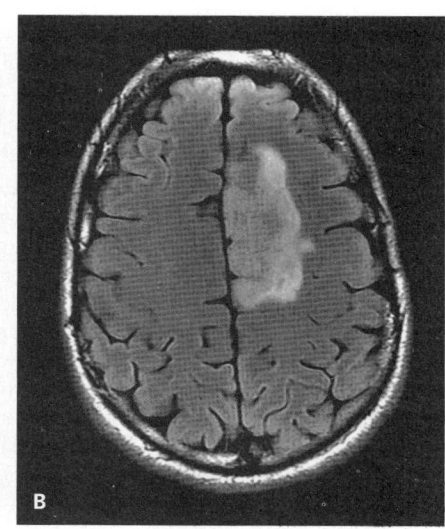

FIGURA 100.3 Oligodendroglioma de baixo grau (grau II da OMS). Ressonância magnética (RM) contrastada com imagem ponderada em T1 (**A**) e ponderada em T2 (**B**) de um paciente com oligodendroglioma infiltrativo em grande parte sem realce.

Tratamento

Tratamento de oligodendrogliomas difusos de grau II da OMS

A natureza indolente, porém incurável, dos oligodendrogliomas de baixo grau torna seu tratamento bastante variado e requer equilíbrio ente os esforços de prolongamento da vida e a preservação da função neurocognitiva. A cirurgia é geralmente recomendada para todos os pacientes com o objetivo de ressecar ao máximo toda a doença hiperintensa em T2/FLAIR com segurança. A cirurgia não é curativa, pois esses tumores tendem a se infiltrar muito além da margem radiográfica visível. Contudo, o momento da realização da RT e da quimioterapia adjuvante varia com base nas características do paciente e na extensão da ressecção.

Em pacientes de menos de 40 anos de idade portadores comprovados de oligodendroglioma difuso de grau II da OMS submetidos à ressecção macroscópica total, é possível retardar a quimiorradiação adjuvante e monitorar clinicamente. Essa recomendação é parcialmente baseada na observação de que a RT imediata retarda a sobrevida livre de progressão em pacientes de GBGs, mas não altera a sobrevida global em comparação à postergação da radiação (Evidência de nível 1).[1] Assim, essa estratégia tem como objetivo retardar a neurotoxicidade da RT adjuvante sem afetar a sobrevida. Devido à natureza incurável desses tumores, as atuais diretrizes também defendem a admissão em estudos clínicos, mesmo para esses pacientes de baixo risco.

Em pacientes acima de 40 anos de idade, ou após ressecção subtotal, RT adjuvante imediata, e quimioterapia é quase sempre indicada. Assim como nos astrocitomas com mutação de IDH, a terapia combinada é recomendada devido às evidências do estudo RTOG 9802 de RT seguida por quimioterapia com PCV, que demonstrou benefício de sobrevida de 13,3 *versus* 7,8 anos em pacientes de GBGs (Evidência de nível 1).[4] Temozolomida também tem atividade contra esses tumores e é comumente usada devido à sua melhor tolerabilidade em comparação à PCV, porém não existem dados publicados comparando-a diretamente à PCV.

Tratamento de oligodendrogliomas anaplásicos de grau III da OMS

Oligodendrogliomas anaplásicos se comportam de forma mais agressiva do que suas contrapartes de baixo grau e requerem intervenção precoce. Seguindo o paradigma dos astrocitomas de alto grau, ressecção máxima segura é imediatamente seguida por RT e quimioterapia, embora não existam dados suficientes para determinar o regime ideal. O estudo RTOG9402 comparou a RT isoladamente à RT com PCV sequencial em pacientes portadores de oligodendroglioma anaplásico de grau III da OMS e não conseguiu demonstrar benefício de sobrevida com a terapia combinada. Contudo, o estudo definiu oligodendrogliomas exclusivamente com base na histologia, em vez de em sua assinatura molecular. Uma análise *post hoc* de pacientes estratificados por codeleção 1p/19q demonstrou que pacientes com tumores com codeleção 1p/19q (ou seja, o que atualmente definimos como oligodendrogliomas) que receberam uma combinação de quimiorradiação tiveram sobrevida média duas vezes maior do que os que receberam apenas RT, enquanto aqueles cujos tumores não tinham codeleção 1p/19q não obtiveram benefício (Evidência de nível 1).[17] O estudo CODEL (Alliance-N0577, European Organisation for Research and Treatment of Cancer [EORTC]-26081/2208, NRG-1071, NCIC-CEC-2), atualmente em andamento, buscou a princípio comparar a sobrevida entre pacientes tratados com RT e temozolomida em relação aos tratados apenas com temozolomida, mas a monoterapia com temozolomida foi interrompida devido a preocupações de redução da sobrevida livre de progressão. Atualmente, o estudo CODEL compara diretamente a RT com PVC sequencial à RT com temozolomida concomitante e adjuvante, mas, até que os resultados sejam publicados, a efetividade comparativa de PCV ou temozolomida nessa doença permanece não esclarecida.

Opções para o manejo de oligodendroglioma recorrente são limitadas, independentemente do grau. Pode-se considerar uma nova ressecção ou administração repetida de RT em pacientes selecionados, dependendo da localização e do momento da detecção do tumor recorrente. Além disso, tanto a temozolomida quanto o esquema PCV demonstraram ter atividade por ocasião da recidiva, e uma estratégia consiste em tratar o paciente com o esquema não utilizado anteriormente. Outros agentes com alguma evidência de atividade incluem paclitaxel, irinotecano, carboplatina e etoposídeo. Bevacizumabe também pode exercer papel paliativo no oligodendroglioma recorrente, como nos astrocitomas de alto grau, porém não está claro qual seria seu efeito na sobrevida global.

Desfecho

Apesar de sua natureza relativamente indolente em comparação aos astrocitomas, os oligodendrogliomas invariavelmente recidivam e não são considerados tumores curáveis. Os dados de sobrevida média são anteriores ao uso da codeleção 1p/19q para diagnóstico, o que se sabe que é um forte indicador prognóstico positivo. O oligodendroglioma difuso de grau II da OMS, conforme definido pela histologia, está associado à sobrevida média de aproximadamente 10 anos e à sobrevida em 5 anos de 81,6%, em comparação à sobrevida de aproximadamente 5 anos e a 57,6% em oligodendroglioma anaplásico de grau III da OMS. A presença de uma mutação de IDH e a codeleção 1p/19q, bem como o tratamento mais agressivo com quimiorradiação combinada, provavelmente prenunciam melhores resultados do que esses dados históricos, porém ainda não se sabem quão melhores seriam.

EVIDÊNCIAS DE NÍVEL 1

1. van den Bent MJ, Afra D, de Witte O, et al.; for EORTC Radiotherapy and Brain Tumor Groups, UK Medical Research Council. Long-term efficacy of early versus delayed radiotherapy for low-grade astrocytoma and oligodendroglioma in adults: the EORTC 22845 randomised trial. Lancet. 2005;366(9490):985-990.
2. Karim AB, Maat B, Hatlevoll R, et al. A randomized trial on dose-response in radiation therapy of low-grade cerebral glioma: European Organization for Research and Treatment of Cancer (EORTC) Study 22844. Int J Radiat Oncol Biol Phys. 1996;36(3):549-556.
3. Shaw EG, Arusell R, Scheithauer B, et al. Prospective randomized trial of low- versus high-dose radiation therapy in adults with supratentorial low-grade glioma: initial report of a North Central Cancer Treatment Group/Radiation Therapy Oncology Group/Eastern Cooperative Oncology Group study. J Clin Oncol. 2002;20(9):2267-2276.
4. Shaw EG, Wang M, Coons SW, et al. Randomized trial of radiation therapy plus procarbazine, lomustine, and vincristine chemotherapy for supratentorial adult low-grade glioma: initial results of RTOG 9802. J Clin Oncol. 2012;30(25):3065-3070.
5. van den Bent MJ, Baumert B, Erridge SC, et al. Interim results from the CATNON trial (EORTC study 26053-22054) of treatment with concurrent and adjuvant temozolomide for 1p/19q non-co-deleted anaplastic glioma: a phase 3, randomised, open-label intergroup study. Lancet. 2017;390(10103):1645-1653.
6. Stupp R, Mason WP, van den Bent MJ, et al.; for European Organisation for Research and Treatment of Cancer Brain Tumor and Radiotherapy Groups, National Cancer Institute of Canada Clinical Trials Group. Radiotherapy plus concomitant and adjuvant temozolomide for glioblastoma. N Engl J Med. 2005;352(10):987-996.
7. Stupp R, Hegi ME, Mason WP, et al.; for European Organisation for Research and Treatment of Cancer Brain Tumour and Radiation Oncology Groups, National Cancer Institute of Canada Clinical Trials Group. Effects of radiotherapy with concomitant and adjuvant temozolomide versus radiotherapy alone on survival in glioblastoma in a randomised phase III study: 5-year analysis of the EORTC-NCIC trial. Lancet Oncol. 2009;10(5):459-466.
8. Hegi ME, Diserens A-C, Gorlia T, et al. MGMT gene silencing and benefit from temozolomide in glioblastoma. N Engl J Med. 2005;352(10):997-1003.
9. Westphal M, Hilt DC, Bortey E, et al. A phase 3 trial of local chemotherapy with biodegradable carmustine (BCNU) wafers (Gliadel wafers) in patients with primary malignant glioma. Neuro Oncol. 2003;5(2):79-88.
10. Stupp R, Taillibert S, Kanner AA, et al. Maintenance therapy with tumor-treating fields plus temozolomide vs temozolomide alone for glioblastoma: a randomized clinical trial. JAMA. 2015;314(23):2535-2543.
11. Stupp R, Taillibert S, Kanner AA, et al. Effect of tumor-treating fields plus maintenance temozolomide vs maintenance temozolomide alone on survival in patients with glioblastoma: a randomized clinical trial. JAMA. 2017;318(23):2306-2316.
12. Stupp R, Wong ET, Kanner AA, et al. NovoTTF-100A versus physician's choice chemotherapy in recurrent glioblastoma: a randomised phase III trial of a novel treatment modality. Eur J Cancer. 2012;48(14):2192-2202.
13. Brem H, Piantadosi S, Burger PC, et al. Placebo-controlled trial of safety and efficacy of intraoperative controlled delivery by biodegradable polymers of chemotherapy for recurrent gliomas. The Polymer-brain Tumor Treatment Group. Lancet. 1995;345(8956):1008-1012.
14. Gilbert MR, Dignam JJ, Armstrong TS, et al. A randomized trial of bevacizumab for newly diagnosed glioblastoma. N Engl J Med. 2014;370(8):699-708.
15. Chinot OL, Wick W, Mason W, et al. Bevacizumab plus radiotherapy-temozolomide for newly diagnosed glioblastoma. N Engl J Med. 2014;370(8):709-722.
16. Taal W, Oosterkamp HM, Walenkamp AME, et al. Single-agent bevacizumab or lomustine versus a combination of bevacizumab plus lomustine in patients with recurrent glioblastoma (BELOB trial): a randomised controlled phase 2 trial. Lancet Oncol. 2014;15(9):943-953.
17. Cairncross G, Wang M, Shaw E, et al. Phase III trial of chemoradiotherapy for anaplastic oligodendroglioma: long-term results of RTOG 9402. J Clin Oncol. 2013;31(3):337-343.

LEITURA SUGERIDA

Considerações gerais no glioma

Andronesi OC, Kim GS, Gerstner E, et al. Detection of 2-hydroxyglutarate in IDH-mutated glioma patients by in vivo spectral-editing and 2D correlation magnetic resonance spectroscopy. Sci Transl Med. 2012;4:116ra4.

Bondy ML, Scheurer ME, Malmer B, et al.; for Brain Tumor Epidemiology Consortium. Brain tumor epidemiology: consensus from the Brain Tumor Epidemiology Consortium. Cancer. 2008;113:1953-1968.

Jansen M, Yip S, Louis DN. Molecular pathology in adult gliomas: diagnostic, prognostic, and predictive markers. Lancet Neurol. 2010;9:717-726.

Louis D, Ohgaki H, Wiestler OD, Cavenee WK, eds. WHO Classification of Tumours of the Central Nervous System. 4th ed. Lyon, France: International Agency for Research on Cancer; 2016.

Noushmehr H, Weisenberger DJ, Diefes K, et al. Identification of a CpG island methylator phenotype that defines a distinct subgroup of glioma. Cancer Cell. 2010;17(5):510-522.

Omuro A, DeAngelis LM. Glioblastoma and other malignant gliomas: a clinical review. JAMA. 2013;310:1842-1850.

Ostrom QT, Bauchet L, Davis FG, et al. The epidemiology of glioma in adults: a "state of the science" review. Neuro Oncol. 2014;16(7):896-913.

Ostrom QT, Gittleman H, Truitt G, Boscia A, Kruchko C, Barnholtz-Sloan JS. CBTRUS statistical report: primary brain and other central nervous system tumors diagnosed in the United States in 2011-2015. Neuro Oncol. 2018;20(suppl 4):iv1-iv86.

e sobrevida de 2 anos de 46%), em comparação com pacientes sem metilação do promotor do gene *MGMT* (sobrevida mediana de 12,7 meses, sobrevida de 2 anos de 13,8%) (Evidência de nível 1).[8] No atual padrão de tratamento, a temozolomida, um agente alquilante oral de DNA com boa penetração no cérebro, é administrada concomitantemente com RT seguida por pelo menos seis ciclos adjuvantes mensais para pacientes com gliomas de alto grau (Evidência de nível 1).[6,7]

Evidências recentes sugerem um papel para a quimioterapia mais agressiva como tratamento inicial de glioblastoma com promotor metilado de *MGMT*. Em 2019, Herrlinger et al. apresentaram o relatório de um estudo randomizado, aberto de fase III sobre quimiorradiação concomitante e quimioterapia adjuvante com CCNU mais temozolomida comparada a temozolomida isoladamente em pacientes com glioblastoma e metilação dos promotores de *MGMT* que sugeria melhora na sobrevida global, de 31,4 para 48,1 meses. O grupo de quimioterapia combinada teve muito mais eventos adversos grau 3 ou acima em comparação ao braço de temozolomida. O estudo recrutou um número relativamente pequeno de pacientes para um estudo de fase III (n = 129); portanto, os autores aconselham cautela ao interpretar os resultados, sendo que essa prática ainda não se tornou o padrão de tratamento.

Outra abordagem quimioterápica ao tratamento de astrocitomas de alto grau envolve o uso de polímeros biodegradáveis contendo agente alquilante carmustina, também conhecido como *BCNU*. Esses discos (*wafers*), que podem ser implantados dentro do leito tumoral imediatamente após a ressecção, liberam carmustina de modo gradual no tecido que circunda a cavidade da ressecção, com o propósito de matar as células tumorais residuais. Um ensaio clínico de fase III para a doença recém-diagnosticada sugeriu modesto benefício de sobrevida com a implantação de disco (*wafer*), por ocasião da ressecção, com aumento da sobrevida mediana de 11,6 para 13,9 meses, o que levou à sua aprovação pela FDA para o tratamento inicial do glioma maligno (Evidência de nível 1).[9] Entretanto, o uso inicial de discos (*wafers*) de carmustina não foi comparado com a quimioterapia padrão com temozolomida oral, de modo que faltam dados para indicar se existe alguma vantagem de sobrevida em relação ao atual padrão de tratamento. Discos de carmustina estão associados à toxicidade significativa, incluindo aumento do edema cerebral, infecção e crises epilépticas, além de poderem confundir a interpretabilidade das imagens de RM. Não existe ensaio clínico que avalie a segurança ou eficácia da adição de discos (*wafers*) de carmustina à quimiorradioterapia padrão. A incerteza acerca dos riscos e benefícios dos discos de carmustina em associação com quimiorradioterapia padrão limitou a adoção dessa abordagem no tratamento inicial do glioma de alto grau, e a carmustina deixou de ser utilizada nesses últimos anos.

Campos de tratamento de tumor

Campos de tratamento de tumor são uma adição relativamente nova ao padrão de tratamento do glioblastoma, tendo sido aprovados pela FDA, em 2011, para glioblastoma recorrente e, em 2015, para glioblastoma (Evidência de nível 1)[10-12] recém-diagnosticado. Para essa terapia, eletrodos aderidos ao couro cabeludo emitem campos elétricos alternantes, com o objetivo de interromper o fuso mitótico rapidamente. Estudo clínico aberto de fase III randomizou pacientes recentemente diagnosticados com glioblastoma ao padrão de tratamento de quimiorradiação concomitante, seguida por temozolomida adjuvante, com o dispositivo Novo-TTF-100A ou temozolomida adjuvante isoladamente, e revelou melhora da sobrevida global de 20,9 meses nos campos de tratamento de tumor em comparação a 16,0 meses no braço de controle. A atual iteração do dispositivo requer que a cabeça seja raspada para aplicação dos eletrodos, e há uma pequena unidade movida a bateria que deve acompanhar o paciente durante o uso. É aconselhável que o dispositivo seja utilizado por pelo menos 18 horas por dia.

Astrocitoma recorrente

A maioria dos pacientes com astrocitomas de alto grau sofrerá recidiva em meses ou poucos anos após o tratamento inicial. Repetidas ressecções cirúrgicas podem ser consideradas para recorrências localizadas, principalmente em casos em que não há certeza sobre o novo realce com contraste representar a verdadeira recorrência ou alterações relacionadas ao tratamento (ou seja, pseudoprogressão). Contudo, a cirurgia isolada normalmente não é suficiente para alterar o curso da doença. Estudo randomizado de fase III sugere que discos de carmustina podem modestamente prolongar a sobrevida em comparação com o placebo (31 *versus* 23 semanas) (Evidência de nível 1).[13] A reirradiação continua sendo uma opção também, especialmente em casos de recorrências distantes fora do campo de radiação inicial ou recorrências anos após a irradiação inicial. Campos de tratamento de tumor também são aprovados pela FDA para glioblastoma recorrente, com base em estudo aberto randomizado de campos de tratamento de tumor *versus* quimioterapia de escolha do médico, demonstrando índices de sobrevida equivalentes nos dois grupos.

Opções de quimioterapia sistêmica para casos de recidivas são limitadas, e sua eficácia também é limitada. Em pacientes com estado de desempenho adequado, deve-se considerar seriamente sua participação em estudos clínicos. Há um grande número de estudos clínicos que estão testando numerosos agentes diferentes no glioblastoma recorrente, embora existam menos opções de estudos clínicos para pacientes com astrocitoma anaplásico. Em pacientes que não são candidatos a ensaios clínicos, existem várias opções de quimioterapia de recuperação, incluindo readministração de temozolomida ou outros agentes alquilantes, como nitrosoureias (p. ex., lomustina, também conhecida como *CCNU*), as quais podem ser benéficas principalmente se o paciente respondeu bem à quimioterapia inicial e em casos de tumores com promotores metilados de *MGMT*. O agente antiangiogênico bevacizumabe também está aprovado para o tratamento de glioblastoma recorrente e pode ser administrado isoladamente ou em associação com quimioterapia citotóxica. O bevacizumabe é um anticorpo monoclonal humanizado dirigido contra o VEGF, um mediador essencial da permeabilidade vascular e da angiogênese. No glioma de alto grau altamente vascular, o bevacizumabe frequentemente resulta em normalização dos vasos sanguíneos tumorais e em rápida diminuição do realce, do edema peritumoral e do efeito expansivo. Estudo de fase II do bevacizumabe, com ou sem administração concomitante de irinotecano no glioblastoma, demonstrou respostas radiográficas, o que levou à aprovação acelerada do bevacizumabe pela FDA para o glioblastoma recorrente. Contudo, estudo de fase III com lomustina mais bevacizumabe em comparação a lomustina isoladamente em glioblastoma recorrente e dois estudos clínicos de fase III proeminentes sobre o bevacizumabe em associação com temozolomida e RT em doença recém-diagnosticada não conseguiram demonstrar benefício de sobrevida global com a adição de bevacizumabe (Evidência de nível 1).[14-16] Nesse momento, o bevacizumabe parece ser muito benéfico como quimioterapia paliativa para pacientes com sintomas significativos que não conseguiram obter redução do tumor ou diminuição do tumor peritumoral, seja por ocasião do tratamento inicial ou quando ocorreu recidiva.

Desfecho

A sobrevida mediana de pacientes com astrocitoma anaplásico é de aproximadamente 3 anos, enquanto pacientes com glioblastoma têm sobrevida mediana de cerca de 15 meses. Naturalmente, o prognóstico varia de modo significativo entre indivíduos, e um pequeno subgrupo de pacientes pode viver por uma década ou mais com astrocitoma anaplásico ou, raramente, até mesmo com glioblastoma. O prognóstico é influenciado por fatores do paciente, como idade e estado funcional, bem como por relacionados com o tumor, como grau, localização, extensão da ressecção e determinantes moleculares, presença de mutação na IDH1/IDH2 e metilação dos promotores de MGMT. A literatura mais antiga estabelece uma correlação entre aumento da sobrevida com astrocitomas de alto grau com a codeleção do cromossomo 1p e 19q, mas essas alterações moleculares agora são consideradas marcadores de uma doença diferente, o oligodendroglioma. Em geral, o melhor prognóstico é encontrado entre pacientes jovens e saudáveis nos demais aspectos com ressecção macroscópica total e metilação do MGMT e mutação IDH1/IDH2; todavia, até mesmo nesses casos, o tumor inevitavelmente volta a crescer. Tendo em vista a morbidade e a mortalidade significativas do astrocitoma anaplásico e glioblastoma, existe uma necessidade urgente de melhor tratamento nessa doença.

OLIGODENDROGLIOMAS

Introdução

Os tumores oligodendrogliais são gliomas difusamente infiltrativos, compostos de células neoplásicas, que se assemelham morfologicamente aos oligodendrócitos. Embora esses tumores existam em um *continuum*, desde tumores bem diferenciados a francamente malignos, eles são classificados em dois grupos prognósticos distintos: os oligodendrogliomas de baixo grau (grau II da OMS) e oligodendrogliomas anaplásicos de alto grau (grau III da OMS). Ao contrário dos astrocitomas, não há grau IV da OMS para oligodendroglioma. Molecularmente, os oligodendrogliomas estão associados à presença de mutação da *IDH* e codeleção dos braços cromossômicos *1p* e *19q*. Esses tumores são muito mais sensíveis à quimioterapia e à RT do que suas contrapartes astrocíticas e geralmente são associados a um curso mais indolente da doença.

Epidemiologia

Oligodendrogliomas constituem aproximadamente 5% de todos os gliomas, e a maioria é de tumores de grau II da OMS. A média de idade no momento do diagnóstico para todos os oligodendrogliomas é de 43 anos, sendo que os tumores de grau III da OMS ocorrem em idade um pouco mais avançada. Esses tumores são raros em crianças.

Biopatologia

A maioria dos oligodendrogliomas em adultos apresenta mutações na *IDH1* ou *IDH2*, sugerindo que o oncometabólito 2-hidroxiglutarato desempenha um papel no desenvolvimento desses tumores pelas células precursoras. Ao contrário dos astrocitomas com mutação e IDH, a mutação de *IDH* nesses tumores normalmente coexiste com a codeleção dos cromossomos 1p e 19q, bem como com mutações dos promotores de *TERT*. O interessante é que, devido à natureza relativamente indolente dos oligodendrogliomas, mutações nos promotores de *TERT* também são a marca registrada do glioma de alto grau mais agressivo, o glioblastoma de IDH do tipo selvagem. Como a mesma alteração genética pode estar associada a cursos tão divergentes da doença permanece uma incógnita.

Os oligodendrogliomas surgem preferencialmente no córtex e na substância branca subcortical dos hemisférios cerebrais, acometendo, com mais frequência, o lobo frontal. Cerca de dois terços dos pacientes apresentam crises epilépticas, embora a cefaleia e os déficits focais também sejam comuns. Os oligodendrogliomas anaplásicos podem surgir *de novo* ou em consequência da progressão de um oligodendroglioma de grau II da OMS, em média dentro de 6 a 7 anos após o diagnóstico inicial.

Diagnóstico

Na RM, os oligodendrogliomas cerebrais são classicamente hiperintensos nas imagens ponderadas em T2/FLAIR e lesões de massa infiltrativa sem bordas indistintas (Figura 100.3). Em geral, os oligodendrogliomas difusos grau II da OMS de baixo grau não têm realce, enquanto as lesões anaplásicas de alto grau (grau III da OMS) frequentemente exibem algum grau de realce, e a ocorrência de calcificação é característica dos oligodendrogliomas, embora esse achado não seja específico.

O diagnóstico definitivo de um oligodendroglioma requer amostragem tissular. Na histologia, os oligodendrogliomas são compostos de células monomórficas, com núcleos redondos e halos perinucleares característicos, que conferem a eles uma aparência de "ovo frito", em uma densa rede em "tela de galinheiro" de capilares ramificados. Os oligodendrogliomas difusos de grau da OMS podem exibir acentuada atipia celular e mitoses ocasionais, porém o aparecimento de atividade mitótica significativa ou de proliferação microvascular indica diagnóstico de oligodendroglioma anaplásico grau III da OMS.

A maioria dos oligodendrogliomas apresenta mutações na IDH1 ou na IDH2 que podem ser identificadas por imuno-histoquímica para *IDH1R132H* ou por sequenciamento genético para mutações não canônicas. A perda do braço curto do cromossomo 1 (1p) e do braço longo do cromossomo 19 (19q) na hibridização por fluorescência *in situ* ou hibridização genômica comparativa (ou seja, codeleção 1p/19q) é uma marca registrada desses tumores e é usada para distinguir oligodendrogliomas com mutação de IDH de astrocitomas com mutação de IDH. O *status* de metilação dos promotores de *MGMT* é comumente usado como indicador prognóstico nos oligodendrogliomas anaplásicos de grau III da OMS, mas seu papel nos oligodendrogliomas de baixo grau não está claro.

Oligodendrogliomas que não possuem mutação de IDH são excepcionalmente raros, mas ocasionalmente encontrados em crianças. Nesses casos, a ausência de uma mutação de IDH deve motivar a consideração de diagnósticos alternativos.

Pardo FS, Aronen HJ, Kennedy D, et al. Functional cerebral imaging in the evaluation and radiotherapeutic treatment planning of patients with malignant glioma. Int J Radiat Oncol Biol Phys. 1994;30:663-669.

Upadhyay N, Waldman AD. Conventional MRI evaluation of gliomas. B J Radiol. 2011;84(spec iss 2):S107-S111.

Wen PY, Macdonald DR, Reardon DA, et al. Updated response assessment criteria for high-grade gliomas: response assessment in Neuro-Oncology Working Group. J Clin Oncol. 2010;28:1963-1972.

Xu W, Yang H, Liu Y, et al. Oncometabolite 2-hydroxyglutarate is a competitive inhibitor of α-ketoglutarate-dependent dioxygenases. Cancer Cell. 2011;19(1):17-30.

Princípios de tratamento

Batchelor TT, Sorensen AG, di Tomaso E, et al. AZD2171, a pan-VEGF receptor tyrosine kinase inhibitor, normalizes tumor vasculature and alleviates edema in glioblastoma patients. Cancer Cell. 2007;11:83-95.

Beiko J, Suki D, Hess KR, et al. IDH1 mutant malignant astrocytomas are more amenable to surgical resection and have a survival benefit associated with maximal surgical resection. Neuro Oncol. 2014;16:81-91.

Mayer R, Sminia P. Reirradiation tolerance of the human brain. Int J Radiat Oncol Biol Phys. 2008;70:1350-1360.

Senft C, Bink A, Franz K, Vatter H, Gasser T, Seifert V. Intraoperative MRI guidance and extent of resection in glioma surgery: a randomised, controlled trial. Lancet Oncol. 2011;12:997-1003.

Stummer W, Pichlmeier U, Meinel T, et al. Fluorescence-guided surgery with 5-aminolevulinic acid for resection of malignant glioma: a randomised controlled multicentre phase III trial. Lancet Oncol. 2006;7:392-401.

Wallner KE, Galicich JH, Krol G, et al. Patterns of failure following treatment for glioblastoma multiforme and anaplastic astrocytoma. Int J Radiat Oncol Biol Phys. 1989;16:1405-1409.

Tumores astrocíticos

Balss J, Meyer J, Mueller W, Korshunov A, Hartmann C, von Deimling A. Analysis of the IDH1 codon 132 mutation in brain tumors. Acta Neuropathol. 2008;116(6):597-602.

Bikowska-Opalach B, Szlufik S, Grajkowska W, et al. Pilocytic astrocytoma: a review of genetic and molecular factors, diagnostic and prognostic markers. Histol Histopathol. 2014;29(10):1235-1248.

Brandes AA, Franceschi E, Tosoni A, et al. MGMT promoter methylation status can predict the incidence and outcome of pseudoprogression after concomitant radiochemotherapy in newly diagnosed glioblastoma patients. J Clin Oncol. 2008;26:2192-2197.

Brandsma D, Stalpers L, Taal W, Sminia P, van den Bent MJ. Clinical features, mechanisms, and management of pseudoprogression in malignant gliomas. Lancet Oncol. 2008;9:453-461.

Brat DJ, Aldape K, Colman H, et al. cIMPACT-NOW update 3: recommended diagnostic criteria for "diffuse astrocytic glioma, IDH-wildtype, with molecular features of glioblastoma, WHO grade IV." Acta Neuropathol. 2018;136(5):805-810.

Brem H, Piantadosi S, Burger PC, et al. Placebo-controlled trial of safety and efficacy of intraoperative controlled delivery by biodegradable polymers of chemotherapy for recurrent gliomas. The Polymer-Brain Tumor Treatment Group. Lancet. 1995;345:1008-1012.

Brown TJ, Brennan MC, Li M, et al. Association of the extent of resection with survival in glioblastoma: a systematic review and meta-analysis. JAMA Oncol. 2016;2(11):1460-1469.

Chaichana KL, Jusue-Torres I, Navarro-Ramirez R, et al. Establishing percent resection and residual volume thresholds affecting survival and recurrence for patients with newly diagnosed intracranial glioblastoma. Neuro Oncol. 2014;16:113-122.

Collins VP, Jones DTW, Giannini C. Pilocytic astrocytoma: pathology, molecular mechanisms and markers. Acta Neuropathol. 2015;129(6):775-788.

Forsyth PA, Shaw EG, Scheithauer BW, et al. Supratentorial pilocytic astrocytomas. A clinicopathologic, prognostic, and flow cytometric study of 51 patients. Cancer. 1993;72:1335-1342.

Friedman HS, Prados MD, Wen PY, et al. Bevacizumab alone and in combination with irinotecan in recurrent glioblastoma. J Clin Oncol. 2009;27:4733-4740.

Hart MG, Garside R, Rogers G, Stein K, Grant R. Temozolomide for high grade glioma. Cochrane Database Syst Rev. 2013;(4):CD007415.

Herrlinger U, Tzaridis T, Mack F, et al. Lomustine-temozolomide combination therapy versus standard temozolomide therapy in patients with newly diagnosed glioblastoma with methylated MGMT promoter (CeTeG/NOA-09): a randomised, open-label, phase 3 trial. Lancet. 2019;393(10172):678-688.

Jones DT, Kocialkowski S, Liu L, et al. Tandem duplication producing a novel oncogenic BRAF fusion gene defines the majority of pilocytic astrocytomas. Cancer Res. 2008;68:8673-8677.

Körber V, Yang J, Barah P, et al. Evolutionary trajectories of IDH^{WT} glioblastomas reveal a common path of early tumorigenesis instigated years ahead of initial diagnosis. Cancer Cell. 2019;35(4):692-704.e12.

Quant EC, Norden AD, Drappatz J, et al. Role of a second chemotherapy in recurrent malignant glioma patients who progress on bevacizumab. Neuro Oncol. 2009;11:550-555.

Quinn JA, Reardon DA, Friedman AH, et al. Phase II trial of temozolomide in patients with progressive low-grade glioma. J Clin Oncol. 2003;21:646-651.

Sabel M, Giese A. Safety profile of carmustine wafers in malignant glioma: a review of controlled trials and a decade of clinical experience. Curr Med Res Opin. 2008;24:3239-3257.

Sanai N, Chang S, Berger MS. Low-grade gliomas in adults. J Neurosurg. 2011;115:948-965.

Smith JS, Chang EF, Lamborn KR, et al. Role of extent of resection in the long-term outcome of low-grade hemispheric gliomas. J Clin Oncol. 2008;26:1338-1345.

Taal W, Brandsma D, de Bruin HG, et al. Incidence of early pseudo-progression in a cohort of malignant glioma patients treated with chemoirradiation with temozolomide. Cancer. 2008;113:405-410.

Whittle IR. What is the place of conservative management for adult supratentorial low-grade glioma? Adv Tech Stand Neurosurg. 2010;35:65-79.

Yan H, Parsons DW, Jin G, et al. IDH1 and IDH2 mutations in gliomas. N Engl J Med. 2009;360(8):765-773.

Tumores oligodendrogliais

Baumert BG, Mason WP, Ryan G, et al. Temozolomide chemotherapy versus radiotherapy in molecularly characterized (1p loss) low-grade glioma: a randomized phase III intergroup study by the EORTC/NCIC-CTG/TROG/MRC-CTU (EORTC 22033–26033). J Clin Oncol. 2013;31(suppl). Abstract 2007.

Buckner JC, Gesme D Jr, O'Fallon JR, et al. Phase II trial of procarbazine, lomustine, and vincristine as initial therapy for patients with low-grade oligodendroglioma or oligoastrocytoma: efficacy and associations with chromosomal abnormalities. J Clin Oncol. 2003;21:251-255.

van den Bent MJ, Brandes AA, Taphoorn MJ, et al. Adjuvant procarbazine, lomustine, and vincristine chemotherapy in newly diagnosed anaplastic oligodendroglioma: long-term follow-up of EORTC Brain Tumor Group Study 26951. J Clin Oncol. 2013;31:344-350.

van den Bent MJ, Taphoorn MJ, Brandes AA, et al. Phase II study of first-line chemotherapy with temozolomide in recurrent oligodendroglial tumors: the European Organization for Research and Treatment of Cancer Brain Tumor Group Study 26971. J Clin Oncol. 2003;21:2525-2528.

Wick W, Hartmann C, Engel C, et al. NOA-04 randomized phase III trial of sequential radiochemotherapy of anaplastic glioma with procarbazine, lomustine, and vincristine or temozolomide. J Clin Oncol. 2009;27:5874-5880.

Tumores Metastáticos 101

Rupesh Kotecha e Minesh P. Mehta

PONTOS-CHAVE

1. Metástases cerebrais nos tempos modernos devem ser manejadas por meio de abordagem multidisciplinar, para que se garanta o tempo ideal para terapêuticas locais e sistêmicas.

2. As opções de tratamentos radioterápicos incluem radioterapia de cérebro total, radiocirurgia estereotáxica e radioterapia de cérebro total poupando o hipocampo.

3. Agentes e imunoterapias direcionadas revitalizaram o papel da terapêutica sistêmica em pacientes com metástases cerebrais recém-diagnosticadas ou recorrentes.

4. A ressecção continua a ser a primeira opção em pacientes com metástases grandes e sintomáticas, porém também pode ser realizada em pacientes que necessitem de confirmação patológica ou de reavaliação do perfil de biologia molecular do tumor.

INTRODUÇÃO

Estima-se que hoje, nos EUA, existam mais de 15,5 milhões de pessoas com diagnóstico de câncer, e a American Cancer Society estima que mais de 1,7 milhão de novos diagnósticos de câncer serão estabelecidos em 2019. Segundo a previsão da American Society of Clinical Oncology, o câncer deverá ultrapassar a doença cardíaca como causa mais comum de morte em 2030 e já constitui a principal causa de morte em norte-americanos com menos de 85 anos de idade. A doença metastática, isto é, o câncer que se disseminou a partir de seu local de origem (do grego *meta*, que significa "seguinte" e *stasis*, que significa "colocação"), constitui a causa de morte na maioria dos pacientes com câncer. Este capítulo fornece uma visão geral das metástases de sistema nervoso central (SNC), seguindo-se de uma revisão extensiva sobre as entidades clínicas mais específicas, como metástases cerebrais, metástases epidurais da coluna vertebral e metástases leptomeníngeas (ML).

VISÃO GERAL DOS TUMORES METASTÁTICOS

Epidemiologia

Embora o número de novos casos de metástases para o SNC diagnosticados anualmente seja estimado em mais de 200 mil, a incidência exata permanece desconhecida. A razão disso é que, apesar de o câncer ser uma doença notificável, os locais de doença metastática não são habitualmente relatados por nenhum órgão de registro. Estudos de necropsia relataram a presença de metástases intracranianas em aproximadamente 10 a 30% de todos os pacientes com câncer (15% para o cérebro, 5% para as leptomeninges, 5% para a dura-máter), bem como ML em aproximadamente 20% dos pacientes com câncer. A incidência de metástases cerebrais aumentou continuamente nessas últimas décadas, um fenômeno que provavelmente é multifatorial: as diretrizes para o estadiamento sistêmico de câncer agora incorporam exames de imagem do cérebro em diversos cânceres, e admissões em ensaios clínicos frequentemente excluem o diagnóstico de metástases cerebrais, resultando em um rastreamento mais frequente. Os exames de imagem de alta resolução possibilitaram a detecção mais fácil das metástases cerebrais, e os tratamentos cada vez mais efetivos levaram a uma sobrevida prolongada e, portanto, a um maior período durante o qual pode ocorrer desenvolvimento de metástases no SNC. Uma das supostas razões para explicar a incidência muito elevada de doença metastática para o cérebro é a permeabilidade altamente seletiva da barreira hematencefálica (BHE), que permite às células tumorais refugiarem-se no SNC, escapando tanto da vigilância imune quanto dos efeitos citotóxicos da quimioterapia, visto que a maioria desses fármacos é incapaz de penetrar adequadamente a barreira.

Embora o parênquima do cérebro, especialmente a interface entre substância cinzenta e branca, seja o local mais provavelmente afetado (80%) pela doença metastática do SNC, outros locais comuns incluem o espaço epidural e as leptomeninges. Os locais menos comuns são representados pela dura-máter, medula espinal intramedular, sistema óptico e outros nervos cranianos e periféricos. Em geral, os dados acerca desses locais menos comuns limitam-se a relatos de casos e a pequenas séries, de modo que esta discussão enfatiza as metástases para o SNC, principalmente para o parênquima cerebral.

Biopatologia

Os processos moleculares dentro das células cancerosas e seu microambiente que levam, em última análise, ao desenvolvimento de doença metastática estão pouco elucidados e constituem o objeto de muitas pesquisas atuais. Sabe-se que a disseminação de células tumorais e sua passagem para a circulação sistêmica constituem fenômenos precoces na história natural da neoplasia maligna; entretanto, essas células tumorais circulantes nem sempre resultam em metástases. Segundo estimativas, menos de 0,01% dessas células têm a capacidade de estabelecer uma lesão metastática em um local anatômico distante. Isso pode muito bem constituir uma consequência dos mecanismos de vigilância imune. Sabe-se também que determinadas neoplasias malignas têm uma predileção em metastizar para órgãos específicos. Isso pode ser simplesmente devido, em parte, às características anatômicas, como padrões de drenagem venosa, sítios de aprisionamento primário etc., mas também pode depender de características moleculares específicas, incluindo a secreção de fatores quimiotáticos específicos pelo órgão ou pelo local envolvido; acredita-se que os fatores de crescimento neurotrópicos no SNC possam desempenhar esse papel. Outro fator possível é a expressão de moléculas de superfície específicas nas células tumorais que as tornam capazes de se alojar em determinados tecidos. Dados preliminares sugerem que as células do melanoma possuem essas características moleculares, de modo que estão entre as neoplasias com maior probabilidade de metastatizar para o cérebro. Na realidade, dados emergentes de caracterização molecular sugerem que quando tumores primários, metástases extracranianas e intracranianas são analisados em nível de genética molecular, as metástases para o SNC são distintamente diferentes, tanto do tumor primário, quanto das metástases extracranianas, aumentando a credibilidade da hipótese emergente de que apenas células que desenvolvem certas capacidades fisiológicas por mutações únicas são capazes de metastatizar para o SNC.

As possíveis vias para a disseminação de câncer incluem hematogênica, linfática, intratecal e perineural (Figura 101.1). Embora não sejam tecnicamente metastáticos, os tumores podem estender-se diretamente para estruturas adjacentes, incluindo o SNC. Por exemplo, tumores de cabeça e pescoço podem invadir o cérebro ou a medula espinal por disseminação direta da doença através da base do crânio. A intravasão da célula cancerosa exige múltiplos sinais entre a célula e seu microambiente circundante. Alguns dados sugerem que a transformação da célula maligna em tecido mesenquimal ou semelhante ao tecido conjuntivo é crucial nesse processo, um fenômeno designado como *transição epitélio-mesenquimal*.

Após a intravasão e a entrada das células na circulação, os órgãos anatômicos normais podem atuar como barreira para a disseminação tumoral. Os linfonodos regionais podem aprisionar as células tumorais. Os hepatócitos no fígado filtram o sangue à medida que o retorno venoso dos órgãos abdominais passa por eles; dessa forma, o fígado constitui um local frequente de doença metastática de tumores do trato gastrintestinal. A BHE representa outro obstáculo para a circulação das células tumorais. Logicamente, os órgãos com grande volume de fluxo sanguíneo têm mais propensão à doença metastática, como o leito capilar pulmonar com seu alto fluxo. O SNC e os ossos recebem aproximadamente 20% do débito cardíaco; por conseguinte, não é surpreendente que o fígado, os pulmões, o SNC e os ossos constituam os locais mais comuns de doença metastática.

Quando as células cancerosas alcançam um local distante, elas precisam extravasar da circulação e estabelecer o desenvolvimento nesse novo local – um processo complexo que exige múltiplas interações com o novo microambiente. A metástase nascente também deve ter a capacidade de angiogênese, isto é, formação de novos vasos sanguíneos, a fim de sustentar um crescimento de mais de cerca de 1 mm. Apesar de todas essas etapas necessárias para a formação de metástases a distância, a doença metastática do câncer é um fenômeno bem real e comum, indicando que esse processo organizado de dissociação, intravasão, circulação, escape da vigilância imune, extravasamento e crescimento metastático é eficientemente coordenado por um número significativo de neoplasias malignas, por meio de uma sofisticada interação genética.

Diagnóstico

A doença metastática para o SNC pode apresentar ou não sintomas, e um exame clínico apropriado é necessário para sua confirmação. Em pacientes assintomáticos, a doença metastática é frequentemente detectada de modo incidental durante a investigação e o estadiamento do câncer ou durante a investigação de comorbidades não malignas. Com frequência, a metástase para o SNC é diagnosticada no contexto de uma história estabelecida de neoplasia maligna; todavia, as metástases sintomáticas do SNC também podem constituir a apresentação clínica inicial de uma neoplasia maligna previamente não identificada. Nessa situação, uma biopsia ou ressecção pode ser necessária para a confirmação patológica de um diagnóstico de câncer e para a orientação do tratamento. O câncer de pulmão constitui a neoplasia maligna primária mais comum que se apresenta com doença metastática (Figura 101.2). O câncer de mama e o de próstata são as neoplasias malignas primárias mais comuns que se apresentam com doença metastática para a coluna vertebral. Em alguns casos, a neoplasia maligna primária responsável pela doença metastática nunca é identificada, apesar de uma avaliação detalhada e completa.

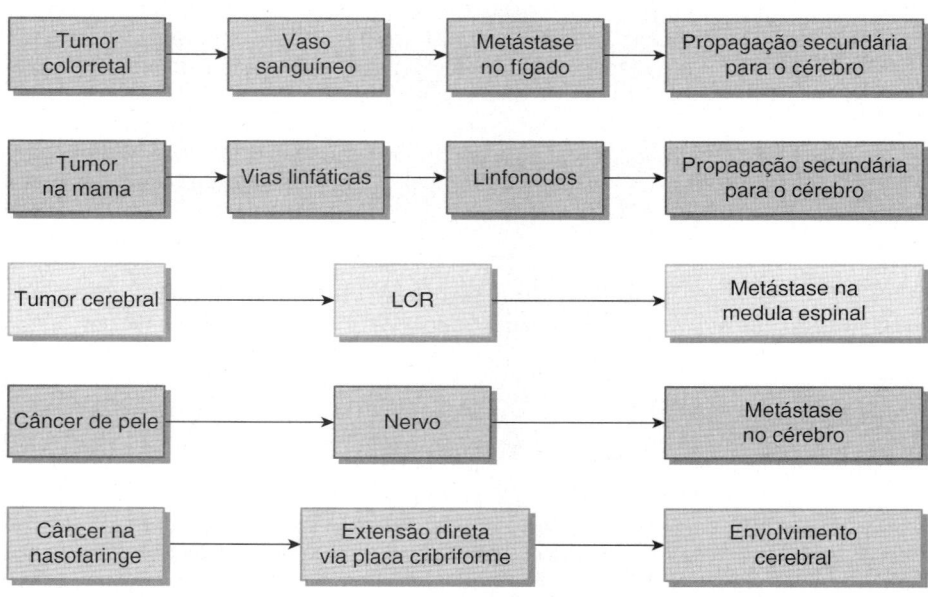

FIGURA 101.1 Vias de metástases. LCR, líquido cefalorraquidiano.

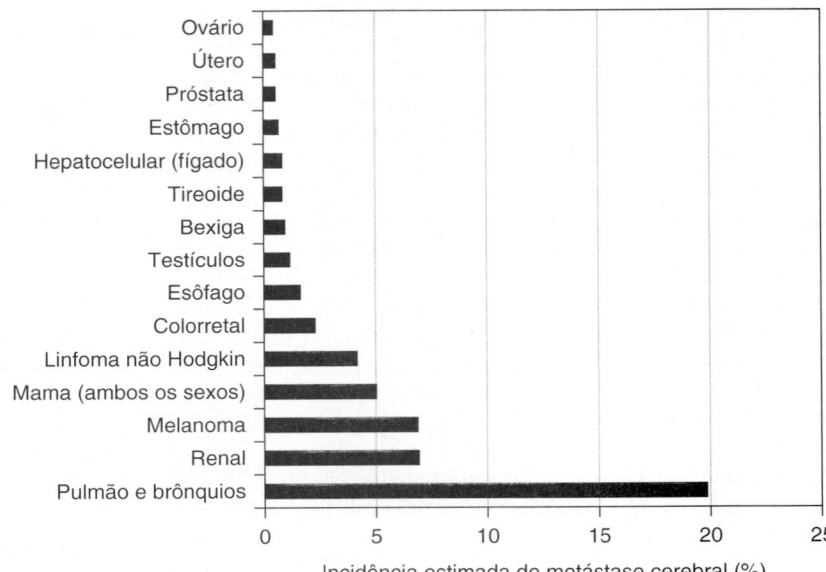

FIGURA 101.2 Risco estimado de incidência de desenvolvimento de metástase cerebral por local de tumor primário.

Anamnese e exame físico

A apresentação clínica das metástases do SNC depende altamente da estrutura neurológica específica acometida e do grau de comprometimento. Os sintomas podem ter início gradual ou abrupto, o que fornece uma indicação não apenas sobre os processos patológicos subjacentes, mas também sobre o prognóstico e a probabilidade de recuperação. A investigação clínica de déficit neurológico recente inicia-se com uma anamnese detalhada e exame físico completo, com atenção particular para elucidar qualquer déficit neurológico.

Exames laboratoriais

O exame de sangue tem utilidade limitada na investigação da doença metastática do SNC, porém os marcadores tumorais constituem uma exceção: proteínas específicas do câncer ou associadas a ele, que podem ser medidas no sangue ou no líquido cefalorraquidiano (LCR). Se esses marcadores estiverem elevados, particularmente no LCR, existe uma probabilidade de metástases sistêmicas, incluindo neurológicas. Entretanto, o inverso não é verdadeiro, já que marcadores tumorais dentro dos limites da normalidade não excluem a possibilidade de neoplasia maligna ou doença metastática. Apesar desse uso limitado, em todo paciente com sintomas neurológicos gerais, como alteração do estado mental, cefaleia ou crises epilépticas, devem-se obter exames laboratoriais básicos para descartar a possibilidade de outras etiologias, como infecção, desequilíbrio eletrolítico, toxinas ou anormalidades dos gases sanguíneos.

Exames de imagem

A ressonância magnética (RM), com e sem agente de contraste com gadolínio, constitui o exame de imagem padrão-ouro para pacientes com suspeita de doença no SNC. A tomografia computadorizada é usada em pacientes que não podem tolerar a RM e, em certas ocasiões, para avaliar detalhadamente uma hemorragia; também tem valor nas raras situações em que as metástases cerebrais são consequências de focos metastáticos nos ossos do crânio, com disseminação intracraniana direta. A espectroscopia por RM pode sugerir se uma lesão é neoplásica, inflamatória ou de outro tipo. Atualmente, a tomografia por emissão de pósitrons (PET, do inglês *positron emission tomography*) com F^{18}-fluorodesoxiglicose tem aplicação limitada na avaliação de metástases cerebrais, devido à alta atividade de fundo do cérebro normal. Novos marcadores para PET estão em fase exploratória. É importante assinalar que nenhuma dessas técnicas de imagem substitui a histologia para a acurácia do diagnóstico.

Diagnóstico histológico

Em muitos casos, não há necessidade de confirmação histológica de metástase para o SNC, visto que a probabilidade de doença metastática a partir de uma neoplasia primária conhecida, particularmente na presença de doença metastática confirmada, supera a probabilidade de tumor primário do SNC de desenvolvimento recente. Isso é particularmente verdadeiro se os exames de imagem demonstrarem características de doença metastática. Todavia, em outros casos, o diagnóstico de metástase para o SNC não está bem definido a despeito de anamnese, exame físico, valores laboratoriais e exames radiográficos. Se houver dúvida quanto ao diagnóstico de doença metastática, e se a lesão for cirurgicamente acessível com razoável segurança, deve-se realizar uma biopsia ou ressecção para estabelecer um diagnóstico histopatológico.

Outro método possível e importante de identificar metástases para o SNC consiste em obter uma amostra do LCR por punção lombar (PL). A PL também pode estabelecer ou descartar a possibilidade de outras etiologias e esclarecer o diagnóstico de ML (também denominada *carcinomatose leptomeníngea, meningite neoplásica* ou *meningite carcinomatosa*). Entretanto, não irá diagnosticar metástases do parênquima cerebral na ausência de comprometimento do LCR. A PL está contraindicada devido ao risco de herniação cerebral nos casos em que há suspeita de elevação da pressão intracraniana (PIC).

Tratamento

Os tratamentos tanto sintomáticos quanto definitivos devem ser realizados em pacientes que se apresentem com doença metastática do SNC. O tratamento sintomático consiste em corticosteroides, medicações para o manejo de crises epilépticas e profilaxia com antiepilépticos. O tratamento definitivo consiste em cirurgia, radioterapia (RT) e terapia sistêmica (quimioterapia, terapias direcionadas ou imunoterapia).

Corticosteroides e antiepilépticos

A doença metastática pode causar acentuado edema, devido ao extravasamento de plasma a partir da rede vascular permeável do tumor. Dentro dos estreitos confins anatômicos do SNC, esse edema pode causar elevação da PIC e compressão significativa do tecido neural normal (Figura 101.3 A). Os sintomas de PIC elevada consistem em cefaleia e visão turva. Os corticosteroides intravenosos, mais comumente dexametasona, devem ser administrados imediatamente a pacientes sintomáticos e, com frequência, resultam em rápida melhora dos sintomas. Um esquema amplamente usado de corticosteroides começa com um bólus intravenoso de 10 mg de dexametasona (embora o verdadeiro valor da administração intravenosa em comparação com a via oral, bem como a maior dose de 10 mg, em termos de resolução sintomática não esteja bem definido), seguido de uma dose de 4 mg administrada a cada 6 horas. A dose deve ser rapidamente titulada para cima ou para baixo, quando necessário. Grandes doses podem causar sintomas psiquiátricos agudos, e a administração crônica está associada a numerosas toxicidades, incluindo candidíase, risco aumentado de pneumonia por *Pneumocystis*, desequilíbrio metabólico, transtornos do sono e do humor, atrofia e perda da massa muscular, ganho de peso, osteopenia e fraturas patológicas, irritabilidade gastrintestinal e perfuração. Os corticosteroides devem ser reduzidos de modo gradual o mais rapidamente possível, de acordo com a tolerabilidade, uma vez iniciada a terapia definitiva.

Os pacientes sintomáticos ou aqueles com evidências radiográficas de efeito expansivo significativo devem ser estabilizados o mais rapidamente possível com corticosteroides. Foi constatado que os corticosteroides melhoram os sintomas ou produzem sua resolução em até dois terços dos pacientes, podendo conferir um pequeno benefício de sobrevida em comparação com a ausência de tratamento. Em pacientes com *status* de desempenho muito ruim e baixa expectativa de vida, o tratamento sintomático isolado com corticosteroides pode ser considerado (Evidência de nível 1).[1] Os pacientes que apresentam crises epilépticas devem ser estabilizados com agentes antiepilépticos, de preferência selecionando fármacos que não induzam as enzimas hepáticas do citocromo P450, visto que a indução pode interferir com o metabolismo de alguns quimioterápicos ou corticosteroides. Em geral, os antiepilépticos não estão indicados para pacientes que não apresentam histórico prévio de crises epilépticas, visto que a profilaxia não tem benefício comprovado e pode produzir efeitos adversos significativos, incluindo fadiga e diminuição da cognição; entretanto, estudos sugerindo que os antiepilépticos apresentam riscos que sobrepujam o benefício em pacientes que não tiveram crises epilépticas foram conduzidos antes do desenvolvimento de alguns dos fármacos mais modernos, como o levetiracetam, e não se dispõe de dados definitivos relacionados com essa era moderna (Evidência de nível).[2]

Cirurgia

Em geral, deve-se considerar o tratamento cirúrgico para pacientes clinicamente aptos, com grandes tumores (> 2 a 3 cm), um ou alguns tumores e/ou doença associada a edema cerebral significativo, efeito expansivo e déficits neurológicos. Os benefícios da remoção direta do tumor com cirurgia incluem rápida melhora dos sintomas e melhor controle da doença local. A decisão a favor ou contra a cirurgia depende de muitos fatores, incluindo o estado de desempenho clínico geral do paciente,

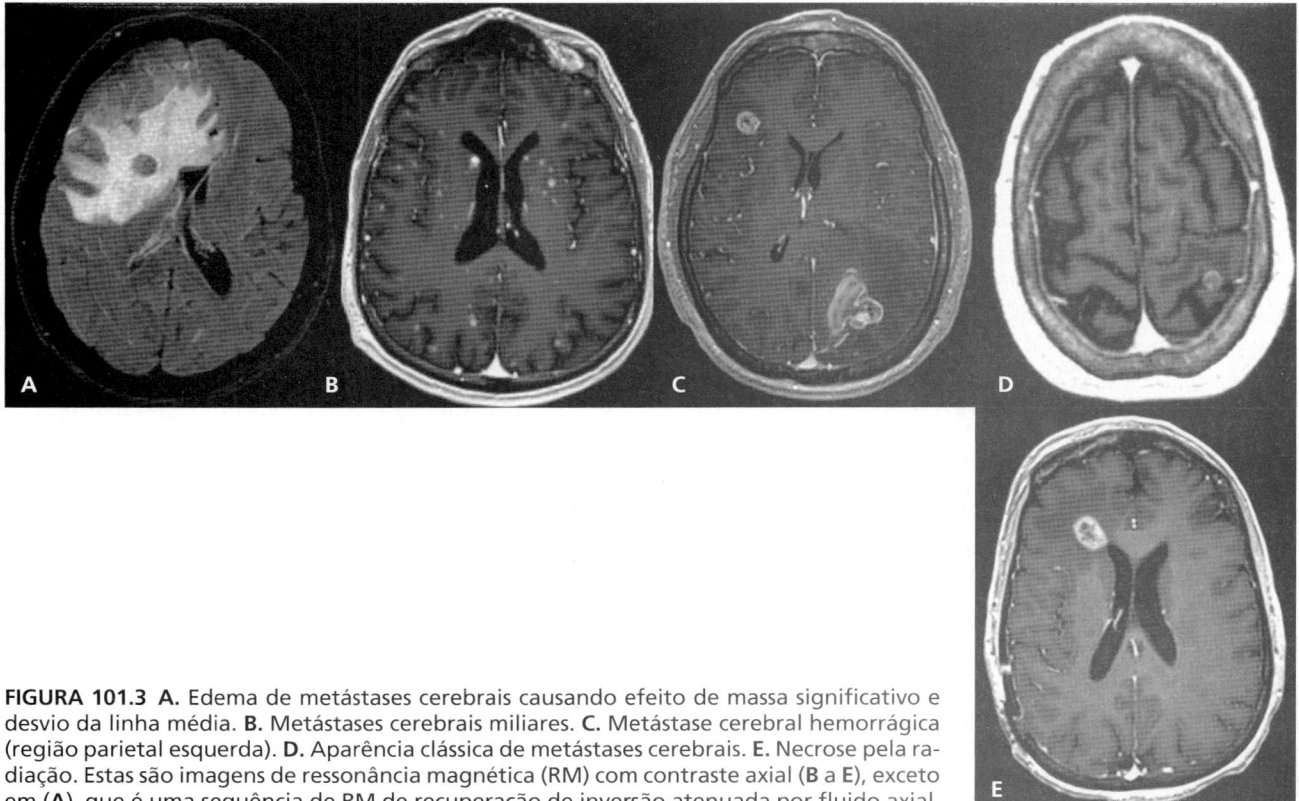

FIGURA 101.3 A. Edema de metástases cerebrais causando efeito de massa significativo e desvio da linha média. **B.** Metástases cerebrais miliares. **C.** Metástase cerebral hemorrágica (região parietal esquerda). **D.** Aparência clássica de metástases cerebrais. **E.** Necrose pela radiação. Estas são imagens de ressonância magnética (RM) com contraste axial (**B** a **E**), exceto em (**A**), que é uma sequência de RM de recuperação de inversão atenuada por fluido axial.

o estado da doença sistêmica, e a localização, tamanho e número de metástases. A cirurgia pode ser seguida de RT ou, menos comumente, de quimioterapia. Os riscos da cirurgia consistem em sangramento, infecção, vazamento do LCR e déficit neurológico transitório ou permanente.

Radioterapia

A RT pode ser usada em combinação com cirurgia, tipicamente como terapia adjuvante após ressecção máxima, ou como terapia primária para a doença não ressecada. A regressão do tumor após RT é um processo gradual, e os efeitos terapêuticos carecem do caráter imediato da ressecção cirúrgica, tornando a RT uma terapia de segunda linha em situações nas quais há indicação de descompressão imediata.

Para pacientes com metástases cerebrais demasiado numerosas para serem tratadas individualmente, a RT é, em geral, administrada a todo o cérebro (RT cerebral total [RTCT]), com a justificativa de que a presença de metástases cerebrais indica que houve comprometimento de todo o órgão. A probabilidade de outras células tumorais com potencial metastático em outra parte do cérebro é alta, e a RTCT pode não apenas tratar as lesões conhecidas, como também pode impedir o desenvolvimento de doença macroscópica em outra parte do cérebro.

A RTCT isoladamente pode reduzir ou eliminar os sintomas de metástases cerebrais em 60 a 80% dos pacientes e resultar em uma resposta radiográfica significativa em cerca da metade de todos os pacientes. A RTCT também está associada a melhor sobrevida mediana de 4 a 6 meses, em comparação com 1 mês sem tratamento. Os efeitos adversos consistem em fadiga, cefaleia, alopecia, declínio neurocognitivo, necrose pela radiação e dano relacionado com a área específica irradiada do cérebro.

Nos EUA, RTCT é administrada classicamente em uma dose total de 30 Gy, dividida em dez frações, embora se tenha constatado que vários outros esquemas de fracionamento possuem eficácia semelhante, sem diferença significativa na toxicidade (20 Gy em cinco frações, 30 Gy em 15, 37,5 Gy em 15, 40 Gy em 15 e 40 Gy em 20). Doses mais altas (≥ 50 Gy) e o hiperfracionamento (maior número de frações e frações menores) não demonstraram ter benefício em termos de sobrevida, e foi constatado que frações maiores são prejudiciais, com menor sobrevida sem progressão e maior toxicidade neurológica (Evidência de nível 1).[3-5]

Recentemente, ensaios clínicos focaram na redução de disfunções cognitivas associadas a RTCT, e pelo menos duas abordagens, a adição do agonista do receptor N-metil-D-aspartato memantina e a redução deliberada da dose ao hipocampo, demonstraram benefícios cognitivos significativos em ensaios clínicos randomizados; essas técnicas estão agora sendo rapidamente incorporadas à prática clínica de rotina.

A irradiação craniana profilática (ICP) ocorre quando a RTCT é administrada na ausência de doença macrometastática conhecida no cérebro, a fim de diminuir a probabilidade de desenvolvimento de metástases cerebrais. A ICP está indicada para o câncer de pulmão de pequenas células, que tem propensão muito alta a metástases cerebrais; ela e reduz o risco de falha intracraniana subsequente, bem como aumenta a sobrevida (Evidência de nível 1).[6,7] Outros tumores, particularmente os tumores cerebrais pediátricos clássicos, como o meduloblastoma, apresentam uma alta incidência de doença metastática, não apenas em outras partes do cérebro, mas também através do eixo cranioespinal, e a irradiação cranioespinal (ICE) profilática é administrada a todo o eixo do SNC nessas situações.

A radiocirurgia estereotáxica (RCE) é uma técnica de RT mais dirigida, em que uma dose muito alta de radiação é geralmente administrada em um único tratamento. As vantagens da RCE incluem tempo mais curto de tratamento (1 dia versus 2 a 3 semanas), rápido reinício da terapia sistêmica e dose de radiação diminuída no tecido cerebral normal circundante. A RCE pode ser usada com segurança no tratamento de múltiplas lesões cerebrais e também administrada em combinação com a RTCT. Em certas situações, a precisão da RCE é combinada com a administração de algumas frações grandes de radiação, em comparação com uma única fração, uma abordagem designada como radioterapia estereotáxica. Isso é mais comumente realizado em casos de metástases próximas a estruturas importantes ou nas grandes demais (> 2 a 3 cm), para um tratamento efetivo de fração única sem morbidade significativa.

Quimioterapia

Tradicionalmente, a quimioterapia tem desempenhado papel limitado no tratamento das metástases do SNC, visto que a BHE e a barreira hematoliquórica inibem a capacidade de penetração dos agentes sistêmicos no cérebro e na medula espinal. Alguns agentes com boa penetração no SNC incluem metotrexato intravenoso em alta dose e temozolomida. A quimioterapia também pode ser administrada por via intratecal, tipicamente por meio de uma porta colocada dentro do sistema ventricular, que ajuda a escapar dessas barreiras anatômicas naturais; todavia, a quimioterapia intratecal (QTI) só penetra no parênquima cerebral por alguns milímetros, no máximo, e é geralmente ineficaz contra metástases do parênquima cerebral. Outra limitação da quimioterapia no tratamento de metástases neurológicas é que a neoplasia maligna primária pode ter sido previamente tratada com o mesmo fármaco, levando à aquisição de resistência. Finalmente, mutações no tumor primário podem diferir das metástases intracranianas, também reduzindo a eficácia da terapia sistêmica nesses sítios de doença metastática.

Para as metástases do SNC, os tipos de histologia do câncer para os quais a quimioterapia demonstrou ser eficaz, ainda que modesta, incluem tumores de células germinativas (para os quais o efeito é notável), câncer de pulmão de pequenas células (no qual o efeito pode ser rápido, porém com duração limitada) e câncer de mama. Os cânceres que abrigam mutações causais específicas, como mutações do receptor do fator de crescimento da epiderme (EGFR, do inglês *epidermal growth factor receptor*), ou rearranjos da quinase do linfoma anaplásico (ALK, do inglês *anaplastic lymphoma quinase*), no câncer de pulmão de células não pequenas (CPCNP), e mutações no BRAF, no melanoma etc., podem responder de modo satisfatório a terapias direcionadas adequadas (p. ex., inibidores da tirosinoquinase do EGFR, inibidores da ALK e inibidores da BRAF), já que as novas drogas direcionadas de última geração penetram ao menos parcialmente a BHE.

METÁSTASES CEREBRAIS

Epidemiologia e manifestações clínicas

O tipo de câncer mais comum do cérebro consiste em doença metastática; as metástases cerebrais são mais numerosas do que os tumores cerebrais primários, em uma proporção de cerca de 10:1. Até 20 a 40% de todos os pacientes com câncer irão desenvolver doença metastática para o cérebro em algum ponto durante o curso de sua doença sistêmica. O cérebro pode constituir um local de recidiva a qualquer momento durante o curso clínico do paciente, mas o intervalo mediano entre o diagnóstico do câncer primário e o desenvolvimento de metástases cerebrais e o diagnóstico do câncer original é de aproximadamente 1 ano, porém a faixa pode ultrapassar 10 anos. O CPCNP constitui a fonte mais comum de metástases cerebrais, provavelmente por ser mais comum do que outros cânceres. Em comparação, maior proporção de pacientes com diagnóstico de melanoma, câncer de pulmão de pequenas células, carcinoma de células renais e subgrupos específicos de câncer de mama desenvolverá metástases cerebrais; todavia, devido ao menor número de pacientes diagnosticados com essas doenças, a incidência total desses tumores primários é menor que a do CPCNP.

Os sintomas de metástases para o SNC resultam de compressão focal do tecido circundante, destruição dos neurônios normais e aumento geral da PIC devido às metástases ou ao edema peritumoral associado. Os sintomas de apresentação consistem mais frequentemente em cefaleia (49%), alteração do estado mental (32%), fraqueza focal (30%), ataxia (21%) e crises epilépticas (18%). As lesões miliares difusas e pequenas espalhadas por todo o parênquima do cérebro estão particularmente associadas à leucemia e ao câncer de pulmão de pequenas células e podem se manifestar na forma de encefalopatia generalizada (Figura 101.3 B).

Em geral, as metástases cerebrais sem tratamento provocam sintomas que se agravam no decorrer de vários dias a semanas. Em alguns casos, os sintomas são mais agudos e podem simular um acidente vascular encefálico isquêmico ou hemorrágico. A evolução clínica mais abrupta pode ser observada particularmente com sangramento dentro das metástases. As metástases cerebrais hemorrágicas estão classicamente associadas a determinados tipos de histologia, incluindo melanoma, carcinoma renal, coriocarcinoma, CPCNP e tireoide (Figura 101.3 C).

Diagnóstico

Em uma situação de diagnóstico estabelecido de câncer e sintomas neurológicos de início recente, a identificação de múltiplas lesões cerebrais esféricas com realce, principalmente na junção entre as substâncias cinzenta e a branca, com grau desproporcional de edema na RM, sugere fortemente um diagnóstico de metástases cerebrais. O diagnóstico diferencial inclui tumor cerebral primário, linfoma, abscesso, outros processos infecciosos, acidente vascular encefálico, desmielinização multifocal ou necrose pela radiação. Uma série seminal de 54 pacientes, todos com histórico prévio de malignidade invasiva com nova lesão cerebral solitária identificada no exame de imagem, que foram submetidos à ressecção ou biopsia, relatou discordância patológica em 11%; em outras palavras, 1 entre 10 pacientes com achados na RM compatíveis com uma lesão metastática solitária no cérebro poderia não apresentar metástase cerebral.

As metástases cerebrais podem ser únicas ou múltiplas. A aparência clássica da doença metastática no cérebro consiste em uma lesão arredondada e irregular e com realce anular na junção entre as substâncias cinzenta e a branca, com edema vasogênico associado (Figura 101.3 D). Em comparação, os gliomas de alto grau podem ser mais infiltrativos e ter um formato irregular; os gliomas são mais comumente solitários, raramente ocorrem como múltiplas lesões distintas e podem parecer mais infiltrativos e irregulares do que metástases cerebrais. O linfoma do SNC tende a aparecer como doença periventricular com realce homogêneo. Os abscessos intracranianos estão entre os primeiros na lista do diagnóstico diferencial na presença de imunossupressão. Aparecem como massas bem circunscritas, com margem espessa e realce anular, com hipodensidade central. O acidente vascular encefálico, tanto o hemorrágico quanto o isquêmico, pode produzir sintomas e achados de imagem semelhantes aos das metástases cerebrais. Foi relatada a ocorrência de desmielinização multifocal após tratamento com certos agentes quimioterápicos (5-fluoruracila e levamisol), que também pode simular metástases na sua aparência. A necrose pela radiação constitui uma complicação potencial reconhecida da RT, particularmente da RCE, e também pode aparecer como massa contrastada (Figura 101.3 E).

Cerca de 80% das metástases cerebrais acometem os hemisférios cerebrais, 10% o cerebelo e 5% o tronco encefálico, ou seja, uma taxa de incidência que parece compatível com o volume e a porcentagem relativos do fluxo sanguíneo intracraniano. Observa-se alta proporção de metástases cerebrais nas áreas de fronteira vascular. Isso se deve mais provavelmente aos vasos sanguíneos de menor calibre e ao fluxo sanguíneo mais lento nessas regiões. Por motivos que ainda não estão totalmente elucidados, diferentes tipos histológicos podem metastatizar preferencialmente para diferentes locais do cérebro. Por exemplo, o câncer de pulmão tende a metastatizar para o cérebro, enquanto as neoplasias malignas gastrintestinais tendem a metastatizar para o cerebelo.

Tratamento

Cerca de 30 a 50% dos pacientes com doença metastática para o cérebro morrem de doença intracraniana progressiva. Por conseguinte, quando se consideram as opções de tratamento, é preciso analisar não apenas a extensão da doença intracraniana, mas também a carga geral da doença, o estado clínico e o prognóstico. Para prever a sobrevida na presença de metástases intracranianas, o Radiation Therapy Oncology Group (RTOG) desenvolveu uma classificação por análise recursiva parcializada que estratificou os pacientes com base no estado de desempenho, idade, no controle do tumor primário e na presença de doença metastática extracraniana. Subsequentemente, o índice de Graded Prognostic Assessment foi desenvolvido como um sistema de escores mais objetivo e incorporou variáveis adicionais, como número de metástases cerebrais, com iterações adicionais sendo histológico-específicas e versões mais recentes, que incorporam marcadores moleculares. Podemos nos basear nessa classificação de previsões sobre a sobrevida global, que pode ser então usada para orientar decisões terapêuticas.

Dois quadros clínicos merecem esclarecimento adicional: (1) a lesão cerebral única, indicando uma doença diagnosticada em outra parte, com apenas uma lesão no cérebro, e (2) uma lesão cerebral solitária, indicando que uma metástase para o cérebro constitui o único local conhecido de doença. (É preciso assinalar que a literatura frequentemente utiliza os termos única e solitária como sinônimos.) Em geral, as lesões cerebrais únicas ou solitárias necessitam de manejo agressivo, o que pode ter impacto significativo na sobrevida do paciente. Diversas séries relataram que o tratamento de metástases cerebrais únicas e sincrônicas do CPCNP, além do tratamento torácico definitivo, melhorou a sobrevida dos pacientes.

Após estabilização clínica, deve-se considerar o tratamento definitivo com cirurgia, RT dirigida com RCE, ou RTCT, quimioterapia (incluindo uso de agentes direcionados para alvos em pacientes altamente selecionados) ou diferentes combinações dessas modalidades. Os únicos ensaios clínicos que demonstraram vantagem da terapia mais agressiva para a sobrevida foram conduzidos em pacientes com metástase cerebral única (inclusive solitária).

Tratamento dirigido

As metástases cerebrais podem ser tratadas focalmente com cirurgia ou RCE. Após a ressecção de uma metástase cerebral, os pacientes são submetidos à RCE ou à RTCT, para melhorar a taxa de controle local da doença (Evidência de nível 1).[8]

Cirurgia

A ressecção de um número limitado de metástases cerebrais, habitualmente uma, leva a resultados melhores, tanto para recidiva locorregional quanto para a sobrevida global. A ressecção isolada, entretanto, resulta em alto risco de falha local (Figura 101.4). Para pacientes com metástases cerebrais solitárias ou únicas com doença sistêmica controlada, a ressecção seguida de RTCT prolonga a sobrevida (mediana de 40 a 50 semanas) e a independência funcional, bem como melhora a função neurológica, em comparação com a RTCT apenas (Evidência de nível 1).[9] A seleção correta nos pacientes é crucial, visto que a ressecção de uma única metástase em pacientes com maior carga de doença sistêmica ou estado de desempenho mais precário geralmente não prolonga a sobrevida. Acredita-se que essa seja a razão para a falta de benefício de sobrevida observada no ensaio clínico de Mintz et al., visto que esse estudo incluiu pacientes com estado de desempenho de Karnofsky (KPS) de 50, em comparação com o KPS mínimo de 70 para os pacientes listados nos outros dois ensaios clínicos (Evidência de nível 1).[10] Os resultados desse ensaio clínico também foram potencialmente complicados por uma alta taxa de cirurgia após progressão da doença entre pacientes randomizados para tratamento apenas com RTCT. Como alternativa para a RTCT adjuvante, pacientes com metástases cerebrais limitadas submetidos a ressecção de uma ou mais lesões podem também receber RCE pós-operatória nas metástases ressecadas, bem como RCE definitiva nas lesões remanescentes. Essa abordagem resulta em uma taxa de sobrevida semelhante, porém reduz o declínio da função neurocognitiva, comparando-se à RTCT, com custo de maior necrose cerebral focal e risco substancialmente elevado de falha no resto do cérebro, incluindo as leptomeninges (Evidência de nível 1).[11] A Tabela 101.1 resume os ensaios randomizados cirúrgicos e de RT (Evidência de nível 1).[9,10,12-14]

A cirurgia é preferida à radiação nos casos de edema extenso e aumento da PIC, visto que constitui o tratamento mais eficaz para a redução imediata do efeito expansivo. A cirurgia também é preferida para os casos nos quais se deseja obter amostra patológica para orientar o tratamento, bem como para os casos com lesões de mais de 4 cm. A aplicação mais ampla da cirurgia é limitada pelo risco de morbidade, particularmente de múltiplas metástases, para as quais pode ser necessária a realização de múltiplas craniotomias. Estudos retrospectivos de ressecção de até duas metástases em pacientes bem selecionados sugere uma possível vantagem de sobrevida, porém não há evidência de nível 1 para sustentar essa abordagem. Apesar de não haver ensaios randomizados que tenham explorado o papel/valor de múltiplas craniotomias para múltiplas metástases, na prática clínica, pacientes com múltiplas metástases volumosas com efeito de massa considerável e herniação iminente podem ser os que mais se beneficiam de tal abordagem, pois técnicas neurocirúrgicas, riscos relacionados à anestesia e unidades de cuidados neurointensivos melhoraram substancialmente na última década, permitindo a aplicação segura de uma abordagem tão radical (Figura 101.5).

Cirurgia estereotáxica

A RCE é usada para a administração de uma dose alta única de RT a um pequeno alvo bem discriminado e, com frequência, é

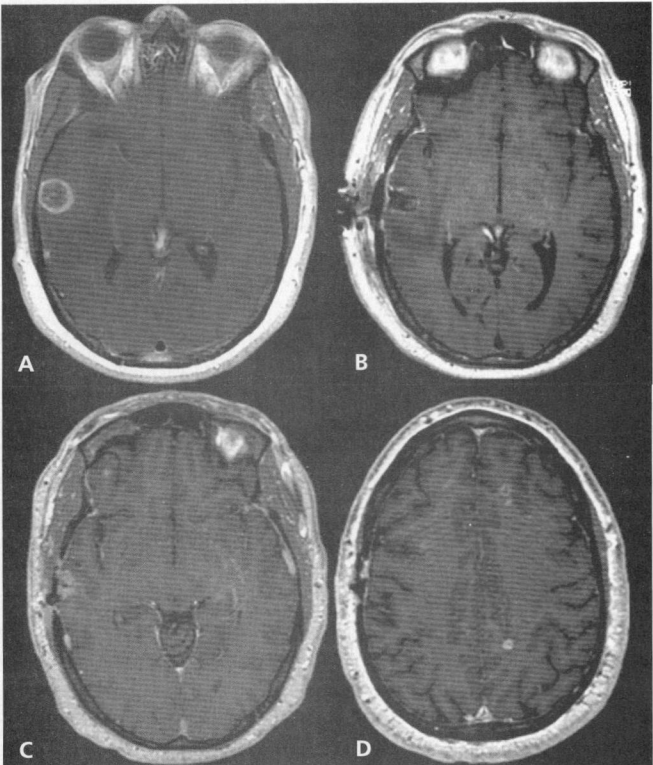

FIGURA 101.4 Paciente com câncer de pulmão de células não pequenas que apresentou uma única metástase cerebral temporal direita (**A**), submetido à ressecção (**B**) sem radioterapia pós-operatória recomendada. O paciente finalmente experimentou uma recidiva local no leito pós-operatório (**C**), assim como inúmeras metástases intracranianas, necessitando de radioterapia total para salvar o cérebro (**D**).

Tabela 101.1 Comparação da sobrevida global com cirurgia mais radioterapia cerebral total *versus* radioterapia cerebral total isoladamente.

Ensaio clínico	N	Cirurgia + RTCT	RTCT apenas	Valor de *p*
Patchell et al.	48	40 semanas	15 semanas	< 0,1
Noordijk et al.	63	Cerca de 40 semanas	Cerca de 24 semanas	0,04
Mintz et al.	84	Cerca de 22,4 semanas	Cerca de 25,2 semanas	NS
Ensaio	N	Cirurgia/SRS + RTCT	Cirurgia ou SRS Isolada	Valor de *p*
Kocher et al.	359	10.9 meses	10.7 meses	NS
Ensaio	N	Cirurgia + SRS	Cirurgia Isolada	Valor de *p*
Mahajan et al.	132	17 meses	19 meses	NS

NS, não significativo; SRS, radiocirurgia estereotáxica; WBRT, radioterapia cerebral total.

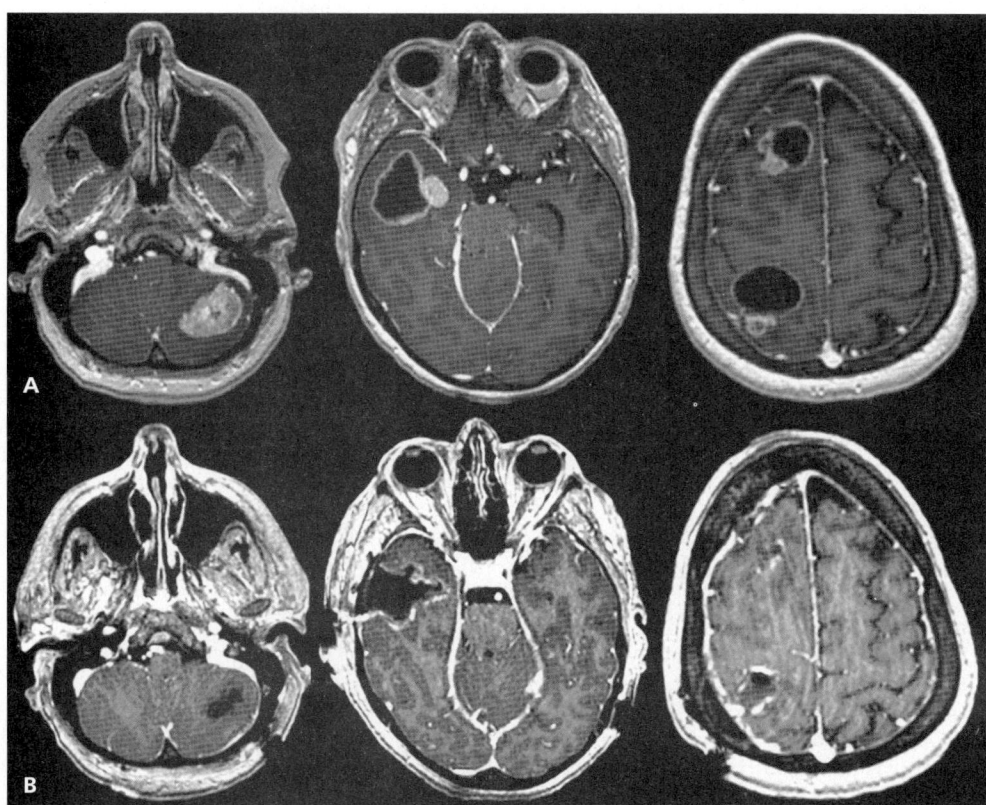

FIGURA 101.5 A. Paciente com quatro grandes metástases cerebrais císticas no cerebelo esquerdo, no temporal direito e nas regiões frontal e parietal direita. **B.** Dado o tamanho e a natureza cística das lesões, todas foram ressecadas antes da radioterapia adjuvante, com rápida melhora sintomática.

usada para doença metastática que não é acessível à cirurgia, em virtude de sua localização ou de comorbidades do paciente. Além disso, diferentemente da cirurgia, a RCE pode ser considerada no tratamento de múltiplas lesões. A RCE resulta em estabilidade ou diminuição do tamanho do tumor em mais de 80% dos pacientes e representa uma maneira efetiva de obter controle local. Com uma precisão submilimétrica, obtida com imobilização e imagem cada vez mais sofisticadas e gradientes de dose extremamente bem definidos, a RCE é capaz de administrar altas doses de radiação ao alvo, com dose acentuadamente reduzida para as estruturas delicadas adjacentes. Essa capacidade de escalonamento das doses significa que as metástases de tipos histológicos radiorresistentes, como o melanoma e o carcinoma de células renais, têm mais probabilidade de serem controladas. A dose prescrita de radiação administrada pela RCE é determinada pelo tamanho da lesão, com doses menores usadas para lesões maiores, em virtude do risco aumentado de induzir edema e necrose inaceitáveis. Além disso, por essa razão, a maior lesão passível de ser tratada de maneira segura com RCE de fração única é da ordem de 3 a 4 cm, embora lesões de até 5 cm de tamanho tenham sido tratadas, com diminuição do controle local. Métodos mais recentes de realização de radiocirurgia esterotáxica (SRS), como abordagem escalonada (uma dose seguida de um intervalo de 2 a 4 semanas, seguida de uma dose adicional) e incorporação da RT estereotáxica (tratamento realizado em 3 a 5 frações) na prática clínica, permitiram que lesões maiores sejam tratadas com essas técnicas de RT de alta precisão.

A RCE é, às vezes, usada em associação com a RTCT. Em um ensaio clínico randomizado que comparou a RTCT mais RCE administrada a uma de três metástases cerebrais *versus* RTCT isoladamente, foi constatada vantagem de sobrevida global com a adição de RCE em pacientes com lesão única; em análise *post hoc*, outros subgrupos com benefício de sobrevida foram identificados e incluíram pacientes com câncer de pulmão que apresentavam até três lesões e RTOG em pacientes com análise de particionamento recursivo classe I (Evidência de nível 1).[15]

Um campo ativo de pesquisa consiste no uso da RCE para prevenção de recidiva local após ressecção. A RCE do leito de ressecção é mais complexa do que ter como alvo um tumor em expansão, devido a incertezas sobre a interpretação da RM pós-operatória. Uma série relatou uma taxa de controle local de 1 ano de 94% quando foi acrescentada margem de 2 mm em torno do leito tumoral definido *versus* 78% quando não foi acrescentada nenhuma margem, e outra sugeriu que a maioria dos leitos de recorrência tumoral ocorreram dentro de 3 mm da cavidade da ressecção. Diretrizes de consenso ajudam a definir princípios importantes, quando se está delineando o volume-alvo durante o planejamento da SRS. Um problema relacionado com a RCE do leito cirúrgico é a possibilidade de disseminação leptomeníngea secundária à ressecção, particularmente para pacientes com grandes lesões localizadas na dura, ou em pacientes com subtipos específicos de câncer de mama e para aqueles com doença na fossa posterior. Uma segunda preocupação é a de que o leito tumoral se preencha no pós-operatório com tecido cerebral normal, e, principalmente quando são utilizadas margens, uma grande quantidade de parênquima encefálico receberia grandes doses de radiação, aumentando a chance de necrose. O North Central Cancer Treatment Group (NCCTG), em colaboração com o RTOG, recentemente publicou um estudo randomizado para comparar a RTCT pós-operatória *versus* RCE do leito de ressecção. Pacientes que receberam SRS pós-operatória apresentaram taxas mais elevadas de sobrevida livre de deterioração cognitiva, mas sem diferenças significativas em termos de mortalidade geral, com incidência significativa de recorrência intracraniana (Evidência de nível 1).[11] Algumas instituições utilizam a RCE pré-operatória para evitar os desafios de definição do leito tumoral e argumentam que a taxa de disseminação para as leptomeninges é menor, o controle tumoral é maior, e o risco de necrose pela radiação é menor; entretanto, não foram conduzidas avaliações prospectivas da RCE pré- *versus* pós-operatória até o presente momento.

Radioterapia cerebral total além do tratamento dirigido

Embora a terapia dirigida, como a cirurgia ou a RCE, possa controlar efetivamente a lesão tratada, a taxa de recidiva no restante do cérebro continua sendo de cerca de 30 a 70%. A RTCT após ressecção ou SRS de uma metástase cerebral única (ou de até quatro metástases) proporciona melhora notável no controle local, redução de falha intracraniana distante e redução em morte por progressão neurológica e também melhora o controle local. A adição da RTCT ao tratamento dirigido diminui indiscutivelmente a recidiva intracraniana, porém pode ocorrer um declínio cognitivo em uma proporção significativa de pacientes, em consequência dos efeitos tardios da RTCT. Os efeitos neurocognitivos podem ser observados dentro de vários meses, e déficits fixos tornam-se pronunciados dentro de vários anos após o tratamento. Metade ou mais de todos os pacientes com metástases cerebrais morrem de progressão sistêmica, e não da doença intracraniana; todavia, certamente, alguns pacientes apresentam sobrevida prolongada, de modo que os médicos precisam considerar e discutir as possíveis complicações tardias da RTCT. Dados recentes sustentam um efeito protetor do fármaco memantina (Evidência de nível 1).[16] A preservação de estruturas críticas dentro do cérebro, como o nicho de células-tronco subgranular regenerativo peri-hipocampal, durante o planejamento da RT, também reduz o desenvolvimento de déficits neurocognitivos em consequência de WBRT. Um ensaio randomizado recente de RTCT convencional e memantina comparados à RTCT poupando o hipocampo (uma técnica de tratamento radioterápico avançada, em que todo o parênquima cerebral é tratado com uma dose terapêutica, porém as regiões hipocampais recebem doses reduzidas bilateralmente) e memantina mostrou tempo maior até a falha neurocognitiva quando se utiliza a RTCT poupando o hipocampo, corroborando seu papel na prática clínica de rotina (Evidência de nível 1).[17]

A RCE está sendo cada vez mais usada isoladamente, sobretudo em pacientes idosos e outros pacientes com atividade mental basal frágil ou naqueles cujo prognóstico geral é excelente. Em um ensaio clínico randomizado de pequeno porte, a RCE isoladamente resultou, de fato, em preservação neurocognitiva superior àquela observada com RTCT mais RCE; entretanto, o pequeno tamanho do ensaio clínico resultou em preocupações relacionadas ao desequilíbrio na seleção de pacientes (Evidência de nível 1).[18] Em um ensaio clínico japonês de maior porte, a função cognitiva, avaliada pelo Miniexame do Estado Mental, demonstrou tendência à superioridade no braço de RCE + RTCT, enquanto o braço da RTCT foi favorecido por declínio do Miniexame do Estado Mental ao longo de um período mais extenso (Evidência de nível 1).[19] Em um ensaio clínico da European Organisation for Research and Treatment of Cancer (EORTC) de ressecção ou radiocirurgia, com ou sem RTCT, a RTCT adjuvante teve impacto negativo em alguns aspectos da qualidade de vida relacionada à saúde (QVRS), embora esses efeitos tenham sido transitórios. Entretanto, a concordância com a QVRS foi de apenas 88,3% em condições basais e caiu para um valor extremamente baixo de 45% dentro de 1 ano; em ensaios clínicos com esses grandes componentes de dados omitidos, a atribuição de superioridade está associada a numerosos vieses inerentes (Evidência de nível 1).[13] Um ensaio clínico intergrupal de maior porte realizado em 213 pacientes com até três metástases cerebrais randomizou pacientes para SRS ou SRS mais RTCT. O desfecho primário era deterioração cognitiva (declínio de 1 desvio padrão da linha de base em pelo menos 1 teste cognitivo a 3 meses), e desfechos secundários incluíam o tempo da falha intracraniana, qualidade de vida, independência funcional, estado cognitivo a longo prazo e sobrevida global. Pacientes randomizados para a SRS isolada apresentaram menor deterioração cognitiva em 3 meses, melhor qualidade de vida em 3 meses e melhora qualidade de vida geral; entretanto, o tempo da falha intracraniana foi menor sem RTCT, e não houve diferenças significativas na independência funcional ou sobrevida global entre os braços de tratamento (Evidência de nível 1).[20]

Por conseguinte, a omissão completa de RTCT deve ser abordada com cuidado, particularmente no contexto de outros relatos na literatura, como o estudo frequentemente esquecido de Pirzkall et al. envolvendo 236 pacientes, em que RCE + RTCT, em comparação com RCE apenas (ensaio clínico não randomizado), produziu melhor controle do tumor e reduziu a recidiva intracraniana, com tendência à melhor sobrevida, particularmente nos pacientes sem doença extracraniana (15,4 *versus* 8,3 meses, $P = 0,08$). Isso ressalta a expectativa lógica de que a RTCT adicionada à RCE melhora o controle da doença cerebral, o que tem o potencial de se refletir em uma vantagem de sobrevida, apenas nos pacientes que têm menos probabilidade de sucumbir à progressão extracraniana, enfatizando mais uma vez a necessidade de realizar um novo estadiamento da doença sistêmica nos ensaios clínicos que procuram definir uma diferença de sobrevida. Esse achado foi embasado recentemente por uma análise secundária do estudo japonês sobre SRS *versus* SRS somada à RTCT, no qual os pacientes com melhores prognósticos pareceram ter um benefício de sobrevida pela adição da RTCT, reduzindo-se falhas cerebrais subsequentes.

A American Society of Radiation Oncology, em 2014, recomendou que seja evitado o uso rotineiro da RTCT em pacientes selecionados com doença intracraniana limitada tratados com RCE; entretanto, se esses pacientes tiverem doença extracraniana limitada, podem constituir muito bem o grupo exato passível de apresentar efetivamente um benefício de sobrevida com a RTCT, de modo análogo ao benefício de sobrevida que resulta em pacientes com câncer de pulmão de pequenas células quando se utiliza a RTCT para tratamento da suposta doença intracraniana microscópica, no contexto da doença extracraniana bem controlada (a denominada PCI, embora essa estratégia não seja verdadeiramente "profilática", porém seja, na realidade, terapêutica para a doença intracraniana com micrometástases). O advento de terapias sistêmicas com melhor penetração na BHE é algo realmente necessário antes que se mude seguramente para a terapia focal isolada.

É importante entender que a recorrência do câncer em qualquer órgão frequentemente leva a uma deterioração funcional desse órgão, e não se deve esperar que o cérebro seja uma exceção; por conseguinte, adiar a RTCT ou a RCE adicional até a recidiva pode ter consequências neurocognitivas potencialmente prejudiciais, bem como na sobrevida geral do paciente, visto que a recidiva no cérebro pode se manifestar com sintomas potencialmente devastadores e irreversíveis. Um número muito pequeno de estudos analisa cuidadosamente a causa da morte em pacientes com metástases cerebrais; Regine et al., em uma única instituição, relataram aumento considerável das recidivas intracranianas em pacientes tratados com RCE apenas, porém o mais importante é que verificaram que essas recidivas eram mais frequentemente (71%) sintomáticas e associadas a um déficit neurológico. Patchell et al., em seu ensaio clínico original de ressecção, +/– RTCT, rastrearam a causa da morte e identificaram a ocorrência mais frequente de morte neurológica em pacientes submetidos a RTCT, um resultado lógico de falência intracraniana aumentada (Evidência de nível 1).[21] Uma opção para contornar esse problema consiste no monitoramento frequente com RM de rastreamento após RCE inicial e recuperação com RCE repetida por ocasião da recidiva pré-sintomática. Entretanto, essa opção, mesmo que a sua eficácia fosse demonstrada em um ensaio clínico randomizado, provavelmente estaria associada a maiores custos sociais em consequência de intensa vigilância por RM e recuperação com RCE repetida, habitualmente em mais de uma ocasião. Todos esses fatores precisam ser considerados em cada paciente, a fim de otimizar o tratamento.

Reirradiação

Apesar das respostas iniciais satisfatórias, a maioria dos pacientes apresenta progressão da doença no cérebro, de modo que é preciso considerar também o papel da reirradiação. A RCE pode ser usada no tratamento da recidiva após RTCT e vice-versa. Em alguns casos, a RTCT pode ser repetida, e foi relatada melhora dos sintomas em 40 a 70% dos pacientes. Até o momento, não existe evidência randomizada sobre o papel da reirradiação para as metástases cerebrais, e as decisões clínicas precisam ser tomadas com base em cada caso (Evidência de nível 1).[22]

Quimioterapia, terapia direcionada a alvos e imunoterapia

Os papéis da quimioterapia, da terapia direcionada a alvos ou da imunoterapia não estão bem definidos, mas essas modalidades estão evoluindo rapidamente. Não há evidência de nível 1 favorecendo o uso da quimioterapia citotóxica, e, por conseguinte, nenhuma quimioterapia citotóxica padrão é usada rotineiramente no tratamento das metástases cerebrais, exceto, talvez, para germinomas. Em pacientes com metástases cerebrais que não responderam à terapia local, são frequentemente administrados os mesmos agentes quimioterápicos usados para o tratamento da doença extracraniana. Como alternativa, podem-se utilizar fármacos com boa penetração no SNC, como temozolomida, topotecana, irinotecana e metotrexato em altas doses, mesmo em pacientes nos quais a quimioterapia pode ter, no máximo, eficácia mínima contra o tumor primário.

Melhor compreensão da biologia dos tumores levou à identificação de deflagradores moleculares específicos do desenvolvimento e progressão do câncer. Alterações envolvendo o gene *EGFR* e a translocação cromossômica *EML4-ALK* no câncer de pulmão, a hiperexpressão da proteína receptora do fator de crescimento epidérmico 2 (HER2) no câncer de mama e a mutação *BRAF* no melanoma e em fusões do gene *NTRK* em tumores sólidos adultos e pediátricos são exemplos de subgrupos distintos de câncer passíveis de responder a abordagens singulares de tratamento. Foram conduzidos vários estudos prospectivos nos últimos 5 anos, focalizando, em particular, terapias direcionadas para alvos ou imunoterapias, que mostraram resultados promissores.

Inibidores do receptor do fator de crescimento epidérmico no câncer de pulmão de células não pequenas

O ensaio clínico RTOG 0320 não demonstrou qualquer benefício adicional da temozolomida ou do erlotinibe quando esses fármacos foram acrescentados a RTCT e RCE em pacientes não selecionados com CPCNP e uma a três metástases cerebrais (Evidência de nível 1).[23] Uma das limitações desse estudo foi a de que os pacientes não foram estratificados de acordo com o estado da mutação *EGFR*. Em um estudo de fase II de 40 pacientes com CPCNP e metástases cerebrais, a RTCT e o erlotinibe foram seguros, e o tempo de sobrevida mediano foi de 11,8 meses. Nos 17 pacientes com estado de mutação *EGFR* conhecido, o benefício do erlotinibe foi mais pronunciado em pacientes com mutação *EGFR* (sobrevida global de 19,1 meses), em comparação com pacientes apresentando *EGFR* de tipo selvagem (sobrevida global de 9,3 meses). Em uma grande coorte de 110 pacientes com câncer de pulmão com mutação *EGFR* e diagnóstico recente de metástases cerebrais, os pacientes tratados com RTCT (32 pacientes) tiveram tempo mediano mais longo para progressão intracraniana, em comparação com 63 pacientes que receberam terapia inicial com erlotinibe (24 *versus* 16 meses). Em análise retrospectiva, multi-institucional, de 35 pacientes com metástases cerebrais com mutações do *EGFR*, a média da sobrevida após SRS, RTCT e inibidor do EGFR isoladas foram de 46, 20 e 25 meses ($P < 0,001$), apesar de os pacientes mais favoráveis terem sido selecionados para terapia sistêmica isolada. Esse estudo demonstrou que o adiamento da RT e o tratamento com terapia sistêmica isolada, cuja eficácia é modesta, pode resultar em diminuição da sobrevida, até mesmo em pacientes com perfis favoráveis em termos de mutações (Figura 101.6). Na realidade, esses dados dão ainda mais credibilidade à hipótese de que se a sobrevida de um paciente é estimada em pouco mais que alguns meses, o controle intracraniano se torna um objetivo primordial, e a utilização de abordagens abaixo do ideal que aumentem o risco de recorrência intracraniana pode oferecer riscos que levem à diminuição da sobrevida global.

Em um estudo de fase II do gefitinibe em 41 pacientes com CPCNP não selecionados para a mutação *EGFR*, foi observada taxa de resposta objetiva de 10% no cérebro. Foram relatadas taxas mais elevadas de resposta em estudos de inibidores do *EGFR* enriquecidos com pacientes com mutações conhecidas de *EGFR*. Inibidores do EGFR de terceira geração, como o osimertinibe, estão associados com maiores taxas de resposta (50 a 70%) e controle mais duradouro da doença. Novos agentes que estão sendo desenvolvidos para os pacientes com essas mutações incluem o AZD-3759 e o avitinibe (contra a mutação resistente a EGFR T790M).

Inibidores da quinase do linfoma anaplásico no câncer de pulmão de células não pequenas

O inibidor de ALK de primeira geração crizotinib resultou em controle extracraniano excelente de doença, entretanto baixas taxas de resposta (< 20%) no cérebro, devido à penetração limitada na BHE. Novos inibidores da ALK de última geração, como alectinibe, ceritinibe, e brigatinibe, mostraram melhor penetração na BHE e melhor controle de doença intracraniana (> 50%) em ensaios clínicos. Novas avaliações prognósticas baseadas em características moleculares também mostram maior sobrevida nesses pacientes, devido, significativamente, ao aumento de eficácia desses agentes de última geração.

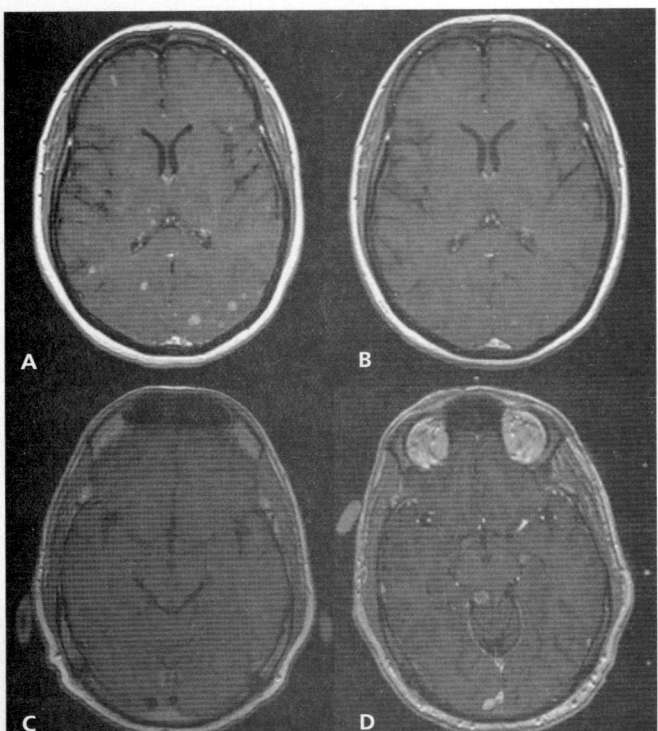

FIGURA 101.6 Resposta diferencial aos inibidores de receptores do fator de crescimento epidérmico em metástases cerebrais. Um paciente com inúmeras metástases cerebrais (**A**) tem uma excelente resposta ao tratamento apenas com terapia-alvo (**B**). Compare isso com outro paciente com a mutação do mesmo receptor do fator de crescimento epidérmico apresentando uma única metástase cerebral (**C**), que é tratado com a mesma terapia direcionada, mas experimenta progressão sintomática da doença (**D**), necessitando de radiocirurgia estereotáxica.

Inibidores do receptor do fator de crescimento epidérmico humano 2 para o câncer de mama

O primeiro da classe dos inibidores prototípicos de HER2, o trastuzumabe, tem penetração muito limitada na BHE e foi inicialmente descrito gerando respostas no contexto de carcinomatose leptomeníngea do câncer de mama, porém não para doença parenquimatosa. Vários ensaios clínicos prospectivos avaliaram o papel do inibidor de segunda geração, lapatinibe, isoladamente ou combinado à terapia com fluoruracila em pacientes com câncer de mama positivo para HER2, com metástases cerebrais ativas. Em um estudo de fase II do lapatinibe em pacientes com câncer de mama positivo para HER2 com metástases cerebrais progressivas após RTCT e/ou RCE, foi observada uma verdadeira taxa de resposta do SNC de apenas 6%. Em um estudo de fase II de braço único, 29 das 45 pacientes com metástases cerebrais recém-diagnosticadas e previamente não tratadas de câncer de mama positivo para HER2 obtiveram uma resposta objetiva do SNC (66%) com a associação de lapatinibe e capecitabina (Evidência de nível 1).[24] De modo semelhante, neratinibe e capecitabine também mostraram taxas favoráveis de resposta (49%) comparados ao toneratinibe isoladamente (8%). Novos agentes, como trastuzumabe entansina, tucatinibe e tesevatinibe, também estão sendo avaliados nesse subconjunto de pacientes com câncer de mama. Nesse contexto, um ensaio oncológico NRG quase finalizado (NCT01622868) está explorando a combinação de RTCT ou SRS com lapatinibe e se baseando nos dados pré-clínicos limitados sugerindo eficácia; seus resultados estão sendo ansiosamente aguardados.

Inibidores direcionados para o alvo BRAF no melanoma

Mutações *BRAF* ativadoras, que resultam em ativação constitutiva da via da proteinoquinase ativada por mitógeno afetam aproximadamente metade dos pacientes com melanoma cutâneo, e mais de 95% consistem em mutações V600E (substituição do ácido glutâmico por valina na posição do aminoácido 600). Em um estudo de fase II aberto, 172 pacientes com melanoma metastático para o cérebro positivo para mutação V600E ou V600K foram tratados com dabrafenibe. Os pacientes na coorte A não tinham recebido terapia local prévia, e os da coorte B tinham progressão da doença no cérebro após terapia local (cirurgia, RTCT e RCE). Dos 74 pacientes (39%), 29 portadores de melanoma com mutação *BRAF* V600E na coorte A e 20 dos 65 pacientes (31%) na coorte B obtiveram resposta intracraniana global. Esse estudo forneceu evidências iniciais de que o dabrafenibe possui atividade em pacientes com metástases cerebrais de melanoma com mutação *BRAF* V600E, independentemente de terapia local prévia, mas as taxas de resposta de 31 a 39% foram consideradas como modestas, no máximo, principalmente porque nenhuma dessas envolveu resposta completa, e a durabilidade foi limitada.

Em um estudo prospectivo, 24 pacientes com metástases cerebrais de melanoma positivo para a mutação *BRAF* V600E foram tratados com vemurafenibe. Dos 19 pacientes com doença intracraniana detectável, 7 (37%) obtiveram mais de 30% de regressão do tumor intracraniano, e 3 (16%) apresentaram resposta parcial (RP) confirmada, enquanto 13 de 21 (62%) tiveram respostas extracranianas. Um estudo de fase II do vemurafenibe em 146 pacientes com metástases cerebrais de melanoma positivo para mutação *BRAF* V600, com ou sem tratamento prévio das metástases cerebrais, demonstrou resposta intracraniana melhor, com taxa de 18% em cada coorte.

Estratégias de terapia sistêmica combinada estão associadas com maiores taxas de resposta, bem como taxas mais duráveis de controle de doença, como se observou em um ensaio clínico fase II, multicêntrico aberto de multicoorte de dabrafenibe e trametinibe em pacientes com metástases cerebrais de melanoma com mutação V600E *BRAF*.

Inibidores direcionados a NTRK

Fusões do gene NTRK estão presentes em uma variedade de tumores adultos e pediátricos e podem ser detectadas por uma diversidade de métodos, como sequenciamento de DNA, de RNA, e análise de CFDNA no plasma. A objetivação dessa mutação condutora de oncogenicidade em pacientes selecionados por meio de inibidores de NTRK de primeira geração foi associada a incríveis taxas de resposta (> 75%), independentemente do subtipo do tumor primário. Estudos recentes também demonstraram eficácia intracraniana e controle duradouro da doença com a utilização de inibidores seletivos da NTRK em pacientes com tumores sólidos com metástases cerebrais ou tumores primários de SNC que contenham fusões do gene NTRK. Ensaios clínicos em andamento irão demonstrar a eficácia intracraniana em populações maiores de pacientes.

Abordagens imunomoduladoras

O desenvolvimento de agentes imunomoduladores, especificamente inibidores de pontos de controle imunes, oferece uma grande oportunidade de tratar pacientes com metástases cerebrais. Pesquisas recentes demonstraram que as células T ativadas podem ser efetivas nas metástases cerebrais e em outros tumores intracranianos. Em um estudo de fase II, 72 pacientes com melanoma e metástases cerebrais (51 assintomáticos [coorte A], 21 sintomáticos e em uso de esteroides [coorte B]) foram tratados com ipilimumabe, um anticorpo monoclonal dirigido contra proteína 4 associada a linfócitos T citotóxicos (CTLA-4). Doze dos 51 pacientes (24%) na coorte A e 2 de 21 pacientes (10%) na coorte B obtiveram um controle da doença do SNC. A sobrevida global mediana foi de 7,0 meses nos pacientes da coorte A e de 3,7 meses naqueles da coorte B. Esse estudo demonstrou que o ipilimumabe pode ter alguma atividade nas metástases cerebrais recorrentes.

Ensaios recentes utilizando anticorpos contra a proteína de morte celular programada 1 (PD-1) de linfócitos para pacientes com metástases cerebrais também demonstrou eficácia intracraniana modesta com uma variedade de agentes, isoladamente e em abordagens combinadas. Por exemplo, um ensaio fase II utilizando pembrolizumabe apresentou taxa de resposta intracraniana de 22% em metástases cerebrais de melanoma e 33% em metástases cerebrais NSCLC. Estratégias combinadas com ofipilimumabe e nivolumabe apresentaram taxas de resposta de aproximadamente 50% em coortes devidamente selecionadas de pacientes. De modo exuberante, comentaristas entusiastas sugeriram prematuramente que esses dados eram suficientes para a substituição da RT em pacientes com metástases cerebrais de melanomas, mas isto é, de fato, algo longe da realidade, pois esses pacientes foram extremamente bem selecionados, e a maioria dos pacientes na prática clínica não preencheria os critérios de elegibilidade desses ensaios.

Existe considerável interesse na associação desses inibidores de pontos de controle imunes com a RT. Uma análise retrospectiva de 13 pacientes tratados com RTCT dentro de 30 dias após a administração de ipilimumabe mostrou que 4 de 9 dos pacientes (44%) apresentam resposta parcial ou doença estável. Em outra análise retrospectiva, a sobrevida mediana de pacientes com melanoma e metástases cerebrais tratados com ipilimumabe e RCE foi comparável àquela de pacientes sem metástases cerebrais. Em uma grande coorte de pacientes com metástases cerebrais tratados com SRS e inibidores do ligante da proteína de morte celular programada 1, nós recentemente demonstramos que SRS e inibição do ponto de controle imunológico imediato resultou em altas taxas de controle duradouro da doença, sem risco aumentado de toxicidade relacionada ao tratamento. Pesquisas adicionais são necessárias para esclarecer o papel da imunoterapia combinada à RT.

METÁSTASES EPIDURAIS DA COLUNA VERTEBRAL

Epidemiologia e manifestações clínicas

A doença metastática da coluna vertebral pode ser ML (discutida na seção seguinte) ou intramedular; todavia, sem dúvida alguma, o local mais comum é epidural. As metástases epidurais da coluna vertebral podem causar grave comprometimento neurológico, por meio de compressão do saco tecal e, por fim, da medula espinal. Os cânceres que mais frequentemente são responsáveis por doença metastática epidural da coluna vertebral incluem os cânceres de mama, próstata e pulmão. Isso se deve, em parte, não apenas à incidência relativamente alta dessas neoplasias malignas, mas também à sua predileção pela disseminação de doença metastática para os ossos, e a coluna vertebral constitui o local mais comum de metástases ósseas.

A compressão da medula espinal epidural pode ser uma emergência cirúrgica, que ocorre em até 15% dos pacientes com história de câncer. Tipicamente, essa complicação ocorre na presença de metástases ósseas conhecidas; todavia, à semelhança das lesões cerebrais, pode constituir o sintoma de apresentação para diagnóstico de neoplasia maligna primária ou de doença metastática. O nível mais comum de compressão da medula é na região torácica (59 a 78%), seguida da lombar (16 a 33%) e cervical (4 a 15%) (Figura 101.7). Em até 50% dos pacientes, a doença pode acometer múltiplos níveis da coluna vertebral. À semelhança das metástases ósseas, a dor constitui o sintoma de apresentação mais comum da compressão da medula espinal (96%). Isso pode ser devido não apenas ao próprio osso, mas também ao comprometimento da medula espinal ou de raízes nervosas. Com o agravamento da compressão, os pacientes também podem desenvolver outros sinais e sintomas de compressão da medula espinal, como ataxia da marcha, fraqueza focal (76 a 86%), distúrbios sensitivos (51 a 80%) e disfunção autônoma (40 a 64%). Na maioria dos casos, ocorre compressão da medula espinal epidural devido à extensão da doença a partir das vértebras; todavia, pode ser algumas vezes causada pela infiltração dos forames neurais ou espaços paravertebrais ou por fratura vertebral patológica. A compressão da medula espinal e dos vasos sanguíneos provoca dano mecânico aos nervos e, por fim, isquemia e infarto. Quanto mais tempo a medula espinal estiver comprometida, maior a probabilidade de que o dano seja irreversível; já está bem estabelecido que os sintomas neurológicos de longa duração e agravamento gradual têm pouca probabilidade de melhora acentuada, em virtude da natureza crônica do dano.

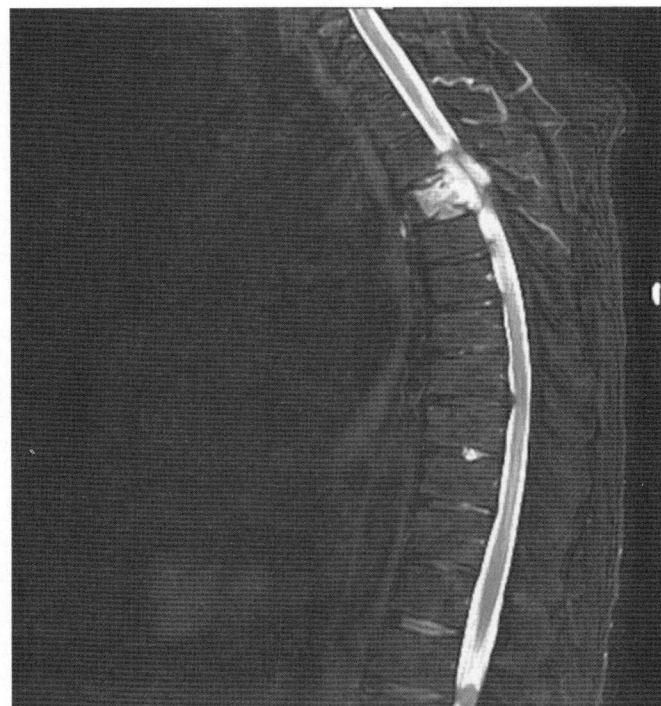

FIGURA 101.7 Ressonância magnética sagital T2 de compressão da medula espinal por doença metastática.

Diagnóstico

O exame complementar de escolha para as metástases da coluna vertebral de qualquer tipo é a RM contrastada; entretanto, se a condição do paciente estiver rapidamente deteriorando, ou se o paciente não for capaz de tolerar a longa duração desse exame, uma RM sem agente de contraste pode ser parcialmente adequada. Todavia, se houver suspeita clínica de doença intramedular ou leptomeníngea, a administração intravenosa de agente de contraste está absolutamente indicada. Toda a extensão da coluna deve ser examinada para avaliar a possibilidade de comprometimento em múltiplos níveis. Os pacientes que não podem ser submetidos à RM devem realizar um mielograma por tomografia computadorizada.

Tratamento

O tratamento paliativo inicial da dor causada por metástases da coluna vertebral consiste frequentemente em anti-inflamatórios não esteroides, narcóticos, agentes para aliviar a dor neuropática e corticosteroides.

Para a compressão da medula espinal, as metas do tratamento consistem em preservar a função neurológica e aliviar a dor. O reconhecimento precoce e a instituição do tratamento, até mesmo antes de estabelecer um diagnóstico definitivo, são de importância crítica, devido à probabilidade de recuperação de déficit neurológico que depende do tempo. Tão logo haja suspeita clínica de compressão da medula espinal, o tratamento deve ser iniciado com a administração de corticosteroides em altas doses para diminuir a tumefação, visto que foi demonstrado que essa conduta melhora os resultados na lesão aguda da medula espinal (Evidência de nível 1).[25]

A cirurgia constitui a principal modalidade para aliviar a compressão da medula espinal, particularmente na presença de doença limitada, visto que pode produzir descompressão imediata. O estudo prospectivo original, que comparou a adição de cirurgia à RT em casos de compressão da medula espinal, mostrou não apenas melhora dos resultados neurológicos e funcionais com a cirurgia, incluindo deambulação, continência e diminuição das necessidades de esteroides e narcóticos, como também um benefício de sobrevida global (126 versus 100 dias, P = 0,033) (Evidência de nível 1).[26] Mesmo na ausência de compressão da medula espinal, deve-se considerar o tratamento cirúrgico no contexto de uma neoplasia maligna primária desconhecida ou doença metastática recente, a fim de confirmar o diagnóstico. Para pacientes com fratura vertebral ou instabilidade da coluna, a estabilização da coluna vertebral por meios cirúrgicos deve ser considerada. As metástases epidurais anteriores representam maior desafio para acesso e podem exigir toracotomia, enquanto as lesões posteriores têm tendência a serem acessíveis à laminectomia.

Tendo em vista as graves consequências da doença progressiva na coluna vertebral, a RT, que é um tratamento paliativo altamente efetivo, em que até 90% dos pacientes apresentam redução significativa da dor, deve ser considerada em um estágio inicial. Isso é importante, visto que a dor em decorrência de fratura por compressão e os sintomas compressivos de fragmentos ósseos retropulsados quase nunca são adequadamente aliviados por qualquer modalidade, exceto a cirurgia. A RT pode reduzir a probabilidade de fratura patológica, assim como a vertebroplastia. Caso ocorra fratura, o reparo cirúrgico constitui a melhor opção, quando possível, e a RT pós-operatória constitui o tratamento padrão. A RT nesse contexto diminui a probabilidade de recorrência local, que pode comprometer a integridade do reparo cirúrgico/estabilização. O prazo típico é de 1 a 2 semanas após a cirurgia, a fim de possibilitar a cicatrização adequada da ferida. Em pacientes selecionados, a vertebroplastia percutânea ou a cifoplastia percutânea podem ser efetivas para aliviar os sintomas. Nenhum desses tratamentos irá prolongar a sobrevida, mas pode ter uma influência positiva significativa sobre a qualidade de vida do paciente.

A RT também é um tratamento paliativo comum para metástases epidurais da coluna vertebral, particularmente nos casos em que a cirurgia não é viável (p. ex., comprometimento em múltiplos níveis da medula espinal, múltiplas comorbidades clínicas) e no contexto pós-operatório. À semelhança das metástases cerebrais, o efeito da RT é gradual e não produz a descompressão imediata da cirurgia. Por conseguinte, a RT isolada é subótima nos casos de compressão da medula espinal. O esquema clássico da RT paliativa é de 30 Gy em 10 frações; todavia, existem outros esquemas com menores intervalos, que podem ser utilizados em pacientes com piores prognósticos (Evidência de nível 1).[27] Para neoplasias malignas primárias que acometem o osso, como o mieloma múltiplo ou o sarcoma, a dose prescrita pode ser menor ou mais alta, e o volume-alvo pode ser mais conservador para evitar o tratamento excessivo das estruturas vizinhas, particularmente a medula espinal.

A RT pode estar contraindicada para pacientes anteriormente submetidos a RT no mesmo local ou para tumores relativamente radiorresistentes, como carcinoma de células renais. Pode-se considerar uma reirradiação utilizando uma técnica altamente focalizada e com intensidade modulada, visto que foi demonstrado que ela estabiliza ou melhora o estado neurológico na maioria dos pacientes, com risco mínimo de mielopatia pela radiação. A RT estereotáxica corporal, uma radiação fracionada altamente focal com gradientes definidos de doses semelhantes à RCE, também pode ser usada nesse contexto, a fim de minimizar uma dose desnecessária na medula espinal. Sahgal et al. relataram que doses biologicamente efetivas normalizadas abaixo de um ponto máximo de 20 a 25 Gy estão associadas a um baixo risco de mielopatia, contanto que a dose efetiva total não ultrapasse aproximadamente 70 Gy, sendo a dose máxima de RT estereotáxica extracraniana de menos da metade da dose normalizada total. Uma série prospectiva de 59 pacientes do MD Anderson, submetidos a reirradiação das metástases da coluna, demonstrou ausência de deterioração neurológica de qualquer causa dentro de 1 ano em 92% dos casos. Múltiplas séries também demonstraram desfechos favoráveis para pacientes tratados previamente com SRS primária da coluna vertebral. Em uma coorte de 500 casos tratados com SRS de coluna vertebral, a melhora da dor a longo prazo foi observada em 86% e o controle tumoral em 90%, bem como algum grau de melhora clínicas nos 84% de pacientes com déficits neurológicos progressivos antes do tratamento. Essas séries clínicas corroboram um ensaio clínico de fase II/III já finalizado, porém ainda não liberado, do RTOG, que explorou a RCE no tratamento inicial de metástases da coluna, e em última análise fornecerá maior compreensão sobre o uso dessa abordagem (Evidência de nível 1).[28] O ensaio clínico de fase II sustentou a viabilidade da RCE em fração única para metástases da coluna, sem toxicidades graves relacionadas com o tratamento. O componente de fase III compara a RCE com a RT clássica fracionada com feixe externo em relação a alívio da dor e qualidade de vida. Sem dúvida alguma, o fator prognóstico mais significativo para o resultado neurológico é o estado neurológico do paciente antes do tratamento. As melhores chances para readquirir a função são observadas com a cirurgia (Evidência de nível 1).²⁶ Com a RT, 80% dos pacientes ambulatoriais mantiveram a deambulação, porém apenas 50% dos pacientes com paresia e menos de 10% daqueles com paralisia irão readquirir a capacidade de deambulação. A dor pode ser aliviada em mais de 90% dos pacientes tratados com corticosteroides e RT. A sobrevida global é mais fortemente determinada pela carga da doença sistêmica.

METÁSTASES LEPTOMENÍNGEAS

Epidemiologia e apresentação clínica

A ML refere-se a metástases para a pia e a aracnoide-máter. A doença pode ser focal ou disseminada, porém qualquer acometimento das meninges com câncer indica comprometimento de todo o compartimento de LCR. Essa complicação devastadora é observada em até 5 a 10% dos pacientes com câncer, e as fontes mais comuns consistem em leucemia linfocítica aguda e outras neoplasias malignas hematológicas. Os tumores sólidos mais comuns que se disseminam para as leptomeninges são o câncer de mama, o CPCNP, o melanoma e os cânceres do trato gastrintestinal. A ressecção cirúrgica das lesões cerebrais, particularmente da fossa posterior, foi relatada como fator de risco para o desenvolvimento de ML. Os casos de ML são diagnosticados, em sua maioria, na presença de doença metastática conhecida, porém a ML pode ser um fenômeno isolado, particularmente nos cânceres hematológicos.

A sobrevida mediana sem tratamento é de 4 a 6 semanas. O tratamento adequado pode prolongar a sobrevida em vários meses, particularmente no caso de linfoma, leucemia e, em menor grau, câncer de mama. O tratamento também pode reverter potencialmente ou prevenir sintomas neurológicos adicionais. Os fatores prognósticos negativos incluem presença de doença sistêmica, obstrução do LCR, metástases macroscópicas para o SNC e estado de baixo desempenho.

A cefaleia constitui um sintoma de apresentação comum (30 a 50%), assim como a alteração do estado mental e sinais de neuropatia focal. Os pacientes apresentam mais comumente sintomas neurológicos multifocais de comprometimento da medula espinal (60%), cérebro (50%) ou nervos cranianos (40%). Pode ocorrer desenvolvimento de elevação da PIC ou hidrocefalia devido à obstrução do fluxo do LCR ou em consequência da ruptura da BHE. Ocorrem crises epilépticas em até 25% dos pacientes.

Diagnóstico

Na investigação de ML, deve-se realizar uma RM de todo o SNC. Embora a sensibilidade e a especificidade do exame de imagem sejam relativamente baixas (76 e 77%), a ML evidente nas imagens evita a necessidade de obtenção de amostra de LCR por PL ou outra punção. Se a ML for visualizada, ela aparece como realce das leptomeninges, nervos cranianos ou raízes nervosas ou como nódulos tumorais macroscópicos. A ML visível é mais comumente observada na base do cérebro, no sulco lateral (fissura de Sylvius) e cauda equina, talvez devido ao fluxo mais lento do LCR nessas regiões (Figura 101.8).

Deve-se efetuar uma PL para análise do LCR, particularmente se houver alta suspeita clínica de ML e se a RM for negativa. A PL pode revelar uma combinação de células malignas, pressão de abertura elevada, baixo nível de glicose, nível elevado de proteína e leucocitose, tipicamente de linfócitos. A avaliação dos níveis de marcadores tumorais no LCR, apesar de não ser

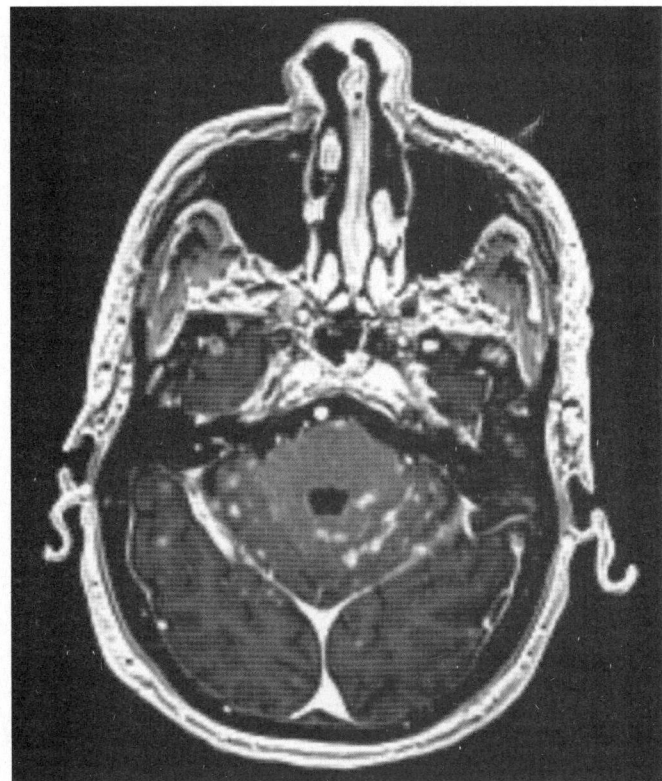

FIGURA 101.8 Ressonância magnética axial com contraste T1 de doença metastática leptomeníngea disseminada.

padronizada, pode ajudar no diagnóstico. A taxa de resultados falso-negativos na PL inicial para o diagnóstico de ML é relativamente alta, de 50%; por conseguinte, pode ser necessário repetir esse procedimento várias vezes para aumentar o rendimento diagnóstico, quando clinicamente indicado. Em até 20% dos pacientes com ML clínica ou radiográfica, o LCR pode não ser diagnóstico, apesar da obtenção de múltiplas amostras. A PL está contraindicada se houver risco de herniação cerebral, e, por conseguinte, deve ser realizada após RM para efetuar essa avaliação.

Tratamento

Em geral, a ML é uma condição incurável, com prognóstico sombrio, e a avaliação cuidadosa entre riscos e benefícios das abordagens terapêuticas precisa ser individualizada. O tratamento é principalmente paliativo. O tratamento deve abranger todo o compartimento do LCR, de modo que a terapia dirigida com cirurgia e/ou RT possui uso limitado. Entretanto, deve-se considerar uma avaliação neurocirúrgica para *shunting* do LCR, tipicamente para o peritônio, ou para colocação de reservatório intratecal. O *shunting* do LCR está associado a um risco teórico de disseminação das células tumorais no espaço de destino, porém esse risco, em geral, não é clinicamente significativo no contexto da sobrevida limitada do paciente.

As lesões sintomáticas ou focais volumosas podem ser tratadas com RT, de maneira semelhante às metástases epidurais. A irradiação cranioespinal não está rotineiramente indicada, visto que ela não melhora os resultados e pode causar morbidade significativa, particularmente em adultos (náuseas, disfagia, fadiga, mielossupressão).

A QIT constitui a base do tratamento da ML, visto que possibilita sua circulação em todo o volume do LCR; os agentes específicos incluem metotrexato, citarabina (ambos em formulações padrão ou de depósito) e tiotepa. A citarabina, particularmente na forma de depósito, deve ser precedida e seguida de 2 a 3 dias de profilaxia com corticosteroides, visto que, de outro modo, pode ocorrer meningite química grave. Pode-se considerar a quimioterapia de combinação, embora os dados que mostram um aumento da eficácia sejam escassos. A QIT é menos efetiva em pacientes com obstrução do LCR e está contraindicada em caso de PIC elevada. Em certas ocasiões, derivação ventriculoperitoneal e implantação de um reservatório de Ommaya são usadas para reduzir a PIC e servir como método de administração da QIT; todavia, isso requer uma cuidadosa coordenação do posicionamento das válvulas, e, com grande frequência, ocorre obstrução pelas células do LCR. A QIT é tipicamente administrada por via intraventricular utilizando um reservatório de Ommaya implantado. A administração por meio de PL também é possível, porém esse método é mais complicado e doloroso e menos confiável. A QIT está associada a risco de meningite, mielossupressão e encefalopatia.

A ruptura do fluxo normal de LCR é um fenômeno comum na ML. Isso tem implicações importantes na administração da QIT, visto que pode diminuir a eficácia e aumentar a toxicidade. A avaliação do fluxo de LCR por meio de cisternografia com radionuclídeos antes da QIT é benéfica, porém não está universalmente disponível. Estudos de fluxo com base na RM estão emergindo, porém o nível de resolução é limitado nesse contexto. A identificação dos locais de obstrução pode possibilitar o tratamento focal com radiação antes da QIT, o que pode melhorar o fluxo, mesmo na ausência de lesão distinta. A RTCT pode ser considerada, visto que ela é bem tolerada e pode melhorar o fluxo do LCR.

A quimioterapia sistêmica possui aplicação limitada no tratamento da ML, devido à BHE, porém essa área está sendo objeto de investigação contínua. Outros cuidados paliativos com analgésicos, corticosteroides, antiepilépticos e *shunting* do LCR devem ser iniciados, quando indicado.

CONCLUSÃO

A doença metastática para o eixo do SNC é uma condição disseminada e clinicamente importante. Em geral, o diagnóstico é estabelecido por uma combinação de anamnese, exame físico e exames de imagem. Em alguns casos, os exames de sangue, a biopsia ou a obtenção de amostras do LCR também podem ajudar no estabelecimento do diagnóstico. O manejo das metástases do SNC é realizado com corticosteroides, cirurgia, RT, terapia sistêmica ou uma combinação dessas modalidades. O plano de tratamento e o resultado clínico dependem dos fatores específicos de cada paciente, incluindo a localização e a extensão das lesões metastáticas, a duração dos sintomas e a capacidade do paciente de tolerar o tratamento.

EVIDÊNCIAS DE NÍVEL 1

1. Mulvenna P, Nankivell M, Barton R, et al. Dexamethasone and supportive care with or without whole brain radiotherapy in treating patients with non-small cell lung cancer with brain metastases unsuitable for resection or stereotactic radiotherapy (QUARTZ): results from a phase 3, non-inferiority, randomised trial. *Lancet.* 2016; 388(10055):2004-2014.
2. Glantz MJ, Cole BF, Forsyth PA, et al. Practice parameter: anticonvulsant prophylaxis in patients with newly diagnosed brain tumors. Report of the Quality Standards Subcommittee of the American Academy of Neurology. *Neurology.* 2000;54(10):1886-1893.
3. Borgelt B, Gelber R, Larson M, Hendrickson F, Griffin T, Roth R. Ultra-rapid high dose irradiation schedules for the palliation of brain metastases: final results of the first two studies by the Radiation Therapy Oncology Group. *Int J Radiat Oncol Biol Phys.* 1981;7(12):1633-1638.
4. Kurtz JM, Gelber R, Brady LW, Carella RJ, Cooper JS. The palliation of brain metastases in a favorable patient population: a randomized clinical trial by the Radiation Therapy Oncology Group. *Int J Radiat Oncol Biol Phys.* 1981;7(7):891-895.
5. Murray KJ, Scott C, Greenberg HM, et al. A randomized phase III study of accelerated hyperfractionation versus standard in patients with unresected brain metastases: a report of the Radiation Therapy Oncology Group (RTOG) 9104. *Int J Radiat Oncol Biol Phys.* 1997;39(3):571-574.
6. Aupérin A, Arriagada R, Pignon JP, et al. Prophylactic cranial irradiation for patients with small-cell lung cancer in complete remission. Prophylactic Cranial Irradiation Overview Collaborative Group. *N Engl J Med.* 1999;341(7):476-484.
7. Slotman B, Faivre-Finn C, Kramer G, et al; for EORTC Radiation Oncology Group and Lung Cancer Group. Prophylactic cranial irradiation in extensive small-cell lung cancer. *N Engl J Med.* 2007;357(7):664-672.
8. Muacevic A, Wowra B, Siefert A, et al. Microsurgery plus whole brain irradiation versus Gamma Knife surgery alone for treatment of single metastases to the brain: a randomized controlled multicentre phase III trial. *J Neurooncol.* 2008;87(3):299-307.
9. Patchell RA, Tibbs PA, Walsh JW, et al. A randomized trial of surgery in the treatment of single metastases to the brain. *N Engl J Med.* 1990;322(8):494-500.
10. Mintz AH, Kestle J, Rathbone MP, et al. A randomized trial to assess the efficacy of surgery in addition to radiotherapy in patients with a single cerebral metastasis. *Cancer.* 1996;78(7):1470-1476.
11. Brown PD, Ballman KV, Cerhan JH, et al. Postoperative stereotactic radiosurgery compared with whole brain radiotherapy for resected metastatic brain disease (North Central Cancer Treatment Group N107C/CEC·3): a multicentre, randomised, controlled, phase 3 trial. *Lancet Oncol.* 2017;18(8):1049-1060.
12. Noordijk EM, Vecht CJ, Haaxma-Reiche H, et al. The choice of treatment of single brain metastasis should be based on extracranial tumor activity and age. *Int J Radiat Oncol Biol Phys.* 1994;29(4):711-717.
13. Kocher M, Soffietti R, Abacioglu U, et al. Adjuvant whole-brain radiotherapy versus observation after radiosurgery or surgical resection of one to three cerebral metastases: results of the EORTC 22952-26001 study. *J Clin Oncol.* 2011;29(2):134-141.
14. Mahajan A, Ahmed S, McAleer MF, et al. Prospective randomized trial of post-operative stereotactic radiosurgery versus observation for completely resected brain metastases. *Lancet Oncol.* 2017;18(8):1040-1048.

15. Andrews DW, Scott CB, Sperduto PW, et al. Whole brain radiation therapy with or without stereotactic radiosurgery boost for patients with one to three brain metastases: phase III results of the RTOG 9508 randomised trial. *Lancet*. 2004; 363(9422):1665-1672.
16. Brown PD, Pugh S, Laack NN, et al. Memantine for the prevention of cognitive dysfunction in patients receiving whole-brain radiotherapy: a randomized, double-blind, placebo-controlled trial. *Neuro Oncol*. 2013;15(10):1429-1437.
17. Gondi V, Pugh S, Brown PD, et al. NCOG-01. Preservation of neurocognitive function (NCF) with hippocampal avoidance during whole-brain radiotherapy (WBRT) for brain metastases: preliminary results of phase III trial NRG oncology CC001. *Neuro Oncol*. 2018;20(suppl 6):vi172.
18. Chang EL, Wefel JS, Hess KR, et al. Neurocognition in patients with brain metastases treated with radiosurgery or radiosurgery plus whole-brain irradiation: a randomised controlled trial. *Lancet Oncol*. 2009;10(11):1037-1044.
19. Aoyama H, Shirato H, Tago M, et al. Stereotactic radiosurgery plus whole-brain radiation therapy vs stereotactic radiosurgery alone for treatment of brain metastases: a randomized controlled trial. *JAMA*. 2006;295(21):2483-2491.
20. Brown PD, Jaeckle K, Ballman KV, et al. Effect of radiosurgery alone vs radiosurgery with whole brain radiation therapy on cognitive function in patients with 1 to 3 brain metastases: a randomized clinical trial. *JAMA*. 2016;316(4):401-409.
21. Patchell RA, Tibbs PA, Regine WF, et al. Postoperative radiotherapy in the treatment of single metastases to the brain: a randomized trial. *JAMA*. 1998;280(17):1485-1489.
22. Ammirati M, Cobbs CS, Linskey ME, et al. The role of retreatment in the management of recurrent/progressive brain metastases: a systematic review and evidence-based clinical practice guideline. *J Neurooncol*. 2010;96(1):85-96.
23. Sperduto PW, Wang M, Robins HI, et al. A phase 3 trial of whole brain radiation therapy and stereotactic radiosurgery alone versus WBRT and SRS with temozolomide or erlotinib for non-small cell lung cancer and 1 to 3 brain metastases: Radiation Therapy Oncology Group 0320. *Int J Radiat Oncol Biol Phys*. 2013;85(5):1312-1318.
24. Bachelot T, Romieu G, Campone M, et al. Lapatinib plus capecitabine in patients with previously untreated brain metastases from HER2-positive metastatic breast cancer (LANDSCAPE): a single-group phase 2 study. *Lancet Oncol*. 2013;14(1):64-71.
25. Sørensen S, Helweg-Larsen S, Mouridsen H, Hansen HH. Effect of high-dose dexamethasone in carcinomatous metastatic spinal cord compression treated with radiotherapy: a randomised trial. *Eur J Cancer*. 1994;30A(1):22-27.
26. Patchell RA, Tibbs PA, Regine WF, et al. Direct decompressive surgical resection in the treatment of spinal cord compression caused by metastatic cancer: a randomised trial. *Lancet*. 2005;366(9486):643-648.
27. Rades D, Šegedin B, Conde-Moreno AJ, et al. Radiotherapy with 4 Gy × 5 versus 3 Gy × 10 for metastatic epidural spinal cord compression: final results of the SCORE-2 trial (ARO 2009/01). *J Clin Oncol*. 2016;34(6):597-602.
28. Ryu S, Pugh SL, Gerszten PC, et al. RTOG 0631 phase 2/3 study of image guided stereotactic radiosurgery for localized (1-3) spine metastases: phase 2 results. *Pract Radiat Oncol*. 2014;4(2):76-81.

LEITURA SUGERIDA

Abu Hejleh T, Clamon G. Advances in the systemic treatment of leptomeningeal cancer. *Clin Adv Hematol Oncol*. 2012;10(3):166-170.

American Cancer Society. Cancer facts & figures 2014. American Cancer Society Web site. https://www.cancer.org/research/cancer-facts-statistics/all-cancer-facts-figures/cancer-facts-figures-2014.html. Accessed February 15, 2015.

American Society of Clinical Oncology. The state of cancer care in America, 2014: a report by the American Society of Clinical Oncology. *J Oncol Pract*. 2014;10(2):119-142.

Auchter RM, Lamond JP, Alexander E, et al. A multiinstitutional outcome and prognostic factor analysis of radiosurgery for resectable single brain metastasis. *Int J Radiat Oncol Biol Phys*. 1996;35(1):27-35.

Barajas RF Jr, Cha S. Imaging diagnosis of brain metastasis. *Prog Neurol Surg*. 2012;25:55-73.

Bindal RK, Sawaya R, Leavens ME, Lee JJ. Surgical treatment of multiple brain metastases. *J Neurosurg*. 1993;79(2):210-216.

Ceresoli GL, Cappuzzo F, Gregorc V, Bartolini S, Crinò L, Villa E. Gefitinib in patients with brain metastases from non-small-cell lung cancer: a prospective trial. *Ann Oncol*. 2004;15(7):1042-1047.

Chamberlain MC, Kormanik P. Carcinoma meningitis secondary to non-small lung cancer: combined modality therapy. *Arch Neurol*. 1998;55(4):506-512.

Chin LS, Regine WF. *Principles and Practice of Stereotactic Radiosurgery*. New York, NY: Springer; 2008.

Coleman RE. Skeletal complications of malignancy. *Cancer*. 1997;80(8 suppl):1588-1594.

Cooper JS, Steinfeld AD, Lerch IA. Cerebral metastases: value of reirradiation in selected patients. *Radiology*. 1990;174(3, pt 1):883-885.

Davies H, Bignell GR, Cox C, et al. Mutations of the *BRAF* gene in human cancer. *Nature*. 2002;417(6892):949-954.

Davis PC, Hudgins PA, Peterman SB, Hoffman JC Jr. Diagnosis of cerebral metastases: double-dose delayed CT vs contrast-enhanced MR imaging. *AJNR Am J Neuroradiol*. 1991;12(2):293-300.

Delattre JY, Krol G, Thaler HT, Posner JB. Distribution of brain metastases. *Arch Neurol*. 1988;45(7):741-744.

Dummer R, Goldinger SM, Turtschi CP, et al. Vemurafenib in patients with BRAFV600 mutation-positive melanoma with symptomatic brain metastases: final results of an open-label pilot study. *Eur J Cancer*. 2014;50(3):611-621.

Fink KR, Fink JR. Imaging of brain metastases. *Surg Neurol Int*. 2013;4(suppl 4):S209-S219.

Flannery TW, Suntharalingam M, Regine WF, et al. Long-term survival in patients with synchronous, solitary brain metastasis from non-small-cell lung cancer treated with radiosurgery. *Int J Radiat Oncol Biol Phys*. 2008;72(1):19-23.

Fuller BG, Heiss J, Oldfield EH. Spinal cord compression. In: DeVita VT Jr, Lawrence TS, Rosenburg SA, eds. *Cancer: Principles and Practice of Oncology*. Philadelphia, PA: Lippincott Williams & Wilkins; 2001:2617-2633.

Garg AK, Wang XS, Shiu AS, et al. Prospective evaluation of spinal reirradiation by using stereotactic body radiation therapy: the University of Texas MD Anderson Cancer Center experience. *Cancer*. 2011;117(15):3509-3516.

Gaspar L, Scott C, Rotman M, et al. Recursive partitioning analysis (RPA) of prognostic factors in three Radiation Therapy Oncology Group (RTOG) brain metastases trials. *Int J Radiat Oncol Biol Phys*. 1997;37(4):745-751.

Gerber NK, Yamada Y, Rimner A, et al. Erlotinib versus radiation therapy for brain metastases in patients with EGFR-mutant lung adenocarcinoma. *Int J Radiat Oncol Biol Phys*. 2014;89(2):322-329.

Gleissner B, Chamberlain MC. Neoplastic meningitis. *Lancet Neurol*. 2006;5(5):443-452.

Goblirsch MJ, Zwolak PP, Clohisy DR. Biology of bone cancer pain. *Clin Cancer Res*. 2006;12(20, pt 2):6231s-6235s.

Gondi V, Tomé WA, Mehta MP. Why avoid the hippocampus? A comprehensive review. *Radiother Oncol*. 2010;97(3):370-376.

Gondi V, Pugh SL, Tome WA, et al. Preservation of memory with conformal avoidance of the hippocampal neural stem-cell compartment during whole-brain radiotherapy for brain metastases (RTOG 0933): a phase II multi-institutional trial. *J Clin Oncol*. 2014;32(34):3810-3816.

Gutiérrez AN, Westerly DC, Tomé WA, et al. Whole brain radiotherapy with hippocampal avoidance and simultaneously integrated brain metastases boost: a planning study. *Int J Radiat Oncol Biol Phys*. 2007;69(2):589-597.

Halperin EP, Wazer DE, Perez CA. The discipline of radiation oncology. In: Halperin EP, Wazer DE, Perez CA, et al., eds. *Perez and Brady's Principles and Practice of Radiation Oncology*. Philadelphia, PA: Lippincott Williams & Wilkins; 2013:2-70.

Kim DY, Lee KW, Yun T, et al. Comparison of intrathecal chemotherapy for leptomeningeal carcinomatosis of a solid tumor: methotrexate alone versus methotrexate in combination with cytosine arabinoside and hydrocortisone. *Jpn J Clin Oncol*. 2003;33(12):608-612.

Kurup P, Reddy S, Hendrickson FR. Results of re-irradiation for cerebral metastases. *Cancer*. 1980;46(12):2587-2589.

Le Rhun E, Taillibert S, Chamberlain MC. Carcinomatous meningitis: leptomeningeal metastases in solid tumors. *Surg Neurol Int*. 2013;4(suppl 4):S265-S288.

Lin NU, Diéras V, Paul D, et al. Multicenter phase II study of lapatinib in patients with brain metastases from HER2-positive breast cancer. *Clin Cancer Res*. 2009;15(4):1452-1459.

Long GV, Trefzer U, Davies MA, et al. Dabrafenib in patients with Val600Glu or Val600Lys BRAF-mutant melanoma metastatic to the brain (BREAK-MB): a multicentre, open-label, phase 2 trial. *Lancet Oncol*. 2012;13(11):1087-1095.

Margolin K, Ernstoff MS, Hamid O, et al. Ipilimumab in patients with melanoma and brain metastases: an open-label, phase 2 trial. *Lancet Oncol*. 2012;13(5):459-465.

Mehta MP, Vogelbaum MA, Chang S, et al. Neoplasms of the central nervous system. In: DeVita VT Jr, Lawrence TS, Rosenberg SA, eds. *Cancer: Principles and Practice of Oncology*. Philadelphia, PA: Lippincott Williams & Wilkins; 2011:1700-1749.

Nichols EM, Patchell RA, Regine WF, et al. Palliation of brain and spinal cord metastases. In: Halperin EP, Wazer DE, Perez CA, et al., eds. *Perez and Brady's Principles and Practices of Radiation Oncology*. Philadelphia, PA: Lippincott Williams & Wilkins; 2013:1766.

O'Neill BP, Iturria NJ, Link MJ, Pollock BE, Ballman KV, O'Fallon JR. A comparison of surgical resection and stereotactic radiosurgery in the treatment of solitary brain metastases. *Int J Radiat Oncol Biol Phys*. 2003;55(5):1169-1176.

Park SJ, Kim HT, Lee DH, et al. Efficacy of epidermal growth factor receptor tyrosine kinase inhibitors for brain metastasis in non-small cell lung cancer patients harboring either exon 19 or 21 mutation. *Lung Cancer*. 2012;77(3):556-560.

Rades D, Stalpers LJ, Veninga T, et al. Effectiveness and toxicity of reirradiation (Re-RT) for metastatic spinal cord compression (MSCC) [in German]. *Strahlenther Onkol*. 2005;181(9):595-600.

Rades D, Stalpers LJ, Veninga T, et al. Evaluation of five radiation schedules and prognostic factors for metastatic spinal cord compression. *J Clin Oncol*. 2005;23(15):3366-3375.

Ruderman NB, Hall TC. Use of glucocorticoids in the palliative treatment of metastatic brain tumors. *Cancer*. 1965;18:298-306.

Sahgal A, Ma L, Weinberg V, et al. Reirradiation human spinal cord tolerance for stereotactic body radiotherapy. *Int J Radiat Oncol Biol Phys*. 2012;82(1):107-116.

Sawrie SM, Guthrie BL, Spencer SA, et al. Predictors of distant brain recurrence for patients with newly diagnosed brain metastases treated with stereotactic radiosurgery alone. *Int J Radiat Oncol Biol Phys*. 2008;70(1):181-186.

Schiff D, Shaw EG, Cascino TL. Outcome after spinal reirradiation for malignant epidural spinal cord compression. *Ann Neurol*. 1995;37(5):583-589.

Schöggl A, Kitz K, Reddy M, et al. Defining the role of stereotactic radiosurgery versus microsurgery in the treatment of single brain metastases. *Acta Neurochir (Wien)*. 2000;142(6):621-626.

Shaw E, Scott C, Souhami L, et al. Single dose radiosurgical treatment of recurrent previously irradiated primary brain tumors and brain metastases: final report of RTOG protocol 90-05. *Int J Radiat Oncol Biol Phys*. 2000;47(2):291-298.

Soltys SG, Adler JR, Lipani JD, et al. Stereotactic radiosurgery of the postoperative resection cavity for brain metastases. *Int J Radiat Oncol Biol Phys*. 2008;70(1):187-193.

Son CH, Jimenez R, Niemierko A, Loeffler JS, Oh KS, Shih HA. Outcomes after whole brain reirradiation in patients with brain metastases. *Int J Radiat Oncol Biol Phys*. 2012;82(2):e167-e172.

Sperduto CM, Watanabe Y, Mullan J, et al. A validation study of a new prognostic index for patients with brain metastases: the graded prognostic assessment. *J Neurosurg*. 2008;(109 suppl):87-89.

Townsend PW, Rosenthal HG, Smalley SR, Cozad SC, Hassanein RE. Impact of postoperative radiation therapy and other perioperative factors on outcome after orthopedic stabilization of impending or pathologic fractures due to metastatic disease. *J Clin Oncol*. 1994;12(11):2345-2350.

Twombly R. Cancer surpasses heart disease as leading cause of death for all but the very elderly. *J Natl Cancer Inst*. 2005;97(5):330-331.

Welsh JW, Komaki R, Amini A, et al. Phase II trial of erlotinib plus concurrent whole-brain radiation therapy for patients with brain metastases from non-small-cell lung cancer. *J Clin Oncol*. 2013;31(7):895-902.

Wen PY, Black PM, Loeffler JS. Treatment of metastatic cancer. In: DeVita VT, Heilman S, Rosenberg SA, eds. *Cancer: Principles and Practice of Oncology*. Philadelphia, PA: Lippincott Williams & Wilkins; 2001:2655-2670.

Wilson EH, Weninger W, Hunter CA. Trafficking of immune cells in the central nervous system. *J Clin Invest*. 2010;120(5):1368-1379.

Wong WW, Schild SE, Sawyer TE, Shaw EG. Analysis of outcome in patients reirradiated for brain metastases. *Int J Radiat Oncol Biol Phys*. 1996;34(3):585-590.

Wu YL, Zhou C, Cheng Y, et al. Erlotinib as second-line treatment in patients with advanced non-small-cell lung cancer and asymptomatic brain metastases: a phase II study (CTONG-0803). *Ann Oncol*. 2013;24(4):993-999.

Meningiomas 102

Thomas J. Kaley

PONTOS-CHAVE

1. Meningiomas são os tumores primários do cérebro mais comuns em adultos e certamente o tipo mais comum de tumor cerebral que os neurologistas encontram, já que muitos são identificados incidentalmente por outras indicações de realização de exames de imagem, como tomografias computadorizadas ou ressonâncias magnéticas.

2. Os únicos fatores de risco claros para o desenvolvimento de meningioma são irradiação craniana prévia e presença de síndromes neurogenéticas, como neurofibromatose tipo 2. Meningiomas são mais comuns em mulheres do que em homens, e sua incidência aumenta com o passar da idade.

3. Histologicamente, os meningiomas são classificados pela Organização Mundial da Saúde desde tumores grau I, menos agressivos, até tumores de grau III, mais agressivos. A alteração somática mais comumente encontrada no sequenciamento é uma alteração que leva à inativação da neurofibromatose tipo 2.

4. Achados de imagem típicos para o diagnóstico incluem a presença de uma massa extra-axial de atenuação homogênea na tomografia computadorizada, ou sinal homogêneo na ressonância magnética, com característica cauda dural.

5. Opções iniciais de tratamento variam de observação até abordagem cirúrgica, ou radioterapia combinada com radiocirurgia, dependendo do grau do meningioma, da extensão da ressecção e das características clínicas. A quimioterapia é normalmente reservada para meningiomas refratários à radioterapia e à radiocirurgia.

INTRODUÇÃO

As doenças da dura-máter são bastante incomuns, com exceção dos meningiomas. Os meningiomas, que não apenas constituem a doença mais frequente da dura-máter, também representam o tumor primário intracraniano mais comum em adultos. Meningiomas sintomáticos e, com mais frequência, assintomáticos são identificados particularmente no atual ambiente de exames de neuroimagem com tomografia computadorizada (TC) ou ressonância magnética (RM) realizados para qualquer sintoma neurológico possível. Por conseguinte, os meningiomas constituem o tumor intracraniano mais comum encontrado por neurologistas e pela maioria dos médicos. Embora muitos sejam benignos, um meningioma pode aumentar e/ou causar disfunção neurológica, dependendo de sua localização no cérebro.

Já que o crânio possui apenas uma capacidade limitada para acomodar qualquer massa em expansão, podem surgir sintomas. A cirurgia continua sendo o tratamento de escolha, porém nem todos os meningiomas são passíveis de ressecção completa, e alguns sofrerão recidiva e necessitarão de terapia adicional. Este capítulo descreve as principais doenças da dura-máter, com maior ênfase nos meningiomas.

MENINGIOMAS

Epidemiologia

Os meningiomas constituem o tumor "cerebral" primário mais comum em adultos, embora, tecnicamente, sejam tumores do revestimento do cérebro, não do parênquima cerebral. O Central Brain Tumor Registry dos EUA estima que a incidência seja de aproximadamente 20 mil casos novos de meningioma diagnosticados por ano. Isso representa 36% de todos os tumores cerebrais primários (Organização Mundial da Saúde [OMS]). Esses tumores têm evidente predominância no sexo feminino, com relação de mulheres:homens de quase 2:1. São muito raros em crianças, exceto como parte de uma síndrome neurogenética predisponente. Também são substancialmente mais comuns em adultos, e sua incidência tende a aumentar com a idade, particularmente depois dos 65 anos de idade. As séries de necropsia sugerem prevalência de meningioma de 2%, tipicamente assintomáticos e detectados de modo incidental durante a vida ou *post mortem*.

Os únicos fatores de risco bem definidos para os meningiomas consistem em radioterapia envolvendo a região da cabeça e do pescoço e síndromes neurogenéticas predisponentes, como neurofibromatose tipo 2. Foi também demonstrado ser a radiação ionizante fator de risco definido para o futuro desenvolvimento de meningioma. A situação mais comum consiste em radioterapia prévia para neoplasia maligna extracraniana, como câncer de cabeça e pescoço ou leucemia infantil. Esses meningiomas que se desenvolvem em consequência de radioterapia prévia tendem a ser mais agressivos em sua evolução clínica. A latência para o desenvolvimento do meningioma é inversamente proporcional à dose de radiação administrada.

Embora não seja mais usada, a radiação do couro cabeludo para a tinha do couro cabeludo, uma infecção fúngica, foi associada ao desenvolvimento de meningioma. De modo semelhante, as radiografias dentárias mais antigas e menos refinadas foram ligadas sem comprovação ao desenvolvimento de meningiomas. Entretanto, hoje em dia, a radioterapia não é mais utilizada para infecções do couro cabeludo, e as radiografias dentárias mais novas provavelmente não representam risco significativo, diferentemente daquelas mais antigas e menos refinadas. Provavelmente, a ligação mais controversa com os meningiomas na mídia e literatura científica recentes consiste no uso dos celulares. Até o momento, não houve ligação definitiva comprovada entre os celulares e o desenvolvimento de meningioma.

Biopatologia

Os meningiomas são tumores que surgem dos revestimentos aracnóideos do cérebro. Histologicamente, esses tumores exibem várias aparências, dependendo do subtipo de meningioma, embora os médicos frequentemente se lembrem, em sua maioria, do padrão em espiral das células tumorais que é mais comum e das coleções de cálcio, conhecidas como *corpos de psamoma*. A Organização Mundial da Saúde (OMS) classifica os meningiomas em três graus (Tabela 102.1).

A síndrome neurogenética mais comum que predispõe o paciente ao desenvolvimento de meningiomas é a neurofibromatose tipo 2, forma menos comum de neurofibromatose. A neurofibromatose tipo 2 é um distúrbio autossômico dominante, de penetrância completa, causada por uma alteração do gene *NF2* (também conhecido como *cromossomo 22*), que codifica a proteína supressora tumoral, a merlina (proteína semelhante a moesina-ezrina-radixina), também denominada *neurofibromina*. Cerca de 80% dos meningiomas esporádicos também exibem alterações do *NF2*. Alguns especulam que muitos desses são mosaicos e, portanto, a testagem germinativa pode não revelar nada, em vez de alterações genéticas somáticas verdadeiras. Entretanto, não existe terapia seletiva bem definida direcionada para as alterações da merlina.

Pesquisas recentes envidaram esforços na compreensão da biologia do câncer como um todo e no uso de terapias direcionadas que causam ruptura de uma via biológica específica, tipicamente uma via mediada por ligante/receptor de fator de crescimento. Os meningiomas são tumores altamente vasculares, com expressão elevada do receptor do fator de crescimento endotelial vascular (VEGFR) e seu ligante, VEGF. Outras vias de fatores de crescimento, como o fator de crescimento derivado de plaquetas (PDGF), o fator de crescimento epidérmico (EGF), o fator de crescimento semelhante à insulina (IGF) e a somatostatina, também são expressas nos meningiomas. Os esforços envidados para atingir essas vias são discutidos na seção sobre quimioterapia, adiante neste texto.

Um importante avanço na pesquisa do câncer nessa última década foi o sequenciamento de genoma completo para a identificação de mutações oncogênicas passíveis de servir de alvo para fármacos. Recentemente, foram identificadas mutações em duas vias em cerca de 20% dos meningiomas: *AKT* e *SMO*. As mutações de *AKT* rompem a homeostasia que normalmente regula a sobrevida, a proliferação, a angiogênese e o metabolismo das células cancerosas. As mutações de *SMO* alteram uma via essencial responsável pelo controle da autorrenovação das células cancerosas.

No artigo de Clark et al., a análise genômica revelou mutações oncogênicas em *AKT1* e *SMO* em 13 e 4% das amostras, respectivamente. Esses tumores com mutação tendem a ocorrer mais frequentemente em locais na base do crânio, que também tendem a ser as áreas de maior desafio e mais inacessíveis para cirurgia. Pacientes com mutações *AKT* abrigam a mutação *E17K*, uma mutação oncogênica bem caracterizada, presente em vários outros tipos de câncer. A mutação E17K pode ser encontrada no câncer de mama, câncer colorretal e câncer de pulmão e resulta em ativação constitutiva da AKT, que, por sua vez, estimula a atividade da proteína-alvo da rapamicina (mTOR) a jusante, resultando em hiperatividade da via P13K. Por sua vez, a ativação da via P13K estimula múltiplos processos oncogênicos, incluindo proliferação celular e angiogênese. As mutações de *SMO* incluíram a L412F observada em um subgrupo de meduloblastoma e a alteração W535L observada no carcinoma basocelular e preditiva de sensibilidade à terapia aprovada pela U.S. Food and Drug Administration (FDA) com vismodegibe, um inibidor de Hedgehog. Quando a proteína *SMO* é ativada, ela resulta em ativação a jusante independente de ligante da via de Hedgehog, resultando em proliferação celular e autorrenovação das células-tronco cancerosas.

No artigo de Brastianos et al., 65 amostras de meningioma foram submetidas à análise e revelaram resultados semelhantes, com identificação de mutações *AKT* e *SMO* em um subgrupo de pacientes. Cinco pacientes (8%) demonstraram mutações de AKT, todas E17K. Três pacientes (5%) apresentaram mutações de *SMO*, duas das quais foram a mutação W535L observada no carcinoma basocelular e uma alteração L412F previamente descrita no meduloblastoma desmoplásico. Em seguida, os autores estudaram 46 tumores de grau I e 49 tumores de graus II e III e encontraram seis tumores com mutação AKT1 E17K (1 tumor de grau III, 5 de grau I) e dois tumores com mutação SMO L412F (ambos de grau I).

Em resumo, esses dois estudos demonstraram a ocorrência de ativação da via P13K e da via Hedgehog em um subgrupo de pacientes com meningioma. As mutações observadas estão bem caracterizadas em outros tipos de câncer e, no caso do câncer basocelular, prenunciam uma resposta terapêutica à inibição por um agente disponível. Estudos futuros esperam definir o papel – se houver algum – desses agentes no tratamento desses subtipos moleculares específicos de meningioma. A maioria

Tabela 102.1 Critérios de graduação da Organização Mundial da Saúde (OMS) para os meningiomas.

Critérios para os meningiomas da OMS de 2007
Meningioma de grau I da OMS
Angiomatoso Fibroso Rico em linfócitos e plasmócitos Meningotelial Metaplásico Microcístico Psamomatoso Secretor Transicional
Meningioma de grau II da OMS
Células claras Cordoide Atípico: ≥ 4 mitoses por 10 campos de grande aumento ou pelo menos três das seguintes características: • Celularidade aumentada • Células pequenas com alta relação nuclear-citoplasmática • Nucléolos proeminentes • Crescimento sem padrão ou semelhante a lâminas (*sheeting*) • Necrose
Meningioma de grau III da OMS
Rabdoide Papilífero Anaplásico (maligno): ≥ 20 mitoses por 10 campos de grande aumento e/ou características malignas, incluindo: • Perda dos padrões típicos de crescimento • Invasão cerebral • Mitoses abundantes com formas atípicas • Necrose multifocal

dos meningiomas que recorrem apesar de tratamento prévio com cirurgia e radioterapia não apresenta alterações de *AKT* ou *SMO*, e a utilidade final de encontrar essas mutações ainda não é conhecida.

Manifestações clínicas

À semelhança da maioria dos outros tumores cerebrais, a apresentação clínica dos meningiomas é altamente variável, dependendo da localização, do tamanho e da forma do tumor. Os tumores podem se manifestar na forma de distúrbios visuais, disfunção da fala, fraqueza, disfunção sensorial, disfunção neurocognitiva, alterações da personalidade ou crises epilépticas. Por serem tipicamente neoplasias de crescimento lento, os meningiomas raramente provocam aumentos agudos da pressão intracraniana, resultando em sintomas como cefaleia, náuseas, vômitos ou alteração da consciência. De fato, em virtude de seu crescimento lento, esses tumores com frequência podem se tornar surpreendentemente grandes, sem causar qualquer disfunção neurológica clínica. Entretanto, até mesmo um meningioma "benigno" pode resultar em disfunção neurológica incapacitante se seu crescimento ultrapassar a capacidade do crânio de acomodar o aumento de volume. Raramente, esses tumores podem metastatizar fora do sistema nervoso central, habitualmente para o osso. Trata-se de um evento excepcionalmente raro, que tipicamente ocorre apenas com os meningiomas malignos.

Diagnóstico

Os meningiomas são mais bem visualizados na RM contrastada, que demonstra massa intensa que se destaca da dura-máter e tipicamente exibe uma continuação linear com a dura, conhecida como *cauda dural* (Figura 102.1). A TC contrastada pode demonstrar o mesmo padrão de realce, porém a RM proporciona melhor visualização do cérebro subjacente. A TC pode ser superior para a demonstração de qualquer alteração do osso adjacente, visto que os meningiomas podem desencadear hiperostose reativa no osso adjacente ao próprio meningioma, o que ocorre em aproximadamente 25% dos pacientes. Sem contraste, os meningiomas aparecem na TC e na RM como hipodenso ou hipointenso ou isodenso ou isointenso.

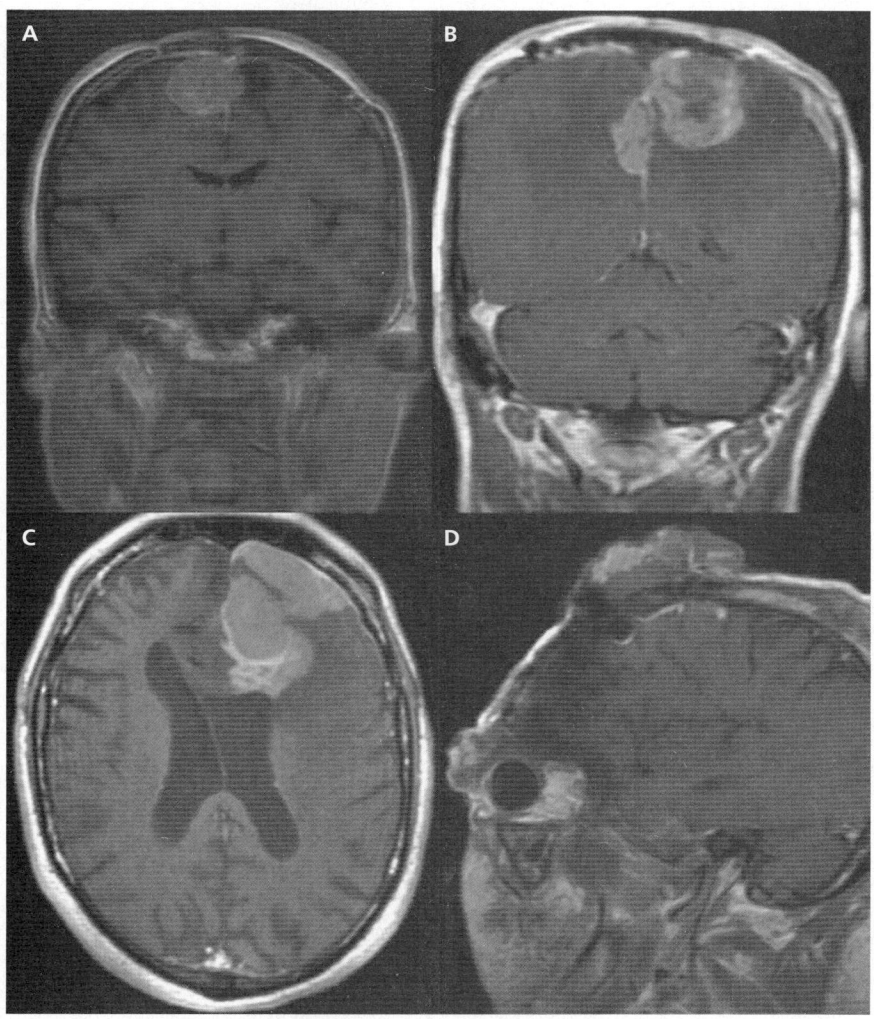

FIGURA 102.1 Aparência dos meningiomas na imagem de ressonância magnética, incluindo imagem coronal T1 pós-contraste, demonstrando meningioma de grau I recorrente (**A**), imagem coronal T1 pós-contraste, demonstrando meningioma típico com edema peritumoral significativo (**B**), imagem axial T1 pós-contraste, demonstrando meningioma anaplásico com invasão cerebral (**C**) e imagem sagital T1 pós-contraste, demonstrando o crescimento extracraniano de meningioma recorrente refratário à cirurgia e à radiação (**D**).

À semelhança da maioria dos tumores, a neuroimagem por si só não pode estabelecer um diagnóstico definitivo de meningioma, que depende do exame histológico de uma amostra obtida por biopsia ou ressecção. A OMS classifica os meningiomas em três graus (ver Tabela 102.1). Os meningiomas de grau I da OMS são classificados como meningiomas "benignos" e representam cerca de 80% dos meningiomas. Caracterizam-se por serem tumores de crescimento lento, que basicamente não demonstram nenhuma das características dos meningiomas de maior grau. Os meningiomas de grau I incluem a maioria dos subtipos histológicos: meningiomas angiomatoso, fibroso, rico em linfoplasmócitos, meningotelial, metaplásico, microcístico, psamomatoso, secretor e transicional. Os meningiomas de grau II da OMS incluem as variantes histológicas de células claras e cordoide, bem como tumores atípicos que exibem atividade mitótica aumentada, conforme evidenciado por 4 ou mais mitoses por 10 campos de grande aumento, ou pelo menos três das seguintes características: aumento da celularidade, células pequenas com alta relação nuclear-citoplasmática, nucléolos proeminentes, crescimento sem padrão ou semelhante a lâminas (*sheeting*) ou necrose. É importante ressaltar que a invasão cerebral está associada a uma taxa aumentada de recidiva e é suficiente para diagnosticar um tumor de grau II da OMS, independentemente da presença de outros achados atípicos. Os meningiomas de grau III da OMS incluem o rabdoide, o papilífero e o anaplásico (maligno). Os critérios para os meningiomas anaplásicos incluem aumento da atividade mitótica, conforme evidenciado por 20 ou mais mitoses por 10 campos de grande aumento e/ou características malignas semelhantes ao carcinoma, sarcoma ou melanoma, como perda dos padrões de crescimento habituais do meningioma, infiltração do cérebro subjacente, mitoses abundantes com formas atípicas e necrose multifocal. A anaplasia é suficiente para o diagnóstico de grau III da OMS, independentemente da presença de invasão cerebral.

Tratamento

Apesar dos avanços na terapia do câncer, o tratamento do meningioma continua basicamente cirúrgico, tendo como meta a ressecção cirúrgica segura máxima. Em pacientes nos quais o meningioma não é ressecável devido à sua localização, mas que exige tratamento, ou naqueles cujo tumor é apenas acessível a uma ressecção subtotal com sintomas neurológicos ou disfunção persistentes, a opção típica consiste em radioterapia. Com frequência, a maior questão clínica reside no momento adequado em que cada uma dessas terapias deve ser administrada, o que discutimos mais detalhadamente em relação aos graus de meningioma e conforme delineado na Figura 102.2.

Cirurgia

A meta da ressecção cirúrgica é sempre a ressecção máxima, considerando-se ao mesmo tempo a morbidade cirúrgica neurológica mínima. O grau de ressecção cirúrgica é estabelecido na escala de graduação de Simpson, que abrange desde o grau I, que consiste em remoção completa não apenas do meningioma, mas também de qualquer dura-máter ou osso envolvido, até o grau V, que consiste apenas em descompressão, com ou sem biopsia do tumor. Entretanto, na prática clínica, as terminologias mais comumente usadas são *ressecção macroscópica total*

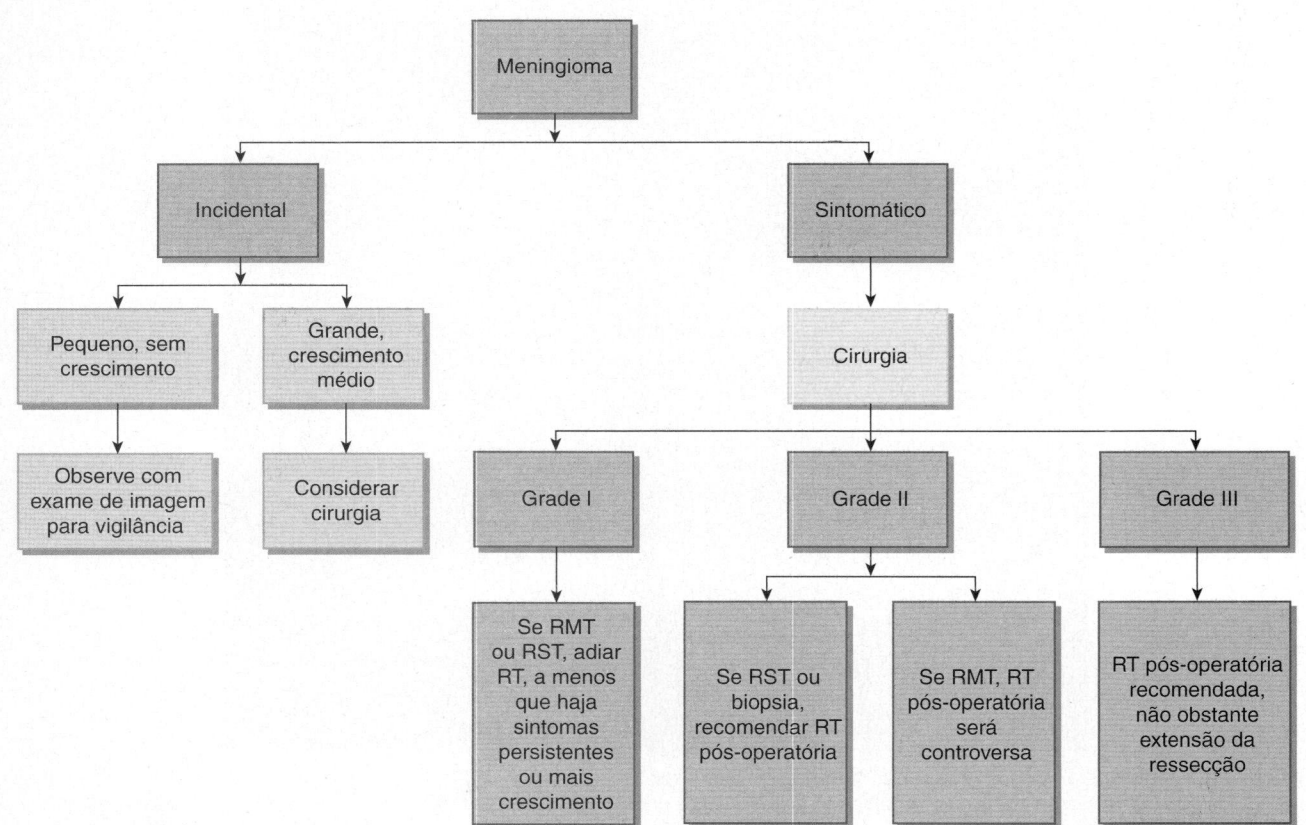

FIGURA 102.2 Algoritmo para o tratamento dos meningiomas. RMT, ressecção macroscópica total; RT, radioterapia; RST, ressecção subtotal.

(remoção de todo o tumor visível), *ressecção subtotal* (ressecção parcial) ou *biopsia* (remoção de apenas um pequeno fragmento de tecido para diagnóstico histológico).

Radioterapia

As duas formas de radioterapia usadas com mais frequência são a radioterapia externa (EBRT) e a radiocirurgia estereotáxica (RCE). A EBRT utiliza técnicas de radiação padronizadas para administração de uma dose menor de radiação por dia durante um ciclo de tratamento mais longo. A RCE fornece uma dose muito alta de radiação, tipicamente em uma sessão. A RCE é conhecida por muitos nomes diferentes, dependendo da máquina utilizada, da fonte de energia e da plataforma. A RTE e a RCE nunca foram comparadas em um estudo prospectivo randomizado. Todavia, tanto a EBRT quanto a RCE demonstraram ter eficácia no tratamento dos meningiomas em múltiplas séries retrospectivas. De modo semelhante, as diferentes formas de RCE nunca foram comparadas umas com as outras em um estudo randomizado; todavia, todas são provavelmente comparáveis. A decisão quanto ao uso de RTE ou RCE é determinada, tipicamente, pela localização do tumor, pelas complicações potenciais da radiação e pela experiência do médico na administração do tratamento.

Quimioterapia

Diferentemente da cirurgia e da radiação, a quimioterapia ainda não demonstrou benefício no tratamento do meningioma. Entretanto, existe necessidade de terapia clínica ou quimioterapia efetiva para determinados subgrupos de pacientes com meningiomas, particularmente aqueles que apresentam meningiomas refratários à cirurgia e à radioterapia. Nesse subgrupo de pacientes, nenhuma terapia clínica ainda demonstrou ser efetiva. O outro subgrupo de pacientes para o qual é necessária uma abordagem de quimioterapia viável é constituído de tumores para os quais cirurgia e/ou radioterapia não são tecnicamente viáveis, devido à localização do tumor, ou não são aconselháveis, devido a outras circunstâncias.

Muitas formas de quimioterapia foram estudadas no tratamento do meningioma; infelizmente, nenhuma delas demonstrou ter eficácia bem definida em um ensaio clínico de fase III randomizado (Tabela 102.2), e não existe terapia aprovada pela autoridade sanitária dos EUA (FDA). Todos os estudos realizados que investigaram quimioterapias citotóxicas tradicionais (temozolomida, hidroxiureia, irinotecano e terapia tríplice com ciclofosfamida + doxorrubicina + vincristina), terapias hormonais (moduladores da progesterona e do estrogênio), interferona α-2b, análogos da somatostatina e terapias direcionadas para moléculas, incluindo inibidores do PDGF (imatinibe) e receptor do fator de crescimento epidérmico (gefitinibe e erlotinibe), foram desanimadores. As taxas de sobrevida sem progressão de 6 meses foram inferiores a 20%, semelhantes àquelas para o tumor do parênquima cerebral mais comum e agressivo, o glioblastoma.

Os meningiomas são altamente vasculares, e o uso da vascularização do tumor como alvo da terapia pode constituir estratégia potencialmente efetiva. A terapia direcionada para a ruptura da angiogênese (desenvolvimento de novos vasos sanguíneos) tumoral, como o VEGFR com o inibidor da tirosinoquinase, o sunitinibe, e o ligante VEGF com o anticorpo monoclonal, o bevacizumabe, demonstrou algum benefício possível e pode representar estratégia viável para tratamento futuro. Dessa forma, tanto o sunitinibe quanto o bevacizumabe estão incluídos nas diretrizes da National Comprehensive Cancer Network para terapia sistêmica para meningiomas recorrentes.

Tabela 102.2 Terapias clínicas investigadas para o meningioma.

Fármacos	Mecanismo de ação
Hidroxiureia	Inibidor da ribonucleotídio redutase
Temozolomida	Quimioterapia alquilante
Irinotecano	Inibidor da topoisomerase 1
Ciclofosfamida + adriamicina + vincristina	Quimioterapia citotóxica de combinação
Interferona-α	Imunomodulação
Mifepristona (RU-486)	Antiprogesterona
Acetato de megestrol	Agonista do receptor de progesterona
Acetato de medroxiprogesterona	Progesterona sintética
Tamoxifeno	Antiestrogênio
Octreotida	Análogo da somatostatina
Sandostatin LAR	Análogo da somatostatina
Pasireotida LAR (SOM230C)	Análogo da somatostatina
Imatinibe	PDGFR TKI
Erlotinibe	EGFR TKI
Gefitinibe	EGFR TKI
Vatalanibe	VEGFR + PDGFR TKI
Sunitinibe	VEGFR + PDGFR TKI
Bevacizumabe	Anticorpo anti-VEGF
Inibidor everolimus mTOR	Inibidor everolimus mTOR
NovoTTF-100A (dispositivo externo, ensaio clínico em andamento)	Inibição dos microtúbulos
Pembrolizumabe	Imunoterapia
Nivolumabe	Imunoterapia
Abemaciclibe	Inibidor do ciclo celular (inibidor de CDK)

CDK, quinase dependente de ciclina; EGFR, receptor do fator de crescimento epidérmico; PDGFR, receptor do fator de crescimento derivado de plaquetas; TKI, inibidor de tirosinoquinase; VEGF, fator de crescimento endotelial vascular; VEGFR, receptor do fator de crescimento endotelial vascular.

A recente descoberta de mutações geradoras oncogênicas de AKT na via P13K ou de SMO na via *hedgehog* pode fornecer alvos terapêuticos potenciais em um subgrupo de pacientes. Inibidores de AKT e SMO estão atualmente em desenvolvimento em ensaios clínicos. Entretanto, os tumores mutantes *AKT* e *SMO* representam uma minoria, e há necessidade premente de novas descobertas.

Resultados

Meningioma de grau I da Organização Mundial da Saúde

O tratamento preferido para os meningiomas de grau I da OMS continua sendo a ressecção cirúrgica, quando viável. Na ressecção macroscópica total, a taxa de recidiva de 5 anos é de aproximadamente 10 a 25%. Com ressecção subtotal, é de cerca de 25 a 50%. Com ressecção macroscópica total ou ressecção subtotal, o manejo desses pacientes no pós-operatório consiste em observação e exames de imagem para vigilância. Tipicamente, a radioterapia é reservada para casos em que os pacientes apresentam disfunção neurológica persistente devido a um tumor que não pode ser ressecado por completo, ou para pacientes que sofrem recidiva ou crescimento progressivo do tumor.

Meningioma de grau II da Organização Mundial da Saúde

À semelhança dos tumores de grau I, o tratamento inicial e preferido dos meningiomas de grau II da OMS também consiste em ressecção cirúrgica máxima segura. Se não for realizada uma ressecção macroscópica total, realiza-se radioterapia na ausência de contraindicações. Entretanto, há controvérsias substanciais quanto ao fato de os benefícios da radioterapia pós-operatória imediata superarem os riscos para os tumores submetidos à ressecção completa. A taxa de recidiva de 5 anos após cirurgia isoladamente é de cerca de 50%. Numerosas séries retrospectivas demonstraram aumento da sobrevida sem progressão com a adição de radioterapia pós-operatória, e algumas séries retrospectivas refutaram tal achado. Em qualquer literatura, a radioterapia pós-operatória imediata (em contraposição com a radioterapia por ocasião da recidiva) ainda não demonstrou vantagem em termos de sobrevida global e apresenta riscos. Felizmente, um grande ensaio randomizado cooperativo está em andamento, mas ainda levará anos para que seus resultados sejam relatados.

Meningioma de grau III da Organização Mundial da Saúde

Após cirurgia como único tratamento, a probabilidade de recidiva dentro de 5 anos é de 70 a 80%, após ressecção macroscópica total, e de 100% após ressecção subtotal. Por conseguinte, a radioterapia pós-operatória quase sempre é oferecida a esses pacientes, e uma tentativa de aumentar o tempo antes da ocorrência inevitável de recidiva. De qualquer modo, entretanto, quase todos os pacientes sofrem recidiva.

Meningioma incidental

O meningioma incidental é uma situação clínica comum, porém frequentemente desconcertante. Com o uso de exame de imagem apenas, há incerteza quanto à histologia, ao grau e à velocidade de crescimento (se houver) da lesão encontrada de modo incidental. Com frequência, o próprio meningioma é assintomático e não está relacionado com a queixa inicial que levou ao exame de neuroimagem. No caso de um pequeno meningioma incidental assintomático, o tratamento preferido consiste em observação. Se o exame repetido de imagem demonstrar maior estabilidade, esses tumores podem ser acompanhados de modo expectante, com avaliações clínicas e por imagem periódicas. Se houver qualquer crescimento, a abordagem típica consiste em oferecer uma intervenção cirúrgica a esses pacientes.

OUTRAS DOENÇAS DA DURA MÁTER

Hemangiopericitomas

Os hemangiopericitomas (HPC) são tumores que também podem surgir fora da dura-máter e se assemelham, radiograficamente, a meningiomas. Entretanto, eles habitualmente se comportam mais como sarcomas, com evolução mais agressiva, múltiplas recidivas e metástases para órgãos extracranianos (particularmente osso, fígado e pulmão). A cirurgia e a radioterapia pós-operatória constituem o tratamento padrão, embora a ocorrência de recidiva seja quase universal.

Metástases durais

O aspecto radiográfico de metástases de neoplasias malignas extracranianas (como câncer de mama) para a dura-máter habitualmente é muito semelhante ao dos meningiomas. Entretanto, as metástases durais são mais frequentemente múltiplas, podem aparecer como espessamento difuso da dura-máter (abaixo) e, em geral, apresentam velocidade mais rápida de crescimento em exames subsequentes de imagem. São mais comuns no linfoma e, possivelmente, no câncer de mama; todavia, devem ser realmente suspeitadas em todo paciente com neoplasia maligna sistêmica. O paciente com câncer de mama representa desafio particular, visto que também apresenta incidência aumentada de meningioma. Exames de imagem e reavaliação a intervalos curtos habitualmente podem diferenciar as metástases durais do meningioma, com base na velocidade de crescimento (crescimento mais rápido nas metástases, porém mais lento nos meningiomas benignos). Em certas ocasiões, essas entidades são mistas (tumor de "colisão"). O tratamento assemelha-se ao da doença metastática em qualquer parte do cérebro, considerando-se radioterapia e quimioterapia e, em certas ocasiões, cirurgia (particularmente se for considerada a histologia). As metástases para dura-máter diferem das metástases parenquimatosas, visto que as metástases durais não são protegidas pela barreira hematencefálica como a doença do parênquima.

Paquimeningite hipertrófica

A paquimeningite hipertrófica refere-se a um espessamento da dura-máter, focal ou difuso, que pode ser causado por uma variedade de etiologias diferentes. Em geral, trata-se de um distúrbio bastante raro, embora o diagnóstico diferencial seja amplo, incluindo infecções (tuberculose, infecção fúngica e sífilis), doenças autoimunes (arterite reumatoide e doença de Sjögren), condição vasculítica (síndrome de Wegener, arterite de células gigantes e doença de Behçet), sarcoide, histiocitose e metástases de neoplasias malignas sistêmicas, além da paquimeningite hipertrófica "idiopática", quando não se identifica etiologia subjacente.

Os sintomas mais comuns consistem em cefaleia, seguida de disfunção visual e, em seguida, outras disfunções de nervos cranianos e disfunção cerebelar. Podem ocorrer convulsões, devido à irritação local do cérebro subjacente. As características na RM consistem tipicamente em realce difuso da dura-máter, que pode ser nodular ou liso. Deve-se efetuar uma avaliação para causas subjacentes, e a punção lombar é tipicamente necessária. Na variedade idiopática, ocorrem pleocitose (habitualmente linfocitária) e nível elevado de proteínas. O tratamento é direcionado para causa subjacente ou, no caso da paquimeningite hipertrófica idiopática, consiste em terapia imunossupressora, iniciando frequentemente com corticosteroides.

LEITURA SUGERIDA

Black PM, Morokoff AP, Zauberman J. Surgery for extra-axial tumors of the cerebral convexity and midline. *Neurosurgery*. 2008;62(6 suppl 3):1115-1521.

Bondy M, Ligon BL. Epidemiology and etiology of intracranial meningiomas: a review. *J Neurooncol*. 1996;29:197-205.

Brastianos PK, Horowitz PM, Santagata S, et al. Genomic sequencing of meningiomas identifies oncogenic SMO and AKT1 mutations. *Nat Genet*. 2013;45:285-289.

Clark VE, Erson-Omay EZ, Serin A, et al. Genomic analysis of non-NF2 meningiomas reveals mutations in TRAF7, KLF4, AKT1, and SMO. *Science*. 2013;339:1077-1080.

Custer BS, Koepsell TD, Mueller BA. The association between breast carcinoma and meningioma in women. *Cancer*. 2002;94:1626-1635.

Grunberg SM, Rankin C, Townsend J, et al. Phase III double-blind randomized placebo-controlled study of mifepristone (RU) for the treatment of unresectable meningioma. *Proc Am Soc Clinical Oncol*. 2001;20:56a. Abstract 222.

Hatano N, Behari S, Nagatani T, et al. Idiopathic hypertrophic cranial pachymeningitis: clinicoradiological spectrum and therapeutic options. *Neurosurgery*. 1999;45:1336-1344.

Hosler MR, Turbin RE, Cho E-S, Wolansky LJ, Frohman LP. Idiopathic hypertrophic pachymeningitis mimicking lymphoplasmacyte-rich meningioma. *J Neuroophthalmol*. 2007;27:95-98.

International Agency for Research on Cancer. *WHO Classification of Tumours of the Central Nervous System*. 4th ed. Geneva, Switzerland: World Health Organization; 2007.

Kaley T, Barani I, Chamberlain M, et al. Historical benchmarks for medical therapy trials in surgery- and radiation-refractory meningioma: a RANO review. *Neuro Oncol*. 2014;16:829-840.

Kaley T, Wen P, Schiff D, et al. Phase II trial of sunitinib for recurrent and progressive atypical and anaplastic meningioma. *Neuro Oncol*. 2015;17(1):116-121.

Kupersmith MJ, Martin V, Heller G, Shah A, Mitnick HJ. Idiopathic hypertrophic pachymeningitis. *Neurology*. 2004;62:686-694.

Longstreth WT Jr, Phillips LE, Drangsholt M, et al. Dental x-rays and the risk of intracranial meningioma: a population-based case-control study. *Cancer*. 2004;100:1026-1034.

Nakamura M, Roser F, Michel J, Jacobs C, Samii M. The natural history of incidental meningiomas. *Neurosurgery*. 2003;53:62-70.

Nayak L, Iwamoto FM, Rudnick JD, et al. Atypical and anaplastic meningiomas treated with bevacizumab. *J Neurooncol*. 2012;109(1):187-193.

Norden AD, Drappatz J, Wen PY. Advances in meningioma therapy. *Curr Neurol Neurosci Rep*. 2009;9(3):231-240.

Ostrom QT, Gittleman H, Farah P, et al. CBTRUS statistical report: primary brain and central nervous system tumors diagnosed in the United States in 2006-2010. *Neuro Oncol*. 2013;15(suppl 2):ii1-ii56.

Quant EC, Wen PY. Response assessment in neuro-oncology. *Curr Oncol Rep*. 2011;13:50-56.

Rogers L, Barani I, Chamberlain M, et al. Meningiomas: knowledge base, treatment outcomes, and uncertainties. A RANO review. *J Neurosurg*. 2015;122(1):4-23.

Rudnik A, Larysz D, Gamrot J, et al. Idiopathic hypertrophic pachymeningitis—case report and literature review. *Folia Neuropathol*. 2007;45:36-42.

Sadetzki S, Flint-Richter P, Ben-Tal T, Nass D. Radiation-induced meningioma: a descriptive study of 253 cases. *J Neurosurg*. 2002;97:1078-1082.

Voller B, Vass K, Wanschitz J, et al. Hypertrophic chronic pachymeningitis as a localized immune process in the craniocervical region. *Neurology*. 2001;56:107-109.

Wen PY, Lee EQ, Reardon DA, Ligon KL, Alfred Yung WK. Current clinical development of PI3K pathway inhibitors in glioblastoma. *Neuro Oncol*. 2012;14(7):819-829.

Wen PY, Quant E, Drappatz J, Beroukhim R, Norden AD. Medical therapies for meningiomas. *J Neurooncol*. 2010;99:365-378.

Linfoma Primário do Sistema Nervoso Central 103

Lakshmi Nayak e Tracy T. Batchelor

PONTOS-CHAVE

1. A maioria dos linfomas primários de sistema nervoso central consiste em linfomas difusos de grandes células B.

2. O linfoma primário de sistema nervoso central é caracterizado na ressonância magnética por sinal homogêneo do contraste e difusão restrita.

3. Uma avaliação abrangente da doença é essencial para a exclusão de linfoma sistêmico.

4. Idade e *status* de desempenho são os fatores prognósticos mais importantes independentemente associados ao desfecho.

5. Quimioterapia com altas doses de metotrexato configura o tratamento padrão de indução para linfomas primários de sistema nervoso central recém-diagnosticados.

6. Quimioterapia intensiva, seguida de transplante autólogo de células-tronco, é considerada o tratamento de consolidação para linfoma primário de sistema nervoso central em pacientes jovens e saudáveis.

7. A taxa de recorrência é alta, chegando a 50% até mesmo em pacientes que apresentaram boa resposta inicial à quimioterapia com altas doses de metotrexato.

8. Há um risco de neurotoxicidade tardia com o uso de radioterapia em todo o cérebro, particularmente quando combinada ao metotrexato em altas doses.

INTRODUÇÃO

O linfoma primário do sistema nervoso central (LPSNC) é um linfoma não Hodgkin (LNH) extranodal raro e agressivo confinado ao cérebro, leptomeninges, olhos ou medula espinal. O prognóstico do LPSNC é mais sombrio que o de outros subtipos de LNH extranodal. O diagnóstico e o manejo do LPSNC diferem daqueles de outros cânceres primários do cérebro e do LNH sistêmico.

EPIDEMIOLOGIA

O LPSNC é um tipo incomum de LNH. Esses tumores constituem 2% dos tumores cerebrais primários e aproximadamente 4 a 6% de todos os linfomas extranodais. Nos EUA, calcula-se que 7.585 casos de LPSNC tenham sido diagnosticados de 2011 a 2015, e a expectativa é que o número de casos aumente ainda mais com o envelhecimento da população norte-americana. A idade mediana por ocasião do diagnóstico é de 66 anos, e a doença é mais comum em homens do que em mulheres (razão 1.22:1; $P < 0,001$). A taxa de incidência do LPSNC é de 0,44 por 100 mil pessoas-ano. A imunodeficiência congênita ou adquirida constitui o único fator de risco estabelecido para o LPSNC, e os indivíduos infectados pelo vírus da imunodeficiência humana (HIV) correm maior risco de desenvolver esse tumor. Entretanto, a incidência do LPSNC relacionado com o HIV declinou significativamente com o passar do tempo, e este capítulo irá discutir, em particular, o LPSNC no hospedeiro imunocompetente.

BIOPATOLOGIA

Mais de 90% dos casos de LPSNC consistem em linfomas difusos de grandes células B (LDGCB), sendo o restante constituído por linfomas de células T, linfomas de baixo grau pouco caracterizados ou linfomas de Burkitt. O LDGCB do sistema nervoso central (SNC) é composto de células tumorais malignas altamente proliferativas aglomeradas no espaço perivascular, com linfócitos reativos, macrófagos e células da micróglia ativadas, misturadas com as células tumorais. A maioria dos tumores expressa marcadores pan-B CD19, CD20, CD22 e CD79a. Os mecanismos moleculares subjacentes à transformação e à localização no SNC estão pouco elucidados. As limitações com as quais se deparam os estudos moleculares do LPSNC incluem a raridade da doença e a disponibilidade limitada de tecido, visto que o diagnóstico é, com mais frequência, estabelecido por biopsia estereotáxica com agulha. À semelhança do LDGCB sistêmico, o LPSNC apresenta translocações cromossômicas do gene *BCL6*, deleções em 6q e hipermutação somática aberrante em proto-oncogenes, incluindo *MYC* e *PAX5*. A inativação do *CDKN2A* também é observada comumente em ambas as entidades. O LDGCB também pode ser classificado em três subclasses moleculares pelo perfil de expressão gênica: célula B centro germinativo símile (GCB), de célula B ativada (ABC) e tipo 3. O subtipo não GCB ou ABC está associado a um prognóstico mais sombrio em comparação com o do perfil GCB. Quase todos os casos de LDGCB primário do SNC lembram mais o subtipo ABC. Essa maior prevalência do subtipo ABC de origem celular do LDGCB no LPSNC pode explicar, em parte, o prognóstico relativamente mais sombrio desse linfoma *versus* outras formas de LDGCB extranodal. Além disso, estudos genômicos abrangentes recentes indicam que certas características moleculares distinguem o LDGCB primário do SNC do LDGCB sistêmico. O LPSNC apresenta ativação da via de sinalização por receptores de células B, bem como sinalização por receptores do tipo toll, o que é afetado por mutações recorrentes de *MYD88* e *CD79B*. Em um estudo, variações no número de cópias apresentando ganho em 9p24.1/*PDL1/PDL2* foram observadas, enquanto em outro estudo, variações no número de cópias apresentando ganho em 9p24.1/*PDL1/PDL2* não foram observadas. O LPSNC caracteriza-se pela expressão diferencial de genes relacionados com a adesão e as vias da matriz celular, incluindo *MUM1*, *CXCL13* e *CHI3L1*. A hipermutação somática contínua com uso preferencial de segmentos gênicos V_H que foi observada no LPSNC é sugestiva de proliferação dependente de antígeno. Essas observações são compatíveis com a hipótese de que o LPSNC é secundário a uma ativação dependente de antígeno das células B circulantes, que subsequentemente se localizam no SNC por meio da expressão de vários genes de adesão e relacionados com a matriz extracelular. Todavia, são necessários estudos moleculares adicionais para investigar os eventos transformadores e os eventos subsequentes responsáveis pelo tropismo do LPSNC para o SNC. Novas informações sobre a patogenia molecular do LPSNC levaram ao desenvolvimento de abordagens terapêuticas específicas direcionadas para esse tumor.

MANIFESTAÇÕES CLÍNICAS

Os sinais e sintomas de apresentação do LPSNC são variáveis e geralmente dependem da localização do acometimento do SNC. Em 248 pacientes imunocompetentes com LPSNC, 70% apresentaram déficits neurológicos focais, 43% apresentaram sinais neuropsiquiátricos, 33% tiveram sintomas de elevação da pressão intracraniana, 14% tiveram crises epilépticas e 4%, sintomas oculares. As crises epilépticas são menos comuns do que com outros tipos de tumores cerebrais, provavelmente devido ao fato de que o LPSNC acomete predominantemente a substância branca subcortical, não a substância cinzenta epileptogênica. Diferentemente dos pacientes com LNH sistêmico, os pacientes com LPSNC raramente manifestam sintomas B. A imagem tipicamente mostra uma lesão única, com realce homogêneo e menos comumente lesões com realce multifocal. Envolvimento simultâneo do líquido cefalorraquidiano (LCR) e dos olhos pode ocorrer em até 20% dos casos. Lesões intramedulares são raras.

O International PCNSL Collaborative Group (IPCG) desenvolveu diretrizes para determinar a extensão da doença. A ressonância magnética do cérebro contrastada com gadolínio constitui o exame radiográfico mais sensível para a detecção do LPSNC. A aparência característica do LPSNC na ressonância magnética é de uma lesão com realce homogêneo de contraste, com mudança no sinal perilesional em T2, tipicamente relacionada ao edema vasogênico (Figura 103.1). A restrição à difusão em imagens ponderadas em difusão é frequentemente observada devido à alta celularidade e à alta proporção núcleo/citoplasma das células malignas altamente compactadas. Essas características radiológicas ajudam na diferenciação do LPSNC de outras neoplasias malignas, doenças inflamatórias ou desmielinizantes. Raramente são observadas lesões sem realce. O diagnóstico definitivo de LPSNC tipicamente é estabelecido por biopsia estereotáxica do cérebro, análise do LCR ou análise do aspirado vítreo em pacientes com comprometimento ocular. Tendo em vista a possível demora no diagnóstico e no tratamento com o uso desses últimos dois métodos, aconselha-se uma biopsia estereotáxica imediata em quase todos os casos que sejam cirurgicamente acessíveis. É necessária uma avaliação diagnóstica completa para estabelecer a extensão do linfoma e confirmar a localização no SNC. O exame físico deve consistir em exame dos linfonodos, exame dos testículos nos homens e exame neurológico abrangente. Deve-se efetuar uma punção lombar se não houver contraindicação, e o LCR deve ser avaliado por citometria de fluxo, citologia e rearranjo dos genes das cadeias pesadas das imunoglobulinas. O comprometimento do nervo óptico, da retina ou do humor vítreo deve ser excluído por meio de avaliação completa por um oftalmologista, incluindo exame com lâmpada de fenda. Os exames de sangue devem incluir hemograma completo, painel metabólico básico, desidrogenase láctica sérica e sorologia do HIV.

Como a possibilidade de doença extraneural precisa ser descartada para estabelecer o diagnóstico de LPSNC, uma tomografia computadorizada (TC) ou TC/tomografia por emissão de pósitrons (PET) do tórax, abdome e pelve e uma biopsia e aspirado de medula óssea devem ser realizados para descartar a possibilidade de doença sistêmica oculta. A ultrassonografia testicular é recomendada em homens mais idosos a fim de excluir linfoma testicular primário, que apresenta uma predileção pelo cérebro.

TRATAMENTO

Linfoma primário do sistema nervoso central recém-diagnosticado

O tratamento do LPSNC recém-diagnosticado consiste em fases de indução e consolidação. Tipicamente, a indução consiste em quimioterapia, com o objetivo de alcançar uma resposta

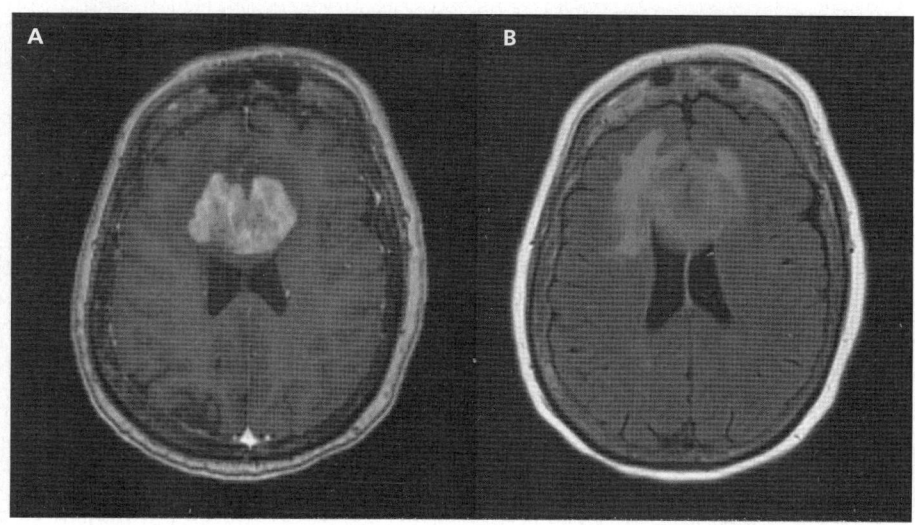

FIGURA 103.1 Imagens de ressonância magnética de um paciente com linfoma primário do sistema nervoso central. **A.** Uma imagem ponderada em T1, axial, pós-contraste, demonstra o realce intenso e homogêneo do tumor no corpo caloso. **B.** Uma imagem T2 axial/de recuperação de inversão atenuada com líquido no mesmo nível anatômico demonstra sinal hiperintenso circundando o tumor, refletindo o edema cerebral vasogênico.

completa/remissão. Uma vez obtida essa resposta/remissão, administra-se um esquema de quimioterapia diferente ou radioterapia cerebral total (RTCT) para "consolidar" a resposta/remissão ou reduzir o risco de recorrência. A definição da resposta ao tratamento no LPSNC exige uma avaliação de todos os locais (cérebro, LCR, olho) potencialmente acometidos pela doença. O IPCG estabeleceu critérios de resposta que foram adotados na maioria dos ensaios clínicos prospectivos de LPSNC. Pelo fato de o LPSNC ser uma doença multicompartimental e potencialmente envolver cérebro, olhos e LCR, esses critérios de resposta incluem a avaliação de cada um desses componentes (Tabela 103.1).

Os corticosteroides diminuem o edema vasogênico associado ao tumor e podem resultar em regressão radiográfica parcial do LPSNC. Uma resposta inicial aos corticosteroides está associada a resultado favorável no LPSNC. Entretanto, depois de uma resposta inicial aos corticosteroides, quase todos os pacientes progridem rapidamente. Os corticosteroides devem ser evitados, se possível, antes da biopsia, tendo em vista o risco de desorganizar a morfologia celular, resultando em amostra patológica não diagnóstica.

A ressecção cirúrgica não é considerada parte da abordagem padrão ao tratamento do LPSNC, devido à natureza profunda, infiltrativa e multifocal desse tumor, e não demonstrou prolongar a sobrevida, visto que a maioria dos pacientes também recebe tratamento adicional. Por conseguinte, o papel da neurocirurgia no LPSNC geralmente consiste em estabelecer um diagnóstico por meio de biopsia estereotáxica. A cirurgia citorredutora pode ser considerada como intervenção que salva a vida do paciente em casos extremos com grandes lesões e herniação iminente. Estudos históricos mostraram que a ressecção cirúrgica não adicionou benefícios à sobrevida e, na realidade, levou a piores desfechos devido a complicações advindas das cirurgias. Estudos mais recentes indicam um potencial benefício de sobrevida em pacientes submetidos à ressecção cirúrgica; entretanto, são estudos de natureza retrospectiva. Dado que o LPSNC é quimiossensível, a ressecção cirúrgica deve ser evitada, apesar de biopsias com obtenção de maiores amostras de tecido poderem ser consideradas para uma análise genômica ampla.

Historicamente, o LPSNC era tratado apenas com RTCT em doses de 36 a 45 Gy, resultando em alta proporção de respostas radiográficas, mas também em recidiva precoce. Em um ensaio clínico de fase 2 multicêntrico, 41 pacientes foram tratados com RTCT na dose de 40 Gy mais reforço de 20 Gy e tiveram sobrevida global (SG) mediana de apenas 12 meses. Tendo em vista a falta de respostas duráveis à radiação e o risco de neurotoxicidade associada a essa modalidade de terapia, a RTCT isoladamente não é mais um tratamento recomendado para a maioria dos pacientes com LPSNC recém-diagnosticado. Além disso, como o LPSNC é uma doença multifocal infiltrativa, não se recomenda a radiação focal nem a radiocirurgia.

Um tratamento eficaz para o LPSNC consiste em metotrexato em alta dose (MTX-AD) por via intravenosa, em doses variáveis (1 a 8 g/m^2), usado tipicamente em associação com outros agentes quimioterápicos e/ou RTCT. Todavia, não existe consenso sobre a dose ideal de MTX-AD. Doses de metotrexato de 3 g/m^2 resultam em concentrações terapêuticas no parênquima cerebral e no LCR. Reconhece-se atualmente que há uma alta incidência de neurotoxicidade em pacientes com idade acima de 60 anos tratados com modalidades combinadas que incluam RTCT. Essa observação levou à realização de estudos que usaram *doses mais baixas* de RTCT. Em um estudo de fase 2 multicêntrico, não foi observado declínio neurocognitivo significativo em testes neuropsiquiátricos formais após RTCT de consolidação em dose reduzida (23,4 Gy) e citarabina (AraC) em pacientes que obtiveram resposta completa à quimioterapia de indução, incluindo MTX-AD. Todavia, são necessários estudos adicionais e um acompanhamento neuropsicológico mais longo desses pacientes para avaliar definitivamente a segurança desse esquema, visto que numerosos estudos demonstraram os efeitos neurotóxicos tardios da RTCT na população com LPSNC.

Considerando-se o risco de neurotoxicidade clínica, outros estudos avaliaram se a RTCT podia ser *eliminada* do manejo inicial do LPSNC. Em um ensaio clínico de fase 3 multicêntrico, os pacientes foram randomizados para receber quimioterapia à base de MTX-AD, com ou sem RTCT (Evidência de nível 1).[1] Foram recrutados 551 pacientes, dos quais 318 foram tratados com protocolo. A análise da intenção de tratar revelou que os pacientes tratados no braço de modalidade combinada (quimioterapia + RTCT) obtiveram sobrevida sem progressão (SSP) melhorada, porém sem melhora da SG, demonstrando que a eliminação da RTCT do esquema de tratamento pareceu não interferir com a SG. Isso levou ao adiamento da RTCT e à aplicação de abordagens apenas com quimioterapia para

Tabela 103.1 Diretrizes do International Primary Central Nervous System Lymphoma Collaborative Group Consensus para a avaliação da resposta no linfoma primário do sistema nervoso central.

Resposta	Exame de imagem do cérebro	Dose de esteroide	Exame oftalmológico	Citologia do LCR
Resposta completa	Doença sem realce do contraste	Nenhuma	Normal	Negativa
Resposta completa não confirmada	Doença sem realce do contraste	Qualquer	Normal	Negativa
	Doença com realce mínimo	Qualquer	Anormalidade mínima do EPR	Negativa
Resposta parcial	Redução de 50% no realce*	NA	EPR normal ou anormalidade mínima	Negativa
	Doença sem realce do contraste	NA	Diminuição nas células vítreas ou infiltrado retiniano	Persistente ou suspeita
Doença progressiva	Aumento de 25% na doença com realce	NA	Doença recorrente ou recente	Recorrente ou positiva
	Qualquer novo local de doença*			
Doença estável	Todos os quadros não cobertos pelas respostas anteriores			

*Com base na dimensão única mais longa da lesão. EPR, epitélio pigmentar da retina; LCR, líquido cefalorraquidiano; NA, não aplicável.

pacientes com diagnóstico recente de LPSNC. Essas abordagens baseiam-se no MTX-AD. Foram usados esquemas e doses variáveis de MTX-AD; todavia, em geral, recomenda-se dose de 3 g/m^2 ou mais administrada em bolo inicial, seguida de infusão durante 3 horas, a cada 10 a 21 dias, para resultados ótimos e concentrações adequadas no LCR. Vários estudos de fase 2 demonstraram a segurança, a eficácia e a relativa preservação da cognição com esquemas quimioterápicos à base de MTX-AD. Além disso, a quimioterapia de indução de maior duração com MTX-AD (mais do que seis ciclos) resulta em maior proporção de respostas completas (RC).

Já foi demonstrado em múltiplos estudos de braço único, bem como em ensaios randomizados, que a adição de outros agentes quimioterápicos ao HD-MTX resultou em melhores respostas. Em ensaio fase 2, 79 pacientes com LPSNC foram randomizados a receber ou HD-MTX ou HD-MTX AraC (Evidência de nível 1).[2] Todos os pacientes foram submetidos à RTCT de consolidação após a quimioterapia de indução. O braço de MTX-AD + citarabina apresentou maior proporção de respostas radiográficas completas e uma SG de 3 anos superior.

O rituximabe, um anticorpo monoclonal quimérico dirigido para o antígeno CD20 nos linfócitos B, melhorou a sobrevida em outras formas de LNH extranodal. Entretanto, o rituximabe apresenta baixa penetração na barreira hematencefálica. Quando o rituximabe é administrado por via intravenosa, em doses de 375 a 800 mg/m^2, são alcançados níveis no LCR de 0,1 a 4,4% dos níveis séricos. Apesar de sua penetração limitada no LCR, houve relatos de respostas radiológicas em pacientes com recidiva do LPSNC tratados com monoterapia com rituximabe, e esse anticorpo foi incorporado em esquemas atuais para o LPSNC. Em comparações históricas retrospectivas, as RC foram mais altas com esquemas de indução que incluem o rituximabe *versus* aqueles sem rituximabe. O IELSG32, um estudo randomizado de fase 2, avaliou a eficácia da adição de rituximabe com ou sem tiotepa em relação à combinação HD-MTX e AraC. Nesse ensaio, a adição posterior de rituximabe (RC 30%, razão de risco [RR] 0,74) e tiotepa (RC 49%, RR 0,46) mostrou melhores taxas de respostas em comparação ao esquema de HD-MTX e AraC (RC 23%) (Evidência de nível 1).[3] Por outro lado, em um ensaio randomizado aberto de fase 3 com 200 pacientes, cujo objetivo era avaliar o papel do rituximabe na quimioterapia de indução, não foi observado benefício no desfecho primário: sobrevida livre de eventos. Neste estudo, a sobrevida livre de eventos em 1 ano foi de 49%, *versus* 52%, respectivamente, no braço de rituximabe, em relação ao que não incluiu rituximabe (RR 1,00, P = 0,99) (Evidência de nível 1).[4] Dados os resultados conflitantes em relação ao papel do rituximabe nesses dois ensaios randomizados, o papel desse agente no manejo do LPSNC recém-diagnosticado permanece incerto.

Nos estudos precedentes, a RTCT foi empregada na fase de consolidação do tratamento. Entretanto, outras abordagens eliminaram a RTCT no tratamento do LPSNC recém-diagnosticado. Em um estudo multicêntrico de fase 2 de grupo cooperativo, 44 pacientes com LPSNC foram tratados com quimioterapia de indução, que consistiu em MTX-AD, rituximabe e temozolomida – todos eles com eficácia demonstrada como monoterapia no LPSNC. Essa quimioterapia de indução foi seguida de quimioterapia de consolidação, que consistiu em etoposídeo intravenoso e AraC. Desses pacientes 66% obtiveram uma RC; a SSP mediana do grupo inteiro foi de 2,4 anos, e a SG mediana não tinha sido alcançada por ocasião da publicação. Esses resultados são comparáveis a esquemas que incluem Wa RTCT. É notável o fato de que a SSP tenha sido mais curta em pacientes com LPSNC nos quais a quimioterapia foi adiada por mais de 1 mês após o diagnóstico, em comparação com pacientes nos quais a quimioterapia foi iniciada imediatamente (SSP de 3 anos de 20% *versus* 59%, P = 0,05). Essa observação ressalta a importância do diagnóstico precoce e da instituição imediata da quimioterapia em pacientes com LPSNC.

Tendo em vista a durabilidade limitada das respostas observadas em muitos estudos de LPSNC, existe um interesse na quimioterapia em alta dose (QAD), seguida de transplante de células-tronco autólogas (TCTA) como terapia de consolidação com intenção curativa para o LPSNC de diagnóstico recente. Os esquemas de condicionamento, incluindo tiotepa, demonstraram produzir os resultados mais alentadores. Em um estudo de fase 2 multicêntrico, 79 pacientes foram tratados com terapia de indução com MTX-AD, AraC, rituximabe e tiotepa, seguida de condicionamento com carmustina e tiotepa antes do TCTA. A resposta radiográfica global (RRG) foi de 91%, a SG de 2 anos foi de 87%, e as mortes relacionadas com o tratamento não alcançaram 10% dos pacientes recrutados. As toxicidades, em sua maior parte citopenias, foram passíveis de controle.

Resultados encorajadores da QAD com TCTA em estudos não controlados levaram ao desenvolvimento de estudos randomizados comparando essa abordagem como alternativa à RTCT para consolidação. O segundo componente do estudo IELSG32 avaliou a SLP em 2 anos em pacientes que alcançaram estabilidade ou melhora da doença e foram subsequentemente randomizados ou à RTCT ou ao TCTA. Ambas as abordagens para consolidação foram efetivas em ambos os grupos; com SLP2 de 69% no grupo recebendo TCTA e 80% em RTCT (RR 1,50; P = 0,17) (Evidência de nível 1).[5] O importante é que ambas as estratégias foram bem toleradas, com taxa de 3% de mortalidade relacionada ao transplante. A função neurocognitiva melhorou rapidamente em pacientes que passaram por TCTA dentro de 2 anos de seguimento, porém naqueles que receberam RTCT, houve declínio de atenção e função executiva. Em outro ensaio randomizado prospectivo de fase 2, o estudo PRECIS, pacientes receberam quimioterapia de indução com dois ciclos de rituximabe, HD-MTX, carmustina, etoposida, prednisona (R-MBVP) e, então, dois ciclos de rituximabe, AraC (R-AraC) e foram, então, aleatoriamente alocados a receber consolidação com RTCT, ou com TCTA, com condicionamento utilizando-se de tiotepa-bussulfano-ciclofosfamida (Evidência de nível 1).[6] Apesar de o estudo ter sido desenhado de modo não comparativo e de ambos os braços terem tido limites de eficácia predeterminados, a SLP em 2 anos favoreceu o braço da TCTA em 87% *versus* 63% no grupo da RTCT. Esse estudo demonstrou desfechos neurocognitivos similares ao IELSG32, favoráveis ao braço da TCTA. Entretanto, 11% dos pacientes morreram em decorrência de toxicidade associada a TCTA.

Uma nova geração de ensaios randomizados eliminou a RTCT da fase de consolidação e está avaliando QAD/TCTA *versus* regimes quimioterápicos não mieloablativos (NCT01511562, NCT02531841).

Vários esquemas de quimioterapia de primeira geração para o LPSNC incluíram quimioterapia intratecal. Todavia, vários estudos randomizados que incluíram a quimioterapia intratecal não obtiveram melhora dos resultados no LPSNC em relação a esquemas que não incluíram injeções intratecais de quimioterapia. Além disso, a capacidade de alcançar consistentemente concentrações micromolares de metotrexato no LCR, em uma dose de 8 g/m^2, bem como a toxicidade adicional da quimioterapia intratecal, levou à eliminação dessa abordagem da maioria dos esquemas de quimioterapia de indução atualmente usados.

Tratamento do linfoma primário do sistema nervoso central em pacientes idosos

Os pacientes idosos representam mais da metade de todos os indivíduos com diagnóstico de LPSNC. A idade avançada é um fator prognóstico adverso, o risco de neurotoxicidade é maior nessa população, e, em geral, a quimioterapia isoladamente constitui a opção preferida nesse subgrupo. A maioria dos pacientes com LPSNC com mais de 60 anos de idade desenvolve neurotoxicidade clínica após tratamento com um esquema contendo RTCT, e alguns desses pacientes morrem de complicações relacionadas com o tratamento, não de doença recorrente. Vários estudos indicaram que o MTX-AD, em doses de 3,5 a 8 g/m^2, é bem tolerado em pacientes idosos que apresentam função renal adequada com toxicidade renal e hematológica de grau 3 ou 4 passível de controle. Em um ensaio clínico de fase 2 randomizado e multicêntrico de quimioterapia isoladamente em pacientes idosos com LPSNC, 98 pacientes foram randomizados para receber três ciclos de 28 dias de MPV-A (HD-MTX, procarbazina, vincristina, AraC) ou um regime simplificado, potencialmente menos tóxico, consistindo de MT (HD-MTX e temozolomida) (Evidência de nível 1).[7] Embora as tendências tenham favorecido o esquema MPV-A em relação ao esquema MT no que concerne a RC, SSP e SG, nenhuma dessas diferenças atingiu qualquer diferença estatística. Estudos subsequentes sugeriram que a adição do rituximabe tanto ao MPV quanto ao MT pode aumentar a taxa de resposta radiográfica. O estudo multicêntrico PRIMAIN investigou o uso de rituximabe, procarbazina e lomustina (R-MPL) em pacientes com 65 anos ou mais. A lomustina foi omitida durante o curso do estudo por sua toxicidade. A SLP em 2 anos e SG foram de 37,3 e 47%, respectivamente. Apesar de não ter havido randomização dos pacientes para R-MPL *versus* R-MP (rituximabe, HD-MTX, procarbazina), dado que a lomustina foi descontinuada durante o estudo, R-MP se mostrou mais factível e eficaz nessa população de pacientes. Ademais, metanálise de 783 pacientes idosos (dados extraídos de ensaios clínicos e pacientes não incluídos em estudos) revelou que o tratamento baseado em HD-MTX estava associado a uma sobrevida maior, e não houve diferenças de desfechos a despeito de quimioterapia oral alquilante, ou quimioterapia agressiva ter sido adicionada ao HD-MTX. Qualquer um dos esquemas quimioterápicos descritos constituem opções para pacientes idosos com LPSNC.

Recidiva e linfoma primário do sistema nervoso central refratário

Apesar das altas taxas de resposta inicial obtidas com terapia de indução à base de MTX-AD, a maioria dos pacientes com LPSNC sofre recidiva. Além disso, aproximadamente 20 a 30% dos pacientes com LPSNC recém-diagnosticados apresentam doença refratária ao MTX-AD. A maioria das recidivas ocorre dentro dos primeiros 2 anos do diagnóstico, apesar de recorrências tardias também poderem ocorrer. O prognóstico da recidiva ou do LPSNC refratário é sombrio, e existe um número limitado de estudos de fase 2 prospectivos, e não há estudo randomizado para orientação do manejo. A administração repetida de MTX-AD é efetiva em pacientes que responderam anteriormente a esse fármaco. Em um estudo retrospectivo multicêntrico de 22 pacientes com LPSNC que sofreram recidiva, com história de resposta anterior ao MTX-AD, 91% apresentaram uma resposta radiográfica em primeiro tratamento de recuperação com MTX-AD e 100% ao segundo tratamento de recuperação. A SG mediana com o primeiro tratamento de recuperação foi de 61,9 meses. Em pacientes que não foram previamente tratados com QAD/TCTA, esta também constitui uma opção por ocasião da recidiva. Em um ensaio clínico de fase 2 de 43 pacientes com recidiva ou com LPSNC refratária, a terapia de recuperação com alta dose de AraC e etoposídeo foi seguida de QAD/TCTA, com esquema de condicionamento consistindo em tiotepa, bussulfano e ciclofosfamida. Por fim, 27 pacientes foram submetidos a transplante. Dos 27 pacientes, 26 tiveram uma RC, e a SSP e SG medianas nesse grupo foram, respectivamente, de 41,1 e 58,6 meses. É notável assinalar que, em uma pequena série de pacientes com LPSNC que sofreram recidiva após QAD/TCTA inicial, um segundo autotransplante foi bem-sucedido como terapia de recuperação. Por fim, a RTCT em pacientes com recorrência que não foram submetidos à mesma como parte do tratamento inicial pode ser uma opção efetiva nesse cenário, embora o risco de neurotoxicidade permaneça uma preocupação. Muitos médicos reservam a RTCT para os pacientes com doença refratária à quimioterapia ou por ocasião da ocorrência de recidiva. Em uma série de 27 pacientes com recidiva ou LPSNC refratário, tratados com RTCT (dose mediana de 36 Gy), 74% obtiveram ORR, e a SG mediana foi de 10,6 meses. Foram observadas taxas de neurotoxicidade tardia de 15% com doses acima de LDGCB, mesmo em caso de sobrevida curta. Outros agentes, como temozolomida, rituximabe, permetrexede e topotecana, foram analisados no contexto de estudos prospectivos com ORR variável e pouca durabilidade, tipicamente menos de 6 meses. Agentes direcionados baseados nas mutações exclusivas, alterações e vias de sinalização desreguladas ativas no LPSNC foram estudados. Um estudo multicêntrico de fase 2 investigando o tensirolimo, um inibidor do alvo da rapamicina em mamíferos (mTOR), apresentou um ORR de 54%, apesar de a mediana de SLP ter sido de 2,1 meses. Medicamentos imunomoduladores, como a lenalidomida e a pomalidomida, foram analisados em estudos de fase 1, com escalonamento de doses, em LPSNC recorrente ou refratário com ORR de 48 a 64% e mediana de SLP de 6 meses. O estudo REVRI, que foi um estudo multicêntrico de fase 2, incluindo tratamento de indução com oito ciclos de rituximabe e lenalidomida, seguido de um programa de manutenção de 12 ciclos mensais de lenalidomida em monoterapia chegou a seu desfecho primário com 32% de ORR ao fim da indução, com mediana de SLP de 7,8 meses. O ibrutinibe, que é um inibidor da tirosinoquinase de Bruton, foi analisado em três estudos de fase 1 em doses de 560 e 840 mg, isoladamente ou combinado a outros agentes quimioterápicos, como HD-MTX. Esses estudos demonstraram concentração adequada no LCR em maiores doses com ORR de 72 a 89%. Um estudo multicêntrico de fase 2 investigando ibrutinibe isoladamente na dose de 560 mg mostrou ORR de 52% e mediana de SLP de 4,8 meses. Baseando-se nesses estudos, a lenalidomide e o ibrutinibe são agora incluídos nas diretrizes da National Comprehensive Cancer Network como opções possíveis para o tratamento do LPSNC. Inibidores de ponto de controle e receptores de antígeno quiméricos de células T também estão sendo analisados em estudos pilotos, de fase 1 e de fase 2.

Neurotoxicidade

A complicação mais frequente em sobreviventes a longo prazo com LPSNC é a neurotoxicidade tardia. Embora esse risco seja significativo, a incidência exata de neurotoxicidade tardia não está bem estabelecida, visto que a maioria dos estudos não avalia sistematicamente a função neurocognitiva com teste neuropsicológico seriado. Os pacientes idosos correm maior risco dessa complicação, e quase todos os pacientes com mais de 60 anos de idade desenvolvem neurotoxicidade clínica após terapia de modalidade combinada (HD-MTX e RTCT). O tratamento com RTCT foi identificado como o principal fator de risco para o desenvolvimento de neurotoxicidade tardia. Os sinais e sintomas comuns consistem em déficits de atenção, memória, função executiva, ataxia da marcha e incontinência. Esses déficits podem ter impacto prejudicial sobre a qualidade de vida do indivíduo. Os achados radiográficos incluem alterações da substância branca periventricular, aumento dos ventrículos e atrofia cortical (Figura 103.2). Estudos patológicos de pacientes com neurotoxicidade tardia revelam desmielinização, perda neuronal do hipocampo e aterosclerose de grandes vasos. Embora a fisiopatologia não esteja bem definida e provavelmente seja multifatorial, acredita-se que a lesão das células progenitoras neurais desempenhe importante papel na neurotoxicidade relacionada com a radiação. Atualmente, não se dispõe de nenhum tratamento para reverter esses efeitos neurotóxicos tardios. A função neuropsicológica foi mantida em um estudo de acompanhamento a longo prazo de pacientes com LPSNC tratados apenas com quimioterapia. Os estudos IELSG32 e PRECIS que compararam RTCT a QAD/TCTA indicaram que a função neurocognitiva melhorou em pacientes no braço do transplante e se deteriorou em pacientes no braço da RTCT. É de suma importância que avaliações neuropsicológicas seriadas sejam incorporadas no manejo de pacientes com LPSNC, visto que o resultado cognitivo constitui um objetivo de importância crítica. O IPCG desenvolveu um instrumento para esse propósito, composto de questionários de qualidade de vida e testes neuropsicológicos padronizados, que incluem avaliação da função executiva, atenção, memória e velocidade psicomotora, o domínio cognitivo permanece como o mais sensível a esse efeito relacionado ao tratamento.

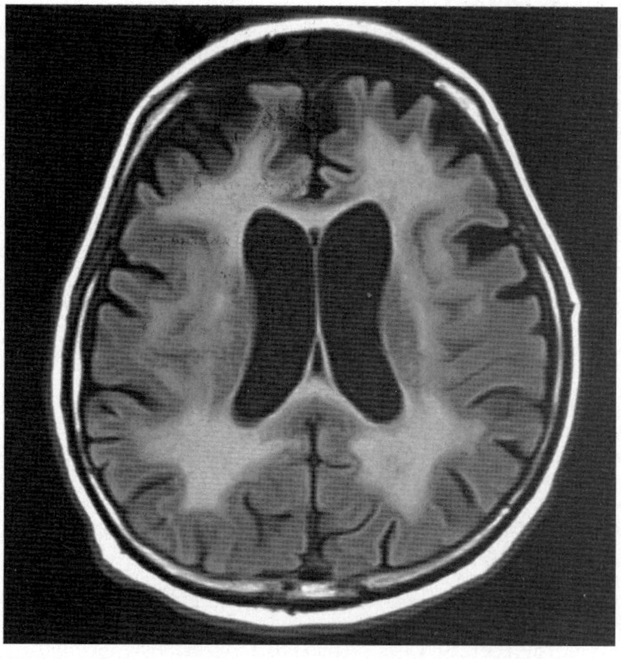

FIGURA 103.2 Ressonância magnética de um paciente com neurotoxicidade tardia de quimioterapia à base de alta dose de metotrexato e radiação cerebral total. Uma imagem T2 axial/recuperação de inversão atenuada por fluido mostra alterações e atrofia da substância branca periventricular.

PROGNÓSTICO

Foram desenvolvidos dois sistemas de escore prognóstico especificamente para o LPSNC. Em uma revisão retrospectiva de 105 pacientes com LPSNC, o International Extranodal Lymphoma Study Group (IELSG) identificou idade acima de 60 anos, estado de desempenho do Eastern Cooperative Oncology Group (ECOG) de mais de 1, nível sérico elevado de desidrogenase láctica (LDH), concentração elevada de proteína do LCR e comprometimento de regiões profundas do cérebro como preditores independentes de prognóstico sombrio. Em pacientes com nenhum fator ou um fator, dois ou três fatores e quatro ou cinco fatores, as proporções de sobrevida de 2 anos foram, respectivamente, de 80%, 48% e 15%. Em outro modelo prognóstico, pacientes com LPSNC foram divididos em três grupos, com base na idade e no estado de desempenho: (1) pacientes com menos de 50 anos de idade, (2) pacientes com 50 anos de idade ou mais com estado de desempenho de Karnofsky igual ou superior a 70 e (3) pacientes de 50 anos de idade ou mais com *status* de desempenho na escala de Karnofsky inferior a 70. Com base nessas três divisões, foram observadas diferenças significativas na SG e sobrevida livre de doença. Não existe nenhum sistema de "estadiamento" que esteja correlacionado com o prognóstico ou a resposta ao tratamento no LPSNC.

Conforme aumenta nosso conhecimento sobre a biologia do LPSNC e seu tratamento melhora, um maior número de pacientes tem sobrevida mais longa, ressaltando a necessidade de otimizar a função neurocognitiva e a qualidade de vida. O IPCG recomenda a realização de exames de neuroimagem de acompanhamento e avaliação cognitiva em sobreviventes com LPSNC (Tabela 103.2).

Tabela 103.2 Avaliações de acompanhamento recomendadas para linfoma primário do sistema nervoso central.

Agendar seguimento	Avaliações	Avaliações adicionais opcionais
1 a 2 anos, a cada 3 meses	Anamnese e exame físico Testes cognitivos (MMSE) Ressonância magnética cerebral Estudos do LCR e exames oftalmológicos se avaliação positiva na linha de base (até negativa)	IPCG bateria de testes cognitivos em linha de base e a cada 6 meses
3 a 5 anos, a cada 6 meses	Anamnese e exame físico Testes cognitivos (MMSE) Ressonância magnética cerebral	IPCG bateria cognitiva
6 a 10 anos, a cada 12 meses	Anamnese e exame físico Testes cognitivos (MMSE) Ressonância magnética cerebral	IPCG bateria cognitiva

IPCG, *International Primary CNS Lymphoma Collaborative Group*; LCR, líquido cefalorraquidiano; MMSE, miniexame do estado mental.

EVIDÊNCIAS DE NÍVEL 1

1. Thiel E, Korfel A, Martus P, et al. High-dose methotrexate with or without whole brain radiotherapy for primary CNS lymphoma (G-PCNSL-SG-1): a phase 3, randomised, non-inferiority trial. Lancet Oncol. 2010;11(11):1036-1047.
2. Ferreri AJ, Reni M, Foppoli M, et al.; for the International Extranodal Lymphoma Study Group. High-dose cytarabine plus high-dose methotrexate versus high-dose methotrexate alone in patients with primary CNS lymphoma: a randomised phase 2 trial. Lancet. 2009;374(9700):1512-1520.
3. Ferreri AJ, Cwynarski K, Pulczynski E, et al. Chemoimmunotherapy with methotrexate, cytarabine, thiotepa, and rituximab (MATRix regimen) in patients with primary CNS lymphoma: results of the first randomisation of the International Extranodal Lymphoma Study Group-32 (IELSG32) phase 2 trial. Lancet Haematol. 2016;3(5):e217-e227.
4. Bromberg JEC, Issa S, Bakunina K, et al. Rituximab in patients with primary CNS lymphoma (HOVON 105/ALLG NHL 24): a randomised, open-label, phase 3 intergroup study. Lancet Oncol. 2019;20(2):216-228.
5. Ferreri AJM, Cwynarski K, Pulczynski E, et al.; for the International Extranodal Lymphoma Study Group. Whole-brain radiotherapy or autologous stem-cell transplantation as consolidation strategies after high-dose methotrexate-based chemoimmunotherapy in patients with primary CNS lymphoma: results of the second randomisation of the International Extranodal Lymphoma Study Group-32 phase 2 trial. Lancet Haematol. 2017;4(11):e510-e523.
6. Houillier C, Taillandier L, Dureau S, et al.; for the Intergroupe GOELAMS–ANOCEF and the LOC Network for CNS Lymphoma. Radiotherapy or autologous stem-cell transplantation for primary CNS lymphoma in patients 60 years of age and younger: results of the intergroup ANOCEF-GOELAMS randomized phase II PRECIS study. J Clin Oncol. 2019;37(10):823-834.
7. Omuro A, Chinot O, Taillandier L, et al. Methotrexate and temozolomide versus methotrexate, procarbazine, vincristine, and cytarabine for primary CNS lymphoma in an elderly population: an intergroup ANOCEF-GOELAMS randomised phase 2 trial. Lancet Haematol. 2015;2(6):e251-e259.

LEITURA SUGERIDA

Abrey LE, Batchelor TT, Ferreri AJ, et al. Report of an international workshop to standardize baseline evaluation and response criteria for primary CNS lymphoma. J Clin Oncol. 2005;23:5034-5043.

Abrey LE, Ben-Porat L, Panageas KS, et al. Primary central nervous system lymphoma: the Memorial Sloan-Kettering Cancer Center prognostic model. J Clin Oncol. 2006;24(36):5711-5715.

Bataille B, Delwail V, Menet E, et al. Primary intracerebral malignant lymphoma: report of 248 cases. J Neurosurg. 2000;92(2):261-266.

Batchelor T, Carson K, O'Neill A, et al. Treatment of primary CNS lymphoma with methotrexate and deferred radiotherapy: a report of NABTT 96-07. J Clin Oncol. 2003;21(6):1044-1049.

Batchelor TT, DeAngelis LM, eds. Lymphoma and Leukemia of the Nervous System. 2nd ed. New York, NY: Springer; 2013.

Batchelor TT, Giri S, Ruppert AS, et al. Myeloablative versus non-myeloablative consolidative chemotherapy for newly diagnosed primary central nervous system lymphoma: results of induction therapy in Alliance 51101. J Clin Oncol. 2020;38(15 suppl):8042.

Batchelor TT, Grossman SA, Mikkelsen T, Ye X, Desideri S, Lesser GJ. Rituximab monotherapy for patients with recurrent primary CNS lymphoma. Neurology. 2011;76(10):929-930.

Bellinzona M, Roser F, Ostertag H, Gaab RM, Saini M. Surgical removal of primary central nervous system lymphomas (PCNSL) presenting as space occupying lesions: a series of 33 cases. Eur J Surg Oncol. 2005;31(1):100-105.

Bromberg JEC, Issa S, Bakunina K, et al. Rituximab in patients with primary CNS lymphoma (HOVON 105/ALLG NHL 24): a randomised, open-label, phase 3 intergroup study. Lancet Oncol. 2019;20(2):216-228.

Chan C-C, Rubenstein JL, Coupland SE, et al. Primary vitreoretinal lymphoma: a report from an International Primary Central Nervous System Lymphoma Collaborative Group symposium. Oncologist. 2011;16(11):1589-1599.

Chapuy B, Roemer MG, Stewart C, et al. Targetable genetic features of primary testicular and primary central nervous system lymphomas. Blood. 2016;127(7):869-881.

Correa DD, Maron L, Harder H, et al. Cognitive functions in primary central nervous system lymphoma: literature review and assessment guidelines. Ann Oncol. 2007;18(7):1145-1151.

DeAngelis LM, Seiferheld W, Schold SC, Fisher B, Schultz CJ. Combination chemotherapy and radiotherapy for primary central nervous system lymphoma: Radiation Therapy Oncology Group Study 93-10. J Clin Oncol. 2002;20(24):4643-4648.

Dolecek TA, Propp JM, Stroup NE, Kruchko C. CBTRUS statistical report: primary brain and central nervous system tumors diagnosed in the United States in 2005-2009. Neuro Oncol. 2012;14(suppl 5):v1-v49.

Doolittle ND, Korfel A, Lubow MA, et al. Long-term cognitive function, neuroimaging and quality of life in primary CNS lymphoma. Neurology. 2013;81(1):84-92.

Ferreri AJ, Blay J-Y, Reni M, et al. Prognostic scoring system for primary CNS lymphomas: the International Extranodal Lymphoma Study Group experience. J Clin Oncol. 2003;21(2):266-272.

Ferreri AJ, Cwynarski K, Pulczynski E, et al.; for the International Extranodal Lymphoma Study Group. Chemoimmunotherapy with methotrexate, cytarabine, thiotepa, and rituximab (MATRix regimen) in patients with primary CNS lymphoma: results of the first randomisation of the International Extranodal Lymphoma Study Group-32 (IELSG32) phase 2 trial. Lancet Haematol. 2016;3(5):e217-e227.

Ferreri AJM, Cwynarski K, Pulczynski E, et al.; for the International Extranodal Lymphoma Study Group. Whole-brain radiotherapy or autologous stem-cell transplantation as consolidation strategies after high-dose methotrexate-based chemoimmunotherapy in patients with primary CNS lymphoma: results of the second randomisation of the International Extranodal Lymphoma Study Group-32 phase 2 trial. Lancet Haematol. 2017;4(11):e510-e523.

Ferreri AJM, Guerra E, Regazzi M, et al. Area under the curve of methotrexate and creatinine clearance are outcome-determining factors in primary CNS lymphomas. Br J Cancer. 2004;90(2):353-358.

Ferreri AJM, Reni M, Foppoli M, et al.; for the International Extranodal Lymphoma Study Group. High-dose cytarabine plus high-dose methotrexate versus high-dose methotrexate alone in patients with primary CNS lymphoma: a randomised phase 2 trial. Lancet. 2009;374(9700):1512-1520.

Fritsch K, Kasenda B, Schorb E, et al. High-dose methotrexate-based immuno-chemotherapy for elderly primary CNS lymphoma patients (PRIMAIN study). Leukemia. 2017;31(4):846-852.

Ghesquieres H, Chevrier M, Laadhari M, et al. Lenalidomide in combination with intravenous rituximab (REVRI) in relapsed/refractory primary CNS lymphoma or primary intraocular lymphoma: a multicenter prospective 'proof of concept' phase II study of the French Oculo-Cerebral lymphoma (LOC) Network and the Lymphoma Study Association (LYSA). Ann Oncol. 2019;30(4):621-628.

Glantz MJ, Cole BF, Recht L, et al. High-dose intravenous methotrexate for patients with nonleukemic leptomeningeal cancer: is intrathecal chemotherapy necessary? J Clin Oncol. 1998;16(4):1561-1567.

Grommes C, Nayak L, Tun HW, Batchelor TT. Introduction of novel agents in the treatment of primary CNS lymphoma. Neuro Oncol. 2019;21(3):306-313.

Grommes C, Pastore A, Palaskas N, et al. Ibrutinib unmasks critical role of Bruton tyrosine kinase in primary CNS lymphoma. Cancer Discov. 2017;7(9):1018-1029.

Grommes C, Tang SS, Wolfe J, et al. Phase 1b trial of an ibrutinib-based combination therapy in recurrent/refractory CNS lymphoma. Blood. 2019;133(5):436-445.

Holdhoff M, Ambady P, Abdelaziz A, et al. High-dose methotrexate with or without rituximab in newly diagnosed primary CNS lymphoma. Neurology. 2014;83(3):235-239.

Hottinger AF, DeAngelis LM, Yahalom J, Abrey LE. Salvage whole brain radiotherapy for recurrent or refractory primary CNS lymphoma. Neurology. 2007;69(11):1178-1182.

Houillier C, Taillandier L, Dureau S, et al.; for the Intergroupe GOELAMS–ANOCEF and the LOC Network for CNS Lymphoma. Radiotherapy or autologous stem-cell transplantation for primary CNS lymphoma in patients 60 years of age and younger: results of the intergroup ANOCEF-GOELAMS randomized phase II PRECIS study. J Clin Oncol. 2019;37(10):823-834.

Illerhaus G, Fritsch K, Egerer G, et al. Sequential high dose immunochemotherapy followed by autologous peripheral blood stem cell transplantation for patients with untreated primary central nervous system lymphoma—a multicentre study by the Collaborative PCNSL Study Group Freiburg. Paper presented at: 54th Annual Meeting of the American Society of Hematology; December 8-11, 2012; Atlanta, GA.

Jahnke K, Korfel A, Martus P, et al.; for the German Primary Central Nervous System Lymphoma Study Group. High-dose methotrexate toxicity in elderly patients with primary central nervous system lymphoma. Ann Oncol. 2005;16(3):445-449.

Juergens A, Pels H, Rogowski S, et al. Long-term survival with favorable cognitive outcome after chemotherapy in primary central nervous system lymphoma. Ann Neurol. 2010;67(2):182-189.

Kasenda B, Ferreri AJ, Marturano E, et al. First-line treatment and outcome of elderly patients with primary central nervous system lymphoma (PCNSL)—a systematic review and individual patient data meta-analysis. Ann Oncol. 2015;26(7):1305-1313.

Kasenda B, Schorb E, Fritsch K, Hader, Finke J, Illerhaus G. Primary CNS lymphoma—radiation-free salvage therapy by second autologous stem cell transplantation. Biol Blood Marrow Transplant. 2011;17(2):281-283.

Khan RB, Shi W, Thaler HT, DeAngelis LM, Abrey LE. Is intrathecal methotrexate necessary in the treatment of primary CNS lymphoma? J Neurooncol. 2002;58(2):175-178.

Korfel A, Schlegel U, Herrlinger U, et al. Phase II trial of temsirolimus for relapsed/refractory primary CNS lymphoma. J Clin Oncol. 2016;34(15):1757-1763.

Lai R, Abrey LE, Rosenblum MK, DeAngelis LM. Treatment-induced leukoencephalopathy in primary CNS lymphoma: a clinical and autopsy study. Neurology. 2004;62(3):451-456.

Langner-Lemercier S, Houillier C, Soussain C, et al. Primary CNS lymphoma at first relapse/progression: characteristics, management, and outcome of 256 patients from the French LOC network. Neuro Oncol. 2016;18(9):1297-1303.

Lionakis MS, Dunleavy K, Roschewski M, et al. Inhibition of B cell receptor signaling by ibrutinib in primary CNS lymphoma. Cancer Cell. 2017;31(6):833-843.

Mathew BS, Carson KA, Grossman SA. Initial response to glucocorticoids. Cancer. 2006;15:383-387.

Mead GM, Bleehen NM, Gregor A, et al. A medical research council randomized trial in patients with primary cerebral non-Hodgkin lymphoma: cerebral radiotherapy with and without cyclophosphamide, doxorubicin, vincristine, and prednisone chemotherapy. Cancer. 2000;89:1359-1370.

Monje ML, Vogel H, Masek M, Ligon KL, Fisher PG, Palmer TD. Impaired hippocampal neurogenesis after treatment for central nervous system malignancies. Ann Neurol. 2007;62(5):515-520.

Morris PG, Correa DD, Yahalom J, et al. Rituximab, methotrexate, procarbazine and vincristine followed by consolidation reduced-dose whole-brain radiotherapy and cytarabine in newly diagnosed primary CNS lymphoma: final results and long-term outcome. J Clin Oncol. 2013;31(31):3971-3979.

Nayak L, Abrey LE, Drappatz J, et al.; for the North American Brain Tumor Consortium. Multicenter phase II study of rituximab and temozolomide in recurrent primary central nervous system lymphoma. Leuk Lymphoma. 2013;54(1):58-61.

Nayak L, Batchelor TT. Recent advances in treatment of primary central nervous system lymphoma. Curr Treat Options Oncol. 2013;14(4):539-552.

Nelson DF, Martz KL, Bonner H, et al. Non-Hodgkin's lymphoma of the brain: can high dose, large volume radiation therapy improve survival? Report on a prospective trial by the Radiation Therapy Oncology Group (RTOG): RTOG 8315. Int J Radiat Oncol Biol Phys. 1992;23(1):9-17.

Nguyen PL, Chakravarti A, Finkelstein DM, Hochberg FH, Batchelor TT, Loeffler JS. Results of whole-brain radiation as salvage of methotrexate failure for immunocompetent patients with primary CNS lymphoma. J Clin Oncol. 2005;23(7):1507-1513.

Omuro A, Chinot O, Taillandier L, et al. Methotrexate and temozolomide versus methotrexate, procarbazine, vincristine, and cytarabine for primary CNS lymphoma in an elderly population: an intergroup ANOCEF-GOELAMS randomised phase 2 trial. Lancet Haematol. 2015;2(6):e251-e259.

Ostrom QT, Gittleman H, Liao P, et al. CBTRUS statistical report: primary brain and central nervous system tumors diagnosed in the United States in 2010-2014. Neuro Oncol. 2017;19(suppl 5):v1-v88.

Plotkin SR, Betensky RA, Hochberg FH, et al. Treatment of relapsed central nervous system lymphoma with high-dose methotrexate. Clin Cancer Res. 2004;10(17):5643-5646.

Ponzoni M, Issa S, Batchelor TT, Rubenstein JL. Beyond high-dose methotrexate and brain radiotherapy: novel targets and agents for primary CNS lymphoma. Ann Oncol. 2014;25(2):316-322.

Rae AI, Mehta A, Cloney M, et al. Craniotomy and survival for primary central nervous system lymphoma. Neurosurgery. 2019;84(4):935-944.

Raizer JJ, Rademaker A, Evens AM, et al. Pemetrexed in the treatment of relapsed/refractory primary central nervous system lymphoma. Cancer. 2012;118(15):3743-3748.

Rubenstein JL, Geng H, Fraser EJ, et al. Phase 1 investigation of lenalidomide/rituximab plus outcomes of lenalidomide maintenance in relapsed CNS lymphoma. Blood Adv. 2018;2(13):1595-1607.

Rubenstein JL, Hsi ED, Johnson JL, et al. Intensive chemotherapy and immunotherapy in patients with newly diagnosed primary CNS lymphoma: CALGB 50202 (Alliance 50202). J Clin Oncol. 2013;31:3061-3068.

Sierra Del Rio M, Ricard D, Houillier C, et al. Prophylactic intrathecal chemotherapy in primary CNS lymphoma. J Neurooncol. 2012;106:143-146.

Soussain C, Hoang-Xuan K, Taillandier L, et al. Intensive chemotherapy followed by hematopoietic stem-cell rescue for refractory and recurrent primary CNS and intraocular lymphoma: Societe Francaise de Greffe de Moelle Osseuse-Therapie Cellulaire. J Clin Oncol. 2008;26(15):2512-2518.

Swerdlow SH, Campo E, Harris NL, et al, eds. WHO Classification of Tumours of the Haematopoietic and Lymphoid Tissues. Lyon, France: IARC Press; 2008.

Thiel E, Korfel A, Martus P, et al. High-dose methotrexate with or without whole brain radiotherapy for primary CNS lymphoma (G-PCNSL-SG-1): a phase 3, randomised, non-inferiority trial. Lancet Oncol. 2010;11(11):1036-1047.

Tun HW, Johnston PB, DeAngelis LM, et al. Phase 1 study of pomalidomide and dexamethasone for relapsed/refractory primary CNS or vitreoretinal lymphoma. Blood. 2018;132(21):2240-2248.

Villano JL, Koshy M, Shaikh H, Dolecek TA, McCarthy BJ. Age, gender, and racial differences in incidence and survival in primary CNS lymphoma. Br J Cancer. 2011;105(9):1414-1418.

Zhu J-J, Gerstner ER, Engler DA, et al. High-dose methotrexate for elderly patients with primary CNS lymphoma. Neuro Oncol. 2009;11(2):211-215.

Tumores Hipofisários 104

Pamela U. Freda, John Ausiello e Jeffrey N. Bruce

PONTOS-CHAVE

1 Tumores hipofisários são neoplasias benignas e comuns.

2 A maioria dos tumores hipofisários se apresenta por sinais e sintomas de excesso ou falta de hormônios, ou distúrbios visuais devido à compressão do quiasma óptico.

3 Todos os adenomas hipofisários suspeitos requerem uma avaliação endocrinológica completa de deficiências ou excessos dos hormônios hipofisários ou dos hormônios das glândulas-alvo.

4 A cirurgia hipofisária transesfenoidal utilizando-se de técnicas microscópicas ou endoscópicas constitui o tratamento inicial de escolha para tumores hipofisários não hormonalmente ativos que produzem sinais de efeito de massa, estão bem próximos ao quiasma óptico ou apresentam crescimento significativo, bem como para a maioria dos tumores secretores, excetuando-se prolactinomas.

5 Para tumores não curados cirurgicamente, podem ser utilizadas terapias clínicas para o controle dos excessos hormonais, e radioterapia ou radiocirurgia são tipicamente efetivas para o controle do crescimento tumoral.

INTRODUÇÃO

Os tumores hipofisários são um problema médico comum e, em geral, são detectados casualmente nos exames rotineiros de ressonância magnética (RM). Em sua maioria, esses tumores são benignos, mas podem causar sintomas em consequência de um efeito expansivo, da compressão do quiasma óptico, da secreção excessiva de hormônios ou do hipopituitarismo. Por essas razões, o diagnóstico e o tratamento desses tumores exigem esforços coordenados dos neurocirurgiões, endocrinologistas e oftalmologistas.

EPIDEMIOLOGIA

É difícil determinar a prevalência real dos adenomas hipofisários, porque a maioria é assintomática; as estimativas da prevalência baseadas em necropsia variaram de 1,7 a 24%. Os adenomas não mostram predominância em um dos sexos, porém são mais comuns nos adultos, com pico de incidência na terceira e quarta décadas de vida. As crianças e os adolescentes representam cerca de 10% dos casos. Os tumores hipofisários não são hereditários, com exceção das famílias raras com neoplasia endócrina múltipla tipo 1 (NEM-1), que é um distúrbio autossômico dominante evidenciado por incidência elevada de adenomas hipofisários e tumores de outras glândulas endócrinas.

BIOPATOLOGIA

Os tumores hipofisários podem ser classificados de quatro formas: de acordo com tamanho, função endócrina, manifestações clínicas ou histopatologia. As duas primeiras modalidades ainda são as mais comuns, porque a maioria dos tumores é histologicamente benigna, e as manifestações clínicas geralmente refletem o tamanho ou a função hormonal do tumor. No que se refere às dimensões, os microadenomas medem menos de 1 cm de diâmetro, enquanto os macroadenomas são maiores que 1 cm. Nos casos típicos, quando os microadenomas causam sintomas, isso se deve à secreção hormonal excessiva, enquanto os macroadenomas comumente causam compressão das estruturas neurais ou glandulares normais. Os macroadenomas podem invadir a dura-máter ou os ossos e infiltrar estruturas adjacentes, inclusive seio cavernoso, nervos cranianos, vasos sanguíneos, osso esfenoide e cérebro. Esses adenomas hipofisários localmente invasivos quase sempre têm histologia benigna. Em alguns estudos, o índice de proliferação correlacionava-se com a velocidade de crescimento e a recidiva. Contudo, sua natureza invasiva pode ser independente de sua taxa de crescimento.

Os tumores hipofisários podem ser classificados com base na existência (ou inexistência) de função endócrina, dividindo-os em tumores secretores ou não secretores. Os tumores secretores produzem um ou mais hormônios da hipófise anterior, inclusive prolactina (o mais comum), hormônio do crescimento, hormônio adrenocorticotrófico (ACTH, que causa doença de Cushing), hormônio foliculoestimulante ou hormônio luteinizante. Os tumores secretores mistos representam 10% dos adenomas; curiosamente, esses adenomas ainda assim têm origem monoclonal. A secreção de mais de um hormônio tem implicações no tratamento clínico, porque qualquer secreção hormonal excessiva precisa ser tratada. Tumores não funcionantes não secretam hormônios biologicamente ativos ou apresentam evidências clínicas de excessos hormonais. A imuno-histoquímica para hormônios do lobo anterior e fatores de transcrição de linhagens específicas permitem uma classificação precisa da linhagem celular do tecido tumoral ressecado.

Em geral, os adenomas crescem mais lentamente nos pacientes mais idosos que nos mais jovens. Os *carcinomas hipofisários* são raros, mas também são extremamente invasivos, crescem rapidamente e são anaplásicos. O diagnóstico definitivo está baseado na existência de metástases a distância, porque alguns aspectos histológicos (inclusive pleomorfismo e figuras de mitose) podem ser encontrados também nos adenomas benignos.

A hipófise posterior, que contém os processos terminais dos neurônios hipotalâmicos e células gliais de sustentação, é uma localização rara das neoplasias. Os *infundibulomas* são tumores raros da neuro-hipófise e variantes dos astrocitomas pilocíticos. Os *tumores de células granulares* (p. ex., *mioblastomas* ou *coristomas*) são tumores raros da neuro-hipófise e têm origem desconhecida.

MANIFESTAÇÕES CLÍNICAS

As manifestações clínicas são atribuídas à disfunção endócrina ou ao efeito expansivo com invasão ou compressão das estruturas neurovasculares circundantes. As manifestações clínicas e o tratamento dos tumores hormonalmente ativos estão descritos no Capítulo 122. Aqui, a descrição limita-se basicamente aos tumores não secretores, dos quais a maioria consiste em macroadenomas quando são diagnosticados. Os macroadenomas podem causar pan-hipopituitarismo, quando a glândula hipófise normal é destruída. As cefaleias são causadas pelo estiramento do diafragma selar e das estruturas durais adjacentes, que transmitem sensibilidade por meio do primeiro ramo do nervo trigêmeo. As anormalidades dos campos visuais são desencadeadas pela compressão das fibras que cruzam no quiasma óptico, afetando primeiramente os quadrantes temporais superiores e, depois, os quadrantes temporais inferiores; o resultado é a hemianopsia bitemporal. A expansão adicional do tumor afeta as fibras ipsilaterais e os quadrantes nasais inferiores e, por fim, os quadrantes nasais superiores (Figura 104.1).

O déficit visual pode estar associado a palidez do disco óptico e perda da acuidade visual central, mas o edema da papila é raro. Em geral, os pacientes queixam-se de embaçamento ou redução da visão, mas comumente não percebem que perderam a visão periférica. O teste formal dos campos visuais é importante, porque alguns tumores afetam apenas as fibras maculares e causam escotomas hemianópticos centrais, que podem passar despercebidos na triagem rotineira. Hemianopsia bitemporal é a anormalidade mais comum, mas pode haver qualquer padrão de déficit visual, inclusive hemianopsia unilateral ou homônima.

A extensão lateral do tumor com compressão ou invasão do seio cavernoso pode afetar as funções do terceiro, quarto ou sexto nervo craniano, que se evidencia por diplopia. O terceiro nervo craniano é afetado mais comumente. O paciente também pode ter dormência na distribuição de V1 ou V2. Contudo, em geral, a disfunção dos nervos cranianos não é manifestação frequente e pode ser mais sugestiva de outras neoplasias do seio cavernoso.

Os adenomas podem tornar-se muito grandes antes que causem sintomas. A extensão suprasselar pode comprimir o forame de Monro e causar hidrocefalia e sintomas de hipertensão intracraniana. A disfunção hipotalâmica pode causar diabetes insípido, mas essa complicação é relativamente rara. Quando o paciente desenvolve diabetes insípido, isso é mais sugestivo de inflamação ou possível invasão tumoral do pedículo hipofisário. A disseminação subfrontal extensa com compressão dos lobos frontais pode causar distúrbios da personalidade ou demência. Alguns pacientes podem ter crises epilépticas ou déficits sensoriais e motores. A erosão da base do crânio é um fator de risco para o desenvolvimento de rinorreia de líquido cefalorraquidiano (LCR).

Em cerca de 5% dos casos de tumores hipofisários, os primeiros sintomas estão relacionados com a apoplexia hipofisária causada por hemorragia ou infarto do adenoma. Sinais e sintomas incluem cefaleia de início súbito, paralisias oculomotoras, náuseas, vômitos, alterações do estado mental, diplopia e déficit visual rapidamente progressivo. A apoplexia é diagnosticada por tomografia computadorizada ou RM e, ocasionalmente, é uma indicação para cirurgia de emergência (Figura 104.2). No exame histopatológico, o adenoma tem necrose e hemorragia extensas. A apoplexia quase sempre é causada por um tumor hipofisário, mas também foi descrita em outras doenças, como a hipofisite linfocítica. Os adenomas hipofisários podem crescer durante a gestação e causar sintomas agudos ou até mesmo apoplexia.

DIAGNÓSTICO

A Figura 104.3 ilustra um algoritmo para a avaliação inicial de massa hipofisária. Apesar da ausência de evidência nível 1, avaliações endocrinológicas e oftalmológicas são recomendadas na investigação das massas hipofisárias.

Anormalidades radiológicas

A RM é a melhor modalidade de exame para avaliar patologias hipofisárias, porque os tecidos moles aparecem claramente, sem interferência das estruturas ósseas circundantes da sela túrcica. A RM também pode gerar imagens em qualquer plano, e isso ajuda a definir a relação entre o tumor e as estruturas adjacentes. As estruturas vasculares, incluindo a artéria carótida adjacente, são demonstradas claramente por áreas destituídas de sinais. Normalmente, o lobo anterior da hipófise tem a mesma intensidade de sinal da substância branca nas imagens em T1. Com a infusão de gadolínio, a glândula normal é intensificada homogeneamente. Áreas puntiformes pequenas de heterogeneidade podem ser causadas por variações locais da vascularização, formação de

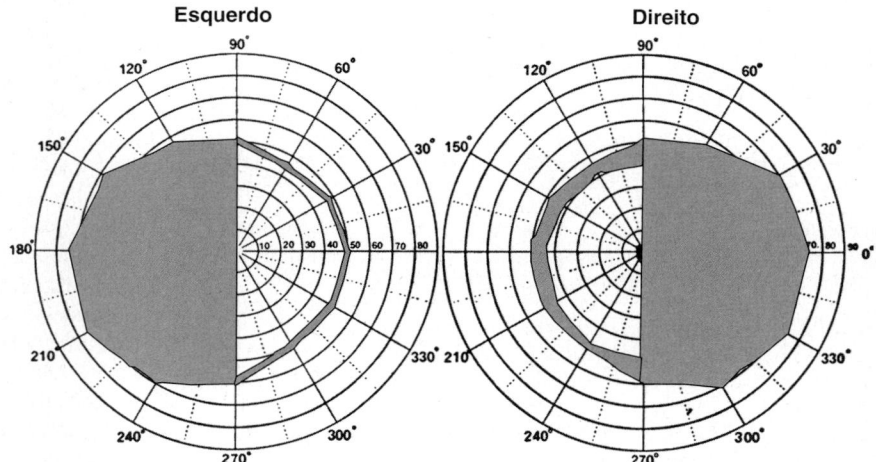

FIGURA 104.1 Macroadenoma hipofisário. Hemianopsia bitemporal; acuidade visual do *olho direito*: 15/200; acuidade visual do *olho esquerdo*: 15/30. Os hemicampos "cegos" estão sombreados. (Cortesia do Dr. Max Chamlin.)

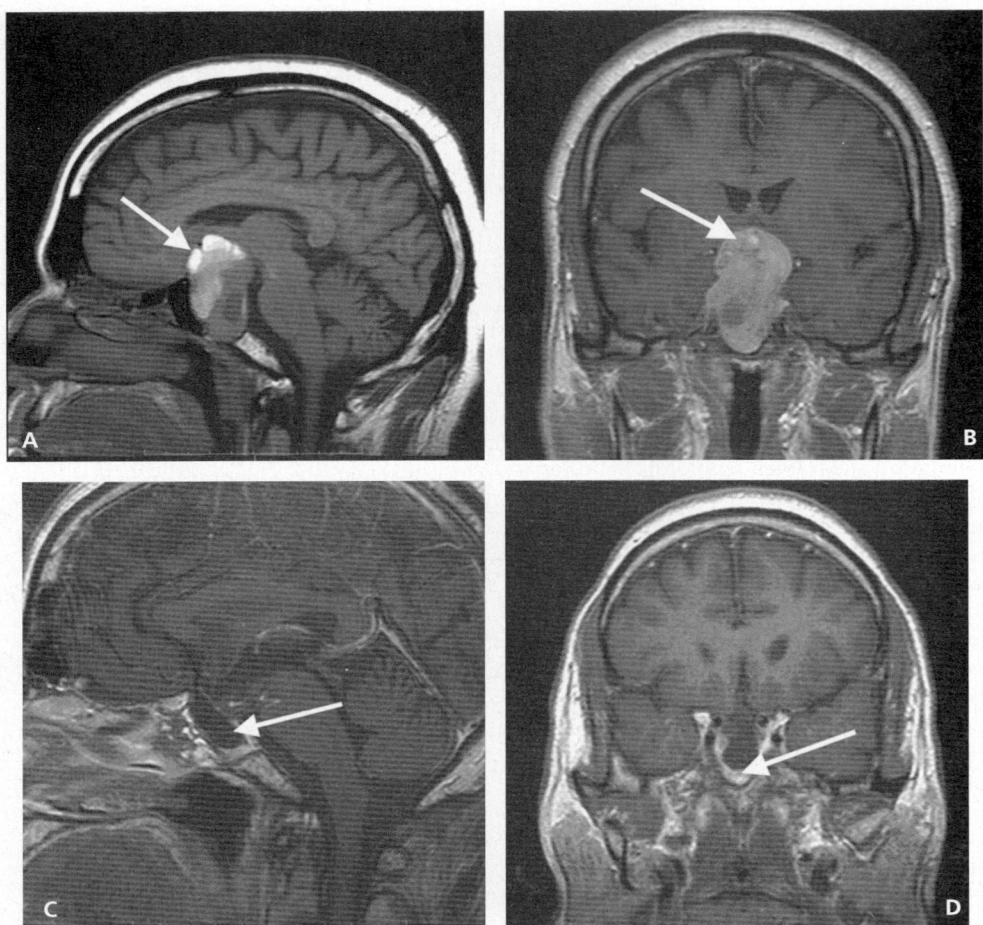

FIGURA 104.2 Apoplexia hipofisária. Imagem de ressonância magnética (RM) sagital (**A**) e coronal em T1 (**B**) mostra massa hipofisária que se revelou ser hemorrágica em um paciente com apoplexia. O sinal de hiperintensidade (*setas*) correspondia ao componente hemorrágico. **C.** Imagem da RM sagital pós-operatória, obtida depois da ressecção bem-sucedida do tumor por uma abordagem transesfenoidal convencional, mostra líquido cefalorraquidiano dentro da sela dilatada (*seta*). **D.** A imagem de RM coronal mostra glândula normal (*seta*) no assoalho da sela, sem tumor residual.

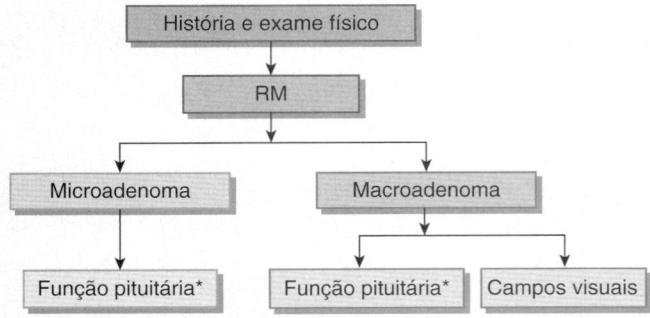

*Testes iniciais incluem prolactina, TSH, T4L, LH/FSH, E2, testosterona, ACTH, cortisol, GH e IGF-1. Testes adicionais, incluindo dinâmica, podem ser necessários para avaliar o estado funcional.

FIGURA 104.3 Avaliação inicial dos tumores hipofisários. ACTH, hormônio adrenocorticotrófico; E2, estradiol; FSH, hormônio foliculoestimulante; GH, hormônio de crescimento; IGF-1, fator de crescimento semelhante à insulina tipo 1; LH, hormônio luteinizante; RM, ressonância magnética; T4L, tiroxina livre; TSH, hormônio tireoestimulante.

microcistos ou granulosidade intraglandular. O lobo posterior tem sinais de hiperintensidade nas imagens em T1, provavelmente representando os grânulos neurossecretórios dos axônios contendo hormônio antidiurético.

Em alguns casos, pode ser difícil detectar microadenomas diretamente nas imagens de RM, mas sua presença pode ser inferida pela assimetria glandular, erosão selar focal, convexidade assimétrica da borda superior da glândula ou deslocamento do infundíbulo (Figura 104.4).

Em geral, a glândula normal mostra mais intensificação que um microadenoma (Figura 104.5). Quando há um macroadenoma, a glândula normal pode não ser visualizada, e o sinal brilhante do lobo posterior pode desaparecer. As áreas de hiperintensidade de sinal na imagem em T1 podem ser causadas por hemorragia; as áreas de hipointensidade de sinal podem representar degeneração cística. Em geral, a RM é suficiente, mas a tomografia computadorizada pode mostrar a anatomia óssea com mais detalhes. Nos casos típicos, a RM exclui a existência de um aneurisma, mas a angiorressonância magnética (ARM) ou a angiografia está indicada quando houver forte suspeita de um aneurisma.

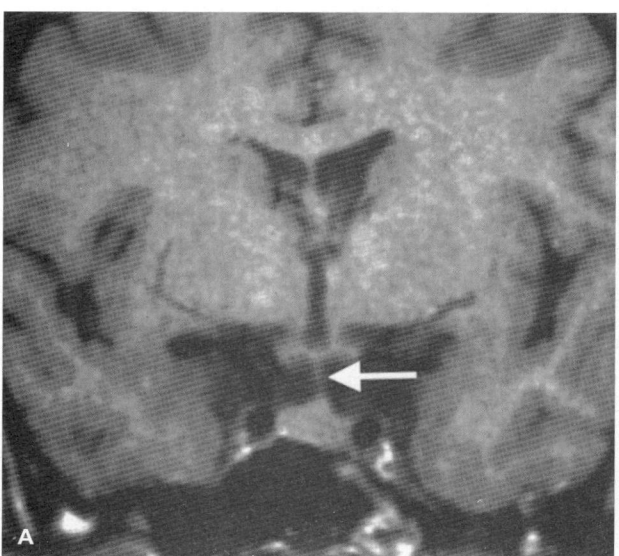 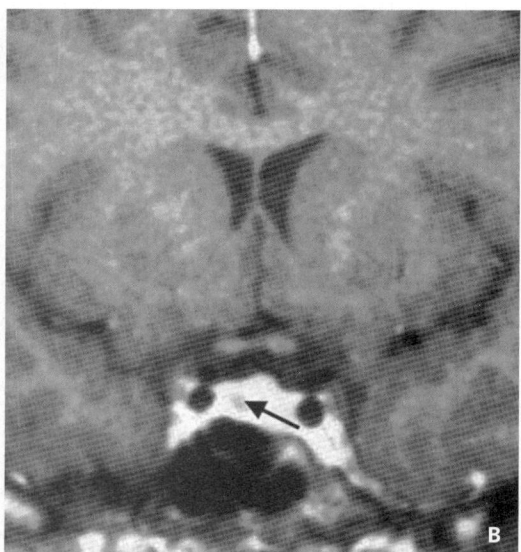

FIGURA 104.4 Microadenoma hipofisário. **A.** A ressonância magnética (RM) coronal em T1 mostra inclinação suave do pedículo hipofisário para a esquerda (*seta*), com preenchimento questionável do lobo direito da hipófise. Esses são sinais secundários de um microadenoma hipofisário, mas não são suficientes para estabelecer o diagnóstico radiológico. **B.** A imagem de RM coronal em T1, obtida depois da infusão de gadolínio, mostra um foco minúsculo de hipointensidade relativa no lobo direito da hipófise (*seta*), compatível com um microadenoma. (Cortesia do Dr. S. Chan.)

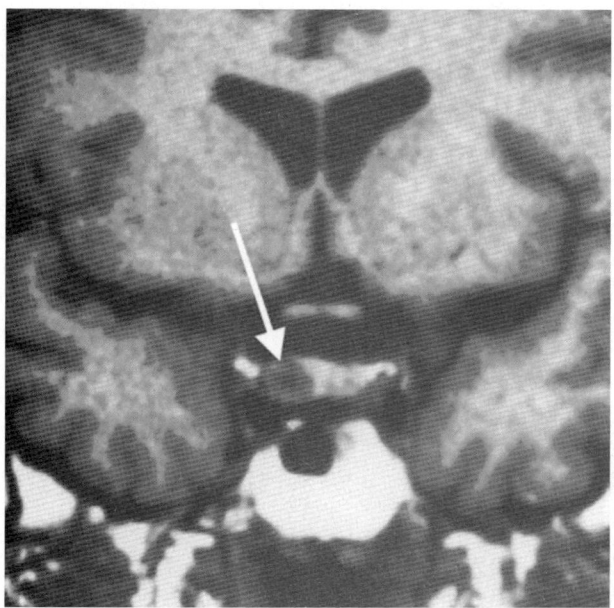

FIGURA 104.5 Adenoma hipofisário. A ressonância magnética coronal em T1, obtida depois da intensificação por gadolínio, mostra um foco bem definido de hipointensidade (*seta*) no lobo direito da hipófise, muito compatível com adenoma hipofisário. (Cortesia do Dr. S. Chan.)

Dentre o grupo dos adenomas funcionais, os tumores secretores de ACTH são geralmente muito pequenos para que sejam demonstrados na RM. Dessa forma, o diagnóstico requer a presença de sinais clínicos típicos de síndrome de Cushing, com evidência bioquímica do excesso de secreção de cortisol. Normalmente, os pacientes apresentarão níveis elevados de cortisol livre na urina de 24 horas, impossibilidade de suprimir a secreção de ACTH com doses altas (em vez de baixas) de glicocorticoide e concentrações altas de ACTH no soro. Entretanto, a diferenciação específica entre um tumor hipofisário secretor de ACTH e focos ectópicos de secreção desse hormônio pode exigir dosagens do nível de ACTH periférico e das concentrações em cada um dos seios petrosos inferiores, que drenam a hipófise.

Avaliação endócrina

A avaliação endócrina completa é necessária a todos os pacientes com tumores hipofisários, não apenas para estabelecer o diagnóstico de um adenoma secretor, mas também para determinar a existência de hipopituitarismo (Tabelas 104.1 e 104.2), que pode ser causado pela compressão da glândula hipófise normal.

Tabela 104.1 Sinais e sintomas de insuficiência hipofisária.

Insuficiência gonadotrófica
Disfunção sexual
Amenorreia
Infertilidade
Insuficiência tireotrófica
Fadiga
Mal-estar
Apatia
Constipação intestinal
Aumento do peso
Insuficiência somatotrófica
Aumento do peso
Perda de massa óssea
Hipercolesterolemia
Fraqueza muscular
Insuficiência corticotrófica
Fadiga
Emagrecimento
Perda do apetite
Hipoglicemia

Tabela 104.2 Sinais e sintomas de hipersecreção hipofisária.

Excesso gonadotrófico
Em geral, assintomático
Hiperestimulação ovariana

Excesso tireotrófico
Emagrecimento
Intolerância ao calor
Palpitações
Tremores
Evacuações pastosas

Excesso somatotrófico
Crescimento das mãos, pés, mandíbula e fronte
Artralgias, mialgias e síndrome do túnel do carpo
Doença cardíaca
Pólipos do intestino grosso

Excesso corticotrófico
Apetite exagerado e aumento do peso
Hipertensão
Hiperglicemia
Miopatia
Osteoporose

Os níveis dos hormônios séricos devem ser dosados em todos os pacientes, e uma terapia de reposição hormonal adequada deve ser administrada depois da detecção de quaisquer deficiências. O monitoramento a longo prazo é essencial, porque o hipopituitarismo pode começar anos depois do diagnóstico e tratamento. Os tumores não secretores podem causar elevações discretas da prolactina sérica (nos casos típicos, níveis < 104 ng/mℓ) em razão da compressão do pedículo hipofisário, que resulta no bloqueio das fibras dopaminérgicas, as quais inibem a secreção desse hormônio. Elevações discretas são comuns e devem ser diferenciadas dos macroadenomas secretores de prolactina, que são mais prováveis quando as concentrações de prolactina estão acima de 200 ng/mℓ. Essa diferenciação é importante sob o ponto de vista terapêutico, porque os tumores não secretores não respondem aos agonistas de dopamina (p. ex., carbegolina ou bromocriptina).

Diagnóstico diferencial

A maioria das lesões incluídas no diagnóstico diferencial causa síndromes clínicas ou radiológicas típicas, que as diferenciam dos adenomas hipofisários. Os craniofaringiomas acometem preferencialmente crianças, são calcificados e geralmente incluem áreas císticas, que contêm líquido densamente proteináceo com cristais de colesterol. Os cistos da fenda de Rathke são semelhantes aos craniofaringiomas, mas têm aspecto cístico, sem qualquer componente sólido. Os meningiomas são encontrados comumente no diafragma selar, no plano esfenoidal e no tubérculo selar, e sua diferenciação de um macroadenoma pode ser difícil. Entre as características que diferenciam os meningiomas, estão intensificação, demonstração de um plano de clivagem entre a massa e o conteúdo selar, dimensões normais da sela túrcica e existência de uma "cauda" de intensificação dural. Glioma óptico, glioma hipotalâmico, germinoma, tumor dermoide, metástase e carcinoma nasofaríngeo são tumores encontrados menos comumente, embora devam ser considerados. Nos casos típicos, os cordomas causam destruição óssea extensiva do clivo. Mucoceles do seio esfenoidal podem simular um adenoma hipofisário. A pressão intracraniana aumentada cronicamente de qualquer etiologia também pode causar sintomas visuais e dilatação da sela túrcica. Em geral, as áreas típicas destituídas de sinais na RM diferenciam os aneurismas. O diagnóstico diferencial também inclui sarcoidose, linfoma, hipofisite linfocítica e outras doenças granulomatosas.

A herniação do espaço subaracnóideo para dentro da sela túrcica por um diafragma selar incompetente pode causar a síndrome da sela vazia, com dilatação selar e achatamento da glândula hipófise em sua base (Figura 104.6). Essa síndrome pode estar associada a um quadro de pseudotumor cerebral ou rinorreia de LCR. Embora a maioria dos casos seja assintomática, uma sela vazia pode estar associada a cefaleias e, ocasionalmente, a hipopituitarismo brando, mas os campos visuais geralmente estão normais. A síndrome da sela vazia é detectada facilmente na RM e pode ser uma complicação de um procedimento cirúrgico transesfenoidal realizado no passado.

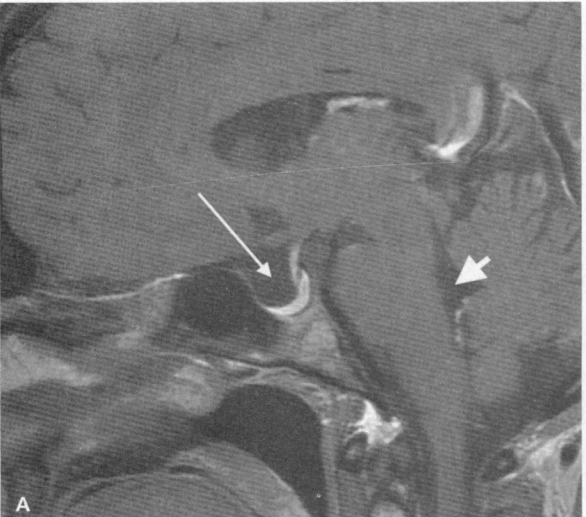 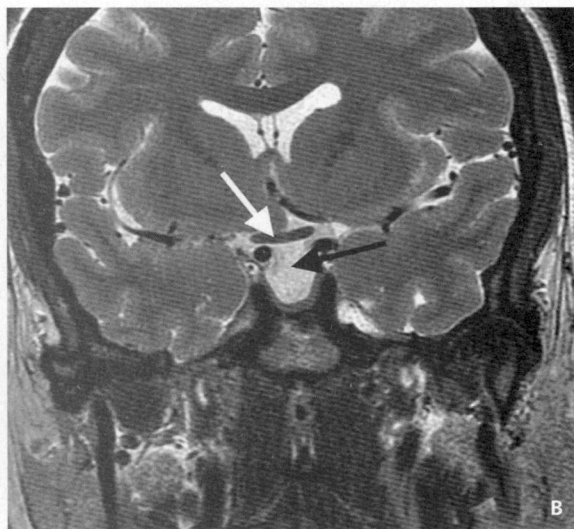

FIGURA 104.6 Sela vazia. **A.** A ressonância magnética sagital em T1 mostra sinal intrasselar de intensidade baixa (*seta longa*), que representa líquido cefalorraquidiano (compare com o mesmo sinal dentro do quarto ventrículo; *seta curta*). **B.** A ressonância magnética coronal em T2 mostra sinais de hiperintensidade dentro da sela (*seta preta*), que representa líquido cefalorraquidiano e quiasma óptico normal (*seta branca*). (Cortesia do Dr. Alex Khandji.)

TRATAMENTO

Histologicamente, os tumores hipofisários são benignos, mas podem estar associados a reduções expressivas da qualidade de vida e capacidade funcional dos pacientes. A intervenção imediata pode atenuar as limitações físicas e deve contemplar tanto a função hormonal quanto neurológica.

O tratamento dos tumores hipofisários começa com a reposição de qualquer hormônio hipofisário deficiente e, nesse sentido, a administração dos hormônios tireóideo e suprarrenal ainda é mais importante. A reposição de esteroides deve ser adequada às situações de estresse, inclusive a operação para retirar a lesão da hipófise. Nos pacientes típicos, com função suprarrenal normal antes da operação, administra-se dexametasona na dose de 4 mg antes da operação, cuja dose é reduzida progressivamente, a partir do segundo dia de pós-operatório (nos pacientes que requerem craniotomia, a dose inicial pode ser de 10 mg de dexametasona antes da cirurgia, seguida de redução progressiva mais longa). Antes da alta, pode-se determinar o nível de cortisol das primeiras horas da manhã. Os pacientes com insuficiência suprarrenal secundária diagnosticada devem manter as doses de reposição depois da cirurgia.

Os objetivos do tratamento variam de acordo com a atividade funcional do tumor. Com os tumores endocrinologicamente ativos, é essencial adotar uma abordagem agressiva, de forma a suprimir a secreção hormonal excessiva e, ao mesmo tempo, preservar a função hipofisária normal. Em geral, isso pode ser conseguido por excisão cirúrgica, embora os prolactinomas geralmente sejam mais bem controlados com o uso dos agonistas de dopamina (p. ex., cabergolina). Essas medicações causam retração do tumor e normalização dos níveis de prolactina secretada por quase todos os microadenomas e pela maioria dos macroadenomas (Figura 104.7). Um subgrupo de pacientes com tumores hormonalmente ativos (nos casos típicos, tumores que secretam ACTH) resistentes ao tratamento convencional tem sido tratado com quimioterapia, mas uma descrição mais detalhada dessa modalidade terapêutica estaria além dos propósitos deste capítulo.

Os candidatos ao tratamento cirúrgico também incluem os pacientes com prolactinomas que não respondem ao tratamento clínico, ou não toleram os efeitos colaterais do fármaco. As abordagens terapêuticas aos adenomas secretores estão descritas detalhadamente no Capítulo 122.

Os tumores não secretores são tratados mais eficazmente por redução cirúrgica da massa tumoral, ao mesmo tempo que se preserva a função glandular. A cirurgia oferece a melhor chance de cura, também fornecendo um diagnóstico patológico do tumor. Adenomas assintomáticos descobertos casualmente não requerem intervenção, mas devem ser acompanhados por exames periódicos dos campos visuais e RM. O desenvolvimento de sintomas ou a demonstração de crescimento nas imagens de RM são indicações para tratamento.

Tratamento cirúrgico

Apesar de não existirem evidências de nível 1, a eficácia e a segurança da abordagem transesfenoidal tornam esse procedimento preferível para a ressecção dos adenomas. Ambas as abordagens microscópica e endoscópica parecem alcançar resultados comparáveis. A maioria dos tumores é mole e friável; embora seja limitado, o acesso transesfenoidal permite a ressecção completa, mesmo quando há extensão suprasselar ou a sela túrcica não está dilatada. A cirurgia transesfenoidal foi desenvolvida originalmente por Cushing, mas os avanços da microcirurgia e a disponibilidade da reposição de esteroides e dos antibióticos melhoraram drasticamente os resultados.

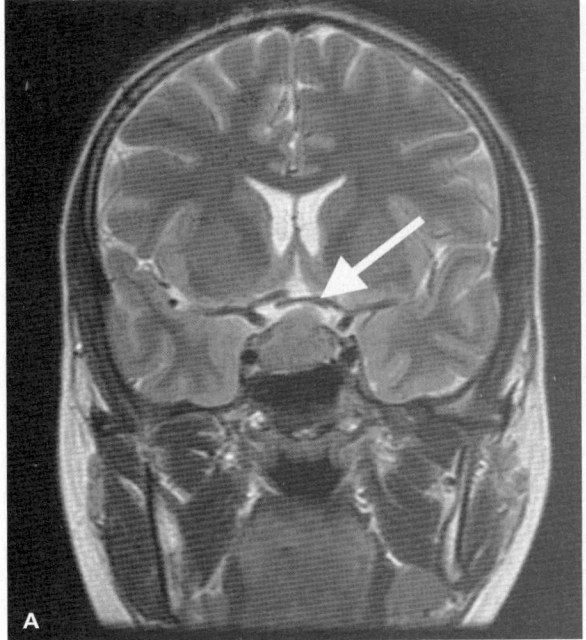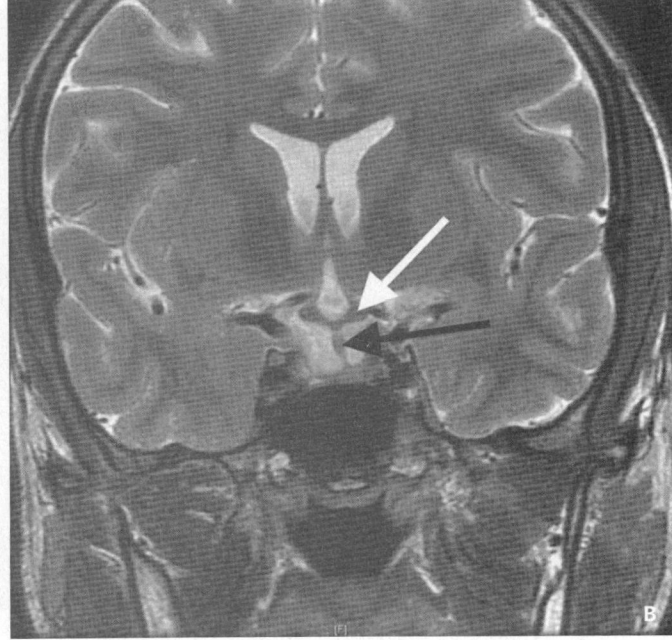

FIGURA 104.7 Prolactinoma. **A.** Ressonância magnética coronal em T2 de um homem de 19 anos com nível sérico de prolactina acentuadamente elevado. O tumor comprime parcialmente o quiasma óptico (*seta*). **B.** A ressonância magnética coronal obtida depois do tratamento com um agonista de dopamina mostra redução acentuada das dimensões do tumor, de forma que o infundíbulo (*seta preta*) e o quiasma óptico (*seta branca*) foram descomprimidos.

A abordagem transcraniana pode ser preferível à ressecção dos tumores excepcionalmente grandes ou que se estendem para dentro da fossa média ou do espaço suprasselar, por meio de um diafragma selar preservado com constrição em forma de cinta ao redor do tumor (Figura 104.8). A abordagem transcraniana pode ser necessária para descomprimir as estruturas ópticas antes da irradiação, quando abordagem transesfenoidal não conseguir reduzir satisfatoriamente o tumor ou houver déficit visual significativo persistente.

Radioterapia

A radioterapia desempenha papel complementar para evitar progressão e recidiva e tratar tumores hormonalmente ativos refratários à terapia clínica. Hoje em dia, a radioterapia convencional está baseada no planejamento terapêutico conformativo para evitar a aplicação de doses desnecessárias nos lobos temporais. As doses recomendadas variam de 4.500 a 5.000 cGy fracionados em doses de 180 cGy. A radioterapia pode ser a única modalidade de tratamento para pacientes com riscos cirúrgicos elevados, mas nos quais a confirmação histopatológica é necessária. Em geral, a radioterapia não é a abordagem terapêutica inicial para os tumores hormonalmente ativos, porque a normalização plena dos níveis hormonais comumente não ocorre, senão alguns anos depois.

A radioterapia está indicada para os pacientes com recidiva, tumores resistentes ao tratamento clínico, tumores hipersecretores ou adenomas invasivos ou volumosos removidos parcialmente. A radioterapia não é administrada rotineiramente depois da ressecção total da lesão macroscópica; esses pacientes são acompanhados por exames repetidos dos campos visuais e RM, e a irradiação é reservada para os casos em que há recidiva comprovada.

As complicações imediatas da radioterapia são transitórias e incluem inconveniências menos importantes, como queda dos cabelos, ressecamento oral e anormalidades da gustação ou do olfato. A complicação tardia mais importante e comum é hipopituitarismo, que pode ocorrer a qualquer tempo entre 6 meses e 10 anos depois do tratamento. De forma a controlar essa complicação, deve ser realizada avaliação endócrina anual. Outras complicações raras são perda da visão, necrose pós-irradiação dos lobos temporais e tumores induzidos pela radiação. Com o objetivo de reduzir o risco de cegueira, as estruturas ópticas devem ser descomprimidas antes de iniciar a radioterapia.

As técnicas mais modernas, como radiocirurgia por feixe de prótons, radiocirurgia gama ou acelerador linear, são eficazes para certos grupos de pacientes. Com essas técnicas, uma fração única em dose alta é dirigida para um volume restrito, produzindo um efeito biológico potente. Esses métodos podem obter respostas clínicas e hormonais mais rápidas e, possivelmente, menos efeitos tóxicos. Contudo, existe a possibilidade de lesão do quiasma óptico ou dos nervos cranianos. A radiocirurgia não é usada para tratar tumores grandes ou que estão a menos de 3 mm de distância do aparelho óptico. Esse tratamento também pode estar associado a uma incidência mais alta de hipopituitarismo.

Tumores recidivantes

Os pacientes com tumores recidivantes são difíceis de tratar, e a abordagem terapêutica deve ser individualizada. Quando o paciente não tiver feito radioterapia antes, essa opção terapêutica pode ser preferível. Nos demais casos, a repetição da cirurgia transesfenoidal geralmente é recomendável. Outra opção de tratamento é a radiocirurgia estereotáxica, que pode ser eficaz e segura nos pacientes que fizeram radioterapia com feixes externos convencional.

PROGNÓSTICO

Em vista do espectro clínico diversificado das massas hipofisárias, os prognósticos variam e dependem do tamanho e das características do tumor, da modalidade terapêutica contemplada e das comorbidades preexistentes por ocasião do diagnóstico do paciente.

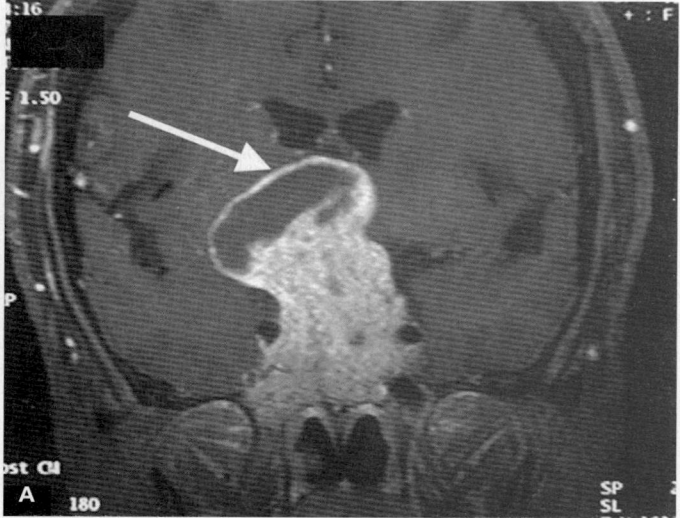
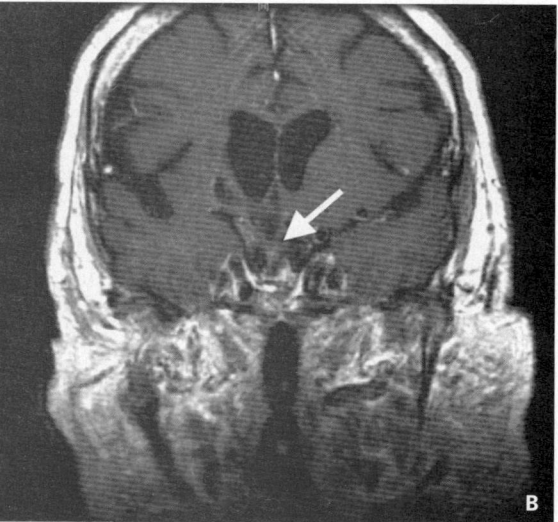

FIGURA 104.8 Adenoma hipofisário volumoso. **A.** Ressonância magnética coronal em T1 com gadolínio mostra um adenoma hipofisário gigante intensificado por contraste, que chega até o assoalho do terceiro ventrículo e estende-se lateralmente à direita (*seta*). Um tumor grande como esse geralmente requer craniotomia para descomprimir adequadamente as estruturas ópticas. **B.** Ressonância magnética coronal depois da ressecção macroscópica total do adenoma hipofisário por craniotomia. A imagem não mostra tumor residual, e o quiasma óptico e parte do infundíbulo podem ser demonstrados claramente (*seta*).

Tratamento cirúrgico

A cirurgia transesfenoidal é segura, com taxas de mortalidade menores que 1% e taxas de morbidade significativa menores que 3,5%. As morbidades incluem acidente vascular encefálico, perda da visão, meningite, extravasamento de LCR, paralisia dos nervos cranianos; diabetes insípido também pode ocorrer, o qual geralmente é transitório.

Avaliar os prognósticos clínicos a longo prazo dos pacientes com adenomas não secretores é difícil, em razão da escassez de dados definitivos. A ressecção completa durante a operação depende do tamanho do tumor e da experiência do cirurgião; nos centros especializados, esse índice pode chegar a 75%. Os índices de recidiva variam nos diferentes estudos cirúrgicos publicados, mas foram estimados em 20%. Esses índices dependem de diversos fatores clínicos e cirúrgicos, inclusive tamanho do tumor, existência de sintomas por ocasião da apresentação, tipo de tumor (sólido versus cístico) e habilidade do cirurgião. Estudos demonstraram que a persistência de um adenoma residual demonstrado na RM pós-operatória correlacionava-se com o risco mais alto de recidiva. De acordo com algumas estimativas, alguma melhora da função visual deve ocorrer em 80% dos casos. A recuperação da função endócrina normal depende das condições pré-operatórias, assim como dos fatores mencionados antes. Nos casos típicos, os pacientes com deficiências hormonais preexistentes não recuperam completamente a função hipofisária.

No que se refere aos tumores funcionantes, os prognósticos dependem do tipo de tumor, e uma discussão detalhada estaria além dos propósitos deste capítulo. Para os pacientes com doença de Cushing e acromegalia, a cura é possível quando o tumor for pequeno e os sintomas forem brandos por ocasião da apresentação, mas o risco de recidiva ou persistência da doença aumenta com os tumores maiores ou quando houver sintomas mais avançados por ocasião do diagnóstico.

Radioterapia

A radioterapia é extremamente eficaz para controlar o crescimento do tumor (80% ou mais, dependendo da duração do acompanhamento). A radiocirurgia estereotáxica pode ser mais eficaz nos pacientes candidatos a essa modalidade. Dos pacientes submetidos a todas as modalidades de radioterapia, 30 a 50% desenvolvem algum grau de hipopituitarismo.

Tratamento clínico

Os agonistas de dopamina (a carbegolina é usada mais comumente na dose inicial de 0,25 mg, 1 ou 2 vezes/dia, que pode ser titulada com base no nível de prolactina e na resposta radiológica) são altamente eficazes para tratar prolactinomas e reduzir os níveis de prolactina e as dimensões do tumor em mais de 90% dos pacientes. O tamanho do tumor afeta o prognóstico, porque os macroprolactinomas têm índices de resposta menores que os microprolactinomas; apesar disso, a maioria dos pacientes ainda melhora com o uso dos agonistas de dopamina.

LEITURA SUGERIDA

Aghi MK, Chen CC, Fleseriu M, et al. Congress of Neurological Surgeons systematic review and evidence-based guidelines on the management of patients with nonfunctioning pituitary adenomas: executive summary. Neurosurgery. 2016;79(4):521-523.

Araújo C, Marques O, Almeida R, Santos MJ. Macroprolactinomas: longitudinal assessment of biochemical and imaging therapeutic responses. Endocrine. 2018;62(2):470-476.

Ausiello JC, Bruce JN, Freda PU. Postoperative assessment of the patient after transsphenoidal pituitary surgery. Pituitary. 2008;11(4):391-401.

Cámara Gómez R. Non-functioning pituitary tumors: 2012 update. Endocrinol Nutr. 2014;61(3):160-170.

Cappabianca P, de Divitiis E. Endoscopy and transsphenoidal surgery. Neurosurgery. 2004;54(5):1043-1048.

Chandler WF, Barkan AL. Treatment of pituitary tumors: a surgical perspective. Endocrinol Metab Clin North Am. 2008;37(1):51-66, viii.

Chen Y, Wang CD, Su ZP, et al. Natural history of postoperative nonfunctioning pituitary adenomas: a systematic review and meta-analysis. Neuroendocrinology. 2012;96(4):333-342.

Dekkers OM, Pereira AM, Roelfsema F, et al. Observation alone after transsphenoidal surgery for nonfunctioning pituitary macroadenoma. J Clin Endocrinol Metab. 2006;91(5):1796-1801.

Fernandez A, Karavitaki N, Wass JA. Prevalence of pituitary adenomas: a community-based, cross-sectional study in Banbury (Oxfordshire, UK). Clin Endocrinol (Oxf). 2010;72(3):377-382.

Fernández-Balsells MM, Murad MH, Barwise A, et al. Natural history of non-functioning pituitary adenomas and incidentalomas: a systematic review and metaanalysis. J Clin Endocrinol Metab. 2011;96(4):905-912.

Fleseriu M, Bodach ME, Tumialan LM, et al. Congress of Neurological Surgeons systematic review and evidence-based guideline for pretreatment endocrine evaluation of patients with nonfunctioning pituitary adenomas. Neurosurgery. 2016;79(4):E527-E529.

Frank G, Pasquini E, Farneti G, et al. The endoscopic versus the traditional approach in pituitary surgery. Neuroendocrinology. 2006;83(3-4):240-248.

Freda PU, Beckers AM, Katznelson L, et al. Pituitary incidentaloma: an endocrine society clinical practice guideline. J Clin Endocrinol Metab. 2011;96(4):894-904.

Gertner ME, Kebebew E. Multiple endocrine neoplasia type 2. Curr Treat Options Oncol. 2004;5(4):315-325.

Goel A, Nadkarni T, Muzumdar D, Desai K, Phalke U, Sharma P. Giant pituitary tumors: a study based on surgical treatment of 118 cases. Surg Neurol. 2004;61(5):436-445.

Heaney AP. Pituitary carcinoma: difficult diagnosis and treatment. J Clin Endocrinol Metab. 2011;96(12):3649-3660.

Honegger J, Grimm F. The experience with transsphenoidal surgery and its importance to outcomes. Pituitary. 2018;21(5):545-555.

Honegger J, Prettin C, Feuerhake F, Petrick M, Schulte-Mönting J, Reincke M. Expression of Ki-67 antigen in nonfunctioning pituitary adenomas: correlation with growth velocity and invasiveness. J Neurosurg. 2003;99(4):674-679.

Huang W, Molitch ME. Management of nonfunctioning pituitary adenomas (NFAs): observation. Pituitary. 2018;21(2):162-167.

Ibrahim AE, Pickering RM, Gawne-Cain ML, King S, Lees PD, Ellison DW. Indices of apoptosis and proliferation as potential prognostic markers in non-functioning pituitary adenomas. Clin Neuropathol. 2004;23(1):8-15.

Jane JA Jr, Laws ER Jr. The surgical management of pituitary adenomas in a series of 3,093 patients. J Am Coll Surg. 2001;193(6):651-659.

Jho DH, Biller BM, Agarwalla PK, Swearingen B. Pituitary apoplexy: large surgical series with grading system. World Neurosurg. 2014;82(5):781-790.

Johnson MD, Woodburn CJ, Vance ML. Quality of life in patients with a pituitary adenoma. Pituitary. 2003;6(2):81-87.

Joshi SM, Cudlip S. Transsphenoidal surgery. Pituitary. 2008;11(4):353-360.

Komninos J, Vlassopoulou V, Protopapa D, et al. Tumors metastatic to the pituitary gland: case report and literature review. J Clin Endocrinol Metab. 2004;89(2):574-580.

Kreutzer J, Fahlbusch R. Diagnosis and treatment of pituitary tumors. Curr Opin Neurol. 2004;17(6):693-703.

Kuo JS, Barkhoudarian G, Farrell CJ, et al. Congress of Neurological Surgeons systematic review and evidence-based guideline on surgical techniques and technologies for the management of patients with nonfunctioning pituitary adenomas. Neurosurgery. 2016;79(4):E536-E538.

Laws ER, Sheehan JP, Sheehan JM, Jagnathan J, Jane JA Jr, Oskouian R. Stereotactic radiosurgery for pituitary adenomas: a review of the literature. J Neurooncol. 2004;69(1-3):257-272.

Lee MS, Pless M. Apoplectic lymphocytic hypophysitis. Case report. J Neurosurg. 2003;98(1):183-185.

Loeffler JS, Shih HA. Radiation therapy in the management of pituitary adenomas. J Clin Endocrinol Metab. 2011;96(7):1992-2003.

Lopes MBS. The 2017 World Health Organization classification of tumors of the pituitary gland: a summary. Acta Neuropathol. 2017;134:521-535.

Losa M, Valle M, Mortini P, et al. Gamma Knife surgery for treatment of residual nonfunctioning pituitary adenomas after surgical debulking. *J Neurosurg.* 2004;100(3):438-444.

Lucas JW, Bodach ME, Tumialan LM, et al. Congress of Neurological Surgeons systematic review and evidence-based guideline on primary management of patients with nonfunctioning pituitary adenomas. *Neurosurgery.* 2016;79(4):E533-E535.

Ma W, Ikeda H, Yoshimoto T. Clinicopathologic study of 123 cases of prolactin-secreting pituitary adenomas with special reference to multihormone production and clonality of the adenomas. *Cancer.* 2002;95(2):258-266.

Mejico LJ, Miller NR, Dong LM. Clinical features associated with lesions other than pituitary adenoma in patients with an optic chiasmal syndrome. *Am J Ophthalmol.* 2004;137(5):908-913.

Melmed S. Update in pituitary disease. *J Clin Endocrinol Metab.* 2008;93(2):331-338.

Minniti G, Flickinger J, Tolu B, Paolini S. Management of nonfunctioning pituitary tumors: radiotherapy. *Pituitary.* 2018;21(2):154-161.

Molitch ME. Management of incidentally found nonfunctional pituitary tumors. *Neurosurg Clin N Am.* 2012;23(4):543-553.

Mortini P, Losa M, Barzaghi R, Boari N, Giovanelli M. Results of transsphenoidal surgery in a large series of patients with pituitary adenoma. *Neurosurgery.* 2005;56(6):1222-1233.

Osamura RY, Lopes MBS, Grossman A, et al. Pituitary adenoma. In: Lloyd RV, Osamura RY, Klöppel G, Rosai J, eds. *WHO Classification of Tumours of Endocrine Organs.* 4th ed. Lyon, France: International Agency for Research on Cancer; 2017:14-18.

Park KJ, Kano H, Parry PV, et al. Long-term outcomes after gamma knife stereotactic radiosurgery for nonfunctional pituitary adenomas. *Neurosurgery.* 2011;69(6):1188-1199.

Pollock BE, Carpenter PC. Stereotactic radiosurgery as an alternative to fractionated radiotherapy for patients with recurrent or residual nonfunctioning pituitary adenomas. *Neurosurgery.* 2003;53(5):1086-1091.

Rajaratnam S, Seshadri MS, Chandy MJ, Rajshekhar V. Hydrocortisone dose and postoperative diabetes insipidus in patients undergoing transsphenoidal pituitary surgery: a prospective randomized controlled study. *Br J Neurosurg.* 2003;17(5):437-442.

Scheithauer BW, Kovacs KT, Laws ER Jr, Randall RV. Pathology of invasive pituitary tumors with special reference to functional classification. *J Neurosurg.* 1986;65(6):733-744.

Sheehan JP, Starke RM, Mathieu D, et al. Gamma Knife radiosurgery for the management of nonfunctioning pituitary adenomas: a multicenter study. *J Neurosurg.* 2013;119(2):446-456.

Swearingen B. Update on pituitary surgery. *J Clin Endocrinol Metab.* 2012;97(4):1073-1081.

Tanaka Y, Hongo K, Tada T, Sakai K, Kakizawa Y, Kobayashi S. Growth pattern and rate in residual nonfunctioning pituitary adenomas: correlations among tumor volume doubling time, patient age, and MIB-1 index. *J Neurosurg.* 2003;98(2):359-365.

Tumores da Região Pineal

Jeffrey N. Bruce

PONTOS-CHAVE

1. Devido à grande diversidade histológica, o diagnóstico tecidual via biopsia cirúrgica é essencial para guiar a estratégia ideal de tratamento.

2. Se os níveis de beta hCG ou alfafetoproteína estiverem elevados, elementos de células germinativas malignas devem estar presentes; assim, o tratamento com radioterapia e quimioterapia pode ser iniciado sem a biopsia.

3. Se apenas os níveis de beta hCG estiverem elevados (50 IU/ℓ), mas a alfafetoproteína estiver normal, os pacientes devem passar por cirurgia para distinguir um germinoma secretor de beta hCG de um teratoma imaturo ou coriocarcinoma, já que os dois últimos requerem tratamentos mais agressivos.

4. A maioria dos pacientes se apresenta com pressão intracraniana aumentada devido à hidrocefalia obstrutiva e, geralmente, beneficia-se de uma terceira ventriculostomia endoscópica.

5. A ressecção tumoral completa é a meta cirúrgica para tumores benignos e de baixo grau na região pineal. A maioria dos tumores malignos se beneficia de máxima ressecção segura tumoral, mas ressecção macroscópica total não é recomendada para germinomas localizados, pois eles são sensíveis ao tratamento radioterápico.

6. Pacientes com tumores malignos da região pineal requerem radioterapia adjuvante. A quimioterapia adjuvante é útil para tumores malignos de células germinativas não germinomatosos.

7. Pacientes com tumores de células pineais ou de células germinativas requerem ressonância magnética completa da coluna vertebral, para a busca de disseminação medular.

Tabela 105.1 Resumo dos tumores pineais confirmados patologicamente no New York Neurological Institute (1990-2013).

Tipo	Benigno	Maligno	Razão M:F	Média de idade (anos)
Células germinativas	3	29	15:1	22
Células pineais	16	29	1:1	41
Células gliais	18	20	1:1,5	38
Meningioma	9	2	1:2,7	46
Cisto pineal	14	0	1:2,5	36
Diversos (inclusive metástases)	3	15	1:1	40
Total	63	95	1,1:1	36

INTRODUÇÃO

A glândula pineal é formada por tecidos glandulares, glia, células endoteliais e terminações nervosas simpáticas. Os diversos tipos celulares que constituem a glândula normal e a região periventricular circundante podem originar um grupo diversificado de tumores benignos ou malignos (Tabela 105.1), embora todos tenham apresentação clínica semelhante. Apesar dessa apresentação comum, a histologia específica tem implicações terapêuticas e prognósticas importantes. Por essa razão, o tratamento ideal dos tumores da região pineal depende do estabelecimento do diagnóstico histopatológico preciso.

EPIDEMIOLOGIA

Nos EUA, os tumores pineais representam cerca de 1% de todos os tumores intracranianos. Na Ásia, onde os tumores de células germinativas (TCG) são comuns, os tumores de células pineais constituem 4 a 7% de todas as lesões tumorais intracranianas. Os TCG são diagnosticados quase exclusivamente nas primeiras três décadas de vida, enquanto pacientes com tumores de células pineais têm média de idade em torno de 30 anos por ocasião do diagnóstico. Embora os TCG intracranianos sejam esmagadoramente mais comuns nos homens, não parece haver predileção nítida de sexo quanto aos outros tipos de tumores pineais.

BIOPATOLOGIA

A glândula pineal é uma estrutura encapsulada situada entre o véu interposto (*velum interpositum*) do mesencéfalo posterior e o teto mesencefálico. A glândula produz melatonina em resposta aos ciclos de luminosidade-escuridão e pode desempenhar papel bem definido nos ritmos circadianos. Os pineocitomas e pineoblastomas originam-se dos elementos glandulares pineais; os astrocitomas e oligodendromas, das células gliais; os hemangiomas, das células endoteliais; e os quimiodectomas, das células neurais simpáticas. As células aracnóideas existentes nas reflexões da tela coroide adjacente à glândula pineal originam os meningiomas. Os ependimomas originam-se das células ependimárias que revestem o terceiro ventrículo. Os TCG derivam dos resquícios de células germinativas primitivas, que ficam retidos na glândula pineal e outras estruturas da linha média, depois da migração embrionária.

Subtipos histológicos

Tumores de células germinativas

Os TCG representam cerca de um terço de todos os tumores pineais e, histologicamente, são idênticos aos TCG gonadais. Esses tumores predominam nos homens e geralmente se manifestam na infância e na adolescência. Os TCG pineais ocorrem quase exclusivamente nos meninos, mas os tumores suprasselares afetam igualmente os dois sexos. Os TCG podem ser classificados em dois grupos principais: germinomas e tumores não seminomatosos (TCGNS), que incluem coriocarcinomas, carcinomas de células embrionárias, teratomas (maduros e imaturos, teratomas com transformação maligna) e tumores de seio endodérmico (também conhecidos como *tumores de saco vitelínico*). Teratomas maduros benignos também podem ser encontrados.

Os germinomas originam-se da linha média, geralmente da área pineal e da cisterna suprasselar e, ocasionalmente, dessas duas áreas simultaneamente. Em casos raros, esses tumores desenvolvem-se nos hemisférios cerebrais. Os germinomas são responsáveis por cerca de 50% de todos os TCG intracranianos e, histologicamente, são idênticos ao seminoma testicular e ao disgerminoma ovariano. Os germinomas são altamente malignos e, ao exame patológico, apresentam infiltrados de linfócitos, que, em alguns casos, podem dificultar o diagnóstico. Germinomas puros geralmente estão associados à ausência de alfafetoproteína (AFP) e beta gonadotrofina coriônica humana (beta hCG) tanto no líquido cefalorraquidiano (LCR) quanto no soro; entretanto, alguns podem conter elementos sinciciotrofoblásticos, que produzem beta hCG) e conferem prognóstico ligeiramente pior, com base em alguns estudos. Em alguns casos, os germinomas são marcados por fosfatase alcalina placentária e podem disseminar-se no LCR.

Os TCGNS são altamente malignos e mais agressivos que os germinomas; esses tumores produzem metástases no LCR mais comumente que os germinomas. O coriocarcinoma contém células citotrofoblásticas e sinciciotrofoblásticas, que secretam beta hCG. Os tumores do seio endodérmico contêm elementos do saco vitelino, que produzem AFP. Níveis altos de beta hCG ou AFP no LCR ou no soro indicam a presença de células germinativas malignas. Quando esses marcadores estão elevados, o diagnóstico histológico não é necessário, e os pacientes são tratados com radioquimioterapia.

Todos os pacientes com TCG confirmados por histopatologia, independentemente do subtipo, devem fazer dosagens de beta hCG e AFP no soro e LCR (se não tiverem sido realizadas antes da cirurgia), ressonância magnética (RM) de toda a coluna vertebral com gadolínio e exame citológico do LCR, para concluir o estadiamento antes do tratamento.

O tratamento consiste primeiramente na ressecção cirúrgica, para estabelecer o diagnóstico e reduzir o volume do tumor; quando for possível, o objetivo da abordagem cirúrgica é ressecção total da lesão macroscópica. Os pacientes com germinomas puros devem ser tratados com radioterapia, geralmente na dose de 36 a 45 Gy; a janela de exposição deve incluir 24 Gy para todo o sistema ventricular. Quando o tumor estiver disseminado no LCR, também será necessária a irradiação cranioespinal. A quimioterapia pode ser útil nas recidivas, mas não é recomendada por ocasião do diagnóstico, porque a maioria dos pacientes com germinoma é curada apenas com radioterapia. Os TCGNS são relativamente insensíveis à radiação e, portanto, requerem radioterapia cranioespinal com quimioterapia adjuvante em todos os casos depois da ressecção máxima. Os TCG benignos (inclusive teratomas, dermoides e epidermoides) geralmente são curados apenas por ressecção cirúrgica.

Tumores de células pineais

Os tumores de células pineais primários são classificados como pineocitomas de baixo grau (Organização Mundial da Saúde [OMS] grau I), tumores parenquimatosos pineais com diferenciação intermediária (TPPDI, ou OMS grau II ou III) e pineoblastomas altamente malignos (OMS grau IV). Os pineoblastomas também são conhecidos como tumores neuroectodérmicos primitivos (TNEP) da região pineal. Os tumores de graus mais avançados tendem a ocorrer nas crianças e nos adultos jovens, enquanto os pineocitomas geralmente afetam adultos. Os tumores pineais de todos os graus histológicos lançam metástases para as leptomeninges, mas os pineocitomas fazem-no apenas raramente. A ressecção completa de um pineocitoma não requer tratamento adicional, mas a ressecção parcial deve ser seguida de radioterapia. Os pineocitomas de grau intermediário requerem radioterapia, enquanto os pineoblastomas devem ser tratados com radioterapia do neuroeixo e quimioterapia.

Gliomas

Os gliomas representam um terço dos tumores pineais. A maioria é invasiva e tem prognóstico comparável ao dos astrocitomas do tronco encefálico superior. Alguns gliomas são tumores císticos de baixo grau e podem ser curados cirurgicamente. Os astrocitomas anaplásicos e os glioblastomas são menos comuns. Os oligodendrogliomas e os ependimomas também podem ocorrer. O tratamento desses tumores é idêntico ao dos gliomas localizados em outras áreas do sistema nervoso central.

Meningiomas

Os meningiomas podem originar-se do véu interposto (*velum interpositum*) ou da crista tentorial. Esses tumores afetam principalmente pacientes de meia-idade e idosos. Meningiomas constituem aproximadamente 8% dos tumores de região pineal, mas, no geral, representam menos de 1% do total dos meningiomas e são tratáveis por ressecção cirúrgica.

Metástases e outros tumores variados

A glândula pineal não tem barreira hematencefálica e, assim como a hipófise, pode passar despercebida como foco de metástases cerebrais de tumores sistêmicos. Os diversos tipos de tumor são sarcoma, hemangioblastoma, papiloma do plexo coroide, linfoma e quimiodectomas.

Cistos pineais

Em muitos casos, os cistos benignos da glândula pineal são diagnosticados casualmente nos exames de imagem e é importante diferenciá-los dos tumores císticos. Os cistos benignos são variantes normais da glândula pineal e consistem em uma estrutura cística circundada por tecido parenquimatoso pineal normal (Figura 105.1). Ao exame radiográfico, esses tumores medem até 2 cm de diâmetro e comumente têm algum grau de intensificação periférica em razão da compressão da glândula pineal normal.

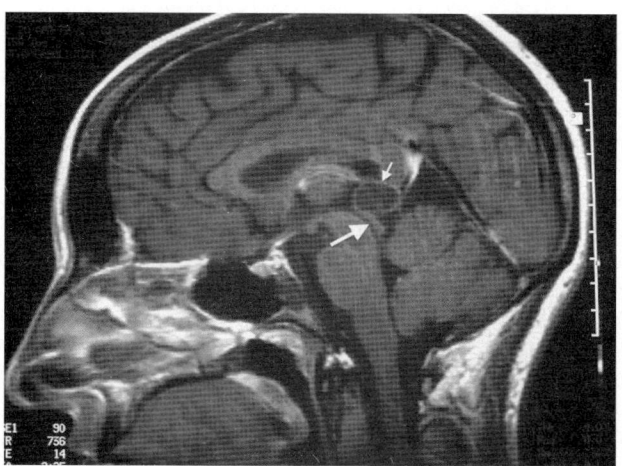

FIGURA 105.1 Ressonância magnética sagital em T1 contrastada com gadolínio mostra um cisto pineal. Esses cistos podem apresentar intensificação periférica (*seta pequena*) e medir até 2 cm de diâmetro. Eles raramente causam compressão do aqueduto de Sylvius (*seta maior* sobre o aqueduto patente) e dificilmente causam sintomas. Ao exame histopatológico, esses cistos são variantes normais da glândula pineal e não precisam ser tratados, embora devam ser diferenciados dos tumores císticos. O crescimento do cisto nos exames sequenciais de RM ou o desenvolvimento de hidrocefalia é razão suficiente para colocar em dúvida o diagnóstico, e a ressecção cirúrgica deve ser considerada. RM, ressonância magnética.

Os cistos pineais podem ser detectados em 4% de todos os exames de RM. Esses cistos são variantes anatômicas estáveis e não precisam ser tratados, a menos que causem sintomas. Os sintomas mais comuns são cefaleias seguidas de queixas visuais. Os cistos podem ser suficientemente grandes e causar hidrocefalia obstrutiva. Em alguns casos, a descompressão pode ser realizada por ressecção endoscópica do cisto por acesso ao terceiro ventrículo.

MANIFESTAÇÕES CLÍNICAS

Os tumores da região pineal podem causar sintomas por um dentre três mecanismos: hipertensão intracraniana causada pela hidrocefalia; compressão direta do tronco encefálico e do cerebelo; ou disfunção endócrina. A cefaleia secundária à hidrocefalia é o sintoma inicial mais comum e é causada pela obstrução da drenagem do terceiro ventrículo no nível do aqueduto de Sylvius. A disseminação às leptomeninges pode causar diversos sintomas, dependendo da área afetada, como também ocorre com as metástases leptomeníngeas de outros tumores malignos.

A hidrocefalia mais avançada pode causar edema de papila, distúrbio da marcha, náuseas e vômitos, letargia e déficits de memória. A compressão direta do mesencéfalo pode causar distúrbios dos movimentos oculares, inclusive síndrome de Parinaud (paralisia do olhar para cima, nistagmo de convergência ou retração e dissociação pupilar à luz para perto) ou síndrome do aqueduto de Sylvius (paralisia do olhar para baixo ou horizontal combinada com síndrome de Parinaud). A retração palpebral (sinal de Collier) ou ptose da pálpebra pode ocorrer depois da compressão ou infiltração do mesencéfalo dorsal. Alguns pacientes podem ter paralisia do quarto nervo craniano com diplopia e inclinação da cabeça. Ataxia e dismetria podem ser causadas pela compressão direta do cerebelo.

A disfunção endócrina é rara e, geralmente, atribuída aos efeitos da hidrocefalia ou da disseminação do tumor para a região hipotalâmica (Figura 105.2). Os sintomas podem começar precocemente, ou seja, antes que haja qualquer evidência radiológica de disseminação hipotalâmica.

Embora a puberdade precoce tenha sido relacionada com as massas pineais, existem pouquíssimos casos documentados. Na verdade, a chamada puberdade precoce é pseudopuberdade, porque o eixo hipotalâmico-gonadal não está maduro. Isso ocorre nos meninos com coriocarcinomas ou germinomas com células sinciciotrofoblásticas e secreção ectópica de beta hCG. Nos meninos, os efeitos da beta hCG semelhantes aos do hormônio luteinizante podem estimular as células de Leydig a produzirem androgênios, que estimulam o desenvolvimento das características sexuais secundárias e causam pseudopuberdade. Esse fenômeno não ocorre nas meninas com tumores da região pineal, porque os TCG são raros nas mulheres, e os hormônios foliculoestimulante e luteinizante são necessários para iniciar a produção ovariana de estrogênio.

DIAGNÓSTICO

A RM contrastada com gadolínio é obrigatória aos pacientes com todos os tipos de tumor pineal, para determinar a existência de hidrocefalia e avaliar as dimensões, a vascularização e a homogeneidade do tumor. Especialmente as imagens de RM sagitais demonstram a relação entre o tumor e as estruturas circundantes e também avaliam a possibilidade de disseminação ventricular. A angiografia não deve ser realizada, a menos que haja suspeita de uma anomalia vascular. As dosagens dos níveis de AFP e beta hCG no soro e no LCR são necessárias à investigação pré-operatória. Quando os níveis de beta hCG e AFP estão elevados, o tumor deve conter elementos celulares germinativos malignos, de forma que não é necessário estabelecer o diagnóstico histopatológico, e o paciente pode iniciar o tratamento com radioquimioterapia. Apesar dos avanços das técnicas de exame de imagem e dos marcadores do LCR, o diagnóstico patológico definitivo depende de uma amostra de tecido do tumor e todos os pacientes devem ser operados.

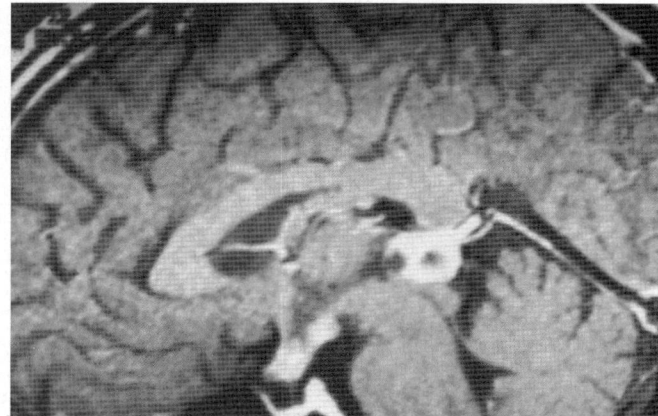

FIGURA 105.2 Corte sagital de ressonância magnética com gadolínio mostra um germinoma multicêntrico, que envolvia a região pineal e infiltrava os corpos mamilares, o quiasma óptico e o pedículo hipofisário. Esse paciente apresentou déficits dos campos visuais e diabetes insípido.

TRATAMENTO

Em razão da raridade dos tumores da região pineal, não existem estudos estabelecendo os padrões de nível 1. Como existem muitos subtipos de tumor da região pineal, a abordagem geral a essas lesões é primeiramente estabelecer o diagnóstico histológico, por meio de amostras de tecidos do tumor, que podem ser obtidas por uma abordagem cirúrgica aberta ou biopsia por agulha direcionada por técnica estereotáxica (Figura 105.3). O tratamento subsequente depende do tipo histológico do tumor (Figura 105.4).

Tratamento da hidrocefalia

A hidrocefalia está presente na maioria dos pacientes com tumores da região pineal e deve ser controlada cirurgicamente, de preferência por uma ventriculostomia endoscópica do terceiro ventrículo. Um *shunt* ventriculoperitoneal é uma alternativa aceitável, mas acarreta riscos maiores a longo prazo, inclusive implantação peritoneal dos tumores malignos

Tratamento cirúrgico

A região pineal pode ser acessada cirurgicamente por várias abordagens, abaixo ou acima do tentório, dependendo do tamanho do tumor e da coexistência de hidrocefalia. A ressecção completa é o objetivo para todos os tumores pineais. Cerca de um terço dos tumores pineais é benigno e curável apenas por ressecção completa. Nos pacientes com tumores malignos, a ressecção agressiva do tumor oferece as melhores chances de estabelecer o diagnóstico histológico exato e pode aumentar a eficácia da radioterapia ou quimioterapia adjuvante. A taxa de mortalidade operatória global é de cerca de 4%, e outros 3% têm morbidade significativa irreversível. A complicação

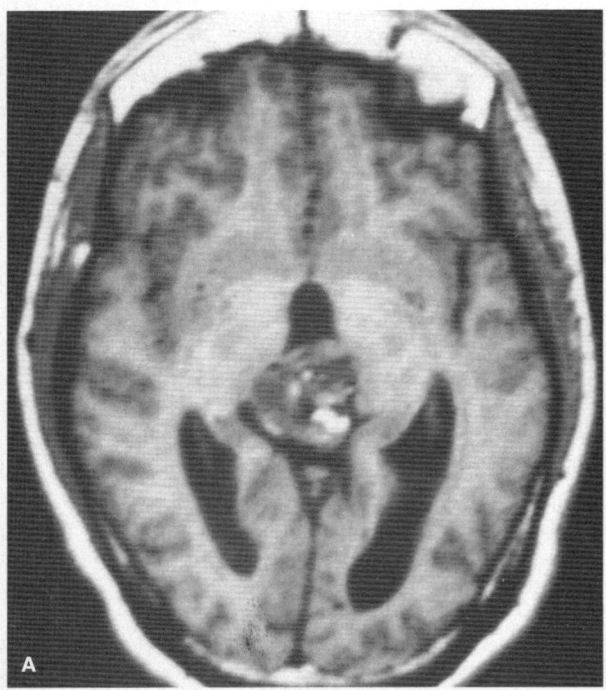
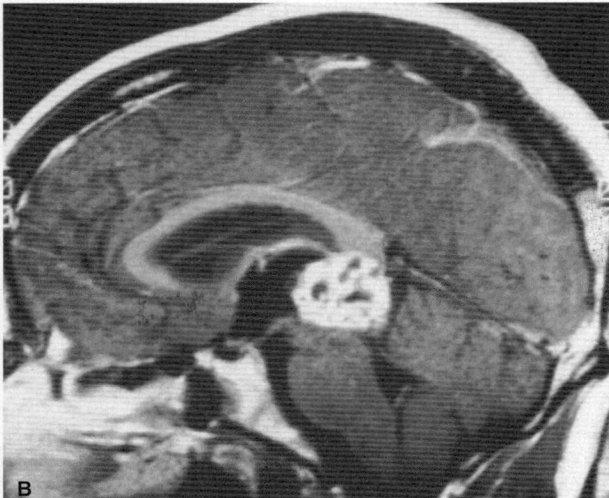
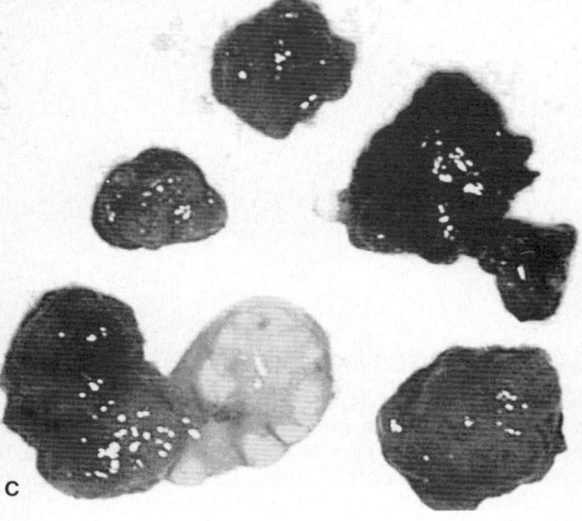

FIGURA 105.3 Imagens de ressonância magnética axial (**A**) e sagital (**B**) contrastadas com gadolínio mostram tumor da região pineal, que apresenta intensificação heterogênea. **C.** O tumor continha vários elementos de células germinativas, inclusive teratoma imaturo, germinoma, tumor do seio endodérmico e carcinoma de células embrionárias. Os tumores da região pineal podem ser extremamente heterogêneos, e, de forma a evitar erros diagnósticos, é necessário colher numerosas amostras do tumor. (*A figura C encontra-se reproduzida em cores no Encarte.*)

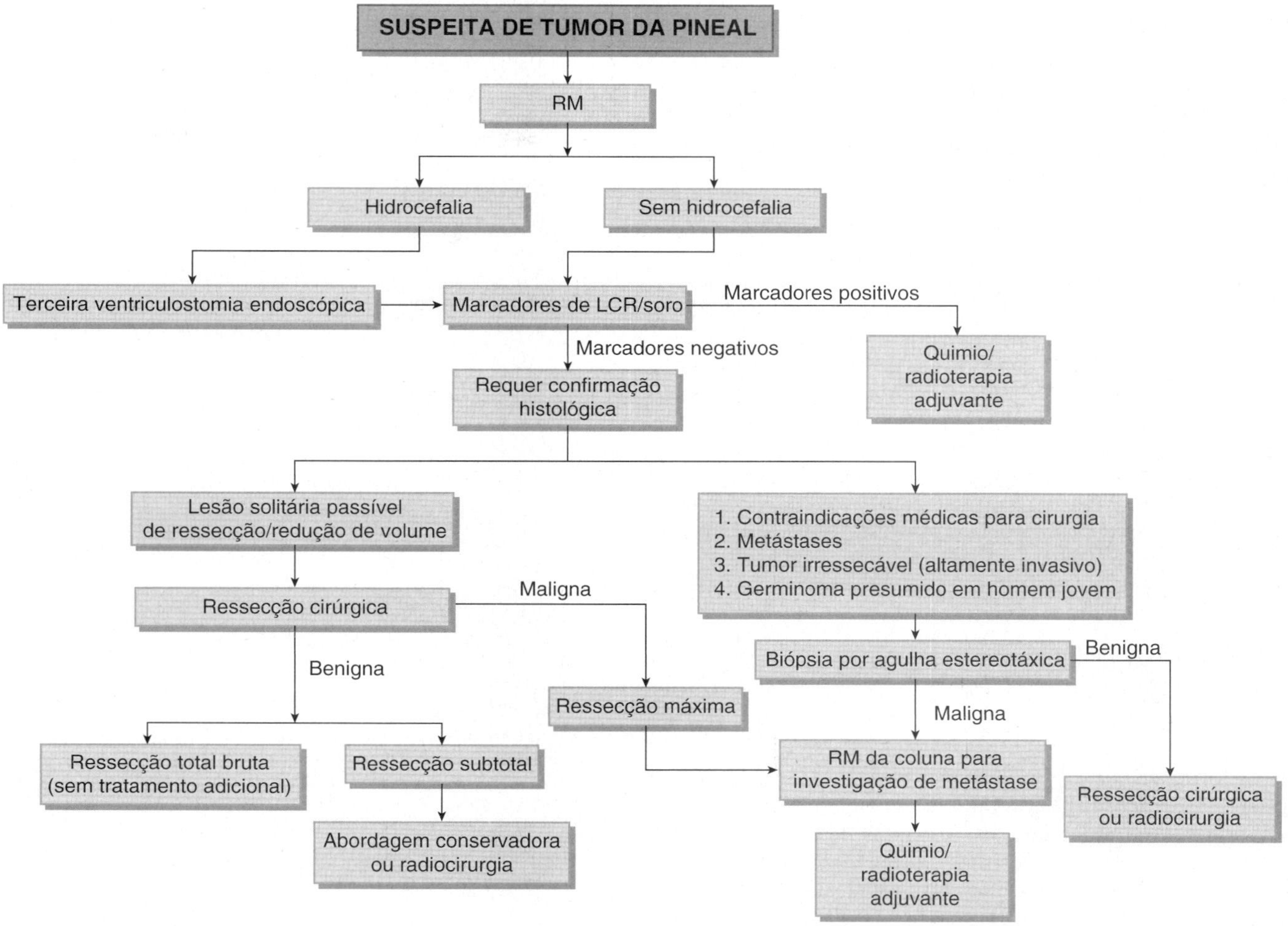

FIGURA 105.4 Algoritmo do tratamento dos tumores da região pineal. LCR, líquido cefalorraquidiano; RM, ressonância magnética.

cirúrgica mais grave é hemorragia dentro de um tumor maligno parcialmente removido. As complicações pós-operatórias mais comuns são geralmente transitórias e incluem paralisias oculares, alterações do estado mental e ataxia, para os pacientes com tumor nitidamente disseminado ou comorbidades clínicas que acarretem risco cirúrgico excessivo, a biopsia por abordagem estereotáxica ou endoscópica é uma alternativa razoável para obter tecidos para histopatologia. Embora tenha conquistado popularidade crescente, a biopsia estereotáxica não é realizada rotineiramente, em razão da possibilidade de ocorrerem erros de amostragem por análise de tecidos insuficientes, risco mais alto de hemorragia do sistema venoso profundo adjacente e tumores pineais profusamente vascularizados, além do prognóstico mais favorável depois da ressecção agressiva.

Estadiamento pós-operatório

Todos os pacientes com tumores de células pineais e TCG são avaliados quanto à existência de disseminação ao LCR (Figura 105.5). Por essa razão, deve-se realizar uma RM de alta resolução contrastada com gadolínio de toda a coluna vertebral. Mesmo quando a RM da coluna vertebral for negativa, a análise do LCR quanto à citologia e aos marcadores é recomendada para a pesquisa de doença microscópica.

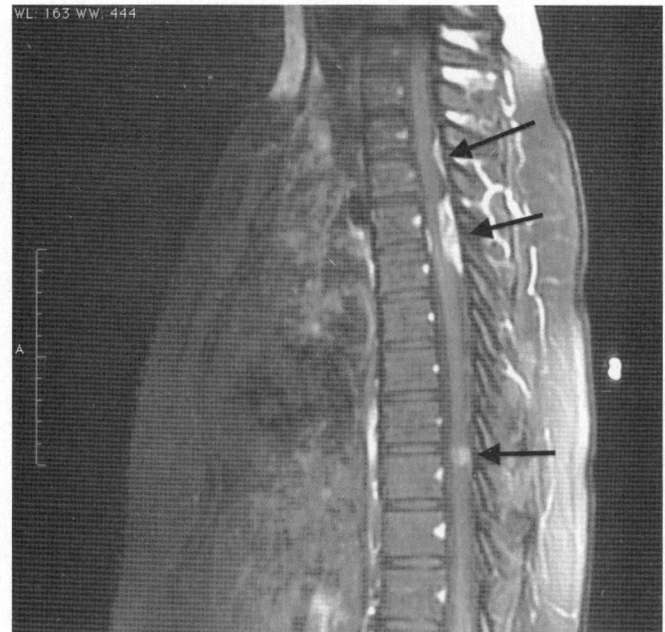

FIGURA 105.5 Disseminação intradural de um pineoblastoma. A ressonância magnética do tórax mostra metástases salpicadas (setas) intensificadas no canal medular torácico.

Radioterapia

Os germinomas e os tumores parenquimatosos pineais com diferenciação intermediária devem ser tratados com doses de radiação de 36 a 45 Gy aplicadas na região dos ventrículos. Todos os pacientes cm pineoblastomas, TCGNS e germinomas disseminados devem fazer radioterapia do neuroeixo, geralmente com dose total em torno de 36 Gy e um reforço no foco primário para completar a dose mínima de 54 Gy. Os gliomas são tratados de acordo com o subtipo histológico.

Apesar de geralmente considerada segura, a radiocirurgia estereotáxica tem resultados de seguimentos a longo prazo limitados, porque os tumores pineais são raros. Existem relatos de controle do tumor usando radiocirurgia como tratamento único de alguns tumores de baixo grau (p. ex., pineocitoma), mas essa abordagem raramente consegue regressão completa do tumor e provavelmente não é o primeiro tratamento ideal, exceto se houver contraindicações à cirurgia. O problema principal da radiocirurgia não é a resposta da massa local, mas a possibilidade de recidiva fora do volume tratado. Essa técnica foi usada com algum sucesso para tratar tumores recidivantes com menos de 3 cm de diâmetro, desde que não houvesse disseminação liquórica.

Quimioterapia

A quimioterapia é mais eficaz no tratamento dos TCGNS e pineoblastomas. Os esquemas utilizados mais comumente são combinações de cisplatina, vimblastina e bleomicina ou cisplatina e VP-16 (p. ex., etoposídeo). Geralmente, utiliza-se quimioterapia neoadjuvante combinada com radioterapia, por melhorar significativamente os desfechos de pacientes com TCGNSs, apesar de os resultados continuarem inferiores aos dos pacientes com germinomas. Na ausência de um estudo prospectivo randomizado, a quimioterapia neoadjuvante seguida por irradiação cranioespinal permanece como o tratamento padrão para todos os pacientes com TCGNSs intracranianos. As crianças pequenas são tratadas apenas com quimioterapia, e a radioterapia é postergada até alcançarem a idade de 3 anos ou mais, pelo risco de efeitos adversos graves e duradouros no crescimento e na cognição. As tentativas iniciais de evitar irradiação de todos os pacientes usando quimioterapia agressiva resultaram em índices inaceitavelmente altos (50%) de recidiva em 2 anos, inclusive pacientes com germinoma, que pode ser curado apenas com radioterapia. Por essa razão, a quimioterapia não é usada no tratamento inicial dos germinomas localizados.

PROGNÓSTICO

Em geral, os tumores e os cistos pineais crescentes benignos podem ser curados apenas com cirurgia. Com os tumores malignos, metanálise de estudos clínicos de pequeno porte sugeriu que a ressecção cirúrgica máxima ofereça efeitos mais expressivos na sobrevivência; contudo, não há evidências de nível 1 ou 2. O prognóstico é altamente dependente da histologia do tumor. Os germinomas estão associados a um índice de sobrevivência de 90% em 10 anos depois da cirurgia e radioterapia e, portanto, ressecções cirúrgicas agressivas não estão indicadas. Os pacientes com TCGNS têm índices de sobrevivência na faixa de 50% em 5 anos, e o prognóstico para pacientes com TCGNSs recorrentes é, no geral, ruim. Mais de 80% dos pacientes com pineocitomas sobrevivem por 5 anos, principalmente depois da ressecção cirúrgica agressiva. O índice médio de sobrevivência dos pacientes com pineoblastomas é muito mais variável (1 a 5 anos), e o prognóstico é influenciado pela amplitude da ressecção, idade e coexistência de doença disseminada. O prognóstico dos pacientes com tumores gliais é semelhante ao dos gliomas detectados em outras partes do cérebro.

LEITURA SUGERIDA

Ahmed AI, Zaben MJ, Mathad NV, Sparrow OC. Endoscopic biopsy and third ventriculostomy for the management of pineal region tumors. *World Neurosurg.* 2015;83(4):543-547.

Anan M, Ishii K, Nakamura T, et al. Postoperative adjuvant treatment for pineal parenchymal tumour of intermediate differentiation. *J Clin Neurosci.* 2006;13(9):965-968.

Baehring J, Vives K, Duncan C, Piepmeier J, Bannykyh S. Tumors of the posterior third ventricle and pineal region: ependymoma and germinoma. *J Neurooncol.* 2004;70(2):273-274.

Balmaceda C, Finlay J. Current advances in the diagnosis and management of intracranial germ cell tumors. *Curr Neurol Neurosci Rep.* 2004;4(3):253-262.

Balossier A, Blond S, Touzet G, et al. Endoscopic versus stereotactic procedure for pineal tumor biopsies: comparative review of the literature and learning from a 25-year experience. *Neurochirurgie.* 2015;61(2-3):146-154.

Balossier A, Blond S, Touzet G, et al. Role of radiosurgery in the management of pineal region tumours: indications, method, outcome. *Neurochirurgie.* 2015;61(2-3):216-222.

Bruce JN. Pineal tumors. In: Winn H, ed. *Youmans Neurological Surgery.* Vol 2. 6th ed. Philadelphia, PA: Elsevier; 2011:1359-1372.

Bruce JN, Ogden AT. Surgical strategies for treating patients with pineal region tumors. *J Neurooncol.* 2004;69(1-3):221-236.

Calaminus G, Bamberg M, Jürgens H, et al. Impact of surgery, chemotherapy and irradiation on long term outcome of intracranial malignant non-germinomatous germ cell tumors: results of the German cooperative trial MAKEI 89. *Klin Padiatr.* 2004;216(3):141-149.

Chernov MF, Kamikawa S, Yamane F, et al. Neurofiberscopic biopsy of tumors of the pineal region and posterior third ventricle: indications, technique, complications, and results. *Neurosurgery.* 2006;59(2):267-277.

Choy W, Kim W, Spasic M, Voth B, Yew A, Yang I. Pineal cyst: a review of clinical and radiological features. *Neurosurg Clin N Am.* 2011;22(3): 341-351, vii.

Clark AJ, Sughrue ME, Ivan ME, et al. Factors influencing overall survival rates for patients with pineocytoma. *J Neurooncol.* 2010;100(2):255-260.

Constantini S, Mohanty A, Zymberg S, et al. Safety and diagnostic accuracy of neuroendoscopic biopsies: an international multicenter study. *J Neurosurg Pediatr.* 2013;11(6):704-709.

D'Amico RS, Zanazzi G, Wu P, Canoll P, Bruce JN. Pineal region glioblastomas display features of diffuse midline and non-midline gliomas. *J Neurooncol.* 2018;140(1)63-73.

Deshmukh VR, Smith KA, Rekate HL, Coons S, Spetzler RF. Diagnosis and management of pineocytomas. *Neurosurgery.* 2004;55(2):349-357.

Echevarría ME, Fangusaro J, Goldman S. Pediatric central nervous system germ cell tumors: a review. *Oncologist.* 2008;13(6):690-699.

Fauchon F, Hasselblatt M, Jouvet A, et al. Role of surgery, radiotherapy and chemotherapy in papillary tumors of the pineal region: a multicenter study. *J Neurooncol.* 2013;112(2):223-231.

Fetell MR, Bruce JN, Burke AM, et al. Non-neoplastic pineal cysts. *Neurology.* 1991;41(7):1034-1040.

Fèvre-Montange M, Champier J, Szathmari A, et al. Microarray analysis reveals differential gene expression patterns in tumors of the pineal region. *J Neuropathol Exp Neurol.* 2006;65(7):675-684.

Fèvre-Montange M, Hasselblatt M, Figarella-Branger D, et al. Prognosis and histopathologic features in papillary tumors of the pineal region: a retrospective multicenter study of 31 cases. *J Neuropathol Exp Neurol.* 2006; 65(10):1004-1011.

Hanft SJ, Isaacson SR, Bruce JN. Stereotactic radiosurgery for pineal region tumors. *Neurosurg Clin N Am.* 2011;22(3):413-420, ix.

Hasegawa T, Kondziolka D, Hadjipanayis CG, Flickinger JC, Lunsford LD. The role of radiosurgery for the treatment of pineal parenchymal tumors. *Neurosurgery.* 2002;51(4):880-889.

Hernesniemi J, Romani R, Albayrak BS, et al. Microsurgical management of pineal region lesions: personal experience with 119 patients. *Surg Neurol.* 2008;70(6):576-583.

Ito T, Kanno H, Sato K, et al. Clinicopathologic study of pineal parenchymal tumors of intermediate differentiation. *World Neurosurg.* 2014;81(5-6):783-789.

Jackson C, Jallo G, Lim M. Clinical outcomes after treatment of germ cell tumors. *Neurosurg Clin N Am.* 2011;22(3):385-394, viii.

Kellie SJ, Boyce H, Dunkel IJ, et al. Primary chemotherapy for intracranial nongerminomatous germ cell tumors: results of the second International CNS Germ Cell Study Group protocol. *J Clin Oncol.* 2004;22(5):846-853.

Kennedy BC, Bruce JN. Surgical approaches to the pineal region. *Neurosurg Clin N Am.* 2011;22(3):367-380, viii.

Knierim DS, Yamada S. Pineal tumors and associated lesions: the effect of ethnicity on tumor type and treatment. *Pediatr Neurosurg.* 2003;38(6):307-323.

Kochi M, Itoyama Y, Shiraishi S, Kitamura, Marubayashi T, Ushio Y. Successful treatment of intracranial nongerminomatous malignant germ cell tumors by administering neoadjuvant chemotherapy and radiotherapy before excision of residual tumors. *J Neurosurg.* 2003;99(1):106-114.

Korogi Y, Takahashi M, Ushio Y. MRI of pineal region tumors. *J Neurooncol.* 2001;54(3):251-261.

Kulwin C, Matsushima K, Malekpour M, Cohen-Gadol AA. Lateral supracerebellar infratentorial approach for microsurgical resection of large midline pineal region tumors: techniques to expand the operative corridor. *J Neurosurg.* 2016;124(1):269-276.

Kyritsis AP. Management of primary intracranial germ cell tumors. *J Neurooncol.* 2010;96(2):143-149.

Lassman AB, Bruce JN, Fetell MR. Metastases to the pineal gland. *Neurology.* 2006;67(7):1303-1304.

Louis DN, Ohgaki H, Wiestler OD, Caveniee WK. *WHO Classification of Tumours of the Central Nervous System.* Rev 4th ed. Geneva, Switzerland: World Health Organization; 2016.

Lutterbach J, Fauchon F, Schild SE, et al. Malignant pineal parenchymal tumors in adult patients: patterns of care and prognostic factors. *Neurosurgery.* 2002;51(1):44-56.

Mandera M, Marcol W, Bierzy ska-Macyszyn G, Kluczewska E. Pineal cysts in childhood. *Childs Nerv Syst.* 2003;19(10-11):750-755.

Matsuo S, Baydin S, Güngör A, et al. Midline and off-midline infratentorial supracerebellar approaches to the pineal gland. *J Neurosurg.* 2016:126(6):1984-1009.

Matsutani M. Clinical management of primary central nervous system germ cell tumors. *Semin Oncol.* 2004;31(5):676-683.

Matsutani M, Sano K, Takakura K, et al. Primary intracranial germ cell tumors: a clinical analysis of 153 histologically verified cases. *J Neurosurg.* 1997;86(3):446-455.

Michielsen G, Benoit Y, Baert E, Meire F, Caemaert J. Symptomatic pineal cysts: clinical manifestations and management. *Acta Neurochir (Wien).* 2002;144(3):233-242.

Morgenstern PF, Souweidane MM. Pineal region tumors: simultaneous endoscopic third ventriculostomy and tumor biopsy. *World Neurosurg.* 2013;79(2 suppl):S18.e9-S18.e13.

Ogawa K, Toita T, Nakamura K, et al. Treatment and prognosis of patients with intracranial nongerminomatous malignant germ cell tumors: a multiinstitutional retrospective analysis of 41 patients. *Cancer.* 2003;98(2):369-376.

Parwani AV, Baisden BL, Erozan YS, Burger PC, Ali SZ. Pineal gland lesions: a cytopathologic study of 20 specimens. *Cancer.* 2005;105(2):80-86.

Qi S, Fan J, Zhang X, Zhang H, Qiu B, Fang L. Radical resection of nongerminomatous pineal region tumors via the occipital transtentorial approach based on arachnoidal consideration: experience on a series of 143 patients. *Acta Neurochir (Wien).* 2014;156(12):2253-2262.

Quick-Weller J, Lescher S, Baumgarten P, et al. Stereotactic biopsy of pineal lesions. *World Neurosurg.* 2016;96:124-128.

Regis J, Bouillot P, Rouby-Volot F, Figarella-Branger D, Dufour H, Peragut JC. Pineal region tumors and the role of stereotactic biopsy: review of the mortality, morbidity, and diagnostic rates in 370 cases. *Neurosurgery.* 1996;39(5):907-914.

Schild SE, Scheithauer BW, Haddock MG, et al. Histologically confirmed pineal tumors and other germ cell tumors of the brain. *Cancer.* 1996;78(12):2564-2571.

Silvani A, Eoli M, Salmaggi A, et al. Combined chemotherapy and radiotherapy for intracranial germinomas in adult patients: a single-institution study. *J Neurooncol.* 2005;71(3):271-276.

Sonabend AM, Bowden S, Bruce JN. Microsurgical resection of pineal region tumors. *J Neurooncol.* 2016;130(2):351-366.

Spunt SL, Walsh MF, Krasin MJ, et al. Brain metastases of malignant germ cell tumors in children and adolescents. *Cancer.* 2004;101(3):620-626.

Villano JL, Propp JM, Porter KR, et al. Malignant pineal germ-cell tumors: an analysis of cases from three tumor registries. *Neuro Oncol.* 2008;10(2):121-130.

Yamini B, Refai D, Rubin CM, Frim DM. Initial endoscopic management of pineal region tumors and associated hydrocephalus: clinical series and literature review. *J Neurosurg.* 2004;100(5 suppl Pediatrics):437-441.

Yianni J, Rowe J, Khandanpour N, et al. Stereotactic radiosurgery for pineal tumours. *Br J Neurosurg.* 2012;26(3):361-366.

Zacharia BE, Bruce JN. Stereotactic biopsy considerations for pineal tumors. *Neurosurg Clin N Am.* 2011;22(3):359-366, viii.

Neuroma Acústico e Outros Tumores da Base do Crânio

Randy S. D'Amico e Michael B. Sisti

PONTOS-CHAVE

1. Neuromas acústicos são tumores benignos, de crescimento lento, que são tratados combinando-se observação, ressecção cirúrgica e radiocirurgia, com desfechos excelentes nas mãos de médicos experientes.

2. O tratamento de doença na base do crânio é variável e desafiador, devido à sua proximidade com estruturas neurais e vasculares críticas.

3. O tratamento moderno da doença na base do crânio se concentra na preservação da função neurológica.

4. Radioterapias avançadas, como radiocirurgia estereotáxica, melhoraram o controle de muitas doenças da base do crânio.

SCHWANNOMA VESTIBULAR (NEUROMA ACÚSTICO)

Epidemiologia

Os schwannomas vestibulares (p. ex., neuroma acústico, neurofibroma acústico) são tumores extra-axiais benignos de crescimento lento, que surgem comumente da parte vestibular superior do oitavo nervo craniano (NC VIII). Os schwannomas vestibulares compreendem 8 a 10% dos tumores intracranianos. Os tumores podem ocorrer de modo esporádico (95%) ou em associação à neurofibromatose tipo 2 (NF2). Acredita-se que a incidência dos casos esporádicos seja de 1 em 100 mil indivíduos-ano, com idade mediana de 50 anos. Como resultado da prevalência da ressonância magnética (RM), foi constatado aumento recente na incidência de schwannomas vestibulares, enquanto houve redução no tamanho típico do tumor, por ocasião do diagnóstico.

Biopatologia

Histopatologicamente, os schwannomas vestibulares são tumores benignos, que crescem lentamente a partir da bainha das células de Schwann que circundam o nervo vestibular do NC VIII. Os tumores são compostos de fibras Antoni A (células bipolares alongadas estreitas) e Antoni B (padrão reticulado frouxo de células). Com frequência, são observados corpos de Verocay, que consistem em áreas eosinofílicas acelulares circundadas por arranjos paralelos de Schwann fusiformes.

Nos casos típicos, os schwannomas vestibulares são lesões unilaterais. Os schwannomas vestibulares bilaterais ocorrem em menos de 5% dos pacientes e constituem característica definidora da NF2, um distúrbio autossômico dominante, que envolve o gene *NF2*, localizado no cromossomo 22, banda q11-13.1. Esse gene normalmente codifica a proteína merlina (schwannomina), que se acredita que desempenhe um papel na estabilidade da membrana por meio de interações com as proteínas citoesqueléticas e integrais de membrana. A perda de função da merlina nas células de Schwann tem sido associada à ocorrência de schwannomas vestibulares, tanto esporádicos quanto relacionados com a NF2, e o gene é frequentemente considerado como supressor tumoral clássico. Citologicamente, os schwannomas vestibulares que surgem na NF2 são idênticos aos casos esporádicos, porém com maior tendência a infiltrar-se no nervo do que a deslocá-lo. Além dos pacientes com lesões bilaterais, qualquer paciente com menos de 40 anos de idade com schwannoma vestibular unilateral também deve ser avaliado para NF2.

Com frequência, os tumores originam-se no interior do meato acústico interno (intracanaliculares; Figura 106.1) e podem se estender até o ângulo pontocerebelar (extracanaliculares). O efeito expansivo do tumor extracanalicular pode comprometer a função dos nervos cranianos, dos núcleos do tronco encefálico e do cerebelo. Tipicamente, os tumores seguem três padrões de crescimento: (1) ausência de crescimento ou crescimento muito lento; (2) crescimento lento (crescimento linear de 2 mm/ano nos exames de imagem); ou (3) crescimento rápido (> 8 mm/ano), em consequência do aumento dos componentes císticos ou, raramente, de hemorragia intratumoral.

Diagnóstico

Os schwannomas vestibulares manifestam-se, com mais frequência, na forma de perda auditiva unilateral progressiva, que se caracteriza por dificuldade na discriminação da fala, particularmente quando o paciente está falando ao telefone. Em seguida, os sintomas mais comuns consistem em tinido, seguido de dificuldades de equilíbrio. A tríade de sintomas está relacionada com a pressão exercida sobre o complexo do NC VIII no meato acústico interno. Outros sintomas de apresentação incluem paralisia facial, neuralgia do trigêmeo e, em raras ocasiões, hidrocefalia e compressão do tronco encefálico, na presença de tumores mais volumosos. Embora essa constelação de sintomas possa ocorrer com qualquer massa no ângulo pontocerebelar, incluindo meningioma, colesteatoma ou neuroma do trigêmeo, essas lesões raramente causarão tinido ou disfunção auditiva.

Os pacientes com perda auditiva frequentemente realizam avaliação audiométrica, com audiograma de tons puros e avaliação da discriminação da fala. Nos pacientes com distúrbios vestibulares, pode-se efetuar uma avaliação vestibular. Nos casos típicos, a perda auditiva é insidiosa e progressiva, e 70% dos pacientes demonstram padrão de perda de alta frequência e comprometimento na discriminação das palavras (particularmente perceptível na conversa telefônica). O tinido é habitualmente de tonalidade aguda. O teste de Weber lateraliza para o lado não acometido, enquanto o teste de Rinne é positivo em ambos os lados, se houver preservação suficiente da audição.

A perda neurossensorial assimétrica ou a presença de déficits em outros nervos cranianos indicam a necessidade de exames de

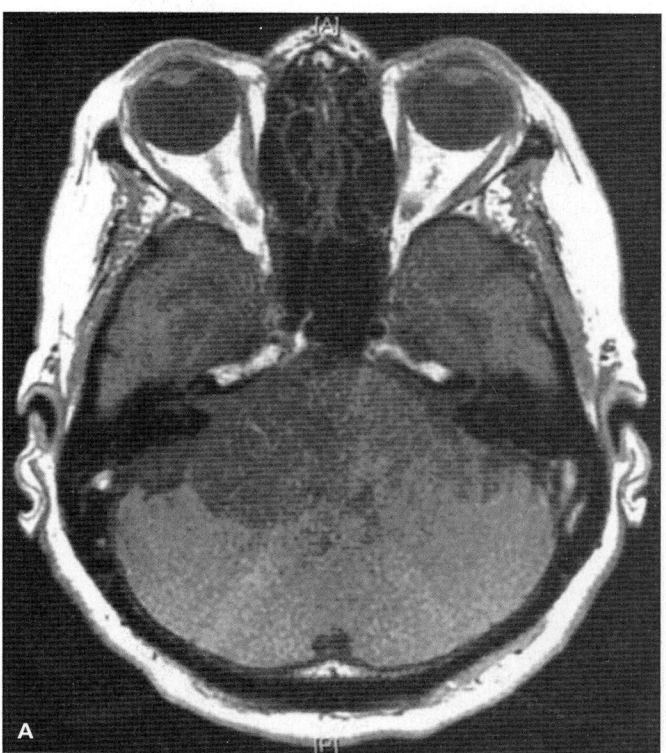 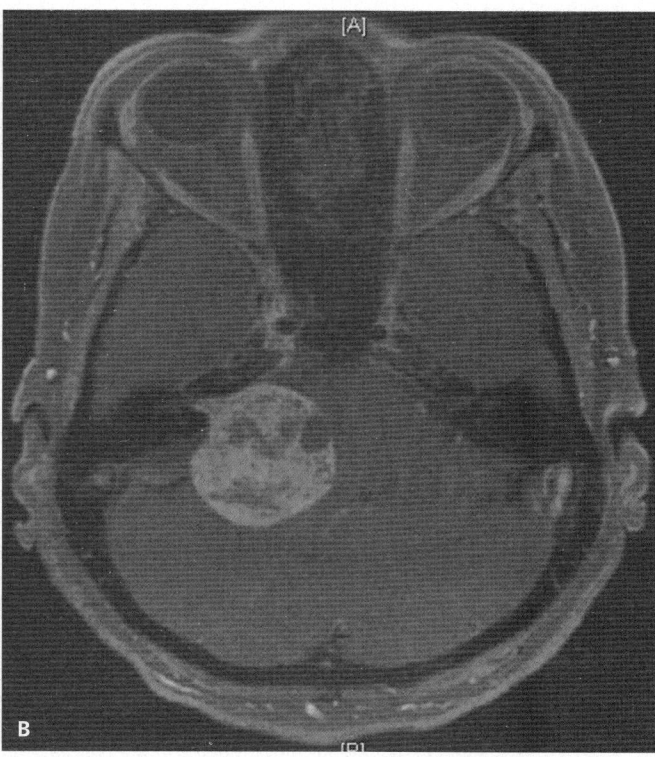

FIGURA 106.1 Schwannoma vestibular. **A.** Ressonância magnética ponderada em T1 axial antes do contraste, mostrando grande massa hipointensa no interior do ângulo pontocerebelar, exercendo efeito expansivo sobre o tronco encefálico. **B.** Ressonância magnética ponderada em T1 axial após contraste, mostrando schwannoma vestibular com expansão do meato acústico interno, causando efeito de massa na ponte e no cerebelo.

imagem. A RM contrastada com gadolínio constitui o padrão-ouro para o diagnóstico de schwannoma vestibular. Os tumores exibem realce brilhante, e sua origem no meato acústico interno sugere um schwannoma vestibular, não um meningioma. A tomografia computadorizada (TC) contrastada também pode ser usada para o diagnóstico de schwannomas vestibulares com mais de 15 mm de diâmetro em pacientes que não podem se submeter a uma RM.

Tratamento e desfechos

O objetivo do tratamento de schwannomas vestibulares consiste em curar o tumor e, ao mesmo tempo, preservar a integridade da função neurológica. Uma vez estabelecido o diagnóstico, o paciente com schwannoma vestibular tem várias opções para o tratamento do tumor, incluindo observação com exames seriados de imagem, radiocirurgia estereotáxica, radioterapia fracionada e microcirurgia. A escolha da modalidade de tratamento depende do tamanho do tumor, dos sintomas apresentados, da idade, do estado de saúde e da preferência do paciente. A Figura 106.2 representa um algoritmo para decisão após diagnóstico de schwannoma vestibular. Em geral, os tumores intracanaliculares não císticos sem NF2 ou os tumores cerebelopontinos de 20 mm ou menos podem ser acompanhados por meio de exames de imagem seriados e testes auditivos. Os tumores com mais de

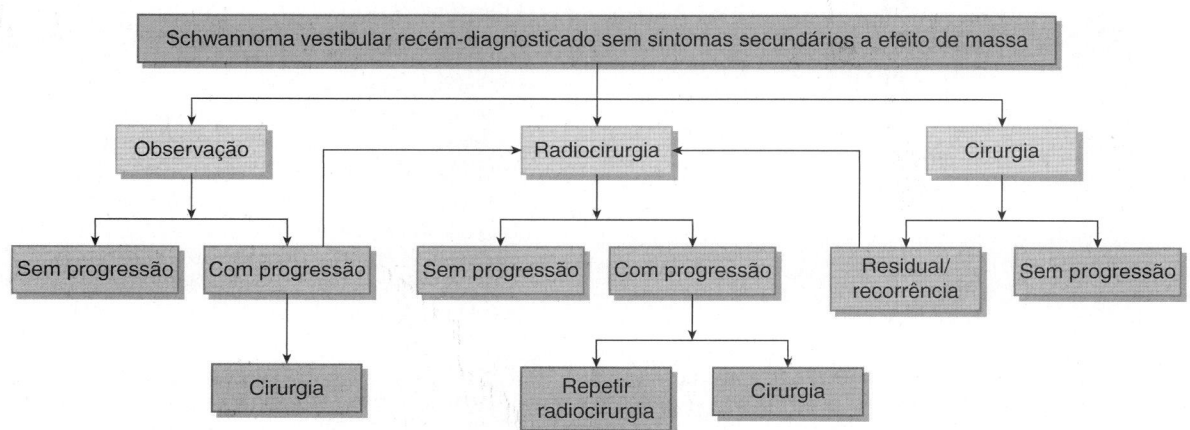

FIGURA 106.2 Algoritmo de tratamento para o manejo do schwannoma vestibular.

15 a 20 mm devem ser tratados. Os pacientes com NF2 representam um desafio e devem ser avaliados de modo individual.

Observação/manejo vigilante

A observação com avaliação clínica seriada e RM de acompanhamento para monitorar os sinais de crescimento do tumor constitui opção no manejo do schwannoma vestibular. Os pacientes que utilizam essa abordagem são monitorados com RM, até que a evolução dos sintomas ou o crescimento do tumor justifiquem um tratamento mais invasivo. O exame de imagem é recomendado anualmente durante um período de até 5 anos após o diagnóstico, com aumento do intervalo após estabilidade do tumor. Entretanto, a observação não é desprovida de risco, visto que a velocidade de crescimento do tumor e a progressão dos sintomas não são previsíveis. Dentro de 10 anos, a maior parte da experiência clínica demonstra que os pacientes apresentarão, em sua maioria, crescimento do tumor e progressão dos sintomas. Por conseguinte, a abordagem de "espera e rastreamento" deve ser usada principalmente em pacientes idosos e naqueles cujas comorbidades médicas impeçam outras opções de tratamento.

Radiocirurgia estereotáxica

A radiocirurgia é uma opção terapêutica que melhora o controle do tumor e a preservação da audição, em comparação com a observação em pacientes que apresentam pequenos tumores (< 30 mm de diâmetro), audição aproveitável ou naqueles que desejam evitar a cirurgia, por preferência ou devido à ansiedade. Nos casos típicos, prescreve-se dose de 12 a 13 Gy, que está associada à melhora na preservação da audição. Em grandes séries, foram relatadas taxas de controle a longo prazo do tumor, que variam de 91 a 98% após radiocirurgia, com necessidade final de ressecção em 1,6 a 4,2% em consequência de aumento progressivo do tumor. Indivíduos com schwannomas esporádicos que possuem audição útil documentada na orelha ipsilateral e recebem radiação estereotáxica de fração única em até 13 Gy para a margem do tumor têm mais de 50 a 75% de chance de preservação da audição em até 5 anos e chance de mais de 25 a 50% de preservação da audição em 10 anos – podendo-se obter taxas ainda mais altas nos casos de tumores intracanaliculares. A redução ao máximo da exposição das estruturas adjacentes à radiação (p. ex., cóclea, canais semicirculares e tronco encefálico nos tumores mais volumosos) minimiza as taxas de morbidade associadas à radiocirurgia, sem sacrificar a eficácia. A preservação da função do nervo facial e do nervo trigêmeo também é possível na maioria dos pacientes.

Para tumores menores, a preservação da audição e a taxa de controle do tumor são equivalentes após radiocirurgia ou ressecção cirúrgica. Entretanto, a radiocirurgia é mais efetiva do que a ressecção cirúrgica na preservação da função facial pós-operatória e está associada a menores taxas de neuropatia trigeminal e outras morbidades associadas ao tratamento. Além disso, o tempo de permanência hospitalar e os custos são menores após a radiocirurgia, e, em geral, foi constatado que os resultados funcionais pós-operatórios e a satisfação do paciente são melhores após a radiocirurgia, em comparação com a microcirurgia.

Avanços na tecnologia de radiocirurgia estereotáxica não invasiva permitiram o uso de uma máscara termoplástica para imobilizar pacientes específicos para múltiplas sessões ou radiação fracionada. A oportunidade de se utilizar o fracionamento para os pacientes com schwannomas vestibulares permite menores doses no parênquima cerebral saudável e estruturas do ouvido interno. Estão sendo conduzidos estudos para avaliar a eficácia a longo prazo desse método na preservação da audição e no controle tumoral.

Ressecção cirúrgica

A ressecção microcirúrgica continua sendo o melhor tratamento citorredutor para schwannomas vestibulares e, em geral, está indicada nos casos de progressão do tumor após intervenções prévias, bem como para pacientes com tumores grandes (> 30 mm de diâmetro). Em particular, a microcirurgia continua o tratamento preferido para grandes lesões expansivas, que causam hidrocefalia obstrutiva. Há necessidade de tratamento adicional em menos de 2% dos casos após tratamento microcirúrgico. A função do nervo facial pode ser preservada em mais de 95% dos pacientes com pequenos tumores de menos de 20 mm, com declínio na taxa de preservação nos casos de tumores com mais de 30 mm.

A manutenção da audição útil após ressecção microcirúrgica é menos provável, e os pacientes devem ser aconselhados sobre isso de modo apropriado. A audição aproveitável, também conhecida como *audição útil*, é avaliada usando os resultados combinados do audiograma de tom puro, que avalia a funcionalidade da audição e da fala com testes de discriminação. Diretrizes atuais sugerem que, em adultos com schwannomas vestibulares esporádicos pequenos a médios (< 20 mm), há chance de mais de 25 a 50% de preservação auditiva após ressecção cirúrgica com melhores taxas em tumores menores. A ressecção quase total ou a subtotal extensa planejadas, seguidas de radiocirurgia para tumor residual, podem ser apropriadas para grandes tumores, com excelentes taxas de preservação do nervo facial e resultados funcionais, sem diminuição no controle do tumor.

Quimioterapia

Pacientes com neuromas acústicos progressivos na presença de NF2 podem obter benefício do tratamento com bevacizumabe, um anticorpo monoclonal antifator de crescimento do endotélio vascular. O tratamento com bevacizumabe pode reduzir o tamanho do tumor ou prolongar a estabilidade em pacientes com NF2 sem opções cirúrgicas. O tratamento também pode melhorar a audição ou prolongar o tempo até a perda auditiva nesses pacientes, com mínima morbidade associada. Opções de quimioterapia adicionais, como lapatinibe ou everolimo, também podem ser consideradas.

TUMORES MALIGNOS DO CRÂNIO E DA BASE DO CRÂNIO

Metástases para a base do crânio

Epidemiologia

O crânio constitui um local comum de metástases de cânceres sistêmicos; ocorrem metástases para o crânio em 4% dos pacientes com câncer. Os tumores metastáticos mais comuns para a base do crânio originam-se de cânceres de mama, pulmão e próstata. De maneira não surpreendente, o carcinoma de próstata constitui a causa mais frequente de metástases para o crânio nos homens, enquanto o carcinoma de mama é o mais comum nas mulheres. Os cânceres de cólon, renal e de tireoide, bem como o linfoma, o melanoma e o neuroblastoma, também podem metastatizar para a base do crânio.

Diagnóstico

A manifestação clínica das metástases para a base do crânio depende da localização da lesão. Os nervos cranianos são vulneráveis à compressão por metástases ósseas no local onde saem do crânio pelos forames ósseos. Além disso, embora as metástases para a base do crânio frequentemente sejam indolores, a dor craniofacial em um paciente com câncer conhecido pode constituir o sintoma inicial.

A RM contrastada constitui o padrão-ouro para a detecção de metástases para a base do crânio. A TC é menos efetiva do que a RM para a detecção de massas de tecido mole com realce, porém constitui o melhor método para a demonstração de lesões ósseas líticas. As cintigrafias ósseas com radionuclídeos têm grande sensibilidade na detecção de metástases ósseas. Embora a biopsia possa ser difícil e arriscada, sua realização pode ser necessária para estabelecer o diagnóstico. O exame do líquido cefalorraquidiano (LCR) pode ser importante para a avaliação de carcinomatose meníngea em pacientes selecionados.

Tratamento e desfechos

O prognóstico das metástases na base do crânio depende da extensão da doença primária, da localização e extensão associada do tumor e da acessibilidade da própria metástase à cirurgia. Além do tratamento sintomático com esteroides e analgesia, os tratamentos específicos consistem em radioterapia, quimioterapia e cirurgia. O tratamento depende da natureza do tumor subjacente. Em geral, a radioterapia paliativa constitui o tratamento padrão, com dose total de, pelo menos, 30 Gy, administrados em frações de 3 Gy, com excelente alívio sintomático. Alguns pacientes beneficiam-se da quimioterapia ou da terapia hormonal para tumores apropriadamente sensíveis. A radiocirurgia estereotáxica mostra-se útil para tumores pequenos ou previamente irradiados. Pacientes selecionados podem se beneficiar da ressecção cirúrgica. Em geral, o prognóstico global é sombrio, com sobrevida mediana de menos de 3 anos na maioria dos tumores. Convém assinalar que as metástases para o crânio não são sinônimo de metástases para o cérebro e não estão protegidas pela barreira hematencefálica, o que é importante quando se escolhem os agentes quimioterápicos.

Extensão de tumores malignos para a base do crânio

Vários tumores malignos acometem a base do crânio por extensão direta (Figura 106.3). Esses tumores incluem o carcinoma de células escamosas (seios nasais e osso temporal), o adenoma cístico adenoide (glândulas salivares), o estesioneuroblastoma (mucosa olfatória) e o carcinoma nasofaríngeo. O comprometimento da base do crânio por esses tumores pode resultar em dor e neuropatias cranianas. A erosão da base do crânio e a presença de massa de tecido mole contrastada são geralmente identificadas na TC ou na RM. A biopsia das lesões acessíveis é diagnóstica, e os pequenos tumores podem ser curados por meio de excisão ampla antes da invasão de estruturas neurais sensíveis. O tratamento requer abordagem multidisciplinar. Entretanto, os tumores são, em sua maioria, extensos por ocasião do diagnóstico, e o prognóstico é sombrio, apesar da excisão radical e da radioterapia.

Tumores malignos primários do crânio e da base do crânio

Condrossarcoma

O condrossarcoma é um tumor de cartilagem maligno, que se origina em áreas de ossificação endocondral dentro da base do crânio e afeta mais comumente homens na quarta década de vida. Os tumores surgem nos seios paranasais, nas áreas parasselares ou no

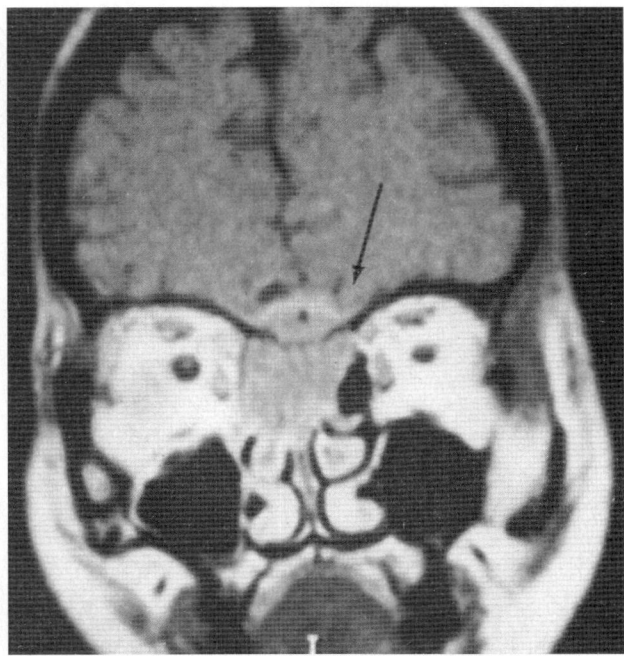

FIGURA 106.3 Estesioneuroblastoma. Ressonância magnética coronal demonstrando estesioneuroblastoma nas células etmoidais com extensão intradural (*seta*). Esse tumor origina-se da mucosa olfatória.

ângulo pontocerebelar, e os sintomas variáveis dependem de sua localização. A TC e a RM constituem as modalidades de imagem preferidas. A cirurgia citorredutora máxima segura é considerada como primeira linha de tratamento. Histologicamente, os condrossarcomas são classificados em subtipos convencionais, desdiferenciados, células claras e mesenquimais, e esses sistemas de graduação baseados na histologia estão relacionados ao prognóstico. Há variações na literatura sobre indicações de observação *versus* radioterapia adjuvante seguida de tratamento cirúrgico.

Cordoma

O cordoma é um tumor ósseo raro, histologicamente benigno, porém localmente agressivo, associado à destruição dos tecidos adjacentes. Os tumores, que derivam dos remanescentes da notocorda do esqueleto axial, distribuem-se igualmente entre a base do crânio, a coluna móvel e o sacro, com predomínio em homens entre 50 e 60 anos de idade. Os cordomas da base do crânio surgem frequentemente no clivo e se apresentam com paralisias de nervos cranianos. Histologicamente, esses tumores distinguem-se pela presença de células fisalíferas. O tratamento envolve a ressecção agressiva máxima segura, com ênfase na preservação da função neurológica, seguida de radioterapia avançada, como radiocirurgia estereotáxica ou radiação de feixes de prótons. Devido às taxas elevadas de recidiva, o prognóstico do cordoma assemelha-se ao dos tumores malignos.

Sarcoma osteogênico

O sarcoma osteogênico (osteossarcoma) constitui a neoplasia óssea primária mais comum. O osteossarcoma afeta principalmente os ossos longos, com raro comprometimento do crânio ou da base do crânio. As lesões resultam da produção de osteoide ou de osso imaturo por células fusiformes malignas e estão associadas à destruição do osso normal (Figura 106.4). Os pacientes podem relatar história pregressa de radiação,

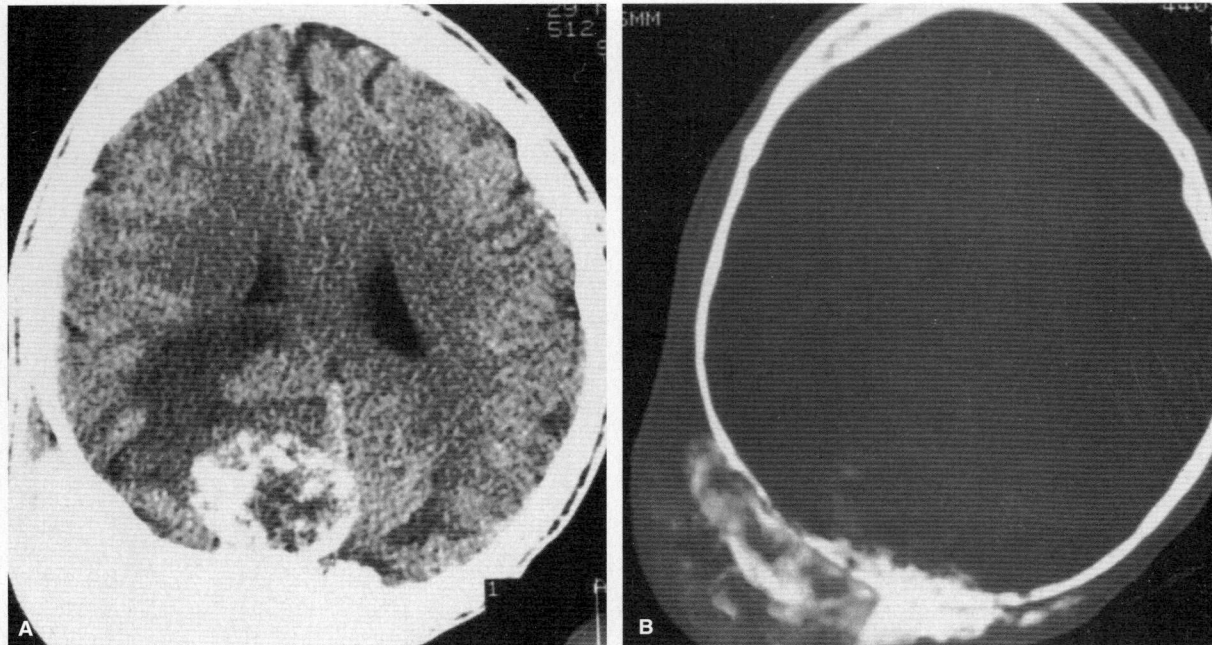

FIGURA 106.4 Sarcoma osteogênico (osteossarcoma). **A.** Tomografia computadorizada axial não contrastada, mostrando massa calcificada no lobo parieto-occipital direito medial, com tumefação maciça do tecido mole extracraniano. **B.** A janela óssea correspondente mostra adelgaçamento e erosão da calvária, com várias áreas grandes de calcificação e ossificação observadas dentro dos tecidos moles extracranianos, na região parieto-occipital direita. Esses achados são clássicos do osteossarcoma.

quimioterapia, doença de Paget, displasia fibrosa ou osteomielite crônica. Os sintomas variam conforme a localização ao longo da base do crânio. O tratamento consiste em ressecção cirúrgica máxima segura, com ênfase na preservação da função neurológica, evitando, ao mesmo tempo, defeitos estéticos. Os tumores são relativamente radiorresistentes, e a quimioterapia com cisplatina, doxorrubicina e altas doses de metotrexato pode proporcionar um benefício.

Sarcoma de tecidos moles

Os sarcomas de tecidos moles da base do crânio são raros. O histiocitoma fibroso maligno, o fibrossarcoma, o angiossarcoma e os tumores malignos da bainha de nervos periféricos são as lesões encontradas com mais frequência. A TC e a RM são fundamentais para avaliar o tamanho e a localização do tumor. O tratamento consiste em ressecção agressiva segura. Entretanto, como as restrições anatômicas da base do crânio frequentemente limitam excisão ampla, os pacientes em geral recebem radioterapia adjuvante e quimioterapia.

Tumores do glomo jugular

Os paragangliomas jugulares ("glomo jugular") constituem o tumor mais comum que surge no interior do forame jugular. Esses tumores raros, de crescimento lento, localmente invasivos e altamente vascularizados originam-se de células cromafins na região do bulbo da veia jugular e estendem-se ao longo do nervo glossofaríngeo, ramo timpânico do nervo glossofaríngeo (nervo de Jacobsen ou nervo timpânico) ou do ramo auricular do nervo vago (nervo de Arnold). Esses tumores se apresentam como resultado tanto da compressão quanto da infiltração do osso temporal e occipital adjacente, com subsequente comprometimento dos nervos cranianos adjacentes. Os tumores podem se estender até a orelha média e causar perda auditiva condutiva, tinido pulsátil e ruídos audíveis, ou serem descobertos como uma pequena massa vascular dentro da cavidade da orelha média. A RM contrastada visualiza melhor os tumores, enquanto a angiografia por RM revela sua vascularização extensa. A TC contrastada é considerada em pacientes que não podem se submeter à RM. A angiografia por subtração digital é realizada para o diagnóstico, e a embolização é fundamental para diminuir a vascularização do tumor e facilitar a sua ressecção. Alguns paragangliomas secretam catecolaminas, o que pode ser verificado pela análise da urina de 24 horas; a secreção de catecolaminas deve ser bloqueada antes da cirurgia. É rara a ocorrência de transformação maligna dessas lesões.

A cirurgia oferece a melhor chance de cura para os tumores do glomo jugular. A ressecção macroscópica total resulta em desaparecimento dos sintomas cardiovasculares e normalização dos níveis de catecolaminas em pacientes com sintomas de tumores secretores. Entretanto, a retirada completa do tumor é difícil e acompanhada de morbidade significativa, devido à vascularidade e à natureza invasiva das lesões. A observação pode ser apropriada até que o paciente se torne sintomático, ou até que ocorra crescimento do tumor, demonstrado nos exames de imagem. A radiocirurgia esterotáxica pode oferecer melhor taxa de controle do tumor com menos riscos de morbidade, em comparação com a cirurgia para pacientes com tumores não secretores.

TUMORES BENIGNOS DO CRÂNIO

Osteoma

Os osteomas são tumores benignos, de crescimento lento e raros do crânio. Histologicamente, são compostos de osso maduro bem diferenciado, compacto ou esponjoso, que se originam na lâmina interna ou lâmina externa do crânio. Com frequência, as lesões ocorrem nos seios paranasais, mas podem surgir na região frontoetmoidal, parte petrosa do temporal (células mastóideas), abóbada craniana e mandíbula. Em geral, os tumores são assintomáticos, mas podem estar associados a cefaleia e à sinusite recorrente. Proptose e deformidades orbitais ocorrem em consequência da invasão orbital pelos tumores. Em raras ocasiões, os tumores podem se manifestar com pneumocéfalo, rinorreia, meningite, erosão da dura-máter e formação de abscesso. As lesões da calvária consistem em massas duras e indolores, com extensão intracraniana mínima. O diagnóstico baseia-se na aparência característica de hiperdensidade homogênea circunscrita envolvendo o crânio, que é mais bem vista na TC (Figura 106.5). As lesões sintomáticas são tratadas com ressecção cirúrgica, e pode haver necessidade de reconstrução nos casos de lesões extensas.

Condroma

Os condromas são tumores benignos raros, de crescimento lento, que se originam de restos de cartilagem nas sincondroses basilares da base do crânio. As lesões têm predileção pelas regiões esfenoetmoidal, esfenopetrosa, esfeno-occipital e petro-occipital. Entretanto, foram descritos raros casos de lesões durais, intraparenquimatosas e intraventriculares. A apresentação clínica varia de acordo com a localização anatômica, e os tumores de crescimento lento podem permanecer assintomáticos por longos períodos de tempo. Radiograficamente, os tumores aparecem como lesões líticas, com margens nítidas e erosão do osso circundante. Uma calcificação pontilhada dentro da lesão pode ser aparente e ajuda a distinguir o condroma de metástase ou de cordoma. Nos casos típicos, os condromas exibem hiperintensidade na RM ponderada em T2 e intensidade baixa a intermediária nas imagens ponderadas em T1, com padrão de realce heterogêneo de anel e arco após a administração de gadolínio. O tratamento consiste em ressecção radical para as lesões sintomáticas, com extensão até as margens normais do osso, para evitar a ocorrência de recidiva. A evolução para o condrossarcoma maligno é rara.

Hemangioma

Os hemangiomas são tumores ósseos vasculares e benignos, que representam 0,2% das neoplasias ósseas do crânio. As lesões podem acometer a calvária ou a base do crânio (ou os corpos vertebrais da coluna vertebral), com predileção pelo seio cavernoso. Os hemangiomas, que são frequentemente descobertos de modo incidental, após a realização de TC ou de RM por outros motivos, podem se manifestar como nódulo de crescimento lento, associado a cefaleias, que se agravam com a expansão da lesão. Entretanto, os achados neurológicos são raros, visto que os hemangiomas raramente sofrem extensão intracraniana. Radiograficamente, os tumores aparecem como regiões hipodensas expansivas e bem circunscritas, com padrão em favo de mel ou bolinhas na TC. A RM demonstra sinal heterogêneo em ambas as sequências ponderadas em T1 e T2 e pode demonstrar vácuos de fluxo sugestivos de uma lesão vascular. Entretanto, o aspecto radiográfico dos hemangiomas da base do crânio é variável, e, com frequência, é necessária a realização de exame patológico para o estabelecimento do diagnóstico. A ressecção está indicada para os casos de comprometimento neurológico, cefaleia contínua, efeito expansivo, deformidade estética ou diagnóstico histológico. O tratamento consiste em ressecção máxima segura, e o uso de embolização pré-operatória pode ser benéfico. O uso de radiação para os tumores com ressecção incompleta ou múltiplos continua controverso.

Tumores dermoides e epidermoides

Os cistos dermoides e epidermoides consistem em lesões de desenvolvimento extra-axiais e benignas, que se originam do tecido ectodérmico retido durante o fechamento do tubo neural. Os cistos são revestidos por epitélio estratificado pavimentoso e contêm queratina, restos celulares, colesterol (epidermoides) e elementos da derme, incluindo pelos e glândulas sebáceas (dermoides). Os tumores epidermoides originam-se com mais frequência no ângulo pontocerebelar e na região parasselar, mas também ocorrem na fossa média do crânio e no canal vertebral (Figura 106.6). Os tumores dermoides são predominantemente lesões da linha

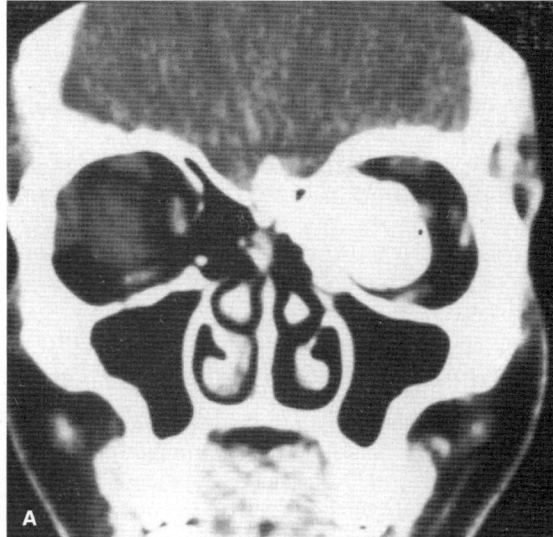 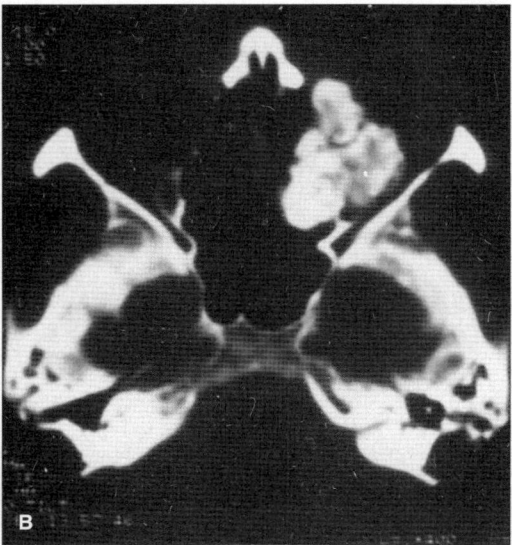

FIGURA 106.5 Osteoma orbital. Tomografia computadorizada coronal (**A**) e axial (**B**) com janelas ósseas, mostrando osteoma envolvendo a órbita.

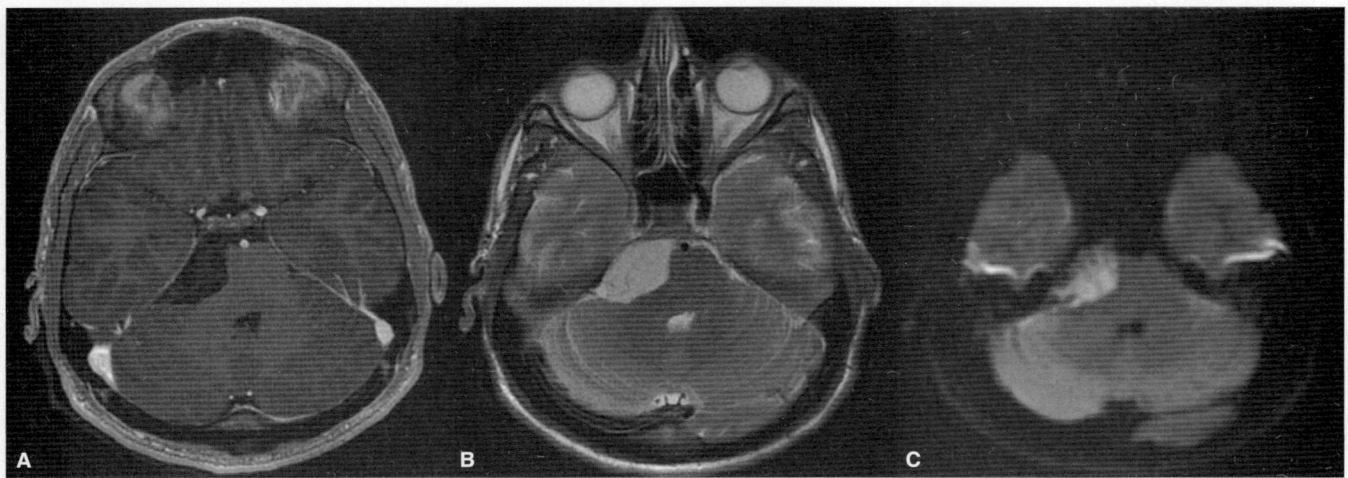

FIGURA 106.6 Epidermoide. Muitas vezes são indistinguíveis de cistos aracnoides ou espaços dilatados do líquido cefalorraquidiano (LCR) em sequências de ressonância magnética. Essas lesões sem realce geralmente são isointensas ao LCR nas imagens pós-contraste ponderadas em T1 (**A**) e nas imagens ponderadas em T2 (**B**) com efeito de massa associado em lesões maiores, conforme demonstrado por essa epidermoide do ângulo pontocerebelar. **C.** Sequências de imagens ponderadas em difusão ajudam a diferenciar essas lesões do LCR.

média, que se originam com frequência na díploe da fontanela, extraduralmente, e na região parasselar, intraduralmente.

Os cistos podem permanecer assintomáticos por vários anos, em virtude de seu crescimento lento, com raras apresentações agudas em consequência de hemorragia ou trauma. A ruptura do cisto constitui complicação rara, que pode causar meningite química ou asséptica grave. Tipicamente, os tumores epidermoides e dermoides se apresentam com áreas hipodensas na TC. Na RM, os tumores epidermoides aparecem como lesões irregulares policísticas, com extenso crescimento nos espaços de LCR. Os tumores epidermoides exibem uma intensidade de sinal ligeiramente maior do que o LCR nas imagens ponderadas em T1 e T2 e características heterogêneas nas sequências de recuperação de inversão atenuada com líquido. A imagem ponderada por difusão facilita a identificação dos tumores epidermoides. Em geral, os tumores dermoides são hiperintensos nas imagens ponderadas tanto em T1 quanto em T2. A excisão cirúrgica radical constitui o tratamento preferido, quando possível, para os dermoides e epidermoides, podendo ser curativa. Entretanto, os tumores são densamente aderidos aos nervos cranianos e às estruturas vasculares. Dada sua natureza benigna e de crescimento lento, o objetivo cirúrgico primário é descomprimir a massa pela evacuação dos conteúdos do cisto e remoção de porções não aderidas à cápsula, evitando-se a manipulação de nervos cranianos e estruturas vasculares para que não haja danos permanentes. A degeneração maligna é rara.

LESÕES SEMELHANTES A NEOPLASIAS DO CRÂNIO

Hiperostose

A hiperostose de etiologia não neoplásica pode envolver a lâmina interna ou a lâmina externa do crânio. A hiperostose da lâmina externa é clinicamente insignificante, exceto por problemas estéticos. A hiperostose da lâmina interna raramente pode se tornar grande o suficiente para comprimir o conteúdo intracraniano. A hiperostose frontal interna é uma condição que ocorre em mulheres na pós-menopausa, que se caracteriza pelo depósito aumentado de osso ao longo da lâmina interna do frontal. A hiperostose frontal interna é habitualmente um achado incidental na TC ou na RM, embora o crescimento excessivo possa causar compressão do tecido cerebral.

Displasia fibrosa

A displasia fibrosa é uma condição comum, em que o osso normal é substituído por osso não lamelar pouco organizado. O crescimento progressivo das lesões pode resultar em tumefação, deformidades estéticas e dor. A displasia fibrosa é, com mais frequência, monostótica, com comprometimento de um único osso. Entretanto, 25% dos casos são poliostóticos, acometendo mais de 50% do esqueleto e podendo estar associados a fraturas e deformidades esqueléticas. A displasia fibrosa também pode ocorrer como parte da síndrome de McCune-Albright. As lesões acometem principalmente as costelas e os ossos craniofaciais, em particular a maxila. O comprometimento localizado da base do crânio e da asa do esfenoide, em particular pela variedade esclerótica, pode provocar sintomas em consequência de compressão de nervos cranianos. Classicamente, as radiografias e a TC demonstram aparência em vidro moído, devido às espículas finas de osso não lamelar (Figura 106.7). A quimioterapia e a radiação não constituem tratamentos efetivos, e a radioterapia pode predispor a taxas mais altas de transformação maligna. O tratamento neurocirúrgico pode ser necessário para as lesões cranianas que produzem dor refratária ou sintomas neurológicos.

Doença de Paget (osteíte deformante)

A doença de Paget é um distúrbio dos osteoclastos, que causa rápida remodelação óssea. O aumento da reabsorção óssea é seguido de produção osteoblástica reativa excessiva de osso não lamelar esclerótico e quebradiço, que produz um padrão em mosaico característico na radiografia. Obtém-se uma história familiar em 15 a 30% dos casos e, em cerca de 1% deles, ocorre degeneração em sarcoma, com possibilidade de metástases

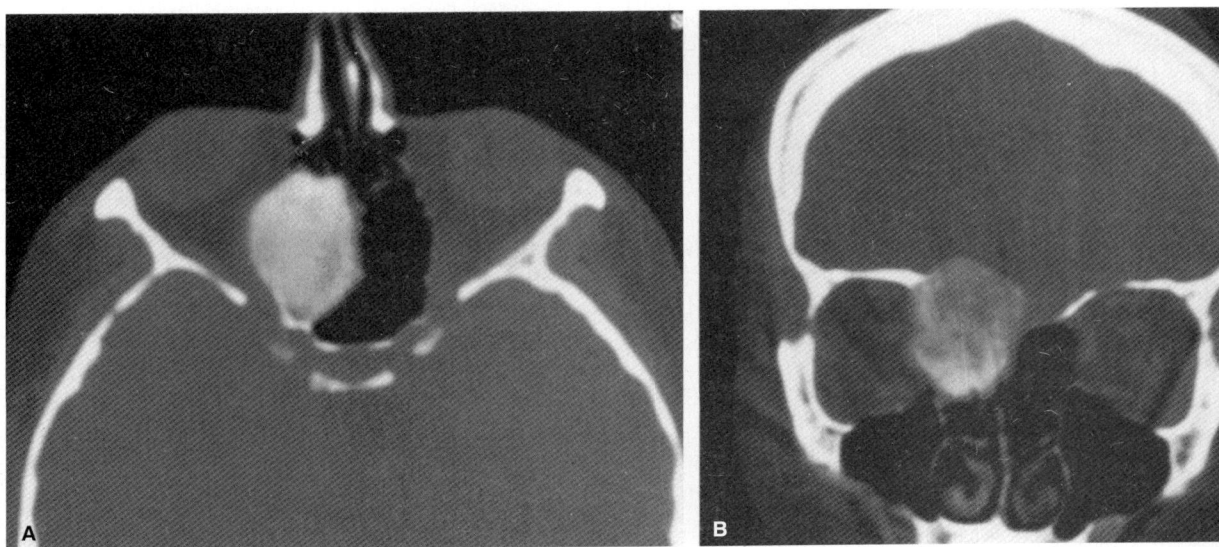

FIGURA 106.7 Displasia fibrosa. Tomografia computadorizada axial (**A**) e coronal (**B**) com janelas ósseas, demonstrando a aparência clássica de vidro moído da displasia fibrosa da órbita e células etmoidais.

sistêmicas. As lesões frequentemente acometem o esqueleto axial, os ossos longos e o crânio. A remodelação facial e da base do crânio, principalmente assintomática ou descoberta de modo incidental, pode resultar em dor localizada, compressão de nervos cranianos, com ocorrência de surdez como achado mais proeminente na maioria dos casos, ou invaginação basilar. A elevação acentuada dos níveis séricos de fosfatase alcalina constitui característica constante. A intervenção cirúrgica deve ser reservada para o diagnóstico ou o alívio dos sintomas.

Mucocele

A obstrução de um seio paranasal pode resultar em uma coleção encapsulada de muco ou pus, conhecida como *mucocele*.

A expansão progressiva de mucoceles pode resultar em erosão através da base do crânio, com compressão subsequente do conteúdo intracraniano. Com frequência, as lesões exibem realce com meio de contraste intravenoso na RM e na TC (Figura 106.8). A cirurgia com reconstrução constitui o tratamento de escolha.

Doenças diversas

Uma variedade de doenças sistêmicas também pode acometer o crânio. Essas doenças incluem a histiocitose X (o granuloma eosinofílico é a forma mais leve), o mieloma múltiplo, o plasmocitoma, o tumor marrom do hiperparatireoidismo, a granulomatose de Wegener e o granuloma da linha média letal. Lesões infecciosas, como tuberculose, sífilis, hanseníase e infecções

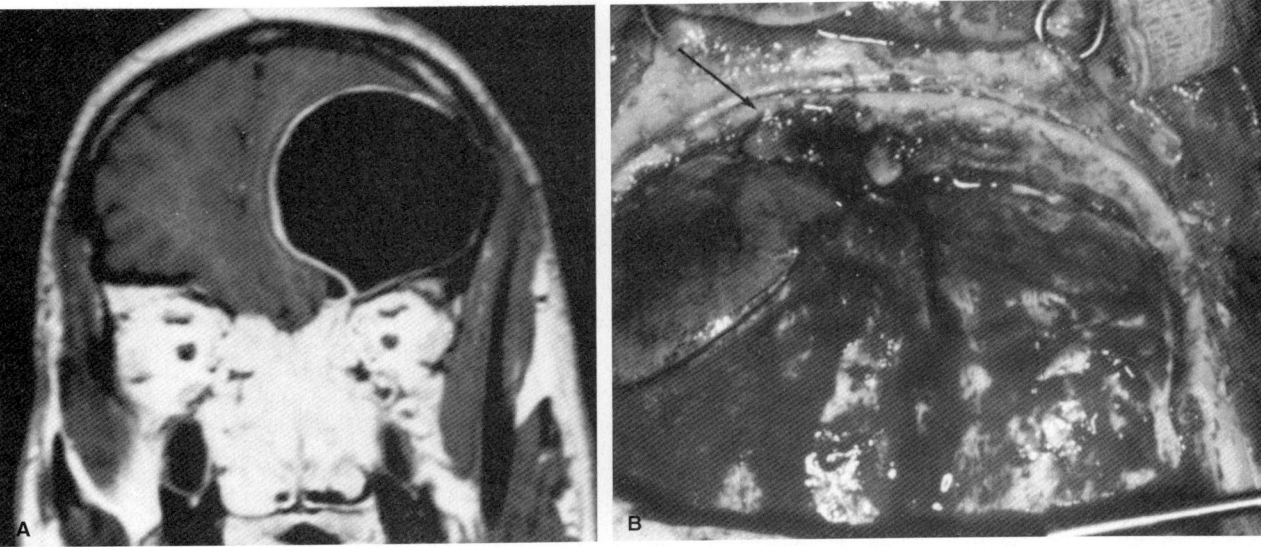

FIGURA 106.8 Mucocele. **A.** A ressonância magnética contrastada coronal mostra uma grande mucocele comprimindo o lobo frontal, com inflamação crônica da mucosa nasal obstruindo os seios nasais. **B.** A fotografia intraoperatória mostra a mucocele antes de sua ressecção e reconstrução subsequente da base do crânio. O seio frontal contém tecido inflamatório (*seta*) que provocou a obstrução do seio.

fúngicas (particularmente aspergilose e mucormicose), também podem ocorrer na base do crânio. Além disso, as lesões no interior do nariz podem se comunicar com a cavidade intracraniana, como carcinoma nasofaríngeo, estesioneuroblastoma, encefalocele e gliomas nasais.

LEITURA SUGERIDA

Arthurs BJ, Fairbanks RK, Demakas JJ, et al. A review of treatment modalities for vestibular schwannoma. *Neurosurg Rev*. 2011;34(3):265-277.

Bakkouri WE, Kania RE, Guichard JP, Lot G, Herman P, Huy PT. Conservative management of 386 cases of unilateral vestibular schwannoma: tumor growth and consequences for treatment. *J Neurosurg*. 2009;110(4):662-669.

Bowers CA, Taussky P, Couldwell WT. Surgical treatment of craniofacial fibrous dysplasia in adults. *Neurosurg Rev*. 2014;37(1):47-53.

Carlson ML, Vivas EX, McCracken DJ, et al. Congress of Neurological Surgeons systematic review and evidence-based guidelines on hearing preservation outcomes in patients with sporadic vestibular schwannomas. *Neurosurgery*. 2018;82(2):E35-E39.

Chennupati SK, Norris R, Dunham B, Kazahaya K. Osteosarcoma of the skull base: case report and review of literature. *Int J Pediatr Otorhinolaryngol*. 2008;72(1):115-119.

Combs SE, Welzel T, Schulz-Ertner D, Huber PE, Debus J. Differences in clinical results after LINAC-based single-dose radiosurgery versus fractionated stereotactic radiotherapy for patients with vestibular schwannomas. *Int J Radiat Oncol Biol Phys*. 2010;76(1):193-200.

de Bree R, van der Waal I, de Bree E, Leemans CR. Management of adult soft tissue sarcomas of the head and neck. *Oral Oncol*. 2010;46(11):786-790.

Dunn IF, Bi WL, Mukundan S, et al. Congress of Neurological Surgeons systematic review and evidence-based guidelines on the role of imaging in the diagnosis and management of patients with vestibular schwannomas. *Neurosurgery*. 2018;82(2):E32-E34.

Eversole R, Su L, ElMofty S. Benign fibro-osseous lesions of the craniofacial complex. A review. *Head Neck Pathol*. 2008;2(3):177-202.

Fayad JN, Keles B, Brackmann DE. Jugular foramen tumors: clinical characteristics and treatment outcomes. *Otol Neurotol*. 2010;31(2):299-305.

Flickinger JC, Kondziolka D, Niranjan A, Maitz A, Voynov G, Lunsford LD. Acoustic neuroma radiosurgery with marginal tumor doses of 12 to 13 Gy. *Int J Radiat Oncol Biol Phys*. 2004;60(1):225-230.

Fong B, Barkhoudarian G, Pezeshkian P, Parsa AT, Gopen Q, Yang I. The molecular biology and novel treatments of vestibular schwannomas. *J Neurosurg*. 2011;115(5):906-914.

Fountas KN, Stamatiou S, Barbanis S, Kourtopoulos H. Intracranial falx chondroma: literature review and a case report. *Clin Neurol Neurosurg*. 2008;110(1):8-13.

Germano IM, Sheehan J, Parish J, et al. Congress of Neurological Surgeons systematic review and evidence-based guidelines on the role of radiosurgery and radiation therapy in the management of patients with vestibular schwannomas. *Neurosurgery*. 2018;82(2):E49-E51.

Gologorsky Y, Shrivastava RK, Panov F, et al. Primary intraosseous cavernous hemangioma of the clivus: case report and review of the literature. *J Neurol Surg Rep*. 2013;74(1):17-22.

Gormley WB, Tomecek FJ, Qureshi N, Malik GM. Craniocerebral epidermoid and dermoid tumours: a review of 32 cases. *Acta Neurochir (Wien)*. 1994;128(1-4):115-121.

Haddad FS, Haddad GF, Zaatari G. Cranial osteomas: their classification and management. Report on a giant osteoma and review of the literature. *Surg Neurol*. 1997;48(2):143-147.

Hadjipanayis CG, Carlson ML, Link MJ, et al. Congress of Neurological Surgeons systematic review and evidence-based guidelines on surgical resection for the treatment of patients with vestibular schwannomas. *Neurosurgery*. 2018;82(2):E40-E43.

Hall FT, Perez-Ordonez B, Mackenzie RG, Gilbert RW. Does catecholamine secretion from head and neck paragangliomas respond to radiotherapy? Case report and literature review. *Skull Base*. 2003;13(4):229-234.

Haque R, Wojtasiewicz TJ, Gigante PR, et al. Efficacy of facial nerve-sparing approach in patients with vestibular schwannomas. *J Neurosurg*. 2011;115(5):917-923.

Harner SG, Laws ER Jr. Clinical findings in patients with acoustic neurinoma. *Mayo Clin Proc*. 1983;58(11):721-728.

Karpinos M, Teh BS, Zeck O, et al. Treatment of acoustic neuroma: stereotactic radiosurgery vs. microsurgery. *Int J Radiat Oncol Biol Phys*. 2002;54(5):1410-1421.

Kondziolka D, Lunsford LD, McLaughlin MR, Flickinger JC. Long-term outcomes after radiosurgery for acoustic neuromas. *N Engl J Med*. 1998;339(20):1426-1433.

Kondziolka D, Mousavi SH, Kano H, Flickinger JC, Lunsford LD. The newly diagnosed vestibular schwannoma: radiosurgery, resection, or observation? *Neurosurg Focus*. 2012;33(3):E8.

Kondziolka D, Nathoo N, Flickinger JC, Niranjan A, Maitz AH, Lunsford LD. Long-term results after radiosurgery for benign intracranial tumors. *Neurosurgery*. 2003;53(4):815-821.

Laigle-Donadey F, Taillibert S, Martin-Duverneuil N, Hildebrand J, Delattre JY. Skull-base metastases. *J Neurooncol*. 2005;75(1):63-69.

Matthies C, Samii M. Management of 1000 vestibular schwannomas (acoustic neuromas): clinical presentation. *Neurosurgery*. 1997;40(1):1-9.

Myrseth E, Møller P, Pedersen PH, Vassbotn FS, Wentzel-Larsen T, Lund-Johansen M. Vestibular schwannomas: clinical results and quality of life after microsurgery or Gamma Knife radiosurgery. *Neurosurgery*. 2005;56(5):927-935.

Neff BA, Welling DB, Akhmametyeva E, Chang LS. The molecular biology of vestibular schwannomas: dissecting the pathogenic process at the molecular level. *Otol Neurotol*. 2006;27(2):197-208.

Ostrom QT, Gittleman H, Farah P, et al. CBTRUS statistical report: primary brain and central nervous system tumors diagnosed in the United States in 2006-2010. *Neuro Oncol*. 2013;15(suppl 2):ii1-ii56.

Plotkin SR, Stemmer-Rachamimov AO, Barker FG II, et al. Hearing improvement after bevacizumab in patients with neurofibromatosis type 2. *N Engl J Med*. 2009;361(4):358-367.

Pollock BE, Driscoll CL, Foote RL, et al. Patient outcomes after vestibular schwannoma management: a prospective comparison of microsurgical resection and stereotactic radiosurgery. *Neurosurgery*. 2006;59(1):77-85.

Pollock BE, Lunsford LD, Kondziolka D, et al. Outcome analysis of acoustic neuroma management: a comparison of microsurgery and stereotactic radiosurgery. *Neurosurgery*. 1995;36(1):215-224.

Régis J, Carron R, Park MC, et al. Wait-and-see strategy compared with proactive Gamma Knife surgery in patients with intracanalicular vestibular schwannomas. *J Neurosurg*. 2010;113(suppl):105-111.

Régis J, Pellet W, Delsanti C, et al. Functional outcome after Gamma Knife surgery or microsurgery for vestibular schwannomas. *J Neurosurg*. 2002;97(5):1091-1100.

Schiefer TK, Link MJ. Epidermoids of the cerebellopontine angle: a 20-year experience. *Surg Neurol*. 2008;70(6):584-590.

Schmidinger A, Rosahl SK, Vorkapic P, Samii M. Natural history of chondroid skull base lesions—case report and review. *Neuroradiology*. 2002;44(3):268-271.

She R, Szakacs J. Hyperostosis frontalis interna: case report and review of literature. *Ann Clin Lab Sci*. 2004;34(2):206-208.

Suárez C, Rodrigo JP, Bödeker CC, et al. Jugular and vagal paragangliomas: systematic study of management with surgery and radiotherapy. *Head Neck*. 2013;35(8):1195-1204.

Sughrue ME, Yang I, Aranda D, et al. The natural history of untreated sporadic vestibular schwannomas: a comprehensive review of hearing outcomes. *J Neurosurg*. 2010;112(1):163-167.

Walcott BP, Nahed BV, Mohyeldin A, Coumans JV, Kahle KT, Ferreira MJ. Chordoma: current concepts, management, and future directions. *Lancet Oncol*. 2012;13(2):e69-e76.

Yang I, Sughrue ME, Han SJ, et al. A comprehensive analysis of hearing preservation after radiosurgery for vestibular schwannoma. *J Neurosurg*. 2010;112(4):851-859.

Yang I, Sughrue ME, Han SJ, et al. Facial nerve preservation after vestibular schwannoma Gamma Knife radiosurgery. *J Neurooncol*. 2009;93(1):41-48.

Tumores da Medula Espinal 107

David Cachia, Claudio E. Tatsui e Mark R. Gilbert

PONTOS-CHAVE

1. Tumores epidurais constituem os tumores de medula espinal mais frequentes, sendo que 95% dessas lesões são doenças metastáticas.

2. A compressão da medula espinal é uma emergência neurológica. O tratamento deve ser iniciado precocemente, já que o *status* neurológico na apresentação é um fator preditor do desfecho funcional.

3. Na doença metastática epidural, há evidência de nível 1 de que cirurgia seguida de radioterapia é superior à radioterapia isoladamente.

4. O prognóstico dos tumores intramedulares está relacionado à histologia do tumor e à existência de um plano de dissecção cirúrgica entre a lesão e os tecidos vizinhos.

INTRODUÇÃO

Os tumores da medula espinal ou de raízes nervosas assemelham-se aos tumores intracranianos quanto ao tipo celular. Podem originar-se do parênquima da medula, de raízes nervosas, das meninges, de vasos sanguíneos intraespinais, de nervos simpáticos ou de vértebras. As metástases podem originar-se de tumores remotos.

Os tumores medulares são classificados, com base na sua localização, em três grupos: intramedulares, intradurais extramedulares ou extradurais (ou epidurais). Em certas ocasiões, um tumor extradural estende-se através de um forame intervertebral para se localizar parcialmente dentro e parcialmente fora do canal vertebral (p. ex., tumores em haltere ou em ampulheta; Figura 107.1).

EPIDEMIOLOGIA

A prevalência dos tumores da medula espinal é muito menor que a dos tumores intracranianos, com relação de 1:4, porém isso varia de acordo com a histologia. A relação entre astrocitoma intracraniano e astrocitoma espinal é de 10:1, e a dos ependimomas varia de 3:1 a 20:1, embora os tumores medulares constituam a localização mais prevalente de ependimoma em adultos. Os homens e as mulheres são afetados com frequência igual, exceto que os meningiomas são mais comuns nas mulheres, enquanto os ependimomas são mais frequentes nos homens. Os tumores medulares ocorrem predominantemente em adultos jovens ou de meia-idade e são menos comuns na infância ou depois dos 60 anos.

Os tumores medulares aparecem, com mais frequência, na região torácica, porém a distribuição é comparativamente igual se for considerado o comprimento relativo das divisões da medula espinal.

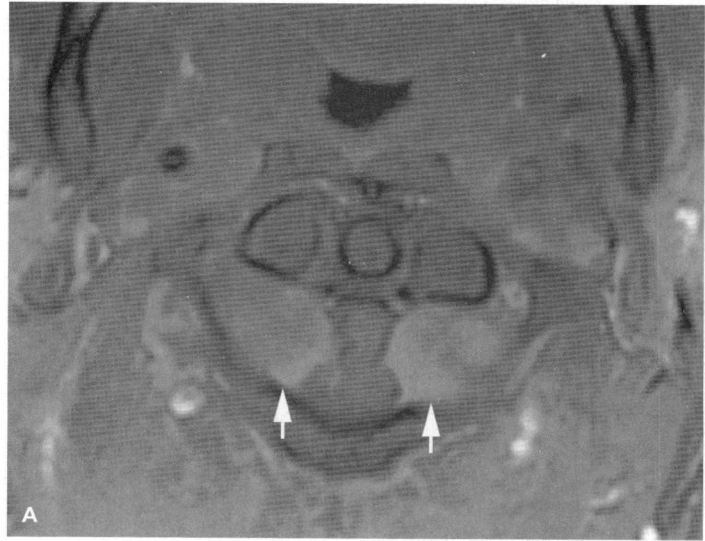 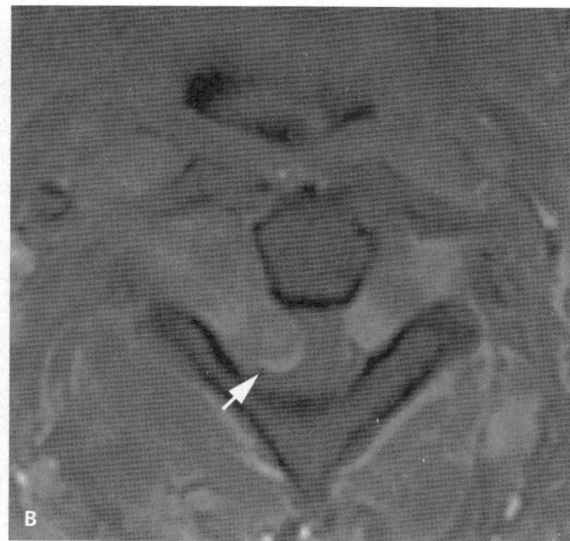

FIGURA 107.1 Neurofibromatose. **A.** Ressonância magnética (RM) axial ponderada em T1 com realce de gadolínio demonstra neurofibromas bilaterais localizados em C1-C2 (setas), provocando estenose grave do canal vertebral. **B.** RM axial contrastada em C2-C3, mostrando um grande neurofibroma de forame que se estende dentro de canal à direita (seta) e provoca estenose moderada do canal vertebral.

BIOPATOLOGIA

As características histológicas dos tumores primários e secundários assemelham-se àquelas dos tumores intracranianos. Uma análise dos dados do Surveillance, Epidemiology, and End Results e do National Program of Cancer Registries, que incluíram 11.712 casos de tumores primários de medula espinal identificados ao longo de um período de 4 anos, mostrou que, entre todos esses casos, 78% eram benignos, e 22% malignos. Histologicamente, os três tumores mais comuns foram meningioma, tumores de bainha nervosa e ependimoma.

Os dados mais recentes do Central Brain Tumor Registry of the United States (CBTRUS) sobre tumores cerebrais e do sistema nervoso central primários mostraram que, na faixa etária de zero a 19 anos, a histologia mais comum consistiu em tumores ependimários, seguidos de outros tumores neuroepiteliais, ao passo que, em torno dos 20 anos e em uma faixa etária mais avançada, predominam os tumores das meninges.

Os tumores extradurais ou epidurais mais frequentes consistem em metástases, e os locais primários mais comuns dos tumores metastáticos para a coluna vertebral são, por ordem de frequência, os pulmões, a próstata, mieloma múltiplo e mama. Outras neoplasias metastáticas malignas frequentes incluem tumores do trato gastrintestinal, linfomas, melanomas, rim, sarcomas, glândula tireoide e plasmocitomas.

MANIFESTAÇÕES CLÍNICAS

Os tumores que comprimem a medula espinal e a cauda equina tipicamente causam dor radicular. A evolução lenta dos sinais de lesão transversa incompleta da medula espinal ou os sinais de compressão do cone medular ou da cauda equina habitualmente levam os pacientes a procurar assistência médica. Além da compressão da medula espinal, os tumores extradurais podem causar obstrução do suprimento sanguíneo para a medula espinal; se isso ocorrer, os sintomas frequentemente são de início súbito. Em pacientes com neurofibromatose tipo 1 (doença de von Recklinghausen), a presença de sinais clássicos, como manchas café com leite, sardas axilares ou inguinais e nódulos de Lisch, pode levar aos diagnósticos diferenciais de neurofibroma, glioma ou ependimoma.

A apresentação clínica pode auxiliar o médico a localizar a área da medula espinal afetada até mesmo antes da realização de exames de imagem. Os tumores extramedulares causam sintomas, visto que comprimem as raízes nervosas ou a medula espinal ou provocam oclusão dos vasos sanguíneos espinais, resultando em isquemia regional e infarto. Os sintomas dos tumores intramedulares resultam da interferência direta nas estruturas intrínsecas da medula espinal por efeito expansivo, edema ou desenvolvimento de siringomielia. Em seguida, são descritas as síndromes especiais.

Tumores extramedulares

Esses tumores podem ser intradurais ou extradurais (epidurais). Em geral, envolvem alguns níveis da medula espinal e provocam sinais focais pela compressão de raízes nervosas, particularmente as raízes dorsais. Os tumores extramedulares podem, em última análise, afetar a medula espinal, evoluindo potencialmente para a perda completa de função abaixo do nível da lesão. Nos casos típicos, os primeiros sintomas consistem em dor focal e parestesias, que surgem em consequência da pressão sobre as raízes nervosas dorsais. Esse padrão de sintomas é logo seguido de perda da sensibilidade, fraqueza e emaciação muscular na distribuição das raízes afetadas. A compressão da medula espinal interrompe inicialmente as funções das vias que estão localizadas na periferia da medula espinal. Os primeiros sinais de compressão da medula espinal consistem habitualmente em sinais atribuíveis aos neurônios motores superiores, como fraqueza espástica abaixo da lesão, reflexos tendinosos hiperativos, sinal de Babinski, comprometimento da sensação cutânea e proprioceptiva abaixo da lesão, comprometimento do controle da bexiga e, com menos frequência, do reto, e perda dos reflexos abdominais superficiais. Em certas ocasiões, os sintomas podem ser aqueles dos neurônios motores inferiores, como reflexos hipoativos ou ausentes com fraqueza flácida, particularmente quando a compressão ocorre repentinamente, como no "choque" espinal do trauma. Sem tratamento, essa síndrome pode levar a sinais e sintomas de transecção completa da medula espinal, com emaciação e atrofia dos músculos no nível da lesão radicular e, abaixo da lesão, paraplegia ou tetraplegia. O primeiro e único sintoma pode consistir em dor, e a ausência de outros sinais ou sintomas pode dar a falsa impressão de que a medula espinal não está comprimida.

A gravidade e a distribuição da fraqueza e da perda da sensibilidade variam, dependendo, em parte, da localização do tumor em relação às partes anterior, lateral ou posterior da medula espinal. Os tumores de localização excêntrica podem causar uma síndrome de Brown-Séquard típica, ou seja, sinais ipsilaterais de disfunção da coluna posterior e do trato piramidal, com perda contralateral da sensação de dor e da temperatura devido ao comprometimento do trato espinotalâmico lateral. Todavia, em geral, devido à compressão externa, as características da síndrome de Brown-Séquard são incompletas.

Os vasos espinais podem ser ocluídos por tumores extradurais, particularmente carcinoma metastático, linfoma ou abscesso. Quando as artérias que se destinam à medula espinal são ocluídas, a mielomalacia resultante provoca sinais e sintomas semelhantes aos de um processo intradural grave, resultando em necrose da medula espinal. Entretanto, a oclusão dos principais componentes da artéria espinal anterior resulta em sinais segmentares do neurônio motor inferior no nível apropriado, perda bilateral da sensação de dor e de temperatura e sinais do neurônio motor superior abaixo da lesão, com preservação da função dos tratos do funículo posterior (propriocepção, função tátil discriminativa e vibração).

Tumores extradurais (epidurais)

As lesões extradurais constituem o grupo mais frequente de tumores medulares. A doença medular metastática é responsável por 95% dessas lesões, enquanto os tumores ósseos primários respondem pelos outros 5% de lesões medulares. Em geral, as lesões benignas dentro dos ossos vertebrais são habitualmente assintomáticas e detectadas de modo incidental, enquanto os tumores vertebrais malignos causam dor lombar, instabilidade mecânica, fraturas patológicas e, algumas vezes, sintomas neurológicos, em consequência da compressão da medula espinal. Além dos cânceres metastáticos, outros tumores extradurais malignos incluem mieloma múltiplo (Figura 107.2), cordoma, sarcoma de Ewing e condrossarcoma.

As lesões ósseas benignas mais frequentes consistem em hemangioma, enostose, osteoma osteoide-osteoblastoma, cisto ósseo aneurismático, granuloma eosinofílico (histiocitose), tumor de células gigantes e osteocondroma. Apesar de serem

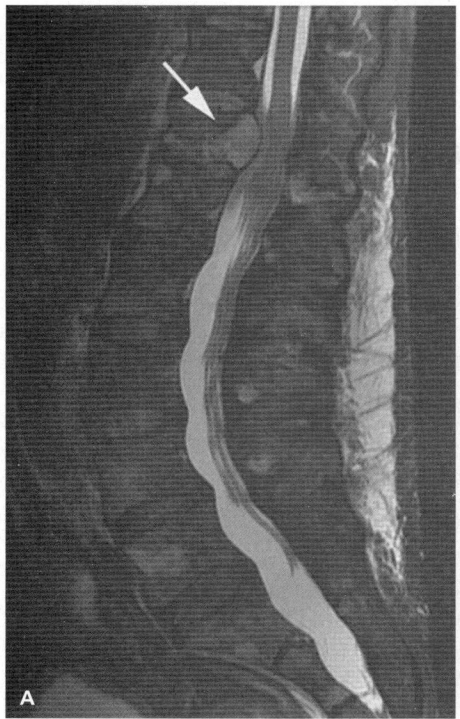
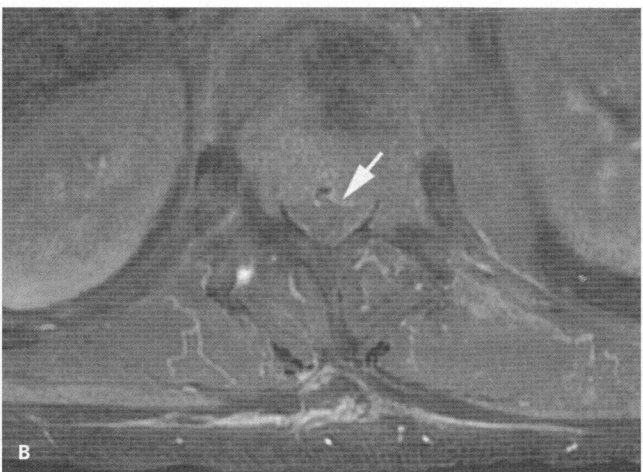

FIGURA 107.2 Metástases epidurais da medula espinal. **A.** Imagem de ressonância magnética (RM) sagital ponderada em T2 demonstra a destruição e o colapso leve da vértebra T12 (*seta*) em um paciente com mieloma múltiplo. Observe o sinal hiperintenso da medula em múltiplos níveis, indicando depósitos metastáticos adicionais. **B.** RM axial T1 contrastada no nível de T12, mostrando a estenose moderada do canal vertebral (*seta*).

consideradas benignas, essas lesões podem ser localmente agressivas e associadas a dor, deformidade da coluna, fraturas patológicas e compressão dos elementos neurais. As metástases da medula espinal são discutidas de modo mais pormenorizado na seção seguinte.

Metástases epidurais da medula espinal

As metástases epidurais espinais podem ser consideradas como um distúrbio da coluna vertebral; as consequências neurológicas resultam da extensão do tumor dentro do canal vertebral. Embora a estimativa atual de sua ocorrência seja de cerca de 5 a 10% de todos os pacientes com câncer, a incidência de compressão epidural da medula espinal aumentou à medida que os pacientes com cânceres sistêmicos sobrevivem por mais tempo. A maioria dos estudos demonstrou que o tratamento da compressão medular não prolonga a sobrevida, porém o tratamento imediato pode desempenhar um importante papel paliativo, aliviando a dor e impedindo a incapacidade neurológica.

Os sinais e sintomas de compressão epidural da medula espinal podem passar despercebidos em um paciente com câncer disseminado, devido à presença de dor difusa e astenia. Entretanto, a dor no pescoço e nas costas, que tipicamente se agrava à noite ou em repouso, deve levar a uma investigação, e não aguardar o aparecimento de disfunção neurológica. A fraqueza dos membros ou as parestesias na distribuição de uma raiz nervosa e a disfunção vesical ou intestinal fazem com que essa condição seja uma emergência neuro-oncológica, exigindo avaliação e tratamento imediatos. Em raras ocasiões, com exceção da dor, a única manifestação de compressão da medula espinal pode consistir em distúrbio da marcha, frequentemente devido à ataxia sensorial, sem evidências manifestas de fraqueza ou perda da sensibilidade cutânea. Nessa situação, pode ser até mesmo difícil demonstrar o comprometimento da propriocepção. A ataxia pode ser causada por compressão das vias espinocerebelares. Em mais de 50% dos casos de compressão epidural da medula espinal, a neoplasia maligna primária consiste em câncer de pulmão (Figura 107.3) ou de mama. De modo global, mais de 80% dos casos originam-se de tumores primários no pulmão, mama, próstata, sistema gastrintestinal, melanoma ou linfoma.

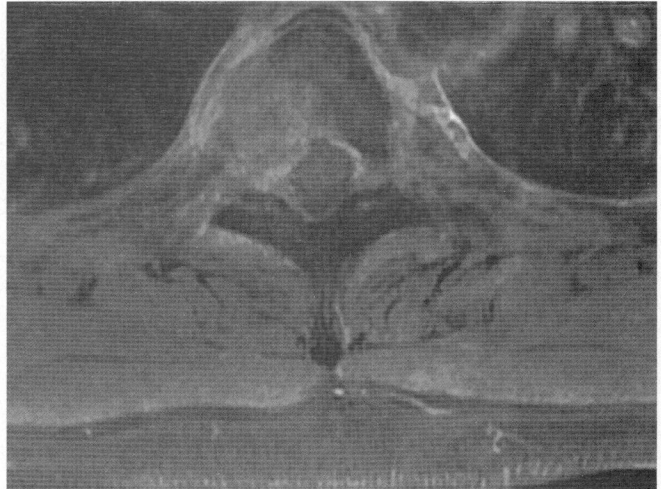

FIGURA 107.3 Metástases epidurais da medula espinal. A sequência ponderada em T1 axial contrastada em T5 demonstra extensão epidural de carcinoma de pulmão de células não pequenas metastático, com destruição óssea nesse nível.

O mecanismo de disseminação desses tumores para o espaço epidural consiste em extensão direta a partir de um foco paravertebral através de um forame de uma raiz nervosa, em metástase hematogênica para as vértebras, com extensão do osso para o espaço epidural; ou em disseminação retrógrada ao longo do plexo venoso de Batson. A disseminação hematogênica para o osso constitui a forma mais comum, e, nos casos típicos, a tomografia computadorizada (TC) revela alterações líticas ou blásticas nos corpos vertebrais em 85% desses pacientes. As alterações osteoblásticas são comuns no carcinoma de próstata e, em certas ocasiões, são observadas no câncer de mama, enquanto as alterações osteolíticas são tipicamente observadas no mieloma múltiplo. A TC e a ressonância magnética (RM) são técnicas sensíveis para a detecção de metástases ósseas espinais. É importante assinalar que o comprometimento de linfonodos paraespinais com disseminação para o canal vertebral é comum no caso do linfoma. Nessa situação, o osso vertebral pode estar normal nos exames de imagem, e o uso de radiografias de coluna para avaliação pode ser enganoso.

Tumores intradurais extramedulares

Os neurofibromas, os schwannomas e os meningiomas constituem os tumores intradurais primários de ocorrência mais comum na medula espinal. Na RM com gadolínio, as lesões exibem realce brilhante. Os meningiomas podem ser identificados pela presença de uma cauda dural, por meio da qual o tumor se fixa à dura-máter (Figuras 107.4 e 107.5). Os sintomas podem ocorrer lentamente, e alguns casos podem ser assintomáticos, apesar do grande tamanho do meningioma, presumivelmente devido ao crescimento lento, que proporciona à medula espinal a oportunidade de se adaptar ao efeito expansivo.

As metástases leptomeníngeas e as metástases em gota de tumores intracranianos também acometem o espaço intradural; todavia, nos casos típicos, aparecem como pequenos nódulos fixados à superfície das raízes nervosas da medula espinal ou da cauda equina (Figura 107.6), embora muitos (aproximadamente 70%) não sejam visíveis no exame de imagem do cérebro ou da medula espinal e sejam apenas detectados por análise do líquido cefalorraquidiano (LCR).

Tumores intramedulares

Tumores intramedulares primários

Os ependimomas e os astrocitomas constituem os tumores intramedulares mais comuns. Deve-se considerar o diagnóstico de síndrome de von Hippel-Lindau, um distúrbio autossômico dominante, na presença de hemangioblastoma medular (que acomete mais frequentemente a medula torácica), visto que essa associação ocorre em um terço dos casos. Todavia, em raros casos, o hemangioblastoma também pode ocorrer em locais intradurais extramedulares e extradurais. Embora a apresentação mais comum seja a de uma lesão única, são observadas múltiplas lesões em um quinto dos casos.

Os tumores intramedulares primários estendem-se habitualmente por muitos segmentos, causando dilatação da medula espinal e, por vezes, siringomielia, que pode envolver toda a extensão da medula espinal. Por esse motivo, os sinais e sintomas dos tumores intramedulares são mais variáveis do que os dos tumores extramedulares (Figuras 107.7 e 107.8).

Se o tumor se restringir a um ou dois segmentos, a apresentação clínica pode assemelhar-se àquela de um tumor extramedular. A dor pode constituir manifestação precoce se a zona de entrada da raiz dorsal for afetada. A compressão das fibras cruzadas de dor na medula espinal central pode causar perda da sensação de dor e temperatura apenas nos segmentos afetados. Com a disseminação periférica do tumor, os tratos espinotalâmicos podem ser afetados; nas áreas torácica e cervical, as fibras de dor

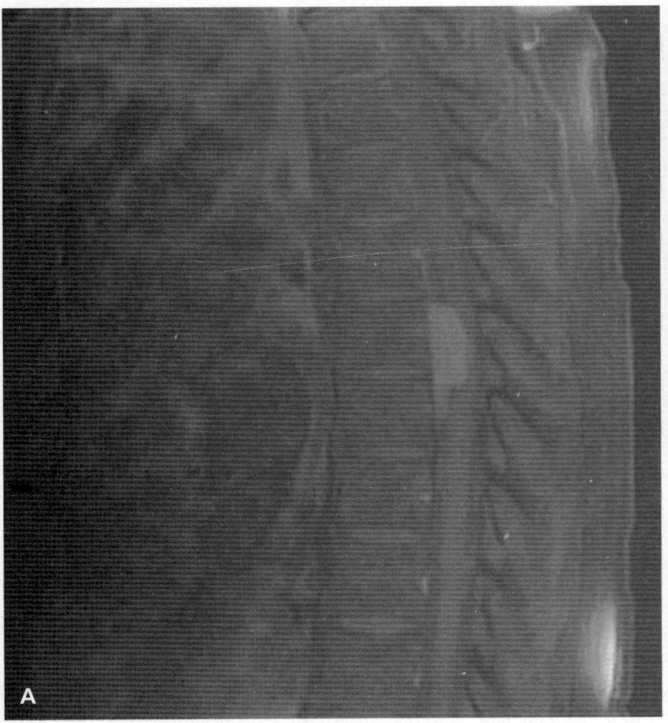

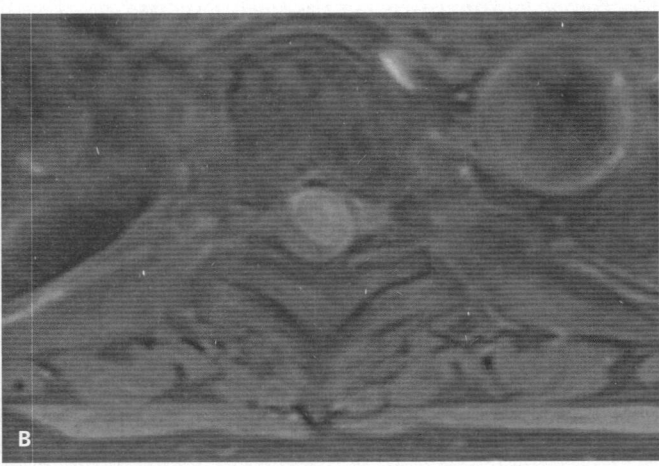

FIGURA 107.4 Meningioma torácico. **A.** Imagem de ressonância magnética (RM) sagital ponderada em T1 contrastada, mostrando uma grande massa intradural em T6-T7, com sinal da cauda dural. **B.** RM axial demonstrando o grande tamanho dessa lesão, provavelmente um meningioma. Apesar da acentuada compressão da medula espinal, o paciente não apresentou nenhuma anormalidade no exame neurológico e queixava-se apenas de dor torácica do lado esquerdo.

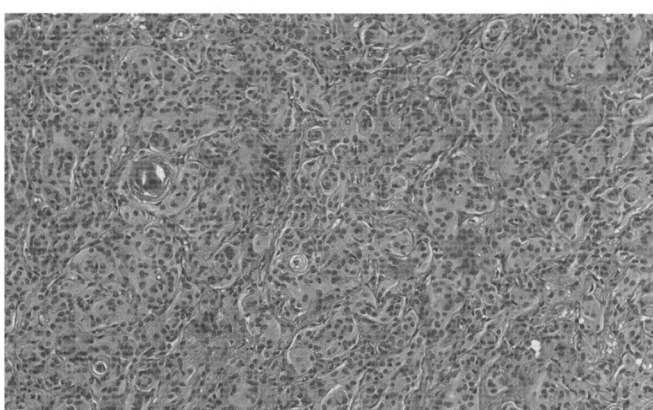

FIGURA 107.5 Meningioma meningotelial da medula espinal. A variante clássica do meningioma é composta de lóbulos de células meningoteliais separadas por fibras de colágeno finas. As bordas intercelulares são mal definidas, uma característica de padrão sincicial. São frequentes a presença de espaços nucleares claros e a formação de redemoinhos. Pode-se observar a presença de calcificações (corpos psamomatosos). (Cortesia da Dra. Adriana Olar, Department of Pathology, MD Anderson Cancer Center.) (*Esta figura se encontra reproduzida em cores no Encarte.*)

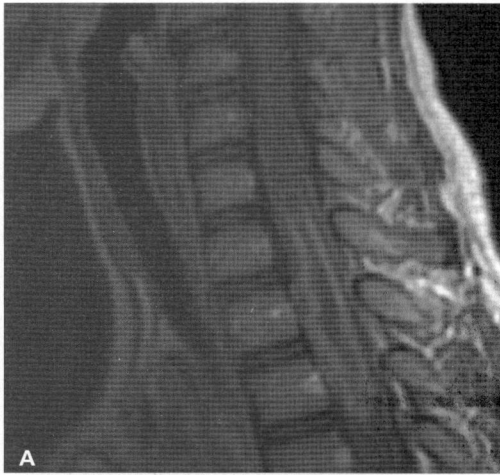

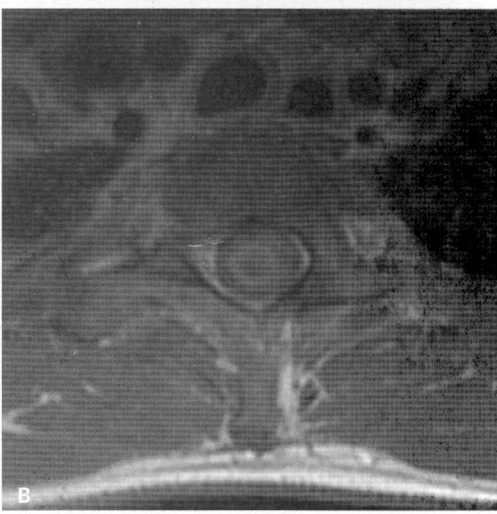

FIGURA 107.7 Glioblastoma intramedular. **A.** Imagem de ressonância magnética (RM) sagital ponderada em T1 contrastada, mostrando uma lesão intramedular em T1-T4, com realce periférico e centro hipointenso que expande a medula espinal. **B.** RM ponderada em T1, mostrando um tumor intramedular com realce em T1-T2. Na cirurgia, foi removido um glioblastoma medular com centro necrótico.

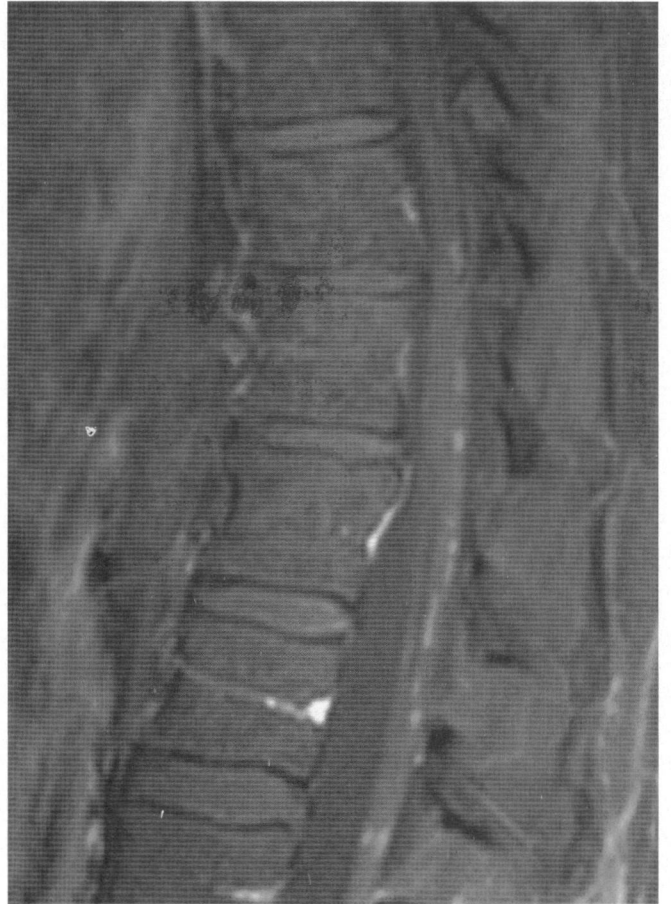

FIGURA 107.6 Doença leptomeníngea. Imagem de ressonância magnética ponderada em T1 contrastada, mostrando depósitos de tumor ao longo da superfície da coluna torácica distal e raízes nervosas da cauda equina em uma paciente com carcinoma de mama.

e de temperatura da área sacral situam-se próximas da superfície externa da medula espinal e podem ser poupadas (p. ex., preservação sacral). O comprometimento da substância cinzenta central provoca destruição das células do corno anterior, com consequente fraqueza e atrofia locais. Entretanto, as fibras piramidais podem ser poupadas. O quadro clínico pode ser idêntico ao da siringomielia, com nível sensorial "suspenso".

Metástases intramedulares

Apesar de raros, os tumores mais comuns que causam metástases intramedulares são o câncer de pulmão ou o câncer de mama. Nos casos típicos, as metástases intramedulares ocorrem com doença metastática avançada, e, na necropsia, verifica-se que 61% dos pacientes com metástases intramedulares tinham múltiplos locais de lesões cerebrais ou medulares. A RM contrastada constitui o método preferido para a detecção das metástases intramedulares. A reversão ou a estabilização dos sinais neurológicos dependem do diagnóstico precoce, porém a sobrevida

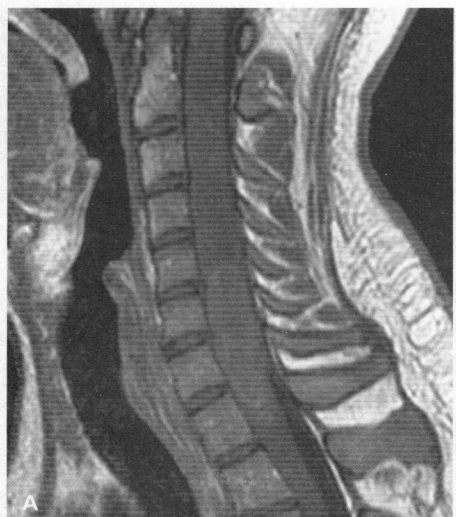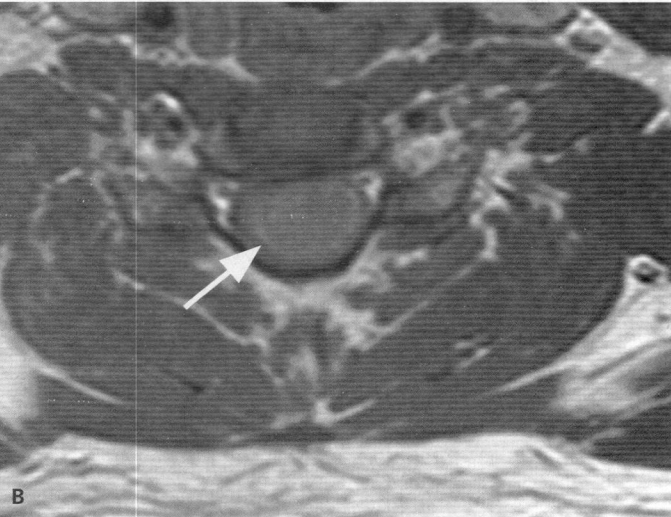

FIGURA 107.8 Ependimoma intramedular. **A.** Ressonância magnética (RM) sagital ponderada em T1, mostrando massa intramedular com realce em C5-T1. **B.** Imagem ponderada em T1 axial com contraste, mostrando a expansão e o deslocamento significativo da medula espinal pelo tumor em C6 (seta).

é reduzida; de fato, 80% dos pacientes em uma série morreram dentro de 3 meses após o estabelecimento do diagnóstico, provavelmente manifestação da extensão da doença sistêmica por ocasião do comprometimento da medula espinal.

Síndromes regionais

Tumores do forame magno

Os tumores na região do forame magno podem estender-se para cima até a fossa posterior ou para baixo na região cervical. A síndrome causada por tumor no forame magno exibe tipicamente sinais e sintomas de disfunção dos nervos cranianos inferiores, principalmente os 11º, 12º e, raramente, 9º e 10º nervos cranianos. O tumor mais característico do forame magno, o meningioma ventrolateral, provoca compressão da medula espinal na junção cervicobulbar, produzindo sinais de trato longo: perda da percepção de posição, vibração e tato leve, com sintomas mais proeminentes nos braços do que nas pernas. São observados sinais do neurônio motor superior em todos os quatro membros. Pode haver perda da sensibilidade cutânea na distribuição de C2 ou no occipúcio, com cefaleias cranianas posteriores e dor cervical alta. A progressão dos sintomas sensitivos e motores pode afetar os membros de modo assimétrico.

Tumores cervicais

Os tumores dos segmentos cervicais superiores causam dor ou parestesias na região occipital ou cervical, com rigidez de nuca, fraqueza e emaciação dos músculos cervicais. Abaixo da lesão, pode haver tetraplegia ou hemiplegia espástica. A sensação cutânea pode ser afetada abaixo da lesão, e pode ocorrer comprometimento do núcleo espinal do nervo trigêmeo. Os achados característicos possibilitam a localização do nível superior dos tumores medulares nos segmentos cervicais médio e inferior ou em T1, como mostra a Tabela 107.1.

Outros sinais de tumores cervicais incluem o nistagmo, que é atribuído ao comprometimento da parte descendente do fascículo longitudinal medial. Pode-se observar a ocorrência de síndrome de Horner nas lesões intramedulares em qualquer parte da medula espinal cervical se as vias simpáticas descendentes estiverem afetadas.

Tumores torácicos

A localização clínica dos tumores na região torácica da medula espinal é mais bem realizada pelo nível de sensibilidade. Não é possível determinar a localização de uma lesão na metade superior da medula espinal torácica pela avaliação da força

Tabela 107.1 Localização na região cervical e T1, com base na sintomatologia.

C4	Paralisia do diafragma
C5	Atrofia e paralisia dos músculos deltoide, bíceps braquial, supinador longo, romboide e espinal. Os braços pendem flacidamente ao lado do corpo. O nível sensorial estende-se até a superfície externa do braço. Ocorre perda dos reflexos bicipital e do supinador
C6	Paralisia dos músculos tríceps braquial e extensores do punho. O antebraço é mantido em semiflexão, e ocorre queda parcial do punho. Ocorre perda do reflexo tricipital. O comprometimento da sensibilidade estende-se até uma linha que desce pela metade do braço, ligeiramente até o lado radial
C7	Paralisia dos músculos flexores do punho e flexores e extensores dos dedos. O esforço para fechar as mãos resulta em extensão do punho e ligeira flexão dos dedos (p. ex., mão de pregador). O nível sensitivo assemelha-se ao do sexto segmento cervical, porém ligeiramente mais para o lado ulnar do braço
C8	Atrofia e paralisia dos pequenos músculos da mão, com consequente mão em garra (main-en-griffe). A síndrome de Horner, unilateral ou bilateral, resulta de lesões nesse nível e caracteriza-se pela tríade de ptose, pupila pequena (p. ex., miose) e perda da sudorese na face. A perda sensorial estende-se até a face interna do braço e acomete o quarto e o quinto dedos e a face ulnar do dedo médio
T1	As lesões raramente causam sintomas motores, visto que a raiz nervosa T1 normalmente proporciona pouca inervação funcional para os pequenos músculos da mão

dos músculos intercostais. As lesões que afetam os músculos do abdome abaixo de T10, mas que poupam os músculos superiores, podem ser localizadas pelo sinal de Beevor (p. ex., o umbigo move-se para cima quando o paciente, em posição de decúbito dorsal, procura flexionar o pescoço contra resistência). Os reflexos cutâneos abdominais estão ausentes abaixo da lesão.

Tumores lombares

As lesões na região lombar podem ser localizadas pelo nível de perda sensitiva e fraqueza motora que tipicamente acompanham uma distribuição de dermátomo ou miótomo. Os tumores que só causam compressão das raízes nervosas L1 e L2 provocam perda dos reflexos cremastéricos e fraqueza do músculo iliopsoas. Os reflexos abdominais são preservados, assim como os reflexos patelar e do tornozelo. As lesões que afetam as raízes nervosas L3 e L4 podem se manifestar na forma de fraqueza do músculo quadríceps femoral, perda do reflexo patelar e dor na parte anteromedial do membro inferior.

O comprometimento típico da raiz nervosa de L5 provoca fraqueza de eversão, inversão e dorsiflexão do pé e hálux. A sensação diminuída na parte anteromedial da panturrilha e dorso do pé, com irradiação da dor pela perna até o hálux, que pode ser exacerbada pelo teste da perna retificada (sinal de Lasègue), também é característica. A presença de fraqueza na inversão do pé em uma radiculopatia L5 constitui importante fator de diferenciação de paralisia fibular, na qual a força de inversão do pé tipicamente está normal.

O tumor que afeta a raiz nervosa S1 pode se manifestar na forma de fraqueza do músculo gastrocnêmio e músculos posteriores da coxa, com ausência do reflexo aquileu e diminuição da sensibilidade na parte lateral da panturrilha e do pé, incluindo a planta do pé.

O comprometimento de múltiplas raízes nervosas pode ocorrer em qualquer nível lombar e é habitualmente descrito como síndrome da cauda equina, que tipicamente se manifesta na forma de paralisia flácida das pernas, com abolição dos reflexos patelar e aquileu associada à retenção urinária e à incontinência intestinal. Se tanto a medula espinal quanto a cauda equina estiverem afetadas de modo assimétrico, pode haver paralisia espástica de uma perna com reflexo aquileu hiperativo desse lado e paralisia flácida com perda dos reflexos do outro lado.

Por fim, os tumores que afetam o sacro em S2-S4 podem causar anestesia perineal ou em sela e perda do controle vesical e intestinal, sem déficits motores observáveis nos membros inferiores, visto que as raízes motoras (L1-S1) não são afetadas.

Tumores do cone medular e da cauda equina

Enquanto a lesão do cone medular é intramedular, acometendo o parênquima da medula espinal terminal, a lesão da cauda equina é extramedular, afetando múltiplas raízes nervosas que saem. A distinção entre as duas entidades nem sempre é possível, visto que muitas das manifestações clínicas são semelhantes. Além disso, nos processos neoplásicos, é frequente o comprometimento de ambos.

O primeiro sintoma de um tumor que envolve o cone medular ou a cauda equina é a dor nas costas, na área retal ou em ambas as pernas, levando frequentemente ao diagnóstico preliminar de ciática. A perda da função vesical e a impotência são observadas no início, particularmente no comprometimento do cone medular. Com o crescimento do tumor, pode ocorrer paralisia flácida das pernas, com atrofia dos músculos das pernas e queda do pé. A fasciculação pode ser evidente. A perda da sensibilidade pode afetar a área perianal ou lombar e os dermátomos sacrais e lombares remanescentes. Essa perda pode ser leve ou grave a ponto de ocorrer desenvolvimento de úlcera trófica sobre a região lombossacral, nádegas, quadris ou calcanhares.

DIAGNÓSTICO

Os tumores medulares precisam ser diferenciados de outros distúrbios da medula espinal, incluindo mielite transversa, esclerose múltipla, siringomielia, doença sistêmica combinada, sífilis, esclerose lateral amiotrófica, anomalias da coluna cervical e base do crânio, espondilose, aracnoidite adesiva, radiculite da cauda equina, artrite hipertrófica, ruptura de discos intervertebrais, diastematomielia e anomalias vasculares.

A esclerose múltipla, com lesão transversa completa ou incompleta da medula espinal, pode habitualmente ser diferenciada dos tumores de medula espinal pela evolução com remissões, sinais e sintomas de mais de uma lesão, estudos de potenciais evocados, RM craniana e presença de bandas oligoclonais no LCR. Em certas ocasiões, a mielite transversa aguda pode expandir a medula espinal e simular um tumor intramedular.

A determinação do diagnóstico diferencial entre siringomielia espontânea e siringe relacionada a tumores intramedulares é complicada, visto que os cistos intramedulares que simulam uma siringe estão frequentemente associados a esses tumores. Os tumores extramedulares na região cervical podem produzir dor localizada e atrofia muscular, com uma síndrome de Brown-Séquard, causando um quadro clínico semelhante ao da siringomielia. Com frequência, o diagnóstico diferencial pode ser estabelecido por meio de RM contrastada, que revela um nódulo tumoral.

A combinação de atrofia dos músculos da mão e fraqueza espástica nas pernas na esclerose lateral amiotrófica pode sugerir o diagnóstico de tumor da medula espinal cervical. Pode-se descartar a possibilidade de tumor pela ausência de parestesias e sensibilidade normal ao exame e pela presença de fasciculações ou atrofia dos músculos da perna ou língua, bem como por exame de imagem.

A espondilose cervical pode causar estenose do canal vertebral e provocar sinais e sintomas de irritação de raízes nervosas e/ou compressão da medula espinal. As alterações degenerativas são extremamente comuns, e a RM constitui a modalidade de escolha para o diagnóstico. A correlação clínica com os achados de imagem é de importância crítica para a decisão quanto ao tratamento, visto que as alterações nos exames de imagem são, em sua maior parte, achados incidentais ou achados que não possuem correlação clínica.

As anomalias na região cervical ou na base do crânio, como a platibasia ou a síndrome de Klippel-Feil, são diagnosticadas por TC ou RM. Em certas ocasiões, a aracnoidite pode interferir na circulação do LCR, causando sinais e sintomas de lesão transversa. O conteúdo de proteína do LCR está habitualmente elevado. O diagnóstico é estabelecido pela parada completa ou parcial da coluna de contraste na mielografia ou pela fragmentação do material no local da lesão. Observa-se um fluxo lento do LCR com o uso de técnicas de fluxo por RM.

A lipomatose epidural é uma complicação da terapia prolongada com esteroides; todavia, ela algumas vezes ocorre sem causa aparente; os acúmulos de gordura atuam como lesão expansiva extradural, causando dor lombar e compressão da medula espinal ou da cauda equina.

Radiografia

O diagnóstico de tumor intramedular pode ser estabelecido antes do procedimento cirúrgico, com visualização pela TC, RM ou mielografia. As malformações ou os tumores vasculares podem ser mais bem visualizados pela angiografia medular. O exame do LCR com estudos citológicos também pode ser útil quando positivo; entretanto, um exame citológico negativo não descarta a possibilidade de um processo neoplásico.

A TC e a RM substituíram as radiografias padrão (radiografia simples). Entretanto, quando se realiza uma radiografia convencional, são observadas as seguintes anormalidades (listadas no texto seguinte) em cerca de 15% das neoplasias de medula espinal:

1. A destruição localizada das vértebras manifesta-se por um recorte da margem posterior do corpo vertebral ou transparência de parte da vértebra ou do pedículo.
2. Ocorrem alterações no contorno ou na separação dos pedículos (p. ex., a distância interpedicular pode ser medida e comparada com valores normais). Observa-se um aumento localizado dos forames nos neurofibromas em halteres. Dilatação localizada do canal vertebral é habitualmente diagnóstica de um tumor intramedular, porém o aumento de muitos segmentos pode representar uma anomalia de desenvolvimento.
3. Os tecidos paraespinais são distorcidos por tumores, frequentemente neurofibromas que se estendem através do forame intervertebral, ou por tumores que se originam nas estruturas paraespinais.
4. A proliferação óssea, que é rara exceto nos osteomas e sarcomas, também é observada em certas ocasiões nos hemangiomas do osso e das meninges.
5. Em certas ocasiões, observa-se a presença de depósitos de cálcio nos meningiomas ou em tumores congênitos.

A RM suplantou, em grande parte, a mielografia para a obtenção de imagens dos processos tanto intramedulares quanto extramedulares. A RM constitui o exame de maior utilidade para a avaliação de tumores medulares. Os corpos vertebrais, o canal vertebral e a própria medula espinal são claramente delineados. As neoplasias medulares exibem, em sua maioria, realce pelo contraste. Quando há suspeita ou presença comprovada de tumor metastático, é aconselhável obter uma imagem de toda medula espinal, visto que pode haver mais de uma lesão.

A TC constitui a modalidade de escolha para a obtenção de imagens das estruturas ósseas, porém é mais limitada do que a RM na demonstração dos tecidos moles. Utiliza-se a injeção de meio de contraste na cisterna lombar para a mielografia por TC, que constitui uma alternativa nos casos de contraindicação da RM (p. ex., marca-passos ou implantes ferromagnéticos). A mielografia por TC pode demonstrar as alterações dos tecidos moles causadas por tumores intramedulares e mostra-se particularmente útil no diagnóstico de lesões císticas no espaço subaracnóideo, no qual o meio de contraste pode se acumular ao redor, criando um contraste negativo do cisto. É também útil para avaliar a existência de comunicação entre o espaço subaracnóideo e as lesões císticas intradurais (p. ex., cistos aracnoides, siringomielia ou tumores císticos).

Líquido cefalorraquidiano

Quando ocorre bloqueio subaracnóideo completo, o LCR apresenta-se xantocrômico em consequência do elevado conteúdo de proteína (síndrome de Froin). Pode estar apenas ligeiramente amarelado ou até mesmo incolor se o bloqueio subaracnóideo for incompleto. A contagem celular está habitualmente normal, porém observa-se a presença de pleocitose discreta em cerca de 30% dos pacientes. São observadas contagens celulares entre 25 e 100/µl em cerca de 15% dos pacientes. Ocorre aumento do conteúdo de proteína em mais de 95% dos casos. Observa-se a presença de valores superiores a 100 mg/dl em 60% dos pacientes, enquanto valores acima de 1.000 mg/dl ocorrem em 5% e podem, em raros casos, resultar em hidrocefalia comunicante. O nível de glicose encontra-se normal, a não ser que ocorra disseminação meníngea. A avaliação citológica do LCR é útil quando há suspeita de tumores malignos, embora, conforme assinalado anteriormente, a citologia negativa não descarte a possibilidade de câncer leptomeníngeo. Pode ser necessário obter mais de uma amostra de LCR (alguns recomendam até cinco amostras), embora os outros elementos do perfil do LCR (células, proteína, marcadores tumorais) habitualmente estejam anormais na presença de metástases leptomeníngeas, não obstante a ausência de células malignas na análise citológica.

TRATAMENTO

Tumores intradurais extramedulares

Uma vez estabelecido o diagnóstico de tumor intramedular, o tratamento consiste na remoção cirúrgica dele, sempre que possível. Quando o distúrbio neurológico é grave ou rapidamente progressivo, indica-se uma cirurgia de emergência. Os melhores resultados são obtidos quando os sinais e sintomas são exclusivamente causados por compressão por um tumor extramedular encapsulado benigno. Alguns desses tumores, particularmente os meningiomas, podem se localizar anteriormente à medula espinal, e a realização de uma ressecção completa da dura-máter envolvida não é possível ou está associada a um risco significativo de morbidade. Nesses casos, efetua-se uma ressecção total macroscópica da massa, com cauterização da inserção dural do tumor. Nos casos de recidiva, pode ser necessária outra ressecção cirúrgica. O resultado funcional de pacientes com tumores extramedulares depende da gravidade da incapacidade neurológica pré-operatória. De modo global, a cirurgia para ressecção total macroscópica constitui a modalidade de escolha para os tumores intradurais extramedulares e, de modo ideal, deve ser realizada antes do estabelecimento de disfunção neurológica, visto que, quando esta ocorre, pode constituir uma evidência de dano irreversível à medula espinal, devido à compressão ou à isquemia. Tipicamente, a radioterapia não está indicada para os tumores intradurais extramedulares. De fato, essas lesões são, em sua maior parte, tumores de baixo grau sem separação tecidual entre a lesão e a medula espinal. Isso aumenta o risco de mielopatia induzida pela radiação, particularmente nos casos em que há suspeita de dano preexistente (p. ex., evidência de mielomalacia ou isquemia, em virtude de compressão de longa data). Nos casos de recidiva, um segundo procedimento cirúrgico é habitualmente considerado melhor alternativa do que a radiação, a qual é reservada, em geral, para os casos em que existe alta comorbidade cirúrgica que contraindique a cirurgia.

Tumores intramedulares

Em quase todos os ependimomas de grau I da Organização Mundial da Saúde (OMS) (mixopapilares) e de grau II, a ressecção microcirúrgica completa do tumor constitui o tratamento de escolha. Não existe consenso para o uso da radioterapia nos tumores de medula espinal de grau I e de grau II da OMS, e a radiação global é reservada para os casos de ressecção incompleta, com doença residual volumosa ou recidiva sintomática do tumor, quando o paciente não é considerado bom candidato à cirurgia. A radioterapia está indicada após cirurgia inicial para todos os pacientes com ependimoma de grau III da OMS. Os paradigmas do tratamento podem mudar durante os próximos anos após a recente identificação de subtipos moleculares discretos de ependimomas. Tipicamente, os astrocitomas são infiltrantes e, com frequência, carecem de um plano de clivagem. Nesse caso, uma tentativa de ressecção completa ou de citorredução extensa está associada a um risco significativo de declínio neurológico. Embora a radioterapia deva ser administrada para os astrocitomas de medula espinal, os resultados são desanimadores, particularmente para os tumores de graus III e IV da OMS. Para outros tumores intramedulares menos comuns, como hemangioblastomas, teratomas ou dermoides, se for obtida remoção completa, tipicamente não se recomenda tratamento adicional, a não ser a vigilância.

Nos casos típicos, os tumores intramedulares são submetidos a laminectomias em múltiplos níveis, que produzem ruptura da banda de tensão posterior dos ligamentos que estabilizam a coluna. Em consequência, as deformidades que podiam estar presentes no pré-operatório podem se agravar, e pode haver desenvolvimento de outras deformidades, exigindo finalmente uma correção cirúrgica com instrumentação e fusão da coluna. Caso se deixe que elas evoluam, essas deformidades podem produzir comprometimento funcional adicional, particularmente em pacientes com esqueleto imaturo. Alguns cirurgiões defenderam a reposição da lâmina após cirurgia definitiva, em lugar da laminectomia padrão. Entretanto, é comum a ocorrência de cifose pós-operatória, e a história natural dessa deformidade é incerta. O uso adicional de radioterapia para tumores intramedulares em pacientes mais jovens pode afetar o crescimento da coluna e, em adultos, pode aumentar a atrofia muscular e as alterações degenerativas, levando ao desenvolvimento de deformidades da coluna ou agravamento de deformidades preexistentes.

Doença epidural por câncer metastático

O tratamento das metástases epidurais é paliativo em quase todos os pacientes. Os sistemas de escore prognósticos, que se baseiam em idade do paciente, estado de desempenho, extensão da doença medular e extramedular, histologia do tumor e disponibilidade de tratamento sistêmico, são úteis para prever a sobrevida esperada de pacientes com metástases medulares. Entretanto, o tratamento precisa ser individualizado, a fim de obter o melhor equilíbrio entre morbidade e paliação. Em um ensaio clínico randomizado (Evidência de nível 1),[1] foi demonstrado que a cirurgia para descompressão e estabilização da medula espinal, seguida de radiação, é superior à radioterapia convencional isoladamente na manutenção e na recuperação da deambulação, duração da deambulação e manutenção da continência dos esfíncteres. A perda da função vesical ou intestinal constitui sinal prognóstico sombrio e é habitualmente irreversível. Entre os pacientes diagnosticados e que recebem tratamento precoce, 94% permanecem ambulatoriais até morrer.

A radioterapia convencional constitui a base do tratamento para a maioria dos pacientes com metástases medulares, mesmo naqueles que tiveram descompressão cirúrgica; o plano de tratamento típico consiste em 3.000 cGy divididos em 10 frações de 300 cGy. Mais recentemente, a radioterapia hipofracionada em altas doses, utilizando técnicas guiadas por imagem (radioterapia estereotáxica da medula espinal), emergiu como modalidade efetiva, superando a radiorresistência relativa de alguns tumores à radiação convencional. Todavia, em casos de compressão da medula espinal sintomática ou de alto grau, foi constatado que uma combinação criteriosa de cirurgia para separar o tumor da medula espinal antes da radiação estereotáxica proporciona alto grau de controle local, com morbidade relativa baixa.

Em geral, a cirurgia proporciona estabilização da medula espinal e descompressão da medula espinal e raízes nervosas, enquanto a radioterapia proporciona controle local do tumor. Em geral, a radioterapia é bem tolerada, mesmo por pacientes gravemente enfermos, e, na maioria dos casos, obtém-se frequentemente uma paliação, com alívio da dor. Em geral, as indicações para cirurgia incluem compressão da medula espinal devido a tumores radiorresistentes (carcinoma de células renais, sarcomas, melanomas etc.), instabilidade da coluna, diagnóstico tecidual não conhecido ou rápida progressão da disfunção neurológica. O uso criterioso da cirurgia é de importância crítica para obter melhora clínica significativa em pacientes com doença sistêmica avançada, visto que o tempo de recuperação antecipado precisa ser ponderado contra a duração esperada de sobrevida.

PROGNÓSTICO

A compressão da medula espinal epidural é uma emergência, visto que, sem tratamento, a perda irreversível da função neurológica leva à morbidade e à mortalidade significativas. Estima-se que os pacientes que andavam no pré-operatório têm 2,3 vezes mais probabilidade de deambular no pós-operatório. O tratamento deve ser iniciado precocemente, visto que o estado neurológico na apresentação é preditivo do desfecho funcional. Nesse aspecto, é de importância crítica a educação dos pacientes, dos familiares e dos profissionais de saúde para o reconhecimento precoce dos sinais de alerta de compressão da medula espinal. Estudos recentes sustentam o conceito de que os pacientes com compressão da medula espinal têm apresentação mais precoce. De fato, embora um estudo publicado em 1998 tenha demonstrado que apenas 33% dos pacientes deambulavam, e 53% estavam livres de cateteres por ocasião do início da terapia, em outro estudo, publicado em 2010, 62% dos pacientes estavam deambulando na apresentação. Foi também constatado que os pacientes não ambulatoriais, quando tratados cirurgicamente, exigem cirurgia mais extensa, resultando em maiores taxas de complicação e morbidade. Por conseguinte, é de suma importância que se realize um cuidadoso processo de seleção dos pacientes, levando sempre em consideração o prognóstico global do paciente e os supostos benefícios comparados com a morbidade relacionada ao tratamento.

Para os tumores intramedulares, o prognóstico e os resultados da cirurgia estão fortemente relacionados com a histologia do tumor e a ocorrência de um plano de dissecção cirúrgica entre a lesão e a medula espinal circundante e raízes nervosas. Quando existe um plano de clivagem, como nos ependimomas, a ressecção cirúrgica completa é potencialmente curativa. No caso de tumores de infiltração mais difusa, como tumores astrocíticos da medula espinal, a meta da cirurgia, na maioria dos casos, é diagnóstica e, em particular nos tumores de alto grau, o tratamento é paliativo, com prognóstico sombrio independentemente do tratamento.

De modo global, os tumores intradurais extramedulares apresentam progressão lenta, e, em geral, recomenda-se o tratamento quando sintomáticos ou quando existe um grau significativo de compressão da medula espinal. Com o aprimoramento dos exames de imagem, o monitoramento neurofisiológico e as técnicas microcirúrgicas adequadas, o tratamento dessas lesões tem por objetivo a ressecção macroscópica total com intenção curativa. Em geral, observam-se bons resultados funcionais, e a taxa de recidiva global varia de 0 a 13%.

Isso contrasta com o prognóstico de pacientes com metástase leptomeníngea de câncer sistêmico, cuja sobrevida é tipicamente de cerca de 2 a 3 meses, independentemente do câncer de origem, embora existam exceções, mais frequentemente de pacientes com linfoma e, em certas ocasiões, com câncer de mama.

EVIDÊNCIA DE NÍVEL 1

1. Patchell RA, Tibbs PA, Regine WF, et al. Direct decompressive surgical resection in the treatment of spinal cord compression caused by metastatic cancer: a randomised trial. *Lancet*. 2005;366(9486):643-648.

LEITURA SUGERIDA

Aghakhani N, David P, Parker F, Lacroix C, Benoudiba F, Tadie M. Intramedullary spinal ependymomas: analysis of a consecutive series of 82 adult cases with particular attention to patients with no preoperative neurological deficit. *Neurosurgery*. 2008;62:1279-1286.

Aghayev K, Vrionis F, Chamberlain MC. Adult intradural primary spinal cord tumors. *J Natl Compr Canc Netw*. 2011;9(4):434-447.

Al-Khawaja D, Seex K, Eslick GD. Spinal epidural lipomatosis—a brief review. *J Clin Neurosci*. 2008;15:1323-1326.

Aryan HE, Farin A, Nakaji P, Imbesi SG, Abshire BB. Intramedullary spinal cord metastasis of lung adenocarcinoma presenting as Brown-Sequard syndrome. *Surg Neurol*. 2004;61:72-76.

Borba LA, de Oliveira JG, Giudicissi-Filho M, Colli BO. Surgical management of foramen magnum meningiomas. *Neurosurg Rev*. 2009;32:49-58.

Chaichana KL, Woodworth GF, Sciubba DM, et al. Predictors of ambulatory function after decompressive surgery for metastatic epidural spinal cord compression. *Neurosurgery*. 2008;62:683-692.

Chamberlain MC, Tredway TL. Adult primary intradural spinal cord tumors: a review. *Curr Neurol Neurosci Rep*. 2011;11:320-328.

Cheshire WP, Santos CC, Massey EW, Howard JF Jr. Spinal cord infarction: etiology and outcome. *Neurology*. 1996;47:321-330.

Clarke JL. Leptomeningeal metastasis from systemic cancer. *Continuum*. 2012;18:328-342.

Dam-Hieu P, Seizeur R, Mineo JF, Metges JP, Meriot P, Simon H. Retrospective study of 19 patients with intramedullary spinal cord metastasis. *Clin Neurol Neurosurg*. 2009;11:10-17.

Duong LM, McCarthy BJ, McLendon RE, et al. Descriptive epidemiology of malignant and nonmalignant primary spinal cord, spinal meninges, and cauda equina tumors, United States, 2004–2007. *Cancer*. 2012;118:4220-4227.

Ebner FH, Roser F, Acioly MA, Schoeber W, Tatagiba M. Intramedullary lesions of the conus medullaris: differential diagnosis and surgical management. *Neurosurg Rev*. 2009;32:287-300.

Elsberg CA. *Surgical Diseases of the Spinal Cord, Membranes and Nerve Roots*. New York, NY: Paul B. Hoeber; 1941.

Eule JM, Erickson MA, O'Brien MF, Handler M. Chiari I malformation associated with syringomyelia and scoliosis: a twenty-year review of surgical and nonsurgical treatment in a pediatric population. *Spine (Phila Pa 1976)*. 2002;27:1451-1455.

Gerszten PC, Burton SA, Ozhasoglu C, Welch WC. Radiosurgery for spinal metastases: clinical experience in 500 cases from a single institution. *Spine (Phila Pa 1976)*. 2007;32:193-199.

Hanbali F, Fourney DR, Marmor E, et al. Spinal cord ependymoma: radical surgical resection and outcome. *Neurosurgery*. 2002;51:1162-1174.

Husband DJ. Malignant spinal cord compression: prospective study of delays in referral and treatment. *BMJ*. 1998;317(7150):18-21.

Jallo GI, Danish S, Velasquez L, Epstein F. Intramedullary low-grade astrocytomas: long-term outcome following radical surgery. *J Neurooncol*. 2001;53:61-66.

Jallo GI, Freed D, Epstein F. Intramedullary spinal cord tumors in children. *Childs Nerv Syst*. 2003;19:641-649.

Jankowski R, Nowak S, Zukiel R, Blok T, Paprzycki W, Szymas´ J. Application of internal stabilisation in the surgical treatment of spinal metastases. *Neurol Neurochir Pol*. 2008;42:323-331.

King AT, Sharr MM, Gullan RW, Bartlett JR. Spinal meningiomas: a 20-year review. *Br J Neurosurg*. 1998;12:521-526.

Laufer I, Iorgulescu JB, Chapman T, et al. Local disease control for spinal metastases following "separation surgery" and adjuvant hypofractionated or high-dose single-fraction stereotactic radiosurgery: outcome analysis in 186 patients. *J Neurosurg Spine*. 2013;18:207-214.

Lonser RR, Weil RJ, Wanebo JE, DeVroom HL, Oldfield EH. Surgical management of spinal cord hemangioblastomas in patients with von Hippel-Lindau disease. *J Neurosurg*. 2003;98:106-116.

Mak KS, Lee LK, Mak RH, et al. Incidence and treatment patterns in hospitalizations for malignant spinal cord compression in the United States, 1998-2006. *Int J Radiat Oncol Biol Phys*. 2011;80(3):824.

Manzano G, Green BA, Vanni S, Levi AD. Contemporary management of adult intramedullary spinal tumors-pathology and neurological outcomes related to surgical resection. *Spinal Cord*. 2008;46:540-546.

Maranzano E, Trippa F, Chirico L, Basagni ML, Rossi R. Management of metastatic spinal cord compression. *Tumori*. 2003;89:469-475.

Mathew P, Todd NV. Intradural conus and cauda equina tumours: a retrospective review of presentation, diagnosis and early outcome. *J Neurol Neurosurg Psychiatry*. 1993;56:69-74.

Matson DD. *Neurosurgery of Infancy and Childhood*. 2nd ed. Springfield, IL: Charles C. Thomas; 1969.

McCormick PC, Stein BM. Intramedullary tumors in adults. *Neurosurg Clin North Am*. 1990;1:609-630.

McGirt MJ, Goldstein IM, Chaichana KL, Tobias ME, Kothbauer KF, Jallo GI. Extent of surgical resection of malignant astrocytomas of the spinal cord: outcome analysis of 35 patients. *Neurosurgery*. 2008;63:55-60; discussion 60-61.

Mechtler LL, Nandigam K. Spinal cord tumors: new views and future directions. *Neurol Clin*. 2013;31:241-268.

Nakamura M, Ishii K, Watanabe K, et al. Surgical treatment of intramedullary spinal cord tumors: prognosis and complications. *Spinal Cord*. 2008;46:282-286.

Ogden AT, Feldstein NA, McCormick PC. Anterior approach to cervical intramedullary pilocytic astrocytoma. Case report. *J Neurosurg Spine*. 2008;9:253-257.

Ostrom QT, Gittleman H, Truitt G, Boscia A, Kruchko C, Barnholtz-Sloan JS. CBTRUS statistical report: primary brain and other central nervous system tumors diagnosed in the United States in 2011–2015. *Neuro Oncol*. 2018;20(suppl 4):iv1-iv86.

O'Toole JE, McCormick PC. Midline ventral intradural schwannoma of the cervical spinal cord resected via anterior corpectomy with reconstruction: technical case report and review of the literature. *Neurosurgery*. 2003;52:1482-1485.

Pajtler KW, Witt H, Sill M, et al. Molecular classification of ependymal tumors across all CNS compartments, histopathological grades, and age groups. *Cancer Cell*. 2015;27(5):728-743.

Parsa AT, Chi JH, Acosta FL Jr, Ames CP, McCormick PC. Intramedullary spinal cord tumors: molecular insights and surgical innovation. *Clin Neurosurg*. 2005;52:76-84.

Putz C, Wiedenhöfer B, Gerner HJ, Fürstenberg CH. Tokuhashi prognosis score: an important tool in prediction of the neurological outcome in metastatic spinal cord compression? A retrospective clinical study. *Spine*. 2008;15;33:2669-2674.

Rades D, Huttenlocher S, Dunst J, et al. Matched pair analysis comparing surgery followed by radiotherapy and radiotherapy alone for metastatic spinal cord compression. *J Clin Oncol*. 2010;28:3597.

Ribas ES, Schiff D. Spinal cord compression. *Curr Treat Options Neurol*. 2012;14:391-401.

Robertson SC, Traynelis VC, Follett KA, et al. Idiopathic spinal epidural lipomatosis. *Neurosurgery*. 1997;41:68-74.

Sandalcioglu IE, Hunold A, Müller O, Bassiouni H, Stolke D, Asgari S. Spinal meningiomas: critical review of 131 surgically treated patients. *Eur Spine J*. 2008;17:1035-1041.

Santi M, Mena H, Wong K, Koeller K, Olsen C, Rushing EJ. Malignant astrocytomas. Clinicopathologic features in 36 cases. *Cancer*. 2003;98(3):554-561.

Schild SE, Nisi K, Scheithauer BW, et al. The results of radiotherapy for ependymomas: the Mayo Clinic experience. *Int J Radiat Oncol*. 1998;42:953-958.

Smoker WR, Khanna G. Imaging the craniocervical junction. *Childs Nerv Syst*. 2008;24:1123-1145.

Tokuhashi Y, Matsuzaki H, Oda H, Oshima M, Ryu J. A revised scoring system for preoperative evaluation of metastatic spine tumor prognosis. *Spine (Phila Pa 1976)*. 2005;30:2186-2191.

Tomita K, Kawahara N, Kobayashi T, Yoshida A, Murakami H, Akamaru T. Surgical strategy for spinal metastases. *Spine (Phila Pa 1976)*. 2001;26:298-306.

Van Goethem JW, van den Hauwe L, Ozsarlak O, De Schepper AM, Parizel PM. Spinal tumors. *Eur J Radiol*. 2004;50:159-176.

Síndromes Paraneoplásicas 108

Erika Santos Horta e Tobias Walbert

PONTOS-CHAVE

1. As síndromes paraneoplásicas têm amplo espectro de sintomas.
2. Não há relação direta entre um sintoma e um anticorpo específico. Dessa forma, um painel de anticorpos deve ser testado.
3. Síndromes paraneoplásicas são tratáveis se rapidamente reconhecidas. Geralmente elas são o primeiro sintoma de um câncer não diagnosticado.
4. Anticorpos patogênicos têm uma proteína de sinapse ou canal de membrana como alvo.
5. Anticorpos direcionados às proteínas nucleares ou citoplasmáticas são marcadores da doença e estão altamente associados a cânceres.
6. O tratamento inclui o diagnóstico das síndromes, dos anticorpos associados, uma avaliação da malignidade e terapia.

INTRODUÇÃO

Síndromes paraneoplásicas são um grupo de transtornos que compartilham sintomas neurológicos comuns e um anticorpo. As manifestações neurológicas são amplas e incluem transtornos do sistema nervoso central e periférico. O espectro das manifestações neurológicas está descrito na Figura 108.1.

Uma associação com câncer nem sempre é confirmada, mas é comum. Quando associada a malignidade, a síndrome paraneoplásica é chamada de síndrome paraneoplásica clássica. Apesar de não haver associação direta entre anticorpo, manifestação clínica e câncer, a Tabela 108.1 resume os anticorpos e doenças paraneoplásica mais comuns e os cânceres mais associados a eles.

Em 1976, o anticorpo anticélulas citoplasmáticas de Purkinje tipo Tr (PCA-Tr) foi encontrado em um paciente com linfoma de Hodgkin que desenvolveu degeneração cerebelar aguda, configurando a primeira situação em que um anticorpo foi associado a um sintoma neurológico. Desde então, o número de anticorpos associados aos distúrbios paraneoplásicos aumentou para mais de 30 anticorpos conhecidos.

O conhecimento das síndromes paraneoplásicas é importante, pois esses distúrbios são tratáveis e podem configurar o primeiro sintoma de um câncer não diagnosticado.

EPIDEMIOLOGIA

Síndromes paraneoplásicas são observadas em menos de 1% dos pacientes oncológicos. Por outro lado, é um diagnóstico que deve ser seriamente considerado em alguns fenótipos específicos. Por exemplo, a encefalite paraneoplásica é a causa de 7,5% dos casos de encefalite no Reino Unido.

Síndromes paraneoplásicas afetam pacientes de qualquer idade, de crianças a idosos. Apesar de alguns anticorpos estarem associados ao gênero, como o anticorpo anticélulas citoplasmáticas de Purkinje tipo 1 (PCA-1) e o anticorpo antirreceptor de N-metil-D-aspartato (NMDA) nas mulheres, e o anti-Ta nos homens, as síndromes paraneoplásicas como entidade não têm um viés de gênero.

BIOPATOLOGIA

Apesar das tentativas de evasão do sistema imune por parte das neoplasias, as células cancerosas expressam proteínas, inclusive intracelulares. Essas proteínas se tornam antígenos e são reconhecidas por anticorpos sistêmicos. As doenças paraneoplásicas ocorrem quando esses anticorpos reconhecem proteínas que também são expressadas pelas células do sistema nervoso. Dessa forma, as síndromes paraneoplásicas configuram uma intersecção entre a neuroimunologia e a neuro-oncologia.

Os anticorpos podem ser patogênicos ou marcadores da síndrome paraneoplásica. Anticorpos patogênicos como os anticorpos anticomplexo de membrana de potássio voltagem-dependente (VGKC) e NMDA geralmente objetivam proteínas nucleares ou citoplasmáticas. Anticorpos direcionados a proteínas nucleares ou citoplasmáticas são geralmente marcadores da doença, e linfócitos T CD8 (CD8-T) são as células motoras do processo patológico. Exemplos dessa classe são o PCA-1 e o anticorpo antineuronal nuclear tipo 1 (ANNA-1).

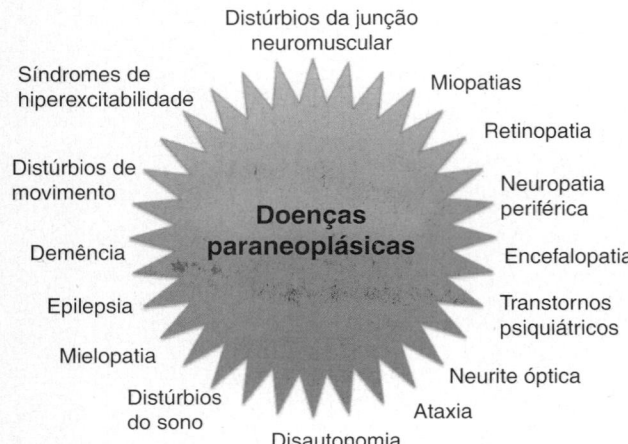

FIGURA 108.1 Resumo das manifestações das doenças paraneoplásicas.

Tabela 108.1 Síndromes paraneoplásicas, tumores associados e anticorpos.

Síndrome	Tumores associados	Anticorpos associados
Encefalite	Pulmão, testículo, teratoma ovariano, timoma, mama	ANNA-1 (Anti-Hu), NMDA, VGKC, CRMP5 (CV2), anfifisina, Ta (Ma2), AMPA, GABA$_B$
Epilepsia	Timoma, pulmão	VGKC, GAD65, CRMP5
Mielite	Pulmão, mama, rim, tireoide, ovário endométrio, melanoma	Anfifisina, CRMP5, PCA-1 (Anti-Yo), ANNA-1 (Anti-Hu), ANNA-2, ANNA-3, AQP4, GFAP
Degeneração cerebelar	Ovário, mama, pulmão, linfoma Hodgkin	PCA-1 (Anti-Yo), PCA-2, PCA-Tr, ANNA-2, ANNA-1 (Anti-Hu), CV2/CRMP5, GAD65
Neuropatia periférica/autônoma	Pulmão, mama	ANNA-1, CV2/CRMP5, VGKC, periferina, gACH, DPPX
Distúrbios de movimento	Neuroblastoma, pulmão, câncer de mama, cancro do ovário	ANNA-1, ANNA-2, NMDA, CRMP5, Ta/Ma2
Síndrome da pessoa rígida	SCLC, câncer de mama, timoma, linfoma Hodgkin, adenocarcinoma	GAD65, anfifisina, ANNA-2 (Anti-Ri), GlyR
Síndrome miastênica de Lambert-Eaton	Timoma, pulmão	VGCC, SOX1
Miastenia *gravis*	Timoma, pulmão	mACHR, STR
Retinopatias	SCLC, melanoma	Antirrecoverina, célula bipolar antirretiniana, CV2/CRMP5

AMPA, ácido alfa-amino-3-hidroxi-5-metil-4-isoxazolepropiônico; ANNA, anticorpo nuclear antineuronal; AQP4, aquaporina 4; CRMP5, proteína mediadora da resposta à colapsina-5; DPPX, proteína semelhante à dipeptidil-peptidase 6; GABAB, ácido alfa-aminobutírico tipo B; gACH, antirreceptor ganglônico de acetilcolina; GAD65, antiglutamato descarboxilase 65; GFAP, proteína glial fibrilar ácida; GlyR, receptor de glicina; LEMS, síndrome miastênica de Lambert-Eaton; mACHR, receptor muscarínico da acetilcolina; NMDA, receptor de *N*-metil-D-aspartato; PCA, anticorpo anticélulas citoplasmáticas de Purkinje; SCLC, câncer de pulmão de pequenas células; SOX1, genes HMG-box relacionados a SRY; STR, estriado; VGCC, canal de cálcio regulado por voltagem; VGKC, anticorpo anticomplexo de membrana de potássio voltagem-dependente.

Curiosamente, os cânceres estão mais comumente associados a anticorpos direcionados a proteínas intracelulares do que aos direcionados a proteínas ou complexos de membrana.

Achados microscópicos incluem edema neuroaxonal, perda neural, cromatólise, vacuolização neuronal, proliferação microglial e infiltração de células T.

MANIFESTAÇÕES CLÍNICAS

É importante entender que os fenótipos de doença paraneoplásica não são necessariamente distintos uns dos outros. Pacientes com o mesmo anticorpo podem se apresentar com manifestações diferentes. Ademais, um paciente com um anticorpo pode se apresentar com uma combinação de sintomas, como encefalite límbica e crises epilépticas, ou com encefalomielopatia.

Encefalite

A encefalite constitui a manifestação de doença paraneoplásica mais comum do sistema nervoso central. A maioria dos anticorpos está associada à encefalite, incluindo o ANNA-1 e anticorpos antiácido γ-aminobutírico. Encefalites agudas/subagudas límbicas e/ou de tronco encefálico se apresentam com perda de memória e confusão, estando geralmente associadas a outros sintomas, como crises epilépticas ou sintomas psiquiátricos. Essa condição pode anteceder o diagnóstico de câncer em até 6 meses.

O anticorpo anti-NMDA é o anticorpo mais comumente encontrado em encefalites paraneoplásicas. Algumas características da encefalite por anti-NMDA são *extreme delta brush* no eletroencefalograma, distúrbios do movimento, como coreia ou distonia mandibular, distonia e instabilidade respiratória. O teratoma ovariano é o tumor classicamente associado a esse anticorpo. Recentemente, casos dessa entidade foram observados após infecções virais, especialmente em encefalites por herpes simples.

O anticorpo anti-Ta, também conhecido como *Ma2*, é geralmente observado em homens jovens, estando associado ao câncer testicular; entretanto, o anticorpo anti-Ma1 pode ser encontrado em ambos os sexos. Ambos os anticorpos anti-Ma1 e Ma2 causam encefalites com alteração de memória e de comportamento, cursando também com alterações oftalmológicas, como opsoclonia e oftalmoplegia.

Anticorpos anti-VGKC incluem todos os anticorpos direcionados a elementos do complexo de membrana VGCK, como LGI1 e Caspr2. Podem mimetizar ou existir com doença de Creutzfeldt-Jakob. De modo interessante, hiponatremia é um achado comum em pacientes com encefalite por anticorpo anti-LGI1.

Epilepsia

Epilepsia relacionada a anticorpos paraneoplásicos, apresenta-se como uma nova epilepsia, em questão de meses após crises focais ou focais, evoluindo para tônico-clônicas bilaterais. São de difícil tratamento apenas com medicações antiepilépticas. O tipo mais frequente é a de lobo temporal. Outras manifestações neurológicas comuns incluem encefalites e déficits cognitivos, bem como mudanças comportamentais ou distúrbios do movimento. Os anticorpos mais comumente identificados incluem o anti-VGKC, principalmente o subtipo LGI1, antiglutamato descarboxilase 65 (GAD65) e a proteína mediadora da resposta à colapsina-5 (CRMP5).

O anticorpo anti-LGI1 pode ter uma manifestação distinta de breves movimentos distônicos na face e braço ipsilateral, que se denominam *crises faciobraquiais*. Se não tratadas com imunoterapia, progridem para encefalite e epilepsia de lobo temporal.

Mielite

A mielite está geralmente associada à encefalopatia, apresentando-se, portanto, como encefalomielopatia. O curso da doença é subagudo e progressivo. Pode preceder o diagnóstico de câncer em até 18 meses. Múltiplos anticorpos, como antianfifisina, anti-ANNA-1 e ANNA-2, CRMP5, e até mesmo antiaquaporina-4 (AQP4), foram associados à mielite paraneoplásica.

Um novo anticorpo associado à mielite é o antiproteína glial fibrilar ácida. A mielite é geralmente central e de extensão longitudinal, com captação de contraste. A imagem de ressonância magnética (RM) do cérebro pode indicar um padrão peculiar de hipersinal periventricular radial, como linhas vindas do ventrículo para o córtex. Sintomas comumente associados incluem cefaleias, distorções de visão e tremores.

Ataxia cerebelar

A ataxia cerebelar é causada pelo ataque imunológico às células de Purkinje do cerebelo. Geralmente, inicia-se com ataxia de marcha, que progride em semanas para tronco e membros, sendo seguida por disartria, nistagmo, vertigem e diplopia. É tão agressiva que os pacientes podem ficar restritos ao leito durante meses. Anticorpos associados com essa síndrome incluem anti-PCA-1, anti-PCA tipo 2, anti-PCA-Tr e também anti-GAD65 e anfifisina. Os cânceres mais comumente associados à ataxia cerebelar são os de ovário, mama, pulmão de pequenas células e linfoma de Hodgkin.

Neuropatias

Apesar de este capítulo enfatizar a associação entre doença paraneoplásica e anticorpos, ele não cobre quaisquer polineuropatias, organomegalias, endocrinopatias, componentes M, alterações cutâneas ou gamopatia monoclonal de significado indeterminado. Neuropatias paraneoplásicas, bem como outras síndromes paraneoplásicas, geralmente precedem o diagnóstico de um câncer.

Neuropatia sensitiva

A neuropatia sensitiva ocorre por um ataque imunológico da raiz do gânglio dorsal. A perda de propriocepção causa ataxia. Essa apresentação está altamente associada ao câncer, e mais de 70% dos pacientes apresentam câncer de pulmão de pequenas células. Ela geralmente se apresenta no curso de semanas, em geral afetando os membros superiores inicialmente. É progressiva assimetricamente até o ponto em que o paciente torna-se acamado. O anticorpo mais comum é o anti-ANNA-1, seguido dos antianfifisina e CRMP5.

Neuropatias sensorimotoras

As neuropatias podem ser axonais, desmielinizantes ou vasculares. Histórico dos pacientes, eletroneuromiografia e biopsia não irão diferenciar entre neuropatia paraneoplásica ou não paraneoplásica. Dessa forma, a única possibilidade de um diagnóstico correto ocorre com a solicitação de um painel paraneoplásico, sendo que anticorpo anti-ANNA-1 e CRMP5 são comuns. A dor pode ser um sintoma da neuropatia causada por anticorpos anti-VGKC e CRMP5. Uma forma aguda de neuropatia, que lembra a síndrome de Guillain-Barré, pode ser encontrada com o anticorpo anti-ANNA-1.

Neuropatias autonômicas

As neuropatias autonômicas ocorrem pelo ataque imunológico aos gânglios autonômicos. O espectro dos sintomas autonômicos é amplo, incluindo hipotensão ortostática, anormalidades na sudorese e dismotilidade ou pseudo-obstrução gástricas. A dismotilidade gástrica é causada pela ligação imunológica aos neurônios entéricos. O anticorpo mais comum é o antirreceptor ganglionico de acetilcolina (gACH), mas também pode ocorrer com os anticorpos anti-CRMP5, periferina e dipeptidilpeptidase-proteína-6. A positividade para anticorpos gACH foi identificada em 16% dos pacientes com disautonomia, e, apesar de não encontrados em outras síndromes paraneoplásicas, os níveis de anticorpos antigACH se correlacionam com a gravidade da disfunção autonômica.

Neuropatias motoras

Essas são extremamente raras, e os relatos de caso ocorrem em pacientes com câncer de pulmão de pequenas células. Anticorpos associados a neuropatias motoras incluem o anti-ANNA-1 e CRMP5.

Hiperexcitabilidade periférica

A neuromiotonia é caracterizada por atividade muscular contínua e espontânea, com relaxamento atrasado devido à hiperexcitabilidade dos nervos periféricos. Clinicamente, são observados espasmos musculares, pois o paciente reclama de rigidez muscular.

A síndrome de Morvan é caracterizada por neuromiotonia, encefalopatia com elementos neuropsiquiátricos, disautonomia e dor neuropática. Anticorpos anti-VGKC (especialmente anti-Caspr) estão mais associados à síndrome, que está ligada a timomas.

A síndrome de Isaac é outra síndrome de hiperexcitabilidade associada a anticorpos anticomplexo VGKC e neuromiotonia. Diferentemente da síndrome de Morvan, cãibras são comuns, e não há manifestações de sistema nervoso central.

Distúrbios da junção neuromuscular

Distúrbios paraneoplásicos da junção neuromuscular incluem a síndrome miastênica de Lambert-Eaton (SMLE) e miastenia *gravis* (MG).

A SMLE é causada pelo ataque de anticorpos ao receptor do canal de cálcio dependente de voltagem (CCDV). Sintomas incluem fraqueza muscular, que pode ser acompanhada de disautonomia. A melhora dos reflexos e da força após o exercício pode ser observada por meio de exame neurológico. A eletroneuromiografia mostra melhora do potencial de ação composto da musculatura com estimulação nervosa de alta frequência ou após contração muscular isométrica sustentada. A positividade para anticorpos anti-CCDV, somada a outro anticorpo, é altamente preditiva de câncer. Por exemplo, câncer de pulmão foi encontrado em 70% dos pacientes com positividade para anticorpos anti-CCDV tipo N e canais tipo p/q e anticorpos anti-SOX1.

A MG é caracterizada por fraqueza oscilante, que afeta não apenas a musculatura voluntária, como também gera insuficiência respiratória. A eletroneuromiografia é o padrão-ouro para o diagnóstico da doença, demonstrando diminuição dos potenciais de ação muscular compostos após estímulo com alta frequência ou contração muscular isométrica sustentada. Estima-se que a MG se manifeste em 40% dos pacientes com timoma (Vernino, Lennon 2004), e, nesse caso, além da positividade para anticorpos antirreceptor muscarínico de acetilcolina, há positividade para outros anticorpos. Pacientes que testaram positivo para anticorpos antirreceptor muscarínico de acetilcolina e antimúsculo estriado, somados a anti-CRMP5 ou VGKC, foram diagnosticados com câncer em 81%, sendo que, dentre esses, 85% apresentavam timoma.

Miopatia

A miosite paraneoplásica é majoritariamente representada por dermatomiosite e polimiosite. Essas condições estão além do escopo deste capítulo e são discutidas detalhadamente no Capítulo 94. A miopatia necrosante autoimune pode ser vista com o anticorpo antipartícula de reconhecimento de sinal. Há raros casos de pacientes com anticorpos anti-ANNA-1 que se apresentam com miopatia.

Distúrbios do movimento

Muitos anticorpos paraneoplásicos podem causar distúrbios do movimento hipo ou hipercinéticos. Dentre os pacientes com anticorpo anti-NMDA, 80% apresentam movimentos bucolinguais e/ou coreia. Coreia também é observada com anticorpos anti-ANNA-1 e CRMP5. Mioclonias podem ser observadas com anticorpos anti-ANNA-1 ou complexo VGKC, especialmente com o anticorpo anti-LGI1. A distonia mandibular está associada ao anticorpo anti-ANNA-2. O parkinsonismo pode ser visto com anticorpos anti-Ta/Ma2, ANNA-2 e LGI1.

A síndrome da pessoa rígida é representada por rigidez muscular e espasmos dolorosos. Quando combinada com encefalomielite e disautonomia, é chamada de *encefalomielite progressiva*. O anticorpo mais comumente encontrado nesses pacientes é o anti-GAD65, mas a anticorpos antirreceptor de glicina e anfifisina também são encontrados.

Distúrbios paraneoplásicos que afetam os olhos

O espectro de envolvimento ocular nos distúrbios paraneoplásicos é amplo e inclui neurite, neuropatias de nervos cranianos e distúrbios de movimento ocular como nistagmo.

A neurite óptica paraneoplásica é caracterizada pelo surgimento súbito de um escotoma central indolor. Geralmente é bilateral, cursando com edema dos discos ópticos e alteração de potencial visual evocado. A neurite óptica paraneoplásica cursa com anticorpos anti-CRMP5 e ANNA-1, como nos casos de neuromielite com anticorpos antiaquaporina 4.

A retinopatia associada ao câncer é em geral bilateral e indolor. Fotopsias estão presentes, como cegueira noturna, constrição do campo visual e escotomas centrais. Ao exame, estreitamento arteriolar pode ser observado, bem como palidez do disco óptico. Os exames de eletrorretinografia, tomografia de coerência óptica e angiofluoresceinografia não mostram alterações específicas de síndrome paraneoplásica. O câncer mais comumente associado é o de pulmão de pequenas células, mas casos associados a cânceres de próstata, cólon e mama também foram observados. Os clássicos anticorpos antirrecoverina são encontrados apenas em um pequeno número de pacientes, mas devem ser realizados exames para outros anticorpos, que possam danificar proteínas retinianas. O mais comum é o anticorpo antienolase. A retinopatia associada ao melanoma rapidamente causa leve perda de acuidade visual e fotopsias, como escotomas. Nesse caso, os anticorpos são anticélulas bipolares da retina.

Opsoclonia-mioclonia está geralmente associada aos anticorpos anti-ANNA. Em crianças, deve-se excluir neuroblastoma. Em adultos, tumores associados a essa síndrome incluem câncer de pulmão de pequenas células e câncer de mama, bem como outros cânceres ginecológicos.

MANEJO

O manejo das síndromes paraneoplásicas inclui o diagnóstico das síndromes, o anticorpo ou anticorpos associados, a avaliação da malignidade e, obviamente, o tratamento. Como o prognóstico dessas condições muitas vezes depende da rapidez em que são tratadas, todos os braços de manejo devem ocorrer simultaneamente. Painéis de anticorpos podem demorar semanas para ficar prontos. Dessa forma, nos casos suspeitos de síndromes paraneoplásicas, é melhor iniciar o tratamento enquanto os resultados não estão prontos e a avaliação da malignidade está sendo realizada.

Dada a raridade desses distúrbios, não há ensaios clínicos ou estudos randomizados; portanto, todas as recomendações de manejo são nível C.

Diagnóstico

Deve-se suspeitar de síndromes paraneoplásicas quando surgem sintomas agudos ou subagudos. A investigação de síndromes paraneoplásicas pode utilizar as mesmas ferramentas usadas na neurologia. A Figura 108.2 resume em um algoritmo os testes necessários para que se considere o diagnóstico de distúrbios paraneoplásicos.

A punção lombar é um recurso comumente utilizado, pois a maioria dos pacientes apresentará alterações no líquido cefalorraquidiano. A alteração mais comum é o aumento de proteínas, mas, no início da doença, pleocitose é mais comum. O aumento nas proteínas é observado em 67 a 92% dos pacientes, bandas oligoclonais em 30 a 77% e pleocitose em 28 a 88%.

Exames de imagem geralmente são representados por ressonâncias magnéticas, utilizadas para avaliar os sintomas neurológicos (Evidência de nível 1).[1] Em encefalites límbicas, a RM do cérebro pode mostrar alterações nos lobos temporais em 40 a 70% dos pacientes. A mielite paraneoplásica, de modo geral, é longitudinalmente extensa e simétrica. Imagens ponderadas em T2 são as mais sensíveis, e o hipersinal pode ser visto com o uso de contraste. Geralmente afeta as colunas dorsolaterais, mas também pode afetar a substância cinzenta central.

Muitos exames diagnósticos são utilizados para a pesquisa de câncer primário. O primeiro a ser realizado é, geralmente, a tomografia computadorizada de tórax/abdome/pelve (Evidência de nível 1).[1] Quando a tomografia computadorizada é negativa, outros exames podem ser adicionados. No caso de anticorpos anti-NMDA e anti-Ta, a ultrassonografia de pelve deve ser considerada (Evidência de nível 1).[1] Outra ferramenta a ser considerada em qualquer avaliação de malignidade é a tomografia por emissão de pósitrons de corpo inteiro (Evidência de nível 1).[1]

A eletroneuromiografia é utilizada para o diagnóstico de neuropatia, miopatia ou distúrbios da junção neuromuscular (Evidência de nível 1).[1] Infelizmente, ela não revelará se a síndrome é, de fato, paraneoplásica. Até mesmo biopsias musculares ou de nervos não são capazes de diferenciar se uma condição é, de fato, paraneoplásica.

Recomenda-se o uso de um painel completo de avaliação de anticorpos, em vez da análise de anticorpos individuais (Evidência de nível 1).[1] Isso se dá por diversos motivos. Um painel completo apresenta maior probabilidade de identificar o anticorpo causal, em vez de um ou dois testes individuais, principalmente porque os anticorpos podem coexistir, as manifestações clínicas podem se sobrepor, e um anticorpo pode

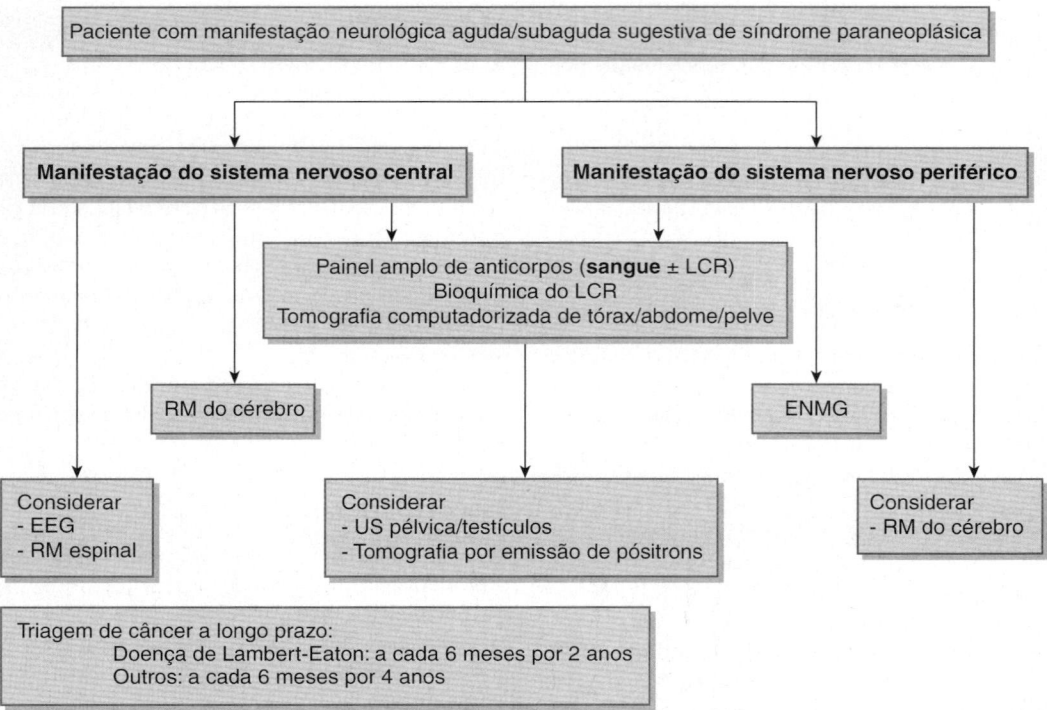

FIGURA 108.2 Algoritmo para diagnóstico de síndromes paraneoplásicas. EEG, eletroencefalograma; ENMG, eletroneuromiografia; LCR, líquido cefalorraquidiano; RM, ressonância magnética; US, ultrassonografia.

gerar múltiplas manifestações. Outro motivo é que, com um painel completo, o tratamento pode ser iniciado após a coleta das amostras. Um algoritmo sequencial seletivo de testes de anticorpos iria retardar o tratamento e poderia gerar resultados falso-negativos se os anticorpos fossem coletados durante ou após o início da terapia imunológica.

Tratamento

Os tratamentos são baseados em terapias imunomoduladoras e na remoção do tumor (Evidência de nível 1).[1] Não há ensaios clínicos e, portanto, não é possível saber qual é a melhor terapia. Agudamente, a primeira linha de tratamento se faz com corticosteroides e/ou imunoglobulina G (IgG) ou plasmaférese. A segunda linha envolve rituximabe ou ciclofosfamida. As doses mais comuns são de 1 g de metilprednisolona por dia, por 5 dias, para os corticosteroides; 0,4 g/kg/dia de IGIV por 5 dias, cinco a sete sessões de plasmaférese a cada 2 dias, 375 mg/m² a cada semana de rituximabe. A manutenção a longo prazo, quando necessária, é feita com micofenolato de mofetila, azatioprina, IGIV, ciclofosfamida ou infusões de rituximabe. Em um ensaio não controlado de rituximabe em pacientes com doenças paraneoplásicas associadas aos anticorpos anti-ANNA-1 e PCA-1, 57% dos pacientes apresentaram melhora.

O manejo dos sintomas também deve ser realizado. Na doença de Lambert-Eaton, pode-se tentar 3,4-diaminopiridina. No caso da MG, o medicamento de escolha é a piridostigmina. Benzodiazepínicos são utilizados na síndrome da pessoa rígida. Medicações antiepilépticas são utilizadas na epilepsia paraneoplásica.

Outra pergunta é por quanto tempo o rastreamento para câncer deve continuar em pacientes nos quais não foi encontrado nenhum câncer inicialmente. Uma força-tarefa europeia sugeriu a repetição da avaliação oncológica a cada 6 meses por 4 anos, com exceção da SMLE, na qual os exames devem continuar por 2 anos.

RESULTADOS

A maioria dos transtornos paraneoplásicos apresenta um bom prognóstico quando tratada rapidamente, e atrasos no diagnóstico estão associados a piores prognósticos.

O prognóstico é melhor em anticorpos, cujo alvo é a superfície celular, como canais de cálcio, em comparação aos alvos intracelulares.

Apesar de um prognóstico oncológico favorável, pacientes com anticorpos anticélulas de Purkinje apresentam prognóstico neurológico ruim, especialmente aqueles com anticorpo anti-PCA-1. Além disso, na mielite paraneoplásica, a maioria dos pacientes ficará dependente de cadeira de rodas ou necessitará de ajuda para deambular.

EVIDÊNCIA DE NÍVEL 1

1. Vedeler CA, Antoine JC, Giometto B, et al.; for Paraneoplastic Neurological Syndrome Euronetwork. Management of paraneoplastic neurological syndromes: report of an EFNS Task Force. *Eur J Neurol.* 2006;13(7):682-690.

LEITURA SUGERIDA

Apiwattanakul M, Milone M, Pittock SJ, et al. Signal recognition particle immunoglobulin G detected incidentally associates with autoimmune myopathy. *Muscle Nerve.* 2016;53(6):925-932.

Celicanin M, Blaabjerg M, Maersk-Moller C, et al. Autoimmune encephalitis associated with voltage-gated potassium channels-complex and leucine-rich glioma-inactivated 1 antibodies-a national cohort study. *Eur J Neurol.* 2017;24(8):999-1005.

Chen Y, Xing XW, Zhang JT, et al. Autoimmune encephalitis mimicking sporadic Creutzfeldt-Jakob disease: a retrospective study. *J Neuroimmunol.* 2016;295:1-8.

Dalmau J, Lancaster E, Martinez-Hernandez E, Rosenfeld MR, Balice-Gordon R. Clinical experience and laboratory investigations in patients with anti-NMDAR encephalitis. *Lancet Neurol.* 2011;10(1):63-74.

Fang B, McKeon A, Hinson SR, et al. Autoimmune glial fibrillary acidic protein astrocytopathy: a novel meningoencephalomyelitis. *JAMA Neurol.* 2016;73(11):1297-1307.

Flanagan EP, McKeon A, Lennon VA, et al. Paraneoplastic isolated myelopathy: clinical course and neuroimaging clues. *Neurology.* 2011;76(24):2089-2095.

Fu JB, Raj VS, Asher A, et al. Inpatient rehabilitation performance of patients with paraneoplastic cerebellar degeneration. *Arch Phys Med Rehabil.* 2014;95(12):2496-2499.

Gordon LK. Paraneoplastic syndromes in neuro-ophthalmology. *J Neuroophthalmol.* 2015;35(3):306-314.

Granerod J, Ambrose HE, Davies NW, et al. Causes of encephalitis and differences in their clinical presentations in England: a multicentre, population-based prospective study. *Lancet Infect Dis.* 2010;10(12):835-844.

Gultekin SH, Rosenfeld MR, Voltz R, Eichen J, Posner JB, Dalmau J. Paraneoplastic limbic encephalitis: neurological symptoms, immunological findings and tumour association in 50 patients. *Brain.* 2000;123(pt 7):1481-1494.

Hoffmann LA, Jarius S, Pellkofer HL, et al. Anti-Ma and anti-Ta associated paraneoplastic neurological syndromes: 22 newly diagnosed patients and review of previous cases. *J Neurol Neurosurg Psychiatry.* 2008;79(7):767-773.

Horta ES, Lennon VA, Lachance DH, et al. Neural autoantibody clusters aid diagnosis of cancer. *Clin Cancer Res.* 2014;20(14):3862-3869.

Irani SR, Michell AW, Lang B, et al. Faciobrachial dystonic seizures precede LGI1 antibody limbic encephalitis. *Ann Neurol.* 2011;69(5):892-900.

Jones AL, Flanagan EP, Pittock SJ, et al. Responses to and outcomes of treatment of autoimmune cerebellar ataxia in adults. *JAMA Neurol.* 2015;72(11):1304-1312.

Kanikannan MA, Sirisha Y, Uppin MS, et al. Incidence and spectrum of paraneoplastic neurological syndromes: single center study. *J Neurooncol.* 2015;125(1):197-206.

Klein CJ, Lennon VA, Aston PA, McKeon A, Pittock SJ. Chronic pain as a manifestation of potassium channel-complex autoimmunity. *Neurology.* 2012;79(11):1136-1144.

López-Chiriboga AS, Clardy SL. Emerging subspecialties in neurology: autoimmune neurology. *Neurology.* 2017;89(11):e129-e133.

Marx A, Willcox N, Leite MI, et al. Thymoma and paraneoplastic myasthenia gravis. *Autoimmunity.* 2010;43(5-6):413-427.

McKeon A. Autoimmune encephalopathies and dementias. *Continuum (Minneap Minn).* 2016;22(2):538-558.

McKeon A, Apiwattanakul M, Lachance DH, et al. Positron emission tomography-computed tomography in paraneoplastic neurologic disorders: systematic analysis and review. *Arch Neurol.* 2010;67(3):322-329.

McKeon A, Pittock SJ. Paraneoplastic encephalomyelopathies: pathology and mechanisms. *Acta Neuropathol.* 2011;122(4):381-400.

McKeon A, Tracy JA, Pittock SJ, Parisi JE, Klein CJ, Lennon VA. Purkinje cell cytoplasmic autoantibody type 1 accompaniments: the cerebellum and beyond. *Arch Neurol.* 2011;68(10):1282-1289.

Melzer N, Meuth SG, Wiendl H. Paraneoplastic and non-paraneoplastic autoimmunity to neurons in the central nervous system. *J Neurol.* 2013;260(5):1215-1233.

Newey CR, Appleby BS, Shook S, Sarwal A. Patient with voltage-gated potassium-channel (VGKC) limbic encephalitis found to have Creutzfeldt-Jakob disease (CJD) at autopsy. *J Neuropsychiatry Clin Neurosci.* 2013;25:E05-E07.

Pérez Sánchez S, Pérez Noguera R, Sánchez Sánchez V, López Domínguez JM. Anti-Hu associated paraneoplastic neuropathy simulating an axonal variant of Guillain-Barre syndrome [in Spanish]. *Neurologia.* 2020;35:346-347.

Pignolet BS, Gebauer CM, Liblau RS. Immunopathogenesis of paraneoplastic neurological syndromes associated with anti-Hu antibodies: a beneficial antitumor immune response going awry. *Oncoimmunology.* 2013;2:e27384.

Psimaras D, Carpentier AF, Rossi C. Cerebrospinal fluid study in paraneoplastic syndromes. *J Neurol Neurosurg Psychiatry.* 2010;81(1):42-45.

Quek AM, Britton JW, McKeon A, et al. Autoimmune epilepsy: clinical characteristics and response to immunotherapy. *Arch Neurol.* 2012;69(5):582-593.

Sawlani K, Katirji B. Peripheral nerve hyperexcitability syndromes. *Continuum (Minneap Minn).* 2017;23(5):1437-1450.

Schein F, Gagneux-Brunon A, Antoine JC, et al. Anti-N-methyl-D-aspartate receptor encephalitis after herpes simplex virus-associated encephalitis: an emerging disease with diagnosis and therapeutic challenges. *Infection.* 2017;45(4):545-549.

Schmitt SE, Pargeon K, Frechette ES, Hirsch LJ, Dalmau J, Friedman D. Extreme delta brush: a unique EEG pattern in adults with anti-NMDA receptor encephalitis. *Neurology.* 2012;79(11):1094-1100.

Serafini A, Lukas RV, VanHaerents S, et al. Paraneoplastic epilepsy. *Epilepsy Behav.* 2016;61:51-58.

Shams'ili S, de Beukelaar J, Gratama JW, et al. An uncontrolled trial of rituximab for antibody associated paraneoplastic neurological syndromes. *J Neurol.* 2006;253(1):16-20.

Tobin WO, Lennon VA, Komorowski L, et al. DPPX potassium channel antibody: frequency, clinical accompaniments, and outcomes in 20 patients. *Neurology.* 2014;83(20):1797-1803.

Trotter JL, Hendin BA, Osterland CK. Cerebellar degeneration with Hodgkin disease. An immunological study. *Arch Neurol.* 1976;33(9):660-661.

Vernino S, Ermilov LG, Sha L, Szurszewski JH, Low PA, Lennon VA. Passive transfer of autoimmune autonomic neuropathy to mice. *J Neurosci.* 2004;24(32):7037-7042. doi:10.1523/JNEUROSCI.1485-04.2004.

Vernino S, Low PA, Fealey RD, Stewart JD, Farrugia G, Lennon VA. Autoantibodies to ganglionic acetylcholine receptors in autoimmune autonomic neuropathies. *N Engl J Med.* 2000;343(12):847-855.

Xu Q, Du W, Zhou H, et al. Distinct clinical characteristics of paraneoplastic optic neuropathy. *Br J Ophthalmol.* 2019;103(6):797-801.

Complicações da Terapia do Câncer 109

Jasmin Jo e David Schiff

PONTOS-CHAVE

1. As complicações neurológicas da terapêutica para o câncer podem reduzir a qualidade de vida de um paciente. O reconhecimento precoce e o manejo imediato podem auxiliar na melhora dos sintomas e na prevenção de déficits permanentes.

2. As complicações da radioterapia são classificadas como reações agudas (< 1 mês), tardia precoce (1 a 6 meses) e tardia avançada (> 6 meses).

3. A neuropatia periférica induzida pela quimioterapia constitui uma importante toxicidade dose-limitante da quimioterapia.

4. A radioterapia de cérebro total concomitante com quimioterapias como o metotrexato podem causar leucoencefalopatia ou aumentar sua extensão.

5. A neurotoxicidade advinda da imunoterapia resulta de uma ativação imune levando a doenças órgão-específicas que mimetizam doenças autoimunes.

6. A síndrome de liberação de citocinas e a encefalopatia relacionada às células T quiméricas do receptor de antígeno podem ser potencialmente fatais, e o manejo imediato e agressivo é essencial para ambas as condições.

INTRODUÇÃO

O tratamento do câncer pode resultar em complicações neurológicas que podem afetar adversamente o *status* funcional de um paciente e seu desfecho. O reconhecimento precoce das manifestações clínicas pode auxiliar os médicos a chegar a um diagnóstico oportuno e a manejar a condição. Neste capítulo, discutiremos complicações comuns relacionadas à radioterapia (RT), quimioterapia, agentes biológicos e imunoterapia.

COMPLICAÇÕES NEUROLÓGICAS DA RADIOTERAPIA

Introdução

A RT é um dos pilares do tratamento de tumores primários e secundários do sistema nervoso central (SNC), bem como para profilaxia de certas neoplasias malignas sistêmicas. Complicações da RT são bem conhecidas e podem gerar efeitos debilitantes na qualidade de vida. O risco de lesão pela radiação aumenta com a dose total e frações maiores, com maior volume de tratamento e com a coadministração de quimioterapia. Os pacientes com menos de 10 anos e aqueles com mais de 70 anos são mais suscetíveis às neurotoxicidades da RT.

Biopatologia

As complicações são normalmente categorizadas de acordo com a relação temporal com a RT: reações agudas (> 1 mês), tardia precoce (1 a 6 meses) e tardia avançada (> 6 meses) (Tabela 109.1). A diferenciação temporal é importante, pois as reações agudas e tardias precoces são geralmente reversíveis, enquanto as complicações tardias avançadas são irreversíveis. A lesão dos capilares induzida pela radiação, com rompimento da barreira hematencefálica (BHE) resultando em edema. A lesão avançada geralmente está associada a lesão tecidual permanente. O mecanismo proposto dos efeitos avançados consiste em uma combinação de lesão vascular acometendo os vasos de pequeno e médio calibres, desmielinização com perda dos oligodendrócitos e resposta imunológica a antígenos liberados por

Tabela 109.1 Complicações neurológicas da radioterapia.

Tipo	Início	Patologia	Sintomas de acordo com os locais			
			Cérebro	Medula espinal	Nervos cranianos	Nervos periféricos
Aguda	< 1 mês	Ruptura da BHE Edema	Encefalopatia aguda Pseudoprogressão	–	–	Parestesia
Tardia precoce	1 a 6 meses	Edema Desmielinização	Síndrome de sonolência Comprometimento cognitivo transitório Pseudoprogressão	Sinal de Lhermitte	Perda visual indolor Fraqueza da língua Perda auditiva Anosmia	Plexopatia transitória Dor
Tardia avançada	> 6 meses	Lesão vascular Desmielinização Necrose Perda celular	Radionecrose focal Leucoencefalopatia Comprometimento cognitivo Demência	Síndrome de Brown-Séquard Paraplegia espástica	Perda auditiva Perda visual Paralisias de NC inferiores	Plexopatia irreversível Mioquimia na EMG

BHE, barreira hematoencefálica; EMG, eletromiografia; NC, nervo craniano.

células gliais danificadas. O estado patológico final consiste em necrose pela radiação, compreendendo necrose por coagulação e desmielinização visível. Observa-se a ocorrência de atrofia tecidual com acompanhamento a longo prazo.

Manifestações clínicas e diagnóstico

Encefalopatia aguda

A encefalopatia aguda pode se desenvolver dentro de poucas horas ou dias após o início da RT. Isso pode ocorrer quando altas doses por fração (> 3 Gy) são administradas em um amplo campo de tratamento, especialmente em pacientes com hipertensão intracraniana. Os pacientes normalmente se apresentam com sonolência, cefaleia, náuseas, vômitos e exacerbação de déficits preexistentes. Aumentos no sinal hiperintenso em T2 na sequência inversão-recuperação para atenuação de fluidos (FLAIR) podem ser observados em exames de ressonância magnética (RM), apesar de não existirem achados específicos de neuroimagem associados a lesões agudas. Com uma melhor compreensão da programação de fracionamento em doses seguras, essa complicação é raramente encontrada.

Pseudoprogressão ou piora de sintomas preexistentes

Esta reação pode ser observada de forma aguda ou subaguda, normalmente manifestando-se com piora ou reaparecimento de sintomas neurológicos, cefaleia, náuseas e letargia. A pseudoprogressão se refere à captação de contraste dentro do leito tumoral que, em geral, mimetiza uma progressão tumoral. Técnicas de imagens avançadas utilizando tomografias por emissão de pósitrons geralmente revelam volume sanguíneo cerebral diminuído ou hipometabolismo, respectivamente. Ocorre em pelo menos 10 a 20% dos pacientes com glioblastoma que recebem concomitantemente RT e temozolomida; manifesta-se mais comumente dentro de 1 a 3 meses após o tratamento, porém, podem ocorrer mais tarde e, em geral, melhora em poucos meses.

Radionecrose focal

A necrose cerebral pela radiação se desenvolve vários meses, ou até mesmo anos, após RT por feixe externo e após altas doses de radiação local, por exemplo, por radiocirurgia estereotáxica. O risco de desenvolvimento de necrose pela radiação aumenta com a dose por fração, dose total maior, e volume do tratamento. Relata-se sua ocorrência em 5 a 24% dos pacientes com metástases cerebrais e até 5% dos tumores cerebrais primários. Os déficits neurológicos dependem da localização e tamanho da radionecrose. A ressonância magnética (RM) não diferencia a necrose pela radiação da progressão tumoral. Os exames de imagem metabólicos e de perfusão podem ajudar a discriminar as duas entidades, porém a cirurgia continua sendo o padrão de referência para confirmar o diagnóstico.

Leucoencefalopatia e comprometimento cognitivo

A disfunção cognitiva frequentemente se desenvolve desde 6 meses até vários anos após a RT, ocorrendo em até 90% dos pacientes com sobrevida além de 6 meses após a radioterapia de cérebro total (WBRT). O comprometimento pode variar de déficits leves a moderados na memória a curto prazo e atenção, até demência, em cerca de 12% dos pacientes. Uma síndrome clínica semelhante à hidrocefalia de pressão normal (demência, ataxia de marcha e incontinência urinária) foi observada na leucoencefalopatia induzida pela radiação, algo que pode melhorar com a realização de derivação ventriculoperitoneal. A RM mostra um hipersinal em T2/FLAIR na substância branca periventricular (leucoencefalopatia) e atrofia em quase todos os casos. A quimioterapia concomitante ou sequencial à WBRT pode aumentar a extensão da leucoencefalopatia, como em pacientes com linfoma primário do SNC que receberam metotrexato ou citarabina.

Mielopatia induzida pela radiação

A lesão da medula espinal induzida pela radiação é classificada em mielopatia tardia precoce (6 semanas a 6 meses) e tardia avançada (> 6 meses). O agravamento agudo dos déficits neurológicos deve levar à investigação imediata de hemorragia intratumoral ou progressão do tumor. A mielopatia tardia precoce caracteriza-se, clinicamente, pelo sinal de Lhermitte, que tipicamente sofre resolução espontânea, sem achados distintos no exame de imagem. Os pacientes com mielopatia pela radiação tardia avançada frequentemente apresentam síndrome de Brown-Séquard e paraplegia espástica com comprometimento das funções sensitivas e autônomas. A condição pode começar de modo abrupto ou insidiosamente e, com mais frequência, é irreversível. A RM demonstra hipersinal e captação de contraste em T2/FLAIR nos níveis afetados da medula espinal precocemente, enquanto a atrofia de medula espinal sem anormalidades no sinal pode ser vista anos após o início da doença.

Neuropatias cranianas

Qualquer nervo craniano pode ser acometido se estiver incluído no campo de radiação. O nervo hipoglosso é o nervo craniano mais vulnerável, seguido do nervo vago e do nervo laríngeo recorrente; acredita-se que seja devido à absorção da maior quantidade de energia da RT na região do pescoço. A neuropatia óptica, a complicação mais temida, resulta em perda visual indolor e progressiva ou constrição do campo visual. Desta forma, é importante limitar a dose de radiação no trajeto óptico. Os nervos oculomotor, troclear, trigêmeo, abducente e facial são menos vulneráveis e podem ser afetados em decorrência de RT focal para tumores da base do crânio. A lesão permanente de nervos cranianos é rara e ocorre habitualmente devido ao efeito tardio.

Plexopatias braquial e lombossacral

As plexopatias braquial e lombossacral induzidas por RT podem ser causadas por tratamento de cânceres de mama, pulmão e pélvicos. A apresentação habitual consiste em parestesia e hiperestesia, seguidas de fraqueza e amiotrofia. Em geral, a dor é relativamente leve e ocorre tardiamente na evolução, em contraposição com a dor intensa observada em pacientes com plexopatia maligna. A mioquimia observada na eletromiografia e a hipointensidade em sequências ponderadas em T1 e T2 e ausência de massa na RM sugerem plexopatia induzida por RT.

Complicações indiretas induzidas pela radiação do sistema nervoso

A RT pode causar indiretamente disfunção endócrina, como comprometimento hipotálamo-hipofisário, resultando em hipotireoidismo, hipogonadismo, hiperprolactinemia e pan-hipopituitarismo; lesão vascular, levando ao acidente vascular encefálico, hemorragia, malformações vasculares e, raramente, síndrome ou crises de enxaqueca semelhantes ao acidente vascular encefálico após radioterapia (SMART); e tumores secundários, como meningioma, glioma e sarcoma.

Tratamento e desfecho

Em geral, os corticosteroides (dexametasona por via intravenosa [IV] ou oral, 8 a 16 mg/dia) revertem os sintomas das lesões agudas e tardias precoces, porém têm benefícios variáveis na necrose pela radiação. Os agentes antifator de crescimento endotelial vascular, como o bevacizumabe (10 mg/kg, a cada 2 semanas, ou 7,5 mg/kg, a cada 3 semanas IV), demonstraram ter efeitos benéficos em pacientes com necrose pela radiação cerebral. Em raras ocasiões, indica-se a ressecção cirúrgica da necrose pela radiação cerebral, proporcionando benefícios tanto diagnósticos quanto terapêuticos. O uso de memantina, na dose de 20 mg/dia dentro de 3 dias após iniciar a RT, por 24 semanas, retarda a ocorrência tardia de declínio cognitivo e reduz a taxa de declínio da memória, função executiva e velocidade de processamento em pacientes com metástases cerebrais que recebem RT cerebral total (Evidência de nível 1).[1] A adição da evitação do hipocampo à WBRT com memantina reduziu o risco de declínio cognitivo em 26%, sem diferenças em toxicidade, sobrevida livre de progressão intracraniana e sobrevida global em pacientes com metástases cerebrais (Evidência de nível 1).[2] Ácidos boswélicos, agentes fitoterápicos obtidos pela extração a partir da *Boswellia serrata*, têm mostrado capacidade de redução do edema cerebral induzido por RT em pacientes com malignidades cerebrais primárias ou secundárias em um pequeno estudo prospectivo (Evidência de nível 1).[3] Estudos maiores de fase III são necessários para confirmar esse achado. O controle da dor e a fisioterapia são aspectos importantes no manejo da plexopatia induzida por RT.

Tipicamente, espera-se a recuperação dos sintomas nas lesões por RT agudas e tardias precoces. Entretanto, as complicações tardias da RT são progressivas e irreversíveis, levando a um prognóstico sombrio e baixa qualidade de vida para os sobreviventes a longo prazo.

COMPLICAÇÕES NEUROLÓGICAS DA QUIMIOTERAPIA

Introdução

A quimioterapia citotóxica pode afetar tanto o sistema nervoso central quanto o periférico, sendo este último o local mais comum de toxicidade (Tabela 109.2). A gravidade depende de dose dos fármacos, duração do tratamento, via de administração, comorbidades existentes e coadministração de outros agentes neurotóxicos. Essas toxicidades podem levar à redução da dose e interrupção do tratamento.

Biopatologia

O mecanismo da neuropatia periférica induzida por quimioterapia (NPIQ), que se refere à lesão generalizada e relativamente simétrica dos nervos periféricos, depende dos agentes citotóxicos usados. Os agentes antimitóticos, como os alcaloides da vinca e os taxanos, afetam o transporte axônico baseado em microtúbulos, resultando em lesão do axônio dependente do comprimento. Os agentes à base de platina, como a Cisplatina, causam neuropatia por apoptose dos neurônios sensitivos no gânglio da raiz dorsal. Alterações transitórias de canais de sódio dependentes de voltagem levando a alterações de excitabilidade dos nervos e refratariedade podem explicar a neurotoxicidade da oxaliplatina. Apesar da presença da BHE, o SNC permanece suscetível aos efeitos neurotóxicos. Fatores que levam ao aumento da vulnerabilidade do SNC à neurotoxicidade incluem rompimento da BHE por efeitos direitos do tumor ou pela RT, administração direta de medicamentos no fluido cefalorraquidiano (LCR) por punção lombar ou reservatório Ommaya, e administração intra-arterial de quimioterapia. A quimioterapia também pode causar danos às células progenitoras neurais responsáveis pela neurogênese e pela manutenção da integridade da substância branca, causando leucoencefalopatia.

Manifestações clínicas, epidemiologia e diagnóstico

Encefalopatia aguda ou subaguda

Os agentes quimioterápicos como a ifosfamida, o metotrexato em altas doses e a procarbazina podem causar toxicidade aguda, surgindo durante o tratamento ou alguns dias depois e que se caracteriza por confusão mental, irritabilidade, alucinações, alterações de personalidade, crises epilépticas e letargia. A ifosfamida, um agente alquilante de mostarda nitrogenada utilizada no tratamento de linfomas e sarcomas, pode causar encefalopatia em até 25% dos pacientes tratados, mais frequentemente

Tabela 109.2 Toxicidades do sistema nervoso periférico e central por agentes citotóxicos e direcionados.

Síndromes clínicas	Agentes
Encefalopatia aguda e subaguda	Ifosfamida, dose alta de metotrexato, citarabina, docetaxel, etoposídeo, 5-fluorouracil, paclitaxel, procarbazina
Meningite asséptica	Metotrexato IT, citarabina lipossomal (DepoCyt)
Disfunção cerebelar	Dose alta de citarabina (AraC), 5-fluorouracil (raramente)
PRES	Cisplatina, ciclofosfamida, doses altas de corticosteroides, L-asparaginase, gencitabina, bevacizumabe, sorafenibe, fatores de crescimento, rituximabe (raramente); metotrexato IT e citarabina
Leucoencefalopatia crônica	Dose alta de metotrexato, 5-fluorouracil, capecitabina, fludarabina, cladribina; metotrexato IT
Disestesia sensorial aguda	Oxaliplatina, ifosfamida, citarabina (raramente)
Neuropatia sensorial crônica pura	Cisplatina, oxaliplatina, carboplatina, docetaxel, procarbazina, etoposídeo, bortezomibe, talidomida
Neuropatia sensoriomotora crônica	Vincristina, vinorelbina, nelarabina, paclitaxel, ixabepilona, etoposídeo, fludarabina, 5-fluorouracil, procarbazina, bortezomibe, talidomida
Neuropatia autônoma crônica	Vincristina, talidomida, ixabepilona (raramente)
Toxicidade vestibulococlear	Cisplatina

IT, intratecal; PRES, síndrome da encefalopatia posterior reversível.

naqueles com disfunções renais. RMs de cérebro não mostram achados ou mostram apenas edema. Meningite asséptica ocorre em até 10% dos pacientes que recebem metotrexato intratecal ou citarabina lipossomal, geralmente dentro de 24 horas após a administração da droga. Uma análise do LCR revela pleocitose, proteínas elevadas e culturas negativas.

Síndrome cerebelar aguda

A síndrome cerebelar aguda pode se desenvolver em até 10 a 20% dos pacientes dentro de vários dias após a administração de uma alta dose de citarabina, um análogo de pirimidina frequentemente utilizado no manejo de leucemias e linfomas. O maior fator de risco para neurotoxicidade grave é insuficiência renal. Pacientes mais velhos (idade acima de 50 anos), bem como aqueles com insuficiência hepática, também podem estar sob maior risco. Manifestações iniciais incluem encefalopatia, confusão, letargia e crises epilépticas, seguidas de sinais cerebelares como ataxia de tronco e instabilidade de marcha; entretanto, os pacientes podem desenvolver sintomas difusos sem sinais cerebelares. Com o tempo, a RM mostra atrofia cerebelar devido à perda de células de Purkinje.

Síndrome da encefalopatia posterior reversível

Foi relatada a ocorrência da síndrome de encefalopatia posterior reversível (SEPR), que se manifesta na forma de início agudo ou subagudo de cefaleia, crises epilépticas, confusão mental e alterações visuais, com o uso de Cisplatina, ciclofosfamida, corticosteroides em altas doses e gencitabina. As RMs normalmente mostram áreas bilaterais de sinais anormais em T2/FLAIR, principalmente na substância branca parieto-occipital, apesar de também ter sido descrito envolvimento dos hemisférios cerebrais anteriores, gânglios da base, tálamo, cerebelo e/ou tronco cerebral.

Leucoencefalopatia crônica

A leucoencefalopatia crônica, que se caracteriza por alteração progressiva da personalidade, demência, ataxia e incontinência, pode ocorrer dentro de vários meses a anos após o uso de metotrexato, particularmente quando administrado durante ou pouco depois da WBRT. Quando a radiação é administrada previamente ao metotrexato, a RT pode romper a BHE e causar aumento da permeabilidade da substância branca ao metotrexato. Portanto, a WBRT deve ser administrada após o metotrexato sistêmico ou intratecal. A doença difusa da substância branca, a atrofia corticossubcortical e a dilatação ventricular constituem achados típicos de imagem na leucoencefalopatia crônica.

Neuropatia periférica

Estima-se que a NPIQ ocorra em 30 a 40% dos pacientes tratados com quimioterapia, com incidência relatada em até 60% naqueles que receberam Cisplatina, paclitaxel, docetaxel, vincristina e oxaliplatina. Os pacientes normalmente apresentam parestesia distal simétrica, perda da propriocepção e sentido vibratório e perda dos reflexos do tornozelo. Com o uso de determinados agentes, podem ocorrer também fraqueza motora distal e disfunção autonômica e também pode ocorrer com certos agentes, mais proeminentemente com a vincristina. A toxicidade vestibulococlear está associada à Cisplatina. A disestesia aguda induzida pelo frio, que acomete a parte distal dos membros, a garganta, a boca ou a face, ocorre comumente com a oxaliplatina. Os estudos de condução nervosa na NPIQ podem revelar diminuição do potencial de ação dos nervos sensitivos, latência prolongada e velocidade tardia de condução. Para as apresentações clássicas da NPIQ, a realização de exames complementares habitualmente não é necessária. A identificação e o tratamento de condições coexistentes que causam neuropatia periférica, como diabetes melito, abuso de álcool e deficiência de vitamina B_{12}, são fundamentais no manejo da NPIQ. A neuropatia paraneoplásica, como a neuropatia sensitiva paraneoplásica subaguda associada aos anticorpos anti-Hu, deve ser diferenciada da NPIQ, visto que o tratamento envolve terapia adicional dirigida para o câncer.

Tratamento e desfecho

Os pacientes que desenvolvem síndromes agudas do SNC recuperam-se, em sua maioria, dentro de poucos dias com tratamento de suporte. O azul de metileno pode ser efetivo no tratamento (50 mg IV 6 vezes/dia) ou na profilaxia (50 mg IV ou oral, 4 vezes/dia) da encefalopatia induzida por ifosfamida. A interrupção do agente agressor está indicada se o paciente apresentar mielopatia aguda ou síndromes cerebelares. Sintomas cerebelares causados por de altas doses de citarabina geralmente se resolvem em 5 dias após a interrupção do medicamento, mas aproximadamente 30% dos pacientes ficam com déficits neurológicos permanentes. Não existe nenhum tratamento efetivo para as toxicidades neurocognitivas. Com frequência, a leucoencefalopatia crônica é progressiva e irreversível. A eritropoetina (40 mil unidades por semana), o metilfenidato (10 mg 2 vezes/dia), a modafinila (200 a 400 mg/dia), os inibidores da colinesterase, como donepezila (5 a 10 mg/dia) e agentes anti-inflamatórios não esteroides (i. e., ácido acetilsalicílico, 100 mg/dia), bem como reabilitação cognitiva, foram estudados, porém não se pode fazer nenhuma recomendação definida. A NPIQ regride mais frequentemente com redução apropriada da dose ou suspensão dos agentes agressores. Entretanto, pode ocorrer agravamento da neuropatia periférica por alguns meses após a cessação do tratamento (p. ex., Cisplatina, talidomida), impedindo a interrupção do tratamento no momento apropriado. Os agentes antiepilépticos, os antidepressivos tricíclicos, os inibidores da recaptação de serotonina-norepinefrina (IRSN), os opioides e os anestésicos locais tópicos podem proporcionar alívio sintomático da NPIQ (Tabela 109.3) (Evidência de nível 1).[4]

Tabela 109.3 Agentes terapêuticos comumente usados na neuropatia periférica induzida por quimioterapia.

Agentes	Dose
Carbamazepina	200 mg/dia; nível-alvo plasmático de 4 a 6 mg/ℓ
Gabapentina	100 a 2.700 mg/dia
Pregabalina	75 a 150 mg/dia
Lamotrigina	25 a 300 mg/dia
Duloxetina	30 a 60 mg/dia
Amitriptilina	50 mg/dia
Morfina	10 a 15 mg a cada 4 a 6 h
Gel tópico (composto BAK)	2 vezes/dia

BAK, baclofeno (10 mg), amitriptilina (40 mg), cetamina (20 mg).

Os agentes neuroprotetores têm sido usados para prevenir ou limitar a neurotoxicidade. Entretanto, a infusão de cálcio e magnésio (dose de 1 g de cada, administrada imediatamente antes e depois de cada dose de oxaliplatina) não diminuiu substancialmente a neurotoxicidade sensitiva induzida por oxaliplatina em um ensaio clínico controlado randomizado de fase III (Evidência de nível 1).[5] Alguns suplementos nutricionais, como a acetil L-carnitina, podem agravar mais do que melhorar a NPIQ (Evidência de nível 1).[6]

COMPLICAÇÕES NEUROLÓGICAS DOS AGENTES BIOLÓGICOS

Anticorpos monoclonais

O rituximabe, um anticorpo monoclonal humanizado direcionado contra o antígeno CD20 de superfície celular dos linfócitos B, que é frequentemente utilizado no tratamento de malignidades de células B, pode causar cefaleias, mialgia, parestesia, tontura, SEPR e, raramente, leucoencefalopatia multifocal progressiva. O bevacizumabe, um anticorpo humanizado dirigido contra o fator de crescimento vascular endotelial, aumenta o risco de acidente vascular encefálico tromboembólico e de hemorragia intracraniana, pode causar SEPR e, raramente, neuropatia óptica. Recomenda-se o controle da hipertensão, cuidados de suporte apropriados e, em alguns casos, a descontinuação do medicamento. Mulheres com câncer de mama positivo para receptores do fator de crescimento epidérmico humano tipo 2 (HER-2) tratadas com trastuzumabe, um anticorpo monoclonal humanizado anti fator de crescimento epidérmico humano 2, podem apresentar cefaleia, tontura e insônia após a infusão.

Pequenas moléculas inibidoras

Pequenas moléculas inibidoras da proteinoquinase são direcionadas especificamente contra moléculas ligadas à membrana e intracelulares, interferindo nas atividades enzimáticas correspondentes. Os agentes desta classe, no geral, apresentam poucas complicações neurológicas. Transtornos visuais leves, incluindo diplopia, fotopsia, cromatopsia, visão turva, perda de visão e moscas volantes podem ser observados em 45% dos pacientes tratados com crizotinibe (quinase do linfoma anaplásico e inibidor do fator de transição mesenquimal-epitelial c). O trametinibe, um inibidor da MEK, também causa toxicidades oculares como visão turva e coriorretinopatia. Espasmos musculares foram relatados em 98% dos pacientes tratados com vismodegibe (inibidor de SMO). O bortezomibe (inibidor do proteassoma) provoca neuropatia axônica sensitiva de pequenas fibras, dolorosa e dependente do comprimento em 40 a 64% dos pacientes com mieloma múltiplo não tratado, configurando o motivo mais comum para a suspensão do tratamento. Os sintomas melhoram com a interrupção do agente agressor. O carfilzomibe, um inibidor de proteassoma de segunda geração, apresenta incidência significativamente menor (14%) de neuropatia. A talidomida, um agente imunomodulador e antiangiogênico utilizado para tratar mieloma múltiplo causa neuropatia periférica em 70% dos pacientes que se apresentam com neuropatia axonal sensorimotora e disautonomia. A incidência e gravidade da neuropatia periférica é significativamente menor com os agentes imunomoduladores de segunda geração como lenalidomida e pomalidomida.

COMPLICAÇÕES NEUROLÓGICAS DA IMUNOTERAPIA

Introdução, epidemiologia e biopatologia

A imunoterapia compreende tanto terapias ativas, como vacinas antitumorais, terapias celulares (células T quiméricas do receptor de antígeno [células CAR-T]), e citocinas proinflamatórias (interferona e interleucina), bem como terapias passivas, na forma de anticorpos monoclonais que bloqueiam pontos de controle imunológicos, incluindo antiproteína 4 associada a linfócito T citotóxico (ipilimumabe) e antiproteína 1 de morte celular programada (pembrolizumabe e nivolumabe). Pacientes em terapia de células CAR-T às vezes desenvolvem complicações neurológicas devido à síndrome de liberação de citocinas, que ocorre em até 40% dos pacientes. A interleucina 2 (IL-2) cruza a BHE, causando toxicidade direta aos neurônios e células da glia, resultando em sintomas neurológicos agudos/subagudos em 30 a 50% dos pacientes que recebem IL-2 em bólus IV. Esta incidência é reduzida pela infusão contínua de IL-2. Toxicidades imunomediadas de inibidores de ponto de controle ocorrem devido à ativação imunológica, levando a doenças órgão-específicas que mimetizam doenças autoimunes. Neurotoxicidades leves a moderadas são encontradas em até 10% dos pacientes tratados com inibidores de pontos de controle imunológicos (ICI), sendo que complicações neurológicas graves e potencialmente fatais ocorrem em menos de 1%.

Manifestações clínicas e diagnóstico

As neurotoxicidades relacionadas aos ICIs variam de envolvimento do córtex aos músculos (Tabela 109.4). Encefalite e meningite são os efeitos adversos do SNC mais bem descritos até o presente momento; outras complicações relatadas incluem mielite, encefalopatia, SERP e exacerbação de esclerose múltipla. Uma RM e uma análise de LCR auxiliam no diagnóstico. A maioria dos pacientes com polineuropatia desmielinizante aguda se apresenta com sintomas sensitivos e motores, às vezes associados a disautonomia e neuropatias cranianas. Geralmente se encontram dissociação proteíno-citológica na análise do LCR e evidência de desmielinização em estudos eletrofisiológicos. Comparando-se a pacientes com miastenia *gravis* idiopática, a MG relacionada aos ICI mostra maior frequência de fraqueza bulbar e dispneia na apresentação. A encefalopatia relacionada à liberação de citocinas se manifesta com *delirium*, afasia, tremores, mioclonias e crises epilépticas. Sintomas neuropsiquiátricos, mais comumente depressão, encefalopatia, alucinações e crises epilépticas, são frequentemente relatados com o uso de a-interferona. Encefalopatia transitória e sintomas neurocognitivos podem aparecer ao final da terapia com IL-2.

Tratamento e desfecho

A interrupção precoce da imunoterapia aumenta as chances de recuperação completa. Inicialmente, devem ser administrados esteroides (metilprednisona 125 mg IV por 3 dias, seguida por prednisolona 1 mg/kg/d), sendo geralmente suficientes para tratar os sintomas. Abordagens de imunossupressão adicionais (plasmaférese por 3 a 5 sessões ou imunoglobulina IV 2 g/kg administradas em 2 a 5 dias) são indicadas para os casos refratários. Inibidores anticolinérgicos para MG e terapia empírica com

Tabela 109.4 Toxicidades neurológicas causadas por inibidores do *checkpoint* imunológico.

Síndromes clínicas	Incidência	Manifestações clínicas	Diagnóstico
Encefalite	0,1 a 1%	Início agudo ou subagudo de confusão, febre, rigidez na nuca, ou convulsões	RM: normal ou com hiperintensidade em T2 nas estruturas límbicas e regiões subcorticais, espessamento dural e realce meníngeo; LCR: aumento de proteínas e WBC
Meningite	0,1 a 0,2%	Febre, rigidez na nuca, sonolência	RM: realce meníngeo; LCR: pleocitose linfótica e culturas negativas
Mielite	ND	Início subagudo de fraqueza, dormência, problemas de marcha, disfunção do esfíncter	RM: hiperintensidades focais em T2 LCR: pleocitose
Neuropatias cranianas	ND	Os NCs VII e VI são comumente afetados.	RM para descartar outras causas, como derrame ou massas
Meningorradiculoneurite	ND	Dor de cabeça, dor radicular, paralisias faciais, déficit sensorial, fraqueza flácida	Cérebro e coluna RM pode ser normal ou demonstrar realce radicular
PDIA	0,1 a 2%	Déficits motores e sensoriais de progressão rápida, arreflexia, paralisia facial	RM: velocidades de condução nervosa mais lentas, bloqueios de condução, e ondas F e H ausentes ou prolongadas; LCR: dissociação citoalbuminológica de leve pleocitose e alta proteína
PDIC	ND	Fraqueza e dormência dependentes do tempo, arreflexia, disfunção autônoma	Idem PDIA
Miastenia *gravis*	0,1 a 0,2%	Fraqueza bulbar e fraqueza nos membros; sintomas oculares puros são menos comuns	Sorologia: positivo para anticorpos anti-AchR; nenhum caso reportado de positividade anti-MuSK; CK elevada; EMG: decréscimo na ENR e instabilidades no exame de fibra única

AchR, receptor de acetilcolina; CK, creatina quinase; EMG, eletromiografia; ENR, estimulação nervosa repetitiva; LCR, líquido cefalorraquidiano; NC, nervo craniano; ND, não disponível; PDIA, polineuropatia desmielinizante inflamatória aguda; PDIC, polineuropatia desmielinizante inflamatória crônica; RM, ressonância magnética; WBC, leucócitos.

antibióticos ou antivirais para encefalites também são considerados. O tocilizumabe (4 a 8 mg/kg), um anticorpo monoclonal que se liga aos receptores da interleucina 6, e metilprednisolona (1 a 2 mg/kg a cada 12 h) têm sido utilizados para o manejo da síndrome de liberação de citocinas. Os sintomas neurológicos geralmente se resolvem após a suspensão das citocinas pró-inflamatórias, embora se tenha relatado a ocorrência de demência permanente e estado vegetativo persistente.

COMPLICAÇÕES NEUROLÓGICAS DO TRANSPLANTE DE CÉLULAS-TRONCO HEMATOPOÉTICAS

Introdução e epidemiologia

O transplante de células tronco hematopoéticas (TCTH) envolve a infusão de células progenitoras hematopoéticas do paciente (autólogo) ou de um doador HLA compatível (alogênico) para o reestabelecimento da função da medula óssea, que foi destruída pela quimioterapia ou radioterapia administrada para mieloablação e erradicação das células cancerosas. Complicações neurológicas do TCTH ocorrem em 11 a 59% dos pacientes em estudos clínicos e em mais de 90% em relatórios de necropsias.

Biopatologia, manifestações clínicas e diagnóstico

As complicações neurológicas podem ser classificadas de acordo com o tempo de instalação em relação ao TCTH: (1) Durante a coleta e condicionamento das células tronco, neurotoxicidades podem se desenvolver pelas doses mieloablativas da quimioterapia. Estas incluem crises epilépticas associadas a bussulfano; encefalopatia com a ifosfamida, melfalana, etoposídeo e tiotepa; e neuropatia com carboplatina, ciclofosfamida e etoposídeo; ototoxicidade grave com carboplatina; e, raramente, dor e síndrome mielorradicular após metotrexato intratecal. (2) Durante a depleção da medula óssea, as complicações são devidas à falência orgânica, resultando em anormalidades metabólicas, coagulopatias, infecções e toxicidades medicamentosas. Déficits neurológicos focais geram a necessidade de estudos neuroimagem, como tomografia computadorizada ou RM pela suspeição de hemorragias subdurais e intraparenquimatosas, bem como infecções bacterianas (*estafilococos* e gram-negativos), vírus, (adenovírus, vírus Coxsackie, herpes-vírus e citomegalovírus), e fungos (cândida ou *Aspergillus*). (3) Após a reconstituição da medula óssea, as complicações são secundárias à imunossupressão crônica e à doença de enxerto *versus* hospedeiro. Cerca de 5 a 8% dos pacientes desenvolvem infecções oportunistas do SNC, incluindo toxoplasmose, reativação de herpes-vírus-6 humano, citomegalovírus e vírus John Cunningham, nocardiose e aspergilose. As principais complicações do SNC causadas por inibidores da calcineurina (ciclosporina e tacrolimo) consistem em cefaleia, alteração do estado mental, crises epilépticas, cegueira cortical, alucinações visuais e auditivas, espasticidade, paresia e ataxia. A SEPR também foi relatada, talvez devido à toxicidade direta do endotélio vascular.

Tratamento e desfechos

Para pacientes com infecções do SNC, o tratamento é direcionado aos patógenos causadores e deve ser iniciado empiricamente se a suspeita for alta, pois às vezes é difícil obter um diagnóstico microbiológico. Sintomas neurológicos relacionados a inibidores da calcineurina acabam regredindo após redução da dose ou interrupção do tratamento.

CONCLUSÃO

Complicações neurológicas podem causar morbidade e mortalidade significativas para pacientes em tratamento de câncer. Estas complicações podem resultar de toxicidade direta para o sistema nervoso, indiretamente por meio de efeitos metabólicos tóxicos, ou devido a efeitos imunossupressores, resultando em infecção oportunista. O reconhecimento precoce e a diferenciação da doença metastática ou de síndromes paraneoplásicas são de suma importância para o manejo apropriado, além de evitar suspensão ou redução da dose inapropriadas dos agentes terapêuticos.

EVIDÊNCIAS DE NÍVEL 1

1. Brown PD, Pugh S, Laack NN, et al. Memantine for the prevention of cognitive dysfunction in patients receiving whole-brain radiotherapy: a randomized, double-blind, placebo-controlled trial. Neuro Oncol. 2013;15(10):1429-1437.
2. Gondi V, Deshmukh S, Brown PD, et al. Preservation of neurocognitive function (NCF) with conformal avoidance of the hippocampus during whole-brain radiotherapy (HA-WBRT) for brain metastases: preliminary results of phase III trial NRG Oncology CC001. Radiation Oncol. 2018;102:1607.
3. Kirste S, Treier M, Wehrle SJ, et al. Boswellia serrata acts on cerebral edema in patients irradiated for brain tumors: a prospective, randomized, placebo-controlled, double-blind pilot trial. Cancer. 2011;117(16):3788-3795.
4. Hershman DL, Lacchetti C, Dworkin RH, et al. Prevention and management of chemotherapy-induced peripheral neuropathy in survivors of adult cancers: American Society of Clinical Oncology clinical practice guideline. J Clin Oncol. 2014;32(18):1941-1967.
5. Loprinzi CL, Qin R, Dakhil SR, et al. Phase III randomized, placebo-controlled, double-blind study of intravenous calcium and magnesium to prevent oxaliplatin-induced sensory neurotoxicity (N08CB/Alliance). J Clin Oncol. 2014;32(10):997-1005.
6. Hershman DL, Unger JM, Crew KD, et al. Randomized double-blind placebo-controlled trial of acetyl-L-carnitine for the prevention of taxane-induced neuropathy in women undergoing adjuvant breast cancer therapy. J Clin Oncol. 2013;31(20):2627-2633.

LEITURA SUGERIDA

Complicações neurológicas da radioterapia

Arlt W, Hove U, Müller B, et al. Frequent and frequently overlooked: treatment-induced endocrine dysfunction in adult long-term survivors of primary brain tumors. Neurology. 1997;49(2):498-506.

Brandsma D, Stalpers L, Taal W, Sminia P, van den Bent M. Clinical features, mechanisms, and management of pseudoprogression in malignant gliomas. Lancet Oncol. 2008;9(5):453-461.

Brown PD, Pugh S, Laack NN, et al. Memantine for the prevention of cognitive dysfunction in patients receiving whole-brain radiotherapy: a randomized, double-blind, placebo-controlled trial. Neuro Oncol. 2013;15(10):1429-1437.

Chi D, Behin A, Delattre JY, et al. Neurologic complications of radiation therapy. In: Schiff D, Kesari S, Wen P, eds. Cancer Neurology in Clinical Practice. Neurologic Complications of Cancer and Its Treatment. Totowa, NJ: Humana Press; 2008:259-286.

Crossen JR, Garwood D, Glatstein E, Neuwelt EA. Neurobehavioral sequelae of cranial irradiation in adults: a review of radiation-induced encephalopathy. J Clin Oncol. 1994;12(3):627-642.

Esik O, Csere T, Stefanits K, et al. A review on radiogenic Lhermitte's sign. Pathol Oncol Res. 2003;9(2):115-120.

Giglio P, Gilbert MR. Neurologic complications of cancer and its treatment. Curr Oncol Rep. 2010;12(1):50-59.

Gondi V, Deshmukh S, Brown P. Preservation of neurocognitive function with conformal avoidance of the hippocampus during whole-brain radiotherapy for brain metastases: preliminary results of phase III trial. NRG Oncology CC001. Paper presented at: ASTRO Annual Meeting; October 23, 2018; San Antonio, Texas.

Jaeckle KA. Neurologic manifestations of neoplastic and radiation-induced plexopathies. Semin Neurol. 2010;30(3):254-262.

Kargiotis O, Kyritsis AP. Radiation-induced peripheral nerve disorders. In: Wen P, Schiff D, Lee EQ, eds. Neurologic Complications of Cancer Therapy. New York, NY: Demos Medical; 2012:355-368.

Kerklaan JP, Lycklama ÀNGJ, Wiggenraad RGJ, Berghuis B, Postma TJ, Taphoorn MJB. SMART syndrome: a late reversible complication after radiation therapy for brain tumours. J Neurol. 2011;258(6):1098-1104.

Lee YW, Cho HJ, Lee WH, Sonntag WE. Whole brain radiation-induced cognitive impairment: pathophysiological mechanisms and therapeutic targets. Biomol Ther (Seoul). 2012;20(4):357-370.

Levin VA, Bidaut L, Hou P, et al. Randomized double-blind placebo-controlled trial of bevacizumab therapy for radiation necrosis of the CNS. Int J Radiat Oncol Biol Phys. 2011;79(5):1487-1495.

Lin YS, Jen YM, Lin JC. Radiation-related cranial nerve palsy in patients with nasopharyngeal carcinoma. Cancer. 2002;95(2):404-409.

Madani O, Bompaire F, Mokhtari K, Sanson M, Ricard D. Acute demyelination secondary to radiation therapy in a patient with glioma [in French]. Presse Med. 2014;43:1139-1143.

Nolan CP, DeAngelis LM. Neurologic complications of chemotherapy and radiation therapy. Continuum (Minneap Minn). 2015;21(2 Neuro-oncology):429-451.

Pettorini BL, Park YS, Caldarelli M, Massimi L, Tamburrini G, Di Rocco C. Radiation-induced brain tumours after central nervous system irradiation in childhood: a review. Childs Nerv Syst. 2008;24(7):793-805.

Posner J. Side effects of radiation therapy. In: Posner J, ed. Neurologic Complications of Cancer. Philadelphia, PA: F.A. Davis Company; 1995:311-337.

Qayyum A, MacVicar AD, Padhani AR, Revell P, Husband JE. Symptomatic brachial plexopathy following treatment for breast cancer: utility of MR imaging with surface-coil techniques. Radiology. 2000;214(3):837-842.

Ricard D, Psimaras D, Soussain C, Martin-Duverneuil N, Delattre J-Y. Central nervous system complications of radiation therapy. In: Wen P, Schiff D, Lee EQ, eds. Neurologic Complications of Cancer Therapy. New York, NY: Demos Medical; 2012:301-313.

Rogers LR. Neurologic complications of radiation. Continuum (Minneap Minn). 2012;18(2):343-354.

Sheline GE. Radiation therapy of brain tumors. Cancer. 1977;39(2 suppl):873-881.

Thiesen B, DeAngelis LM. Hydrocephalus in radiation leukoencephalopathy: results of ventriculoperitoneal shunting. Arch Neurol. 1998;55(5):705-710.

Torcuator R, Zuniga R, Mohan YS, et al. Initial experience with bevacizumab treatment for biopsy confirmed cerebral radiation necrosis. J Neurooncol. 2009;94(1):63-68.

Young DF, Posner JB, Chu F, Nisce L. Rapid-course radiation therapy of cerebral metastases: results and complications. Cancer. 1974;34(4):1069-1076.

Complicações neurológicas da quimioterapia

Arrillaga-Romany IC, Dietrich J. Imaging findings in cancer therapy-associated neurotoxicity. Semin Neurol. 2012;32(4):476-486.

Baker WJ, Royer GL Jr, Weiss RB. Cytarabine and neurologic toxicity. J Clin Oncol. 1991;9(4):679-693.

Davis J, Ahlberg FM, Berk M, Ashley DM, Khasraw M. Emerging pharmacotherapy for cancer patients with cognitive dysfunction. BMC Neurol. 2013;13:153.

Dropcho EJ. The neurologic side effects of chemotherapeutic agents. Continuum (Minneap Minn). 2011;17(1 Neurologic Complications of Systemic Disease):95-112.

Gill JS, Windebank AJ. Cisplatin-induced apoptosis in rat dorsal root ganglion neurons is associated with attempted entry into the cell cycle. J Clin Invest. 1998;101(2):2842-2850.

Grisold W, Cavaletti G, Windebank AJ. Peripheral neuropathies from chemotherapeutics and targeted agents: diagnosis, treatment, and prevention. Neuro Oncol. 2012;14 suppl 4:iv45-iv54.

Henderson RD, Rajah T, Nicol AJ, Read SJ. Posterior leukoencephalopathy following intrathecal chemotherapy with MRA-documented vasospasm. *Neurology*. 2003;60(2):326-328.

Hershman DL, Lacchetti C, Dworkin RH, et al. Prevention and management of chemotherapy-induced peripheral neuropathy in survivors of adult cancers: American Society of Clinical Oncology clinical practice guideline. *J Clin Oncol*. 2014;32(18):1941-1967.

Hershman DL, Unger JM, Crew KD, et al. Randomized double-blind placebo-controlled trial of acetyl-L-carnitine for the prevention of taxane-induced neuropathy in women undergoing adjuvant breast cancer therapy. *J Clin Oncol*. 2013;31(20):2627-2633.

Joseph EK, Chen X, Bogen O, Levine JD. Oxaliplatin acts on IB4-positive nociceptors to induce an oxidative stress-dependent acute painful peripheral neuropathy. *J Pain*. 2008;9(5):463-472.

Krishnan AV, Goldstein D, Friedlander M, Kiernan MC. Oxaliplatin-induced neurotoxicity and the development of neuropathy. *Muscle Nerve*. 2005;32(1):51-60.

Lee EQ, Arrillaga-Romany IC, Wen PY. Neurologic complications of cancer drug therapies. *Continuum (Minneap Minn)*. 2012;18(2):355-365.

Loprinzi CL, Qin R, Dakhil SR, et al., Phase III randomized, placebo-controlled, double-blind study of intravenous calcium and magnesium to prevent oxaliplatin-induced sensory neurotoxicity (N08CB/Alliance). *J Clin Oncol*. 2014;32(10):997-1005.

Monje M, Dietrich J. Cognitive side effects of cancer therapy demonstrate a functional role for adult neurogenesis. *Behav Brain Res*. 2012;227(2):376-379.

Nolan CP, DeAngelis LM. Neurologic complications of chemotherapy and radiation therapy. *Continuum (Minneap Minn)*. 2015;21(2 Neuro-oncology): 429-451.

Omuro AM, Ben-Porat LS, Panagas KS, et al. Delayed neurotoxicity in primary central nervous system lymphoma. *Arch Neurol*. 2005;62(10):1595-1600.

Pelgrims J, De Vos F, Van den Brande J, Schrijvers D, Prové A, Vermorken JB. Methylene blue in the treatment and prevention of ifosfamide-induced encephalopathy: report of 12 cases and a review of the literature. *Br J Cancer*. 2000;82(2):291-294.

Rowinsky EK. Antimitotic drugs. In: Chabner BA, Longo DL, eds. *Cancer Chemotherapy and Biotherapy: Principles and Practice*. 5th ed. Philadelphia, PA: Lippincott Williams & Wilkins; 2011:216-266.

Schiff D, Wen PY, van den Bent MJ. Neurological adverse effects caused by cytotoxic and targeted therapies. *Nat Rev Clin Oncol*. 2009;6(10):596-603.

Sioka C, Kyritsis AP. Central and peripheral nervous system toxicity of common chemotherapeutic agents. *Cancer Chemother Pharmacol*. 2009;63(5):761-767.

Vargo CA, Ray LA, Newton HB. Neurological complications of chemotherapy. In: Schiff D, Arrillaga-Romany IC, Wen P, eds. *Cancer Neurology in Clinical Practice*. Cham, Switzerland: Springer Nature; 2018:275-310.

Vaughn C, Zhang L, Schiff D. Reversible posterior leukoencephalopathy syndrome in cancer. *Curr Oncol Rep*. 2008;10(1):86-91.

Velasco R, Bruna J. Chemotherapy-induced peripheral neuropathy: an unresolved issue [in Spanish]. *Neurologia*. 2010;25(2):116-131.

Complicações neurológicas dos agentes biológicos

Al-Tawfiq JA, Banda RW, Daabil RA, Dawamneh MF. Progressive multifocal leukoencephalopathy (PML) in a patient with lymphoma treated with rituximab: a case report and literature review. *J Infect Public Health*. 2015;8(5):493-497.

Armstrong T, Wen PY, Gilbert MR, Schiff D. Management of treatment-associated toxicities of anti-angiogenic therapy in patients with brain tumors. *Neuro Oncol*. 2012;14(10):1203-1214.

Bang YJ. The potential for crizotinib in non-small cell lung cancer: a perspective review. *Ther Adv Med Oncol*. 2011;3(6):279-291.

Basset-Séguin N, Hauschild A, Kunstfeld R, et al. Vismodegib in patients with advanced basal cell carcinoma: primary analysis of STEVIE, an international, open-label trial. *Eur J Cancer*. 2017;86:334-348.

Cobleigh MA, Vogel CL, Tripathy D, et al. Multinational study of the efficacy and safety of humanized anti-HER2 monoclonal antibody in women who have HER2-overexpressing metastatic breast cancer that has progressed after chemotherapy for metastatic disease. *J Clin Oncol*. 1999;17(9):2639-2648.

Flaherty KT, Robert C, Hersey P, et al. Improved survival with MEK inhibition in BRAF-mutated melanoma. *N Engl J Med*. 2012;367(2):107-114.

Foran JM, Rohatiner AZ, Cunningham D, et al. European phase II study of rituximab (chimeric anti-CD20 monoclonal antibody) for patients with newly diagnosed mantle-cell lymphoma and previously treated mantle-cell lymphoma, immunocytoma, and small B-cell lymphocytic lymphoma. *J Clin Oncol*. 2000;18(2):317-324.

Lane MA, Renga V, Pachner AR, Cohen JA. Late occurrence of PML in a patient treated for lymphoma with immunomodulatory chemotherapies, bendamustine, rituximab, and ibritumomab tiuxetan. *Case Rep Neurol Med*. 2015;2015:892047.

Mohty B, El-Cheikh J, Yakoub-Agha I, Moreau P, Harousseau J-L, Mohty M. Peripheral neuropathy and new treatments for multiple myeloma: background and practical recommendations. *Haematologica*. 2010;95(2):311-319.

Rampen AJ, Jongen JL, van Heuvel I, Scheltens-de Boer M, Sonneveld P, van den Bent MJ. Bortezomib-induced polyneuropathy. *Neth J Med*. 2013;71(3):128-133.

Richardson PG. Towards a better understanding of treatment-related peripheral neuropathy in multiple myeloma. *Lancet Oncol*. 2010;11(11):1014-1016.

Sherman JH, Aregawi DG, Lai A, et al. Optic neuropathy in patients with glioblastoma receiving bevacizumab. *Neurology*. 2009;73(22):1924-1926.

Siegel D, Martin T, Nooka A, et al. Integrated safety profile of single-agent carfilzomib: experience from 526 patients enrolled in 4 phase II clinical studies. *Haematologica*. 2013;98(11):1753-1761.

Complicações neurológicas da imunoterapia

Apfel SC. Neurologic complications of immunomodulatory agents. In: Wen P, Schiff D, Lee EQ, eds. *Neurologic Complications of Cancer Therapy*. New York, NY: Demos Medical Publishing; 2012:93-106.

Cuzzubbo S, Javeri F, Tissier M, et al. Neurological adverse events associated with immune checkpoint inhibitors: review of the literature. *Eur J Cancer*. 2017;73:1-8.

Hottinger AF. Neurologic complications of immune checkpoint inhibitors. *Curr Opin Neurol*. 2016;29(6):806-812.

Liao B, Shroff S, Kamiya-Matsuoka C, Tummala S. Atypical neurological complications of ipilimumab therapy in patients with metastatic melanoma. *Neuro Oncol*. 2014;16(4):589-593.

Mandel JJ, Olar A, Aldape KD, Tremont-Lukats IW. Lambrolizumab induced central nervous system (CNS) toxicity. *J Neurol Sci*. 2014;344(1-2):229-231.

Meyers CA, Scheibel RS, Forman AD. Persistent neurotoxicity of systemically administered interferon-alpha. *Neurology*. 1991;41(5):672-676.

Perrinjaquet C, Desbaillets N, Hottinger AF. Neurotoxicity associated with cancer immunotherapy: immune checkpoint inhibitors and chimeric antigen receptor T-cell therapy. *Curr Opin Neurol*. 2019;32(3):500-510.

Riegler LL, Jones GP, Lee DW. Current approaches in the grading and management of cytokine release syndrome after chimeric antigen receptor T-cell therapy. *Ther Clin Risk Manag*. 2019;15:323-335.

Rohatiner AZ, Prior PF, Burton AC, Smith AT, Balkwill FR, Lister TA. Central nervous system toxicity of interferon. *Br J Cancer*. 1983;47(3):419-422.

Schneider S, Potthast S, Komminoth P, Schwegler G, Böhm S. PD-1 checkpoint inhibitor associated autoimmune encephalitis. *Case Rep Oncol*. 2017;10(2):473-478.

Suzuki S, Ishikawa N, Konoeda F, et al. Nivolumab-related myasthenia gravis with myositis and myocarditis in Japan. *Neurology*. 2017;89:1127-1134.

Touat M, Talmasov D, Ricard D, Psimaras D. Neurological toxicities associated with immune-checkpoint inhibitors. *Curr Opin Neurol*. 2017;30(6):659-668.

Wick W, Hertenstein A, Platten M. Neurological sequelae of cancer immunotherapies and targeted therapies. *Lancet Oncol*. 2016;17(12):e529-e541.

Complicações neurológicas do transplante de células-tronco hematopoéticas

Dulamea AO, Lupescu IG. Neurological complications of hematopoietic cell transplantation in children and adults. *Neural Regen Res*. 2018; 13(6):945-954.

Hinchey J, Chaves C, Appignani B, et al. A reversible posterior leukoencephalopathy syndrome. *N Engl J Med*. 1996;334(8):494-500.

Lee EQ, Wen PY. Neurologic complications of hematopoietic stem cell transplantation. In: Schiff D, Arrillaga-Romany IC, Wen P, eds. *Cancer Neurology in Clinical Practice*. Cham, Switzerland: Springer Nature; 2018:345-357.

Rosenfeld MR, Pruitt A. Neurologic complications of bone marrow, stem cell, and organ transplantation in patients with cancer. *Semin Oncol*. 2006;33(3):352-361.

Sklar EM. Post-transplant neurotoxicity: what role do calcineurin inhibitors actually play? *AJNR Am J Neuroradiol*. 2006;27:1602-1603.

SEÇÃO 15 HIDROCEFALIA E EDEMA CEREBRAL

Editor da Seção: Fred Rincon

Hidrocefalia 110

Kumud Sharma e Fred Rincon

PONTOS-CHAVE

1. A hidrocefalia caracteriza-se por um desequilíbrio entre produção, drenagem e reabsorção do líquido cefalorraquidiano (LCR), que acarreta dilatação dos ventrículos cerebrais.

2. A única causa conhecida de hidrocefalia não obstrutiva é o papiloma do plexo coroide por secreção excessiva de LCR.

3. A hidrocefalia obstrutiva consiste em doenças que provocam o bloqueio quase completo do fluxo de LCR no sistema ventricular.

4. A hidrocefalia *comunicante* é causada pela obstrução do LCR por lesão do sistema de absorção após a saída dos ventrículos.

5. A hidrocefalia com pressão normal é uma forma de hidrocefalia comunicante.

INTRODUÇÃO

O sistema ventricular do sistema nervoso central (SNC) é composto de dois ventrículos laterais: o terceiro ventrículo medial e o quarto ventrículo. Os ventrículos e o canal medular central são revestidos por epêndima, um epitélio cuboide. O plexo coroide, localizado no assoalho do terceiro e do quarto ventrículos laterais, são os principais locais de produção de líquido cefalorraquidiano (LCR). As células epiteliais do plexo coroide secretam LCR. O plexo coroide é formado por estruturas vilosas que se projetam nos ventrículos.

A hidrocefalia é caracterizada por um desequilíbrio na produção, na drenagem e na reabsorção de LCR, o que provoca dilatação dos ventrículos cerebrais. O plexo coroide produz cerca de 500 mℓ de LCR por dia, que circulam dos ventrículos laterais para o terceiro ventrículo por meio do forame de Monro. Em seguida, o LCR flui para o quarto ventrículo pelo aqueduto cerebral e entra no espaço subaracnóideo, por meio dos forames de Magendie (medial) e Luschka (lateral) e passa para o espaço subaracnóideo e canal medular. As granulações das vilosidades aracnóideas presentes no seio sagital superior reabsorvem o LCR para o sistema venoso. Em qualquer momento, o volume total de LCR no SNC é de cerca de 150 mℓ. A diferença entre produção e quantidade se deve à absorção ativa do LCR pelas granulações aracnóideas.

CLASSIFICAÇÃO

Embora várias classificações da hidrocefalia tenham sido adotadas no passado, os diversos tipos básicos estão bem definidos (Tabela 110.1). Ainda que todos os tipos de hidrocefalia sejam obstrutivos em alguma medida, a localização anatômica e o grau de resistência ao fluxo anterógrado normal do LCR podem variar. O termo *hidrocefalia obstrutiva* é usado para descrever as condições que acarretam bloqueio praticamente completo do fluxo de LCR dentro do sistema ventricular. A expressão *hidrocefalia comunicante* refere-se às condições nas quais os ventrículos estão dilatados, apesar do sistema de circulação desimpedida dentro dos ventrículos até as cisternas basais e na superfície das convexidades cerebrais. Walter Dandy foi o primeiro a descrever a hidrocefalia comunicante em 1914. Ele injetou um corante marcador dentro de um dos ventrículos laterais. Se o corante aparecesse no LCR retirado por punção lombar (PL), a hidrocefalia era descrita como *comunicante*; se o corante não aparecesse no LCR lombar, a hidrocefalia era classificada como *não comunicante*. Como essa diferenciação mostrou-se útil à decisão de colocar *shunts* cirúrgicos, essa classificação funcional foi amplamente aceita. Contudo, com base nessa definição, o termo hidrocefalia não comunicante aplica-se apenas à que é causada por obstrução dentro do sistema ventricular. A expressão hidrocefalia *comunicante* pressupõe obstrução do fluxo de LCR em consequência de alguma lesão do sistema absortivo depois de sair dos ventrículos. Hidrocefalia normotensiva (HNT) é um tipo de hidrocefalia comunicante.

A hidrocefalia pode ser *aguda* ou *crônica*. A hidrocefalia aguda pode acarretar risco imediato à vida quando se desenvolve

Tabela 110.1 Classificação da hidrocefalia.

Hidrocefalia obstrutiva
- Malformações congênitas (p. ex., estenose aquedutal)
- Lesões expansivas causando obstrução (p. ex., hemorragia intraventricular aguda, cisto coloide do terceiro ventrículo)

Hidrocefalia comunicante
- Reabsorção insuficiente do LCR (p. ex., pós-inflamatória ou pós-hemorrágica)
- Hidrocefalia normotensiva
- Insuficiência venosa
- Produção excessiva de LCR (p. ex., tumor do plexo coroide)
- Hidrocefalia externa (p. ex., predomínio do excesso de LCR sobre as convexidades)

Hidrocefalia ex-vácuo

LCR, líquido cefalorraquidiano.

rapidamente em algumas horas e causa hipertensão intracraniana e herniação inferior da região central do encéfalo. Por outro lado, mesmo a ventriculomegalia volumosa pode causar sintomas mínimos quando se desenvolve gradativamente ao longo de semanas, meses ou anos e não constitui risco à vida.

Outra classificação da hidrocefalia inclui as formas congênitas *versus* adquiridas. A hidrocefalia congênita está presente desde o nascimento. A hidrocefalia adquirida pode desenvolver-se em qualquer época depois do nascimento. Esses tipos de hidrocefalia são diferenciados com base na *hidrocefalia ex-vácuo*, na qual o volume de LCR aumenta sem que haja alteração da pressão liquórica porque o cérebro atrofia.

SISTEMAS DE *SHUNTING* DO LÍQUIDO CEFALORRAQUIDIANO

Os sistemas de *shunting* estabelecem uma comunicação entre o espaço liquórico (ventricular ou lombar) e uma cavidade para drenagem (cavidade peritoneal, espaço pleural, átrio direito). Os componentes de um *shunt* de LCR são os seguintes: um cateter proximal, um reservatório, uma válvula e um cateter distal (Figura 110.1). O cateter proximal é colocado dentro do ventrículo, de preferência longe do plexo coroide, e passa por um orifício produzido por trépano, para estabelecer a conexão com um reservatório posicionado no tecido subcutâneo. Amostras de LCR podem ser retiradas do reservatório. Uma válvula unidirecional regula o fluxo do LCR para dentro do cateter distal, que é tunelizado sob a pele de forma a drenar para uma cavidade corporal capaz de reabsorver o líquido. Todos os cateteres ventriculares são feitos de borracha de silicone e podem variar quanto ao comprimento, diâmetro interno/externo, forma, configuração da ponta, rigidez e marcas radiopacas. As válvulas usadas hoje em dia incluem reguladores de pressão diferencial (estática e programável), reguladores de fluxo, dispositivos de resistência por sifão e válvulas ativadas por gravidade. As válvulas abrem e fecham de acordo com a pressão diferencial, que é a pressão de saída (cavidade de drenagem) menos a pressão de entrada (intraventricular).

Hoje em dia, existem três configurações de válvulas diferentes: fenda, diafragma e esfera em cone ativada por mola.

A válvula em fenda é um desenho mais antigo, com uma fenda na parede do cateter distal, que abre quando a pressão do líquido dentro do cateter é suficiente. As propriedades mecânicas da fenda (rigidez do silicone, espessura da parede, comprimento da fenda) determinam sua pressão de abertura. As válvulas de diafragma têm uma membrana flexível, que se move em resposta às oscilações da pressão, as quais permitem que o LCR flua ao seu redor. Por fim, as válvulas de esfera em cone ativada por mola contêm uma espiral metálica ou uma mola plana, que aplica força sobre uma esfera localizada em uma cavidade em forma de cone. Quando a pressão do LCR é suficientemente alta, a esfera é pressionada contra a mola, que abre a válvula. As pressões do LCR alteram-se com a posição do corpo (deitado, sentado ou de pé) e o fluxo sanguíneo, que pode alterar a função do *shunt*. Existem dispositivos que ajudam a evitar sifonagem do LCR durante as alterações de posição (quando o paciente se levanta) reagindo à pressão hidrostática entre as duas extremidades do cateter e fechando a válvula. Os dispositivos gravitacionais usam esferas metálicas, que caem dentro de uma cavidade em formato de cone quando o paciente se levanta, acrescentando resistência ao fluxo dentro do *shunt*, que é igual à altura de uma coluna hidrostática. Quando o paciente retorna à posição horizontal, as esferas afastam-se do trajeto de drenagem e geram pouca resistência ao fluxo do LCR. Os dispositivos de regulação para evitar drenagem excessiva controlam o *shunting* de LCR durante os efeitos posturais e vasogênico. Os dispositivos de regulação do fluxo ajudam a manter um volume constante circulando pela válvula sob diferentes pressões variando o diâmetro do orifício valvular e, desse modo, a resistência ao fluxo. Outra opção de tratamento para hidrocefalia é a fenestração endoscópica.

HIDROCEFALIA OBSTRUTIVA AGUDA

Epidemiologia

A incidência global de hidrocefalia obstrutiva adquirida aguda não é conhecida. A hidrocefalia pós-hemorrágica tem incidência entre 25 e 70%, dependendo da gravidade da hemorragia.

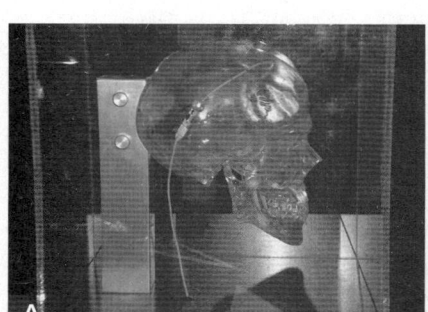
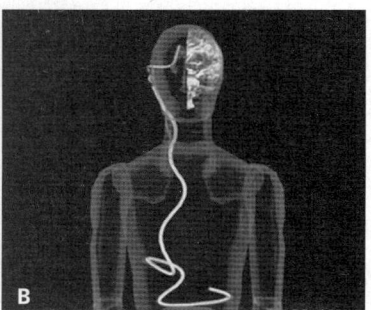
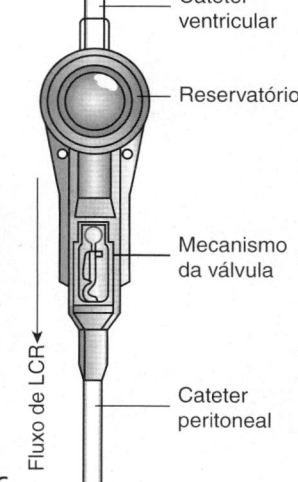

FIGURA 110.1 Sistema de *shunt* de líquido cefalorraquidiano (LCR). **A.** Segmento craniano com reservatório posicionado atrás da orelha. **B.** Trajeto do tubo de derivação anterior no plano subcutâneo, terminando no espaço peritoneal. **C.** Visão em corte do reservatório do *shunt* com válvula unidirecional. O dispositivo ilustrado aqui é uma válvula de Codman.

A hidrocefalia é uma complicação frequente depois da recuperação da hemorragia subaracnóidea aneurismática (HSA). Apesar da incidência variável, de 6 a 67%, apenas 10 a 20% dos pacientes com HSA precisam de *shunt* permanente do LCR. Nas populações pediátricas, cerca de 10% dos bebês com hemorragia intraventricular (HIVe) precisam de um *shunt*.

Biopatologia

Com a hidrocefalia obstrutiva intraventricular, a obstrução causa dilatação proximal dos ventrículos, mas preserva as dimensões normais dos ventrículos distais. A obstrução pode ocorrer no forame de Monro, terceiro ventrículo, aqueduto de Sylvius, quarto ventrículo ou forames de drenagem do quarto ventrículo (forames de Magendie e Luschka). A hidrocefalia obstrutiva pode ser causada por malformações congênitas, anomalias do desenvolvimento, lesões expansivas ou obstruções ventriculares pós-hemorrágicas. Segundo Ayer, o ventrículo mais perto da obstrução sofre o maior aumento de volume; uma massa no quatro ventrículo, por exemplo, provoca uma maior dilatação do terceiro ventrículo em comparação aos ventrículos laterais.

Acidente vascular encefálico e hemorragia intraventricular

O acidente vascular encefálico isquêmico e a hemorragia intracerebral (HIC) complicada pelo HIVe em adultos também causa hidrocefalia (Figura 110.2). Em alguns casos, a obstrução do fluxo de LCR é transitória; por esta razão, a pressão intracraniana (PIC) aumenta e o paciente desenvolve hidrocefalia, mas, depois, regride espontaneamente. Outros pacientes têm hidrocefalia progressiva. A hidrocefalia também ocorre nos adultos que têm HSA causada por traumatismo craniano ou ruptura de aneurisma (ver Figura 110.2). Depois de uma HSA, a distensão das vilosidades aracnóideas pelas hemácias aglomeradas sugere falha de absorção como mecanismo patogenético da hidrocefalia.

Em bebês com baixo peso ao nascimento, a hidrocefalia pós-hemorrágica é a principal complicação da HIVe. A hidrocefalia ocorre quando um trombo localizado dentro do sistema ventricular obstrui o fluxo de LCR por um processo de aracnoidite basilar obstrutiva ou de aracnoidite cortical em decorrência de uma resposta inflamatória aos produtos do sangue. Há uma predisposição inerente à hemorragia da matriz germinativa (MG), que causa infarto hemorrágico periventricular e HIVe causando hidrocefalia. A hemorragia da MG é classificada com base na gravidade em graus I a IV, sendo que os graus III e IV geralmente desenvolvem hidrocefalia progressiva com necessidade de colocar *shunts*. Por essa razão, a obstrução fibrótica das vias extraventriculares de circulação do LCR depois de uma HIVe, HSA ou HIC pode ser complicada pela disfunção das vilosidades aracnóideas.

Relacionada a tumor (bola e válvula)

As neoplasias intracranianas podem causar hidrocefalia obstrutiva (Figura 110.3). Os tumores aglomerados ao redor do terceiro ou quarto ventrículo ou do aqueduto de Sylvius, inclusive tumores pineais, cistos coloides, gliomas, ependimomas e metástases, estão implicados comumente na hidrocefalia obstrutiva intraventricular. O prognóstico depois da colocação de um *shunt* depende, em grande parte, do tipo histológico do tumor. Outras lesões expansivas como uma hemorragia cerebral intraparenquimatosa e infarto ou hemorragia cerebelar, que transmitem pressão local aos ventrículos, podem causar hidrocefalia aguda. Dilatações das artérias basilares e outras anomalias vasculares (p. ex., malformação da veia de Galeno) também foram associadas à hidrocefalia.

Manifestações clínicas

Os pacientes com hidrocefalia aguda apresentam quadro clínico de cefaleia, às vezes com perda de acuidade visual, que podem ser acompanhadas por náuseas/vômitos, com subsequente

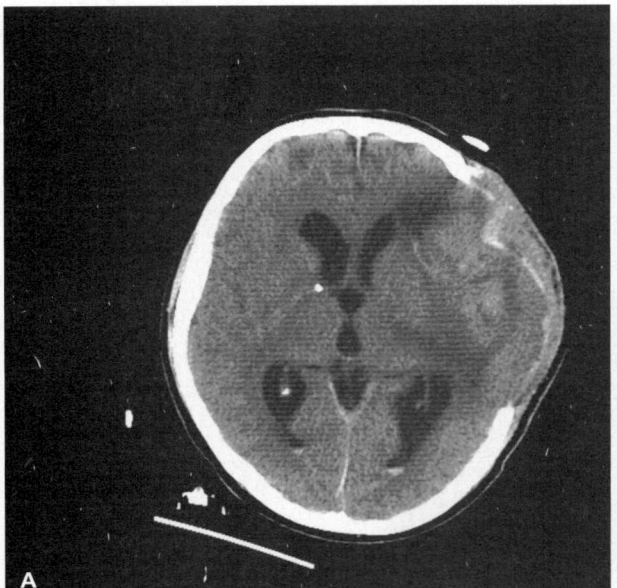
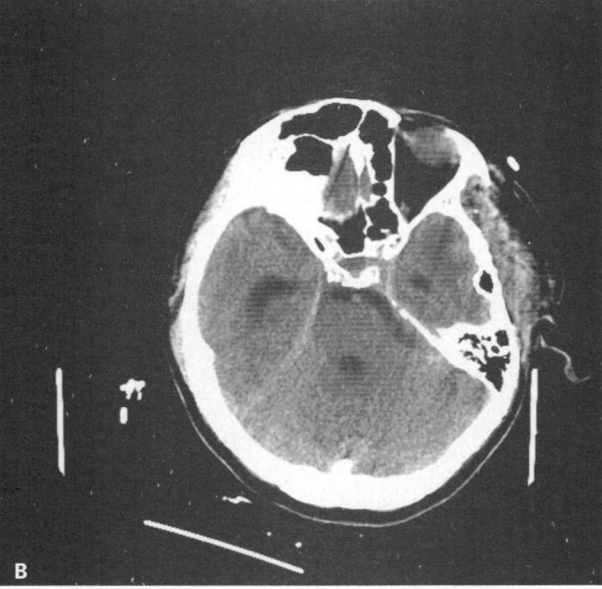

FIGURA 110.2 Homem de 54 anos foi encontrado inconsciente. **A.** Ele fora submetido à colocação de espirais endovasculares em um aneurisma volumoso da artéria cerebral média (ACM) e à hemicraniectomia descompressiva. **B.** A hidrocefalia persistiu, e o paciente precisou colocar um *shunt* ventriculoperitoneal depois de uma cranioplastia reconstrutiva.

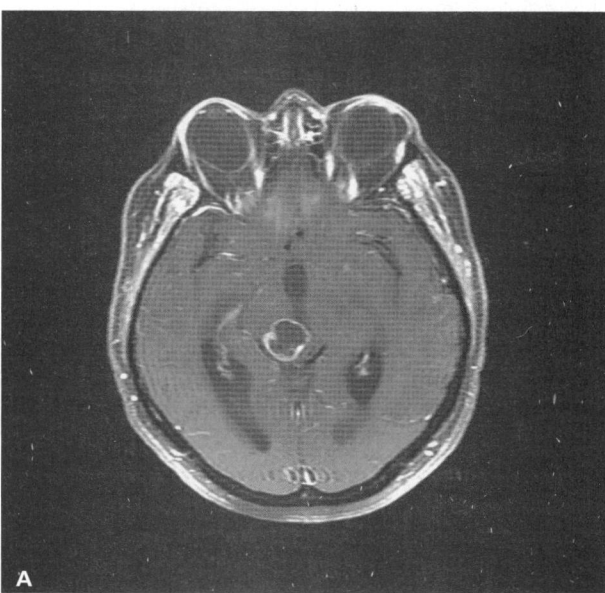
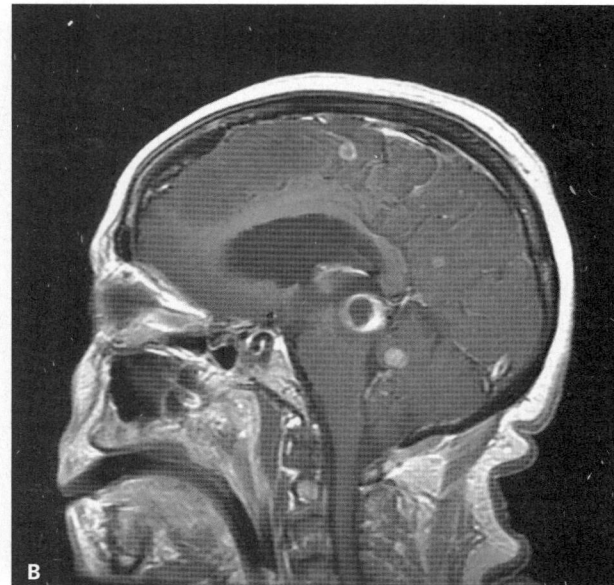

FIGURA 110.3 Mulher de 61 anos com história de câncer de mama apresentou náuseas e vômitos. Os exames evidenciaram que ela apresentava hidrocefalia secundária às metástases cerebrais mostradas aqui nessa imagem de ressonância magnética pós-contraste em T1.

diminuição do estado mental (estupor) e, talvez, coma em minutos a horas, dependendo da etiologia e do tratamento à disposição. As manifestações referidas aos tratos corticospinais incluem espasticidade dos membros inferiores, reflexos tendíneos profundos exacerbados e sinal de Babinski bilateral. Esse quadro pode evoluir para uma postura em extensão. As pupilas estão normais nos estágios iniciais. Os sinais e sintomas da síndrome de Parinaud também podem desenvolver-se. Movimentos involuntários dos olhos, paralisia bilateral do músculo abducente e limitação do olhar para cima podem ser observados. A ausência de tratamento leva à midríase pupilar e ao desaparecimento dos movimentos oculares involuntários. Dependendo da rapidez da evolução, pode ocorrer edema das papilas.

Diagnóstico

Nos adultos, os primeiros exames a serem realizados nos casos suspeitos de hidrocefalia são a tomografia computadorizada (TC) ou ressonância magnética (RM). Embora a TC possa praticamente excluir hidrocefalia, a RM é necessária à avaliação mais precisa de anormalidades sutis, como edema transependimal. A anormalidade típica da hidrocefalia é dilatação ventricular desproporcional à ampliação dos sulcos. Em geral, a atrofia cerebral causada por doença degenerativa ou envelhecimento afeta os espaços "centrais" (ventriculares) e "periféricos" (sulcais). Contudo, pode ser difícil determinar se a dilatação ventricular é desproporcional e, em muitos casos, há discordância entre os profissionais que avaliam esses pacientes. Por essa razão, outras alterações podem ajudar a avaliar a possibilidade de hidrocefalia. A substância branca periventricular anormal com atenuação baixa nas imagens de TC ou sinais intensificados nas imagens de RM em T2 ou sequência *fluid-attenuated inversion recovery* (FLAIR) sugerem fluxo de líquido transependimal compatível com hidrocefalia, mas as alterações dos sinais da substância branca periventricular não são específicas e podem ser causadas por doença isquêmica microvascular. Outras alterações estruturais sugestivas de hidrocefalia podem ser "abaulamento" dos cornos frontais dos ventrículos, dilatação acentuada dos cornos temporais e arqueamento e adelgaçamento do corpo caloso. A alteração sequencial rápida pode ser útil para firmar esse diagnóstico, mas nem sempre é possível dispor de vários exames de TC ou RM realizados ao longo de muitos anos.

Os exames confirmatórios são realizados frequentemente nos casos de hidrocefalia em razão dessas incertezas quanto ao diagnóstico clínico e radiológico.

Tratamento e desfechos

O objetivo do tratamento dos pacientes com hidrocefalia é normalizar a hidrodinâmica do LCR. O tratamento de qualquer paciente com hidrocefalia deve ser individualizado. Quando a obstrução ao fluxo está localizada entre o terceiro e quarto ventrículos, pode-se tentar um procedimento de fenestração endoscópica. No caso de um tumor obstruindo a circulação do LCR, a ressecção cirúrgica pode levar à cura. Quando a causa da alteração hidrodinâmica é transitória, a hidrocefalia pode regredir durante o tratamento inicial e a única intervenção necessária pode ser drenagem ventricular externa (DVE) temporária ou PLs repetidas. Contudo, a PL deve ser realizada apenas nos pacientes com hidrocefalia comunicante. Com todos os tipos de hidrocefalia, o tratamento farmacológico tem pouca utilidade; contudo, existem relatos de resposta favorável à acetazolamida oral (500 mg, 3 vezes/dia) como tratamento adjuvante à PL repetida. Apesar de tudo isso, a maioria dos pacientes com hidrocefalia sintomática requer derivação do LCR por colocação de um *shunt*.

Nos casos de hidrocefalia obstrutiva iniciada na vida adulta (não comunicante), a terceiro ventriculostomia endoscópica (VET) é uma opção terapêutica estabelecida e alcança índices de sucesso na faixa de 60 a 80%. Existem controvérsias quanto à eficácia desse procedimento nos pacientes com hidrocefalia pós-hemorrágica e pós-inflamatória. As complicações comuns da VET são sangramento por laceração da artéria basilar, dos vasos intraventriculares ou do parênquima cerebral; infecção;

extravasamento de LCR e lesões do hipotálamo. Um estudo de grande porte calculou a taxa de mortalidade em 1% e o índice de morbidade irreversível em 1,6% com a VET. As complicações são mais comuns com os procedimentos para colocação de *shunt*.

HIDROCEFALIA OBSTRUTIVA CONGÊNITA

Epidemiologia

A hidrocefalia congênita tem incidência entre 0,5 e 1,8 por mil nascimentos ao ano e pode ter causas genéticas ou não genéticas.

Biopatologia

As causas não genéticas comuns são HIC e HIVe secundária a um traumatismo obstétrico ou à prematuridade e meningite como causa de hidrocefalia congênita. A meningite e outros processos inflamatórios causam bloqueio do fluxo de LCR no espaço subaracnoide, especialmente perto do tronco encefálico. Isso provoca aumento de todo o sistema ventricular, inclusive do quarto ventrículo. Quanto às causas genéticas, estudos com modelos animais e seres humanos identificaram ao menos 43 mutantes/*loci* relacionados com a hidrocefalia hereditária. Em algumas delas, a estenose aquedutal foi demonstrada por RM ou necropsia. Ainda não está claro se as lesões do aqueduto cerebral (p. ex., gliose ou fibrose) estão relacionadas com o desenvolvimento ou são sequelas de uma doença inflamatória viral contraída durante a vida intrauterina ou nos primeiros meses de vida (Figura 110.4). Em algumas famílias, a ocorrência de estenose aquedutal, hidrocefalia de tipo anatômico indefinido e síndrome de Dandy-Walker em irmãos dos dois sexos sugere outros tipos de hereditariedade. Com a síndrome de Dandy-Walker, há expansão do quarto ventrículo e da fossa posterior com obstrução dos forames de Luschka e Magendie (Figura 110.5). A malformação de Arnold-Chiari pode estar associada à hidrocefalia congênita ou que se desenvolve mais tarde. A hidrocefalia também pode ser causada pela ausência ou redução numérica congênita de vilos aracnóideos.

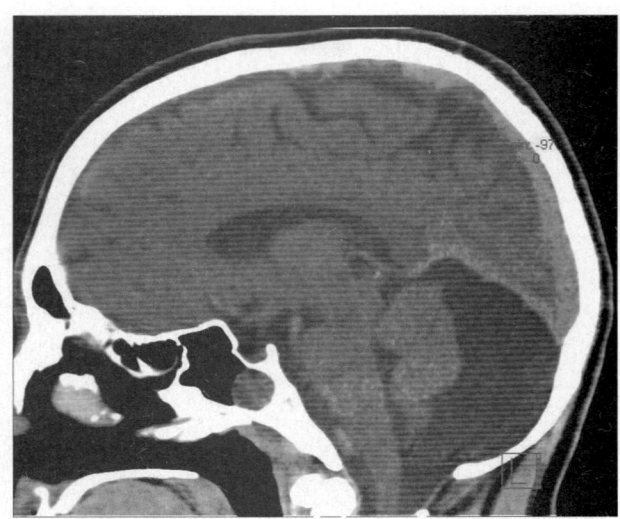

FIGURA 110.5 Tomografia computadorizada sagital mostrando malformação de Dandy-Walker.

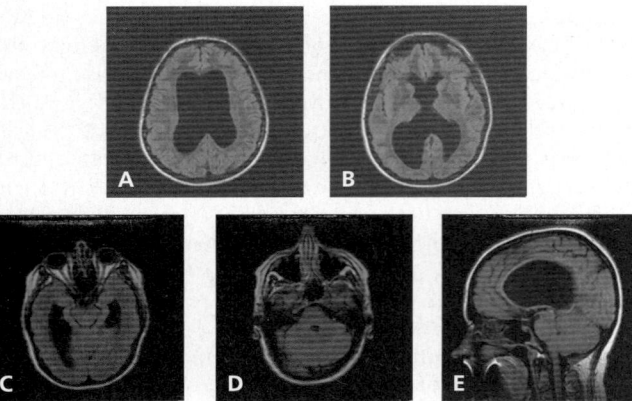

FIGURA 110.4 Homem de 76 anos apresentou-se com história de distúrbio da marcha, déficit de memória e incontinência urinária há 1 mês. **A**, **B**, **C** e **D** são imagens axiais de ressonância magnética em sequência *fluid-attenuated inversion recovery* (FLAIR), enquanto **E** é uma imagem sagital de RM em T1, mostrando hidrocefalia crônica secundária à estenose aquedutal.

Características clínicas

As manifestações clínicas da hidrocefalia são determinadas pela idade do paciente. Os bebês desenvolvem hidrocefalia de tensão quando a lesão instala-se antes da fusão das suturas cranianas no final do terceiro ano de vida. Isso causa dilatação do crânio e abertura ampla das fontanelas. Quando a hidrocefalia se desenvolve depois do fechamento recente das suturas, elas podem ser separadas pela pressão (diástase das suturas). A face parece relativamente pequena e, com o estiramento da pele do couro cabeludo, surgem veias proeminentes. Com a percussão do crânio, observa-se um som de "pote quebrado", também conhecido como *sinal de Macewen*. Nessas crianças, a necrose do couro cabeludo pode causar extravasamento de LCR e infecções. Até mesmo pequenos aumentos na PIC moldam o crânio dos neonatos; a radiografia da tábua interna do crânio revela o adelgaçamento desigual, chamado de *prata batida*. Isso leva à proeminência frontal do crânio, chamada de *bossa frontal*. A cabeça cresce com muita rapidez, excedendo o 97º percentil. As fontanelas anterior e posterior são tensas. Quando não são tratadas, essas crianças não se desenvolvem em razão da dificuldade de se alimentar e dos vômitos repetidos. A síndrome de Parinaud, por fim, desenvolve-se, sendo causada pela lesão do tegmento mesencefálico. Os sinais e sintomas são paralisia ou espasmo de convergência, nistagmo de convergência-retração, perda da visão e, por fim, atrofia do nervo óptico, pseudopupilas de Argyll Robertson, retração palpebral (sinal de Collier) e déficit do olhar para cima ou desvio forçado dos olhos para baixo (sinal do sol poente). Os sinais de disfunção das vias corticospinais são espasticidade, exacerbação dos reflexos tendíneos profundos, sinal de Babinski positivo e atrofia dos músculos do tronco e dos membros. A criança pode ter retardo do desenvolvimento das funções motoras e cognitivas.

Diagnóstico

Nos lactentes, a hidrocefalia precisa ser diferenciada dos outros tipos de macrocefalia, inclusive hematoma subdural. A ultrassonografia (descrita no Capítulo 24) ajuda a avaliar hemorragia subependimal e HIVe nos bebês prematuros de alto risco, assim como para acompanhar os lactentes quanto à possibilidade de desenvolverem hidrocefalia progressiva subsequente (Figura 110.6).

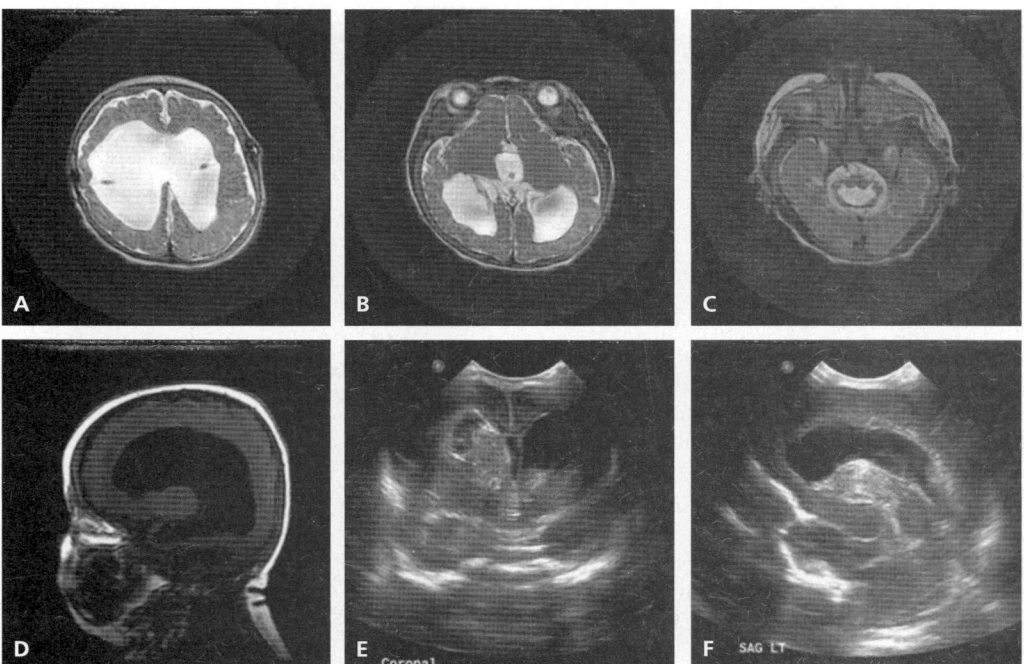

FIGURA 110.6 Essa criança (bebê prematuro nascido com 24 semanas) teve hemorragia intraventricular de grau IV e hidrocefalia pós-hemorrágica subsequente. **A**, **B** e **C** são imagens de ressonância magnética axial em T2, enquanto **D** é uma imagem de ressonância magnética sagital em T1 obtida 3 meses depois da hemorragia. **E** e **F** são imagens de ultrassonografia (US) transcraniana (cortes coronal e sagital, respectivamente) realizada 1 semana depois do nascimento.

Os resultados correlacionam-se claramente com a TC. Por ser um exame realizado à beira do leito, a ultrassonografia requer manipulação mínima dos bebês em estado crítico. As radiografias simples e as medições do crânio são úteis para acompanhar a evolução da hidrocefalia dos bebês e das crianças. As radiografias do crânio também podem demonstrar erosão da sela túrcica ou adelgaçamento da tábua interna ("crânio de prata batida"). Em geral, a TC e a RM são os melhores recursos para diagnosticar todos os tipos de hidrocefalia. Nos casos de hidrocefalia ligada ao X, os exames laboratoriais para análise e aconselhamento genéticos podem ser úteis.

Tratamento e desfechos

Antes que os *shunts* de LCR estivessem disponíveis há 50 anos, a hidrocefalia obstrutiva aguda comumente era uma doença fatal ou profundamente incapacitante. Quando não é tratada, a hidrocefalia neonatal progressiva acarreta mortalidade de até 50% com a idade de 1 ano e 75% com a idade de 10 anos. O tratamento melhora expressivamente esses índices. Por exemplo, com a colocação de um *shunt*, o índice de sobrevivência mínimo é de 50% depois de 15 anos, embora com incidência de 15% de deficiência intelectual. Quando a HIC causa hidrocefalia nos bebês prematuros de alto risco, o prognóstico geralmente está relacionado com outros fatores (p. ex., asfixia), além da resposta à colocação de um *shunt*.

O tratamento endoscópico das obstruções no trajeto do LCR pode reverter eficazmente a hidrocefalia obstrutiva, especialmente quando há estenose aquedutal, e é usado como medida complementar para tratar hidrocefalia loculada. Com a VET, o cirurgião forma um orifício por trépano na região frontal, depois de escolher um trajeto para estabelecer uma linha direta interligando o forame de Monro com o túber cinéreo, que é o espaço situado entre os corpos mamilares posteriormente e o infundíbulo da hipófise anteriormente (Figura 110.7). A neuronavegação estereotáxica geralmente é utilizada para isso. O endoscópio é introduzido e o forame de Monro é localizado primeiramente no ventrículo lateral. O endoscópio é avançado até o terceiro ventrículo, e o túber cinéreo é localizado. Uma sonda é usada para fazer uma fenestração no assoalho do terceiro ventrículo e um balão dilata esse orifício. A fenestração endoscópica também pode ser realizada antes da introdução do *shunt* quando o forame de Monro está obstruído. Nesses casos, esse procedimento estabelece uma ligação através do septo pelúcido.

HIDROCEFALIA COMUNICANTE

Quando não é possível demonstrar obstrução intraventricular ou extraventricular, três outros mecanismos podem causar hidrocefalia: produção excessiva de LCR, insuficiência venosa e absorção reduzida de LCR pelas vilosidades aracnóideas. A capacidade absortiva do espaço subaracnóideo é cerca de três vezes maior que a taxa de produção normal de LCR de 0,35 mℓ/minuto (20 mℓ/hora ou 500 mℓ/dia). As taxas de produção acima de 1,0 mℓ/minuto podem causar hidrocefalia. Clinicamente, os papilomas do plexo coroide são a única causa conhecida de hidrocefalia por secreção excessiva de LCR. A capacidade de absorção pode ser menor reduzida em casos inflamação por infecção ou hemorragia. A trombose do seio venoso (principalmente do seio sagital superior) provoca congestão e insuficiência venosa, o que diminui a absorção de LCR no sistema venoso e provoca hidrocefalia.

Entre as doenças infecciosas, as meningites bacterianas, fúngicas, tuberculosa ou sifilítica podem causar hidrocefalia crônica secundária à aracnoidite basal (Figura 110.8). Entre as infecções parasitárias, a neurocisticercose pode causar hidrocefalias comunicante e não comunicante. A hidrocefalia pós-otite ocorre nas crianças que têm otite média ou mastoidite crônica com trombose do seio lateral. Nesses casos, a criança pode estar febril e inquieta. Em geral, esses pacientes têm perfuração do tímpano e secreção ótica purulenta. Em muitos casos, também há paralisia do sexto nervo craniano e edema de papila ipsilaterais. Do contrário, a limitação da drenagem venosa cerebral (p. ex., trombose das veias corticais ou dos seios venosos intracranianos) raramente causa hidrocefalia.

A hidrocefalia comunicante foi atribuída à agenesia congênita das vilosidades aracnóideas com limitação subsequente da absorção do LCR. Como o estudo detalhado da quantidade de vilosidades e das suas características estruturais é difícil e raramente é realizado, essa anomalia pode ser mais comum que as estatísticas indicam. Do mesmo modo, não é fácil avaliar disfunção das vilosidades aracnóideas sem obstrução da circulação basilar ou transcortical do LCR. Também existem casos descritos de hidrocefalia quando a concentração de proteínas no LCR obtido por PL está acima de 500 mg/dℓ (p. ex., polineurite ou tumor da medula espinal). As proteínas podem interferir com a absorção do LCR. O ependimoma – tumor medular associado mais comumente à hidrocefalia – pode causar disseminação do tumor para as vilosidades aracnóideas.

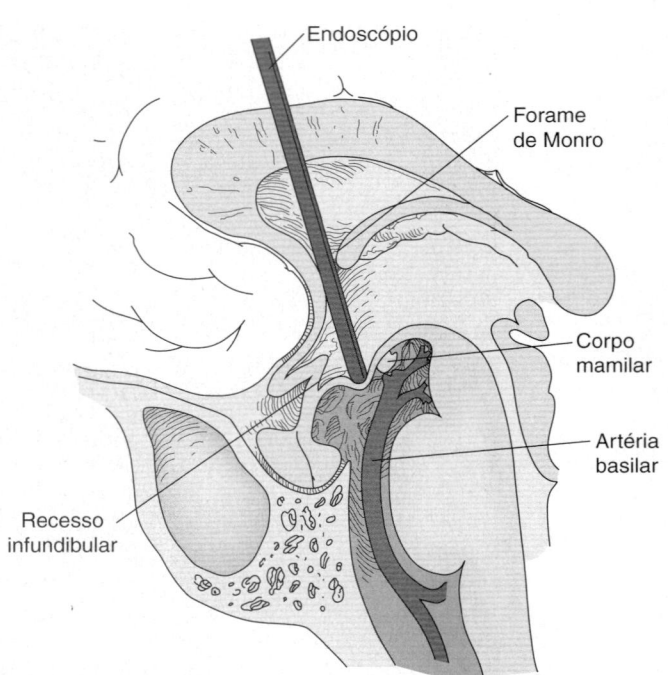

FIGURA 110.7 Abordagem cirúrgica à ventriculostomia endoscópica do terceiro ventrículo.

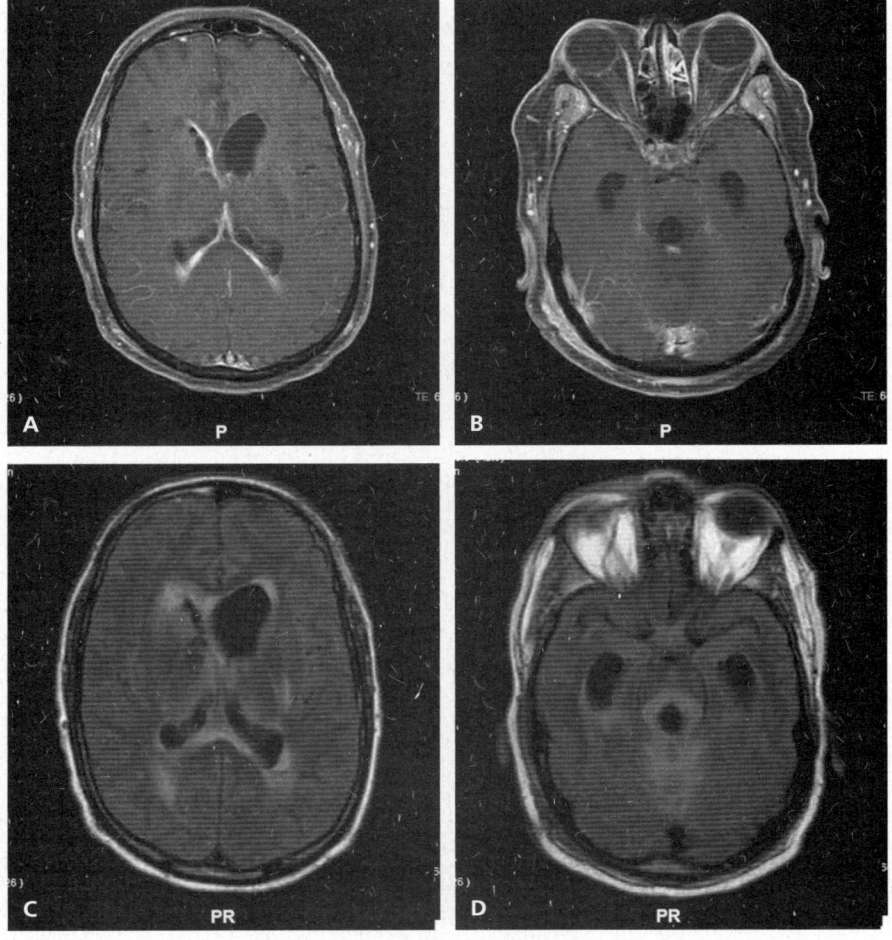

FIGURA 110.8 Homem de 47 anos com ventriculite e hidrocefalia comunicante secundária. **A** e **B**. Imagens de ressonância magnética pós-contraste em T1. **C** e **D**. Imagens de ressonância magnética em sequência *fluid-attenuated inversion recovery* (FLAIR).

Raramente, a hidrocefalia por redução da drenagem venosa extracraniana ocorre depois da dissecção cervical radical ou obstrução da veia cava superior.

HIDROCEFALIA NORMOTENSIVA

Epidemiologia

Estudos populacionais recentes estimaram a prevalência da HNT em cerca de 0,5% dos adultos com mais de 65 anos, com incidência de cerca de 5,5 casos por 100 mil habitantes/ano. Esse índice está de acordo com os estudos que demonstraram que, embora a HNT ocorra nos homens e nas mulheres de qualquer idade, ela é mais comum na população idosa, geralmente com pico de incidência entre a sexta e sétima décadas.

Biopatologia

A HNT é um tipo de hidrocefalia comunicante crônica com obstrução parcial da circulação normal do LCR. Na maioria dos casos, a HNT é causada por um padrão de aumentos sequenciais da resistência ao fluxo normal do LCR no forame de Monro, aqueduto de Sylvius, tratos de drenagem do quarto ventrículo e granulações aracnóideas. O resultado é um aumento relativo do volume dos ventrículos laterais e do terceiro ventrículo com PIC normal. Os sinais e sintomas são causados pelo estiramento e pela disfunção e degeneração secundárias dos tratos de substância branca da coroa radiada, que encarceram os ventrículos laterais e, em menor grau, os tratos de substância branca da cápsula interna e áreas inferiores.

A HNT comumente é "idiopática" e pode estar relacionada simplesmente com um processo anormal de envelhecimento cerebral, enquanto em outros casos pode ocorrer depois de HSA por traumatismo ou aneurisma, uma meningite aguda resolvida ou uma meningite crônica (p. ex., tuberculosa), tumor, cirurgia ou doenças meníngeas ou ependimais não progressivas. Independentemente da causa subjacente, os ventrículos expandem-se à custa do volume cerebral, causando compressão do encéfalo e anormalidades da substância branca periventricular. Essas alterações parecem ser atribuídas ao edema cerebral causado pelo fluxo transependimal do LCR (Figura 110.9) ou à desmielinização isquêmica causada pela compressão dos tecidos cerebrais. A compressão também pode causar disfunção neuronal. Entretanto, o efeito final é suficientemente crônico ou compensado, de forma que a pressão do LCR é normal.

Manifestações clínicas

A HNT causa um complexo sintomático diferente, porque a hidrocefalia associada é um processo lento e insidioso. Os pacientes apresentam uma tríade de ataxia da marcha, demência e incontinência urinária. Em geral, o distúrbio da marcha é o primeiro sintoma e também o mais frequente. Essa anormalidade pode ser subaguda, flutuante ou mais crônica, mas, na maioria dos casos, piora ao longo de semanas ou meses. Em muitos casos, o distúrbio da marcha é inconsistente e variável, mas tem manifestações parkinsonianas, como andar arrastando os pés, passos curtos, desequilíbrio e comumente lentidão ao iniciar os movimentos. A marcha frequentemente tem base larga (o que não é comum na doença de Parkinson), geralmente com rotação externa das pernas. Nos casos clássicos, a marcha é descrita como "magnética" porque o paciente não consegue levantar os pés do chão. Também é descrita como "apraxia" da marcha, porque parece que o programa motor necessário para que o paciente comece a movimentar as pernas está comprometido, embora sem limitação evidente da força muscular. Além da dificuldade de iniciar a marcha, o paciente também pode ter dificuldade de mantê-la e pode ocorrer "congelamento" e incapacidade de reiniciar o movimento. Não há rigidez, alentecimento de movimentos alternados ou tremor. Tremor não é comum, mas as quedas são frequentes. Com maior frequência, causa instabilidade e desequilíbrio, principalmente em escadas e guias de calçadas.

Os sintomas urinários também são comuns nos pacientes com HNT e podem passar despercebidos, incluindo apenas urgência ou aumento da frequência miccional. A incontinência urinária propriamente dita é comum, provavelmente em razão da supressão dos mecanismos de controle descendentes com contrações desinibidas da bexiga e diminuição da atividade voluntária de controlar a drenagem vesical. Manifestação típica é a incontinência, na qual há pouca preocupação evidente com o problema.

A HNT também causa disfunção cognitiva, que pode ser sutil ou grave, geralmente depois do início dos distúrbios da marcha e da função urinária. As características da demência associada à hidrocefalia são as manifestações "subcorticais". Os sintomas podem incluir não apenas déficits de memória, mas também lentidão dos processos mentais, inércia, apatia e limitação das funções executivas (p. ex., tomar decisões e alternar atividades). O déficit de memória associado à hidrocefalia pode ser diferente do que ocorre com as demências corticais, inclusive doença de Alzheimer (DA). Assim como na DA, pode-se observar preservação do conhecimento adquirido há muitos anos, embora os déficits de memória envolvam mais claramente dificuldade de aprendizagem. A dificuldade de relembrar tardiamente as informações aprendidas poderia estar relacionada com os déficits de aprendizagem, mas também envolver a iniciação e a velocidade de recuperação das informações. Por exemplo, lembrar com estímulos simples pode ser muito melhor que lembrar sem estimulação, indicando um déficit predominante na recuperação da memória, em vez de codificação anormal do material aprendido. A hidrocefalia avançada causa lentidão profunda das funções mentais e, possivelmente, mutismo acinético.

Diagnóstico

Quando há suspeita de HNT, outros exames podem ser úteis para firmar o diagnóstico e determinar a probabilidade de que haja resposta à colocação de um *shunt* de LCR. A PL está indicada para determinar a pressão do LCR e avaliar se tem sangue ou sinais de doença inflamatória ou infecciosa crônica. Nos casos de HNT, a pressão de abertura da PL pode estar no limite superior da normalidade (14 a 20 cm H_2O) e essas pressões "normais" relativamente mais elevadas também podem indicar probabilidade mais alta de melhora depois da colocação de um *shunt*. O monitoramento contínuo da pressão intraventricular (PIV) pode detectar pressões mais altas que as aferidas durante a PL. O monitoramento intraventricular ou lombar pode demonstrar a existência de ondas B de Lundberg, elevações transitórias brandas da PIC (duração < 10 minuto e amplitude geralmente < 20 mmHg).

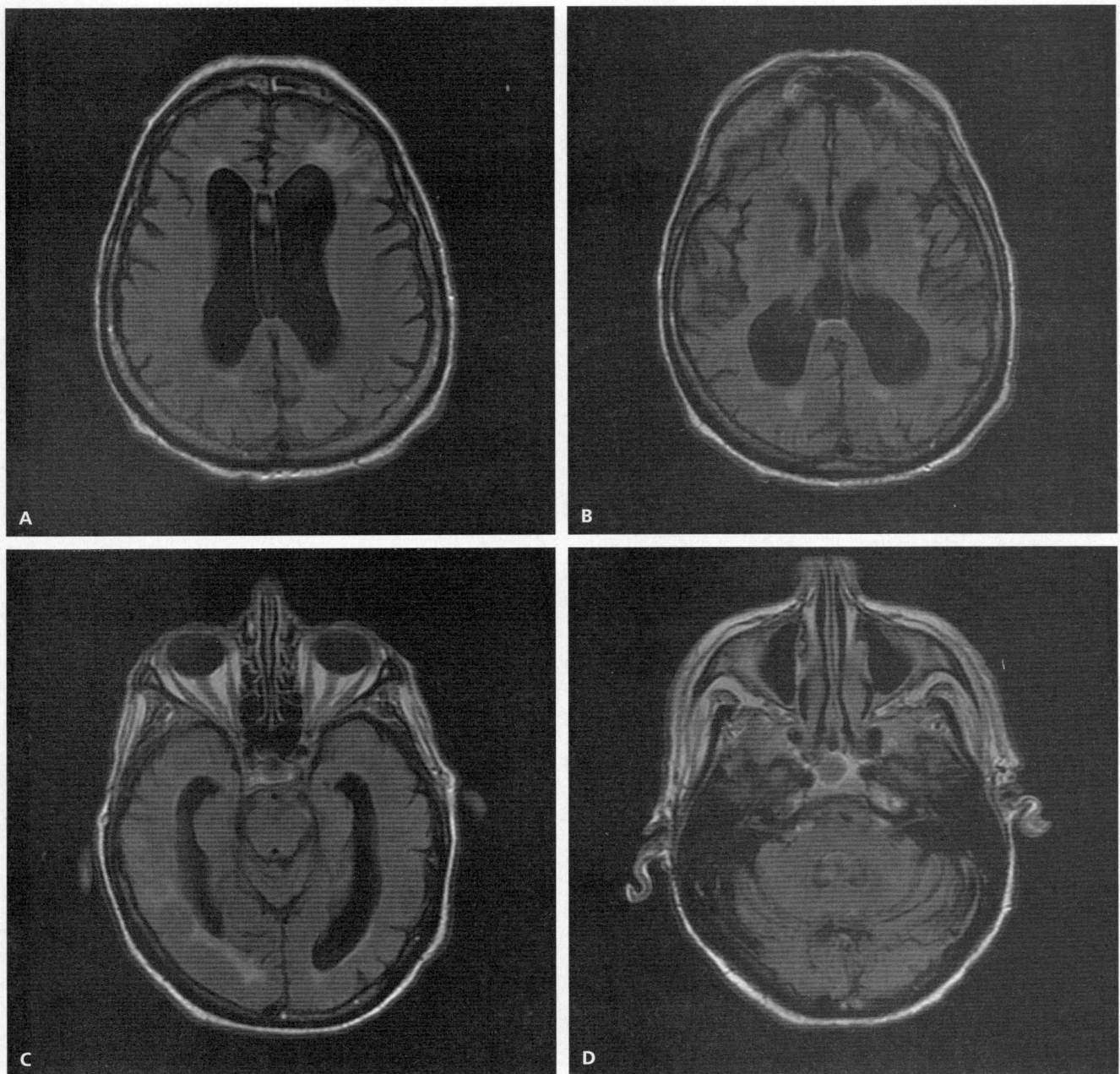

FIGURA 110.9 Homem de 85 anos apresentava distúrbio da marcha e incontinência urinária há 3 meses. Os sintomas do paciente melhoraram depois de uma punção lombar com remoção de um volume grande. Imagens axiais de ressonância magnética em sequência *fluid-attenuated inversion recovery* (FLAIR) de um paciente com hidrocefalia normotensiva. Observe o edema intersticial transependimal periventricular.

Tratamento e desfechos

Em pacientes muito bem escolhidos, a diversão ou *shunt* do LCR é um tratamento seguro e eficaz para a HNT idiopática, com desfecho positivo prolongado (Evidência de nível 1).[1] A resposta do paciente com quadro sugestivo de HNT à derivação liquórica por um *shunt* ventriculoperitoneal (SVP) é mais bem avaliada por um procedimento de drenagem lombar por 48 a 72 horas (Figura 110.10). Esse teste requer internação hospitalar e, em essência, simula o efeito de um SVP, com a ressalva de que o LCR é drenado para fora do espaço lombar (10 ml a cada 2 horas), em vez de ao espaço ventricular.

O parâmetro principal do resultado do teste é a observação subjetiva/objetiva da marca antes, durante e depois do procedimento. A avaliação objetiva é realizada com mais precisão por filmagem do paciente antes e a intervalos de 24 horas depois da punção. Nos pacientes que respondem, a marcha geralmente melhora nos primeiros dias, mas há regressão progressiva do efeito benéfico ao longo da semana seguinte à remoção do dreno lombar. A função cognitiva ou a micção também podem melhorar, embora isso geralmente seja menos evidente e mais difícil de avaliar objetivamente. A inexistência de efeito benéfico depois da PL indica que a colocação

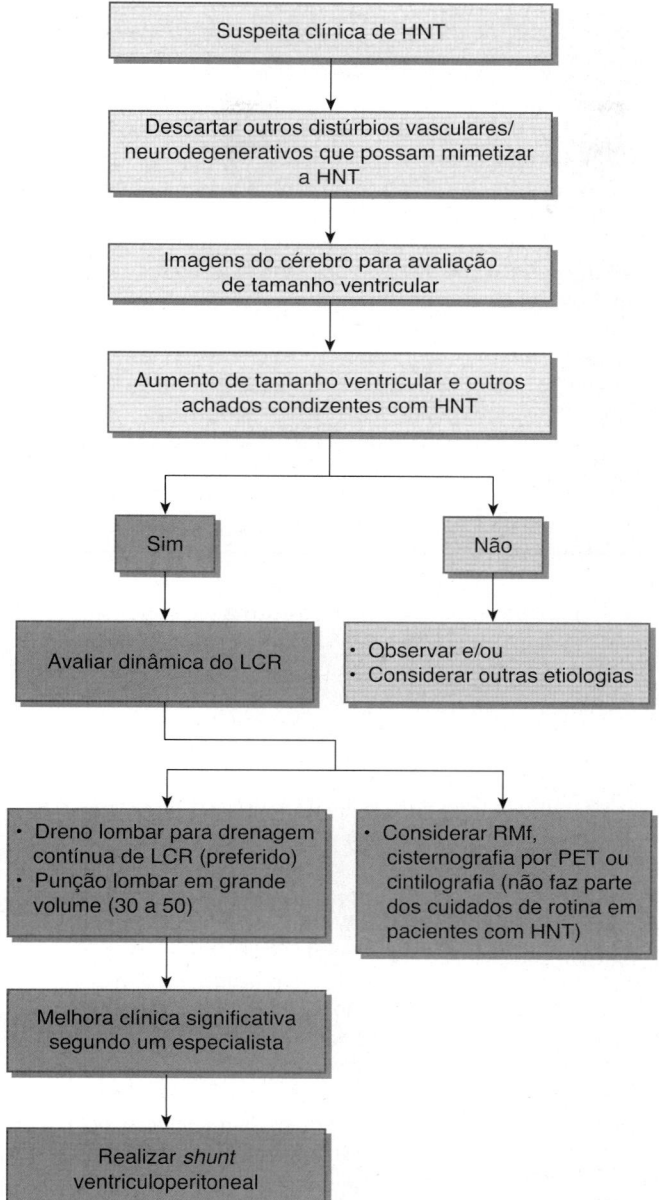

FIGURA 110.10 Algoritmo sugerido para diagnóstico e tratamento da hidrocefalia normotensiva. HNT, hidrocefalia normotensiva; LCR, líquido cefalorraquidiano; PET, tomografia computadorizada por emissão de pósitrons; RMfl, ressonância magnética funcional; SVP, *shunt* ventriculoperitoneal.

de um *shunt* provavelmente não trará qualquer benefício ao paciente. A resposta sintomática a uma ou mais PLs de volume expressivo (30 a 40 mℓ) ("teste da punção") também pode ser avaliada, mas este teste não é sensível e pode não detectar melhora resultante da derivação mais prolongada do LCR.

Uma alternativa à SVP é o *shunt* lomboperitoneal. Recente estudo clínico randomizado aberto (SIPHONI-2) mostrou que o *shunt* lomboperitoneal no primeiro mês de diagnóstico pode ser benéfico em uma determinada coorte de pacientes com HNT, com resultados em longo tempo similares ao SVP (Evidência de nível 1).[2] A cisternografia radionuclídica para avaliar o fluxo de LCR dos pacientes com quadro suspeito de HNT, na qual um resultado positivo consiste no aparecimento tardio do radiomarcador nos ventrículos laterais, não parece ser útil para determinar o prognóstico e avaliar a probabilidade de que haja melhora clínica com SVP. Do mesmo modo, os indícios à RM de aumento da área destituída de fluxo de LCR no aqueduto cerebral, ou a ampliação do volume de LCR pulsando para frente e para trás dentro do aqueduto ("volume de ejeção de LCR aquedutal"), também são inconsistentes e pouco confiáveis como previsores de uma resposta favorável da HNT à colocação de um *shunt*.

A decisão quanto a qual procedimento é melhor para determinado paciente deve ser individualizada. O tratamento da HNT é basicamente neurocirúrgico e consiste na derivação do LCR. A VET tem menos chance de ser uma opção terapêutica definitiva para esses pacientes. A derivação provavelmente é mais eficaz nos pacientes cujos sintomas afetam inicialmente apenas a marcha e nos que têm disfunção cognitiva mais branda. A colocação de um *shunt* também pode ser mais eficaz nos pacientes com história de meningite, HSA ou outra causa "secundária" detectável de hidrocefalia.

Resultados mais satisfatórios são conseguidos nos pacientes com "teste de punção" espinal positivo quando a PIC aferida é mais alta, menor reatividade do fluxo sanguíneo cerebral à acetazolamida à TC por emissão de fóton único e ausência de comorbidades como hipertensão, doença vascular periférica, acidente vascular encefálico e insuficiência cardíaca. A idade avançada não parece ser fator preditivo significativo de má resposta ao *shunt* (Evidência de nível 1).[1,3] Não houve diferença nos desfechos após a colocação de SVP em caso de reduções progressivas nas pressões de abertura da válvula, em comparação às configurações fixas (Evidência de nível 1).[4] Os pacientes com demência grave, atrofia sulcal acentuada ou que abrem o quadro clínico com demência e depois têm distúrbios da marcha e disfunção urinária têm menos probabilidade de responder favoravelmente à colocação de um *shunt* de LCR. Isso pode estar relacionado com a irreversibilidade dos sintomas, ou talvez com as chances maiores de que também haja DA. Problemas no *shunt* devem ser antecipados em pacientes com doença prolongada (demência e incontinência) e/ou que não se enquadram na síndrome típica de HNT. Em alguns casos, a ausência de melhora pode ser explicada pela drenagem inferior à necessária; nesses pacientes, a drenagem dos ventrículos com menor pressão pode resolver o problema.

HIDROCEFALIA DE PRESSÃO BAIXA

Epidemiologia

A hidrocefalia de pressão baixa (HPB) está descrita na literatura na forma de estudos de casos, mas as estatísticas populacionais não são conhecidas em razão de sua raridade.

Biopatologia

Um estado clínico foi descrito com baixas pressões do LCR e hidrocefalia sintomática aguda no cenário de desvio do LCR de média pressão e ventriculomegalia, representando um exemplo paradoxal de hidrocefalia com baixa PIC. Derivação crônica por *shunts*, hemorragia subaracnóidea, HIVe e tumores foram associados à HPB. Alguns autores sugeriram que a redução da elasticidade cerebral, quando combinada com dilatação ventricular, cause essa síndrome. Existem várias teorias viscoelásticas aplicadas para tentar descrever essa condição fisiopatológica.

Diagnóstico clínico

Pang e Altschuler (1994) descreveram a hidrocefalia de baixa pressão em detalhes. Seu critério diagnóstico foi (1) deterioração do estado neurológico na presença de uma derivação do LCR de pressão média (um *shunt* ou DVE), (2) ventriculomegalia, (3) ventriculomegalia persistente com PIC na faixa normal ou baixo-normal, (4) resposta clínica e radiográfica à drenagem abaixo de zero e (5) exclusão de outras causas, como *shunt* ou mau funcionamento do DVE.

Tratamento e desfechos

Em última análise, essa doença melhora com a drenagem do LCR abaixo de zero, que é alcançada ao manter a altura da DVE abaixo do meato auditivo externo. Esses pacientes são, então, submetidos ao *shunt* com válvulas de baixa pressão.

HIDROCEFALIA EXTERNA

A hidrocefalia externa evidencia-se por coleções de líquido subaracnóideo sobre as convexidades cerebrais, com ou sem ventriculomegalia coexistente. Isso pode ocorrer nas crianças e nos adultos. Em alguns casos, pode ser difícil determinar se a coleção líquida está realmente no espaço subaracnóideo ou subdural e, em alguns pacientes, ambas podem ocorrer. Os critérios diagnósticos da hidrocefalia externa benigna das crianças incluem aumento rápido da circunferência craniana na TC, que demonstra dilatação dos espaços subaracnóideos, principalmente nas regiões frontais, assim como dimensões ventriculares normais ou apenas um pouco aumentados. Kumar acrescentou a ausência de "características clínico-radiológicas de pressão intracraniana elevada", por exemplo, ventriculomegalia sem transparência periventricular e falta de tensão nas fontanelas como critérios para diagnóstico da hidrocefalia externa benigna. A etiologia é desconhecida na maioria dos casos, mas a hidrocefalia externa foi descrita em diversas condições como prematuridade com HIVe, HSA, meningite, tratamento com corticosteroides, quimioterapia, neurocirurgia e traumatismo. A teoria mais comum sugere que a hidrocefalia externa é causada por vilosidades aracnoides imaturas que não conseguem absorver o LCR produzido de maneira contínua. O LCR acumulado, então, expande os ventrículos e o espaço subaracnóideo dentro do crânio complacente da criança, evitando um aumento acentuado da PIC. As vilosidades aracnoides amadurecem aos 18 meses. Não se sabe exatamente por que as vilosidades aracnoides não são maduras em alguns bebês. Dentre as crianças com hidrocefalia externa 40% também têm pelo menos um parente próximo com macrocefalia. Suspeita-se de que a transmissão seja autossômica dominante. Nos adultos, a hidrocefalia externa pode ocorrer depois de traumatismo ou hemorragia subaracnóidea. Outra causa é hemicraniectomia cirúrgica, quando o osso não é recolocado. É importante diferenciar entre hidrocefalia externa do adulto e higroma subdural, porque este último piora quando é realizada uma tentativa de *shunting* ventricular.

COMPLICAÇÕES GERAIS APÓS A COLOCAÇÃO DE *SHUNT*

Qualquer problema que exija uma segunda intervenção cirúrgica é uma complicação associada ao *shunt*. Isso pode ser causado por falha mecânica, resultando no funcionamento inadequado do dispositivo; falha funcional secundária a uma taxa de fluxo inadequada, apesar do funcionamento normal do sistema de *shunting*; ou infecção. O risco de falência do *shunt* é maior nos primeiros meses depois da operação, com índice de falência entre 25 e 40% no primeiro ano. A durabilidade média de um sistema de *shunting* é de 5 anos.

As complicações podem ser causadas por qualquer um dos componentes do sistema de *shunting*. A obstrução do *shunt* é a causa mais comum de falência mecânica e em segundo lugar está a fratura do tubo de derivação (Figura 110.11). A obstrução pode ocorrer em algum ponto proximal ao local de entrada do cateter ventricular, no nível da válvula ou na extremidade do cateter distal. As obstruções proximais podem ser causadas por detritos no LCR, colapso ventricular ou proliferação interna do plexo coroide. O bloqueio do cateter proximal pode ser evitado por sua colocação no corno frontal do ventrículo direito, que não tem plexo coroide. A obstrução valvular pode ser atribuída a acumulação de detritos, proliferação bacteriana ou desenvolvimento de uma reação imune. A obstrução distal é mais comum com os cateteres com fendas distais em razão da formação de nódulos granulomatosos. A desconexão ou a fratura podem ocorrer em qualquer ponto de fixação que cause tensão ao longo do trajeto do cateter ou uma reação do hospedeiro ao material estranho, resultando em degradação e calcificação do cateter. A complicação funcional de drenagem excessiva é mais comum na população de adultos idosos. A drenagem excessiva pode formar higromas ou hematomas subdurais (devido ao estiramento e ruptura das veias em ponte) ou síndrome do ventrículo em forma de fenda – uma condição de elevação da PIC atribuída à redução do componente liquórico, impedindo a acomodação às alterações de volume de sangue ou tecidos cerebrais. Problemas como migração, posição inadequada, problemas cutâneos, derrames de LCR nos tecidos subcutâneos, craniostenose pediátrica e loculação ventricular são menos frequentes. Aracnoidite e herniação tonsilar adquirida são complicações específicas dos *shunts* lomboperitoneais.

A infecção ainda é uma causa importante e potencialmente devastadora de falência do *shunt*. Embora as técnicas intraoperatórias assépticas e a administração perioperatória de antibióticos tenham reduzido a incidência de infecção do *shunt*, o índice de infecção é ainda calculado como alto, entre 5 e 10%. Essa complicação pode ser classificada com base no local da infecção: meningite, infecção das feridas, peritonite ou infecção do equipamento do *shunt*. Os sintomas estão relacionados com a localização da infecção. A maioria das infecções dos *shunts* ocorre nos primeiros 2 meses depois da operação. Nas infecções pós-operatórias imediatas, os patógenos mais comuns são *Staphylococcus epidermidis* e *Staphylococcus aureus*, mas outras bactérias associadas à pele (p. ex., *Propionibacterium acnes*) também ocorrem. As bactérias *gram*-negativas estão associadas às infecções tardias dos *shunts*. O tratamento consiste em antibióticos intravenosos, e a ceftriaxona com vancomicina é um esquema terapêutico empírico aceitável. Os equipamentos infectados devem ser removidos, e a DVE deve ser realizada até que a infecção seja erradicada. Os *shunts* ventriculoatriais podem causar endocardite bacteriana como complicação infecciosa.

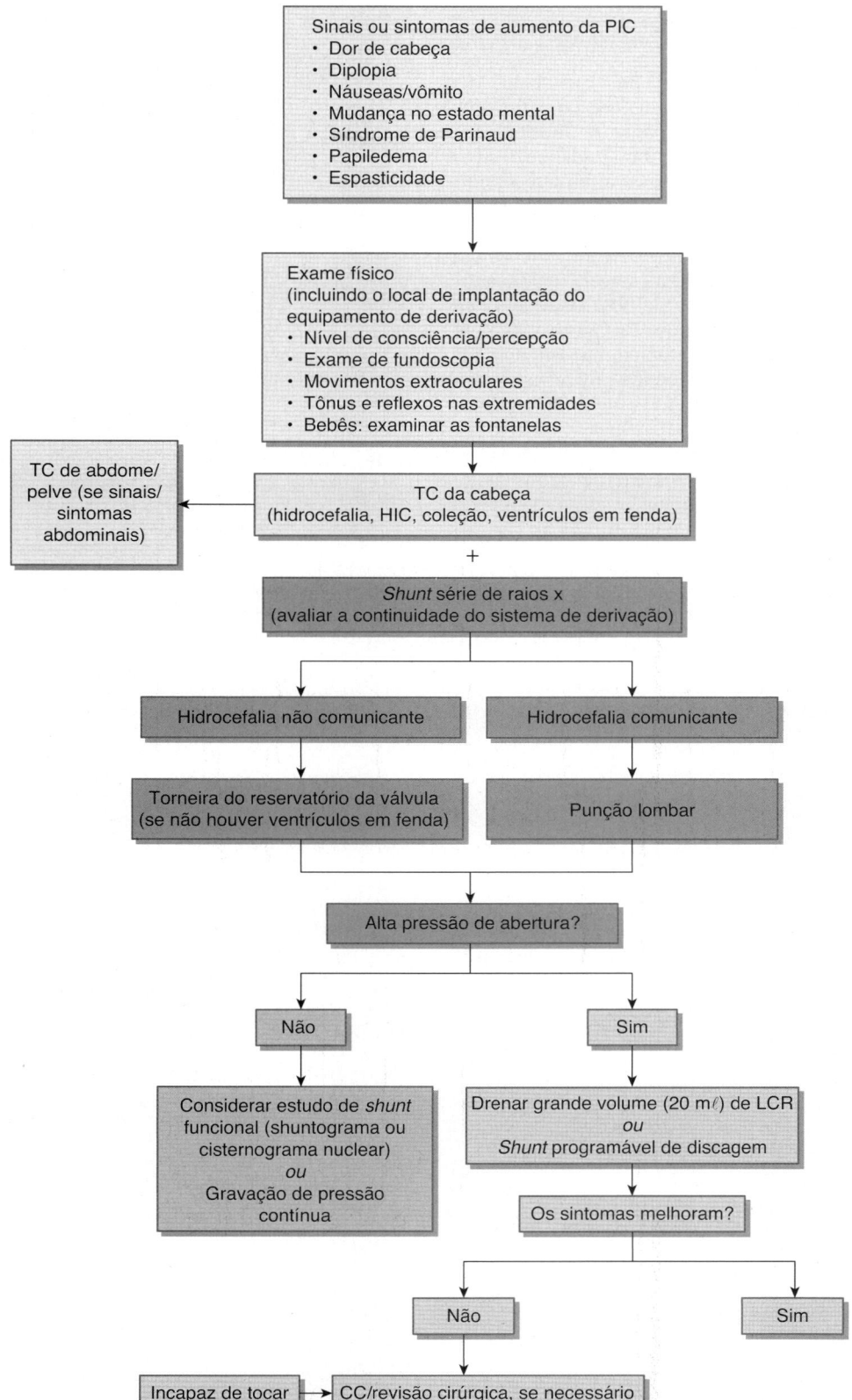

FIGURA 110.11 Abordagem aos casos suspeitos de mau funcionamento do *shunt*. CC, centro cirúrgico; HIC, hemorragia intracraniana; PIC, pressão intracraniana; TC, tomografia computadorizada.

EVIDÊNCIAS DE NÍVEL 1

1. Halperin JJ, Kurlan R, Schwalb JM, Cusimano MD, Gronseth G, Gloss D. Practice guideline: idiopathic normal pressure hydrocephalus: response to shunting and predictors of response: report of the Guideline Development, Dissemination, and Implementation Subcommittee of the American Academy of Neurology. *Neurology*. 2015;85(23):2063-2071.
2. Kazui H, Miyajima M, Mori E, Ishikawa M; for SINPHONI-2 investigators. Lumboperitoneal shunt surgery for idiopathic normal pressure hydrocephalus (SINPHONI-2): an open-label randomised trial. *Lancet Neurol*. 2015;14(6):585-594.
3. Toma AK, Papadopoulos MC, Stapleton S, Kitchen ND, Watkins LD. Systematic review of the outcome of shunt surgery in idiopathic normal-pressure hydrocephalus. *Acta Neurochir*. 2013;155(10):1977-1980.
4. Farahmand D, Sæhle T, Eide PK, Tisell M, Hellström P, Wikkelsö C. A double-blind randomized trial on the clinical effect of different shunt valve settings in idiopathic normal pressure hydrocephalus. *J Neurosurg*. 2016;124(2):359-367.

LEITURA SUGERIDA

Adams RD, Fisher CM, Hakim S, Ojemann RG, Sweet WH. Symptomatic occult hydrocephalus with "normal" cerebrospinal-fluid pressure: a treatable syndrome. *N Engl J Med*. 1965;273:117-126.

Arthur AS, Whitehead WE, Kestle JRW. Duration of antibiotic therapy for the treatment of shunt infection: a surgeon and patient survey. *Pediatr Neurosurg*. 2002;36(5):256-259.

Atkins PT, Guppy KH, Axelrod YV, Chakrabarti I, Silverthorn J, Williams AR. The genesis of low pressure hydrocephalus. *Neurocrit Care*. 2011;15:461-468.

Ayer JB. Cerebrospinal fluid pressure from the clinical point of view. *Arch NeurPsych*. 1925;14(4):440-448.

Boschert J, Hellwig D, Krauss J. Endoscopic third ventriculostomy for shunt dysfunction in occlusive hydrocephalus: long-term follow up and review. *J Neurosurg*. 2003;98:1032-1039.

Brockmeyer D. Techniques of endoscopic third ventriculostomy. *Neurosurg Clin N Am*. 2004;15:51-59.

Brodbelt A, Stoodley M. CSF pathways: a review. *Br J Neurosurg*. 2007;21(5):510-520.

Buckle C, Smith JK. Choroid plexus papilloma of the third ventricle. *Pediatr Radiol*. 2007;37(7):725.

Callen PW, Hashimoto BE, Newton TH. Sonographic evaluation of cerebral cortical mantle thickness in the fetus and neonate with hydrocephalus. *J Ultrasound Med*. 1986;5:251-255.

Carrion E, Hertzog JH, Medlock MD, Hauser GJ, Dalton HJ. Use of acetazolamide to decrease cerebrospinal fluid production in chronically ventilated patients with ventriculopleural shunts. *Arch Dis Child*. 2001;84:68-71.

Chang S, Agarwal S, Williams MA, Rigamonti D, Hillis AE. Demographic factors influence cognitive recovery after shunt for normal-pressure hydrocephalus. *Neurologist*. 2006;12:39-42.

Dalen K, Bruarøy S, Wentzel-Larsen T, Laegreid LM. Intelligence in children with hydrocephalus, aged 4–15 years: a population-based, controlled study. *Neuropediatrics*. 2008;39(3):146-150.

Devito EE, Pickard JD, Salmond CH, Iddon JL, Loveday C, Sahakian BJ. The neuropsychology of normal pressure hydrocephalus (NPH). *Br J Neurosurg*. 2005;19:217-224.

Dorai Z, Hynan LS, Kopitnik TA, Samson D. Factors related to hydrocephalus after aneurysmal subarachnoid hemorrhage. *Neurosurgery*. 2003;52:763-769.

Edwards RJ, Dombrowski SM, Luciano MG, Pople IK. Chronic hydrocephalus in adults. *Brain Pathol*. 2004;14(3):325-336.

Gallia GL, Rigamonti D, Williams MA. The diagnosis and treatment of idiopathic normal pressure hydrocephalus. *Nat Clin Pract Neurol*. 2006;2:375-381.

Ginsberg HJ. Physiology of cerebrospinal fluid shunt devices. In: Winn HR, ed. *Youmans Neurological Surgery*. 5th ed. Philadelphia, PA: WB Saunders; 2004:3374-3385.

Gnanalingham KK, Lafuente J, Thompson D, Harkness W, Hayward R. The natural history of ventriculomegaly and tonsillar herniation in children with posterior fossa tumours—an MRI study. *Pediatr Neurosurg*. 2003;39(5):246-253.

Graff-Radford NR. Normal pressure hydrocephalus. *Neurol Clin*. 2007;25:809-832.

Greitz D. Radiological assessment of hydrocephalus: new theories and implications for therapy. *Neurosurg Rev*. 2004;27(3):145-165.

Jack CR Jr, Mokri B, Laws ER Jr, Houser OW, Baker HL Jr, Petersen RC. MR findings in normal-pressure hydrocephalus: significance and comparison with other forms of dementia. *J Comput Assist Tomogr*. 1987;11:923-931.

Johnston I, Teo C. Disorders of CSF hydrodynamics. *Childs Nerv Syst*. 2000;16:776-799.

Joseph VB, Rahuram L, Korah P, Chacko AG. MR ventriculography for the study of CSF flow. *AJNR Am J Neuroradiol*. 2003;24(3):373-381.

Khan A, Jabbar A, Banerjee A, Hinchley G. Cerebrospinal shunt malfunction: recognition and emergency management. *Br J Hosp Med (Lond)*. 2007;68(12):651-655.

Khoromi S, Prockop LD. Disturbances of cerebrospinal fluid circulation, including hydrocephalus and meningeal reactions. In: Greenburg JO, ed. *Neuroimaging*. 2nd ed. New York, NY: McGraw-Hill; 1999:335-374.

Kiefer M, Unterberg A. The differential diagnosis and treatment of normal-pressure hydrocephalus. *Dtsch Arztebl Int*. 2012;109(1-2):15-26.

Klinge P, Fischer J, Brinker T, et al. PET and CBF studies of chronic hydrocephalus: a contribution to surgical indication and prognosis. *J Neuroimaging*. 1998;8:205-209.

Klinge P, Marmarou A, Bergsneider M, Relkin N, Black PM. Outcome of shunting in idiopathic normal-pressure hydrocephalus and the value of outcome assessment in shunted patients. *Neurosurgery*. 2005;57(suppl 3):S40-S52.

Kuczkowski J, Narozny W, Mikaszewski B. Diagnosis and management of otitic hydrocephalus. *Am J Otolaryngol*. 2009;30(1):69.

Kumar R. External hydrocephalus in small children. *Childs Nerv Syst*. 2006;22:1237-1241.

Lan CC, Wong TT, Chen SJ, Liang ML, Tang RB. Early diagnosis of ventriculoperitoneal shunt infections and malfunctions in children with hydrocephalus. *J Microbiol Immunol Infect*. 2003;36(1):47-50.

Luetmer PH, Huston J, Friedman JA, et al. Measurement of cerebrospinal fluid flow at the cerebral aqueduct by use of phase-contrast magnetic resonance imaging: technique validation and utility in diagnosing idiopathic normal pressure hydrocephalus. *Neurosurgery*. 2002;50(3):534-542.

Meier U, König A, Miethke C. Predictors of outcome in patients with normal-pressure hydrocephalus. *Eur Neurol*. 2004;51(2):59-67.

Našel C, Gentzsch S, Heimberger K. Diffusion-weighted magnetic resonance imaging of cerebrospinal fluid in patients with and without communicating hydrocephalus. *Acta Radiol*. 2007;48:768-773.

Oliveira LM, Nitrini R, Román GC. Normal-pressure hydrocephalus: a critical review. *Dement Neuropsychol*. 2019;13(2):133-143.

Pang D, Altschuler E. Low-pressure hydrocephalic state and viscoelastic alterations in the brain. *Neurosurgery*. 1994;35(4):643-655; discussion 655-656.

Poca MA, Sahuquillo J. Short-term medical management of hydrocephalus. *Expert Opin Pharmacother*. 2005;6(9):1525-1538.

Pratt R, Mayer SA. Normal pressure "herniation." *Neurocrit Care*. 2005;2:172-175.

Ratilal B, Costa J, Sampaio C. Antibiotic prophylaxis for surgical introduction of intracranial ventricular shunts: a systematic review. *J Neurosurg Pediatr*. 2008;1:48-56.

Rekate HL. Hydrocephalus in children. In: Winn HR, ed. *Youmans Neurological Surgery*. 5th ed. Philadelphia, PA: WB Saunders; 2004:3387-3404.

Sgouros S, John P, Walsh AR, Hockley AD. The value of colour Doppler imaging in assessing flow through ventriculo-peritoneal shunts. *Childs Nerv Syst*. 1996;12:454-459.

Vale FL, Bradley EL, Fisher WS III. The relationship of subarachnoid hemorrhage and the need for postoperative shunting. *J Neurosurg*. 1997;86:462-466.

Volpe JJ. Brain injury in the premature infant. Neuropathology, clinical aspects, pathogenesis, and prevention. *Clin Perinatol*. l997;24(3):567-587.

Williams MA, Malm J. Diagnosis and treatment of idiopathic normal pressure hydrocephalus. *Continuum (Minneap Minn)*. 2016;22(2 Dementia):579-599.

Yasuda T, Tomita T, McLone DG, Donovan M. Measurement of cerebrospinal fluid output through external ventricular drainage in one hundred infants and children: correlation with cerebrospinal fluid production. *Pediatr Neurosurg*. 2002;36(1):22-28.

Zhang J, Williams MA, Rigamonti D. Genetics of human hydrocephalus. *J Neurol*. 2006;253(10):1255-1266.

Edema Cerebral e Aumento da Pressão Intracraniana

Stephan A. Mayer

PONTOS-CHAVE

1. O edema cerebral pode ser classificado como intracelular (citotóxico e osmótico) ou extracelular (vasogênico e intersticial).

2. A dexametasona auxilia o tratamento do edema relacionado a tumores e abscessos cerebrais, mas não o tratamento de edema decorrente de acidente vascular ou traumatismo encefálico.

3. A abordagem escalonada é a maneira mais eficaz de tratar o aumento da pressão intracraniana (PIC).

4. O manitol a 20%, em dose de 0,5 a 1,5 g/kg, e a solução hipertônica de NaCl a 23,4%, em dose de 0,5 a 2,0 mℓ/kg, repetida como necessário, são os principais tratamentos para o aumento da PIC.

5. A hemicraniectomia descompressiva é a intervenção definitiva para a PIC refratária a medicamentos.

6. A acetazolamida, em dose de 500 a 1.000 mg, 2 vezes ao dia, e, em caso de possível comprometimento da visão, a diversão do líquido cefalorraquidiano (LCR) são os principais tratamentos da hipertensão intracraniana idiopática.

INTRODUÇÃO

O edema cerebral ocorre com vários processos patológicos e desempenha papel importante nas seguintes condições: traumatismo craniano, acidente vascular encefálico (AVE), tumor cerebral e infecções cerebrais, inclusive abscesso cerebral, encefalite e meningite. Outras causas menos comuns de edema cerebral, embora igualmente devastadoras, são encefalopatia hepática fulminante, encefalopatia hipertensiva e síndrome da encefalopatia reversível posterior (SERP), hidrocefalia, lesão hipoxicoisquêmica, hiponatremia e outros distúrbios associados à hiposmolaridade aguda (Tabela 111.1). Existem diversos tipos de edema cerebral que, evidentemente, não é condição clínica ou patológica única.

EDEMA CEREBRAL

A definição de *edema cerebral* é a ampliação do volume do encéfalo, causada por aumentos das quantidades de água e sódio. Quando é bem localizado ou discreto, o edema cerebral está associado a pouca ou nenhuma evidência clínica de disfunção neurológica; contudo, quando é grave, pode causar efeito expansivo intracraniano grave e herniação potencialmente fatal do tronco encefálico. Como o cérebro fica encarcerado no espaço craniano rígido, o edema cerebral focal ou generalizado causa hipertensão intracraniana quando é suficientemente grave para suplantar os mecanismos compensatórios, que modulam a pressão intracraniana (PIC).

O deslocamento dos tecidos cerebrais, ou *herniação*, é causado pelo efeito expansivo compartimentalizado e pelas diferenças de pressão dentro do crânio. Os tipos principais de herniação são central, transtentorial (ou do uncus), subfalcina (ou do cíngulo) e cerebelar (ver Figura 19.5, Capítulo 19).

Edema cerebral e congestão vascular são processos diferentes, mas coexistem com frequência. A *congestão vascular cerebral* consiste no aumento do volume sanguíneo do cérebro, que é causado por obstrução das veias e sistemas venosos do encéfalo ou por vasodilatação arterial (p. ex., secundária à hipercapnia). Outra causa de congestão vascular cerebral é hipertensão arterial suficientemente grave para suplantar a capacidade do cérebro de autorregular-se e manter um nível constante de fluxo sanguíneo cerebral (FSC). A congestão vascular cerebral também é conhecida como *hiperemia* ou *hiperperfusão*.

Biopatologia

Por convenção, o edema cerebral é classificado em três grupos principais: *vasogênico, citotóxico e intersticial*. Um esquema de classificação mais recente enfatiza a localização principal do líquido do edema como *intracelular* ou *extracelular*. Com base nesse esquema, os dois tipos principais de edema intracelular são *citotóxico* e *osmótico*, enquanto os dois tipos principais de edema extracelular são *vasogênico* e *intersticial* (hidrocefálico). Diversas causas de edema cerebral, inclusive AVE hemorrágicos, infarto venoso e traumatismo, causam uma combinação desses diferentes tipos de edema cerebral, e as contribuições relativas de cada tipo podem variar com o tempo.

Edema vasogênico

Edema vasogênico é um tipo de edema extracelular que se caracteriza por aumento da permeabilidade da barreira hematencefálica aos líquidos, solutos e macromoléculas (inclusive proteínas plasmáticas), cujo acesso normalmente é limitado pelas junções estreitas existentes entre as células do endotélio capilar. O aumento da permeabilidade é demonstrado quando há intensificação pelo contraste administrado como parte da tomografia computadorizada (TC) ou ressonância magnética (RM). Os níveis elevados de proteínas do LCR também indicam permeabilidade endotelial aumentada. As sequências FLAIR (do inglês, *fluid-attenuated inversion recovery*) da RM são mais sensíveis que a TC para demonstrar aumentos do volume de água nos tecidos cerebrais e do volume extracelular, que caracterizam o edema vasogênico.

As bases bioquímicas das alterações da integridade das membranas, responsáveis pelo edema vasogênico, consistem nos efeitos dos radicais livres (i. e., íons superóxido, radicais hidroxila, oxigênio singleto e óxido nítrico) e dos ácidos graxos poli-insaturados (principalmente ácido araquidônico) na peroxidação dos

Tabela 111.1 Condições caracterizadas por edema cerebral.

Edema intracelular	Vasogênico (continuação)
Citotóxico	• Encefalopatia do chumbo
• Lesão hipoxicoisquêmica	• Imunossupressores (tacrolimo/FK-506, ciclosporina A, interferona alfa [INF-α]), imunoglobulina intravenosa (IGIV)
• Síndrome de Reye	
• Infarto cerebral	• Quimioterápicos (cisplatina, citarabina)
Osmótico	• Eritropoetina
• Hiponatremia aguda	• Doença renal terminal
• Cetoacidose diabética	*Intersticial*
• Síndrome do desequilíbrio da diálise	• Hidrocefalia
Edema extracelular	**Edema intracelular e extracelular combinado**
Vasogênico	*Vasogênico e citotóxico*
• Tumor cerebral	• Hemorragia intracerebral
• Abscesso	• Hemorragia subaracnóidea
• Síndrome de hiperperfusão pós-endarterectomia	• Trombose do seio dural
• Edema cerebral das altitudes elevadas	• Traumatismo craniano
• Porfiria intermitente aguda	• Encefalite
• Esclerose múltipla	• Meningite
• Síndrome de encefalopatia reversível posterior	• Encefalopatia hepática
• Encefalopatia hipertensiva	
• Eclâmpsia	

fosfolipídios da membrana. O efeito inibitório dos glicocorticoides na liberação do ácido araquidônico das membranas celulares pode explicar seus efeitos benéficos no edema vasogênico. Por outro lado, estudos demonstraram que os corticosteroides como a dexametasona não foram terapeuticamente úteis no tratamento do edema cerebral citotóxico ou no edema cerebral vasogênico associado a AVE ou traumatismo craniano.

O edema vasogênico é típico das condições clínicas nas quais há uma reação inflamatória localizada nos tecidos, quando a angiogênese é estimulada por uma neoplasia maligna, ou quando a hipertensão grave suplanta a capacidade de autorregulação do FSC do cérebro. Essas condições patológicas incluem tumor ou abscesso cerebral, hemorragia ou infarto com reperfusão, encefalopatia hipertensiva e contusão traumática. O edema vasogênico relacionado com graus variáveis de vasodilatação e violação da barreira hematencefálica também ocorre nos pacientes com lesões desmielinizantes agudas da esclerose múltipla, na encefalopatia hepática ou associada ao chumbo, na síndrome de Reye e na meningite ou encefalite. Os distúrbios funcionais causados pelo edema vasogênico incluem déficits neurológicos focais, lentidão focal no eletroencefalograma, alterações do nível de consciência e hipertensão intracraniana. Nos pacientes com tumor cerebral primário ou metastático, os sinais clínicos frequentemente são causados mais pelo edema circundante que pelo próprio tumor.

Edema citotóxico

O *edema citotóxico* é uma forma de edema intracelular caracterizada por edemaciamento de todos os elementos celulares do cérebro (neurônios, glia e células endoteliais) com redução simultânea do volume do espaço ocupado pelos líquidos extracelulares do cérebro. O acúmulo de água relacionado ao edema citotóxico tende a ocorrer em três fases. Na primeira fase, a principal causa do edema citotóxico é a ausência de energia decorrente da hipoxia, que provoca a depleção de trifosfato de adenosina e prejudica o transporte ativo de sódio para fora das células; assim, há acúmulo intracelular de sódio e água. O acúmulo de lactato e íons de hidrogênio também induz a entrada de água nas células. As bases biológicas da fase inicial do edema cerebral citotóxico, quando as células estão íntegras, mas com alterações metabólicas, envolvem a sinalização do cálcio astrocítico e ativação dos canais de aquaporina-4, que são as vias principais de acesso da água ao interior das células. De modo geral, no início da isquemia cerebral, a permeabilidade capilar não é afetada e o edema tecidual não é evidente.

Edema iônico é um termo mais recente que descreve o segundo estágio do edema citotóxico por hipoxia-isquemia. Nesse estágio, enquanto a barreira hematencefálica continua estruturalmente íntegra, há acúmulo de sódio, cloreto e água no espaço extracelular do cérebro por meio da regulação positiva do canal Sur1-Trpm4 na superfície das células endoteliais. Esse ponto marca o início do edema cerebral. A gliburida e outros bloqueadores do canal Sur1-Trpm4 para frear a formação de edema iônico estão sendo analisados em estudos clínicos de pacientes com infarto da artéria cerebral média.

No terceiro estágio do edema cerebral citotóxico, a insuficiência de energia leva a morte celular, ruptura completa das membranas celulares e extravasamento de todo o conteúdo intracelular para o espaço extracelular. Nesse estágio final, a inflamação do tecido desencadeia a ruptura da barreira hematencefálica e o fluxo de água, solutos e proteínas plasmáticas para o tecido infartado. Com a progressão do processo para um infarto tecidual franco, há edema vasogênico por ruptura da barreira hematencefálica. A demora de vários dias para detecção da intensificação por contraste na TC ou RM realizada depois de um AVE isquêmico ilustra o tempo necessário para que ocorram alterações da permeabilidade das células endoteliais.

Edema osmótico

O edema osmótico, como o edema citotóxico, também é causado por forças osmóticas que provocam a entrada de água nas células, mas com a importante diferença de que não há influência do déficit energético. Em vez disso, a força motriz é um aumento acentuado na quantidade de água livre no compartimento do líquido extracelular, o que causa redução aguda na osmolalidade sérica e na entrada de água nas células. Os pacientes com edema citotóxico "puro" têm concentrações normais de proteínas no LCR, e a TC e a RM não demonstram intensificação pelo contraste. Como no edema citotóxico, a RM na sequência ponderada em difusão (DWI; do inglês, *diffusion-weighted imaging*) reflete a limitação da difusão da água dentro das células edemaciadas (ver Capítulo 22), mas o processo pode ser revertido com a correção urgente, mas cuidadosamente controlada, da baixa osmolalidade sérica.

Existem várias causas de edema citotóxico ou osmótico, das quais as mais importantes são *hiponatremia aguda* e as *síndromes de desequilíbrio osmótico* associadas à hemodiálise (síndrome de desequilíbrio de diálise) e o tratamento da cetoacidose diabética. A *hiponatremia aguda* e o líquido extracelular podem ser causados por hiponatremia dilucional aguda, síndrome de secreção inadequada de hormônio antidiurético ou depleção grave de sódio (ver Capítulo 125). A *síndrome de desequilíbrio osmótico* por hemodiálise ou correção da cetoacidose diabética é decorrente da grande quantidade de solutos intracelulares no cérebro, que causa hidratação celular excessiva devido à rápida normalização da osmolaridade plasmática durante o tratamento. Nos casos de insuficiência renal, os solutos intracelulares provavelmente incluem alguns ácidos orgânicos recuperados na solução de diálise. Com a cetoacidose diabética, os solutos intracelulares são glicose e corpos cetônicos; contudo, também existem outros solutos intracelulares osmoticamente ativos ainda não definidos (os chamados *osmólitos idiogênicos*), que promovem o edema celular.

Alterações significativas da função cerebral podem ser resultantes dos processos que causam edema osmótico, inclusive encefalopatia, estupor ou coma, elevação da PIC, herniação do tronco encefálico, asterixe, mioclonia e crises epilépticas focais ou generalizadas. Como regra geral, o edema intracelular causado pelos desequilíbrios osmóticos é muito mais sensível ao tratamento que o edema citotóxico resultante de uma lesão hipoxicoisquêmica, porque a função celular é mantida no primeiro caso. O grau de edema celular e a gravidade da disfunção neurológica resultantes das hiposmolalidade aguda estão diretamente relacionados com a rapidez com que se desenvolvem; os estados crônicos de hiposmolalidade extrema alcançada gradativamente causam sinais e sintomas mínimos.

Edema intersticial (hidrocefálico)

Edema intersticial é mais bem caracterizado em pacientes com hidrocefalia obstrutiva, na qual as quantidades de água e sódio da substância branca periventricular aumentam em consequência da transferência do LCR através da superfície ependimal dos ventrículos. A obstrução da drenagem do LCR causa transferência transependimal e, assim, acarreta um aumento absoluto do volume de líquido extracelular do cérebro. Por essa razão, o edema intersticial é estritamente periventricular nas imagens de TC e RM, com predomínio nas regiões anterior e posterior dos ventrículos laterais. A composição do edema intersticial é semelhante à do LCR. Em geral, é difícil diferenciar entre as manifestações clínicas do edema intersticial (demência, alentecimento psicomotor e distúrbio da marcha) e as que ocorrem nos pacientes com hidrocefalia normotensiva, na qual ocorre tração física dos tratos de fibras da substância branca periventricular.

Algumas causas específicas de edema cerebral

Infarto cerebral

A maioria dos pacientes com obstrução arterial tem inicialmente edema citotóxico seguido de edema vasogênico, que somados são descritos como *edema cerebral isquêmico*. A fase citotóxica ocorre dentro de alguns minutos a horas e pode, a princípio, ser reversível. Nessa fase, a RM DWI mostra alterações drásticas muito antes que possam ser demonstradas evidências de infarto bem desenvolvido nas sequências FLAIR de RM ou na TC. Embora o edema osmótico ou vasogênico também possa ser demonstrado na sequência DWI – fenômeno conhecido como *efeito de realce de brilho em T2* (do inglês, *T2 shine through*) –, o edema citotóxico pode ser diferenciado mais claramente dessas causas no exame de RM, porque sempre está associado à redução (sinal baixo) do coeficiente de difusão aparente (CDA) da água. A fase vasogênica do infarto desenvolve-se dentro de algumas horas a dias, à medida que os tecidos edemaciam; em muitos casos, pode haver recanalização vascular espontânea, que acelera esse processo. Nessa fase, a alteração típica é um padrão heterogêneo difuso de intensificação pelo contraste da TC ou RM.

Apesar da preocupação teórica de que o tratamento osmótico com manitol ou solução salina hipertônica possa agravar o edema tecidual porque essas substâncias osmoticamente ativas poderiam extravasar pelas células endoteliais separadas e entrar nos tecidos cerebrais infartados, a experiência clínica indica que essas modalidades terapêuticas podem reverter eficazmente os estágios iniciais da herniação do tronco encefálico. *Hemicraniectomia* é o tratamento definitivo de preferência para pacientes mais jovens (menos de 60 anos), que se encontrem em risco de herniação do tronco encefálico depois de infarto completo no território da artéria cerebral média (ver Capítulo 36).

Hemorragia intracerebral

O edema cerebral que se forma ao redor de um hematoma é um tipo de edema vasogênico que aumenta progressivamente ao longo da primeira semana depois da hemorragia intracerebral (HIC, ver Capítulo 39). O efeito expansivo sintomático relacionado com a acumulação de edema é a causa principal da deterioração neurológica tardia depois de uma HIC. O edema ao redor do hematoma é causado pela infiltração local dos tecidos cerebrais circundantes por plasma rico em trombina e outras proteínas coagulantes. Em seguida, a trombina ativa uma forma singular de *neuro-hemoinflamação*, que estimula os tecidos circundantes a produzir prostaglandinas, complemento, leucotrienos e outros mediadores inflamatórios capazes de promover a morte celular por apoptose e violar a barreira hematencefálica. A dexametasona não é eficaz como tratamento do edema que se acumula ao redor de um hematoma (Evidência de nível 1).[1] Um estudo recente sobre o quelante de ferro deferoxamina para inibição da inflamação mediada pelo ferro também não demonstrou benefícios (Evidência de nível 1).[2] Um estudo que mostrou desfechos piores em pacientes com HIC em terapia antiplaquetária tratados com transfusão de plaquetas sugere que os mediadores inflamatórios incluídos na transfusão podem agravar a lesão do tecido ao redor do hematoma (Evidência de nível 1).[3]

Por outro lado, estudos demonstraram que doses altas de manitol a 20% (1,4 g/kg) conseguiram reduzir eficazmente a PIC e reverter a herniação clínica do tronco encefálico em estudos de coorte não controlados. A drenagem venosa local insuficiente, talvez congênita ou causada por compressão e obliteração do tecido local, tem sido implicada na patogênese do edema grave após a HIC e pode explicar os benefícios da osmoterapia em bólus.

Hemorragia subaracnóidea

A hemorragia subaracnóidea (HSA, ver Capítulo 40) pode causar *edema cerebral generalizado* que, nos casos típicos, ocorre desde o início nos pacientes graves, além de vários tipos de edema focal relacionado com a formação do hematoma focal, infarto cerebral, lesão secundária à retração cerebral e outras causas. O edema cerebral generalizado é considerado o marcador radiológico mais importante de *lesão cerebral precoce* após HSA e, a princípio, é basicamente vasogênico (Figura 111.1). A fisiopatologia parece refletir a hipoperfusão transitória em consequência de um período curto de parada circulatória intracraniana associada a um pico agudo de PIC, seguida da lesão de reperfusão do cérebro com hipertensão reflexa no contexto de perda da autorregulação, que causa congestão vascular. Nas imagens de TC, o edema cerebral generalizado é detectado em 20% dos pacientes e está associado à mortalidade mais alta e a um prognóstico funcional e cognitivo desfavorável depois da HSA. A inserção de um dreno ventricular externo é o primeiro passo para conseguir controlar a PIC; solução salina hipertônica e hipotermia também são intervenções potencialmente promissoras para atenuar a lesão adicional dos tecidos, embora ainda não tenham sido testadas.

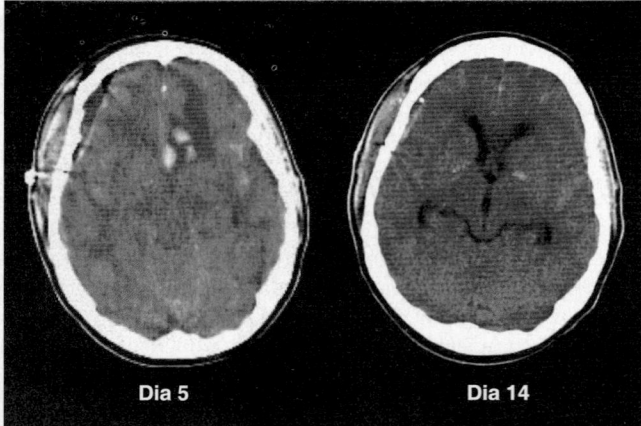

FIGURA 111.1 Edema cerebral generalizado em paciente com hemorragia subaracnóidea. Quinto dia: a tomografia computadorizada mostrou edema generalizado do cérebro com apagamento das cisternas quadrigeminais. Também havia um foco de hemorragia com edema circundante no lobo frontal inferior esquerdo. O paciente foi tratado com hipertensão induzida que, mais tarde, parecia estar agravando o edema cerebral. Décimo quarto dia: a regressão do edema cerebral generalizado era evidente.

Infarto venoso

O infarto venoso é causado por obstrução das veias e dos seios durais venosos do cérebro quando ocorre trombose do seio dural (ver Capítulo 41) ou como complicação de procedimento neurocirúrgico. O resultado é hipoperfusão tecidual com congestão e ingurgitamento da microcirculação, que acarretam uma combinação de edema citotóxico e vasogênico proeminente. Os exames de imagem demonstram efeito extensivo de massa, intensificação irregular e transformação hemorrágica secundária do infarto na maioria dos casos. Além das medidas convencionais para controlar a PIC, o tratamento tem como objetivo evitar a propagação do trombo dentro do sistema venoso por anticoagulação com heparina. Abordagens intervencionistas para recuperar o fluxo venoso com tratamento trombolítico local também podem ser tentadas como medida heroica.

Parada cardíaca

Depois de uma parada cardíaca (ver Capítulo 38), o edema cerebral maciço que se desenvolve nos dias subsequentes é um sinal de prognóstico reservado. Em geral, os pacientes entram em coma profundo e raramente se recuperam. As medidas convencionais para tratar o edema cerebral nesse estágio geralmente são infrutíferas, porque a extensão da necrose celular dispersa por todo o cérebro é muito grave.

Traumatismo cranioencefálico

A lesão cerebral traumática (LCT) pode causar edema cerebral focal ou generalizado (ver Capítulo 47). O edema cerebral generalizado é predominantemente vasogênico e parece refletir o ingurgitamento vascular vasogênico e a hiperemia no contexto da falência da autorregulação e disfunção dos centros vasomotores do tronco encefálico. Em alguns casos, os pacientes mostram um intervalo lúcido após sofrer uma concussão e, depois de algumas horas, progridem rapidamente ao coma à medida que o cérebro edemacia maciçamente. A expressão *síndrome do segundo impacto* refere-se ao edema rápido e catastrófico do cérebro, que ocorre quando um paciente sofre uma segunda concussão antes que os sintomas do primeiro traumatismo tenham regredido. As medidas convencionais para controlar a PIC, com ênfase na hiperventilação e no controle da pressão arterial (PA) para reduzir o volume sanguíneo cerebral, são eficazes. O edema cerebral focal pode ser causado por uma contusão, compressão cerebral secundária a um hematoma epidural ou subdural, edema peri-hematoma mediado pela trombina ou infarto cerebral quando a herniação cerebral causa compressão das artérias cerebrais anteriores ou posteriores (ver Capítulo 47). Os corticosteroides não são eficazes e, em um estudo, doses altas de metilprednisolona intravenosa (IV) aumentaram a mortalidade, provavelmente em razão da imunossupressão, hiperglicemia, hipercatabolismo muscular e interferência na cicatrização das feridas (Evidência de nível 1).[4]

Tumores cerebrais

As neoplasias malignas do cérebro (ver Seção XIV e Capítulo 150) causam um tipo de edema cerebral vasogênico "puro", que é atribuído à liberação local de citocinas, fatores angiogênicos e outras proteínas proinflamatórias, que acarretam violação da barreira hematencefálica. Em geral, os tumores malignos altamente vascularizados causam muito mais edema localizado dos tecidos cerebrais circundantes que os tumores benignos (p. ex., meningiomas), embora possam ocorrer exceções. Nos casos típicos, o edema estende-se ao longo das vias neurais da substância branca nas imagens de TC ou RM. O edema vasogênico associado a uma neoplasia maligna do cérebro responde muito bem ao tratamento com glicocorticoide. Além das medidas convencionais para controlar a PIC, *dexametasona* é o fármaco preferido, geralmente na dose inicial de 4 a 10 mg a cada 6 horas. O bevacizumabe, um inibidor do fator de crescimento endotelial vascular, é um agente biológico antitumoral que também pode ser usado em doses baixas (2,5 a 10 mg/kg IV a cada 2 semanas) como opção aos corticosteroides no tratamento do edema cerebral grave relacionado a neoplasias e necrose pela radiação.

Encefalopatia hepática fulminante

A insuficiência hepática aguda fulminante de qualquer etiologia pode causar encefalopatia hepática, que acarreta depressão do nível de consciência e asterixe intenso (ver Capítulo 124). À medida que a gravidade da disfunção neurológica avança de letargia a estupor e coma, pode haver acumulação de edema cerebral maciço, que acarreta elevações perigosas da PIC e herniação do tronco encefálico. A causa do edema cerebral não está bem definida e seu início pode ser imprevisível. Inicialmente, o edema é basicamente vasogênico com um componente expressivo de ingurgitação vascular. Amônia e outras substâncias metabolizadas normalmente no fígado atravessam a barreira hematencefálica e causam edema dos astrócitos com ruptura das junções estreitas do endotélio. O tratamento consiste em medidas convencionais para controlar a PIC; a lactulose não faz o edema cerebral regredir, quando este já tiver ocorrido. O tratamento ideal requer a colocação de um monitor de PIC depois da correção meticulosa da coagulopatia, que geralmente está presente. O ecodoppler transcraniano e o monitoramento da saturação de oxigênio venoso jugular demonstram alterações compatíveis com hiperemia excessiva e podem ser usados como parâmetros para assegurar que a hiperventilação e o controle da PA não sejam exagerados. Estudos demonstraram que hipotermia branda a moderada (33°C) foi eficaz para controlar a PIC em combinação com as medidas mais convencionais, mas transplante de fígado é o único tratamento definitivo conhecido. Quando o processo não é controlado, herniação e morte cerebral são os desfechos comuns.

Síndrome de Reye

A síndrome de Reye é um tipo de hepatite aguda com alterações gordurosas proeminentes resultantes de infecções virais e tratamento com ácido acetilsalicílico, que podem ocorrer nas crianças. Essa síndrome comumente causa encefalopatia, que se caracteriza por estupor progressivo e coma e uma combinação de edema cerebral citotóxico e, em menor grau, vasogênico. A hipertensão intracraniana descontrolada pode causar herniação fatal do tronco encefálico, mas a patogenia dessa síndrome ainda não foi esclarecida. Atualmente, essa síndrome é raramente encontrada em razão das restrições ao uso de ácido acetilsalicílico em pacientes pediátricos.

Abscesso cerebral

Os abscessos cerebrais (ver Capítulo 65) causados por infecção localizada por bactérias, toxoplasmose, cisticercose, infecção fúngica ou outras causas produzem edema vasogênico "puro", que é muito semelhante ao que ocorre com os tumores cerebrais. A liberação local de vários mediadores inflamatórios aumenta a permeabilidade vascular e, como também ocorre com as neoplasias malignas, o edema responde muito bem ao tratamento com dexametasona (6 mg a cada 6 horas).

Encefalite viral

Nos pacientes com encefalite viral (ver Capítulo 69), as imagens de RM na sequência DWI demonstram edema citotóxico no córtex límbico, inclusive lobos temporais e frontal inferior, ínsula e giro cingulado, mas sem efeito de uma lesão expansiva. Nos casos mais brandos, as imagens de RM em sequência FLAIR e de TC podem ser negativas e as lesões aparecem apenas nas imagens de DWI. Em casos raros, a encefalite viral pode causar um padrão mais fulminante de edema citotóxico-vasogênico generalizado, que requer monitoramento da PIC e tratamento.

Meningite

A meningite bacteriana purulenta aguda ou tuberculosa pode causar edema cerebral grave difuso (ver Capítulo 64). Esse edema é causado pela reação inflamatória desencadeada pelos leucócitos polimorfonucleares infiltrantes e também é conhecido como *edema cerebral granulocítico*. O edema vasogênico predomina, mas o edema intersticial também pode ocorrer como consequência da hidrocefalia comunicante. O tratamento com dexametasona (10 mg a cada 6 horas, durante 4 dias) atenua a reação inflamatória, e estudos mostraram que aumenta o índice de sobrevivência e reduz as lesões dos nervos cranianos nos adultos e nas crianças com meningite bacteriana, independentemente se havia edema cerebral detectável nos exames de imagem (Evidência de nível 1).[5] Um esquema de tratamento com esteroide semelhante também é usado comumente para reduzir a reação inflamatória dos pacientes com meningite tuberculosa. A colocação de um dreno ventricular externo pode ser necessária nos casos em que haja um componente significativo de hidrocefalia e geralmente é suficiente para controlar a PIC.

Síndrome de encefalopatia reversível posterior

A síndrome de encefalopatia reversível posterior (SERP) é uma síndrome clínica evidenciada por disfunção neurológica e padrão típico de edema cerebral, que predomina na substância branca dos lobos parietal e occipital (Figura 111.2). O edema é basicamente vasogênico e, na patogenia dessa síndrome, os fatores predominantes são suplantação da pressão de perfusão cerebral (PPC) e violação da barreira hematencefálica (ver Capítulo 44). As imagens de RM em sequência FLAIR são

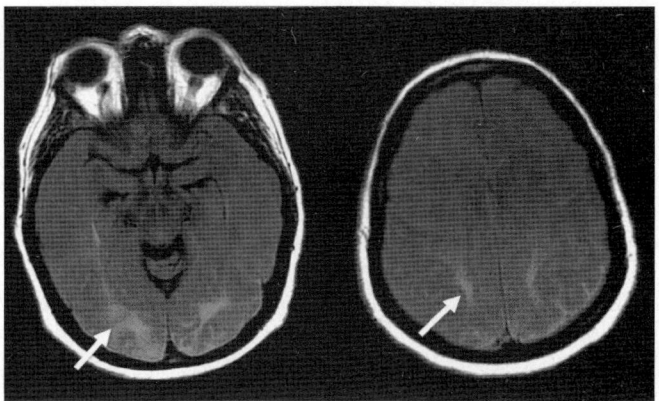

FIGURA 111.2 Síndrome de encefalopatia posterior reversível. As imagens em sequência FLAIR (*fluid-attenuated inversion recovery*) mostram o aumento anormal do sinal (*setas*) na substância branca occipital e parietal.

altamente sensíveis e comumente demonstram microáreas de sangramento dispersas nas imagens na sequência *gradient-echo* (T2*). Diversas condições patológicas muito diferentes podem causar a SERP, inclusive encefalopatia hipertensiva resultante do controle inadequado da hipertensão idiopática; eclâmpsia; vários fármacos imunossupressores; e doença renal terminal (ver Capítulo 44). As manifestações clínicas começam com cefaleia, confusão, distúrbios visuais (inclusive cegueira cortical em alguns casos) e crises epilépticas e podem progredir para estupor ou coma. O edema cerebral grave exige monitoramento da PIC, mas os pacientes geralmente não precisam ser tratados, embora isso possa ser necessário. O tratamento consiste em eliminar qualquer fármaco potencialmente desencadeante, controlar a PA e suprimir as crises epilépticas e reduzir a PIC elevada (se for necessário). A infusão contínua de anti-hipertensivos que possibilitem o controle rigoroso da PA (p. ex., labetalol ou nicardipino) é preferível nesses casos. Estudos demonstraram que a administração rápida de uma dose de 4 g de sulfato de magnésio, seguida de 10 a 12 g/hora, melhorou o prognóstico das mulheres com eclâmpsia (Evidência de nível 1).[6]

Edema cerebral da altitude elevada

Esse distúrbio é um tipo de edema cerebral difuso unicamente vasogênico causado pela vasodilatação cerebral excessiva desencadeada pela hipoxia das altitudes elevadas. Além da congestão vascular, a ruptura do endotélio provoca extravasamento de líquidos para dentro do cérebro. A condição pode evoluir rapidamente ao óbito. A RM mostra edema da substância branca posterior com predileção pelo esplênio do corpo caloso. Descida imediata (600 a 1.200 m), acetazolamida (500 mg a cada 6 horas) e administração de oxigênio suplementar são as medidas terapêuticas de escolha.

Síndrome de hiperperfusão pós-endarterectomia

Essa complicação incomum da endarterectomia ou colocação de *stents* carotídeos ocorre nos pacientes com estenose grave das artérias carótidas de longa duração. Logo depois da revascularização, a circulação cerebral continua dilatada ao máximo e não consegue recuperar a capacidade de autorregulação. O resultado é cefaleia pulsátil; os casos mais graves têm déficits neurológicos focais relacionados com o edema vasogênico da circulação anterior distal. Em alguns pacientes, ocorre conversão hemorrágica. O controle rigoroso da PA pode atenuar a extensão da lesão e, nos casos típicos, a síndrome regride depois de vários dias.

Controle da pressão intracraniana

Abordagem geral

Conforme já mencionado, o tratamento ideal do edema cerebral depende de sua causa. Manter as vias respiratórias patentes, estabilizar a PA em nível adequado e evitar hipoxia são requisitos fundamentais ao tratamento desses pacientes. A administração de líquidos parenterais suficientes para atender às necessidades do paciente também é essencial. A infusão de líquidos hipotônicos (sem sódio) aos pacientes com edema cerebral deve ser rigorosamente evitada, porque a hiposmolaridade sérica agrava o edema. Como regra geral, os processos inflamatórios que causam predominantemente edema vasogênico respondem favoravelmente à dexametasona (com exceção do edema vasogênico dos pacientes com AVE ou traumatismo) e às medidas para reduzir a congestão vascular e o volume sanguíneo do cérebro, inclusive controle rigoroso da PA e hiperventilação. Por outro lado, o edema citotóxico ou celular resultante da sobrecarga de líquidos e solutos no compartimento intracelular reage mais favoravelmente ao tratamento osmótico.

A descompressão neurocirúrgica da cavidade craniana pode salvar a vida do paciente e sempre deve ser a *primeira e última* consideração quando os pacientes estão em risco de deterioração secundária causada pelo efeito de massa intracraniana expansiva compartimentalizada. As opções cirúrgicas são colocar dreno ventricular ou lombar externo para drenagem; craniotomia para remover lesão expansiva intracraniana; ou, como último recurso, hemicraniectomia com duroplastia para descomprimir definitivamente a cavidade craniana (Figura 111.3). Em todos os pacientes comatosos nos quais (1) se suspeite de elevação da pressão intracraniana, (2) os exames de imagens mostrem efeito expansivo secundário ao edema cerebral e (3) haja necessidade de internação na unidade de tratamento intensivo, a colocação de um monitor da PIC é essencial. O tratamento empírico dos casos suspeitos de elevação da PIC deve ser realizado por um período curto, mas apenas quando a PIC e a PPC estiverem sendo realmente aferidas, de modo que os pacientes possam ser adequadamente tratados se ocorrer complicações.

Abordagem escalonada ao tratamento da pressão intracraniana em paciente sob monitoramento

Quando os pacientes estão monitorados e todas as opções neurocirúrgicas de primeira linha foram esgotadas, o controle clínico da PIC elevada é conseguido mais facilmente com base em um algoritmo que enfatiza a realização lógica e progressiva

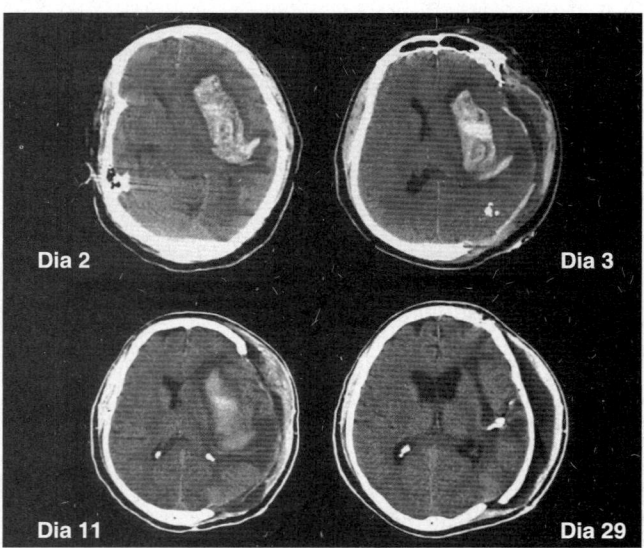

FIGURA 111.3 Hemicraniectomia descompressiva de um homem de 58 anos com hemorragia intracerebral no putame esquerdo. No 3º dia, o paciente teve herniação do tronco encefálico com postura motora bilateral e pupila fixa e dilatada, apesar da intervenção clínica rigorosa. O paciente foi submetido a hemicraniectomia de urgência com duroplastia e, no 11º dia, o cérebro retornou à sua posição na linha média. A imagem do 29º dia demonstrou normalização da morfologia cerebral depois da colocação do enxerto ósseo. O paciente teve recuperação quase completa.

de várias intervenções (Tabela 111.2). Além de evitar hipotensão e hipoxia, a reposição de líquidos cristaloides isotônicos, a profilaxia para atividade epiléptica, o controle da febre e a elevação da cabeça a 30° para reduzir PIC em razão da diminuição da pressão venosa jugular devem ser adotados como medidas gerais para todos os pacientes (Tabela 111.3). Em seguida, o tratamento farmacológico para o edema cerebral com hipertensão intracraniana resultante deve seguir as três etapas de tratamento delineadas na Tabela 111.2. De acordo com esse algoritmo, sedação é a primeira etapa fundamental ao controle da PIC, depois da intervenção neurocirúrgica salvadora. A sedação reduz as pressões venosas torácica e jugular e pode estabilizar a hipertensão arterial e a instabilidade autonômica. A PPC calculada, como PA média menos PIC, poderá agravar a hipertensão intracraniana quando estiver extremamente alta ou baixa (Figura 111.4). O tratamento osmótico com 0,5 a 1,5 g/kg de manitol a 20% ou solução salina hipertônica a 23,4% é a intervenção essencial à redução da PIC dos pacientes em condições críticas (*brain code*). A infusão de manitol deve ser administrada rapidamente e 30 mℓ da solução salina a 23,4% devem ser infundidos por cateter venoso central lentamente, ao longo de 5 minutos. As doses podem ser repetidas até cada 30 minutos, conforme a necessidade. Em geral, a hiperventilação não produz efeito persistente e deve ser administrada de maneira intermitente, geralmente com o tratamento osmótico rápido em resposta a uma elevação crítica da PIC. Na hipertensão intracraniana associada à acidose sistêmica, o bólus de bicarbonato de sódio a 8,4% (50 mEq em 50 mℓ) ou trometanol (THAM, 0,3 mol/ℓ em 500 mℓ) podem reduzir a PIC e normalizar o pH.

Tabela 111.2 Protocolo de tratamento progressivo inicial para uma crise de hipertensão intracraniana (pressão intracraniana [PIC] > 20 mmHg há mais de 10 minutos) em paciente monitorado.

Nível 1
- **Intervenção neurocirúrgica**, inclusive drenagem ventricular ou craniotomia
- **Sedação** para alcançar um estado de imobilidade tranquila com fentanila e propofol
- **Otimização da pressão de perfusão cerebral** (em geral, 60 a 100 mmHg) para reduzir a vasodilatação excessiva causada pela hipotensão ou elevação da pressão de perfusão

Nível 2
- **Tratamento osmótico em infusão rápida** com manitol (0,5 a 1,5 g/kg IV) ou 30 mℓ de solução salina hipertônica (23,4%) repetido a cada 30 min, conforme a necessidade
- **Hiperventilação** para reduzir os níveis de PCO_2 de 30 a 34 mmHg
- **Paralisia** com agente bloqueador neuromuscular, como rocurônio, 0,5 a 1 mg/kg/h

Nível 3
- **Infusão de pentobarbital** titulada para manter a PIC < 25 mmHg e supressão de picos à EEG (1 a 4 mg/kg/h)
- **Hipotermia** até a temperatura central alvo de 33 a 35°C
- **Hemicraniectomia descompressiva**

EEG, eletroencefalograma; PIC, pressão intracraniana; IV, via intravenosa.

Tabela 111.3 Medidas terapêuticas básicas para pacientes em risco de hipertensão intracraniana.

- Evitar hipotensão e hipoxia
- Administrar apenas líquidos isotônicos (evitar todos os tipos de "água livre")
- Elevar a cabeça a 30°
- Controlar a febre
- Considerar profilaxia para crises epilépticas

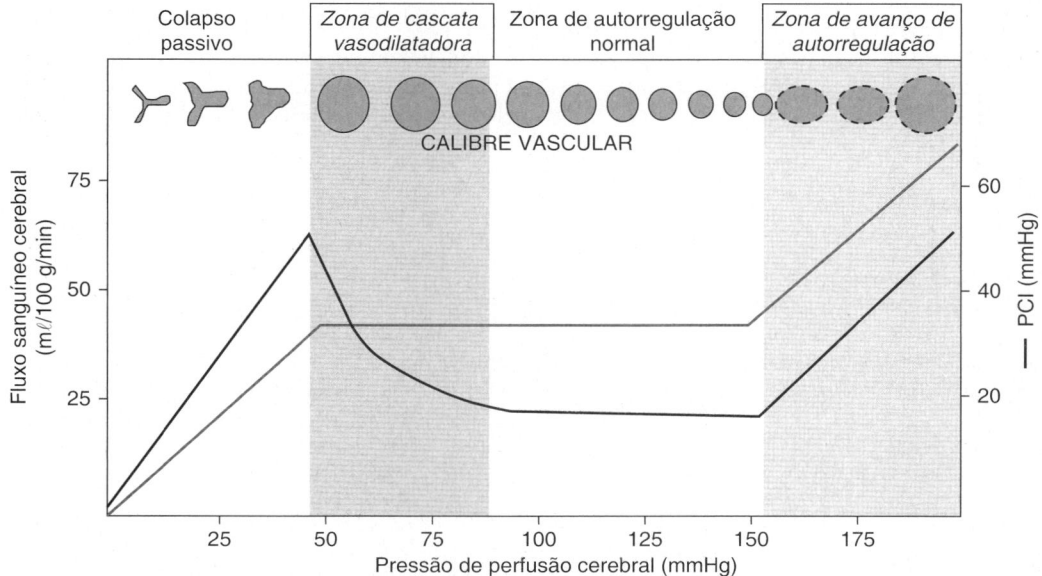

FIGURA 111.4 Curva de autorregulação cerebral (*linha mais clara*) e relação entre pressão de perfusão cerebral (PPC) e pressão intracraniana (PIC) nos estados de complacência intracraniana anormal (*linha mais escura*). Em condições normais, o fluxo sanguíneo cerebral é mantido constante em uma faixa ampla de PPC (50 a 150 mmHg) e as alterações do calibre dos vasos não têm qualquer efeito na PIC. Nos estados patológicos com redução da complacência intracraniana, a PIC pode subir quando a PPC está baixa em razão da vasodilatação autorregulatória e do volume sanguíneo cerebral (fisiologia da cascata vasodilatadora), ou quando a PPC está muito alta em consequência dos aumentos passivos do volume sanguíneo cerebral secundários à elevação da pressão hidrostática e à hiperemia (fisiologia de progressão autorregulatória).

Opções terapêuticas avançadas na pressão intracraniana refratária a medicamentos

Como está demonstrado na Figura 111.5, a progressão além da primeira linha de intervenção médica nos casos de PIC refratária torna-se mais diversificada e deve ser individualizada à situação clínica específica e aos recursos e experiência disponíveis. Essas intervenções avançadas para crises de hipertensão intracraniana super-refratárias são ampliações de cada etapa da intervenção de primeira linha. A hemicraniectomia descompressiva deve ser reconsiderada. A PPC pode ser melhorada ainda mais por monitoramento cerebral multimodal invasivo com o objetivo de normalizar o FSC ou a tensão de oxigênio dos tecidos cerebrais (ver Capítulo 34). Depois de sedar o paciente com os fármacos convencionais (p. ex., propofol), pode-se considerar a paralisia ou a anestesia barbitúrica com pentobarbital. O tratamento osmótico em infusão rápida pode ser escalonado com efeito favorável contínuo na PIC até alcançar níveis de osmolaridade sérica bem acima de 320 mOsm/ℓ. Quando a hiperemia cerebral parece ser um fator contribuinte importante, a hiperventilação intensiva até alcançar níveis de PCO_2 muito acima de 30 mmHg pode ser seguramente instituída com monitoramento simultâneo da tensão de oxigênio no tecido cerebral, FSC ou saturação de oxigênio venoso jugular (normalmente, entre 70 e 90%). Por fim, a modulação terapêutica da temperatura pode ser levada além do simples controle da febre para atingir temperaturas mais baixas, entre 35 e 36°C.

Intervenções de resgate para a pressão intracraniana super-refratária

A *PIC super-refratária* é cenário incomum em que a intervenção contínua de nível 2, com otimização da PPC, osmoterapia em doses repetidas em bólus, hiperventilação branda contínua e sedação e paralisia, não controlam a PIC. O processo geralmente ocorre ao longo de horas ou dias. Neste ponto, deve-se considerar a possibilidade de proceder à hemicraniectomia descompressiva. Se esse procedimento não for viável ou desejado, as duas últimas opções médicas restantes são o resfriamento a uma temperatura alvo de 32 a 34°C ou a indução do coma com pentobarbital.

Craniectomia descompressiva

A etapa final e mais eficaz nos casos de PIC super-refratária é a descompressão da abóbada craniana. A descompressão do crânio possibilita que o cérebro fique em protrusão fora do defeito e, quando realizada corretamente, controla a PIC de maneira definitiva. Em pacientes com TCE grave com PIC > 25 mmHg por 12 a 24 horas apesar da terapia de nível 1 e 2, a craniectomia comparada à terapia médica contínua com escalonamento até o uso de pentobarbital reduziu a mortalidade de 49 para 27% (Evidência de nível 1).[7] No entanto, a craniectomia descompressiva deve ser usada apenas como intervenção de resgate, porque há evidências de que possa causar danos se realizada de precocemente. Outro estudo com randomização de pacientes com TCE para cirurgia no primeiro sinal de elevação da PIC observou aumento da incapacidade, mas nenhum efeito sobre a mortalidade (Evidência de nível 1).[8]

Hipotermia terapêutica

A redução da temperatura corporal para 33 a 36°C pode reduzir as elevações da PIC que são refratárias às intervenções padrão de nível 2. De modo geral, essa técnica deve ser aplicada por intensivistas experientes e requer um protocolo detalhado (ver Capítulo 38). Há necessidade de tecnologia avançada de resfriamento controlado por *feedback* com sistema de resfriamento de superfície ou cateter endovascular de troca de calor. A temperatura alvo deve ser titulada até o controle da PIC, mas não além disso, para minimizar as complicações. Após o resfriamento por 24 a 72 horas, o reaquecimento em taxa de 0,20 a 0,33°C por hora pode começar. As complicações da hipotermia são depressão cardiovascular e bradicardia, imunossupressão, redução da coagulação, calafrios e diversos outros distúrbios metabólicos, inclusive hipopotassemia e hiperglicemia. Essas complicações podem explicar o aumento da mortalidade em um ensaio clínico que avaliou o uso de hipotermia precoce na evolução da elevação da PIC após um TCE (Evidência de nível 1).[9]

Coma induzido por pentobarbital

O tratamento com altas doses de barbitúricos, equivalentes às que induzem à anestesia geral, é o tratamento mais antigo para a PIC super-refratária. Agente lipossolúvel com meia-vida de

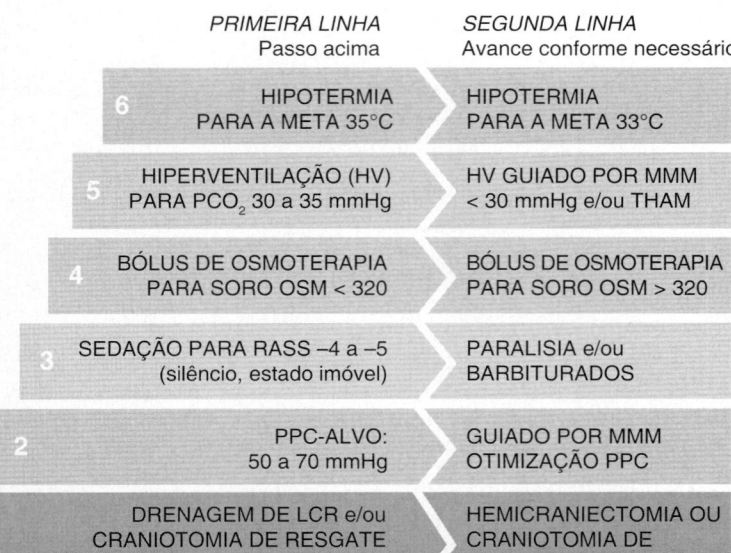

FIGURA 111.5 Protocolo de controle progressivo da PIC. O escalonamento do controle da PIC deve avançar pelas intervenções de primeira linha para assegurar que etapas vitais não sejam omitidas. A necessidade de ciclos repetidos de tratamento osmótico em infusão rápida, hiperventilação intermitente ou indução de hipotermia define uma crise de hipertensão intracraniana. No nível da crise de hipertensão intracraniana super-refratária, as intervenções de segunda linha podem ser acrescentadas de acordo com a condição clínica e os recursos e a experiência disponíveis. LCR, líquido cefalorraquidiano; MMM, monitoramento multimodal; OSM, osmolalidade (mOsms/ℓ); PPC, pressão de perfusão cerebral; RASS, Escala de Sedação da Agitação de Richmond; THAM, trometamol.

15 a 50 horas, que aumenta com a duração da infusão, o pentobarbital reduz a PIC por diminuir o volume sanguíneo cerebral e, assim, causar profundas reduções no fluxo e no metabolismo. As complicações são hipotensão e depressão cardiovascular, miopatia da doença crítica e imunossupressão. A dose de ataque é de 5 a 20 mg/kg/h, seguida de infusão de manutenção de 1 a 4 mg/kg/h.

Tratamentos específicos do edema cerebral

Glicocorticoides

Os glicocorticoides começam a reduzir drástica e rapidamente (em algumas horas) os sinais focais e gerais do edema cerebral ao redor de tumores e abscessos, mas não são eficazes para tratar edema resultante de infarto cerebral, HIC, HSA ou LCT. O mecanismo principal responsável pela eficácia no edema cerebral vasogênico é um efeito de normalização direta da função das células endoteliais e da permeabilidade, quando o processo é desencadeado pela liberação local de citocinas, fatores angiogênicos, moléculas de aderência vascular e outros mediadores inflamatórios.

Os glicocorticoides de alta potência e ação prolongada são utilizados mais amplamente para tratar edema vasogênico causado por infecção ou tumor. A dose inicial habitual de dexametasona é de 10 mg, seguida de 4 a 6 mg administrados 4 vezes ao dia a partir daí – uma dose com potência equivalente a mais de 400 mg de cortisol por dia. Essas doses elevadas são cerca de 20 vezes maiores que a taxa de produção endógena humana normal de cortisol. No entanto, não existem dados experimentais ou clínicos convincentes de que os glicocorticosteroides produzam efeitos benéficos no tratamento do edema cerebral citotóxico ou osmótico, independentemente da causa. Os corticosteroides também são comumente usados pelos neurocirurgiões para aumentar a complacência e o relaxamento cerebrais durante a craniotomia, ainda que existam poucas evidências quanto à sua eficácia. Os corticosteroides podem ser úteis ao tratamento de doenças menos comuns caracterizadas por edema cerebral com LCR inflamatório, inclusive encefalomielite disseminada aguda pós-infecciosa (EMDA), vasculite do sistema nervoso central e sarcoidose meníngea.

Manitol

Manitol IV é o soluto mais utilizado para tratar hipertensão intracraniana associada ao edema cerebral. Administrado em solução a 20% na dose de 0,25 a 1,5 g/kg, o manitol desidrata os tecidos cerebrais e produz efeito redutor da PIC por vários mecanismos. Primeiramente, o manitol é um diurético osmótico, que produz um gradiente de concentração através da barreira hematencefálica e atrai água livre no cérebro. Isso reduz o volume do parênquima cerebral e diminui a PIC. Em segundo lugar, o manitol aumenta a PPC em razão da expansão plasmática e acarreta vasoconstrição e redução do volume sanguíneo cerebral porque diminui a viscosidade e aumenta o FSC. Por fim, o manitol é excretado na urina, resultando na eliminação final de água livre e aumento da osmolalidade sérica.

Quando administrado em infusão rápida, o manitol pode reduzir a PIC dentro de apenas 10 a 30 minutos. A dose pode ser repetida até de hora em hora quando a PIC está elevada. Diferentemente da solução salina hipertônica, o manitol é o tratamento preferido para PIC em pacientes com sobrecarga hídrica ou insuficiência ventricular esquerda. As complicações do tratamento com manitol são desidratação, déficits eletrolíticos e insuficiência renal osmoticamente mediada. Uma diferença ampliada de mais de 10 mOsm/ℓ entre a osmolaridade determinada e a osmolaridade calculada pode indicar eliminação parcial do manitol pelos rins e risco mais alto de necrose tubular renal. Com a administração de doses intermitentes repetidas, pode haver "efeito de rebote" com elevações sucessivas da PIC. Embora alguns afirmem que o manitol perde sua eficácia quando a osmolaridade sérica está acima de 320 mOsm/ℓ, existe pouca evidência a favor dessa suposição.

Solução salina hipertônica

A solução salina hipertônica tem efeito osmótico no cérebro em razão de sua tonicidade alta e sua capacidade de manter-se efetivamente no lado exterior da barreira hematencefálica. Numerosos estudos com animais sugeriram que a reposição de líquidos hipertônicos depois do choque hemorrágico impede a elevação da PIC, que ocorre depois da reanimação com líquidos isotônicos. Ao contrário do manitol, a solução salina hipertônica é o tratamento de escolha do aumento da PIC em pacientes com hipotensão ou hipovolemia porque expande o volume intravascular. As soluções salinas hipertônicas podem ter efeitos favoráveis no FSC porque reforçam a PPC e por seus efeitos locais na microcirculação cerebral. Entretanto, um estudo clínico comparou solução salina hipertônica com cristaloide isotônico em pacientes com LCT, mas não conseguiu demonstrar qualquer efeito benéfico. A infusão rápida de solução salina hipertônica na concentração de 3%, 7%, 10% ou 23% causa redução máxima da PIC dentro de 30 a 120 minutos com aumento simultâneo da PPC. Nos EUA, o uso das "balas" com 30 mℓ de solução salina a 23,4% tornou-se a abordagem mais popular para tratamento osmótico com salina hipertônica. As complicações comuns da administração dessas soluções são sobrecarga de volume, edema pulmonar e déficits eletrolíticos.

HIPERTENSÃO INTRACRANIANA IDIOPÁTICA

O termo hipertensão intracraniana idiopática (HII) descreve um grupo heterogêneo de distúrbios que se caracterizam por elevação da PIC quando não há lesões expansivas intracranianas, hidrocefalia obstrutiva, infecção intracraniana ou encefalopatia hipertensiva. Essa condição também é conhecida como *pseudotumor cerebral*. Os fatores de risco mais bem documentados são obesidade, hipervitaminose A, abstinência de corticosteroides e sexo feminino. O termo *benigno* tem sido usado porque geralmente há recuperação espontânea, mas a HII está longe de ser inofensiva: riscos graves à visão podem tornar necessários o diagnóstico preciso e a intervenção terapêutica.

Causas de hipertensão intracraniana idiopática

Distúrbios endócrinos e metabólicos

Na maioria dos casos, a HII é diagnosticada em mulheres saudáveis com história de disfunção menstrual. Frequentemente, essas mulheres têm sobrepeso moderado ou acentuado (sem evidência de hipoventilação alveolar). Irregularidade menstrual ou amenorreia é comum, mas galactorreia não é um sintoma comum. A história clínica frequentemente enfatiza excessivo ganho ponderal pré-menstrual. Os exames endócrinos não demonstram anormalidades específicas das gonadotrofinas urinárias ou dos estrogênios, e a patogenia é desconhecida. A HII tem relação complexa com os hormônios suprarrenais. Em casos raros, a HII é uma complicação da doença de Addison ou da doença de Cushing. Os pacientes melhoram depois da normalização dos níveis dos hormônios suprarrenais, mas o mecanismo é desconhecido nos dois casos.

A HII também ocorre em pacientes tratadas com corticosteroides para controlar períodos menstruais longos. Alguns pacientes tinham doenças cutâneas alérgicas ou asma durante a infância; em geral, a HII ocorreu quando a dose do corticosteroide foi reduzida, mas os indícios de hiperadrenalismo persistiam. Hipoparatireoidismo também pode causar hipertensão intracraniana; crises epilépticas hipocalcêmicas ou calcificações cerebrais podem complicar ainda mais o quadro clínico. Também existem relatos de HII em mulheres que usavam progestógenos orais.

Fármacos e toxinas

Pesquisadores relataram casos de HII em adolescentes saudáveis sob outros aspectos, que estavam utilizando doses altas de vitamina A para tratar acne. Doses orais de apenas 25.000 UI/dia podem causar cefaleia e edema de papila, que melhora rapidamente depois da interrupção do tratamento. Existem relatos de que essa síndrome ocorreu nos exploradores do Ártico, que consumiam fígado de urso-polar (excelente fonte de vitamina A). Alguns casos de HII evidenciada por abaulamento das fontanelas e edema das papilas foram relatados em crianças tratadas com tetraciclina. Os mecanismos envolvidos são desconhecidos. Os pacientes recuperam-se rápida e espontaneamente quando os fármacos desencadeantes são interrompidos. Amiodarona e carbonato de lítio, além do inseticida cordecon, também foram associados à HII.

Doenças hematológicas e do tecido conjuntivo

Edema das papilas e hipertensão intracraniana foram associados a anemia ferropênica grave, com melhora marcante depois do tratamento. Provavelmente, o mecanismo reflete em parte o aumento acentuado do FSC, que ocorre nos casos de anemia grave. A HII também foi diagnosticada como manifestação clínica do lúpus eritematoso sistêmico.

Encefalopatia pulmonar

A HII pode ser uma complicação significativa da hipercapnia hipóxica crônica causada pelos estados paralíticos como distrofia muscular e mielopatia cervical; também pode ser uma complicação da doença pulmonar obstrutiva e da apneia obstrutiva do sono. A hipoxia e a retenção de dióxido de carbono aumentam o FSC. Em geral, os pacientes parecem mentalmente embotados e encefalopáticos e, desse modo, diferem da maioria dos pacientes com HII.

Doenças da medula espinal

Em casos raros, a HII ocorre em pacientes com tumores da medula espinal ou da cauda equina ou com polineurite. O edema das papilas e a cefaleia regridem com o tratamento da lesão espinal ou a regressão da polineuropatia. O mecanismo pode envolver os efeitos das concentrações elevadas de proteínas no LCR sobre a absorção, nas vilosidades aracnóideas, do LCR dos espaços subaracnóideos cranianos e espinais. Entretanto, o desenvolvimento dessa síndrome não se correlaciona com o grau de elevação das proteínas.

Biopatologia

Vários mecanismos foram considerados explicações possíveis para a fisiopatologia da HII. Isso inclui uma taxa mais alta de produção de LCR, aumento persistente da pressão venosa intracraniana, taxa reduzida de absorção de LCR pelas vilosidades aracnóideas sem doença obstrutiva venosa e aumento do volume cerebral causado pela ampliação do volume sanguíneo ou do volume de líquido extravascular, simulando um tipo de edema cerebral.

Não existem dados acerca da taxa de produção do LCR, e a única condição na qual há produção mais volumosa é o papiloma do plexo coroide. A produção aumentada de LCR poderia explicar a fisiopatologia de algumas das diversas condições associadas à HII, mas esse mecanismo ainda não foi comprovado. Do mesmo modo, o aumento persistente da pressão venosa intracraniana associado à redução da absorção de LCR não foi comprovado nos pacientes com HII. Hoje em dia, a explicação mais aceita para a HII é a redução da absorção de LCR (sem obstrução venosa) resultante da disfunção das vilosidades aracnóideas. Entretanto, por motivos ainda desconhecidos, os pacientes com HII não têm hidrocefalia. Pelo contrário, em muitos casos, o cérebro parece edemaciado e os ventrículos são menores que o normal. Alguns autores sugeriram a hipótese de que a HII possa ser causada pelo aumento do volume cerebral em consequência da ampliação do volume de líquidos extracelulares. O aumento do volume cerebral poderia ser esperado quando o espaço extracelular do cérebro estivesse expandido; a hipótese atual é que isso seja decorrente da menor drenagem linfática perivascular do líquido intersticial para fora do cérebro.

Qualquer teoria da patogenia da HII deve ser compatível com a resposta terapêutica rápida à derivação do LCR por um *shunt* lomboperitoneal implantado. A absorção reduzida ou a produção aumentada de LCR poderia explicar a ocorrência de HII na maioria dos casos; contudo, os dados limitados disponíveis atualmente não permitem quaisquer conclusões definitivas.

Uma das formas mais comuns de HII ocorre nos indivíduos saudáveis sob outros aspectos, que não apresentam quaisquer fatores etiológicos citados antes. Os dois sexos são acometidos (mulheres mais que os homens), e essa condição é mais comum na faixa etária de 10 a 50 anos.

Manifestações clínicas

Nos casos típicos, os primeiros sintomas são cefaleia e déficit de visão. A cefaleia pode ser mais intensa ao despertar e é agravada por tosse e esforço. Em geral, a cefaleia é branda ou pode até não ocorrer. Em alguns casos, os pacientes têm tinido sincrônico com as pulsações. A queixa ocular mais comum é borramento visual, consequência do edema das papilas ópticas. Alguns pacientes queixam-se de períodos breves e fugazes de redução ou perda completa da visão, que ocorrem várias vezes durante o dia, às vezes acentuada ou desencadeada por tosse e esforço. Esse sintoma perigoso indica que a visão esteja ameaçada.

O déficit visual pode ser mínimo, apesar do edema de papila crônico e grave, inclusive hemorragias retinianas; contudo, em alguns casos a cegueira instala-se rapidamente (i. e., menos de 24 horas). Nos casos típicos, o exame dos campos visuais demonstra ampliação das manchas cegas e pode evidenciar contração dos campos periféricos e escotomas centrais ou paracentrais. A diplopia causada pela paralisia unilateral ou bilateral do sexto nervo pode ser atribuída à elevação da PIC. O exame neurológico é normal sob outros aspectos. Um aspecto clínico importante é que os pacientes com HII geralmente parecem estar bem; seu bem-estar aparente contradiz o aspecto ameaçador do edema das papilas ópticas. Embora esse distúrbio estenda-se por alguns meses na maioria dos casos, pode persistir por anos sem sequelas graves. As remissões podem ser seguidas de uma ou mais recidivas em 5 a 10% dos casos. Em alguns pacientes, a HII pode ser responsável pelo desenvolvimento da *síndrome da sela vazia*, na qual os exames radiológicos demonstrando dilatação da sela túrcica sugerem o aspecto de um tumor hipofisário. A TC demonstra que a sela túrcica dilatada está cheia de líquido, que flui de uma falha em seu diafragma.

Diagnóstico

O diagnóstico da HII é sugerido quando o paciente tem cefaleia e edema de papila, sem outros sinais neurológicos. Embora esse diagnóstico possa ser considerado com base no bem-estar aparente e na existência de alguns dos fatores etiológicos mencionados antes, o diagnóstico é essencialmente firmado por exclusão e depende de que outras causas estruturais mais comuns de hipertensão intracraniana sejam afastadas. Um tumor cerebral, principalmente quando está localizado em áreas relativamente "silentes" como os lobos frontais ou o lobo temporal direito, ou quando obstrui o sistema ventricular, pode causar apenas cefaleia e edema das papilas. Pacientes com hematoma subdural crônico sem história de traumatismo significativo podem referir os mesmos sintomas. Outras condições importantes que devem ser excluídas são meningite viral e outras infecções do sistema nervoso central e trombose dos seios durais.

A investigação diagnóstica consiste em RM com flebografia e punção lombar. A punção lombar deve ser postergada até que os exames de imagem demonstrem que as cisternas perimesencefálicas estão abertas. A RM não mostra nenhuma patologia distinta além de diversos achados sutis decorrentes do aumento crônico da PIC (Tabela 111.4). A punção lombar diagnóstica é obrigatória para estabelecer o diagnóstico de HII. Em indivíduos obesos, o limite superior normal de pressão do LCR é de 250 mmHg. Em pacientes com HII, a pressão do LCR está elevada, geralmente entre 250 e 600 mmHg, mas sua composição é normal sob outros aspectos. A concentração de proteínas geralmente está na faixa inferior normal, e é comum detectar níveis de proteínas entre 10 e 20 mg/dℓ. Níveis de proteína do LCR acima de 50 mg/dℓ, concentração baixa de glicose ou contagens de células aumentadas colocam em dúvida o diagnóstico de HII e sugerem outras doenças.

O pseudoedema de papila pode ser uma causa de dificuldade diagnóstica. Com essa anomalia do desenvolvimento do fundo de olho, o aspecto oftalmológico pode ser indistinguível do edema de papila verdadeiro; o disco óptico está elevado, embora não haja exsudatos e hemorragias. A acuidade visual é normal, mas os campos visuais podem evidenciar ampliação das manchas cegas. O aspecto persistente do fundo de olho nos exames subsequentes favorece o diagnóstico de pseudoedema, assim como a detecção de pressão normal do LCR durante a punção lombar. A neurite óptica é diferenciada da HII por perda da visão e pressão normal do LCR.

Tratamento

O tipo comum de HII das pacientes com distúrbios menstruais e obesidade requer tratamento específico. Essa síndrome é autolimitada na maioria dos casos e, depois de algumas semanas ou meses, ocorre remissão espontânea, dificultando a avaliação dos resultados do tratamento. Episódios recidivantes foram detectados em cerca de 5 a 10% dos pacientes, e a doença raramente se estende por alguns anos. Redução de peso é recomendável aos pacientes extremamente obesos (índice de massa corporal, > 30 kg/m^2). Punções lombares diárias eram realizadas no passado para reduzir a pressão do LCR aos níveis normais; podem ser retirados 15 a 30 mℓ de líquido suficiente; podem ser retirados 15 a 30 mℓ de líquido. Em muitos casos, há alívio da cefaleia a curto prazo, mas, de modo geral, sua recidiva é rápida. Como o valor das punções lombares seriadas é questionável, essa abordagem não é mais recomendada (Evidência de nível 1).[10]

A Figura 111.6 mostra um algoritmo para tratamento da HII estabelecida. A colocação de um *shunt* liquórico (p. ex., *shunt* lomboperitoneal) é útil aos pacientes com cefaleia incontrolável e déficit visual progressivo. O *shunt* pode aliviar drasticamente os sintomas. A fenestração da bainha do nervo óptico tem seus defensores como procedimento preferível para preservar a visão.

Alguns médicos prescrevem acetazolamida (500 mg, 2 a 4 vezes ao dia), porque esse inibidor de anidrase carbônica reduz a produção de LCR. O estudo *Neuro-Ophthalmology Research Disease Investigator Consortium* demonstrou que a acetazolamida (dose de 1.000 mg aumentada progressivamente) combinada com dieta hipocalórica e com restrição de sal resultou em melhora modesta da função visual e da qualidade de vida em pacientes com pseudotumor cerebral discreto (Evidência de nível 1).[11,12] O topiramato, em dose de 25 a 50 mg, 2 vezes ao dia, um inibidor da anidrase carbônica e supressor do apetite, pode ser usado como alternativa à acetazolamida. As soluções hipertônicas intravenosas (manitol a 20%) administradas para reduzir a PIC podem ser usadas nas condições agudas, quando há deterioração rápida da visão e o paciente aguarda por intervenção cirúrgica. Quando a síndrome de pseudotumor é manifestação do hipoadrenalismo ou hipoparatireoidismo, o tratamento de reposição deve ser iniciado. A intoxicação por vitamina A desaparece quando sua administração é interrompida.

Tabela 111.4 Características típicas de neuroimagem observadas na hipertensão intracraniana idiopática.

- Aumento do volume do cérebro
- Ventrículos em fenda
- Sela vazia
- Aumento da tortuosidade do nervo óptico
- Aumento da bainha do nervo óptico (espaço subaracnóideo perióptico)
- Achatamento do lobo posterior
- Protrusão intraocular da cabeça do nervo óptico
- Atenuação ou estenose dos seios venosos cerebrais

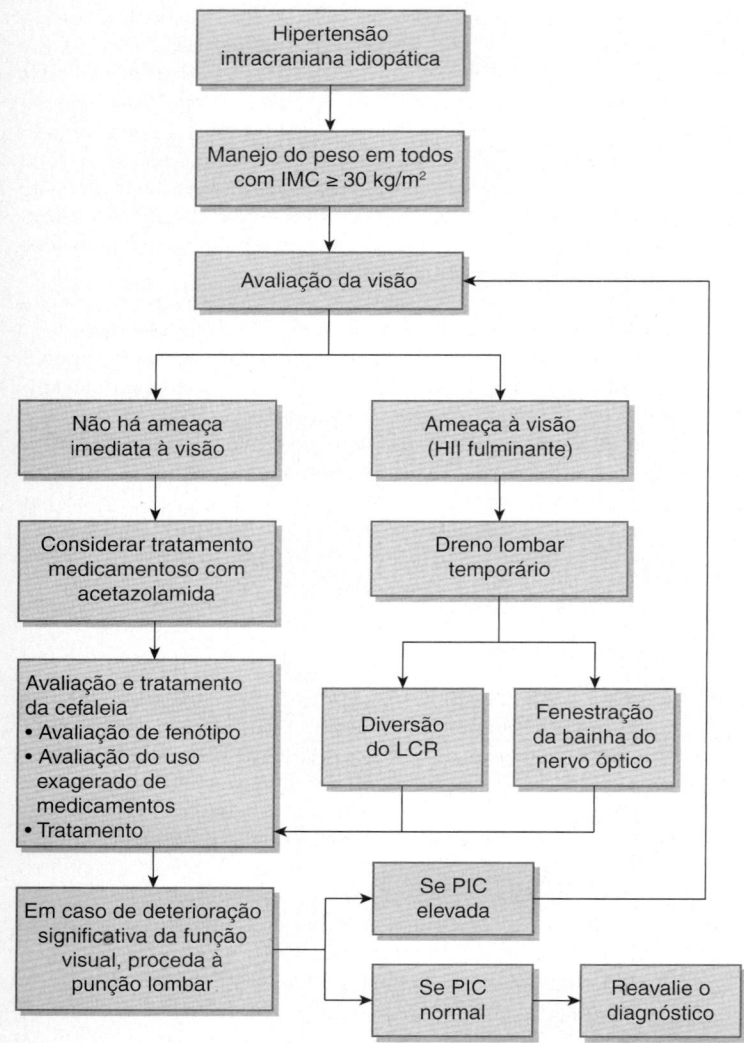

FIGURA 111.6 Fluxograma de manejo da hipertensão intracraniana idiopática (HII) diagnosticada. IMC, índice de massa corpórea; LCR, líquido cefalorraquidiano; PIC, pressão intracraniana. (Adaptada de Mollan SP, Davies B, Silver NC, et al. Idiopathic intracranial hypertension: consensus guidelines on management. J Neurol Neurosurg Psychiatry. 2018;89[10]:1088-1100, com permissão.)

EVIDÊNCIAS DE NÍVEL 1

1. Poungvarin N, Bhoopat W, Viriyavejakul A, et al. Effects of dexamethasone in primary supratentorial intracerebral hemorrhage. *N Engl J Med.* 1987;316(20):1229-1233.
2. Selim M, Foster LD, Moy CS, et al. Deferoxamine mesylate in patients with intracerebral haemorrhage (i-DEF): a multicentre, randomised, placebo-controlled, double-blind phase 2 trial. *Lancet Neurol.* 2019;18(5):428-438.
3. Baharoglu MI, Cordonnier C, Salman RA, et al. Platelet transfusion versus standard care after acute stroke due to spontaneous cerebral haemorrhage associated with antiplatelet therapy (PATCH): a randomised, open-label, phase 3 trial. *Lancet.* 2016;387:2605-2613.
4. Roberts I, Yates D, Sandercock P, et al. Effect of intravenous corticosteroids on death within 14 days in 10008 adults with clinically significant head injury (MRC CRASH trial): randomised placebo-controlled trial. *Lancet.* 2004;364:1321-1328.
5. van de Beek D, de Gans J, McIntyre P, Prasad K. Steroids in adults with acute bacterial meningitis: a systematic review. *Lancet Infect Dis.* 2004;4(3):139-143.
6. Altman D, Carroli G, Duley L, et al. Do women with pre-eclampsia, and their babies, benefit from magnesium sulphate? The Magpie Trial: a randomised placebo-controlled trial. *Lancet.* 2002;359:1877-1890.
7. Hutchinson PJ, Kolias AG, Timofeev IS, et al. Trial of decompressive craniectomy for traumatic intracranial hypertension. *N Engl J Med.* 2016;375(12):1119-1130.
8. Cooper DJ, Rosenfeld JV, Murray L, et al. Decompressive craniectomy in diffuse traumatic brain injury. *N Engl J Med.* 2011;364(16):1493-1502.
9. Andrews PJD, Sinclair HL, Rodriguez A, et al. Hypothermia for intracranial hypertension after traumatic brain injury. *N Engl J Med.* 2015;373(25):2403-2412.
10. Mollan SP, Davies B, Silver NC, et al. Idiopathic intracranial hypertension: consensus guidelines on management. *J Neurol Neurosurg Psychiatry.* 2018;89(10):1088-1100.
11. Wall M, McDermott MP, Kieburtz KD, et al. Effect of acetazolamide on visual function in patients with idiopathic intracranial hypertension and mild visual loss: the Idiopathic Intracranial Hypertension Treatment Trial. *JAMA.* 2014;311(16):1641-1651.
12. Bruce BB, Digre KB, McDermott MP, Schron EB, Wall M. Quality of life at 6 months in the idiopathic intracranial hypertension treatment trial. *Neurology.* 2016;87:1871-1877.

LEITURA SUGERIDA

Edema cerebral

Chen L, Xu M, Yan S, Luo Z, Tong, L, Lou M. Insufficient cerebral venous drainage predicts early edema in acute intracerebral hemorrhage. *Neurology*. 2019;93:e1463-e1473.

Claassen J, Carhuapoma JR, Kreiter KT, Du EY, Connolly, Mayer SA. Global cerebral edema after subarachnoid hemorrhage: frequency, predictors, and impact on outcome. *Stroke*. 2002;33:1225-1232.

Esquenazi Y, Lo VP, Lee K. Critical care management of cerebral edema in brain tumors. *J Intensive Care Med*. 2017;32(1):15-24.

Hackett PH, Yarnell PR, Hill R, Reynard K, Heit J, McCormick J. High-altitude cerebral edema evaluated with magnetic resonance imaging: clinical correlation and pathophysiology. *JAMA*. 1998;280:1920-1925.

Halstead MR, Geocadin RG. The medical management of cerebral edema: past, present, and future therapies. *Neurotherapeutics*. 2019;16:1-6.

Ho ML, Rojas R, Eisenberg RL. Cerebral edema. *AJR Am J Roentgenol*. 2012;199(3):W258-W273.

Lee KR, Colon KP, Betz AL, Keep RF, Kim S, Hoff JT. Edema from intracerebral hemorrhage: the role of thrombin. *J Neurosurg*. 1996;84:91-96.

Liebeskind DS, Jüttler E, Shapovalov Y, Yegin A, Landen J, Jauch EC. Cerebral edema associated with large hemispheric infarction. *Stroke*. 2019;50(9):2619-2625.

Qureshi AI, Suarez JI. Use of hypertonic saline solutions in treatment of cerebral edema and intracranial hypertension. *Crit Care Med*. 2000;28:3301-3313.

Sagoo RS, Hutchinson CE, Wright A, et al. Magnetic resonance investigation into the mechanisms involved in the development of high-altitude cerebral edema. *J Cereb Blood Flow Metab*. 2017;37(1):319-331.

Schilling L, Wahl M. Mediators of cerebral edema. *Adv Exp Med Biol*. 1999;474:123-141.

Stokum JA, Gerzanich V, Simard JM. Molecular pathophysiology of cerebral edema. *J Cereb Blood Flow Metab*. 2016;36(3):513-538.

Walcott BP, Kahle KT, Simard JM. Novel treatment targets for cerebral edema. *Neurotherapeutics*. 2012;9:65-72.

Winkler EA, Minter D, Yue JK, Manley GT. Cerebral edema in traumatic brain injury: pathophysiology and prospective therapeutic targets. *Neurosurg Clin N Am*. 2016;27(4):473-488.

Hipertensão intracraniana idiopática

Ball A, Clarke C. Idiopathic intracranial hypertension. *Lancet Neurol*. 2006;5:433-442.

Bastin ME, Sinha S, Farrall AJ, Wardlaw J, Whittle I. Diffuse brain oedema in idiopathic intracranial hypertension: a quantitative magnetic resonance imaging study. *J Neurol Neurosurg Psychiatry*. 2003;74:1693-1696.

Binder DK, Horton JC, Lawton MT, McDermott MW. Idiopathic intracranial hypertension. *Neurosurgery*. 2004;54:538-552.

Markey KA, Mollan SP, Jensen RH, Sinclair AJ. Understanding idiopathic intracranial hypertension: mechanisms, management, and future directions. *Lancet Neurol*. 2016;15(1):78-91.

Mollan SP, Ali F, Hassan-Smith G, Botfield H, Friedman DI, Sinclair AJ. Evolving evidence in adult idiopathic intracranial hypertension: pathophysiology and management. *J Neurol Neurosurg Psychiatry*. 2016;87(9):982-992.

Ridsdale L, Moseley I. Thoracolumbar intraspinal tumours presenting features of raised intracranial pressure. *J Neurol Neurosurg Psychiatry*. 1978;41:737-745.

Sinclair AJ, Woolley R, Mollan SP. Idiopathic intracranial hypertension. *JAMA*. 2014;312(10):1059-1060.

Uretsky S. Surgical interventions for idiopathic intracranial hypertension. *Curr Opin Ophthalmol*. 2009;20:451-455.

Wakerley BR, Tan MH, Ting EY. Idiopathic intracranial hypertension. *Cephalalgia*. 2015;35(3):248-261.

Hipotensão Intracraniana Espontânea

112

Kevin E. Immanuel, Tiffany R. Chang e Kiwon Lee

PONTOS-CHAVE

1. Os sintomas de hipotensão intracraniana não se restringem a cefaleias posturais e podem formar quadros mais graves, inclusive coma.

2. O tampão sanguíneo epidural é um tratamento básico para fístulas cerebrospinais que não podem ser resolvidas com o tratamento conservador.

3. O afundamento cerebral (*brain sagging*) deve ser considerado em caso de deterioração aguda após a craniotomia.

INTRODUÇÃO

Em 1825, Magendie descreveu um paciente com sintomas de instabilidade e vertigem em consequência de hipotensão do líquido cefalorraquidiano (LCR) e colapso ventricular. Um século depois, em 1938, Georg Schaltenbrand descreveu uma condição, que denominou *alicorreia espontânea ou essencial*, caracterizada por cefaleia postural e baixa pressão do LCR.

A hipotensão intracraniana é decorrente da perda de volume do LCR. A perda de LCR pode ser observada em diferentes locais do eixo neural, dependendo da etiologia subjacente. Por exemplo, podem ocorrer vazamentos liquóricos em uma fratura da base do crânio em consequência de traumatismo, e pode haver vazamento liquórico após punção dural no nível espinal de inserção da agulha. Pode-se também observar uma síndrome semelhante de hipotensão intracraniana em pacientes com drenagem excessiva do LCR por derivações ventriculoperitoneais e pós-craniotomia (*i. e.*, afundamento cerebral).

HIPOTENSÃO INTRACRANIANA ESPONTÂNEA

A hipotensão intracraniana espontânea (HIE) resulta de vazamento idiopático do LCR. É uma etiologia cada vez mais reconhecida de hipotensão intracraniana. A HIE deve fazer parte do diagnóstico diferencial de qualquer cefaleia diária persistente de início recente com qualidade ortostática.

Epidemiologia

A incidência anual estimada é de 5 casos por 100 mil, com prevalência de 1 caso por 50 mil. É relatada mais comumente em mulheres do que em homens, em uma razão de 2:1. Tipicamente, os sintomas começam na quarta a quinta décadas de vida; entretanto, a HIE tem sido relatada em todas as faixas etárias, inclusive em crianças.

Biopatologia

Os vazamentos espontâneos do LCR ocorrem, em sua maioria, na junção cervicotorácica ou região torácica da coluna vertebral; no entanto, o mecanismo subjacente não foi estabelecido por completo. Alguns mecanismos propostos incluem a ruptura espontânea de uma membrana aracnoide e uma variedade de anormalidades da dura-máter, como divertículos meníngeos, cisto perineural (de Tarlov) e a ausência localizada da dura-máter, bem como rupturas espontâneas da dura-máter que ocorrem onde as raízes espinais deixam o espaço subaracnóideo. Em relatos de caso, alguns vazamentos espontâneos foram atribuídos a distúrbios subjacentes do tecido conjuntivo, como síndrome de Marfan e síndrome Ehlers-Danlos (tipo II). Outras etiologias predisponentes incluem doença renal policística autossômica dominante, síndrome de Lehman e neurofibromatose tipo 1.

Manifestações clínicas

De modo geral, os sintomas observados não estão localizados no sítio de vazamento e se manifestam de diversas maneiras, dificultando o diagnóstico. Acredita-se que os sintomas sejam o resultado da perda da flutuabilidade do LCR, com consequente deslocamento do cérebro para baixo, exercendo tração sobre estruturas sensíveis à dor, como as meninges, alguns nervos cranianos ou ingurgitamento compensatório das estruturas venosas intracranianas sensíveis à dor, principalmente em posição ereta.

A apresentação inicial mais comum consiste em cefaleia diária persistente de início recente com qualidade ortostática. É habitualmente descrita como cefaleia latejante ou semelhante à cefaleia tensional, embora também possa ser surda. A localização é, com frequência, holocefálica, mas pode estar localizada na região frontal ou occipital. A dor de cabeça é similar à cefaleia pós-punção dural, porém o componente postural pode não ser tão pronunciado dependendo da taxa e do volume de perda do LCR. O início da cefaleia na HIE é observado dentro de minutos a horas, em comparação com segundos nas cefaleias pós-punção da dura-máter. A cefaleia é aliviada pelo decúbito durante cerca de 15 a 30 minutos, porém sua resolução pode ser tardia ou incompleta. Sem tratamento, a HIE pode resultar em cefaleia diária crônica, que pode não ser ortostática nem aliviada pela posição de decúbito. É importante estabelecer a natureza ortostática da cefaleia no início, visto que essa característica pode se tornar menos evidente para o paciente quando a dor se torna crônica.

Outros sintomas incluem alterações visuais, diplopia, alterações auditivas, dor e/ou rigidez cervicais, crises epilépticas, náuseas e vômitos. Apresentações atípicas incluem parkinsonismo, demência, hipopituitarismo, crises epilépticas e coma. Os sintomas medulares, inclusive radiculares e a quadriparesia, são raros. Os sintomas são geralmente reversíveis com a normalização da pressão do LCR. O início e a exacerbação dos sintomas podem estar associados a tosse, riso, manobra de Valsalva e pós-coito.

Diagnóstico

A HIE é parte do diagnóstico diferencial das cefaleias causadas por hipotensão intracraniana. Os critérios diagnósticos de quaisquer cefaleias relacionadas à hipotensão intracraniana são definidos na *Classificação Internacional das Cefaleias*, 3ª edição (*ICHD-3*), como descrito na Tabela 112.1. Os critérios diagnósticos para a HIE, definidos na *ICHD-3*, são apresentados na Tabela 112.2. O diagnóstico de HIE não pode ser estabelecido se o paciente foi submetido a uma punção da dura-máter ou sofreu qualquer outro mecanismo de lesão da dura-máter até 1 mês do início da cefaleia.

Além da anamnese e do exame físico, o uso da ressonância magnética (RM) do cérebro, particularmente imagens ponderadas em T1 após injeção de gadolínio, mostra-se muito útil no estabelecimento do diagnóstico (Figura 112.1). Cinco aspectos característicos observados na RM do cérebro com realce pós-gadolínio são coleções de líquido subdural, realce difuso das paquimeninges, ingurgitamento das estruturas venosas, hiperemia hipofisária e afundamento do cérebro, resultando no acrônimo mnemônico CRIHA (Tabela 112.3). A maior parte dos achados observados na RM do cérebro resulta de uma alteração compensatória, em razão da perda do volume de LCR. Com base no princípio de Monroe-Kellie, uma redução no volume do LCR resultará em afundamento cerebral e ingurgitamento venoso. Existem vários relatos de casos que demonstram melhora nos achados da RM após tratamento bem-sucedido do extravasamento de LCR. É importante assinalar que em cerca de 20% dos pacientes com diagnóstico de HIE os achados na RM são normais; por conseguinte, uma RM normal não descarta a possibilidade de diagnóstico de HIE.

A punção lombar (PL) pode ser feita para obtenção da pressão de abertura do LCR. Nos casos típicos, é realizada quando há alta suspeita de HIE, apesar dos achados normais na RM. A PL deve ser efetuada após a RM do cérebro para evitar realce paquimeníngeo na RM após PL, que pode confundir o diagnóstico. Uma pressão de abertura do LCR de menos de 6 cm H_2O constitui critério diagnóstico para HIE, mas não um requisito (ver Tabela 112.1). Em cerca de 25% dos pacientes com HIE, a pressão de abertura do LCR está normal. Além da baixa pressão de abertura do LCR, foi relatada a ocorrência de pleocitose linfocitária, bem como elevação da concentração de proteína e xantocromia.

Se os achados da RM e do LCR não forem conclusivos, apesar de alta suspeita de HIE, recomenda-se a realização de mielografia por tomografia computadorizada (TC) com contraste iodado ou a mielografia por RM com gadolínio da coluna, bem como cisternografia com radionuclídeo. De maneira semelhante, se o tratamento inicial não for efetivo e houver necessidade de localização dos vazamentos de LCR para intervenção cirúrgica direta, essas modalidades de imagem podem definir de modo acurado a localização e a extensão do vazamento. A mielografia por TC constitui o exame mais acurado para a localização de vazamento do LCR. Além disso, pode revelar a etiologia subjacente do vazamento, como divertículos meníngeos. Recomenda-se a obtenção de cortes iniciais e tardios em cada nível da coluna para a detecção de vazamentos do LCR tanto rápidos quanto lentos. A mielografia por RM com gadolínio intratecal e a mielografia por RM não invasiva têm sido usadas cada vez mais como alternativa razoável. Embora historicamente a cisternografia por radionuclídeo tenha sido usada como indicador indireto de vazamento do LCR, ela raramente é empregada quando se dispõe de mielografia por TC ou RM, visto que é menos sensível. Entretanto, o uso simultâneo de TC e de tomografia computadorizada por emissão de fótons únicos (SPECT) melhorou a sensibilidade da cisternografia por radionuclídeo para detectar a localização exata do vazamento de LCR.

Embora os achados da TC do cérebro não sejam tão conclusivos quanto os da RM, sua realização é útil quando não se dispõe de RM. A existência de coleções de líquido subdural não traumáticas, o colapso ventricular, a obliteração das cisternas subaracnóideas e o deslocamento da ponte e das tonsilas do cerebelo abaixo do forame magno contribuem para o estabelecimento do diagnóstico (Figura 112.1 A).

Tabela 112.3 Características da hipotensão intracraniana espontânea na ressonância magnética (CRIHA).

Coleções de líquido subdural
Realce das paquimeninges
Ingurgitamento das estruturas venosas
Hiperemia hipofisária
Afundamento cerebral

Tabela 112.1 Critérios diagnósticos para a cefaleia atribuída à baixa pressão do líquido cefalorraquidiano (LCR), conforme definição da International Classification of Headache Disorders, 3ª edição (ICHD-3).

A	Qualquer cefaleia de início recente, geralmente ortostática,* que atenda ao critério C
B	Um dos seguintes ou ambos: • Baixa pressão de abertura do LCR (< 6 cm H_2O) • Evidências de vazamento do LCR no exame de imagem
C	• A cefaleia desenvolve-se em uma relação temporal com a baixa pressão do LCR ou o vazamento do LCR ou levou à sua descoberta
D	• Não é mais bem explicado por outro diagnóstico da ICHD-3

*A relação ortostática caracterizada por piora em posição vertical e melhora em posição horizontal não é confiável como critério diagnóstico. (De Headache Classification Committee of the International Headache Society. The International Classification of Headache Disorders, 3rd edition. *Cephalalgia*. 2018;38[1]:102-104.)

Tabela 112.2 Critérios diagnósticos para cefaleia atribuída à hipotensão intracraniana espontânea conforme definido na International Classification of Headache Disorders, 3ª edição (ICHD-3).

A	Qualquer cefaleia de início recente que preencha os critérios da Tabela 112.1
B	Ausência de procedimento (por pelo menos 1 mês) ou traumatismo conhecido por causar vazamento de LCR
C	O desenvolvimento de cefaleia tem relação temporal com a baixa pressão do LCR ou o vazamento do LCR ou levou à sua descoberta
D	Não é mas bem explicado por outro diagnóstico da ICHD-3

LCR, líquido cefalorraquidiano. (De Headache Classification Committee of the International Headache Society. The International Classification of Headache Disorders, 3rd edition. *Cephalalgia*. 2018;38[1]:102-104.)

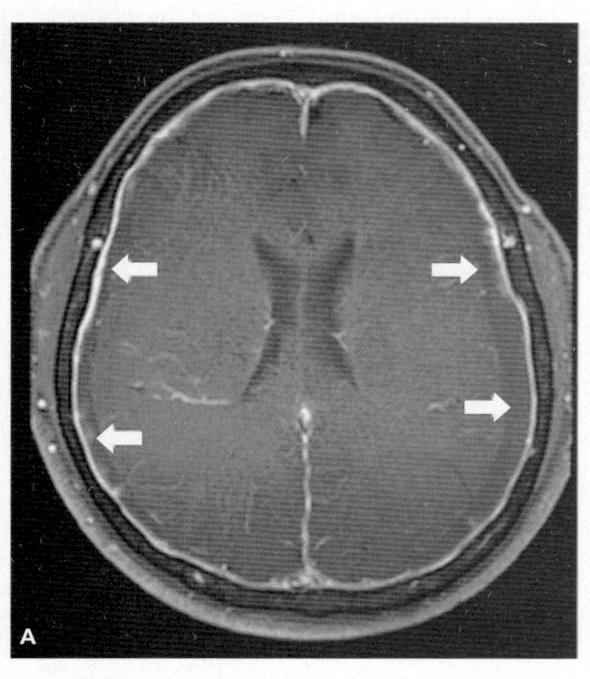
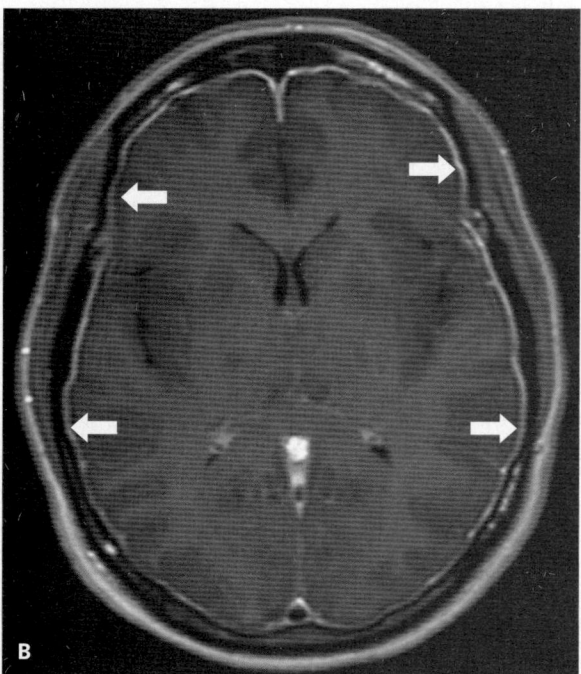
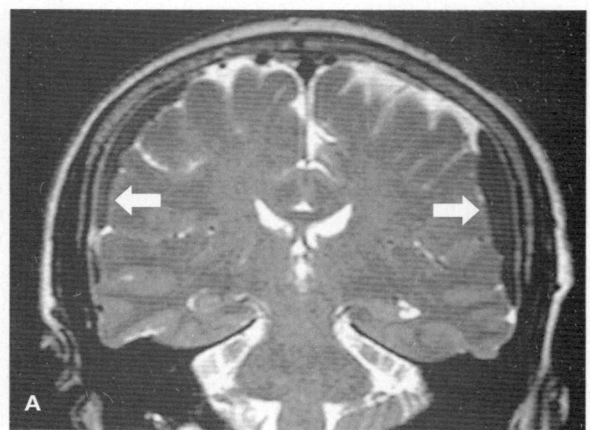
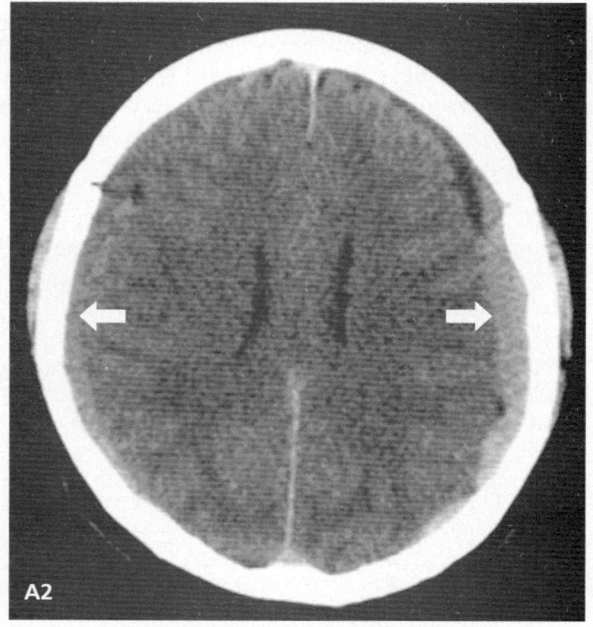
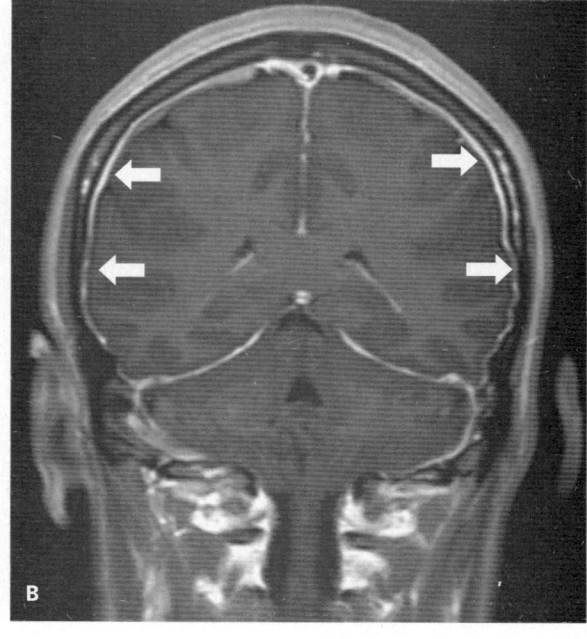

FIGURA 112.1 Principais achados de hipotensão intracraniana espontânea à ressonância magnética (RM). **A.** RM axial em T1 pós-contraste (*esquerda*) e coronal T2 (*direita*) do cérebro mostrando coleções de líquido subdural (*setas*), TC axial sem contraste da cabeça (*parte inferior*) mostrando hemorragia subdural bilateral. **B.** RM axial em T1 (*esquerda*) e coronal (*direita*) do cérebro mostrando o realce das paquimeninges (*setas*). (*Continua*)

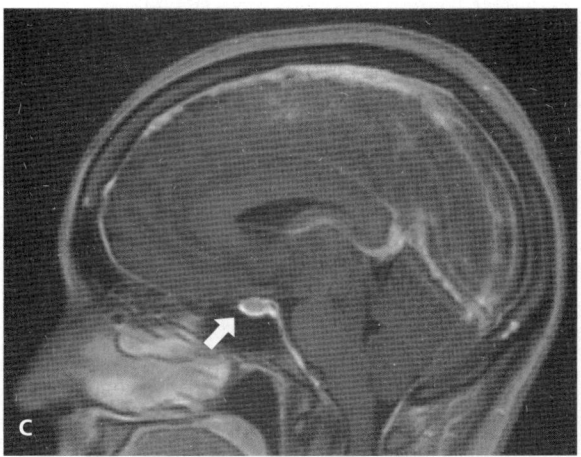
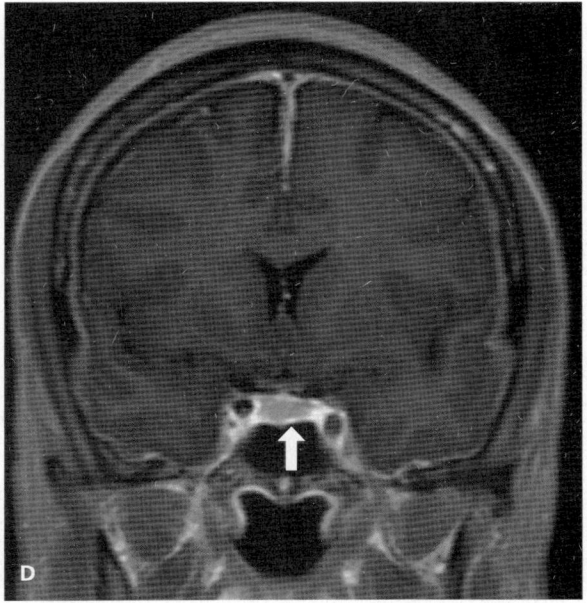
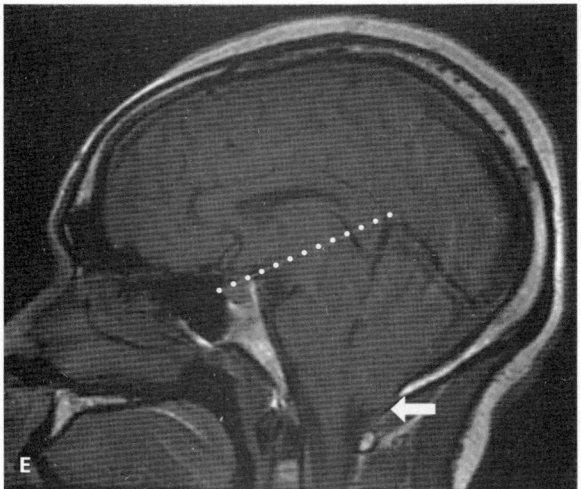

FIGURA 112.1 (*Continua*) **C.** Vista sagital de RM pós-contraste ponderada em T1 do cérebro mostrando o ingurgitamento das estruturas venosas, bem como hiperemia da hipófise (*seta*). **D.** Vista coronal de RM pós-contraste ponderada em T1 do cérebro, mostrando a hiperemia da hipófise (*seta*). **E.** Vista sagital de RM ponderada em T1 do cérebro mostrando o afundamento cerebral, descida das tonsilas do cerebelo (*seta*) e descida do aqueduto cerebral abaixo da linha da incisura (*linha tracejada*).

A RM da coluna pode demonstrar manifestações espinais da hipotensão intracraniana; todavia, nem sempre é útil para localizar o vazamento de LCR. Alguns achados de imagem na RM de coluna incluem realce dural, divertículos meníngeos, veias epidurais ou intradurais dilatadas, siringomielia, líquido retrospinal C1-C2 e coleções de LCR extratecais. A RM da coluna pode estar indicada se o paciente tiver sintomas de neuropatia ou mielopatia.

Tratamento

Tratamento geral

Em sua maioria, os casos de HIE são autolimitados, embora o tempo levado para sua resolução seja variável. Por conseguinte, o tratamento inicial consiste habitualmente em manejo clínico conservador, com repouso ao leito em decúbito, boa hidratação oral, cafeína oral ou intravenosa e cintas abdominais. LCRA cafeína tem sido usada para atuar como vasoconstritor, atenuando os sintomas atribuíveis ao ingurgitamento venoso compensatório.

Para pacientes que não se beneficiam do manejo clínico conservador e que continuam apresentando sintomas persistentes e debilitantes, a base do tratamento consiste no uso de tampão sanguíneo epidural (TSE). O TSE envolve a injeção de cerca de 10 a 20 mℓ de sangue autólogo no espaço epidural espinal. Pode ser injetado diretamente no local de vazamento do LCR quando conhecido ou pode ser colocado na região lombar inferior mais segura (Figura 112.2). O paciente é habitualmente colocado na posição de Trendelenburg por até 60 minutos após a injeção. O mecanismo proposto é duplo; em primeiro lugar, para repor o volume perdido de LCR com um volume de sangue no canal vertebral e, em segundo lugar, para servir como selante para qualquer defeito da dura-máter. Embora não exista nenhum ensaio clínico controlado randomizado para avaliar a efetividade do uso do TSE, foi relatado que ele melhora os sintomas em 30 a 70% dos pacientes após a primeira injeção. O alívio sintomático é quase imediato, mas pode não proporcionar resolução completa ou permanente dos sintomas. Podem ser necessários dois ou mais TSE para obter alívio sustentado. Cerca de 30 a 50% dos pacientes podem beneficiar-se de múltiplas administrações de TSE. Após a aplicação inicial, o TSE subsequente pode ser realizado com um volume de sangue muito maior (até 100 a 150 mℓ). Espera-se que o alívio sintomático seja mantido durante pelo menos alguns dias. As complicações do TSE são raras, mas incluem dor cervical e lombar, agravamento da cefaleia em decorrência da punção dural, irritação meníngea e hipertensão intracraniana de rebote.

Se o local exato de vazamento do LCR for conhecido com base nos exames de imagem e o TSE não fornecer alívio sustentado, aconselha-se a colocação percutânea de um selante de fibrina ou TSE dirigido. Nos casos refratários em que os sintomas são debilitantes e o local do vazamento é conhecido, pode-se considerar o reparo cirúrgico utilizando sutura, clipes para aneurisma, compressa muscular com selante de fibrina e Gelfoam®.

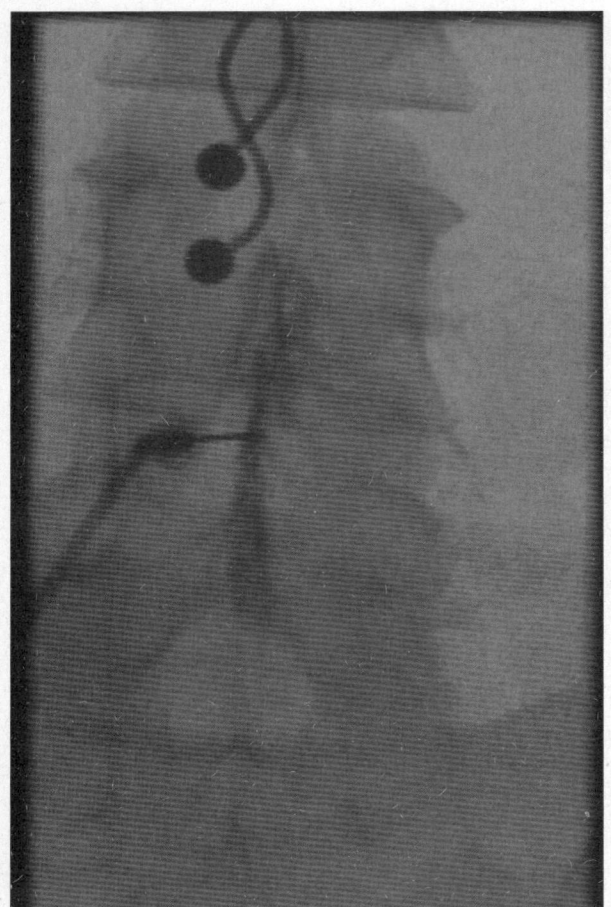

FIGURA 112.2 Colocação de tampão sanguíneo epidural no nível L4/L5 sob fluoroscopia.

Desfechos

Como já dito, os sintomas de HIE são frequentemente autolimitados; no entanto, o tempo de resolução dos sintomas varia mesmo após a resolução do vazamento do LCR. As complicações importantes dos vazamentos espontâneos do LCR incluem hematoma subdural, amiotrofia bibraquial, trombose venosa cerebral (TVC) e, raramente, siderose superficial. Complicações raras, porém mais graves, foram descritas em relatos de casos, inclusive declínio do estado mental, coma e infartos vasculares por herniação cerebelar transtentorial e descendente.

AFUNDAMENTO CEREBRAL PÓS-CRANIOTOMIA

O "afundamento cerebral" ou "síndrome do afundamento cerebral" é uma grave complicação pós-operatória. Deve constituir parte do diagnóstico diferencial de qualquer paciente que apresente declínio clínico após craniotomia.

Manifestações clínicas

Nos casos típicos, a síndrome desenvolve-se como achado pós-operatório imediato ou dentro de 48 horas após a cirurgia, frequentemente após interrupção da sedação. A apresentação característica consiste em anisocoria com declínio agudo do estado mental. O reconhecimento precoce é de suma importância para evitar a ocorrência de herniação transtentorial irreversível, levando a dano permanente. Os fatores de risco relatados incluem existência pré-operatória de edema cerebral global, dreno lombar intraoperatório, ventriculostomia e cirurgia prolongada.

Diagnóstico

O afundamento cerebral pode ser diagnosticado com três critérios clássicos: (1) sinais clínicos de herniação transtentorial, (2) existência de ar intracraniano excessivo com apagamento das cisternas basais (frequentemente com tronco encefálico oblongo) e (3) melhora dos sintomas quando o paciente é colocado na posição de Trendelenburg (Tabela 112.4).

A neuroimagem por TC ou RM do cérebro pode revelar aglomeração da fossa posterior, bem como achatamento do quiasma óptico e da parte anterior da ponte, descida do tronco encefálico e das tonsilas do cerebelo e redução dos espaços das cisternas subaracnóideas. No exame de imagem, o paciente pode apresentar quantidade significativa de pneumocéfalo e demonstrar o sinal do Monte Fuji, resultado da compressão dos lobos frontais que assumem formato semelhante à silhueta do Monte Fuji pelo acúmulo de ar intracraniano (Figura 112.3).

Tabela 112.4 Critérios para a síndrome de "afundamento cerebral" pós-craniotomia.

- Sinais clínicos de herniação transtentorial (p. ex., redução do nível de consciência, postura motora, anormalidades pupilares e oculomotoras)
- Sinais radiográficos de excesso de ar intracraniano e apagamento das cisternas basais
- Melhora dos sintomas na posição de Trendelenburg (cabeça para baixo)

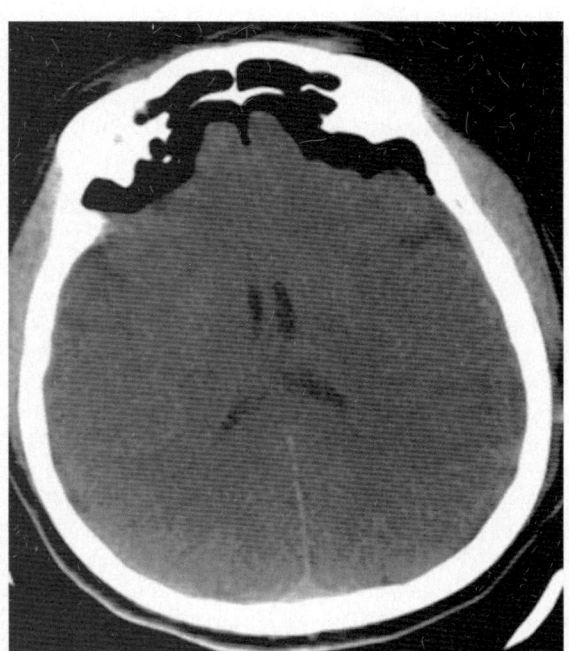

FIGURA 112.3 Pneumocéfalo (sinal do Monte Fuji) após craniotomia para evacuação de hemorragia subdural.

Uma hemorragia remota, mais frequentemente de localização cerebelar, também pode ser observada no exame de imagem do cérebro após cirurgia craniana ou espinal. A hemorragia é atribuída ao sangue venoso em consequência da perda intraoperatória de LCR. A hemorragia cerebelar remota pode produzir a aparência de um "sinal da zebra" na neuroimagem e pode estar associada a edema local e efeito expansivo (Figura 112.4).

Tratamento

Muitos pacientes com afundamento cerebral respondem rapidamente quando colocados na posição de Trendelenburg. Se a posição de Trendelenburg durante algumas horas não melhorar a condição neurológica, deve-se questionar o diagnóstico e investigar outras causas de deterioração do estado mental. Uma injeção de 10 a 15 mℓ de sangue autólogo (tampão sanguíneo) no espaço lombar pode aliviar os sintomas persistentes de cefaleia postural e sintomas neurológicos (p. ex., tontura, letargia, disartria) uma vez revertida a síndrome de herniação.

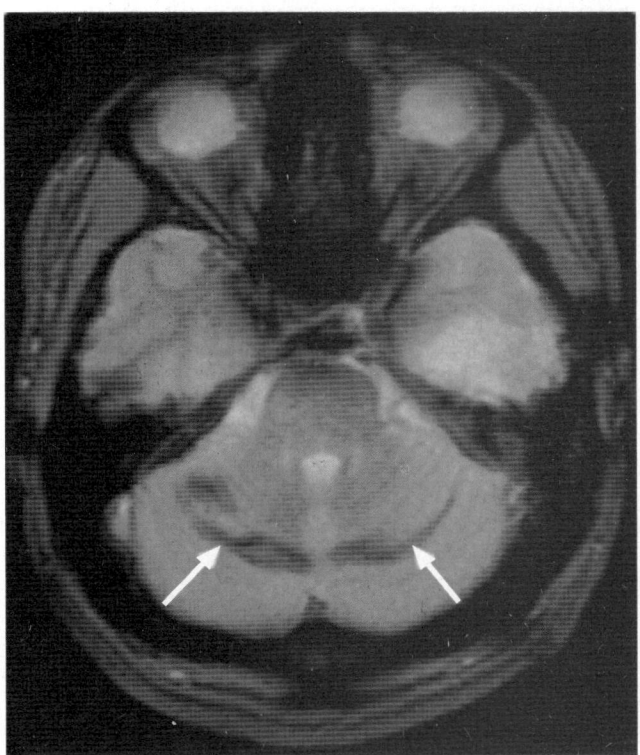

FIGURA 112.4 Imagem de ressonância magnética em sequência *gradient echo* do cérebro mostrando baixa intensidade bilateral (*setas*) dentro das fissuras do cerebelo, compatível com coloração crônica de hemossiderina, decorrente de hemorragia cerebelar remota. Esse padrão de faixas irregulares consiste em sangue e tecido cerebelar alternados, algumas vezes designadas como *sinal da zebra*. (De Paul J, Jhaveri MD, Lewis SL. Teaching neuroimages: remote cerebellar hemorrhage following resection of a supratentorial tumor. *Neurology*. 2011;77[14]:e82-e83.)

Nos casos extremos de herniação do tronco encefálico em consequência de hipovolemia do LCR, foi relatado que a infusão controlada de solução cristaloide isotônica por cateter lombar reverte a síndrome. Foi também relatado que o tratamento conservador com repouso no leito, cafeína, hidratação oral e uso de cinta abdominal é igualmente efetivo nos casos menos graves.

LEITURA SUGERIDA

Albayram S, Kara B, Ipek H, Ozbayrak M, Kantarci F. Isolated cortical venous thrombosis associated with intracranial hypotension syndrome. *Headache*. 2009;49(6):916-919.

Amoozegar F, Guglielmin D, Hu W, Chan D, Becker WJ. Spontaneous intracranial hypotension: recommendations for management. *Can J Neurol Sci*. 2013;40(2):144-157.

Brockmann MA, Groden C. Remote cerebellar hemorrhage: a review. *Cerebellum*. 2006;5(1):64-68.

Chalela JA, Monroe T, Kelley M, et al. Cerebellar hemorrhage caused by remote neurological surgery. *Neurocrit Care*. 2006;5(1):30-34.

Chazen JL, Talbott JF, Lantos JE, Dillon WP. MR myelography for identification of spinal CSF leak in spontaneous intracranial hypotension. *AJNR Am J Neuroradiol*. 2014;35(10):2007-2012.

Chiapparini L, Ciceri E, Nappini S, et al. Headaches and intracranial hypotension: neuroradiological findings. *Neurol Sci*. 2004;25(suppl 3):S138-S141.

Davenport RJ, Chataway SJ, Warlow CP. Spontaneous intracranial hypotension from a CSF leak in a patient with Marfan's syndrome. *J Neurol Neurosurg Psychiatry*. 1995;59(5):516-519.

Hadizadeh DR, Kovacs A, Tschampa H, Kristof R, Schramm J, Urbach H. Postsurgical intracranial hypotension: diagnostic and prognostic imaging findings. *AJNR Am J Neuroradiol*. 2010;31(1):100-105.

Headache Classification Committee of the International Headache Society. The International Classification of Headache Disorders, 3rd edition. *Cephalalgia*. 2018;38(1):102-104.

Kelley GR, Johnson PL. Sinking brain syndrome: craniotomy can precipitate brainstem herniation in CSF hypovolemia. *Neurology*. 2004;62(1):157.

Komotar RJ, Mocco J, Ransom ER, et al. Herniation secondary to critical postcraniotomy cerebrospinal fluid hypovolemia. *Neurosurgery*. 2005;57(2):286-292.

Komotar RJ, Ransom ER, Mocco J, et al. Critical postcraniotomy cerebrospinal fluid hypovolemia: risk factors and outcome analysis. *Neurosurgery*. 2006;59(2):284-290.

Lin WC, Lirng JF, Fuh JL, et al. MR findings of spontaneous intracranial hypotension. *Acta Radiol*. 2002;43(3):249-255.

Mathew L, Komotar R. Epidural blood patch for severe postoperative intracranial hypotension. *J Neurosurg Anesthesiol*. 2008;20(1):49-52.

Mokri B. Spontaneous CSF leaks low CSF volume syndromes. *Neurol Clin*. 2014;32(2):397-422.

Mokri B, Maher CO, Sencakova D. Spontaneous CSF leaks: underlying disorder of connective tissue. *Neurology*. 2002;58(5):814-816.

Mokri B, Posner JB. Spontaneous intracranial hypotension: the broadening clinical and imaging spectrum of CSF leaks. *Neurology*. 2000;55(12):1771-1772.

Schaltenbrand G. Normal and pathological physiology of the cerebrospinal fluid circulation. *Lancet*. 1953;1(6765):805-808.

Schievink WI. Novel neuroimaging modalities in the evaluation of spontaneous cerebrospinal fluid leaks. *Curr Neurol Neurosci Rep*. 2013;13(7):358.

Schievink WI. Spontaneous spinal cerebrospinal fluid Leaks and intracranial hypotension. *JAMA*. 2006;295(19):2286-2296.

Schievink WI, Maya MM, Louy C, Moser FG, Tourje J. Diagnostic criteria for spontaneous spinal CSF leaks and intracranial hypotension. *AJNR Am J Neuroradiol*. 2008;29(5):853-856.

Schievink WI, Torres VE. Spinal meningeal diverticula in autosomal dominant polycystic kidney disease. *Lancet*. 1997;349(9060):1223-1224.

SEÇÃO 16 DISTÚRBIOS DA MEDULA ESPINAL

Editor da Seção: *Paul C. McCormick*

Doença do Disco Intervertebral e Radiculopatia 113

Hani Malone e Peter D. Angevine

PONTOS-CHAVE

1. A dor nas costas é onipresente e a evidência radiográfica de doença degenerativa do disco é comum em adultos. A radiculopatia da doença degenerativa do disco geralmente é autolimitada.

2. A maioria dos pacientes deve passar por um teste de 6 semanas de repouso, controle da dor e fisioterapia antes da solicitação de ressonância magnética e encaminhamento para um especialista em cirurgia.

3. O encaminhamento deve ser mais urgente na presença de sintomas de síndrome da cauda equina, mielopatia ou fraqueza motora aguda/progressiva.

4. O tratamento cirúrgico deve ser reservado para os casos de insucesso do tratamento conservador e quando a doença do disco identificada à neuroimagem é correlacionada ao quadro clínico.

INTRODUÇÃO

A doença do disco intervertebral é responsável por diversas síndromes dolorosas, conhecidas desde os tempos de Hipócrates. O primeiro tratamento relatado de uma patologia dos discos intervertebrais ocorreu em 1909, quando Krause operou um paciente que havia sido diagnosticado por Oppenheimer como portador de uma lesão localizada na raiz de L4. Durante a cirurgia, Krause encontrou massa extradural, que foi descrita patologicamente como um condroma e, aparentemente, a operação para remover a lesão resultou na cura do paciente. Em 1934, Mixter e Barr foram os primeiros a enfatizar que essas lesões eram, na verdade, fragmentos dos discos intervertebrais e que estes eram os responsáveis pela dor radicular. Esses autores também comprovaram a eficácia do tratamento cirúrgico em seu estudo de 58 pacientes submetidos a laminectomia e discectomia para tratar herniação dos discos lombares.

EPIDEMIOLOGIA

Nos EUA, dor lombar é a razão mais comum de limitação das atividades físicas dos indivíduos com menos de 45 anos; esta é a segunda causa mais comum de consultas médicas, quinta causa de internações hospitalares e terceira indicação mais comum de intervenção cirúrgica. Em alguns países, dor lombar crônica é a causa mais frequente de absenteísmo do trabalho e responsável por mais de 12% dos dias de afastamento por doença. Na Holanda, o custo econômico agregado em 1991 foi estimado em 1,7% do produto interno bruto. Esse índice provavelmente representa o custo típico coberto pelos países desenvolvidos. Nos EUA, o custo agregado da dor lombar baixa foi estimado em mais de US$ 100 bilhões por ano.

De acordo com Andersson: "dor lombar baixa crônica tornou-se um diagnóstico conveniente para muitas pessoas que, na verdade, estão incapacitadas por motivos socioeconômicos, profissionais ou psicológicos". A complexidade do problema está refletida na literatura profusa e na longa lista de abordagens terapêuticas. Fármacos e outros tratamentos incluem anti-inflamatórios não esteroides, opiáceos e antidepressivos; injeção extradural de corticosteroides; cirurgia descompressiva; fisioterapia, inclusive massagem e exercícios; quiroprática; e acupuntura. Na Finlândia, um terço dos custos diretos foi representado por tratamentos complementares. Os centros multidisciplinares especializados em problemas da coluna e dor podem oferecer as abordagens terapêuticas mais eficazes.

Estudos anatomopatológicos demonstraram que quase todos os indivíduos com mais de 30 anos têm alguma evidência de degeneração discal. À medida que envelhecem, a espondilose e a osteocondrose – sequelas crônicas da doença discal degenerativa – tornam-se progressivamente mais proeminentes. A ruptura do disco intervertebral é mais comum entre a quarta e sexta décadas de vida. Essa complicação é relativamente rara antes dos 25 anos e menos comum depois dos 60 anos. É importante ressaltar que as alterações radiológicas ou patológicas compatíveis com doença discal geralmente são assintomáticas e clinicamente insignificantes. Embora alguns autores sustentem que a doença discal degenerativa é um "subproduto" das condições de vida moderna dos seres humanos, não há evidência conclusiva de que a dor lombar tenha aumentado expressivamente ao longo dos últimos 50 anos. Felizmente, a eficácia e a morbidade associadas ao tratamento da doença dos discos intervertebrais têm melhorado consideravelmente.

FISIOPATOLOGIA

Doença do disco intervertebral

O material discal deslocado pode causar sinais e sintomas por abaulamento ou protrusão por baixo de um anel fibroso enfraquecido, ou o material pode sair por uma laceração do anel e projetar-se diretamente para dentro do canal espinal (Figura 113.1). Nos dois casos, o material discal invasivo pode irritar ou comprimir as

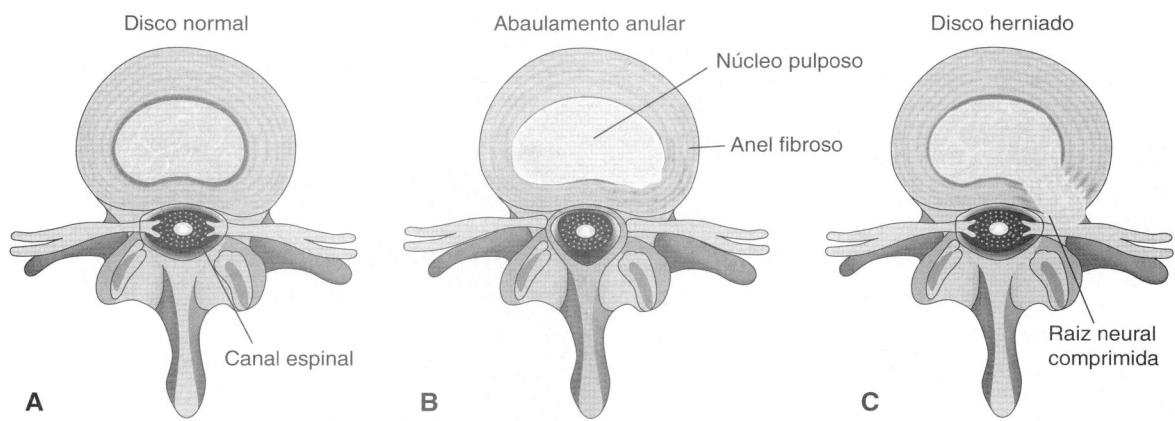

FIGURA 113.1 Ilustração anatômica do canal espinal e do disco intervertebral. **A.** Anatomia normal da coluna lombar. **B.** "Abaulamento discal" anular. **C.** Laceração anular com herniação do núcleo pulposo causando compressão da raiz neural.

raízes neurais à medida que se aproximam de seu ponto de saída pelos forames neurais. Nas regiões cervical e torácica, o problema é neurologicamente mais complexo porque a própria medula espinal, assim como as raízes neurais adjacentes, pode ser afetada. Nesses dois segmentos da coluna vertebral, os sinais e sintomas são causados pela compressão medular ou por uma combinação de compressões da medula e das raízes neurais. Na região lombar, os sinais e sintomas estão relacionados unicamente com a compressão das raízes neurais ou da cauda equina, quando o disco é suficientemente grande para ocupar todo o canal espinal.

Existem oito raízes dos nervos espinais na coluna cervical (C1-C8), numeradas de acordo com a vértebra abaixo do espaço discal correspondente. Por exemplo, a raiz do nervo C4 emerge do forame neural no nível de C3-C4, enquanto a raiz do nervo C5 sai pelo forame de C4-C5. A raiz do nervo C8 atravessa o forame intervertebral de C7-T1, porque não existe uma vértebra C8. Por outro lado, as raízes neurais dos segmentos torácico e lombar da coluna vertebral são numeradas de acordo com as vértebras acima de seu ponto de saída pelo forame intervertebral. Por exemplo, a raiz do nervo L5 emerge do canal espinal no nível de L5-S1.

É importante ressaltar que as herniações paramedianas dos discos lombares geralmente comprimem as raízes neurais que emergem do canal espinal um nível abaixo da área de herniação discal. Por exemplo, um disco herniado paramediano no nível de L4-L5 comprime a raiz do nervo L5, que sai do canal espinal pelo forame intervertebral de L5-S1. Isso não ocorre com as herniações discais *laterais extremas*, que se estendem lateralmente e comprimem a raiz do nervo lombar proximal no mesmo nível afetado. Por exemplo, uma herniação do disco lombar de L3-L4 lateral extrema pode comprimir a raiz do nervo L3, seja dentro do forame ou mais distalmente à medida que a raiz passa sobre o espaço discal (Figura 113.2). As herniações discais laterais extremas representam 10% de todas as hérnias de

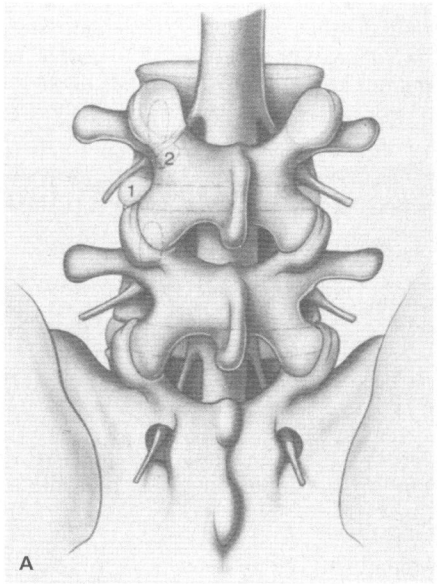
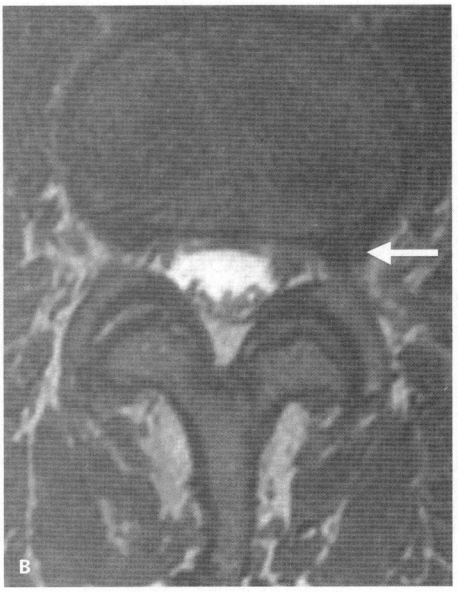

FIGURA 113.2 Herniação discal lateral extrema. **A.** Duas áreas de possível compressão da raiz neural superior por uma hérnia de disco lateral extrema. A compressão radicular pode ocorrer no nível do espaço discal (*1*) ou por fragmento que migrou proximalmente para dentro do forame da raiz neural superior (*2*). **B.** Ressonância magnética mostrando herniação discal lateral extrema à esquerda no nível de L3-L4 (*seta*).

disco lombar, afetam os segmentos lombares mais altos e provavelmente causam déficit neurológico objetivo. Uma herniação de disco lateral extrema deve ser considerada quando há início súbito de radiculopatia lombar alta envolvendo L2, L3 ou L4.

Na coluna cervical, a doença discal degenerativa afeta mais comumente os níveis de C5-C6 e C6-C7. Na coluna lombar, a maioria dos casos de degeneração discal afeta os segmentos de L4-L5 e L5-S1. Esse padrão sugere que a dinâmica da alteração patológica esteja relacionada parcialmente com desgaste e laceração e com o traumatismo repetitivo do movimento.

Com exceção dos níveis torácicos mais inferiores, as protrusões dos discos torácicos diferem dos distúrbios dos discos cervicais e lombares tanto em sua patogenia quanto histopatologia. Os movimentos não desempenham papel significativo, porque as vértebras torácicas destinam-se a conferir estabilidade (em vez de mobilidade) e o gradil costal pesado contribui para a rigidez desta região. As rupturas dos discos torácicos são acentuadamente diferentes ao exame macroscópico e microscópico e sua consistência raramente se assemelha à dos discos cervicais ou lombares rompidos. Essas diferenças patológicas sugerem um mecanismo diferente de lesão na doença dos discos torácicos. Traumatismo tem sido reconhecido como causa importante de herniação dos discos torácicos, mas a predisposição genética provavelmente também desempenha papel importante. O traumatismo pode aumentar a suscetibilidade e, por fim, catalisar uma ruptura. A doença do disco intervertebral é muito menos comum na coluna torácica, em comparação com os segmentos cervicais e lombares.

Os sinais e sintomas das hérnias de disco estão relacionados não apenas com o tamanho e a localização estratégica dos fragmentos discais, mas também com o diâmetro e a configuração do canal espinal. A estenose espinal congênita, que se caracteriza por um canal espinal anormalmente estreito, é um exemplo de anomalia hereditária que afeta o impacto clínico da doença discal. A espondilose degenerativa causa estenose espinal e estreitamento dos forames neurais em razão da formação de osteófitos e da hipertrofia dos ligamentos amarelos e das facetas articulares. A espondilose degenerativa e a estenose espinal congênita são fatores contribuintes importantes para as síndromes compressivas da medula espinal e da cauda equina, porque mesmo as protrusões discais diminutas podem, nesses pacientes, comprometer ainda mais um canal que já é exíguo. Em um canal com dimensões normais, a gravidade da compressão neural e o impacto clínico de um fragmento discal protraído dependem mais da localização da ruptura e do volume do material extruído.

MANIFESTAÇÕES CLÍNICAS

Dor radicular e doença dos discos lombares

As síndromes radiculares associadas à doença dos discos intervertebrais comumente são transitórias, de modo que as remissões são típicas. A dor pode ficar limitada à região lombar ou ter distribuição radicular ao longo de uma ou de ambas as pernas. A dor lombar pode agravar-se depois de levantar pesos significativos ou torcer a coluna vertebral. Com frequência, é aliviada quando se deita. Entretanto, alguns pacientes sentem-se mais confortáveis sentados, enquanto outros não encontram uma posição confortável.

O exame físico frequentemente demonstra lordose lombar ou achatamento da coluna lombar com imobilização e proeminência assimétrica dos músculos eretores longos. A amplitude dos movimentos da coluna lombar está reduzida pela imobilização protetora dos músculos paraespinais, e a tentativa de realizar movimentos em alguns planos provoca dor lombar grave. O paciente pode ter hipersensibilidade nas vértebras adjacentes. Quando ele está na posição ereta, uma dobra glútea pode ficar pendente e apresentar pregas cutâneas adicionais em consequência da atrofia do músculo glúteo – evidência de acometimento da raiz de S1. O estiramento passivo da perna, quando o paciente está deitado e o examinador eleva a perna do indivíduo com o joelho reto, tem amplitude reduzida e acentua a dor na região lombar e nas pernas. Atrofia e fraqueza musculares ou hipersensibilidade e desconforto na distribuição do nervo ciático podem ser demonstradas com a compressão direta do mesmo ponto ao longo do nervo, desde a incisura ciática até a panturrilha. Isso é especialmente nítido nos pacientes mais idosos.

A Tabela 113.1 descreve as síndromes típicas de compressão radicular nos níveis lombares. É importante ressaltar que os sinais clínicos podem não ser tão bem definidos na prática clínica quanto essa tabela sugere. Mais de 80% das síndromes afetam

Tabela 113.1 Síndromes radiculares comuns associadas à doença dos discos intervertebrais.

Espaço discal	L3-L4	L4-L5	L5-S1	C4-C5	C5-C6	C6-C7	C7-T1
Raiz afetada	L4	L5	S1	C5	C6	C7	C8
Músculos afetados	Quadríceps	Fibulares, tibial anterior, extensor longo do hálux	Glúteo máximo, gastrocnêmio, flexores plantares dos dedos do pé	Deltoide, bíceps	Bíceps	Tríceps, extensores do punho	Músculos intrínsecos da mão
Área da dor e do déficit sensitivo	Região anterior da coxa, terço médio da tíbia	Primeiro pododáctilo, dorso do pé	Superfície lateral do pé, quinto pododáctilo	Ombro, superfície anterior do braço	Superfície radial do antebraço	Dedos polegar e médio	Segundo, quarto e quinto dedos da mão
Reflexo afetado	Patelar	Tibial posterior	Tornozelo	Bicipital	Bicipital	Tricipital	Tricipital
Elevação da perna esticada	Em alguns casos, não agrava a dor	Agrava a dor radicular	Agrava a dor radicular	—	—	—	—

as raízes dos nervos L5 ou S1 (Tabela 113.2). A compressão da raiz neural nesses níveis causa "dor ciática", ou seja, dor aguda em ardência, que irradia inferiormente ao longo da superfície posterior/lateral da perna até o tornozelo ou pé (Figura 113.3). Quando a lesão acomete as raízes de L4 ou níveis mais altos, a elevação da perna esticada não estira as raízes situadas acima de L5. Em muitos casos, a compressão das raízes neurais está associada a dormência e formigamento. Nos casos clássicos, a dor radicular resultante da doença discal piora com a manobra de Valsalva (tossir, evacuar ou espirrar).

Ruptura de disco torácico

A coluna torácica é configurada para rigidez em vez de mobilidade e, desse modo, o desgaste e a laceração provocados pelos movimentos e pelo estresse podem não causar protrusão dos discos torácicos e os pacientes raramente desenvolvem doença clínica. A doença dos discos torácicos pode resultar das alterações vertebrais crônicas associadas à doença de Scheuermann ou à osteocondrite juvenil com traumatismo subsequente. A capacidade reduzida do canal espinal torácico torna essa região vulnerável à compressão medular por uma hérnia de disco (Figura 113.4 A). Da mesma maneira, as operações descompressivas são mais precárias e requerem cuidado meticuloso para evitar danos à medula espinal. As alterações calcificadas são comuns nos discos intervertebrais torácicos patológicos (Figura 113.4 B) e isso dificulta ainda mais a realização da discectomia. Contudo, os segmentos torácicos mais baixos são mais espaçosos e, embora o cone medular ou a cauda equina possam ser lesionados pelas protrusões discais, as abordagens cirúrgicas são menos perigosas, em comparação com os níveis mais altos.

Doença dos discos cervicais

A herniação dos discos cervicais pode afetar a raiz neural e a medula espinal, dependendo do volume do canal e do tamanho da hérnia. A compressão da medula espinal não é comum, exceto quando há estenose do canal ou ruptura extensiva de um disco. Os segmentos mais comumente afetados pelas hérnias de disco são C5-C6 e C6-C7; C4-C5 e C7-T1 são acometidos menos frequentemente. Normalmente, os movimentos da coluna cervical são incrementais e qualquer processo que contribua para acentuar o estresse local em cada nível agrava as alterações patológicas progressivas do disco e os déficits da mecânica articular (Figura 113.5). O estabelecimento de um novo fulcro de movimento de uma fusão ou bloqueio vertebral congênito torna essas alterações mais prováveis.

Em geral, os sinais e sintomas da doença dos discos cervicais começam com rigidez de nuca, imobilização reativa dos músculos eretores da cabeça e desconforto na borda medial da escápula. Quando a raiz é afetada mais gravemente, os pacientes também têm dor e parestesias radiculares. Essas queixas são

Tabela 113.2 Sinais de herniação dos discos lombares em 97 pacientes.*

Espaço discal	L2-L3	L3-L4	L4-L5	L5-S1
Pacientes (n)	1	9	45	42
Músculos fracos				
Tibial anterior, extensor do hálux	0	3	13	3
Gastrocnêmio, respostas plantares do pé	0	0	2	3
Quadríceps	0	3	0	0
Reflexo afetado				
Patelar	1	6	4	0
Tornozelo	0	1	12	23

*Os dados são números de pacientes. (De Hardy RW Jr, Plank NM. Clinical diagnosis of herniated lumbar disc. In: Hardy RW, ed. *Lumbar Disc Disease*. New York, NY: Raven Press; 1982:17-28.)

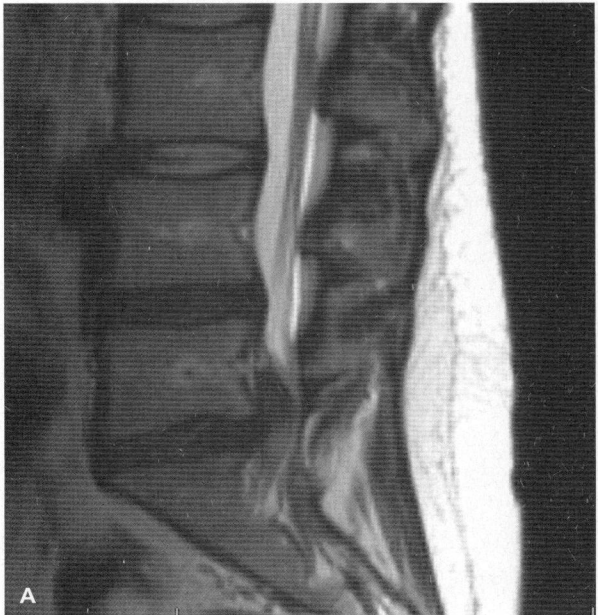
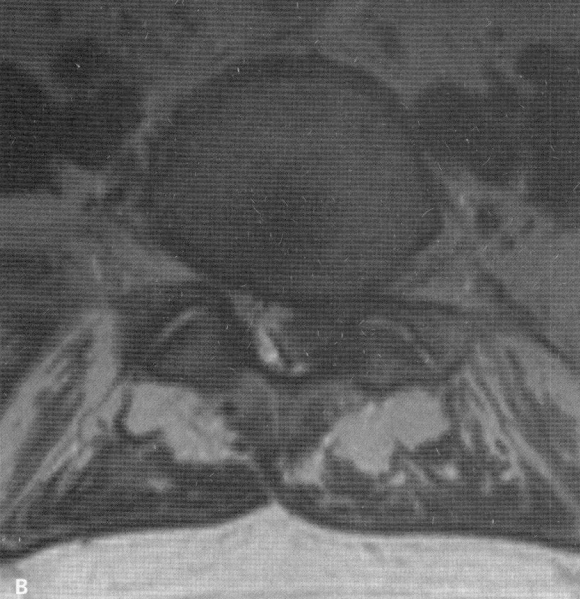

FIGURA 113.3 Ressonância magnética de hérnia discal lombossacral. As imagens de ressonância magnética sagital **(A)** e axial **(B)** em T2 mostram uma hérnia de disco volumosa em L5-S1 no lado esquerdo. Clinicamente, esse paciente tinha radiculopatia de S1, que não melhorou com tratamento conservador. A discectomia lombar trouxe alívio completo dos sintomas.

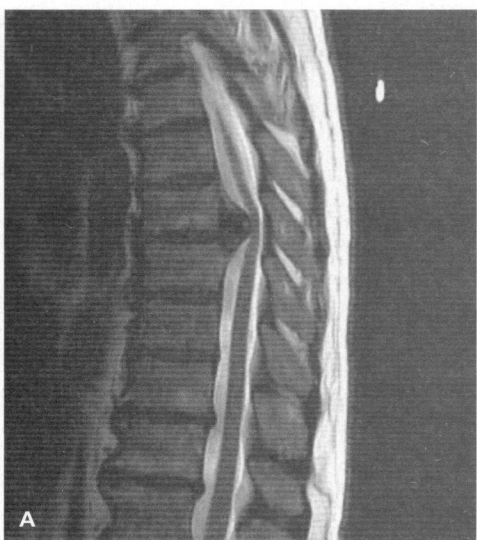 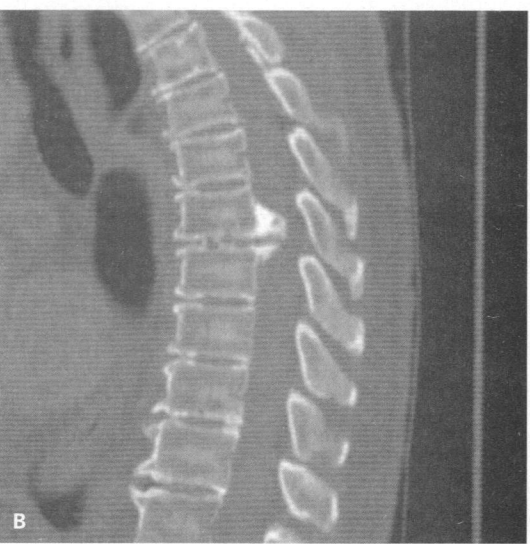

FIGURA 113.4 Hérnia de disco torácico calcificada. **A.** A ressonância magnética sagital ponderada em T2 revela uma grande hérnia de disco torácico que comprime e deforma o cordão torácico. **B.** A tomografia computadorizada da coluna torácica mostra a extensa calcificação do complexo disco-osteófito. A calcificação de um disco torácico aumenta a complexidade da descompressão cirúrgica.

agravadas pelos movimentos da cabeça e do pescoço, bem como pelo estiramento do braço solto ao lado do corpo.

À medida que a compressão avança, os pacientes desenvolvem síndromes radiculares bem definidas (ver Tabela 113.1). As lesões de C5 causam dor no ombro e déficit sensitivo com distribuição dermatomial e fraqueza e atrofia do deltoide. As lesões de C6 causam parestesias do dedo polegar e redução do reflexo bicipital com fraqueza e atrofia do bíceps. Com as lesões de C7, as parestesias podem afetar os dedos indicador e médio e até o dedo polegar com atrofia e fraqueza dos músculos tríceps, extensores do punho e peitorais, assim como redução dos reflexos correspondentes. A raiz de C8 desempenha funções musculares intrínsecas importantes na mão e confere sensibilidade ao quarto e o quinto dedo da mão. Como esses músculos são importantes para as atividades de discriminação e movimentos finos dos dedos, a lesão de C8 pode ser incapacitante.

Mielopatia

As protrusões discais volumosas da coluna torácica e cervical, principalmente quando também há estenose do canal espinal, podem comprimir a medula espinal e causar sinais de mielopatia detectáveis ao exame clínico. Os sinais clínicos de mielopatia são atribuídos à lesão dos neurônios motores superiores.

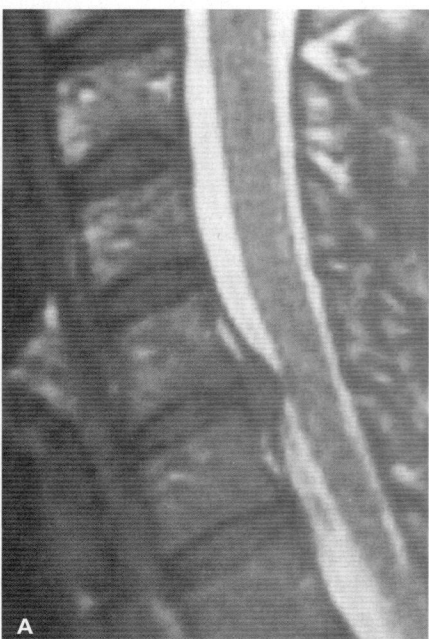 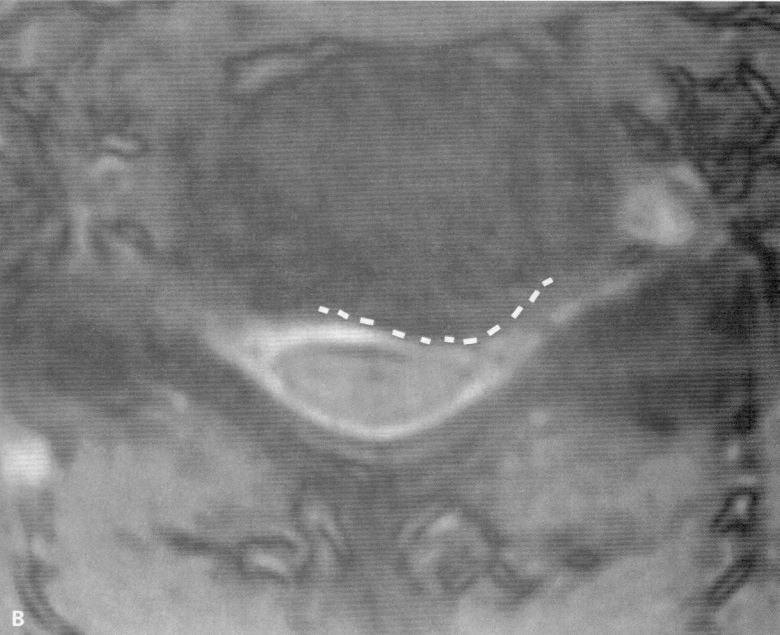

FIGURA 113.5 Hérnia de disco cervical. As imagens de ressonância magnética em T2 nos planos sagital (**A**) e axial (**B**) demonstram uma hérnia de disco em C5-C6 (*linha tracejada* em **B**) em paciente com radiculopatia.

Os reflexos e o tônus muscular são exacerbados, enquanto a coordenação e o equilíbrio diminuem. Os pacientes com mielopatia cervical frequentemente têm dificuldade de usar as mãos para realizar atividades motoras delicadas e, para manter o equilíbrio enquanto estão de pé, apresentam marcha com base ampla. Outros sinais de mielopatia no exame físico rotineiro são sinais de Hoffmann e Babinski, teste de Romberg positivo e clônus persistente. Em muitos casos, a mielopatia está associada aos sinais de fraqueza referidos ao neurônio motor inferior e pode ser sutil, quando a compressão da medula é discreta.

DIAGNÓSTICO

Avaliação e tratamento iniciais

Radiculopatia é um diagnóstico clínico com base na anamnese detalhada e no exame físico cuidadoso. A avaliação diagnóstica imediata por ressonância magnética (RM) não é necessária aos pacientes com dor radicular de início recente, que ainda não responderam às medidas conservadoras. Os pacientes com dor lombar baixa e/ou radicular devem fazer tratamento com analgésico, repouso e fisioterapia por no mínimo 6 semanas.

Os exames de imagem devem ser realizados imediatamente nos pacientes com déficits neurológicos agudos e/ou progressivos ou naqueles com dor intensa e refratária. Os exames de imagem diagnóstica são particularmente urgentes nos pacientes com retenção urinária e/ou anestesia em "sela", que são sinais referidos à síndrome da cauda equina. A RM também não deve ser postergada nos casos em que há forte suspeita de neoplasia maligna ou doença infecciosa sistêmica porque, nesses pacientes, os sintomas podem ser secundários às metástases espinais ou aos abscessos epidurais.

Nos pacientes que não melhoram com tratamento conservador, a RM deve ser usada para confirmar o diagnóstico de doença discal antes de considerar tratamento invasivo. Quando não existe correlação entre as manifestações clínicas e radiológicas, a eletromiografia e os estudos da condução neural podem ajudar a esclarecer a etiologia dos sintomas apresentados.

Considerações relativas à coluna cervical

As lesões como tendinite do supraespinhoso, alterações artríticas da articulação acromioclavicular e lacerações do manguito rotatório podem ser difíceis de diferenciar da compressão das raízes cervicais, principalmente porque a dor persistente e a limitação dos movimentos causam atrofia e "ombro congelado" nestas síndromes. As lesões de C8 e T1 comumente causam síndrome de Horner parcial. A investigação diagnóstica das síndromes que afetam esses segmentos deve incluir incidências torácicas lordóticas apicais, e é preciso ter cuidado especial de excluir neoplasias malignas pulmonares e costelas cervicais anormais.

Outras considerações diagnósticas

Como algumas síndromes discais são genéticas, anormalidades esqueléticas dispersas por toda a coluna também devem ser buscadas nas radiografias. Isso inclui estenose espinal, espondilolistese, doença discal generalizada ou síndrome de Marfan. Doenças adquiridas (p. ex., osteocondrite juvenil) e os distúrbios metabólicos (p. ex., osteoporose) podem contribuir para as alterações patológicas do disco e das articulações adjacentes, assim como ocorre com diversos tipos de artrite. É importante salientar que as síndromes discais podem ser causadas também por tumores (primários ou metastáticos), infecções (p. ex., abscesso epidural) e aracnoidite. Lipomatose epidural, causa rara de síndromes de dor lombar baixa, é uma complicação do tratamento com corticosteroides.

Exames de imagem e testes eletrodiagnósticos

Ressonância magnética

RM é a modalidade de exame preferida para doenças discais. A RM mostra compressão da medula espinal ou das raízes neurais e também revela o grau de alteração degenerativa intradiscal. Esse exame delineia claramente as estruturas intra e extradurais e é o exame de triagem ideal quando o diagnóstico diferencial inclui distúrbios estruturais que afetam a medula e as raízes neurais.

Vale ressaltar que as evidências de doença discal degenerativa e até mesmo uma ruptura discal demonstrada na RM podem não se correlacionar com patologias clinicamente significativas, que requerem intervenção. Nos estudos com indivíduos assintomáticos, abaulamento e hérnias de disco foram detectadas em 50 e 27% dos adultos, respectivamente. Nos adultos assintomáticos, as anormalidades da coluna lombar demonstradas à RM não parecem prever o desenvolvimento subsequente de dor lombar baixa. Na ausência de déficit neurológico progressivo ou suspeita de doença sistêmica (p. ex., câncer ou infecção), a RM deve ser reservada para os pacientes com dor lombar/dor radicular persistente há no mínimo 6 semanas, apesar do tratamento conservador (ver Seção "Avaliação e tratamento inicial").

Mielografia e radiografias

A mielotomografia computadorizada (MTC) é mais invasiva que a RM e expõe os pacientes à administração intratecal de contraste, assim como à radiação ionizante. Por essa razão, a MTC raramente está indicada. Esse exame demonstra claramente as raízes dos nervos espinais e sua trajetória pelos forames neurais, principalmente a anatomia da bainha da raiz neural. Contudo, a mielografia não é esclarecedora na avaliação das herniações discais laterais extremas, que ocorrem em posição lateral ao canal medular e à bainha radicular. A mielografia é útil aos pacientes que não toleram ou têm contraindicações à RM, como marca-passos cardíacos e outros dispositivos elétricos implantados. Além disso, a MTC pode ser preferível para pacientes com implantes medulares cirurgicamente colocados que produzem artefatos magnéticos. As radiografias simples demonstram claramente a anatomia óssea, mas não as hérnias de disco. As radiografias fornecem informações valiosas acerca do alinhamento vertebral e da estabilidade segmentar antes de uma intervenção cirúrgica.

Eletromiografia e estudos da condução neural

Os principais exames eletrodiagnósticos usados na avaliação das radiculopatia são eletromiografia e estudos de condução nervosa. Esses testes podem ser usados para diagnosticar radiculopatia com precisão, que não esteja associada a fraqueza há 3 semanas ou mais, mas raramente são essenciais. Os testes eletrodiagnósticos são mais úteis quando as anormalidades radiológicas não se correlacionam com o quadro clínico.

TRATAMENTO

A maioria das crises agudas de dor lombar melhora depois de alguns dias ou semanas, e apenas uma porcentagem pequena dos pacientes precisa ser operada. Em uma metanálise, 82% dos pacientes com dor lombar aguda voltaram ao trabalho dentro de 1 mês depois do início dos sintomas. Quando não há déficit neurológico, deve-se insistir no tratamento conservador, contanto que o paciente continue a melhorar com analgésicos e repouso recomendados para as doenças de discos lombares e cervicais. As injeções epidurais e/ou transforaminais de corticosteroides podem ser um bom tratamento adjunto. Essas intervenções reduzem a inflamação e, desse modo, aliviam a pressão sobre a raiz neural afetada.

Referenciamento ao especialista

Na fase aguda, as indicações para referenciamento a especialista são semelhantes às indicações para realização de RM em caráter de urgência. Pacientes com sinais/sintomas de déficit neurológico agudo ou progressivo, inclusive fraqueza motora, mielopatia ou sinais de síndrome da cauda equina devem ser avaliados urgentemente por um neurocirurgião ou cirurgião ortopédico com experiência em cirurgia vertebral. Esse referenciamento não deve postergar a RM, que é um componente essencial a qualquer decisão cirúrgica potencial. É importante ressaltar que não existem evidências de que o referenciamento imediato a um cirurgião de coluna melhore o prognóstico, quando os critérios descritos antes não são atendidos. Para os pacientes que não apresentam déficit neurológico agudo ou progressivo, mas têm sintomas persistentes que limitam a qualidade de vida, a intervenção cirúrgica pode ser programada eletivamente. Vale salientar que não existem estudos randomizados demonstrando os efeitos benéficos do tratamento cirúrgico dos pacientes em tratamento conservador há menos de 6 semanas.

Discectomia lombar

A discectomia lombar está indicada aos pacientes com evidência de compressão das raízes neurais nos exames de neuroimagem e dor radicular correspondente refratária ao tratamento conservador, ou fraqueza aguda/progressiva correspondente. O tratamento cirúrgico é uma opção eficaz nos pacientes adequadamente selecionados, porque a discectomia de um fragmento discal lombar herniado quase sempre resulta em alívio satisfatório prolongado dos sintomas. A fusão lombar raramente é necessária ao tratamento da radiculopatia causada por disco lombar herniado. Fisioterapia e repouso excessivamente prolongados podem causar esgotamento emocional, atrofia muscular ou dependência química.

A evidência fornecida por um estudo controlado randomizado inicial realizado por Weber comparando o tratamento conservador prolongado com a discectomia sugeriu que o tratamento cirúrgico oferece alívio mais significativo da radiculopatia causada por hérnias de disco lombar a curto prazo (Evidência de nível 1).[1] Contudo, os pacientes distribuídos randomicamente para os grupos cirúrgico e conservador apresentaram melhora sintomática considerável com o transcorrer do tempo, e a diferença entre os dois grupos não era estatisticamente significativa durante o acompanhamento a longo prazo. Isso pode ser explicado parcialmente pelo entrecruzamento não intencional dos grupos, porque cerca de um quarto dos pacientes separados randomicamente para tratamento conservador preferiu fazer discectomia, provavelmente em razão da persistência dos sintomas com o tratamento conservador.

Em um amplo estudo prospectivo, randomizado e controlado envolvendo vários centros de pesquisa, os pesquisadores do *Spine Patient Outcomes Research Trial* demonstraram melhora significativa com tratamento cirúrgico e conservador para doença dos discos lombares com radiculopatia. Embora os resultados a curto prazo fossem consistentemente favoráveis ao tratamento cirúrgico, as diferenças entre os parâmetros primários não foram estatisticamente significativas (Evidência de nível 1).[2] Durante o acompanhamento a longo prazo (4 e 8 anos), os pacientes tratados cirurgicamente demonstraram melhoras mais expressivas nos parâmetros secundários, inclusive "desconforto ciático", melhora autoavaliada e satisfação do paciente com os sintomas (Evidência de nível 1).[3] Os parâmetros primários (dor física, função corporal e índice de limitação física) também foram favoráveis ao tratamento cirúrgico, mas essas diferenças não eram significativas entre os grupos. Os resultados do *Spine Patient Outcomes Research Trial* foram amplamente divulgados pela imprensa leiga e alguns representantes da comunidade médica como evidência de equivalência entre as técnicas terapêuticas cirúrgicas e conservadoras modernas. Contudo, como os autores do estudo concluem acertadamente, "as conclusões acerca da superioridade ou equivalência dos tratamentos em um estudo não se justificam com base nas análises da intenção de tratar". O entrecruzamento dos grupos funcionou como fator confundidor significativo, que pode subestimar o benefício relativo do tratamento cirúrgico, porque cerca de metade (49%) dos pacientes encaminhados para tratamento conservador por fim preferiram fazer cirurgia depois de uma tentativa com essa abordagem conservadora.

As técnicas cirúrgicas da discectomia lombar podem ser divididas *grosso modo* em três grupos: discectomia aberta, microdiscectomia e discectomia minimamente invasiva. A discectomia aberta convencional consiste em uma laminectomia tradicional e é realizada com uma lente ocular de ampliação. A microdiscectomia é o procedimento realizado mais comumente e, nos casos típicos, requer uma incisão menor com menos remoção de osso para realizar uma hemilaminotomia e usa um microscópio cirúrgico para retirar o fragmento discal deletério.

As técnicas minimamente invasivas tornaram-se extremamente comuns na prática moderna. Nos casos típicos, a discectomia lombar minimamente invasiva inclui o uso de um sistema de afastadores tubulares introduzidos por pequenas incisões sobre um fio-guia sob visão radioscópica. Essa técnica consiste em afastamento muscular, em vez da incisão/descolamento muscular intrínseca aos outros métodos que, segundo seus defensores, reduz a dor pós-operatória e o tempo de recuperação. Arts et al. distribuíram randomicamente 328 pacientes para discectomia minimamente invasiva *versus* microdiscectomia convencional para tratar radiculopatia lombar. Depois de 2 anos de acompanhamento, os autores relataram parâmetros funcionais e clínicos semelhantes entre os dois grupos (Evidência de nível 1).[4] Uma metanálise dos estudos randomizados controlados comparando a discectomia tubular com a microdiscectomia convencional demonstrou que os dois métodos asseguram melhoras significativas da dor dos membros inferiores, que são significativas e equivalentes a longo prazo. Os índices totais de complicações não diferiram entre os dois grupos do estudo (Evidência de nível 1).[5]

Discectomia cervical

As indicações de cirurgia para aliviar radiculopatia causada por doença discal da coluna cervical são semelhantes às indicações da discectomia lombar. Os candidatos cirúrgicos ideais têm dor radicular persistente, apesar do tratamento conservador por 6 semanas no mínimo, ou fraqueza motora aguda/progressiva. Outra indicação da discectomia cervical é evidência clínica de mielopatia com indícios radiológicos de compressão medular por uma hérnia de disco.

Em geral, a compressão da medula espinal impõe a consideração de intervenções descompressivas tão logo seja diagnosticada. As síndromes radiculares da coluna cervical podem ser divididas entre as que requerem supervisão cuidadosa e operação imediata e as que toleram e podem melhorar com tratamento conservador. Os músculos inervados pelas raízes de C5 podem atrofiar-se rapidamente, resultando em paresia de abdução, prognóstico desfavorável de recuperação funcional e ombro congelado doloroso. As raízes de C8 também são vulneráveis e a compressão persistente pode causar atrofia irreversível com síndromes complexas do ombro-braço-mão, que incluem anormalidades da circulação e da transpiração. As raízes de C6 e C7 inervam músculos grandes e são mais tolerantes à compressão, mesmo por períodos longos, e os pacientes podem ter recuperação funcional satisfatória. As síndromes radiculares cervicais têm menos tendência a recidivar que a doença lombar, e o tratamento conservador é recomendável com base nos mesmos critérios descritos antes.

A ressecção de um disco cervical herniado pode ser realizada por uma laminotomia posterior ou por uma abordagem anterior. Na maioria dos casos, especialmente nos pacientes com cifose cervical, a abordagem anterior é preferível. A discectomia cervical anterior com fusão é uma das operações da coluna cervical mais amplamente praticadas e bem-sucedidas. Com a combinação da descompressão anterior com um enxerto de suporte para promover a fusão do espaço discal intervertebral desocupado, a lordose pode ser restaurada nesse segmento. Resultados excelentes podem ser esperados pelos pacientes adequadamente selecionados.

Persson et al. realizaram um estudo controlado randomizado comparando a discectomia cervical anterior com o tratamento conservador de 81 pacientes com sinais clínicos e radiológicos de compressão das raízes neurais cervicais há 12 semanas ou mais. Aos pacientes do grupo conservador, os autores prescreveram fisioterapia e imobilização com colar cervical rígido. Os pacientes com sinais clínicos de mielopatia ou evidência radiológica de compressão medular foram excluídos. Os pacientes tratados cirurgicamente apresentaram melhora mais expressiva da dor e da força motora durante o acompanhamento de 4 meses. Com 1 ano, não havia qualquer diferença significativa quanto à dor, mas os pacientes do grupo cirúrgico mostraram pequena vantagem quanto à força muscular (Evidência de nível 1).[6]

Estudos de observação prospectiva realizados por *Heckmann* e *Sampath* também forneceram evidências a favor da eficácia da discectomia cervical anterior para tratar radiculopatia cervical sem mielopatia. Durante o acompanhamento de 2 anos, os pacientes submetidos ao tratamento cirúrgico apresentaram melhora mais expressiva da dor e da fraqueza, em comparação com aqueles que fizeram tratamento conservador. Em termos gerais, cerca de 75% dos pacientes tiveram alívio significativo dos sintomas depois da cirurgia.

A principal desvantagem da discectomia cervical anterior e da cirurgia de fusão, principalmente em jovens, é o desenvolvimento de doença no segmento adjacente. Ao unir as vértebras cervicais por meio da discectomia cervical anterior com o procedimento de fusão, há produção de segmento rígido que atua como braço de alavanca, aumentando o estresse nos níveis cervicais imediatamente adjacentes ao segmento instrumentado.

O procedimento de artroplastia de disco cervical, ou "disco artificial", foi desenvolvido para preservar o movimento e evitar os efeitos deletérios do estresse e a degeneração do segmento adjacente. Esse procedimento é geralmente reservado para pacientes jovens sem dor cervical, espondilose ou deformidade significativa. Embora ainda existam controvérsias em certos casos clínicos, um crescente corpo de evidências indica a eficácia da artroplastia de disco cervical em pacientes cuidadosamente escolhidos (Evidência de nível 1).[7]

RESUMO

A radiculopatia resultante da doença dos discos intervertebrais é autolimitada na maioria dos casos. Em geral, os sintomas melhoram com repouso, analgesia, fisioterapia e tempo. Quando os sintomas persistem por no mínimo 6 semanas, apesar do tratamento conservador, os pacientes devem ser encaminhados para fazer RM. Quando a doença dos discos intervertebrais demonstrada nos exames de neuroimagem correlaciona-se com o quadro clínico, os pacientes devem ser referenciados a um cirurgião de coluna vertebral. Referenciamento mais urgente deve ser solicitado quando houver sintomas de síndrome da cauda equina, mielopatia ou fraqueza motora aguda/progressiva. Estudos randomizados controlados comparando a discectomia com o tratamento conservador da coluna lombar e cervical demonstraram resultados semelhantes a longo prazo entre os grupos, embora ligeiramente mais favoráveis ao tratamento cirúrgico em pacientes adequadamente selecionados. Os benefícios a curto prazo do tratamento cirúrgico foram demonstrados mais consistentemente pelos estudos realizados. O entrecruzamento dos grupos divididos randomicamente pode contribuir para a subestimativa dos efeitos benéficos da cirurgia, porque os pacientes frustrados pela gravidade de seus sintomas e pelo ritmo lento da recuperação com tratamento conservador comumente optam pelo tratamento cirúrgico.

EVIDÊNCIAS DE NÍVEL 1

1. Weber H. Lumbar disc herniation. A controlled, prospective study with ten years of observation. *Spine (Phila Pa 1976)*. 1983;8(2):131-140.
2. Weinstein JN, Tosteson TD, Lurie JD, et al. Surgical vs nonoperative treatment for lumbar disk herniation: the Spine Patient Outcomes Research Trial (SPORT): a randomized trial. *JAMA*. 2006;296(20):2441-2450.
3. Lurie JD, Tosteson TD, Tosteson ANA, et al. Surgical versus non-operative treatment for lumbar disc herniation: eight-year results for the Spine Patient Outcomes Research Trial (SPORT). *Spine (Phila Pa 1976)*. 2014;39(1):3-16.
4. Arts MP, Brand R, van den Akker ME, et al. Tubular diskectomy vs conventional microdiskectomy for the treatment of lumbar disk herniation: 2-year results of a double-blind randomized controlled trial. *Neurosurgery*. 2011;69(1):135-144.
5. Dasenbrock HH, Juraschek SP, Schultz LR, et al. The efficacy of minimally invasive discectomy compared with open discectomy: a meta-analysis of prospective randomized controlled trials. *J Neurosurg Spine*. 2012;16(5):452-462.
6. Persson LC, Moritz U, Brandt L, Carlsson CA. Cervical radiculopathy: pain, muscle weakness and sensory loss in patients with cervical radiculopathy treated with surgery,

physiotherapy or cervical collar. A prospective, controlled study. *Eur Spine J*. 1997;6(4):256-266.
7. Nunley PD, Coric D, Frank KA, Stone MB. Cervical disc arthroplasty: current evidence and real-world application. *Neurosurgery*. 2018;83(6):1087-1106.

LEITURA SUGERIDA

Andersson GB. Epidemiological features of chronic low-back pain. *Lancet*. 1999;354(9178):581-585.

Atlas SJ, Nardin RA. Evaluation and treatment of low back pain: an evidence-based approach to clinical care. *Muscle Nerve*. 2003;27(3):265-284.

Butterman GR. Treatment of lumbar disc herniation: epidural steroid injection compared with discectomy. A prospective, randomized study. *J Bone Joint Surg Am*. 2004;86(4):670-679.

Chou R, Fu R, Carrino JA, Deyo RA. Imaging strategies for low-back pain: systematic review and meta-analysis. *Lancet*. 2009;373:463-472.

Hansen FR, Bendix T, Skov P, et al. Intensive, dynamic back-muscle exercises, conventional physiotherapy, or placebo-control treatment of low-back pain. A randomized, observer-blind trial. *Spine (Phila Pa 1976)*. 1993;18:98-108.

Heckmann JG, Lang CJ, Zöbelein I, Laumer R, Druschky A, Neundörfer B. Herniated cervical intervertebral discs with radiculopathy: an outcome study of conservatively or surgically treated patients. *J Spinal Disord*. 1999;12(5):396-401.

Hemmilä HM. Quality of life and cost of care of back pain patients in Finnish general practice. *Spine (Phila Pa 1976)*. 2002;27(6):647-653.

Katz JN. Lumbar disc disorders and low-back pain: socioeconomic factors and consequences. *J Bone Joint Surg Am*. 2006;88(suppl 2):21-24.

Kraemer J, ed. History and terminology. In: *Intervertebral Disk Diseases: Causes, Diagnosis, Treatment, and Prophylaxis*. 3rd ed. Stuttgart, Germany: Georg Thieme Verlag; 2009:3-9.

McCormick PC. The Spine Patient Outcomes Research Trial results for lumbar disc herniation: a critical review. *J Neurosurg Spine*. 2007;6(6):513-520.

Mixter WJ, Barr JS. Rupture of the intervertebral disc with involvement of the spinal canal. *N Engl J Med*. 1934;211:210.

Peul WC, van Houwelingen HC, van den Hout WB, et al. Surgery versus prolonged conservative treatment for sciatica. *N Engl J Med*. 2007; 356(22):2245-2256.

Sampath P, Bendebba M, Davis JD, Ducker T. Outcome in patients with cervical radiculopathy. Prospective, multicenter study with independent clinical review. *Spine (Phila Pa 1976)*. 1999;24(6):591-597.

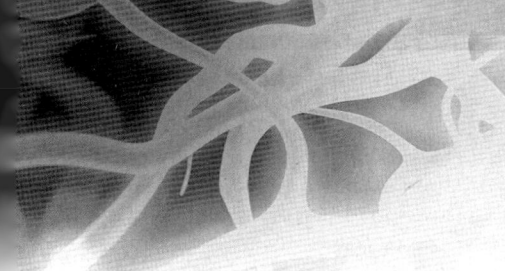

Estenoses do Canal Espinal Cervical e Lombar

Brian J. A. Gill e Paul C. McCormick

PONTOS-CHAVE

1. Os sintomas de estenose do canal espinal se devem à compressão direta dos elementos nervosos e vasculares adjacentes.

2. A mielopatia espondilótica cervical é caracterizada por marcha espástica, dificuldade de controle motor fino e perda sensitiva proprioceptiva.

3. Clinicamente, a estenose lombar causa claudicação neurogênica. Essa síndrome é caracterizada por dor e dormência nos membros inferiores, que são exacerbadas ao andar ou ficar em pé e diminuem ao sentar-se ou inclinar-se para a frente.

4. A ressonância magnética é a modalidade de imagem de escolha para confirmação do diagnóstico de estenose cervical ou lombar.

5. Pacientes assintomáticos com evidência radiográfica de estenose do canal espinal raramente requerem intervenção cirúrgica.

6. Em pacientes adequadamente escolhidos com insucesso no tratamento médico da estenose do canal espinal, a intervenção cirúrgica proporciona alívio duradouro dos sintomas e melhora os desfechos funcionais.

INTRODUÇÃO

Dor cervical e lombar são causas comuns de incapacidade e prejuízo socioeconômico significativo.

Esses sintomas são a terceira principal causa de gastos com saúde pessoal nos EUA, com valor estimado de US$ 87,6 bilhões por ano. As estenoses do canal espinal cervical e lombar são as causas mais comuns de dor cervical e lombar e disfunção da medula espinal e da cauda equina ou das raízes neurais e constituem as indicações mais comuns da cirurgia da coluna vertebral entre os adultos com mais de 65 anos de idade. Neste capítulo, discutimos a epidemiologia, a biologia, o diagnóstico e a eficácia das intervenções usadas no tratamento da estenose do canal espinal sintomática.

EPIDEMIOLOGIA

Em uma definição simples, a estenose do canal espinal refere-se ao estreitamento progressivo dos espaços no interior da coluna vertebral por onde passam a medula espinal, as raízes nervosas e os elementos vasculares associados. Esse diagnóstico é principalmente radiográfico. A doença clinicamente significativa é associada à dor e fraqueza. No entanto, a estenose do canal espinal é comumente identificada em exames de ressonância magnética (RM) ou tomografia computadorizada (TC) de pacientes assintomáticos. Além disso, nem toda dor lombar ou cervical é causada por estenose do canal espinal, mesmo que presente em exames de imagem. Assim, a avaliação da verdadeira prevalência de estenose do canal espinal radiográfica e/ou sintomática é difícil.

As melhores estimativas de estenose do canal espinal vêm do *Framingham Study*, que descobriu que a prevalência de estenose lombar absoluta e relativa era de 22,5 e 7,3%, respectivamente; esses valores aumentaram para 29,7 e 18,9% na subamostra de pacientes com sintomas clínicos. Um estudo longitudinal maior realizado pelo mesmo grupo mostrou que 50% dos indivíduos de 40 a 59 anos apresentam alterações degenerativas basais, cuja prevalência aumentou de duas a quatro vezes naqueles de 60 a 69 e 70 a 89 anos, respectivamente.

Em relação à coluna cervical, Matsumoto et al. mostraram que alterações degenerativas são observadas em até 14% dos indivíduos assintomáticos na faixa dos 20 anos e 87% na faixa dos 80 anos. Em um estudo de 10 anos de acompanhamento dessa população, 81,1% dos indivíduos apresentaram progressão de seus achados degenerativos e 34,1% dos pacientes apresentaram queixas compatíveis com estenose cervical sintomática. O principal achado em todos esses estudos é que a frequência de alterações degenerativas na coluna cervical e lombar aumenta linearmente com a idade. Estudos semelhantes mostraram que o tabagismo e a obesidade aumentam o risco de desenvolvimento de estenose do canal espinal clinicamente significativa.

Em um subgrupo pequeno de pacientes, a estenose adquirida do canal espinal pode ser causada por distúrbios articulares inflamatórios que afetam a coluna e a articulação sacroilíaca, conhecidos como *espondiloartropatias*. Dentre esses distúrbios, estão espondilite anquilosante e artrite reativa, ambas associadas ao antígeno do complexo principal de histocompatibilidade, antígeno leucocitário humano B27. Não surpreende que sua prevalência varie em todo o mundo, sendo maior em áreas de positividade do antígeno leucocitário humano B27.

A hiperostose esquelética idiopática difusa e a ossificação do ligamento longitudinal posterior são distúrbios não inflamatórios caracterizados por calcificação progressiva dos ligamentos paravertebrais. Essas calcificações podem provocar estenose, principalmente na coluna cervical. Os dois distúrbios são mais comuns em homens e idosos; a ossificação do ligamento longitudinal posterior também tem predileção por indivíduos de ascendência asiática.

BIOPATOLOGIA

Espondilose

A degeneração artrítica progressiva, relacionada à idade, dos discos intervertebrais e das articulações facetárias é a causa mais comum de estenose do canal espinal. Coletivamente, essas alterações proliferativas são chamadas *espondilose* e ocorrem em estresse e tensão biomecânica repetitiva. As causas mais comuns das estenoses do canal espinal dos segmentos cervical e lombar da coluna vertebral são as alterações degenerativas causadas pelo uso e desgaste mais acentuados que o normal. O teor de água do disco intervertebral do anel fibroso diminui progressivamente com o envelhecimento. O espaço intervertebral estreita e pode ser fechado, e o anel fibroso avança para dentro do canal espinal. Osteófitos formam-se nas bordas do corpo vertebral, convergem sobre o anel saliente e podem transformar-se em uma crista ou faixa óssea. Essa faixa óssea pode estender-se lateralmente para dentro do forame intervertebral. Todas essas alterações estreitam o canal ou forames normais da coluna vertebral, o que pode ser exacerbado por hipertrofia concomitante do ligamento amarelo, formação de cisto sinovial, crescimento excessivo das facetas ou espondilolistese degenerativa (deslizamento anterior de um corpo vertebral) (Figura 114.1).

Essas alterações artríticas podem afetar o canal central e provocar compressão da medula espinal ou da cauda equina na coluna cervical e lombar, respectivamente, o forame nervoso, o que causa

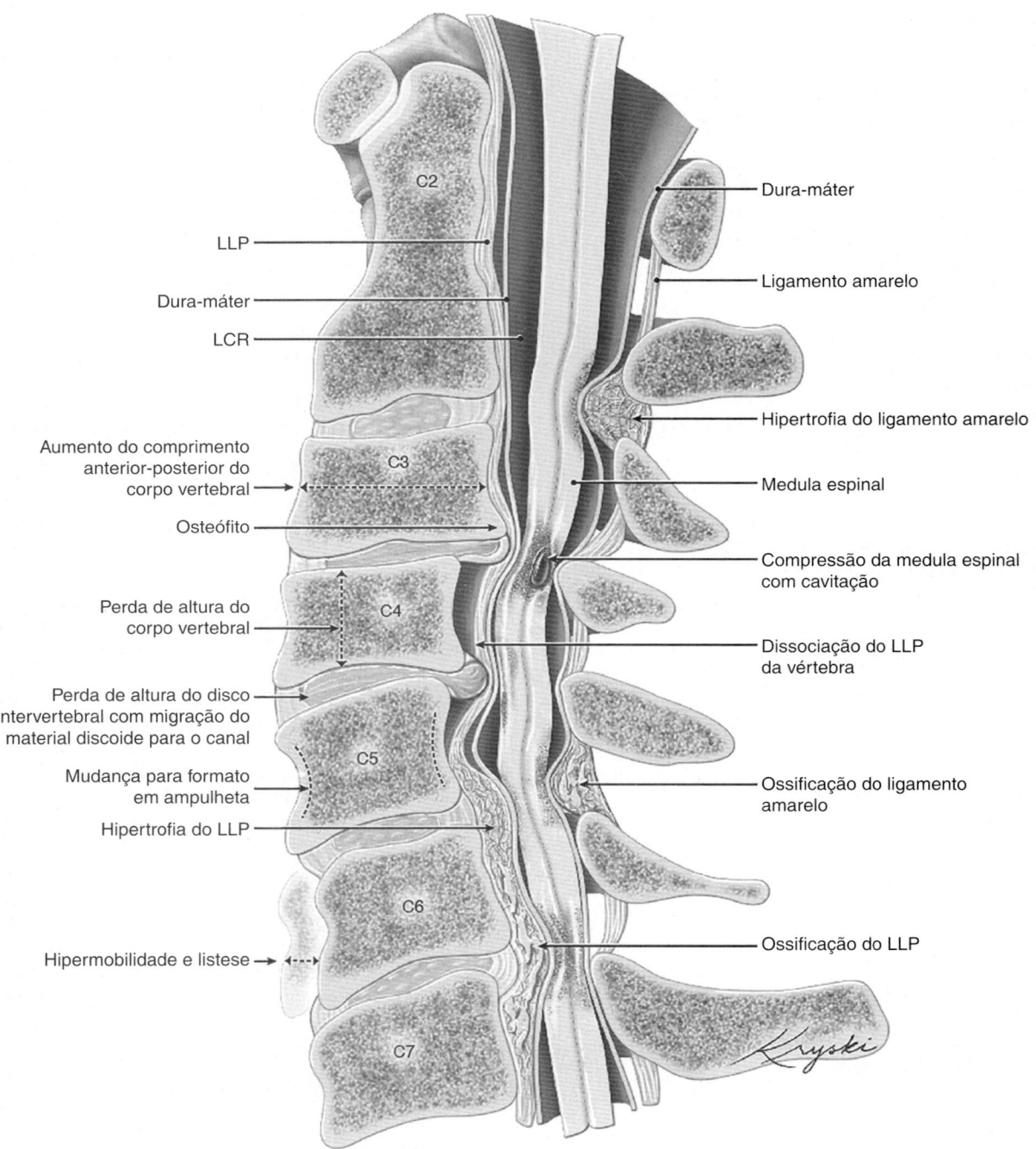

FIGURA 114.1 Representação artística das alterações anatômicas e patológicas que podem ser observadas na estenose cervical. **LCR**, líquido cefalorraquidiano; **LLP**, ligamento longitudinal posterior. (Reutilizada, com autorização, de Nouri A, Tetreault L, Singh A, Karadimas SK, Fehlings MG. Degenerative cervical myelopathy: epidemiology, genetics, and pathogenesis. *Spine [Phila Pa 1976]*. 2015;40: E675-E693.)

compressão da saída da raiz nervosa de saída, ou os recessos laterais da coluna lombar, provocando compressão da raiz nervosa em movimento. A estenose do canal espinal tende a afetar os segmentos vertebrais mais móveis e sujeitos a mais estresse mecânico. Os níveis de C5-C6 e C6-C7 são afetados mais comumente na coluna cervical, enquanto os segmentos de L4-L5 e L3-L4 são os segmentos da coluna lombar acometidos mais frequentemente.

Estenose congênita

A maioria dos casos de estenose degenerativa da coluna cervical ou lombar tem ocorrência esporádica, embora alguns pacientes possam ter história familiar. O termo *estenose espinal congênita* é de certa maneira incorreto, porque estenose significa estreitamento adquirido. Uma expressão mais apropriada que estenose congênita seria *canal espinal congenitamente estreitado*. Os pacientes com canal espinal congenitamente estreitado podem ser mais suscetíveis a desenvolver estenose sintomática, simplesmente porque têm menos capacidade de acomodar as alterações degenerativas proliferativas associadas ao processo artrítico progressivo da coluna vertebral. Os indivíduos que têm fusão congênita (i. e., síndrome de Klippel-Feil) ou podem estar sujeitos a desenvolver estenose espinal nos segmentos próximos ao nível da fusão.

Mielopatia

A estenose progressiva do canal espinal cervical causada por essas doenças pode causar danos à medula espinal e desencadear uma condição conhecida como *mielopatia espondilótica cervical* (MEC). Essa mielopatia é atribuída a um ou mais dentre três mecanismos patogênicos possíveis: (1) compressão direta da medula espinal por tecidos ósseos ou fibróticos proliferados excessivamente; (2) isquemia causada pela redução da irrigação sanguínea da medula; e (3) traumatismos repetidos em consequência dos movimentos normais do pescoço.

Dor

A dor na estenose cervical ou lombar pode ser de natureza axial (confinada ao pescoço ou às costas) ou radicular (irradiando para os membros). Os mecanismos responsáveis pela mielopatia também causam radiculopatia, compressão direta das raízes nervosas ou compressão de seu suprimento sanguíneo. A isquemia subsequente pode provocar dor ou fraqueza radicular. Os ramos cervicais dorsais, ramos ventrais, troncos simpáticos e nervos sinuvertebrais inervam diversas estruturas próximas à coluna cervical. Dentre elas, estão as articulações sinoviais, os discos intervertebrais, a dura-máter e a musculatura sobrejacente. Lesões nas terminações nervosas de qualquer um desses sítios durante a espondilose, ou eventos agudos, como rupturas no anel do disco intervertebral, podem causar padrões específicos de dor cervical axial, inclusive síndromes de dor articular discogênica ou facetária. Mecanismos semelhantes mediam síndromes de dor axial na coluna lombar.

DIAGNÓSTICO

Manifestações clínicas

Estenose cervical

Os pacientes geralmente apresentam mielopatia ou radiculopatia. O quadro clínico inicial de "mielorradiculopatia" é incomum, mas pode ser observado em pacientes mielopáticos com estenose concomitante de nervos e forames. O sintoma mais frequente de mielopatia é marcha espástica (Tabela 114.1). A dor cervical axial pode ser de natureza proeminente e crônica. Perda da destreza manual e do controle dos movimentos motores delicados para atividades como escrever, digitar e fechar os botões das roupas são queixas iniciais comuns dos pacientes com MEC. Fraqueza e atrofia das mãos podem ocorrer, mas apenas à medida que a doença agrave. Em uma porcentagem pequena dos pacientes, a queixa inicial é fraqueza proximal envolvendo predominantemente os braços com dificuldade de levantar o membro acima da cabeça. Em geral, as queixas referidas à bexiga não são comuns nos estágios iniciais da MEC, mas podem ser observadas se a doença não for tratada.

A evolução da estenose cervical é lentamente progressiva, mas a história natural não está bem definida. Em alguns casos, a doença pode ir e vir com períodos de inatividade relativa ou até mesmo melhora seguida de agravação progressiva. A agravação aguda desencadeada por uma queda ou outro episódio traumático pode intensificar os sintomas existentes ou produzir uma síndrome medular central, que se caracteriza por início súbito de dormência/fraqueza predominante nos membros superiores e comumente distal, com preservação relativa das funções dos membros inferiores. Essas lesões são causadas mais provavelmente pela hiperextensão súbita da coluna cervical, com espessamento do ligamento amarelo e compressão por impacto da medula espinal. A recuperação significativa espontânea das síndromes medulares centrais agudas é comum.

Estenose lombar

A apresentação clássica dos pacientes com estenose do canal espinal lombar é claudicação neurogênica. Nos casos típicos, os pacientes têm sintomas de dor, fraqueza e/ou dormência dos membros inferiores quando ficam de pé ou andam. Esses

Tabela 114.1 Manifestações clínicas da mielopatia espondilótica cervical.*

Sinais e sintomas	% dos pacientes
Reflexos	
Hiper-reflexia	87
Sinal de Babinski	51
Sinal de Hoffmann	13
Marcha espástica	49
Sintomas vesicais	49
Sensibilidade	
Nível sensitivo mal definido	41
Déficit sensitivo proprioceptivo	39
Déficit sensitivo no dermátomo cervical	33
Funções motoras	
Fraqueza dos braços	31
Paraparesia	21
Hemiparesia	18
Tetraparesia	10
Síndrome de Brown-Séquard	18
Atrofia das mãos	13
Fasciculações	13
Dor	
Radicular no braço	41
Radicular na perna	13
Cervical	8

*Dados de Lunsford LD, Bissonette DJ, Zorub DS. Anterior surgery for cervical disc disease. Part 2: treatment of cervical spondylotic myelopathy in 32 cases. *J Neurosurg.* 1980;53:12-19.

sintomas melhoram consistentemente quando se sentam ou inclinam para a frente porque essas posições endireitam o ligamento amarelo e aumentam as dimensões do canal espinal. Em comparação, as posições eretas aumentam o grau de estenose lombar por espessamento do ligamento amarelo dentro do canal espinal. Os sintomas podem variar de caso a caso quanto ao tipo, à distribuição, à gravidade e à duração. A maioria dos pacientes não tem déficit neurológico invariável por ocasião da apresentação clínica. Os déficits persistentes (p. ex., queda do pé) ou a síndrome da cauda equina é rara atualmente, embora possa ser detectada nos pacientes ainda não tratados com quadros agudos desencadeados por hérnia discal central volumosa.

Exame físico

Um exame físico e neurológico completo deve ser realizado para avaliação de pacientes com queixas de dor no pescoço ou nas costas. O exame inclui avaliação completa de força, sensibilidade, reflexos, marcha e equilíbrio do paciente. As patologias da coluna cervical e do ombro podem ter quadros clínicos semelhantes, e os pacientes geralmente apresentam ambas o mesmo tempo. Um exame do ombro deve ser feito em pacientes com dor no pescoço para detecção de ruptura do manguito rotador ou lesões crônicas da articulação acromioclavicular que mimetizam problemas cervicais. Da mesma maneira, a dor no quadril comumente mimetiza a dor lombar, e o teste clínico de provocação da dor pode fazer sua diferenciação. Se presente, a dor no quadril pode ser reproduzida pelo teste de flexão, abdução e rotação externa do quadril.

Estudos radiográficos

O diagnóstico de estenose cervical ou lombar é confirmado por exames de imagem do canal espinal. Como já mencionado neste capítulo, é importante entender que os pacientes podem ter evidências radiográficas de estenose do canal espinal sem sinais ou sintomas neurológicos. Com poucas exceções, esses indivíduos assintomáticos não precisam ser tratados.

Radiografia simples

No passado, os exames diagnósticos mais importantes eram radiografias simples da coluna vertebral. Embora outras modalidades de imagem tenham suplantado as radiografias, elas ainda são importantes em pacientes com estenose espinal. As radiografias simples podem revelar o início da formação de osteófitos e o estreitamento do espaço do disco. As incidências anteroposterior e lateral fornecem informações sobre o alinhamento geral do paciente. Além disso, radiografias em flexão e extensão podem avaliar qualquer instabilidade concomitante da coluna vertebral.

Tomografia computadorizada e mielografia por tomografia computadorizada

A TC sem contraste fornece informações complementares àquelas obtidas nas sequências de RM e podem ajudar a diferenciar um disco ossificado de uma hérnia de disco mole. Essa modalidade também é bastante útil para delinear a anatomia óssea de pacientes antes da cirurgia. A mielografia por TC é um exame invasivo e foi substituída pela RM para avaliação da estenose cervical e lombar. No entanto, pode ser de maior utilidade em pacientes com cirurgia prévia, em que as alterações pós-operatórias dificultam a interpretação da RM. Além disso, continua sendo uma opção em pacientes sintomáticos com contraindicações à RM (p. ex., em decorrência de dispositivos médicos implantados).

Ressonância magnética

RM é a modalidade de exame preferível para avaliar estenoses cervicais e lombares. A técnica não é invasiva e oferece resolução excelente da medula espinal, das raízes neurais emergentes e da cauda equina (Figura 114.2), bem como das estruturas de tecidos moles adjacentes. A RM também permite a avaliação de diversos diagnósticos alternativos, inclusive malformações de Chiari, malformações vasculares, tumores da coluna vertebral e siringomielia, ou doenças desmielinizantes, como a esclerose múltipla.

Outros exames

Os estudos eletrodiagnósticos, como potenciais evocados somatossensoriais e eletromiografia (EMG), pouco acrescentam à investigação diagnóstica da estenose cervical ou lombar. A utilidade diagnóstica da estimulação magnética transcraniana ainda precisa ser determinada, mas os potenciais evocados motores podem contribuir mais do que os potenciais sensoriais. A análise do líquido cefalorraquidiano (LCR) tem baixa relevância. Se uma punção lombar for realizada, o perfil do LCR é geralmente normal ou a concentração de proteínas pode oscilar na faixa de 50 a 100 mg/dℓ. Níveis de proteínas mais elevados ou pleocitose no LCR devem sugerir a possibilidade de esclerose múltipla ou tumor, inclusive carcinomatose meníngea.

TRATAMENTO

Estenose cervical

O tratamento da estenose cervical depende de alguns fatores. Como foi mencionado antes, a estenose evidenciada radiologicamente nos pacientes sem sinais ou sintomas neurológicos raramente precisa ser tratada. Em alguns casos, pacientes com estenose grave (diâmetro do canal < 7 mm) e uma anormalidade dos sinais intramedulares na medula espinal podem ter poucos ou nenhum sintoma neurológico. Nesses casos, a descompressão cirúrgica preventiva pode ser oferecida, mas não está claro se o benefício oferecido pela cirurgia supera os riscos nesse grupo de pacientes. Em geral, pacientes com sinais/sintomas neurológicos mínimos ou os casos assintomáticos são acompanhados clinicamente e por exames de imagem. Em geral, a descompressão cirúrgica é recomendada quando há deterioração clínica comprovada.

Os pacientes com sintomas radiculares causados pela compressão das raízes neurais por estenose foraminal são tratados inicialmente com medidas conservadoras, como modulação das atividades, fisioterapia, uso criterioso de anti-inflamatórios e/ou injeções espinais de corticosteroide. A cirurgia de descompressão da raiz neural por foraminotomia cervical posterior ou discectomia cervical anterior com fusão (DCAF) é uma opção para os pacientes com radiculopatia refratária ao tratamento conservador.

A história natural da MEC é muito variada e imprevisível em cada paciente. O tratamento conservador com fisioterapia para recuperação da marcha e imobilização cervical com um colar rígido pode ser apropriado para alguns pacientes com mielopatia branda. O tratamento cirúrgico deve ser considerado quando a mielopatia piora apesar do tratamento conservador. Muitas vezes, não há abordagem cirúrgica ideal para pacientes com MEC, mas a intervenção escolhida depende de vários fatores. A melhor abordagem para a

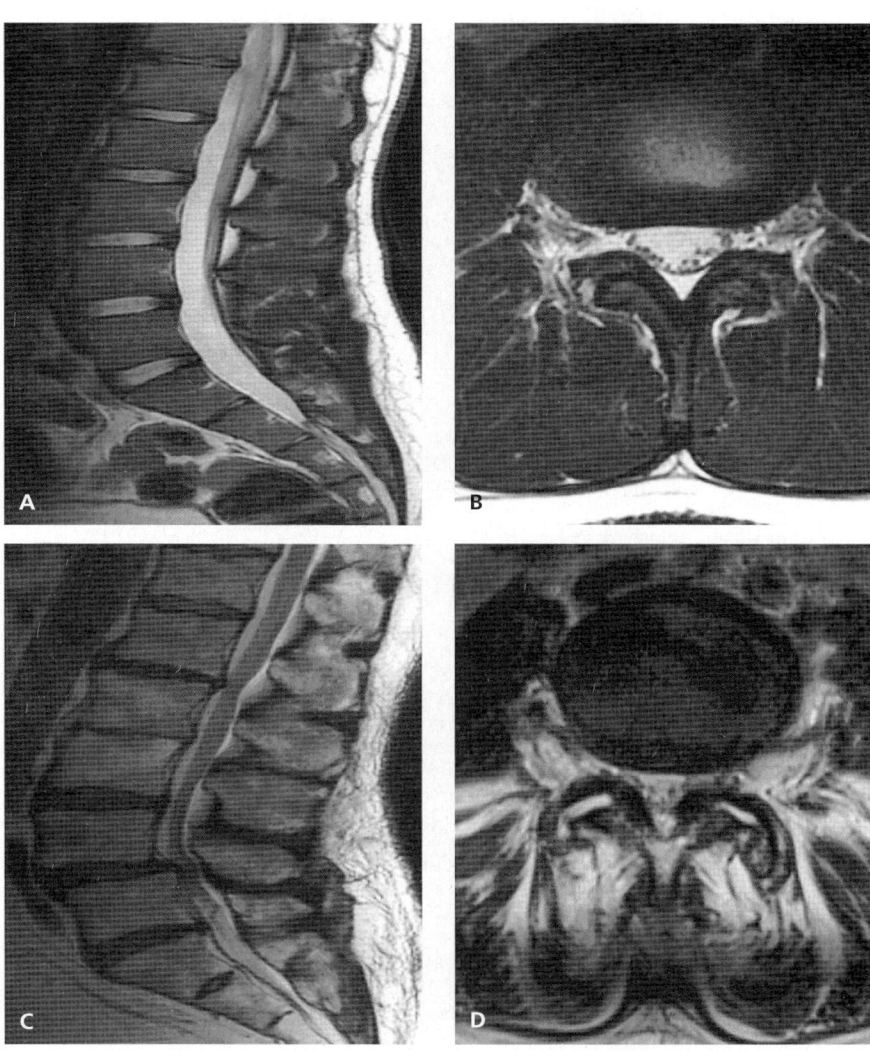

FIGURA 114.2 A. Ressonância magnética (RM) sagital ponderada em T2 normal da coluna lombar. **B.** RM axial ponderada em T2 normal da coluna lombar. **C.** A RM sagital ponderada em T2 da coluna vertebral lombar mostra estenose lombar grave em L4-L5, espondilolistese de L4 em L5 e perda em múltiplos níveis da altura do disco intervertebral. **D.** A RM axial ponderada em T2 correspondente da coluna lombar em L4-L5 revela hipertrofia facetária, derrame articular facetário e espessamento do ligamento amarelo.

patologia compressiva ventral pode ser a abordagem anterior, como a DCAF, enquanto a abordagem posterior pode ser mais adequada nos casos de compressão em múltiplos níveis. Da mesma maneira, embora a patologia no nível do espaço do disco seja facilmente tratada com uma DCAF, uma corpectomia (remoção cirúrgica do corpo vertebral) pode ser necessária se o sítio da compressão estiver atrás do corpo vertebral. Os fatores relacionados ao paciente também são importantes na tomada de decisão cirúrgica. Pacientes idosos ou com histórico de disfunção da deglutição ou das cordas vocais não são bons candidatos para procedimentos anteriores, pois apresentam maior risco de disfagia no período pós-operatório. Todos esses aspectos devem ser considerados e discutidos com o paciente antes da intervenção cirúrgica.

Estenose lombar

Ao contrário da estenose cervical, a maioria dos pacientes com estenose lombar não tem déficit neurológico. Por isso, as opções de tratamento são mais variadas. Para os pacientes com sintomas leves, o tratamento conservador com modificação das atividades, fisioterapia e/ou injeções epidurais periódicas de corticosteroides pode oferecer estabilização duradoura ou até mesmo melhora dos sintomas da estenose lombar. Caso o paciente relate piora dos sintomas, função ou qualidade de vida apesar do tratamento conservador, a intervenção cirúrgica para descompressão pode ser oferecida.

Como na estenose cervical, vários fatores determinam a escolha da intervenção cirúrgica em pacientes que não responderam ao tratamento médico da estenose lombar sintomática. Esses fatores são a localização da patologia compressiva, o alinhamento da coluna vertebral, a estabilidade da coluna, o histórico cirúrgico e a saúde do paciente. As opções cirúrgicas incluem procedimentos descompressivos isolados (laminectomia, laminectomia com discectomia) ou procedimentos de descompressão e fusão, como fusão intersomática lombar transforaminal. Esse último é frequentemente preferido em pacientes com doença degenerativa grave e espondilolistese, hérnias de disco recorrentes após o tratamento cirúrgico ou radiculopatia causada por estenose foraminal por perda da altura do disco.

DESFECHOS

Ainda não há estudo randomizado de grande porte que compare os tratamentos clínico e cirúrgico da estenose cervical. Apesar disso, existem vários grandes estudos prospectivos não comparativos que demonstram o benefício clínico da intervenção cirúrgica em pacientes com estenose cervical. Fehlings et al.

realizaram um estudo prospectivo multicêntrico de 278 pacientes submetidos ao tratamento cirúrgico da MEC. No acompanhamento de 1 ano, observaram melhora significativa no desfecho funcional, desfecho de incapacidade e qualidade de vida relacionada à saúde independentemente da etiologia subjacente ou da abordagem cirúrgica. Estudos prospectivos subsequentes tiveram resultados semelhantes. Assim, embora o delineamento experimental impeça a discussão sobre a eficácia absoluta da cirurgia em comparação ao tratamento médico, a variação substancial tanto na patologia abordada quanto na abordagem cirúrgica empregada sugere que esses resultados são passíveis de generalização.

O *Spine Patient Outcomes Research Trial* forneceu evidências de nível 1 quanto à eficácia e à durabilidade da descompressão espinal por meio da laminectomia lombar para aliviar os sintomas da estenose lombar de pacientes adequadamente selecionados, que não tinham melhorado com as medidas conservadoras tradicionais (Evidência de nível 1).[1,2] Além disso, a evidência de nível 1 fornecida pelo *Spine Patient Outcomes Research Trial* também demonstrou a eficácia e a durabilidade da descompressão e fusão lombares (p. ex., fusão intersomática lombar transforaminal) nos pacientes com estenose lombar e espondilolistese degenerativa (Evidência de nível 1).[3,4]

EVIDÊNCIAS DE NÍVEL 1

1. Weinstein JN, Tosteson TD, Lurie JD, et al. Surgical versus nonsurgical therapy for lumbar spinal stenosis. *N Engl J Med*. 2008;358(8):794-810.
2. Weinstein JN, Lurie JD, Tosteson TD, et al. Surgical versus nonsurgical treatment for lumbar degenerative spondylolisthesis. *N Engl J Med*. 2007;356(22):2257-2270.
3. Weinstein JN, Tosteson TD, Lurie JD, et al. Surgical versus non-operative treatment for lumbar spinal stenosis four-year results of the Spine Patient Outcomes Research Trial (SPORT). *Spine (Phila Pa 1976)*. 2010;35(14):1329-1338.
4. Weinstein JN, Lurie JD, Tosteson TD, et al. Surgical compared with nonoperative treatment for lumbar degenerative spondylolisthesis: four-year results in the Spine Patient Outcomes Research Trial (SPORT) randomized and observational cohorts. *J Bone Joint Surg Am*. 2009;91(6):1295-1304.

LEITURA SUGERIDA

Azuma S, Seichi A, Ohnishi I, Kawaguchi H, Kitagawa T, Nakamura K. Long-term results of operative treatment for cervical spondylotic myelopathy in patients with athetoid cerebral palsy: an over 10-year follow-up study. *Spine (Phila Pa 1976)*. 2002;27(9):943-948.

Baptiste DC, Fehlings MG. Pathophysiology of cervical myelopathy. *Spine J*. 2006;6(6 suppl):190S-197S.

Bednarˇík J, Kadanˇka Z, Vohánˇka S, Stejskal L, Vlach O, Schröder R. The value of somatosensory- and motor-evoked potentials in predicting and monitoring the effect of therapy in spondylotic cervical myelopathy. Prospective randomized study. *Spine (Phila Pa 1976)*. 1999;24(15):1593-1598.

Behrbalk E, Salame K, Regev GJ, Keynan O, Boszczyk B, Lidar Z. Delayed diagnosis of cervical spondylotic myelopathy by primary care physicians. *Neurosurg Focus*. 2013;35(1):E1.

Chen J, Song D, Wang X, Shen X, Li Y, Yuan W. Is ossification of posterior longitudinal ligament an enthesopathy? *Int Orthop*. 2011;35(10):1511-1516.

Ebara S, Yonenobu K, Fujiwara K, Yamashita K, Ono K. Myelopathy hand characterized by muscle wasting. A different type of myelopathy hand in patients with cervical spondylosis. *Spine (Phila Pa 1976)*. 1988;13(7):785-791.

Emery SE. Cervical spondylotic myelopathy: diagnosis and treatment. *J Am Acad Orthop Surg*. 2001;9(6):376-388.

Fehlings MG, Arvin B. Surgical management of cervical degenerative disease: the evidence related to indications, impact, and outcome. *J Neuro Surg Spine*. 2009;11(2):97-100.

Fehlings MG, Wilson JR, Kopjar B, et al. Efficacy and safety of surgical decompression in patients with cervical spondylotic myelopathy: results of the AOSpine North America prospective multi-center study. *J Bone Joint Surg Am*. 2013;95(18):1651-1658.

Försth P, Ólafsson G, Carlsson T, et al. A randomized, controlled trial of fusion surgery for lumbar spinal stenosis. *N Engl J Med*. 2016;374(15):1413-1423.

Fouyas IP, Statham PF, Sandercock PA, Lynch C. Surgery for cervical radiculomyelopathy. *Cochrane Database Syst Rev*. 2006;(2):CD001466.

Friedly JL, Comstock BA, Turner JA, et al. A randomized trial of epidural glucocorticoid injections for spinal stenosis. *N Engl J Med*. 2014;371(1):11-21.

Ghogawala Z, Benzel EC, Heary RF, et al. Cervical spondylotic myelopathy surgical (CSM-S) trial: randomized controlled trial design and rationale. *Neurosurgery*. 2014;75(4):334-346.

Ghogawala Z, Coumans JV, Benzel EC, Stabile LM, Barker FG II. Ventral versus dorsal decompression for cervical spondylotic myelopathy: surgeons' assessment of eligibility for randomization in a proposed randomized controlled trial: results of a survey of the Cervical Spine Research Society. *Spine (Phila Pa 1976)*. 2007;32(4):429-436.

Ghogawala Z, Martin B, Benzel EC, et al. Comparative effectiveness of ventral vs dorsal surgery for cervical spondylotic myelopathy. *Neurosurgery*. 2011;68(3):622-630.

Jarraya M, Guermazi A, Lorbergs AL, et al. A longitudinal study of disc height narrowing and facet joint osteoarthritis at the thoracic and lumbar spine, evaluated by computed tomography: the Framingham Study. *Spine J*. 2018;18(11):2065-2073.

Kalichman L, Cole R, Kim DH, et al. Spinal stenosis prevalence and association with symptoms: the Framingham Study. *Spine J*. 2009;9(7):545-550.

Lo YL, Chan LL, Lim W, et al. Systematic correlation of transcranial magnetic stimulation and magnetic resonance imaging in cervical spondylotic myelopathy. *Spine (Phila Pa 1976)*. 2004;29(10):1137-1145.

Lyu RK, Tang LM, Chen CJ, Chen CM, Chang HS, Wu YR. The use of evoked potentials for clinical correlation and surgical outcome in cervical spondylotic myelopathy with intramedullary high signal intensity on MRI. *J Neurol Neurosurg Psychiatry*. 2004;75(2):256-261.

Matsumoto M, Fujimura Y, Suzuki N, et al. MRI of cervical intervertebral discs in asymptomatic subjects. *J Bone Joint Surg Br*. 1998;80:19-24.

Matz PG. Does nonoperative management play a role in the treatment of cervical spondylotic myelopathy? *Spine J*. 2006;6(6 suppl):175S-181S.

Nakamura K, Kurokawa T, Hoshino Y, Saita K, Takeshita K, Kawaguchi H. Conservative treatment for cervical spondylotic myelopathy: achievement and sustainability of a level of "no disability." *J Spinal Disord*. 1998;11(2):175-179.

Nascimento FA, Gatto LAM, Lages RO, Neto HM, Demartini ZD Jr, Koppe GL. Diffuse idiopathic skeletal hyperostosis: a review. *Surgical Neurol Int*. 2014;5(suppl 3):S122-S125.

Nouri A, Tetreault L, Singh A, Karadimas SK, Fehlings MG. Degenerative cervical myelopathy: epidemiology, genetics, and pathogenesis. *Spine (Phila Pa 1976)*. 2015;40(12):E675-E693.

Nurick S. The natural history and the results of surgical treatment of the spinal cord disorder associated with cervical spondylosis. *Brain*. 1972;95(1):101-108.

Nurick S. The pathogenesis of the spinal cord disorder associated with cervical spondylosis. *Brain*. 1972;95(1):87-100.

Okada E, Matsumoto M, Ichihara D, et al. Aging of the cervical spine in healthy volunteers: a 10-year longitudinal magnetic resonance imaging study *Spine (Phila Pa 1976)*. 2009;34(7):706-712.

Persson LC, Carlsson CA, Carlsson JY. Long-lasting cervical radicular pain managed with surgery, physiotherapy, or a cervical collar. A prospective, randomized study. *Spine (Phila Pa 1976)*. 1997;22(7):751-758.

Rhee JM, Shamji MF, Erwin WM, et al. Nonoperative management of cervical myelopathy: a systematic review. *Spine (Phila Pa 1976)*. 2013;38(22,suppl1): S55-S67.

Sampath P, Bendebba M, Davis JD, Ducker TB. Outcome of patients treated for cervical myelopathy. A prospective, multicenter study with independent clinical review. *Spine (Phila Pa 1976)*. 2000;25(6):670-676.

Shimomura T, Sumi M, Nishida K, et al. Prognostic factors for deterioration of patients with cervical spondylotic myelopathy after nonsurgical treatment. *Spine (Phila Pa 1976)*. 2007;32(22):2474-2479.

Taurog JD, Chhabra A, Colbert RA. Ankylosing spondylitis and axial spondyloarthritis. *N Engl J Med*. 2016;374(26):2563-2574.

Vu Nguyen H, Ludwig SC, Silbe J, et al. Rheumatoid arthritis of the cervical spine. *Spine J*. 2004;4(3):329-334.

Mielopatias Adquiridas e Hereditárias   115

Natalie Weathered e Noam Y. Harel

PONTOS-CHAVE

1. O diagnóstico diferencial das mielopatias não traumáticas é amplo e requer anamnese cuidadosa para reduzir a lista e orientar a escolha de exames.

2. Dados demográficos basais, gravidade inicial e tempo até o nadir podem ser as características mais importantes da anamnese para reduzir a lista de diagnósticos diferenciais.

3. Nos casos de suspeita de etiologia infecciosa ou inflamatória, a ressonância magnética contrastada de todo o neuroeixo é indicada para avaliação de lesões assintomáticas.

4. A citologia básica e os perfis de proteínas à punção lombar, combinados aos demais exames, geram informações essenciais.

5. Na maioria das mielopatias, o diagnóstico e o tratamento rápidos são de extrema importância para prevenir o maior declínio neurológico.

INTRODUÇÃO

Mielopatia refere-se a uma patologia da medula espinal que leva à disfunção dos circuitos motores e sensitivos centrais, diferentemente da radiculopatia (patologia das raízes espinais), que afeta unicamente os circuitos periféricos. Diversas condições podem causar mielopatia (Tabela 115.1). Este capítulo discute os distúrbios inflamatórios, infecciosos, vasculares, metabólicos, genéticos e tóxicos fundamentais. Também oferecemos pérolas clínicas para diagnóstico da causa da mielopatia aguda (Tabela 115.2) e diferenciação da doença aguda, subaguda e crônica (Tabela 115.3).

SIRINGOMIELIA

Siringe é uma cavidade intramedular repleta de líquido, tipicamente encontrada na medula espinal até a medula torácica média, embora também seja possível sua extensão até o cone medular, bem como sua extensão superiormente até o tronco encefálico, caso em que é denominada *siringobulbia*. A cavidade é mais comumente preenchida com líquido cefalorraquidiano (LCR). Entretanto, a siringomielia deve ser considerada distinta da expansão cística simples do canal central, que é designada pelo termo *hidromielia*.

Epidemiologia

Nos países ocidentais, a prevalência da siringomielia é de cerca de 8,4 casos por 100 mil. Nos casos típicos, a apresentação da siringomielia é congênita ou entre a terceira e a quarta décadas de vida; os homens são mais frequentemente afetados do que as mulheres. É rara na idade adulta avançada.

Biopatologia

De modo geral, a siringomielia primária ou secundária surge em decorrência de um comprometimento na dinâmica normal do fluxo do LCR. Embora existam casos congênitos de siringomielia primária isolada, a siringomielia congênita é, com mais frequência, associada à malformação de Chiari tipo 1, em que o pequeno tamanho da fossa posterior altera o fluxo do LCR.

Os tumores da medula espinal também podem causar siringomielia secundária quando alteram a dinâmica local do fluxo do LCR. Além disso, a siringomielia pode ser observada na fase crônica após traumatismo, como lesão *ex vacuo* que persiste após a absorção de hematoma intramedular ou em consequência de inflamação local da pia-máter e aracnoide, resultando em aderências entre as meninges e a medula espinal. Em modelos animais, essas aderências levam a isquemia, desmielinização e, por fim, cavitação.

Manifestações clínicas

A siringomielia cervicotorácica classicamente começa de maneira insidiosa, com distribuição em capa de redução da sensibilidade à dor e temperatura na nuca, braços e mãos, que ocorre em consequência da ruptura dos tratos espinotalâmicos cruzados. Às vezes, o paciente pode não ter consciência da perda sensitiva até notar, tarde demais, queimaduras ou abrasões nas mãos. Podem-se observar graus variáveis de fraqueza nos braços (tipo neurônio motor inferior, em decorrência do comprometimento das células do corno anterior cervical) e pernas (tipo neurônio motor superior, em decorrência do comprometimento das fibras corticospinais laterais). Pode-se observar a presença de síndrome de Horner quando a siringe cervicotorácica afeta as colunas de células intermediolaterais. As funções intestinal e vesical geralmente são preservadas, a não ser que a siringe se estenda até os segmentos da medula sacral.

Diagnóstico

A ressonância magnética (RM) possibilita a visualização não apenas da siringe, mas também de quaisquer anormalidades associadas, como malformação de Chiari, neoplasia, granulações aracnoídeas ou aprisionamento do cordão. Deve-se considerar fortemente um exame de imagem de toda a medula espinal. O estudo do fluxo de LCR por RM também é útil para orientar o tratamento. Não existem biomarcadores associados à siringomielia. Com frequência, o LCR é normal ou pode exibir elevação discreta e inespecífica de proteína.

Tratamento

Justifica-se uma observação conservadora nos casos assintomáticos ou com sintomas apenas mínimos, bem como nos casos de malformação de Chiari com herniação das tonsilas do cerebelo a menos de 5 mm abaixo do forame magno quando são obtidos resultados normais do exame de fluxo do LCR. Entretanto, nos casos mais graves de malformação de Chiari, a descompressão

Tabela 115.1 Diagnóstico diferencial da mielopatia.

Mielopatia aguda

Compressiva/mecânica
- Abscesso epidural
- Fratura vertebral por compressão
- Hematoma epidural
- Herniação/luxação de disco
- Neoplasia/metástase epidural
- Traumatismo

Vascular
- Acidente vascular encefálico
- Fístula arteriovenosa dural
- Malformação arteriovenosa
- Malformação cavernosa

Infecciosa
- Bacteriana
  - Lyme
  - *Mycoplasma pneumoniae*
  - Sífilis
  - Tuberculose
- Fúngica
  - *Blastomyces dermatitidis*
  - *Coccidioides immitis*
  - *Cryptococcus neoformans*
  - Espécies de *Aspergillus*
  - Espécies de *Candida*
  - *Histoplasma capsulatum*
  - Zigomicetos
- Parasitária
  - Espécies de *Schistosoma*
  - *Taenia solium* (cisticercose)
  - *Toxoplasma gondii*
- Viral da substância branca/mielite longitudinal
  - Citomegalovírus
  - Influenza
  - Vírus da varicela-zóster
  - Vírus do herpes simples
  - Vírus Epstein-Barr
- Viral da substância cinzenta/paralisia flácida aguda
  - Enterovírus
  - Poliovírus
  - Vírus coxsackie A e B
  - Vírus da encefalite japonesa
  - Vírus da encefalite transmitida por carrapato
  - Vírus do Nilo Ocidental

Inflamatória
- Doença de Behçet
- Doença mista do tecido conjuntivo
- Encefalomielite disseminada aguda
- Esclerose múltipla

Mielopatia aguda (*continuação*)
- Lúpus eritematoso sistêmico
- Mielite transversa
- Neuromielite óptica
- Paraneoplásica
- Sarcoidose
- Síndrome de Sjögren
- Síndrome do anticorpo antifosfolipídio

Tóxica/metabólica
- Aracnoidite após meios de contraste angiográficos/mielográficos
- Heroína
- Konzo
- Toxicidade da anfotericina B
- Toxicidade da citarabina
- Toxicidade do metotrexato

Neoplasia

Mielopatia subaguda

Inflamatória
- Doença de Behçet
- Doença mista do tecido conjuntivo
- Encefalomielite disseminada aguda
- Esclerose múltipla
- Lúpus eritematoso sistêmico
- Mielite transversa
- Neuromielite óptica
- Paraneoplásica
- Sarcoidose
- Síndrome de Sjögren
- Síndrome do anticorpo antifosfolipídio

Vascular
- Fístula arteriovenosa dural
- Malformação arteriovenosa
- Malformação cavernosa

Neoplasia

Mielite pós-infecciosa

Mielopatia crônica

Compressiva/mecânica
- Cisto aracnóideo
- Doença de Paget
- Estenose espinal
- Herniação/subluxação de disco
- Ossificação ligamentar
- Siringomielia

Neoplasia
- Ependimoma
- Glioma (astrocitoma > oligodendroglioma)
- Hemangioblastoma
- Leucemia
- Linfoma

(*Continua*)

Tabela 115.1 Diagnóstico diferencial da mielopatia. (*Continuação*)

Mielopatia crônica (*continuação*)	Mielopatia crônica (*continuação*)
• Meningioma	Genética
• Neurofibroma	• Atrofia muscular espinal
Infecção	• Axonopatia sensorimotora distal
• Sífilis	• Paraplegia espástica hereditária
• Tuberculose	• Degeneração espinocerebelar
• Vírus da imunodeficiência humana	• Ataxia de Friedreich
• Vírus linfotrópico T humano	• Ataxia espinocerebelar tipos 1 a 28
Tóxica/metabólica	• Distúrbios do metabolismo
• Deficiência nutricional	• Abetalipoproteinemia (síndrome de Bassen-Kornzweig)
• Cianocobalamina (B_{12})	• Adrenomieloneuropatia
• Cobre	• Deficiência de arginase
• Folato (B_9)	• Deficiência de metilenotetra-hidrofolato redutase
• Tiamina (B_1)	• Doença de cobalamina C
• Vitamina E	• Doença de Krabbe
• Fluorose	• Hiperornitinemia-hiperamonemia-homocitrulinúria
• Intoxicação por cianeto (ingestão de mandioca)	• Leucodistrofia metacromática
• Latirismo	• Doença do neurônio motor
• Mielopatia hepática	• Atrofia muscular espinobulbar (síndrome de Kennedy)
• Toxicidade de hexacarbono (inalação de cola)	• Esclerose lateral amiotrófica
• Toxicidade do 1-bromopropano (exposição a aerossóis, lavagem a seco)	• Esclerose lateral primária
• Toxicidade do óxido nitroso	
• Toxicidade dos organofosforados	

Tabela 115.2 Pérolas clínicas em um paciente com mielopatia aguda, mas com ressonância magnética negativa.

1. A primeira RM da medula espinal pode ser negativa em até 20% dos casos
2. Você obteve imagens do nível certo? Às vezes, o que parece ser um nível sensitivo torácico na verdade vem de uma lesão cervical. A solicitação de RM total da coluna é justificada em qualquer caso de mielopatia não estrutural aguda. Alternativamente, há alguma possibilidade de os sintomas serem causados por uma lesão cerebral?
3. Certifique-se de que a RM foi feita com contraste, que aumenta a sensibilidade para detecção de desmielinização ativa e lesões vasculares
4. Algumas lesões podem se resolver radiograficamente com o tempo; portanto, se a RM for feita de tardiamente, a lesão pode não ser identificada
5. Use os achados à anamnese para orientação
   A. Declínio gradual? Considere etiologia inflamatória ou vascular
   B. Nadir nas primeiras 12 h? Considere etiologia vascular
   C. Cirurgia bariátrica prévia ou uso de prótese? Exposição recente ao óxido nitroso? Considere deficiência nutricional, inclusive vitamina B_{12}, folato e cobre
   D. Histórico de exposição à radiação?
   E. Histórico familiar pertinente? Considere paraplegia espástica hereditária
   F. Histórico de viagens? Considere Lyme ou HTLV
   G. Histórico de doenças sexualmente transmissíveis? Considere HIV ou sífilis
   H. Sintomas reumatológicos, como boca seca, erupção cutânea, histórico de abortos ou trombose? Considere doenças como síndrome de Sjögren, lúpus eritematoso sistêmico e sarcoidose
   I. Perda ponderal ou histórico de tabagismo? Considere etiologia neoplásica ou paraneoplásica
6. O limiar para encaminhamento de causas tratáveis de mielopatia, como deficiência de vitamina B_{12}, folato e cobre, doença Lyme, HIV, RPR, velocidade de hemossedimentação, proteína C reativa, SSA (Ro), SSB (La), ANA, dsDNA e ECA, deve ser baixo

ANA, anticorpos antinucleares; dsDNA, DNA de fita dupla; ECA, enzima conversora de angiotensina; HIV, vírus da imunodeficiência humana; HTLV, vírus linfotrópico de células T humanas; RM, ressonância magnética; RPR, reagina plasmática rápida.

Tabela 115.3 Achados clínicos da mielopatia não traumática aguda, subaguda e crônica.

Tempo	Aguda Minutos a dias	Subaguda Dias a semanas	Crônica Semanas a meses
Tom	Diminuído ou normal	Normal ou aumentado	Aumentado
Motor	Fraqueza ipsilateral	Fraqueza ipsilateral	Fraqueza ipsilateral
Sensitiva			
Dor/temperatura	Perda contralateral (2 níveis abaixo)	Perda contralateral (2 níveis abaixo)	Perda contralateral (2 níveis abaixo)
Vibração/propriocepção	Perda ipsilateral	Perda ipsilateral	Perda ipsilateral
Reflexos	Diminuídos, normais ou aumentados	Aumentados	Aumentados

da fossa posterior e a laminectomia cervical, com ou sem duroplastia, são frequentemente realizadas na esperança de restaurar a dinâmica normal do fluxo do LCR.

Nos casos de siringomielia secundária a neoplasia, se a ressecção não for possível, pode-se tentar a fenestração ou marsupialização da siringe. A lise das aderências e/ou a derivação da siringe para as cavidades pleural ou peritoneal também são realizadas, embora os benefícios não tenham sido comprovados e sejam muito difíceis de prever em cada paciente.

O manejo não cirúrgico é composto por medicamentos para alívio da dor neuropática. Ocasionalmente, diuréticos são administrados na esperança de reduzir o tamanho da siringe. No entanto, raramente são bem-sucedidos.

Prognóstico

Em estudo conduzido por Alfieri e Pinna, foi constatado que a descompressão cirúrgica da fossa posterior para a malformação de Chiari tipo 1 associada à siringomielia tende a ser bem tolerada, com poucas complicações. Além disso, 93,4% dos pacientes tiveram algum grau de melhora clínica.

Por outro lado, em um estudo do tratamento cirúrgico para siringomielia pós-traumática, foram constatadas taxas de sucesso clínico muito mais baixas, e apenas 51% dos pacientes relataram alguma melhora clínica. Em 41% dos pacientes, não houve nenhuma alteração clínica, e 8% sofreram deterioração clínica adicional. De modo notável, entre os pacientes para os quais a cirurgia não foi recomendada com base na ausência de sintomas neurológicos significativos, 84% permaneceram estáveis dentro de 10 anos. A elevada taxa livre de progressão e a evidência incerta da eficácia cirúrgica sugerem que o médico opte por uma abordagem conservadora e expectante para a siringomielia pós-traumática, se possível.

MIELOPATIA NEOPLÁSICA

Deve-se considerar fortemente a possibilidade de neoplasia no diagnóstico diferencial toda vez que algum paciente apresentar sintomas mielopáticos de origem desconhecida. A doença metastática é muito mais comum do que um tumor espinal primário. De fato, estima-se que 12 a 20% dos pacientes com câncer apresentem metástases espinais como a primeira causa de sintomas. Os tumores de medula espinal primários são muito mais raros, com prevalência estimada de 0,74 caso por 100 mil.

É importante ter em mente que nem todos os casos de mielopatia na presença de neoplasia maligna representam uma consequência direta da própria neoplasia, mas na realidade podem ser secundários a lesão pela radiação, toxicidade da quimioterapia ou distúrbio paraneoplásico. As neoplasias espinais primárias são discutidas no Capítulo 107. O Capítulo 101 também fornece informações adicionais sobre as neoplasias metastáticas.

Epidemiologia

Os cânceres de pulmão, de mama, renais, hematopoéticos, melanoma, de próstata e gastrintestinais são os que metastatizam, com mais frequência, para a coluna vertebral. Pelo menos 95% das metástases espinais são extradurais, habitualmente para as vértebras, em que podem continuar assintomáticas. Os estudos de necropsia sugerem que mais de 30% dos pacientes com câncer sistêmico avançado apresentam evidências patológicas de metástases vertebrais por ocasião da morte. No eixo rostrocaudal, a maioria das metástases espinais localiza-se na coluna lombar. Entretanto, em decorrência do diâmetro mais estreito do canal espinal torácico, a maior parte das metástases sintomáticas encontra-se localizada na coluna torácica.

Biopatologia

As metástases espinais disseminam-se, em sua maior parte, hematologicamente por meio do sistema arterial ou de modo retrógrado, por meio do plexo venoso de Batson. Como a coluna vertebral compreende uma grande proporção da medula óssea do corpo, que é rica em fatores de crescimento, as vértebras podem fornecer um ambiente particularmente hospitaleiro para as células metastáticas. As metástases das leptomeninges também podem resultar de extensão do osso adjacente ou de disseminação através do LCR.

Manifestações clínicas

Além dos sintomas mielopáticos habituais de fraqueza, perda sensitiva e disfunção urogenital, as neoplasias espinais caracterizam-se frequentemente por dor. A dor pode ser local (por irritação perióstea ou deformidade por compressão vertebral patológica) e/ou radicular. Pode acompanhar agudamente sintomas mielopáticos, ou pode precedê-los em várias semanas a meses. Apesar de inespecíficos, os sinais de alerta quanto a uma causa cancerosa da dor no dorso incluem idade superior a 60 anos no início do quadro, perda ponderal associada, agravamento à noite, dor mais torácica do que lombar e hipersensibilidade à palpação. A taxa de progressão dos sintomas pode variar desde lentamente progressiva até um início agudo (como fratura patológica de vértebra secundária a tumor intravertebral). Além disso, as metástases podem alterar a perfusão arterial e/ou a drenagem venosa, resultando em isquemia aguda, hemorragia ou compressão venosa.

Diagnóstico

Embora a tomografia computadorizada (TC) seja adequada para a detecção de metástases ósseas, a RM contrastada continua sendo o exame de escolha, visto que fornece uma visualização da extensão do comprometimento da medula espinal e tecido mole, bem como do edema vasogênico ou citotóxico. Se for identificada uma neoplasia maligna, deve-se obter um exame de imagem de todo o neuroeixo para avaliar a presença de lesões adicionais, já que elas podem alterar o tratamento e o prognóstico. Além disso, quando não se sabe se um paciente tem ou não câncer, deve-se iniciar uma avaliação completa à procura do tumor primário. Se a lesão espinal for intradural, pode-se realizar uma punção lombar de grande volume para citologia e citometria de fluxo, embora a sensibilidade desses exames não seja alta. Por fim, a biopsia da lesão espinal ou de uma fonte suspeita de tumor primário continua sendo o padrão-ouro diagnóstico.

Tratamento

Tradicionalmente, a base do tratamento das metástases espinais consiste em glicocorticoides e radioterapia. A radiação tende a ser bem tolerada, e 65 a 80% dos pacientes relatam melhora dos sintomas. Os corticosteroides em altas doses, como a dexametasona em injeção intravenosa (IV) rápida de 100 mg, seguida de 6 a 10 mg, a cada 6 horas com rápida diminuição da dose no decorrer dos próximos dias, com frequência são usados concomitantemente para o controle dos sintomas. Com o avanço das abordagens técnicas, a descompressão cirúrgica tornou-se parte essencial do arsenal de tratamento de metástases espinais. Em ensaio clínico randomizado, foi constatado que a ressecção cirúrgica descompressiva mais radioterapia para a paraplegia aguda resultou em maior capacidade de deambulação (84% *versus* 57%) e maior probabilidade de recuperar a capacidade de deambulação (62% *versus* 19%), em comparação com a radioterapia isoladamente (Evidência de nível 1).[1] Outras séries de casos e estudos acumulados sugeriram que a maior função de deambulação pré-operatória e menor tempo entre o início dos sintomas e a cirurgia melhoram muito o prognóstico pós-cirúrgico.

Prognóstico

O prognóstico após o diagnóstico de metástases espinais continua sombrio, com expectativa de vida média de 4 a 15 meses. Por conseguinte, a ênfase no manejo consiste, tipicamente, em manter a maior qualidade de vida possível.

MIELOPATIA INFECCIOSA

Numerosas causas infecciosas de mielopatia podem induzir sintomas por meio de neuroinvasão direta, compressão ou inflamação. Os sintomas podem ocorrer por ocasião da infecção aguda, como no caso da mielite viral, meningoencefalite ou abscesso, ou podem levar dias a semanas para aparecer, como no caso da mielite pós-infecciosa ou pós-vacinal, ou até mesmo anos no caso da neurossífilis ou do vírus da imunodeficiência humana (HIV).

Mielite viral

Epidemiologia

A verdadeira incidência da mielite viral não é conhecida. No mundo inteiro, a síndrome viral de paralisia flácida aguda, uma forma de mielite viral, ocorre em cerca de 40 por 1 milhão de indivíduos por ano. O número de casos de mielite transversa é de aproximadamente 1 a 4 por 1 milhão de indivíduos por ano. A mielite viral tende a ser mais comum no verão e início do outono, com pico de incidência bimodal na adolescência e na quarta década de vida. Antes da vacinação disseminada, a poliomielite era responsável pela grande maioria dos casos de paralisia flácida aguda. Recentemente, o vírus do Nilo Ocidental (WNV; do inglês, *West Nile virus*), a encefalite japonesa e os enterovírus A71 ou D68 constituem as causas mais prováveis.

Biopatologia

A mielite viral pode ocorrer por meio de toxicidade celular direta ou inflamação parainfecciosa. Em particular, as células do corno anterior constituem alvos frequentes dos enterovírus (incluindo poliovírus, vírus coxsackie A e B, vírus ECHO, enterovírus A71 e D68) e flavivírus (WNV, encefalite japonesa, encefalite transmitida por carrapato). Por outro lado, os herpesvírus, incluindo o vírus do herpes simples, o vírus varicela-zóster, o citomegalovírus e o vírus Epstein-Barr, têm maior predileção pelas células gliais da substância branca e neurônios sensitivos no corno dorsal.

Manifestações clínicas

Nos casos típicos, a paralisia flácida aguda manifesta-se com febre e cefaleia, seguidas, em poucos dias, do início de paralisia flácida de pelo menos um membro. Podem-se observar alterações da cognição, refletindo associação comum entre a paralisia flácida e meningite e encefalite. De modo notável, não há sintomas sensitivos, nem alteração do controle intestinal e vesical. Por outro lado, a mielite transversa inflamatória frequentemente apresenta anormalidades sensitivas proeminentes (habitualmente simétricas) e intestinais/vesicais, além da fraqueza, com ou sem sintomas cognitivos, que evoluem no decorrer de um período de algumas horas a vários dias.

Diagnóstico

A RM, com e sem contraste, pode revelar sinais de edema, desmielinização, realce meníngeo ou necrose. Além da imagem da medula espinal, justifica-se a realização de RM do cérebro para avaliar o comprometimento intracraniano – presença de anormalidades da substância cinzenta profunda indica encefalite viral, enquanto achados da substância branca devem redirecionar o diagnóstico para uma etiologia autoimune, inflamação pós-viral ou parainfecciosa, esclerose múltipla (EM) ou doença do espectro da neuromielite óptica (NMO).

Deve-se realizar punção lombar em todos os pacientes com suspeita de mielite viral. Os achados típicos do LCR incluem pleocitose com predomínio linfocitário ou mononuclear, glicose normal a normal baixa, porém proteína total elevada. Além disso, muitos vírus patogênicos podem ser detectados diretamente no LCR por meio de amplificação da reação em cadeia da polimerase do ácido nucleico viral ou títulos de anticorpos específicos.

Tratamento

Nos casos de suspeita de mielite viral, os cuidados de suporte e prevenção de complicações são fundamentais. Os medicamentos antivirais específicos incluem aciclovir intravenoso (IV), tipicamente iniciado empiricamente por ocasião da apresentação, mas que pode ser interrompido se o teste para vírus do herpes simples e varicela-zóster for negativo. Se houver suspeita de citomegalovírus na presença de HIV ou outro tipo de imunossupressão, é razoável então iniciar o tratamento com ganciclovir e foscarnet. Se o patógeno consistir no WNV, há dados mistos que sustentam o uso de imunoglobulina IV e interferona-alfa-2b. Por fim, para combater a inflamação parainfecciosa, utiliza-se a metilprednisolona IV paralelamente com esses outros tratamentos.

Prognóstico

O prognóstico depende, em grande parte, se a lesão envolve a substância cinzenta ou a substância branca, observando-se melhor recuperação no último caso. Idade, gravidade das anormalidades e momento da instituição do tratamento específico também afetam a recuperação.

Mielopatia associada ao vírus linfotrópico de células T humanas (paraparesia espástica tropical)

Epidemiologia

O HTLV tipos 1 e 2 causa mielopatia insidiosa e progressiva em aproximadamente 20 milhões de indivíduos no mundo inteiro, com taxas mais altas de infecção no Japão, na América do Sul, no Caribe e na África Equatorial. À semelhança do HIV, a transmissão do HTLV geralmente ocorre em consequência de relação sexual desprotegida, da mãe para o filho por meio do aleitamento, por compartilhamento de agulhas ou transfusões de sangue. O HTLV pode resultar em leucemia agressiva de células T em cerca de 3 a 5% dos indivíduos infectados ou pode causar paraparesia espástica em aproximadamente 0,25 a 3% dos indivíduos infectados. Entre os indivíduos HTLV-positivos, as mulheres têm 1,5 a 3,5 vezes mais tendência a desenvolver mielopatia associada ao HTLV/paraparesia espástica tropical (MAH/PET) do que os homens e podem apresentar progressão mais rápida da doença.

Biopatologia

À semelhança do HIV, o HTLV infecta predominantemente os linfócitos T CD4+. Por ser um retrovírus, o HTLV inverte a transcrição de seu genoma de RNA em DNA, que em seguida se integra no genoma do hospedeiro como pró-vírus. Ainda não foi totalmente elucidado o modo pelo qual a infecção pelo HTLV leva ao desenvolvimento de mielopatia inflamatória/desmielinizante crônica. Estudos de necropsia mostram a presença de infiltrados perivasculares contendo linfócitos infectados pelo HTLV, bem como múltiplas citocinas inflamatórias, resultando em degradação da barreira hematencefálica.

Manifestações clínicas

A MAH/PET é uma doença insidiosa, que começa inicialmente com fraqueza sutil ou rigidez dos membros inferiores, seguida de progressão – sem qualquer remissão – para a paraparesia espástica e bexiga espástica. As parestesias nos membros inferiores também são comuns, embora habitualmente não sejam observados níveis sensitivos.

Diagnóstico

Como os indivíduos com sintomas de MAH/PET geralmente desconhecem a infecção por HTLV, a suspeita deve ser apropriada, dependendo dos dados demográficos e do tempo de evolução dos sintomas.

Nos estágios iniciais da doença, a RM frequentemente é inespecífica. Com a progressão, aparecem lesões desmielinizantes da substância branca subcorticais e periventriculares inespecíficas no cérebro, seguidas finalmente de atrofia da medula espinal.

Nos casos típicos, a punção lombar revela pleocitose discreta, com nível elevado de proteína total e glicose normal. No LCR, podem-se detectar anticorpos anti-HTLV-1 e uma carga pró-viral. Com frequência, observa-se a presença de bandas oligoclonais (BOC) e evidências de síntese intratecal de imunoglobulina G (IgG). Anticorpos contra HTLV também são observados no soro.

Tratamento

Vários antirretrovirais usados contra o HIV foram tentados contra o HTLV, até agora sem sucesso. Na literatura publicada sobre câncer, existem alguns relatos de diminuição da expressão do HTLV-1 mediante tratamento com interferona-α. Há também ensaios em andamento no Japão investigando o benefício de um anticorpo monoclonal contra o receptor de quimiocina C-C tipo 4 (CCR4), o mogamulizumabe, no tratamento de MAH/PET. Por enquanto, o tratamento é principalmente sintomático, com uso de medicamentos imunomoduladores, como os corticosteroides e a ciclosporina, na tentativa de melhorar os sintomas da MAH/PET.

Prognóstico

A MAH/PET continua sendo uma doença progressiva crônica e intratável. Os pacientes quase sempre se tornam dependentes da cadeira de rodas, com disfunções vesical e intestinal significativas.

MIELOPATIA INFLAMATÓRIA

As causas não infecciosas de mielite transversa inflamatória (ver Capítulo 72), neuromielite óptica (ver Capítulo 73), doença associada à IgG contra glicoproteína de oligodendrócitos (MOG-IgG), encefalomielite disseminada aguda, lúpus eritematoso sistêmico (LES), síndrome de Sjögren, doença mista do tecido conjuntivo, sarcoidose (ver Capítulo 75), doença de Behçet, síndromes paraneoplásicas (ver Capítulo 108) e outras, que ainda não foram identificadas. É importante assinalar que a causa permanece não identificada em até 30% dos casos de inflamação da medula espinal, levando ao diagnóstico de mielite transversa idiopática.

Manifestações clínicas

À semelhança de qualquer outra causa de mielopatia, os sintomas da mielopatia inflamatória dependem da localização da lesão. Na forma mais clássica, os pacientes apresentam sintomas sensitivos, geralmente nos membros inferiores e com nível sensitivo associado à disfunção da bexiga. Com frequência, os sintomas progridem e incluem déficits motores no decorrer de algumas horas a vários dias.

Diagnóstico

A RM do cérebro e da coluna total, com e sem contraste, é essencial. A RM muitas vezes revela lesões da substância branca hiperintensas em T2, que podem apresentar realce do meio de contraste. O padrão de comprometimento da medula espinal e do cérebro na RM pode ajudar a reduzir o diagnóstico diferencial – por exemplo, as lesões da medula longitudinalmente extensas sugerem NMO ou doença associada a MOG-IgG, enquanto as lesões profundas da substância cinzenta do cérebro indicam encefalomielite disseminada aguda. Todavia, até 40% dos casos podem não exibir qualquer anormalidade na RM. Os exames do LCR devem incluir teste para bandas oligoclonais (BOC) e taxa de síntese de IgG. Embora não exibam alta especificidade, várias das mielopatias inflamatórias mais comuns estão associadas a perfis característicos do LCR. Por exemplo, a EM tende a apresentar nível normal de proteína, ausência de pleocitose e BOC/síntese de IgG positivas; por outro lado, a NMO demonstra habitualmente aumento das proteínas e da contagem de células e taxa mais baixa de BOC/síntese de IgG positivas. Os biomarcadores específicos (embora nem sempre sensíveis) do soro e do LCR incluem anticorpo contra a aquaporina-4 (NMO), MOG-IgG, enzima conversora de angiotensina (sarcoidose), anticorpos antinucleares e anti-DNA de fita dupla (LES), anticorpos anti-Ro/SSA (Ro), anticorpos-La/SSB (La) (síndrome de Sjögren), anticorpos anti-scl-70 (esclerodermia) e anticorpos paraneoplásicos. Os potenciais evocados sensoriais e somatossensoriais podem constituir testes auxiliares úteis se a RM e o exame do LCR forem inespecíficos. A suspeita de processo paraneoplásico justifica a solicitação de imagens do corpo todo, como TC ou tomografia por emissão de pósitrons. Em até 30% dos casos, nenhum desses exames é anormal. Esses casos recebem a designação de mielite transversa idiopática, termo que passou a ser usado com menos frequência devido a melhor compreensão diagnóstica.

Tratamento

Uma vez descartada a possibilidade de infecção, os casos de paraparesia relacionados com mielopatia inflamatória são tratados de maneira empírica com ciclo de 3 a 5 dias de corticosteroides IV, mais frequentemente metilprednisolona, 1.000 mg/dia IV. Doenças mais agressivas, como NMO, LES, síndrome de Sjögren, esclerodermia e outras, também são tratadas com plasmaférese ou imunoglobulina IV. Se o diagnóstico indicar mielopatia inflamatória crônica, a terapia modificadora da doença é instituída. Por exemplo, infusões de manutenção de rituximabe são frequentemente usadas no tratamento de NMO. Uma exceção é a suspeita de mielite transversa monofásica, quando é razoável acompanhar o paciente clinicamente sem iniciar tratamento medicamentoso crônico, a menos que haja recidiva.

Prognóstico

O prognóstico varia amplamente, dependendo da doença, da extensão da lesão, da velocidade de progressão dos sintomas e da idade do paciente. A evolução da doença pode ser monofásica ou recidivante, com remissão completa ou incapacidade permanente.

MIELOPATIA VASCULAR

Infarto da medula espinal

Epidemiologia

Em comparação com a isquemia vascular encefálica, o infarto da medula espinal é muito raro, respondendo por apenas 1 a 2% dos déficits neurológicos vasculares e por 5 a 8% de todas as mielopatias agudas com diagnóstico conhecido. Em estudo de pequeno porte conduzido por Cheshire et al., os homens tiveram probabilidade quase duas vezes maior de sofrer infarto da medula espinal do que as mulheres; entretanto, de acordo com nosso atual estado de conhecimento, isso não foi estudado em um contexto maior.

Biopatologia

A medula espinal é nutrida pela artéria espinal anterior e duas artérias espinais posteriores; a artéria espinal anterior supre os dois terços anteriores da medula, e as artérias espinais posteriores suprem o terço restante. A artéria espinal anterior é mais comumente formada pela fusão de dois ramos originários dos segmentos V4 das artérias vertebrais, embora existam variações. No entanto, em decorrência do comprimento da artéria espinal anterior, também recebe suprimento das artérias radiculomedulares anteriores originárias de ramos da aorta. A mais conhecida dessas artérias é a artéria de Adamkiewicz. Esses ramos são variáveis e normalmente deixam porções da medula espinal, especialmente a torácica inferior, vulneráveis à isquemia divisora de águas. A grande maioria dos infartos da medula espinal ocorre no território suprido pela artéria espinal anterior (ver Capítulo 17, Figura 17.2). Portanto, as causas mais comuns de isquemia da medula espinal são secundárias a patologia e lesão da aorta, como dissecção, ruptura traumática e procedimentos cirúrgicos. Além disso, as causas tradicionais de acidente vascular encefálico na vasculatura do cérebro também podem provocar acidente vascular na vasculatura da medula espinal – por conseguinte, devem-se considerar determinadas etiologias, como cardioembolismo, estado hipercoagulável, aterosclerose e vasculite.

Manifestações clínicas

Nos casos típicos, o início dos sintomas ocorre de maneira aguda, dentro de poucos minutos a várias horas, embora alguns pacientes exibam progressão mais lenta dos sintomas na presença de insuficiência arterial. A dor no dorso frequentemente acompanha outros sintomas típicos de mielopatia. No exame, observa-se habitualmente a presença de paralisia flácida e nível sensitivo à puntura e temperatura abaixo do nível da lesão isquêmica. A sensibilidade vibratória e a propriocepção são relativamente, mas não completamente, preservadas, visto que as colunas dorsais são supridas pelas artérias espinais posteriores. Os reflexos inicialmente estão reduzidos ou ausentes, porém ocorre transição para a hiper-reflexia nos dias a semanas subsequentes.

Diagnóstico

Quando há suspeita de isquemia da medula espinal, atenção especial deve ser dada para as sequências ponderadas em difusão e coeficiente de difusão aparente. Entretanto, em decorrência das dificuldades na resolução do canal vertebral, a obtenção de resultado negativo não descarta a possibilidade de diagnóstico de isquemia, particularmente nas primeiras horas após a apresentação. Não existem anormalidades laboratoriais específicas para confirmar o diagnóstico. Na verdade, na mielopatia aguda não traumática, um perfil "não diagnóstico" do LCR sem evidência de inflamação deve aumentar bastante a suspeita de isquemia medular no diagnóstico diferencial. Angiografia por subtração digital convencional deve ser fortemente considerada em circunstâncias de alta suspeita clínica. Como parte da investigação diagnóstica e para orientar a prevenção secundária, deve-se solicitar tipicamente a realização de ecocardiograma, telemetria, painel lipídico e nível de hemoglobina A_{1c}, juntamente com uma pesquisa para doença de hipercoagulação se o paciente tiver menos de 50 anos ou história familiar sugestiva.

Tratamento

Não foram realizados ensaios clínicos randomizados para o tratamento do infarto agudo da medula espinal como entidade única.

A hipertensão induzida com fenilefrina (20 a 100 µg/min) em associação com drenagem espinal para reduzir a pressão do LCR (< 5 cm H_2O) e aumento da pressão de perfusão da medula espinal foi descrita, em particular quando o infarto da medula espinal ocorre como complicação da cirurgia de aneurisma da aorta.

Há pouquíssimos relatos sobre o uso do ativador do plasminogênio tecidual para o tratamento do infarto agudo da medula espinal. Isso resulta mais provavelmente do diagnóstico diferencial amplo no momento da paraplegia aguda (ver Tabela 115.1), assim como das muitas causas de infarto da medula espinal, como cirurgia de aorta ou dissecção de aorta, que são contraindicações à trombólise.

Prognóstico

De acordo com os conhecimentos clássicos, o prognóstico para a recuperação da função motora ou esfincteriana após infarto da medula espinal é muito sombrio. Todavia, diversos estudos de pequeno porte mostraram a possibilidade de recuperação funcional, em especial da deambulação, mas até mesmo do controle da bexiga.

Malformações arteriovenosas e fístulas da medula espinal

Epidemiologia

As malformações arteriovenosas (MAV) consistem em conexões arteriovenosas inapropriadas que envolvem as artérias que normalmente suprem o tecido neural. Por outro lado, as fístulas arteriovenosas da dura-máter (FAVD) são conexões impróprias que envolvem as artérias que suprem raízes nervosas e meninges. A grande maioria – aproximadamente 70% – de todas as malformações vasculares da medula espinal consiste em FAVD. As FAVD ocorrem com mais frequência depois da quarta década de vida e são mais comuns nos homens do que nas mulheres. A FAV intradural é mais comum na coluna torácica inferior e coluna lombar. A FAV extradural é mais frequente na medula cervical. Em comparação, as MAV espinais não têm nenhum predomínio quanto ao sexo e tendem a ocorrer entre 20 e 60 anos de idade. Apenas metade das MAV da medula espinal ocorre na medula torácica, quase um terço acomete a medula cervical, e o remanescente é observado no nível lombar.

Biopatologia

Não há necessidade de hemorragia franca para a ocorrência de muitos dos sintomas das malformações vasculares da medula espinal. Tanto na FAVD quanto na MAV, o fluxo arterial direto anormal para o sistema venoso pode resultar em mielopatia por meio de compressão da medula espinal e desenvolvimento de hipertensão venosa, que pode levar à formação de edema intramedular. Além disso, nos casos de lesões arteriovenosas grandes, pode ocorrer sequestro vascular, resultando em isquemia da medula espinal. Por fim, podem ocorrer sintomas quando a pressão arterial supera a acomodação da parede venosa, resultando em hemorragia; essa situação é mais comum na MAV do que na FAVD.

Manifestações clínicas

O sintoma de apresentação mais comum consiste em déficits motores cronicamente progressivos, em particular paraparesia. A fraqueza pode aumentar com o exercício. Quase metade dos pacientes apresenta dor, frequentemente radicular, atribuível à lesão. Com frequência, o diagnóstico não é estabelecido durante anos, embora um sinal clínico possa ser o padrão de progressão sequencial. De maneira notável, no caso das MAV, cerca da metade dos pacientes exibe apresentação aguda, com início súbito de sintomas mielopáticos em decorrência de hemorragia.

Diagnóstico

Nas sequências padrões de RM, os sinais de MAV e de FAVD incluem edema e realce da medula espinal. As sequências de RM ponderadas em T2 podem detectar o fluxo anormal característico com sensibilidade para revelar pequenas anomalias aumentadas pela adição de contraste. A angiorressonância magnética com contraste também pode auxiliar a detecção de MAV. No entanto, se a RM não for diagnóstica e ainda houver suspeita clínica, a angiografia por subtração digital convencional continua sendo o padrão-ouro para o estabelecimento do diagnóstico. Além disso, tem o benefício adicional de possibilitar intervenção terapêutica se o diagnóstico for confirmado.

Tratamento

As opções de tratamento para a MAV e a FAVD incluem embolização das artérias nutrícias, grampeamento ou ressecção cirúrgica e radiocirurgia com *gamma knife*. Com frequência, há necessidade de uma combinação dessas modalidades de tratamento. O tratamento das lesões cranianas assintomáticas e que não sofreram ruptura, particularmente das MAV, é bastante controverso. O *A Randomized Multicenter Clinical Trial of Unruptured Brain AVMs (ARUBA)* foi interrompido prematuramente, devido a uma taxa aumentada de eventos adversos no braço de intervenção – incluindo todas essas opções –, em comparação com o tratamento clínico conservador. Embora esse ensaio clínico tenha excluído as MAV da medula espinal, esses resultados devem ser considerados.

Prognóstico

Pode ser difícil prever o prognóstico; como se pode esperar, a idade do paciente, a duração e a gravidade dos sintomas mielopáticos constituem variáveis de importância crítica que influenciam a resposta ao tratamento. De modo global, pode ser difícil obter uma obliteração completa da lesão vascular – particularmente nas MAV; todavia, na maioria dos casos, até mesmo o tratamento parcial pode resultar em melhora clínica significativa.

CAUSAS TÓXICAS/METABÓLICAS DE MIELOPATIA

Numerosas causas de mielopatia tóxica ou metabólica podem apresentar sintomas semelhantes aos de mielopatia progressiva. O diagnóstico específico depende de uma combinação de história pregressa de exposições, manifestações sistêmicas e exames laboratoriais. As deficiências nutricionais, particularmente as de cianocobalamina, folato, vitamina E e cobre, são discutidas de modo pormenorizado no Capítulo 128.

Mielopatia por radioterapia ou quimioterapia

Foi relatado que a radioterapia e diversos fármacos, particularmente agentes quimioterápicos, causam mielopatia. O risco de mielopatia em consequência de radioterapia aumenta de modo não linear com a dose de radiação, com prevalência relatada de aproximadamente 5% dos pacientes aos quais se administram 60 cGy na medula espinal, em comparação com apenas 1% dos pacientes tratados com 50 cGy. A mielopatia induzida pela radiação tende a causar um de dois quadros. O mais comum é uma mielopatia transitória acompanhada por fenômeno de Lhermitte cerca de 6 semanas a 6 meses após a exposição à radiação. Os achados à RM são normais e os sintomas desaparecem em semanas a meses. Há também um quadro tardio, uma forma crônica e progressiva de mielopatia induzida pela radiação, que surge meses a anos após a exposição. Não há consenso sobre seu tratamento, mas corticosteroides, oxigênio hiperbárico, bevacizumabe e anticoagulação já foram tentados. Entre os agentes quimioterápicos, o metotrexato e a citarabina são os agressores mais frequentes, que têm mais tendência a levar ao desenvolvimento de mielopatia em pacientes tratados por via intratecal ou com doses sistêmicas altas o suficiente para atravessar a barreira hematencefálica. Se ocorrer mielopatia induzida por quimioterapia, ela geralmente aparece dentro de algumas horas a semanas após o tratamento e habitualmente após o paciente ter recebido múltiplas doses. Foi relatado que vários outros fármacos quimioterápicos também provocam mielopatia, incluindo fludarabina, cladribina, tiotepa, doxorrubicina e daunorrubicina. Além disso, foi relatado que a anfotericina B contribui para o desenvolvimento da mielopatia.

Toxicidade do óxido nitroso

O óxido nitroso (N_2O) é um anestésico inalatório usado principalmente para procedimentos odontológicos. Por conseguinte, a exposição ocupacional constitui um risco, embora a toxicidade do N_2O mais frequentemente resulte do abuso recreativo na forma de *whippets*, de lança-perfume. Nos casos típicos, a mielopatia induzida por N_2O surge de modo relativamente rápido após abuso e está associada a uma deficiência funcional de vitamina B_{12} em virtude da interferência no seu metabolismo. Por conseguinte, o quadro clínico, à exceção da rapidez de início dos sintomas, que geralmente é muito maior nos casos de abuso de N_2O, é idêntico ao da degeneração combinada subaguda, com perda proprioceptiva proeminente, além de paraparesia espástica. Se houver previsão de que um paciente se submeta a procedimento sob anestesia com N_2O, na presença de níveis moderadamente baixos de vitamina B_{12}, a suplementação com cianocobalamina durante algumas semanas antes da realização do procedimento pode evitar essa complicação.

Mielopatia hepática

A mielopatia hepática é consequência incomum e despercebida da cirrose avançada. Caracteriza-se por paraparesia espástica, que quase sempre poupa os braços e que progride lentamente ao longo de vários anos. Nos casos típicos, não há sintomas sensitivos nem autonômicos. Com frequência, a mielopatia é precedida de encefalopatia hepática e ocorre mais frequentemente no contexto de derivação portossistêmica. A RM costuma ser normal, particularmente no início da doença; entretanto, os potenciais evocados motores podem confirmar uma anormalidade. A biopatologia não é conhecida. Existem publicações mistas na literatura sobre a melhora obtida após transplante de fígado, e alguns sugerem que o transplante antes que os sintomas se tornem muito graves pode possibilitar certo grau de recuperação.

CAUSAS GENÉTICAS DA MIELOPATIA

As causas genéticas da mielopatia incluem paraplegia espástica hereditária (PEH), doença do neurônio motor, distúrbios do metabolismo e degeneração espinocerebelar. Nesta seção, será discutida principalmente PEH.

Paraplegia espástica hereditária

Epidemiologia

A PEH abrange um grupo heterogêneo de distúrbios neurodegenerativos associados a mutações em qualquer um de mais de 50 genes, geralmente com herança autossômica dominante (AD) ou autossômica recessiva (AR). A PEH tem prevalência de 5,5 casos por 100 mil. Entre as famílias com herança autossômica dominante, as mutações mais frequentes ocorrem em SPG4, seguido de SPG3A. Entre as famílias com herança autossômica recessiva, as mutações em SPG11 são as mais comuns, enquanto as mutações SPG15 e SPG5 constituem as segunda e terceira anomalias mais frequentes. Há também uma forma ligada ao X e causas mitocondriais, porém sua epidemiologia não está tão bem elucidada. Além disso, podem ocorrer mutações *de novo* na ausência de história familiar.

Biopatologia

A PEH está classicamente associada à degeneração axônica nas extremidades distais dos tratos corticospinais laterais, frequentemente acompanhada de degeneração distal dentro do fascículo grácil. A base molecular dessas anormalidades varia amplamente, dependendo do gene causal específico, com anormalidades envolvendo o trânsito axônico e endossômico, a morfogênese do retículo endoplasmático, o metabolismo dos lipídios e a regulação mitocondrial. Informações mais detalhadas podem ser encontradas em revisões por Fink, bem como por Noreau et al.

Manifestações clínicas

A PEH pode se manifestar em qualquer idade. Nos casos típicos, começa como anormalidade da marcha, decorrente do comprometimento da dorsiflexão em consequência da espasticidade dos extensores. No início da doença, em particular, a espasticidade é um achado mais proeminente do que a fraqueza e pode ser levemente assimétrica. Com a progressão da doença, os músculos mais proximais das pernas são acometidos, levando a marcha em tesoura (espasticidade dos adutores). Além disso, podem-se observar anormalidades da sensibilidade cinético-postural, bem como do controle intestinal e vesical. Em geral, os braços são poupados, exceto por uma possível hiper-reflexia. A PEH "complicada" refere-se a casos que apresentam sintomas adicionais, como comprometimento cognitivo, epilepsia, parkinsonismo, ataxia, neuropatia periférica, amiotrofia ou perda visual ou auditiva.

Diagnóstico

Em geral, um diagnóstico presuntivo de PEH é estabelecido com base na combinação de história pessoal e familiar e exame físico. O teste genético detecta o gene causal em apenas 33 a 55% dos casos de herança autossômica dominante e em 18 a 29% dos casos de herança autossômica recessiva. Com frequência, a RM é normal, mas pode revelar atrofia distal da medula espinal, particularmente em uma fase mais avançada da evolução da doença. Os potenciais evocados sensitivos frequentemente estão anormais, mesmo nos pacientes sem qualquer evidência clínica de anormalidades sensitivas.

Tratamento

O tratamento é sintomático. Relaxantes musculares, como baclofeno, tizanidina ou diazepam, podem ajudar na espasticidade. Injeção de toxina botulínica pode ser útil nos casos mais resistentes. Fisioterapia é sempre encorajada para ajudar a manter a amplitude de movimento e a mobilidade. Os sintomas de bexiga espástica podem ser tratados com medicamentos anticolinérgicos, como oxibutinina.

Prognóstico

Nos casos típicos, a PEH não reduz a expectativa de vida, e muitos pacientes irão apresentar um platô no declínio neurológico, quando o grau de incapacidade parece se estabilizar. Entretanto, o ponto em que esse platô irá ocorrer varia de acordo com o paciente e é difícil de prever.

EVIDÊNCIA DE NÍVEL 1

1. Patchell RA, Tibbs PA, Regine WF, et al. Direct decompressive surgical resection in the treatment of spinal cord compression caused by metastatic cancer: a randomised trial. *Lancet.* 2005;366:643-648.

LEITURA SUGERIDA

Alfieri A, Pinna G. Long-term results after posterior fossa decompression in syringomyelia with adult Chiari type 1 malformation. *J Neurosurg Spine.* 2012;17:381-387.

Cachat A, Chevalier SA, Alais S, et al. Alpha interferon restricts human T-lymphotropic virus type 1 and 2 de novo infection through PRK activation. *J Virol.* 2013;87:13386-13396.

Caldwell C, Werdiger N, Jakab S, et al. Use of model for end-stage liver disease exception points for early liver transplantation and successful reversal of hepatic myelopathy with a review of the literature. *Liver Transpl.* 2010;16:818-826.

Cheshire WP, Santos CC, Massey EW, Howard JF Jr. Spinal cord infarction: etiology and outcome. *Neurology.* 1996;47:321-330.

Cheung AT, Weiss SJ, McGarvey ML, et al. Interventions for reversing delayed-onset postoperative paraplegia after thoracic aortic reconstruction. *Ann Thorac Surg.* 2002;74:413-419.

Cho W-S, Kim K-J, Kwon O-K, et al. Clinical features and treatment outcomes of the spinal arteriovenous fistulas and malformation: clinical article. *J Neurosurg Spine.* 2013;19:207-216.

Cree BAC. Acute inflammatory myelopathies. *Handb Clin Neurol.* 2014;122:613-667.

Fink JK. Hereditary spastic paraplegia: clinico-pathologic features and emerging molecular mechanisms. *Acta Neuropathol.* 2013;126:307-328.

Fuzii HT, da Silva Dias GA, de Barros RJS, et al. Immunopathogenesis of HTLV-1-associated myelopathy/tropical spastic paraparesis (HAM/TSP). *Life Sci.* 2014;104:9-14.

Gonçalves DU, Proietti FA, Ribas JGR, et al. Epidemiology, treatment, and prevention of human T-cell leukemia virus type-1-associated diseases. *Clin Microbiol Rev.* 2010;23:577-589.

Hathout L, El-Saden S. Nitrous oxide-induced B_{12} deficiency myelopathy: perspectives on the clinical biochemistry of vitamin B_{12}. *J Neurol Sci.* 2011;301:1-8.

Heldner MR, Arnold M, Nedeltchev K, Gralla J, Beck J, Fischer U. Vascular diseases of the spinal cord: a review. *Curr Treat Options Neurol.* 2012;14:509-520.

Hrabalek L. Intramedullary spinal cord metastases: review of the literature. *Biomed Pap Med Fac Univ Palacky Olomouc Czech Repub.* 2010;154:117-122.

Irani DN. Aseptic meningitis and viral myelitis. *Neurol Clin.* 2008;26:635, viii.

Jacobs WB, Perrin RG. Evaluation and treatment of spinal metastases: an overview. *Neurosurg Focus.* 2001;11:e10.

Kim J, Losina E, Bono C, et al. Clinical outcome of metastatic spinal cord compression treated with surgical excision ± radiation versus radiation therapy alone: a systematic review of literature. *Spine (Phila Pa 1976).* 2012;37:78-84.

Kincaid O, Lipton HL. Viral myelitis: an update. *Curr Neurol Neurosci Rep.* 2006;6:469-474.

Klekamp J. Treatment of posttraumatic syringomyelia. *J Neurosurg Spine.* 2012;17:199-211.

Koyanagi I, Houkin K. Pathogenesis of syringomyelia associated with Chiari type 1 malformation: review of evidences and proposal of a new hypothesis. *Neurosurg Rev.* 2010;33:271-285.

Krings T, Geibprasert S. Spinal dural arteriovenous fistulas. *AJNR Am J Neuroradiol.* 2009;30:639-648.

Kumar N. Metabolic and toxic myelopathies. *Semin Neurol.* 2012;32:123-136.

Lad SP, Santarelli JG, Patil CG, Steinberg GK, Boakye M. National trends in spinal arteriovenous malformations. *Neurosurg Focus.* 2009;26:1-5.

Lima M, Bica R, Araújo A. Gender influence on the progression of HTLV-I associated myelopathy/tropical spastic paraparesis. *J Neurol Neurosurg Psychiatry.* 2005;76:294-296.

Loher TJ, Bassetti CL, Lövblad KO, et al. Diffusion-weighted MRI in acute spinal cord ischaemia. *Neuroradiology.* 2003;45:557-561.

Marcus J, Schwarz J, Singh IP, et al. Spinal dural arteriovenous fistulas: a review. *Curr Atheroscler Rep.* 2013;15:335.

Martin F, Castro H, Gabriel C, et al. Ciclosporin A proof of concept study in patients with active, progressive HTLV-1 associated myelopathy/tropical spastic paraparesis. *PLoS Negl Trop Dis.* 2012;6:e1675.

Mihai C, Jubelt B. Infectious myelitis. *Curr Neurol Neurosci Rep.* 2012;12:633-641.

Nagpal S, Clarke JL. Neoplastic myelopathy. *Semin Neurol.* 2012;32:137-145.

Nardone R, Höller Y, Storti M, et al. Spinal cord involvement in patients with cirrhosis. *World J Gastroenterol.* 2014;20:2578-2585.

Newton HB. Neurological complications of chemotherapy to the central nervous system. *Handb Clin Neurol.* 2012;105:903-916.

Noreau A, Dion PA, Rouleau GA. Molecular aspects of hereditary spastic paraplegia. *Exp Cell Res.* 2014;325:18-26.

Robertson CE, Brown RD Jr, Wijdicks EF, Rabinstein AA. Recovery after spinal cord infarcts: long-term outcome in 115 patients. *Neurology.* 2012;78:114-121.

Roy AK, Slimack NP, Ganju A. Idiopathic syringomyelia: retrospective case series, comprehensive review, and update on management. *Neurosurg Focus.* 2011;31:E15.

Ruano L, Melo C, Silva MC, Coutinho P. The global epidemiology of hereditary ataxia and spastic paraplegia: a systematic review of prevalence studies. *Neuroepidemiology.* 2014;42:174-183.

Satran R. Spinal cord infarction. *Stroke.* 1988;19:529-532.

Scotti G, Gerevini S. Diagnosis and differential diagnosis of acute transverse myelopathy. The role of neuroradiological investigations and review of the literature. *Neurol Sci.* 2001;22 suppl:S69-S73.

Transverse Myelitis Consortium Working Group. Proposed diagnostic criteria and nosology of acute transverse myelitis. *Neurology.* 2002;59:499-505.

Vandertop WP. Syringomyelia. *Neuropediatrics.* 2014;45:3-9.

West TW, Hess C, Cree BAC. Acute transverse myelitis: demyelinating, inflammatory, and infectious myelopathies. *Semin Neurol.* 2012;32:97-113.

Wong SH, Boggild M, Enevoldson TP, Fletcher NA. Myelopathy but normal MRI: where next? *Pract Neurol.* 2008;8:90-102.

Zalewski NL, Rabinstein AA, Krecke KN, et al. Characteristics of spontaneous spinal cord infarction and proposed diagnostic criteria. *JAMA Neurol.* 2019;76(1):56-63.

SEÇÃO 17 DISTÚRBIOS AUTONÔMICOS E DO SONO

Editor da Seção: *Louis H. Weimer*

Distúrbios Autonômicos, Neuropatia Autonômica e Intolerância Ortostática

116

Louis H. Weimer

PONTOS-CHAVE

1. As manifestações autonômicas são comuns em doenças neurológicas, mas menos preocupantes em muitos casos.
2. O diabetes é a causa mais comum de neuropatia autonômica.
3. A síndrome de intolerância ortostática/taquicardia ortostática postural é a causa mais comum de sintomas autonômicos e consultas em centros especializados.
4. Há muitas causas conhecidas de insuficiência autonômica grave e neuropatia hereditária, mas a maioria é bastante rara.
5. Doença de Parkinson, insuficiência autonômica pura e atrofia de múltiplos sistemas são as causas degenerativas mais importantes de insuficiência autonômica.

INTRODUÇÃO

Em geral, os distúrbios das funções autonômicas não são considerados comuns, mas na verdade a disfunção autonômica é onipresente nas doenças neurológicas, inclusive com processos extremamente comuns como epilepsias, acidentes vasculares encefálicos, lesões expansivas, infecções, placas de esclerose múltipla (EM) e outras doenças nas quais a disautonomia geralmente é um problema secundário. Um pequeno número de distúrbios causa disautonomia ou insuficiência autonômica (IA) isolada ou grave. A Figura 116.1 representa as causas mais proeminentes ou importantes. As doenças abrangem todos os domínios neurológicos anatômicos e patológicos. Como os sistemas autonômicos afetam quase todos os sistemas do corpo, os sinais e sintomas produzidos são múltiplos e variados e comumente envolvem funções que não são consideradas pela maioria dos neurologistas. Os problemas podem afetar qualquer função sob controle autonômico, inclusive sistemas neurais autonômicos corticais e subcorticais centrais, tronco encefálico, medula espinal, gânglios autonômicos ou nervos autonômicos periféricos. A gama de mecanismos patogênicos é amplamente variada e inclui doenças degenerativas, hereditárias, imunes, paraneoplásicas, reflexas aberrantes e metabólicas, dentre outras. Cabe ao clínico suspeitar de uma disfunção autonômica, a qual pode passar despercebida quando os sintomas aparentemente inespecíficos são considerados isoladamente (Tabela 116.1). Os primeiros sintomas da apresentação clínica mais comum – hipotensão ortostática (HO) – podem ser evidenciados como fadiga postural, distúrbio cognitivo, ansiedade ou vertigem. Em muitos casos, essa falta de certeza torna a avaliação mais objetiva desejável (ver Capítulo 28).

EPIDEMIOLOGIA

A hipotensão postural (ou ortostática) é sinal clínico prevalente encontrado em muitas doenças neurológicas e não neurológicas diferentes. Shibao et al. estimaram que, em 2004, ocorreram mais de 80 mil internações hospitalares relacionadas com HO nos EUA; o diagnóstico primário em 35% dos casos foi HO. Uma declaração consensual definiu HO como redução da pressão arterial sistólica (PAS) em 20 mmHg ou pressão arterial diastólica (PAD) em 10 mmHg, dentro de 3 minutos depois de colocar-se na posição ereta ou durante algum outro teste ortostático semelhante. Entretanto, especialmente nos indivíduos idosos, a HO pode ser assintomática e varia de acordo com as condições coexistentes ou os fatores intercorrentes (Tabela 116.2). Esse sinal é um marcador de IA avançada causada por doenças que afetam os tratos autonômicos centrais ou por uma neuropatia autonômica. Neste capítulo, o autor descreve algumas causas graves e importantes e apresenta uma relação mais abrangente na Tabela 116.3. Em geral, os processos agudos e subagudos são considerados separadamente das doenças mais crônicas.

DISTÚRBIOS AGUDOS E SUBAGUDOS DA FUNÇÃO AUTONÔMICA

Neuropatia autoimune autonômica (NAA) aguda ou subaguda, ou pandisautonomia aguda, é um distúrbio incomum, mas bem definido, que afeta predominantemente os nervos autonômicos periféricos. Cerca de 50% dos casos são precedidos de pródromo viral semelhante à síndrome de Guillain-Barré. Nos casos típicos, os pacientes desenvolvem IA generalizada, inclusive HO, anidrose, insuficiência parassimpática e disfunção gastrintestinal, embora existam variantes predominantemente adrenérgicas e colinérgicas. A doença é monofásica com início agudo ou subagudo (ao longo de várias semanas). A recuperação geralmente ocorre, mas comumente é lenta e parcial. Os sinais agudos (p. ex., íleo paralítico) podem transformar-se em graus mais leves de distúrbio da motilidade gastrintestinal, inclusive com acumulação de gases, saciedade precoce, náuseas, vômitos

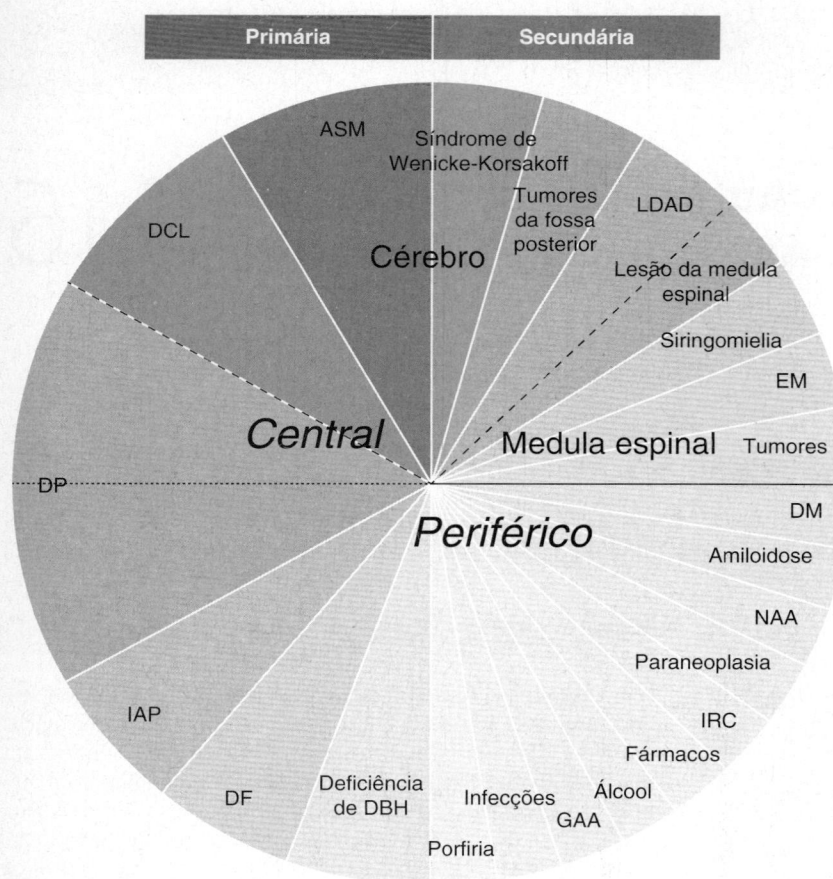

FIGURA 116.1 Representação esquemática de causas de hipotensão ortostática neurogênica com base na localização da doença. ASM, atrofia de sistemas múltiplos; DBH, dopamina-β-hidroxilase; DCL, demência por corpos de Lewy; DF, disautonomia familiar (neuropatia hereditária sensorial e autonômica tipo III, síndrome de Riley-Day); DM, diabetes melito; DP, doença de Parkinson; EM, esclerose múltipla; GAA, ganglionopatia autonômica autoimune; IAP, insuficiência autonômica pura; IRC, insuficiência renal crônica; LDAD, leucodistrofia autossômica dominante; NAA, neuropatia autonômica autoimune. (De Eschlböck S, Wenning G, Fanciulli A. Evidence-based treatment of neurogenic orthostatic hypotension and related symptoms. *J Neural Transm [Vienna]*. 2017;124:1567-1605.)

Tabela 116.1 Revisão dos sintomas referidos ao sistema nervoso autonômico.

- **Secretomotores:** ressecamento dos olhos e da boca, geralmente com necessidade de usar lágrimas artificiais ou tomar frequentemente pequenos goles de água. Também pode ocorrer salivação excessiva
- **Ortostáticos:** tontura, fraqueza, fadiga, distúrbios cognitivos, problemas visuais, vertigem, ansiedade, palpitações, palidez, náuseas e síncope
- **Pós-prandiais:** distensão abdominal por gases, sensação de plenitude, náuseas, tontura, sudorese, hipotensão ortostática
- **GI:** constipação intestinal, diarreia noturna ou intermitente
- **GU:** retenção urinária, dificuldade de iniciar a micção, esvaziamento incompleto, incontinência
- **Sexuais:** disfunção erétil ou ejaculatória, ejaculação retrógrada para dentro da bexiga
- **Visuais:** visão embaçada, sensibilidade à luz normal/ofuscante, redução da visão noturna
- **Sudomotores:** redução da capacidade de transpirar (nas áreas distais com as polineuropatias); sudorese excessiva, paroxística ou inadequada; padrão misto de áreas com sudorese abolida e excessiva; intolerância ao calor
- **Vasomotores:** alterações distais da cor ou do aspecto da pele, extremidades persistentemente frias, fenômeno de Raynaud, desaparecimento das rugas normais da pele mergulhada na água, intolerância ao calor
- **Outros:** síncope inexplicável

GI, gastrintestinal; GU, geniturinário.

Tabela 116.2 Fatores que afetam a hipotensão ortostática.

Fatores agravantes
- Temperatura ambiente elevada, banho quente
- Pós-exercício
- Manter-se de pé imóvel por períodos longos
- Refeições volumosas (sobrecarga de carboidratos)
- Primeiras horas da manhã
- Manobra de Valsalva, exercício isométrico
- Ficar em pé depois de agachar
- Déficit de volume
- Levantar-se depois de repouso prolongado ao leito
- Alteração postural rápida
- Voo espacial
- Álcool
- Fármacos

Manobras terapêuticas
- Agachar-se, cruzar as pernas
- Compressão do abdome e dos membros inferiores
- Dormir à noite com o corpo ligeiramente elevado
- Exercício isotônico

Tabela 116.3 Alguns distúrbios da função autonômica.

Disfunção autonômica degenerativa isolada	**Distúrbios hereditários**
IAP, "síndrome de Bradbury-Eggleston"	Amiloidose familiar, neuropatias autonômicas e sensitivas hereditárias (ver Capítulo 92), deficiência de dopamina-β-hidroxilase, porfiria, doença de Fabry, deficiência do transportador de norepinefrina, síndrome de tremor/ataxia associada à pré-mutação do X frágil, síndrome CANVAS, megacolo de Hirschsprung, síndrome de Ehlers-Danlos tipo III, miopatia, oftalmoplegia externa, neuropatias, encefalopatia gastrintestinal (MNGIE), doença de Machado-Joseph, diarreia induzida por príon e neuropatia autonômica
Distúrbios degenerativos multissistêmicos	
ASM	
Doença de Parkinson com insuficiência autonômica	
Distúrbios centrais	**Toxinas, fármacos e drogas**
Tumores cerebrais (fossa posterior, terceiro ventrículo, hipotálamo), siringobulbia, EM, tétano, síndrome de Wernicke-Korsakoff, insônia familiar fatal	Botulismo, vincristina, cisplatina, taxoides, amiodarona, piriminil, hexacarbono, dissulfureto de carbono, metais pesados, podofilina, álcool, inibidores PD-1
Distúrbios da medula espinal	**Efeitos de drogas e fármacos**
EM, siringomielia, mielite transversa, traumatismo, lesão expansiva	Anticolinérgicos: antidepressivos tricíclicos, atropina, oxibutinina
Distúrbios periféricos	Bloqueadores beta-adrenérgicos: propranolol e outros
Mediados por mecanismos imunes	Agonistas α_2: clonidina, prazosina, alfametildopa, terazosina, doxazosina
Síndrome de Guillain-Barré (ver Capítulo 91), neuropatias autonômicas aguda e subaguda, neuropatia colinérgica aguda, síndrome de Sjögren, LES, artrite reumatoide, síndrome de Holmes-Adie, síndrome de Ross, síndrome de Arlequim, anidrose aguda	Antagonistas α_1: fentanolamina, fenoxibenzamina, guanabenzo
	Bloqueadores ganglionares: guanetidina, hexametônio, mecamilamina
	Outros: hidralazina, nitratos, diuréticos, bloqueadores do canal de cálcio, inibidores de ECA, anti-histamínicos, antipsicóticos, levodopa-carbidopa, narcóticos, sildenafila, tadalafila
Distúrbios metabólicos	**Tolerância ortostática reduzida**
Diabetes, deficiências de vitamina B_{12} e tiamina, uremia	Síncope neurocardiogênica, POTS, síndrome do prolapso da valva mitral, repouso prolongado ou condições sem gravidade, malformação de Chiari
Distúrbios paraneoplásico	
Neuropatia autonômica paraneoplásica e síndromes paraneoplásicas com neuropatia autonômica (anticorpos ANNA-1, α3-AchR ganglionar, CRMP5, PCA-2), neuropatia entérica, síndrome miastênica de Lambert-Eaton (colinérgica)	**Outros**
Distúrbios infecciosos	Amiloidose adquirida, neuropatias autonômicas idiopáticas crônicas, neuropatia de fibras finas, hiperidrose idiopática, anidrose idiopática, síndrome de Horner
Doença de Chagas (colinérgica), sífilis, hanseníase, infecção pelo HIV, doença de Lyme, difteria	

AchR, receptor de acetilcolina; ANNA-1, anticorpos nucleares antineuronais tipo 1; ASM, atrofia de sistemas múltiplos; CANVAS, síndrome de ataxia cerebelar, neuropatia e arreflexia vestibular; CRMP5, proteína colapsina mediadora de resposta 5 (*collapsin response mediator protein 5*); ECA, enzima conversora de angiotensina; EM, esclerose múltipla; HIV, vírus da imunodeficiência humana; IAP, insuficiência autonômica pura; LES, lúpus eritematoso sistêmico; MNGIE, encefalomiopatia neurogastrintestinal mitocondrial; PCA-2, anticorpo citoplasmático de células de Purkinje tipo 2; PD-1, proteína de morte celular programada 1 (do inglês, *programmed cell death protein 1*); POTS, síndrome de taquicardia ortostática postural.

e alternância de diarreia e constipação intestinal. As infecções virais antecedentes são causadas por herpes simples, mononucleose, rubéola e infecções virais indefinidas. Cerca de 25% dos pacientes desenvolvem uma forma unicamente colinérgica (neuropatia colinérgica aguda), que se caracteriza por ressecamento ocular e oral, distúrbio da motilidade gastrintestinal, disfunção vesical, hipoidrose, pupilas não reativas, frequência cardíaca invariável e disfunção sexual, mas sem HO significativa. As anormalidades dos testes convencionais da função autonômica dos sistemas afetados são marcantes. Nos casos típicos, os estudos da condução neural são normais ou demonstram déficits sensitivos discretos. Nos pacientes com disfunção colinérgica, a inexistência de HO dificulta o diagnóstico.

A demonstração de anticorpos em títulos elevados contra as subunidades α-3 do receptor ganglionar de ACh, que são semelhantes, mas não iguais aos anticorpos dirigidos contra as subunidades α-1 da junção neuromuscular, reforça a hipótese de um mecanismo imune. Uma forma paraneoplásica, que tem evolução temporal semelhante e é indistinguível com base nas manifestações clínicas ou laboratoriais, pode começar antes da detecção do tumor primário, mais comumente um timoma. Com a triagem de pacientes com disfunção autonômica e controles, Vernino et al. demonstraram que 41% dos pacientes com neuropatia autonômica idiopática tinham títulos elevados de anticorpos; os pacientes com neuropatia paraneoplásica frequentemente também tinham títulos positivos de anticorpos. Em casos raros, pacientes com HO crônica e IA têm títulos elevados de anticorpos e melhoram com imunoterapia, inclusive imunoglobulina intravenosa (IGIV) ou plasmaférese. Alguns pacientes com intolerância ortostática (descrita adiante) e distúrbios da motilidade gastrintestinal idiopáticos, mas nenhum com processos autonômicos degenerativos crônicos, também tinham ensaios positivos em títulos baixos. Os modelos de camundongos geneticamente modificados (*knockout mouse*, em inglês) para o gene das subunidades α-3, os coelhos imunizados contra esta subunidade e a transferência passiva de anticorpos a outros animais induzem sinais de IA, reforçando a hipótese de que esses anticorpos desempenhem papel etiológico. Os títulos dos anticorpos também se correlacionam com a gravidade da doença. É importante ressaltar que títulos baixos podem ocorrer nos pacientes com outras doenças ou sintomas inespecíficos. Um terço dos pacientes com anticorpos antinucleares (AAN) recupera-se, um terço tem recuperação parcial com déficits significativos, e o restante não melhora. Em geral, disfunção gastrintestinal e HO são as manifestações clínicas mais incapacitantes. As medidas de suporte e o controle da HO e dos problemas específicos de cada sistema são fundamentais ao tratamento. Casos raros de pacientes com AAN e miastenia *gravis* têm os dois tipos de anticorpos contra receptores de ACh (AChR). Disfunção autonômica é comum nos pacientes com síndrome de Guillain-Barré típica, conforme descrito no Capítulo 91, especialmente nos casos mais graves, e é uma causa importante de morbidade e mortalidade.

Neuropatia autonômica paraneoplásica

A neuropatia autonômica subaguda ou a neuropatia predominantemente entérica também é diagnosticada isoladamente ou associada à neuropatia sensitiva somática e a outros anticorpos subjacentes, especialmente anticorpos antinucleares neuronais do tipo 1 (ANNA-1, ou anti-Hu), em geral nos pacientes com carcinoma de células pulmonares pequenas. A neuropatia paraneoplásica também está associada a outros anticorpos paraneoplásicos, inclusive anticorpo anticitoplasma da célula de Purkinje tipo 2 (PCA-2) e antiproteína 5 mediadora da resposta de colapso. Botulismo (neuropatia colinérgica), porfiria intermitente aguda e neuropatia tóxica também são diagnósticos que devem ser considerados. Há uma forma crônica rara associada aos títulos elevados de anticorpos ganglionares que pode ser semelhante à IA degenerativa. As manifestações autonômicas também são comuns em pacientes com síndrome miastênica de Lambert-Eaton, especialmente quando há queixas e manifestações colinérgicas (ver Capítulo 93).

Intolerância ortostática

A taquicardia ortostática exagerada pode ser evidenciada em alguns casos em que não há denervação cardíaca significativa. Isso levou à hipótese de que alguns pacientes com a síndrome comum de intolerância ortostática idiopática sem HO (síndrome de taquicardia ortostática postural), também conhecida como *intolerância ortostática*, possam ter uma forma mais branda de neuropatia autonômica aguda. Essa síndrome, acompanhada ou não de sinais neuropáticos, é extremamente comum e cada vez mais observada. Os sinais e sintomas da intolerância ortostática são tontura postural, fadiga, distúrbios cognitivos e pré-síncope, apesar das alterações mínimas da pressão arterial (PA). Existem vários mecanismos possíveis, inclusive acumulação excessiva de sangue venoso, hipovolemia idiopática e hipersensibilidade adrenérgica. Uma minoria tem sinais de neuropatia autonômica sugerida pelas anormalidades da função sudomotora e de outros sistemas autonômicos em um terço dos casos e uma incidência mais alta de infecções virais pregressas nesses pacientes. No entanto, a maioria dos casos é idiopática. O mecanismo fisiopatológico comum parecem ser os episódios de hipoperfusão cerebral, embora a PA sistêmica seja aparentemente adequada, mas a PA geralmente está no limite inferior da normalidade. Essa síndrome é a causa mais frequente das consultas na maioria dos centros especializados em distúrbios da função autonômica – a prevalência é estimada em 1 a 4 milhões de casos nos EUA. A síndrome é muito mais comum nas mulheres (razão aproximada de 5:1) e frequentemente começa entre as idades de 15 e 25 anos, comumente depois de uma doença aguda (p. ex., uma infecção viral). Outros casos são vitalícios, muitas vezes começando no início da adolescência. A síndrome de taquicardia ortostática/intolerância ortostática postural não está associada à mortalidade, mas há relatos de grande redução em escores de qualidade de vida e aumento das taxas de suicídio. A coexistência com hipermobilidade articular e síndrome de Ehlers-Danlos tipo III confirmada ou suspeita está clara. Pacientes com malformações de Chiari tipo I também têm frequentemente vários sintomas autonômicos, inclusive intolerância ortostática. Cerca de 40% dos pacientes têm outros episódios de síncope vasovagal. Essa síndrome deve ser diferenciada de depressão, distúrbios vestibulares, fadiga crônica, fibromialgia e transtorno do pânico, mas existem alguns casos de superposição dessas doenças; alguns pacientes também têm fadiga crônica não postural, insônia e dor crônica. Doenças sintomáticas incomuns devem ser consideradas, inclusive insuficiência suprarrenal, feocromocitoma, doença celíaca e síndrome de Sjögren. A eliminação de causas cardíacas também é essencial, notadamente a taquicardia supraventricular. O distúrbio de ativação de mastócitos é uma associação comum. Em muitos casos, a síndrome da intolerância ortostática é secundária ao descondicionamento físico, que complica a recuperação. Também existem relatos de uma forma hereditária indistinguível, que resulta de uma mutação do gene transportador de norepinefrina, mas esta condição é extremamente rara. Sintomas semelhantes podem ser detectados em pacientes com neuropatia dolorosa com acometimento predominante das fibras finas, que se deve ao acometimento adicional dos nervos autonômicos distais. O tratamento deve ser individualizado com base nos sintomas mais proeminentes, mas geralmente consiste em aumentar a PA aferida na posição ereta, ampliar o volume sanguíneo, corrigir anemia e aumentar os níveis de atividade física. Alguns tipos de exercícios são promovidos, mas os exercícios não eretos são normalmente mais bem tolerados. A princípio, tenta-se aumentar a ingestão de água e sal (seja na dieta ou na forma de suplementos). Se isso não for suficiente, as medidas de elevação da PA podem melhorar a função; entretanto, evite a hipertensão. As opções medicamentosas incluem fludrocortisona, 0,05 a 0,2 mg/dia; midodrina 2,5 a 10 mg, 3 vezes/dia, mas não após as 18 horas; e piridostigmina, 30 a 60 mg, 3 vezes/dia. No entanto, nenhum desses tratamentos foi estudado com rigor. A cafeína e os estimulantes ajudam alguns indivíduos, mas muitos pacientes são bastante intolerantes a agentes que aumentam a frequência cardíaca. Os betabloqueadores são úteis aos pacientes com palpitações incômodas e formas hiperadrenérgicas, mas estão contraindicados nos outros subtipos. A recuperação tende a ser muito lenta e incompleta. Ainda há controvérsias sobre o tratamento imunomediado dessa síndrome multifatorial.

HIPOTENSÃO ORTOSTÁTICA NEUROGÊNICA CRÔNICA E NEUROPATIA AUTONÔMICA

Síndromes parkinsonianas e insuficiência autonômica pura

Em pacientes com atrofia sistêmica múltipla (ASM), especialmente com a doença antes conhecida como síndrome de Shy-Drager, é comum encontrar IA grave. Os outros sintomas referidos ao sistema autonômico frequentemente precedem a HO, inclusive impotência, distúrbios da transpiração e incontinência urinária. A ASM constitui um grupo de distúrbios com neuropatologia parcialmente comum e pode causar sintomas autonômicos, parkinsonianos ou cerebelares nos estágios iniciais ou mais tardios, conforme descrito no Capítulo 87. Outras manifestações clínicas comuns são apneia do sono, incontinência, impotência, distonia, estridor inspiratório, rouquidão, inexistência de tremor em repouso e resposta transitória ou insatisfatória à L-dopa. Por fim, quase todos os pacientes com ASM desenvolvem sinais ou sintomas autonômicos, independentemente das manifestações clínicas iniciais. A demonstração de inclusões citoplasmáticas argirofílicas nas células oligodendrogliais é um achado típico, mas não patognomônico da ASM. As inclusões citoplasmáticas gliais são proeminentes nas áreas de controle autonômico central e correlacionam-se mais diretamente com as manifestações clínicas que as áreas de destruição dos neurônios. Os critérios diagnósticos consensuais publicados inicialmente em 1996 foram simplificados e aperfeiçoados em 2008. O risco de desenvolver ASM é mais elevado nas famílias e em alguns casos esporádicos causados por diversas mutações do gene *COQ2*, que é essencial à biossíntese da coenzima Q10. A sobrevida média depois do início da doença é de cerca de 10 anos, com base nos estudos mais recentes da história natural dessa síndrome; parkinsonismo desde o início e esvaziamento vesical parcial foram os fatores mais indicativos de progressão mais rápida.

Muitos pacientes com doença de Parkinson idiopática (DPI) também têm queixas mediadas pelo sistema autonômico, mais comumente constipação intestinal e disfunção urinária, mas a HO detectável geralmente é assintomática. Entretanto, a prevalência dos sintomas autonômicos entre os pacientes com DPI é bem conhecida. A exacerbação ou a indução de HO pelos fármacos como L-dopa foi demonstrada, mas seu significado clínico é variado.

Alguns pacientes com DPI típica sob outros aspectos têm IA mais grave, inclusive HO sintomática; esses casos são descritos como doença de Parkinson com IA. Um distúrbio diferente conhecido como *insuficiência autonômica pura* (IAP) ou HO idiopática, descrito primeiramente por Bradbury e Eggleston em 1925, é uma doença grave de progressão lenta com OH incapacitante, que geralmente começa depois dos 50 anos. Por definição, não deve haver qualquer outro déficit neurológico e o diagnóstico definitivo comumente não é estabelecido antes de 3 a 5 anos, de modo a assegurar que o paciente não desenvolveu ASM ou parkinsonismo. As necropsias demonstram padrão semelhante com corpúsculos de Lewy clássicos nos gânglios autonômicos periféricos e entéricos, tanto na doença de Parkinson com IA quanto na IAP. As semelhanças entre essas doenças que formam corpúsculos de Lewy são realçadas ainda mais pelos estudos com tomografia por emissão de pósitrons (PET) com fluorodopamina cardíaca, que demonstram destruição da inervação simpática do coração nas duas primeiras doenças, mas não nos pacientes com ASM. O mecanismo neurodegenerativo compartilhado pela DPI, demência com corpúsculos de Lewy difusos e IAP está claro.

A deficiência de dopamina-β-hidroxilase é uma doença raríssima, embora tratável, que causa HO grave, síncope e níveis praticamente indetectáveis de norepinefrina e epinefrina, resultando em incapacidade de manter a PA na posição ereta. O precursor de norepinefrina (droxidopa), é benéfico nesses pacientes e nos indivíduos com outros tipos de IA, foi aprovado pela FDA (Food and Drug Administration) americana em 2014; em geral, a dose é aumentada progressivamente até o nível desejável de 100 a 600 mg, 3 vezes/dia.

A síndrome de ataxia cerebelar, neuropatia e arreflexia vestibular é uma conhecida ganglionopatia neurodegenerativa que comumente causa HO; em um estudo, 83% dos pacientes tinham evidência de disfunção autonômica.

Vários outros distúrbios comuns e raros que afetam o cérebro e a medula espinal também podem comprometer as funções autonômicas, mas causam HO sintomática menos comumente (ver Tabela 116.3). Além disso, alguns processos podem afetar especificamente determinados tratos neurais ou órgãos, inclusive os distúrbios predominantemente colinérgicos, adrenérgicos, regionais ou órgão-específicos. Várias doenças causam anidrose ou hipoidrose, especialmente neuropatia dependente do comprimento das fibras. Alguns pacientes têm hipoidrose regional e segmentar; quando essa queixa está associada às pupilas de Adie e à hiporreflexia, a condição é conhecida como *síndrome de Ross*. Alguns casos ocorrem depois de infecções virais e parecem ser mediados por mecanismos imunes. A anidrose generalizada aguda ou subaguda também ocorre, mas os pacientes percebem mais comumente transpiração excessiva. A transpiração proximal compensatória é comum em pacientes com áreas amplas de hipoidrose causada por diversas doenças. A hipoidrose idiopática consiste na tendência à transpiração excessiva difusa e geralmente é hereditária. Os tratamentos voltados para a redução da transpiração incluem danificar as glândulas sudoríparas com iontoforese hídrica, desenervação química ou antitranspirantes potentes; os fármacos anticolinérgicos simples geralmente são ineficazes nas doses toleráveis. Simpatectomia endoscópica cirúrgica é uma opção para os casos graves.

Neuropatias autonômicas crônicas

Algumas causas de neuropatias periféricas diversificadas produzem disfunção autonômica, que comumente se limita a transpiração distal e distúrbios do controle vasomotor, especialmente as que afetam preferencialmente as fibras de pequeno diâmetro. A consequência é extremidades distais frias e secas, comuns em muitos pacientes neuropatas. Em geral, a disfunção não é suficiente para impedir a vasoconstrição periférica ou os reflexos posturais e causar HO sintomática. Contudo, algumas doenças causam disfunção autonômica grave ou localizada, que pode causar IA bem definida e HO sintomática. Entre as causas especialmente importantes estão diabetes, formas familiar e adquirida de amiloidose, neuropatias paraneoplásicas e algumas neuropatias hereditárias, tóxicas e infecciosas. A Tabela 116.3 inclui alguns dos exemplos mais marcantes.

A neuropatia autonômica diabética (NAD) é a causa mais comum e importante de neuropatia autonômica e também a que foi mais bem estudada. Em geral, os pacientes diabéticos também têm neuropatia somática periférica. O impacto da disfunção autonômica diabética na sobrevivência desses pacientes tem suscitado muito interesse. Ewing et al. demonstraram que 56% dos 73 pacientes com NAD morreram dentro de 5 anos, muitos em consequência das complicações não autonômicas como insuficiência renal. Estudos subsequentes demonstraram taxas mais elevadas de mortalidade por NAD, embora menos assustadoras, nos pacientes diabéticos sem outras complicações (23% em 8 anos), em comparação com os diabéticos sem NAD, mas com doença de mesma duração (3% em 8 anos). O risco acrescido da disfunção autonômica é independente dos déficits de perfusão coronariana. Distúrbios da motilidade gastrintestinal alta, queixas vesicais, impotência, perda da função sudomotora, constipação intestinal, diarreia transitória e transpiração gustativa são algumas das manifestações clínicas comuns que ajudam a diagnosticar NAD e podem necessitar de tratamento sintomático.

Amiloidose, inclusive as formas hereditária e adquirida, é outra consideração importante em pacientes com IA grave. De modo geral, as formas adquiridas são neoplásicas e tratadas principalmente por oncologistas com quimioterapia e, muitas vezes, transplante de medula óssea e células-tronco. As formas hereditárias são tipicamente descobertas por cardiologistas ou neurologistas. Algumas mutações da transtirretina estão associadas a uma neuropatia autonômica mais grave que outras mutações; cerca de 130 mutações diferentes são conhecidas. Alguns tipos de amiloidose comumente causam neuropatia, enquanto outras raramente; a mutação Val30Met ou comum é bastante significativa. O patisiran, uma molécula que interfere no RNA, e o inotersen, um oligonucleotídio *antisense*, são tratamentos altamente eficazes e agora aprovados pela FDA para o tratamento da polineuropatia amiloide familiar hereditária. O tafamidis foi aprovado em 2019 para tratamento da cardiomiopatia amiloide familiar, mas também pode ajudar nos aspectos autonômicos. Outros tratamentos estão em análise. O patisiran melhorou significativamente os sintomas autonômicos em comparação ao placebo na avaliação de 18 meses do estudo *APOLLO*. Notavelmente, os sintomas autonômicos dos pacientes tratados ficaram estáveis ou melhoraram, enquanto os pacientes que receberam placebo apresentaram deterioração importante.

As neuropatias imunes e paraneoplásicas são potencialmente tratáveis e, em geral, têm início subagudo. Também existe uma forma crônica encontrada isoladamente ou em combinação com outras doenças autoimunes, especialmente doença de Sjögren. Um estudo notável publicado em 2005 complicou o diagnóstico ao descrever um paciente com suposta IA estável de longuíssima duração que apresentava títulos elevados de anticorpo antirreceptor de ACh ganglionar (nos casos típicos, limitados às neuropatias agudas e subagudas) e respondeu acentuada e repetidamente às infusões recorrentes de imunoglobulinas intravenosas.

A neuropatia dolorosa idiopática com acometimento das fibras finas geralmente afeta a função autonômica distal, mas raramente causa HO ou IA sintomáticas. A Tabela 116.3 inclui outros tipos de neuropatia autonômica.

DIAGNÓSTICO E TRATAMENTO DOS DISTÚRBIOS DAS FUNÇÕES AUTONÔMICAS

Distúrbios não relacionados com o sistema nervoso autonômico podem causar HO e um quadro semelhante à IA; dentre eles, os mais importantes são insuficiência suprarrenal e feocromocitoma. HO assintomática é um sinal comum na população idosa, e as causas geralmente são multifatoriais. A investigação laboratorial formal dos distúrbios da função autonômica está descrita no Capítulo 28.

O tratamento da IA tem como objetivos atenuar os sintomas, reduzir o risco de síncope e quedas e melhorar a qualidade de vida, especialmente no que se refere ao sintoma mais incapacitante, ou seja, HO. Existem várias intervenções farmacológicas e não farmacológicas disponíveis para atenuar a HO e aumentar a tolerância ortostática. Em geral, a hipotensão assintomática na posição ereta não precisa ser tratada, embora possam ser recomendadas precauções razoáveis e evitar os fatores desencadeantes. O reflexo pressórico por esforço, que reduz imediata e transitoriamente a PA na posição ereta, pode causar sintomas e exigir que o paciente levante-se lenta e progressivamente. Entretanto, os indicadores secundários de hipoperfusão – como fadiga do ombro em padrão de "cabide" e cefaleia (isquemia muscular localizada), vertigem postural pura, fadiga pós-prandial e alentecimento cognitivo – também podem indicar HO. Estudos independentes demonstraram que a administração de suplementos de água e sal (0,5 a 2 g/dia) produz efeitos benéficos e reduz a necessidade de usar fármacos. A elevação da cabeceira do leito em 10 cm estimula os barorreceptores e reduz a diurese noturna. A Tabela 116.2 descreve as medidas físicas e posturais úteis que devem ser tentadas e aquelas que devem ser evitadas. Roupas apertadas e pesadas que comprimam o abdome são ligeiramente eficazes para reduzir a acumulação de sangue venoso, mas seu uso é difícil para alguns pacientes com doença neurológica; quando usadas separadamente, as cintas abdominais podem ser um pouco menos eficazes. Refeições leves e frequentes com poucos carboidratos atenuam a hipotensão pós-prandial. O neurologista deve reavaliar a necessidade de usar fármacos que possam reduzir a PA e atuar no sistema nervoso autonômico. No entanto, há poucas provas baseadas em evidências que apoiem essas abordagens não medicamentosas.

Quando essas medidas não são suficientes, as primeiras opções farmacológicas são fludrocortisona (dose inicial de 0,1 mg/dia) ou o agonista alfa-adrenérgico midodrina, ou ambos. A midodrina tem ação mais curta, e a dose precisa cobrir os períodos vulneráveis (especialmente as primeiras horas da manhã) e não deve ser administrada depois das 18 horas; em geral, os pacientes precisam tomar doses de 2,5 a 10 mg, 3 vezes/dia. A droxidopa foi aprovada pela FDA em 2014 e tornou-se uma opção terapêutica adicional, com dose comumente titulada até alcançar o alvo de 100 a 600 mg, 3 vezes/dia. Retenção excessiva de líquidos e insuficiência cardíaca são preocupações com esse fármaco, especialmente em idosos. A anemia relativa agrava a HO. A piridostigmina, que melhora a transmissão neural nos gânglios autonômicos, aumenta mais a PA na posição ereta que em decúbito e é opção comum, embora não autorizada oficialmente (*off-label*), especialmente para pacientes com hipotensão em decúbito, que é uma preocupação persistente e controversa ainda não resolvida com o uso de fludrocortisona, midodrina e droxidopa. Nos casos típicos, a dose de piridostigmina é de 30 ou 60 mg a cada 6 a 8 horas. É necessário bom senso clínico para equilibrar as pressões necessárias à posição ereta e razoáveis na posição supina; esse equilíbrio é difícil nos casos graves. Existem muitas outras opções de segunda linha, que são eficazes em alguns casos quando os fármacos principais são ineficazes. Em muitos casos, também é necessário realizar tratamento simultâneo da disfunção urinária, dos distúrbios da motilidade gastrintestinal, da impotência e da disfunção secretomotora. Em pacientes com ASM, o estridor inspiratório pode resultar em traqueostomia, e a ventilação por pressão positiva noturna pode ser necessária para evitar apneia do sono.

Eschlböck et al. fizeram uma revisão baseada em evidências de tratamentos da HO neurogênica e pós-prandial com base na metodologia *Grading of Recommendations Assessment, Development, and Evaluation* (em tradução livre, Avaliação do Grau de Recomendações, Desenvolvimento e Análise). Fluidos, manobras, tratamentos de compressão e medicamentos foram considerados com base em todos os estudos publicados à disposição. A recomendação foi feita de acordo com a eficácia, os efeitos colaterais e a segurança, o que torna algumas conclusões controversas. O nível de evidência e a recomendação da midodrina foram altos. As evidências acerca da droxidopa são moderadas, mas a recomendação foi forte. Atualmente, esses dois agentes são os únicos aprovados pela FDA para tratamento da HO neurogênica. Em parte devido à ausência de estudos modernos exclusivos, as evidências e, assim, a recomendação, foram baixa para a fludrocortisona. A evidência mais forte para uma não medicação foi para uma cinta abdominal.

Os fatores agravantes são considerações importantes, de modo que o paciente e seu médico tomem as precauções apropriadas ou evitem determinadas situações (ver Tabela 116.2). Pacientes com HO tardia (3 a 15 minutos depois de levantar-se) ou situações desencadeantes específicas devem antecipar-se aos problemas que podem ocorrer. Pacientes com HO sintomática crônica podem aprender a reconhecer essas condições desencadeantes, mas frequentemente necessitam de instruções do médico. A OH crônica também acaba por melhorar a autorregulação cerebral e aumentar a tolerância relativa à PA baixa, mas acarreta uma faixa exígua entre o estado assintomático e a ocorrência de síncope.

NEUROPATIA SENSITIVA E AUTONÔMICA HEREDITÁRIA E DISAUTONOMIA FAMILIAR

Alguns distúrbios autonômicos começam em idade muito mais precoce que os que foram descritos até aqui, inclusive algumas doenças congênitas ou hereditárias infantis. Os distúrbios mais comuns e importantes estão descritos a seguir.

Disautonomia familiar (síndrome de Riley-Day)

A neuropatia sensitiva e autonômica hereditária tipo III, também conhecida como *disautonomia familiar* (DF), foi descrita primeiramente por Riley et al. em 1949 e é uma doença autossômica recessiva rara com penetrância completa e expressão variável. Quase todos os pacientes são descendentes de judeus do leste europeu (Asquenaze). A prevalência do estado de portador pode chegar a 1 em 25, enquanto a prevalência da doença era de 1 em 4.100 nascidos vivos. Entretanto, depois da disponibilização dos testes genéticos e da descoberta do gene responsável em 2001, a incidência dessa síndrome diminuiu drasticamente. Em 2009, foram diagnosticados apenas cinco casos novos de DF em todo o mundo. A doença não mostra predileção sexual nos portadores ou nos pacientes afetados. A síndrome afeta a sobrevivência e o desenvolvimento dos neurônios sensitivos, simpáticos e alguns parassimpáticos. Os sintomas autonômicos são proeminentes, e o crescimento somático geral também é afetado.

O gene responsável pela doença é o *ELP1* (proteína do complexo alongador 1; *elongator complex protein 1* em inglês), antes chamado de *IKBKAP* (proteína associada ao complexo κ-B-quinase I). Duas mutações desse gene foram implicadas na DF. A mutação principal é uma falha de *splicing*, que mostra expressão tecido-específica e causa *splicing* anormal do mRNA. A segunda mutação é menos frequente e consiste em uma mutação *missense*. O resultado final é uma proteína disfuncional e neuropatia sensitiva e autonômica congênita. O ensaio específico para as mutações do gene *IKBKAP/ELP1* facilitou a triagem dos portadores de DF entre a população de judeus Asquenaze. O diagnóstico pré-natal está disponível, e o diagnóstico genético pré-implantação também é possível aos casais em risco.

Essa doença pode ser diagnosticada no período neonatal; as manifestações clínicas tendem a piorar com a idade. Atualmente, a DF é classificada como neuropatia sensitiva e autonômica hereditária tipo III.

Manifestações clínicas

As anormalidades neurológicas detectadas no período neonatal são hipotonia muscular, redução ou abolição dos reflexos tendíneos profundos, reações corneais negativas, reflexo de Moro atenuado e choro e sucção débeis. A ponta da língua não tem papilas fungiformes e parece lisa. A deglutição descoordenada seguida de regurgitação pode causar aspiração e pneumonia. Alguns bebês precisam ser alimentados por sonda e ser submetidos a gastrostomia e fundoplicatura em razão do refluxo gastroesofágico. A inexistência de lágrimas abundantes, que pode ser normal nos primeiros 3 meses, persiste e torna-se manifestação clínica consistente. Também pode ocorrer ulceração da córnea.

Durante os primeiros 3 anos de vida, as crianças afetadas mostram atrasos dos marcos de desenvolvimento e crescimento físico, vômitos transitórios, transpiração e salivação excessivas, eritema em placas e episódios de apneia. Até um terço dos pacientes tem crises epilépticas nos primeiros anos de vida, geralmente associadas à febre ou à hipoxia. Menos de 10% dos pacientes desenvolvem epilepsia subsequente. Em geral, as crises de disautonomia começam depois dos 3 anos de idade e caracterizam-se por irritabilidade, automutilação, comportamento negativista, sudorese, taquicardia, hipertensão e instabilidade da temperatura; contudo, esses episódios têm algumas características em comum com as crises epilépticas autonômicas e, nos casos típicos, melhoram com antiepilépticos. Vômitos episódicos são frequentes e podem ser cíclicos, impondo a necessidade de internação hospitalar para estabilização por hidratação parenteral e sedação.

As crianças em idade escolar tendem a apresentar estatura baixa, marcha desajeitada e fala anasalada. O desempenho escolar pode ser baixo, comumente com 20 pontos ou mais abaixo dos irmãos normais no quociente de inteligência. Adultos com mais de 20 anos de idade geralmente têm deformidade na coluna. Os vômitos e as crises de disautonomia tendem a diminuir na adolescência, quando os sintomas mais frequentes são baixa tolerância aos esforços, coordenação geral deficiente, problemas emocionais e hipotensão postural. As síncopes vasovagais podem ocorrer aleatoriamente depois da micção ou durante a intubação laríngea para anestesia.

Há alta incidência de morte súbita. síncope e anormalidades eletrocardiográficas, inclusive assistolia, bradicardia, bloqueio atrioventricular e intervalo QT prolongado. A colocação de marca-passo para proteger os pacientes com DF não conseguiu evitar bradiarritmias fatais, mas reduziu a incidência de síncope.

Diagnóstico

O diagnóstico deve ser considerado quando houver sinais e sintomas clínicos específicos e descendência familiar dos judeus Asquenaze. O teste do gene da DF confirma o diagnóstico definitivo. As análises do DNA e a triagem genética da população de judeus Asquenaze são exequíveis. Quando os dois pais são portadores, diagnóstico pré-natal pode ser estabelecido pelo exame de uma amostra das vilosidades coriônicas (10ª à 11ª semana de gestação) ou por amniocentese (14ª à 17ª semana de gestação). O diagnóstico pré-implantação está disponível aos casais suscetíveis, que não desejem considerar a interrupção da gestação.

O teste intradérmico com fosfato de histamina pode ajudar a confirmar o diagnóstico. Normalmente, a injeção intradérmica de fosfato de histamina a 1:1.000 (0,03 a 0,05 mℓ) provoca dor e eritema. Dentro de alguns minutos, forma-se uma pápula central circundada por um "rubor axonal", que corresponde à zona de eritema medindo 2 a 6 cm de diâmetro. O rubor persiste por vários minutos. Em pacientes com disautonomia, a dor é muito menos intensa e não há ruborização axonal. Nos bebês, a concentração de histamina deve ser substituída por uma solução salina com histamina a 1:10.000.

Dados bioquímicos e patológicos

O produto proteico faz parte de um complexo alongador de seis proteínas chamado *IKAP*. A mutação diminui a produção da proteína IKAP e é provável que o aumento do nível do transcrito completo de IKBKAP tenha valor terapêutico. Os níveis plasmáticos de norepinefrina e dopamina estão acentuadamente elevados durante as crises de disautonomia.

Os resultados dos exames anatomopatológicos demonstram hipoplasia dos gânglios simpáticos cervicais com redução do volume e das contagens de neurônios. Os neurônios espinais pré-ganglionares simpáticos parecem estar reduzidos em tamanho e quantidade. Os pacientes têm deficiência de neurônios não mielinizados e de fibras de pequeno diâmetro. Os neurônios submucosos e os axônios sensitivos da língua estão reduzidos. As papilas gustativas são escassas, e as papilas circunvaladas são hipoplásicas.

Tratamento

As medidas preventivas e os tratamentos de suporte incluem a manutenção da umidade ocular para compensar a falta de produção de lágrimas, a fundoplicatura com gastrostomia para controlar os vômitos e o refluxo e o uso de benzodiazepínico e clonidina para tratar as crises de disautonomia.

O uso de sedação consciente profunda ou epidural como técnica anestésica foi recomendado nos procedimentos cirúrgicos para evitar intubação e as complicações potencialmente fatais da anestesia geral.

A HO é tratada da mesma maneira que nos adultos. O tratamento sintomático está indicado nas crises de disautonomia e consiste em líquidos parenterais, diazepam, sedação e antiemético. A reposição de hormônio do crescimento em determinados casos de DF pode promover o crescimento.

Os tocotrienóis podem aumentar a expressão do gene *IKBKAP* e elevar os níveis celulares funcionais da proteína IKAP e os níveis de monoaminoxidase A nas células e nos tecidos. A fosfatidilserina, um suplemento alimentar, e a pridopidina elevam os níveis de IKAP em células geradas de pacientes com DF e podem ter valor terapêutico. Outros agentes que corrigem o defeito de *splicing* para aumento dos níveis de proteínas funcionais estão sob investigação. A correção pós-natal do defeito de *splicing* em um modelo murino de DF, usando uma pequena molécula de cinetina, melhorou a função proprioceptiva dos animais.

Prognóstico

Existem casos relatados de sobrevivência longa, e mais de 40% dos pacientes sobrevivem além dos 20 anos de idade. Algumas mulheres com DF engravidaram e deram à luz bebês normais. Os óbitos dos bebês e das crianças podem ser atribuídos a pneumonia de aspiração, hemorragia gástrica ou desidratação. Um segundo grupo de casos fatais incide na faixa etária de 14 a 24 anos e é secundário às complicações pulmonares, à morte súbita no sono e à parada cardiorrespiratória. Atualmente, os pacientes mais velhos com essa doença estão na quinta e sexta décadas de vida.

Outros distúrbios autonômicos hereditários

Em 2013, pesquisadores descreveram uma nova doença causada por príons, que provoca diarreia e neuropatia sensitiva e autonômica hereditária associada a uma anomalia do gene *PRNP*. Nos casos típicos, os outros tipos de neuropatia sensitiva e autonômica hereditária ou, com frequência, uma simples neuropatia sensitiva hereditária, causam gangliopatia ou neuropatia sensitiva mais grave e geralmente são classificados em um grupo congênito independente.

AGRADECIMENTO

O autor gostaria de expressar sua gratidão ao Dr. Alan M. Aron por suas contribuições para a versão inicial da seção deste capítulo sobre distúrbios autonômicos hereditários.

LEITURA SUGERIDA

Neuropatias autonômicas aguda e subaguda

Arnold AC, Ng J, Raj SR. Postural tachycardia syndrome—diagnosis, physiology, and prognosis. *Auton Neurosci*. 2018;215:3-11.

Camdessanché JP, Antoine JC, Honnorat J, et al. Paraneoplastic peripheral neuropathy associated with anti-Hu antibodies. A clinical and electrophysiological study of 20 patients. *Brain*. 2002;125(pt 1):166-175.

Etienne M, Weimer LH. Immune-mediated autonomic neuropathies. *Curr Neurol Neurosci Rep*. 2006;6(1):57-64.

Gibbons CH, Vernino SA, Freeman R. Combined immunomodulatory therapy in autoimmune autonomic ganglionopathy. *Arch Neurol*. 2008;65:213-217.

Koike H, Atsuta N, Adachi H, et al. Clinicopathological features of acute autonomic and sensory neuropathy. *Brain*. 2010;133:2881-2896.

Lei LY, Chew DS, Sheldon RS, Raj SR. Evaluating and managing postural tachycardia syndrome. *Cleve Clin J Med*. 2019;86(5):333-344.

Lennon VA, Ermilov LG, Szurszewski JH, Vernino S. Immunization with neuronal nicotinic acetylcholine receptor induces neurological autoimmune disease. *J Clin Invest*. 2003;111:907-13.

Sandroni P, Vernino S, Klein CM, et al. Idiopathic autonomic neuropathy: comparison of cases seropositive and seronegative for ganglionic acetylcholine receptor antibody. *Arch Neurol*. 2004;61:44-48.

Shannon JR, Flattem NL, Jordan J, et al. Orthostatic intolerance and tachycardia associated with norepinephrine-transporter deficiency. *N Engl J Med*. 2000;342:541-549.

Suarez GA, Fealey RD, Camilleri M, Low PA. Idiopathic autonomic neuropathy: clinical, neurophysiologic, and follow-up studies on 27 patients. *Neurology*. 1994;44:1675-1682.

Vernino S, Low PA, Fealey RD, Stewart JD, Farrrugia G, Lennon VA. Autoantibodies to ganglionic acetylcholine receptors in autoimmune autonomic neuropathies. *N Engl J Med*. 2000;343:847-855.

Wallman D, Weinberg J, Hohler AD. Ehlers-Danlos syndrome and postural tachycardia syndrome: a relationship study. *J Neurol Sci*. 2014;340(1-2):99-102.

Young RR, Asbury AK, Corbett JL, Adams RB. Pure pan-dysautonomia with recovery. Description and discussion of diagnostic criteria. *Brain*. 1975;98:613-636.

Zochodne DW. Autonomic involvement in Guillain-Barré syndrome: a review. *Muscle Nerve*. 1994;17:1145-1155.

Neuropatia autonômica crônica, insuficiência autonômica central e hipotensão ortostática neurogênica

Benarroch EE. Postural tachycardia syndrome: a heterogeneous and multifactorial disorder. *Mayo Clin Proc*. 2012;87(12):1214-1225.

Cersosimo MG, Benarroch EE. Autonomic involvement in Parkinson's disease: pathology, pathophysiology, clinical features and possible peripheral biomarkers. *J Neurol Sci*. 2012;313:57-63.

Cruz MW. Tafamidis for autonomic neuropathy in hereditary transthyretin (ATTR) amyloidosis: a review. *Clin Auton Res*. 2019;29(suppl 1):19-24.

Eschlböck S, Wenning G, Fanciulli A. Evidence-based treatment of neurogenic orthostatic hypotension and related symptoms. *J Neural Transm (Vienna)*. 2017;124:1567-1605.

Ewing DJ, Campbell IW, Clarke BF. The natural history of diabetic autonomic neuropathy. *Q J Med*. 1980;49:95-108.

Freeman R. Clinical practice. Neurogenic orthostatic hypotension. *N Engl J Med*. 2008;358:615-624.

Freeman R, Wieling W, Axelrod FB, et al. Consensus statement on the definition of orthostatic hypotension, neurally mediated syncope and the postural tachycardia syndrome. *Auton Neurosci*. 2011;161:46-48.

Furness JB. The enteric nervous system and neurogastroenterology. *Nat Rev Gastroenterol Hepatol.* 2012;9:286-294.

Gerritsen J, Dekker JM, TenVoorde BJ, et al. Impaired autonomic function is associated with increased mortality, especially in subjects with diabetes, hypertension, or a history of cardiovascular disease: the Hoorn study. *Diabetes Care.* 2001;24:1793-1798.

Gilman S, Wenning GK, Low PA, et al. Second consensus statement on the diagnosis of multiple system atrophy. *Neurology.* 2008;71(9):670-676.

Goldstein DS, Holmes CS, Dendi R, Bruce SR, Li S-T. Orthostatic hypotension from sympathetic denervation in Parkinson's disease. *Neurology.* 2002;58:1247-1255.

González-Duarte A, Berk JL, Quan D, et al. Analysis of autonomic outcomes in APOLLO, a phase III trial of the RNAi therapeutic patisiran in patients with hereditary transthyretin-mediated amyloidosis. *J Neurol.* 2020;267(3):703-712.

Hague K, Lento P, Morgello S, Caro S, Kaufmann H. The distribution of Lewy bodies in pure autonomic failure: autopsy findings and review of the literature. *Acta Neuropathol.* 1997;94:192-196.

Kaufmann H, Freeman R, Biaggioni I, et al. Droxidopa for neurogenic orthostatic hypotension: a randomized, placebo-controlled, phase 3 trial. *Neurology.* 2014;83(4):328-335.

Klein CM, Vernino S, Lennon VA, et al. The spectrum of autoimmune autonomic neuropathies. *Ann Neurol.* 2003;53:752-758.

Magalhães M, Wenning GK, Daniel SE, Quinn NP. Autonomic dysfunction in pathologically confirmed multiple system atrophy and idiopathic Parkinson's disease—a retrospective comparison. *Acta Neurol Scand.* 1995;91:98-102.

Moon J, Kim DY, Byun JI, et al. Orthostatic intolerance symptoms are associated with depression and diminished quality of life in patients with postural tachycardia syndrome. *Health Qual Life Outcomes.* 2016;14(1):144.

Muppidi S, Vernino S. Autoimmune autonomic failure. *Handb Clin Neurol.* 2013;117:321-327.

Schroeder C, Vernino S, Birkenfeld AL, et al. Plasma exchange for primary autoimmune autonomic failure. *N Engl J Med.* 2005;353(15):1585-1590.

Shibao C, Grijalva CG, Raj SR, Biaggioni I, Griffin MR. Orthostatic hypotension-related hospitalizations in the United States. *Am J Med.* 2007;120:975-980.

Shy GM, Drager GA. A neurological syndrome associated with orthostatic hypotension: a clinical-pathologic study. *Arch Neurol.* 1960;2:511-527.

Stefanova N, Bücke P, Duerr S, Wenning K. Multiple system atrophy: an update. *Lancet Neurol.* 2009;8:1172-1178.

The Consensus Committee of the American Autonomic Society and the American Academy of Neurology. Consensus statement on the definition of orthostatic hypotension, pure autonomic failure, and multiple system atrophy. *Neurology.* 1996;46:1470.

Vagaonescu TD, Saadia D, Tuhrim S, Phillips RA, Kaufmann H. Hypertensive cardiovascular damage in patients with primary autonomic failure. *Lancet.* 2000;355:725-726.

Verbaan D, Marinus J, Visser M, van Rooden SM, Stiggelbout AM, van Hilten JJA. Patient-reported autonomic symptoms in Parkinson disease. *Neurology.* 2007;69(4):333-341.

Weimer LH, Zadeh P. Syncope and orthostatic intolerance. *Med Clin N Am.* 2009;93(2):427-449.

Wenning GK, Geser F, Krismer F, et al. The natural history of multiple system atrophy: a prospective European cohort study. *Lancet Neurol.* 2013;12:264-274.

Wu TY, Taylor JM, Kilfoyle DH, et al. Autonomic dysfunction is a major feature of cerebellar ataxia, neuropathy, vestibular areflexia 'CANVAS' syndrome. *Brain.* 2014;137(pt 10):2649-2656.

Neuropatias autonômicas hereditárias

Anderson SL, Coli R, Daly IW, et al. Familial dysautonomia is caused by mutations of the IKAP gene. *Am J Hum Genet.* 2001;68:753-758.

Anderson SL, Rubin BY. Tocotrienols reverse IKAP and monoamine oxidase deficiencies in familial dysautonomia. *Biochem Biophys Res Commun.* 2005;336(1):150-156.

Axelrod FB. Familial dysautonomia. *Muscle Nerve.* 2004;29:352-363.

Axelrod FB, Gold-von Simson G. Hereditary sensory and autonomic neuropathies: types II, III, and IV. *Orphanet J Rare Dis.* 2007;3:2-39.

Axelrod FB, Rolnitzky L, Gold von Simson G, Berlin D, Kaufmann H. A rating scale for the functional assessment of patients with familial dysautonomia (Riley Day syndrome). *J Pediatr.* 2012;161(6):1160-1165.

Blumenfeld A, Slaugenhaupt SA, Axelrod FB. Localization of the gene for familial dysautonomia on chromosome 9 and definition of DNA markers for genetic diagnosis. *Nat Genet.* 1993;4:160-164.

Couzin-Frankel J. Chasing a disease to the vanishing point. *Science.* 2010;328(5976):298-300.

Hims MM, Ibrahim EC, Leyne M, et al. Therapeutic potential and mechanism of kinetin as a treatment for the human splicing disease familial dysautonomia. *J Mol Med (Berl).* 2007;85(2):149-161.

Mead S, Gandhi S, Beck J, et al. A novel prion disease associated with diarrhea and autonomic neuropathy. *N Engl J Med.* 2013;369:1904-1914.

Morini E, Gao D, Montgomery CM, et al. ELP1 splicing correction reverses proprioceptive sensory loss in familial dysautonomia. *Am J Hum Genet.* 2019;104(4):638-650.

Norcliffe-Kaufmann L, Slaugenhaupt SA, Kaufmann H. Familial dysautonomia: history, genotype, phenotype and translational research. *Prog Neurobiol.* 2017;152:131-148.

Rechitsky S, Verlinsky O, Kuliev A, et al. Preimplantation genetic diagnosis for familial dysautonomia. *Reprod Biomed Online.* 2003;6(4):488-493.

Riley CM, Day RL, Greely DM, et al. Central autonomic dysfunction with defective lacrimation; report of five cases. *Pediatrics.* 1949;3:468-478.

Schwartzlow C, Kazamel M. Hereditary sensory and autonomic neuropathies: adding more to the classification. *Curr Neurol Neurosci Rep.* 2019;19(8):52.

Smith AA, Dancis J. Response to intradermal histamine in familial dysautonomia—a diagnostic test. *J Pediatr.* 1963;63:889-894.

Yannai S, Zonszain J, Donyo M, Ast G. Combinatorial treatment increases IKAP levels in human cells generated from familial dysautonomia patients. *PLoS One.* 2019;14(3):e0211602.

Hiperatividade Simpática Paroxística Depois de Lesão Cerebral Aguda

Sophie Samuel e Huimahn Alex Choi

PONTOS-CHAVE

1. A hiperatividade simpática paroxística (HSP) é uma síndrome associada a episódios de maior hiperatividade simpática após lesão cerebral aguda.
2. A HSP é caracterizada pelo início súbito de sintomas transitórios caracterizados por hipertermia, taquicardia, taquipneia, sudorese e alterações posturais motoras.
3. O distúrbio primário é a perda de conexão entre as vias corticais inibitórias e os centros do sistema nervoso autônomo no tronco encefálico.
4. HSP é diagnóstico de exclusão.

INTRODUÇÃO

A hiperatividade simpática paroxística (HSP) é uma síndrome de hiperativação fisiológica transitória que se evidencia por febre, sudorese, taquicardia, taquipneia, hipertensão e postura distônica. A síndrome foi descrita pela primeira vez em 1929 por Wilder Penfield, que identificou esse fenômeno como convulsão diencefálica, por acreditar ser de natureza epiléptica. Desde então, sem uma definição consensual clara, a síndrome tem recebido muitos nomes: instabilidade autonômica transitória, disautonomia, desregulação autonômica, disfunção autonômica central, instabilidade autonômica paroxística com distonia, "tempestade" simpática ou autonômica, crises de disautonomia. Em 2014, a International Brain Injury Association desenvolveu uma definição conceitual, criou um conjunto censitário de critérios diagnósticos para essa síndrome e propôs o nome HSP.

A HSP é um fenômeno pouco compreendido, mas, de modo geral, aceita-se que seja decorrente da perda de conexão no modelo de razão excitatório-inibitória (REI). A identificação de pacientes com esses sintomas é difícil. HSP é diagnóstico de exclusão, que requer o descarte de outras doenças com sintomas semelhantes. Ela pode começar repentinamente e estender-se por um curto período, mas seu tratamento também pode ser muito difícil se os sintomas forem persistentes. O diagnóstico tardio pode levar a exames e administração de medicamentos sem necessidade. Isso pode prolongar ainda mais a internação hospitalar, o que traz consequências potencialmente perigosas aos pacientes. Além disso, os sintomas não tratados podem causar disfunção múltipla de órgãos secundária às lesões cerebrais.

EPIDEMIOLOGIA

Por décadas, a inexistência de um critério diagnóstico unificado, a etiologia incerta e as numerosas causas diferentes de HSP prejudicaram o estudo da síndrome e geraram grandes diferenças nas estimativas de sua prevalência, entre 7,7 e 33%, em pacientes internados em unidades de tratamento intensivo (UTI), refletindo as diferenças entre as populações de pacientes, os critérios diagnósticos e o momento do diagnóstico. A estrutura diagnóstica recentemente proposta é uma tentativa de padronizar a abordagem e auxiliar o diagnóstico preciso e oportuno da HSP.

A síndrome pode se manifestar tanto em crianças quanto em adultos e afetar indivíduos de qualquer faixa etária e sexo. Os principais fatores de risco do desenvolvimento de HSP depois de uma lesão cerebral aguda são gravidade do dano cerebral inicial, idade jovem e sexo masculino. Poucas condições predispõem ao desenvolvimento de HSP; as mais comuns são traumatismo cranioencefálico (79,4%), seguido por hipoxia cerebral (9,7%) e acidente vascular encefálico (5,4%). Embora traumatismo cranioencefálico possa ser a causa da maioria dos casos, pacientes com outras doenças podem realmente estar mais sujeitos à HSP. Por exemplo, encefalite associada ao receptor de N-metil-D-aspartato caracteriza-se por uma síndrome semelhante à HSP, que é grave e difícil de tratar.

BIOPATOLOGIA

A primeira teoria de que a síndrome é de natureza epiléptica mostrou-se inconsistente devido às evidências clínicas e experimentais. A maioria dos autores acredita que a HSP seja causada por uma desconexão funcional, que resulta na ativação descompensada dos sistemas do tronco encefálico que controlam o sistema nervoso autonômico. As regiões cerebrais implicadas variam do córtex cerebral ao hipotálamo anterior, ao bulbo e às suas conexões. Independentemente da localização da lesão, o processo final comum é um desequilíbrio da atividade adrenérgica.

O modelo de REI é usado para explicar a fisiopatologia da HSP e leva em consideração a natureza hiper-reativa e hipersensível das reações aos estímulos normais. Os eferentes autonômicos situados no nível da medula espinal são modulados no nível central por um equilíbrio entre os estímulos simpáticos e parassimpáticos provenientes dos núcleos do tronco encefálico localizados mais acima. Os aferentes originados da medula espinal podem modular esse equilíbrio em resposta aos estímulos derivados do ambiente. O modelo REI propõe que os estímulos aferentes originados da medula tenham tendência alodínica, normalmente controlada pela atividade inibitória tônica originada dos centros diencefálicos. A lesão desses centros inibitórios ou de seus processos inibitórios distais ao mesencéfalo libera a inibição da tendência alodínica. Quando o ciclo de inibição tônica é suprimido, estabelece-se um sistema de *feedback* positivo, que resulta em hiperatividade simpática a quaisquer estímulos aferentes. Esse modelo explica como um estímulo normalmente inofensivo pode transformar-se em um estímulo nocivo associado a uma resposta simpática descontrolada.

Exames de imagem demonstraram que a lesão das estruturas cerebrais profundas, substância branca periventricular, corpo caloso, diencéfalo ou tronco encefálico pode estar associada ao desenvolvimento de HSP. Essa síndrome está associada a maior número de lesões no mesencéfalo e no segmento superior da ponte, em comparação com a quantidade de lesões do córtex cerebral, subcórtex, corpo caloso e diencéfalo. Lesões diencefálicas bilaterais também foram relacionadas com HSP associada a encefalopatia hipoxicoisquêmica. A evidência fornecida pelos exames de imagem, que demonstram lesões das estruturas do tronco encefálico, enfatiza a importância das regiões diencefálicas e mesencefálica na fisiopatologia da HSP.

DIAGNÓSTICO

Manifestações clínicas

A HSP se manifesta de maneira abrupta em episódios cíclicos, espontânea ou em resposta a estímulos externos. Os sintomas geralmente são percebidos pela primeira vez quando os pacientes são retirados da sedação intravenosa contínua e começam a despertar. A apresentação clínica da HSP define a síndrome: aumentos transitórios da frequência cardíaca, pressão arterial, frequência respiratória, febre, sudorese, algumas vezes com dilatação pupilar e hiperatividade motora evidenciada por postura anormal e movimentos distônicos. A duração de cada episódio de agravamento pode estender-se por minutos a horas e podem ocorrer várias vezes por dia ou, nos casos refratários, quase ininterruptamente. Em alguns casos, pode ser difícil diferenciar entre HSP e abstinência de opioides ou agitação associada à respiração artificial. Essa síndrome pode persistir durante a fase de reabilitação e estender-se por semanas a meses depois da lesão. Nos casos graves, a HSP persiste por 1 ano.

A superposição dos sintomas de HSP com outras sequelas neurológicas da lesão cerebral aguda dificulta o diagnóstico, que pode ser estabelecido apenas depois de excluir outras causas para os sintomas. A suspeita clínica e o exame detalhado são extremamente importantes à detecção da HSP. Infecções, sepse, dor, abstinência de opioides e crises epilépticas são diagnósticos que têm apresentações clínicas semelhantes e precisam ser excluídos para estabelecer o diagnóstico de HSP.

Critérios diagnósticos

Recentemente, foi desenvolvido um critério diagnóstico de consenso. A medida de avaliação da hiperatividade simpática paroxística (PSH-AM; do inglês, *paroxysmal sympathetic hyperactivity–assessment measure*) é composta por duas ferramentas: Escala de Características Clínicas (CFS; do inglês, *Clinical Feature Scale*) e Ferramenta de Probabilidade Diagnóstica (DLT; do inglês, *Diagnostic Likelihood Tool*). A CFS consiste em um sistema de pontuação de 0 a 3 para diferentes faixas nas categorias de frequência cardíaca, frequência respiratória, pressão arterial sistólica, temperatura, gravidade da sudorese e gravidade da postura motora. O valor mais alto do dia de cada categoria é contabilizado. A pontuação total da CFS pode variar de 0 a 18, em que 0 indica ausência de sintomas semelhantes a HSP e 18 indica que o paciente apresenta sintomas semelhantes a HSP mais graves para aquele dia (Tabela 117.1).

Antes, os diversos critérios diagnósticos propostos se sobrepunham significativamente em seus termos descritivos; não havia consenso quanto aos aspectos específicos como evolução temporal, gravidade, número de episódios. A DLT visa abordar essas dúvidas e excluir outros possíveis diagnósticos. Essa ferramenta tem 11 critérios diferentes focados no momento dos sintomas, número de episódios por dia, número de dias consecutivos em que o paciente apresenta sintomas semelhantes a HSP, medicação administrada em decorrência das características simpáticas, outros diagnósticos diferenciais e outras possíveis causas para as características. A pontuação total da DLT pode variar de 0 a 11, em que 11 representa a maior probabilidade de diagnóstico de HSP (ver Tabela 117.1).

Tabela 117.1 Medida de avaliação da hiperatividade simpática paroxística (PSH-AM).

Escala de características clínicas (CFS)

	0	1	2	3	Pontuação
Frequência cardíaca	< 100	100 a 119	120 a 139	≥ 140	
Frequência respiratória	< 18	18 a 23	24 a 29	≥ 30	
Pressão arterial sistólica	< 140	140 a 159	160 a 179	≥ 180	
Temperatura	< 37	37 a 37,9	38 a 38,9	≥ 39,0	
Sudorese	Nula	Branda	Moderada	Grave	
Alteração de postura durante os episódios	Nula	Branda	Moderada	Grave	

Gravidade das características clínicas		
	Nula	0
	Branda	1 a 6
	Moderada	7 a 12
	Grave	≥ 13

Ferramenta de probabilidade diagnóstica (DLT)

- ❑ As características clínicas ocorrem simultaneamente
- ❑ Os episódios são de natureza paroxística
- ❑ Reatividade simpática excessiva a estímulos normalmente não dolorosos
- ❑ As características persistem por ≥ 3 dias consecutivos
- ❑ As características persistem ≥ 2 semanas após a lesão cerebral
- ❑ As características persistem apesar do tratamento de outros diagnósticos diferenciais
- ❑ Administração de medicamentos para diminuir as características
- ❑ ≥ 2 episódios por dia
- ❑ Ausência de características parassimpáticas durante os episódios
- ❑ Ausência de outra possível causa para as características
- ❑ Histórico de lesão cerebral adquirida

Pontuação DLT: 1 ponto para cada característica presente

Probabilidade de diagnóstico de HSP (combinação de pontuações CFS e DLT)

- Improvável < 8
- Possível 8 a 16
- Provável ≥ 17

HSP, hiperatividade simpática paroxística. (Adaptada de Baguley IJ, Perkes IE, Fernandez-Ortega JF, Rabinstein AA, Dolce G, Hendricks HT; and Consensus Working Group. Paroxysmal sympathetic hyperactivity after acquired brain injury: consensus on conceptual definition, nomenclature, and diagnostic criteria. J Neurotrauma. 2014;31[17]:1515-1520.)

Nos casos típicos, a HSP tende a ser desencadeada por estímulos externos mínimos como toque, mobilização passiva (virar o corpo, movimentar os membros e tomar banho) ou aspiração do tubo endotraqueal. Esse elemento de hiper-reatividade (resposta alodínica) pode ser uma característica útil ao estabelecimento do diagnóstico. A maioria desses sintomas foi incorporada aos novos critérios diagnósticos.

Embora a HSP possa ocorrer logo após a lesão, por ser um diagnóstico de exclusão, a recomendação atual é monitorar os pacientes por um período mínimo de 14 dias. A pontuação final de probabilidade de diagnóstico HSP é calculada pela adição das pontuações em CFS e DLT de cada dia. Ao calcular a pontuação média dos 14 dias de internação, os pacientes podem ser categorizados em "Improvável" (pontuação < 8), "Possível" (pontuação entre 8 e 16) ou "Provável" (pontuação ≥ 17) (ver Tabela 117.1).

Pacientes com altos escores de PSH-AM são identificados como tendo sintomas graves de HSP. No entanto, é improvável que pacientes com sintomas leves a moderados tenham probabilidade de HSP na ausência de PSH-AM. A Figura 117.1 sugere um algoritmo terapêutico.

TRATAMENTO

O controle clínico eficaz da HSP requer uma combinação de tratamento farmacológico e medidas não farmacológicas. Os estudos acerca das estratégias para tratamento da HSP são

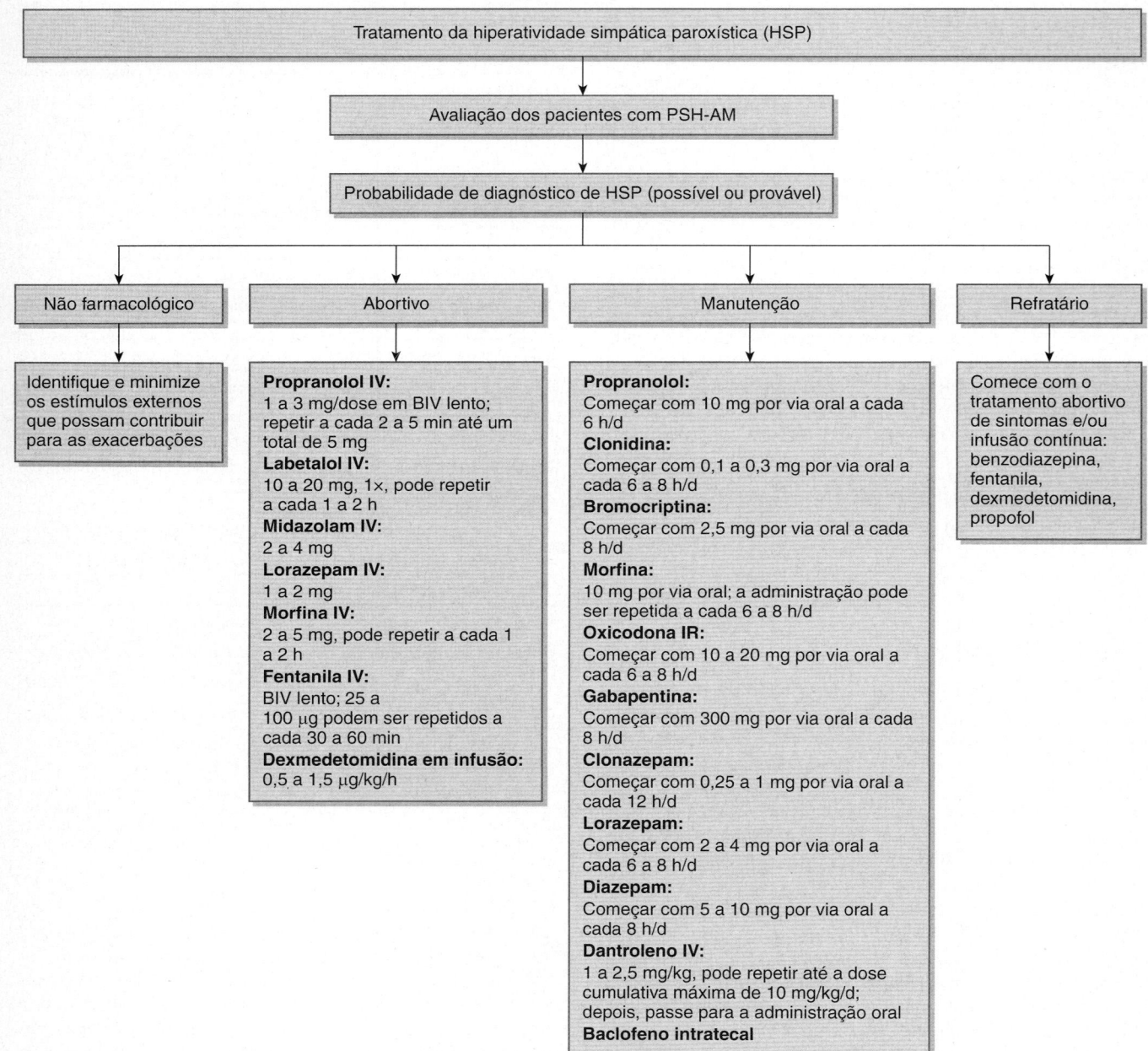

FIGURA 117.1 A combinação de medicamentos de diferentes classes provavelmente é a abordagem mais eficaz no tratamento da hiperatividade simpática paroxística. BIV, bólus intravenoso; IR, liberação imediata; IV, via intravenosa; PSH-AM, medida de avaliação da hiperatividade simpática paroxística.

limitados e não há evidências de nível 1 para orientar o manejo da doença. A maioria dos estudos que examinam o tratamento da HSP é de natureza anedótica, orientada basicamente por relatos de casos, séries de casos e experiência pessoal com a utilização de diferentes fármacos e abordagens terapêuticas. O tratamento tem como objetivo primordial o controle dos sintomas. Os fármacos usados no tratamento clínico da HSP são: opioides, betabloqueadores, agonistas de dopamina, α_2-agonistas, ácido γ-aminobutírico (agentes GABAérgicos), benzodiazepínicos, gabapentina e relaxantes musculares (Tabela 117.2). Os mecanismos pelos quais esses fármacos melhoram os sintomas da HSP são especulativos.

O objetivo do tratamento é otimizar o controle dos sintomas e, ao mesmo tempo, atenuar os efeitos adversos. O tratamento deve ter como foco inicialmente as medidas não farmacológicas. Os estímulos que podem desencadear episódios agudos de exacerbação devem ser identificados e reduzidos. Como os pacientes geralmente não conseguem se comunicar, esse processo pode ser difícil, mas é uma etapa inicial importante. O tratamento farmacológico da HSP consiste em três intervenções terapêuticas: manutenção, supressão dos sintomas e tratamento dos sintomas refratários (ver Figura 117.1).

Quando ocorre um paroxismo de hiperatividade, os fármacos supressivos estão indicados para controlar os episódios de "escape" pontuais. Esses fármacos têm início de ação rápido e meia-vida curta. Os alvos dos fármacos supressivos dependem dos sintomas predominantes: controlar hipertermia com antipiréticos, agitação com sedativos e hipertensão com anti-hipertensivos. Morfina, outros opioides e benzodiazepínicos de ação curta são as primeiras opções de tratamento para essa indicação. A dose do fármaco deve ser titulada até obter alívio dos sintomas e é limitada pelos efeitos colaterais potenciais, principalmente sedação, depressão respiratória e hipotensão. Os fármacos com meias-vidas curtas devem ser usados no tratamento supressivo de modo a atenuar os efeitos indesejáveis. Quando a frequência dos episódios de hiperatividade aumenta, os fármacos de manutenção devem ser ajustados de acordo com a necessidade. É importante ressaltar que, depois de controlar a frequência dos episódios de exacerbação, os fármacos de manutenção devem ter suas doses drasticamente reduzidas para m[...] o nível de consciência do paciente.

Os fármacos de primeira linha para tra[...] tenção incluem os que têm menos ação se[...] frequência e intensidade das exacerbações. [...] betabloqueadores não seletivos, α_2-agonistas, bromocriptina, baclofeno, gabapentina, opioides e benzodiazepínicos de ação prolongada (p. ex., clonazepam). O propranolol, um betabloqueador não seletivo competitivo, é o fármaco ideal para controlar os sintomas da HSP em razão de seu mecanismo de ação e controle amplo dos sintomas com sedação mínima. Além de seus efeitos cardiovasculares, o propranolol reduz a reação de hipertermia à lesão cerebral. A clonidina, um agonista dos receptores α_2 pré-sinápticos, é útil para controlar a hipertensão e a taquicardia. Como a elevação da pressão arterial causada pela excitação do sistema nervoso simpático é uma das principais manifestações clínicas da HSP, a clonidina geralmente é eficaz. Morfina é um agonista potente dos receptores opioides μ. Além das propriedades analgésicas da morfina, seus efeitos colinérgicos e suas ações na liberação de histamina fazem dela uma boa opção para o tratamento da taquicardia e hipertensão. A morfina é o fármaco mais comumente usado e pode ser administrada no esquema de manutenção e como tratamento supressivo dos episódios de exacerbação, que ocorrem apesar do tratamento. A bromocriptina é um agonista de dopamina sintético, mas o mecanismo responsável pela regressão dos sintomas como hiper-reflexia e disautonomia não está esclarecido. O baclofeno, um agonista do receptor do $GABA_B$, está indicado para tratar a espasticidade associada à HSP e melhorar a mobilidade. O efeito benéfico consiste em reduzir a quantidade e a gravidade dos espasmos e, desse modo, atenuar a dor, o clônus e a rigidez muscular associados. Os benzodiazepínicos são agonistas dos receptores $GABA_A$ e são úteis para controlar sintomas como atividade motora, taquicardia e hipertensão. O problema dos benzodiazepínicos é a possibilidade de agravar a disfunção neurológica do cérebro recém-lesionado. O clonazepam (um benzodiazepínico de ação prolongada) é útil ao tratamento de manutenção para reduzir a frequência dos episódios de agravamento. A gabapentina, um análogo do GABA, foi desenvolvida originalmente como antiepiléptico. Entretanto, ela pode ser

Tabela 117.2 Fármacos usados para tratar hiperatividade simpática paroxística.

Fármaco	Local de ação	Mecanismo proposto	Sintomas tratados
Baclofeno	Central	Agonista $GABA_B$	Dor, clônus, rigidez
Benzodiazepínicos	Central	Agonista $GABA_A$	Agitação, hipertensão, taquicardia, postura distônica
Bromocriptina	Central, no hipotálamo	Agonista de dopamina	Distonia, febre, postura distônica
Clonidina	Central; deprime a atividade simpática	Agonista do receptor α_2	Agitação, hipertensão, taquicardia
Dantroleno	Periférica	Relaxante da musculatura esquelética de ação direta	Rigidez muscular, postura distônica
Dexmedetomidina	Central; reduz a atividade simpática	Agonista do receptor α_2	Agitação, hipertensão, taquicardia
Gabapentina	Central	Agonista do GABA	Espasticidade, resposta alodínica
Opioides	Central; núcleos vagais bulbares e ação periférica	Agonista do receptor opioide μ	Hipertensão, taquicardia, resposta alodínica
Propofol	Central	Agonista $GABA_A$	Agitação, hipertensão, taquicardia
Propranolol	Periférica; reduz os efeitos das catecolaminas	Betabloqueador não seletivo	Hipertensão, taquicardia, febre

GABA, ácido γ-aminobutírico.

...útil ao tratamento das neuropatias dolorosas, espasticidade ...emor. A gabapentina é mais útil como fármaco adjuvante, ...orque tem menos ação sedativa que os benzodiazepínicos. O dantroleno atua diretamente nos músculos esqueléticos, reduzindo a intensidade das contrações por sua interferência na liberação do íon cálcio pelo retículo sarcoplasmático, e pode ser usado nos pacientes com distonia grave ou posturas distônicas persistentes. O dantroleno pode ser eficaz para atenuar as posturas distônicas, mas o risco de causar efeitos hepatotóxicos limita seu uso.

Por fim, alguns indivíduos desenvolvem HSP resistente ao tratamento, quando os sintomas não melhoram com as modalidades terapêuticas intermitentes isoladas e podem levar o paciente à morte. Nesses casos, são necessárias infusões intravenosas contínuas de benzodiazepínicos, opioides, dexmedetomidina ou propofol. Em alguns casos, os antipiréticos com ou sem dispositivos de controle da temperatura são necessários à estabilização rigorosa da temperatura. Além das infusões contínuas de opioides (morfina, fentanila) e benzodiazepínicos, pode-se administrar dexmedetomidina (um agonista dos receptores α_2) em infusão intravenosa contínua, principalmente por seus efeitos sedativos. Considerando seus efeitos benéficos na frequência cardíaca, pressão arterial e agitação, a dexmedetomidina é uma opção útil ao tratamento intravenoso. Quando os sintomas não são controlados com outros fármacos, o propofol (um anestésico geral) pode ser usado. Contudo, os efeitos adversos desse fármaco limitam seu uso apenas nos casos graves; o propofol pode ser administrado apenas com monitoramento rigoroso na unidade de tratamento intensivo. Ao contrário da dexmedetomidina, os pacientes tratados com propofol necessitam de suporte com respirador artificial. Quando as posturas distônicas persistem, a infusão intratecal de baclofeno pode ser eficaz. As preocupações com o uso das infusões intratecais incluem o risco elevado de extravasamento de líquido cefalorraquidiano e infecção, além de falhas mecânicas do cateter ou da bomba de infusão. Antagonistas de dopamina, como clorpromazina e haloperidol, devem ser evitados, porque existem relatos de que agravem os déficits cognitivos e causem psicose e síndrome neuroléptica maligna.

PROGNÓSTICO

Embora ainda existam controvérsias quanto aos fatores de risco e à fisiopatologia, seus impactos no prognóstico clínico são desconhecidos. Os pacientes com HSP têm escores prognósticos de Glasgow mais baixos e variáveis funcionais independentes piores que os demais pacientes sem essa síndrome. Além disso, os pacientes com HSP têm internações mais longas na unidade de tratamento intensivo, internações hospitalares mais prolongadas, necessidade de respiração artificial por mais tempo, episódios mais frequentes de infecção, mais tempo em traqueostomia e custos hospitalares mais altos. Os mecanismos de como o PSH causa piores resultados são multifatoriais. Os sintomas e seu tratamento prolongam o tempo em respirador artificial, resultando em mais traqueostomias e internações mais longas. A HSP tem impacto direto nos efeitos nocivos da hipertermia depois de uma lesão cerebral, que foi associada a prognóstico mais desfavorável dessa condição. Além disso, a influência do sistema nervoso autônomo e seus efeitos na inflamação foram estudados em outros estados patológicos e pode ser muito atuante nos pacientes com lesão cerebral aguda. O sistema nervoso autônomo desregulado tem efeitos na reação inflamatória descontrolada e causa lesão cerebral secundária. O desenvolvimento de um consenso sobre a definição conceitual, a nomenclatura e os critérios diagnósticos é promissor e abrirá caminho para a melhor compreensão da doença.

LEITURA SUGERIDA

Baguley IJ. The excitatory:inhibitory ratio model (EIR model): an integrative explanation of acute autonomic overactivity syndromes. *Med Hypotheses.* 2008;70:26-35.

Baguley IJ, Heriseanu RE, Gurka JA, Nordenbo A, Cameron ID. Gabapentin in the management of dysautonomia following severe traumatic brain injury: a case series. *J Neurol Neurosurg Psychiatry.* 2007;78:539-541.

Baguley IJ, Nott MT, Slewa-Younan S, Heriseanu RE, Perkes IE. Diagnosing dysautonomia after acute traumatic brain injury: evidence for overresponsiveness to afferent stimuli. *Arch Phys Med Rehabil.* 2009;90:580-586.

Baguley IJ, Perkes IE, Fernandez-Ortega JF, Rabinstein AA, Dolce G, Hendricks HT; and Consensus Working Group. Paroxysmal sympathetic hyperactivity after acquired brain injury: consensus on conceptual definition, nomenclature, and diagnostic criteria. *J Neurotrauma.* 2014;31(17):1515-1520.

Chioléro RL, Breitenstein E, Thorin D, et al. Effects of propranolol on resting metabolic rate after severe head injury. *Crit Care Med.* 1989;17:328-334.

Fernández-Ortega JF, Prieto-Palomino MA, Garcia-Caballero M, Galeas-Lopez JL, Quesada-García G, Baguley IJ. Paroxysmal sympathetic hyperactivity after traumatic brain injury: clinical and prognostic implications. *J Neurotrauma.* 2012;29:1364-1370.

Fernández-Ortega JF, Prieto-Palomino MA, Quesada-García G, Barrueco-Francioni J. Findings in the magnetic resonance of paroxysmal sympathetic hyperactivity. *J Neurotrauma.* 2011;28:1327-1328.

Hinderer SR, Lehmann JF, Price R, White O, deLateur BJ, Deitz J. Spasticity in spinal cord injured persons: quantitative effects of baclofen and placebo treatments. *Am J Phys Med Rehabil.* 1990;69:311-317.

Ko S-B, Kim CK, Lee S-H, Bae H-J, Yoon B-W. Morphine-sensitive paroxysmal sympathetic storm in pontine intracerebral hemorrhage. *Neurologist.* 2010;16:384-385.

Lv L-Q, Hou L-J, Yu M-K, et al. Prognostic influence and magnetic resonance imaging findings in paroxysmal sympathetic hyperactivity after severe traumatic brain injury. *J Neurotrauma.* 2010;27:1945-1950.

Lv L-Q, Hou L-J, Yu M-K, et al. Risk factors related to dysautonomia after severe traumatic brain injury. *J Trauma.* 2011;71:538-542.

Payen D, Quintin L, Plaisance P, Chiron B, Lhoste F. Head injury: clonidine decreases plasma catecholamines. *Crit Care Med.* 1990;18:392-395.

Penfield W. Diencephalic autonomic epilepsy. *Arch NeurPsych.* 1929;22:358-374.

Perkes I, Baguley IJ, Nott MT, Menon DK. A review of paroxysmal sympathetic hyperactivity after acquired brain injury. *Ann Neurol.* 2010;68:126-135.

Perkes IE, Menon DK, Nott MT, Baguley IJ. Paroxysmal sympathetic hyperactivity after acquired brain injury: a review of diagnostic criteria. *Brain Inj.* 2011;25:925-932.

Pranzatelli MR, Pavlakis SG, Gould RJ, De Vivo DC. Hypothalamic-midbrain dysregulation syndrome: hypertension, hyperthermia, hyperventilation, and decerebration. *J Child Neurol.* 1991;6:115-122.

Rossitch E Jr, Bullard DE. The autonomic dysfunction syndrome: aetiology and treatment. *Br J Neurosurg.* 1988;2:471-478.

Russo RN, O'Flaherty S. Bromocriptine for the management of autonomic dysfunction after severe traumatic brain injury. *J Paediatr Child Health.* 2000;36:283-285.

Samuel S, Lee M, Brown RJ, Choi HA, Baguley IJ. Incidence of paroxysmal sympathetic hyperactivity following traumatic brain injury using assessment tools. *Brain Inj.* 2018;32(9):1115-1121.

Srinivasan S, Lim CCT, Thirugnanam U. Paroxysmal autonomic instability with dystonia. *Clin Auton Res.* 2007;17:378-381.

Distúrbios do Sono 118

Andrew J. Westwood e Carl W. Bazil

PONTOS-CHAVE

1. O sono é composto por quatro estágios, N1 (5%), N2 (45%), N3 (25%) e movimento ocular rápido (REM) (25%). O ciclo desses estágios compreende o ritmo ultradiano.

2. A maior parte do sono REM ocorre no último terço da noite.

3. Os núcleos pré-ópticos ventrolaterais e medianos são ativos durante o sono e liberam ácido γ-aminobutírico e galanina para inibição dos neurônios do sistema ascendente de vigília.

4. Os indivíduos com sintomas de insônia que relatam sonolência diurna devem ser avaliados para detecção de outras causas além do distúrbio de insônia.

5. A apneia obstrutiva do sono pode mimetizar muitos distúrbios do sono e deve ser considerada no diagnóstico diferencial de doenças como narcolepsia ou transtorno comportamental do sono REM.

6. Sonolência e ronco nem sempre são observados na apneia obstrutiva do sono.

7. Os indivíduos com narcolepsia apresentam sonolência e sintomas como alucinações hípnicas, paralisia do sono, fragmentação do sono noturno e cataplexia. Os cochilos geralmente são restauradores, e sonhos vívidos podem ocorrer em cochilos breves.

8. Os indivíduos com síndrome da fase tardia do sono tendem a ser refratários aos sedativos hipnóticos, relatam estar mais acordados à noite e podem adormecer sempre mais tarde que o desejado.

9. Os adultos com parassonias não REM, como o sonambulismo, podem ter alguma lembrança dos eventos ocorridos à noite e ser erroneamente diagnosticados como comportamento de encenação do sonho.

10. O transtorno de comportamento REM pode ser um pródromo de neurodegeneração, principalmente de sinucleinopatias, como a demência por corpos de Lewy.

INTRODUÇÃO

O sono e seus distúrbios são comumente desconsiderados como causa ou fator agravante de disfunção neurológica. A atividade neuronal e as redes neurais envolvidas são diferentes em cada estágio do sono (sem movimentos oculares rápidos [NREM, do inglês *non-rapid eye movement*] e com movimentos oculares rápidos [REM, do inglês *rapid eye movement*]), em comparação com a atividade do cérebro normal no estado vígil. Por essa razão, o estudo do sono e seus transtornos oferece oportunidades singulares de entender a fisiologia cerebral e seu impacto nas funções cotidianas. O sono está envolvido na regulação das funções endócrinas e autonômicas e é necessário à aprendizagem e à memória, áreas cuja complexidade e relações com o sono apenas começaram a ser elucidadas.

Este capítulo começa com uma descrição sucinta do sono normal e seu impacto nas funções do organismo. Em seguida, apresentamos uma revisão dos distúrbios do sono, com atenção especial para seu impacto nas doenças neurológicas. Os exames diagnósticos dos distúrbios do sono estão descritos no Capítulo 30.

FISIOLOGIA DO SONO NORMAL

Sono é um processo ativo que envolve várias redes neuronais diferentes e basicamente se expressa como um estado com funções fisiológicas alteradas. Frequência cardíaca, pressão arterial, trocas de gases, função gastrintestinal, secreção hormonal e até mesmo a função renal são alteradas durante o sono. A finalidade exata do sono ainda não está clara, mas há evidências consideráveis de associações essenciais com a função imune, memória, aprendizagem, conservação de energia e eliminação de toxinas.

O sono é subdividido em estágios com base em três parâmetros: eletroencefalografia (EEG), movimentos oculares ou eletro-oculografia e tônus muscular avaliado por eletromiografia (EMG) do músculo mentual. A classificação arbitrária dos registros em 30 segundos (ou períodos) divide o processo em estado vígil, três estágios de sono NREM (estágios N1, N2 e N3) e um estágio de sono REM (estágio R).

O estado vígil (estágio W, do inglês *wakefulness*) é identificado por um ritmo de base de frequência rápida e voltagem baixa no EEG, tônus muscular aumentado e movimentos oculares rápidos (REMs). O *estágio N1* caracteriza-se por EEG com frequência variada e voltagem baixa e movimentos oculares circulares lentos. A reatividade aos estímulos exteriores é reduzida e as funções mentais podem ocorrer, embora a um ritmo mais lento. O *estágio N2* consiste em um ritmo de base com voltagem baixa a moderada e fusos do sono (sequências de atividade de 12 a 16 Hz, que se estendem por 0,5 a 2 segundos) e complexos K (descargas breves com voltagem elevada e uma deflexão negativa inicial seguida de um componente positivo). O *sono de ondas lentas* (*estágio N3*) consiste em frequências delta de amplitude elevada (0 a 2 Hz), que ocupam 20% ou mais do período. Durante esse sono mais profundo, as frequências cardíaca e respiratória diminuem e são regulares. Com o sono NREM, a EMG mental tônica tem amplitude moderadamente elevada, embora menor que no estado vígil quieto (Figura 118.1).

O padrão do EEG durante o sono REM (estágio R) consiste em atividade com frequência variada e voltagem baixa, e é

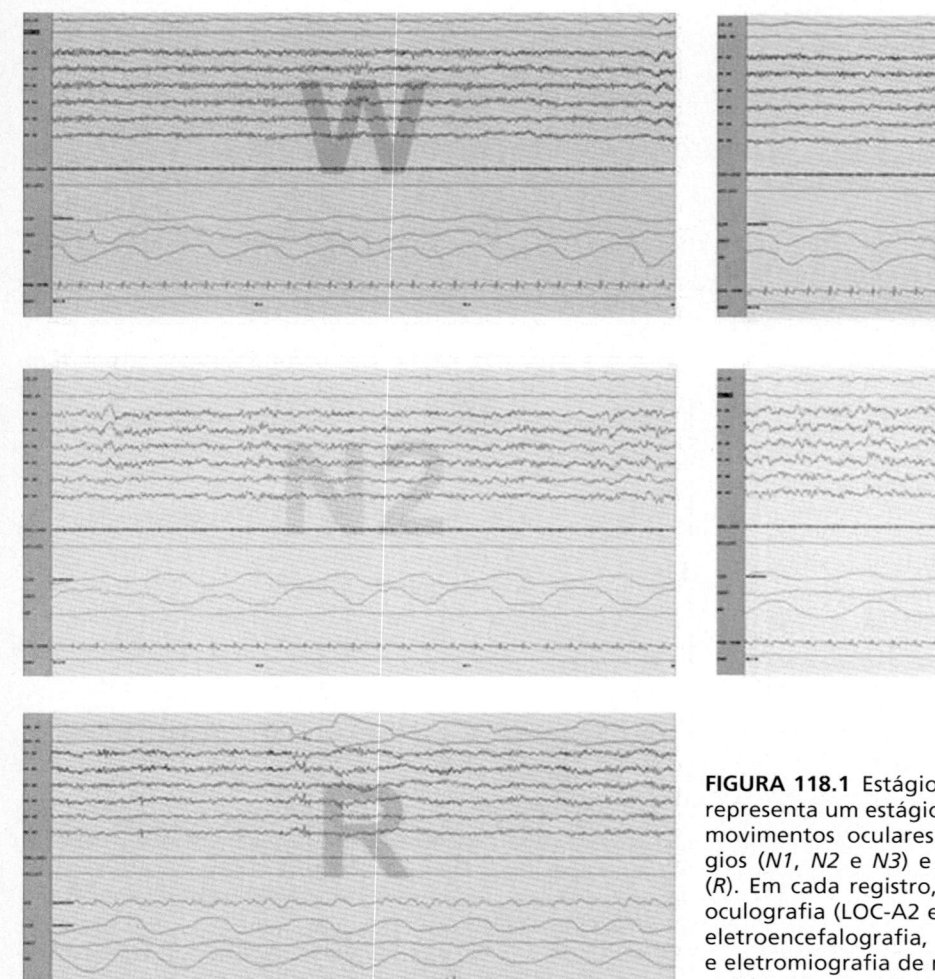

FIGURA 118.1 Estágios do sono. Cada registro de 30 segundos representa um estágio diferente do sono. Vigília (*W*), sono sem movimentos oculares rápidos (NREM) dividido em três estágios (*N1*, *N2* e *N3*) e sono com movimentos oculares rápidos (*R*). Em cada registro, os dois canais superiores são de eletro-oculografia (LOC-A2 e ROC-A1); os seis canais seguintes são de eletroencefalografia, seguidos por eletromiografia do queixo e eletromiografia de membro inferior (LAT1-LAT2), respiração, movimentos torácicos e abdominais, eletrocardiograma e saturação de oxigênio.

semelhante à do estágio N1. Ondas triangulares de 3 a 6 Hz com amplitude moderadamente elevada, também conhecidas como *ondas serrilhadas*, aparecem intermitentemente e são singulares ao sono REM. Também ocorrem sequências intermitentes de movimentos conjugados rápidos dos olhos. A atividade tônica da EMG mentual não é detectável ou está acentuadamente reduzida, e as descargas musculares fásicas ocorrem a intervalos irregulares. A atividade eletromiográfica reduzida é um reflexo da paralisia muscular resultante da inibição ativa da atividade muscular. Durante o sono REM, picos de atividade simpática e parassimpática são evidenciados pelas variações mais amplas das frequências cardíaca e respiratória. Esse estágio também está associado à criação mental vívida, mas a imaginação visual pode ocorrer em todos os estágios do sono. Quando ocorrem no sono NREM profundo, as imagens oníricas geralmente são fragmentadas e podem estar associadas a fenômenos como sensação de estar caindo.

Durante uma noite normal, o sono consiste em ciclos repetidos. Dentro de cada ciclo de 90 a 120 minutos, o sono NREM alterna com o sono REM. Nos casos típicos, os adultos saudáveis normais adormecem dentro de 10 minutos e passam pela sequência dos estágios N1 a N3, mas depois voltam ao sono do estágio N2. Em seguida, o primeiro período de sono REM ocorre dentro de 70 a 100 minutos depois de adormecer. O primeiro período de sono REM geralmente é o mais curto (cerca de 10 minutos). Esse padrão de sono NREM e REM repete-se três a cinco vezes durante uma noite de sono normal. Nos casos típicos, a maioria dos episódios de sono do estágio N3 ocorre nos primeiros dois ciclos de sono, enquanto os períodos de sono REM aumentam em duração e intensidade de atividade REM à medida que a noite avança. Contudo, o sono do estágio N2 é o mais comum e geralmente constitui 50% de uma noite de sono normal. Nos adultos normais, o estado vígil representa cerca de 5% da noite. No período total de sono, o estágio N3 e o sono REM geralmente constituem 25% cada, enquanto o estágio N1 representa cerca de 5% (Figura 118.2).

NEUROANATOMIA E NEUROQUÍMICA DO SONO

Evidências de lesões em animais sugerem que os neurotransmissores rápidos glutamato e ácido γ-aminobutírico (GABA) formam o centro respectivo dos processos de vigília e sono que são modulados por sistemas monoaminérgicos e colinérgicos. O sistema de excitação ascendente tem duas vias principais: a colinérgica e o grupo de núcleos monoaminérgicos. Os neurônios glutamatérgicos parabraquiais e pedunculopontinos suprem

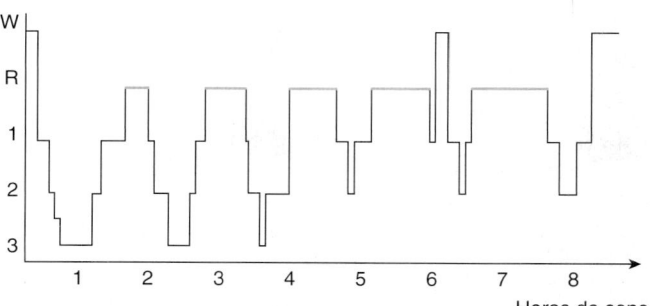

FIGURA 118.2 Hipnograma. Representação gráfica dos estágios do sono em função do tempo. Esse hipnograma demonstra a arquitetura do sono normal, no qual a maioria do sono de ondas lentas ocorre no primeiro terço da noite, a maioria do sono de movimentos oculares rápidos (REM) no último terço da noite, e as durações do sono REM aumentam progressivamente.

o prosencéfalo basal que, por sua vez, envia projeções para o núcleo reticular do tálamo. As vias monoaminérgicas passam pelo hipotálamo lateral e prosencéfalo basal até alcançarem o córtex, inibindo o tálamo por meio da transmissão GABA, o que permite a transmissão talamocortical.

A vigília é inibida pelo GABA dos núcleos pré-ópticos ventrolaterais e medianos. À medida que um indivíduo fica acordado, a pressão pelo sono aumenta (resultado do acúmulo de adenosina) até que ocorra a transição para o sono. Há inibição recíproca entre as vias de vigília e sono, o que possibilita a estabilidade de um estado e evita a mudança entre a vigília e o sono. Isso foi comparado a um "interruptor", em razão do antagonismo mútuo entre os estados.

Durante o sono, as ondas cerebrais começam a desacelerar e formam complexos K e fusos do sono. Durante o estágio N3, em que há predominância de ondas delta, a sincronia neuronal cortical é facilitada e isso pode estar relacionado com o estabelecimento de novas sinapses. Contudo, o sono REM representa uma ativação dos neurônios colinérgicos do tegmento dorsal da ponte, que depois excita os neurônios responsáveis pela atonia, pelos movimentos oculares rápidos, pelo aumento da taxa metabólica basal, pela supressão termorreguladora e por outras características do sono REM. O sono REM é inibido pela ativação da rafe dorsal e do *locus* cerúleo. Uma rede de neurônios situados do mesencéfalo hipotalâmico e no tálamo parece regular a alternância cíclica do sono REM.

A hipocretina – assim denominada porque é estruturalmente semelhante à secretina intestinal – parece estabilizar a capacidade de manter-se desperto. Essa substância também passou a ser conhecida como *orexina* depois de ser descoberta simultaneamente por outro grupo; seu nome originou-se de sua capacidade de estimular a ingestão alimentar (do grego *orexis*, que significa "apetite").

Ao longo de todo o período de 24 horas de um dia, o corpo humano apresenta uma sinfonia de variações endócrinas e metabólicas, que são programadas de modo a melhorar o desempenho durante o estado vígil e promover o rejuvenescimento de qualidade durante o sono. Como evoluímos em um planeta que gira a cada 24 horas, desenvolvemos um delicado ciclo neuroquímico antecipatório que prepara o corpo para os estados de vigília-sono subsequentes. Esse ciclo circadiano dura aproximadamente 1 dia, conforme sugere o significado do termo grego *circadiano*. Algumas funções corporais, inclusive temperatura do corpo, hormônios plasmáticos e urinários, funções renais, parâmetros de desempenho psíquico e organização interna dos estágios do sono, participam desse ritmo circadiano. Os seres humanos têm um ritmo circadiano de cerca de 24,3 horas, que é controlado pelo marca-passo intrínseco do núcleo supraquiasmático. Esse núcleo é influenciado pelos indícios temporais externos, de modo a sincronizar o relógio corporal com o mundo exterior, inclusive luz forte, atividade, refeições e interações sociais. A evidência da importância dos ritmos circadianos provém de estudos dos desvios de fase agudos, como os que ocorrem depois de uma descompensação horária (*jet lag*) ou durante o trabalho em turnos. Como nosso relógio interno tem ciclos de mais de 24 horas, a adaptação é mais lenta depois de um voo na direção leste (avanço de fase) que de um voo na direção oeste (atraso de fase).

DISTÚRBIOS ESPECÍFICOS DO SONO

Quase todos os pacientes com transtornos do sistema nervoso central (SNC) estão mais sujeitos a desenvolver distúrbios do sono, que podem ser consequência direta ou efeito secundário da doença neurológica. Os distúrbios do sono podem agravar os sintomas da doença neurológica coexistente e comprometer a qualidade de vida. Neste capítulo, descrevemos alguns distúrbios do sono. A *insônia familiar fatal* (uma doença causada por príons) está descrita no Capítulo 55. Os transtornos de cefaleia associada ao sono e as síndromes epilépticas também são considerados em seus capítulos respectivos.

Insônia

Os *sintomas* de insônia podem consistir em dificuldade de adormecer (insônia do início do sono), de manter-se adormecido (insônia da manutenção do sono), ambas, acordar muito cedo, ou em um tipo de sono que não é reparador ou restaurador. Os sintomas evidenciados durante o dia incluem fadiga excessiva (cansaço físico), desempenho baixo ou oscilações emocionais. A maioria das pessoas tem noites nas quais não consegue adormecer ou é difícil manter o sono, geralmente em consequência de uma resposta de alerta gerada por um estresse agudo; isto é uma reação normal do cérebro e não é considerado insônia, contanto que regrida rapidamente.

A confusão geralmente é causada pelo uso do termo *insônia* para descrever os sintomas e uma doença em si. O *transtorno* de insônia é um diagnóstico de exclusão e é subjetivo, sem necessidade de evidências objetivas. De modo geral, os pacientes com transtorno de insônia não relatam sonolência diurna (embora possam se queixar de fadiga); outros distúrbios do sono devem ser considerados em indivíduos com sonolência.

Diagnóstico

No passado, o transtorno de insônia era classificado em primário ou secundário, mas era difícil diferenciá-los com certeza. Atualmente, o transtorno de insônia é subdividido em *curta duração*, *crônico* ou *outros tipos* (Evidência de nível 1).[1]

A insônia de curta duração estende-se por menos de 3 meses e pode estar diretamente relacionada com eventos recentes, problemas psicológicos ou alterações repentinas de alguma doença clínica. Nos casos típicos, há um fator desencadeante detectável, do qual o indivíduo consegue se lembrar. Os pacientes podem queixar-se de problemas de sono em menos de 3 dias por semana, mas isso acarreta insatisfação geral com a qualidade de seu sono. Isso também pode levar o indivíduo a exagerar, dizendo que pode nunca mais voltar a dormir. A prevalência da insônia de curta duração no intervalo de 1 ano fica em torno de 20% dos adultos de uma população em geral. Os transtornos do ritmo circadiano devem ser considerados simuladores de insônia. Com a síndrome de atraso dos estágios do sono, os pacientes geralmente se queixam de que não conseguem adormecer antes de altas horas da noite e, porque têm compromissos de manhã cedo, precisam interromper seu sono, resultando em privação de sono. Despertar nas primeiras horas da madrugada sugere a possibilidade de atraso dos estágios do sono quando o paciente adormece nas primeiras horas da manhã. O álcool também caracteristicamente causa esse sintoma.

A insônia crônica, que se estende por mais de 3 meses e ocorre em 3 dias ou mais da semana, geralmente é atribuída a diversos fatores. Esses fatores podem ser divididos em predisponentes, desencadeantes e perpetuadores, ressaltando a patogenia da insônia como um processo contínuo. As características que predispõem um indivíduo à insônia são sexo feminino, idade avançada, transtorno psiquiátrico ou doenças clínicas crônicas, nível socioeconômico baixo, escolaridade baixa, natureza obsessivo-compulsiva, estratégias precárias de superação e hiperalerta (Tabela 118.1). De modo geral, os indivíduos com transtorno de insônia não são sonolentos e relatam incapacidade de dormir em qualquer circunstância.

A insônia pode ser desencadeada por alterações súbitas do ambiente ou do corpo e da mente. Essas alterações podem ocorrer na forma de uma doença clínica aguda, problemas psicológicos ou psiquiátricos, mudanças de turno ou modificações da prescrição de fármacos ou suplementos. Depois que a insônia começa, os pacientes adotam comportamentos ou rituais que a perpetuam. Eles podem adquirir hábitos insalubres que se estendem durante o dia ou a noite e incluem ingestão de grandes quantidades de álcool ou cafeína; assistir TV, trabalhar ou jogar *videogames* na cama; ou até mesmo ingerir alimentos ou praticar exercícios durante o período normal de sono. Esses pacientes podem ficar dependentes de certas substâncias hipnogênicas. Alguns desenvolvem o hábito de não dormir no quarto e podem sentir medo de ir para cama. Essas associações e expectativas negativas quanto a dormir mal geram ansiedade relacionada com o sono. O complexo sintomático da insônia pode indicar algum transtorno relacionado com a falência primária do mecanismo do sono, ou outra condição na qual o problema de sono é causado por alguma outra doença. Pacientes com apneia obstrutiva do sono, síndrome das pernas inquietas e até mesmo narcolepsia podem queixar-se de insônia. Os diários do sono, que registram as horas de deitar e acordar, podem ajudar a determinar as associações possíveis com problemas de horário ou ritmo circadiano. A percepção do que é sono adequado é um fator importante à avaliação da queixa de insônia.

Alguns pacientes podem exagerar seus sintomas, enquanto outros podem não perceber que não dormem. Esses indivíduos demonstraram parâmetros fisiológicos normais do sono, mas não percebem que dormiram. Essa condição é conhecida como *percepção equivocada do estado de sono* ou *insônia paradoxal*.

Os sintomas de insônia também podem ser causados por doenças clínicas ou neurológicas. Anormalidades de praticamente qualquer sistema do corpo podem alterar o sono. Pacientes com doenças que afetam o sistema nervoso, coração, fígado, rins, trato gastrintestinal ou pulmões comumente se queixam de sintomas de insônia. O desconforto musculoesquelético (p. ex., artrite ou outras doenças reumáticas) pode piorar com períodos de repouso. A dor causada pelas neuropatias de encarceramento (p. ex., síndrome do túnel do carpo) geralmente pioram à noite, enquanto as cefaleias em salvas ou a dor associada à hipertensão intracraniana ou às lesões cerebrais tumorais podem tornar-se mais intensas durante o sono. Quase todos os transtornos psiquiátricos têm alguma relação com distúrbios do sono. Pacientes com depressão ou transtornos de ansiedade podem começar com insônia anos antes da apresentação de um componente afetivo. Embora ainda exista controvérsia quanto a uma relação causal, a associação é inequívoca. Os sintomas de insônia também podem prenunciar o início de psicoses ou mania. Os sintomas de insônia podem ser desencadeados por muitos medicamentos e, às vezes, o ajuste do momento de administração pode ser benéfico.

Tratamento

O tratamento do transtorno de insônia deve ter como objetivos melhorar os sintomas e evitar comportamentos inadaptativos. O tratamento das doenças neurológicas e psiquiátricas deve ser ajustado e também é necessário instituir uma abordagem multidimensional, que leve em consideração os comportamentos, as atitudes psicológicas e a neuroquímica subjacente potencial do paciente. A terapia cognitivo-comportamental da insônia, que consiste em restrição do sono, relaxamento, controle dos estímulos e higiene do sono (ver Tabela 118.1), oferece uma intervenção terapêutica robusta. A terapia cognitivo-comportamental para a insônia é a abordagem terapêutica mais eficaz para insônia a longo prazo e, se disponível, deve ser oferecida como primeira linha para o transtorno de insônia crônica. Essa terapia é cada vez mais oferecida como livros de autoajuda e *websites*. O uso da acupuntura para tratar insônia ainda é controverso, em razão da inexistência de consistência metodológica nos estudos (Evidência de nível 1).[2]

Também existem algumas substâncias hipnogênicas seguras e eficazes, que podem ser utilizadas principalmente nos casos de transtorno de insônia de curta duração, de modo a ajuda a restaurar os padrões de sono normais e reverter as associações negativas com a hora de dormir e o ambiente do quarto. Essas substâncias diferem basicamente quanto à meia-vida: o zaleplon (5 a 20 mg) tem ação muito curta, o zolpidem (5 a 10 mg) tem ação curta e a eszopiclona (1 a 3 mg) tem ação mais longa (por isso, é mais útil para tratar as insônias

Tabela 118.1 Os princípios de higiene do sono constituem a base de uma boa noite de sono.

Princípios de boa higiene do sono

- Estabelecer horários regulares para dormir
- Acordar regularmente no mesmo horário
- Regular a quantidade de sono obtido a cada noite
- Praticar exercícios diária e regularmente (em especial, aeróbios), mas não no final do dia
- Dormir em ambiente confortável, tranquilo e fresco
- Evitar bebidas cafeinadas e outros estimulantes (inclusive fumo), especialmente perto da hora de dormir
- Evitar álcool 3 h antes de deitar para dormir
- Evitar fármacos hipnóticos
- Fazer algo para relaxar antes de deitar para dormir
- Usar o quarto apenas para dormir ou atividade sexual

de manutenção do sono). O ramelteon (8 mg) é um agonista da melatonina, que também tem ação hipnótica suave. O suvorexanto (5 a 20 mg) é o primeiro antagonista de orexina duplo não seletivo. Recentemente, o lemborexant (5 a 10 mg) recebeu aprovação da Food and Drug Administration (FDA) dos EUA. Quando esses fármacos são ineficazes, as alternativas são benzodiazepínicos e antidepressivos sedativos. Em geral, os benzodiazepínicos de ação curta são preferíveis para evitar sedação durante o dia, embora os benzodiazepínicos de ação mais longa possam ser úteis quando o paciente também tem ansiedade. Alguns fármacos são usados fora de suas indicações aprovadas (off-label) para tratar insônia, principalmente quando também há outros sintomas que possam ser tratados simultaneamente, inclusive cefaleias ou depressão. Alguns fármacos usados comumente para tratar insônia não foram aprovados pela FDA americana, porque não foram utilizados por pacientes com insônia nessa indicação específica. As substâncias que promovem o estado de alerta devem ser evitadas na medida do possível, e outros fármacos devem ser prescritos para tratar uma doença específica. O objetivo do tratamento com qualquer agente hipnótico deve ser ajudar a recuperar os padrões normais de sono e, a seguir, eliminar, de maneira lenta e planejada, o medicamento (Tabela 118.2).

Quando um indivíduo tem menos sono que o que geralmente se considera normal, as pessoas à sua volta podem ficar preocupadas. Alguns indivíduos são *dormidores breves* e precisam de menos de 6 horas de sono, mas não se queixam de problemas de sono/vigília e, por essa razão, não têm insônia propriamente dita – não apresentam prejuízo diurno. Outros podem passar horas excessivas no leito. Esse padrão pode ocorrer, por exemplo, entre os pais que gastam muito tempo para fazer seus filhos dormir, mas a criança tem atividade normal. Alguns adultos são *dormidores longos* e necessitam de 10 horas ou mais de sono para funcionar sem sinais de privação de sono. Embora seja frustrante para os pacientes, essa condição é mais bem tratada por períodos mais longos de sono, contanto que não seja detectada alguma outra causa de sono ineficaz.

Hipersonias

Sonolência é definida como propensão a adormecer. Fadiga, por outro lado, está relacionada à exaustão física e/ou mental, mas não provoca sono. A sonolência é uma sensação normal, à medida que se aproxima um período de sono típico, mas a sonolência excessiva ocorre quando o indivíduo adormece em horas ou circunstâncias inadequadas. A sonolência excessiva pode ocorrer em graus progressivos. Com a sonolência branda, o paciente tem apenas dificuldades leves como adormecer enquanto lê um livro. Contudo, os graus mais acentuados de sonolência podem estar associados a episódios de sono irreversível ou ataques de sono, que interferem com as atividades como dirigir, conversar ou ingerir uma refeição. Esse grau de sonolência coloca o paciente em risco significativo de acidentes e tem impacto significativo no bem-estar pessoal. Antes de firmar esse diagnóstico, a sonolência excessiva deve ter ocorrido por 3 meses no mínimo.

Os médicos sempre devem perguntar aos pacientes com hipersonia se eles têm sinais de privação de sono, distúrbios do sono ou outras causas clínicas ou psiquiátricas em potencial. Privação de sono é a causa mais comum de sonolência. As informações sobre hábitos de sono, horários durante a semana e nos finais de semana e ambiente comumente revelam outros fatores contribuintes importantes. A sonolência excessiva pode ser causada por grande variedade de doenças clínicas e fármacos. Pacientes com insuficiência cardíaca, hepática ou renal, ou doenças reumáticas ou endócrinas como hipotireoidismo e diabetes, podem referir sonolência e fadiga. As doenças neurológicas como acidentes vasculares encefálicos (AVE), tumores, doenças desmielinizantes, epilepsia e traumatismo

Tabela 118.2 Relação dos fármacos aprovados atualmente pela FDA americana para tratar insônia.*

	Fármacos aprovados pela FDA para tratar insônia			
Classe	Fármaco	Dose (mg)	Meia-vida (h)	Comentários
Agonistas não benzodiazepínicos dos receptores de benzodiazepínicos (ANBRB)	Zaleplon	5 a 20	1	–
	Zolpidem	5 (mulheres) 5 a 10 (homens)	1,4 a 3,6	Disponível em preparações oral, *spray* oral e sublingual
	Zolpidem ER	6,25 a 12,5	1,4 a 3,6	As mulheres metabolizam zolpidem a uma taxa menor que os homens
	Eszopiclona	1 a 3	5 a 7	–
Antagonista da orexina	Suvorexanto	5 a 20	8 a 14	Não use em pacientes com narcolepsia
	Lemborexant	5 a 10	17 a 19	
Benzodiazepínicos	Estazolam	0,5 a 2	10 a 24	
	Flurazepam	15 a 30	47 a 100	–
	Quazepam	7,5 a 15	47 a 100	–
	Temazepam	7,5 a 30	8 a 20	
	Triazolam	0,0625 a 0,125	1,5 a 5,5	–
Antidepressivos tricíclicos	Doxepina	3 a 6	8 a 24	Aprovada apenas nas formulações de 3 e 6 mg em doses baixas
Agonista seletivo do receptor de melatonina	Ramelteon	8	8	–

*Muitos outros são usados de forma extrabula (*off-label*). FDA, Food and Drug Administration.

craniano podem causar sonolência excessiva. Em muitos casos, sonolência é o sintoma principal de alguns distúrbios do sono (Tabela 118.3). Pacientes com apneia do sono, narcolepsia, síndrome das pernas inquietas ou movimentos periódicos dos membros, ou até mesmo parassonias podem ter sonolência diurna excessiva como queixa principal. Desse modo, o médico deve interrogar o paciente com mais cuidado, de modo a esclarecer as causas possíveis.

Cerca de 2% dos homens e 1,5% das mulheres referem dormir por 10 horas no mínimo durante a noite e são descritos como *dormidores longos* (nas crianças, esse limite é de 2 horas a mais que os dados normativos específicos por idade). O período de sono adicional é passado nos estágios N2 e REM, em comparação com as demais pessoas. Contanto que esses indivíduos durmam suficientemente antes do exame, o teste de latência múltipla do sono (TLMS) é normal.

Narcolepsia

Narcolepsia é um transtorno neurológico incurável, que se caracteriza por uma tétrade de (1) sonolência diurna excessiva, (2) cataplexia, (3) paralisia do sono e (4) alucinações hipnagógicas. Nos casos típicos, os pacientes com narcolepsia também têm fragmentação do sono noturno.

Epidemiologia

As estimativas de prevalência variam de 2 a 10 por 100 mil habitantes dos EUA e da Europa. Essa condição é cerca de cinco vezes mais prevalente no Japão e a incidência é de apenas 1 por 500 mil em Israel. Nos casos típicos, os sintomas da narcolepsia começam entre as idades de 10 e 30 anos, embora existam casos publicados de pacientes com apenas 2 anos e até 76 anos de idade. Os homens e as mulheres são igualmente afetados. Aparentemente, há uma distribuição bimodal com picos na adolescência e em torno dos 35 anos.

Tabela 118.3 Diagnóstico diferencial da sonolência diurna excessiva.

- Síndrome do sono insuficiente
- Síndromes de apneia do sono
- Narcolepsia
- Hipersonia idiopática
- Doença desmielinizante
- Infecções
- Sarcoidose
- Doenças neurodegenerativas
- Tumores do hipotálamo ou mesencéfalo rostral
- Doenças metabólicas (p. ex., hipotireoidismo, insuficiência pancreática) insuficiência renal, encefalopatia hepática
- Fármacos (p. ex., antidepressivos, hipnóticos e anti-histamínicos)
- Abstinência de estimulantes
- Síndrome dos movimentos periódicos dos membros
- Distúrbios do ritmo circadiano
- Depressão

Características clínicas

Os sintomas progridem gradativamente ao longo de vários anos, mas quando estão plenamente desenvolvidos, geralmente há apenas variações discretas em sua gravidade. Em muitos casos, a sonolência é subestimada ou parece estar relacionada com outras causas, e o diagnóstico pode ser postergado por anos ou mesmo décadas. Como acumulação de peso e depressão são outras causas comuns de sonolência diurna excessiva em indivíduos que antes dormiam bem, esses fatores devem ser considerados.

Diagnóstico

A narcolepsia de tipo 1 está baseada no resultado anormal de um TLMS (descrito no Capítulo 30) e/ou dosagem da concentração de hipocretina-1 no líquido cefalorraquidiano (LCR) com imunorreatividade inferior a 110 pg/mℓ. Quando os níveis de hipocretina-1 estão abaixo de 110 pg/mℓ, o paciente pode não ter cataplexia. Dez por cento dos pacientes com cataplexia não têm níveis de hipocretina-1 abaixo desse limite e, atualmente, são classificados no grupo da narcolepsia tipo 2. A narcolepsia tipo 2 é diagnosticada quando o paciente tem resultado anormal no TLMS mas não apresenta cataplexia, ou as dosagens de hipocretina-1 no LCR estão abaixo de 110 pg/mℓ (ou não foram obtidas). Na 5ª edição do *Manual Diagnóstico e Estatístico de Transtornos Mentais* (DSM-5), narcolepsia sem cataplexia é classificada como *hipersonia primária*.

A narcolepsia foi associada a vários subtipos de antígenos leucocitários humanos (HLAs). O subtipo *DQB1*0602* é encontrado isoladamente nos afrodescendentes e em combinação com o *DR2/DRB1*1501* nos caucasoides e asiáticos. A maioria dos pacientes com narcolepsia tipo 1 tem *DQB1*0602*, mas esse subtipo também é encontrado em 12 a 38% da população em geral. O risco de desenvolver narcolepsia tipo 1 entre os parentes de primeiro grau é de cerca de 1 a 2%.

A identificação do gene da hipocretina-orexina e dos seus receptores nos modelos de camundongos e seres humanos revelou que a narcolepsia tipo 1 está associada à perda dos neurônios que produzem hipocretina-orexina no hipotálamo lateral. O nível de hipocretina-orexina no LCR pode estar baixo nos pacientes com cataplexia. O cérebro dos pacientes com narcolepsia mostra perda dos neurônios que produzem hipocretina-orexina. Essa perda dos neurônios que produzem hipocretina-orexina parece permitir a oscilação rápida entre os estados de sono e vigília.

Narcolepsia

A *narcolepsia* é um distúrbio da estabilidade entre sono e vigília. Os pacientes têm episódios de sono irresistível durante a vigília e acordam frequentemente durante o sono. A intrusão de fragmentos de sono REM no estado vígil é mais evidente quando há outros sintomas como cataplexia, paralisia do sono e alucinações hipnagógicas.

Em geral, sonolência diurna é o primeiro e mais importante dos sintomas referidos pelo paciente, mas as crianças podem ser hiperativas na tentativa de lutar contra o sono. Os pacientes comumente se queixam de ataques de sono irresistível, que ocorrem em ocasiões inapropriadas – por exemplo, enquanto conversam, dirigem ou comem. Em alguns casos, os cochilos breves são reparadores. O sintoma de sonolência diurna excessiva é incapacitante e, em muitos casos, causa problemas pessoais, sociais e financeiros.

Cataplexia

A *cataplexia* consiste no início súbito de paralisia ou fraqueza dos músculos voluntários, sem alteração do nível de consciência; nos casos típicos, esse sintoma é desencadeado por emoções fortes. Os episódios de cataplexia podem ser desencadeados por brincadeira ou peça, surpresa, raiva, medo ou atividades atléticas. Esses episódios estendem-se por alguns segundos a minutos e os pacientes guardam lembrança vívida de todo o evento, sem qualquer confusão ou déficits pós-ictais. Episódios mais duradouros podem ocorrer quando o paciente está prestes a dormir. A gravidade da cataplexia é variada. Alguns pacientes têm apenas dois ou três episódios ao longo de toda a vida, enquanto outros têm vários por dia. Entre esses dois extremos, há uma faixa ampla de gravidade. A cataplexia pode ser parcial e afetar apenas alguns músculos; alguns exemplos comuns são: disartria, queda da cabeça, face e pálpebras, e deformação discreta dos joelhos. As crises generalizadas graves afetam todos os músculos esqueléticos (exceto os músculos respiratórios) e causam colapso. Em geral, o início do ataque de cataplexia demora alguns segundos, com movimentos breves de recuperação parcial do tônus muscular no início. O exame do paciente durante um ataque de cataplexia detecta paralisia com hipotonia difusa, abolição dos reflexos tendíneos profundos, reflexos corneais reduzidos, reatividade pupilar preservada e abalos musculares fásicos com preservação da consciência. Indivíduos com cataplexia parcial podem apresentar reflexos preservados. Os abalos musculares fásicos podem ocorrer isoladamente ou com abalos repetitivos e são detectados mais comumente na face. A maioria dos episódios dura apenas alguns segundos a 1 minuto, mas os ataques graves podem estender-se por vários minutos. A interrupção súbita do tratamento com antidepressivos pode causar um estado catapléctico. Nos casos típicos, a cataplexia começa depois da sonolência diurna excessiva, que geralmente começou 5 anos antes, quando está presente.

A combinação de sonolência diurna excessiva e cataplexia quase sempre está relacionada com a narcolepsia. Em casos raros, a cataplexia pode ser detectada como um sintoma isolado, sugerindo doença neurológica coexistente. A cataplexia foi descrita em pacientes com doenças desmielinizantes, AVE e doença de Niemann-Pick tipo C. O relato de fatores desencadeantes emocionais bem definidos diferencia a cataplexia de outras condições como hipotensão, insuficiência vertebrobasilar e o grupo de doenças neuromusculares que comprovadamente causam paralisia periódica. Os distúrbios autoimunes ou paraneoplásicos associados aos anticorpos antiaquaporina 4 ou anti-Ma2, assim como distrofia miotônica, parkinsonismo e traumatismo craniano grave, também podem causar narcolepsia.

Paralisia do sono

Paralisia do sono é uma paralisia generalizada dos músculos voluntários que ocorre quando o indivíduo entra ou sai de um período de sono. Esses episódios podem incluir a sensação de estar sendo perseguido ou em perigo iminente. O terror associado aos episódios pode ser lembrado pelo paciente anos depois. Os episódios são interrompidos por algum estímulo tátil. A paralisia associada ao evento parece resultar da mesma inibição motora que ocorre durante o sono REM. Paralisia do sono sem narcolepsia pode ocorrer isoladamente nos indivíduos saudáveis privados de sono, mas também é comum nos pacientes deprimidos. A prevalência de um único episódio de paralisia do sono foi estimada entre 15 e 40% da população geral. O diagnóstico diferencial da paralisia do sono deve incluir cataplexia, crises epilépticas atônicas e síndromes de paralisia periódica familiar.

Alucinações hípnicas

As *alucinações hípnicas* são imagens oníricas vívidas, que ocorrem no início de um período de sono (hipnagógicas) ou quando o indivíduo acorda (hipnopômpicas). Esses episódios incluem alucinações visuais, auditivas ou somatossensoriais simples ou complexas. Em geral, os pacientes estão conscientes do seu ambiente e podem ter dificuldade de diferenciar as alucinações da realidade. As alucinações podem ser relativamente agradáveis ou aterrorizantes. Os pacientes podem ter uma sensação de leveza, queda ou voo, ou experiências de sair do próprio corpo, que algumas vezes terminam com um abalo repentino (abalo hípnico). As alucinações hípnicas estão associadas mais provavelmente aos processos dissociativos do SNC, que ocorrem durante o sonho do sono REM. Nos indivíduos normais, essas alucinações podem ser desencadeadas por privação de sono, fármacos e álcool. Nos casos típicos, as alucinações estão associadas à paralisia do sono em 25 a 75% dos casos.

Tratamento

O tratamento atual da sonolência associada à narcolepsia consiste em administrar fármacos estimulantes/promotores de vigília, adotar modificações comportamentais e/ou usar γ-hidroxibutirato (6 a 9 g). Os estimulantes podem ser classificados em anfetamínicos e não anfetamínicos. Modafinila (100 a 200 mg), armodafinila (enantiômero R da modafinila; 150 a 250 mg) e solrianfetol (75 a 150 mg) são fármacos que acentuam o estado de vigília, mas são química e farmacologicamente diferentes dos estimulantes anfetamínicos (Evidência de nível 1).[3] O pitolisant (17,8 a 35,6 mg) é um agonista inverso e antagonista de H3. O uso desses estimulantes deve ser cuidadosamente monitorado; os pacientes e seus médicos devem cooperar no sentido de ajustar a dose e o intervalo entre as doses de modo a atender às necessidades funcionais diurnas e aos horários das atividades dos pacientes. Quando ocorre e é significativa, a cataplexia geralmente é bem controlada com inibidores seletivos da recaptação de serotonina (cloridrato de paroxetina [20 a 60 mg] ou cloridrato de fluoxetina [20 a 60 mg]) e compostos tricíclicos (cloridrato de imipramina [10 a 100 mg], cloridrato de protriptilina [5 a 60 mg] ou clomipramina [10 a 150 mg]); contudo, impotência e redução da libido podem ocorrer. Esses fármacos parecem ser eficazes para tratar cataplexia, porque suprimem o sono REM. O γ-hidroxibutirato (6 a 9 g) é administrado à hora de deitar e novamente durante a noite para melhorar o sono e reduzir a frequência e gravidade da sonolência e da cataplexia. Em razão da possibilidade de ocorrer uso abusivo, esse fármaco é rigorosamente controlado e está disponível apenas em uma farmácia central nos EUA. O pitolisant tem evidência de efeito anticatapléctico além de suas propriedades promotoras de vigília, embora hoje não seja aprovado pela FDA para essa indicação.

Uma medida terapêutica adjuvante importante nos casos de narcolepsia é a programação racional de cochilos ao longo do dia (p. ex., dois cochilos de 20 minutos) e manutenção da higiene adequada do sono. Nunca é demais enfatizar o papel do médico em prestar informações claras ao paciente quanto à natureza dos sintomas e dar apoio emocional para que eles consigam lidar com as diversas dificuldades adaptativas.

Desfecho

Os sintomas da narcolepsia causam problemas sociais, familiares, educacionais e financeiros significativos para os pacientes e sua família. Em geral, os pacientes não alcançam seu potencial intelectual pleno e passam por perdas frequentes no trabalho, educação e casamento. Os familiares, amigos e até mesmo os próprios pacientes frequentemente interpretam os sintomas como indícios de preguiça, falta de ambição, imaturidade ou problemas psicológicos. Como esses sintomas começam durante o período crucial de maturação entre a puberdade e a idade adulta, as interpretações equivocadas e a impossibilidade de estabelecer o diagnóstico afetam profundamente a personalidade do paciente e seus sentimentos de autoestima (Tabela 118.4).

Síndrome de Kleine-Levin

A *síndrome de Kleine-Levin* (hipersonia recidivante) consiste em episódios repetidos de hipersonia e ingestão alimentar descontrolada, que se estendem por 2 a 5 dias da semana (em casos raros, até 80 dias), com intervalos de menos de 18 meses entre os episódios. Alterações neurocomportamentais e psicológicas, inclusive desorientação, comportamento automático, déficit de memória, depressão, despersonalização, alucinações, irritabilidade, agressividade e hiperatividade sexual, comumente estão associadas aos episódios de hipersonia. Durante os episódios, o EEG demonstra alentecimento generalizado de 0,5 a 2 segundos, com sequências de ondas bissincrônicas difusas com amplitude de 5 a 7 Hz e voltagem moderada a elevada. Essa alteração desaparece entre as crises. Nos casos típicos, a síndrome começa no início da adolescência dos rapazes, mas é menos comum nas moças. A prevalência foi estimada em torno de um ou dois casos por milhão. A frequência e a gravidade dos episódios diminuem com a idade e raramente acontecem depois da quarta década de vida. O diagnóstico diferencial dessa síndrome inclui encefalite, encefalopatia hiperamoniêmica, doenças desmielinizantes, traumatismo craniano, porfiria, enxaqueca basilar e estado de mal epiléptico não convulsivo do tipo parcial complexo, além de transtornos psiquiátricos como depressão, transtorno afetivo sazonal ou transtorno somatoformico. Uma variante menstrual dessa síndrome foi descrita em 18 mulheres em todo o mundo.

O tratamento definitivo da síndrome de Kleine-Levin não está estabelecido, mas existem relatos de sucesso limitado com estimulantes (especialmente amantadina [100 a 200 mg]), valproato de sódio (250 a 60 mg/kg), carbamazepina (até 1.200 mg/dia) e antidepressivos (inclusive lítio, 300 a 1.800 mg).

Transtornos respiratórios relacionados com o sono

O controle respiratório durante o sono é um modelo excelente de regulação neuronal estágio-dependente. Os padrões respiratórios variam com o estágio do sono. Alguns indivíduos, pouco antes de adormecer, apresentam pausas respiratórias normais. A periodicidade discreta da respiração pode ser observada no sono leve, mas com o início do sono de ondas lentas, a respiração é muito regular e as respostas aos níveis altos de dióxido de carbono e baixos de oxigênio são atenuadas. Durante o sono REM, a musculatura torácica é paralisada e as respirações ocorrem por movimentos diafragmáticos. O sono REM também se caracteriza por variação significativa do padrão respiratório e por uma resposta mínima aos níveis de dióxido de carbono altos e de oxigênio baixos. Cada um desses estágios possibilita a manifestação de disfunção da regulação da respiração durante o sono. Alguns pacientes com doença cardíaca ou cerebral podem apresentar respiração periódica notável ou respiração de Cheyne-Stokes durante o sono NREM, enquanto outros com depressão respiratória em consequência da disfunção ou da restrição aos movimentos diafragmáticos demonstram hipoventilação durante o sono REM. Na maioria dos casos, os pacientes podem desenvolver obstrução das vias respiratórias superiores enquanto dormem.

Roncos

O *ronco* é produzido pelas vibrações dos tecidos moles das vias respiratórias superiores por ação do fluxo turbulento de ar, e é mais acentuado durante a inspiração e mais ruidoso durante os estágios N3 e REM (períodos de maior relaxamento muscular). Os roncos ocorrem em cerca de dois terços dos adultos e são mais comuns nos homens e em mais de 10% das crianças. Roncos ruidosos e persistentes são um sintoma clássico da síndrome de apneia obstrutiva do sono (SAOS), mas sua ausência não exclui esse diagnóstico. As vias respiratórias de alguns pacientes não ressoam de modo a produzir roncos. Isso é especialmente comum em pacientes submetidos a procedimentos cirúrgicos das vias respiratórias superiores para enrijecer os tecidos. Outros indivíduos podem ser incapazes de gerar força inspiratória suficiente, inclusive pacientes com doenças neuromusculares.

Apneia do sono

O termo *apneia* descreve uma pausa respiratória que, nos exames do sono durante a noite, deve persistir por no mínimo 10 segundos para que seja classificada como apneia. A *hipopneia* é definida por redução parcial da ventilação por um intervalo semelhante. Esses eventos respiratórios estão associados à redução da saturação de oxigênio e/ou ao despertar do sono. Nos casos típicos, os episódios de apneia e hipopneia são mais comuns durante o sono NREM superficial e no sono REM.

Tabela 118.4 Comparação dos critérios diagnósticos das variantes da narcolepsia com base em CIDS-3 e *DSM-5*.			
	Narcolepsia-deficiência de hipocretina (*DSM-5*)	**Hipersonia primária (*DSM-5*)**	
	Narcolepsia tipo 1 (CIDS-3)	Narcolepsia tipo 2 (CIDS-3)	Hipersonia idiopática (CIDS-3)
Resultados do TLMS	< 8 min, com dois ou mais PMORIS	< 8 min, com dois ou mais PMORIS	< 8 min e menos de dois PMORIS*
Cataplexia	Presente	Raramente presente	Ausente
Hipocretina do LCR	< 110 pg/mℓ	> 110 pg/mℓ	> 110 pg/mℓ
Descrição dos cochilos	Breves e restauradores	Breves e restauradores	Longos e não restauradores
Eficiência do sono	Baixa	Baixa	Alta (> 90%)

*Se acima de 8 minutos, o indivíduo deve ter 11 horas de sono em uma polissonografia de 24 horas ou média de 7 dias de actigrafia de pulso. CIDS-3, Classificação Internacional dos Distúrbios do Sono, 3ª edição; DSM-5, Manual Diagnóstico e Estatístico de Transtornos Mentais, 5ª edição; LCR, líquido cefalorraquidiano; PMORISs, períodos de movimento ocular rápido de início durante o sono; TLMS, teste de latência múltipla do sono.

Características clínicas

Com base na história clínica, os companheiros de leito podem referir que esses eventos parecem como se o paciente parasse de respirar ou se prendesse a própria respiração enquanto dorme. Esses eventos podem ser interrompidos por um arquejo ruidoso, ronco, abalos do corpo ou reinício suave da respiração. Alguns pacientes têm centenas desses episódios por noite e não conseguem ter um sono de qualidade. Nos casos típicos, os pacientes não têm consciência de qualquer interrupção do sono, mas não se sentem descansados quando acordam de manhã. Os pacientes com doenças neurológicas também têm riscos mais elevados de desenvolver apneia do sono, que é mais comum nos casos de lesão do SNC (p. ex., epilepsia, AVE e traumatismo craniano) e doença periférica "clássica" (p. ex., distrofia muscular e distrofia miotônica). A apneia do sono é classificada em dois tipos principais: obstrutiva e central.

Apneia obstrutiva

A *apneia obstrutiva* é o tipo mais comum de apneia do sono. Os episódios de apneia são causados por obstrução ou colapso das vias respiratórias superiores. A síndrome de apneia obstrutiva do sono (SAOS) consiste em um conjunto de manifestações clínicas que inclui roncos, apneias presenciadas por outras pessoas, sonolência diurna excessiva, insônia, cefaleia matutina e baixa do desempenho durante o dia em consequência dos episódios repetidos de apneia. Entretanto, até 50% dos pacientes com apneia obstrutiva comprovada por polissonografia durante a noite não têm queixas de sintomas diurnos. A SAOS é diagnosticada frequentemente nos pacientes com hipertensão, diabetes melito e doença vascular. Nos adultos, essa síndrome ocorre predominantemente entre a quarta e sexta décadas de vida e é mais comum nos homens. A prevalência da SAOS aumenta com a idade e é mais elevada nos indivíduos que roncam comumente e são obesos. Os efeitos protetores do estrógeno se perdem após a menopausa, e a incidência em homens e mulheres torna-se semelhante. Muitos pacientes são obesos, mas alguns têm conformação corporal normal. Anormalidades estruturais comuns, como vias nasais estreitadas, palato mole longo, tonsilas hipertrofiadas ou retrognatia – que estreita as vias respiratórias –, contribuem para a obstrução respiratória. Os pacientes com doença do SNC têm prevalência mais alta de apneia do sono que a população em geral.

A SAOS é um fator de risco independente para hipertensão e doença vascular. As complicações sistêmicas conhecidas dessa síndrome são hipertensão sistêmica ou pulmonar, diabetes melito, cardiomegalia, infarto do miocárdio, AVE, hematócrito alto e risco elevado de morte súbita durante o sono.

A apneia do sono também ocorre nos lactentes e nas crianças. Nos lactentes, a apneia do sono está associada às síndromes de disautonomia familiar, congênita ou adquirida e às anomalias craniofaciais. A diferenciação entre apneia do sono e respiração periódica normal é fundamental nos bebês, porque alguns desses distúrbios estão associados à apneia obstrutiva ou central. Nas crianças, a apneia obstrutiva do sono geralmente está associada à hipertrofia adenotonsilar, e às sequelas diurnas como hiperatividade, baixo desempenho escolar, problemas comportamentais e limitação do crescimento.

Apneia central

A *apneia central* caracteriza-se pela supressão da ventilação em consequência da incapacidade de estimular os esforços respiratórios. As apneias centrais podem causar queixas como despertares frequentes e sono inquieto e não reparador. Esses eventos respiratórios podem ser causados por anormalidades neurológicas envolvendo as redes neurais encarregadas da regulação da respiração. Esse tipo de apneia também pode ocorrer depois de eventos neurológicos como crises epilépticas noturnas ou AVE agudos. Um tipo de respiração periódica – respirações de Cheyne-Stokes – pode ocorrer nos pacientes com insuficiência cardíaca/renal, lesões neurológicas e encefalopatias tóxicas ou metabólicas. Os pacientes com apneia central devem ser submetidos a exames cardiológicos e neurológicos completos. Alguns fármacos (p. ex., opioides) ou uso de álcool também podem causar apneia central do sono.

Apneia mista

Quando um paciente tem apneias obstrutiva e central no mesmo episódio, o termo usado é apneia mista. A expressão *apneia complexa do sono* não tem definição padronizada e deve ser evitada. Alguns podem usá-la para descrever pacientes com episódios de apneia central e obstrutiva nos exames diagnósticos; outros a utilizam para descrever o desenvolvimento de apneia central depois do tratamento da apneia obstrutiva.

Tratamento

O tratamento da apneia do sono consiste basicamente em métodos para manter as vias respiratórias desobstruídas no caso da apneia obstrutiva e estimular a respiração nos casos de apneia central.

CPAP

Pressão positiva contínua nas vias respiratórias (CPAP, do inglês *continuous positive airway pressure*) é a modalidade de tratamento mais comum e eficaz. A pressão contínua nas vias respiratórias é gerada por uma bomba pequena e transmitida por tubo até uma máscara, que cobre o nariz e/ou a boca. Os pacientes podem receber esse tipo de tratamento durante a polissonografia a fim de determinar a pressão necessária para impedir obstrução das vias respiratórias durante o sono. Os dispositivos autorreguláveis alteram a pressão necessária, dependendo do grau de resistência; esses dispositivos podem ser prescritos para a maioria dos pacientes sem ajustes realizados no laboratório. Em alguns casos, pode ser necessário alterar a pressão positiva das vias respiratórias durante a inspiração e a expiração, de modo a maximizar cada ciclo respiratório. Nesses casos, utiliza-se um equipamento de CPAP biespectral. Em alguns casos de apneia central do sono, pode ser necessária servoventilação adaptativa. Esses aparelhos fornecem suporte variável para superar as oscilações entre os episódios de hiperpneia e hipoventilação que ocorrem nessa síndrome e podem reduzir a mortalidade de alguns pacientes. No entanto, há algumas evidências de aumento da mortalidade por uso desse mecanismo ventilatório em pacientes com insuficiência cardíaca. Ainda não está claro se o tratamento é necessário aos pacientes com apneia central do sono relacionada com o uso de opioides. Esse padrão respiratório regride com a interrupção do tratamento com esses fármacos (Evidência de nível 1).[4]

Para os pacientes com doenças neuromusculares, o suporte de pressão assegurada por volume (VAPS, do inglês *volume-assured pressure support*) pode estar indicado, embora não exista qualquer vantagem comprovada em comparação com a CPAP biespectral. Entretanto, o VAPS pode se adaptar à medida que a doença avança. Nos casos típicos, os pacientes com doença neuromuscular progressiva são monitorados por oximetria noturna para detectar evidências de hipoventilação relacionada com o sono.

Aos pacientes que não conseguem tolerar qualquer equipamento, mas apresentam episódios de insaturação durante o sono, pode-se prescrever oxigênio. Entretanto, existem poucas evidências de que a insaturação relacionada com o sono (sem episódios de insaturação no estado vígil) seja deletéria à saúde.

Os elementos fundamentais à adesão ao tratamento com pressão positiva nas vias respiratórias são educação do paciente quanto à importância do tratamento, acompanhamento cuidadoso e solução dos problemas enfrentados pelo paciente em tratamento. Dispositivos orais que avançam a mandíbula para a frente são alternativas terapêuticas razoáveis nos casos de apneia do sono sem gravidade, especialmente quando os pacientes não conseguem tolerar pressão positiva nas vias respiratórias.

Outros tratamentos

O nível de obstrução da apneia obstrutiva do sono pode estar localizado em vários segmentos das vias respiratórias. Em alguns pacientes, especialmente crianças e adultos jovens, a ressecção das tonsilas e adenoides hipertrofiadas elimina a obstrução. Dispositivos de estimulação das vias respiratórias foram desenvolvidos recentemente para reduzir o risco de colapso das vias respiratórias durante o sono. O procedimento cirúrgico – uvulopalatofaringoplastia – não traz benefícios terapêuticos consistentes, e os critérios de seleção dos pacientes não estão bem definidos. Os avanços genioglosso e maxilomandibular são realizados com sucesso para tratar pacientes com anomalias estruturais, que causam obstrução da hipofaringe. Outros tratamentos recomendados para os casos mais brandos são redução persistente do peso e (para os pacientes com apneia do sono significativa apenas na posição supina) dormir em decúbito lateral. Dispositivos neuroestimulatórios direcionados ao nervo hipoglosso podem ser eficazes naqueles incapazes de tolerar ou de responder de maneira adequada a outras terapias.

Transtornos de hipoventilação e hipoxemia

Existem várias causas conhecidas de hipoventilação durante o sono, cujo diagnóstico depende da detecção de hipercapnia (a hipoxemia relacionada com o sono depende da demonstração de hipoxia). Nas crianças, a *síndrome de hipoventilação da obesidade* causa hipercapnia durante o sono e ao longo do dia, e seu diagnóstico está baseado no índice de massa corporal de 30 ou acima do 95º percentil de idade e sexo. A *síndrome de hipoventilação alveolar central*, antes conhecida como *mal de Ondine*, é uma síndrome de controle automático anormal da respiração e está relacionada com o gene *PHOX2B*. Essa síndrome deve ser diferenciada de outras doenças semelhantes, inclusive malformação de Chiari, síndrome de hipoventilação da obesidade, doença de Leigh ou cardiopatia congênita (nos casos em que também há *cor pulmonale*). A *hipoventilação central de início tardio com disfunção hipotalâmica* começa depois dos primeiros anos de vida com hiperfagia e insuficiência respiratória desencadeada pelo mais leve estímulo. Desregulação da temperatura, puberdade precoce, doença da tireoide e outros distúrbios endócrinos podem ser causados pelos níveis anormalmente elevados ou reduzidos dos hormônios hipotalâmicos.

Catatrenia

Catatrenia é o termo usado para descrever os gemidos associados ao sono, que geralmente estão relacionados com a expiração e incomodam o companheiro de leito ou os familiares. Essa condição é mais comum nos homens, embora ainda seja rara. A catatrenia não tem consequências crônicas conhecidas e pode ser tratada eficazmente com pressão positiva nas vias respiratórias.

TRANSTORNOS DO MOVIMENTO RELACIONADOS COM O SONO

Síndrome dos membros inquietos e transtorno dos movimentos periódicos dos membros

Os *movimentos periódicos dos membros durante o sono* (MPMS) ocorrem na maioria dos pacientes com síndrome dos membros inquietos avaliados por polissonografia, mas na maioria dos casos não estão associados a essa síndrome. Embora a maioria dos pacientes não se queixe de sintomas relacionados com os MPMS, os pacientes ou seus companheiros de leito podem notar movimentos dos braços ou das pernas durante o sono. Esses movimentos podem ocorrer na forma de episódios intermitentes ou em padrão aleatório. Os MPMS são movimentos estereotipados repetitivos de qualquer um dos membros. Esses movimentos são mais comuns durante o sono NREM e afetam os membros inferiores na forma de extensão do primeiro pododáctilo com dorsiflexão do tornozelo e flexão do joelho e quadril. Os movimentos também podem afetar os braços e os músculos axiais. Os movimentos são relativamente breves (cerca de 0,5 a 5,0 segundos), ocorrem a intervalos de 20 a 90 minutos e podem persistir por minutos a horas. Os movimentos dos membros podem estar acompanhados de despertar ou acordar. Em contraste com a maioria dos distúrbios do sono, que são atenuados enquanto o paciente dorme (p. ex., tremores extrapiramidais e cerebelares, coreia, distonia, hemibalismo), os MPMS são iniciados pelo sono ou pela sonolência. Eles também são diferentes dos *abalos hípnicos* (sobressaltos do sono), que são movimentos mioclônicos isolados, não periódicos e normais. Como também ocorre com a síndrome dos membros inquietos, os movimentos periódicos dos membros são provocados por uremia, anemia, neuropatia periférica, antieméticos, antidepressivos e cafeína.

Nos pacientes com síndrome dos membros inquietos, os movimentos dos membros podem ser detectados na polissonografia. Contudo, os movimentos periódicos dos membros associados ao sono são precisam estar associados e não se correlacionam com a síndrome dos membros inquietos. Oitenta por cento dos pacientes com essa última síndrome têm movimentos periódicos dos membros durante o sono. Movimentos periódicos dos membros no estado vígil também são detectados e foram sugeridos como marcador mais confiável dessa síndrome.

A síndrome dos membros inquietos está descrita detalhadamente no Capítulo 78. É importante ressaltar que a síndrome dos membros inquietos é um diagnóstico clínico baseado na anamnese do paciente e não requer estudo de polissonografia para ser diagnosticada.

Nos casos de hipersonia nos quais todas as causas clínicas, os transtornos psiquiátricos e outros distúrbios do sono foram excluídos e a única anormalidade são os movimentos periódicos dos membros, pode-se estabelecer o diagnóstico de *transtorno dos movimentos periódicos dos membros*. Esse diagnóstico é mutuamente excludente com a síndrome dos membros inquietos. Existem poucos estudos publicados na literatura sobre tratamento dessa síndrome, que é tratada empiricamente com as mesmas abordagens utilizadas na síndrome dos membros inquietos.

Movimentos que começam durante o sono

Alguns movimentos ocorrem na transição entre o estado vígil e o sono. O *transtorno dos movimentos rítmicos relacionados com o sono* afeta os grupos musculares grandes, que se movimentam com um padrão estereotipado e repetitivo, mas não caracterizam um tremor. Os movimentos podem afetar a cabeça, o tronco ou os membros isoladamente. Esse transtorno é comum nas crianças e, nos casos típicos, não requer tratamento, exceto pelas medidas de proteção contra acidentes quando os movimentos são violentos. Em casos raros, esse transtorno persiste até a idade adulta e, então, pode incomodar o companheiro de leito e pode ser tratado com doses baixas de clonazepam (0,25 a 1 mg). Quando há acometimento dos grupos musculares menores, devem ser considerados outros diagnósticos como bruxismo, hábito de chupar o polegar ou tremor hipnagógico do pé e mioclonia fragmentária excessiva. A *mioclonia proprioespinal* causa dificuldade de iniciar o sono e afeta principalmente os músculos do abdome, tronco e pescoço. Quando persiste durante o dia, pode-se identificar uma causa estrutural em 15 a 20% dos casos. Nos casos típicos, os movimentos mioclônicos começam nos músculos axiais e espalham-se lentamente dos músculos proximais aos distais. Os *sobressaltos do sono* ou *abalos hípnicos* afetam um ou mais segmentos do corpo com uma contração única, que geralmente é assimétrica. Esses movimentos podem ocorrer com um componente sensorial como um ruído forte ou uma sensação de queda. Privação de sono, uso excessivo de estimulantes, exercícios intensos pregressos e estresse emocional podem aumentar a frequência e gravidade dos sobressaltos do sono. Esses abalos hípnicos também são proeminentes nos pacientes com hiper-reflexia hereditária (Evidência de nível 1).[5]

Movimentos relacionados com o sono

Movimentos corporais podem ocorrer durante o sono como manifestação de parassonias ou cãibras dos membros inferiores associadas ao sono. A *mioclonia benigna do sono da infância* ocorre apenas durante o sono, enquanto as crises epilépticas mioclônicas e a encefalopatia mioclônica também se evidenciam no estado vígil.

Transtornos do ritmo circadiano

Os transtornos do ciclo circadiano de sono-vigília são subdivididos em dois grupos principais: transitórios e persistentes. Os *transtornos transitórios* incluem transtornos temporários do sono depois de uma mudança repentina do turno de trabalho ou uma mudança rápida de fuso horário (*jet lag*). Privação de sono e mudança de fase circadiana produzem sintomas de insônia e sonolência excessiva. Em geral, esses distúrbios regridem quando os ciclos interno e externo voltam a alinhar-se. O *Manual Diagnóstico e Estatístico de Transtornos Mentais, 5ª edição*, retirou o distúrbio de *jet lag* de sua classificação; contudo, a *Classificação Internacional dos Transtornos do Sono* ainda reconhece sua existência.

Outros transtornos são mais persistentes. Os transtornos do ciclo de sono-vigília persistentes são subdivididos em diversos grupos clínicos principais. Indivíduos que voluntária e frequentemente alteram seus horários de sono-vigília (p. ex., profissionais que trabalham em turnos) têm um padrão misto de sonolência excessiva alternando com despertares em horários inadequados do dia, ou apresentam padrão circadiano mínimo. Nos casos típicos, o sono é curto e agitado. Os despertares frequentes causam desempenho baixo e dificuldade de dormir. Em geral, essa síndrome interfere na vida social e familiar.

Fase de sono atrasado

O *tipo de fase de sono atrasado* é um transtorno cronobiológico específico do sono, que se caracteriza por deitar-se tarde e acordar tarde no dia seguinte. Nos casos típicos, os pacientes não conseguem dormir mais cedo e dormem entre 1:00 e 6:00 da manhã. Nos finais de semana e nos feriados, eles dormem até altas horas da manhã ou das primeiras horas da tarde e sentem-se revigorados, mas têm dificuldade de acordar às 7:00 ou 8:00 quando precisam ir trabalhar ou estudar. A duração e a organização interna do sono desses pacientes são normais quando o horário em que conseguem dormir e acordar coincide com o horário circadiano que controla o sono diário.

O tratamento eficaz consiste em uma mudança de fase do horário dos períodos diários de sono por atraso progressivo da fase do tempo de sono. Com o atraso do horário de dormir e acordar em 2 ou 3 horas a cada dia (i. e., um ciclo de sono-vigília de 26 a 27 horas), os horários de sono do paciente podem ser reajustados adequadamente com base nos horários preferidos. Além disso, o tratamento com luz intensa pela manhã e melatonina (0,2 a 0,5 mg) ou um agonista de melatonina administrado ao anoitecer pode facilitar essa mudança e fixar o ritmo circadiano no horário desejado (Evidência de nível 1).[6]

Fase de sono avançado

O *tipo de fase de sono avançado* é uma condição na qual os indivíduos deitam-se cedo ao anoitecer e acordam cedo de manhã. Nos casos típicos, a hora de deitar é entre as 18:00 e 20:00, enquanto a hora de acordar é entre 1:00 e 3:00 da manhã, apesar das tentativas de postergar o tempo de sono. Esse padrão é mais comum em idosos. O tratamento com luz brilhante ao anoitecer e melatonina de liberação prolongada podem ajudar a regular o ciclo de sono-vigília.

Fase de sono irregular e não cadenciado

Os casos raros do *tipo não cadenciado* (ou tipo "corrida livre") mantêm 1 dia biológico de 25 a 27 horas, que não coaduna com o ciclo mundial de 24 horas. Isso é mais comum em indivíduos com cegueira pré-quiasmática, porque o estímulo luminoso (um regulador biológico, ou *zeitgeber*) não alcança o núcleo supraquiasmático. Isso contrasta com os indivíduos que têm *ciclo de sono-vigília do tipo irregular*, que consiste em irregularidade significativa sem um ritmo de sono-vigília predominante detectável. Esses indivíduos têm cochilos diurnos frequentes a intervalos irregulares e padrão de sono noturno desorganizado. Esse distúrbio indica disfunção do marca-passo, e a maioria dos pacientes com essa síndrome tem disfunção encefálica congênita relacionada com o desenvolvimento ou degenerativa, embora também existam casos raros de pacientes com função cognitiva preservada. O tratamento é difícil, mas deve incluir uma programação regular das atividades e do tempo de sono, utilizando como base os princípios da higiene do sono.

Comportamentos noturnos

Parassonias

Parassonias são fenômenos físicos ou comportamentais indesejáveis que ocorrem predominantemente durante o sono. Isso inclui transtornos de despertamento, como sonambulismo ou terrores noturnos; transtornos da transição do ciclo de sono-vigília, inclusive conversar enquanto dorme; e parassonias associadas ao sono REM, inclusive transtorno comportamental do sono REM (TCSR). Esses eventos comportamentais podem ser semelhantes às crises epilépticas ou outros transtornos psiquiátricos. Os elementos fundamentais da anamnese, como idade de início, período da noite no qual ocorrem os eventos, comportamento estereotipado, memória dos eventos e história familiar, são importantes para determinar as causas. Embora o TCSR seja o único distúrbio que requer polissonografia para confirmar o diagnóstico, a maioria dos pacientes precisa fazer este tipo de exame (com EEG completo, se o diagnóstico diferencial incluir epilepsia) para definir a causa ou detectar outros distúrbios do sono que possam provocar parassonia.

Parassonias do sono NREM

Os transtornos clássicos de despertar ocorrem no sono de ondas lentas e incluem *sonambulismo, tremores do sono* e *períodos de despertar confusional*. Esses comportamentos são mais comuns nas crianças e nos adolescentes e caracterizam-se por episódios nos quais ocorrem despertamentos parciais dos estágios mais profundos de sono NREM. Esses pacientes podem ficar retidos na transição da parte do cérebro associada ao sono NREM para outra parte encarregada do estado vígil. Esses eventos não estereotipados são mais comuns na primeira metade da noite (quando o estágio N3 é mais comum) e, nos casos típicos, os pacientes têm pouca recordação dos eventos, embora a recordação dos episódios possa aumentar com a idade. Em geral, o sonambulismo consiste em uma série de comportamentos motores simples, como sentar-se na cama, andar, abrir e fechar portas ou subir escadas, mas raramente se evidencia como atos de saltar da cama e comportamentos violentos. Outros comportamentos automáticos, como de alimentação (às vezes com ingestão de substâncias inapropriadas) ou sexual, podem ser observados. As funções cognitivas superiores estão significativamente deprimidas, e o nível de consciência está reduzido, enquanto o comportamento motor está preservado. Esses indivíduos podem sofrer acidentes ou causar lesões em si próprios.

Entretanto, os terrores noturnos começam com um grito lancinante ou um susto, com ativação significativa do sistema nervoso simpático. Os pacientes têm taquicardia, dilatação pupilar e sudorese e parecem assustados e inconsoláveis. Alguns desses pacientes podem ser perigosos para si próprios ou outras pessoas, inclusive lutando, atirando objetos e subindo ou pulando de uma janela.

Os despertares confusionais ocorrem quando o indivíduo acorda repentinamente, e podem estar associados a desorientação e confusão mental. Outra variação é o transtorno alimentar relacionado com o sono, que se caracteriza pelo comportamento de comer desordenadamente e modos descuidados, com pouca ou nenhuma lembrança do que ocorreu. Os comportamentos sexuais anormais relacionados com o sono podem envolver atividade masturbatória e vocalizações sensuais, e podem ter consequências criminais em razão do envolvimento em relações sexuais, molestamento ou violência sexual.

Uma dose noturna baixa de um benzodiazepínico como clonazepam (0,25 a 4 mg) ou temazepam (7,5 a 30 mg) é útil, especialmente quando existe a possibilidade de que o paciente ou seu companheiro de leito sofra algum tipo de lesão. Fármacos como zolpidem, fenotiazinas, anticolinérgicos e lítio podem provocar esses episódios. Hipnose também é usada para tratar esses distúrbios. Em geral, não há necessidade de tratamento, mas a segurança é uma prioridade, especialmente quando o paciente mostra tendência de sair do leito.

Parassonias do sono REM

O *TCSR* (uma parassonia relacionada com o sono REM) caracteriza-se por interrupção intermitente da atonia associada ao sono REM com encenação de sonhos. Em geral, os pacientes têm recordação vívida do sonho e testemunhas podem relacionar a atividade com a vivência onírica. Esses episódios são mais prováveis na última metade da noite (quando o sono REM é mais prevalente) e não têm comportamento estereotipado. Lesões pessoais ou do companheiro de leito são comuns. Até 80% dos adultos de meia-idade podem apresentar sinais de uma sinucleinopatia (como doença de Parkinson, demência por corpos de Lewy ou atrofia de múltiplos sistemas) na primeira década após o início do TCRS. Alguns estudos também sugerem que, se os indivíduos forem monitorados por várias décadas, 100% desenvolverão evidências de uma sincleinopatia. Essa associação é menos evidente quando o TCSR idiopático começa em idade mais jovem. A prevalência desse distúrbio é desconhecida, mas ele parece ser mais frequente nos homens idosos. Alguns pacientes podem desenvolver TCSR secundário às lesões estruturais que interrompem a via responsável pela atonia associada ao sono REM. Fármacos como bloqueadores da recaptação de serotonina e bloqueadores da recaptação de norepinefrina foram citados como causa de um comportamento semelhante ao TCSR, embora atualmente não existam evidências de que eles predisponham a esse transtorno.

Em geral, o diagnóstico é sugerido pela história clínica e precisa ser confirmado por polissonografia. Os registros demonstram tônus muscular persistente e comportamentos complexos durante o sono REM. A maioria dos pacientes melhora com clonazepam (0,25 a 4 mg) à hora de deitar-se, mas também existem relatos de eficácia com melatonina (2 a 12 mg) e donepezila (10 a 15 mg) (Evidência de nível 1).[7] Modificações no ambiente de dormir são às vezes necessárias para evitar que se machuque ou cause lesões em outras pessoas, inclusive com colocação de grades laterais no leito, dormir em colchão no chão ou utilização de um saco de dormir (Tabela 118.5).

Outras parassonias relacionadas com o sono REM são ereções dolorosas, pesadelos e parada sinusal relacionada com o sono REM, cuja descrição estaria além dos objetivos deste capítulo.

A taupatia associada aos anticorpos anti-IgLON5 (uma proteína de adesão celular neuronal), descrita pela primeira vez em 2014, é um distúrbio heterogêneo em que há transtorno do comportamento REM, parassonias NREM, alterações respiratórias relacionadas ao sono, anomalias de marcha, disfunção cognitiva e sintomas bulbares. Essa doença geralmente ocorre após os 60 anos de idade. Não se sabe se é uma taupatia primária com resposta imune secundária ou uma doença autoimune primária. HLA-DRB1*10:01 e HLA-DQB1*05:01 estão associados à doença.

Tabela 118.5 Diagnóstico diferencial do comportamento de encenação de sonhos.

- Transtorno comportamental do sono REM
- Apneia obstrutiva do sono grave
- Transtorno dos movimentos periódicos dos membros
- Epilepsia do lobo frontal
- Transtornos do despertar
- Estupor onírico
- Alucinações associadas à demência
- Despertares confusionais associados à demência
- Transtorno dissociativo

REM, movimentos oculares rápidos.

CONCLUSÃO

Praticamente todas as doenças do SNC foram associadas às anormalidades do sono. A onipresença do sono e suas estruturas encefálicas tornam essa relação dinâmica ainda mais importante. O sono pode ser anormal em razão do comprometimento das estruturas cerebrais que controlam e regulam o sono e o estado vígil, ou em consequência de movimentos ou comportamentos anormais que ocorrem enquanto o indivíduo dorme. Além disso, a privação de sono agrava a disfunção cerebral. Por exemplo, pacientes com epilepsia têm menos crises epilépticas quando começam a ser tratados para apneia obstrutiva do sono, que já tinham e não sabiam. Outros estudos de pequeno porte demonstraram que os pacientes com transtornos neuromusculares melhoram sua função ao longo do dia quando começam a tratar seus distúrbios respiratórios relacionados com o sono. Como neurologistas, precisamos estar plenamente conscientes de que o sono abre outra dimensão de possibilidades diagnósticas e terapêuticas para doenças do sistema nervoso. Talvez o mais importante seja que precisamos estar atentos aos distúrbios do sono, que contribuem para a morbidade de nossos pacientes, principalmente porque quase todos são tratáveis e podem melhorar sua qualidade de vida.

EVIDÊNCIAS DE NÍVEL 1

1. American Academy of Sleep Medicine. *International Classification of Sleep Disorders*. 3rd ed. Darien, IL: American Academy of Sleep Medicine; 2014.
2. Morgenthaler T, Kramer M, Alessi C, et al. Practice parameters for the psychological and behavioral treatment of insomnia: an update. An American Academy of Sleep Medicine report. *Sleep*. 2006;29(11):1415-1419.
3. Morgenthaler TI, Kapur VK, Brown TM, et al. Practice parameters for the treatment of narcolepsy and other hypersomnias of central origin. An American Academy of Sleep Medicine report. *Sleep*. 2007;30:1705-1711.
4. Aurora N, Chowdhuri S, Ramar K, et al. The treatment of central sleep apnea syndromes in adults: practice parameters with an evidence-based literature review and meta-analyses. *Sleep*. 2012;35(1):17-40.
5. Chesson AL Jr, Wise M, Davila D, et al. Practice parameters for the treatment of restless legs syndrome and periodic limb movement disorder. An American Academy of Sleep Medicine report. Standards of Practice Committee of the American Academy of Sleep Medicine. *Sleep*. 1999;22:961-968.
6. Morgenthaler TI, Lee-Chiong T, Alessi C, et al. Practice parameters for the clinical evaluation and treatment of circadian rhythm sleep disorders. *Sleep*. 2007;30(11):1445-1459.
7. Aurora RN, Zak RS, Maganti RK, et al. Best practice guide for the treatment of REM sleep behavior disorder (RBD). *J Clin Sleep Med*. 2010;6(1):85-95.

LEITURA SUGERIDA

Ackermann S, Rasch B. Differential effects of non-REM and REM sleep on memory consolidation? *Curr Neurol Neurosci Rep*. 2014;14:430.
Berry RB, Brooks R, Gamaldo CE, et al. *The AASM Manual for the Scoring of Sleep and Associated Events: Rules, Terminology and Technical Specifications. Version 2*. Westchester, IL: American Academy of Sleep Medicine; 2014.
Billiard M. Idiopathic hypersomnia. *Neurol Clin*. 1996;14:573-582.
Black J, Houghton WC. Sodium oxybate improves excessive daytime sleepiness in narcolepsy. *Sleep*. 2006;29(7):939-946.
Boeve BF. Idiopathic REM sleep behaviour disorder in the development of Parkinson's disease. *Lancet Neurol*. 2013;12(5):469-482.
Claassen DO, Josephs KA, Ahlskog JE, Silber MH, Tippmann-Peikert M, Boeve BF. REM sleep behavior disorder preceding other aspects of synucleinopathies by up to half a century. *Neurology*. 2010;75:494-499.
de Lecea L, Kilduff TS, Peyron C, et al. The hypocretins: hypothalamus-specific peptides with neuroexcitatory activity. *Proc Natl Acad Sci U S A*. 1998;95:322-327.
Drummond SP, Walker M, Almklov E, Campos M, Anderson DE, Strauss LD. Neural correlates of working memory performance in primary insomnia. *Sleep*. 2013;36(9):1307-1316.
Feber R. Childhood sleep disorders. *Neurol Clin*. 1996;14:493-511.
Giles TL, Lasserson TJ, Smith BH, White J, Wright J, Cates CJ. Continuous positive airways pressure for obstructive sleep apnoea in adults. *Cochrane Database Syst Rev*. 2006;(3):CD001106.
Greenstone M, Hack M. Obstructive sleep apnoea. *BMJ*. 2014;348:g3745.
Harris SF, Monderer RS, Thorpy M. Hypersomnias of central origin. *Neurol Clin*. 2012;30(4):1027-1044.
Heidbreder A, Philipp K. Anti-IgLON 5 disease. *Curr Treat Options Neurol*. 2018;20(8):29.
Iliff JJ, Wang M, Liao Y, et al. A paravascular pathway facilitates CSF flow through the brain parenchyma and the clearance of interstitial solutes, including amyloid β. *Sci Transl Med*. 2012;4(147):147ra111.
Kang J-E, Lim MM, Bateman RJ, et al. Amyloid-beta dynamics are regulated by orexin and the sleep-wake cycle. *Science*. 2009;326(5955):1005-1007.
Kryger MH, Roth T, Dement WC, eds. *Principles and Practice of Sleep Medicine*. 5th ed. Philadelphia, PA: WB Saunders; 2010.
Lopez R, Dauvilliers Y. Pharmacotherapy options for cataplexy. *Expert Opin Pharmacother*. 2013;14(7):895-903.
Mahowald MW, Schenck CH. NREM sleep parasomnias. *Neurol Clin*. 1996;14:675-696.
Malhotra RK, Avidan AY. Parasomnias and their mimics. *Neurol Clin*. 2012;30(4):1067-1094.
Martin TJ, Sanders MH. Chronic alveolar hypoventilation: a review for the clinician. *Sleep*. 1995;18:617-634.
Mason M, Welsh EJ, Smith I. Drug therapy for obstructive sleep apnoea in adults. *Cochrane Database Syst Rev*. 2013;(5):CD003002.
Menaker M, Murphy ZC, Sellix MT. Central control of peripheral circadian oscillators. *Curr Opin Neurobiol*. 2013;23(5):741-746.
Mignot E, Lammers GJ, Ripley B, et al. The role of cerebrospinal fluid hypocretin measurement in the diagnosis of narcolepsy and other hypersomnias. *Arch Neurol*. 2002;59(10):1553-1562.
Mignot E, Nishino S. Emerging therapies in narcolepsy-cataplexy. *Sleep*. 2005;28(6):754-763.
Newman AB, Nieto FJ, Guidry U, et al. Relation of sleep-disordered breathing to cardiovascular disease risk factors: the Sleep Heart Health Study. *Am J Epidemiol*. 2001;154(1):50-59.
Obermeyer WH, Benca RM. Effects of drugs on sleep. *Neurol Clin*. 1996;14:827-840.
Oliveira MM, Conti C, Prado GF. Pharmacological treatment for Kleine-Levin syndrome. *Cochrane Database Syst Rev*. 2013;(8):CD006685.
Postuma RB, Gagnon JF, Tuineaig M, et al. Antidepressants and REM sleep behavior disorder: isolated side effect or neurodegenerative signal? *Sleep*. 2013;36(11):1579-1585.
Prinz PN. Sleep and sleep disorders in older adults. *J Clin Neurophysiol*. 1995;12:139-145.
Rasch B, Born J. About sleep's role in memory. *Physiol Rev*. 2013;93(2):681-766.
Richardson GS, Malin HV. Circadian rhythm sleep disorders: pathophysiology and treatment. *J Clin Neurophysiol*. 1996;13:17-31.
Riemann D, Spiegelhalder K, Feige B, et al. The hyperarousal model of insomnia: a review of the concept and its evidence. *Sleep Med Rev*. 2010;14(1):19-31.
Roth T, Dauvilliers Y, Mignot E, et al. Disrupted nighttime sleep in narcolepsy. *J Clin Sleep Med*. 2013;9(9):955-965.
Sabater L, Gaig C, Gelpi E, et al. A novel non-rapid-eye movement and rapid-eye-movement parasomnia with sleep breathing disorder associated with antibodies to IgLON5: a case series, characterisation of the antigen, and post-mortem study. *Lancet Neurol*. 2014;13(6):575-586.

Sack RL, Auckley D, Auger RR, et al. Circadian rhythm sleep disorders: part I, basic principles, shift work and jet lag disorders. An American Academy of Sleep Medicine review. *Sleep*. 2007;30(11):1460-1501.

Sakurai T, Amemiya A, Ishii M, et al. Orexins and orexin receptors: a family of hypothalamic neuropeptides and G protein–coupled receptors that regulate feeding behavior. *Cell*. 1998;92:573-585.

Saper CB. The central circadian timing system. *Curr Opin Neurobiol*. 2013;23(5):747-751.

Saper CB, Fuller PM. Wake-sleep circuitry: an overview. *Curr Opin Neurobiol*. 2017;44:186-192.

Saper CB, Scammell TE, Lu J. Hypothalamic regulation of sleep and circadian rhythms. *Nature*. 2005;437(7063):1257-1263.

Schenck CH, Mahowald MW. REM sleep parasomnias. *Neurol Clin*. 1996;14:697-720.

Schmidt-Nowara W, Lowe A, Wiegand L, Cartwright R, Perez-Guerra F, Menn S. Oral appliances for the treatment of snoring and obstructive sleep apnea: a review. *Sleep*. 1995;18:501-510.

Silber MH. Sleep-related movement disorders. *Continuum (Minneap Minn)*. 2013;19(1 Sleep Disorders):170-184.

Szakacs Z, Dauvilliers Y, Mikhaylov V, et al. Safety and efficacy of pitolisant on cataplexy in patients with narcolepsy: a randomised, double-blind, placebo-controlled trial. *Lancet Neurol*. 2017;16(3):200-207.

Thorpy MJ. The clinical use of the multiple sleep latency test. The Standards of Practice Committee of the American Sleep Disorders Association. *Sleep*. 1992;15:268-276.

Thorpy MJ, Shapiro C, Mayer G, et al. A randomized study of solriamfetol for excessive sleepiness in narcolepsy. *Ann Neurol*. 2019;85(3):359-370.

Tononi G, Cirelli C. Sleep and the price of plasticity: from synaptic and cellular homeostasis to memory consolidation and integration. *Neuron*. 2014;81(1):12-34.

Vignatelli L, Billiard M, Clarenback P, et al. EFNS guidelines on management of restless legs syndrome and periodic limb movement disorder in sleep. *Eur J Neurol*. 2006;13:1049-1065.

Wise MS. Narcolepsy and other disorders of excessive sleepiness. *Med Clin North Am*. 2004;88:597-610, vii-viii.

Wozniak DR, Lasserson TJ, Smith I. Educational, supportive and behavioural interventions to improve usage of continuous positive airway pressure machines in adults with obstructive sleep apnoea. *Cochrane Database Syst Rev*. 2014;(1):CD007736.

Yaggi HK, Concato J, Kernan WN, Lichtman JH, Brass LM, Mohsenin V. Obstructive sleep apnea as a risk factor for stroke and death. *N Engl J Med*. 2005;353(19):2034-2041.

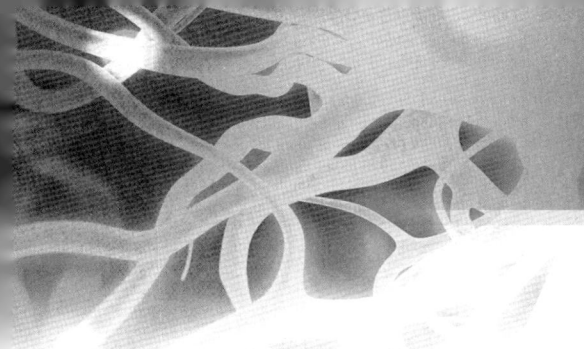

SEÇÃO 18 FUNÇÕES SISTÊMICAS E SISTEMA NERVOSO

Editor da Seção: *Kiwon Lee*

Interações Cardiocerebrais 119

Shouri Lahiri e Stephan A. Mayer

PONTOS-CHAVE

1. O acidente vascular encefálico agudo após procedimentos cardíacos pode ocorrer por arritmia, hipoperfusão, tromboembolismo e coagulopatia.

2. Riscos e benefícios de medicamentos antitrombóticos devem ser considerados em pacientes com acidente vascular encefálico agudo decorrente de dispositivos cardíacos.

3. A reversibilidade é uma característica marcante do miocárdio atordoado neurogênico.

4. Os betabloqueadores são tratamento de primeira linha para a hiperatividade simpática paroxística.

INTRODUÇÃO

A interação coração-cérebro é um circuito fisiológico vital comumente implicado nas lesões neurológicas e cardiovasculares. As complicações cerebrais dos procedimentos cardiológicos e os acidentes vasculares encefálicos (AVE) atribuídos às arritmias atriais são causas importantes de sequelas neurológicas. Os avanços recentes e as complicações do suporte cardiopulmonar com dispositivos de assistência ventricular esquerda (DAVE) e oxigenação com membrana extracorpórea (OMEC) trouxeram novos desafios diagnósticos e terapêuticos em neurologia. Por outro lado, lesões cerebrais agudas graves são diagnosticadas com frequência crescente como causa de disfunção miocárdica mediada por catecolaminas – condição conhecida por vários nomes (Tabela 119.1), mas que é descrita mais precisamente pelo termo *miocárdio atordoado neurogênico* (MAN).

Do mesmo modo, a *tempestade autonômica* (*autonomic storming*, em inglês) é causada pelo efeito simpático exagerado depois de uma lesão cerebral e caracteriza-se por anormalidades cardiovasculares como hipertensão e taquicardia coexistentes. Em geral, a hipotensão neurogênica sem disfunção cardíaca é resultante dos distúrbios do tônus vasomotor, e está descrita no Capítulo 116.

COMPLICAÇÕES CEREBRAIS DOS PROCEDIMENTOS CARDIOLÓGICOS

Epidemiologia

Lesão cerebrovascular é uma das complicações mais temidas da cirurgia cardíaca. Os AVEs isquêmicos ocorrem em 0,8 a 5,2% das cirurgias de *bypass* arterial coronariano (CBAC), embora a incidência possa estar diminuindo nas publicações mais recentes (a partir de 2011), que relataram incidência mais próxima de 1,6%. Um estudo envolvendo um único centro de pesquisas com mais de 45 mil pacientes constatou que 40% dos AVEs ocorreram no período intraoperatório, com risco pós-operatório máximo em torno de 40 horas depois do procedimento cirúrgico. O risco de AVE é maior nos pacientes submetidos à CBAC com aterosclerose aórtica e doença coexistente das artérias carótidas e é diretamente proporcional à gravidade das estenoses. Outros fatores de risco para AVE perioperatório pós-CBAC são fibrilação atrial, história pregressa de AVE ou ataque isquêmico transitório e sexo feminino. Quando não há infartos agudos, até 70% dos pacientes submetidos a uma CBAC apresentam déficits cognitivos. As incidências publicadas de declínio cognitivo pós-operatório são muito variadas e isso provavelmente reflete a variabilidade do próprio procedimento cardíaco avaliado por diferentes testes neuropsiquiátricos e grupos de controle.

A fibrilação atrial ocorre em até 40% dos pacientes nos primeiros dias depois de uma CBAC. Essa complicação ocorre em até 50% dos pacientes submetidos a cirurgia valvar e até 60% dos pacientes submetidos à substituição valvar com CBAC. Onze por cento dos pacientes desenvolvem fibrilação atrial como complicação tardia da CBAC. Na população em geral, as causas mais comuns de fibrilação atrial são hipertensão, doença arterial coronariana e cardiopatia reumática (esta última não é comum nos países desenvolvidos). O risco de AVE isquêmico associado à fibrilação atrial pode ser estratificado por meio de sistemas de graduação (p. ex., CHADS$_2$), que incorporam outros fatores de risco para AVE, inclusive insuficiência cardíaca, idade avançada, diabetes, história de AVE, sexo feminino etc. Veja descrição detalhada do risco de AVE secundário à fibrilação atrial no Capítulo 45.

Tabela 119.1 Sinônimos da síndrome do miocárdio atordoado neurogênico.

Miocardiopatia de *takotsubo*
Síndrome do abaulamento apical
Síndrome do coração partido
Miocardiopatia induzida por estresse
Necrose das bandas contráteis

O DAVE e a OMEC alteraram dramaticamente o panorama terapêutico da falência cardiopulmonar grave refratária ao tratamento clínico. Entretanto, as complicações neurológicas são comuns e ocorrem em 8 a 25% dos pacientes com DAVE. Em um estudo publicado pelo University of Pittsburgh Medical Center, 61% das complicações neurológicas relacionadas com DAVE foram atribuídas a AVE embólicos e 25% às hemorragias intracerebrais. Em outro estudo realizado em um único centro de pesquisa da Columbia University, 14% dos pacientes com DAVE desenvolveram complicações neurológicas, das quais 81% foram atribuídas a AVE isquêmico ou hemorrágico. Uma revisão recente das hemorragias e tromboses relacionadas com DAVE a partir de 2012 demonstrou que a incidência dos AVE isquêmicos variou entre 0,04 e 0,13 por paciente-ano, enquanto a faixa correspondente era de 0,05 a 0,8 por paciente-ano com os AVEs hemorrágicos. Comparativamente, existem poucos estudos publicados sobre complicações neurológicas dos pacientes adultos mantidos com OMEC. Em uma série, 50% dos pacientes tratados com OMEC tiveram complicações neurológicas, das quais 17% eram AVEs definidos como isquêmicos, hemorrágicos ou hemorragias subaracnóideas. A frequência das complicações neurológicas provavelmente foi subestimada nesse estudo, porque menos de um terço dos pacientes fez exames de neuroimagem cerebral.

Biopatologia

A maioria dos AVEs que ocorrem depois de cirurgia cardíaca é isquêmica, embora possa ocorrer conversão hemorrágica dos infartos isquêmicos. Os AVEs intraoperatórios são causados por êmbolos arteriais originados das placas ateroscleróticas das artérias principais, inclusive aorta ou carótidas, ou são atribuíveis à hipoperfusão cerebral resultante da hipotensão intraoperatória ou redução do débito cardíaco. Êmbolos de ar e gordura também podem formar-se. O monitoramento da artéria cerebral média por ecodoppler transcraniano (DTC) é usado para quantificar microêmbolos durante a cirurgia de *bypass* coronariano que, em alguns casos, passam de 60 por operação. Os períodos de risco elevado de embolização são as manipulações do coração e da aorta, especialmente durante o clampeamento e a cateterização da aorta. Nenhum estudo confirmou a relação causal entre o número de microêmbolos e o declínio cognitivo, embora a quantidade de lesões isquêmicas novas tenha sido associada ao declínio cognitivo pós-operatório. Outros fatores que podem contribuir para o comprometimento cognitivo após a CBAC são hipoperfusão cerebral relativa, anestesia e efeitos inflamatórios sistêmicos.

Os AVEs pós-operatórios geralmente são cardioembólicos e estão relacionados com arritmias pós-operatórias, inclusive fibrilação atrial ou ventricular. As complicações cerebrais da fibrilação atrial são decorrentes da embolização dos trombos do átrio esquerdo ou apêndice atrial. Os AVEs associados à fibrilação atrial têm mais tendência a causar obstrução das artérias principais e lesão hemisférica que as fontes embólicas originadas das artérias carótidas. Isso foi demonstrado por um estudo que confirmou que as etiologias cardioembólicas do AVE eram 25 vezes mais comuns como causa de lesões hemisféricas que de lesões da retina. A explicação presumida dessa diferença é o tamanho maior das partículas cardioembólicas, em comparação com os êmbolos originados das artérias carótidas.

Os DAVE impõem desafios extraordinários no que se refere à coagulopatia. Embora a anticoagulação seja necessária para reduzir o risco de trombose do dispositivo e tromboembolia, isso é conseguido ao custo de aumento das complicações hemorrágicas. Além disso, as condições que geram estresse de cisalhamento alto em razão da presença dos DAVE parecem induzir uma síndrome de von Willebrand adquirida, que é causada pela destruição mecânica dos polímeros de von Willebrand. Por essa razão, os pacientes com DAVE têm risco mais alto de AVE hemorrágico e isquêmico. AVE hemorrágicos em pacientes com dispositivos circulatórios mecânicos devem sugerir a possibilidade de endocardite. Ainda existem controvérsias quanto ao papel das infecções e das condições inflamatórias nas complicações neurológicas dos pacientes com e sem dispositivos circulatórios mecânicos. Em um estudo de pacientes com DAVE, 42% dos acidentes cerebrovasculares ocorreram nos casos em que havia infecções. Contagens altas de leucócitos foram detectadas em pacientes com complicações neurológicas, independentemente da existência de infecção ou não, embora ainda não esteja claro se isso representa reação ao estresse da lesão cerebral aguda. Esse mesmo estudo detectou mais anormalidades do tromboelastograma nos períodos de infecção que nos períodos sem infecção, sugerindo que o processo infeccioso possa ativar a função plaquetária e contribuir para o aumento do risco de lesão neurológica.

Assim como o DAVE, a anticoagulação é necessária para reduzir o risco de trombose e tromboembolia associadas à OMEC. Também semelhante ao uso do DAVE, aumentos da atividade e do consumo das plaquetas são comuns com a OMEC em razão da exposição a uma superfície estranha, contribuindo também para a diátese hemorrágica. O resultado final é um aumento significativo do risco de sangramento em até 40% dos pacientes tratados com OMEC. As complicações tromboembólicas são mais comuns com OMEC venoarterial que com OMEC venovenosa porque, no primeiro caso, o sangue é infundido diretamente na circulação sistêmica. O risco de formar trombos também aumenta em consequência do fluxo sanguíneo aórtico retrógrado e da estase do sangue como consequência da redução do débito ventricular esquerdo.

Diagnóstico

O diagnóstico inicial de um AVE é sugerido pela história e pelo exame físico e, em seguida, pode ser confirmado por exame de neuroimagem. As manifestações clínicas do AVE refletem a disfunção das estruturas anatômicas afetadas. Embora hemiparesia seja um sintoma comum do AVE, não é um achado invariável, pois síndromes isoladas de afasia também podem ocorrer. Quando há hemiparesia, ela pode estar restrita aos movimentos delicados da mão ou dos dedos e pode ser confundida com neuropatia compressiva. Cerca de 20% dos AVEs isquêmicos envolvem a circulação posterior e podem causar anomalias sutis nos movimentos oculares, alterações comportamentais e cegueira cortical – uma constelação de sintomas que geram suspeitas de uma síndrome potencialmente devastadora do "topo da basilar". Embora haja sobreposição entre as apresentações clínicas do AVE isquêmico e hemorrágico, este último tem mais tendência a causar quadro clínico fulminante com proeminente depressão do nível de consciência e deterioração rápida dos sintomas. A neuroimagem continua sendo ferramenta essencial para distinguir as etiologias de AVE isquêmico e hemorrágico.

A National Institute of Health Stroke Scale (Escala de AVE do National Institute of Health, em tradução livre) é uma escala confiável com 15 itens, validada como medida da disfunção associada ao AVE (ver Capítulo 16). A tomografia computadorizada do cérebro é realizada comumente como primeiro exame diagnóstico para hemorragia intracraniana, porque as anormalidades isquêmicas hiperagudas podem não ser evidentes. A ressonância magnética (RM) do cérebro na sequência ponderada com difusão pode detectar anormalidades isquêmicas nos primeiros 3 minutos depois do início dos sintomas, mas pode estar contraindicada aos pacientes com dispositivos metálicos, inclusive DAVEs e alguns marca-passos. Hemoculturas, culturas para fungos e ecocardiografia transesofágica são exames necessários quando há suspeita de endocardite e êmbolos sépticos e especialmente nos pacientes com dispositivos circulatórios mecânicos. A angiografia cerebral pode estar indicada para diagnosticar aneurismas micóticos.

Tratamento

Profilaxia

É fundamental adotar medidas para evitar complicações neurológicas durante cirurgias cardíacas. A avaliação pré-operatória inclui investigação dos fatores de risco, inclusive estenose das carótidas. O risco de AVE durante cirurgia cardíaca pode ser reduzido com a realização simultânea de endarterectomia carotídea. Evitar hipotensão relativa durante a cirurgia cardíaca pode melhorar o prognóstico. Isso ficou evidente em um estudo randomizado com 248 pacientes, nos quais a manutenção de pressões mais altas (pressões arteriais médias entre 80 e 100 versus 50 a 60 mmHg) durante o bypass cardiopulmonar foi associada a índices significativamente menores de complicações neurológicas ou cardíacas, ou morte dentro de 6 meses (Evidência de nível 1).[1] Estudos recentes sugerem um possível papel das metas individualizadas de pressão arterial com base em índices de autorregulação cerebral. Hipotermia sistêmica a 32°C com procedimentos em câmara fechada e a 28°C com operações em câmara aberta durante o bypass cardiopulmonar pode reduzir a taxa metabólica do cérebro e evitar isquemia. A ecocardiografia transesofágica reduz o risco de AVE intraoperatórios, porque facilita a detecção de ateromas aórticos e possibilita que o cirurgião altere a técnica para reduzir o risco de embolização. A eletroencefalografia também pode ser usada para detectar isquemia cerebral durante a cirurgia cardíaca, embora o uso desta técnica seja controverso.

Acidente vascular encefálico isquêmico agudo

O tratamento trombolítico geralmente está contraindicado nos casos de AVE isquêmico agudo no período pós-operatório e também nos pacientes em tratamento com níveis terapêuticos de anticoagulação. Os AVEs causados por êmbolos sépticos originados de dispositivos infectados também aumentam o risco de hemorragia associada à trombólise. As técnicas alternativas de reperfusão, inclusive procedimentos endovasculares, podem ser consideradas nas circunstâncias apropriadas. Nos pacientes mantidos com DAVE ou OMEC, os benefícios oferecidos pela anticoagulação para evitar tromboembolia devem ser comparados com os riscos da conversão hemorrágica de um infarto isquêmico em determinado paciente, tendo como base a gravidade, a extensão e o tempo de evolução do AVE. Atualmente, existem poucos dados sobre o intervalo ideal para iniciar o uso de antitrombóticos; contudo, os atrasos significativos na introdução desses fármacos aumentam consideravelmente o risco de tromboembolia. O Capítulo 16 descreve outras abordagens terapêuticas aos AVEs isquêmicos agudos.

Hemorragia intracraniana

Hemorragia intracraniana é risco associado basicamente ao suporte com DAVE ou OMEC, em vista da necessidade de usar anticoagulantes, a deficiência adquirida do fator de Von Willebrand e ao risco coexistente de embolia cerebral. O tratamento inicial deve incluir a suspensão de todos os agentes antiplaquetários e anticoagulantes. A reversão da anticoagulação deve ser fortemente considerada nos casos de hemorragia potencialmente fatal, lembrando que essas intervenções podem aumentar o risco de trombose do dispositivo usado pelos pacientes com equipamentos cardiopulmonares. O tratamento hemostático deve ser ajustado ao grau específico de exposição aos anticoagulantes (ver Tabela 39.3). Por exemplo, sulfato de protamina pode ser usado para hemorragia intracerebral relacionada à heparina, e vitamina K com concentrado de complexo de protrombina/plasma fresco congelado pode ser usado para hemorragia intracerebral relacionada à varfarina. Antídotos contra inibidores do fator Xa (fator Xa inativado), inibidores diretos da trombina, os agentes antifibrinolíticos e o fator VIIa recombinante também podem ser considerados nas condições clínicas apropriadas. As transfusões de plaquetas e a administração de desmopressina (DDAVP) podem ser consideradas em alguns pacientes. A pressão arterial deve ser controlada de acordo com as diretrizes atuais. A endocardite deve ser tratada com antibióticos e avaliação cirúrgica (ver também Capítulo 65). Atualmente, existem poucos dados sobre quando reiniciar os fármacos antitrombóticos depois de uma hemorragia intracerebral. Uma abordagem racional, que equilibre o risco de expansão da hemorragia com os benefícios significativos da profilaxia tromboembólica com base no quadro clínico do paciente, é apropriada até que se disponham de mais estudos.

Prognóstico

Os AVEs peroperatórios aumentam a mortalidade hospitalar em até 10 vezes e a sobrevivência em longo prazo é menor entre os pacientes que sobrevivem. Um estudo publicado por Tarakji et al. demonstrou que os AVEs peroperatórios reduziram as chances de sobrevivência por 1, 10 e 20 anos em 25%, 41% e 23%, respectivamente.

No estudo *Randomized Evaluation of Mechanical Assistance in Treatment of Chronic Heart Failure*, as complicações cerebrovasculares estavam entre as três causas principais de morte (9,8%). Esse resultado foi confirmado por duas outras publicações; um caso em mais de mil DAVE, nos quais uma complicação referida ao sistema nervoso central foi a terceira causa principal de morte (14% dos óbitos). Existem poucos estudos publicados sobre complicações neurológicas dos pacientes adultos mantidos com OMEC. Em parte, isso pode ser atribuído à dificuldade de saber se as complicações neurológicas são resultado da doença que levou à OMEC ou estão relacionadas com o próprio procedimento de OMEC. Em uma série, 63% dos pacientes que fizeram exames de imageamento cerebral tiveram resultados patologicamente anormais e 90% dos pacientes examinados à necropsia tinham evidências de patologias intracranianas, inclusive lesões isquêmicas/hemorrágicas ou edema cerebral difuso. Em um estudo com lactentes mantidos com OMEC, hemorragias intracranianas graves foram responsáveis por 55% dos óbitos.

COMPLICAÇÕES CARDIOVASCULARES DA LESÃO NEUROLÓGICA

Miocárdio atordoado neurogênico

Epidemiologia

A síndrome do MAN pode ser definida como lesão cardíaca aguda reversível, geralmente associada a diversos tipos de lesão cerebral aguda, inclusive hemorragia subaracnóidea, hemorragia intracerebral, AVE isquêmico e crises epilépticas. As anormalidades eletrocardiográficas são demonstradas em até 70% dos pacientes com hemorragia subaracnóidea e até 40% dos pacientes com hemorragia intracerebral e AVE isquêmico. A disfunção ventricular esquerda é demonstrada em 10 a 28% dos pacientes com hemorragia subaracnóidea, enquanto 71% dos pacientes têm disfunção diastólica.

Biopatologia

O MAN parece ser causado pela desregulação do controle autonômico, principalmente do sistema simpático. Um mecanismo instigante proposto é a lesão do córtex insular do hipotálamo, que inclui áreas importantes ao controle autonômico. As lesões do hemisfério cerebral direito têm mais tendência a causar disautonomia simpática, enquanto as lesões do hemisfério cerebral esquerdo causam respostas predominantemente parassimpáticas. Uma especialização neuroanatômica semelhante foi evidenciada em gatos, nos quais a estimulação do hipotálamo lateral causava reações simpáticas como taquicardia e depressão do segmento ST, enquanto a estimulação do hipotálamo anterior desencadeava reações parassimpáticas como bradicardia. Existem evidências de que a lesão primária do tronco encefálico dos pacientes com herniação transtentorial também possa causar ativação simpática massiva. Todas essas condições caracterizam-se por hiperatividade anormal do *locus* cerúleo, que é um núcleo da ponte encarregado de regular o tônus simpático.

A secreção e o excesso de catecolaminas secretadas principalmente pelos nervos simpáticos do coração causam um estado de hiperestimulação das células miocárdicas, que é acompanhada de histopatologia típica conhecida como *necrose das bandas contráteis*. As células miocárdicas afetadas ficam sobrecarregadas de cálcio, mantêm-se hipercontraídas e não reagem mais aos agonistas dos receptores β_1 em consequência do desacoplamento do sistema de segundo mensageiro (adenililciclase). Por essa razão, as tentativas de aumentar a contratilidade do ventrículo esquerdo com catecolaminas exógenas (p. ex., norepinefrina) em pacientes em choque cardiogênico tendem a ser ineficazes.

Manifestações clínicas

O MAN tende a ocorrer nos pacientes com lesões cerebrais agudas graves. Hemorragia subaracnóidea é a causa mais comum e bem descrita de MAN, mas essa condição também pode ocorrer em resposta a qualquer lesão que provoque hiperativação simpática massiva, inclusive hemorragia intracerebral, infarto cerebral com herniação; síndrome de Guillain-Barré; hidrocefalia aguda; traumatismo craniano; ou estado de mal epiléptico, estresse emocional agudo e feocromocitoma. Elevações discretas a moderadas das enzimas cardíacas podem acompanhar as anormalidades eletrocardiográficas típicas, que incluem intervalos QT longos, ondas T invertidas simétricas generalizadas e ondas U. Nos casos brandos, a disfunção ventricular esquerda evidencia-se como disfunção diastólica. Os pacientes mais graves têm anormalidades regionais da cinética mural do ventrículo esquerdo, que não se limitam aos territórios vasculares típicos e estão associadas à redução discreta a moderada (20 a 40%) da fração de ejeção ventricular esquerda (FEVE). Nos casos fulminantes, o paciente pode desenvolver choque cardiogênico agudo com frações de ejeção de 20% ou menos. Nos casos típicos, o nível de elevação das enzimas cardíacas é baixo, em comparação com o grau de disfunção do ventrículo esquerdo. Estudo retrospectivo realizado para diferenciar entre síndrome coronariana aguda e MAN concluiu que os níveis de troponina eram 10 vezes maiores nos infartos do miocárdio (com base em controles históricos) em comparação com o miocárdio atordoado (2,8 *versus* 0,22 ng/mℓ). Níveis de troponina abaixo de 2,8 ng/mℓ e fração de ejeção menor que 40% nos pacientes com doença aneurismática eram compatíveis com miocárdio atordoado, em vez de uma síndrome coronariana aguda.

O *edema pulmonar neurogênico* (EPN) *agudo* pode ocorrer isoladamente ou em combinação com MAN. Em sua forma mais pura, o EPN parece representar um tipo não cardiogênico (mediado por mecanismos neurais) de edema pulmonar, que se caracteriza por perda da integridade da microcirculação pulmonar (i. e., edema pulmonar por "extravasamento"). Estudos demonstraram que a vasoconstrição periférica aguda causa aumento grave do volume sanguíneo intratorácico, que acarreta um "efeito explosivo" e, finalmente, aumenta a permeabilidade vascular pulmonar (Figura 119.1).

Diagnóstico

A variante *takotsubo* do MAN causa anormalidades ecocardiográficas típicas, inclusive acinesia e abaulamento apicais com disfunções sistólica e diastólica do ventrículo esquerdo. É importante reconhecer que o MAN consiste em um espectro de variantes que inclui um padrão "*takotsubo* invertido", no qual o ápice do coração está normal e a base tem hipocinesia. Quando há forte suspeita clínica de síndrome coronariana aguda, a angiografia coronariana pode ser necessária para excluir definitivamente doença arterial coronariana subjacente. Por definição, ecocardiografia sequencial demonstra melhora progressiva e, finalmente, normalização da função ventricular esquerda depois de alguns dias ou semanas.

Tratamento e prognóstico

Pacientes com lesões intracranianas agudas graves devem ser colocados em monitoramento eletrocardiográfico contínuo ao menos por 72 horas, e as enzimas cardíacas devem ser dosadas. O tratamento deve focar a reversão da causa subjacente do atordoamento miocárdico neurogênico, inclusive operação de aneurisma roto. A euvolemia deve ser mantida com líquidos isotônicos intravenosos (IV) de acordo com a necessidade. Com base em estudos de coorte, existem evidências de que o MAN seja menos comum entre os pacientes com hemorragia subaracnóidea, que já usavam betabloqueadores; por essa razão, pode haver alguma base para administrar o bloqueador β_1 esmolol (dose inicial: 50 µg/kg/min, titulada para manter a frequência cardíaca abaixo de 100 bpm). Quando a função cardíaca está significativamente deprimida, pode ser necessário administrar vasopressores inotrópicos como norepinefrina, dobutamina e milrinona para aumentar o débito cardíaco. Há evidências de que a milrinona – um inibidor de fosfodiesterase – seja um agente inotrópico mais eficaz que a norepinefrina, porque ela não depende dos receptores β_1, que estão sujeitos a um efeito dessensibilizante. O EPN tende a ser brando e comumente

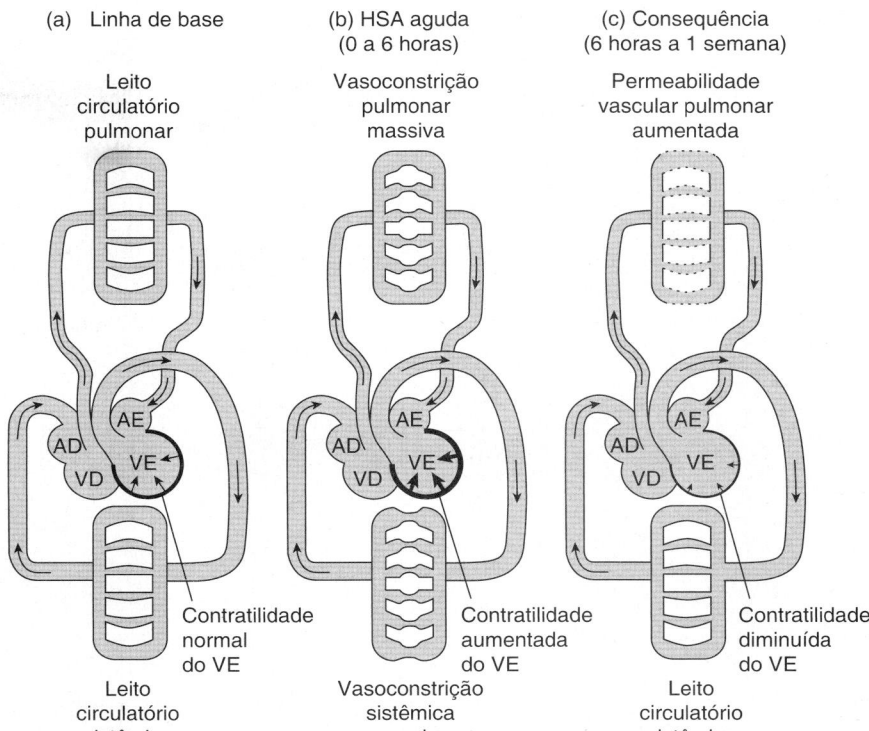

FIGURA 119.1 Ilustração explicando como o miocárdio atordoado neurogênico e o edema pulmonar (caracterizado por aumento da permeabilidade vascular pulmonar) podem coexistir depois de uma hemorragia subaracnóidea (HSA) e outros tipos de lesão cerebral catastrófica. O evento desencadeante comum é a liberação massiva de catecolaminas (B), que diminui a contratilidade do ventrículo esquerdo e, ao mesmo tempo, causa edema pulmonar por extravasamento de líquidos depois da fase inicial da lesão (C). AD, átrio direito; AE, átrio esquerdo; VD, ventrículo direito; VE, ventrículo esquerdo. (Adaptada de Mayer SA, Swarup R. Neurogenic cardiac injury after subarachnoide hemorrhage. *Current Opinion Anaesth.* 1996;9:356-361.)

responde à diurese suave com furosemida. Reversibilidade é marca característica do MAN e, em geral, as anormalidades ecocardiográficas melhoram em alguns dias.

Tempestade simpática paroxística

Os sinônimos de "tempestade simpática paroxística" são tempestade autonômica, disautonomia paroxística, síndrome de disfunção autonômica, síndrome de desregulação hipotalâmico-mesencefálica, instabilidade autônoma paroxística com distonia e tempestade neural. Essa condição caracteriza-se por descargas simpáticas violentas, irregulares e repetidas na fase aguda ou subaguda de lesões cerebrais graves em pacientes mantidos na unidade de tratamento intensivo (UTI).

Epidemiologia

A tempestade simpática paroxística ocorre em até 33% dos pacientes com lesões cerebrais traumáticas graves e lesões por cisalhamento axonal difuso grave, e também é relativamente comum nos pacientes com lesão cerebral anóxica. Essa complicação é menos frequente nos casos de hemorragia subaracnóidea grave, coma resultante de hemorragia intracerebral, síndrome maligna de infarto da artéria cerebral média e patologias do tronco encefálico. Essa condição parece ser mais comum nos pacientes mais jovens.

Manifestações clínicas

A tempestade autonômica evidencia-se por episódios paroxísticos de hipertensão e taquicardia, febre, hiperventilação, sudorese, postura em extensão e distonia grave. Nos casos típicos, a tempestade começa dias a semanas depois da lesão cerebral que a originou. Em alguns casos, a postura anormal e a distonia podem simular crises convulsivas generalizadas, e isso explica as descrições mais antigas da tempestade autonômica como "convulsões diencefálicas".

Diagnóstico

Tempestade autonômica é um diagnóstico clínico. A Tabela 119.2 resume um algoritmo diagnóstico. Um dos meios mais fáceis de confirmar o diagnóstico é demonstrar a ocorrência de picos paralelos transitórios de pressão arterial e frequência cardíaca, durante a revisão dos sinais vitais do período de 24 horas em um monitor à beira do leito. Em alguns casos, pode ser necessário excluir crises epilépticas usando videoeletroencefalografia contínua, porque os episódios comumente são paroxísticos. Também pode ser necessário diferenciar entre tempestade autonômica e resposta pressórica típica à elevação da pressão intracraniana ou à isquemia cerebral, que é sequela compensatória comum das lesões cerebrais agudas e provavelmente reflete as tentativas de manter a pressão de perfusão cerebral adequada em face da hipertensão intracraniana.

Tabela 119.2 Critérios diagnósticos da tempestade simpática paroxística.

Quatro das seguintes anormalidades, ocorrendo em picos transitórios a intervalos de 30 min a 4 h:

- Febre (> 38,3°C)
- Taquicardia (120 bpm, ou 100 bpm se estiver usando betabloqueadores)
- Taquipneia (frequência respiratória > 30 incursões/min)*
- Hipertensão (pressão arterial sistólica > 160 mmHg ou pressão de pulso > 80 mmHg)
- Sudorese
- Postura em extensão ou distonia motora
- Distonia grave

*Na ausência de sepse ou obstrução das vias respiratórias.

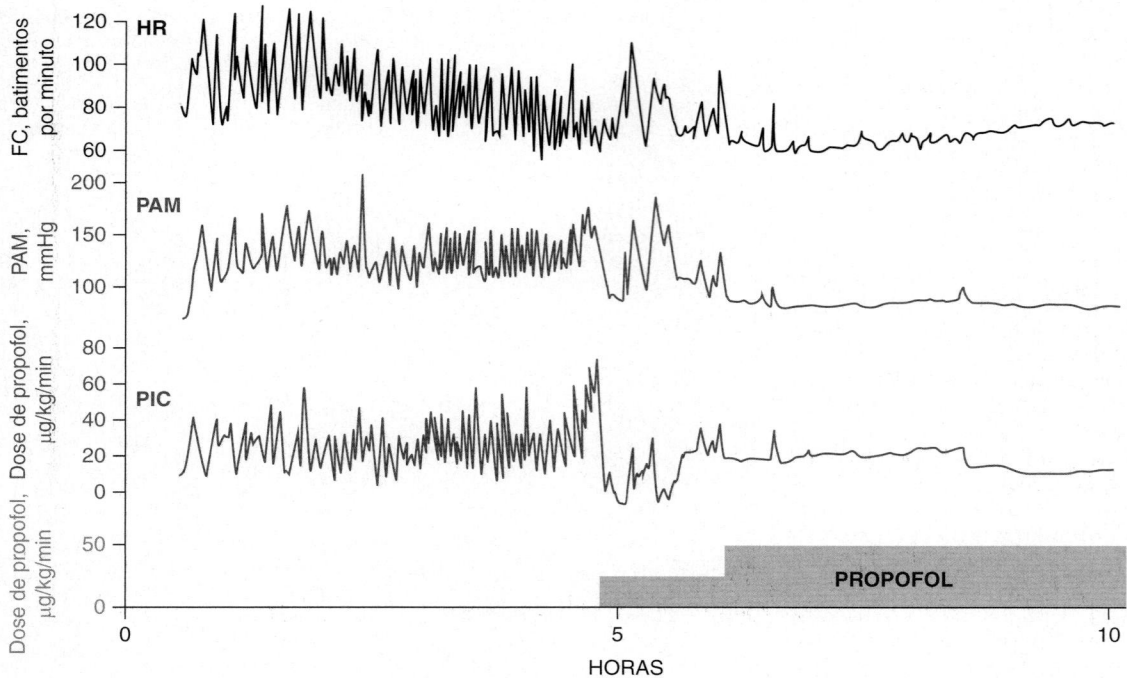

FIGURA 119.2 Supressão e estabilização da tempestade simpática com infusão de propofol em paciente com tempestade simpática paroxística. Observe o efeito estabilizante imediato da pressão intracraniana (PIC), que diminuiu de 70 mmHg para níveis normais no início da infusão. FC, frequência cardíaca; PAM, pressão arterial média.

Tratamento

O tratamento da tempestade simpática tem como focos o uso de sedação, analgésicos que atenuem a ativação nociceptiva responsável pela tempestade, fármacos que suprimam especificamente o *locus* cerúleo e atenuação das manifestações periféricas da hipertensão e da taquicardia com betabloqueadores. O controle rápido dos sintomas graves pode ser conseguido rapidamente com infusão de propofol (50 a 200 μg/kg/min), fentanila (50 a 100 mg/h) ou dexmedetomidina (0,7 a 1,4 μg/kg/h), separadamente ou em combinação (Figura 119.2).

A Tabela 119.3 resume as opções farmacológicas para controlar os sintomas e permitir o "desmame" das infusões de analgésico-sedativos na UTI. Esses fármacos devem ser introduzidos sequencialmente e avaliados durante as interrupções diárias dos analgésico-sedativos IV contínuos. O uso simultâneo de anti-hipertensivos IV (p. ex., nicardipino ou labetalol) raramente é necessário depois da administração dos sedativos IV. É importante entender que a auto-hipertensão neurogênica é branda e pode ser facilmente controlada, embora reduza a pressão de perfusão cerebral. Desse modo, pode ser necessário iniciar a infusão de anti-hipertensivos com doses menores tituladas a mais, enquanto a resposta é monitorada.

Prognóstico

Nos casos típicos, a tempestade simpática paroxística persiste por semanas a meses, até regredir. O tratamento dessa síndrome com infusões IV prolongadas de analgésico-sedativos como propofol e fentanila aumenta a duração da internação na UTI e também o risco de adquirir infecções hospitalares e desenvolver complicações. O prognóstico pode ser melhorado com a introdução progressiva rápida dos fármacos usados para controlar os sintomas nas fases subaguda a crônica (Tabela 119.3), que permite a interrupção da sedação IV, o desmame do respirador e a progressão à reabilitação.

Tabela 119.3 Tratamento farmacológico da tempestade simpática paroxística durante a fase subaguda ou crônica.

Analgésico-sedativos	• Fentanila, adesivos, 25 a 300 μg/h • Morfina, 5 a 20 mg a cada 4 h • Lorazepam, 2 a 24 mg/dia • Clonazepam, 1 a 8 mg/dia
Betabloqueadores	• Propranolol, 160 a 640 mg/dia • Labetalol, 400 a 3.600 mg/dia
Agonistas antiadrenérgicos centrais	• Clonidina, adesivo, 0,1 a 0,9 mg/dia • Bromocriptina, 10 a 40 mg/dia
Relaxantes musculares	• Baclofeno, 10 mg, 3 vezes/dia • Dantroleno VO, 25 a 100 mg, 4 vezes/dia
Anticonvulsivantes	• Gabapentina, 900 a 3.600 mg/dia

VO, via oral.

EVIDÊNCIA DE NÍVEL 1

1. Gold JP, Charlson ME, Williams-Russo P, et al. Improvement of outcomes after coronary artery bypass. A randomized trial comparing intraoperative high versus low mean arterial pressure. *J Thorac Cardiovasc Surg.* 1995;110(5): 1302-1314.

LEITURA SUGERIDA

Complicações neurológicas das intervenções cardíacas

Barber PA, Hach S, Tippett LJ, et al. Cerebral ischemic lesions on diffusion-weighted imaging are associated with neurocognitive decline after cardiac surgery. *Stroke.* 2008;39(5):1427-1433.

Biswas AK, Lewis L, Sommerauer JF. Aprotinin in the management of life-threatening bleeding during extracorporeal life support. *Perfusion*. 2000;15(3):211-216.

Eckman PM, John R. Bleeding and thrombosis in patients with continuous-flow ventricular assist devices. *Circulation*. 2012;19;125(24):3038-3047.

Filsoufi F, Rahmanian PB, Castillo JG, Bronster D, Adams DH. Incidence, topography, predictors and long-term survival after stroke in patients undergoing coronary artery bypass grafting. *Ann Thorac Surg*. 2008;85(3):862-870.

Kato TS, Schulze PC, Yang J, et al. Pre-operative and post-operative risk factors associated with neurologic complications in patients with advanced heart failure supported by a left ventricular assist device. *J Heart Lung Transplant*. 2012;31(1):1-8.

Maisel WH, Rawn JD, Stevenson WG. Atrial fibrillation after cardiac surgery. *Ann Intern Med*. 2001;135(12):1061-1073.

Mateen FJ, Muralidharan R, Shinohara RT, Parisi JE, Schears GJ, Wijdicks EF. Neurological injury in adults treated with extracorporeal membrane oxygenation. *Arch Neurol*. 2011;68(12):1543-1549.

McKhann GM, Grega MA, Borowicz LM Jr, Baumgartner WA, Selnes OA. Stroke and encephalopathy after cardiac surgery: an update. *Stroke*. 2006;37(2):562-571.

Selnes OA, Gottesman RF, Grega MA, Baumgartner WA, Zeger SL, McKhann GM. Cognitive and neurologic outcomes after coronary-artery bypass surgery. *N Engl J Med*. 2012;366(3):250-257.

Selnes OA, McKhann GM. Neurocognitive complications after coronary artery bypass surgery. *Ann Neurol*. 2005;57(5):615-621.

Tarakji KG, Sabik JF III, Bhudia SK, Batizy LH, Blackstone EH. Temporal onset, risk factors, and outcomes associated with stroke after coronary artery bypass grafting. *JAMA*. 2011;305(4):381-390.

Tsukui H, Abla A, Teuteberg JJ, et al. Cerebrovascular accidents in patients with a ventricular assist device. *J Thorac Cardiovasc Surg*. 2007;134(1):114-123.

Wittenstein B, Ng C, Ravn H, Goldman A. Recombinant factor VII for severe bleeding during extracorporeal membrane oxygenation following open heart surgery. *Pediatr Crit Care Med*. 2005;6(4):473-476.

Miocárdio atordoado neurogênico

Guglin M, Novotorova I. Neurogenic stunned myocardium and takotsubo cardiomyopathy are the same syndrome: a pooled analysis. *Congest Heart Fail*. 2011;17(3):127-132.

Mayer SA, Fink ME, Homma S, et al. Cardiac injury associated with neurogenic pulmonary edema following subarachnoid hemorrhage. *Neurology*. 1994;44:815-820.

Melville KI, Blum B, Shister HE, Silver MD. Cardiac ischemic changes and arrhythmias induced by hypothalamic stimulation. *Am J Cardiol*. 1963;12:781-791.

Murthy SB, Shah S, Rao CP, Bershad EM, Suarez JI. Neurogenic stunned myocardium following acute subarachnoid hemorrhage: pathophysiology and practical considerations. *J Intensive Care Med*. 2015;30(6):318-325.

Nguyen H, Zaroff JG. Neurogenic stunned myocardium. *Curr Neurol Neurosci Rep*. 2009;9(6):486-491.

Oppenheimer SM, Gelb A, Girvin JP, Hachinski VC. Cardiovascular effects of human insular cortex stimulation. *Neurology*. 1992;42(9):1727-1732.

Samuels MA. The brain-heart connection. *Circulation*. 2007;116(1):77-84.

Wittstein IS, Thiemann DR, Lima JA, et al. Neurohumoral features of myocardial stunning due to sudden emotional stress. *N Engl J Med*. 2005;352:539-548.

Tempestade simpática

Blackman JA, Patrick PD, Buck ML, Rust RS Jr. Paroxysmal autonomic instability with dystonia after brain injury. *Arch Neurol*. 2004;61(3):321-328.

Boeve BF, Wijdicks EF, Benarroch EE, Schmidt KD. Paroxysmal sympathetic storms ("diencephalic seizures") after severe diffuse axonal head injury. *Mayo Clin Proc*. 1998;73(2):148-152.

Perkes I, Baguley IJ, Nott MT, Menon DK. A review of paroxysmal sympathetic hyperactivity after acquired brain injury. *Ann Neurol*. 2010;68(2):126-135.

Rabinstein AA. Paroxysmal sympathetic hyperactivity in the neurological intensive care unit. *Neurol Res*. 2007;29(7):680-682.

Rossitch E Jr, Bullard DE. The autonomic dysfunction syndrome: aetiology and treatment. *Br J Neurosurg*. 1988;2(4):471-478.

Encefalopatia Associada à Sepse 120

Aurélien Mazeraud, Cássia Righy, Stephan A. Mayer e Tarek Sharshar

PONTOS-CHAVE

1. A encefalopatia associada à sepse é uma manifestação fundamental encontrada em até 70% dos pacientes sépticos internados em unidade de terapia intensiva.

2. A encefalopatia associada à sepse tem mortalidade hospitalar elevada e prognósticos funcionais e cognitivos mais desfavoráveis em longo prazo.

3. A fisiopatologia da encefalopatia associada à sepse inclui disfunção dos sistemas neurotransmissores, lesões cerebrais inflamatórias e isquêmicas, ativação microglial, violação da barreira hematencefálica e ativação dos mediadores de estresse.

4. Na população de pacientes de unidade de terapia intensiva, o *delirium* (manifestação clínica comum da encefalopatia associada à sepse) é diagnosticado fundamentalmente por meio de escalas validadas.

5. Medidas profiláticas não farmacológicas para evitar *delirium* – inclusive evitar sedação excessiva (principalmente com benzodiazepínicos), mobilização precoce e facilitação do sono – são fundamentais ao controle da encefalopatia associada à sepse.

Tabela 120.1 Escore de avaliação sequencial rápida de falência de múltiplos órgãos.*

Fator de risco	Pontos
Estado mental alterado (ECG < 15)	1
Frequência respiratória ≥ 22/min	1
Pressão arterial sistólica ≤ 100 mmHg	1
Nível de risco	**Total de pontos**
Risco de mortalidade baixo (< 5%)	0 a 1
Risco de mortalidade alto (5 a 20%)	2 a 3

*Ver também qSOFA.org (Quick Sequential Organ Failure Assessment Score). ECG, escala de coma de Glasgow.

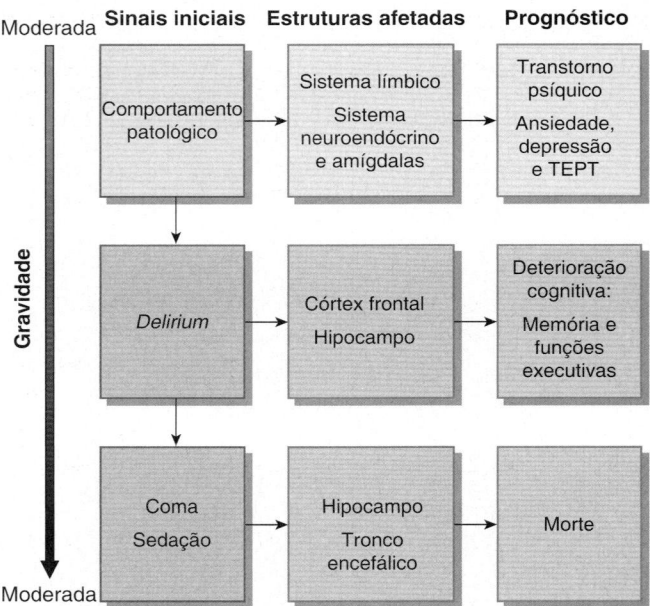

FIGURA 120.1 Sinais clínicos iniciais detectados em pacientes sépticos (*coluna à esquerda*), que dependem das estruturas específicas afetadas (*coluna ao centro*) e estão associados a prognóstico mais desfavorável (*coluna à direita*). Embora comportamento patológico seja considerado uma reação fisiológica à inflamação sistêmica, *delirium* e distúrbios da consciência são sinais clínicos de encefalopatia associada à sepse. TEPT, transtorno do estresse pós-traumático.

INTRODUÇÃO

Desde tempos antigos, médicos têm percebido que o sistema nervoso central é um dos primeiros órgãos afetados pela sepse. Definida por disfunção potencialmente fatal de órgãos causada por reação anormal do hospedeiro à infecção, a sepse é uma das causas principais de internação em unidade de terapia intensiva (UTI) e morte em todos os países. A incidência de encefalopatia associada à sepse oscila em torno de 50%, mas pode variar na faixa de 8% a mais de 70%. Encefalopatia associada à sepse (EAS) comumente é a manifestação inicial que leva ao diagnóstico de sepse, e alterações do estado mental foram reconhecidas como um dos três elementos essenciais à triagem e à detecção de risco de mortalidade alta entre pacientes com quadros infecciosos suspeitos (Tabela 120.1).

A fisiopatologia da EAS consiste em inflamação, anormalidades vasculares e disfunção metabólica dos tecidos neurais. Esses mecanismos não afetam o cérebro homogeneamente e podem causar lesões isquêmicas ou hemorrágicas focais em áreas específicas do sistema nervoso. Centros encefálicos encarregados do controle das funções autonômicas, nível de vigília, consciência e comportamento são afetados, e isso explica as manifestações clínicas da EAS, que variam de comportamento anormal ou depressão do nível de consciência (inclusive *delirium* e coma) (Figura 120.1).

A EAS em estágio inicial caracteriza-se por alterações metabólicas típicas no eletroencefalograma (EEG), mas é possível detectar estado epiléptico não convulsivo em 10 a 15% dos casos. Anormalidades radiológicas como pequenas lesões isquêmicas ou edemaciadas focais podem ser detectadas em cerca de 30% dos pacientes em choque séptico (Figura 120.2). A EAS tem mortalidade alta e causa disfunção cognitiva de longa duração envolvendo memória, atenção, fluência verbal e distúrbios psíquicos, como depressão, ansiedade e transtorno do estresse pós-traumático (ver Figura 120.1). O tratamento dessa condição depende basicamente de boas práticas gerais adotadas em UTIs, especialmente quando a EAS causa coma (ver Capítulo 19), porque não há tratamento específico disponível.

Embora no passado se acreditasse que o cérebro fosse um órgão imunologicamente privilegiado, atualmente se sabe que o sistema nervoso central pode ser profundamente afetado por infecções sistêmicas graves e resposta inflamatória subsequente.

EPIDEMIOLOGIA

Nos EUA, ocorrem cerca de 750 mil casos de sepse por ano e mais de 200 mil pacientes morrem por essa razão. A sepse causa ou contribui para um terço à metade de todos os óbitos hospitalares. A incidência de sepse tem aumentado em consequência do envelhecimento populacional e da prevalência mais alta de doenças crônicas e imunossupressão na população em geral.

Como não há consenso quanto à definição de EAS, a incidência relatada varia amplamente entre os diversos estudos publicados. Hoje, a encefalopatia de pacientes sépticos é diagnosticada por meio de escalas do coma (p. ex., escala de coma de Glasgow ou ECG) ou *delirium* (p. ex., Método de Avaliação de Confusão Mental na Unidade de Tratamento Intensivo ou CAM-ICU; Tabela 11.4). A sepse é um dos principais fatores de risco para *delirium* e deve ser investigada em todos os pacientes em estado crítico que apresentem confusão mental. *Delirium* e EAS têm diversos fatores de risco em comum, inclusive idade avançada, doenças neurológicas preexistentes (p. ex., demência ou doença de Parkinson), necessidade de ventilação mecânica e disfunção renal e/ou hepática aguda ou crônica. Vários antibióticos são potencialmente neurotóxicos e podem causar *delirium*.

Em geral, a incidência de EAS varia de 20 a 40% dos pacientes sépticos internados em UTI, mas pode chegar a 70% dos pacientes idosos em respiração artificial avaliados por meio da CAM-ICU. Do mesmo modo, até 70% dos pacientes com bacteriemia têm sintomas neurológicos, inclusive letargia, desatenção discreta e coma. O EEG é anormal em quase 80% dos pacientes sépticos.

FISIOPATOLOGIA

A EAS é causada pelos efeitos deletérios da inflamação sistêmica no cérebro. Os sinais inflamatórios são mediados por meio de processos específicos do cérebro e desencadeiam três processos não excludentes: isquemia, neuroinflamação e estresse metabólico celular. A isquemia é resultante das anormalidades da macrocirculação e microcirculação, enquanto a neuroinflamação é secundária à disfunção do complexo vascular (p. ex., células endoteliais, astrócitos e barreira hematencefálica [BHE]) e ativação microglial. O estresse metabólico celular é causado não apenas por esses dois processos, mas também por outros fatores sistêmicos (p. ex., hipoxia, efeitos de fármacos neurotóxicos, distúrbios do controle glicêmico, insuficiência renal ou hepática; ver Figura 120.1). Esses processos causam disfunção mitocondrial e estresse oxidativo, que colocam em risco a função e a viabilidade dos neurônios. Nos estágios iniciais, o estresse metabólico da EAS pode afetar preferencialmente áreas específicas do cérebro encarregadas do controle das funções autônomas e nível de consciência, reação comportamental ao estresse e funções cognitivas

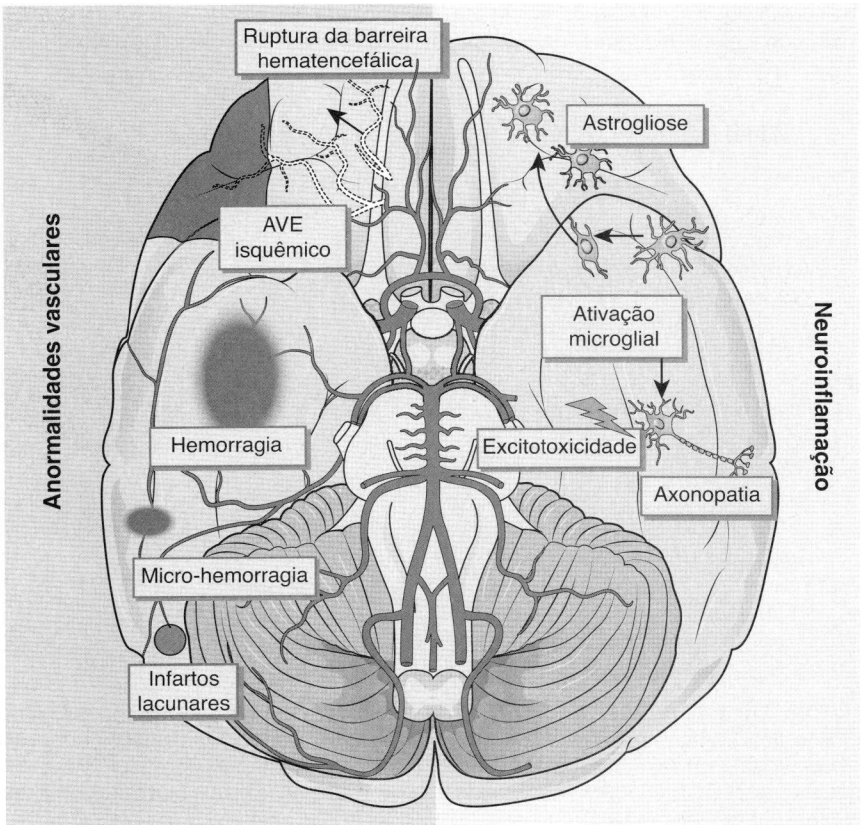

FIGURA 120.2 Ilustração esquemática dos diversos processos fisiopatológicos associados ou sobrepostos à encefalopatia associada à sepse. Anormalidades vasculares incluem ruptura da barreira hematencefálica (BHE), desacoplamento neurovascular e acidentes vasculares encefálicos (AVEs). Processos neuroinflamatórios incluem ativação microglial e astrocítica, que ampliam a neurotoxicidade e os distúrbios metabólicos que levam à morte dos neurônios. (*Esta figura se encontra reproduzida em cores no Encarte.*)

(p. ex., memória e atenção). Estudos experimentais sobre sepse demonstraram consistentemente ativação neuronal inicial do hipocampo, amígdalas e núcleo do trato solitário e *locus* cerúleo. Estudos de neuropatologia dos pacientes que morreram em consequência de sepse mostraram apoptose neuronal acelerada e ativação microglial nessas áreas específicas do cérebro humano. Essas descobertas constituem o substrato anatômico das disfunções encefálicas aguda e de longa duração (ver Figura 120.2).

Sinalização encefálica

Processos neuro-humorais estão envolvidos fisiopatologicamente na sinalização inflamatória no cérebro. Por exemplo, aferentes vagais podem detectar inflamação intraperitoneal e transmitir essa informação aos núcleos autonômicos bulbares; em seguida, nervos vagais podem modular as reações à inflamação local e sistêmica (por meio da inervação esplênica). Em razão de suas conexões com outros centros autonômicos, sistema neuroendócrino e centros de controle do comportamento, os núcleos autonômicos bulbares podem modular uma reação mais generalizada à sepse (Figura 120.3). A via humoral envolve os órgãos periventriculares e a *área postrema*, que não conta com BHE. Essas áreas permitem o transporte de mediadores inflamatórios aos centros neuroendócrinos e autonômicos. Essas duas vias são essenciais à organização da reação ao estresse inflamatório, do qual a manifestação clínica é *comportamento patológico*. O comportamento patológico é um conjunto coordenado de comportamentos adaptativos ativos, que ajudam os pacientes a combater infecções, inclusive sonolência, mal-estar e inapetência.

Neuroinflamação e ativação das células gliais

A micróglia é formada por células fagocitárias mononucleares do encéfalo e é responsável por sua defesa imune. Essas células conseguem fagocitar, migrar, proliferar e liberar vários mediadores. Elas expressam grande variedade de receptores, especialmente para citocinas e padrões moleculares associados a patógenos e lesão.

Hoje se acredita que a EAS não esteja relacionada com infecção cerebral direta. Em vez disso, a sepse parece causar neuroinflamação como efeito "secundário" da reação inflamatória sistêmica. A sepse causa ativação microglial, que inclui alterações morfológicas, imunes e metabólicas. A ativação microglial gera formas reativas ou ameboides capazes de movimentação livre ou fagocitose – um processo conhecido como *desramificação*. Esses fenótipos pró-inflamatórios são neurotóxicos e contribuem para a ativação neuronal patológica. Em consequência da produção de citocinas, óxido nítrico, gliotransmissores e metabólitos neurotóxicos (p. ex., espécies reativas de oxigênio), a micróglia ativada aumenta a excitabilidade neuronal global e causa hiperativação neuronal comburente. Fragmentos de bactérias vivas e material genômico das bactérias foram detectados nos cérebros de animais e seres humanos sépticos, mas não havia evidência de encefalite infecciosa. Isso sugere a existência de microbiota cerebral nos pacientes em estado crítico, que não é encontrada nos indivíduos normais.

Os astrócitos são as células mais abundantes do cérebro. Além de controlar a permeabilidade da BHE e a homeostasia da água cerebral, eles regulam o fluxo sanguíneo cerebral por meio da liberação de óxido nítrico, prostaglandinas e ácido araquidônico. Os astrócitos expressam conexinas, que permitem permutas bidirecionais, por meio de hemicanais existentes entre astrócitos e neurônios, pela liberação de "gliotransmissores" no meio extracelular. Estudos demonstraram que células microgliais ativadas inibem canais das junções estreitas e ativam hemicanais.

A neuroinflamação foi associada a todas as causas de demência. Na verdade, existe uma teoria que propõe que um "primeiro golpe" ative as células microgliais que, em seguida, tornam-se hiper-reativas a um "segundo golpe". A sepse pode atuar como golpe primário ou secundário. Desse modo, essa

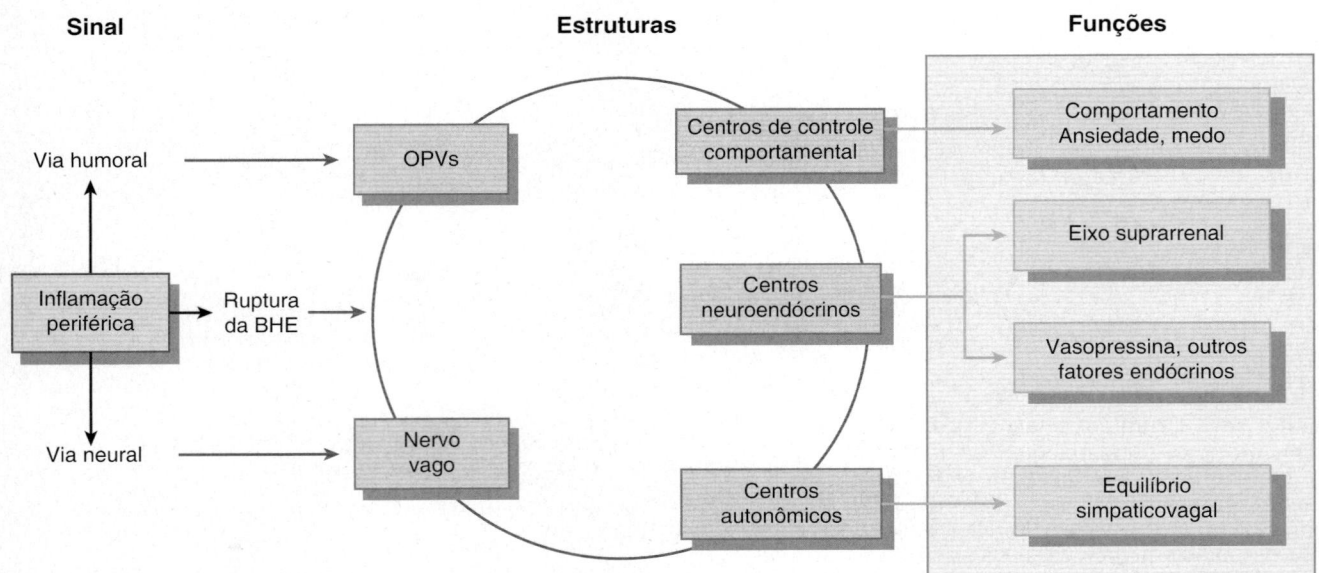

FIGURA 120.3 Esquema explicativo da reação à ativação de rede de estresse na sepse. O sinal de inflamação periférica é transmitido ao sistema nervoso central por meio de três vias principais (*setas em preto*), que ativam estruturas específicas (*setas em cinza-escuro*), ou seja, órgãos periventriculares (OPVs) e núcleos do nervo vago. Estruturas que regulam comportamento, sistema neuroendócrino e funções autônomas estão interligadas e também são estimuladas, resultando na resposta funcional (*setas e retângulos em cinza-claro*).

hipótese explica a relação entre sepse e deterioração cognitiva, assim como o impacto deletério da EAS nos pacientes com doença neurodegenerativa preexistente.

Astrócitos e disfunção da barreira hematencefálica

A sepse causa disfunção ou violação da BHE. Essa barreira controla a circulação de água, moléculas e íons, que são transportados entre o sangue e os tecidos cerebrais e impedem a penetração de células imunes, toxinas e patógenos no cérebro. A integridade da BHE é mantida pelos astrócitos e pericitos. Estudos neuropatológicos e exames de ressonância magnética (RM) confirmaram que há disfunção da BHE de pacientes em choque séptico, especialmente com base em evidências de edema vasogênico na substância branca. Relatos de síndromes de encefalopatia posterior reversível (ver Capítulo 44) em pacientes sépticos corroboram essas observações.

Processos isquêmicos

A isquemia cerebral pode ser causada por disfunção da macrocirculação (inclusive hipotensão, redução do fluxo sanguíneo cerebral e distúrbios da autorregulação) e microcirculação, que causam desacoplamento neurovascular, violação da BHE e ativação do sistema de coagulação. Um estudo de necropsia demonstrou que existiam lesões isquêmicas em todos os casos de choque séptico fatal, que estavam associadas às hemorragias secundárias à coagulação intravascular disseminada em cerca de 20% desses pacientes. A sepse causa disfunção da microcirculação, que reduz a irrigação sanguínea cerebral, desencadeia desequilíbrio metabólico cerebral e provoca desacoplamento neurovascular.

Disfunção dos sistemas neurotransmissores

Os neurônios de pacientes sépticos são suscetíveis à disfunção mitocondrial, ao estresse oxidativo e à excitotoxicidade, que é induzida por liberação aumentada e captação reduzida de glutamato na fenda sináptica. Esses processos neuroinflamatórios e isquêmicos podem ser agravados por fatores sistêmicos, como hipoxemia, distúrbios eletrolíticos, anormalidades do controle glicêmico e efeitos tóxicos de fármacos. A disfunção dos sistemas neurotransmissores inclui componentes dopaminérgicos, beta-adrenérgicos, GABAérgicos e colinérgicos. Apesar do fato de que um desequilíbrio entre neurotransmissão dopaminérgica e colinérgica foi relacionado com *delirium* associado a sepse, fármacos colinérgicos (p. ex., rivastigmina) e antidopaminérgicos (p. ex., haloperidol) não conseguiram reduzir sua ocorrência. Benzodiazepínicos são agonistas do ácido gama-aminobutírico que, por motivos desconhecidos, aumentam o risco de desenvolver *delirium* em pacientes sépticos.

DIAGNÓSTICO

Manifestações clínicas

A EAS é definida pela coexistência de algum processo inflamatório ou infeccioso sistêmico e disfunção cerebral, que pode variar de letargia a *delirium* ou coma. Déficits focais e crises epilépticas também podem ocorrer. A sepse está relacionada mais comumente com *delirium* hipoativo que hiperativo.

Movimentos anormais, como mioclonia, tremor ou asterixe, também podem ser detectados. Na UTI, a possibilidade de sepse deve ser considerada em todos os pacientes em estado crítico que apresentem alteração do humor, comportamento ou nível de consciência, porque *delirium* pode ser o primeiro sinal de infecção, especialmente na população idosa.

Exames de imagem cerebrais

Nos casos típicos, a tomografia computadorizada (TC) de crânio é normal nos pacientes com EAS. Em cerca de 50% dos pacientes em choque séptico, a RM do cérebro mostra pequenas regiões dispersas de edema ou infarto, especialmente na substância branca. A síndrome de encefalopatia posterior reversível também foi descrita nos pacientes sépticos. Considerando o risco acarretado pelo transporte de pacientes sépticos, a TC de crânio deve ser realizada quando houver deterioração clínica, inclusive déficits neurológicos focais, crises convulsivas ou alterações inexplicáveis do nível de consciência. A TC de crânio é mais fácil de realizar e pode fazer parte de um exame de corpo inteiro realizado para detectar a fonte de infecção, ainda que seja menos sensível e específica que RM cerebral. Nos pacientes sépticos com evidência inequívoca de *delirium* ou alteração do nível de consciência, a TC normal sugere o diagnóstico de EAS. Quando há déficits neurológicos focais apesar dos resultados normais dos exames de imagem cerebrais, deve-se realizar monitoramento contínua do EEG para excluir atividade epiléptica coexistente.

Monitoramento eletroencefalográfico contínuo

O monitoramento contínuo do EEG pode ajudar na investigação e na abordagem terapêutica à EAS. O EEG basal pode ser classificado como normal ou composto predominantemente de ondas teta, delta ou trifásicas, ou surto-supressão. Inexistência de reatividade no EEG aos estímulos, ondas trifásicas, supressão do ritmo de base e descargas periódicas são previsores de *delirium* e mortalidade. A atividade epiléptica de qualquer tipo pode ocorrer em 10 a 15% dos pacientes sépticos, e um subgrupo desses pacientes tem estado epiléptico não convulsivo. Crises epilépticas associadas à EAS quase sempre ocorrem nos 25% dos pacientes que também apresentam descargas periódicas. Crises epilépticas eletrográficas não convulsivas parecem ser mais frequentes durante os períodos de *delirium* ativo. Crises convulsivas tônico-clônicas detectáveis clinicamente são raras em pacientes sépticos. O monitoramento contínuo do EEG demonstrou que a maioria das crises epilépticas ocorreu nas primeiras 48 horas depois de iniciar o monitoramento. A ocorrência de descargas periódicas aumenta a probabilidade de detectar crises epilépticas eletrográficas ao longo do monitoramento mais longo. A sepse aumenta ligeiramente o risco de epilepsia crônica.

TRATAMENTO

O tratamento da EAS baseia-se fundamentalmente nas intervenções terapêuticas essenciais nos casos de sepse, inclusive diagnóstico rápido e administração imediata de antibióticos, reposição de líquidos controlada pela correção do nível alto de lactato e monitoramento da pressão arterial e função ventilatória. Exames diagnósticos padronizados incluem TC, para excluir AVE ou anormalidade estrutural, e monitoramento contínuo do EEG, para detectar e tratar crises epilépticas. Os principais fármacos utilizados têm como foco controlar sintomas de *delirium* ativo ou sedação intravenosa contínua, para eliminar assincronismo do respirador. Também não há fármacos neuroprotetores específicos para atenuar lesão cerebral e melhorar a disfunção cognitiva de pacientes sépticos a longo prazo. A febre agrava comprovadamente lesão e morte neuronais, quando há isquemia, e seu controle é uma abordagem neuroprotetora interessante. Um estudo demonstrou que antitérmicos não afetaram o prognóstico dos pacientes em sepse grave (Evidência de nível 1).[1] Outro ensaio randomizado de pequeno porte (n = 200) relatou necessidade menor de usar vasopressores e aumento da sobrevivência com resfriamento externo para controlar febre, mas seus efeitos no prognóstico neurológico não foram avaliados (Evidência de nível 1).[2]

Delirium ativo é a manifestação mais comum e mais bem estudada da EAS (ver também Capítulo 11). O *delirium* foi associado ao aumento da mortalidade e ao prolongamento do internamento em UTI, e devem ser adotadas medidas para evitar ou atenuar *delirium* dos pacientes sépticos (Tabela 120.2). Intervenções não farmacológicas padronizadas para evitar ou controlar *delirium* na UTI são estímulos para facilitar a orientação dos pacientes (p. ex., relógio e fotografias na sala), iluminação adequada, prevenção de privação de sono e redução de ruídos, mobilização precoce, redução ou interrupção da sedação (especialmente com benzodiazepínicos) e atenuação dos desconfortos físico e psíquico (Evidência de nível 1).[3] Quanto ao tratamento farmacológico do *delirium* e das crises epilépticas, nenhum sedativo específico foi recomendado por especialistas, exceto que se deve evitar sedação ou interromper seu uso no menor tempo possível. Estudos demonstraram que dexmedetomidina (um alfa-agonista) resultou em redução da duração do *delirium* e diminui a taxa de mortalidade em 28 dias, quando comparada com sedação com lorazepam (Evidência de nível 1).[4] Parte dos efeitos benéficos da dexmedetomidina parece ser atribuída à inibição da apoptose neuronal e à redução da reação inflamatória associada à sepse. Os antipsicóticos podem controlar eficazmente alguns dos sintomas de *delirium* hiperativo ou agitado, inclusive agitação ou alucinações, mas são pouco eficazes nos casos de *delirium* hipoativo. O pré-tratamento com estatina foi associado à redução do risco de *delirium* em estudos de coorte com pacientes em estado crítico, mas um ensaio prospectivo com rosuvastatina administrada aos pacientes com síndrome de angústia respiratória do adulto associada à sepse não detectou qualquer efeito na frequência do *delirium* ou no prognóstico cognitivo de longo prazo (Evidência de nível 1).[5] Outro estudo demonstrou que a rivastigmina (um inibidor de colinesterase que supostamente controlaria a ativação microglial) aumentou a mortalidade sem reduzir a ocorrência de *delirium* de pacientes em estado crítico, inclusive no subgrupo de pacientes sépticos (Evidência de nível 1).[6]

PROGNÓSTICO

Impacto da encefalopatia associada à sepse na sobrevivência

Há relação proporcional entre a gravidade clínica ou eletrofisiológica da EAS e a mortalidade. Na verdade, a mortalidade causada por sepse aumenta de apenas 10% para mais de 70% à medida que o escore da ECG diminui para menos de 15 (p. ex., estado mental normal) até 8 e à medida que o EEG deixa de mostrar ritmo de base normal e apresenta padrões com descargas periódicas generalizadas, ausência de reatividade aos estímulos ou crises epilépticas eletrográficas. Coma e *delirium* fazem parte do espectro clínico da EAS, e ambos estão associados ao aumento do risco de morte dos pacientes em estado crítico.

Os mecanismos responsáveis pela relação entre EAS e mortalidade aumentada ainda não foram esclarecidos. É possível que a falência neurológica seja simplesmente uma manifestação da falência generalizada de múltiplos órgãos. Alguns autores sugeriram a hipótese de que a sepse induza disfunção do tronco encefálico que, por sua vez, altera o nível de consciência e atenção, assim como afeta centros que regulam funções vitais como pressão arterial e frequência cardíaca, que também são alteradas nos pacientes sépticos.

Impacto da encefalopatia associada à sepse no prognóstico de longo prazo

Um ano depois da alta da UTI, 25 a 50% dos pacientes que se encontravam em estado crítico – alguns que tiveram sepse – desenvolvem disfunção cognitiva de longa duração. A hospitalização por sepse aumenta a prevalência de disfunção cognitiva em 10% nos próximos 8 anos. Demência preexistente aumenta o risco de sepse que, por sua vez, agrava o estado cognitivo dos sobreviventes. As funções cognitivas afetadas preferencialmente pela sepse são atenção, fluência verbal, função executiva, memória verbal e velocidade de processamento mental, enquanto memória visual e habilidade visoconstrutiva parecem ser preservadas. Entre os transtornos psíquicos que se desenvolvem depois de doenças graves (especialmente sepse) estão ansiedade, depressão e transtorno do estresse pós-traumático. Estudos demonstraram que a sepse aumentou o risco de suicídio nos primeiros 2 anos depois da hospitalização. Esses distúrbios cognitivos e psíquicos têm impacto dramático na qualidade de vida e nível funcional dos pacientes.

Tabela 120.2 Intervenções para reduzir a disfunção cerebral e o *delirium* da encefalopatia associada à sepse.

Intervenções farmacológicas

- Reduzir a utilização de sedativos, especialmente benzodiazepínicos
- Interromper diariamente a administração de sedativos
- Usar dexmedetomidina como primeira opção para sedação intravenosa contínua
- Controlar a dor rigorosamente utilizando como primeira opção fármacos não esteroides que não causem sedação
- Corrigir distúrbios metabólicos como hipoxia, hipotensão, hiponatremia e hipoglicemia

Intervenções não farmacológicas

- Estimular o sono normal com períodos de silêncio e a redução da frequência das avaliações de enfermagem desnecessárias
- Incluir atividades frequentes de reorientação e estimulação cognitiva (*i.e.*, conversar com o paciente)
- Reidratar o paciente
- Permitir que o paciente use seus óculos e aparelho auditivo
- Evitar medidas de contenção física
- Estimular deambulação precoce

Adaptada segundo Sonneville R, Verdonk F, Rauturier C, et al. Understanding brain dysfunction in sepsis. *Ann Intensive Care*. 2013;3(1):15.

Custos sociais da encefalopatia associada à sepse

Cuidar de pacientes que desenvolvem EAS requer utilização considerável de recursos na UTI, porque ela prolonga a duração da internação hospitalar. Distúrbios cognitivos e psíquicos crônicos subsequentes impõem custos socioeconômicos enormes. No primeiro ano depois do episódio inicial, até 40% dos pacientes que trabalhavam e sobreviveram à sepse não retornaram às suas atividades profissionais em tempo integral.

CONCLUSÃO

A EAS é uma complicação significativa da sepse, que se caracteriza por alterações do estado mental, como comportamento patológico, *delirium* ou coma. Essa complicação está associada a anormalidades do ritmo de base do EEG e, menos comumente, a crises epilépticas eletrográficas. A EAS está associada aos aumentos da mortalidade e da incidência de distúrbios neurocognitivos e emocionais. Os mecanismos patogênicos principais são neuroinflamação, isquemia e processos excitotóxicos. A gravidade dos distúrbios da consciência e das alterações do EEG são previsores da mortalidade. A EAS não tem tratamento específico, mas inclui medidas para erradicar sepse, controlar *delirium* e crises epilépticas e cuidados críticos para pacientes em coma.

EVIDÊNCIAS DE NÍVEL 1

1. Drewry AM, Ablordeppey EA, Murray ET, et al. Antipyretic therapy in critically ill septic patients: a systematic review and meta-analysis. *Crit Care Med.* 2017;45(5):806-813.
2. Schortgen F, Clabault K, Katsahian S, et al. Fever control using external cooling in septic shock: a randomized controlled trial. *Am J Respir Crit Care Med.* 2012;185(10):1088-1095.
3. Inouye SK, Bogardus ST, Charpentier PA, et al. A multicomponent intervention to prevent delirium in hospitalized older patients. *N Engl J Med.* 1999;340(9):669-676.
4. Pandharipande PP, Sanders RD, Girard TD, et al. Effect of dexmedetomidine versus lorazepam on outcome in patients with sepsis: an a priori-designed analysis of the MENDS randomized controlled trial. *Crit Care.* 2010;14(2):R38.
5. Needham DM, Colantuoni E, Dinglas VD, et al. Rosuvastatin versus placebo for delirium in intensive care and subsequent cognitive impairment in patients with sepsis-associated acute respiratory distress syndrome: an ancillary study to a randomised controlled trial. *Lancet Respir Med.* 2016;4(3):203-212.
6. van Eijk MMJ, Roes KCB, Honing MLH, et al. Effect of rivastigmine as an adjunct to usual care with haloperidol on duration of delirium and mortality in critically ill patients: a multicentre, double-blind, placebo-controlled randomised trial. *Lancet.* 2010;376(9755):1829-1837.

LEITURA SUGERIDA

Angus DC, Linde-Zwirble WT, Lidicker J, Clermont G, Carcillo J, Pinsky MR. Epidemiology of severe sepsis in the United States: analysis of incidence, outcome, and associated costs of care. *Crit Care Med.* 2001;29(7):1303-1310.

Bezzi P, Domercq M, Brambilla L, et al. CXCR4-activated astrocyte glutamate release via TNF: amplification by microglia triggers neurotoxicity. *Nat Neurosci.* 2001;4(7):702-710.

Bleck TP. Dopamine antagonists in ICU delirium. *N Engl J Med.* 2018;379(26):2569-2570.

Cain MD, Salimi H, Diamond MS, Klein RS. Mechanisms of pathogen invasion into the central nervous system. *Neuron.* 2019;103(5):771-783.

Eidelman LA, Putterman D, Putterman C, Sprung CL. The spectrum of septic encephalopathy. Definitions, etiologies, and mortalities. *JAMA.* 1996;275(6):470-473.

Ely EW, Inouye SK, Bernard GR, et al. Delirium in mechanically ventilated patients: validity and reliability of the confusion assessment method for the intensive care unit (CAM-ICU). *JAMA.* 2001;286(21):2703-2710.

Girard TD, Exline MC, Carson SS, et al. Haloperidol and ziprasidone for treatment of delirium in critical illness. *N Engl J Med.* 2018;379(26):2506-2516.

Hatch R, Young D, Barber V, Griffiths J, Harrison DA, Watkinson P. Anxiety, depression and post traumatic stress disorder after critical illness: a UK-wide prospective cohort study. *Crit Care.* 2018;22(1):310.

Hennessy E, Gormley S, Lopez-Rodriguez AB, Murray C, Murray C, Cunningham C. Systemic TNF-α produces acute cognitive dysfunction and exaggerated sickness behavior when superimposed upon progressive neurodegeneration. *Brain Behav Immun.* 2017;59:233-244.

Hofer S, Eisenbach C, Lukic IK, et al. Pharmacologic cholinesterase inhibition improves survival in experimental sepsis. *Crit Care Med.* 2008;36(2):404-408.

Howarth C. The contribution of astrocytes to the regulation of cerebral blood flow. *Front Neurosci.* 2014;8:103.

Hsieh SJ, Soto GJ, Hope AA, Ponea A, Gong MN. The association between acute respiratory distress syndrome, delirium, and in-hospital mortality in intensive care unit patients. *Am J Respir Crit Care Med.* 2015;191(1):71-78.

Iwashyna TJ, Ely EW, Smith DM, Langa KM. Long-term cognitive impairment and functional disability among survivors of severe sepsis. *JAMA.* 2010;304(16):1787-1794.

Jackson JC, Hart RP, Gordon SM, et al. Six-month neuropsychological outcome of medical intensive care unit patients. *Crit Care Med.* 2003;31(4):1226-1234.

Mazeraud A, Pascal Q, Verdonk F, Heming N, Chrétien F, Sharshar T. Neuroanatomy and physiology of brain dysfunction in sepsis. *Clin Chest Med.* 2016;37(2):333-345.

Perry VH, Holmes C. Microglial priming in neurodegenerative disease. *Nat Rev Neurol.* 2014;10(4):217-224.

Polito A, Eischwald F, Maho A-L, et al. Pattern of brain injury in the acute setting of human septic shock. *Crit Care.* 2013;17(5):R204.

Racchiusa S, Mormina E, Ax A, et al. Posterior reversible encephalopathy syndrome (PRES) and infection: a systematic review of the literature. *Neurol Sci.* 2019;40(5):915-922.

Rosengarten B, Krekel D, Kuhnert S, Schulz R. Early neurovascular uncoupling in the brain during community acquired pneumonia. *Crit Care.* 2012;16(2):R64.

Sharshar T, Gray F, Lorin de la Grandmaison G, et al. Apoptosis of neurons in cardiovascular autonomic centres triggered by inducible nitric oxide synthase after death from septic shock. *Lancet.* 2003;362(9398):1799-1805.

Shechter R, Miller O, Yovel G, et al. Recruitment of beneficial M2 macrophages to injured spinal cord is orchestrated by remote brain choroid plexus. *Immunity.* 2013;38(3):555-569.

Siew ED, Fissell WH, Tripp CM, et al. Acute kidney injury as a risk factor for delirium and coma during critical illness. *Am J Respir Crit Care Med.* 2017;195(12):1597-1607.

Singer BH, Dickson RP, Denstaedt SJ, et al. Bacterial dissemination to the brain in sepsis. *Am J Respir Crit Care Med.* 2017;197(6):747-756.

Singer M, Deutschman CS, Seymour CW, et al. The Third International Consensus Definitions for Sepsis and Septic Shock (Sepsis-3). *JAMA.* 2016;315(8):801-810.

Skelly DT, Hennessy E, Dansereau M-A, Cunningham C. A systematic analysis of the peripheral and CNS effects of systemic LPS, IL-1β, [corrected] TNF-α and IL-6 challenges in C57BL/6 mice. *PLoS One.* 2013;8(7):e69123.

Taccone FS, Su F, Pierrakos C, et al. Cerebral microcirculation is impaired during sepsis: an experimental study. *Crit Care.* 2010;14(4):R140.

van Eijk MMJ, Roes KCB, Honing MLH, et al. Effect of rivastigmine as an adjunct to usual care with haloperidol on duration of delirium and mortality in critically ill patients: a multicentre, double-blind, placebo-controlled randomised trial. *Lancet.* 2010;376(9755):1829-1837.

Wolf SA, Boddeke HWGM, Kettenmann H. Microglia in physiology and disease. *Annu Rev Physiol.* 2017;79(1):619-643.

Young GB, Bolton CF, Archibald YM, Austin TM, Wells GA. The electroencephalogram in sepsis-associated encephalopathy. *J Clin Neurophysiol.* 1992;9(1):145-152.

Zhang Q-H, Sheng Z-Y, Yao Y-M. Septic encephalopathy: when cytokines interact with acetylcholine in the brain. *Mil Med Res.* 2014;1:20.

Suporte Respiratório às Doenças Neurológicas

David B. Seder e Stephan A. Mayer

PONTOS-CHAVE

1. Em caso de baixa força muscular respiratória, realize a intubação o mais rápido possível para evitar aspiração ou parada respiratória.
2. A ventilação não invasiva é uma opção em pacientes com fraqueza neuromuscular e preservação da reflexos de tosse e dos reflexos protetores das vias respiratórias.
3. A intubação e o início da ventilação mecânica podem alterar o fluxo sanguíneo cerebral e a pressão intracraniana, e devem ser manejados com cuidado.
4. O desmame da ventilação mecânica deve ocorrer o mais rápido possível; caso a intubação prolongada seja prevista, considere a transição da intubação endotraqueal para a traqueostomia temporária.
5. Muitos pacientes com insuficiência respiratória por doença neurológica apresentam excelente recuperação; a insuficiência respiratória em si não deve ser considerada motivo para suspender as terapias de suporte à vida.

INTRODUÇÃO

Grande parte da morbimortalidade associada às doenças neurológicas agudas resulta das anormalidades respiratórias. Essas próprias anormalidades respiratórias podem agravar a lesão neurológica; por outro lado, as lesões neurológicas predispõem à aspiração, à dificuldade de limpar as vias respiratórias, à atelectasia e à pneumonia. Em pacientes com acidente vascular encefálico (AVE), traumatismo craniano, estado de mal epiléptico, síndrome de Guillain-Barré, miastenia *gravis* e muitas outras doenças neurológicas, a fraqueza dos músculos orofaríngeos e respiratórios predispõe à aspiração das secreções para as vias respiratórias, ao tamponamento por muco e à hipoventilação, à atelectasia e à pneumonia. Por essa razão, monitoramento e suporte respiratórios estão entre as indicações mais comuns de internação dos pacientes neurológicos na unidade de tratamento intensivo (UTI).

EPIDEMIOLOGIA

A insuficiência respiratória que requer suporte mecânico é uma complicação observada em cerca de 10% dos pacientes com AVE isquêmico e em muitos pacientes com hemorragia intracerebral, hemorragia subaracnóidea, lesão cerebral traumática grave, coma agudo ou outras causas, além da fraqueza neuromuscular grave. Os desfechos em pacientes com insuficiência respiratória por doenças neurológicas melhoraram nas últimas três a quatro décadas. Com o tratamento atual, a insuficiência respiratória não deve ser um obstáculo independente para a recuperação.

BIOPATOLOGIA

A insuficiência respiratória na doença neurológica pode ser causada por insuficiência cardiopulmonar, como no caso de uma aspiração pulmonar de grande volume; mais comumente, é decorrente da redução dos reflexos protetores das vias respiratórias, fraqueza neuromuscular ou diminuição da capacidade ventilatória central. Os médicos devem entender as nuances da doença respiratória porque o tratamento varia muito entre pacientes que não conseguem respirar por insuficiência respiratória cardiopulmonar ou síndrome de apneia central e aqueles que respiram bem, mas não conseguem manter as vias respiratórias superiores patentes, o que é essencial para prevenir a aspiração e a infecção do trato respiratório inferior.

Troca de gases pulmonares

A *hipoxemia* caracteriza-se por concentração baixa de oxigênio na corrente sanguínea. A hipoxemia é causada por cinco condições: (1) concentração baixa de oxigênio no ar inspirado, (2) hipoventilação alveolar, ou redução da troca de gases nos pulmões causada por (3) desproporção ventilação-perfusão (V/Q), (4) *shunting* direita-esquerda transpulmonar ou intracardíaco, ou (5) redução da difusão dos gases entre os alvéolos e os capilares. Finalmente, a hipoxemia também pode ser causada por saturação baixa de oxigênio no sangue venoso misto.

A limitação da troca de gases pode ser quantificada medindo-se o gradiente entre a pressão parcial de oxigênio nos alvéolos e no sangue arterial (gradiente A/a, que normalmente é < 20 mmHg), ou com base na razão P/F, que é a pressão parcial de oxigênio do sangue arterial (PaO_2, normalmente entre 90 e 100 mmHg) dividida pela fração de oxigênio inspirado (FIO_2, normalmente 21% quando se respira ar ambiente). A pressão de oxigênio alveolar (PaO_2) pode ser calculada pela equação: $PaO_2 = (FIO_2 \times 713) - (PaCO_2/0,8)$, em que $PaCO_2$ é a pressão de dióxido de carbono arterial.

As causas de limitação da troca de gases resultando em hipoxemia podem ser diferenciadas com base na resposta à administração de oxigênio suplementar. Os *shuntings* – definidos como hipoxia refratária à suplementação de oxigênio – resultam da transferência direta do sangue venoso desoxigenado para a circulação arterial por meio de uma anomalia do septo atrial intracardíaco, malformações arteriovenosas pulmonares ou parênquima pulmonar perfundido, mas não ventilado (i. e., condensação dos espaços aéreos por pneumonia). Nos casos de desproporção V/Q, as relações entre ventilação e perfusão são alteradas heterogeneamente, mas a oxigenação sistêmica melhora em resposta a uma FIO_2 mais alta. As anormalidades da difusão caracterizam-se por alterações dos septos intra-alveolares, que podem estar fibrosados (i. e., doença pulmonar intersticial), reduzidos em número e superfície (i. e., enfisema) e inflamados ou edemaciados (i. e., síndrome de angústia respiratória aguda, insuficiência cardíaca congestiva). Valores baixos de FIO_2 inalada são típicos das altitudes extremas, mas também podem ser causados por falhas de funcionamento dos equipamentos, de modo que haja reinspiração dos gases exalados.

A *hipercapnia* resulta da ventilação alveolar reduzida e é causada por alguma combinação de função pulmonar "abaixo do normal" (que se caracteriza por reduções da ventilação por minuto, que é o produto da multiplicação da frequência respiratória pelo volume corrente), produção aumentada de dióxido de carbono e limitação da troca de gases. A hipoventilação pode ser o único mecanismo responsável pela hipoxia, quando também há hipercapnia (Figura 121.1).

Insuficiência respiratória

O diagnóstico da *insuficiência respiratória* depende de uma análise da gasometria arterial e está baseado na cronicidade da condição que a desencadeou. Três processos independentes podem causar insuficiência respiratória: (1) hipoxia resultante da limitação da troca de gases nos pulmões; (2) falência ventilatória resultante da incapacidade de transportar normalmente o ar para dentro e para fora dos pulmões; e (3) incapacidade de proteger as vias respiratórias superiores, que pode causar obstrução das vias respiratórias ou aspiração de secreções, alimento ou conteúdo gástrico.

A *insuficiência respiratória crônica* é diagnosticada quando um paciente não consegue manter a oxigenação (PaO_2 > 59 mmHg) ou ventilação (PCO_2 < 50 mmHg) adequada, sem receber oxigênio suplementar ou suporte ventilatório. Por outro lado, o termo *insuficiência respiratória hipoxêmica aguda* descreve uma condição na qual a oxigenação adequada não pode ser mantida, apesar do fornecimento de oxigênio suplementar. Esses pacientes necessitam de ventilação com pressão positiva e oxigênio suplementar administrado por um tubo endotraqueal (TET) ou ventilação não invasiva com pressão positiva (VNIPP) para manter a oxigenação normal do sangue arterial. No hospital, a hipoxemia pode ser diagnosticada e monitorada facilmente sem procedimentos invasivos medindo-se a saturação percentual de oxigênio da hemoglobina do sangue (SpO_2). Cianose é a marca clínica registrada da insuficiência respiratória hipoxêmica.

A *insuficiência respiratória hipercapneica* pode ser evidente ao exame clínico, por exemplo, quando os músculos acessórios da respiração são ativados e o paciente parece ter "dificuldade de respirar", ou pode ser sutil e detectável apenas por sinais como perda da acuidade mental, mioclonia, confusão, agitação ou letargia. A hipercapnia aguda causa acidose e vasodilatação cerebral que, por sua vez, pode deprimir o nível de consciência ("narcose do dióxido de carbono"), agravar a elevação da pressão intracraniana (PIC) e reduzir o *drive* respiratório, resultando em hipoventilação mais grave. A análise da gasometria arterial é o método mais confiável para diagnosticar insuficiência respiratória hipercapneica, mas o monitoramento do dióxido de carbono expirado (*end-tidal*) ($ETCO_2$) tem conquistado popularidade como técnica não invasiva para detectar alterações da pressão alveolar de dióxido de carbono.

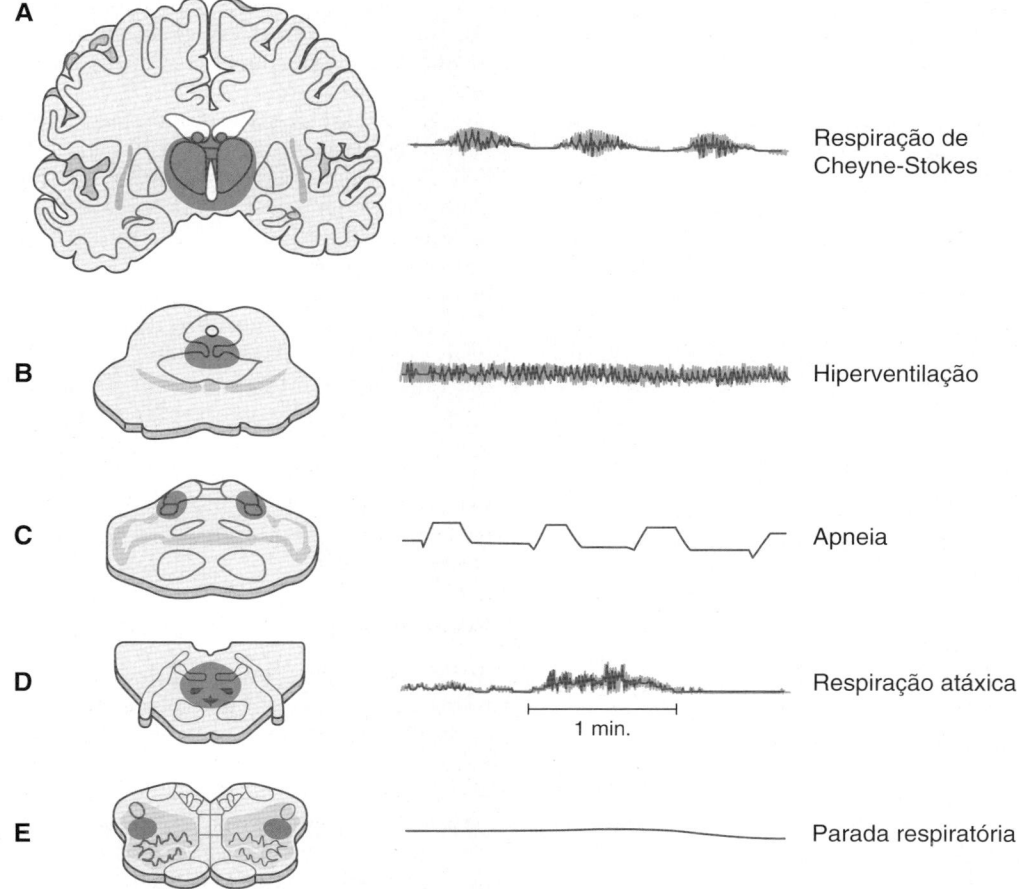

FIGURA 121.1 Padrões respiratórios neurogênicos. (Adaptada de Plum F, Posner JB. *The Diagnosis of Stupor and Coma*. 3rd ed. Philadelphia, PA: FA Davis; 1980.)

A *incapacidade de proteger as vias respiratórias* é diagnosticada clinicamente quando os pacientes parecem aspirar as secreções orais, não conseguem manter as vias respiratórias livres para a troca de gases, têm declínio neurológico rápido com depressão dos reflexos de engasgo e tosse, ou apresentam episódios repetidos de insaturação da oxi-hemoglobina em consequência da obstrução intermitente das vias respiratórias pelas secreções. Em condições instáveis, como durante um período de instabilidade neurológica aguda ou transferência do paciente entre hospitais ou setores do mesmo hospital, é recomendável intubar esses pacientes e iniciar respiração artificial para evitar descompensação respiratória súbita. Por outro lado, pode ser seguro postergar a extubação desses pacientes até uma fase posterior de sua evolução hospitalar em condições controladas, apesar da depressão significativa do estado mental. Não há uma medida absoluta de produção adequada das vias respiratórias e, infelizmente, essa avaliação ainda é eminentemente subjetiva.

A fisiopatologia da insuficiência respiratória neuromuscular assemelha-se a um ciclo vicioso. A produção aumentada de muco e/ou a tosse enfraquecida causam tamponamento de muco e atelectasia que, por sua vez, diminuem a eficiência da ventilação. Em geral, a hipoxemia precede a hipercapnia porque a atelectasia e a desproporção V/Q são complicações mais imediatas. À medida que o paciente desenvolve infecção e febre, a produção de dióxido de carbono aumenta e a demanda ventilatória sobe. Por fim, a espiral declinante de produção aumentada de dióxido de carbono, redução da eficiência da ventilação e tamponamento de muco e atelectasia progressivas causa hipercapnia e insuficiência respiratória. À medida que a ventilação falha, o paciente apresenta respirações rápidas e superficiais e hipercapnia. Nesse estágio, as reservas respiratórias são exauridas e há risco de hipoxemia, acidose respiratória ou parada respiratória súbita potencialmente fatal.

Efeitos da disfunção respiratória na lesão neurológica

Alguns tipos de lesão neurológica são agravados pela disfunção respiratória. O dióxido de carbono e o pH são determinantes importantíssimos do tônus vascular cerebral, e os efeitos pretendidos ou inesperados da hiperventilação (reduções do fluxo sanguíneo cerebral, do volume sanguíneo intracraniano e da PIC) devem ser antecipados e monitorados pelo médico. Por outro lado, a hipoventilação e a hipercapnia causam vasodilatação cerebral e aumentam a PIC. A hiperoxia é um fator agravante potente da lesão de reperfusão, enquanto a hipoxia está diretamente associada à deterioração do prognóstico do AVE, da encefalopatia hipoxicoisquêmica e do traumatismo craniano. Por fim, quando o esforço respiratório está acentuadamente aumentado, até 50% do débito cardíaco podem ser desviados para os músculos respiratórios, acarretando estresse metabólico e possivelmente "roubando" o fluxo sanguíneo do cérebro ou da medula espinal isquêmica. Essa condição de estresse metabólico pode ser controlada eficazmente com sedação, intubação e iniciação do suporte ventilatório mecânico pleno.

DIAGNÓSTICO

O diagnóstico de insuficiência respiratória em pacientes com doença neurológica pode ser estabelecido pelo exame físico, embora a gasometria arterial, as imagens do tórax e os testes de função pulmonar sejam importantes. Essas modalidades são discutidas mais adiante.

Exame físico

O tratamento inicial do paciente em insuficiência respiratória iminente é voltado para a avaliação da adequação da oxigenação e ventilação, esforço e estabilidade da respiração e exame das vias respiratórias. Nos pacientes em insuficiência respiratória fulminante, a intubação pode salvar sua vida e é realizada preferencialmente em condições controladas e seguras, muito antes do risco de parada cardiorrespiratória iminente.

O conforto geral e os níveis de ansiedade do paciente e a velocidade de progressão da disfunção respiratória devem ser avaliados. Em geral, a hipoxia é fácil de diagnosticar por oximetria de pulso e análise da gasometria arterial. Hipoventilação e hipercapnia podem ocorrer sem dificuldade ou aumento do esforço para respirar quando o *drive* respiratório central está deprimido, enquanto esforço respiratório exagerado com *drive* respiratório preservado evidencia-se por alcalose respiratória. O monitoramento do $ETCO_2$ (fluxo lateral), embora não esteja tão bem estabelecido quanto à oximetria de pulso, é eficaz e tem sido usado com frequência crescente como forma de obter sinais imediatos de hipoventilação dos pacientes em risco. Respirações rápidas e superficiais, uso dos músculos acessórios do pescoço e do ombro e arquejos ou respirações ofegantes com incapacidade de produzir volumes correntes suficientes são sinais de fadiga dos músculos respiratórios e colapso iminente, embora esses sinais nem sempre ocorram quando o *drive* respiratório está deprimido. A força do diafragma pode ser estimada palpando-se os movimentos normais do abdome para fora durante a inspiração; quando há paralisia diafragmática grave, a inspiração está associada a movimentos espontâneos do diafragma para dentro (paradoxo abdominal). Ativação dos músculos respiratórios durante a fase expiratória frequentemente indica obstrução do fluxo ventilatório.

Quando há fraqueza neuromuscular, as reservas ventilatórias podem ser avaliadas testando-se a capacidade de o paciente contar de 1 a 20 em uma única respiração. A força da tosse do paciente também deve ser avaliada. Voz gorgolejante "molhada" e acumulação de secreções orofaríngeas são sinais clínicos de disfagia e aspiração iminente. Quando é grave, a fraqueza dos músculos glóticos e orofaríngeos pode causar estridor, que indica obstrução das vias respiratórias superiores potencialmente fatal.

A disfagia é avaliada pedindo-se ao paciente que beberique cerca de 100 mℓ de água; tosse indica aspiração e, quando ocorre, a alimentação oral deve ser evitada até que a deglutição possa ser avaliada formalmente. Contudo, os pacientes com reflexos de tosse e engasgo deprimidos podem aspirar sem sinais clínicos evidentes. Os médicos devem manter um limiar baixo para solicitar avaliação formal da deglutição dos pacientes com disfunção bulbar.

Provas de função pulmonar

As provas de função pulmonar devem ser realizadas rotineiramente para monitorar a função respiratória dos pacientes com distúrbios respiratórios neuromusculares (Tabela 121.1). A gasometria arterial e o monitoramento do $ETCO_2$ são métodos úteis, mas as anormalidades da troca de gases geralmente se desenvolvem tardiamente no ciclo de descompensação respiratória e, por essa razão, não são um indicador sensível para o diagnóstico precoce de deterioração da ventilação. A capacidade vital forçada – volume de ar exalado depois da inspiração e exalação máximas – normalmente varia na faixa de 40 a 70 mℓ/kg. A redução da

Tabela 121.1 Provas de função pulmonar na insuficiência respiratória neuromuscular.

	Normal	Critérios para intubação e desmame	Critérios para extubação
Capacidade vital (mℓ/kg)	40 a 70	15	25
Pressão inspiratória máxima (cmH$_2$O)	> 80	20	40
Pressão expiratória máxima (cmH$_2$O)	> 140	40	50

Adaptada de Mayer SA. Intensive care of the myasthenic patient. *Neurology*. 1997;48(suppl 5):S70-S75.

capacidade vital a 30 mℓ/kg está associada a tosse enfraquecida, acumulação de secreções orofaríngeas, atelectasia e hipoxemia noturna. Níveis de CVF menores que 15 mℓ/kg (1 ℓ em um indivíduo de 70 kg) são o patamar no qual se deve considerar suporte ventilatório invasivo ou não invasivo (Tabela 121.2). A pressão inspiratória máxima – normalmente maior que 80 cmH$_2$O – mede a força do diafragma e dos outros músculos inspiratórios e, em geral, reflete a capacidade de manter a expansão normal dos pulmões e evitar atelectasia; por outro lado, a pressão expiratória máxima – normalmente acima de 140 cmH$_2$O – reflete a força dos músculos expiratórios e correlaciona-se com a eficácia da tosse e da capacidade de eliminar secreções das vias respiratórias.

Gasometria e monitoramento

Embora o monitoramento transcutâneo da saturação da oxi-hemoglobina seja padrão, a oximetria de pulso sozinha pode ser inadequada para a detecção da insuficiência ventilatória iminente porque a hipoxia é um evento tardio. A gasometria arterial ainda é o padrão-ouro para determinar a pressão parcial de oxigênio e dióxido de carbono no sangue e deve ser solicitada em caso de comprometimento da função respiratória. A interpretação cuidadosa dos resultados da gasometria também é fundamental para revelar a existência de acidose ou alcalose respiratória e metabólica e até que ponto houve compensação desses distúrbios. Na insuficiência ventilatória aguda, espera-se que o pH caia 0,08 unidade e o bicarbonato aumente 1 mEq/ℓ para cada aumento de 10 mmHg na PCO$_2$, enquanto a acidose respiratória crônica é caracterizada pela queda de 0,03 unidade de pH e pelo aumento do bicarbonato em 3 a 4 mEq/ℓ para cada aumento de 10 pontos na PCO$_2$. A alcalose respiratória pode ser causada por dor ou ansiedade, mas também é comum em lesões primárias do sistema nervoso central. A hiperventilação central pode sugerir não apenas disfunção do tronco cerebral, mas também elevação da PIC, carga ácida intracraniana não tamponada ou pressão no assoalho do quarto ventrículo. A gasometria arterial é importante para a detecção de carboxiemoglobina e suspeita de intoxicação por monóxido de carbono e metemoglobinemia.

A capnografia (monitoramento de ETCO$_2$) é importante em pacientes intubados e não intubados para detecção de alterações na ventilação. É ainda mais importante em pacientes com PIC elevada, já que as alterações agudas na tensão de dióxido de carbono podem causar mudanças dramáticas no fluxo sanguíneo cerebral e na PIC. A capnografia não substitui a gasometria arterial e deve ser interpretada em termos de sua relação com a PCO$_2$, que varia entre os pacientes e ao longo do tempo.

TRATAMENTO DA INSUFICIÊNCIA RESPIRATÓRIA

Ventilação não invasiva com pressão positiva

Suporte ventilatório mecânico é o tratamento básico para insuficiência respiratória. Quando a proteção das vias respiratórias é adequada e o paciente está relativamente cooperativo, deve-se considerar o uso de VNIPP administrada por máscara facial firmemente adaptada. Nos pacientes clínicos com exacerbação aguda ou doença pulmonar obstrutiva crônica, ou insuficiência cardíaca congestiva, a VNIPP causa menos complicações que a ventilação mecânica invasiva (Evidência de nível 1).[1] Nos pacientes neurológicos, o uso da VNIPP tem aumentado progressivamente como intervenção inicial para insuficiência respiratória neuromuscular inicial associada à exacerbação da miastenia e outras doenças com fraqueza neuromuscular crônica e doença respiratória aguda. Entretanto, existem controvérsias quanto a seu uso na síndrome de Guillain-Barré, porque os resultados dos estudos são variados e há dúvidas quanto à segurança em razão da possibilidade de ocorrer parada respiratória.

Nos pacientes com fraqueza neuromuscular, o uso imediato da VNIPP mantém a expansão pulmonar, reduz o esforço respiratório e atenua o risco de insuficiência respiratória grave com necessidade de intubação. Apenas pacientes com reflexos protetores das vias respiratórias normais devem ser tratados dessa maneira, e a VNIPP *não* deve ser usada como substituto à intubação endotraqueal, quando a insuficiência respiratória aguda for grave ou for desejável suprimir por completo o esforço respiratório. A ventilação não invasiva requer observação cuidadosa em um contexto monitorado e disponibilidade de intubação rápida, caso ocorra descompensação respiratória. Muitos médicos preferem a segurança da ventilação mecânica invasiva com TET ou traqueostomia, mas os neurologistas devem estar cientes de que é possível administrar VNIPP segura e de alta qualidade nas UTIs; em muitos casos, essa modalidade é claramente preferível para o paciente e reduz a incidência de infecções hospitalares, a necessidade de sedação e analgesia e a

Tabela 121.2 Critérios* para intubação e respiração artificial.

- PaO$_2$ < 70 mmHg com fornecimento máximo de oxigênio por máscara facial
- PaO$_2$ > 50 mmHg com acidose (pH < 7,35), que não pode ser rápida e persistentemente corrigida
- Paresia orofaríngea grave ou depressão do nível de consciência com incapacidade de proteger ou manter as vias respiratórias
- Necessidade de sedação profunda ou anestesia geral para controlar crises epilépticas ou PIC elevada
- Pressão inspiratória máxima < 25 cmH$_2$O, ou CVF < 15 mℓ/kg
- Frequência respiratória > 35 incursões/minuto, ou esforço respiratório visivelmente excessivo

*Esses critérios fisiológicos são apenas diretrizes; as decisões terapêuticas devem ser individualizadas. Como regra geral, a intubação de pacientes neurológicos com insuficiência respiratória iminente deve ocorrer antes do desenvolvimento de alterações gasométricas significativas. CVF, capacidade vital forçada; PIC, pressão intracraniana.

duração da internação na UTI. A ventilação não invasiva deve ser combinada com dispositivos mecânicos de estimulação da tosse para facilitar a limpeza das vias respiratórias – uma combinação capaz de tratar eficazmente o tamponamento de muco e a atelectasia e manter muitos pacientes sem respirador mecânico.

Intubação endotraqueal e ventilação mecânica

As indicações de intubação endotraqueal na insuficiência respiratória podem incluir redução da ventilação ou oxigenação, necessidade de proteger as vias respiratórias, ou ambas. Nos pacientes que necessitam de intubação endotraqueal, os médicos devem avaliar seu nível de conforto, assim como as pressões arterial e intracraniana. O acesso intravenoso (IV) deve ser instalado antes da intubação e infusão, porque a sedação e a ventilação com pressão positiva podem causar reduções súbitas da pressão arterial. Todos os pacientes devem ser pré-oxigenados com FIO_2 de 100% antes da intubação e, quando a PIC está alta, deve-se considerar hiperventilação branda antes de abaixar a cabeceira do leito e envidar esforços extras para evitar hipoventilação.

A Tabela 121.3 descreve alguns problemas especiais relacionados com a intubação dos pacientes neurológicos.

A administração de 50 a 100 mg de lidocaína IV imediatamente antes da intubação atenua a elevação esperada da PIC. A *intubação em sequência rápida* consiste em administrar uma mistura de sedativos (i. e., etomidato ou fentanila), amnésicos (i. e., midazolam) e relaxantes musculares (i. e., vecurônio); os relaxantes musculares despolarizantes (p. ex., succinilcolina) devem ser evitados em pacientes com imobilidade ou paresia, em razão da elevação possivelmente súbita do nível sérico de potássio depois da despolarização muscular induzida por esses fármacos. A traqueia pode ser intubada por via oral ou nasal; em seguida, um manguito de pressão baixa e volume alto é inflado na traqueia para evitar vazamento de ar e secreções ao redor do tubo.

Os tipos de suporte ventilatório mecânico incluem ventilação controlada por volume ou pressão; suporte pressórico com pressão positiva contínua nas vias respiratórias (CPAP) e muitos outros (Tabela 121.4). Embora nenhuma modalidade de ventilação seja intrinsecamente superior às outras, os pacientes geralmente devem ser ventilados de acordo com os princípios básicos da ventilação protetora pulmonar para evitar lesão pulmonar induzida pelo respirador (LPIR) em caso de lesão pulmonar aguda ou síndrome do desconforto respiratório agudo (Evidência de nível 1).[2] A ventilação protetora pulmonar procura atenuar o barotrauma causado pela hiperdistensão dos segmentos pulmonares aerados, traumatismo por atelectasia causada pela abertura e fechamento repetitivos dos alvéolos colapsados e biotrauma secundário à inflamação. Isso é conseguido reduzindo-se as pressões de pico e platô nas vias respiratórias (meta: < 30 cmH_2O), aplicando-se pressão positiva expiratória final (PEEP; do inglês, *positive end-expiratory pressure*) para evitar colapso alveolar ao final da expiração e recrutar as unidades alveolares colapsadas; limitando-se a exposição aos níveis tóxicos de oxigênio e administrando-se volumes correntes pequenos (4 a 6 mℓ/kg de peso corporal *ideal*) para evitar distensão excessiva das unidades alveolares delicadas (Evidência de nível 1).[2] Recentemente, demonstrou-se que a manutenção da *pressão motriz* – o platô da pressão das vias respiratórias menos a PEEP – abaixo de 14 mmHg está associada à redução da mortalidade por síndrome do desconforto respiratório agudo. Em geral, hipercapnia e hipoxia "permissivas" – que fazem parte da maioria dos protocolos de ventilação protetora pulmonar – devem ser usadas com cautela e depois de levar em consideração os efeitos da ventilação anormal na fisiologia neural. A menos que seja necessária para controlar a PIC alta, a sedação "profunda" e a paralisia ininterruptas prolongadas não são recomendadas, porque os esforços respiratórios espontâneos do paciente impedem atelectasia dos segmentos pendentes e atrofia dos músculos respiratórios.

Regulação artificial da ventilação: efeitos na pressão intracraniana e no fluxo sanguíneo cerebral

A hiperventilação causa hipocapnia e alcalose respiratória agudas. Isso desencadeia vasoconstrição arteriolar no cérebro, que diminui imediatamente o fluxo sanguíneo cerebral e a PIC. Por outro lado, a hipoventilação causa hipercapnia e vasodilatação das arteríolas cerebrais, aumentando o fluxo sanguíneo cerebral e a PIC. Essas reações fisiológicas são manipuladas comumente para tratar elevações da PIC e, em razão de seus efeitos potencialmente deletérios, devem ser monitoradas cuidadosamente nos pacientes com perfusão cerebral reduzida ou PIC alta.

A hiperventilação é um recurso poderoso para reverter os aumentos críticos da PIC e é uma medida padronizada para reverter síndromes de herniação uncal ou transtentorial. Os efeitos negativos da hiperventilação no fluxo sanguíneo cerebral

Tabela 121.3 Indicações de intubação e problemas respiratórios específicos dos pacientes com doença neurológica.

Problema	Avaliação	Tratamento
PIC alta	Lesão expansiva, edema cerebral, hidrocefalia	Administrar previamente manitol ou solução salina hipertônica, evitar posicionamento da cabeça na horizontal, administrar analgesia e sedação adequadas e evitar hipoventilação
Isquemia cerebral	AVE agudo com penumbra	Administrar líquidos e/ou vasopressores; evitar vasodilatadores; monitorar $ETCO_2$; evitar hiperventilação
Traumatismo ou instabilidade da coluna cervical	Mecanismo do traumatismo sugestivo de lesão ou danos radiológicos da coluna cervical	Estabilização da coluna cervical em linha; técnicas de intubação para minimizar deslocamento anteroposterior da medula
Lesão de isquemia-reperfusão	Evitar distúrbios bioquímicos deletérios	Normalizar a oxigenação (manter a PaO_2 entre 60 e 300 mmHg) e ventilação (manter a $PaCO_2$ entre 30 e 50 mmHg, ou $ETCO_2$ entre 30 e 45 mmHg)

$ETCO_2$, dióxido de carbono expirado; PIC, pressão intracraniana.

Tabela 121.4 Modalidades e funções dos respiradores.

Abreviação	Definições
VMIS	Ventilação mandatória intermitente sincronizada
VMC	Ventilação mandatória contínua
PS	Pressão de suporte
CPAP	Pressão positiva contínua nas vias respiratórias
PEEP	Pressão positiva expiratória final

proíbem seu uso prolongado e excessivo, a menos que a oxigenação do tecido cerebral seja monitorada simultaneamente. A hiperventilação não deverá ser absolutamente utilizada quando houver isquemia cerebral, como ocorre com AVE agudo de artérias calibrosas ou vasospasmo cerebral. Além do risco de provocar isquemia cerebral, a hiperventilação prolongada raramente é eficaz como tratamento da PIC elevada, porque os mecanismos compensatórios do sistema nervoso central tamponam rapidamente as alterações do pH do sangue periférico e o fluxo sanguíneo cerebral é restaurado. A hiperventilação abaixo da PCO_2 de 20 mmHg causa deterioração hemodinâmica progressiva, mas não acarreta vasoconstrição arterial ou redução adicional da PIC. Ainda não está claro se a hiperventilação espontânea coloca o cérebro em risco de isquemia, ou se simplesmente reflete um mecanismo compensatório fisiológico em ação.

A pressão de $ETCO_2$ correlaciona-se moderadamente com a pressão parcial de dióxido de carbono alveolar, e a $ETCO_2$ *in-line* pode ser monitorada como sinal vital contínuo dos pacientes ventilados mecanicamente, enquanto a $ETCO_2$ de fluxo lateral (*sidestream*) é usada para monitorar a pressão de dióxido de carbono alveolar dos pacientes que não estão intubados. A $ETCO_2$ tende a gerar níveis ligeiramente menores que a PCO_2; as diferenças entre essas duas medidas refletem não apenas a ventilação do espaço morto, como também idade crescente, doença pulmonar obstrutiva crônica e condições nas quais o espaço morto alveolar aumenta (p. ex., hipovolemia, embolia pulmonar e estados de baixo débito cardíaco).

Profilaxia da pneumonia associada ao respirador

Pneumonia associada ao respirador (PAR) é a complicação mais comum e grave da intubação endotraqueal. O TET funciona como conduto para a invasão bacteriana das vias respiratórias e dos segmentos pulmonares profundos e invalida as defesas naturais contra infecção. Cerca de 20% dos pacientes intubados por mais de 1 semana desenvolvem PAR que, em média, prolonga a permanência na UTI em 1 semana a um custo adicional de US$ 40.000, além de acarretar mortalidade atribuível de 30%. O diagnóstico clínico é estabelecido quando se desenvolvem infiltrados pulmonares novos nas radiografias do tórax mais de 48 horas depois da intubação e quando o paciente apresenta febre, leucocitose ou secreções purulentas de início recente. Os pacientes neurológicos estão especialmente sujeitos à PAR porque são imóveis e tendem a aspirar.

Um protocolo padronizado com medidas que reduzem a colonização bacteriana das vias respiratórias superiores e do trato digestivo e diminuem o risco de aspiração pode reduzir o risco de PAR. Essas medidas incluem elevação da cabeceira do leito a 30° para minimizar regurgitação gástrica; higiene bucal com soluções à base de clorexedina; evitar o uso de antibióticos desnecessários; e retirar o TET tão logo seja possível, combinando a interrupção diária da sedação com tentativas de respirar espontaneamente (TREs) (Evidência de nível 1).[3] Algumas UTIs fazem descontaminação intestinal seletiva ou usam antibióticos profiláticos nos pacientes com doença neurológica para reduzir a incidência de infecções respiratórias, mas essas medidas não são amplamente recomendadas e precisam ser mais bem estudadas.

Desmame da ventilação mecânica

O desmame da ventilação mecânica é um processo contínuo, que deve começar tão logo se alcance um nível moderado de estabilidade clínica e respiratória. Embora se deva evitar esforço respiratório excessivo (que é fator de estresse para pacientes com isquemia neurológica ou cardíaca), ele é necessário para evitar atrofia muscular; a duração da ventilação mecânica está diretamente relacionada com o desenvolvimento de PAR e outras complicações clínicas. O desmame do respirador deve ser postergado apenas em condições extremas (Tabela 121.5). A Figura 121.2 mostra um protocolo típico de desmame.

O desmame da ventilação mecânica começa com a redução da sedação, a titulação a menos da FIO_2 e da pressão média das vias respiratórias a níveis compatíveis com a ventilação espontânea e a administração de oxigênio por máscara facial. Nos casos típicos, isso é compatível com uma FIO_2 de 40% e uma PEEP de 5 cmH_2O. Em comparação com a redução progressiva da frequência respiratória utilizando ventilação mandatória sincronizada ou o nível de pressão de suporte desencadeado por cada respiração, os melhores resultados são alcançados com as TREs. As TREs variam amplamente quanto ao desenho, mas refletem um período determinado de respiração durante o qual a maior parte ou todo o trabalho respiratório é realizado pelo paciente e depois do qual se deve aplicar um protocolo de avaliação, de modo a determinar a conveniência de interromper a ventilação mecânica. Os tipos mais comuns de TRE consistem em colocar o paciente em CPAP com suporte de pressão baixo (em geral, 5 cmH_2O), suficiente para superar a resistência do TET e tentativas de usar um tubo T, com o qual o paciente respira espontaneamente por determinado tempo por meio de um sistema tubular aberto com suplementação de oxigênio.

A capacidade demonstrada pelo paciente de tolerar as tentativas de respirar com CPAP ou tubo T por 2 horas, enquanto mantém uma razão entre frequência respiratória (incursões por minuto) e volume corrente (litros) menor que 100, é um previsor útil de extubação bem-sucedida. Nos pacientes com nível deprimido de consciência ou fraqueza respiratória neuromuscular, a capacidade de tolerar ventilação por tubo T ou CPAP durante a noite é um indício tranquilizador adicional de que ele tem resistência suficiente para respirar indefinidamente sem respirador. Os indícios de fadiga durante uma TRE incluem aceleração da frequência respiratória com volumes correntes decrescentes, queda da saturação de oxigênio arterial, sudorese, uso progressivo dos músculos acessórios da respiração ou instabilidade hemodinâmica. O insucesso de uma tentativa de desmame é fator de estresse fisiológico; os pacientes com esses sinais devem ser recolocados em ventilação mecânica.

Em pacientes com traqueostomia ou mantidos com VNIPP, a remoção e a reconexão ao respirador são procedimentos tranquilos e fáceis. Entretanto, a extubação e a reintubação sempre

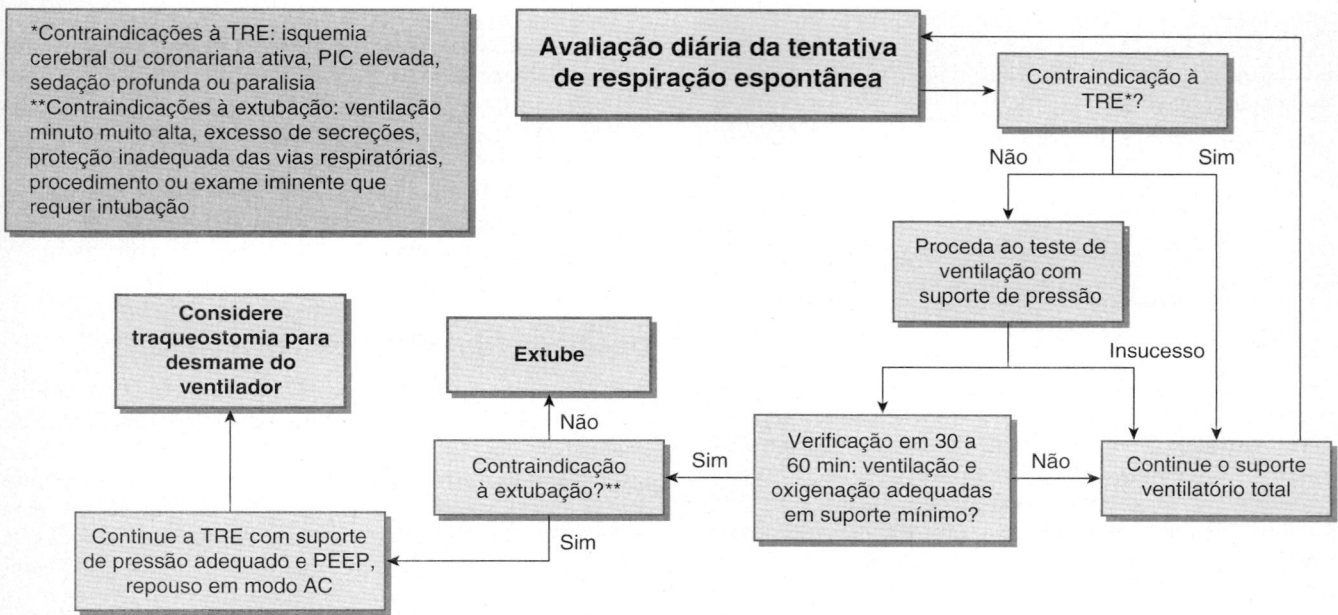

FIGURA 121.2 Protocolo de retirada do ventilador. AC, *assist control* (controle assistido); PIC, pressão intracraniana; PEEP, pressão positiva expiratória final; TRE, tentativa de respiração espontânea.

Tabela 121.5 Contraindicações às tentativas diárias de respiração espontânea.

- FIO_2 > 80%, PEEP > 10 cmH_2O, ou risco alto de desrecrutamento pulmonar nos casos de SDRA grave
- Sedação profunda ou paralisia para controlar crises epilépticas, PIC ou tremores
- Isquemia cerebral ou miocárdica persistente e clinicamente importante
- Vasospasmo cerebral grave e instável

FIO_2, fração inspirada de oxigênio; PEEP, pressão expiratória final positiva; PIC, pressão intracraniana; SDRA, síndrome do desconforto respiratório agudo.

Tabela 121.6 Critérios gerais para extubação.

- Conclusão bem-sucedida de uma tentativa de respirar espontaneamente
- Condição clínica ou neurológica estável ou melhorando
- Reflexos de tosse e engasgo ativos, acumulação mínima de secreções
- PaO_2 > 70 mmHg com oxigênio a 40% e PEEP ≤ 8 cmH_2O
- Ventilação por minuto < 12 ℓ/min em repouso
- Capacidade vital > 15 mℓ/kg e pressão inspiratória máxima > 25 mmHg
- Nenhum procedimento, operação ou exame radiológico pendente, que requeira proteção das vias respiratórias
- Secreções mínimas, ou secreções moderadas com tosse vigorosa
- Condições otimizadas de volume circulante, reatividade das vias respiratórias avaliada e tratada, nutrição mantida
- Equipamento, fármacos e equipe necessária prontamente disponíveis para reintubação

PEEP, pressão positiva expiratória final.

acarreta riscos. Antes de uma extubação planejada, as condições de volume, a reatividade das vias respiratórias, as secreções e a função cardíaca do paciente devem ser otimizadas (Tabela 121.6). Apesar dos melhores previsores de extubação bem-sucedida, não é possível avaliar as vias respiratórias propriamente ditas antes da remoção do tubo. Mesmo com a seleção cuidadosa dos pacientes e a otimização clínica, cerca de 20% dos pacientes extubados são reintubados nas próximas 48 horas, e os pacientes neurológicos estão entre os mais difíceis de prever.

Traqueostomia

Tradicionalmente, os clínicos realizam traqueostomia quando a respiração artificial é usada por mais de 14 dias. A traqueostomia tem várias vantagens sobre a intubação endotraqueal prolongada, inclusive mais conforto, risco reduzido de lesão traqueolaríngea irreversível, desmame mais fácil de respirador (o espaço morto é menor e a resistência ao fluxo pelo TEE é menor) e mais facilidade de controlar e aspirar as secreções. Nos pacientes em coma ou com fraqueza neuromuscular grave, nos quais se espera um período longo de dependência do respirador, a traqueostomia precoce (dentro de 3 a 5 dias de intubação) amplia esses benefícios e foi associada às reduções da duração da internação na UTI e da mortalidade. A maioria dos pacientes com disfunção bulbar significativa depois de uma lesão cerebral aguda requer traqueostomia para controle das secreções, embora frequentemente possam ser desmamados rapidamente da ventilação mecânica e alguns, por fim, tenham o tubo retirado quando a força da tosse e os reflexos protetores das vias respiratórias são parcialmente recuperados.

A traqueostomia percutânea forma um estoma temporário, que pode ser revertido fácil e rapidamente depois da remoção da cânula, enquanto a traqueostomia cirúrgica produz um estoma mais duradouro e permanente, que geralmente requer fechamento cirúrgico. Em alguns pacientes com fraqueza persistente grave da musculatura orofaríngea, a traqueostomia é necessária para controlar as secreções e evitar aspiração, mesmo que a função dos músculos respiratórios esteja preservada.

Ventilação crônica

Nos casos de insuficiência respiratória crônica, os pacientes e seus médicos devem trabalhar conjuntamente no sentido de descobrir a melhor interface para o suporte ventilatório mecânico. Pacientes com função bulbar preservada e nível de consciência normal comumente conseguem tolerar VNIPP diurna intermitente e noturna contínua por cateter nasal ou máscara facial, enquanto indivíduos em risco alto de aspiração – ou com nível de consciência deprimido ou oscilante – são ventilados com menos riscos por meio da traqueostomia. Pacientes com IRC frequentemente referem melhora da qualidade de vida com VNIPP e podem estar menos sujeitos a desenvolver infecções respiratórias que aqueles com traqueostomia permanente – isso foi demonstrado claramente em pacientes com insuficiência respiratória causada por distrofia muscular de Duchenne progressiva. Entretanto, alguns pacientes traqueostomizados conseguem falar e comer; um fonoaudiólogo experiente pode avaliar a segurança e a capacidade para realizar essas atividades. Os ajustes do volume corrente e do diâmetro da traqueostomia podem ser importantes para facilitar a fala, e o esvaziamento do manguito aumenta expressivamente a capacidade de falar e deglutir, embora deixe as vias respiratórias expostas à aspiração.

Alguns pacientes necessitam de suporte ventilatório por meses ou anos. Existem respiradores pequenos (do tamanho de um *laptop* ou uma maleta de viagem) para uso doméstico; os respiradores portáteis alimentados por bateria podem possibilitar que pacientes restritos à cadeira de rodas saiam de casa. Em pacientes com insuficiência respiratória depois de lesão do tronco encefálico ou da medula cervical alta, pode-se utilizar um marca-passo implantado no nervo frênico para estimular as contrações diafragmáticas, evitando que o paciente fique conectado a um aparelho.

DESFECHOS

Antigamente, os pacientes neurológicos e, em especial, com quadros cerebrovasculares que necessitavam de ventilação mecânica tinham prognóstico ruim e a utilidade do suporte de vida em doentes neurocríticos era controversa. A ventilação mecânica foi vista como indicador de gravidade da doença, e sua aplicação foi pouco descrita. Hoje, o aprimoramento dos tratamentos médicos e cirúrgicos de doenças cerebrovasculares, da ventilação mecânica, das práticas gerais de UTI, da prevenção de lesão neurológica secundária e do tratamento em UTIs neurológicas especializadas melhoraram os desfechos em pacientes com doenças neurológicas submetidos à ventilação mecânica. Como o prognóstico preciso raramente pode ser estabelecido nas primeiras horas de atendimento médico, o manejo das vias respiratórias e da respiração deve ser instituído para evitar uma lesão cerebral secundária durante a fase de estabilização; assim, os neurologistas devem estar preparados para dar suporte respiratório.

EVIDÊNCIAS DE NÍVEL 1

1. Rochwerg B, Brochard L, Elliott MW, et al. Official ERS/ATS clinical practice guidelines: noninvasive ventilation for acute respiratory failure. *Eur Respir J.* 2017;50(2):1602426. doi:10.1183/13993003.02426-2016.
2. Fan E, Del Sorbo L, Goligher EC, et al. An official American Thoracic Society/European Society of Intensive Care Medicine/Society of Critical Care Medicine clinical practice guideline: mechanical ventilation in adult patients with acute respiratory distress syndrome. *Am J Respir Crit Care Med.* 2017;195(9):1253-1263.
3. Klompas M, Branson R, Eichenwald EC, et al. Strategies to prevent ventilator-associated pneumonia in acute care hospitals: 2014 update. *Infect Control Hosp Epidemiol.* 2014;35(8):915-936.

LEITURA SUGERIDA

Aboussouan LS, Khan SU, Meeker DP, Stelmach K, Mitsumoto M. Effect of noninvasive positive-pressure ventilation on survival in amyotrophic lateral sclerosis. *Ann Intern Med.* 1997;127:450-453.

Bach JR. Continuous noninvasive ventilation for patients with neuromuscular disease and spinal cord injury. *Semin Respir Crit Care Med.* 2002;23(3):283-292.

Bach JR, Saporito LR, Shah HR, et al. Decanulation of patients with severe respiratory muscle insufficiency: efficacy of mechanical insufflation-exsufflation. *J Rehabil Med.* 2014;46(10):1037-1041.

Bösel J. Use and timing of tracheostomy after severe stroke. *Stroke.* 2017;48(9):2638-2643.

Bösel J, Schiller P, Hook Y, et al. Stroke-related Early Tracheostomy versus Prolonged Orotracheal Intubation in Neurocritical Care Trial (SETPOINT): a randomized pilot trial. *Stroke.* 2013;44(1):21-28.

Carrera E, Schmidt JM, Fernandez L, et al. Spontaneous hyperventilation and brain tissue hypoxia in patients with severe brain injury. *J Neurol Neurosurg Psychiatry.* 2010;81(7):793-797.

Coplin WM, Pierson DJ, Cooley KD, Newell DW, Rubenfeld GD. Implications of extubation delay in brain-injured patients meeting standard weaning criteria. *Am J Respir Crit Care Med.* 2000;161:1530-1536.

Curley G, Kavanagh BP, Laffey JG. Hypocapnia and the injured brain: more harm than benefit. *Crit Care Med.* 2010;38(5):1348-1359.

Diringer MN, Videen TO, Yundt K, et al. Regional cerebrovascular and metabolic effects of hyperventilation after severe traumatic brain injury. *J Neurosurg.* 2002;96(1):103-108.

Ely EW, Baker AM, Evans GW, Haponik EF. The prognostic significance of passing a daily screen of weaning parameters. *Intensive Care Med.* 1999;25:581.

Esteban A, Frutos F, Tobin MJ, et al. A comparison of four methods of weaning patients from mechanical ventilation. Spanish Lung Failure Collaborative Group. *N Engl J Med.* 1995;332:345.

Fan E, Brodie D, Slutsky AS. Acute respiratory distress syndrome: advances in diagnosis and treatment. *JAMA.* 2018;319(7):698-710.

Farrero E, Prats E, Povedano M, et al. Survival in amyotrophic lateral sclerosis with home mechanical ventilation. *Chest.* 2005;127:2132-2138.

Kress JP, Pohlman AS, O'Connor MF, Hall JB. Daily interruption of sedative infusions in critically ill patients undergoing mechanical ventilation. *N Engl J Med.* 2000;342:1471-1477.

Laghi F, Tobin MJ. Disorders of the respiratory muscles. *Am J Respir Crit Care Med.* 2003;168:10-48.

Levine S, Nguyen T, Taylor N, et al. Rapid disuse atrophy of diaphragm fibers in mechanically ventilated humans. *N Engl J Med.* 2008;358:1327-1335.

MacDuff A, Grant IS. Critical care management of neuromuscular disease, including long-term ventilation. *Curr Opin Crit Care.* 2003;9:106-112.

Mayer SA, Copeland DL, Bernardini GL, et al. Cost and outcome of mechanical ventilation for life-threatening stroke. *Stroke.* 2000;31:2346-2353.

Nieszkowska A, Combes A, Luyt CE, et al. Impact of tracheotomy on sedative administration, sedation level, and comfort of mechanically ventilated intensive care unit patients. *Crit Care Med.* 2005;33:2527-2533.

Perrin C, Unterborn JN, Ambrosio CD, et al. Pulmonary complications of chronic neuromuscular diseases and their management. *Muscle Nerve.* 2004;29:5-27.

Rabinstein AA, Wijdicks EF. BiPAP in acute respiratory failure due to myasthenic crisis may prevent intubation. *Neurology.* 2002;59:1647-1649.

Rabinstein AA, Wijdicks EF. Warning signs of imminent respiratory failure in neurological patients. *Semin Neurol.* 2003;23:97-104.

Rajajee V, Riggs B, Seder DB. Emergency neurological life support: airway, ventilation, and sedation. *Neurocrit Care*. 2017;27(suppl 1):4-28.

Robba C, Bonatti G, Battaglini D, Rocco PRM, Pelosi P. Mechanical ventilation in patients with acute ischaemic stroke: from pathophysiology to clinical practice. *Crit Care*. 2019;23(1):388.

Schönenberger S, Al-Suwaidan F, Kieser M, Uhlmann L, Bösel J. The SETscore to predict tracheostomy need in cerebrovascular neurocritical care patients. *Neurocrit Care*. 2016;25(1):94-104.

Schönenberger S, Hendén PL, Simonsen CZ, et al. Association of general anesthesia vs procedural sedation with functional outcome among patients with acute ischemic stroke undergoing thrombectomy: a systematic review and meta-analysis. *JAMA*. 2019;322:1283-1293.

Schönenberger S, Uhlmann L, Hacke W, et al. Effect of conscious sedation vs general anesthesia on early neurological improvement among patients with ischemic stroke undergoing endovascular thrombectomy: a randomized clinical trial. *JAMA*. 2016;316(19):1986-1996.

Seder DB, Bösel J. Airway management and mechanical ventilation in acute brain injury. *Handb Clin Neurol*. 2017;140:15-32.

Seneviratne J, Mandrekar J, Wijdicks EFM, Rabinstein AA. Noninvasive ventilation in myasthenic crisis. *Arch Neurol*. 2008;65:54-58.

Seneviratne J, Mandrekar J, Wijdicks EFM, Rabinstein AA. Predictors of extubation failure in myasthenic crisis. *Arch Neurol*. 2008;65:929-933.

Smith EE, Kent DM, Bulsara KR, et al. Effect of dysphagia screening strategies on clinical outcomes after stroke: a systematic review for the 2018 guidelines for the early management of patients with acute ischemic stroke. *Stroke*. 2018;49(3):e123-e128.

Thomas CE, Mayer SA, Gungor Y, et al. Myasthenic crisis: clinical features, mortality, complications, and risk factors for prolonged intubation. *Neurology*. 1997;48:1253-1260.

Varelas PN, Chua HC, Natterman J, et al. Ventilatory care in myasthenia gravis crisis: assessing the baseline adverse event rate. *Crit Care Med*. 2002;30: 2663-2668.

Yavagal DL, Mayer SA. Respiratory complications of rapidly progressive neuromuscular syndromes: Guillain-Barré syndrome and myasthenia gravis. *Semin Respir Crit Care Med*. 2002;23:221-229.

Doenças Endócrinas e o Cérebro 122

Spyridoula Tsetsou e Alexandra S. Reynolds

PONTOS-CHAVE

1. Os distúrbios hipofisários (também chamados de pituitários) podem causar sintomas relacionados a falta ou excesso de hormônios, mas também podem ser decorrentes de efeitos compressivos diretos nos nervos cranianos próximos.

2. A obtenção dos níveis de hormônio tireoestimulante e tiroxina livre pode ajudar a determinar as etiologias do hipertireoidismo e do hipotireoidismo.

3. O controle glicêmico é fundamental para minimizar a ocorrência ou progressão de neuropatia e complicações macrovasculares.

INTRODUÇÃO

As secreções endócrinas e os distúrbios do metabolismo exercem profunda influência sobre o sistema nervoso. As doenças endócrinas primárias podem ser acompanhadas de distúrbios da consciência e da cognição, juntamente com uma variedade de outros sintomas neurológicos (Tabela 122.1). Este capítulo considera os distúrbios endócrinos comuns que podem causar sintomas neurológicos importantes.

DOENÇAS HIPOFISÁRIAS (PITUITÁRIAS)

A hipófise (ou glândula pituitária) está localizada na sela túrcica e é dividida em lobos anterior e posterior. O hipotálamo é responsável pela secreção e produção de hormônios de ambos os lobos (Figura 122.1). A hipófise anterior produz e libera adrenocorticotropina ou corticotropina (hormônio adrenocorticotrófico [ACTH]), hormônio foliculoestimulante (FSH) e hormônio luteinizante (LH), hormônio do crescimento (GH), prolactina e hormônio tireoestimulante (TSH), enquanto a hipófise posterior armazena e libera hormônio antidiurético (ADH) ou vasopressina e ocitocina. Hormônios estimuladores ou inibidores produzidos pelo hipotálamo (nos núcleos paraventriculares e arqueados) estimulam a liberação de hormônios da hipófise anterior que, por sua vez, estimulam a produção de hormônios no órgão-alvo. As células neurossecretoras do hipotálamo produzem ADH e ocitocina, que são então transportadas e armazenadas na hipófise posterior.

Os distúrbios hipofisários provocam diversos sintomas sistêmicos e neurológicos relacionados a falta ou excesso de hormônios. A proximidade anatômica da hipófise com os nervos cranianos e o seio cavernoso (Figura 122.2) é responsável por defeitos do campo visual (em especial hemianopsia bitemporal), oftalmoplegia, vazamento de líquido cefalorraquidiano e infiltração do seio cavernoso por certas patologias. Os distúrbios hipofisários mais comuns são descritos neste capítulo.

Hipopituitarismo

Epidemiologia

Há poucos dados sobre a epidemiologia do hipopituitarismo. Em um estudo de base populacional, a prevalência do hipopituitarismo foi de 45,5 casos por 100 mil, com incidência de 4,2 casos por 100 mil por ano.

Biopatologia

O hipopituitarismo é definido como a deficiência de um ou mais hormônios hipofisários. Pode ser causado por perda de conexão mecânica, vascular ou nervosa do hipotálamo, como nas lesões diretas (tumor, radiação), processos inflamatórios (hipofisite/infundibulite linfocítica, sarcoidose, histiocitose de células de Langerhans, granulomatose de Wegener), doenças infecciosas (tuberculose, formação de abscesso bacteriano ou fúngico pós-cirúrgico, raramente sífilis ou parasitas), traumatismo, hemorragia subaracnóidea, hipotensão grave ou choque, síndrome da sela vazia ou espasmo oclusivo das artérias hipofisárias com necrose anoxicoisquêmica (apoplexia) de uma hipófise hipertrofiada (geralmente sob estimulação do estrógeno da gestação, conhecida como *síndrome de Sheehan*).

Características clínicas, diagnóstico e tratamento

Deficiência de ACTH

A deficiência de ACTH provoca deficiência de cortisol e insuficiência suprarrenal secundária. Os sintomas são inespecíficos e incluem perda de peso, fadiga, fraqueza, náuseas e hipotensão

Tabela 122.1 Prevalência e incidência das doenças endócrinas mais comuns.

Doença	Incidência	Prevalência
Hipopituitarismo	4,2/100.000	45,5/100.000
Doença de Cushing	2 a 3/1.000.000	Não relatada
Hipotireoidismo	0,65 a 4,57/1.000	1 a 5/100
Hipertireoidismo	Não relatada	0,5 a 1,3/100
Diabetes melito	6,7/1.000	9,4/100
Insuficiência adrenal	4,4 a 6/1.000.000	150 a 280/1.000.000
Síndrome de Cushing	0,2 a 5/1.000.000	40/1.000.000
Feocromocitoma	0,005 a 0,1/100	1/2.500 a 1/6.500
Hipoparatireoidismo	37/100.000	1/60.000 a 80.000
Hiperparatireoidismo	22/100.000	1 a 7/1.000

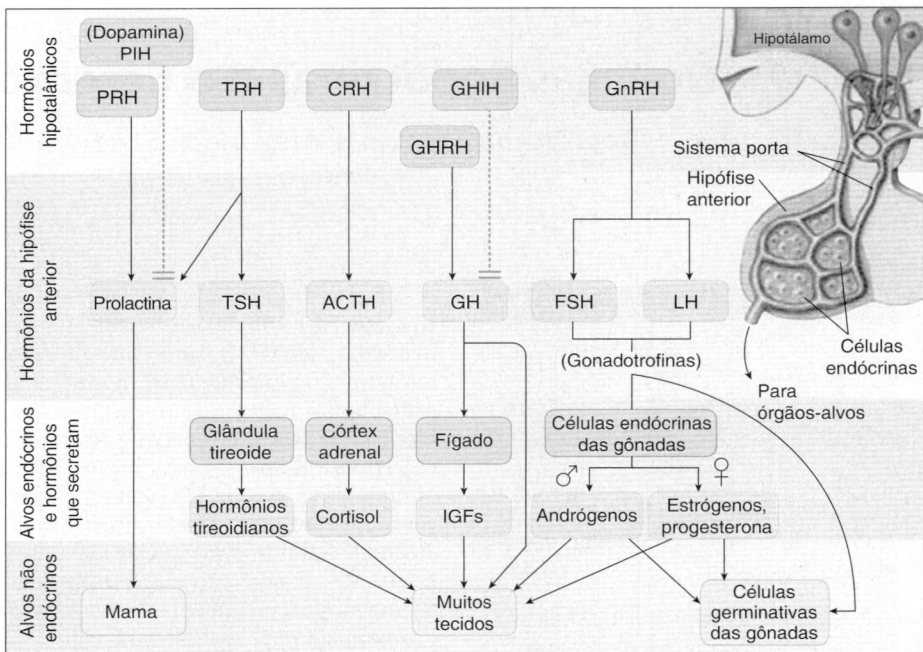

FIGURA 122.1 Órgãos-alvo do eixo hipotalâmico-hipofisário. ACTH, Hormônio adrenocorticotrófico; CRH, hormônio libertador de corticotropina; FSH, hormônio foliculoestimulante; GH, hormônio do crescimento; GHIH, hormônio inibidor do hormônio do crescimento (também conhecido como somatostatina); GHRH, hormônio liberador do hormônio do crescimento; GnRH, hormônio liberador de gonadotrofina; IGFs, fatores de crescimento semelhantes à insulina; LH, hormônio luteinizante; PIH, fator inibidor de prolactina; PRH, hormônio liberador de prolactina; TRH, hormônio liberador de tireotrofina; TSH, hormônio tireoestimulante. (Imagem de Carvalho K, Grunwald T, De Luca F. Neurological complications of endocrine disease. *Semin Pediatr Neurol*. 2017; 24:33-42.)

ortostática. A concentração sérica matinal (6 às 8 h) de cortisol maior que 18 µg/dℓ geralmente reflete a integridade do eixo hipotalâmico-ACTH-adrenal. Nos níveis mais baixos, o diagnóstico requer exames de confirmação, como um teste de estimulação de ACTH ou de tolerância à insulina. No entanto, esses testes são utilizados principalmente em doenças crônicas e podem falsamente sugerir a insuficiência adrenal secundária à lesão aguda hipotalâmica ou hipofisária. O tratamento padrão-ouro consiste na reposição de glicocorticoides, tipicamente hidrocortisona em dose de 15 a 25 mg/dia ou prednisona em dose 4 a 7,5 mg/dia. A dexametasona deve ser evitada em decorrência de sua meia-vida longa e não fisiológica; no entanto, se prescrita (p. ex., em pacientes pós-neurocirúrgicos), não deve ser combinada à prednisona ou hidrocortisona.

Deficiência de FSH e LH

Em mulheres, a deficiência de FSH e LH se manifesta como hipogonadismo com oligomenorreia ou amenorreia e redução da ovulação, além de diminuição da libido, diminuição da densidade óssea, atrofia vaginal e adelgaçamento cutâneo. Nos homens, os sintomas primários são diminuição da libido, baixo número de espermatozoides, disfunção erétil, fadiga e diminuição da

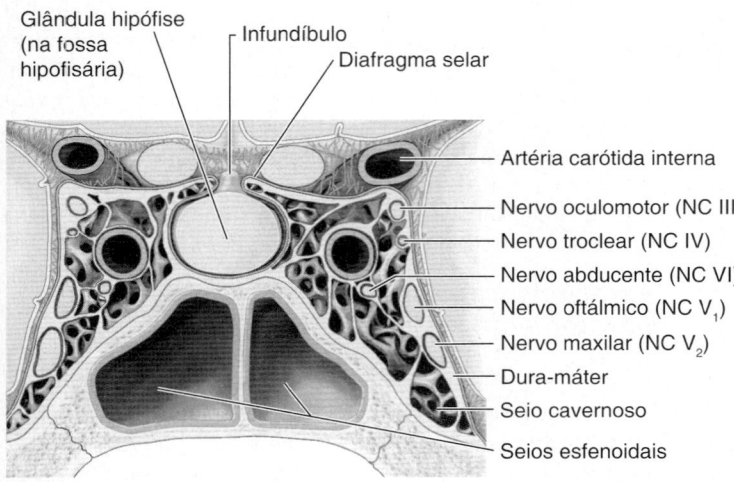

FIGURA 122.2 Anatomia da sela hipofisária e da glândula hipófise. NC, nervo craniano. (Imagem de Utz LA, Klibanski A. Pituitary disorders. *Continuum Lifelong Learning Neurol*. 2009;15[2]:17-36.)

densidade óssea. O hipogonadismo feminino em mulheres na pré-menopausa é diagnosticado por baixa concentração de estradiol e níveis baixos a normais de LH e FSH. É tratado com estrógeno e progesterona (oral, intramuscular ou transdérmico). O hipogonadismo masculino é confirmado com baixos níveis matinais de testosterona e é tratado com uma preparação de testosterona (gel transdérmico, adesivo ou de administração intramuscular), com monitoramento frequente de antígeno prostático específico. As gonadotrofinas podem ser necessárias tanto em mulheres quanto homens que desejam ter filhos.

Deficiência de GH

A deficiência de GH em adultos causa pele fina e seca, ganho ponderal (especialmente ao redor da cintura), atrofia muscular, fadiga, baixa disposição, diminuição da tolerância e força ao exercício e transtornos de humor (depressão, ansiedade). O diagnóstico requer teste de estimulação hipofisária (com arginina, hormônio liberador de GH ou hipoglicemia induzida por insulina) ou ausência documentada de três ou mais hormônios hipofisários anteriores com diminuição da concentração sérica de fator de crescimento semelhante à insulina 1 (IGF-1). O tratamento consiste na reposição de GH; no entanto, a dose para adultos não está bem estabelecida.

Deficiência de prolactina

A deficiência de prolactina é clinicamente evidente em casos de lactação insuficiente pós-parto.

Deficiência de TSH

A deficiência de TSH diminui a produção de levotiroxina livre (T_4 livre), o que é acompanhado por fadiga, intolerância ao frio, pele seca, ganho de peso, constipação intestinal e transtornos de humor. Os níveis de TSH às vezes estão na faixa normal, e a medida de T_4 livre é crucial para o diagnóstico de hipotireoidismo central em caso de suspeita clínica. O tratamento consiste na reposição de levotiroxina.

Deficiência de ADH (diabetes insípido)

A deficiência de ADH em resposta a estímulos hiperosmolares séricos causa diabetes insípido (DI). O diagnóstico requer a presença de poliúria, diluição da urina e aumento do nível sérico de sódio em indivíduos com suspeita de lesão hipofisária. Se o aumento da ingestão de água não puder equilibrar as perdas excessivas de líquidos e corrigir os níveis séricos de sódio, a administração de desmopressina deve ser o próximo passo (intravenosa, intranasal ou oral).

Hiperpituitarismo

Epidemiologia

Não há dados sobre a incidência de hiperpituitarismo. Incidências específicas do excesso de hormônio são mencionadas no texto a seguir.

Biopatologia

O excesso de um ou mais hormônios da hipófise define o hiperpituitarismo. De modo geral, a doença está relacionada a tumores secretores primários ou metastáticos, traumatismo cranioencefálico ou medicamentos específicos. A neoplasia endócrina múltipla de tipo 1 é uma síndrome composta por adenoma hipofisário com tumores endócrinos pancreáticos e tumores de paratireoide.

Características clínicas, diagnóstico e tratamento

Hiperprolactinemia

A hiperprolactinemia (excesso de prolactina) está associada principalmente aos prolactinomas, o tumor hipofisário funcional mais comum. Craniofaringiomas e traumatismo cranioencefálico são outras causas menos frequentes. Medicamentos específicos (antipsicóticos, opioides, metoclopramida e antidepressivos), bem como hipotireoidismo, anorexia nervosa, síndrome do ovário policístico e, raramente, um estado pós-ictal, podem estar associados à hiperprolactinemia branda. O "efeito de haste" também pode causar um pequeno aumento da prolactina sérica; isso é decorrente de qualquer lesão infiltrativa no hipotálamo, infundíbulo ou sela que prejudique a via inibidora da dopamina. As mulheres apresentam principalmente galactorreia, infertilidade, amenorreia e perda de libido. Os homens apresentam baixa fertilidade e baixa contagem de espermatozoides, impotência, perda de libido e aumento das mamas. Níveis basais de prolactina acima de 200 ng/ml estão associados a prolactinomas e requerem maior investigação com ressonância magnética (RM) cerebral. O tratamento inicial consiste em agonistas do receptor de dopamina derivados do ergot (bromocriptina e cabergolina), seguido de cirurgia se não houver melhora ou em caso de progressão dos sintomas.

Hipercortisolismo (doença de Cushing)

A doença de Cushing é causada pela produção excessiva de ACTH, com incidência global relatada de 2 a 3 casos por 1 milhão de habitantes. Aproximadamente dois terços dos casos estão relacionados a adenomas hipofisários, enquanto os demais se devem à produção ectópica de ACTH. Obesidade central, corcova de búfalo, estrias, atrofia muscular, formação excessiva de hematomas, hipertensão, intolerância à glicose, irregularidades menstruais e transtornos de humor (psicose, depressão, ansiedade) são os principais sintomas clínicos associados. O diagnóstico é feito com base na identificação de sinais clínicos de hipercortisolismo, estabelecimento de hipercortisolemia (com verificação da concentração urinária de cortisol em 24 horas, dos níveis salivares de cortisol das 23:00 à meia-noite ou teste de supressão com 1 mg de dexametasona) seguido de esclarecimento da produção dependente ou independente de ACTH. Se houver suspeita de produção ectópica de ACTH, a fonte deve determinada. O tratamento consiste em ressecção cirúrgica.

Excesso de GH

Em adultos, o excesso de GH causa acromegalia. Há crescimento excessivo de ossos chatos e, principalmente, da mandíbula, com desenvolvimento de prognatismo, e de ossos dos pés, com aumento no tamanho do sapato. Acrocórdons, cardiomiopatia, neuropatia periférica, síndrome do túnel do carpo, macroglossia, intolerância à glicose e fadiga são alguns sintomas comuns. O aumento de IGF-1 acompanha o excesso de GH. Testes orais de supressão de glicose (considerados positivos se a administração de 75 g de glicose não suprimir os níveis de GH em 2 mU/ℓ nas 2 horas seguintes) podem auxiliar casos limítrofes. A concentração aleatória de GH inferior a 0,4 µg/ℓ (1 mU/ℓ) com IGF-1 normal exclui a doença ativa. Os análogos da somatostatina são a primeira escolha de tratamento, seguidos pelo manejo cirúrgico e, raramente, radioterapia. Agonistas de dopamina e antagonistas do receptor de GH também podem ser eficazes.

Excesso de TSH

O excesso de TSH relacionado a um adenoma hipofisário secretor dessa molécula é muito raro; segundo um estudo sueco, sua incidência anual é de 0,15 caso por 1 milhão de habitantes. A secreção conjunta de GH e prolactina é comum. Os altos níveis séricos de TSH, T_4 livre e total e triiodotironina (T_3) são diagnósticos de hipertireoidismo secundário. Um teste com hormônio liberador de tireotrofina (TRH) pode ser confirmatório. Os análogos da somatostatina podem ser eficazes. A cirurgia é indicada em caso de progressão dos sintomas ou ausência de melhora. A administração de medicamentos antitireoidianos é contraindicada.

Síndrome da secreção inadequada de hormônio antidiurético

A síndrome de secreção inadequada de ADH (SSIADH) em decorrência da produção excessiva de ADH (vasopressina) pode estar relacionada a uma patologia intracraniana ou extracraniana. Os sintomas são variáveis, de cefaleias brandas a confusão grave, déficits focais, crises epilépticas e morte. O excesso de ADH leva à retenção de água livre, o que provoca hiponatremia euvolêmica hipotônica (sódio < 135 mEq/ℓ). A osmolalidade sérica geralmente é baixa (< 280 mOsm/kg) e a osmolalidade urinária é alta (> 100 mOsm). A concentração de sódio na urina pode variar dependendo da ingestão, mas, de modo geral, é superior a 40 mEq/ℓ. O tratamento consiste em restrição hídrica para a correção de sódio. Casos resistentes podem requerer uma administração de antagonistas do receptor de vasopressina. A rápida correção de sódio deve ser evitada (exceto em pacientes com sintomas agudos e graves) devido ao risco de mielinólise pontina central e extrapontina.

Tumores hipofisários

Os tumores hipofisários podem ser assintomáticos ou causar sintomas relacionados a efeitos de ocupação de espaço, como dores de cabeça, defeitos no campo visual, infiltração do seio cavernoso, vazamento de líquido cefalorraquidiano e, raramente, crises epilépticas. Os sintomas de hipopituitarismo (por dano direto) ou hiperpituitarismo (decorrente de tumores secretores de hormônios) também podem ser observados.

Adenomas hipofisários

Esses tumores são geralmente originários da hipófise anterior e são as neoplasias hipofisárias mais frequentes. Estudos mais antigos estimam que 10 a 20% dos indivíduos têm adenoma hipofisário. Essas lesões são classificadas como funcionais (se produzem hormônios) ou não funcionais. Os adenomas funcionais representam 60 a 85% de todos os adenomas hipofisários. Os adenomas também são classificados de acordo com seu tamanho; os macroadenomas têm mais de 1 cm de diâmetro, enquanto os microadenomas têm menos de 1 cm. À RM, os adenomas são isointensos em sequências T1 sem gadolínio e hipointensos em T1 com gadolínio (Figura 122.3 A a C). O tratamento depende dos sintomas e do tamanho do adenoma. O tratamento médico conservador com agentes farmacológicos é indicado em alguns tipos (como já discutido); no entanto, em caso de insucesso, a cirurgia deve ser considerada. A radioterapia também pode ser uma opção, mas há risco de hipopituitarismo subsequente e maior dano tecidual.

Prolactinoma

Os prolactinomas constituem 40 a 50% dos adenomas hipofisários anteriores e 40% de todos os tumores hipofisários. São originários de células lactotróficas e produzem prolactina

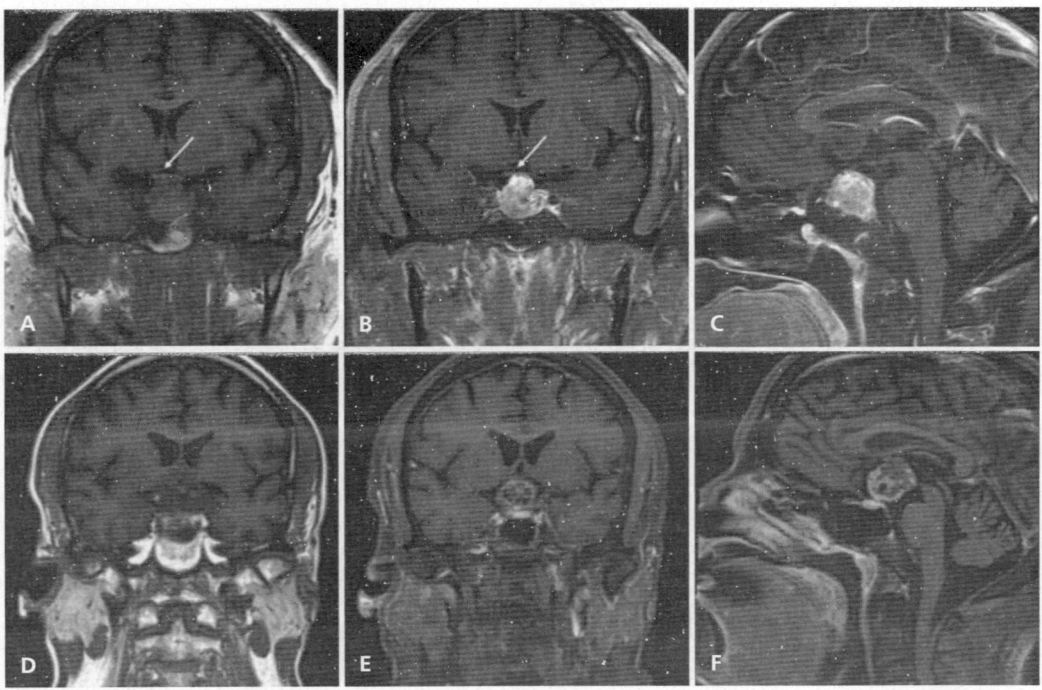

FIGURA 122.3 Ressonância magnética de adenoma hipofisário (**A** a **C**) e craniofaringioma (**D** a **F**). As sequências coronais ponderadas em T1 sem contraste (**A**) e após a administração de gadolínio (**B**) mostram um tumor hipofisário adjacente ao quiasma óptico *(setas)*. **C**. Sequência sagital ponderada em T1 pós-gadolínio. As sequências coronais em T1 sem contraste (**D**) e após a administração de gadolínio mostram o componente cístico do craniofaringioma (**E**). **F**. Sequência sagital em T1 pós-gadolínio.

em excesso, levando à hiperprolactinemia, cujos sintomas já foram descritos. A princípio, o tratamento consiste em agonistas dos receptores dopaminérgicos derivados do ergot (bromocriptina e cabergolina). A cirurgia é reservada para casos de insucesso medicamentoso ou pacientes que não toleram agonistas dopaminérgicos.

Adenoma produtor de corticotropina

Os adenomas produtores de corticotropina causam hipercortisolismo (doença de Cushing). Representam 10 a 15% dos adenomas hipofisários. Os sintomas e o diagnóstico já foram descritos. Níveis aleatórios de cortisol não têm valor no diagnóstico da doença de Cushing.

Adenoma secretor de GH

Os adenomas secretores de GH, que compreendem 10 a 20% dos adenomas hipofisários, causam acromegalia em adultos, cujos sintomas típicos já foram descritos neste capítulo.

Adenoma secretor de tirotrofina

Os adenomas secretores de tirotrofina são extremamente raros e representam cerca de 1% dos adenomas hipofisários. São a principal causa de hipertireoidismo sem supressão de TSH.

Outros tumores hipofisários

Craniofaringioma

Os craniofaringiomas são originários de restos de células epiteliais e escamosas do ducto craniofaríngeo. De modo geral, são benignos e apresentam aspecto multicístico e calcificado (Figura 122.3 D a F). Seu pico tende a ocorrer na infância (por volta dos 9 anos) ou na idade adulta (no final da meia-idade). Os sintomas são decorrentes de efeitos de ocupação de espaço e, às vezes, pode haver desenvolvimento de DI. As crianças podem apresentar desaceleração do crescimento. A cirurgia ainda é o tratamento padrão-ouro. Casos de ressecção parcial podem ser acompanhados por radioterapia em razão do alto risco de recidiva.

Tumor hipofisário metastático

Os tumores hipofisários metastáticos são raros; as neoplasias primárias mais frequentes são de pulmão e mama. Esses tumores são caracterizados por crescimento rápido e, à radiologia, apresentam realce por contraste. São bastante associados a DI e paralisias de nervos cranianos.

Outras doenças hipofisárias

Apoplexia hipofisária

A apoplexia hipofisária é uma emergência neurológica causada por hemorragia aguda ou infarto na sela hipofisária, geralmente no contexto de um adenoma preexistente. O infarto hipofisário também é descrito no período periparto ou pós-parto e está associado à hipotensão grave ou perda maciça de sangue. Os principais sintomas são cefaleias de início agudo, hemianopsia bitemporal, oftalmoplegia, DI ou SSIADH e hipopituitarismo. Metade dos casos não é evidente à tomografia computadorizada, e o diagnóstico é confirmado pela presença de hemorragia hipofisária (alta intensidade de sinal) nas sequências de RM ponderadas em T1. A reposição hormonal e a descompressão cirúrgica em caráter emergencial são o tratamento padrão.

Sela vazia

A sela vazia é diagnosticada radiograficamente pela herniação do espaço subaracnóideo para a sela, que desloca a hipófise contra o assoalho da sela inferior. O hipopituitarismo é o principal sintoma, e a reposição hormonal é indicada. Embora raros, esses pacientes devem ser acompanhados para detecção de hipertensão intracraniana e anomalias da visão.

DOENÇA TIREOIDIANA

Hipotireoidismo

O hipotireoidismo é definido como deficiência de hormônio tireoidiano. A deficiência pode ser evidente (ou clínica), com TSH alto e T_4 livre baixo, ou subclínica, com TSH alto, mas T_4 livre normal e, de modo geral, sem sintomas. O hormônio tireoidiano é importante no início do crescimento e desenvolvimento, e as consequências neurológicas do hipotireoidismo dependem da idade em que começa a deficiência. A deficiência grave da tireoide in utero ou no início da vida resulta em atraso do desenvolvimento físico e mental, conhecido como cretinismo. Em adultos, a deficiência grave de hormônio tireoidiano pode causar mixedema com ou sem coma.

Epidemiologia

O hipotireoidismo é uma doença comum, com prevalência estimada de 0,3 a 3,7% nos EUA e 0,2 a 5,3% na Europa. Hipotireoidismo congênito decorre da deficiência materna de iodo ou disgenesia da tireoide em 1:3.000 a 1:4.000 nascimentos.

Biopatologia

A causa mais comum de hipotireoidismo primário em países com insuficiência de iodo é a destruição autoimune (doença de Hashimoto), enquanto a deficiência de iodo é a causa mais comum em regiões com esse problema. Hipotireoidismo também pode ocorrer após o uso de medicamentos específicos, como amiodarona, lítio, talidomida, interferona-α, inibidores da tirosinoquinase, anticorpos monoclonais, valproato ou fármacos usados no tratamento da tuberculose multirresistente. Tratamento com radioiodo, irradiação cervical e tireoidectomia também podem causar hipotireoidismo. Outras causas mais raras de hipotireoidismo primário são tireoidite transitória, doenças infiltrativas ou distúrbios genéticos.

Manifestações clínicas

Hipotireoidismo congênito

No hipotireoidismo congênito, ocorre espessamento do tecido subcutâneo; o choro torna-se rouco; há macroglossia; e o lactente apresenta olhos amplamente espaçados, barriga grande e hérnia umbilical. Do ponto de vista neurológico, ocorre deficiência intelectual, com sinais piramidais e extrapiramidais de distribuição principalmente proximal. É comum a ocorrência de estrabismo, surdez e preservação dos reflexos primitivos. Pode ocorrer puberdade precoce. Foi relatada a presença de hipertensão intracraniana idiopática em crianças com hipotireoidismo que recebem terapia de reposição com hormônio tireoidiano.

Manifestações neurológicas

As complicações neurológicas do hipotireoidismo consistem em cefaleia, distúrbios dos nervos cranianos e periféricos, anormalidades sensorimotoras e alterações da cognição e do nível de consciência. As alterações do estado mental podem ser proeminentes, com diminuição da atenção, dificuldade de concentração, letargia e até mesmo demência. Podem surgir sintomas psiquiátricos – *delirium*, depressão ou psicose franca (loucura do mixedema) –, dependendo da gravidade e da duração da deficiência da tireoide. Além dos problemas visuais e do nervo vestibulococlear, as anormalidades de nervos cranianos são incomuns. Pode haver perda auditiva, vertigem e zumbido.

Manifestações neuromusculares

Os achados neuromusculares incluem lentidão dos movimentos voluntários e relaxamento lento dos reflexos tendinosos, particularmente do reflexo aquileu. A saliência eletricamente silenciosa dos músculos com percussão direta é denominada *mioedema*. Pode haver intolerância ao exercício ou fraqueza miopática. O aumento dos músculos com dor e rigidez em adultos produz a síndrome de Hoffmann.

Uma neuropatia leve primariamente sensitiva caracteriza-se principalmente por parestesias nas mãos e nos pés. A neuropatia por compressão do nervo mediano (síndrome do túnel do carpo) é atribuída ao acúmulo de mucopolissacarídios ácidos no nervo e nos tecidos circundantes. Pode ocorrer ataxia cerebelar (cambalear do mixedema) em adultos, que se manifesta na forma de falta de coordenação, com marcha lenta ou rígida e instável. A apneia do sono pode resultar de alterações mixedematosas nas vias respiratórias superiores e hipertrofia da língua.

Mixedema

O mixedema é uma doença rara, mas com risco de vida e taxa de mortalidade de até 40%. Caracteriza-se por letargia, sonolência ou comprometimento da atenção e da concentração, fraqueza, fala lenta, edema dos tecidos subcutâneos sem cacifo, pele pálida e grossa, pelos secos e quebradiços, lábios grossos, macroglossia e aumento da sensibilidade ao frio. Nos casos graves, pode ocorrer coma mixedematoso, acompanhado de hipotermia, hipotensão e distúrbios respiratórios e metabólicos. O reconhecimento e tratamento rápidos são cruciais.

Manifestações não neurológicas

O hipotireoidismo provoca diversos sintomas; intolerância ao frio, ganho ponderal, constipação intestinal, alteração na voz e pele seca são os mais comuns. Os sinais cardiovasculares são bradicardia, dislipidemia, aumento da resistência vascular, diminuição do débito cardíaco e da função ventricular esquerda, derrame pericárdico e, às vezes, hipertensão. Anemia branda e sangramento também podem ser observados. O hipotireoidismo é raramente associado à piora da função renal.

Diagnóstico

Os achados característicos de hipotireoidismo primário são baixos níveis circulantes de T$_4$ e T$_3$, elevação de TSH e captação baixa de iodo radioativo pela tireoide. No hipotireoidismo secundário ou central decorrente de doença hipotálamo-hipofisária, os níveis circulantes de hormônios tireoidianos estão reduzidos, com baixo nível de TSH. A Tabela 122.2 explica a relação entre os exames de função tireoidiana com as etiologias do hipotireoidismo.

Tratamento

O tratamento do hipotireoidismo depende da gravidade da deficiência. O coma mixedematoso deve ser tratado rapidamente com administração intravenosa de T$_4$. Em outros pacientes, são recomendadas doses gradualmente crescentes de levotiroxina oral (até 1,5 a 1,8 µg/kg/dia). O paciente idoso deve começar com doses mais baixas (25 a 50 µg/dia). Uma reposição excessivamente rápida em adultos pode precipitar angina de peito ou insuficiência cardíaca. No hipotireoidismo secundário, a reposição de hormônio tireoidiano não deve ser iniciada sem reposição concomitante com corticosteroides, de modo a não precipitar uma insuficiência de cortisol. O tratamento profilático do cretinismo é importante em regiões com altas taxas de bócio, onde se deve administrar iodo a todas as mulheres grávidas.

O tratamento da doença da tireoide subclínica (*i. e.*, níveis normais de hormônios tireoidianos, com níveis elevados ou deprimidos de TSH) é controverso. As gestantes com hipotireoidismo subclínico tratado podem apresentar taxas menores de perda gestacional. Na população geral, foi relatado que o hipotireoidismo subclínico está associado a déficits na memória de trabalho, que foram reversíveis por meio de reposição com T$_4$.

Hipertireoidismo

O excesso de produção de hormônio tireoidiano pela tireoide, com captação normal ou alta de iodo radioativo pela glândula, define o hipertireoidismo. A tireotoxicose sem hipertireoidismo pode ser causada pelo excesso de hormônio tireoidiano de fontes que não a tireoide ou liberação de hormônio armazenado, e é caracterizada por baixa captação de iodo radioativo.

Tabela 122.2 Anomalias em exames de função da tireoide.

TSH	Tiroxina livre	Diagnóstico diferencial
↔	↑	Tratamento excessivo com levotiroxina Adenoma hipofisário secretor de TSH Resistência aos hormônios tireoidianos
↔	↓	Hipotireoidismo central Síndrome do eutireoidiano doente Deficiências de TSH
↑	↑	Não adesão ao tratamento Adenoma hipofisário secretor de TSH Resistência aos hormônios tireoidianos
↑	↔	Hipotireoidismo subclínico Insuficiência adrenal Síndromes de resistência ao TSH ou TRH
↑	↓	Hipotireoidismo autoimune Deficiência de iodo Pós-radioiodo ou tireoidectomia Efeito adverso de medicamentos Pós-irradiação de cabeça ou pescoço Infiltração da tireoide Hipotireoidismo por consumo
↓	↑	Doença de Graves Tireoidite Tratamento excessivo com tiroxina Hipertireoidismo ectópico (metástase funcional de câncer de tireoide) Bócio multinodular tóxico Adenoma solitário tóxico
↓	↔	Hipertireoidismo subclínico Síndrome do eutireoidiano doente Toxicose por T$_3$
↓	↓	Síndrome do eutireoidiano doente Hipotireoidismo central

↔, normal; ↑, aumento; ↓, diminuição; T$_3$, triiodotironina; TRH, hormônio liberador de tireotrofina; TSH, hormônio tireoestimulante.

Epidemiologia

A prevalência do hipertireoidismo franco é de cerca de 0,5% nos EUA e de 0,5 a 0,8% na Europa. A doença é mais comum em mulheres do que homens. É mais frequente em populações idosas e brancas, bem como em regiões com deficiência de iodo.

Biopatologia

Em países com iodo suficiente, a causa mais comum de tireotoxicose com hipertireoidismo é a doença de Graves, cuja incidência anual é de 20 a 50 casos por 100 mil habitantes. Em regiões com deficiência de iodo, o bócio multinodular tóxico e o adenoma tóxico representam 50% das causas. Com menor frequência, o hipertireoidismo pode ser causado por tumores trofoblásticos, já que os receptores de TSH são estimulados pela gonadotrofina coriônica humana. A tireotoxicose sem hipertireoidismo é muito menos comum e, de modo geral, é provocada por tireoidite ou ingestão de hormônio tireoidiano ou, raramente, da produção ectópica de hormônio tireoidiano.

Manifestações clínicas

O hipertireoidismo caracteriza-se por aumento da taxa metabólica, anormalidades da função cardiovascular e da função autonômica, tremor e nervosismo. O hipertireoidismo pode ser sutil em pacientes idosos, nos quais os sintomas mais proeminentes consistem em apatia, miopatia e doença cardiovascular. O hipertireoidismo está associado a fibrilação atrial e acidente vascular encefálico cardioembólico. Os transtornos mentais incluem desde irritação leve até psicose.

Tempestade tireoidiana

A "tempestade" ou "crise" tireoidiana é habitualmente precipitada por infecção, cirurgia ou traumatismo em indivíduos com hipertireoidismo não diagnosticado. O principal sintoma consiste em febre alta (geralmente acima de 39°C), acompanhada de sintomas cardíacos e disfunção do sistema nervoso central. É comum a ocorrência de náuseas, vômitos e desconforto abdominal. Os indivíduos afetados apresentam confusão mental ou agitação e podem desenvolver psicose. Sem tratamento, o nível de consciência pode deteriorar para o coma, e crises epilépticas podem ocorrer. Foram descritos sinais neurológicos, como fraqueza bulbar e disfunção do trato corticospinal.

Sintomas oculares

Os sintomas oculares são comuns no hipertireoidismo. Podem ser observados como piscar pouco frequente, atraso palpebral ou fraqueza da convergência, e são distintos da oftalmopatia infiltrativa, conhecida como *oftalmopatia de Graves*. A relação do distúrbio ocular com o estado da tireoide não está totalmente esclarecida. O início dos sintomas é gradual; a exoftalmia é frequentemente acompanhada de diplopia secundária à paresia de um ou mais músculos oculares. Clinicamente, a retração palpebral (sinal de Dalrymple) constitui a primeira evidência em 75% dos casos, e a dor é o sintoma mais comum. Ambos os olhos podem ser acometidos simultaneamente, ou a exoftalmia em um dos olhos pode preceder a do outro em vários meses. Algumas vezes, ocorre papiledema, e pode haver desenvolvimento de ulcerações da córnea em consequência da incapacidade da pálpebra de proteger o olho. Os sintomas podem progredir rapidamente por alguns meses e podem levar à oftalmoplegia completa.

Manifestações neuromusculares

A miopatia tireotóxica caracteriza-se por fraqueza e emaciação indolores dos músculos proximais dos braços e das pernas. Os reflexos tendíneos profundos estão normais ou hiperativos, e a sensibilidade apresenta-se normal. A ocorrência de hipertireoidismo e paralisia periódica é mais comum em indivíduos de ancestralidade asiática e assemelha-se à paralisia periódica hipopotassêmica quanto aos fatores precipitantes e quanto ao tratamento. Existe uma associação entre o hipertireoidismo e a miastenia gravis. Cerca de 5% dos pacientes com miastenia gravis também apresentam hipertireoidismo.

Diagnóstico

O melhor exame para o estabelecimento do diagnóstico consiste na presença de baixo nível de TSH. A seguir, deve-se solicitar a determinação de T_4 livre. Se a T_4 livre não estiver elevada, os níveis de T_3 livre podem estar elevados, indicando toxicose T_3. A captação de iodo radioativo pela glândula tireoide constitui o exame seguinte, que é de grande utilidade na diferenciação das causas distintas de hipertireoidismo. Outros exames estão disponíveis se o uso de radioisótopo estiver contraindicado ou não for preferido, como ultrassonografia de tireoide com medida de anticorpos contra o receptor de TSH. O exame de imagem das órbitas apresenta-se anormal na oftalmopatia da tireoide. A Tabela 122.2 mostra as anomalias nos exames de função tireoidiana associadas ao hipertireoidismo.

Tratamento

O bloqueio beta-adrenérgico (p. ex., propranolol, 10 a 40 mg, 4 vezes/dia) é apropriado para o tratamento sintomático do tremor ou da miopatia. O metimazol (5 a 120 mg/dia, dependendo da gravidade) e a propiltiouracila (50 a 300 mg, 3 a 4 vezes/dia) são medicamentos antitireóideos que inibem a síntese dos hormônios tireoidianos. A agranulocitose é um efeito adverso maior e grave dos antitireoidianos nos primeiros 90 dias de tratamento. Em caso de suspeita e confirmação, a administração do antitireoidiano deve ser interrompida imediatamente. A ablação com iodo radioativo (I^{131}) ou com tireoidectomia mostra-se útil no tratamento de várias etiologias do hipertireoidismo que não podem ser tratadas com terapia clínica. A tempestade tireoidiana é uma emergência médica, com taxa de mortalidade em torno de 20%. As metas imediatas do tratamento consistem em inibir a síntese e a liberação dos hormônios tireoidianos, controlar os sintomas cardíacos e fornecer suporte à circulação sistêmica. O propiltiouracila em altas doses é teoricamente preferido em decorrência de seu início de ação mais rápido e sua capacidade de inibir a conversão periférica de T_4 em T_3. O tratamento da oftalmopatia da tireoide é controverso e pode consistir em imunossupressão com corticosteroides, radioterapia ou descompressão cirúrgica da órbita. O tratamento bem-sucedido do hipertireoidismo resulta em melhora da maioria dos sintomas. Os pacientes precisam ser acompanhados a intervalos variáveis, dependendo do tipo de tratamento escolhido.

DIABETES MELITO

Epidemiologia

Em 2015, o diabetes melito (DM) foi classificado como a sexta principal causa de incapacidade que afeta, segundo estimativas, 415 milhões de pessoas no mundo inteiro; a maioria desses indivíduos (aproximadamente 90%) apresenta DM de tipo 2.

Etiologia

O DM tipo 1 é caracterizado pela destruição das células pancreáticas e causa deficiência completa de insulina. No DM tipo 2, há uma disfunção das células β pancreáticas, o que provoca deficiência parcial de insulina e resistência à insulina em órgãos-alvos.

Características clínicas

Complicações neurológicas

A principal complicação neurológica do DM consiste em neuropatia periférica, que é o tipo mais frequente de neuropatia nos países ocidentais. A neuropatia do DM afeta até 60% dos indivíduos com diabetes. Sua incidência aumenta com a duração do DM e com o controle deficiente da glicemia. As anormalidades relatadas na neuropatia diabética consistem em degeneração axônica das fibras nervosas, desmielinização primária em consequência de disfunção das células de Schwann, desmielinização segmentar secundária relacionada com o comprometimento do controle axônico da mielinização, formações de bulbos de cebola e hipertrofia da lâmina basal. Com frequência, os capilares endoneurais exibem sinais de microangiopatia diabética, com acentuado espessamento da lâmina basal. Tanto os mecanismos metabólicos quanto os isquêmicos podem causar neuropatias diabéticas. As neuropatias incluem mononeuropatias (de nervos periféricos e cranianos), polineuropatia, neuropatia autonômica, radiculopatias e neuropatias por compressão (nervos mediano, ulnar e fibular). As mononeuropatias são atribuídas a lesões inflamatórias e/ou vasculares dos nervos periféricos, enquanto as anormalidades metabólicas tendem a predominar na polineuropatia diabética dependente do comprimento. Os fatores genéticos podem explicar por que alguns indivíduos desenvolvem uma polineuropatia mais grave do que outros com estado diabético semelhante. As neuropatias cranianas comuns acometem os nervos oculomotor e abducente. As pupilas são comumente poupadas e são relacionadas ao padrão de suposto dano vascular ao nervo oculomotor. O prognóstico quanto à recuperação da mononeuropatia ou da radiculopatia é satisfatório.

A retinopatia diabética é a causa mais comum de cegueira adquirida no mundo ocidental. Os estágios posteriores podem estar associados a déficits visuais graves. A triagem precoce é recomendada 5 anos após o diagnóstico de DM em pacientes com 15 anos ou mais.

Complicações macrovasculares (cardiovasculares e acidente vascular encefálico) representam as principais causas de incapacidade e morte em pacientes com DM.

Diagnóstico

O início dos sintomas é rápido, e a dor é comum tanto nas mononeuropatias quanto nas radiculopatias causadas pelo DM. Nas polineuropatias simétricas distais mais comuns, observa-se tipicamente o início gradual dos sintomas, cujas características dependem do tipo ou tipos de fibra nervosa periférica acometida. A dormência e a sensação de queimação constituem queixas comuns. Na neuropatia diabética sintomática, estudos de condução nervosa mostram retardo na velocidade de condução nervosa, em decorrência da desmielinização e da perda das grandes fibras mielinizadas, e diminuição dos potenciais de ação do nervo, devido à perda de axônios. Entretanto, se a neuropatia afetar principalmente fibras mielinizadas pequenas ou fibras não mielinizadas, os estudos de condução nervosa podem ser normais.

A neuropatia diabética é diagnosticada com exame fundoscópico (oftalmoscopia direta, fundoscopia indireta com lâmpada de fenda, fundoscopia fotográfica digital ou fotografia estereoscópica do fundo em sete campos) e é caracterizada pela presença de microaneurismas, exsudatos, descolamento de retina e hemorragias vítreas.

Tratamento

O controle ótimo da glicemia diminui o risco de desenvolvimento de neuropatia periférica incapacitante. Deve-se dirigir a atenção para a proteção de áreas hipossensíveis, notavelmente os pés. Com frequência, as polirradiculopatias diabéticas dolorosas respondem a medicamentos antineuralgia, como carbamazepina, gabapentina e pregabalina. Tipicamente, ocorre melhora espontânea nas neuropatias diabéticas focais. O controle adequado da glicemia constitui a única maneira de minimizar a ocorrência e/ou progressão da neuropatia. O controle glicêmico, bem como o tratamento da hipertensão e da hiperlipidemia com exercícios regulares e perda de peso, diminuem o risco de complicações macrovasculares.

Da mesma maneira, no caso de retinopatia diabética, recomenda-se o controle glicêmico, da pressão arterial e dos lipídios. O tratamento com *laser* é reservado para situações que ameaçam a visão.

DOENÇA ADRENAL

As glândulas adrenais são órgãos retroperitoneais localizados acima dos rins. São compostas por córtex adrenal e medula adrenal. O córtex adrenal é constituído, de fora para dentro, pela zona glomerulosa, que secreta aldosterona, pela zona fasciculada, que secreta cortisol, e pela zona reticular, que secreta andrógenos e estrógenos. A medula adrenal sintetiza e secreta catecolaminas (Figura 122.4). A função da adrenal é controlada pelo eixo hipotalâmico-hipofisário, à exceção da zona glomerulosa e da produção de aldosterona, que são reguladas pela via renina-angiotensina.

Insuficiência adrenal

Epidemiologia

A insuficiência adrenal primária, também conhecida como *doença de Addison*, tem incidência de aproximadamente 4,4 a 6 novos casos por milhão na Europa. A idade ao diagnóstico atinge o pico entre a terceira e a quinta décadas; a doença é mais comum em mulheres do que em homens.

Biopatologia

A adrenalite autoimune é a causa mais comum de insuficiência adrenal, seguida pela adrenalite infecciosa (por tuberculose, vírus da imunodeficiência humana, sífilis, histoplasmose, criptococose, coccidioidomicose ou tripanossomas). Raramente, a insuficiência adrenal é provocada por hemorragia adrenal bilateral (decorrente de sepse meningocócica ou síndrome antifosfolípidica primária), metástase adrenal bilateral ou infiltração adrenal bilateral (por linfoma, amiloidose ou hemocromatose). As causas iatrogênicas são adrenalectomia bilateral ou fármacos (etomidato, cetoconazol, fluconazol, fenobarbital ou fenitoína). A insuficiência adrenal também pode resultar da descontinuação abrupta do tratamento crônico com glicocorticoides.

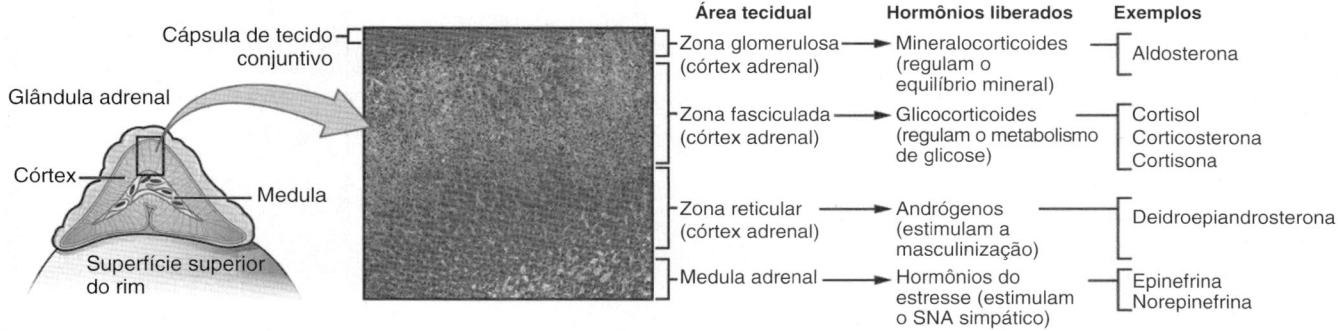

FIGURA 122.4 Anatomia das glândulas adrenais e liberação de hormônios. SNA, sistema nervoso autônomo. (© 1999-2016, Rice University. Baixe gratuitamente em http://cnx.org/contents/14fb4ad7-39a1-4eee-ab6e-3ef2482e3e22@8.24.) (*Esta figura se encontra reproduzida em cores no Encarte.*)

A insuficiência adrenal por mutações no gene *ABCD1* resulta em metabolismo anormal de ácidos graxos de cadeia longa, que caracteriza a adrenoleucodistrofia ligada ao X. A hiperplasia adrenal congênita, uma doença autossômica recessiva, é a causa mais comum de insuficiência adrenal em crianças.

Características clínicas

Insuficiência adrenal primária

Na insuficiência adrenal primária, as características sistêmicas típicas são decorrentes da ausência de todos os hormônios adrenocorticais (aldosterona, cortisol, andrógenos) e incluem fadiga, anorexia, perda de peso, hipotensão, hiperpigmentação da pele (apenas na insuficiência adrenal crônica primária) e alopecia. A cefaleia constitui uma queixa comum. A deficiência de mineralocorticoides provoca hiponatremia com desejo insaciável de sal. Os sintomas cerebrais consistem em apatia, depressão, confusão e, raramente, psicose. Podem ocorrer dor e cãibras musculares, e foi descrita a ocorrência de paralisia periódica hiperpotassêmica.

Adrenoleucodistrofia

Na adrenoleucodistrofia, ocorre desmielinização central progressiva com comprometimento da cognição, visão, audição e função motora nas crianças. Um segundo fenótipo com início no final da segunda década de vida, chamado de *adrenomieloneuropatia*, está associado a paraparesia espástica e distúrbios dos esfíncteres.

Crise adrenal

A crise adrenal pode se manifestar como deterioração aguda em pacientes com insuficiência adrenal conhecida decorrente de fatores precipitantes, como infecção, cirurgia e estresse psicológico. A crise adrenal pode ser a primeira manifestação da insuficiência adrenal não diagnosticada. É uma emergência médica, e os sintomas primários são hipotensão profunda e choque com fraqueza, anorexia, febre, vômitos, dor abdominal, anomalias eletrolíticas (hiperpotassemia, hiponatremia), confusão ou até coma.

Diagnóstico

A determinação dos níveis séricos de cortisol pela manhã (6 às 8 h) e do ACTH plasmático geralmente diferencia os pacientes com insuficiência suprarrenal primária dos indivíduos saudáveis e daqueles que apresentam insuficiência suprarrenal secundária.

O teste curto de corticotropina padrão, em que o cortisol sérico é determinado após a administração intravenosa de ACTH, demonstra o comprometimento da resposta do córtex da suprarrenal ao ACTH. Na insuficiência suprarrenal secundária, pode haver pouca diferença nos níveis hormonais basais em relação a indivíduos saudáveis. O teste de tolerância à insulina, um poderoso ativador do eixo hipotálamo-hipofisário, continua sendo o padrão de referência para avaliação da insuficiência adrenal secundária. Entretanto, esse teste representa uma sobrecarga significativa tanto para o paciente quanto para o médico, e são geralmente usados outros testes, como teste curto da corticotropina, que avalia a não responsividade relativa da glândula suprarrenal ao ACTH na doença secundária. Como o hipoadrenalismo pode causar sintomas neurológicos na adrenoleucodistrofia ou adrenomieloneuropatia, esse diagnóstico deve ser considerado em homens jovens com insuficiência suprarrenal.

Tratamento

A hidrocortisona, 15 a 25 mg/dia, é administrada em duas ou três doses fracionadas ao dia – a maior dose é administrada pela manhã para simular o padrão de secreção fisiológica do cortisol. Há necessidade de ajuste pré-cirúrgica da dose, bem como o aumento da dose diária nos primeiros dias após o procedimento. A reposição de mineralocorticoides (fludrocortisona, 50 a 200 µg/dia) só é necessária para a insuficiência suprarrenal primária e apenas se a dose diária de hidrocortisona for inferior a 50 mg/dia. Na crise adrenal, o tratamento consiste em 100 mg de hidrocortisona (IV ou intramuscular) seguida de 100 a 300 mg/dia (em bólus ou infusão) até a recuperação. Os pacientes com insuficiência adrenal devem ser instruídos sobre o uso de hidrocortisona intramuscular em caso de estresse ou doença infecciosa e o momento de procurar atendimento médico.

Hiperadrenalismo

Síndrome de Cushing

A secreção excessiva de glicocorticoides pelas glândulas adrenais produz a *síndrome de Cushing* ou hipercortisolismo primário. A doença de Cushing, que é ACTH-dependente e relacionada principalmente a tumores hipofisários (e, com menor frequência, à produção ectópica de ACTH, ou seja, carcinoma de pulmão de pequenas células), já foi discutida neste capítulo (em distúrbios hipofisários). O comprometimento neurológico é um resultado devastador; com o tempo, há atrofia cerebral global e aumento da degradação da proteína muscular.

Epidemiologia

A incidência da síndrome de Cushing primária é de 0,7 a 2,4 por milhão de habitantes na Europa e de 0,2 a 5 por milhão de pessoas por ano em todo o mundo.

Biopatologia

De modo geral, o hiperadrenalismo independente de ACTH é causado por um carcinoma adrenal ou adenoma adrenal unilateral ou bilateral e, mais raramente, uma hiperplasia adrenal macronodular independente de ACTH.

Manifestações clínicas

O exame físico na síndrome de Cushing pode demonstrar hipertensão, fácies pletórica, hirsutismo, obesidade centrípeta, panículo adiposo na parte posterior do pescoço (corcova de búfalo), estrias abdominais púrpuras e equimoses. O DM, a disfunção gonadal e a osteoporose constituem características proeminentes. As características neurológicas mais comuns consistem em alterações cognitivas (comprometimento da memória, processamento visuoespacial, aprendizado verbal e desempenho da linguagem) com transtornos do humor (particularmente depressão maior), fraqueza miopática e cefaleia. A mielopatia ou a radiculopatia podem resultar de lipomatose epidural.

Diagnóstico

O diagnóstico da síndrome de Cushing representa um grande desafio, e, apesar das manifestações clínicas clássicas, a apresentação pode ser muito inespecífica. A etapa inicial consiste em distinguir a síndrome de Cushing dos indivíduos com estados semelhantes ao de Cushing, em que o hipercortisolismo constitui uma característica comum. Incluem obesidade, depressão ou alcoolismo. Não existe nenhum exame que tenha acurácia absoluta para o diagnóstico, e a triagem de primeira linha consiste em determinação de cortisol livre na urina de 24 horas e teste de supressão com dexametasona noturno ou cortisol salivar noturno. Uma vez estabelecido o diagnóstico de síndrome de Cushing, deve-se determinar o nível plasmático de ACTH. Se o ACTH estiver suprimido, deve-se suspeitar de síndrome de Cushing dependente das suprarrenais. Existem muitas armadilhas potenciais, de modo que é essencial ter uma consulta com um endocrinologista experiente. Os tumores suprarrenais ou tumores como fonte de ACTH ectópico exigem um exame de imagem para localização.

Tratamento

O tratamento depende da etiologia. Nos casos em que há tumor suprarrenal secretor de cortisol, a remoção cirúrgica do tumor constitui o tratamento de primeira linha. A terapia clínica inclui vários fármacos que interferem na síntese e na secreção de cortisol. O cetoconazol (200 a 400 mg, 2 a 3 vezes/dia), um agente antifúngico que inibe a esteroidogênese, é o medicamento mais amplamente usado nos EUA para esse propósito. As evidências sugerem que a resolução do hipercortisolismo não alivia por completo os sintomas. O volume cerebral reduzido e os sintomas cognitivo-comportamentais podem ser apenas parcialmente reversíveis. Os problemas cognitivos e a psicopatologia podem persistir, mesmo após normalização prolongada do cortisol sérico.

Hiperaldosteronismo

Epidemiologia

O hiperaldosteronismo constitui o distúrbio mais comum da zona glomerulosa da suprarrenal e a forma mais comum de hipertensão secundária. A Tabela 122.3 lista as indicações para pesquisa de hiperaldosteronismo.

Tabela 122.3 Pacientes com suspeita de hiperaldosteronismo.

PA não controlada > 140/90 mmHg resistente a três medicamentos anti-hipertensivos
PA controlada < 140/90 mmHg com quatro ou mais medicamentos anti-hipertensivos
Hipertensão com hipopotassemia (espontânea ou induzida por diurético)
Hipertensão com achado incidental de anomalia adrenal
Hipertensão com parente de primeiro grau diagnosticado com hiperaldosteronismo
Hipertensão e história familiar de hipertensão de início precoce ou AVE antes dos 40 anos

AVE, acidente vascular encefálico; PA, pressão arterial.

Biopatologia

A aldosterona, que tipicamente é produzida por um adenoma da suprarrenal ou por hiperplasia suprarrenal bilateral, está inapropriadamente elevada. O adenocarcinoma adrenocortical e o hiperaldosteronismo familiar são causas raras de hiperaldosteronismo.

Manifestações clínicas

A principal característica clínica é a hipertensão com hipopotassemia. Parece haver maior incidência de acidente vascular encefálico em pacientes com hipertensão decorrente de aldosteronismo primário em comparação a pacientes com hipertensão essencial. A alcalose hipopotassêmica pode levar a fraqueza muscular, parestesias, tetania ou paralisia. Episódios recorrentes de fraqueza muscular podem simular a paralisia periódica. Podem ocorrer parestesias em consequência da alcalose. Vertigem pode ser causada por desvios abruptos dos líquidos e eletrólitos. Foi relatada a ocorrência de hipertensão intracraniana idiopática. Muitos pacientes podem sofrer de transtornos de humor.

Diagnóstico

As diretrizes de prática clínica da Endocrine Society recomendam exames para vários tipos de indivíduos (ver Tabela 122.3) A relação entre aldosterona e renina é um teste de triagem amplamente usado; entretanto, muitos medicamentos anti-hipertensivos, contraceptivos orais e inibidores seletivos da recaptação de serotonina podem comprometer a sua sensibilidade ou especificidade.

Tratamento

A meta deve consistir em normalização da pressão arterial. Recomenda-se a remoção cirúrgica do tecido/tumor suprarrenal, quando apropriado. A terapia clínica com espironolactona pode ser efetiva.

Feocromocitoma

Epidemiologia

Os feocromocitomas são tumores neuroendócrinos raros que, em aproximadamente 80% dos casos, originam-se das células cromafins da medula da suprarrenal. A incidência estimada é de 0,005 a 0,1% da população geral. Esses tumores secretam catecolaminas e são responsáveis por 0,1 a 0,6% dos casos de hipertensão secundária.

Biopatologia

Os feocromocitomas podem ocorrer de modo esporádico ou como parte de uma síndrome hereditária. O feocromocitoma pode ser observado em associação com neurofibromatose, doença de von Hippel-Lindau, ataxia-telangiectasia, síndrome de Sturge-Weber ou neoplasia endócrina múltipla tipo 2. Estima-se que 25% estejam associados a mutações genéticas conhecidas.

Manifestações clínicas

A hipertensão paroxística ou sustentada é o sintoma clínico mais característico. Pode ser associada a palpitações, hiperidrose episódica, cefaleias e outros sintomas sistêmicos inespecíficos, como náuseas, vômitos ou diarreia. É comum a ocorrência de ataques de ansiedade. A morte pode resultar de hemorragia cerebral, edema pulmonar ou insuficiência cardíaca, complicando um episódio agudo ou em consequência de hipertensão sustentada.

Diagnóstico

O diagnóstico é estabelecido pela demonstração de excreção aumentada de metabólitos das catecolaminas na urina e localização do tumor. Recomenda-se a determinação das metanefrinas fracionadas no plasma ou na urina (ou ambas). Ingestão de alimento, consumo de bebidas cafeinadas, atividade física intensa ou tabagismo são proibidos durante pelo menos 8 a 12 horas antes da realização dos testes. Uma elevação de mais de quatro vezes nos níveis plasmáticos de metanefrinas é altamente sugestiva da presença do tumor. Os tumores podem ocorrer em outros locais além das glândulas suprarrenais (p. ex., órgãos de Zuckerkandl). A tomografia computadorizada (TC), a ressonância magnética (RM) ou técnicas de imagens funcionais são úteis na localização do tumor.

Tratamento

A remoção cirúrgica do feocromocitoma constitui o tratamento de escolha. É necessário um bloqueio pré-operatório das catecolaminas, mais comumente com fenoxibenzamina (10 a 20 mg, 2 vezes/dia), durante 2 semanas antes da cirurgia. Os bloqueadores dos canais de cálcio e bloqueadores α_1-adrenérgicos seletivos são tratamentos pré-operatórios alternativos. A contração de volume está associada a vasoconstrição crônica; por conseguinte, recomenda-se a expansão de volume para reduzir a hipotensão pós-operatória. A cirurgia é curativa para a doença local, e a citorredução cirúrgica para doença mais avançada pode facilitar a radioterapia ou a quimioterapia. A hipertensão essencial pode persistir em até 20% dos casos. Recomenda-se acompanhamento a longo prazo, com determinação anual das catecolaminas, que é particularmente importante para pacientes nos quais se identifica a presença de mutações genéticas associadas ao feocromocitoma.

DOENÇA DAS GLÂNDULAS PARATIREOIDES

As glândulas paratireoides secretam o paratormônio (PTH), que regula o cálcio com efeitos diretos sobre os rins e o osso e efeitos indiretos sobre o trato gastrintestinal. Por sua vez, a secreção de PTH é regulada pela concentração de cálcio ionizado no líquido extracelular. A tireocalcitonina e a vitamina D também desempenham importante papel no metabolismo do cálcio. Os principais efeitos do PTH sobre o sistema nervoso ocorrem por meio da regulação do cálcio. Entretanto, existem receptores de PTH no cérebro, e o ligante natural consiste em um neuropeptídio endógeno. Sua função exata não está bem definida.

Hipoparatireoidismo

Epidemiologia

A prevalência é estimada em 37 por 100 mil pessoas/ano nos EUA; cerca de 60 mil indivíduos têm hipoparatireoidismo crônico.

Biopatologia

O hipoparatireoidismo é decorrente da deficiência de PTH ou da ausência de resposta periférica ao PTH (pseudo-hipoparatireoidismo). Este último resulta de receptores anormais de PTH, defeitos na atividade enzimática ligada ao receptor ou antagonistas circulantes. O hipoparatireoidismo ocorre mais comumente após tireoidectomia (cerca de 1 a 2% com cirurgiões endocrinologistas experientes) ou outra cirurgia de pescoço. O hipoparatireoidismo autoimune é a causa seguinte mais comum. O hipoparatireoidismo também pode constituir uma parte dos distúrbios hereditários (p. ex., síndrome de Kearns-Sayre ou síndrome de DiGeorge) ou de destruição glandular por processos infiltrativos ou irradiação.

Manifestações clínicas

A tetania é o sinal mais característico, que pode se manifestar por espasmo carpopedal. A tetania latente pode ser demonstrada pela contratura dos músculos faciais à percussão do nervo facial em seu trajeto anterior à orelha (sinal de Chvostek) ou pela produção de espasmo do carpo ao induzir isquemia no braço com um manguito de pressão arterial inflado (sinal de Trousseau). Os pacientes também podem apresentar parestesias e cãibras e, se a hipocalcemia for aguda, podem manifestar crises epilépticas, broncospasmo, laringospasmo ou arritmias cardíacas. Em geral, as crises epilépticas são generalizadas, tendem a ser frequentes e respondem inadequadamente aos antiepilépticos.

As calcificações intracranianas são comuns no hipoparatireoidismo. Os núcleos da base constituem o local predominante de depósito de cálcio, mas outras regiões, como o cerebelo, podem ser afetadas. As calcificações não estão habitualmente associadas a sintomas, porém foi relatada a ocorrência de comprometimento cognitivo e vários distúrbios do movimento hipocinéticos (parkinsonismo) e hipercinéticos (coreoatetose, hemibalismo, torcicolo). O aumento da pressão intracraniana pode complicar o hipoparatireoidismo. Raramente, ocorrem perda auditiva neurossensorial e miopatia.

Diagnóstico

A presença de hipocalcemia com nível de PTH intacto inapropriadamente baixo deve levar à suspeita de hipoparatireoidismo. A hipomagnesemia pode reduzir os níveis de cálcio e de PTH. A hipocalcemia com baixos níveis de PTH descarta essencialmente a possibilidade de outras causas de hipocalcemia, como deficiência de vitamina D, síndrome de má-absorção ou doença renal. No pseudo-hipoparatireoidismo, os níveis de PTH estão elevados, e observa-se uma variedade de anormalidades físicas associadas. Na maioria dos casos, pode-se obter uma história de cirurgia prévia relevante ou de algum processo destrutivo (p. ex., radioterapia) envolvendo as glândulas paratireoides.

Tratamento

Não existem diretrizes formais para o manejo do hipoparatireoidismo crônico. As opções de tratamento consistem no uso de cálcio, metabólitos e análogos da vitamina D e diuréticos tiazídicos para aumentar a reabsorção renal de cálcio. Deve-se evitar o uso de fármacos antiepilépticos que aumentem o metabolismo da vitamina D (p. ex., fenitoína), de modo a não interferir potencialmente na absorção intestinal de cálcio ou na mobilização de cálcio do osso. Ocorre resolução dos sintomas neuromusculares e das crises epilépticas com a normalização dos níveis de cálcio. Os distúrbios do movimento também podem ser reversíveis com tratamento apropriado. Entretanto, a resposta dos sintomas cognitivo-comportamentais é variável.

Hiperparatireoidismo

Epidemiologia

O hiperparatireoidismo primário constitui a causa mais comum de hipercalcemia. A incidência estimada mais recente é de aproximadamente 22 casos por 100 mil por ano. A prevalência de hiperparatireoidismo primário nos EUA é estimada em 0,86%; as taxas europeias são semelhantes. Acomete predominantemente mulheres, com proporção aproximada de mulheres e homens de 3 a 4:1, com picos mais altos na sétima década.

Biopatologia

O adenoma único de paratireoide é a causa mais comum de hiperparatireoidismo primário, seguido pela doença multiglandular. O câncer de paratireoide ainda é uma causa muito rara de hiperparatireoidismo primário, apesar de uma incidência crescente nos últimos anos. As síndromes genéticas associadas ao hiperparatireoidismo primário incluem neoplasia endócrina múltipla de tipo 1, 2A e 4, hipercalcemia hipocalciúrica familiar e hipertireoidismo primário isolado familiar. O hiperparatireoidismo induzido por fármacos e secundário também deve ser considerado.

Manifestações clínicas

A síndrome clássica de hiperparatireoidismo consiste em hipercalcemia com uma combinação de litíase renal, osteíte e doença ulcerosa péptica ("cálculos, ossos e gemidos abdominais"). Entretanto, com a facilidade da determinação dos níveis séricos de cálcio por meio de exames automatizados de bioquímica do sangue de rotina, o diagnóstico frequentemente é estabelecido na presença de sintomas clínicos mínimos, e a tríade clássica raramente é observada. Atualmente, estima-se que 70 a 80% dos indivíduos não tenham sinais nem sintomas de doença por ocasião do diagnóstico.

Os sintomas comuns consistem em fadiga e fraqueza subjetiva. As alterações do estado mental consistem em comprometimento da memória, alterações da personalidade, transtornos afetivos, *delirium* e psicose. Os pacientes idosos podem ser particularmente suscetíveis aos efeitos da hipercalcemia. Foi descrita a ocorrência de parkinsonismo e de uma síndrome semelhante à doença do neurônio motor, reversível com a cirurgia das paratireoides. Os "tumores marrons", observados na osteíte fibrosa cística, podem causar mielopatia. Os sintomas neuromusculares incluem fraqueza proximal, dor e rigidez musculares e parestesias. Os reflexos tendíneos podem estar normais ou hiperativos.

Diagnóstico

O diagnóstico inicial geralmente é estabelecido pelo achado de hipercalcemia com hipofosfatemia em exames laboratoriais de rotina. O nível de PTH deve ser verificado e é elevado no hiperparatireoidismo. A hipercalcemia com níveis baixos ou indetectáveis de PTH pode sugerir hipercalcemia associada ao câncer mediada por uma proteína relacionada com o PTH ou, de modo alternativo, produção ectópica de PTH. A eletromiografia (EMG) e a biopsia muscular podem demonstrar evidências de doença miopática ou neuropática. Os tumores marrons exibem intensidades variáveis nas imagens ponderadas em T2, com intenso realce nos exames contrastados ponderados em T1. Podem-se detectar cistos repletos de líquido.

Tratamento

A paratireoidectomia, que normaliza os níveis séricos de cálcio, constitui o tratamento de escolha para pacientes com hiperparatireoidismo primário sintomático. A localização de um adenoma das paratireoides por uma variedade de técnicas de imagem é eficaz em 95% dos casos. Em pacientes com doença leve ou que não são candidatos à cirurgia, os bifosfonatos constituem uma opção. O cinacalcete, um fármaco calcimimético, frequentemente normaliza a concentração sérica de cálcio e diminui modestamente os níveis de PTH. Embora o grau de hipercalcemia nem sempre esteja correlacionado com a gravidade clínica, a maioria das manifestações neurológicas e neuromusculares tipicamente melhora com o tratamento. Continua havendo controvérsias quanto ao fato de os sintomas, como fadiga, fraqueza subjetiva ou sintomas neuropsiquiátricos, sofrerem remissão com a paratireoidectomia.

LEITURA SUGERIDA

Doenças hipofisárias (pituitárias)

Appleman-Dijkstra NM, Kokshoorn NE, Dekkers OM, et al. Pituitary dysfunction in adult patients after cranial radiotherapy: systemic review and meta-analysis. *J Clin Endocrinol Metab*. 2011;96(8):2330-2340.

Carvalho K, Grunwald T, De Luca F. Neurological complications of endocrine disease. *Semin Pediatr Neurol*. 2017;24:33-42.

Gounden V, Basit H, Jialal I. Hyperpituitarism. National Center for Biotechnology Information Web site. https://www.ncbi.nlm.nih.gov/books/NBK482233/. Accessed December 14, 2019.

Gounden V, Jialal I. Hypopituitarism (panhypopituitarism). National Center for Biotechnology Information Web site. https://www.ncbi.nlm.nih.gov/books/NBK470414/. Accessed December 14, 2019.

Levy A. Pituitary disease: presentation, diagnosis, and management. *J Neurol Neurosurg Psychiatry*. 2004;75(suppl 3):iii47-iii52.

Nyberg F, Halberg M. Growth hormone and cognitive function. *Nat Rev Endocrinol*. 2013;9:357-365.

Randeva HS, Schoebel J, Byrne J, Esiri M, Adams CB, Wass JA. Classical pituitary apoplexy: clinical features, management and outcome. *Clin Endocrinol (Oxf)*. 1999;51:181-188.

Schneider HJ, Aimaretti G, Kreitschmann-Andermahr I, Stalla GK, Ghigo E. Hypopituitarism. *Lancet*. 2007;369:1461-1470.

Schneider HJ, Kreitschmann-Andermahr I, Ghigo E, Stalla GK, Agha A. Hypothalamo-pituitary dysfunction following traumatic brain injury and aneurysmal subarachnoid hemorrhage: a systematic review. *JAMA*. 2007;298:1429-1438.

Tesnow AH, Wilson JD. The changing face of Sheehan's syndrome. *Am J Med Sci*. 2010;340:402-406.

Utz LA, Klibanski A. Pituitary disorders. *Continuum Lifelong Learning Neurol*. 2009;15(2):17-36.

Wiebke F, Allolio B. Clinical review: current state and future perspectives in the diagnosis of diabetes insipidus: a clinical review. *J Clin Endocrinol Metab*. 2012;97:3426-3437.

Doença tireoidiana

Alix JJP, Shaw PJ. Thyroid disease and the nervous system. In: Aminoff MJ, Josephson SA, eds. *Aminoff's Neurology and General Medicine*. 5th ed. San Diego, CA: Academic Press; 2014:329-350.

Bahn RS. Graves' ophthalmopathy. *N Eng J Med*. 2010;362:726-738.

Chaker L, Bianco AC, Jonklaas J, Peeters R. Hypothyroidism. *Lancet*. 2017;390:1550-1562.

De Leo S, Lee SY, Braverman L. Hyperthyroidism. *Lancet.* 2016;388:906-918.

Feldman AZ, Shrestha RT, Hennessey JV. Neuropsychiatric manifestations of thyroid disease. *Endocrinol Metab Clin North Am.* 2013;42:453-476.

Gaitonde DY, Rowley KD, Sweeney LB. Hypothyroidism: an update. *Am Fam Physician.* 2012;86:244-251.

Halpern JF, Boyages SC, Maberly GF, Collins JK, Eastman CJ, Morris JG. The neurology of endemic cretinism. A study of two endemias. *Brain.* 1991;114:825-841.

Kwaku MP, Burman KD. Myxedema coma. *J Intensive Care Med.* 2007;22:224-231.

McDermott MT. Hyperthyroidism. *Ann Intern Med.* 2012;157:ITC1-ITC16.

Pavlu J, Carey MP, Winer JB. Hypothyroidism and nemaline myopathy in an adult. *J Neurol Neurosurg Psychiatry.* 2006;77:708-709.

Smith T, Hegedüs L. Graves' disease. *N Engl J Med.* 2016;375:1552-1565.

Squizzato A, Gerdes VE, Brandjes DPM, Büller HR, Stam J. Thyroid diseases and cerebrovascular disease. *Stroke.* 2005;36:2302-2310.

Tashko V, Davachi F, Baboci R, Drishti G, Hoxha P. Kocher-Debré-Sémélaigne syndrome. *Clin Pediatr (Phila).* 1999;38:113-115.

Diabetes melito

Awoniyi O, Rehman R, Dagogo-Jack S. Hypoglycemia in patients with type 1 diabetes: epidemiology, pathogenesis, and prevention. *Curr Diab Rep.* 2013;13:669-678.

Chatterjee S, Khunti K, Davies M. Type 2 diabetes. *Lancet.* 2017;389:2239-2251.

Cryer PE. Mechanisms of hypoglycemia-associated autonomic failure in diabetes. *N Engl J Med.* 2013;369:362-372.

Daneman D. Type 1 diabetes. *Lancet.* 2006;367:847-858.

Martin CL, Albers JW, Pop-Busui R; for DCCT/EDIC Research Group. Neuropathy and related findings in the diabetes control and complications trial/epidemiology of diabetes interventions and complications study. *Diabetes Care.* 2014;37:31-38.

Mohseni S. Hypoglycemic neuropathy. *Acta Neuropathol.* 2001;102:413-421.

Said G. Diabetic neuropathy—a review. *Nat Clin Pract Neurol.* 2007;36:331-340.

Singleton JR, Smith AG. The diabetic neuropathies: practical and rational therapy. *Semin Neurol.* 2012;32:196-203.

Strachan MWJ, Reynolds RM, Marioni RE, Price JF. Cognitive function, dementia and type 2 diabetes mellitus in the elderly. *Nat Rev Endocrinol.* 2011;7:108-114.

Doença adrenal

Anderson NE, Chung K, Willoughby E, Croxson MS. Neurological manifestations of phaeochromocytomas and secretory paragangliomas: a reappraisal. *J Neurol Neurosurg Psychiatry.* 2013;84:452-457.

Bertorini T, Perez A. Neurologic complications of disorders of the adrenal glands. *Handb Clin Neurol.* 2014;120:749-771.

Bleicken B, Hahner S, Ventz M, Quinkler M. Delayed diagnosis of adrenal insufficiency is common: a cross-sectional study in 216 patients. *Am J Med Sci.* 2010;339:525-531.

Bourdeau I, Bard C, Noël B, et al. Loss of brain volume in endogenous Cushing's syndrome and its reversibility after correction of hypercortisolism. *J Clin Endocrinol Metab.* 2002;87:1949-1954.

Carey RM. Primary aldosteronism. *J Surg Oncol.* 2012;106:575-579.

Catena C, Colussi G, Nadalini E, et al. Cardiovascular outcomes in patients with primary aldosteronism after treatment. *Arch Intern Med.* 2008;168:80-85.

Chakera AJ, Vaidya B. Addison disease in adults: diagnosis and management. *Am J Med.* 2010;123:409-413.

Charmandari E, Nikolaides N, Chroussos G. Adrenal insufficiency. *Lancet.* 2014;383:2152-2167.

Chen H, Sippel RS, O'Dorisio MS, et al. The North American Neuroendocrine Tumor Society consensus guideline for the diagnosis and management of neuroendocrine tumors: pheochromocytoma, paraganglioma, and medullary thyroid cancer. *Pancreas.* 2010;39:775-783.

Farrugia FA, Martikos G, Tzanetis P, et al. Pheochromocytoma, diagnosis and treatment: review of the literature. *Endocr Regul.* 2017;51(3):168-181.

Funder JW, Carey RM, Fardella C, et al. Case detection, diagnosis, and treatment of patients with primary aldosteronism: an Endocrine Society clinical practice guideline. *J Clin Endocrinol Metab.* 2008;93:3266-3281.

Funder JW, Carey RM, Mantero F, et al. The management of primary aldosteronism: case detection, diagnosis, and treatment: an Endocrine Society clinical practice guideline. *J Clin Endocrinol Metab.* 2016;101(5):1889-1916.

Hirsch D, Shimon I, Manisterski Y, et al. Cushing's syndrome: comparison between Cushing's disease and adrenal Cushing's. *Endocrine.* 2018;67:712-720.

Hsieh S, White PC. Presentation of primary adrenal insufficiency in childhood. *J Clin Endocrinol Metab.* 2011;96:E925-E928.

Kiehna EN, Keil M, Lodish M, Stratakis C, Oldfield EH. Pseudotumor cerebri after surgical remission of Cushing's disease. *J Clin Endocrinol Metab.* 2010;95:1528-1532.

Krishnan AV, Colebatch JG, Kiernan MC. Hypokalemic weakness in hyperaldosteronism: activity-dependent conduction block. *Neurology.* 2005;65:1309-1312.

Lee F, Elaraj D. Evaluation and management of primary hyperaldosteronism. *Surg Clin North Am.* 2019;99:731-745.

Moser HW, Raymond GV, Dubey P. Adrenoleukodystrophy: new approaches to a neurodegenerative disease. *JAMA.* 2005;294:3131-3134.

Neiman LK, Biller BMK, Findling JW, et al. The diagnosis of Cushing's syndrome: an Endocrine Society clinical practice guideline. *J Clin Endocrinol Metab.* 2008;93:1526-1540.

Pivonello R, De Martino MC, De Leo M, Lombardi G, Colao A. Cushing's syndrome. *Endocrinol Metab Clin North Am.* 2008;37:135-149.

Puar T, Stikkelbroeck N, Smans L, Zelissen P, Hermus A. Adrenal crisis: still a deadly event in the 21st century. *Am J Med.* 2016;129:339.e1-339.e9.

Sathi N, Makkuni D, Mitchell WS, Swinson D, Chattopadhyay C. Musculoskeletal aspects of hypoadrenalism: just a load of aches and pains? *Clin Rheumatol.* 2009;28:631-638.

Starkman MN. Neuropsychiatric findings in Cushing syndrome and exogenous glucocorticoid administration. *Endocrinol Metab Clin North Am.* 2013;42:477-488.

Sukor N. Primary aldosteronism: from bench to bedside. *Endocrine.* 2012;41:31-39.

Tritos NA, Biller BMK. Advances in medical therapies for Cushing's syndrome. *Discovery Med.* 2012;13:171-179.

Tsirlin A, Oo Y, Sharma R, Kansara A, Gliwa A, Banerji MA. Pheochromocytoma: a review. *Maturitas.* 2014;77:229-238.

Valassi E, Crespo I, Santos A, Webb SM. Clinical consequences of Cushing's syndrome. *Pituitary.* 2012;15:319-329.

Doença das glândulas paratireoides

Arlt W, Fremerey C, Callies F, et al. Well-being, mood and calcium homeostasis in patients with hypoparathyroidism receiving standard treatment with calcium and vitamin D. *Eur J Endocrinol.* 2002;146:215-222.

Bhadada SK, Bhansali A, Upreti V, Subbiah S, Khandelwal N. Spectrum of neurological manifestations of idiopathic hypoparathyroidism and pseudohypoparathyroidism. *Neurol India.* 2011;59:586-589.

Bilezikian JP, Bandeira L, Khan A, Cusano NE. Hyperparathyroidism. *Lancet.* 2018;391:168-178.

Bilezikian JP, Khan A, Potts JT Jr, et al. Hypoparathyroidism in the adult: epidemiology, diagnosis, pathophysiology, target-organ involvement, treatment, and challenges for future research. *J Bone Miner Res.* 2011;26:2317-2337.

Dai CL, Sun ZJ, Zhang X, et al. Elevated muscle enzymes and muscle biopsy in idiopathic hypoparathyroidism patients. *J Endocrinol Invest.* 2012;35:286-289.

De Sanctis V, Soliman A, Fiscina B. Hypoparathyroidism: from diagnosis to treatment. *Curr Opin Endocrinol Diabetes Obes.* 2012;19:435-442.

Douglas M. Neurology of endocrine disease. *Clin Med (Lond).* 2010;10:387-390.

Fraser WD. Hyperparathyroidism. *Lancet.* 2009;374:145-158.

Marcocci C, Cetani F. Clinical practice. Primary hyperparathyroidism. *N Engl J Med.* 2011;365:2389-2397.

Powers J, Joy K, Ruscio A, Lagast H. Prevalence and incidence of hypoparathyroidism in the United States using a large claims database. *J Bone Miner Res.* 2013;28:2570-2576.

Wen HY, Schumacher HR, Zhang LY. Parathyroid disease. *Rheum Dis Clin North Am.* 2010;36:647-664.

Doenças Hematológicas e o Cérebro

123

Andreas H. Kramer

PONTOS-CHAVE

1. A anemia é uma preocupação comum entre pacientes neurocríticos. Os limiares ideais de transfusão podem diferir em comparação com outras populações, mas requerem maior avaliação em estudos clínicos.

2. A doença falciforme é uma das principais causas de acidente vascular encefálico e declínio cognitivo em algumas populações. O tratamento ideal é feito com base no monitoramento rigoroso de doenças neurovasculares e transfusão para manter a proporção de hemoglobina S abaixo de 30%.

3. A disseminação leptomeníngea e subaracnóidea é comum no linfoma sistêmico de alto grau. O distúrbio linfoproliferativo pós-transplante e o linfoma primário do sistema nervoso central podem ser responsáveis por lesões no parênquima cerebral de pacientes imunossuprimidos.

4. A hiperviscosidade na leucemia aguda ou neoplasias malignas de plasmócitos pode exigir plasmaférese emergencial para prevenção de acidente vascular encefálico isquêmico.

5. A complicação neurológica mais comum da púrpura trombocitopênica trombótica é a síndrome de leucoencefalopatia reversível posterior, mas o acidente vascular encefálico isquêmico também pode ocorrer. O tratamento é composto por plasmaférese emergencial.

6. As diretrizes recomendam transfusões para manter a concentração de plaquetas acima de 50.000 e 100.000/$\mu\ell$ em pacientes submetidos à punção lombar e procedimentos neurocirúrgicos, respectivamente. A transfusão de plaquetas de rotina não é recomendada em pacientes com hemorragia intracerebral submetidos à terapia antiplaquetária.

7. Anticoagulantes requerem reversão emergencial em caso de hemorragia intracraniana. Um concentrado de complexo protrombínico de quatro fatores deve ser usado para reversão da varfarina. Atualmente, também há agentes específicos de reversão de anticoagulantes orais diretos.

DISTÚRBIOS DOS ERITRÓCITOS

A anemia representa uma doença comum associada a doenças neurológicas graves e agudas, como acidente vascular encefálico (AVE) e lesão traumática do cérebro. O processo de maturação das células-tronco hematopoéticas em eritrócitos na medula óssea é regulado por um hormônio glicoproteico, a eritropoetina (EPO), que é liberada pelas células peritubulares nos rins em resposta a reduções no aporte de oxigênio (O_2). A produção de eritrócitos também depende da presença de quantidades suficientes de substratos na medula óssea, incluindo ferro, folato e vitamina B_{12}. Os eritrócitos normalmente têm um tempo de vida de 100 a 120 dias antes de serem removidos pelo baço.

Anemia

A anemia é definida por uma concentração de hemoglobina (HB) inferior a 12 g/dℓ nas mulheres e a 13 g/dℓ nos homens. Existem numerosas etiologias possíveis para a anemia, que são apresentadas na Figura 123.1. A contagem dos reticulócitos ajuda a determinar se a medula óssea está respondendo "adequadamente" à anemia – se houver resposta da medula óssea, isso significa que a causa consiste em hemorragia ou hemólise; se não houver resposta, significa a existência de um problema na produção dos eritrócitos. Os índices eritrocitários, particularmente o volume corpuscular médio (VCM), fornecem mais informações para o diagnóstico diferencial. A presença de microcitose (VCM < 80 fℓ) indica que existe algum problema citoplasmático na produção de HB e na maturação dos eritrócitos. Causas específicas de anemia microcítica incluem deficiência de ferro e várias hemoglobinopatias. A macrocitose (VCM > 100 fℓ) implica a existência de um defeito nuclear nos eritrócitos em desenvolvimento, que pode ser decorrente da deficiência de vitamina B_{12} e de folato ou da toxicidade farmacológica. A anemia normocítica sugere que existe algum processo medular patológico ou que a estimulação para a produção de eritrócitos encontra-se reduzida. Esta seção enfatiza as implicações neurológicas da anemia e a doença falciforme (DF), que constitui causa importante de AVE em crianças e adultos jovens.

Anemia e transfusão em pacientes neurológicos hospitalizados e em estado crítico

A anemia constitui uma das complicações clínicas mais comuns encontrada entre pacientes hospitalizados, particularmente na unidade de terapia intensiva. Foi relatada a ocorrência de concentrações de HB inferiores a 10 g/dℓ em cerca de 40 a 50% dos pacientes neurocríticos com LCT ou hemorragia subaracnóidea (HSA). A etiologia da anemia nos pacientes hospitalizados é multifatorial. A produção de eritrócitos está comprometida durante a inflamação sistêmica, visto que as citocinas diminuem a produção de EPO e impedem a incorporação de ferro nas células progenitoras. A perda dos eritrócitos é acelerada pela necessidade de flebotomias frequentes, redução do tempo de sobrevida dos eritrócitos e (em alguns casos) hemorragia. A hemodiluição produzida pela administração de grandes volumes de líquidos intravenosos e pela perda de sangue por flebotomia também podem contribuir.

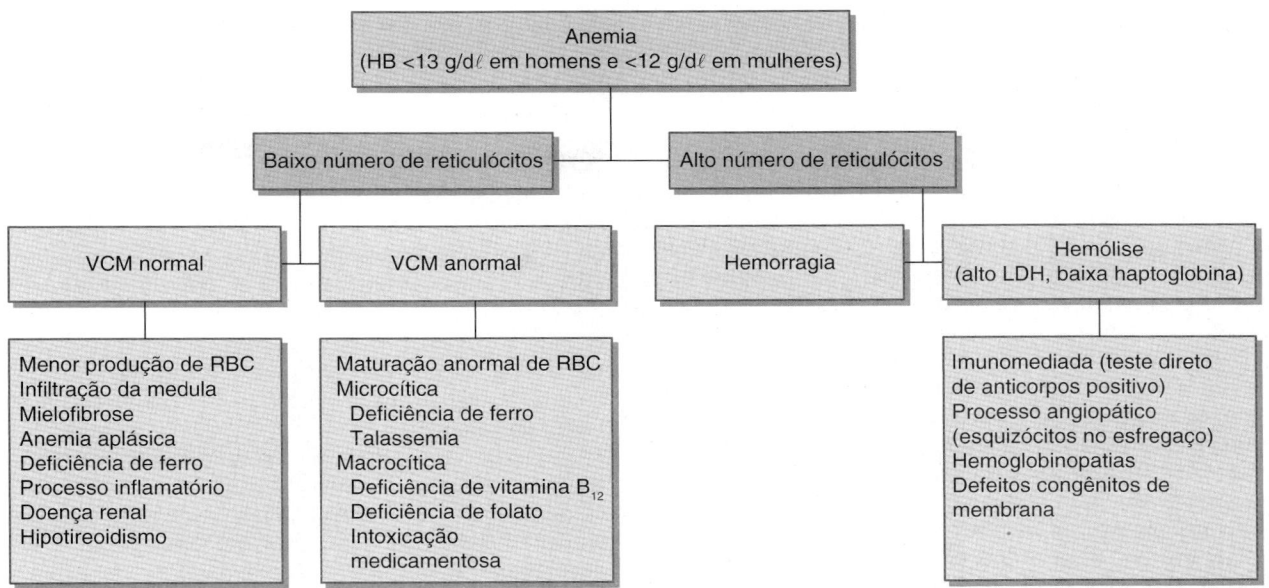

FIGURA 123.1 Abordagem para estabelecer a etiologia da anemia. HB, hemoglobina; LDH, desidrogenase láctica; RBC, hemácias; VCM, volume corpuscular médio.

Os cuidados ideais para pacientes com lesão cerebral aguda e várias formas de AVE envolvem proteção do tecido cerebral passível de recuperação e prevenção de lesão secundária. A redução do aporte de O_2 à penumbra isquêmica pode provocar dano neurológico crescente. A quantidade de O_2 que alcança os tecidos é o produto do fluxo sanguíneo local e conteúdo arterial de O_2, o qual, por sua vez, é determinado pela concentração de HB e do grau de sua saturação com O_2.

A anemia é inicialmente bem tolerada pela maioria dos pacientes por vários motivos: o fornecimento sistêmico de O_2 excede significativamente o consumo de O_2, os tecidos têm a capacidade de aumentar a extração de O_2 e a estimulação simpática aumenta o débito cardíaco. No cérebro, a resposta normal à anemia consiste em vasodilatação cerebral, com consequente aumento no fluxo sanguíneo cerebral (FSC). Experimentos realizados em voluntários saudáveis demonstraram que começa a haver comprometimento neurocognitivo com uma concentração de HB inferior a cerca de 7 g/dℓ. É provável que o limiar da HB para deterioração neurológica seja geralmente mais alto em pacientes com lesão cerebral, nos quais os mecanismos autorreguladores podem estar comprometidos. Além disso, parece improvável que exista um único limiar de transfusão para todos os pacientes com lesão cerebral.

O desenvolvimento de anemia está associado a um agravamento do prognóstico em pacientes com LCT, HSA e hemorragia intracerebral (HIC). Estudos que usaram monitoramento neurológico multimodal invasivo constataram que a anemia está associada a menor tensão de O_2 do tecido cerebral e a altas concentrações de lactato no cérebro. Os pacientes com HSA, em particular, mostram-se vulneráveis à isquemia cerebral tardia. A administração de transfusões de hemácias melhora o fornecimento de O_2 ao cérebro e aumenta a "reserva" fisiológica em regiões do cérebro com alta fração de extração de O_2.

Historicamente, os médicos administravam transfusões de hemácias para manter concentrações de HB acima de 9 a 10 g/dℓ em pacientes com lesão cerebral. Entretanto, as transfusões de hemácias alogênicas têm efeitos adversos potenciais, incluindo lesão pulmonar aguda associada à transfusão e imunossupressão com risco aumentado de infecções hospitalares. Ensaios clínicos randomizados em pacientes em cuidados críticos gerais não encontraram nenhuma vantagem e constataram possível dano quando transfusões de hemácias são usadas de maneira rotineira para manter concentrações de HB acima de 10 g/dℓ em comparação com um limiar transfusional de 7 g/dℓ (Evidência de nível 1).[1,2] Entretanto, o número de pacientes com lesão cerebral era pequeno nesses estudos, e concentrações de HB de 7 a 9 g/dℓ podem ser demasiado baixas em alguns pacientes com lesão cerebral. Existe uma variabilidade substancial na prática, que deverá continuar até a realização de estudos clínicos definitivos especificamente em pacientes com lesão cerebral. Um estudo controlado randomizado de porte moderado com pacientes com traumatismo cranioencefálico (TCE) grave descobriu que pacientes transfundidos em um limiar de 10 g/dℓ apresentaram maior tensão de O_2 no tecido cerebral, mas não melhores desfechos em comparação àqueles transfundidos em um limiar de 7 g/dℓ.

Doença falciforme

A DF é um grupo de distúrbios genéticos que se caracterizam pela presença de "hemoglobina falciforme" (HBS, do inglês *sickle hemoglobina*) causada por uma mutação no gene da β-globina, em que o sexto aminoácido de ácido glutâmico é substituído pela valina. A forma mais comum e grave é a anemia falciforme, que ocorre em pacientes homozigóticos para o alelo da HBS. Existem outras variantes de DF, em que a HBS é herdada de um dos genitores, enquanto outra HB anormal é herdada do outro genitor. A complicação neurológica mais comum da DF consiste em AVE.

Epidemiologia

A carga global da DF está aumentando, particularmente na África e na Índia. Cerca de 8% dos afro-americanos são heterozigóticos para a HBS e 1 em 600 são homozigóticos. Outros 2 a 3% apresentam o alelo HBC, que é atribuível a uma substituição do ácido glutâmico pela lisina. A incidência de AVE em crianças com DF é cerca de 300 a 400 vezes maior, de modo que a probabilidade de sofrer AVE aos 20, 30 e 45 anos de idade é estimada em cerca de 11%, 15% e 24%, respectivamente. A hemorragia intracraniana é menos comum, porém sua incidência aumenta entre 20 e 30 anos de idade. O AVE constitui uma causa importante de morte prematura e incapacidade em pacientes com DF. Sem tratamento, o AVE pode sofrer recidiva dentro de 2 anos em até dois terços dos pacientes. Sem dúvida, o fator de risco mais forte para AVE consiste em AVE prévio ou ataque isquêmico transitório (AIT). Outros fatores de risco incluem o grau de redução da HB, presença de hipertensão, episódios frequentes de síndrome de dor torácica aguda, leucocitose e valores mais baixos da oximetria de pulso.

Mesmo em pacientes que não desenvolveram AVE franco, a ressonância magnética (RM) demonstra a ocorrência comum de infartos cerebrais silenciosos, observados em mais de um terço dos pacientes. Infartos prévios são observados particularmente em regiões de fronteira vascular e estão associados a comprometimento cognitivo e maior risco subsequente de AVE franco. Podem-se detectar áreas de difusão restrita, sugerindo isquemia cerebral recente, até mesmo quando o paciente é assintomático, indicando que esses pacientes correm risco constante. Os fatores de risco identificados para infartos cerebrais silenciosos incluem concentração basal mais baixa de HB, pressão arterial sistólica mais alta e sexo masculino.

Biopatologia

O O_2 é normalmente transportado pela hemoglobina do adulto (HBA), que consiste em duas cadeias polipeptídicas α e β que envolvem um grupo heme. Diferentemente da HBA, a HBS tem tendência a sofrer polimerização quando desoxigenada, o que, por sua vez, altera a arquitetura normal e a flexibilidade dos eritrócitos, fazendo com que assumam morfologia em formato de foice. O afoiçamento dos eritrócitos interfere em seu trânsito pelos capilares e vênulas, provoca sua adesão ao endotélio e aumenta a viscosidade do sangue, podendo provocar oclusão microvascular e isquemia tecidual. Ocorre hemólise aumentada no baço. As manifestações clínicas da anemia falciforme são atribuíveis, em sua maioria, à vaso-oclusão ou hemólise.

Diversos outros fatores estão implicados na produção de isquemia cerebral. A adesão dos eritrócitos falcizados ao endotélio vascular desencadeia uma cascata de eventos que produzem recrutamento dos leucócitos, inflamação, hiperplasia da íntima, fibrose e trombose. A hemólise intravascular e a liberação de HB livre removem o óxido nítrico, cuja produção também pode estar comprometida pela lesão endotelial, interferindo, assim, na manutenção do tônus vascular normal. Esses fatores contribuem para o comprometimento da autorregulação do FSC, tornando o cérebro vulnerável à hiperemia e à isquemia.

Os exames de imagem com angiografia por subtração digital ou RM demonstram que muitos pacientes apresentam várias formas de vasculopatia. Sem dúvida, a anormalidade cerebrovascular mais comum é a estenose dos vasos intracranianos proximais, particularmente na circulação anterior, que pode ser acompanhada de hipoperfusão relativa se for efetuado um exame de imagem de perfusão. O comprometimento dos vasos extracranianos é menos comum, mas ocorre e pode levar à dissecção das artérias cervicais e/ou AVE embólico. Com o passar do tempo, na presença de estenose intracraniana grave persistente, pode haver desenvolvimento de vasos colaterais semelhantes aos da doença de moyamoya. A presença desses vasos colaterais constitui um marcador de maior grau de vasculopatia e foi identificada como importante fator de risco para AVE futuro. Esses vasos friáveis também são vulneráveis ao sangramento. Pode haver desenvolvimento de aneurismas intracranianos em locais incomuns, com possível predileção pela circulação posterior.

Manifestações clínicas

Os pacientes com DF e doença cerebrovascular apresentam, com mais frequência, AIT ou AVE isquêmico. Entre aqueles que apresentam hemorragia, a HSA é mais comum do que a HIC ou hemorragia intraventricular. Infartos silenciosos repetidos causam deterioração neurológica progressiva e disfunção cognitiva. O exame de neuroimagem revela que os pacientes com DF apresentam maior grau de adelgaçamento do córtex do lobo frontal, bem como redução do volume dos núcleos da base e do tálamo.

A DF raramente pode causar complicações na medula espinal e no sistema nervoso periférico. Há numerosos relatos de casos de infarto da medula espinal, envolvendo mais frequentemente a medula cervical e induzindo tetraparesia. A lesão isquêmica dos nervos periféricos manifesta-se como mononeurite múltipla. A asplenia funcional constitui uma complicação bem reconhecida da DF. A imunossupressão resultante predispõe a infecções bacterianas, incluindo meningite, com risco alto o suficiente para justificar o uso profilático de penicilina até pelo menos 5 anos de idade. Por conseguinte, a ocorrência de febre deve ser considerada uma emergência médica.

Diagnóstico

O diagnóstico de DF é confirmado por eletroforese da HB. A quantificação da porcentagem de HBS, determinada por cromatografia líquida de alto desempenho, é importante para a tomada de decisão terapêutica. Os AVEs isquêmicos são raros na ausência de anormalidades detectáveis da vascularização cerebral. Na presença de vasculopatia, o risco de AVE pode ser significativamente reduzido com terapia adequada. Por conseguinte, é importante proceder ao rastreamento de pacientes com doença cerebrovascular. O melhor exame de imagem para a rede vascular cerebral é a angiografia por subtração digital, porém prefere-se um exame de imagem não invasivo. Tanto a tomografia computadorizada (TC) quanto a angiografia por RM podem ser usadas, embora a experiência publicada seja maior com esta última. As preocupações prévias quanto à possível precipitação de crise falciforme com a administração intravenosa de meio de contraste provavelmente foram exageradas.

Em mãos experientes, a ultrassonografia com Doppler transcraniano (DTC) exibe boa correlação com a angiografia. As velocidades aumentadas do fluxo sanguíneo no DTC na circulação anterior são altamente preditivas de risco de AVE subsequente (Evidência de nível 1).[3] Em um estudo prospectivo conduzido em um único centro, a sensibilidade e especificidade para a ocorrência subsequente de AVE franco ultrapassaram 85% quando a velocidade do fluxo sanguíneo no DTC ultrapassou 170 cm/s. Nas crianças, quando as velocidades do fluxo sanguíneo no DTC na artéria cerebral média ou artéria carótida interna intracraniana ultrapassam consistentemente 200 cm/s, um ensaio clínico controlado randomizado demonstrou que uma estratégia de prevenção de AVE utilizando transfusões de hemácias diminuiu o risco de AVE durante os 2 anos subsequentes de 16 para 2% (Evidência de nível 1).[4] O risco de AVE é ainda mais alto se for constatada uma velocidade aumentada do fluxo sanguíneo em mais de um vaso. Recomenda-se uma triagem anual com DTC para crianças com DF a partir de 2 anos de idade. A implementação da triagem foi associada temporalmente a uma redução na incidência de AVE em algumas jurisdições. Os estudos que avaliaram o uso do DTC na DF foram realizados, em sua maior parte, em crianças. As velocidades do fluxo sanguíneo no DTC que estão associadas à estenose vascular parecem ser ligeiramente menores em adultos, e não se sabe ao certo se o DTC é tão preditivo de risco subsequente de AVE.

Além dos exames de imagem da vascularização cerebral intra e extracraniana, os pacientes com DF que sofrem AVEs isquêmicos devem ser submetidos a uma avaliação diagnóstica semelhante àquela de outros pacientes, incluindo ecocardiograma, painel dos lipídios e avaliação para diabetes melito. Em pacientes com HSA ou HIC, quando a TC ou a angiografia por RM não demonstram uma causa, a angiografia por subtração digital deve ser considerada para assegurar que um pequeno aneurisma ou anormalidade vascular não sejam omitidos.

Tratamento

A DF é um distúrbio multissistêmico, e o manejo das complicações neurológicas é realizado no contexto de outras considerações concomitantes de tratamento. No manejo das complicações cerebrovasculares, as metas terapêuticas consistem em prevenção primária e secundária do AVE, incluindo aqueles que são silenciosos e que podem contribuir para um declínio cognitivo, bem como redução ao máximo da lesão cerebral quando ocorre AVE. Em um estudo controlado randomizado, a terapia antiplaquetária com prasugrel foi ineficaz na prevenção primária de AIT e AVE (Evidência de nível 1).[5]

Estratégias de transfusão e prevenção do AVE

O *Stroke Prevention Trial in Sickle Cell Anemia* (STOP) demonstrou que o uso de transfusões de hemácias para manter a fração da HBS em menos de 30% (Tabela 123.1) reduz significativamente o risco de AVE (Evidência de nível 1).[4] Além de diluir a HBS com a adição de HBA, as transfusões também diminuem temporariamente a produção de EPO, reduzindo, assim, a produção de nova HBS. O O_2 liga-se de modo mais eficiente à HBA do que à HBS, de modo que ocorre aumento temporário na saturação de O_2. Embora o *STOP* tenha sido um estudo de prevenção primária, a terapia transfusional crônica também foi amplamente adotada como estratégia de prevenção secundária. A concentração-alvo de HB é geralmente superior a 9 g/dℓ. É provável que uma concentração de HB > 12,5 g/dℓ deva ser evitada porque o aumento da viscosidade pode interferir na oxigenação dos tecidos. Transfusões simples podem ser administradas quando os pacientes são muito anêmicos. A exsanguinotransfusão refere-se à transfusão de hemácias, juntamente com a remoção do sangue do paciente, o que é mais efetivo para reduzir a concentração de HBS e diminuir a incidência de AVE.

A necessidade de transfusões regulares também apresenta riscos, mais notavelmente o desenvolvimento de sobrecarga de ferro. Com o passar do tempo, o ferro em excesso sobrepuja a capacidade do sistema reticuloendotelial de sequestrá-lo, e o ferro começa a se acumular em determinados órgãos, particularmente o fígado. A consequência do acúmulo de ferro não controlado consiste em fibrose hepática e, por fim, cirrose. Em lugar de realizar biopsias repetidas, a sobrecarga de ferro hepático pode ser monitorada acuradamente de modo não invasivo com RM quantitativa anual. Concentrações de ferro hepático ou níveis séricos de ferritina crescentes (> 1.500 μg/ℓ) constituem uma indicação para iniciar o tratamento com um agente quelante do ferro, mais frequentemente deferasirox, que apresenta eficácia semelhante à desferroxamina, mas que está disponível por via oral. Em uma tentativa de evitar a dependência prolongada de transfusões sanguíneas, o estudo STOP 2 avaliou a segurança da suspensão de transfusões profiláticas em crianças cujos resultados do DTC se normalizam com o passar do tempo. Infelizmente, a interrupção das transfusões foi associada a um incremento evidente nas velocidades de fluxo sanguíneo no DTC com o passar do tempo, bem como a um risco aumentado de AVE recorrente (Evidência de nível 1).[6]

Análises *post hoc* dos estudos clínicos STOP indicaram que a ocorrência de novos infartos silenciosos foi reduzida pelo uso de transfusões, e que a interrupção das transfusões levou a um incremento na ocorrência de novos infartos. Entretanto, pacientes tratados cronicamente com transfusões ainda desenvolvem comumente vasculopatia cerebral progressiva. As velocidades aumentadas de fluxo sanguíneo no DTC não são necessariamente preditivas do desenvolvimento de infartos silenciosos. A angiografia por RM pode ser mais preditiva, porém a relação entre a carga de vasculopatia e o risco de infarto não é perfeita. Até recentemente, não havia certeza se a realização de RM seriadas para documentar infartos silenciosos seria útil e modificaria a abordagem terapêutica. Entretanto, o ensaio clínico Silent Cerebral Infarct demonstrou que a administração regular de transfusões para manter a HBS inferior a 30% e a HB acima de 9 g/dℓ reduz a incidência de infartos francos ou silenciosos subsequentes (Evidência de nível 1).[7] Os pacientes devem ser periodicamente submetidos a rastreamento para infartos silenciosos (o intervalo ideal ainda não foi definido) e recrutados em um programa de transfusão se for constatada sua presença.

Manejo do AVE agudo

Não foram conduzidos ensaios clínicos randomizados de trombólise ou trombectomia endovascular especificamente no tratamento do AVE pediátrico. A fisiopatologia do AVE agudo no contexto da DF pode não ser igual àquela em outras situações. Entretanto, embora o risco de hemorragia iatrogênica possa ser maior, a presença de DF não constitui necessariamente uma contraindicação para o uso de agentes trombolíticos, particularmente quando o mecanismo do AVE envolve oclusão vascular trombótica ou embólica aguda. A angiografia por TC, realizada imediatamente após uma TC não contrastada inicial, pode ajudar a esclarecer o mecanismo e a identificar a presença concomitante de anormalidades vasculares que podem constituir uma

Tabela 123.1 Indicações para programa de transfusões crônicas na prevenção de AVE em pacientes com doença falciforme.

Prevenção primária (rastreamento anual da ACM e da ACI distal com DTC entre 2 e 16 anos)
• Se > 220 cm/s, iniciar o programa de transfusão
• Se 200 a 220 cm/s, repetir o DTC em 1 a 2 semanas e iniciar o programa de transfusão se houver confirmação de > 200 cm/s
• Se 170 a 200 cm/s, repetir o DTC em 3 a 6 meses; considerar RM para avaliação de ICS
• Se < 170 cm/s, repetir anualmente o DTC; considerar RM para avaliação de ICS
Prevenção secundária (se o paciente já teve AVE sintomático)
Evidência de AVE silencioso na RM (Nota: a frequência ideal de RM ainda não foi definida.)

ACI, artéria carótida interna; ACM, artéria cerebral média; AVE, acidente vascular encefálico; DTC, doppler transcraniano; RM, ressonância magnética.

contraindicação relativa. A transfusão urgente para diminuir a concentração de HBS e elevar a concentração total de HB para cerca de 10 g/dℓ é apropriada para aumentar ao máximo o fornecimento de O_2 na penumbra afetada. Outras medidas padrão consistem em hidratação adequada e evitar hipotensão, hiperglicemia e febre. A terapia antiplaquetária está indicada para adultos que apresentam AVE agudo em outros contextos; todavia, não existem dados especificamente em pacientes com DF. O risco muito elevado de AVE recorrente na DF justifica o uso de transfusão crônica para a prevenção secundária.

Hidroxiureia como alternativa da transfusão crônica

A hemoglobina fetal (HBF) consiste em duas gamaglobulinas, em lugar de betaglobulinas. Por esse motivo, a presença de uma concentração aumentada de HBF na circulação impede o afoiçamento dos eritrócitos. Acredita-se que a hidroxiureia exerça seus efeitos benéficos na DF por meio de um aumento na formação de HBF. Um ensaio clínico randomizado de grande porte constatou que a hidroxiureia reduz as crises vasoclusivas dolorosas. Um acompanhamento a longo prazo demonstrou possível benefício em termos de mortalidade (Evidência de nível 1).[8] A hidroxiureia é atualmente recomendada para pacientes com mais de 24 meses de idade que apresentam crises dolorosas frequentes, síndrome torácica aguda ou anemia sintomática grave. Houve interesse no uso na hidroxiureia como alternativa para a transfusão crônica na prevenção da doença cerebrovascular. Dados iniciais sugeriram que a hidroxiureia pode ser eficaz. Entretanto, entre crianças que já tiveram AVE, o ensaio clínico *Stroke with Transfusions Changing to Hydroxyurea* (*SWiTCH*) demonstrou que a interrupção de transfusões regulares e o tratamento de pacientes com hidroxiureia resultaram em risco aumentado de AVE (Evidência de nível 1).[9] Por outro lado, o estudo *TCD with Transfusions Changing to Hydroxyurea* descobriu que em crianças com velocidades elevadas ao DTC, mas sem AVE anterior, a transição para hidroxiureia após pelo menos 1 ano das transfusões não aumentou as velocidades ao DTC ou o risco de AVE (Evidência de nível 1).[10]

Hemorragia intracraniana e síndrome de moyamoya

O tratamento de suporte da HSA e da HIC não é diferente em comparação com pacientes que não apresentam DF. As prioridades imediatas na HSA consistem em estabilização cardiopulmonar e tratamento da hidrocefalia. A angiografia cerebral (invasiva ou não invasiva) é necessária para identificar a fonte de sangramento. Os aneurismas na DF parecem ser, em sua maioria, saculares e são passíveis de tratamento por meio de ligadura com clipe metálico ou embolização com molas. Alguns aneurismas são fusiformes e podem ser tratados com colocação de *stent* endovascular. Deve-se administrar nimodipino para prevenção da isquemia cerebral tardia.

A síndrome de moyamoya, caracterizada pela oclusão progressiva dos grandes vasos intracranianos, é uma complicação reconhecida e relativamente comum da vasculopatia da anemia falciforme, associada a um risco aumentado de AVE e declínio cognitivo (ver também Capítulo 44). Não foram conduzidos estudos controlados para avaliar o tratamento ideal da síndrome moyamoya especificamente no contexto da DF. Na presença de AVE isquêmico agudo, os alvos fisiológicos (pressão arterial, PCO_2 e O_2, temperatura corporal central) devem ser direcionados para melhorar ao máximo a perfusão cerebral e proteger a penumbra isquêmica vulnerável. A revascularização cirúrgica geralmente é preferida para a prevenção secundária. Pequenas séries de casos sugeriram uma redução do risco de AVE isquêmico com a cirurgia. Nos adultos, é possível proceder a uma revascularização direta com procedimento de derivação da artéria temporal superficial para a artéria cerebral média. Em crianças ou em adultos com vaso-alvo apropriado, são utilizados com mais frequência procedimentos de revascularização indireta (p. ex., sinangiose da pia-máter).

Policitemia

Ocorre policitemia quando a concentração de HB é superior a 16,5 g/dℓ nas mulheres e 18,5 g/dℓ nos homens (ou quando o hematócrito é de > 48 e 52%, respectivamente). A policitemia verdadeira não deve ser atribuída exclusivamente a uma redução do volume plasmático (hemoconcentração). A policitemia "primária" refere-se a um aumento da produção de eritrócitos, sem liberação aumentada de EPO e ocorre em consequência de mutações congênitas ou adquiridas nos progenitores eritroides. A policitemia "secundária" é uma resposta apropriada à produção aumentada de EPO (Figura 123.2). O manejo da policitemia secundária deve ser dirigido para a causa subjacente.

Policitemia vera

A policitemia vera (PV) é de interesse para os neurologistas principalmente por ser uma causa de AVE. A idade mediana por ocasião do diagnóstico é de cerca de 60 anos; entretanto,

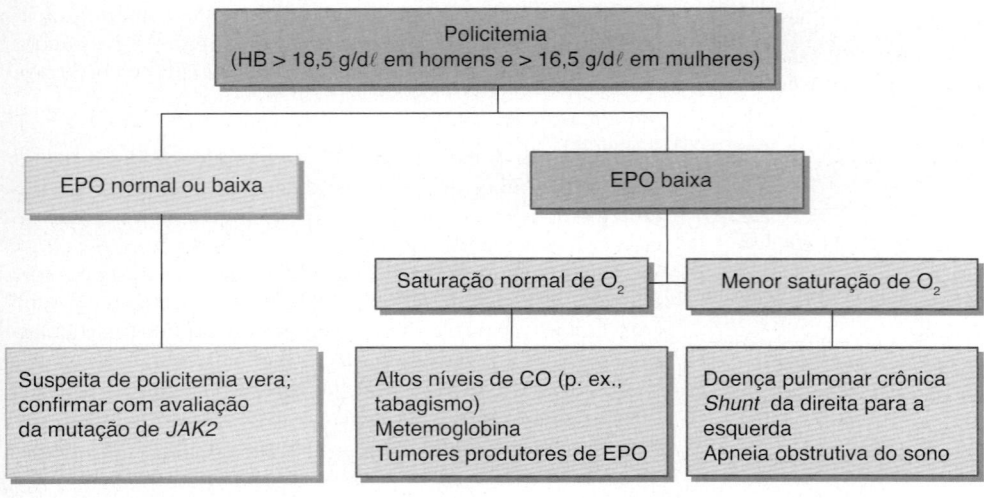

FIGURA 123.2 Abordagem para a determinação da etiologia da policitemia. CO, monóxido de carbono; EPO, eritropoetina; HB, hemoglobina; O_2, oxigênio.

a PV pode ocorrer em todas as faixas etárias. Em quase todos os casos, a PV está associada a uma mutação envolvendo o gene JAK2, localizado no cromossomo 9 que codifica a produção de tirosinoquinase, uma família de proteínas que participam na regulação da proliferação das células hematopoéticas. A mesma mutação é observada em cerca de 50% dos pacientes com trombocitemia essencial (TE) e mielofibrose primária.

Biopatologia

A PV é uma neoplasia mieloproliferativa que se caracteriza pela proliferação clonal de progenitores eritroides, resultando em massa eritrocitária elevada. Em uma pequena proporção de pacientes com PV, observa-se o desenvolvimento de transformação leucêmica, que habitualmente ocorre depois de muitos anos. Um importante problema relacionado com a PV e outros distúrbios mieloproliferativos é sua predisposição à trombose. Acredita-se que a viscosidade persistentemente elevada provoque um acentuado estresse de cisalhamento nos vasos sanguíneos que, por sua vez, é complicado por disfunção endotelial e ativação das plaquetas e leucócitos. Podem ser detectados níveis elevados de tromboxano e de outros marcadores de ativação plaquetária no sangue de pacientes com PV. A alta viscosidade pode reduzir o FSC a ponto de comprometer o fornecimento geral de O_2, apesar da maior capacidade de transporte de O_2 em consequência da maior concentração de HB. Entretanto, outros fatores também devem atuar, visto que não há evidências bem definidas de que a policitemia secundária aumente o risco de trombose.

Manifestações clínicas

A PV é algumas vezes identificada de modo incidental em um exame de sangue de rotina. Entretanto, uma proporção considerável de pacientes já terá apresentado eventos trombóticos por ocasião em que procuram assistência médica. A trombose arterial é mais comum do que a trombose venosa. Os pacientes também podem apresentar distúrbios visuais transitórios, cefaleias e tontura, os quais são atribuíveis a hiperviscosidade e fluxo sanguíneo lento. Outras queixas comuns incluem prurido, que é exacerbado pelo contato com água, e eritromelalgia (sensação de queimação nos membros, com eritema e palidez). Em geral, o exame físico revela hepatomegalia e esplenomegalia, bem como pletora facial. Além da concentração elevada de HB, outros achados laboratoriais consistem em trombocitose, leucocitose, nível elevado de desidrogenase láctica (LDH) e baixos níveis de EPO. Os principais critérios diagnósticos para a PV incluem concentração elevada de HB e presença da mutação JAK2. Os critérios menores incluem achados característicos no aspirado ou na biopsia de medula óssea e nível sérico reduzido de EPO.

Tratamento

O tratamento tem por objetivo reduzir os sintomas e o risco de trombose, bem como minimizar as complicações a longo prazo, particularmente a leucemia. Em um estudo clínico randomizado multicêntrico envolvendo pacientes com PV positiva para a mutação JAK2, o tratamento com flebotomia ou hidroxiureia para obter um hematócrito abaixo de 45% esteve associado a uma redução significativa dos eventos trombóticos. Por conseguinte, esse valor-alvo do hematócrito deve ser mantido com flebotomia em praticamente todos os pacientes (Evidência de nível 1).[11] Para pacientes que correm risco particularmente alto de trombose (aqueles com mais de 60 anos de idade ou que tiveram eventos trombóticos prévios), recomenda-se o tratamento com hidroxiureia, visto que esse fármaco parece reduzir ainda mais o risco de trombose, com menor aumento no risco de leucemia com o passar do tempo, em comparação com outros agentes mielossupressores. A adição de ácido acetilsalicílico em baixa dose (80 mg/dia) pode reduzir ainda mais o risco de trombose (Evidência de nível 1).[12] O uso do inibidor de JAK1 e JAK2 ruxolitinibe reduziu o hematócrito e melhorou a esplenomegalia e os sintomas associados à PV em um estudo controlado randomizado. Houve também uma possível tendência de redução dos eventos tromboembólicos, embora o estudo não tenha conseguido detectar diferenças estatísticas significativas (Evidência de nível 1).[13]

DISTÚRBIOS DOS LEUCÓCITOS

Neoplasias malignas de células linfoides

Linfoma e leucemia linfoblástica e distúrbios linfoproliferativos pós-transplante

As neoplasias linfoides malignas manifestam-se principalmente na forma de lesões expansivas, designadas como *linfomas*, ou na forma de células cancerosas no sangue, designadas como *leucemia*. Com mais frequência, essas neoplasias são classificadas pelo sistema da Organização Mundial da Saúde. O linfoma é amplamente dividido em linfoma de Hodgkin e linfoma não Hodgkin (LNH). O LNH abrange um grupo heterogêneo de neoplasias malignas que se originam de linfócitos B em cerca de 85 a 90% dos casos e de linfócitos T em cerca de 10 a 15% dos casos. Os linfomas de células B e de células T são ainda subdivididos com base na ocorrência de proliferação de células precursoras imaturas ou de células maduras. O comprometimento neurológico é raro no linfoma de Hodgkin. Entretanto, no LNH e na leucemia linfoblástica aguda (LLA), podem ocorrer complicações neurológicas, em decorrência da infiltração direta de células cancerosas no sistema nervoso central (SNC) (Tabela 123.2).

Tabela 123.2 Classificação dos subtipos mais comuns de linfoma não Hodgkin e prevalência aproximada de comprometimento do sistema nervoso central (SNC).

Tipo de linfoma	Prevalência do comprometimento do SNC
Linfomas indolentes	1 a 3%
• Linfoma folicular (graus I e II) • Linfoma de células B da zona marginal • Linfoma de pequenos linfócitos/LLC de células B	
Linfomas agressivos	3 a 5%
• Linfoma difuso de grandes células B • Linfoma folicular (grau III) • Linfoma de células do manto • Linfoma de células T periférico • Linfoma de grandes células anaplásicas	Nota: a prevalência é maior com certos fatores de risco (p. ex., comprometimento dos testículos, das órbitas, da nasofaringe, das mamas, de múltiplos locais extranodais, nível sérico elevado de LDH)
Linfomas altamente agressivos	25 a 50%
• Linfoma de Burkitt • Linfoma linfoblástico de células T e B precursoras • Linfoma de células T do adulto	

LDH, lactato desidrogenase; LLC, leucemia linfocítica crônica.

O linfoma primário do SNC (LPSNC) é uma variante extranodal do LNH que pode acometer o cérebro, as leptomeninges, os olhos ou a medula espinal. De modo geral, se desenvolve no contexto de imunossupressão. Os distúrbios linfoproliferativos pós-transplante (DLPTs) são um grupo de doenças associadas à proliferação de células linfoides ou plasmocíticas no contexto de imunossupressão; as células acometidas geralmente abrigam o vírus Epstein-Barr (EBV). O espectro vai de uma doença infecciosa semelhante à mononucleose a uma neoplasia maligna que pode ou não atender aos critérios de linfoma.

Epidemiologia

A distribuição dos subtipos de LNH varia de acordo com a região. Nos países ocidentais, o linfoma difuso de grandes células B e o linfoma folicular são responsáveis por mais de 50% dos casos. O comprometimento do SNC é mais comum nos linfomas de grau muito alto, particularmente o linfoma de Burkitt e o linfoma linfoblástico agudo, nos quais pode ser observado por ocasião do diagnóstico em até um terço dos casos. Entretanto, o comprometimento do SNC também ocorre nos subtipos de linfomas de grau intermediário e de alto grau, inclusive o linfoma difuso de células B, particularmente quando há disseminação do linfoma para os testículos, as órbitas ou a nasofaringe ou quando o paciente apresenta níveis séricos elevados de LDH. A maioria dos casos com comprometimento neurológico manifesta-se à medida que a doença sofre recidiva durante ou após o tratamento inicial, até mesmo quando houve uma resposta sistêmica favorável ao tratamento, sugerindo a presença de doença subclínica por ocasião do diagnóstico. A proporção de pacientes que sofrem recidiva do SNC pode diminuir com o passar do tempo com a adição do rituximabe à terapia padrão com CHOP.

Mais de 50% dos casos de LLA ocorrem em crianças, com incidência máxima entre 2 e 5 anos. A infiltração do SNC é detectada por ocasião do diagnóstico em cerca de 5 a 10% dos pacientes. Isso provavelmente representa uma subestimativa, visto que a identificação do comprometimento do SNC pode ser um desafio e não é rotineiramente realizada. Antes do uso rotineiro da terapia profilática, ocorriam recidivas do SNC em até 80% dos casos. O comprometimento do SNC era algumas vezes identificado na necropsia de pacientes previamente diagnosticados como portadores de doença mais limitada. Os fatores de risco para leucemia do SNC incluem idade mais jovem, contagem elevada de leucócitos, cromossomo Filadélfia positivo e LLA de células T.

O LPSNC é responsável por cerca de 4% dos tumores cerebrais e pode ser uma complicação da infecção avançada pelo vírus da imunodeficiência humana. Também pode ocorrer após o transplante de órgãos ou como casos esporádicos. O EBV pode ser patogênico em alguns casos de LPSNC, bem como nos casos de DLPT mais disseminado com acometimento do SNC. Após a infecção primária, o EBV fica quiescente em alguns linfócitos B. A supressão da imunidade mediada pelos linfócitos T pode levar à proliferação policlonal ou monoclonal dessas células. O DLPT é responsável por cerca de 20% das neoplasias malignas após o transplante de órgãos sólidos e é mais frequente em indivíduos submetidos a esquemas imunossupressores mais intensos. Cerca de um quarto dos pacientes com DLPT apresenta acometimento do SNC.

Manifestações clínicas

Quando o linfoma difuso envolve o SNC, a localização é mais frequente nas leptomeninges e no espaço subaracnóideo. O comprometimento do parênquima cerebral é menos comum. Isso difere do LPSNC, cujas lesões têm distribuição periventricular, atingindo o corpo caloso, os gânglios da base e o tálamo, embora lesões corticais também sejam observadas.

A predileção de certos subtipos de tumores por sua penetração no SNC pode estar relacionada com a expressão de várias moléculas de adesão de superfície. As manifestações mais frequentes do comprometimento das leptomeninges consistem em cefaleia, dor cervical e várias neuropatias cranianas. Se houver disseminação para a cisterna lombar, os pacientes podem desenvolver dor lombar e radiculopatias. O grau de comprometimento do espaço subaracnóideo pode ser grave o suficiente para interferir no fluxo do líquido cefalorraquidiano (LCR) e causar hidrocefalia. No comprometimento do parênquima cerebral, existe risco de convulsões e de desenvolvimento de déficits focais. O comprometimento intramedular da medula espinal é raro. Por outro lado, o LNH e o mieloma múltiplo (MM) estão entre as neoplasias malignas mais comuns que causam compressão medular extrínseca (ver Capítulo 17).

Diagnóstico

A RM contrastada com gadolínio pode identificar disseminação nas leptomeninges ou no parênquima cerebral. Pode haver realce e espessamento das meninges ou de nervos cranianos ou raízes nervosas individuais. Não existem aspectos característicos na RM que possam identificar definitivamente lesões expansivas cerebrais como linfomas, em lugar de outros tumores, embora a necrose ou realce em anel sejam incomuns. Nos casos de LPSNC, geralmente há necessidade de biópsia estereotáxica para estabelecimento do diagnóstico.

Os achados no LCR incluem pleocitose linfocitária, nível elevado de proteína, concentração normal ou reduzida de glicose e pressão de abertura elevada, embora a maioria dos pacientes não apresente todos eles. Devem-se efetuar citologia e citometria de fluxo do LCR, visto que fornecem informações complementares. A obtenção de amostra de LCR em mais de uma ocasião pode reduzir a taxa de resultados falso-negativos. A leucemia do SNC é definida pela presença de blastos leucêmicos no LCR. Podem ocorrer blastos independentemente da elevação ou não da contagem de leucócitos do LCR. A presença de blastos no LCR indica prognóstico mais sombrio.

Os achados de neuroimagem do DLPT do SNC são diferentes daqueles observados no LPSNC: geralmente são multifocais, com maior acometimento do córtex do que das regiões periventriculares, margens irregulares com realce heterogêneo e, com maior frequência, difusão restrita. O diagnóstico de DLPT do SNC é apoiado por altos títulos de EBV no sangue e no LCR. No entanto, a confirmação ainda requer o diagnóstico tecidual ou identificação de linfócitos malignos no LCR.

Tratamento

Linfoma

Quando o LNH é complicado por comprometimento secundário do SNC, a abordagem habitual ao tratamento precisa ser modificada. As opções incluem intensificação do esquema quimioterápico, com inclusão de doses mais altas de fármacos que atravessam a barreira hematencefálica ou administração direta de quimioterapia no SNC, utilizando um reservatório de Ommaya ou uma punção lombar repetida. Não se sabe ao certo qual dessas abordagens é preferida, visto que elas não foram comparadas em ensaios clínicos de grande porte.

Quando se utiliza a quimioterapia sistêmica, o esquema inclui habitualmente metotrexato em altas doses. A combinação de quimioterapia em altas doses com transplante de células-tronco autólogas parece constituir uma abordagem promissora. A terapia intratecal consiste em metotrexato em associação com citarabina. Os dados preliminares sugerem que a citarabina é mais eficaz quando administrada na forma de formulação lipossomal de liberação lenta, que tem a vantagem adicional de exigir uma administração menos frequente. Os corticosteroides sistêmicos mostram-se efetivos em alguns pacientes, melhorando temporariamente os sintomas neurológicos e produzindo analgesia. A radioterapia pode ser útil em casos selecionados quando existem lesões radiograficamente visíveis que provocam sintomas.

Como o prognóstico do LNH é muito mais grave com recidivas que acometem o SNC, alguns especialistas preferem o uso de terapia profilática do SNC como componente do esquema quimioterápico inicial em pacientes considerados de alto risco. O risco de comprometimento do SNC é alto o suficiente no linfoma de Burkitt e no linfoma linfoblástico para justificar a profilaxia do SNC. Isso também pode ser apropriado para outras formas de LNH na presença de fatores de risco para comprometimento do SNC.

A ressecção cirúrgica tem papel limitado, mesmo no LPSNC, porque os acometimentos cerebrais tendem a ser relativamente difusos e não localizados. Tanto quanto possível, a limitação da imunossupressão é importante no tratamento do DLPT. O rituximabe é cada vez mais utilizado no tratamento de DLPT quando as células malignas expressam CD20.

Leucemia linfoblástica aguda

As fases de tratamento da LLA consistem em indução, consolidação e manutenção. A terapia de indução consiste em glicocorticoides, vincristina, asparaginase e, possivelmente, uma antraciclina. Os pacientes com cromossomo Filadélfia positivo têm prognóstico mais sombrio e também são tratados com inibidores da tirosinoquinase. Praticamente todos os protocolos de tratamento incluem profilaxia do SNC, que é administrada durante a fase de indução. As terapias de consolidação e de manutenção envolvem a administração de mais quimioterapia ou, em alguns casos de alto risco, transplante de células hematopoéticas (TCH).

A radioterapia craniana costumava ser um componente padrão da profilaxia do SNC, porém provoca toxicidade do SNC em uma proporção substancial de pacientes. A radioterapia foi substituída, em grande parte, pelo uso de quimioterapia intratecal (Evidência de nível 1).[14] Diversos esquemas foram utilizados, porém incluem, com mais frequência, metotrexato, citarabina e hidrocortisona por via intratecal. Foi descrita a ocorrência de neurotoxicidade, com evidências de leucoencefalopatia na RM, com a administração de altas doses de metotrexato intratecal.

A leucemia estabelecida do SNC por ocasião do diagnóstico ainda é comumente tratada com uma combinação de irradiação total do cérebro e metotrexato intratecal. Tendo em vista que o prognóstico de adultos com leucemia do SNC é reservado, é possível que o TCH alogênico desempenhe um papel, porém são necessárias mais pesquisas.

Neoplasias de plasmócitos

Mieloma múltiplo

O MM é uma neoplasia maligna de plasmócitos da medula que se caracteriza pela produção de imunoglobulinas monoclonais. O MM é a neoplasia maligna hematológica mais prevalente depois do LNH e é particularmente comum no indivíduo idoso, com idade mediana de início nos primeiros anos da sexta década de vida. O MM apresenta maior incidência em afro-americanos e nos homens.

A proliferação dos plasmócitos na medula óssea interfere na produção de outras células hematopoéticas, resultando em anemia e trombocitopenia. As lesões ósseas líticas causam dor e tornam os pacientes vulneráveis a fraturas patológicas. O metabolismo ósseo aumentado leva ao desenvolvimento de hipercalcemia. A produção de imunoglobulinas por outros plasmócitos está comprometida, resultando em hipogamaglobulinemia e comprometimento da imunidade humoral, com maior vulnerabilidade a infecções bacterianas. Pode ocorrer insuficiência renal por uma variedade de razões, incluindo necrose tubular aguda por cilindros de cadeia leve, glomerulonefropatia em consequência de amiloidose e efeitos da hipercalcemia.

As várias complicações do MM (p. ex., hipercalcemia, infecções ou uremia) podem produzir sintomas neurológicos (p. ex., alteração do nível de consciência). As fraturas de corpos vertebrais ou os plasmocitomas podem provocar compressão da medula espinal. O comprometimento cerebral é menos comum e pode ser decorrente da extensão do plasmocitoma a partir do crânio ou do desenvolvimento de mielomatose leptomeníngea, com consequentes paralisias de nervos cranianos e radiculopatias espinais. Em geral, o comprometimento do SNC pode ser diagnosticado com RM e avaliação do LCR. Não foram conduzidos estudos prospectivos para avaliar a terapia ideal para o comprometimento do SNC, porém a experiência preliminar com quimioterapia intratecal adjuvante e uso seletivo de irradiação craniana tem sido favorável.

O MM é a segunda causa mais comum de síndrome de hiperviscosidade (discutida adiante). Tem havido um número crescente de relatos de casos de MM complicada por encefalopatia hiperamonêmica. Embora as células do mieloma pareçam produzir quantidades significativas de amônia, a patogenia ainda não está bem esclarecida. À semelhança de outras causas de hiperamonemia, os pacientes desenvolvem letargia, confusão e convulsões. Nos casos graves, podem ocorrer edema cerebral difuso e coma. A relação entre a concentração sérica de amônia e as manifestações clínicas não é perfeita, embora a maioria dos casos relatados apresente níveis acentuadamente elevados. Foi relatada melhora clínica com o início da quimioterapia. Em vários relatos, a hemodiálise foi usada com sucesso para diminuir mais rapidamente os níveis de amônia.

Macroglobulinemia de Waldenström

A macroglobulinemia de Waldenström (MW) é uma forma de linfoma linfoplasmocítico associado à produção de anticorpos monoclonais de imunoglobulina M (IgM) circulantes. Outras neoplasias malignas linfoides (p. ex., leucemia linfocítica crônica), bem como gamopatia monoclonal de significado indeterminado e amiloidose primária, também podem resultar em produção aumentada de anticorpos IgM. A MW é uma rara condição, com incidência de apenas 3 por milhão de indivíduos por ano.

À semelhança do MM, os pacientes podem desenvolver manifestações clínicas relacionadas com a infiltração do tumor nos tecidos hematopoéticos. Todavia, a maioria das complicações neurológicas está relacionada com os efeitos da IgM circulante. A MW constitui a causa mais comum da síndrome de hiperviscosidade, que está presente em até um terço dos pacientes por ocasião do diagnóstico. A viscosidade do soro é geralmente expressa em centipoises (cP), em que 1 cP é a viscosidade da água. Em geral, o soro tem viscosidade de 1,4 a 1,8 cP. Tipicamente, as manifestações clínicas ocorrem quando a viscosidade ultrapassa 4 cP e quase sempre presentes com viscosidade acima de 6 cP. Uma alta viscosidade resulta em fluxo sanguíneo lento e hipoperfusão relativa. Em consequência, os pacientes desenvolvem visão turva, alteração do estado mental e déficits neurológicos focais. Nos casos graves, podem ocorrer trombose venosa cerebral ou AVE isquêmico. As proteínas circulantes também interferem na agregação plaquetária, resultando em prolongamento do tempo de sangramento e tendência à hemorragia das mucosas. Classicamente, a fundoscopia demonstra dilatação segmentar das veias da retina, bem como hemorragias ou exsudatos retinianos. Em uma proporção significativa de pacientes com MW, observa-se também o desenvolvimento de neuropatia periférica sensorimotora progressiva. Em geral, a neuropatia é desmielinizante, afeta em maior grau a sensação do que a função motora e acomete principalmente os membros inferiores. Anticorpos IgM monoclonais são detectados na eletroforese das proteínas séricas e na determinação direta dos níveis de IgM. A biopsia da medula óssea revela infiltração por linfócitos, com diferenciação dos plasmócitos (> 10% das células).

A síndrome de hiperviscosidade é uma emergência médica. A necessidade de tratamento baseia-se principalmente na presença de manifestações clínicas, e não na viscosidade específica do soro. Além da reanimação hídrica, os pacientes devem ser submetidos a plasmaférese (PLFE) urgente, usando albumina em lugar de plasma para a reposição de líquido. Cada tratamento reduz a viscosidade do soro em cerca de 20 a 30%, e a PLFE repetida é efetuada até a resolução dos sintomas. A terapia adicional de MW consiste em quimioterapia apropriada administrada juntamente com rituximabe (Evidência de nível 1).[15]

Leucemia mieloide aguda

A leucemia mieloide aguda (LMA) é um grupo de neoplasias malignas hematológicas envolvendo a proliferação clonal de células precursoras mieloides (destinadas a produzir granulócitos, monócitos, eritrócitos ou plaquetas). Pode ocorrer LMA em decorrência de anormalidades genéticas definidas como parte da história natural da síndrome mielodisplásica ou como complicação da exposição a agentes citotóxicos. A LMA "sem outra especificação" é, com mais frequência, classificada de acordo com o sistema franco-americano-britânico baseado no tipo específico de célula implicada.

Os pacientes com LMA habitualmente procuram assistência médica com manifestações atribuíveis à pancitopenia como fadiga, fraqueza, infecção ou sangramento. A infiltração leucêmica de vários tecidos pode produzir sintomas adicionais. Se a contagem de leucócitos for alta o suficiente, podem surgir manifestações de hiperviscosidade ("leucostase"), que podem ser graves o suficiente para causar estupor e coma. Parece haver risco aumentado de HIC durante vários dias após a correção da contagem elevada de leucócitos, possivelmente em decorrência da lesão por reperfusão.

O comprometimento leucêmico do SNC é incomum na apresentação e constitui um problema menor na LMA do que na LLA. É mais comum na leucemia monocítica e mielomonocítica, bem como nas recidivas da leucemia promielocítica aguda. Em estudos nos quais a punção lombar é realizada rotineiramente, a incidência de doença do SNC aproxima-se de 20%. Outros fatores de risco incluem etnicidade afro-americana, idade mais jovem e nível sérico elevado de LDH. A citarabina é comumente usada como parte da quimioterapia de combinação na LMA, e acredita-se que seja relativamente efetiva no tratamento da leucemia do SNC, mesmo quando o médico não tem ciência de sua presença. A doença do SNC na LMA pode se manifestar particularmente com comprometimento meníngeo e neuropatias cranianas. Alguns pacientes apresentam evidências de elevação da pressão intracraniana, com cefaleias, comprometimento visual e papiledema. Os pacientes podem apresentar sarcomas granulocíticos extramedulares, que algumas vezes se desenvolvem no cérebro. Outras manifestações podem incluir hemorragia intracraniana e compressão da medula espinal.

A leucemia do SNC é mais frequentemente detectada por punção lombar. Entretanto, existe a preocupação de que a punção lombar traumática possa introduzir células leucêmicas no LCR. A punção lombar traumática é mais comum na presença de trombocitopenia, de modo que alguns especialistas recomendam que o procedimento seja apenas realizado quando a contagem de plaquetas estiver corrigida para mais de 40 a 50 mil. Além da presença de células blásticas, a concentração de proteína do LCR em geral está moderadamente elevada, enquanto os níveis de glicose podem estar baixos. A RM pode ser útil em alguns pacientes que apresentam lesões expansivas intracranianas.

Não foram conduzidos ensaios clínicos para direcionar especificamente a terapia da LMA que acomete o SNC, de modo que as estratégias de tratamento foram extrapoladas, em grande parte, da experiência adquirida com outras neoplasias malignas. O tratamento intratecal inicial consiste habitualmente em metotrexato intratecal ou citarabina. À semelhança das neoplasias malignas linfoides, a terapia intratecal pode ser administrada por meio de punção lombar repetida ou reservatório de Ommaya. A dose é reduzida em cerca de 20% quando o fármaco é administrado diretamente nos ventrículos cerebrais. Em geral, o tratamento é administrado 2 ou 3 vezes por semana até a eliminação das células leucêmicas e, em seguida, aproximadamente a cada semana, durante 1 ano. A citarabina lipossomal tem a vantagem de ser administrada apenas a cada 2 semanas no início e, em seguida, mensalmente. A radioterapia é reservada para os casos refratários, ou quando os pacientes apresentam lesões expansivas intracranianas ou neuropatias cranianas.

Transplante de células hematopoéticas

O transplante de células hematopoéticas (TCH) refere-se ao uso de quimioterapia preparativa em altas doses, seguida de infusão intravenosa de células progenitoras autólogas ou alogênicas. A fonte das células transplantadas pode consistir em medula óssea, sangue periférico ou sangue do cordão umbilical. O TCH é realizado principalmente para o tratamento de cânceres hematológicos e linfoides, mas também para tratamento, em certas ocasiões, de distúrbios medulares não malignos. Os esquemas preparativos pré-transplante podem ser mieloablativos ou não mieloablativos, com a meta de erradicar as células malignas. No caso de transplante alogênico, esquemas de condicionamento também produzem imunossupressão para impedir a rejeição do enxerto. Os esquemas não mieloablativos de "condicionamento de intensidade reduzida" (CIR) são usados em pacientes que não toleram terapia de indução mais intensiva. A eficácia do CIR depende, em parte, de um efeito de enxerto-*versus*-tumor. Os fármacos mieloablativos usados com frequência incluem bussulfano, ciclofosfamida e melfalana. No tratamento do linfoma, o esquema mieloablativo mais comum consiste em quimioterapia de combinação com carmustina, etoposídeo, citosina arabinosídio e melfalana ("BEAM"). A fludarabina é usada em esquemas de CIR e também pode ser associada a doses mais baixas dos mesmos fármacos usados para mieloablação. A coadministração de irradiação corporal total é dirigida para locais que, de outro modo, podem não ser afetados pela quimioterapia. Anticorpos monoclonais dirigidos contra antígenos específicos em células da medula óssea podem ser radiomarcados e usados para proporcionar uma radioterapia direcionada, que ajuda a evitar os efeitos sistêmicos adversos da irradiação corporal total. Os esquemas de condicionamento são sempre complicados pelo desenvolvimento de pancitopenia dentro de poucos dias.

Uma das principais complicações do TCH alogênico é a *doença de enxerto-versus-hospedeiro* (DEVH), que é mais comum em caso de maior grau de disparidade na compatibilidade HLA. Os inibidores da calcineurina (ciclosporina e tacrolimo), em associação com micofenolato ou metotrexato, são usados na prevenção da DEVH. Nos casos de alto risco, efetua-se uma depleção dos linfócitos T com globulina antitimócito.

No TCH autólogo, células progenitoras do sangue periférico são preferidas às da medula óssea, visto que essa abordagem leva a um enxerto mais rápido e a menos complicações. No TCH alogênico, parece haver pouca diferença em termos de sobrevida entre células progenitoras periféricas e medula óssea. As células periféricas estão associadas a um enxerto mais rápido, porém a uma taxa ligeiramente mais alta de DEVH. O sangue do cordão umbilical constitui outra fonte amplamente disponível de células progenitoras, que está sendo cada vez mais usado; entretanto, está associado a maior taxa de fracasso do enxerto e reconstituição imune tardia. Tipicamente, o enxerto necessita de 10 dias a 4 semanas, e, durante esse período, os pacientes correm risco particularmente elevado de infecções bacterianas e necessitam de transfusões repetidas de hemácias e plaquetas.

Epidemiologia

Ocorrem complicações neurológicas em cerca de 15 a 20% dos pacientes dentro dos primeiros 3 a 4 meses após o TCH. Pode-se observar o desenvolvimento de *delirium* em algum momento em até metade dos pacientes. O risco de complicações do SNC é maior no TCH alogênico, em comparação com o autólogo, particularmente com doadores não aparentados e na presença de maior grau de incompatibilidade HLA. As causas mais comuns de complicações do SNC consistem em toxicidade dos fármacos e infecções. AVE isquêmico e hemorragia intracraniana são relativamente incomuns. Algumas complicações tardias do SNC podem ser decorrentes da recidiva da doença.

Biopatologia

Nas primeiras 2 a 4 semanas após o TCH, antes da pega do enxerto, os pacientes apresentam neutropenia, resultando em perda relativa das defesas fagocíticas. A mucosite induzida pela quimioterapia permite a translocação de patógenos do intestino. Por conseguinte, os pacientes ficam particularmente vulneráveis a infecções bacterianas e fúngicas, e a sepse constitui causa comum de encefalopatia não focal. Infecções por vírus respiratórios comuns (p. ex., vírus influenza) e por vírus do herpes simples (HSV) podem ocorrer durante toda a evolução pós-TCH, porém não acometem habitualmente o SNC. Os vírus oportunistas que sofrem reativação na presença de comprometimento da imunidade celular, incluindo citomegalovírus (CMV) e vírus varicela-zóster (VZV), tornam-se um problema no período pós-enxerto. Os pacientes permanecem vulneráveis a essas infecções por vários meses. A toxoplasmose e as micobactérias são patógenos não virais que podem sofrer reativação. Durante o período tardio pós-enxerto, dentro de meses a anos após o TCH, a reativação do vírus EBV pode induzir DLPT.

Devido à preocupação relacionada com a infecção, muitos protocolos para TCH utilizam agentes antimicrobianos profiláticos. Tipicamente, as fluoroquinolonas (p. ex., levofloxacino) são usadas como profilaxia contra bactérias. Aciclovir e fluconazol constituem os esquemas mais comuns empregados para profilaxia e contra o HSV e infecções fúngicas. A vigilância para o CMV e espécies de *Aspergillus* possibilita um tratamento antecipado se a infecção for considerada iminente.

Manifestações clínicas, diagnóstico e tratamento

Complicações dos fármacos para condicionamento

As complicações neurológicas potenciais dos fármacos usados no condicionamento para o TCH estão resumidas na Tabela 123.3. Vários fármacos, particularmente o bussulfano, foram associados ao desenvolvimento de crises epilépticas; assim, alguns centros instituem a profilaxia com antiepilépticos. Embora os dados que sustentam essa prática sejam limitados, a incidência de crises epilépticas parece ser muito baixa com profilaxia. Devido a preocupações relacionadas com interações medicamentosas, alguns médicos preferem o clonazepam ou o levetiracetam à fenitoína. Apesar de serem menos comuns, houve também relatos de casos de neurotoxicidade com ciclofosfamida, melfalana, fludarabina e citarabina, todas as quais podem apresentar-se com encefalopatia.

Complicações dos inibidores da calcineurina

A ciclosporina e o tacrolimo são amplamente usados na prevenção da DEVH (ver Tabela 123.3). A síndrome de leucoencefalopatia posterior reversível (SEPR) constitui a complicação neurológica mais grave dos inibidores da calcineurina (ver também Capítulo 44). Essa condição caracteriza-se por edema vasogênico, que envolve preferencialmente (mas não de modo exclusivo) as regiões posteriores do cérebro. As manifestações típicas da SEPR consistem em crises epilépticas, alteração ou depressão do nível de consciência e distúrbios visuais. O diagnóstico é estabelecido por RM. Em geral, é necessário proceder à substituição por outro agente imunossupressor. Outras complicações que foram relatadas incluem tremores e outros distúrbios do movimento, neuropatia óptica, pseudotumor cerebral, mutismo acinético, plexopatia e lesões desmielinizantes.

Infecções bacterianas

A encefalopatia atribuível à sepse constitui uma complicação neurológica comum no período inicial após TCH. Entretanto, as infecções bacterianas que acometem especificamente o SNC são raras. A cobertura antibiótica inicial com dose suficiente para alcançar o SNC precisa ser amplamente dirigida contra microrganismos gram-positivos e gram-negativos. *Listeria monocytogenes* é um patógeno observado particularmente em pacientes imunossuprimidos e exige cobertura adicional com ampicilina em alta dose ou, nos pacientes alérgicos à penicilina, sulfametoxazol-trimetoprima.

Infecções fúngicas

Candida não tem predileção particular pelo SNC, porém pode ocorrer comprometimento na presença de doença disseminada. *Candida tropicalis* é a espécie mais provavelmente implicada. Com mais frequência, provoca meningite, mas também pode causar microabscessos. A contagem de leucócitos do LCR está

Tabela 123.3 Complicações neurológicas dos agentes quimioterápicos usados no transplante de células hematopoéticas.

Fármaco	Indicação	Complicações associadas
Bussulfano	Condicionamento	Crises epilépticas
Carboplatina	Condicionamento	SEPR, neuropatia periférica, ototoxicidade
Carmustina	Condicionamento	Encefalopatia tardia
Ciclofosfamida	Condicionamento	Encefalopatia transitória
Ciclosporina	Profilaxia da DEVH	SEPR, crises epilépticas, distúrbios do movimento, neurite óptica, mutismo, pseudotumor cerebral, polineuropatia
Citarabina	Sistêmica: condicionamento Intratecal: profilaxia do SNC	Crises epilépticas, disfunção cerebelar, meningite linfocitária, síndrome da cauda equina
Etoposídeo	Condicionamento	SEPR, neuropatia periférica, distonia aguda
Fludarabina	Condicionamento de intensidade reduzida	Leucoencefalopatia tóxica, SEPR, toxicidade da retina
Ifosfamida	Linfoma refratário	Encefalopatia, crises epilépticas, distúrbios do movimento
Melfalana	Condicionamento	Encefalopatia
Metotrexato	Sistêmico: condicionamento Intratecal: profilaxia do SNC, profilaxia da DEVH	SEPR, leucoencefalopatia necrosante, síndrome semelhante ao AVE transitória (pode apresentar difusão restrita), crises epilépticas, distúrbios do movimento, neurite óptica
Sirolimo	Profilaxia da DEVH	SEPR, polineuropatia
Tacrolimo	Profilaxia da DEVH	SEPR, crises epilépticas, distúrbios do movimento, neuropatia óptica, mutismo, polineuropatia, perda auditiva, lesões desmielinizantes

DEVH, doença de enxerto-versus-hospedeiro; SEPR, síndrome de leucoencefalopatia posterior reversível; SNC, sistema nervoso central.

habitualmente elevada, com predomínio de neutrófilos ou leucócitos. A anfotericina B lipossomal constitui o fármaco preferido, visto que alcança concentrações relativamente altas no SNC e apresenta maior taxa de sucesso em comparação com outros agentes. Pode ser substituída pelo fluconazol depois das primeiras 2 semanas de terapia, porém é necessária uma duração total de várias semanas, dependendo da evolução clínica e radiológica.

A neutropenia grave e prolongada, bem como a DEVH, predispõe os pacientes a infecções invasivas por *Aspergillus*, que com mais frequência ocorrem precocemente no período pós-enxerto. Pode-se observar o comprometimento do SNC na presença de doença disseminada ou em consequência de disseminação local a partir dos seios, com predileção particular pelo corpo caloso. Em geral, os pacientes apresentam crises epilépticas ou déficits neurológicos focais. O exame de imagem pode revelar múltiplas lesões expansivas com realce em anel, algumas vezes com infarto concomitante. O diagnóstico de infecção invasiva por *Aspergillus* pode representar um desafio, visto que as culturas de escarro ou do LCR nem sempre são positivas. Um ensaio positivo de galactomanana sérica tem sensibilidade de cerca de 60 a 70% e especificidade para doença invasiva de cerca de 90%. A sensibilidade aumenta ainda mais quando a galactomanana pode ser detectada em uma amostra de broncoscopia. Quando possível, a avaliação histológica do material de biopsia pode ser diagnóstica. A taxa de mortalidade associada às infecções do SNC por *Aspergillus* é elevada. O tratamento preferido consiste em voriconazol em associação com uma equinocandina, bem como drenagem cirúrgica do abscesso, quando possível (Evidência de nível 1).[16]

Infecções virais

Embora raros, foram relatados vários vírus como causa de encefalite após TCH. As infecções por herpes-vírus humano 6 ocorrem em até 3 a 4% dos pacientes submetidos a TCH alogênico, com intervalo mediano pós-transplante de cerca de 3 semanas. Um importante fator de risco consiste no uso de células hematopoéticas do cordão umbilical. Os achados de RM, quando presentes, têm mais tendência a revelar comprometimento dos lobos temporais. Outros vírus tendem a ocorrer posteriormente durante a evolução. A reativação do vírus da varicela-zóster é comum após TCH, porém não acomete habitualmente o SNC. Os casos tiveram tendência a ocorrer no período pós-enxerto imediato. Entretanto, com o uso de profilaxia antiviral, as infecções mais frequentemente desenvolvem-se dentro de várias semanas a meses. Casos de encefalite por CMV, EBV, HSV e vírus do Nilo Ocidental também foram descritos principalmente após enxerto. O diagnóstico de infecção viral é confirmado pelos achados de RM e análise relevante do LCR por reação em cadeia da polimerase (PCR).

A leucoencefalopatia multifocal progressiva (LMP) é uma condição desmielinizante atribuída ao vírus John Cunningham (JC). A LMP pode complicar diversas condições caracterizadas por imunossupressão significativa. A LMP foi descrita após TCH tanto alogênico quanto autólogo, com intervalo mediano de cerca de 11 meses. As manifestações clínicas consistem em crises epilépticas e início subagudo de déficits neurológicos focais, ataxia e distúrbios visuais. A RM revela lesões da substância branca, que podem exibir realce do contraste. Na maioria dos casos, o diagnóstico pode ser estabelecido por meio de PCR do LCR para vírus JC, com sensibilidade de cerca de 75 a 85% e especificidade de mais de 90%. Os casos falso-negativos só podem ser diagnosticados definitivamente por biopsia cerebral. Não existe nenhuma terapia específica para o vírus JC. Além da interrupção dos agentes imunossupressores, os fármacos com ação teórica contra o vírus JC incluem o cidofovir e a mefloquina. A mirtazapina também foi administrada com base na observação de que os vírus JC utilizam receptores de serotonina para infectar as células.

Infecções por protozoários

O protozoário *Toxoplasma gondii* existe em uma forma quiescente em alguns receptores de TCH e pode sofrer reativação no período pós-enxerto, em decorrência do comprometimento da imunidade celular. Os pacientes que desenvolvem doença invasiva são, em sua maioria, soropositivos antes da realização do transplante. A presença de DEVH moderada a grave constitui fator de risco. Tipicamente, o início dos sintomas é observado depois de cerca de 2 a 3 meses. A toxoplasmose pode se manifestar como comprometimento isolado do SNC ou como parte de uma infecção disseminada. As manifestações clínicas incluem febre, crises epilépticas e nível deprimido de consciência. As manifestações extracerebrais podem consistir em pneumonite ou coriorretinite. O exame de neuroimagem habitualmente revela lesões com realce em anel. O diagnóstico presuntivo pode basear-se nos achados clínicos característicos em pacientes que apresentam sorologia positiva para *Toxoplasma* e não receberam profilaxia. O diagnóstico pode ser estabelecido por meio de PCR do LCR com alta especificidade, porém com sensibilidade variável. A biopsia do cérebro afetado habitualmente é diagnóstica em pacientes que podem se submeter com segurança ao procedimento. A terapia inicial consiste em pirimetamina, sulfadiazina e leucovorina durante cerca de 6 semanas. Pode-se considerar o uso de corticosteroides em pacientes com evidências de edema vasogênico significativo e efeito expansivo.

Doença de enxerto-*versus*-hospedeiro

A DEVH aguda afeta principalmente o trato gastrintestinal, a pele, o fígado, os olhos e os pulmões, enquanto o comprometimento neurológico é incomum. A DEVH crônica (que ocorre depois de > 100 dias) envolve mais frequentemente o sistema nervoso periférico do que o SNC. As condições que foram associadas à DEVH incluem polimiosite, polineuropatia imunomediada comparável à síndrome de Guillain-Barré e miastenia *gravis*. As condições do SNC que foram associadas à DEVH incluem vasculite, encefalomielite desmielinizante aguda e meningite asséptica. Na maioria dos casos, não se sabe ao certo até que ponto a DEVH é responsável, e o tratamento não difere dos casos idiopáticos.

DISTÚRBIOS PLAQUETÁRIOS

Trombocitopenia

Após sua formação na medula óssea a partir dos megacariócitos, as plaquetas circulam por 7 a 10 dias. A trombocitopenia é definida como uma contagem de plaquetas inferior a 150.000/μℓ. O risco de hemorragia espontânea, incluindo hemorragia intracraniana, aumenta particularmente com contagens abaixo de 10.000 a 20.000/μℓ. Nos EUA, em uma revisão de casos relatados de HIC entre crianças com PTI, foi constatado que 90% apresentavam contagens inferiores a 20.000/μℓ, e 75% tinham contagens abaixo de 10.000/μℓ. Pode ocorrer sangramento excessivo durante a cirurgia com contagens inferiores a 50.000/μℓ. A trombocitopenia pode ocorrer em razão de uma redução na produção de plaquetas, aumento de sua destruição ou consumo e sequestro esplênico (Figuras 123.3 e 123.4).

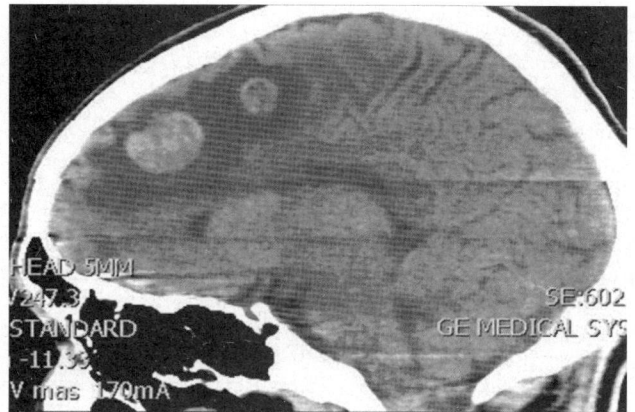

FIGURA 123.3 Tomografia computadorizada de um rapaz de 19 anos que apresentou leucemia promielocítica aguda complicada por coagulação intravascular disseminada e trombocitopenia grave, demonstrando múltiplas áreas de hiperdensidade compatível com hemorragia intracerebral.

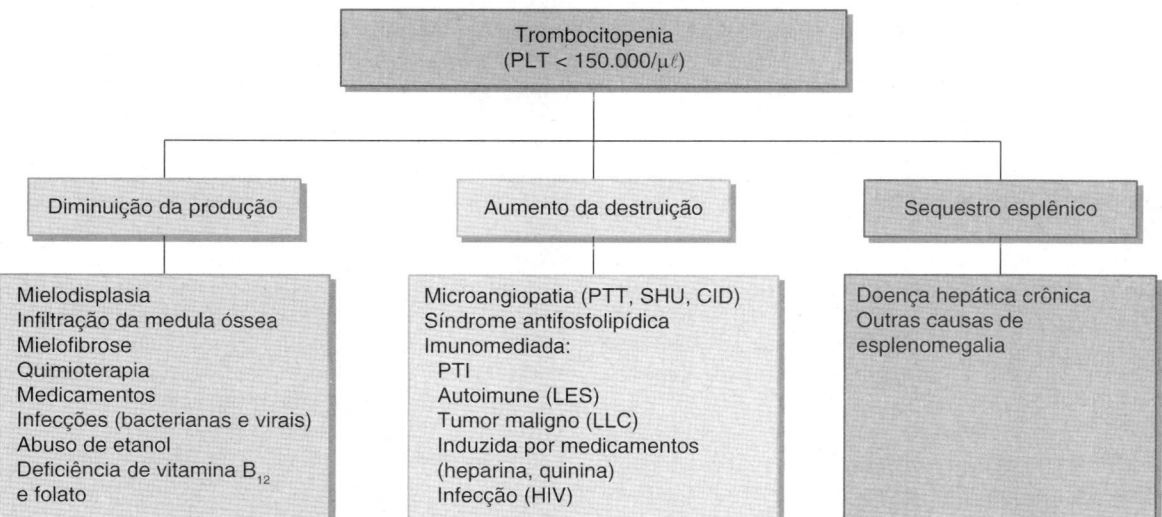

FIGURA 123.4 Causas de trombocitopenia. CID, coagulação intravascular disseminada; HIV, vírus da imunodeficiência humana; LES, lúpus eritematoso sistêmico; LLC, leucemia linfocítica crônica; PLT, plaqueta; PTI, púrpura trombocitopênica imune; PTT, púrpura trombocitopênica trombótica; SHU, síndrome hemolítico-urêmica.

Em geral, não se recomenda a administração profilática de transfusões de plaquetas, a não ser que a contagem plaquetária alcance 10.000/μℓ. As estratégias de transfusão que são ainda mais restritivas têm sido associadas a maior risco de sangramento espontâneo (Evidência de nível 1).[17,18] A contagem plaquetária mínima necessária para a realização de punção lombar não está bem definida, porém recomenda-se que seja maior do que 40.000 a 50.000/μℓ, particularmente pelo fato de que as consequências da hemorragia iatrogênica podem ser catastróficas. Para procedimentos neurocirúrgicos, foram sugeridas contagens acima de 80.000 a 100.000/μℓ. Um alvo semelhante parece ser razoável quando ocorre HIC espontânea em pacientes com trombocitopenia, particularmente nas primeiras horas, quando há expansão do hematoma. O incremento esperado na concentração de plaquetas por unidade transfundida é de cerca de 10.000/μℓ. A administração mais frequente de doses menores pode constituir uma abordagem mais eficiente, com menos necessidade global de plaquetas alogênicas em comparação à administração de doses maiores (Evidência de nível 1).[19] Certas causas de trombocitopenia têm efeitos neurológicos importantes e merecem uma discussão mais detalhada.

Púrpura trombocitopênica trombótica e síndrome hemolítico-urêmica

A púrpura trombocitopênica trombótica (PTT) é uma síndrome clínica que se caracteriza pela presença de anemia hemolítica microangiopática, trombocitopenia e graus variáveis de insuficiência orgânica, na ausência de outra causa reconhecida (p. ex., hipertensão maligna ou esclerodermia). A PTT e a síndrome hemolítico-urêmica (SHU) provavelmente representam diferentes espectros da mesma doença, em que a primeira classicamente apresenta manifestações neurológicas, enquanto a segunda exibe comprometimento renal. O termo abrangente *síndrome de púrpura trombocitopênica trombótica-síndrome hemolítico-urêmica* (PTT-SHU) reflete a sobreposição entre essas doenças. A "pêntade" clássica, que consiste em hemólise, trombocitopenia, febre, manifestações neurológicas e insuficiência renal, não é necessária para o diagnóstico de PTT-SHU e, na verdade, não é observada na maioria dos casos. Com o passar do tempo, é possível que a PTT-SHU tenha sido reconhecida e tratada mais precocemente, de modo que a evolução para uma doença fulminante se tornou menos comum. Alguns pacientes com PTT-SHU apresentam atividade reduzida de ADAMTS13, uma metaloprotease responsável pela clivagem do fator de von Willebrand (FvW). Cerca de 50% dos pacientes com PTT-SHU apresentam comprometimento neurológico.

Epidemiologia

A incidência de PTT-SHU é de cerca de 4 a 11 casos por milhão por ano. Cerca de 40% dos casos são idiopáticos; cerca de um terço ocorre no contexto de vários distúrbios autoimunes, infecciosos ou malignos; e o restante está associado a diversos fármacos, TCH ou gravidez. Uma forma de PTT-SHU particularmente comum em crianças ocorre após doença diarreica causada por *Escherichia coli* entero-hemorrágica produtora de toxina.

Biopatologia

Patologicamente, a PTT caracteriza-se pela formação de trombos ricos em plaquetas nas arteríolas e capilares. Ocorrem também espessamento da íntima, hipertrofia do músculo liso subjacente e depósito de fibrina. Muitos casos idiopáticos de PTT-SHU estão associados a uma grave deficiência na atividade de ADAMTS13 (< 10% do normal). A redução da atividade está comumente relacionada com um anticorpo inibitório. O consequente acúmulo de multímeros de FvW promove a ativação e a agregação das plaquetas. Outros mecanismos que foram implicados incluem deficiência relativa do fator de crescimento endotelial vascular, quantidades aumentadas de inibidor do ativador do plasminogênio tipo 1 e desregulação do complemento. Em pacientes com PTT-SHU como complicação da doença diarreica por *E. coli* entero-hemorrágica, as toxinas penetram na circulação ligadas a neutrófilos e, em seguida, têm como alvo as células endoteliais. Embora o comprometimento renal seja comum nesse distúrbio, ele não é universal, e alguns pacientes apresentam manifestações neurológicas.

Alguns agentes quimioterápicos (p. ex., cisplatina) e imunossupressores (p. ex., ciclosporina) produzem toxicidade endotelial direta que se assemelha à PTT-SHU. A quinina é o fármaco mais comum implicado como causa de PTT-SHU; nessa situação, a patogenia parece ser mediada por anticorpos. O mecanismo envolvido na PTT-SHU que está ocasionalmente associada ao uso do agente antiplaquetário clopidogrel não está bem elucidado. Embora não se tenha definido a patogenia da PTT-SHU que ocorre durante a gravidez, foi observado que os níveis de ADAMTS13 declinam progressivamente a partir do segundo trimestre, o que pode aumentar a vulnerabilidade.

Amostras de necropsia mostram alterações semelhantes àquelas de outros órgãos na microvascularização cerebral. Alguns pacientes desenvolvem AVE isquêmico, porém sem afetar habitualmente grandes territórios vasculares. Em uma série de pacientes com PTT que tiveram manifestações neurológicas e foram submetidos a RM do cérebro, cerca de um terço demonstrou pequenos AVEs isquêmicos. Quando se realiza a angiografia, observa-se raramente a oclusão de grandes vasos. Sem dúvida, os achados radiográficos mais comuns são os da SEPR, cuja presença foi constatada em quase metade dos casos. À semelhança de outras causas de SEPR, o mecanismo provavelmente envolve edema vasogênico induzido por lesão endotelial e ruptura da barreira hematencefálica. Assim, quando o médico verifica a presença de hipodensidades na TC, ele não deve necessariamente concluir que se trata de infartos ou que são irreversíveis.

Manifestações clínicas

A PTT-SHU caracteriza-se invariavelmente pela presença de hemólise e trombocitopenia. A hemólise resulta em concentrações séricas aumentadas de bilirrubina indireta e LDH e reduções da haptoglobina sérica. Com frequência, os níveis de LDH estão muito elevados e podem ser usados como substituto para a resposta à terapia. Os eritrócitos tornam-se fragmentados pela fibrina na microcirculação, com consequente formação de esquistócitos, que podem ser visualizados em esfregaços de sangue periférico. A trombocitopenia varia de profunda a relativamente leve. Em pacientes com comprometimento renal, pode haver alguma hematúria e proteinúria, embora habitualmente o comprometimento não seja tão grave quanto aquele de pacientes com glomerulonefrite. Em uma minoria de pacientes, há necessidade de terapia renal substitutiva. A manifestação neurológica mais comum consiste em alteração do estado mental, que ocorre em cerca de um terço de todos os pacientes. Observa-se a ocorrência de crises epilépticas em 15 a 20% dos casos, enquanto coma e AVE ocorrem em cerca de 10%.

Diagnóstico

Em pacientes com anemia e trombocitopenia, os exames complementares de importância fundamental para avaliação da PTT-SHU consistem em esfregaço de sangue periférico e determinações dos níveis séricos de LDH e bilirrubina. A sepse com coagulação intravascular disseminada produz alguns dos mesmos achados da PTT-SHU, porém habitualmente provoca também prolongamento do tempo de protrombina e do tempo de tromboplastina parcial (TTP) e redução dos níveis séricos de fibrinogênio. A determinação de ADAMTS13 deve ser realizada. A obtenção de baixo nível de atividade de ADAMTS13 (< 10%) é um achado específico, que confirma essencialmente o diagnóstico de PTT-SHU. Por outro lado, os pacientes com PTT-SHU podem não apresentar baixa atividade de ADAMTS13, e valores intermediários (10 a 50%) ou normais (> 50%) não deveriam ser usados como critérios para interromper a terapia. Entretanto, os pacientes que apresentam maior atividade da ADAMTS13 parecem ter menos tendência a sofrer recidiva após tratamento inicial.

Se o paciente tiver lesão renal aguda que não responda prontamente à reanimação hídrica, pode-se considerar uma biopsia renal, que pode ser diagnóstica. Devem-se investigar as causas potenciais de PTT-SHU. Se houver história de diarreia, deve-se efetuar exame de fezes para a presença de bactérias produtoras de toxina, particularmente E. coli O157:H7. Em mulheres de idade apropriada, deve-se descartar a possibilidade de gravidez. O médico deve determinar se o paciente esteve tomando vários medicamentos que estejam associados à PTT-SHU.

Tratamento

Nas descrições originais de PTT-SHU, a taxa de mortalidade era muito alta. O prognóstico melhorou acentuadamente com o uso de PLFE (Evidência de nível 1).[20] Acredita-se que um dos principais mecanismos da PLFE seja a remoção de anticorpos inibitórios dirigidos contra ADAMTS13 e a reposição concomitante com plasma. Entretanto, a eficácia da PLFE não se limita necessariamente a pacientes que demonstram ter deficiência de ADAMTS13. Por conseguinte, é razoável iniciar a PLFE até mesmo antes de o diagnóstico estar totalmente estabelecido. O benefício da PLFE é menos evidente na PTT-SHU associada a outras condições, em comparação com casos idiopáticos. Em geral, a PLFE é realizada diariamente até se obterem a normalização das contagens plaquetárias e redução das evidências de hemólise (nível elevado de LDH e presença de esquistócitos). Tendo em vista a suposta etiologia autoimune da PTT-SHU idiopática, alguns especialistas recomendam tratamento com corticosteroides. Os dados preliminares sugerem que o rituximabe pode ser benéfico para os casos refratários. Quando a PTT-SHU ocorre durante a gravidez, pode ser difícil diferenciá-la de outras síndromes obstétricas, incluindo pré-eclâmpsia e síndrome HELLP (hemólise, elevação de enzimas hepáticas e baixo número de plaquetas), de modo que se deve considerar a possibilidade de parto prematuro. A PLFE é segura durante a gravidez e não deve ser interrompida.

O tratamento das complicações neurológicas é, em grande parte, de suporte. Devem-se implementar as medidas habituais destinadas a prevenir e tratar o edema cerebral. O comprometimento neurológico na PTT-SHU constitui fator de risco bem definido para a ausência de resposta à terapia e prognóstico mais sombrio. O acompanhamento a longo prazo de pacientes que sobreviveram à PTT-SHU revela que muitos deles apresentam déficits neurocognitivos persistentes. Os AVEs ocorrem em cerca de 10 a 15% dos pacientes e são previstos pela baixa atividade de ADAMTS13 durante a remissão. A futura pesquisa deverá investigar se modificações nos cuidados de pacientes com PTT-SHU poderiam prevenir esses déficits.

Trombocitopenia induzida por heparina

A heparina é uma das medicações mais comuns conhecidas que produzem trombocitopenia. A trombocitopenia induzida por heparina (TIH) imunomediada ocorre depois de pelo menos 5 dias de exposição à heparina e está associada a alto risco de complicações trombóticas (mais do que hemorrágicas), incluindo AVE. A incidência é de aproximadamente 2 a 3% com mais de 5 dias de exposição à heparina. O risco é maior com a heparina não fracionada do que com a heparina de baixo peso molecular. O início depois de 2 semanas de exposição à heparina é relativamente incomum.

Biopatologia e manifestações clínicas

A TIH resulta da formação de anticorpos dirigidos contra o complexo de heparina-fator plaquetário 4. Quando os anticorpos se ligam a esse complexo sobre a superfície das plaquetas, eles induzem ativação e agregação plaquetárias, o que, por sua vez, promove a geração de trombina. O consumo e a eliminação das plaquetas ativadas levam a uma queda na concentração de plaquetas. O risco de trombose no decorrer das 4 semanas após o diagnóstico de TIH é de mais de 50%. A maioria dos pacientes com TIH apresenta trombocitopenia relativamente leve (raramente com contagens < 20.000/$\mu\ell$). O desenvolvimento de trombose venosa profunda nos membros inferiores constitui a complicação mais comum da TIH, embora possa ocorrer trombose arterial. Foi relatada a ocorrência de complicações neurológicas, principalmente AVE isquêmico arterial e, em menor grau, trombose venosa cerebral, em 3 a 9% dos pacientes com TIH estabelecida.

Diagnóstico

Um sistema de escore clínico, o escore 4T, pode ser usado para avaliar a probabilidade pré-teste de TIH em um paciente (Tabela 123.4). Os pacientes recebem 0 a 2 pontos para cada uma de quatro variáveis: o grau de trombocitopenia, o momento de ocorrência da queda da contagem de plaquetas, o desenvolvimento de trombose e a presença de causas alternativas de trombocitopenia. Um escore de 0 a 3 indica baixo risco de TIH e constitui uma justificativa para não realizar exames adicionais. Um escore de 4 a 5 sugere risco intermediário, e um escore de 6 a 8 indica alto risco. Os complexos de heparina-fator plaquetário 4 podem ser detectados por meio de enzimaimunoensaio com alta sensibilidade, porém com especificidade um tanto menor. O exame padrão, com sensibilidade e especificidade acima de 95%, é o ensaio de liberação de carbono 14-serotonina, que só é realizado em centros especializados.

Tratamento

Quando há suspeita de TIH, é preciso suspender toda a heparina, inclusive aquela usada para profilaxia da trombose venosa profunda ou para lavagem de cateteres venosos ou arteriais. Se a suspeita de TIH for pelo menos moderada, o risco de trombose é alto o suficiente para justificar uma anticoagulação terapêutica com fármaco alternativo que não exiba reação cruzada com a heparina. Alternativas apropriadas incluem os inibidores diretos da trombina, a argatrobana, a bivalirudina e o danaparoide, assim como o pentassacarídeo fondaparinux.

O tratamento com varfarina pode começar quando a contagem de plaquetas aumenta para mais de 150.000/$\mu\ell$. A varfarina deve ser superposta à anticoagulação parenteral durante pelo menos 5 dias e, em seguida, deve ser continuada tendo como alvo uma razão normalizada internacional (INR) de 2 a 3

Tabela 123.4 O escore 4T no diagnóstico da trombocitopenia induzida por heparina.*			
Variável	2 pontos	1 ponto	0 ponto
Gravidade da trombocitopenia	Queda das plaquetas > 50% e contagem mínima de plaquetas ≥ 20	Queda das plaquetas de 30 a 50% ou contagem mínima de plaquetas de 10 a 19	Queda das plaquetas de < 30% ou contagem mínima de plaquetas < 10
Tempo levado para a redução da contagem de plaquetas	Início evidente nos dias 5 a 10 ou ≤ 1 dia com exposição prévia à heparina nos últimos 30 dias	Compatível com uma queda nos dias 5 a 10, porém não evidente; início depois do dia 10; ou queda ≤ 1 dia com exposição prévia à heparina de 30 a 100 dias	Queda das plaquetas < 4 dias sem exposição recente
Trombose	Trombose recente, necrose cutânea	Trombose progressiva ou recorrente	Ausente
Causas alternativas de trombocitopenia	Nenhuma evidente	Possíveis	Definidas

*Pontuação de 0 a 3: < 1% de chance de trombocitopenia induzida por heparina (TIH); pontuação de 4 a 5: 10 a 15% de chance de TIH; pontuação de 6 a 8: > 50% de chance de TIH. Dados de Cuker A, Gimotty PA, Crowther MA, Warkentin TE. Predictive value of the 4Ts scoring system for heparin-induced thrombocytopenia: a systematic review and meta-analysis. *Blood*. 2012;120(20):4160-4167.

durante 3 meses na presença de trombose e por 4 a 6 semanas para a TIH sem trombose. Evidências crescentes apoiam o uso de anticoagulantes orais diretas (DOACs, do inglês *direct oral anticoagulant*) (apixabana, rivaroxabana ou edoxabana) no tratamento da TIH, seja após um agente parenteral ou mesmo como tratamento inicial.

Comprometimento da função plaquetária

A função das plaquetas pode ser comprometida por numerosos distúrbios genéticos e condições clínicas adquiridas, incluindo uremia, discrasias de plasmócitos, doença hepática avançada e distúrbios mieloproliferativos. Com mais frequência, a disfunção plaquetária é iatrogênica e ocorre em consequência de agentes antiplaquetários usados na prevenção e no tratamento da doença cardiovascular.

Muitos pacientes que desenvolvem HIC ou hematomas subdurais espontaneamente estão em uso de agentes antiplaquetários. O grau de expansão nas primeiras horas após a ocorrência de hemorragia intracraniana é um preditor crucial do resultado. Embora a literatura seja divergente, numerosos estudos realizados sugeriram que o grau de expansão do hematoma e a probabilidade de resultados insatisfatórios são maiores entre pacientes em uso de agentes antiplaquetários. O ácido acetilsalicílico (AAS) é o agente mais comum, que atua por meio da inibição dos efeitos da ciclo-oxigenase-1 na conversão do ácido araquidônico em prostaglandina H_2, reduzindo, assim, os níveis de tromboxano A_2, um indutor da agregação plaquetária. Os efeitos antiplaquetários do AAS são irreversíveis e duram pelo tempo de vida das plaquetas. O clopidogrel é um fármaco tienopiridínico que atua por meio da modificação permanente dos receptores de ADP das plaquetas, inibindo, desse modo, a agregação plaquetária. A adição de clopidogrel ao AAS é particularmente importante para pacientes que foram submetidos a intervenções coronarianas percutâneas. O prasugrel e o ticagrelor são fármacos antiplaquetários mais recentes que atuam sobre o mesmo receptor do clopidogrel; entretanto, podem exercer maior grau de efeito antiplaquetário e, portanto, causam risco ligeiramente maior de sangramento.

Novos ensaios permitiram a avaliação da função plaquetária no local de assistência, possibilitando, assim, a rápida determinação dos efeitos dos agentes antiplaquetários. Essa informação pode ser potencialmente utilizada na tomada de decisões terapêuticas.

As transfusões de plaquetas podem melhorar a atividade plaquetária. No entanto, o estudo *Platelet Transfusion in Cerebral Hemorrage* descobriu que o uso de transfusões de plaquetas em pacientes com HIC que estavam sendo tratados com antiplaquetários não atenuou a expansão do hematoma e pareceu, na verdade, piorar os desfechos (Evidência de nível 1).[21] É importante notar que poucos pacientes do estudo *Platelet Transfusion in Cerebral Hemorrhage* estavam recebendo a terapia antiplaquetária dupla ou antiplaquetários mais recentes e potentes, o que justifica a realização de novas pesquisas.

A desmopressina melhora a atividade das plaquetas ao promover a liberação do FvW do endotélio. Seu uso em pacientes com HIC, HAS ou TCE em tratamento com antiplaquetários tem sido associado a menor expansão do hematoma, mas há necessidade de avaliação em estudos clínicos randomizados.

Trombocitose

A *trombocitose* refere-se a uma elevação na contagem de plaquetas e é habitualmente definida por um limiar de $450.000/\mu\ell$. A trombocitose pode ser "reativa", em resposta a uma condição sistêmica, ou pode constituir uma manifestação de TE ou outro distúrbio mieloproliferativo ("trombocitose autônoma"). Uma etiologia reativa (p. ex., inflamação, lesão tecidual, anemia) é muito mais comum, até mesmo quando a trombocitose é extrema (> $1.000.000/\mu\ell$). As manifestações clínicas, incluindo sintomas vasomotores (p. ex., cefaleia e distúrbios visuais), bem como complicações trombóticas ou hemorrágicas, ocorrem na trombocitose autônoma, porém são incomuns na trombocitose reativa.

Trombocitemia essencial

A TE é um distúrbio mieloproliferativo clonal que se caracteriza por contagem elevada de plaquetas. Não existe nenhum exame complementar específico para a TE, e o diagnóstico é estabelecido pela exclusão de trombocitose reativa e outros distúrbios mieloproliferativos. A TE está associada a risco aumentado de trombose, incluindo AVE. A idade mediana dos pacientes diagnosticados com TE é de cerca de 60 anos, e o distúrbio é mais comum em mulheres.

Biopatologia

Numerosos fatores contribuem para risco aumentado de trombose, incluindo ativação das plaquetas, resistência aos defeitos dos inibidores endógenos da coagulação (proteínas C e S), níveis elevados de trombomodulina e ativação dos leucócitos. Os fatores de risco para trombose incluem história pregressa de eventos trombóticos, presença da mutação JAK2, leucocitose e outros fatores de risco cardiovasculares.

Manifestações clínicas

Muitos pacientes são assintomáticos por ocasião do diagnóstico. As queixas mais comuns consistem em sintomas vasomotores e eritromelalgia. O risco de trombose não está diretamente relacionado com o grau de elevação da contagem de plaquetas. O risco de eventos trombóticos ao longo de 15 anos é de cerca de 20%, e observa-se o desenvolvimento de AVE em cerca de 10 a 15% dos pacientes. Uma pequena proporção de pacientes acaba desenvolvendo LMA ou mielofibrose

Diagnóstico

O aspirado e a biopsia de medula óssea demonstram hiperplasia dos megacariócitos. Os estudos citogenéticos revelam a ausência do cromossomo Filadélfia (que constitui uma característica da leucemia mielógena crônica). Em cerca da metade dos pacientes com TE, observa-se a presença da mutação JAK2. Para estabelecer o diagnóstico de TE, não deve haver nenhuma evidência de mielofibrose, e a massa eritrocitária deve ser normal.

Tratamento

Os pacientes com baixo risco de trombose incluem indivíduos com menos de 60 anos de idade, sem eventos prévios e com contagem de plaquetas inferior a 1.000.000/µℓ. Esses pacientes não necessitam necessariamente de tratamento. Com frequência, os sintomas vasomotores e a eritromelalgia respondem ao tratamento com AAS em baixa dose. Pacientes com trombose prévia ou aqueles com mais de 60 anos de idade geralmente são tratados com uma associação de AAS e hidroxiureia, com dose inicial de 15 mg/kg/dia, ajustada para obter uma contagem-alvo de plaquetas inferior a 600.000/µℓ (Evidência de nível 1).[22] A obtenção de contagens abaixo de 400.000/µℓ pode reduzir ainda mais o risco de trombose subsequente.

DISTÚRBIOS DA COAGULAÇÃO

Ocorrem distúrbios da coagulação quando há produção insuficiente, consumo aumentado ou inibição dos fatores da coagulação. Além das raras deficiências congênitas de fatores da coagulação específicos (p. ex., fator VIII na hemofilia A), ocorre produção diminuída de fatores da coagulação principalmente por doença hepática, deficiência de vitamina K ou uso do antagonista da vitamina K, a varfarina. Outros agentes anticoagulantes atuam principalmente ao inibir a trombina. Ocorre consumo de fatores na coagulação intravascular disseminada e na hemorragia maciça. Os distúrbios da coagulação têm interesse para o neurologista e o neurocirurgião em virtude de sua associação com a hemorragia intracraniana.

Coagulação normal

Quando o endotélio sofre lesão, ocorrem ativação imediata e agregação das plaquetas. Além de formar uma barreira inicial ao sangramento, o tampão plaquetário também fornece um molde fosfolipídico a partir do qual a coagulação pode prosseguir. O fator tecidual é uma proteína de membrana expressa pelas células subendoteliais e que interage com o fator VII circulante que, por sua vez, ativa o fator X. Esse processo é ainda amplificado pelos fatores VIII e IX. O fator X ativado, juntamente com o fator V, converte a protrombina em trombina, que, por sua vez, promove a conversão do fibrinogênio em fibrina. A trombina também exerce um efeito de retroalimentação positiva, por meio do qual ela ativa ainda mais as plaquetas, o fator VIII e o fator XI (Figura 123.5).

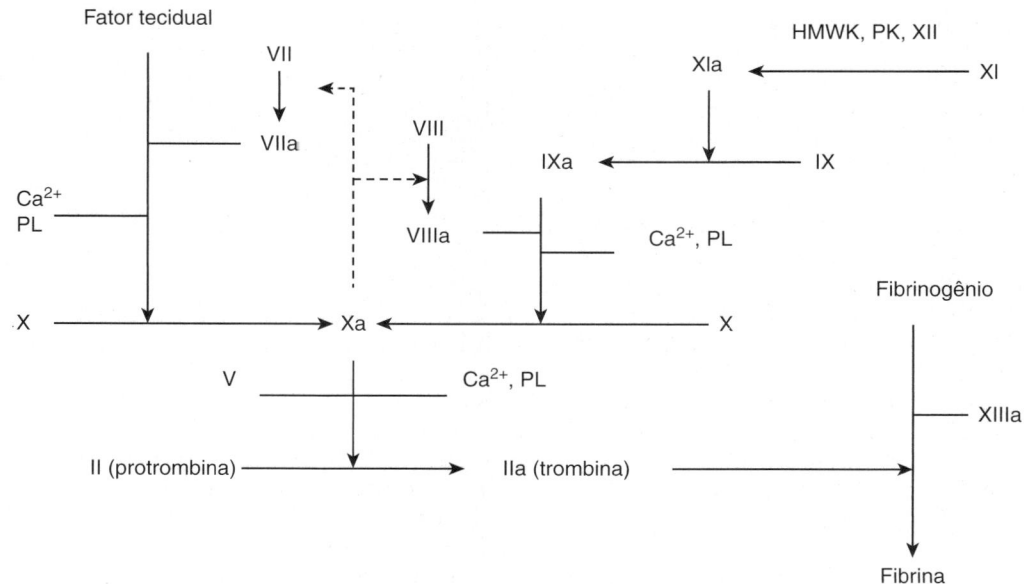

FIGURA 123.5 Modelo tradicional da cascata da coagulação com vias extrínseca (*à esquerda*) e intrínseca (*à direita*). Embora esse modelo laboratorial seja útil para compreender os fatores que podem influenciar os tempos de coagulação (tempo de protrombina, *à esquerda*; tempo de tromboplastina parcial, *à direita*), não se trata de um modelo fisiológico que descreva exatamente como a coagulação funciona *in vivo*. HMWK, cininogênio de alto peso molecular; PK, pré-calicreína; PL, fosfolipídio.

Para evitar uma coagulação desregulada, existem diversos mecanismos de anticoagulação natural. A antitrombina é um inibidor da protease que bloqueia a atividade do fator X. A trombomodulina é uma proteína da superfície das células endoteliais que inibe a trombina e ativa a proteína C, a qual, juntamente com a proteína S, inativa os fatores V e VIII. A enzima endotelial ativadora do plasminogênio tecidual (tPA) estimula a conversão do plasminogênio em plasmina, que é responsável pela clivagem da fibrina de ligação cruzada.

Comprometimento da coagulação

Hemorragia intracraniana induzida por varfarina

Embora cada vez mais substituída pelos novos anticoagulantes de administração oral, a varfarina é usada há muito tempo para reduzir o risco de complicações tromboembólicas em pacientes com fibrilação atrial, prevenir a trombose de valvas em pacientes com valvas cardíacas mecânicas, e como tratamento da tromboembolia venosa. A varfarina antagoniza a formação dos fatores da coagulação dependentes de vitamina K (II, VII, IX e X) no fígado. Seu efeito sobre a coagulação é medido pelo tempo de protrombina, e a medição é padronizada utilizando o INR. Na maioria das condições, o INR-alvo é de 2 a 3. O risco de hemorragia intracraniana com o uso da varfarina tem sido na faixa de 1% nos ensaios clínicos conduzidos, porém é ligeiramente mais alto na prática habitual, em que os pacientes podem não ser tão cuidadosamente selecionados, e em que o INR pode não ser cuidadosamente monitorado.

A expansão do hematoma é mais pronunciada e os resultados são mais graves entre pacientes com HIC induzida por varfarina. Apesar de o plasma fresco congelado (PFC) reverter os efeitos da varfarina, o tempo necessário para tipagem cruzada, descongelamento e administração de 20 a 40 mℓ/kg de líquido resulta em atrasos importantes. O INR pode ser corrigido mais rapidamente com o uso de concentrado de complexo protrombínico (CCP) de quatro fatores, que contém fatores da coagulação dependentes de vitamina K em um volume de líquido relativamente pequeno que pode ser administrado no decorrer de alguns minutos (Evidência de nível 1).[23] Houve um pequeno estudo clínico especificamente em pacientes com hemorragia intracraniana que confirmou a correção mais rápida do INR com CCP, sugerindo também a menor expansão do hematoma (Evidência de nível 1).[24] A Neurocritical Care Society, a American Society of Hematology e o American College of Chest Physicians recomendam o uso preferencial do CCP de quatro fatores em vez de PFC ou fator VIIa recombinante. A dose ideal de CCP permanece incerta; todavia, em geral, recomenda-se incluir 25 a 50 UI/kg de atividade do fator IX. Doses maiores podem ser preferíveis em caso de elevação inicial mais pronunciada do INR. Recomenda-se a repetição da determinação do INR logo após a conclusão da administração de CCP e, em seguida, a cada 6 a 8 horas pelas próximas 24 a 48 horas. A vitamina K intravenosa (10 mg) também deve ser administrada para ajudar a evitar um aumento subsequente do INR após a correção inicial.

Reversão dos novos anticoagulantes orais

Vários DOACs demonstraram ser igualmente ou mais eficazes do que a varfarina na prevenção do AVE entre pacientes com fibrilação atrial e no tratamento do tromboembolismo venoso, com risco comparável ou menor de hemorragia intracraniana. A dabigatrana é um inibidor direto da trombina, enquanto a rivaroxabana, a apixabana e a edoxabana são inibidores do fator X_a. O TTP e o INR não medem os efeitos desses agentes. A determinação do tempo de trombina ou do tempo de coagulação com ecarina, quando disponível, fornece melhor indicação do efeito anticoagulante da dabigatrana. A atividade antifator X_a pode ser medida para avaliar o efeito anticoagulante dos inibidores de fator X_a.

A expansão precoce significativa do hematoma e os desfechos ruins são comuns quando a HIC ocorre durante o uso de DOAC, embora os resultados geralmente não sejam piores em comparação à HIC associada à varfarina. Os desfechos da HIC relacionada aos DOACs podem melhorar com o aumento da disponibilidade de agentes de reversão rápida. O idarucizumabe é um fragmento de anticorpo monoclonal que se liga à dabigatrana com afinidade muito maior que a trombina, neutralizando assim seu efeito anticoagulante em minutos. O andexanet alfa é um fator X recombinante, uma proteína "falsa" que se liga a inibidores do fator X_a. É administrado em bólus e, em seguida, infusão subsequente por 2 horas, e reduz rapidamente a atividade do antifator X_a. O grau de atenuação da expansão do hematoma por esses novos agentes não foi bem estudado. O CCP ou o CCP ativado (atividade de inibição do inibidor de fator VIII) também pode ter eficácia limitada na reversão dos efeitos de trombina direta e dos inibidores do fator X_a e deve ser considerada na ausência de disponibilidade dos agentes de reversão.

Sangramento associado à terapia trombolítica

Quando se administra tPA para o tratamento do AVE isquêmico agudo, o risco de hemorragia intracraniana situa-se na faixa de 3 a 7%. Essa taxa é de 1 a 2% quando o tPA é usado em outras condições, como infarto do miocárdio ou embolia pulmonar. Além da interrupção da infusão, os pacientes devem receber 10 unidades de crioprecipitado para aumentar os níveis de fibrinogênio, visto que há algumas evidências de que o infarto hemorrágico após o uso de tPA está associado a coagulação de consumo sistêmica e depleção de fibrinogênio. O concentrado de fibrinogênio pode substituir o crioprecipitado, mas há relativamente poucas experiências publicadas. Há também um benefício teórico de antifibrinolíticos, como ácido tranexâmico ou ácido aminocaproico, que podem ser administrados com maior rapidez que o crioprecipitado ou concentrado de fibrinogênio. Diretrizes anteriores da American Heart Association recomendaram transfusões de plaquetas porque a agregação plaquetária pode ser alterada pelo tPA, mas há poucas evidências para apoiar essa prática, que não é recomendada pelas diretrizes da Neurocritical Care Society.

Sangramento associado à heparina não fracionada ou de baixo peso molecular

A heparina não fracionada exerce seu efeito anticoagulante ao se ligar ao anticoagulante natural antitrombina III e induzir uma alteração conformacional que potencializa a inativação do fator X_a e da trombina. A HIC é muito incomum em pacientes tratados com heparina. Os efeitos da heparina podem ser revertidos pela protamina, geralmente administrada em dose de 1 unidade para cada 100 unidades de heparina dadas nas últimas 2 a 3 horas, até o máximo de 50 mg. As heparinas de baixo peso molecular têm mecanismo semelhante, mas a protamina é menos eficaz como agente de reversão, embora seu uso ainda seja recomendado em casos de HIC. A experiência preliminar com andexanet alfa sugere sua eficácia na reversão da atividade de antifator X_a da enoxaparina

Estados de hipercoagulabilidade

Trombofilia familiar

Deve-se considerar a possibilidade de trombofilia, particularmente quando ocorre AVE em crianças e adultos jovens. Essa possibilidade também deve ser investigada quando ocorrem eventos tromboembólicos recorrentes, ou quando existe forte história familiar. Várias condições familiares causam deficiências ou disfunção dos anticoagulantes de ocorrência natural, incluindo proteína S, proteína C, antitrombina III e fator V. Foi identificada mutação da protrombina (fator II) como fator de risco para AVE isquêmico e para trombose venosa cerebral, particularmente com o uso concomitante de contraceptivos orais.

Síndrome do anticorpo antifosfolipídio

A síndrome do anticorpo antifosfolipídio (SAAF) é condição que se caracteriza por trombose arterial ou venosa e/ou morbidade gestacional, que ocorre em associação com anticorpos antifosfolipídio (AAF) persistentemente detectáveis. Essa síndrome é de interesse do neurologista principalmente porque predispõe o paciente a sofrer AVE isquêmico e trombose venosa cerebral e também porque está associada a manifestações neuropsiquiátricas e declínio cognitivo.

Epidemiologia

Cerca de metade dos pacientes apresenta SAAF "primária", enquanto o restante tem lúpus eritematoso sistêmico ou outro distúrbio do tecido conjuntivo. A SAAF é mais comum em mulheres, e a idade média por ocasião do diagnóstico é de 40 a 45 anos. Ocorrem AVE isquêmicos em 10 a 20% e AIT em cerca de 5 a 15% dos pacientes que preenchem os critérios estabelecidos para SAAF.

Biopatologia

Existem vários mecanismos pelos quais os AAF podem contribuir para risco aumentado de trombose, incluindo interferência nos mecanismos anticoagulantes naturais (p. ex., inibição da proteína C e da atividade da antitrombina III), na ativação das plaquetas e células endoteliais e deflagração da cascata do complemento. Alguns casos de AVE isquêmico na SAAF desenvolvem-se em decorrência da trombose in situ, enquanto outros são cardioembólicos. As anormalidades das valvas cardíacas que podem ser detectadas por ecocardiografia transesofágica variam desde o espessamento dos folhetos valvares até o desenvolvimento de vegetações francas (endocardite não bacteriana). A valva mitral é afetada mais frequentemente do que a valva aórtica. Algumas vezes, observa-se também um contraste ecocardiográfico espontâneo no átrio esquerdo, porém não foi estabelecida associação definitiva com o risco de AVE.

Manifestações clínicas

Estudos prospectivos mostraram que os AAF podem ser detectados em proporção significativa de pacientes com diagnóstico de AVE isquêmico. Todavia, em alguns casos, os anticorpos exibem elevação apenas transitória e discreta e, portanto, não são compatíveis com SAAF verdadeira. Os estudos são um tanto divergentes quanto ao fato de a presença de anticorpos SAAF detectáveis sustentar risco aumentado de AVE subsequente. A associação com AVE parece ser mais forte e mais definitiva em mulheres jovens e na presença de elevação de mais de um tipo de AAF.

A trombose venosa é mais comum do que a trombose arterial na SAAF. A possibilidade de SAAF sempre deve ser considerada em pacientes que apresentam trombose venosa cerebral idiopática. Uma proporção significativa de pacientes com SAAF desenvolve déficits cognitivos, mesmo sem diagnóstico prévio de AVE. O mecanismo específico não está bem elucidado, porém a RM comumente revela a presença de doença na substância branca. Além de perda da gestação e de trombose, a SAAF também pode apresentar, em alguns casos, microangiopatia, semelhante à TTP-SHU. A SAAF catastrófica refere-se a um pequeno subgrupo de pacientes que desenvolvem falência múltipla de órgãos em consequência de trombose disseminada; entretanto, isso ocorre em menos de 1% dos pacientes.

Diagnóstico

A SAAF deve ser considerada no contexto de episódios idiopáticos de trombose, perda recorrente de gravidez, trombocitopenia inexplicada ou TTP anormal e microangiopatia trombótica. Os títulos de AAF devem ser rotineiramente avaliados em todos os pacientes com AVE isquêmico. A pesquisa diagnóstica para SAAF consiste em ensaio imunossorbente ligado a enzima (ELISA) para imunoglobulina G e IgM anticardiolipina e anticorpos anti-β2-glicoproteína, bem como teste para anticoagulante do lúpus. Se forem positivos, esses ensaios devem ser repetidos depois de pelo menos 12 semanas para confirmação. Foram propostos critérios para a SAAF catastrófica, que incluem história de SAAF, trombose em três ou mais sistemas de órgãos dentro de 1 semana, confirmação de microtrombose na biopsia e exclusão de outras causas de trombose. Considera-se a presença de SAAF catastrófica definida se o paciente preencher todos os quatro critérios. Os pacientes apresentam SAAF provável se houver apenas dois órgãos acometidos, se o único critério ausente for histológico ou se o período de tempo para trombose recorrente ultrapassar 1 semana, porém for de menos de 1 mês.

Tratamento

O tratamento ideal do AVE no contexto da SAAF é um tanto controverso. As diretrizes da American Stroke Association estabeleceram que os fármacos antiplaquetários continuam sendo um tratamento apropriado para pacientes com AVE isquêmico criptogênico ou AIT, nos quais se detecta a presença de AAF (classe 2b, nível de evidência B). A justificativa para essa recomendação é a de que as maiores séries prospectivas não demonstraram nenhuma diferença na taxa de eventos trombóticos subsequentes com base na presença ou não de AAF. Por outro lado, as diretrizes também declaram que a anticoagulação oral constitui uma terapia apropriada para pacientes com diagnóstico de SAAF confirmado, o que seria o caso para todo paciente com AVE, em que a pesquisa repetida de anticorpos depois de 12 semanas é confirmatória. Em várias séries retrospectivas de SAAF confirmada, o tratamento com AAS teve eficácia limitada.

Apesar da disponibilidade de novos anticoagulantes orais, a maior parte da experiência no tratamento da SAAF tem sido com varfarina. Estudos clínicos recentes sugerem que os DOACs são menos eficazes que a varfarina no tratamento de trombose no contexto de SAAF (Evidência de nível 1).[25,26] Como em outros casos, a meta do INR é de 2 a 3. Embora alguma literatura mais antiga tenha defendido uma anticoagulação mais intensiva (INR de 3 a 4), ensaios clínicos subsequentes não demonstraram qualquer vantagem para justificar maior risco de hemorragia (Evidência de nível 1).[27,28] Para pacientes com trombose no contexto da SAAF, recomenda-se anticoagulação por tempo indefinido. Para pacientes com outras causas de evento trombótico, nos quais a elevação dos títulos de AAF é leve ou transitória, pode-se considerar a interrupção da terapia depois de alguns meses.

Para pacientes com AAF e fatores de risco para AVE, é razoável administrar agentes antiplaquetários como profilaxia primária. Terapia antiplaquetária também é recomendada para pacientes com AAF e manifestações neuropsiquiátricas, porém sem evidência bem definida de AVE. No entanto, a identificação de AAF por si só provavelmente não é justificativa suficiente para o uso regular de terapia antiplaquetária. Não existe nenhum ensaio clínico randomizado especificamente de pacientes que preencham os critérios para SAAF catastrófica. As séries retrospectivas sugerem que a taxa de mortalidade pode ser menor quando os pacientes são tratados não apenas com anticoagulação, mas também com corticosteroides e plasmaférese.

EVIDÊNCIAS DE NÍVEL 1

1. Hébert PC, Wells G, Blajchman MA, et al. A multicenter randomized, controlled clinical trial of transfusion requirements in critical care. *N Engl J Med.* 1999;340(6):409-417.
2. Lacroix J, Hébert PC, Hutchison JS, et al. Transfusion strategies for patients in pediatric intensive care units. *N Engl J Med.* 2007;356(16):1609-1619.
3. Adams R, McView V, Nichols F, et al. The use of transcranial ultrasonography to predict stroke in sickle cell disease. *N Engl J Med.* 1992;326(9):605-610.
4. Adams RJ, McKie VC, Hsu L, et al. Prevention of a first stroke by transfusions in children with sickle cell anemia and abnormal results on transcranial Doppler ultrasonography. *N Engl J Med.* 1998;339(1):5-11.
5. Heeney MM, Hoppe CC, Abboud MR, et al. A multinational trial of prasugrel for sickle cell vaso-occlusive events. *N Engl J Med.* 2016;374(7):625-635.
6. Adams RJ, Brambilla D; and Optimizing Primary Stroke Prevention in Sickle Cell Anemia Trial Investigators. Discontinuing prophylactic transfusions used to prevent stroke in sickle cell disease. *N Engl J Med.* 2005;353(26):2769-2778.
7. DeBaun MR, Gordon M, McKinstry RC, et al. Controlled trial of transfusions for silent cerebral infarcts in sickle cell anemia. *N Engl J Med.* 2014;371(8):699.
8. Steinberg MH, Barton F, Castro O, et al. Effect of hydroxyurea on mortality and morbidity in adult sickle cell anemia: risks and benefits up to 9 year of treatment. *JAMA.* 2003;289(13):1645-1651.
9. National Institutes of Health. Stroke prevention study in children with sickle cell anemia, iron overload stopped early. National Institutes of Health Web site. http://www.nih.gov/news/health/jun2010;shnhlbi-03.htm. Published June 3, 2010. Accessed May 15, 2014.
10. Ware RE, Davis BR, Schultz W, et al. Hydroxycarbamide versus chronic transfusion for maintenance of transcranial Doppler flow velocities in children with sickle cell anemia—TCD with Transfusions Changing to Hydroxyurea (TWiTCH): a multicenter, open-label, phase 3, noninteriority trial. *Lancet.* 2016;387(10019):661-670.
11. Marchioli R, Finazzi G, Specchia G, et al. Cardiovascular events and intensity of treatment in polycythemia vera. *N Engl J Med.* 2013;368(1):22-33.
12. Landolfi R, Marchioli R, Kutti J, et al. Efficacy and safety of low-dose aspirin in polycythemia vera. *N Engl J Med.* 2004;350(2):114-124.
13. Vannucchi AM, Kiladjian JJ, Griesshammer M, et al. Ruxolitinib versus standard therapy for the treatment of polycythemia vera. *N Engl J Med.* 2015;372(5):426-435.
14. Pui CH, Campana D, Pei D, et al. Treating childhood acute lymphoblastic leukemia without cranial irradiation. *N Engl J Med.* 2009;360(26):2730-2741.
15. Buske C, Hoster E, Dreyling M, et al. The addition of rituximab to front-line therapy with CHOP (R-CHOP) results in a higher response rate and longer time to treatment failure in patients with lymphoplasmacytic lymphoma: results of a randomized trial of the German Low-grade Lymphoma Study Group (GLSG). *Leukemia.* 2009;23(1):153-161.
16. Herbrecht R, Denning DW, Patterson TF, et al. Voriconazole versus amphotericin B for primary therapy of invasive aspergillosis. *N Engl J Med.* 2002;347(6):408-415.
17. Rebulla P, Finazzi G, Marangoni F, et al. The threshold for prophylactic platelet transfusions in adults with acute myeloid leukemia. *N Engl J Med.* 1997;337(26):1870-1875.
18. Stanworth SJ, Estcourt LJ, Powter G, et al. A no-prophylaxis platelet-transfusion strategy for hematologic cancers. *N Engl J Med.* 2013;368(19):1771-1780.
19. Slichter SJ, Kaufman RM, Assmann SF, et al. Dose of prophylactic platelet transfusions and prevention of hemorrhage. *N Engl J Med.* 2010;362(7):600-613.
20. Michael M, Elliott EJ, Ridley GF, Hodson EM, Craig JC. Interventions for haemolytic uremic syndrome and thrombotic thrombocytopenic purpura. *Cochrane Database Syst Rev.* 2009;(1):CD003595.
21. Baharoglu MI, Cordonnier C, Salman RA, et al. Platelet transfusion versus standard care after acute stroke due to spontaneous cerebral hemorrhage associated with antiplatelet therapy (PATCH): a randomized, open-label, phase 3 trial. *Lancet.* 2016;387(10038):2605-2613.
22. Cortelazzo S, Finazzi G, Ruggeri M, et al. Hydroxyurea for patients with essential thrombocythemia and a high risk of thrombosis. *N Engl J Med.* 1995;332(17):1132-1136.
23. Sarode R, Milling TJ Jr, Refaai MA, et al. Efficacy and safety of a 4-factor prothrombin complex concentrate in patients on vitamin K antagonists presenting with major bleeding: a randomized, plasma-controlled, phase IIIb study. *Circulation.* 2013;128(11):1234-1243.
24. Steiner T, Poli S, Griebe M, et al. Fresh frozen plasma versus prothrombin complex concentrate in patients with intracranial hemorrhage related to vitamin K antagonists (INCH): a randomized trial. *Lancet Neurol.* 2016;15(6):566-573.
25. Ordi-Ros J, Sáez-Cornet L, Pérez-Conesa M, et al. Rivaroxaban versus vitamin K antagonist in antiphospholipid syndrome: a randomized noninferiority trial. *Ann Intern Med.* 2019;171(10):685-694.
26. Pengo V, Denas G, Zoppellaro G, et al. Rivaroxaban vs warfarin in high-risk patients with antiphospholipid syndrome. *Blood.* 2018;132(13):1365-1371.
27. Crowther MA, Ginsberg JS, Denburg JJ, et al. A comparison of two intensities of warfarin for the prevention of recurrent thrombosis in patients with the antiphospholipid antibody syndrome. *N Engl J Med.* 2003;349(12):1133-1138.
28. Finazzi G, Marchioli R, Brancaccio V, et al. A randomized clinical trial of high-intensity warfarin vs. conventional antithrombotic therapy for the prevention of recurrent thrombosis in patients with the antiphospholipid syndrome (WAPS). *J Thromb Haemost.* 2005;3(5):848-853.

LEITURA SUGERIDA

Baehring JM, Hochberg EP, Raje N, Ulrickson M, Hochberg FH. Neurological manifestations of Waldenström macroglobulinemia. *Nat Clin Pract Neurol*. 2008;4(10):547-556.

Chaturvedi S, McCrae KR. Diagnosis and management of the antiphospholipid syndrome. *Blood Rev*. 2017; 31(6):406-417.

Connolly SJ, Crowther M, Eikelboom JW, et al. Full study report of andexanet alfa for bleeding associated with factor Xa inhibitors. *N Engl J Med*. 2019;380(14):1326-1335.

Cuker A, Gimotty PA, Crowther MA, Warkentin TE. Predictive value of the 4Ts scoring system for heparin-induced thrombocytopenia: a systematic review and meta-analysis. *Blood*. 2012;120(20):4160-4167.

Dhar R, Zazulia AR, Derdeyn CP, Diringer MN. RBC transfusion improves cerebral oxygen delivery insubarachnoid hemorrhage. *Crit Care Med*. 2017;45(4):653-659.

Frontera JA, Gordon E, Zach V, et al. Reversal of coagulopathy using prothrombin complex concentrates is associated with improved outcome compared to fresh frozen plasma in warfarin-associated intracranial hemorrhage. *Neurocrit Care*. 2014; 21(3):397-406.

Gruppo Italiano Studio Policitemia. Polycythemia vera: the natural history of 1213 patients followed for 20 years. *Ann Intern Med*. 1995;123(9):656-664.

Inohara T, Xian Y, Liang L, et al. Association of intracerebral hemorrhage among patients taking non-vitamin K antagonist vs vitamin K antagonist organ anticoagulants with in-hospital mortality. *JAMA*. 2018;319(5):463-473.

Kramer AH, Zygun DA. Anemia and red blood cell transfusion in neurocritical care. *Crit Care*. 2009;13(3):R89.

Lamonte MP, Brown PM, Hursting MJ. Stroke in patients with heparin-induced thrombocytopenia and the effect of argatroban therapy. *Crit Care Med*. 2004;32(4):976-980.

LeRoux PD; and Participants in the International Multi-disciplinary Consensus Conference on the Critical Care Management of Subarachnoid Hemorrhage. Anemia and transfusion after subarachnoid hemorrhage. *Neurocrit Care*. 2011;15(2):342-353.

Meloni G, Proia A, Antonini G, et al. Thrombotic thrombocytopenic purpura: prospective neurologic, neuroimaging and neurophysiologic evaluation. *Haematologica*. 2011;86(11):1194-1199.

Pohl C, Harbrecht U, Greinacher A, et al. Neurologic complications of immune-mediate heparin induced thrombocytopenia. *Neurology*. 2000;54(6):1240-1245.

Pollack CV Jr, Reilly PA, van Ryn J, et al. Idarucizumab for dabigatran reversal—full cohort analysis. *N Engl J Med*. 2017;377(5):431-444.

Pósfai É, Marton I, Szoke A, et al. Stroke in essential thrombocythemia. *J Neurol Sci*. 2014;336(1-2):260-262.

Psaila B, Petrovic A, Page LK, Menell J, Schonholz M, Bussel JB. Intracranial hemorrhage (ICH) in children with immune thrombocytopenia (ITP): study of 40 cases. *Blood*. 2009;114(23):4777-4783.

Quinn CT, McKinstry RC, Dowling MM, et al. Acute silent cerebral ischemic events in children with sickle cell anemia. *JAMA Neurol*. 2013;70(1):58-65.

Rodriguez TE. Neurologic complications of bone marrow transplantation. *Handb Clin Neurol*. 2014;121:1295-304.

Rozovski U, Ohanian M, Ravandi F, et al. Incidence of and risk factors for acute myeloid leukemia involvement of the central nervous system. *Leuk Lymphoma*. 2014;56(5):1392-1397.

Sadler JE. Pathophysiology of thrombotic thrombocytopenic purpura. *Blood*. 2017;130(10):1181-1188.

Tefferi A, Rumi E, Finazzi G, et al. Survival and prognosis among 1545 patients with contemporary polycythemia vera: an international study. *Leukemia*. 2013;27(9):1874-1881.

Thomas X, Le QH. Central nervous system involvement in adult acute lymphoblastic leukemia. *Hematology*. 2008;13(5):293-302.

Vichinsky EP, Neumayr LD, Gold JI, et al. Neuropsychological dysfunction and neuroimaging abnormalities in neurologically intact adults with sickle cell anemia. *JAMA*. 2010;303(18):1823-1831.

Ware RE, de Montalembert M, Tshilolo L, Abboud MR. Sickle cell disease. *Lancet*. 2017;390(10091):311-323.

Doença Hepática e o Cérebro 124

Charles L. Francoeur e Stephan A. Mayer

PONTOS-CHAVE

1. A encefalopatia hepática associada à doença hepática cirrótica crônica e a síndrome da encefalopatia com edema cerebral causada por insuficiência hepática aguda fulminante são duas doenças distintas.

2. A encefalopatia hepática cirrótica é comum; seus sinais e sintomas são inespecíficos, podem ser pouco perceptíveis e são decorrentes dos altos níveis de amônia.

3. A lactulose e a rifaximina são os únicos tratamentos baseados em evidências para a encefalopatia hepática cirrótica.

4. A causa mais comum de insuficiência hepática aguda que leva à encefalopatia é a toxicidade medicamentosa, em especial por paracetamol.

5. O quadro de encefalopatia hepática fulminante é dominado por edema cerebral e, às vezes, há necessidade de monitoramento da pressão intracraniana.

6. A plasmaférese em alto volume é a única terapia que demonstrou melhorar a sobrevida livre de transplante na encefalopatia hepática fulminante. O transplante ortotópico de fígado é o único tratamento definitivo em caso de ausência de recuperação da função hepática.

INTRODUÇÃO

As manifestações neurológicas da doença hepática são conhecidas há séculos. O fígado é indispensável em suas funções de síntese, metabolismo e destoxificação, e sua disfunção pode provocar problemas que incluem desde transtornos neuropsiquiátricos sutis até morte rápida. Os notáveis progressos na compreensão da fisiopatologia e os avanços nos tratamentos disponíveis possibilitam atualmente a obtenção de melhores resultados. Neste capítulo, enfatizamos as duas apresentações clínicas distintas da doença hepática: a encefalopatia hepática (EH) associada à doença hepática cirrótica crônica e a síndrome de encefalopatia e edema cerebral causada por insuficiência hepática aguda (IHA).

A EH associada à cirrose é uma síndrome neuropsiquiátrica que abrange desde alterações pouco detectáveis até coma profundo. Com frequência, ocorre de modo episódico e recorrente, pode ser desencadeada por fatores extrínsecos e é classificada de acordo com a escala de West Haven (Tabela 124.1). Como regra geral, a gravidade da encefalopatia é proporcional à gravidade subjacente da doença hepática. Por outro lado, a IHA é uma entidade menos comum, porém altamente letal. Os componentes centrais consistem em início agudo de disfunção hepatocelular, que desencadeia um conjunto diferente de complicações dominadas por edema cerebral com hipertensão intracraniana, inflamação sistêmica desregulada e insuficiência de múltiplos sistemas de órgãos.

Tabela 124.1 Escala de graduação da encefalopatia hepática de West Haven.

Grau	Descrição
Mínimo	• Alterações psicométricas ou neuropsicológicas dos testes que exploram as funções psicomotoras de velocidade/funções executivas ou alterações neurofisiológicas sem evidências clínicas de alteração mental
1	• Falta trivial da perceptividade • Redução do tempo de focalização da atenção • Capacidade de somar prejudicada • Euforia ou ansiedade
2	• Letargia ou apatia • Desorientação mínima de tempo ou lugar • Alteração sutil da personalidade • Comportamento inapropriado • Capacidade de subtrair prejudicada
3	• Sonolência a semiestupor, responsividade a estímulos verbais • Confusão • Grande desorientação, comportamento bizarro
4	• Coma (falta de resposta a estímulos verbais ou nocivos)

CIRROSE E ENCEFALOPATIA HEPÁTICA

Epidemiologia

Em 2017, a doença hepática crônica nos EUA foi a décima segunda causa principal de morte, responsável por mais de 38 mil mortes e mais de 100 mil hospitalizações. Esses números provavelmente constituem uma subestimativa, e observa-se um aumento constante em sua prevalência. Os pacientes com hepatite C, que tipicamente nasceram entre 1945 e 1965, contribuem para um grande número de novos casos, e a epidemia da obesidade é responsável por um aumento na incidência de esteatose hepática não alcoólica.

A forma menos grave de comprometimento neurológico, a encefalopatia hepática mínima (EHM), afeta entre 60 e 80% dos pacientes cirróticos. Frequentemente qualificada como "subclínica", a EHM representa, entretanto, uma enorme carga social, em que a maioria dos pacientes é inapta para dirigir veículos e metade é incapaz de manter permanentemente o emprego.

Ocorre EH franca em 30 a 45% dos pacientes cirróticos. A EH é responsável pela maior parte dos dias de internação atribuídos à cirrose e suas complicações. Dependendo de seu curso temporal, é subdividida em episódica, recorrente (6 meses ou menos entre os episódios) ou persistente (alterações comportamentais que estão sempre presentes).

Biopatologia

As causas da lesão hepática crônica são numerosas (Tabela 124.2), e a via final comum consiste em cirrose, que é definida por fibrose parenquimatosa, com distorção da arquitetura hepática e formação de nódulos regenerativos. As numerosas complicações associadas a essa lesão estão relacionadas com uma perda das funções de síntese e metabolismo, imunossupressão relativa e hipertensão portal frequentemente associada à derivação portossistêmica.

A maior parte das evidências existentes aponta para a amônia (NH_3) como o principal fator responsável subjacente à EH. A NH_3 é produzida a partir da glutamina pelos enterócitos e do catabolismo dos produtos nitrogenados (proteínas e ureia) pelas bactérias colônicas. A destoxificação ocorre normalmente no fígado por meio da conversão da NH_3 em ureia e glutamina, revertendo basicamente o que ocorreu no trato digestório. Esse processo não ocorre na cirrose e na derivação portossistêmica, possibilitando a elevação dos níveis sistêmicos de NH_3, que facilmente atravessa a barreira hematencefálica (BHE) por difusão e pelos canais iônicos. Uma vez no cérebro, a NH_3 é captada pelos astrócitos, onde desencadeia estresse oxidativo, aumenta o nível intracelular de cálcio, induz disfunção mitocondrial e ativa o fator nuclear κB e uma resposta inflamatória. Alguns dados sugerem que a gravidade da EH está mais correlacionada com os índices inflamatórios do que com os níveis de NH_3. Muitas outras moléculas foram implicadas na biopatologia da EH, como neuroesteroides. Os neuroesteroides, sintetizados pelos astrócitos e pela micróglia, parecem supramodular os receptores A de ácido γ-aminobutírico (GABA), levando a um aumento clinicamente significativo do tônus ácido γ-aminobutírico-érgico (depressão da função do sistema nervoso central) observado na EH.

Manifestações clínicas

Cirrose

Os pacientes com cirrose compensada podem ser assintomáticos; entretanto, a maioria acaba desenvolvendo uma das numerosas manifestações possíveis à medida que a doença progride (Figura 124.1). Eles podem se queixar de sintomas inespecíficos, como anorexia, perda de peso, fadiga e fraqueza. Com frequência, apresentam hipotensão arterial e podem ter icterícia, prurido, cãibras musculares intensas ou distensão abdominal em consequência de ascite.

Classicamente, os pacientes cirróticos são classificados de acordo com o escore de Child-Turcotte-Pugh. Desenvolvido há 30 anos para prever o resultado após cirurgia para hipertensão portal (Tabela 124.3) (http://www.mdcalc.com/child-pugh-score-for-cirrhosis-mortality), esse escore é atualmente usado para graduar a gravidade clínica e acompanhar a evolução da maioria dos pacientes. De modo alternativo, o escore do Modelo para Doença Hepática Terminal (MELD, do inglês *Model for End-Stage Liver Disease*) avalia a creatinina sérica, a bilirrubina e a razão normalizada internacional (INR, do inglês *international normalized ratio*) para prever a mortalidade de 3 meses após procedimentos de *shunt* portossistêmico intra-hepático transjugular (TIPS, do inglês *transjugular intrahepatic portosystemic shunt*) (http://www.mdcalc.com/meld-score-model-for-end-stage-liver-disease-12-and-older/). O escore MELD também é atualmente usado para priorizar candidatos para transplante hepático na escala de 6 (menos doentes) a 40 (gravemente doentes).

Tabela 124.2 Causas de cirrose.

- Cirrose biliar primária e secundária
- Colangite esclerosante primária
- Deficiência de α_1-antitripsina
- Doença celíaca
- Doença de Wilson
- Doença hepática alcoólica
- Doença hepática policística
- Doença veno-oclusiva (inclusive síndrome de Budd-Chiari)
- Esteatose hepática não alcoólica
- Hemocromatose
- Hepatite autoimune
- Hepatite viral crônica (hepatites B e C)
- Infecções (p. ex., brucelose, sífilis, equinococose, esquistossomose)
- Medicamentos (p. ex., isoniazida, metotrexato)

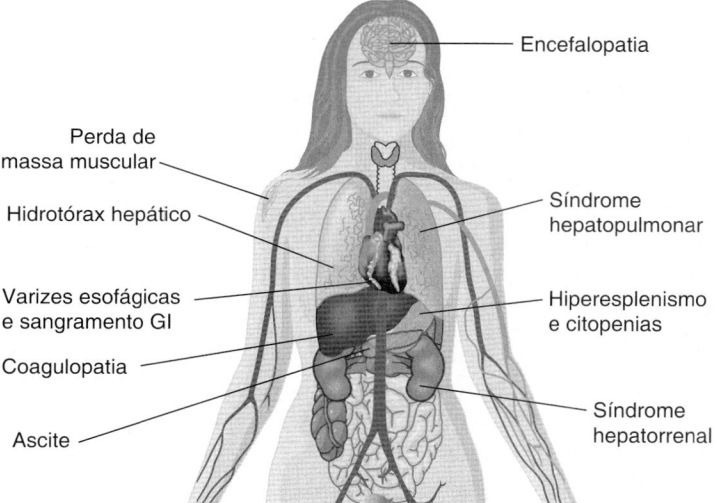

FIGURA 124.1 Complicações comuns da cirrose. GI, gastrintestinal. (*Esta figura se encontra reproduzida em cores no Encarte.*)

Tabela 124.3 Escore de Child-Turcotte-Pugh.*			
	1	2	3
Bilirrubina	< 2 mg/ℓ	2 a 3 mg/ℓ	> 3 mg/ℓ
Albumina	> 3,5 g/ℓ	2,8 a 3,5 g/ℓ	< 2,8 g/ℓ
INR	< 1,7	1,7 a 2,2	> 2,2
Ascite	Ausente	Ascite, clinicamente controlada	Ascite, inadequadamente controlada
Encefalopatia	Ausente	Encefalopatia, clinicamente controlada	Encefalopatia, inadequadamente controlada

*Interpretação: 5 a 6 pontos, classe infantil A; 7 a 9 pontos, classe infantil B; 10 a 15 pontos, classe infantil C. INR, razão normalizada internacional.

Encefalopatia hepática mínima

Os pacientes com EHM, por definição, não apresentam anormalidades clinicamente detectáveis à beira do leito, porém manifestam déficits evidentes nos testes psicométricos. Em geral, revelam comprometimento da vigilância, estado de alerta, orientação, funções executivas, memória de trabalho, processos de aprendizagem, coordenação visuoespacial e tempo de reação. Quando examinados atentamente, verifica-se habitualmente um comprometimento do funcionamento diário em todas as esferas. Os pacientes correm maior risco de acidentes automobilísticos, e menos de 20% estão aptos para dirigir. A habilidade verbal tipicamente não está afetada.

Encefalopatia hepática clinicamente aparente

A encefalopatia hepática clinicamente aparente (EHCA) pode se manifestar desde sinais clínicos sutis até coma profundo. Conforme definição, uma das manifestações mais precoces consiste classicamente em mudança no padrão do sono (habitualmente, hipersonia). Com a progressão, aparecem alterações comportamentais, como apatia, ansiedade e irritabilidade. O tempo de atenção diminui, e a memória a curto prazo torna-se comprometida. Os pacientes algumas vezes apresentam distúrbios de percepção visual, em consequência de disfunção cortical e retiniana, com agnosia visual, macropsia, desorientação espacial e problemas de construção visuoespacial. Podem ocorrer alucinações visuais. O comprometimento neuromuscular inclui ataxia, disartria, hiper-reflexia e respostas plantares extensoras. O asterixe, embora não seja patognomônico, foi descrito pela primeira vez em pacientes com EH. Esse "tremor em bater de asas" ("*flapping*") é uma mioclonia negativa, que se caracteriza por breves interrupções de contrações sustentadas dos músculos voluntários, causando perda do tônus postural. Em geral, é bilateral, não rítmico e com frequência de 3 a 5 Hz. Pode ser produzido por hiperextensão dos punhos, mas também é observado nos pés, na língua ou nas pálpebras. Algumas vezes, existem características parkinsonianas proeminentes com tremor, rigidez, bradicinesia, hipomimia e fala lenta e monotonia. Foram descritos déficits focais, porém sua ocorrência é rara. À medida que o paciente sofre deterioração, a característica mais notável consiste na alteração do estado mental, de letargia para estupor e coma. Ao contrário da insuficiência hepática aguda fulminante, no entanto, o edema cerebral não é uma característica da EHCA por cirrose: o coma é de natureza metabólica. No estágio de coma, a maioria dos pacientes apresenta hiperventilação e perda dos reflexos tendinosos profundos. Crises epilépticas são incomuns. As alterações do estado mental e motoras nem sempre progridem de modo sincronizado.

Mielopatia hepática

A mielopatia hepática é outra complicação neurológica a longo prazo da cirrose, bem descrita. Caracteriza-se por paraparesia espástica grave, com comprometimento sensitivo mínimo. A espasticidade e a fraqueza habitualmente afetam os membros inferiores de forma mais grave e são progressivas. O distúrbio é causado por desmielinização simétrica dos tratos piramidais laterais. Não responde à terapia de redução de NH_3, embora se possa observar alguma melhora após transplante de fígado.

Encefalopatia hepática persistente

Frequentemente precedida de múltiplos episódios de EHCA, pode surgir uma síndrome crônica e em grande parte irreversível, caracterizada por demência, disartria, ataxia da marcha, tremor intencional e coreoatetose. Essa forma persistente de EH, anteriormente designada *degeneração hepatolenticular adquirida*, acomete 4% dos pacientes cirróticos. Essa síndrome não responde aos tratamentos padrão.

Diagnóstico

Encefalopatia hepática mínima

O diagnóstico de EHM não pode ser estabelecido à cabeceira do paciente com técnicas habituais de exame e exige exames neuropsicométricos ou neurofisiológicos. Numerosos testes foram planejados, mas seu uso é limitado, pois muitos são complicados e demorados; além disso, a correlação entre eles é baixa. Outra questão é sua inespecificidade. Por exemplo, esses exames não podem distinguir entre anomalias neurológicas atribuíveis ao abuso de álcool e aquelas causadas por disfunção hepática. O leitor deve consultar a "Leitura Sugerida" para uma descrição detalhada e análise crítica dos testes disponíveis.

Encefalopatia hepática clinicamente aparente

O diagnóstico de EHCA é estabelecido pelo quadro clínico compatível na presença de cirrose, após descartar outras explicações plausíveis. É classificada de acordo com os critérios de West Haven (ver Tabela 124.1). Os episódios de EHCA, em sua maioria, não são espontâneos, mas sim precipitados por algum evento, e ausência desse tipo de causa no contexto de alteração do estado mental deve alertar o médico quanto à possibilidade de falência de outros órgãos. Embora o nível sanguíneo de NH_3 por si só não permita o estadiamento ou o estabelecimento do prognóstico na doença hepática crônica, a obtenção de um nível normal leva a um questionamento do diagnóstico de EHCA. O exame de imagem do cérebro não ajuda no estabelecimento do diagnóstico, porém é usado para descartar a possibilidade de outras patologias, como hemorragia intracerebral, que é cinco vezes mais prevalente nessa população de pacientes.

Tratamento

Encefalopatia hepática mínima

A EHM raramente se apresenta na prática clínica como queixa médica e não tem sido amplamente avaliada em estudos clínicos. Várias linhas de evidências sugerem um benefício da função cognitiva e da qualidade de vida quando os pacientes com EHM são tratados com lactulose e rifaximina, conforme discutido adiante.

Encefalopatia hepática clinicamente aparente

A conduta terapêutica da EHCA tem como meta a identificação e a correção do fator precipitante, a exclusão de causas alternativas de alterações do estado mental e determinações dos níveis sanguíneos mais baixos de NH_3 (Tabela 124.4), enquanto sustenta adequadamente o paciente.

A identificação do fator precipitante é de suma importância, visto que o tratamento específico é fundamental para a recuperação. Os fatores precipitantes nem sempre são evidentes, e há necessidade de obter história clínica cuidadosa, realizar exame físico e efetuar exames laboratoriais apropriados. As causas mais comuns consistem em infecção (particularmente peritonite bacteriana espontânea e infecção do trato urinário), abuso de álcool, sangramento gastrintestinal e agressões iatrogênicas, como desidratação em consequência de diuréticos ou lactulose, ou hipersedação por benzodiazepínicos ou opiáceos.

A base da terapia para redução da NH_3 é a administração de dissacarídios não absorvíveis, lactulose, usada no tratamento da EH desde 1966. Os supostos mecanismos de ação são múltiplos. Acredita-se que o efeito catártico decorrente da carga osmolar reduza o tempo de absorção da NH_3, além de aumentar a excreção fecal de nitrogênio. O catabolismo da lactulose gera ácido láctico, acidificando, assim, o conteúdo colônico, provocando protonação da NH_3 em amônio (NH_4^+), que é pouco absorvido, permanece retido no lúmen e é excretado. Por fim, a lactulose inibe a atividade da glutaminase e interfere na captação intestinal de glutamina e seu subsequente metabolismo em NH_3. A lactulose é titulada para obter duas a três evacuações por dia, com dose inicial de 30 mℓ (20 g de lactulose) 2 vezes/dia. Foi comparada a placebo em vários estudos clínicos randomizados. Uma metanálise recente concluiu que a lactulose é benéfica no tratamento de EHM e EHCA. Ela reduz a mortalidade geral quando usada na prevenção de EH e EHCA e está associada à redução no risco de desenvolvimento de complicações graves relacionadas ao fígado, inclusive insuficiência hepática, hemorragia varicosa, infecções graves, peritonite bacteriana espontânea e síndrome hepatorrenal. Além disso, está associada apenas a eventos adversos não graves e, em grande parte, transitórios, é facilmente encontrada e é barata. Assim, representa a primeira escolha na profilaxia secundária da EHCA (Evidência de nível 1).[1]

A outra abordagem baseada em evidência consiste na modulação da flora fecal com rifaximina, 550 mg VO, 3 vezes/dia durante 14 dias. A rifaximina é um antibiótico de absorção mínima com amplo espectro contra bactérias gram-positivas, gram-negativas e anaeróbicas. Seu local de ação preferencial é o intestino delgado, onde reduz a carga de bactérias em até mil vezes. Estudos e metanálises demonstraram efeito benéfico na recuperação da EH, na prevenção secundária da EH e na mortalidade. De modo geral, é administrada em adição à lactulose (Evidência de nível 1).[1]

Muitas outras intervenções foram estudadas, mas as evidências não são tão robustas. Desse modo, seu uso é limitado à suplementação à lactulose e rifaximina em casos refratários. Dentre elas, estão os agentes redutores de NH_3, como benzoato de sódio, que reduz os níveis de NH_3 ao se combinar à glicina para formar hipurato, permitindo assim a excreção renal, e laxante purgativo polietilenoglicol, bem como L-ornitina L-aspartato e aminoácidos de cadeia ramificada de administração oral. Diante da EH resistente a medicamentos, os pacientes devem ser submetidos a exames para detecção de grandes *shunts* portossistêmicos, que podem ser tratados com embolização. Na presença de um TIPS, a redução do calibre da lesão pode levar à melhora clínica e deve ser considerada em pacientes com EH grave com essa etiologia. O transplante de fígado é a única opção de tratamento definitivo.

As medidas de cuidados gerais incluem hidratação apropriada e suporte nutricional com ingestão de proteína de 1,2 a 1,5 g/kg/dia e correção das anormalidades eletrolíticas. O tratamento da hiponatremia crônica deve ser realizado com cuidado, visto que os pacientes cirróticos correm maior risco de síndrome de desmielinização osmótica. A correção da hiponatremia deve ser realizada, porém não deve ser mais rápida do que 12 mmol/ℓ por 24 horas. A correção da hipopotassemia também constitui um componente essencial da terapia, visto que ela aumenta a produção renal de NH_3. Depois do primeiro episódio de EHCA, recomenda-se a profilaxia secundária com lactulose e rifaximina para evitar a ocorrência de recidiva. Essa terapia deve ser mantida indefinidamente.

Prognóstico

Até mesmo sem manifestações clínicas evidentes, os pacientes com EHM não se sentem bem. Após o diagnóstico, 50% dos pacientes são hospitalizados dentro de 1 ano, e 75% morrem nos próximos 4 anos. O futuro é ainda mais sombrio depois do primeiro episódio de EHCA: 40% sofrem um episódio recorrente até o final de 1 ano. A sobrevida cumulativa dentro de 1 ano é de 42% e, em 3 anos, de apenas 23%.

INSUFICIÊNCIA HEPÁTICA AGUDA E EDEMA CEREBRAL

Epidemiologia

A IHA é rara nos países desenvolvidos, com incidência que varia de 1 a 8 casos por milhão por ano. Há cerca de 2 mil casos por ano nos EUA. É observada mais comumente em adultos previamente sadios aos 30 anos, e a causa mais proeminente consiste em lesão hepática induzida por fármacos, principalmente hepatotoxicidade induzida por paracetamol (Figura 124.2). É de interesse para o neurologista saber que outras causas de IHA incluem carbamazepina, fenitoína e ácido valproico.

Biopatologia

Falência de múltiplos órgãos

A IHA resulta em falência de suas funções de síntese, metabólicas, de destoxificação e imunológicas. A perda da síntese

Tabela 124.4 Terapias farmacológicas para redução da amônia.

Agente	Dose
Lactulose	15 a 45 mℓ VO, 2 a 4 vezes/dia
Benzoato de sódio	5 mg VO, 2 vezes/dia
Rifaximina	400 mg VO, 3 vezes/dia

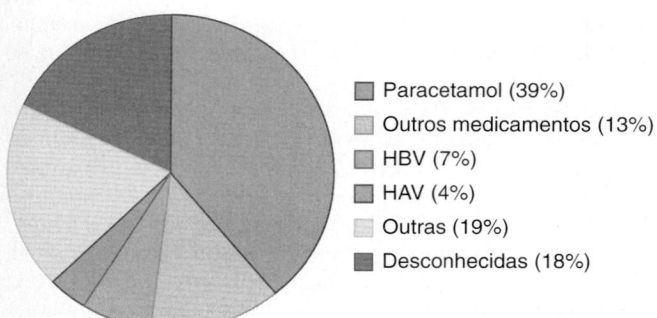

FIGURA 124.2 Causas comuns de falência hepática aguda nos EUA. HAV, vírus da hepatite A; HBV, vírus da hepatite B. (*Esta figura se encontra reproduzida em cores no Encarte.*)

de fatores da coagulação leva à coagulopatia, e os hepatócitos necróticos desencadeiam uma síndrome inflamatória sistêmica intensa. Esse estado inflamatório provoca vasoparesia e, com frequência, é complicado por insuficiência renal aguda e lesão pulmonar aguda. A perda da neoglicogênese pode levar a hipoglicemia e depuração reduzida do lactato. A imunoparesia faz com que o paciente corra alto risco de sepse, e a supressão da medula óssea manifesta-se com citopenia.

Encefalopatia e edema cerebral

A etiologia do edema cerebral na IHA não é compreendida por completo, e é provável que seja multifatorial, combinando o edema cerebral citotóxico por acúmulo astrocitário de glutamina e o edema vasogênico caracterizado por aumentos no volume sanguíneo cerebral e no fluxo sanguíneo cerebral (FSC), e a perda da BHE.

O acúmulo agudo de NH_3 produz consequências neurológicas diferentes da hiperamonemia crônica observada em pacientes cirróticos. A rápida transformação da NH_3 em glutamina no interior dos astrócitos não possibilita a atuação dos mecanismos compensatórios, como liberação de taurina ou mioinositol. Em consequência do efeito osmótico, os astrócitos adquirem água e intumescem, produzindo edema cerebral citotóxico. É por isso que os níveis arteriais de NH_3 na FHA estão altamente correlacionados com o prognóstico e a extensão do edema cerebral. Pacientes com níveis de NH_3 inferiores a 75 µmol/ℓ habitualmente não desenvolvem encefalopatia, enquanto aqueles com níveis de NH_3 acima de 200 µmol/ℓ correm risco de 55% de desenvolver edema cerebral, com hipertensão intracraniana concomitante. A glutamina, que se acumula rapidamente, é parcialmente transformada em glutamato, o que pode explicar o *delirium* agressivo e agitado observado em alguns pacientes e sua propensão a crises epilépticas.

Numerosas outras vias causais podem explicar a ocorrência de edema cerebral vasogênico na IHA. O achado mais consistente é uma variedade de mediadores inflamatórios, inclusive interleucina 1β, fator de necrose tumoral α e interleucina 6, que são liberados como parte da síndrome da resposta inflamatória sistêmica desencadeada pela necrose hepática aguda. Também há altos níveis de óxido nítrico, um vasodilatador. Tudo isso leva à perda da autorregulação normal, com vasodilatação, hiperemia e ruptura da BHE; assim, há extravasamento de fluido para o cérebro. O componente vasogênico do edema cerebral tende a ocorrer antes do desenvolvimento da hérnia devido ao edema cerebral global.

Manifestações clínicas

O quadro clínico da IHA é dominado por disfunção hepática aguda, inflamação sistêmica desregulada com disfunção de múltiplos órgãos e edema cerebral com hipertensão intracraniana, que constitui a complicação mais temida (Figura 124.3).

A sonolência e o asterixe característicos de pacientes cirróticos não constituem indicadores confiáveis de encefalopatia precoce na IHA. Com efeito, os sinais que anunciam o edema cerebral iminente consistem habitualmente em início de comportamento agressivo e *delirium* agitado, associados a hiperreflexia e clônus do tornozelo. Em seguida, podem ocorrer rapidamente alterações do estado mental, e coma em apenas algumas horas. A hipoglicemia deve ser descartada como causa, especialmente na toxicidade por paracetamol, onde é altamente prevalente (até 55%). Mioclonias multifocais e a resposta de sobressalto excessiva são bem descritas, e os estágios mais avançados podem revelar espasticidade e postura extensora,

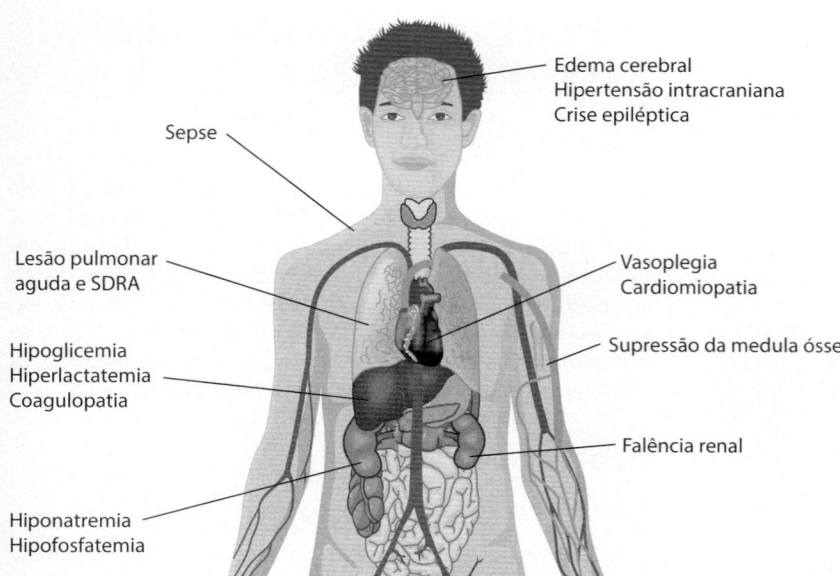

FIGURA 124.3 Disfunções de múltiplos órgãos associadas à falência hepática aguda. SDRA, síndrome de desconforto respiratório agudo. (*Esta figura se encontra reproduzida em cores no Encarte.*)

bem como respostas plantares extensoras. As respostas pupilares estão comprometidas apenas quando a pressão intracraniana (PIC) está francamente elevada e ocorreu herniação cerebral. A disfunção oculomotora é incomum, porém foi relatada a ocorrência de olhar desconjugado e desvio do olhar alternado periódico. O achado de elevação da pressão sistólica e bradicardia (também conhecido como *síndrome de Cushing*) é tardio e não confiável. As crises epilépticas, embora geralmente não convulsivas, também constituem achado frequente na IHA. Até 30% dos pacientes monitorados com eletroencefalograma contínuo apresentam evidências de crises eletrográficas.

Diagnóstico

A IHA é definida pelo início de coagulopatia (INR > 1,5) e encefalopatia (qualquer grau de alteração do estado mental) em consequência de insuficiência hepática aguda em um paciente sem doença hepática preexistente. O tempo decorrido entre o início da doença e a encefalopatia é variável, desde hiperagudo (menos de 1 semana) até subagudo (até 26 semanas). Pacientes com doença de Wilson, vírus da hepatite B de transmissão vertical ou hepatite autoimune podem ser incluídos se a doença só tiver sido reconhecida há menos de 6 meses.

Quando houver suspeita de IHA, a história precisa ser muito detalhada, com ênfase na ingestão de substâncias e medicamentos, incluindo medicamentos ou suplementos de venda livre, bem como possível exposição a vírus, incluindo história de viagem. Embora a causa da IHA permaneça desconhecida em quase 20% dos casos, constitui o único fator prognóstico mais importante e pode exigir tratamento específico, de modo que precisa ser investigada de maneira agressiva. Além dos exames laboratoriais e de imagem, devem-se efetuar exames bioquímicos seriados, incluindo níveis de NH_3, glicose e lactato, função hepática e renal, eletrólitos e painéis de coagulação.

Tratamento

Conduta terapêutica geral

Os pacientes com diagnóstico de IHA precisam ser hospitalizados, e aqueles que desenvolvem encefalopatia devem ser transferidos para uma unidade de terapia intensiva, visto que podem deteriorar em questão de horas. A avaliação neurológica frequente é obrigatória nos pacientes com IHA. Deve-se dedicar atenção especial para o desenvolvimento de *delirium*, alterações do estado mental, anormalidades do tônus motor e dos reflexos tendíneos profundos e mioclonia. Os pacientes que progridem para o estágio III ou IV de West Haven (ver Tabela 124.1), o que corresponde habitualmente a um escore de 8 ou menos na Escala de Coma de Glasgow (ver Tabela 19.1), devem ser intubados, e deve-se considerar fortemente o uso de monitoramento invasivo da PIC. A comunicação com um centro de transplante é essencial, e os critérios de transferência precisam ser determinados muito cedo no processo de avaliação. Dependendo da etiologia da IHA, deve-se instituir imediatamente um tratamento específico, particularmente no caso de intoxicação por paracetamol (Tabela 124.5). A hipoglicemia e a hiponatremia são comuns, podem exacerbar a gravidade da agressão neurológica e precisam ser cuidadosamente evitadas.

Plasmaférese em alto volume

A plasmaférese terapêutica (TPE, do inglês *therapeutic plasma exchange*) é um procedimento em que um grande volume de plasma é removido do paciente por um processo de centrifugação e substituído por albumina a 5% e soro fisiológico ou plasma. A remoção e reposição em massa do plasma remove substâncias patológicas e citocinas, o que atenua a ativação imune inata e melhora a disfunção de múltiplos órgãos. Um estudo clínico randomizado recente demonstrou melhora nas variáveis clínicas e paraclínicas, em especial um aumento na sobrevida livre de transplante de fígado em pacientes com IHA tratados com TPE. Todas as etiologias foram incluídas, associadas ao desenvolvimento de EH de, no mínimo, grau 2 nas últimas 24 horas. O plasma do paciente foi removido em taxa de 1 a 2 ℓ/h e substituído por plasma fresco congelado em volume equivalente a 15% do peso corpóreo ideal. A TPE é hoje recomendada em pacientes que atendem aos critérios de inclusão mencionados (Evidência de nível 1).[2,3]

Tabela 124.5 Etiologias e tratamentos específicos da falência hepática aguda.

Etiologia	Tratamento específico
Intoxicação por paracetamol	NAC IV*
Lesão hepática induzida por fármacos (não causada por paracetamol)	NAC IV*
Intoxicação por cogumelos (*Amanita phalloides*)	Penicilina G (1 milhão de U/kg/dia) e NAC IV*
HBV	Lamivudina
Herpes-vírus ou vírus varicela-zóster	Aciclovir (10 mg/kg IV a cada 8 h)
Autoimune	Prednisona (40 a 60 mg/dia)
IHA da gravidez ou HELLP	Parto

*A dose de ataque é de 150 mg/kg em dextrose a 5% durante 15 minutos; a dose de manutenção é de 50 mg/kg administrados durante 4 horas seguidos de 100 mg/kg administrados durante 16 horas (ou 6 mg/kg/h). HBV, vírus da hepatite B; HELLP, hemólise, elevação de enzimas hepáticas e baixo número de plaquetas; IHA, insuficiência hepática aguda; IV, via intravenosa; NAC, *N*-acetilcisteína.

Pressão intracraniana e monitoramento com doppler transcraniano

Os pacientes com encefalopatia de grau III (ver Tabela 124.1) correm risco de PIC elevada de 30%, ao passo que, em pacientes com grau IV, eleva-se para 70%. Com frequência, a tomografia computadorizada (TC) não contrastada da cabeça é realizada para descartar a possibilidade de outras patologias concomitantes, como sangramento; entretanto, o achado habitual que indica alto risco de hipertensão intracraniana consiste em edema cerebral geral com apagamento dos sulcos da convexidade, apagamento das cisternas basais e pequenos ventrículos além de perda da diferenciação entre substância cinzenta e substância branca.

O doppler transcraniano (DTC) é uma técnica não invasiva que possibilita uma avaliação indireta tanto do FSC quanto da PIC (ver Capítulo 24). Na IHA, tendo em vista que o edema cerebral global é principalmente vasogênico e causado por hiperemia e vasodilatação, a elevação da PIC é habitualmente precedida de aumento do FSC e, portanto, das velocidades de fluxo no DTC. No início, as velocidades de fluxo do DTC estão elevadas acima dos valores normais (60 cm/s no indivíduo jovem sadio), enquanto o índice de pulsatilidade (velocidade do fluxo sistólico máximo menos fluxo diastólico mínimo dividido pela velocidade de fluxo médio) está reduzido abaixo do valor normal de 1,0, devido à vasodilatação distal. A lesão cerebral é altamente reversível nesse estágio, e, por esse motivo, a tríade de coma, edema cerebral global na TC e velocidade de fluxo elevada no DTC constitui o momento ideal para o monitoramento da PIC.

Após elevação maciça da PIC por um período sustentado de tempo, o cérebro permanece ingurgitado, porém com hipoperfusão, o FSC cai, as alterações metabólicas no cérebro causam intumescimento celular e ocorre edema cerebral citotóxico. Nesse estágio avançado, o DTC evolui para o quadro compatível com morte cerebral: as velocidades de fluxo médio caem, o índice de pulsatilidade aumenta e, por fim, as leituras progridem para picos isolados de velocidade de fluxo sistólico com parada do fluxo diastólico diagnóstica de morte cerebral (ver Capítulo 20).

À semelhança de outros pacientes neurológicos críticos, o monitoramento invasivo da PIC (ver Capítulo 34) constitui o padrão-ouro para monitoramento quando a hipertensão intracraniana constitui a principal ameaça à vida. Embora seu uso na IHA ainda seja controverso, é atualmente recomendado para pacientes com encefalopatia de alto grau que aguardam transplante em centros com competência apropriada. Em associação à encefalopatia, os seguintes fatores são considerados indicações para colocação de monitor de PIC:

- Edema cerebral global na TC
- NH_3 arterial superior a 150 mmol/ℓ
- Idade < 50 anos
- Índices de FSC elevado no DTC
- Insuficiência renal ou cardiovascular concomitante.

O principal problema na colocação de monitor de PIC invasivo é o sangramento, visto que a maioria dos pacientes com IHA apresenta coagulopatia. Séries recentes relatam a ocorrência de sangramento clinicamente significativo em pacientes com IHA em procedimentos de reversão padrão na mesma ordem de magnitude que outras patologias intracranianas. Deve-se considerar seriamente a reversão da coagulopatia quando se coloca um monitor intracraniano. O uso *off-label* do fator VIIa recombinante (40 μg/kg administrados 30 minutos antes do procedimento) acontece em muitos centros de transplante de fígado no mundo inteiro para corrigir a coagulopatia antes da colocação do monitor de PIC. O fator VIIa recombinante tem sido associado ao risco de complicações trombóticas de 5%, incluindo infarto cerebral e miocárdico.

Recomendamos também manter as plaquetas acima de 50 mil e corrigir a hipofibrinogenemia (fibrinogênio < 100 mg/dℓ) com crioprecipitado antes da inserção do monitor. O tempo de protrombina e o INR elevados também podem ser corrigidos com plasma fresco congelado (15 mℓ/kg).

Conduta terapêutica da pressão intracraniana

Os princípios padrões de tratamento da PIC (ver Capítulo 111) aplicam-se a pacientes com IHA, porém com algumas particularidades. A solução salina hipertônica (3%) administrada de modo profilático (em uma velocidade de 0,5 mℓ/kg//h) com um nível-alvo de sódio de 145 a 155 mEq/ℓ demonstrou reduzir a incidência e a gravidade da crise de PIC. Por conseguinte, recomenda-se a indução profilática de hipernatremia (Evidência de nível 1)[3] em pacientes de alto risco (encefalopatia de grau III ou IV, NH_3 > 150 μmol/ℓ, insuficiência renal aguda ou necessidade de vasopressores). No caso de herniação, bólus de manitol (solução a 20%, em uma dose de 0,5 a 1 g/kg) são bem-sucedidos na resolução da crise de PIC em pacientes com IHA e melhoram a sobrevida em comparação com placebo. Os corticosteroides não têm nenhuma utilidade no edema cerebral causado pela IHA e provavelmente são prejudiciais e não devem ser usados (Evidência de nível 1).[3]

O papel da hipotermia terapêutica é controverso. Séries de casos mostram melhora acentuada no controle da PIC e taxas de sobrevida impressionantes; entretanto, um ensaio clínico controlado randomizado e estudos de coortes retrospectivos não conseguiram demonstrar melhores resultados com o resfriamento, embora não tenha havido taxas mais altas de sangramento ou de infecção. A indução de hipotermia para 33°C pode ser considerada uma intervenção de resgate em pacientes com crise de PIC refratária, que não respondem a sedação e paralisia, osmoterapia com bólus em hiperventilação como ponte para o transplante de fígado. Em alguns pacientes com IHA que apresentam PIC refratária ao manitol, foi constatado que a indometacina (25 mg IV) reduz acentuadamente a PIC sem efeitos adversos documentados.

Crises epilépticas

Com frequência relatada de crises epilépticas não convulsivas em até 30% dos pacientes, a encefalopatia de grau III ou IV deve ser monitorada com eletroencefalograma contínuo por, no mínimo, 48 horas. A fenitoína profilática não conseguiu melhorar os resultados em um ensaio clínico controlado randomizado e, portanto, não é recomendada.

Depuração de amônia

As terapias usadas para a EH, como a lactulose, não demonstraram ser úteis para reduzir agudamente os níveis sanguíneos de NH_3 em pacientes com IHA. Alguns dados clínicos mostram que a hemofiltração com terapia renal substitutiva contínua (TRSC) pode constituir a melhor maneira de controlar os níveis arteriais de NH_3, mas os resultados foram mais convincentes com a plasmaférese em alto volume (Evidência de nível 1).[2] A depuração está estreitamente correlacionada com uma taxa de ultrafiltração de até 90 mℓ/kg/h, e a glutamina também é provavelmente depurada no processo. A TRSC também possibilita um controle mais estrito dos níveis séricos de sódio, volume intravascular, pH e temperatura.

Sistemas de suporte hepático artificiais

Foram desenvolvidos diversos sistemas de suporte hepático extracorpóreo; atualmente, o único aparelho aprovado pela U.S. Food and Drug Administration é o Molecular Adsorbent Recirculating System, um sistema de recirculação com adsorção molecular. Esse sistema de suporte hepático artificial não biológico baseia-se na técnica de diálise, utilizando uma membrana revestida de albumina. Possibilita não apenas a destoxificação por meio da remoção de toxinas hidrossolúveis, mas também, em contraste com a TRSC, de substâncias ligadas à albumina. Entre os benefícios comprovados em pacientes com IHA, ocorrem melhora da estabilidade hemodinâmica, redução da PIC e melhora da EH. O único ensaio clínico controlado randomizado de grande porte não mostrou qualquer benefício de sobrevida, embora de poder extremamente fraco. Atualmente, o sistema de recirculação com adsorção molecular só deve ser considerado uma "ponte para o transplante" ou no contexto de um estudo randomizado.

Transplante

O transplante ortotópico de fígado constitui a única terapia definitiva para aqueles cuja função hepática não se recupera. Tendo em vista a evolução habitualmente rápida para o edema cerebral, é preciso avaliar imediatamente a candidatura do paciente. Foram desenvolvidos diversos escores prognósticos para tentar prever os pacientes que apresentam prognóstico sombrio com tratamento clínico apenas e, portanto, que irão se beneficiar mais do transplante de fígado de emergência. Nenhum deles está universalmente aceito, porém aqueles mais amplamente usados são os critérios do King's College (Tabela 124.6). Os pacientes adultos com IHA de início agudo súbito e grave de acordo com os Critérios do King's College apresentam expectativa de vida de menos de 7 dias sem transplante e são classificados no estado 1A, tornando-os pacientes de máxima prioridade, porém até 25% irão morrer enquanto estiverem na lista de espera. A partir de 2019, mais de 13 mil pacientes estavam na lista de espera para transplante de fígado nos EUA, com cerca de 10% de fígados habitualmente alocados para pacientes com IHA.

Prognóstico

Com a otimização do tratamento clínico e a melhora do sistema de alocação de órgãos, a taxa de mortalidade global atual da IHA situa-se entre 30 e 40%. A etiologia da IHA constitui um dos preditores mais importantes do prognóstico. Por exemplo, a sobrevida sem transplante é, em grande parte, de mais de 50% para a intoxicação por paracetamol, hepatite A ou doença relacionada com a gravidez. Em contrapartida, a sobrevida sem transplante é de menos de 25% na doença de Wilson, na síndrome de Budd-Chiari ou na hepatite autoimune. Com o transplante de emergência, embora a sobrevida dentro de 1 ano seja menor do que para transplante eletivo (principalmente em decorrência de infecção nos primeiros 3 meses), os pacientes com IHA apresentam melhor sobrevida a longo prazo.

Tabela 124.6 Critérios do King's College para falência hepática aguda.

IHA induzida por paracetamol	
Considerar fortemente a lista para TOF	• Lactato arterial > 3,5 mmol/ℓ após reanimação hídrica inicial
Alistar para TOF	• pH < 7,3 ou • Lactato arterial > 3,0 mmol/ℓ após reanimação hídrica adequada
Alistar para TOF se todos os três critérios ocorrerem dentro de um período de 24 h	• Presença de encefalopatia hepática de grau III ou IV • INR > 6,5 • Creatinina > 3,4 mg/dℓ
IHA não induzida por paracetamol	
Alistar para TOF	• INR > 6,5 e • Presença de encefalopatia (independentemente do grau)
Alistar para TOF se houver três dos seguintes critérios (e presença de encefalopatia de qualquer grau)	• Idade inferior a 10 anos ou acima de 40 anos • Icterícia por > 7 dias antes do desenvolvimento da encefalopatia • INR ≥ 3,5 • Bilirrubina sérica ≥ 17 mg/dℓ • Etiologia desfavorável, como doença de Wilson, reação medicamentosa idiossincrásica, hepatite soronegativa

IHA, insuficiência hepática aguda; INR, razão normalizada internacional; TOF, transplante ortotópico de fígado.

EVIDÊNCIAS DE NÍVEL 1

1. Sharma BC, Sharma P, Lunia MK, Srivastava S, Goyal R, Sarin SK. A randomized, double-blind, controlled trial comparing rifaximin plus lactulose with lactulose alone in treatment of overt hepatic encephalopathy. *Am J Gastroenterol.* 2013;108:1458-1463.
2. Larsen FS, Schmidt LE, Bernsmeier C, et al. High-volume plasma exchange in patients with acute liver failure: an open randomised controlled trial. *J Hepatol.* 2016;64(1):69-78.
3. Lee WM, Larson AM, Stravitz RT. *AASLD Position Paper: The Management of Acute Liver Failure: Update 2011.* Baltimore, MD: American Association for the Study of Liver Diseases; 2011.

LEITURA SUGERIDA

Cirrose e encefalopatia hepática

Gluud L, Vilstrup H, Morgan M. Nonabsorbable disaccharides for hepatic encephalopathy: a systematic review and meta-analysis. *Hepatology.* 2016;64(3):908-922.

Hadjihambi A, Arias N, Sheikh M, Jalan R. Hepatic encephalopathy: a critical current review. *Hepatol Int.* 2018;12(suppl 1):135-147.

Prakash RK, Kanna S, Mullen KD. Evolving concepts: the negative effect of minimal hepatic encephalopathy and role for prophylaxis in patients with cirrhosis. *Clin Ther.* 2013;35(9):1458-1473.

Sharma BC, Sharma P, Lunia MK, Srivastava S, Goyal R, Sarin SK. A randomized, double-blind, controlled trial comparing rifaximin plus lactulose with lactulose alone in treatment of overt hepatic encephalopathy. *Am J Gastroenterol.* 2013;108:1458-1463.

Vilstrup H, Amodio P, Bajaj J, et al. Hepatic encephalopathy in chronic liver disease: 2014 practice guideline by the American Association for the Study of Liver Diseases and the European Association for the Study of the Liver. *Hepatology.* 2014;60(2):715-735.

Insuficiência hepática aguda e edema cerebral

DellaVolpe JD, Garavaglia JM, Huang DT. Management of complications of end-stage liver disease in the intensive care unit. *J Intensive Care Med.* 2016;31:94-103.

European Association for the Study of Liver. EASL Clinical Practical Guidelines on the management of acute (fulminant) liver failure. *J Hepatol.* 2017;66(5):1047-1081.

Karvellas CJ, Stravitz RT, Battenhouse H, Lee WM, Schilsky ML; for US Acute Liver Failure Study Group. Therapeutic hypothermia in acute liver failure: a multicenter retrospective cohort analysis. *Liver Transpl.* 2015;21:4-12.

Krisl JC, Meadows HE, Greenberg CS, Mazur JE. Clinical usefulness of recombinant activated factor VII in patients with liver failure undergoing invasive procedures. *Ann Pharmacother.* 2011;45:1433-1438.

MacDonald AJ, Karvellas C. Emerging role of extracorporeal support in acute and acute-on-chronic liver failure: recent developments. *Semin Respir Crit Care Med.* 2018;39(5):625-634.

Mohsenin V. Assessment and management of cerebral edema and intracranial hypertension in acute liver failure. *J Crit Care.* 2013;28:783-791.

Murphy N, Auzinger G, Bernel W, Wendon J. The effect of hypertonic sodium chloride on intracranial pressure in patients with acute liver failure. *Hepatology.* 2004;39:464-470.

Rabadán AT, Spaho N, Hernández D, Gadano A, de Santibañes E. Intraparenchymal intracranial pressure monitoring in patients with acute liver failure. *Arq Neuropsiquiatr.* 2008;66(2B):374-377.

Shawcross DL, Wendon JA. The neurological manifestations of acute liver failure. *Neurochem Int.* 2012;60:662-671.

Slack AJ, Auzinger G, Willars C, et al. Ammonia clearance with haemofiltration in adults with liver disease. *Liver Int.* 2014;34:42-48.

Doença Renal, Distúrbios Eletrolíticos e o Sistema Nervoso

J. Kirk Roberts e Stephan A. Mayer

PONTOS-CHAVE

1. A doença neurológica em pacientes com insuficiência renal pode estar relacionada diretamente à falência renal ou a uma doença subjacente que compromete os rins e o sistema nervoso.

2. Muitas complicações neurológicas da falência renal tornaram-se menos comuns em decorrência da diálise precoce e mais agressiva e do transplante renal. No entanto, isso aumentou as complicações neurológicas da imunossupressão.

3. A homeostase do sódio é controlada pelo cérebro e pelos rins. A hiponatremia é comum na unidade de terapia intensiva neurológica e está mais comumente relacionada à depleção de volume, à síndrome da secreção inadequada do hormônio antidiurético e à perda cerebral de sal.

INTRODUÇÃO

As doenças renais estão associadas mais comumente às doenças neurológicas quando ambas estão relacionadas com algum distúrbio coexistente (p. ex., diabetes melito, hipertensão), que causa danos aos dois sistemas. Contudo, as doenças renais e a azotemia (elevação da ureia sanguínea ou uremia) resultante podem danificar o sistema nervoso central (SNC) e o sistema nervoso periférico. Com o aumento da diálise renal intensiva e dos transplantes renais, a incidência de alguns distúrbios neurológicos associados à insuficiência renal crônica tem diminuído, mas diversas outras complicações neurológicas associadas à diálise e aos transplantes tornaram-se mais importantes.

ENCEFALOPATIA URÊMICA

O diagnóstico diferencial da encefalopatia de um paciente com insuficiência renal é amplo e inclui distúrbios metabólicos, infecciosos e estruturais, além de outras causas. Os distúrbios hidreletrolíticos são comuns. Os fármacos excretados na urina podem acumular-se, tornando necessários ajustes das doses administradas.

Biopatologia

A própria uremia pode causar encefalopatia. Em geral, os sintomas da *encefalopatia urêmica* são mais graves nos pacientes com azotemia mais acentuada; além disso, esses sintomas comumente se evidenciam mais cedo e são mais graves nos pacientes com insuficiência renal aguda, em comparação com sua forma crônica. Os fatores específicos responsáveis por essa encefalopatia ainda não estão definidos. O indício mais precoce é embotamento sensitivo, que progride para *delirium*, obnubilação e mesmo coma. Além dos distúrbios cognitivos, os pacientes apresentam fraqueza, incoordenação e desequilíbrio. Os sinais ou sintomas focais podem sugerir claramente um processo focal. Asterixe é comumente observada com movimentos espasmódicos desencadeados por períodos com sustentação de alguma posição (p. ex., mãos esticadas com os dedos afastados). Mioclonias multifocais, que se evidenciam por abalos involuntários dispersos aleatoriamente por todo o corpo, podem tornar-se evidentes, geralmente depois do desenvolvimento de estupor ou coma. A tetania pode ser visível, com espasmo carpopodálico espontâneo, contração muscular dolorosa em mãos e pés, ou latente, evidenciada por sinal de Trousseau (contração muscular persistente e encurvamento da mão desencadeados por obstrução arterial). Crises epilépticas são manifestações tardias da encefalopatia urêmica. Outra característica são as oscilações dos sinais e sintomas clínicos de um dia para outro.

Diagnóstico

Nenhum dado laboratorial, inclusive as elevações específicas das provas de função renal, correlaciona-se diretamente com os sinais e sintomas clínicos da uremia. A punção lombar pode demonstrar níveis elevados de proteínas no líquido cefalorraquidiano (LCR) – algumas vezes acima de 100 mg/dℓ – e pleocitose em alguns casos, mas é realizada basicamente para excluir uma causa infecciosa da encefalopatia. As alterações demonstradas na tomografia computadorizada (TC) ou ressonância magnética (RM) geralmente são inespecíficas, mas podem ajudar a excluir acidente vascular encefálico (AVE) isquêmico, hemorragia intracerebral, hematoma subdural ou hidrocefalia. Assim como as condições clínicas do paciente, a eletroencefalografia geralmente apresenta anormalidades mais acentuadas na insuficiência renal aguda que em sua forma crônica. A atividade de base é lenta, com ondas teta e delta mais proeminentes nas regiões frontais. Ondas trifásicas também podem ocorrer. Estado de mal epiléptico não convulsivo é causa importante de encefalopatia reversível que pode ser demonstrada apenas no eletroencefalograma, com melhora notável quando é adequadamente tratada.

Tratamento

A encefalopatia urêmica geralmente responde muito bem à diálise, sugerindo que uma ou mais substâncias dialisáveis sejam responsáveis. Às vezes, a resposta pode atrasar 1 a 2 dias. Pesquisadores sugeriram que as causas da encefalopatia urêmica possam ser vários metabólitos com atividade tóxica quando se acumulam, mas nenhuma substância foi identificada como causa única. Distúrbios hormonais, anormalidades eletrolíticas, alterações da homeostasia do cálcio e desequilíbrio entre a neurotransmissão excitatória e inibitória parecem desempenhar um papel na etiologia dessa encefalopatia.

SÍNDROME DE DESEQUILÍBRIO DIALÍTICO

A síndrome de desequilíbrio dialítico descreve a manifestação de diversos sintomas neurológicos após a rápida correção da uremia no início de um programa de diálise. Isso é mais comum nos pacientes com azotemia mais grave. Os sinais e sintomas variam de cefaleia branda, náuseas e cãibras musculares, até *delirium*, obnubilação e convulsões em casos raros. Essa síndrome geralmente é autolimitada e regride depois de algumas horas, mas o *delirium* pode persistir por vários dias. Embora a patogenia seja controversa, a transferência da água para dentro do cérebro provavelmente é a causa dessa síndrome. A redução rápida dos osmólitos sanguíneos não pode ser compensada tão rapidamente por uma diminuição dos osmólitos cerebrais, gerando um gradiente osmótico entre o sangue e o cérebro, que acarreta transferência de água para dentro do encéfalo com edema cerebral e encefalopatia. Com os avanços da técnica de diálise, essa síndrome é muito menos comum atualmente. A iniciação gradativa da diálise pode ajudar a evitar a síndrome. Antes de estabelecer o diagnóstico da síndrome de desequilíbrio dialítico, é importante excluir outras causas dos sintomas cerebrais, inclusive uremia, outros distúrbios metabólicos, infecção e síndrome de encefalopatia posterior reversível. O tratamento de pacientes com síndrome de desequilíbrio dialítico geralmente requer o ajuste de sódio no dialisado para evitar alterações osmóticas; isso também deve ser feito naqueles com sintomas persistentes ou graves; manitol e solução salina hipertônica podem ser usados da mesma maneira.

DEMÊNCIA DA DIÁLISE

Raramente, pacientes em diálise crônica desenvolvem encefalopatia subaguda progressiva, que em geral é fatal. O primeiro sinal é a fala gaguejante e hesitante, às vezes com incapacidade total de falar. O distúrbio da fala é agravado durante e logo depois da diálise e, inicialmente, pode ocorrer apenas durante esses períodos. À medida que a encefalopatia avança, o paciente torna-se mais disártrico e afásico e também apresenta transtorno da personalidade, psicose, mioclonia, crises epilépticas e, ocasionalmente, déficits neurológicos focais. Os exames de imagem cerebrais e a análise do LCR geralmente são inespecíficos e, também nesses casos, são mais úteis para excluir outras causas de encefalopatia. Períodos longos de diálise e transplante renal não parecem alterar a evolução da doença. Muitos pacientes em diálise são idosos e apresentam doenças vasculares; as causas comuns de demência, como a doença de Alzheimer e a demência vascular, devem ser consideradas. No entanto, historicamente, a toxicidade por alumínio foi uma causa única de demência em pacientes com doença renal e submetidos à hemodiálise. Evidências sugerindo essa associação constataram que o teor de alumínio era sempre elevado na substância branca cerebral dos pacientes que morrem em razão dessa complicação, e nos estudos epidemiológicos, os sistemas de abastecimento de água municipais altamente contaminados por alumínio foram relacionados com a síndrome. A frequência dessa doença diminuiu acentuadamente quando o alumínio foi removido da água utilizada na diálise e o uso de ligantes de fosfato e antiácidos contendo alumínio foi reduzido.

DOENÇA VASCULAR ENCEFÁLICA

Os AVE são comuns nos pacientes em insuficiência renal, principalmente em razão dos fatores de risco compartilhados. Contudo, a insuficiência renal também pode promover a aterogênese por vários mecanismos. A hipotensão durante a diálise pode causar infartos das áreas limítrofes. A insuficiência renal está associada à disfunção plaquetária, e os anticoagulantes usados durante a hemodiálise podem contribuir para a hemorragia intracerebral ou o hematoma subdural. O hematoma subdural crônico pode causar um quadro de encefalopatia sem sinais e sintomas motores ou sensoriais focais. A doença renal policística autossômica dominante está associada a risco mais alto de aneurisma sacular e hemorragia subaracnóidea (HSA).

SÍNDROME DAS PERNAS INQUIETAS

Ao menos 20% dos pacientes em insuficiência renal crônica referem sensações de prurido, picadas, arrepios ou rastejamento nas partes profundas das pernas, especialmente quando estão em repouso, mas que melhoram com a mobilização do membro (ver Capítulo 78). Movimentos periódicos dos membros podem coexistir com movimentos espásticos involuntários das pernas durante o sono. Em geral, a diálise não traz melhora significativa e o tratamento é semelhante ao indicado para pacientes sem insuficiência renal.

NEUROPATIA PERIFÉRICA

A complicação neurológica mais comum da insuficiência renal crônica é uma neuropatia sensorimotora mista, predominantemente axonal, simétrica e distal, que afeta mais as pernas que os braços. Os nervos cranianos (especialmente visão e audição) e o sistema nervoso autônomo podem ser afetados. A taxa de progressão, a gravidade, a predominância dos sinais e sintomas motores ou sensitivos e a gravidade da dor são variáveis. Os primeiros sinais são déficits de sensibilidade à vibração e à temperatura e, em geral, os sinais e sintomas sensitivos aparecem antes dos motores. A neuropatia geralmente progride ao longo de vários meses, mas pode ter evolução fulminante.

Biopatologia

Quanto à patologia, a neuropatia urêmica geralmente é uma degeneração axonal primária com desmielinização segmentar secundária; também existe uma forma predominantemente desmielinizante. Como a neuropatia urêmica melhora com hemodiálise, parece provável que ela resulte da acumulação de metabólitos dialisáveis. Em alguns casos, o tratamento da neuropatia depende de prolongar as horas em diálise a cada semana. Estudos também mostraram que o uso de eritropoetina melhora a neuropatia urêmica.

Diagnóstico

Outras causas sempre devem ser consideradas, tendo em vista a coexistência das doenças renais com outros distúrbios que predispõem à neuropatia periférica (p. ex., diabetes melito e amiloidose). As mononeuropatias (p. ex., síndrome do túnel do carpo causada pela lesão do nervo mediano no punho ou neuropatia ulnar) também podem ocorrer, talvez como consequência da predisposição maior dos nervos em risco, ou de um fenômeno de desvio vascular depois da criação da fístula arteriovenosa. Os testes eletrofisiológicos geralmente são anormais, mesmo nos pacientes assintomáticos, com redução das amplitudes e lentidão. Na maioria dos pacientes que iniciam programas de diálise crônica, a neuropatia estabiliza ou melhora lentamente. Os pacientes com neuropatia branda comumente se recuperam por completo, mas os que começam a diálise com neuropatia grave raramente se recuperam, mesmo depois de vários anos; em alguns casos, a neuropatia pode continuar a progredir. Contudo, a inexistência de melhora ou a progressão dos sintomas durante a diálise deve indicar uma investigação de diagnóstico alternativo.

Tratamento

Tanto a diálise quanto o transplante renal bem-sucedido comumente têm efeito benéfico significativo na neuropatia urêmica; acredita-se que o transplante seja mais eficaz. As velocidades de condução dos nervos motores podem aumentar dentro de alguns dias depois do transplante, também com melhora continuada ao longo de vários meses, algumas vezes com recuperação completa, a menos que tenha ocorrido degeneração axonal antes do transplante.

O tratamento sintomático da neuropatia urêmica dolorosa é semelhante ao recomendado para qualquer neuropatia periférica dolorosa (ver Capítulo 91), mas com controle cuidadoso das doses dos fármacos, em vista da insuficiência renal.

MIOPATIA

Nos pacientes em insuficiência renal, a miopatia com fraqueza dos membros, fadiga aos mínimos esforços e atrofia muscular é uma complicação mal explicada. As enzimas musculares e a eletromiografia geralmente são normais. A biopsia muscular pode demonstrar alterações inespecíficas e, em alguns casos, atrofia das fibras do tipo II. Outra hipótese a ser considerada são distúrbios eletrolíticos, especialmente do potássio, cálcio e magnésio. Em pacientes submetidos a transplante renal e em tratamento com corticosteroides, deve-se considerar a hipótese de miopatia por corticosteroide.

COMPLICAÇÕES NEUROLÓGICAS DO TRANSPLANTE RENAL

Transplante renal é o tratamento preferido para doença renal terminal e, com os avanços da medicina dos transplantes, esses pacientes vivem mais tempo e estão mais sujeitos a desenvolver complicações adversas da imunossupressão crônica.

Uma neuropatia femoral pode complicar a cirurgia de transplante renal em consequência da compressão ou tração peroperatória. Em geral, essa neuropatia pode ser tratada com fisioterapia e tempo. Ocasionalmente, pode haver necessidade de evacuação de um hematoma compressivo ou de reparo do nervo que sofreu uma lesão direta mais grave.

Os pacientes transplantados com manifestações sistêmicas de rejeição também podem ter sinais e sintomas de encefalopatia, inclusive confusão mental e mesmo crises epilépticas. Em geral, os sintomas começam nos primeiros meses depois do transplante, mas alguns ocorrem mais tarde. O tratamento da rejeição geralmente melhora essas complicações.

Síndrome de encefalopatia posterior reversível

Vários fármacos são usados para evitar rejeição do transplante, e todos causam efeitos adversos. A *síndrome de encefalopatia posterior reversível* é especialmente interessante para o neurologista e geralmente ocorre nos pacientes tratados com ciclosporina ou tacrolimo (ver Capítulo 44). A síndrome de encefalopatia reversível posterior também pode ocorrer em pacientes com doença renal e hipertensão que não fizeram transplante renal. Os sinais e sintomas são cefaleia, distúrbios visuais, encefalopatia e crises epilépticas. A pressão arterial geralmente está elevada. A RM demonstra anormalidades da substância branca, que são mais acentuadas nas regiões occipital e parietal e sugerem edema vasogênico. O tratamento consiste em reduzir a pressão arterial e, se possível, interromper os fármacos imunossupressores. Evidentemente, os pacientes que fizeram transplantes de órgãos precisam usar imunossupressores; quando os fármacos são substituídos, o paciente também precisa manter o monitoramento da SEPR. Pacientes com crises epilépticas devem ser tratados com antiepilépticos. O índice de recidiva tardia das crises epilépticas depois do tratamento bem-sucedido é pequeno e, em geral, o fármaco antiepiléptico pode ser interrompido nos casos sem complicações, quando os sintomas regredirem e os exames de imagem normalizarem, embora alguns recomendem manter o tratamento por 1 a 3 meses.

Linfoma primário do sistema nervoso central

O risco de desenvolver linfoma depois de um transplante é cerca de 35 vezes maior que nos indivíduos normais; o risco aumentado depende quase unicamente do aumento da incidência dos linfomas primários do SNC. Na grande maioria dos casos, esses tumores são linfomas de células B, que se desenvolvem como consequência da infecção pelo vírus Epstein-Barr (VEB) associada à imunossupressão, com proliferação linfocitária secundária. Nos casos típicos, o tumor desenvolve-se entre 5 e 45 meses depois do transplante. As síndromes clínicas resultantes são hipertensão intracraniana, sinais neurológicos focais com progressão rápida ou combinações desses dois. As crises epilépticas são raras. O linfoma pode ser multicêntrico e afetar as meninges. O tratamento pode incluir interrupção da imunossupressão, quimioterapia e radioterapia.

Infecções oportunistas

As infecções são comuns nos pacientes transplantados, e deve-se manter um grau elevado de suspeita porque a reação inflamatória habitual pode estar reduzida, explicando a atenuação da gravidade dos sintomas. Cefaleia ou alterações mentais de início recente devem levar o médico a considerar exames de neuroimagem e punção lombar. As infecções virais por citomegalovírus, vírus do herpes zóster, vírus varicela-zóster, herpes-vírus humano 6, VEB e vírus de John Cunningham podem ser diagnosticas frequentemente com base na cultura ou reação em cadeia de polimerase do LCR. Outras possibilidades são meningites bacteriana e tuberculosa. As infecções fúngicas sistêmicas são frequentes e pode haver formação de abscessos cerebrais secundários. Em quase todos os casos, a fonte primária da infecção é o pulmão. As radiografias do tórax e a ocorrência de febre ajudam a diferenciar entre abscesso cerebral fúngico e tumor cerebral nos pacientes transplantados. *Aspergillus* mostra tendência singular à disseminação cerebral e é responsável pela maioria dos abscessos cerebrais fúngicos; *Candida*, *Nocardia* e *Histoplasma* são isolados nos demais casos. A síndrome clínica resultante dessas infecções geralmente consiste em *delirium* associado a crises epilépticas. Cefaleia, rigidez de nuca e sinais focais também ocorrem, mas não são comuns. Comumente, o LCR é praticamente normal e a biopsia cerebral pode ser o único meio confiável para estabelecer o diagnóstico. A diferenciação entre abscesso cerebral fúngico e tumor cerebral potencialmente radiossensível realça a importância da biopsia.

HIPONATREMIA

A homeostasia do sódio e dos líquidos é controlada pelo cérebro e pelos rins. O neurologista, especialmente na unidade de tratamento intensivo neurológica, frequentemente encontra hiponatremia (sódio sérico < 135 mEq/ℓ). Nesse contexto, as causas mais comuns de hiponatremia são depleção de volume, síndrome da secreção inadequada de hormônio antidiurético (SSIADH) e síndrome de perda salina cerebral (SPSC).

Manifestações clínicas

A hiponatremia pode não ser causada unicamente pela lesão cerebral, mas também pode agravar a disfunção neurológica e acarretar diversas manifestações clínicas, desde confusão mental branda até morte. A gravidade do quadro clínico está relacionada principalmente com a rapidez da redução do sódio, mais que com o próprio nível absoluto de sódio sérico. Sódio é o principal soluto osmoticamente ativo do compartimento de líquido extracelular. Quando a concentração do sódio diminui rapidamente (> 1 mEq/h), a água livre é transferida para o compartimento intracelular, resultando em edema das células cerebrais. Ao contrário dos outros órgãos, o SNC tolera muito mal esse processo. A hiponatremia aguda pode causar edema cerebral generalizado e manifestações clínicas graves, inclusive crises epilépticas, coma ou morte por herniação do tronco encefálico.

Quando as concentrações de sódio diminuem gradativamente, as células compensam reduzindo a osmolalidade intrínseca do compartimento intracelular. Esse processo, que envolve a eliminação dos eletrólitos intracelulares (p. ex., potássio) e dos osmólitos orgânicos, estende-se por algumas horas a dias. Por essa razão, o volume celular normal é mantido nos casos de hiponatremia crônica, mas essas alterações intrínsecas da composição intracelular dos neurônios causam disfunção neurológica sutil evidenciada na forma de disfunção cognitiva, redução dos tempos de reação e instabilidade da marcha. Os pacientes hospitalizados com hiponatremia crônica têm mortalidade mais alta e risco de quedas duas a quatro vezes maior que os pacientes com nível normal de sódio.

Diagnóstico

A anamnese clínica é uma etapa inicial importante para a avaliação da hiponatremia e deve incluir especialmente informações sobre perda de líquidos (ou ingestão excessiva), ingestão baixa de proteínas, uso de fármacos, história de insuficiência cardíaca, cirrose, insuficiência renal, hipotireoidismo, insuficiência suprarrenal, câncer de pulmão e, evidentemente, doença do SNC.

Além da história clínica, o exame físico deve começar com uma *avaliação do volume* circulante com base na pressão arterial e frequência cardíaca, turgor cutâneo, umidade das mucosas e pressão venosa jugular. Nos casos típicos, a determinação do aporte e das perdas de líquidos demonstra balanço hídrico global positivo nos pacientes hipovolêmicos, porque os rins adequadamente retêm líquidos para corrigir o problema. Em geral, a dosagem da concentração de sódio urinário em uma amostra aleatória mostra nível baixo (< 25 mEq/ℓ) nos estados hipovolêmicos, refletindo a retenção ávida de sódio pelos rins. Pressão venosa central baixa é muito específica de hipovolemia; fora isso, a pressão venosa central não é indicador confiável do volume circulante. Entre os métodos diagnósticos sofisticados usados na unidade de tratamento intensivo para avaliar o volume circulante estão a ultrassonografia realizada à beira do leito para avaliar a colapsibilidade da veia cava inferior com as respirações espontâneas e os monitores de débito cardíaco, que podem medir o índice de volume telediastólico global do coração.

Os exames laboratoriais essenciais ao diagnóstico da hiponatremia são osmolalidade sérica, osmolalidade urinária e eletrólitos urinários, além das dosagens bioquímicas séricas tradicionais. Quando a osmolalidade sérica está baixa, o diagnóstico de hiponatremia hipotônica verdadeira pode ser confirmado (Figura 125.1). Quando o sódio sérico está baixo, mas a osmolalidade sérica está normal, os lipídios ou as proteínas elevadas podem explicar a pseudo-hiponatremia detectada. Quando o sódio está baixo e a osmolalidade está aumentada, outra substância está atuando como osmólitos, inclusive glicose, ureia, álcool ou manitol.

Quando a hiponatremia hipotônica é confirmada, a classificação do estado volêmico em hipovolêmico, euvolêmico ou hipervolêmico é essencial para a definição da causa (ver Figura 125.1). A dosagem do sódio urinário é um teste complementar fundamental. O cálculo da fração de excreção de sódio (FENa; Tabela 125.1) é menor que 1% nos pacientes hipovolêmicos ou que têm redução do volume sanguíneo circulante efetivo e função renal normal, refletindo um padrão de correção por retenção ávida de sódio. Uma exceção importante é quando as perdas de líquidos e a hipovolemia são causadas pela excreção excessiva inadequada de sódio, como ocorre com SPSC não tratada (Tabela 125.2).

No contexto da SSIADH, os pacientes são euvolêmicos, o sódio urinário em amostra aleatória é maior que 40 mEq/ℓ e a excreção fracionária de sódio é maior que 1%. Como o hormônio antidiurético (ADH, do inglês *antidiuretic hormone*) está anormalmente elevado, a osmolalidade urinária é maior que a da urina diluída ao máximo (100 mOsm/kg) e, em geral, maior que 300 mOsm/kg.

A SSIADH causada pela secreção aumentada de ADH pode ocorrer com quase todas as doenças do SNC, inclusive AVE, traumatismo, tumor cerebral ou encefalite, bem como com as neuropatias periféricas agudas (p. ex., síndrome de Guillain-Barré).

Nos casos típicos, a SPRC ocorre nos pacientes com HSA, mas também pode estar associada aos outros tipos de lesão aguda do SNC. Nesses casos, a ativação do sistema nervoso simpático libera fatores na circulação (p. ex., fator natriurético cerebral), que estimulam a excreção excessiva de sódio ao mesmo tempo em que suprimem a reação normal do sistema renina-angiotensina à hipovolemia. A SPRC como causa de hiponatremia é cerca de 10 vezes menos comum que a SSIADH. Em alguns casos, mais comumente nos pacientes com HSA, a hiponatremia pode ser causada por processos fisiológicos simultâneos, que favorecem perdas excessivas de sódio e elevação inadequada do nível de ADH.

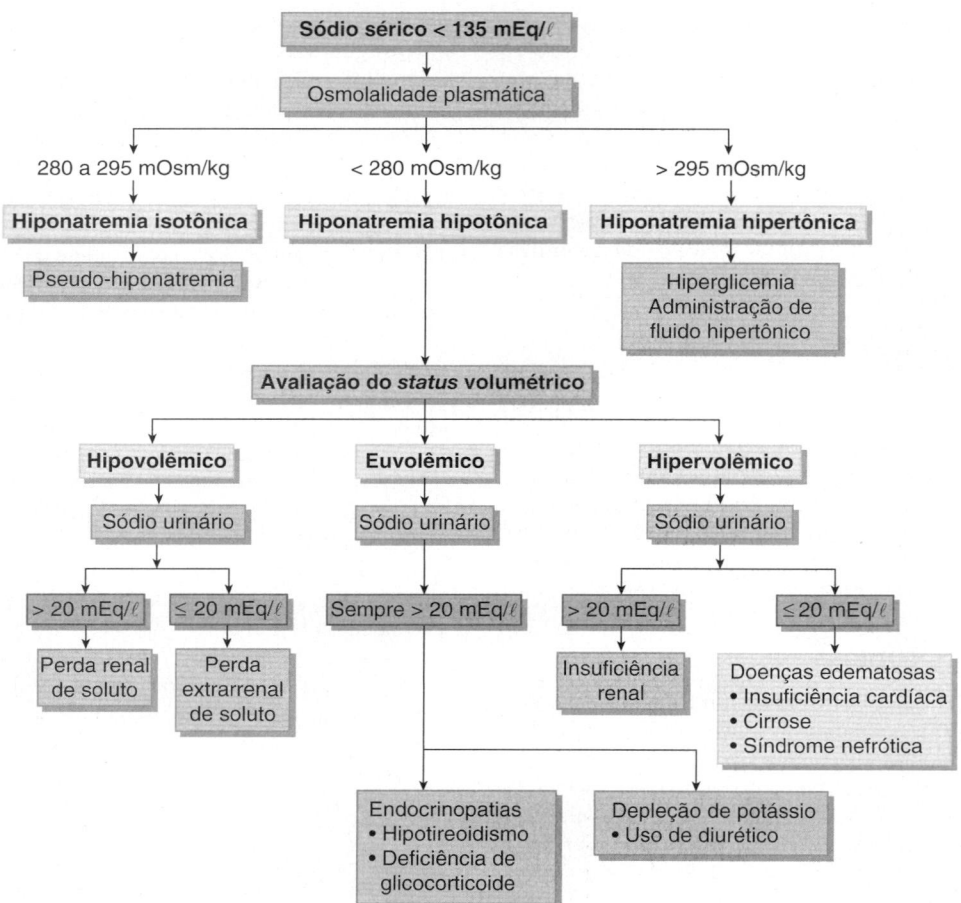

FIGURA 125.1 Algoritmo diagnóstico para determinar a causa da hiponatremia. A etapa 1 é confirmar a existência de hiponatremia hipotônica com base na osmolalidade sérica. A etapa 2 é avaliar o volume circulante. Em geral, a hiponatremia euvolêmica é causada pela síndrome de secreção inadequada de hormônio antidiurético. A hiponatremia hipovolêmica pode ser causada por perdas extrarrenais de sódio (inclusive vômitos ou diarreia), ou perdas renais inadequadas (p. ex., síndrome de perda salina cerebral).

Tabela 125.1 Síndrome da secreção inadequada de hormônio antidiurético *versus* síndrome de perda salina cerebral.

	SSIADH	SPSC
Sódio sérico (mEq/ℓ)	< 135	< 135
Osmolalidade sérica (mOsm/kg)	< 275	< 275
Osmolalidade urinária (mOsm/kg)	> 100 (em geral > 300)	> 100 (em geral > 300)
Sódio urinário (mEq/ℓ)	> 40	> 40
Estado volêmico	Euvolêmico ou hipervolêmico	Hipovolêmico
Resposta à solução salina isotônica	Nenhum efeito	Melhora da hiponatremia

SPSC, síndrome de perda salina cerebral; SSIADH, síndrome de secreção inadequada de ADH.

Tabela 125.2 Interpretação da fração de excreção de sódio (FENa) e da concentração de sódio urinário.

	Pré-renal	Doença renal intrínseca	Obstrução pós-renal
FENa*	< 1%	> 1%	> 4%
U$_{Na}$ (mmol/ℓ)	< 20	> 40	> 40
Exemplos	Hipovolemia	Necrose tubular aguda	Obstrução da bexiga
	Insuficiência cardíaca	Glomerulonefrite	Obstrução ureteral
	Estenose de artéria renal	Nefrite aguda	

*A FENa é calculada pela fórmula: $[(P_{Cr} \times U_{Na}) / (P_{Na} \times U_{Cr})] \times 100$. FENa, excreção fracionada de sódio; U$_{Na}$, sódio urinário.

Tratamento

Hiponatremia sintomática aguda

O tratamento da hiponatremia aguda ou crônica dos pacientes neurológicos é importante. A hiponatremia aguda sintomática com edema cerebral secundário é uma emergência médica e deve ser tratada com solução salina hipertônica. O elemento fundamental do tratamento é a solução de cloreto de sódio-acetato a 3%, infundida em taxa de 0,25 a 1,0 mℓ/kg/h, dependendo da gravidade dos sintomas e do nível de sódio. O nível sérico de sódio deve ser monitorado a cada 4 horas, com ajuste da taxa de infusão para que a correção não seja superior a 12 mEq/ℓ em 24 horas (0,5 mEq/ℓ/h). A correção agressiva e rápida da hiponatremia deve ser evitada pela possibilidade de desmielinização osmótica ou mielinólise pontina central (MPC).

Hiponatremia crônica

A abordagem fundamental ao tratamento da *hiponatremia hipovolêmica*, qualquer que seja a causa, é reposição de líquidos isotônicos (soro fisiológico a 0,9%). Na maioria dos casos, o déficit de volume permite normalizar a concentração de sódio.

A primeira opção de tratamento tradicional para a SSIADH comumente inclui reposição de líquidos, mas um termo mais correto para essa abordagem terapêutica seria *restrição de água livre*. Todas as fontes de água livre, sejam orais ou na forma de líquidos intravenosos hipotônicos ou alimentação enteral, devem ser reduzidas nos pacientes com SSIADH, mas as soluções cristaloides isotônicas ainda podem ser administradas para manter o volume intravascular, principalmente dos pacientes com HSA que necessitem de expansão de volume.

Na maioria dos casos da SSIADH, o tratamento habitual de restrição de água livre oral é lento; esse tratamento impede que mais água livre seja retida, mas não elimina o excesso existente no momento. O acréscimo de comprimidos de sal também não corrige satisfatoriamente o problema, porque 2 g de cloreto de sódio equivalem a apenas 34 mEq de cloreto de sódio – quantidade praticamente insuficiente para reverter o problema.

Recentemente, o uso de bloqueadores dos receptores de vasopressina foi introduzido como modalidade terapêutica nova, que tem como alvo o receptor V2 do túbulo coletor distal. Como causa alteração de conformação, a aquaporina-2 permite a saída de mais água livre ("aquarese"), resultando em eliminação significativa de água livre. O *tolvaptana* (15 mg/dia VO) causa aumento médio da concentração sérica de sódio em 3 mEq/ℓ em 24 horas, enquanto o *conivaptana* (20 mg em 1 hora, seguida da infusão de 20 mg em 24 horas) aumenta o sódio sérico em média de 6 mEq/ℓ em 24 horas. Com o bloqueio do receptor de ADH, o tratamento com os chamados vaptanos tem como alvo a anormalidade fisiopatológica responsável pela SSIADH. Esses dois fármacos foram aprovados pela Food and Drug Administration americana para tratar pacientes com hiponatremia euvolêmica ou hipervolêmica causada pela SSIADH.

SÍNDROME DE DESMIELINIZAÇÃO OSMÓTICA

Em 1959, Adams, Victor e Mancall descreveram uma doença distinta caracterizada pela destruição simétrica das bainhas de mielina na base da ponte após a correção excessivamente rápida da concentração sérica de sódio. Esses autores cunharam o termo *mielinólise pontina central* (MPC).

Mais tarde, descobriu-se que a desmielinização pode afetar as vias de substância branca fora da ponte, dando origem ao termo *mielinólise extrapontina* (MEP). O termo *síndrome de desmielinização osmótica* (SDO) é hoje usado na descrição geral da síndrome; MPC e MEP são as duas principais variantes anatômicas.

De modo geral, a SDO se desenvolve após a correção excessivamente rápida da hiponatremia crônica para níveis normais ou supranormais. O alcoolismo crônico e a desnutrição são bastante associados a essa doença, mas a hiponatremia subjacente pode ter qualquer causa, inclusive SSIADH, desidratação por vômitos, diarreia ou terapia diurética, hiper-hidratação pós-operatória (em especial por irrigação da bexiga durante cirurgia urológica), transplante de fígado ou intoxicação hídrica psicogênica. Da mesma maneira, a rápida correção da hiponatremia pode provocar mielinólise em pacientes urêmicos em hemodiálise. Além da hiponatremia subjacente, hipofosfatemia grave, hipopotassemia e outros distúrbios eletrolíticos podem ser observados; essas anomalias podem contribuir para o desenvolvimento da síndrome. Raramente, aumentos rápidos no nível sérico de sódio a partir de um valor basal normal podem causar SDO em pacientes neurocríticos submetidos a osmoterapia agressiva em bólus.

Na maioria dos casos, o principal fator causador da SDO parece ser a correção rápida da concentração sérica de sódio, mas alguns casos ocorrem em indivíduos com anomalias eletrolíticas graves na ausência de correção excessivamente rápida do nível de sódio. Da mesma maneira, a correção da hiponatremia que excede em muito a taxa segura de 0,5 mEq/ℓ/h pode não ter consequências neurológicas. Muitas variáveis, além da taxa de correção da hiponatremia, como deficiências de eletrólitos e micronutrientes, parecem atuar na patogênese da SDO.

Epidemiologia

A SDO é rara. Em um estudo sueco de 2011 com 83 pacientes, a incidência geral foi de 0,6 por milhão de pessoas-ano. A maioria dos casos (87%) era de hiponatremia no início do estudo, com nível mediano de sódio de 104 mEq/ℓ; em todos os casos, a hiponatremia era crônica. A causa da hiponatremia foi multifatorial, incluindo medicamentos (57%), vômitos ou diarreia (42%) e polidipsia (32%). A maioria dos pacientes (70%) era etilista. Em outra série recente do Massachusetts General Hospital, nos EUA, com 45 casos identificados ao longo de 10 anos, as comorbidades mais comuns foram alcoolismo (43%), doença hepática (26%) e insuficiência renal (20%).

Biopatologia

A principal alteração patológica é a desmielinização. As áreas acometidas apresentam degeneração com perda de oligodendrócitos, mas os neurônios, as bainhas dos axônios e os vasos sanguíneos são poupados e não há inflamação. A fisiopatologia parece ser o desequilíbrio fisiológico osmolar no cérebro. A apoptose pode esgotar o suprimento de energia para as células da glia e as bombas de Na^+/K^+-adenosina trifosfatase (ATPase), prejudicando a adaptação celular ao estresse osmótico. Em ratos com hipotonia tratados com solução salina hipertônica, o primeiro evento parece ser a abertura da barreira hematencefálica, seguida por aumento de volume da alça interna da bainha de mielina, degeneração de oligodendrócitos e liberação de fatores derivados de macrófagos que provocam o colapso da mielina. Histologicamente, a lesão começa na rafe mediana e pode envolver toda ou parte da base da ponte (Figura 125.2). A lesão pode se espalhar para o tegmento pontino ou superiormente para o mesencéfalo ou chegar a áreas extrapontinas bilaterais com ou sem lesões concomitantes na base da ponte. Microscopicamente, as lesões se assemelham às da doença de Marchiafava-Bignami (desmielinização do corpo caloso e outras fibras comissurais, comumente observada no alcoolismo crônico e na desnutrição).

A causa exata da mielinólise é incerta. Nos indivíduos com hiponatremia rapidamente corrigida para níveis normais ou supranormais, não se sabe se o baixo teor de sódio, a velocidade de correção ou a alteração absoluta no teor de sódio sérico é um fator etiológico. No entanto, o desenvolvimento de sintomas pela rápida correção é mais provável na hiponatremia crônica em comparação à hiponatremia aguda. Em experimentos com animais, a mielinólise pontina pode ser produzida em ratos, coelhos ou cães hiponatrêmicos submetidos ao tratamento rápido com solução salina hipernatrêmica. Os animais com hiponatremia não tratada não desenvolveram alterações neuropatológicas. Portanto, a atenção se concentrou na taxa de correção da hiponatremia como o principal mecanismo desencadeante da mielinólise. Um estudo recente sugeriu que a perda de atividade de aquaporinas cerebrais (especificamente das aquaporinas 1 e 4) afeta a redistribuição de água e osmólitos em vários compartimentos cerebrais e é observada na mielinólise pontina.

Manifestações clínicas

Os pacientes com SDO geralmente têm evolução bifásica; a primeira fase reflete a doença predisponente subjacente, e a segunda fase reflete a própria SDO. Classicamente, os sinais e sintomas neurológicos de mielinólise surgem 2 a 3 dias após a rápida correção dos níveis de sódio. Na MPC, os primeiros sintomas são disartria e disfagia e evoluem para quadriplegia flácida e, depois, espástica. Outros achados são mutismo, anomalias comportamentais, psicose franca, oftalmoparesia, paralisia bulbar e pseudobulbar, hiper-reflexia e, raramente, crises epilépticas ou coma. Nos casos mais graves de MPC, os pacientes podem apresentar algo como a síndrome de encarceramento, e a comunicação por piscar de olhos às vezes é estabelecida. A MEP pode causar ataxia, irregularidade comportamental, déficits de campo visual, parkinsonismo, coreoatetose, distonia ou discinesias cinesiogênicas paroxísticas. Os distúrbios do movimento podem surgir com ou sem evidência radiográfica de MEP. Os distúrbios do movimento decorrentes da MEP podem ser tratáveis, com alguma melhora observada com a administração de dopaminérgicos.

Diagnóstico

Embora historicamente a maioria dos casos tenha sido diagnosticada à necropsia, a síndrome agora pode ser facilmente detectada em vida pela RM. A TC pode ser normal, especialmente no início da evolução, mas pode revelar áreas simétricas de hipodensidade na base da ponte ou em regiões extrapontinas sem efeito de massa. A RM é muito mais sensível e, de modo geral, mostra um aumento simétrico da intensidade do sinal no centro da ponte (muitas vezes descrita como em formato de *tridente*) em imagens ponderadas em T2 e *fluid-attenuated inversion recovery* (FLAIR) (Figura 125.3). As lesões aparecem hipointensas nas imagens ponderadas em T1 e tendem a não aumentar. A imagem de RM ponderada por difusão pode ser ainda mais sensível porque demonstra aumento do sinal de difusão restrita de água no centro da ponte nas primeiras 24 horas de início dos sintomas da mielinólise. As lesões vistas na base da ponte geralmente poupam o tegmento e podem se estender até o mesencéfalo ventral, mas raramente chegam à medula. Na MEP, o acometimento simétrico bilateral pode afetar as vias da substância branca nos gânglios da base, cerebelo, tálamo, corpo caloso do mesencéfalo, substância branca subcortical, claustro ou lemniscos mediais.

Como os achados de imagem podem surgir até 2 semanas após o início das manifestações clínicas, a repetição da RM é recomendada em casos de suspeita clínica e achados negativos à primeira neuroimagem.

Outros estudos que podem auxiliar o diagnóstico de SDO são a espectroscopia por RM, que pode demonstrar a diminuição das razões de *N*-acetilaspartato/creatina e o aumento das razões de colina/creatina, e as respostas evocadas auditivas do tronco encefálico, que podem demonstrar o prolongamento das latências III a V e I a V. O eletroencefalograma pode revelar alentecimento e baixa voltagem. Os níveis de proteína e proteína básica da mielina no LCR podem estar elevados.

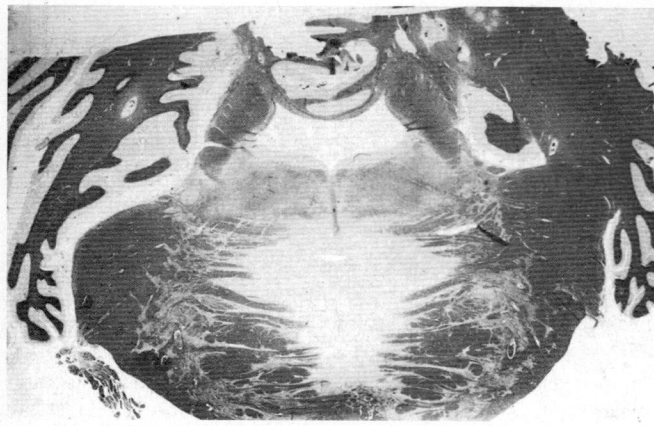

FIGURA 125.2 Mielinólise pontina central. O corte histológico da ponte rostral mostra a lesão característica. (Cortesia do Dr. J. Kepes.)

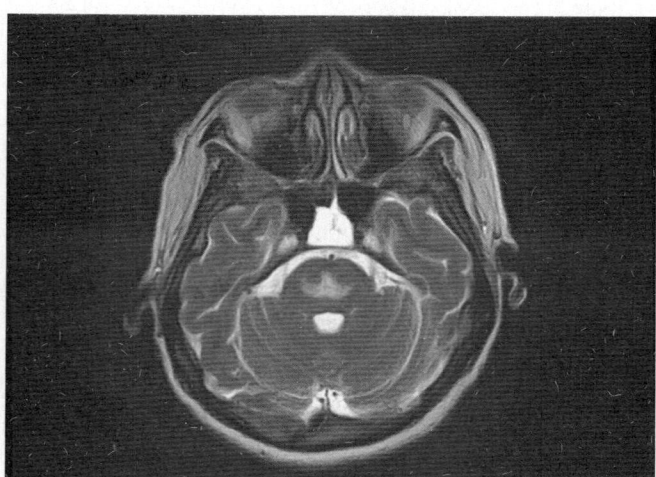

FIGURA 125.3 Ressonância magnética cerebral ponderada em T2 mostrando o sinal hiperintenso em formato de tridente no centro da ponte. (Reproduzida, com autorização, de Cheo SW, Low QJ, Tan YA, Chia YK. Trident sign in osmotic demyelination syndrome. *QJM*. 2020;113[2]:131-132.)

Prevenção e tratamento

A prevenção da mielinólise inclui a correção criteriosa da hiponatremia com soro fisiológico e restrição de água livre, interrupção da terapia diurética e correção de anomalias metabólicas associadas e complicações médicas. Atualmente, não há estudos clínicos que forneçam evidências de nível 1 para o tratamento adequado da MPC. *Com base nas diretrizes clínicas, há uma frequência muito baixa de mielinólise se o alvo da correção da concentração sérica de sódio for 8 e não exceder 12 mmol/ℓ em 24 horas.* O aumento mais rápido do sódio sérico não necessariamente provoca SDO. Na verdade, a SDO é rara se a taxa de correção estiver dentro desses limites. O soro fisiológico (NaCl a 0,9%) (concentração de sódio de 154 mEq/ℓ) deve ser usado como primeiro fluido de reanimação, embora a solução de Lactato de Ringer (concentração de sódio de 130 mEq/ℓ) possa ser uma alternativa caso se deseje uma correção ainda mais lenta. Existem diversas calculadoras *online* (https://reference.medscape.com/calculator/643/sodium-correction-rate-for-hyponatremia) para determinar a taxa adequada de infusão de fluidos para atingir a correção de 0,33 mmol/ℓ/h (que produz um aumento de 8 mEq em 24 horas).

Exemplo de caso de correção de hiponatremia

Um homem de 54 anos e 70 kg chega ao pronto-socorro após uma crise epiléptica. Ele não tem histórico de epilepsia anterior, mas admite ser usuário de álcool de longa data, que consome aproximadamente meio litro de vodca diariamente. O homem está afebril, seus sinais vitais estão estáveis e, ao exame, ele parece desidratado com membranas mucosas secas. No teste neurológico, ele é orientado para o local e ano, mas não para a data, e parece letárgico. Os testes laboratoriais revelam teor de álcool no sangue de 45 mg/dℓ, nível sérico de sódio de 119 mEq/ℓ e azotemia pré-renal.
O diagnóstico é de crise epiléptica de início recente provocada pelo uso de álcool e hiponatremia. Você recomenda corrigir o nível sérico de sódio em 8 mEq por 24 horas, durante 2 dias consecutivos (0,33 mEq/h). Uma calculadora *online* revela que solução salina normal a uma taxa de 405 mℓ/h será suficiente para aumentar o nível de sódio de 119 para 127 mEq/ℓ no dia 1 e de 127 para 135 mEq/ℓ no dia 2.

Os pacientes hiponatrêmicos assintomáticos com edema cerebral ou crises epilépticas podem precisar de correção mais rápida, em especial se a hiponatremia for mais aguda. A abordagem típica é a administração de solução salina hipertônica a 3% em bólus intravenosos de 50 a 150 mℓ ou em infusão contínua de 0,5 a 1,0 mℓ/kg/h. Deve-se ter cuidado ao administrar solução salina hipertônica a pacientes com hiponatremia sintomática aguda; as avaliações laboratoriais frequentes do sódio sérico devem ser usadas como orientação para evitar a correção excessivamente rápida.

Desfecho

Segundo os relatos clássicos, a MPC tem mortalidade extremamente alta, entre 35 e 50%, e alta taxa de incapacidade neurológica permanente. Recentemente, o desfecho foi bem mais otimista. No estudo nacional sueco supracitado, após 6 meses de acompanhamento, apenas 7% dos pacientes com SDO haviam morrido e 60% eram funcionalmente independentes. Também houve relatos de recuperação quase completa de estados comatosos ou de encarceramento. A incapacidade persistente pode se manifestar como o aparecimento tardio de disartria, ataxia, tremor, distonia ou alterações cognitivas e comportamentais. Fatores prognósticos favoráveis à recuperação são idade menor, hiponatremia menos grave e síndrome clínica menos grave à internação e alta.

LEITURA SUGERIDA

Doenças renais

Brouns R, De Deyn PP. Neurological complications in renal failure: a review. *Clin Neurol Neurosurg.* 2004;107:1-16.

Campistol JM. Uremic myopathy. *Kidney Int.* 2002;62:1901-1913.

Chen Y, Tian X, Wang X. Advances in dialysis encephalopathy research: a review. *Neurol Sci.* 2018;39(7):1151-1159.

Cohen JA, Raps EC. Critical neurologic illness in the immunocompromised patient. *Neurol Clin.* 1995;13:659-677.

Ellison DH, Berl T. Clinical practice. The syndrome of inappropriate antidiuresis. *N Engl J Med.* 2007;356:2064-2072.

Fugate JE, Claassen DO, Cloft HJ, Kallmes DF, Kozak OS, Rabinstein AA. Posterior reversible encephalopathy syndrome: associated clinical and radiologic findings. *Mayo Clin Proc.* 2010;85:427-432.

Giannaki CD, Hadjigeorgiou GM, Karatzaferi C, Pantzaris MC, Stefanidis I, Sakkas GK. Epidemiology, impact, and treatment options of restless legs syndrome in end-stage renal disease patients: an evidence-based review. *Kidney Int.* 2014;85:1275-1282.

Hamed SA. Neurologic conditions and disorders of uremic syndrome of chronic kidney disease: presentations, causes, and treatment strategies. *Expert Rev Clin Pharmacol.* 2019;12(1):61-90.

Johansen KL, Shubert T, Doyle J, Soher B, Sakkas GK, Kent-Braun JA. Muscle atrophy in patients receiving hemodialysis: effects on muscle strength, muscle quality, and physical function. *Kidney Int.* 2003;63:291-297.

Kim DM, Lee IH, Song CJ. Uremic encephalopathy: MR imaging findings and clinical correlation. *AJNR Am J Neuroradiol.* 2016;37(9):1604-1609.

Krishnan AV, Kiernan MC. Uremic neuropathy: clinical features and new pathophysiological insights. *Muscle Nerve.* 2007;35:273-290.

Lee JJ, Kilonzo K, Nistico A, Yeates K. Management of hyponatremia. *CMAJ.* 2014;186(8):E281-E286.

Lehrich RW, Ortiz-Melo DI, Patel MB, Greenberg A. Role of vaptans in the management of hyponatremia. *Am J Kidney Dis.* 2013;62(2):364-376.

Mistry K. Dialysis disequilibrium syndrome prevention and management. *Int J Nephrol Renovasc Dis.* 2019;12:69-77.

Rajagopal R, Swaminathan G, Nair S, Joseph M. Hyponatremia in traumatic brain injury: a practical management protocol. *World Neurosurg.* 2017;108:529-533.

Renneboog B, Musch W, Vandemergel X, Manto MU, Decaux G. Mild chronic hyponatremia is associated with falls, unsteadiness, and attention deficits. *Am J Med.* 2006;119(1):71.e1-71.e8.

Schifman RB, Luevano DR. Aluminum toxicity: evaluation of 16-year trend among 14 919 patients and 45 480 results. *Arch Pathol Lab Med.* 2018;142:742-746.

Singh S, Bohn D, Carlotti AP, Cusimano M, Rutka JT, Halperin ML. Cerebral salt wasting: truths, fallacies, theories, and challenges. *Crit Care Med.* 2002;30:2575-2579.

Sterns RH, Hix JK, Silver SM. Management of hyponatremia in the ICU. *Chest.* 2013;144(2):672-679.

Sterns RH, Silver SM. Cerebral salt wasting versus SIADH: what difference? *J Am Soc Nephrol.* 2008;19:194-196.

Yeates KE, Singer M, Morton AR. Salt and water: a simple approach to hyponatremia. *CMAJ.* 2004;170:365-369.

Zepeda-Orozco D, Quigley R. Dialysis disequilibrium syndrome. *Pediatr Nephrol.* 2012;27:2205-2211.

Síndrome de desmielinização osmótica

Adams RD, Victor M, Mancall EL. Central pontine myelinolysis: a hitherto undescribed disease occurring in alcoholic and malnourished patients. *AMA Arch Neurol Psychiatry.* 1959;81:154-172.

Adrogue HJ, Madias NE. Hyponatraemia. *N Engl J Med.* 2000;342:1581-1589.

Ashrafian H, Davey P. A review of the causes of central pontine myelinolysis: yet another apoptotic illness? *Eur J Neurol.* 2001;8:103-109.

Aegisdottir H, Cooray C, Wirdefeldt K, Piehl F, Sveinsson O. Incidence of osmotic demyelination syndrome in Sweden: a nationwide study. *Acta Neurologica Scandinavica.* 2019;140(5):342-349.

Ayus JC, Krothpalli RK, Arieff AI. Treatment of symptomatic hyponatremia and its relation to brain damage. *N Engl J Med*. 1987;317:1190-1195.

Bouchat J, Couturier B, Marneffe C, et al. Regional oligodendrocytopathy and astrocytopathy precede myelin loss and blood–brain barrier disruption in a murine model of osmotic demyelination syndrome. *Glia*. 2018;66(3):606-622.

Brunner JE, Redmond JM, Haggar AM, Kruger DF, Elias SB. Central pontine myelinolysis and pontine lesions after rapid correction of hyponatremia: a prospective magnetic resonance imaging study. *Ann Neurol*. 1990;27:61-66.

Cheo SW, Low QJ, Tan YA, Chia YK. Trident sign in osmotic demyelination syndrome. *QJM*. 2020;113(2):131-132.

Donahue SP, Kardon RH, Thompson HS. Hourglass-shaped visual fields as a sign of bilateral lateral geniculate myelinolysis. *Am J Ophthalmol*. 1995;119:378-380.

Fitts W, Vogel AC, Mateen FJ. The changing face of osmotic demyelination syndrome: a retrospective, observational cohort study [published online ahead of print August 26, 2020]. *Neurology*. 2020. doi:10.1212/CPJ.0000000000000932.

Guo Y, Hu JH, Lin W. Central pontine myelinolysis after liver transplantation: MR diffusion, spectroscopy and perfusion findings. *Magn Reson Imaging*. 2006;24:1395-1398.

Hadfield MG, Kubal WS. Extrapontine myelinolysis of the basal ganglia without central pontine myelinolysis. *Clin Neuropathol*. 1996;15:96-100.

Heng AE, Vacher P, Aublet-Cuvelier B, et al. Centropontine myelinolysis after correction of hyponatremia: role of associated hypokalemia. *Clin Nephrol*. 2007;67:345-351.

Kallakatta RN, Radhakrishnan A, Fayaz RK, Unnikrishnan JP, Kesavadas C, Sarma SP. Clinical and functional outcome and factors predicting prognosis in osmotic demyelination syndrome (central pontine and/or extrapontine myelinolysis) in 25 patients. *J Neurol Neurosurg Psychiatry*. 2011;82:326-331.

Kleinschmidt-Demasters BK, Norenberg MD. Rapid correction of hyponatremia causes demyelination: relation to central pontine myelinolysis. *Science*. 1981;211:1068-1070.

Lambeck J, Hieber M, Dreßing A, Niesen WD. Central pontine myelinosis and osmotic demyelination syndrome. *Dtsch Ärztebl Int*. 2019;116(35-36):600.

Lampl C, Yazdi K. Central pontine myelinolysis. *Eur Neurol*. 2002;47:3-10.

Lee TM, Cheung CC, Lau EY, Mak A, Li LSW. Cognitive and emotional dysfunction after central pontine myelinolysis. *Behav Neurol*. 2003;14:103-107.

Lohr JW. Osmotic demyelination syndrome following correction of hyponatremia: association of hypokalemia. *Am J Med*. 1994;96:408-413.

Martin RJ. Central pontine and extrapontine myelinolysis: the osmotic demyelination syndromes. *J Neurol Neurosurg Psychiatry*. 2004;75(suppl 3):iii22-iii28.

Mitchell AW, Burn DJ, Reading PJ. Central pontine myelinolysis temporally related to hypophosphataemia. *J Neurol Neurosurg Psychiatry*. 2003;74:820.

Popescu BF, Bunyan RF, Guo Y, Parisi JE, Lennon VA, Lucchinetti CF. Evidence of aquaporin involvement in human central pontine myelinolysis. *Acta Neuropathol Commun*. 2013;1:40.

Rojiani AM, Cho ES, Sharer L, Prineas JW. Electrolyte-induced demyelination in rats. 2. Ultrastructural evolution. *Acta Neuropathol*. 1994;88:293-299.

Ruzek KA, Campeau NG, Miller GM. Early diagnosis of central pontine myelinolysis with diffusion-weighted imaging. *AJNR Am J Neuroradiol*. 2004;25:210-213.

Salerno SM, Kurlan R, Joy SE, Shoulson I. Dystonia in central pontine myelinolysis without evidence of extrapontine myelinolysis. *J Neurol Neurosurg Psychiatry*. 1993;56:1221-1223.

Schrier RW. Treatment of hyponatremia. *N Engl J Med*. 1985;312:1121-1123.

Snell DM, Bartley C. Osmotic demyelination syndrome following rapid correction of hyponatraemia. *Anaesthesia*. 2008;63:92-95.

Uchino A, Yuzuriha T, Murakami M, et al. Magnetic resonance imaging of sequelae of central pontine myelinolysis in chronic alcohol abusers. *Neuroradiology*. 2003;45:877-880.

Cérebro e Funções Gástrica e Geniturinária

126

Alden Doerner Rinaldi e Charles C. Esenwa

PONTOS-CHAVE

1. A função gástrica e geniturinária é em grande parte impulsionada pelo fluxo autonômico dos sistemas nervosos simpático e parassimpático. Sua ação recíproca regula a função sexual, armazenamento urinário e micção e sintoniza o sistema nervoso entérico para controlar a motilidade intestinal, função secretomotora, perfusão, absorção de fluidos e nutrientes e função imune entérica.

2. A lesão do sistema nervoso em qualquer nível e por diversos mecanismos pode resultar em inúmeras manifestações gastrintestinais e/ou geniturinárias. A identificação e a interpretação adequada desses sinais e sintomas podem ser úteis tanto na localização quanto no diagnóstico.

3. Inversamente, vários distúrbios gastrintestinais primários podem ter efeitos deletérios na função neurológica ou levar a doenças neurológicas.

4. Evidências emergentes ligam o eixo microbioma-intestino-cérebro à saúde e à doença neurológica, como esclerose múltipla e acidente vascular encefálico.

INTRODUÇÃO

O cérebro compartilha conexões complexas com os sistemas gastrintestinal (GI) e geniturinário (GU). A lesão do sistema nervoso em qualquer nível anatômico e por diversos mecanismos – isquemia, traumatismo, inflamação, infecção, insulto tóxico e metabólico, anomalia de desenvolvimento ou degeneração – pode provocar sintomas GI ou GU. Por outro lado, os distúrbios GI primários podem ter efeitos deletérios sobre a função neurológica. Em ambos os casos, as consequências humanas em termos de qualidade de vida, morbidade e mortalidade podem ser enormes. Neste capítulo, descreveremos (1) os mecanismos neurológicos gerais que levam a uma perturbação da função fisiológica saudável dos sistemas GI e GU, (2) distúrbios neurológicos específicos com manifestações GI ou GU significativas e (3) distúrbios GI frequentemente associados a complicações neurológicas.

NEUROANATOMIA

O sistema nervoso autônomo ocupa uma posição central na regulação dos sistemas GI e GU. Os impulsos autonômicos são mediados pelo córtex e pelo hipotálamo e afetam núcleos no tronco encefálico e na medula espinal toracolombar e sacral. O fluxo colinérgico parassimpático do núcleo dorsal do nervo vago no bulbo promove as funções vegetativas de secreção, digestão, absorção e motilidade intestinal, enquanto o fluxo parassimpático sacral estimula a micção, a defecação e a tumescência.

O fluxo adrenérgico simpático da medula espinal toracolombar opõe-se diretamente à função parassimpática, visto que diminui as secreções, a motilidade intestinal e o fluxo sanguíneo esplâncnico, enquanto aumenta também o tônus dos esfíncteres para promover a continência urinária e fecal. Os neurônios somáticos que surgem do núcleo do nervo pudendo (núcleo de Onuf), nos segmentos S2-S4 da medula espinal sacral, seguem pelo nervo pudendo para inervar os músculos do assoalho pélvico e esfíncteres do ânus e uretra, mantendo o controle volitivo da continência (Figura 126.1).

O sistema nervoso entérico é um ramo quase independente do sistema nervoso autônomo com um número estimado de 400 a 600 mil neurônios, quase igual ao da medula espinal em sua totalidade. Suas funções consistem em (1) coordenar a motilidade intestinal, (2) controlar a função secretomotora, (3) regular o fluxo sanguíneo local, (4) controlar a absorção de líquidos e nutrientes e, por fim, (5) interagir e modular o sistema imune entérico. O sistema nervoso entérico possui duas subdivisões anatomicamente distintas. O plexo submucoso, que inclui o plexo de Meissner, está localizado na parede intestinal e monitora o ambiente epitelial local, exercendo um controle secretório motor em resposta a estímulos parassimpáticos, enquanto o plexo mioentérico ou de Auerbach, localizado superficialmente na camada muscular do intestino, medeia a motilidade por meio de impulsos tanto simpáticos quanto parassimpáticos. As partes mais proximais e distais do trato GI têm inervação somática, tornando essas áreas particularmente suscetíveis a lesões neurológicas.

MANIFESTAÇÕES GASTRINTESTINAIS DE DOENÇA NEUROLÓGICA

Disfagia

O processo de deglutição é iniciado no córtex cerebral e supervisionado pelo núcleo ambíguo no bulbo. A mastigação, a formação do bolo e a iniciação do reflexo de deglutição ocorrem na orofaringe por meio de um esforço coordenado envolvendo múltiplos nervos cranianos. O reflexo da deglutição e a peristalse esofágica são as fases involuntárias, que são supervisionadas por impulsos dos nervos glossofaríngeo e vago. A dificuldade na deglutição ou disfagia pode se manifestar na forma de salivação, incapacidade de movimentar efetivamente o bolo alimentar, sensação de plenitude esofágica e sufocação ou tosse quando tenta ingerir o alimento.

As fases preparatória e oral da deglutição podem ser comprometidas por um processo patológico que afete o córtex motor primário ou áreas motoras suplementares, como acidente vascular encefálico (AVE) ou demência neurodegenerativa. A lesão direta do tronco encefálico ou dos tratos corticobulbares por

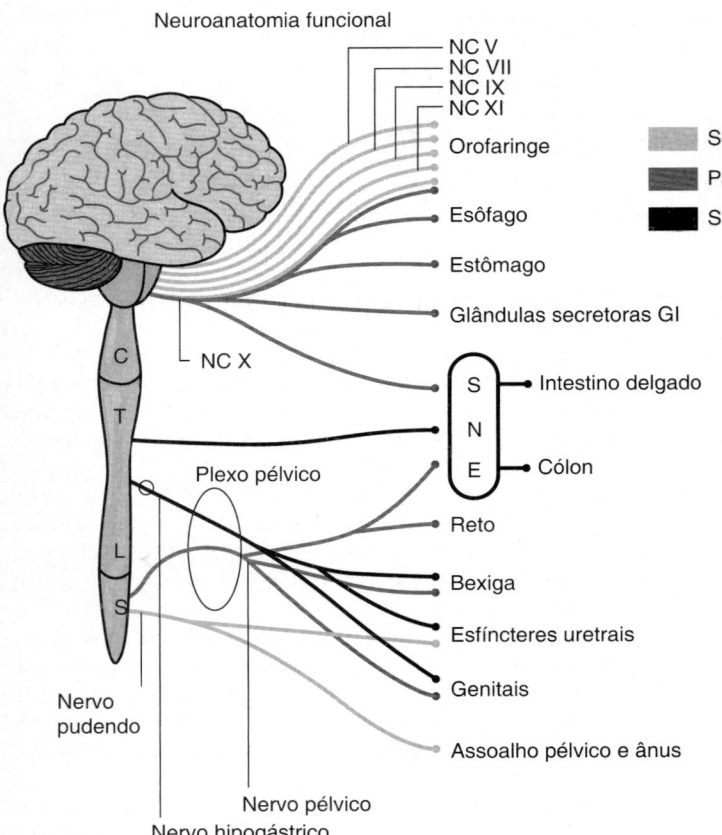

FIGURA 126.1 Neuroanatomia periférica dos sistemas gastrintestinal (GI) e geniturinário. A inervação somática predominantemente pelos nervos cranianos (NC) V, VII, IX e XI e os nervos pudendos aparecem em *cinza-claro*. A inervação parassimpática, indicada em *cinza-escuro*, segue rostralmente do tronco encefálico para a orofaringe e sistema nervoso entérico proximal pelo nervo vago (NC X). A inervação parassimpática caudal, que se origina da medula espinal sacral, segue o seu trajeto por meio dos nervos pélvicos. Por outro lado, o impulso simpático, em *preto*, alcança o sistema nervoso entérico por meio de três gânglios principais – celíaco, superior e mesentérico inferior. Os órgãos pélvicos recebem a sua inervação simpática por meio do nervo hipogástrico, que forma um complexo de impulsos parassimpáticos sacrais na pelve inervando ricamente a parte distal do cólon, o reto e órgãos geniturinários. C, cervical; L, lombar; S, sacral; SNE, sistema nervoso entérico; T, torácica.

isquemia, síndrome de Parkinson-*plus* ou esclerose múltipla (EM) pode interferir nos impulsos para o núcleo ambíguo, afetando a fase involuntária da deglutição. Os distúrbios do neurônio motor, como a esclerose lateral amiotrófica (ELA) (doença de Lou Gehring) ou a atrofia muscular espinal e bulbar (doença de Kennedy), causam disfagia proeminente ao afetar os neurônios motores que inervam os músculos da mastigação, orofaringe e parte superior do esôfago. Perifericamente, os distúrbios da junção neuromuscular, como a miastenia *gravis* e o botulismo, e os distúrbios musculares, incluindo distrofias musculares e miopatias inflamatórias, também podem ter efeitos significativos sobre todas as fases da deglutição.

As diretrizes atuais relacionadas ao AVE exigem que a triagem de disfagia seja feita em todos os pacientes hospitalizados por AVE agudo. Os protocolos de triagem variam e incluem testes de reflexo de tosse, testes de deglutição à beira do leito ou avaliação abrangente por um fonoaudiólogo (Evidência de nível 1).[1]

A videofluoroscopia tem sido o padrão-ouro na avaliação da disfagia, e, atualmente, a visualização direta por meio de videoendoscopia é utilizada com mais frequência avaliar objetivamente a função de deglutição em pacientes com suspeita de disfagia. Embora alimentos com textura modificada e líquidos mais consistentes sejam bastante usados para diminuir o risco de aspiração, pacientes com disfagia grave ou aqueles que não conseguem satisfazer suas necessidades nutricionais ou de água por mais de 7 dias podem ser submetidos à gastrostomia endoscópica percutânea (GEP). No AVE com expectativa de recuperação da deglutição, a GEP é muitas vezes temporária e principalmente usada como ponte para a deglutição independente (Evidência de nível 1).[2]

A disfagia orofaríngea em consequência de um distúrbio degenerativo, embora atenuada por meio de terapia da deglutição, progride naturalmente para a desnutrição, desidratação e, por fim, alto risco de pneumonia por aspiração. Portanto, recomenda-se que pacientes com ELA ou doença de Parkinson (DP) participem de questionários de triagem de rotina para avaliação de disfagia e desnutrição. Como no AVE, os métodos de triagem de disfagia, videofluoroscopia e videoendoscopia, devem ser usados para avaliar a função da deglutição de maneira objetiva. A colocação de GEP em pacientes com ELA confere um benefício significativo de sobrevida em 20 meses e as compensações devem ser discutidas no início da evolução da doença (Evidência de nível 1).[3] Por outro lado, a colocação de GEP em pacientes com demência tem desfechos piores em comparação a pacientes sem demência que submetidos à GEP e aqueles com demência que não foram submetidos à GEP. Os fatores que contribuem para resultados ruins incluem mau prognóstico geral por demência avançada, aumento do risco de pneumonia por aspiração, aumento da incontinência urinária e fecal que contribui para o desenvolvimento de úlceras de decúbito e infecções e aumento do uso de contenção. Assim, várias diretrizes não recomendam a GEP em pacientes com demência avançada (Evidência de nível 1).[4]

Dismotilidade esofágica

O esfíncter esofágico inferior (EEI) é controlado pelo núcleo posterior (motor dorsal) do nervo vago e atua como válvula unidirecional para o conteúdo alimentar que passa do esôfago para o estômago. A acalasia caracteriza-se pela perda da peristalse esofágica, com contração sustentada do esfíncter inferior do esôfago, resultando em megaesôfago e aparência clássica em "bico de pássaro" na videofluoroscopia. Embora tipicamente seja um distúrbio idiopático primário, há evidências implicando um processo inflamatório ou autoimune subjacente, que afeta as células ganglionares do plexo mioentérico. De modo semelhante, nos estágios crônicos da doença de Chagas, pode ocorrer acalasia em consequência da destruição infecciosa do plexo mioentérico pelo protozoário *Trypanosoma cruzi*.

Gastroparesia

A peristalse no estômago é controlada por ondas contráteis rítmicas independentes reguladas pelas células intersticiais de Cajal e reguladas por impulsos vagais. A gastroparesia, ou esvaziamento gástrico tardio em consequência de comprometimento da motilidade do antro, habitualmente se manifesta como distensão, dor, náuseas e vômitos pós-prandiais. A neuropatia vagal diabética e a neuropatia autônoma diabética constituem causas comuns, que também podem afetar de modo semelhante a motilidade intestinal, causando diarreia e constipação intestinal alternadas. Os agentes procinéticos, como metoclopramida, cisaprida e eritromicina, são usados no tratamento de exacerbações agudas, enquanto os casos graves podem exigir gastrostomia endoscópica percutânea *venting* com enterostomia com sonda alimentar.

Úlcera gástrica de estresse

A disfunção neurológica decorrente de lesão traumática do cérebro, lesão da medula espinal ou cirurgia neurológica predispõe a lesões da mucosa e hemorragia relacionadas com o estresse. As úlceras de estresse são particularmente exacerbadas por lesão que acomete o tronco encefálico e o diencéfalo. A desregulação da função hipotalâmica com hiperatividade simultânea dos eferentes parassimpáticos e simpáticos aumenta a produção de ácido gástrico e compromete a proteção da mucosa. Recomenda-se a profilaxia para úlceras de estresse em pacientes com coagulopatia ou naqueles que necessitam de ventilação mecânica; todavia, também deve ser considerada para pacientes com lesão traumática do cérebro e da medula espinal. Os inibidores da bomba de prótons constituem a terapia de primeira linha.

Dismotilidade intestinal

A motilidade dos intestinos delgado e grosso é coordenada exclusivamente por alças reflexas constituídas de neurônios motores, interneurônios e neurônios sensitivos intrínsecos. A doença de Hirschsprung primária é uma condição na qual não há formação dessa rede neuronal. A ausência de migração das células da crista neural durante o desenvolvimento faz com que parte do cólon ou do reto se desenvolva sem plexo entérico funcional. Os recém-nascidos podem apresentar retardo na passagem do mecônio e, nos casos graves, exibem dilatação maciça secundária do intestino, denominada *megacólon*. Nos casos menos graves, o diagnóstico pode não ser estabelecido até o final da infância ou até mesmo na idade adulta. Os pacientes pertencentes a esse subgrupo procuram assistência médica devido a sintomas crônicos de constipação intestinal. O diagnóstico é sugerido por videofluoroscopia e estabelecido por biopsia retal. A ressecção cirúrgica do intestino afetado constitui a base do tratamento. A destruição do plexo entérico em consequência da infecção por *T. cruzi* na doença de Chagas é uma forma secundária de megacólon, com abordagem diagnóstica e terapêutica semelhante.

Incontinência

À semelhança do esôfago, o ânus e o reto são inervados por nervos autonômicos e somáticos. As contrações musculares reflexas e inibições impulsionam o movimento fecal através do reto e no canal anal. Os neurônios motores que se originam do núcleo de Onuf no nível sacral atravessam o plexo sacral inferior e nervos pudendos, exercendo, em última análise, o seu efeito sobre o músculo esfíncter externo do ânus e os músculos do assoalho pélvico. As lesões dos neurônios motores inferiores nesse nível provocam disfunção esfincteriana, com perda da formação de fezes normais e incontinência fecal. Nesses casos, a manometria anorretal e a eletromiografia do músculo esfíncter anal têm valor diagnóstico.

MANIFESTAÇÕES URINÁRIAS DE DOENÇA NEUROLÓGICA

As vias urinárias inferiores atuam como reservatório e também como saída por meio da ação recíproca dos músculos detrusor e esfíncter da uretra. Anatomicamente, a substância cinzenta central, localizada na ponte, integra o impulso rostral do mesencéfalo, sistema límbico e córtex para promover a complacência e o armazenamento da bexiga por meio de uma inibição tônica direta do centro pontino da micção (CPM). Essa inibição resulta em um *reflexo de armazenamento* por meio do qual a supressão da via parassimpática e a ativação da via simpática causam relaxamento sinérgico do detrusor e contração do músculo liso uretral, com fechamento do óstio da uretra. De modo semelhante, o *reflexo da micção* é dirigido pela substância cinzenta periaquedutal, por meio da qual a liberação do CPM ativa circuitos parassimpaticamente impulsionados através da medula espinal toracossacral. A estimulação colinérgica leva à contração da bexiga, enquanto o óxido nítrico liberado das fibras parassimpáticas não adrenérgicas não colinérgicas relaxa o músculo esfíncter interno da uretra. Essa ação é facilitada pelo controle volitivo do músculo estriado de inervação somática do esfíncter externo da uretra, abrindo o óstio da uretra e possibilitando a micção. Esses reflexos distintos podem ser comprometidos por lesão neurológica, resultando em sintomas que podem ser amplamente classificados como (1) *disfunção miccional* com hesitação, intermitência, jato lento, esforço miccional, gotejamento terminal e retenção, ou (2) *disfunção de armazenamento*, com urgência, polaciúria, nictúria, incontinência e alteração da sensação vesical (Figura 126.2).

Disfunção miccional

As lesões do neurônio motor inferior das raízes, do plexo ou dos nervos sacrais provocam denervação parassimpática do músculo detrusor, resultando em bexiga grande, com arreflexia e hipoatividade vesical. Os sintomas miccionais funcionais, quando ocorrem isoladamente, podem ser difíceis de diferenciar da obstrução urinária, embora sejam frequentemente acompanhados de diminuição do tônus retal e comprometimento da defecação. Na forma extrema, o paciente apresentará retenção urinária aguda, que constitui uma emergência urológica. As causas incluem choque medular em consequência de lesão traumática, síndrome de Guillain-Barré, síndrome do cone medular e síndrome da cauda equina; entretanto, outros sintomas neurológicos, como perda sensitiva, fraqueza e arreflexia, tipicamente predominam em todos esses casos. Com menos frequência, a

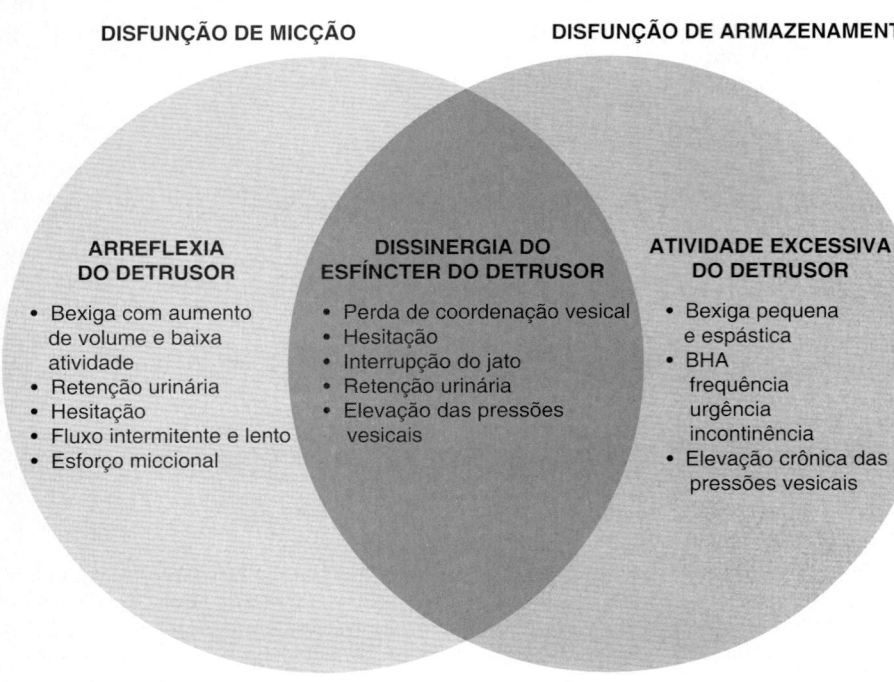

FIGURA 126.2 Sintomas de disfunção da bexiga neurogênica. Os sintomas vesicais particulares podem ser classificados com base na sua relação com disfunção miccional, disfunção de armazenamento ou quadro misto em que ambos ocorrem de modo simultâneo. A disfunção miccional (*área cinza-clara*) e a disfunção de armazenamento (*área cinza-escura*) puras são sinônimos de arreflexia e hiperatividade do detrusor, respectivamente, enquanto uma combinação de disfunção miccional e de armazenamento (*área de sobreposição*) leva à dissinergia detrusor-esfincteriana. Cada condição leva a seu próprio padrão singular de sintomatologia listada. BHA, bexiga hiperativa.

infecção aguda das raízes sacrais por varicela ou herpes-vírus também pode causar retenção urinária, acompanhada de dor sacral unilateral, perda sensitiva e zóster clássico ou exantema herpético. Os opiáceos, os agentes anticolinérgicos, os agonistas dos receptores alfa-adrenérgicos, os benzodiazepínicos, os anti-inflamatórios não esteroides e os bloqueadores dos canais de cálcio podem causar disfunção miccional reversível.

As lesões do neurônio motor superior da medula espinal podem desacoplar funcionalmente a ação recíproca das vias responsáveis pelo controle vesical. Embora tipicamente associadas a uma disfunção do armazenamento, podem causar dissinergia detrusor-esfincteriana com contração intermitente e simultânea dos músculos detrusor e esfíncter da uretra e consequente retenção urinária acompanhada de hesitação e interrupção do jato urinário.

A cintigrafia da bexiga, a urina residual pós-miccional, o exame de urina e o diário de micção irão ajudar a avaliar o grau de disfunção, enquanto a ressonância magnética da medula espinal, a neurofisiologia clínica e a punção lombar podem ajudar a determinar a etiologia subjacente. Os pacientes com disfunção miccional aguda ou crônica correm alto risco de desenvolver infecções das vias urinárias e cálculos vesicais e podem necessitar de cateterismo uretral intermitente ou cateter suprapúbico contínuo. O manejo sintomático menos definitivo pode incluir micção reflexa por pressão suprapúbica (manobra de Credé), estimulação vibratória ou aplicação de água fria aos órgãos genitais. A arreflexia do detrusor apresenta uma resposta variável aos agonistas dos receptores muscarínicos ou a um agente parassimpaticomimético, como betanecol. O relaxamento do esfíncter uretral por meio de baclofeno, bloqueio beta-adrenérgico ou injeção intraesfinctérica de toxina botulínica pode proporcionar um benefício adicional.

Disfunção de armazenamento

A lesão do neurônio motor superior, acima ou abaixo do nível da ponte, pode resultar em hiperatividade do detrusor (HD).

Tipicamente, a bexiga é pequena e hiper-reflexica. O paciente apresentará polaciúria, urgência e incontinência, uma tríade sintomática comumente designada como *síndrome da bexiga hiperativa (BHA)*. Ocorre elevação crônica das pressões intravesicais, o que pode levar, com o passar do tempo, a hipertrofia do detrusor, refluxo vesicoureteral, hidronefrose, comprometimento renal e até mesmo doença renal terminal. Nesta situação, também, devem-se realizar testes urodinâmicos para avaliar de modo mais adequado a patologia e ajudar a planejar o manejo mais invasivo dos sintomas refratários.

As abordagens terapêuticas para a disfunção de armazenamento tratam dos sintomas de BHA, enquanto atenuam as consequências a longo prazo da elevação persistente da pressão vesical. As intervenções não farmacológicas, como evitar o consumo de cafeína, exercícios do assoalho pélvico e treinamento da bexiga, podem ser eficazes para os sintomas leves. Os agentes antimuscarínicos melhoram a complacência da bexiga e são considerados como base da farmacoterapia. Algumas vezes, seu uso é limitado pela ocorrência de efeitos adversos do sistema nervoso central (SNC), constipação intestinal e retenção urinária; nesses casos, podem-se utilizar agentes específicos dos receptores muscarínicos de acetilcolina M_3 ou impermeáveis à barreira hematencefálica, como darifenacina e tróspio. A desmopressina também pode reduzir os sintomas de polaciúria, porém exerce essa ação ao diminuir a produção de urina. Quando os sintomas de BHA persistem, a despeito da farmacoterapia ótima, injeção de toxina botulínica no músculo intradetrusor pode ser um tratamento eficaz e minimamente invasivo para reduzir a incontinência urinária e melhorar a qualidade de vida. O tratamento é eficaz por, em média, 9 a 10 meses; o benefício persiste com a repetição do tratamento. Outras opções terapêuticas de segunda linha são neuromodulação sacral e estimulação do nervo tibial posterior. Como último recurso, pode-se realizar um aumento cirúrgico por meio de cistoplastia, desvio urinário ou esfincterotomia, de modo a reduzir definitivamente as pressões vesicais.

MANIFESTAÇÕES SEXUAIS DA DOENÇA NEUROLÓGICA

Área pré-óptica medial do hipotálamo medeia os estímulos sexuais e inicia a resposta sexual. Projeções caudais para o mesencéfalo e núcleos do tronco encefálico – incluindo o núcleo paraventricular do hipotálamo, a área tegmentar ventral, a rafe e os núcleos gigantocelulares – conduzem reflexos espinais que iniciam a tumescência, a emissão e a ejaculação. A tumescência pode ocorrer por mecanismos tanto psicogênicos quanto reflexogênicos impulsionados pelo cérebro e medula espinal, respectivamente. Uma preponderância do tônus parassimpático transmitido por meio do plexo pélvico e nervos cavernosos para o tecido mole genital relaxa o músculo liso dos corpos cavernosos e as artérias helicinas do pênis. O óxido nítrico liberado pelas fibras parassimpáticas não adrenérgicas não colinérgicas aumenta ainda mais o fluxo sanguíneo e a pressão intracavernosa. A compressão venosa subsequente contra a túnica albugínea restringe o fluxo do sangue, aumentando e mantendo a ereção. Nas mulheres, ocorre tumescência com aumento do fluxo sanguíneo vaginal e lubrificação. Os sinais aferentes transportados pelos nervos pudendo e hipogástrico são distribuídos rostralmente por todo o SNC. À medida que aumenta a estimulação sexual, o tônus simpático aumenta com a emissão glandular dos vários componentes dos espermatozoides e a formação de sêmen. No clímax sexual, o surto simpático por meio dos nervos hipogástricos resulta em um reflexo autonômico e somático coordenado. No homem, isso resulta em fechamento simultâneo do colo da bexiga e expulsão do sêmen por contrações rítmicas do músculo estriado.

Disfunção sexual feminina

A disfunção sexual feminina (DSF) é uma comorbidade frequente, embora pouco explorada, da doença neurológica, que pode ser classificada em distúrbio do desejo sexual, excitação, orgasmo ou dor sexual. A DSF tem uma influência negativa sobre a qualidade de vida, diretamente ou ao comprometer as relações sexuais e, portanto, a saúde psicossocial. A prevalência da DSF na EM é duas vezes a da população geral, com mais de 80% das pacientes com EM se queixando de sintomas de falta de desejo, diminuição da excitação e dificuldade em alcançar o orgasmo. Na EM, esses sintomas de disfunção sexual correlacionam-se, tipicamente, com comprometimento da função cognitiva, sintomas depressivos e incontinência vesical e intestinal, escores na Escala Expandida do Estado de Incapacidade e subtipo de EM, mas não com o tempo decorrido desde o estabelecimento do diagnóstico. De modo semelhante, a DSF ocorre com muita frequência entre mulheres com epilepsia, mais comumente na forma de falta de desejo sexual e disfunção orgásmica. Tanto a desregulação da função hipotalâmica devido às descargas ictais e interictais quanto os efeitos de fármacos indutores de enzimas sobre os níveis circulantes de testosterona podem contribuir. Tendo em vista a importância evidente da saúde sexual sobre a qualidade de vida global, deve-se incluir uma história sexual detalhada em qualquer avaliação neurológica abrangente à procura de qualquer dificuldade na função sexual saudável, satisfação e relações.

Disfunção sexual masculina

A lesão rostral à medula toracolombar preserva a ereção reflexogênica e a ejaculação, porém bloqueia a facilitação psicogênica da resposta sexual humana, resultando em dificuldade em manter a ereção. A desconexão das vias simpáticas por lesão da medula toracolombar ou dos nervos hipogástricos, frequentemente em consequência de dissecção de linfonodos ou sigmoidectomia, também preserva a ereção reflexogênica, porém inibe frequentemente a ejaculação. Por outro lado, a lesão da medula espinal sacral e radicular interrompe o fluxo parassimpático e a resposta sexual reflexogênica. A plasticidade dos impulsos toracolombares para o plexo pélvico proporciona uma via alternativa por meio da qual podem ocorrer ereção psicogênica e ejaculação.

Os inibidores da fosfodiesterase-5 melhoram a função erétil, porém o seu uso precisa ser pesado contra os efeitos adversos cardiovasculares, aos quais os pacientes neurológicos com disfunção autonômica são particularmente propensos. A apomorfina, um agonista dopaminérgico, exerce ação central, iniciando a ereção, porém exige a integridade das vias espinais eferentes para ser benéfica. As injeções intracavernosas de prostaglandina E1, papaverina e fentolamina, bem como a alprostadil intrauretral, constituem terapias de segunda linha efetivas. Em geral, a disfunção ejaculatória e a função sexual podem ser tratadas com ioimbina, um inibidor leve da monoamina oxidase, enquanto a midodrina, um agonista $\alpha 1$, demonstrou ser efetiva para facilitar a ejaculação em homens com lesão da medula espinal. Além disso, diversas técnicas mecânicas e eletroestimuladoras para homens podem possibilitar a função sexual e a reprodução e melhorar a qualidade de vida.

DISTÚRBIOS NEUROLÓGICOS E OS SISTEMAS GASTRINTESTINAL E GENITURINÁRIO

Neuropatia periférica

As fibras autonômicas periféricas são particularmente suscetíveis à neuropatia, com consequente disfunção cardiovascular, GI e GU frequentemente concomitante. As neuropatias colinérgicas agudas constituem uma exceção, causando manifestações GI e GU isoladas. A sintomatologia GI inclui plenitude pós-prandial, náuseas, íleo paralítico, constipação intestinal, diarreia intermitente e incontinência intestinal. Os sintomas GU também são variados, porém predominam a retenção urinária e a disfunção erétil, um indicador sensível de disfunção autônoma precoce. O diabetes melito constitui a causa mais comum de neuropatia autonômica. Verifica-se a presença de sintomas do trato urinário inferior, gastroparesia e constipação intestinal em mais da metade dos pacientes diabéticos. A lesão compressiva do nervo pudendo, conhecida como *síndrome de Alcock*, está classicamente associada a andar de bicicleta ou ao trabalho de parto e resulta em perda sensitiva genital, disfunção erétil e incontinência fecal e urinária.

Lesão da medula espinal

A espinha bífida é um dos defeitos congênitos mais comuns no mundo inteiro, com uma incidência de 1 ou 2 por mil nascimentos. Além da fraqueza dos membros inferiores e dos problemas ortopédicos, é comum a ocorrência de diminuição da sensação vesical e disfunção de armazenamento. Essa anomalia de desenvolvimento ou sua correção cirúrgica também estão associadas à síndrome da medula ancorada, com tração do filamento terminal e deslocamento do cone medular abaixo do espaço discal L1-L2.

Em consequência, a flexão ou extensão da coluna podem provocar dor, disfunção esfincteriana e incontinência.

Na fase aguda da lesão traumática da medula espinal, pode haver perda das atividades autônomas e reflexas abaixo do nível da lesão, com íleo paralítico e disfunção miccional. Na fase crônica, esses reflexos comprometidos reaparecem com função exagerada. A hiper-reflexia e a perda do controle voluntário aumentam o tônus da parede da bexiga e do cólon e levam ao retesamento do esfíncter externo do ânus, resultando em BHA, com constipação intestinal simultânea e incontinência leve. A constipação intestinal crônica exige cuidados intestinais vigilantes para ajudar a prevenir úlceras retais estercorais. Com a transecção da medula espinal em T6 ou acima desse nível, pode ocorrer disreflexia autonômica potencialmente fatal após desencadeamento de um surto simpático não inibido por um estímulo nocivo, como distensão vesical ou intestinal.

Esclerose múltipla

A disfunção vesical é comum na EM e afeta 80 a 100% dos pacientes durante o curso da doença. Tendo em vista a ocorrência frequente de lesões da medula espinal incompletas ou em múltiplos níveis, os pacientes habitualmente apresentam um quadro misto de disfunção das vias urinárias, embora a disfunção de armazenamento com BHA seja encontrada com mais frequência. Além das abordagens convencionais já descritas, a *Cannabis* e o nabiximol derivado de canabinoides demonstraram resultados modestos, melhorando o controle da bexiga e a qualidade de vida. A disfunção sexual afeta mais da metade dos homens e das mulheres com EM. A diminuição da libido e da excitação sexual, a dispareunia e a incapacidade de atingir a ereção, o orgasmo e a ejaculação podem ser ainda mais agravadas pela fadiga, imobilidade e alodinia associadas.

Parkinsonismo

Foi constatado que pacientes com DP desenvolvem patologia com corpos de Lewy no sistema nervoso entérico no início da evolução da doença. Além disso, o comprometimento do núcleo motor dorsal do nervo vago provoca disfunção parassimpática e sintomas gástricos proeminentes. Com frequência, ocorrem disfagia com acúmulo de saliva e sialorreia, plenitude pós-prandial em consequência do esvaziamento gástrico tardio, dismotilidade intestinal e constipação intestinal. A perda da libido e a disfunção erétil e ejaculatória também são comuns. Entretanto, pode-se observar a ocorrência de hipersexualidade patológica no contexto da síndrome de desregulação dopaminérgica. Tardiamente, no curso da doença, pode haver perda da inibição do CPM mediada pela dopamina, resultando em disfunção de armazenamento da urina e BHA.

A atrofia de múltiplos sistemas (AMS) caracteriza-se por corpos de inclusão de ubiquitina e α-sinucleína e por perda celular no tronco encefálico, núcleos da base, cerebelo, córtex motor e sistema autônomo central, com insuficiência autonômica subsequente, parkinsonismo, ataxia cerebelar e sinais piramidais. Em comparação com a DP, a disfunção urogenital é uma característica relativamente precoce. A disfunção erétil constitui o sintoma inicial em 41% dos pacientes do sexo masculino e acaba afetando quase todos os homens com AMS. Observa-se o desenvolvimento de sintomas de disfunção miccional e retenção urinária no início da evolução da doença. Em consequência, mais de 50% dos pacientes com AMS apresentam infecções recorrentes das vias urinárias.

Doença cortical e subcortical

A avaliação urodinâmica em pacientes com distúrbios neurodegenerativos corticais, como demência com corpos de Lewy e doença de Alzheimer, frequentemente demonstra a presença de disfunção de armazenamento subclínico. Na hidrocefalia com pressão normal, a incontinência constitui habitualmente o sintoma de apresentação na tríade de distúrbio da marcha e comprometimento cognitivo. A hiperatividade do detrusor constitui a forma mais comum de incontinência após o AVE e possui uma influência significativa sobre a qualidade de vida após o AVE. Acredita-se que até mesmo a leucoaraiose subclínica possa contribuir para a disfunção de armazenamento. Acredita-se que o mecanismo compartilhado nessas condições distintas seja a ruptura dos tratos de substância branca frontais.

CONSEQUÊNCIAS NEUROLÓGICAS DA DOENÇA GASTRINTESTINAL PRIMÁRIA

A síndrome do intestino irritável é uma síndrome GI comum que afeta até 20% dos adultos. É definida pela ocorrência de dor abdominal em cólica, alteração dos hábitos intestinais e alteração no formato das fezes e na frequência das evacuações. A causa subjacente, embora seja, em grande parte, desconhecida, tem sido relacionada a um limiar anormalmente baixo para a estimulação intestinal neurogênica por mediadores inflamatórios, como serotonina, histamina e fator de liberação da corticotropina, resultando em desregulação da motilidade intestinal pós-prandial e hiperalgesia visceral.

A sensibilidade ao glúten e a doença celíaca provocam inflamação do intestino delgado com exposição ao glúten da dieta. Podem ocorrer diversas manifestações neurológicas, frequentemente antes que os sintomas GI se tornem aparentes. Nos casos típicos, a ataxia por glúten aparece de modo insidioso na quinta década de vida como ataxia cerebelar pura. Pode ser acompanhada de mioclonia, opsoclono, tremor palatal ou coreia. Na maioria dos casos, observa-se a presença de atrofia cerebelar no exame de imagem. Quase 25% dos pacientes com doença celíaca estabelecida em dieta isenta de glúten apresentarão evidências eletrofisiológicas de lesão de nervos periféricos. Apesar de ser mais comumente uma neuropatia axonal sensorimotora, foi relatada a ocorrência de ganglionopatia sensitiva, neuropatia de fibras pequenas e neuropatia motora pura. Raramente, pode-se observar em associação à presença de encefalopatia com cefaleia, anormalidades difusas ou focais da substância branca do SNC e déficits cognitivos. A doença da substância branca gradualmente progressiva também pode ocorrer e pode ser difícil distingui-la da EM. Outros distúrbios neurológicos relatados em associação com a sensibilidade ao glúten incluem síndrome do homem rígido, miopatia e mielopatia. Acredita-se que o mecanismo comum para essas manifestações clínicas variadas envolva inflamação perivascular, deterioração da barreira hematencefálica e perda do imunoprivilégio do SNC.

A doença inflamatória intestinal (DII) consiste em duas entidades: a retocolite ulcerativa e a doença de Crohn. À semelhança da sensibilidade ao glúten, a apresentação neurológica da DII algumas vezes precede os sintomas GI e envolve os sistemas nervosos tanto central quanto periférico. As neuropatias periféricas, incluindo os tipos desmielinizante crônico e axonal de fibras grandes e pequenas, constituem as complicações neurológicas mais frequentes que acometem cerca de um terço dos pacientes e que tipicamente não respondem ao tratamento da DII subjacente.

A DII é um estado hipercoagulável, com níveis elevados dos fatores V e VII, do fibrinogênio e do fator de Willebrand; níveis diminuídos de proteína S e antitrombina; e trombocitose e disfunção plaquetária. A trombose venosa cerebral é a manifestação neurológica comum da colite ulcerativa. Pode ocorrer também AVE isquêmico arterial relacionado com a DII, podendo exibir múltiplas etiologias subjacentes, incluindo doença de pequenos vasos, embolia arterioarterial, cardioembolismo com ou sem endocardite, embolia paradoxal ou vasculite. Foi descrita a síndrome de Melkersson-Rosenthal em pacientes com DII, caracterizada pela tríade de edema orofacial recorrente, paralisia facial recidivante e língua fissurada.

EIXO MICROBIOMA-INTESTINO-CÉREBRO E DOENÇA NEUROLÓGICA

O sistema GI humano contém um complexo ecossistema de bactérias, fungos, *Archaea* e vírus. Esses microrganismos superam em muito as células constituintes do hospedeiro humano e habitam nichos específicos ao longo dos estimados 32 m^2 de área de superfície que revestem o lúmen intestinal. Esse metagenoma comensal, embora relativamente estável em pequenas populações, é individualmente único. Além de evoluir de forma previsível ao longo da vida, o microbioma é alterado por fatores ambientais, nutricionais, imunológicos e outros fatores fisiológicos do hospedeiro. As ações recíprocas do hospedeiro e do microbioma são essenciais para o desenvolvimento normal e a função reguladora global. Assim, o microbioma é cada vez mais visto como um órgão vital por si só, essencial para a saúde do hospedeiro com disbiose ou alteração patológica em sua diversidade e composição específica, que é implicada em uma série de doenças, inclusive, de maneira intrigante, as doenças neurológicas.

O eixo microbioma-intestino-cérebro humano se comunica de forma bidirecional. A estimulação vagal do plexo nervoso afeta a expressão de anticorpos, antígenos e fatores inflamatórios que, por sua vez, influenciam a composição e a atividade do microbioma intestinal. O vago aferente detecta metabólitos microbianos locais, bem como os peptídeos intestinais, grelina e leptina, na enorme e permeável interface do intestino, que têm efeitos moduladores no eixo hipotalâmico-hipofisário. A barreira hematencefálica e a vasculatura linfática cerebral também são portas para o SNC para células imunes intestinais recirculantes, padrões moleculares associados a patógenos e metabólitos e neurotransmissores produzidos por microrganismos que medeiam a maturação e ativação da micróglia, a neurogênese, a poda sináptica e a resposta inflamatória cerebral.

O aumento do sequenciamento de alto rendimento permitiu a maior caracterização da composição metagenômica do trato intestinal humano na saúde e na doença. Esse eixo bidirecional microbioma-intestino-cérebro está desregulado em várias doenças psiquiátricas, do neurodesenvolvimento, cerebrovasculares, neuroinflamatórias e neurodegenerativas. Por exemplo, diferenças na diversidade e redundância de espécies são observadas no transtorno do espectro do autismo e na depressão em comparação a controles saudáveis. Da mesma forma, o microbioma dos idosos frágeis é menos diversificado e, portanto, mais vulnerável à perturbação ambiental em comparação aos adultos jovens. A disbiose também altera subpopulações de linfócitos T circulantes ativados no intestino por linfócitos T auxiliares e reguladores que conferem efeitos pró-inflamatórios e neuroprotetores, respectivamente, na EM e no AVE.

Novos estudos de associação mostraram diferenças no microbioma de pacientes com doenças neuroinflamatórias, principalmente EM e neuromielite óptica, bem como doenças neurodegenerativas, inclusive doença de Alzheimer, parkinsonismo, AMS e até mesmo comprometimento cognitivo brando em comparação a controles. Na doença cerebrovascular, o metabólito microbiano N-óxido de trimetilamina tem propriedades terogênicas e trombóticas que podem aumentar o risco de AVE. Biopsias colônicas e amostras fecais de pacientes com DP apresentam elevação de marcadores inflamatórios. As células enteroendócrinas expressam α-sinucleína em resposta à inflamação, que pode ser transmitida para os neurônios entéricos. De acordo com a "hipótese de duplo acerto" de Braak, a deposição precoce de α-sinucleína no sistema nervoso entérico e no bulbo olfatório ascende ao vago para agregar-se no SNC, o que provoca degeneração irreversível de neurônios dopaminérgicos na substância negra e em outros sítios. Isso é apoiado por estudos neuropatológicos que mostram o acúmulo precoce de corpos de Lewy no sistema nervoso entérico e núcleo motor dorsal do vago e correlação à gravidade dos sintomas motores e gastrintestinais.

Apesar do interesse e dos numerosos estudos na área, não há associações casuais claras. No entanto, o microbioma é bastante promissor como biomarcador clínico do início, da progressão e da resposta da doença neurológica à terapia médica.

EVIDÊNCIAS DE NÍVEL 1

1. Powers WJ, Rabinstein AA, Ackerson T, et al. 2018 guidelines for the early management of patients with acute ischemic stroke: a guideline for healthcare professionals from the American Heart Association/American Stroke Association. *Stroke*. 2018;49(3):e46-e110.
2. Smith EE, Kent DM, Bulsara KR, et al. Effect of dysphagia screening strategies on clinical outcomes after stroke: a systematic review for the 2018 guidelines for the early management of patients with acute ischemic stroke. *Stroke*. 2018;49(3):e123-e128.
3. Burgos R, Breton I, Cereda E, et al. ESPEN guideline clinical nutrition in neurology. *Clin Nutr*. 2018;37(1):354-396.
4. Volkert D, Chourdakis M, Faxen-Irving G, et al. ESPEN guidelines on nutrition in dementia. *Clin Nutr*. 2015;34(6):1052-1073.

LEITURA SUGERIDA

Beach TG, Adler CH, Sue LI, et al. Multi-organ distribution of phosphorylated alpha-synuclein histopathology in subjects with Lewy body disorders. *Acta Neuropathol*. 2010;119(6):689-702.

Beckel JM, Holstege G. Neuroanatomy of the lower urinary tract. In: Anderson KE, Michel MC, eds. *Urinary Tract*. Berlin, Germany: Springer-Verlag; 2011:99-116.

Beckel JM, Holstege G. Neurophysiology of the lower urinary tract. In: Anderson KE, Michel MC, eds. *Urinary Tract*. Berlin, Germany: Springer-Verlag; 2011: 149-170.

Birder L, De Groat W. Autonomic control of the urinary tract. In: Robertson D, Biaggioni I, Burnstock G, Low PA, Paton JFR, eds. *Primer on the Autonomic Nervous System*. 3rd ed. London, United Kingdom: Elsevier; 2012:225-228.

Bresalier RS. The clinical significance and pathophysiology of stress-related gastric mucosal hemorrhage. *J Clin Gastroenterol*. 1991;13(suppl 2):S35-S43.

Camillieri M. Gastrointestinal function. In: Robertson D, Biaggioni I, Burnstock G, Low PA, Paton JFR, eds. *Primer on the Autonomic Nervous System*. 3rd ed. London, United Kingdom: Elsevier; 2012:205-209.

Chadwick VS, Chen W, Shu D, et al. Activation of the mucosal immune system in irritable bowel syndrome. *Gastroenterology*. 2002;122(7):1778-1783.

Chancellor MB, Patel V, Leng WW, et al. OnabotulinumtoxinA improves quality of life in patients with neurogenic detrusor overactivity. *Neurology*. 2013; 81:841-848.

Chapple C. Overview of the lower urinary tract. In: Anderson KE, Michel MC, eds. *Urinary Tract*. Berlin, Germany: Springer-Verlag; 2011:1-14.

Cook DJ, Fuller HD, Guyatt GH, et al. Risk factors for gastrointestinal bleeding in critically ill patients. Canadian Critical Care Trials Group. *N Engl J Med*. 1994;330(6):377-381.

De Ridder D, Van Der Aa F, Debruyne J, et al. Consensus guidelines on the neurologist's role in the management of neurogenic lower urinary tract dysfunction in multiple sclerosis. *Clin Neurol Neurosurg*. 2013;115:2033-2040.

Drake M, Parsons B. Bladder function in health and disease. In: Robertson D, Biaggioni I, Burnstock G, Low PA, Paton JFR, eds. *Primer on the Autonomic Nervous System*. 3rd ed. London, United Kingdom: Elsevier; 2012:229-232.

Everaert K, de Waard WIQ, Van Hoof T, Kiekens C, Mulliez T, D'herde C. Neuroanatomy and neurophysiology related to sexual dysfunction in male neurogenic patients with lesions to the spinal cord or peripheral nerves. *Spinal Cord*. 2010;48:182-191.

Faaborg PM, Christensen P, Krassioukov A, Laurberg S, Frandsen E, Krogh K. Autonomic dysreflexia during bowel evacuation procedures and bladder filling in subjects with spinal cord injury. *Spinal Cord*. 2014;52(6):494-498.

Furness JB. The enteric nervous system and neurogastroenterology. *Nat Rev Gastroenterol Hepatol*. 2012;9(5):286-294.

Griffiths DJ. Use of functional imaging to monitor central control of voiding in humans. In: Anderson KE, Michel MC, eds. *Urinary Tract*. Berlin, Germany: Springer-Verlag; 2011:81-98.

Grundy D, Al-Chaer ED, Aziz Q, et al. Fundamentals of neurogastroenterology: basic science. *Gastroenterology*. 2006;130(5):1391-1411.

Hadjivassiliou M, Sanders DS, Grünewald RA, Woodroofe N, Boscolo S, Aeschlimann D. Gluten sensitivity: from gut to brain. *Lancet Neurol*. 2010;9:318-330.

Hertzler DA II, DePowell J, Stevenson CB, Mangano FT. Tethered cord syndrome: a review of the literature from embryology to adult presentation. *Neurosurg Focus*. 2010;29:E1.

Hilz M. Physiology and pathophysiology of female sexual function. In: Robertson D, Biaggioni I, Burnstock G, eds. *Primer on the Autonomic Nervous System*. 3rd ed. London, United Kingdom: Elsevier; 2012:235-238.

Kanai AJ. Afferent mechanism in the urinary tract. In: Anderson KE, Michel MC, eds. *Urinary Tract*. Berlin, Germany: Springer-Verlag; 2011:171-206.

Koppel BS, Brust JCM, Fife T, et al. Systematic review: efficacy and safety of medical marijuana in selected neurologic disorders. *Neurology*. 2014;82: 1556-1563.

Linsenmeyer TA. Post-CVA voiding dysfunctions: clinical insights and literature review. *NeuroRehabilitation*. 2012;30:1-7.

McKeown SJ, Stamp L, Hao MM, Young HM. Hirschsprung disease: a developmental disorder of the enteric nervous system. *Wiley Interdiscip Rev Dev Biol*. 2013;2:113-129.

Panicker JN, Fowler CJ. The bare essentials: uro-neurology. *Pract Neurol*. 2010; 10:178-185.

Papatsoris AG, Papapetropoulos S, Singer C, Deliveliotis C. Urinary and erectile dysfunction in multiple system atrophy (MSA). *Neurourol Urodyn*. 2008; 27:22-27.

Perkin GD, Murray-Lyon I. Neurology and the gastrointestinal system. *J Neurol Neurosurg Psychiatry*. 1998;65(3):291-300.

Peters KM, Kandagatla P, Killinger KA, Wolfert C, Boura JA. Clinical outcomes of sacral neuromodulation in patients with neurologic conditions. *Urology*. 2013;81(4):738-743.

Pfeiffer RF. Gastrointestinal, urological, and sexual dysfunction in Parkinson's disease. *Mov Disord*. 2010;25(suppl 1):S94-S97.

Ransmayr GN, Holliger S, Schletterer K, et al. Lower urinary tract symptoms in dementia with Lewy bodies, Parkinson disease, and Alzheimer disease. *Neurology*. 2008;70:299-303.

Rossiter CD, Norman WP, Jain M, Hornby PJ, Benjamin S, Gillis RA. Control of lower esophageal sphincter pressure by two sites in dorsal motor nucleus of the vagus. *Am J Physiol*. 1990;259(6, pt 1):G899-G906.

Ruffion A, Castro-Diaz D, Patel H, et al. Systematic review of the epidemiology of urinary incontinence and detrusor overactivity among patients with neurogenic overactive bladder. *Neuroepidemiology*. 2013;41:146-155.

Sakakibara R, Kanda T, Sekido T, et al. Mechanism of bladder dysfunction in idiopathic normal pressure hydrocephalus. *Neurourol Urodyn*. 2008;27:507-510.

Schirmer CM, Kornbluth J, Heilman CB, Bhardwaj A. Gastrointestinal prophylaxis in neurocritical care. *Neurocrit Care*. 2012;16:184-193.

Siaud P, Puech R, Assenmacher I, Alonso G. Adrenergic innervation of the dorsal vagal motor nucleus: possible involvement in inhibitory control of gastric acid and pancreatic insulin secretion. *Cell Tissue Res*. 1990;259(3):535-542.

Utomo E, Groen J, Blok BFM. Surgical management of functional bladder outlet obstruction in adults with neurogenic bladder dysfunction. *Cochrane Database Syst Rev*. 2014;(5):CD004927.

Doenças Ósseas e o Sistema Nervoso Central

Roger N. Rosenberg e Alison M. Pack

PONTOS-CHAVE

1. Diversos distúrbios do sistema esquelético, inclusive a doença de Paget, a displasia fibrosa e a acondroplasia, têm manifestações neurológicas.

2. O tratamento das manifestações neurológicas dos distúrbios esqueléticos é determinado pelo manejo da doença esquelética subjacente.

3. Doenças neurológicas, inclusive epilepsia, acidente vascular encefálico, doença de Parkinson e esclerose múltipla, estão associadas ao aumento do risco de osteoporose e fratura.

4. A identificação e o tratamento da deficiência de vitamina D, o tratamento da osteoporose e a prevenção de quedas podem reduzir o risco de fratura em pacientes com doenças neurológicas crônicas.

DOENÇA DE PAGET

Introdução

Doença crônica do esqueleto adulto, antes conhecida como *osteíte deformante*, caracteriza-se por arqueamento e achatamento irregular dos ossos. Qualquer um ou todos os ossos do esqueleto podem ser afetados, mas a tíbia, o crânio e a pelve são acometidos mais comumente. Em geral, vários ossos são afetados, mas em 15% dos casos há apenas um osso acometido. A doença causa sintomas em 15 a 20% dos pacientes. Com exceção da dor, que é o sintoma mais comum, e das deformidades ósseas, a doença causa incapacidade apenas quando afeta o crânio ou a coluna vertebral.

Existem dois tipos de sintomas neurológicos: os que são causados por anormalidades dos ossos e os que são atribuídos à arteriosclerose, que é uma doença coexistente comum. As manifestações cerebrais associadas à arteriosclerose são as mesmas observadas nos pacientes arterioscleróticos sem doença de Paget.

Epidemiologia

Nos estudos de necropsia, a prevalência da doença nos pacientes com mais de 40 anos é de 3%. Os homens e as mulheres são afetados igualmente. A idade de início mais comum é entre a quarta e sexta décadas, mas a doença é rara antes dos 30 anos.

Biopatologia

Fatores genéticos e ambientais como infecção por paramixovírus e deficiência dietética de cálcio podem modificar a apresentação clínica. Nos ossos acometidos, há um desequilíbrio entre a formação e a reabsorção ósseas. Na maioria dos casos, observa-se uma combinação de formação e destruição ósseas excessivas. As áreas de destruição óssea são preenchidas por tecido conjuntivo vascularizado hiperplásico. Nas áreas destruídas, pode haver neoformação óssea com um padrão desorganizado e irregular. A anormalidade metabólica ainda não está definida.

Os distúrbios neurológicos associados à doença de Paget geralmente estão relacionados com a compressão do sistema nervoso central (SNC) ou das raízes neurais pelo crescimento ósseo excessivo. Crises epilépticas, cefaleia neurálgica ou generalizada, paralisias dos nervos cranianos e paraplegia ocorrem em alguns casos. Surdez causada pela compressão do nervo auditivo é o sintoma mais comum, seguida de paralisia facial unilateral em ordem de frequência. Perda visual unilateral, déficits dos campos visuais ou exoftalmia pode ocorrer quando o osso esfenoide é afetado. A compressão da medula espinal é mais comum que a compressão do cérebro, que é extremamente rara, exceto quando há degeneração sarcomatosa das lesões. Os pacientes com doença avançada podem ter platibasia. A doença de Paget também foi descrita em um paciente com impressão basilar e malformação de Arnold-Chiari tipo I.

Diagnóstico

O diagnóstico da doença de Paget é firmado com base no aspecto do paciente e nas anormalidades radiológicas típicas. Nos casos avançados, o acometimento craniano evidencia-se por crescimento generalizado do crânio, anteroflexão da cabeça e depressão do queixo contra o tórax. Quando a coluna vertebral é afetada, a estatura do paciente diminui, a coluna é flexionada para frente e a mobilidade vertebral é acentuadamente reduzida.

Ao exame radiográfico, o crânio tem áreas de hiperdensidade óssea com destruição da arquitetura normal, que se alternam com áreas de densidade óssea reduzida (Figura 127.1). As bordas dos ossos são imprecisas e mal definidas. O aspecto geral é de um crânio enorme com os ossos da abóboda craniana cobertos por lã de algodão. Nos casos avançados, pode haver achatamento da base do crânio sobre as vértebras cervicais (*platibasia*) com sinais de lesão dos nervos cranianos inferiores, do bulbo ou do cerebelo. Tomografia computadorizada (TC) e ressonância magnética (RM) facilitam o diagnóstico.

A concentração sérica de cálcio é normal, enquanto o nível sérico de fósforo é normal ou apenas ligeiramente aumentado. A atividade da fosfatase alcalina sérica está aumentada, mas seu nível varia com a extensão e a atividade do processo. Essa enzima pode apenas estar ligeiramente elevada quando a doença está limitada a um ou dois ossos.

O diagnóstico pode ser difícil quando os sintomas clínicos são predominantemente neurológicos. Nesses casos, as radiografias da pelve e das pernas, ou um inventário geral de todo o esqueleto, pode confirmar o diagnóstico. Em casos raros, pode ser impossível diferenciar entre doença de Paget monofásica do crânio e metástases osteoblásticas. Nesses casos, pode ser necessário investigar a coexistência de uma neoplasia maligna (p. ex., próstata) ou realizar biopsia de uma das lesões do crânio.

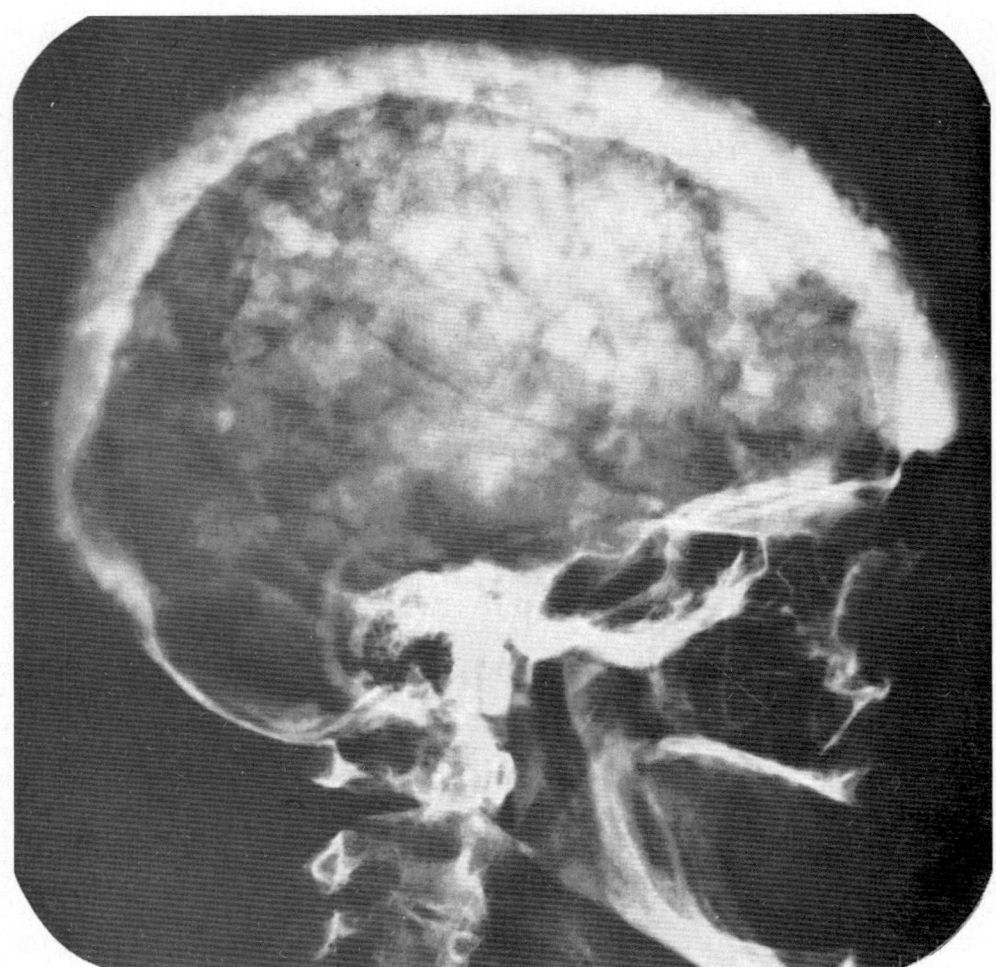

FIGURA 127.1 Osteíte deformante (doença de Paget) do crânio. (Cortesia do Dr. Juan Taveras.)

Tratamento

Os bifosfonatos como pamidronato, alendronato, risedronato e ácido zoledrônico (zoledronato) são considerados o tratamento preferido. Esses fármacos inibem a reabsorção óssea osteoblástica. Estudos demonstraram que eles fazem regredir as lesões radiológicas e recuperam a histologia normal. Os efeitos desses fármacos na progressão da doença a longo prazo ainda não foram adequadamente estudados. A indicação mais comum desses fármacos é dor. As opções de segunda linha menos potentes são etidronato e tiludronato. A reposição de cálcio e vitamina D é necessária para evitar hipocalcemia causada pelos bifosfonatos. A utilidade desses tratamentos clínicos pode ser avaliada pela redução dos níveis séricos de fosfatase alcalina dosados a intervalos de 4 meses e pelas radiografias anuais das lesões específicas. A descompressão da medula espinal pode estar indicada aos pacientes com mielopatia secundária à estenose provocada pelas vértebras aumentadas. Do mesmo modo, a platibasia pode exigir descompressão da fossa posterior para atenuar a disfunção dos nervos cranianos.

A calcitonina também pode ser usada para inibir o processo osteolítico. A calcitonina de salmão é administrada por injeções subcutâneas de 50 a 100 unidades/dia. Melhora das lesões osteolíticas e regressão dos sintomas neurológicos são observadas com o tratamento prolongado. Cerca de 25% dos pacientes desenvolvem anticorpos séricos contra a calcitonina de salmão, algumas vezes com títulos suficientemente altos para tornar o paciente resistente à ação hormonal da calcitonina; nesses casos, a calcitonina humana pode ser eficaz.

Prognóstico

A evolução é variada, mas geralmente se estende por décadas. As lesões neurológicas raramente causam outras limitações graves além da surdez, das crises convulsivas ou da compressão da medula espinal.

DISPLASIA FIBROSA

Introdução

A displasia fibrosa é um processo patológico evidenciado por áreas pequenas de destruição óssea ou proliferação esclerótica maciça. O crânio e ossos de outras partes do corpo podem ser acometidos. O quadro clínico da displasia fibrosa está relacionado com a localização e a extensão da proliferação óssea excessiva. Essa doença pode afetar um (forma monostótica) ou vários (forma poliostótica) ossos. Os dois tipos podem estar associados às endocrinopatias hiperfuncionantes e às manchas café com leite, também conhecidas como *síndrome de McCune-Albright*.

Epidemiologia

Os sintomas podem começar em qualquer idade, mas o início geralmente ocorre nos primeiros anos da vida adulta. A história familiar é negativa e não há predomínio sexual ou racial.

Biopatologia

A displasia fibrosa e a síndrome de McCune-Albright são causadas por uma mutação *missense* pós-zigótica esporádica das células somáticas do *locus* do complexo GNAS localizado no cromossomo 20q13. Em geral, isso acarreta as anormalidades da diferenciação e proliferação das células osteoblásticas progenitoras, resultando na formação de osso anormal.

Diagnóstico

De modo geral, o diagnóstico é feito clinicamente após o estadiamento completo das características esqueléticas, endócrinas, de tecidos moles e dermatológicas. Além da deformação do crânio causada pela forma poliostótica, os sintomas da forma monostótica da doença são cefaleia, convulsões, exoftalmia, atrofia óptica e surdez. Contudo, a maioria dos pacientes é assintomática.

As características radiográficas do crânio e dos ossos craniofaciais incluem expansão óssea com aparência em vidro fosco e deformidade craniana com desenvolvimento de exoftalmia. Os ossos cranianos afetados mais comumente são frontal (56%) e esfenoide (48%). Uma série de casos publicados recentemente na Dinamarca com 26 pacientes demonstrou que 80% tinham acometimento dos ossos craniofaciais. O acometimento difuso de todo o crânio produz a leontíase óssea com exoftalmia, atrofia óptica e paralisias dos nervos cranianos (Figura 127.2).

Tratamento

O tratamento é difícil. A intervenção cirúrgica pode ser realizada para tratar fraturas e deformidades ósseas. Os bifosfonatos são usados para tratar dor óssea. Um estudo duplo-cego controlado por placebo de alendronato – um bifosfonato oral – não observou efeito significativo na concentração sérica de osteocalcina (um marcador de formação óssea), dor ou parâmetros funcionais. Os bisfosfonatos intravenosos, pamidronato e zoledronato, podem ser considerados, mas não há nenhum estudo randomizado a seu respeito. O denosumabe, um inibidor de RANKL, foi promissor em estudos preliminares com pacientes refratários a tobifosfonatos.

Desfecho

Como as opções terapêuticas são limitadas, crianças e adultos com displasia fibrosa relatam má função física e dor. Um pequeno estudo, porém, revelou que, apesar das limitações funcionais, os pacientes com displasia fibrosa alcançaram um alto nível de função emocional.

ACONDROPLASIA

Introdução

Acondroplasia (*condrodistrofia*) é o tipo mais comum de displasia esquelética como causa de nanismo e caracteriza-se por braços e pernas curtos, lordose lombar e crescimento do crânio. Em alguns casos, os sintomas de acometimento do sistema nervoso são atribuídos a hidrocefalia, compressão do bulbo e da medula cervical no nível do forame magno, compressão da medula espinal por um disco intervertebral rompido e compressão óssea da medula espinal no segmento torácico inferior ou lombar. Crises epilépticas, ataxia e paraplegia são os sintomas mais comuns e, em geral, o desenvolvimento mental é normal. As taxas de mortalidade são significativamente mais elevadas em razão de acidentes, complicações neurológicas e doença cardíaca. Alguns bebês afetados pela doença morrem no período perinatal, embora os pacientes com acometimento ósseo menos grave possam ter expectativa de vida normal.

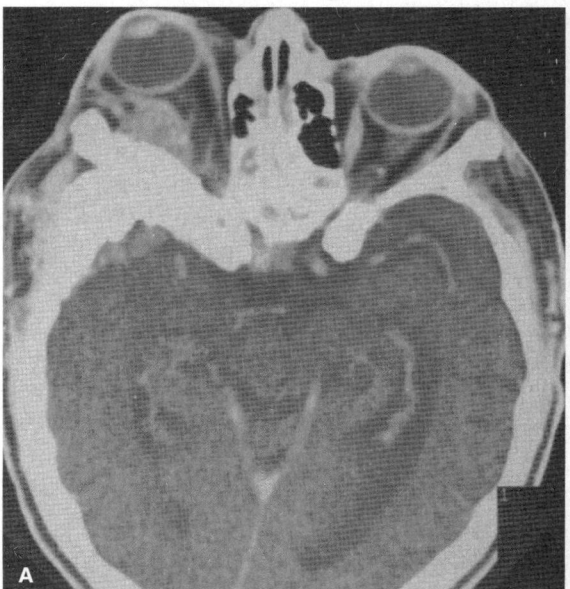
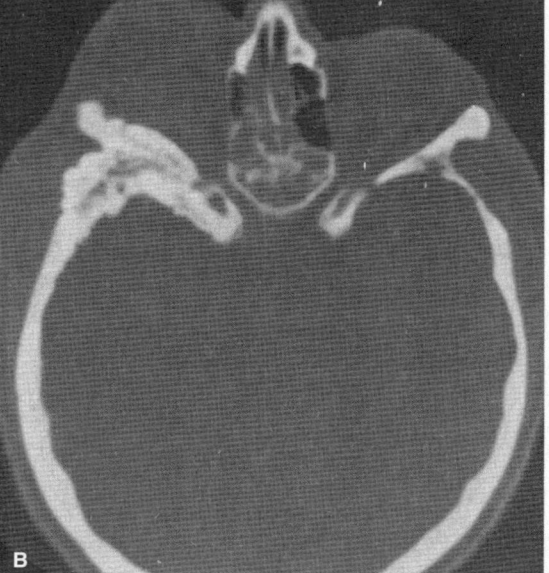

FIGURA 127.2 Displasia fibrosa. Tomografia computadorizada. **A.** TC axial contrastada demonstrando proptose à *direita* com aumento anormal dos tecidos moles dentro da órbita e da fossa craniana média. **B.** A janela óssea demonstrou espessamento acentuado do osso esfenoide. (Cortesia do Dr. T. L. Chi.)

Epidemiologia

A doença é rara, com ocorrência estimada em cerca de 1 em 15 a 35 mil nascimentos. Homens e mulheres são acometidos na mesma proporção. Pais com 35 anos ou mais têm risco relativamente maior de ter um bebê com acondroplasia *de novo* em comparação a pais mais jovens.

Biopatologia

A acondroplasia é causada por mutações (G1138A e G1138C) no gene do receptor 3 do fator de crescimento de fibroblastos. O produto desse gene é expresso na cartilagem. As mutações provocam ganho de função negativa, com produção de um receptor inativo de fator de crescimento de fibroblastos, o que causa nanismo. A acondroplasia é herdada como traço autossômico dominante, embora 80% dos casos sejam esporádicos.

Diagnóstico

O diagnóstico é estabelecido com base na configuração corporal típica com braços e pernas curtos, tronco normal, crescimento da cabeça e alterações das radiografias do esqueleto. No passado, a TC era usada para avaliar complicações neurológicas da acondroplasia. Hoje em dia, a RM do cérebro e da medula espinal define mais claramente a existência de hidrocefalia e o grau de compensação ventricular, assim como se há compressão da medula espinal. Os potenciais evocados somatossensoriais podem ser usados para detectar mielopatia cervical.

Tratamento

Os procedimentos de derivação ventricular podem ser necessários para aliviar a hidrocefalia causada pelo acometimento dos ossos da base do crânio. A laminectomia está indicada quando há sinais de compressão medular.

Desfecho

Como não há nenhum tratamento estabelecido para a acondroplasia, os pacientes sofrem deficiências físicas e mentais a longo prazo. Estudos constatam que adultos e crianças com acondroplasia têm menor qualidade de vida e menor autoestima em comparação a parentes saudáveis ou uma população saudável de referência.

ESPONDILITE ANQUILOSANTE

Introdução

A espondilite anquilosante é considerada o protótipo das espondiloartropatias. Os sintomas neurológicos são considerados infrequentes, mas não foram muito estudados. Um estudo avaliou essa questão com mais detalhes em 24 pacientes recrutados de uma clínica ambulatorial de reumatologia do Egito, comparando a idade e o sexo de controles pareados. Havia manifestações neurológicas em 25% dos pacientes; 8,3% tinham mielopatia e 16,7% apresentavam radiculopatia. Complicações neurológicas subclínicas evidenciadas por anormalidades dos testes neurofisiológicos eram comuns e mais de 70% dos pacientes tinham ao menos uma anormalidade nesses exames.

Epidemiologia

A doença é comum e acomete cerca de 1,4% da população geral. Nos casos típicos, a doença afeta indivíduos mais jovens e os homens são acometidos com frequência 2 a 3 vezes maior que as mulheres.

Biopatologia

A etiologia da espondilite anquilosante provavelmente é secundária a diversos fatores genéticos e ambientais, inclusive uma associação direta ao gene do antígeno leucocitário humano B27 (HLA-B27). Essa doença inflamatória afeta as inserções dos ligamentos aos ossos; inicialmente, a espondilite anquilosante geralmente acomete as articulações sacroilíacas e a coluna vertebral lombar. Em alguns casos, há acometimento de toda a coluna vertebral com ossificação dos ligamentos e fusão vertebral. A coluna vertebral torna-se rígida e suscetível a vários problemas, que podem afetar a medula espinal, inclusive fraturas e luxações, luxação atlanto-occipital e estenose medular.

Pacientes com espondilite anquilosante de longa duração podem desenvolver uma síndrome da cauda equina. Os sinais e sintomas são simétricos e incluem fraqueza, atrofia muscular e déficit sensitivo nos miótomos lombossacrais. Também pode haver disfunção autonômica e, mais especificamente, disfunção parassimpática. A bexiga e o intestino são afetados comumente e a dor pode ser intensa. O mecanismo não está definido. Embora alguns autores tenham sugerido aracnoidite coexistente como causa, a síndrome começa tardiamente, quando há pouco indício de que a espondilite coexistente esteja em atividade. Além disso, os exames de necropsia mostraram pouca atividade inflamatória, que provavelmente indica fibrose crônica.

Diagnóstico

Há erosão dos elementos ósseos posteriores e, nos estágios iniciais, a mielografia mostrou dilatação do saco caudal e divertículos proeminentes da aracnoide. A TC demonstra alterações patológicas semelhantes, mas a RM é mais esclarecedora quando demonstra espessamento das raízes neurais e, em alguns casos, acentuação da dura-máter e das raízes neurais; esse padrão sugere inflamação das estruturas aracnoides e reforça a teoria citada antes.

Tratamento

Em geral, o tratamento cirúrgico não é eficaz e pode ser deletério em muitos casos, embora existam relatos raros de alguma melhora. Do mesmo modo, o tratamento com corticosteroide não é eficaz. A fisioterapia pode ser útil. Estudos sugeriram o uso dos anti-inflamatórios não esteroides ou os inibidores seletivos da ciclo-oxigenase 2 pelos pacientes sintomáticos. Os inibidores do fator de necrose tumoral são úteis aos pacientes com sintomas persistentes, apesar do tratamento com anti-inflamatórios não esteroidais.

Desfecho

O prognóstico da espondilite anquilosante depende das manifestações extraespinais, da idade ao diagnóstico, do estilo de vida e do tratamento. Os fatores que afetam a qualidade de vida são os déficits estruturais e funcionais progressivos. Estudos transversais e uma meta-análise de 38 estudos sobre pacientes com espondilite anquilosante descobriram que sua qualidade de vida relacionada à saúde é significativamente menor em comparação a controles ou à população geral.

LUXAÇÃO ATLANTOAXIAL

Introdução

A luxação atlantoaxial se refere à perda de estabilidade entre o atlas e o áxis (C1-C2). A subluxação de C1 sobre C2 ocorre em várias condições, que tornam o processo odontoide desta última vértebra incapaz de atuar como haste de estabilização. Dentre as etiologias, estão traumatismo cervical, malformação congênita (isolada ou combinada com outras anomalias da coluna cervical ou do crânio) ou lesão secundária a doenças inflamatórias.

Epidemiologia

A luxação atlantoaxial é muitíssimo rara em pessoas sem fatores predisponentes, pode ocorrer igualmente em homens e mulheres e surgir em qualquer idade. A incidência desse tipo de subluxação é desproporcionalmente maior nos pacientes com síndrome de Down (até 30%), espondilite anquilosante e artrite reumatoide, principalmente idosos (incidências relatadas entre 25 e 80%).

Biopatologia

A biopatologia depende da etiologia. A luxação atlantoaxial traumática é decorrente da ruptura dos ligamentos transversos, alares ou apicais. A lassidão ligamentar e as anomalias ósseas em pacientes com síndrome de Down provocam luxação atlantoaxial. Entre os pacientes com doenças inflamatórias, como artrite reumatoide, a inflamação crônica causa lassidão e estiramento do ligamento transverso, desenvolvimento de tecido de granulação e erosão das estruturas ósseas.

Diagnóstico

Clinicamente, os pacientes podem apresentar dor cervical axial branda, parestesias, fraqueza ou sinais de mielopatia ao exame. Em casos mais avançados, os pacientes podem apresentar disfunção do nervo craniano inferior. A luxação atlantoaxial pode ser diagnosticada com radiografias simples da coluna, TC ou RM.

Tratamento

Nos casos sintomáticos, a estabilização cirúrgica deve ser realizada. Nos casos assintomáticos, deve-se considerar outros riscos da intervenção cirúrgica em comparação com os riscos do tratamento conservador. A recomendação geral é considerar a estabilização ou descompressão quando os exames de imagem demonstram deformação do neuroeixo com ou sem sintomas. A redução fechada e a imobilização por colar cervical foram realizadas em um paciente com luxação rotatória bilateral traumática das articulações atlantoaxiais.

Desfecho

Se não tratada, há risco de mielopatia cervical ou compressão medular e morte súbita. Os pacientes sintomáticos tratados têm prognóstico bom.

FRATURAS E OSTEOPOROSE SECUNDÁRIA | CAUSAS NEUROLÓGICAS

Introdução

Epilepsia, acidente vascular encefálico (AVE), esclerose múltipla (EM) e doença de Parkinson são doenças neurológicas associadas à osteoporose secundária, que aumenta o risco de fratura. Além disso, alguns tratamentos usados nas doenças neurológicas – inclusive glicocorticoides, antiepilépticos (AE) e heparina não fracionada – produzem efeitos ósseos negativos independentes. Osteoporose causada por corticosteroides é a causa mais comum de osteoporose secundária. Os antiepilépticos que induzem os sistemas enzimáticos, inclusive fenitoína, fenobarbital e carbamazepina, estão associados independentemente à redução da densidade mineral óssea (DMO). A deficiência de vitamina D foi relatada em todas essas doenças neurológicas e contribui para a redução da DMO e o aumento do risco de fraturas.

Epidemiologia

Os índices de fraturas são cerca de duas vezes maiores nos pacientes com epilepsia. Do mesmo modo, as fraturas são 2 a 7 vezes mais comuns no grupo de pacientes que tiveram AVE que nos demais grupos. Os fatores de risco são a gravidade do AVE e morar sozinho no momento do AVE. As taxas de fratura também são maiores em pacientes com EM ou doença de Parkinson. Na doença de Parkinson, o fêmur é o osso mais comumente fraturado, enquanto as fraturas de rádio são mais comuns nos indivíduos que vivem em suas comunidades. Homens com doença de Parkinson parecem apresentar risco bem maior de fratura de quadril. Um estudo de caso-controle com base na população coreana também observou maior risco de fratura por compressão vertebral osteoporótica em pacientes com doença de Parkinson. Além disso, esses indivíduos apresentam maior prevalência de osteoporose.

Biopatologia

Entre os pacientes com epilepsia, quedas provocadas por atividade convulsiva, distúrbios da marcha causados pelo tratamento com AE e possíveis efeitos diretos potenciais desses fármacos nos ossos (inclusive osteoporose secundária) contribuem para isso. Após um derrame, as fraturas ocorrem em uma fase relativamente tardia e afetam mais comumente o lado parético do corpo. A tendência a cair, em consequência da hemiplegia pós-AVE e a osteoporose por desuso, aumentam o risco de fratura. Nos pacientes com EM, o risco de fratura é maior em razão da redução da DMO causada pela imobilidade, pelo tratamento prolongado com corticosteroide e pela deficiência de vitamina D. Da mesma forma, a deficiência de vitamina D, um achado comum entre pacientes com doença de Parkinson, e o aumento do risco de queda é associado ao risco de osteoporose e fraturas.

Diagnóstico

Clinicamente, é importante reconhecer que os pacientes com doença neurológica têm risco mais alto de osteoporose secundária e fratura. A triagem dos pacientes em risco inclui dosagem do nível sérico de 25-hidroxivitamina D e avaliação da DMO por absorciometria de raios X de dupla energia.

Tratamento

Quando necessário, deve-se recomendar suplementação de vitamina D. Os pacientes com epilepsia que usam AEs indutores enzimáticos devem receber doses mais altas de vitamina D suplementar. Os bifosfonatos são usados comumente para retardar a progressão da osteoporose e reduzir o risco de fratura. Estudos controlados randomizados demonstraram aumento da DMO e redução das fraturas quando pacientes com epilepsia (Evidência de nível 1)[1] ou doença de Parkinson (Evidência de nível 1)[2] usavam bifosfonatos, enquanto um estudo aberto (open-label) evidenciou efeitos benéficos semelhantes entre os pacientes que sobreviveram a um AVE (Evidência de nível 1).[3] Uma metanálise de oito estudos clínicos randomizados, incluindo cinco sobre AVE e três sobre Parkinson, descobriu que o tratamento com bisfosfonatos é eficaz na prevenção da fratura de quadril em indivíduos com as duas doenças. Nenhum estudo avaliou o impacto desses fármacos nos pacientes com EM.

Alguns relatos sugeriram que os bifosfonatos estivessem associados ao aumento do risco de fibrilação atrial e que pudessem aumentar o risco de AVE isquêmico. Um estudo populacional de caso-controle realizado na Dinamarca e um estudo de caso-controle inglês não demonstraram qualquer associação entre bifosfonatos orais e risco de AVE isquêmico. Da mesma forma, a análise de uma coorte nacional dinamarquesa com mais de 100 mil pacientes hospitalizados pela primeira vez por AVE não encontrou evidências de que o uso de bifosfonatos antes da internação aumente a mortalidade em 30 dias após o derrame. Em um estudo randomizado internacional envolvendo vários centros de pesquisa, os autores detectaram aumento não significativo do risco associado ao uso de uma preparação intravenosa (ácido zoledrônico). Curiosamente, modelos animais sugeriram que os bifosfonatos tenham efeito antiaterosclerótico e, de acordo com um estudo populacional, os pacientes tratados com bifosfonatos tiveram risco menor de AVE quando foram acompanhados por um período de 2 anos. Esses resultados precisam ser avaliados por um estudo clínico randomizado.

Desfechos

O prognóstico depende da identificação e do tratamento da osteoporose, bem como da implementação de estratégias para redução do risco de queda. Existem, porém, poucos estudos de bom delineamento experimental que demonstrem os efeitos das intervenções para a prevenção de quedas.

EVIDÊNCIAS DE NÍVEL 1

1. Lazzarri AA, Dussault PM, Thakore-James M, et al. Prevention of bone loss and vertebral fractures in patients with chronic epilepsy—antiepileptic drug and osteoporosis prevention trial. Epilepsia. 2013;54(11):1997-2004.
2. Sato Y, Iwamoto J, Honda Y. Once-weekly risedronate for prevention of hip fracture in women with Parkinson's disease: a randomised controlled trial. J Neurol Neurosurg Psychiatry. 2011;82:1390-1393.
3. Sato Y, Honda Y, Iwamoto J, Kanoko T, Satoh K. Effect of folate and mecobalamin on hip fractures in patients with stroke: a randomized controlled trial. JAMA. 2005;293(9):1082-1088.

LEITURA SUGERIDA

Doença de Paget

Chen JR, Rhee RS, Wallach S, Avramides A, Flores A. Neurologic disturbances in Paget disease of bone: response to calcitonin. Neurology. 1979;29:448-457.

Colina M, La Corte R, De Leonardis F, Trotta F. Paget's disease of bone: a review. Rheumatol Int. 2008;28(11):1069-1075.

Corey JM. Genetic disorders producing compressive radiculopathy. Semin Neurol. 2006;26(5):515-522.

Douglas DL, Kanis JA, Duckworth T, Beard DJ, Paterson AD, Russell RG. Paget's disease: improvement of spinal cord dysfunction with diphosphonates and calcitonin. Metab Bone Dis Relat Res. 1981;3:327-335.

Gruener G, Camacho P. Paget's disease of bone. Handb Clin Neurol. 2014;119:529-540.

Hadjipavlou A, Lander P. Paget disease of the spine. J Bone Joint Surg Am. 1991;73:1376-1381.

Hosking D, Lyles K, Brown JP, et al. Long-term control of bone turnover in Paget's disease with zoledronic acid and risedronate. J Bone Miner Res. 2007;22:142-148.

Hullar TE, Lustig LR. Paget's disease and fibrous dysplasia. Otolaryngol Clin North Am. 2003;36:707-732.

Iglesias-Osma C, Gómez Sánchez JC, Suquia Múgica B, Querol Prieto R, de Portugal Alvarez J. Paget's disease of bone and basilar impression associated with an Arnold–Chiari type-I malformation [in Spanish]. An Med Interna. 1997;14:519-522.

Langston AL, Campbell MK, Fraser WD, MacLennan GS, Selby PL, Ralston SH. Randomized trial of intensive bisphosphonate treatment versus symptomatic management in Paget's disease of bone. J Bone Miner Res. 2010;25:20-31.

Moiyadi AV, Praharaj SS, Pillai VS, Chandramouli BA. Hydrocephalus in Paget's disease. Acta Neurochir (Wien). 2006;148(12):1297-1300.

Ralston SH, Langston AL, Reid IR. Pathogenesis and management of Paget's disease of bone. Lancet. 2008;372(9633):155-163.

Wallach S. Treatment of Paget's disease. Adv Intern Neurol. 1982;27:1-43.

Watts GD, Wymer J, Kovach MJ, et al. Inclusion body myopathy associated with Paget disease of bone and frontotemporal dementia is caused by mutant valosin-containing protein. Nat Genet. 2004;36:377-381.

Displasia fibrosa

Albright F. Polyostotic fibrous dysplasia: a defense of the entity. J Clin Endocrinol Metab. 1947;7:307-324.

Boyce AM, Kelly MH, Brillante BA, et al. A randomized, double blind, placebo-controlled trial of alendronate treatment for fibrous dysplasia of bone. J Clin Endocrinol Metab. 2014;99(11):4133-4140.

Candeliere GA, Roughley PJ, Glorieux FH. Polymerase chain reaction-based technique for the selective enrichment and analysis of mosaic Arg201 mutations in G alpha S from patients with fibrous dysplasia of bone. Bone. 1997;21:201-206.

Chao K, Katznelson L. Use of high-dose oral bisphosphonate therapy for symptomatic fibrous dysplasia of the skull. J Neurosurg. 2008;109(5):889-892.

Chapurlat RD, Orcel P. Fibrous dysplasia of bone and McCune-Albright syndrome. Best Pract Res Clin Rheumatol. 2008;22(1):55-69.

Fitzpatrick KA, Taljanovic MS, Speer DP, et al. Imaging findings of fibrous dysplasia with histopathologic and intraoperative correlation. AJR Am J Roentgenol. 2004;182:1389-1398.

Javaid MK, Boyce A, Appelman-Dijkstra N, et al. Best practice management guidelines for fibrous dysplasia/McCune-Albright syndrome: a consensus statement from the FD/MAS international consortium. Orphanet J Rare Dis. 2019;14(1):139.

Kelly MH, Brillante B, Kushner H, Gehron Robey P, Collins MT. Physical function is impaired but quality of life preserved in patients with fibrous dysplasia of bone. Bone. 2005;37(3):388-394.

Leet AI, Magur E, Lee JS, Wientroub S, Robey PG, Collins MT. Fibrous dysplasia in the spine: prevalence of lesions and association with scoliosis. J Bone Joint Surg Am. 2004;86:531-537.

Lisle DA, Monsour PA, Maskiell CD. Imaging of craniofacial fibrous dysplasia. J Med Imaging Radiat Oncol. 2008;52(4):325-332.

Majoor BCJ, Papapoulos SE, Sander Dijkstra PD, Fiocco M, Hamdy NAT, Appelman-Dijkstra NM. Denosumab in patients with fibrous dysplasia previously treated with bisphosphonates. *J Clin Endocrinol Metab.* 2019;104(12):6069-6078.

Selmani Z, Aitasalo K, Ashammakhi N. Fibrous dysplasia of the sphenoid sinus and skull base presents in an adult with localized temporal headache. *J Craniofac Surg.* 2004;15:261-263.

Thomsen MD, Rejnmark L. Clinical and radiological observations in a case series of 26 patients with fibrous dysplasia. *Calcif Tissue Int.* 2014;94:384-395.

Acondroplasia

Coi A, Santoro M, Garne E, et al. Epidemiology of achondroplasia: a population-based study in Europe. *Am J Genet A.* 2019;179(9):1791-1798.

Dennis JP, Rosenberg HS, Alvord EC Jr. Megalencephaly, internal hydrocephalus and other neurological aspects of achondroplasia. *Brain.* 1961;84:427-445.

Gollust SE, Thompson RE, Gooding HC, Biesecker BB. Living with achondroplasia: attitudes toward population screening and correlation with quality of life. *Prenat Diagn.* 2003;23:1003-1008.

Hecht JT, Bodensteiner JB, Butler IJ. Neurologic manifestations of achondroplasia. *Handb Clin Neurol.* 2014;119:551-563.

Horton WA, Lunstrum GP. Fibroblast growth factor receptor 3 mutations in achondroplasia and related forms of dwarfism. *Rev Endocr Metab Disord.* 2002;3:381-385.

Richette P, Bardin T, Stheneur C. Achondroplasia: from genotype to phenotype. *Joint Bone Spine.* 2008;75(2):125-130.

Shiang R, Thompson LM, Zhu YZ, et al. Mutations in the transmembrane domain of FGFR3 cause the most common genetic form of dwarfism, achondroplasia. *Cell.* 1994;78:335-342.

Smoker WR, Khanna G. Imaging the craniocervical junction. *Childs Nerv Syst.* 2008;24(10):1123-1145.

Witt S, Kolb B, Bloemeke J, Mohnike K, Bullinger M, Quitmann J. Quality of life of children with achondroplasia and their parents—a German cross-sectional study. *Orphanet J Rare Dis.* 2019;14(1):194.

Wynn J, King TM, Gambello MJ, Waller KD, Hecht JT. Mortality in achondroplasia study: a 42-year follow-up. *Am J Med Genet A.* 2007;143A(21):2502-2511.

Yamanaka Y, Ueda K, Seino Y, Tanaka H. Molecular basis for the treatment of achondroplasia. *Horm Res.* 2003;60(suppl 3):60-64.

Espondilite anquilosante

Borman P, Gokoglu F, Kocaoglu S, Yorgancioglu ZR. The autonomic dysfunction in patients with ankylosing spondylitis: a clinical and electrophysiological study. *Clin Rheumatol.* 2008;27:1267-1273.

Braun J, Sieper J. Biological therapies in the spondyloarthritides—the current state. *Rheumatology (Oxford).* 2004;43:1072-1084.

Dean LE, Jones GT, MacDonald AG, Downham C, Sturrock RD, Macfarlane GJ. Global prevalence of ankylosing spondylitis. *Rheumatology (Oxford).* 2014;53:650-657.

Haywood KL, Garratt AM, Jordan K, Dziedzic K, Dawes PT. Spinal mobility in ankylosing spondylitis: reliability, validity and responsiveness. *Rheumatology (Oxford).* 2004;43:750-757.

Khedr EM, Rashad SM, Hamed SA, El-Zharaa F, Abdalla AKH. Neurological complications of ankylosing spondylitis: neurophysiological assessment. *Rheumatol Int.* 2009;29:1031-1040.

Law L, Beckman Rehnman J, Deminger A, Klingberg E, Jacobsson LTH, Forsblad-d'Elia H. Factors related to health-related quality of life in ankylosing spondylitis, overall and stratified by sex. *Arthritis Res Ther.* 2018;20(1):284.

Lu MC, Huang KY, Tung CH, et al. Factors associated with disease-specific quality of life in Taiwanese patients with ankylosing spondylitis: a cross-sectional study. *BMJ Open.* 2019;9(6):e028966.

Ostrowski RA, Takagishi T, Robinson J. Rheumatoid arthritis, spondyloarthropathies, and relapsing polychondritis. *Handb Clin Neurol.* 2014;119:449-461.

Sangala JR, Dakwar E, Uribe J, Vale F. Nonsurgical management of ankylosing spondylitis. *Neurosurg Focus.* 2008;24(1):E5.

Yang X, Fan D, Xia Q, et al. The health-related quality of life of ankylosing spondylitis patients assessed by SF-36: a systematic review and meta-analysis. *Qual Life Res.* 2016;25:2711-2723.

Zhou H, Buckwalter M, Boni J, et al. Population-based pharmacokinetics of the soluble TNFr etanercept: a clinical study in 43 patients with ankylosing spondylitis compared with post hoc data from patients with rheumatoid arthritis. *Int J Clin Pharmacol Ther.* 2004;42:267-276.

Luxação atlantoaxial

Braganza SF. Atlantoaxial dislocation. *Pediatr Rev.* 2003;24(3):106-107.

Crossman JE, Thompson D, Hayward RD, Ransford AO, Crockard HA. Recurrent atlantoaxial rotatory fixation in children: a rare complication of a rare condition. Report of four cases. *J Neurosurg.* 2004;100(3 suppl Spine):307-311.

de Carvalho M, Swash M. Neurologic complications of craniovertebral dislocation. *Handb Clin Neurol.* 2014;119:435-448.

Lacy J, Bajaj J, Gillis CC. *Atlantoaxial instability.* National Center for Biotechnology Information Web site. https://www.ncbi.nlm.nih.gov/books/NBK519563/. Accessed November 4, 2019.

Ostrowski RA, Takagishi T, Robinson J. Rheumatoid arthritis, spondyloarthropathies, and relapsing polychondritis. *Handb Clin Neurol.* 2014;119:449-461.

Stevens JM, Chong WK, Barber C, Kendall BE, Crockard HA. A new appraisal of abnormalities of the odontoid process associated with atlanto-axial subluxation and neurological disability. *Brain.* 1994;117(pt 1):133-148.

Fraturas e osteoporose secundária: causas neurológicas

Asghar ZB, Godoy Caballero A, Pathirannehelage S, et al. Saving bones without risking brain-bisphosphonates and risk of stroke: matched case-control study. *Osteoporosis Int.* 2019;30(9):1845-1854.

Black DM, Reid IR, Boonen SR, et al. The effect of 3 versus 6 years of zoledronic acid treatment of osteoporosis: a randomized extension to the HORIZON-Pivotal Fracture Trial (PFT). *J Bone Miner Res.* 2012;27(2):243-254.

Christensen DH, Horváth-Puhó E, Schmidt M, et al. The impact of preadmission oral bisphosphonate use on 30-day mortality following stroke: a population-based cohort study of 100,043 patients. *Clin Epidemiol.* 2015;7:381-389.

Christensen S, Mehnert F, Chapurlat RD, Baron JA, Sørensen HT. Oral bisphosphonates and risk of ischemic stroke: a case-control study. *Osteoporos Int.* 2011;22:1773-1779.

Cosman F, Nieves J, Komar L, et al. Fracture history and bone loss in patients with MS. *Neurology.* 1998;51(4):1161-1165.

Denissen S, Staring W, Kunkel D, et al. Interventions for preventing falls in people after stroke. *Cochrane Database Syst Rev.* 2019;(10):CD008728.

Jørgensen L, Engstad T, Jacobsen BK. Higher incidence of falls in long-term stroke survivors than in population controls: depressive symptoms predict falls after stroke. *Stroke.* 2002;33(2):542-547.

Kang JH, Keller JJ, Lin HC. A population-based 2-year follow-up study on the relationship between bisphosphonates and the risk of stroke. *Osteoporos Int.* 2012;23:2551-2557.

Komoroski M, Azad N, Camacho P. Disorders of bone and bone mineral metabolism. *Handb Clin Neurol.* 2014;120:865-887.

Kristensen J, Birn I, Mechlenburg I. Fractures after stroke—a Danish register-based study of 106 001 patients. *Acta Neurol Scand.* 2020;141(1):47-55.

Lee CK, Choi SK, Shin DA, et al. Parkinson's disease and the risk of osteoporotic vertebral compression fracture: a nationwide population-based study. *Osteoporos Int.* 2018;29:1117-1124.

Luan L, Li R, Wang Z, et al. Stroke increases the risk of hip fracture: a systematic review and meta-analysis. *Osteoporos Int.* 2016;27(11):3149-3154.

Mazziotti G, Angeli A, Bilezikian JP, Canalis E, Guistina A. Glucocorticoid-induced osteoporosis: an update. *Trends Endocrinol Metab.* 2006;17(4):144-149.

Ozgocmen S, Bulut S, Ilhan N, Gulkesen A, Ardicoglu O, Ozkan Y. Vitamin D deficiency and reduced bone mineral density in multiple sclerosis: effect of ambulatory status and functional capacity. *J Bone Miner Metab.* 2005;23(4):309-313.

Pack AM, Morrell MJ, Marcus R, et al. Bone mass and turnover in women with epilepsy on antiepileptic drug monotherapy. *Ann Neurol.* 2005;57(2):252-257.

Pack AM, Morrell MJ, Randall A, McMahon DJ, Shane E. Bone health in young women with epilepsy after one year of antiepileptic drug monotherapy. *Neurology.* 2008;70(18):1586-1593.

Sato Y, Honda Y, Iwamoto J. Risedronate and ergocalciferol prevent hip fracture in elderly men with Parkinson disease. *Neurology.* 2007;68(12):911-915.

Sato Y, Iwamoto J, Honda Y. An open-label trial comparing alendronate and alphacalcidol in reducing falls and hip fractures in disabled stroke patients. *J Stroke Cerebrovasc Dis.* 2011;20:41-46.

Sato Y, Iwamoto J, Kanoko T, Satoh K. Risedronate sodium therapy for prevention of hip fracture in men 65 years or older after stroke. *Arch Intern Med.* 2005;165(15):1743-1748.

Souverein PC, Webb DJ, Petri H, Weil J, Van Staa TP, Egberts T. Incidence of fractures among epilepsy patients: a population-based retrospective cohort study in the General Practice Research Database. *Epilepsia.* 2005;46(2):304-310.

Souverein PC, Webb DJ, Weil JG, Van Staa TP, Egnerts ACG. Use of antiepileptic drugs and risk of fractures: case-control study among patients with epilepsy. *Neurology.* 2006;66(9):1318-1324.

Vaserman N. Parkinson's disease and osteoporosis. *Joint Bone Spine.* 2005;72(6):484-488.

Weinstock-Guttman B, Gallagher E, Baier M, et al. Risk of bone loss in men with multiple sclerosis. *Mult Scler.* 2004;10(2):170-175.

Wood B, Walker R. Osteoporosis in Parkinson's disease. *Mov Disord.* 2005;20(12):1636-1640.

Yuan ZC, Mo H, Guan J, He JL, Wu ZJ. Risk of hip fracture following stroke, a meta-analysis of 13 cohort studies. *Osteoporos Int.* 2016;27(9):2673-2679.

Zhang W, Zhu C, Sun M, Ge Y, Yan G. Efficacy of bisphosphonates against hip fracture in elderly patients with stroke and Parkinson diseases: meta-analysis of randomized controlled trials. *J Stroke Cerebrovas Dis.* 2014;23(10):2714-2724.

Desnutrição, Má-Absorção e Deficiência de Vitaminas

128

Rebecca Traub e Inna Kleyman

PONTOS-CHAVE

1. Muitas síndromes de desnutrição ou má-absorção que causam complicações neurológicas são decorrentes de deficiências multivitamínicas, e não de uma única molécula.

2. A deficiência de vitamina B_{12} é uma das síndromes de deficiência vitamínica mais comuns e causa degeneração combinada subaguda da medula espinal.

3. A deficiência de tiamina, mais observada em pacientes com abuso de álcool ou estados graves de desnutrição, pode causar síndrome aguda de Wernicke-Korsakoff ou polineuropatia sensorimotora grave.

4. Além da deficiência de vitaminas, o consumo excessivo de algumas vitaminas ou minerais pode levar à toxicidade neurológica.

5. As complicações neurológicas da deficiência de vitaminas e minerais devem sempre ser consideradas em pacientes com histórico de cirurgia bariátrica.

6. Outros distúrbios gastrintestinais que influenciam a absorção, inclusive doença inflamatória intestinal e doença celíaca, também aumentam o risco de síndromes de deficiência de vitaminas.

7. A doença celíaca pode causar diversas manifestações neuropsiquiátricas, sendo a neuropatia periférica e a ataxia as mais comuns.

INTRODUÇÃO

A desnutrição e a má-absorção levam a deficiências nutricionais isoladas e múltiplas, com manifestações neurológicas que são atribuídas à falta de vitaminas e de outros nutrientes essenciais. O excesso de determinadas vitaminas ou minerais também pode causar síndromes neurológicas. A obesidade e o excesso de calorias também contribuem direta e indiretamente para o estado de saúde neurológico. A ampla variedade de complicações neurológicas da obesidade e do excesso dietético, incluindo acidente vascular encefálico isquêmico, neuropatia diabética e doença degenerativa da medula espinal, é discutida em outra parte deste texto. Os tratamentos para a epidemia da obesidade também levaram a distúrbios nutricionais e doenças neurológicas.

Embora este capítulo descreva as síndromes típicas associadas a deficiências de vitaminas específicas, convém assinalar que, na prática clínica, a deficiência de vitaminas e a desnutrição frequentemente são multifatoriais, com ocorrência concomitante de múltiplas deficiências, resultando em sinais e sintomas clínicos.

CAUSAS DE DEFICIÊNCIAS NUTRICIONAIS

Pode ocorrer deficiência nutricional devido a um aporte dietético inadequado ou ao comprometimento da absorção associado a distúrbios gastrintestinais intrínsecos ou iatrogênicos. Nos países em desenvolvimento, o aporte nutricional inadequado frequentemente resulta de um acesso deficiente aos alimentos e a fontes naturais de vitaminas e minerais. Nos países desenvolvidos ou industrializados, as causas de aporte inadequado podem incluir alcoolismo, transtornos alimentares ou outras causas de grave restrição do aporte dietético. O abuso de álcool constitui uma causa importante de desnutrição e está associado a numerosas síndromes neurológicas, cuja fisiopatologia pode consistir em toxicidade direta do etanol, em deficiências isoladas ou múltiplas de vitaminas ou em uma combinação desses fatores. Outra causa comum de desnutrição é a *anorexia nervosa*. A grave redução da ingestão calórica relacionada com os transtornos alimentares frequentemente provoca neuropatia, miopatia e outras síndromes relacionadas com múltiplas deficiências de vitaminas.

A má-absorção pode ocorrer em consequência de qualquer uma de várias razões, tanto intrínsecas quanto iatrogênicas. As doenças intestinais que causam má-absorção incluem doença inflamatória intestinal, doença celíaca e distúrbios da função das enzimas pancreáticas. Em pacientes com esses distúrbios, as anormalidades neurológicas parecem ser desproporcionalmente frequentes. Isoladamente ou em associação, pode haver evidências de miopatia, neuropatia periférica sensorimotora e degeneração dos tratos corticospinais, tratos do funículo posterior da medula espinal e cerebelo. A neurite óptica, a degeneração pigmentar atípica da retina e a demência constituem sequelas menos comuns de má-absorção.

A cirurgia bariátrica para tratamento da obesidade e as complicações a ela associadas tipicamente envolvem a restrição do volume gástrico. As complicações neurológicas são incomuns, porém podem ser atribuídas a uma combinação de má-absorção e hiperêmese, resultando em um estado de deficiência de múltiplas vitaminas. A suplementação com vitaminas e minerais é rotineiramente instituída após a cirurgia bariátrica para evitar essas complicações. As complicações neurológicas da cirurgia bariátrica são discutidas com mais detalhes no final deste capítulo.

SÍNDROMES DE DEFICIÊNCIA E EXCESSO DE VITAMINAS

Embora muitas apresentações dos distúrbios neurológicos relacionados com a desnutrição sejam atribuídas a deficiências de múltiplas vitaminas e minerais que ocorrem concomitantemente, existem síndromes particulares e distúrbios neurológicos que são tipicamente descritos em deficiências específicas

(Tabelas 128.1 e 128.2). A suplementação excessiva de algumas vitaminas ou minerais também pode resultar em distúrbios neurológicos. Nas seções a seguir, são descritas algumas dessas síndromes mais comumente observadas.

Deficiência de vitamina B_{12} (cobalamina)

A anemia perniciosa causada pela deficiência de vitamina B_{12} consiste na tríade de anemia, sintomas neurológicos e atrofia da superfície epitelial da língua. O termo *degeneração combinada da medula espinal* foi introduzido em torno de 1900 para descrever as consequências da deficiência de vitamina B_{12} sobre o sistema nervoso. A terapia de reposição começou na década de 1920, com uso de fígado dietético e extratos hepáticos parenterais em 1948, o ano em que a vitamina B_{12} foi identificada. A deficiência de vitamina B_{12} continua sendo comum, com risco aumentado no indivíduo idoso relacionado com gastrite atrófica, diminuição do aporte dietético e uso de medicamentos que interferem na secreção ácida.

Epidemiologia

A prevalência de deficiência de vitamina B_{12} varia de acordo com a população estudada. A maioria dos estudos descreveu uma prevalência de 1% na população geral e 5% em idosos.

Tabela 128.1 Síndromes neurológicas atribuídas à deficiência de vitaminas ou minerais.

Vitamina ou mineral	Sinais ou sintomas neurológicos na deficiência
B_1 (tiamina)	Crises epilépticas (em lactentes), encefalopatia de Wernicke, demência de Korsakoff, neuropatia periférica subaguda
B_3 (niacina)	Encefalopatia, neuropatia periférica
B_6 (piridoxina)	Neuropatia periférica, ataxia, alteração do estado mental, crises epilépticas
B_9 (folato)	Defeitos do tubo neural (deficiência pré-natal)
B_{12} (cobalamina)	Mieloneuropatia, déficit cognitivo, neuropatia óptica
A	Xeroftalmia
D	Miopatia
E	Neuropatia, miopatia, ataxia
Cobre	Mieloneuropatia
Ferro	Síndrome das pernas inquietas

Tabela 128.2 Síndromes neurológicas atribuídas ao excesso de vitaminas ou minerais.

Vitamina ou mineral	Sinais e sintomas neurológicos nos estados de excesso
B_6 (piridoxina)	Neuropatia/ganglionopatia
A	Hipertensão intracraniana
Manganês	Parkinsonismo
Selênio	Neuropatia
Zinco	Mieloneuropatia (por meio da deficiência de cobre)

A prevalência de anemia perniciosa entre os idosos é de 2%, sendo maior em mulheres do que em homens. As taxas de deficiência de vitamina B_{12} são superiores a 10% em pacientes submetidos a cirurgias gástricas.

Biopatologia

A cobalamina é sintetizada apenas por microrganismos específicos, e os produtos de origem animal constituem a única fonte dietética. O ácido gástrico é necessário para a digestão péptica para a liberação da vitamina das proteínas. A vitamina B_{12} livre liga-se a proteínas R e, em seguida, ao fator intrínseco gástrico, uma glicoproteína produzida pelas células parietais gástricas, que é necessária para o transporte da vitamina B_{12} e que está ausente nos indivíduos com anemia perniciosa. O complexo fator intrínseco-cobalamina é então transportado através do íleo terminal e liga-se à transcobalamina, que então entra nas células para uso nos processos metabólicos.

Em cerca de 80% dos casos a anemia perniciosa com início no adulto é causada pela falta de fator intrínseco gástrico em consequência de gastrite atrófica. Acredita-se que o distúrbio seja de origem autoimune, visto que são encontrados anticorpos dirigidos contra as células parietais gástricas em 90% dos indivíduos com anemia perniciosa, e ocorrem anticorpos contra o fator intrínseco em até 76%. A anemia perniciosa também coexiste com outras doenças autoimunes. Nos pacientes com fator intrínseco normal, a vitamina não é absorvida devido a diverticulose jejunal, espru tropical ou celíaco ou perda do estômago ou do íleo por ressecção cirúrgica. Os inibidores da bomba de prótons e os medicamentos bloqueadores H2 usados no tratamento do refluxo gastresofágico ou da doença ulcerosa péptica também podem causar deficiência de vitamina B_{12}. A exposição recreativa ou ocupacional crônica ao óxido nitroso pode interferir no metabolismo da cobalamina e causar neuropatia ou doença sistêmica combinada. A terapia a longo prazo com metformina para o diabetes melito também pode levar ao desenvolvimento de deficiência de vitamina B_{12} por meio da interferência na função da membrana ileal dependente de cálcio.

Patologia da deficiência de vitamina B_{12}

Na medula espinal, a substância branca é mais afetada do que a substância cinzenta. A perda simétrica das bainhas de mielina ocorre mais frequentemente do que a perda axonal; as alterações são mais proeminentes nos funículos posteriores e laterais (*doença sistêmica combinada* ou *degeneração combinada subaguda*; Figuras 128.1 e 128.2). A parte torácica da medula espinal é a primeira a ser afetada, e, em seguida, o processo se estende para a parte cervical ou lombar da medula espinal. Pode-se observar a ocorrência de desmielinização focal na substância branca frontal, que se correlaciona clinicamente com os sintomas cognitivos.

Diagnóstico

Hoje em dia, os indivíduos com deficiência de vitamina B_{12} provavelmente são, em sua maioria, assintomáticos. Se a deficiência persistir, os sintomas podem ser aqueles de anemia, distúrbio neurológico ou outros problemas, como vitiligo, língua ulcerada ou cabelos prematuramente grisalhos. Cerca de 40% de todos os pacientes com deficiência de vitamina B_{12} apresentam alguns sinais ou sintomas neurológicos, e, com frequência, estes constituem as manifestações iniciais ou mais proeminentes da doença. Em geral, há características tanto de mielopatia quanto de neuropatia periférica. O sintoma mais comum consiste em

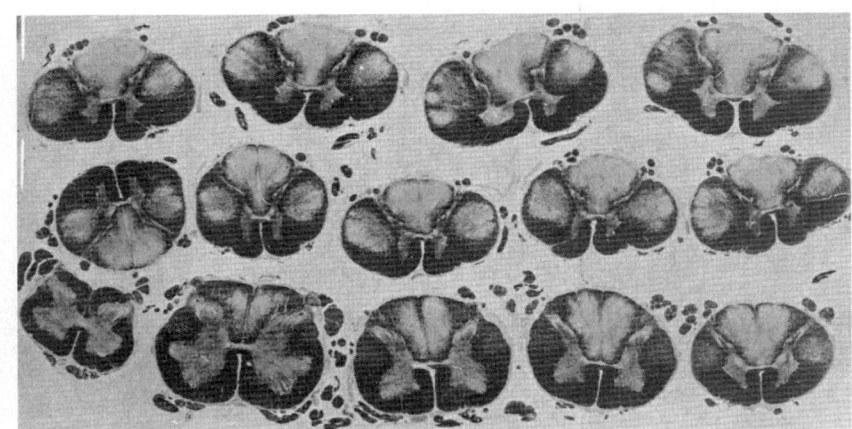

FIGURA 128.1 Degeneração combinada subaguda. Cortes da medula espinal em vários níveis, mostrando perda segmentar de mielina, que é mais intensa nos funículos posteriores e laterais.

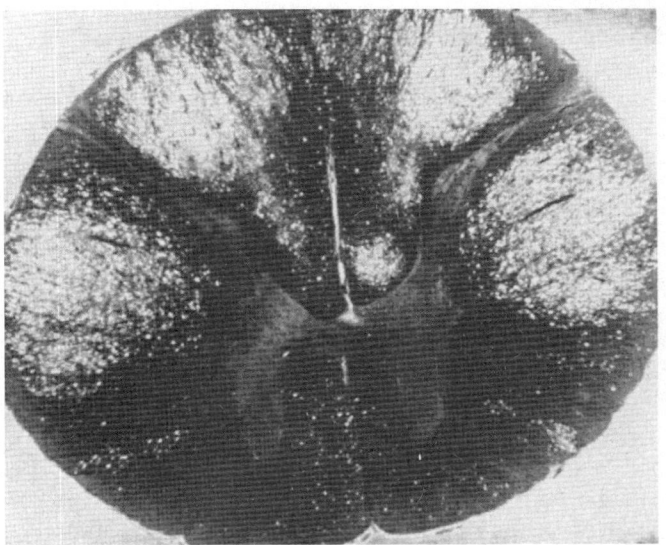

FIGURA 128.2 Degeneração combinada subaguda. Destruição da mielina predominando nos funículos posteriores e laterais. O edema das bainhas de mielina afetadas produz uma aparência esponjosa.

acroparestesia – isto é, sensação de queimação e dor que afeta as mãos e os pés. Pode ocorrer ataxia sensitiva, devido à perda da propriocepção. Outros sinais e sintomas que foram descritos incluem perda da memória, perda visual (devido à neuropatia óptica), hipotensão ortostática, anosmia, distúrbio do paladar (disgeusia), disfunção esfinctérica e impotência. Os níveis de vitamina B_{12} devem ser determinados em todos os indivíduos submetidos a avaliação para comprometimento cognitivo, visto que constitui uma causa tratável de perda de memória.

O diagnóstico baseia-se na demonstração de níveis séricos de vitamina B_{12} inferiores a 200 pg/mℓ; entretanto, podem ser observados valores normais baixos (200 a 350 pg/mℓ) em pessoas que respondem à terapia. Alguns indivíduos com valores baixos não apresentam deficiência, e a realização de exames adicionais pode ser útil. Tanto o ácido metilmalônico quanto a homocisteína acumulam-se quando há comprometimento das reações dependentes de cobalamina; ambos os metabólitos estão anormalmente aumentados no soro de mais de 99% dos pacientes com deficiência efetiva de cobalamina. Existem limitações para esses exames em certas populações, com níveis elevados de homocisteína na homocisteinemia hereditária e elevação do ácido metilmalônico em pacientes com deficiência renal. A anemia perniciosa, que frequentemente é subjacente à deficiência de vitamina B_{12}, é mais bem avaliada por meio da determinação dos anticorpos dirigidos contra o fator intrínseco. A sensibilidade desses anticorpos é de apenas 50 a 70%, porém a sua especificidade é de quase 100%. Os anticorpos contra as células parietais são mais sensíveis, porém menos específicos.

Em pacientes com sinais neurológicos, apenas cerca de 20% apresentam anemia grave. Tanto o hematócrito quanto o volume corpuscular médio podem estar normais, embora a anemia e a macrocitose sejam as anormalidades clássicas. A biopsia de medula óssea é confiável e mostra a presença de anormalidades megaloblásticas.

Outros exames realizados na deficiência de vitamina B_{12} podem incluir ressonância magnética ou teste eletrodiagnóstico. A RM pode revelar um sinal aumentado nas imagens ponderadas em T2 e realce do contraste nos funículos posteriores e laterais da medula espinal (Figura 128.3), com normalização após a instituição do tratamento. Os testes de condução nervosa podem revelar sinais de neuropatia sensorimotora axonal, embora geralmente sejam normais. Deve-se considerar a possibilidade de deficiência de vitamina B_{12} em qualquer neuropatia sensorimotora, mielopatia, neuropatia autonômica, demência ou neuropatia óptica.

Tratamento

A reposição de vitamina B_{12} é administrada por via intramuscular, em uma dose de 1.000 μg/dia na primeira semana, seguida de injeções semanais no primeiro mês e, posteriormente, de injeções mensais durante pelo menos vários meses. Embora alguns pacientes necessitem de injeções de vitamina B_{12} pelo resto da vida, particularmente aqueles com anemia perniciosa ou com procedimentos cirúrgicos que afetam o íleo terminal, outros podem passar para formulações orais ou sublinguais para terapia de manutenção. Existem alguns estudos sugerindo que a vitamina B_{12} oral em altas doses (1.000 a 2.000 μg/dia) pode constituir até mesmo um tratamento suficiente em lugar da terapia intramuscular no tratamento inicial da deficiência.

Desfecho

Após a injeção de vitamina B_{12}, a melhora hematológica pode ser evidente dentro de 48 horas, assim como uma sensação subjetiva de melhora geral. Com frequência, as parestesias são os primeiros sintomas neurológicos que melhoram e o fazem

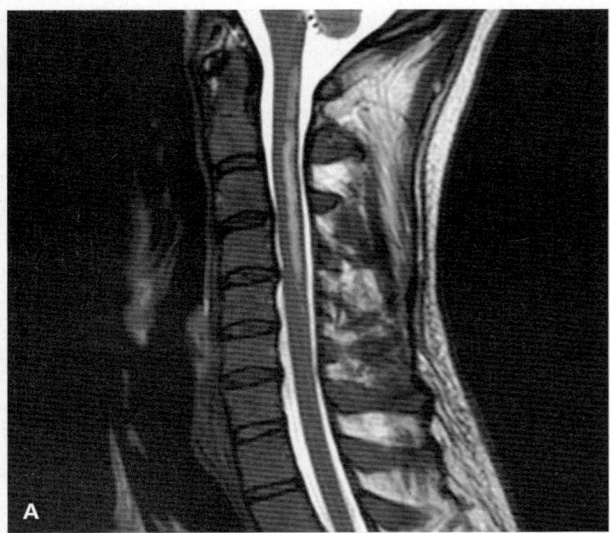
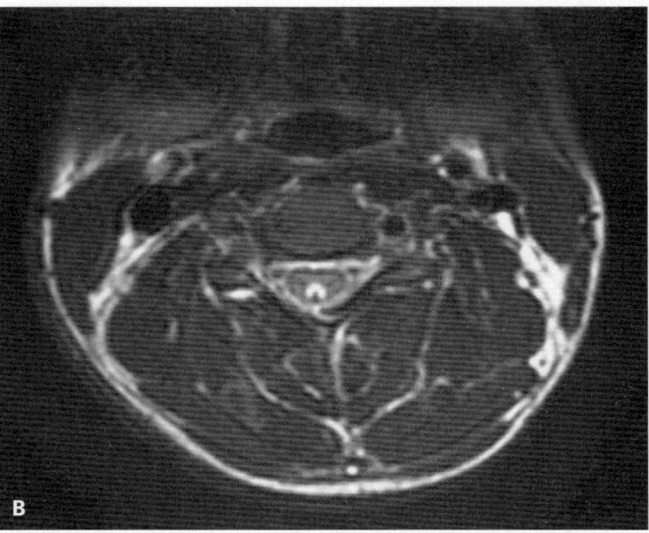

FIGURA 128.3 Sinal aumentado na imagem de ressonância magnética ponderada em T2 dos funículos posteriores da medula cervical na deficiência de vitamina B_{12}. **A.** Sagital. **B.** Axial. (Cortesia do Dr. Alexander G. Khandji, Professor of Radiology, Columbia University.)

dentro 2 semanas; as anormalidades corticospinais e cognitivas são mais lentas em sua resposta, levando tipicamente 3 meses, porém algumas vezes com melhora contínua durante até 1 ano. Se não houver nenhuma resposta em 3 meses, a condição provavelmente não se deve à deficiência de vitamina B_{12}. Cerca de 50% dos pacientes permanecem com alguma anormalidade neurológica ao exame; a incapacidade residual, relacionada com a mielopatia ou a lesão cognitiva, depende da duração e da gravidade dos sintomas por ocasião em que o tratamento é iniciado.

Deficiência de vitamina B_1 (tiamina)

Introdução

A tiamina é um cofator importante no metabolismo dos aminoácidos e dos carboidratos. A tiamina também desempenha um papel na junção neuromuscular e na neurotransmissão.

Epidemiologia

Com mais frequência, a deficiência de tiamina ocorre como complicação de restrição calórica grave. Nos países em desenvolvimento, isso pode ocorrer como "surtos" em casos de fome e entre populações de refugiados. Nos países desenvolvidos, a deficiência de tiamina é principalmente uma complicação de alcoolismo, transtornos alimentares ou após cirurgia gástrica. O indivíduo idoso pode correr risco particular de desenvolver deficiência de tiamina, devido à pouca absorção da vitamina.

Biopatologia

As manifestações típicas da deficiência de tiamina incluem beribéri, tanto infantil quando do adulto, e síndrome de Wernicke-Korsakoff. Tipicamente, o beribéri infantil ocorre nos primeiros meses de vida, principalmente com um quadro cardiopulmonar, embora possa ocorrer uma síndrome neurológica de vômitos, nistagmo e crises epilépticas. Lactentes alimentados com fórmula deficiente em tiamina desenvolveram beribéri, e foi observado um grupo de casos em Israel, em 2003. Tradicionalmente, o beribéri do adulto tem sido dividido em dois subtipos. O beribéri seco refere-se a uma neuropatia sensorimotora, que habitualmente ocorre com apresentação subaguda. A neuropatia pode ser grave, causando quase tetraplegia. O beribéri úmido refere-se à insuficiência cardíaca de alto débito que algumas vezes acompanha neuropatia da deficiência de tiamina do adulto.

A *síndrome de Wernicke-Korsakoff* é manifestação da deficiência de tiamina no sistema nervoso central (SNC). A encefalopatia de Wernicke refere-se à apresentação aguda de alteração do estado mental, ataxia e oftalmoplegia. Tradicionalmente, essa síndrome tem sido descrita em alcoólicos, embora possa ser observada em qualquer indivíduo com desnutrição ou má-absorção. Muitos não apresentam a tríade clínica completa e exibem ataxia isolada ou oftalmoplegia. A *síndrome de Korsakoff* refere-se às manifestações mais crônicas da lesão do SNC, devido a deficiência de tiamina: demência com déficits de memória proeminentes ou isolados e confabulação.

Diagnóstico

A tiamina pode ser determinada de diversas maneiras, mais frequentemente como nível sanguíneo. A suplementação, frequentemente administrada por via intravenosa no serviço de emergência ou na ambulância, habitualmente invalida os testes para deficiência de vitamina B_1. Em geral, o diagnóstico é estabelecido com base na história e no quadro clínico, a não ser que o nível de vitamina B_1 seja determinado antes da administração de suplementação. Na síndrome de Wernicke-Korsakoff, a RM do cérebro pode demonstrar anormalidades típicas, incluindo sinal hiperintenso T2 e restrição da difusão nos corpos mamilares e no tálamo (Figura 128.4). Esses achados na RM frequentemente são reversíveis com o tratamento.

Tratamento

A tiamina pode ser administrada por via intravenosa ou intramuscular na presença de deficiência, tipicamente em uma dose de 100 mg/dia, durante 7 a 14 dias, seguida de suplementação oral. A encefalopatia de Wernicke aguda é tratada com doses mais altas, de 500 mg IV 3 vezes/dia, durante 3 dias e, em seguida, 1 vez/dia durante mais 5 dias. Em todo paciente com risco de

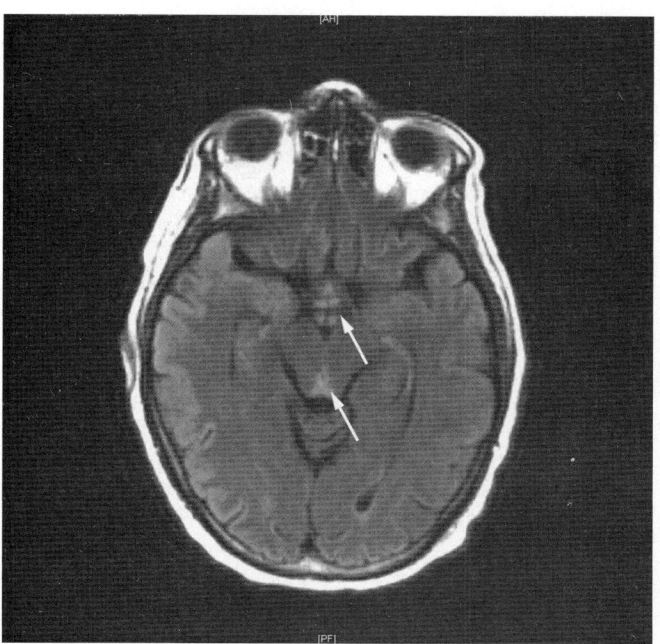

FIGURA 128.4 Sinal T2 aumentado nos corpos mamilares e teto do mesencéfalo (*setas*) na encefalopatia de Wernicke, devido à deficiência de tiamina.

desenvolver deficiência de tiamina (p. ex., história de alcoolismo ou outros fatores de risco para desnutrição), a tiamina deve ser administrada no serviço de emergência antes da administração de glicose para evitar a precipitação de encefalopatia de Wernicke aguda, visto que o metabolismo da glicose aumenta a demanda de tiamina. Alguns recomendam uma suplementação profilática com tiamina oral em alcoólicos, indivíduos idosos ou outros indivíduos que correm risco de deficiência.

Desfecho

O tratamento imediato com tiamina intravenosa, como descrito no texto anterior, geralmente melhora os sintomas clínicos da deficiência de tiamina, inclusive da neuropatia periférica ou da síndrome de Wernicke-Korsakoff, mas os pacientes tendem a apresentar alguma incapacidade residual que não é reversível por completo.

Deficiência ou excesso de vitamina B_6 (piridoxina)

Introdução

A vitamina B_6 desempenha vários papéis de importância crítica como cofator, incluindo no metabolismo dos aminoácidos, lipídios e carboidratos. Também participa da formação de neurotransmissores, na função endócrina por meio de seus efeitos sobre os hormônios esteroides e no sistema imune tanto humoral quanto celular.

Epidemiologia

Tipicamente, a deficiência de vitamina B_6 ocorre em associação a outras deficiências de vitaminas e é observada em qualquer condição clínica que cause desnutrição ou má-absorção. Fatores de risco específicos para a deficiência de piridoxina incluem uremia e diálise, alcoolismo, idade avançada, distúrbios de inflamação sistêmica e infecção pelo vírus da imunodeficiência humana. Certos medicamentos podem reduzir os níveis de vitamina B_6 no plasma.

Biopatologia

Deficiência de vitamina B_6

Baixos níveis de vitamina B_6 têm sido associados a neuropatia periférica, embora a deficiência isolada de B_6 como causa de neuropatia provavelmente seja rara. Foi também relatada a ocorrência de ataxia e alteração do estado mental com baixos níveis dessa vitamina. A deficiência grave de vitamina B_6 leva a crises epilépticas, que raramente são observadas em consequência de deficiência dietética. A condição genética de crises epilépticas dependentes de piridoxina é uma causa de epilepsia refratária em recém-nascidos passível de tratamento.

Toxicidade da vitamina B_6

A suplementação excessiva com vitamina B_6 pode causar neuropatia sensitiva e, nos casos graves, ganglionopatia sensitiva. A maioria dos casos ocorre com doses de vitamina B_6 superiores a 250 mg/dia, embora alguns tenham ocorrido com doses baixas de 100 mg/dia.

Diagnóstico

Os níveis de piridoxina podem ser determinados no plasma. Uma amostra em jejum fornece a medida mais acurada das reservas teciduais da vitamina. No indivíduo com neuropatia, pode ser difícil interpretar níveis modestamente elevados ou reduzidos de vitamina B_6 e saber se eles são responsáveis pelos sintomas clínicos. Os exames laboratoriais devem ser combinados com a história clínica e a sintomatologia para interpretar os valores.

Tratamento

Nos casos de deficiência, administra-se uma suplementação oral com vitamina B_6, na dose de 50 a 100 mg/dia.

Desfecho

A suplementação de vitamina B_6 em casos de deficiência deve melhorar ou reverter os sintomas neurológicos. As crises epilépticas dependentes de piridoxina também respondem à suplementação. Pacientes com neuropatia sensorial grave ou ganglionopatia por toxicidade de piridoxina geralmente apresentam perda do gânglio sensorial da raiz dorsal e podem não apresentar muita melhora clínica, mas sim estabilização dos déficits, com a interrupção da suplementação vitamínica.

Deficiência de vitamina B_9 (ácido fólico)

O folato é encontrado em muitos vegetais, leguminosas e produtos de origem animal, bem como em muitos grãos e alimentos enriquecidos. O principal papel neurológico da suplementação de folato é observado em mulheres durante a gravidez (ou possibilidade de gravidez), em que desempenha um papel de importância crítica na formação do tubo neural. A suplementação pré-natal de ácido fólico diminui o risco de defeitos do tubo neural em 50 a 70%. Recomenda-se o uso de suplementos pelo menos 1 mês antes da concepção, tendo em vista que a formação do tubo neural ocorre durante as primeiras semanas do desenvolvimento embrionário. Em mulheres com baixo risco de defeito do tubo neural, recomenda-se uma dose diária de 0,4 a 0,8 mg. Em mulheres em uso de antiepilépticos que interfiram na absorção de folato ou naquelas com história pregressa de gestação com defeito do tubo neural, recomenda-se a administração de 4 mg/dia.

Nos adultos, a deficiência de folato caracteriza-se principalmente por manifestações hematológicas, com raros sintomas neurológicos, se houver qualquer um. A determinação dos níveis de folato tem benefício limitado em pacientes que apresentam demência, neuropatia ou outras síndromes neurológicas. Deve-se assinalar que a suplementação de ácido fólico pode mascarar a deficiência de vitamina B_{12} ao corrigir parte da anemia associada e ao impedir o diagnóstico da síndrome neurológica associada. Por conseguinte, os níveis de vitamina B_{12} devem ser avaliados antes de iniciar a reposição de folato.

Deficiência de vitamina B_3 (niacina)

A deficiência de niacina (pelagra) é observada principalmente em populações dependentes de milho, mas também pode ser associada a alcoolismo, má-absorção, infecção crônica, síndrome carcinoide secundária à deficiência de vitamina B_6 e síndrome de Hartnup, um distúrbio autossômico recessivo que causa deficiência na síntese de niacina a partir do triptofano. De modo geral, a pelagra afeta o trato gastrintestinal, a pele e o sistema nervoso (variando de sintomas neuropsiquiátricos a encefalopatia, espasticidade, ataxia, mioclonia ou coma). A deficiência também pode causar uma neuropatia periférica semelhante à observada na deficiência de tiamina. O tratamento com ácido nicotínico oral ou intravenoso provoca melhora variável das manifestações neurológicas.

Deficiência ou toxicidade da vitamina A

A vitamina A é uma vitamina lipossolúvel encontrada em plantas (betacaroteno ou provitamina A) e em fontes animais, particularmente peixes, laticínios e carne, especialmente fígado (retinol, vitamina A pré-formada). Os retinoides são compostos relacionados com o retinol, muitos dos quais com ações semelhantes às da vitamina A. Fisiologicamente, a vitamina A desempenha um papel essencial no desenvolvimento dos olhos no feto e na manutenção das células fotorreceptoras da retina. A deficiência de vitamina A é incomum nos países desenvolvidos, porém continua sendo uma das deficiências nutricionais mais comuns no mundo inteiro. Nos países desenvolvidos, a deficiência de vitamina A pode ocorrer em distúrbios da absorção de gordura, como na fibrose cística, em distúrbios pancreáticos e na doença celíaca.

A deficiência de vitamina A causa *xeroftalmia*, um termo empregado para descrever o espectro de doenças oculares relacionadas com a deficiência de vitamina A, desde cegueira noturna a cegueira completa e ressecamento ou ulceração da conjuntiva e da córnea. Tipicamente, o diagnóstico de deficiência de vitamina A é estabelecido em bases clínicas, embora os níveis séricos de retinol possam ser determinados.

A toxicidade da vitamina A (hipervitaminose A) também pode causar doença neurológica, com apresentação clínica de elevação da pressão do líquido cefalorraquidiano similar à síndrome de hipertensão intracraniana idiopática. A maioria dos casos ocorre com a ingestão de quantidades excessivas de suplementos, embora também tenha sido descrita em indivíduos que consomem grandes quantidades de fígado na dieta. A isotretinoína, um derivado do ácido retinoico usado para o tratamento da acne, pode, de modo semelhante, causar pseudotumor cerebral, presumivelmente por meio de um mecanismo de ação semelhante.

Deficiência de vitamina D

A vitamina D é uma vitamina lipossolúvel obtida da dieta ou da exposição da pele aos raios ultravioleta da luz solar. Pode ocorrer deficiência devido a uma ingestão dietética inadequada, distúrbios da absorção de gordura ou exposição inadequada à luz solar. As principais manifestações da deficiência de vitamina D estão relacionadas com o desenvolvimento e a manutenção do osso, com ocorrência de raquitismo em crianças e osteomalacia em adultos. Entretanto, a vitamina D está implicada em diversas condições neurológicas. Foi descrito que a deficiência grave de vitamina D provoca miopatia, porém apenas na presença de níveis séricos muito baixos, tipicamente observados em casos de má-absorção. Os pacientes com epilepsia correm risco aumentado de baixa densidade óssea e fratura de ossos. Esse risco aumentado é multifatorial e complexo e está relacionado, em parte, com medicamentos antiepilépticos, que induzem as enzimas do citocromo P450, que aumentam o metabolismo da vitamina D. Devido ao risco de perda óssea em muitos pacientes com epilepsia, recomenda-se geralmente uma suplementação com vitamina D e cálcio. A vitamina D exerce efeitos sobre múltiplas funções celulares do sistema imune, e os estudos realizados demonstraram uma associação entre a deficiência de vitamina D e vários distúrbios autoimunes, incluindo a esclerose múltipla (EM). Ainda não foi estabelecido se a suplementação de vitamina D em pacientes com diagnóstico já estabelecido de EM é benéfica do ponto de vista clínico. O diagnóstico de deficiência de vitamina D é estabelecido pela determinação dos níveis de 25-hidroxivitamina D (25[OH]D) para avaliar o estado da vitamina. Existe alguma variação na meta dos níveis, porém a maioria recomenda 30 a 40 ng/mℓ.

Deficiência de vitamina E

A vitamina E é uma vitamina lipossolúvel encontrada em muitos alimentos, incluindo carne, óleo, ovos e vegetais. Trata-se de um antioxidante e componente das membranas celulares. Os fatores de risco para deficiência de vitamina E consistem em distúrbios que comprometem a absorção de gorduras, incluindo colestase e deficiência pancreática. Existem doenças genéticas que causam absorção deficiente de vitamina E e déficits neurológicos resultantes. As manifestações neurológicas típicas da deficiência de vitamina E consistem em neuropatia, miopatia e ataxia.

SÍNDROMES DE DEFICIÊNCIA E DE EXCESSO DE MINERAIS

Deficiência e toxicidade do cobre

Introdução

O cobre, um oligoelemento presente em muitos alimentos, é absorvido no estômago e na parte proximal do intestino delgado. No fígado, constitui parte da ceruloplasmina, que é transportada pelo corpo. A deficiência de cobre possui efeitos multissistêmicos sobre a pele e os cabelos, o fígado, os ossos e o sistema nervoso. Os fatores de risco para deficiência de cobre consistem em má-absorção, incluindo cirurgia gástrica e doença celíaca, e ingestão excessiva de zinco por meio de suplementos ou cremes para dentaduras contendo zinco.

Epidemiologia

O risco de deficiência de cobre é maior em pacientes com síndromes de má-absorção ou histórico de cirurgia gástrica. Vários casos foram associados à suplementação excessiva de zinco.

Biopatologia

A síndrome neurológica da deficiência de cobre consiste tipicamente em mielopatia ou mieloneuropatia, simulando, com frequência, a deficiência de vitamina B_{12}. Ocorrem ataxia da marcha, perda sensitiva e espasticidade, e o exame físico demonstra uma perda proeminente da sensibilidade vibratória e de posição articular, hiper-reflexia e respostas plantares extensoras.

Diagnóstico

O exame laboratorial na deficiência de cobre revela baixos níveis séricos de cobre e/ou ceruloplasmina. Quando há suspeita de ingestão excessiva de zinco como causa de deficiência de cobre, podem-se medir o nível sérico de zinco e o zinco na urina de 24 horas. Tendo em vista as manifestações clínicas semelhantes, os níveis de vitamina B_{12} sempre devem ser verificados em pacientes com suspeita de mieloneuropatia por deficiência de cobre, e o exame de imagem da medula espinal frequentemente está indicado, mostrando um sinal anormal nos funículos posteriores.

Tratamento

O cobre é suplementado em uma dose de 2 mg/dia. Alguns recomendam doses mais altas para o tratamento inicial do paciente sintomático. Em geral, a suplementação oral é suficiente; entretanto, podem-se utilizar formas por via intravenosa e intramuscular se houver preocupação quanto a um comprometimento grave da absorção.

Desfecho

De modo geral, os sintomas de mieloneuropatia melhoram com a suplementação de cobre e a correção da deficiência.

Doença de Wilson

A doença de Wilson, que é descrita de modo detalhado no Capítulo 139, é um distúrbio hereditário, autossômico recessivo de acúmulo excessivo de cobre, que leva ao desenvolvimento de doença hepática e síndrome neurológica característica de ataxia, disartria, distonia, tremor e parkinsonismo.

Outras deficiências e toxicidades de minerais

- Ferro: a deficiência de ferro na infância está associada a atrasos do desenvolvimento. Nos adultos, a deficiência de ferro é uma causa da síndrome das pernas inquietas passível de tratamento
- Manganês: a toxicidade do manganês, que ocorre principalmente em consequência de exposição ocupacional, embora também seja relatada em pacientes que recebem nutrição parenteral, pode causar sintomas semelhantes àqueles observados na doença de Parkinson
- Selênio: a toxicidade do selênio, que tipicamente ocorre na suplementação excessiva, provoca neuropatia em associação com sintomas dermatológicos
- Zinco: a ingestão excessiva de zinco, conforme descrito anteriormente, provoca deficiência secundária de cobre e mieloneuropatia associada

COMPLICAÇÕES NEUROLÓGICAS DA CIRURGIA BARIÁTRICA

Introdução

Os procedimentos cirúrgicos realizados para controle da obesidade são amplamente chamados de *cirurgia bariátrica*. São opções terapêuticas cada vez mais comuns para redução de peso e melhor controle da hipertensão, diabetes, apneia do sono e distúrbios metabólicos. O objetivo geral da cirurgia bariátrica é reduzir a ingestão ou absorção de macronutrientes (gorduras, carboidratos, proteínas) para diminuir o aporte calórico; no entanto, a absorção de micronutrientes (minerais essenciais e vitaminas) também é influenciada. Existem várias opções cirúrgicas, como *bypass* gástrico (gastroplastia em Y de Roux), gastrectomia vertical, colocação de banda gástrica ajustável e derivação biliopancreática com gastrectomia longitudinal e preservação pilórica (*switch* duodenal) (BPD/DS). A gastrectomia vertical e a colocação de banda reduzem o volume do estômago e são considerados procedimentos restritivos. O *bypass* gástrico e a BPD/DS são considerados procedimentos disabsortivos porque reduzem a digestão e a absorção dos alimentos (além de terem um efeito restritivo). Embora o *bypass* gástrico seja considerado o "padrão-ouro" da cirurgia para perda de peso e seja o procedimento mais realizado em todo o mundo, a gastrectomia vertical é agora a técnica mais comum nos EUA.

As deficiências de micronutrientes podem ocorrer dias, meses ou mesmo anos após a cirurgia bariátrica. Alguns pacientes já apresentam uma deficiência antes da cirurgia, que pode ser agravada no período pós-operatório devido a vômitos, menor absorção, mudanças na dieta e no microbioma intestinal e perda de fator intrínseco e de ácido gástrico. A deficiência de vitamina B_{12}, folato, tiamina e cobre é mais comum após a cirurgia bariátrica, mas a absorção de vitamina E, piridoxina, niacina, vitamina A e vitamina D também é afetada.

A má-absorção e a deficiência dessas vitaminas e nutrientes podem provocar diversas complicações neurológicas. Essas complicações são mais frequentes em procedimentos bariátricos que causam má-absorção substancial, como *bypass* gástrico e BPD/DS, e são menos prováveis em procedimentos restritivos, como gastrectomia vertical e colocação de banda ajustável. Complicações como lesões de compressão ou estiramento de nervos periféricos, rabdomiólise, encefalopatia de Wernicke e polirradiculoneuropatias inflamatórias tendem a ocorrer no período pós-operatório imediato, enquanto neuropatia periférica, mielopatia, miopatia e neuropatia óptica são mais tardias.

Epidemiologia

Mais de 250 mil cirurgias bariátricas foram realizadas nos EUA em 2018 (e cerca de 630 mil em todo o mundo em 2016). Até 9% dos pacientes submetidos à cirurgia bariátrica apresentam complicações neurológicas relacionadas à má-absorção de micronutrientes. A neuropatia periférica é responsável por 70 a 80% dessas complicações; o acometimento do SNC é o menos comum.

Biopatologia

A gastroplastia em Y de Roux divide a porção superior do estômago e cria uma pequena bolsa estomacal; o intestino delgado proximal é então seccionado e sua extremidade distal é conectada à bolsa estomacal. A extremidade proximal do intestino delgado é conectada a um segmento mais inferior, onde o alimento se mistura com as enzimas digestivas. Esse tipo de procedimento reduz a digestão no estômago e a absorção no intestino delgado. O procedimento BPD/DS cria uma pequena bolsa estomacal e uma grande parte do intestino delgado é derivada; há uma redução significativa na absorção porque os alimentos e as enzimas digestivas não se misturam até o intestino delgado.

A deficiência de vitamina B_{12} é comum em procedimentos de *bypass* porque a maior parte do estômago e duodeno é contornada, reduzindo a quebra da vitamina B_{12} e sua ligação com o fator intrínseco. Como já descrito neste capítulo, a deficiência de vitamina B_{12} geralmente provoca parestesias, fraqueza, perda de propriocepção espacial e da sensibilidade vibratória e alterações cognitivas. O desenvolvimento dessas alterações pode levar meses a anos porque as reservas hepáticas geralmente são suficientes para manter os níveis adequados. Uma complicação menos comum, mas mais grave, da cirurgia bariátrica é a encefalopatia de Wernicke por deficiência de tiamina. Essa doença pode causar ataxia, nistagmo e transtornos de memória. A deficiência de tiamina também pode ser acompanhada por uma neuropatia sensorimotora periférica ou polirradiculoneuropatia dolorosa e de progressão rápida. Pode ser observada dias a semanas após a cirurgia e é mais frequente em pacientes com vômitos graves.

Outras complicações neurológicas relacionadas às deficiências de vitaminas e minerais causadas pela cirurgia bariátrica já foram analisadas com mais detalhes neste capítulo.

Diagnóstico

Embora existam diretrizes para suplementação nutricional e manejo após cirurgia bariátrica, as deficiências ainda ocorrem por problemas de adesão, acompanhamento, hiperêmese e deficiência nutricional preexistente. Idealmente, os pacientes devem ser submetidos a exames para detecção de deficiências de vitaminas e minerais no período pré-operatório e à suplementação adequada antes da cirurgia. Há diretrizes para acompanhamento regular e avaliação das concentrações séricas de várias vitaminas e minerais no período pós-operatório. Como pode ser difícil prever quais pacientes desenvolverão deficiências, a vigilância rigorosa é essencial.

Tratamento

Em caso de desenvolvimento de uma deficiência específica, o reconhecimento e o tratamento imediatos podem ajudar a prevenir lesões neurológicas irreversíveis. De modo geral, aceita-se que a suplementação multivitamínica ao longo da vida é necessária após a cirurgia bariátrica, mas as recomendações específicas sobre suplementos e doses variam; essas recomendações podem depender do tipo de procedimento realizado, da deficiência específica identificada e da evolução clínica no pós-operatório.

COMPLICAÇÕES NEUROLÓGICAS DOS DISTÚRBIOS RELACIONADOS AO GLÚTEN

Introdução

Os distúrbios relacionados ao glúten podem ser amplamente divididos em autoimunes (inclusive doença celíaca e ataxia por glúten), alérgicos e não alérgicos não autoimunes (sensibilidade ao glúten). Esta seção enfoca especificamente as complicações neurológicas do subtipo autoimune.

A doença celíaca é uma enteropatia autoimune associada ao sistema imune adaptativo que pode causar sintomas gastrintestinais, como diarreia, má-absorção e perda de peso, além de sequelas neurológicas. Várias manifestações neurológicas foram descritas, inclusive neuropatia periférica, epilepsia, cefaleias, aumento da pressão intracraniana, neuromielite óptica, síndrome da pessoa rígida, miopatia, mielopatia, ataxia mioclônica, coreia, distonia paroxística não cinesiogênica, outros distúrbios do movimento e transtornos psiquiátricos.

Epidemiologia

A prevalência estimada de doença celíaca nos EUA é de cerca de 1%. Manifestações neurológicas podem ser observadas em até 22% das pessoas com doença celíaca; além disso, indivíduos com doença celíaca têm risco estimado 2,5 vezes maior de desenvolvimento de neuropatia periférica.

Biopatologia

A patogênese das complicações neurológicas observadas no distúrbio relacionado ao glúten não é bem compreendida, mas acredita-se que seja imunomediada e associada a alterações inflamatórias desencadeadas pelo glúten. A doença celíaca e os distúrbios relacionados ao glúten podem causar deficiências de vitamina E, cobre, vitamina B_{12}, folato, zinco, vitamina B_1, vitamina B_6 e vitamina D. No entanto, a deficiência nutricional secundária à má-absorção não é a única explicação para o espectro de sequelas neurológicas e é provável que os fatores imunológicos tenham um papel maior.

De modo geral, a neuropatia periférica da doença celíaca é uma neuropatia sensorimotora axonal crônica, mas também há relatos de polirradiculoneuropatia desmielinizante inflamatória crônica, neuropatia autonômica, mononeurite múltipla, neuropatia de fibras pequenas e ganglionopatia sensorial.

A ataxia por glúten é um distúrbio imunomediado em que há ataxia progressiva de início na idade adulta na presença de anticorpos contra o glúten. Acredita-se que seja desencadeada pela ingestão de glúten por indivíduos geneticamente suscetíveis. Atrofia cerebelar e anomalias na substância branca podem observadas à RM do cérebro. O exame patológico mostra perda de células de Purkinje e infiltração linfocítica no cerebelo e nas colunas posteriores da medula espinal. Os sintomas gastrintestinais não necessariamente estão presentes.

Diagnóstico

Os indivíduos acometidos podem apresentar imunoglobulina A relacionada à gliadina (antiendomísio e antitransglutaminase tecidual) além de evidência histopatológica de lesão na mucosa do intestino delgado (atrofia das vilosidades, hiperplasia das criptas, aumento de linfócitos epiteliais) à biopsia. O teste genético de antígeno leucocitário humano e a resposta a uma dieta sem glúten também podem ser usados para ajudar a estabelecer o diagnóstico. As manifestações neurológicas podem não ser acompanhadas por sintomas gastrintestinais; por isso, é importante considerar essa possibilidade diagnóstica mesmo na ausência de queixas gastrintestinais típicas.

Tratamento

A adesão estrita a uma dieta sem glúten é geralmente eficaz no tratamento de muitas das complicações neurológicas aqui descritas; entretanto, a resposta clínica pode ser variável. Pacientes com sintomas de longa data podem ter alguma lesão irreversível. Alguns estudos mostraram resposta à imunoterapia, como administração de imunoglobulina intravenosa e agentes imunomoduladores orais, mas isso não está bem estabelecido.

LEITURA SUGERIDA

Allen RP, Auerbach S, Bahrain H, Auerbach M, Earley CJ. The prevalence and impact of restless legs syndrome on patients with iron deficiency anemia. Am J Hematol. 2013;88:261-264.

Bloomberg RD, Fleishman A, Nalle JE, Herron DM, Kini S. Nutritional deficiencies following bariatric surgery: what have we learned? Obes Surg. 2005;15:145-154.

Butler CC, Vidal-Alaball J, Cannings-John R, et al. Oral vitamin B_{12} versus intramuscular vitamin B_{12} for vitamin B_{12} deficiency: a systematic review of randomized controlled trials. Fam Pract. 2006;23:279-285.

Butterworth RF. Thiamin deficiency and brain disorders. Nutr Res Rev. 2003;16:277-284.

Castelli MC, Friedman K, Sherry J, et al. Comparing the efficacy and tolerability of a new daily oral vitamin B_{12} formulation and intermittent intramuscular vitamin B_{12} in normalizing low cobalamin levels: a randomized, open-label, parallel-group study. Clin Ther. 2011;33:358.e2-371.e2.

Chang CG, Adams-Huet B, Provost DA. Acute post-gastric reduction surgery (APGARS) neuropathy. Obes Surg. 2004;14:182-189.

Chin RL, Sander HW, Brannagan TH, et al. Celiac neuropathy. Neurology. 2003;60:1581-1585.

Cooke WT, Smith WT. Neurological disorders associated with adult coeliac disease. Brain. 1966;89(4):683-722.

Czeizel AE, Dudas I. Prevention of the first occurrence of neural-tube defects by periconceptional vitamin supplementation. N Engl J Med. 1992;327:1832-1835.

De Jager J, Kooy A, Lehert P, et al. Long term treatment with metformin in patients with type 2 diabetes and risk of vitamin B-12 deficiency: randomised placebo controlled trial. BMJ. 2010;340:c2181.

De-Regil LM, Fernández-Gaxiola AC, Dowswell T, Peña-Rosas JP. Effects and safety of periconceptional folate supplementation for preventing birth defects. Cochrane Database Syst Rev. 2010;(10):CD007950.

Goodman BP, Bosch EP, Ross MA, Hoffman-Snyder C, Dodick DD, Smith BE. Clinical and electrodiagnostic findings in copper deficiency myeloneuropathy. J Neurol Neurosurg Psychiatry. 2009;80:524-527.

Goodman JC. Neurological complications of bariatric surgery. Curr Neurol Neurosci Rep. 2015;15(12):79.

Green PH, Alaedini A, Sander HW, Brannagan TH III, Latov N, Chin L. Mechanisms underlying celiac disease and its neurologic manifestations. Cell Mol Life Sci. 2005;62:791-799.

Green R, Kinsella LJ. Current concepts in the diagnosis of cobalamin deficiency. Neurology. 1995;45:1435-1440.

Hack JB, Hoffman RS. Thiamine before glucose to prevent Wernicke encephalopathy: examining the conventional wisdom. JAMA. 1998;279:583-584.

Hadjivassiliou M, Sanders DS, Grünewald RA, Woodroofe N, Boscolo S, Aeschlimann D. Gluten sensitivity: from gut to brain. Lancet Neurol. 2010;9(3):318-330.

Healton EB, Savage DG, Brust JC, Garrett TJ, Lindenbaum J. Neurologic aspects of cobalamin deficiency. Medicine (Baltimore). 1991;70:229-245.

Imdad A, Herzer K, Mayo-Wilson E, Yakoob MY, Bhutta ZA. Vitamin A supplementation for preventing morbidity and mortality in children from 6 months to 5 years of age. Cochrane Database Syst Rev. 2010;(12):CD008524.

Işıkay S, Kocamaz H. The neurological face of celiac disease. Arq Gastroenterol. 2015;52(3):167-170.

Jaiser SR, Winston GP. Copper deficiency myelopathy. J Neurol. 2010;257:869-881.

Juhasz-Pocsine K, Rudnicki SA, Archer RL, Harik SA. Neurologic complications of gastric bypass surgery for morbid obesity. Neurology. 2007;68:1843-1850.

Kinsella LJ, Green R. "Anesthesia paresthetica": nitrous oxide-induced cobalamin deficiency. Neurology. 1995;45:1608-1610.

Koffman BM, Greenfield LJ, Ali II, Pirzada NA. Neurologic complications after surgery for obesity. Muscle Nerve. 2006;33:166-176.

Kopelman MD, Thomson AD, Guerrini I, Marshall EJ. The Korsakoff syndrome: clinical aspects, psychology and treatment. Alcohol Alcohol. 2009;44:148-154.

Kumar N. Neurologic complications of bariatric surgery. Continuum (Minneap Minn). 2014;20(3, Neurology of Systemic Disease):580-597.

Kumar N. Nutritional neuropathies. Neurol Clin. 2007;25:209-255.

Kumar N, Gross JB Jr, Ahlskog JE. Copper deficiency myelopathy produces a clinical picture like subacute combined degeneration. Neurology. 2004;63:33-39.

MacFarquhar JK, Broussard DL, Melstrom P, et al. Acute selenium toxicity associated with a dietary supplement. Arch Intern Med. 2010;170:256-261.

Mayo-Smith MF. Pharmacological management of alcohol withdrawal. A meta-analysis and evidence-based practice guideline. American Society of Addiction Medicine Working Group on Pharmacological Management of Alcohol Withdrawal. JAMA. 1997;278:144-151.

Mayo-Wilson E, Imdad A, Herzer K, Yakoob MY, Bhutta ZB. Vitamin A supplements for preventing mortality, illness, and blindness in children aged under 5: systematic review and meta-analysis. BMJ. 2011;343:d5094.

Mechanick JI, Youdim A, Jones DB, et al. Clinical practice guidelines for the perioperative nutritional, metabolic, and nonsurgical support of the bariatric surgery patient—2013 update: cosponsored by American Association of Clinical Endocrinologists, the Obesity Society, and American Society for Metabolic & Bariatric Surgery. Endocr Pract. 2013;19:337-372.

Mikati MA, Dib L, Yamout B, Sawaya R, Rahi AC, El-Hajj Fuleihan G. Two randomized vitamin D trials in ambulatory patients with anticonvulsants: impact on bone. Neurology. 2006;67:2005-2014.

Nations SP, Boyer PJ, Love LA, et al. Denture cream: an unusual source of excess zinc, leading to hypocupremia and neurologic disease. Neurology. 2008;71:639-643.

Pack AM. Bone disease in epilepsy. Curr Neurol Neurosci Rep. 2004;4:329-334.

Patchell RA, Fellows HA, Humphries LL. Neurologic complications of anorexia nervosa. Acta Neurol Scand. 1994;89:111-116.

Penniston KL, Tanumihardjo SA. The acute and chronic toxic effects of vitamin A. Am J Clin Nutr. 2006;83:191-201.

Pfeiffer RF. Gastroenterology and neurology. Continuum (Minneap Minn). 2017;23(3, Neurology of Systemic Disease):744-761.

Russell JSR, Batten FE, Collier J. Subacute combined degeneration of the spinal cord. Brain. 1900;23:39-110.

Sapone A, Bai J, Clacci C, et al. Spectrum of gluten-related disorders: consensus on new nomenclature and classification. BMC Med. 2012;10:13.

Savage DG, Lindenbaum J, Stabler SP, Allen RH. Sensitivity of serum methylmalonic acid and total homocysteine determinations for diagnosing cobalamin and folate deficiencies. Am J Med. 1994;96:239-246.

Stabler SP. Clinical practice. Vitamin B_{12} deficiency. N Engl J Med. 2013;368:149-160.

Thawani SP, Brannagan TH III, Lebwohl B, Green PHR, Ludvigsson JF. Risk of neuropathy among 28,232 patients with biopsy-verified celiac disease. JAMA Neurol. 2015;72(7):806-811.

Victor M, Lear AA. Subacute combined degeneration of the spinal cord. Am J Med. 1956;20:896-911.

Wald NJ. Folic acid and the prevention of neural-tube defects. N Engl J Med. 2004;350:101-103.

Doença Neurológica na Gravidez 129

Alison M. Pack

PONTOS-CHAVE

1. A gravidez pode estar associada a alterações de doenças neurológicas preexistentes, como epilepsia ou enxaqueca, ou levar ao surgimento de distúrbios neurológicos, como aprisionamento de nervo periférico ou distúrbios de movimento.

2. As taxas de gravidez em mulheres com epilepsia aumentaram. A maioria das mulheres epilépticas mantém um bom controle das crises durante a gestação e dá à luz bebês saudáveis.

3. A pré-eclâmpsia pode progredir para eclâmpsia, uma síndrome de edema cerebral multifocal difuso que pode causar síndrome de encefalopatia posterior reversível.

4. A gravidez é um fator de risco para o acidente vascular encefálico, e o período pós-parto é o mais vulnerável.

5. A taxa de recidiva da esclerose múltipla diminui na gravidez, especialmente no terceiro trimestre, e aumenta nos primeiros 3 meses pós-parto.

6. A maioria das enxaquecas melhora durante a gravidez, em especial aquelas sem aura.

7. A síndrome do túnel do carpo é a neuropatia mais frequente da gravidez.

8. Os sintomas miastênicos durante a gravidez são variáveis e podem aumentar em 30 a 40% das pacientes. As exacerbações são mais comuns no primeiro trimestre e no período pós-parto.

9. A síndrome das pernas inquietas é o distúrbio de movimento mais comum da gravidez.

INTRODUÇÃO

Gravidez e puerpério são períodos de profundas alterações biológicas e sociais. A gravidez pode estar associada a alterações das doenças neurológicas preexistentes (p. ex., epilepsia ou enxaqueca) ou prenunciar o desenvolvimento de distúrbios neurológicos (p. ex., encarceramento de nervos periféricos ou um distúrbio do movimento). Este capítulo descreve o diagnóstico, a estabilização e o tratamento dos distúrbios neurológicos que se desenvolvem ou são afetados pela gravidez.

Biologia da gestação

As alterações fisiológicas da gravidez podem afetar a expressão das doenças neurológicas e complicar seu tratamento. As alterações dos hormônios esteroides neuroativos podem afetar o aspecto fenotípico da doença. Alterações farmacocinéticas, adesão ao tratamento farmacológico prescrito e padrões de sono podem tornar mais difícil o controle da doença.

A concentração e os tipos de hormônios esteroides circulantes alteram-se durante a gestação. A produção de estrogênio aumenta. No estado normal, os estrogênios circulantes principais são estradiol sintetizado pelas células da teca ovariana e estrona produzida pela conversão extraglandular da androstenediona. O estriol é um metabólito periférico da estrona e do estradiol. Na gravidez, os níveis de todos esses estrogênios (especialmente estriol) aumentam. À medida que a gravidez avança, os esteroides maternos e o di-hidroisoandrosteno secretado pelas glândulas suprarrenais fetais em desenvolvimento são convertidos principalmente em estriol. A produção de progesterona também aumenta drasticamente. Essas alterações hormonais podem afetar os distúrbios neurológicos sensíveis aos hormônios, inclusive enxaqueca, epilepsia e esclerose múltipla (EM).

A farmacocinética dos fármacos é afetada pelas alterações fisiológicas da gravidez (Tabela 129.1). O fluxo sanguíneo renal e a taxa de filtração glomerular aumentam em função em razão da ampliação do débito cardíaco. Volume plasmático, líquido extravascular e tecido adiposo aumentam de forma a ampliar o volume de distribuição. A albumina sérica diminui e isto reduz a ligação dos fármacos, aumenta a fração livre e acelera a depuração dos fármacos. Essas alterações farmacocinéticas podem afetar as concentrações dos fármacos e são mais importantes para os compostos que se ligam amplamente às proteínas, são metabolizados no fígado ou eliminados pelos rins.

Outras intercorrências que podem dificultar o controle das doenças neurológicas são hiperêmese gravídica, privação do sono e adesão reduzida ao tratamento farmacológico. A hiperêmese gravídica pode dificultar a manutenção das concentrações adequadas dos fármacos orais. A privação de sono agrava alguns distúrbios neurológicos e pode ser particularmente problemática no terceiro trimestre. A adesão ao tratamento pode diminuir em razão da preocupação da gestante de que o uso dos fármacos possa causar danos ao bebê. Comumente, as gestantes são aconselhadas por amigas, parentes e até mesmo por profissionais de saúde a

Tabela 129.1 Alterações fisiológicas da gravidez.

Variável	Alteração
Volume extracelular	Aumenta para 4 a 6 ℓ
Volume plasmático	Aumenta 40%
Fluxo sanguíneo renal	Aumenta 30 a 50%
Taxa de filtração glomerular	Aumenta 30 a 50%
Débito cardíaco	Aumenta 30 a 50%
Albumina sérica	Diminui 20 a 30%

Dados de Silberstein SD. Drug treatment and trials in women. In: Kaplan PW, ed. Neurologic Disease in Women. New York, NY: Demos Medical Publishing; 1998:25-44.

reduzir a exposição fetal aos fármacos. Isso pode levar a gestante a suprimir doses, diminuir as doses ou até mesmo interromper por conta própria o tratamento com um fármaco prescrito.

EPILEPSIA

Epidemiologia

Anualmente, 20 mil mulheres epilépticas engravidam. Esse número tem aumentado por várias razões: os índices de casamento entre as pacientes com epilepsia aumentaram, a maternidade tornou-se mais apoiada socialmente e o tratamento clínico das gestantes com epilepsia melhorou.

Controle de crises epilépticas e monitoramento das concentrações de medicamentos anticrises

Embora a maioria das mulheres mantenha um controle adequado da epilepsia durante toda a gestação, principalmente quando não tiveram crises epilépticas nos últimos 9 meses antes de engravidar, a frequência das crises pode alterar. Entre as alterações responsáveis por essa variação estão hormônios sexuais, metabolismo dos fármacos anticrises (FACs), horários de sono e adesão ao tratamento farmacológico. As concentrações dos FACs podem variar. As concentrações totais desses fármacos diminuem em razão da ampliação do volume de distribuição, da redução da absorção dos fármacos e da aceleração da depuração dos fármacos. As concentrações de lamotrigina diminuem durante toda a gestação, em razão da depuração acentuadamente acelerada mediada pela maior glicuronidação induzida por estrógeno. O monitoramento desse fármaco deve ser realizado ao menos uma vez por mês, de forma que sejam efetuados os ajustes apropriados. As concentrações de levetiracetam, oxcarbazepina e topiramato também diminuem na gestação e as doses precisam ser ajustadas. Com alguns FACs que se ligam amplamente às proteínas, embora a concentração total diminua, a porcentagem do fármaco livre (ou não ligado às proteínas) aumenta, porque as concentrações de albumina e a ligação às proteínas diminuem. Por essa razão, é necessário monitorar as concentrações das frações livres (não ligada às proteínas) dos fármacos que se ligam amplamente às proteínas, inclusive carbamazepina, fenitoína sódica e valproato de sódio. Os ajustes das doses devem manter as frações livres estáveis.

Teratogenicidade

A incidência de malformações congênitas maiores (MCM) associada à exposição intrauterina aos FACs aumenta no mínimo em duas a três vezes em comparação com a população em geral. Em uma análise conjunta de 26 estudos, as MCMs foram mais comuns em bebês nascidos de mulheres com epilepsia tratadas com FACs (6,1%) em comparação a mulheres com epilepsia não tratadas com FACs (2,8%) e uma população controle (2,1%). Os riscos publicados atualmente são derivados de dados reunidos pelos registros prospectivos internacionais. Um registro prospectivo mantido nos EUA continua a reunir informações sobre gestação e evolução fetal das mulheres que usam FACs. Esse órgão deve ser contatado de forma a incluir todas as mulheres que engravidam enquanto usam FACs. Um registro europeu inclui países de toda a Europa, Ásia e Austrália continental e registra prospectivamente informações sobre os efeitos dos FACs utilizados em monoterapia sobre os fetos em desenvolvimento. O grupo australiano tem publicado independentemente seus dados. Um registro do Reino Unido também acompanha ativamente gestantes com epilepsia. As MCMs relacionadas com a exposição aos FACs incluem defeitos do tubo neural, fendas labiais e palatinas, anomalias cardíacas (anomalia do septo atrial, tetralogia de Fallot, anomalia do septo ventricular, coarctação da aorta, persistência do canal arterial e estenose pulmonar) e malformações urogenitais.

Tabela 129.2 Malformações congênitas significativas associadas aos fármacos anticrises mais utilizados.*

	Carbamazepina	Gabapentina	Lamotrigina	Levetiracetam	Oxcarbazepina	Fenobarbital	Fenitoína	Topiramato	Valproato	Zonisamida
Registro EURAP										
Nº (%)	107 (5,5)	ND	74 (2,9)	17 (2,8)	10 (3,0)	19 (6,5)	8 (6,4)	6 (3,9)	142 (10,3)	ND
IC de 95%	(4,5 a 6,6)	ND	(2,3 a 3,7)	(1,7 a 4,5)	(1,4 a 5,4)	(4,2 a 9,9)	(2,8 a 12,2)	(1,5 a 8,4)	(8,8 a 12,0)	ND
Nº de exposições	1.957	ND	2.514	599	333	294	125	152	1.381	ND
Registro Norte-Americano (North American Registry)										
Nº (%)	31 (3,0)	1 (0,7)	31 (2,0)	11 (2,4)	4 (2,2)	11 (5,5)	12 (2,9)	15 (4,2)	30 (9,3)	0
IC de 95%	(2,1 a 4,2)	(0,02 a 3,8)	(1,4 a 2,8)	(1,2 a 4,3)	(0,6 a 5,5)	(2,8 a 9,7)	(1,5 a 5,0)	(2,4 a 6,8)	(6,4 a 13,0)	(0,0 a 3,3)
Nº de exposições	1.033	145	1.562	450	182	199	416	359	323	90
Registro do Reino Unido e da Irlanda (United Kingdom and Ireland Register)										
Nº (%)	43 (2,6)	1 (3,2)	49 (2,3)	2 (0,7)	ND	ND	3 (3,7)	3 (4,8)	82 (6,7)	ND
IC de 95%	(1,9 a 3,5)	(0,6 a 16,2)	(1,8 a 3,1)	(0,20 a 2,5)	ND	ND	(1,3 a 10,2)	(1,7 a 13,3)	(5,5 a 8,3)	ND
Nº de exposições	1.657	31	2.098	304	ND	ND	82	70	1.220	ND

*Número relatado e porcentagem de malformações congênitas significativas, intervalo de confiança (IC) de 95% e número de exposições em EURAP Registry, North American Register e United Kingdom and Ireland Register. EURAP, registro internacional de fármacos anticrises e gestação (International registry of antiepileptic drugs and pregnancy); ND, não disponível.

Existem dados relativos a alguns dos FACs usados comumente (Tabela 129.2). Entre os FACs disponíveis hoje em dia, o valproato está consistentemente associado ao índice mais alto de MCMs, inclusive um risco mais alto de malformações do tubo neural. Os resultados do estudo European Surveillance of Congenital Anomalies demonstraram que a exposição intrauterina ao valproato aumento em 12,7 vezes (razão de probabilidade [RP] de 12,7; intervalo de confiança [IC] de 95%: 7,7 a 20,7) a incidência de espinha bífida, em comparação com as mulheres que não foram expostas a esse fármaco. Esses resultados sugerem que o risco de MCMs associadas ao valproato aumente com as doses acima de 700 mg/dia. O fenobarbital, fármaco utilizado em todo o mundo, principalmente nos países em desenvolvimento, causa aumento significativo do risco de MCMs, especialmente malformações cardíacas. A exposição ao topiramato no primeiro trimestre está associada ao aumento do risco de fendas orais. Embora a carbamazepina acarrete um risco total de MCMs menor que o valproato, os resultados do European Surveillance of Congenital Anomalies (Vigilância Europeia de Anomalias Congênitas, em tradução livre) demonstraram aumento do risco de espinha bífida em 2,6 vezes (razão de probabilidade, 2,6; IC de 95%, 1,2 a 5,3), em comparação com as gestantes que não foram expostas. A lamotrigina e o levetiracetam são associados ao menor risco. Existem poucos dados referentes aos outros FACs utilizados comumente, inclusive brivaracetam, eslicarbazepina, lacosamida, perampanel e pregabalina.

É provável que doses maiores de FACs estejam associadas ao maior risco de MCMs. O International Registry of Antiepileptic Drugs and Pregnancy (EURAP, registro internacional de medicamentos antiepilépticas e gravidez) descobriu que o risco de MCMs aumentou conforme o aumento da dose no momento da concepção nos casos tratados com valproato, fenobarbital, carbamazepina e lamotrigina.

O tratamento com mais de um fármaco pode ser um fator de risco independente de teratogenicidade. Os índices de MCMs são altos entre as crianças expostas a vários FACs simultaneamente. É provável que a combinação específica de FACs seja um fator. Por exemplo, a administração combinada de FACs com inclusão de valproato é associada a uma maior taxa de MCMs em comparação a outras combinações de FACs.

Vários mecanismos foram sugeridos para explicar a teratogenicidade dos FACs Alguns desses fármacos podem ser teratogênicos em razão dos radicais livres intermediários, que se ligam ao RNA e interrompem a síntese de DNA e a organogênese. As concentrações mais altas dos metabólicos oxidados aumentam o risco de malformações fetais. Alguns FACs causam deficiência de ácido fólico, que está associada a índices mais altos de ocorrência e recorrência das anomalias do tubo neural. A American Academy of Neurology (AAN) e a American Epilepsy Society (AES) recomendam que todas as mulheres com epilepsia em idade reprodutiva tomem no mínimo 0,4 mg de ácido fólico por dia. Hoje em dia, não existem evidências suficientes para determinar se as doses mais elevadas de ácido fólico conferem efeito benéfico mais acentuado.

Efeitos dos fármacos anticrises na cognição

Além da teratogenicidade dos FACs, alguns desses fármacos também podem afetar a função cognitiva dos bebês a eles expostos. Estudos retrospectivos e prospectivos sugeriram um efeito negativo do valproato; as crianças cujas mães usaram valproato tinham escores mais baixos nos testes neuropsicológicos e mais necessidades especiais. Os primeiros estudos foram limitados pelo desenho prospectivo, pelo tamanho das amostras e pela impossibilidade de controlar as variáveis que podem gerar confusão (p. ex., QI materno). Os dados fornecidos pelo estudo prospectivo bem controlado NEAD (Neurdevelopmental Effects of Antiepileptic Drugs) demonstraram que a exposição intrauterina ao valproato estava associada à disfunção do desenvolvimento cognitivo. As crianças expostas ao valproato tinham índices de QI significativamente mais baixos com a idade de 6 anos (análises controladas pelo QI materno, dose do FAC, idade gestacional e uso de ácido fólico), em comparação com as crianças nascidas de mães que usaram carbamazepina, lamotrigina ou fenitoína. Além disso, os resultados do estudo NEAD, assim como de outros estudos, sugeriram que as habilidades verbais possam ser especialmente afetadas pelo valproato, assim como outros FACs estudados (carbamazepina, lamotrigina e fenitoína). O uso de ácido fólico no período periconcepcional melhorou o prognóstico cognitivo. Os QIs médios eram mais altos nas crianças expostas ao ácido fólico no período periconcepcional (em média, 108; IC de 95%: 106 a 111), quando comparadas com as crianças não expostas a todos os FACs (em média: 101; IC de 95%: 98 a 104; $P = 0,0009$). Também existem relatos de que a exposição ao valproato aumente o risco de autismo e distúrbios autistas entre as crianças expostas a esse fármaco durante a vida intrauterina. Os dados relativos ao prognóstico cognitivo são limitados para os outros FACs utilizados comumente.

Controle da epilepsia durante a gestação

O tratamento da epilepsia das mulheres em idade reprodutiva deve enfatizar a manutenção do controle eficaz das crises epilépticas, ao mesmo tempo em que se reduz ao mínimo a exposição fetal aos FACs. Isso se aplica à posologia e ao número de fármacos usados. A redução da dose ou a substituição de um fármaco deve ser considerada antes de engravidar. A alteração do tratamento durante a gravidez aumenta o risco de crises e expõe o feto a outro FAC. Na gestação, o tratamento recomendado é usar apenas um FAC na menor dose eficaz. As doses mais altas desses fármacos estão associadas a riscos mais elevados de MCMs e prognóstico cognitivo mais desfavorável. Quando há história familiar de anomalias do tubo neural, deve-se considerar o uso de algum outro fármaco, que não valproato e carbamazepina.

As crises epilépticas na gravidez podem causar abortamento, trabalho de parto prematuro, bradicardia fetal e lesões maternofetais. As crises epilépticas não parecem aumentar o risco de MCMs. As crises tônico-clônicas generalizadas frequentes aumentam o risco de desenvolvimento cognitivo anormal.

Quando uma mulher engravida, os exames diagnósticos pré-natais incluem dosagem de α-fetoproteína (AFP) sérica e ultrassonografia anatômica com 14 a 18 semanas. Essa combinação de exames detecta mais de 95% dos fetos com anomalias do tubo neural. Em alguns casos, pode ser necessário realizar amniocentese.

Os FACs indutores enzimáticos podem causar deficiência de vitamina K associada a esses fármacos, o que aumenta o risco de hemorragia fetal precoce. Embora as diretrizes anteriores da AAN recomendassem que as mulheres tratadas com FACs indutores enzimáticos recebessem suplementos de vitamina K (vitamina K_1, 10 mg/dia) no último mês de gestação, não há evidências suficientes para avaliar se a suplementação pré-natal desta vitamina reduzia as complicações hemorrágicas neonatais.

O mais importante é que todos os recém-nascidos recebam vitamina K depois do nascimento.

Para as gestantes com crises epilépticas de início recente, a abordagem diagnóstica é semelhante à que é recomendada para as pacientes com a primeira crise. A história clínica e o exame neurológico podem ser dirigidos aos sinais sugestivos de uma causa específica, inclusive hemorragia intracraniana aguda ou infecção do sistema nervoso central (SNC). A investigação deve incluir triagem para hipertensão, proteinúria e edema para excluir eclâmpsia. Os exames subsequentes incluem testes sorológicos para sífilis e vírus da imunodeficiência humana, eletroencefalografia (EEG) e ressonância magnética (RM), que é a modalidade de exame de imageamento preferível para gestantes. Assim como as mulheres que não estão grávidas e têm sua primeira crise epiléptica, o tratamento depende do tipo de epilepsia e sua causa.

Amamentação

A American Academy of Pediatrics recomenda o aleitamento materno nos primeiros 6 meses de vida. Embora os bebês cujas mães são tratadas com FACs continuem a ser expostos a esses fármacos no leite materno, os resultados de um estudo prospectivo de nome *Maternal Outcomes and Neurodevelopmental Effects of Antiepileptic Drugs* indicam que a exposição geral é baixa. A porcentagem mediana de concentração bebê-mãe de sete FACs comuns (carbamazepina, levetiracetam, lamotrigina, oxcarbazepina, topiramato, valproato e zonisamida) variou de 0,3 a 44,2% em 164 pares de concentração bebê-mãe. Os achados do estudo NEAD, que avaliou e comparou os desfechos cognitivos de crianças amamentadas expostas a FACs a crianças não amamentadas (expostas a FACs *in utero*), também apoiam a amamentação. As crianças submetidas à amamentação materna apresentaram maior quociente de inteligência (QI) e índice verbal ajustado em comparação às não amamentadas.

PRÉ-ECLÂMPSIA E ECLÂMPSIA

A pré-eclâmpsia e a eclâmpsia ocorrem mais comumente nas mulheres primíparas jovens e nas gestantes multíparas que trocaram de parceiro. Pré-eclâmpsia é um distúrbio multissistêmico diagnosticado clinicamente por hipertensão, proteinúria e edema. As definições consensuais atuais definem pré-eclâmpsia como hipertensão induzida pela gestação depois da 20ª semana com proteinúria. As mulheres também são diagnosticadas com *pré-eclâmpsia* quando têm hipertensão induzida pela gravidez sem proteinúria quando apresentam outros sinais e sintomas comuns, inclusive sintomas cerebrais, dor no epigástrio ou quadrante superior direito com náuseas ou vômitos, trombocitopenia e enzimas hepáticas anormais. A pré-eclâmpsia está associada a anormalidades da função hepática e da coagulação, hipoalbuminemia, níveis altos de urato e hemoconcentração. Alguns estudos sugeriram que os fatores antiangiogênicos secretados, inclusive tirosinoquinase *fms-like*, contribuam para a sintomatologia aguda e os efeitos potenciais a longo prazo. As mulheres que desenvolvem pré-eclâmpsia/eclâmpsia devem fazer triagem para doenças glomerular e cardiovascular por toda a vida.

Epidemiologia

A pré-eclâmpsia afeta 5 a 8% das gestações. Em mulheres negras, a pré-eclâmpsia tem maior prevalência e é mais provável que esteja associada a complicações maternas. A doença cerebrovascular é a principal causa de mortalidade materna em mulheres com pré-eclâmpsia. A pré-eclâmpsia pode evoluir para eclâmpsia, uma síndrome evidenciada por edema cerebral multifocal, que pode acarretar a síndrome de encefalopatia posterior reversível. Menos de 5% das mulheres com pré-eclâmpsia evoluem para eclâmpsia. Na Europa e nos outros países desenvolvidos, a incidência é de 1 por 2 mil gestantes. Nos países em desenvolvimento, a incidência varia de 1 em 100 a 1 em 1.700. Em todo o mundo, a eclâmpsia provavelmente é responsável por 50 mil mortes anualmente.

Manifestações clínicas

As anormalidades neurológicas associadas à *eclâmpsia* são cefaleia, confusão ou letargia, crises epilépticas, cegueira cortical ou déficits dos campos visuais, coma, hemorragia cerebral ou morte secundária à herniação provocada pelo edema cerebral generalizado grave. Na maioria dos casos, as crises epilépticas são generalizadas, embora possam ser focais. As anormalidades detectadas comumente pelo exame neurológico são déficits de memória, exacerbação dos reflexos tendíneos profundos, déficits de percepção visual, distúrbios do processamento das informações visuais, estado mental alterado e déficits referidos aos nervos cranianos. Cegueira cortical e déficits dos campos visuais podem ocorrer porque os lobos occipitais são afetados preferencialmente.

Diagnóstico

O diagnóstico diferencial da eclâmpsia incluem hemorragia subaracnóidea e trombose venosa cerebral. O diagnóstico é estabelecido com base nas manifestações clínicas correspondentes em uma gestante com hipertensão arterial, proteinúria, edema ou ambos. A elevação significativa da pressão arterial é definida por um aumento acima de 15 mmHg de diastólica ou 30 mmHg de sistólica acima dos níveis basais aferidos antes do início da gravidez. Quando não se conhece a pressão arterial basal, níveis pressóricos de 140/90 mmHg ou mais no final da gravidez são significativos.

Exames de neuroimagem, EEG, análise do líquido cefalorraquidiano e angiografia podem ajudar a estabelecer o diagnóstico. Em geral, a tomografia computadorizada (TC) é normal na eclâmpsia, mas pode demonstrar regiões de hipodensidade nas áreas edemaciadas do cérebro. A RM possibilita a detecção mais precisa do edema do manto cortical e é essencial para confirmar o diagnóstico. Nos casos típicos, a RM demonstra hiperintensidade sulcal e pequenos microinfartos e hemorragias multifocais com predileção pelos lobos occipitais (Figura 129.1). O EEG pode mostrar descargas de espícula-onda. Em geral, o líquido cefalorraquidiano (LCR) é normal na pré-eclâmpsia, mas a concentração de proteínas pode estar moderadamente elevada e a pressão pode estar aumentada. Em algumas pacientes, a angiografia demonstra espasmo arterial. Um subgrupo de gestantes com eclâmpsia grave também desenvolve síndrome de hemólise, elevação de enzimas hepáticas e baixo número de plaquetas (HELLP, do inglês *hemolysis, elevated liver enzymes, and low platelet count*).

O exame anatomopatológico dos cérebros das mulheres com eclâmpsia mostra hemorragias petequiais nas placas corticais e subcorticais. Ao exame microscópico, essas hemorragias petequiais são áreas de hemorragia anular em torno dos capilares e pré-capilares obstruídos por material fibrinoide. As áreas mais predispostas são as regiões parietoccipital e occipital.

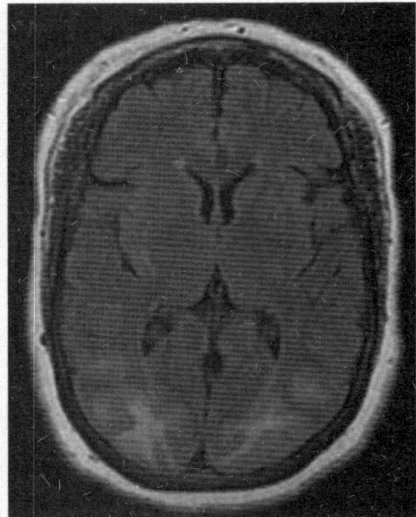

FIGURA 129.1 O edema posterior simétrico nas imagens de ressonância magnética em sequência *fluid-attenuated inversion recovery* era típico da síndrome de encefalopatia posterior reversível nessa gestante hipertensa, que se apresentou com distúrbios visuais (manchas no campo de visão). (Segundo Hosley CM, McCullough LD. Acute neurologic issues in pregnancy and the peripartum. *Neurohospitalist*. 2011;1:104-116.)

Tratamento

O tratamento mais aceito para eclâmpsia é retirar o feto, se isto for possível. A hipertensão deve ser controlada com infusão contínua de anti-hipertensivos, inicialmente administrados para alcançar os níveis de pressão arterial basal (pré-mórbidos) da paciente, ou uma redução de 20% na pressão arterial sistólica, o que for maior. Hoje em dia, sulfato de magnésio (dose de impregnação de 4 a 6 g, seguida da infusão de 1 a 2 g em uma hora, com meta de alcançar níveis séricos de magnésio entre 2,0 e 3,5 mmol/ℓ) é a primeira opção terapêutica para evitar e tratar crises epilépticas e outros sintomas da eclâmpsia. Estudos randomizados compararam o sulfato de magnésio com outros fármacos (inclusive fenitoína e diazepam) e os resultados sugeriram que o primeiro seja a opção preferível. Um estudo internacional randomizado controlado por placebo (*MAGnesium sulphate for Prevention of Eclâmpsia* [MAGPIE]) comparou o tratamento com sulfato de magnésio com o uso de placebo na pré-eclâmpsia; o sulfato de magnésio reduziu à metade o risco de eclâmpsia e diminuiu o risco de morte materna de 1,9% para 0,8% (Evidência de nível 1).[1] A hipertensão refratária ao sulfato de magnésio usado isoladamente pode ser controlada com nicardipino, clevidipino ou labetalol intravenoso. A curto prazo, esses fármacos não causam efeitos deletérios significativos à mãe ou ao bebê. Para as gestantes com risco elevado de pré-eclâmpsia, a U.S. Preventive Services Task Force recomendo ácido acetilsalicílico em doses baixas como profilaxia depois da 12ª semana de gestação (Evidência de nível 1).[2]

ACIDENTE VASCULAR ENCEFÁLICO

Epidemiologia

A gestação é um fator de risco para acidente vascular encefálico (AVE) e o período puerperal é a fase mais vulnerável. A incidência de AVE segundo uma revisão sistêmica e meta-análise é de 30 por 100 mil gestações com idade média de 22 a 33 anos. Em comparação às faixas etárias de adultos jovens não gestantes, a incidência é 3 vezes maior. De acordo com a National Inpatient Sample, o AVE agudo ocorreu em 1 de cada 2.222 hospitalizações, sem diminuição em mais de 9 anos. Entre os fatores que aumentam o risco (Tabela 129.3) de AVE estão hipertensão relacionada com a gravidez e cesariana. Algumas doenças também podem aumentar esse risco. Os dados do National Inpatient Sample of the Healthcare Cost and Utilization Project sugerem que a incidência de AVE associado à gravidez tenha aumentado a partir da década de 1990. A análise incluiu todos os tipos de AVE associados à gravidez e demonstrou um aumento de 47%, quando comparou os períodos de 1994 a 1995 e 2006 a 2007. Distúrbios hipertensivos e cardiopatia coexistente explicam a maior parte desse aumento. Entre aqueles com AVEs agudo na análise da National Inpatient Sample, houve aumento na prevalência da maioria dos fatores de risco de AVE, inclusive obesidade, tabagismo, hiperlipidemia, enxaqueca e hipertensão gestacional. A mortalidade varia de 10 a 13% e é maior entre as mulheres negras de mais idade e gestantes que não faziam pré-natal. Entre os mecanismos possíveis estão alterações dos sistemas da coagulação e fibrinólise, que acarretam um estado de hipercoagulabilidade, assim como aumentos da viscosidade e da estase, que podem favorecer as tromboses. No período puerperal, a redução expressiva do volume sanguíneo depois do nascimento, as alterações rápidas do estado hormonal – que alteram a hemodinâmica e a coagulação – e o estresse do trabalho de parto podem predispor a um AVE. O risco de trombose no período puerperal persiste até no mínimo 12 semanas depois do parto.

Tabela 129.3 Fatores de risco para acidente vascular encefálico materno.

Idade maior
Afroascendência
Obesidade

Doenças hipertensivas da gestação
    Hipertensão gestacional
    Pré-eclâmpsia
    Eclâmpsia

Doença cardíaca
    Hipertensão crônica preexistente
    Cardiopatia valvular, congênita ou isquêmica preexistente

Parto cesáreo
Infecções
Enxaqueca
Diabetes

Distúrbios hematológicos
    Doença falciforme
    Síndrome do anticorpo antifosfolipídico
    Púrpura trombocitopênica trombótica
    Hiper-homocisteinemia
    Mutações do gene da protrombina
    Deficiências de antitrombina III, proteína C, proteína S e fator V de Leiden

Lúpus eritematoso sistêmico
Tabagismo
Ingestão de álcool
Uso de drogas ilícitas (especialmente cocaína)

Acidente vascular encefálico isquêmico

As obstruções arteriais que causam infartos cerebrais (ver Capítulo 36) são responsáveis por cerca de 50% dos AVEs em gestantes e ocorrem principalmente no segundo e terceiro trimestres. Em geral, os AVEs isquêmicos são causados por algum fator de risco detectável, inclusive aterosclerose prematura, doença moyamoya, arterite de Takayasu, displasia fibromuscular e vasculite primária do SNC.

Trombose venosa cerebral

A *trombose venosa cerebral* (ver Capítulo 41) é a segunda causa mais frequente de AVE entre as gestantes e causa cerca de um terço dos AVEs na gestação. Em geral, a trombose venosa cerebral ocorre no final da gravidez ou no puerpério. A fisiopatologia dos infartos venosos é diferente dos AVEs associados à obstrução arterial, porque os primeiros ocorrem nas pacientes com trombose venosa secundária à congestão e à elevação da pressão venosa. Uma revisão sistemática e análise conjunta de trombose venosa cerebral relacionada à gravidez descobriu que os seios mais acometidos são o seio sagital superior (67%) e o seio transverso (64%). Entre os fatores contribuintes estão estado de hipercoagulabilidade associado à gravidez, distúrbios da função plaquetária, proteínas protrombóticas e antitrombóticas, anemia ferropênica e resposta adaptativa à hemorragia do trabalho de parto e nascimento. O teste para deficiência de proteína S livre – responsável por um estado de hipercoagulabilidade adquirida – é positivo em muitas pacientes. As manifestações clínicas são variadas, pois as gestantes podem ter cefaleias (sintoma inicial mais comum), déficits neurológicos focais, estado mental deprimido ou crises epilépticas. Os distúrbios hematológicos podem desempenhar um papel etiológico importante nos AVEs arteriais e venosos (ver Tabela 129.3). Outras causas são êmbolos cardiogênicos e paradoxais.

Diagnóstico

O elemento fundamental ao diagnóstico do AVE na gestação é a realização imediata de um exame de neuroimagem. Assim como as pacientes que não estão grávidas, a TC e a RM devem ser realizadas para identificar as áreas afetadas pelo AVE, assim como para estudar a irrigação sanguínea do cérebro. A RM é a modalidade de imagem preferida na gravidez e é segura em todos os trimestres; não há nenhum dado humano que demonstre aumento da teratogenicidade. Na avaliação emergencial do AVE, a disponibilidade da TC pode ser maior. A exposição fetal à radiação estimada em uma única TC da cabeça materna está muito abaixo do limite de segurança para teratogênese ou deficiências de desenvolvimento. As técnicas de angiografia – inclusive angiorressonância magnética, ATC ou angiografia por cateter transfemoral – podem ser necessárias para investigar a causa do AVE. O padrão de referência atual para diagnosticar trombose venosa cerebral é fleborressonância magnética em combinação com ressonância magnética convencional. Nos casos de trombose venosa cerebral, o exame de imagem demonstra trombos dentro da veia cerebral ou do seio venoso, com ou sem anormalidades do parênquima ou evidência de edema cerebral, AVE isquêmico evidente ou hemorragia. As hemorragias ocorrem em quase 50% das pacientes com trombose venosa cerebral (ver descrição mais detalhada na Seção "Hemorragia cerebral"). Exames complementares como ultrassonografia cardíaca e testes sorológicos para investigar as condições associadas ao risco elevado de AVE também devem ser realizados. Com exceção das deficiências de proteína C, proteína S e antitrombina III, outros estudos para detectar um estado de hipercoagulabilidade podem ser realizados. A avaliação dos níveis de proteína C, proteína S e antitrombina III deve ser realizada no mínimo 6 semanas depois do nascimento, porque elas são afetadas diretamente pela própria gestação.

Tratamento

O tratamento dos AVEs da gravidez deve ser dirigido à causa específica.

Trombólise intravenosa

A trombólise melhora os desfechos após o AVE. Como as gestantes foram excluídas dos estudos com ativador de plasminogênio tecidual recombinante, não existem estudos controlados com esta população. O ativador de plasminogênio tecidual administrado por via intravenosa tem meia-vida curta e não atravessa a placenta, e há uma mudança para considerar seu uso na gestação. Os estudos observaram desfechos comparáveis em gestantes ou mulheres pós-parto em comparação a não gestantes. A preocupação refere-se ao potencial de hemorragia materna, descolamento prematuro da placenta com hemorragia, morte fetal e trabalho de parto prematuro, mas não há preocupação de que aumente a teratogenicidade.

Trombectomia mecânica

Como a trombólise intravenosa, as gestantes foram excluídas dos estudos randomizados sobre a trombectomia. Existem, porém, vários relatos de mulheres grávidas submetidas à trombectomia bem-sucedida e um estudo baseado em registro encontrou resultados semelhantes em gestantes e não gestantes.

Heparina fracionada e heparina de baixo peso molecular

Anticoagulação é uma opção terapêutica para evitar recidivas do AVE nas pacientes com AVEs secundários à dissecção arterial. A heparina não fracionada não atravessa a placenta. Entretanto, seu uso prolongado (mais de 1 mês) está associado à osteoporose e à trombocitopenia. Por essa razão, o uso da heparina de baixo peso molecular (HBPM) é considerado a opção mais preferível que a heparina não fracionada, porque as complicações como osteoporose, trombocitopenia e alergias são menos prováveis. Na verdade, a HBPM é o fármaco preferido para tratar tromboembolia venosa associada à trombose venosa profunda – uma das causas principais de morbimortalidade materna nos países desenvolvidos. A varfarina atravessa a placenta e é um teratógeno conhecido. Por essa razão, esse fármaco é recomendado apenas para mulheres que não conseguem tolerar heparina, ou que apresentam episódios tromboembólicos repetidos. As complicações do uso do ácido acetilsalicílico na gravidez incluem efeitos teratogênicos e sangramento do recém-nascido. Contudo, em doses baixas (< 150 mg), o ácido acetilsalicílico é seguro no segundo e no terceiro trimestres, sem qualquer aumento dos efeitos adversos maternos ou neonatais.

Anticoagulação também é o tratamento preferido para trombose venosa cerebral, inclusive pacientes com hemorragia cerebral. No estágio agudo, recomenda-se anticoagulação imediata com heparina não fracionada ou HBPM. Estudos demonstraram que, entre as pacientes que não estavam grávidas, as que foram tratadas com heparina tiveram mortalidade menor, quando comparadas com as que não usaram esse fármaco. Em outro estudo, a anticoagulação não agravou o quadro das pacientes com hemorragia. A anticoagulação prolongada também é recomendável, geralmente por 3 a 6 meses. A varfarina pode ser usada no período puerperal. Nas mulheres com trombose venosa cerebral durante a gravidez, a HBPM é usada e mantida durante o trabalho de parto e nascimento.

HEMORRAGIA CEREBRAL

Epidemiologia

O risco de hemorragia cerebral aumenta na gravidez. As hemorragias cerebrais ocorrem em 1 a 5 gestações por 10 mil e a mortalidade associada varia de 30 a 40%. Entre os fatores que predispõem às hemorragias estão alterações fisiológicas da gravidez, inclusive hipertensão, concentrações altas de estrogênios causando dilatação arterial e aumentos do débito cardíaco, do volume sanguíneo e da pressão venosa. Algumas condições associadas à gravidez também aumentam o risco de hemorragia. Isso inclui eclâmpsia, coriocarcinoma metastático, embolia cerebral e coagulopatias.

A hemorragia subaracnóidea representa 50% de todos os casos de sangramento intracraniano na gestação e está associada a uma taxa de mortalidade alta. Aneurismas e malformações arteriovenosas cerebrais causam a maioria das hemorragias subaracnóideas da gravidez. Outras causas são eclâmpsia, uso de cocaína, coagulopatias, endometriose ectópica, doença moya-moya e coriocarcinoma. Em geral, o sangramento aneurismático afeta gestantes de mais idade no segundo e terceiro trimestres. Por outro lado, as hemorragias causadas por malformações arteriovenosas ocorrem nas mulheres mais jovens ao longo de toda a gestação, embora com risco mais alto durante o trabalho de parto e o puerpério. Contudo, um estudo recente de grande porte realizado na China não demonstrou risco aumentado de hemorragia nas pacientes com malformações arteriovenosas cerebrais durante a gravidez e o puerpério.

Como foi mencionado antes, a trombose venosa cerebral também pode causar hemorragia intracerebral como complicação de um infarto venoso. A estase do sangue causa infarto e hemorragia secundária. A hemorragia pode estender-se para várias áreas do cérebro, inclusive espaços subaracnóideos, subdurais e intraventriculares.

Diagnóstico e tratamento

O diagnóstico e o tratamento da hemorragia subaracnóidea e da hemorragia intracerebral das gestantes são semelhantes aos das pacientes que não estão grávidas. A hemorragia subaracnóidea é diagnosticada com base nas manifestações clínicas e nas imagens de TC. Quando a TC cerebral é normal e os sinais clínicos são compatíveis com hemorragia intracraniana, deve-se realizar uma punção lombar. Quando é detectada uma hemorragia intracraniana, os exames subsequentes devem incluir RM e angiografia das quatro artérias principais. A TC sem contraste também é o método mais sensível para diagnosticar hemorragia intracerebral. Como foi mencionado antes, a trombose venosa cerebral é diagnosticada em seu estágio inicial preferencialmente por venografia por ressonância magnética combinada com RM. A angiografia de subtração digital com flebografia cuidadosa pode ser necessária nos casos duvidosos, mas esses exames são menos preferíveis em razão da exposição fetal à radiação. O tratamento dessas hemorragias consiste em sustentar a mãe e o feto e evitar complicações. A pressão arterial deve ser monitorada cuidadosamente e o monitoramento fetal também está indicado. O tratamento específico depende da causa da hemorragia e pode exigir uma intervenção cirúrgica de emergência, especialmente nos casos de hemorragia subaracnóidea aneurismática, quando o risco de recidiva precoce do sangramento é alto. Assim como nas pacientes que não estão grávidas, a estabilização da pressão intracraniana (PIC) é importante. A prática corrente sugere que o monitoramento da PIC e da pressão de perfusão cerebral desempenhe um papel importante na escolha do tratamento da hemorragia cerebral, principalmente para pacientes em risco elevado de desenvolver hidrocefalia.

ESCLEROSE MÚLTIPLA

Epidemiologia

Nos países ocidentais, a EM afeta 1 em 10 mil pessoas, principalmente mulheres em idade reprodutiva entre 20 e 40 anos. A EM é classificada em formas remitente recorrente ou progressiva crônica, mas a maioria dos pacientes apresenta o primeiro subtipo. Gestação é comum entre as mulheres com EM e a prevalência está aumentando. Entre cerca de um quinto e um terço das mulheres com EM terão um filho após o início da doença. Um estudo retrospectivo de reivindicações administrativas dos EUA, com dados de 1º de janeiro de 2006 a 30 de junho de 2015, descobriu que as gestações aumentaram de 7,9% para 9,5%. Curiosamente, em um período semelhante, as gestações diminuíram em mulheres sem EM. A apresentação inicial da EM durante a gestação não é comum.

Características clínicas

Se a gravidez afeta o início da EM permanece inconclusivo. A maioria dos estudos publicados indica um efeito benéfico ou neutro e alguns estudos concluem que a gravidez aumenta o risco de desenvolvimento de EM. Estudos prospectivos e outras pesquisas mostraram que o índice de recidivas diminui na gravidez, especialmente no terceiro trimestre, mas aumenta nos primeiros 3 meses depois do parto. A gestação, porém, não reduz o risco de recidiva em mulheres que interrompem os medicamentos modificadores da doença fingolimode e natalizumabe. As mulheres que interrompem esses medicamentos modificadores da doença correm o risco de recidiva grave. As recidivas graves de rebote durante a gravidez foram relatadas 1 mês após a interrupção do fingolimode e 3 a 4 meses após a interrupção do natalizumabe. Índices altos de recidiva ou limitações incapacitantes atribuídas à doença antes da gestação estão associados ao aumento do risco de episódios depois do parto. A gestação não aumenta o risco de incapacidade em longo prazo. O desfecho da gravidez propriamente dita não é afetado pela EM.

Biopatologia

Os mecanismos responsáveis pela alteração do índice de recidivas incluem alterações humorais e imunes, que também são demonstradas nas gestantes com outras doenças autoimunes como artrite reumatoide ou lúpus eritematoso sistêmico. Não há qualquer correlação entre o índice de recidivas e estresse físico do nascimento e da criação do bebê recém-nascido, privação de sono, tipo e dose de anestesia, amamentação ou fatores socioeconômicos.

Tratamento

O tratamento da EM é subdividido em três grupos: moduladores da doença, fármacos para a fase aguda e tratamentos sintomáticos. As terapias modificadoras da doença incluem natalizumabe, interferona β, acetato de glatirâmer, fingolimode, fumarato de dimetila, teriflunomida, ocrelizumabe/rituximabe e alemtuzumabe e têm efeitos variáveis na gravidez (Tabela 129.4). Embora não sejam tão eficazes quanto alguns dos outros agentes modificadores da doença, o acetato de glatirâmero e a interferona β são considerados os mais seguros. A teriflunomida pertence à categoria X da Food and Drug Administration (FDA) por ser teratogênica em modelos animais, mas não há dados que indiquem o aumento da teratogenicidade em humanos. O uso dos fármacos moduladores da doença durante a gravidez deve limitar-se aos casos em que os benefícios potenciais superam os riscos. Quando há uma recaída grave durante a gestação, recomenda-se um ciclo breve de tratamento com corticosteroide. O uso desses fármacos no início da gestação deve ser evitado na medida do possível, porque eles podem aumentar o risco de fendas orais e baixo peso ao nascer. Além disso, a supressão suprarrenal do recém-nascido pode ocorrer depois do tratamento materno com corticosteroides e, nos animais, as doses pré-natais altas causaram retardo do crescimento e desenvolvimento anormal do SNC. O tratamento sintomático deve ser evitado ao máximo durante a gestação. O baclofeno intratecal pode ser seguro para tratar espasticidade grave causada pela EM.

ENXAQUECA

Epidemiologia

A enxaqueca é diagnosticada em 18% das mulheres em idade reprodutiva. As cefaleias pós-parto são comuns e ocorrem em cerca de 30% das mulheres, geralmente dentro 3 a 6 dias depois do parto. Essas cefaleias estão associadas à história familiar e pessoal de enxaqueca.

Características clínicas

Sessenta a 70% das enxaquecas melhoram na gravidez, especialmente quando as crises são precedidas de auras. As mulheres cuja enxaqueca começou na menarca ou que tinham enxaquecas associadas às menstruações são mais suscetíveis a melhorar, especialmente no primeiro ou segundo trimestre.

Um estudo de registro populacional dinamarquês com mais de 22 mil gestações em mulheres com enxaqueca e mais de 228 mil gestações em mulheres saudáveis descobriu que aquelas com enxaqueca e seus filhos tinham maiores riscos de vários resultados adversos em comparação às mulheres sem enxaqueca. A enxaqueca foi associada a um aumento da prevalência de baixo peso ao nascer (razão de prevalência ajustada [aPR], 1,14; IC de 95%, 1,06 a 1,23), parto prematuro (aPR, 1,21; IC de 95%, 1,13 a 1,30) e cesariana (aPR, 1,20; IC de 95%, 1,15 a 1,25), mas não de filhos pequenos para a idade gestacional (aPR, 0,94; IC de 95%, 0,88 a 0,99) e defeitos congênitos (aPR, 1,01; IC de 95%, 0,93 a 1,09).

Biopatologia

Os níveis mais altos de estrogênio provavelmente são responsáveis por essa melhora durante a gravidez. A redução subsequente dos níveis dos estrogênios pode desencadear cefaleias puerperais.

Diagnóstico

As enxaquecas também podem começar na gravidez. Estudos sugeriram que essas cefaleias tenham mais tendência a acompanhar-se de auras. Quando a enxaqueca começa na gravidez, o diagnóstico diferencial deve ser investigado. Enxaqueca com aura de início recente pode ser um sintoma de vasculite, tumor cerebral ou malformação arteriovenosa occipital. Hemorragia subaracnóidea pode causar cefaleia em qualquer estágio da gravidez ou do parto. Outras doenças que causam cefaleia são acidentes vasculares encefálicos (AVEs), trombose venosa cerebral, eclâmpsia, tumor hipofisário e coriocarcinoma.

Tratamento

O uso de fármacos durante a gestação deve ser limitado. As abordagens não farmacológicas, inclusive práticas de *biofeedback* e relaxamento, têm boas evidências de eficácia como tratamentos preventivos e também podem ser eficazes como tratamento agudo. Paracetamol é o analgésico preferido, porque estudos confirmaram que ele é seguro nas doses terapêuticas de 4 g/dia

Tabela 129.4 Efeitos das terapias modificadoras da doença em gestantes com esclerose múltipla.

Terapia modificadora da doença	Efeitos na gestação
Acetato de glatirâmero/ interferona β	Não há dados de teratogenicidade em estudos animais Não atravessa a placenta Não há relatos de efeitos sobre a fertilidade ou aborto espontâneo Não há relatos de aumento de teratogenicidade A exposição no início do primeiro trimestre é segura
Fumarato de dimetila	Altas doses têm efeitos adversos em ratos Sem aumento de anomalias fetais em humanos Não há necessidade de período de eliminação (*washout*)
Teriflunomida	Aumento da teratogenicidade em vários estudos animais Não houve relato de aumento da teratogenicidade em humanos Categoria da FDA: não atribuída
Fingolimode	Provável aumento da teratogenicidade Necessidade de período de eliminação (*washout*) de 2 meses
Natalizumabe	Pancitopenia infantil quando administrado no terceiro trimestre
Rituximabe/Ocrelizumabe	Depleção de linfócitos B infantis por exposição no segundo e no terceiro trimestres
Alemtuzumabe	Aumento da letalidade embrionária e menores níveis de linfócitos B e T em estudos animais Alto risco de tireoidite autoimune por 4 anos após a interrupção – pode induzir doença de Graves neonatal

ou menos. Se for necessário, pode-se utilizar codeína ou outros narcóticos. Contudo, o uso crônico pode causar síndrome de abstinência neonatal. O ácido acetilsalicílico em doses baixas também pode ser administrado, mas deve ser evitado pouco antes do final da gestação, em vista do risco aumentado de trabalho de parto prolongado, hemorragia puerperal e sangramento neonatal. O ibuprofeno é o anti-inflamatório não esteroide (AINE) preferido na gravidez e pode ser administrado no primeiro e no segundo trimestres. O ácido acetilsalicílico e os AINEs estão associados ao fechamento prematuro do canal arterial fetal. Além disso, os AINEs estão associados ao aumento do risco de oligoidrâmnio. Os antieméticos como metoclopramida ou proclorperazina podem atenuar a cefaleia e as náuseas e os vômitos associados. Em geral, esses fármacos são seguros e eficazes. Ergotamina e mesilato de di-hidroergotamina (D.H.E. 45) devem ser evitados. Os triptanos são eficazes e muito usados para tratar cefaleia. As evidências atuais não confirmam desfechos adversos associados ao uso desses fármacos na gravidez. Contudo, como existem poucos dados disponíveis, seu uso não é recomendado na gravidez. O sumatriptana está disponível há mais tempo e é mais amplamente utilizado, especialmente no primeiro trimestre. Os dados disponíveis hoje em dia sugerem que a exposição ao sumatriptana no primeiro trimestre não esteja associada a um aumento significativo das malformações congênitas ou aos desfechos gestacionais adversos. Para algumas gestantes com cefaleias recidivantes, pode-se usar profilaticamente um bloqueador β-adrenérgico (p. ex., propranolol). Entretanto, os bloqueadores β-adrenérgicos foram associados a efeitos adversos, inclusive retardo do crescimento intrauterino. Além disso, o tratamento deve ser interrompido 2 a 3 dias antes do parto, de forma a reduzir o risco de bradicardia fetal e de perda de potência das contrações uterinas. Outros fármacos usados profilaticamente para tratar enxaquecas são valproato e topiramato. O uso desses fármacos deve ser interrompido antes de engravidar, porque ambos foram associados a índices de MCMs acima dos esperados. Em resumo, a escolha de um fármaco para tratar enxaqueca das gestantes deve equilibrar o conforto da mãe com o menor risco fetal possível.

NEOPLASIAS

Epidemiologia

Os tumores cerebrais raramente se tornam sintomáticos na gravidez. A incidência de glioma, o tumor mais comum na gravidez, é de 2,6 a 15 por 100 mil. O câncer sistêmico e as metástases cerebrais são incomuns em mulheres jovens e raramente começam durante a gravidez.

Características clínicas e diagnóstico

Os tipos de tumores que se desenvolvem na gravidez são diferentes dos que acometem mulheres que não estão grávidas. Glioma é o mais comum, seguido de meningioma, neuroma do acústico e, por fim, vários outros tumores, inclusive tumores hipofisários. O crescimento do tumor pode ser acelerado pela gestação, especialmente o do meningioma. Os mecanismos possíveis são aumento do volume sanguíneo, retenção de líquidos e estimulação do crescimento tumoral por hormônios.

Coriocarcinoma é o único tumor sistêmico associado especificamente à gravidez. As metástases cerebrais são comuns com o coriocarcinoma e, entre as pacientes diagnosticadas com esse tumor, 3 a 20% têm lesões cerebrais por ocasião do diagnóstico.

As neoplasias cerebrais causam cefaleias, crises epilépticas, sinais focais ou sintomas de hipertensão intracraniana (HIC). As crises epilépticas podem ser focais ou generalizadas. Náuseas e vômitos no primeiro trimestre podem ser confundidos com enjoos matinais.

Todas as gestantes devem ser examinadas por RM quando há suspeita de um tumor cerebral.

Tratamento

Alguns estudos sugeriram que gravidez não seja uma contraindicação à biopsia e/ou ressecção. A radioterapia deve ser evitada e a cesariana é preferível ao parto vaginal para evitar elevação da PIC secundária à manobra de Valsalva.

NEUROPATIAS

As mulheres têm risco mais alto de neuropatia periférica durante a gravidez e no puerpério. Dor lombar e parestesias mal localizadas são comuns. No mínimo 50% das gestantes referem dor lombar. Entre as neuropatias específicas raras que ocorrem com incidência mais alta na gravidez estão a síndrome do túnel do carpo, paralisia do nervo facial, meralgia parestésica e polineuropatia desmielinizante inflamatória crônica.

Síndrome do túnel do carpo

A *síndrome do túnel do carpo* é a neuropatia mais comum na gravidez. A prevalência foi estimada entre 1 e 62%. Um recente estudo prospectivo relatou 34% de prevalência de sintomas do túnel do carpo entre 639 mulheres. Em geral, os sintomas começam no terceiro trimestre e desaparecem depois do parto. A síndrome é atribuída ao edema generalizado. Outras hipóteses plausíveis são efeitos dos hormônios (p. ex., relaxina) na frouxidão ligamentar; alterações da posição de dormir; e aumento dos tecidos adiposos. Um estudo prospectivo demonstrou que 30% das mulheres perceberam regressão dos sintomas pouco depois do parto, 11% durante a amamentação e 5% depois da interrupção da lactação. O prognóstico era mais favorável às mulheres que começaram a ter sintomas no final da gravidez.

Paralisia de Bell

A paralisia de Bell parece ser ligeiramente mais frequente na gravidez, especialmente no terceiro trimestre. O prognóstico quanto à recuperação é excelente e semelhante ao das mulheres que não estão grávidas. Uso de um corticosteroide dentro de 3 a 7 dias depois do início dos sintomas é a recomendação terapêutica para a população em geral. Os corticosteroides fazem parte da categoria C da FDA e provavelmente são seguros na gravidez. Os riscos potenciais à gestação, principalmente quando a gestante tem hipertensão ou hiperglicemia mal controlada, também devem ser considerados. As diretrizes da AAN não citam evidências conclusivas a favor do uso dos antivirais, embora sejam seguros na gravidez. Como alguns estudos sugeriram que as mulheres com paralisia de Bell têm incidência mais alta de hipertensão e pré-eclâmpsia, estas gestantes devem ser monitoradas rigorosamente.

Meralgia parestésica

A meralgia parestésica, uma neuropatia sensitiva do nervo cutâneo femoral lateral da coxa, é atribuída à compressão do nervo sob a parte lateral do ligamento inguinal. O edema da gravidez, o aumento do peso e a acentuação da lordose durante a gestação são causas em potencial. Dormência, ardência, formigamento ou dor na região lateral da coxa sugere esse diagnóstico. Em geral, a única medida necessária é aplicar um anestésico tópico, com ou sem corticosteroides. A maioria das mulheres melhora no período puerperal. A incidência da polineuropatia desmielinizante inflamatória crônica é ligeiramente maior durante a gestação. Assim como as mulheres que não estão grávidas, o tratamento inclui plasmaférese, imunoglobulina intravenosa ou corticosteroides.

MIASTENIA *GRAVIS*

Epidemiologia

A miastenia *gravis* (MG) é 2 vezes mais comum em mulheres do que em homens. Nas mulheres, o início é mais comum na terceira década de vida.

Características clínicas

Os sintomas de MG são variáveis e pioram em 30 a 40% dos casos. As exacerbações dos sintomas são mais prováveis no primeiro trimestre e no período pós-parto.

O índice global de complicações gestacionais, especialmente ruptura prematura das membranas amnióticas, é maior entre as gestantes com MG que na população em geral. Alguns estudos descreveram uma relação entre MG e pré-eclâmpsia. A gravidez não afeta o prognóstico da MG a longo prazo.

A MG neonatal acomete 12 a 20% dos bebês nascidos de mães com esta doença. A incidência da MG neonatal não se correlaciona com a gravidade da doença materna ou com o título dos anticorpos maternos antirreceptor de colinesterase. Os sintomas regridem depois de algumas semanas.

Tratamento

O tratamento da miastenia durante a gestação inclui imunossupressores, plasmaférese e imunoglobulina intravenosa. O uso de magnésio deve ser evitado em mulheres com pré-eclâmpsia e eclâmpsia porque o íon bloqueia a entrada no terminal nervoso e inibe a liberação de acetilcolina. O uso de prednisona no primeiro trimestre foi associado a um aumento discreto da incidência de fendas palatinas e as doses altas podem causar ruptura prematura das membranas. O uso de ciclosporina não é recomendável em razão dos relatos de risco aumentado de abortamento espontâneo, prematuridade e baixo peso ao nascer. O rituximabe também não é recomendado por estar associado à linfocitopenia de células B. Azatioprina e micofenolato de mofetila não devem ser usados, porque podem aumentar expressivamente o risco fetal e são classificados na categoria D da FDA, de evidência positiva de risco a fetos humanos. Os anticolinesterásicos são supostamente seguros. A imunoglobulina intravenosa é recomendada para o tratamento da crise miastênica durante a gravidez. Embora a plasmaférese seja uma opção para o tratamento de uma crise miastênica, há o risco de hipotensão. A timectomia deve ser postergada por muito tempo depois do parto. O prognóstico da MG a longo prazo não é afetado pela gravidez. (A miastenia *gravis* também está descrita no Capítulo 93.)

DISTÚRBIOS DO MOVIMENTO

Os distúrbios do movimento não são comuns nas mulheres jovens, mas entre os que ocorrem especialmente na gravidez estão síndrome das pernas inquietas, coreia e distúrbios induzidos por fármacos.

Síndrome das pernas inquietas

A *síndrome das pernas inquietas* é o distúrbio do movimento mais comum na gravidez. A síndrome é uma doença com padrão hereditário autossômico dominante, que se caracteriza por sensação de rastejamento, ardência ou dor difusa nas panturrilhas com desejo irresistível de movimentar as pernas. Isso ocorre em 10 a 20% das gestantes. Uma revisão sistemática e meta-análise revelou uma prevalência geral agrupada de 21%. Os sintomas podem começar na gravidez, geralmente no segundo e terceiro trimestres. Para as mulheres com síndrome das pernas inquietas, os sintomas podem piorar na gravidez. Em um estudo com 606 gestantes, 59 já tinham essa síndrome antes de engravidar e, entre estas, 36 referiram agravação dos sintomas. Deficiência de ferro foi detectada nas pacientes com síndrome das pernas inquietas e o tratamento desta deficiência nas gestantes foi recomendado, embora ainda não tenham sido realizados estudos terapêuticos. Além disso, os níveis baixos de folato estão associados à síndrome das pernas inquietas e um dos tratamentos recomendados é suplementação de folato. Outros tratamentos são massagens, flexão e extensão, caminhadas, benzodiazepínicos, opiáceos ou levodopa.

Coreia gravídica

A coreia gravídica acomete gestantes (ver Capítulo 84). O tratamento é reservado às gestantes com movimentos coreiformes violentos e incapacitantes e inclui haloperidol ou benzodiazepínicos.

Parkinsonismo e doença de Parkinson idiopática

Os fármacos que bloqueiam os receptores de dopamina são usados comumente para tratar náuseas e vômitos da gravidez. Esses fármacos podem causar coreia, tremor, distonia ou parkinsonismo de início recente. A *doença de Parkinson idiopática* não é comum nas mulheres com menos de 40 anos. O parkinsonismo secundário causado por fármacos ou toxinas é mais comum. Não existem evidências conclusivas de que a doença de Parkinson piore na gravidez e há poucas informações quanto aos efeitos tóxicos dos fármacos antiparkinsonianos. Gestações normais foram descritas nas mulheres tratadas com levodopa.

EVIDÊNCIAS DE NÍVEL 1

1. Magpie Trial Collaborative Group. Do women with preeclampsia, and their babies, benefit from magnesium sulphate? The Magpie Trial: a randomised placebo-controlled trial. *Lancet*. 2002;359:1877-1890.

2. LeFevre ML. Low-dose aspirin use for the prevention of morbidity and mortality from preeclampsia: U.S. Preventive Services Task Force recommendation statement. *Ann Intern Med.* 2014;161(11):819-826.

LEITURA SUGERIDA

Biologia da gestação

Silberstein SD. Drug treatments and trials in women. In: Kaplan PW, ed. *Neurologic Disease in Women.* 2nd ed. New York, NY: Demos Medical Publishing; 2006:41-62.

Taylor HS, Pal L, Seli E, eds. Neuroendocrinology. In: *Speroff's Clinical Gynecologic Endocrinology and Infertility.* 9th ed. Philadelphia, PA: Wolters Kluwer; 2020:103-136.

Epilepsia

Artama M, Gissler M, Malm H, Ritvanen A; and Drug and Pregnancy Group. Effects of maternal epilepsy and antiepileptic drug use during pregnancy on perinatal health in offspring: nationwide, retrospective cohort study in Finland. *Drug Saf.* 2013;36(5):359-369.

Baxter P. Valproate and folic acid in pregnancy: associations with autism. *Dev Med Child Neurol.* 2014;56(7):604.

Bech BH, Kjaersgaard MI, Pedersen HS, et al. Use of antiepileptic drugs during pregnancy and risk of spontaneous abortion and stillbirth: population based cohort study. *BMJ.* 2014;349:g5159.

Birnbaum AK, Meador KJ, Karanam A, et al. Antiepileptic drug exposure in infants of breastfeeding mothers with epilepsy. *JAMA Neurol.* 2020;77(4):441-450.

Bromley R, Weston J, Adab N, et al. Treatment for epilepsy in pregnancy: neurodevelopmental outcomes in the child. *Cochrane Database Syst Rev.* 2014;(10):CD010236.

Campbell E, Kennedy F, Russell A, et al. Malformation risks of antiepileptic drug monotherapies in pregnancy: updated results from the UK and Ireland Epilepsy and Pregnancy Registers. *J Neurol Neurosurg Psychiatry.* 2014;85:1029-1034.

Christensen J, Grønborg TK, Sørensen MJ, et al. Prenatal valproate exposure and risk of autism spectrum disorders and childhood autism. *JAMA.* 2013;309(16):1696-1703.

Cohen MJ, Meador KJ, Browning N, et al. Fetal antiepileptic drug exposure: motor, adaptive, and emotional/behavioral functioning at age 3 years. *Epilepsy Behav.* 2011;22(2):240-246.

Hernández-Díaz S, Smith CR, Shen A, et al.; for North American AED Pregnancy Registry. Comparative safety of antiepileptic drugs during pregnancy. *Neurology.* 2012;78(21):1692-1699.

Jentink J, Loane MA, Dolk H, et al.; for EUROCAT Antiepileptic Study Working Group. Valproic acid monotherapy in pregnancy and major congenital malformations. *N Engl J Med.* 2010;362(23):2185-2193.

Johnson EL, Stowe ZN, Ritchie JC, et al. Carbamazepine clearance and seizure stability during pregnancy. *Epilepsy Behav.* 2014;33:49-53.

Kilic D, Pedersen H, Kjaersgaard MI, et al. Birth outcomes after prenatal exposure to antiepileptic drugs—a population-based study. *Epilepsia.* 2014;55(11):1714-1721.

Margulis AV, Mitchell AA, Gilboa SM, et al.; and National Birth Defects Prevention Study. Use of topiramate in pregnancy and risk of oral clefts. *Am J Obstet Gynecol.* 2012;207(5):405.e1-405.e7.

Mawhinney E, Craig J, Morrow J, et al. Levetiracetam in pregnancy: results from the UK and Ireland epilepsy and pregnancy registers. *Neurology.* 2013;80(4):400-405.

Meador K, Baker G, Browning N, et al. Breastfeeding in children of women taking antiepileptic drugs: cognitive outcomes at age 6 years. *JAMA Pediatr.* 2014;168(8):729-736.

Meador KJ, Baker GA, Browning N, et al.; for NEAD Study Group. Fetal antiepileptic drug exposure and cognitive outcomes at age 6 years (NEAD study): a prospective observational study. *Lancet Neurol.* 2013;12(3):244-252.

Morrow J, Russell A, Guthrie E, et al. Malformation risks of antiepileptic drugs in pregnancy: a prospective study from the UK Epilepsy and Pregnancy Register. *J Neurol Neurosurg Psychiatry.* 2006;77:193-198.

Pennell PB, Klein AM, Browning N, et al.; for NEAD Study Group. Differential effects of antiepileptic drugs on neonatal outcomes. *Epilepsy Behav.* 2012;24(4):449-456.

Thomas SV, Syam U, Devi JS. Predictors of seizures during pregnancy in women with epilepsy. *Epilepsia.* 2012;53(5):e85-e88.

Tomson T, Battino D. Teratogenic effects of antiepileptic drugs. *Lancet Neurol.* 2012;11(9):803-813.

Tomson T, Battino D, Bonizzoni E, et al.; for EURAP Study Group. Comparative risk of major congenital malformations with eight different antiepileptic drugs: a prospective cohort study of the EURAP Registry. *Lancet Neurol.* 2018;17(6):530-538.

Tomson T, Battino D, Perucca E. Teratogenicity of antiepileptic drugs. *Curr Opin Neurol.* 2019;32(2):246-252.

Tomson T, Landmark CJ, Battino D. Antiepileptic drug treatment in pregnancy: changes in drug disposition and their clinical implications. *Epilepsia.* 2013;54(3):405-414.

Werler MM, Ahrens KA, Bosco JL, et al.; and National Birth Defects Prevention Study. Use of antiepileptic medications in pregnancy in relation to risks of birth defects. *Ann Epidemiol.* 2011;21(11):842-850.

Pré-eclâmpsia e eclâmpsia

Burrows RF, Burrows EA. The feasibility of a control population for a randomized control trial of seizure prophylaxis in the hypertensive disorders of pregnancy. *Am J Obstet Gynecol.* 1995;173:929-935.

Lucas MJ, Leveno KJ, Cunningham FG. A comparison of magnesium sulfate with phenytoin for the prevention of eclampsia. *N Engl J Med.* 1995;333:201-205.

Miller EC. Preeclampsia and cerebrovascular disease. *Hypertension.* 2019;74:5-13.

Paternoster DM, Fantinato S, Manganelli F, Nicolini U, Milani M, Girolami A. Recent progress in the therapeutic management of pre-eclampsia. *Expert Opin Pharmacother.* 2004;5(11):2233-2239.

Postma IR, Slager S, Kremer HP, de Groot JC, Zeman GG. Long-term consequences of the posterior reversible encephalopathy syndrome in eclampsia and preeclampsia: a review of the obstetric and nonobstetric literature. *Obstet Gynecol Surv.* 2014;69(5):287-300.

Sibai BM. Etiology and management of postpartum hypertension-preeclampsia. *Am J Obstet Gynecol.* 2012;206(6):470-475.

Thadhani R, Mutter WP, Wolf M, et al. First trimester placental growth factor and soluble fms-like tyrosine kinase 1 and risk for preeclampsia. *J Clin Endocrinol Metab.* 2004;89(2):770-775.

Zambrano MD, Miller EC. Maternal stroke: an update. *Curr Atheroscler Rep.* 2019;21(9):33.

Acidente vascular encefálico

Camargo EC, Feske SK, Singhal AB. Stroke in pregnancy: an update. *Neurol Clin.* 2019;37:131-148.

Cauldwell M, Rudd A, Nelson-Piercy C. Management of stroke and pregnancy. *Eur Stroke J.* 2018;3(3):227-236.

Elgendy IY, Gad MM, Mahmoud AN, Keeley EC, Pepine CJ. Acute stroke during pregnancy and puerperium. *J Am Coll Cardiol.* 2020;75:180-190.

Grear KE, Bushnell CD. Stroke and pregnancy: clinical presentation, evaluation, treatment and epidemiology. *Clin Obstet Gynecol.* 2013;56(2):350-359.

Guimicheva B, Czuprynska J, Arya R. The prevention of pregnancy-related venous thromboembolism. *Br J Haematol.* 2015;168(2):163-174.

Gulati D, Strbian D, Sundararajan S. Cerebral venous thrombosis: diagnosis and management. *Stroke.* 2014;45(2):e16-e18.

Hovsepian DA, Sriram N, Kamel H, Fink ME, Navi BB. Acute cerebrovascular disease occurring after hospital discharge for labor and delivery. *Stroke.* 2014;45(7):1947-1950.

Johnson DM, Kramer DC, Cohen E, Rochon M, Rosner M, Weinberger J. Thrombolytic therapy for acute stroke in late pregnancy with intra-arterial recombinant tissue plasminogen activator. *Stroke.* 2005;36(6):e53-e55.

Kamel H, Navi BB, Sriram N, Hovsepian DA, Devereux RB, Elkind MSV. Risk of a thrombotic event after the 6-week postpartum period. *N Engl J Med.* 2014;370(14):1307-1315.

Kashkoush AI, Ma H, Agarwal N, et al. Cerebral venous sinus thrombosis in pregnancy and puerperium: a pooled, systematic review. *J Clin Neurosci.* 2017;39:9-15.

Kuklina EV, Tong X, Bansil P, George MG, Callaghan WM. Trends in pregnancy hospitalizations that included a stroke in the United States from 1994 to 2007: reasons for concern? *Stroke.* 2011;42(9):2564-2570.

Leffert LR, Clancy CR, Bateman BT. Treatment patterns and short-term outcomes in ischemic stroke in pregnancy or postpartum period. *Am J Obstet Gynecol.* 2016;214(6):723.e1-723.e11.

Leonhardt G, Gaul C, Nietsch HH, Buerke M, Schleussner E. Thrombolytic therapy in pregnancy. *J Thromb Thrombolysis*. 2006;21(3):271-276.

Liang CC, Chang SD, Lai SL, Hsieh CC, Chueh HY, Lee TH. Stroke complicating pregnancy and the puerperium. *Eur J Neurol*. 2006;13(11): 1256-1260.

Mantoan Ritter L, Schüler A, Gangopadhyay R, et al. Successful thrombolysis of stroke with intravenous alteplase in the third trimester of pregnancy. *J Neurol*. 2014;261(3):632-634.

Murugappan A, Coplin WM, Al-Sadat AN, et al. Thrombolytic therapy of acute ischemic stroke during pregnancy. *Neurology*. 2006;66(5):768-770.

Singhal AB, Kimberly WT, Schaefer PW, Hefley-Whyte ET. Case records of the Massachusetts General Hospital. Case 8-2009. A 36-year-old woman with headache, hypertension, and seizure 2 weeks post partum. *N Engl J Med*. 2009;360(11):1126-1137.

Star M, Flaster M. Advances and controversies in the management of cerebral venous thrombosis. *Neurol Clin*. 2013;31(3):765-783.

Starke RM, Komotar RJ, Hickman ZL, et al. Clinical features, surgical treatment, and long-term outcome in adult patients with moyamoya disease. Clinical article. *J Neurosurg*. 2009;111(5):936-942.

Swartz RH, Caykey ML, Foley N, et al. The incidence of pregnancy-related stroke: a systematic review and meta-analysis. *Int J Stroke*. 2017; 12(7):687-697.

Wabnitz A, Bushnell C. Migraine, cardiovascular disease, and stroke during pregnancy: systematic review of the literature. *Cephalalgia*. 2015; 35(2):132-139.

Wiese KM, Talkad A, Mathews M, Wang D. Intravenous recombinant tissue plasminogen activator in a pregnant woman with cardioembolic stroke. *Stroke*. 2006;37(8):2168-2169.

Enxaqueca

Bánhidy F, Ács N, Horváth-Puhó E, Czeizel AE. Pregnancy complications and delivery outcomes in pregnant women with severe migraine. *Eur J Obstet Gynecol Reprod Biol*. 2007;134(2):157-163.

Browne ML, Van Zutphen AR, Botto LD, Louik C, Richardson S, Druschel CM. Maternal butalbital use and selected defects in the National Birth Defects Prevention Study. *Headache*. 2014;54(1):54-66.

Burch R. Epidemiology and treatment of menstrual migraine and migraine during pregnancy and lactation: a narrative review. *Headache*. 2020;60:200-216.

Cripe SM, Frederick IO, Qiu C, Williams MA. Risk of preterm delivery and hypertensive disorders of pregnancy in relation to maternal co-morbid mood and migraine disorders during pregnancy. *Paediatr Perinat Epidemiol*. 2011;25(2):116-123.

David PS, Kling JM, Starling AJ. Migraine in pregnancy and lactation. *Curr Neurol Neurosci Rep*. 2014;14(4):439.

Frederick IO, Qiu C, Enquobahrie DA, et al. Lifetime prevalence and correlates of migraine among women in a Pacific Northwest Pregnancy Cohort Study. *Headache*. 2014;54(4):675-685.

Nezvalová-Henriksen K, Spigset O, Nordeng H. Triptan exposure during pregnancy and the risk of major congenital malformations and adverse pregnancy outcomes: results from the Norwegian Mother and Child Cohort Study. *Headache*. 2010;50(4):563-575.

Nezvalová-Henriksen K, Spigset O, Nordeng H. Triptan safety during pregnancy: a Norwegian population registry study. *Eur J Epidemiol*. 2013;28(9):759-769.

Skjaaa N, Szépligeti SK, Xue F, et al. Pregnancy, birth, neonatal, and postnatal neurological outcomes after pregnancy with migraine. *Headache*. 2019;59:869-879.

Wabnitz A, Bushnell C. Migraine, cardiovascular disease, and stroke during pregnancy: systematic review of the literature. *Cephalalgia*. 2015; 35(2):132-139.

Zambrano MD, Miller EC. Maternal stroke: an update. *Curr Atheroscler Rep*. 2019;21(9):33.

Hemorragia cerebral

Feske SK, Singhal AB. Cerebrovascular disorders complicating pregnancy. *Continuum (Minneap Minn)*. 2014;20(1 Neurology of Pregnancy):80-99.

Helbok R, Olson DM, Le Roux PD, Vespa P; and Participants in the International Multidisciplinary Consensus Conference on Multimodality Monitoring. Intracranial pressure and cerebral perfusion pressure monitoring in non-TBI patients: special considerations. *Neurocrit Care*. 2014;21(suppl 2):S85-S94.

Liu XJ, Wang S, Zhao YL, et al. Risk of cerebral arteriovenous malformation rupture during pregnancy and puerperium. *Neurology*. 2014;82(20):1798-1803.

Nasr DM, Brinjikji W, Cloft HJ, Saposnik G, Rabinstein AA. Mortality in cerebral venous thrombosis: results from the national inpatient sample database. *Cerebrovasc Dis*. 2013;35(1):40-44.

Star M, Flaster M. Advances and controversies in the management of cerebral venous thrombosis. *Neurol Clin*. 2013;31(3):765-783.

Wang J, Wang R, Zhao J. Ruptured cerebral aneurysm from choriocarcinoma. *J Clin Neurosci*. 2013;20(9):1324-1326.

Esclerose múltipla

Coyle PK, Sinclair SM, Scheuerle AE, Thorp JM Jr, Albano JD, Rametta MJ. Final results from the Betaseron (interferon β-1b) Pregnancy registry: a prospective observational study of birth defects and pregnancy-related adverse events. *BMJ Open*. 2014;4(5):e004536.

D'hooghe MB, Haentjens P, Nagels G, D'hooghe T, De Keyser J. Menarche, oral contraceptives, pregnancy and progression of disability in relapsing onset and progressive onset multiple sclerosis. *J Neurol*. 2012;259(5):855-861.

Ebrahimi N, Herbstritt S, Gold R, Amezcua L, Koren G, Hellwig K. Pregnancy and fetal outcomes following natalizumab exposure in pregnancy. A prospective, controlled observational study. *Mult Scler*. 2014;21(2):198-205.

Fagius J, Burman J. Normal outcome of pregnancy with ongoing treatment with natalizumab. *Acta Neurol Scand*. 2014;129(6):e27-e29.

Finkelsztejn A, Brooks JB, Paschoal FM Jr, Fragoso YD. What can we really tell women with multiple sclerosis regarding pregnancy? A systematic review and meta-analysis of the literature. *BJOG*. 2011;118(7):790-797.

Fragoso YD. Glatiramer acetate to treat multiple sclerosis during pregnancy and lactation: a safety evaluation. *Expert Opin Drug Saf*. 2014;13(12): 1743-1748.

Fragoso YD, Finkelsztejn A, Kaimen-Maciel DR, et al. Long-term use of glatiramer acetate by 11 pregnant women with multiple sclerosis: a retrospective, multicentre case series. *CNS Drugs*. 2010;24(11):969-976.

Haghikia A, Langer-Gould A, Rellensmann G, et al. Natalizumab use during the third trimester of pregnancy. *JAMA Neurol*. 2014;71(7):891-895.

Hellwig K, Haghikia A, Rockhoff M, Gold R. Multiple sclerosis and pregnancy: experience from a nationwide database in Germany. *Ther Adv Neurol Disord*. 2012;5(5):247-253.

Houtchens MK, Edwards NC, Schneider G, Stern K, Phillips AL. Pregnancy rates and outcomes in women with and without MS in the United States. *Neurology*. 2018;91:e1559-e1569.

Karp I, Manganas A, Sylvestre MP, Ho A, Roger E, Duquette P. Does pregnancy alter the long-term course of multiple sclerosis? *Ann Epidemiol*. 2014;24(7): 504-508.e2.

Langer-Gould AM. Pregnancy and family planning in multiple sclerosis. *Continuum (Minneap Minn)*. 2019;25(3): 773-792.

Lu E, Wang BW, Guimond C, Synnes A, Sadovnick D, Tremlett H. Disease-modifying drugs for multiple sclerosis in pregnancy. *Neurology*. 2012; 79(11):1130-1135.

Nguyen A-L, Havrdova EK, Horakova D, et al.; for MSBase Study Group. Incidence of pregnancy and disease-modifying therapy exposure trends in women with multiple sclerosis: a contemporary cohort study. *Mult Scler Relat Disord*. 2019;(28):235-243.

Peng A, Qiu X, Zhang L, et al. Natalizumab exposure during pregnancy in multiple sclerosis: a systematic review. *J Neurol Sci*. 2019;396:202-205.

Ponsonby AL, Lucas RM, van der Mei IA, et al. Offspring number, pregnancy, and risk of a first clinical demyelinating event: the AusImmune Study. *Neurology*. 2012;78(12):867-874.

Ramagopalan S, Yee I, Byrnes J, Guimond C, Ebers G, Sadovnick D. Term pregnancies and the clinical characteristics of multiple sclerosis: a population based study. *J Neurol Neurosurg Psychiatry*. 2012;83(8):793-795.

Romero RS, Lünzmann C, Bugge JP. Pregnancy outcomes in patients exposed to interferon beta-1b. *J Neurol Neurosurg Psychiatry*. 2015;86(5):587-589.

Sandberg-Wollheim M, Alteri E, Moraga MS, Kornmann G. Pregnancy outcomes in multiple sclerosis following subcutaneous interferon beta-1a therapy. *Mult Scler*. 2011;17(4):423-430.

Sepúlveda M, Montejo C, Llufriu S, et al. Rebound of multiple sclerosis activity after fingolimod withdrawal due to planning pregnancy: analysis of predisposing factors. *Mult Scler Relat Disord*. 2020;38:101483.

van der Kop ML, Pearce MS, Dahlgren L, et al. Neonatal and delivery outcomes in women with multiple sclerosis. *Ann Neurol*. 2011;70(1):41-50.

Varyte G, Zakareviciene J, Ramašauskaite D, Laužikiene D, Arlauskiene A. Pregnancy and multiple sclerosis: an update on the disease modifying treatment strategy and a review of pregnancy's impact on disease activity. *Medicina (Kaunas)*. 2020;56:49.

Vukusic S, Coyle PK, Jurgensen S, et al. Pregnancy outcomes in patients with multiple sclerosis treated with teriflunomide: clinical study data and 5 years of post-marketing experience. *Mult Scler*. 2020;26(7):829-836.

Neoplasias

Bonfield CM, Engh JA. Pregnancy and brain tumors. *Neurol Clin*. 2012;30(3): 937-946.

Daras M, Cone C, Peters KB. Tumor progression and transformation of low-grade glial tumors associated with pregnancy. *J Neurooncol*. 2014;116(1):113-117.

Scarrott LJ, Raina A, Madej T, Rajesh U. Recurrent glioblastoma multiforme in pregnancy. *J Obstet Gynaecol*. 2012;32(7):704-705.

van Westrhenen A, Senders JT, Martin E, DiRisio AC, Broekman MLD. Clinical challenges of glioma and pregnancy: a systematic review. *J Neurooncol*. 2018;139:1-11.

Verheecke M, Halaska MJ, Lok CA, et al.; for ESGO Task Force "Cancer in Pregnancy." Primary brain tumours, meningiomas and brain metastases in pregnancy: report on 27 cases and review of literature. *Eur J Cancer*. 2014;50(8):1462-1471.

Zwinkels H, Dörr J, Kloet F, Taphoorn MJB, Vecht CJ. Pregnancy in women with gliomas: a case-series and review of the literature. *J Neurooncol*. 2013;115(2):293-301.

Distúrbios dos nervos periféricos

de Oliveira GAD, Bernardes JM, Santos ES, Dias A. Carpal tunnel syndrome during the third trimester of pregnancy: prevalence and risk factors. *Arch Gynecol Obstet*. 2019;300(3):623-631.

Guidon AC, Massey EW. Neuromuscular disorders in pregnancy. *Neurol Clin*. 2012;30(3):889-911.

Massey EW, Guidon AC. Peripheral neuropathies in pregnancy. *Continuum (Minneap Minn)*. 2014;20(1 Neurology of Pregnancy):100-114.

Meems M, Truijens S, Spek V, Visser LH, Pop VJ. Prevalence, course and determinants of carpal tunnel syndrome symptoms during pregnancy: a prospective study. *BJOG*. 2015;122(8):1112-1118.

Mondelli M, Rossi S, Monti E, et al. Prospective study of positive factors for improvement of carpal tunnel syndrome in pregnant women. *Muscle Nerve*. 2007;36(6):778-783.

Miastenia gravis

Boldingh MI, Maniaol AH, Brunborg C, Weedon-Fekjær H, Verschuuren J, Tallaksen C. Increased risk for clinical onset of myasthenia gravis during the postpartum period. *Neurology*. 2016;87:2139-2145.

Ducci RD, Lorenzoni PJ, Kay CSK, Werneck LC, Scola RH. Clinical follow-up of pregnancy in myasthenia gravis patients. *Neuromuscul Disord*. 2017; 27:352-357.

Guidon AC, Massey EW. Neuromuscular disorders in pregnancy. *Neurol Clin*. 2012;30(3):889-911.

Hoff JM, Daltveit AK, Gilhus NE. Myasthenia gravis in pregnancy and birth: identifying risk factors, optimising care. *Eur J Neurol*. 2007;14(1):38-43.

Massey JM, DeJusus-Acosta CD, Niks EH, et al. A transient neonatal myasthenic syndrome with anti-MUSK antibodies. *Neurology*. 2008;70(14):1215-1216.

O'Carroll P, Bertorini TE, Jacob G, Mitchell CW, Graff J. Transient neonatal myasthenia gravis in a baby born to a mother with new-onset anti-MuSK-mediated myasthenia gravis. *J Clin Neuromuscul Dis*. 2009;11(2):69-71.

Oskoui M, Jacobson L, Chung WK, et al. Fetal acetylcholine receptor inactivation syndrome and maternal myasthenia gravis. *Neurology*. 2008;71(24):2010-2012.

Waters J. Management of myasthenia gravis in pregnancy. *Neurol Clin*. 2019;37:113-120.

Wen JC, Liu TC, Chen YH, Chen SF, Lin HC, Tsai WC. No increased risk of adverse pregnancy outcomes for women with myasthenia gravis: a nationwide population-based study. *Eur J Neurol*. 2009;16(8):889-894.

Distúrbios do movimento

Bordelon YM, Smith M. Movement disorders in pregnancy. *Semin Neurol*. 2007;27(5):467-475.

Chen SJ, Shi L, Bao YP, et al. Prevalence of restless legs syndrome during pregnancy: a systematic review and meta-analysis. *Sleep Med Rev*. 2018;40:43-54.

Earley CJ. Restless legs syndrome. *N Engl J Med*. 2003;348:2103-2109.

Golbe LI. Pregnancy and movement disorders. *Neurol Clin*. 1994;12:497-508.

Kranick S, Mowry E, Colcher A, Horn S, Golbe LI. Movement disorders and pregnancy: a review of the literature. *Mov Disord*. 2010;25(6):665-671.

Manconi M, Govoni V, De Vito A, et al. Restless legs syndrome and pregnancy. *Neurology*. 2004;63(6):1065-1069.

Miyasaki JM, Aldakheel A. Movement disorders in pregnancy. *Continuum (Minneap Minn)*. 2014;20(1 Neurology of Pregnancy):148-161.

Rogers JD, Fahn S. Movement disorders and pregnancy. In: Devinsky O, Feldmann E, Hainline B, eds. *Neurological Complications of Pregnancy*. New York, NY: Raven; 1994:163-178.

Scott M, Chowdhury M. Pregnancy in Parkinson's disease: unique case report and review of the literature. *Mov Disord*. 2005;20(8):1078-1079.

Complicações Neurológicas do Transplante de Órgão

Eelco F. M. Wijdicks

PONTOS-CHAVE

1. As complicações neurológicas diminuíram, mas continuam prevalentes. A toxicidade de medicamentos deve ser uma consideração comum.

2. Receptores de transplantes e imunossuprimidos são mais suscetíveis a infecções por *Listeria monocytogenes*, *Nocardia* ou *Aspergillus*.

3. O herpes-vírus humano 6 (HHV-6B) é frequentemente reativado na doença do enxerto contra o hospedeiro e pode causar uma forma grave de encefalite.

4. A leucoencefalopatia multifocal progressiva continua sendo uma complicação tardia em pacientes transplantados.

INTRODUÇÃO

Os transplantes de órgãos têm sido associados a um espectro distinto de complicações neurológicas, que podem ocorrer durante a preparação para o transplante (p. ex., transplante de células-tronco hematopoéticas e quimioterapia), a estabilização perioperatória (p. ex., transplante cardíaco com *bypass* cardiopulmonar ou oxigenação com membrana extracorpórea), e no período pós-operatório (p. ex., imunossupressão recém-iniciada). Algumas complicações neurológicas, especialmente as lesões dos nervos periféricos, estão relacionadas ao procedimento cirúrgico.

Nos estudos de grande porte publicados, as complicações neurológicas associadas aos transplantes de órgão ocorreram em 5 a 10% dos pacientes. Evidentemente, a prevalência depende da motivação das equipes de transplante para consultar um neurologista e, desse modo, é um reflexo de quão relevante é uma complicação neurológica no contexto do quadro clínico em geral. Os estudos prospectivos de incidência podem não detectar todos os eventos neurológicos pós-operatórios, quando eles não são sistematicamente avaliados pelos neurologistas. Além disso, ao longo dos anos, tem ocorrido declínio contínuo das complicações neurológicas associadas a alguns tipos de transplante de órgão, principalmente devido ao aumento da experiência com a titulação de fármacos imunossupressores (p. ex., renais, hepáticos) e à presença de equipes multiprofissionais. Muitos pacientes saem da unidade de tratamento intensivo logo depois da cirurgia.

As complicações neurológicas são significativas quando acarretam repetidas crises epilépticas, impossibilidade de recobrar a consciência depois da operação, efeitos neurotóxicos da imunossupressão ou doença neuromuscular aguda incapacitante. A familiaridade com a administração e as doses dos principais imunossupressores intravenosos tem reduzido o risco de efeitos neurotóxicos significativos e, hoje em dia, os casos extremos de coma e crises epilépticas com exames de neuroimagem demonstrando edema difuso da substância branca são raros.

Este capítulo não tem como objetivo descrever detalhadamente todas as complicações neurológicas descritas ao longo dos últimos anos e muitas envolvem os riscos gerais de imunossupressão. Essas são as questões mais comuns a esclarecer com o paciente durante a consulta (Tabela 130.1).

CONSIDERAÇÕES GERAIS

Em termos gerais e como seria esperado, um paciente submetido a uma intervenção cirúrgica mais complexa tem risco mais elevado de desenvolver uma complicação neurológica imediata. Por exemplo, o transplante de fígado acarreta risco muito maior de complicações neurológicas imediatas que um transplante renal. Quando o paciente tem evolução favorável durante as primeiras semanas críticas, uma fase mais tardia caracteriza-se por uma predisposição às infecções do sistema nervoso central (SNC) e, muito depois – embora possam ocorrer apenas alguns meses depois –, podem desenvolver-se neoplasias malignas graves. Uma condição dramática é o desenvolvimento da doença linfoproliferativa pós-transplante, que provavelmente é explicada pela transferência do material genético de um doador soropositivo para o vírus Epstein-Barr (VEB) para um receptor soronegativo. Essa doença pode afetar o SNC.

Tabela 130.1 Síndromes neurológicas dos receptores de transplantes e suas causas.

Incapacidade de recobrar a consciência, ou coma agudo	Lesão cerebral hipoxicoisquêmica, edema cerebral, sedação excessiva, falência aguda do enxerto, neurotoxicidade dos inibidores de calcineurina, toxicidade por cefepima, hemorragia intracraniana, infecção aguda do SNC
Crises epilépticas	Neurotoxicidade dos inibidores de calcineurina, hemorragia intracraniana, lesões expansivas de início recente (abscesso, tumor), síndrome de encefalopatia posterior reversível
Afasia, disartria	Neurotoxicidade dos inibidores de calcineurina, acidente vascular encefálico isquêmico
Hemiparesia	Plexopatia braquial, acidente vascular encefálico isquêmico ou hemorrágico, tumor cerebral, abscesso cerebral
Tremores	Neurotoxicidade dos inibidores de calcineurina
Mioclonia, asterixe	Doença hepática, renal ou pulmonar aguda; efeitos tóxicos dos fármacos

SNC, sistema nervoso central.

As complicações neurológicas podem aumentar o risco de morte precoce. Com uma revisão mais detalhada, um fato muito instrutivo é que a maioria dos pacientes com transplante de pulmão apresentou alguma manifestação ou complicação neurológica; um terço teve a qualidade de vida profundamente comprometida, ou resultaram em morte. Isso coloca em dúvida se as complicações neurológicas são suficientemente reconhecidas.

Há muitas outras considerações. Primeiramente, as complicações neurológicas podem ser específicas ao tipo de transplante. As complicações neurológicas associadas ao transplante de medula óssea são muito diferentes das que ocorrem depois dos transplantes de órgãos sólidos como fígado ou rim. Em segundo lugar, as crises epilépticas estão comumente relacionadas com os fármacos usados e menos frequentemente com alguma lesão estrutural irreversível. É difícil atribuir a complicação a determinados fármacos, mas diversos agentes terapêuticos reduzem o limiar epileptogênico (p. ex., inibidores de calcineurina e antibióticos, inclusive imipeném). Em terceiro lugar, qualquer lesão estrutural do cérebro, seja evidenciada por cerebrite ou intensificação anular nos exames de imagem, deve-se mais comumente a uma causa infecciosa e requer tratamento imediato. Por fim, anormalidades do sódio e alterações osmóticas significativas podem ocorrer depois do transplante de fígado e causar desmielinização osmótica.

Infecções do sistema nervoso central

O limiar para solicitação de uma análise do líquido cefalorraquidiano deve ser baixo, mesmo quando não há suspeita de meningite. Como pode haver uma lesão expansiva infecciosa, a tomografia computadorizada (TC) pode ser necessária para excluir sua presença. Um paciente com doença febril aguda e alteração do nível de consciência deve ser submetido a uma investigação rigorosa para infecção do SNC. Os receptores de transplantes imunossuprimidos estão mais sujeitos às infecções por *Listeria monocytogenes*, *Nocardia* ou *Aspergillus*. As infecções por *Cryptococcus neoformans* ou *Toxoplasma gondii* são raras nos primeiros 6 meses depois do transplante. Todas essas infecções evidenciam-se comumente por acentuação das meninges nas imagens de TC ou ressonância magnética (RM), abscessos solitários ou múltiplos, ou lesões circulares. Nenhuma dessas alterações é específica e a doença pode ser diagnosticada apenas por biopsia. Infecções virais disseminadas também foram descritas com taxas de mortalidade muito altas, mas, novamente, não há relatos de estudos sistêmicos.

Uma encefalopatia viral de surgimento mais recente é causada pelo herpes-vírus humano 6 (HHV-6B) e pode tornar-se aparente com o desenvolvimento da forma aguda da doença do enxerto contra o hospedeiro. A reativação do HHV-6B (mas não do HHV-6A) é frequente após o transplante e observada em 40% dos pacientes. A encefalite pode ser observada várias semanas após o transplante e é provável que não seja reconhecida ou que, a princípio, seja diagnosticada erroneamente como distúrbio metabólico ou neurotoxicidade de agentes imunossupressores. O *delirium* pode ser o único sinal clínico antes de o paciente entrar em coma mais profundo. O isolamento por reação da cadeia da polimerase no líquido cefalospinal é necessário. A mortalidade é alta e cerca de 80% dos pacientes entram em coma. Em qualquer paciente com suspeita de encefalite e sem outra causa clara, o tratamento empírico precoce para HHV-6B deve ser instituído com ganciclovir, 5 mg/kg IV a cada 12 horas, ou foscarnet, 90 mg/kg IV a cada 12 horas.

Outra infecção pouco reconhecida é a encefalopatia por citomegalovírus (CMV). Cerca de 80% dos receptores de fígado apresentam reativação de uma infecção latente por CMV até várias semanas após o transplante. Novamente, o diagnóstico de encefalite por CMV é notoriamente difícil e o quadro clínico é desconcertante para a maioria dos médicos. Alguns pacientes apresentam achados focais, como disartria, espasticidade e rigidez e tremor, e outros desenvolvem apenas febre e rigidez da nuca. A coriorretinite por CMV pode ser observada, mas a encefalite por CMV pode não ser acompanhada por esta manifestação. Em todas essas infecções oportunistas, a recente disponibilidade da tecnologia de reação em cadeia da polimerase aumentou o diagnóstico, mas ainda não há evidências de que o tratamento precoce melhore os resultados.

Encefalopatia e *delirium*

Na verdade, existem síndromes específicas encontradas mais comumente pelo neurologista. A razão mais comum para uma consulta neurológica refere-se à avaliação do "estado de consciência alterado". O desenvolvimento recente de uma encefalopatia pode ser atribuído à rejeição que acarreta disfunção do enxerto ou pode ter outras causas.

Ainda é difícil definir estado confusional agudo ou *delirium* nos receptores de transplante, mas esta possibilidade pode ser considerada quando se estende por mais de 2 ou 3 dias consecutivos. *Delirium* hiperativo pós-operatório associado às alucinações é comum depois de transplantes e algumas condições específicas precisam ser reconhecidas. Quando os pacientes são avaliados no período pós-operatório imediato, cerca de um terço tem *delirium* hipoativo ou hiperativo depois de um transplante de fígado. Isso é mais comum nos pacientes que tinham encefalopatia antes do transplante e esse quadro é diagnosticado mais frequentemente nos pacientes com hepatopatia alcoólica.

Algumas diretrizes podem ser oferecidas para ajudar a avaliar pacientes com depressão do nível de consciência. Todos os fármacos que podem causar efeitos sedativos devem ser avaliados cuidadosamente e deve-se calcular o tempo restante até sua eliminação final. Os médicos devem considerar a administração de flumazenil ou naloxona para controlar os efeitos residuais. A neurotoxicidade dos imunossupressores está comumente implicada e ainda é uma preocupação a ser considerada. Nenhum desses fármacos causa outras doenças estruturais além de uma leucoencefalopatia, que não pode ser diferenciada clínica ou radiologicamente da síndrome de encefalopatia posterior reversível (ver também Capítulo 44).

Efeitos tóxicos dos fármacos

Existem alguns fármacos e drogas que devem ser considerados no estado confusional agudo. Isso inclui inibidores de calcineurina, antagonistas opioides, bloqueadores beta-adrenérgicos e corticosteroides em doses altas. Todos esses fármacos podem causar esse quadro. Outros fármacos comumente usados (p. ex., midazolam e propofol) podem alterar o nível de consciência, principalmente porque têm farmacocinética diferente nos pacientes transplantados. Por exemplo, embora tenha ação relativamente curta em comparação com outros sedativos, o midazolam tem sua atividade prolongada quando o transplante de fígado não funciona plenamente. Esse fármaco também se liga amplamente às proteínas, e níveis proteicos previamente baixos podem acentuar seus efeitos sedativos. A depuração do propofol depende do fluxo sanguíneo hepático e do débito cardíaco e, quando ambos estão alterados, a recuperação da consciência depois do uso desse anestésico pode ser acentuadamente retardada e, nos casos típicos, o paciente pode não se recuperar, como geralmente se espera dentro de 10 a 15 minutos depois de interromper a infusão. Os opioides podem ter sua ação prolongada depois do transplante cardíaco; nos casos típicos, são usadas doses muito altas desses fármacos durante a operação.

A neurotoxicidade associada à ciclosporina ou ao tacrolimo é comumente considerada, mas não é diagnosticada com frequência. A violação da barreira hematencefálica é necessária para que a ciclosporina entre, porque não existe um sistema de transporte ligado às lipoproteínas. A ciclosporina é muito lipofílica em razão dos grupos alifáticos, mas não consegue atravessar a barreira hematencefálica devido às junções estreitas. Ainda não se sabe como esse fármaco a atravessa e, talvez, a disfunção da barreira hematencefálica seja facilitada pelos episódios isquêmicos deletérios associados à hipotensão durante a operação. A predileção pelas áreas posteriores do cérebro também pode estar relacionada com uma barreira hematencefálica menos eficaz, que se abre rapidamente quando é submetida a algum estresse. A oligodendróglia é mais suscetível que os astrócitos e justifica as lesões localizadas predominantemente na substância branca examinada por ressonância magnética (Figura 130.1).

O mecanismo da neurotoxicidade associada à ciclosporina ou ao tacrolimo ainda não está definido em nível molecular. Esses dois imunossupressores ligam-se a uma imunofilina – uma proteína com afinidade por esses dois fármacos – e ativam uma série de reações, que incluem o bloqueio da calcineurina. A calcineurina está envolvida na sinalização celular e na manutenção da função das proteínas do citoesqueleto, principalmente dos oligodendrócitos. Por essa razão, a inibição da atividade da calcineurina pode causar morte ou apoptose neuronal. Entretanto, também é muito provável que as doses extremamente altas usadas nos primeiros tempos da era dos transplantes, em razão da falta de familiaridade com esses fármacos, tenham sido um fator desencadeante importante. Essa possibilidade também é reforçada pela incidência muito baixa de neurotoxicidade da ciclosporina administrada por via oral, que possibilita níveis sanguíneos estáveis e evita concentrações extremas durante a fase de impregnação por infusão intravenosa. A primeira anormalidade parece ser a neurotoxicidade causada por extravasamento de líquidos (edema vasogênico) e não pela destruição celular (edema citotóxico).

Existem pouquíssimos estudos patológicos e alguns sugeriram desmielinização. A neurotoxicidade deve ser considerada uma síndrome de extravasamento arterial cerebral.

É importante dosar os níveis séricos da ciclosporina ou do tacrolimo e avaliar as tendências desses valores. Um aumento acentuado dos níveis séricos pode indicar neurotoxicidade em desenvolvimento, mas tal associação é plausível somente quando ocorre fora do período habitual de impregnação intravenosa, que se estende ao longo da primeira semana de tratamento. Alguns cirurgiões de transplante titulam os níveis plasmáticos crescentes e esses valores não devem ser interpretados erroneamente como indicativos de neurotoxicidade. Os resultados dos exames laboratoriais recentes devem ser obtidos e incluem dosagens dos eletrólitos e provas de função hepática e renal, amônia sérica, gasometria arterial e – conforme o caso – dosagens dos níveis dos antiepilépticos. As interações medicamentosas são comuns e podem causar toxicidade súbita.

Por fim, um erro comum é classificar a encefalopatia pós-operatória como multifocal, geralmente sem qualquer tentativa de definir os fatores desencadeantes possíveis. Por exemplo, um receptor de transplante hepático pode ter hiponatremia grave e níveis crescentes de ureia e creatinina e apresentar sinais de rejeição precoce. Os efeitos tóxicos da cefepima podem ser a causa da depressão do nível de consciência e da mioclonia de início recente; esses sintomas podem melhorar quando o uso desse fármaco é interrompido.

COMPLICAÇÕES RELACIONADAS COM ÓRGÃOS ESPECÍFICOS

Transplante de pulmão

Em razão dos problemas significativos de oxigenação, os receptores de transplantes de pulmão podem ter complicações neurológicas em 30% dos casos. As complicações mais graves são acidentes vasculares encefálicos (AVEs) e encefalopatia pós-operatória e, quando estas complicações ocorrem, a taxa de mortalidade é mais elevada. A hiperamoniemia aguda – um distúrbio metabólico inesperado e parcialmente explicado nos receptores de transplante de pulmão – também foi descrita como causa de crises epilépticas e encefalopatia grave. A neurotoxicidade da ciclosporina não é uma causa importante de complicações nos receptores de transplante de pulmão.

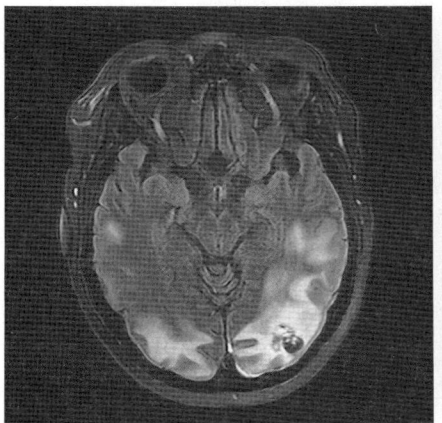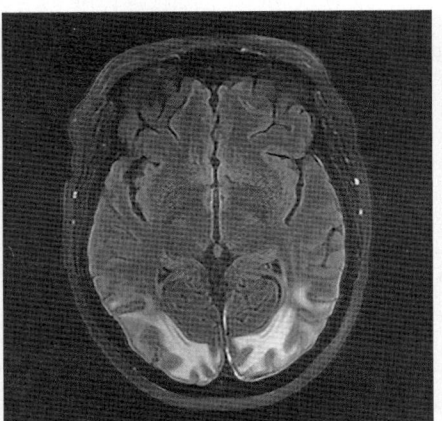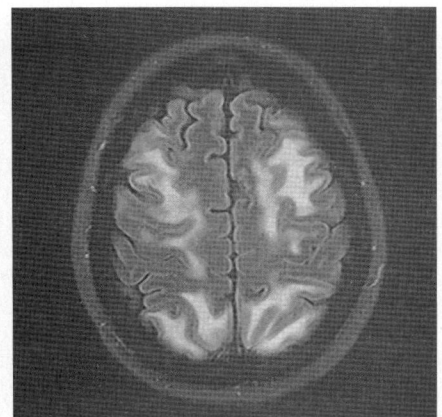

FIGURA 130.1 Imagens de ressonância magnética da toxicidade associada ao tacrolimo, com edema posterior da substância branca e um hematoma intraparenquimatoso após transplante alogênico de células-tronco do doador.

Transplante cardíaco

Evidentemente, os receptores de transplantes de coração correm risco de lesão isquêmica em consequência da embolização das placas ateroscleróticas da aorta, mas também do choque cardiogênico perioperatório, que requer medidas extremas como suporte por bomba com balão intra-aórtico ou oxigenação por membrana extracorpórea. Hemorragia intracerebral é rara depois do transplante de coração, mas hipertensão mal controlada pode causar hemorragia lobar ou dos gânglios da base.

Transplante de fígado

Um cenário clínico relativamente raro, embora muito grave, é o do paciente com insuficiência hepática aguda fulminante (IHF) depois de sua convocação rápida para um transplante de fígado. Essa condição é muito singular com algumas incertezas clínicas e os neurologistas e neurocirurgiões são frequentemente solicitados a fazer parte do processo de decisão rápida, quando as condições clínicas mudam rapidamente. Existem três preocupações imediatas. Primeiramente, a transição da encefalopatia hepática (basicamente, um distúrbio metabólico) para edema cerebral (agora, uma lesão estrutural) deve ser reconhecida. Em segundo lugar, a pressão intracraniana (PIC) pode aumentar agudamente e exigir tratamento imediato. Em terceiro lugar, alguns pacientes podem já ter evoluído para morte cerebral, o que poderia impedir um transplante de fígado.

O mecanismo do edema cerebral associado à IHF (ver também Capítulo 119) é atribuído a vários fatores. A hiperosmolaridade causada pelo nível alto de amônia e também o estresse oxidativo podem contribuir para isso. O edema cerebral é predominantemente vasogênico e, em geral, é confirmado primeiramente pelo aparecimento de edema cerebral grave nas imagens de TC. Um método útil à detecção do edema cerebral vasogênico nos pacientes encefalopáticos com IHF é demonstrar aumento da velocidade do fluxo sanguíneo cerebral associado à redução da pulsatilidade arterial com base no Doppler transcraniano (ver Capítulo 24).

Quando é diagnosticado, o edema cerebral requer tratamento rigoroso para evitar herniação transtentorial, e é orientado mais facilmente por um monitor de PIC (ver Capítulo 107). Contudo, os pacientes que têm um dispositivo de monitoramento da PIC implantado e são tratados rigorosamente não têm prognóstico mais favorável ou porcentagem mais alta de transplante hepático; isto poderia colocar em dúvida a utilidade do tratamento orientado pela PIC. A maioria dos centros coloca um monitor de PIC intraparenquimatoso nos pacientes em coma com evidência de edema cerebral nas imagens de TC, mas a situação é complicada ainda mais pela existência de coagulopatia, que sempre complica os casos de IHF. A administração do fator VII recombinante (4 mg em infusão intravenosa rápida) ou concentrado de complexo protrombínico (25 a 50 U/kg, dependendo da razão normalizada internacional) é um avanço recente importante do tratamento da coagulopatia associada à IHF. O uso desse tratamento tem reduzido significativamente a frequência das complicações hemorrágicas, principalmente quando estão relacionadas com a inserção de um monitor de PIC.

Transplante de intestino

O transplante de intestino nos pacientes com síndrome do intestino curto causada por trombose, doença intestinal inflamatória e enterite pós-irradiação, tornou-se um procedimento exequível de transplante de "órgão", mas a experiência acumulada inclui apenas algumas centenas de pacientes. A experiência inicial não é suficiente para definir as complicações potenciais específicas e a maioria das complicações descritas inclui-se nas categorias como encefalopatia, infecção do SNC, crises epilépticas, AVEs e distúrbios neuromusculares. Uma avaliação inicial sugere que o índice de complicações iniciais seja muito mais alto que o índice associado aos transplantes de órgãos sólidos. Uma explicação possível é a imunossupressão mais profunda, em razão da resistência relativamente baixa à rejeição do intestino. Além disso, deficiências vitamínicas graves, mais tardias, podem ser associadas à síndrome do intestino curto.

EFEITOS CRÔNICOS DA IMUNOSSUPRESSÃO

Todos os pacientes transplantados estão em risco de desenvolver linfomas de células B ou glioblastoma multiforme, ou leucoencefalopatia multifocal progressiva. Esses distúrbios são extremamente raros, mas podem evidenciar-se meses depois do transplante. O mais comum é o desenvolvimento de um linfoma do SNC várias semanas depois do transplante (a variação é de algumas semanas até mais de 20 anos depois da operação). A maioria dos linfomas pós-transplante consiste em linfomas de células B monoclonais, mas os linfomas de células B policlonais e os linfomas de células T também foram descritos. A infecção pelo VEB foi associada ao linfoma de células B. O linfoma do SNC manifesta-se por acometimento do cérebro e da medula espinal, mas o quadro clínico é inespecífico e inclui transtornos comportamentais de início recente, alucinações visuais ou sinais focais (p. ex., hemiparesia). Na maioria dos pacientes, o único sinal fundamental pode ser uma alteração da personalidade. O acometimento das meninges pode causar cefaleia. O diagnóstico pode ser considerado apenas quando a TC demonstra uma lesão expansiva recente na região periventricular, com edema proporcionalmente volumoso ao redor da lesão. A biopsia pode ser necessária para definir o diagnóstico, que depois é seguido de radioterapia. Contudo, o prognóstico ainda é muito desfavorável e, por fim, todos os pacientes morrem.

A leucoencefalopatia multifocal progressiva é causada pelo vírus JC (ver também Capítulo 68) e, em geral, a doença tem evolução inexorável (Figura 130.2). A interrupção do tratamento imunossupressor ou a administração de antivirais altamente ativos está indicada, com algum resultado favorável publicado na literatura.

CONCLUSÃO

Os transplantes de órgão estão associados a complicações neurológicas imediatas e tardias. O tipo de complicação neurológica pode mudar com os protocolos terapêuticos e os fármacos mais modernos. A neurotoxicidade dos imunossupressores ainda é comumente implicada, mas é rara, exceto quando a dose é alta ou há alguma nova interação medicamentosa. Muitos pacientes continuam sujeitos aos vários sedativos do SNC frequentemente usados nas unidades de tratamento intensivo. Outras complicações estão relacionadas com os fatores de estresse cirúrgico (hipotensão) ou distúrbios perioperatórios (infecções, hemorragia). O campo da neurologia dos transplantes de órgão requer experiência especial e reavaliações frequentes do espectro das complicações.

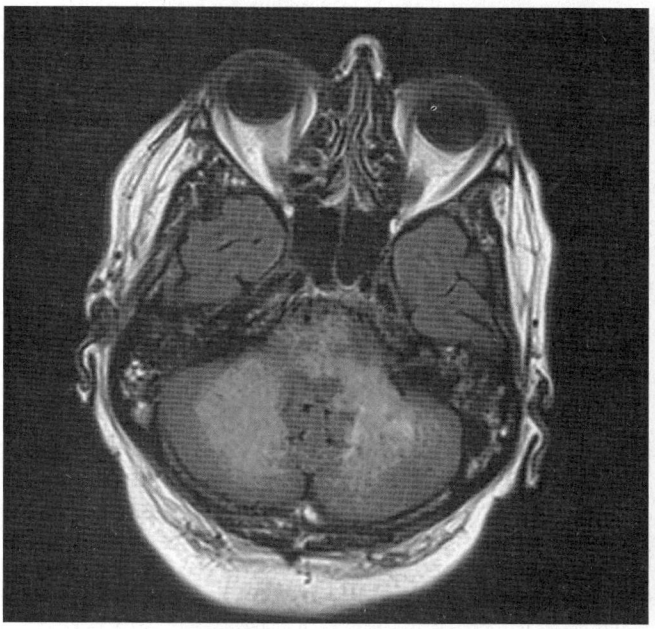 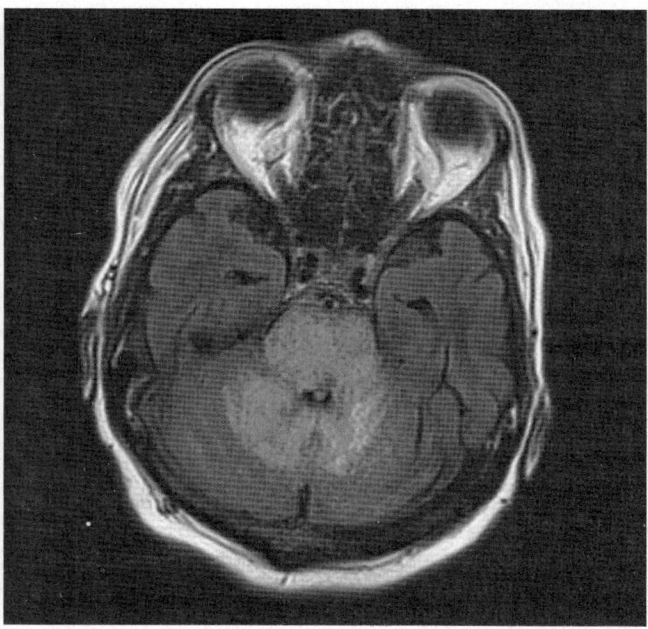

FIGURA 130.2 Imagem de ressonância magnética de um paciente com leucoencefalopatia multifocal progressiva depois de transplante hepático.

LEITURA SUGERIDA

Amodio P, Biancardi A, Montagnese S, et al. Neurological complications after orthotopic liver transplantation. *Dig Liver Dis.* 2007;39(8):740-747.

Buis CI, Wiesner RH, Krom RA, Kremers WK, Wijdicks EF. Acute confusional state following liver transplantation for alcoholic liver disease. *Neurology.* 2002;59(4):601-605.

Cui R, Fayek S, Rand EB, Feygin T, Khrichenko D, Shaked A. Central pontine myelinolysis: a case report and clinical-pathological review. *Pediatr Transplant.* 2012;16(6):E251-E256.

Fugate JE, Kalimullah EA, Hocker SE, Clark SL, Wijdicks EF, Rabinstein AA. Cefepime neurotoxicity in the intensive care unit: a cause of severe, underappreciated encephalopathy. *Crit Care.* 2013;17(6):R264.

Ghaus N, Bohlega S, Rezeig M. Neurological complications in liver transplantation. *J Neurol.* 2001;248(12):1042-1048.

Goldstein LS, Haug MT III, Perl J II, et al. Central nervous system complications after lung transplantation. *J Heart Lung Transplant.* 1998;17(2):185-191.

Guarino M, Benito-Leon J, Decruyenaere J, et al. EFNS guidelines on management of neurological problems in liver transplantation. *Eur J Neurol.* 2006; 13(1):2-9.

Hill JA. Human herpesvirus 6 in transplant recipients: an update on diagnostic and treatment strategies. *Curr Opin Infect Dis.* 2019;32(6)584-590.

Hocker S, Rabinstein AA, Wijdicks EFM. Pearls & oy-sters: status epilepticus from hyperammonemia after lung transplant. *Neurology.* 2011;77(10): e54-e56.

Knight JS, Tsodikov A, Cibrik DM, Ross CW, Kaminski MS, Blayney DW. Lymphoma after solid organ transplantation: risk, response to therapy, and survival at a transplantation center. *J Clin Oncol.* 2009;27(20):3354-3362.

Kromm JA, Power C, Blevins G, Larratt L, van Landeghem FKH, Rempel J. Rapid multifocal neurologic decline in an immunocompromised patient. *JAMA Neurol.* 2016;73(2):226-231.

Lewis MB, Howdle PD. Neurologic complications of liver transplantation in adults. *Neurology.* 2003;61(9):1174-1178.

Mateen FJ, Dierkhising RA, Rabinstein AA, van de Beek D, Wijdicks EFM. Neurological complications following adult lung transplantation. *Am J Transplant.* 2010;10(4):908-914.

Mateen FJ, Muralidharan R, Carone M, et al. Progressive multifocal leukoencephalopathy in transplant recipients. *Ann Neurol.* 2011;70(2):305-322.

Muñoz P, Valerio M, Palomo J, et al. Infectious and non-infectious neurologic complications in heart transplant recipients. *Medicine (Baltimore).* 2010; 89(3):166-175.

Ogata M, Oshima K, Ikebe T, et al. Clinical characteristics and outcome of human herpesvirus-6 encephalitis after allogeneic hematopoietic stem cell transplantation. *Bone Marrow Transplant.* 2017;52(11):1563-1570.

Ohara H, Kataoka H, Nakamichi K, Saijo M, Ueno S. Favorable outcome after withdrawal of immunosuppressant therapy in progressive multifocal leukoencephalopathy after renal transplantation: case report and literature review. *J Neurol Sci.* 2014;341(1-2):144-146.

Pittock SJ, Rabinstein AA, Edwards BS, Wijdicks EFM. OKT3 neurotoxicity presenting as akinetic mutism. *Transplantation.* 2003;75(7):1058-1060.

Pruitt AA. Central nervous system infections complicating immunosuppression and transplantation. *Continuum (Minneap Minn).* 2018;24(5, Neuroinfectious Disease):1370-1396.

Pruitt AA. Neurologic complications of transplantation. *Continuum (Minneap Minn).* 2017;23(3, Neurology of Systemic Disease):802-821.

Schiff D, O'Neill B, Wijdicks E, Antin JH, Wen PY. Gliomas arising in organ transplant recipients: an unrecognized complication of transplantation? *Neurology.* 2001;57(8):1486-1488.

Shokes A, Wison R. Neurologic complications of kidney transplantation. *Transl Androl Urol.* 2019;8(2):164-172.

Silveira FP, Husain S, Kwak EJ, et al. Cryptococcosis in liver and kidney transplant recipients receiving anti-thymocyte globulin or alemtuzumab. *Transpl Infect Dis.* 2007;9(1):22-27.

Singh N. How I treat cryptococcosis in organ transplant recipients. *Transplantation.* 2012;93(1):17-21.

Stracciari A, Guarino M. Neurologic complications of intestinal transplantation. *Handb Clin Neurol.* 2014;121:1267-1276.

Uchida H, Sakamoto S, Sasaki K, et al. Central pontine myelinolysis following pediatric living donor liver transplantation: a case report and review of literature. *Pediatr Transplant.* 2014;18(4):E120-E123.

van de Beek D, Patel R, Daly RC, et al. Central nervous system infections in heart transplant recipients. *Arch Neurol.* 2007;64(12):1715-1720.

Weber SC, Uhlenberg B, Raile K, Querfeld U, Müller D. Polyoma virus-associated progressive multifocal leukoencephalopathy after renal transplantation: regression following withdrawal of mycophenolate mofetil. *Pediatr Transplant.* 2011;15(2):E19-E24.

Wijdicks EFM. *Neurologic Complications in Organ Transplant Recipients.* Boston, MA: Butterworth-Heinemann; 1999.

Wijdicks EFM, Hocker SE. Neurologic complications of liver transplantation. *Handb Clin Neurol.* 2014;121:1257-1266.

Wijdicks EFM, Wiesner RH, Krom RA. Neurotoxicity in liver transplant recipients with cyclosporine immunosuppression. *Neurology.* 1995;45(11): 1962-1964.

Zhao CZ, Erickson J, Dalmau J. Clinical reasoning: agitation and psychosis in a patient after renal transplantation. *Neurology.* 2012;79(5):e41-e44.

Zivkovi SA, Eidelman BH, Bond G, Costa G, Abu-Elmagd KM. The clinical spectrum of neurologic disorders after intestinal and multivisceral transplantation. *Clin Transplant.* 2010;24(2):164-168.

SEÇÃO 19 TOXIDROMES NEUROLÓGICAS

Editor da Seção: *John C. M. Brust*

Alcoolismo 131

John C. M. Brust

PONTOS-CHAVE

1. Os transtornos neurológicos em alcoólicos podem ser resultado de intoxicação, abstinência ou de outras complicações neurológicas da ingestão massiva de álcool.
2. A síndrome de Wernicke-Korsakoff é o resultado da deficiência de tiamina.
3. A polineuropatia alcoólica, a ataxia cerebelar, a ambliopia e a demência são provavelmente a consequência da toxicidade do etanol e da deficiência nutricional.
4. Apesar de controversa, a evidência epidemiológica sugere que, comparada à abstenção, a ingestão leve a moderada de etanol diminui o risco de acidente vascular encefálico isquêmico, enquanto a ingestão massiva aumenta o risco de acidente vascular encefálico hemorrágico.
5. Não foi identificado um limiar de segurança para a ingestão de álcool durante a gravidez e para o risco de distúrbio do espectro alcoólico fetal.

INTRODUÇÃO

Nos EUA, 7% dos adultos e 19% dos adolescentes têm "problemas com álcool": dependência física ou psíquica do álcool ou, mesmo que fiquem abstêmios na maior parte do tempo, provavelmente se envolvem em problemas quando bebem. As mortes relacionadas com o etanol passam de 100 mil por ano, representando 5% de todos os óbitos registrados nos EUA. O efeito devastador é direto (em razão da intoxicação e da abstinência) ou indireto (em consequência da deficiência nutricional ou de outras doenças associadas ao álcool).

SÍNDROMES AGUDAS CAUSADAS PELO ETANOL

Intoxicação

O etanol atua em diversos níveis do neuroeixo. Embora não pareçam existir receptores específicos do etanol, semelhantes aos receptores opioides, o álcool interage diretamente com as proteínas da membrana de alguns sistemas neurotransmissores, e grande parte de suas ações depende dos efeitos facilitadores nos receptores inibitórios do ácido γ-aminobutírico (GABA) e dos efeitos inibitórios nos receptores excitatórios do glutamato.

A maioria das estimativas de uma dose-padrão refere-se a 355 ml de cerveja, 145 ml de vinho, ou 44,35 ml de bebida destilada de 46° GL, cada uma contendo aproximadamente 14 g de etanol a 100%. Para alcançar a concentração sanguínea de etanol (CSE) ligeiramente intoxicante de 100 mg/dl, um indivíduo de 70 kg precisa ingerir cerca de 50 g (60 ml) de etanol a 100%. Por meio da cinética de ordem zero, o etanol é metabolizado a uma taxa de 70 a 150 mg/kg de peso corporal por hora, com redução da CSE em 10 a 25 mg/dl/hora. Desse modo, a maioria dos adultos precisa de 6 horas para metabolizar uma dose de 50 g, e a ingestão de apenas 8 g de etanol a mais por hora poderia manter a CSE em 100 mg/dl.

Em termos mundiais, o uso de etanol é o sétimo principal fator de risco para mortes de todas as causas e deficiência física; é o principal fator de risco para morte e deficiência física em homens e mulheres de 15 a 49 anos. Nesse grupo etário, as três principais causas de morte são atribuíveis à tuberculose, a lesões por acidentes rodoviários e à automutilação. Em indivíduos de 50 anos ou mais, a principal causa é atribuível ao câncer.

Os sinais e sintomas da intoxicação aguda são causados pela depressão cerebral, que pode começar na formação reticular, com desinibição cerebral, e, depois, avançar para o córtex propriamente dito. As manifestações clínicas dependem não apenas da CSE, mas também da taxa de elevação e da tolerabilidade individual, que está relacionada menos com o metabolismo acelerado que com as alterações adaptativas cerebrais ainda pouco esclarecidas. Com determinada CSE, a intoxicação é mais grave quando o nível está aumentando que quando está diminuindo; quando o nível é alcançado rapidamente e quando foi atingido recentemente. Por essa razão, uma dosagem única da CSE não é um indicador confiável de embriaguez, e as correlações ilustradas na Tabela 131.1 são generalizações amplas. A morte por paralisia respiratória pode ocorrer com CSE de 400 mg/dl, enquanto outros pacientes podem sobreviver com 700 mg/dl; o nível de 500 mg/dl poderia ser fatal para 50% das pessoas.

As CSE baixas a moderadas causam movimentos oculares sacádicos e de perseguição espasmódicos intermitentes, que podem comprometer a acuidade visual. A esoforia e a exoforia causam diplopia. Com CSE entre 150 e 250 mg/dl, há aumento da atividade beta ("zumbido beta") no eletroencefalograma (EEG); níveis mais altos causam alentecimento no EEG. Durante o sono, a supressão do estágio de movimento rápido dos olhos é seguida de um período de "rebote" desse mesmo movimento depois de algumas horas.

Tabela 131.1 Correlações dos sintomas com a concentração sanguínea de etanol.	
CSE	**Sinais e sintomas**
50 a 150 mg/dℓ	• Euforia ou disforia, timidez ou extroversão, amabilidade ou agressividade • Reduções da concentração, do raciocínio e das inibições sexuais
150 a 250 mg/dℓ	• Fala arrastada e marcha atáxica, diplopia, náuseas, taquicardia, sonolência, labilidade de humor com explosões repentinas de raiva ou atitudes antissociais
300 mg/dℓ	• Estupor alternando com agressividade ou fala incoerente; respirações ruidosas e vômitos
400 mg/dℓ	• Coma
500 mg/dℓ	• Paralisia respiratória

CSE, concentração de etanol no sangue.

Tabela 131.2 Tratamento da intoxicação alcoólica aguda.
Pacientes agitados ou violentos
• Isolamento, ambiente tranquilo e tranquilização – evitar sedativos
• Observação atenta
• Lorazepam 2 a 4 mg, por injeção IV bólus, repetida, se necessário, titulado até o efeito (calmo, cooperativo)
Pacientes em estupor ou coma
• Se houver hipoventilação, administrar respiração artificial na UTI
• Se houver dúvida quanto à glicemia, administrar glicose a 50% IV com 100 mg de tiamina parenteral
• Monitorar cuidadosamente a pressão arterial; corrigir hipovolemia ou desequilíbrio acidobásico
• Evitar eméticos ou lavagem gástrica
• Evitar analépticos
• Considerar também outras causas potenciais de coma no indivíduo alcoolizado

O termo *intoxicação patológica* refere-se à excitação extrema e súbita com comportamento violento, mesmo depois de ingerir doses pequenas de etanol. De acordo com relatos, esses episódios duram alguns minutos ou horas e são seguidos de sonolência e amnésia dos eventos, quando o indivíduo acorda. Ilusões, alucinações e homicídios podem ocorrer durante os episódios de intoxicação patológica. Alguns casos poderiam ser de reações dissociativas psicológicas; outros podem ser atribuídos a um tipo de excitação paradoxal, que ocorre ocasionalmente depois da administração de barbitúricos. Essas síndromes são mais prováveis nos indivíduos mais jovens, que tiveram pouca exposição pregressa ao álcool.

O termo *amnésia alcoólica* refere-se à perda da memória nos períodos de intoxicação, que, algumas vezes, estendem-se por várias horas, mesmo que a consciência não pareça estar alterada nesses episódios. Embora algumas vezes sejam considerados sinal de dependência fisiológica, os episódios de amnésia alcoólica também ocorrem nos indivíduos que bebem ocasionalmente. A amnésia é um efeito direto do etanol na codificação da memória.

Anualmente, a intoxicação alcoólica aguda causa mais de mil mortes nos EUA. Nos pacientes em estupor alcoólico, outras hipóteses diagnósticas importantes são hematoma subdural, meningite e hipoglicemia, mas é igualmente importante lembrar que a intoxicação alcoólica pode ser fatal isoladamente.

O etanol no sangue aumenta a osmolalidade sanguínea em cerca de 22 mOsm/ℓ para cada 100 mg/dℓ de álcool ingeridos; contudo, não há transferência da água por meio das membranas, e a hiperosmolaridade não causa sintomas. A *superdosagem* de etanol deve ser considerada em qualquer paciente em coma, cuja osmolaridade sérica esteja acima do valor previsto com base no cálculo da soma dos níveis séricos de sódio, glicose e ureia.

Os pacientes em estupor ou coma causado pela intoxicação por etanol geralmente são tratados da mesma forma que os indivíduos intoxicados por outras drogas depressoras (Tabela 131.2). A morte é causada por depressão respiratória, e a intervenção terapêutica essencial é a respiração artificial em uma unidade de tratamento intensivo. Hipovolemia, distúrbios acidobásicos ou eletrolíticos e alteração da temperatura requerem atenção especial e, se houver alguma dúvida quanto ao nível de glicemia, deve-se administrar glicose a 50% com tiamina parenteral. Como o etanol é absorvido rapidamente, a lavagem gástrica não é útil, a menos que o paciente também tenha ingerido outras drogas. Com os pacientes agitados ou violentos, devem ser usados sedativos (inclusive benzodiazepínicos e bloqueadores de dopamina) com cautela, porque eles podem causar estupor e depressão respiratória. Os pacientes assim tratados podem parecer alertas, mas, depois, entram em estupor ou coma, quando os estímulos são reduzidos.

Em um indivíduo que não costuma beber, a CSE de 400 mg/dℓ pode demorar 20 horas para voltar ao nível zero. A única medida prática capaz de acelerar o metabolismo e a eliminação do etanol seria administrar frutose, mas isso causa desconforto gastrintestinal, acidose láctica e diurese osmótica. Hemodiálise ou diálise peritoneal podem ser realizadas quando as CSE estão acima de 600 mg/dℓ; quando há acidose grave; se houver ingestão simultânea de metanol, etilenoglicol ou outros fármacos ou drogas dialisáveis; ou nas crianças profundamente intoxicadas. Os fármacos analépticos como etamivana, cafeína ou anfetamina não são úteis e podem causar crises epilépticas e arritmia cardíaca. Embora os pacientes comumente tenham deficiência de magnésio, a administração de sulfato de magnésio pode deprimir ainda mais o nível de consciência dos pacientes intoxicados. Relatos informais descreveram a reversão transitória da intoxicação alcoólica com naloxona (um antagonista dos receptores opioides μ).

Interações do etanol com outras drogas ou fármacos

A combinação do etanol com outras drogas ou fármacos, geralmente nas tentativas de suicídio, causa 2.500 mortes anualmente nos EUA. O álcool é combinado comumente com maconha, barbitúricos, opioides, cocaína, alucinógenos e agentes inalatórios, e as interações são variadas. Os alcoólicos comumente usam barbitúricos abusivamente e, embora o etanol e os barbitúricos causem tolerância cruzada, os dois reduzem a dose letal de cada um, quando administrados simultaneamente.

Quando o etanol é combinado com hipnóticos, como a metaqualona, anti-histamínicos sedativos, antipsicóticos e benzodiazepínicos, os riscos também incluem transtorno do julgamento e depressão respiratória. Os hipnóticos com meias-vidas longas podem causar perda de coordenação potencialmente perigosa quando o etanol é consumido no dia seguinte.

A tolerância cruzada entre etanol e anestésicos gerais eleva o limiar de indução do sono, mas a interação sinérgica depois aumenta a profundidade e a duração do estágio anestésico alcançado. Os antidepressivos tricíclicos não produzem um efeito consistente; a desipramina antagoniza os efeitos do etanol, enquanto a amitriptilina os potencializa. Etanol e morfina, usados repetidamente, podem potencializar os efeitos um do outro, e os dependentes de metadona não apenas se tornam alcoólicos frequentemente, como também desenvolvem uma encefalopatia típica. A ingestão simultânea de etanol com propoxifeno pode levar à morte. Uma reação branda semelhante à causada pelo dissulfiram ocorre quando os pacientes combinam etanol com sulfonilureias (p. ex., tolbutamida) ou antimicrobianos como cloranfenicol, griseofulvina, isoniazida, metronidazol e quinacrina.

Abstinência alcoólica

O termo *ressaca* descreve cefaleia, náuseas, vômitos, mal-estar, nervosismo, tremores e sudorese, que podem ocorrer em qualquer pessoa que beba quantidades excessivas de álcool, ainda que por um período curto. Ressaca não significa dependência do álcool, mas a *síndrome de abstinência alcoólica* indica dependência e abrange vários distúrbios (Tabela 131.3), que podem ocorrer isolada ou simultaneamente depois da redução ou cessação da ingestão de álcool. A gravidade depende da duração e da intensidade da ingestão excessiva em questão. As síndromes de abstinência são especialmente comuns durante as internações hospitalares e podem ser agravadas por doenças coexistentes.

Manifestações clínicas

Tremores

O sintoma mais comum da abstinência alcoólica – *tremores* – geralmente ocorre de manhã, depois de vários dias com ingestão de álcool. Em geral, os tremores são aliviados imediatamente pelo uso de álcool, mas quando a ingestão não pode ser mantida, eles se tornam mais intensos e acompanham-se de insônia, sobressalto ao mais leve estímulo, agitação, ruborização facial e conjuntival, sudorese, anorexia, náuseas, tentativas infrutíferas de vomitar, fraqueza, taquipneia, taquicardia e hipertensão sistólica. Com exceção da incapacidade de concentrar-se e lembrar-se de eventos ocorridos durante a libação alcoólica, as funções mentais geralmente são preservadas. Em alguns casos, os tremores podem persistir por semanas ou mais.

Distúrbios da percepção

Os *distúrbios da percepção* com visões variáveis ocorrem em cerca de 25% dos pacientes dependentes de álcool na abstinência aguda e incluem pesadelos, ilusões e alucinações, que são visuais na maioria dos casos, embora também possam ser auditivas, táteis, olfatórias ou combinações delas. As ilusões podem ser de insetos, animais ou pessoas. Em geral, as alucinações são fragmentárias e estendem-se por alguns minutos de cada vez, ao longo de vários dias. Contudo, em alguns casos, as alucinações auditivas com conteúdo ameaçador persistem por muito mais tempo e podem mesmo progredir a um estado persistente de alucinose auditiva com ilusões paranoides, que requerem tratamento em um hospital psiquiátrico. Os episódios repetidos de alucinose auditiva aguda podem predispor à forma crônica.

Crises epilépticas

O álcool pode provocar qualquer tipo de *crises epilépticas* em qualquer paciente com epilepsia; em geral, as crises ocorrem de manhã, depois de um fim de semana ou mesmo depois de ingerir álcool em um único dia, em vez de durante a embriaguez. Tradicionalmente, as crises epilépticas relacionadas com o álcool, que afetam alcoólicos sem história de epilepsia, são classificadas como um fenômeno de abstinência e geralmente ocorrem dentro de 48 horas depois da última dose ingerida pelos indivíduos etilistas crônicos, ou que têm episódios intermitentes de ingestão maciça por meses ou anos. A duração mínima da ingestão alcoólica suficiente para causar crises epilépticas é desconhecida, mas o risco é dose-dependente e começa com apenas 50 g de álcool absoluto por dia. Em geral, as crises epilépticas ocorrem isoladamente ou em séries de curta duração, mas o estado de mal epiléptico não é comum. Cerca de 25% dos pacientes têm sinais focais, que não se correlacionam claramente com a história de traumatismo craniano ou outra patologia estrutural do cérebro. Em alguns casos, as crises epilépticas alcoólicas acompanham-se de tremores ou alucinações, mas podem ocorrer sem quaisquer outros sintomas. A ocorrência frequente durante um período de ingestão alcoólica ativa ou depois de mais de 1 semana em abstinência é compatível com outros mecanismos, além da abstinência propriamente dita.

O diagnóstico das crises epilépticas associadas ao álcool depende da história clínica detalhada e da exclusão de outras lesões cerebrais. A investigação diagnóstica deve incluir tomografia computadorizada ou ressonância magnética e, possivelmente, uma punção lombar. A abstinência alcoólica pode desencadear crises epilépticas de início recente nos pacientes com hemorragia intracraniana, infecção do sistema nervoso central ou neoplasia maligna cerebral. Menos de 10% dos pacientes com crises epilépticas alcoólicas têm anormalidades espontâneas no EEG, em comparação com 50% dos pacientes com epilepsia idiopática.

O *parkinsonismo* transitório durante a abstinência alcoólica ocorre nos indivíduos idosos. Coreia e distonia transitórias são comuns nos pacientes mais jovens.

Delirium tremens

Em contraste com o tremor, a alucinose ou as crises epilépticas, que geralmente ocorrem nas primeiras 48 horas de abstinência, o *delirium tremens* comumente começa 48 a 72 horas depois da última dose. Os pacientes com *delirium tremens* frequentemente estão hospitalizados por alguma outra razão. O *delirium tremens* pode começar depois das crises epilépticas de abstinência, seja antes da regressão do período pós-ictal ou depois de 1 a 2 dias sem sintomas; contudo, quando as crises epilépticas ocorrem durante um episódio de *delirium tremens*, deve-se considerar algum outro diagnóstico (p. ex., meningite).

Tabela 131.3 Síndromes de abstinência alcoólica.

Imediata (< 48 h depois da última dose ingerida)
Tremores
Alucinações
Crises epilépticas
Tardias (> 48 h depois da última dose ingerida)
Delirium tremens

Nos casos típicos, os sintomas do *delirium tremens* começam e terminam abruptamente e estendem-se por algumas horas ou dias. O paciente pode apresentar períodos alternantes de confusão e lucidez. Em casos menos frequentes, as recidivas podem prolongar o problema por algumas semanas. Os pacientes geralmente ficam agitados, desatentos e acentuadamente trêmulos, com febre, taquicardia e sudorese profusa. Eles mexem nas roupas de cama ou ficam com os olhos arregalados e gritam intermitentemente, ou tentam livrar-se das pessoas ou dos objetos da alucinação. O delírio hipocinético não é comum. A mortalidade pode chegar a 15%, e, em geral, as mortes são causadas por outras doenças (p. ex., pneumonia ou cirrose), embora possam ser atribuídas a um episódio inexplicável de choque ou à inexistência de resposta ao tratamento, ou não têm qualquer causa aparente.

Biopatologia

A base fisiopatológica da abstinência alcoólica em suas diversas apresentações provavelmente é uma combinação de hiper-regulação dos receptores de glutamato e hiporregulação dos receptores de GABA. Desse modo, a excitotoxicidade neuronal durante a abstinência poderia predispor a um padrão exacerbado de episódios repetidos de abstinência, excitotoxicidade agravada, redução irreversível do limiar epileptogênico e ocorrência de crises epilépticas temporalmente independentes da abstinência.

Tratamento

O tratamento da abstinência alcoólica inclui prevenção ou atenuação dos sintomas iniciais, profilaxia do *delirium tremens* e controle desse último quadro quando ele já se instalou (Tabela 131.4).

Tabela 131.4 Tratamento da abstinência alcoólica.

Profilaxia ou atenuação dos sintomas iniciais

- Lorazepam, 1 a 4 mg VO ou IV; diazepam, 5 a 20 mg; ou clordiazepóxido, 25 a 100 mg repetidos a cada hora, até que haja sedação ou intoxicação branda; redução progressiva da dose diária, com reintrodução de dose mais alta se os sintomas de abstinência recidivarem
- Tiamina, 100 mg com polivitamínicos IM ou IV
- Reposição de magnésio, potássio e cálcio, de acordo com a necessidade

Delirium tremens

- Lorazepam, 2 a 4 mg IV ou IM; ou diazepam, 10 mg IV, repetido a cada 5 a 15 min, até que o paciente se acalme; dose de manutenção administrada a cada 1 a 4 h, conforme a necessidade
- Se for resistente aos benzodiazepínicos, administrar fenobarbital, 260 mg IV, repetidos em 30 min, conforme a necessidade
- Se for resistente ao fenobarbital, usar propofol, 25 a 100 µg/kg/min, com intubação endotraqueal e doses repetidas para produzir anestesia geral
- Monitoramento cuidadoso dos distúrbios hidreletrolíticos; pode ser necessário administrar vários litros de soro fisiológico por dia, ou mesmo fármacos vasopressores
- Manta de resfriamento se tiver febre alta
- Evitar ou corrigir hipoglicemia
- Reposição de tiamina e polivitamínicos
- Considerar doenças coexistentes (p. ex., insuficiência hepática, pancreatite, meningite, hematoma subdural)

IM, intramuscular; IV, via intravenosa.

Benzodiazepínicos

Os benzodiazepínicos, que mostram tolerância cruzada com o etanol, são administrados adequadamente aos alcoólicos em abstinência recente, ou que apresentam sintomas iniciais brandos de abstinência. O lorazepam (2 a 4 mg a cada 4 horas) é um fármaco inicial apropriado. É importante ajustar a dose com base da resposta sintomática, no nível de consciência e na condição respiratória, depois de iniciar o tratamento. Uma dose de impregnação pode causar sintomas de intoxicação branda (relaxamento, disartria, ataxia, nistagmo fino); em seguida, a dose pode ser ajustada para evitar intoxicação e tremores e, depois de 1 a 2 dias, pode ser reduzida progressivamente, com reintrodução se os sintomas de abstinência reaparecerem.

Em comparação com os esquemas de doses fixas, o tratamento farmacológico administrado por demanda sintomática reduz mais eficazmente as chances de progressão ao *delirium tremens* e tem menos tendência a provocar sedação acumulativa. Entre os protocolos padronizados do tratamento administrado por demanda sintomática, a escala Clinical Institute for Withdrawal Assessment for Alcohol (CIWA-Ar) avalia periodicamente os sinais vitais, náuseas/vômitos, tremores, sudorese paroxística, ansiedade, agitação, alucinações táteis, visuais ou auditivas, cefaleia e orientação/obnubilação da consciência.

Agentes antiadrenérgicos

Os bloqueadores β-adrenérgicos (p. ex., propranolol) e os agonistas α-2 (p. ex., clonidina ou dexmedetomidina) são úteis como tratamento adjuvante para ajudar a controlar os sintomas de hiperatividade simpática, mas não mostram tolerância cruzada com o álcool e existem relatos de que provoquem alucinose. O fenobarbital, que tem um mecanismo de ação GABAérgico diferente dos benzodiazepínicos, também é usado como tratamento adjuvante.

Anticonvulsivantes

Vários antiepilépticos, especialmente os que têm ações GABAérgicas, foram avaliados em estudos randomizados, que os compararam com benzodiazepínicos ou placebo, para tratar a abstinência alcoólica aguda. Uma revisão da Cochrane com 56 desses estudos concluiu que não havia evidência suficiente para recomendar seu uso. As mesmas conclusões foram obtidas nas revisões de Cochrane sobre baclofeno ou ácido γ-aminobutírico, em comparação com benzodiazepínicos, como tratamento da abstinência alcoólica.

O lorazepam parenteral administrado aos pacientes depois de uma crise epiléptica de abstinência reduz as chances de recidiva. O estado de mal epiléptico durante a abstinência alcoólica é tratado da mesma forma que em outras condições. O uso prolongado de fármacos antiepilépticos não está indicado aos pacientes com crises epilépticas apenas durante a abstinência; os abstêmios não precisam desses fármacos; e os alcoólicos não os utilizam. Infelizmente, os alcoólicos cujas crises epilépticas ocorrem independentemente da abstinência e os pacientes com epilepsia cujas crises são exacerbadas pelo etanol precisam usar profilaxia com antiepilépticos, mesmo que a adesão não seja provável.

Etanol e antipsicóticos

Soluções parenterais (intravenosas) de etanol são usadas para tratar *delirium tremens*. O tratamento com etanol parenteral tem a desvantagem de um índice terapêutico baixo e, como ele é diretamente tóxico para alguns órgãos, o etanol deve ser evitado durante a internação hospitalar, ainda que a maioria dos pacientes volte a beber depois da alta. Haloperidol e fenotiazinas têm menos tendência a evitar alucinose ou *delirium tremens* que os fármacos que apresentam tolerância cruzada com o etanol e podem reduzir o limiar epileptogênico, prolongar o intervalo QT, causar hipotensão e prejudicar a termorregulação. Esses fármacos são considerados adequados para pacientes cujos únicos sintomas são alucinações, ou nos quais as alucinações persistem por mais tempo que outros sintomas de abstinência.

Tratamento médico geral

A hipomagnesemia é comum no estágio inicial da abstinência alcoólica e, embora possa não ser a causa principal dos sintomas, deve-se administrar sulfato de magnésio aos pacientes com hipomagnesemia. Hipopotassemia e hipocalcemia também podem ocorrer, e essa última pode responder ao tratamento apenas quando a hipomagnesemia é corrigida. Tiamina e polivitamínicos parenterais são administrados, mesmo que não existam sinais de deficiência.

Depois de iniciado, o *delirium tremens* não pode ser suprimido imediatamente por qualquer fármaco, e a base do tratamento é um benzodiazepínico parenteral em dose suficiente para produzir sedação adequada. As doses necessárias poderiam ser fatais em um indivíduo normal (ver Tabela 131.4), mas não é possível prever qual seria a dose mais alta tolerável em determinado caso. As doenças hepáticas reduzem o metabolismo dos benzodiazepínicos, e os pacientes cirróticos são mais suscetíveis aos efeitos depressores dos sedativos; à medida que o *delirium tremens* regride, a encefalopatia hepática pode instalar-se em seu lugar.

O tratamento clínico geral do *delirium tremens* é intensivo. Embora a desidratação possa ser suficientemente grave a ponto de causar choque, os pacientes com disfunção hepática podem reter sódio e água. A hipopotassemia pode causar arritmias cardíacas. A hipoglicemia pode ser obscurecida, assim como outras doenças coexistentes graves, inclusive hepatite alcoólica, pancreatite, meningite ou hematoma subdural.

SÍNDROMES ALCOÓLICAS CRÔNICAS

Síndrome de Wernicke-Korsakoff

Manifestações clínicas

Embora tenham a mesma patologia em comum, as síndromes de Wernicke e Korsakoff são clinicamente diferentes. Quando se apresenta em sua forma completa, a síndrome de Wernicke consiste em anormalidades da função mental, dos movimentos oculares e da marcha. A síndrome de Korsakoff é um transtorno mental, que difere qualitativamente da síndrome de Wernicke (Tabela 131.5). Ambas são causadas pela deficiência de tiamina.

Síndrome de Wernicke

Nos pacientes com síndrome de Wernicke aguda, os sintomas mentais consistem mais comumente em um estado confusional agudo, que se desenvolve ao longo de alguns dias ou semanas; os pacientes têm desatenção, indiferença, redução da fala espontânea, desorientação, déficit de memória e letargia. Amnésia seletiva não é comum, mas frequentemente há distúrbios da percepção; um paciente poderia identificar o quarto do hospital como seu apartamento ou um bar. Em menos de 10% dos casos, o estado mental é normal.

Tabela 131.5 Principais distúrbios nutricionais dos pacientes alcoólicos.

Distúrbio	Manifestações clínicas	Deficiência
Síndrome de Wernicke	Demência com letargia, dificuldade de concentração, apatia e amnésia Oftalmoparesia Ataxia da marcha	Tiamina
Síndrome de Korsakoff	Demência com predomínio de amnésia, com ou sem confabulação	Tiamina
Degeneração cerebelar	Ataxia da marcha; preservação relativa da coordenação dos membros	Provavelmente, tiamina e outras vitaminas; agravada pela neurotoxicidade do etanol
Polineuropatia	Déficit sensitivo e fraqueza dos segmentos distais dos membros; menos comumente, disfunção autonômica	Provavelmente, tiamina e outras vitaminas; agravada pela neurotoxicidade do etanol
Ambliopia	Atrofia óptica, redução da acuidade visual; escotomas centrais; raramente, cegueira total	Provavelmente, tiamina e outras vitaminas; agravada pela neurotoxicidade do etanol

Os movimentos oculares anormais incluem nistagmo (horizontal com ou sem componentes verticais ou rotatórios), paralisia do músculo reto lateral (bilateral, mas geralmente assimétrica) e paralisia do olhar conjugado (horizontal, com ou sem um componente vertical), que progridem para oftalmoplegia externa completa. Embora seja comum observar lentidão da reatividade pupilar, raramente há supressão completa da reatividade à luz e à ptose. Os sintomas mentais, inclusive com progressão ao coma, podem ocorrer sem anormalidades dos movimentos oculares evidentes nos pacientes com síndrome de Wernicke aguda confirmada ao exame anatomopatológico.

A ataxia do tronco, presente em mais de 80% dos pacientes, pode impedir que o paciente fique de pé ou caminhe. Disartria e ataxia dos membros (especialmente dos braços) não são comuns. As neuropatias periféricas, que ocorrem em algum grau na maioria dos pacientes, podem causar fraqueza suficientemente grave para simular ataxia. Anormalidades nos testes calóricos vestibulares são frequentes, mas há melhora gradativa (geralmente parcial) ao longo de vários meses.

Os pacientes com síndrome de Wernicke frequentemente têm sinais de deficiência nutricional (p. ex., alterações cutâneas, eritema lingual, queilose) ou doença hepática. Os sinais autonômicos são comuns. Embora a cardiopatia do beribéri seja rara, é frequente encontrar taquicardia aguda, dispneia aos esforços e hipotensão postural, que não pode ser explicada por hipovolemia; um esforço brando pode provocar colapso circulatório súbito. A hipotermia é menos frequente, e febre geralmente indica infecção.

Nos pacientes com síndrome de Wernicke aguda, o EEG pode mostrar alentecimento difuso ou ser normal. O líquido cefalorraquidiano é normal, com exceção da elevação discreta das proteínas em alguns casos. O aumento do nível sanguíneo de piruvato, que diminui com o tratamento, não é específico dessa síndrome. Níveis baixos de atividade da transcetolase sanguínea (que requer pirofosfato de tiamina como cofator) e concentrações séricas baixas de tiamina podem ocorrer, mas, na maioria dos centros especializados, o diagnóstico baseia-se na história e no exame físico (tiamina e polivitamínicos devem ser administrados a todos os pacientes alcoólicos, tenham ou não sintomas).

Síndrome de Korsakoff

Na maioria dos pacientes, a síndrome de Korsakoff predominantemente amnésica desenvolve-se à medida que os outros sintomas mentais da síndrome de Wernicke respondem ao tratamento. Existe controvérsia quanto à frequência com que a síndrome de Korsakoff ocorre sem a síndrome de Wernicke preexistente e está ligada inevitavelmente à questão da "demência alcoólica" (ver adiante neste capítulo). Em alguns casos, as alterações patológicas da síndrome de Wernicke-Korsakoff são encontradas inesperadamente à necropsia, sugerindo existência de formas subclínicas ou atípicas, inclusive o coma inexplicável.

A amnésia da síndrome de Korsakoff é anterógrada, com incapacidade de reter informações novas, e retrógrada, com perda bastante aleatória das lembranças de eventos ocorridos meses ou anos antes. O estado de alerta, a atenção e o comportamento estão relativamente preservados, mas os pacientes tendem a mostrar pouca atividade ou fala espontânea. A confabulação não ocorre sempre e, quando está presente desde o início, tende a desaparecer gradativamente. A percepção geralmente está prejudicada e pode haver anosognosia flagrante do distúrbio mental.

Biopatologia

As lesões histopatológicas da síndrome de Wernicke-Korsakoff consistem em graus variados de destruição neuronal, axonal e da mielina; vasos sanguíneos proeminentes; micróglia reativa com macrófagos e astrócitos; e, raramente, hemorragias pequenas. Os neurônios podem estar relativamente preservados quando há destruição extensa da mielina e gliose, enquanto os astrócitos podem predominar no estágio crônico.

As lesões afetam o tálamo (especialmente os núcleos anterior e dorsal e o pulvinar médio), o hipotálamo (principalmente os corpos mamilares), o mesencéfalo (especialmente as áreas oculomotora e periaqueductal) e a ponte e o bulbo (principalmente os núcleos abducente e vestibular medial). Em alguns casos, essas lesões produzem sinais anormais na ressonância magnética, inclusive nas imagens em sequência ponderada por difusão. A sequência em tensor de difusão demonstra ruptura do fórnice. No verme anterossuperior do cerebelo, a destruição grave das células de Purkinje e a astrocitose acompanham os graus mais brandos de destruição neuronal e gliose das camadas molecular e granular.

O déficit de memória da síndrome de Korsakoff correlaciona-se diretamente com as lesões dos núcleos anteriores do tálamo; outros componentes do chamado circuito de Papez (p. ex., corpos mamilares) provavelmente contribuem para isso. A confusão geral dos pacientes com síndrome de Wernicke pode ocorrer sem lesões talâmicas visíveis e ser um distúrbio bioquímico. As lesões do núcleo periaqueductal, oculomotor ou abducente provavelmente explicam a oftalmoparesia. As lesões cerebelares e vestibulares tendem a contribuir para a ataxia.

Evidências clínicas e experimentais atribuem papel específico à tiamina na síndrome de Wernicke-Korsakoff. Também há indícios de um fator genético, porque apenas alguns alcoólicos ou pacientes desnutridos por outras razões são afetados pela síndrome, e os indivíduos da raça branca são mais suscetíveis que os negros.

Tratamento e resultado

Quando não é tratada, a síndrome de Wernicke-Korsakoff pode ser fatal, e a taxa de mortalidade dos pacientes tratados é de 10%. Insuficiência hepática, infecção ou *delirium tremens* coexistentes frequentemente obscurecem a causa do óbito. Hipotensão postural e taquicardia requerem repouso estrito ao leito; os problemas médicos associados podem exigir cuidados intensivos. O elemento fundamental ao tratamento é tiamina (1.000 mg/dia), que deve ser administrada até que o paciente possa recomeçar a ingerir uma dieta normal. A administração intramuscular ou intravenosa é preferível, porque a absorção da tiamina é menor nos alcoólicos crônicos. A hipomagnesemia pode retardar a melhora depois da reposição de tiamina; por essa razão, o magnésio é administrado com outras vitaminas. Em alguns casos, pode ser necessário titular a ingestão proteica, de acordo com a função hepática do paciente.

Com a reposição de tiamina, as anormalidades oculares (especialmente as paralisias do abducente e do olhar) melhoram dentro de algumas horas e, em geral, regridem por completo dentro de 1 semana; em cerca de 35% dos casos, o nistagmo horizontal persiste indefinidamente. A confusão geral pode melhorar em algumas horas ou dias e, geralmente, regride dentro de 1 mês, embora mais de 80% dos pacientes continuem com amnésia de Korsakoff. Em menos de 25% desses pacientes, o déficit de memória, por fim, desaparece. A ataxia pode melhorar em alguns dias, mas menos de 50% dos pacientes recuperam-se por completo e cerca de 35% não demonstram qualquer melhora.

Os pacientes não alcoólicos que desenvolvem encefalopatia de Wernicke (p. ex., em consequência da inanição ou da hiperêmese gravídica) mostram menor tendência a desenvolver amnésia de Korsakoff depois do tratamento; isto é compatível com o papel contribuinte do próprio álcool para a patogenia da síndrome de Wernicke-Korsakoff.

Degeneração cerebelar alcoólica

A degeneração cortical cerebelar pode ocorrer nos alcoólicos com deficiência nutricional, mas sem a síndrome de Wernicke-Korsakoff (ver Tabela 131.5). Instabilidade do tronco é o sintoma principal, geralmente com perda da coordenação dos membros inferiores. A ataxia dos membros superiores é menos marcante; nistagmo e disartria são raros. Os sintomas progridem ao longo de semanas ou meses e, por fim, estabilizam, algumas vezes apesar da continuação da ingestão de álcool e da persistência da desnutrição. A ataxia sem síndrome de Wernicke tem menos tendência de começar abruptamente ou melhorar.

Ao exame patológico, o verme superior sempre está afetado por destruição dos neurônios e gliose nas camadas molecular, granular e, especialmente, na camada das células de Purkinje. Pode haver degeneração secundária das olivas e dos núcleos fastigial, emboliforme, globoso e vestibular. O acometimento do córtex hemisférico cerebelar é excepcional e limita-se aos lobos anteriores. Os pacientes também podem ter indícios da síndrome de Wernicke, ainda que isso não tenha sido considerado com base nas manifestações clínicas. Além disso, a tomografia computadorizada e a necropsia demonstram atrofia cerebelar nos pacientes alcoólicos sem ataxia detectável clinicamente.

Embora lesões cerebelares semelhantes ocorram nos pacientes não alcoólicos desnutridos, a maioria dos casos de degeneração cerebelar alcoólica não tem evidência clínica ou patológica da síndrome de Wernicke. Esse distúrbio provavelmente resulta da deficiência nutricional e dos efeitos tóxicos do álcool, envolvendo talvez o sistema do glutamato.

Polineuropatia alcoólica

Polineuropatia alcoólica é um distúrbio sensorimotor, que se estabiliza ou melhora com a abstinência e uma dieta adequada (ver Tabela 131.5). A maioria dos pacientes com síndrome de Wernicke-Korsakoff tem neuropatia, mas, em muitos casos, essa última apresentação ocorre isoladamente. Em geral, a parestesia é o primeiro sintoma; o paciente pode referir dor lancinante ou ardente e hipersensibilidade extrema das panturrilhas ou plantas dos pés. O primeiro sinal é um déficit da sensibilidade vibratória; a propriocepção tende a ser preservada, até que o déficit sensitivo seja substancial. A abolição dos reflexos do tornozelo é outro sinal precoce; por fim, o paciente desenvolve arreflexia difusa. A fraqueza começa em qualquer época e pode ser grave. Os músculos distais das pernas são afetados primeiramente, embora a fraqueza proximal possa ser acentuada. É comum encontrar artropatia neuropática dos pés demonstrável radiologicamente, assim como anormalidades cutâneas (p. ex., adelgaçamento, brilho acentuado, eritema, cianose e hiperidrose). As anormalidades do sistema autônomo periférico geralmente são menos acentuadas que na neuropatia diabética, mas podem causar incontinência urinária ou fecal, hipotensão, hipotermia, arritmia cardíaca, disfagia, disfonia, redução da peristalse esofágica, padrões anormais de transpiração ou razão de Valsalva anormal. Desenervação parassimpática pupilar é rara. Em geral, o líquido cefalorraquidiano é normal, com exceção das elevações brandas ocasionais da concentração de proteínas.

Ao exame patológico, a neuropatia é axonal, e as evidências clínicas e experimentais sugerem que a causa seja tóxica e também nutricional. Estudo clínico e anatomopatológico demonstrou que a neuropatia pura por deficiência de tiamina diferia da neuropatia alcoólica pura. A neuropatia alcoólica é predominantemente sensitiva e lentamente progressiva e dolorosa, além de causar destruição, principalmente dos axônios finos, enquanto a neuropatia (beribéri) por deficiência de tiamina é predominantemente motora, tem evolução aguda progressiva e causa destruição principalmente dos axônios grossos.

As paralisias por compressão dos nervos periféricos, especialmente dos nervos radial e fibular, são comuns nos alcoólicos. A polineuropatia nutricional pode aumentar a suscetibilidade dos nervos periféricos à lesão por compressão nos indivíduos intoxicados, que tendem a dormir profundamente em locais e posições incomuns. Em geral, a recuperação demora dias ou semanas; o uso de talas durante esse período pode evitar contraturas.

Ambliopia alcoólica

A ambliopia alcoólica é um distúrbio visual, que progride ao longo de dias ou semanas com desenvolvimento de escotomas centrais ou centrocecais e palidez da região temporal do disco óptico (ver Tabela 131.5). A desmielinização afeta os nervos, o quiasma e os tratos ópticos, com predileção pelo feixe maculopapular. A destruição das células ganglionares da retina é secundária. Embora a ambliopia melhore nos pacientes que recebem suplementos dietéticos, mas continuam a fumar e ingerir álcool, a toxicidade direta do etanol e dos compostos existentes na fumaça do tabaco (talvez cianeto) pode contribuir para isso. A ambliopia alcoólica não progride para cegueira total e pode permanecer estável, sem qualquer alteração da ingestão alcoólica ou dos hábitos alimentares. Depois da abstinência e da reposição nutricional, quase sempre há melhora, geralmente parcial.

Pelagra

Nos alcoólicos, a deficiência de ácido nicotínico causa pelagra com sintomas dermatológicos, gastrintestinais e neurológicos. A alteração do estado mental progride ao longo de horas, dias ou semanas, até que o paciente tenha amnésia, ilusões, alucinações ou *delirium*. A reposição de ácido nicotínico (com outras vitaminas, cujas deficiências podem contribuir para o quadro clínico) geralmente causa melhora imediata.

Hepatopatia alcoólica

A hepatopatia alcoólica, que progride da esteatose reversível à esteato-hepatite e à cirrose, é uma causa importante de morte entre os alcoólicos. Nos pacientes alcoólicos, a alteração do estado mental sempre deve sugerir a possibilidade de encefalopatia hepática, que pode ocorrer com intoxicação, abstinência, síndrome de Wernicke, meningite, hematoma subdural, hipoglicemia ou outros distúrbios alcoólicos. A encefalopatia hepática está descrita detalhadamente no Capítulo 124. Outros distúrbios neurológicos encontrados nos alcoólicos cirróticos são uma síndrome pouco definida, que se caracteriza por alteração do estado mental, mioclonia e mielopatia progressiva depois da colocação de uma derivação portocava; e degeneração hepatocerebral crônica adquirida, que é uma síndrome típica de demência, disartria, ataxia, tremor intencional, coreoatetose, rigidez muscular e asterixe, geralmente nos pacientes que tiveram episódios repetidos de coma hepático. A ingestão massiva de álcool aumenta acentuadamente o risco de hepatotoxicidade do paracetamol e cirrose com carcinoma hepatocelular nos pacientes infectados pelo vírus da hepatite C.

Hipoglicemia

O metabolismo do etanol pela álcool-desidrogenase e do acetaldeído pela aldeído-desidrogenase mitocondrial utiliza o dinucleotídio de nicotinamida e adenina (NAD). A razão NADH-NAD elevada resultante interfere na gliconeogênese e, quando o indivíduo não ingere alimentos e o glicogênio hepático está esgotado, pode haver hipoglicemia grave com transtorno comportamental, crises epilépticas, coma ou déficit neurológico focal. É comum observar sintomas persistentes, inclusive demência. Mesmo depois do tratamento adequado com glicose a 50% intravenosa, esses pacientes devem ser observados rigorosamente; a glicemia pode diminuir novamente, com recidiva dos sintomas e, possivelmente, lesão cerebral irreversível. O etanol estimula a secreção intestinal de secretina, que agrava a hipoglicemia reativa, especialmente nas crianças, aumentando a secreção de insulina estimulada pela glicose.

Cetoacidose alcoólica

Com a cetoacidose alcoólica, há acumulação dos ácidos β-hidroxibutírico e láctico nos pacientes com ingestão massiva de álcool. O mecanismo está relacionado com a inanição, a lipólise aumentada e a oxidação reduzida dos ácidos graxos. Os casos típicos são jovens que bebem descontroladamente, mas param de beber quando são vencidos pela anorexia. Vômitos, desidratação, confusão mental, obnubilação e hiperventilação ocorrem em seguida. A glicemia pode estar normal, baixa ou moderadamente aumentada, com pouca ou nenhuma glicosúria. A diferença aniônica aumentada é explicada pelos níveis altos de β-hidroxibutirato e lactato e, em menor grau, de piruvato e acetoacetato. Os níveis séricos de insulina estão baixos, e as concentrações séricas do hormônio de crescimento, epinefrina, glucagon e cortisol estão altas; contudo, a intolerância à glicose geralmente regride sem insulina e não é detectável quando o paciente se recupera. É comum que esses pacientes tenham episódios repetidos de cetoacidose alcoólica.

Nos alcoólicos, existem outras razões para a acidose metabólica com diferença aniônica aumentada (p. ex., intoxicação por metanol ou etilenoglicol). Quando o β-hidroxibutirato é a cetona principal presente, o teste do nitroprussiato (Acetest®) pode ser negativo. O tratamento inclui infusão de glicose (e tiamina), correção da desidratação ou hipotensão e reposição de eletrólitos, como potássio, magnésio e fosfato. Também podem ser administradas quantidades pequenas de bicarbonato. Em geral, não é necessário usar insulina.

Infecção nos alcoólicos

As anormalidades da função dos leucócitos contribuem para a predisposição dos alcoólicos às infecções (p. ex., meningite bacteriana ou tuberculosa). A meningite infecciosa sempre deve ser considerada nos alcoólicos com crises epilépticas ou estado mental alterado, mesmo quando o quadro clínico parece ser de intoxicação, abstinência, deficiência de tiamina, encefalopatia hepática, hipoglicemia ou outros distúrbios causados pelo álcool. Intoxicação alcoólica é um fator de risco para infecção pelo vírus da imunodeficiência humana.

Traumatismo nos alcoólicos

A trombocitopenia – um efeito direto do álcool e uma complicação da cirrose – aumenta o risco de hematomas intracranianos depois de traumatismo craniano. As anormalidades dos fatores de coagulação também aumentam a possibilidade de hematomas intracranianos. Além disso, experimentalmente, a ingestão aguda de etanol agrava a disfunção da barreira hematencefálica em torno das áreas de traumatismo cerebral. Uma observação rigorosa é fundamental, mesmo depois de um traumatismo craniano brando em pacientes alcoolizados; a depressão do nível de consciência não deve ser confundida com embriaguez.

Álcool e câncer

Independentemente do tabaco, o álcool em quantidades moderadas aumenta o risco de desenvolver carcinomas da cavidade oral, esôfago, faringe, laringe, fígado e, provavelmente, intestino grosso e mama.

Álcool e acidente vascular encefálico

Assim como a doença arterial coronariana, estudos epidemiológicos sugeriram que as quantidades pequenas a moderadas de álcool reduzam o risco de acidente vascular encefálico (AVE) isquêmico, enquanto doses maiores aumentam esse risco. Uma metanálise dos estudos de caso-controle e coorte rigorosamente planejados demonstrou relação (curva em forma de "J") entre ingestão de álcool e risco de AVE isquêmico, assim como uma relação linear entre consumo de álcool e risco de AVE hemorrágico. Nos EUA, essa relação aplica-se aos homens e às mulheres; aos negros, caucasoides e hispânicos; e aos destilados, cerveja e vinho. Ainda não está bem claro se o risco adicional está associado temporalmente à ingestão massiva de álcool e se o vinho (especialmente vinho tinto) confere algum efeito benéfico especial. Nos indivíduos assintomáticos, a ingestão moderada de álcool reduz o risco de aterosclerose das carótidas e de leucoaraiose. O etanol poderia evitar ou causar AVE por vários mecanismos. Com a ingestão aguda e crônica, o álcool causa hipertensão e, supostamente, reduz os níveis sanguíneos das lipoproteínas de baixa densidade, eleva as proteínas de alta densidade, diminui a atividade fibrinolítica, aumenta ou inibe a reatividade plaquetária, aumenta ou diminui a proteína C reativa, dilata ou contrai os vasos cerebrais e reduz indiretamente o fluxo sanguíneo cerebral em consequência da desidratação. As propriedades antioxidantes dos flavonoides do vinho tinto poderiam conferir proteção especial. A miocardiopatia alcoólica predispõe ao AVE embólico.

Nem todos os estudos encontraram um efeito protetor na ingestão alcoólica leve a moderada contra AVE isquêmico, e alguns descrevem aumento do risco em qualquer dose. Além disso, mesmo que a ingestão alcoólica leve reduza de fato o risco de AVE isquêmico (e de doença arterial coronariana), a proteção é contrabalançada pela enorme contribuição do etanol, em âmbito mundial, para a mortalidade de todas as causas e para a morbidade. O estudo Global Burden of Disease Study 2016 concluiu que o único "nível de consumo que minimiza a perda de saúde é zero".

Miopatia alcoólica

Existem dois tipos de miopatia alcoólica. A miopatia crônica causa fraqueza proximal indolor; os níveis séricos de creatinoquinase podem estar aumentados ou normais e, ao exame patológico, há atrofia especialmente das fibras do tipo 2 (uma anormalidade inespecífica encontrada também com desuso ou efeitos tóxicos dos corticosteroides). Alguns pacientes podem desenvolver miocardiopatia. A miopatia alcoólica aguda consiste em rabdomiólise, edema doloroso e mioglobinúria com lesão renal. Esses dois tipos de miopatia são atribuídos aos efeitos diretos do etanol no músculo e não dependem da desnutrição. A rabdomiólise aguda ocorre comumente horas ou dias depois de uma bebedeira. A investigação diagnóstica inclui dosagens séricas para detectar deficiência de potássio ou fosfato, que é comum nos alcoólicos. O tratamento consiste em medidas gerais de suporte, e os sintomas melhoram com a abstinência.

Mielinólise pontina central e doença de Marchiafava-Bignami

A mielinólise pontina central ocorre nos alcoólicos e nos indivíduos que não bebem, sendo uma consequência da correção excessivamente rápida da hiponatremia. A doença de Marchiafava-Bignami quase sempre está associada ao alcoolismo (inclusive vinho, cerveja e uísque). A causa é desconhecida, e os sintomas (que podem levar à morte) dificilmente são explicáveis pelas lesões típicas do corpo caloso. A mielinólise pontina central está descrita detalhadamente no Capítulo 125.

Demência alcoólica

Há décadas, existe controvérsia sobre o etanol, como neurotoxina direta, poder causar declínio mental nos indivíduos que não têm deficiência nutricional, traumatismo craniano ou outros mecanismos indiretos. Estudos cuidadosamente controlados com animais demonstraram déficits de aprendizagem e alterações neuropatológicas dose-dependentes no hipocampo e outras regiões do cérebro. Os cérebros dos alcoólicos sem deficiência nutricional evidente são volumetricamente menores e mostram acometimento predominante da substância branca; os relatos de destruição neuronal do córtex ou hipocampo são menos consistentes, mas as alterações neuropatológicas parecem correlacionar-se com a memória e outros déficits cognitivos. Um mecanismo plausível é a inibição da neurotransmissão mediada pelo glutamato, com hiper-regulação dos receptores e excitotoxicidade secundária. É possível que a neurotoxicidade do etanol e a deficiência de tiamina tenham efeitos sinérgicos nesse aspecto.

Vários estudos de coorte e caso-controle avaliaram os efeitos dose-dependentes do etanol na função cognitiva e demonstraram que, em comparação com os indivíduos que não bebem, a ingestão branda a moderada de álcool na verdade reduz o risco de demência. Assim como os AVE isquêmicos, nesses estudos, a curva em formato de "J" reflete os efeitos do álcool na cognição a longo prazo. Em comparação com os indivíduos que não bebem, a ingestão moderada reduz o risco de demência, enquanto o consumo massivo aumenta. O efeito protetor do álcool não é dependente de seu efeito benéfico na doença cerebrovascular. Vinho, cerveja e destilados produzem efeitos protetores, embora alguns estudos tenham demonstrado benefícios especiais com o vinho tinto (talvez como consequência dos polifenóis antioxidantes, inclusive resveratrol). Nos demais aspectos, o mecanismo dos efeitos protetores do etanol na redução da incidência de demência não vascular não está esclarecido.

Alguns estudos não conseguiram encontrar um efeito protetor na ingestão alcoólica leve a moderada sobre a cognição, e alguns até descreveram aumento do risco, em qualquer dose, comparada à abstinência. A redução aparente do risco, em etilistas cuja ingestão alcoólica é leve, foi atribuída ao *status* socioeconômico e educacional dos etilistas leves, em comparação àqueles cuja ingestão alcoólica é massiva (alcoólicos).

Distúrbios do espectro alcoólico fetal

A ingestão de etanol durante a gravidez causa malformações congênitas e atraso do desenvolvimento psicomotor. As manifestações clínicas principais da *síndrome alcoólica fetal* (SAF) são disfunção cerebral, déficit de crescimento e fácies típica (Tabela 131.6); em casos menos frequentes, os bebês têm anomalias cardíacas, ósseas, urogenitais, cutâneas e musculares. As alterações neuropatológicas incluem agenesia ou posição anormal do corpo caloso, hidrocefalia, displasia cerebelar, anomalias na migração neuronal, grupos de células heterotópicas e microcefalia. Essas alterações ocorrem independentemente dos outros fatores potencialmente agravantes, inclusive desnutrição materna, tabagismo, uso de outras drogas ou idade. Os episódios agudos de abuso de bebida, que podem produzir níveis altos de etanol em um período fetal crítico, podem ser mais importantes que a exposição crônica ao etanol; neste sentido, os primeiros meses de gestação parecem ser o período mais vulnerável.

A face de um paciente típico com SAF é bem característica e pode ser reconhecida facilmente ao nascer, assim como um bebê com síndrome de Down. Irritabilidade e tremores com reflexo de sucção atenuado e hiperacusia são anormalidades comuns ao nascimento e estendem-se por semanas ou meses. Entre essas crianças, 85% apresentam dois desvios padrões abaixo da média nos testes de desempenho mental; até as que não mostram retardo mental grave raramente alcançam a média dos testes de função mental. Quando crescem, muitas crianças são hiperativas e desajeitadas e podem ter hipotonia ou hipertonia. Com exceção das crises epilépticas neonatais, epilepsia não é um componente dessa síndrome.

Tabela 131.6 Manifestações clínicas da síndrome alcoólica fetal.

Maioria	Minoria
SNC Retardo mental Microcefalia Hipotonia Distúrbio da coordenação Hiperatividade	**Orelhas** Giradas para trás Pavilhão auditivo malformado
Atraso do crescimento Peso e comprimento correspondentes à idade pré-natal Tecido adiposo escasso	**Esqueleto ósseo** *Pectus excavatum* ou *carinatum* Sindactilia, clinodactilia ou camptodactilia Mobilidade articular reduzida Hipoplasia ungueal Sinostose radioulnar Apêndice xifoide bífido Escoliose Anomalia de Klippel-Feil
Olhos Fissuras palpebrais curtas Ptose Estrabismo Pregas epicantais Miopia Microftalmia Blefarofimose Cataratas Anormalidades da pigmentação da retina	**Coração** Anomalias septais Anomalias das grandes artérias
Nariz Curto e empinado Filtro hipoplásico	**Pele** Sulcos palmares anormais Hemangiomas Hirsutismo infantil
Boca Bordas labiais finas Retrognatismo na lactância Micrognatismo ou prognatismo na adolescência Cristas palatinas laterais proeminentes Fenda lábio-palatina ou palatina Dentes pequenos com esmalte imperfeito	**Músculos** Hérnias diafragmáticas, inguinais ou umbilicais Diástase dos retos
Maxilar Hipoplásico	**Sistema urogenital** Hipoplasia dos lábios vaginais Hipospadia Rins pequenos e rodados Hidronefrose

SNC, sistema nervoso central.

Algumas crianças nascidas de mães alcoólicas têm alterações cognitivas ou comportamentais mais brandas – por exemplo, depressão, ansiedade ou hiperatividade. O conjunto amplo de efeitos fetais do álcool é conhecido como *distúrbios do espectro alcoólico fetal* (DEAF), que inclui anormalidades mentais, emocionais, craniofaciais, fisiológicas e imunológicas encontradas isoladamente ou combinadas. Outra anormalidade marcante evidenciada em muitas dessas crianças é desregulação do eixo hipotalâmico-hipofisário-suprarrenal, com reações exageradas ao estresse.

O etanol tem efeitos teratogênicos diretos em alguns animais. Entre os mecanismos propostos, estão apoptose secundária ao bloqueio dos receptores de N-metil-D-aspartato durante um período crítico da sinaptogênese; efeitos tóxicos nas moléculas de adesão essenciais à migração dos neurônios; e vasospasmo com isquemia do sistema nervoso central fetal. Estudos com gêmeos demonstraram mais suscetibilidade aos DEAF (concordância de 100% nos monozigóticos e 63% nos dizigóticos), e o etanol tem efeitos epigenéticos que, nos animais, são transgeracionais. A epigenética poderia explicar as observações de que o alcoolismo dos pais também aumenta o risco de desenvolver DEAF.

Nos seres humanos, o risco de anomalias congênitas induzidas pelo álcool está associado à ingestão de mais de 90 g de álcool absoluto por dia. Abaixo desse valor, o risco não está definido, e não existe um limite de segurança definido. À medida que aumentaram os índices de consumo de álcool nos EUA durante a década de 1990, o mesmo aconteceu com a incidência do DEAF. Com base em dados referidos aos EUA e à França, alguns autores estimaram que a incidência do DEAF seja de quase 1% de todos os nascimentos. O DEAF pode afetar 1% dos bebês nascidos de mães que bebem 30 g de etanol diariamente durante os primeiros meses da gestação. Mais de 30% dos filhos de mães alcoólicas têm SAF que, por essa razão, pode ser a causa teratogênica principal de retardo mental nos países ocidentais.

TRATAMENTO DO ALCOOLISMO CRÔNICO

A literatura referida ao tratamento do alcoolismo é volumosa, e as opiniões fortes superam as evidências científicas. Nem todas as pessoas que têm problemas com álcool ingerem quantidades que causam dependência física. Nenhum tipo de personalidade define um alcoólico, e as contribuições relativas da genética e da privação social variam caso a caso. Evidentemente, essa variabilidade das populações de alcoólicos significa que nenhuma modalidade terapêutica (p. ex., psicoterapia individual ou em grupo, terapia de base social ou familiar, tratamento farmacológico, terapia comportamental [treinamento aversivo]) ou abordagem terapêutica isolada (p. ex., hospital geral, internação hospitalar parcial, clínica de reabilitação vocacional, Alcoólicos Anônimos) é apropriada a todos os casos. Por exemplo, o índice de sucesso dos Alcoólicos Anônimos foi estimado em 34%.

O uso de tranquilizantes e sedativos é especialmente controverso, porque esses fármacos podem substituir a dependência ou causar interações com o álcool. Alguns clínicos defendem o uso breve desses fármacos em doses suficientemente elevadas para atenuar as tensões psíquicas que levam ao uso de álcool, mas baixas a ponto de não suprimir os sintomas da abstinência alcoólica.

O dissulfiram inibe a aldeído-desidrogenase e reduz a taxa de oxidação do acetaldeído, cuja acumulação explica os sintomas que aparecem pouco depois que um paciente usa o dissulfiram e ingere álcool. Dentro de 5 a 10 minutos, o paciente tem cefaleia pulsátil, dispneia, náuseas e vômitos, sudorese, dor torácica, palpitações, hipotensão, ansiedade e confusão mental. A gravidade e a duração desses sinais e sintomas dependem da quantidade de álcool ingerida; as reações graves podem estender-se por horas ou ser fatais e requerem internação hospitalar com monitoramento cuidadoso para hipotensão e da arritmia cardíaca.

O dissulfiram (0,25 a 0,5 g/dia) ingerido pela manhã, quando o desejo intenso de ingerir álcool é mais brando, não altera o paladar do etanol e ajuda apenas os pacientes que estão fortemente motivados a parar de beber. Entre os efeitos adversos do dissulfiram, que não estão relacionados com a ingestão de álcool, estão sonolência, transtornos psiquiátricos e problemas cardiovasculares. Os efeitos adversos menos comuns incluem paranoia, déficit de memória, ataxia, disartria e até mesmo crises epilépticas motoras graves, que podem ser difíceis de distinguir dos efeitos alcoólicos. Também podem ocorrer hipersensibilidade hepática e neuropatia periférica fulminante.

A naltrexona e o acamprosato foram aprovados pela Food and Drug Administration para tratar alcoolismo. A naltrexona pode atuar reduzindo a atividade dopaminérgica dos circuitos de gratificação. O mecanismo de ação do acamprosato pode ser a modulação da neurotransmissão do glutamato e o reajuste do equilíbrio perdido entre os sistemas do GABA e glutamato.

Estudos controlados por placebo sugeriram que o acamprosato (1.332 a 3.000 mg/dia) seja mais eficaz que a naltrexona para manter a abstinência, enquanto esse último fármaco (doses de 50 a 100 mg/dia) seja mais eficaz para reduzir as bebedeiras e o desejo incontrolável, se o indivíduo voltar a beber.

O topiramato afeta as vias dopaminérgicas e glutamatérgicas, e estudos controlados por placebo demonstraram efeitos benéficos (doses de 50 a 300 mg/dia) na manutenção da abstinência e na redução dos episódios de ingestão alcoólica massiva.

LEITURA SUGERIDA

Amato L, Minozzi S, Davoli M. Efficacy and safety of pharmacological interventions for the treatment of the alcohol withdrawal syndrome. *Cochrane Database Syst Rev.* 2011;(6):CD008537.

Bijjal S, Subodh BN, Narayanaswamy JC, Chand P, Benegal V, Murthy P. Dystonia as a presenting feature of alcohol withdrawal. *J Neuropsychiatry Clin Neurosci.* 2012;24:E15-E16.

Blodgett JC, Del Re AC, Maisel NC, Finney JW. A meta-analysis of topiramate's effects for individuals with alcohol use disorders. *Alcohol Clin Exp Res.* 2014;38:1481-1488.

Bråthen G, Ben-Menachem E, Brodtkorb E, et al. EFNS guideline on the diagnosis and management of alcohol-related seizures: report of an EFNS Task Force. *Eur J Neurol.* 2005;12:575-581.

Brust JCM. A 74-year-old man with memory loss and neuropathy who enjoys alcoholic beverages. *JAMA.* 2008;299:1046-1054.

Brust JCM. Acute withdrawal: diagnosis and treatment. *Handb Clin Neurol.* 2014;125:123-131.

Brust JCM. Ethanol. In: *Neurological Aspects of Substance Abuse.* 2nd ed. Boston, MA: Butterworth-Heinemann; 2004:317-425.

Brust JCM. Ethanol and cognition: indirect effects, neurotoxicity and neuroprotection: a review. *Int J Environ Res Public Health.* 2010;7:1540-1557.

Brust JCM. Stroke and substance abuse. In: Grotta J, Albers GW, Broderick JP, et al, eds. *Stroke: Pathophysiology, Diagnosis, and Management.* 6th ed. Philadelphia, PA: Elsevier; 2015:648-657.

Brust JCM. Wine, flavonoids, and the "water of life." *Neurology.* 2002;59:1300-1301.

Carlson RW, Kumar NN, Wong-Mckinstry E, et al. Alcohol withdrawal syndrome. *Crit Care Clin.* 2012;28:549-585.

Cassidy EM, O'Sullivan I, Bradshaw P, Islam T, Onovo C. Symptom-triggered benzodiazepine therapy for alcohol withdrawal syndrome in the emergency department: a comparison with the standard fixed dose benzodiazepine regimen. *Emerg Med J.* 2012;29:802-804.

De la Monte SM, Kril JJ. Human alcohol-related neuropathology. *Acta Neuropathol.* 2014;127:71-90.

Frazee EN, Personett HA, Leung JG, Nelson S, Dierkhising RA, Bauer PR. Influence of dexmedetomidine therapy on the management of severe alcohol withdrawal syndrome in critically ill patients. *J Crit Care.* 2014;29:298-302.

GBD 2016 Alcohol Collaborators. Alcohol use and burden for 195 countries and territories, 1990-2016: a systematic analysis for the Global Burden of Disease Study 2016. *Lancet.* 2018;392:1015-1035.

Harding A, Halliday G, Caine D, Kril J. Degeneration of anterior thalamic nuclei differentiates alcoholics with amnesia. *Brain.* 2000;123(pt 1):141-154.

Heffernan M, Mather KA, Xu J, et al. Alcohol consumption and incident dementia: evidence from the Sydney Memory and Ageing Study. *J Alzheimers Dis.* 2016;52:529-538.

Hillbom M, Saloheimo P, Fujioka S, Wszolek ZK, Juvela S, Leone MA. Diagnosis and management of Marchiafava-Bignami disease: a review of CT/MRI confirmed cases. *J Neurol Neurosurg Psychiatry.* 2014;85:168-173.

Hughes JC, Cook CC. The efficacy of disulfiram: a review of outcome studies. *Addiction.* 1997;92:381-395.

Jones SB, Loehr L, Avery CL, et al. Midlife alcohol consumption and the risk of stroke in the Atherosclerosis Risk in Communities study. *Stroke.* 2015;46:3124-3130.

Jung MK, Callaci JJ, Lauing KL, et al. Alcohol exposure and mechanisms of tissue injury and repair. *Alcohol Clin Exp Res.* 2011;35:392-399.

Koike H, Iijima M, Sugiura M, et al. Alcoholic neuropathy is clinicopathologically distinct from thiamine-deficiency neuropathy. *Ann Neurol.* 2003;54:19-29.

Kril JJ, Harper CG. Neuroanatomy and neuropathology associated with Korsakoff's syndrome. *Neuropsychol Rev.* 2012;22:72-80.

Lee H, Roh S, Kim DJ. Alcohol-induced blackout. *Int J Environ Res Public Health*. 2009;6:2783-2792.

Leone MA, Vigna-Taglianti F, Avanzi G, Brambilla R, Faggiano F. Gamma-hydroxybutyrate (GHB) for treatment of alcohol withdrawal and prevention of relapses. *Cochrane Database Syst Rev*. 2010;(2);CD0006266.

Liu J, Wang L. Baclofen for alcohol withdrawal. *Cochrane Database Syst Rev*. 2011;19(1):CD008502.

Maisel NC, Blodgett JC, Wilbourne PL, Humphreys K, Finney J. Meta-analysis of naltrexone and acamprosate for treating alcohol use disorders: when are these medications most helpful? *Addiction*. 2013;108:275-293.

Manzo G, De Gennaro A, Cozzolino A, Serino A, Fenza G, Manto A. MR imaging findings in alcoholic and nonalcoholic acute Wernicke's encephalopathy: a review. *Biomed Res Int*. 2014;2014:503596.

Mead EA, Sarkar AK. Fetal alcohol spectrum disorders and their transmission through genetic and epigenetic mechanisms. *Front Genet*. 2014;5:1-10.

Mellion M, Gilchrist JM, de la Monte S. Alcohol-related peripheral neuropathy: nutritional, toxic, or both? *Muscle Nerve*. 2011;43:309-316.

Minozzi S, Amato L, Vecchi S, Davoli M. Anticonvulsants for alcohol withdrawal. *Cochrane Database Syst Rev*. 2011;17(3):CD005064.

Mukamal KJ, Ascherio A, Mittleman MA, et al. Alcohol and risk for ischemic stroke in men: the role of drinking patterns and usual beverage. *Ann Intern Med*. 2005;142:11-19.

Mukamal KJ, Kuller LH, Fitzpatrick AL, Longstreth WT Jr, Mittleman MA, Siscovick DS. Prospective study of alcohol consumption and risk of dementia in older adults. *JAMA*. 2003;289:1405-1413.

Muzyk AJ, Fowler JA, Norwood DK, Chilipko A. Role of α_2-agonists in the treatment of acute alcohol withdrawal. *Ann Pharmacother*. 2011;45: 649-657.

Nahum L, Pignat J-M, Bouzerda-Wahlen A, et al. Neural correlate of anterograde amnesia in Wernicke-Korsakoff syndrome. *Brain Topogr*. 2015;28(5):760-770.

Noble JM, Weimer LH. Neurologic complications of alcoholism. *Continuum (Minneap Minn)*. 2014;20(3 Neurology of Systemic Disease):624-641.

Ntais C, Pakos E, Kyzas P, Ioannidis JPA. Benzodiazepines for alcohol withdrawal. *Cochrane Database Syst Rev*. 2005;(3):CD005063.

Pitel AL, Segobin SH, Ritz L, Eustache F, Beaunieux H. Thalamic abnormalities are a cardinal feature of alcohol-related brain dysfunction. *Neurosci Biobehav Rev*. 2015;54:38-45.

Reynolds K, Lewis LB, Nolan JDL, Kinney GL, Sathya B, He J. Alcohol consumption and risk of stroke: a meta-analysis. *JAMA*. 2003;289:579-588.

Rosenbloom MJ, Pfefferbaum AMD. Magnetic resonance imaging of the living brain: evidence for brain degeneration among alcoholics and recovery with abstinence. *Alcohol Res Health*. 2008;31:362-376.

Rosenson J, Clements C, Simon B, et al. Phenobarbital for acute alcohol withdrawal: a prospective randomized double-blind placebo-controlled study. *J Emerg Med*. 2013;44(3):592-598.e2.

Sabia S, Elbaz A, Britton A, et al. Alcohol consumption and cognitive decline in early old age. *Neurology*. 2014;82:332-339.

Sacco RL, Elkind M, Boden-Albala B, et al. The protective effect of moderate alcohol consumption on ischemic stroke. *JAMA*. 1999;281:53-60.

Samokhvalov AV, Irving H, Mohapatra S, Rehm J. Alcohol consumption, unprovoked seizures, and epilepsy: a systematic review and meta-analysis. *Epilepsia*. 2010;51:1177-1184.

Solfrizzi V, D'Introno A, Colacicco AM, et al. Alcohol consumption, mild cognitive impairment, and progression to dementia. *Neurology*. 2007;68:1790-1799.

Topiwala A, Ebmeier KP. Effects of drinking on late-life brain and cognition. *Evid Based Mental Health*. 2018;21:12-15.

Victor M, Adams RD, Collins GH. *The Wernicke-Korsakoff Syndrome*. 2nd ed. Philadelphia, PA: FA Davis; 1989.

Xu W, Wang H, Wan Y, et al. Alcohol consumption and dementia risk: a dose-response meta-analysis of prospective studies. *Eur J Epidemiol*. 2017;32:31-42.

Intoxicação e Abstinência de Drogas 132

John C. M. Brust

PONTOS-CHAVE

1. A dependência psíquica consiste em desejo irrefreável e comportamento de busca pela droga; drogadição é a dependência psíquica.

2. A dependência física produz sintomas e sinais de abstinência somática.

3. Uma variedade de agentes produz dependência psíquica, dependência física, ou ambas, e, quando mais de uma droga recreativa é usada, diversos sintomas de intoxicação e abstinência, assim como complicações médicas e neurológicas, podem ser complicados e confusos.

INTRODUÇÃO

Existem dois tipos de dependência das drogas. A *dependência psíquica* causa o desejo irrefreável e o comportamento de busca pela droga. A *dependência física* é responsável pelos sinais e sintomas somáticos da abstinência. Dependendo da droga específica e das circunstâncias de seu uso, as dependências psíquica e física podem coexistir ou ocorrer isoladamente. *Drogadição* é o mesmo que dependência psíquica.

Nos EUA, a dependência de um ou mais tipos de droga está associada a diversas substâncias lícitas ou ilícitas (Tabela 132.1). As diversas classes farmacológicas das drogas causam sintomas diferentes de intoxicação e abstinência, assim como complicações clínicas e neurológicas variadas.

Em 2016, uma pesquisa epidemiológica em adultos americanos relatou uma prevalência de 9,9% do transtorno do uso de drogas durante a vida (sem incluir tabaco ou etanol), no Manual Diagnóstico e Estatístico de Transtornos Mentais, 5ª edição.

Tabela 132.1 Drogas que causam dependência.

Opioides
Psicoestimulantes
Hipnótico-sedativos
Maconha
Alucinógenos
Inalatórios
Fenciclidina
Anticolinérgicos
Etanol
Tabaco

DROGAS QUE CAUSAM DEPENDÊNCIA

Opioides

Os opioides incluem agonistas, antagonistas e agonistas-antagonistas mistos (Tabela 132.2).

No início dos anos 1990, os EUA e outros países experienciaram um uso maior e constante de prescrições de opioides para o tratamento de dor crônica não oriunda do câncer. Nesses locais, não tardou a surgir o uso recreativo epidêmico desses produtos, seguido do uso epidêmico de opioides ilícitos, entre os quais a heroína, a fentanila e os análogos sintéticos de fentanila, além dos novos opioides sintéticos. Dentre 72.306 mortes por superdosagem de drogas, relatadas nos EUA durante 2017, 84% eram relacionadas aos opioides.

A desomorfina (uma redução da codeína, que é mais potente, mas também comumente contém mais impurezas) é conhecida como *crocodilo* em razão das lesões cutâneas verde-escuras apresentadas pelos usuários da droga parenteral.

Kratom, obtido de uma árvore do Sudeste Asiático, contém mitraginina, cujos efeitos são semelhantes aos do opioide e aos da serotonina. As folhas de kratom podem ser mascadas, ingeridas ou fumadas.

Tabela 132.2 Opioides utilizados comumente.

Agonistas
• Tintura canforada de ópio (elixir paregórico)
• Morfina
• Meperidina
• Metadona
• Fentanila
• Hidromorfona
• Oxicodona
• Hidrocodona
• Propoxifeno
• Heroína
Antagonistas
• Naloxona
• Naltrexona
Agonistas-antagonistas mistos
• Pentazocina
• Butorfanol
• Buprenorfina

Com os níveis desejáveis de intoxicação, os opioides agonistas causam euforia com sonolência; analgesia; supressão da tosse; miose; e comumente náuseas, vômitos, sudorese, prurido, hipotermia, hipotensão postural, constipação intestinal e redução da libido. Quando é administrada por via parenteral ou inalatória (comumente combinada com a cocaína alcaloide *crack*), a heroína causa um "barato" – uma sensação breve de êxtase seguido de euforia e *"nodding"* relaxado ou hiperatividade verborreica. A superdosagem provoca coma, depressão respiratória e pupilas puntiformes (mas reagentes). Nos adultos com depressão respiratória, o tratamento consiste em suporte ventilatório e naloxona intravenosa (dose inicial de 2 mg, repetida conforme a necessidade, até 20 mg); para os pacientes com respiração normal, doses menores (0,4 a 0,8 mg) são usadas para evitar o desenvolvimento dos sinais de abstinência. A naloxona tem ação curta, e os pacientes em tratamento com esse fármaco necessitam de cuidadosa observação.

No caso da fentanila e dos análogos de fentanila, alguns dos quais milhares de vezes mais potentes que a morfina, são necessárias doses maiores de naloxona para reverter a depressão respiratória. A escalada das fatalidades por superdosagem de opioide levou à disponibilidade de naloxona sem prescrição na forma de autoinjeção ou *spray* nasal.

Os sintomas causados pela abstinência dos opioides agonistas são irritabilidade, lacrimejamento, rinorreia, sudorese, bocejos, midríase, mialgia, espasmos musculares, piloereção, náuseas, vômitos, cólicas abdominais, febre, ondas de calor, taquicardia, hipertensão e orgasmo. Nos adultos, crises epilépticas e *delirium* não são manifestações da abstinência opioide, que raramente é fatal e geralmente pode ser evitada ou tratada com 20 mg de metadona administrados 1 ou 2 vezes/dia. Por outro lado, a abstinência opioide não tratada é grave e persistente nos recém-nascidos e provavelmente causa crises epilépticas, sendo frequentemente fatal. O tratamento consiste em doses tituladas de metadona ou elixir paregórico; um barbitúrico pode ser acrescentado quando há suspeita de abstinência de alguma outra droga, ou quando as crises epilépticas precisam ser tratadas.

O tratamento farmacológico eficaz da dependência dos opioides consiste em substituir a droga por metadona ou buprenorfina oral. Em geral, a falência terapêutica é atribuída ao uso de doses insuficientes. O tratamento com o antagonista naltrexona mostrou-se desapontador.

Psicoestimulantes

Os psicoestimulantes incluem drogas semelhantes à anfetamina e à cocaína (Tabela 132.3). O MDMA ("*ecstasy*", ou 3,4-metilenodioximetanfetamina) parece combinar as propriedades psicoestimulantes da anfetamina com as ações alucinógenas da dietilamida do ácido lisérgico (LSD). Nos desertos da África Oriental e Arábia, o khat (*Catha edulis*) é mastigado para obter os efeitos de seu ingrediente psicoativo conhecido como catinona. Numerosos análogos sintéticos da catinona, incluindo metacatinona (efedrona), mefedrona e metilenodioxipirovalerona (MDPV), estão disponíveis na internet como "sais de banho". Também existem psicoestimulantes sintéticos, que se caracterizam quimicamente como aminoindanos, piperazinas e pipradol.

Os efeitos desejados dos psicoestimulantes são euforia atenta com hiperatividade motora e aumento da resistência física. Quando são administrados por via parenteral ou inalados na forma de cocaína alcaloide ("*crack*") ou metanfetamina ("*ice*"), os psicoestimulantes produzem um "barato" claramente distinguível do que é causado pelos opioides. Com o uso repetido, há atividade estereotipada, que progride para bruxismo ou outras

Tabela 132.3 Psicoestimulantes usados comumente.

Dextroanfetamina
Metanfetamina
Efedrina
Pseudoefedrina
Metilfenidato
Pemolina
Fenmetrazina
Fentermina
Fenilpropanolamina (sua fabricação foi interrompida nos EUA)
3,4-metilenodioximetanfetamina (*ecstasy*)
Cocaína
Catinona, metacatinona

discinesias e paranoia que pode evoluir para psicose alucinatória bem desenvolvida. A superdosagem causa cefaleia, dor torácica, taquicardia, hipertensão, ruborização, sudorese, febre e excitação. Também podem ocorrer *delirium*, arritmia cardíaca, mioclonia, crises epilépticas, mioglobinúria, choque, coma e morte. Existem casos descritos de hipertermia maligna e coagulação intravascular disseminada. O tratamento inclui sedação com benzodiazepínico, oxigênio, bicarbonato para acidose, antiepilépticos, resfriamento corporal e anti-hipertensivo (preferencialmente um alfabloqueador, inclusive fenoxibenzamina, ou um vasodilatador direto como nitroprussiato de sódio), estabilização da respiração e da pressão arterial e monitoramento cardíaco.

A abstinência dos psicoestimulantes causa fadiga, depressão e fome e sono exagerados. Há poucos sinais objetivos, mas a depressão ou a sonolência podem exigir tratamento ou até internação hospitalar.

A dependência dos psicoestimulantes não tem tratamento farmacológico eficaz.

Sedativos

Os sedativos são barbitúricos, benzodiazepínicos e outros compostos químicos variados (Tabela 132.4). Os benzodiazepínicos são tomados geralmente com os opioides recreativos e, atualmente, uma variedade de benzodiazepínicos sintéticos se encontra disponível, muitas vezes indetectáveis em ensaios padrões. Os efeitos desejados e de superdosagem dos sedativos são semelhantes aos do etanol, embora a depressão respiratória seja mais branda com os benzodiazepínicos. O tratamento consiste em medidas gerais de suporte; nos casos de intoxicação grave por benzodiazepínicos, pode-se utilizar um antagonista específico conhecido como flumazenil. A abstinência de sedativo causa tremor e crises epilépticas, que podem ser evitadas ou tratadas com doses tituladas de um barbitúrico ou um benzodiazepínico como lorazepam. *Delirium tremens* é uma emergência médica, que requer cuidados em uma unidade de tratamento intensivo.

O ácido γ-hidroxibutírico e dois dos seus precursores (γ-butirolactona e 1,4-butanediol) são conhecidos como drogas para "estupro marcado". Ingeridas comumente com álcool, elas causam sedação e depressão respiratória. O tratamento consiste em medidas gerais de suporte. Essas drogas causam dependência e sinais de abstinência semelhantes aos dos outros sedativos e do etanol, inclusive crises epilépticas e *delirium tremens*.

Tabela 132.4 Drogas hipnótico-sedativas.

Barbitúricos
- Fenobarbital
- Primidona
- Amobarbital
- Butalbital (apenas em preparações combinadas, inclusive Fioricet®)
- Pentobarbital
- Secobarbital
- Meto-hexital
- Tiopental

Benzodiazepínicos
- Alprazolam
- Clorazepato
- Clordiazepóxido
- Diazepam
- Lorazepam
- Oxazepam
- Flurazepam
- Temazepam
- Triazolam
- Clonazepam
- Midazolam

Substâncias químicas diversas
- Buspirona
- Hidrato de cloral
- Para-aldeído
- Difenidramina
- Eticlorvinol
- Glutetimida
- Hidroxizina
- Meprobamato
- Metaqualona (sua produção foi interrompida nos EUA)
- Zolpidem
- Zaleplon
- Ácido γ-hidroxibutírico

Maconha

A maconha derivada do cânhamo (*Cannabis sativa*) contém alguns compostos canabinoides, dentre os quais o agente psicoativo principal é Δ-9-tetraidrocanabinol (THC). Haxixe é o termo usado para descrever a droga preparada a partir da resina da planta, que contém concentrações altas de canabinoides psicoativos. O Δ-9-THC atua nos receptores canabinoides do cérebro, e o desenvolvimento farmacêutico de agonistas sintéticos desses receptores logo resultou na sua disponibilidade como drogas ilícitas. Comercializados como "*Spice*" ou "K2", esses compostos geralmente são muitas vezes mais potentes que o Δ-9-THC.

Geralmente consumida por inalação, a maconha produz euforia onírica relaxada, comumente com jocosidade, desinibição, despersonalização, percepção subjetiva mais lenta do tempo, congestão conjuntival, taquicardia e hipotensão postural. Doses altas podem causar alucinações auditivas ou visuais, confusão mental e psicose, mas não existem casos documentados de superdosagem fatal. Além do desejo intenso de usar a droga, os sintomas de abstinência são mínimos; o usuário pode ficar agitado e apresentar anorexia e cefaleia. Contudo, não é comum ocorrer dependência psíquica.

Os canabinoides sintéticos ("K2", "*Spice*") geralmente produzem sérios efeitos adversos, incluindo psicose, alucinações, arritmia cardíaca, infarto do miocárdio, vertigem, hipertensão, vômito crônico, crises epilépticas, lesão renal aguda, acidente vascular encefálico (AVE) e morte. Os sintomas de abstinência são mais graves do que os da maconha e a responsabilidade da dependência é maior. Os canabinoides sintéticos não são identificados em triagens toxicológicas, e não há antídoto para superdosagem.

Um canabinoide não psicoativo, o canabidiol (CBD), é aprovado pela Food and Drug Administration (FDA) para tratar crises epilépticas em pacientes com síndrome de Dravet ou de Lennox-Gastaut. A evidência apoia a eficácia dos extratos orais de *Cannabis*, contendo Δ-9-THC e CBD, no tratamento da espasticidade, dor central e frequência urinária em pacientes com esclerose múltipla. Não há evidência de que a maconha fumada proporcione benefício em qualquer transtorno neurológico.

Alucinógenos

As plantas alucinógenas são usadas em rituais ou com finalidades recreativas em todo o mundo. Nos EUA, os agentes mais conhecidos são as indolealquilaminas psilocibina e psilocina (derivadas de várias espécies de cogumelos), a fenilalquilamina mescalina (originada do cacto *peiote*) e LSD (um composto sintético derivado do esporão de centeio). A erva *Salvia divinorum* tem se tornado cada vez mais popular e contém o agonista opioide salvinorin, que atua nos receptores opioides k. Nos EUA, outros alucinógenos sintéticos têm nomes populares como *fly* e *dragonfly*. As drogas "2-C" são fenilalquilaminas com propriedades alucinógenas.

Os efeitos agudos dos alucinógenos são perceptivos (distorções ou alucinações, geralmente visuais e bem elaboradas), psicológicos (despersonalização ou humor alterado) e somáticos (tontura, tremor e parestesia). Alguns usuários desenvolvem paranoia ou pânico e outros (dias ou meses depois do uso) têm *flashbacks*, ou recidiva espontânea dos sintomas causados pela droga, sem que a tenham utilizado novamente. Doses altas de LSD causam hipertensão, obnubilação e crises epilépticas, mas os casos fatais geralmente resultam de acidentes ou suicídio. O tratamento da superdosagem consiste em ambiente calmo, tranquilização e (se necessário) um benzodiazepínico. Os alucinógenos não causam sintomas de abstinência.

Drogas inalatórias

O uso recreativo de compostos inalatórios é especialmente popular entre crianças e adolescentes, que inalam grande variedade de produtos, inclusive aerossóis, removedores de manchas, colas, fluido de isqueiro, produtos de extintores de incêndio, gás combustível engarrafado, canetas-marcadoras, tintas e gasolina. Esses compostos incluem hidrocarbonetos alifáticos como *n*-hexano, hidrocarbonetos aromáticos, como tolueno, e hidrocarbonetos halogenados, como tricloroetileno; além desses, o óxido nitroso é inalado de dispensadores de *whipped-cream* e nitrito de butilo ou amilo dos odorantes de ambiente. Apesar dessa diversidade química, os efeitos subjetivos desejados são semelhantes aos da intoxicação alcoólica. A superdosagem pode causar alucinações, crises epilépticas e coma; mortes foram causadas por arritmia cardíaca, acidentes e aspiração de vômitos. Os sintomas tendem a desaparecer dentro de algumas horas, e o tratamento consiste em monitoramento cardiorrespiratório. Além do desejo incontrolável de usar a droga, não há uma síndrome de abstinência previsível.

Fenciclidina

Desenvolvido como um anestésico, a fenciclidina (PCP ou "pó dos anjos") foi retirada do mercado porque causava psicose. Como droga ilícita, a fenciclidina geralmente é inalada ou fumada. Os fármacos semelhantes quetamina, dextrometorfano e metoxietamina também são usados como drogas recreativas. Doses baixas de PCP causam euforia ou disforia e sensação de entorpecimento; com o aumento da intoxicação, o paciente tem agitação, nistagmo, taquicardia, hipertensão, febre, sudorese, ataxia e psicose paranoide ou catatônica, alucinações, mioclonia, rabdomiólise, crises epilépticas, depressão respiratória e morte. O tratamento inclui um ambiente calmo e sedação com um benzodiazepínico e contenção (se necessário), aspiração gástrica, carvão ativado, diurese forçada, resfriamento, anti-hipertensivos, antiepilépticos e monitoramento das funções cardiopulmonar e renal. Os neurolépticos podem agravar as crises epilépticas, a hipotensão e a mioglobinúria, sendo melhor evitá-los. Os sinais e sintomas da intoxicação podem persistir por horas ou dias. A PCP causa dependência psíquica, mas os sinais de abstinência não são comuns e geralmente incluem nervosismo, tremor e desconforto gástrico.

Anticolinérgicos

O uso recreativo dos anticolinérgicos inclui a ingestão da planta *Datura stramonium* (popular entre os adolescentes americanos) e o uso de fármacos antiparkinsonianos e do antidepressivo tricíclico amitriptilina. A intoxicação causa supressão da transpiração, febre, taquicardia, boca seca, pupilas dilatadas e não reagentes e *delirium* com alucinações. A intoxicação grave causa mioclonia, crises epilépticas, coma e morte. O tratamento inclui fisostigmina intravenosa (0,5 a 3,0 mg, repetida se for necessário a cada 30 min a 2 h), lavagem gástrica, resfriamento corporal, cateterização vesical, monitoramento cardiovascular e respiratório e antiepiléptico (quando necessários). Os neurolépticos com atividade anticolinérgica estão contraindicados. Esses fármacos não causam síndrome de abstinência.

COMPLICAÇÕES DAS SÍNDROMES TÓXICAS CAUSADAS POR DROGAS

Traumatismo

O traumatismo pode ser uma consequência dos efeitos agudos de uma droga: por exemplo, acidentes automobilísticos ou de outros tipos durante a intoxicação com maconha, compostos inalatórios ou anticolinérgicos; violência nos usuários de psicoestimulantes ou PCP; e automutilação durante a psicose causada por um alucinógeno. Entretanto, entre os usuários de drogas ilícitas, o traumatismo é resultante mais comumente das atividades ilegais necessárias à distribuição e à busca por drogas. Prescrição excessiva de sedativos é um fator contribuinte importante para as quedas na população idosa.

Infecção

Os usuários de qualquer droga parenteral estão sujeitos a diversas infecções locais e sistêmicas que, por sua vez, podem afetar o sistema nervoso. As hepatites causam encefalopatia ou AVE hemorrágico. Celulite e miosite piogênica são responsáveis por infecções mais distantes, inclusive osteomielite vertebral com mielopatia ou radiculopatia. Endocardite bacteriana ou fúngica causa meningite, infarto ou abscesso cerebral e aneurisma séptico ("micótico"). O tétano geralmente é grave e ocorre nos usuários de drogas injetáveis, enquanto o botulismo desenvolve-se nos locais das injeções e nos seios paranasais dos usuários de cocaína por via inalatória. A malária afeta usuários de heroína em regiões endêmicas. O antraz ocorre nos usuários de heroína contaminada.

O uso de drogas parenterais é um fator de risco importante para infecção pelo vírus da imunodeficiência humana (HIV). Os usuários estão sujeitos às mesmas complicações neurológicas que afetam pacientes que não usam drogas, especialmente sífilis e tuberculose, inclusive formas resistentes aos fármacos. Em razão da promiscuidade e das doenças sexualmente transmissíveis associadas, os usuários de cocaína não parenteral também estão mais sujeitos a desenvolver AIDS. A heroína e a cocaína causam imunossupressão (os usuários de heroína eram mais suscetíveis às infecções fúngicas incomuns, antes do início da epidemia de AIDS), mas seu uso por pacientes HIV positivos não parece acelerar a progressão à AIDS.

Usuários de drogas parenterais infectados pelo vírus linfotrópico de células T humanas tipo I (HTLV-I) ou II (HTLV-II) desenvolvem mielopatia progressiva.

Crises epilépticas

Crises epilépticas são uma das complicações da abstinência dos sedativos, inclusive benzodiazepínicos em casos raros. Existem relatos publicados de que a metaqualona (não está mais disponível legalmente nos EUA) e a glutetimida causem crises epilépticas durante a intoxicação. Os opioides reduzem o limiar convulsivante, mas crises epilépticas raramente ocorrem durante uma superdosagem de heroína. Mioclonia e crises epilépticas são mais frequentes entre os usuários de meperidina e são atribuídas ao seu metabólito ativo normeperidina. Crises epilépticas podem ocorrer nos usuários de cocaína sem outros indícios de superdosagem. Nos animais, a administração repetida de cocaína causa crises epilépticas com um padrão sugestivo de *kindling*. Anfetamina e outros psicoestimulantes são menos epileptogênicos que a cocaína, mas crises epilépticas podem ocorrer nos usuários do anoréxico fenilpropanolamina, que não é mais vendido legalmente no país. Um estudo de caso-controle demonstrou que a maconha produzia efeito protetor, evitando o desenvolvimento de crises epilépticas de início recente.

Acidente vascular encefálico

Os usuários de drogas ilícitas frequentemente usam abusivamente etanol e tabaco, aumentando seu risco de acidentes vasculares encefálicos isquêmicos e hemorrágicos. Os usuários de drogas parenterais estão sujeitos a ter AVE por complicações sistêmicas como hepatite, endocardite e AIDS. Os usuários de heroína desenvolvem nefropatia com hipertensão, uremia e sangramento secundários. A heroína também causa AVE sem qualquer outro fator de risco evidente, talvez por mecanismos imunes.

Os usuários de anfetamina são suscetíveis a desenvolver hemorragia intracerebral quando têm hipertensão e febre. Esses pacientes também estão em risco de AVE obstrutivo secundário à vasculite cerebral, que afeta artérias de médio calibre (semelhante à poliarterite nodosa) ou artérias e veias de pequeno calibre (semelhante à angiite de hipersensibilidade). Os AVEs isquêmicos e hemorrágicos também são uma consequência comum do uso de cocaína, independentemente da via de administração. A maioria dos AVEs hemorrágicos provavelmente é causada pelos picos agudos de hipertensão, enquanto a maioria dos isquêmicos provavelmente é secundária às ações vasoconstritoras da cocaína na circulação cervical e intracraniana. Aneurismas saculares e malformações vasculares cerebrais são detectados comumente nos pacientes que fazem angiografia como parte da investigação de uma hemorragia intracraniana associada à cocaína.

Em razão de sua relação com AVE, as pílulas emagrecedoras e os descongestionantes contendo fenilpropanolamina foram banidos pela FDA. Uma associação semelhante levou alguns estados a banir suplementos dietéticos contendo efedrina. Hemorragias intracerebrais e subaracnóideas foram descritas nos usuários de MDMA.

Relatos informais e dados epidemiológicos citam o uso de maconha como fator de risco para AVE isquêmico. Uma pesquisa populacional descobriu que os sujeitos que usavam maconha pelo menos 1 vez/semana tinham um risco 4,7 vezes maior de AVE, em comparação com os não usuários. Um mecanismo sugerido é a vasoconstrição cerebral reversível. O AVE também é descrito em usuários de canabinoide sintético.

LSD e PCP são vasoconstritores e seu uso pode causar AVE hemorrágicos e obstrutivos.

Estado mental alterado

Nos usuários de drogas ilícitas, a demência pode ser causada pela coexistência de uso abusivo de etanol, desnutrição, traumatismo craniano ou infecção. Os usuários de drogas parenterais estão mais sujeitos a contrair infecção pelo HIV. É mais difícil determinar se essas drogas propriamente ditas causam alteração cognitiva ou comportamental persistente, porque o estado mental antes de usar a droga quase sempre é desconhecido, e muitos usuários de drogas provavelmente se automedicam para atenuar doenças psiquiátricas preexistentes (p. ex., cocaína para depressão).

Estudos clínicos descreveram reduções significativas da memória operacional, da fluência verbal e da "impulsividade cognitiva" entre os usuários de opioides, inclusive fármacos opioides vendidos sob prescrição e metadona usada como tratamento de manutenção. Exames de imagens funcionais demonstraram redução da densidade da substância branca cerebral, diminuição da anisotropia percentual da substância branca e padrões de conectividade anormais.

Existem controvérsias quanto a se os psicoestimulantes predispõem à depressão persistente, ou se a PCP predispõe à esquizofrenia. Nos animais e nos seres humanos, a metanfetamina danifica as terminações neurais dopaminérgicas e serotoninérgicas, enquanto o MDMA destrói as terminações neurais de serotonina. Existem relatos de déficits de memória entre usuários de metanfetamina e, entre os usuários de MDMA acompanhados prospectivamente, apenas alguns anos de uso foram associados ao declínio cognitivo e à anisotropia percentual anormal em várias áreas do cérebro.

A cocaína não é neurotóxica nas terminações axonais, e os relatos sobre os efeitos cognitivos da cocaína a longo prazo são conflitantes. Estudos em animais expostos à cocaína demonstram anormalidades estruturais no cérebro.

Estudos com animais, exames de imagem e pesquisas clínicas demonstram convincentemente que o uso de maconha, especialmente durante a adolescência, causa alterações comportamentais e cognitivas de longa duração. Os usuários crônicos de maconha apresentam alterações da microestrutura axonal e reduções volumétricas das regiões cerebrais ricas em receptores canabinoides. Estudos epidemiológicos produziram evidência convincente de que a maconha seja um fator de risco significativo para esquizofrenia.

Os sedativos podem causar demência reversível nos pacientes idosos e atraso da aprendizagem nas crianças pequenas.

A encefalopatia causada pelo chumbo foi descrita nos indivíduos que inalam gasolina, enquanto aqueles que inalam tolueno desenvolvem lesões da substância branca cerebral com demência.

Efeitos fetais

Também é difícil diferenciar entre os efeitos das drogas ilícitas no desenvolvimento intrauterino e as lesões secundárias ao etanol, tabaco, desnutrição e cuidados pré-natais ou ambiente doméstico inadequado. De acordo com alguns estudos, os lactentes expostos à heroína durante a vida intrauterina são pequenos para a idade gestacional, estão mais sujeitos a desenvolver angústia respiratória e mostram déficits cognitivos à medida que crescem.

A exposição pré-natal à metanfetamina é um fator de risco independente para restrição do crescimento fetal. Um estudo prospectivo de 10 anos controlou variáveis que poderiam causar confusão (inclusive uso simultâneo de outras drogas e fatores ambientais) e concluiu que a exposição à cocaína no primeiro trimestre acarreta riscos de redução da estatura, do peso e da circunferência craniana e comportamento anormal. Revisões de estudos que abordaram o uso materno de cocaína durante a gravidez descobriram uma associação convincente com a microcefalia, infarto cerebral perinatal, anormalidades cerebrais em imagens por tensor de difusão em ressonância magnética e redução dos volumes de substância cinzenta cortical. Estudos com animais demonstraram que a exposição intrauterina à cocaína causa efeitos deletérios na aprendizagem.

Estudos de coorte de longa duração sobre exposição intrauterina à maconha demonstraram déficits de atenção e memória e circunferência craniana menor. Estudos com animais evidenciaram anormalidades da conectividade axonal.

Os solventes orgânicos são teratogênicos aos animais.

Efeitos diversos

Neuropatia semelhante à síndrome de Guillain-Barré e *plexopatia braquial* ou *lombossacral*, provavelmente de origem imunológica, foram associadas ao uso de heroína (a plexopatia braquial também foi causada por aneurisma séptico da artéria subclávia). Os indivíduos que inalam cola contendo n-hexano ou usam heroína, anfetamina, cocaína e PCP desenvolvem *mioglobinúria* e insuficiência renal.

Os indivíduos que inalam óxido nitroso desenvolvem *mieloneuropatia* indistinguível da deficiência de cobalamina. Esses pacientes não têm anemia e os níveis de vitamina B_{12} geralmente estão normais. O mecanismo é inativação da enzima metionina-sintetase, que é dependente de cobalamina.

Usuários de heroína parenteral podem desenvolver mielopatia aguda, provavelmente de origem vascular.

Pacientes californianos desenvolveram *parkinsonismo irreversível grave* depois de serem expostos a um análogo da meperidina contaminado por 1-metil-4-fenil-1,2,3,6-tetraidropiridina, que é um metabólito tóxico aos neurônios da substância negra. Os sintomas desses pacientes melhoraram com levodopa.

Demência, ataxia, tetraparesia, cegueira e *morte* ocorreram nos indivíduos que fumam pirolisado de heroína ("perseguindo o dragão"). As necropsias demonstraram alterações espongiformes da substância branca do sistema nervoso central. A toxina responsável ainda não foi identificada.

Os usuários de metacatinona parenteral estão sujeitos a desenvolver *distúrbio extrapiramidal da marcha* e *hipofonia*, uma consequência da hipermagnesemia que ocorre depois do uso de permanganato de potássio incluído na preparação da droga.

Usuários de heroína desenvolveram *cegueira* depois de usar uma mistura contendo grandes quantidades de quinina.

Os usuários crônicos de cocaína desenvolvem *distonia* e *coreia*, e essa droga pode desencadear sintomas nos pacientes com *síndrome de Tourette*.

A maconha inibe os hormônios luteinizante e foliculoestimulante e causa *impotência* e *esterilidade* reversíveis nos homens e *irregularidade menstrual* nas mulheres.

Indivíduos que inalam tolueno desenvolvem *ataxia* e alterações da *substância branca cerebelar*.

Os usuários de alucinógenos não têm apenas episódios de *flashback*, mas alguns referem fenômenos visuais que persistem por anos (*distúrbio perceptivo persistente associado aos alucinógenos*).

A cocaína frequentemente está adulterada pelo fármaco imunomodulador levamisol, cujas complicações incluem leucopenia, vasculite e leucoencefalopatia.

Um adulterante comum na preparação de canabinoides sintéticos é o anticoagulante antivitamina K brodifacoum. A hemorragia intracraniana é descrita em usuários.

LEITURA SUGERIDA

Angoa-Pérez M, Annekin JH, Kuhn DM. Neurotoxicology of synthetic cathinone analogs. *Curr Top Behav Neurosci.* 2017;32:209-230.

Baldacchino A, Balfour DJK, Passetti F, Humphris G, Matthews K. Neuropsychological consequences of chronic opioid use: a quantitative review and meta-analysis. *Neurosci Biobehav Rev.* 2012;36:2056-2068.

Battistella G, Fornari E, Annoni JM, et al. Long-term effects of cannabis on brain structure. *Neuropsychopharmacology.* 2014;39(9):2041-2048.

Bolla KI, Brown K, Eldreth D, Tate K, Cadet JL. Dose-related neurocognitive effects of marijuana use. *Neurology.* 2002;59:1337-1343.

Bowen LL, McRae-Clark A. Therapeutic benefit of smoked cannabis in randomized placebo-controlled studies. *Pharmacotherapy.* 2018;38(1):80-85.

Broussard CS, Rasmussen SA, Reefhuis J, et al. Maternal treatment with opioid analgesics and risk for birth defects. *Am J Obstet Gynecol.* 2011;204:314.e1-314.e11.

Brust JCM. Cognition and cannabis: from anecdote to advanced technology. *Brain.* 2012;135(pt 7):2004-2005.

Brust JCM, ed. *Neurological Aspects of Substance Abuse.* 2nd ed. Boston, MA: Butterworth-Heinemann; 2004.

Brust JCM. Seizures, illicit drugs, and ethanol. *Curr Neurol Neurosci Rep.* 2008;8:333-338.

Brust JCM. Spice, pot, and stroke. *Neurology.* 2013;81:2064-2065.

Brust JCM. Stroke and substance abuse. In: Grotta JC, Albers GW, Broderick JP, et al., eds. *Stroke: Pathophysiology, Diagnosis, and Management.* 6th ed. Philadelphia, PA: Elsevier; 2016:648-657.

Brust JCM. Substance abuse and movement disorders. *Mov Disord.* 2010;25:2010-2020.

Buckingham-Howes S, Berger SS, Scaletti LA, Black MM. Systematic review of prenatal cocaine exposure and adolescent development. *Pediatrics.* 2013;131:e1917-e1937.

Cascio MJ, Jen K-Y. Cocaine/levamisole-associated autoimmune syndrome: a disease of neutrophil-mediated autoimmunity. *Curr Opin Hematol.* 2018;25:29-36.

Cohen K, Weinstein AM. Synthetic and non-synthetic cannabinoid drugs and their adverse effects—a review from public health prospective. *Front Public Health.* 2018;6:162.

Corazza O, Schifano F, Simonato P, et al. Phenomenon of new drugs on the internet: the case of ketamine derivative methoxetamine. *Hum Psychopharmacol.* 2012;27:145-149.

de Win MM, Jager G, Booij J, et al. Sustained effects of ecstasy on the human brain: a prospective neuroimaging study in novel users. *Brain.* 2008;131(pt 11):2936-2945.

Dos Santos JF, Cavalcante CMB, Barbossa FT, et al. Maternal, fetal and neonatal consequences associated with the use of crack cocaine during the gestational period: a systematic review and meta-analysis. *Arch Gynecol Obstet.* 2018;298:487-503.

Frazer KM, Richards Q, Keith DR. The long-term effects of cocaine use on cognitive functioning: a systematic critical review. *Behav Brain Res.* 2018;348:241-262.

Freeman MJ, Rose DZ, Myers MA, Gooch CL, Bozeman AC, Burgin WS. Ischemic stroke after use of the synthetic marijuana "spice." *Neurology.* 2013;81:2090-2093.

Fried PA, Smith AM. A literature review of the consequences of prenatal marihuana exposure. An emerging theme of a deficiency in aspects of executive function. *Neurotoxicol Teratol.* 2001;23:1-11.

Gaston TE, Szaflarski JP. Cannabis for the treatment of epilepsy: an update. *Curr Neurol Neurosurg Rep.* 2018;18:73.

Grant BF, Saha TD, Ruan WJ, et al. Epidemiology of DSM-5 drug use disorder: results from the National Epidemiologic Survey on Alcohol and Related Conditions-III. *JAMA Psychiatry.* 2016;73(1):39-47.

Grant KS, Petroff R, Isoherranen N, Stella N, Burbacher TM. Cannabis use during pregnancy: pharmacokinetics and effects on child development. *Pharmacol Ther.* 2018;182:133-151.

Grund JP, Latypov A, Harris M. Breaking worse: the emergence of krokodil and excessive injuries among young people who inject drugs in Eurasia. *Int J Drug Policy.* 2013;24:265-274.

Gwira Baumblatt JA, Weideman C, Dunn R, Schaffner Q, Paulozzi LJ, Jones TF. High-risk use by patients prescribed opioids for pain and its role in overdose deaths. *JAMA Intern Med.* 2014;174(5):796-801.

Hanczaruk M, Reischl U, Holzmann T, et al. Injectional anthrax in heroin users, Europe, 2000–2012. *Emerg Infect Dis.* 2014;20(2):322-323.

Hemachandra D, McKetin R, Cherbuin N, Anstey KJ. Heavy cannabis users at elevated risk of stroke: evidence from a general population survey. *Aust N Z J Public Health.* 2018;40(3):226-230.

Hermle L, Simon M, Ruchsow M, Geppert M. Hallucinogen-persisting perception disorder. *Ther Adv Psychopharmacol.* 2012;2:199-205.

Iversen L, White M, Treble R. Designer psychostimulants: pharmacology and differences. *Neuropharmacology.* 2014;87:59-65.

Johanson CE, Frey KA, Lundahl LH, et al. Cognitive function and nigrostriatal markers in abstinent methamphetamine abusers. *Psychopharmacology (Berl).* 2006;185:327-338.

Karila L, Marillier M, Chaumette B, Billieux J, Franchitto N, Benyamina A. New synthetic opioids: part of a new addiction landscape. *Neurosci Biobehav Rev.* 2019;106:133-140.

Kaufman MJ, Levin JM, Ross MH, et al. Cocaine-induced cerebral vasoconstriction detected in humans with magnetic resonance angiography. *JAMA.* 1998;279:376-380.

Kelkar AH, Smith MA, Martial A, et al. An outbreak of synthetic cannabinoid-associated coagulopathy in Illinois. *N Engl J Med.* 2018;379:1216-1223.

Khattak S, K-Moghtader G, McMartin K, Barrera M, Koren G. Pregnancy outcome following gestational exposure to organic solvents: a prospective controlled study. *JAMA.* 1999;281:1106-1109.

Koppel B, Brust JCM, Fife T, et al. Systematic review: efficacy and safety of medical marijuana in selected neurologic disorders. Report of the Guideline Development Subcommittee of the American Academy of Neurology. *Neurology.* 2014;82:1556-1563.

Kosten TR, O'Connor PG. Management of drug and alcohol withdrawal. *N Engl J Med.* 2003;348:1786-1795.

Kriegstein AR, Shungu DC, Millar WS, et al. Leukoencephalopathy and raised brain lactate from heroin vapor inhalation ("chasing the dragon"). *Neurology.* 1999;53:1765-1773.

Larocque A, Hoffman RS. Levamisole in cocaine: unexpected news from an old acquaintance. *Clin Toxicol (Phila).* 2012;50:231-241.

Levine SR, Brust JCM, Futrell N, et al. Cerebrovascular complications of the use of the "crack" form of alkaloidal cocaine. *N Engl J Med.* 1990;323:699-704.

Lineberry TW, Bostwick JM. Methamphetamine abuse: a perfect storm of complications. *Mayo Clin Proc.* 2006;81:77-84.

Mattick RP, Kimber J, Breen C, Davoli M. Buprenorphine maintenance versus placebo or methadone maintenance for opioid dependence. *Cochrane Database Syst Rev.* 2014;(3):CD002207.

Meier MH, Caspi A, Ambler A, et al. Persistent cannabis users show neuropsychological decline from childhood to midlife. *Proc Natl Acad U S A.* 2012;109(40):E2657-E2664.

Murphy PN, Wareing M, Fisk JE, Montgomery C. Executive working memory deficits in abstinent ecstasy/MDMA users: a critical review. *Neuropsychobiology.* 2009;60:159-175.

Ng SKC, Brust JCM, Hauser WA, Susser M. Illicit drug use and the risk of new-onset seizures. *Am J Epidemiol.* 1990;132:47-57.

Pacher P, Steffens S, Haskó G, Schindler TH, Kunos G. Cardiovascular effects of marijuana and synthetic cannabinoids: the good, the bad, and the ugly. *Nat Rev Cardiol.* 2018;15:151-166.

Paul ABM, Simms L, Amini S, Paul AE. Teens and spice: a review of adolescent fatalities associated with synthetic cannabinoid use. *J Forensic Sci.* 2018;63:1121-1124.

Pujol J, Blanco-Hinojo L, Batalla A, et al. Functional connectivity alterations in brain networks relevant to self-awareness in chronic cannabis users. *J Psychiatric Res.* 2014;51:68-78.

Qiu Y, Jiang G, Su H, et al. Progressive white matter microstructure damage in male chronic heroin dependent individuals: a DTI and TBSS study. *PLoS One.* 2013;8(5):e63212.

Rech MA, Donahey E, Cappiello Dziedzic JM, Oh L, Greenhalgh E. New drugs of abuse. *Pharmacotherapy.* 2015;35:189-197.

Richardson GA, Goldschmidt L, Larkby C, Day NL. Effects of prenatal cocaine exposure on child behavior and growth at 10 years of age. *Neurotoxicol Teratol.* 2013;40:1-8.

Rosenbaum CD, Carreiro SP, Babu KM. Here today, gone tomorrow ... and back again? A review of herbal marijuana alternatives (K2, Spice), synthetic cathinones (bath salts), Kratom, Salvia divinorum, methoxetamine, and piperazines. *J Med Toxicol.* 2012;8:15-32.

Smith LM, LaGrasse LL, Derauf C, et al. The infant development, environment, and lifestyle study: effects of prenatal methamphetamine exposure, polydrug exposure, and poverty on intrauterine growth. *Pediatrics.* 2006;118:1149-1156.

Spronk DB, van Wel JHP, Ramaekers JG, Verkes RJ. Characterizing the cognitive effects of cocaine: a comprehensive review. *Neurosci Biobehav Rev.* 2013;37:1838-1850.

Stepens A, Logina I, Liguts V, et al. A parkinsonian syndrome in methcathinone users and the role of manganese. *N Engl J Med.* 2008;358:1009-1017.

Tarabar AF, Nelson LS. The gamma-hydroxybutyrate withdrawal syndrome. *Toxicol Rev.* 2004;23:45-49.

Torres-Moreno MC, Papaseit E, Torrens M, Farré M. Assessment of efficacy and tolerability of medicinal cannabinoids in patients with multiple sclerosis: a systematic review and meta-analysis. *JAMA Netw Open.* 2018;1:e183485.

Tortoriello G, Morris CV, Alpar A, et al. Miswiring the brain: Δ-9-tetrahydrocannabinol disrupts cortical development by inducing an SCG10/stathmin-2 degradation pathway. *EMBO J.* 2014;33:668-685.

Vadivelu N, Kai AM, Kodumundi V, Sramcik J, Kaye AD. The opioid crisis: a comprehensive overview. *Curr Pain Headache Rep.* 2018;22:16.

van Winkel R, Kuepper R. Epidemiological, neurobiological, and genetic clues to the mechanisms linking cannabis use to risk for nonaffective psychosis. *Annu Rev Clin Psychol.* 2014;10:767-791.

Volkow ND, Baler RD, Compton WM, Weiss SRB. Adverse health effects of marijuana use. *N Engl J Med.* 2014;370:2219-2227.

Volkow ND, Benveniste H, McLellan AT. Use and misuse of opioids in chronic pain. *Annu Rev Med.* 2018;69:451-465.

Wang Y, Zhu J, Li Q, et al. Altered fronto-striatal and fronto-cerebellar circuits in heroin-dependent individuals: a resting-state FMRI study. *PLoS One.* 2013;8(3):e58098.

Weiner WJ, Rabinstein A, Levin B, Weiner C, Shulman LM. Cocaine-induced persistent dyskinesias. *Neurology.* 2001;56:964-965.

Westover AN, McBride S, Haley RW. Stroke in young adults who abuse amphetamines or cocaine: a population-based study of hospitalized patients. *Arch Gen Psychiatry.* 2007;64:495-502.

Wolff V, Armspach JP, Lauer V, et al. Cannabis-related stroke: myth or reality? *Stroke.* 2013;44:558-563.

Wolff V, Jouanjus E. Strokes are possible complications of cannabinoids use. *Epilepsy Behav.* 2017;70(pt B):355-363.

Zvosec D, Smith SW, McCutcheon JR, Spillane J, Hall BJ, Peacock EA. Adverse events, including death, associated with the use of 1,4-butanediol. *N Engl J Med.* 2001;344:87-94.

Neurotoxicologia 133

Christopher Zammit e Stephan A. Mayer

PONTOS-CHAVE

1. Xenobióticos são substâncias dentro de um organismo que, normalmente, não são encontradas nesse organismo e nem produzidas por ele.

2. A intoxicação anticolinérgica produz pele ruborizada, anidrose, delírio e retenção urinária, entre outros sintomas.

3. A síndrome serotoninérgica causa tremor, clônus ocular e da extremidade, hiper-reflexia, agitação, ou diaforese após a introdução de um agente serotoninérgico.

4. A síndrome neuroléptica maligna causa alterações do estado mental, rigidez muscular, hipertermia e disfunções autonômicas.

5. Benzodiazepínicos são o tratamento preferido para crises epilépticas induzidas por toxina.

INTRODUÇÃO

Os *xenobióticos* são substâncias dentro de um organismo que normalmente não são encontradas nem produzidas por esse organismo. A *neurotoxicologia* refere-se aos efeitos adversos dos xenobióticos ou venenos sobre o sistema nervoso. Trata-se de um enorme campo, com bem mais de 350 xenobióticos neurotóxicos documentados. Para facilitar a assimilação desse assunto e seu uso clínico, este capítulo se concentra na neurotoxicologia aguda. As associações neurotóxicas crônicas e síndromes são listadas e descritas de modo sucinto. Neurotoxicologia com referência ao neurodesenvolvimento, síndromes de abstinência e transtornos psiquiátricos, como psicoses e transtornos do humor, serão apenas comentados.

Os xenobióticos podem incluir medicamentos; substâncias químicas industriais, como metais pesados, poluição do ar, solventes e vapores; substâncias produzidas por outros organismos (p. ex., toxinas de organismos marinhos, veneno de serpentes); aditivos alimentares; fitoterápicos e produtos vegetais; substâncias recreativas; e inseticidas, herbicidas, rodenticidas e outros produtos domésticos. Os eventos neurotóxicos agudos foram mais bem descritos, e as ligações causais são mais convincentes. Os efeitos neurotóxicos em decorrência de exposições crônicas são mais difíceis de provar, visto que os sintomas clínicos podem estar temporalmente distantes da exposição, ou a concentração do xenobiótico no organismo pode estar tão baixa que pode ser difícil detectar sua presença.

EPIDEMIOLOGIA

A incidência específica, a prevalência e as características demográficas das neurotoxinas específicas, quando disponíveis, são mencionadas individualmente nas seções que se seguem.

A idade, o sexo e determinadas comorbidades foram associados à ocorrência e à gravidade de várias síndromes de toxicidade.

A toxicidade clínica é observada mais comumente em pacientes idosos por vários motivos. O decremento da função renal e hepático relacionado com a idade diminui a capacidade de depuração e eliminação dos xenobióticos. As reduções na quantidade de neurônios aumentam a sensibilidade à presença de xenobióticos. Por fim, sabe-se que ocorrem alterações da função mitocondrial com a idade avançada, aumentando a possibilidade de excitotoxicidade.

O sexo tem sido associado a certas manifestações clínicas no contexto dos xenobióticos. O bruxismo e a distonia são mais prevalentes no sexo masculino, enquanto a discinesia tardia e o parkinsonismo são observados com mais frequência no sexo feminino.

As comorbidades podem aumentar o risco de neurotoxicidade quando comprometem a eliminação do xenobiótico (p. ex., insuficiência renal ou cirrose) ou facilitam sua entrada no sistema nervoso central (SNC) em consequência de distúrbio da barreira hematencefálica (p. ex., meningite, encefalite). A exposição prévia a outros xenobióticos não neurotóxicos ou sua presença (p. ex., medicamentos adquiridos com prescrição) podem influenciar a neurotoxicidade relativa de um xenobiótico ao comprometer seu metabolismo ou eliminação; ao acelerar sua conversão em metabólito neurotóxico; e ao alterar expressão gênica, produção, liberação e degradação de neurotransmissores e densidade ou função dos receptores de neurotransmissores. Os transportadores de efluxo na barreira hematencefálica, como glicoproteínas P e proteínas transportadoras de ácidos orgânicos, tipicamente são responsáveis pelo transporte dos xenobióticos fora do SNC. Alguns medicamentos e condições inibem comprovadamente a função das glicoproteínas P (Tabela 133.1),

Tabela 133.1 Inibidores e indutores selecionados das glicoproteínas P.

Inibidores	Indutores
Amiodarona	Avasimibe
Ceftriaxona	Carbamazepina
Claritromicina, eritromicina	Clotrimazol
Ciclosporina	Fenitoína
Diltiazem	Fenobarbital
Hidrocortisona	Rifampicina
Cetoconazol, itraconazol	Erva-de-são-joão
Nicardipino	Tipranavir/ritonavir
Propranolol	Prazosina
Ritonavir, saquinavir, nelfinavir	Progesterona
Tamoxifeno	
Tacrolimo	
Verapamil	

aumentando a concentração dos xenobióticos neurotóxicos no SNC. Alguns problemas nutricionais, como deficiências de metais pesados, podem aumentar a captação de xenobióticos neurotóxicos. Por fim, alguns distúrbios neurológicos podem ser desmascarados com a introdução de um xenobiótico (Tabela 133.2).

BIOPATOLOGIA

Para que ocorra neurotoxicidade, o xenobiótico precisa entrar em contato com o sistema nervoso. Ocorre toxicidade do SNC quando determinados xenobióticos atravessam a barreira hematencefálica por endocitose, proteínas de transporte ou difusão. Os xenobióticos lipofílicos têm acesso por difusão, enquanto os xenobióticos hidrofílicos precisam utilizar um dos outros dois mecanismos.

A neurotoxicidade ocorre por meio de uma variedade de mecanismos que estão resumidos na Tabela 133.3. Os mecanismos mais elusivos associados a um xenobiótico são aqueles que alteram a expressão gênica, visto que o aparecimento da toxicidade clínica pode só ocorrer após a eliminação do xenobiótico do sistema. A *excitotoxicidade* é um resultado comum de vários dos xenobióticos neurotóxicos, seja por meio da ativação de vias excitatórias, seja pela produção retardada de energia, que leva à falência metabólica no contexto da neuroexcitação.

Do ponto de vista fisiopatológico, a neurotoxicidade pode se manifestar como desmielinização central ou periférica; morte neuronal; síndromes clínicas relacionadas com a ativação ou inibição de vias neurotransmissoras ou comprometimento da função, em consequência da ruptura de processos neuronais ou gliais.

Tabela 133.3 Mecanismos de neurotoxicidade.

Celular	Membrana	Sinalização celular
• Lesão oxidativa/ neuroexcitação	• Desarranjo da homeostasia dos íons	• Alteração na produção, liberação, metabolismo ou captação de neurotransmissores
• Distúrbio na produção de energia	• Antagonismo/ agonismo dos canais iônicos	• Ativação reduzida ou exagerada dos receptores de neurotransmissores
• Alteração na expressão gênica ou transcrição		• Imita o neurotransmissor, estimulando receptor
• Alteração na função ou estrutura de proteínas		

MANIFESTAÇÕES CLÍNICAS

As apresentações neurotóxicas podem ser extremamente variáveis, podendo incluir crises epilépticas ou estado de mal epiléptico, ataxia, tremor, encefalopatia, distúrbios do movimento, neuropatias periféricas, letargia, estupor, coma, comprometimento cognitivo, transtornos comportamentais neuropsiquiátricos ou fraqueza difusa. A lateralização dos déficits neurológicos é incomum, a não ser que a toxicidade esteja revelando uma agressão neurológica prévia.

As crises epilépticas não são raras como apresentação neurotóxica. A Tabela 133.4 fornece uma lista de alguns xenobióticos que causam crises epilépticas. Foi relatada uma variedade de

Tabela 133.2 Distúrbios neurológicos desmascarados por xenobióticos.

Xenobióticos	Distúrbio neurológico
Aminoglicosídios	Miastenia *gravis*
Vincristina	Doença de Charcot-Marie-Tooth
Antirretrovirais	Neuropatia periférica relacionada com HIV

Tabela 133.4 Xenobióticos que induzem crises epilépticas.*

Categoria do xenobiótico	Agentes específicos	Categoria do xenobiótico	Agentes específicos
Anti-histamínicos	**Difenidramina**, doxilamina	Metilxantinas	Cafeína, **teofilina**
Anticolinérgicos	Mesilato de benzatropina, escopolamina	Outros medicamentos	Levodopa, baclofeno, levotiroxina, alopurinol, bromocriptina, colchicina, corticosteroides
Antibióticos	**Isoniazida**, betalactâmicos (penicilinas, cefalosporinas, carbapenens), ciprofloxacino	Alcoóis	Etilenoglicol, metanol
Antivirais	Aciclovir, valaciclovir, amantadina	Substâncias recreativas	Cocaína, MDMA (ecstasy ou molly), anfetaminas, fenciclidina, nicotina
Antimaláricos	**Cloroquina**, mefloquina, pirimetamina	Rodenticidas	TETS, tálio, fosfeto de zinco, arsênico
Anti-inflamatórios não esteroides	Ácido mefenâmico, fenilbutazona (AINE de uso veterinário), ibuprofeno, naproxeno, salicilatos	Pesticidas/inseticidas	Piretrinas (inseticidas), organoclorados (p. ex., lindano), compostos de fósforo orgânico (p. ex., malation)
Opioides	*Meperidina*, propoxifeno, tramadol	Produtos vegetais	**Cicutoxina** (cicuta), picrotoxina (*Anamirta cocculus*), planta e intensificadores de performance), fruta akee (Blighia sapida) Daphne, rododendro

(Continua)

Tabela 133.4 Xenobióticos que induzem crises epilépticas.* (Continuação)

Categoria do xenobiótico	Agentes específicos	Categoria do xenobiótico	Agentes específicos
Anestésicos locais	Bupivacaína, lidocaína, procaína, tetracaína	Metais pesados	Tálio, arsênico, cobre, chumbo, níquel, manganês
Antiepilépticos	Fenitoína, carbamazepina, ácido valproico, etossuximida	Toxinas domésticas e industriais	Monóxido de carbono, **cânfora**, cianeto, fluoreto, fenóis (p. ex., removedores de tinta), 1,4-diclorobenzeno (p. ex., bola de naftalina), **monometil-hidrazina (combustível para foguetes)**, dissulfeto de carbono, sulfeto de hidrogênio, brometo de metila, triazina, vários hidrocarbonetos, herbicidas clorofenoxi
Antineoplásicos	Bleomicina, bussulfano, carmustina, clorambucila, cisplatina, citarabina, mecloretamina, metotrexato, vimblastina, vincristina	Ingestão	Ácido domoico (intoxicação amnésica por moluscos), **ciguatera** (moreia, barracuda, pargo-vermelho), tetrodotoxina (espécies de baiacu, polvo-de-anéis-azuis, caranguejo-ferradura), **giromitrina (espécies do fungo Gyromitra)**, fitoterápicos (lobélia, maracujá, pervinca, absinto, Galega, mandrágora, figueira-do-inferno).
Antidepressivos	*Bupropiona*, fluoxetina, maprotilina, mianserina, trazodona	Envenenamento	Crotalíneos, picada de carrapato, escorpião
Antidepressivos tricíclicos	Todos eles		
Antipsicóticos, estabilizadores do humor	Todos os antipsicóticos, particularmente *clorpromazina*, *clozapina* e *fenotiazinas*, lítio		
Estimulantes	Metilfenidatos, pemolina		
Antieméticos	*Proclorperazina*, metoclopramida, *prometazina*, droperidol		
Fármacos cardiovasculares	Propranolol, flecainida, digoxina		
Ergotaminas	Di-hidroergotamina, ergotamina		

*Há relatos de que os **xenobióticos** em **negrito** causam estado de mal epiléptico, e aqueles em *itálico* geralmente causam crises epilépticas. O **envenenamento por estricnina** causa crises não epilépticas e foi intencionalmente excluído dessas listas. MDMA, 3,4-metilenodioximetanfetamina; AINE, anti-inflamatórios não esteroide; TETS, tetrametilenodissulfotetramina.

distúrbios do movimento causados por xenobióticos, incluindo discinesias, acatisia, coreia, parkinsonismo, distonias, mioclonia e asterixe (Tabela 133.5). Os tremores associados aos xenobióticos, que podem ser de repouso, de sustentação ou cinéticos, estão resumidos na Tabela 133.6. Os medicamentos e as toxinas que comprovadamente causam ataxia estão listados na Tabela 133.7. As neuropatias cranianas e/ou periféricas podem resultar de desmielinização, lesão axônica ou falha da transmissão na junção neuromuscular (JNM) ou da ação do potencial e manifestam-se na forma de fraqueza difusa, disfunção autônoma e/ou distúrbios sensitivos. As Tabelas 133.8 e 133.9 fornecem um resumo dos xenobióticos associados a cada um desses mecanismos. Por fim, a Tabela 133.10 fornece uma lista de xenobióticos associados a miopatias, que se manifestam com mialgias difusas e fraqueza.

DIAGNÓSTICO

Muitos dos xenobióticos neurotóxicos ou seus metabólicos podem ser detectados no soro, na urina ou em outros tecidos ou líquidos corporais. É importante assinalar que a detecção de um xenobiótico neurotóxico não deve levar sempre o médico a concluir que ele é o responsável pela queixa clínica ou doença. Os sintomas clínicos devem ser compatíveis com uma neurotoxicidade ou síndrome bem documentada em um paciente com exposição conhecida à toxina. De outro modo, pode-se suspeitar de uma neurotoxina como causa dos sintomas clínicos, porém é necessário descartar a possibilidade de outras etiologias. A melhora dos sintomas com a eliminação da neurotoxina serve para aumentar a confiança no diagnóstico de neurotoxicidade. Outras pistas diagnósticas podem ser obtidas quando determinados odores são percebidos e são sugestivos de um xenobiótico específico (Tabela 133.11).

TRATAMENTO

Em qualquer apresentação neurotóxica aguda, as primeiras etapas consistem em descartar a possibilidade de hipoglicemia e remover a vítima da exposição. Se a toxina estiver nas roupas ou na pele do paciente, as duas devem ser imediatamente descontaminadas. Os profissionais de saúde devem empregar precauções universais ao tratar desse tipo de pacientes para

Tabela 133.5 Distúrbios do movimento associados a xenobióticos.

Coreia	Mioclonia	Parkinsonismo reversível	Parkinsonismo irreversível
• Anticolinérgicos	• Anticolinérgicos	• Dissulfeto de carbono	• Bloqueadores dos canais de cálcio
• Antiepilépticos	• Antiepilépticos	• Monóxido de carbono	• Agentes quimioterápicos (vários)
• Levodopa	• Sedativos/hipnóticos	• Cobre	• Ciclosporina
• Amantadina	• Bismuto	• Cianeto	• Antipsicóticos
• Bromocriptina	• Etanol	• Heroína	• Antieméticos
• Monóxido de carbono	• Chumbo	• Manganês	• Sertralina
• Corticosteroides	• Levodopa	• MPTP	• Valproato
• Antagonistas da dopamina	• Mercúrio		• Trazodona
• Tolueno	• Antidepressivos tricíclicos		• Progesterona
• Simpaticomiméticos			• Kava-kava
• Contraceptivos orais			
• Lítio			
Discinesia	**Acatisia**	**Distonia**	
• Antidopaminérgicos	• Antidepressivos	• Anticolinérgicos	
• Bloqueadores dos canais de cálcio	• Antidopaminérgicos	• Antagonistas da dopamina	
	• Bloqueadores dos canais de cálcio	• Levodopa	
	• Tetrabenazina		
	• AMPT		

AMPT, α-metil-p-tirosina; MPTP, 1-metil-4-fenil-1,2,3,6-tetra-hidropiridina.

Tabela 133.6 Xenobióticos associados a tremores.

Tremor de repouso	Tremor de sustentação	Tremor cinético
• Hipoglicemiantes	• Amiodarona	• Amiodarona
• Bloqueadores dos canais de cálcio	• Hipoglicemiantes	• Hipoglicemiantes
• Antidopaminérgicos	• Metilxantinas	• Sedativos/hipnóticos
• Dissulfeto de carbono	• Dissulfeto de carbono	• Carbamazepina
• Monóxido de carbono	• Monóxido de carbono	• Colistina
• Captopril	• Antidopaminérgicos	• Lítio
• Lítio	• Simpaticomiméticos	• Fenitoína
• Manganês	• IMAO	• Ácido valproico
• Metanol	• ATC	
• MPTP	• Etanol	
• Fenitoína	• Sedativos/hipnóticos	
• Tetrabenazina	• Fenitoína	
	• Ácido valproico	
	• Fenciclidina	
	• Corticosteroides	
	• Arsênico, chumbo	
	• Lítio	
	• Levodopa	

ATC, antidepressivos tricíclicos; IMAO, inibidores de monoamina oxidase; MTPT, 1-metil-4-fenil-1,2,3,6-tetra-hidropiridina.

Tabela 133.7 Medicamentos toxinas associados à ataxia.

- **Antiepilépticos:** fenitoína, carbamazepina, oxcarbazepina, gabapentina, levetiracetam, lamotrigina, valproato de sódio
- **Agentes neoplásicos:** citarabina, metotrexato, 5-fluoruracila, asparaginase
- **Metais pesados:** metil mercúrio, arsênico, chumbo, tálio, manganês
- **Lítio**
- **Hidrocarbonetos:** tolueno, benzeno, *n*-hexano, tetracloreto de carbono
- **Sedativos/hipnóticos:** benzodiazepínicos, barbitúricos, etanol
- **Amiodarona**
- **Dissulfeto de carbono**
- **Ciclosporina**
- **Tacrolimo**
- **Metronidazol**
- **Bismuto**
- **Corticosteroides em altas doses**

evitar qualquer autoexposição. Para a entrada em um ambiente fechado, deve-se aguardar até o momento em que for possível efetuar a descontaminação, de modo a não intoxicar outros pacientes ou profissionais de saúde. Se for administrar glicose, deve-se considerar a administração prévia de *tiamina* intravenosa (IV), na dose de 100 mg, para não induzir a síndrome de Korsakoff em pacientes com deficiência (relativa) de tiamina. Em pacientes hipopneicos ou apneicos com pupilas mióticas, pode-se administrar *naloxona*, 0,4 a 2,0 mg IV, para reverter uma superdosagem potencial de opiáceo.

Tabela 133.8 Neuropatias associadas a xenobióticos.

Xenobiótico	Aguda			Subaguda/crônica			Nervo craniano
	Sens	Motora	Aut	Sens	Motora	Aut	
5-Fluoruracila				Mi	Mi	Mi	
α-interferona				Ax, Mi	Ax, Mi	Ax, Mi	II, III
Acrilamida				Ax	Ax		
Amiodarona				Mi	Mi		II, III
Amônia							II
Análogos de nucleosídios				Ax	Ax	Ax	
Anfotericina B				Mi	Mi	Mi	
Arsênico	Mi	Mi		Ax	Ax		
Bifenilas policloradas				Ax	Ax		
Brometo de metila				Ax	Ax		
Ciclosporina				Mi	Mi	Mi	
Cisplatina							II
Clioquinol							II
Cloreto de alila				Ax	Ax		
COF				Ax	Ax		
Colchicina				Ax			
Dapsona					Ax		
Desferroxamina							II
Dietilenoglicol				Mi	Mi	Mi	II, III, VI, VII, VIII
Dimetil mercúrio							II
Dissulfeto de carbono				Ax	Ax		
Dissulfiram				Ax	Ax		
Etambutol				Ax			
Etanol					Ax		
Etilenoglicol							V, VII, VIII, IX, X
Etionamida				Ax			
Fenitoína				Ax	Ax		
Fludarabina				Mi	Mi	Mi	
Glutetimida				Ax			
Hexacarbonetos	Ax	Ax	Ax	Ax	Ax		
Hidralazina				Ax	Ax		
Hidroxicloroquina				Ax	Ax	Ax	
Inibidores do TNF-α				Mi	Mi	Mi	
Isoniazida				Ax	Ax		
Levamisol				Mi	Mi	Mi	
Linezolida				Ax	Ax	Ax	
Lítio							VI
L-triptofano				Mi	Mi	Mi	
MDMA							VI
Mercúrio					Ax		
Metanol				Ax	Ax	Ax	II
Metil iodeto							II, III
Metotrexato				Mi	Mi	Mi	II
Metronidazol				Ax	Ax		
Misonidazol				Ax	Ax		
Nitrofurantoína				Ax	Ax		
Nitroglicerina							VI
Ouro				Ax, Mi	Ax, Mi		
Oxaliplatina				Ax	Ax	Ax	II, V, VI
Óxido de etileno				Ax	Ax		
Óxido nitroso				Ax, Mi	Mi	Mi	

(Continua)

Tabela 133.8 Neuropatias associadas a xenobióticos. (*Continuação*)

Xenobiótico	Aguda			Subaguda/crônica			Nervo craniano
	Sens	Motora	Aut	Sens	Motora	Aut	
Piridoxina	Ax						
Procainamida				Mi	Mi	Mi	
Quinina							II, VIII
Salicilatos							VIII
Sanguineiro				Mi	Ax, Mi	Mi	
Solventes							II, VIII
Sulfeto de hidrogênio							I
Tacrolimo				Mi	Mi	Mi	
Tálio	Ax	Ax		Ax	Ax		III IV, VI
Taxol				Ax			
Triortocresil fosfato	Ax	Ax					
Vacor	Ax		Ax	Mi	Mi	Mi	
Vincristina				Ax, Mi	Ax, mi	Mi	V
Zinco				Mi	Mi	Mi	

Aut, autonômico; Ax, axonopatia; COF, compostos orgânicos fosforados; MDMA, 3,4-metilenodioximetanfetamina; Mi, mielopatia; Sens, sensitivo; TNF-α, fator de necrose tumoral alfa.

Tabela 133.9 Disfunção da junção neuromuscular e da propagação do potencial de ação dos nervos periféricos relacionada com xenobióticos.

Xenobióticos	Pré-sináptica	Pós-sináptica	Transmissão axônica
Alcaloides da nicotina		X	X
Aminoglicosídios	X	X	
Agonistas beta-adrenérgicos	X	X	
Azatioprina	X		
Clindamicina	X	X	
Cloroquina	X	X	
COF, carbamatos		X	
Corticosteroides			
D-penicilamina		X	
Fenitoína	X	X	
Fenotiazinas		X	
Ginotoratoxina			X
Holociclotoxina (paralisia do carrapato)	X		X
Lítio	X	X	
Magnésio	X		
Polimixinas	X	X	
Procainamida	X	X	
Quinidina	X	X	
Saxitoxina			X
Tetrodotoxina			X
Toxina de ciguatera			X
Trimetafana		X	
Veneno de cobra	X		X
Veneno de crotalíneos	X		
Veneno de escorpião			X
Veneno de *Latrodectus mactans* (viúva-negra)	X		X
Verapamil	X		

COF, compostos orgânicos fosforados.

Tabela 133.10 Xenobióticos associados a miopatia.

Categoria de xenobiótico	Agentes específicos
Antirretrovirais	Azidotimidina, zidovudina
Antibióticos	Penicilina, D-penicilamina, rifampicina, sulfonamidas
Antimaláricos	Cloroquina, hidroxicloroquina
Medicamentos para redução dos lipídios	Clofibrato, inibidores da HMG-CoA redutase (estatinas), niacina
Agentes imunossupressores e antineoplásicos	Ciclosporina, vincristina, glicocorticoides (particularmente quando associados a um bloqueador neuromuscular)
Outros medicamentos	Amiodarona, cimetidina, colchicina, doxilamina, ácido e-aminocaproico, ipeca, procainamida, propiltiouracila, suxametônio (succinilcolina)
Substâncias recreativas	Etanol, heroína, fenciclidina
Envenenamentos	Serpentes: *Bothrops asper* (crotalíneo), *Agkistrodon* (crotalíneo, *Acanthophis* (cobra), outras serpentes crotalíneas Aranha: *Loxosceles* sp. (aranha reclusa)

HMG-CoA, hidroximetilglutaril-coenzima A.

Tabela 133.11 Aromas e odores sugestivos de xenobióticos neurotóxicos.

Odor ou aroma	Xenobiótico
Bolas de naftalina	Cânfora
Alho	Organofosforados, arsênico, tálio
Amendoim	Vacor
Cenoura	Cicutoxina (cicuta)
Gaultéria	Salicilato de metila
Frutado	Hidrocarbonetos clorados
Cola	Solventes, tolueno
Ovos podres	DMSA, sulfeto de hidrogênio
Cera para sapatos	Nitrobenzeno

DMSA, ácido meso-2,3-dimercaptossuccínico.

Os componentes essenciais no tratamento de qualquer apresentação neurotóxica incluem reduzir a absorção da toxina, aumentar sua eliminação, administrar um antídoto e fornecer cuidados de suporte. A lavagem gástrica, a administração de carvão ativado e/ou a irrigação intestinal total têm o potencial de reduzir a absorção de um xenobiótico ingerido.

A lavagem gástrica tornou-se, em grande parte, antiquada, visto que é um recurso intensivo, que frequentemente necessita de intubação endotraqueal e não demonstrou ser objetivamente benéfica. Entretanto, ainda desempenha um papel na ingestão hiperaguda (dentro de 1 hora) de substâncias altamente tóxicas, que não são absorvidas efetivamente pelo carvão ativado e não possuem antídoto efetivo. Em virtude do risco de aspiração inadvertida, a lavagem não deve ser realizada na presença de hidrocarbonetos e substâncias cáusticas alcalinas.

De modo semelhante, o uso do carvão ativado diminuiu nos últimos anos, visto que as evidências publicadas não demonstraram eficácia apreciável dessa abordagem. O carvão ativado não deve ser usado em pacientes com nível deprimido de consciência, com risco de aspiração e após a ingestão de alguns xenobióticos (Tabela 133.12). A irrigação intestinal total pode ser considerada em pacientes com ingestão de um medicamento de liberação prolongada altamente tóxico ou de xenobióticos que não são absorvidos pelo carvão ativado.

As opções para maior eliminação incluem hemodiálise, hemoperfusão, alcalinização da urina e, raramente, exsanguino-transfusão. A eliminação dos xenobióticos ligados a proteínas não é apreciavelmente aumentada com diálise.

A Tabela 133.13 fornece um resumo de algumas neurotoxinas e seus antídotos. Os benzodiazepínicos constituem o tratamento preferido para as convulsões induzidas por neurotoxinas. A disfunção dos canais iônicos não é um mecanismo incomum de várias das neurotoxinas que induzem crises epilépticas, as quais podem ser agravadas pela administração de muitos dos antiepilépticos comumente usados (p. ex., fenitoína ou ácido valproico).

PROGNÓSTICO

Os resultados após exposição a uma neurotoxina dependem da fisiopatologia da agressão neurotóxica. Os mecanismos que levam à lesão ou à morte neuronais têm mais probabilidade de produzir déficits permanentes do que os mecanismos que interferem no funcionamento de neurotransmissores ou na sinalização celular. Em algumas circunstâncias, as toxinas que alteram a sinalização celular ou a propagação dos potenciais de ação podem levar a alterações permanentes na estrutura, na função ou na densidade dos receptores de neurotransmissores ou canais iônicos, aumentando a possibilidade de efeitos duradouros. Muitas das toxicidades dependem da concentração máxima da toxina no paciente e de sua concentração com o passar do tempo. Os resultados clínicos podem ser agravados com demoras na eliminação do tóxico ou na administração de um antídoto. Uma nova exposição tende a provocar sintomas clínicos exponencialmente graves, que têm mais tendência a ser permanentes.

SÍNDROMES NEUROTÓXICAS COMUNS

Tipicamente, as neurotoxinas com mecanismos semelhantes de ação produzem síndromes distintas, que possibilitam seu reconhecimento clínico e a uniformização no seu tratamento.

Tabela 133.12 Ingestão de xenobióticos que não deve ser tratada com carvão ativado.

- Metais pesados (p. ex., chumbo, arsênico)
- Ácidos
- Álcalis
- Hidrocarbonetos
- Alcoóis
- Íons inorgânicos (p. ex., lítio, fluoreto, cálcio)
- Óleos

Tabela 133.13 Neurotoxinas e seus antídotos/tratamentos específicos.

Neurotoxina/síndrome tóxica	Antídoto/tratamento
Arsênico, chumbo, mercúrio	Dimercaprol (BAL)
ATC	Bicarbonato
Envenenamento por cascavel	Antiveneno CroFab
Síndrome serotoninérgica	Cipro-heptadina
Arsênico, chumbo, mercúrio	D-penicilamina
SNM, hiperpirexia por simpatomiméticos	Dantroleno
Ferro	Cefuroxima
Digoxina	Fab específico para digoxina
Chumbo	DMSA, EDTA
Metanol, etilenoglicol	Etanol
Benzodiazepínicos	Flumazenil
Metanol, metotrexato	Folato/ácido folínico
Etilenoglicol, metanol	Fomepizol
Cianeto, sulfeto de hidrogênio	Hidroxicobalamina, tiossulfato de sódio, nitrito de sódio
Anestésicos locais, ATC	Intralipídio 20%
Ácido valproico	L-carnitina
Envenenamento por viúva-negra	Antiveneno-*Lactrodectus*
Opioides	Naloxona
Anticolinérgicos	Fisostigmina
Organofosforados, carbamatos	Pralidoxima (2-PAM)
Isoniazida, monometil-hidrazina, etilenoglicol	Piridoxina

ATC, antidepressivos tricíclicos; BAL, British anti-Lewisite; DMSA, ácido meso-2, 3-dimercaptossuccínico; EDTA, ácido etilenodiaminotetracético; SNM, síndrome neuroléptica maligna.

Esta seção apresenta um resumo de várias síndromes, fornece listas de neurotoxinas responsáveis conhecidas, descreve opções de tratamento e discute os resultados clínicos esperados.

Toxicidade dos anticolinérgicos

Cerca de 20 mil pacientes são expostos a xenobióticos anticolinérgicos por ano. Isso provavelmente representa uma subestimativa, visto que constitui apenas os casos reconhecidos e notificados. Para maior especificidade, essas substâncias possuem propriedades antimuscarínicas que produzem seus sintomas clínicos característicos. Os xenobióticos com ações antinicotínicas são separados e distintos daqueles mencionados aqui. Centenas de medicamentos exibem propriedades anticolinérgicas, de modo que muitos pacientes correm risco de toxicidades sutis, que podem se manifestar na forma de transtornos comportamentais ou cognitivos leves.

Manifestações clínicas

Os sintomas clínicos de toxicidade anticolinérgica estão resumidos na Tabela 133.14 e são secundários às ações antimuscarínicas. Raramente os pacientes apresentam todos os sintomas associados; a taquicardia e as mucosas secas constituem os sintomas mais comumente observados. As exposições mais graves produzem hipertermia, coma e/ou crises epilépticas. Os xenobióticos com atividade antimuscarínica estão resumidos na Tabela 133.15. Convém observar que as gotas oftálmicas sofrem absorção sistêmica e, portanto, podem provocar sintomas anticolinérgicos em caso de administração liberal. Além disso, as substâncias recreativas têm sido contaminadas com adulterantes anticolinérgicos em mais de uma ocasião (p. ex., heroína contaminada com escopolamina).

Tratamento

O tratamento é, em grande parte, de suporte. A hipertermia deve ser rapidamente corrigida com medidas de perda de calor por condução e evaporação. A agitação e as crises epilépticas devem ser controladas com benzodiazepínicos, como *lorazepam*, 2 a 4 mg IV, sendo a dose repetida quando necessário. Deve-se evitar o uso de antipsicóticos, visto que eles reduzem o limiar convulsivo, e quase todos eles também exercem ações antimuscarínicas (ver Tabela 133.15). Tipicamente, os antiepilépticos não são efetivos no tratamento das crises epilépticas induzidas por anticolinérgicos, e a sua ação sobre os canais iônicos pode aumentar o risco de arritmias cardíacas. O estado de mal epiléptico raramente resulta de toxicidade antimuscarínica; na sua presença, devem-se considerar outras etiologias.

A *fisostigmina* é um inibidor da acetilcolinesterase (AChE), que tem sido usado no tratamento da toxicidade por anticolinérgicos. Constitui o único inibidor da AChE que atravessa a barreira hematencefálica. Uma dose de 0,02 mg/kg pode ser administrada durante 5 minutos e repetida a cada 10 a 15 minutos. Possui rápido início e curta duração de ação (cerca de 1 hora). É preciso ter extrema cautela quando se administra a fisostigmina, visto que pode provocar sintomas de toxicidade colinérgica, bradicardia grave e até mesmo assistolia. A toxicidade anticolinérgica muito raramente é fatal com terapia de suporte; por conseguinte, o uso de fisostigmina raramente se justifica, tendo em vista seus riscos associados. Está contraindicada no atraso da condução atrioventricular e intraventricular e na toxicidade dos antidepressivos tricíclicos.

Toxicidade simpaticomimética e estado agudo de excitação

A apresentação clínica de pacientes com *delirium* excitado induzido por toxina e daqueles com toxicidade por simpaticomiméticos é, em grande parte, indistinguível. Os fatores de risco, as características do paciente e o manejo também são, em grande parte, os mesmos, de modo que ambas serão discutidas em conjunto. Algumas idiossincrasias pertinentes de alguns dos xenobióticos serão mencionadas. A Tabela 133.16 fornece um resumo dos vários agentes que provocam *delirium* excitado.

O uso disseminado de substâncias de prescrição, produtos vegetais e estimulantes e alucinógenos recreativos fez com que os efeitos neurotóxicos dessas substâncias fossem incluídos na comunicação clínica diária. Nos EUA, há bem mais de 100 mil procuras nos serviços de emergência a cada ano devido a esses xenobióticos. Seus efeitos neurotóxicos são exercidos por meio da manipulação dos mecanismos realizados pelos neurotransmissores monoamínicos centrais (serotonina, norepinefrina e dopamina). Isso inclui aumento da liberação dos neurotransmissores, efeitos exagerados no receptor pós-sináptico, degradação diminuída dos neurotransmissores e agonismo ou antagonismo dos receptores, entre outros mecanismos. Em vários casos, os efeitos do xenobiótico responsável não são isolados de um neurotransmissor ou receptor, tornando suas manifestações clínicas menos previsíveis e confiáveis.

Tabela 133.14 Achados clínicos das síndromes neurotóxicas.

Anticolinérgicos	• Pele ruborizada • Anidrose • Mucosas secas • Retenção urinária • Constipação intestinal/íleo/diminuição dos sons intestinais • Hipertermia • Midríase • Visão embaçada (comprometimento da acomodação) • Agitação, confusão, *delirium*, psicose • Alucinações visuais • Mioclonia, coreoatetose, comportamento de arrancar • Estupor/coma (em doses mais altas) • Crises epilépticas (muito raramente, estado de mal epiléptico)	Toxicidade dos organofosforados e carbamatos *(Continuação)*	• Diaforese • Fasciculações musculares • Crises epilépticas/convulsões • Confusão até estupor/coma • Visão embaçada/miose* • Broncospasmo* • Bradicardia* • Hipotensão*
		Síndrome neuroléptica maligna	• Confusão/*delirium* • Catatonia/mutismo • Estupor/coma • Rigidez em cano de chumbo • Hipertermia • Taquicardia • Hipertensão • Taquipneia
Simpaticomiméticos	• Diaforese • Hipertensão • Taquicardia • Hipertermia • Agitação, combatividade, psicose • Alucinações • Midríase • Crises epilépticas	Síndrome serotoninérgica	• Agitação, hipervigilância • Confusão, *delirium* • Hipertermia • Taquicardia • Hipertensão • Diaforese • Diarreia • Clônus ocular • Midríase • Acatisia • Tremor • Rigidez • Hiper-reflexia** • Clônus**
Toxicidade dos organofosforados e carbamatos	• Inquietação • Diarreia • Lacrimejamento • Salivação • Micção • Broncorreia		

*A atividade colinérgica nas fibras simpáticas pré-ganglionares leva à maior liberação de norepinefrina nas terminações pós-ganglionares nos órgãos-alvo. Clinicamente, isso resulta na ativação das vias simpáticas e parassimpáticas, que pode levar à normocardia, taquicardia, normotensão, broncodilatação ou midríase. **Mais pronunciado nas extremidades inferiores.

Tabela 133.15 Xenobióticos com propriedades anticolinérgicas.

Categoria	Agentes específicos
Anti-histamínicos	Cetirizina, clorfeniramina, cimetidina, difenidramina, doxilamina, hidroxizina, loratadina, ranitidina
Antipsicóticos	Clorpormazina, clozapina, olanzapina, quetiapina, risperidona, ziprasidona
Antieméticos	Doxilamina, metoclopramida, prometazina, escopolamina
Antivertigem	Meclizina, escopolamina
Antidepressivos tricíclicos	Amitriptilina, desipramina, doxepina, imipramina, nortriptilina
Antidepressivos	Mirtazapina, paroxetina
Antiparkinsonianos	Benzatropina, biperideno, carbidopa/levodopa, prociclidina, selegilina, triexifenidil
Oftálmicos	Atropina, ciclopentolato, homatropina, tropicamida
Broncodilatadores	Ipratrópio, tiotrópio
Antiespasmódicos	Diciclomina, hiosciamina, loperamida, oxibutirina,* propantelina
Relaxantes musculares	Baclofeno, carisoprodol, ciclobenzaprina, metocarbamol
Outros	Amantadina, glicopirrolato,* trazodona
Produtos vegetais	Beladona (atropina, *Atropa belladonna*), meimendro-negro (*Hyoscyamus niger*), figueira-do-inferno (escopolamina, *Datura stramonium*), mandrágora (*Mandragora officinarum*)

*Não cruza a barreira hematencefálica.

Tabela 133.16 Xenobióticos que causam toxicidade simpaticomimética/estado de excitação aguda.

Categorias	Fonte	Agentes específicos	Comentários
Cocaína	Coca (*Erythroxylum coca*)	Cloridrato de cocaína, metilecgonina e ecgonina ("*crack*")	TCL/arritmias e anestesia local, devido ao bloqueio dos canais de Na
Metanfetaminas	Sintéticas	"*Crank*", "*cristal*", "*chalk*", "*ice*" etc.	Pode ocorrer toxicidade do chumbo, devido à contaminação
Anfetaminas planejadas (designer) (recreativas)	Sintéticas	MDMA ("*ecstasy*", "XTC" ou "Adam"), MDA, MDEA ("Eve"), OMA ("Morte"), DOM ("STP"), DOI, DOB, outros	Não raramente, observa-se hiponatremia, que pode ser devida à ação semelhante ao ADH com MDMA; a RM revela dano irreversível aos neurônios serotoninérgicos
Anfetaminas de prescrição	Sintéticas	Dextroanfetamina, lisdexanfetamina	
Compostos de piperazina de prescrição	Sintéticos	Metilfenidato	
Antagonistas do receptor NMDA	Sintéticos	PCP, cetamina, dextrometorfano	
Canabinoide sintético	Sintético	HU-210, JWH-018, JWH-073, JWH-200, CP-47 e canabiciclo-hexanol (todos designados, em grande parte, como *K2* ou *spice*)	Novos compostos rapidamente ciclados, conforme a DEA os acrescenta a listas de substâncias controladas
Efedrina	Efedra (*Ma-Huang*)	Vários compostos recreativos, fitoterápicos e para a perda de peso	
Catinona	Khat (*Catha edulis*)	Consumida por meio de mastigação ou chá	A toxicidade do manganês em consequência de contaminação produziu SEP
Derivados da catinona	Sintéticos	Mefedrona, metilona, etilona, butilona, pirovalerona, MDPV, metcatinona etcaninona, outros ("sais de banho", comercializados com vários nomes)	
Metilxantinas	*Coffea arabica*, muitos outros produtos vegetais	Cafeína	
Compostos de piperazina N-substituídos	Sintéticos	"*Legal E*", "*legal X*", BZP ("A2"), TFMPP ("*Molly*"), CPP, 251-NBOMe ("*N-bomb*")	
Mescalina	Cactos (*Lophophora williamsii, Lophophora diffusa, Trichocereus pachanoi*)	"Peiote"	
LSD	Sintético		
Substâncias semelhantes ao LSD	Trepadeira-elefante (*Argyreia nervosa*), flor-de-pau (*Merremia tuberosa*), ipomeia (*Ipomoea violacea*), oliliuqui (*Rivea corymbosa*)		
Alucinógenos: triptaminas (alcaloides indólicos)	Cogumelos *Psilocybe, Panaeolus* e *Conocybe* Várias plantas e organismos Sintéticos	Psilocibina e psilocina de "cogumelos mágicos" DMT, 5-MeO, DMT AMT, DiPT, 5-MeO-DiPT ("*foxy*" ou "*foxy-methoxy*")	Ingerido como *ayahuasca*
Alucinógenos: produtos vegetais	*Salvia divinorum* *Mitragyna speciosa* Iboga (*Tabernanthe iboga*) Absinto (*Artemisia absinthium*) Cogumelos contendo isoxazol (*Amanita muscaria, Amanita pantherina, Amanita gemmata* e *Amanita cothurnata*)	Salvinorina A ou divinorina A Kratom, composto específico incerto, suspeita de mitraginina Iboga (ibogaína) Tujona ("absinto") Ácido ibotênico e muscimol	Efeitos sobre os canais iônicos, 11 mortes relatadas por parada cardíaca Inibidor do receptor de GABA$_A$ → crises epilépticas

ADH, álcool desidrogenase; AMT, alfametiltriptamina; BZP, 1-benzilpiperazina; CPP, 1-(clorofenil) piperazina; DEA, Drug Enforcement Administration; DiPT, di-isopropiltriptamina; DMT, dimetiltriptamina; DOB, 2,5-dimetoxi-4-bromoanfetamina; DOI, 2,5-dimetoxi-4-iodoanfetamina; DOM, 4-metil-2,5-dimetoxianfetamina; GABA$_A$, ácido γ-aminobutírico tipo A; LSD, ácido lisérgico dietilamida; MDA, 3,4-metilenodioxianfetamina; MDEA, 3,4-metilenodioximetanfetamina; MDMA, 3,4-metilenodioximetanfetamina; MDPV, metilenodioxipirovalerona; Na, sódio; NMDA, N-metil-D-aspartato; 251-NBOMe, 2-(4-iodo-2,5-dimetoxifenil)-N-[(2-metoxifenil)metiletanamina; 5-MeO-DiPT, 5-metoxi-triptamina; 5-MeO-DMT, 5-metoxi-dimetiltriptamina, di-isopropil; PCP, fenciclidina; PMA, parametoxianfetamina; RM, ressonância magnética; SEP, sintomas extrapiramidais; STP, serenidade, tranquilidade e paz; TCL, taquicardia complexa larga; TFMPP, 1-(trifluorometilfenil)piperazina.

Manifestações clínicas

Clinicamente, esses pacientes apresentam hipervigilância, agitação, paranoia, alucinações, estereotipagem, discinesias, movimentos coreoatetoides, taquicardia, hipertensão, midríase e/ou diaforese. A toxicidade mais grave pode causar *delirium*, combatividade, hipertermia grave (> 40°C) e crises epilépticas. A taquicardia com complexo largo pode ser observada em caso de hiperpotassemia induzida por cocaína (devido ao bloqueio dos canais de sódio) ou rabdomiólise. O paciente pode apresentar nível deprimido de consciência, devido à coingestão de outras substâncias intoxicantes. A diaforese está ausente na toxicidade por anticolinérgicos, de modo que esse achado é sugestivo de *delirium* excitado. Entretanto, pode estar ausente na toxicidade de simpaticomiméticos se o paciente apresentar depleção de volume.

Diagnóstico

O diagnóstico baseia-se, em grande parte, na apresentação clínica e na história. Quando as circunstâncias não são conhecidas, o médico precisa descartar a possibilidade de etiologias potencialmente fatais e passíveis de tratamento, como hemorragia intracraniana, estado de mal epiléptico ou infecção do SNC. Com frequência, realiza-se uma triagem para substâncias na urina, porém são obtidos numerosos resultados falso-positivos e falso-negativos. Além disso, um achado positivo na triagem de substâncias na urina pode ser o resultado de exposição prévia, não a causa dos sintomas atuais do paciente. Deve-se obter um painel metabólico básico. Sabe-se que ocorre hiponatremia na ingestão de 3,4-metilenodioximetanfetamina, causando estado de mal epiléptico.

Tratamento

O tratamento é, em grande parte, de suporte. A agitação deve ser tratada com administração liberal de *benzodiazepínico*, tendo como meta reduzir ao máximo a atividade muscular para evitar a hipertermia. Tipicamente, não são utilizados antipsicóticos, de modo a evitar a administração de fármacos com ações anticolinérgicas, que podem aumentar o risco de crises epilépticas, *delirium* e hipertermia. Se forem usadas, as *butirofenonas* (haloperidol, droperidol) constituem a melhor opção, contanto que o intervalo QTc do paciente esteja normal. É melhor evitar o uso de antiepilépticos, visto que esses pacientes frequentemente apresentam anormalidades eletrolíticas e correm maior risco de complicações quando esses fármacos são administrados. Os benzodiazepínicos, o propofol ou os barbitúricos são preferidos para o manejo das crises epilépticas. A hipertermia deve ser evitada ou rapidamente corrigida. Deve-se fornecer hidratação IV para prevenir a lesão renal induzida por rabdomiólise e a hiperpotassemia. A taquicardia com complexo largo induzida por cocaína pode ser tratada com bicarbonato de sódio. A hipertensão persistente, apesar de sedação adequada, pode ser tratada com *fentolamina*, em uma dose de 5 mg IV, repetida quando necessário, ou com nitroglicerina IV, 5 a 20 μg/minuto. É melhor evitar o uso de betabloqueadores, tendo em vista o potencial de agravamento do vasospasmo, devido à atividade alfa-agonista sem oposição. Com o manejo agudo ideal, os resultados tipicamente são notáveis.

Toxicidade por colinérgicos: organofosforados e carbamatos

Os organofosforados (OF) e os carbamatos são inibidores da AChE que são reconhecidos e usados desde meados do século XIX. Os OFs são usados como armas de guerra (p. ex., gás sarin), inseticidas e para fins medicinais. Os carbamatos possuem aplicações clínicas (p. ex., fisostigmina) e são usados como inseticidas. Alguns xenobióticos que são carbamatos não inibem a AChE.

Epidemiologia

A exposição a OF e a carbamatos tem declinado nos EUA, caindo para menos de 10 mil notificações por ano em meados de 2000. Isso contrasta com as centenas de milhares de mortes que ocorrem anualmente na área rural da Ásia. As sequelas crônicas e tardias tendem a ser subnotificadas, visto que a associação entre a exposição e o evento clínico pode não ser reconhecida.

Biopatologia

Os OFs e os carbamatos são xenobióticos altamente lipofílicos, que penetram nos tecidos com facilidade. Ocorre toxicidade sistêmica após exposição dérmica por meio de absorção cutânea, inalação ou, com menos frequência, ingestão. A ligação inicial da AChE pelos OFs é reversível e, em seguida, torna-se irreversível, em um processo denominado *envelhecimento*. O tempo de "envelhecimento" varia de acordo com o OF e inclui desde algumas horas até 2 dias, tendo as armas de guerra o menor tempo de envelhecimento. Quando a ligação está "envelhecida", o antídoto *pralidoxima* não é efetivo. Por outro lado, os carbamatos não envelhecem, e seus efeitos se dissipam com sua depuração.

Manifestações clínicas

As manifestações clínicas da exposição a OFs ou carbamatos resultam do aumento da acetilcolina em todas as junções neuronais (p. ex., muscarínicas pós-ganglionares parassimpáticas e simpáticas, nicotínicas pré-ganglionares parassimpáticas e simpáticas, SNC e JNM nicotínica; Figura 133.1). O início dos sintomas varia de poucos minutos a várias horas. Em virtude de sua alta lipofilicidade, os compostos são absorvidos nos tecidos adiposos; podem-se observar efeitos tardios quando se difundem na circulação. Uma síndrome de neuropatia axônica tardia induzida por OFs resulta da inibição de uma lisofosfolipase neuronal, a esterase-alvo de neuropatia.

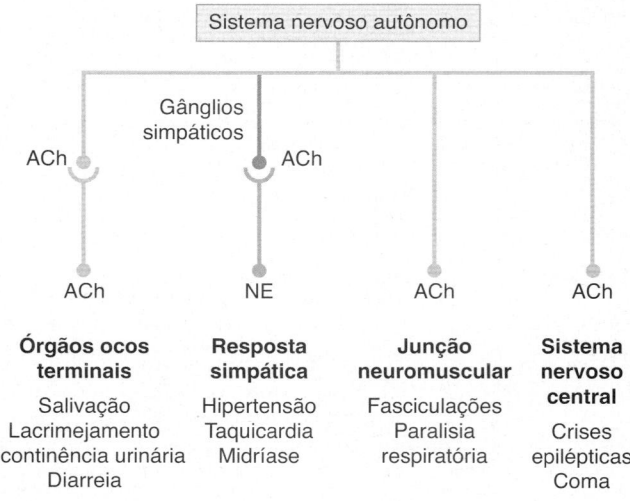

FIGURA 133.1 Locais de ação dos organofosforados e carbamatos. ACh, acetilcolina; NE, norepinefrina.

A gama completa de manifestações clínicas da exposição a OFs ou carbamatos está resumida na Tabela 133.15. A apresentação mais comum consiste em miose, diaforese e dispneia, devido à broncorreia. As manifestações do SNC incluem desde inquietação e confusão até estupor, coma e atividade convulsiva. O aumento da acetilcolina JNM leva a fasciculações musculares, fraqueza e, por fim, paralisia. Uma síndrome de disfunção tardia da JNM, observada em 25% dos pacientes dentro de 1 a 4 dias após exposição a OFs, caracterizada por fraqueza muscular sem fasciculações e insuficiência respiratória, foi denominada *síndrome intermediária*. Alguns pacientes apresentam polineuropatia tardia induzida por OF, que envolve os neurônios motores superior e inferior dentro de vários dias a semanas após a exposição.

Diagnóstico

O diagnóstico de toxicidade dos OF/carbamatos é mais bem estabelecido com base na exposição conhecida e nos sintomas subsequentes. Nos casos de exposição incerta ou apresentação atípica ou sutil, a determinação dos *níveis de colinesterase* no plasma e nos eritrócitos pode ajudar no estabelecimento do diagnóstico. Existem várias ressalvas na sua interpretação, que está além do propósito deste texto. Potenciais repetitivos espontâneos na eletromiografia (EMG) de um único nervo constituem um achado sensível de inibição da AChE.

Tratamento

Os pacientes com exposição a OFs precisam ser rapidamente descontaminados por meio da retirada de todas as roupas e irrigação liberal da pele. O tratamento inicial começa com quantidades liberais de *atropina* (dose inicial de 1 a 2 mg IV, com o dobro dessa dose a cada 5 minutos, até cessarem as secreções respiratórias). Não é raro que os pacientes necessitem de quase 500 mg de atropina durante a primeira hora de cuidados. Além disso, uma oxima, tipicamente *prolidoxima*, deve ser administrada tão logo haja suspeita da síndrome (1 a 2 mg IV a cada 4 horas, durante pelo menos 24 horas) para prevenir o envelhecimento e a inibição irreversível da AChE. Deve-se assinalar que as evidências que sustentam o uso de uma oxima são controversas. Foi observado que os benzodiazepínicos, particularmente o *diazepam*, 5 a 10 mg IV a cada 4 a 6 horas, diminuem a lesão cerebral em consequência das crises epilépticas induzidas por OF e alivia a depressão respiratória, também induzida por OF. A *cetamina* (dose de ataque de 1 a 4 mg/kg, seguida de infusão IV de 0,1 a 0,5 mg/minuto) e outros antagonistas do receptor de N-metil-D-aspartato demonstraram reduzir as crises epilépticas induzidas por OF e aumentar a sobrevida em camundongos. Quando se efetua a intubação endotraqueal, é melhor evitar a succinilcolina.

Prognóstico

A taxa de casos fatais varia de 10 a 40%. Não há evidências que descrevam os resultados neurológicos com precisão após envenenamento agudo e crônico. Os déficits residuais com recuperação incompleta são comuns em pacientes com neuropatia tardia induzida por organofosforados (OPIDN, do inglês *organophosphate-induced delayed neuropathy*). Foram observados déficits cognitivos após exposição aguda a OFs.

Síndrome neuroléptica maligna

A síndrome neuroléptica maligna (SNM) é uma emergência neurológica idiossincrásica potencialmente fatal, observada em indivíduos em uso de agentes neurolépticos (antidopaminérgicos) ou após suspensão de medicações dopaminérgicas (Tabela 133.17). Faltam estimativas precisas de sua incidência. A SNM pode ocorrer em qualquer idade e é observada mais frequentemente em homens, porém isso é proporcional ao maior uso de neurolépticos no sexo masculino. A SNM é frequentemente observada dentro das primeiras 2 semanas de tratamento com um neuroléptico, mas pode ocorrer em qualquer momento, até mesmo em pacientes em uso de antipsicóticos durante anos. O risco de SNM é maior com um rápido escalonamento da dose, administração parenteral, mudança de agentes e uso de doses mais altas. A fisiopatologia precisa não é conhecida, porém acredita-se que seja o resultado de um déficit relativo de dopamina no SNC. Os estudos genéticos realizados identificaram um alelo específico do receptor D2, como fator de risco, que resulta em diminuição na quantidade e função dos receptores de dopamina.

Manifestações clínicas

As manifestações clínicas consistem em alterações do estado mental, rigidez muscular, hipertermia e disfunção autonômica; tipicamente, os sintomas aparecem nessa sequência. As alterações do estado mental podem preceder os outros sintomas em 24 horas ou mais. As alterações do estado mental variam desde confusão e *delirium* até catatonia, mutismo, estupor e coma. Pode-se observar a ocorrência de rigidez em roda dentada, distonia e outras discinesias, além da rigidez em cano de chumbo. A maioria dos pacientes apresenta temperatura acima de 38°C, e, em quase metade deles, a temperatura ultrapassa 40°C. A disfunção autonômica manifesta-se na forma de taquicardia, hipertensão e taquipneia. As anormalidades laboratoriais podem incluir elevação da creatinoquinase (> 4× normal), transaminite e leucocitose.

Diagnóstico

O diagnóstico é clínico. Um sistema de escore foi proposto, porém não foi validado. Tipicamente, a avaliação depende da identificação de alterações metabólicas, que exigem correção e exclusão de outros diagnósticos diferenciais. Foi observada a presença de edema cerebral na ressonância magnética (RM). Tipicamente, não ocorrem crises epilépticas na SNM. O exame do líquido cefalorraquidiano pode revelar elevação discreta da proteína sem pleocitose ou hipoglicorraquia.

Tabela 133.17 Exemplos de medicamentos que causam síndrome neuroléptica maligna.

Agentes dopaminérgicos (suspensão)	Antipsicóticos	Antieméticos
Bromocriptina	Aripiprazol	Droperidol
Amantadina	Clorpromazina	Metoclopramida
Rimantadina	Clozapina	Proclorperazina
Memantina	Haloperidol	Prometazina
Levodopa	Olanzapina	
Cabergolina	Quetiapina	
Di-hidroergocritina (DHEC)	Risperidona	
Pergolida	Tioridazina	
	Ziprasidona	

Tratamento

O tratamento consiste em terapia de suporte agressiva, correção da temperatura e interrupção de qualquer agente agressor possível (ou retomada de um agente suspenso). O *dantroleno* (1 a 2,5 mg/kg IV), um relaxante do músculo esquelético, que atua ao inibir a liberação de cálcio do retículo sarcoplasmático, pode ser usado para reduzir a rigidez e ajudar a corrigir a hipertermia e a rabdomiólise. Não deve ser usado se houver transaminite significativa. A *amantadina* (100 mg VO a cada 12 horas) e a *bromocriptina* (2,5 mg VO, a cada 6 horas) são agonistas da dopamina, que podem ser considerados no tratamento da SNM. As evidências reunidas de observações retrospectivas e casos sugerem que esses fármacos podem acelerar a recuperação e reduzir a mortalidade, porém isso ainda não está conclusivo. Há relatos do uso de eletroconvulsoterapia, porém sua verdadeira eficácia está longe de ser clara. De fato, foi relatado que vários pacientes sofreram parada cardíaca durante a eletroconvulsoterapia.

Prognóstico

Tipicamente, ocorre recuperação dentro de 2 semanas após a interrupção do neuroléptico (ou retomada do agonista da dopamina), com algumas exceções. A taxa de mortalidade varia de 5 a 20%. É muito difícil prever a recidiva com a retomada dos neurolépticos. Se houver necessidade de reiniciá-los, devem-se selecionar agentes de menor potência, na menor dose possível. Evidências fracas sugerem que a terapia com lítio pode aumentar o risco de desenvolver SNM; por conseguinte, é melhor evitar seu uso, se possível.

Síndrome serotoninérgica

A síndrome serotoninérgica é uma emergência neurológica que comporta risco de vida, causada por um excesso relativo de serotonina. A morte de Libby Zion no New York Hospital, em 1984, que foi divulgada na mídia e levou finalmente à criação das leis contemporâneas que limitam as horas de trabalho de residentes, teve como causa suspeita a síndrome serotoninérgica. A síndrome pode ser precipitada quando dois ou mais medicamentos serotoninérgicos são coadministrados, mas também pode ocorrer com monoterapia (ver Tabela 133.18 para uma lista de xenobióticos serotoninérgicos). Nos EUA, são notificados atualmente mais de 25 mil casos de exposição tóxica potencial a agentes serotoninérgicos, e suspeita-se que quase 10 mil deles provoquem síndrome serotoninérgica, resultando em quase cem mortes. A síndrome serotoninérgica ocorre ao longo de um espectro. Os sintomas leves provavelmente não são identificados e são subnotificados.

Biopatologia

Os receptores de serotonina são encontrados principalmente no SNC, no tronco encefálico (núcleos medianos da rafe) e perifericamente no trato gastrintestinal, rede vascular e plaquetas. Rápidos aumentos na concentração de serotonina nesses locais produzem os sintomas da síndrome serotoninérgica. Os sintomas leves consistem em tremor, diarreia e inquietação ou hipervigilância. Os sintomas mais graves resultam em maior disfunção autonômica, hipertermia (> 40°C) e déficits mais significativos no estado mental (ver Tabela 133.14). O clônus (ocular, espontâneo e induzido) e a hiper-reflexia são específicos da síndrome serotoninérgica e são mais pronunciados nos membros inferiores. Tipicamente, o início é observado dentro de poucos minutos a várias horas após a exposição ao agente serotoninérgico.

Tabela 133.18 Xenobióticos que têm o potencial de causar síndrome serotoninérgica.

Categoria	Exemplos específicos
ISRS	Citalopram, escitalopram, fluoxetina, paroxetina, sertralina
IRSN	Desvenlafaxina, duloxetina, milnaciprana, venlafaxina
ATC	Aminotriptilina, clomipramina, desipramina, doxepina, imipramina, nortriptilina, protriptilina, trimipramina
IMAO	Isocarboxazida, moclobemida, fenelzina, tranilcipromina
ICDN	Bupropiona
AIRS	Nefazodona, trazodona e vilazodona
Substâncias recreativas	Cocaína, metanfetamina, anfetaminas planejadas (designer) (p. ex., MDMA ["ecstasy"], Tabela 133.16), LSD
FAE	Carbamazepina, valproato
Triptanas	Almotriptana, eletriptana, frovatriptana, rizatriptana, sumatriptana, zolmitriptana
Derivados do esporão do centeio	Ergotamina, metilergonovina
Anfetaminas	Dextroanfetamina, lisdexanfetamina
Opioides	Meperidina, tramadol, pentozocina, fentanila
Supressores do apetite	Fenfluramina, fentermina, dexfenfluramina, sibutramina
Medicamentos para doença de Parkinson	Levodopa, carbidopa/levodopa, rasagilina, selegilina
Antagonistas do receptor de serotonina	Dolasetrona, granisetrona, ondansetrona, palonosetrona
Antibióticos	Linezolida, tedizolida
Outros	Triptofano, erva-de-são-joão, ciclobenzaprina, dextrometorfano, buspirona, lítio, azul de metileno, procarbazina

AIRS, antagonistas e inibidores da recaptação de serotonina; ATCs, antidepressivos tricíclicos; FAE, fármacos antiepilépticos; ICDN, inibidores da captação de dopamina-norepinefrina; IMAO, inibidores de monoamina oxidase; ISRS, inibidores seletivos da recaptação de serotonina; IRSN, inibidores da recaptação de serotonina-norepinefrina; LSD, ácido lisérgico dietilamida; MDMA, 3,4-metilenedioximetanfetamina.

Diagnóstico

A Tabela 133.19 fornece os critérios de toxicidade serotoninérgica de Hunter, que têm uma sensibilidade de 84% e especificidade de 97% para o diagnóstico da síndrome serotoninérgica. O diagnóstico é totalmente clínico. São realizados exames laboratoriais e de imagem para avaliar a alteração metabólica e descartar a possibilidade de diagnósticos alternativos.

Tabela 133.19 Critérios de toxicidade serotoninérgica de Hunter.

Qualquer um dos seguintes critérios estão presentes após a introdução de um agente serotoninérgico:
- Clônus espontâneo
- Clônus induzível ou ocular com agitação ou diaforese
- Clônus induzível ou ocular com hipertonicidade e febre
- Tremor com hiper-reflexia

Conduta clínica

Os sintomas desaparecem prontamente com a interrupção de todos os agentes serotoninérgicos, constituindo, portanto, a base do tratamento. Infelizmente, alguns inibidores seletivos da recaptação de serotonina apresentam meias-vidas longas (p. ex., a meia-vida da fluoxetina é de 1 semana). Nesses casos, há necessidade de terapia de suporte prolongada. A agitação deve ser tratada com benzodiazepínicos. Se a agitação ou a disfunção autonômica persistirem, apesar do controle da agitação, pode-se utilizar a *cipro-heptadina*, um antagonista da histamina e da serotonina. A cipro-heptadina está apenas disponível para administração oral. A dose inicial é de 12 mg, seguida de 2 mg a cada 2 horas. Há poucas evidências além dos relatos de casos para confirmar qualquer benefício terapêutico desse fármaco. Podem-se esperar resultados excelentes com cuidados de suporte ótimos e suspensão imediata do(s) agente(s) serotoninérgico(s).

Envenenamento por monóxido de carbono

A intoxicação por monóxido de carbono (CO) constitui causa comum de dano neurológico e morte. Nos EUA, o número de mortes alcançou, em média, 5.600 anualmente durante um período de 10 anos, dividindo-se entre casos acidentais e intencionais. As estatísticas de encefalopatia não fatal por CO e síndrome neuropsiquiátrica tardia induzida por CO não são precisas. O CO compete com o oxigênio pela sua ligação à hemoglobina, mioglobina e citocromo *c* oxidase, resultando em hipoxia tecidual e comprometimento na produção de energia celular.

Manifestações clínicas

As apresentações clínicas variam desde sintomas leves semelhantes aos de uma síndrome viral, como cefaleia, mal-estar, tontura, náuseas, dificuldade de concentração e dispneia, até o coma, particularmente em caso de inalação de fumaça. Nos sobreviventes, os sintomas neurológicos consistem em demência, disfunção cerebelar e parkinsonismo. A exposição aguda pode ser seguida de síndrome neuropsiquiátrica tardia dentro de 3 a 240 dias, com alterações cognitivas e da personalidade e comportamento psicótico. Essa síndrome é observada em 10 a 30% dos casos de envenenamento por CO. Embora até 10% das vítimas apresentem comprometimento neurológico ou psiquiátrico evidente, observa-se, com mais frequência, apenas um déficit neuropsiquiátrico sutil e persistente. A tomografia computadorizada, a RM, a espectroscopia por RM e o exame de imagem com isótopos podem revelar o dano ao cérebro. Os achados *post-mortem* incluem necrose multifocal e mielinopatia, com lesões distintas no globo pálido, no córtex e na substância branca.

Diagnóstico

O diagnóstico é estabelecido pela determinação dos níveis séricos de carboxi-hemoglobina (COHb). Os níveis normais são inferiores a 5% em não fumantes, mas podem alcançar 12% em indivíduos que fumam dois maços por dia. Embora a toxicidade grave frequentemente esteja associada a níveis superiores a 25%, o dano neurológico nem sempre está diretamente relacionado com o nível de COHb. Além disso, os níveis séricos podem ter caído quando o paciente chega ao serviço de emergência, de modo que a obtenção de um nível normal de COHb não descarta a possibilidade de envenenamento por CO. A amostra de sangue coletada no local de ocorrência por técnicos de emergência pode ser usada. A determinação do CO no ar expirado e no ar ambiente da área de exposição também pode ser útil. O padrão do governo norte-americano para o CO proíbe exposições a mais de 35 ppm, em média, durante 1 dia de trabalho de 8 horas.

Tratamento

O tratamento inicial consiste em oxigênio a 100% por uma máscara facial sem reinalação, que irá reduzir a meia-vida de eliminação da COHb de 4 a 5 horas para 1 a 2 horas. O tratamento deve continuar até que os níveis de COHb sejam inferiores a 10%. A maioria dos especialistas defende o uso do oxigênio hiperbárico (OHB) para o tratamento do envenenamento sintomático por CO. O OHB aumenta a eliminação de COHb com meia-vida média de 20 minutos em três atmosferas, porém ensaios clínicos randomizados não esclareceram se ele acelera a recuperação ou diminui a taxa de sequelas tardias. A ocorrência de coma, sintomas isquêmicos, acidose, níveis superiores a 25% e a gravidez com níveis acima de 20% constituem indicações para o OHB.

Hipertermia maligna

A hipertermia maligna é uma reação potencialmente fatal, que ocorre em aproximadamente 1/100 mil exposições a anestésicos voláteis ou succinilcolina. Resulta da abertura inadequada dos receptores de rianodina no retículo sarcoplasmático do músculo esquelético. Sua apresentação ocorre ao longo de um espectro, em que os episódios mais pronunciados se caracterizam por rigidez muscular difusa, apesar do bloqueio neuromuscular. Os primeiros sinais consistem em elevação do dióxido de carbono corrente final e taquicardia. A febre aparece mais tarde, e a temperatura tem tendência a rápidas elevações. Sem tratamento, a rabdomiólise e a hipertermia e suas complicações associadas levam à morte. A base do tratamento consiste na rápida administração de *dantroleno* (dose de 2,5 mg/kg IV seguida de 1 mg/kg IV até o desaparecimento dos sintomas).

Do ponto de vista epidemiológico, a hipertermia maligna resulta mais comumente de uma mutação do receptor de rianodina ou do receptor de di-hidropiridina. São observados casos adicionais em várias miopatias hereditárias. A triagem populacional não se justifica. O teste genético é específico, porém não é sensível. O teste de contratura é muito mais sensível, porém é invasivo e está apenas disponível em centros especializados. Além disso, o teste de contratura tem taxa de resultados falso-positivos de 20%.

Envenenamento por estricnina

A estricnina, um antagonista competitivo da glicina, provoca atividade tônico-clônica involuntária em indivíduos em estado de vigília. Deriva das sementes da árvore *Strychnos nux-vomica*. Os envenenamentos que ocorrem hoje em dia resultam habitualmente da adulteração de substâncias recreativas e menos comumente de medicamentos fitoterápicos. É absorvida por todas as vias, incluindo a dérmica, com início de ação dentro de 10 a 20 minutos. A estricnina é eliminada, em grande parte, pelo fígado, com meia-vida de aproximadamente 12 horas. O diagnóstico é clínico. A rabdomiólise e suas complicações associadas constituem uma ameaça significativa, assim como a parada respiratória devido à incapacidade de ventilação apropriada. O tratamento é de suporte com benzodiazepínicos ou propofol.

Metanol (álcool metílico)

A ingestão de metanol ocorre quando substitui o etanol ou em tentativa de suicídio. O envenenamento está relacionado com a conversão do metanol em formaldeído e ácido fórmico, resultando em acidose metabólica grave. A apresentação clínica inicial assemelha-se à intoxicação aguda por etanol, com sintomas gastrintestinais, embriaguez e coma. A taxa de mortalidade é de aproximadamente 35%. A perda visual é comum e atribuída ao metabolismo do metanol na retina em ácido fórmico. O exame de imagem do cérebro demonstra hemorragias petequeais e edema. Os inibidores da aldeído-desidrogenase (etanol e fomepizol) bloqueiam a conversão do metanol em formaldeído, possibilitando a sua excreção na urina.

Compostos orgânicos voláteis

As síndromes neurológicas causadas por compostos orgânicos voláteis (*solventes*) ocorrem após exposição ocupacional ou deliberada por meio de uso inalatório. Os agentes incluem hidrocarbonetos aromáticos e alifáticos, alcoóis, ésteres, cetonas, nitratos alifáticos, agentes anestésicos, solventes halogenados e propelentes. Os hidrocarbonetos aromáticos, particularmente o *tolueno*, produzem dano cerebral e cerebelar. Os hidrocarbonetos alifáticos têm causado surtos de neuropatia periférica em consequência de exposição industrial ou recreativa ao *n*-hexano ou à metil-*n*-butil cetona, a qual começa nos membros inferiores e ascende, assemelhando-se à síndrome de Guillain-Barré. Do ponto de vista fisiopatológico, observa-se a presença de tumefação axônica neurofilamentosa e degeneração axônica distal.

Outros compostos orgânicos que induzem neuropatia axonal em consequência de exposição industrial incluem acrilamida, dissulfeto de carbono, brometo de metila e fosfato de tiortocresila. Os hidrocarbonetos halogenados são tóxicos para o SNC, visto que causam dano às membranas das células nervosas e alteram a neurotransmissão; a fase excitatória é rapidamente seguida de depressão do SNC. Os compostos incluem clorofórmio, cloreto de metileno e tetracloroetano. O potencial neurotóxico de uma substância é algumas vezes facilitado por outras presentes no mesmo produto comercial.

Mielopatia por óxido nitroso

O óxido nitroso (NO), comumente conhecido como *gás hilariante*, é usado como anestésico inalatório. A exposição crônica ao NO, também conhecida como *síndrome de Layzer*, foi descrita no final da década de 1970 em uma série de dentistas com exposição ocupacional ou abuso crônico de NO. Foi também descrita em indivíduos com deficiência de vitamina B_{12} que foram expostos ao NO. Como o NO interfere na ação da vitamina B_{12}, os sintomas simulam sua deficiência e consistem em parestesias, sintomas de Lhermitte, ataxia, fraqueza das pernas, impotência e distúrbios dos esfíncteres. O exame revela sinais de polineuropatia sensorimotora implicando frequentemente os funículos posteriores e laterais da medula espinal, o que pode ser confirmado na RM. Os exames eletrodiagnósticos revelam polineuropatia axonal. Estudos de animais sugeriram que a metionina desempenha um papel protetor. Foi relatada a ocorrência de melhora dentro de várias semanas a meses após a interrupção da exposição.

Metais pesados

Chumbo

A *encefalopatia aguda por chumbo* em crianças é tipicamente atribuída a pica ou ingestão de lascas de tinta contendo chumbo. As crianças com níveis sanguíneos acima de 80 µg/dℓ são mais suscetíveis do que os adultos à encefalopatia franca por chumbo, com *delirium*, ataxia, crises epilépticas, estupor ou coma e edema cerebral associado. Os adultos com exposição crônica ao chumbo que apresentam níveis sanguíneos de 25 a 60 µg/dℓ podem apresentar irritabilidade, cefaleia, mialgias, anorexia, náuseas, dor abdominal em cãibra e depressão, com sinais de comprometimento da destreza visuomotora e tempo de reação. As neuropatias objetivas que se manifestam na fraqueza muscular e atrofia ocorrem com níveis prolongados de 60 µg/dℓ ou mais. Em virtude da ligação entre o chumbo e a ocorrência de disfunção cognitiva, problemas de comportamento e atraso do crescimento em crianças, os Centers for Disease Control and Prevention declararam que níveis sanguíneos superiores a 5 µg/dℓ são anormais e exigem tratamento. Recomenda-se a triagem periódica crianças de 9 a 36 meses, particularmente porque os sintomas são inespecíficos, incluindo letargia, anorexia, dor abdominal intermitente com vômitos ou constipação intestinal. Recomenda-se a determinação dos níveis sanguíneos de chumbo em crianças supostamente com autismo, transtorno de déficit de atenção, transtorno pervasivo do desenvolvimento, deficiência intelectual ou problemas de linguagem.

Um diagnóstico de intoxicação por chumbo é confirmado se o nível sanguíneo de protoporfirina zinco ultrapassar 100 µg/dℓ ou se a excreção urinária de ácido aminolevulínico for superior a 15 mg/ℓ. Na presença de níveis sanguíneos de chumbo de 10 µg/dℓ, a atividade da ácido aminolevulínico desidratase é baixa. Com níveis mais elevados de chumbo, as atividades da coproporfirinogênio oxidase e da ferroquelatase também estão baixas. A anemia e os eritrócitos com pontilhado basófilo são característicos. As velocidades de condução nervosa estão inespecificamente lentas na neuropatia por chumbo e em outras neuropatias.

O tratamento consiste em descontaminação, cuidados de suporte e uso criterioso de agentes quelantes. Nos indivíduos afetados, a terapia de quelação começa com níveis de 40 a 45 µg/dℓ. Os cuidados de suporte podem incluir o tratamento da pressão intracraniana elevada com uso padrão de manitol IV e glicocorticoides, esses últimos devido à fisiopatologia da encefalopatia por chumbo, que envolve extravasamento capilar. Nos pacientes com encefalopatia por chumbo, o edetato dissódico de cálcio ou o ácido etilenodiaminotetracético devem ser administrados na dose de 30 mg/kg a cada 24 horas. Alguns recomendam iniciar a quelação com uma dose única de dimercaprol (British anti-Lewisite [BAL]) de 4 a 5 mg/kg IM profunda. De modo alternativo, o ácido meso-2,3-dimercaptossuccínico (succimer) é recomendado para o tratamento da intoxicação crônica por chumbo moderadamente grave. A exposição ao chumbo na infância está associada a um risco de comprometimento da saúde de longa duração, particularmente com sequelas neurocognitivas e neurocomportamentais, ressaltando a necessidade de prevenção primária e a obtenção de informações ocupacionais e ambientais.

Mercúrio

As relações entre as formas elementar, inorgânica e orgânica de mercúrio envolvem a transformação de uma forma em outra. As epidemias modernas incluem a doença de Minamata causada por peixe contaminado com metil mercúrio (MeHg), que afetou 2.500 pessoas no Japão, e o eretismo (sensibilidade anormal a qualquer tipo de estimulação) – também conhecida como *síndrome do chapeleiro maluco* – devido ao uso de nitrato mercúrico na indústria de chapéus. A toxicidade aguda do mercúrio elementar pode incluir encefalopatia e convulsões, enquanto a toxicidade crônica caracteriza-se por neuropatia sensorimotora periférica, disartria e parkinsonismo. Nos modernos locais de trabalho, foi documentada a ocorrência de anormalidades de condução nervosa e neuropsiquiátricas subclínicas.

O mercúrio orgânico inclui MeHg, a causa da doença de Minamata, e o etil mercúrio. Foi relatada uma ingestão excessiva de MeHg em comunidades que se alimentam de peixe na Groelândia, nas Ilhas Faroe, Seicheles, Rio Madeira na Bacia Amazônica e Nova Zelândia. Os sintomas de toxicidade do mercúrio orgânico incluem tremor, ataxia, disartria, parestesias das mãos, dos pés e da boca, constrição do campo visual, eretismo e espasticidade. A exposição pré-natal ao MeHg pode causar anormalidades congênitas graves, como micrognatia, microcefalia, deficiência intelectual, cegueira e déficits motores. A doença de Minamata provoca anormalidades neuropatológicas no córtex cerebral, no cerebelo e nos nervos periféricos.

A concentração de mercúrio na urina de 24 horas pode avaliar a ocorrência de exposição recente e eliminação da carga tecidual. A concentração sanguínea normal é inferior a 10 a 20 µg/ℓ, e o nível urinário é inferior a 20 µg/ℓ. O tratamento consiste em descontaminação e quelação com diretrizes estabelecidas. Se o indivíduo for sintomático, administra-se dimercaprol IM, 3 a 5 mg/kg a cada 4 horas no dia 1, a cada 12 horas no dia 2 e, em seguida, 1 vez/dia durante 3 dias, seguido de uma interrupção de 2 dias. Outros agentes incluem ácido meso-2,3-dimercaptossuccínico e 2,3-dimercapto-proprano-1-sulfonato, uma forma hidrossolúvel do BAL. Todos os agentes são ligeiramente efetivos para o envenenamento por mercúrio orgânico e inorgânico.

Arsênico

A toxicidade do arsênico é um problema de saúde global. Estima-se que dezenas de milhões de pessoas, como, por exemplo, em Bangladesh, correm risco de níveis excessivos de arsênico provenientes de fontes geológicas naturais que penetram em aquíferos, água potável contaminada, mineração e outros processos industriais. A arsenicose pode resultar em câncer em vários locais, encefalopatia e neuropatia periférica axonal. A versão crônica é a "doença dos pés negros", com alterações vasculares, gangrena e neuropatia periférica menos grave. O uso de trióxido de arsênico no tratamento da leucemia pode causar neuropatia por arsênico.

O envenenamento agudo por arsênico caracteriza-se por vômitos, diarreia sanguinolenta, mioglobinúria, insuficiência renal, arritmias, hipotensão, crises epilépticas, coma e morte. Nos indivíduos que sobrevivem, aparecem *linhas de Mees* nas unhas dos dedos das mãos e neuropatia sensorimotora. A recuperação lenta e incompleta leva anos. A cognição pode estar comprometida em alguns sobreviventes, dependendo da gravidade da encefalopatia aguda.

O diagnóstico de intoxicação por arsênico é confirmado por níveis urinários superiores a 75 µg/dℓ. A análise dos cabelos tem sido usada, porém não é confiável. A terapia com BAL também é utilizada para o envenenamento agudo por arsênico. É mais efetiva antes do aparecimento dos sintomas de neuropatia. O BAL é considerado mais efetivo do que a penicilamina no tratamento da neuropatia crônica. A hemodiálise constitui outro tratamento para o episódio agudo.

Tálio

Apesar da proibição da produção comercial de rodenticidas à base de tálio nos EUA, ainda ocorrem exposições acidentais e suicidas, devido à disponibilidade dos venenos em outros países. Após exposição aguda, ocorrem inicialmente sintomas gastrintestinais, com paresias dentro de poucas semanas após o início da neuropatia. A encefalopatia manifesta-se na forma de comprometimento cognitivo, coreoatetose, mioclonia ou outros movimentos involuntários. A alopecia, que é peculiar da toxicidade do tálio, começa dentro de 1 a 3 semanas após a exposição.

Após exposição aguda, os exames de sangue não são úteis para a detecção do tálio, em virtude de sua rápida captação pelas células. Os valores urinários normais de tálio são de 0,3 a 0,8 µg/ℓ. Níveis de 200 a 300 µg/ℓ são observados no envenenamento clinicamente evidente. Um teste provocativo utiliza cloreto de potássio, que é administrado por via oral em uma dose de 45 mEq. O potássio desloca o tálio dos depósitos teciduais, os níveis sanguíneos aumentam, e pode-se acompanhar seriadamente os níveis urinários.

O tratamento do envenenamento agudo depende, em parte, do aumento na excreção urinária e fecal de tálio por meio da administração de laxativos e uso de azul da Prússia ou carvão ativado para retardar a absorção. A excreção urinária é aumentada por meio de diurese forçada e administração de cloreto de potássio. A hemodiálise pode ser efetiva.

Manganês

A intoxicação por manganês, que ainda representa uma ameaça no ambiente industrial, reproduz as características motoras essenciais do parkinsonismo, porém com diferenças clínicas e patológicas suficientes para indicar que as condições não são idênticas; por exemplo, observa-se a ocorrência precoce de reflexos tendinosos exagerados e características comportamentais na toxicidade do manganês. O prognóstico é sombrio, incluindo perda cognitiva grave. A resposta à levodopa e à terapia de quelação é limitada.

Alumínio

A *demência por diálise* (ver Capítulo 125) foi atribuída ao alumínio presente na água da diálise e também nas substâncias de ligação de fosfato ingeridas utilizadas para controlar os níveis sanguíneos de fósforo. O tratamento da água e a conduta no sentido de evitar os agentes de ligação de fosfato diminuíram a incidência. Entretanto, ocorreu também encefalopatia em pacientes urêmicos submetidos a diálise com água desionizada, bem como naqueles que ingerem os agentes de ligação de fosfato sem diálise. As parestesias e a fraqueza fizeram parte da "paralisia do *potroom* (sala de cubas)", uma síndrome complexa observada em trabalhadores de uma fundição que foram expostos a cubas que não foram ventiladas adequadamente. Outras manifestações incluíram ataxia, tremor e perda da memória.

Neurotoxinas vegetais, animais e marinhas

O envenenamento por *ciguatera* ou a *síndrome neurotóxica marinha* constitui a forma não bacteriana mais comum de intoxicação alimentar nos EUA e é endêmica em regiões subtropicais. As toxinas são encontradas em peixes de recife tropicais, que as adquirem quando consomem dinoflagelados. Os sintomas iniciais são gastrintestinais, seguidos de sintomas sensitivos, parestesias e prurido. A *inversão sensitiva*, que se manifesta como percepção do frio como calor e vice-versa, a disúria e a dispareunia são peculiares desse envenenamento. Foi também relatada a ocorrência de mialgia, fasciculações, arreflexia, trismo e espasmo carpopedal. A insuficiência respiratória é incomum. Não existem critérios laboratoriais ou clínicos formais para o diagnóstico. Quanto ao mecanismo envolvido, a maioria das toxinas associadas abre os canais de sódio. O tratamento é sintomático, e o manitol não demonstrou vantagem em um ensaio clínico randomizado.

O *envenenamento por mariscos* pode resultar da contaminação dos moluscos por saxitoxina, que bloqueia os canais de sódio. Os sintomas assemelham-se aos da ciguatera, porém são mais graves, e a depressão respiratória representa um maior risco. A ataxia cerebelar é o achado dominante, e a hipertensão é comum. Os ensaios de ligação e a cromatografia líquida identificam a toxina tanto no soro quanto na urina. No Japão, o agente do envenenamento por baiacu é a tetrodotoxina. O tratamento dessas condições é sintomática.

A *intoxicação amnésica por moluscos* é devida ao consumo de ácido domoico, um agonista do receptor de glutamato, presente em mexilhões, que pode resultar em encefalopatia transitória. Não existe nenhum tratamento específico.

Muitas plantas contêm substâncias farmacologicamente ativas, que atravessam a barreira hematoencefálica, resultando em *delirium*, alucinações, crises epilépticas e sedação. A *cicutoxina*, da *cicuta*, provoca um estado clínico de agitação e confusão, seguido de sedação. A *andromedotoxina* do *rododendro* é um depressor. Mais de 100 mil exposições tóxicas potenciais a produtos vegetais são relatadas a cada ano.

O *neurolatirismo* manifesta-se na forma de paraparesia espástica em países pobres e é observado durante épocas de seca, quando a planta *Lathyrus* é consumida. *Konzo* é uma doença causada pelo consumo prolongado da cassava amarga, *Manihot esculenta* prevalente na África Subsaariana, com apresentação semelhante. A mandioca contém um cianoglicosídeo, a linamarina, que é convertida enzimaticamente em cianeto que, em seguida, causa dano às células neurais. O quadro clínico consiste em paraplegia espástica súbita, simétrica e permanente. Os homens são predominantemente afetados em ambas as condições. Pode-se observar a ocorrência de perda auditiva, comprometimento visual e disartria no cassavaísmo, mas não no neurolatirismo.

AGRADECIMENTOS

Leon D. Prockop, Louis H. Weimer e Lewis P. Rowland contribuíram para o conteúdo deste capítulo em edições anteriores. Nossos agradecimentos a Edward (Mel) J. Otten pela sua orientação e aconselhamento no conteúdo deste capítulo.

LEITURA SUGERIDA

Aaron CK. Organophosphate poisoning–induced intermediate syndrome: can electrophysiological changes help predict outcome? *PLoS Med.* 2008;5(7):e154.

Andersen HR, Nielsen JB, Grandjean P. Toxicologic evidence of developmental neurotoxicity of environmental chemicals. *Toxicology.* 2000;144(1-3):121-127.

Arora A, Neema M, Stankiewicz J, et al. Neuroimaging of toxic and metabolic disorders. *Semin Neurol.* 2008;28:495-510.

Arseneau N, Braden K. Anticholinergic toxicity, polypharmacy, and inappropriate prescribing. *UWOMJ.* 2016;84(2):31-33.

Bouchard M, Mergler D, Baldwin ME, Panisset M. Manganese cumulative exposure and symptoms: a follow-up study of alloy workers. *Neurotoxicology.* 2008;29(4):577-583.

Buckley NA, Eddleston M, Li Y, Bevan M, Robertson J. Oximes for acute organophosphate pesticide poisoning. *Cochrane Database Syst Rev.* 2011;(2):CD005085.

Buckley NA, Juurlink DN, Isbister G, Bennett MH, Lavonas EJ. Hyperbaric oxygen for carbon monoxide poisoning. *Cochrane Database Syst Rev.* 2011; 2011(4):CD002041.

Chateau-Degat M-L, Beuter A, Vauterin G, et al. Neurologic signs of ciguatera disease: evidence of their persistence. *Am J Trop Med Hyg.* 2007;77(6):1170-1175.

Clancy C, Klein Schwarz W. Plants: central nervous system toxicity. In: Ford MD, Delaney KA, Ling LJ, Erickson T, eds. *Clinical Toxicology.* Philadelphia, PA: WB Saunders; 2001:909-921.

Costa LG. Overview of neurotoxicology. *Curr Protoc Toxicol.* 2017;74(1):11.1.1-11.1.11.

de Carvalho M, Jacinto J, Ramos N, de Oliveira V, Pinho e Melo T, de Sá J. Paralytic shellfish poisoning: clinical and electrophysiological observations. *J Neurol.* 1998;245:551-554.

Feldman RG. *Occupational and Environmental Neurology.* Philadelphia, PA: Lippincott-Raven; 1999.

Greenburg MI, Hamilton R, Phillips SD, McCluskey GJ. *Occupational, Industrial, and Environmental Toxicology.* 2nd ed. Philadelphia, PA: Mosby; 2003.

Hadzic A, Glab K, Sanborn KV, Thys DM. Severe neurologic deficit after nitrous oxide anesthesia. *Anesthesiology.* 1995;83:863-866.

Hampson NB, Hauff NM. Risk factors for short-term mortality from carbon monoxide poisoning treated with hyperbaric oxygen. *Crit Care Med.* 2008;36(9):2523-2527.

Hoffman R, Howard MA, Lewin N, Nelson L, Goldfrank LR. *Goldfrank's Toxicologic Emergencies.* 10th ed. New York, NY: McGraw-Hill; 2015.

Hon KL, Fung CK, Leung AK. Childhood lead poisoning: an overview. *Hong Kong Med J.* 2017;23(6):616-621.

Jeffery B, Barlow T, Moizer K, Paul S, Boyle C. Amnesic shellfish poison. *Food Chem Toxicol.* 2004;42(4):545-557.

Juntunen J, Matikainen E, Antti-Poika M, Suoranta H, Valle M. Nervous system effects of long-term occupational exposure to toluene. *Acta Neurol Scand.* 1985;72:512-517.

Kim JH, Chang KH, Song IC, et al. Delayed encephalopathy of acute carbon monoxide intoxication: diffusivity of cerebral white matter lesions. *AJNR Am J Neuroradiol.* 2003;24:1592-1597.

Layzer RB. Myeloneuropathy after prolonged exposure to nitrous oxide. *Lancet.* 1978;2:1227-1230.

Lidsky TI, Schneider JS. Lead neurotoxicity in children: basic mechanisms and clinical correlates. *Brain.* 2003;126(pt 1):5-19.

Lutes JM, Borchelt JE, Janulewicz PA, Adams J. Developmental neurotoxicology of antiepileptic drugs. In: Slikker W Jr, Paule MG, Wang C, eds. *Handbook of Developmental Neurotoxicology.* 2nd ed. Cambridge, MA: Academic Press; 2018:499-508.

Meyer-Baron M, Schäper M, Knapp G, van Thriel C. Occupational aluminum exposure: evidence in support of its neurobehavioral impact. *Neurotoxicology.* 2007;28(6):1068-1078.

Modi S, Dharaiya D, Schultz L, Varelas P. Neuroleptic malignant syndrome: complications, outcomes, and mortality. *Neurocrit Care.* 2016;24(1):97-103.

Moretto A, Lotti M. Poisoning by organophosphorus insecticides and sensory neuropathy. *J Neurol Neurosurg Psychiatry.* 1998;64:463-468.

Myers JE, teWaterNaude J, Fourie M, et al. Nervous system effects of occupational manganese exposure on South African manganese mineworkers. *Neurotoxicology.* 2003;24:649-656.

Nayak P. Aluminum: impacts and disease. *Eviron Res.* 2002;89(2):101-115.

Perkins RA, Morgan SS. Poisoning, envenomation, and trauma from marine creatures. *Am Fam Physician.* 2004;69:885-890.

Prockop LD. Carbon monoxide. In: Dobbs MR, ed. *Clinical Neurotoxicology.* Philadelphia, PA: Saunders Elsevier; 2009:500-514.

Rutchik JS, Wittman RI. Neurologic issues with solvents. *Clin Occup Environ Med.* 2004;4(4):621-656.

Schaumberg H, Albers JW. Identification of neurotoxic disease. *Continuum Lifelong Learn Neurol.* 2008;14(5):11-34.

Sethi NK, Mullin P, Torgovnick J, Capasso G. Nitrous oxide "whippit" abuse presenting with cobalamin responsive psychosis. *J Med Toxicol.* 2006;2(2):71-74.

Shrot S, Ramaty E, Biala Y, et al. Prevention of organophosphate-induced chronic epilepsy by early benzodiazepine treatment. *Toxicology.* 2014;323:19-25.

Slavica V, Dubravko B, Milan J. Acute organophosphate poisoning: 17 years of experience of the National Poison Control Center in Serbia. *Toxicology*. 2018;409:73-79.

Steenland K, Jenkins B, Ames RG, O'Malley M, Chrislip D, Russo J. Chronic neurological sequelae to organophosphate pesticide poisoning. *Am J Public Health*. 1994;84:731-736.

Stepens A, Logina I, Liguts V, et al. A parkinsonian syndrome in methcathinone users and the role of manganese. *N Engl J Med*. 2008;358(10):1009-1017.

Struwe G. Psychiatric and neurological symptoms in workers occupationally exposed to organic solvents—results of a differential epidemiological study. *Acta Psychiatr Scand Suppl*. 1983;303(suppl):100-104.

Sykes OT, Walker E. The neurotoxicology of carbon monoxide—historical perspective and review. *Cortex*. 2016;74:440-448.

Udcin MF, Alweis R, Shah SR, et al. Controversies in serotonin syndrome diagnosis and management: a review. *J Clin Diagn Res*. 2017;11(9):OE-05-OE07.

Vahidnia A, van der Voet GB, de Wolff FA. Arsenic neurotoxicity—a review. *Hum Exp Toxicol*. 2007;26(10):823-832.

Weaver LK. Clinical practice. Carbon monoxide poisoning. *N Engl J Med*. 2009;360(12):1217-1225.

Weaver LK, Hopkins RO, Chan KJ, et al. Hyperbaric oxygen for acute carbon monoxide poisoning. *N Engl J Med*. 2002;347(14):1057-1067.

Weissman BA, Raveh L. Therapy against organophosphate poisoning: the importance of anticholinergic drugs with antiglutamatergic properties. *Toxicol Appl Pharmacol*. 2008;232(2):351-358.

Zhao G, Ding M, Zhang B, et al. Clinical manifestations and management of acute thallium poisoning. *Eur Neurol*. 2008;60(6):292-297.

Lesões Causadas pela Radiação 134

Matthew R. Leach e Christopher Zammit

PONTOS-CHAVE

1 Os efeitos clínicos da radiação têm relação com a suscetibilidade de cada paciente, a dose absorvida, a velocidade e a distribuição dessa dose.

2 A necrose pós-irradiação pode ser diferenciada da progressão de doenças caracterizadas por tumores cerebrais considerando-se valores mais elevados do coeficiente de difusão aparente (ADC, do inglês *apparent diffusion coefficient*) em imagens de difusão; hipermetabolismo na tomografia por emissão de pósitrons; redução dos níveis de colina na tomografia computadorizada por emissão de fóton único e na ressonância magnética; e/ou hipoperfusão em imagens de ressonância magnética com perfusão.

3 O tratamento de primeira linha da necrose pós-irradiação consiste no uso de glicocorticoides. Casos refratários podem ser tratados com bevacizumabe, oxigênio hiperbárico ou intervenção cirúrgica.

4 As manifestações da lesão pela radiação são geralmente menos responsivas ao tratamento e muitas vezes permanentes, como a mielopatia e a necrose tardia pós-irradiação.

INTRODUÇÃO

A primeira descrição conhecida de uma lesão do sistema nervoso causada pela radiação foi publicada por Fischer e Holfelder em 1930. O uso da radioterapia na medicina contemporânea para tratar neoplasias malignas tornou as lesões causadas pela radiação um tema de discussão clínica corrente. A expansão dos programas de energia nuclear na década de 1970 aumentou o risco de lesões generalizadas causadas pela radiação durante acidentes em usinas nucleares. O acidente de Three Mile Island, em 1979, e os desastres da Usina Nuclear de Chernobyl, em 1986, e da Usina Nuclear de Fukushima, após um *tsunami* em 2011, são advertências reais do risco constante.

As lesões causadas pela radiação resultam da exposição à radiação ionizante. A radiação não ionizante não provoca lesão neurológica e seus danos biológicos limitam-se à lesão térmica superficial. As lesões do sistema nervoso são causadas por raios X ou gama; partículas alfa e beta também produzem radiação ionizante, mas não penetram mais de 8 mm nos tecidos e, por essa razão, não alcançam o sistema nervoso central ou periférico. Lesões internas podem ocorrer quando partículas beta ou alfa são ingeridas, mas, mesmo nesses casos, sua proximidade das estruturas neurais centrais limita sua capacidade de produzir efeitos deletérios significativos no sistema nervoso.

A quantidade de radiação absorvida é descrita em termos de unidades *gray* (Gy), em que 1 Gy equivale a 1 joule de radiação absorvida por quilograma de peso. Uma dose de radiação absorvida (rad, ou *radiation-absorbed dose*, em inglês) equivale a 1 centésimo de 1 Gy (i. e., 100 rads = 1 Gy). A medida de 1 rad também tem o mesmo valor de 1 rem (de *roentgen equivalent man*, em inglês), isto é, 1 rad = 1 rem. A dose de radiação liberada é descrita por unidades sieverts (Sv), em que 1 Sv é igual a 100 rem. Os seres humanos, por exemplo, são expostos a cerca de 3 milissieverts (mSv) por ano em consequência dos materiais radioativos e da radiação cósmica natural. Um exame de tomografia computadorizada (TC) do crânio também libera 2 mSv de radiação.

A administração da radioterapia normalmente consiste em radioterapia cerebral total (WBRT, do inglês *whole brain radiation therapy*) ou radiocirurgia estereotáxica (SRS, do inglês *stereotactic radiosurgery*). A WBRT é a irradiação difusa do cérebro inteiro (embora muitos protocolos novos preservem as "têmporas" ou o "hipocampo" para reduzir os efeitos adversos cognitivos), usada como profilaxia ou para o tratamento de metástases difusas. Em contraste, na SRS, o foco da radiação são as lesões específicas, convergindo muitos feixes de radiação de baixa dose em um alvo, com precisão de milímetros, para liberar radiação em alta dose em suas intersecções com relativamente pouco efeito nos tecidos circundantes. Os efeitos da radiação no sistema nervoso e outros sistemas do organismo podem ser difíceis de prever (Tabela 134.1), dado que a quantidade de radiação liberada não é necessariamente igual à quantidade absorvida, sobretudo quando se consideram as exposições ocupacionais ou ambientais. Os efeitos clínicos da radiação estão relacionados com a sensibilidade individual, a taxa de liberação da dose, a dose absorvida e a distribuição da dose.

Tabela 134.1 Efeitos da radiação.

- Sintomas constitucionais agudos: fadiga, mal-estar, anorexia, náuseas
- Edema cerebral agudo
- Leucoencefalopatia ou desmielinização imediato-tardia
- Necrose tardia-retardada causada pela radiação
- Mielopatia
- Vasculopatia
- Síndrome com episódios de enxaqueca semelhantes a acidente vascular encefálico após radioterapia (SMART, do inglês *stroke-like migraine attack after radiation therapy*)
- Plexopatia
- Neuropatia (p. ex., neuropatias óptica e craniana)
- Neuromiotonia ocular
- Distúrbios neuroendócrinos
- Tumores induzidos pela radiação
- Transtornos neuropsiquiátricos, comportamentais e cognitivos

EPIDEMIOLOGIA

A incidência das lesões causadas pela radiação, como mencionado, relaciona-se com as características individuais de cada paciente, o uso de terapias concomitantes, a dose total, a taxa de liberação da dose e a distribuição da área exposta. (Tabela 134.2). Pacientes em faixas etárias extremas, em especial, estão sob maior risco de complicações da radioterapia, as quais aumentam com a administração concomitante de várias quimioterapias. Hipertensão e diabetes melito aumentam o risco de desenvolver lesões desse tipo em adultos. Os danos ao sistema nervoso causados pela radiação podem ocorrer após irradiação do crânio para o tratamento de tinha do couro cabeludo, radioterapia do crânio ou pescoço para malignidade extracraniana, radiação corporal total para malignidades líquidas ou transplante de células-tronco, braquiterapia ou WBRT e SRS para malignidades intracranianas. A maioria dos pacientes submetidos à radioterapia para malignidade do sistema nervoso central apresentará alguma forma de efeito colateral; no entanto, a duração e a gravidade desses efeitos são amplamente variáveis.

O edema cerebral agudo pode ocorrer dias ou semanas após a irradiação, raramente ocorre com doses menores que 2 Gy e desenvolve-se em cerca de 50% dos pacientes expostos a mais de 7,5 Gy. Nos casos característicos, a leucoencefalopatia e/ou a desmielinização tardia ocorrem cerca de 1 a 6 meses após exposição. A necrose causada pela radiação desenvolve-se de 6 meses a 7,5 anos após a radioterapia (em média, 14 meses depois) e 75% dos pacientes relatam sintomas dentro de 3 anos. De acordo com alguns estudos, o limiar de dose cumulativa para necrose é de 50 a 60 Gy, com incidência de 5% entre os pacientes que recebem o total de 50 Gy em doses diárias fracionadas de 2 Gy.

A mielopatia desenvolve-se dentro de 1 a 3 anos após a irradiação, com picos de incidência entre 12 e 14 meses e 24 a 28 meses. De acordo com alguns estudos, assim como a necrose pós-irradiação, 5% dos pacientes que recebem doses totais de cerca de 60 Gy na medula espinal desenvolvem mielopatia, mas esse dado não é consistente.

Vasculopatias intracraniana e extracraniana têm sido diagnosticadas mais de 20 anos após a exposição à radiação. Os pacientes tratados com radioterapia estão sujeitos a morbidade e mortalidade significativamente maiores, decorrentes de vasculopatia intracraniana, em comparação com a população geral; algumas revisões citam aumento de até quatro vezes. A incidência é maior com doses crescentes de radiação. A síndrome com episódios de enxaqueca semelhantes a acidente vascular encefálico após radioterapia (SMART) foi descrita muitos anos após a irradiação do corpo inteiro. Essa complicação é rara, com fatores de risco que incluem o tempo transcorrido desde a irradiação e a suscetibilidade genética. Além disso, o sexo masculino é mais afetado do que o feminino.

Plexopatia e neuropatia (como as neuropatias craniana e óptica) ocorrem, com frequência, após irradiação das áreas afetadas. A plexopatia braquial que se desenvolve após irradiação para câncer de mama começa em média 4,5 meses depois. Os sintomas transitórios ocorrem em 1 a 2% das pacientes tratadas com dose total de 50 Gy. A plexopatia lombossacral é rara, mesmo com doses de até 70 a 80 Gy. As neuropatias são raras em doses menores que 60 Gy. A neuropatia óptica ocorre dentro de 3 anos nos pacientes que tenham essa complicação.

O limiar da dose de radiação associada aos distúrbios neuroendócrinos das crianças é menor que os limiares das lesões descritas anteriormente. A deficiência de hormônio do crescimento ocorre com doses fracionadas inferiores a 20 Gy. Sessenta e cinco por cento das crianças que fazem radioterapia craniana profilática para leucemia linfocítica aguda com doses totais entre 20 e 30 Gy apresentam algum déficit de hormônio do crescimento. Outros distúrbios neuroendócrinos ocorrem com doses totais acima de 40 a 50 Gy, como deficiência de gonadotrofinas, deficiência de tirotrofina, deficiência de hormônio adrenocorticotrófico e hiperprolactinemia. No total, estima-se que 50% dos sobreviventes do câncer na infância desenvolvem alguma endocrinopatia; a maioria dos pacientes necessita de acompanhamento endocrinológico por toda a vida.

Transtornos cognitivos e neuropsiquiátricos são muito comuns em crianças tratadas com radiação de neoplasias malignas, e alguns estudos relataram índices de 100%. Do mesmo modo, quase todos os adultos submetidos a WBRT apresentarão efeitos adversos cognitivos. Acredita-se que a irradiação que atravessa o hipocampo e o circuito frontoestrial do cérebro aumente o risco dessa complicação e muitos protocolos contemporâneos que preservam o "hipocampo" direcionam a radiação para longe da área temporal mesial.

Os tumores induzidos pela radiação são os meningiomas, os sarcomas, os gliomas e os schwanomas. Os meningiomas têm um período de latência de até 37 anos, com doses de 8,5 Gy, e de apenas 18 meses após exposição a 20 Gy. Os sarcomas desenvolvem-se cerca de 10 anos após a irradiação com doses de 50 Gy, mas a frequência não está definida. Quanto à relação entre glioma e radioterapia, não há consenso; contudo, o uso muito frequente de telefones celulares foi associado à ocorrência de gliomas (e meningiomas), embora o risco pareça depender da "dose" de utilização dos aparelhos. Tumores dos nervos periféricos ocorrem em cerca de 10% dos pacientes que fazem radioterapia direcionada a um nervo periférico.

BIOPATOLOGIA

A radiação ionizante causa lesão biológica, visto que danifica os elementos mais básicos, que compõem as estruturas celulares e conduzem os processos celulares. Os raios X e/ou gama colidem com elétrons, levando a um estado de ionização os elementos que, de outro modo, não estariam ionizados, alterando sua capacidade de desempenhar funções celulares. Isso causa danos ao DNA e provoca mutações, que contribuem para o aumento do risco de neoplasias malignas. As células com taxas altas de *turnover* (células hematopoéticas, endoteliais, gastrintestinais e das mucosas) são as mais suscetíveis a esse tipo de lesão. Essa é uma das razões para que o hipocampo, com sua população de células progenitoras neurais, seja particularmente sensível à radiação.

Acredita-se que os efeitos adversos agudos e o edema cerebral imediato, observados após a radiação, sejam secundários à

Tabela 134.2 Fatores para lesão após exposição à radiação.

- Idade inferior a 5 anos ou superior a 60 anos
- Quimioterapia concomitante
- Extensão do leito de radiação
- Dose total de radiação
- Esquema de fracionamento

disfunção do endotélio vascular e à ruptura da barreira hematencefálica, causando edema vasogênico (o que explica sua melhora clínica com corticosteroides). Esse dano endotelial também contribui para a hialinização avançada/prematura da parede do vaso de forma mais crônica. Aparentemente, a leucoencefalopatia latente observada resulta desse edema em combinação com a desmielinização transitória causada pela disfunção dos oligodendrócitos, uma vez que a faixa de tempo corresponde à renovação esperada da mielina.

Os efeitos tardios se devem à morte celular relacionada com o dano ao DNA, conforme mencionado, com subsequente edema citotóxico. A necrose pós-irradiação afeta predominantemente a substância branca e pode ser causada por um ou mais dos seguintes mecanismos: disfunção glial, vasculopatia ou resposta imunológica. A disfunção glial é ocasionada por alterações histológicas, que incluem necrose da substância branca, cavitação cística com gliose e desmielinização variegada, supostamente em consequência da lesão dos oligodendrócitos. Não obstante, a lesão vascular evidencia-se, quanto à histologia, por infiltrados linfocíticos perivasculares, proliferação endotelial, degeneração fibrinoide, obstrução capilar e trombose intraluminar das artérias de pequeno e médio calibres. A lesão das células endoteliais causa, em seguida, edema vasogênico. Cerca de 20% dos pacientes examinados à necropsia têm *microangiopatia mineralizante*, que pode ser evidenciada clinicamente como calcificação na junção entre as substâncias branca e cinzenta na TC do crânio (ver Figura 134.4). Por fim, há também suspeita de um *mecanismo imune* quando as células gliais irradiadas liberam antígenos, que induzem uma reação autoimune. Todos esses mecanismos são desencadeados por estresse oxidativo crônico relacionado à geração de radicais livres, além de contribuir para aterosclerose avançada e declínio neurocognitivo. A necrose da substância branca é verificada após a exposição a doses mais altas de radiação, enquanto as doses mais baixas causam lesão vascular com apresentação clínica mais tardia. Estudos mostraram que animais assintomáticos tinham vacuolização esponjosa da substância branca da medula espinal. Não obstante, os animais paralisados apresentavam danos teciduais e anormalidades vasculares envolvendo predominantemente as colunas posteriores e laterais. O dano vascular a longo prazo pode levar a vasculopatia intracraniana avançada. Já o dano endotelial, a fibrose subintimal e a hipertrofia, a disfunção da membrana elástica e o espessamento e a fibrose da parede muscular contribuem para a vasculopatia observada nessa população.

As plexopatias e as neuropatias podem ser causadas pela obstrução de uma artéria (p. ex., estenose da artéria subclávia com plexopatia braquial secundária) ou por fibrose pós-irradiação, levando a uma compressão externa ao redor do nervo. Também há indícios de isquemia dos nervos periféricos atribuída à lesão dos *vasa nervorum* pela radiação. Necropsias feitas em pacientes com vasculopatia pós-radiação mostram proliferação das células miointimais, hialinização e obstrução.

DIAGNÓSTICO

O diagnóstico de algumas das sequelas clínicas da radioterapia baseia-se no reconhecimento de suas manifestações clínicas, no espaço de tempo entre a exposição à radiação e o início dos sintomas e na exclusão de outras condições ou distúrbios que possam causar os mesmos sintomas. Pode-se classificar a maioria das complicações clínicas como *lesão imediata*, *imediato-tardia* ou *tardia*, e, muitas vezes, dependendo da dose liberada, determinada complicação pode ter diferentes apresentações em cada estágio. O desenvolvimento imediato de edema cerebral após radioterapia pode ser detectado por TC e ressonância magnética (RM) do cérebro (imagens em T2 ou sequência FLAIR [*fluid-attenuated inversion recovery*]), mas o diagnóstico clínico é, com frequência, sugerido quando há melhora dos sintomas após administração de corticosteroides. A leucoencefalopatia imediato-tardia é sugerida pelo histórico de radioterapia e pelo espaço de tempo entre a exposição à radiação e o início dos sintomas. As imagens de RM em T2 e sequência FLAIR podem revelar áreas de hiperintensidade, as quais não são, entretanto, específicas dessa condição. A confiança no diagnóstico da leucoencefalopatia imediato-tardia é reforçada pela melhora gradativa dos sintomas sem tratamento ou intervenção. A possibilidade de uma plexopatia pós-irradiação causada por fibrose é reforçada pela visualização de mioquimia na eletromiografia. Alterações compatíveis com fibrose nas imagens de TC e RM aumentam a possibilidade de uma relação etiológica, mas não são conclusivas. As endocrinopatias e a disfunção hipofisária são diagnosticadas conforme descrito em outras seções deste livro. Os distúrbios cognitivos e neurocomportamentais, por sua vez, são detectados por testes neuropsiquiátricos. As características clínicas e de imagens das várias complicações da lesão pela radiação estão resumidas na Tabela 134.3.

Doença aguda causada pela radiação

Nos casos característicos, as vítimas de irradiação aguda em episódios ou acidentes ocupacionais/ambientais não sabem a dimensão da dose de radiação a que foram expostas. No atendimento imediato, os sinais e sintomas da doença aguda causada pela radiação (DACR) são náuseas e vômitos, diarreia ou cefaleia, podendo ocorrer também queda de cabelo e eritema do couro cabeludo. A lesão da mucosa faríngea pode causar faringite e disfunção da tuba auditiva, que acarreta otite média. O início, a persistência e a gravidade dos sintomas são dados utilizados para determinar a dose e, portanto, o prognóstico da vítima. Quando os sintomas neurológicos são agudos e não resultam de uma exposição sofrida durante uma explosão ou outra força traumática (p. ex., depressão do nível de consciência, ataxia e crises epilépticas), a exposição estimada à radiação é maior que 10 Gy e a chance de mortalidade é de 100%. As vítimas expostas a uma dose moderada de radiação (2 a 6 Gy) podem desenvolver algum grau de disfunção cognitiva transitória branda. Os pacientes expostos a uma dose intermediária (cerca de 6 a 10 Gy) têm distúrbios mais significativos da cognição e da consciência, que persistem por mais de 24 horas; o índice de sobrevivência esperada nesse grupo é menor que 5%. Quando a dose de radiação não pode ser definida em razão de fatores intercorrentes ou uma apresentação clínica ambivalente, a contagem absoluta de linfócitos após 48 horas pode fornecer algum indício quanto à dose estimada de radiação absorvida (Tabela 134.4).

Edema cerebral e leucoencefalopatia imediato-tardia

Os sinais e sintomas de edema cerebral causado pela radiação após radioterapia com frações diárias altas começam dentro de alguns dias a semanas e incluem cefaleia, náuseas e vômitos. O edema local pode levar a agravamento transitório dos déficits neurológicos anteriores, o qual pode simular a progressão da doença (a chamada "pseudoprogressão"). Uma forma tardia de leucoencefalopatia pode iniciar 4 a 10 semanas após a irradiação

Tabela 134.3 Manifestações clínicas da lesão pela radiação: características e fatores de risco.

Manifestação clínica	Características clínicas	Características das imagens	Dose*	Espaço de tempo*	Fatores de risco
Síndrome aguda pós-radiação	Náuseas, vômitos, diarreia, cefaleia	Edema cerebral agudo, perda de diferenciação cinza-branco	> 2 Gy	Minutos a horas após a exposição	Exposição ambiental
Sintomas constitucionais não específicos	Fadiga, cefaleia, anorexia	Nenhuma	Indiferente	Dias a semanas após a exposição	Extremos de idade, hipertensão comórbida e/ou diabetes
Edema cerebral agudo	Pseudoprogressão, encefalopatia	Edema vasogênico e cerebral	> 2 Gy	Dias a semanas após a exposição	Uso concomitante de temozolomida ou agente CTLA-4
Leucoencefalopatia/alterações neurocognitivas	Enfraquecimento cognitivo	Alteração avançada de sinal T2 de substância branca	> 20 Gy, mais comum após > 60 Gy	> 1 a 6 meses após a exposição	Extremos de idade, hipertensão comórbida e/ou diabetes
Necrose causada pela radiação	Déficits focais novos ou agravados	Intensificação de contraste, edema cerebral citotóxico	> 50 Gy, risco mais alto se liberado durante um tempo mais curto/menos frações	6 meses a 7,5 anos após a exposição	Doses mais altas liberadas em menos frações
Síndrome SMART	Síndrome do acidente vascular encefálico associado à cefaleia	Realce giriforme heterogêneo e aumento da perfusão	> 50 Gy	+15 anos	Hipertensão comórbida e/ou diabetes
Mielopatia	Parestesia de extremidade inferior, disfunção intestinal/vesical	Alteração de sinal T2 da substância branca	> 60 Gy, maior risco se liberado durante um curto período	1 a 3 anos após a exposição	Idade mais jovem, altas doses, campo mais amplo de radiação
Plexopatia/neuropatia	Parestesias em um membro, dor ou fraqueza, mioquimia à EMG	Edema do plexo	> 60 Gy	3 a 6 meses	Altas doses, campos sobrepostos, foco axilar de tratamento, quimioterapia concomitante
Efeitos neuroendócrinos	Deficiência de hormônio do crescimento, hipogonadismo, insuficiência suprarrenal e/ou hipotireoidismo	Leucoencefalopatia, microssangramentos cerebrais difusos, vacuolação do córtex e da substância branca	Deficiência de GH: > 10 Gy. Deficiência de gonadotrofina: > 20 Gy. Hipotireoidismo: > 40 Gy. Insuficiência suprarrenal: > 45 Gy	> 1 ano	Mais comum em crianças
Vasculopatia	Síndromes agudas de acidente vascular encefálico	Doença avançada de grande vaso, leucoencefalopatia ou microangiopatia mineralizante	> 40 Gy	+10 anos	HTN, DM
Formação secundária de tumor	Sintomas compatíveis com lesão de massa nova/progressiva	Lesão de massa em TC ou RM	> 8,5 Gy	Dependente da dose, geralmente +10 anos	Predisposição genética, altas doses

*As doses e os períodos de tempo listados são geralmente associados a várias sequelas; entretanto, os pacientes podem desenvolver complicações com doses mais baixas, sobretudo com um espaço de tempo maior desde a exposição. Do mesmo modo, pacientes expostos a doses mais altas de radiação costumam desenvolver complicações precoces no decorrer de seu curso. CTLA-4, proteína 4 associada a linfócito T citotóxico; DM, diabetes melito; EMG, eletromiografia; GH, hormônio do crescimento; HTN, hipertensão; RM, ressonância magnética; SMART, episódios de enxaqueca semelhantes a um acidente vascular encefálico após radioterapia; TC, tomografia computadorizada.

e evidencia-se por sonolência e cefaleia. Trata-se do resultado da ruptura da barreira hematencefálica e de defeitos na formação e na manutenção da bainha de mielina. Geralmente é autolimitada e reversível, embora, em longo prazo, a doença de pequenos vasos possa levar a uma leucoencefalopatia mais permanente. Uma síndrome da fossa posterior com ataxia, disartria e nistagmo pode ocorrer após a irradiação da região do ouvido médio para tratar tumores do glomo jugular.

O início precoce de edema cerebral após radioterapia pode ser avaliado por TC e RM do crânio. A RM geralmente mostra hiperintensidade de sinal em T2 ou em T2 FLAIR. Por fim, o diagnóstico é clínico e, muitas vezes, considera-se se a administração de corticosteroides promoverá a melhora dos sintomas.

Necrose causada pela radiação

A necrose causada pela radiação também pode ser classificada como de início imediato, imediato-tardio ou tardio, porém, com mais frequência, é um resultado tardio da irradiação terapêutica e desenvolve-se entre 6 meses a 7,5 anos após a radioterapia, com manifestações clínicas aparentemente semelhantes às do tumor original. Outras apresentações clínicas são crises

Tabela 134.4 Prognóstico da síndrome aguda pós-radiação com base nos sintomas agudos e na contagem absoluta de linfócitos após 48 horas.

Dose de radiação (Gy)	Sintomas agudos	Sintomas neurológicos centrais em 24 h	Contagem absoluta de linfócitos em 48 h	Prognóstico ou mortalidade
0 a 0,4	Nenhum ou muito brandos; início em cerca de 6 h	Nenhum ou cefaleia muito branda	1.400 a 3.000 (normal)	Excelente, < 5%
0,5 a 2	Nenhum ou brandos, início em 2 a 6 h	Nenhum ou cefaleia	1.000 a 1.399	Bom, < 5%
2 a 4	Brandos a moderados, início em 1 a 2 h	Déficits cognitivos de curta duração	500 a 999	Razoável, 5 a 50%
4 a 8	Moderados a graves, início em 10 a 60 min	Sonolência ou confusão mental	100 a 499	Desfavorável, 50 a 100%
> 8	Graves, início em 10 min	Letargia, coma e crises epilépticas imediatas	100	Fatal, 100%

epilépticas, cefaleia ou hipertensão intracraniana. Déficits neurológicos focais ou lateralizados podem estar neuroanatomicamente relacionados com a área irradiada do tumor ou localizados a distância. Oitenta e cinco por cento dos casos de necrose causada pela radiação ocorrem 2 anos após o tratamento e é mais provável que ocorra com altas doses de radiação ou com a reirradiação de áreas já tratadas.

A necrose pós-irradiação deve ser considerada quando os sintomas começam mais de 6 meses depois da radioterapia. As anormalidades neurorradiológicas variam de lesões expansivas focais até alterações difusas da substância branca (Figura 134.1). Nos casos característicos, as lesões expansivas localizam-se na mesma área do tumor/câncer original ou no trajeto da irradiação aplicada. A TC e/ou RM podem mostrar acentuação anular ou heterogênea semelhante à neoplasia original. A angiografia e/ou as imagens com perfusão, porém, revelam que a lesão não é vascularizada. Inicialmente, as alterações costumam ser encontradas na substância branca, mas podem progredir e afetar a substância cinzenta após um período de 6 meses a 2 anos. As alterações difusas da substância branca são evidenciadas como áreas de hipodensidade na TC ou sinais de hiperintensidade em T2/FLAIR na RM (que é mais sensível do que a primeira modalidade), não se correlacionam necessariamente com os sintomas clínicos e costumam ser irreversíveis. As alterações brandas ou imediatas, por sua vez, localizam-se nas proximidades dos cornos frontal e occipital dos ventrículos laterais. Alterações mais extensas ou progressivas se estendem e incluem o centro semioval. As lesões mais avançadas caracterizam-se por anormalidades difusas com configuração desnivelada característica. As alterações associadas incluem atrofia cortical ou dilatação ventricular. Em todos os estágios, raramente há efeito de massa e, quando isso ocorre, deve-se considerar um processo alternativo ou necrose focal.

Pode ser difícil diferenciar uma recidiva do tumor e a necrose pós-irradiação. Ambas podem apresentar intensificação do contraste e restrição da difusão; no entanto, em imagens ponderadas em difusão, o tumor recorrente costuma ter valores mais baixos do que a necrose causada pela radiação. A TC por emissão de fóton único e a tomografia por emissão de pósitrons podem elucidar as diferenças. Áreas de hipometabolismo na tomografia por emissão de pósitrons sugerem necrose pós-irradiação. Da mesma forma, as áreas de hiperperfusão, na ressonância magnética de perfusão, podem indicar a recidiva do tumor sobre a necrose causada pela radiação (não pode ser usada no quadro de hemorragia). Redução dos níveis de colina na *espectroscopia de ressonância magnética* sugere necrose intratumoral

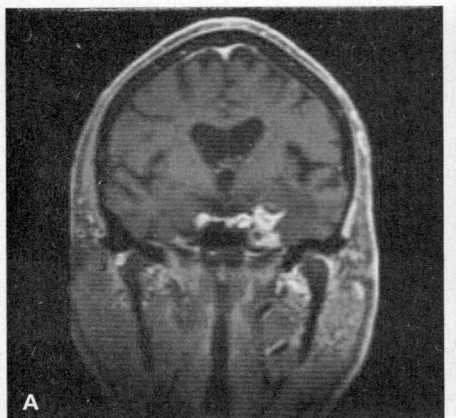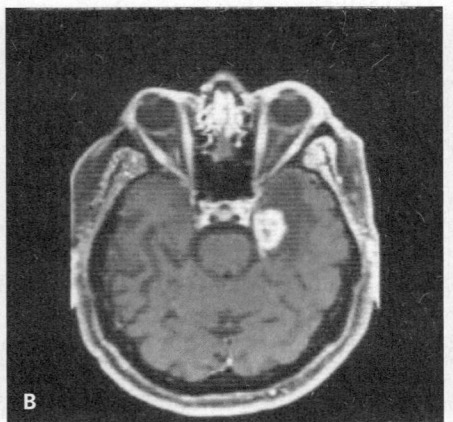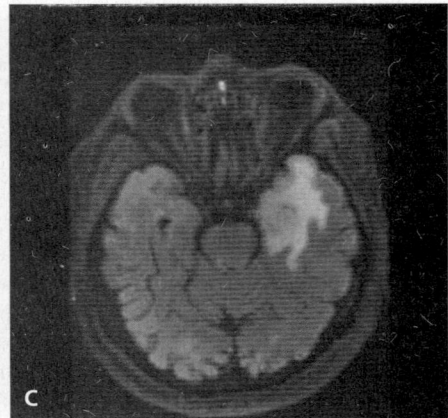

FIGURA 134.1 Necrose causada pela radiação na ressonância magnética (RM). **A.** RM coronal, em T1, pós-contraste. **B.** RM axial, em T1, pós-contraste. **C.** RM axial, em T2 FLAIR (*fluid-attenuated inversion recovery*). O paciente, de 85 anos, com histórico de schwannoma trigeminal esquerdo, foi tratado com radiocirurgia estereotáxica fracionada (3.000 cGy em cinco frações). Dois meses após o tratamento, apresentou piora da neuralgia trigeminal do tipo doloroso. As imagens mostram lesões com realce em anel, com extensa alteração de sinal em T2 FLAIR, própria de necrose causada pela radiação.

(e, por consequência, necrose pós-irradiação), enquanto um aumento desses níveis poderia indicar recidiva do tumor. Níveis altos de lactato sugerem (mas não confirmam) necrose causada por vasculopatia. Podem ser necessárias imagens seriadas para diferenciar entre a necrose causada pela radiação e a recidiva ou a progressão da doença. Os médicos devem evitar ancorar-se a um diagnóstico baseado apenas nos exames de neuroimagem, devendo manter um limiar baixo para, então, solicitar biopsia, de modo a aumentar sua certeza diagnóstica.

Mielopatia

A mielopatia induzida pela radiação também se apresenta como lesão imediata, imediato-tardia ou tardia. A mielopatia de início imediato geralmente é observada na DACR e costuma ser fatal. A mielopatia pós-irradiação imediato-tardia é transitória e evidencia-se nos primeiros 6 meses após a radioterapia. O sinal de Lhermitte (*i. e.*, a flexão do pescoço desencadeia uma sensação de choque elétrico ao longo da coluna vertebral) é comum e foi referido por até 15% dos pacientes que fazem radioterapia para tratar linfoma de Hodgkin. A mielopatia pós-irradiação tardia evidencia-se 1 a 3 anos após a radioterapia e provoca dormência indolor e parestesias que, por fim, progridem e incluem marcha espástica, distúrbios da função esfinctérica e fraqueza dos membros. Em casos menos comuns, a paraplegia aguda tem início rápido, em algumas horas, e, nesses casos, acredita-se que seja causada por uma lesão vascular com infarto secundário. Também vale mencionar uma síndrome que simula doença do neurônio motor, progride ao longo de 1 a 2 anos e, em seguida, estabiliza.

A mielopatia pós-irradiação é diagnosticada por exclusão de outros processos e pelo intervalo entre a exposição à radiação e o início dos sintomas (cerca de 1 a 3 anos após a radioterapia). A RM é o teste diagnóstico preferido e pode revelar edema, atrofia ou bloqueio subaracnóideo completo da medula, mas também pode ter resultado normal. Alterações dos sinais em T1 (intensidade baixa) ou T2 (intensidade alta) e acentuação por contraste podem ser verificadas 1 mês depois do início dos sintomas clínicos. A partir do primeiro ano após o início dos sintomas, aparece atrofia medular e não há mais acentuação por contraste. A investigação diagnóstica deve tentar descartar outras causas potenciais da mielopatia do paciente, como tumores extra ou intramedulares, metástases leptomeníngeas ou compressão medular causada por lesões dos corpos vertebrais.

Vasculopatia induzida pela radiação e síndrome SMART

Nos casos característicos, a vasculopatia causada pela radiação evidencia-se por um ataque isquêmico transitório e/ou acidente vascular encefálico isquêmico. O intervalo até o início dos sintomas pode ser curto ou de várias décadas após a radioterapia. A radioterapia é um fator de risco independente de vasculopatia intracraniana, sobretudo após um intervalo de 10 anos depois do tratamento. Hipertensão e diabetes melito comórbidos aumentam o risco de vasculopatia após radioterapia. A irradiação do círculo arterial do cérebro (de Willis) geralmente é o preditor mais forte de acidente vascular encefálico. Ocorre aumento exponencial após a aplicação de 40 Gy ou mais nessas estruturas, entretanto, há significativa variação na associação dose-risco; identificou-se que fatores genéticos têm papel no desenvolvimento de vasculopatia pós-irradiação.

A vasculopatia induzida pela radiação pode apresentar-se como doença aterosclerótica avançada dos grandes vasos, doença pronunciada dos pequenos vasos da substância branca e/ou microssangramentos cerebrais (Figura 134.2). Achados semelhantes aos da doença *moyamoya* também foram descritos. A doença dos pequenos vasos verificada em imagens deve ser

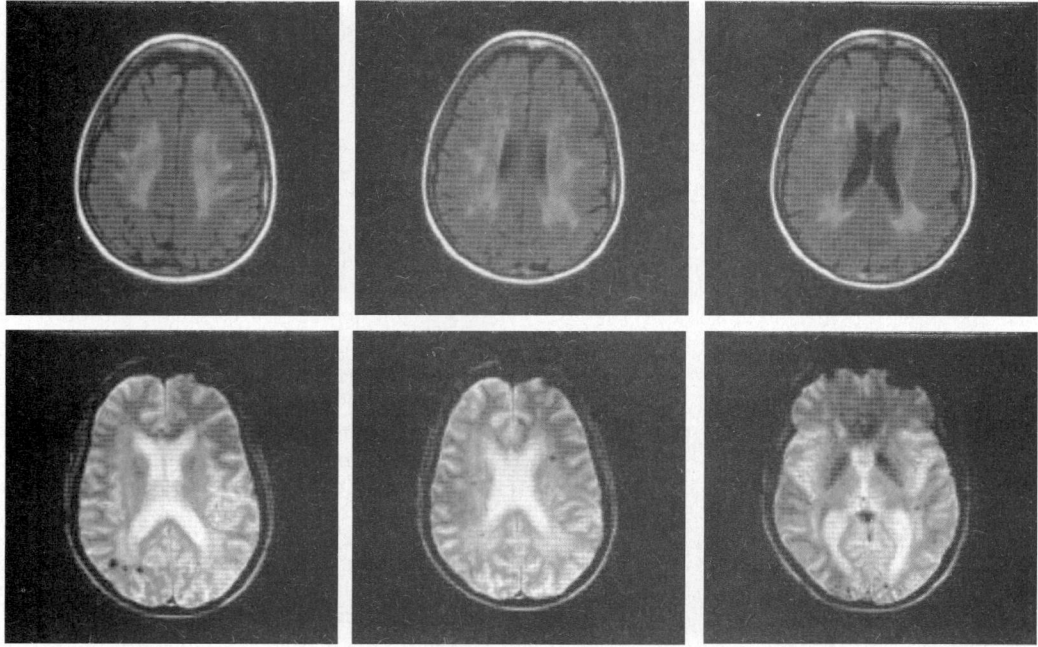

FIGURA 134.2 Irradiação total do cérebro. Paciente de 45 anos, do sexo feminino, com câncer de mama complicado por múltiplas metástases para o cérebro, foi tratada com múltiplos cursos de irradiação cerebral total. A leucoencefalopatia difusa, apesar de assintomática, é mostrada nessas imagens com hiperintensidades confluentes em T2 FLAIR (*parte superior das três imagens*) e microssangramentos espalhados em imagens ponderadas em suscetibilidade (*parte inferior das três imagens*).

diferenciada da leucoencefalopatia imediato-tardia, visto que ocorre anos após a irradiação e é irreversível. A suspeita de vasculopatia pós-irradiação baseia-se em histórico, localização e aparência da(s) lesão(ões), além da localização em uma região de radioterapia anterior. As lesões estenóticas por exposição à radiação tendem a ser extensas em sentido mais longitudinal e mais propensas à reestenose após a intervenção. A doença dos pequenos vasos pode apresentar-se com microangiopatia mineralizante com calcificações observáveis mesmo na TC sem contraste (Figura 134.3). Com maior frequência, ocorre aumento do sinal em T2/FLAIR na área de tratamento, com ou sem observação de microssangramentos em imagens ponderadas em susceptibilidade. Além disso, malformações cerebrovasculares também foram descritas no campo irradiado.

Uma síndrome vascular distinta, em termos clínicos, é a SMART. Essa condição relativamente rara apresenta-se muitos anos após a exposição à radiação por meio de enxaqueca complexa recorrente, com achados neurológicos focais, normalmente em pacientes que receberam mais de 50 Gy de radiação e, em geral, para lesões na fossa posterior. O sexo masculino é o mais afetado e os fatores de risco incluem tempo transcorrido desde a irradiação e suscetibilidade genética. Costuma ser observada em pacientes tratados de malignidades da infância muitos anos após o tratamento. Durante uma crise, os déficits geralmente são transitórios; entretanto, também foram relatados casos recorrentes ou progressivos, e, nesses pacientes, há uma presumida associação com vasculopatia e maior risco de acidente vascular encefálico. Apesar de se acreditar que a SMART se deva, sobretudo, a uma patologia semelhante à enxaqueca, com comprometimento da reatividade vascular e disfunção endotelial induzida pela radiação, alguns estudos sugeriram uma possível etiologia epiléptica e muitos casos descritos incluíram crise epiléptica eletrográfica como parte da apresentação. Assim, é importante obter um eletroencefalograma para descartar a hipótese de crise epiléptica nesses pacientes. O realce giriforme unilateral com espessamento cortical focal ou regional nas imagens de RM obtidas alguns anos depois da irradiação do cérebro inteiro de um paciente com cefaleia, crises epilépticas e/ou déficits neurológicos focais sugere RT (Figura 134.4). Além disso, pode haver perda de supressão de sinal FLAIR e aumento de fluxo sobre essa área em imagens com perfusão.

Neuropatia e plexopatia

A plexopatia pós-irradiação causa três síndromes clínicas bem definidas. A lesão transitória do plexo evidencia-se 3 a 6 meses após a radioterapia com parestesias, dor ou fraqueza. A neuropatia braquial isquêmica aguda tem apresentação imediata, mas não progride e é indolor. A fibrose pós-irradiação evidencia-se por parestesias indolores envolvendo o plexo superior (braquial), com ou sem edema do braço, cerca de 4 anos após a radioterapia. A recidiva do tumor também pode ter apresentação tardia com parestesias, mas geralmente não há edema ou dor e o plexo inferior é afetado. A eletromiografia é o teste diagnóstico de escolha e revela mioquimia à observação de descargas duplas patognomônicas em testes eletrodiagnósticos. As imagens podem mostrar aumento de sinal em T2 e espessamento do plexo braquial (Figura 134.5).

Neuropatia óptica e neuromiotonia ocular

Os pacientes tratados com radiação podem também desenvolver neuropatias cranianas, assim como mononeuropatias periféricas ou plexopatias. A neuropatia óptica provoca déficit visual indolor, redução da acuidade visual e/ou anormalidades dos campos visuais dentro de 3 anos depois da radioterapia. O exame oftalmológico mostra edema das papilas, seguido de atrofia óptica e exsudatos hemorrágicos. As imagens podem revelar hiperintensidade de sinal em T2/FLAIR da mesma forma que as outras neuropatias ópticas.

A neuromiotonia ocular apresenta espasmos tônicos dos músculos extraoculares inervados por um determinado nervo extraocular, que ocorrem durante a fixação excêntrica do olhar, resultando em hiperação do(s) músculo(s) inervado(s). Além disso, ocorre com mais frequência após irradiação da base do crânio (i. e., nervos oculomotores) e acredita-se que seja decorrente de desmielinização do nervo e transmissão efática *versus* uma possível disfunção do canal de cálcio.

Disfunção neuroendócrina

A disfunção neuroendócrina apresenta-se junto a crescimento ou puberdade anormal em crianças, com diminuição da massa muscular, aumento do tecido adiposo, infertilidade e sintomas constitucionais de disfunção endócrina (fadiga, alterações cutâneas, intolerância a calor/frio etc.) em adultos. Esses sintomas podem se manifestar como deficiência de hormônio do crescimento, hipogonadismo, insuficiência suprarrenal, hipotireoidismo e/ou hiperprolactinemia. Entre os fatores que afetam o risco na radioterapia fracionada estão a dose total, o tamanho da fração, a idade no momento da irradiação e o período de tempo após a radioterapia. A deficiência de hormônio do crescimento é o mais comum e, muitas vezes, a deficiência é observada somente após a irradiação craniana, ocorrendo depois de doses de apenas 10 Gy. Essa é uma complicação frequente em crianças submetidas à radioterapia craniana profilática ou à irradiação de corpo inteiro para transplante de medula óssea. A deficiência de gonadotrofinas ocorre com doses superiores a 20 Gy e causa

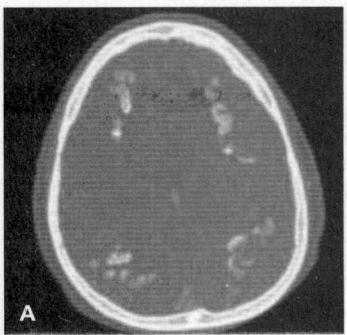
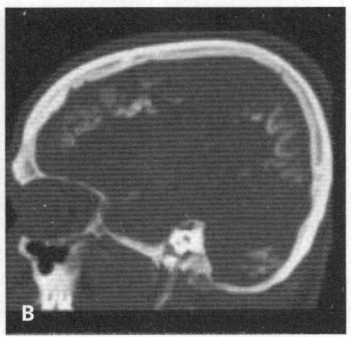

FIGURA 134.3 Microangiopatia mineralizante em tomografia computadorizada (TC) sem contraste do crânio. **A.** TC axial sem contraste do crânio, ajustada para a janela óssea. **B.** TC coronal sem contraste do crânio. Paciente de 56 anos, do sexo masculino, com histórico remoto de linfoma infantil, tratado com quimioterapia e radiação e submetido a ressonância magnética do cérebro por perda de audição de início recente. Enquanto a ressonância magnética mostrou alterações em suscetibilidade inicialmente referentes à hemorragia, a tomografia computadorizada ilustrada na figura revelou calcificações difusas dos giros referentes a calcinose distrófica. Essas lesões, com exceção da perda auditiva, eram assintomáticas.

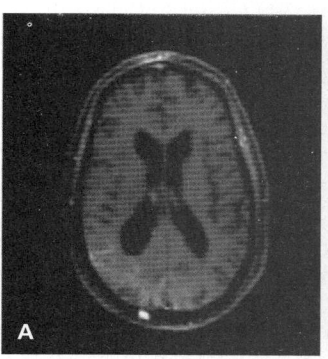 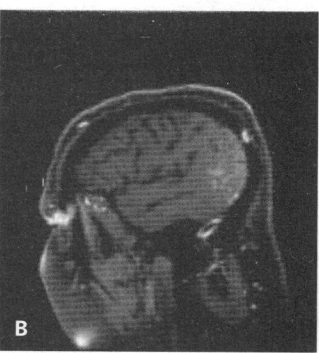 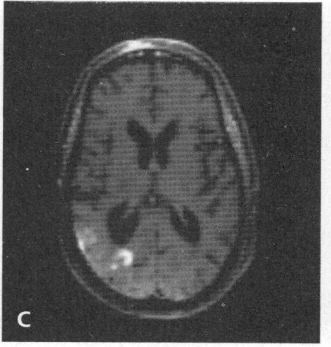 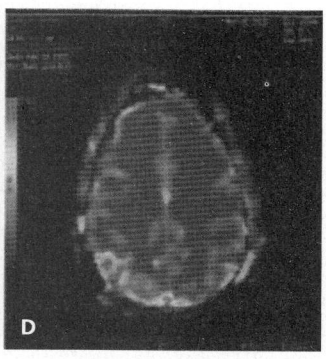

FIGURA 134.4 Síndrome com episódios de enxaqueca semelhantes a um acidente vascular encefálico após radioterapia (SMART) em RM e em RM com perfusão. **A.** RM axial em T2 FLAIR. **B.** RM coronal em T2 FLAIR. **C.** RM axial em T2 FLAIR. **D.** Ressonância magnética axial com perfusão (RMP). Paciente de 44 anos, do sexo masculino, com oligodendroglioma de baixo grau, foi tratado com ressecção e radiocirurgia estereotáxica. Aproximadamente 3 anos após o tratamento, o paciente desenvolveu episódios estereotipados de cefaleia, encefalopatia e dormência hemicorporal esquerda, hemiplegia e ataxia com hemianopsia esquerda associada. As imagens de ressonância magnética mostram sutil realce giriforme heterogêneo, bem como perda de supressão na sequência FLAIR e, na ressonância magnética com perfusão, aumento de fluxo sobre essa área, compatíveis com a síndrome com episódios de enxaqueca semelhantes a um acidente vascular encefálico após radioterapia. (*A figura D se encontra reproduzida em cores no Encarte.*)

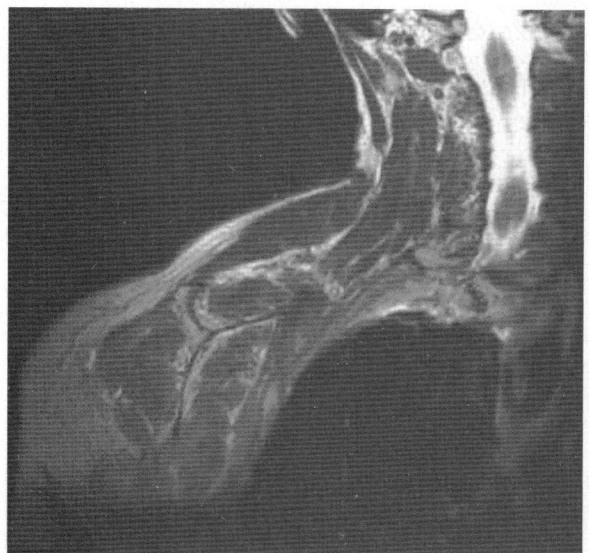

FIGURA 134.5 Plexopatia. Hiperintensidade T2 e plexopatia com edema. Paciente de 63 anos, do sexo feminino, com histórico de câncer de mama tratado com radiação local, apresentou-se à clínica de neurologia 11 meses após piora de monoplegia da extremidade superior direita, parestesia e arreflexia. Um exame adicional revelou ptose e miose direitas (referentes a envolvimento proximal em T1) e a ressonância magnética mostrou hiperintensidade de sinal em T2 e edema nos três troncos (superior, médio e inferior) do plexo braquial proximalmente à região supraclavicular.

Efeitos neurocognitivos

As sequelas neuropsicológicas da radiação são mais claras quando se evidenciam por declínio tardio do QI, déficit de aprendizagem ou insucesso acadêmico. Esses sintomas são observados com mais frequência em crianças ou adultos que recebem WBRT; alguns estudos mostram declínio cognitivo em mais de 90% dos pacientes no último grupo. Os chamados protocolos que preservam o hipocampo mostraram significativa redução de risco e gravidade do declínio (Evidência de nível 1).[1-4] Testes neuropsiquiátricos detalhados podem revelar déficits de memória, função executiva, velocidade de processamento e de lembrança verbal seletiva. A RM geralmente mostra leucoencefalopatia com hiperintensidade de sinal em T2 difusa, bem como microssangramentos disseminados em imagens ponderadas em suscetibilidade (ver Figura 134.3). Acredita-se que a incidência e a gravidade dos sintomas neurocognitivos estejam correlacionadas ao grau da leucoencefalopatia observada na RM. Foram descritos síndrome de ataxia semelhante à hidrocefalia com pressão normal, transtorno cognitivo e incontinência urinária, sintomas que podem melhorar transitoriamente com derivação ventriculoperitoneal, embora, apesar da derivação, muitos dos pacientes continuem a desenvolver atrofia cerebral difusa e demência.

TRATAMENTO

Alguns efeitos neurológicos causados pela DACR não têm tratamento específico. O tratamento da DACR é descrito em outros livros e inclui basicamente medidas gerais de suporte e fármacos estimuladores das colônias de granulócitos, quando há linfopenia significativa. Os corticosteroides não são úteis nos casos dessa doença, visto que imunossupressão é uma das consequências mais temíveis e letais das exposições às doses altas de radiação ionizante. O tratamento geralmente é de suporte e, nos pacientes com sintomas agudos, a taxa de mortalidade é elevada.

Em pacientes que desenvolvem sintomas constitucionais, como anorexia e fadiga, os esteroides podem ser considerados, mas o objetivo do tratamento é fornecer suporte. Em um estudo duplo-cego e finalizado prematuramente, metilfenidato *versus*

atraso da puberdade das crianças e amenorreia, infertilidade, disfunção sexual e perda da libido dos adultos. A deficiência de tireotrofina pode ocorrer com doses acima de 40 Gy, e a apresentação da doença pode incluir ganho de peso e letargia. A deficiência de hormônio adrenocorticotrófico é rara e ocorre em pacientes que recebem doses acima de 45 a 50 Gy; apresenta-se com letargia, fadiga, hipoglicemia de jejum e hiponatremia. A hiperprolactinemia, por sua vez, causa atraso da puberdade, galactorreia e amenorreia, nas mulheres, e perda da libido e impotência, nos homens.

placebo foi administrado a 68 pacientes com tumores cerebrais em estágio inicial ou em metástase durante radioterapia, sem qualquer diferença na fadiga ou na cognição em 8 semanas (Evidência de nível 1).[5,6] As manifestações imediatas e imediato-tardias da lesão pela radiação, em especial, são geralmente autolimitadas e não necessitam de tratamentos específicos. Edema cerebral imediato, leucoencefalopatia imediato-tardia, mielopatia imediata ou imediato-tardia, plexopatia e neuropatias são, com frequência, com corticosteroides. Entre essas complicações, acredita-se que apenas o edema cerebral apresente resposta clínica considerável e, nos casos de pacientes com edema cerebral significativo antes da radioterapia, pode-se considerar o tratamento profilático com dexametasona. Em muitos casos, há melhora transitória com corticosteroides administrados a pacientes com mielopatia, mas sem alteração no curso final da doença. Os esteroides podem ser mais uma vez considerados nas neuropatias ópticas; a neuromiotonia ocular, em particular, é tratada com carbamazepina ou lacosamida.

Do mesmo modo, a necrose pós-irradiação imediata ou imediato-tardia geralmente é autolimitada e não requer tratamento. Não obstante, é importante distinguir a necrose pós-irradiação da progressão da doença, e a biopsia ou o acompanhamento por imagens após 1 a 2 meses costuma ser recomendada para descartar a primeira condição. Em alguns casos, porém, a necrose pós-irradiação pode causar significativa piora neurológica, edema cerebral ou efeito de massa, levando a uma lesão tardia no sistema nervoso central. Nesses casos, os pacientes sintomáticos recebem mais uma vez o tratamento com glicocorticoides como primeira linha. Os casos refratários, com lesão contínua decorrente de necrose pós-irradiação, podem ser tratados com bevacizumabe, terapia com oxigênio hiperbárico ou intervenção cirúrgica. Também existe limitada evidência para o uso de edaravona, inibidor de radicais livres.

Em pacientes não responsivos aos esteroides, vários estudos controlados randomizados mostraram um efeito benéfico do bevacizumabe na redução do agravamento do edema cerebral radiológico (Evidência de nível 1).[7,8] Bevacizumabe é um anticorpo monoclonal humanizado contra o fator de crescimento endotelial vascular, que age inibindo sua ligação a receptores de superfície específicos nas células endoteliais para atenuar a permeabilidade da barreira hematencefálica. O oxigênio hiperbárico serve para aumentar a concentração de oxigênio em áreas isquêmicas da lesão causada pela radiação e vários relatos de casos clínicos e pequenas séries mostraram que é benéfico para os pacientes com necrose pós-irradiação. Um estudo sobre terapia com oxigênio hiperbárico profilático após SRS para metástases mostrou redução nas taxas de lesão à substância branca sem um benefício conhecido. São necessários estudos controlados randomizados para uma maior avaliação do papel dessa terapia no tratamento da necrose causada pela radiação. Em casos raros, a cirurgia de ressecção pode ser necessária para aliviar o efeito de massa, caso medidas mais conservadoras falhem. Há limitada evidência de que os resultados da terapia térmica intersticial a *laser*, nesses pacientes, sejam melhores do que aqueles das técnicas cirúrgicas tradicionais. Por fim, um estudo controlado randomizado aberto mostrou melhora tanto nos sintomas como nos achados de RM após o tratamento com o uso de edaravona, inibidor de radicais livres, em conjunto com esteroides; entretanto, são necessários outros estudos sobre esse agente (Evidência de nível 1).[9] Ao contrário de reações agudas e imediato-tardias, normalmente reversíveis, as manifestações tardias costumam ser menos responsivas ao tratamento e têm curso mais maligno. Não há tratamento eficaz para mielopatia de início tardio causada pela radiação; embora o tratamento com bevacizumabe tenha se mostrado promissor em estudos de casos clínicos, neste momento não existe evidência definitiva para seu uso. As intervenções terapêuticas para plexopatia incluem profilaxia para subluxação do ombro, tratamento do linfedema e analgesia.

A vasculopatia decorrente de lesão pela radiação é tratada de modo semelhante a outras vasculopatias não relacionadas com a radiação. A vasculopatia de grandes artérias foi tratada com sucesso com a colocação de *stent*; alguns oncologistas radiologistas recomendam a triagem com ultrassom duplex anual da carótida para detecção de aterosclerose de grande vaso em 2 a 5 anos após a irradiação do pescoço. É razoável considerar agentes antiplaquetários para doença de pequenos vasos. Embora o tratamento concomitante com oxigênio hiperbárico, durante a radioterapia, tenha mostrado redução da incidência de lesão à substância branca, em imagens, seu significado clínico é desconhecido e não é regularmente empregado.

Não existe, também, tratamento específico ou comprovado para a SMART; os pacientes, com frequência, fazem um ciclo de tratamento com corticosteroides e antiepilépticos. Alguns autores recomendaram agentes antiplaquetários e/ou estatinas. Mais uma vez, é importante identificar as crises epilépticas nessa população, e todos os pacientes com suspeita de SMART devem ser submetidos a avaliação por eletroencefalograma.

Pacientes com suspeita de disfunção neuroendócrina após radiação devem passar por exames laboratoriais de triagem, para detecção de disfunção hipotalâmica e/ou hipofisária, e ser encaminhados para um endocrinologista. A maioria deles necessitará de acompanhamento endocrinológico a longo prazo, bem como de terapia de reposição hormonal.

Em relação aos sintomas neurocognitivos, o melhor tratamento é o preventivo; existe significativa evidência clínica mostrando que SRS ou WBRT com preservação do hipocampo oferecem melhores resultados cognitivos, em comparação com os protocolos convencionais de WBRT (Evidência de nível 1).[1-4] Em pacientes que desenvolvem sintomas, existem dados conflitantes sobre o uso de neuroestimulantes; um estudo controlado randomizado mostra um modesto benefício, porém dois outros estudos mostram não haver qualquer efeito (Evidência de nível 1).[10] O uso profilático de inibidores de acetilcolinesterase (sobretudo memantina) durante radioterapia nessa população é mais promissor; há estudos controlados randomizados que mostram benefícios ao desempenho cognitivo, em comparação com o estado basal (Evidência de nível 1).[11,12] Seu uso tem sido vinculado a reduções significativas no edema cerebral, no tamanho do infarto cerebral e nas alterações da vasculatura do cérebro após WBRT. Um estudo de fase II sobre a vitamina E, de 2004, também proporcionou algum benefício; entretanto, o estudo não foi randomizado ou cego, a amostra era pequena e não houve acompanhamento de longo prazo.

PROGNÓSTICO

O prognóstico após lesão pela radiação é bastante variável, dependendo da complicação, do momento e do grau de lesão. A Tabela 134.2 descreve os prognósticos das síndromes agudas pós-irradiação. Nos pacientes tratados com radioterapia, os efeitos colaterais agudos tendem a ter curso mais benigno e geralmente são responsivos ao tratamento com esteroides. O edema cerebral imediato, a leucoencefalopatia/desmielinização imediato-tardia e a miotonia ocular, por exemplo, quase sempre são autolimitados e reversíveis. Em contrapartida, as complicações mais tardias tendem a ser irreversíveis e menos responsivas ao tratamento. Embora a necrose aguda causada pela radiação costume ser autolimitada e/ou facilmente tratada com esteroides, os casos mais tardios ou agressivos podem ser progressivos e fatais, independentemente de haver tratamento em curso. Os sintomas da mielopatia pós-irradiação também não tendem a melhorar. Os prognósticos da vasculopatia estão relacionados com a eficácia e o tempo decorrido até a realização dos procedimentos de revascularização. O prognóstico da SMART foi descrito em apenas um estudo de casos, mas acredita-se que até 50% dos pacientes tenham déficits neurológicos residuais, e esses pacientes pode estar em maior risco de acidente vascular encefálico. A plexopatia, a neuropatia e a neuropatia óptica pós-irradiação geralmente são irreversíveis. Os efeitos neuroendócrinos são permanentes na maioria dos casos e necessitam de terapia de reposição hormonal por toda a vida. Nos casos característicos, os déficits cognitivos são irreversíveis e geralmente progressivos, resultando em incapacidade e dependência permanentes ou morte.

EVIDÊNCIAS DE NÍVEL 1

1. Brown PD, Jaeckle K, Ballman KV, et al. Effect of radiosurgery alone vs radiosurgery with whole brain radiation therapy on cognitive function in patients with 1 to 3 brain metastases: a randomized clinical trial. JAMA. 2016;316:401-409.
2. Brown PD, Ballman KV, Cerhan JH, et al. Postoperative stereotactic radiosurgery compared with whole brain radiotherapy for resected metastatic brain disease (NCCTG N107C/CEC·3): a multicentre, randomised, controlled, phase 3 trial. Lancet Oncol. 2017;18:1049-1060.
3. Gondi V, Hermann BP, Mehta MP, Tomé WA. Hippocampal dosimetry predicts neurocognitive function impairment after fractionated stereotactic radiotherapy for benign or low-grade adult brain tumors. Int J Radiat Oncol Biol Phys. 2013;85(2):348-354.
4. Tsai PF, Yang CC, Chuang CC, et al. Hippocampal dosimetry correlates with the change in neurocognitive function after hippocampal sparing during whole brain radiotherapy: a prospective study. Radiat Oncol. 2015;10:253.
5. Mulhern RK, Khan RB, Kaplan S, et al. Short-term efficacy of methylphenidate: a randomized, double-blind, placebo-controlled trial among survivors of childhood cancer. J Clin Oncol. 2004;22(23):4795-4803.
6. Butler JM Jr, Case LD, Atkins J, et al. A phase III, double-blind, placebo-controlled prospective randomized clinical trial of d-threo-methylphenidate HCl in brain tumor patients receiving radiation therapy. Int J Radiat Oncol Biol Phys. 2007;69(5):1496-1501.
7. Levin VA, Bidaut L, Hou P, et al. Randomized double-blind placebo-controlled trial of bevacizumab therapy for radiation necrosis of the CNS. Int J Radiat Oncol Biol Phys. 2011;79(5):1487-1495.
8. Xu Y, Rong X, Hu W, et al. Bevacizumab monotherapy reduces radiation-induced brain necrosis in nasopharyngeal carcinoma patients: a randomized controlled trial. Int J Radiat Oncol Biol Phys. 2018;101(5):1087-1095.
9. Tang Y, Rong X, Hu W, et al. Effect of edaravone on radiation-induced brain necrosis in patients with nasopharyngeal carcinoma after radiotherapy: a randomized controlled trial. J Neurooncol. 2014;120(2):441-447.
10. Page BR, Shaw EG, Lu L, et al. Phase II double-blind placebo-controlled randomized study of armodafinil for brain radiation-induced fatigue. Neuro Oncol. 2015;17(10):1393-1401.
11. Brown PD, Pugh S, Laack NN, et al. Memantine for the prevention of cognitive dysfunction in patients receiving whole-brain radiotherapy: a randomized, double-blind, placebo-controlled trial. Neuro Oncol. 2013;15:1429-1437.
12. Rapp SR, Case LD, Peiffer A, et al. Donepezil for irradiated brain tumor survivors: a phase III randomized placebo-controlled clinical trial. J Clin Oncol. 2015;33(15):1653-1659.

LEITURA SUGERIDA

Efeitos no sistema nervoso central

Chernov MF, Ono Y, Abe K, et al. Differentiation of tumor progression and radiation-induced effects after intracranial radiosurgery. Acta Neurochir Suppl. 2013;116:193-210.

Coderre JA, Morris GM, Micca PL, et al. Late effects of radiation on the central nervous system: role of vascular endothelial damage and glial stem cell survival. Radiat Res. 2006;166:495-503.

Diaz AZ, Choi M. Radiation-associated toxicities in the treatment of high-grade gliomas. Semin Oncol. 2014;41(4):532-540.

Donahue B. Short- and long-term complications of radiation therapy for pediatric brain tumors. Pediatr Neurosurg. 1992;18:207-217.

Doyle DM, Einhorn LH. Delayed effects of whole brain radiotherapy in germ cell tumor patients with central nervous system metastases. Int J Radiat Oncol Biol Phys. 2008;70(5):1361-1364.

Genc M, Genc E, Genc BO, Kiresi DA. Significant response of radiation induced CNS toxicity to high dose steroid administration. Br J Radiol. 2006;79(948):e196-e199.

Greene-Schloesser D, Robbins ME, Peiffer AM, Shaw EG, Wheeler KT, Chan MD. Radiation-induced brain injury: a review. Front Oncol. 2012;2:73.

Kim JH, Brown SL, Jenrow KA, Ryu S. Mechanisms of radiation-induced brain toxicity and implications for future clinical trials. J Neurooncol. 2008;87(3):279-286.

Landau K, Killer HE. Radiation damage. Neurology. 1996;46:889.

Mayer R, Sminia P. Reirradiation tolerance of the human brain. Int J Radiat Oncol Biol Phys. 2008;70:1350-1360.

Mettler FA Jr, Voelz G. Major radiation exposure—what to expect and how to respond. N Engl J Med. 2002;346(20):1554-1561.

Moss H, Nannis E, Poplack DG. The effects of prophylactic treatment of the central nervous system on the intellectual functioning of children with acute lymphocytic leukemia. Am J Med. 1981;71:47-52.

Mostow EN, Byrne J, Connelly RR, Muvihill JJ. Quality of life in long-term survivors of CNS tumors of childhood and adolescence. J Clin Oncol. 1991;9:592-599.

Nolan CP, DeAngelis LM. Neurologic complications of chemotherapy and radiation therapy. Continuum (Minneap Minn). 2015;21(2 Neuro-oncology):429-451.

Norris AM, Carrington BM, Slevin NJ. Late radiation change in the CNS: MR imaging following gadolinium enhancement. Clin Radiol. 1997;52:356-362.

Packer RJ, Meadows AT, Rorke LB, Goldwein JL, D'Angio G. Long-term sequelae of cancer treatment on the central nervous system in childhood. Med Pediatr Oncol. 1987;15:241-253.

Partap S, Russo S, Esfahani B, et al. A review of chronic leukoencephalopathy among survivors of childhood cancer. Pediatr Neurol. 2019;101:2-10

Schultheiss TE, Kun LE, Ang KK, Stephens LC. Radiation response of the central nervous system. Int J Radiat Oncol Biol Phys. 1995;31:1093-1112.

Sheline GE, Wara WM, Smith V. Therapeutic irradiation and brain injury. Int J Radiat Oncol Biol Phys. 1980;6:1215-1228.

Twijnstra A, Boon PJ, Lormans ACM, ten Velde GP. Neurotoxicity of prophylactic cranial irradiation in patients with small cell carcinoma of the lung. Eur J Cancer Clin Oncol. 1987;23:983-986.

Disfunção endócrina

Ben Arush MW, Elhasid R. Effects of radiotherapy on the growth of children with leukemia. Pediatr Endocrinol Rev. 2008;5(3):785-788.

Burstein S. Poor growth after cranial irradiation. Pediatr Rev. 1997;18:442-444.

Constine LS, Woolf PD, Cann D, et al. Hypothalamic-pituitary dysfunction after radiation for brain tumors. N Engl J Med. 1993;328:87-94.

Crowne E, Gleeson H, Benghiat H, Sanghera P, Toogood A. Effect of cancer treatment on hypothalamic-pituitary function. *Lancet Diabetes Endocrinol.* 2015;3(7):568-576.

Duffner PK, Cohen ME, Voorhess ML, et al. Long-term effects of cranial irradiation on endocrine function in children with brain tumors. A prospective study. *Cancer.* 1985;56:2189-2193.

Mechanik JI, Hochberg FH, LaRocque A. Hypothalamic dysfunction following whole-brain irradiation. *J Neurosurg.* 1986;65:490-494.

Rappaport R, Brauner R. Growth and endocrine disorders secondary to cranial irradiation. *Pediatr Res.* 1989;25:561-567.

Shalet SM. Radiation and pituitary dysfunction. *N Engl J Med.* 1993;328:131-133.

Woo E, Lam K, Yu YL, Ma J, Wang C, Yeung RT. Temporal lobe and hypothalamic-pituitary dysfunctions after radiotherapy for nasopharyngeal carcinoma: a distinct clinical syndrome. *J Neurol Neurosurg Psychiatry.* 1988;51:1302-1307.

Efeitos neurocognitivos

Anderson V, Godber T, Smibert E, Ekert H. Neurobehavioural sequelae following cranial irradiation and chemotherapy in children: an analysis of risk factors. *Pediatr Rehabil.* 1997;1:63-76.

Armstrong C, Ruffer J, Corn B, DeVries K, Mollman J. Biphasic patterns of memory deficits following moderate-dose partial-brain irradiation: neuropsychologic outcome and proposed mechanisms. *J Clin Oncol.* 1995;13:2263-2271.

Crossen JR, Garwood D, Glatstein E, Neuwelt EA. Neurobehavioral sequelae of cranial irradiation in adults: a review of radiation-induced encephalopathy. *J Clin Oncol.* 1994;12:627-642.

Duffey P, Chari G, Cartlidge NEF, Shaw PJ. Progressive deterioration of intellect and motor function occurring several decades after cranial irradiation. A new facet in the clinical spectrum of radiation encephalopathy. *Arch Neurol.* 1996;53:814-818.

Edelmann MN, Krull KR, Liu W, et al. Diffusion tensor imaging and neurocognition in survivors of childhood acute lymphoblastic leukaemia. *Brain.* 2014;137(pt 11):2973-2983.

Glauser TA, Packer RJ. Cognitive deficits in long-term survivors of childhood brain tumors. *Childs Nerv Syst.* 1991;7:2-12.

Hardy SJ, Krull KR, Wefel JS, Janelsins M. Cognitive changes in cancer survivors. *Am Soc Clin Oncol Educ Book.* 2018;38:795-806.

Kazda T, Jancalek R, Pospisil P, et al. Why and how to spare the hippocampus during brain radiotherapy: the developing role of hippocampal avoidance in cranial radiotherapy. *Radiat Oncol.* 2014;9:139.

Krull KR, Minoshima S, Edelmann M, et al. Regional brain glucose metabolism and neurocognitive function in adult survivors of childhood cancer treated with cranial radiation. *J Nucl Med.* 2014;55(11):1805-1810.

Meadows A, Gordon J, Massari DJ, Littman P, Fergusson J, Moss K. Declines in IQ scores and cognitive dysfunctions in children with acute lymphocytic leukemia treated with cranial irradiation. *Lancet.* 1981;2:1015-1018.

Mody R, Li S, Dover DC, et al. Twenty-five-year follow-up among survivors of childhood acute lymphoblastic leukemia: a report from the Childhood Cancer Survivor Study. *Blood.* 2008;111(12):5515-5523.

Mulhern RK, Kovnar E, Langston J, et al. Long-term survivors of leukemia treated in infancy: factors associated with neuropsychologic status. *J Clin Oncol.* 1992;10:1095-1102.

Roddy E, Mueller S. Late effects of treatment of pediatric central nervous system tumors. *J Child Neurol.* 2016;31(2):237-254.

Neuropatia óptica e neuromiotonia ocular

Danesh-Meyer HV. Radiation-induced optic neuropathy. *J Clin Neurosci.* 2008;15:95-100.

Eckstein D, Riechardt AI, Heufelder J, et al. Radiation-induced optic neuropathy: observation versus intravitreal treatment: can visual acuity be maintained by intravitreal treatment? *Am J Ophthalmol.* 2019;208:289-294.

Harris J, Levene M. Visual complications following irradiation for pituitary adenomas and craniopharyngiomas. *Radiology.* 1976;120:167-171.

Kountouri M, Pica A, Walser M, et al. Radiation-induced optic neuropathy after pencil beam scanning proton therapy for skull-base and head and neck tumours. *Br J Radiol.* 2020;93(1107):20190028.

Parsons J, Fitzgerald C, Hood C, Ellingwood KE, Bova FJ, Million RR. The effects of irradiation on the eye and optic nerve. *Int J Radiat Oncol Biol Phys.* 1983;9:609-622.

Pomeranz HD, Henson JW, Lessell S. Radiation-associated cerebral blindness. *Am J Ophthalmol.* 1998;126:609-611.

Soares-Dos-Reis R, Martins AI, Brás A, Matos A, Bento C, Lemos J. Ocular neuromyotonia. *Pract Neurol.* 2018;18(5):389-390.

Tumores induzidos pela radiação

Abalo KD, Rage E, Leuraud K, et al. Early life ionizing radiation exposure and cancer risks: systematic review and meta-analysis [published online ahead of print September 10, 2020]. *Pediatr Radiol.* doi:10.1007/s00247-020-04803-0.

Bowers DC, Nathan PC, Constine L, et al. Subsequent neoplasms of the CNS among survivors of childhood cancer: a systematic review. *Lancet Oncol.* 2013;14(8):e321-e328.

Brenner AV, Sugiyama H, Preston DL, et al. Radiation risk of central nervous system tumors in the Life Span Study of atomic bomb survivors, 1958-2009. *Eur J Epidemiol.* 2020;35(6):591-600.

Braganza MZ, Kitahara CM, Berrington de González A, Inskip PD, Johnson KJ, Rajaraman P. Ionizing radiation and the risk of brain and central nervous system tumors: a systematic review. *Neuro Oncol.* 2012;14(11):1316-1324.

D'Elia A, Tropeano MP, Maiola V, Frati A, Salvati M. The etiology of low-grade gliomas: pathological and clinical considerations about radiation-induced low-grade gliomas. *Neurol Sci.* 2015;36(7):1091-1095.

Ecemis GC, Atmaca A, Meydan D. Radiation-associated secondary brain tumors after conventional radiotherapy and radiosurgery. *Expert Rev Neurother.* 2013;13(5):557-565.

Mehyar LS, Abu-Arja MH, Stanek JR, Elbeshlawi I, AbdelBaki MS. The risk of developing secondary central nervous system tumors after diagnostic irradiation from computed tomography in pediatrics: a literature review. *Pediatr Neurol.* 2019;98:18-24.

Ron E, Modan B, Boice JD Jr, et al. Tumors of the brain and nervous system after radiotherapy in childhood. *N Engl J Med.* 1988;319:1033-1039.

Shapiro S, Mealey J Jr, Sartorius C. Radiation-induced intracranial malignant gliomas. *J Neurosurg.* 1989;71:77-82.

Neuropatia periférica

Giese WL, Kinsella TJ. Radiation injury to peripheral and cranial nerves. In: Gutin PH, Leibel SA, Sheline GE, eds. *Radiation Injury to the Nervous System.* New York, NY: Raven Press; 1991:383-403.

Gillette EL, Mahler PA, Powers BE, et al. Late radiation injury to muscle and peripheral nerves. *Int J Radiat Oncol Biol Phys.* 1995;31:1309-1318.

Zheng B, Lin J, Li Y, et al. Predictors of the therapeutic effect of corticosteroids on radiation-induced optic neuropathy following nasopharyngeal carcinoma. *Support Care Cancer.* 2019;27(11):4213-4219.

Plexopatia induzida pela radiação

Bowen BC, Verma A, Brandon AH, Fiedler JA. Radiation-induced brachial plexopathy: MR and clinical findings. *AJNR Am J Neuroradiol.* 1996;17:1932-1936.

Georgiou A, Grigsby PW, Perez CA. Radiation induced lumbosacral plexopathy in gynecologic tumors: clinical findings and dosimetric analysis. *Int J Radiat Oncol Biol Phys.* 1993;26:479-482.

Harper CM Jr, Thomas J, Cascino T, Litchy WJ. Distinction between neoplastic and radiation-induced brachial plexopathy, with emphasis on the role of EMG. *Neurology.* 1989;39:502-506.

Jaeckle KA, Young DF, Foley KM. The natural history of lumbosacral plexopathy in cancer. *Neurology.* 1985;35:8-15.

Kori SH, Foley KM, Posner JB. Brachial plexus lesions in patients with cancer: 100 cases. *Neurology.* 1981;31:45-50.

Olsen NK, Pfeiffer P, Johannsen L, Schrøder H, Rose C. Radiation-induced brachial plexopathy: neurological follow-up in 161 recurrence-free breast cancer patients. *Int J Radiat Oncol Biology Phys.* 1993;26:43-49.

Thomas JE, Cascino TL, Earle JD. Differential diagnosis between radiation and tumor plexopathy of the pelvis. *Neurology.* 1985;35:1-7.

Wouter van Es H, Engelen AM, Witkamp TD, Ramos LM, Feldberg MA. Radiation-induced brachial plexopathy: MR imaging. *Skeletal Radiol.* 1997;26:284-288.

Mielopatia causada pela radiação

Alfonso ED, De Gregorio MA, Mateo P, et al. Radiation myelopathy in over-irradiated patients: MR imaging findings. *Eur Radiol.* 1997;7:400-404.

Goldwein JW. Radiation myelopathy: a review. *Med Pediatr Oncol.* 1987;15:89-95.

Grünewald R, Chroni E, Panayiotopoulos C, Enevoldson TP. Late onset radiation-induced motor neuron syndrome. *J Neurol Neurosurg Psychiatry.* 1992;55:741-742.

Jeremic B, Djuric L, Mijatovic L. Incidence of radiation myelitis of the cervical spinal cord at doses of 5500 cGy or greater. *Cancer.* 1991;68:2138-2141.

Koehler PJ, Verbiest H, Jager J, Vecht CJ. Delayed radiation myelopathy: serial MR-imaging and pathology. *Clin Neurol Neurosurg.* 1996;98:197-201.

Komachi H, Tsuchiya K, Ikeda M, Koike R, Matsunaga T, Ikeda K. Radiation myelopathy: a clinicopathological study with special reference to correlation between MRI findings and neuropathology. *J Neurol Sci.* 1995;132:228-232.

Melki PS, Halimi P, Wibault P, Masnou P, Doyon D. MRI in chronic progressive radiation myelopathy. *J Comput Assist Tomogr.* 1994;18:1-6.

Schultheiss TE, Higgins EM, El-Mahdi AM. The latent period in clinical radiation myelopathy. *Int J Radiat Oncol Biol Phys.* 1984;10:1109-1115.

Thornton AF, Zimberg SH, Greenberg HS, Sullivan MJ. Protracted Lhermitte's sign following head and neck irradiation. *Arch Otolaryngol Head Neck Surg.* 1991;117:1300-1303.

Wang PY, Shen WC, Jan JS. Serial MRI changes in radiation myelopathy. *Neuroradiology.* 1995;37:374-377.

Wara W, Phillips T, Sheline G, Schwade JG. Radiation tolerance of the spinal cord. *Cancer.* 1975;35:1558-1562.

Wong CS, Fehlings MG, Sahgal A. Pathobiology of radiation myelopathy and strategies to mitigate injury. *Spinal Cord.* 2015;53(8):574-580.

Necrose causada pela radiação

Chung C, Bryant A, Brown PD. Interventions for the treatment of brain radionecrosis after radiotherapy or radiosurgery. *Cochrane Database Syst Rev.* 2018;7(7):CD011492.

Glitza IC, Guha-Thakurta N, D'Souza NM, et al. Bevacizumab as an effective treatment for radiation necrosis after radiotherapy for melanoma brain metastases. *Melanoma Res.* 2017;27(6):580-584.

Minniti G, Clarke E, Lanzetta G, et al. Stereotactic radiosurgery for brain metastases: analysis of outcome and risk of brain radionecrosis. *Radiat Oncol.* 2011;6:48.

Ohguri T, Imada H, Kohshi K, et al. Effect of prophylactic hyperbaric oxygen treatment for radiation-induced brain injury after stereotactic radiosurgery of brain metastases. *Int J Radiat Oncol Biol Phys.* 2007;67:248-255.

Ruben JD, Dally M, Bailey M, Smith R, McLean CA, Fedele P. Cerebral radiation necrosis: incidence, outcomes, and risk factors with emphasis on radiation parameters and chemotherapy. *Int J Radiat Oncol Biol Phys.* 2006;65:499-508.

Sadraei NH, Dahiya S, Chao ST, et al. Treatment of cerebral radiation necrosis with bevacizumab: the Cleveland clinic experience. *Am J Clin Oncol.* 2015;38(3):304-310.

Schüttrumpf LH, Niyazi M, Nachbichler SB, et al. Prognostic factors for survival and radiation necrosis after stereotactic radiosurgery alone or in combination with whole brain radiation therapy for 1–3 cerebral metastases. *Radiat Oncol.* 2014;9:105.

Shah R, Vattoth S, Jacob R, et al. Radiation necrosis in the brain: imaging features and differentiation from tumor recurrence. *Radiographics.* 2012;32(5):1343-1359.

Siu A, Wind JJ, Iorgulescu JB, Chan TA, Yamada Y, Sherman JH. Radiation necrosis following treatment of high grade glioma—a review of the literature and current understanding. *Acta Neurochir (Wien).* 2012;154(2):191-201.

Telera S, Fabi A, Pace A, et al. Radionecrosis induced by stereotactic radiosurgery of brain metastases: results of surgery and outcome of disease. *J Neurooncol.* 2013;113(2):313-325.

Verma N, Cowperthwaite MC, Burnett MG, Markey MK. Differentiating tumor recurrence from treatment necrosis: a review of neuro-oncologic imaging strategies. *Neuro Oncol.* 2013;15(5):515-534.

Crises de enxaqueca semelhantes a acidente vascular encefálico após SMART

Armstrong AE, Gillan E, DiMario FJ Jr. SMART syndrome (stroke-like migraine attacks after radiation therapy) in adult and pediatric patients. *J Child Neurol.* 2014;29(3):336-341.

Black DF, Morris JM, Lindell EP, et al. Stroke-like migraine attacks after radiation therapy (SMART) syndrome is not always completely reversible: a case series. *AJNR Am J Neuroradiol.* 2013;34(12):2298-2303.

Fan EP, Heiber G, Gerard EE, Schuele S. Stroke-like migraine attacks after radiation therapy: A misnomer? *Epilepsia.* 2018;59:259-268.

Olsen AL, Miller JJ, Bhattacharyya S, Voinescu PE, Klein JP. Cerebral perfusion in stroke-like migraine attacks after radiation therapy syndrome. *Neurology.* 2016;86:787-789.

Takahashi H, Kimura T, Yuki N, Yoshioka A. Stroke-like migraine attacks after radiation therapy (SMART) syndrome followed by cerebral infarction. *Intern Med.* 2018;57(13):1921-1924.

Zheng Q, Yang L, Tan LM, Qin LX, Wang CY, Zhang HN. Stroke-like migraine attacks after radiation therapy syndrome. *Chin Med J (Engl).* 2015;128(15):2097-2101.

Complicações vasculares

Aizer AA, Du R, Wen PY, Arvold ND. Radiotherapy and death from cerebrovascular disease in patients with primary brain tumors. *J Neurooncol.* 2015;124:291-297.

Benson PJ, Sung JH. Cerebral aneurysms following radiotherapy for medulloblastoma. *J Neurosurg.* 1989;70:545-550.

El-Fayech C, Haddy N, Allodji RS, et al. Cerebrovascular diseases in childhood cancer survivors: role of the radiation dose to Willis circle arteries. *Int J Radiat Oncol Biol Phys.* 2017; 97:278-286.

Houdart E, Mounayer C, Chapot R, Saint-Maurice JP, Merland JJ. Carotid stenting for radiation-induced stenosis: a report of 7 cases. *Stroke.* 2001;32:118-121.

Kralik SF, Mereniuk TR, Grignon L, et al. Radiation-induced cerebral microbleeds in pediatric patients with brain tumors treated with proton radiation therapy. *Int J Radiat Oncol Biol Phy.* 2018;102(5):1465.

Kreisl TN, Toothaker T, Karimi S, DeAngelis LM. Ischemic stroke in patients with primary brain tumors. *Neurology.* 2008;70(24):2314-2320.

Murphy ES, Xie H, Merchant TE, Yu JS, Chao ST, Suh JH. Review of cranial radiotherapy-induced vasculopathy. *J Neurooncol.* 2015;122:421-429.

Nordstrom M, Felton E, Sear K, et al. Large vessel arteriopathy after cranial radiation therapy in pediatric brain tumor survivors. *J Child Neurol.* 2018;33:359-366.

Pozzati E, Giangaspero F, Marliani F, Acciarri N. Occult cerebrovascular malformations after irradiation. *Neurosurgery.* 1996;39:677-682.

Roongpiboonsopit D, Kuijf HJ, Charidimou A, et al. Evolution of cerebral microbleeds after cranial irradiation in medulloblastoma patients. *Neurology.* 2017;88:789-796.

Ullrich NJ, Robertson R, Kinnamon DD, et al. Moyamoya following cranial irradiation for primary brain tumors in children. *Neurology.* 2007;68(12):932-938.

Wahl M, Anwar M, Hess CP, Chang Sm, Lupo JM. Relationship between radiation dose and microbleed formation in patients with malignant glioma. *Radiat Oncol.* 2017;12:126.

Warrington JP, Ashpole N, Csiszar A, Lee YW, Ungvari Z, Sonntag WE. Whole brain radiation-induced vascular cognitive impairment: mechanisms and implications. *J Vasc Res.* 2013;50(6):445-457.

Werner MH, Burger PC, Heinz ER, Friedman AH, Halperin EC, Schold SC Jr. Intracranial atherosclerosis following radiotherapy. *Neurology.* 1988;38:1158-1160.

Xu J, Yongjun C. Radiation-induced carotid artery stenosis: a comprehensive review of the literature. *Interv Neurol.* 2014;2(4):183-192.

Lesões Causadas por Choques Elétricos e Relâmpagos

Imad Khan e Christopher Zammit

PONTOS-CHAVE

1. Os choques elétricos podem ser diferenciados em choques elétricos de voltagens baixa e alta.

2. A gravidade do choque elétrico de voltagens baixa, como o contato com o fio elétrico, depende da quantidade de corrente e se a corrente é alternada ou direta (contínua).

3. Os choques elétricos de voltagem alta, como acidentes com relâmpagos, levam a contrações musculares violentas e a lesões por queimadura no ponto de contato e ao longo de tecidos de baixa resistência, como nervos, músculos e vasos sanguíneos.

4. Os sintomas neurológicos a longo prazo, após um choque elétrico, podem incluir disfunção neuropsiquiátrica, parkinsonismo, déficits motores progressivos, mielopatia, distonia focal e tiques nervosos.

INTRODUÇÃO

Os choques elétricos (CEs) e os acidentes com relâmpagos (ARs) causam várias lesões neurológicas descritas. Curiosamente, embora algumas das sequelas neurológicas associadas sejam agudas, outras têm evolução mais tardia. Embora os CEs e os ARs causem lesões quando estabelecem uma corrente elétrica, as complicações neurológicas são muito diferentes nos dois casos.

Os CEs de voltagem baixa (CEVB) são definidos como os que resultam das exposições a menos de 1.000 V, enquanto as exposições mais altas são referidas como *choques elétricos de voltagem alta* (CEVA). Esses choques também são subdivididos entre os que resultam de uma corrente direta ou corrente alternada (CA), mas esta última causa cerca de três vezes mais acidentes que a primeira. Os ARs são excepcionalmente breves com voltagens na faixa de milhões de volts e produzem um conjunto singular de lesões imediatas e tardias.

EPIDEMIOLOGIA

A primeira morte nos EUA relacionada com uma fonte elétrica artificial ocorreu em 1881 diante de uma multidão reunida em Buffalo, Nova York, quando um homem embriagado entrou em contato com um gerador. A morte desse homem pareceu extremamente indolor, resultando no uso da eletrocussão como método "humano" de execução da pena de morte. A notificação formal dos acidentes com CEs e relâmpagos não é obrigatória, e isso limita a precisão dos dados epidemiológicos disponíveis.

Nos EUA, ocorrem cerca de 3 mil CEs por ano, incluindo mil mortes. As crianças estão mais sujeitas a sofrer CEVB, enquanto os adolescentes e adultos sofrem mais comumente CEVA, que frequentemente estão relacionados com atividades ocupacionais.

Mais de 15 mil delegacias de polícia dos EUA usam armas de energia conduzida (AECs), inclusive revólveres imobilizadores e dispositivos TASER para conter suspeitos. Paradas cardíacas têm ocorrido depois do uso das AEC, mas uma relação causal foi proposta em apenas alguns casos. Na maioria dos casos, a parada cardíaca é atribuída ao *delirium* excitado e/ou aos tóxicos ingeridos pela vítima.

Trezentos a mil ARs acontecem anualmente nos EUA, com taxa de mortalidade estimada de 10%. Muitas vítimas não buscam atendimento no momento do acidente; a metade das vítimas que morrem imediatamente é transportada ao médico-legista, e o caso não é notificado. Em geral, as vítimas são homens (razão de 4,5:1 entre os sexos masculino e feminino) na faixa dos 20 ou 30 anos, que realizavam atividades recreativas ou ocupacionais ao ar livre.

BIOPATOLOGIA

Choques elétricos

A gravidade do CEVB depende do trajeto da corrente e é proporcional à duração da exposição e à intensidade da corrente (miliamperes). Em contraste com a corrente direta de voltagem baixa, a CA de voltagem baixa pode causar contrações musculares involuntárias contínuas. Quando a vítima entra em contato com uma fonte de eletricidade CA com sua mão, a tetania dos músculos flexores do membro superior é mais acentuada que a dos extensores, levando a vítima a agarrar a fonte de energia com muita força. Correntes de 6 a 9 mA ou mais, que podem ser alcançadas com a exposição a uma tomada doméstica comum de 110 V, ultrapassam o "limiar de desprendimento", tornando a vítima incapaz de desprender-se da fonte de energia. Quando a corrente circula pelo tórax, a tetania dos músculos respiratórios pode ocorrer e causar asfixia da vítima. Correntes de aproximadamente 50 a 100 mA podem causar fibrilação ventricular; o limiar de energia é inversamente proporcional à duração da exposição.

O contato direto com uma fonte elétrica de voltagem alta causa mais comumente contrações musculares violentas, difusas e repentinas, que atiram a vítima para longe da fonte e causam lesões traumáticas, além dos danos provocados pelo CE. Mesmo com as exposições breves, as voltagens altas transmitem quantidades enormes de energia, que são liberadas por aquecimento eletrotérmico nos pontos de resistência alta (p. ex., pele, na qual ocorrem queimaduras de toda a espessura). Nas estruturas internas, a corrente é transportada pelos tecidos de resistência baixa, inclusive nervos, músculos e vasos sanguíneos. Os efeitos imediatos são necrose muscular e trombose dos pequenos vasos, colocando em risco a viabilidade do membro e a integridade dos nervos periféricos em consequência de síndromes compartimentais e isquemia da extremidade.

Em contraste com uma lesão causada por contato direto, uma faísca pode saltar de uma fonte altamente carregada para uma fonte no solo, formando um arco elétrico no qual as temperaturas podem chegar a 2.500°C. Quando uma vítima é capturada no trajeto do arco, ela sofre lesões térmicas cutâneas e explosões quando o ar repentinamente aquecido esfria rapidamente, além de receber um CEVA quando se torna parte da via de condução da corrente.

As AEC podem alcançar voltagem alta (com carga inicial de cerca de 50.000 V). Contudo, a vítima não recebe essa voltagem. Em vez disso, ela permite que seja criado um arco voltaico quando as farpas não entram em contato com a pele, o que acontece em cerca de 30% dos casos. Quando há contato, a voltagem diminui imediatamente, estabelecendo uma corrente de aproximadamente 2 mA em pulsos de curta duração a uma frequência de 20 vezes por segundo, produzindo clônus muscular involuntário (muito semelhante a um circuito de CA) e impedindo que a vítima resista. Em razão da corrente de voltagem baixa, as AECs raramente causam lesões e, quando elas ocorrem, a maioria é traumática e está relacionada ao fato de a vítima cair ao chão.

Acidentes com relâmpagos

As vítimas das quedas de relâmpagos podem ser atingidas diretamente pela descarga, receber a corrente por meio de um objeto próximo que foi atingido diretamente (relâmpago lateral), estabelecer a corrente de solo quando seus pés estão afastados (tensão de passo), atuar como conduto para as correntes originadas do solo e descarregá-las na direção das nuvens (corrente ascendente) e/ou sofrer uma lesão por explosão ou concussão em consequência do aquecimento e resfriamento rápidos do ar (trovão). Curiosamente, algumas das lesões associadas tipicamente ao CEVA por contato direto não ocorrem nos ARs, e as feridas nos locais de entrada e saída são detectáveis apenas na minoria dos casos, sugerindo que a maioria ou toda a corrente circule externamente à vítima. Isso parece resultar na formação de um campo magnético potente sobre a vítima, levando as correntes elétricas a circular internamente pelos tecidos de resistência baixa (p. ex., nervos, músculos e vasos sanguíneos) e resultando em contrações musculares poderosas e disfunção bulbar, que acarretam apneia, assistolia e um pico enorme de catecolaminas.

O raio globular é um campo elétrico móvel e esférico mal definido, que pode ser observado flutuando ao longo de linhas de transmissão de energia, corredores entre os assentos de aviões, ou no ar durante tempestades de relâmpagos. As descargas de corona (efeito de corona) são uma outra forma de fenômeno relacionado com o relâmpago supostamente causado pela quebra do ar, quando o estresse elétrico na superfície de um condutor excede um certo valor, causando um brilho colorido próximo à superfície do condutor. Existem relatos de sequelas neurológicas nos indivíduos que entraram em contato com um relâmpago ou raio globular e com descargas de corona, que incluem neuropatia periférica, ataxia e déficits cognitivos e de memória.

A fisiopatologia da lesão neuronal depois de CE e AR não está clara, e vários mecanismos plausíveis foram sugeridos. A resistência baixa dos nervos torna essas estruturas condutos de correntes elétricas, causando descargas excitatórias enormes, que provocam ativação da micróglia, eletroporação e cromatólise. Eletroporação é a desestabilização das membranas celulares dos neurônios em consequência de alterações induzidas pela corrente elétrica nas proteínas celulares, resultando em sua disfunção e, talvez, por fim em sua destruição. A ativação da micróglia desencadeia uma reação inflamatória, que possivelmente causa danos aos neurônios e oligodendrócitos. A hiper-regulação dos receptores corticais pós-sinápticos de ácido γ-aminobutírico tipo B também é uma consequência sugerida do impulso excitatório, com base nos resultados de experiências que utilizaram estimulação magnética transcraniana em pacientes que sofreram CEVA. Lesão e desmielinização dos axônios foram demonstradas nas imagens de ressonância magnética, nos estudos da condução neural e à necropsia das vítimas de CE e AR.

Do mesmo modo, os vasos sanguíneos conduzem correntes elétricas, que podem causar trombose microvascular e vasospasmo dos vasos calibrosos, com alguns relatos de trombose cerebral. A disfunção das células endoteliais no nível capilar causa isquemia tecidual e é uma causa sugerida de algumas das consequências clínicas tardias.

Os músculos também são estruturas de resistência baixa e, consequentemente, conduzem grande quantidade de corrente elétrica. A lesão do sarcolema é uma causa sugerida para explicar a fadiga persistente referida por algumas vítimas de CEVA.

MANIFESTAÇÕES CLÍNICAS

A manifestação clínica imediata dos CE e AR pode variar de uma queimadura discreta no ponto de contato até uma parada cardíaca. Nos casos de CE por contato direto, principalmente com os CEVA, geralmente há queimaduras cutâneas significativas com queimaduras internas muito mais graves, que afetam principalmente músculos, vasos de pequeno calibre e tendões. Amputação do membro pode ser necessária, e rabdomiólise é comum depois de CEVA. Lesões traumáticas do crânio e da medula espinal também são comuns. Vasospasmo e trombose das artérias cerebrais, tanto imediatos quanto tardios, também foram descritos. Mielopatia é uma complicação frequente e ocorre no nível espinal correspondente ao trajeto da corrente elétrica. As lesões de contato com a cabeça e AR podem causar mielopatia em vários níveis, quando a corrente elétrica sai pelos pés. A mielopatia pode ocorrer em uma apresentação tardia comum e o intervalo até seu desenvolvimento é inversamente proporcional à idade do paciente. Curiosamente, neuropatia periférica não é comum, mas quando ocorre tende a afetar mais os nervos motores que os sensitivos e, recentemente, estudos demonstraram que afeta os neurônios.

Sintomas neuropsiquiátricos, déficits de memória e função cognitiva, disfunção autonômica, fadiga, cefaleia crônica e transtornos do sono são muito comuns entre os sobreviventes. O conjunto de sinais e sintomas é semelhante ao que ocorre depois de um traumatismo craniano.

Cherington dividiu as complicações neurológicas dos AR em quatro categorias. A categoria I inclui as complicações transitórias e benignas, a categoria II as prolongadas e permanentes, a categoria III os sintomas tardios e a categoria IV as lesões neurológicas traumáticas, que são provocadas por quedas, contrações musculares súbitas e violentas ou efeitos da explosão. A Tabela 135.1 resume essas lesões.

Queraunoparalisia (ou paralisia de Charcot) é uma paralisia transitória imediata detectada em algumas vítimas de AR. Essa paralisia afeta mais os membros inferiores que os superiores e caracteriza-se por palidez dos membros com pulsos reduzidos ou impalpáveis, sintomas sensitivos e hipertensão. A força e a sensação normalmente melhoram até a linha basal dentro de horas, algumas vezes mais cedo. A causa provável sugerida é um pico de catecolaminas, mas isso não foi confirmado.

Tabela 135.1 Complicações neurológicas nas vítimas de acidentes com relâmpagos.	
Categoria I	Cefaleia, dormência, fraqueza, depressão do nível de consciência, queraunoparalisia (paralisia de Charcot)
Categoria II	Encefalopatia hipóxica; déficits cognitivos; déficits de atenção e memória; transtornos de humor, comportamento e sono; fadiga; disfunção autonômica; insensibilidade ao frio; acidente vascular encefálico isquêmico agudo; hemorragia intracerebral (gânglios da base ou tronco encefálico); mielopatia
Categoria III	Parkinsonismo, doença motora progressiva, distonia focal e tiques
Categoria IV	Hemorragia intracraniana traumática, traumatismo raquimedular secundário às fraturas, ou hemorragias

A disfunção cerebelar, incluindo o acidente vascular encefálico e a ataxia cerebelar, é uma complicação de CA raramente relatada, descrita em alguns casos clínicos. No caso de acidente vascular encefálico no cerebelo, pode-se seguir o edema de fossa posterior, pondo o paciente em risco de compressão do tronco encefálico.

Vários estudos de casos tentaram sugerir uma relação entre CE/AR e esclerose lateral amiotrófica; contudo, várias revisões recentes resumiram os estudos e dados disponíveis e concluíram que qualquer relação seja muito improvável.

DIAGNÓSTICO

As vítimas de CE ou AR com nível de consciência alterado, déficits focais ou paralisia no momento do atendimento devem realizar exames diagnósticos de imagem do crânio e/ou da coluna vertebral em caráter de emergência, de forma a avaliar lesões traumáticas ou isquemia aguda, que podem justificar intervenções imediatas. A isquemia cerebral aguda pode ser secundária à trombose ou ao vasospasmo; a tomografia computadorizada ou a angiografia convencional de emergência deve ser considerada.

TRATAMENTO

Os tratamentos específicos das sequelas neurológicas das lesões causadas por CEs e ARs não estão descritos. Trombolíticos intravenosos e/ou intervenções endovasculares (remoção de trombos quando há trombose ou angioplastia/procedimentos intra-arteriais quando há vasospasmo) devem ser considerados para os pacientes que se apresentam com déficits neurológicos focais de início agudo depois de um CE ou AR. As vítimas reanimadas depois de uma parada cardíaca e que não respondem aos comandos devem ser consideradas candidatas à manutenção controlada da temperatura, contanto que não existam outras contraindicações. Do mesmo modo, quando a vítima continua em coma por mais de 2 horas sem outra explicação, isso pode sugerir que ela tenha apresentado assistolia e/ou apneia transitória, principalmente no contexto de um AR. A automaticidade cardíaca e a ventilação podem ter reiniciado espontaneamente, mas sem que o paciente tivesse lesão cerebral hipoxicoisquêmica. O clínico sagaz deve considerar a estabilização controlada da temperatura nesses casos e também porque o evento equivale ao retorno da circulação espontânea de um paciente em parada cardíaca, que foi reanimado ativamente. As lesões traumáticas devem ser tratadas de acordo. Os sobreviventes de CE e AR podem ser encaminhados a um grupo de apoio internacional conhecido como Lightning Strike & Electric Shock Survivors International, Inc. (http://www.lightning-strike.org).

PROGNÓSTICO

As complicações neuropsiquiátricas, os déficits cognitivos e os distúrbios autonômicos observados depois de um CE ou AR são irreversíveis na maioria dos casos e, algumas vezes, são progressivos. A mielopatia pode melhorar, e algumas vítimas recuperaram-se, mas a maioria permanece com sintomas persistentes. Os índices de sucesso da reanimação cardiopulmonar são mais altos nas vítimas de CE e AR que nos demais grupos, mesmo quando o intervalo decorrido desde o acidente foi longo. Os prognósticos depois de um CE ou AR complicado por infarto cerebral ou lesão hipoxicoisquêmica estão referidos apenas em relatos de casos isolados ou estudos de casos, e isso impossibilita estimativas exatas.

LEITURA SUGERIDA

Abhinav K, Al-Chalabi A, Hortobagyi T, Nigel Leigh P. Electrical injury and amyotrophic lateral sclerosis: a systematic review of the literature. *J Neurol Neurosurg Psychiatry*. 2007;78:450-453.

Cherington M. Neurologic manifestations of lightning strikes. *Neurology*. 2003; 60:182-185.

Cherington M. Spectrum of neurologic complications of lightning injuries. *NeuroRehabilitation*. 2005;20:3-8.

Cherington M, Yarnell PR, Lane J, Anderson L, Lines G. Lightning-induced injury on an airplane: coronal discharge and ball lightning. *J Trauma*. 2002;52(3):579-581.

Critchley M. Neurological effects of lightning and electricity. *Lancet*. 1934;1: 68-72.

Davidson GS, Deck JH. Delayed myelopathy following lightning strike: a demyelinating process. *Acta Neuropathol*. 1988;77:104-108.

Jain RS, Gupta P, Handa R, Nagpal K, Prakash S, Agrawal A. Vertebrobasilar territory ischemic stroke after electrical injury: delayed sequelae. *J Stroke Cerebrovasc Dis*. 2014;23(6):1721-1723.

Jost W, Schönrock L, Cherington M. Autonomic nervous system dysfunction in lightning and electrical injuries. *NeuroRehabilitation*. 2005;20:19-23.

Kashigar A, Udupa K, Fish J, Chen R. Neurophysiological assessment of fatigue in electrical injury patients. *Exp Brain Res*. 2014;232:1013-1023.

Kleinschmidt-DeMasters BK. Neuropathology of lightning-strike injuries. *Semin Neurol*. 1995;15:323-328.

Kwon KH, Kim SH, Minn YK. Electrodiagnostic study of peripheral nerves in high-voltage electrical injury. *J Burn Care Res*. 2014;35:e230-e233.

Primeau M. Neurorehabilitation of behavioral disorders following lightning and electrical trauma. *NeuroRehabilitation*. 2005;20:25-33.

Reisner A. Possible mechanisms for delayed neurological damage in lightning and electrical injury. *Brain Inj*. 2013;27(5):565-569.

Roshanzamir S, Dabbaghmanesh A, Ashraf A. Predicting post-electrical injury autonomic dysfunction symptom occurrence by a simple test. *Burns*. 2013; 40:624-629.

Vilke GM, Bozeman WP, Chan TC. Emergency department evaluation after conducted energy weapon use: review of the literature for the clinician. *J Emerg Med*. 2011;40:598-604.

Doença de Descompressão 136

Matthew R. Leach e Christopher Zammit

PONTOS-CHAVE

1. O diagnóstico de doença de descompressão (DD) é clínico. Os sintomas característicos à descompressão, compatíveis com DD, devem ser tratados da mesma forma.

2. O tratamento inicial de DD é feito com alta fração de oxigênio e recompressão.

3. O transporte para os centros hiperbáricos deve ocorrer a baixa altitude.

4. Pacientes com sequelas neurológicas da doença de descompressão devem aguardar pelo menos 4 a 6 semanas antes de voltar a praticar mergulho.

Os sinais e sintomas da doença de descompressão (DD, também conhecida como "mal dos mergulhadores") são observados em profissionais que trabalham em câmaras impermeáveis subaquáticas durante a construção de cais subaquáticos e pilares de pontes desde o início da década de 1880, quando foi cunhada a expressão "doença do caixão". Hoje em dia, a sigla DD refere-se às sequelas resultantes da embolia gasosa arterial (EGA) e da doença de descompressão, condições resultantes das alterações rápidas da pressão ambiente, que leva os gases inertes dissolvidos a emergir na circulação, na forma de bolhas. O rápido crescimento da popularidade do mergulho submarino com aparelho aquático de respiração independente – sobretudo entre turistas – tornou a DD uma possibilidade diagnóstica, mesmo nas regiões não litorâneas. Embora este capítulo enfatize a DD, outros distúrbios disbáricos que acarretam sintomas ou complicações neurológicas também são descritos de maneira sucinta, como barotrauma do ouvido médio (BTOM), barotrauma do ouvido interno (BTOI), vertigem alternobárica (VAB), intoxicação por monóxido de carbono, narcose do nitrogênio, toxicidade do oxigênio e desmaios por engolir água.

EPIDEMIOLOGIA

A DD é observada em indivíduos que fazem atividades subaquáticas (p. ex. SCUBA, saturação ou mergulho em apneia), aviação em altitudes elevadas (p. ex., pilotos de U-2) e simulações de subidas em elevadas altitudes. A EGA pode ocorrer quando o indivíduo retorna à superfície depois de estar em profundidades de apenas 1 a 1,5 m, enquanto a DD nunca ocorre após retorno de profundidades inferiores a 6 metros e é bastante rara após mergulhos a menos de 10 metros de profundidade. A EGA pode ocorrer quando o mergulhador sobe rapidamente à superfície, prende sua respiração durante a subida ou é portador de doença pulmonar intrínseca, sobretudo se tiver bolhas enfisematosas e for asmático. Os fatores de risco da DD incluem longos períodos de submersão, mergulhos mais profundos e esforço acentuado, além de temperaturas altas durante o mergulho, temperaturas baixas depois do mergulho, idade avançada, obesidade e desidratação.; além disso, indivíduos do sexo masculino têm maior predisposição à doença. Acredita-se que mergulhadores com forame oval patente (FOP) têm risco mais alto (razões de probabilidade entre 2,6 a 5,6) de DD neurológica, em comparação a mergulhadores sem essa cardiopatia. Existem programas de computadores e tabelas de mergulho que ajudam a orientar se as "paradas para descompressão" são necessárias durante a subida, de modo a reduzir o risco de desenvolver DD, e que reduziram significativamente a incidência de DD e de condições disbáricas ao longo das últimas décadas.

Alguns estudos estimaram que a DD ocorra em 2 a 10 de cada 10 mil mergulhos, com maiores índices de incidência entre mergulhadores da Marinha americana e de empresas comerciais e índices mais baixos entre mergulhadores recreativos. A Divers Alert Network (Rede de Alerta de Mergulhadores), uma organização sem fins lucrativos, fundada na Universidade de Duke, dedicada a melhorar a segurança do mergulho para todos os mergulhadores, emite um relatório anual que descreve os perfis das complicações relacionadas com o mergulho. Os dados do relatório mais recente são descritos na Tabela 136.1. Embora as chamadas telefônicas totais para a Divers Alert Network tenham aumentado nos últimos 10 anos, a maioria dos relatos aborda barotrauma ou questões ambientalistas, e as mortes por DD diminuíram, possivelmente pelo advento dos computadores de mergulho já mencionados. A quantidade de chamadas telefônicas para a Divers Alert Network e as fatalidades por lesões de mergulho são apresentadas na Figura 136.1 de acordo com a tendência.

Tabela 136.1 Mortes e morbidade relacionadas ao mergulho nos EUA, 2015.*

Condição	Casos confirmados	Casos suspeitos
Fatalidades	43**	–
Lesão incapacitante	34**	–
Doença de descompressão (DD)	250	599
DD tipo 2***	106	279
DD do ouvido interno	31	34
Embolia gasosa arterial	12	41
Barotrauma do ouvido médio	445	–
Barotrauma do ouvido interno	13	38
Vertigem alternobárica	3	5
Chamadas telefônicas para a Divers Alert Network na linha de emergência	2.518	–

*Dados do relatório anual de 2017 da Divers Alert Network. **Residentes norte-americanos e canadenses. ***Ou seja, com complicações neurológicas, de ouvido interno e cardiopulmonares.

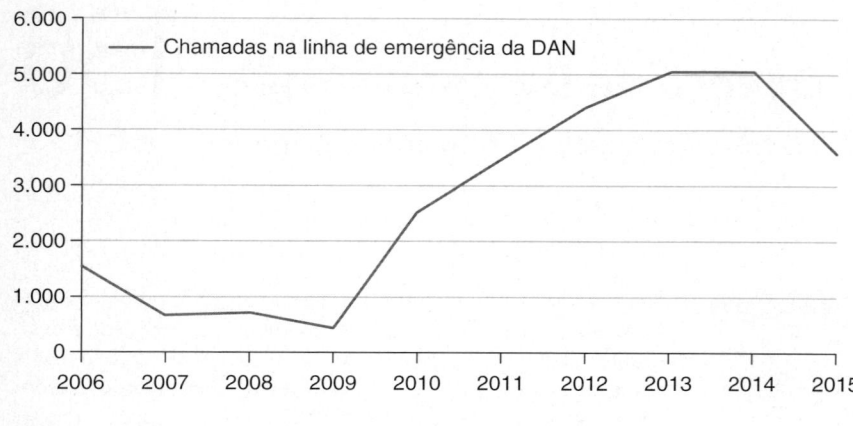
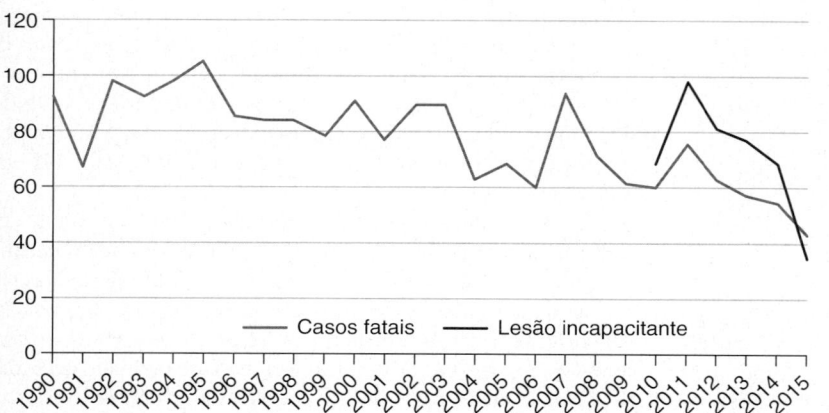

FIGURA 136.1 Incidência de chamadas telefônicas na linha direta de emergência para a Divers Alert Network (DAN) e as fatalidades relacionadas ao mergulho. Os dados são dos relatórios anuais da DAN de 1992 a 2017, disponíveis ao público pelo portal www.diversalertnetwork.org. Apesar do significativo aumento nas chamadas telefônicas na linha direita de emergência para a DAN, as mortes relacionadas ao mergulho diminuíram desde os anos 1990, provavelmente pela combinação de maior percepção de segurança e melhor tecnologia. Mais importante, o advento de computadores de mergulho, que podem informar os mergulhadores sobre a velocidade segura de subida, provavelmente contribuiu para diminuir a mortalidade. Lesões sérias – rastreadas apenas a partir de 2010 – também diminuíram nos últimos anos.

Em comparação com as atividades submarinas, a DD é detectada com menor frequência nos voos de altitude elevada, e, quando é observada, os sintomas costumam ser menos graves e raramente incluem distúrbios neurológicos. Uma exceção recente notável são os pilotos de U-2 da Força Aérea Americana, que voam em altitudes de até 70 mil pés (21.336 m) em cabines pressurizadas em cerca de 30 mil pés (10.058,4 m) acima do nível do mar.

BIOPATOLOGIA

Acredita-se que a DD resulte das bolhas de gás inerte, sobretudo nitrogênio, que se formam na circulação durante a descompressão. A concentração de gás inerte no plasma é diretamente proporcional à pressão do ambiente; no caso da submersão, a pressão do ambiente está aumentada, fazendo com que os gases inertes (sobretudo nitrogênio) se dissolvam completamente no sangue e nos tecidos do corpo. A quantidade dissolvida também tem acréscimo à medida que a temperatura aumenta. Com a subida (seja ao voltar à superfície após um mergulho ou ascender às altitudes elevadas durante um voo), esses gases inertes se tornam supersaturados e entram em solução. Em condições ideais, o gás é liberado aos alvéolos, de onde é eliminado. Na verdade, bolhas de gás podem ser observadas no sangue dos mergulhadores por exame ultrassonográfico após retornarem de um mergulho. Nos casos típicos, a circulação pulmonar filtra as bolhas e o mergulhador não tem quaisquer sintomas. Contudo, quando a quantidade de bolhas é muito grande, estas se acumulam e obstruem as veias e os vasos linfáticos finos. Com grandes quantidades de bolhas, a circulação pulmonar também forma obstruções, que aumentam as pressões do ventrículo cardíaco direito e a possibilidade de abrir um FOP até então fechado, por meio do qual as bolhas podem passar para a circulação arterial.

Além da obstrução vascular, as bolhas intravasculares irritam o endotélio e provocam extravasamento capilar com ativação das plaquetas, do sistema complemento e das citocinas, resultando na formação de um terceiro espaço, hemoconcentração, trombose dos vasos de pequeno calibre e, por fim, hipotensão. A ação obstrutiva nas vênulas, somada à trombose dos pequenos vasos, foi sugerida como causa hipotética das lesões cerebrais, vestibulares e espinais e da disfunção associada à DD neurológica. Os gases inertes dissolvem preferencialmente nos tecidos com teor lipídico alto, como no sistema nervoso central (SNC), no qual acredita-se que a formação de bolhas de nitrogênio contribua para a disfunção e as lesões neurológicas.

A EGA tem fisiopatologia ligeiramente diferente. Os gases alveolares que se expandem de maneira abrupta durante a descompressão (conforme a lei de Boyle) e não são exalados de maneira adequada forçam sua passagem pela membrana alveolocapilar e entram diretamente na circulação arterial, onde causam obstruções mecânicas. As sequelas clínicas mais notáveis ocorrem quando os vasos cerebrais ou coronarianos são obstruídos, provocando acidentes vasculares encefálicos (AVE) isquêmicos e infartos do miocárdio.

O BTOM e o BTOI ocorrem durante a descompressão, quando a tuba auditiva sofre colapso e o ouvido médio não pode equalizar sua pressão com a pressão ambiente. Nos casos de BTOM, a membrana timpânica rompe e expõe o ouvido médio à água, que provoca vertigem e, algumas vezes, paralisia do sétimo nervo craniano. O BTOI é resultante da equalização repentina da pressão no ouvido interno, causando lesão do sistema vestibulococlear. A VAB, por sua vez, ocorre durante a subida, quando os gases se expandem no ouvido médio, mas não conseguem escapar para permitir a equalização.

A narcose do nitrogênio é causada por concentrações altas de nitrogênio dissolvido, que podem ocorrer em profundidades abaixo de 30,48 m. Os efeitos tóxicos do oxigênio no SNC podem ocorrer quando a pressão parcial de oxigênio é maior que 1,4 atm. Os tanques de ar comprimido podem estar contaminados com monóxido ou dióxido de carbono se o exaustor do compressor estiver fechado para a entrada de ar, causando intoxicação por monóxido de carbono. Os sintomas são prováveis durante a descida ou em nível profundo, em contraste com a DD, que ocorre com a subida ou após a volta à superfície. Os desmaios por ingestão de água ocorrem nos mergulhadores que hiperventilam ar ambiente antes do mergulho, induzindo níveis de dióxido de carbono arterial muito baixos sem aumentar a concentração de oxigênio arterial. Durante o mergulho, os níveis do dióxido de carbono não aumentam o suficiente para aumentar o *drive* respiratório, enquanto as concentrações de oxigênio diminuem, resultando na perda de consciência.

É digno de nota que o uso de misturas enriquecidas com oxigênio, com hélio-oxigênio e misturas de hélio-oxigênio-nitrogênio para mergulhos prolongados e/ou profundos mostraram diminuir o risco de formação de bolhas, o que pode diminuir o risco de DD (Evidência de nível 1).[1]

DIAGNÓSTICO

A DD é subdividida em duas categorias clínicas: tipo 1 (DD1) e tipo 2 (DD2). Na maioria dos casos, a DD apresenta-se em até 24 horas após a descompressão, porém há uma apresentação mais tardia, sobretudo nos pacientes que voaram ou subiram a uma altitude elevada pouco depois da descompressão. A DD1 inclui sinais e sintomas relacionados com o sistema tegumentar, linfático ou musculoesquelético. O paciente queixa-se de desconforto e dor articulares, prurido ou edema dos membros e apresenta uma erupção cutânea lenticular, que aparentemente é causada pela estase venosa e é conhecida como *cútis marmórea*.

A DD2, por sua vez, pode incluir manifestações da DD1 acrescidas de sintomas relacionados com o SNC, os pulmões ou o sistema vestibular. Os sintomas pulmonares, que incluem tosse, dispneia ou dor torácica, também são descritos como *asfixia*. Os sintomas vestibulares, também conhecidos como *cambaleios*, evidenciam-se como vertigem, nistagmo, náuseas ou vômitos e pode ser difícil diferenciá-los da VAB, dado que ambas podem ocorrer durante a subida. Os sintomas da DD cerebral podem incluir cefaleia, diplopia, disartria, parestesias, fraqueza, alterações da personalidade, desorientação, fadiga, ataxia, sonolência e até letargia. Os distúrbios visuais incluem neuropatia óptica, hemianopsia homônima e obstrução da artéria retiniana central. A DD medular provoca fraqueza, dormência e parestesias dos membros, incontinência, priapismo, retenção urinária ou dor lombar/pélvica.

A EGA tem manifestação abrupta e dramática, ocorre durante a subida ou dentro de 10 minutos após o retorno à superfície e é causa comum de mortes associadas aos mergulhos. A apresentação pode incluir várias anormalidades neurológicas, como síndromes de AVE, e cerca de 50% dos pacientes podem apresentar sintomas respiratórios. Pode ser difícil diferenciar a EGA e a DD2; no entanto, o tratamento é o mesmo para ambas as condições e o interesse pela diferenciação diagnóstica restringe-se ao universo acadêmico.

BTOM, BTOI e VAB causam sintomas semelhantes. Em muitos casos, a BTOM inclui ruptura da membrana timpânica. A BTOI, por sua vez, deve ser diferenciada, visto que os sintomas são persistentes e comumente exigem encaminhamento a um otorrinolaringologista. A diferenciação entre BTOI e DD vestibular também pode ser difícil. O histórico de sintomas com início súbito durante a equalização das pressões sugere BTOI. Infartos cerebelares foram associados à DD e devem ser tratados da mesma forma que a DD vestibular (Tabela 136.2).

Sequelas	Manifestações	Exposição	Período de tempo	Tratamento	Fatores de risco
Doença de descompressão tipo 2	Sintomas neurológicos diversos, tanto focais como não focais	Normalmente mergulhos > 10 m de profundidade	> 10 min após subida à superfície até 24 h	Terapia com oxigênio hiperbárico	Períodos mais longos de submersão, submersões mais profundas, alto esforço e temperaturas quentes durante o mergulho, temperaturas frias após o mergulho, idade avançada, obesidade, desidratação, sexo masculino
Embolia gasosa arterial	Déficit neurológico focal/síndromes de acidente vascular encefálico agudo	Pode ocorrer com mergulhos relativamente breves e rasos > 1 m	< 10 min após chegar à superfície		Prender a respiração durante a subida, doença pulmonar intrínseca
Barotrauma do ouvido médio	Vertigem, perda auditiva	Descida rápida	Desenvolve-se no meio do mergulho	Cuidados de suporte	Congestão sinusal ou infecção de ouvido, anormalidades anatômicas, tabagismo, gravidez
Barotrauma do ouvido interno	Vertigem, perda auditiva, ruptura da MT, paralisia do NC VII			Consulta com otorrinolaringologista e reparo cirúrgico	
Narcose por nitrogênio	Diminuição do nível de alerta	Mergulhos prolongados e profundos		Terapia com oxigênio hiperbárico	Períodos de submersão mais longos, submersões mais profundas, uso de misturas tradicionais de oxigênio

Tabela 136.2 Manifestações neurológicas e tratamento das doenças relacionadas ao mergulho.

MT, membrana timpânica; NC, nervo craniano.

O diagnóstico da DD é clínico. Quaisquer sintomas associados à descompressão e que sejam compatíveis com DD devem ser tratados da mesma forma. É importante lembrar que a DD é relatada até 24 horas após um mergulho, embora complicações neurológicas graves normalmente apareçam dentro de 10 minutos na superfície e 90% dos pacientes as apresentem nas primeiras 3 horas. Existem alguns casos relatados de dissecção da artéria carótida e um caso publicado de hematoma epidural de um mergulhador de apneia, mas esses casos são exceções e a recompressão não deve ser postergada.

As lesões evidenciadas à ressonância magnética (RM) estão associadas a DD, mas não são um indicador sensível, visto que mesmo os pacientes com recuperação parcial têm resultados normais nos exames subsequentes. Os achados de EGA são semelhantes àqueles observados na tromboembolia (i. e., imagens ponderadas em difusão hiperintensas com valores de coeficiente de difusão aparente – ADC [do inglês *apparent diffusion coefficient*] – marcadamente baixos). Os achados de ressonância magnética na DD2 incluem tanto os focos de isquemia como as lesões hiperintensas em T2 sem restrição de difusão. As últimas mostram preponderância da substância branca, possivelmente pelo alto conteúdo de gordura da mielina e pela alta solubilidade do nitrogênio em gordura, embora as lesões costumem ser observadas também na substância cinzenta. Na DD medular, do mesmo modo, há um envolvimento predominante dos segmentos medulares torácicos decorrentes, mais uma vez, do alto conteúdo de gordura, assim como de hipoperfusão relativa, o que leva a um precário "*washout*" do nitrogênio durante a subida. Acredita-se que muitas dessas alterações de sinal em T2 sejam reversíveis com recompressão em momento oportuno, embora muitas vezes haja discrepância entre os resultados clínicos e radiográficos; os achados em imagens não devem influenciar a tomada de decisão para o tratamento agudo. Os mergulhadores sem histórico de DD neurológica raramente apresentam anormalidades na RM; entretanto, existem poucos estudos controlados para descrever completamente a especificidade da neuroimagem. A estenose do canal espinal foi associada à DD medular e às lesões na RM, mas não está associada ao prognóstico clínico.

TRATAMENTO

A DD é uma emergência médica que requer administração imediata de oxigênio a 100% e recompressão. Evidências em ampla escala sugerem que a recompressão oportuna melhora o prognóstico e contribui para a recuperação. Publicações mais recentes questionaram se o intervalo até a descompressão afeta os índices de recuperação dos pacientes com DD neurológica, mas a base de dados é pequena e limitada às observações clínicas. Por esse motivo, a recompressão imediata ainda é o padrão de tratamento e a DD deve ser considerada uma emergência médica.

A oxigenoterapia hiperbárica (OHB ou THB) pode ser realizada em câmaras com um ou vários assentos; estas permitem o tratamento direto do paciente, caso necessário. A OHB promove a dissolução e a eliminação de gases dos tecidos, aumenta a liberação de oxigênio para os tecidos isquêmicos, reduz o edema tecidual e a permeabilidade do vaso sanguíneo, combate a aderência dos leucócitos aos vasos cerebrais e bloqueia parcialmente a peroxidação lipídica nos tecidos reperfundidos. O U.S. Navy Diving Manual (Manual de Mergulho da Marinha Americana; ver "Leitura sugerida") descreve as recomendações de THB para doença de descompressão. Ciclos repetidos de THB são realizados até que não haja mais melhora com as sessões subsequentes. Todos os pacientes considerados para receber OHB devem obter uma radiografia de tórax para avaliação de pneumotórax e de pneumomediastino, pois o pneumotórax não tratado é uma contraindicação para a recompressão e o transporte aéreo. Os voos para pacientes que requerem transporte aéreo para fazer THB devem posicionar-se na menor altitude segura (recomendações recentes são de menos de 500 pés [152,4 m] acima do nível do mar) ou em uma cabine pressurizada. Também existem câmaras portáteis que permitem a recompressão parcial. Quanto às localizações das câmaras e informações em caso de emergência, os médicos americanos devem entrar em contato com a Divers Alert Network. Nos casos em que o transporte seguro e oportuno para receber OHB não esteja disponível, a repressurização na água é uma alternativa razoável, embora sejam necessários mais dados para determinar o protocolo exato para essa abordagem (Evidência de nível 1).[2,3]

Sob outros aspectos, o tratamento de DD é de suporte. Os pacientes devem ser mantidos normotérmicos, dado que as temperaturas mais quentes aceleram a absorção de gases inertes dissolvidos, mas a hipertermia pode agravar a lesão neurológica. Também é necessário administrar líquidos intravenosos isotônicos sem glicose, visto que muitos desses pacientes estão hemoconcentrados. Quando há suspeita de EGA, comumente se administra lidocaína intravenosa, dado que evidências randomizadas baseadas na literatura sobre cirurgia cardíaca – na qual tanto EGA como lesão cerebral são comuns – sugerem que produza efeitos benéficos. De acordo com muitos especialistas, não há evidências a favor do uso de ácido acetilsalicílico. Um estudo controlado randomizado com tenoxicam para tratar DD mostrou que esse fármaco acelerou a recuperação e reduziu a quantidade de recompressões necessárias de três para duas; não obstante, os prognósticos clínicos não foram diferentes (Evidência de nível 1).[4] As evidências preliminares quanto ao uso de perfluorocarbonos são promissoras, mas são necessários estudos clínicos. Um estudo de pequeno porte realizado na década de 1990 sugeriu que uma mistura de hélio-oxigênio poderia ser mais eficaz do que uma mistura de ar-oxigênio durante a recompressão; no entanto, os resultados não foram divulgados. Um estudo recente sobre fechamento do FOP de mergulhadores sugeriu que o procedimento reduz a incidência de DD e a quantidade de lesões cerebrais isquêmicas na RM.

PROGNÓSTICO

Os prognósticos da DD cerebral são semelhantes aos dos pacientes que sobrevivem a AVE isquêmico, na medida em que um estudo evidenciou que a National Institutes of Health Stroke Scale (ou Escala de AVE do National Institutes of Health) mostrou a mesma capacidade de prever o prognóstico dessas duas condições. Estudos mostraram que o prognóstico da DD medular é pior em pacientes com mais de 42 anos com sintomas vesicais, sintomas progressivos após a descompressão, sintomas iniciais graves e anormalidades na RM. De um quarto a um terço das vítimas de DD medular apresenta recuperação parcial. Apesar de não haver dados de apoio para diretrizes específicas de retorno ao mergulho para mergulhadores recreativos, o U.S. Navy Diving Manual permite que os mergulhadores com sintomas de DD1, já resolvidos no tratamento inicial, voltem a mergulhar após 7 dias e que aqueles com sintomas de DD2 que se resolveram no tratamento inicial retornem à atividade após 30 dias. A Divers Alert Network recomenda que os pacientes com sintomas DD2 aguardem pelo menos 4 a 6 semanas antes de mergulhar e, no caso de sintomas que necessitam de tratamentos em série, justifica-se a abstinência do mergulho por 4 a 6 meses, bem como uma reavaliação neurológica. Deve-se ter precaução extra no caso de sintomas vestibulares; para os quais também se justifica ausência de 4 a 6 meses da atividade, com cuidadosa avaliação para manter o sistema vestibular intacto antes de voltar a mergulhar. Deve-se ter cuidado adicional em todos os casos em que os pacientes apresentem múltiplas comorbidades médicas.

EVIDÊNCIAS DE NÍVEL 1

1. Brebeck AK, Deussen A, Range U, Balestra C, Cleveland S, Schipke JD. Beneficial effect of enriched air nitrox on bubble formation during scuba diving. An open-water study. *J Sports Sci*. 2018;36(6):605-612.
2. Blatteau JE, Pontier JM. Effect of in-water recompression with oxygen to 6 msw versus normobaric oxygen breathing on bubble formation in divers. *Eur J Appl Physiol*. 2009;106(5):691-695.
3. Dituri J, Sadler R, Siddiqi F, et al. Echocardiographic evaluation of intracardiac venous gas emboli following in-water recompression. *Undersea Hyperb Med*. 2016;43(2):103-112.
4. Bennett M, Mitchell S, Dominguez A. Adjunctive treatment of decompression illness with a non-steroidal anti-inflammatory drug (tenoxicam) reduces compression requirement. *Undersea Hyperb Med*. 2003;30(3):195-205.

LEITURA SUGERIDA

Bennett MH, Lehm JP, Mitchell SJ, Wasiak J. Recompression and adjunctive therapy for decompression illness. *Cochrane Database Syst Rev*. 2012;(5):CD005277.

Billinger M, Zbinden R, Mordasini R, et al. Patent foramen ovale closure in recreational divers: effect on decompression illness and ischaemic brain lesions during long-term follow-up. *Heart*. 2011;97(23):1932-1937.

Blatteau JE, Gempp E, Constantin P, Louge P. Risk factors and clinical outcome in military divers with neurological decompression sickness: influence of time to recompression. *Diving Hyperb Med*. 2011;41(3):129-134.

Blatteau JE, Gempp E, Simon O, et al. Prognostic factors of spinal cord decompression sickness in recreational diving: retrospective and multicentric analysis of 279 cases. *Neurocrit Care*. 2011;15(1):120-127.

Bove AA. Diving medicine. *Am J Respir Crit Care Med*. 2014;189(12):1479-1486.

Buzzacott P. DAN annual diving report 2017 edition: a report on 2015 diving fatalities, injuries, and incidents. Divers Alert Network Web site. https://www.diversalertnetwork.org/medical/report/AnnualDivingReport-2017Edition.pdf. Accessed March 1, 2019.

Byyny RL, Shockley LW. Scuba diving and dysbarism. In: Marx J, Hockberger R, Walls R, eds. *Rosen's Emergency Medicine: Concepts and Clinical Practice*. Vol 2. 8th ed. Philadelphia, PA: Elsevier/Saunders; 2014:1915-1927.

Clark JE. Moving in extreme environments: inert gas narcosis and underwater activities. *Extrem Physiol Med*. 2015;4:1.

Gao GK, Wu D, Yang Y, et al. Cerebral magnetic resonance imaging of compressed air divers in diving accidents. *Undersea Hyperb Med*. 2009;36(1):33-41.

Gempp E, Blatteau JE. Risk factors and treatment outcome in scuba divers with spinal cord decompression sickness. *J Crit Care*. 2010;25(2):236-242.

Gempp E, Blatteau JE, Stephant E, Pontier J-M, Constantin P, Pény C. MRI findings and clinical outcome in 45 divers with spinal cord decompression sickness. *Aviat Space Environ Med*. 2008;79(12):1112-1116.

Gempp E, Louge P, Lafolie T, Demaistre S, Hugon M, Blatteau JE. Relation between cervical and thoracic spinal canal stenosis and the development of spinal cord decompression sickness in recreational scuba divers. *Spinal Cord*. 2014;52(3):236-240.

Germonpré P. Patent foramen ovale and diving. *Cardiol Clin*. 2005;23:97-104.

Holck P, Hunter RW. NIHSS applied to cerebral neurological dive injuries as a tool for dive injury severity stratification. *Undersea Hyperb Med*. 2006;33(4):271-280.

Kamtchum Tatuene J, Pignel R, Pollak P, Lovblad KO, Kleinschmidt A, Vargas MI. Neuroimaging of diving-related decompression illness: current knowledge and perspectives. *AJNR Am J Neuroradiol*. 2014;35(11):2039-2044.

Kizer KW, Van Hoesen. Diving medicine. In: Auerbach PS, ed. *Wilderness Medicine*. 6th ed. Philadelphia, PA: Elsevier/Mosby; 2012.

Kohshi K, Tamaki H, Lemaître F, Okudera T, Ishitake T, Denoble PJ. Brain damage in commercial breath-hold divers. *PLoS One*. 2014;9(8):e105006.

MacDonald RD, O'Donnell C, Allan GM, et al. Interfacility transport of patients with decompression illness: literature review and consensus statement. *Prehosp Emerg Care*. 2006;10(4):482-487.

McGuire S, Sherman P, Profenna L, et al. White matter hyperintensities on MRI in high-altitude U-2 pilots. *Neurology*. 2013;81(8):729-735.

Mitchell SJ, Bennett MH, Bryson P, et al. Consensus guideline: pre-hospital management of decompression illness: expert review of key principles and controversies. *Undersea Hyperb Med*. 2018;45(3):273-286.

Moon RE. Adjunctive therapy for decompression illness: a review and update. *Diving Hyperb Med*. 2009;39(2):81-87.

Naval Sea Systems Command. Diagnosis and treatment of decompression sickness and arterial gas embolism. In: *U.S. Navy Diving Manual*. Washington, DC: U.S. Government Publishing Office; 2016:17-1–17-52. Diving Medicine and Recompression Chamber Operations; vol 5, revision 7. https://www.navsea.navy.mil/Portals/103/Documents/SUPSALV/Diving/US%20DIVING%20MANUAL_REV7.pdf?ver=2017-01-11-102354-393. Accessed March 1, 2019.

Pollock NW, Buteau D. Updates in decompression illness. *Emerg Med Clin North Am*. 2017;35(2):301-319.

Ryles MT, Pilmanis AA. The initial signs and symptoms of altitude decompression sickness. *Aviat Space Environ Med*. 1996;67:983-989.

Shupak A, Melamed Y, Ramon Y, Bentur Y, Abramovich A, Kol S. Helium and oxygen treatment of severe air-diving-induced neurologic decompression sickness. *Arch Neurol*. 1997;54(3):305-311.

Vann RD, Butler FK, Mitchell SJ, Moon RE. Decompression illness. *Lancet*. 2011;377:153-164.

Winkler BE, Koch A, Schoeppenthau H, et al. Effects of FLIRT on bubble growth in man. *Int J Sports Med*. 2012;33(11):903-908.

SEÇÃO 20 NEUROLOGIA PEDIÁTRICA

Editor da Seção: *Arthur M. Mandel*

Neurologia Neonatal 137

Arthur M. Mandel

PONTOS-CHAVE

1. Os lactentes prematuros são vulneráveis à hemorragia intraventricular devido à vascularização frágil na matriz germinativa. O prognóstico varia, dependendo do grau de hemorragia.

2. A encefalopatia hipoxicoisquêmica é uma das principais causas de morbidade em neonatos, mas a hipotermia terapêutica é um tratamento eficaz.

3. As crises epilépticas são mais comuns no período neonatal devido à predisposição à excitabilidade neuronal. Existe uma ampla etiologia, o que ajuda a determinar o tratamento.

4. O acidente vascular encefálico em recém-nascidos é isquêmico, hemorrágico ou decorrente de trombose dos seios venosos. O tratamento e o prognóstico dependem da causa, da extensão e da localização da lesão.

5. A leucomalácia periventricular geralmente é observada em bebês prematuros e pode resultar em espasticidade, complicações cognitivas ou visuais.

Os neurologistas pediátricos tratam muitas crianças com lesões cerebrais, que se desenvolvem no período perinatal e causam deficiência intelectual, paralisia cerebral e/ou crises epilépticas. Este capítulo enfatiza alguns dos processos patológicos mais comuns, que afetam os recém-nascidos.

HEMORRAGIA PERIVENTRICULAR-INTRAVENTRICULAR

Epidemiologia

O baixo peso ao nascer e a prematuridade aumentam o risco de hemorragia periventricular e hemorragia intraventricular; a incidência e a gravidade da hemorragia intraventricular aumentam com a prematuridade crescente e o peso decrescente ao nascer. Nos recém-nascidos com peso ao nascer menor que 1.500 g, a prevalência de hemorragia periventricular-intraventricular diminuiu de cerca de 40%, em 1980, para 20%, a partir do final da década de 1990. O tratamento com corticosteroide pré-natal e o tratamento com surfactante depois do nascimento contribuíram para o declínio da hemorragia intraventricular. Entretanto, com o aumento do índice de sobrevivência dos bebês com pesos extremamente baixos ao nascer, cresceu também o número de lactentes sob risco mais alto, com risco de 45% entre os lactentes com menos de 1.000 g. De acordo com estudo populacional realizado na Suíça, as taxas de hemorragia intraventricular diminuíram 3,5% a cada semana acrescentada de vida intrauterina.

A hemorragia intraventricular grave (definida como graus III-IV de Papile, ver o texto a seguir) aumenta com a redução da idade gestacional. Em registro multicêntrico de grande porte com lactentes de idade gestacional muito baixa (22 a 28 semanas) e peso muito baixo (401 a 1.500 g) nascidos entre 2003 e 2007 nos EUA, 16% desenvolveram hemorragia intraventricular grave, e a prevalência aumentava à medida que a idade gestacional diminuía (38%, com 22 semanas, para 7%, com 28 semanas).

A terapia pré-natal com glicocorticoides diminui o risco de HPIV. A HPIV é mais propensa a se desenvolver em bebês que necessitam de transporte neonatal. O risco aumentado de HPIV também está associado a desconforto respiratório (que provavelmente afeta o fluxo sanguíneo cerebral e a pressão venosa central), aumentos rápidos da pressão arterial, hipotensão e reanimação cardiopulmonar.

Biopatologia

A matriz germinativa é uma camada bem vascularizada e altamente celular entre o núcleo caudado e o tálamo, que involui gradativamente durante o período fetal. É suscetível à hemorragia devido à natureza friável de sua rede capilar. O risco de sangramento também é agravado pelos distúrbios da irrigação sanguínea cerebral, seja hipotensão ou hipoperfusão cerebral, possivelmente reduzida ainda mais pela ventilação com pressão positiva por intubação endotraqueal e/ou hipoperfusão-reperfusão combinada com a imaturidade da vasorreatividade cerebral intrínseca e dos mecanismos de autorregulação. Outros fatores que podem aumentar o risco de hemorragia intraventricular associada à prematuridade são metabólicos (hipoglicemia, hipernatremia), hematológicos (anemia, trombocitopenia) e imunes (corioamnionite, imaturidade dos processos antioxidantes ou outras respostas imunes).

O sistema de graduação de Papile com alguma modificação é a escala utilizada mais comumente para descrever a gravidade da hemorragia intraventricular (Figura 137.1). A hemorragia intraventricular pode permanecer na área da matriz (grau I) ou romper para dentro dos ventrículos laterais (grau II), que pode causar dilatação ou distensão ventricular (grau III). O grau IV, atualmente descrito como *infarto hemorrágico periventricular* (IHPV), refere-se a uma hemorragia intraventricular grave com acometimento do parênquima, provavelmente causada por obstrução venosa terminal, infarto venoso e hemorragia secundária subsequente.

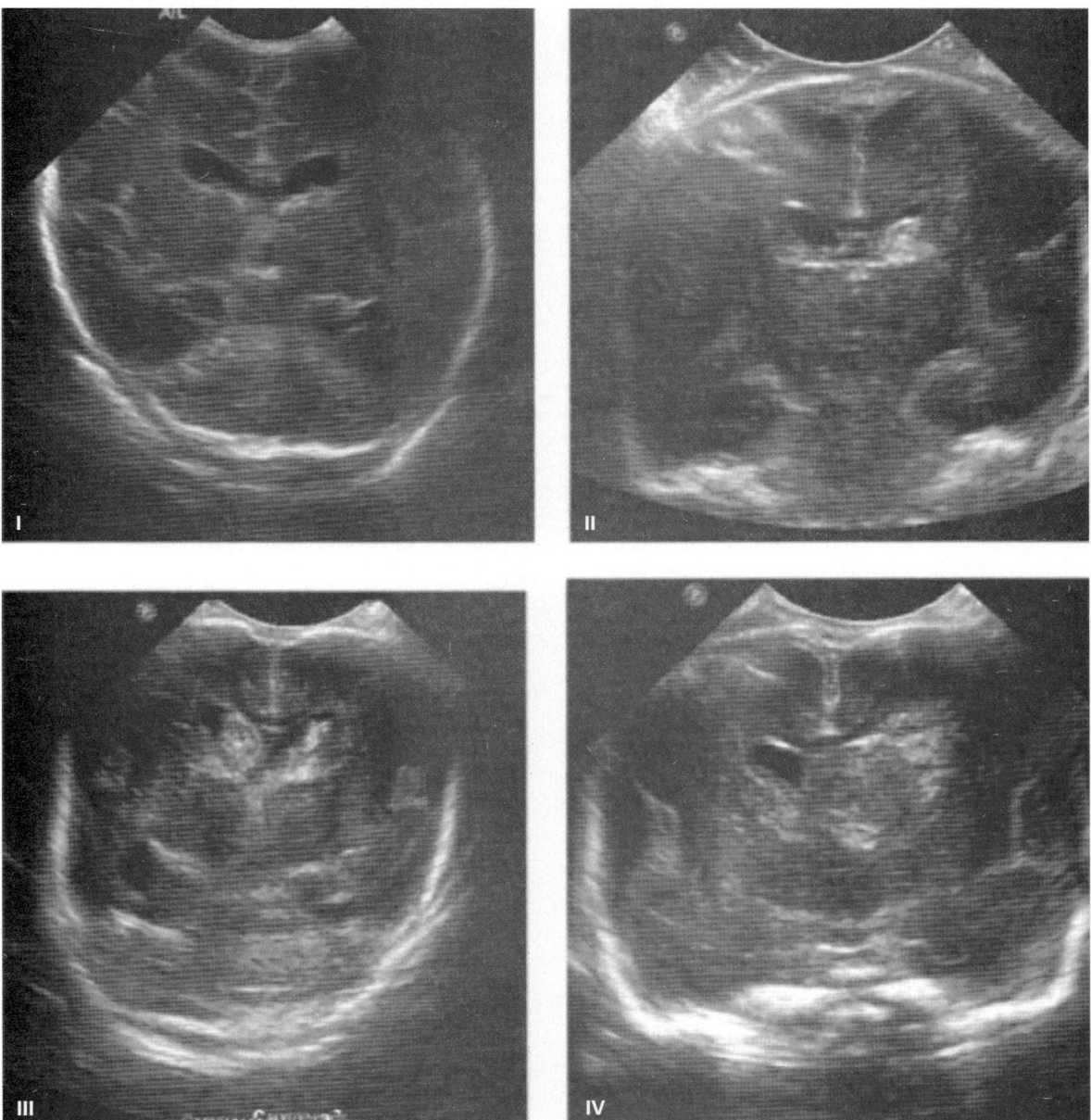

FIGURA 137.1 Sistema de graduação de Papile para hemorragia intraventricular neonatal com base na ultrassonografia craniana. Áreas ecodensas ocorrem na região periventricular (grau I) com ruptura para dentro dos ventrículos laterais (grau II) e dilatação ventricular (grau III). O infarto hemorrágico periventricular (grau IV) também tem acometimento do parênquima. (Segundo El-Dib M, Massaro NA, Bulas D et al. Neuroimaging and neurodevelopmental outcome of premature infants. Am J Perinatol. 2010;27[10]:803-818.)

No estágio avançado depois de uma hemorragia intraventricular (1 a 3 semanas depois do sangramento inicial), especialmente nos casos mais graves, pode haver hidrocefalia pós-hemorrágica ou dilatação ventricular progressiva, que aparentemente se deve à reabsorção reduzida do líquido cefalorraquidiano (LCR) como consequência da inflamação das vilosidades subaracnóideas. Em geral, a reabsorção reduzida causa hidrocefalia comunicante, embora também possa ocorrer hidrocefalia não comunicante secundária à obstrução ou à retração fibrótica localizada.

Manifestações clínicas

A maioria dos casos de hemorragia intraventricular dos lactentes prematuros ocorre nos primeiros 5 dias depois do nascimento, com a maioria ocorrendo no primeiro dia de vida. A hemorragia intraventricular tardia está associada à redução do fluxo sanguíneo cerebral, geralmente em consequência de processos sistêmicos.

As manifestações clínicas da hemorragia intraventricular variam, dependendo da gravidade. Em geral, a hemorragia intraventricular do grau I é assintomática. Muitas hemorragias do grau II e algumas do grau III são clinicamente assintomáticas, mas pode haver evolução oscilante ao longo de horas ou dias, que se caracteriza por anormalidades inespecíficas, como nível de consciência alterado, hipotonia, distúrbios dos movimentos oculares, redução dos movimentos espontâneos e anormalidades da função respiratória. Algumas hemorragias do grau III causam sintomas de hidrocefalia com gravidade variável e, quando estão associadas ao IHPV, os bebês podem ter sinais como apneia grave, bradicardia, postura em extensão e opistótono. Também pode haver fraqueza flácida e anormalidades dos nervos cranianos (inclusive pupilas não reativas à luz), que, na maioria dos casos, levam a um estado de impassibilidade e morte depois de algumas horas. Alguns bebês podem ter movimentos clônicos dos membros, que vários médicos classificam como crises epilépticas, embora geralmente haja pouca correlação eletroencefalográfica (EEG). A maioria dos bebês que morrem tem outras lesões, inclusive leucomalácia periventricular (LPV) (ver Seção "Leucomalácia periventricular"), necrose do tronco encefálico ou necrose do cerebelo.

Diagnóstico

A ultrassonografia transcraniana é a modalidade de imageamento preferida, porque não usa radiação ionizante, é portátil e pode demonstrar sangue no parênquima e nos ventrículos, além das dimensões ventriculares. A triagem ultrassonográfica rotineira deve ser realizada em todos os lactentes com idade gestacional menor que 30 semanas, na idade de 7 a 14 dias e, depois, repetida em 36 a 40 semanas de idade gestacional. A ultrassonografia deve ser enfaticamente recomendada aos bebês com sinais clínicos anormais, inclusive alterações do estado neurológico ou respiratório, ou distúrbios sistêmicos que possam predispor à hemorragia intraventricular.

A tomografia computadorizada (TC) e a ressonância magnética (RM) são pouco úteis como métodos de triagem, porque não são portáteis, usam radiação ionizante (no caso da TC) e são exames mais demorados (no caso da RM). Contudo, essas técnicas podem ajudar a documentar outras lesões, como anormalidades parenquimatosas ou hemorragias subdurais ou da fossa posterior. Em geral, quando a RM está disponível, é melhor evitar a TC devido à exposição à radiação ionizante.

A punção lombar pode ser útil quando a ultrassonografia não é exequível. Nos casos típicos, a contagem de hemácias está aumentada, e a concentração de proteínas oscila na faixa de 250 a 1.200 mg/dℓ. Mais tarde, o LCR torna-se xantocrômico, e pode haver baixa concentração de glicose.

Tratamento

Profilaxia

A medida profilática mais eficaz é evitar nascimento prematuro. Quando o nascimento prematuro é inevitável, há algumas práticas pré-natais e da sala de parto, que ajudam a diminuir o risco de hemorragia intraventricular. A administração pré-natal de corticosteroides (duas injeções de 12 mg de betametasona intramuscular a intervalos de 24 horas) diminui o risco de hemorragia intraventricular. O clampeamento tardio do cordão umbilical (30 a 60 segundos) foi associado em um estudo observacional à redução do risco relativo de hemorragia intraventricular, embora amplo estudo realizado recentemente não tenha demonstrado o efeito do clampeamento tardio na morte ou morbidade significativa. A transferência materna a um centro perinatal antes do nascimento reduz o risco de hemorragia intraventricular dos bebês com peso muito baixo ao nascer, em comparação com os recém-nascidos transportados depois do nascimento. A terapia tocolítica pode estar associada ao risco reduzido de hemorragia intraventricular grave.

Existe amplo consenso de que os cuidados neonatais gerais reduzem o risco de hemorragia intraventricular. A reanimação deve ser imediata e é importante evitar instabilidade hemodinâmica, hipoxia, hipercapnia, hiperoxia e hipocapnia. Hipotensão e hipertensão também devem ser evitadas e corrigidas (gradativamente, de forma a evitar alterações agudas significativas da pressão arterial). As coagulopatias e os distúrbios metabólicos também devem ser corrigidos. A administração de bicarbonato está associada ao aumento do risco de hemorragia intraventricular e deve ser evitada.

Intervenção terapêutica

Em geral, nenhum tratamento é necessário para os bebês com hemorragias dos graus I e II, embora eles devam ser acompanhados por exame ultrassonográfico periódico para detectar progressão. Nos casos de hemorragia do grau III ou IHPV, devem-se realizar monitoramento contínuo com ultrassonografia transcraniana semanal, medições diárias da circunferência craniana e avaliações clínicas frequentes para detectar hipertensão intracraniana. Quando há indícios de dilatação significativa dos ventrículos laterais ou pressão intracraniana, pode ser necessário realizar alguma intervenção. Desse modo, podem ser realizadas punções lombares repetidas, embora devam ser combinadas com ultrassonografia transcraniana para assegurar que haja redução resultante das dimensões ventriculares e não está claro se há vantagem em relação ao tratamento conservador. Como medida temporizadora, pode ser útil realizar drenagem ventricular com dreno extraventricular direto, ou drenagem subcutânea para um reservatório subcutâneo ou um *shunt* ventrículo-subgaleal. Em geral, quando há necessidade de colocar um dreno, por fim será necessário usar um *shunt* ventricular permanente (comumente, um *shunt* ventriculoperitoneal), embora a ventriculostomia do terceiro ventrículo também possa ser eficaz em alguns casos. Todos os esforços devem ser envidados para postergar a colocação de um *shunt*, até que o recém-nascido alcance o maior crescimento somático possível. Nenhum estudo demonstrou que alguma intervenção farmacológica reduz os efeitos crônicos da hemorragia intraventricular sem causar riscos.

Prognóstico

Em geral, as hemorragias intraventriculares dos graus I e II têm prognóstico favorável a curto prazo, porque 80 a 90% dos pacientes sobrevivem sem anormalidades neurológicas evidentes. Contudo, alguns bebês desenvolvem anormalidades crônicas de aprendizagem e comportamento, especialmente quando nasceram com pesos muito baixos (< 1.000 g).

A taxa de mortalidade da hemorragia intraventricular do grau III e do IHPV fica em torno de 20%, mas 75% dos bebês que sobrevivem desenvolvem hidrocefalia pós-hemorrágica. O prognóstico a longo prazo piora com a idade gestacional decrescente e a gravidade crescente da hemorragia intraventricular, com índices mais altos de atraso do desenvolvimento, paralisia cerebral, surdez bilateral e cegueira bilateral associada aos sangramentos mais graves e à prematuridade extrema. Alguns lactentes com IHPV sobrevivem sem limitações físicas ou mentais, especialmente quando os infartos são pequenos.

ASFIXIA PERINATAL/ENCEFALOPATIA HIPOXICOISQUÊMICA

Epidemiologia

Dependendo das definições utilizadas, a asfixia perinatal em países desenvolvidos ocorre em três a cinco recém-nascidos por mil nascidos vivos e causa encefalopatia hipoxicoisquêmica

(EHI) moderada a grave em 0,5 a 1 por mil nascimentos. Mundialmente, 10 a 60% dos recém-nascidos com EHI morrem, e 25% têm distúrbios crônicos do desenvolvimento neurológico.

Biopatologia

A EHI está associada mais comumente a hipotensão materna grave, ruptura uterina, descolamento prematuro da placenta e disfunção placentária ou do cordão umbilical. Além disso, pode haver lesão cardiopulmonar, hepática ou renal hipóxica.

A patologia cerebral depende do grau de maturidade por ocasião da lesão, assim como da duração e da localização dos danos. Nos bebês privados de oxigenação antes da 32ª semana de gestação, comumente se observa LPV em razão da vulnerabilidade dos precursores oligodendrogliais. Depois da 36ª semana de gestação, as lesões hipóxicas frequentemente se localizam na substância cinzenta cerebral, nos núcleos da substância cinzenta profunda, no tronco encefálico e nas células de Purkinje do cerebelo.

Nos níveis celular e molecular, a hipoxia-isquemia aguda causa destruição dos neurônios dos sulcos cerebrais, comumente com edema e infarto. No estágio crônico, há destruição neuronal e astrocitose, possivelmente com atrofia, encefalomalácia cística, ulegiria (cicatrização cortical resultando em atrofia sulcal profunda), *status marmoratus* (mielinização alterada do corpo estriado, dando aparência amarelada) e atrofia cerebelar. A escassez de energia causada pela hipoxia é atribuída à perda da função mitocondrial, que pode ser confirmada pela dosagem dos níveis de ácido láctico no LCR ou por espectroscopia de RM (ERM). Também há despolarização das membranas e aumento da liberação dos neurotransmissores, assim como ativação exagerada dos receptores de glutamato. Consequentemente, há lesão celular excitotóxica, que aumenta o nível de cálcio intracelular e causa uma série de processos patológicos, resultando em morte celular secundária. Além disso, há estresse oxidativo, que produz espécies reativas de oxigênio e, em seguida, radicais reativos de nitrogênio, que também contribuem para a citotoxicidade. Depois da lesão anóxica, muitas células passam por um processo de reoxigenação e reperfusão. A reperfusão também contribui para o estresse oxidativo, na medida em que gera mais espécies reativas de oxigênio e agrava a lesão celular.

Manifestações clínicas

Inicialmente, a EHI evidencia-se por índices de Apgar baixos, que se traduzem por bradicardia, depressão respiratória, reatividade reduzida e hipotonia muscular (Tabela 137.1). Em seguida, o paciente desenvolve um dos três padrões clínicos possíveis: (1) brando: desperto, irritável, hiperalerta com tremores, pupilas dilatadas, reflexos tendíneos profundos exacerbados e hipertonia muscular; (2) moderado: letargia com reflexos tendíneos profundos atenuados, comumente com crises epilépticas; e (3) grave: apatia com hipotonia grave, pupilas pouco reativas, reflexo de Moro ausente, depressão ou coma e crises epilépticas. Em geral, há melhora clínica nos casos brandos e moderados; à medida que os recém-nascidos ficam mais alertas, aumentam seu tônus muscular e conseguem se alimentar. Crises epilépticas ou seu tratamento podem retardar a progressão. Os recém-nascidos com encefalopatia grave geralmente se mostram estuporosos; têm crises epilépticas frequentes, depressão respiratória ou anormalidades do tronco encefálico; e podem ter sinais de descerebração. Esses bebês não reagem aos estímulos, perdem os reflexos de sucção e de Moro e, mesmo com medidas de suporte rigorosas e tratamento antiepiléptico, 20 a 30% deles morrem. Quando o recém-nascido sobrevive, as crises epilépticas geralmente regridem depois de 48 a 72 horas, e comumente há alguma recuperação.

Diagnóstico

Outras causas de encefalopatia devem ser distinguidas da EHI no período neonatal. O American College of Obstetricians and Gynecologists resumiu os sinais que provavelmente resultam em EHI em bebês com mais de 35 semanas de gestação: Índice de Apgar < 5 em 5 e 10 minutos, pH do cordão umbilical < 7,0 e/ou déficit de base ≥ 12 mmol/ℓ, lesão cerebral consistente observada na RM ou ERM, falência de múltiplos de órgãos, assim como um evento sentinela hipoxicoisquêmico e padrões não tranquilizadores de frequência cardíaca fetal (Evidência de nível 1).[1] A falência de múltiplos órgãos compatível com EHI inclui disfunção renal, hepática ou cardíaca; anormalidades hematológicas; distúrbios metabólicos, como níveis séricos baixos de sódio ou glicose, ou concentração alta de lactato no LCR; e/ou lesões gastrintestinais. Todos esses critérios têm um *continuum*, de forma que o agravamento da acidemia aumenta as chances de uma lesão hipóxica intraparto, por exemplo.

Alguns padrões de lesão cerebral evidenciados nos exames de neuroimagem dos bebês prematuros tardios ou a termo são encontrados comumente nos casos de EHI, inclusive lesões parassagitais com distribuição nos territórios arteriais limítrofes e/ou lesões dos núcleos da substância cinzenta profunda (Figuras 137.2 e 137.3). Por outro lado, os exames de neuroimagem podem demonstrar alguma outra causa de encefalopatia, inclusive malformação do desenvolvimento cerebral ou uma área focal de infarto. A RM cerebral é a modalidade de exame mais sensível à maioria das lesões e, em geral, fornece informações mais esclarecedoras, embora exija transporte, monitoramento

Tabela 137.1 Índice de Apgar.

	Escore 0	Escore 1	Escore 2
Cor	Azulada ou pálida, todo o corpo	Azulada nas extremidades, rosada no corpo	Nenhuma cianose
Frequência cardíaca	Indetectável	< 100	> 100
Irritabilidade reflexa	Nenhuma reação à estimulação	Choro débil ou caretas quando é estimulado	Choro ou movimento de afastamento quando é estimulado
Tônus muscular	Nenhum	Alguma flexão	Braços e pernas flexionados
Esforço respiratório	Nenhum	Fraco, arquejante, irregular	Forte, choro vigoroso

Adaptada de Apgar V. A proposal for a new method of evaluation of the newborn infant. *Curr Res Anesth Analg.* 1953;32(4):260-267.

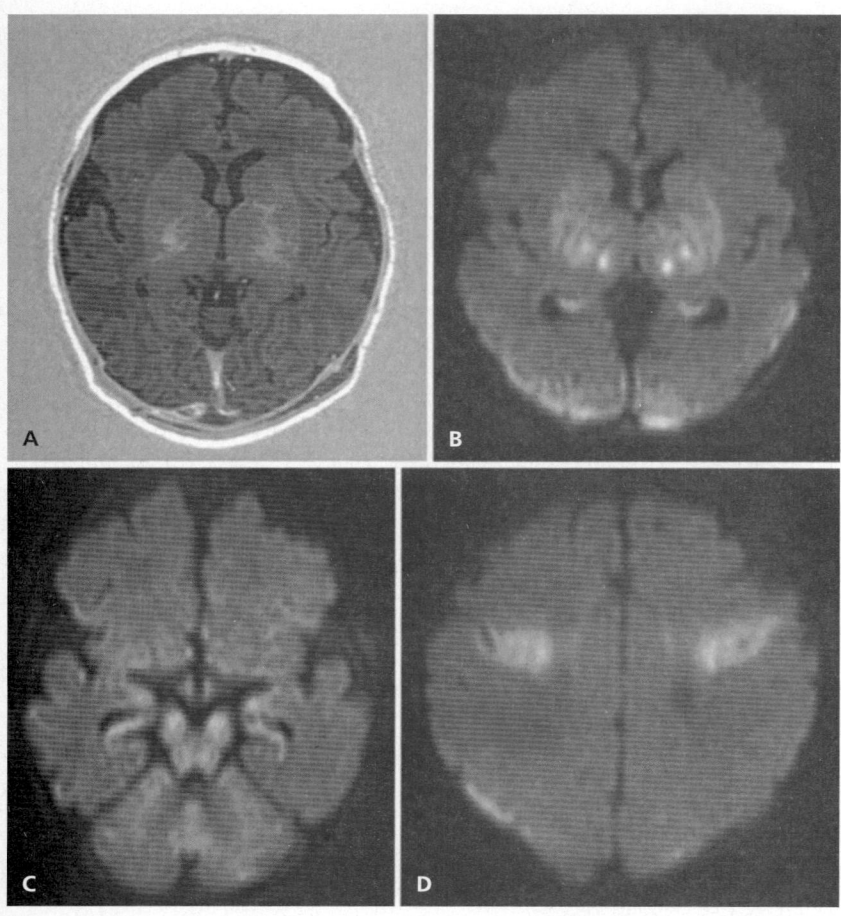

FIGURA 137.2 Ressonância magnética de um lactente a termo com asfixia perinatal (causada por ruptura uterina). **A.** A sequência de recuperação de inversão demonstrou sinal de hiperintensidade nos tálamos e nos gânglios da base. As imagens ponderadas em difusão **B** a **D** evidenciaram difusão reduzida nos tálamos ventrolaterais, núcleos lentiformes, pedúnculos cerebrais e córtex perirrolândico. (Segundo de Vries LS, Groenendaal F. Patterns of neonatal hypoxic-ischaemic brain injury. *Neuroradiology*. 2010;52[6]:555-566.)

e suporte. Quando está disponível, a ERM pode ajudar a diagnosticar EHI se houver um pico de lactato detectável. A TC do crânio é útil para demonstrar hemorragia intracraniana e calcificações cerebrais, mas é menos sensível ao diagnóstico de edema cerebral brando ou lesão da substância branca, que fica até certo ponto obscurecida pelo teor alto de água na substância branca dos recém-nascidos. A fossa posterior não é examinada adequadamente pela TC em razão do artefato ósseo. A ultrassonografia transcraniana pode ser realizada à beira do leito, mas não é muito sensível para detectar anormalidades da substância branca ou lesões do córtex cerebral externo.

Além da atividade epiléptica reveladora, que pode não ser detectada ao exame clínico, o EEG pode ajudar a avaliar a gravidade da EHI: os indícios de gravidade são um padrão de rajadas-supressão e/ou atividade de fundo relativamente atenuada. O EEG de amplitude integrada (aEEG), embora não seja tão sensível quanto o EEG convencional, pode demonstrar voltagem baixa nos casos de EHI grave e consegue detectar alguma atividade epiléptica, embora não todas elas.

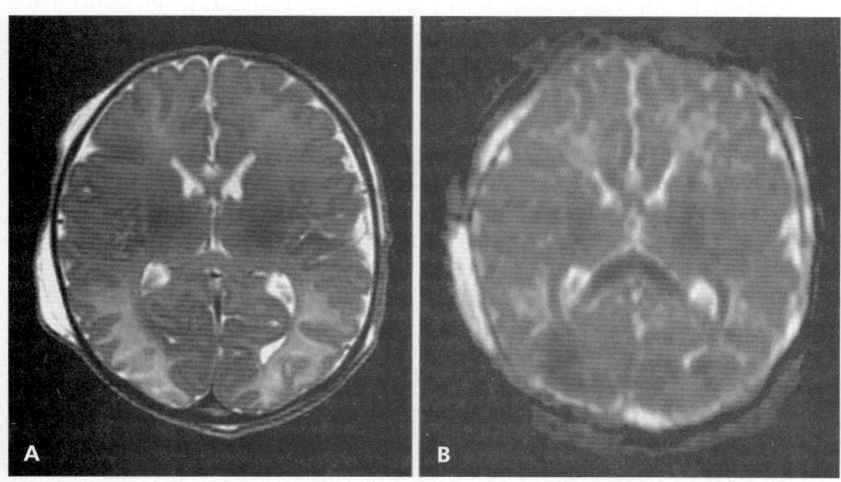

FIGURA 137.3 Ressonância magnética de um bebê a termo com anemia grave demonstrando padrão de lesão nos territórios arteriais limítrofes. **A.** A sequência em T2 demonstrou desaparecimento da faixa cortical com sinais de hiperintensidade no corpo caloso. **B.** O mapa de coeficiente de difusão aparente (CDA) mostrou sinais de intensidade reduzida nas áreas limítrofes posteriores, no corpo caloso e na radiação óptica. (Segundo de Vries LS, Groenendaal F. Patterns of neonatal hypoxic-ischaemic brain injury. *Neuroradiology*. 2010;52[6]:555-566.)

Tratamento

Como vários sistemas do corpo são afetados, além do cérebro, a estabilização e as medidas terapêuticas incluem manutenção da homeostasia fisiológica, inclusive ventilação adequada, preservação da perfusão e do metabolismo, profilaxia para edema cerebral e controle das crises epilépticas. Vários estudos controlados randomizados demonstraram que a hipotermia por 72 horas, com temperatura retal alvo de 33 a 35°C, reduz a mortalidade e os déficits significativos do desenvolvimento neurológico dos lactentes prematuros tardios e a termo com EHI moderada ou grave (Evidência de nível 1).[2] A hipotermia tem alguns efeitos adversos, inclusive acentuação da bradicardia sinusal e trombocitopenia, mas geralmente, a hipotermia é bem tolerada. A hipotermia deve ser iniciada no período de 6 horas após o parto, por isso é essencial que os bebês sejam transferidos imediatamente para um centro especializado. Em países menos desenvolvidos, a hipotermia terapêutica de baixa tecnologia (usando bolsas ou compressas frias) demonstrou reduzir a mortalidade e a morbidade neurológica, embora com evidências menos robustas do que com sistemas elétricos de resfriamento.

Prognóstico

O prognóstico a longo prazo da EHI depende da extensão da lesão cerebral. A hipotermia terapêutica melhora o prognóstico neurológico. A maioria dos lactentes com EHI branda tem prognóstico normal. As crianças com EHI que sobrevivem ao período neonatal geralmente têm função cognitiva comprometida e desempenho escolar baixo, disfunção motora grave e epilepsia. As crianças com EHI moderada constituem um grupo heterogêneo, dependendo de como os prognósticos são avaliados e como se define a gravidade da encefalopatia.

CRISES EPILÉPTICAS NEONATAIS

Epidemiologia

O cérebro do recém-nascido é especialmente suscetível às crises epilépticas, em razão da abundância relativa de neurotransmissores excitatórios e do subdesenvolvimento relativo dos sistemas inibitórios. Crises epilépticas ocorrem em 1 a 3,8 por mil recém-nascidos e frequentemente constituem um problema clínico urgente, que requer diagnóstico e tratamento imediatos.

Biopatologia

A maioria das crises epilépticas neonatais é causada por fatores etiológicos específicos, em vez de síndromes epilépticas. As causas mais comuns são encefalopatias (comumente EHI) nos lactentes a termo e hemorragia intraventricular nos bebês prematuros. Outras causas importantes são outras hemorragias (intracerebrais, subdurais, subaracnóideas), infecções (meningite, encefalite ou infecções intrauterinas), infartos, causas metabólicas (hipoglicemia, hipocalcemia, hipomagnesemia), anomalias cromossômicas, malformações cerebrais, doenças neurodegenerativas, erros inatos do metabolismo (p. ex., encefalopatia por glicina, anormalidades do ciclo da ureia, fenilcetonúria, doença da urina em xarope de bordo, acidúria láctica ou orgânica) e abstinência ou intoxicação materna por drogas. Algumas crises epilépticas melhoram com reposição de vitamina, inclusive vitamina B_6, fosfato de piridoxal e ácido folínico. Houve redução da incidência das crises epilépticas por causas metabólicas transitórias, quase certamente em razão dos avanços dos cuidados neonatais ao longo das últimas décadas.

Nos níveis celular e molecular, modelos animais e estudos com seres humanos sugeriram que a regulação das redes sinápticas excitatórias e inibitórias ao longo do desenvolvimento desempenhe papel crucial, aumentando a suscetibilidade dos recém-nascidos às crises epilépticas. Em especial, os subtipos ácido α-amino-3-hidroxi-5-metil-4-isoxazolepropiônico e N-metil-D-aspartato (NMDA) dos receptores de glutamato, que têm função excitatória, mostram expressão exacerbada e estão expressos com composições de subunidades que aumentam a excitabilidade das redes neuronais no período perinatal dos seres humanos e animais de laboratório. Além disso, a classe inibitória de receptores do ácido γ-aminobutírico está expressa em níveis reduzidos durante esse mesmo período.

Existem três síndromes epilépticas neonatais bem reconhecidas, classificadas pela International League Against Epilepsy: benign neonatal familial seizures (BFNS) (que podem ser classificadas em epilepsia neonatal familiar benigna, epilepsia neonatal-infantil familiar benigna e epilepsia infantil familiar benigna – ver Capítulo 143), encefalopatia mioclônica precoce (EMP) e encefalopatia epiléptica infantil precoce (EEIP ou síndrome de Ohtahara). Além disso, observam-se crises epilépticas neonatais benignas (com vários nomes, incluindo a "crise do 5º dia"), que frequentemente não requerem terapia de longo prazo. Os genes identificados para a BFNS, uma condição hereditária dominante, incluem *KCNQ2* e *KCNQ3*, que codificam canais de potássio dependentes de voltagem, e *PRRT2*, que codifica uma proteína pré-sináptica envolvida na neurotransmissão. Há evidências de que o tratamento com carbamazepina e oxcarbazepina seja eficaz para a BFNS. Existem múltiplas etiologias de EMP e EEIP, geralmente uma causa metabólica grave de EMP ou uma lesão estrutural relacionada à EEIP.

Manifestações clínicas

A semiologia das crises epilépticas e as alterações eletroencefalográficas das crises neonatais diferem das que se aplicam às crianças maiores e aos adultos. Por essa razão, os esquemas de classificação das crises epilépticas das crianças maiores e dos adultos não são apropriados aos recém-nascidos. Na maioria dos casos, os esquemas de classificação das crises epilépticas neonatais baseiam-se nas manifestações clínicas predominantes. As crises epilépticas clônicas focais, tônicas focais e algumas mioclônicas têm descargas ictais associadas no EEG. Outros movimentos paradoxais como postura tônica generalizada e automatismos motores (movimentos bucais, pedaladas e movimentos giratórios dos braços) não têm equivalentes confiáveis ou consistentes no EEG e podem refletir outras causas coexistentes, inclusive EHI. As crises tônico-clônicas generalizadas não ocorrem nos recém-nascidos em razão da imaturidade da substância branca cerebral. Além disso, muitas crises epilépticas neonatais são observadas apenas no EEG (são subclínicas ou não convulsivas) e, portanto, o monitoramento do EEG é importante tanto para a identificação quanto para o tratamento.

Diagnóstico

Assim como as crises epilépticas que ocorrem nas crianças maiores e nos adultos, a história clínica é essencial, especialmente detalhes quanto à gravidez, ao parto e à história familiar. Circunferência craniana, existência de anomalias congênitas, lesões neurocutâneas e organomegalia são indícios relevantes.

O exame neurológico também deve buscar posturas anormais ou movimentos incomuns.

A investigação laboratorial deve enfatizar inicialmente os distúrbios metabólicos ou infecciosos tratáveis – o soro deve ser examinado quanto aos níveis de glicose, cálcio, magnésio, sódio e equilíbrio acidobásico, além de ser enviado para cultura. O EEG deve ser obtido imediatamente, se houver movimentos anormais ou alterações comportamentais inexplicáveis. Se estiver disponível, o EEG contínuo deve ser registrado, porque algumas crises epilépticas não causam manifestações clínicas. A ultrassonografia pode demonstrar hemorragia e hidrocefalia. O aEEG pode detectar crises epilépticas, embora a localização seja difícil, e algumas crises possam passar despercebidas. A TC também mostra hemorragia e hidrocefalia e, além disso, demonstra calcificações parenquimatosas e malformações cerebrais significativas. Em geral, a RM não é necessária para detectar anomalias do desenvolvimento mais sutis, inclusive lissencefalia, polimicrogiria ou displasia cortical.

A idade com que ocorre a primeira crise epiléptica pode ajudar a firmar o diagnóstico. As crises secundárias às malformações cerebrais graves, às hemorragias intracerebrais e à encefalopatia hipoxicoisquêmica ocorrem nas primeiras 24 a 48 horas. Nos casos típicos, as crises epilépticas causadas por infecções e erros inatos do metabolismo começam mais tarde, ou seja, na primeira semana de vida. As crises epilépticas atribuídas à abstinência de drogas geralmente começam nos primeiros 3 dias (p. ex., álcool ou barbitúricos de ação curta), mas podem aparecer 2 a 3 semanas depois do nascimento (p. ex., metadona).

As crises epilépticas precisam ser diferenciadas dos outros fenômenos paroxísticos que ocorrem nos recém-nascidos, inclusive irritabilidade, que pode ser desencadeada ou interrompida pela manipulação de um membro; mioclonia benigna do sono; discinesias (p. ex., associadas comumente à displasia broncopulmonar); e movimentos que ocorrem durante o sono REM (movimentos oculares rápidos). As posturas tônicas generalizadas de curta duração, que ocorrem quando há hipoperfusão cerebral ou encefalopatias em fase de regressão, geralmente não são crises epilépticas e não respondem satisfatoriamente ou são refratárias aos antiepilépticos.

Tratamento

A etiologia das crises epilépticas é um determinante fundamental à escolha de um esquema terapêutico apropriado. Quando há uma causa metabólica ou infecciosa, por exemplo, podem existir tratamentos específicos para erradicar as crises epilépticas. A piridoxina e o piridoxina-5'-fosfato podem ser tratamentos eficazes para as crises epilépticas refratárias aos medicamentos antiepilépticos convencionais. A Tabela 137.2 descreve o tratamento das causas metabólicas das crises neonatais.

O tratamento antiepiléptico de primeira linha para crises epilépticas neonatais é tradicionalmente o fenobarbital, seguido da fosfenitoína (preferível à fenitoína, porque causa menos efeitos adversos cardíacos) e benzodiazepínicos de ação curta como lorazepam e midazolam intravenosos. Existem algumas evidências preliminares quanto ao uso de outros fármacos, inclusive levetiracetam, lidocaína, topiramato e bumetanida. Cada vez mais, o levetiracetam está sendo usado devido ao seu perfil favorável de efeitos adversos e facilidade de uso. A lidocaína pode ser usada como segunda linha, desde que não existam contraindicações (p. ex., cardiopatia congênita ou pré-tratamento com fosfenitoína). O midazolam também pode ser utilizado como segunda linha ou como tratamento para o estado de mal epiléptico. O topiramato também pode ser útil para crises epilépticas refratárias. As recomendações são iniciar com um antiepiléptico e, se for necessário, aumentar os níveis até a dose máxima tolerada, antes de introduzir outro antiepiléptico. A Tabela 137.3 descreve o tratamento das crises epilépticas neonatais agudas sintomáticas.

Prognóstico

Em geral, o prognóstico depende da causa e, conforme foi mencionado em texto anterior, são essenciais investigar e tratar as causas subjacentes da crise epiléptica, se for possível. EHI, hemorragia intraventricular grave e malformações cerebrais podem ser relacionadas com prognósticos desfavoráveis, dependendo da gravidade. Em geral, um EEG interictal demonstrando padrão de surto-supressão, atividade de fundo com voltagem baixa e/ou descargas epileptiformes multifocais contínuas correlaciona-se com lesão cerebral incapacitante.

Cerca de 15 a 30% dos recém-nascidos com crises epilépticas desenvolvem epilepsia. Durante as últimas décadas, houve redução da mortalidade global associada às crises epilépticas neonatais (de cerca de 40 para 20%) embora a prevalência das sequelas do desenvolvimento neurológico não tenha sido alterada (cerca de 30%), talvez porque bebês mais doentes têm sobrevivido à doença aguda, mas depois desenvolvem manifestações crônicas. Também existe alguma dúvida quanto a se as crises epilépticas causam diretamente lesão cerebral, principalmente quando já há uma anormalidade coexistente do metabolismo energético (p. ex., nos casos de EHI).

Tabela 137.2 Tratamento das causas metabólicas das crises epilépticas neonatais.

Causas	Tratamento	Dose de manutenção
Hipoglicemia	Glicose a 10%, 2 mℓ/kg IV	8 mg/kg/min
Hipocalcemia	Gliconato de cálcio a 10% (100 mg/kg ou 1 mℓ/kg IV) infundido em 5 a 10 min; monitorar FC e o local da infusão; repetir em 10 min se não houver melhora OU Cloreto de cálcio (20 mg/kg ou 0,2 mℓ/kg)	Adicionar gliconato de cálcio à solução IV
Hipomagnesemia (pode estar associada à hipocalcemia)	Solução a 50% IM a 0,25 mℓ/kg ou 125 mg/kg; repetir a cada 12 h, até normalizar	
Crises epilépticas sensíveis à piridoxina	Piridoxina, 100 mg IV, ou fosfato de piridoxal na dose de 30 mg/kg/dia, divididos em 3 doses	Piridoxina, 15 a 18 mg/kg/dia e ácido folínico, 3 a 5 mg/kg/dia
Crises epilépticas sensíveis ao fosfato de piridoxal	Fosfato de piridoxal, 30 mg/kg/dia, divididos em 3 ou 4 doses diárias, por 3 a 5 dias; e ácido folínico, 3 a 5 mg/kg/dia	Fosfato de piridoxal, 30 mg/kg/dia, divididos em 4 doses diárias

FC, frequência cardíaca; IM, intramuscular; IV, via intravenosa.

Tabela 137.3 Tratamento das crises epilépticas neonatais agudas sintomáticas.

Fármaco	Posologia	Comentários
Fenobarbital	Dose inicial: 20 a 30 mg/kg IV, repetida uma vez, se for necessário Dose diária: 4 a 6 mg/kg/dia, divididos em 2 doses diárias (nível sérico almejado: 40 a 60 µg/mℓ)	Efeitos adversos: depressão respiratória, depressão do nível de consciência, hipotensão, hipotonia, hepatotoxicidade, discrasias sanguíneas, erupção cutânea
Fosfenitoína (e fenitoína)	Dose inicial: 20 mg/kg IV Dose diária: 5 a 8 mg/kg/dia, divididos em 2 ou 3 doses diárias (pode necessitar de 4 doses diárias) (nível almejado 20 µg/mℓ); pode ser necessário verificar a concentração livre (nível almejado 1 a 2 µg/mℓ)	Efeitos adversos cardiovasculares, SNC e cutâneos, que são menos comuns com a fosfenitoína, em comparação com a fenitoína. A variabilidade na farmacocinética pode resultar em níveis séricos inconsistentes
Levetiracetam	Dose inicial: 40 a 60 mg/kg IV Dose diária: 40 a 60 mg/kg/dia, divididos em 2 ou 3 doses diárias	Farmacocinética incompletamente compreendida para recém-nascidos
Lorazepam	Dose inicial: 0,05 a 0,1 mg/kg IV	Efeitos adversos: depressão respiratória, depressão do nível de consciência, hipotensão; mioclonia em neonatos com baixo peso ao nascer
Midazolam	Dose inicial: 0,15 mg/kg IV, depois infusão contínua (1 µg/kg/min, titulação para efeito, máximo 2 a 5 µg/kg/min	Efeitos adversos: depressão respiratória, depressão do nível de consciência, hipotensão
Topiramato	Dose inicial: 10 mg/kg/dia, divididos em 2 doses diárias, aumento em 2 dias para 5 mg/kg/dia, divididos em 2 doses diárias; dose almejada 5 a 6 mg/kg/dia	Pode ser útil para crises epilépticas refratárias; nenhuma forma intravenosa está disponível; pode resultar em acidose metabólica e/ou perda de peso/supressão do apetite
Lidocaína	Dose inicial: 2 mg/kg em 10 min; depois, infusão contínua de 7 mg/kg/h por 4 h, depois 3,5 mg/kg/h por 12 h; depois 1,75 mg/kg/h por 12 h; infusão inicial por 3,5 h em vez de 4 h, se estiver sendo tratado com hipotermia terapêutica	Efeito adverso: arritmia; deve ser administrada apenas em UTI com monitoramento cardíaco contínuo. Evitar tratamento simultâneo com fármacos pró-arrítmicos, inclusive fenitoína. Evitar nos pacientes com cardiopatia congênita e se o paciente recebeu fenitoína ou fosfenitoína (por causa dos riscos de arritmia)

IV, via intravenosa; SNC, sistema nervoso central; UTI, unidade de terapia intensiva. Adaptada de Glass HC. Neonatal seizures: advances in mechanisms and management. *Clin Perinatol*. 2014;41(1):177-190 e Ahrens S, Ream M, Slaughter L. Status epilepticus in the neonate: updates in treatment strategies. *Curr Treat Options Neurol*. 2019;21:8.

ACIDENTE VASCULAR ENCEFÁLICO E TROMBOSE DOS SEIOS VENOSOS

Epidemiologia

O acidente vascular encefálico AVE perinatal agudo sintomático pode ser classificado em três grupos clínicos (com incidência entre parênteses): AVE arterial isquêmico (70%), trombose venosa (20%) e AVE hemorrágico (10%). A incidência é cerca de dez vezes maior que a dos acidentes vasculares encefálicos infantis em geral. Nos estudos retrospectivos, a prevalência do AVE isquêmico perinatal foi calculada em cerca de 1 por 3.500, mas essa taxa certamente está subestimada, porque se baseia em estudos de bancos de dados, que podem não incluir todos os casos.

Biopatologia

Os mecanismos fisiopatológicos que levam ao AVE isquêmico neonatal são embolia, arteriopatia ou trombose. Na maioria dos casos, há um infarto no território da artéria cerebral média, mais comumente do lado esquerdo. Os recém-nascidos estão particularmente sujeitos à tromboembolia em razão de vários fatores, inclusive anormalidades placentárias ou trombose normal dos vasos placentários no momento do nascimento; *shunts* direita-esquerda, que podem ser atribuídos a um forame oval patente ou outra cardiopatia congênita; ou cateteres de veia umbilical de longa permanência, que são usados comumente nas unidades de tratamento intensivo neonatal. Os estados pró-trombóticos, seja por uma doença sistêmica como infecções ou um distúrbio hereditário da coagulação, também podem contribuir para isso.

O AVE hemorrágico pode resultar da conversão de um infarto isquêmico ou pode ser causado por uma diátese hemorrágica ou anomalia avascular.

A trombose dos seios venosos também pode resultar das anormalidades placentárias que causam um estado pró-trombótico, ou de um distúrbio pró-trombótico. A maioria das tromboses afeta o seio sagital superior ou transversal e comumente há infartos, que podem ser hemorrágicos. Pode haver desidratação e/ou sepse/meningite associadas.

Manifestações clínicas

O AVE isquêmico arterial frequentemente se manifesta com crises epilépticas, que são focais e contralaterais quando há infarto cerebral unilateral. O paciente também pode ter hemiparesia, que pode evidenciar-se como assimetria sutil dos movimentos espontâneos. Entretanto, a evolução neonatal pode ser normal em alguns casos, com hemiparesia evidenciada apenas depois de alguns meses. Em geral, a trombose dos seios venosos evidencia-se por crises epilépticas e/ou alteração do nível de consciência. O AVE hemorrágico também se manifesta com alteração da consciência e crises epilépticas, bem como fraqueza focal, apneia ou hipotonia.

Diagnóstico

A TC de crânio, ou, preferencialmente, a RM ou a angiorressonância magnética (ARM) demonstra infartos completos ou regionais, normalmente no território da artéria cerebral média.

Um infarto pode ser detectado precocemente nas sequências ponderadas em difusão. Uma angiografia por ressonância magnética também pode ser útil quando há anomalias vasculares congênitas ou dissecção da artéria carótida.

Nos casos de trombose dos seios venosos (TSV), a RM/fleborressonância magnética (FRM) ou a TC pode demonstrar o sinal do "delta vazio" e/ou AVE ou hemorragia associada (Figura 137.4). Também pode haver infarto hemorrágico bilateral nas regiões parassagitais, se houver trombose do seio sagital (a forma mais comum de TSV) ou hemorragia envolvendo estruturas profundas com trombose venosa profunda. Também podem ser observadas hemorragias intraventriculares, com o infarto talâmico e na cápsula interna.

Quando o lactente tem crises epilépticas, deve-se realizar uma investigação aprofundada de causas sistêmicas como infecção, erros inatos do metabolismo ou intoxicação. O EEG pode mostrar atenuação focal, alentecimento e/ou descargas epileptiformes. O ecocardiograma deve ser realizado para verificação anormal ou trombose. Os tempos de protrombina e tromboplastina parcial ativada devem ser mensurados, se houver hemorragia. A placenta pode ser examinada para avaliar coágulos ou infartos.

Nos casos de AVE isquêmico e TSV, devem-se investigar estados de hipercoagulabilidade. Essa investigação inclui testes maternos para anticoagulante lúpico, anticorpo anticardiolipina e antinucleares. A placenta deve ser examinada para detectar infartos ou trombos. Em geral, os níveis de proteína S, C e antitrombina III podem ser testados no período neonatal, mas devem ser testados novamente com a idade de 3 a 4 meses, porque os recém-nascidos normalmente têm níveis baixos dessas proteínas. Análises genéticas podem ser feitas para detectar mutações do fator V de Leiden e protrombina G20210A. Quando não faz parte da triagem neonatal padronizada, o teste para homocistinúria pode ser avaliado com base na concentração materna de homocisteína ou mutações da metilenotetraidrofolato-redutase.

Tratamento

As medidas gerais de suporte para pacientes com AVE incluem manutenção da oxigenação adequada; correção da acidose, distúrbios eletrolíticos, desidratação e anemia; e tratamento com antibiótico ou anticonvulsivante, se for necessário. Nos casos de AVE isquêmico arterial, o tratamento com anticoagulantes ou antiplaquetários limita-se aos pacientes com alguma fonte cardioembólica comprovada ou AVE isquêmico arterial recidivante, ou aos pacientes em risco de AVE recidivante secundário aos distúrbios trombofílicos graves.

No passado, havia controvérsia quanto ao tratamento anticoagulante para TSV, mas hoje há evidências crescentes a favor de sua segurança e também há alguns indícios de que esse tratamento reduza a propagação dos trombos. As diretrizes recomendadas atualmente do American College of Chest Physicians (AACP) sugerem a anticoagulação por 6 semanas até 3 meses.

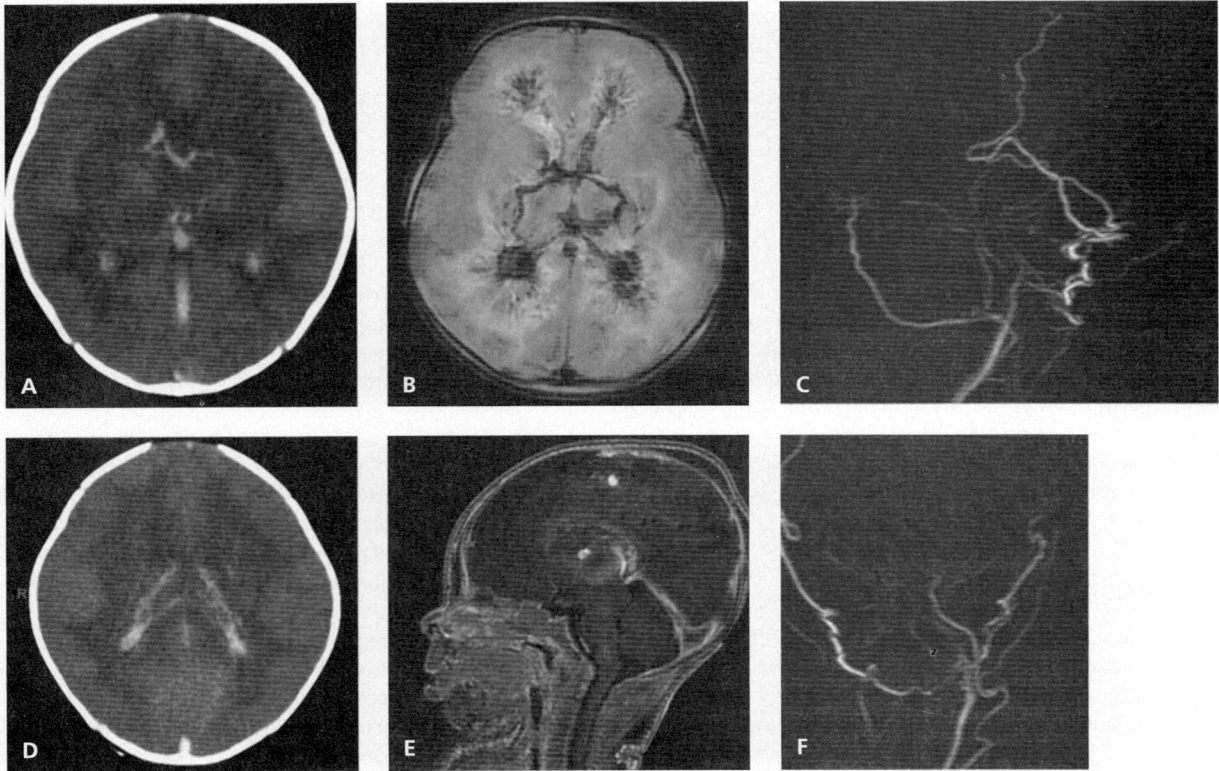

FIGURA 137.4 A, D. Tomografia computadorizada de crânio, 6 semanas de idade. Trombose venosa dural extensa envolvendo o seio sagital superior, o seio reto e as veias cerebrais internas, com hemorragia estendendo-se intraventricularmente. **B.** Ressonância magnética do cérebro, 6 semanas de vida. Imagem ponderada em suscetibilidade consistente com hemorragia na substância branca periventricular, subcortical e profunda. **E.** Vista sagital da imagem de ressonância magnética em T1 pós-gadolínio mostrando defeito de preenchimento na confluência dos seios. **C, F.** Venografia por ressonância magnética, 6 semanas de idade. Trombose extensa do seio venoso dural com fluxo parcial nos seios transversos bilaterais com patência das veias jugulares internas.

Prognóstico

O prognóstico a longo prazo do AVE isquêmico depende da localização e da extensão da lesão isquêmica. A hemiparesia ocorre em 25 a 30% dos lactentes com infarto unilateral e é mais comum quando há infarto em todo o território da artéria cerebral média. Outros 30% desenvolvem disfunção motora mais branda com lesão unilateral. Dos pacientes com AVE perinatal agudo, 10 a 40% desenvolvem epilepsia. Dos pacientes com infarto unilateral, 20 a 25% têm disfunção cognitiva, e o risco é maior quando há infarto bilateral ou lesão extensiva. O acometimento dos núcleos da substância cinzenta profunda agrava o prognóstico quanto à função cognitiva.

O prognóstico da trombose dos seios venosos é variável. A maioria dos recém-nascidos (93 a 97%) sobrevive ao período neonatal imediato. Déficits motores ocorrem em cerca de 60% dos sobreviventes e há disfunção cognitiva em 25 a 50% e epilepsia em 20 a 40% dos casos.

Prognósticos do AVE hemorrágico também são muito variáveis. As taxas de mortalidade variam de 4 a 25%, podendo haver paralisia cerebral subsequente, comprometimento cognitivo e/ou epilepsia.

LEUCOMALÁCIA PERIVENTRICULAR

Epidemiologia

A LPV é uma lesão focal – geralmente causada por infecção ou isquemia – da substância branca cerebral da região periventricular. Algumas vezes, há distribuição difusa. Isso ocorre mais comumente nos lactentes prematuros, especialmente com idade gestacional menor que 32 semanas, embora também possa ser diagnosticada nos bebês a termo. Com base no diagnóstico ultrassonográfico, a prevalência varia de 5 a 15% dos lactentes com peso muito baixo ao nascer, mas é maior quando se utiliza RM, que é uma modalidade de exame de imagem mais sensível.

Biopatologia

A substância branca cerebral dos recém-nascidos prematuros é especialmente vulnerável à lesão, em razão de alguns fatores: (1) vascularização reduzida e limitação subsequente do fluxo sanguíneo da região periventricular; (2) autorregulação vascular cerebral inadequada (com redução da perfusão cerebral quando ocorre hipotensão); e (3) sensibilidade dos pré-oligodendrócitos (célula predominante na substância branca dos bebês com idade gestacional baixa e precursora das células produtoras de mielina normal) à lesão e à morte celular causadas pelos efeitos tóxicos do glutamato, que são atribuídos à hipoxia. As infecções maternas, que são um dos fatores de risco para nascimento prematuro e causam funisite do cordão umbilical ou sepse neonatal, estão associadas à LPV em razão das citocinas (p. ex., interleucina-1 β, interleucina-6 e fator α de necrose tumoral) que produzem radicais livres responsáveis então pela ativação dos astrócitos e da micróglia que, por sua vez, liberam espécies reativas de oxigênio tóxicas aos pré-oligodendrócitos sensíveis.

Manifestações clínicas

A hipomielinização afeta as fibras periventriculares que descem dos lobos frontais para os neurônios periféricos dos membros inferiores. Por essa razão, a apresentação clássica é de diplegia espástica e paralisia cerebral, que podem não estar evidentes no período neonatal. O acometimento das radiações visuais da substância branca posterior pode causar déficits visuais. Também podem ocorrer ventriculomegalia *ex vacuo* e redução associada do volume de substância cinzenta, que pode causar anormalidades comportamentais e escores de quociente de inteligência (QI) abaixo do normal.

Diagnóstico

Nos casos típicos, a ultrassonografia demonstra áreas de ecodensidade adjacentes aos ventrículos laterais em toda a região periventricular que, em geral, evoluem ao longo do tempo e podem formar cistos ecolucentes depois de algumas semanas e, por fim, ventriculomegalia depois de meses. A RM é mais sensível e pode detectar lesões difusas mais sutis da substância branca ou lesões não císticas. As imagens ponderadas em difusão podem levar à detecção mais precoce da LPV ou das lesões da substância branca.

Tratamento

Os bebês com LPV devem ser monitorados cuidadosamente para detectar o desenvolvimento de sequelas neurológicas e requerem tratamento apropriado para as complicações espásticas, cognitivas e visuais.

Prognóstico

Os lactentes com lesões mais extensas e ventriculomegalia estão mais sujeitos a desenvolver problemas motores e cognitivos mais graves. A formação de cistos está associada a um risco maior de paralisia cerebral. As lesões da substância branca são um fator de risco para anormalidades corticais e redução do volume da substância cinzenta.

EVIDÊNCIAS DE NÍVEL 1

1. Executive summary: neonatal encephalopathy and neurologic outcome, second edition. Report of the American College of Obstetricians and Gynecologists' Task Force on Neonatal Encephalopathy. *Obstet Gynecol*. 2014;123(4): 896-901.
2. Wassink G, Davidson JO, Dhillon SK, et al. Therapeutic hypothermia in neonatal hypoxic-ischemic encephalopathy. *Curr Neurol Neurosci Rep*. 2019;19(1):2.

LEITURA SUGERIDA

Matriz germinativa-hemorragia intraventricular

Amer R, Moddemann D, Seshia M, et al. Neurodevelopmental outcomes of infants born at <29 weeks of gestation admitted to Canadian neonatal intensive care units based on location of birth. *J Pediatr*. 2018;196:31-37.

Ann Wy P, Rettiganti M, Li J, et al. Impact of intraventricular hemorrhage on cognitive and behavioral outcomes at 18 years of age in low birth weight preterm infants. *J Perinatol*. 2015;35:511-515.

El-Dib M, Massaro AN, Bulas D, Aly H. Neuroimaging and neurodevelopmental outcome of premature infants. *Am J Perinatol*. 2010;27(10):803-818.

Fogarty M, Osborn DA, Askie L, et al. Delayed vs early umbilical cord clamping for preterm infants: a systematic review and meta-analysis. *Am J Obstet Gynecol*. 2018;218(1):1-18.

Hammers AL, Sanchez-Ramos L, Kaunitz AM. Antenatal exposure to indomethacin increases the risk of severe intraventricular hemorrhage, necrotizing enterocolitis, and periventricular leukomalacia: a systematic review with metaanalysis. *Am J Obstet Gynecol*. 2015;212(4):505.e1-505.e13.

Handley SC, Passarella M, Lee HC, Lorch SA. Incidence trends and risk factor variation in severe intraventricular hemorrhage across a population based cohort. *J Pediatr.* 2018;200:24-29.e3.

Kluckow M, Evans N. Low superior vena cava flow and intraventricular haemorrhage in preterm infants. *Arch Dis Child Fetal Neonatal Ed.* 2000;82(3):F188-F194.

Kuint J, Barak M, Morag I, Maayan-Metzger A. Early treated hypotension and outcome in very low birth weight infants. *Neonatology.* 2009;95(4):311-316.

Leijser LM, Miller SP, van Wezel-Meijler G, et al. Posthemorrhagic ventricular dilatation in preterm infants: when best to intervene? *Neurology.* 2018;90:e698-e706.

Levene MI, Wigglesworth JS, Dubowitz V. Hemorrhagic periventricular leukomalacia in the neonate: a real-time ultrasound study. *Pediatrics.* 1983;71(5):794-797.

McCrea HJ, Ment LR. The diagnosis, management, and postnatal prevention of intraventricular hemorrhage in the preterm neonate. *Clin Perinatol.* 2008;35(4):777-792.

Ment LR, Bada HS, Barnes P, et al. Practice parameter: neuroimaging of the neonate: report of the Quality Standards Subcommittee of the American Academy of Neurology and the Practice Committee of the Child Neurology Society. *Neurology.* 2002;58:1726-1738.

Noori S, Seri I. Hemodynamic antecedents of peri/intraventricular hemorrhage in very preterm neonates. *Semin Fetal Neonatal Med.* 2015;20(4):232-237.

Parodi A, Morana G, Severino MS, et al. Low-grade intraventricular hemorrhage: is ultrasound good enough? *J Matern Fetal Neonatal Med.* 2015;28(suppl 1):2261-2264.

Parodi A, Rossi A, Severino M, et al. Accuracy of ultrasound in assessing cerebellar haemorrhages in very low birthweight babies. *Arch Dis Child Fetal Neonatal Ed.* 2015;100(4):F289-F293.

Plaisier A, Raets MM, Ecury-Goossen GM, et al. Serial cranial ultrasonography or early MRI for detecting preterm brain injury? *Arch Dis Child Fetal Neonatal Ed.* 2015;100(4):F293-F300.

Pinto Cardoso G, Houivet E, Marchand-Martin L, et al. Association of intraventricular hemorrhage and death with tocolytic exposure in preterm infants. *JAMA Netw Open.* 2018;1(5):e182355.

Roberts D, Brown J, Medley N, Dalziel SR. Antenatal corticosteroids for accelerating fetal lung maturation for women at risk of preterm birth. *Cochrane Database Syst Rev.* 2017;(3):CD004454.

Robinson S. Neonatal posthemorrhagic hydrocephalus from prematurity: pathophysiology and current treatment concepts. *J Neurosurg Pediatr.* 2012;9(3):242-258.

Shankaran S, Lin A, Maller-Kesselman J, et al. Maternal race, demography, and health care disparities impact risk for intraventricular hemorrhage in preterm neonates. *J Pediatr.* 2014;164(5):1005-1011.

Stoll BJ, Hansen NI, Bell EF, et al. Trends in care practices, morbidity, and mortality of extremely preterm neonates, 1993-2012. *JAMA.* 2015;314(10):1039.

Tarby TJ, Volpe JJ. Intraventricular hemorrhage in the premature infant. *Pediatr Clin North Am.* 1982;29(5):1077-1104.

Vesoulis ZA, Bank RL, Lake D, et al. Early hypoxemia burden is strongly associated with severe intracranial hemorrhage in preterm infants. *J Perinatol.* 2019;39(1):48-53.

Volpe J. *Neurology of the Newborn.* 6th ed. Philadelphia, PA: Elsevier; 2018.

Whitelaw A, Lee-Kelland R. Repeated lumbar or ventricular punctures in newborns with intraventricular haemorrhage. *Cochrane Database Syst Rev.* 2017;(4):CD000216.

Zaben M, Finnigan A, Bhatti MI, Leach P. The initial neurosurgical interventions for the treatment of posthaemorrhagic hydrocephalus in preterm infants: a focused review. *Br J Neurosurg.* 2016;30(1):7-10.

Asfixia perinatal/encefalopatia hipoxicoisquêmica

Armstrong-Wells J, Bernard TJ, Boada R, Manco-Johnson M. Neurocognitive outcomes following neonatal encephalopathy. *NeuroRehabilitation.* 2010;26(1):27-33.

Awal MA, Lai MM, Azemi G, Boashash B, Colditz PB. EEG background features that predict outcome in term neonates with hypoxic ischaemic encephalopathy: a structured review. *Clin Neurophysiol.* 2016;127(1):285-296.

Azzopardi D. Clinical management of the baby with hypoxic ischaemic encephalopathy. *Early Hum Dev.* 2010;86(6):345-350.

Azzopardi D, Strohm B, Marlow N, et al. Effects of hypothermia for perinatal asphyxia on childhood outcomes. *N Engl J Med.* 2014;371(2):140-149.

Bashir RA, Vayalthrikkovil S, Espinoza L, Irvine L, Scott J, Mohammad K. Prevalence and characteristics of intracranial hemorrhages in neonates with hypoxic ischemic encephalopathy. *Am J Perinatol.* 2018;35(7):676-681.

Cashen K, Reeder RW, Shanti C, et al. Is therapeutic hypothermia during neonatal extracorporeal membrane oxygenation associated with intracranial hemorrhage? *Perfusion.* 2018;33(5):354-362.

Chandrasekaran M, Chaban B, Montaldo P, Thayyil S. Predictive value of amplitude-integrated EEG (aEEG) after rescue hypothermic neuroprotection for hypoxic ischemic encephalopathy: a meta-analysis. *J Perinatol.* 2017;37(6):684-689.

de Vries LS, Groenendaal F. Patterns of neonatal hypoxic-ischaemic brain injury. *Neuroradiology.* 2010;52(6):555-566.

Diederen CMJ, van Bel F, Groenendaal F. Complications during therapeutic hypothermia after perinatal asphyxia: a comparison with trial data. *Ther Hypothermia Temp Manag.* 2018;8(4):211-215.

Executive summary: neonatal encephalopathy and neurologic outcome, second edition. Report of the American College of Obstetricians and Gynecologists' Task Force on Neonatal Encephalopathy. *Obstet Gynecol.* 2014;123(4):896-901.

Ferriero DM. Neonatal brain injury. *N Engl J Med.* 2004;351(19):1985-1995.

Garfinkle J, Wintermark P, Shevell MI, et al. Cerebral palsy after neonatal encephalopathy: do neonates with suspected asphyxia have worse outcomes? *Dev Med Child Neurol.* 2016;58(2):189-194.

Glass HC. Hypoxic-ischemic encephalopathy and other neonatal encephalopathies. *Continuum (Minneap Minn).* 2018;24(1):57-71.

Hakobyan M, Dijkman KP, Laroche S, et al. Outcome of infants with therapeutic hypothermia after perinatal asphyxia and early-onset sepsis. *Neonatology.* 2019;115(2):127-133.

Kurinczuk JJ, White-Koning M, Badawi N. Epidemiology of neonatal encephalopathy and hypoxic-ischaemic encephalopathy. *Early Hum Dev.* 2010;86(6):329-338.

Martinello K, Hart AR, Yap S, Mitra S, Robertson NJ. Management and investigation of neonatal encephalopathy: 2017 update. *Arch Dis Child Fetal Neonatal Ed.* 2017;102(4):F346-F358.

Martinez-Biarge M, Diez-Sebastian J, Wusthoff CJ, Mercuri E, Cowan FM. Antepartum and intrapartum factors preceding neonatal hypoxic-ischemic encephalopathy. *Pediatrics.* 2013;132(4):e952-e959.

Pappas A, Shankaran S, McDonald SA, et al. Cognitive outcomes after neonatal encephalopathy. *Pediatrics.* 2015;135(3):e624-e634.

Polglase GR, Ong T, Hillman NH. Cardiovascular alterations and multiorgan dysfunction after birth asphyxia. *Clin Perinatol.* 2016;43(3):469-483.

Rossouw G, Irlam J, Horn AR. Therapeutic hypothermia for hypoxic ischaemic encephalopathy using low-technology methods: a systematic review and meta-analysis. *Acta Paediatr.* 2015;104(12):1217-1228.

van Handel M, Swaab H, de Vries LS, Jongmans MJ. Behavioral outcome in children with a history of neonatal encephalopathy following perinatal asphyxia. *J Pediatr Psychol.* 2010;35(3):286-295.

van Laerhoven H, de Haan TR, Offringa M, Post B, van der Lee JH. Prognostic tests in term neonates with hypoxic-ischemic encephalopathy: a systematic review. *Pediatrics.* 2013;131(1):88-98.

Volpe JJ. Neonatal encephalopathy: an inadequate term for hypoxic-ischemic encephalopathy. *Ann Neurol.* 2012;72(2):156-166.

Weeke LC, Boylan GB, Pressler RM, et al. Role of EEG background activity, seizure burden and MRI in predicting neurodevelopmental outcome in full-term infants with hypoxic-ischaemic encephalopathy in the era of therapeutic hypothermia. *Eur J Paediatr Neurol.* 2016;20(6):855-864.

Wood T, Thoresen M. Physiological responses to hypothermia. *Semin Fetal Neonatal Med.* 2015;20(2):87-96.

Crises epilépticas neonatais

Ahrens S, Ream M, Slaughter L. Status epilepticus in the neonate: updates in treatment strategies. *Curr Treat Options Neurol.* 2019;21(2):8.

Boylan GB, Stevenson NJ, Vanhatalo S. Monitoring neonatal seizures. *Semin Fetal Neonatal Med.* 2013;18(4):202-208.

Buraniqi E, Sansevere AJ, Kapur K, et al. Electrographic seizures in preterm neonates in the neonatal intensive care unit. *J Child Neurol.* 2017;32(10):880-885.

Cobo NH, Sankar R, Murata KK, Sewak SL, Kezele MA, Matsumoto JH. The ketogenic diet as broad-spectrum treatment for super-refractory pediatric status epilepticus: challenges in implementation in the pediatric and neonatal intensive care units. *J Child Neurol.* 2014;50(1):101-103.

Cowan LD. The epidemiology of the epilepsies in children. *Ment Retard Dev Disabil Res Rev.* 2002;8(3):171-181.

Fisher RS, Cross JH, French JA, et al. Operational classification of seizure types by the International League Against Epilepsy: position paper of the ILAE Commission for Classification and Terminology. *Epilepsia*. 2017;58(4):522-530.

Gillam-Krakauer M, Carter BS. Neonatal hypoxia and seizures. *Pediatr Rev*. 2012;33(9):387-396.

Glass HC. Neonatal seizures: advances in mechanisms and management. *Clin Perinatol*. 2014;41(1):177-190.

Glass HC, Shellhaas RA, Wusthoff CJ, et al. Contemporary profile of seizures in neonates: a prospective cohort study. *J Pediatr*. 2016;174:98-103.

Lloyd RO, O'Toole JM, Pavlidis E, Filan PM, Boylan GB. Electrographic seizures during the early postnatal period in preterm infants. *J Pediatr*. 2017;187:18-25.

Lundqvist M, Ågren J, Hellström-Westas L, Flink R, Wickström R. Efficacy and safety of lidocaine for treatment of neonatal seizures. *Acta Paediatr*. 2013;102(9):863-867.

Pisani F, Facini C, Bianchi E, Giussani G, Piccolo B, Beghi E. Incidence of neonatal seizures, perinatal risk factors for epilepsy and mortality after neonatal seizures in the province of Parma, Italy. *Epilepsia*. 2018;59(9):1764-1773.

Sands TT, Balestri M, Bellini G, et al. Rapid and safe response to low-dose carbamazepine in neonatal epilepsy. *Epilepsia*. 2016;57(12):2019-2030.

Shellhaas RA, Chang T, Tsuchida T, et al. The American Clinical Neurophysiology Society's guideline on continuous EEG monitoring in neonates. *J Clin Neurophysiol*. 2011;28:611-617.

Shellhaas RA, Wusthoff CJ, Tsuchida TN, et al. Profile of neonatal epilepsies: characteristics of a prospective US cohort. *Neurology*. 2017;89(9):893-899.

Silverstein FS, Jensen FE. Neonatal seizures. *Ann Neurol*. 2007;62(2):112-120.

Stockler S, Plecko B, Gospe SM Jr, et al. Pyridoxine dependent epilepsy and antiquitin deficiency: clinical and molecular characteristics and recommendations for diagnosis, treatment and follow-up. *Mol Genet Metab*. 2011;104(1-2):48-60.

Acidente vascular encefálico e trombose dos seios venosos

Bosenbark DD, Krivitzky L, Ichord R, et al. Clinical predictors of attention and executive functioning outcomes in children after perinatal arterial ischemic stroke. *Pediatr Neurol*. 2017;69:79-86.

Chabrier S, Peyric E, Drutel L, et al. Multimodal outcome at 7 years of age after neonatal arterial ischemic stroke. *J Pediatr*. 2016;172:156-161.

Cole L, Dewey D, Letourneau N, et al. Clinical characteristics, risk factors, and outcomes associated with neonatal hemorrhagic stroke: a population-based case-control study. *JAMA Pediatr*. 2017;171(3):230-238.

Martinez-Biarge M, Cheong JL, Diez-Sebastian J, Mercuri E, Dubowitz LMS, Cowan FM. Risk factors for neonatal arterial ischemic stroke: the importance of the intrapartum period. *J Pediatr*. 2016;173:62-68.

Moharir MD, Shroff M, Stephens D, et al. Anticoagulants in pediatric cerebral sinovenous thrombosis: a safety and outcome study. *Ann Neurol*. 2010;67:590-599.

Monagle P, Chan AK, Goldenberg NA, et al. Antithrombotic therapy in neonates and children: Antithrombotic Therapy and Prevention of Thrombosis, 9th ed: American College of Chest Physicians Evidence-Based Clinical Practice Guidelines. *Chest*. 2012;141(2 suppl):e737S-e801S.

Raju TN, Nelson KB, Ferriero D, Lynch JK. Ischemic perinatal stroke: summary of a workshop sponsored by the National Institute of Child Health and Human Development and the National Institute of Neurological Disorders and Stroke. *Pediatrics*. 2007;120:609-616.

Rattani A, Lim J, Mistry AM, et al. Incidence of epilepsy and associated risk factors in perinatal ischemic stroke survivors. *Pediatr Neurol*. 2019;90:44-55.

Rutherford MA, Ramenghi LA, Cowan FM. Neonatal stroke. *Arch Dis Child Fetal Neonatal Ed*. 2012;97:F377-F384.

Leucomalácia periventricular

Folkerth RD. Periventricular leukomalacia: overview and recent findings. *Pediatr Dev Pathol*. 2006;9(1):3-13.

Gullion L, Stansell J, Moss H, Jenkins D, Aljuhani T, Coker-Bolt P. The impact of early neuroimaging and developmental assessment in a preterm infant diagnosed with cerebral palsy. *Case Rep Pediatr*. 2019;2019:9612507.

Hafström M, Källén K, Serenius F, et al. Cerebral palsy in extremely preterm infants. *Pediatrics*. 2018;141(1):e20171433.

Kinney HC. The near-term (late preterm) human brain and risk for periventricular leukomalacia: a review. *Semin Perinatol*. 2006;30(2):81-88.

Krägeloh-Mann I, Horber V. The role of magnetic resonance imaging in elucidating the pathogenesis of cerebral palsy: a systematic review. *Dev Med Child Neurol*. 2007;49(2):144-151.

Linsell L, Malouf R, Morris J, Kurinczuk JJ, Marlow N. Prognostic factors for cerebral palsy and motor impairment in children born very preterm or very low birthweight: a systematic review. *Dev Med Child Neurol*. 2016;58(6):554-569.

Persson M, Razaz N, Tedroff K, Joseph KS, Cnattingius S. Five and 10 minute Apgar scores and risks of cerebral palsy and epilepsy: population based cohort study in Sweden. *BMJ*. 2018;360:k207.

Volpe JJ. Brain injury in premature infants: a complex amalgam of destructive and developmental disturbances. *Lancet Neurol*. 2009;8(1):110-124.

Desenvolvimento e Malformação do Sistema Nervoso

138

Gary D. Clark

PONTOS-CHAVE

1. O desenvolvimento do sistema nervoso envolve uma série de fases distintas, ainda que sobrepostas.

2. As malformações do sistema nervoso podem ser compreendidas da melhor forma no contexto das fases que não foram bem-sucedidas.

3. Os distúrbios genéticos fornecem informações sobre os processos moleculares subjacentes às fases de desenvolvimento do sistema nervoso.

VISÃO GERAL

Induzido pelas estruturas mesodérmicas subjacentes (p. ex., notocorda) e inibido pelo tecido ectodérmico circundante, o sistema nervoso começa como uma camada espessa de células pouco diferenciadas na camada ectodérmica em desenvolvimento no embrião humano de 14 dias. Com 21 dias, formam-se estruturas semelhantes a uma crista nos segmentos mais laterais do neuroectoderma, que começam a apor e fechar em vários pontos de fechamento, primeiramente na região cervical. Isso forma uma estrutura tubular conhecida como *tubo neural* e, em condições normais, esse fechamento está concluído no 26º dia, antes que as mulheres saibam que estão grávidas. Falhas desse processo causam mielomeningocele (L1 e segmentos mais rostrais) e encefaloceles.

Na extremidade mais caudal desse tubo, há massa de células ectodérmicas e mesodérmicas misturadas, que é conhecida como *massa de células caudais* e induzida pela presença do tubo neural, formando o sacro, o filo terminal, o cone medular e a cauda equina. Falhas nesses processos formam medula espinal fixa, regressão caudal, filo terminal gorduroso, depressões e trajetos sacrais e outras anomalias do sacro.

As células da crista neural originam-se dos segmentos laterais extremos do neuroectoderma e formam alguns dos gânglios sensitivos dos nervos cranianos e espinais, além da cadeia simpática e de outras estruturas.

Quando o tubo neural está completamente formado, a padronização ou a segmentação dessa estrutura leva à formação das vesículas bem conhecidas do sistema nervoso em desenvolvimento (prosencéfalo, mesencéfalo e rombencéfalo). O prosencéfalo divide-se na linha média em duas vesículas telencefálicas, que se transformam nos hemisférios cerebrais. Os precursores que revestem os ventrículos do sistema nervoso em desenvolvimento entram na fase pós-mitótica e migram em direção radial para ocupar as estruturas em formação, inclusive o córtex. Os axônios germinam e cruzam a linha média para formar o corpo caloso e, desse modo, conectar os dois hemisférios em desenvolvimento. Os neurônios estendem axônios, de forma a estabelecer conexões muito intencionais e uso-dependentes com alvos apropriados. Para entender as malformações do sistema nervoso, são necessárias algumas informações adicionais de genética, biologia molecular e neurobiologia básica.

Este capítulo resume o desenvolvimento normal e anormal do sistema nervoso central (SNC) e descreve as anomalias genéticas, que causam malformações congênitas dessas estruturas. Grande parte do desenvolvimento do SNC humano é inferida de estudos com animais e de processos anormais do desenvolvimento. Sem entrar em muitos detalhes, acredita-se que as proteínas estejam envolvidas nos processos específicos do desenvolvimento do SNC e aqui citaremos as proteínas que acarretam alterações patológicas do desenvolvimento normal. As funções de alguns genes responsáveis pelo desenvolvimento anormal podem ser depreendidas com base no exame das consequências patológicas. Desse modo, podemos correlacionar as anormalidades genéticas com a neuropatologia do desenvolvimento. Outros genes e moléculas envolvidos no desenvolvimento anormal do SNC humano têm correspondentes bem estudados nos animais, esclarecendo suas funções nos seres humanos.

O estudo da genética do desenvolvimento humano é uma área em rápido crescimento e, com frequência, são descritos novos mecanismos genéticos importantes. Embora as informações relativas aos genes humanos envolvidos no desenvolvimento normal e anormal do cérebro estivessem atualizadas, na medida do possível, na época em que este capítulo foi escrito, novas descobertas importantes na genética do desenvolvimento do SNC humano provavelmente ocorreram desde então. Recomendamos aos leitores que visitem a página Online Mendelian Inheritance in Man (OMIM) para obter informações mais recentes (https://www.ncbi.nlm.nih.gov/omim). De acordo com a convenção adotada na época em que este capítulo foi escrito, aqui utilizaremos termos como *variante patogênica*, em substituição à expressão *antiga mutação*.

Este capítulo enfatiza informações importantes para o clínico; as limitações de espaço e a inexistência de aplicabilidade atual à neurologia clínica restringem a quantidade de informações que podem ser incluídas aqui. Em vez disso, as condições patológicas são descritas no contexto dos processos do desenvolvimento, que parecem ter sido distorcidos. Distúrbios antes classificados como anormalidades da migração poderiam ser, com base nas descobertas genéticas recentes, encontrados na descrição da diferenciação ou segmentação celular. À medida que sejam realizadas novas descobertas no campo dos distúrbios do desenvolvimento do cérebro humano que acarretam doenças neurológicas, o esquema de classificação descrito a seguir provavelmente sofrerá alterações.

FORMAÇÃO DO NEUROECTODERMA

O cérebro humano é formado a partir do *neuroectoderma*, um placódio de células que são induzidas pela notocorda subjacente para se diferenciar do ectoderma, um processo que começa

14 a 18 dias de gestação. A natureza dos fatores induzíveis (na verdade, fatores inibidores, porque eles inibem a proteína morfogênica óssea 4) envolvidos nesse processo ainda não está definida em grande parte. A ação molecular dessas moléculas é semelhante à dos retinoides, que se ligam a um receptor nuclear e promovem ou suprimem genes específicos.

FECHAMENTO DO TUBO NEURAL

Neurulação primária

O placódio neuroectodérmico desenvolve cristas (dobras) lateralmente e começa a aproximar-se na região da futura medula com 22 dias de gestação, antes que a maioria das mulheres saiba que está grávida. Esse fechamento (um processo conhecido como *neurulação*) resulta na formação de um tubo, que continua a estender-se pelo processo de aproximação das dobras neurais em vários pontos rostrais e caudais, até que se forme um tubo neural completo com 28 dias de gestação – essa última data marca o fim do fechamento do tubo neural caudal (futura medula espinal). O tubo neural rostral, que fecha com aproximadamente 24 dias de gestação, atua como arcabouço para o desenvolvimento subsequente do cérebro; a extremidade caudal do tubo forma a medula espinal (Figura 138.1).

Embora as moléculas e os genes específicos envolvidos nos processos de fechamento do tubo neural dos seres humanos sejam desconhecidos, certamente uma combinação de fatores genéticos e ambientais é responsável pelos distúrbios desses processos. Estudos com camundongos sugeriram que uma codeleção do *Pax1* (gene que codifica um *fator de transcrição*, que medeia a sinalização no notocorda) e do *Pdgfra* (gene que codifica o fator alfa de crescimento derivado das plaquetas) possa resultar no fenótipo da espinha bífida.

Alguns grupos étnicos têm incidência mais elevada de anomalias do fechamento do tubo neural que outros e existem descritos distúrbios genéticos com padrão hereditário autossômico recessivo aparente, inclusive anomalias do tubo neural. Além disso, os teratógenos estão envolvidos na patologia do tubo neural. Os teratógenos mais importantes para o neurologista são os antiepilépticos valproato e carbamazepina, ambos associados a um risco entre 1 e 6% de anomalia do tubo neural na prole exposta a esses fármacos comuns durante a vida intrauterina. Embora a suplementação de ácido fólico pareça evitar anomalias do tubo neural com base em estudos populacionais de grande porte, essa vitamina pode ou não conferir proteção quando esses distúrbios estão associados aos antiepilépticos citados. Considerando a provável falta de efeitos indesejáveis do tratamento de curta duração com folato, parece ser prudente recomendar essa vitamina (400 a 4.000 μg/dia, dependendo dos fatores de risco) às mulheres em idade reprodutiva tratadas com antiepilépticos.

Anomalias específicas do tubo neural

Nos seres humanos, vários genes e fatores provavelmente estão envolvidos na patogenia dos distúrbios do desenvolvimento e do fechamento do tubo neural. Os distúrbios do fechamento do tubo neural humano incluem craniorraquisquise (falha completa de fechamento do tubo neural ao longo de todo o neuroeixo), anencefalia (falha de fechamento do tubo neural anterior), mielosquise (falha de fechamento do tubo neural posterior), espinha bífida (mielomeningocele, uma falha de fechamento de uma parte do tubo neural posterior) e encefalocele (uma falha parcial de fechamento do tubo neural anterior). O diagnóstico fetal da mielomeningocele com correção intrauterina antes da 26ª semana de gestação pode alterar drasticamente a necessidade de realizar derivação ventriculoperitoneal subsequente (redução de 42%) e reduzir a incidência de déficit intelectual. O risco desse procedimento é materno e vem sendo reduzido por novas técnicas relativamente menos invasivas.

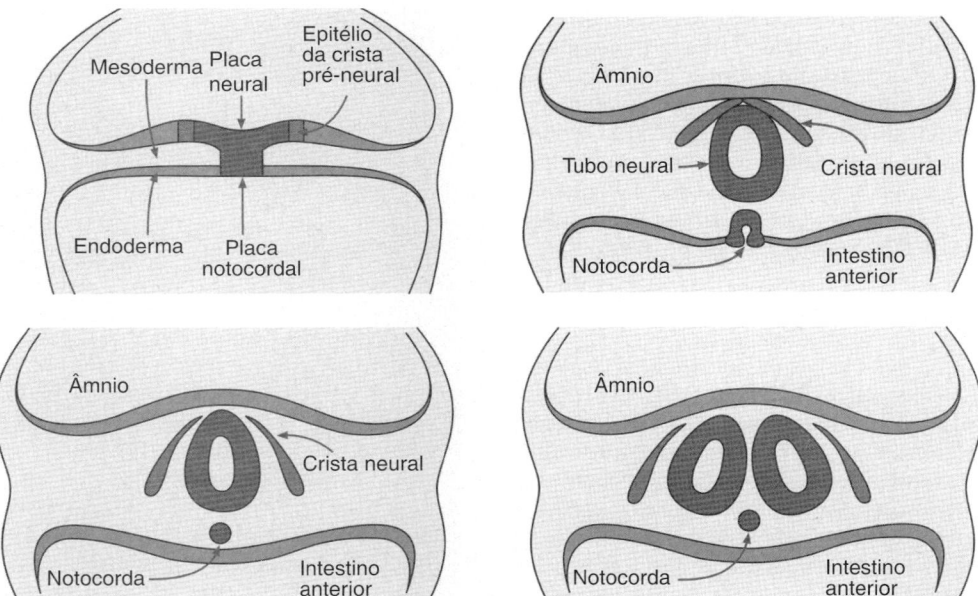

FIGURA 138.1 A. A placa notocordal induz o neuroepitélio a diferenciar-se do ectoderma circundante. Na periferia do neuroepitélio, forma-se a crista neural. **B.** O tubo neural fecha. **C, D.** O tubo neural proximal é induzido pela notocorda ventral (*Sonic Hedgehog* e outros fatores) a separar-se em duas vesículas telencefálicas, que se transformam nos hemisférios cerebrais. (Ilustrações de Nathan Lucy.)

Encefaloceles

As encefaloceles (substância cerebral fora do crânio) e as meningocele (meninges e líquido cefalorraquidiano apenas) variam quanto à localização, à quantidade de tecidos cerebrais envolvidos e, consequentemente, às manifestações clínicas das lesões. Na maioria dos casos, o tubo neural está fechado, e o padrão dos giros cerebrais protrudentes parece normal. As encefaloceles occipitais são mais comuns no leste da Ásia, e as encefaloceles nasais são mais comuns no resto do mundo. É importante evitar a colocação de uma sonda nasogástrica quando um recém-nascido apresenta massa nasal, tendo em vista a possibilidade de que seja uma encefalocele nasal; nestes casos, a sonda pode ser introduzida na substância cerebral.

Síndrome de Meckel

A síndrome de Meckel – distúrbio genético que consiste em encefalocele occipital, malformações cerebelares (anomalia do dente molar – veja descrição a seguir da síndrome de Joubert), microcefalia, displasia renal (rins policísticos), polidactilia, distrofia da retina e outras malformações – parece ser causada por variantes patogênicas dos genes envolvidos na função ciliar. A síndrome de Meckel é alélica com a síndrome de Joubert, e as mesmas anomalias genéticas estão presentes nas duas. A maioria desses distúrbios é transmitida como traço autossômico recessivo, embora alguns tenham padrão dominante e outros sejam dominantes ou recessivos ligados ao X. Os genes envolvidos fazem parte do complexo ciliar, que determina a polaridade da célula e é importante para a migração dos primeiros neurônios na fossa posterior.

SEGMENTAÇÃO EMBRIONÁRIA DO SISTEMA NERVOSO

As flexuras do tubo neural rostral demarcam as vesículas primárias do sistema nervoso em desenvolvimento; essas vesículas são conhecidas como cérebro posterior (rombencéfalo), cérebro intermediário (mesencéfalo) e cérebro anterior (prosencéfalo). Em seguida, essas vesículas primárias também se subdividem em vesículas secundárias, que, depois, formam as estruturas cerebrais do adulto. O rombencéfalo consiste em metencéfalo e mielencéfalo; essas estruturas transformam-se na ponte, no cerebelo e no bulbo do adulto. Em posição rostral, o cérebro intermediário transforma-se no mesencéfalo do adulto. O cérebro anterior também se subdivide em telencéfalo e diencéfalo. O telencéfalo forma os hemisférios cerebrais, enquanto o diencéfalo transforma-se no tálamo e hipotálamo do adulto.

Fatores de transcrição e genes homeobox

A especificação regional do sistema nervoso em desenvolvimento é uma etapa importante do desenvolvimento do SNC humano e provavelmente está sob controle de alguns genes, que codificam fatores de transcrição e algumas moléculas que afetam esses genes. Muitos deles foram descritos inicialmente na *Drosophila* e estão envolvidos na especificação regional do embrião da mosca. Como seria esperado, a função das proteínas codificadas pelos genes correspondentes dos mamíferos difere consideravelmente das funções desempenhadas na mosca-das-frutas, mas a função geral dessas proteínas parece ser de especificação regional dos clones de células destinadas a formar as estruturas do sistema nervoso completamente desenvolvido.

Fatores de transcrição são proteínas com sequências bem definidas, que participam da ligação ao DNA e, desse modo, afetam sua síntese. Na *Drosophila*, estudos demonstraram que pelo menos dois fatores de transcrição que codificam os genes homeobox (espiráculos vazios) *ems* especificam as estruturas cefálicas em humanos. Nas estruturas rudimentares das moscas mutantes destituídas do gene *ems*, parece haver uma falha de especificação regional de um clone de células destinadas a formar essa estrutura. Nos seres humanos, as variantes patogênicas do gene correspondente *EMX2* podem causar esquizencefalia (uma fenda no manto cortical). As fendas associadas a essa doença estendem-se da pia-máter até o ventrículo e são revestidas por substância branca polimicrogírica (ver descrição na Seção "Polimicrogiria"). A pia-máter e o epêndima geralmente estão em aposição, especialmente nos casos graves. A anomalia é descrita como de *lábios abertos* quando as paredes da fenda estão separadas pelo líquido cefalorraquidiano e o *lábio fechado* quando as paredes estão em aposição. Essas fendas podem ser unilaterais ou bilaterais, e o prognóstico parece depender da localização, da bilateralidade ou da extensão da lesão. A esquizencefalia bilateral está associada à deficiência intelectual e à paralisia cerebral espástica; os pacientes afetados geralmente têm microcefalia. Crises epilépticas quase sempre acompanham as lesões graves, especialmente as fendas esquizencefálicas de lábios abertos e bilaterais. A frequência exata das crises epilépticas nos pacientes com lesões menos graves ainda não está definida, assim como a incidência de esquizencefalia assintomática. A maioria dos pacientes nos quais a esquizencefalia é diagnosticada fez algum tipo de exame de neuroimagem para investigar crises epilépticas. Por essa razão, há um viés de averiguação em favor da ocorrência universal de crises epilépticas associadas a essa malformação. Por essa razão, pode haver pacientes com esquizencefalia que não têm epilepsia, mas a malformação não é diagnosticada porque eles não fazem exames de imagem. Com o imageamento fetal, a esquizencefalia assintomática pode ser diagnosticada (observação pessoal, Figura 138.2).

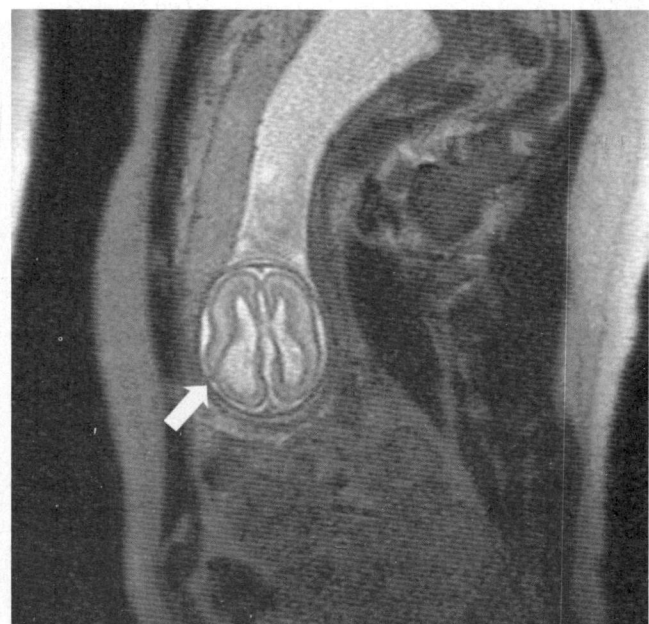

FIGURA 138.2 Falha de segmentação ou padronização – fenda esquizencefálica em um feto em desenvolvimento com 21 semanas de gestação. A *seta* aponta para a fenda no córtex em formação.

O tipo de crise epiléptica e seu início podem variar nesses casos. Os pacientes podem ter crises epilépticas focais ou generalizadas. Alguns têm espasmos epilépticos. As crises podem começar entre o período de lactância até os primeiros anos da vida adulta. As crises epilépticas podem ser controladas facilmente ou ser resistentes ao tratamento antiepiléptico padronizado.

Os avanços do neuroimageamento facilitaram o diagnóstico dessas malformações e ampliaram o espectro dos aspectos radiográficos das lesões esquizencefálicas. As lesões podem ser isoladas ou estar associadas a outras anomalias do desenvolvimento cerebral. Uma associação especialmente comum envolve displasia septo-óptica e esquizencefalia, porque cerca de 50% dos pacientes com essa primeira anomalia também têm a segunda.

Outros genes dos fatores de transcrição foram descritos nos camundongos. Os genes *Pax3*, *PaxS*, *Pax6*, *Dlx1*, *Dlx2*, *Dbx* e *Hox* foram identificados em regiões específicas do cérebro. Em geral, os genes *Pax* tendem a ser expressos no mesencéfalo, enquanto os genes *Dlx* tendem a ser expressos no prosencéfalo ventral, telencéfalo ventral e telencéfalo dorsal; o *Dlx2* é importante para a formação dos interneurônios GABAérgicos a partir da eminência ganglionar mediana. Os genes *Hox* parecem especificar os neurômeros e os rombômeros do rombencéfalo.

Além disso, em uma relação curiosa entre os eventos indutivos ventrais descritos antes, quando aplicada às células em proliferação nas fases críticas do desenvolvimento, a proteína *Sonic Hedgehog* pode alterar a expressão dos genes homeobox. Isso liga as proteínas indutivas à expressão dos genes homeobox e oferece uma pista quanto aos mecanismos envolvidos nos processos indutivos. Um gradiente de ácido retinoico entre as regiões rostral (menor) e caudal (maior) parece ser importante para os padrões de expressão dos genes *Hox* e outros genes de padronização no cérebro posterior, no pescoço e em outras estruturas da cabeça. A atividade do ácido retinoico também reduz a sinalização da proteína *Sonic Hedgehog* (ver Seção "Indução ventral"). Devido ao seu efeito na sinalização *Sonic Hedgehog*, os retinoides são rigorosamente regulados e não devem ser administrados às mulheres que possam engravidar.

Displasia septo-óptica

A displasia septo-óptica (síndrome de De Morsier) é uma doença que se caracteriza pela agenesia do septo pelúcido, pela hipoplasia do nervo óptico, pela agenesia do corpo caloso e pela disfunção hipotalâmica. Esse distúrbio deve ser considerado em paciente que apresente qualquer um desses achados, e todos devem passar por uma triagem da função hipotalâmica. Dentre os pacientes com displasia septo-óptica 50% têm esquizencefalia. Embora seja uma doença rara, existem descritas síndromes genéticas com esse fenótipo e algum risco de recidiva. Por exemplo, as variantes patogênicas do gene homeobox expresso nas células-tronco embrionárias (CTE), *HESX1*, causam um distúrbio hereditário autossômico dominante nos irmãos. Há evidências de que esse distúrbio pode resultar de insultos precoces e inespecíficos ao cérebro fetal em desenvolvimento. Esse distúrbio pode ser considerado durante a vida intrauterina, mas a ressonância magnética (RM) do feto pode ser necessária ao estabelecimento do diagnóstico definitivo. O prognóstico quanto ao desenvolvimento é muito variável, com casos frequentes de dificuldades de aprendizagem, déficits intelectuais e limitações motoras. Os pacientes assintomáticos provavelmente seriam levados a atendimento médico apenas se precisassem fazer algum exame de neuroimagem. Também foram descritas variantes patogênicas dos genes *COL11A2* e *PAX6* como causa desse distúrbio. Como a maioria dos genes relacionados com esse fenótipo não está definida e não existem painéis de testes genéticos, recomenda-se que os médicos considerem o sequenciamento do exoma para definir o risco de recidiva, se houver, em determinada família.

INDUÇÃO VENTRAL

Divisão normal do prosencéfalo

O telencéfalo é formado pela divisão medial de uma estrutura tubular simples rostral (prosencéfalo); as duas vesículas (telencéfalo) formadas depois dessa divisão transformam-se nos hemisférios cerebrais. As partes ventral e anterior dessa divisão são induzidas pelas estruturas faciais da linha média e pela notocorda, por ação de fatores solúveis. As anormalidades dessa indução e divisão resultam em anomalias da linha média cerebral, inclusive holoprosencefalia. Essas anomalias do desenvolvimento normal ocorrem antes do 42º dia de gestação.

A proteína *Sonic Hedgehog*, que foi descrita primeiramente na *Drosophila* como um fator solúvel que influencia a padronização dorsoventral do embrião em desenvolvimento, provavelmente é a mais importante dentre os fatores solúveis que afetam a indução ventral. Essa proteína, expressa na notocorda (mas também no prosencéfalo ventral e na placa basal – futuras estruturas faciais), interage por uma via de sinalização bem definida que inclui o gene *PTCH* (homólogo humano do gene *patched*) e altera a expressão dos fatores de transcrição (homeobox e outros produtos genéticos relacionados).

Outras moléculas importantes nesse processo indutivo são os retinoides (descritos antes na seção sobre segmentação), que são lipídios capazes de atravessar as membranas e são encontrados em gradientes ao longo dos embriões. O ácido retinoico pode alterar o padrão dos fatores de transcrição das células neuroepiteliais e também pode hiporregular a proteína *Sonic Hedgehog*, talvez explicando algumas anomalias mesofaciais e a holoprosencefalia associadas à embriopatia causada pelos retinoides. Além disso, colesterol e lipídios derivados do colesterol atuam como cofatores da proteína *Sonic Hedgehog* e, desse modo, talvez expliquem as dificuldades de clivagem do telencéfalo associadas à síndrome de Smith-Lemli-Opitz (deficiência de 7-desidrocolesterol redutase).

Distúrbios da indução ventral

Holoprosencefalia

As síndromes de holoprosencefalia são anomalias heterogêneas da indução ventral e da clivagem telencefálica, que resultam de uma falha da clivagem medial normal da vesícula prosencefálica. Existem descritos ao menos três tipos dessa anomalia: alobar, semilobar e lobar. Na forma lobar, a vesícula telencefálica falha completamente em dividir-se, resultando na formação de um ventrículo único com formato de ferradura (algumas vezes com um cisto dorsal), fusão dos tálamos e córtex malformado. Na forma semilobar, a fissura inter-hemisférica está presente posteriormente, mas os lobos frontais e, algumas vezes, parietais ainda cruzam a linha média. Na forma lobar, pode haver apenas alterações mínimas: a foice anterior está ausente, os lobos e cornos frontais são hipoplásicos, e a fusão parcial do tálamo e o joelho do corpo caloso podem ocorrer. A holoprosencefalia é uma malformação humana comum como causa de abortamento espontâneo.

Como os genes *Sonic Hedgehog* e *patched* são expressos na face em desenvolvimento, não é surpreendente que a holoprosencefalia esteja associada a um espectro de anomalias faciais da linha média. Isso inclui ciclopia, na qual há apenas um olho central e probóscide supraorbitária; etmocefalia, na qual o nariz é substituído por uma probóscide localizada acima dos olhos hipotelóricos; cebocefalia, na qual há hipotelorismo e nariz com apenas uma narina; e agenesia pré-maxilar com hipotelorismo, nariz chato, incisivo frontal único e fenda labial na linha média.

Apenas as crianças com as formas semilobar e lobar conseguem sobreviver por mais que alguns meses. Os lactentes portadores da forma grave são microcefálicos (a menos que haja estenose do aqueduto e hidrocefalia), hipotônicos e visualmente desatentos. Nos bebês com as formas menos graves de holoprosencefalia, frequentemente ocorrem crises mioclônicas, e, quando sobrevivem, eles comumente têm disfunção autonômica, déficit de crescimento, retardo psicomotor e paralisia cerebral atônica ou espástica. Alguns lactentes com a forma lobar podem ter apenas déficits mínimos. As anomalias da hipófise podem estar associadas a essas malformações e causar disfunção neuroendócrina.

Alguns autores relataram que a holoprosencefalia estava associada ao diabetes materno, à exposição ao ácido retinoico, à infecção por citomegalovírus e à rubéola. As anomalias cromossômicas associadas a esse distúrbio incluem trissomias do cromossomo 13 e 18; duplicações de 3p, 13q e18q; e deleções de 2p, 7q, 13q e 18q. Existem formas autossômicas dominantes, nas quais a variante patogênica afeta o gene *Sonic Hedgehog* no cromossomo 7. Nesses casos, as manifestações clínicas são variadas. Em sua forma mais branda, a existência de apenas um incisivo central, transtorno de déficit de atenção ou coloboma da fissura coroide pode ser o único indício de uma holoprosencefalia autossômica dominante (Figura 138.3).

PROLIFERAÇÃO NEURONAL E GLIAL

Proliferação celular normal

O revestimento interno das vesículas telencefálicas recém-desenvolvidas é um neuroepitélio proliferativo primitivo. Processos neuroepiteliais estendem-se da superfície ventricular até a superfície da pia-máter e os núcleos das células neuroepiteliais primitivas movem-se da superfície cortical em fase pré-mitótica para a fase mitótica perto do ventrículo. As células dividem-se nas superfícies mais ventriculares do telencéfalo em desenvolvimento e, depois da divisão, voltam para a superfície da pia-máter. Os processos piais das células neuroepiteliais situadas perto do ventrículo frequentemente se desprendem da superfície cortical antes que outro ciclo tenha início.

As células neuroepiteliais dividem-se nas chamadas unidades proliferativas, de forma que cada unidade passa por um número específico de divisões, resultando na quantidade certa de células para o futuro córtex. As anormalidades do número de unidades proliferativas ou da quantidade total de divisões podem causar anomalias cerebrais evidenciadas por dimensões anormais e, consequentemente, cabeça incomumente pequena (microcefalia) ou grande (macrocefalia). Os distúrbios nos quais algumas quantidades excessivas de células são geradas na fase proliferativa resultam em megalencefalia (cérebro grande) ou, quando os eventos proliferativos são anormais em apenas um lado do córtex em desenvolvimento, a anomalia resultante é hemimegalencefalia. Quando a quantidade apropriada de células é gerada na fase proliferativa, as células que se transformam em neurônios do córtex cerebral tornam-se pós-mitóticas e são descritas como *neuroblastos*. Outras passam por morte celular programada – apoptose. A genética da apoptose foi mais bem caracterizada no nematódeo simples *Caenorhabditis elegans*. Cerca de 10% das células produzidas durante o desenvolvimento desse verme entram em apoptose ou morte celular programada. As variantes patogênicas que resultam em quantidades menores ou maiores de células sobreviventes resultam em nematódeos menores ou maiores, respectivamente. A caracterização molecular dessas variantes patogênicas resultou na identificação de alguns genes "mortais" e de outros genes que impedem a apoptose. Os correspondentes dos mamíferos desses genes mortais dos nematódeos codificam enzimas, que são proteases específicas de cisteína e aspartato, também conhecidas como *caspases*. Ao menos uma função dessas enzimas é a de atuar como enzimas conversoras de interleucinas comuns na reação inflamatória do corpo. Estudos demonstraram que essas enzimas estimulam a morte dos neurônios; além disso, quando um animal é gerado sem caspase-3, seu cérebro é maior que o normal.

Distúrbios da proliferação neuronal e glial

Microcefalia

Embora a microcefalia familiar primária possa ser uma variante normal, em sua forma sintomática clássica os exames clínico e radiológico demonstram fronte retrocedida, occipício plano,

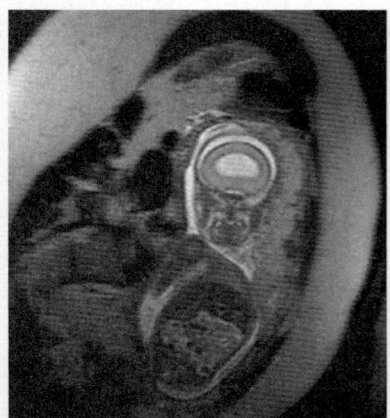 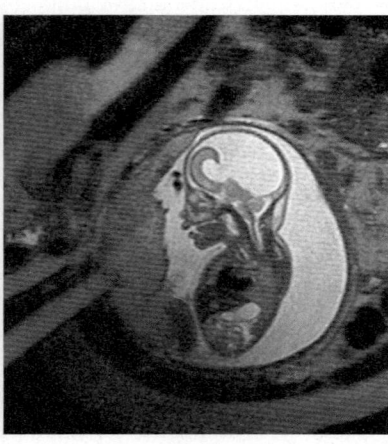

FIGURA 138.3 Falha de clivagem telencefálica – holoprosencefalia em um feto com 32 semanas de gestação. Observe o ventrículo único sem divisão do cérebro em hemisférios no plano coronal (*imagem à esquerda*). No plano sagital (*imagem à direita*), observa-se um cisto dorsal típico da holoprosencefalia alobar.

fechamento precoce das fontanelas e anomalias dos pelos (p. ex., tufos espiralados com vários pelos e um redemoinho anterior). Os exames de neuroimagem podem demonstrar lobos frontais e occipitais pequenos, opérculos abertos e cerebelo descoberto. O córtex pode parecer malformado (polimicrogiria, paquigiria, substância branca reduzida).

As anormalidades neurológicas também variam. Alguns pacientes podem ter apenas retardo psicomotor, algumas vezes associado a sinais piramidais, ou déficit intelectual mais grave, crises epilépticas e paralisia cerebral hipotônica. A microcefalia primária está associada a muitas síndromes genéticas e, em sua forma isolada, pode ser autossômica recessiva. Os padrões hereditários autossômico dominante e ligado ao X também foram descritos. *Microcefalia vera* é o termo aplicado a esse tipo de microcefalia. As crianças afetadas têm circunferências cranianas geralmente situadas mais de dois erros padrão abaixo da média, hipotonia e déficit intelectual. Mais tarde, essas crianças mostram deficiência intelectual, dispraxias, déficits de coordenação motora e crises epilépticas em alguns casos.

As lesões destrutivas do cérebro em desenvolvimento, inclusive as que são causadas por teratógenos e agentes infecciosos, também podem causar microcefalia. Os teratógenos mais importantes são álcool, cocaína e hiperfenilalaninemia (fenilcetonúria materna). A exposição intensa à radiação no primeiro trimestre pode causar microcefalia. Microcefalia e calcificações intracranianas são causadas provavelmente por infecções intrauterinas bem conhecidas, inclusive citomegalovirose, toxoplasmose, vírus Zika ou vírus da imunodeficiência humana, entre outras.

Embora hoje em dia geralmente sejam diagnosticados durante a vida intrauterina, os pacientes com microcefalia ou macrocefalia patológica eram diagnosticados no passado por seus pediatras. Os exames de neuroimagem podem definir a causa nesses casos. Como várias etiologias genéticas ou teratogênicas devem ser consideradas, os exames de neuroimagem devem ser usados como indícios quanto às etiologias possíveis (existência de malformações, calcificações etc.). O prognóstico é amplamente variado e depende da causa. Também existem relatos de microcefalia familiar e a macrocefalia familiar com evoluções benignas.

Megalencefalia e hemimegalencefalia

Os termos *megalencefalia* e *hemimegalencefalia* referem-se às anomalias nas quais o volume cerebral é maior que o normal (não como consequência da acumulação anormal de materiais); em geral, o cérebro aumentado está associado à macrocefalia (ou cabeça grande). Embora alguns acreditem que seja uma anormalidade da migração, o aumento do tamanho do cérebro associado a esses distúrbios parece ser atribuível a falhas da proliferação neuroepitelial, porque o aspecto microscópico do cérebro demonstra aumentos da quantidade e do volume das células (neurônios e glia).

Nos casos típicos, os pacientes têm cabeças grandes ao nascer e podem demonstrar crescimento acelerado do crânio nos primeiros meses de vida. As crianças com megalencefalia ou hemimegalencefalia podem ser levadas ao médico quando apresentam crises epilépticas, algum distúrbio do desenvolvimento (déficit intelectual), hemi-hipertrofia ou hemiparesia (oposta ao hemisfério afetado). As crises epilépticas variam quanto ao início e ao tipo e, em geral, são os sintomas mais problemáticos, porque algumas vezes requerem hemisferectomia ou calosotomia.

Cerca de 50% dos pacientes com síndrome do nevo sebáceo linear têm hemimegalencefalia associada às variantes patogênicas somático mosaicos do gene *HRAS* ou *KRAS*. Alguns pacientes com hipomelanose de Ito também têm hemimegalencefalia. Os quadros clínico e neuropatológico dessas síndromes parecem ser idênticos aos da hemimegalencefalia isolada. Curiosamente, as aberrações genéticas sugerem hiper-regulação do alvo da via da rapamicina dos mamíferos (mTOR) por hiporregulação da fosfoinositolquinase 3 (quinase PI3).

O exame microscópico do cérebro afetado geralmente detecta aumento da celularidade, neurônios grandes e bizarros, glia hipertrofiada, falhas da laminação cortical e heterotopias. Em geral, o córtex está espessado, e os neurônios malformados têm polaridade anormal. Curiosamente, a base citológica do aumento do tamanho do cérebro pode ser um aumento do citoplasma de cada célula.

DIFERENCIAÇÃO NEURONAL

Diferenciação normal

Na fase de diferenciação neuronal, o tubo neural consiste em quatro camadas contíguas: (1) zona ventricular, que origina os neurônios e toda a glia do SNC; (2) zona subventricular, que é a camada mais superficial e a área de preparação a partir da qual os neurônios pós-mitóticos começam a diferenciar e migrar; (3) zona intermediária, que é a camada mais contígua e superficial, que se transforma na placa cortical e no futuro córtex cerebral; e (4) zona marginal, que é a camada mais externa composta de extensões citoplasmáticas dos neuroblastos ventriculares, fibras corticopetais e processos terminais da glia radial (que, nessa fase, estendem-se por todos os planos do tubo neural).

A diferenciação das células neuroepiteliais começa na camada subventricular com cerca de 26 semanas de idade gestacional. As células neuroepiteliais foram destinadas a transformar-se em neurônios na época da última divisão mitótica da célula neuroepitelial precursora, antes de passar para a zona subventricular, ou área de preparação para a migração neuronal. Nesse ponto, esses neuroblastos não têm membranas eletricamente polarizadas, como se observa comumente nos neurônios. O destino dos neuroblastos provavelmente é determinado antes que ocorra essa última mitose, porque os neuroblastos pós-mitóticos têm as mesmas propriedades de alguns tipos de neurônios. As células piramidais maiores e mais antigas são as primeiras a surgir e, provavelmente, diferenciam-se primeiramente, de forma a atuar como alvos ou barreiras à migração do sistema nervoso.

Até hoje, não há descrições de um distúrbio que afete unicamente a diferenciação neuronal, embora algumas doenças possam ser classificadas nesse grupo. Por exemplo, a diferenciação prematura dos neuroblastos poderia resultar na impossibilidade de que essas células migrem e, desse modo, poderia ser evidenciada por uma anormalidade da migração. As síndromes de megalencefalia e hemimegalencefalia também podem ser consequências de distúrbios da diferenciação, conforme descrito. As doenças como esclerose tuberosa, na qual se desenvolvem tumores e áreas com anormalidades da migração, parecem ser um distúrbio da diferenciação atribuível à hiper-regulação do mTOR. As manifestações encefálicas dessa doença são hamartomas da camada subependimal (túberes), áreas com anormalidades da migração cortical (disgenesia cortical) e formação de astrocitoma de células gigantes em mais de 5% dos casos. Dois genes da esclerose tuberosa foram identificados: o *TSC1* (que codifica hamartina) foi localizado no cromossomo 9q34, enquanto o *TSC2* (que codifica tuberina) está situado no cromossomo 16p13.3. Essas duas proteínas suprimem o mTOR, e a perda ou a disfunção resultam na hiperativação dessa proteína importante ao desenvolvimento. Nos pacientes com esclerose tuberosa, a frequência das anomalias dos genes *TSC1* e *TSC2* foi estimada em distribuição praticamente igual. Curiosamente, estudos demonstraram que as displasias corticais tipo IIB descritas recentemente continham o papilomavírus humano (HPV) e sua proteína oncogênica E6, que exerce seu efeito por hiper-regulação do mTOR, em parte por supressão da atividade do gene *TSC2*. Portanto, pelo menos algumas displasias corticais são evitáveis pela vacinação dos pais contra o HPV antes da concepção.

MIGRAÇÃO NEURONAL

Migração normal

Na extremidade mais rostral do tubo neural de um feto com 40 dias de vida, os primeiros neurônios maduros chegam à superfície cortical em desenvolvimento. Esses primeiros neurônios são as *células de Cajal-Retzius*, que são os neurônios corticais principais com 43 dias de vida. As células de Cajal-Retzius, com as fibras nervosas corticopetais, formam a chamada pré-placa. Essas células constituem o tipo celular principal da camada mais superficial do córtex cerebral (camada I). Na época em que as células de Cajal-Retzius chegam à camada mais superficial do córtex, outros neurônios pioneiros diferenciam-se e formam a chamada subplaca. Os neurônios pioneiros da subplaca e a pré-placa funcionam como "delegacias policiais" do sistema nervoso em desenvolvimento e definem os limites da placa cortical em formação, que se transformará no córtex com seis camadas do cérebro adulto. A maioria das células da subplaca morre depois do nascimento do bebê por um mecanismo de morte celular programada (ver descrição anterior de apoptose).

Pouco antes do fim da fase proliferativa do desenvolvimento neural, bilhões de neurônios pós-mitóticos estão preparados para começar sua jornada até a superfície cortical e formar a placa cortical. Em sua maior parte, esse número enorme de neurônios desempenha tal função, fixando-se e migrando ao longo da glia radial (que se estende radialmente do ventrículo até a superfície da pia-máter) em um processo conhecido como *migração radial* (Figura 138.4). No processo de migração, a camada mais profunda da placa cortical forma-se antes das outras camadas. Por essa razão, os primeiros neurônios a chegarem na futura placa cortical são os que compõem a camada VI. Em seguida, formam-se as camadas mais superficiais do córtex, de tal forma que os neurônios da camada V migram e passam pelos neurônios da camada VI; o mesmo processo ocorre com as camadas IV, III e II. Por essa razão, o córtex é formado de dentro para fora.

As moléculas e as interações dos neurônios com a glia são extremamente importantes nesse processo de migração neuronal. A reelina – proteína envolvida na migração do rato mutante cambaleante (*reeler*, em inglês) – parece ser uma dessas moléculas importantes. Aparentemente, a reelina estimula a fixação dos neurônios à glia e, quando não é normal (p. ex., no rato mutante cambaleante), ela leva à formação de um córtex invertido, de forma que os neurônios mais superficiais são os primeiros a chegar, e os últimos são mais profundos. O córtex

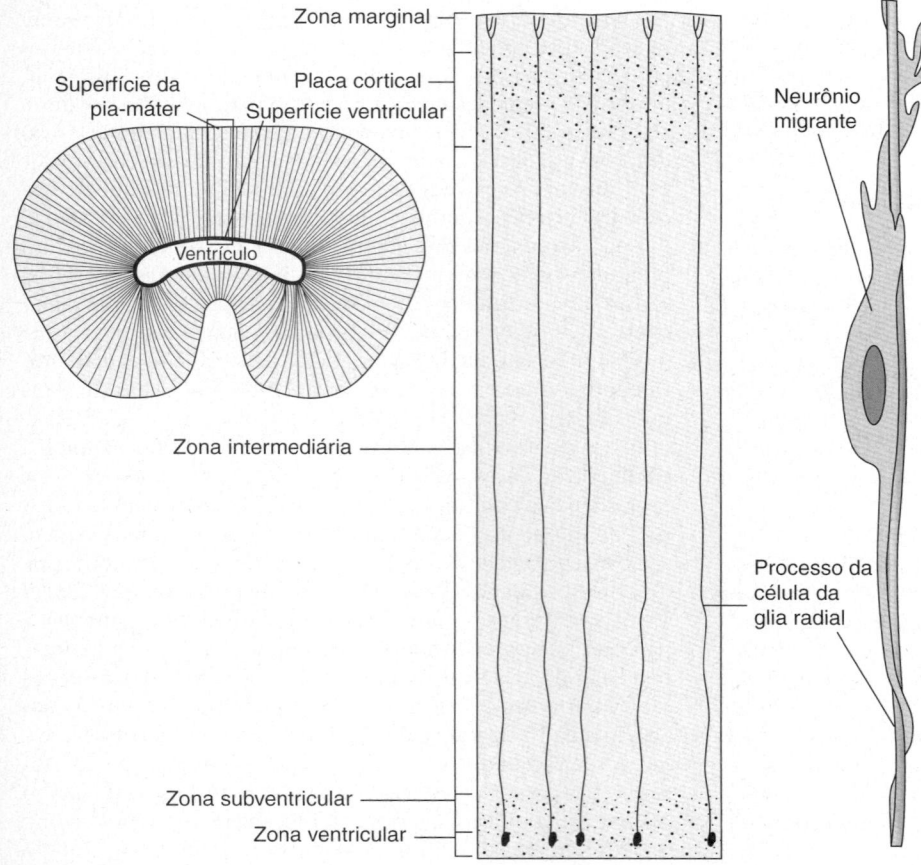

FIGURA 138.4 Migração radial dos neurônios durante o desenvolvimento do córtex – a *ilustração superior esquerda* demonstra uma vesícula cortical corada para glia. A glia projeta-se radialmente do ventrículo para a superfície cortical. A *figura à direita* ilustra a aposição do neurônio migrante a uma célula da glia radial. As células migram, passam suas predecessoras e são depositadas de dentro para fora.

desse rato mutante parece sedar devido a uma interação anormalmente aderente dos neurônios com a glia. Outras moléculas que parecem atuar com função adesiva são laminina, astrotactina, antígeno L1, fibronectina, moléculas de adesão da célula neural (MACN) e molécula de adesão à glia.

O movimento dos neuroblastos sobre a glia radial depende da extensão de um processo diretivo, que é uma proliferação neural com disposição ordenada de microtúbulos. Os *microtúbulos* são elementos citoesqueléticos com uma extremidade polimerizante (positiva) e outra extremidade despolimerizante (negativa). Eles atuam como elementos estruturais principais, que conferem forma aos processos neurais longos. Quando os microtúbulos despolimerizam (ou deslizam), os processos neurais longos são encurtados. *In vitro*, o encurtamento do processo diretivo dos neurônios em migração foi associado ao movimento anterógrado do corpo celular dos neurônios migrantes. As alterações citoesqueléticas dos processos diretivos foram consideradas responsáveis por esse encurtamento e movimento somático.

Um mecanismo possível para o movimento de migração neuronal sobre a glia seria a fixação do neurônio à matriz secretada pela glia ou pelos neurônios. Essa matriz provavelmente consiste nas moléculas de adesão mencionadas antes. A fixação do neurônio ocorreria por meio de receptores de *integrinas*, que são sítios de reconhecimento das moléculas de adesão ligados à membrana e interligados ao citoesqueleto. Essa fixação funciona como uma fortaleza para o processo diretivo e do corpo celular do neurônio em migração. O encurtamento do processo diretivo como consequência de despolimerização ou das alterações dos microtúbulos resulta no movimento do corpo celular em relação aos seus pontos de fixação. Essa teoria de mobilização dos neurônios também precisa incluir uma fase de desprendimento da matriz em determinados receptores de integrinas, de forma que o neuroblasto possa circular com sucesso ao longo dos quase 6 cm do córtex em desenvolvimento (a distância máxima estimada da migração radial de um neuroblasto humano). Por fim, o movimento das células precisa parar no local apropriado, ou seja, no limite entre a camada I e a placa cortical em formação. Desse modo, algum sinal de parada deve ser gerado para que os neuroblastos em migração desprendam-se da glia radial e comecem a diferenciar-se em neurônios corticais. Esse processo não é normal nos distúrbios como as lissencefalias de "pedras arredondadas" (descritas no texto a seguir).

Outros tipos de migração neuronal ocorrem durante o desenvolvimento do cérebro. Existe alguma evidência de migração tangencial dos neurônios no córtex e na migração das células granulosas primitivas do cerebelo. A chamada migração neuronal em cadeia ocorre com outros neurônios durante a formação dos bulbos olfatórios. Com essa migração em cadeia, os neuroblastos provenientes da zona subventricular do ventrículo lateral migram para o bulbo olfatório por meio de uma bainha de células gliais, mas a migração ocorre efetivamente sobre outros neurônios.

Distúrbios da migração dos neurônios corticais

Algumas doenças clínicas estão associadas aos distúrbios da migração neuronal. Em algumas delas, as anormalidades estão limitadas ao sistema nervoso, mas em outras também há malformações de outros órgãos. O mecanismo genético responsável foi identificado em alguns desses distúrbios, e mecanismos genéticos novos são identificados periodicamente. Embora o papel do produto genético na patogenia de alguns desses distúrbios da migração ainda não tenha sido definido por completo, essas doenças fornecem indícios importantes quanto aos mecanismos responsáveis pelo desenvolvimento normal do cérebro.

As técnicas modernas de neuroimageamento, especialmente a RM, permitiram o reconhecimento dos principais distúrbios da migração. Alguns deles estão associados a manifestações clínicas típicas, que poderiam alertar o médico para a existência dessas anormalidades, mesmo antes de realizar um exame de imagem. Em outros distúrbios, as manifestações clínicas são tão variadas que não há uma correlação direta entre as manifestações clínicas e os resultados dos exames de imagem. A RM de alto campo e outras técnicas experimentais podem refinar ainda mais a capacidade do médico de estabelecer diagnósticos precisos.

Lissencefalia

Embora o termo *lissencefalia* (cérebro liso) esteja referido ao aspecto exterior do córtex cerebral dos pacientes com distúrbios nos quais uma anomalia da migração neuronal resulta em quantidades anormais de neurônios na superfície cortical (Figura 138.5), a observação mais importante nesses casos é o córtex espessado com neurônios no que deveria ser substância branca. Com essas anomalias da migração, os giros e os sulcos não se formam normalmente, porque as forças atrativas corticocorticais que resultam das associações vigorosas diminuem, em razão dos trajetos axonais anormais (p. ex., os alvos das sinapses estão mal posicionados). É importante salientar que o termo *lissencefalia* aplica-se aos distúrbios corticais nos quais há espessamento cortical (déficit de migração) e uma anormalidade da superfície do córtex; em casos raros, o cérebro é completamente liso. Existem descritos ao menos dois tipos de lissencefalia: a lissencefalia do tipo I (ou clássica) e a lissencefalia do tipo II (ou em "pedras arredondadas"). Essa classificação baseia-se no aspecto exterior do cérebro e na histologia associada.

Lissencefalia do tipo I (clássica)

Na maioria dos casos, a lissencefalia do tipo I está associada à *síndrome de Miller-Dieker*. Nessa doença, aparentemente há migração radial anormal dos neurônios. O córtex é descrito por uma sequência anormal de quatro camadas, que consistem em uma camada molecular externa (camada 1), semelhante à camada I normal; uma camada celular desorganizada de neurônios situados perto da localização normal do córtex externo (camada 2) (células que deveriam estar nas camadas II a VI da placa cortical normal); uma zona paucicelular (camada 3); e uma zona heterotópica de neurônios, que tiveram sua migração neuronal interrompida (camada 4). A camada mais extensa dessa sequência lissencefálica é a zona heterotópica (camada 4). Os neurônios e as células dessa zona têm o mesmo aspecto das células que normalmente deveriam estar nas camadas II a IV da placa cortical normal; contudo, esses neurônios são altamente desorganizados. Por essa razão, as últimas ondas de migração neuronal que formam a placa cortical externa parecem ser as mais afetadas pela anormalidade migratória desse distúrbio.

As marcas características detectadas nos exames de imagem são a falta de opercularização (cobertura da fissura sylviana), ventrículos grandes com colpocefalia (configuração fetal dos cornos occipitais) e agiria ou paquigiria (ver Figura 138.5). O corpo caloso quase sempre está ausente e a fossa posterior tem aspecto normal nos exames de neuroimagem. Nos casos típicos, o diâmetro craniano está na faixa subnormal ao nascer, mas a maioria dos pacientes desenvolve microcefalia em razão da taxa

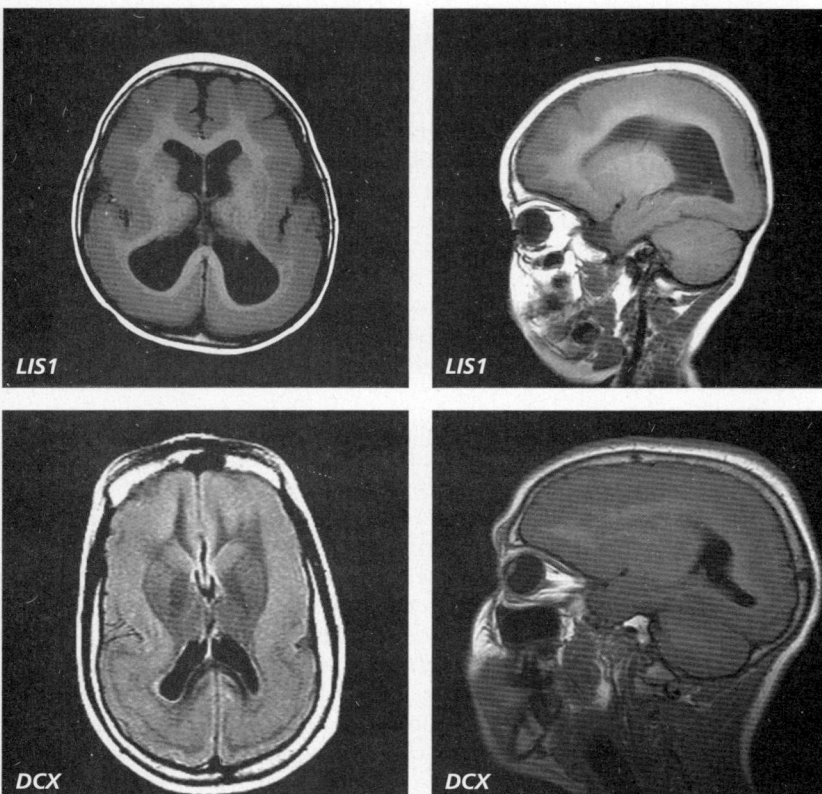

FIGURA 138.5 Espectro das lissencefalias – as *imagens superiores* são de um paciente com deleção do gene *LIS1*. À *esquerda*, há uma imagem axial de ressonância magnética em T1 demonstrando agiria posterior e paquigiria anterior. À *direita*, há uma imagem sagital lateral de ressonância magnética em T1 do mesmo paciente, demonstrando o mesmo gradiente – ou seja, malformação mais grave na parte posterior que na anterior. As *imagens inferiores* são de uma mulher com mutação do gene *DCX* (*doublecortin*) demonstrando o chamado córtex duplo (heterotopia da faixa subcortical).

reduzida de crescimento cerebral ao longo do primeiro ano de vida. Quase todos os pacientes com essa doença desenvolvem crises epilépticas no primeiro ano, e mais de 80% deles têm espasmos infantis. Essa frequência de crises epilépticas é muito maior que a detectada em outros distúrbios da migração neuronal.

Com a síndrome de Miller-Dieker, o paciente pode ter dismorfismo, anomalias cardíacas (40%), malformações do sacro (70%), sulcos palmares profundos e anormalidades genitais nos bebês do sexo masculino (70%). As anormalidades sacrais incluem covinhas sacrais profundas, depressões sacrais e trajetos fistulares no sacro. As anomalias faciais incluem narinas voltadas para cima; nariz curto; lábio superior fino e "em bico"; filtro labial longo; micrognatismo; e afundamento bitemporal. Embora o afundamento bitemporal possa ser consequência da anormalidade cerebral subjacente, as outras características faciais dificilmente poderiam ser explicadas com base apenas na malformação do cérebro. Desse modo, essas anomalias parecem resultar de déficits dos genes situados nas proximidades do gene da lissencefalia (cromossomo 17). Deleções maiores do braço curto distal do cromossomo 17 parecem resultar no fenótipo da síndrome de Miller-Dieker completa, enquanto microdeleções apenas do gene da lissencefalia (*LIS1*) causam lissencefalia isolada. Portanto, uma deleção do gene da lissencefalia parece ser suficiente para causar anomalias cerebrais, mas outros genes (*14-3-3*) precisam ser deletados para que todas as manifestações fenotípicas da síndrome de Miller-Dieker sejam observadas.

A lissencefalia de Miller-Dieker é um dos distúrbios da migração cerebral, nos quais a falha genética responsável é conhecida. Com técnicas moleculares e citogenéticas, as deleções da parte terminal de um braço do cromossomo 17 podem ser detectadas em 90% dos pacientes com lissencefalia de Miller-Dieker.

Nos casos típicos, esses pacientes têm malformações dismórficas e outras anomalias congênitas (ver descrição nos parágrafos anteriores). As deleções da parte terminal do cromossomo 17 desses pacientes incluem microdeleções, cromossomo 17 circular, inversões pericêntrica e monossomia parcial de 17p13.3. Essas anomalias genéticas são frequentemente causadas por uma translocação desequilibrada hereditária de um dos genitores com uma translocação equilibrada envolvendo essa região do cromossomo 17; pesquisadores descreveram vários padrões de transmissão hereditária semelhantes aos descritos nessa síndrome. Evidentemente, um genitor com translocação equilibrada do cromossomo 17p tem risco acentuadamente maior de gerar uma criança com lissencefalia de Miller-Dieker. Nas famílias afetadas dessa forma, a triagem por amniocentese pode ser realizada nas gestações subsequentes.

Os testes de *microarray* cromossômico disponíveis atualmente detectam deleções do gene *LIS1* e do gene *14-3-3* adjacente e, desse modo, diferenciam geneticamente entre a síndrome de Miller-Dieker e a lissencefalia isolada. Alguns pacientes com lissencefalia isolada (sem anomalias faciais, esqueléticas ou cardíacas) também têm pequenas deleções da parte terminal do braço curto do cromossomo 17. Desse modo, alguns pesquisadores suspeitaram que, dentro de uma região deletada do cromossomo 17, estaria um gene que – quando deletado – seria suficiente para causar o fenótipo de lissencefalia. Em 1993, o gene humano desse tipo de lissencefalia foi identificado como *LIS1*.

A proteína codificada pelo gene *LIS1* apresenta homologia de 99% com uma subunidade de 45 kDa de um fator acetil-hidrolase ativador plaquetário do cérebro bovino (*PAFAH1B1* nos seres humanos). Em seguida, a depleção dessa proteína foi demonstrada nos cérebros dos pacientes com síndrome de Miller-Dieker e lissencefalia isolada. Curiosamente, enquanto a mensagem do gene *LIS1* é expressa ubiquamente nos camundongos, o produto proteico do gene *LIS1* foi localizado no neurópilo, nas células de Cajal-Retzius e no neuroepitélio ventricular, por ocasião da migração dos neurônios humanos. Contudo, não é a falta de atividade enzimática que causa a malformação cerebral; em vez disso, parece que as unidades catalíticas desse complexo enzimático regulam o nível disponível da proteína LIS1.

Em geral, as malformações cerebrais associadas às deficiências de LIS1 são mais graves nas áreas posteriores, em comparação com a lissencefalia ligada ao X, que é pior nos segmentos anteriores, conforme está descrito no parágrafo seguinte. Entretanto, com a síndrome de Miller-Dieker, a malformação pode ser igualmente grave nos segmentos anteriores e posteriores, dificultando, assim, sua diferenciação fenotípica. Essa lesão pode ser detectada durante a vida intrauterina, mas tardiamente na gestação. A expectativa de vida depende da gravidade da disfunção neurológica.

A *lissencefalia ligada ao X* parece ser praticamente idêntica à forma causada pela deleção do gene *LIS1*: os pacientes têm lissencefalia clássica e a apresentação neurológica é igual. Contudo, a malformação geralmente é pior nos segmentos anteriores, e as anomalias esqueléticas e outras malformações associadas à síndrome de Miller-Dieker não ocorrem com a lissencefalia ligada ao X. Além disso, esse tipo de lissencefalia ocorre quase exclusivamente em meninos. As meninas heterozigóticas para o mesmo gene têm heterotopias em banda. Estudo demonstraram que as mulheres com essa última anomalia deram à luz bebês com lissencefalia.

A *síndrome de lissencefalia ligada ao X e heterotopias em banda* foi associada ao cromossomo Xq22.3.145,146. Nas mulheres, o fenótipo menos grave provavelmente pode ser atribuído à inativação randômica do cromossomo X, de forma que em uma porcentagem variável das células há expressão do gene normal, enquanto as células restantes expressam a variante patogênica da lissencefalia ligada ao X (*DUPLOCORTINA*, em inglês, *doublecortin*). Essa proteína duplocortina é uma proteína associada aos microtúbulos, que parece estabilizar a estrutura citoesquelética. Aparentemente, a lissencefalia ligada ao X é um distúrbio autonômico celular, ou seja, a célula que expressa o cromossomo X anormal passa por migração anormal ou expressa substrato anormal sobre o qual as células podem migrar.

A heterotopia em banda (ou síndrome do córtex duplo) é uma forma singular de anomalia da migração neuronal, que ocorre quase exclusivamente no sexo feminino e é alélica com a lissencefalia ligada ao X no sexo masculino. Na heterotopia em banda, uma faixa circunferencial espessa de tecidos tem a mesma intensidade da substância cinzenta cerebral localizada dentro do que deveria ser a substância branca dos hemisféricos (ver Figura 138.5). Essa faixa é mais evidente nas regiões frontocentroparietais, e isso é compatível com o gradiente de gravidade (maior nos segmentos anteriores que nos posteriores) associado às variantes patogênicas do gene duplocortina. As bordas interna e externa em sua interface com a substância branca adjacente geralmente são lisas. O aspecto dos giros sobrejacentes pode variar de córtex normal a uma superfície com sulcos anormais. Essa anomalia é atribuída à migração neuronal incompleta. O mecanismo exato é desconhecido, mas as possibilidades incluem a falha de desprendimento do neurônio migrante da fibra radial, ou uma parada no trajeto até a localização cortical normal.

Nos casos típicos, os pacientes com heterotopia em banda têm crises epilépticas e um distúrbio do desenvolvimento. O tipo de crise é variável e a epilepsia geralmente começa entre as idades de 2 meses e 11 anos. Os pacientes podem ter espasmos epilépticos ou, ainda que a anormalidade da migração seja difusa, com crises focais. O controle da epilepsia é variável, porque alguns pacientes têm as crises controladas com apenas um fármaco, enquanto outros têm crises absolutamente resistentes a todos os fármacos.

A maioria dos pacientes com a síndrome de lissencefalia ligada ao X e heterotopia em banda (córtex duplo) tem desenvolvimento intelectual anormal, que varia de retardo grave a escores de quociente de inteligência (QI) abaixo do normal; há um relato de uma menina com um QI de 91. Em geral, os pacientes com essa síndrome são menos afetados que os indivíduos com outros distúrbios da migração neuronal difusos, inclusive lissencefalia. Os pacientes nos quais o início das crises epilépticas é tardio geralmente têm menos anormalidades do desenvolvimento. Os sinais e sintomas neurológicos incluem disartria leve e síndromes piramidais bilaterais discretas.

Lissencefalia do tipo II (padrão em "pedras arredondadas")

Na lissencefalia do tipo II, o cérebro pode ter aspecto liso ou apresentar polimicrogiria e paquigiria. A histologia cortical subjacente é de neurônios com distribuição bizarra. Nos casos típicos e nas áreas mais afetadas, a formação da placa cortical normal não é evidente. Em vez disso, existem emaranhados bizarros de células. Além disso, as células parecem penetrar na camada molecular e podem espalhar-se para o espaço subaracnóideo, como se fizessem parte de uma erupção vulcânica. Essa deposição dos neurônios no espaço subaracnóideo confere à superfície do cérebro um aspecto semelhante a uma rua com calçamento de pedras arredondadas; por essa razão, o termo *lissencefalia em pedras arredondadas* é usado para descrever o córtex formado nesses distúrbios. A síndrome de Walker-Warburg, a síndrome músculo-oculocerebral e a síndrome de distrofia muscular de Fukuyama são geneticamente diferentes. Entre as anormalidades que podem ou não estar associadas a esses distúrbios estão distrofia muscular, anormalidades da câmara anterior do olho, displasias da retina (eletrorretinografia e respostas evocadas visuais anormais), hidrocefalia (em geral, do tipo obstrutivo com necessidade de colocar uma derivação) e encefaloceles. A síndrome de Walker-Warburg ou a síndrome músculo-oculocerebral pode ser diagnosticada, mesmo quando o exame ocular e as biopsias musculares são normais. Nas imagens de RM, sinais anormais na substância branca, no tronco encefálico e no cerebelo hipoplásicos e foice espessada sugerem o diagnóstico da síndrome de Walker-Warburg (ver Figura 138.7). Os exames de neuroimagem dos pacientes com a síndrome músculo-oculocerebral podem demonstrar anormalidades focais da substância branca. Essa síndrome e outras lissencefalias com padrão de "pedras arredondadas" são diagnosticadas durante a vida intrauterina.

No espectro das lissencefalias com padrão de "pedras arredondadas", apesar das anormalidades corticais difusas, apenas um terço dos pacientes desenvolve crises epilépticas. A apresentação típica é de uma criança com hipotonia grave, macrocefalia (hidrocefalia obstrutiva) e anormalidades oculares. Dependendo do grau de acometimento do cérebro e dos músculos, essa doença pode ser incompatível com a vida. A sobrevivência por muitos anos é rara. As síndromes que acompanham a lissencefalia do tipo II são: síndrome de Walker-Warburg; hidrocefalia, agiria, displasia da retina com ou sem a síndrome (HARD-±-E) com anormalidades oculares (câmara anterior); doença músculo-oculocerebral; e distrofia muscular de Fukuyama. Todas essas síndromes resultam da hereditariedade recessiva das variantes patogênicas das proteínas da matriz extracelular, ou dos receptores celulares para a matriz extracelular.

A distrofia muscular de Fukuyama é diferenciada das síndromes semelhantes à síndrome de Walker-Warburg pela gravidade da distrofia muscular, pela malformação cortical (que inclui polimicrogiria) e, frequentemente, pela prevalência hereditária no Japão. Essa doença é mais comum no Japão que no hemisfério ocidental, provavelmente porque resulta de uma variante patogênica criativa (inserção de um transpóson viral) de um gene conhecido como *FUKUTIN*. Nos casos típicos, os pacientes têm indícios de uma anormalidade da migração neuronal (lissencefalia em padrão de "pedras arredondadas" com polimicrogiria, hipotonia e reflexos deprimidos).

Como seria esperado, os pacientes descritos com outras variantes patogênicas do gene *FUKUTIN* tinham fenótipos anormais musculares, oculares, cerebrais e até cardíacos. A proteína fukutina interage com a laminina – uma proteína extracelular expressa no cérebro, músculos e olhos – e com os alfadistroglicanos das membranas musculares. Também há uma interação com a proteína relacionada com a fukutina (FKRP, ou *fukutin-related protein*, em inglês), que parece estimular a glicosilação dos alfadistroglicanos em combinação com a fukutina; as variantes patogênicas da FKRP podem causar síndrome de Walker-Warburg, doença músculo-oculocerebral, síndrome HARD-±-E ou distrofia muscular, ou podem ser assintomáticas. Ver Tabela 138.1 para os genes reconhecidamente envolvidos nas lissencefalias com padrão de "pedras arredondadas"; apenas cerca de 50% dos pacientes têm anomalias genéticas descritas, justificando o sequenciamento do exoma nesses distúrbios.

Todas essas síndromes estão associadas a anormalidades musculares; o acometimento muscular mais grave ocorre nos pacientes com distrofia muscular de Fukuyama. Com a síndrome de Walker-Warburg, as anormalidades musculares podem ou não ser clinicamente detectáveis (creatinoquinase normal, nenhuma miopatia evidente ao exame clínico).

Tabela 138.1 Síndromes de lissencefalia com padrão de "pedras arredondadas".

Gene	Padrão hereditário	Fenótipo(s)
POMT1	AR	Lissencefalia com padrão de "pedras arredondadas", distrofia muscular
POMT2	AR	Déficit intelectual, "malformações cerebrais discretas", distrofia muscular
FUKUTIN	AR	Distrofia muscular de Fukuyama, lissencefalia com padrão de "pedras arredondadas", síndrome de Walker-Warburg, distrofia muscular cintura-membros
FKRP	AR	Síndrome de Walker-Warburg, doença músculo-oculocerebral, miocardiopatia, distrofia muscular cintura-membros
LARGE	AR	Malformações cerebrais, distrofia muscular congênita
ISPD	AR	Lissencefalia com padrão de "pedras arredondadas", distrofia muscular cintura-membros

AR, autossômica recessiva.

Síndrome de Kallmann

A síndrome de Kallmann é um distúrbio ligado ao X, que se caracteriza por anosmia e uma anomalia do desenvolvimento das gônadas. Os pacientes com essa doença podem ter outros sinais e sintomas neurológicos, inclusive disfunção cerebelar e anormalidades dos movimentos oculares. Por essa razão, há suspeitas de que existam anormalidades em outras áreas do encéfalo, especialmente cerebelo. A disfunção gonadal parece resultar de uma deficiência do hormônio de liberação das gonadotrofinas. Como os neurônios que produzem esse hormônio são derivados da placa olfatória e, na verdade, migram de volta ao prosencéfalo por meio do nervo olfatório, a anormalidade desse hormônio provavelmente se deve a um bloqueio da migração dos neurônios que o produzem.

O gene associado à síndrome de Kallmann foi localizado no cromossomo X e parece codificar uma molécula semelhante à fibronectina do tipo III. Como estudos sugeriram que a fibronectina do tipo III seja uma molécula de adesão neural, o gene da síndrome de Kallmann provavelmente também codifica uma molécula de adesão neural envolvida na migração dos neurônios olfatórios e hipotalâmicos.

Síndrome de Zellweger

A síndrome de Zellweger é um distúrbio autossômico recessivo dos peroxissomos, que se caracteriza por anormalidades da migração neuronal, hepatomegalia, cistos renais e calcificação pontilhada na patela. As falhas de migração neuronal incluem paquigiria e polimicrogiria, e as anormalidades subjacentes são mais bem caracterizadas pelo aspecto não laminado do córtex cerebral. Com essa doença, anormalidades da migração também foram encontradas no cerebelo e no tronco encefálico. As crianças com síndrome de Zellweger apresentam-se no período neonatal com hipotonia grave, fácies típica, hepatomegalia e crises epilépticas. Cientistas produziram um modelo da síndrome de Zellweger em camundongos; as anormalidades da migração foram detectadas no cerebelo e no córtex, apesar da glia radial aparentemente normal. Maturação anormal e apoptose dos neurônios também foram evidenciadas nesse modelo experimental; talvez mecanismos semelhantes atuem na doença humana correspondente. Mais de 12 genes *PEX* foram implicados na síndrome de Zellweger ou distúrbios semelhantes; todos são hereditários e transmitidos com padrão autossômico recessivo.

A síndrome de Zellweger é atribuída à incapacidade de produzir peroxissomos em consequência da deficiência de uma das 12 proteínas codificadas pelos genes *PEX*. Algumas enzimas peroxissômicas são anormais, e isso resulta na acumulação de ácidos graxos de cadeias muito longas. Por essa razão, entre os testes indicados para essa doença está um ensaio para ácidos graxos deste tipo.

Polimicrogiria

A polimicrogiria (muitos giros pequenos) é um distúrbio classificado frequentemente entre as anormalidades da migração neuronal; é importante salientar que essa malformação pode resultar de processos genéticos e destrutivos. O aspecto microscópico da lesão é de muitos giros anormalmente pequenos. Os giros podem ser superficiais e separados por sulcos rasos, que podem estar associados ao aumento aparente da espessura cortical nos exames de neuroimagem. As numerosas circunvoluções pequenas podem não ter sulcos intervenientes, ou os sulcos podem estar interligados pela fusão da camada molecular sobrejacente, conferindo um aspecto liso à superfície do cérebro; em outros casos, o cérebro pode ter paquigiria aparente.

A polimicrogiria tem dois tipos histológicos diferentes: quatro camadas e uma camada. A forma de quatro camadas consiste em uma camada externa, uma neuronal, uma paucicelular e uma neuronal mais profunda. Uma teoria é a de que a camada paucicelular inferior do esquema de quatro camadas representa uma cicatriz glial causada por necrose laminar. Com base no exame dos fetos nos quais o tempo de ocorrência da lesão que levou à malformação foi determinado com precisão, esse padrão parecia ser resultante de processos deletérios ocorridos no primeiro trimestre ou no início do segundo. Outros autores acreditam que essa malformação seja uma lesão pós-migração, resultante da migração anômala das células por uma área danificada, cujo resultado seria a camada paucicelular. A camada paucicelular entre as camadas neuronais superior e inferior não é detectada na forma unilaminar. Os processos deletérios que incidem no início do segundo trimestre, antes que a migração esteja concluída, parecem ser a causa da polimicrogiria unilaminar. Existem relatos de gestações de gêmeos homozigóticos com discordância de polimicrogiria; a teoria é a de que processos deletérios globais possam causar polimicrogiria. A associação comum entre infecção congênita por citomegalovírus e polimicrogiria reforça a hipótese de que um processo destrutivo possa estar envolvido nesses distúrbios. As infecções maternas por citomegalovírus durante a gravidez são uma causa comum de polimicrogiria e microcefalia; o vírus Zika parece causar malformações semelhantes.

A polimicrogiria também foi associada às doenças genéticas e cromossômicas. Estudos detectaram essa malformação nos distúrbios do metabolismo peroxissômico, inclusive síndrome de Zellweger e leucodistrofia suprarrenal neonatal. A polimicrogiria também foi associada à síndrome de Bloch-Zulzberger, à síndrome de Meckel-Gruber, à displasia tanatofórica e à distrofia muscular congênita de Fukuyama. Existem casos descritos de polimicrogiria frontal bilateral familiar e a polimicrogiria perissilviana bilateral. Quando não há uma causa detectável para a malformação da polimicrogiria, o risco de recidiva pode ser o mesmo de um distúrbio autossômico recessivo (25%) ou relacionado com o cromossomo X em meninos. Também existem relatos de uma polimicrogiria parietoccipital parassagital bilateral. Pesquisadores descreveram várias deleções e duplicações cromossômicas, inclusive com padrão hereditário potencialmente associado ao X. Vários distúrbios hereditários recessivos também foram detectados, inclusive as variantes patogênicas GPR56 e WDR62 nas famílias com polimicrogiria recidivante com fenótipos variados.

O quadro clínico depende da localização, da extensão e da causa da anormalidade subjacente. Microcefalia com retardo grave do desenvolvimento e hipertonia podem ocorrer quando a polimicrogiria é difusa. Quando é unilateral, os pacientes podem ter déficits focais. Epilepsia é uma complicação frequente, que se caracteriza por crises focais disperceptivas, ou crises focais que evoluem para tônico-clônicas bilaterais. A idade por ocasião da apresentação e a gravidade das crises epilépticas dependem da extensão da patologia associada.

As lesões quase sempre são detectadas à RM e são mais evidentes nas imagens em corte sagital. Em muitos casos, as lesões são reconhecidas pelo aspecto rugoso da superfície cortical em uma imagem de corte fino em T_2. Quando os cortes de RM são espessos, essas lesões podem ser confundidas com paquigiria. Como as implicações genéticas da paquigiria e da polimicrogiria diferem consideravelmente, sua diferenciação é importante.

Síndrome perissilviana bilateral congênita

Os avanços das técnicas de neuroimageamento possibilitaram o reconhecimento da síndrome perissilviana bilateral congênita, também conhecida como *síndrome de Foix-Chavany-Marie*. A RM demonstra anormalidades bilaterais nas regiões opercular e perissilviana. O córtex é irregular e o sulco lateral (fissura de Sylvius) pode estender-se até o topo da convexidade cerebral.

As manifestações clínicas mais marcantes são paralisia pseudobulbar com movimentos anormais da língua, disartria, disfasia, retardo mental, reflexo de engasgo suprimido ou hiperativo, sialorreia e sinais piramidais em mais de 70% dos casos publicados. Esses pacientes podem ser intelectualmente deficientes e quase todos apresentam déficits graves de linguagem. A disfagia pode causar desnutrição. As crises epilépticas ocorrem na maioria dos pacientes. Vários pacientes têm espasmos infantis no primeiro ano de vida. Dentre os pacientes 70% apresentam crises epilépticas antes da idade de 10 anos. A etiologia dessa síndrome é semelhante à das outras formas de polimicrogiria (deleções, duplicações, processos deletérios [infecção por citomegalovírus, gestações gemelares], síndrome de Aicardi [ver adiante] e variantes patogênicas hereditárias recessivas).

Heterotopias

Heterotopias são coleções de neurônios aparentemente normais em localizações anormais, provavelmente como consequência de um distúrbio da migração radial. O mecanismo exato da anormalidade da migração não está definido. Entre as diversas hipóteses apresentadas estão lesão das fibras gliais radiais, transformação prematura das células gliais radiais em astrócitos, ou deficiência de moléculas específicas da superfície dos neuroblastos ou das células gliais radiais (ou dos receptores destas moléculas), resultando na interrupção do processo normal de migração neuronal. Comumente, as heterotopias ocorrem como anomalias isoladas, que podem causar apenas epilepsia. Contudo, quando são numerosas, as heterotopias também podem estar associadas a um distúrbio do desenvolvimento e à paralisia cerebral (geralmente espástica). Além disso, quando também há outras falhas de migração (p. ex., anormalidades dos giros cerebrais), a síndrome clínica pode ser mais grave. Em geral, não há uma causa aparente. Em alguns casos, as heterotopias podem estar associadas a várias síndromes, inclusive leucodistrofia suprarrenal neonatal, acidúria glutárica do tipo II, gangliosidose GM_2, síndromes neurocutâneas, síndromes de anomalias congênitas múltiplas, anormalidades cromossômicas e exposições tóxicas fetais.

As heterotopias podem ser classificadas com base em sua localização: sob a pia-máter (na substância branca do cérebro) e na região subependimal. As heterotopias leptomeníngeas comumente contêm astrócitos misturados com neurônios ectópicos e podem ser semelhantes a uma cicatriz gliótica. Essas lesões podem estar relacionadas com descontinuidades da membrana limitante externa e, em muitos casos, estão associadas à lissencefalia do tipo II. Essas *heterotopias subaracnóideas* são responsáveis pelo aspecto da superfície cerebral "recoberta de pedrinhas" (daí o nome lissencefalia com padrão de "pedras arredondadas"). As *heterotopias da substância branca* podem ser focais, subcorticais ou difusas. Elas podem causar distorção dos ventrículos e estar associadas à redução da substância branca da área circundante. Quando difusas, elas adquirem a forma de uma camada subcortical circunferencial de substância cinzenta heterotópica, que foi descrita como *heterotopia em banda ou síndrome do córtex duplo* (ver descrição na Seção "Lissencefalia do tipo I [clássica]"). A heterotopia laminar pode consistir em lâminas de substância cinzenta ectópica, que podem separar-se em ilhas alongadas. Dentro da banda, pode haver massa ovoide central de substância branca. Os pacientes com esse tipo de heterotopia subcortical têm prevalência elevada de retardo do desenvolvimento, hemiplegia e crises epilépticas. As heterotopias subcorticais nodulares podem estar associadas às heterotopias subependimais.

As *heterotopias subependimárias* estão comumente associadas apenas à epilepsia. A maioria dos pacientes tem inteligência normal e não há déficits motores. Essas heterotopias estão localizadas logo abaixo e ao redor do revestimento ependimário dos ventrículos laterais. Elas podem ser bilaterais ou unilaterais e estão localizadas mais comumente nas proximidades dos cornos e trígono occipitais e, menos comumente, no interior dos cornos temporais e frontais. O início das crises epilépticas dos pacientes com heterotopias subependimárias é relativamente tardio (comumente na segunda década de vida), e elas são mais comuns nas mulheres. As crises podem ser focais disperceptivas, tônico-clônicas ou motoras focais. As heterotopias subependimárias foram reconhecidas como uma síndrome dominante ligada ao X relacionada com marcadores do *locus* Xq28 distal, e as variantes patogênicas da *filamina A* foram identificadas como causa. A filamina A, uma proteína do citoesqueleto, deve ser importante para a iniciação da migração, porque as células são retidas na zona ventricular. As mulheres afetadas têm incidências mais altas de abortamento espontâneo, persistência do canal arterial e sangramentos espontâneos e incidência muito maior que a esperada nos descendentes do sexo feminino, sugerindo que a transmissão hereditária das variantes patogênicas da *filamina A* possa ser letal aos embriões masculinos. Algumas variantes desse gene podem causar fenótipos masculinos. Recentemente, pesquisadores descreveram uma síndrome evidenciada por heterotopia periventricular, deficiência intelectual e sindactilia em pacientes do sexo masculino.

Os pacientes com heterotopias difusas de substância cinzenta, independentemente se são subependimárias ou se estão localizadas na substância branca, geralmente são candidatos ao tratamento clínico das epilepsias. Em alguns casos, pacientes resistentes ao tratamento clínico podem ser avaliados para hemisferectomia ou ressecções corticais focais. Nos casos de heterotopias periventriculares bilaterais dos lobos temporais, o prognóstico de cura cirúrgica pode ser desfavorável.

Disgenesia cortical

O termo *disgenesia cortical* refere-se às anormalidades do desenvolvimento cortical. Em geral, alguns dos distúrbios descritos antes são incluídos no espectro das disgenesias corticais. Nesta seção, enfatizamos as lesões macroscópicas e microscópicas focais, que não se encaixam nas classificações precedentes.

Os termos *displasia cortical* e *disgenesia cortical* são usados frequentemente como sinônimos para os mesmos distúrbios. Incluídas nesses termos estão não apenas as malformações evidentes (p. ex., giros lisos e fendas), mas também lesões classificadas como displasias corticais focais e microdisgenesia. A displasia cortical focal pode afetar uma parte expressiva de um lobo ou caracterizar-se pela reunião de neurônios grandes e bizarros e células gliais anormais na substância branca subjacente. A *microdisgenesia* pode ser detectada apenas ao exame histológico e está além da capacidade de detecção dos equipamentos modernos de RM. Essa condição consiste em neurônios unipolares e bipolares sob a pia-máter, quantidades aumentadas de neurônios na primeira camada cortical, limites imprecisos entre a primeira e a segunda camada do córtex, heterotopias gliais neuronais na pia-máter, persistência da arquitetura colunar do córtex e quantidades aumentadas de neurônios na substância branca. Os pacientes com microdisgenesia são descritos nos estudos de populações submetidas a tratamento cirúrgico para epilepsia. A microdisgenesia não é detectada nos pacientes com epilepsia controlada e, por essa razão, as incidências dos distúrbios da migração e da microdisgenesia responsáveis pela epilepsia são desconhecidas.

Em um estudo de exames patológicos dos tecidos cerebrais retirados de pacientes com epilepsia, a microdisgenesia era o distúrbio da migração detectado mais comumente. As malformações desse tipo foram detectadas em 14% dos cérebros de pacientes com epilepsia; as frequências das outras anormalidades encontradas nesses cérebros foram as seguintes: microgiria, 4,7%; heterotopia, 15%; e paquigiria, 8%. Nos pacientes com microdisgenesia, as crises epilépticas começam entre os 2 e 20 anos.

Pesquisadores demonstraram incidência surpreendentemente elevada de microdisgenesia nos tecidos cerebrais retirados de adultos para tratar crises epilépticas persistentes. As lesões demonstradas eram neurônios ectópicos dentro da substância branca subcortical em 42% dos espécimes e aglomerações neuronais em 28%; além disso, áreas "desnudas" foram demonstradas nas camadas II a VI. Anormalidades semelhantes foram descritas nos espécimes cirúrgicos retirados de crianças epilépticas. Desse modo, foram encontradas anormalidades microscópicas em 20 a 40% dos pacientes submetidos a tratamento cirúrgico para epilepsia refratária e, dentre elas, as lesões mais comuns eram microdisgenesia e displasias corticais.

A RM é útil para detectar anormalidades da migração e geralmente é considerada mais sensível que a TC. Anormalidades aparentes da migração foram detectadas à RM de cerca de 50% dos pacientes submetidos a tratamento cirúrgico para epilepsia. Dentre os pacientes que tinham apenas epilepsia, 6,7% apresentavam anormalidades da migração; no grupo que tinha deficiência intelectual e epilepsia, essas anormalidades foram detectadas em 13,7%. As anormalidades incluíam paquigiria ou polimicrogiria (ou ambas), esquizencefalia, heterotopias e hemimegalencefalia. Dentre 222 adultos com epilepsia do lobo temporal estudados por RM, 7,2% tinham malformações do lobo temporal. Essas malformações consistiam em heterotopias, disgenesias neocorticais focais, malformações do hipocampo ou uma combinação de várias lesões.

As disgenesias corticais também estão associadas à esclerose do hipocampo, levando alguns autores a acreditar que esse tipo de esclerose seja um distúrbio do desenvolvimento cerebral. Raymond et al. estudaram 100 pacientes com esclerose hipocampal diagnosticada por exame histológico ou RM e demonstraram que 15 também tinham disgenesia cortical. A anormalidade mais comum era heterotopia subependimária. Em alguns casos, a displasia cortical era contralateral à esclerose hipocampal.

Evidentemente, as anormalidades da migração não precisam ser evidenciadas por anormalidades da função motora; pelo contrário, epilepsia e deficiência intelectual podem ser os únicos sintomas associados a esses distúrbios.

A gravidade do distúrbio da migração correlaciona-se com os sintomas clínicos. Pacientes com formas mais discretas de falhas da migração neuronal (p. ex., displasias corticais focais, heterotopias, microdisgenesia) podem ser aparentemente normais. Na maioria dos casos, os distúrbios da migração são diagnosticados nos pacientes com epilepsia, porque o exame de neuroimagem é realizado para investigar crises epilépticas. Em geral, esses pacientes têm crises focais e expectativa de vida normal. Alguns pacientes com esses distúrbios apresentam atraso do desenvolvimento, déficits intelectuais leves ou paralisia cerebral espástica ou atônica. Os déficits graves estão associados aos sintomas mais graves.

As crianças que se apresentam com epilepsia refratária ao tratamento, déficit intelectual significativo e sinais neurológicos têm mais comumente anormalidades difusas da migração evidenciadas à RM. Por essa razão, não é surpreendente que a gravidade da anormalidade evidenciada à RM esteja relacionada com o grau de disfunção neurológica. A idade de início das crises epilépticas varia dos primeiros anos da infância até os primeiros anos da vida adulta. Em geral, as gravidades das crises epilépticas e da patologia correlacionam-se positivamente. As anormalidades graves estão associadas às crises epilépticas que começam no primeiro ano de vida, enquanto a microdisgenesia pode estar associada à epilepsia iniciada na vida adulta. As crises epilépticas que começam mais tardiamente também tendem a correlacionar-se com as heterotopias subependimárias.

Embora os mecanismos patogênicos associados às disgenesias focais ainda não estejam bem esclarecidos, é provável que eles sejam semelhantes aos envolvidos nos distúrbios da migração mais difusos ou globais. Por essa razão, a definição dos mecanismos patogênicos que causam esses distúrbios é importante. Uma descoberta importante sobre a patogenia das lesões focais do desenvolvimento pode ser a observação de que o RNA do papilomavírus humano (HPV) 16 e sua proteína oncogênica E6 estavam presentes na displasia cortical focal do tipo II retirada para tratar epilepsia. Essa descoberta fascinante pode ligar o HPV à esclerose tuberosa, porque a proteína E6 codificada por esse vírus causa seu efeito oncogênico por meio da supressão da TSC2 e AKT e, desse modo, por hiper-regulação do mTOR, como ocorre na esclerose tuberosa. Em apoio a essa hipótese, a displasia cortical do tipo IIB também ocorre nos pacientes com esclerose tuberosa. Na verdade, outros vírus poderiam causar efeitos semelhantes no sistema nervoso em desenvolvimento e poderiam explicar a microdisgenesia e outras lesões neurológicas descritas antes.

DESENVOLVIMENTO E MALFORMAÇÃO DA FOSSA ANTERIOR

As malformações da fossa posterior são entendidas mais facilmente como processos de desenvolvimento normal, que se tornaram anormais. Com 4 semanas de gestação humana, o cérebro posterior e/ou rombencéfalo dobra-se e divide-se em duas vesículas – metencéfalo e mielencéfalo –, enquanto a ponte desenvolve-se no assoalho do metencéfalo e as paredes laterais do mielencéfalo formam o bulbo. O cerebelo desenvolve-se a partir do cérebro posterior dorsal (neurômeros 1, lábio rômbico) com contribuições do mesencéfalo inferior (que forma o verme) e do metencéfalo (que forma os hemisférios cerebelares). À medida que esse desenvolvimento avança, o tecido mesenquimal originado do crânio e das meninges em formação invade e forma o plexo coroide. Essa invasão do tecido mesenquimal é caudal ao lábio rômbico em desenvolvimento e penetra no quarto ventrículo em formação. A cobertura do quarto ventrículo em desenvolvimento é dividida por esse tecido mesenquimal invasivo em duas áreas – área membranosa anterior e área membranosa posterior. O lábio rômbico (ou cerebelo em desenvolvimento) cresce sobre as estruturas à medida que se amplia para formar o cerebelo. À medida que o cerebelo se desenvolve, a área membranosa anterior involui e a área membranosa posterior avança para fora do sistema nervoso em desenvolvimento. Isso forma o chamado cisto da bolsa de Blake, que pode persistir normalmente até o 4º mês de gestação. Por fim, o forame de Magendie forma-se nesse cisto da bolsa de Blake e a protrusão normalmente involui. O forame de Luschka também se desenvolve em torno dessa época.

Uma zona proliferativa de células da região ventricular do lábio rômbico origina as futuras células de Purkinje, que migram radialmente na direção da superfície do cerebelo em desenvolvimento. Na ponta do lábio rômbico, surgem as células granulares do cerebelo, que migram sobre a superfície do lábio e, em seguida, por um processo de migração radial invertida, penetram no cerebelo em desenvolvimento, passam pelas células de Purkinje e depositam-se na camada de células granulares internas em formação. Esse processo de formação das células granulares do cerebelo ocorre no primeiro ano de vida. Antes da formação das células granulares, outros neurônios são formados na zona interventricular e migram para os vários núcleos do tronco encefálico.

De acordo com os propósitos deste capítulo, as malformações da fossa posterior serão divididas em anomalias estruturais predominantemente neuronais e anomalias dos forames e das estruturas ventriculares e císticas transitórias do encéfalo em desenvolvimento. Com quase toda certeza, essa divisão é mais bem definida como anormalidades genéticas que estão envolvidas na neurogênese, na migração e na padronização normais (malformações estruturais predominantemente neuronais) e anomalias das estruturas de sustentação mesenquimal importantes para a formação do cisto transitório da fossa posterior em desenvolvimento.

Síndrome de Joubert, síndrome de Meckel-Gruber e outras ciliopatias

Na forma clássica, a síndrome de Joubert é um distúrbio hereditário recessivo com manifestações clínicas como déficit intelectual variável, desregulação da frequência respiratória, anormalidades dos movimentos oculomotores (apraxia oculomotora nos casos clássicos), hipotonia e ataxia. Esses sinais e sintomas podem estar associados a anomalias renais, hepáticas e retinianas. Radiologicamente, a síndrome de Joubert é diagnosticada pela "anomalia do dente molar" e hipoplasia ou aplasia do verme cerebelar associada. A "anomalia do dente molar" resulta dos pedúnculos cerebelares finos, que se estendem dorsalmente em ângulos retos até o tronco encefálico e da agenesia ou hipoplasia do verme cerebelar, conferindo um aspecto de raízes de um dente molar. A agenesia da decussação dos pedúnculos cerebelares e a anormalidade da decussação do trato corticospinal, combinadas com as anomalias dos núcleos do tronco encefálico, resultam no adelgaçamento dessa última estrutura com istmo proeminente, conferindo ao segmento ventral do tronco encefálico o aspecto de coroa de um dente molar. Falhas da foliação cerebelar podem ser detectadas com outras anomalias do tronco encefálico.

A síndrome de Meckel-Gruber pode incluir as anomalias do cerebelo e tronco encefálico descritas antes, mas é diferenciada pela existência de uma encefalocele occipital, que geralmente se localiza perto do nível da torcular e pode conter estruturas supratentoriais ou infratentoriais (ou ambas). Pode haver sindactilia, patologia renal, hepática ou retiniana e os distúrbios do desenvolvimento podem ser mais graves que os da síndrome de Joubert.

Geneticamente, as síndromes de Joubert e Meckel-Gruber são causadas pela perda recessiva das variantes patogênicas funcionais dos genes dos cílios primários. Os cílios primários são as antenas de polaridade de algumas células, são imóveis e não têm outra função além de determinar a direcionalidade durante o desenvolvimento.

Rombencefalossinapse

Rombencefalossinapse é a fusão dos hemisférios cerebelares com agenesia do verme. A causa dessa lesão é desconhecida, mas aparentemente resulta de uma falha dorsal da divisão do cerebelo em desenvolvimento. As manifestações clínicas podem estar relacionadas com o desenvolvimento, ou a lesão pode ser diagnosticada em indivíduos assintomáticos. Até hoje, a genética dessa lesão não foi definida, com exceção da implicação do gene *ZIC2* na combinação de holoprosencefalia e rombencefalossinapse, que foi detectada em duas irmãs concordantes para uma variante patogênica desse gene. Essa lesão também está associada à síndrome de Gomez-Lopez-Hernandez.

Malformação de Dandy-Walker

Possivelmente, a falha de formação do forame de Magendie ou da involução da área membranosa anterior resulta na dilatação do quarto ventrículo e, consequentemente, na elevação e rotação externa com compressão do verme. Os hemisférios cerebrais são alargados para fora e a torcular pode estar elevada. A fossa posterior é ampliada e, em 80% dos casos, há hidrocefalia obstrutiva com necessidade de colocação de uma derivação pós-natal em razão da falha de formação dos forames e, consequentemente, da drenagem do quarto ventrículo, ou da compressão do aqueduto de cerebral. Essa lesão está associada a prognósticos neurológicos favoráveis quando não há outras malformações bem definidas do cérebro e nem trissomia do cromossomo 9, 13, 18, 21 ou outras aberrações cromossômicas associadas. Alguns dos genes relacionados com esse distúrbio estão expressos nas meninges e no crânio em desenvolvimento (*FOXC1*) e outros no cerebelo dorsal durante o desenvolvimento (*ZIC1*, *ZIC4*). As únicas anomalias genéticas associadas até hoje a essa lesão cerebral são deleções heterozigóticas ou perda de mutações funcionais (Figura 138.6).

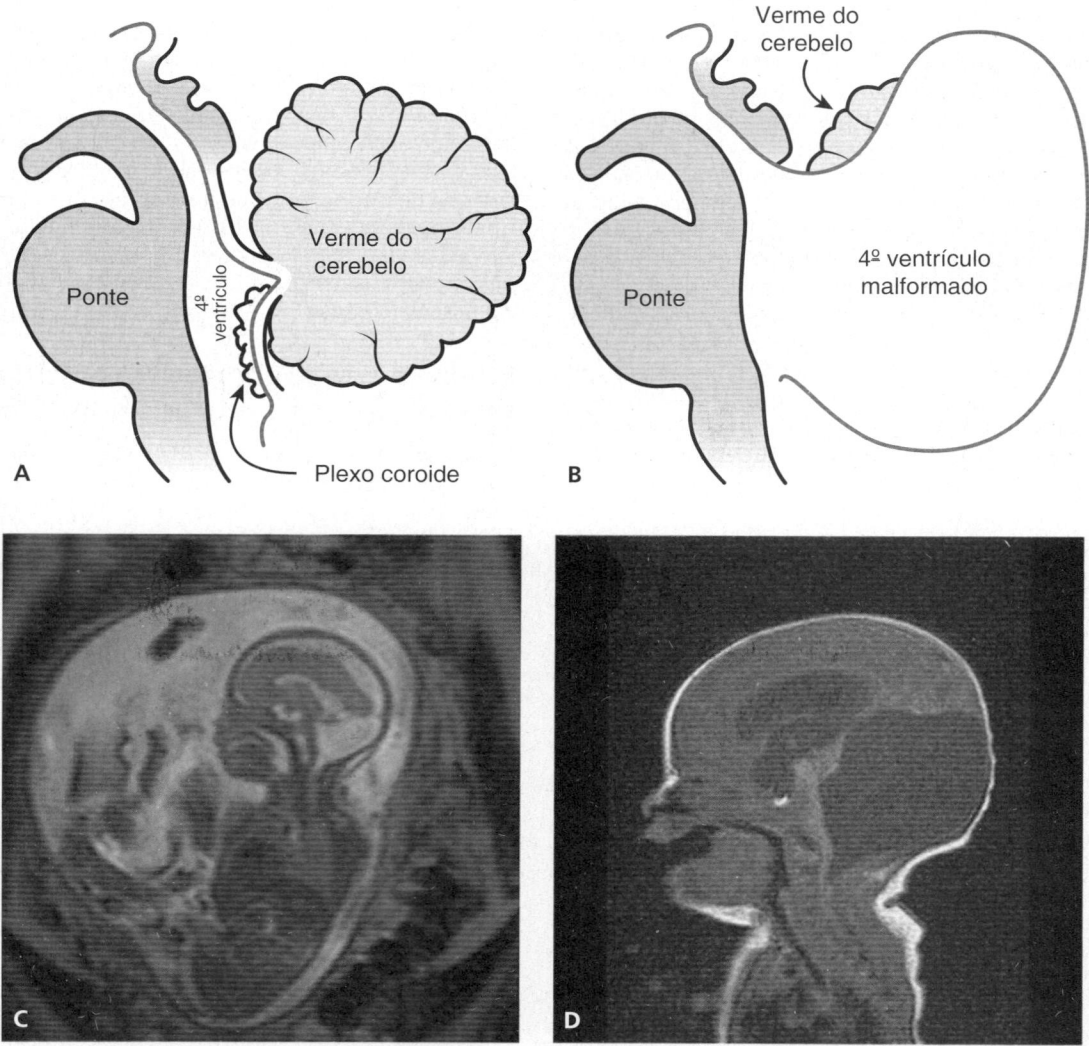

FIGURA 138.6 Malformação de Dandy-Walker. **A.** Ilustração esquemática de um corte mesossagital da fossa posterior com quatro ventrículos normais. **B.** Ilustração esquemática de um corte mesossagital da fossa posterior de um paciente com malformação de Dandy-Walker. O forame de Magendie está fechado, resultando na dilatação do quarto ventrículo, que gira, comprime e eleva o verme e a tórcula. **C.** Feto de 21 semanas com malformação de Dandy-Walker. **D.** Recém-nascido com malformação de Dandy-Walker com hidrocefalia obstrutiva. (Imagens **A** e **B**, segundo Nathan Lucy.)

Infelizmente, o uso exageradamente flexível dos termos *malformação de Dandy-Walker* e *variante de Dandy-Walker* tornou muito difícil a interpretação da literatura referida a essas malformações, dando a impressão de que essas lesões têm prognósticos desfavoráveis; na maioria dos casos, elas têm bom prognóstico. Os termos *Dandy-Walker* e *variante de Dandy-Walker* devem ser reservados às malformações que acarretam unicamente dilatação do quarto ventrículo com suas consequências de forma que, no caso da variante de Dandy-Walker, a lesão deve incluir no mínimo rotação do verme para cima. Embriologicamente, a cisterna magna dilatada forma-se diferentemente, embora o gene *FOXC1* esteja implicado na cisterna magna dilatada e na malformação de Dandy-Walker. Além disso, cistos aracnóideos podem formar-se na fossa posterior, resultando em sua dilatação e até em compressão das estruturas em desenvolvimento; contudo, como estes cistos formam-se separadamente da dilatação do quarto ventrículo da malformação de Dandy-Walker, o termo *Dandy-Walker* não deve ser usado para descrever estas lesões, nem as expectativas quanto ao prognóstico devem ser as mesmas. Do mesmo modo, com as lesões descritas antes da fossa posterior, que não a expandem, pode haver hipoplasia do tronco encefálico, malformações do cerebelo ou outras anomalias que alteram a fossa posterior. As consequências dessas lesões para o desenvolvimento geralmente são terríveis e o uso do termo *Dandy-Walker* em qualquer forma para descrevê-las não é embriologicamente correto e reduz as expectativas quanto ao desenvolvimento dos pacientes com malformação de Dandy-Walker (Figura 138.7).

PROCESSO DE GERMINAÇÃO E FORMAÇÃO DAS SINAPSES

Corpo caloso

A formação do corpo caloso começa nos estágios iniciais do desenvolvimento humano; os primeiros axônios que cruzam de um hemisfério em desenvolvimento para o lado oposto aparecem na 6ª semana de gestação. Com 11 a 12 semanas, há um corpo caloso identificável e, entre a 18ª e a 20ª semana, todas as suas estruturas estão formadas (rostro, corpo e esplênio). A formação anômala dessa estrutura pode resultar em agenesia completa, também referida como agenesia parcial ou disgenesia. O corpo caloso continua a desenvolver-se e diferenças de forma podem ser detectadas ao longo da adolescência em razão da mielinização e desbaste das fibras que o atravessam.

O prognóstico depende da anomalia genética, e os dados sobre prognóstico são acentuadamente tendenciosos no sentido de evoluções desfavoráveis. Há um viés de determinação em alguns distúrbios do desenvolvimento cerebral, mas talvez não mais que em nenhum outro quanto nas malformações do corpo caloso. A maioria dos pacientes com agenesia/disgenesia do corpo caloso faz exames de neuroimagem porque é levada a um neurologista com problemas de desenvolvimento ou anormalidades neurológicas. Por essa razão, os indivíduos assintomáticos com agenesia ou disgenesia do corpo caloso não são diagnosticados. Entretanto, com o uso generalizado do imageamento fetal, dados mais precisos acerca dos prognósticos dessas lesões serão obtidos. Na verdade, em um estudo de coorte francês com 20 pacientes portadores de agenesia ou disgenesia do corpo caloso diagnosticada *in utero* (sem viés), 80% tiveram evoluções normais até 10 anos depois.

Várias causas de agenesia/disgenesia do corpo caloso foram descritas e as potenciais etiologias são inúmeras. Para o clínico, a divisão entre malformações associadas a outras anomalias, isoladas e sintomáticas parece ser mais útil. Exemplos de malformações associadas a outras anomalias são a síndrome de Walker-Warburg e outras doenças músculo-oculocerebrais, ciliopatias (ver Seção "Desenvolvimento e malformação da fossa posterior"), lissencefalia ligada ao X com genitália ambígua (variantes patogênicas do gene *ARX*) e síndrome de Aicardi.

A síndrome de Aicardi é mais comum nas mulheres (e nos homens XXY), está associada a outras anomalias cerebrais (polimicrogiria, cistos intracranianos, heterotopia nodular) e é definida pela formação de lacunas coriorretinianas; a base genética desta doença é desconhecida. O prognóstico é desfavorável e quase todos os pacientes têm epilepsia.

É importante que o médico reconheça que doenças estruturais do cérebro podem ser causadas por distúrbios metabólicos. A hiperglicinemia não cetótica pode causar agenesia/disgenesia do corpo caloso. Quando há uma doença cerebral estrutural, mas o paciente não tem acidose, o neurologista e o neonatologista podem facilmente supor que as crises epilépticas, a hipotonia e o estado mental deprimido ao nascer são consequências da malformação cerebral. Do mesmo modo, a deficiência do complexo da piruvatodesidrogenase pode causar agenesia/disgenesia do corpo caloso, com ou sem acidose láctica.

Uma revisão importante da genética da disgenesia do corpo caloso foi publicada na forma de editorial por Dobyns e cataloga brilhantemente as observações com e sem outras malformações do SNC associadas a duplicações, deleções, trissomias e variantes patogênicas pontuais (recessivas, ligadas ao X e dominantes). Uma avaliação razoável de um paciente sintomático com disgenesia do corpo caloso poderia incluir exame oftalmológico (se for do sexo feminino, para excluir síndrome de Aicardi), testes metabólicos para determinar a relação entre glicina no líquido cefalorraquidiano e no soro, aminoácidos séricos, dosagens dos ácidos orgânicos, teste de *microarray* cromossômico e, se todos estes exames forem negativos, deve-se considerar a realização do sequenciamento completo do exoma.

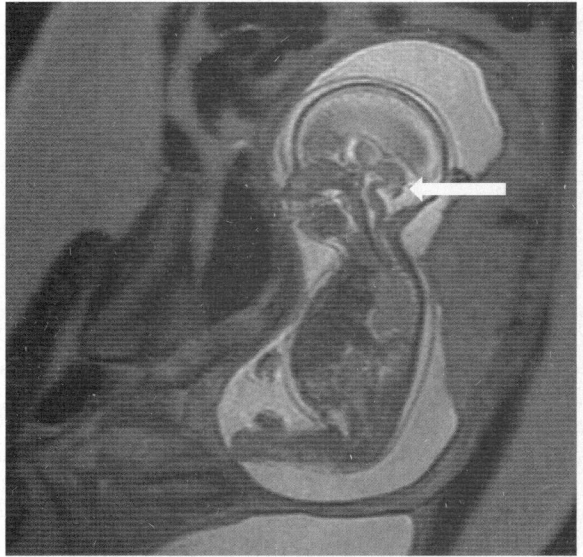

FIGURA 138.7 Síndrome de Walker-Warburg. Ressonância magnética mesossagital de um feto com 25 semanas de gestação. Os ventrículos estão aumentados, mas é importante notar (ver a *seta*) a configuração em Z do tronco encefálico hipoplásico.

Como foi mencionado antes, o diagnóstico fetal da agenesia isolada do corpo caloso pode ter prognóstico diferente. Dos fetos diagnosticados 80% têm evolução normal quando são acompanhados. Durante a avaliação do feto com malformação do corpo caloso, é importante reconhecer que a síndrome de Aicardi com seu prognóstico desfavorável deve ser considerada como possibilidade quando ele é do sexo feminino.

Formação normal das sinapses

Mesmo enquanto os neurônios estão chegando na placa cortical, proliferações e sinapses neurais importantes estão em processo de formação. O processo pelo qual os neurônios "germinam" extensões novas (neuritos), que se estendem por distâncias impressionantes até estabelecer conexões sinápticas precisas, é notável e tem sido bem estudado, embora ainda não esteja totalmente elucidado. Durante o desenvolvimento, forma-se um número de sinapses muito maior que o necessário; mais tarde, essas sinapses são desbastadas para aumentar a precisão das conexões sinápticas. Esse desbaste ocorre enquanto outras sinapses são fortalecidas. O desbaste pode ser um fenômeno peculiar ao sistema nervoso em desenvolvimento, mas o fortalecimento sináptico provavelmente se estende por toda a vida.

A maioria dos neuritos iniciais forma axônios. A distância e o território que um axônio em formação precisa negociar para alcançar seu alvo geralmente são formidáveis, ainda que esse processo ocorra com pouco erro. Os neuritos consistem em uma haste longa com elementos citoesqueléticos dinâmicos, que terminam em um cone de crescimento – uma estrutura extremamente móvel, capaz de reagir aos estímulos químicos.

Existem três tipos de estímulos químicos que orientam o crescimento dos cones e, desse modo, dos axônios em desenvolvimento: adesivos, quimiotáxicos e quimiorrepulsivos. As moléculas de adesão, inclusive as que pertencem à família NCAM, revestem as vias de projeção; receptores de integrinas presentes nos cones de crescimento e nos neuritos ligam o citoesqueleto interno dessas estruturas às moléculas adesivas extracelulares. Essas moléculas adesivas formam um substrato sobre o qual o cone de crescimento móvel e o neurito podem reagir aos estímulos químicos, que determinam os alvos sinápticos finais.

Compostos difusíveis parecem gerar estímulos tróficos para os axônios em desenvolvimento por um mecanismo de quimioafinidade. Uma hipótese é a de que os gradientes de substâncias quimiotáxicas liberadas nos alvos de formação das sinapses interajam com receptores do cone de crescimento, que estimulam sua progressão no sentido do alvo.

Embora não pareça desempenhar um papel importante nos estágios iniciais da formação das sinapses, a atividade sináptica é fundamental à remodelação subsequente. Aparentemente, as vias sinápticas estão hiper-representadas comumente no início da vida pós-natal e as projeções "exuberantes" dos axônios precisam ser adequadamente "podadas". Isso ocorre com base no tipo de uso, de forma que as vias usadas na atividade neural são conservadas, enquanto as que não são usadas são eliminadas. Os estudos clássicos realizados por Hubel e Wiese demonstraram que esse processo é fundamental à formação das conexões sinápticas normais do córtex visual. Em seus estudos, a pálpebra de um filhote de gato foi fechada temporariamente e o olho privado de luz estava sub-representado, enquanto o olho que continuou aberto estava hiper-representado no córtex visual. Esse fenômeno é observado nas crianças com ambliopia significativa (o chamado "olho preguiçoso"). Quando essa ambliopia não é diagnosticada durante um período crítico de remodelação sináptica, essas crianças podem desenvolver cegueira cortical do olho afetado.

Ao longo de toda a vida, há plasticidade sináptica significativa persistente. A memória parece resultar de um fortalecimento das sinapses mais utilizadas – um fenômeno conhecido como *potencialização a longo prazo*. Considerando as lições aprendidas quanto ao papel que a atividade neuronal desempenha na remodelação da conectividade dos sistemas sensitivos, pode-se imaginar se as primeiras experiências de vida (p. ex., crises epilépticas) também poderiam alterar a remodelação dos circuitos locais para os colaterais axonais recorrentes das células piramidais do hipocampo. Desse modo, se ocorrerem crises epilépticas repetidas durante o desenvolvimento do hipocampo, as descargas sincrônicas das células piramidais poderiam impedir a remodelação axonal que ocorre normalmente e, assim, o excesso de ramificações axonais no início da vida poderia ser mantido na vida adulta. Por outro lado, essa consolidação poderia desencadear um desequilíbrio entre excitação e inibição recorrentes e resultar na produção de um foco epiléptico crônico no hipocampo.

Distúrbios do processo de germinação

Os distúrbios do processo de germinação provavelmente não são bem reconhecidos, tendo em vista as limitações dos exames de neuroimagem. Muitas crianças com paralisia cerebral e exames de neuroimagem normais provavelmente têm anormalidades que afetam a ramificação dos dendritos e o crescimento dos axônios. Embora provavelmente existam muitos distúrbios sinápticos, alguns estão bem caracterizados.

A síndrome de Down (trissomia do 21) inclui uma encefalopatia estática, que se caracteriza por deficiência intelectual e hipotonia. As alterações neuropatológicas principais dessa síndrome são reduções dos espinhos dendríticos e da quantidade de sinapses.

A síndrome de Rett é uma doença progressiva, que afeta meninas e é atribuída à perda da função da proteína *MECP2*. Depois de uma gestação, nascimento e desenvolvimento normais nos primeiros 6 meses de vida, há regressão das funções intelectual e motora. As meninas afetadas por essa síndrome desenvolvem apraxia da marcha e do tronco, perdem os movimentos voluntários das mãos, apresentam movimentos estereotipados das mãos, têm espasticidade progressiva e desenvolvem retração social semelhante ao autismo e déficit intelectual. Junto dessa regressão, há desaceleração do crescimento do crânio, que ocorre durante um estágio do desenvolvimento cerebral que afeta principalmente a proliferação glial e o processo de germinação neuronal. Embora os pacientes típicos tenham circunferência craniana normal ao nascer, eles desenvolvem microcefalia durante o período de declínio funcional.

Os exames patológicos dos cérebros dos pacientes com síndrome de Rett reforçam a hipótese de um distúrbio do processo de germinação neuronal. O tamanho de cada neurônio é reduzido e também há aumento da densidade da compactação no córtex cerebral, nos tálamos e nos gânglios da base. Pesquisadores demonstraram ramificações dendríticas anormais nos cérebros afetados; isso é especialmente proeminente nas camadas neuronais III e V dos córtices frontal, motor e temporal. Como as ramificações dendríticas parecem ser uma resposta à inervação axonal, o exame dos cérebros de indivíduos com síndrome de Rett para avaliar a presença de aberrações axonais revelou quantidades significativamente menores de axônios que entram no córtex, em comparação com os indivíduos normais.

A síndrome do X frágil é a anomalia genética não cromossômica mais comum como causa de retardo mental em meninos e homens. Essa doença é causada por uma anomalia (uma repetição triplicada) do gene *FMR1* situado no braço longo do cromossomo X. O cérebro dos pacientes com essa doença é aparentemente normal, mas ao exame microscópico há anormalidades dos espinhos dendríticos.

Os distúrbios do espectro do autismo podem ser anomalias sinápticas. Os pacientes autistas do sexo masculino podem ter aceleração anormal do crescimento da cabeça antes da idade de 2 anos. Neuroliginas e outras proteínas sinápticas específicas envolvidas no autismo são codificadas pelo cromossomo X e isso talvez explique em parte a incidência mais alta de autismo nos meninos.

CONCLUSÃO

A recente e empolgante compreensão das bases genéticas e moleculares do desenvolvimento do sistema nervoso e suas anomalias levaram a essa tentativa de oferecer ao clínico as bases para compreender as malformações do SNC humano e avaliar pacientes acometidos por estes distúrbios. Nesses casos, a definição da etiologia é valiosa para o paciente, seus familiares e, possivelmente, também para a sociedade. Com a disponibilidade de tecnologias modernas como o sequenciamento do exoma, sequenciamento de ácido ribonucleico e sequenciamento genômico, a possibilidade de determinar a etiologia aumentou expressivamente.

LEITURA SUGERIDA

Adzick NS, Thom EA, Spong CY, et al. A randomized trial of prenatal versus postnatal repair of myelomeningocele. *N Engl J Med*. 2011;364(11):993-1004.

Ackroyd MR, Whitmore C, Prior S, et al. Fukutin-related protein alters the deposition of laminin in the eye and brain. *J Neurosci*. 2011;31(36):12927-12935.

Aicardi J. Aicardi syndrome. *Brain Dev*. 2005;27(3):164-171.

Aicardi J, Goutières F. The syndrome of absence of the septum pellucidum with porencephalies and other developmental defects. *Neuropediatrics*. 1981;12: 319-329.

Allendoerfer K, Shatz C. The subplate, a transient neocortical structure: its role in the development of connections between thalamus and cortex. *Annu Rev Neurosci*. 1994;17:185-218.

Amir RE, Van den Veyver IB, Wan M, Tran CQ, Francke U, Zoghbi HY. Rett syndrome is caused by mutations in X-linked MECP2, encoding methyl-CpG-binding protein 2. *Nat Genet*. 1999;23(2):185-188.

Angevine JB Jr, Sidman RL. Autoradiographic study of cell migration during histogenesis of cerebral cortex in the mouse. *Nature*. 1961;192:766-768.

Aravind L, Koonin EV. The fukutin protein family—predicted enzymes modifying cell-surface molecules. *Curr Biol*. 1999;9(22):R836-R837.

Arimura T, Hayashi YK, Murakami T, et al. Mutational analysis of fukutin gene in dilated cardiomyopathy and hypertrophic cardiomyopathy. *Circ J*. 2009;73(1):158-161.

Armstrong D, Dunn JK, Antalffy B, Trivedi R. Selective dendritic alterations in the cortex of Rett syndrome. *J Neuropathol Exp Neurol*. 1995;54(2):195-201.

Armstrong DD. Review of Rett syndrome. *J Neuropathol Exp Neurol*. 1997;56(8): 843-849.

Armstrong DD. The neuropathology of temporal lobe epilepsy. *J Neuropathol Exp Neurol*. 1993;52(5):433-443.

Armstrong DD, Antalffy B, Dunn JK. Quantitative Golgi studies of dendrites in Rett syndrome and trisomy 21. Paper presented at: American Association of Neuropathologists; 1996; June 11-16, Vancouver, British Columbia, Canada.

Baes M, Gressens P, Baumgart E, et al. A mouse model for Zellweger syndrome. *Nat Genet*. 1997;17:49-57.

Bahi-Buisson N, Poirier K, Boddaert N, et al. GPR56-related bilateral frontoparietal polymicrogyria: further evidence for an overlap with the cobblestone complex. *Brain*. 2010;133(11):3194-3209.

Baker EM, Khorasgani MG, Gardner-Medwin D, Gholkar A, Griffiths PD. Arthrogryposis multiplex congenita and bilateral parietal polymicrogyria in association with the intrauterine death of a twin. *Neuropediatrics*. 1996;27(1):54-56.

Balci B, Uyanik G, Dincer P, et al. An autosomal recessive limb girdle muscular dystrophy (LGMD2) with mild mental retardation is allelic to Walker-Warburg syndrome (WWS) caused by a mutation in the POMT1 gene. *Neuromuscul Disord*. 2005;15(4):271-275.

Barkovich A, Chuang S, Norman D. MR of neuronal migration anomalies. *AJR Neuroradiol*. 1987;8:1009-1017.

Barkovich AJ, Kjos BO. Gray matter heterotopias: MR characteristics and correlation with developmental and neurologic manifestations. *Radiology*. 1992;182:493-499.

Barth P. Disorders of neuronal migration. *Can J Neurol Sci*. 1987;14:1-16.

Becker LE, Armstrong DL, Chan F. Dendritic atrophy in children with Down's syndrome. *Ann Neurol*. 1986;20:520-526.

Beedle AM, Nienaber PM, Campbell KP. Fukutin-related protein associates with the sarcolemmal dystrophin-glycoprotein complex. *J Biol Chem*. 2007;282(23):16713-16717.

Belfort MA, Whitehead WE, Shamshirsaz AA, et al. Fetoscopic open neural tube defect repair: development and refinement of a two-port, carbon dioxide insufflation technique. *Obstet Gynecol*. 2017;129(4):734-743.

Belfort MA, Whitehead WE, Shamshirsaz AA, Ruano R, Cass DL, Olutoye OO. Fetoscopic repair of meningomyelocele. *Obstet Gynecol*. 2015;126(4): 881-884.

Belichenko PA, Hagberg B, Dahlström A. Morphological study of neocortical areas in Rett syndrome. *Acta Neuropathol*. 1997;93:50-61.

Belichenko PV, Oldfors A, Hagberg B, Dahlström A. Rett syndrome: 3-D confocal microscopy of cortical pyramidal dendrites and afferents. *Neuroreport*. 1994;5:1509-1513.

Brockington M, Blake DJ, Prandini P, et al. Mutations in the fukutin-related protein gene (FKRP) cause a form of congenital muscular dystrophy with secondary laminin alpha2 deficiency and abnormal glycosylation of alpha-dystroglycan. *Am J Hum Genet*. 2001;69(6):1198-1209.

Brockington M, Yuva Y, Prandini P, et al. Mutations in the fukutin-related protein gene (FKRP) identify limb girdle muscular dystrophy 2I as a milder allelic variant of congenital muscular dystrophy MDC1C. *Hum Mol Genet*. 2001;10(25):2851-2859.

Chang W, Winder TL, LeDuc CA, et al. Founder *Fukutin* mutation causes Walker-Warburg syndrome in four Ashkenazi Jewish families. *Prenat Diagn*. 2009;29(6):560-569.

Chen J, Tsai V, Parker WE, Aronica E, Baybis M, Crino PB. Detection of human papillomavirus in human focal cortical dysplasia type IIB. *Ann Neurol*. 2012;72(6):881-892.

Chong SS, Pack SD, Roschke AV, et al. A revision of the lissencephaly and Miller-Dieker syndrome critical regions in chromosome 17p13.3. *Hum Mol Genet*. 1997;6(2):147-155.

Cirak S, Foley AR, Herrmann R, et al. ISPD gene mutations are a common cause of congenital and limb-girdle muscular dystrophies. *Brain*. 2013;136 (pt 1):269-281.

Clark GD. Brain development and the genetics of brain development. *Neurol Clin*. 2002;20(4):917-939.

Clark GD, Mizuguchi M, Antalffy B, Barnes J, Armstrong D. Predominant localization of the LIS family of gene products to Cajal-Retzius cells and ventricular neuroepithelium in the developing human cortex. *J Neuropathol Exp Neurol*. 1997;56(9):1044-1052.

Clarke NF, Maugenre S, Vandebrouck A, et al. Congenital muscular dystrophy type 1D (MDC1D) due to a large intragenic insertion/deletion, involving intron 10 of the LARGE gene. *Eur J Hum Genet*. 2011;19(4):452-457.

Constantine-Paton M, Cline HT, Debski E. Patterned activity, synaptic convergence, and the NMDA receptor in developing visual pathways. *Annu Rev Neurosci*. 1990;13:129-154.

Cotarelo RP, Valero MC, Prados B, et al. Two new patients bearing mutations in the fukutin gene confirm the relevance of this gene in Walker-Warburg syndrome. *Clin Genet*. 2008;73(2):139-145.

Courchesne E, Karns CM, Davis HR, et al. Unusual brain growth patterns in early life in patients with autistic disorder: an MRI study. *Neurology*. 2001;57(2):245-254.

D'Gama AM, Woodworth MB, Hossain AA, et al. Somatic mutations activating the mTOR pathway in dorsal telencephalic progenitors cause a continuum of cortical dysplasias. *Cell Rep*. 2017;21(13):3754-3766.

Danninger G, Feichtinger P, Haub G, Rett A, Spindler P. On the problem of sensitivity to pain in childhood [in German]. *Wien Med Wochenschr*. 1966;116(37):732-736.

Darling DL, Yingling J, Wynshaw-Boris A. Role of 14-3-3 proteins in eukaryotic signaling and development. *Curr Top Dev Biol*. 2005;68:281-315.

Daube JR, Chou SM. Lissencephaly: two cases. Neurology. 1966;16:179-191.

de Bernabé DB, van Bokhoven H, van Beusekom E, et al. A homozygous nonsense mutation in the fukutin gene causes a Walker-Warburg syndrome phenotype. J Med Genet. 2003;40(11):845-848.

de Bernabé DB, Voit T, Longman C, et al. Mutations in the FKRP gene can cause muscle-eye-brain disease and Walker-Warburg syndrome. J Med Genet. 2004;41(5):e61.

De Ciantis A, Barkovich AJ, Cosottini M, et al. Ultra-high-field MR imaging in polymicrogyria and epilepsy. AJNR Am J Neuroradiol. 2015;36(2):309-316.

de Paula F, Vieira N, Starling A, et al. Asymptomatic carriers for homozygous novel mutations in the FKRP gene: the other end of the spectrum. Eur J Hum Genet. 2003;11(12):923-930.

De Rosa MJ, Secor DL, Barsom M, Fisher RS, Vinters HV. Neuropathologic findings in surgically treated hemimegalencephaly: immunohistochemical, morphometric, and ultrastructural study. Acta Neuropathol. 1992;84:250-260.

Dieker H, Edwards RH, ZuRhein G. The lissencephaly syndrome. Birth Defects. 1969;5:53-64.

Dobyns WB. Absence makes the search grow longer. Am J Hum Genet. 1996; 58(1):7-16.

Dobyns WB. Agenesis of the corpus callosum and gyral malformations are frequent manifestations of nonketotic hyperglycinemia. Neurology. 1989;39(6): 817-820.

Dobyns WB, Andermann E, Andermann F, et al. X-linked malformations of neuronal migration. Neurology. 1996;47(2):331-339.

Dobyns WB, Guerrini R, Czapansky-Beilman DK, et al. Bilateral periventricular nodular heterotopia with mental retardation and syndactyly in boys: a new X-linked mental retardation syndrome. Neurology. 1997;49:1042-1047.

Dobyns WB, Mirzaa G, Christian SL, et al. Consistent chromosome abnormalities identify novel polymicrogyria loci in 1p36.3, 2p16.1-p23.1, 4q21.21-q22.1, 6q26-q27 and 21q2. Am J Med Genet A. 2008;146A(13): 1637-1654.

Dobyns WB, Patton MA, Stratton RF, Mastrobattista JM, Blanton SH, Northrup H. Cobblestone lissencephaly with normal eyes and muscle. Neuropediatrics. 1996;27(2):70-75.

Dobyns WB, Stratton RF, Parke JT, Greenberg F, Nussbaum RL, Ledbetter DH. Miller-Dieker syndrome: lissencephaly and monosomy 17p. J Pediatr. 1983;102(4):552-558.

Dobyns WB, Truwit CL. Lissencephaly and other malformations of cortical development: 1995 update. Neuropediatrics. 1995;26:132-147.

Faust PL, Hatten ME. Targeted deletion of the PEX2 peroxisome assembly gene in mice provides a model for Zellweger syndrome, a human neuronal migration disorder. J Cell Biol. 1997;139(5):1293-1305.

Fox JW, Lamperti ED, Ek io lu YZ, et al. Mutations in filamin 1 prevent migration of cerebral cortical neurons in human periventricular heterotopia. Neuron. 1998;21(6):1315-1325.

Frosk P, Greenberg CR, Tennese AA, et al. The most common mutation in FKRP causing limb girdle muscular dystrophy type 2I (LGMD2I) may have occurred only once and is present in Hutterites and other populations. Hum Mutat. 2005;25(1):38-44.

Garcia C, Dunn D, Trevor T. The lissencephaly (agyria) syndrome in siblings. Computerized tomographic and neuropathologic findings. Arch Neurol. 1978;35:608-611.

Geranmayeh F, Clement E, Feng LH, et al. Genotype-phenotype correlation in a large population of muscular dystrophy patients with LAMA2 mutations. Neuromuscul Disord. 2010;20(4):241-250.

Gleeson JG, Allen KM, Fox JW, et al. Doublecortin, a brain-specific gene mutated in human X-linked lissencephaly and double cortex syndrome, encodes a putative signaling protein. Cell. 1998;92(1):63-72.

Gleeson JG, Lin PT, Flanagan LA, Walsh CA. Doublecortin is a microtubule-associated protein and is expressed widely by migrating neurons. Neuron. 1999;23(2):257-271.

Gleeson JG, Luo RF, Grant PE, et al. Genetic and neuroradiological heterogeneity of double cortex syndrome. Ann Neurol. 2000;47(2):265-269.

Godfrey C, Clement E, Mein R, et al. Refining genotype phenotype correlations in muscular dystrophies with defective glycosylation of dystroglycan. Brain. 2007;130(pt 10):2725-2735.

Goodman CS, Shatz CJ. Developmental mechanisms that generate precise patterns of neuronal activity. Cell. 1993;72 suppl:77-98.

Greenberg F, Stratton R, Lockhart L, Elder FF, Dobyns WB, Ledbetter DH. Familial Miller-Dieker syndrome associated with pericentric inversion of chromosome 17. Am J Med Genet. 1986;23(4):853-859.

Guerrini R, Dubeau F, Dulac O, et al. Bilateral parasagittal parietooccipital polymicrogyria and epilepsy. Ann Neurol. 1997;41:65-73.

Hardiman O, Burke T, Phillips J, et al. Microdysgenesis in resected temporal neocortex: incidence and clinical significance in focal epilepsy. Neurology. 1988;38:1041-1047.

Harel T, Goldberg Y, Shalev SA, Chervinski I, Ofir R, Birk OS. Limb-girdle muscular dystrophy 2I: phenotypic variability within a large consanguineous Bedouin family associated with a novel FKRP mutation. Eur J Hum Genet. 2004;12(1):38-43.

Hattori M, Adachi H, Tsujimoto M, Arai H, Inoue K. Miller-Dieker lissencephaly gene encodes a subunit of brain platelet-activating factor acetylhydrolase. Nature. 1994;370:216-218.

Hinton VJ, Brown WT, Wisniewski K, Rudelli RD. Analysis of neocortex in three males with the fragile X syndrome. Am J Med Genet. 1991;41:289-294.

Hopkins B, Sutton VR, Lewis RA, Van den Veyver I, Clark G. Neuroimaging aspects of Aicardi syndrome. Am J Med Genet A. 2008;146A(22):2871-2878.

Hopkins IJ, Humphrey I, Keith CG, Susman M, Webb GC, Turner EK. The Aicardi syndrome in a 47, XXY male. Aust Paediatr J. 1979;15(4):278-280.

Horesh D, Sapir T, Francis F, et al. Doublecortin, a stabilizer of microtubules. Hum Mol Genet. 1999;8(9):1599-1610.

Hubel DH, Wiesel TN. The period of susceptibility to the physiological effects of unilateral eye closure in kittens. J Physiol. 1970;206:419-436.

Ismail S, Schaffer AE, Rosti RO, Gleeson JG, Zaki MS. Novel mutation in the fukutin gene in an Egyptian family with Fukuyama congenital muscular dystrophy and microcephaly. Gene. 2014;539(2):279-282.

Jamain S, Quach H, Betancur C, et al. Mutations of the X-linked genes encoding neuroligins NLGN3 and NLGN4 are associated with autism. Nat Genet. 2003; 34(1):27-29.

Jelinek JE, Bart RS, Schiff GM. Hypomelanosis of Ito ("incontinentia pigmenti achromians"). Report of three cases and review of the literature. Arch Dermatol. 1973;107:596-601.

Jones KL, Gilbert EF, Kaveggia EG, Opitz JM. The Miller-Dieker syndrome. Pediatrics. 1980;66:277-281.

Kallmann F, Schoenfeld W, Barrera S. The genetic aspects of primary eunuchoidism. Am J Ment Defic. 1944;48:203-236.

Kava M, Chitayat D, Blaser S, Ray PN, Vajsar J. Eye and brain abnormalities in congenital muscular dystrophies caused by fukutin-related protein gene (FKRP) mutations. Pediatr Neurol. 2013;49(5):374-378.

Ke N, Ma H, Diedrich G, et al. Biochemical characterization of genetic mutations of GPR56 in patients with bilateral frontoparietal polymicrogyria (BFPP). Biochem Biophys Res Commun. 2008;366(2):314-320.

Kim MH, Cierpicki T, Derewenda U, et al. The DCX-domain tandems of doublecortin and doublecortin-like kinase. Nat Struct Biol. 2003;10(5):324-333.

Kobayashi K, Nakahori Y, Miyake M, et al. An ancient retrotransposal insertion causes Fukuyama-type congenital muscular dystrophy. Nature. 1998; 394(6691):388-392.

Kuzniecky R. Magnetic resonance imaging in developmental disorders of the cerebral cortex. Epilepsia. 1994;35(suppl 6):S44-S56.

Kuzniecky R, Andermann F. The congenital bilateral perisylvian syndrome: imaging findings in a multicenter study. AJNR Am J Neuroradiol. 1994;15:139-144.

Kuzniecky R, Andermann F, Guerrini R. Congenital bilateral perisylvian syndrome: study of 31 patients. Lancet. 1993;341:608-612.

Kuzniecky R, Berkovic S, Andermann F, Melanson D, Olivier A, Robitaille Y. Focal cortical myoclonus and Rolandic cortical dysplasia: clarification by magnetic resonance imaging. Ann Neurol. 1988;23:317-325.

Kuzniecky R, Garcia JH, Faught E, Morawetz RB. Cortical dysplasia in temporal lobe epilepsy: magnetic resonance imaging correlations. Ann Neurol. 1991;29(3):293-298.

Ledbetter SA, Kuwano A, Dobyns WB, Ledbetter DH. Microdeletions of chromosome 17p13 as a cause of isolated lissencephaly. Am J Hum Genet. 1992;50:182-189.

Lehéricy S, Dormont D, Sémah F, et al. Developmental abnormalities of the medial temporal lobe in patients with temporal lobe epilepsy. AJNR Am J Neuroradiol. 1995;16:617-626.

Liesi P, Seppälä I, Trenkner E. Neuronal migration in cerebellar microcultures is inhibited by antibodies against a neurite outgrowth domain of laminin. J Neurosci Res. 1992;33(1):170-176.

Lin YC, Murakami T, Hayashi YK, et al. A novel FKRP gene mutation in a Taiwanese patient with limb-girdle muscular dystrophy 2I. Brain Dev. 2007;29(4):234-238.

Lo Nigro C, Chong CS, Smith ACM, Dobyns WB, Carrozzo R, Ledbetter DH. Point mutations and an intragenic deletion in LIS1, the lissencephaly causative gene in isolated lissencephaly sequence and Miller-Dieker syndrome. *Hum Mol Genet.* 1997;6:157-164.

Longman C, Brockington M, Torelli S, et al. Mutations in the human LARGE gene cause MDC1D, a novel form of congenital muscular dystrophy with severe mental retardation and abnormal glycosylation of alpha-dystroglycan. *Hum Mol Genet.* 2003;12(21):2853-2861.

Louhichi N, Triki C, Quijano-Roy S, et al. New FKRP mutations causing congenital muscular dystrophy associated with mental retardation and central nervous system abnormalities. Identification of a founder mutation in Tunisian families. *Neurogenetics.* 2004;5(1):27-34.

MacLeod H, Pytel P, Wollmann R, et al. A novel FKRP mutation in congenital muscular dystrophy disrupts the dystrophin glycoprotein complex. *Neuromuscul Disord.* 2007;17(4):285-289.

Marin-Padilla M. Structural abnormalities of the cerebral cortex in human chromosomal aberrations: a Golgi study. *Brain Res.* 1972;44:625-629.

Matsuo N, Kawamoto S, Matsubara K, Okubo K. Cloning and developmental expression of the murine homolog of doublecortin. *Biochem Biophys Res Commun.* 1998;252(3):571-576.

McConnell S. The control of neuronal identity in the developing cerebral cortex. *Curr Opin Neurobiol.* 1992;2(1):23-27.

Meencke H-J, Veith G. Migration disturbances in epilepsy. In: Engel J Jr, Wasterlain C, Cavalheiro EA, Heinemann U, Avanzini G, eds. *Molecular Neurobiology of Epilepsy.* Amsterdam, Netherlands: Elsevier; 1992:31-40.

Mercuri E, Topaloglu H, Brockington M, et al. Spectrum of brain changes in patients with congenital muscular dystrophy and FKRP gene mutations. *Arch Neurol.* 2006;63(2):251-257.

Miller JQ. Lissencephaly in two siblings. *Neurology.* 1963;13:841-850.

Mizuguchi M, Takashima S, Kakita A, Yamada M, Ikeda K. Lissencephaly gene product. Localization in the central nervous system and loss of immunoreactivity in Miller-Dieker syndrome. *Am J Pathol.* 1995;147(4):1142-1151.

Moutard ML, Kieffer V, Feingold J, et al. Agenesis of corpus callosum: prenatal diagnosis and prognosis. *Childs Nerv Syst.* 2003;19(7-8):471-476.

Moutard ML, Kieffer V, Feingold J, et al. Isolated corpus callosum agenesis: a ten-year follow-up after prenatal diagnosis (how are the children without corpus callosum at 10 years of age?). *Prenat Diagn.* 2012;32(3):277-283.

Muntoni F, Brockington M, Godfrey C, et al. Muscular dystrophies due to defective glycosylation of dystroglycan. *Acta Myol.* 2007;26(3):129-135.

Murdock DR, Clark GD, Bainbridge MN, et al. Whole-exome sequencing identifies compound heterozygous mutations in WDR62 in siblings with recurrent polymicrogyria. *Am J Med Genet A.* 2011;155A(9):2071-2077.

Naftolin F, Harris G, Bobrow M. Effect of purified luteinizing hormone releasing factor for normal and hypogonadotrophic anosmic men. *Nature.* 1971;232:496-497.

Novarino G, Akizu N, Gleeson JG. Modeling human disease in humans: the ciliopathies. *Cell.* 2011;147(1):70-79.

Ogawa M, Miyata T, Nakajima K, et al. The reeler gene-associated antigen on Cajal-Retzius Neurons is a crucial molecule for laminar organization of cortical neurons. *Neuron.* 1995;14:899-912.

Palmini A, Andermann F, Olivier A, et al. Focal neuronal migration disorders and intractable partial epilepsy: a study of 30 patients. *Ann Neurol.* 1991;30:741-749.

Pinard JM, Motte J, Chiron C, Brian R, Andermann E, Dulac O. Subcortical laminar heterotopia and lissencephaly in two families: a single X linked dominant gene. *J Neurol Neurosurg Psychiatry.* 1994;57:914-920.

Poussaint TY, Fox JW, Dobyns WB, et al. Periventricular nodular heterotopia in patients with filamin-1 gene mutations: neuroimaging findings. *Pediatr Radiol.* 2000;30(11):748-755.

Powers JM. The pathology of peroxisomal disorders with pathogenetic considerations. *J Neuropathol Exp Neurol.* 1995;54(5):710-719.

Powers JM, Tummons RC, Caviness VS Jr, Moser AB, Moser HW. Structural and chemical alterations in the cerebral maldevelopment of fetal cerebro-hepato-renal (Zellweger) syndrome. *J Neuropathol Exp Neurol.* 1989; 48(3):270-289.

Puckett RL, Moore SA, Winder TL, et al. Further evidence of Fukutin mutations as a cause of childhood onset limb-girdle muscular dystrophy without mental retardation. *Neuromuscul Disord.* 2009;19(5):352-356.

Ramocki MB, Scaglia F, Stankiewicz P, Belmont JW, Jones JY, Clark GD. Recurrent partial rhombencephalosynapsis and holoprosencephaly in siblings with a mutation of ZIC2. *Am J Med Genet A.* 2011;155A(7):1574-1580.

Raymond AA, Fish D, Sisodiya S, Alsanjari N, Stevens JM, Shorvon SD. Abnormalities of gyration, heterotopias, tuberous sclerosis, focal cortical dysplasia, microdysgenesis, dysembryoplastic neuroepithelial tumour and dysgenesis of the archicortex in epilepsy: clinical, EEG and neuroimaging features in 100 adult patients. *Brain.* 1995;118:629-660.

Raymond AA, Fish DR, Stevens JM, Cook MJ, Sisodiya SM, Shorvon SD. Association of hippocampal sclerosis with cortical dysgenesis in patients with epilepsy. *Neurology.* 1994;44:1841-1845.

Reiner O, Carrozzo R, Shen Y, et al. Isolation of a Miller-Dieker lissencephaly gene containing G protein beta-subunit-like repeats. *Nature.* 1993;364: 717-721.

Rijntjes-Jacobs EG, Lopriore E, Steggerda SJ, Kant SG, Walther FJ. Discordance for Schimmelpenning-Feuerstein-Mims syndrome in monochorionic twins supports the concept of a postzygotic mutation. *Am J Med Genet A.* 2010; 152A(11):2816-2819.

Rogers T, al-Rayess M, O'Shea P, Ambler MW. Dysplasia of the corpus callosum in identical twins with nonketotic hyperglycinemia. *Pediatr Pathol.* 1991;11(6):897-902.

Rugarli EI, Ballabio A. Kallmann syndrome. From genetics to neurobiology. *JAMA.* 1993;270(22):2713-2716.

Rugarli EI, Lutz B, Kuratani SC, et al. Expression pattern of the Kallmann syndrome gene in the olfactory system suggests a role in neuronal targeting. *Nat Genet.* 1993;4(1):19-26.

Sanes JR. Topographic maps and molecular gradients. *Curr Opin Neurobiol.* 1993;3:67-74.

Sanz Cortes M, Torres P, Yepez M, et al. Comparison of brain microstructure after prenatal spina bifida repair by either laparotomy-assisted fetoscopic or open approach. *Ultrasound Obstet Gynecol.* 2020;55(1):87-95.

Saredi S, Ruggieri A, Mottarelli E, et al. Fukutin gene mutations in an Italian patient with early onset muscular dystrophy but no central nervous system involvement. *Muscle Nerve.* 2009;39(6):845-848.

Sattar S, Gleeson JG. The ciliopathies in neuronal development: a clinical approach to investigation of Joubert syndrome and Joubert syndrome-related disorders. *Dev Med Child Neurol.* 2011;53(9):793-798.

Schwankhaus J, Currie J, Jaffe M, Rose SR, Sherins RJ. Neurologic findings in men with isolated hypogonadotropic hypogonadism. *Neurology.* 1989;39(2, pt 1):223-226.

Schwanzel-Fukuda M, Bick D, Pfaff D. Luteinizing hormone-releasing hormone (LHRH)-expressing cells do not migrate normally in an inherited hypogonadal (Kallmann) syndrome. *Brain Res Molec Brain Res.* 1989;6: 311-326.

Sharief N, Craze J, Summers D, Butler L, Wood CB. Miller-Dieker syndrome with ring chromosome 17. *Arch Dis Child.* 1991;66:710-712.

Sheen VL, Dixon PH, Fox JW, et al. Mutations in the X-linked filamin 1 gene cause periventricular nodular heterotopia in males as well as in females. *Hum Mol Genet.* 2001;10(17):1775-1783.

Shevell MI, Matthews PM, Scriver CR, et al. Cerebral dysgenesis and lactic acidemia: an MRI/MRS phenotype associated with pyruvate dehydrogenase deficiency. *Pediatr Neurol.* 1994;11(3):224-229.

Shimozawa N, Tsukanoto T, Suzuki Y, et al. A human gene responsible for Zellweger syndrome that affects peroxisome assembly. *Science.* 1992;255:1132-1134.

Sidman R, Rakic P. Neuronal migration, with special reference to developing human brain: a review. *Brain Res.* 1973;62:1-35.

Stewart RM, Richman DP, Caviness VS Jr. Lissencephaly and pachygyria: an architectonic and topographical analysis. *Acta Neuropathol.* 1975;31:1-12.

Sugama S, Kusano K. Monozygous twin with polymicrogyria and normal co-twin. *Pediatr Neurol.* 1994;11(1):62-63.

Sunohara N, Sakuragawa N, Satoyoshi E, Tanae A, Shapiro LJ. A new syndrome of anosmia, ichthyosis, hypogonadism, and various neurological manifestations with deficiency of steroid sulfatase and arylsulfatase C. *Ann Neurol.* 1986;19:174-181.

Swann JW, Hablitz JJ. Cellular abnormalities and synaptic plasticity in seizure disorders of the immature nervous system. *Ment Retard Dev Disabil Res Rev.* 2000;6(4):258-267.

Takada K, Becker L, Chan F. Aberrant dendritic development in the human agyric cortex: a quantitative and qualitative Golgi study of two cases. *Clin Neuropathol.* 1988;7:111-119.

Takashima S, Becker LE, Chan F, Takada K. A Golgi study of the cerebral cortex in Fukuyama-type congenital muscular dystrophy, Walker-type lissencephaly and classical lissencephaly. *Brain Dev.* 1987;9:621-626.

Toda T, Chiyonobu T, Xiong H, et al. Fukutin and alpha-dystroglycanopathies. *Acta Myol.* 2005;24(2):60-63.

Topaloglu H, Brockington M, Yuva Y, et al. FKRP gene mutations cause congenital muscular dystrophy, mental retardation, and cerebellar cysts. *Neurology.* 2003;60(6):988-992.

Trovato R, Astrea G, Bartalena L, et al. Elevated serum creatine kinase and small cerebellum prompt diagnosis of congenital muscular dystrophy due to FKRP mutations. *J Child Neurol.* 2014;29(3):394-398.

Turner D, Cepko C. A common progenitor for neurons and glia persists in rat retina late in development. *Nature*. 1987;328:131-136.

van den Bosch H, Schrakamp G, Hardeman D, Zomer AWM, Wanders RJA, Schutgens RBH. Ether lipid synthesis and its deficiency in peroxisomal disorders. *Biochimie*. 1993;75:183-189.

Verkerk AJMH, Pieretti M, Sutcliffe JS, et al. Identification of a gene (FMR-1) containing a CGG repeat coincident with a breakpoint cluster region exhibiting length variation in fragile X syndrome. *Cell*. 1991;65:905-914.

Volpe J, Adams R. Cerebro-hepato-renal syndrome of Zellweger: an inherited disorder of neuronal migration. *Acta Neuropathol*. 1972;20:175-198.

Walter MC, Petersen JA, Stucka R, et al. FKRP (826C>A) frequently causes limb-girdle muscular dystrophy in German patients. *J Med Genet*. 2004;41(4):e50.

Wan M, Lee SS, Zhang X, et al. Rett syndrome and beyond: recurrent spontaneous and familial MECP2 mutations at CpG hotspots. *Am J Hum Genet*. 1999;65(6):1520-1529.

Willer T, Lee H, Lommel M, et al. *ISPD* loss-of-function mutations disrupt dystroglycan O-mannosylation and cause Walker-Warburg syndrome. *Nat Genet*. 2012;44(5):575-580.

Yamamoto LU, Velloso FJ, Lima BL, et al. Muscle protein alterations in LGMD2I patients with different mutations in the Fukutin-related protein gene. *J Histochem Cytochem*. 2008;56(11):995-1001.

Yamamoto T, Kato Y, Karita M, et al. Fukutin expression in glial cells and neurons: implication in the brain lesions of Fukuyama congenital muscular dystrophy. *Acta Neuropathol*. 2002;104(3):217-224.

Yan W, Assadi AH, Wynshaw-Boris A, Eichele G, Matzuk MM, Clark GD. Previously uncharacterized roles of platelet-activating factor acetylhydrolase 1b complex in mouse spermatogenesis. *Proc Natl Acad Sci U S A*. 2003;100(12):7189-7194.

Zutt M, Strutz F, Happle R, et al. Schimmelpenning-Feuerstein-Mims syndrome with hypophosphatemic rickets. *Dermatology*. 2003;207(1):72-76.

Erros Inatos do Metabolismo

139

Marc C. Patterson

PONTOS-CHAVE

1. As doenças metabólicas hereditárias são individualmente raras, mas coletivamente frequentes; todo neurologista encontrará tais pacientes.

2. Distúrbios de pequenas moléculas (distúrbios de aminoácidos e ácidos orgânicos, distúrbios do ciclo da ureia, defeitos de fosforilação oxidativa) geralmente se apresentam mais gravemente em recém-nascidos ou em crianças mais velhas e em adultos em condições de estresse metabólico, como doenças intercorrentes, gravidez ou hemorragia gastrintestinal.

3. Distúrbios de moléculas grandes (distúrbios lisossômicos, distúrbios peroxissomais, doenças de armazenamento de glicogênio) apresentam progressão mais insidiosa, com fraqueza progressiva ou neurodegeneração progressiva, acompanhada de comprometimento cognitivo, crises epilépticas, distúrbios do movimento e deficiências sensitivas.

4. A possibilidade de um erro inato do metabolismo deve ser considerada em qualquer paciente com manifestações multissistêmicas não prontamente explicadas por outro mecanismo (vascular, infeccioso, nutricional ou imunológico), embora a possibilidade de duplo diagnóstico também deva ser considerada.

5. A maioria dos pacientes com erro inato do metabolismo apresenta fenótipos reconhecíveis, que podem orientar testes específicos.

6. O sequenciamento de nova geração revolucionou o diagnóstico de doenças metabólicas hereditárias, mas, devido à dificuldade em interpretar variantes de significado indeterminado, a confirmação bioquímica é sempre desejável, quando possível.

7. Terapias específicas estão disponíveis ou em perspectiva, para um número crescente de erros inatos do metabolismo. Os pacientes merecem um diagnóstico preciso e oportuno para garantir a implementação da terapia específica e permitir o aconselhamento genético em tempo oportuno.

INTRODUÇÃO

Existem centenas de doenças metabólicas hereditárias (DMHs), cada uma delas de ocorrência rara, porém, em conjunto, comuns o suficiente para constituir um problema significativo de saúde pública. A maioria das DMHs graves envolve o sistema nervoso, seja diretamente ou pela produção de disfunção neurológica por meio de intoxicação com substratos tóxicos, deficiência de energia (à qual o cérebro é particularmente propenso), deficiência de substratos essenciais ou neurotransmissores ou combinações dessas condições. Embora a complexidade desses distúrbios seja um desafio para a sua classificação fácil, eles podem ser divididos convenientemente em distúrbios de pequenas e grandes moléculas para propósitos clínicos. O primeiro grupo é constituído pelas aminoacidopatias, acidopatias orgânicas e distúrbios do ciclo da ureia, entre outros. A maioria resulta de deficiências enzimáticas, que comprometem a capacidade do corpo de lidar com cargas de substratos. Nas formas graves, ocorrem em recém-nascidos expostos pela primeira vez a substratos normais, sem os mecanismos metabólicos da mãe para compensar. Graus menores de comprometimento podem surgir mais tarde e de modo intermitente em condições de acentuado estresse.

Em contrapartida, os distúrbios de grandes moléculas, que incluem as doenças lisossômicas, peroxissômicas e de armazenamento do glicogênio, seguem uma evolução lentamente progressiva, porém inexorável, que acompanha o acúmulo de macromoléculas no interior das células. Os fenótipos mais graves exibem padrões específicos de neurodegeneração, refletindo os locais de armazenamento e a disfunção no sistema nervoso. Por conseguinte, o armazenamento predominantemente neuronal, conforme observado nas lipofuscinoses ceroides neuronais (LCNs) e nas distrofias neuroaxonais, apresenta-se na forma de polidistrofias. Os distúrbios em que a substância branca é principalmente afetada pela doença são designados como leucodistrofias.

Este capítulo analisa alguns dos mais proeminentes desses distúrbios, mas não pode ser abrangente. De fato, o importante texto sobre doença metabólica hereditária (*Metabolic and Molecular Bases of Inherited Disease*) foi publicado pela última vez em formato de impressão em 2001, quando suas 4.600 páginas tinham alcançado os limites de uma publicação em formato de impressão. Atualmente, o *Metabolic and Molecular Bases of Inherited Disease* está disponível apenas em texto eletrônico (*Online Metabolic and Molecular Bases of Inherited Disease*) e o leitor interessado pode consultá-lo, assim como as listas de leituras recomendadas em cada uma das seguintes seções para obter dados mais detalhados sobre os distúrbios de maior interesse. Outros recursos úteis incluem vários bancos de dados e aplicativos gratuitos que podem ser utilizados à beira do leito em um *smartphone* ou *tablet*: Online Mendelian Inheritance in Man (OMIM) em https://www.ncbi.nlm.nih.gov/omim, GeneReviews em https://www.ncbi.nlm.nih.gov/books/NBK1116/, o Electronic Vademecum Metabolicum em http://www.vademetab.org/e a Treatable Intellectual Disability em http://www.treatable-id.org/(treatable-id.net em dispositivos portáteis).

DISTÚRBIOS DE PEQUENAS MOLÉCULAS

Síndrome de deficiência do transportador de glicose tipo 1

Síndrome clínica

Em 1991, De Vivo et al. descreveram duas crianças com crises epilépticas, atraso no desenvolvimento motor e comportamental tardio, microcefalia adquirida e ataxia. A punção lombar revelou baixas concentrações de glicose no líquido cefalorraquidiano (LCR) (hipoglicorraquia) e concentrações de lactato normais baixas a baixas.

As crises epilépticas começam no início da lactância, e os tipos de crises epilépticas variam de acordo com a idade do paciente. Na lactância, os tipos de crises dominantes incluem parada comportamental, palidez e cianose, desvio dos olhos simulando opsoclonia e apneia. Nesse estágio, o eletroencefalograma (EEG) pode ser normal ou pode revelar espículas focais na primeira infância e evoluir para um padrão de espícula-onda generalizado na infância. Tipicamente, as crises epilépticas na infância incluem crises astáticas, crises de ausência atípica e crises tônico-clônicas generalizadas. As crises são refratárias aos antiepilépticos, porém respondem a uma dieta cetogênica. Outros eventos paroxísticos frequentemente induzidos por esforço, incluindo movimentos oculares anormais, ataxia, paralisia (com ou sem enxaqueca) e discinesias são frequentes. Muitos pacientes exibem defeitos estáticos, dos quais os mais proeminentes consistem em deficiência intelectual, ataxia, distonia e espasticidade.

Dados laboratoriais

O diagnóstico exige atenção para as manifestações clínicas e a documentação de hipoglicorraquia (glicose no LCR 40 mg/dℓ ou 2,2 mmol/ℓ, na ausência de hipoglicemia). A obtenção de uma concentração baixa ou normal-baixa de lactato no LCR fortalece o diagnóstico presuntivo.

Genética molecular e patogenia

A D-glicose é o combustível obrigatório para o metabolismo do cérebro em praticamente todas as circunstâncias. Durante o jejum, o cérebro se adapta e passa a utilizar corpos cetônicos (β-hidroxibutirato e acetoacetato) parcialmente em lugar da glicose. O transporte da D-glicose pela barreira hematencefálica e para dentro das células cerebrais é mediado seletivamente pelo transportador de glicose 1 (GLUT1), um membro de uma família multigênica de proteínas transportadoras que facilitam a difusão de moléculas de açúcar pelas barreiras teciduais. O GLUT1 é codificado pelo *SLC2A1* no cromossomo 1p34.1 e está presente em grande abundância nos capilares cerebrais, nas células astrogliais e nas membranas eritrocitárias.

A base molecular da síndrome consiste em haploinsuficiência de GLUT1; alguns pacientes são hemizigóticos, porém a maioria é heterozigota para uma variedade de mutações. Essa síndrome é a primeira anormalidade geneticamente determinada da barreira hematencefálica; pode ser familiar e transmitida como traço autossômico dominante.

Diagnóstico

A punção lombar para determinação da glicose e do lactato (com ensaios séricos simultâneos de ambos) é de importância crítica no estabelecimento do diagnóstico. Evidências confirmatórias são obtidas pelo sequenciamento do gene *SLC2A1*; são encontradas mutações em mais de 90% dos casos; e os fenótipos graves têm sido associados a microdeleções na região *SLC2A1*.

Tratamento

O tratamento padrão consiste em dieta cetogênica, que controla as crises epilépticas, pelo menos no início da evolução; todavia, é menos efetiva para melhorar a cognição e o comportamento. Mais recentemente, a terapia anaplerótica com tri-heptanoína foi estudada, com evidências de benefício. Vários testes desse agente estavam em andamento em 2019. Os fármacos antiepilépticos têm sido uniformemente ineficazes.

Hiperamonemia

A hiperamonemia apresenta muitas causas genéticas e adquiridas. O ciclo da ureia no fígado constitui um importante sistema dos mamíferos para a destoxificação da amônia, e foram descritos defeitos em todas as seis enzimas do ciclo da ureia. A prevalência desses distúrbios é de 1:35 mil; dois terços dos pacientes manifestam o distúrbio depois do período neonatal. A taxa de mortalidade é de 24% nos recém-nascidos e de 11% nos indivíduos de mais idade. Uma via adicional de arginina a citrulina gera o suposto segundo mensageiro e neurotransmissor, o óxido nítrico, catalisada pela oxido nítrico sintetase. A enzima é encontrada em muitos tecidos, incluindo o cérebro. Estudos realizados em animais sugerem que distúrbios nessa via, no metabolismo energético do cérebro, nas vias de aminoácidos e neurotransmissores, permeabilidade mitocondrial, transdução de sinais e estresse oxidativo contribuem para a lesão cerebral associada à exposição a altos níveis de amônia.

Hiperamonemia neonatal

A hiperamonemia transitória é ocasionalmente observada em prematuros saudáveis nos demais aspectos e raramente exige tratamento. A hiperamonemia pode refletir uma lesão hepática associada à asfixia durante o nascimento ou doença hepática congênita; a história do nascimento estabelece habitualmente o diagnóstico.

O recém-nascido doente com hiperamonemia sem outra explicação frequentemente apresenta um erro inato do metabolismo, que, direta ou indiretamente, afeta o ciclo da ureia. A hiperamonemia acentuada provoca letargia progressiva, vômitos, má alimentação, episódios de apneia e crises epilépticas. Esses sintomas inespecíficos ocorrem em muitos distúrbios, como sepse, que também podem precipitar hiperamonemia. A idade de início desses sintomas fornece uma pista útil para o diagnóstico diferencial. Os lactentes com hiperamonemia devido a enzimopatias do ciclo da ureia ou a acidúrias orgânicas tipicamente estão bem até terem recebido uma alimentação proteica por 1 a 3 dias. Por outro lado, os lactentes com hiperamonemia secundária ao comprometimento do metabolismo do piruvato são sintomáticos nas primeiras 24 horas. As deficiências de piruvato desidrogenase e piruvato carboxilase (tipo B) caracterizam a acidose láctica, e esses diagnósticos podem ser confirmados por ensaio das atividades enzimáticas nos fibroblastos e/ou sequenciamento direto dos genes relevantes.

As acidúrias orgânicas (com exceção da doença da urina do xarope de bordo) levam à cetoacidose, o que as diferencia das enzimopatias do ciclo da ureia. A deficiência grave das enzimas do ciclo da ureia, além da arginase, produz síndromes clínicas semelhantes. A criança afetada está bem nas primeiras 24 horas, porém aparecem sinais de hiperamonemia à medida que continua a alimentação proteica. A alcalose respiratória com hiperventilação é clássica, mas nem sempre está presente, e os lactentes com sepse ou vômitos podem apresentar acidose ou alcalose metabólica. Os ensaios dos aminoácidos e ácido orótico no plasma ajudam a distinguir diferentes defeitos do ciclo da ureia (Tabela 139.1). O sequenciamento direto dos genes do ciclo da ureia estabelece o diagnóstico em mais de 80% dos casos; a análise das enzimas teciduais é necessária nos casos restantes. Todos os genes do ciclo da ureia são autossômicos recessivos, exceto a deficiência de ornitina carbamil transferase, que está ligada ao X. Dispõe-se de triagem pré-natal.

A exposição prolongada a níveis elevados de amônia provoca danos ao cérebro. Por conseguinte, o coma hiperamonêmico agudo no recém-nascido é uma emergência médica, tornando necessária a rápida redução dos níveis de amônia. A diálise peritoneal é mais efetiva do que a exsanguinotransfusão; a hemodiálise também pode ser efetiva. Os adjuvantes úteis incluem administração intravenosa de benzoato de sódio e fenilbutirato de sódio. Um bloqueio no ciclo da ureia (além da arginase) torna a arginina um aminoácido essencial, que precisa ser suplementado. O catabolismo proteico deve ser reduzido ao máximo pela eliminação temporária da proteína da dieta e pelo fornecimento de um aporte calórico adequado, principalmente na forma de glicose. O manejo a longo prazo depende do defeito enzimático específico.

Hiperamonemia em crianças de mais idade e adultos

A doença metabólica primária tem muito menos probabilidade de ser uma causa de hiperamonemia em crianças de mais idade ou adultos do que nos recém-nascidos. Defeitos parciais do ciclo da ureia (conforme observado em heterozigotos para ornitina transcarbamilase – isto é, mulheres) podem causar hiperamonemia episódica durante períodos de estresse metabólico, e a sua presença deve ser considerada, particularmente se houver parentes afetados. Uma dose de ataque de alopurinol, que é historicamente popular, foi suplantada pelo sequenciamento dos genes do ciclo da ureia. Os heterozigotos para a deficiência de ornitina transcarbamilase apresentam uma função neuropsicológica comprometida em comparação com controles; o controle metabólico perfeito é de importância crítica na preservação da função neurológica. As crianças de mais idade ou os adultos com hiperamonemia habitualmente apresentam doença hepática grave ou hiperamonemia induzida por fármacos.

Hiperamonemia associada ao valproato

A terapia com valproato constitui uma das causas mais comuns de hiperamonemia na prática neurológica clínica. Pacientes desnutridos com deficiência de carnitina e aqueles com defeitos não reconhecidos do ciclo da ureia e da oxidação dos ácidos graxos parecem correr maior risco dessa complicação. Esse achado laboratorial relacionado com a dose pode ser observado na ausência de sintomas clínicos. A patogenia é contestada, mas pode resultar da inibição da atividade da N-acetilglutamato sintase hepática pela valproil-coenzima A (CoA). Não se sabe ao certo se os pacientes se tornam sintomáticos em consequência dos níveis aumentados de amônia nessas circunstâncias.

A suplementação com L-carnitina pode impedir o desenvolvimento de hiperamonemia em animais e seres humanos aos quais se administra valproato; a importância clínica dessa redução não está bem definida. Alguns autores usam suplementos de L-carnitina rotineiramente em pacientes com níveis séricos reduzidos de carnitina. Na hepatotoxicidade aguda grave por valproato com hiperamonemia, um distúrbio com alta taxa de mortalidade, foi constatado que a administração de L-carnitina intravenosa melhora a sobrevida, em comparação com a terapia oral com o mesmo agente.

Distúrbios do metabolismo dos aminoácidos

Vinte e um aminoácidos são necessários para o metabolismo humano normal; o 21º, a selenocisteína, tem um papel metabólico único, diferindo dos demais aminoácidos. Os aminoácidos são os elementos básicos na construção de proteínas e enzimas, bem como outros compostos, incluindo hormônios, neurotransmissores e nucleotídios.

Nove aminoácidos não podem ser sintetizados endogenamente e, portanto, são designados como "essenciais" (histidina, isoleucina, leucina, lisina, metionina, fenilalanina, treonina, triptofano e valina). Os aminoácidos não essenciais são sintetizados principalmente a partir da glicose, enquanto a tirosina é um produto do metabolismo da fenilalanina e a cisteína é um produto do metabolismo da metionina.

A triagem em massa para distúrbios do metabolismo dos aminoácidos levou a um diagnóstico bioquímico precoce da fenilcetonúria (PKU) e de outras aminoacidopatias. Em um programa de triagem em New South Wales, na Austrália, a incidência de PKU foi de 1:10 mil nascimentos vivos por ano, a incidência de defeitos no transporte de aminoácidos foi de 2:10 mil nascimentos vivos por ano, e a incidência combinada de todas as outras aminoacidopatias foi inferior a 8:100 mil nascimentos vivos por ano. Embora essas condições sejam raras, elas são importantes, visto que o dano neurológico é potencialmente evitável com o tratamento precoce, e visto que fornecem informações sobre o desenvolvimento e as funções do cérebro. A PKU é descrita com alguns detalhes como modelo dessa família de distúrbios.

Tabela 139.1 Achados dos aminoácidos plasmáticos e ácido orótico urinário nos defeitos do ciclo da ureia.

Deficiência enzimática	Citrulina	Ácido argininossuccínico	Ácido orótico	Arginina
Carbamil fosfato sintetase (CPS)	0 a traços	0	↓	↓
Ornitina transcarbamilase (OTC)	0 a traços	0	↑↑	↓
Argininossuccinato sintetase (citrulinúria)	↑↑	0	↑	↓
Argininossucquinase (acidúria argininossuccínica)	↑	↑↓	normal	↓
Arginase	normal	0	↑	↑↑
Hiperamonemia transitória do recém-nascido	normal ou ligeiramente ↑	0	normal	normal

↑, aumentado; ↓, diminuída.

Fenilcetonúria

A deficiência de fenilalanina hidroxilase é um erro inato do metabolismo, de herança autossômica recessiva, que se manifesta por comprometimento da hidroxilação hepática da fenilalanina em tirosina, levando a níveis elevados de fenilalanina no sangue e na urina. Sem tratamento, o distúrbio produz um quadro clínico caracterizado por incapacidade intelectual, crises epilépticas e pigmentação deficiente dos pelos.

A doença tem sido identificada em todas as partes do mundo. A incidência varia em todo o mundo, sendo mais alta na população turca em aproximadamente 1:2.500 a aproximadamente 1:10 mil nas populações do Norte da Europa e do Leste Asiático.

Patogenia e patologia

A hidroxilação da fenilalanina em tirosina é uma reação irreversível e complexa, que exige a presença de fenilalanina hidroxilase e de cinco outras enzimas, além de vários componentes não proteicos. A fenilalanina hidroxilase é normalmente encontrada no fígado, nos rins e no pâncreas, mas não no cérebro nem nos fibroblastos da pele.

Na PKU clássica, a atividade enzimática é, em geral, inferior a 5% do normal. Mais de 40% dos indivíduos com PKU e mais de 80% daqueles com PKU leve respondem à tetra-hidrobiopterina (BH_4) quando recebem 20 mg/kg de BH_4.

Em cerca de 1 a 3% dos indivíduos, a hiperfenilalaninemia resulta de uma deficiência da BH_4. As hiperfenilalaninemias com deficiência de BH_4 compreendem um grupo de distúrbios geneticamente heterogêneos, causados por mutações nos genes que codificam enzimas envolvidas na síntese ou na regeneração da coenzima BH_4. Foram descritos três defeitos genéticos na síntese de BH_4. Envolvem a guanosina trifosfato ciclo-hidrolase, a 1,6-piruvoiltetra-hidropterina sintase e a sepiapterina redutase. Além disso, existem dois distúrbios na regeneração do sistema de hidroxilação de aminoácidos aromáticos: a di-hidropteridina redutase e a pterina-4a-carbinolamina desidratase. Todas essas condições levam à hiperfenilalaninemia associada à deterioração neurológica progressiva, juntamente com uma variedade de discinesias.

As crianças com PKU clássica nascem com níveis sanguíneos apenas ligeiramente elevados de fenilalanina; todavia, esses níveis aumentam rapidamente com uma dieta não restrita. A fenilalanina é convertida em ácido fenilpirúvico, ácido fenilacético e fenilacetilglutamina, que conferem um odor característico à urina.

As alterações cerebrais são inespecíficas e difusas e acometem tanto a substância cinzenta quanto a substância branca; incluem interferência na maturação normal do cérebro, mielinização deficiente e redução ou ausência de pigmentação da substância negra e *locus ceruleus*.

Sinais e sintomas

A PKU exibe uma ampla gama de gravidade clínica e bioquímica. Na forma clássica, os lactentes sem tratamento têm aparência normal ao nascimento. Os vômitos e a irritabilidade nos primeiros meses de vida são seguidos de retardo cognitivo; por fim, a incapacidade intelectual pode ser grave. As crises epilépticas, incluindo espasmos epilépticos, habitualmente ocorrem nos primeiros 18 meses.

As crianças não tratadas têm pele mais clara, com íris mais claras do que os irmãos não afetados, e podem apresentar eczema e um odor mofado peculiar (de "camundongo"). As anormalidades neurológicas focais são raras, porém podem ocorrer microcefalia, paraparesia espástica leve e tremor.

Em geral, a ressonância magnética (RM) revela hiperintensidade de sinal da substância branca em sequências ponderadas em T2, principalmente nas áreas de fronteira vascular posteriores.

Diagnóstico

Os pacientes com PKU são, em sua maioria, identificados por meio de triagem neonatal. Se o diagnóstico de um caso de PKU clássica for omitido, a razão mais provável consiste em erro laboratorial, mais do que em aporte insuficiente de proteína ou realização muito precoce do teste no lactente.

A análise de mutações facilita a detecção de portadores e o diagnóstico pré-natal de PKU em famílias com pelo menos uma criança previamente afetada. Os programas de triagem neonatal também detectaram outras condições além da PKU com hiperfenilalaninemia neonatal. Os pacientes com PKU moderada e leve e hiperfenilalaninemia leve, como essas entidades são designadas, apresentam níveis de fenilalanina que tendem a ser inferiores àqueles observados na PKU clássica.

Tratamento

Deve-se iniciar imediatamente uma dieta com baixo teor de fenilalanina em todos os lactentes cuja concentração sanguínea de fenilalanina seja superior a 100 mg/dℓ (600 μM/ℓ) e cuja concentração de tirosina esteja baixa ou normal (*i. e.*: 1 a 4 mg/dℓ). Os lactentes cujas concentrações sanguíneas de fenilalanina permanecem na faixa de 6,6 a 10,0 mg/dℓ (400 a 600 μM/ℓ) com uma dieta não restrita geralmente não são tratados, e, nas avaliações de acompanhamento, as crianças desse grupo apresentam inteligência normal e achados normais na RM.

A terapia para a PKU clássica consiste em restrição da fenilalanina dietética por meio de uma de várias fórmulas com baixo teor de fenilalanina. O leite é acrescentado à dieta em quantidades suficientes para manter os níveis sanguíneos do aminoácido entre 2 e 6 mg/dℓ (120 a 360 μM/ℓ). Em geral, os pacientes toleram muito bem essa dieta, e, dentro de 1 a 2 semanas, ocorre a normalização da concentração sérica de fenilalanina.

As determinações semanais dos níveis séricos de fenilalanina são essenciais para monitorar a adesão à dieta durante toda a vida. O controle dietético estrito deve ser mantido durante toda a vida, e a maioria dos centros empenha-se para manter níveis abaixo de 6 mg/dℓ (360 μM/ℓ) em todos os pacientes com PKU. Os lapsos dietéticos frequentemente são acompanhados de anormalidades progressivas da substância branca na RM. A adição de sapropterina (5 a 20 mg/kg/dia), uma forma sintética ativa da BH_4 por via oral, permite uma dieta menos restritiva para os pacientes que respondem à administração de BH_4.

A fenilalaninemia causada pela deficiência de BH_4 exige dieta, administração de BH_4 ou de uma pterina sintética e reposição de precursores de neurotransmissores (L-dopa/carbidopa e 5-hidroxitriptofano), cuja síntese também está comprometida.

A detecção precoce e o controle dietético da PKU aumentaram o número de mulheres com PKU homozigóticas que conseguem engravidar. A hiperfenilalaninemia materna provoca deficiência intelectual, microcefalia, crises epilépticas e defeitos cardíacos congênitos nas crianças afetadas. Durante a gravidez, os níveis de fenilalanina precisam ser monitorados tão rigorosamente quanto durante a lactância, visto que o feto é exposto a concentrações de fenilalanina ainda mais altas do que a mãe.

Prognóstico

Quando uma criança com PKU clássica é mantida em uma dieta pobre em fenilalanina, as crises epilépticas desaparecem, e o

EEG se normaliza. Os cabelos anormalmente loiros readquirem a sua coloração natural, e o crescimento da cabeça retorna.

Os efeitos cognitivos são menos definidos. Na maioria dos estudos, foi constatado algum déficit no desenvolvimento intelectual, até mesmo em lactentes que foram diagnosticados e tratados quando recém-nascidos. Isso representa uma consequência do dano cerebral pré-natal induzido pelos níveis elevados de fenilalanina no feto.

Embora o QI medido seja normal na maioria dos pacientes, foram observados déficits na função executiva, atenção, memória verbal, fluência verbal e linguagem expressiva. Não existe nenhum limiar abaixo do qual a fenilalanina não tenha efeito sobre a cognição. A deterioração neurológica durante a vida adulta geralmente representa a consequência de lapsos dietéticos.

Distúrbios de outros aminoácidos

Várias outras aminoacidopatias apresentam características distintas que permitem ao médico suspeitar do diagnóstico. A doença da urina em xarope de bordo, um distúrbio do metabolismo de aminoácidos de cadeia ramificada, produz um odor característico (detectável no cerume e na urina) e manifesta-se, classicamente, durante a primeira semana de vida com encefalopatia aguda e postura em opistótono. A isoleucina, a leucina e a valina estão presentes em excesso na urina. O diagnóstico e o manejo em caráter de emergência são necessários para preservar a vida e a função neurológica; alguns pacientes respondem à tiamina. Além disso, podem ocorrer formas de início mais tardio.

A homocistinúria manifesta-se na forma de estatura alta, luxação dos cristalinos e graus variáveis de deficiência intelectual; um subgrupo de pacientes responde à terapia com cobalamina. Os episódios tromboembólicos podem começar na lactância. Os distúrbios dos aminoácidos contendo enxofre estão resumidos na Tabela 139.2.

A doença de Hartnup é um distúrbio do transporte tubular renal de triptofano e outros aminoácidos neutros; provoca ataxia intermitente, com exantema semelhante à pelagra. Os distúrbios do transporte de aminoácidos estão resumidos na Tabela 139.3.

Acidúrias orgânicas

O progresso realizado nas técnicas diagnósticas durante a década de 1950 possibilitou a identificação de um grupo de distúrbios nas etapas distais do metabolismo intermediário, caracterizados pelo acúmulo de ácidos orgânicos não amino, que são excretados preferencialmente na urina e não são detectáveis nos líquidos corporais por métodos mais antigos. Esses compostos consistem em ácidos mono-, di- e tricarboxílicos derivados da degradação de aminoácidos por meio da degradação intramitocondrial de ácidos carbônicos ativados por CoA. São separados dos distúrbios de aminoácidos apenas com base nos métodos analíticos empregados no seu diagnóstico, e não devido a qualquer diferença biológica fundamental. As acidúrias orgânicas clássicas possuem diversas características clínicas em comum, incluindo precipitação de encefalopatia aguda, acidose e hiperamonemia, bem como outras manifestações multissistêmicas em decorrência de excesso de carga de substrato ou estresse metabólico na forma de febre ou outra doença que leva ao estado hipercatabólico. Em seguida, ocorre lesão cerebral e sistêmica profunda, a não ser que seja instituída uma rápida intervenção efetiva. Isso envolve habitualmente a restrição do substrato; a supressão das vias aberrantes, fornecendo fontes alternativas de energia; e remoção dos metabólitos agressores por diálise, hemofiltração ou ativação de vias alternativas. As acidúrias orgânicas clássicas incluem a acidúria propiônica, a acidúria metilmalônica e a acidúria isovalérica. A acidúria propiônica está associada a um prognóstico neurológico a longo prazo sombrio, conforme avaliado por medidas cognitivas e presença de lesões nos núcleos da base. A acidúria isovalérica está tipicamente associada a um excelente prognóstico, enquanto a acidúria metilmalônica está associada a um comprometimento intermediário da função neurológica. O diagnóstico precoce e o controle metabólico rigoroso são necessários, mas nem sempre suficientes para obter os melhores resultados nesses distúrbios.

Tabela 139.2 Distúrbios dos aminoácidos contendo enxofre.

Distúrbio	Deficiência enzimática	Quadro neurológico
Homocistinúria	Cistationina-β-sintase	Múltiplos episódios tromboembólicos que começam no primeiro ano de vida, deficiência intelectual, ectopia do cristalino
Homocistinúria e homocisteinemia leve	$N^{5,10}$-metilenotetra-hidrofolato redutase	Crises epilépticas, microcefalia, paraparesia espástica, ataxia
Cistationinúria	γ-Cistationase	Assintomática
Homocistinúria e anemia megaloblástica		
Cbl E	Metionina sintase redutase	Grave atraso do desenvolvimento, letargia, crises de olhar fixo, hipotonia
Cbl G	Metionina sintase	Atraso do crescimento, deficiência intelectual, atrofia cerebral
Cbl C	Síntese de metil e adenosil cobalamina	Hábito marfanoide, deficiência intelectual, psicose aguda, degeneração subaguda da medula espinal
Cbl D	Síntese de metil e adenosil cobalamina	Psicose aguda, deficiência intelectual, degeneração subaguda da medula espinal, hábito marfanoide
Cbl F	Liberação lisossômica de cobalamina	Atraso do desenvolvimento, morte súbita na lactância
Deficiência de sulfito oxidase	Sulfito oxidase	Crises epilépticas que começam no período neonatal, deficiência intelectual profunda, subluxação da lente
Deficiência do cofator de molibdênio	Deficiência do cofator de molibdênio	Igual ao da deficiência de sulfito oxidase

Cbl, cobalamina.

Tabela 139.3 Defeitos no transporte de aminoácidos.

Sistema de transporte	Condição	Características bioquímicas	Manifestações clínicas
Aminoácidos básicos	Cistinúria (três tipos)	Comprometimento da depuração renal, transporte intestinal deficiente de lisina, arginina, ornitina e cistina	Cálculos renais, ausência de doença neurológica
	Síndrome de Lowe	Comprometimento do transporte intestinal de lisina e arginina, comprometimento no transporte tubular de lisina	Grave deficiência intelectual, glaucoma congênito, cataratas, miopatia
Aminoácidos ácidos	Aminoacidúria dicarboxílica	Excreção aumentada de ácido glutâmico e ácido aspártico	Deficiência intelectual grave, glaucoma, cataratas, miopatia, transmissão ligada ao sexo
Aminoácidos neutros	Doença de Hartnup	Transporte intestinal e tubular renal deficiente de triptofano e outros aminoácidos neutros	Ataxia cerebelar intermitente, exantema fotossensível
Prolina, hidroxiprolina, glicina	Iminoglicinúria	Comprometimento no transporte tubular de prolina, hidroxiprolina e glicina	Variante inócua
β-aminoácidos	Nenhuma conhecida	Excreção de ácido β-aminoisobutírico e de taurina na β-alaninemia está aumentada, devido à competição em nível tubular	Variante inócua

Essas doenças resultam, em sua maioria, da atividade deficiente de enzimas ou seus cofatores e apresentam-se como encefalopatias neonatais em suas formas mais graves; os defeitos menos pronunciados podem ocorrer intermitentemente em crianças de mais idade. Os distúrbios lentamente progressivos com manifestações neurológicas predominantes ou exclusivas são designados como acidopatias orgânicas cerebrais e incluem a acidúria glutárica tipo 1, a acidúria L-2-hidroxiglutárica, a acidúria D-2-hidroxiglutárica (D-2-HGA), a deficiência de semialdeído succínico desidrogenase e a doença de Canavan.

A **acidúria glutárica tipo 1** resulta da deficiência de glutaril-CoA desidrogenase e manifesta-se na forma de macrocefalia, hipotonia e retardo motor leve; as crianças afetadas podem descompensar subitamente na presença de estresse metabólico e exibem um distúrbio do movimento hipercinético, que é refratário à maioria das terapias. A RM revela aumento dos espaços extra-axiais nas convexidades frontal e temporal, com alargamento dos sulcos laterais (fissuras de Sílvio). Ocorrem hiperintensidade de sinal e necrose eventual no estriado nos casos não tratados, correspondendo à presença de distúrbio do movimento hipercinético. O ácido glutárico e o ácido 3-metilglutárico são excretados em excesso na urina, assim como a glutaril carnitina. A suplementação de carnitina tem benefício comprovado na prevenção da progressão neurológica, porém precisa ser introduzida precocemente para evitar a lesão permanente dos gânglios da base.

A **acidúria L-2-hidroxiglutárica** está associada a mutações no gene *L2 HGDH* e apresenta ataxia progressiva e incapacidade intelectual em crianças. Em certas ocasiões, ocorre também no início na vida adulta, com sintomas semelhantes e mais lentamente progressivos. A RM mostra um padrão característico, que envolve os núcleos da base e núcleos denteados, assim como a substância branca subcortical, mas não cerebelar. Pacientes com esse distúrbio correm risco aumentado de tumores cerebrais primários, que são atribuídos ao suposto "oncometabólito" 2-hidroxiglutarato.

A **acidúria D-2-hidroxiglutárica** é genética e clinicamente heterogênea. Alguns pacientes que excretam o ácido D-hidroxiglutárico na urina são assintomáticos, enquanto outros exibem dismorfismo facial, crises epilépticas, hipotonia e atraso do desenvolvimento. Cerca da metade dos pacientes apresenta mutações recessivas em D2 HGDH, sendo o distúrbio designado D-2-HGA tipo 1. Os casos restantes, designados como D-2-HGA tipo 2, possuem mutações dominantes em IDH2, um gene que sofre mutação em alguns casos de leucemia mieloide aguda e gliomas. Foram descritos alguns pacientes com acidúria D- e L-2-hidroxiglutárica combinada, devido a mutações no gene *SLC25A1*. O fenótipo é grave, com hipotonia, atraso e crises epilépticas intratáveis; é importante reconhecê-lo, visto que pode responder à terapia com citrato.

A **deficiência de semialdeído succínico desidrogenase** é um distúrbio do metabolismo do ácido γ-aminobutírico, que resulta de mutações em ALDH5A1 e que se manifesta com hipotonia, atraso do desenvolvimento e ataxia. Menos de 200 pacientes haviam sido descritos até o momento da revisão mais recente, em 2017. A epilepsia, cujo controle pode ser difícil, é observada em mais da metade das crianças afetadas, juntamente com distúrbios do movimento e transtornos comportamentais. A RM pode revelar hiperintensidades nos núcleos da base, especificamente no globo pálido e, com menos frequência, nos núcleos denteados, tronco encefálico e substância branca subcortical. O ácido 4-hidroxibutírico está aumentado na urina e no LCR e pode ser detectado por espectroscopia por ressonância magnética (ERM). O tratamento é sintomático; a vigabatrina (50 mg/kg/dia; 500 a 1.500 mg 2 vezes/dia), que inibe a produção de semialdeído succínico, constitui uma escolha lógica como fármaco antiepiléptico, embora nem sempre seja efetiva. O valproato (10 a 60 mg/kg/dia) está relativamente contraindicado, mas pode ser usado com cautela se as crises epilépticas forem refratárias a outros fármacos. Um estudo de classe IV de taurina não demonstrou evidência de benefício clinicamente significativo.

A **doença de Canavan** é uma leucodistrofia espongiforme, em que a atividade deficiente da aspartoacilase leva ao acúmulo de ácido N-acetilaspártico (NAA) nos líquidos corporais e no cérebro. As formas atenuadas da doença podem não ter envolvimento difuso da substância branca, mas mostram apenas sinal hiperintenso nos gânglios da base. Manifesta-se comumente na forma de hipotonia e macrocefalia progressiva em lactentes, seguidas de perda dos marcos, espasticidade, crises epilépticas e morte prematura. A RM revela hiperintensidade difusa da substância branca, e a ERM demonstra uma acentuada elevação do NAA. O diagnóstico é estabelecido pela demonstração da atividade deficiente da aspartoacilase nos leucócitos e mutações correspondentes no gene *ASPA*. O diagnóstico pré-natal é possível por meio de sequenciamento gênico. A terapia gênica utilizando um vetor de vírus adenoassociado do sorotipo 2, do gênero *Dependoparvovirus* A demonstrou redução dos níveis de NAA e evidência de estabilização clínica em um estudo aberto de seres humanos com doença de Canavan. A purificação da aspartoacilase levou à identificação de potenciais inibidores desta enzima como uma nova estratégia de tratamento e um estudo murino demonstrou que a deleção da atividade do gene codificador da enzima (*N*-acetiltransferase 8-like [NAT8L]) responsável pela síntese de NAA (NAT8L), com o uso de um pequeno RNA de interferência em forma de grampo, suprime o desenvolvimento da leucoencefalopatia espongiforme neste modelo. Outros estudos mostraram que eliminar o NAT8L produz anormalidades neurológicas em camundongos, sugerindo que a ausência completa de NAA é prejudicial. Estudos em dois modelos murinos da doença de Canavan demonstraram que a correção de oligodendrócitos por si só reverte a doença estabelecida.

Distúrbios do metabolismo das purinas e das pirimidinas

Introdução

As purinas e as pirimidinas são compostos heterocíclicos que participam na síntese de nucleotídios na geração de compostos de energia (i. e.: difosfato de adenosina [ADP] e trifosfato de adenosina [ATP]) e em vias de sinalização (i. e.: monofosfato de adenosina [AMP] cíclico). Foram reconhecidos vários distúrbios do metabolismo das purinas e pirimidinas, que estão relacionados na Tabela 139.4. Os achados consistem em anemia, imunodeficiência, hipo- ou hiperuricemia (i. e.: com nefrolitíase e insuficiência renal nos casos graves) e em uma variedade de fenótipos neurológicos. Estes últimos incluem perda auditiva neurossensitiva, atraso do desenvolvimento, incapacidade intelectual, autismo, crises epilépticas e distúrbios do movimento. O arquétipo desses distúrbios e o mais frequentemente reconhecido é a síndrome de Lesch-Nyhan, que é descrita de modo mais detalhado nos parágrafos seguintes.

Síndrome de Lesch-Nyhan

Em 1964, Lesch e Nyhan descreveram dois irmãos com hiperuricemia, deficiência intelectual, coreoatetose e automutilação dos lábios e dos dedos das mãos. A maioria dos casos é observada em meninos, porém, foi descrita pelo menos uma menina sintomática com desvio de inativação do cromossomo X. O caráter é recessivo ligado ao X. O defeito básico consiste na ausência de hipoxantina-guanina fosforribosiltransferase. A deficiência da enzima aumenta a taxa de biossíntese das purinas, e o ácido úrico alcança altos níveis no sangue, na urina e no LCR. Ocorre depósito de urato nos rins e nas articulações, podendo resultar em nefropatia e gota.

As manifestações neurológicas consistem em deficiência intelectual grave, espasticidade e coreoatetose que começam

Tabela 139.4 Distúrbio do metabolismo das purinas e das pirimidinas.

Enzima	Anemia	ID	Ácido úrico	DI	PANS	Crises epilépticas	Ataxia	DM	Outros
cNT	+	+	–	+		+	+	+	Os sintomas melhoram com a uridina
Via das purinas									
PRPS	–	–	+	+	+	–	+	–	Autismo
ADSL	–	–	0	+	–	+	–	–	Autismo
AMPD1	–	–	0	–	–	–	–	–	Cãibras musculares, aumento da CK
ADA	–	+	0	+	–	–	–	+	Espasticidade
NP	+	+	+	–	+	–	–	+	Espasticidade
XDH	–	–	–	–	–	–	–	–	Miopatia, artropatia
HPRT	–	–	+	+	–	+	–	+	Automutilação, espasticidade, resistência à tioguanina
APRT	–	–	+	–	–	–	–	–	
Via das pirimidinas									
UMPS	+	–	0	+	–	–	–	–	
UMPH1	+	–	0	–	–	–	–	–	
DPYD	–	–	0	+	–	+	–	–	Microcefalia, sensibilidade à 5-fluoruracila, autismo
DPYS	–	–	0	+	–	+	–	–	
UP	–	–	0	+	–	+	–	+	

–, ausente (ou diminuído para ácido úrico); +, presente (ou aumentado para ácido úrico); 0, fosforribosil pirofosfato; ADA, deficiência da adenosina desaminase; ADSL, deficiência de adenilossuccinato liase; AMPD1, deficiência de adenosina monofosfato desaminase muscular; APRT, deficiência de adenosina fosforribosiltransferase; CK, creatinoquinase; cNT, superatividade de 5'-nucleotidase citosólica (síndrome de depleção dos nucleotídios); DI, atraso do desenvolvimento, deficiência intelectual; DM, distúrbio do movimento; DPYD, deficiência de di-hidropirimidina desidrogenase; DPYS, deficiência de di-hidropirimidinase; HPRT, deficiência de hipoxantina-guanina fosforribosiltransferase (síndrome de Lesch-Nyhan); ID, imunodeficiência; NP, deficiência de nucleosídio fosforilase; PRPS, superatividade da fosforribosil pirofosfato sintetase; PANS, perda auditiva neurossensorial; UMPH1, deficiência de uridina monofosfato hidrolase (pirimidina 5'-nucleotidase); UMPS, deficiência de uridina monofosfato sintase (acidúria orótica hereditária); UP, deficiência de ureidopropionase; XDH, deficiência de xantina desidrogenase (xantina oxidase) (xantinúria; comprometimento secundário na deficiência de cofator de molibdênio).

no primeiro ano de vida. O comportamento automutilante característico aparece no segundo ano. A morte é habitualmente causada por insuficiência renal e pode ocorrer na segunda ou terceira década de vida. Pode-se observar a ocorrência de morte súbita a qualquer momento em consequência de insuficiência respiratória aguda, frequentemente relacionada com o distúrbio motor. São reconhecidas variantes mais leves, nas quais a automutilação pode estar ausente e as manifestações restritas a comprometimento cognitivo, com sintomas motores leves ou paraparesia espástica progressiva. A patogenia dos sintomas cerebrais não é conhecida, mas esses sintomas não são prevenidos pela administração de alopurinol.

O diagnóstico depende do reconhecimento das manifestações clínicas e pode ser estabelecido com precisão pelo ensaio bioquímico da enzima em hemolisados de eritrócitos ou cultura de fibroblastos. A análise do DNA confirma o diagnóstico e pode ser usada para diagnóstico pré-natal e detecção do estado de portador; pode-se detectar a presença de mutações na maioria dos indivíduos afetados. Foram descritas mais de 400 delas.

A gota é tratada de modo efetivo com alopurinol, porém o distúrbio neurológico é desanimador. Pode ser necessário o uso de contenções para evitar que as crianças afetadas causem lesões a si mesmas ou provoque dano em outras pessoas. A extração de dentes é frequentemente necessária para impedir a mutilação facial. O diazepam (1 a 2,5 mg VO, 3 ou 4 vezes/dia), a carbamazepina (10 a 35 mg/kg/dia), a gabapentina (10 a 40 mg/kg/dia) ou a toxina botulínica são algumas vezes úteis, e alguns pacientes podem responder à S-adenosilmetionina (SAM), porém é frequentemente necessário o uso de contenção física nos casos clássicos. A cirurgia de estimulação cerebral profunda, dirigida para o globo pálido, melhorou ou interrompeu a automutilação em alguns casos. Não se dispõe de reposição enzimática nem terapia gênica para a síndrome de Lesch-Nyhan.

Outros distúrbios das purinas

São também observadas anormalidades neurológicas em pacientes que carecem de outras enzimas do metabolismo de nucleosídios de purina. A **deficiência de adenosina desaminase** provoca imunodeficiência combinada grave em lactentes; alguns pacientes apresentam sinais extrapiramidais ou piramidais, e o desenvolvimento psicomotor pode estar retardado. A exsanguinotransfusão parcial pode ser clinicamente benéfica. Além disso, alguns pacientes que carecem de **purina nucleosídio fosforilase** com comprometimento da imunidade celular demonstraram ter uma forma de paraparesia espástica na infância. A superatividade da 5'-nucleotidase produz um fenótipo complexo com todas as características de distúrbios das purinas e pirimidinas, que responde à terapia com uridina por via oral. Esses pacientes podem ter características autistas, as quais também podem ser proeminentes nas deficiências de **fosforribosil pirofosfato sintetase, adenilossuccinato liase** e **di-hidropirimidina desidrogenase**.

Porfiria

As porfirias são uma família de distúrbios nos quais há comprometimento na síntese do heme e seus precursores. As porfirias são tradicionalmente divididas em subgrupos hepático e eritropoético, de acordo com os principais locais de expressão gênica; a **porfiria intermitente aguda** (PIA) é a mais frequente das porfirias e a que mais provavelmente se apresenta ao neurologista.

A PIA é um distúrbio autossômico dominante de baixa penetrância, causada pela deficiência de hidroximetilbilano sintase, também conhecida como *porfobilinogênio desaminase*, observada com mais frequência na Suécia e África do Sul. Tipicamente, apresenta-se como encefalopatia aguda, com alterações comportamentais pronunciadas (incluindo psicose franca), que podem ser acompanhadas de crises epilépticas, neuropatia autônoma causando dor abdominal, taquicardia e hipertensão, ou neuropatia motora dolorosa que pode evoluir para tetraplegia com insuficiência respiratória nos casos graves. Os pacientes podem apresentar hiponatremia em consequência da secreção inapropriada de hormônio antidiurético. A descompensação pode ser provocada por jejum ou por exposição ao álcool, ou por qualquer um de vários fármacos que interagem nessa via, incluindo agentes anestésicos mais antigos, barbitúricos e contraceptivos orais. A gravidez também pode precipitar um ataque. Os fármacos parecem desencadear ataques de PIA ao induzir a ácido delta-aminolevulínico sintase, levando, assim, à depleção hepática de heme, ou ao inibir o sistema do citocromo P-450. A compreensão desses mecanismos facilita a previsão da provável toxicidade de fármacos em indivíduos afetados.

O diagnóstico de PIA requer um ensaio do porfobilinogênio urinário no momento oportuno, com confirmação subsequente por meio do sequenciamento do gene hidroximetilbilano sintase. O manejo agudo, que não deve ser adiado para o diagnóstico definitivo, exige a remoção dos precipitantes, atenção cuidadosa para o equilíbrio hidreletrolítico, administração de Panhematin® IV ou arginato de heme para interromper a via de síntese, analgesia apropriada com agentes como a gabapentina (10 a 40 mg/kg/dia) e controle das crises epilépticas com agentes seguros, como benzodiazepínicos, que não exacerbam o bloqueio metabólico.

Foram relatadas diversas apresentações atípicas na PIA, incluindo síndrome de encefalopatia posterior reversível, cegueira cortical aguda e atrofia muscular progressiva. O manejo a longo prazo depende da orientação dos pacientes e de seus médicos para reconhecer e evitar situações e agentes capazes de provocar descompensação. Um estudo de dois pacientes descobriu que a administração semanal de heme intravenoso estava associada a uma redução acentuada nos ataques agudos e redução nos custos de saúde. Em raros casos, o transplante de fígado pode estar indicado para manejo da insuficiência hepática ou ataques recorrentes, quando o tratamento conservador não é efetivo; a PIA pode recorrer após transplante bem-sucedido se o doador tiver doença não reconhecida.

A **porfiria variegada aguda**, um distúrbio dominante associado a uma atividade diminuída da enzima mitocondrial protoporfirinogênio oxidase, pode apresentar-se de modo clinicamente indistinguível da PIA, visto que o exantema bolhoso típico pode estar ausente em até metade dos indivíduos afetados nas crises agudas. A PVA é tratada de modo semelhante à PIA.

Distúrbios do metabolismo de metais

Várias doenças neurológicas hereditárias estão associadas a um processamento anormal de metais no cérebro. Podem ser convenientemente divididas em distúrbios do metabolismo do cobre e do ferro.

Distúrbios do metabolismo do cobre

Doença de Wilson

Em 1912, Kinnier Wilson descreveu a sua doença epônima como degeneração hepatolenticular, um distúrbio caracterizado por distonia progressiva, tremor e transtornos psiquiátricos, que habitualmente começam na adolescência e são acompanhados de cirrose. Uma década antes, Kayser e Fleischer tinham descrito os anéis castanhos da córnea, que atualmente se sabe que representam o acúmulo de cobre na membrana de Descemet. Esses anéis demonstraram ser um excelente indicador de excesso de reservas de cobre, que regridem com a remoção efetiva do cobre, reaparecendo apenas se o tratamento for interrompido.

A doença de Wilson é causada por mutações no transportador, codificado pelo gene *ATP7B*, que transporta o cobre dos hepatócitos para a bile e o sangue; a sua disfunção leva ao acúmulo de cobre no fígado, onde provoca fibrose e, por fim, cirrose. Quando essa reserva é exaurida, o cobre começa a se depositar nos núcleos lenticulares, causando disfunção extrapiramidal e, se não for tratada, destruição dos núcleos.

As manifestações neurológicas são raras na primeira década de vida. A doença de Wilson tem mais tendência a apresentar-se em crianças pequenas com insuficiência hepática aguda ou crônica, anemia hemolítica ou disfunção tubular renal, refletindo os tecidos para os quais o cobre é tóxico. Os adolescentes afetados têm aparência típica, em que o lábio superior é retraído para expor os dentes, acompanhada de tremor com característica de batimento de asa e postura distônica. É comum a observação de espasticidade, disfagia e disartria, e as características parkinsonianas são mais proeminentes em alguns casos. As manifestações psiquiátricas são frequentes e podem dominar o quadro clínico.

Os exames laboratoriais podem revelar elevação das transaminases, baixo nível sérico de ácido úrico e níveis urinários elevados de cobre, aminoácidos e urato em consequência da disfunção tubular. Os níveis séricos de cobre e de ceruloplasmina estão baixos. Além da demonstração de duas mutações in trans no gene *ATP7B*, não existe nenhum teste específico para o diagnóstico da doença de Wilson. Foi desenvolvido um sistema de escore diagnóstico para ajudar o médico; esse sistema inclui a presença ou ausência de anéis de Kayser-Fleischer ou sintomas neurológicos, a ceruloplasmina sérica, o conteúdo de cobre do fígado, a excreção urinária de cobre e a análise para mutação do gene *ATP7B*.

O agente quelante tradicional usado na doença de Wilson é a penicilamina (600 a 3.000 mg/dia para adultos; 20 mg/kg/dia em crianças, arredondada para os 250 mg mais próximos, administrada em duas ou três doses fracionadas); todavia, o seu perfil de efeitos adversos levou ao uso do zinco (que compromete a absorção de cobre) (150 mg de zinco elementar/dia para adultos; para crianças com < 50 kg de peso corporal, são administrados 75 mg/dia em três doses fracionadas, 30 minutos antes das refeições) e trientina (aumenta a excreção urinária de cobre) (900 a 2.700 mg/dia, em duas ou três doses fracionadas, com administração de 900 a 1.500 mg/dia para terapia de manutenção; nas crianças, a dose baseada no peso não está estabelecida, porém a dose geralmente usada é de 20 mg/kg/dia, arredondada para os 250 mg mais próximos, em duas ou três doses fracionadas) como tratamentos atualmente preferidos. A vitamina E pode desempenhar um papel como antioxidante, porém não existe nenhum esquema posológico amplamente aceito. Se for possível remover as reservas de cobre antes da ocorrência de dano tecidual permanente, o prognóstico é excelente, contanto que o tratamento seja mantido durante toda a vida do paciente. O transplante de fígado constitui uma opção naqueles com insuficiência hepática irreversível ou nos pacientes que não podem tolerar outros tratamentos.

Doença de Menkes

Diferentemente da doença de Wilson, as manifestações da doença de Menkes refletem os efeitos da deficiência de cobre sobre o cérebro e outros tecidos. A doença de Menkes é causada por mutações no gene *ATP7A* ligado ao X, que codifica a proteína que facilita o transporte de cobre do intestino para a circulação. A deficiência sistêmica resultante de cobre leva à disfunção de múltiplos sistemas enzimáticos, incluindo a oxidase do citocromo c, lisil oxidase e dopamina β-hidroxilase. A doença manifesta-se em meninos nos primeiros 2 meses de vida, com regressão do desenvolvimento, hipotonia, crises epilépticas, cabelos torcidos, esparsos e louros (frequentemente ausentes por serem facilmente quebradiços), hipotermia e hipoglicemia. Possuem a aparência de querubim, em consequência da formação anormal de colágeno, que é responsável pelas anomalias ósseas (alargamento metafisário) e dilatação do sistema coletor urinário e vasos sanguíneos. Estes últimos podem sofrer ruptura espontânea, resultando em hemorragia intracraniana, que algumas vezes é atribuída incorretamente a maus-tratos infantis. Sem tratamento, a maioria dos meninos morre até os 3 anos, embora se tenha relatado uma sobrevida até a quarta década em um paciente tratado com fenótipo leve.

O diagnóstico é clinicamente suspeito e confirmado por meio de análise da mutação ATP7A. A administração subcutânea de histidina de cobre para transpor a absorção intestinal defeituosa demonstrou ser benéfica no que concerne a morbidade e mortalidade, contanto que esse tratamento seja instituído antes da ocorrência de dano permanente. Uma combinação de terapia gênica dirigida ao LCR e histidina de cobre por via subcutânea demonstrou benefício em um modelo murino da doença de Menkes.

As meninas com mutações ATP7A podem apresentar a doença quando ocorre translocação X-autossômica ou, teoricamente, nos casos de síndrome de Turner. As manifestações clínicas assemelham-se àquelas que ocorrem nos meninos.

Foram reconhecidas duas variantes alélicas em pacientes com mutações de ATP7A. A síndrome do corno occipital manifesta-se na forma de calcificação na inserção do músculo trapézio, associada à frouxidão articular, dilatação do sistema coletor urinário e vasos sanguíneos tortuosos, com comprometimento cognitivo apenas leve, se houver algum. Foi também descrita a ocorrência de neuropatia motora distal semelhante à síndrome de Charcot-Marie-Tooth em homens adultos; ela carece de qualquer outro achado em comum com a doença de Menkes.

Distúrbios do metabolismo do ferro

Nesses últimos anos, foi delineado um grupo de doenças raras, incluídas no acrônimo NBIA (neurodegeneração com acúmulo de ferro no cérebro, *neurodegeneration with brain accumulation*). Todas exibem combinações variáveis de disfunção dos núcleos da base em associação a sintomas neuropsiquiátricos. Dez dos 12 subtipos conhecidos consistem em distúrbios autossômicos recessivos; a neurodegeneração associada à proteína *beta-propeller* (BPAN, do inglês *beta-propeller protein-associated neurodegeneration*) é dominante ligada ao X, enquanto a neuroferritinopatia é autossômica dominante. Os distúrbios foram classificados em subgrupos de acordo com seus mecanismos patológicos propostos: (1) biossíntese anormal de CoA (neurodegeneração associada à pantotenato quinase [PKAN] e neurodegeneração associada à proteína COASY), (2) metabolismo lipídico anormal (neurodegeneração associada à PLA2G6 [PLAN], neurodegeneração associada à proteína da membrana mitocondrial, neurodegeneração associada à hidroxilase de ácidos graxos e leucoencefalopatia com distonia e neuropatia), (3) disfunção autofagossômica e lisossômica (BPAN e síndrome de Kufor-Rakeb), (4) homeostase do ferro (neuroferritinopatia e aceruloplasminemia) e (5) aqueles de mecanismo incerto (síndrome de Woodhouse-Sakati e NBIA associada à GTPBP2). Os distúrbios centrais neste grupo consistem em PKAN (NBIA 1) (anteriormente conhecida como *doença de Hallervorden-Spatz*) e PLAN (NBIA 2).

A **PKAN ou NBIA 1** é uma doença neurodegenerativa de início na infância, que mais frequentemente se apresenta na primeira década de vida com retardo intelectual e marcha progressiva e distonia oromandibular; podem ocorrer transtornos mais sutis da função cognitiva e da marcha, com formas de início mais tardio da doença. Foram descritos distúrbios de movimento ocular sacádico, incluindo paralisia do olhar vertical supranuclear. O fenótipo clássico também inclui pigmentação retiniana, acantócitos e depósito de ferro no globo pálido. Isso provoca hipointensidade de sinal no globo pálido na RM no início da evolução da doença; com a progressão, aparece uma área central de hiperintensidade no globo pálido medial, produzindo o sinal de "olho de tigre". Apesar de ser altamente sugestivo do diagnóstico, a ausência desse achado não descarta a possibilidade do diagnóstico de PKAN, que é estabelecido por meio de sequenciamento do gene *PANK2*. Embora não exista nenhuma terapia definitiva para a PKAN, estudos de pequeno porte sugerem um efeito estabilizante da quelação do ferro com deferiprona.

A **NBIA 2, PARK14 ou PLAN**, reconhecida pela primeira vez como distrofia neuroaxonal infantil, está associada a mutações de PLA2 G6, que codifica a fosfolipase A2 independente de cálcio. As principais características consistem na combinação de ataxia, hipotonia do tronco, espasticidade, nistagmo e atrofia óptica com neuropatia periférica. A RM revela atrofia cerebelar e depósito de ferro no globo pálido – sem hiperintensidade. As formas de início mais tardio podem apresentar um fenótipo de distonia-Parkinson. Os esferoides neuroaxonais constituem a característica patológica básica da doença, e sua demonstração em biopsias era de importância crítica para o diagnóstico antes da disponibilidade da análise de mutações. Dispõe-se apenas de terapia sintomática.

Distúrbios associados à acantocitose

Os acantócitos são eritrócitos de formato irregular, com projeções espinhosas, cuja aparência reflete uma estrutura normal da membrana. São formados na PKAN (ver texto adiante) e no distúrbio semelhante a Huntington 2 (HDL2), uma doença de repetição de tripletes que afeta o gene que codifica a juntofilina-3, uma proteína envolvida nas membranas sarcoplasmática e plasmática.

A **coreia-acantocitose** é um distúrbio autossômico recessivo, em que os pacientes apresentam início de um distúrbio do movimento hipercinético no começo da vida adulta, que finalmente evolui para o parkinsonismo. Os movimentos são frequentemente resistentes a fármacos, mas podem responder à estimulação cerebral profunda direcionada ao globo pálido interno. Trata-se de uma síndrome neuropsiquiátrica, que começa com características do transtorno obsessivo-compulsivo, podendo evoluir para a demência; alguns pacientes também apresentam neuropatia axonal e crises epilépticas. Em geral, a morte ocorre dentro de 15 anos, e não se dispõe de nenhuma terapia modificadora da doença. Os pacientes apresentam mutações em VPS13A, o análogo humano da proteína vacuolar de levedura (gene *vacuolar protein sorting 13*). O produto gênico, a coreína, interage com a beta-aducina e beta-actina, proteínas do citoesqueleto da membrana que são expressas nas sinapses e nas membranas eritrocitárias.

Dois distúrbios relacionados do metabolismo dos lipídios também estão associados à acantocitose. A **abetalipoproteinemia (síndrome de Bassen-Kornzweig)** é causada por mutações no gene que codifica a proteína de transferência de triglicerídios microssomais. Isso leva à ocorrência de diarreia intensa e ausência quase completa de proteínas contendo apoB no sangue, com níveis muito baixos de colesterol (frequentemente inferiores a 40 mg/dℓ) e de outros lipídios sanguíneos. As vitaminas lipossolúveis estão correspondentemente baixas; talvez a mais importante seja a vitamina E, cuja deficiência provoca uma síndrome espinocerebelar, oftalmoplegia progressiva e retinopatia pigmentar. A deficiência de vitamina K pode causar sangramento grave. A presença de acantócitos e de níveis séricos muito baixos de colesterol deve sugerir o diagnóstico, que pode ser confirmado por meio de análise das mutações. O tratamento com vitamina E e vitamina K mostra-se efetivo se for iniciado precocemente. A **hipobetalipoproteinemia** resulta de mutações no próprio gene da apoB; o fenótipo é indistinguível daquele da abetalipoproteinemia, e o tratamento é o mesmo.

A **síndrome de McLeod** é um distúrbio ligado ao X, originalmente identificada em indivíduos assintomáticos que eram doadores de sangue. Esses indivíduos apresentam expressão anormal de antígenos do grupo sanguíneo Kell em consequência de mutações no gene *XK*. Um subgrupo de indivíduos com esse achado apresenta neuromiopatia sintomática associada a níveis elevados de creatinoquinase, hemólise e movimentos involuntários. Alguns também apresentam crises epilépticas. A RM revela atrofia do núcleo caudado e aumento de sinal no putame. Pode ocorrer miocardiopatia, levando à morte prematura. A eletromiografia revela degeneração axônica, enquanto a biopsia muscular pode demonstrar a presença de miopatia e denervação. Os fenótipos complexos provavelmente resultam de síndromes de genes contíguos; XK é adjacente a CYBB (causando doença granulomatosa crônica ligada ao X), distrofia muscular de Duchenne e RPGR (retinite pigmentosa ligada ao X) no cromossomo X.

DISTÚRBIOS DE GRANDES MOLÉCULAS

Distúrbios lisossômicos e distúrbios associados de grandes moléculas

As doenças lisossômicas caracterizam-se pelo acúmulo de macromoléculas dentro dos lisossomos, devido à deficiência geneticamente determinada de uma enzima catabólica ou produto gênico relacionado. Os materiais armazenados compreendem lipídios complexos, sacarídios ou proteínas, e o sistema nervoso central (SNC) é habitualmente afetado. Ocorre herança tanto autossômica quanto ligada ao X. A detecção do estado de portador e o diagnóstico pré-natal estão disponíveis para a maioria desses distúrbios. O tratamento específico na forma de terapia de reposição enzimática (TRE) para as mucopolissacaridoses (MPS) tipos I, II, VI e VII e para as doenças de Gaucher, Fabry, Wolman e Pompe; a terapia de redução de substrato para a doença de Gaucher, e o transplante de células-tronco hematopoéticas para várias doenças de depósito lisossômico atualmente já estão sendo usados, embora com evidência variável de sua eficácia.

Lipidoses

Todas as doenças de depósito de lipídios envolvem as três principais classes de lipídios: os lipídios neutros (*i. e.*: ésteres de colesterol, ácidos graxos e triglicerídios), os lipídios polares (*i. e.*: glicolipídios e fosfolipídios) e os lipídios muito polares (*i. e.*: gangliosídios).

Gangliosidoses GM2

As doenças por deficiência de hexosaminidase resultam de uma deficiência geneticamente determinada da enzima hexosaminidase, que causa acúmulo de gangliosídio GM2 e outros glicoesfingolipídios nas células (particularmente nos neurônios).

Para a sua atividade integral, a hexosaminidase necessita de duas subunidades diferentes: a subunidade α, que é codificada pelo *locus* da HEXA no cromossomo 15, e a subunidade β, que é codificada pelo *locus* da HEXB no cromossomo 5. Três isozimas da hexosaminidase possuem uma estrutura definida das subunidades: hexosaminidase A (αβ), a hexosaminidase B (ββ) e a hexosaminidase S (αα). A hexosaminidase A é necessária para a clivagem do gangliosídio GM2, porém o verdadeiro substrato é o gangliosídio ligado a uma proteína ativadora, cuja deficiência também causa gangliosidose GM2 (a denominada "variante AB"). As gangliosidoses GM2 são classificadas de acordo com o fenótipo, o *locus* genético e o alelo envolvido.

A encefalopatia infantil progressiva era o padrão clínico mais comum no passado. O sucesso da triagem de portadores na comunidade de judeus Asquenazes reduziu acentuadamente a sua incidência, e, atualmente, é mais comum a observação de variantes de início mais tardio. As deficiências de hexosaminidase exibem diversos fenótipos desde a lactância até a vida adulta. Pode-se suspeitar desse diagnóstico na presença de quase qualquer distúrbio neurológico degenerativo, exceto a neuropatia desmielinizante ou miopatia. A disfunção sensitiva, a paralisia ocular, a bexiga neurogênica e o comprometimento extraneural não constituem características proeminentes.

O diagnóstico é estabelecido pela determinação da atividade da hexosaminidase no soro e nos leucócitos e pelo sequenciamento dos genes da hexosaminidase.

Encefalopatia infantil com mancha vermelho-cereja

Três distúrbios nesse grupo são bem conhecidos: a doença de Tay-Sachs infantil clássica (*locus* α), a doença de Sandhoff infantil (*locus* β) e a denominada variante AB (*locus* ativador). Ocorre heterozigosidade para mutações do *locus* α em 1 em cada 30 judeus Asquenazes (em comparação com 1 em 300 na população geral), responsável pela concentração étnica da doença de Tay-Sachs clássica e compostos genéticos contendo mutações do *locus* α.

Em todas as três condições, o lactente tem aparência normal até 4 a 6 meses. Aprendem a sorrir e a alcançar objetos, porém não sentam nem engatinham. Uma reação de abalo mioclônico a sons (denominada tradicionalmente, porém de modo incorreto *hiperacusia*) e a mancha vermelho-cereja na mácula da retina constituem achados constantes. A mancha vermelho-cereja macular é um achado na fundoscopia que reflete uma combinação de atrofia da fóvea e acúmulo perifoveal de lipídios. A primeira melhora a visualização da coroide subjacente (cuja cor pode variar de vermelho vivo a castanho em diferentes indivíduos), que contrasta com o tecido da retina circundante carregado de lipídios e mais opaco. As manchas vermelho-cereja podem ser observadas nas gangliosidoses GM2 e GM1, na doença de Niemann-Pick tipos A e B (mas não no tipo C) e sialidose tipo 1 (síndrome de mioclonia com manchas vermelho-cereja), e a sua presença tem sido relatada, em certas ocasiões, na doença de Krabbe.

Os lactentes afetados tornam-se flácidos e fracos, porém apresentam reflexos hiperativos, clônus e respostas plantares extensoras. A deterioração visual, a apatia e a perda dos marcos de desenvolvimento levam a um estado vegetativo no segundo ano de vida. As crises epilépticas e as mioclonias são proeminentes nos primeiros 2 anos. Os lactentes finalmente sofrem decorticação. Necessitam alimentação por sonda, têm dificuldade com as secreções e apresentam cegueira. O perímetro cefálico aumenta progressivamente para cerca do 90º percentil de 1 para 3 anos e, em seguida, se estabiliza. A morte ocorre por infecção intercorrente, habitualmente pneumonia. A doença limita-se ao sistema nervoso, exceto pela presença de hepatoesplenomegalia variável na doença de Sandhoff.

Na microscopia óptica, são observados neurônios vacuolizados em todo o cérebro, cerebelo e medula espinal. Na microscopia eletrônica, observam-se corpos citoplasmáticos membranosos (*i. e.*: lisossomos distendidos), com lamelas concêntricas, escuras e pálidas regularmente espaçadas.

O conteúdo de gangliosídio GM2 está acentuadamente aumentado no cérebro e, em grau muito menor, nas vísceras. Ocorre acúmulo em menor grau de outros glicoesfingolipídios, como assialo-GM2 e globosídio.

O depósito resulta da deficiência de hexosaminidase. Na doença de Tay-Sachs clássica, a hexosaminidase A está ausente, enquanto a hexosaminidase B está aumentada. Os portadores heterozigóticos apresentam uma diminuição parcial da hexosaminidase A.

Na doença de Sandhoff infantil, as hexosaminidases A e B estão deficientes. Os portadores apresentam uma diminuição parcial das hexosaminidases A e B. Em uma forma da variante AB, falta uma proteína ativadora da hexosaminidase A. Embora os níveis de hexosaminidases A e B estejam aumentados, o gangliosídio GM2 não pode ser clivado. O diagnóstico requer o uso do substrato natural, o gangliosídio GM2, ou um teste direto para o ativador ou mutações do ativador. Em uma segunda forma da variante AB, a hexosaminidase A residual cliva o substrato artificial, mas não o substrato artificial sulfatado ou natural. Embora isso seja detectado como variante AB, trata-se de um distúrbio do *locus* α.

Gangliosidoses GM2 do final da infância, juvenil e do adulto

Estes distúrbios manifestam-se com demência e ataxia, com ou sem manchas vermelho-cereja na mácula. Com frequência, observa-se a ocorrência de espasticidade, perda da massa muscular em consequência da doença das células do corno anterior e crises epilépticas. A deficiência de hexosaminidase A ou a deficiência das hexosaminidases A e B são detectadas no exame bioquímico do soro, leucócitos e em cultura de fibroblastos da pele.

Outras formas de gangliosidose GM2 de início tardio apresentam ataxia cerebelar ou ataxia espinocerebelar. A deficiência de hexosaminidase A ou a deficiência das hexosaminidases A e B são detectadas no exame bioquímico.

A doença do neurônio motor, que se assemelha à atrofia muscular espinal III, pode constituir a primeira evidência de gangliosidose GM2 de início tardio. Além disso, pode haver achados de neurônio motor superior, produzindo um fenótipo semelhante ao da esclerose lateral amiotrófica.

Muitos e, talvez, a maioria desses casos de início tardio consistem em heterozigotos compostos. O diagnóstico exige ensaio enzimático e sequenciamento do DNA.

Uma variedade de abordagens terapêuticas para as gangliosidoses GM2 demonstrou resultados decepcionantes, incluindo terapia de aumento enzimático, transplante de células-tronco hematopoéticas, terapias de reforço enzimático e de redução de substrato. A terapia gênica em modelos animais é promissora, mas não tem benefício comprovado até o momento em seres humanos.

Gangliosidose GM1

Esse grupo de distúrbios caracteriza-se pela deficiência de gangliosídio GM1 β-galactosidase e depósito de gangliosídio GM1, assialo-GM1, oligossacarídios semelhantes ao sulfato de queratana e glicoproteínas. Outras β-galactosidases, como as que clivam a galactosilceramida e lactosilceramida, não estão deficientes, e não ocorre acúmulo desses compostos. Existem pelo menos três formas de deficiência dessa enzima: a deficiência primária de β-galactosidase, que provoca gangliosidose GM1 infantil e infantil tardia e uma forma adulta; deficiência combinada de neuraminidase e β-galactosidase, a galactossialidose; e deficiência combinada de β-galactosidase e várias outras enzimas lisossômicas na doença de células I, mucolipidose II (ML 1). Estes dois últimos tipos são discutidos na Seção "Mucolipidoses".

Gangliosidose GM1 infantil

A gangliosidose GM1 infantil é de início mais precoce, é mais grave e mais rapidamente progressiva do que a doença de Tay-Sachs infantil. Logo após o nascimento, esses lactentes apresentam hipotonia, com capacidade deficiente de sucção e ganho de peso lento. Além disso, apresentam bossa frontal, traços grosseiros, orelhas grandes de baixa implantação e filtro alongado. Observa-se a presença de hipertrofia gengival, macroglossia, edema periférico e, com frequência, turvação da córnea. Podem ocorrer estrabismo e nistagmo. Cerca de 50% dos pacientes desenvolvem manchas vermelho-cereja maculares. O desenvolvimento é lento, e as crianças não sentam nem engatinham. Em torno de 6 meses, ocorre hepatoesplenomegalia; podem-se observar rigidez articular e deformidade da mão em garra, e há espessamento da pele. Podem ocorrer crises epilépticas. Tipicamente, os lactentes morrem antes dos 2 anos de pneumonia ou arritmias cardíacas.

A RM do cérebro pode ser inicialmente normal; entretanto, como a cabeça cresce rapidamente, aparece uma hiperintensidade de sinal difusa em toda a substância branca (Figura 139.1). As radiografias mostram alterações semelhantes àquelas da síndrome de Hurler depois de 6 a 12 meses, com formação de bico anterior dos corpos vertebrais e sela turca em formato de J. O esfregaço de sangue periférico revela linfócitos vacuolados, e são encontrados histiócitos espumosos na medula óssea.

O diagnóstico é sugerido pelo padrão característico de oligossacarídios na urina e confirmado pelo ensaio GM1 gangliosídio β-galactosidase nos leucócitos do sangue ou em cultura de fibroblastos da pele e por análise de mutação.

Gangliosidose GM1 infantil tardia

Os sintomas começam entre 1 e 3 anos, com ataxia da marcha, hipotonia, hiper-reflexia, disartria e regressão da fala. As crises epilépticas, a demência e a tetraplegia espástica levam à morte, habitualmente por pneumonia. Pode-se observar a presença de atrofia óptica e evidências de doença das células do corno anterior. A córnea é clara, não há organomegalia e as alterações ósseas são escassas.

Gangliosidose GM1 juvenil e adulto

As formas juvenil e adulta deste distúrbio podem apresentar deformidades esqueléticas ou manifestações neurológicas. Observam-se sintomas como opacificação ocasional da córnea,

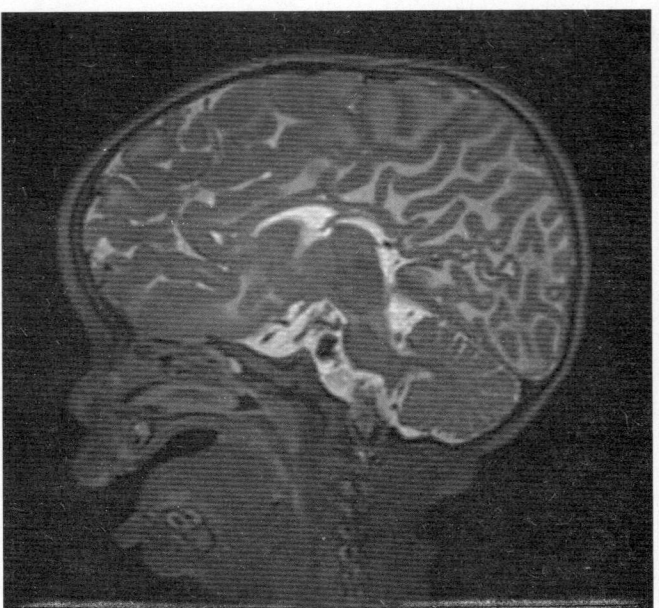

FIGURA 139.1 Ressonância magnética sagital ponderada em T2 de um lactente com gangliosidose GM1, mostrando macrocefalia e hiperintensidade de sinal em toda a substância branca.

angioqueratomas e hérnias. Alterações nas gengivas, na aparência facial e na mácula geralmente estão ausentes. As manifestações neurológicas incluem sinais extrapiramidais e piramidais, ataxia, anormalidades oculomotoras e alterações comportamentais. Não existem tratamentos aprovados para qualquer forma de gangliosidose GM1, mas relatos dispersos sugerem que o miglustate beneficia alguns pacientes com formas de início tardio da doença. A terapia gênica mostrou benefício em modelos murinos da doença, mas não há dados de testes disponíveis com seres humanos.

Doença de Fabry

A doença de Fabry é um distúrbio ligado ao X, em que a pele, os rins, o sistema nervoso periférico, o sistema nervoso autônomo e os vasos sanguíneos armazenam tri-hexosilceramida, um produto de degradação do globosídio. A tri-hexosilceramida acumula-se, devido a uma deficiência da α-galactosidase A. Pacientes heterozigotos do sexo feminino são, com frequência, clinicamente afetados, porém com menos gravidade e mais tarde do que os hemizigotos.

Em geral, os sintomas aparecem na infância ou na adolescência, com dor lancinante nos membros, particularmente nos pés e nas mãos, frequentemente produzida por mudanças de temperatura e acompanhada de parestesia ou crises abdominais. É comum a ocorrência de anidrose e febre sem causa aparente.

Os angioceratomas, que se tornam mais numerosos com a idade, são púrpura, maculares ou maculopapulares, hiperceratóticos, de 1 a 3 mm de tamanho e com predileção pela virilha, nádegas, escroto e umbigo. O depósito de glicolipídios nos glomérulos e túbulos renais começa com proteinúria assintomática em crianças; progride para a insuficiência renal e hipertensão na terceira ou quarta décadas de vida. O depósito de glicolipídios nas paredes dos vasos sanguíneos pode causar acidente vascular encefálico. Podem ocorrer edema dos membros, turvação da córnea em espiral (córnea verticilada) visível no exame com lâmpada de fenda e comprometimento miocárdico. A TRE demonstrou reverter o depósito de lipídios nos rins, no coração e nos vasos sanguíneos, produzindo melhora correspondente ou reversão do comprometimento renal, dor, função cardíaca e fluxo sanguíneo cerebral. Em alguns casos, o transplante de rim ainda pode ser necessário quando ocorre insuficiência renal. A dor lancinante pode responder a fenitoína (5 a 8 mg/kg/dia), carbamazepina (10 a 35 mg/kg/dia) ou gabapentina (10 a 40 mg/kg/dia).

As mulheres heterozigóticas também podem ser afetadas, porém as manifestações são menos pronunciadas. As lesões cutâneas são poucas ou estão ausentes. A opacificação da córnea é mais comum. Caso ocorra comprometimento renal ou cardíaco, é de início mais tardio e menos grave. A doença de Fabry é diagnosticada pelo achado de atividade diminuída da α-galactosidase no plasma e nos leucócitos e mutação no gene da α-galactosidase.

Doença de Gaucher

A doença de Gaucher é uma esfingolipidose autossômica recessiva, em que ocorre armazenamento de glicocerebrosídio em consequência da deficiência de glicocerebrosídio β-glicosidase (ou glicocerebrosidase). Foram descritas pelo menos quatro formas: a forma neuronopática infantil, a forma neuronopática juvenil, a forma neuronopática do adulto e a forma não neuronopática do adulto.

Essas distinções parecem ser artificiais, com sobreposição das manifestações em um amplo espectro de fenótipos. A forma do adulto (não neuronopática) (tipo I) é mais comum em judeus Asquenazes do que na população geral. O diagnóstico de todas as formas é estabelecido pela demonstração de atividade reduzida da glicocerebrosídio β-glicosidase em cultura de fibroblastos da pele ou leucócitos sanguíneos e é ainda mais refinado pela demonstração de mutações no gene da β-glicosidase.

Doença de Gaucher tipo II (neuronopática infantil)

Essa doença ocorre no primeiro ano de vida, frequentemente nos primeiros 3 meses. A evolução é rápida, com regressão do desenvolvimento e morte antes dos 2 anos. Os lactentes afetados perdem peso, refletindo a compressão mecânica do intestino e o estado hipercatabólico associado à hepatoesplenomegalia pronunciada. Os sinais neurológicos refletem a grave disfunção do tronco encefálico e incluem estridor, dificuldade na sucção e deglutição, estrabismo, *retrocollis*, espasticidade e hiper-reflexia. A esotropia bilateral é típica. Posteriormente, crianças afetadas entram em um estado vegetativo, tornando-se flácidos e fracos. Podem ocorrer crises epilépticas. Não há manchas vermelho-cereja maculares nem atrofia óptica.

Doença de Gaucher tipo III (neuronopática juvenil)

Fora da Europa e América do Norte, a doença de Gaucher do tipo III é a forma mais comum. As manifestações variam desde uma forma grave, que se apresenta na lactância como infiltrados pulmonares, esplenomegalia e insuficiência cardiorrespiratória, até uma demência mioclônica progressiva em adolescentes ou adultos (comum em províncias do norte de Norrbotten e Västerbotten na Suécia). Uma importante pista para o diagnóstico consiste em paralisia do olhar horizontal supranuclear, com movimentos em *looping* característicos, em que a incapacidade de gerar movimentos sacádicos horizontais é parcialmente compensada pela geração de movimentos sacádicos verticais, acompanhados de impulso horizontal da cabeça.

Doença de Gaucher tipo I (do adulto)

Esses pacientes apresentam manifestações viscerais (p. ex., fígado, linfonodos, pulmões) e esqueléticas, sem doença neurológica primária. O mieloma múltiplo pode ser uma complicação tardia. É mais comum em judeus Asquenaze. A doença de Gaucher tipo I ocorre em qualquer idade, desde a lactância até a sétima década de vida. Deve-se evitar a esplenectomia, a não ser que a TRE não seja possível, ou que as manifestações mecânicas e hematológicas não sejam de outro modo controladas. As lesões dos ossos longos, da pelve ou dos corpos vertebrais podem ser dolorosas. Os casos graves podem exigir intervenção cirúrgica, incluindo substituição articular. A TRE, com β-glicosidase modificada purificada (i. e.: alglucerase) ou β-glicosidase recombinante (i. e.: imiglucerase), reverte todas as manifestações da doença de Gaucher tipo I, contanto que o tratamento seja iniciado antes da ocorrência de dano tecidual grave. A terapia de redução de substrato com miglustate ou eliglustate também é aprovada pela Food and Drug Administration para terapia da doença de Gaucher tipo 1.

Doença de Gaucher neuronopática do adulto

Foi constatado que o parkinsonismo é mais frequente em vários estudos de adultos com doença de Gaucher e em heterozigotos para mutações da glicocerebrosidase. Atualmente, a relação parece estar bem estabelecida; o mecanismo permanece incerto, e a disfunção lisossômica inespecífica pode desempenhar um papel em várias doenças neurodegenerativas, incluindo parkinsonismo.

Doença de Niemann-Pick

Esse grupo de distúrbios inclui várias doenças que foram reunidas, em 1958, por Crocker e Farber, com base na sobreposição de sua patologia (i. e.: células espumosas viscerais) e bioquímica (i. e.: depósito lisossômico do glicoesfingolipídio, a esfingomielina). Subsequentemente, Crocker propôs quatro grupos. Atualmente, sabe-se que os grupos A e B de Crocker consistem em deficiências primárias de esfingomielinase, enquanto os grupos C e D são distúrbios alélicos, cujo defeito primário não é uma deficiência de hidrolase lisossômica, mas no tráfego intracelular de lipídios. Os pacientes com doença de Niemann-Pick dos tipos A e B apresentam atividade deficiente da enzima ácida de clivagem da esfingomielina, a esfingomielinase ácida. Deve-se suspeitar do diagnóstico em pacientes com hepatoesplenomegalia progressiva, com ou sem sintomas cerebrais. A medula óssea contém células de armazenamento em amora características (i. e.: distintas das células de Gaucher). A atividade diminuída da esfingomielinase pode ser demonstrada em cultura de fibroblastos da pele, leucócitos e/ou tecido.

Doença de Niemann-Pick infantil, tipo A

Trata-se da forma mais grave de doença de Niemann-Pick, que ocorre mais comumente em judeus Asquenazes do que na população geral. A icterícia neonatal transitória é seguida de hepatoesplenomegalia progressiva; a regressão do desenvolvimento e a perda de peso levam a demência, hipotonia e morte em torno de 2 anos. Em cerca da metade dos pacientes, observa-se o desenvolvimento de manchas vermelho-cereja maculares. As crises epilépticas são incomuns, e o comprometimento ósseo é leve. Com frequência, a pele exibe uma tonalidade amarelo-acastanhada. A maioria dos pacientes apresenta comprometimento difuso ou infiltrados irregulares nos pulmões.

O diagnóstico depende do quadro clínico característico, mais demonstração de deficiência quase total de esfingomielinase nos leucócitos ou em cultura de fibroblastos da pele e demonstração de mutações no gene da esfingomielinase ácida.

Não neuronopática juvenil, tipo B

Essa forma manifesta-se com esplenomegalia ou hepatoesplenomegalia assintomáticas sem distúrbio neurológico em lactentes, crianças ou adultos, embora se possa verificar a presença de manchas vermelho-cereja. Esses pacientes apresentam maior quantidade de esfingomielinase residual (i. e.: 15 a 20% do normal) do que os que apresentam o tipo A (i. e.: até 10%). A TRE está atualmente em fase de ensaios clínicos para doença de Niemann-Pick tipo B.

Doença de Niemann-Pick, tipo C

A doença de Niemann-Pick tipo C (NPC) pode se manifestar em qualquer idade, desde a vida fetal (i. e.: com ascite) até a quinta ou sexta décadas de vida. A doença de início precoce é dominada por insuficiência hepática e insuficiência pulmonar, que habitualmente são letais na lactância. Com mais frequência, a doença clássica de início na infância apresenta-se de modo insidioso, com fracasso escolar e perda da destreza, que evolui para uma síndrome progressiva de ataxia, distonia e demência. A paralisia do olhar vertical supranuclear é característica e quase sempre está presente no estágio inicial, embora frequentemente não seja reconhecida. Cerca de 50% dos pacientes apresentam crises epilépticas, e 20% têm cataplexia gelástica. A hepatoesplenomegalia é variável, e a sua ausência não descarta a possibilidade de NPC. Foram descritos isolados genéticos na Nova Escócia (i. e.: anteriormente doença de Niemann-Pick tipo D) e em hispânicos no Colorado e Novo México.

Os pacientes com NPC são, em sua maioria, heterozigotos compostos para mutações da NPC1; o produto gênico é uma grande proteína transmembrana localizada na via endossômico-lisossômica final. A disfunção dessa proteína está associada a um comprometimento no tráfego de grandes moléculas nessa via, com acúmulo de glicolipídios, esfingomielina e colesterol nos lisossomos. O diagnóstico baseia-se na demonstração desse defeito. A análise direta do DNA pode ser usada como exame complementar de primeira linha; entretanto, são obtidos resultados falso-negativos, devido ao tamanho do gene e ao grande número de mutações (mais de 300 mutações reconhecidas até o momento). O exame bioquímico padrão requer a demonstração de acúmulo de colesterol livre nos lisossomos, que é identificado por meio de coloração de filipina. Trata-se de um índice indireto do defeito funcional, com número significativo de variantes de casos com resultados que podem ser difíceis de diferenciar dos heterozigotos. O ensaio para colestano 3-beta, 5-alfa, 6-betatriol no sangue constitui um marcador sensível e geralmente específico da NPC e já é estabelecido como um exame complementar de primeira linha durante a edição deste texto. Nos EUA, não existe nenhuma terapia aprovada para a NPC, embora o miglustate tenha sido aprovado para o tratamento das manifestações neurológicas na União Europeia e em vários outros países. Em 2019, estavam em andamento ensaios clínicos para N-acetil-L-leucina, ciclodextrina intratecal e intravenosa e arimoclomol oral na NPC. O arimoclomol recebeu *status* de terapia inovadora para NPC pela Food and Drug Administration dos EUA em 2019.

Um pequeno número de casos de NPC está associado a mutações em um segundo gene, *NPC2*, cujo produto gênico é uma proteína lisossômica solúvel. O NPC2 parece interagir com NPC1 por meio da transferência de colesterol não esterificado, respondendo a sinais de oxiesterol, ou alguma combinação de ambos.

O transplante de células-tronco hematopoéticas pode ser útil nesse distúrbio, embora não existam dados controlados disponíveis.

Doença de Farber

A doença de Farber é causada pela deficiência de ceramidase ácida. Os lactentes com essa doença têm uma acentuada redução da atividade enzimática e apresentam articulações tumefeitas e dolorosas, rouquidão, vômitos, dificuldade respiratória ou edema dos membros nos primeiros meses de vida, algumas vezes com apenas 2 semanas de vida. A maioria dos pacientes morre de doença pulmonar antes dos 2 anos, porém alguns sobrevivem até a adolescência. O transplante de células-tronco hematopoéticas tem produzido melhora em várias medidas, mas não previne a deterioração neurológica. As crianças com maior atividade residual da ceramidase ácida (> 10%) podem apresentar um fenótipo de atrofia muscular espinal-epilepsia mioclônica progressiva, distinto daquele associado a mutações de SMN1 ou com um fenótipo menos grave que inclui envolvimento do nervo óptico e da retina, com manchas vermelho-cereja.

Xantomatose cerebrotendínea (doença de depósito de colestanol)

A xantomatose cerebrotendínea é uma doença autossômica recessiva associada a níveis elevados de colestanol no sangue e mutações no gene esterol 27-hidroxilase (CYP27).

Os pacientes com xantomatose cerebrotendínea frequentemente apresentam comprometimento cognitivo precoce e podem ter diarreia inexplicável começando na primeira infância, porém as cataratas, os xantomas tendíneos e a espasticidade progressiva, habitualmente associada com ataxia, geralmente não ocorrem antes da adolescência ou idade adulta jovem. A espasticidade e a ataxia são graves e progressivas. A fala está afetada. A neuropatia pode aparecer com perda da massa muscular distal. São observados déficits sensitivos e sinais de Babinski. A paralisia pseudobulbar desenvolve-se no estágio terminal. A morte por doença neurológica ou infarto do miocárdio ocorre habitualmente na quarta a sexta décadas de vida. Alguns pacientes apresentam uma função mental aparentemente normal.

Os xantomas tendíneos quase sempre são observados no tendão do calcâneo, mas podem ocorrer em outras partes. Os hemisférios cerebelares contêm grandes xantomas (i. e.: até 1,5 cm) granulomatosos, com extensa desmielinização. O tronco encefálico e a medula espinal podem estar acometidos.

O tratamento com ácido quenodesoxicólico pode prevenir ou reverter as manifestações neurológicas, se iniciado precocemente.

Mucopolissacaridoses

As MPS são definidas por um fenótipo característico e pelo depósito tecidual e excreção urinária de mucopolissacarídio ácido. Originalmente, eram consideradas como uma única doença; todavia, hoje em dia, são identificados oito tipos clínicos e numerosos subtipos. Cada um desses tipos é causado pela deficiência de uma hidrolase lisossômica necessária para a degradação de um ou mais dos três mucopolissacarídios sulfatados: o sulfato de dermatana, o sulfato de heparana e o sulfato de queratana.

Deve-se suspeitar deste diagnóstico com base no quadro clínico e na presença de quantidades excessivas de um ou mais mucopolissacarídios ácidos na urina e confirmado pela demonstração de um defeito enzimático específico. Os testes de triagem urinários para o excesso de mucopolissacarídios são úteis, porém estão sujeitos a fornecer resultados falso-positivos e falso-negativos. Os testes de triagem positivos exigem confirmação pela determinação quantitativa e qualitativa de mucopolissacarídios urinários e demonstração do defeito enzimático. Os resultados falso-negativos são relativamente frequentes nas síndromes de Sanfilippo e de Morquio. Se a suspeita clínica de MPS for alta, deve-se efetuar uma avaliação diagnóstica, apesar de um teste de triagem urinário negativo. Dispõe-se de diagnóstico pré-natal para esses distúrbios.

Síndrome de Hurler (mucopolissacaridose I)

A síndrome de Hurler é a mais grave das MPS e caracteriza-se pelo seu início na lactância, incapacidade progressiva e morte que ocorre habitualmente antes dos 10 anos. Quase todas as características encontradas em outros tipos estão presentes na síndrome de Hurler. A turvação da córnea e a cifose lombar ocorrem no primeiro ano de vida, seguidas pelo desenvolvimento de rigidez das articulações com edema periarticular; mãos e pés curtos e atarracados; mãos em garra; lordose lombar; deformidade torácica; e baixa estatura com 2 ou 3 anos. A face é característica, com espessamento das pálpebras e lábios grossos; bossa frontal; sobrancelhas peludas; ponte nasal deprimida; hipertelorismo ocular; macroglossia; respiração ruidosa; rinorreia; e dentes amplamente espaçados e semelhantes à cavilha. O retardo psicomotor é seguido de demência, porém as crises epilépticas não são típicas. A surdez é frequente, e poucos pacientes desenvolvem a fala. Podem ocorrer espessamento das leptomeninges, cistos aracnóideos e hidrocefalia. Sopros cardíacos em consequência de cardiopatia valvar, oclusão coronariana e cardiomegalia podem ocorrer e causar morte. A distensão abdominal é comum, com hérnias inguinal e umbilical e hepatomegalia. A turvação da córnea progride e, com a degeneração da retina, compromete a visão. Pode ocorrer compressão da medula cervical, com tetraplegia.

As alterações radiográficas sustentam o diagnóstico de MPS, porém não distinguem de modo confiável os vários tipos. Os achados consistem em vértebras lombares ovoides ou em bico, ossos metacarpais em forma de cavilha, sela turca em formato de J e costelas espatuladas. Os leucócitos periféricos e as células da medula óssea contêm grânulos metacromáticos. São observados vacúolos claros nos hepatócitos e em outras células. Ocorrem corpos de zebra contendo lipídios no cérebro. Tanto o sulfato de dermatana quanto o sulfato de heparana se acumulam em excesso. O diagnóstico é estabelecido pela demonstração de deficiência grave de α-L-iduronidase em cultura de fibroblastos da pele e nos leucócitos. A análise mutacional do gene da α-L-iduronidase confirma o diagnóstico e possibilita o diagnóstico pré-natal.

A síndrome de Scheie (MPS IS), uma variante alélica mais leve da síndrome de Hurler, caracteriza-se pelo início juvenil de rigidez articular, com desenvolvimento de mão em garra e pés deformados. Um fenótipo intermediário entre o da síndrome de Hurler e aquele da síndrome de Scheie é designado como *composto Hurler-Scheie*.

Síndrome de Hunter (mucopolissacaridose II)

A síndrome de Hunter inclui formas leve e grave. Ambas são recessivas ligadas ao X e apresentam deficiência de iduronato-2-sulfatase. Ocorre uma fenocópia semelhante a Hunter em meninas com deficiência de iduronato-2-sulfatase no contexto da deficiência total de sulfatase (leucodistrofia metacromática [LDM], tipo Austin).

Os meninos com a forma grave apresentam rigidez articular de início juvenil, características faciais típicas (Figura 139.2), disostose múltipla, hepatoesplenomegalia, diarreia, nanismo e deterioração mental. A surdez progressiva é proeminente. Pode-se observar a ocorrência de deterioração pigmentar da retina, papiledema e hidrocefalia. A alteração nodular ou a pele granulosa sobre as escápulas e a ausência de turvação da córnea constituem características importantes que distinguem a síndrome de Hunter da síndrome de Hurler. Os pacientes morrem habitualmente na adolescência.

Os pacientes com a forma leve da síndrome de Hunter podem ser assintomáticos ou podem apresentar apenas achados sistêmicos leves.

Síndrome de Sanfillippo (mucopolissacaridose III)

Os pacientes com essa síndrome ultrapassam em número aqueles com todas as outras formas de MPS combinadas. Apresentam comprometimento cognitivo progressivo, comprometimento somático leve e excreção urinária de sulfato de heparana. Quatro formas bioquimicamente distintas refletem quatro etapas metabólicas necessárias para a degradação de heparana, mas não para o sulfato de dermatana ou sulfato de queratana. Os pacientes com síndrome de Sanfilippo apresentam demência de início juvenil, com atraso ou deterioração da fala ou do desempenho escolar. As crianças que apresentam transtorno psiquiátrico, deficiência intelectual ou demência devem ser cuidadosamente examinadas à procura de alterações sutis nas características faciais, hepatoesplenomegalia, hirsutismo, rigidez articular e alterações radiográficas de disostose múltipla. Esses pacientes sofrem deterioração neurológica, com demência progressiva, tetraparesia espástica, tetrabalismo, atetose, incontinência e crises epilépticas. Pode ocorrer comprometimento cardíaco. Não há turvação da córnea. As alterações ósseas, estatura baixa

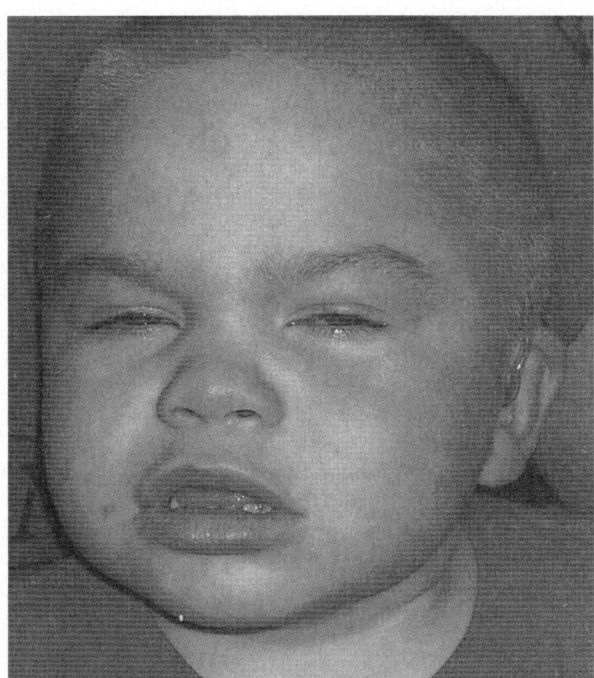

FIGURA 139.2 Mucopolissacaridose tipo II (síndrome de Hunter); observe a plenitude periorbitária, o aumento da espessura tecidual dos lábios e das bochechas e o aparelho para audição.

e organomegalia são leves. Os pacientes podem morrer na adolescência ou sobreviver até a terceira década de vida.

O diagnóstico é estabelecido pelo quadro clínico característico, aumento do sulfato de heparana na urina e pela demonstração do defeito enzimático específico e mutações no gene relevante. Os testes de triagem para mucopolissacaridúria podem ser negativos na síndrome de Sanfilippo. Atualmente, não há terapia de eficácia comprovada na MPS III, embora a TRE, a terapia de redução de substrato e a terapia gênica tenham sido exploradas em seres humanos e modelos animais.

Mucolipidoses

As ML assemelham-se ao fenótipo de Hurler, porém carecem de excesso de mucopolissacarídio urinário; em seu lugar, apresentam excreção urinária excessiva de oligossacarídios ou glicopeptídios, cuja maioria consiste em fragmentos de estruturas mais complexas. A cromatografia em camada fina para oligossacarídios na urina constitui um teste de triagem útil.

Sialidose (mucolipidose I)

Os pacientes com sialidoses apresentam deficiência de α-L-neuraminidase, também conhecida como *sialidase* codificada pelo gene *NEU1*. Na maioria das formas, as glicoproteínas, oligossacarídios e glicolipídios, que contêm ácido siálico acumulam-se nos tecidos, e os sialiloligossacarídios são excretados na urina.

O diagnóstico baseia-se nos achados clínicos, na presença de sialiloligossacarídios anormais na urina; na deficiência da sialidase apropriada em cultura de fibroblastos da pele, tecido ou leucócitos; e demonstração de mutações em NEU1. Existem pelo menos duas sialidases lisossômicas distintas.

Além das deficiências isoladas de sialidase, dois outros grupos de ML apresentam deficiência de sialidase. Em um deles, a galactossialidose, tanto a sialidase quanto a β-galactosidase estão deficientes, visto que a proteína estabilizadora que elas compartilham está defeituosa. No segundo grupo, constituídos pela ML II e ML III, a sialidase e várias outras hidrolases lisossômicas estão deficientes, devido à atividade deficiente da fosfotransferase, que é responsável pela criação do modelo de manose-6-fosfato que direciona as enzimas para o lisossomo.

As sialidoses com deficiência isolada de sialidase apresentam um quadro clínico altamente variável. Neonatos e lactentes são classificados como tendo sialidose tipo 2. Os recém-nascidos com sialidose congênita apresentam hidropisia fetal, hepatoesplenomegalia e sobrevida curta. Os lactentes com nefrossialidose assemelham-se ao fenótipo de Hurler e desenvolvem manchas vermelho-cereja maculares e doença renal. As crianças com sialidose tipo 1 (também conhecida como *ML I*), um distúrbio mais leve, são afetadas de modo semelhante, porém desenvolvem ataxia, abalos mioclônicos e crises epilépticas. A forma mais leve é o distúrbio mioclônico com mancha vermelho-cereja, em que os adolescentes, que geralmente são intelectualmente normais, apresentam manchas vermelho-cereja maculares, mioclonias e crises mioclônicas. Observa-se uma predileção pelos indivíduos de ascendência italiana.

Não há terapia modificadora da doença para qualquer forma de ML I.

Mucolipidoses II e III

A ML II ou doenças das células I e a ML III ou pseudopolidistrofia de Hurler são distúrbios autossômicos recessivos alélicos associados a uma deficiência da enzima, a glicoproteína N-acetilglicosaminil fosfotransferase, cuja atividade é necessária para o direcionamento das glicoproteínas, incluindo muitas hidrolases lisossômicas, do aparelho de Golgi ao lisossomo. Essas doenças estão associadas a mutações nos genes GNPTAB e GNPTG, que codificam as subunidades α/β e γ da enzima, respectivamente. O estudo de uma amostra com mais de mil indivíduos não aparentados com gagueira persistente não sindrômica identificou 164 indivíduos portadores de variantes codificadoras não sinônimas em um desses genes, sem manifestações sugestivas de ML.

A ML II é um distúrbio grave, que se assemelha à síndrome de Hurler, sem turvação da córnea. Os fibroblastos cultivados contêm inclusões grosseiras (células I). O diagnóstico é estabelecido pelo achado de sialo-oligossacarídios em excesso na urina e pela deficiência de múltiplas enzimas lisossômicas em fibroblastos da pele cultivados, com níveis plasmáticos elevados dessas enzimas. No cérebro e nas vísceras, apenas a β-galactosidase está consistentemente deficiente.

A ML III é um distúrbio clínico mais leve do que a ML II, que pode apresentar rigidez articular, síndrome do túnel do carpo, necrose avascular dos ossos ou comprometimento intelectual leve. O pamidronato pode ser útil no tratamento da lesão óssea da ML III, particularmente na doença do quadril. Não há terapia modificadora da doença para ML II ou ML III.

Mucolipidose IV

A ML IV é um distúrbio autossômico recessivo associado à deficiência intelectual grave, defeitos na função motora e da fala, opacificação da córnea e degeneração progressiva da retina levando à cegueira e a uma expectativa de vida reduzida. A opacificação da córnea pode ocorrer a partir das 6 semanas de vida. A doença foi inicialmente considerada ocorrer quase exclusivamente em judeus Asquenaze, mas agora foram identificados casos em todo o mundo, embora apenas um pouco mais de 100 indivíduos tenham sido relatados no total. A acloridria é universal, e a determinação dos níveis séricos elevados de gastrina constitui um teste de triagem conveniente e confiável para a ML IV. Atualmente, o diagnóstico pode ser estabelecido pela análise mutacional do gene *MCOLN1*, que codifica a mucolipina, também conhecida como *TRPML1*, um membro da família de receptores proteicos de potencial transitório. A disfunção de TRPML1 leva a deficiências no tráfego endossomal-lisossomal, autofagia, exocitose lisossomal, sinalização do complexo 1 do alvo da rapamicina em mamíferos e homeostase de metais pesados. O miglustate retardou a progressão da ML IV em camundongos e o fingolimode demonstrou inibir a inflamação astrocítica no mesmo modelo, mas nenhuma terapia modificadora da doença ainda está disponível para seres humanos afetados.

Lipofuscinoses ceroides neuronais

As NCLs são um grupo de doenças lisossômicas, que se caracterizam por graus variáveis de demência progressiva, epilepsia e comprometimento visual associado a pigmentação da retina e atrofia cortical profunda. Eram anteriormente definidas pelas suas características histológicas e ultraestruturais e por uma infinidade de epônimos confusos e aplicados de modo inconsistente; todavia, são hoje classificadas de acordo com os genótipos. As características patológicas comuns consistem em neurônios ingurgitados com material autofluorescente e positivo para ácido periódico Schiff (PAS) na microscopia óptica e perfis típicos, incluindo depósitos osmiofílicos granulares, corpos curvilineares e em impressão digital (ou combinações deles) na microscopia eletrônica. Embora os sinais e sintomas sejam limitados ao sistema nervoso, os citossomos anormais estão amplamente distribuídos na pele, no músculo, nos nervos periféricos, nos leucócitos, no sedimento urinário e nas vísceras.

Treze genes foram associados a 14 *loci* de NCL; o gene associado a um *locus* (CLN9) ainda não foi identificado. Todos os tipos são autossômicos recessivos, com exceção da forma Parry da NCL do adulto, que está associada a mutações dominantes em DNAJC5. Alguns fenótipos podem estar associados a mutações em vários genes (como a NCL do adulto, associada a mutações em catepsina D [CTSD], PPT1, CLN3, CLN5, CLN6, CTSF e GRN), e alguns genes, como o PPT1, podem produzir vários fenótipos diferentes, o que está associado à NCL infantil, infantil tardia e juvenil.

O diagnóstico das formas de NCL deficientes em PPT1-, TPP1- e CTSD pode ser estabelecido por ensaio enzimático e confirmado por análise mutacional. Um banco de dados com lista das mutações de NCL está disponível *online* em https://www.ucl.ac.uk/ncl-disease/.

As pesquisas que sustentam o diagnóstico incluem eletrorretinografia anormal nas formas infantil, infantil tardia e juvenil e exame de tecido ao microscópio eletrônico (*i. e.*: biopsia de pele, nervo, músculo ou reto para neurônios autonômicos). Observa-se uma autofluorescência anormal no exame de cortes congelados de amostras de biopsia de músculo, possibilitando um diagnóstico rápido.

Os fenótipos mais frequentes são o infantil tardio (NCL2) e o juvenil (NCL3). O primeiro manifesta-se entre 2 e 4 anos com crises epilépticas, associadas a regressão do desenvolvimento, ataxia, mioclonias e espasticidade. Ocorre degeneração da retina posteriormente na evolução, levando finalmente à cegueira.

A NCL juvenil começa na segunda metade da primeira década de vida, com perda progressiva da visão e início mais tardio de epilepsia. Os pacientes podem sobreviver até a quarta década de vida.

O diagnóstico rápido e preciso de NCL é essencial, já que a terapia modificadora da doença está disponível ou em ensaios clínicos. A cerliponase alfa, administrada diretamente nos ventrículos cerebrais, estabiliza a NCL2 e foi aprovada pela Food and Drug Administration dos EUA para esta indicação. Ensaios de terapia gênica estão em andamento para CLN2, CLN3 e CLN6. A pró-CTSD humana recombinante está em investigação em culturas *in vitro* de fatias de hipocampo com deficiência de CTSD, células da retina *in vivo* e no modelo murino da CLN10.

Leucodistrofias

As leucodistrofias são distúrbios genéticos metabólicos progressivos, que causam desmielinização, diferentemente das leucoencefalopatias, que frequentemente são adquiridas.

Distúrbios como a doença de Krabbe, a LDM (que são doenças lisossômicas), a adrenoleucodistrofia (ALD) (discutida com outros distúrbios peroxissômicos), a doença de Alexander e a doença de Pelizaeus-Merzbacher clássica (DPM) foram definidos por pesquisas clínicas e patológicas tradicionais. A fenotipagem clínica e por ressonância magnética cuidadosa, combinada com biologia molecular, levou à identificação de uma variedade de leucodistrofias adicionais, incluindo ataxia da infância com hipomielinização central (*childhood ataxia with central hypomyelinization*, também conhecida como doença da substância branca evanescente [VWM, do inglês *vanishing white matter*]) e leucoencefalopatia megalencefálica com cistos subcorticais, hipomielinização dos núcleos da base e cerebelo, displasia oculodentodigital e leucoencefalopatia envolvendo o tronco encefálico e a medula espinal, com elevação do lactato. Isso deixa um grupo heterogêneo, porém minguado, de leucodistrofias não classificadas, historicamente denominadas *leucodistrofias ortocromáticas* ou *sudanofílicas*. A esclerose difusa (doença de Schilder) está incluída neste capítulo, embora se assemelhe mais à esclerose múltipla do que às leucodistrofias tradicionais.

Leucodistrofia metacromática

A LDM compreende um grupo de distúrbios autossômicos recessivos com degeneração da mielina central e periférica, metacromasia notável das substâncias armazenadas, principalmente sulfatídios, e deficiência da enzima de clivagem de sulfatídios, a sulfatase A, também conhecida como *arilsulfatase A* (ARSA). A doença com início infantil tardio é mais comum.

O diagnóstico de LDM é complicado pela existência da pseudodeficiência de sulfatase A, um distúrbio autossômico recessivo em que a atividade da sulfatase A está acentuadamente diminuída em ensaios enzimáticos que utilizam substratos artificiais, porém na ausência de doença neurológica. Outra complicação é a necessidade da proteína ativadora de sulfatídios para a sulfatase A. Os pacientes com deficiência genética da proteína ativadora de sulfatídios podem apresentar LDM, porém os ensaios enzimáticos comumente utilizados podem não diagnosticar essa condição.

Leucodistrofia metacromática infantil tardia

Os lactentes afetados começam a ter dificuldade da marcha depois do primeiro ano de vida, habitualmente, entre 12 e 30 meses. A paralisia flácida e a diminuição ou ausência dos reflexos tendinosos são típicas; entretanto, em certas ocasiões, observa-se o desenvolvimento de paresia espástica. Pode-se observar hiperextensão do joelho. Em seguida, ocorrem demência progressiva e disartria.

A neuropatia periférica leva à perda dos reflexos tendinosos e pode ser acompanhada de dor nos membros. Posteriormente, os pacientes ficam confinados ao leito e tetraplégicos, com dificuldade na alimentação, paralisia bulbar e pseudobulbar e atrofia óptica. As crianças assim afetadas morrem habitualmente na primeira década de vida, com cegueira e em um estado vegetativo. As pesquisas revelam aumento do conteúdo de proteína do LCR, comprometimento da função da vesícula biliar, e excreção urinária aumentada de sulfatídios. Antes da disponibilidade de ensaios enzimáticos e sequenciamento molecular, o diagnóstico poderia ser confirmado pela demonstração de lipídios metacromáticos na biopsia do nervo sural.

O sulfatídio acumula-se no cérebro, nos nervos periféricos e em alguns tecidos extraneurais (p. ex., rim). O sulfatídio provoca metacromasia marrom, com coloração pelo ácido acéticocresil violeta nas células gliais, células de Schwann, lamelas de mielina e neurônios. Na microscopia eletrônica, são observados corpos *tuffstone* característicos.

O diagnóstico baseia-se principalmente na análise enzimática e é confirmado por meio de sequenciamento do gene *ARSA*. Ensaios de TRE intratecal com ARSA humano recombinante estão atualmente em andamento em indivíduos com LDM infantil tardia.

Leucodistrofia metacromática de início tardio

Os pacientes com leucodistrofia metacromática juvenil assemelham-se aos que apresentam LDM infantil tardia, porém com início mais tardio dos sintomas (habitualmente entre 3 e 10 anos) e progressão mais lenta da doença. O transtorno emocional ou a demência constituem apresentações mais comuns, embora o distúrbio da marcha possa ser o sintoma inicial. Pode-se observar a presença de nistagmo e tremor. A velocidade de condução nervosa está lenta, e a concentração de proteína do LCR está elevada. Em geral, pode-se suspeitar do diagnóstico com base na RM do cérebro, que revela hiperintensidade de sinal confluente e difusa na substância branca do centro semioval, com aparência "tigroide" estriada (Figura 139.3).

A LDM começa comumente em adultos na terceira ou quarta década de vida na forma de transtorno psiquiátrico (simulando a esquizofrenia) ou demência progressiva. Outros achados podem incluir ataxia do tronco, reflexos hiperativos e crises epilépticas. Manifestações tanto psiquiátricas quanto motoras podem coexistir em associação a determinadas mutações. As concentrações de proteína do LCR habitualmente não estão elevadas. A doença segue uma evolução prolongada, em média de 15 anos.

Leucodistrofia de Krabbe (de células globoides)

Os pacientes são normais por ocasião do nascimento, mas podem exibir achados sutis, como punho cerrado nas primeiras semanas. Com 3 a 6 meses de vida, irritabilidade, choro inexplicável, febre, rigidez, crises epilépticas, dificuldade de alimentação, vômitos e alentecimento do desenvolvimento cognitivo e motor tornam-se evidentes. Posteriormente, ocorre regressão psicomotora, acompanhada de aumento do tônus e postura extensora. Os reflexos podem estar aumentados antes de sua perda. A atrofia óptica é frequente. Os pacientes podem desenvolver flacidez ou posturas flexoras antes da morte, que ocorre com cerca de 2 anos. A maioria das crianças adquire microcefalia, mas ocasionalmente observa-se macrocefalia com hidrocefalia.

A proteína do LCR está aumentada, e a velocidade de condução nervosa, reduzida. A atividade da galactocerebrosidase está deficiente no soro, nos leucócitos e em cultura de fibroblastos da pele; a enzima é codificada pela GALC. A psicosina, um substrato dessa enzima, está aumentada em pelo menos 200 vezes em relação aos níveis encontrados no cérebro normal. A toxicidade da psicosina constitui provavelmente a causa da doença, com base em estudos que mostram a sua capacidade de produzir lesões características em modelos animais.

Alguns pacientes com início juvenil e progressão mais lenta da demência, atrofia óptica e sinais do trato piramidal, sem neuropatia, apresentaram deficiência de galactocerebrosidase. Foi descrito um distúrbio de início no adulto, com evolução semelhante, porém mais lentamente progressiva semelhante à ataxia espinocerebelar.

O transplante de células-tronco hematopoéticas nas primeiras 3 semanas de vida mostra-se efetivo para prolongar a vida de lactentes com doença de Krabbe infantil precoce, embora muitas dessas crianças tenham deficiências neurológicas residuais significativas. A disponibilidade dessa terapia levou à implementação da triagem neonatal para doença de Krabbe em vários estados nos EUA. A eficácia do transplante de células-tronco hematopoéticas em pacientes idosos com doença de Krabbe é controversa.

Doença de Alexander

A doença de Alexander é uma leucodistrofia progressiva autossômica dominante, associada a mutações com ganho de função no gene *GFAP*, que codifica a proteína ácida fibrilar glial. Por conseguinte, trata-se de um distúrbio primário de astrócitos, diferentemente de outras leucodistrofias, em que o oligodendrócito constitui o principal tipo celular afetado. A apresentação clássica é observada em lactentes, que manifestam macrocefalia, regressão do desenvolvimento, crises epilépticas e espasticidade progressiva. A RM revela um padrão de hiperintensidade da substância branca predominantemente frontal, algumas vezes com cavitação, com hiperintensidade periventricular com ou sem realce e "grinaldas" e intensidade de sinal aumentada no bulbo, pedúnculos cerebelares médios e tratos longos, com ou sem atrofia (particularmente nos casos de início mais tardio) (Figuras 139.4 e 139.5). Alguns pacientes desenvolvem hidrocefalia em consequência da compressão do aqueduto mesencefálico por astrócitos tumefeitos do mesencéfalo. Foram relatados casos em que ocorrem lesões semelhantes a tumores. As áreas acometidas exibem acúmulo de fibras de Rosenthal.

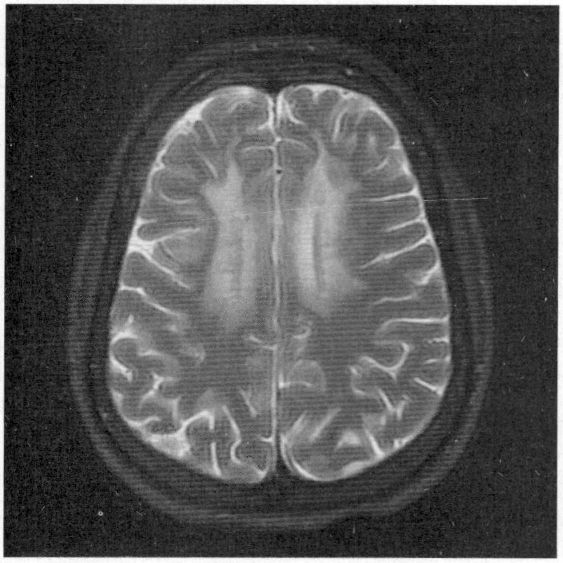

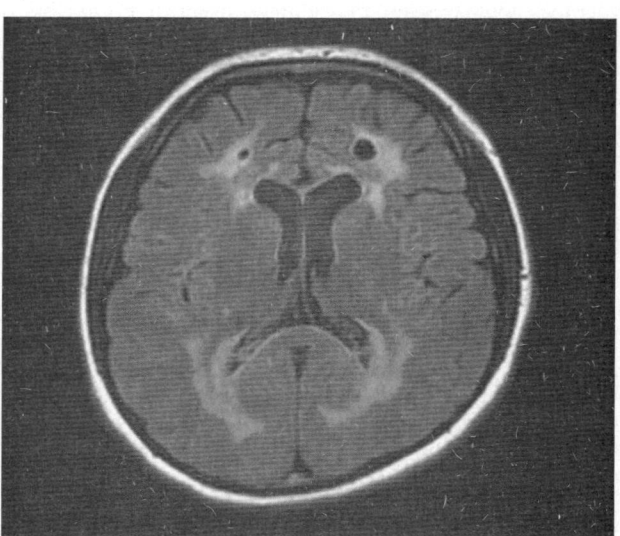

FIGURA 139.3 Ressonância magnética axial com imagem ponderada em T2 de um paciente de 18 anos com leucodistrofia metacromática, ilustrando a aparência "tigroide" característica da substância branca.

FIGURA 139.4 Ressonância magnética axial em T2 com recuperação de inversão atenuada por fluido de um paciente de 12 anos com doença de Alexander mostrando a hiperintensidade da substância branca predominantemente frontal, com cavitação e hiperintensidade periventricular.

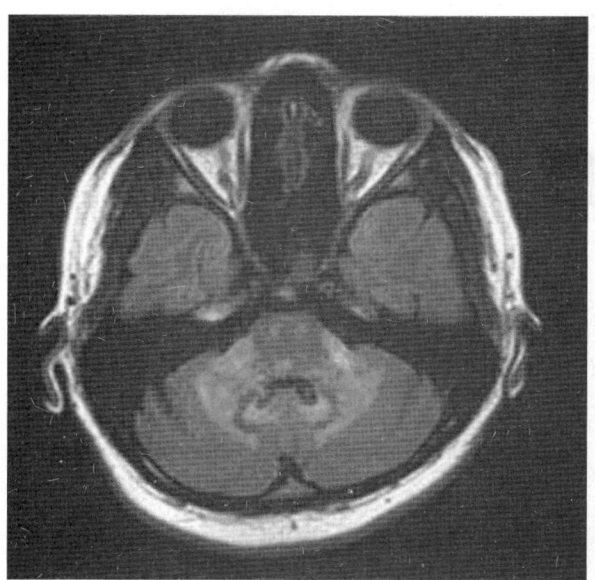

FIGURA 139.5 Ressonância magnética axial em T2 com recuperação de inversão atenuada por fluido de uma criança de 12 anos com doença de Alexander, mostrando o sinal aumentado no bulbo, pedúnculos cerebelares médios e tratos longos.

Nos adolescentes e adultos, a doença de Alexander tem muito menos tendência a estar associada à macrocefalia e pode se manifestar como transtorno cognitivo e emocional, com sinais relativamente leves dos tratos longos ou ataxia; os vômitos persistentes podem ser proeminentes. Foi descrita a ocorrência de mioclonias oculopalatinas como achado clássico nesses pacientes, embora esteja frequentemente ausente. Os padrões anatômicos e clínicos sobrepõem-se à neuromielite óptica, que é um distúrbio adquirido de astrócitos, em que os anticorpos são dirigidos contra a aquaporina, expressa nos canais de água dos astrócitos.

Não se dispõe de nenhuma terapia modificadora da doença para doença de Alexander; todavia, tendo em vista a sua evolução prolongada, particularmente nas formas de início mais tardio, o tratamento de suporte vigoroso é fortemente incentivado. A supressão antissenso da expressão de GFAP em modelos de camundongos da doença de Alexander produziu efeitos patologicamente positivos e no fenótipo clínico dos animais afetados.

Doença de Pelizaeus-Merzbacher

A doença de Pelizaeus-Merzbacher (DPM) é um distúrbio hipomielinizante ligado ao X, associado a duplicações, deleções e mutações pontuais no gene que codifica a proteína proteolipídica central (PLP1). As formas infantis da doença se caracterizam por hipotonia profunda e nistagmo pendular incomum, com disco do nervo óptico cinzento. Os lactentes mais gravemente afetados não se desenvolvem e morrem em consequência da doença nos primeiros anos de vida; entretanto, alguns meninos têm ganhos no desenvolvimento e sobrevivem até a segunda década, embora raramente consigam andar ou falar. Naqueles que sobrevivem durante a infância, observa-se frequentemente a presença de deficiência intelectual, ataxia progressiva, espasticidade e coreoatetose. A RM na DPM revela hipomielinização profunda com volume reduzido da substância branca. Alguns pacientes com mutações leves em PLP1 apresentam paraplegia espástica lentamente progressiva, classificada como paraplegia espástica 2. Não existe nenhuma terapia estabelecida para a DMP, porém um ensaio clínico de células-tronco humanas do SNC implantadas nos hemisférios cerebrais em quatro meninos relatou que os indivíduos estavam vivos ao final do período do estudo; dois desses indivíduos desenvolveram aloanticorpos específicos contra as células doadoras. As respostas clínicas foram variáveis, mas os indivíduos foram geralmente estáveis. Um estudo da dieta cetogênica no modelo murino de DPM demonstrou evidências de benefício, em contraste com a suplementação de colesterol, que não foi benéfica em dois pacientes.

Foram identificadas várias famílias, que carecem de mutações em PLP1 com uma doença semelhante à DPM. Em algumas dessas famílias, foram identificadas mutações recessivas em GJA12/GJC2, que codifica uma proteína essencial na formação de junções comunicantes na mielina. Foram identificadas mutações TUBB4A em outro caso simulando a DPM.

Doença da substância branca evanescente

Em 1994, Schiffmann e colaboradores descreveram quatro meninas com diplegia atáxica progressiva, cujos exames de imagem revelaram doença da substância branca confluente no início da evolução da doença; havia preservação dos nervos periféricos e do intelecto, e uma pesquisa extensa das leucodistrofias previamente descritas não forneceu informações. As amostras de biopsia revelaram hipomielinização, desmielinização, gliose e quantidades reduzidas de lipídios qualitativamente normais. A ERM mostrou redução de ácido N-acetilaspártico, colina e creatina restrita à substância branca. Denominaram esse distúrbio *ataxia da infância com hipomielinização central*. Um ano antes, Hanefeld et al. haviam descrito três crianças com características idênticas, cuja doença denominaram *mielinopatia central difusa*.

Em 1997, o grupo de van der Knaap descreveu mais nove pacientes com esse fenótipo. Ressaltaram a combinação incomum de ataxia lentamente progressiva com descompensação episódica na presença de traumatismo mínimo (alteração motora) ou infecção intercorrente (coma). Reconheceram também que o sinal da substância branca finalmente desaparece para ser substituído por sinal de intensidade do LCR. Foi constatado que este último corresponde a uma extensa degeneração cística da substância branca cerebral, com preservação do córtex em um caso de necropsia. Estudos subsequentes ressaltaram a preservação relativa dos oligodendrócitos, com citoplasma espumoso abundante e escassez de astrócitos como característica neuropatológica específica da doença.

O termo descritivo usado por van der Knaap, *doença da substância branca evanescente* (VWM, *vanishing white matter*), que ressalta o aspecto mais notável dessa doença, passou a dominar subsequentemente a literatura. A mielinopatia central difusa nunca foi amplamente aceita, porém a ataxia da infância com hipomielinização central ainda é encontrada, mais frequentemente em sequência com VWM.

A doença da VWM é causada por mutações em qualquer um dos genes que codifica as subunidades do fator de iniciação da tradução eucariótico 2 b (eIF2B). A doença da VWM é a primeira doença reconhecida que está associada a mutações de um fator de tradução. A proteína eIF2B é o principal regulador da síntese de proteína em condições de estresse leve, como temperaturas acima de 41°C. O gene é expresso em todos os tecidos; contudo, a VWM fica restrita à substância branca craniana. Estudos *in vitro* de cérebro com VWM mostraram que todas as três vias da resposta da proteína não dobrada estão inapropriadamente ativadas, porém apenas na substância branca. Essa notável especificidade ainda não foi explicada, assim como o caso de outros distúrbios envolvendo mutações do mecanismo de manutenção do DNA, que são expressas em regiões específicas do sistema nervoso, como atrofia muscular espinal.

Como ocorre também no caso de outros erros inatos do metabolismo, o desenvolvimento e o uso de um exame complementar para VWM foram seguidos do reconhecimento de uma variedade mais ampla de fenótipos, em comparação com aqueles originalmente descritos. Assim, a leucoencefalopatia de Cree e a ovarioleucodistrofia demonstraram estar associadas a mutações de eIF2B. A primeira é uma leucodistrofia autossômica recessiva, letal nos primeiros 2 anos de vida, que é observada nas populações nativas norte-americanas Cree e Chippewayan, em que prevalecem altas taxas de consanguinidade. A ocorrência de morte no quadro de uma infecção viral comum pode constituir a característica de apresentação. O segundo fenótipo pode estar associado à amenorreia primária ou secundária e a uma evolução neurológica mais indolente, com demência variável, ataxia da marcha, disfunção dos esfíncteres, atrofia óptica e descompensação episódica. Foram relatadas outras características incomuns, incluindo macrocefalia pronunciada em uma criança que sobreviveu até a terceira década de vida, apresentação no adulto com psicose e precipitação de sintomas após ter sido assustado por um cavalo.

Apesar da disponibilidade de teste diagnóstico para DNA, a confirmação do diagnóstico pode ser tecnicamente difícil, visto que a doença da VWM pode resultar de mutações em qualquer um dos cinco genes que codificam as subunidades de eIF2B, e visto que existe uma alta frequência de mutações isoladas e de baixa frequência nos casos descritos até hoje.

Até o momento, não se dispõe de nenhum tratamento específico para a doença da VWM. Naturalmente, recomenda-se evitar os fatores desencadeantes, porém isso é difícil na prática, tendo em vista a propensão das crianças a bater com a cabeça e pegar resfriados. Uma pequena molécula (inibidor integrado da resposta ao estresse [ISRIB, do inglês *integrated stress response inhibitor*]) que ativa especificamente eIF2b mostrou-se promissora em modelos celulares desta doença, embora isso ainda não tenha sido reproduzido em modelos animais inteiros. Por outro lado, o transplante de células progenitoras gliais murinas mostrou-se promissor em modelos murinos de VWM.

Esclerose difusa

Schilder descreveu novas síndromes de desmielinização difusa do cérebro em 1912, 1913 e 1924. Avanços subsequentes identificaram a descrição realizada em 1913 como uma das ALD, e o paciente de 1924 tinha pan-encefalite esclerosante subaguda. Todavia, o caso de 1912 apresentou uma síndrome clínica e patológica que ainda é observada, embora os casos de esclerose difusa não complicada sejam tão raros, que cada identificação resulta em um relato de caso. Em 1994, uma revisão contou 12 casos desde 1912; uma revisão subsequente adicionou mais 16 casos entre 1998 e 2008.

A doença de Schilder era e continua sendo considerada como uma variante da esclerose múltipla, porém, sua etiologia e patogenia não são conhecidas.

Na necropsia, são observadas grandes áreas de desmielinização no centro oval, com relativa preservação dos axônios. Com frequência, há preservação das fibras U subcorticais. Nas lesões agudas, ocorre infiltração perivascular por linfócitos CD45$^+$ e células gigantes; pode haver necrose. As lesões assemelham-se àquelas da esclerose múltipla. De fato, na maioria dos casos que incluem grandes áreas de desmielinização, existem também lesões menores e mais típicas de esclerose múltipla. Nesses casos, foi utilizado o termo *esclerose transicional*. Acredita-se que as pequenas lesões coalesçam para formar grandes lesões. As lesões desmielinizantes contêm macrófagos CD68$^+$ e astrócitos GFAP-positivos com longos prolongamentos.

A síndrome clínica é uma leucoencefalopatia, com demência progressiva, psicose, sinais corticospinais e perda da visão causada por neurite óptica com papiledema ou cegueira cerebral. Os sinais do tronco encefálico podem consistir em nistagmo e oftalmoplegia internuclear. A doença é inexoravelmente progressiva, com sobrevida média de cerca de 6 anos; todavia, algumas vezes, pode se estender por até 45 anos.

O diagnóstico depende dos exames de imagem; a RM exibe realce das grandes lesões da substância branca com gadolínio. Pode haver pleocitose do LCR, com evidência de síntese intratecal de gamaglobulina e bandas oligoclonais. A biopsia cerebral pode ser necessária para identificar os poucos casos que simulam lesões expansivas. Uma análise retrospectiva do perfil do LCR de todos os pacientes relatados na literatura entre 1960 e 2018 encontrou uma falta substancial de bandas oligoclonais, bem como a falta de anticorpos séricos EBV e a chamada reação sarampo/rubéola/zóster. Os autores concluíram que a esclerose difusa é imunologicamente distinta da esclerose múltipla e que as características são mais semelhantes às relatadas em pacientes com encefalite positiva para glicoproteína da mielina de oligodendrócitos, distúrbios do espectro da neuromielite óptica ou esclerose concêntrica de Baló.

A terapia com esteroides foi seguida de resolução completa das lesões ou apenas sequelas mínimas em 10 de 16 casos relatados na década até 2008 (Yilmaz et al.); subsequentemente, houve recidiva em 9 casos. A imunoglobulina intravenosa foi usada com sucesso; em certas ocasiões, a ressecção cirúrgica é necessária para a herniação que complica uma grande lesão. A doença recorrente após terapia com esteroides foi relatada em um adolescente afetado.

Distúrbios do metabolismo dos carboidratos

Doenças de depósito do glicogênio

Pode ocorrer metabolismo anormal do glicogênio e da glicose em uma série de distúrbios geneticamente determinados, em que cada um deles representa uma deficiência enzimática específica (Tabela 139.5). Os sinais e sintomas de cada doença são determinados, em grande parte, pelos tecidos nos quais o defeito enzimático está expresso. Praticamente todas as enzimas do metabolismo do glicogênio, incluindo isoformas ou subunidades específicas de tecido, foram atribuídas a *loci* cromossômicos, e os genes correspondentes foram clonados e sequenciados. Foram identificadas numerosas mutações, e uma correlação entre genótipo e fenótipo está sendo delineada.

A hipoglicemia de jejum grave pode resultar em episódios periódicos de letargia, coma, crises epilépticas e lesão cerebral anóxica na *deficiência de glicose-6-fosfatase (glicogenose tipo I)*, ou na *deficiência de glicogênio sintetase*. Ocorre hepatomegalia em ambas as doenças. As manifestações clínicas tendem a se tornar mais leves em pacientes que sobrevivem nos primeiros anos de vida.

O SNC é diretamente afetado pelo defeito enzimático nas doenças de depósito de glicogênio generalizadas, embora não haja sintomas neurológicos em alguns distúrbios, ao passo que em outros, podem ser atribuídos mais a uma disfunção hepática do que cerebral. Os seguintes defeitos enzimáticos parecem ser

Tabela 139.5 Classificação das doenças de depósito do glicogênio.

Tipo	Tecidos afetados	Apresentação clínica	Estrutura do glicogênio	Defeito enzimático	Modo de transmissão
I	Fígado e rim	Hipoglicemia grave; hepatomegalia	Normal	Glicose-6-fosfatase	AR
II	–	–	–	–	–
Lactância	Generalizada	Cardiomegalia; fraqueza; hipotonia; morte com < 1 ano	Normal	–	AR
Infantil	Generalizada	Miopatia simulando a distrofia de Duchenne; insuficiência respiratória	Normal	Maltase ácida	AR
Adulto	Generalizada	Miopatia simulando a distrofia muscular de membro e cintura ou polimiosite; insuficiência respiratória	Normal	–	AR
III	Generalizada	Hepatomegalia; hipoglicemia de jejum; fraqueza progressiva	PLD	Enzima desramificadora	AR
IV	Generalizada	Hepatoesplenomegalia; cirrose hepática; doença neuromuscular; APBD	Poliglicosana	Enzima ramificadora	AR
V	Músculo esquelético	Intolerância ao exercício intenso; cãibras; mioglobinúria	Normal	Fosforilase muscular	AR
VI	Fígado; eritrócito	Hipoglicemia leve; hepatomegalia	Normal	Fosforilase hepática	AR
VII	Músculo esquelético; eritrócitos	Intolerância ao exercício intenso; cãibras, mioglobinúria	Normal (± poliglicosana)	PFK-M	AR
VIII	Fígado	Hepatomegalia assintomática	Normal	Fosforilase quinase	XR
	Fígado e músculo esquelético	Hepatomegalia; atraso do crescimento; hipotonia	Normal	Fosforilase quinase	AR
	Músculo esquelético	Intolerância ao exercício; mioglobinúria	Normal	Fosforilase quinase	XR, AR (?)
	Coração	Miocardiopatia infantil fatal	Normal	Fosforilase quinase	AR
IX	Generalizada	Anemia hemolítica; crises epilépticas; deficiência mental	Normal (?)	PKG	XR
		Intolerância ao exercício intenso; mioglobinúria			
X	Músculo esquelético	Intolerância ao exercício intenso; mioglobinúria	Normal (?)	PGAM-M	AR
XI	Músculo esquelético	Intolerância ao exercício intenso; mioglobinúria	Normal (?)	LDH-M	AR
XII	Músculo esquelético; eritrócitos	Intolerância ao exercício	Normal (?)	Aldolase A	AR
XIII	Músculo esquelético	Intolerância ao exercício	Normal (?)	β-enolase	AR
	Generalizada	Epilepsia mioclônica (doença de Lafora)	Poliglicosana	Laforina	AR
XIV	Generalizada	Hepatopatia, miopatia, cardiomiopatia, hipertermia maligna, úvula bífida	Normal	PGM1	AR
XV	Músculo esquelético, coração	Miopatia, arritmias cardíacas	Depleção de glicogênio	GYG1	AR
0	Músculo	Miocardiopatia; intolerância ao exercício	Deficiência de glicogênio	Glicogênio sintetase	AR

?, ainda não documentado definitivamente; APBD, doença de corpos de poliglicosana do adulto; AR, autossômico recessivo; GYG1, glicogenina 1; LDH-M, lactato desidrogenase muscular; PFK-M, fosfofrutoquinase muscular; PGAM-M, fosfoglicerato mutase muscular; PGM1, fosfoglicomutase 1; PKG, fosfoglicerato quinase; PLD, dextrina-limite fosforilase; RBC, glóbulo vermelho; XR, recessivo ligado ao X.

generalizados: maltase ácida (tipo II), enzima desramificadora (tipo III), enzima ramificadora (tipo IV) e fosfoglicerato quinase (tipo IX).

A **deficiência de alfaglicosidase ácida** (maltase ácida; α-1,4 e α-1,6 glicosidase ácida) é um distúrbio lisossômico, devido a mutações no gene *GAA* do cromossomo 17. Na forma infantil de deficiência da maltase ácida, descrita pela primeira vez por Johannes Pompe em 1932 (doença de Pompe), foi documentada a presença de comprometimento patológico do SNC, com acúmulo de glicogênio tanto livre quanto intralisossômico em todas as células, particularmente nos neurônios motores espinais e neurônios dos núcleos do tronco encefálico. As amostras de biopsia de nervos periféricos revelam acúmulo de glicogênio nas células de Schwann. A fraqueza generalizada profunda de lactentes com doença de Pompe deve-se, provavelmente, aos efeitos combinados do depósito de glicogênio no músculo, nas células do corno anterior e nos nervos periféricos. Em quatro pacientes com forma infantil de deficiência de maltase ácida, o depósito aumentado de glicogênio em neurônios do tronco encefálico foi relacionado à hiperpirexia intratável fatal. Não foi observada nenhuma alteração morfológica no SNC de um paciente com deficiência de maltase ácida de início no adulto, apesar de uma acentuada redução da atividade enzimática. Entretanto, o defeito enzimático predispõe a arteriopatia dilatadora e formação de aneurisma cerebral, levando, algumas vezes, ao acidente vascular encefálico. A TRE é agora o tratamento padrão para a doença de Pompe e demonstrou diminuir o número de bebês que necessitam de suporte ventilatório e geralmente prolongar a vida útil, sem reverter completamente as manifestações da doença. A resposta incompleta à TRE é atribuída à sua incapacidade de corrigir a autofagia comprometida, característica desse distúrbio. Devido a essas deficiências, abordagens adicionais ao tratamento, incluindo o uso de oligonucleotídios antissenso para modificar os sítios de *splicing*, terapia de leitura de códon de parada, terapia de reforço enzimático/chaperona e terapia de transferência de genes, estão em estudo ativo na doença de Pompe.

Os pacientes com **deficiência da enzima desramificadora** (glicogenose tipo III, devido a mutações do gene *AGL* no cromossomo 1) apresentam hepatomegalia, hipoglicemia de jejum e crises epilépticas na lactância e na infância, que habitualmente sofrem remissão na puberdade. A biopsia muscular revela miopatia vacuolar, com evidência de comprometimento da autofagia. Embora os sinais francos de neuropatia periférica sejam raros, foram documentados depósitos anormais de glicogênio tanto nos axônios quanto nas células de Schwann, o que pode explicar, pelo menos em parte, a fraqueza distal e o padrão EMG misto observados em pacientes adultos com comprometimento neuromuscular. Historicamente, os pacientes com doença de armazenamento de glicogênio tipo III foram tratados com amido de milho, que fornece uma fonte contínua de glicose para prevenir a hipoglicemia e minimizar a cetose, que pode ter efeitos prejudiciais em crianças em crescimento. Relatos de casos sugeriram benefícios de uma dieta cetogênica modificada em adultos, para os quais a cetose apresenta menos problemas do que em crianças.

Na **deficiência da enzima ramificadora** (glicogenose tipo IV, devido a mutações no gene *GBE1* no cromossomo 3), o quadro clínico é tipicamente dominado por doença hepática, com cirrose progressiva e insuficiência hepática crônica que levam à morte na infância. Entretanto, o sistema neuromuscular está afetado com mais frequência do que se acreditava previamente, com apresentações fetal, congênita, juvenil ou do adulto. A miopatia congênita grave, algumas vezes associada à miocardiopatia, pode simular a atrofia muscular espinal tipo I (doença de Werdnig-Hoffmann). Em todos os tecidos, foram encontrados depósitos de um material basofílico e intensamente PAS-positivo, que é particularmente resistente à digestão pela betamilase (poliglicosana); no SNC, foi constatada a presença de esferoides compostos de filamentos ramificados nos prolongamentos astrocíticos, particularmente na medula espinal e no bulbo. Em nível ultraestrutural, o material de depósito era composto de agregados de filamentos osmiofílicos ramificados, de 6 nm de diâmetro, frequentemente circundados por partículas de glicogênio normais.

Na **deficiência de fosfoglicerato quinase** (glicogenose tipo IX, devido a mutações do gene *PGK1* no cromossomo X), o tipo e a gravidade das manifestações clínicas alteram-se em diferentes variantes genéticas da doença e provavelmente estão relacionados com a gravidade do defeito enzimático em diferentes tecidos. Em várias famílias, o quadro clínico foi caracterizado pela associação de anemia hemolítica grave, com deficiência intelectual e crises epilépticas.

Doença de Lafora e outras doenças de depósito de poliglicosana

Várias doenças estão associadas ao acúmulo de uma forma incomum de glicogênio conhecida como *poliglicosana*. A poliglicosana difere do glicogênio por possuir fitas muito longas (que conferem insolubilidade), menos pontos de ramificação e semelhanças com o carboidrato vegetal, a amilopectina.

Os mais proeminentes desses distúrbios incluem a doença de Lafora e a doença de corpos de poliglicosana do adulto (APBD, do inglês *adult polyglucosan body disease*), mas o armazenamento de poliglicosana também ocorre nas doenças de armazenamento de glicogênio tipos 4, 7 e 15; miopatias do corpo de poliglicosana tipos I e II; e cardiomiopatia hipertrófica tipo 6.

A epilepsia mioclônica com corpúsculos de Lafora (doença de Lafora) é uma doença autossômica recessiva, que se caracteriza pela tríade de epilepsia, mioclonia e demência. Outras manifestações neurológicas inconstantes incluem ataxia, disartria, espasticidade e rigidez. A doença tem o seu início na adolescência, e a evolução progride rapidamente para a morte, que ocorre entre 17 e 24 anos em 90% dos pacientes. Os critérios negativos ou manifestações que implicam alguma outra doença incluem início antes dos 6 anos ou depois dos 20 anos, atrofia óptica, degeneração macular, evolução prolongada ou inteligência normal. A epilepsia, com crises predominantemente occipitais, constitui a primeira manifestação na maioria dos pacientes; o estado de mal epiléptico é comum nos estágios terminais. A mioclonia habitualmente aparece dentro de 2 ou 3 anos após o início da epilepsia, pode acometer qualquer área do corpo, é sensível à reação de sobressalto e ausente durante o sono. Em geral, a deterioração intelectual ocorre dentro de 2 a 3 anos após o aparecimento das crises epilépticas e evolui rapidamente para a demência grave. O tratamento é sintomático e tem por objetivo suprimir as crises epilépticas e reduzir a gravidade das mioclonias; obtém-se algum controle das mioclonias com benzodiazepínicos.

Os achados laboratoriais são normais, com exceção das alterações EEG; descargas bilaterais e síncronas de espícula-onda são comumente observadas em associações a contrações mioclônicas. Podem-se observar anormalidades EEG em parentes assintomáticos. A característica patológica essencial da doença consiste na presença de corpúsculos no SNC descritos pela primeira vez por Lafora, em 1911: inclusões intracelulares redondas, basofílicas e fortemente PAS-positivas, cujo tamanho varia desde corpúsculos semelhantes a poeira, de menos de 3 nm de diâmetro, até grandes corpúsculos de 30 nm de diâmetro. Os corpúsculos médios e grandes frequentemente exibem um núcleo denso, com periferia mais clara. Os corpúsculos de Lafora são apenas observados nos pericários neuronais e prolongamentos e são mais numerosos no córtex cerebral, na substância negra, no tálamo, no globo pálido e no núcleo denteado.

Em nível ultraestrutural, os corpúsculos de Lafora não são delimitados por membrana. Consistem em dois componentes em várias proporções: grânulos amorfos eletrodensos e filamentos irregulares. Os filamentos, cujo diâmetro é de cerca de 6 nm, são frequentemente ramificados e, com frequência, contínuos com o material granular.

Acúmulos irregulares de um material semelhante ao dos corpúsculos de Lafora são encontrados no fígado, coração, músculo esquelético, pele e retina, sugerindo que a doença de Lafora é uma doença de depósito generalizada. Os critérios tanto histoquímicos quanto bioquímicos indicam que o material depositado é um polissacarídio ramificado composto de glicose (poliglicosana) semelhante ao polissacarídio do tipo amilopectina, que se acumula na deficiência da enzima ramificadora. Entretanto, a atividade da enzima ramificadora apresenta-se normal em vários tecidos, incluindo o cérebro, de pacientes com doença de Lafora. Cerca de 50% dos casos de doença de Lafora são causados por mutações no gene *EPM2A*, que codifica a laforina, um membro da família da proteína fosfatase de dupla especificidade, que também contém um domínio de ligação do glicogênio. A doença de Lafora é geneticamente heterogênea, e foram identificadas mutações patogênicas em um segundo gene *EPM2B*, que codifica uma E3 ubiquitina ligase, denominada *malina*. A laforina e a malina atuam de modo cooperativo para mediar a degradação da poliglicosana; o complexo laforina-malina também protege contra a apoptose induzida por estresse do retículo endoplasmático. O terceiro gene associado à doença do corpo de Lafora é o PRDM8, reconhecido em 2012. Este gene codifica o domínio PR contendo a proteína 8 e está associado à doença de Lafora de início precoce. O PRDM8 move a laforina e a malina para o núcleo; mutações de ganho de função no gene levam ao sequestro excessivo dessas proteínas no núcleo e, portanto, à perda de sua função no citosol.

A metformina demonstrou um efeito neuroprotetor em um modelo murino da doença de Lafora. Um pequeno estudo com seres humanos identificou alguns respondedores, mas o papel da metformina na doença de Lafora humana permanece não comprovado.

Uma forma clinicamente distinta de doença com corpúsculos de poliglicosana (*APBD*) ocorre em pacientes com um distúrbio neurológico crônico complexo, porém estereotipado, caracterizado por comprometimento progressivo dos neurônios motores superior e inferior, perda sensitiva, problemas relacionados com esfíncteres, bexiga neurogênica e, em cerca da metade dos casos, demência; não há mioclonias nem epilepsia. O início é observado na quinta ou sexta décadas de vida, e a evolução varia de 3 a 20 anos. Os estudos eletrofisiológicos revelam neuropatia axônica. Em alguns casos, o quadro clínico simula a esclerose lateral amiotrófica. Em todo o SNC, verifica-se a presença de corpúsculos de poliglicosana nos prolongamentos dos neurônios e astrócitos, mas não nos pericários. Observa-se também o acúmulo de poliglicosana nos nervos periféricos e em outros tecidos, incluindo fígado, coração e músculo esquelético e liso. À semelhança da deficiência da enzima desramificadora e da doença de Lafora, o polissacarídio anormal na APBD parece ter cadeias periféricas mais longas do que o glicogênio normal. A atividade da enzima ramificadora estava significativamente diminuída nos leucócitos de pacientes israelenses, e esse achado foi confirmado tanto em leucócitos quanto em amostras de nervos periféricos de judeus Ashkanazis norte-americanos. Foram encontradas mutações no gene que codifica a enzima ramificadora (*GBE1*) tanto em famílias de judeus Asquenazes com APBD quanto em pacientes não judeus, confirmando que a APBD é uma variante clínica da deficiência de enzima ramificadora. A observação de que a APBD está frequentemente associada a mutações de *GBEI* "leves" ou até mesmo a mutações heterozigóticas pode explicar o início tardio dos sintomas. Não há terapia modificadora da doença estabelecida para APBD; um ensaio clínico de trieptanoína em APBD não encontrou evidências claras de benefício, embora o agente tenha sido bem tolerado.

Outra forma de poliglicosana é encontrada nos corpos amiláceos, descritos pela primeira vez por Purkinje em 1837, que se acumulam progressivamente e de modo inespecífico com a idade. São observados mais comumente dentro dos prolongamentos astrocíticos no hipocampo e nas regiões subpial e subependimária; entretanto, ocorrem também nos nervos intramusculares em pacientes com mais de 40 anos. O termo *corpos de Bielschowsky* refere-se aos corpos de poliglicosana observados nos pericários de neurônios no globo pálido de lactentes asfixiados com distonia.

Doenças peroxissomais: adrenoleucodistrofia, síndrome de Zellweger e doença de Refsum

Os peroxissomos são organelas celulares ubíquas, que participam de uma variedade de funções bioquímicas essenciais. Os peroxissosmos estão envolvidos por uma única membrana e não contêm DNA, o que significa que todas as proteínas associadas aos peroxissomos são codificadas por genes nucleares. Um complexo sistema de transporte transporta enzimas e proteínas estruturais peroxissomais dos polirribossomos citosólicos (onde são sintetizadas) até o peroxissomo. Esse sistema envolve pelo menos duas sequências de reconhecimento (sequências direcionadas peroxissomais), que estão inseridas nos próprios produtos proteicos e em vários receptores ou transportadores; o sistema depende de ATP. Os peroxissomos participam em funções celulares tanto anabólicas quanto catabólicas, particularmente no metabolismo dos lipídios. Por exemplo, os peroxissomos contêm uma série completa de enzimas para a β-oxidação dos ácidos graxos. Essas enzimas são distintas das enzimas mitocondriais de β-oxidação tanto na codificação genética quanto na especificidade de substrato. Como as enzimas mitocondriais de β-oxidação são incapazes de metabolizar cadeias de carbono com mais de 24 carbonos de comprimento, o sistema peroxissomal torna-se necessário para a degradação de ácidos graxos de cadeia muito longa (AGCML) tanto endógenos quanto exógenos. O peroxissomo também constitui o local das etapas iniciais e limitadoras de velocidade na síntese de plasmalogênios, lipídios ligados a éter que constituem a principal porção da bainha de mielina. Outras funções essenciais incluem a biossíntese de colesterol e de ácidos biliares, a degradação dos ácidos pipecólico e fitânico e a transaminação do glioxilato.

As doenças humanas causadas por ruptura da função peroxissomal são divididas em duas grandes categorias (Tabela 139.6). A primeira categoria caracteriza-se por anormalidades em mais de uma via metabólica, frequentemente acompanhadas de alterações morfológicas do peroxissomo. O protótipo dessa classe é a síndrome de Zellweger, discutida nos parágrafos adiante. Os fenótipos mais leves dentro do espectro de Zellweger incluem a ALD neonatal, a doença de Refsum infantil e a acidemia hiperpipecólica. Um segundo fenótipo, distinto do espectro Zellweger e denominado *condrodisplasia punctata rizomélica* (CDPR), está associado a grave atraso do crescimento, retardo profundo do desenvolvimento, cataratas, rizomelia (comprometimento desproporcional do segmento proximal dos membros, como os membros curtos da acondrodisplasia), calcificações epifisárias e ictiose. Os pacientes com CDPR apresentam níveis diminuídos de plasmalogênio e níveis elevados de ácido fitânico; entretanto, diferentemente do espectro de Zellweger, a via da β-oxidação e os níveis de AGCML estão normais. Tendo em vista a fisiopatologia celular semelhante desses fenótipos, o *distúrbio de biogênese dos peroxissomos* (DBP) é atualmente o termo preferido para referir-se a todas as condições do espectro de Zellweger e CDPR.

Tabela 139.6 Doenças genéticas humanas devido à disfunção peroxissomal.

Distúrbios de biogênese dos peroxissomos	Distúrbios de enzimas peroxissomais específicas
Síndrome de Zellweger Adrenoleucodistrofia neonatal Doença de Refsum infantil Acidemia hiperpipecólica Condrodisplasia punctada rizomélica	Adrenoleucodistrofia ligada ao X Deficiência de oxidase (pseudoadrenoleucodistrofia neonatal) Deficiência enzimática bifuncional Deficiência de tiolase (pseudo-Zellweger) Deficiência de DHAP aciltransferase Deficiência de alqui 1 DHAP sintase Acidúria glutárica tipo III (apenas um caso) Doença de Refsum Hiperoxalúria tipo 1 Acatalasia

DHPA, di-hidroxiacetona fosfato.

A segunda classe de doenças peroxissomais humanas exibe as características genéticas e bioquímicas de defeitos enzimáticos isolados. Além da ALD ligada ao X e da doença de Refsum discutidas posteriormente neste capítulo, essa categoria inclui defeitos na via de β-oxidação dos AGCML, que causa um fenótipo semelhante ao de Zellweger, e defeitos na síntese de plasmalogênio, que resultam em um fenótipo semelhante à CDPR.

Doença do espectro de Zellweger

A doença do espectro de Zellweger substituiu o termo *síndrome de Zellweger* (síndrome cérebro-hepatorrenal) e descreve uma família de distúrbios, todos com mutações em um gene *PEX*. São doenças autossômicas recessivas, sem predileção étnica ou racial. Os genes *PEX* (pexinas) codificam produtos gênicos que são necessários para a montagem normal dos peroxissomos. Os recém-nascidos afetados apresentam acentuada hipotonia, são inativos e carecem dos reflexos neonatais. A face característica inclui fronte alta e estreita, bochechas redondas, nariz achatado, olhos amplamente espaçados com órbitas superficiais, pálpebras inchadas, lábios franzidos, palato alto e estreito e queixo pequeno. O perímetro cefálico é normal, porém as fontanelas e as suturas estão abertas. Os achados oculares incluem retinopatia pigmentar, atenuação arteriolar da retina e atrofia óptica. O pavilhão da orelha pode estar anormal e com rotação posterior. Os lactentes afetados apresentam sucção e deglutição deficientes e, com frequência, necessitam de alimentação por sonda. Alguns apresentam cardiopatia congênita, notavelmente persistência do canal arterial ou defeitos de septo. O fígado é cirrótico e aumentado ou contraído; algumas crianças apresentam icterícia, enquanto outras desenvolvem esplenomegalia e diátese hemorrágica. A displasia cística dos rins pode ser palpável e pode causar insuficiência renal leve. As anomalias genitais incluem aumento do clitóris, hipospadias e criptorquidia. As anomalias esqueléticas menores incluem contraturas das grandes e pequenas articulações, polidactilia, polegar rodado de baixa inserção e pé torto; ocorrem também calcificações pontilhadas da patela e cartilagem epifisária. As crianças são apáticas, respondem pouco aos estímulos ambientais e apresentam claudicação. Os reflexos tendinosos estão ausentes ou hipoativos. Muitas crianças apresentam crises epilépticas e atraso do crescimento ou do desenvolvimento; a maioria morre nos primeiros meses de vida.

Os achados laboratoriais típicos, porém, inespecíficos, incluem níveis elevados de bilirrubina, anormalidades das enzimas hepáticas, ferro sérico elevado, capacidade de ligação do ferro saturada e transferrina. A concentração de proteína do LCR pode estar elevada. O EEG está anormal, e a RM revela mielinização deficiente, atrofia cerebral, paquigiria, polimicrogiria e heterotopias neuronais. As imagens de RM ponderadas em difusão e com tensor de difusão identificam as regiões de lesão em pacientes com DBP que não são aparentes na RM convencional.

A característica essencial das doenças do espectro de Zellweger consiste em disfunção de múltiplas vias enzimáticas, incluindo as seguintes:

1. Os níveis de AGCML – com 24 ou mais carbonos – estão aumentados no plasma, nos fibroblastos e nas vilosidades coriônicas.
2. No plasma e na urina, o conteúdo aumentado de intermediários do metabolismo dos ácidos biliares inclui ácido tri-hidroxicolestanoico e ácido di-hidroxicolestanoico.
3. Os níveis de ácido pipecólico e ácido fitânico aumentam.
4. Os níveis de plasminogênio diminuem.

Patologicamente, a ausência de peroxissomos funcionais nos hepatócitos constitui uma característica patognomônica das doenças do espectro de Zellweger e ajuda a diferenciá-la de outras formas de DBP e dos distúrbios enzimáticos específicos, como a pseudodoença de Zellweger. As proteínas de membrana podem reunir-se com lipídios de membrana para formar "fantasmas" rudimentares de peroxissomos, que parecem ser incapazes de importar enzimas. São também observadas anormalidades secundárias nas mitocôndrias, que exibem matriz anormalmente densa e cristas deformadas.

A terapia para as doenças do espectro de Zellweger é principalmente de suporte e é limitada, visto que o comprometimento multissistêmico já está presente por ocasião do nascimento. Dispõe-se de um diagnóstico pré-natal confiável por meio de análise mutacional quando o genótipo está estabelecido no probando. O transplante hepático de doador vivo foi relatado em três pacientes antes do início de complicações graves. Um indivíduo sucumbiu às complicações do procedimento, mas os outros dois mostraram evidências de melhora clínica e bioquímica em 9 meses e 17 anos de acompanhamento, respectivamente.

Adrenoleucodistrofia

A ALD é um distúrbio recessivo ligado ao X, com expressividade variável; trata-se de um distúrbio bem definido do ponto de vista genético, clínico e patológico. O gene da ALD foi clonado e codifica um membro da classe de proteínas do transportador do cassete de ligação do ATP (ABCD1). O fenótipo mais comum é a forma cerebral infantil. Meninos afetados apresentam desenvolvimento inicial normal. A alteração do comportamento constitui a característica inicial mais comum, com retraimento anormal, agressividade, déficit de memória ou dificuldades no desempenho escolar, evoluindo finalmente para a demência progressiva. A perda visual com atrofia óptica reflete a desmielinização ao longo de toda a via visual. A parte externa da retina é notavelmente preservada. O distúrbio progressivo da marcha com sinais do trato piramidal constitui uma característica importante. Podem ocorrer disfagia e surdez. As crises epilépticas são comuns no estágio avançado da doença, porém constituem, em certas ocasiões, a primeira manifestação. Alguns pacientes exibem sinais francos de insuficiência suprarrenal, incluindo fadiga, vômito, desejo compulsivo por sal e hiperpigmentação, que é mais proeminente nas pregas cutâneas. A evolução é inexoravelmente progressiva. Os pacientes entram em um estado vegetativo e morrem por crise suprarrenal ou outras causas dentro de 1 a 10 anos após o início.

Foram descritos vários outros fenótipos clínicos. A adrenomieloneuropatia (AMN) é a mais comum das variantes de fenótipos. As manifestações típicas consistem em paraparesia espástica, neuropatia periférica e insuficiência suprarrenal, que começam na segunda década. Observa-se também a ocorrência de hipogonadismo, impotência e distúrbio dos esfíncteres. Foi relatada a presença de disfunção cerebelar e demência. Uma síndrome semelhante é encontrada em cerca de 15% das mulheres que são heterozigotas para a mutação do gene ALD. Com frequência, a RM revela lesões desmielinizantes corticais em pacientes com AMN, mesmo naqueles que não exibem sinais ou sintomas de comprometimento cortical. Os achados patológicos na AMN incluem desmielinização e degenerações dos tratos longos da medula espinal (*dying-back*) e inclusões citoplasmáticas lamelares no cérebro, nas glândulas suprarrenais e nos testículos; os achados assemelham-se àqueles da ALD.

Uma forma cerebral adolescente da ALD assemelha-se à forma infantil, exceto pelo seu início. Nos adultos, a ALD ligada ao X pode se apresentar como demência, esquizofrenia ou síndromes cerebrais focais, como afasia, síndrome de Klüver-Bucy ou hemianopsia; em geral, observa-se a presença de insuficiência suprarrenal. A ALD do adulto inclui paraparesia espástica, síndromes do lobo frontal, disfunção cerebelar ou atrofia olivopontocerebelar. As mulheres heterozigóticas podem ser sintomáticas na ALD do adulto. Pode ocorrer insuficiência suprarrenal sem distúrbio neurológico. A ALD deve ser considerada em qualquer menino com doença de Addison inexplicável. Por fim, as crianças e os adultos com o defeito bioquímico podem ser assintomáticos ou pré-sintomáticos. A heterogeneidade do fenótipo constitui a regra em famílias com múltiplos indivíduos afetados; as manifestações diferentes provavelmente resultam da modificação de *loci* genéticos ou de fatores ambientais.

A avaliação laboratorial dos pacientes com ALD revela concentração elevada de proteína no LCR e hiperintensidade de sinal da substância branca com predomínio posterior, com realce marginal. Em certas ocasiões, o início é frontal ou cerebelar. Em geral, o teste de estimulação de corticotropina revela insuficiência suprarrenal, mesmo na ausência de sinais clínicos. Podem-se observar inclusões características, acúmulos de perfis de lipídios lamelares no cérebro, nas glândulas suprarrenais, na biopsia do nervo sural ou nos testículos. O principal achado no cérebro consiste em desmielinização difusa extensa, que poupa as fibras U no centro semioval e em outras partes. Nas áreas acometidas da substância branca, a infiltração perivascular de linfócitos e plasmócitos é proeminente.

O diagnóstico é sugerido pelos achados clínicos característicos de deterioração neurológica, demonstração de hipofunção suprarrenal e anormalidades na RM. A demonstração de níveis elevados de AGCML no plasma e em cultura de fibroblastos da pele sem alteração de outras funções dos peroxissomos deve ser seguida de análise da mutação ABCD1.

Várias abordagens foram utilizadas no tratamento da ALD. Na situação ideal, os casos deveriam ser detectados por ocasião do nascimento, possibilitando o tratamento imediato e o aconselhamento aos pais sobre o quadro. Um método para triagem neonatal está em fase de pesquisa.

A terapia de reposição com esteroides é fornecida durante períodos de estresse, como doença intercorrente, ou se houver evidências de insuficiência suprarrenal. Evitar apenas uma dieta com AGCML não leva a uma alteração bioquímica, devido à síntese endógena. Os esforços para reduzir a síntese endógena com uso de óleo de glicerol trierucato e óleo de glicerol trioleato (óleo de Lorenzo), juntamente com restrição dietética, produzem uma queda dos níveis de AGCML nos indivíduos afetados e nos portadores de sexo feminino. Infelizmente, essa notável alteração bioquímica não tem uma correlação clínica igualmente notável; o seu uso limita-se mais provavelmente a meninos pré-sintomáticos.

O transplante de células-tronco hematopoéticas mostrou benefício na ALD em estágio inicial, em vários estudos desde o relato inicial em 1990, mas é acompanhado por risco significativo e as lesões geralmente progridem por 12 a 18 meses após o procedimento até a parada. Esse atraso na resposta provavelmente reflete a substituição gradual das células gliais do hospedeiro por seus correspondentes transplantados. Vários ensaios de terapia gênica *ex vivo* usando vetores lentivirais mostraram resultados promissores, que são pelo menos comparáveis, se não superiores, ao transplante de células-tronco hematopoéticas.

Doença de Refsum

Essa doença autossômica recessiva (também conhecida como *heredopatia atática polineuritiforme*) é singular entre as lipidoses, visto que o lipídio depositado (ácido fitânico) não é sintetizado no corpo, porém exclusivamente de origem dietética. Isso permitiu o tratamento bem-sucedido por meio de manejo dietético. Os sintomas aparecem no início da infância em alguns pacientes, porém podem ocorrer somente na quinta década de vida em outros indivíduos. A cegueira noturna progressiva atualmente aparece na primeira ou segunda década de vida, seguida de fraqueza dos membros e ataxia da marcha. Os sintomas são progressivos, porém podem ocorrer exacerbações abruptas e remissões graduais com doença intercorrente ou gravidez. Não há crises epilépticas, porém alguns pacientes apresentam sintomas psiquiátricos. A neuropatia periférica manifesta-se por perda dos reflexos tendinosos, fraqueza e debilidade e perda sensitiva distal. Pode-se observar a presença de ataxia. Uma retinopatia pigmentar granular está sempre presente. Outros achados incluem ictiose; surdez nervosa (frequentemente grave), cataratas, miose e assimetria pupilar, pé cavo e deformidades ósseas com encurtamento dos ossos metatarsais, displasia epifisária e, em alguns casos, cifoescoliose. A concentração de proteína do LCR está elevada. As velocidades de condução nervosa estão diminuídas. As alterações ECG incluem anormalidades de condução. Pode haver espessamento dos nervos periféricos, e o exame histológico pode revelar alterações intersticiais hipertróficas e formação em bulbo de cebola. A evolução é geralmente progressiva, com exacerbações e remissões. Por fim, pode haver perda dos campos visuais periféricos, resultando em visão telescópica. A morte súbita pode resultar de arritmia cardíaca.

O defeito bioquímico na doença de Refsum foi identificado como deficiência de fitanoil-CoA hidroxilase, e o gene responsável na maioria dos casos é *PAHX*. Várias famílias com doença de Refsum típica não tinham mutações de *PAHX* ou ligação com o cromossomo 10; esses casos demonstraram ser heterozigotos para mutações do *PEX7*. O gene *PEX7* codifica o receptor para o sinal direcionado peroxissomal tipo 2, cuja função normal é essencial para a importação da fitanoil-CoA hidroxilase dentro dos peroxissomos. O diagnóstico é estabelecido pelo quadro clínico característico e pela elevação dos níveis de ácido fitânico no plasma. Estudos realizados no cérebro de rato sugerem que o ácido fitânico exerce efeitos neurotóxicos diretos por meio de sua ligação à membrana mitocondrial interna, comprometendo o suprimento de ATP mitocondrial e a permeabilidade da membrana.

A terapia limita o ácido fitânico dietético e seu precursor, o fitol, um álcool de ácidos graxos ramificados, que está presente em quantidade abundante na natureza como parte da molécula de clorofila. Quando são eliminados laticínios, gordura de ruminante e alimentos contendo clorofila, ocorre a redução dos níveis plasmáticos de ácido fitânico, e as reservas teciduais são mobilizadas, com melhora dos sintomas. Paradoxalmente, pode haver agravamento dos sintomas, e os níveis plasmáticos de ácido fitânico podem aumentar pouco depois da instituição da terapia dietética, particularmente se o paciente reduzir a ingestão calórica e perder peso. O aumento dos níveis plasmáticos de ácido fitânico causa anorexia, maior perda de peso e sintomas ainda mais graves. O aporte adequado de calorias ajuda a prevenir a perda de peso e a mobilização abrupta da gordura. A plasmaférese ajuda a prevenir ou tratar as exacerbações. A indução da ω-oxidação do ácido fitânico pode ser útil. O implante coclear foi bem-sucedido em alguns pacientes com doença de Refsum. A cirurgia de catarata melhora os resultados visuais em pacientes com doença de Refsum e outros distúrbios em que ocorrem catarata e distrofia da retina, mas está associada a um risco aumentado de complicações. O transplante de fígado levou à melhora bioquímica, mas nenhum benefício clínico e atualmente não é recomendado.

Outro fenótipo peroxissomal raro pode ser confundido com a doença de Refsum. Os pacientes com deficiência de α-metilacil-CoA racemase podem apresentar retinopatia, neuropatia periférica e uma variedade de achados cerebrais, incluindo crises epilépticas, declínio cognitivo progressivo e encefalopatia recidivante.

LEITURA SUGERIDA

Síndrome de deficiência do transportador de glicose tipo 1

Cappuccio G, Pinelli M, Alagia M, et al. Biochemical phenotyping unravels novel metabolic abnormalities and potential biomarkers associated with treatment of GLUT1 deficiency with ketogenic diet. *PLoS One*. 2017;12(9): e0184022.

Daci A, Bozalija A, Jashari F, Krasniqi S. Individualizing treatment approaches for epileptic patients with glucose transporter type 1 (GLUT-1) deficiency. *Int J Mol Sci*. 2018;19(1):122.

De Vivo DC, Trifiletti RR, Jacobson RI, Ronen GM, Behmand RA, Harik SI. Defective glucose transport across the blood–brain barrier as a cause of persistent hypoglycorrhachia, seizures, and developmental delay. *N Engl J Med*. 1991;325(10):703-709.

Pascual JM, Liu P, Mao D, et al. Triheptanoin for glucose transporter type I deficiency (G1D): modulation of human ictogenesis, cerebral metabolic rate, and cognitive indices by a food supplement. *JAMA Neurol*. 2014;71(10): 1255-1265.

Pascual JM, Ronen GM. Glucose transporter type I deficiency (G1D) at 25 (1990-2015): presumptions, facts, and the lives of persons with this rare disease. *Pediatr Neurol*. 2015;53(5):379-393.

Hiperamonemia

Bennett EE, Hummel K, Smith AG, Longo N. Acute presentation and management of the encephalopathic child with an undiagnosed inborn error of metabolism. *J Emerg Med*. 2019;56(1):e5-e8.

Chandra SR, Christopher R, Ramanujam CN, Harikrishna GV. Hyperargininemia experiences over last 7 years from a tertiary care center. *J Pediatr Neurosci*. 2019;14(1):2-6.

Sirrs S, Hannah-Shmouni F, Nantel S, Neuberger J, Yoshida EM. Transplantation as disease modifying therapy in adults with inherited metabolic disorders. *J Inherit Metab Dis*. 2018;41(5):885-896.

Tchan M. Hyperammonemia and lactic acidosis in adults: differential diagnoses with a focus on inborn errors of metabolism. *Rev Endocr Metab Disord*. 2018;19(1):69-79.

Distúrbios do metabolismo dos aminoácidos e acidúrias orgânicas

Blackburn PR, Gass JM, Vairo FPE, et al. Maple syrup urine disease: mechanisms and management. *Appl Clin Genet*. 2017;10:57-66.

Bouchereau J, Leduc-Leballeur J, Pichard S, et al. Neurocognitive profiles in MSUD school-age patients. *J Inherit Metab Dis*. 2017;40(3):377-383.

Gelfand AA, Gallagher RC. Cyclic vomiting syndrome versus inborn errors of metabolism: a review with clinical recommendations. *Headache*. 2016; 56(1):215-221.

Schillaci LP, DeBrosse SD, McCandless SE. Inborn errors of metabolism with acidosis: organic acidemias and defects of pyruvate and ketone body metabolism. *Pediatr Clin North Am*. 2018;65(2):209-230.

Yang H, Zhao C, Wang Y, Wang SP, Mitchell GA. Hereditary diseases of coenzyme A thioester metabolism. *Biochem Soc Trans*. 2019;47(1):149-155.

Distúrbios do metabolismo das purinas e das pirimidinas

Kaur P, Neethukrishna K, Kumble A, Girisha KM, Shukla A. Identification of a novel homozygous variant confirms ITPA as a developmental and epileptic encephalopathy gene. *Am J Med Genet A*. 2019;179(5):857-861.

Nyhan WL, O'Neill JP, Jinnah HA, et al. Lesch-Nyhan syndrome. In: Adam MP, Ardinger HH, Pagon RA, et al., eds. *GeneReviews*. Seattle, WA: University of Washington, Seattle; 1993-2019. https://www.ncbi.nlm.nih.gov/books/NBK1149/.

Schretlen DJ, Varvaris M, Vannorsdall TD, Gordon B, Harris JC, Jinnah HA. Brain white matter volume abnormalities in Lesch-Nyhan disease and its variants. *Neurology*. 2015;84(2):190-196.

Sklirou E, Lichter-Konecki U. Inborn errors of metabolism with cognitive impairment: metabolism defects of phenylalanine, homocysteine and methionine, purine and pyrimidine, and creatine. *Pediatr Clin North Am*. 2018;65(2):267-277.

Tewari N, Mathur VP, Sardana D, Bansal K. Lesch-Nyhan syndrome: the saga of metabolic abnormalities and self-injurious behavior. *Intractable Rare Dis Res*. 2017;6(1):65-68.

Wevers RA, Christensen M, Engelke UFH, et al. Functional disruption of pyrimidine nucleoside transporter CNT1 results in a novel inborn error of metabolism with high excretion of uridine and cytidine. *J Inherit Metab Dis*. 2019;42(3):494-500.

Porfiria

Hudgins K. Porphyria: a rare, complicated, and misdiagnosed disease. *Crit Care Nurs Q*. 2019;42(2):192-197.

Suh Y, Gandhi J, Seyam O, et al. Neurological and neuropsychiatric manifestations of porphyria. *Int J Neurosci*. 2019;129(12):1226-1233.

Yarra P, Faust D, Bennett M, Rudnick S, Bonkovsky HL. Benefits of prophylactic heme therapy in severe acute intermittent porphyria. *Mol Genet Metab Rep*. 2019;19:100450.

Distúrbios do metabolismo de metais

Akinseye ON, Yazdani R, Tornow KA, Reeder KN, Clarke RL, Pfeifer CM. Imaging findings of Menkes disease, a radiographic mimic of abusive trauma. *Radiol Case Rep*. 2019;14(8):993-996.

Beyens A, Van Meensel K, Pottie L, et al. Defining the clinical, molecular and ultrastructural characteristics in occipital horn syndrome: two new cases and review of the literature. *Genes (Basel)*. 2019;10(7):528.

Carecchio M. Parkinsonism in neurometabolic diseases. *Int Rev Neurobiol*. 2019;149:355-376.

Cleymaet S, Nagayoshi K, Gettings E, Faden J. A review and update on the diagnosis and treatment of neuropsychiatric Wilson disease. *Expert Rev Neurother*. 2019;19(11):1117-1126.

Cochen De Cock V, Woimant F, Poujois A. Sleep disorders in Wilson's disease. *Curr Neurol Neurosci Rep*. 2019;19(11):84.

Darling A, Aguilera-Albesa S, Tello CA, et al. PLA2G6-associated neurodegeneration: new insights into brain abnormalities and disease progression. *Parkinsonism Relat Disord*. 2019;61:179-186.

Di Fonzo A, Franco G, Barone P, Erro R. Parkinsonism in diseases predominantly presenting with dystonia. *Int Rev Neurobiol*. 2019;149:307-326.

Di Meo I, Carecchio M, Tiranti V. Inborn errors of coenzyme A metabolism and neurodegeneration. *J Inherit Metab Dis*. 2019;42(1):49-56.

Di Meo I, Tiranti V. Classification and molecular pathogenesis of NBIA syndromes. *Eur J Paediatr Neurol*. 2018;22(2):272-284.

Droms RJ, Rork JF, McLean R, Martin M, Belazarian L, Wiss K. Menkes disease mimicking child abuse. *Pediatr Dermatol*. 2017;34(3):e132-e134.

Durairaj J, Shanbhag ER, Veena P, Gowda M, Keepanasseril A. Wilson's disease presenting during pregnancy: a diagnostic and therapeutic dilemma. *Obstet Med*. 2018;11(3):148-150.

Dusek P, Schneider SA, Aaseth J. Iron chelation in the treatment of neurodegenerative diseases. *J Trace Elem Med Biol.* 2016;38:81-92.

Garoufalia Z, Prodromidou A, Machairas N, et al. Liver transplantation for Wilson's disease in non-adult patients: a systematic review. *Transplant Proc.* 2019;51(2):443-445.

Levi S, Cozzi A, Santambrogio P. Iron pathophysiology in neurodegeneration with brain iron accumulation. *Adv Exp Med Biol.* 2019;1173:153-177.

Lutsenko S, Washington-Hughes C, Ralle M, Schmidt K. Copper and the brain noradrenergic system. *J Biol Inorg Chem.* 2019;24(8):1179-1188.

Marshall RD, Collins A, Escolar ML, et al. Diagnostic and clinical experience of patients with pantothenate kinase-associated neurodegeneration. *Orphanet J Rare Dis.* 2019;14(1):174.

Ogata R, Chong PF, Maeda K, et al. Long surviving classical Menkes disease treated with weekly intravenous copper therapy. *J Trace Elem Med Biol.* 2019;54:172-174.

Ryan A, Nevitt SJ, Tuohy O, Cook P. Biomarkers for diagnosis of Wilson's disease. *Cochrane Database Syst Rev.* 2019;(11):CD012267.

Sandahl TD, Laursen TL, Munk DE, Vilstrup H, Weiss KH, Ott P. The prevalence of Wilson disease: an update. *Hepatology.* 2020;71(2):722-732.

Saroli Palumbo C, Schilsky ML. Clinical practice guidelines in Wilson disease. *Ann Transl Med.* 2019;7(suppl 2):S65.

Vairo FPE, Chwal BC, Perini S, Ferreira MAP, de Freitas Lopes AC, Saute JAM. A systematic review and evidence-based guideline for diagnosis and treatment of Menkes disease. *Mol Genet Metab.* 2019;126(1):6-13.

Distúrbios associados à acantocitose

Liu Z, Liu Y, Wan X, et al. Pallidal deep brain stimulation in patients with chorea-acanthocytosis. *Neuromodulation.* 2018;21(8):741-747.

Peikert K, Danek A, Hermann A. Current state of knowledge in chorea-acanthocytosis as core neuroacanthocytosis syndrome. *Eur J Med Genet.* 2018;61(11):699-705.

Termsarasab P, Frucht SJ. The "stutter-step": a peculiar gait feature in advanced Huntington's disease and chorea-acanthocytosis. *Mov Disord Clin Pract.* 2018;5(2):223-224.

Walker RH, Miranda M, Jung HH, Danek A. Life expectancy and mortality in chorea-acanthocytosis and McLeod syndrome. *Parkinsonism Relat Disord.* 2019;60:158-161.

Yeshaw WM, van der Zwaag M, Pinto F, et al. Human VPS13A is associated with multiple organelles and influences mitochondrial morphology and lipid droplet motility. *Elife.* 2019;8:e43561.

Distúrbios lisossômicos e distúrbios associados de grandes moléculas

Bonnot O, Gama CS, Mengel E, et al. Psychiatric and neurological symptoms in patients with Niemann-Pick disease type C (NP-C): findings from the international NPC Registry. *World J Biol Psychiatry.* 2019;20(4):310-319.

Breiden B, Sandhoff K. Lysosomal glycosphingolipid storage diseases. *Annu Rev Biochem.* 2019;88:461-485.

Colella P, Mingozzi F. Gene therapy for Pompe disease: the time is now. *Hum Gene Ther.* 2019;30(10):1245-1262.

Dunn-Pirio AM, Eckstein C. Recurrent Schilder's disease. *Mult Scler Relat Disord.* 2018;26:8-10.

Geberhiwot T, Moro A, Dardis A, et al. Consensus clinical management guidelines for Niemann-Pick disease type C. *Orphanet J Rare Dis.* 2018;13(1):50.

Hanefeld F, Holzbach U, Kruse B, Wilichowski E, Christen HJ, Frahm J. Diffuse white matter disease in three children: an encephalopathy with unique features on magnetic resonance imaging and proton magnetic resonance spectroscopy. *Neuropediatrics.* 1993;24(5):244-248.

Jarius S, Haas J, Paul F, Wildemann B. Myeloclastic diffuse sclerosis (Schilder's disease) is immunologically distinct from multiple sclerosis: results from retrospective analysis of 92 lumbar punctures. *J Neuroinflammation.* 2019;16(1):51.

Kwon JM, Matern D, Kurtzberg J, et al. Consensus guidelines for newborn screening, diagnosis and treatment of infantile Krabbe disease. *Orphanet J Rare Dis.* 2018;13(1):30.

Marco S, Haurigot V, Bosch F. In vivo gene therapy for mucopolysaccharidosis type III (Sanfilippo syndrome): a new treatment horizon. *Hum Gene Ther.* 2019;30(10):1211-1221.

Marques ARA, Di Spiezio A, Thiessen N, et al. Enzyme replacement therapy with recombinant pro-CTSD (cathepsin D) corrects defective proteolysis and autophagy in neuronal ceroid lipofuscinosis. *Autophagy.* 2019;16(5):811-825.

Mole SE, Anderson G, Band HA, et al. Clinical challenges and future therapeutic approaches for neuronal ceroid lipofuscinosis. *Lancet Neurol.* 2019;18(1):107-116.

Page KM, Stenger EO, Connelly JA, et al. Hematopoietic stem cell transplantation to treat leukodystrophies: clinical practice guidelines from the Hunter's Hope Leukodystrophy Care Network. *Biol Blood Marrow Transplant.* 2019;25(12):e363-374.

Pant DC, Dorboz I, Schluter A, et al. Loss of the sphingolipid desaturase DEGS1 causes hypomyelinating leukodystrophy. *J Clin Invest.* 2019;129(3):1240-1256.

Patterson M. Niemann-Pick disease type C. In: Adam MP, Ardinger HH, Pagon RA, et al., eds. *GeneReviews.* Seattle, WA: University of Washington, Seattle; 1993-2019. https://www.ncbi.nlm.nih.gov/books/NBK1296/.

Pena SA, Iyengar R, Eshraghi RS, et al. Gene therapy for neurological disorders: challenges and recent advancements. *J Drug Target.* 2019;28(2):111-128.

Platt FM, d'Azzo A, Davidson BL, Neufeld EF, Tifft CJ. Lysosomal storage diseases. *Nat Rev Dis Primers.* 2018;4(1):27.

Pleasure D, Guo F, Chechneva O, et al. Pathophysiology and treatment of Canavan disease. *Neurochem Res.* 2020;45(3):561-565.

Poletti V, Biffi A. Gene-based approaches to inherited neurometabolic diseases. *Hum Gene Ther.* 2019;30(10):1222-1235.

Schiller S, Henneke M, Gärtner J. Opening new horizons in the treatment of childhood onset leukodystrophies. *Neuropediatrics.* 2019;50(4):211-218.

Schiffmann R, Moller JR, Trapp BD, et al. Childhood ataxia with diffuse central nervous system hypomyelination. *Ann Neurol.* 1994;35(3):331-340.

Selvanathan A, Ellaway C, Wilson C, Owens P, Shaw PJ, Bhattacharya K. Effectiveness of early hematopoietic stem cell transplantation in preventing neurocognitive decline in mucopolysaccharidosis type II: a case series. *JIMD Rep.* 2018;41:81-89.

Stone WL, Basit H, Master SR. Gaucher disease. In: *StatPearls.* Treasure Island, FL: StatPearls Publishing; 2020. https://www.ncbi.nlm.nih.gov/books/NBK448080/.

Thomas A, Thomas AK. POLR3-related leukodystrophy. *J Clin Imaging Sci.* 2019;9:45.

van der Knaap MS, Barth PG, Gabreëls FJ, et al. A new leukoencephalopathy with vanishing white matter. *Neurology.* 1997;48(4):845-855.

Velho RV, Harms FL, Danyukova T, et al. The lysosomal storage disorders mucolipidosis type II, type III alpha/beta, and type III gamma: update on GNPTAB and GNPTG mutations. *Hum Mutat.* 2019;40(7):842-864.

Waldman AT. Leukodystrophies. *Continuum (Minneap Minn).* 2018;24(1, Child Neurology):130-149.

Yu FPS, Amintas S, Levade T, Medin JA. Acid ceramidase deficiency: Farber disease and SMA-PME. *Orphanet J Rare Dis.* 2018;13(1):121.

Distúrbios do metabolismo dos carboidratos

Cenacchi G, Papa V, Costa R, et al. Update on polyglucosan storage diseases. *Virchows Arch.* 2019;475(6):671-686.

Colella P, Mingozzi F. Gene therapy for Pompe disease: the time is now. *Hum Gene Ther.* 2019;30(10):1245-1262.

Ebbink BJ, Poelman E, Aarsen FK, et al. Classic infantile Pompe patients approaching adulthood: a cohort study on consequences for the brain. *Dev Med Child Neurol.* 2018;60(6):579-586.

Francini-Pesenti F, Tresso S, Vitturi N. Modified Atkins ketogenic diet improves heart and skeletal muscle function in glycogen storage disease type III. *Acta Myol.* 2019;38(1):17-20.

Gentry MS, Guinovart JJ, Minassian BA, Roach PJ, Serratosa JM. Lafora disease offers a unique window into neuronal glycogen metabolism. *J Biol Chem.* 2018;293(19):7117-7125.

Kanungo S, Wells K, Tribett T, El-Gharbawy A. Glycogen metabolism and glycogen storage disorders. *Ann Transl Med.* 2018;6(24):474.

Kishnani PS, Koeberl DD. Liver depot gene therapy for Pompe disease. *Ann Transl Med.* 2019;7(13):288.

Kohler L, Puertollano R, Raben N. Pompe disease: from basic science to therapy. *Neurotherapeutics.* 2018;15(4):928-942.

Llavero F, Arrazola Sastre A, Luque Montoro M, et al. McArdle disease: new insights into its underlying molecular mechanisms. *Int J Mol Sci.* 2019;20(23):5919.

Martin MA, Lucia A, Arenas J, Andreu AL. Glycogen storage disease type V. In: Adam MP, Ardinger HH, Pagon RA, et al., eds. *GeneReviews*. Seattle, WA; 1993. https://www.ncbi.nlm.nih.gov/books/NBK1344/.

Peeks F, Boonstra WF, de Baere L, et al. Research priorities for liver glycogen storage disease: an international priority setting partnership with the James Lind Alliance. *J Inherit Metab Dis*. 2020;43(2):279-289.

Ross KM, Ferrecchia IA, Dahlberg KR, Dambska M, Ryan PT, Weinstein DA. Dietary management of the glycogen storage diseases: evolution of treatment and ongoing controversies. *Adv Nutr*. 2020;11(2):439-446.

Weinstein DA, Steuerwald U, De Souza CFM, Derks TGJ. Inborn errors of metabolism with hypoglycemia: glycogen storage diseases and inherited disorders of gluconeogenesis. *Pediatr Clin North Am*. 2018;65(2):247-265.

Doenças peroxissomais: adrenoleucodistrofia, síndrome de Zellweger e doença de Refsum

Steinberg SJ, Raymond GV, Braverman NE, Moser AB. Zellweger spectrum disorder. In: Adam MP, Ardinger HH, Pagon RA, et al., eds. *GeneReviews*. Seattle, WA; 1993. https://www.ncbi.nlm.nih.gov/books/NBK1448/.

Turk BR, Theda C, Fatemi A, Moser AB. X-linked adrenoleukodystrophy: pathology, pathophysiology, diagnostic testing, newborn screening, and therapies [published online ahead of print November 25, 2019]. *Int J Dev Neurosci*. doi:10.1016/j.ijdevneu.2019.11.002.

Wanders RJA. Peroxisomal disorders: improved laboratory diagnosis, new defects and the complicated route to treatment. *Mol Cell Probes*. 2018;40:60-69.

Wanders RJA, Klouwer FC, Ferdinandusse S, Waterham HR, Poll-Thé BT. Clinical and laboratory diagnosis of peroxisomal disorders. *Methods Mol Biol*. 2017;1595:329-342.

Anomalias Cromossômicas e Anormalidades do DNA 140

Marc C. Patterson

PONTOS-CHAVE

1. As anomalias cromossômicas estão associadas a uma quantidade significativa de doenças do neurodesenvolvimento, as quais são frequentemente, mas não invariavelmente, associadas ao desenvolvimento anormal de outros sistemas de órgãos.

2. Essas anomalias abrangem adição ou subtração de cromossomos inteiros (aneuploidia) até variações no número de cópias associadas a microdeleções e duplicações.

3. Em alguns casos, a sequência de DNA está intacta, mas a expressão gênica foi silenciada por metilação anormal (*imprinting*).

4. Não raro, os distúrbios de manutenção, transcrição e tradução do DNA são associados a várias combinações de envelhecimento prematuro, neurodegeneração, sensibilidade à luz, imunodeficiência e suscetibilidade à malignidade.

INTRODUÇÃO

As reorganizações do genoma humano, que podem variar de dramáticas anormalidades do número de cromossomos até variações submicroscópicas da quantidade de cópias, podem afetar de maneira profunda o desenvolvimento e a função do sistema nervoso. Do mesmo modo, anormalidades do "maquinário" que mantém a integridade e a fidelidade da duplicação do DNA levam a um conjunto de distúrbios raros, que se caracterizam por combinações variadas de neurodegeneração, envelhecimento prematuro, sensibilidade à luz, imunodeficiência e suscetibilidade às neoplasias malignas.

DISTÚRBIOS CROMOSSÔMICOS

As anomalias cromossômicas humanas evidenciam-se por alterações na quantidade total de cromossomos, recombinações estruturais, anormalidades de *imprinting* ou variações do número de cópias. Exemplos de quantidades anormais de cromossomos (*i. e.*, aneuploidia) são as aneuploidias do cromossomo X (p. ex., 45, X, ou síndrome de Turner) e as autossômicas (p. ex., 47, XX +21, ou trissomia do 21, ou síndrome de Down). Entre as anomalias estruturais estão deleções ou inserções regionais, translocações segmentares (*i. e.*, recíprocas ou robertsonianas) ou inversões (*i. e.*, pericêntricas ou paracêntricas), duplicações e cromossomos circulares. Existem muitas síndromes cromossômicas, que resultam basicamente dessas anomalias quantitativas ou segmentares e provocam alguma alteração funcional da dose do gene; além disso, o *imprinting* gênico também é reconhecido como modificador fundamental da expressão. A manifestação mais comum das anomalias cromossômicas é deficiência intelectual; as malformações congênitas, por sua vez, ocorrem com frequência e gravidade variáveis. Com relação aos distúrbios ligados aos cromossomos sexuais, a infertilidade é a manifestação mais comum. A Tabela 140.1 resume as características de vários distúrbios cromossômicos clássicos: trissomia do 21, síndrome de Prader-Willi (SPW), síndrome de Angelman (SA) e uma síndrome de deficiência intelectual idiopática comum provocada por anomalias subteloméricas dos cromossomos. Essas doenças são desencadeadas por vários mecanismos: a trissomia do 21 é causada por uma falha de disjunção cromossômica (materna, 80%; paterna, 20%), fenômeno associado à idade na maioria dos casos, enquanto os restantes são atribuídos a uma translocação descompensada. A SPW e a SA são causadas pela perda de alelos paterna ou maternalmente impressos na mesma região cromossômica (15q11-13); essa perda pode ser causada por *imprinting* anormal (metilação, conforme se verá a seguir), deleção cromossômica, translocação ou inversão, ou mutações pontuais de um gene específico (*UBE3A* na AS). A CATCH-22 é uma síndrome de deleção, cujas manifestações estão relacionadas, ao menos em parte, com a quantidade de material genético perdido.

Imprinting genômico

Imprinting genômico é um fenômeno epigenético, que permite a hereditariedade não mendeliana no genoma dos mamíferos. Vários genes autossômicos são herdados em estado inativo no alelo de um dos pais e em estado ativo no outro alelo parental, e é essa expressão genética específica do genitor de origem que é conhecida como *imprinting* genômico. As doenças que se originam desses genes são causadas, sobretudo, por mutações do alelo ativo, duplicação do alelo inativo ou erros de *imprinting* resultando no silenciamento do alelo ativo. Hoje em dia, existem mais de 20 genes impressos conhecidos no genoma dos camundongos, alguns dos quais têm correspondentes humanos. O gene *IGF-2*, por exemplo, é ativo no genitor masculino, e apenas quando a falha genética é herdada do pai é que os filhos expressam fenótipo de nanismo. Com a SPW e a SA, deleções da região crítica SPW do cromossomo paterno ou dissomia uniparental materna resultam no silenciamento do alelo ativo paterno e no fenótipo da SPW, enquanto a deleção da região crítica da SA no cromossomo materno ou a dissomia uniparental paterna causam silenciamento do alelo materno e fenótipo da SA.

O mecanismo molecular do *imprinting* genômico não está completamente esclarecido. O isolamento de um centro de *imprinting* cisatuante, localizado em posição proximal à região promotora do gene *SNRPN*, ajudou a entender as bases moleculares do *imprinting* genômico. Estudos revelaram que deleções ou mutações desse centro de *imprinting* estavam associadas à SPW ou à SA, conforme a origem das células da linhagem germinativa parental. Alguns autores sugeriram que o centro de *imprinting* confere *imprint* masculino ou feminino por utilização de uma variação de *imprinting* durante a gametogênese. Na linhagem

Tabela 140.1 Distúrbios cromossômicos comuns.

Anomalia genética/epônimo	Manifestações clínicas principais	Diagnóstico
Trissomia do 21; translocação cromossômica 14/21; síndrome de Down	Deficiência intelectual, hipotonia, instabilidade atlantoaxial, estatura baixa. Fácies arredondada típica com pregas epicânticas. Demência de início precoce. Cardiopatia congênita, risco aumentado de leucemia	Análise cromossômica
Síndrome de Prader-Willi (deleção 15q11-13)	Hipotonia neonatal e deficiência de crescimento seguido de apetite incontrolável com obesidade (disfunção hipotalâmica); aspecto facial típico, deficiência intelectual e distúrbios comportamentais (obsessividade, oscilações de humor, hábito de "palitar" a pele)	Análise de metilação do DNA (perda do alelo paterno no *locus SNRPN*: inclui a deleção 15q11-13, dissomia uniparental e falhas de *imprinting* – detecta 99% dos casos)
Síndrome de Angelman (deleção 15q11-13)	Fácies típica, microbraquicefalia, língua protrusa, movimentos espasmódicos dos membros (podem não ser evidentes antes do primeiro ano de vida); atrasos do desenvolvimento; deficiência intelectual	Análise de metilação do DNA (perda do alelo materno: inclui deleção 15q11-13, dissomia uniparental e falhas de *imprinting* – 78% dos casos); análise de mutação do *UBE3A* – 11% dos casos; análise cromossômica (translocações, inversões – 1% dos casos); nenhuma anormalidade nos testes diagnósticos – 10% dos casos
Síndrome de deleção 22q11 (CATCH-22; DiGeorge; síndrome velocardiofacial)	Malformações cardíacas, fendas faciais, outras anomalias cranianas e do arco branquial, dismorfismo, deficiência intelectual e transtornos psiquiátricos (esquizofrenia, TOC, TEA e TDAH)	FISH, MLPA, *microarray* cromossômico (detecta + 95% dos casos)

FISH, hibridização fluorescente *in situ*; MLPA, amplificação de sonda dependente de ligação multiplex; TDAH, transtorno do déficit de atenção com hiperatividade; TEA, transtorno do espectro autista; TOC, transtorno obsessivo-compulsivo.

de células germinativas femininas, a variação de *imprinting* é fundamental para reajustar o cromossomo masculino originado do avô materno e conferir as características de um cromossomo feminino. Na linhagem de células germinativas masculinas, o mesmo processo é essencial para reajustar o cromossomo feminino originado da avó paterna e conferir as características de um cromossomo masculino. Acredita-se que essas marcas epigenéticas sejam alcançadas por metilação do DNA. Em pacientes portadores de SPW, o alelo inativo do cromossomo materno é hipermetilado, o que suprime a transcrição do gene. As moléculas de citosina hipermetiladas nas sequências do DNA podem repelir os fatores de transcrição necessários à ativação da transcrição do gene. Em outros genes impressos, como o receptor do fator de crescimento semelhante à insulina tipo 2 (IGF-2, do inglês *insulin-like growth factor-2*), a metilação do DNA está associada ao alelo ativo do cromossomo materno. Por essa razão, outros fatores além da metilação do DNA podem estar envolvidos no *imprinting* genômico.

Transtorno do espectro autista e *imprinting* genômico

O autismo é um distúrbio do desenvolvimento neurológico que se caracteriza por déficits de linguagem e socialização e comportamentos estereotípicos repetitivos e marcantes. A duplicação intersticial da região do cromossomo materno 15q11-13 é uma das anomalias cromossômicas mais comuns do autismo. Em termos clínicos, existem algumas superposições de fenótipos entre os transtornos do espectro autista e a SPW. Curiosamente, entre as crianças com SPW, as que expressam dois alelos impressos pelo lado materno têm chance duas vezes maior de desenvolver TEA em comparação a pacientes com SPW causada por deleção dos alelos impressos pelo lado paterno. A identificação das mutações do gene da proteína 2 de ligação metil-CpG como causa principal da síndrome de Rett sugeriu que a metilação do DNA (e, por consequência, o *imprinting* genômico) possa desempenhar papéis importantes em outros distúrbios do neurodesenvolvimento.

Anomalias cromossômicas sutis, como as deleções ou duplicações subteloméricas e submicroscópicas, causam com frequência fenótipos neurológicos, sem necessariamente levar a manifestações somáticas. As técnicas que utilizam sondas subteloméricas facilitaram o diagnóstico citogenético, mas foram praticamente substituídas pela hibridização genômica comparativa (HGC) em série para o estudo da deficiência intelectual idiopática e dos cânceres.

Deficiência intelectual associada à deleção cromossômica subtelomérica

Os telômeros são as extremidades dos cromossomos, ricos em estruturas proteicas complexas de DNA. A sequência do DNA é um modelo repetitivo de seis nucleotídios (TTAGGG), cujo comprimento varia de 2 a 15 kb; essa sequência repetitiva e suas proteínas de ligação específicas ao DNA formam uma estrutura de cobertura nas extremidades do cromossomo, a qual permite que as células diferenciem as extremidades do cromossomo, evita a fusão ou a degradação dos cromossomos e facilita as segregações cromossômicas durante as divisões celulares. Uma transcriptase reversa conhecida como telomerase reconhece essa sequência repetitiva terminal do DNA e tem a função de manter a integridade do cromossomo, acrescentando DNA telomérico às extremidades cromossômicas quando uma fita defeituosa é formada durante a replicação. Anomalias dessas estruturas proteicas do DNA alteram o comprimento do cromossomo. O encurtamento do comprimento telomérico ocorre com o envelhecimento normal das células somáticas, enquanto a ativação descontrolada da telomerase causa fusão cromossômica, como se observa comumente nas células neoplásicas.

A deficiência intelectual é um distúrbio comum do desenvolvimento. A causa é desconhecida em cerca de 30 a 40% dos casos de deficiência intelectual moderada a grave (QI < 50), apesar dos exames diagnósticos detalhados, e esses pacientes apresentam cariótipo normal quando são utilizadas técnicas de marcação das bandas cromossômicas rotineiras ou de alta resolutividade.

A partir dos primeiros anos da década de 1990, pesquisadores desenvolveram sondas de DNA para detectar anomalias cromossômicas subteloméricas sutis nos seres humanos. Ao menos 5% das crianças com deficiência intelectual idiopática têm recombinações cromossômicas subteloméricas detectadas por um conjunto de sondas subteloméricas em diferentes estudos de hibridização fluorescente *in situ*; essas recombinações incluem deleções ou duplicações subteloméricas, ou cromossomos derivativos que resultam em estados de monossomia-trissomia parciais. A taxa de detecção positiva aumenta quando os critérios de triagem incluem deficiência intelectual grave, histórico familiar positivo de deficiência intelectual e ao menos um dismorfismo físico. Em casos selecionados, o estudo de hibridização fluorescente *in situ* continua sendo um recurso útil para determinar a causa dos distúrbios dos pacientes com deficiência intelectual idiopática e é frequentemente usado para refinar ou confirmar achados de estudos de *microarray* cromossômico.

Microarray cromossômico

O termo geral microarray *cromossômico* refere-se a pelo menos duas técnicas diferentes, que detectam variações no número de cópias usando *microchip*s.

Os **arranjos de polimorfismos de nucleotídio único** dependem do reconhecimento de alterações de nucleotídios únicos, especificamente aqueles que estavam previstos para alterar a sequência de aminoácidos da proteína codificada por essa sequência de DNA. Além disso, têm o potencial de detectar a dissomia uniparental, importante em vários distúrbios cromossômicos, incluindo SPW e SA. Esses arranjos foram recomendados como teste de triagem eficiente para populações com deficiência intelectual, nas quais, em um estudo, a positividade diagnóstica foi maior que 10%.

Hibridização genômica comparativa por *array*

Os distúrbios cromossômicos provocados por deleção ou duplicação segmentar contribuem para as variações da quantidade de cópias dos fragmentos de DNA. Em geral, esses fragmentos não são visualizados pela marcação das bandas cromossômicas de alta resolução disponíveis hoje em dia. A variação do número de cópias genômicas submicroscópicas parece ser a causa mais comum de atraso de desenvolvimento idiopático, inclusive deficiência intelectual. Com a HGC, o DNA do paciente é hibridizado com alvos de DNA genômico *arrayed* (clones genômicos ou oligonucleotídios) em uma lâmina de vidro ou *chip* gênico e as intensidades dos sinais de cada alvo genômico hibridizado são comparadas com as dos padrões de controle (ou dos pais). A variação do número de cópias pode ser detectada com facilidade. Esse instrumento de diagnóstico genético resultou na identificação de um crescente grupo de novas síndromes de microdeleção. A observação repetitiva das anomalias cromossômicas microscópicas e sua correlação com determinados fenótipos clínicos provavelmente identificará as causas genéticas de alguns distúrbios idiopáticos do neurodesenvolvimento, cujas etiologias são desconhecidas hoje em dia. Pesquisadores relataram índices de positividade relativamente altos com a HGC em coortes de crianças e adultos com deficiência intelectual e autismo.

DISTÚRBIOS DE MANUTENÇÃO, TRANSCRIÇÃO E TRADUÇÃO DO DNA

Com exceção dos componentes da cadeia respiratória codificados pelo DNA mitocondrial, o DNA do núcleo é responsável pela produção das moléculas essenciais à economia das células. Não raro, os distúrbios que interferem na manutenção da integridade do DNA ou em sua transcrição e tradução oportuna e precisa provocam neurodegeneração, atraso do crescimento, envelhecimento prematuro e propensão a desenvolver diversos tipos de câncer. O cérebro é sobretudo vulnerável a esses distúrbios, visto que os neurônios são praticamente irreparáveis e sua taxa metabólica alta requer níveis elevados de consumo de oxigênio; esses dois fatores tornam o sistema nervoso central (SNC) mais suscetível a danos pelas espécies reativas do oxigênio e outros metabólitos em comparação aos tecidos menos dotados.

Esta seção apresenta uma introdução aos processos envolvidos e às doenças raras resultantes dos distúrbios desses controles. É provável que esses distúrbios continuem a aumentar em quantidade em proporção à evolução da ciência básica de relevância. Os neurologistas do século XXI devem ter conhecimentos sólidos acerca dos princípios essenciais ao diagnóstico e tratamento dos pacientes portadores dessas doenças.

Manutenção e transcrição do DNA

O DNA está sujeito a erros na duplicação durante a divisão celular e durante o processo de reparação após exposição a vários agentes mutagênicos (ambientais, tóxicos e terapêuticos). O complexo maquinário inclui a helicase, que desenrola as hélices do DNA em preparação para ser transcrito em RNA; a RNA-polimerase, que guia a formação do RNA mensageiro (mRNA) no molde de DNA; e a DNA-polimerase, que catalisa a duplicação do DNA. O processo é rigorosamente ajustado por um numeroso conjunto de fatores de transcrição, cujo número aumenta de maneira contínua nos resultados dos estudos realizados. Esse processo é bastante dependente dos sítios de origem da replicação, que mudam durante o desenvolvimento e em presença de alguma doença.

Os organismos desenvolveram um complexo sistema para corrigir erros de duplicação do ácido nucleico. Quando bases isoladas são inseridas de maneira incorreta nas moléculas novas de DNA, são removidas pelo processo de reparação por excisão de bases, que é mediado por DNA-glicosilases e endonucleases específicas e DNA-polimerases e ligases. Os segmentos com mais de 25 a 32 bases são comumente danificados pela exposição à radiação ultravioleta e são removidos por reparação com excisão de nucleotídios, que requer sua própria família de proteínas. As falhas do DNA de dupla-hélice ativam um mecanismo que depende da participação da proteinoquinase do DNA e de proteínas recombinantes. Os processos são ainda mais complexos do que se pode perceber nesse breve resumo, dado que algumas das proteínas envolvidas desempenham vários papéis mutuamente modificadores na reparação e na transcrição.

O mRNA precursor (pré-mRNA) é transcrito a partir do molde de DNA genômico e inclui as duas sequências expressas (éxons) e as sequências intervenientes (íntrons). Os íntrons são removidos do pré-mRNA por *splicing* do RNA, resultando na produção do mRNA usado na tradução da mensagem em proteínas. Esse processo requer a participação de cinco moléculas adicionais de RNA (RNAs nucleares pequenos) e mais de cinquenta proteínas. Os pequenos RNAs nucleares são acrescentados a complexos multiproteicos conhecidos como *spliceossomos*. As etapas envolvidas no processamento do pré-mRNA em mRNA ocorrem no núcleo e finalizam com a exportação do mRNA ao citoplasma por meio do complexo de poros nucleares.

Tradução e modificação do DNA

A tradução do mRNA depende da função ribossômica normal, de fatores que controlam a iniciação e a duração da tradução e do maquinário para modificar as cadeias polipeptídicas nascentes por acréscimo de moléculas menores, sobretudo oligossacarídeos. Essa modificação amplia a capacidade de um organismo responder às necessidades mutáveis dos diversos estágios do desenvolvimento (p. ex., porcentagens diferentes das isoformas das enzimas ou proteínas estruturais) ou responder aos estímulos externos (p. ex., modificação das populações de receptores das células T e outros elementos do sistema imune para combater microrganismos invasores). Os mais importantes desses processos são a *N*-glicosilação e a *O*-glicosilação.

Controle do ciclo celular

A atividade dos sistemas responsáveis pela transcrição, manutenção e tradução do DNA está relacionada com a fase do ciclo celular, que é regulada por um conjunto bastante conservado de proteinoquinases conhecidas como *quinases dependentes de ciclinas*. As quinases dependentes de ciclinas propriamente ditas são reguladas pela fosforilação inibitória (Wee 1), desfosforilação (Cdc25), ligação de proteínas inibitórias (CKIs) e proteólise cíclica (ubiquitina-ligases e ativadores – SCF, APC, Cdc20, Hct1), além de proteínas reguladoras dos genes (E2F, p53).

Doenças específicas

A Tabela 140.2 resume alguns distúrbios monogênicos do DNA. A classificação desses distúrbios específicos em um grupo é uma simplificação exagerada arbitrária, dado que os produtos gênicos desempenham várias atividades em alguns casos.

Tabela 140.2 Alguns distúrbios da síntese, manutenção, transcrição e tradução do DNA.

Distúrbio	Hereditariedade	Gene e proteína	Mecanismo (conhecido ou suposto)	Manifestações específicas
Manutenção e transcrição do DNA				
Síndrome de Cockayne, tipo 1 (CSA) MIM 216400	AR	CSA ERCC8	O gene *CSA/ERCC8* interage com p44, CSB e TFIIH. Desse modo, as mutações causam disfunção da RNA-polimerase II e reparação anormal por excisão de nucleotídios	Deficiência intelectual, envelhecimento acelerado, degeneração pigmentar da retina, atrofia óptica, surdez, epífises marmoráceas, fotossensibilidade e calcificações dos núcleos da base/cerebelo
COFS MIM 214150	AR	CSB ERCC6	Anormalidade do reparo por excisão de nucleotídios, resultante da interação anormal de RNA-polimerase e TFIIH dentro do complexo CSBIP/150, do qual CSB/ERCC6 é componente	Microcefalia, microftalmia, catarata, dismorfismo, deficiência de crescimento, pneumonias recidivantes, hipotonia axial, hipertonia apendicular, hiper-reflexia e contraturas progressivas; calcificações da substância branca frontal periventricular e dos núcleos da base
Progéria MIM 176670	AR	LMNA Lâmina A	As lâminas são componentes estruturais da membrana nuclear. As mutações do *LMNA* estão associadas aos mecanismos nucleares defeituosos e à ativação transcricional reduzida	Início pós-natal de atraso no crescimento, deficiência de crescimento e envelhecimento acelerado; perda do cabelo e da gordura subcutânea, rigidez articular e aterosclerose precoce, que resulta em AVEs e infartos do miocárdio, com morte prematura. Tempo de protrombina prolongado, contagens aumentadas de plaquetas e índice elevado de fósforo; também há relatos de perda auditiva de condução. Função cognitiva normal
XP (síndrome de Sanctis-Cacchione – na maioria dos casos, é uma complementação do grupo D-XPD) MIM 278730	AR	ERCC2 ERCC2	Reparo anormal por excisão de nucleotídios: XPD (*ERCC2*) interage com a subunidade p44 da TFIIH e estimula a atividade da helicase 5′-3′. Mutações de *XPD* impedem a interação com p44, resultando na redução da atividade de *XPD*-helicase	Deficiência intelectual, baixa estatura, sardas faciais, espasticidade, hipogonadismo e atrofia olivo-ponto-cerebelar

(*Continua*)

Tabela 140.2 Alguns distúrbios da síntese, manutenção, transcrição e tradução do DNA. (*Continuação*)

Distúrbio	Hereditariedade	Gene e proteína	Mecanismo (conhecido ou suposto)	Manifestações específicas
Manutenção e transcrição do DNA				
Tricotiodistrofia (TTD 1) MIM 601675	AR	ERCC2 ERCC2	Igual ao da XP; a TFIIH também estabiliza os receptores do hormônio tireóideo no cérebro dos camundongos com TTD	Deficiência intelectual, anormalidades das hastes dos fios de cabelo e pelos, ictiose, desenvolvimento sexual imaturo, baixa estatura e dismorfismo facial
Síndrome de Rett MIM 312750	Ligada ao cromossomo X	MECP2 MeCP2	Regulação da expressão gênica, da composição da cromatina e da arquitetura dos cromossomos por ligação ao DNA metilado. A MeCP2 é expressa de maneira difundida pelos neurônios; os níveis de expressão da MeCP2 aumentam durante a diferenciação neuronal e mantêm-se em níveis altos no cérebro do adulto	Fenótipo clássico limitado ao sexo feminino; desenvolvimento normal nos primeiros 6 meses de vida, seguido de microcefalia adquirida, perda das habilidades manuais e substituição por movimentos estereotipados, regressão das habilidades, crises epilépticas, espasticidade e escoliose
Atrofia muscular espinal tipos 1, 2 e 3 MIM 253300, 253550, 253400	AR	SMN1 SMN	A SMN1 é um componente vital do complexo dos spliceossomos; a vulnerabilidade seletiva das células do corno anterior ainda não foi explicada	Danificação das células do corno anterior (bem como dos neurônios do tronco encefálico e dos tálamos nos casos graves)
Tradução de DNA e modificação traducional				
CACH, leucoencefalopatia de Cree, ovarioleucodistrofia MIM 603896	AR	EIF2B1 EIF2B2 EIF2B3 EIF2B4 EIF2B5 eIF2B	O fator 2B de iniciação da tradução catalisa a permuta de GDP por GTP, etapa essencial da reciclagem de eIF2; atividade do GEF. Mutações de qualquer um dos cinco genes que codificam as subunidades do eIF2B causam perda da hiporregulação normal da tradução de proteínas sob estresse, resultando em desnaturação das proteínas e acumulação de agregados, que são tóxicos às células	Ataxia lentamente progressiva com perda difusa da substância branca; episódios de coma com febre e disfunção motora após traumatismo mínimo
CDG 1a MIM 212065	AR	PMM2 PMM2	A PMM2 é um membro da família de enzimas que catalisam a reunião do precursor LLO, que é ligado à cadeia polipeptídica nascente durante a modificação cotraducional da glicosilação N-ligada	Deficiência intelectual, baixa estatura, ataxia progressiva, neuropatia periférica, episódios semelhantes ao AVE, crises epilépticas, disfunção imune, insuficiência hepática intermitente, coagulopatias
Regulação do ciclo celular				
Síndrome de Angelman MIM 105830	Vários mecanismos, inclusive deleção materna do 15q1-13, dissomia uniparental paterna, falhas de *imprinting* e mutações pontuais ou pequenas deleções intragênicas UBE3A. Alguns pacientes têm mutações do MECP2	UBE3A Ligase E3A da proteína ubiquitina	O gene UBE3A codifica transcritos de RNA *sense* e *antisense* no cérebro, com *imprinting* neurônio-específico do UBE3A nas culturas de células cerebrais primárias. O alelo materno UBE3A é expresso preferencialmente no núcleo neuronal e nas sinapses; a ausência desse alelo está associada à morfologia anormal dos espinhos dendríticos	Retardo psicomotor, ataxia, hipotonia, epilepsia, incapacidade de falar, mandíbula grande e língua protrusa; atrofia óptica e albinismo em alguns casos
Ataxia-telangiectasia MIM 208900	AR	ATM ATM	A proteína ATM é uma PI3K, que fosforila substratos essenciais envolvidos no reparo do DNA e/ou no controle do ciclo celular	Ataxia progressiva, coreoatetose, perda das células do corno anterior, imunodeficiência, telangiectasia da esclera
Síndrome de Seckel, tipo 1 MIM 210600	AR	ATR ATR CEP152 Proteína 152 do centrossomo	ATR é uma PI3K envolvida na progressão do ciclo celular, recombinação do DNA e detecção de danos ao DNA; a CEP152 regula a integridade do genoma e a reação celular aos danos ao DNA	Baixa estatura, dismorfismo ("anão com cabeça de pássaro"), microcefalia congênita, deficiência intelectual; nenhuma imunodeficiência ou câncer

AR, autossômica recessiva; ATM, proteína mutante da ataxia-telangiectasia; ATR, ataxia-telangiectasia e proteína relacionada ao Rad3; CACH, ataxia da infância com hipomielinização do sistema nervoso central; CDG-1a, distúrbio congênito da glicosilação 1ª; COFS, síndrome cérebro-óculo-facioesquelética; CSA, síndrome de Cockayne grupo A; CSB, síndrome de Cockayne grupo B; CSBIP, CSB IP/150, CSB fração imunoprecipitada; eIF2, fator de iniciação da tradução eucariótica 2; eIF2B, fator de iniciação da tradução eucariótica 2B; ERCC2, proteína 2 da deficiência de reparação dos roedores com complementação cruzada e reparo por excisão; ERCC6, proteína 6 da deficiência de reparação dos roedores com complementação cruzada e reparo por excisão; ERCC8, proteína 8 da deficiência de reparação dos roedores com complementação cruzada e reparo por excisão; GEF, fator de permuta do nucleotídio guanina; LLO, oligossacarídio ligado a lipídios; MeCP2, proteína 2 de ligação da metil-CpG; PI3K, fosfatidilinositol 3-quinase; PMM2, fosfomanomutase 2; SMN1, proteína de sobrevivência do neurônio motor; TFIIH, fator de transcrição II H; TTD, tricotiodistrofia; UBE3A, ligase E3A da proteína ubiquitina; XP, xerodermia pigmentosa.

LEITURA SUGERIDA

Distúrbios cromossômicos

Aygun D, Bjornsson HT. Clinical epigenetics: a primer for the practitioner. *Dev Med Child Neurol.* 2020;62(2):192-200.

Bindels-de Heus K, Mous SE, Ten Hooven-Radstaake M, et al. An overview of health issues and development in a large clinical cohort of children with Angelman syndrome. *Am J Med Genet A.* 2020;182(1):53-63.

Chandrasekhar T, Copeland JN, Spanos M, Sikich L. Autism, psychosis, or both? Unraveling complex patient presentations. *Child Adolesc Psychiatr Clin N Am.* 2020;29(1):103-113.

Cipriani G, Danti S, Carlesi C, Di Fiorino M. Aging with Down syndrome: the dual diagnosis: Alzheimer's disease and Down syndrome. *Am J Alzheimers Dis Other Demen.* 2018;33(4):253-262.

Dagli AI, Mueller J, Williams CA. Angelman syndrome. National Center for Biotechnology Information Web site. https://www.ncbi.nlm.nih.gov/books/NBK1144/. Accessed July 6, 2020.

Eaton CB, Thomas RH, Hamandi K, et al. Epilepsy and seizures in young people with 22q11.2 deletion syndrome: prevalence and links with other neurodevelopmental disorders. *Epilepsia.* 2019;60(5):818-829.

Hamner T, Udhnani MD, Osipowicz KZ, Lee NR. Pediatric brain development in Down syndrome: a field in its infancy. *J Int Neuropsychol Soc.* 2018;24(9):966-976.

Ishii A, Ihara H, Ogata H, et al. Autistic, aberrant, and food-related behaviors in adolescents and young adults with Prader-Willi syndrome: the effects of age and genotype. *Behav Neurol.* 2017;2017:4615451.

Kasinathan A, Dhawan S, Suthar R, Sankhyan N. Pseudo hypsarrhythmia: an early marker of Angelman syndrome. *Ann Indian Acad Neurol.* 2019;22(3):359-361.

Kaur S, Christodoulou J. MECP2 disorders. National Center for Biotechnology Information Web site. https://www.ncbi.nlm.nih.gov/books/NBK1497/. Accessed July 6, 2020.

Kim Y, Wang SE, Jiang YH. Epigenetic therapy of Prader-Willi syndrome. *Transl Res.* 2019;208:105-118.

Kimonis VE, Tamura R, Gold JA, et al. Early diagnosis in Prader-Willi syndrome reduces obesity and associated co-morbidities. *Genes (Basel).* 2019;10(11):E898.

Lopez SJ, Segal DJ, LaSalle JM. UBE3A: an E3 ubiquitin ligase with genome-wide impact in neurodevelopmental disease. *Front Mol Neurosci.* 2018;11:476.

Nixon DW. Down syndrome, obesity, Alzheimer's disease, and cancer: a brief review and hypothesis. *Brain Sci.* 2018;8(4):E53.

Potter H, Chial HJ, Caneus J, et al. Chromosome instability and mosaic aneuploidy in neurodegenerative and neurodevelopmental disorders. *Front Genet.* 2019;10:1092.

Shay JW, Wright WE. Telomeres and telomerase: three decades of progress. *Nat Rev Genet.* 2019;20(5):299-309.

Vacca RA, Bawari S, Valenti D, et al. Down syndrome: neurobiological alterations and therapeutic targets. *Neurosci Biobehav Rev.* 2019;98:234-255.

Van L, Heung T, Graffi J, et al. All-cause mortality and survival in adults with 22q11.2 deletion syndrome. *Genet Med.* 2019;21(10):2328-2335.

Vickers RR, Gibson JS. A review of the genomic analysis of children presenting with developmental delay/intellectual disability and associated dysmorphic features. *Cureus.* 2019;11(1):e3873.

Distúrbios de manutenção, transcrição e tradução do DNA

Agathangelou K, Apostolou Z, Garinis GA. Nuclear DNA damage and ageing. *Subcell Biochem.* 2018;90:309-322.

Ahmed A, Almohanna H, Griggs J, Tosti A. Genetic hair disorders: a review. *Dermatol Ther (Heidelb).* 2019;9(3):421-448.

Altassan R, Péanne R, Jaeken J, et al. International clinical guidelines for the management of phosphomannomutase 2-congenital disorders of glycosylation: diagnosis, treatment and follow up. *J Inherit Metab Dis.* 2019;42(1):5-28.

Araújo SJ, Kuraoka I. Nucleotide excision repair genes shaping embryonic development. *Open Biol.* 2019;9(10):190166.

Ashapkin VV, Kutueva LI, Kurchashova SY, Kireev II. Are there common mechanisms between the Hutchinson-Gilford progeria syndrome and natural aging? *Front Genet.* 2019;10:455.

Burger K, Ketley RF, Gullerova M. Beyond the trinity of ATM, ATR, and DNA-PK: multiple kinases shape the DNA damage response in concert with RNA metabolism. *Front Mol Biosci.* 2019;6:61.

Fang X, Sun Y. Whole-exome sequencing enables the diagnosis of variant-type xeroderma pigmentosum. *Front Genet.* 2019;10:495.

Ferreira CR, Altassan R, Marques-Da-Silva D, Francisco R, Jaeken J, Morava E. Recognizable phenotypes in CDG. *J Inherit Metab Dis.* 2018;41(3):541-553.

Ferri D, Orioli D, Botta E. Heterogeneity and overlaps in nucleotide excision repair disorders. *Clin Genet.* 2020;97(1):12-24.

Foo MXR, Ong PF, Dreesen O. Premature aging syndromes: from patients to mechanism. *J Dermatol Sci.* 2019;96:58-65.

Gamez A, Yuste-Checa P, Brasil S, et al. Protein misfolding diseases: prospects of pharmacological treatment. *Clin Genet.* 2018;93(3):450-458.

Gordon LB, Brown WT, Collins FS. Hutchinson-Gilford progeria syndrome. National Center for Biotechnology Information Web site. https://www.ncbi.nlm.nih.gov/books/NBK1121/. Accessed July 6, 2020.

Güngör G, Güngör O, Çakmakli S, et al. Vanishing white matter disease with different faces. *Childs Nerv Syst.* 2020;36(2):353-361.

Hamilton EMC, van der Lei HDW, Vermeulen G, et al. Natural history of vanishing white matter. *Ann Neurol.* 2018;84(2):274-288.

Herrero M, Mandelboum S, Elroy-Stein O. eIF2B mutations cause mitochondrial malfunction in oligodendrocytes. *Neuromolecular Med.* 2019;21(3):303-313.

Jin S, Cordes N. ATM controls DNA repair and mitochondria transfer between neighboring cells. *Cell Commun Signal.* 2019;17(1):144.

Kaseb H, Hozayen S. Chromosome instability syndromes. National Center for Biotechnology Information Web site. https://www.ncbi.nlm.nih.gov/books/NBK537198/. Accessed July 6, 2020.

Kemp MG. Damage removal and gap filling in nucleotide excision repair. *Enzymes.* 2019;45:59-97.

Köhler W, Curiel J, Vanderver A. Adulthood leukodystrophies. *Nat Rev Neurol.* 2018;14(2):94-105.

Kokic G, Chernev A, Tegunov D, Dienemann C, Urlaub H, Cramer P. Structural basis of TFIIH activation for nucleotide excision repair. *Nat Commun.* 2019;10(1):2885.

Kreienkamp R, Gonzalo S. Hutchinson-Gilford progeria syndrome: challenges at bench and bedside. *Subcell Biochem.* 2019;91:435-451.

Laugel V. Cockayne syndrome. National Center for Biotechnology Information Web site. https://www.ncbi.nlm.nih.gov/books/NBK1116/. Accessed July 6, 2020.

Levy A, Lang AE. Ataxia-telangiectasia: a review of movement disorders, clinical features, and genotype correlations. *Mov Disord.* 2018;33(8):1238-1247.

Li Y, Zhou G, Bruno IG, et al. Transient introduction of human telomerase mRNA improves hallmarks of progeria cells. *Aging Cell.* 2019;18(4):e12979.

Llorens-Agost M, Luessing J, van Beneden A, et al. Analysis of novel missense ATR mutations reveals new splicing defects underlying Seckel syndrome. *Hum Mutat.* 2018;39(12):1847-1853.

Martínez-Monseny AF, Bolasell M, Callejón-Poo L, et al. AZATAX: acetazolamide safety and efficacy in cerebellar syndrome in PMM2 congenital disorder of glycosylation (PMM2-CDG). *Ann Neurol.* 2019;85(5):740-751.

Maynard S, Keijzers G, Akbari M, et al. Lamin A/C promotes DNA base excision repair. *Nucleic Acids Res.* 2019;47(22):11709-11728.

Moreira MC, Koenig M. Ataxia with oculomotor apraxia type 2. National Center for Biotechnology Information Web site. https://www.ncbi.nlm.nih.gov/books/NBK1116/. Accessed July 6, 2020.

Moriwaki S, Kanda F, Hayashi M, et al. Xeroderma pigmentosum clinical practice guidelines. *J Dermatol.* 2017;44(10):1087-1096.

Nano M, Basto R. Consequences of centrosome dysfunction during brain development. *Adv Exp Med Biol.* 2017;1002:19-45.

Prates Mori M, de Souza-Pinto NC. Role of mitochondrial dysfunction in the pathophysiology of DNA repair disorders. *Cell Biol Int.* 2018;42(6):643-650.

Qian M, Liu Z, Peng L, et al. Boosting ATM activity alleviates aging and extends lifespan in a mouse model of progeria. *Elife.* 2018;7:e34836.

Schoenaker MHD, Van Os NJH, Van der Flier M, et al. Telangiectasias in ataxia telangiectasia: clinical significance, role of ATM deficiency and potential pathophysiological mechanisms. *Eur J Med Genet.* 2018;61(5):284-287.

Stowe RC, Jimenez-Gomez A, Balasa A, Clark GD. Cockayne syndrome complicated by moyamoya vasculopathy and stroke. *Pediatr Neurol.* 2018;86:73-74.

Tillotson R, Bird A. The molecular basis of MeCP2 function in the brain. *J Mol Biol*. 2019;S0022-2836(19):30595-30599.

van der Knaap MS, Abbink TEM. Ovarioleukodystrophy: vanishing white matter versus AARS2-related ovarioleukodystrophy. *Clin Neurol Neurosurg*. 2018;171:195.

van der Knaap MS, Fogli A, Boespflug-Tanguy O, Abbink TEM, Schiffmann R. Childhood ataxia with central nervous system hypomyelination/vanishing white matter. National Center for Biotechnology Information Web site. https://www.ncbi.nlm.nih.gov/books/NBK1258/. Accessed July 6, 2020.

van Os NJH, van Deuren M, Weemaes CMR, et al. Classic ataxia-telangiectasia: the phenotype of long-term survivors. *J Neurol*. 2020;267:830-837.

Vidal S, Brandi N, Pacheco P, et al. The most recurrent monogenic disorders that overlap with the phenotype of Rett syndrome. *Eur J Paediatr Neurol*. 2019;23(4):609-620.

Wang S, Min Z, Ji Q, et al. Rescue of premature aging defects in Cockayne syndrome stem cells by CRISPR/Cas9-mediated gene correction. *Protein Cell*. 2020;11:1-22.

Wong LC, Singh S, Wang HP, Hsu CJ, Hu SC, Lee WT. FOXG1-related syndrome: from clinical to molecular genetics and pathogenic mechanisms. *Int J Mol Sci*. 2019;20(17):4176.

Xu J, Lahiri I, Wang W, et al. Structural basis for the initiation of eukaryotic transcription-coupled DNA repair. *Nature*. 2017;551(7682):653-657.

Zhu YC, Xiong ZQ. Molecular and synaptic bases of CDKL5 disorder. *Dev Neurobiol*. 2019;79(1):8-19.

Hipotonia em Recém-Nascidos e Lactentes 141

Maryam Oskoui, Laurent Servais e Darryl C. De Vivo

PONTOS-CHAVE

1. As causas principais de hipotonia congênita são mais comuns do que as causas periféricas.

2. Polidrâmnio, acinesia fetal e má apresentação perinatal são, com frequência, reconhecidos em lactentes com distúrbios neuromusculares.

3. A encefalopatia hipoxicoisquêmica é a causa mais comum de hipotonia no período neonatal.

4. A constipação intestinal de início agudo e o acometimento de nervos cranianos podem sugerir botulismo infantil.

5. A tríade hipotonia infantil, arreflexia e fasciculações da língua pode sugerir atrofia muscular espinal 5q causada por deleções homozigóticas do gene *SMN1*, emergência médica que exige terapia imediata modificadora da doença a fim de se alcançar o desfecho ideal.

6. Crianças recém-nascidas filhas de mães com miastenia *gravis* ou distrofia miotônica devem ser monitoradas quanto a sinais neuromusculares no período neonatal.

7. As neuropatias de início precoce são, frequentemente, mais hipomielinizantes do que axonais e podem estar associadas ao comprometimento do sistema nervoso central.

8. A presença de cardiomiopatia na infância e a elevação da creatinoquinase podem sugerir doença de Pompe e a necessidade de tratamento precoce com terapia de reposição enzimática.

INTRODUÇÃO

O tônus muscular opõe-se à gravidade e mantém a disposição postural. O termo *hipotonia* descreve um estado no qual o tônus muscular está reduzido. Quando segurado por um examinador em decúbito ventral em suspensão horizontal, um lactente a termo mantém as costas retas e o pescoço com os membros flexionados. Um lactente hipotônico cobrirá a mão do examinador com os membros e a cabeça pendurados frouxamente, por isso o termo *lactente flácido* (no qual há perda de tônus muscular). O baixo tônus do pescoço pode ser observado ao colocar a criança em posição sentada, caso ela ofereça pouca ou nenhuma resistência, e a cabeça permanecer em extensão ou cair para frente quando ela estiver sentada em posição ereta. Na suspensão vertical, o tronco da criança hipotônica desliza pelas mãos do examinador devido ao baixo tônus nos músculos do cíngulo do membro superior, em vez da adução dos braços e fixação nos ombros. A diminuição da retração do membro e o sinal do cachecol são observados com a hipotonia apendicular, além de pouca resistência à mobilização passiva dos membros quando examinados. O recém-nascido hipotônico parece fraco, mas para o examinador pode parecer difícil diferenciar a fraqueza verdadeira da aparente, em razão da hipotonia e/ou hiperflacidez.

O diagnóstico da criança hipotônica representa um desafio para os médicos, e o diagnóstico diferencial é aparentemente ilimitado. Pistas baseadas no histórico do paciente e nos exames podem ajudar a restringir a lista de possíveis etiologias (Figura 141.1). O histórico familiar pode detectar risco hereditário de hipercoagulabilidade (inclusive abortos espontâneos no passado), doenças imunes, síndromes genéticas (morte prematura pode sugerir uma síndrome metabólica), neuropatias, miastenia *gravis* ou miopatias/distrofias musculares (atraso do desenvolvimento e fraqueza). Distúrbios neuromusculares maternos, como distrofia miotônica ou miastenia *gravis*, podem não ter sido diagnosticados anteriormente, dados os sintomas mais leves, e, por isso, uma alta suspeita clínica é necessária. O histórico de gravidez pode destacar possíveis movimentos fetais diminuídos (acinesia), polidrâmnio (diminuição da deglutição fetal), exposição uterina a toxinas (álcool, narcóticos, medicamentos antiepilépticos) e infecções intrauterinas (herpes simples, citomegalovírus, toxoplasmose, rubéola). O histórico perinatal inclui idade gestacional (prematuridade), parto difícil (evento sentinela, depressão perinatal ou distocia de ombro) e apresentação pélvica. Também deve ser observado se o recém-nascido apresentou baixo tônus, contraturas dos membros, dificuldade para respirar, sucção deficiente, dificuldades de alimentação ou choro fraco ao nascer. As exposições potenciais ao *Clostridium botulinum* (por meio de sujeira ou do consumo de mel, xarope de milho ou enlatados caseiros) devem ser consideradas. O padrão temporal da própria hipotonia é informativo, considerando se está presente no pré-natal, no nascimento ou após o nascimento e se melhora, piora ou se transforma em hipertonia ao longo do tempo.

O histórico clínico descrito anteriormente complementa o exame neurológico detalhado com o objetivo de identificar: (1) alterações dismórficas específicas; (2) palato exageradamente arqueado ou retração cônica da boca (indicador de fraqueza congênita da língua); (3) sofrimento respiratório com respiração paradoxal; (4) cardiomiopatia (observada na deficiência de carnitina e distúrbios da oxidação de ácidos graxos); (5) organomegalia (observada na deficiência de maltase ácida, síndrome de Zellweger e outros distúrbios de armazenamento); (6) anormalidades geniturinárias, como hipogonadismo e hipospadia (síndrome de Prader-Willi, síndrome de Smith-Lemli Opitz); (7) alterações cutâneas (marcas de nascença observadas em síndromes neurocutâneas, consistência flácida); (8) musculoesqueléticas (escoliose, cifose, contraturas, displasia do quadril, torcicolo ou hiperflacidez congênita das articulações); (9) nível de atenção (encefalopatia); (10) características do choro; (11) disfunção dos nervos cranianos, como fraqueza

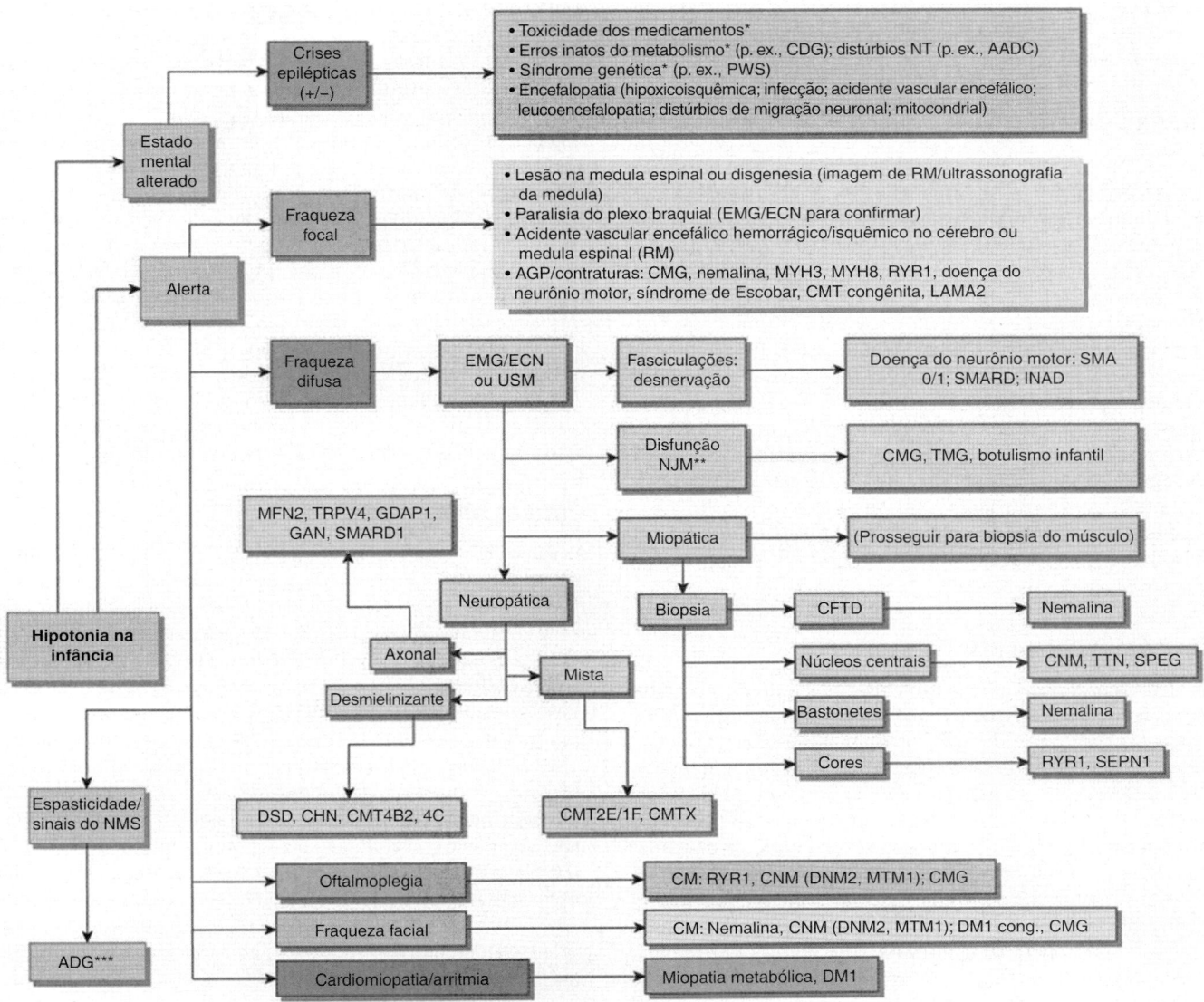

FIGURA 141.1 Diagnóstico diferencial da hipotonia do lactente.
*Pode estar associada a alterações dismórficas patognomônicas. **A ultrassonografia muscular (USM) não é diagnóstica de disfunção da junção neuromuscular, mas pode detectar fasciculações e substituição fibrogordurosa do músculo em consequência de miopatia, neuropatia ou doença do neurônio motor superior. ***Também pode provocar crises epilépticas. AADC, deficiência de descarboxilase dos l-aminoácidos; ADG, alfadistroglicanopatia; AGP, artrogripose; CDG, distúrbio congênito da glicosilação; CFTD, desproporção congênita dos tipos de fibras; CHN, neuropatia hipomielinizante congênita; CM, miopatia congênita; CMG, miastenia *gravis* congênita; CMT, Charcot-Marie-Tooth; CNM, miopatia centronuclear; CMTX, doença de Charcot-Marie-Tooth tipo X; DM1, distrofia miotônica; DNM2, gene 2 da dinamina; DSD, doença de Dejerine-Sottas; ECN, estudos da condução neural; EMG; eletromiografia; GAN, neuropatia axonal gigante; GDAP1, proteína 1 associada à diferenciação induzida por gangliosídeos; INAD, distrofia neuroaxonal infantil; LAMA2, gene alfa-2 da laminina; MFN2, gene 2 da mitofusina; MTM1, gene 1 da miotubularina; MYH3, gene 3 da cadeia pesada de miosina; MYH8, gene 8 da cadeia pesada de miosina; NMJ, junção neuromuscular; NMS, neurônio motor superior; NT, neurotransmissor; PWS, síndrome de Prader-Willi; RM, ressonância magnética; RYR, gene 1 do receptor de rianodina; SEPN1, gene 1 da selenoproteína; SMA, atrofia muscular espinal; SMARD, atrofia muscular espinal com angústia respiratória; SMARD1, atrofia muscular espinal com angústia respiratória tipo 1; SPEG, proteinoquinase expressa de preferência no músculo estriado; TMG, miastenia *gravis* transitória; TRPV4, canal de cátion do potencial receptor transitório, subfamília V, membro 4; TTN, gene da titina.

facial, ptose, limitação dos movimentos extraoculares, fasciculações linguais, atrofia da língua, força da sucção; (12) fraqueza focal ou difusa; (13) evidência de hipertonia (agitação e rigidez exageradas dos membros) ou hipotonia (postura com "pernas de sapo" na posição supina, escassez de movimentos espontâneos, sinal do cachecol, tendência a manter o tronco flexionado durante suspensão no plano horizontal, escorregando entre as mãos do examinador); e (14) reatividade dos reflexos tendíneos. Em conjunto com o histórico clínico, os achados pertinentes do exame físico esclarecem ao médico se o quadro clínico da criança está relacionado a uma causa não neurológica (síndrome metabólica, sistêmica ou genética) ou neurológica, que pode ser, sobretudo, central (cérebro e medula espinal) ou periférica (célula do corno anterior, nervos periféricos, junção neuromuscular, ou músculo) ou ambas.

HIPOTONIA CENTRAL

A *hipotonia central* é provocada por lesões localizadas acima das células do corno anterior da medula espinal. Em muitos casos, essa hipotonia central é simétrica e acomete igualmente os membros superiores e inferiores, bem como o tronco. Também pode apresentar características adicionais de acometimento do sistema nervoso central (SNC), como comprometimento do desenvolvimento inicial, crises epilépticas, encefalopatia ou reflexos tendíneos rápidos.

Causas vasculares

A encefalopatia hipoxicoisquêmica se desenvolve no quadro de hipoxia perinatal e é, em larga margem, a causa mais comum de hipotonia observada em recém-nascidos. No período neonatal, a apresentação inicial da encefalopatia hipoxicoisquêmica pode ser de hipotonia e hiporreflexia com crises epilépticas, depressão do nível de atenção e/ou irritabilidade. Pode haver histórico de um evento sentinela, e sinais de sofrimento perinatal podem ser observados. Com o tempo, a manifestação inicial de hipotonia geralmente resulta em hipertonia com reflexos tendíneos acentuados e espasticidade (ver Capítulo 137). Outras etiologias vasculares incluem hemorragia intraventricular observada em recém-nascidos prematuros (ver Capítulo 137) e acidente vascular encefálico isquêmico ou hemorrágico (ver Capítulo 149). As investigações dessas etiologias incluem imagens do cérebro (ressonância magnética [RM]) e eletroencefalografia, além disso, o exame da patologia placentária pode fornecer indícios etiológicos adicionais.

Causas estruturais

Os distúrbios da migração neuronal incluem holoprosencefalia, anencefalia, lissencefalia, paquigiria, polimicrogiria e/ou heterotopias (ver Capítulo 138). Podem-se observar, também, microcefalia, características dismórficas e crises epilépticas. Deve-se notar que os distúrbios da migração neuronal podem fazer parte de uma síndrome maior, que também pode se manifestar com hipotonia periférica, por exemplo, e distrofias musculares congênitas, como distrofia muscular congênita de Fukuyama, síndrome de Walker-Warburg ou doença músculo-olho-cérebro (ver Capítulo 147). Várias formas de paralisia cerebral (PC) podem se manifestar com hipotonia troncular na infância, como os subtipos atáxico ou discinético. *Paralisia cerebral* é um termo genérico que abrange um grupo heterogêneo de distúrbios envolvendo comprometimento motor central não progressivo devido a anormalidades do cérebro fetal ou infantil em desenvolvimento. Mau desenvolvimento cerebral, anormalidades da substância cinzenta profunda ou do cerebelo e neuroimagem inespecífica podem ser observados na PC. As neoplasias intracranianas que se apresentam na infância também devem ser consideradas no contexto de macrocefalia, episódios de vômitos ou envolvimento de nervos cranianos (ver Capítulo 150). As investigações a serem consideradas incluem imagens cerebrais, eletroencefalografia no contexto de encefalopatia ou crises epilépticas, creatinoquinase se houver suspeita de distrofia muscular congênita, avaliação oftalmológica e testes genéticos, como *microarray* cromossômico e sequenciamento de genes-alvo.

Causas metabólicas

Os erros inatos do metabolismo incluem acúmulo tóxico de metabólitos, como aminoacidopatias, acidúrias orgânicas e defeitos do ciclo da ureia; distúrbios do metabolismo energético, como defeitos de oxidação de ácidos graxos e outros distúrbios mitocondriais; distúrbios de armazenamento de glicogênio; e distúrbios que afetam o processamento intracelular de pequenas moléculas, como distúrbios peroxissomais, incluindo síndrome de Zellweger, adrenoleucodistrofia neonatal e doença de Refsum infantil (ver Capítulo 139). Alguns outros desses erros também podem causar neuropatia periférica. Outras características clínicas podem incluir letargia, apneia ou taquipneia, alimentação insuficiente, crises epilépticas, vômitos, organomegalia ou genitália indiferenciada. O padrão temporal dos sintomas, como sintomas cíclicos, agravamento decorrente do estresse sistêmico ou desenvolvimento de sintomas com a introdução da alimentação pode fornecer outras evidências. Quando uma etiologia metabólica é considerada, as investigações incluem glicose sérica, eletrólitos, aminoácidos plasmáticos, ácidos orgânicos urinários, acilcarnitinas, amônia, função hepática, perfil tireoidiano, lactato, piruvato, cálcio, magnésio, ácido úrico, eletroforese isoimune para transferrina, perfil de carnitina, ácidos graxos de cadeia muito longa e estudos do líquido cefalorraquidiano (LCR) para glicose, proteína, aminoácidos, lactato, piruvato, neurotransmissores, pterinas e 5-metiltetraidrofolato.

Causas sistêmicas

As causas sistêmicas incluem infecções, desequilíbrio eletrolítico ou hormonal e exposição a toxinas. As infecções congênitas são causadas por *Toxoplasma gondii*, *Treponema pallidum*, vírus da rubéola, citomegalovírus, herpes-vírus, vírus das hepatites B e C, vírus da imunodeficiência humana, vírus da varicela e parvovírus B19. Essas infecções podem causar hipotonia e outras manifestações clínicas atribuídas às calcificações ou aos cistos intracranianos, função hepática anormal, erupção cutânea, surdez, encefalopatia, crises epilépticas e/ou retinite ou atrofia do nervo óptico. Com o tempo, o exame pode evoluir para espasticidade e aumento dos reflexos tendíneos. Em lactentes, sepse aguda e infecção do SNC também podem se manifestar com hipotonia, hipo ou hipertermia e encefalopatia. Crianças nascidas de mães diabéticas, bem como recém-nascidos prematuros ou aqueles que tiveram restrição de crescimento intrauterino, têm maior risco de hipoglicemia ao nascer, e o hipotireoidismo congênito agora está incluído na maioria dos programas de triagem neonatal. A exposição intrauterina a fármacos como lamotrigina, lítio, narcóticos e benzodiazepínicos foi associada à hipotonia; além disso, a exposição materna pré-natal ou perinatal a níveis altos de sulfato de magnésio, usado para tratar eclâmpsia e evitar paralisia cerebral, também foi associada à hipotonia congênita. As investigações devem considerar estudos para detecção de bactérias e vírus no sangue, urina e LCR; exames de toxinas urinárias e sanguíneas; e níveis séricos de glicose, eletrólitos e hormônio estimulante da tireoide.

Distúrbios cromossômicos

As síndromes genéticas que, com maior frequência, se manifestam com hipotonia são: síndrome de Down (características faciais distintas, maior risco de anomalias cardíacas associadas e atresia duodenal); síndrome de Prader-Willi (características faciais distintivas, hipoplasia genital, déficit inicial de crescimento seguido de hiperfagia e obesidade após o primeiro ano de vida); síndrome do X frágil; síndrome de Cohen; trissomia do 18; deleção 1p36; síndrome da deleção 22q13; síndrome da deleção 22q11.2; síndrome de DiGeorge/velocardiofacial; síndrome de Williams; trissomia do 13; síndrome de Smith-Magenis; síndrome de Sotos; síndrome de Lowe; síndrome de Smith-Lemli-Opitz; síndrome de Wolf-Hirschhor; síndrome de Kabuki; e síndrome *Cri-du-chat* (ver Capítulo 140).

As investigações incluem estudos genéticos específicos, como FMR1, hibridização genômica comparativa por *array*, 7-desidrocolesterol e avaliação cardíaca.

Medula espinal

A disrafia espinal/espinha bífida foi descrita no Capítulo 138. Lesões da medula espinal podem ser secundárias às anormalidades de posição ou traumatismo intrauterino/asfixia grave durante o nascimento (p. ex., hipoperfusão entre a artéria espinal anterior e as duas artérias espinais), lesionando, em seguida, os neurônios motores inferiores da medula espinal. Estudos de necropsia de recém-nascidos com asfixia fatal mostraram necrose isquêmica irreversível da substância cinzenta da medula espinal anterior. Recém-nascidos com lesões da medula espinal comumente apresentam hipotonia, fraqueza e reflexos tendíneos abolidos apenas nos segmentos distais ao nível da lesão. A ultrassonografia/RM da medula também pode ser feita para revelar isquemia medular ou disrafia espinal.

HIPOTONIA PERIFÉRICA

A expressão *hipotonia periférica* refere-se aos distúrbios da unidade motora (célula do corno anterior, nervo periférico, junção neuromuscular e músculo). A distribuição da fraqueza muscular pode auxiliar no diagnóstico de sua etiologia. As investigações para identificar a etiologia subjacente podem incluir eletromiografia e estudos de condução neural (EMG/ECN), creatinoquinase sérica, imagens musculares, testes genéticos e biopsia muscular ou nervosa.

Distúrbios das células do corno anterior

O fator essencial desencadeante da doença das células do corno anterior na infância é a atrofia muscular espinal 5q, distúrbio autossômico recessivo que afeta a sobrevivência do gene do neurônio motor (*SMN*). Crianças geneticamente afetadas podem desenvolver as manifestações clínicas ao nascimento ou a qualquer momento após o período neonatal. O fenótipo grave apresenta respiração paradoxal, fasciculações da língua, arreflexia e fraqueza generalizada mais evidente nos grupos musculares proximais (ver Capítulo 146). Lactentes com sintomas de início tardio podem ter reflexos preservados no momento da apresentação clínica com leve aumento no nível de creatinoquinase, e o diagnóstico é confirmado por testes genéticos. Outros testes de diagnóstico, como EMG/ECN e biopsia muscular, raramente são indicados. Na EMG/ECN, observam-se fasciculações e redução da amplitude do potencial de ação motora composta nos músculos afetados. As declarações de consenso para o padrão de assistência reforçam o cuidado interdisciplinar. É necessário proceder ao diagnóstico imediato e iniciar o tratamento modificador da doença a fim de determinar os resultados ideais. A atrofia muscular espinal com angústia respiratória tipo 1 (SMARD1), ou *neuropatia axonal infantil com insuficiência respiratória*, é causada por mutação no gene *IGHMBP2*. Um fenótipo semelhante também foi descrito em um paciente com mutação *REEP1* (gene envolvido no *SPG3*), mas com sinais clínicos de comprometimento do neurônio motor superior. Crianças com SMARD1 apresentam insuficiência respiratória e fraqueza distal progressiva; entretanto, os estudos de condução neural não trouxeram respostas detectáveis na maioria dos casos. A biopsia de nervo mostra redução das fibras mielinizadas, degeneração axonal ativa ou indícios de regeneração axonal em atividade, mas não há formações tipo bulbo de cebola.

A poliomielite é uma causa infecciosa de disfunção das células do corno anterior, com fraqueza assimétrica dos membros, insuficiência respiratória e irritação meníngea. Os estudos do LCR mostram pleocitose e taxas de proteína elevadas. O tratamento é, sobretudo, para fornecer suporte; a vacinação reduziu de maneira significativa e eficiente a incidência global. A mielite flácida aguda é uma doença semelhante à poliomielite, na qual o envolvimento das células do corno anterior e da substância cinzenta da medula espinal resulta em fraqueza assimétrica, arreflexia, retenção urinária e insuficiência respiratória; o LCR mostra pleocitose e taxas de proteína elevadas. O Centro de Controle e Prevenção de Doenças (CDC) relata aumento sazonal na incidência, entre agosto e outubro, associado à infecção por enterovírus, sobretudo o enterovírus D68. O teste para poliovírus teve resultado negativo em crianças afetadas. Em 2018, o CDC relatou 233 casos de mielite flácida aguda em 41 estados nos EUA; a idade média dos pacientes afetados era 5 anos. O tratamento é de suporte e os serviços de reabilitação auxiliam nos resultados a longo prazo.

Paralisia do plexo braquial

A paralisia obstétrica do plexo braquial (BPP) é a causa mais comum em recém-nascidos; no entanto, outras causas incluem BPP congênita familiar e causas estruturais, como malformação uterina ou lesões envolvendo a cabeça proximal do úmero, as vértebras cervicais ou a primeira costela. Os fatores de risco para BPP obstétrica incluem distocia de ombro, peso elevado ao nascer e partos vaginais associados à extração a vácuo ou à compressão direta do pescoço fetal por fórceps, o que pode provocar estiramento das raízes dos nervos cervicais (por tração direta ou hiperextensão dos braços).

As BPPs são divididas em quatro grupos com base na localização da lesão: (1) superior (paralisia de Erb, C5-C7, mais comumente evidenciada por adução do braço em rotação interna no ombro; o punho fica flexionado e os dedos das mãos, estendidos na posição de "garçom esperando gorjeta"); (2) intermediária (C7 e, algumas vezes, C8 e T1); (3) inferior (paralisia de Klumpke, C8-T1 –, preensão palmar fraca com músculos proximais mais preservados); e (4) paralisia total do plexo (C5-C8 e, algumas vezes, T1 – segundo tipo mais comum e mais devastador – mão em garra e braço flácido com sensibilidade ausente). A síndrome de Horner é outra apresentação clínica, que pode estar associada a um prognóstico desfavorável.

As investigações incluem radiografias do tórax, da coluna vertebral e dos membros superiores, com o objetivo de rastrear lesões coexistentes (fraturas de costelas, processos transversos, clavícula e/ou úmero e lesão do nervo frênico). A RM dos membros superiores/ombros e a RM da coluna vertebral também são úteis para excluir a possibilidade de avulsão de raízes nervosas. A tomomielografia computadorizada (TMC) pode ser feita quando a RM não está disponível. A EMG/ECN fornece suporte à documentação da gravidade da lesão neural e detecta sinais de reinervação. Os exames repetidos de EMG/ECN nas primeiras 48 horas após o nascimento diferenciam as causas pré-natais e obstétricas da BPP. Os potenciais sensitivos evocados podem ser usados para avaliar a integridade da condução sensitiva.

Recomenda-se tratamento de suporte para manter a amplitude dos movimentos e a força muscular. A maioria (70 a 95%)

dos pacientes com paralisia do plexo braquial recupera-se por completo, mas a extensão (superior, inferior ou total) e a gravidade (avulsão, ruptura) da lesão determinam o prognóstico (plexopatias inferiores tendem a ser mais graves). Uma pequena porcentagem dos recém-nascidos tratados com meios conservadores desenvolve limitação irreversível grave. Ainda existem controvérsias quanto à melhor época para fazer a exploração cirúrgica, mas a recomendação é que se intervenha nos primeiros 6 meses de vida, se não houver qualquer indício de recuperação clínica significativa, como flexão do bíceps superando a gravidade.

Neuropatia periférica

As neuropatias periféricas da primeira infância são raras, mas podem causar hipotonia, fraqueza, distúrbios sensitivos, arreflexia, contraturas, ataxia, displasia congênita do quadril e atrofia muscular predominantemente distal. Esses distúrbios podem ser descritos de acordo com as anormalidades neurofisiológicas que provocam (com base na EMG/ECN) e nas alterações evidenciadas na biopsia de nervo. Com os avanços nos testes genéticos, a biopsia do nervo muitas vezes não é indicada. Serão descritas aqui apenas as formas que podem se manifestar no nascimento ou na primeira infância (as formas com início tardio e as causas raras adquiridas foram descritas nos Capítulos 91 e 92). As neuropatias que se manifestam no início da vida são, com frequência, mais desmielinizantes do que axonais.

Neuropatias desmielinizantes

As neuropatias desmielinizantes de início precoce podem ocorrer de forma isolada, com hipomielinização central ou outras anormalidades do SNC (Tabela 141.1). A investigação desse tipo de neuropatia deve incluir a avaliação de possível acometimento do SNC.

As neuropatias desmielinizantes de início precoce confinadas ao sistema periférico incluem neuropatia hipomielinizante congênita ou doença de Dejerine-Sottas. Casos graves de neuropatia hipomielinizante congênita são evidenciados no nascimento, com fraqueza grave, hipotonia, artrogripose e insuficiência respiratória; alguns recém-nascidos podem apresentar fasciculações linguais. A doença de Dejerine-Sottas descreve um fenótipo clínico caracterizado por início dos sintomas nos primeiros 2 anos de vida, atraso no desenvolvimento motor, hipotonia que predomina nos músculos distais e ataxia. Um ECN mostra velocidade de condução significativamente lenta (velocidade de condução do nervo motor mediano de 12 m/s ou menos) e até mesmo bloqueios de condução nas formas mais graves. Uma EMG, por sua vez, pode mostrar sinais de desnervação ativa.

Vários genes estão associados, com características fenotípicas adicionais, como as mutações pontuais do gene *PMP22* (surdez neurossensitiva, fraqueza facial, nistagmo, disfunção vestibular, ptose, limitação dos movimentos extraoculares e sintomas vesicais), *MPZ* (pupila de Adie), *EGR2* (envolvimento de nervos cranianos incluindo fasciculações da língua) e *CNT-NAP1*. Pacientes com SH3TC2 ou KIAA1985, também referidos como *CMT4C*, podem manifestar deformidades vertebrais graves de início precoce, geralmente como o sintoma de início. Deformidade dos pés é comum e pode ser evidenciada antes da fraqueza. Surdez é o sintoma mais comum de acometimento dos nervos cranianos, embora também existam relatos de fraqueza facial, nistagmo e atrofia/fasciculações da língua. Algumas crianças também podem desenvolver insuficiência respiratória ou hipoventilação.

Tabela 141.1 Diagnóstico diferencial da hipotonia do lactente.

Causas centrais:
1. *Vascular*
   - A. Encefalopatia hipoxicoisquêmica
   - B. Hemorragia intraventricular
   - C. Acidente vascular encefálico isquêmico ou hemorrágico
2. *Estrutural*
   - A. Malformações cerebrais
   - B. Paralisia cerebral
   - C. Neoplasias intracranianas
3. *Metabólica*
   - A. Metabólitos tóxicos
   - B. Metabolismo energético
   - C. Pequenas moléculas intracelulares
4. *Sistêmica*
   - A. Infecções congênitas
   - B. Sepse/infecção do SNC
   - C. Distúrbios endócrinos
   - D. Desequilíbrio eletrolítico
5. *Distúrbios cromossômicos*
   - A. Síndrome de Prader-Willi
   - B. Trissomia do 21
   - C. Síndrome de DiGeorge
6. *Medula espinal*
   - A. Disrafismo/espinha bífida
   - B. Lesão isquêmica

Causas periféricas:
1. *Células do corno anterior*
   - A. Atrofia muscular espinal 5q
   - B. SMARD1
   - C. Poliomielite
   - D. Mielite flácida aguda
2. *Lesão do plexo braquial*
   - A. Paralisia de Erb
   - B. Paralisia de Klumpke
3. *Nervo periférico*
   - A. Neuropatias desmielinizantes
     - i. Neuropatias desmielinizantes de início precoce com acometimento do SNC
       - a. Síndrome de Waardenburg e doença de Hirschsprung: *SOX10*
       - b. Formas graves da síndrome de Cockayne: *ERCC6* e *ERCC8*
       - c. Doença de Krabbe: *GALC*
       - d. Distrofia muscular congênita com deficiência de merosina: *LAMA2*
       - e. Neuro-hepatopatia de Navajo: *MPV17*
       - f. Distúrbios congênitos de glicosilação: múltiplos genes
       - g. Catarata congênita, dismorfismo facial e neuropatia: *CTP1*
       - h. Síndromes de depleção do mtDNA hepatocerebral relacionada ao gene *POLG1*
       - i. Síndrome de Leigh: vários genes
       - j. *PRUNE1*
       - k. *PTRH2*
   - B. Neuropatias axonais
     - i. Neuropatia axonal de início precoce com acometimento do SNC
       - a. Distrofia neuroaxonal infantil (INAD): *PLA2G6*
       - b. Mutações na *twinkle* com encefalopatia grave, movimentos anormais e surdez
   - C. Neuropatias mistas
4. *Junção neuromuscular*
   - A. Miastenia *gravis* neonatal transitória
   - B. Síndrome de inativação do receptor de acetilcolina fetal (FARIS)
   - C. Síndromes miastênicas congênitas
   - D. Botulismo infantil
5. *Músculo*
   - A. Distrofias musculares congênitas
     - i. Deficiência de merosina
     - ii. Distúrbios congênitos de glicosilação
     - iii. Distrofia miotônica congênita
   - B. Miopatias congênitas
     - i. Miopatia nemalínica
     - ii. Miopatia do núcleo central
     - iii. Miopatia miotubular
   - C. Miopatias metabólicas
     - i. Deficiência de maltase ácida (doença de Pompe)
     - ii. Miopatia mitocondrial

mtDNA, DNA mitocondrial; POLG, subunidade gama da DNA polimerase; SMARD1, atrofia muscular espinal com angústia respiratória tipo 1; SNC, sistema nervoso central.

Neuropatias axonais

Além da hipotonia, crianças com neuropatia axonal podem ter comprometimento do trato piramidal ou atrofia óptica em *MFN2*, além de deformidades congênitas dos pés (em geral, talipe equinovaro), contraturas precoces, displasia congênita do quadril, escoliose, paresia das pregas vocais (que se evidencia por estridor ou angústia respiratória atribuível ao acometimento do diafragma no *TRPV4*), paresia das pregas vocais, disfunção diafragmática com doença pulmonar restritiva e atrofia óptica em *GDAP1*. Os ECN revelam neuropatia axonal sensitiva mista com velocidades de condução anormais; as respostas motoras e sensitivas podem ser indetectáveis. A biopsia de nervo revela perda grave das fibras mielinizadas grossas e agregados anormais de pequenas mitocôndrias redondas à microscopia eletrônica. A neuropatia axonal autossômica dominante pode ser causada por mutações em vários genes, como *KIF1B* e *MFN2* (CMT2A), *RAB7* (CMT2B), *TRPV4* (CMT2C), *GARS* (CMT2D), *NEFL* (CMT2E), *HSPB1* (CMT2F), *MPZ* (CMT2I), *GDAP1* (CMT2K), *HSPB8* (CMT2L) e *AARS* (CMT2N). O acometimento associado do SNC é observado na distrofia neuroaxonal infantil (*PLA2G6*) ou com mutações *twinkle*, com encefalopatia grave, olhos anormais, movimentos dos membros e surdez.

Neuropatias axonais e desmielinizantes mistas

Os casos com início precoce podem ser provocados por mutações dominantes ou recessivas no *NEFL*. Costuma-se observar pé cavo; outras manifestações clínicas são déficit intelectual, sinais piramidais, surdez, ataxia e tremor. Os ECN revelam manifestações axonais e desmielinizantes mistas. Os potenciais de ação motores compostos costumam estar moderada a gravemente reduzidos e as latências motoras distais podem estar prolongadas de maneira significativa. A mutação *SPTBN4* foi detectada em síndromes mais complexas e graves desde o nascimento, associadas ao envolvimento do SNC e incluindo uma neuropatia sobretudo axonal.

Distúrbios da junção neuromuscular

Botulismo infantil

Em 2016, o CDC relatou 205 casos confirmados de botulismo, dos quais 150 (73%) ocorreram em crianças pequenas. Os 150 casos de botulismo infantil foram relatados em 29 estados e no Distrito de Columbia; a Califórnia foi o estado que relatou a maioria dos casos (n = 47; 32%). A idade média dos pacientes foi de 4 meses (intervalo: 0 a 10 meses); não houve relatos de óbitos.

O botulismo infantil é causado pela ingestão dos esporos de *C. botulinum*. Essa bactéria é gram-positiva e produz sete toxinas diferentes (A → G), embora apenas os tipos A, B, E e F sejam causas reconhecidas de doença em seres humanos. Após a ingestão dos esporos, ocorre colonização do trato intestinal da criança, o qual ainda não desenvolveu flora microbiana competitiva, normalmente encarregada de inibir o crescimento dos esporos ingeridos. Estes, em seguida, produzem neurotoxinas, que são levadas à corrente sanguínea e, por fim, ligam-se às terminações dos nervos pré-sinápticos, o que impede a ligação, a fusão e a liberação das vesículas de acetilcolina e causa fraqueza motora descendente e simétrica, além de paralisia flácida com disfunção autonômica.

A intoxicação botulínica geralmente provoca manifestações clínicas agudas, como dilatação pupilar e paralisia, oftalmoplegia, dificuldade para se alimentar, depressão do reflexo de engasgo, paralisia bulbar, íleo paralítico, constipação intestinal, hipotonia, fraqueza, diminuição dos reflexos tendíneos e crises de apneia. Hipotensão, bexiga neurogênica e outros sinais de disfunção autonômica podem ocorrer no início do curso da doença. A tríade diagnóstica em EMG/ECN inclui potenciais de ação muscular compostos de amplitude diminuída em pelo menos dois grupos musculares, facilitação tetânica e pós-tetânica definida por amplitude de mais de 120% dos níveis basais e facilitação pós-tetânica prolongada de mais de 120 segundos, além de ausência de exaustão pós-tetânica. O diagnóstico do botulismo pode ser confirmado pelo isolamento da bactéria e de sua exotoxina nas fezes. Pelo fato de a toxina botulínica ser tóxica, as amostras de fezes devem ser coletadas com cuidado.

O reconhecimento e o diagnóstico imediatos são essenciais para o tratamento. O tratamento de suporte é a base do tratamento, com observação do paciente internado e manejo das complicações respiratórias e alimentares. A imunoglobulina botulínica infantil está disponível apenas para crianças com diagnóstico suspeito de botulismo nos primeiros 7 dias depois da internação hospitalar e após parecer de um médico do Infant Botulism Treatment and Prevention Program. Seu uso reduz o tempo de internação hospitalar e a necessidade de ventilação mecânica e alimentação por sonda. Os lactentes costumam se recuperar por completo, mas é importante que quaisquer complicações secundárias sejam evitadas.

Miastenia

Crianças nascidas de mães miastênicas correm risco de apresentar sintomas neonatais transitórios devido à transferência passiva de anticorpos maternos contra o receptor de acetilcolina através da placenta. Esses sintomas incluem hipotonia e fraqueza generalizada, choro fraco, paralisia facial, insuficiência respiratória e dificuldades de alimentação, com engasgo fraco. Outros indícios para o início pré-natal dos sintomas incluem polidrâmnio (má deglutição fetal) e artrogripose (diminuição dos movimentos fetais). O diagnóstico é confirmado pela detecção de anticorpos circulantes do receptor de acetilcolina no soro e demonstração de resposta diminuída na estimulação nervosa repetitiva de 3 a 5 Hz. A base do tratamento são os cuidados de suporte, e os sintomas mais graves regridem com a inibição da acetilcolinesterase. Os sintomas melhoram ao longo de dias a semanas. É raro que mães que têm anticorpos para a subunidade fetal do receptor de acetilcolina (subunidade γ) tenham crianças gravemente afetadas, seja com abortos recorrentes ou crianças com sintomas miastênicos neonatais transitórios que mantêm diplegia facial estática e insuficiência velofaríngea (síndrome da inativação do receptor de acetilcolina fetal). A prevenção para futuras gestações inclui tratamento imunomodulador mais intensivo para a mãe.

As síndromes miastênicas congênitas incluem uma série de distúrbios genéticos que afetam os componentes pré-sinápticos, sinápticos ou pós-sinápticos da junção neuromuscular. Esses distúrbios foram descritos com maiores detalhes no Capítulo 93. As manifestações clínicas neonatais ou na primeira infância incluem hipotonia e fraqueza muscular, artrogripose, diplegia facial, ptose, oftalmoplegia, retardo do reflexo pupilar à luz, fraqueza bulbar, choro fraco, sucção deficiente, dificuldade de alimentação, descompensação episódica e apneia episódica. A melhora progressiva pode ser vista de várias formas (Dok-7, Rapsyn, CHaT). O tratamento é específico para a etiologia subjacente e as opções incluem inibição da acetilcolinesterase, 3,4-diaminopiridina, salbutamol e fluoxetina.

Distúrbios musculares

As miopatias e distrofias musculares são descritas de forma mais completa no Capítulo 147. Para miopatias metabólicas, ver Capítulos 99, 139, 144 e 147. As miopatias congênitas que se manifestam na infância com hipotonia e fraqueza incluem a doença do núcleo central (*RYR1*), a miopatia miotubular ligada ao cromossomo X (*MTM1*) e a miopatia nemalínica com presença de bastonetes. Outras características clínicas incluem oftalmoplegia, diplegia facial, fraqueza dos músculos respiratórios e fraqueza bulbar. Distrofias musculares congênitas associadas a anormalidades centrais incluem aquelas associadas a distúrbios congênitos da glicosilação, bem como distrofia muscular congênita com deficiência de merosina. Crianças nascidas de mães com distrofia miotônica costumam ser mais gravemente afetadas do que suas mães devido à antecipação genética nessa doença, a qual é caracterizada por repetição dos trinucleotídios. Observa-se a presença de diplegia facial característica, lábio superior protuso e esvaziamento na região temporal, com sofrimento respiratório e dificuldades de alimentação em lactentes portadores de mais de 1.500 repetições (distrofia miotônica congênita). É necessária uma triagem para arritmia cardíaca, catarata e distúrbios endócrinos, visto que essas crianças podem ter prejuízo significativo em todos os domínios do desenvolvimento. O diagnóstico é confirmado por testes genéticos; a miotonia clínica está ausente nos primeiros 3 anos de vida, mas observada mais tarde na infância. A miotonia materna, no entanto, pode ser prontamente detectada quando o diagnóstico é suspeito no recém-nascido.

Miopatias metabólicas associadas a distúrbios de armazenamento de glicogênio, como a deficiência de maltase ácida (doença de Pompe), podem ter apresentação neonatal e deve-se suspeitar de cardiomiopatia. O diagnóstico precoce da doença de Pompe possibilita a instituição precoce da terapia de reposição enzimática, o que minimiza a morbidade e prolonga a sobrevida. Miopatias mitocondriais também podem se manifestar com hipotonia infantil, como deficiência de citocromo c oxidase. As investigações a serem consideradas incluem avaliação de creatinoquinase sérica, imagem cerebral, EMG/ECN, eletroforese isoimune para transferrina e teste genético. Níveis normais de creatinoquinase podem ser observados com várias miopatias congênitas.

LEITURA SUGERIDA

Abbassi-Ghanavati M, Alexander JM, McIntire DD, Savani RC, Leveno KJ. Neonatal effects of magnesium sulfate given to the mother. *Am J Perinatol.* 2012;29:795-799.

Baets J, Deconinck T, De Vriendt E, et al. Genetic spectrum of hereditary neuropathies with onset in the first year of life. *Brain.* 2011;134(pt 9):2664-2676.

Berardo A, DiMauro S, Hirano M. A diagnostic algorithm for metabolic myopathies. *Curr Neurol Neurosci Rep.* 2010;10(2):118-126.

Bönnemann CG, Wang CH, Quijano-Roy S, et al. Diagnostic approach to the congenital muscular dystrophies. *Neuromuscul Disord.* 2014;24:289-311.

Brun L, Ngu LH, Keng WT, et al. Clinical and biochemical features of aromatic L-amino acid decarboxylase deficiency. *Neurology.* 2010;75(1):64-71.

Chien YH, Hwu WL, Lee NC. Pompe disease: early diagnosis and early treatment make a difference. *Pediatr Neonatol.* 2013;54:219-227.

Darras BT, Jones HR Jr, Ryan MM, De Vivo DC, eds. *Neuromuscular Disorders of Infancy, Childhood, and Adolescence.* 2nd ed. London, United Kingdom: Academic Press; 2015.

Dubowitz V. *The Floppy Infant.* Cambridge, United Kingdom: Cambridge University Press; 1993.

Engel AG, Shen XM, Selcen D, Sine SM. Congenital myasthenic syndromes: pathogenesis, diagnosis, and treatment. *Lancet Neurol.* 2015;14(4):420-434.

Johnson NE, Butterfield R, Berggren K, et al. Disease burden and functional outcomes in congenital myotonic dystrophy: a cross-sectional study. *Neurology.* 2016;87(2):160-167.

Kamboj M. Clinical approach to the diagnoses of inborn errors of metabolism. *Pediatr Clin North Am.* 2008;55(5):1113-1127.

Kozma C. Neonatal toxicity and transient neurodevelopmental deficits following prenatal exposure to lithium: another clinical report and a review of the literature. *Am J Med Genet A.* 2005;132A:441-444.

Lehman LL, Rivkin MJ. Perinatal arterial ischemic stroke: presentation, risk factors, evaluation, and outcome. *Pediatr Neurol.* 2014;51:760-768.

Leonard JV, Morris AA. Inborn errors of metabolism around time of birth. *Lancet.* 2000;356(9229):583-587.

Leyenaar J, Camfield P, Camfield C. A schematic approach to hypotonia in infancy. *Paediatr Child Health.* 2005;10(7):397-400.

Lott IT. Neurological phenotypes for Down syndrome across the life span. *Prog Brain Res.* 2012;197:101-121.

Menezes MP, North K. Inherited neuromuscular disorders: pathway to diagnosis. *J Paediatr Child Health.* 2012;48:458-465.

Michelson DJ, Ciafaloni E, Ashwal S, et al. Evidence in focus: nusinersen use in spinal muscular atrophy: report of the guideline development, dissemination, and implementation subcommittee of the American Academy of Neurology. *Neurology.* 2018;91(20):923-933.

Neu N, Duchon J, Zachariah P. TORCH infections. *Clin Perinatol.* 2015;42(1):77-103, viii.

North KN, Wang CH, Clarke N, et al. Approach to the diagnosis of congenital myopathies. *Neuromuscul Disord.* 2014;24:97-116.

Oskoui M, Darras B, De Vivo D. Spinal muscular atrophy: 125 years later and on the verge of a cure. In: Sumner C, Paushkin S, Ko CP, eds. *Spinal Muscular Atrophy: Disease Mechanisms and Therapy.* London, United Kingdom: Elsevier Science; 2016:3-20.

Oskoui M, Jacobson L, Chung WK, et al. Fetal acetylcholine receptor inactivation syndrome and maternal myasthenia gravis. *Neurology.* 2008;71(24):2010-2012.

Parikh S, Bernard G, Leventer RJ, et al. A clinical approach to the diagnosis of patients with leukodystrophies and genetic leukoencephelopathies. *Mol Genet Metab.* 2015;114(4):501-515.

Pearl PL, Taylor JL, Trzcinski S, Sokohl A. The pediatric neurotransmitter disorders. *J Child Neurol.* 2007;22(5):606-616.

Pifko E, Price A, Sterner S. Infant botulism and indications for administration of botulism immune globulin. *Pediatr Emerg Care.* 2014;30:120-127.

Prasad AN, Prasad C. Genetic evaluation of the floppy infant. *Semin Fetal Neonatal Med.* 2011;16:99-108.

Scott K, Gadomski T, Kozicz T, Morava E. Congenital disorders of glycosylation: new defects and still counting. *J Inherit Metab Dis.* 2014;37(4):609-617.

Takcı Ş, Bayhan C, Çelik T, Yiğit S. Hypotonia and poor feeding in an infant exposed to lamotrigine and valproic acid in utero. *Turk J Pediatr.* 2013;55:546-548.

Tuysuz B, Kartal N, Erener-Ercan T, et al. Prevalence of Prader-Willi syndrome among infants with hypotonia. *J Pediatr.* 2014;164:1064-1067.

Uzun S, Kozumplik O, Jakovljevic´ M, Sedic´ B. Side effects of treatment with benzodiazepines. *Psychiatr Danub.* 2010;22(1):90-93.

Wilmshurst JM, Ouvrier R. Hereditary peripheral neuropathies of childhood: an overview for clinicians. *Neuromuscul Disord.* 2011;21:763-775.

Wilmshurst JM, Pollard JD, Nicholson G, Antony J, Ouvrier R. Peripheral neuropathies of infancy. *Dev Med Child Neurol.* 2003;45:408-411.

Yiu EM, Ryan MM. Demyelinating prenatal and infantile developmental neuropathies. *J Peripher Nerv Syst.* 2012;17:32-52.

Yiu EM, Ryan MM. Genetic axonal neuropathies and neuronopathies of prenatal and infantile onset. *J Peripher Nerv Syst.* 2012;17:285-300.

Zuarez-Easton S, Zafran N, Garmi G, Hasanein J, Edelstein S, Salim R. Risk factors for persistent disability in children with obstetric brachial plexus palsy. *J Perinatol.* 2017;37(2):168-171.

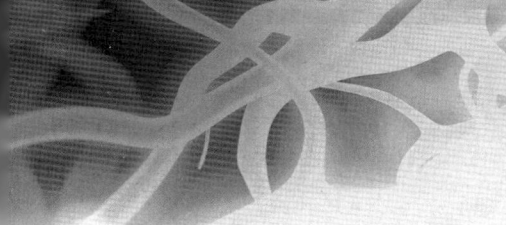

Distúrbios do Desenvolvimento Mental e Motor 142

Jason B. Carmel, Toni S. Pearson e Reet K. Sidhu

PONTOS-CHAVE

1. A infância é uma fase marcada tanto por maior plasticidade cerebral como por maior vulnerabilidade.
2. Malformação ou lesões no cérebro em desenvolvimento podem resultar em déficits de várias funções neurológicas.
3. Se houver prejuízo do movimento, o distúrbio é chamado de *paralisia cerebral*, que com frequência afeta outras funções do sistema nervoso, como sensações e cognição.
4. Se a deficiência for cognitiva e afetar a inteligência geral, o distúrbio é chamado de *deficiência intelectual*.
5. O transtorno do espectro do autismo é um distúrbio do desenvolvimento que afeta, sobretudo, as funções sociais e de linguagem.
6. Se múltiplas funções neurológicas forem afetadas, a deficiência é conhecida como *atraso do desenvolvimento global*.

INTRODUÇÃO

A lactância e os primeiros anos da infância são fases marcadas pelo crescimento e desenvolvimento rápidos do cérebro. Inúmeros fatores genéticos e ambientais podem afetar o cérebro imaturo durante esse período e causar atraso na aquisição dos marcos de um ou mais domínios do desenvolvimento: coordenação motora (fina e grossa), aquisição da fala/linguagem, habilidades sociais e cognitivas. O atraso pode estar limitado a um desses domínios; quando há atraso significativo do desenvolvimento em mais de um domínio em crianças com menos de 5 anos, fala-se em *atraso do desenvolvimento global* (ADG).

Sinais de atraso do desenvolvimento são uma razão frequente para encaminhamento de uma criança ao neurologista. Os objetivos da avaliação neurológica inicial, nesse contexto, são, primeiramente, confirmar o tipo e a gravidade do suposto atraso e, depois, caracterizar quaisquer anormalidades específicas que possam ser indícios do diagnóstico subjacente. A anamnese detalhada é o ponto de partida. As informações sobretudo importantes são histórico familiar (presença de doenças neurológicas ou distúrbios do desenvolvimento em irmãos, pais, avós, tios ou primos), histórico perinatal (complicações da gestação, nascimento ou período neonatal, inclusive prematuridade) e histórico de quaisquer doenças clínicas coexistentes. Com relação ao problema relatado pelos pais (p. ex., atraso motor), os elementos a se considerar são idade em que surgiu a preocupação, progresso do desenvolvimento da criança ao longo do tempo e se houve ou não regressão do desenvolvimento. No exame físico geral, é importante avaliar a circunferência craniana, o peso e o comprimento da criança e a existência de alterações dismórficas. Os olhos devem ser examinados cuidadosamente e a pele, avaliada quanto à existência de sinais de síndromes neurocutâneas. As alterações específicas dignas de nota do exame neurológico são descritas a seguir.

DISTÚRBIOS DO DESENVOLVIMENTO MOTOR

A aquisição das habilidades motoras ocorre, com predominância, no primeiro ano de vida (Tabela 142.1). Por essa razão, as doenças que afetam o sistema motor costumam ser evidenciadas durante a lactância, com atraso do desenvolvimento motor. Esse tipo de atraso também pode ser o primeiro indício de uma doença que afeta de maneira integral o desenvolvimento, dado que o déficit

Tabela 142.1 Marcos do desenvolvimento motor dos primeiros 5 anos de vida.*

Habilidade motora grosseira	Faixa etária
Sustenta a cabeça com firmeza	2 a 4 meses
Rola sobre o próprio corpo	2 a 5 meses
Senta-se sem apoio	5,5 a 7 meses
Arrasta-se para ficar de pé	8 a 10 meses
Anda	11 a 15 meses
Corre	14 a 20 meses
Salta	21 a 28 meses
Pula em um pé só	3 a 4 anos
Equilibra-se em um pé por 4 segundos	3,5 a 5 anos
Habilidade motora fina	**Faixa etária**
Agarra um chocalho	3 a 4 meses
Alcança um objeto	4 a 6 meses
Transfere objetos entre as mãos	5 a 8 meses
Pinça com os dedos	7 a 10 meses
Rabisca	12 a 17 meses
Alimenta-se com uma colher	13 a 18 meses
Empilha dois blocos	13 a 21 meses
Segura um lápis de cera com os dedos (e não com o punho cerrado)	2 a 3 anos
Desenha um círculo	3 a 4 anos
Segura um lápis com três dedos, escreve seu nome, desenha um quadrado	4 a 5 anos

*A faixa etária indica aproximadamente o percentil 25 a 90 para cada marco, de acordo com a Denver II Developmental Screening Tool (Instrumento de Triagem de Desenvolvimento Denver II).

da função motora se torna evidente mais cedo em comparação aos déficits de outros domínios (como cognição e linguagem). Além disso, pode estar associado a sinais e sintomas motores específicos, como aumento do tônus apendicular (rigidez), diminuição do tônus axial (hipotonia ou flacidez) e movimentos involuntários.

Abordagem à criança com atraso motor

O exame neurológico inicia com a inspeção, sobretudo do lactente ou da criança de 2 a 5 anos. Deve-se observar a postura e os movimentos espontâneos, de modo a detectar assimetria, escassez de movimentos sugestiva de fraqueza, posturas anormais ou movimentos involuntários ou excessivos dos membros. Com o exame dos nervos cranianos, é preciso avaliar se há anormalidades dos movimentos oculares, como limitação da amplitude dos movimentos e nistagmo. Quando a criança consegue falar, observar se a fala é clara ou disártrica. O médico, então, deve voltar a atenção ao corpo e avaliar o tônus muscular do tronco e dos membros. Hipotonia do tronco é comum em muitas doenças que causam atraso do desenvolvimento na lactância. Os membros são hipotônicos ou espásticos? Ele deve verificar se os reflexos tendíneos estão anormalmente ativos (o que sugere lesão do neurônio motor superior) ou atenuados (o que indica distúrbio neuromuscular), avaliar a coordenação durante a realização de movimentos intencionais para alcançar objetos (determine se há dismetria) e, nas crianças maiores, durante movimentos alternantes rápidos, como bater palmas repetidamente. Se a criança conseguir, o médico deve pedir-lhe que se levante do chão e coloque-se na posição ereta (a fim de verificar se o sinal de Gowers, que indica fraqueza proximal da perna, é positivo). É necessário observar se a marcha tem base estreita ou larga e se é equilibrada ou instável. Quando há movimentos involuntários, deve-se observar sua distribuição no corpo, a qualidade (p. ex., persistentes, alternantes ou espasmódicos), se são aleatórios ou repetitivos e estereotipados e em quais situações ocorrem (p. ex., em repouso ou durante a realização de movimentos).

Após a avaliação clínica, os exames de neuroimagem podem ser considerados e direcionados pela anamnese e exame físico. A ressonância magnética do encéfalo é indicada quando há histórico de regressão do desenvolvimento, microcefalia ou macrocefalia acentuada (superior a dois desvios padrões em relação à média), taxa anormal de crescimento do crânio ou quaisquer anormalidades reveladas ao exame neurológico, como déficits dos nervos cranianos, fraqueza focal, espasticidade, reflexos anormalmente ativos ou movimentos involuntários. Outros exames (p. ex., testes genéticos) podem ser solicitados com base na síndrome clínica existente ou nos resultados dos exames de neuroimagem. Em todos os casos e sempre que possível, o objetivo é definir um diagnóstico etiológico específico, de modo a orientar a abordagem terapêutica mais apropriada. Quando a síndrome clínica e os resultados dos exames de imagem são compatíveis com malformação associada a desenvolvimento ou lesão cerebral adquirida, o tratamento sintomático é a consideração mais importante (ver Seção "Paralisia cerebral", a seguir). Não obstante, vários distúrbios genéticos e metabólicos raros podem causar atraso motor e um quadro clínico semelhante ao da paralisia cerebral (PC). É fundamental que o neurologista esteja atento aos sinais que possam indicar algum desses distúrbios (Tabela 142.2). A determinação do diagnóstico correto nesses casos tem importantes implicações terapêuticas. Em alguns casos, existem tratamentos específicos para a doença, que podem melhorar bastante a evolução clínica. Embora ainda não exista tratamento específico para outras doenças, o diagnóstico preciso permite ao médico fornecer à família informações prognósticas e aconselhamento genético acerca do risco de recidiva em futuras gestações.

Tabela 142.2 Indícios que devem levar à avaliação de um possível distúrbio genético ou metabólico em crianças com sinais e sintomas de paralisia cerebral.

- Pais ou irmãos com doença neurológica
- Histórico negativo de complicações perinatais
- Exames de neuroimagem normais
- Regressão do desenvolvimento
- Sintomas neurológicos progressivos
- Ataxia ou movimentos involuntários
- Sinais de doença neuromuscular periférica (reflexos atenuados ou ausentes, déficit sensitivo)
- Sintomas motores oscilantes, como variação ao longo do dia, agravação por jejum ou atividade física (pode ser indício de alguma doença tratável, como distúrbio dos neurotransmissores ou síndrome de deficiência de GLUT1)

GLUT1, transportador de glicose 1.

Paralisia cerebral

A PC é definida como uma lesão no cérebro em desenvolvimento que compromete o movimento ou a postura. A expressão genérica *paralisia cerebral* descreve um grupo de distúrbios (as paralisias cerebrais) caracterizados por disfunção motora provocada por uma anomalia do desenvolvimento ou uma lesão cerebral não progressiva, que afetou o cérebro do feto ou lactente em desenvolvimento. O termo ainda é útil não para se referir a um diagnóstico propriamente dito, mas para servir como expressão descritiva bastante familiar, que se reporta a um conjunto bem definido de características clínicas e necessidades médicas.

A PC é comum e, nos países desenvolvidos, a prevalência varia de 2 a 3 por mil nascidos vivos. Os fatores de risco incluem histórico de prematuridade, atraso no crescimento intrauterino, gestações múltiplas, infecção intrauterina e hemorragia pré-natal. Um conceito errôneo bastante difundido é que a PC costuma ser causada por asfixia ao nascer. Embora a atribuição da etiologia seja um desafio, a taxa de asfixia perinatal é provavelmente inferior a 20%. Outras causas de PC são leucomalacia periventricular (tipo mais comum de lesão cerebral dos lactentes muito prematuros), malformações cerebrais, acidente vascular encefálico (AVE) e infecção. A etiologia costuma ser evidente nos exames de imagem do cérebro, embora isso nem sempre ocorra.

A PC pode ser classificada com base na anormalidade motora predominante: espasticidade, discinesia (movimentos involuntários, como distonia, coreia ou atetose) ou ataxia. Na maioria dos casos, há combinação com mais de uma dessas anormalidades motoras (p. ex., espasticidade com distonia). A PC espástica também pode ser subdividida de acordo com as regiões do corpo que são afetadas a princípio: diplegia (as duas pernas), tetraplegia (todos os quatro membros) e hemiplegia (um lado do corpo). A caracterização exata da síndrome motora é importante por duas razões: ajuda a interpretar o histórico clínico e os resultados dos exames de neuroimagem, bem como definir a etiologia da PC de uma criança, e, mais tarde, orienta as decisões terapêuticas.

Diplegia espástica

Cerca de um terço das crianças com PC apresenta diplegia (ou diparesia) espástica, na qual a espasticidade acomete, sobretudo, os membros inferiores. Os braços podem ser normais ou ligeiramente afetados. Os pais podem perceber rigidez dos membros inferiores e tendência das pernas a permanecerem cruzadas ("pernas de tesoura"), em consequência da hipertonia dos músculos adutores dos quadris. A hipertonia dos membros inferiores pode levar a criança a rolar sobre o próprio corpo ou sustentar seu peso com os membros inferiores em uma idade anormalmente precoce. A criança maior com sintomas leves a moderados pode apresentar marcha com base estreita e cruzamento das pernas e apoio sobre os dedos dos pés. Ao exame, detecta-se hipertonia nas pernas, sobretudo adutores do quadril, isquiotibiais e panturrilhas. Os reflexos tendíneos estão exacerbados e as reações plantares são extensoras. As anormalidades mais comumente encontradas nos exames de neuroimagem são lesões bilaterais da substância branca periventricular, sobretudo em crianças com histórico de prematuridade. As lesões da substância branca podem ser de leucomalacia periventricular, consequências de hemorragia intraventricular ou ambos.

Tetraplegia espástica

A tetraplegia espástica (detectada em 20 a 25% das crianças com PC) costuma ser a forma mais grave e costuma estar associada à lesão difusa ou à disgenesia do cérebro, mas um lado pode ser mais acometido que o outro. Os exames de imagem do cérebro podem revelar anormalidades das substâncias branca e cinzenta. A alteração mais comum no tônus é hipotonia axial (pescoço e tronco fracos) e hipertonia dos membros (espasticidade). Um subgrupo de pacientes apresenta lesões dos núcleos da substância branca profunda (núcleos da base ou tálamo) e pode ter distúrbio do movimento coexistente. A maioria das crianças com tetraplegia espástica não consegue andar e depende de uma cadeira de rodas para se locomover, além da ajuda de cuidadores para realizar as atividades da rotina diária. Em razão da natureza difusa da lesão cerebral, é comum encontrar algumas comorbidades, como crises epilépticas, déficit cognitivo e comprometimentos sensitivos, além de dificuldades de fala/deglutição. Quando a deglutição está afetada, pode ser necessária uma sonda de gastrostomia para assegurar a nutrição adequada. Nas crianças que não conseguem falar e têm precário controle voluntário dos movimentos das mãos, a comunicação pode ser muito difícil. O uso adequado de um dispositivo de comunicação (p. ex., um quadro ou tabuleiro para o qual a criança possa apontar) ou dispositivos com recurso de acompanhamento dos olhos pode melhorar de maneira acentuada a qualidade de vida do paciente e dos seus cuidadores.

Hemiplegia (ou hemiparesia) espástica

A hemiparesia espástica é detectada em cerca de um terço das crianças com PC e resulta de uma lesão cerebral unilateral, como infarto cerebral (sobretudo na região da artéria cerebral média), malformação focal (p. ex., esquizencefalia, displasia cortical) ou infarto hemorrágico periventricular. Essas lesões podem ter sido adquiridas durante a vida pré-natal ou no período perinatal, mas os sintomas tendem a aparecer em torno dos 6 meses, quando os pais percebem que a criança demonstra clara predileção por usar uma das mãos em vez da outra. Normalmente, a tendência de usar mais uma das mãos do que a outra desenvolve-se entre 2 e 3 anos e, por essa razão, o uso preferencial inequívoco de uma das mãos antes dos 12 meses deve indicar uma avaliação clínica imediata para confirmar hemiparesia.

Em geral, a hemiparesia acomete o braço e a mão, mais do que a perna. As crianças com PC hemiplégica conseguem andar, embora possam demorar para aprender e seja observado um padrão de marcha assimétrica com apoio sobre os dedos dos pés e circundução da perna afetada. Nos casos leves, a fraqueza do membro superior pode ser evidenciada apenas como uma perda sutil da destreza manual ou de uma postura anormal do braço enquanto a criança corre. Apesar disso, as lesões mais amplas que afetam a substância branca e o córtex podem estar associadas a fraqueza grave e déficit sensitivo cortical, resultando em pouco ou nenhum uso funcional da mão. O desenvolvimento da fala e da linguagem costuma sofrer atraso nas crianças com lesão unilateral de um dos hemisférios cerebrais, mas a maioria desenvolve linguagem apropriada à idade quando chega o período escolar. Estudos longitudinais de acompanhamento descreveram a ocorrência de sutis déficits cognitivos entre as crianças em idade escolar com histórico de AVE perinatal. As crises epilépticas também podem afetar de maneira negativa o prognóstico cognitivo a longo prazo.

Paralisia cerebral discinética

Movimentos involuntários são as anormalidades motoras predominantes em 5 a 10% das crianças com PC. A maioria das crianças com PC discinética tem histórico de nascimento a termo. Vários tipos de movimentos involuntários podem ocorrer de maneira isolada ou combinada. O termo *distonia* refere-se a posturas contorcidas anormais estereotipadas, que podem ser fixas ou intermitentes. Quando a distonia grave provoca posturas fixas, que tornam o membro aparentemente hipertônico, pode ser difícil diferenciá-la da espasticidade grave. O termo *atetose* descreve movimentos contorcidos ou espasmódicos, enquanto a *coreia* é evidenciada por movimentos espasmódicos discretos e aparentemente aleatórios. As crianças com PC acinética costumam ter baixo tônus, que se desenvolve durante a infância. Uma característica fundamental dos movimentos involuntários é sua tendência a piorar com a intensificação da atividade ou as tentativas de iniciar movimentos voluntários. Em muitos casos, os músculos da face e do pescoço também são afetados, além dos músculos do tronco e dos membros.

Lesões dos núcleos da base são as anormalidades mais comumente encontradas nos exames de imagem do cérebro das crianças como PC discinética. Essas lesões podem resultar de um episódio agudo de hipoxia-isquemia (no qual também costuma ocorrer lesão cortical) ou da hiperbilirrubinemia neonatal (*icterícia nuclear*, geralmente causada por incompatibilidade de grupo sanguíneo materno-infantil, que hoje em dia é rara nos países desenvolvidos). Nos casos em que o córtex é preservado, as crianças podem ter função cognitiva satisfatória, apesar da incapacidade motora e dos problemas de fala graves.

Paralisia cerebral atáxica

A PC atáxica é o tipo mais raro de PC (< 5%) e caracteriza-se por hipotonia, ataxia do tronco e da marcha e ataxia dos membros (tremor intencional, dismetria). Quando a fala é afetada, as crianças costumam apresentar disartria e fala lenta e escandida. Os exames de imagem do cérebro podem revelar malformação ou lesão cerebelar, embora com frequência os resultados sejam normais. As paralisias cerebrais discinética e atáxica estão associadas a exames de neuroimagem normais em significativa porcentagem das crianças (cerca de um terço e metade, respectivamente). Nesses casos, é importante considerar outros exames para diagnosticar o distúrbio neurodegenerativo ou uma doença tratável (Tabela 142.3).

Tabela 142.3 Algumas doenças genéticas que se assemelham às paralisias cerebrais discinética e atáxica.

Doença	Manifestações clínicas
Distúrbios dos neurotransmissores	Hipotonia, distonia com variação diurna (melhor de manhã e depois de acordar), crises oculogíricas. Diagnosticados por um ensaio dos metabólitos dos neurotransmissores no LCR e testes genéticos. Alguns tipos melhoram com tratamento com levodopa
Síndrome de deficiência de GLUT1	Crises epilépticas, microcefalia adquirida, ataxia, espasticidade, distonia, discinesia paroxística (pode ser desencadeada por esforço ou jejum). Tratamento: dieta cetogênica
Deficiência de creatina	Deficiência intelectual, crises epilépticas, autismo, distonia progressiva nos casos de deficiência de GAMT; tratada com suplementos de monoidrato de creatina
Coreia hereditária benigna	Hipotonia, coreia, distonia, mioclonia; pode estar associada a hipotireoidismo, angústia respiratória neonatal ou asma
Síndrome de Lesch-Nyhan	Hipotonia, distonia, comportamento automutilador, urato plasmático alto
Ataxia-telangiectasia	Ataxia lentamente progressiva; coreia, distonia (os movimentos involuntários podem preceder o início da ataxia); telangiectasia oculocutânea; imunodeficiência; nível sérico alto de alfafetoproteína; níveis séricos de IgA, IgE e IgG_2 baixos
Doença de Pelizaeus-Merzbacher	Hipotonia inicial seguida de tetraplegia espástica e ataxia, com ou sem distonia e coreia, nistagmo (na forma clássica)
Doença de Niemann-Pick tipo C	Hipotonia inicial seguida de paralisia do olhar supranuclear vertical, ataxia lentamente progressiva, distonia; presença ou não de hepatosplenomegalia

GAMT, guanidinoacetato metiltransferase; GLUT1, transportador de glicose 1; Ig, imunoglobulina; LCR, líquido cefalorraquidiano.

Controle da paralisia cerebral

As crianças com PC devem ser encaminhadas a um centro especializado multidisciplinar e a um programa de intervenção precoce, de modo a iniciar a fisioterapia e outras modalidades tão logo sejam diagnosticadas. A audição e a visão devem ser avaliadas imediatamente. As intervenções têm os seguintes objetivos: (1) atenuar a espasticidade; (2) controlar os movimentos involuntários; e (3) aumentar a força, as habilidades motoras, o nível funcional e a capacidade de autocuidado. O sucesso dessa abordagem terapêutica depende do acompanhamento periódico à medida que a criança cresce e se desenvolve, de modo que expectativas realísticas e metas alcançáveis possam ser estabelecidas e reavaliadas de maneira periódica.

O controle da espasticidade visa reduzir a hipertonia, de maneira que amplie ao máximo a possibilidade de a criança adquirir força muscular e amplitude de movimentos por meio da fisioterapia e evite complicações crônicas, como contraturas e deformidades. As metas funcionais dependem da gravidade das limitações da criança. Por exemplo, a meta para uma criança com diparesia espástica moderada pode ser que ela consiga andar sem ajuda. Em outra criança, com tetraplegia espástica grave, crises epilépticas e deficiência intelectual (DI), as metas podem ser aumentar o conforto do paciente e facilitar os cuidados durante as atividades da vida diária (p. ex., vestir e banhar a criança). O efeito da espasticidade na postura e na função motora da criança pode mudar com o transcorrer do tempo, mas costuma aumentar de maneira notável durante os períodos de crescimento rápido. Portanto, embora a PC seja causada por uma lesão cerebral não progressiva, os sinais e sintomas mudam com o tempo.

Injeções de toxina botulínica são eficazes para atenuar a espasticidade, sobretudo quando são aplicadas em pequeno número de grupos musculares. O efeito estende-se por cerca de 3 a 4 meses e, por essa razão, as injeções geralmente precisam ser repetidas até 3 vezes ao ano. A eficácia de curto prazo deve ser ponderada contra evidências emergentes de injeções que causam fibrose muscular. Em alguns casos, as injeções podem ser combinadas com a aplicação sequencial de talas para corrigir contraturas brandas. Fármacos orais como baclofeno (dose inicial: 2,5 a 5,0 mg/dia) e diazepam (dose inicial: 1 a 5 mg/dia, dependendo da idade e do peso) são úteis quando os sintomas são generalizados; a melhora obtida é modesta, mas os efeitos adversos (p. ex., sedação) comumente limitam a dose e a eficácia.

As opções neurocirúrgicas para controlar a espasticidade incluem implantação de uma bomba intratecal para infusão de baclofeno e rizotomia dorsal seletiva. Em comparação com a administração oral, a infusão intratecal de baclofeno pode produzir redução mais acentuada da espasticidade e distonia, sobretudo nas pernas, com menos efeitos adversos. Entretanto, esse efeito benéfico potencial deve ser contraposto ao esforço prolongado necessário à manutenção da bomba e ao risco de complicações. A rizotomia visa produzir redução irreversível do tônus muscular e é uma opção terapêutica razoável para alguns pacientes. Tradicionalmente, o paciente "ideal" à rizotomia é a criança de 3 a 8 anos, que consegue andar e tem diparesia espástica, para a qual o objetivo da intervenção cirúrgica é melhorar a marcha e a função independente. A rizotomia também pode ser apropriada a alguns pacientes com tetraparesia espástica, de modo a atenuar a carga de trabalho dos cuidadores e reduzir a necessidade futura de injeções de toxina botulínica e procedimentos ortopédicos. Quando ocorrem complicações musculoesqueléticas (p. ex., contraturas articulares), apesar das intervenções clínicas e cirúrgicas para controlar a espasticidade, a cirurgia ortopédica (p. ex., operações para liberação de tendões) pode ser indicada. O realinhamento ortopédico pode ser importante para se alcançar os objetivos funcionais.

As crianças com PC discinética costumam melhorar com tratamento sintomático dos movimentos involuntários. Nos casos de distonia, triexifenidil em dose inicial baixa (1 a 2 mg/dia) titulada progressivamente na medida da tolerabilidade (os efeitos adversos comuns são sedação, constipação intestinal e retenção urinária) pode reduzir a postura anormal. A levodopa (dose inicial de 25 a 50 mg/dia) é eficaz em algumas crianças com PC distônica. Os movimentos hipercinéticos, como coreia e atetose, podem melhorar com tetrabenazina (dose inicial de 6,25 a 12,5 mg/dia). A estimulação cerebral profunda com eletrodos dispostos na parte interna do globo pálido pode ser uma opção cirúrgica para os casos graves de PC discinética resistente ao tratamento clínico, embora ainda existam poucos dados quanto à eficácia e ao prognóstico a longo prazo.

Uma equipe de reabilitação composta de fisiatra, especialista em órteses, fisioterapeuta, terapeuta ocupacional e fonoaudiólogo é fundamental no cuidado prestado às crianças com PC. A fisioterapia visa aumentar a força e a qualidade dos movimentos, treinar a função e manter a amplitude de movimento. A terapia ocupacional concentra-se no controle do movimento do braço e da mão e na construção da independência nas atividades diárias. A fonoaudiologia, por sua vez, trabalha especialmente com a comunicação. É importante avaliar a residência e a escola do paciente e determinar quais equipamentos são necessários para facilitar a mobilidade, a independência e a comunicação funcional.

Embora seja diagnosticada na infância, a PC é um problema para toda a vida e existem mais adultos portadores de PC do que crianças. As intervenções feitas no início da vida devem considerar as consequências a longo prazo. Crianças com déficits motores e intelectuais graves requerem cuidados perenes, seja de um dos genitores, um familiar ou de uma instituição de cuidados asilares. As crianças menos afetadas necessitam de programas escolar e fisioterápico adaptados às suas capacidades, a fim de elevar ao máximo seu potencial de independência e bem-estar futuros.

Distúrbio da coordenação associado ao desenvolvimento

O distúrbio da coordenação associado ao desenvolvimento (DCAD) afeta cerca de 5 a 6% das crianças e caracteriza-se por déficits súbitos das habilidades motoras grossas e finas que, nos casos característicos, evidenciam-se por dificuldades de desempenhar as atividades da rotina diária, como se vestir, escrever ou aprender a andar de bicicleta. As crianças afetadas costumam ser descritas como "desajeitadas". Em contraste com a PC, o exame neurológico de uma criança com DCAD tem resultados normais, com exceção dos sinais sutis, como hipotonia leve e disdiadococinesia. A base neurofisiopatológica subjacente ainda não foi bem esclarecida. O DCAD costuma ser acompanhado de outros distúrbios do desenvolvimento, como transtorno de déficit de atenção e hiperatividade (TDAH), dificuldades de aprendizagem e problemas de fala/linguagem.

DISTÚRBIOS DAS FUNÇÕES CEREBRAIS SUPERIORES

As avaliações da fala e linguagem, cognição, desempenho acadêmico e habilidades sociais recíprocas são essenciais para a investigação diagnóstica de uma criança com atraso do desenvolvimento. Todos os distúrbios que afetam esses domínios do desenvolvimento são definidos em bases comportamentais e não há um marcador biológico singular ou exame diagnóstico de referência. Por essa razão, a avaliação detalhada é fundamental ao diagnóstico adequado e ao tratamento eficaz. A Tabela 142.4 descreve os grupos de distúrbios do desenvolvimento das funções cerebrais superiores.

Abordagem à criança com atrasos do desenvolvimento da linguagem, da cognição ou das habilidades acadêmicas

A idade e a forma como as crianças adquirem as habilidades da fala e linguagem variam consideravelmente. O conhecimento dos marcos do desenvolvimento normal da linguagem é essencial à avaliação adequada de uma criança (Tabela 142.5). Os atrasos da fala e/ou linguagem estão entre as queixas iniciais mais comuns das crianças encaminhadas ao neurologista, sobretudo na fase de 2 a 5 anos e pré-escolar. Os déficits de audição devem ser descartados em todas as crianças com atrasos da fala e linguagem. Nas crianças pequenas/pré-escolares, as principais considerações diagnósticas são distúrbios do desenvolvimento da linguagem, transtornos do espectro autista (TEAs), DI e déficit de atenção (TDAH), embora o diagnóstico deste último possa ser postergado até que a criança cresça, contanto que os sintomas não sejam graves.

O exame do estado mental é o componente mais importante da avaliação neurológica feita para investigar um déficit de desenvolvimento que acomete a função cognitiva. Nas crianças pequenas/pré-escolares, o exame do estado mental baseia-se, sobretudo, na observação. O médico deve observar a criança brincar com brinquedos representativos (p. ex., bonequinhas em uma casa de bonecas, carros e caminhões em um quartel de bombeiros, pessoas e animais em uma fazenda), avaliar sua capacidade de falar e brincar com o examinador ou seus pais e observar seu interesse e sua capacidade de focar a atenção em alguma atividade proposta por outra pessoa (jogar bola, examinar gravuras, desenhar). Deve atentar, sobretudo, à capacidade da criança de se envolver em brincadeiras criativas/imaginativas, à imitação, à flexibilidade comportamental (capacidade de alternar atividades), à amplitude da atenção e à atenção captada (capacidade de chamar a atenção de outra pessoa para um objeto que lhe desperta interesse por meio do olhar e dos gestos, inclusive apontar).

Tabela 142.4 Distúrbios do desenvolvimento das funções cerebrais superiores.

Distúrbio	Função afetada	Localização da disfunção cerebral
Deficiência intelectual	Cognição	Difusa ou multifocal
Disfasia (distúrbio do desenvolvimento da linguagem)	Linguagem oral	Sistemas da linguagem
Dislexia (dificuldade de ler)	Linguagem escrita (processamento fonológico)	Sistemas da linguagem (área perisylviana esquerda)
Discalculia (dificuldade com cálculos)	Matemática (cognição espacial)	Hemisfério direito posterior
Déficit de aprendizagem não verbal (DANV)	Visuoespacial, matemática, cognição social	Parietal direito
Transtorno do déficit de atenção e hiperatividade (TDAH)	Atenção focada (funções executivas)	Pré-frontal
Transtornos do espectro autista (TEAs)	Cognição social	Conectividade

Tabela 142.5 Marcos da linguagem e do desenvolvimento social/emocional.

Idade	Habilidades receptivas	Habilidades expressivas	Habilidades emocionais/sociais
0 a 2 meses	Assusta-se, arregala os olhos ao ouvir sons	Variedade de choros (de fome a dor)	Sorri espontaneamente
2 a 4 meses	Tranquiliza-se com a voz materna, pisca os olhos ao ouvir um som	Arrulha em resposta à voz	Sorri como resposta aos estímulos
4 a 9 meses	Vira a cabeça na direção do som, responde com os braços levantados quando a mãe diz "vem" e pega a criança; responde adequadamente à voz amigável ou zangada	Balbucia, repete sons iniciados por si própria	Sorri aos acenos sociais
9 a 12 meses	Ouve seletivamente as palavras familiares, começa a responder ao "não" e aos comandos de uma etapa (geralmente acompanhados de gestos); entende cerca de 10 palavras	Repete os sons iniciados pelos pais; gestos simbólicos; jargões; diz "mamã"/"papá" inespecificamente	Responde e participa de jogos sociais (bater palmas, esconde-esconde). Surge a habilidade de chamar a atenção das outras pessoas
12 a 18 meses	Aponta para três partes do corpo, compreende até 50 palavras, reconhece objetos comuns por seus nomes, obedece a comandos de uma etapa acompanhados de gestos	Usa palavras para expressar necessidades (cerca de 10 palavras aos 18 meses); o uso das palavras pode ser inconsistente e misturadas com jargões	Responde ao ser chamada pelo nome, consegue facilmente chamar a atenção das outras pessoas, faz brincadeiras funcionais
18 meses a 2 anos	Aponta para as gravuras quando lhe pedem para mostrar; começa a diferenciar entre "você" e "eu"	Aos 2 anos, produz frases curtas de duas palavras "dá tchau"; "mamã vem", "nenê vai"; o vocabulário conta com no mínimo 20 palavras 50% das quais são inteligíveis para estranhos	Desempenha brincadeiras simbólicas (alimentar um bebê, misturar alimentos em uma panela)
2,5 anos	Obedece a comandos de duas etapas, pode identificar as ações em gravuras e objetos por uso	Elabora frases de duas a três palavras, usa adjetivos e advérbios; começa a fazer perguntas	Desempenha brincadeiras imaginativas
3 anos	Reconhece várias cores, sabe o que fazer quando sente fome, sede ou sono; está consciente do passado e do futuro; compreende o que é "hoje" e "hoje não"	Usa pronomes e plurais, o tamanho das frases aumenta, com três a cinco palavras; consegue contar histórias que começam a ser entendidas; usa negativas, como "não posso", "não vou"; verbaliza necessidades higiênicas; diz seu nome completo, sua idade e seu sexo	Começa a reunir-se em brincadeiras com outras crianças; começa a participar de dramatizações lúdicas
3,5 anos	Responde a perguntas como "Você tem uma boneca?" e "Quais brinquedos você tem?"	Consegue relatar experiências em ordem sequencial; pede permissão	Mais independente nas brincadeiras com outras crianças, compartilha seus brinquedos e faz revezamento com ajuda
4 anos	Entende o que é igual e diferente; consegue obedecer a comandos de três etapas; entende por que vivemos em casas, usamos guarda-chuvas etc.	Consegue contar uma história, usa frases no passado, diz o nome das cores principais; faz algumas perguntas; quase toda a fala é compreensível por estranhos	Brinca e interage plenamente com outras crianças, avança em sua capacidade de revezar e cooperar; é muito imaginativo consigo e com os outros
5 anos	Entende para que servem os olhos e as orelhas; entende "se", "porque", "quando", "por quê?"; compreende diferenças e comparações; começa a entender o que é direita e esquerda	Pede definições das palavras específicas, faz perguntas sérias ("Como isto funciona?" "O que isto significa?"); agora, a linguagem está completa em forma e estrutura; todos os elementos da fala são usados, bem como todos os tipos de sentenças e cláusulas	Respeita a autoridade aceitável; quer fazer o que se espera dela; brinca de jogos com regras

Os distúrbios da fala e/ou linguagem podem ser subdivididos com base na área do déficit em expressivos ou receptivos. Os distúrbios expressivos podem ocorrer de maneira isolada, mas os transtornos receptivos sempre coexistem com os déficits expressivos. As habilidades da fala e da linguagem devem ser avaliadas nas seguintes áreas: (1) produção: o quanto a criança fala e inteligibilidade, fluência, duração e complexidade sintática das sentenças, além da riqueza de vocabulário; (2) pragmática: se a criança sabe como envolver outra pessoa na conversação, faz revezamento e manutenção do assunto, dirige um olhar apropriado, tem percepção do tom de voz, expressão facial, gestos e posturas corporais; (3) compreensão: se a criança obedece a comandos, faz perguntas simples (p. ex., "O que é isto?" "Onde está ___?"), responde a perguntas complexas e abertas (p. ex., "Por quê?" "Quando?" "Como?"); e (4) elementos anormais: ecolalia imediata, ecolalia tardia (falas decoradas), persistência de imagem ou ideia, prosódia anormal e pouca variedade de assuntos.

Nas crianças em idade escolar, o fracasso ou baixo desempenho escolar é uma queixa inicial comum. Nessa faixa etária, o diagnóstico diferencial abrange os distúrbios incluídos na faixa etária das crianças pequenas/pré-escolares, mas é ampliado para incluir transtornos que afetam o desempenho acadêmico

(p. ex., dificuldades de aprendizagem). Desse modo, a avaliação das crianças maiores deve incluir uma avaliação das atividades escolares nas áreas de leitura, escrita, soletração e matemática. A avaliação da função cognitiva é o primeiro passo, visto que o diagnóstico de um déficit de aprendizagem significa inteligência no mínimo mediana. A atenção também deve ser avaliada, dado que o THDA pode ser diagnosticado atualmente com mais precisão nas crianças pequenas/pré-escolares. A triagem da linguagem no consultório é realizada com mais facilidade por uma combinação de avaliação informal (conforme descrito para as crianças pré-escolares) e testes padronizados para avaliar vocabulário, lembrança de palavras, fluência verbal e automaticidade da lembrança. Também é importante avaliar elementos como base de conhecimentos gerais, leitura, soletração, escrita, aritmética, desenho (habilidades visuoespaciais), atenção e reciprocidade social. Essas habilidades podem ser avaliadas de maneira qualitativa; contudo, é recomendável aplicar testes de triagem padronizados para aumentar a confiabilidade da avaliação.

Algumas crianças chegam ao consultório com um relatório quantitativo e detalhado gerado por um psicólogo ou neuropsicólogo, descrevendo de maneira pormenorizada os pontos fortes e fracos nos domínios cognitivo, linguístico e acadêmico. É importante estar familiarizado com a interpretação desses testes e seus escores, uma vez que os pais confiam nos neurologistas para sintetizar os resultados da classificação diagnóstica e desenvolver um plano terapêutico eficaz. Quando a criança não passou por avaliação formal, é recomendável solicitar uma avaliação abrangente de um psicólogo (de preferência, neuropsicólogo) e um fonoaudiólogo para avaliar os pontos fortes e fracos da criança nos domínios cognitivo e linguístico. Se houver suspeita de que a criança tenha déficits de aprendizagem, a avaliação deve incluir um relatório dos testes de desempenho escolar. Os distúrbios da atenção (com ou sem hiperatividade) frequentemente coexistem com os déficits de aprendizagem; por essa razão, é essencial diagnosticar esses transtornos com precisão, visto que as abordagens terapêuticas são muito diferentes (i. e., educacionais versus farmacológicas).

Distúrbios do desenvolvimento da linguagem

Os distúrbios do desenvolvimento da linguagem (DDL), comumente agrupados sob o termo genérico *distúrbio específico de linguagem* ou *disfasias do desenvolvimento*, constituem um grupo heterogêneo de condições caracterizadas por aquisição anormal da linguagem na idade esperada, apesar do desenvolvimento normal sob outros aspectos. Os critérios diagnósticos ainda são controversos, mas o diagnóstico de um DDL geralmente é firmado quando há indícios de que o déficit de linguagem expressiva e/ou receptiva não é atribuível a um distúrbio da audição, à DI, à privação social extrema e prolongada (e não simplesmente ao enfraquecimento nas relações sociais) ou a alguma lesão cerebral já diagnosticada. As disfasias podem afetar a fonologia (sons da fala) e a sintaxe (ordem das palavras, gramática) ou as habilidades de processamento da linguagem de ordem superior, como a semântica (significado das palavras) e a pragmática (uso comunicativo e conversacional da linguagem). Anomalias genéticas são as principais causas das disfasias do desenvolvimento, que ocorrem com frequência maior no sexo masculino, em comparação ao feminino.

O transtorno do espectro autista (TEA) é uma consideração diagnóstica importante para qualquer criança com atrasos da fala e/ou linguagem. As crianças com TEA diferem dos pacientes com DDL por sua falta de interesse em se comunicar. Ao contrário do TEA, as crianças portadoras de DDL fazem gestos (p. ex., apontam e balançam a cabeça), os quais geralmente são bem coordenados com o olhar e as expressões faciais. Além disso, mostram elementos anormais como ecolalia, frases decoradas e linguagem perseverante, além da marca característica da reciprocidade social reduzida (ver Capítulo 143).

A ocorrência de regressão da linguagem em uma criança alarma a maioria das famílias e desencadeia uma série de testes neurodiagnósticos, que costumam incluir um eletroencefalograma (EEG). A afasia epiléptica adquirida (ou *síndrome de Landau-Kleffner* [SLK]) é bastante rara e descreve crianças anteriormente normais, que perdem suas habilidades de linguagem, em consequência, na maioria dos casos, da surdez vocal (i. e., agnosia verbal auditiva) na vigência de crises epilépticas clinicamente detectáveis ou um EEG epileptiforme ativado no sono. O estado epiléptico elétrico durante o sono de ondas lentas (EEES) é o padrão EEG observado nos pacientes com SLK. Do mesmo modo, cerca de um terço das crianças com TEA apresenta regressão entre o primeiro e o terceiro ano de vida – condição descrita, com frequência, como *regressão autista*. Os EEG dessas crianças podem mostrar descargas epileptiformes. Contudo, crianças com regressão autista têm perdas mais abrangentes das habilidades de linguagem, comunicação não verbal e socialização, ao contrário dos pacientes com SLK, que tendem a manter as habilidades de comunicação não verbal e a socialização recíproca. Hoje em dia, ainda não está claro qual é o grau de superposição entre a SLK, o EEES e a regressão autista com EEG epileptiforme, embora se saiba que o EEES raramente ocorra em crianças com regressão autista mais abrangente.

Deficiência intelectual

A DI, também conhecida como *distúrbio do desenvolvimento intelectual*, consiste em limitações da faculdade intelectual e déficits das habilidades adaptativas relacionadas com a idade, a experiência e o ambiente da criança. O início desses dois déficits deve ocorrer durante a infância. As deficiências da função intelectual devem ser confirmadas por uma avaliação clínica e testes de QI padronizados. A definição de DI com base no QI usa o valor 100 como média e 15 como erro-padrão. O ponto de demarcação é um QI de 65 a 75 (dois desvios padrões abaixo da média, com variação de ± 5 pontos). O nível e a gravidade do DI (leve, moderado, grave e profundo) são definidos com base nas habilidades adaptativas, em vez do escore de QI. A definição relaciona a gravidade do DI com o grau de ajuda comunicativa necessária para alcançar independência máxima. DI leve indica a necessidade intermitente de ajuda; DI moderada requer ajuda limitada; DI grave, ajuda extensa; e DI profunda, ajuda ininterrupta. Embora as funções intelectual e adaptativa sejam pertinentes à definição de DI, o déficit da função adaptativa tende mais a ser a queixa inicial do que o QI baixo; contudo, espera-se que haja relação entre função intelectual e habilidades adaptativas.

O termo *atraso do desenvolvimento global* descreve as crianças com menos de 5 anos que apresentam atrasos significativos dos marcos do desenvolvimento em vários domínios funcionais. O ADG pode ser diagnosticado por um teste padronizado, que demonstra desempenho no mínimo dois desvios padrões abaixo da média em ao menos dois domínios do desenvolvimento: motor, fala e linguagem, cognição, habilidades pessoais/sociais e/ou habilidades adaptativas (atividades da rotina diária). O diagnóstico de DI não é aplicado a crianças com menos de 5 anos, visto que os valores do QI não são confiáveis antes dessa idade e, também, porque algumas crianças com ADG não atendem aos critérios de DI à medida que crescem.

A prevalência de DI varia em razão das diferenças de abordagem diagnóstica, características populacionais e desenho do estudo, mas geralmente se aceita que seja de 1%. A DI leve constitui a maioria dos casos (85%) e a DI grave, a minoria (0,5 a 1%). Crianças com DI grave têm maior tendência a apresentar uma causa bem definida, enquanto os pacientes com DI leve costumam provir de contextos desprivilegiados em termos sociais, geralmente com histórico familiar de DI leve ou função intelectual *borderline*. A prevalência do ADG (em crianças com menos de 5 anos) foi estimada entre 1 e 3%.

A positividade dos testes diagnósticos usados para definir a causa do ADG/DI é bastante variável. A avaliação diagnóstica deve focar os indícios de uma causa genética *versus* adquirida para a DI. Nos últimos anos, importantes avanços ocorreram na identificação dos genes envolvidos nos casos de DI e, hoje em dia, anomalias genéticas são detectadas em cerca de 25 a 50% dos casos. O histórico de consanguinidade, abortamentos/fetos natimortos, óbitos pós-natais de outros filhos ou anomalias congênitas devem levantar a suspeita de alguma causa genética. Quando um membro da família é reconhecidamente portador de ADG/DI, devem-se realizar testes específicos para o distúrbio conhecido e, se for desconhecido, deve-se iniciar uma investigação genética abrangente. Os aspectos dismórficos específicos podem indicar testes específicos (p. ex., síndrome de Down, síndrome do X frágil etc.).

Outros exames neurodiagnósticos devem ser feitos com base no quadro clínico. As doenças metabólicas hereditárias são responsáveis por 1 a 5% dos casos de DI não especificada e testes devem ser feitos quando os pacientes apresentam indícios clínicos. O EEG é adequado quando se suspeita de uma síndrome epiléptica subjacente ou quando há comportamentos paroxísticos em torno dos episódios de crises epilépticas. Os exames de neuroimagem são recomendados como parte da investigação diagnóstica de uma criança com ADG. A ressonância magnética é mais sensível do que a tomografia computadorizada (TC), pois anormalidades são reveladas em cerca de metade a um terço das crianças com ADG. As chances de se detectar alguma anormalidade aumentam quando os pacientes também apresentam anormalidades de movimento, sobretudo PC.

O tratamento das crianças com DI enfatiza a determinação do contexto educacional apropriado às crianças com DI leve, o treinamento vocacional para os portadores de DI moderada e a escolha de um ambiente doméstico ou institucional adequado às crianças com DI grave e profundo. As evidências disponíveis mostram os efeitos benéficos da intervenção precoce por meio de vários programas, com relação, ao menos, ao prognóstico a curto prazo, indicando que o diagnóstico precoce de uma criança com ADG pode melhorar o prognóstico a longo prazo.

Déficits de aprendizagem

Os déficits de aprendizagem ocorrem em cerca de 10 a 15% das crianças em idade escolar e podem afetar uma ou mais habilidades acadêmicas. Esses déficits afetam a leitura (dislexia), soletração (disortografia), escrita (disgrafia), matemática (discalculia) e habilidades visuoespaciais (déficit de aprendizagem não verbal [DANV]). Crianças com déficits de aprendizagem também podem apresentar déficits das funções executivas e distúrbios da atenção (p. ex., TDAH). Os déficits de aprendizagem específicos não se aplicam às crianças cujos problemas de aprendizagem resultam de deficiências visuais, auditivas ou motoras, ou são causados por transtornos emocionais e limitações ambientais, culturais ou econômicas; o termo pressupõe inteligência no mínimo mediana.

Dislexia

Dislexia do desenvolvimento é o déficit de aprendizagem mais reconhecido e comum. Ocorre em cerca de 10% das crianças em idade escolar e representa 80% de todos os déficits de aprendizagem. O sexo masculino é, comumente, mais afetado que o feminino. A dislexia caracteriza-se por dificuldade inesperada em aprender a ler, apesar da inteligência no mínimo mediana, instrução adequada e oportunidades socioculturais. As funções sensitivas principais possivelmente são normais. A dislexia tem significativo componente genético, com hereditariedade estimada em 54 a 84%. O gene *DYX1C1* foi o primeiro a ser associado à dislexia; mais tarde, pesquisadores identificaram vários genes potenciais de suscetibilidade à dislexia, inclusive muitos que afetam a migração neuronal.

Existem alguns subtipos de dislexia, mas o mais comum afeta o processamento fonológico. Crianças com dislexia têm dificuldades com o reconhecimento preciso e/ou fluente das palavras, a soletração adequada das palavras e as habilidades de decodificação. Além disso, apresentam dificuldade de segmentar e sequenciar a fala em fonemas (i. e., sons da fala). As medidas que avaliam a função fonológica (p. ex., segmentação de palavras, combinações verbais e não verbais, correspondência sonora da primeira e última sílabas) diferenciam mais claramente os disléxicos dos leitores normais.

Em crianças com dislexia, é comum haver histórico de atraso da linguagem e/ou histórico familiar de dificuldades com a leitura. O exame neurológico básico apresenta resultados normais. Os exames de imagem rotineiros são normais e desnecessários, exceto, talvez, em crianças com anormalidades no exame neurológico, crises epilépticas ou imensas discrepâncias entre as habilidades verbais e espaciais. Todas as crianças com dislexia devem passar por uma avaliação neuropsicológica formal para determinar suas habilidades cognitivas (pontos fortes e fracos) e definir se há distúrbios coexistentes que possam afetar o tratamento (p. ex., TDAH).

A dislexia persiste por toda a vida; contudo, a maioria das crianças com dificuldade inicial de leitura aprende a ler em nível escolar quando o diagnóstico ocorre entre 8 e 9 anos (terceiro ou quarto ano do ensino básico) e recebem instruções de leitura baseadas em evidências. O diagnóstico precoce é fundamental, dado que as crianças diagnosticadas tardiamente tendem a continuar com problemas de leitura, mesmo que mais discretos. Estudos populacionais de grande porte indicaram que algum grau de déficit de leitura persiste até a vida adulta na maioria dos pacientes e que, em alguns deles, o desempenho ocupacional pode ser mais baixo.

Déficits de aprendizagem não verbal

Em 1967, Mycklebust e Johnson cunharam o termo *déficits de aprendizagem não verbal*, o qual se referia a um distúrbio predominantemente social e emocional que, sob vários aspectos, era semelhante aos atuais conceitos de TEA, mas também incluía algumas dificuldades espaciais. Há muita controvérsia envolvendo a diferenciação entre DANVs e TEA de alto funcionamento. Alguns diferenciam esses dois distúrbios com base na inexistência de comportamentos restritivos e na presença de QI funcional verbal maior que de desempenho no DANV. Mais tarde, pesquisadores descreveram subtipos de DANV, que envolviam variados graus de limitações cognitivas sociais, déficits das habilidades socioperceptivas, dificuldades em matemática, déficits de atenção e distúrbios das funções executivas em comparação à leitura (decodificação) e à soletração medianas ou acima da média. O DANV não consta do *DSM-5* (*Diagnostic and Statistical Manual of Mental Disorders*, quinta edição), mas é referido por vários outros nomes, como *síndrome do hemisfério direito* e *déficit de aprendizagem visuoespacial*. A prevalência exata desse distúrbio é desconhecida devido, em grande parte, às variações das definições, mas geralmente se acredita que represente cerca de 10% de todos os déficits de aprendizagem.

Os elementos básicos à identificação das crianças com DANV costumam ser níveis de QI verbal mais altos que de QI de desempenho nas baterias de testes neuropsicológicos. Trata-se de um indicador de dificuldades visuoespaciais e visuomotoras, que constituem os componentes essenciais desse distúrbio. Para estabelecer o diagnóstico, é necessário realizar uma avaliação neuropsicológica completa. O tratamento recomendado para os DANVs consiste, quase sempre, em desenvolver as habilidades verbais para compensar os déficits não verbais.

Discalculia

A discalculia do desenvolvimento afeta alguns ou todos os aspectos da matemática é se caracteriza por dificuldades de representar e manipular informações numéricas até de aprender e lembrar de fatos aritméticos para executar cálculos matemáticos. A prevalência da discalculia é de cerca de 3 a 6% e o problema afeta igualmente ambos os sexos. Cerca de 2% das crianças em idade escolar têm síndrome de Gerstmann associada ao desenvolvimento (desorientação direita/esquerda, agnosia dos dedos, disgrafia, discalculia e, em alguns casos, apraxia construtiva). O TDAH ocorre de maneira simultânea em 25% dos pacientes com discalculia e cerca de 20% dos portadores de dislexia.

Os testes neuropsicológicos abrangentes são recomendados para os pacientes que supostamente tenham discalculia. Crianças com sinais neuropsicológicos de disfunção dos hemisférios direito e esquerdo podem ter esse distúrbio. Os dois grupos apresentam dificuldades semelhantes nos testes aritméticos, mas acredita-se que os pacientes com disfunção do hemisfério esquerdo tenham desempenho significativamente pior para efetuar operações como adição, subtração, multiplicação complexa e divisão; além disso, também cometem mais erros visuoespaciais. O treinamento compensatório em matemática é apropriado às crianças com déficits isolados/dificuldades em matemática e outros déficits de aprendizagem.

Transtorno do déficit de atenção e hiperatividade

O TDAH começa na infância com sintomas de hiperatividade, impulsividade e/ou desatenção. Para os pacientes com menos de 17 anos, o diagnóstico do *DSM-5* requer seis ou mais sintomas de hiperatividade e impulsividade e seis ou mais sintomas de desatenção. Para os pacientes com 17 anos ou mais, são necessários cinco ou mais sintomas de cada categoria. Dependendo dos sintomas predominantes, o TDAH é dividido em três subtipos: predominantemente desatento, predominantemente hiperativo-impulsivo e tipo misto. Os sintomas de hiperatividade-impulsividade e desatenção precisam ocorrer com frequência; estar presentes em mais de um contexto (p. ex., escola ou trabalho e residência); persistir por no mínimo 6 meses; começar antes de 12 anos; limitar o desempenho acadêmico, social ou ocupacional; e ser excessivo com base no nível de desenvolvimento da criança.

A prevalência relatada do TDAH entre as crianças em idade escolar varia de 1 a 20%. O *DSM-5* publicou a estimativa conservadora de que a prevalência desse distúrbio gire em torno de 5% das crianças e 2,5% dos adultos da maioria das culturas. A variação da prevalência é atribuída às diferentes técnicas de confirmação e sempre reflete a inexistência de um marcador biológico do distúrbio. O TDAH é cerca de duas vezes mais comum no sexo masculino. As mulheres afetadas têm mais tendência a apresentar, sobretudo, déficits de atenção.

O TDAH ocorre e pode ser diagnosticado em crianças de 2 a 5 anos (embora seja elevado o índice de resultados falsos positivos). O diagnóstico é estabelecido de maneira mais confiável quando a criança completa 4 anos. Nos casos característicos, os sintomas de hiperatividade e impulsividade aumentam nos próximos 3 a 4 anos e alcançam um pico entre 7 e 8 anos. Na adolescência, os sintomas de hiperatividade diminuem, enquanto os sintomas de desatenção e os sentimentos de inquietude persistem. Em geral, os sintomas de desatenção não são evidentes até que a criança complete 8 a 9 anos. O TDAH persiste até a vida adulta em dois terços a três quartos dos pacientes diagnosticados na infância.

Os transtornos de atenção (com ou sem hiperatividade) são diagnosticados com base no histórico obtido dos pais, nas observações da criança, em questionários preenchidos pelos pais e professores e, em alguns casos, testes computadorizados de atenção. Como esse distúrbio deve afetar as funções em, no mínimo, dois contextos (escola, saída da escola, ou rotina em casa), é recomendável obter algum relatório verbal ou escrito do professor ou da equipe pedagógica. Em vista do índice alto de comorbidades psiquiátricas entre as crianças com TDAH (p. ex., ansiedade e transtornos do humor, transtorno desafiador opositivo, distúrbio de conduta), devem-se aplicar questionários específicos (que avaliam especificamente o TDAH) e gerais (que avaliam o TDAH e outras comorbidades psiquiátricas). Em geral, o exame neurológico básico apresenta resultados normais, embora seja comum encontrar déficits leves (p. ex., sincinesia durante um repetitivo tamborilar dos dedos e atividades de sequenciamento). Os testes neuropsicológicos não são absolutamente necessários, a menos que haja suspeita de déficits de aprendizagem. Em geral, o perfil neuropsicológico demonstra inteligência mediana, mas índices baixos são comuns nos subtestes de QI de Wechsler, que requerem atenção ou processamento rápido (p. ex., teste de repetição de dígitos, codificação, aritmética, busca de símbolos) e comumente se observa variabilidade intrateste, refletindo as oscilações da faixa de atenção. Em muitos casos, também há déficits das funções executivas do lobo frontal: capacidade de iniciar, inibir, sustentar e desviar a atenção; memória operacional; e habilidades organizacionais.

O TDAH tem um expressivo componente genético. A concordância relatada de TDAH em gêmeos idênticos varia de 0,70 a 0,88. Esse distúrbio com frequência está associado a outros transtornos neurocomportamentais, como síndrome de Tourette, transtorno obsessivo-compulsivo, ansiedade e déficits de aprendizagem, o que indica a possibilidade da coexistência de genes que aumentam a suscetibilidade a esses distúrbios.

Acredita-se que a dopamina seja o principal neurotransmissor envolvido no TDAH. Os fármacos que aumentam os níveis de dopamina, sobretudo psicoestimulantes, são fundamentais ao tratamento. O estudo Multimodal Treatment Study of ADHD patrocinado pelo National Institutes of Health dos EUA revelou, por meio de testes comportamentais e neuropsicológicos, que os psicoestimulantes são eficazes e atuam de maneira mais favorável do que a modificação comportamental (Evidência de nível 1).[1] Cerca de 75% das crianças melhoram inicialmente com psicoestimulantes. Os efeitos adversos podem limitar o tratamento (p. ex., aumento do peso, depressão ou irritabilidade de "rebote", embotamento sentimental) em 5 a 10% dos casos. Existem algumas preparações diferentes desses psicoestimulantes, com variações da duração de suas ações. Os tiques não são contraindicações ao uso dos psicoestimulantes no TDAH, embora possam afetar a escolha do fármaco específico. Os transtornos de humor ou ansiedade coexistente também afetam a escolha do fármaco. Além dos psicoestimulantes, outros fármacos podem ser usados para tratar TDAH. A atomoxetina (dose inicial de 0,5 mg/kg/dia) e os alfa-agonistas, como clonidina (dose inicial de 0,05 a 0,1 mg/dia), guanfacina (dose inicial de 0,5 a 1 mg/dia), Intuniv® (dose inicial de 1 mg/dia) e Kapvay® (dose inicial de 0,1 mg na hora de dormir) são opções de fármacos não estimulantes aceitas. Antidepressivos tricíclicos, inibidores seletivos da recaptação de serotonina, inibidores da recaptação de serotonina-norepinefrina, bupropiona e modafinila também são usados, mas, geralmente, apenas por pacientes que não melhoram com psicoestimulantes. Além desses fármacos, o tratamento deve enfatizar o treinamento das habilidades dos pais, as adaptações educacionais (assento preferencial, tempo estendido/local de exame separado, apoios organizacionais) e a modificação comportamental.

EVIDÊNCIA DE NÍVEL 1

1. The Multimodal Treatment Study of Children with Attention-Deficit/Hyperactivity Disorder Cooperative Group. A 14-month randomized clinical trial of treatment strategies for attention-deficit/hyperactivity disorder. *Arch Gen Psychiatry.* 1999;56(12):1073-1086.

LEITURA SUGERIDA

Distúrbios do desenvolvimento motor
Bax M, Tydeman C, Flodmark O. Clinical and MRI correlates of cerebral palsy: the European Cerebral Palsy Study. *JAMA.* 2006;296(13):1602-1608.
Delgado MR, Hirtz D, Aisen M, et al. Practice parameter: pharmacologic treatment of spasticity in children and adolescents with cerebral palsy (an evidence-based review): report of the quality standards subcommittee of the American Academy of Neurology and the Practice Committee of the Child Neurology Society. *Neurology.* 2010;74(4):336-343.
Ellenberg JH, Nelson KB. The association of cerebral palsy with birth asphyxia: a definitional quagmire. *Dev Med Child Neurol.* 2013;55(3):210-216.
Gupta R, Appleton RE. Cerebral palsy: not always what it seems. *Arch Dis Child.* 2001;85(5):356-360.
Himmelmann K, McManus V, Hagberg G, et al. Dyskinetic cerebral palsy in Europe: trends in prevalence and severity. *Arch Dis Child.* 2009;94(12):921-926.
Kan P, Gooch J, Amini A, et al. Surgical treatment of spasticity in children: comparison of selective dorsal rhizotomy and intrathecal baclofen pump implantation. *Childs Nerv Syst.* 2008;24(2):239-243.
Krägeloh-Mann I, Cans C. Cerebral palsy update. *Brain Dev.* 2009;31(7):537-544.
Krägeloh-Mann I, Horber V. The role of magnetic resonance imaging in elucidating the pathogenesis of cerebral palsy: a systematic review. *Dev Med Child Neurol.* 2007;49(2):144-151.
McIntyre S, Morgan C, Walker K, Novak I. Cerebral palsy—don't delay. *Dev Disabil Res Rev.* 2011;17(2):114-129.
Nelson KB. Causative factors in cerebral palsy. *Clin Obstet Gynecol.* 2008;51(4):749-762.
Olaya JE, Christian E, Ferman D, et al. Deep brain stimulation in children and young adults with secondary dystonia: the Children's Hospital Los Angeles experience. *Neurosurg Focus.* 2013;35(5):E7.
Schaefer GB. Genetics considerations in cerebral palsy. *Semin Pediatr Neurol.* 2008;15(1):21-26.
Steinbok P. Selective dorsal rhizotomy for spastic cerebral palsy: a review. *Childs Nerv Syst.* 2007;23(9):981-990.
Tilton A. Management of spasticity in children with cerebral palsy. *Semin Pediatr Neurol.* 2009;16(2):82-89.
Vidailhet M, Yelnik J, Lagrange C, et al. Bilateral pallidal deep brain stimulation for the treatment of patients with dystonia-choreoathetosis cerebral palsy: a prospective pilot study. *Lancet Neurol.* 2009;8(8):709-717.
Westmacott R, MacGregor D, Askalan R, deVeber G. Late emergence of cognitive deficits after unilateral neonatal stroke. *Stroke.* 2009;40(6):2012-2019.
Zwicker JG, Missiuna C, Harris SR, Boyd LA. Developmental coordination disorder: a review and update. *Eur J Paediatr Neurol.* 2012;16(6):573-581.

Distúrbios das funções cerebrais superiores
Baron IS. *Neuropsychological Evaluation of the Child.* New York, NY: Oxford University Press; 2004.
Bates E, Thal D, Finlay B, et al. Early language development and its neural correlates. In: Segalowitz SJ, Rapin I, eds. *Handbook of Neuropsychology.* 2nd ed. Amsterdam, Netherlands: Elsevier Science; 2003. *Child Neuropsychology, Part II*; vol 8.
Cortese S. The neurobiology and genetics of attention-deficit/hyperactivity disorder (ADHD): what every clinician should know. *Eur J Paediatr Neurol.* 2012;16:422-433.
Cortese S, Holtmann M, Banaschewski T, et al. Practitioner review: current best practice in the management of adverse events during treatment with ADHD medications in children and adolescents. *J Child Psychol Psychiatry.* 2013;54(3):227-246.
Flore LA, Milunsky JM. Updates in the genetic evaluation of the child with global developmental delay or intellectual disability. *Semin Pediatr Neurol.* 2012;19:173-180.
Gibson CJ, Gruen JR. The human lexinome: genes of language and reading. *J Commun Disord.* 2008;41(5):409-420.
Kaminsky EB, Kaul V, Paschall J, et al. An evidence-based approach to establish the functional and clinical significance of CNVs in intellectual and developmental disabilities. *Genet Med.* 2011;13(9):777-784.
Michelson DJ, Shevell MI, Sherr EH, Moeschler JB, Gropman AL, Ashwal S. Evidence report: genetic and metabolic testing on children with global developmental delay: report of the quality standards subcommittee of the American Academy of Neurology and the Practice Committee of the Child Neurology Society. *Neurology.* 2011;77:1629-1635.
Miller DT, Adam MP, Aradhya S. Consensus statement: chromosomal microarray is a first-tier clinical diagnostic test for individuals with developmental disabilities or congenital anomalies. *Am J Hum Genet.* 2010;86:759-764.
Peterson RL, Pennington BF. Developmental dyslexia. *Lancet.* 2012;379:1997-2007.
Rapin I, Dunn M, Allen DA. Developmental language disorders. In: Segalowitz SJ, Rapin I, eds. *Handbook of Neuropsychology.* 2nd ed. Amsterdam, Netherlands: Elsevier Science; 2003:593-630. *Clinical Neuropsychology, Part II*; vol 8.
Rudel RG, Holmes J, Pardes J. *Assessment of Developmental Learning Disorders: A Neuropsychological Approach.* New York, NY: Basic Books; 1988.
Scerri TS, Schulte-Körne G. Genetics of developmental dyslexia. *Eur Child Adolesc Psychiatry.* 2010;19:179-197.
Schubiner H, Katragadda S. Overview of epidemiology, clinical features, genetics, neurobiology, and prognosis of adolescent attention-deficit/hyperactivity disorder. *Adolesc Med State Art Rev.* 2008;19(2):209-215.
Shalev RS. Developmental dyscalculia. In: Segalowitz SJ, Rapin I, eds. *Handbook of Neuropsychology.* 2nd ed. Amsterdam, Netherlands: Elsevier Science; 2003. *Child Neuropsychology, Part II*; vol 8.
Sharp SI, McQuillin A, Gurling H. Genetics of attention-deficit hyperactivity disorder (ADHD). *Neuropharmacology.* 2009;57:590-600.
Shaywitz SE, Shaywitz BA. Paying attention to reading: the neurobiology of reading and dyslexia. *Dev Psychopathol.* 2008;20(4):1329-1349.
Shevell M. Global developmental delay and mental retardation or intellectual disability: conceptualization, evaluation, and etiology. *Pediatr Clin North Am.* 2008;55(5):1071-1084, xi.
Shevell M, Ashwal S, Donley D, et al. Practice parameter: evaluation of the child with global developmental delay: report of the quality standards subcommittee of the American Academy of Neurology and The Practice Committee of the Child Neurology Society. *Neurology.* 2003;60:367-380.
Spencer TJ, Brown A, Seidman LJ, et al. Effect of psychostimulants on brain structure and function in ADHD: a qualitative literature review of magnetic resonance imaging-based neuroimaging studies. *J Clin Psychiatry.* 2013;74(9):902-917.
Whitmore K, Hart H, Willems G, eds. *A Neurodevelopmental Approach to Specific Learning Disorders.* London, United Kingdom: Mac Keith Press; 1999.

Transtornos do Espectro Autista 143

Sylvie Goldman e Jennifer M. Bain

PONTOS-CHAVE

1. Os transtornos do espectro autista (TEAs) são um distúrbio de neurodesenvolvimento comum, definido, do ponto de vista comportamental, por déficits na interação social e na comunicação e pela presença de padrões restritos e repetitivos de comportamento, interesses, bem como atividades e padrões sensitivos atípicos.

2. A genética desempenha grande papel na fisiopatologia do TEA e deve ser considerada na avaliação de um indivíduo com o transtorno.

3. As crises epilépticas são mais comuns em portadores do TEA do que na população em geral; portanto, deve haver baixo limiar para o uso do monitoramento pelo eletroencefalograma.

4. Na maioria dos casos de autismo, não há indicação de imagem cerebral ou avaliação metabólica.

5. As comorbidades médicas são comuns no TEA e devem ser rastreadas de forma rotineira, sobretudo quando alterações comportamentais se manifestam.

INTRODUÇÃO

Os transtornos do espectro autista (TEAs) constituem um grupo heterogêneo de distúrbios do neurodesenvolvimento de base biológica e definidos do ponto de vista comportamental, caracterizados por (1) sintomas centrais de deficiências na comunicação e nas interações sociais e (2) padrões restritos e repetitivos de comportamento, interesses e atividades, bem como padrões sensitivos atípicos. O termo *autismo* (originado do grego *autos*, que significa *próprio*) foi adotado pela primeira vez em 1911 pelo psiquiatra suíço Eugen Bleuler, para se referir a um grupo de sintomas relacionados à esquizofrenia. Leo Kanner mais tarde usou o termo em 1943, para descrever crianças cujo comportamento era "governado rigidamente e de modo consistente pelo forte desejo de solidão e mesmice".

Os TEAs foram definidos no *Manual Diagnóstico e Estatístico de Transtornos Mentais* (DSM, do inglês *Diagnostic and Statistical Manual of Mental Disorders*), da American Psychiatric Association. O diagnóstico inicial de *autismo clássico* ou *autismo infantil precoce* foi descrito no *DSM-2* (1968) como forma de esquizofrenia infantil marcada por distanciamento da realidade, enquanto o *DSM-3* ampliou o conceito acrescentando um diagnóstico na extremidade leve do espectro, referido como *transtorno global do desenvolvimento sem outra especificação* (TGD-SOE) e síndrome de Asperger. Tanto o *DSM-4* quanto o *DSM-4-TR* ampliaram ainda mais esse espectro, acrescentando a síndrome de Asperger de alto funcionamento e o fenótipo regressivo do transtorno desintegrativo da infância. A revisão mais recente em 2013 é o *DSM-5*, no qual o TEA combina as categorias diagnósticas distintas de transtorno autista, TGD-SOE e síndrome de Asperger. Essas mudanças baseiam-se nos resultados das pesquisas que não conseguiram documentar essas categorias como entidades biológicas separadas. Metanálises recentes confirmaram a estabilidade ou até mesmo taxas reduzidas de diagnósticos com essa única entidade diagnóstica em comparação aos diagnósticos individuais a partir do *DSM-4-TR*.

Para o diagnóstico de TEA segundo o *DSM-5*, são necessários três déficits na comunicação social e pelo menos dois sintomas na categoria de faixa restrita de atividades/comportamentos repetitivos identificados desde tenra idade. Os déficits de linguagem foram separados como critério distinto e agora estão incluídos nos critérios diagnósticos sociais e de comunicação. Outra mudança importante no *DSM-5* é a categoria adicional de sintomas sensitivos anormais. O *DSM-5* especifica três níveis de gravidade (leve, moderada, grave) divididos separadamente para cada domínio. Além do diagnóstico, os indivíduos também são descritos com base em nível de linguagem ou incapacidade intelectual, qualquer causa genética conhecida (p. ex., síndrome do X frágil, síndrome de Rett) e presença de condição médica, como crises epilépticas, transtornos psiquiátricos (p. ex., ansiedade, depressão) e/ou distúrbios gastrintestinais. Vale ressaltar a variabilidade na gravidade e a abrangência de incapacidades observadas em crianças com TEA.

EPIDEMIOLOGIA

A prevalência do TEA aumentou de maneira significativa, sobretudo desde o final da década de 1990, quando a frequência estimada foi de cerca de 1 em cada mil para o autismo e 2,8 por mil para todos os subtipos de TEAs (transtorno autista, síndrome de Asperger e TGD-SOE). Desde 2000, o Centro de Controle e Prevenção de Doenças incentiva o acompanhamento do TEA por meio da Autism and Developmental Disabilities Monitoring Network, com a identificação dos TEA por meio de rastreamento e análise dos registros de saúde e educação; além disso, o instituto documenta comportamentos associados ao TEA em vários locais dos EUA. A taxa de prevalência mais recente de 16,8 por mil (1 em 59) foi relatada entre crianças de 8 anos, com estimativa de prevalência que varia de 13,1 a 29,3 a cada mil em diferentes locais (2014). O monitoramento antecipado de crianças de 4 anos na coorte do Autism and Developmental Disabilities Monitoring analisada precocemente revelou que um diagnóstico de autismo aos 2 anos pode ser confiável, válido e estável, incentivando os profissionais especializados no cuidado a realizar diagnósticos mais rápidos para encaminhar ao tratamento. Crianças brancas não hispânicas tiveram probabilidade cerca de 30% maior de serem diagnosticadas com TEA em comparação a crianças negras não hispânicas e quase 50% maior em comparação a crianças hispânicas. A ocorrência de TEA é quatro vezes mais provável no sexo masculino em comparação ao feminino; no entanto, estudos relatam que muitas meninas não foram identificadas ou foram diagnosticadas tardiamente devido à abordagem clínica com viés masculino e instrumentos direcionados para pacientes do sexo masculino. A ênfase e o reconhecimento recentes de um fenótipo feminino para o TEA ajudam a diminuir a idade de diagnóstico para o sexo feminino.

O aumento geral da prevalência de TEA pode estar relacionado a vários fatores, sobretudo mudanças nos critérios diagnósticos, ampliação da definição com ênfase na heterogeneidade e comorbidade e inclusão de indivíduos com sintomas leves. Há também maior conscientização entre os pais e profissionais, sobretudo com o aumento do foco da mídia. Mudanças na legislação e nos contratos de seguros também transformaram o estigma de TEA, o qual, de caráter estigmatizante e negativo, passou a um diagnóstico pouco mais favorável, fornecendo intervenções mais potentes e abrangentes. Permanece a variabilidade entre os estados em nível e abrangência de serviços.

BIOPATOLOGIA

Genética

Os TEA são clínica e etiologicamente heterogêneos; a identificação genética pode fornecer estratificação para a orientação antecipada e o desenvolvimento de ensaios clínicos. Estudos de gêmeos e famílias fornecem evidências do TEA como transtorno altamente genético, com estimativas de hereditariedade de 85 a 92%. Há suspeita de heterogeneidade genética. Utilizando a tecnologia atualmente disponível, pode-se identificar causa genética em até 30 a 40% das crianças com TEA, considerando que alguns estudos relatam que a porcentagem é muito maior. A proporção de casos com etiologia genética aumenta ao se considerar comorbidades adicionais, como déficit intelectual e epilepsia.

As causas genéticas conhecidas de TEA incluem anormalidades cromossômicas visíveis por análise citogenética, variação no número de cópias (CNV) (p. ex., deleções e duplicações submicroscópicas) e distúrbios de um único gene, nos quais os achados neurológicos estão associados ao TEA. Tanto para os *microarrays* cromossômicos (CMAs, do inglês *chromossomal microarrays*) como também para o sequenciamento do exoma completo, ainda é difícil estabelecer se as variantes são patogênicas ou benignas; desse modo, a pesquisa contínua é essencial para as variantes recém-identificadas. Com frequência, testes são realizados nos pais para favorecer a interpretação dos achados anormais. O aconselhamento genético informado é fundamental nesse processo, e as crianças identificadas com variantes de significado incerto devem ser acompanhadas periodicamente pelo geneticista, a fim de identificar quaisquer novas informações que possam ser compartilhadas com elas.

O CMA está rapidamente substituindo os cromossomos de alta resolução como teste de escolha inicial na avaliação de crianças com TEA. Além disso, tem identificado desequilíbrios genéticos *de novo* clinicamente relevantes em até 20% dos indivíduos com autismo de causa desconhecida. As CNVs relacionadas ao autismo mais comuns são as duplicações 15q11.2-11.3, as microdeleções e duplicações 16p11.2 recíprocas e as duplicações 7q11.23 (Tabela 143.1). Estimativas recentes sugerem que as CNVs que contêm múltiplos genes contíguos podem favorecer suscetibilidade ao TEA em até 8 a 9% dos indivíduos. Deve-se notar que o CMA não detectará translocações balanceadas ou mosaicismo de baixo nível; um cariótipo será necessário quando houver histórico familiar de múltiplos abortos ou alta suspeita de aneuploidia em mosaico.

Tabela 143.1 Teste genético para transtorno do espectro autista (TEA).

Cariótipo cromossômico
Hibridização genômica comparativa por *array* para variantes no número de cópias
Teste de DNA do X frágil
Arranjos de polimorfismos de nucleotídios únicos
Teste de painel genético – sequenciamento de genes de alto risco para TEA (como *TSC1* e *TSC2, SHANK3, MECP2, CACNA1C*)
Sequenciamento do exoma completo
Sequenciamento do genoma completo

O teste de DNA para síndrome do X frágil continua sendo essencial na avaliação do TEA, dado que é a causa genética mais comum do autismo. Aproximadamente 1 a 3% dos pacientes com TEA terão alguma mutação no gene *fragile mental retardation 1*, localizado no cromossomo X, enquanto aproximadamente 60% dos homens e 20% das mulheres com síndrome do X frágil também atendem aos critérios para TEA.

As formas de identificação de distúrbios monogênicos como possíveis etiologias continuam a aumentar e a lista de "genes de risco" do autismo agora abrange centenas de itens (Tabela 143.1). Os métodos usados incluem longos estudos de associação do genoma e sequenciamento do exoma completo de grandes bases de dados de autismo. Em vez de identificar genes específicos, o agrupamento com base na função atualmente é usado para melhor classificar esses genes individuais. As neuroliginas 3 e 4, neurexina 1, contactina 4, proteína 2 associada à contactina e SHANK3, por exemplo, têm papel na formação e na função na sinapse. Em mamíferos, a via de sinalização da proteína-alvo da rapamicina (mTOR) também contém muitos genes de risco para TEA, como *TSC1, TSC2, PTEN* e *NF1*. Outros genes têm funções no *splicing* e na regulação pós-transcricional, na metilação do DNA e no remodelamento da cromatina e outros fatores de transcrição. Essa área tem evoluído rapidamente, sobretudo à medida que grandes bases de dados de autismo de acesso remoto crescem, como o SPARK para Autismo (Simons Foundation) e o MSSNG, do Google.

A estratificação genética fornece mais informações sobre a fisiopatologia do autismo, estabelece coortes homogêneas para ensaios clínicos de medicina de precisão e provê informações direcionadas sobre orientação antecipada e voltadas ao planejamento familiar. Por fim, a identificação do TEA quando relacionado a uma síndrome genética abrangente pode possibilitar que os médicos rastreiem possíveis comorbidades médicas associadas a essa síndrome, como as relacionadas a maiores incidências de epilepsia, o que justificaria o monitoramento por eletroencefalograma (EEG).

A forte evidência que favorece uma etiologia genética para TEA levou os pesquisadores a desenvolver as coortes de irmãos de alto risco, referidas como *estudos do Baby Siblings Research Consortium (BSRC)*, que compreendem grupos de crianças que têm um irmão mais velho com diagnóstico confirmado de TEA. Esses estudos providenciam informações sobre a apresentação inicial do TEA.O Baby Siblings Research Consortium, por exemplo, acompanha lactentes com alto risco familiar para autismo e se concentra em habilidades ou traços específicos para identificar biomarcadores para diagnóstico precoce de autismo. Habilidades motoras precoces e desenvolvimento da linguagem, sobretudo linguagem receptiva e padrões específicos de EEG já aos 3 meses de vida, foram fortes preditoras de diagnóstico posterior de TEA.

Por fim, enquanto a genética na pesquisa do autismo está em exponencial expansão, estudos que examinam as influências ambientais continuam a investigá-las como fatores adicionais, que podem influenciar e desencadear o desenvolvimento do TEA. Fatores de risco ambientais estabelecidos para TEA incluem prematuridade, idade avançada dos pais, infecções maternas (como rubéola), diabetes gestacional e uso de medicamentos maternos (sobretudo ácido valproico). As evidências sugerem cada vez mais que as toxinas transportadas pelo ar, incluindo a poluição, aumentam o risco de se gerar um filho com autismo. No entanto, é importante notar que as interações entre genética e ambiente ainda são bastante desconhecidas. Não há evidências científicas de que qualquer vacina, incluindo sarampo-caxumba-rubéola, provoque autismo.

Neuropatologia

Estudos da estrutura cerebral indicaram, tanto no período pré como pós-natal, anormalidades no desenvolvimento do cérebro, em particular sequências neuronais e maturação. A imagem pré-natal e o estudo *post mortem* sustentam o início pré-natal de TEA, que deve ocorrer durante o segundo e o terceiro trimestre da gravidez. O aumento generalizado do cérebro em consequência de crescimento excessivo e precoce confirma a ampla participação desse órgão, afastando as teorias cerebrais focais e de déficits primários isolados. A ocorrência de mutações em genes que atuam em vias de sinalização moleculares envolvidas no desenvolvimento e na manutenção das conexões neuronais e sinápticas, notavelmente com a poda, reforçou o caráter central da ruptura de crescimento cortical e conectividade no TEA.

A anormalidade mais consistente observada em exames de neuroimagem e de necropsia consiste em aumento do peso e do volume do cérebro em crianças com TEA, em comparação a indivíduos controles. Crianças muito pequenas com TEA (de 18 meses a 4 anos) exibem aumento de 5 a 10% do volume cerebral, sobretudo no lobo frontal, que acompanha o crescimento do perímetro cefálico durante esse período. Entretanto, na adolescência e na idade adulta, o volume cerebral aparentemente é menor do que o dos indivíduos controles, o que sugere crescimento excessivo do cérebro nos primeiros anos de vida, seguido de possível neurodegeneração. Estudos de imagem também destacam outras anormalidades anatômicas observadas em outras regiões do cérebro, como cerebelo, hipocampo e núcleos da base. O aumento de volume do cérebro na infância é atribuído sobretudo a um aumento da substância branca, especificamente da coroa radiada e fibras em U, enquanto o tamanho do corpo caloso é reduzido, resultando, talvez, na diminuição da comunicação entre os hemisférios. Grande parte dessas anormalidades na substância branca e na conectividade ainda estão sob investigação. Estudos de espectroscopia por ressonância magnética (ERM) indicam anormalidades na substância cinzenta, enquanto a ramificação dendrítica e a densidade dos sinaptossomas estão reduzidas, com níveis mais baixos de N-acetilaspartato e alterações no metabolismo da colina e da creatinina. Novas pesquisas favorecem padrões anormais de girificação em indivíduos com TEA em vários momentos do desenvolvimento. Outras técnicas de imagem cerebral em investigação são a tomografia por emissão de pósitrons e a tomografia computadorizada por emissão por fótons únicos, que sugerem redução da perfusão cerebral e anormalidades na atividade dos neurotransmissores. Os estudos de imagem funcionais (ressonância magnética funcional) revelaram padrões atípicos de ativação cerebral durante tarefas de processamento facial, linguagem e compreensão emocional. A ativação do sistema de neurônios espelho – rede situada no giro frontal inferior e no lobo parietal posterior que se acredita atuar na imitação e na compreensão das intenções de outras pessoas – encontra-se reduzida em indivíduos com TEA, o que indica que essa rede tenha algum papel no autismo. Placas focais de citoarquitetura laminar anormal e desorganização cortical de neurônios, mas não da glia, indicaram desregulação da formação de camadas corticais e diferenciação neuronal específica em camadas no período pré-natal. Esforços de organizações como a base de dados cerebrais Autism Brain Net esperam garantir, com segurança, mais tecidos *post mortem* para estudos futuros.

DIAGNÓSTICO

Sem biomarcadores disponíveis, o diagnóstico de TEA depende apenas da observação clínica detalhada e do histórico ao longo do desenvolvimento (Figura 143.1). Embora a maioria dos sintomas de TEA possa ser identificada de maneira confiável entre 18 e 24 meses, grande parte das crianças é diagnosticada por volta dos 4 anos e muitas ainda são diagnosticadas erroneamente com atrasos de linguagem ou ansiedade. Desse modo, maior ênfase é dada ao diagnóstico precoce usando a coorte de irmãos com alto risco (BSRC) descrita anteriormente. Crianças com um irmão mais velho que apresenta diagnóstico de TEA são inscritas em estudos longitudinais, começando na primeira infância, antes que as características possam ser confirmadas. Comportamentos-alvo específicos, chamados *preditores*, incluem reconhecimento facial, olhar fixo e marcos motores.

A disfunção da comunicação social, característica essencial dos TEAs, pode assumir muitas formas, desde comportamento evasivo e indiferente até cordialidade excessiva. Os primeiros sinais de prejuízo nas habilidades sociais incluem ausência de resposta ao chamamento pelo nome, iniciativa reduzida, olhar anormal (aversão ao contato visual, olhar fixo), ausência de gestos comunicativos, falta de reciprocidade, imitação deficiente e comprometimento da atenção conjunta, definida como a capacidade de chamar a atenção de outra pessoa para um objeto de interesse por meio do olhar e de gestos, como apontar. As crianças com TEA interagem com outras pessoas para satisfazer às suas próprias necessidades (autodirigidas), e não para compartilhar interesses, prazeres e conquistas.

Outra característica fundamental do TEA consiste nos padrões restritos de interesses e atividades, que assumem a forma de comportamentos repetitivos, padronizados e, com frequência, rítmicos. Esses padrões incluem repetição de sons ou palavras e estereotipias motoras, como abanar as mãos, estalar os dedos, girar, arremessar ou balançar o corpo. Esses comportamentos repetitivos também podem envolver modalidades sensitivas específicas, como cheirar, lamber ou olhar com o canto dos olhos, e, também, abrange preocupações incomuns e interesses lúdicos, como foco nos detalhes, em vez de usar o brinquedo inteiro para finalidades funcionais (p. ex., girar o prato em vez de usá-lo para fingir que está alimentando a boneca). Crianças com TEA podem alinhar brinquedos, mexer nos olhos de uma boneca ou brincar com objetos incomuns (p. ex., um pedaço de barbante) em vez de se envolver em brincadeiras imaginativas. Muitas crianças desenvolvem rotinas ou rituais e uma necessidade de monotonia ou resistência a mudanças, o que dificulta muito as transições. Adultos com TEA podem se preocupar com horários, rotas ou filmes.

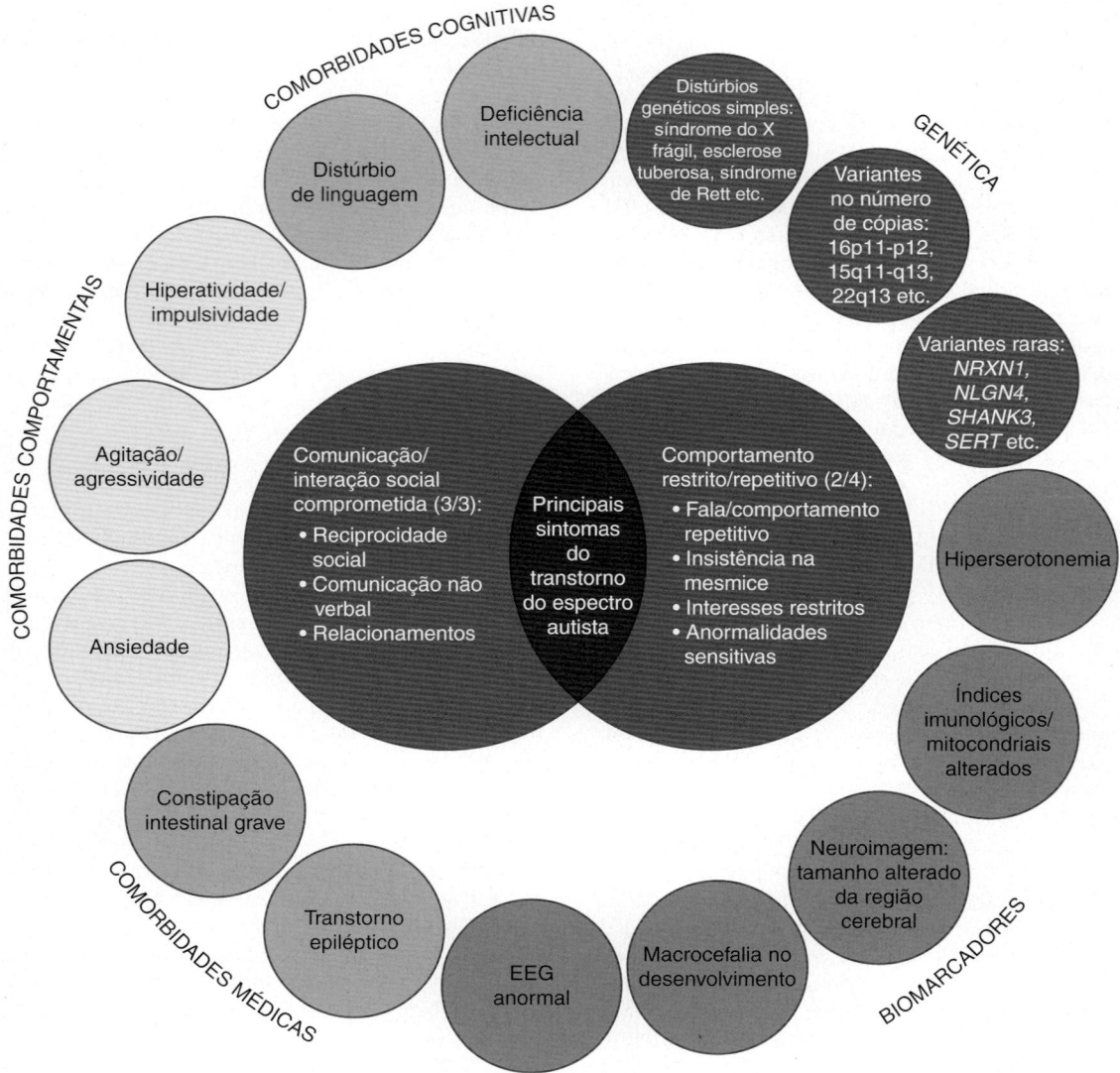

FIGURA 143.1 Manual Diagnóstico e Estatístico de Transtornos Mentais, 5ª edição, com critérios de transtorno do espectro autista e comorbidades associadas.

Além dos critérios diagnósticos previamente revisados para o TEA, o *DSM-5* fornece uma nova categoria diagnóstica chamada "transtorno da comunicação social", destinada a identificar indivíduos com significativos problemas no uso da comunicação verbal e não verbal em interações sociais e que não apresentam comportamentos repetitivos e estereotipados, interesses restritos ou anomalias sensitivas.

Avaliação

A avaliação de uma criança com autismo inclui histórico clínico detalhado e observação de atividades livres e estruturadas, bem como uma bateria de questionários aos pais e testes padronizados verbais, não verbais e motores. Quando viável, uma equipe multiprofissional é a melhor maneira de se fazer a abordagem. De fato, os especialistas argumentam que nenhum instrumento único deve ser utilizado para elaborar um diagnóstico de TEA. Em torno dos 2 anos, espera-se que um profissional qualificado confiável estabeleça o diagnóstico com segurança. A American Academy of Pediatrics recomenda a triagem de todas as crianças nas consultas de puericultura aos 18 e 24 meses de vida. Dispõe-se de vários questionários e medidas de observação para o rastreamento do TEA, como a Modified Checklist for Autism in Toddlers – Revised (Lista de Verificação Modificada para Autismo em Crianças – Revisada), entre 18 e 36 meses de vida e o Social Communication Questionnaire (Questionário de Comunicação Social) ou a Social Responsiveness Scale (Escala de Responsividade Social), segunda edição, para crianças mais velhas. A Escala de Observação para o Diagnóstico do Autismo-2 (Autism Diagnostic Observation Schedule-2 [ADOS-2]) é considerada o instrumento de diagnóstico "padrão-ouro" para TEA. A escala consiste em uma avaliação semiestruturada e padronizada de interação social, com jogos uso imaginativo de materiais para indivíduos com suspeita de TEA, desde crianças de 1 a 3 anos até adultos, utilizando diferentes módulos. Com frequência, a ADOS-2 é utilizada em conjunto com o Autism Diagnostic Interview-Revised (ADI-R), entrevista de diagnóstico clínico com foco em comportamentos sociais e repetitivos precoces.

Tanto a ADOS-2 quanto a ADI-R requerem treinamento especial para se administrar e pontuar. Outras avaliações bem conhecidas incluem a Childhood Autism Rating Scale, segunda edição, e a Gilliam Autism Rating Scale, terceira edição, para a qual professores, pais e médicos fornecem uma classificação de comportamentos diagnósticos específicos.

Exame neurológico

A observação da criança constitui o componente fundamental do exame neurológico. O perímetro cefálico deve ser mensurado, visto que a macrocefalia, definida como mais de 2,5 desvios padrões acima da média ou 98% para a idade, foi observada em algumas crianças com TEA. A microcefalia pode ser mais sugestiva de uma lesão cerebral relacionada ao desenvolvimento, como encefalopatia hipoxicoisquêmica, de infecção *in utero*, como infecção TORCH, ou de um distúrbio genético específico. O exame da pele requer cuidadosa atenção, sobretudo considerando-se a alta coocorrência com esclerose tuberosa e outras síndromes neurocutâneas. A identificação de características dismórficas é importante para estabelecer diagnósticos genéticos (p. ex., síndrome do X frágil, síndrome velocardiofacial e síndrome de Smith-Magenis). O *software* de reconhecimento facial pode fornecer indícios para diagnósticos sindrômicos. Os achados motores incluem hipotonia leve com incoordenação e apraxia motora. Andar na ponta dos pés e estereotipias motoras são muito comuns. Características motoras anormais não são consideradas critérios diagnósticos, mas são observadas em mais de 85% dos indivíduos com TEA e representam o preditor confiável inicial de um diagnóstico posterior de TEA entre irmãos de crianças com TEA os quais apresentam alto risco de manifestar autismo. Atrasos motores precoces no retardo na sustentação da cabeça e no controle postural nos primeiros 18 meses, bem como o surgimento tardio de posturas avançadas, como ajoelhar-se ou ficar de pé, em crianças com alto risco entre 6 e 14 meses de vida, são observados em crianças que mais tarde recebem diagnóstico de autismo. Com o advento das tecnologias vestíveis, a análise da marcha, em particular, provou ser útil para medir essas anormalidades motoras. Muitas crianças exibem uma grade de sintomas designados como *déficits sensitivos*; entretanto, a base neurológica desses sintomas não está bem esclarecida. Estes incluem preocupação com aspectos sensitivos de objetos, hiper ou hiporreatividade a estímulos ambientais ou respostas paradoxais a estímulos sensitivos (p. ex., cheirar excessivamente ou lamber, aversões orais, intolerância a ruídos altos ou contato tátil).

Cognição e linguagem

Grandes variações no funcionamento intelectual contribuem para o desafio de diagnosticar e tratar o TEA. Embora a inteligência não seja uma característica determinante do TEA, influencia fortemente o prognóstico e a resposta ao tratamento (crianças com QIs na faixa de deficiência moderada a grave no desenvolvimento têm prognósticos piores). As estimativas atuais relatam deficiência intelectual (QI < 70) em cerca de 31% dos indivíduos com TEA. As habilidades *savant* (especiais ou geniais) podem ser verificadas na habilidade visuoespacial, na memória mecânica, no cálculo ou na habilidade musical, mas permanecem raras. O transtorno de déficit de atenção e hiperatividade (TDAH) é uma comorbidade comum com o TEA. Além dos déficits cognitivos gerais e habilidades dispersas, as funções executivas (p. ex., organização, planejamento, inibição e memória de trabalho) e o controle da atenção (p. ex., hiperfoco e falta de deslocamento) costumam ser afetados, enquanto a atenção sustentada é relativamente poupada.

Existem três questões ainda não resolvidas: (1) diagnóstico de TEA em indivíduos com QI muito baixo, (2) avaliação do QI em indivíduos gravemente afetados e (3) regressão cognitiva/comportamental. Os instrumentos de diagnóstico de autismo não são desenvolvidos para indivíduos com idade mental inferior a 12 meses e, portanto, permanece a controvérsia sobre até que ponto um diagnóstico de TEA é aplicável em indivíduos com deficiência cognitiva acentuada. Da mesma forma, indivíduos gravemente afetados por sintomas de TEA com significativa desregulação do humor, ausência de linguagem e comportamentos rígidos podem não desempenhar toda a extensão de suas verdadeiras habilidades cognitivas e podem ser classificados de maneira incorreta. Técnicas que usam rastreamento ocular em vez de respostas verbais em indivíduos com síndrome de Rett (com e sem TEA), por exemplo, podem ser alternativas promissoras para testes comuns de QI. Em cerca de um terço das crianças com TEA, foi relatada a ocorrência de regressão do desenvolvimento ou perda das habilidades previamente adquiridas durante os três primeiros anos de vida. Há um debate em andamento sobre se, por um lado, as crianças de fato experimentaram perda de habilidades e, por outro, se há algum declínio em crianças pré-mórbidas com atraso no desenvolvimento. É difícil de capturar e documentar as regressões de maneira oportuna e confiável; portanto, fontes auxiliares, como vídeos caseiros, podem ser utilizadas como evidência objetiva. Estudos clínicos relatam que, de maneira geral, crianças que apresentam histórico de perda de habilidades têm prognósticos piores em comparação a crianças que não o apresentam.

Embora não seja mais um critério para o diagnóstico de TEA, o distúrbio de linguagem é bastante prevalente e pode incluir déficits expressivos, receptivos e pragmáticos. As habilidades de linguagem são, com frequência, consideradas preditores de prognóstico, sobretudo para crianças que não desenvolvem nenhuma linguagem (minimamente verbal ou não verbal). Na verdade, a preocupação mais comum dos pais quanto ao TEA é o atraso na linguagem; estima-se que 30% dos indivíduos com TEA são minimamente verbais ou não verbais. Ao contrário de crianças com distúrbios de linguagem sem TEA, crianças com TEA não compensam o prejuízo de linguagem por meio de estratégias não verbais, como gestos, expressões faciais ou imitação. Sua linguagem expressiva é caracterizada por ecolalia imediata e tardia, com frases repetitivas e estereotipadas; algumas repetirão frases da televisão ou vídeos. Outras anormalidades afetam a sintaxe (ordem das palavras, erros de gênero, regras gramaticais), a semântica (significado das palavras) e as habilidades pragmáticas (uso da linguagem para comunicação). Indivíduos com baixo e alto funcionamento são extremamente literais e rígidos; com frequência, apresentam dificuldade em entender piadas, humor ou sarcasmo. A prosódia ("melodia" da fala) está comprometida, conforme evidenciado pela fala mecânica, monótona, excessivamente rápida, estridente ou pelo volume de fala desregulado. Crianças com TEA costumam expressar mais do que podem entender (linguagem receptiva), o que as diferencia de crianças sem TEA e com comprometimento de linguagem. No passado, muitas crianças com TEA eram incorretamente diagnosticadas com surdez antes que se pudesse determinar que sua audição estivesse normal. Uma pequena proporção de crianças com TEA grave, apesar da audição normal, apresenta significativo distúrbio do processamento auditivo da linguagem, que as impede de decodificar a linguagem em palavras significativas (agnosia auditiva verbal). Algumas crianças sentem fascinação por letras e números nos três primeiros anos de vida e algumas crianças podem aprender a ler sem instrução, (casos de hiperlexia), embora a compreensão geral muitas vezes seja limitada. À medida que crescem, as habilidades narrativas são prejudicadas, e a criança apresenta dificuldade em interpretar e retribuir pistas sociais e emocionais. Esses indivíduos podem usar discurso pedante para contar eventos simples e geralmente falam apenas sobre tópicos de seu próprio interesse, alheios aos interesses, necessidades de esclarecimento ou mesmo à presença do ouvinte. Suas conversas soam mais como um monólogo com entonação fixa do que como um verdadeiro diálogo. Com frequência, não conseguem manter apropriada distância interpessoal e agem de maneira intrusiva ou persistente inadvertidamente. Também apresentam comprometimento na comunicação não verbal, como particular dificuldade em compreender expressões faciais, linguagem corporal, dicas sociais e mudança de tom de voz.

Comorbidades médicas e psiquiátricas

Comorbidades médicas costumam se manifestar no TEA. Exemplos comumente associados incluem as seguintes condições clínicas (mas não se limitam a elas): dores (devido a enxaqueca, cáries dentárias, infecção ocular, fraturas, constipação intestinal etc.), distúrbios gastrintestinais (p. ex., doença do refluxo gastresofágico [DRGE], constipação intestinal), condições geniturinárias (p. ex., infecção das vias urinárias [IVU]), desequilíbrio hormonal/disfunção endócrina (p. ex., menstruação) e transtorno do sono (p. ex., apneia do sono). Outros transtornos neuropsiquiátricos são altamente prevalentes no TEA, como epilepsia, transtornos do sono e transtornos psiquiátricos (ansiedade, depressão, transtorno obsessivo-compulsivo) e comportamentos autolesivos. É importante considerar as causas médicas em qualquer alteração do comportamento, sobretudo nos indivíduos sem capacidade verbal ou com capacidade de linguagem limitada.

Epilepsia

Em comparação à população geral, indivíduos com TEA correm maior risco de epilepsia, que ocorre em até um terço dos portadores, com relatos que variam de 5 a 50%. A variação nas estimativas provavelmente está relacionada com múltiplos fatores, como verificação da amostra, grau de incapacidade intelectual, idade, gênero e tipo de TEA (se idiopático ou sindrômico). Algumas das síndromes mais reconhecidas em associação ao TEA e à epilepsia incluem esclerose tuberosa, síndrome do X frágil, síndrome de Rett, síndrome de Angelman e síndrome de duplicação do 15q. Deficiência intelectual e comprometimento motor (paralisia cerebral) foram mais comumente identificados como fatores de risco significativos para a epilepsia no TEA. As taxas são mais elevadas em indivíduos com comprometimento cognitivo mais grave.

Em geral, a idade de início na epilepsia no TEA aparece em dois picos: o primeiro no início da infância (0 a 5 anos) e o segundo na adolescência (10 a 15 anos). Entretanto, o pico antes dos 5 anos inclui as crianças com TEA secundário a espasmos epilépticos, esclerose tuberosa e outras encefalopatias epilépticas.

Tendo em vista a prevalência da epilepsia no autismo, é importante considerar a possibilidade de crises epilépticas quando se avalia o indivíduo portador. Atualmente, não há evidências adequadas para recomendar a realização de EEG em todos os portadores; contudo, o médico deve considerar um limiar baixo para solicitar o exame. Embora todos os tipos de crises epilépticas possam ocorrer no TEA, as crises parciais complexas (85%) e as crises tônico-clônicas generalizadas (7%) são as mais comumente observadas. As crises de ausência e as crises mioclônicas ocorrem com menor frequência (1 a 4%). A avaliação para comorbidades médicas que mimetizam crises epilépticas devem incluir transtornos do sono, refluxo gastresofágico e outros distúrbios gastrintestinais, bem como distúrbios comportamentais, incluindo TDAH.

Anormalidades epileptiformes no EEG em crianças com TEA, com ou sem epilepsia, são observadas com frequência. Como essas anormalidades da atividade de base no EEG ou alterações epileptiformes podem ocorrer em indivíduos com TEA sem histórico clínico de crises epilépticas, não são consideradas sinais de epilepsia. O significado dessas anormalidades, sobretudo na ausência de crises epilépticas clínicas, permanece incerto. Atualmente, não há dados que embasem o uso de fármacos antiepilépticos ou de cirurgia para epilepsia no tratamento de anormalidades no EEG na ausência de crises clínicas.

A relação da regressão autista com a epilepsia e as anormalidades epileptiformes no EEG também é incerta. A literatura é inconsistente, e alguns estudos relatam taxas mais altas de epilepsia em crianças com TEA e regressão, enquanto outros não trazem nenhuma relação. Entretanto, a regressão da linguagem constitui característica fundamental da síndrome de Landau-Kleffner (SLK), rara encefalopatia epiléptica de início na infância caracterizada por perda das habilidades de linguagem previamente adquiridas no contexto de um EEG epileptiforme, ativado durante o sono. O estado de mal epiléptico elétrico durante o sono de ondas lentas (ESES) constitui o padrão eletroencefalográfico observado na SLK. O grau de sobreposição entre a SLK, o ESES e a regressão autista com EEG epileptiforme ainda não foi elucidado, embora se saiba que o ESES é raramente observado em crianças com regressão autista mais abrangente. No momento atual, não se dispõe de dados para apoiar o uso de esquemas de tratamento específicos para SLK ou ESES em indivíduos com regressão autista mais clássica e EEG epileptiforme sem crises epilépticas clínicas.

Neurodiagnóstico

Todas as crianças com TEA devem apresentar histórico e exames médicos/pediátricos completos. Os exames de neurodiagnóstico consistem na possibilidade de identificar qualquer condição passível de diagnóstico ou tratamento. O comprometimento auditivo pode ser descartado após avaliação audiológica formal. As diretrizes de prática clínica recomendam testes genéticos, mas outras investigações diagnósticas, como neuroimagem, EEG ou investigações laboratoriais metabólicas, seguem as diretrizes baseadas em evidências de "melhores práticas" quando disponíveis. Como mencionado anteriormente, o CMA e a síndrome do X frágil são considerados os primeiros testes de escolha na investigação diagnóstica do TEA (Tabela 143.1). O sequenciamento de MECP2 para síndrome de Rett e o teste para homólogo da fosfatase e tensina [PTEN] para indivíduos com perímetro cefálico com desvio padrão acima da média em 2,5 são recomendados como testes de segunda linha. A Tabela 143.2 mostra os distúrbios genéticos associados a um fenótipo de TEA. O EEG, incluindo um registro do sono ou monitoramento por videoeletroencefalograma durante a noite, é apropriado quando ocorrem crises epilépticas ou regressão do desenvolvimento (ver Seção "Epilepsia").

Tabela 143.2 Distúrbios genéticos associados aos transtornos do espectro autista.

Distúrbios monogênicos	Anormalidades cromossômicas citogeneticamente visíveis	Variação no número de cópias (CNV)
Síndrome do X frágil Síndrome de macrocefalia com PTEN Síndrome de Rett Complexo de esclerose tuberosa (CET) Síndrome de Angelman Síndrome de Sotos Síndrome de Timothy Síndrome de Joubert Síndrome de Williams Síndrome de Sanfilippo Síndrome de Cohen Síndrome Cornelia de Lange Síndrome de deleção do 22q11.1 Distrofia muscular de Duchenne Neurofibromatose tipo 1	Síndrome de duplicação 15q Trissomia do 21 Síndrome de Turner (45,X)	Duplicações 15q11.2-11.3 Microdeleções e duplicações 16p11.2 recíprocas Duplicação 7q11.23 PTEN, homólogo de fosfatase e tensina

PTEN, homólogo de fosfatase e tensina.

Tabela 143.3 Sinais de alerta que podem indicar etiologia metabólica dos transtornos do espectro autista.*

Histórico ou *sintomas* de	Achados *físicos* ou *laboratoriais*
• Regressão ativa ou recorrente • Deficiência intelectual profunda ou retardo geral do desenvolvimento • Retardo do crescimento grave • Surdez • Crises epilépticas intratáveis e inexplicáveis • Fadiga com atividades diárias ou exercício físico • Histórico recorrente ou recidivante de descompensação com doença • Histórico familiar sugestiva de doença metabólica	• Anormalidades neurológicas objetivas (p. ex., hipotonia significativa com grande retardo motor, fraqueza muscular, microcefalia, macrocefalia, distonia/coreia) • Comprometimento de múltiplos sistemas de órgãos • Sinais não relacionados indicadores de erro inato do metabolismo (p. ex., hipoglicemia, acidemia metabólica) • Anormalidade da RM indicativa de doença metabólica

*Esta lista não é pormenorizada e, a fim de não se tornar exaustiva, apresenta apenas alguns exemplos. RM, ressonância magnética.

Tabela 143.4 Distúrbios metabólicos associados aos transtornos do espectro autista.

Fenilcetonúria
Distúrbios mitocondriais
Mucopolissacaridose, incluindo síndrome de Sanfilippo
Síndrome de Smith-Lemli-Opitz
Distúrbios do ciclo da ureia
Deficiência de adenilossuccinato liase
Deficiência de folato cerebral
Distúrbios do transporte ou do metabolismo da creatina
Deficiência de semialdeído succínico desidrogenase
Deficiência de di-hidropirimidinase
Deficiência de cistationa betassintase
Homocisteína
Deficiência de biotinidase

Tabela 143.5 Indicadores clínicos que podem necessitar de neuroimagem com ressonância magnética cerebral.

• Crises epilépticas ou história de EEG focal
• Microcefalia
• Macrocefalia extrema (> 3 DP acima da média) ou progressiva
• Lesões neurocutâneas
• Suspeita de anormalidade estrutural do SNC
• Achados motores focais ou uma alteração no exame motor
• Regressão ativa ou recorrente

DP, desvio padrão; EEG, eletroencefalograma; SNC, sistema nervoso central.

Apenas 1% dos pacientes com autismo desenvolve distúrbios metabólicos subjacentes. Existem muitas causas metabólicas de TEA, muitas das quais não estão habitualmente associadas a nenhuma dismorfologia. Uma anamnese cuidadosa e um exame físico costumam identificar os "sinais de alerta" que aumentam o temor da presença de um erro inato do metabolismo (Tabelas 143.3 e 143.4). As condições passíveis de tratamento incluem fenilcetonúria, hiperamonemia/defeitos do ciclo da ureia e defeitos na síntese/transportador de creatinina. A doença mitocondrial primária e o TEA constituem objeto de muita controvérsia, considerando-se que alguns pesquisadores relatam incidência significativa de alterações do DNA mitocondrial ou distúrbios funcionais em crianças com TEA; ainda não foi definido se constituem a causa primária do TEA. A extensão da avaliação de um distúrbio metabólico subjacente dependerá da suspeita clínica e da relevância para aconselhamento familiar.

A justificativa clínica para um exame de neuroimagem em crianças com TEA consiste na tentativa de estabelecer um diagnóstico etiopatológico específico no indivíduo. Em uma minoria de casos, a detecção de uma anormalidade cerebral pode levar à definição de uma causa específica para o TEA da criança; isso é sobretudo válido se a lesão for patognomônica de determinado distúrbio, por exemplo, uma síndrome neurocutânea como o complexo da esclerose tuberosa. Em muitos casos, entretanto, a etiologia da anormalidade cerebral permanece desconhecida e a relação com o TEA é incerta. Todavia, a RM pode ajudar a orientar investigações etiológicas mais dirigidas e passíveis de levar a um diagnóstico específico em um número limitado de casos. A sedação para esse procedimento deve ser cuidadosamente avaliada pelo clínico. Por essas razões, a imagem não faz parte da rotina da avaliação de indivíduos com TEA na ausência de "sinais de alerta" (Tabela 143.5).

TRATAMENTO

Não há cura conhecida para TEAs; no entanto, intervenções comportamentais e educacionais intensivas e precoces são as medidas baseadas em evidências mais eficazes para tratar os sintomas centrais do TEA. Crianças portadoras geralmente requerem muitas horas de terapias múltiplas com o apoio dos pais.

As intervenções podem incluir a análise de comportamento aplicada com base no reforço de resposta e o método Treatment and Education of Autistic and Related Communication-Handicapped Children (Tratamento e Educação de Crianças Autistas e com Deficiências Relacionadas à Comunicação) por meio de ensino estruturado. A análise comportamental funcional é importante para identificar os antecedentes, as consequências e as funções dos comportamentos. Até o momento, a terapia de análise comportamental aplicada (do inglês *Applied Behavior Analysis*) continua sendo o único tratamento baseado em evidências e que mostra os melhores resultados para aliviar comportamentos desadaptativos e desafiadores, como agressividade e comportamento evasivo e autolesivo, os quais podem exigir tratamento psicofarmacológico e devem ter causas médicas descartadas.

Após muitos anos de teorias irracionais e nocivas sobre o papel materno no TEA, a medicina finalmente reconheceu o envolvimento dos pais como parte central do programa de tratamento. Assim, as abordagens mais recentes incluem o Developmental, Individual Difference, Relationship (DIR/Floortime) com base nas relações sociais; o Early Start Denver Model, uma combinação de intervenções baseadas no desenvolvimento e no relacionamento; a Terapia de Comunicação Social Mediada pelos Pais; e o tratamento e abordagem com o Joint Attention, Symbolic Play, Engagement and Regulation (Atenção Conjunta, Jogo Simbólico, Engajamento e Regulação). O treinamento de habilidades sociais também é importante para portadores mais velhos e com funcionamento superior. O envolvimento do cuidador e da família deve permanecer integral na maioria dos programas comportamentais.

Com frequência, há a necessidade de uma abordagem combinada de farmacoterapia e terapia de modificação do comportamento. Os únicos medicamentos aprovados pela Food and Drug Administration dos EUA especificamente indicados para preocupações relacionadas ao autismo são o aripiprazol e a risperidona para irritabilidade e agressividade associadas ao TEA. Entretanto, outros medicamentos são comumente utilizados para tratar sintomas e condições comórbidas, como irritabilidade, agressão, automutilação, desatenção, hiperatividade/impulsividade, transtorno obsessivo-compulsivo, ansiedade, depressão, transtorno do sono e crises epilépticas. Os efeitos das intervenções farmacológicas são potencializados por programas comportamentais. Os estudos clínicos continuam a investigar a eficácia dos medicamentos para tratar déficits em habilidades sociais.

PROGNÓSTICO

O TEA é um distúrbio que permanece por toda a vida e os sintomas geralmente mudam com a idade. As famílias devem receber apoio durante as transições para a adolescência e a idade adulta. As decisões sobre a tutela do portador devem ser tomadas antes dos 18 anos. Grupos de apoio e de defesa podem fornecer orientação durante esses períodos.

Estudos prognósticos de crianças com diagnóstico de TEA indicam que, embora 40% apresentem melhora geral durante a adolescência, até um terço pode sofrer pioras. O início das crises epilépticas pode contribuir para esse declínio. Cerca de dois terços dos adultos com autismo têm adaptação social precária (independência limitada nos relacionamentos sociais) e metade necessita de internação. Além disso, comorbidades psiquiátricas comumente se desenvolvem na adolescência e na idade adulta: depressão, ansiedade, catatonia e esquizofrenia.

Embora o TEA seja considerado permanente, a literatura recente sugere que uma minoria de indivíduos portadores possa não preencher os critérios diagnósticos após a segunda infância e são considerados "prognósticos ideais". Essas crianças mais velhas podem ser funcionantes dentro da faixa não autista de interação social e comunicação, com sutis dificuldades sociais e de linguagem (como narrativas pessoais) e leves comportamentos residuais restritos e repetitivos. As habilidades motoras precoces podem ser indicativas do prognóstico ideal.

LEITURA SUGERIDA

American Psychiatric Association. *Diagnostic and Statistical Manual of Mental Disorders*. 5th ed. Washington, DC: American Psychiatric Association; 2013.

Aylward EH, Minshew NJ, Field K, Sparks BF, Singh N. Effects of age on brain volume and head circumference in autism. *Neurology*. 2002;59:175-183.

Bai D, Yip BHK, Windham GC, et al. Association of genetic and environmental factors with autism in a 5-country cohort. *JAMA Psychiatry*. 2019;76(10):1035-1043.

Baio J, Wiggins L, Christensen DL, et al. Prevalence of autism spectrum disorder among children aged 8 years—autism and developmental disabilities monitoring network, 11 sites, United States, 2014. *MMWR Surveill Summ*. 2018;67(6):1-23.

Ballaban-Gil K, Tuchman R. Epilepsy and epileptiform EEG: association with autism and language disorders. *Ment Retard Dev Disabil Res Rev*. 2000;6:300-308.

Bauman ML, Kemper TL, eds. Neuroanatomic observations of the brain in autism. In: *The Neurobiology of Autism*. Baltimore, MD: Johns Hopkins University Press; 1994:119-145.

Baumer N, Spence SJ. Evaluation and management of the child with autism spectrum disorder. *Continuum (Minneap Minn)*. 2018;24(1, Child Neurology):248-275.

Bowman LC, Varcin KJ. The promise of electroencephalography for advancing diagnosis and treatment in neurodevelopmental disorders. *Biol Psychiatry Cogn Neurosci Neuroimaging*. 2018;3(1):7-9.

Casanova MF, Buxhoeveden DP, Switala AE, Roy E. Minicolumnar pathology in autism. *Neurology*. 2002;58:428-432.

Chita-Tegmark M, Arunachalam S, Nelson CA, Tager-Flusberg H. Eye-tracking measurements of language processing: developmental differences in children at high risk for ASD. *J Autism Dev Disord*. 2015;45(10):3327-3338.

Chugani DC, Muzik O, Behen M, et al. Developmental changes in brain serotonin synthesis capacity in autistic and nonautistic children. *Ann Neurol*. 1999;45:287-295.

Davignon MN, Qian Y, Massolo M, Croen LA. Psychiatric and medical conditions in transition-aged individuals with ASD. *Pediatrics*. 2018;141(suppl 4):S335-S345.

Dementieva YA, Vance DD, Donnelly SL, et al. Accelerated head growth in early development of individuals with autism. *Pediatr Neurol*. 2005;32:102-108.

Fein D, Barton M, Eigsti IM, et al. Optimal outcome in individuals with a history of autism. *J Child Psychol Psychiatry*. 2013;54(2):195-205.

Filipek PA, Accardo PJ, Ashwal S, et al. Practice parameter: screening and diagnosis of autism: report of the Quality Standards Subcommittee of the American Academy of Neurology and the Child Neurology Society. *Neurology*. 2000;55:468-479.

Fombonne E. Epidemiology of autistic disorder and other pervasive developmental disorders. *J Clin Psychiatry*. 2005;66(suppl):3-8.

Friedman SD, Shaw DW, Artru AA, et al. Regional brain chemical alterations in young children with autism spectrum disorder. *Neurology*. 2003;60:100-107.

Gandal MJ, Haney JR, Parikshak NN, et al. Shared molecular neuropathology across major psychiatric disorders parallels polygenic overlap. *Science*. 2018;359(6376):693-697.

Gaugler T, Klei L, Sanders S, et al. Most genetic risk for autism resides with common variation. *Nat Genet*. 2014;46:881-885.

Hazlett HC, Gu H, Munsell BC, et al. Early brain development in infants at high risk for autism spectrum disorder. *Nature*. 2017;542(7641):348-351.

Herbert MR, Ziegler DA, Deutsch CK, et al. Dissociations of cerebral cortex, subcortical and cerebral white matter volumes in autistic boys. *Brain*. 2003;126(pt 5):1182-1192.

Hollander E, Anagnostou E, Chaplin W, et al. Striatal volume on magnetic resonance imaging and repetitive behaviors in autism. *Biol Psychiatry*. 2005;58:226-232.

Jeste SS. The neurology of autism spectrum disorders. *Curr Opin Neurol.* 2011;24(2):132-139.

Kanner L. Autistic disturbances of affective contact. *Nerv Child.* 1943;2:217-250.

Kindregan D, Gallagher L, Gormley J. Gait deviations in children with autism spectrum disorders: a review. *Autism Res Treat.* 2015;2015:741480.

Kulage KM, Goldberg J, Usseglio J, Romero D, Bain JM, Smaldone AM. How has DSM-5 affected autism diagnosis? A 5-year follow-up systematic literature review and meta-analysis. *J Autism Dev Disord.* 2020;50(6):2102-2127.

Lovaas OI, Smith T. A comprehensive behavioral theory of autistic children: paradigm for research and treatment. *J Behav Ther Exp Psychiatry.* 1989;20(1):17-29.

MacDonald R, Parry-Cruwys D, Dupere S, Ahearn W. Assessing progress and outcome of early intensive behavioral intervention for toddlers with autism. *Res Dev Disabil.* 2014;35(12):3632-3644.

Maski KP, Jeste SS, Spence SJ. Common neurological co-morbidities in autism spectrum disorders. *Curr Opin Pediatr.* 2011;23(6):609-615.

McGuire K, Fung L, Hagopian L, et al. Irritability and problem behavior in autism spectrum disorder: a practice pathway for pediatric primary care. *Pediatrics.* 2016;137(suppl 2):S136-S148.

Naigles LR. Input and language development in children with autism. *Semin Speech Lang.* 2013;34(4):237-248.

Niemi MEK, Martin HC, Rice DL, et al. Common genetic variants contribute to risk of rare severe neurodevelopmental disorders. *Nature.* 2018;562(7726):268-271.

O'Roak BJ, State MW. Autism genetics: strategies, challenges, and opportunities. *Autism Res.* 2008;1:4-17.

Ozonoff S, Young GS, Landa RJ, et al. Diagnostic stability in young children at risk for autism spectrum disorder: a baby siblings research consortium study. *J Child Psychol Psychiatry.* 2015;56(9):988-998.

Ramocki MB, Zoghbi HY. Failure of neuronal homeostasis results in common neuropsychiatric phenotypes. *Nature.* 2008;455:912-918.

Rapin I, Tuchman RF. Autism: definition, neurobiology, screening, diagnosis. *Pediatr Clin North Am.* 2008;55(5):1129-1146, viii.

Redcay E, Courchesne E. When is the brain enlarged in autism? A meta-analysis of all brain size reports. *Biol Psychiatry.* 2005;58:1-9.

Sacrey LR, Zwaigenbaum L, Bryson S, et al. Developmental trajectories of adaptive behavior in autism spectrum disorder: a high-risk sibling cohort. *J Child Psychol Psychiatry.* 2019;60(6):697-706.

Schaefer GB, Mendelsohn NJ. Clinical genetics evaluation in identifying the etiology of autism spectrum disorders: 2013 guideline revisions. *Genet Med.* 2013;15(5):399-407.

Sebat J, Lakshmi B, Malhotra D, et al. Strong association of de novo copy number mutations with autism. *Science.* 2007;316(5823):445-449.

South M, Rodgers J, Van Hecke A. Anxiety and ASD: current progress and ongoing challenges. *J Autism Dev Disord.* 2017;47(12):3679-3681.

Stoner R, Chow ML, Boyle MP, et al. Patches of disorganization in the neocortex of children with autism. *N Engl J Med.* 2014;370:1209-1219.

Tang O, Gudsnuk K, Kuo S, et al. Loss of mTOR-dependent macroautophagy causes autistic-like synaptic pruning deficits. *Neuron.* 2014;83(5):1131-1143.

Tuchman RF, Rapin I, Shinnar S. Autistic and dysphasic children. II: epilepsy. *Pediatrics.* 1991;88:1219-1225.

Veatch OV, Maxwell-Horn AC, Malow BA. Sleep in autism spectrum disorders. *Curr Sleep Med Rep.* 2015;1(2):131-140.

Volkmar FR, Siegel M, Woodbury-Smith M, et al. Practice parameter for the assessment and treatment of children and adolescents with autism spectrum disorder. *J Am Acad Child Adolesc Psychiatry.* 2014;53(2):237-257.

Zwaigenbaum L, Penner M. Autism spectrum disorder: advances in diagnosis and evaluation. *BMJ.* 2018;361:k1674.

Encefalomiopatias Mitocondriais 144

Salvatore DiMauro, Emanuele Barca e Michio Hirano

PONTOS-CHAVE

1. As mitocôndrias, além da geração de energia do trifosfato de adenosina via fosforilação oxidativa, desempenham várias funções adicionais, que podem ser interrompidas e causar diversas doenças.

2. As características clínicas comuns das doenças mitocondriais incluem envolvimento multissistêmico (com três ou mais órgãos afetados), encefalomiopatias, oftalmoplegia externa progressiva crônica e síndrome de Leigh.

3. Os princípios fundamentais das mutações pontuais mitocondriais são: (1) herança materna; (2) heteroplasmia do DNA mitocondrial (mtDNA); (3) efeito limiar; e (4) distribuição nos tecidos. Esses fatores afetam os fenótipos clínicos das mutações do mtDNA.

4. Além das doenças mitocondriais herdadas por via materna, existem distúrbios raros (como síndrome de Kearns-Sayre, geralmente causada por deleções únicas espontâneas em grande escala do mtDNA), bem como doenças autossômicas dominantes, autossômicas recessivas e ligadas ao cromossomo X.

5. As doenças mitocondriais podem afetar indivíduos em qualquer idade, desde o nascimento até o final da idade adulta.

INTRODUÇÃO

Mitocôndrias são organelas singularmente interessantes, não apenas em virtude da variedade de funções biológicas que desempenham, mas também por serem reguladas por dois genomas – seu DNA próprio (DNA mitocondrial [mtDNA]) e o DNA do núcleo (nDNA). Por essa razão, as doenças mitocondriais podem ser provocadas caso algum desses genomas sofra mutações (Tabela 144.1). A principal função das mitocôndrias é a produção aeróbia de energia na forma de trifosfato de adenosina (ATP) por fosforilação oxidativa (FOx). Como o cérebro e os músculos têm altas demandas de energia, os distúrbios mitocondriais comumente se evidenciam na forma de encefalomiopatias. Os avanços ocorridos nesse campo em rápida expansão estão descritos de maneira detalhada em revisões recentes; neste capítulo, todavia, os autores apresentam uma revisão geral das doenças mitocondriais, as quais são genética e clinicamente heterogêneas.

Em 1962, a primeira doença em seres humanos atribuída a uma disfunção mitocondrial foi descrita como um estado hipermetabólico em um paciente com função tireóidea normal e grandes quantidades de mitocôndrias anormalmente grandes localizadas no músculo esquelético. Estudos bioquímicos revelaram "acoplamento fraco" da FOx. Essa síndrome passou a ser conhecida pelo nome do endocrinologista que a descreveu (Rolf Luft). Contudo, desde então, houve apenas um outro caso diagnosticado da síndrome de Luft, de modo que sua etiologia ainda não está definida.

No final da década de 1960, as doenças mitocondriais foram colocadas em evidência por Milton Shy e Nicholas Gonatas, que definiram o novo distúrbio dessas organelas com base em seu aspecto à microscopia eletrônica: mitocôndrias abundantes ou grandes com inclusões paracristalinas. Pouco depois, W. King Engel observou que a proliferação anormal das mitocôndrias podia ser detectada à microscopia óptica como *fibras vermelhas irregulares* (*ragged red fibers* ou RRF, em inglês) após coloração com tricromo de Gomori. Ao longo das duas décadas seguintes, essa "marca registrada" histológica foi fundamental para o reconhecimento das doenças mitocondriais com base em uma classificação bioquímica inicial.

O período molecular das doenças mitocondriais começou em 1988, quando pesquisadores descreveram as primeiras duas mutações patogênicas do mtDNA: uma mutação pontual nos pacientes com neuropatia óptica hereditária de Leber (NOHL) e grandes deleções isoladas nos pacientes com miopatia mitocondrial.

Tabela 144.1 Classificação genética das doenças mitocondriais e algumas síndromes clínicas representativas.

1. **Anormalidades do DNA mitocondrial**
    A. Deleção simples (geralmente rara)
        i. Síndrome de Kearns-Sayre
        ii. Oftalmoplegia externa progressiva crônica (OEPC) e OEPC-*plus*
        iii. Síndrome de Pearson
    B. Mutações pontuais (herança materna)
        i. Encefalomiopatia mitocondrial, acidose láctica e episódios semelhantes a AVE
        ii. Mioclonia-epilepsia com fibras vermelhas irregulares
        iii. Neuropatia óptica hereditária de Leber
        iv. Neuropatia, ataxia e retinite pigmentosa

2. **Anormalidades do DNA nuclear (transmissão mendeliana ou ligada ao X)**
    A. "Golpes diretos": mutações dos genes que codificam as subunidades dos complexos enzimáticos da cadeia respiratória, com anormalidades bioquímicas dos complexos I, II, III ou IV, que se evidenciam como síndrome de Leigh ou um distúrbio multissistêmico
    B. "Golpes indiretos": anormalidades dos fatores de união dos complexos enzimáticos da cadeia respiratória, com anormalidades bioquímicas dos complexos I, II, III ou IV, que se evidenciam como síndrome de Leigh ou um distúrbio multissistêmico
    C. Anormalidades da transcrição mitocondrial
    D. Anormalidades da tradução mitocondrial
    E. Anormalidades da composição lipídica mitocondrial
    F. Anormalidades da dinâmica mitocondrial (fusão, fissão, movimento)
    G. Anormalidades da manutenção do DNA mitocondrial
    H. Anormalidades da importação mitocondrial
    I. Anormalidades do metabolismo dos metais mitocondriais

AVE, acidente vascular encefálico.

EPIDEMIOLOGIA

Embora as doenças mitocondriais sejam detectadas em todo o mundo, poucos dados epidemiológicos estão disponíveis. A prevalência anual dessas doenças na população pediátrica (abaixo de 18 anos) foi estimada em 5 a 15 por 100 mil em várias regiões da Europa, Austrália e Japão. No nordeste da Inglaterra, a prevalência de doença mitocondrial em adultos (com mais de 16 anos) foi estimada em 12,5 a cada 100 mil.

BIOPATOLOGIA

Nesta seção, as fisiopatologias associadas às mutações do mtDNA e do nDNA serão analisadas separadamente.

Biopatologia das mutações do mtDNA: genética mitocondrial *versus* hereditariedade mendeliana

O mtDNA humano é um pequeno círculo (16,6 kb) de DNA de dupla-hélice (Figura 144.1), que abrange apenas 37 genes. Dentre eles, 13 codificam polipeptídios, dos quais todos são subunidades da via de FOx: 7 subunidades do complexo I (nicotinamida adenina dinucleotídio hidreto [NADH]-ubiquinona oxirredutase), 1 subunidade do complexo III (ubiquinona-citocromo *c* oxirredutase), 3 subunidades do complexo IV (citocromo *c* oxirredutase [COX]) e 2 subunidades do complexo V (ATP-sintetase). Os outros 24 genes codificam 22 RNA transportadores (tRNA) e 2 RNA ribossômicos (rRNA), necessários à tradução dos RNA mensageiros nos ribossomos mitocondriais (mitorribossomos). As subunidades do complexo II (succinato-desidrogenase [SDH]-ubiquinona oxirredutase) e as enzimas necessárias à síntese dos transportadores pequenos de elétrons (coenzima Q_{10} [CoQ_{10}] [ubiquinona] e citocromo *c*) são codificadas exclusivamente pelo nDNA.

Os princípios essenciais descritos a seguir diferenciam a genética mitocondrial da mendeliana e ajudam a explicar algumas das particularidades clínicas das doenças relacionadas ao mtDNA.

1. *Poliplasmia.* A maioria das células contêm várias mitocôndrias e cada uma delas contém várias cópias do mtDNA, de modo que existem milhares de genomas mitocondriais em cada célula.
2. *Heteroplasmia.* Quando uma mutação patogênica do mtDNA afeta alguns, mas não todos os genomas, uma célula, um tecido ou, na realidade, o organismo por inteiro abriga duas populações de mtDNA – normal (ou tipo selvagem) e mutante –, condição conhecida como *heteroplasmia*;

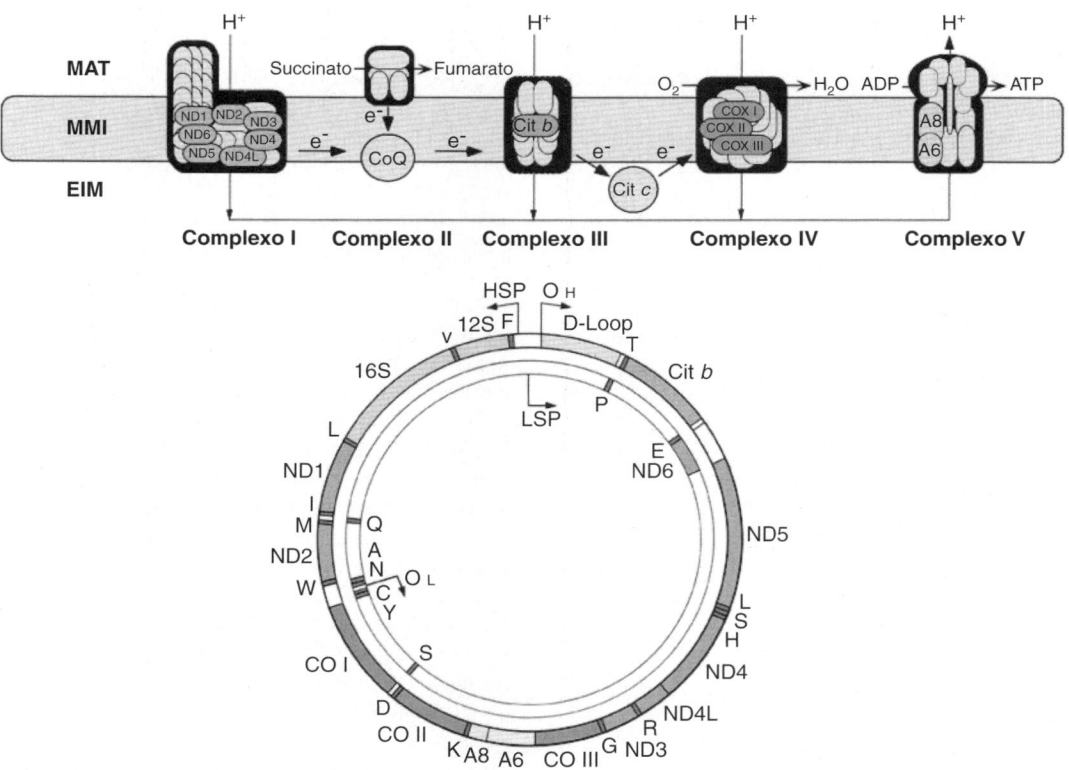

FIGURA 144.1 A via da fosforilação oxidativa (*parte superior*) e o DNA mitocondrial (*parte inferior*). Os genes e os produtos genéticos correspondentes estão representados com as mesmas cores. A sigla ND indica as subunidades da NADH-coenzima Q oxirredutase (complexo I); cit *b*, citocromo *b*; as subunidades do citocromo *c* oxidase (COX) estão assinaladas com CO no esquema do DNA mitocondrial e COX na ilustração da cadeia respiratória; *A6* e *A8* indicam as subunidades 6 e 8 do trifosfato de adenosina (ATP) sintetase. Os 22 genes que codificam o RNA transportador estão representados pela nomenclatura dos aminoácidos de uma letra, enquanto *12S* e *16S* indicam os RNA ribossômicos (rRNA). O_H e O_L representam a origem da replicação das cadeias leves e pesadas; o promotor da fita pesada (HSP, do inglês *heavy strand promoter*) e o promotor da fita leve (LSP, do inglês *light strand promoter*) são os promotores de transcrição das fitas pesada e leve. ADP, difosfato de adenosina; cit *c*, citocromo *c*; EIM, espaço intermembranas; H_2O, água; MA, matriz; MMI, membrana mitocondrial interna. (*Esta figura se encontra reproduzida em cores no Encarte.*)

nos tecidos normais, todas as cópias do mtDNA são consideradas idênticas, condição conhecida como *homoplasmia*. Contudo, o sequenciamento altamente sensível de última geração revelou a coexistência de variantes mutantes do mtDNA (heteroplasmia de 0,2 a 2,0%) e mtDNA do tipo selvagem dentro de uma célula sanguínea e no músculo esquelético de indivíduos assintomáticos em termos clínicos (fenômeno conhecido como *heteroplasmia universal*).

3. *Efeito limiar*. A disfunção associada a uma mutação patogênica do mtDNA é determinada, sobretudo, pelo grau de heteroplasmia, e é preciso haver um número crítico mínimo de genomas mutantes (carga mutacional) para que a anormalidade histológica seja evidente (e o paciente apresente sinais clínicos correspondentes); esse conceito foi definido apropriadamente como *efeito limiar*. Entretanto, ele é relativo: tecidos com demandas metabólicas altas (p. ex., cérebro, coração e músculos) tendem a ser menos tolerantes às mutações do mtDNA do que os tecidos metabolicamente menos ativos.

4. *Segregação mitótica*. A divisão das organelas e a replicação do mtDNA são processos aparentemente estocásticos, sem qualquer relação com a divisão celular; desse modo, a quantidade de mitocôndrias (e mtDNA) pode variar não apenas no espaço (*i. e.*, entre as células e os tecidos), mas também no tempo (*i. e.*, durante o desenvolvimento ou no processo de envelhecimento). Além disso, durante a divisão celular, a porcentagem de mtDNA mutantes das células descendentes pode variar, possibilitando alterações relativamente rápidas do genótipo; por essa razão, se (ou quando) o limiar é ultrapassado, o fenótipo clínico pode ser evidenciado.

5. *Herança materna*. Durante a fecundação, todas as mitocôndrias (e todo o mtDNA) do zigoto são derivadas do oócito. Por essa razão, a mãe portadora de uma mutação patogênica do mtDNA transmite a mutação para todos os seus filhos (de ambos os sexos), mas apenas as filhas transmitem a doença para seus filhos em uma linhagem matrilinear vertical. No entanto, existem alguns casos excepcionais de vazamento paterno de mtDNA em zigotos, levando à herança biparental. Quando o padrão hereditário materno é clinicamente evidente, isso constitui clara evidência de que uma mutação do mtDNA deva ser a causa da doença em questão. Entretanto, os outros elementos da genética mitocondrial (p. ex., grau de heteroplasmia e efeito limiar) costumam ocultar a hereditariedade materna e causam heterogeneidade clínica intrafamiliar marcante. Desse modo, quando há suspeita de um distúrbio relacionado com o mtDNA, é essencial obter um meticuloso histórico familiar com especial atenção aos "sinais leves" (p. ex., baixa estatura, surdez ou cefaleia hemicrânicas) dos parentes maternos potencialmente oligossintomáticos.

Existem descritas mais de 270 mutações pontuais do mtDNA (Figura 144.2). Dez mutações patogênicas do mtDNA foram detectadas com frequência no sangue do cordão umbilical de mais de 3 mil recém-nascidos sadios, dos quais uma porcentagem surpreendentemente alta (1 em 200) tinha mutação patogênica do mtDNA. A ocorrência frequente das mutações do mtDNA explica a alta prevalência de correspondência das doenças associadas ao mtDNA: no nordeste da Inglaterra, por exemplo, 1 em 10 mil pessoas é clinicamente afetada pelos distúrbios associados ao mtDNA e 1 em 6 mil indivíduos é considerado sob risco.

Herança mendeliana

A identificação das mutações do mtDNA associadas às doenças mitocondriais foi logo intensificada com a descoberta da primeira mutação de "golpe direto" de um gene codificado pelo nDNA para uma das quatro subunidades do complexo II, controlado exclusivamente pela genética nuclear. Esses avanços foram possibilitados pela rápida evolução das tecnologias de genética molecular, incluindo o sequenciamento do genoma completo (exoma inteiro) de última geração e painéis de doenças mitocondriais abrangendo subconjuntos dos genes do nDNA necessários para as funções mitocondriais. As vantagens do sequenciamento do DNA de alto desempenho são, sobretudo, práticas, visto que possibilitam o diagnóstico rápido dos casos difíceis e fornecem informações para o aconselhamento genético.

Mutações por "golpes diretos"

A expressão "golpes diretos" se refere às mutações patogênicas que afetam de maneira direta as subunidades da cadeia respiratória codificadas pelo nDNA para todos os cinco complexos, mais comumente 22 das 45 subunidades estruturais do gigantesco complexo I. Um crescente número de "golpes diretos" afeta os complexos II, III, IV (COX) e V (ATP sintase). De acordo com o efeito do tudo ou nada das mutações mendelianas predominantemente recessivas, em contraste com o efeito variável das mutações heteroplásmicas do mtDNA, os distúrbios causados por "golpes diretos" da cadeia respiratória mitocondrial costumam ser evidenciados logo após o nascimento e são graves; essas doenças costumam ser letais na lactância e estão associadas mais comumente à síndrome de Leigh (SL).

Mutações por "golpes indiretos"

Mesmo quando todas as subunidades codificadas pelo nDNA dos vários complexos são normalmente expressas, estas precisam ser traduzidas, importadas para o interior das mitocôndrias e direcionadas para a membrana mitocondrial interna (MMI). Nesse local, reúnem-se com seus correspondentes codificados pelo mtDNA, adquirem grupos prostéticos, formam multímeros (se necessário) e também se reúnem para formar supercomplexos (respirassomos). As mutações desses processos são descritas como *golpes indiretos*, visto que afetam de maneira indireta a cadeia respiratória mitocondrial.

Em 1998, a busca por bases moleculares da SL por deficiência de COX levou à descoberta simultânea por dois grupos do primeiro gene de montagem mitocondrial mutante (*SURF1*). As mutações desse gene estão entre as causas mais comuns da SL. Mutações de no mínimo 14 outros fatores de montagem COX estão associadas a várias doenças em seres humanos, sobretudo encefalopatias, embora cardiopatias sejam comuns com algumas mutações (*SCO2, COX10, COX15* e *COA5*), enquanto as mutações do *SCO1* provocam hepatopatias.

Nos pacientes com deficiências do complexo I, difíceis de definir em níveis moleculares, foram identificados fatores de montagem mutantes com base no sequenciamento do DNA de última geração. As manifestações clínicas desses "golpes indiretos" tendem a ser, em termos clínicos, mais heterogêneas do que as associadas aos "golpes diretos"; todos os pacientes descritos tendiam a apresentar encefalopatia semelhante à SL, mas alguns tinham leucodistrofia, em vez de acometimento da substância cinzenta. A miocardiopatia costuma ser a manifestação clínica predominante; inicia na lactância ou nos primeiros anos da infância e causa morte precoce.

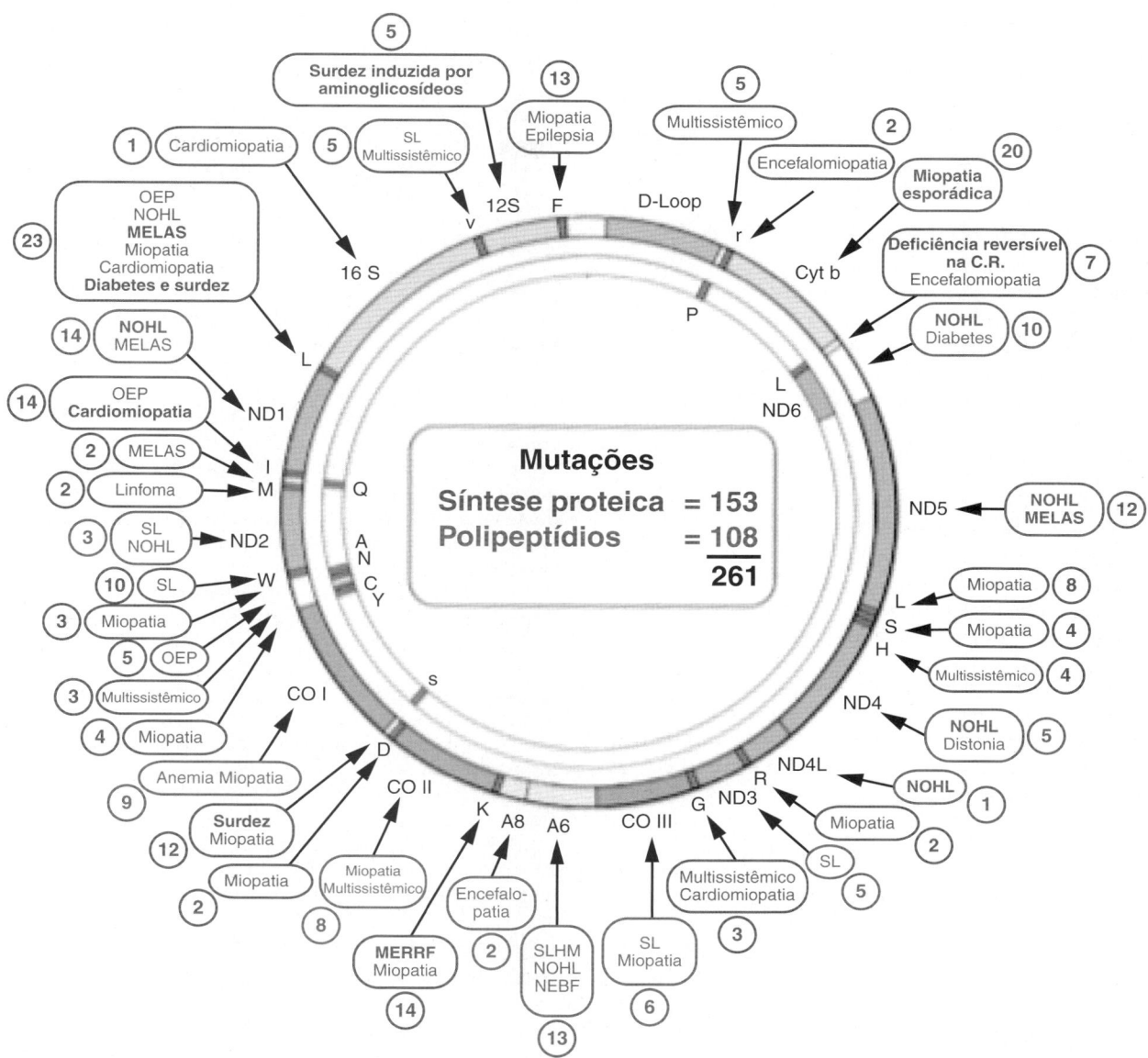

FIGURA 144.2 Mapa de morbidade do DNA mitocondrial humano. As doenças provocadas por mutações dos genes que codificam proteínas estão assinaladas em vermelho. As doenças causadas por mutações dos genes que controlam a síntese proteica estão marcadas em azul. cit b, citocromo b; CO, citocromo oxidase; MELAS, encefalomiopatia mitocondrial, acidose láctica e episódios semelhantes a AVE; MERRF, mioclonia-epilepsia com fibras vermelhas irregulares; NARP, neuropatia, ataxia e retinite pigmentosa; NEBF, necrose estriatal bilateral familiar; NOHL, neuropatia óptica hereditária de Leber; OEP, oftalmoplegia externa progressiva; SL, síndrome de Leigh; SLHM, síndrome de Leigh com hereditariedade materna. (Esta figura se encontra reproduzida em cores no Encarte.)

A primeira falha de montagem do complexo III foi detectada em 2002, em lactentes finlandeses portadores de uma síndrome extremamente grave conhecida como GRACILE (acrônimo usado para descrever de maneira adequada os sinais e sintomas): *Growth Retardation* (atraso do crescimento), *Aminoaciduria* (aminoacidúria), *Cholestasis* (colestase), *Iron overLoad* (sobrecarga de ferro) e *Early death* (morte precoce). A proteína mutante era o "acompanhante" mitocondrial BCSL1, necessário à inserção da subunidade de ferro-enxofre (Fe-S) no complexo III.

Um novo grupo de doenças atribuídas à deficiência de CoQ_{10} pode estar relacionado com os "golpes indiretos", consistindo em mutações de uma série de enzimas biossintéticas. Essas mutações provocam deficiência desse componente relativamente simples (CoQ_{10}), que faz parte dos respirassomos, nos quais transfere elétrons dos complexos I e II para o complexo III, atua como antioxidante e modula a apoptose. As falhas moleculares dos genes que codificam as enzimas biossintéticas da CoQ_{10} (*PDSS2* e *COQ2*) foram descobertas inicialmente em 2006, mas depois foram detectadas mutações de outros genes biossintéticos (*PDSS1, COQ4, COQ5, COQ6, COQ7, ADCK3* [*COQ8A*], *COQ8B* e *COQ9*). Cinco síndromes clínicas são atribuídas à deficiência de CoQ_{10} e estão descritas a seguir.

Falhas da tradução do ácido ribonucleico mitocondrial (mtRNA)

O genoma mitocondrial é transcrito em 13 mRNA, os quais são traduzidos pelos mitorribossomos para o interior das 13 subunidades da FOx codificadas por mtDNA. Conforme descrito em uma revisão abrangente, esse processo pode ser dividido em duas fases: uma etapa pós-transcricional (que inclui modificações do tRNA, aminoacil-tRNA sintetase e processamento das proteínas ribossômicas) e tradução do mtRNA (iniciação, alongamento, terminação e reciclagem). A seguir, exemplos representativos das falhas de cada uma dessas etapas da tradução mitocondrial serão descritos de maneira resumida.

Modificações anormais do RNA transportador

Acredita-se que a modificação de pseudouridilação confira estabilidade e conformação aos tRNA nucleares e mitocondriais. Mutações da pseudouridina-sintetase 1 (*PUS1*) afetam de maneira diferenciada a maturação dos tRNA nucleares e mitocondriais, provocando miopatia mitocondrial, acidose láctica e anemia sideroblástica; além disso, distúrbios psiquiátricos e o dismorfismo facial provavelmente são causados pela síntese anormal das proteínas citosólicas.

O enigma da melhora espontânea da *miopatia infantil reversível por deficiência de COX* (descrita, de maneira mais adequada, como deficiência reversível da cadeia respiratória do lactente [DRCRL]) foi solucionado com a elucidação dos processos de modificação do tRNA dessa doença. A DRCRL é causada por mutações homoplásmicas do gene *MT-TE*, que codifica o mt-tRNA^{Glu}. A patogenia da doença tornou-se mais complexa quando se descobriu que pacientes de duas famílias tinham mutações do gene *TRMU*, que codifica uma base de uridina oscilante no mt-tRNA^{Glu}. Na fase sintomática inicial, o músculo esquelético dos lactentes mostrava significativa redução da 2-tiouridilação em consequência da atividade deficiente da *TRMU*, que agravava o efeito da mutação do mtRNA^{Glu} e desencadeava a falha da tradução mitocondrial; desse modo, ficou evidente um efeito modificador do nDNA sobre a mutação do mtDNA.

Mutações de 17 aminoacil-tRNA-sintetases (ARs) altamente especializadas, que ligam de maneira covalente um aminoácido a seu tRNA cognato (carregamento do tRNA), estão associadas a várias síndromes clínicas específicas. Os mitorribossomos consistem em dois componentes de mRNA (rRNA 12S e 16S) e mais cerca de 30 a 50 proteínas codificadas pelo nDNA. Dentre quase 80 proteínas ribossômicas, seis foram claramente relacionadas às doenças mitocondriais: MRPL3, MRPS16, MRPS22, MRPL44, MRPL12 e MRPS34. Pacientes com falhas dos genes do fator de alongamento mitocondrial (*GFM1*, que codifica o EFG1; *TUFM*, EF-Tu$_{mt}$; e *TSFM*, EF-TS$_{mt}$) geralmente apresentam doenças multissistêmicas com início na lactância. Entre os três fatores conhecidos de terminação da tradução mitocondrial, os quais catalisam a liberação dos polipeptídios completamente sintetizados, foram identificadas mutações de apenas um fator de reciclagem ribossômica mal caracterizado, codificado pelo gene *C12orf65* em duas famílias (não relacionadas) com SL, atrofia óptica e oftalmoplegia. Mutações de dois ativadores da tradução mitocondrial, ambos necessários à COX, foram relacionadas com doenças humanas. As mutações do gene *TACO1* (que codifica o ativador de tradução para COX I) provocam SL com início tardio e deficiência de COX, enquanto as mutações do gene *LRPPRC* (que codifica uma proteína que contém repetições de pentatricopeptídios ricos em leucina) foram identificadas como causa de síndrome de Leigh bem definida prevalente nos franco-canadenses. Mutações do gene *RMND1* provocam falhas da tradução mitocondrial, que afetam vários órgãos; contudo, a função da proteína codificada, que contém um domínio com função desconhecida (DUF 155), ainda não foi elucidada.

Falhas da composição lipídica da membrana mitocondrial interna

A cadeia respiratória localiza-se no componente fosfolipídico da MMI, e alterações de sua composição lipídica estão associadas, com frequência cada vez maior, à encefalomiopatia mitocondrial. A cardiolipina (molécula dimérica composta de duas moléculas de fosfatidilglicerol ligadas por um grupo glicerol) é um fosfolipídio mitocondrial peculiar e um dos principais componentes da MMI, onde é sintetizada. A deficiência de cardiolipina foi inicialmente demonstrada – junto a mutações do gene que codifica a tafazina (*TAZ*) – em pacientes com síndrome de Barth (miopatia mitocondrial ligada ao cromossomo X) e miocardiopatia com neutropenia e atraso do crescimento.

De maneira semelhante à síndrome de Barth, a síndrome de Sengers afeta, sobretudo, o coração e os músculos, mas também está associada à manifestação clínica característica de cataratas congênitas. O sequenciamento do exoma inteiro detectou mutações do gene da acilglicerolquinase (*AGK*). Curiosamente, a ausência do ácido fosfatídico é um precursor da cardiolipina e, desse modo, constitui ponto de convergência das síndromes de Sengers e Barth, o que poderia explicar as semelhanças clínicas entre essas duas doenças.

A membrana do retículo endoplasmático (RE) associado à mitocôndria (MAM) é o contato físico e a associação funcional entre o RE e a mitocôndria. As MAM estão encarregadas de várias funções, como transporte de lipídios, metabolismo do colesterol, sinalização por meio do cálcio, metabolismo energético, apoptose e dinâmica mitocondrial.

Novas doenças foram associadas à disfunção da MAM, como a síndrome da acidúria 3-metilglutacônica (MEG), surdez (D, do inglês *deafness*), encefalopatia (E) e doença de Leigh-like (L) (formando o acrônimo MEGDEL), na qual a proteína SERAC localiza-se na MAM e controla a permuta dos fosfolipídios entre o RE e a mitocôndria. Curiosamente, uma função central da MAM na patogenia da doença de Alzheimer está bem documentada.

Falhas da dinâmica mitocondrial

As mitocôndrias são organelas bastante dinâmicas, que se movem dentro da célula sobre trilhos microtubulares. Como também ocorre com seus precursores bacterianos, elas se fundem e se dividem, formando redes tubulares que favorecem uma equilibrada distribuição de energia por toda a célula. As anormalidades de motilidade, fusão ou fissão mitocondrial tornam o sistema nervoso particularmente suscetível, por ser extremamente dependente de energia oxidativa; desse modo, as mitocôndrias precisam percorrer grandes distâncias ao longo dos axônios centrais e dos nervos periféricos.

A fusão mitocondrial depende da ação coordenada de várias guanosina-trifosfatases (GTPases) da membrana mitocondrial externa (MME) – isto é, mitofusinas MFN1 e MFN2 – e da membrana mitocondrial interna (MMI) – isto é, OPA1.

A fusão mitocondrial depende da proteína 1 relacionada com a dinamina citosólica (DRP1, que também é uma guanosina trifosfatase), recrutada para a MME com dois acompanhantes – fissão mitocondrial (FIS1) e fator de fissão mitocondrial (FFM). Após chegar à MME, a DRP1 forma uma espiral, que se enrola em torno da mitocôndria como um laço e corta a membrana mitocondrial por meio da hidrólise do trifosfato de guanosina.

Falhas da manutenção mitocondrial

Tradicionalmente, esses distúrbios são divididos em dois grupos: (1) síndromes de depleção do mtDNA, que se evidenciam nos primeiros meses de vida e provocam miopatia, doença hepatocerebral ou encefalomiopatia; e (2) deleções múltiplas do mtDNA, que costumam estar associadas a oftalmoplegia externa progressiva crônica (OEPC) com outras manifestações predominantemente neurológicas (oftalmoplegia externa progressiva [OEP]-*plus*).

As doenças de manutenção do mtDNA costumam ser causadas por falhas da replicação do mtDNA, que são catalisadas pela polimerase g (POLG; genes *POLG* e *POLG2*) e pela helicase *Twinkle* (gene *PEO1*) ou pela homeostasia alterada da reserva de trifosfatos de desoxinucleosídios, que é controlada por vários genes, como *TK2* (que codifica a timidinoquinase 2), *DGUOK* (que codifica a desoxiguanosinoquinase) e *TYMP* (que codifica a timidinofosforilase). Além disso, o gene que codifica a translocase 1 do nucleotídio adenina (*ANT1*) provoca OEP (adOEP). Curiosamente, outro gene mutante (*OPA1*), necessário à fusão mitocondrial, foi associado a uma OEP-*plus* autossômica dominante.

Cada vez mais se tornou evidente que a depleção do mtDNA e várias deleções do mtDNA costumam coexistir no mesmo paciente e, em muitos casos, são causadas pelos mesmos genes que acarretam depleção isolada ou deleções múltiplas do mtDNA (Tabela 144.2). Uma peculiaridade dessas doenças é que, embora apresentem padrão hereditário mendeliano inequívoco, têm em comum algumas características da genética mitocondrial, como heteroplasmia e efeito limiar.

Distúrbios da importação das proteínas mitocondriais

Um pré-requisito para a montagem de qualquer complexo da FOx é a importação das subunidades codificadas pelo nDNA do citoplasma para o interior das mitocôndrias, trazendo, desse modo, mais um tipo de "golpe indireto", ou seja, falhas dos processos de importação mitocondrial.

DIAGNÓSTICO

Doenças relacionadas ao DNA mitocondrial

As mitocôndrias e o mtDNA são onipresentes, o que explica o motivo pelo qual todos os tecidos do corpo podem ser afetados

Tabela 144.2 Paradigmas das doenças associadas às mutações do mtDNA.*

Tecido	Sinal/sintoma	Deleções isoladas do mtDNA		tRNA		ATPase 6	
		SKS	Pearson	MERRF	MELAS	NARP	SLHM
SNC	Crises epilépticas	–	–	+	+	–	+
	Ataxia	+	–	+	+	+	±
	Mioclonia	–	–	+	±	–	–
	Retardo psicomotor	–	–	–	–	–	+
	Regressão psicomotora	+	–	±	+	–	–
	Hemiparesia/hemianopsia	–	–	–	+	–	–
	Cegueira cortical	–	–	–	+	–	–
	Cefaleias semelhantes a enxaqueca	–	–	–	+	–	–
	Distonia	–	–	–	+	–	+
SNP	Neuropatia periférica	±	–	±	±	+	–
Músculo	Fraqueza	+	–	+	+	+	+
	Oftalmoplegia	+	±	–	–	–	–
	Ptose	+	–	–	–	–	–
Olhos	Retinopatia pigmentar	+	–	–	–	+	±
	Atrofia óptica	–	–	–	–	±	±
	Catarata	–	–	–	–	–	–
Sangue	Anemia sideroblástica	±	+	–	–	–	–
Endócrino	Diabetes melito	±	–	–	±	–	–
	Estatura baixa	+	–	+	+	–	–
	Hipoparatireoidismo	±	–	–	–	–	–
Coração	Bloqueio da condução	+	–	–	±	–	–
	Miocardiopatia	±	–	–	±	–	±
Trato GI	Disfunção do pâncreas exócrino	±	+	–	–	–	–
	Pseudo-obstrução intestinal	–	–	–	–	–	–

*As características próprias de cada distúrbio estão destacadas em vermelho, exceto a SHLM, que é diagnosticada neuropatologicamente. –, ausente; +, presente; ±, variável presente; GI, gastrintestinal; MELAS, encefalomiopatia mitocondrial, acidose láctica e episódios semelhantes a AVE; MERRF, epilepsia mioclônica com fibras vermelhas irregulares; mtDNA, DNA mitocondrial; NARP, neuropatia, ataxia e retinite pigmentosa; SKS, síndrome de Kearns-Sayre; SLHM, síndrome de Leigh de herança materna; SNC, sistema nervoso central; SNP, sistema nervoso periférico; tRNA, RNA transportador.

pelas mutações do mtDNA. A Figura 144.2 ilustra esse fenômeno, representando o mtDNA como uma verdadeira "caixa de Pandora" (mapa de morbidade abreviado). A Tabela 144.2 compila os sinais e sintomas relatados nos pacientes com três tipos diferentes de mutações do mtDNA, como deleções isoladas, mutações pontuais de dois genes diferentes do tRNA e mutações pontuais de um gene que codifica proteína. Conforme demonstrado pelas quadrículas em cinza, alguns conjuntos de sinais e sintomas são característicos o suficiente para tornar o diagnóstico relativamente evidente nos casos típicos. Não obstante, em razão das regras peculiares da genética mitocondrial, tecidos diferentes contendo a mesma mutação do mtDNA podem ser afetados com gravidade variada ou, então, não apresentar qualquer anormalidade, o que explica a variedade por vezes enigmática das síndromes associadas aos portadores de mutações do mtDNA, mesmo em uma única árvore genealógica.

Entre as encefalomiopatias com herança materna, quatro síndromes são mais comuns. A primeira é conhecida como MELAS (encefalopatia mitocondrial, acidose láctica e episódios semelhantes a AVE), que geralmente se evidencia em crianças ou adultos jovens após um período inicial de desenvolvimento normal. Os sinais e sintomas incluem crises epilépticas, cefaleias semelhantes a enxaqueca e episódios semelhantes a AVE, que levam a cegueira cortical, hemiparesia ou hemianopsia. A ressonância magnética (RM) do cérebro revela "infartos", que não correspondem aos espaços das artérias principais, o que levanta a dúvida sobre se os AVEs são vasculares em consequência da microangiopatia mitocondrial (Figura 144.3). A causa mais comum da MELAS é uma mutação m.3243A>G do gene tRNALeu(UUR), mas existem mais de 20 mutações adicionais associadas a essa doença.

A segunda síndrome é conhecida como *MERRF* (*mioclonia-epilepsia com fibras vermelhas irregulares*), que se caracteriza por mioclonia, crises epilépticas, miopatia e ataxia cerebelar. Sinais menos comuns são demência, surdez, neuropatia periférica e lipomas múltiplos. Nos pacientes com MERRF, a mutação típica do mtDNA é a m.8344A>G do gene tRNALys, mas outras mutações desse mesmo gene também foram descritas.

A terceira síndrome tem duas apresentações clínicas. A primeira é conhecida como NARP (neuropatia, ataxia e retinite pigmentosa) e geralmente afeta adultos jovens e causa retinite pigmentosa, demência, crises epilépticas, ataxia, fraqueza proximal e neuropatia sensitiva. A segunda apresentação é a SL com hereditariedade materna (SLHM), uma encefalopatia infantil mais grave com lesões simétricas típicas nos núcleos da base e no tronco encefálico (ver Figura 144.3). Conforme foi ressaltado por Anita Harding (*in memoriam*) em sua descrição original dessa síndrome, as duas mutações principais (m.8993 G>T ou m.8993C>T, ambas afetando o mesmo gene MTATP6) afetam os parentes maternos da mesma família, na qual os pacientes com SLHM apresentam cargas mutacionais maiores do que os pacientes com NARP.

A quarta síndrome (NOHL) caracteriza-se por perda aguda ou subaguda da visão em adultos jovens, sobretudo do sexo masculino, em consequência de uma atrofia óptica bilateral. Mutações de três genes do complexo I (genes ND) representam mais de 90% de NOHL – m.11778G>A do gene ND4, m.3460 G>A do ND1 e m.14484T>C do ND6. Estudos epidemiológicos revelaram que a NOHL é a doença relacionada ao mtDNA mais comum nos adultos. Fatores epigenéticos contribuem para a expressão da doença nos pacientes homoplásmicos em razão da penetrância aumentada atribuída ao mtDNA do haplogrupo J europeu e a um efeito protetor dos estrogênios nas mulheres, que são menos comumente afetadas do que os homens.

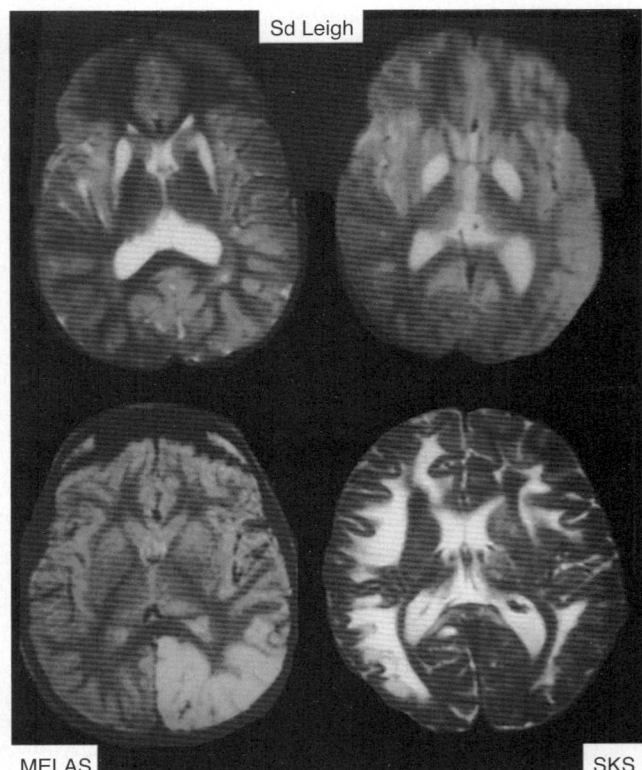

FIGURA 144.3 Anormalidades próprias da ressonância magnética cerebral das encefalomiopatias mitocondriais. As imagens em T2 mostram áreas de hiperintensidade bilateral nos putames de uma criança com síndrome de Leigh associada ao citocromo c oxidase (*no alto e à esquerda*); áreas de hiperintensidade bilateral nos globos pálidos de uma criança com fenótipo da síndrome de Leigh familiar (*no alto e à direita*); lesão semelhante a AVE com área de hiperintensidade na região posterior esquerda do cérebro de uma criança com encefalomiopatia mitocondrial, acidose láctica e episódios tipo acidente vascular encefálico (MELAS) (*embaixo e à esquerda*); e áreas de hiperintensidade bilateral na substância branca de uma criança com síndrome de Kearns-Sayre (SKS) (*embaixo e à direita*).

Três doenças raras estão associadas às deleções isoladas do mtDNA: síndrome de Kearns-Sayre (SKS), OEPC e síndrome de Pearson. Nos casos característicos, todas as três são esporádicas; contudo, existem relatos de alguns casos com herança materna. Um estudo retrospectivo envolvendo vários centros de pesquisa avaliou 226 famílias e confirmou que as mulheres portadoras de deleções isoladas do mtDNA apresentavam risco pequeno de gerar crianças afetadas (1 em 24).

A SKS é uma doença multissistêmica caracterizada pela tríade obrigatória de distúrbios dos movimentos oculares (OEP e ptose), retinopatia pigmentar e bloqueio cardíaco (muitas vezes exigindo o uso de um cardioversor desfibrilador-marca-passo implantável automático), ataxia ou elevação acentuada (> 100 mg/dℓ) do nível de proteínas no líquido cefalorraquidiano (LCR). Outros sinais e sintomas comuns são demência, endocrinopatias (diabetes melito, deficiência de hormônio do crescimento e hipoparatireoidismo) e acidose láctica.

A OEPC é uma doença relativamente benigna, que se caracteriza por ptose, OEP e miopatia proximal. É comum também que os pacientes apresentem disfagia.

A *síndrome de Pearson*, que se caracteriza por anemia sideroblástica e disfunção do pâncreas exócrino, costuma ser fatal no período da lactância. Em razão da *segregação mitótica* dos mtDNA deletados, que resulta na exclusão do mtDNA mutante das células sanguíneas, mas aumenta a carga mutacional dos músculos e outras células pós-mitóticas, esse fenótipo com frequência evolui para OEPC ou SKS em alguns recém-nascidos sobreviventes.

Muitas vezes, afirma-se que qualquer paciente com acometimento de vários órgãos e evidência de hereditariedade materna deve ser considerado suspeito de ter alguma mutação patogênica pontual do mtDNA, até que se prove o contrário. Embora essa "regra de ouro" tenha alguma utilidade prática, também é importante considerar que os pacientes com acometimento de um único tecido também podem apresentar mutações patogênicas pontuais do mtDNA. Isso é sobretudo válido com os músculos esqueléticos. Conforme mencionado antes, a miopatia isolada com OEP pode ser causada por amplas deleções isoladas do mtDNA; no entanto, a miopatia sem OEP foi associada a mutações pontuais de vários genes do tRNA, que podem ser causadas por heteroplasmia generalizada nos músculos, ainda que em sua forma desequilibrada. Contudo, uma regra hereditária não materna simples pode ser aplicada às miopatias mitocondriais puras atribuídas às mutações somáticas dos genes do mtDNA que codificam proteínas, como as subunidades dos complexos I, III (incluindo-se o citocromo *b*, *MTCYB*) ou IV, acompanhadas de grave intolerância aos esforços, mialgia e mioglobinúria.

Hereditariedade mendeliana

A SL é o distúrbio mitocondrial mais frequente em lactentes e crianças e, como reflexo das deletérias consequências da escassez de energia sobre o sistema nervoso em desenvolvimento, essa síndrome é uma condição definida por exames neurorradiológicos ou neuropatológicos, que revelam lesões simétricas bilaterais ao longo de todo o neuroeixo, sobretudo nos núcleos da base, tálamo, tronco encefálico e núcleos do teto cerebelar. Ao exame microscópico, revela-se danificação dos neurônios, perda proporcional de mielina, astrocitose reativa e proliferação da microcirculação cerebral. Clinicamente, essas crianças manifestam retardo ou regressão psicomotora, distúrbios respiratórios, hipotonia, déficit de crescimento, crises epilépticas e atrofia óptica. Embora tenham sido enfatizadas aqui as mutações do mtDNA dos genes do complexo V como causa da SL (NARP/SLHM), várias outras anomalias dos genes do complexo I codificado pelo mtDNA (*NADH desidrogenase [ND]*) e mutações das subunidades dos complexos I, II e IV codificadas pelo DNA nuclear comumente causam a SL.

Além dessa síndrome, quatro apresentações clínicas bem definidas foram atribuídas aos "golpes diretos" com deficiência do complexo I: acidose láctica infantil fatal, miocardiopatia neonatal com acidose láctica, leucodistrofia com macrocefalia e hepatopatia com tubulopatia renal. Do mesmo modo, esses distúrbios representam variações da SL comum, em vez de condições clínicas independentes: em geral, as crianças portadoras parecem saudáveis ao nascer ou nos primeiros meses de vida, mas a progressão da doença é rápida e inexorável, resultando em morte, comumente antes de completar 1 ano de vida.

Há muito tempo se sabia que a deficiência do complexo IV é causa comum da SL, mas vários anos decorreram antes que um gene mutante (*SURF1*) fosse associado a essa síndrome – o primeiro exemplo de um "golpe direto". As mutações do gene *SCO2* de montagem da COX causa uma grave combinação de miocardiopatia neonatal com encefalopatia, fatal nas primeiras semanas ou meses de vida. É importante ressaltar que as mutações do gene *SCO2* podem provocar um quadro semelhante ao da atrofia muscular espinal (AME); por essa razão, é importante considerar mutações desse gene nos pacientes com quadro clínico de AME, mas sem mutações do gene *SMN* e com miocardiopatia e deficiência de COX no exame histopatológico do músculo. Mutações de vários outros genes que codificam proteínas de montagem da COX foram associadas à encefalopatia semelhante à SL com acometimento de outros tecidos. Entretanto, as mutações do gene *SCO1* causam encéfalo-hepatopatia, mutações do gene *COX10* causam encefalonefropatia e mutações do gene *COX15*, por sua vez, provocam encefalocardiopatia, assim como as mutações do gene *C2orf64*. Também foram descritos outros distúrbios causados por "golpes indiretos", que resultam em deficiência generalizada de COX, inclusive um mecanismo "tóxico" incomum de inibição da COX. Os "golpes indiretos" no complexo V estão comumente associados às mutações do gene *TMEM70*, que resultam na montagem anormal da ATP-sintetase. A maioria dos pacientes portadores de mutações do gene *TMEM70* tinha manifestações clínicas graves, como hipotonia neonatal, episódios de apneia, atraso psicomotor, miocardiopatia hipertrófica e acidose láctica grave, enquanto uma minoria também tinha catarata desenvolvida na lactância, disfunção gastrintestinal de início precoce e contraturas articulares múltiplas.

Os "golpes indiretos" incluem doenças heterogêneas com cinco fenótipos principais causados pela deficiência de CoQ_{10} (Figura 144.4). É importante diagnosticar esses distúrbios, visto que geralmente melhoram com a suplementação de CoQ_{10}. Os primeiros pacientes descritos, em 1989, foram duas irmãs (de 12 e 14 anos) com doença mitocondrial, caracterizada por encefalopatia (retardo mental, crises epilépticas e ataxia leve) e miopatia com mioglobinúria recidivante. A tríade miopatia mitocondrial, mioglobinúria e encefalopatia foi descrita em alguns outros pacientes. A segunda síndrome é de atrofia-ataxia cerebelar de início infantil com sinais e sintomas adicionais variados, como neuropatia, crises epilépticas, retardo mental e fraqueza muscular. A base molecular desse fenótipo foi identificada em alguns pacientes, mas não em todos os casos, e o gene mutante era *ADCK3/COQ8A*. A terceira síndrome era uma doença multissistêmica infantil, geralmente evidenciada por encefalopatia e nefropatia (sobretudo síndrome nefrótica resistente aos corticosteroides). De início, essa síndrome foi associada às mutações dos genes *COQ2* e *PDSS*, mas depois a outros genes que dependiam da biossíntese de CoQ_{10}, como *PDSS1*, *PDSS2*, *COQ4* e *COQ9*. A quarta síndrome, marcada por nefropatia grave, que costumava evoluir para doença renal terminal, foi originalmente atribuída às mutações do gene *COQ2*, enquanto a nefrose resistente a corticosteroides e insuficiência renal terminal associada a surdez neurossensitiva foi relacionada às mutações do gene *COQ6*. A quinta síndrome é de miopatia isolada, que, em alguns casos, foi atribuída à deficiência de várias acil-coenzima A (CoA) desidrogenases, que provocavam deficiência secundária de CoQ_{10}.

Anormalidades da composição lipídica da membrana mitocondrial interna

O metabolismo dos fosfolipídios e a composição lipídica da MMI foram relativamente negligenciados no estudo das doenças mitocondriais; entretanto, houve uma recente retomada do interesse acerca desse assunto e foram descobertos vários novos distúrbios, graças, em parte, ao sequenciamento do exoma inteiro.

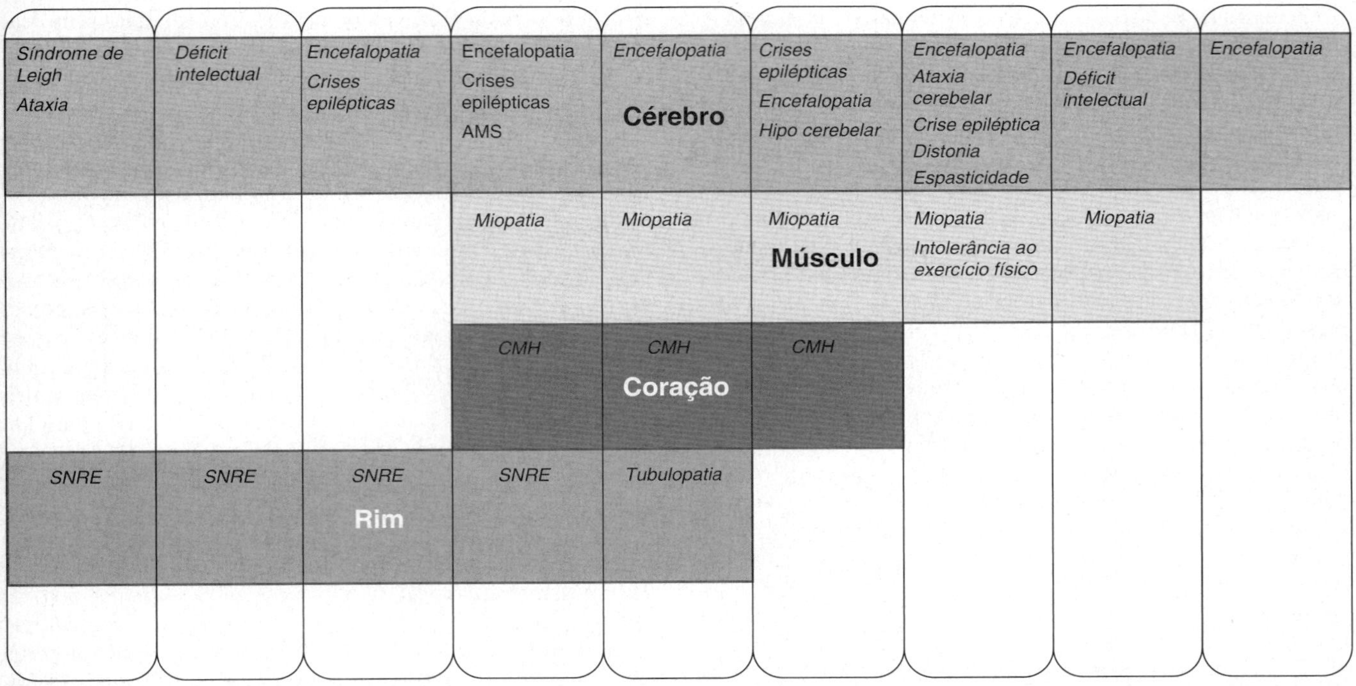

Síndrome de Leigh Ataxia	Déficit intelectual	Encefalopatia Crises epilépticas	Encefalopatia Crises epilépticas AMS	Encefalopatia **Cérebro**	Crises epilépticas Encefalopatia Hipo cerebelar	Encefalopatia Ataxia cerebelar Crise epiléptica Distonia Espasticidade	Encefalopatia Déficit intelectual	Encefalopatia
			Miopatia	Miopatia	Miopatia **Músculo**	Miopatia Intolerância ao exercício físico	Miopatia	
			CMH	CMH **Coração**	CMH			
SNRE	SNRE	SNRE **Rim**	SNRE	Tubulopatia				

FIGURA 144.4 Representação esquemática do espectro clínico associado às deficiências primárias da coenzima Q_{10}. AMS, atrofia de múltiplos sistemas; CMH, cardiomiopatia hipertrófica; Hipo cerebelar, hipoplasia cerebelar; SNRE, síndrome nefrótica resistente a esteroides.

A *síndrome de Barth* é uma doença ligada ao cromossomo X que se caracteriza por miopatias mitocondriais cardíacas e esqueléticas, neutropenia cíclica e retardo do crescimento; conforme mencionado antes, essa síndrome é atribuída às internações do gene *TAZ*, que alteram a cardiolipina, fosfolipídio mais abundante na composição da MMI.

A *síndrome de Sengers* é um distúrbio autossômico recessivo, descrito em 1975, que consiste em catarata congênita, miocardiopatia hipertrófica, miopatia esquelética, intolerância aos esforços e acidose láctica. Por fim, com base no sequenciamento do exoma, essa síndrome foi atribuída às mudanças do gene que codifica a acilglicerolquinase (*AGK*).

Um terceiro distúrbio da composição lipídica das mitocôndrias foi adquirido em 15 pacientes com *miopatia congênita* evidenciada por fraqueza muscular de início precoce e deficiência intelectual com evolução prolongada (a maioria dos pacientes estava viva na época da publicação do artigo e apenas quatro, entre 2,5 e 28 anos, morreram). A principal característica dessa doença era a presença de mitocôndrias muito grandes nos músculos (doença megaconial), as quais se encontravam deslocadas na periferia das fibras; a causa genética foi atribuída ao gene que codifica a colinoquinase beta (*CHKB*).

Uma anomalia genética do metabolismo dos fosfolipídios evidenciou as causas de uma síndrome evidenciada por acidúria 3-metilglutacônica (acidúria 3-metilglutacônica tipo IV, surdez e encefalopatia semelhante à SL, a qual foi nomeada *MEGDEL*). Essa síndrome foi provocada por um gene remodelador dos fosfolipídios *SERAC1*, componente essencial à circulação do colesterol intracelular e membro das MAM.

Anormalidades da tradução mitocondrial

A tradução mitocondrial é um mecanismo complexo que requer a cooperação de quase cem proteínas diferentes e necessárias para formar o mitorribossomo, fatores de elongação e aminoacil-tRNA sintases. Não surpreende que as anormalidades da tradução mitocondrial causem diversos fenótipos clínicos, os quais muitas vezes surgem na infância, e manifestações graves, entre os quais os mais prevalentes são a doença multissistêmica e a SL; contudo, alguns fenótipos bem definidos foram associados a esse grupo de doenças heterogêneas. Como mencionado antes, miopatia mitocondrial, acidose láctica e anemia sideroblástica podem ser causadas não apenas por mutações do gene *PUS1*, mas também por mutações do *YARS*. É sobretudo importante diagnosticar a DRCRL causada por um tRNA^{Glu} homoplásmico, visto que, com as medidas de sustentação apropriadas, as crianças geralmente melhoram de maneira espontânea e, por fim, tornam-se normais, em termos clínicos. As mutações patogênicas do gene *DARS* (que codifica a enzima aspartil-tRNA sintetase) provocam lesões do tronco encefálico e da medula espinal, além de elevação do nível de lactato (*LBSL*) nas crianças afetadas com ataxia cerebelar, espasticidade, disfunção da coluna dorsal e declínio cognitivo leve. Mutações igualmente graves do gene *RARS2* (que codifica a enzima arginil-tRNA sintetase) foram detectadas em três pacientes com encefalopatia infantil grave e *hipoplasia pontocerebelar*. Mutações do gene *EARS2*, que codifica a enzima glutamil-tRNA sintetase, foram detectadas por sequenciamento do exoma inteiro em uma coorte de onze pacientes sem relação de parentesco e com anormalidades simétricas da substância branca cerebral e dos sinais no tálamo, mesencéfalo, ponte, bulbo e substância branca cerebelar. Todos os pacientes tinham doença rapidamente progressiva iniciada na lactância e com acidose láctica grave. Mutações do gene *MARS2*, que codifica a enzima metionil-tRNA sintetase, foram consideradas responsáveis pela *ataxia espástica autossômica recessiva com leucoencefalopatia* (AEARL).

As anormalidades dos mitorribossomos foram associadas a doenças multissistêmicas complexas, às vezes apresentando anormalidades congênitas (dismorfismo e defeitos cardíacos);

contudo, em uma família com mutações do gene *MPRL3*, quatro irmãos desenvolveram miocardiopatia hipertrófica fatal e retardo psicomotor iniciados na lactância. Do mesmo modo, os pacientes com anormalidades dos fatores de alongamento traducional mitocondrial geralmente desenvolvem doenças fatais na lactância com encéfalo-hepatopatia precoce e mutações do gene *GFM1* (EFG1) e leucodistrofia macrocística e micropoligiria atribuída às anomalias do gene *TUFM* (EF-Tu$_{mt}$).

Anormalidades da dinâmica mitocondrial

Existe um grupo de doenças atribuídas a diversas mutações das proteínas de fusão mitocondrial e, menos comumente, das proteínas de fissão mitocondrial. As mutações das proteínas de fusão (p. ex., OPA1) causam atrofia óptica autossômica dominante (AOD ou doença de Kjer), cegueira associada ao nDNA e correspondente à NOHM relacionada com o mtDNA. Outras mutações das proteínas de fusão, inclusive MFN2 ou GADP1, provocam as neuropatias de Charcot-Marie-Tooth (tipos 2A e 4A).

Dois lactentes com mutações bem definidas dos genes de fissão (*DRP1* e *MFF*) apresentavam anormalidades das mitocôndrias e dos peroxissomos e tinham manifestações graves de encefalopatia rapidamente fatal e acidose láctica.

Defeitos na manutenção do DNA mitocondrial

Nesta seção, serão descritos os principais fenótipos clínicos associados às SDM, às diversas síndromes do mtDNA (OEP-*plus*) e, por fim, à combinação de depleção do mtDNA com deleções múltiplas do mtDNA.

Síndromes de depleção do DNA mitocondrial

Síndromes de depleção do DNA mitocondrial (forma miopática)

Em geral, os portadores dessas síndromes apresentam-se no primeiro ano de vida com déficit de crescimento, hipotonia, fraqueza e, em alguns casos, OEP. Geralmente morrem na infância em consequência de insuficiência respiratória, mas a gravidade da fraqueza e o índice de sobrevivência variam consideravelmente. A SDM miopática costuma ser provocada por mutações do gene que codifica a timidinoquinase 2 mitocondrial (*TK2*). Mais de noventa pacientes foram relatados na literatura com uma gama de mais de 45 mutações diferentes. Em especial, as mutações do gene *TK2* também podem causar fenótipo de AME; por essa razão, é importante realizar uma triagem para mutações do gene *TK2* nos pacientes com AME, mas sem mutações do gene *SMN1*.

Síndromes de depleção do DNA mitocondrial (forma encefalomiopática)

As duas variantes dessas síndromes são atribuídas a uma anormalidade da enzima succinil-CoA-liase do ciclo de Krebs. Mutações do gene (*SUCLA2*) que codifica a enzima succinil-CoA-liase ATP-dependente SUCLA2 provocam atraso psicomotor grave, hipotonia muscular, surdez, crises epilépticas generalizadas, contraturas de quadris e joelhos, ptose discreta, acidose láctica e acidúria metilmalônica. Há depleção apenas moderada do mtDNA muscular (cerca de 30%), enquanto a RM do cérebro sugere SL. Mutações do gene (*SUCLG1*) que codifica a isoforma trifosfato de guanosina-dependente da SUCLG1 provocam um fenótipo muito mais grave e rapidamente fatal, com depleção do mtDNA nos músculos e no fígado; essa doença caracteriza-se, em termos clínicos, por manifestações dismórficas, acidose láctica congênita e acidúria metilmalônica. Uma evolução mais desoladora – mais semelhante ao fenótipo SUCLA2 – está relacionada ao grau de atividade residual.

Os quadros clínicos dos pacientes com depleção do mtDNA são explicados por mutações do gene *RRM2B* (que codifica a subunidade pequena [p53R2] da proteína ribonucleotídio-redutase induzível por p53). Os lactentes são hipotônicos e as crianças, fracas, mas também podem apresentar nefropatia e acometimento do sistema nervoso central com microcefalia, crises epilépticas e atraso no desenvolvimento.

Síndromes de depleção do DNA mitocondrial (forma hepatocerebral)

Mutações de três outros genes (*DGUOK*, *MPV17* e *POLG*) também causam disfunção hepatocerebral. As mutações do gene *DGUOK*, que codifica a enzima desoxiguanosinoquinase mitocondrial, foram primeiramente descritas em 2001. As mutações graves provocam hepatopatia infantil fatal e lesões cerebrais, enquanto as mutações mais leves acarretam doença hepática isolada e são compatíveis com a sobrevivência mais longa.

As mutações do gene *MPV17*, que codifica uma pequena proteína da membrana mitocondrial com função desconhecida, causam uma síndrome hepatocerebral muito característica nas crianças caucasoides, mas está associada a uma encefalo-hepatopatia peculiar prevalente na população Navajo e atribuída a uma mutação do gene originador *MPV17*. As manifestações clínicas da neuro-hepatopatia de Navarro (NHN) incluem disfunções dos sistemas nervosos central e periférico, mutilação acral, fibrose ou ulceração da córnea, insuficiência hepática e distúrbios imunológicos.

A síndrome de Alpers-Huttenlocher é a forma mais importante de SDM hepatocerebral e foi atribuída às mutações do gene *POLG*. A síndrome de Alpers-Huttenlocher é definida como uma doença da infância, que se caracteriza pela tétrade de crises epilépticas refratárias, regressão psicomotora transitória, cegueira cortical e hepatopatia com cirrose micronodular. É extremamente importante não expor as crianças portadoras ao valproato, que com frequência desencadeia insuficiência hepática fulminante.

Síndromes causadas por múltiplas deleções do DNA mitocondrial

Mutações do gene *ANT1*

Nos pacientes com OEP autossômica dominante, foram detectadas mutações do gene que codifica uma isoforma do translocador de nucleotídio adenina (*ANT1*), algumas vezes associada a distúrbios psiquiátricos. Em um artigo clássico, as deleções múltiplas do mtDNA eram mais numerosas no cérebro, seguido dos músculos cardíaco e esquelético. Em casos menos frequentes, a OEP esporádica também pode ser provocada por mutações do *ANT1*; a combinação de miopatia mitocondrial com miocardiopatia, mesmo nos pacientes com padrão hereditário recessivo e sem OEP, deve indicar a possibilidade de mutações do gene *ANT1*.

Mutações do gene *PEO1*

Em 2001, a OEP autossômica dominante com deleções múltiplas do mtDNA foi associada às mutações do gene *PEO1*, que codifica uma helicase mitocondrial conhecida como *Twinkle*, fator essencial à manutenção do mtDNA e à regulação do seu número de cópias. Uma revisão de 33 pacientes de 26 famílias revelou que os sinais e sintomas mais comuns eram ptose (97%) e oftalmoparesia (94%), seguidas de intolerância aos esforços (52%) e fraqueza proximal leve (33%). O acometimento do sistema nervoso central não era frequente, mas incluía déficits visuais, enxaqueca, letargia, surdez e epilepsia. Distúrbios cardíacos foram detectados em 24% dos pacientes. Em uma família numerosa com OEP isolada autossômica dominante, observou-se progressão relativamente benigna em longo prazo.

Mutações do gene POLG

As mutações do gene que codifica a única polimerase mitocondrial, ou POLG, foram identificadas como causas importantes de uma ampla variedade de doenças mitocondriais. Mais de 150 mutações foram descritas nos três domínios do gene – exonuclease, ligante e polimerase – e podem causar OEP autossômica dominante ou recessiva, síndrome que inclui neuropatia atáxica sensitiva autossômica recessiva, disartria e oftalmoparesia; síndrome de ataxia mitocondrial recessiva; ou parkinsonismo com ou sem OEP.

Mutações do gene OPA1

Recentemente, um gene inesperado (OPA1) foi acrescentado aos descritos antes e estão associados à miopatia com OEP. Esse gene não era esperado, porque, a princípio, as mutações do OPA1 foram associadas a um distúrbio unicamente oftálmico – AOD ou doença de Kjer – e porque seu produto é uma mecanoenzima associada à fusão mitocondrial, e não à manutenção das mitocôndrias.

Contudo, foi descrito um distúrbio sindrômico (comumente denominado AOD-plus), caracterizado pelo desenvolvimento mais ou menos sequencial de atrofia óptica com déficit visual, surdez neurossensitiva, ataxia, miopatia, polineuropatia sensorimotora axonal e OEP. A biopsia muscular desses pacientes revelou fibras azuis COX-negativas irregulares dispersas e deleções múltiplas do mtDNA. A relação entre a anomalia da dinâmica mitocondrial e a anormalidade da manutenção mitocondrial é curiosa. Duas explicações foram sugeridas: capacidade reduzida das organelas de reparar os danos ao mtDNA induzidos por estresse ou, então, acumulação acelerada de mutações somáticas preexistentes no mtDNA associadas ao envelhecimento.

Coexistência de depleção de DNA mitocondrial e deleções múltiplas de DNA mitocondrial

Encefalomiopatia neurogastrintestinal mitocondrial

Uma das doenças nas quais a coexistência de deleções múltiplas do mtDNA com depleção do mtDNA foi reconhecida primeiramente é a encefalomiopatia neurogastrintestinal mitocondrial (ENGIM). Essa síndrome multissistêmica autossômica recessiva caracteriza-se por miopatia mitocondrial com ptose e OEP, neuropatia periférica, distúrbios da motilidade gastrintestinal, o que provoca caquexia grave, e leucoencefalopatia sem disfunção cognitiva. A ENGIM é atribuída às mutações do gene (TYMP) que codifica a enzima timidinofosforilase, resultando em níveis elevados de timidina e desoxiuridina no plasma e nos tecidos. A doença se manifesta no final da adolescência e é inexoravelmente progressiva, com média de idade de 37 anos na ocasião da morte. Análises moleculares revelaram mais de 50 mutações do gene TYMP, as quais provocam deleções múltiplas, depleção e mutações pontuais somáticas sítio-específicas do mtDNA em vários tecidos. Um modelo experimental em camundongos mostrou que os níveis elevados de timidina e desoxiuridina desequilibram as reservas de trifosfato de desoxinucleotídios mitocondrial, resultando na instabilidade do mtDNA.

A ataxia espinocerebelar de início na lactância foi descrita na década de 1970, na Finlândia. Entre 9 e 18 meses, as crianças desenvolvem ataxia aguda ou subaguda, hipotonia, atetose e arreflexia; na adolescência, perdem a capacidade de andar sem ajuda. Outros sinais e sintomas são OEP, atrofia óptica, surdez neurossensitiva, déficit cognitivo, neuropatia sensitiva e disfunção do sistema nervoso autônomo. Em 2005, essa doença autossômica recessiva foi atribuída às mutações do gene PEO1. Tanto o cérebro como o fígado apresentavam depleção de mtDNA.

Além de causar depleção miopática do mtDNA com início nos primeiros anos da infância, as mutações do gene TK2 também podem provocar miopatia de início na fase adulta com depleção do mtDNA e até mesmo OEP de início tardio com deleções múltiplas do mtDNA, em vez de depleção do mtDNA.

As mutações em RRM2B também podem ser associadas à OEP autossômica dominante ou recessiva e a múltiplas deleções de mtDNA.

O sequenciamento do exoma revelou mutações do gene DGUOK em cinco pacientes adultos com OEP e miopatia mitocondrial com deleções múltiplas do mtDNA; apenas um desses pacientes desenvolveu distúrbios hepáticos na infância. As mutações do gene MPV17, além de provocar depleção do mtDNA com início juvenil, também podem causar OEP de início adulto com deleções múltiplas do mtDNA do músculo.

AVALIAÇÃO DIAGNÓSTICA

Exames laboratoriais

A acidose láctica é uma alteração encontrada com frequência nas doenças relacionadas à via de FOx; normalmente, a razão lactato:piruvato está elevada (> 20:1). As informações relativas aos níveis de lactato e piruvato no LCR são importantes, dado que esses valores podem estar aumentados nas crianças com encefalopatia e lactato sanguíneo normal. Contudo, a inexistência de acidose láctica não exclui o diagnóstico. Nos pacientes com NARP ou SLHM, por exemplo, os níveis sanguíneos de lactato e piruvato podem estar normais ou apenas ligeiramente elevados. Em geral, os níveis de creatinoquinase sérica estão normais ou moderadamente elevados, exceto, por evidente, nos pacientes com miopatia durante os episódios de mioglobinúria. Outra exceção a essa regra – e, também, indício diagnóstico útil – é que os valores da CK sérica podem estar acentuadamente elevados nas crianças com a forma miopática da depleção de mtDNA, inclusive os portadores de mutações do gene (TK2) que codifica a enzima timidinoquinase mitocondrial. Outro importante exame laboratorial é a dosagem da timidina plasmática, que está acentuadamente elevada nos pacientes com ENGIM, doença autossômica recessiva causada por mutações do gene TYMP, que codifica a enzima timidina fosforilase.

Exames neurorradiológicos

Nas imagens de RM, as áreas bilaterais com sinais de hiperintensidade em T2 nos núcleos da base e no tronco encefálico indicam SL. Lesões semelhantes a AVE envolvendo, sobretudo, o córtex, geralmente nos hemisférios cerebrais posteriores, são características dos pacientes com MELAS. Sinais de hiperintensidade nas imagens em T2 na substância branca central são detectados em alguns casos da SKS, enquanto as calcificações dos núcleos da base são comuns na MELAS e na SKS (ver Figura 144.3). Já as anormalidades dos sinais da substância branca são detectadas com nitidez nos pacientes com deficiência do complexo I ou nas crianças com anomalias da tradução do mtDNA, podendo ser verificadas, também, em vários pacientes com distúrbios da manutenção do mtDNA. A espectroscopia de prótons por ressonância magnética revela acumulação de lactato no LCR e nas áreas específicas do cérebro, quando a concentração de lactato pode ser comparada com o nível de N-acetilaspartato, indicador da viabilidade celular.

Testes de fisiologia do esforço

A extração reduzida de oxigênio pelos músculos exercitados pode ser detectada por espectroscopia semi-infravermelha, que mede o grau de desoxigenação da hemoglobina. Um teste mais simples baseia-se na determinação da PO_2 no sangue venoso cubital após exercício aeróbio do antebraço. A PO_2 aumenta de maneira paradoxal nos pacientes com miopatia mitocondrial ou OEP e o grau de elevação reflete a gravidade do distúrbio oxidativo. Com o uso da espectroscopia do fósforo 31 por ressonância magnética, a razão entre fosfocreatina e fosfato inorgânico (PCr:Pi) pode ser determinada no músculo em repouso, durante o esforço e na fase de recuperação. Nos pacientes com disfunção mitocondrial, as razões entre fosfocreatina e fosfato inorgânico são menores do que o normal em repouso, diminuem de maneira excessiva durante o esforço e retornam aos níveis basais mais lentamente do que o normal.

PATOLOGIA

Músculo esquelético

A biopsia do músculo desempenha papel crucial no diagnóstico dos distúrbios primários relacionados com o mtDNA, mas é igualmente importante para diagnosticar a doença de pacientes com anomalias da manutenção do mtDNA, que têm padrão hereditário estritamente mendeliano e anormalidades secundárias do mtDNA. Com esses dois tipos de doença, a proliferação mitocondrial anormal (marca característica da disfunção mitocondrial) pode ser verificada pela coloração com tricromo de Gomori modificado (RRF) ou, melhor ainda, pela reação para SDH (fibras azuis irregulares) (Figura 144.5). As fibras vermelhas irregulares (*ragged-red fibers*, ou RRF, em inglês) estão presentes nas biopsias musculares dos pacientes portadores da maioria dos distúrbios causados por mutações do mtDNA, embora as raras exceções sejam NARP/SLHM e NOHL. A maioria dos casos de hereditariedade mendeliana raramente é diagnosticável pela presença de RRF ou fibras azuis irregulares, mas esse tipo de fibras é detectável excepcionalmente nos pacientes com depleção ou deleções múltiplas do mtDNA.

Nos casos característicos, a reação histoquímica para COX revela fibras COX-deficientes ou COX-negativas esparsas, que geralmente correspondem às RRF, embora não se limitem a esse tipo de fibras. As RRF são COX-positivas em duas doenças-chaves: (1) síndrome MELAS característica e (2) mutações dos genes do mtDNA que codificam citocromo *b* ou subunidades do complexo I. De modo a confirmar a patogenicidade de uma mutação do mtDNA, fibras isoladas podem ser dissecadas dos cortes transversais espessos do músculo e usadas para estabelecer os níveis de determinada mutação por reação em cadeia de polimerase. A detecção de níveis mais elevados da mutação nas

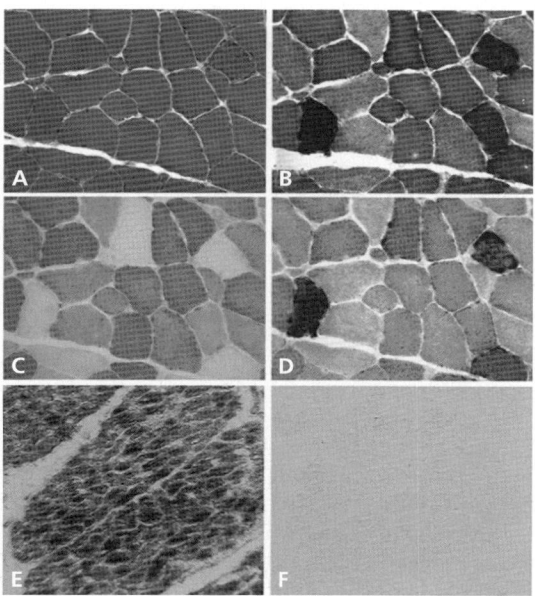

FIGURA 144.5 Cortes seriados da biopsia muscular de um paciente com síndrome caracterizada por mioclonia-epilepsia com fibras vermelhas irregulares. Com a aplicação do corante tricromo de Gomori modificado (**A**), duas dessas fibras vermelhas ficaram evidentes. As mesmas fibras pareciam azuis e irregulares com a coloração para succinato-desidrogenase (SDH) (**B**), mas sua aparência tornava-se pálida com o corante para citocromo *c* oxidase (COX) (**C**) e mais ou menos azulada com os corantes combinados para COX/SDH (**D**). Em contraste com o aspecto de "tabuleiro de damas" da biopsia muscular de um paciente com doença relacionada com o mtDNA, a biopsia de um paciente com mutações do gene *SCO2* (gene da COX de montagem do nDNA) apresentava variabilidade normal dos tipos de fibras na coloração para intensidade de SDH (**E**), mas ausência homogênea de atividade da COX (**F**). (*Esta figura se encontra reproduzida em cores no Encarte.*)

fibras afetadas (fibras vermelhas irregulares ou COX-negativas) do que nas fibras normais (fibras vermelhas não rasgadas ou COX-positivas) é uma evidência convincente de que a mutação em questão é patogênica.

A microscopia eletrônica perdeu grande parte de seu valor diagnóstico do passado, mas pode revelar acúmulos focais de mitocôndrias ou mitocôndrias com inclusões paracristalinas nos casos em que os resultados histoquímicos são duvidosos.

Exames de neuropatologia

As principais alterações neuropatológicas das encefalomiopatias mitocondriais incluem quatro lesões histopatológicas: degeneração esponjosa, destruição neuronal, gliose e desmielinização. Embora essas anormalidades sejam inespecíficas, seus padrões de distribuição variam nos pacientes com diferentes doenças relacionadas ao mtDNA. Desse modo, a neuropatologia da SKS caracteriza-se por degeneração esponjiforme, que normalmente é generalizada e afeta as substâncias branca e cinzenta. Nos pacientes com síndrome MELAS, a necrose multifocal predomina e afeta não apenas o córtex cerebral ou a substância branca subcortical, mas também o cerebelo, o tálamo e os núcleos da base. As calcificações dos núcleos da base também são comuns. Com a síndrome MERRF, a degeneração neuronal, a astrocitose e a desmielinização afetam preferencialmente o cerebelo (sobretudo o núcleo denteado), o tronco encefálico (sobretudo o núcleo olivar) e a medula espinal. Nos pacientes com SL causada por doenças relacionadas ao mtDNA ou anomalias mendelianas, há focos simétricos bilaterais de necrose dos núcleos da base, do tálamo, do mesencéfalo e da ponte. Ao exame microscópico, as lesões mostram proliferação vascular, gliose, danificação neuronal, desmielinização e cavitação cística.

ANORMALIDADES BIOQUÍMICAS

Todas os 37 genes codificados pelo mtDNA são necessários para a síntese da via de FOx mitocondrial (ver Figura 144.1); desse modo, os distúrbios causados por mutações do mtDNA costumam estar associados a anormalidades bioquímicas da FOx. O músculo esquelético é o tecido preferível para análises bioquímicas, visto que contém muitas mitocôndrias, sempre é afetado por doenças multissistêmicas (encefalomiopatias mitocondriais) e é o mais comumente afetado de maneira isolada (miopatias mitocondriais). Como a proliferação das mitocôndrias do músculo (RFF) é fator comum, as atividades dos complexos da cadeia respiratória devem ser referidas à atividade da citrato-sintetase, enzima da matriz mitocondrial codificada pelo DNA nuclear e marcador adequado da abundância mitocondrial.

Estudos bioquímicos com extratos musculares de pacientes portadores de doenças relacionadas ao mtDNA produzem dois tipos principais de resultados. O primeiro padrão consiste em anormalidades parciais das atividades de vários complexos que contêm subunidades codificadas pelo mtDNA (I, III e IV), contrastando com as atividades normais ou aumentadas da SDH (complexo II) e da citrato-sintetase. Já o segundo padrão é de deficiência grave da atividade de um complexo específico da cadeia respiratória. Como regra, o primeiro padrão é encontrado nos pacientes com deleções isoladas do mtDNA (p. ex., SKS) ou mutações dos genes do tRNA (p. ex., MELAS, MERRF), dado que esses erros genéticos limitam a síntese das proteínas mitocondriais in toto. O segundo padrão é próprio das mutações dos genes que codificam proteínas do mtDNA. As mutações do gene do citocromo *b*, por exemplo, provocam deficiência isolada do complexo III. Entretanto, as mutações dos genes ND, encontradas com cada vez mais frequência nos pacientes com MELAS, SL, NOHL ou síndromes combinadas, causam reduções variáveis e comumente modestas da atividade do complexo I.

Anormalidades enzimáticas específicas podem ser documentadas nas doenças mendelianas e são, sobretudo, evidentes com os "golpes diretos e indiretos" dos complexos I e IV. Contudo, a redução invariável das enzimas da cadeia respiratória (exceto as do complexo II) costuma ocorrer com as SDM e – igualmente devastadora – também caracterizar a maioria das doenças atribuídas às síndromes da tradução do mtDNA. Algumas vezes, as anormalidades das proteínas de montagem com Fe-S provocam reduções bioquímicas de três enzimas específicas da cadeia respiratória (complexos I, II e III) e de uma enzima específica do ciclo de Krebs (aconitase), em cuja composição também há Fe-S.

TRATAMENTO

Hoje em dia, não existe solução definitiva para a disfunção da cadeia respiratória e não há tratamento único para todos os distúrbios mitocondriais. No entanto, os tratamentos farmacológicos sintomáticos (p. ex., antiepilépticos) e as intervenções cirúrgicas (p. ex., blefaroplastia) ajudam a prolongar e melhorar a qualidade de vida dos pacientes com doença mitocondrial. Estudos revelaram que a fisioterapia aumenta a tolerância aos esforços e melhora a qualidade de vida desses pacientes. Várias abordagens direcionadas para a cura (ou até mesmo prevenção) das doenças mitocondriais mostraram-se promissoras in vitro ou em animais, ou então produziram resultados preliminares alentadores em seres humanos; essas abordagens serão descritas de maneira resumida a seguir.

Transferência de mitocôndrias

Para as doenças relacionadas com o mtDNA, das quais algumas são devastadoras e não podem ser diagnosticadas no período pré-natal, a principal meta é evitar por completo sua ocorrência por meio da reposição das mitocôndrias. Com essa abordagem, o núcleo de um oócito fecundado in vitro retirado do portador de uma mutação do mtDNA é transferido a outro oócito enucleado obtido de um doador normal: o embrião terá o nDNA dos pais biológicos, mas o mtDNA será de um doador mitocondrial normal. Nas experiências com primatas não humanos nas quais houve transferência de complexos fuso-cromossômicos dos oócitos, os filhotes eram saudáveis e não tinham o mtDNA materno original. A mesma técnica foi aplicada aos oócitos humanos fecundados e não fecundados (mas partenogenicamente ativados) e as células desenvolveram-se em blastocistos normais contendo praticamente apenas mtDNA do doador. Além disso, apenas o mtDNA do doador foi detectado após as linhagens de células-tronco originadas dos blastocistos terem sido diferenciadas em neurônios, cardiomiócitos e células beta. Resultados semelhantes foram obtidos no Reino Unido após transferência pró-nuclear a oócitos humanos anormalmente fecundados e desenvolvidos até o estágio de blastocisto. Apesar das preocupações éticas, a Human Fertilisation and Embryology Authority autorizou, em 2016, o uso dessa tecnologia considerando caso a caso. O primeiro procedimento de substituição mitocondrial oocitária com fertilização in vitro já foi feito em uma mulher portadora que deu à luz um menino saudável com baixas cargas de mutação do mtDNA neonatal.

Deslocamento de heteroplasmia

Nas doenças relacionadas com o mtDNA, a meta principal e desafiadora é deslocar a heteroplasmia dos pacientes e, desse modo, reduzir a carga mutacional a níveis subliminares. Quando ficam privados de glicose e são expostos a meios cetogênicos, os híbridos citoplasmáticos (*cíbridos*) portadores de deleções isoladas do mtDNA deslocaram seu nível de heteroplasmia e recuperaram a função mitocondrial, provavelmente por autofagia mitocondrial seletiva (mitofagia). Uma abordagem genética a esse deslocamento heteroplásmico consiste em usar endonucleases de restrição para eliminar mutações patogênicas específicas.

Promoção da função da cadeia respiratória

A abordagem terapêutica mais óbvia às doenças mitocondriais é melhorar a função da FOx e, desse modo, atenuar a crise de energia (déficit de ATP) e o estresse oxidativo (acumulação tóxica de espécies reativas de oxigênio). O composto usado de maneira quase universal pelos pacientes com doença mitocondrial é CoA_{10}, considerando o papel fundamental dessa molécula no transporte de elétrons, suas propriedades antioxidantes e sua segurança, mesmo em doses elevadas. Dois análogos sintéticos da CoA$_{10}$ – idebenona e parabenzoquinona – produziram resultados positivos moderados na dose diária de 900 mg em dois estudos com pacientes portadores de NOHL. O segundo composto, uma parabenzoquinona marcada como EPI-743, até hoje foi testada apenas em estudos abertos: na dose de 100 a 400 mg 3 vezes/dia, esse composto reverteu a perda de visão de quatro dos cinco pacientes com NOHL, trouxe melhora clínica em 12 crianças com várias doenças mitocondriais e interrompeu ou reverteu a progressão da doença de 13 crianças com SL comprovada por exames genéticos.

Eliminação dos compostos deletérios

A segunda abordagem terapêutica coerente às doenças mitocondriais é eliminar os compostos deletérios, que se acumulam nesses pacientes. Para reduzir o nível de lactato cerebral dos pacientes com MELAS, usa-se dicloroacetato, que mantém a piruvato desidrogenase em sua forma ativa e promove a oxidação do lactato. Infelizmente, esse composto causou efeitos neurotóxicos inaceitáveis e o tratamento precisou ser interrompido. Acredita-se que um "tratamento destoxificante" mais promissor seja o transplante de células-tronco hematopoéticas alogênicas (TSCHA), com o objetivo de recuperar a atividade da timidina fosforilase a níveis suficientes nos pacientes com ENGIM, até normalizar os níveis tóxicos circulantes de timidina e desoxiuridina. Até 2012, 9 dos 24 pacientes com ENGIM que fizeram TSCHA estavam vivos e tinham atividade sanguínea normal de timidina fosforilase, níveis praticamente indetectáveis de timidina desoxiuridina e discreta melhora clínica; entretanto, a mortalidade relacionada ao transplante foi inaceitavelmente alta. Um estudo de segurança em um subconjunto do TSCHA nos pacientes com ENGIM está em andamento e deverá avaliar se os transplantes podem ser realizados com baixa morbidade nos pacientes com doença em grau leve a moderado.

Terapias baseadas em pequenas moléculas

O uso compassivo de desoxinucleosídios (timidina e desoxicitidina) trouxe resultados promissores em pacientes com defeitos de manutenção do mtDNA devido à deficiência de TK2. Um estudo clínico de acompanhamento está em andamento.

Alteração da dinâmica mitocondrial

A dinâmica mitocondrial poderia ser explorada em termos terapêuticos em duas formas contrárias. Aumentar a fissão mitocondrial pode favorecer a mitofagia, "controle de qualidade" natural que sequestra e elimina mitocôndrias anormais, talvez captando seu potencial de membrana anormalmente baixo. A outra alternativa é a promoção da fusão da "rede" mitocondrial, que poderia complementar as mitocôndrias "boas" e "ruins" e normalizar a função mitocondrial global.

Embora a proliferação mitocondrial natural (p. ex., RRF) seja um mecanismo compensatório ineficaz, estudos preliminares indicaram a possibilidade de potencializar processos naturais estimulando a biogênese mitocondrial por ativação da via do coativador transcricional PGC-1-alfa AMPK ou sirtuína 1. A vantagem sobre a proliferação mitocondrial induzida pela doença, que acredita-se que favoreça os mtDNA mutantes, é que a hiper-regulação da biossíntese mitocondrial aumenta o número de cópias de todos os mtDNA, possibilitando que os genomas selvagens compensem os mutantes. Pesquisadores obtiveram resultados alentadores com quatro modelos experimentais de camundongos com deficiência de COX.

LEITURA SUGERIDA

Revisão geral

DiMauro S. Mitochondrial encephalomyopathies—fifty years on: the Robert Wartenberg Lecture. *Neurology*. 2013;81:281-291.

DiMauro S, Schon EA, Carelli V, Hirano M. The clinical maze of mitochondrial neurology. *Nat Rev Neurol*. 2013;9:429-444.

Gorman GS, Chinnery PF, DiMauro S, et al. Mitochondrial diseases. *Nat Rev Dis Primers*. 2016;2:16080.

Rahman J, Rahman S. Mitochondrial medicine in the omics era. *Lancet*. 2018;391:2560-2574.

Histórico

DiMauro S, Bonilla E, Lee CP, et al. Luft's disease. Further biochemical and ultrastructural studies of skeletal muscle in the second case. *J Neurol Sci*. 1976;27:217-232.

Engel WK, Cunningham CG. Rapid examination of muscle tissue. An improved trichrome method for fresh-frozen biopsy sections. *Neurology*. 1963;13:919-923.

Holt IJ, Harding AE, Morgan-Hughes JA. Deletions of muscle mitochondrial DNA in patients with mitochondrial myopathies. *Nature*. 1988;331:717-719.

Luft R, Ikkos D, Palmieri G, Ernster L, Afzelius B. A case of severe hypermetabolism of nonthyroid origin with a defect in the maintenance of mitochondrial respiratory control: a correlated clinical, biochemical, and morphological study. *J Clin Invest*. 1962;41:1776-1804.

Shy GM, Gonatas NK, Perez M. Two childhood myopathies with abnormal mitochondria. I. Megaconial myopathy. II. Pleoconial myopathy. *Brain*. 1966;89:133-158.

Wallace DC, Singh G, Lott MT, et al. Mitochondrial DNA mutation associated with Leber's hereditary optic neuropathy. *Science*. 1988;242:1427-1430.

Biopatologia

Alexander C, Votruba M, Pesch UE, et al. OPA1, encoding a dynamin-related GTPase, is mutated in autosomal dominant optic atrophy linked to chromosome 3q28. *Nat Genet*. 2000;26:211-215.

Area-Gomez E, de Groof A, Bonilla E, et al. A key role for MAM in mediating mitochondrial dysfunction in Alzheimer disease. *Cell Death Dis*. 2018;9:335.

Bione S, D'Adamo P, Maestrini E, Gedeon AK, Bolhuis PA, Toniolo D. A novel X-linked gene, G4.5. is responsible for Barth syndrome. *Nat Genet*. 1996;12:385-389.

Boczonadi V, Ricci G, Horvath R. Mitochondrial DNA transcription and translation: clinical syndromes. *Essays Biochem*. 2018;62:321-340.

Bourdon A, Minai L, Serre V, et al. Mutation of RRM2B, encoding p53-controlled ribonucleotide reductase (p53R2), causes severe mitochondrial DNA depletion. *Nat Genet*. 2007;39:776-780.

Bourgeron T, Rustin P, Chretien D, et al. Mutation of a nuclear succinate dehydrogenase gene results in mitochondrial respiratory chain deficiency. *Nat Genet*. 1995;11:144-149.

Bykhovskaya Y, Casas K, Mengesha E, Inbal A, Fischel-Ghodsian N. Missense mutation in pseudouridine synthase 1 (PUS1) causes mitochondrial myopathy and sideroblastic anemia (MLASA). *Am J Hum Genet*. 2004;74:1303-1308.

Calvo SE, Compton AG, Hershman SG, et al. Molecular diagnosis of infantile mitochondrial disease with targeted next-generation sequencing. *Sci Transl Med*. 2012;4:118ra110.

Calvo SE, Tucker EJ, Compton AG, et al. High-throughput, pooled sequencing identifies mutations in NUBPL and FOXRED1 in human complex I deficiency. *Nat Genet*. 2010;42:851-858.

Chen H, Chan DC. Mitochondrial dynamics—fusion, fission, movement, and mitophagy—in neurodegenerative diseases. *Hum Mol Genet*. 2009;18(R2):R169-R176.

Cuesta A, Pedrola L, Sevilla T, et al. The gene encoding ganglioside-induced differentiation-associated protein 1 is mutated in axonal Charcot-Marie-Tooth type 4A disease. *Nat Genet*. 2002;30:22-25.

Delettre C, Lenaers G, Griffoin JM, et al. Nuclear gene OPA1, encoding a mitochondrial dynamin-related protein, is mutated in dominant optic atrophy. *Nat Genet*. 2000;26:207-210.

DiMauro S, Tanji K, Schon EA. The many clinical faces of cytochrome c oxidase deficiency. *Adv Exp Med Biol.* 2012;748:341-357.

Elpeleg O, Miller C, Hershkovitz E, et al. Deficiency of the ADP-forming succinyl-CoA synthase activity is associated with encephalomyopathy and mitochondrial DNA depletion. *Am J Hum Genet.* 2005;76:1081-1086.

Fernandez-Vizarra E, Berardinelli A, Valente L, Tiranti V, Zeviani M. Nonsense mutation in pseudouridylate synthase 1 (PUS1) in two brothers affected by myopathy, lactic acidosis and sideroblastic anaemia (MLASA). *J Med Genet.* 2007;44:173-180.

Garcia-Diaz B, Barros MH, Sanna-Cherchi S, et al. Infantile encephaloneuromyopathy and defective mitochondrial translation are due to a homozygous RMND1 mutation. *Am J Hum Genet.* 2012;91:729-736.

Gempel K, Topaloglu H, Talim B, et al. The myopathic form of coenzyme Q_{10} deficiency is caused by mutations in the electron-transferring-flavoprotein dehydrogenase (ETFDH) gene. *Brain.* 2007;130:2037-2044.

Gorman GS, Schaefer AM, Ng Y, et al. Prevalence of nuclear and mitochondrial DNA mutations related to adult mitochondrial disease. *Ann Neurol.* 2015;77:753-759.

Hakonen AH, Goffart S, Marjavaara S, et al. Infantile-onset spinocerebellar ataxia and mitochondrial recessive ataxia syndrome are associated with neuronal complex I defect and mtDNA depletion. *Hum Mol Genet.* 2008;17:3822-3835.

Heeringa SF, Chernin G, Chaki M, et al. COQ6 mutations in human patients produce nephrotic syndrome with sensorineural deafness. *J Clin Invest.* 2011;121:2013-2024.

Holt IJ, Harding AE, Petty RK, Morgan-Hughes JA. A new mitochondrial disease associated with mitochondrial DNA heteroplasmy. *Am J Hum Genet.* 1990;46:428-433.

Horvath R, Kemp JP, Tuppen HA, et al. Molecular basis of infantile reversible cytochrome c oxidase deficiency myopathy. *Brain.* 2009;132:3165-3174.

Indrieri A, van Rahden VA, Tiranti V, et al. Mutations in COX7B cause microphthalmia with linear skin lesions, an unconventional mitochondrial disease. *Am J Hum Genet.* 2012;91:942-949.

Janer A, Antonicka H, Lalonde E, et al. An *RMND1* mutation causes encephalopathy associated with multiple oxidative phosphorylation complex deficiencies and a mitochondrial translation defect. *Am J Hum Genet.* 2012;91:737-743.

Lagier-Tourenne C, Tazir M, López LC, et al. ADCK3, an ancestral kinase, is mutated in a form of recessive ataxia associated with coenzyme Q_{10} deficiency. *Am J Hum Genet.* 2008;82:661-672.

López LC, Schuelke M, Quinzii C, et al. Leigh syndrome with nephropathy and CoQ_{10} deficiency due to *decaprenyl diphosphate synthase subunit 2 (PDSS2)* mutations. *Am J Hum Genet.* 2006;79:1125-1129.

Luo S, Valencia CA, Zhang J, et al. Biparental inheritance of mitochondrial DNA in humans. *Proc Natl Acad Sci U S A.* 2018;115:13039-13044.

Mandel H, Szargel R, Labay V, et al. The deoxyguanosine kinase gene is mutated in individuals with depleted hepatocerebral mitochondrial DNA. *Nat Genet.* 2001;29:337-341.

Massa V, Fernandez-Vizarra E, Alshahwan S, et al. Severe infantile encephalomyopathy caused by a mutation in COX6B1, a nucleus-encoded subunit of cytochrome c oxidase. *Am J Hum Genet.* 2008;82:1281-1289.

McShane MA, Hammans SR, Sweeney M, et al. Pearson syndrome and mitochondrial encephalomyopathy in a patient with a deletion of mtDNA. *Am J Hum Genet.* 1991;48:39-42.

Mimaki M, Hatakeyama H, Komaki H, et al. Reversible infantile respiratory chain deficiency: a clinical and molecular study. *Ann Neurol.* 2010;68:845-854.

Mitsuhashi S, Ohkuma A, Talim B, et al. A congenital muscular dystrophy with mitochondrial structural abnormalities caused by defective de novo phosphatidylcholine biosynthesis. *Am J Hum Genet.* 2011;88:845-851.

Mollet J, Giurgea I, Schlemmer D, et al. Prenyldiphosphate synthase, subunit 1 (PDSS1) and OH-benzoate polyprenyltransferase (COQ2) mutations in ubiquinone deficiency and oxidative phosphorylation disorders. *J Clin Invest.* 2007;117:765-772.

Mootha VK, Lepage P, Miller K, et al. Identification of a gene causing human cytochrome c oxidase deficiency by integrative genomics. *Proc Natl Acad Sci U S A.* 2003;100:605-610.

Naviaux RK, Nguyen KV. POLG mutations associated with Alpers' syndrome and mitochondrial DNA depletion. *Ann Neurol.* 2004;55:706-712.

Ogasahara S, Engel AG, Frens D, Mack D. Muscle coenzyme Q deficiency in familial mitochondrial encephalomyopathy. *Proc Nat Acad Sci U S A.* 1989;86:2379-2382.

Ostergaard E, Christensen E, Kristensen E, et al. Deficiency of the α subunit of succinate–coenzyme A ligase causes fatal infantile lactic acidosis with mitochondrial DNA depletion. *Am J Hum Genet.* 2007;81:383-387.

Ostergaard E, Schwartz M, Batbayli M, et al. A novel missense mutation in SUCLG1 associated with mitochondrial DNA depletion, encephalomyopathic form, with methylmalonic aciduria. *Eur J Pediatr.* 2010;169:201-205.

Payne BA, Wilson IJ, Yu-Wai-Man P, et al. Universal heteroplasmy of human mitochondrial DNA. *Hum Mol Genet.* 2013;22:384-390.

Quinzii C, Naini A, Salviati L, et al. A mutation in para-hydroxybenzoate-polyprenyl transferase (COQ2) causes primary coenzyme Q_{10} deficiency. *Am J Hum Genet.* 2006;78:345-349.

Scheper GC, van der Klok T, van Andel RJ, et al. Mitochondrial aspartyl-tRNA synthetase deficiency causes leukoencephalopathy with brain stem and spinal cord involvement and lactate elevation. *Nat Genet.* 2007;39:534-539.

Schlame M, Towbin JA, Heerdt PM, Jehle R, DiMauro S, Blank TJJ. Deficiency of tetralinoleoyl-cardiolipin in Barth syndrome. *Ann Neurol.* 2002;51:634-637.

Schon EA, Area-Gomez E. Mitochondria-associated ER membranes in Alzheimer disease. *Mol Cell Neurosci.* 2013;55:26-36.

Spelbrink JN, Li FY, Tiranti V, et al. Human mitochondrial DNA deletions associated with mutations in the gene encoding Twinkle, a phage T7 gene 4-like protein localized in mitochondria. *Nat Genet.* 2001;28:223-231.

Spinazzola A, Viscomi C, Fernandez-Vizarra E, et al. MPV17 encodes an inner mitochondrial membrane protein and is mutated in infantile hepatic mitochondrial DNA depletion. *Nat Genet.* 2006;38(5):570-575.

Steenweg ME, Ghezzi D, Haack T, et al. Leukoencephalopathy with thalamus and brainstem involvement and high lactate 'LTBL' caused by EARS2 mutations. *Brain.* 2012;135(pt 5):1387-1394.

Tatuch Y, Christodoulou J, Feigenbaum A, et al. Heteroplasmic mtDNA mutation (T->G) at 8993 can cause Leigh disease when the percentage of abnormal mtDNA is high. *Am J Hum Genet.* 1992;50:852-858.

Tiranti V, Hoertnagel K, Carrozzo R, et al. Mutations of SURF-1 in Leigh disease associated with cytochrome *c* oxidase deficiency. *Am J Hum Genet.* 1998;63:1609-1621.

Tiranti V, Viscomi C, Hildebrandt T, et al. Loss of ETHE1, a mitochondrial dioxygenase, causes fatal sulfide toxicity in ethylmalonic encephalopathy. *Nat Med.* 2009;15:200-205.

Visapää I, Fellman V, Vesa J, et al. GRACILE syndrome, a lethal metabolic disorder with iron overload, is caused by a point mutation in BCS1L. *Am J Hum Genet.* 2002;71:863-876.

Waterham HR, Koster J, van Roermund CW, Mooyer PAW, Wanders RJA, Leonard JV. A lethal defect of mitochondrial and peroxisomal fission. *N Engl J Med.* 2007;356:1736-1741.

Wortmann SB, Vaz FM, Gardeitchik T, et al. Mutations in the phospholipid remodeling gene SERAC1 impair mitochondrial function and intracellular cholesterol trafficking and cause dystonia and deafness. *Nat Genet.* 2012;44:797-802.

Zhu Z, Yao J, Johns T, et al. SURF1, encoding a factor involved in the biogenesis of cytochrome c oxidase, is mutated in Leigh syndrome. *Nat Genet.* 1998;20:337-343.

Züchner S, Mersiyanova IV, Muglia M, et al. Mutations in the mitochondrial GTPase mitofusin 2 cause Charcot-Marie-Tooth neuropathy type 2A. *Nat Genet.* 2004;36:449-451.

Características clínicas

Amati-Bonneau P, Valentino ML, Reynier P, et al. OPA1 mutations induce mitochondrial DNA instability and optic atrophy 'plus' phenotypes. *Brain.* 2008;131(pt 2):338-351.

Andreu AL, Hanna MG, Reichmann H, et al. Exercise intolerance due to mutations in the cytochrome *b* gene of mitochondrial DNA. *N Engl J Med.* 1999;341:1037-1044.

Béhin A, Jardel C, Claeys KG, et al. Adult cases of mitochondrial DNA depletion due to TK2 defect: an expanding spectrum. *Neurology.* 2012;78:644-648.

Carelli V, Barboni P, Sadun AA. Mitochondrial ophthalmology. In: DiMauro S, Hirano M, Schon EA, eds. *Mitochondrial Medicine.* Oxon, United Kingdom: Informa Healthcare; 2006:105-142.

Carrozzo R, Dionisi-Vici C, Steuerwald U, et al. SUCLA2 mutations are associated with mild methylmalonic aciduria, Leigh-like encephalomyopathy, dystonia and deafness. *Brain.* 2007;130(pt 3):862-874.

Chinnery PF, DiMauro S, Shanske S, et al. Risk of developing a mitochondrial DNA deletion disorder. *Lancet.* 2004;364:592-596.

DiMauro S, Nicholson JF, Hays AP, et al. Benign infantile mitochondrial myopathy due to reversible cytochrome c oxidase deficiency. *Ann Neurol.* 1983;14:226-234.

Elliott HR, Samuels DC, Eden JA, Relton CL, Chinnery PF. Pathogenic mitochondrial DNA mutations are common in the general population. *Am J Hum Genet.* 2008;83:254-260.

Emmanuele V, López LC, Berardo A, et al. Heterogeneity of coenzyme Q_{10} deficiency: patient study and literature review. *Arch Neurol.* 2012;69:978-983.

Fratter C, Gorman GS, Stewart JD, et al. The clinical, histochemical, and molecular spectrum of PEO1 (Twinkle)-linked adPEO. *Neurology.* 2010;74:1619-1626.

Fratter C, Raman P, Alston CL, et al. RRM2B mutations are frequent in familial PEO with multiple mtDNA deletions. *Neurology.* 2011;76:2032-2034.

Garone C, Rubio JC, Calvo SE, et al. MPV17 mutations causing adult-onset multisystemic disorder with multiple mitochondrial DNA deletions. *Arch Neurol.* 2012;69:1648-1651.

Garone C, Taylor RW, Nascimento A, et al. Retrospective natural history of thymidine kinase 2 deficiency. *J Med Genet.* 2018;55:515-521.

Hirano M, Kaufmann P, De Vivo DC, et al. Mitochondrial neurology I: encephalopathies. In: DiMauro S, Hirano M, Schon EA, eds. *Mitochondrial Medicine.* Oxon, United Kingdom: Informa Healthcare; 2006:27-44.

Hudson G, Amati-Bonneau P, Blakely EL, et al. Mutation of OPA1 causes dominant optic atrophy with external ophthalmoplegia, ataxia, deafness and multiple mitochondrial DNA deletions: a novel disorder of mtDNA maintenance. *Brain.* 2008;131(pt 2):329-337.

Hudson G, Schaefer AM, Taylor RW, et al. Mutation of the linker region of the polymerase gamma-1 (POLG1) gene associated with progressive external ophthalmoplegia and Parkinsonism. *Arch Neurol.* 2007;64:553-557.

Karadimas CL, Vu TH, Holve SA, et al. Navajo neurohepatopathy is caused by a mutation in the MPV17 gene. *Am J Hum Genet.* 2006;79:544-548.

Koene S, Rodenburg RJ, van der Knaap MS, et al. Natural disease course and genotype-phenotype correlations in complex I deficiency caused by nuclear gene defects: what we learned from 130 cases. *J Inherit Metab Dis.* 2012;35:737-747.

Luoma P, Melberg A, Rinne JO, et al. Parkinsonism, premature menopause, and mitochondrial DNA polymerase gamma mutations: clinical and molecular genetic study. *Lancet.* 2004;364:875-882.

Mancuso M, Orsucci D, Angelini C, et al. Phenotypic heterogeneity of the 8344A>G mtDNA "MERRF" mutation. *Neurology.* 2013;80:2049-2054.

Paradas C, Gutiérrez Rios P, Rivas E, Carbonell P, Hirano M, DiMauro S. TK2 mutation presenting as indolent myopathy. *Neurology.* 2013;80:504-506.

Ronchi D, Garone C, Bordoni A, et al. Next-generation sequencing reveals DGUOK mutations in adult patients with mitochondrial DNA multiple deletions. *Brain.* 2012;135(pt 11):3404-3415.

Rötig A, Appelkvist EL, Geromel V, et al. Quinone-responsive multiple respiratory-chain dysfunction due to widespread coenzyme Q_{10} deficiency. *Lancet.* 2000;356:391-395.

Saneto RP, Naviaux RK. Polymerase gamma disease through the ages. *Dev Disabil Res Rev.* 2010;16:163-174.

Sengers RC, Trijbels JM, Willems JL, Daniels O, Stadhouders AM. Congenital cataract and mitochondrial myopathy of skeletal and heart muscle associated with lactic acidosis after exercise. *J Pediatr.* 1975;86:873-880.

Tyynismaa H, Sun R, Ahola-Erkkilä S, et al. Thymidine kinase 2 mutations in autosomal recessive progressive external ophthalmoplegia with multiple mitochondrial DNA deletions. *Hum Mol Genet.* 2012;21:66-75.

Tyynismaa H, Ylikallio E, Patel M, Molnar MJ, Haller RG, Suomalainen A. A heterozygous truncating mutation in RRM2B causes autosomal-dominant progressive external ophthalmoplegia with multiple mtDNA deletions. *Am J Hum Genet.* 2009;85:290-295.

Yu-Wai-Man P, Griffiths PG, Gorman GS, et al. Multi-system neurological disease is common in patients with OPA1 mutations. *Brain.* 2010;133:771-786.

Patologia

Hays AP, Oskoui M, Tanji K, et al. Mitochondrial neurology II: myopathies and peripheral neuropathies. In: DiMauro S, Hirano M, Schon EA, eds. *Mitochondrial Medicine.* Oxon, United Kingdom: Informa Healthcare; 2006:27-44.

Tanji K, Kunimatsu T, Vu TH, Bonilla E. Neuropathological features of mitochondrial disorders. *Semin Cell Dev Biol.* 2001;12:429-439.

Tratamento

Cerutti R, Pirinen E, Lamperti C, et al. NAD^+-dependent activation of Sirt1 corrects the phenotype in a mouse model of mitochondrial disease. *Cell Metab.* 2014;19:1042-1049.

Craven L, Elson JL, Irving L, et al. Mitochondrial DNA disease: new options for prevention. *Hum Mol Genet.* 2011;20(R2):R168-R174.

Craven L, Tuppen HA, Greggains GD, et al. Pronuclear transfer in human embryos to prevent transmission of mitochondrial DNA disease. *Nature.* 2010;465:82-85.

Domínguez-González C, Madruga-Garrido M, Mavillard F, et al. Deoxynucleoside therapy for thymidine kinase 2-deficient myopathy. *Ann Neurol.* 2019;86:293-303.

Enns GM, Kinsman SL, Perlman SL, et al. Initial experience in the treatment of inherited mitochondrial disease with EPI-743. *Mol Genet Metab.* 2012;105:91-102.

Gilkerson RW, De Vries RL, Lebot P, et al. Mitochondrial autophagy in cells with mtDNA mutations results from synergistic loss of transmembrane potential and mTORC1 inhibition. *Hum Mol Genet.* 2012;21:978-990.

Hirano M, Garone C, Quinzii CM. CoQ_{10} deficiencies and MNGIE: two treatable mitochondrial disorders. *Biochim Biophys Acta.* 2012;1820:625-631.

Karaa A, Haas R, Goldstein A, Vockley J, Weaver WD, Cohen BH. Randomized dose-escalation trial of elamipretide in adults with primary mitochondrial myopathy. *Neurology.* 2018;90:e1212-e1221.

Kaufmann P, Engelstad K, Wei Y, et al. Dichloroacetate causes toxic neuropathy in MELAS: a randomized, controlled clinical trial. *Neurology.* 2006;66:324-330.

Klopstock T, Yu-Wai-Man P, Dimitriadis K, et al. A randomized placebo-controlled trial of idebenone in Leber's hereditary optic neuropathy. *Brain.* 2011;134(pt 9):2677-2686.

Martinelli D, Catteruccia M, Piemonte F, et al. EPI-743 reverses the progression of the pediatric mitochondrial disease—genetically defined Leigh syndrome. *Mol Genet Metab.* 2012;107:383-388.

Paull D, Emmanuele V, Weiss KA, et al. Nuclear genome transfer in human oocytes eliminates mitochondrial DNA variants. *Nature.* 2013;493:632-637.

Sadun AA, Chicani CF, Ross-Cisneros FN, et al. Effect of EPI-743 on the clinical course of the mitochondrial disease Leber hereditary optic neuropathy. *Arch Neurol.* 2012;69:331-338.

Tachibana M, Amato P, Sparman M, et al. Towards germline gene therapy of inherited mitochondrial diseases. *Nature.* 2013;493:627-631.

Tachibana M, Sparman M, Sritanaudomchai H, et al. Mitochondrial gene replacement in primate offspring and embryonic stem cells. *Nature.* 2009;461:367-372.

Taivassalo T, Haller RG. Exercise and training in mitochondrial myopathies. *Med Sci Sports Exerc.* 2005;37:2094-2101.

Tanaka M, Borgeld HJ, Zhang J, et al. Gene therapy for mitochondrial disease by delivering restriction endonuclease SmaI into mitochondria. *J Biomed Sci.* 2002;9(6, pt 1):534-541.

Viscomi C, Bottani E, Civiletto G, et al. In vivo correction of COX deficiency by activation of the AMPK/PGC-1 axis. *Cell Metab.* 2011;14:80-90.

Wenz T, Diaz F, Spiegelman BM, Moraes CT. Activation of the PPAR/PGC-1 pathway prevents a bioenergetic deficit and effectively improves a mitochondrial myopathy phenotype. *Cell Metab.* 2008;8:249-256.

Síndromes Neurocutâneas

Marc C. Patterson

PONTOS-CHAVE

1. O tegumento e o sistema nervoso se desenvolvem a partir do ectoderma fetal. Como resultado, muitos distúrbios do desenvolvimento do sistema nervoso central são acompanhados por manifestações cutâneas características. Esses distúrbios são conhecidos como *síndromes neurocutâneas*.

2. Foram propostas duas subclassificações sobrepostas de distúrbios neurocutâneos: neurocristopatias, que abrangem distúrbios nos quais as células de origem da crista neural se desenvolvem de maneira anormal ou sofrem transformação neoplásica; e RASopatias, que inclui distúrbios associados a mutações de genes na via do sarcoma de ratos/proteínas quinases ativadas por mitógeno.

3. O diagnóstico das síndromes neurocutâneas baseia-se em critérios clínicos. O teste genético serve como suporte, mas, em razão do grande tamanho de muitos desses genes e, também, do mosaicismo tecidual, não é possível definir as mutações em todos os pacientes que claramente têm essas síndromes.

4. A maioria das síndromes neurocutâneas é herdada de forma dominante, tem penetrância variável e expressividade bastante variável. Os médicos devem estar atentos à possibilidade de tais síndromes e avaliar de maneira minuciosa os indivíduos potencialmente afetados, nos quais as manifestações podem ser sutis.

INTRODUÇÃO

Várias doenças genéticas acometem tanto a pele quanto o sistema nervoso. Essas doenças são denominadas *distúrbios neurocutâneos ou neuroectodermatoses*. No passado, eram designadas como *facomatoses* (*phakos* é um termo grego que significa "lentilha", "placa plana" ou "mancha"). Muitas síndromes neurocutâneas estão incluídas em outros agrupamentos patológicos ou genéticos. A família das neurocristopatias, por exemplo, compreende a neurofibromatose (NF) 1 e 2, o complexo esclerose tuberosa (CET), a síndrome de Sturge-Weber, a síndrome de Von Hippel-Lindau e a síndrome de Waardenburg. As neurocristopatias são definidas como distúrbios genéticos nos quais células derivadas da crista neural manifestam desenvolvimento anormal, sofrem transformação neoplásica ou ambos.

O termo "RAS*opatia*" refere-se a distúrbios nos quais os genes expressos na via do sarcoma de rato (RAS, do inglês *rat sarcoma*)/proteínas quinases ativadas por mitógeno (MAPK, do inglês *mitogen-activated protein kinase*) sofrem mutação, resultando em quantidades anormais de células, morfologia, localização ou envelhecimento. Esse grupo inclui NF-1, bem como os fenótipos sobrepostos da síndrome de Noonan, síndrome de Noonan com múltiplos lentigos (síndrome de LEOPARD) e síndrome de Legius. Qualquer parte do sistema nervoso central (SNC) ou do sistema nervoso periférico pode ser afetada por essas doenças hereditárias; sua expressão é muito variável entre as famílias, bem como dentro de uma mesma família.

NEUROFIBROMATOSE

Introdução

Embora a NF tenha sido descrita pela primeira vez no século XVII e uma revisão clínica abrangente tenha sido publicada em 1849, os fenótipos clínicos e patológicos foram associados pela primeira vez, em 1882, por Von Recklinghausen. A NF é um dos distúrbios monogênicos mais comuns do SNC. As principais características consistem em múltiplas manchas cutâneas hiperpigmentadas (*manchas café com leite*), neurofibromas múltiplos e lesões nos ossos, no SNC, no sistema nervoso periférico ou em outros órgãos. As formas mais bem caracterizadas são a neurofibromatose tipo 1 (NF-1; *doença de von Recklinghausen* ou *NF periférica* (MIM 162200), neurofibromatose tipo 2 (NF-2; *NF central* ou *síndrome de neuroma acústico bilateral* [MIM 101000]) e a schwannomatose, fenótipo caracterizado pela presença de múltiplos schwannomas associados à dor intratável, sem comprometimento vestibular. Os três distúrbios diferem quanto a genética, patogenia e manifestações clínicas.

Epidemiologia

Tanto o sexo masculino como o feminino são igualmente afetados, e a condição é descrita em todo o mundo, em todos os grupos raciais e étnicos. Os dados de incidência compõem uma estimativa mínima, visto que os casos leves costumam não ser diagnosticados.

Genética molecular e patogenia

A NF-1, a NF-2 e a schwannomatose são distúrbios autossômicos dominantes. A penetrância da NF-1 é de quase 100%, porém a expressividade varia. A ocorrência de mutações é responsável por 50% de novos casos. O gene *NF-1* foi mapeado no cromossomo 17q11.2. O produto gênico é denominado *neurofibromina*, gene supressor tumoral que atua por meio da via MAPK. Ocorrem translocações, grandes deleções de megabases, grandes deleções internas, pequenos rearranjos e mutações pontuais no gene *NF-1*. Embora os genótipos sejam diferentes, os fenótipos são indistinguíveis. A acentuada variabilidade clínica observada nas famílias que apresentam mutação idêntica do *NF-1* equivale à variabilidade entre famílias com diferentes mutações do gene *NF-1*. A exceção é observada com grandes deleções de megabases, associadas à disfunção cognitiva e, em geral, a manifestações clínicas mais graves. A mutação inativa o gene, e, por analogia a outros oncogenes, a perda do gene alélico posteriormente durante a vida pode levar à formação de tumores. Não se sabe como as outras manifestações da doença aparecem. Em estudos de rastreamento, foram identificados vários modificadores genéticos potenciais em associação a vias de sinalização.

O gene *NF-2* foi mapeado no cromossomo 22q12. O produto gênico assemelha-se ao do gene da proteína tipo moezina-ezrina-radixina e, por esse motivo, é denominado *merlina*. Foram identificadas deleções do gene em células de schwannoma e meningioma, principais tumores encontrados em pacientes com NF-2. A merlina inibe a quinase ativada por Ser/Thrp21 dependente de Rac/CDC42 PAK1, que ativa tanto a transformação de Ras quanto a NF-1 por meio de dois domínios separados. Inibidores específicos de PAK1 impedem de maneira seletiva o crescimento de células cancerosas deficientes em NF-2, sugerindo que PAK1 seja essencial para o crescimento maligno de células deficientes em NF-2. Os inibidores de PAK1 poderão desempenhar, no futuro, papel terapêutico para esses tumores.

A schwannomatose tem sido relacionada à ocorrência de mutações em três genes: *SMARCB1*, *LZTR1* e *COQ6*. O produto gênico do *SMARCB1* é uma subunidade do complexo de remodelagem da cromatina SW1/hSHNF. Mutações nesse gene são responsáveis por cerca da metade dos casos de schwannomatose familiar, mas apenas cerca de 10% dos casos esporádicos. O gene *LZTR1* codifica uma proteína que atua como supressor tumoral; mutações de COQ6 comprometem a síntese da coenzima Q10.

Neuropatologia

A displasia, a hiperplasia e a neoplasia dos tecidos de sustentação neural acometem os sistemas nervosos central, periférico e autônomo. As manifestações viscerais resultam da hiperplasia dos gânglios autonômicos e dos nervos no interior do órgão. As alterações displásicas e neoplásicas também afetam a pele, os ossos, as glândulas endócrinas e os vasos sanguíneos. As anomalias de desenvolvimento incluem meningocele torácica e siringomielia. Os pacientes afetados por NF-1 têm mais tendência do que outros a apresentar distúrbios neoplásicos, incluindo neuroblastoma, tumor de Wilms, leucemia, feocromocitoma e sarcomas.

As neoplasias que acometem o sistema nervoso periférico e as raízes nervosas medulares incluem os schwannomas e os neurofibromas. Os tumores intramedulares incluem os ependimomas (sobretudo do cone medular e filamento terminal) e astrocitomas (embora alguns deles possam consistir, na verdade, em ependimomas quando se utiliza a microscopia eletrônica); os gangliogliomas são raros. Os tumores intracranianos mais comuns consistem em astrocitomas do hemisfério de qualquer grau histológico, desde benignos até altamente malignos; já os tumores da fossa posterior do crânio são raros. Os gliomas astrocíticos pilocíticos do nervo óptico e do quiasma óptico também são característicos e, em geral, progridem com lentidão. Em adultos com NF-2, ocorrem neuromas acústicos bilaterais e meningiomas solitários ou multicêntricos.

Sinais e sintomas

Existem pelo menos quatro formas de NF. A *NF periférica (NF-1)*, conforme descrito por Von Recklinghausen, é a mais comum. A *NF central (NF-2)* manifesta-se por neuromas acústicos bilaterais com alterações cutâneas leves. A *NF segmentar* surge em decorrência de microdeleções tipo mosaico na NF-1 e se caracteriza por manchas "café com leite" e neurofibromas, que são limitados e afetam habitualmente um segmento superior do corpo. As lesões estendem-se até a linha média e incluem o braço ipsilateral, mas não acometem a cabeça e o pescoço. A *NF cutânea* limita-se a alterações pigmentares; observam-se diversas manchas "café com leite", porém não há nenhuma outra manifestação clínica. De 1 a 4% dos pacientes com fenótipo de NF leve (apenas manchas "café com leite") apresentam um distúrbio relacionado, a síndrome de Legius, associada a mutações no gene *SPRED1* em 90% dos casos.

A síndrome de NF-1-Noonan apresenta as manifestações clínicas da NF-1 associadas a um fenótipo da síndrome de Noonan. As características clínicas dessa síndrome consistem em hipertelorismo ocular, fissuras palpebrais com inclinação descendente, pescoço alado, orelhas de baixa implantação e estenose pulmonar.

Já a NF-1 apresenta manifestações multiformes e progressivas. Com frequência, as famílias e os médicos preveem um destino como o de Joseph Merrick (o "Homem Elefante", que quase certamente era portador da síndrome de Proteus, e não de NF-1). Na realidade, muitos pacientes com a doença são funcionalmente indistinguíveis de pessoas normais; com frequência, apresentam apenas lesões cutâneas e não são diagnosticados até procurarem um médico em virtude de alguma incapacidade de aprendizado, escoliose ou outro problema.

Manifestações cutâneas

A mácula "café com leite" constitui a lesão patognomônica e é observada em quase todos os pacientes (Figura 145.1). Seis ou mais manchas "café com leite" com mais de 5 mm de diâmetro antes da puberdade e com mais de 15 mm de diâmetro depois da puberdade constituem um diagnóstico. Em geral, estão

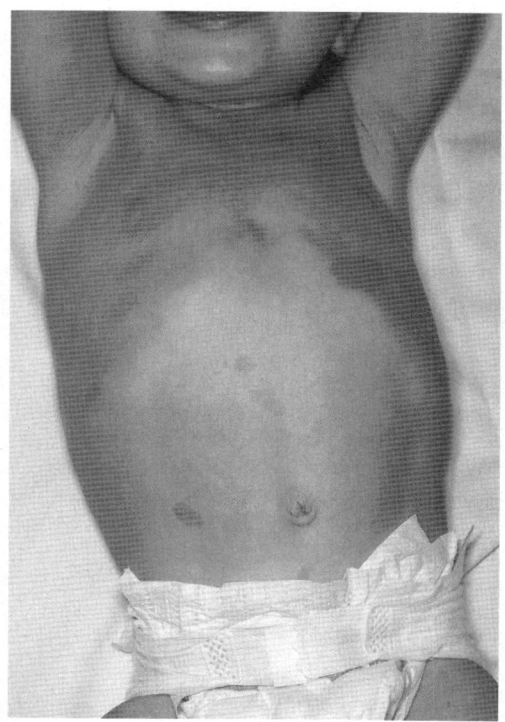

FIGURA 145.1 Máculas "café com leite" no tronco de lactente com neurofibromatose tipo 1. (*Esta figura se encontra reproduzida em cores no Encarte.*)

presentes por ocasião do nascimento, mas podem não aparecer até a 1 ou 2 anos de vida. As máculas, que aumentam tanto de tamanho quanto em quantidade durante a primeira década de vida, tendem a ficar menos evidentes após a segunda década, visto que se mesclam com o tom da pele hiperpigmentada circundante. Essas máculas bronzeadas distintas aparecem de modo aleatório no tronco e nos membros, mas tendem a não surgir na face.

Outras manifestações cutâneas podem incluir sardas em todo o corpo, mas estas acometem habitualmente a axila e outras áreas intertriginosas. Com frequência, lesões hiperpigmentadas mais escuras e maiores estão associadas a um neurofibroma plexiforme subjacente; quando este envolve a linha média, pode indicar a presença de um tumor na medula espinal.

Achados oculares

Os hamartomas pigmentados da íris (nódulos de Lisch) são patognomônicos e consistem em pequenas elevações translúcidas, amarelas ou castanhas, ao exame com lâmpada de fenda (Figura 145.2). Os nódulos aumentam em quantidade com a idade e são observados em quase todos os pacientes com mais de 20 anos.

Sintomas neurológicos

Os neurofibromas são lesões bastante características que, em geral, tornam-se clinicamente evidentes entre 10 e 15 anos de idade. Acometem sempre a pele, evoluindo, por fim, para lesões sésseis pedunculadas. Os nódulos são encontrados em nervos periféricos profundos ou em raízes nervosas e nos nervos autonômicos que inervam as vísceras e os vasos sanguíneos. As lesões aumentam tanto em tamanho quanto em quantidade durante a segunda e a terceira década de vida, podendo compor alguns ou muitos milhares delas. Esses tumores benignos são formados por neurônios, células de Schwann, fibroblastos, vasos sanguíneos e mastócitos. Raramente produzem quaisquer sintomas além da dor, em consequência da pressão exercida sobre os nervos ou raízes nervosas; entretanto, podem sofrer degeneração sarcomatosa durante a terceira e a quarta década de vida. Os neurofibromas que envolvem a distribuição terminal de nervos periféricos formam neurofibromas plexiformes vasculares, que resultam em crescimento localizado de tecidos ou hipertrofia segmentar de um membro. Com frequência, os neurofibromas de raízes nervosas ou da cauda equina são assintomáticos quando pequenos; todavia, os grandes tumores podem causar mielopatia. Durante a gravidez, a quantidade e o tamanho dos neurofibromas podem aumentar.

Os gliomas ópticos, os astrocitomas, os neuromas acústicos, os neurilemomas e os meningiomas apresentam uma frequência combinada de 5 a 10% em todos os pacientes com NF. Os gliomas do nervo óptico e outras neoplasias intracranianas com frequência se tornam evidentes antes dos 10 anos de vida; os neuromas acústicos tornam-se sintomáticos em torno dos 20 anos. Quando o glioma óptico está associado à NF, costuma acometer o nervo óptico (Figura 145.3) ou é multicêntrico; com menor frequência, acomete o quiasma. É preciso diferenciar o glioma do nervo óptico da hiperplasia não neoplásica do nervo óptico, que é comumente observada. O glioma óptico da NF é progride com lentidão e apresenta um prognóstico mais satisfatório do que tumores semelhantes sem essa associação.

A NF-2 torna-se clinicamente evidente em torno dos 20 anos; os sintomas consistem em perda auditiva, zumbidos, desequilíbrio e cefaleia e observam-se apenas a presença de algumas máculas "café com leite" e neurofibromas. As neoplasias intracranianas e intramedulares incluem meningiomas, schwannomas e gliomas.

O comprometimento do SNC na NF é altamente variável. A macrocefalia, manifestação clínica comum de origem pós-natal, é um achado incidental não relacionado a desempenho acadêmico, crises epilépticas ou função neurológica. As incapacidades específicas de aprendizagem ou o transtorno de déficit de atenção, com ou sem comprometimento da fala, constituem as complicações neurológicas mais comuns da NF. A deficiência intelectual ou os transtornos epilépticos ocorrem, cada um, em cerca de 5% dos pacientes. Os tumores do tronco encefálico associados à NF-1 seguem uma evolução mais lenta do que aqueles sem NF.

A doença vascular encefálica oclusiva é rara; todavia, é observada algumas vezes em crianças, resultando em hemiplegia aguda e crises epilépticas. A angiografia por ressonância magnética ou a angiografia convencional podem revelar oclusão da parte supraclinoide da artéria carótida interna na origem das

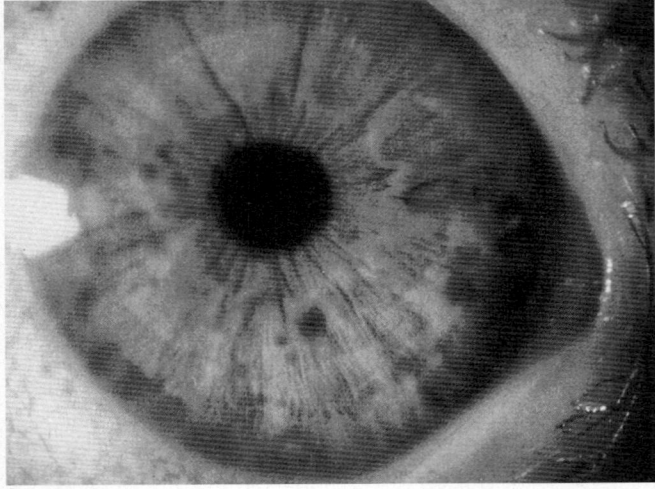

FIGURA 145.2 Nódulos de Lisch em paciente com neurofibromatose tipo 1. (*Esta figura se encontra reproduzida em cores no Encarte.*)

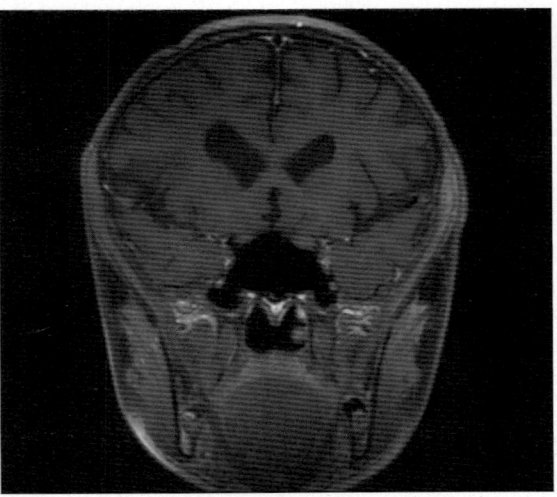

FIGURA 145.3 Glioma do nervo óptico esquerdo na ressonância magnética coronal do cérebro.

artérias cerebrais anterior e média, com colaterais associados nos núcleos da base adjacentes (doença de Moyamoya).

Uma forma mais grave de NF-1 que, com frequência, torna-se clinicamente aparente em crianças pequenas é causada por uma deleção de um gene contíguo no cromossomo 17q11, que inclui a neurofibrimina. Além das características clínicas da NF-1, são observadas características dismórficas, malformações significativas e deficiência intelectual.

Manifestações esqueléticas e dos membros

As anomalias ósseas características da NF consistem em (1) defeitos unilaterais na parede posterossuperior da órbita, com exoftalmia pulsátil, habitualmente associada à ectasia da duramáter; (2) defeito na sutura lambdóidea com desenvolvimento deficiente do processo mastoide ipsilateral; (3) ectasia da duramáter com aumento do canal vertebral e recorte das partes posteriores dos corpos vertebrais (também observados em distúrbios do tecido conjuntivo, como as síndromes de Marfan e de Ehlers-Danlos); (4) escoliose, que afeta 21 a 49% dos pacientes com NF-1; (5) pseudoartrose, que acomete, sobretudo, a tíbia (5% dos casos) e o rádio; (6) deformidades das costelas em "fita torcida"; e (7) aumento dos ossos longos.

Manifestações diversas

Feocromocitomas são observados em 0,1 a 5,7% dos pacientes com NF-1, porém é rara a ocorrência em crianças. A hipertensão pode ser causada por um feocromocitoma (20 a 50% dos casos) ou neurofibroma de uma artéria renal. Um estudo de base populacional da Finlândia encontrou uma taxa de incidência padronizada para todas as formas de câncer de 5,03 em sua coorte de pacientes com NF-1; além de gliomas intracranianos e tumores malignos da bainha dos nervos periféricos, estes incluíam câncer de mama, tumor estromal gastrintestinal e câncer de tireoide. A puberdade precoce e, com menos frequência, o infantilismo sexual resultam do comprometimento do hipotálamo por um glioma ou hamartoma. As lesões císticas, a neoplasia maligna e a pneumonia intersticial constituem complicações pulmonares.

Diagnóstico

O diagnóstico de NF-1 ou NF-2 baseia-se nos achados clínicos, radiológicos e patológicos, bem como n histórico familiar. Os critérios diagnósticos foram estabelecidos pela conferência de consenso dos National Institutes of Health (Tabela 145.1). Alguns pesquisadores sugeriram a atualização dos critérios para explicar os novos conhecimentos acerca de "nevos anêmicos, objetos brilhantes não identificados, hamartomas da coroide e fenótipo neuropsicológico típico" na NF-1.

Dados laboratoriais

O diagnóstico é habitualmente estabelecido pela apresentação clínica e pelo histórico familiar. Dispõe-se de testes genéticos moleculares, mas muitos indivíduos que preenchem os critérios diagnósticos de consenso não apresentam mutações detectáveis no gene *NF-1*. A maioria dos indivíduos afetados exibe mutações *de novo*.

Todos os pacientes e aqueles sob risco devem ser submetidos a uma avaliação individualizada para confirmar o diagnóstico e aferir a extensão da doença. Uma avaliação abrangente pode incluir testes psicoeducacionais e psicométricos; eletroencefalograma;

Tabela 145.1 Critérios diagnósticos para a neurofibromatose.

Neurofibromatose tipo 1 (quaisquer dois ou mais)
Seis ou mais máculas "café com leite"   Antes da puberdade: > 5 mm de diâmetro   Depois da puberdade: > 15 mm de diâmetro
Sardas nas áreas axilares ou inguinais
Dois ou mais neurofibromas ou um neurofibroma plexiforme
Um parente de primeiro grau com NF-1
Dois ou mais nódulos de Lisch (hamartomas da íris)
Lesão óssea
Displasia esfenoide
Afinamento do córtex dos ossos longos, com ou sem pseudoartrose
Neurofibromatose tipo 2
Tumor bilateral do oitavo nervo craniano (confirmação por RM, TC ou exame histológico)
Parente de primeiro grau com NF-2 ou tumor unilateral do oitavo nervo craniano
Parente de primeiro grau com NF-2 e dois dos seguintes sintomas: neurofibroma, meningioma, schwannoma, glioma ou opacidade lenticular subcapsular posterior juvenil

NF1, neurofibromatose tipo 1; NF-2, neurofibromatose tipo 2; RM, ressonância magnética; TC, tomografia computadorizada.

testes oftalmológicos e audiológicos; tomografia computadorizada (TC) do crânio, incluindo vistas orbitais; TC da coluna e dos forames auditivos internos; ressonância magnética (RM) do cérebro e da medula espinal; e determinação quantitativa das catecolaminas na urina de 24 horas. A RM do cérebro revela, com frequência, áreas de hiperintensidade de sinal que podem representar áreas de mielinização anormal (Figura 145.4); algumas dessas lesões se revelam como gliomas de baixo grau ao longo do tempo, o que exige vigilância periódica.

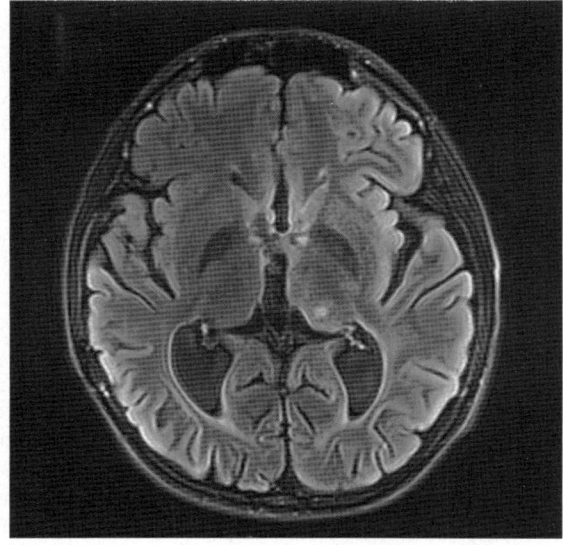

FIGURA 145.4 Área de hiperintensidade de sinal na ressonância magnética axial do cérebro em paciente com neurofibromatose tipo 1.

Tratamento

Não existe nenhum tratamento específico para a NF, mas é possível atenuar as manifestações com reconhecimento precoce dos sinais e sintomas e intervenção terapêutica imediata. Os transtornos de aprendizagem devem ser considerados em todas as crianças com NF-1 e podem ser dificultados por condições comórbidas (como transtorno de déficit de atenção/hiperatividade) que justifiquem terapia educacional ou modificação do comportamento, psicoterapia e farmacoterapia. Os problemas da fala necessitam de uma avaliação da linguagem e fonoaudiologia formal, enquanto as crises epilépticas devem ser tratadas com agentes antiepilépticos apropriados. A cifoescoliose progressiva requer, habitualmente, intervenção cirúrgica. A cirurgia pode ser necessária para a retirada de feocromocitomas e neoplasias intracranianas ou medulares. Os neurofibromas cutâneos necessitam de extirpação quando comprometem a função ou causam desfiguração. Dados preliminares indicam que a talidomida pode ser útil no tratamento dos neurofibromas. A radioterapia é reservada para algumas neoplasias do SNC, incluindo glioma óptico. É fundamental o aconselhamento genético por um geneticista qualificado ou conselheiro genético; com frequência, indica-se psicoterapia com aconselhamento familiar.

COMPLEXO ESCLEROSE TUBEROSA

Introdução

O complexo esclerose tuberosa (CET) foi descrito pela primeira vez, em 1863, por Von Recklinghausen. Em 1880, Bourneville criou o termo *sclerose tubereuse* (esclerose tuberosa) para descrever as lesões semelhantes a tubérculos no cérebro. Em 1890, Pringle descreveu os nevos faciais, ou *adenoma sebáceo*. Posteriormente, Vogt enfatizou a clássica tríade de crises epilépticas, deficiência intelectual e *adenoma sebáceo*. O CET (MIM 191400) é um distúrbio genético progressivo, caracterizado pelo desenvolvimento, no início da vida, de hamartomas, malformações e tumores congênitos do SNC, da pele e das vísceras.

Epidemiologia

A incidência de CET é de 1 a cada 6 a 10 mil nascidos vivos. Os levantamentos clínicos sugerem prevalência entre 1 em 10 mil e 1 em 170 mil. A linfangioleiomiomatose pulmonar, que é progressiva e costuma ser fatal, ocorre quase exclusivamente em mulheres jovens.

Genética

A esclerose tuberosa é um traço autossômico dominante, com alta incidência de casos esporádicos e expressão clínica multiforme; essa variabilidade é atribuída a genes modificadores. Os genes defeituosos foram mapeados nos cromossomos 9q34 (*TSC1*) e 16p13.3 (*TSC2*). Os genes *TSC1* ou *TSC2* sofrem mutação em 75 a 85% dos pacientes com CET, mas não se observa nenhuma mutação em 15% dos casos. A *hamartina* é o produto gênico do *TSC1*, enquanto a *tuberina* é o produto gênico do *TSC2*. Ambas formam heterodímeros que inibem o alvo da rapamicina de mamíferos; a fosforilação constitui um importante aspecto desse complexo processo, que envolve mais de 50 proteínas de interação.

Patologia e patogenia

As alterações patológicas são disseminadas e incluem lesões no sistema nervoso, na pele, nos ossos, na retina, nos rins, nos pulmões e em outras vísceras. Com frequência, os ventrículos são revestidos por múltiplos nódulos pequenos.

O CET caracteriza-se pela presença de hamartias e hamartomas. As hamartias (termo grego que significa "defeito") são malformações nas quais as células nativas de um tecido exibem arquitetura e morfologia anormais. Essas lesões não crescem de maneira desproporcional em relação ao tecido ou órgão nos quais são encontradas. Os hamartomas exibem as mesmas características, mas crescem em excesso em relação a seu local de origem. Esse antigo conceito é essencial para reconhecer o potencial proliferativo das lesões encontradas no CET. Por conseguinte, os túberes corticais são hamartias que não crescem de modo excessivo, enquanto os angiomiolipomas são hamartomas que crescem de maneira desproporcional e, por consequência, podem produzir sintomas.

Em geral, o tamanho do cérebro é normal, mas são observadas quantidades variáveis de nódulos duros sobre a superfície do córtex. Esses nódulos são lisos, redondos ou poligonais e projetam-se ligeiramente acima da superfície do córtex vizinho; além disso, são brancos, firmes ao toque e de vários tamanhos. Alguns envolvem apenas uma pequena parte de um giro; outros abrangem os giros de todo um lobo ou uma parte importante de um hemisfério. Além disso, pode haver anomalias de desenvolvimento dos giros corticais na forma de paquigiria ou microgiria. Ao seccionar os hemisférios, podem-se encontrar nódulos escleróticos na substância cinzenta subcortical, na substância branca e nos núcleos da base. O revestimento dos ventrículos laterais constitui, com frequência, o local de diversos nódulos pequenos que se projetam para o interior da cavidade ventricular. Com menor frequência, são encontrados nódulos escleróticos no cerebelo. O tronco encefálico e a medula espinal raramente são acometidos.

Ao exame histológico, os nódulos caracterizam-se por um agrupamento de células gliais atípicas no centro e por imensas células na periferia. As calcificações são relativamente frequentes. Outras características incluem heterotopia, hiperplasia vascular (algumas vezes com malformações angiomatosas efetivas), distúrbios da arquitetura cortical e, em certas ocasiões, desenvolvimento de astrocitomas de células gigantes subependimários (AGSE). Aneurisma intracraniano imenso e ectasia arterial constituem achados raros.

As lesões cutâneas são multiformes e incluem os característicos angiofibromas faciais e placas fibrosas, que costumam se localizar na área frontal. As lesões faciais não consistem em adenomas das glândulas sebáceas (nome impróprio comumente usado), e sim em pequenos hamartomas que se originam de elementos nervosos da pele em combinação com hiperplasia do tecido conjuntivo e dos vasos sanguíneos (angiofibromas). No final da infância, lesões semelhantes às da face são encontradas em torno das unhas ou debaixo delas (*fibromas periungueais ou subungueais*). Na esclerose tuberosa, é comum observar a presença de áreas circunscritas de hipomelanose ou nevos despigmentados (Figura 145.5), os quais costumam ser encontrados em lactentes. Embora esses nevos despigmentados sejam menos específicos do que os angiofibromas, constituem indicações importantes para o diagnóstico em lactentes com crises epilépticas. Em termos histológicos, a aparência da pele é normal, exceto pela perda de melanina; entretanto, estudos ultraestruturais mostram que os melanossomos são pequenos e apresentam conteúdo reduzido de melanina.

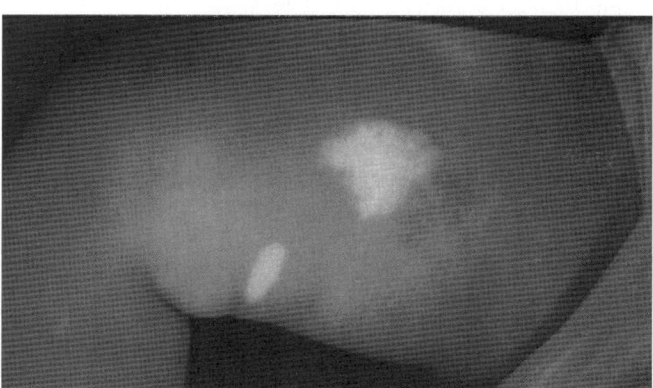

FIGURA 145.5 Lesões hipopigmentadas na região da coxa de um lactente com CET (alteração no gene *TSC1*), destacadas com luz ultravioleta (lâmpada de Wood). (*Esta figura se encontra reproduzida em cores no Encarte.*)

As lesões da retina consistem em pequenos tumores congênitos compostos de glia, células ganglionares ou fibroblastos. A ocorrência de glioma do nervo óptico foi relatada.

Outras lesões incluem rabdomioma cardíaco; angiomiolipoma renal, cistos renais e, raramente, carcinoma renal; doença cística dos pulmões e linfangioleiomiomatose pulmonar; angiomas e hamartomas hepáticos; anormalidades esqueléticas com áreas localizadas de osteosclerose na calvária, coluna, pelve e membros; defeitos císticos envolvendo as falanges; e formação de novo osso periósteo limitada aos metacarpos e metatarsos.

Sinais e sintomas

As principais características da esclerose tuberosa consistem em lesões cutâneas, crises epilépticas e discapacidades. A doença caracteriza-se pela expressividade variável das manifestações clínicas e, com frequência, está relacionada com a idade: recém-nascidos sintomáticos com rabdomioma cardíaco e insuficiência cardíaca; lactentes com máculas hipomelanóticas e espasmos infantis; crianças em idade pré-escolar e escolar com angiofibromas, atraso no desenvolvimento, transtorno de aprendizagem ou deficiência intelectual e crises epilépticas; e adultos com lesões dermatológicas migracionais, fibromas subungueais, crises epilépticas e, com frequência, deficiência intelectual.

Achados cutâneos

As máculas despigmentadas ou hipomelanóticas constituem a primeira lesão cutânea. Aparecem ao nascimento, persistem por toda a vida e podem ser identificadas apenas por meio de exame com lâmpada de Wood. O diagnóstico é sugerido se houver três ou mais máculas medindo 1 cm ou mais de comprimento. Algumas vezes, numerosas máculas pequenas assemelham-se a confetes ou sardas despigmentadas. Em sua maioria, têm o formato de folhas, assemelhando-se à folha do freixo, árvore das montanhas europeias, e algumas vezes acompanham a distribuição de dermátomos. Os angiofibromas faciais nunca são observados por ocasião do nascimento, mas se tornam clinicamente evidentes em mais de 90% das crianças afetadas em torno dos 4 anos. A princípio, a lesão facial apresenta o tamanho de uma cabeça de alfinete e é vermelha, em virtude do componente angiomatoso. A distribuição é simétrica sobre o nariz e as faces, seguindo distribuição em formato de borboleta. As lesões podem acometer a fronte e o queixo, porém raramente envolvem o lábio superior. Aumentam de tamanho de maneira gradual e tornam-se amareladas e brilhantes. As *placas chagrém*, hamartomas do tecido conjuntivo, também são características. Raramente presentes na lactância, tornam-se evidentes após os 10 anos. Costumam ser encontradas na região lombossacral, consistindo em placas elevadas castanho-amareladas com a textura de pele de porco (a partir da qual se originou o termo em francês). Outras lesões cutâneas incluem máculas "café com leite", pequenos fibromas que podem ser minúsculos e se assemelhar à pele anserina grosseira e fibromas ungueais e periungueais que aparecem após a puberdade.

Achados neurológicos

Os espasmos epilépticos constituem as crises epilépticas características em crianças pequenas e, quando associados a máculas hipopigmentadas, são diagnósticos de esclerose tuberosa. As crianças maiores ou os adultos apresentam crises epilépticas tônico-clônicas generalizadas ou focais. Existe estreita relação entre o início das crises epilépticas em idade precoce e a deficiência intelectual. Esta raramente ocorre na ausência de crises epilépticas clínicas, mas, apesar das crises, o intelecto pode estar normal. Além de aquisição tardia dos marcos do desenvolvimento, transtorno intelectual ou deficiências inespecíficas da linguagem ou coordenação, o exame neurológico formal é tipicamente não focal. O CET é fortemente associado ao espectro do transtorno autista.

Achados oftalmológicos

Hamartomas da retina ou do nervo óptico são observados em cerca de 50% dos pacientes. Dois tipos de lesões da retina são identificados na fundoscopia: o primeiro é o hamartoma calcificado, facilmente identificado no disco do nervo óptico ou próximo a este, com lesão multinodular elevada com formato semelhante a amoras, grãos de tapioca ou ovos de salmão; o segundo é uma lesão circular ou oval menos distinta, relativamente plana, de superfície lisa e cor branca ou cor de salmão, localizada perifericamente na retina. As lesões não retinianas podem variar desde a lesão despigmentada específica da íris até estrabismo não paralítico inespecífico; atrofia óptica; defeitos do campo visual; ou catarata.

Achados viscerais e ósseos

As lesões renais incluem hamartomas (angiomiolipomas) e hamartias (cistos renais). Tipicamente, ambas são múltiplas, bilaterais e costumam ser inócuas e silenciosas. Os angiomiolipomas renais crescem e, em certas ocasiões, sangram, mas a maioria pode simplesmente ser acompanhada por meio de TC anuais. O carcinoma de células renais é uma complicação rara em crianças maiores ou adultos. Em uma série, 50% dos pacientes com rabdomioma cardíaco apresentaram esclerose tuberosa. Esse tumor cardíaco, que com frequência é assintomático, pode se tornar sintomático em qualquer idade; na infância, pode levar à morte, mas os eventos são raros.

Hamartomas pulmonares, que consistem em hiperplasia alveolar multifocal associada à linfangioleiomiomatose cística, ocorrem em menos de 1% dos pacientes. Esses hamartomas tornam-se sintomáticos (frequentemente com pneumotórax espontâneo) em mulheres na terceira ou na quarta décadas de vida; são progressivos e, com frequência, letais. Os hemangiomas hamartomatosos do baço e os angiomas racemosos do fígado são raros e, em geral, assintomáticos. As lesões escleróticas da calvária e as lesões císticas dos metacarpos e das falanges são assintomáticas. A corrosão no esmalte dos dentes decíduos e os fibromas gengivais podem auxiliar no estabelecimento do diagnóstico.

Dados laboratoriais

A RM do cérebro constitui a base para o diagnóstico do CET. Os túberes corticais podem ser hipo ou isointensos nas imagens ponderadas em T1 e exibem padrões variáveis de hiperintensidade em T2 e nas sequências de recuperação de inversão atenuada com líquido; com o passar do tempo, pode ocorrer calcificação (Figura 145.6). Os nódulos subependimários são comuns, e a maioria passa por calcificação com o tempo; bandas radiais de sinal hiperintenso dos ventrículos para o córtex são características do CET. Os AGSE originam-se do sulco caudotalâmico e podem provocar obstrução do forame de Monro ipsilateral; com mais frequência, esses tumores aparecem na segunda década de vida. A tomografia por emissão de pósitrons costuma revelar regiões hipometabólicas, que não estão obviamente anormais na RM, o que indica um distúrbio mais extenso da função cerebral.

As lesões viscerais são mais bem avaliadas por meio de exames de imagem. Os rabdomiomas cardíacos, facilmente visualizados na ecocardiografia, são frequentes em recém-nascidos e, nos casos característicos, regridem com o passar do tempo, enquanto os angiomiolipomas renais podem aumentar de modo gradual, provocando sintomas em consequência da obstrução do sistema coletor ou sangramento. São, também, mais bem monitorados por meio de ultrassonografia ou TC.

A linfangioleiomiomatose pulmonar pode ser detectada em radiografias de tórax de rotina; porém, a TC do tórax é mais sensível.

O eletroencefalograma (EEG) com frequência resulta anormal, sobretudo em pacientes com crises epilépticas clínicas. As anormalidades incluem atividade de ondas lentas e descargas epileptiformes, como hipsarritmia, descargas de ondas agudas e espículas focais ou multifocais ou descargas de espícula-onda generalizadas. Os resultados dos exames laboratoriais de rotina de sangue e urina estão habitualmente normais, exceto se houver disfunção renal, incluindo sangramento de angiolipomas.

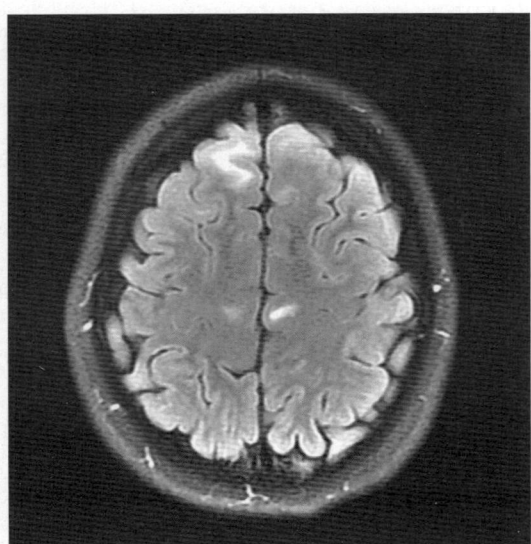

FIGURA 145.6 Múltiplos tubérculos corticais em paciente de 18 anos com CET (alteração no gene *TSC1*).

Diagnóstico

O diagnóstico clínico é possível na maioria das faixas etárias. Na lactância, três ou mais lesões cutâneas despigmentadas características sugerem o diagnóstico, que é reforçado pela presença de espasmos epilépticos. Em crianças de mais idade ou em adultos, o diagnóstico é estabelecido pela tríade da esclerose tuberosa: angiofibromas faciais, epilepsia e deficiência intelectual. As lesões da retina e das vísceras podem ser diagnósticas. Apesar disso, a doença se caracteriza por suas manifestações multiformes, e o histórico familiar pode ser muito útil para o estabelecimento do diagnóstico, frequentemente corroborado pelas lesões na TC ou RM. O diagnóstico pré-natal do CET por ultrassonografia e RM fetal é sugerido pela presença de rabdomioma cardíaco e túberes corticais. O diagnóstico molecular pré-natal está disponível para o CET com alterações tanto nos genes *TSC1* como nos *TSC2*.

O diagnóstico diferencial inclui outras síndromes neurocutâneas, diferenciadas por suas lesões cutâneas características. O comprometimento multissistêmico pode complicar o diagnóstico da esclerose tuberosa. A Tuberous Sclerosis Complex Consensus Conference (Congresso de Consenso sobre o Complexo Esclerose Tuberosa) publicou critérios diagnósticos (Tabela 145.2).

Evolução clínica e prognóstico

O comprometimento leve ou exclusivamente cutâneo segue, com frequência, evolução estática, enquanto pacientes com a síndrome totalmente desenvolvida apresentam evolução progressiva, com crises epilépticas cada vez mais frequentes e intensas e prejuízo cognitivo. A criança com espasmos epilépticos que não são controlados de maneira imediata corre alto risco de deficiência intelectual. Tumor cerebral, estado de mal epiléptico, insuficiência renal, insuficiência cardíaca ou comprometimento pulmonar progressivo podem levar à morte prematura.

Tratamento

O everolimo, um derivado da rapamicina, foi aprovado para o tratamento dos AGSE não apropriados para cirurgia. A dose inicial baseia-se na área de superfície corporal da seguinte maneira: 2,5 mg, 1 vez/dia, para uma área de superfície corporal de 0,5 a 1,2 m^2; 5 mg, 1 vez/dia, durante 1,3 a 2,1 m^2; 7,5 mg, 1 vez/dia, para uma área maior ou igual a 2,2 m^2. Posteriormente, são feitos ajustes com base nos níveis séricos, visando a uma concentração mínima de 5 a 10 ng/mℓ. Esse fármaco também vem sendo utilizado para indicações não incluídas na bula, como aplicação tópica para angiofibromas e tratamento adjuvante da epilepsia refratária. Sua eficácia para esses propósitos ainda não foi estabelecida em ensaios clínicos. O everolimo apresenta vários efeitos adversos relacionados às suas ações imunossupressoras e deve ser administrado com cuidadoso monitoramento. As lesões cutâneas não comprometem a função; entretanto, a cirurgia plástica pode ser indicada para os angiofibromas faciais ou grandes placas chagrém. Os espasmos epilépticos respondem à terapia com corticosteroides ou corticotrofinas; nos dias presentes, a vigabatrina (25 mg/kg/dose, 2 vezes/dia, inicialmente, máximo de 75 mg/kg/dose, 2 vezes/dia) é o fármaco de escolha. As crises focais e generalizadas são tratadas com medicamentos antiepilépticos apropriados. Os pacientes com crises focais e atraso mínimo do desenvolvimento podem apresentar controle a longo prazo das crises após ressecção cirúrgica dos túberes epileptogênicos. A doença renal

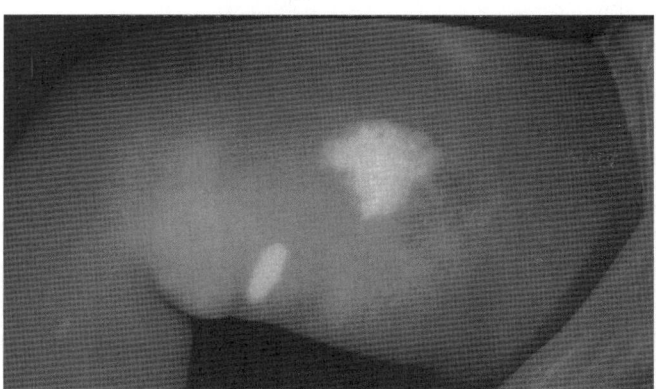

FIGURA 145.5 Lesões hipopigmentadas na região da coxa de um lactente com CET (alteração no gene *TSC1*), destacadas com luz ultravioleta (lâmpada de Wood). (*Esta figura se encontra reproduzida em cores no Encarte.*)

As lesões da retina consistem em pequenos tumores congênitos compostos de glia, células ganglionares ou fibroblastos. A ocorrência de glioma do nervo óptico foi relatada.

Outras lesões incluem rabdomioma cardíaco; angiomiolipoma renal, cistos renais e, raramente, carcinoma renal; doença cística dos pulmões e linfangioleiomiomatose pulmonar; angiomas e hamartomas hepáticos; anormalidades esqueléticas com áreas localizadas de osteosclerose na calvária, coluna, pelve e membros; defeitos císticos envolvendo as falanges; e formação de novo osso perióstico limitada aos metacarpos e metatarsos.

Sinais e sintomas

As principais características da esclerose tuberosa consistem em lesões cutâneas, crises epilépticas e discapacidades. A doença caracteriza-se pela expressividade variável das manifestações clínicas e, com frequência, está relacionada com a idade: recém-nascidos sintomáticos com rabdomioma cardíaco e insuficiência cardíaca; lactentes com máculas hipomelanóticas e espasmos infantis; crianças em idade pré-escolar e escolar com angiofibromas, atraso no desenvolvimento, transtorno de aprendizagem ou deficiência intelectual e crises epilépticas; e adultos com lesões dermatológicas migracionais, fibromas subungueais, crises epilépticas e, com frequência, deficiência intelectual.

Achados cutâneos

As máculas despigmentadas ou hipomelanóticas constituem a primeira lesão cutânea. Aparecem ao nascimento, persistem por toda a vida e podem ser identificadas apenas por meio de exame com lâmpada de Wood. O diagnóstico é sugerido se houver três ou mais máculas medindo 1 cm ou mais de comprimento. Algumas vezes, numerosas máculas pequenas assemelham-se a confetes ou sardas despigmentadas. Em sua maioria, têm o formato de folhas, assemelhando-se à folha do freixo, árvore das montanhas europeias, e algumas vezes acompanham a distribuição de dermátomos. Os angiofibromas faciais nunca são observados por ocasião do nascimento, mas se tornam clinicamente evidentes em mais de 90% das crianças afetadas em torno dos 4 anos. A princípio, a lesão facial apresenta o tamanho de uma cabeça de alfinete e é vermelha, em virtude do componente angiomatoso. A distribuição é simétrica sobre o nariz e as faces, seguindo distribuição em formato de borboleta. As lesões podem acometer a fronte e o queixo, porém raramente envolvem o lábio superior. Aumentam de tamanho de maneira gradual e tornam-se amareladas e brilhantes. As *placas chagrém*, hamartomas do tecido conjuntivo, também são características. Raramente presentes na lactância, tornam-se evidentes após os 10 anos. Costumam ser encontradas na região lombossacral, consistindo em placas elevadas castanho-amareladas com a textura de pele de porco (a partir da qual se originou o termo em francês). Outras lesões cutâneas incluem máculas "café com leite", pequenos fibromas que podem ser minúsculos e se assemelhar à pele anserina grosseira e fibromas ungueais e periungueais que aparecem após a puberdade.

Achados neurológicos

Os espasmos epilépticos constituem as crises epilépticas características em crianças pequenas e, quando associados a máculas hipopigmentadas, são diagnósticos de esclerose tuberosa. As crianças maiores ou os adultos apresentam crises epilépticas tônico-clônicas generalizadas ou focais. Existe estreita relação entre o início das crises epilépticas em idade precoce e a deficiência intelectual. Esta raramente ocorre na ausência de crises epilépticas clínicas, mas, apesar das crises, o intelecto pode estar normal. Além de aquisição tardia dos marcos do desenvolvimento, transtorno intelectual ou deficiências inespecíficas da linguagem ou coordenação, o exame neurológico formal é tipicamente não focal. O CET é fortemente associado ao espectro do transtorno autista.

Achados oftalmológicos

Hamartomas da retina ou do nervo óptico são observados em cerca de 50% dos pacientes. Dois tipos de lesões da retina são identificados na fundoscopia: o primeiro é o hamartoma calcificado, facilmente identificado no disco do nervo óptico ou próximo a este, com lesão multinodular elevada com formato semelhante a amoras, grãos de tapioca ou ovos de salmão; o segundo é uma lesão circular ou oval menos distinta, relativamente plana, de superfície lisa e cor branca ou cor de salmão, localizada perifericamente na retina. As lesões não retinianas podem variar desde a lesão despigmentada específica da íris até estrabismo não paralítico inespecífico; atrofia óptica; defeitos do campo visual; ou catarata.

Achados viscerais e ósseos

As lesões renais incluem hamartomas (angiomiolipomas) e hamartias (cistos renais). Tipicamente, ambas são múltiplas, bilaterais e costumam ser inócuas e silenciosas. Os angiomiolipomas renais crescem e, em certas ocasiões, sangram, mas a maioria pode simplesmente ser acompanhada por meio de TC anuais. O carcinoma de células renais é uma complicação rara em crianças maiores ou adultos. Em uma série, 50% dos pacientes com rabdomioma cardíaco apresentaram esclerose tuberosa. Esse tumor cardíaco, que com frequência é assintomático, pode se tornar sintomático em qualquer idade; na infância, pode levar à morte, mas os eventos são raros.

Hamartomas pulmonares, que consistem em hiperplasia alveolar multifocal associada à linfangioleiomiomatose cística, ocorrem em menos de 1% dos pacientes. Esses hamartomas tornam-se sintomáticos (frequentemente com pneumotórax espontâneo) em mulheres na terceira ou na quarta décadas de vida; são progressivos e, com frequência, letais. Os hemangiomas hamartomatosos do baço e os angiomas racemosos do fígado são raros e, em geral, assintomáticos. As lesões escleróticas da calvária e as lesões císticas dos metacarpos e das falanges são assintomáticas. A corrosão no esmalte dos dentes decíduos e os fibromas gengivais podem auxiliar no estabelecimento do diagnóstico.

Dados laboratoriais

A RM do cérebro constitui a base para o diagnóstico do CET. Os túberes corticais podem ser hipo ou isointensos nas imagens ponderadas em T1 e exibem padrões variáveis de hiperintensidade em T2 e nas sequências de recuperação de inversão atenuada com líquido; com o passar do tempo, pode ocorrer calcificação (Figura 145.6). Os nódulos subependimários são comuns, e a maioria passa por calcificação com o tempo; bandas radiais de sinal hiperintenso dos ventrículos para o córtex são características do CET. Os AGSE originam-se do sulco caudotalâmico e podem provocar obstrução do forame de Monro ipsilateral; com mais frequência, esses tumores aparecem na segunda década de vida. A tomografia por emissão de pósitrons costuma revelar regiões hipometabólicas, que não estão obviamente anormais na RM, o que indica um distúrbio mais extenso da função cerebral.

As lesões viscerais são mais bem avaliadas por meio de exames de imagem. Os rabdomiomas cardíacos, facilmente visualizados na ecocardiografia, são frequentes em recém-nascidos e, nos casos característicos, regridem com o passar do tempo, enquanto os angiomiolipomas renais podem aumentar de modo gradual, provocando sintomas em consequência da obstrução do sistema coletor ou sangramento. São, também, mais bem monitorados por meio de ultrassonografia ou TC.

A linfangioleiomiomatose pulmonar pode ser detectada em radiografias de tórax de rotina; porém, a TC do tórax é mais sensível.

O eletroencefalograma (EEG) com frequência resulta anormal, sobretudo em pacientes com crises epilépticas clínicas. As anormalidades incluem atividade de ondas lentas e descargas epileptiformes, como hipsarritmia, descargas de ondas agudas e espículas focais ou multifocais ou descargas de espícula-onda generalizadas. Os resultados dos exames laboratoriais de rotina de sangue e urina estão habitualmente normais, exceto se houver disfunção renal, incluindo sangramento de angiolipomas.

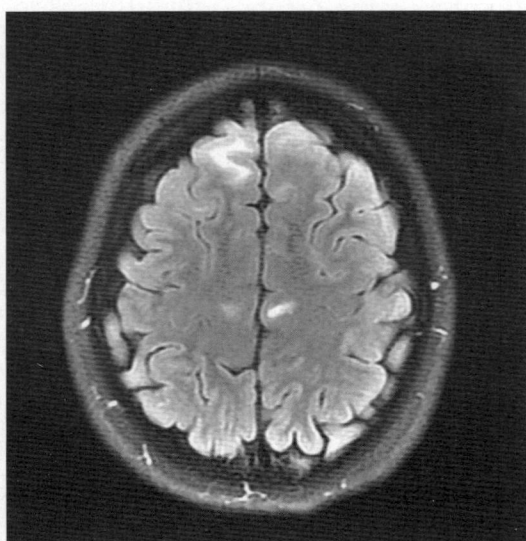

FIGURA 145.6 Múltiplos tubérculos corticais em paciente de 18 anos com CET (alteração no gene *TSC1*).

Diagnóstico

O diagnóstico clínico é possível na maioria das faixas etárias. Na lactância, três ou mais lesões cutâneas despigmentadas características sugerem o diagnóstico, que é reforçado pela presença de espasmos epilépticos. Em crianças de mais idade ou em adultos, o diagnóstico é estabelecido pela tríade da esclerose tuberosa: angiofibromas faciais, epilepsia e deficiência intelectual. As lesões da retina e das vísceras podem ser diagnósticas. Apesar disso, a doença se caracteriza por suas manifestações multiformes, e o histórico familiar pode ser muito útil para o estabelecimento do diagnóstico, frequentemente corroborado pelas lesões na TC ou RM. O diagnóstico pré-natal do CET por ultrassonografia e RM fetal é sugerido pela presença de rabdomioma cardíaco e túberes corticais. O diagnóstico molecular pré-natal está disponível para o CET com alterações tanto nos genes *TSC1* como nos *TSC2*.

O diagnóstico diferencial inclui outras síndromes neurocutâneas, diferenciadas por suas lesões cutâneas características. O comprometimento multissistêmico pode complicar o diagnóstico da esclerose tuberosa. A Tuberous Sclerosis Complex Consensus Conference (Congresso de Consenso sobre o Complexo Esclerose Tuberosa) publicou critérios diagnósticos (Tabela 145.2).

Evolução clínica e prognóstico

O comprometimento leve ou exclusivamente cutâneo segue, com frequência, evolução estática, enquanto pacientes com a síndrome totalmente desenvolvida apresentam evolução progressiva, com crises epilépticas cada vez mais frequentes e intensas e prejuízo cognitivo. A criança com espasmos epilépticos que não são controlados de maneira imediata corre alto risco de deficiência intelectual. Tumor cerebral, estado de mal epiléptico, insuficiência renal, insuficiência cardíaca ou comprometimento pulmonar progressivo podem levar à morte prematura.

Tratamento

O everolimo, um derivado da rapamicina, foi aprovado para o tratamento dos AGSE não apropriados para cirurgia. A dose inicial baseia-se na área de superfície corporal da seguinte maneira: 2,5 mg, 1 vez/dia, para uma área de superfície corporal de 0,5 a 1,2 m²; 5 mg, 1 vez/dia, durante 1,3 a 2,1 m²; 7,5 mg, 1 vez/dia, para uma área maior ou igual a 2,2 m². Posteriormente, são feitos ajustes com base nos níveis séricos, visando a uma concentração mínima de 5 a 10 ng/mℓ. Esse fármaco também vem sendo utilizado para indicações não incluídas na bula, como aplicação tópica para angiofibromas e tratamento adjuvante da epilepsia refratária. Sua eficácia para esses propósitos ainda não foi estabelecida em ensaios clínicos. O everolimo apresenta vários efeitos adversos relacionados às suas ações imunossupressoras e deve ser administrado com cuidadoso monitoramento. As lesões cutâneas não comprometem a função; entretanto, a cirurgia plástica pode ser indicada para os angiofibromas faciais ou grandes placas chagrém. Os espasmos epilépticos respondem à terapia com corticosteroides ou corticotrofinas; nos dias presentes, a vigabatrina (25 mg/kg/dose, 2 vezes/dia, inicialmente, máximo de 75 mg/kg/dose, 2 vezes/dia) é o fármaco de escolha. As crises focais e generalizadas são tratadas com medicamentos antiepilépticos apropriados. Os pacientes com crises focais e atraso mínimo do desenvolvimento podem apresentar controle a longo prazo das crises após ressecção cirúrgica dos túberes epileptogênicos. A doença renal

Tabela 145.2 Critérios diagnósticos para o complexo esclerose tuberosa.

A. Critérios diagnósticos genéticos

A identificação de uma mutação patogênica nos genes *TSC1* ou *TSC2* no DNA do tecido normal é suficiente para o estabelecimento de um diagnóstico definido de complexo esclerose tuberosa (CET). Uma mutação patogênica é definida como uma mutação que inativa claramente a função das proteínas TSC1 ou TSC2 (p. ex., mutação *out-of-frame*, indel ou sem sentido), impede a síntese de proteína (p. ex., grande deleção genômica) ou se caracteriza por ser mutação de sentido incorreto, cujo efeito sobre a função das proteínas foi estabelecido por avaliação funcional (www.lovd.nl/TSC1, www.lovd/TSC2). Outras variantes *TSC1* ou *TSC2*, cujo efeito sobre a função não está tão bem definido, não preenchem esses critérios e não são suficientes para a determinação de um diagnóstico definido de CET. Deve-se observar que 10 a 25% dos pacientes com CET não apresentam nenhuma mutação identificada por testes genéticos convencionais, e um resultado normal não descarta a possibilidade de CET ou apresenta qualquer efeito sobre o uso de critérios diagnósticos clínicos para o diagnóstico de CET

B. Critérios diagnósticos clínicos

Características principais

1. Máculas hipomelanóticas (três ou mais, com pelo menos 5 mm de diâmetro)
2. Angiofibromas (três ou mais) ou placa cefálica fibrosa
3. Fibromas ungueais (dois ou mais)
4. Placa chagrém
5. Hamartomas múltiplos da retina
6. Displasias corticais*
7. Nódulos subependimários
8. Astrocitoma de células gigantes subependimário
9. Rabdomioma cardíaco
10. Linfangioleiomiomatose (LAM)**
11. Angiomiolipomas (dois ou mais)**

Características menores

1. Lesões cutâneas em formato de "confetes"
2. Corrosão do esmalte dentário (em mais de três dentes)
3. Fibromas intraorais (duas ou mais)
4. Placa acrômica da retina
5. Múltiplos cistos renais
6. Hamartomas não renais

Diagnóstico definido: duas características principais ou uma característica principal com duas ou mais características menores

Diagnóstico possível: uma característica principal ou duas ou mais características menores

*Inclui túberes e linhas de migração radial da substância branca cerebral. **Uma combinação das duas principais características clínicas (LAM e angiomiolipomas) sem outras características não preenche os critérios para um diagnóstico definitivo.

---

cística progressiva costuma responder à descompressão cirúrgica; entretanto, na presença de insuficiência renal, pode ser necessária a realização de diálise ou transplante renal. Os rabdomiomas cardíacos quase nunca são sintomáticos, mas podem ser tratados clinicamente com terapia padrão para arritmias ou insuficiência cardíaca. A cirurgia é necessária em raros casos. O comprometimento pulmonar progressivo constitui indicação para a terapia respiratória; entretanto, a resposta é precária, e a maioria dos pacientes morre poucos anos após o início dessa complicação sem transplante de pulmão.

ANGIOMATOSE ENCEFALOTRIGEMINAL

Introdução

A angiomatose encefalotrigeminal (*síndrome de Sturge-Weber-Dimitri*; MIM 185300) manifesta-se por nevo do tipo "vinho do Porto" vascular cutâneo na face, hemiparesia e hemiatrofia contralaterais, glaucoma, crises epilépticas e deficiência intelectual. A condição é atribuída à persistência parcial de um plexo vascular embrionário primitivo, que se desenvolve em torno da parte cefálica do tubo neural dentro de 6 semanas após a concepção e abaixo do ectoderma na região destinada a se tornar a pele facial. Na angiomatose encefalotrigeminal, o plexo vascular persiste após a nona semana, quando normalmente regride. A variabilidade nesse processo é responsável pelo comprometimento unilateral ou bilateral, bem como por uma síndrome incompleta, que se caracteriza por angiomatose leptomeníngea sem comprometimento facial.

Epidemiologia

A síndrome ocorre em 1 a cada 20 a 50 mil nascidos vivos.

Genética

Quase todos os pacientes com angiomatose encefalotrigeminal e manchas "vinho do Porto" não sindrômicas apresentam mutações ativadoras em mosaico somáticas no gene *GNAQ*. Mutações nesse gene levam a uma sinalização anormal entre os receptores acoplados à proteína G e os efetores distais. Mecanismos semelhantes nas síndromes de Proteus e de McCune-Albright já foram descritos.

Neuropatologia

O lobo occipital é afetado com mais frequência; entretanto, as lesões podem acometer os lobos temporal e parietal ou todo o hemisfério cerebral. Caracteristicamente, a atrofia é unilateral e ipsilateral em relação ao nevo facial. Além disso, a angiomatose leptomeníngea com pequenas vênulas preenche o espaço subaracnóideo. Podem-se observar calcificações das artérias na superfície do cérebro, bem como calcificações intracerebrais de pequenos vasos. Estudos recentes associaram a displasia cortical focal à epilepsia clinicamente refratária na angiomatose encefalotrigeminal, com importantes implicações para a intervenção cirúrgica precoce.

Sinais e sintomas

Nevo facial e uma síndrome neurológica caracterizada por crises epilépticas, hemiplegia, deficiência intelectual e glaucoma são característicos. Nos casos típicos, com exceção do nevo facial, a criança apresenta função normal durante meses ou anos. A evolução clínica subsequente é altamente variável.

Manifestações cutâneas

A mancha facial do tipo "vinho do Porto", ou nevo flâmeo, acomete partes variáveis da face e do pescoço. O nevo, que acomete com mais frequência a fronte, pode afetar metade da face e se estender até o pescoço, cruzando a linha média ou ficar aquém desta. Em cerca de 15% dos casos, observam-se lesões faciais bilaterais (Figura 145.7). Estudos recentes mostraram que a

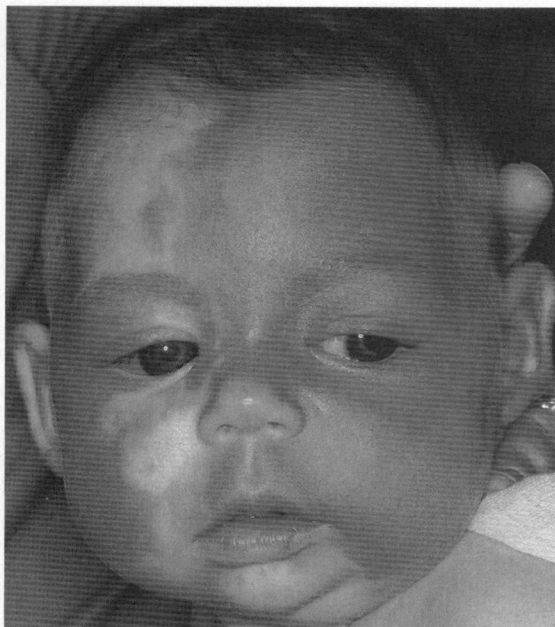

FIGURA 145.7 Mancha bilateral "vinho do Porto" em criança com síndrome de Sturge-Weber. (*Esta figura se encontra reproduzida em cores no Encarte.*)

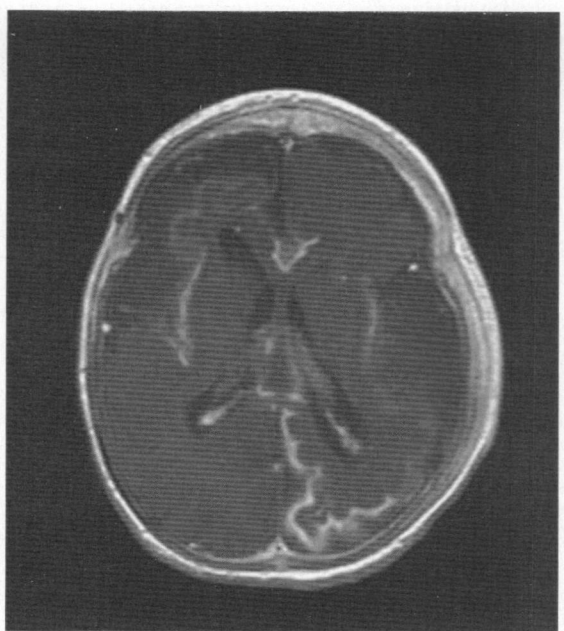

FIGURA 145.8 Ressonância magnética axial com gadolínio do cérebro do paciente mostrado na Figura 145.7. A imagem revela realce meníngeo e atrofia cortical assimétrica bilateral.

distribuição do nevo "vinho do Porto" segue mais estreitamente a circulação embrionária do que as divisões do nervo trigêmeo, como se acreditava antes; um nevo que acomete qualquer parte da fronte constitui o melhor indicador clínico de prognóstico adverso, incluindo glaucoma, crises epilépticas ou desenvolvimento anormal.

Manifestações neurológicas

A epilepsia constitui a manifestação neurológica mais comum, começando habitualmente no primeiro ano de vida, com crises focais motoras ou generalizadas, ou focais disperceptivas. As crises focais motoras (frequentemente resistentes aos medicamentos antiepilépticos), a hemiparesia e a hemiatrofia são contralaterais em relação ao nevo facial. O início das crises antes de 2 anos e a epilepsia refratária têm significância prognóstica; os pacientes têm maior tendência a apresentar comprometimento intelectual. Com o passar do tempo, a deficiência intelectual costuma se tornar mais aparente.

Manifestações oftalmológicas

Em cerca de 30% dos pacientes ocorre elevada pressão intraocular, com glaucoma e buftalmia. Esta última, que consiste em aumento congênito do olho, é mais comum do que o glaucoma e resulta de hipertensão intraocular pré-natal. A heminopsia homônima é uma complicação do campo visual comum tipicamente associada ao comprometimento do lobo occipital. Outras anomalias congênitas incluem coloboma da íris e deformidade do cristalino.

Dados laboratoriais

A RM com sequências contrastadas de recuperação de inversão atenuada por fluidos constitui a técnica não invasiva mais sensível para identificar o comprometimento leptomeníngeo e a atrofia cortical (Figura 145.8). A tomografia por emissão de pósitrons com fluorodesoxiglicose (FDG-PET) pode ser útil para prever o controle das crises epilépticas e o prognóstico cognitivo. Em um estudo com 13 crianças, os pacientes com assimetria leve da captação de glicose apresentaram função cognitiva pior do que aqueles com assimetria acentuada, sugerindo que a reorganização funcional do córtex ocorre mais facilmente com lesões mais graves. Os capilares sobre o hemisfério afetado estão aumentados de modo homogêneo, as veias corticais superficiais estão acentuadamente diminuídas e o seio sagital superior pode estar diminuído ou não ser observado.

O EEG revela baixa amplitude sobre as áreas afetadas, e essa atenuação elétrica se correlaciona com o grau de calcificação intracraniana. O restante do hemisfério pode exibir atividade epileptiforme. O EEG evolui com o passar do tempo, por meio de atividade epileptiforme crescente, porém essas alterações elétricas não têm nenhuma correlação com a gravidade clínica ou das crises epilépticas.

Diagnóstico

O diagnóstico baseia-se na presença de nevo "vinho do Porto" vascular facial e em um ou mais dos seguintes sintomas: crises epilépticas, hemiparesia e hemiatrofia contralaterais, deficiência intelectual e achados oculares de glaucoma ou buftalmia. O comprometimento das meninges é habitualmente evidente na RM. Em raras ocasiões, pode ocorrer a síndrome de Sturge-Weber-Dimitri junto à síndrome neurológica e ao comprometimento meníngeo típico, com ausência do nevo facial. É necessário diferenciar a angiomatose encefalotrigeminal de outras síndromes de malformação vascular, incluindo as síndromes de Klippel-Trenaunay e Parkes Weber, as quais apresentam malformações vasculares combinadas, diferentemente das lesões capilares puras da angiomatose encefalotrigeminal. A identificação de mutações GNAQ fornece um meio de confirmação molecular em biopsias de tecido afetado.

Tratamento

O nevo facial raramente exige tratamento estético precoce. Mais tarde, essa mancha pode ser recoberta com cosméticos ou tratada de maneira permanente com terapia a *laser*. Pode ser difícil controlar as crises epilépticas com medicamentos antiepilépticos e, com frequência, as crianças com crises epilépticas clinicamente intratáveis respondem à hemisferectomia, mesmo quando há hemiplegia. A fisioterapia e a terapia ocupacional são indicadas para a hemiparesia. Além disso, a terapia educacional e a colocação da criança em educação especial são importantes para pacientes com transtorno de aprendizagem ou deficiência intelectual e o treinamento vocacional é essencial para crianças de mais idade afetadas e adultos jovens. Os problemas comportamentais são comuns e incluem transtorno disruptivo da conduta e transtorno de adaptação em crianças, além de transtorno relacionado a substâncias em adultos. A administração profilática diária de ácido acetilsalicílico em doses baixas para a prevenção de trombose venosa é controversa, mas pode ser considerada se houver recorrentes episódios isquêmicos transitórios. Recomenda-se um monitoramento anual para glaucoma em todos os pacientes; quando presente, o glaucoma deve ser tratado de modo extremamente intensivo.

INCONTINÊNCIA PIGMENTAR

Introdução

A incontinência pigmentar (IP; MIM 308300), descrita por Bloch e Sulzberger, é um distúrbio genético que afeta a pele de maneira característica e acomete, também, o cérebro, os olhos, as unhas e os cabelos.

Genética

A IP é uma condição dominante ligada ao cromossomo X e letal nos indivíduos do sexo masculino. A doença é causada por mutações no gene *NEMO/IKKγ* em Xq28. Esse gene é componente essencial da via de sinalização do fator nuclear *kappa* B (NF-κB), recém-descoberto. Quando ativado, o NF-κB controla a expressão de múltiplos genes, incluindo citocinas e quimiocinas, e protege as células contra apoptose. A deficiência de *NEMO/IKKγ* causa a expressão fenotípica da doença por meio da via do NF-κB.

Essa doença, esporádica, também tem sido observada em meninas sem nenhum histórico familiar. Nesses casos, existe uma translocação com um ponto de quebra em Xp11.21. Alguns pacientes e algumas famílias não foram mapeados em nenhum local, implicando uma *heterogeneidade de locus*, com ainda outros *loci* gênicos a serem descobertos.

A incontinência pigmentar acrômica (IPA ou hipomelanose de Ito; MIM 146150) é similar à IP, visto que as alterações pigmentares respeitam as linhas de Blaschko; todavia, nos demais aspectos, trata-se de uma síndrome não relacionada. As linhas de Blaschko normalmente não são visíveis, mas vários distúrbios cutâneos acompanham estrias lineares paralelas. Uma mulher grávida com IP corre risco de 25% de aborto espontâneo (filho afetado); 50% dos lactentes do sexo feminino estarão afetados e apresentarão a doença. As filhas tendem a apresentar comprometimento mais grave do que a mãe.

Neuropatologia

Os achados neuropatológicos são inespecíficos e incluem atrofia cerebral com microgiria, necrose focal com formação de pequenas cavidades na substância branca central e áreas focais de perda neuronal no córtex cerebelar.

Achados cutâneos

Metade dos lactentes afetados do sexo feminino apresenta lesões vesicobolhosas lineares iniciais por ocasião do nascimento, e a maioria das demais crianças exibe as lesões nas primeiras 2 semanas de vida. As lesões podem ser confundidas com as do herpes simples neonatal. Cerca de 10% aparecem tardiamente, manifestando-se por volta de 1 ano. As lesões cutâneas podem recidivar e, em última análise, sofrer uma alteração característica de crescimento verrucoso e disceratótico linear, habitualmente com 2 a 6 semanas de vida (Figura 145.9); as alterações pigmentares aparecem entre 12 e 26 semanas. Alguns lactentes do sexo feminino podem exibir lesões pigmentares por ocasião do nascimento, sem progressão cutânea adicional. A pigmentação acomete o tronco e os membros, tem coloração cinza-azulada ardósia ou marrom e distribui-se em linhas marmóreas ou onduladas irregulares (Figura 145.10). Com o avanço da idade, as lesões pigmentares atenuam-se e despigmentam, com alterações cutâneas atróficas.

Sintomas neurológicos, oftalmológicos e outros

Cerca de 20% das crianças afetadas apresentam uma síndrome neurológica que pode incluir desenvolvimento motor lento; disfunção do trato piramidal com hemiparesia espástica, tetraparesia ou diplegia; deficiência intelectual; e crises epilépticas. Lactentes podem apresentar espasmos epilépticos.

Estrabismo, catarata e perda visual grave ocorrem em cerca de 20% das crianças afetadas. As alterações vasculares da retina podem resultar em cegueira com ectasia, micro-hemorragias, avascularidade e, posteriormente, pigmentação e atrofia da retina.

A anodontia parcial ou total e dentes em formato de pinos são característicos da IP. Além disso, podem ocorrer alopecia difusa parcial ou completa com formação de cicatrizes e distrofia ungueal.

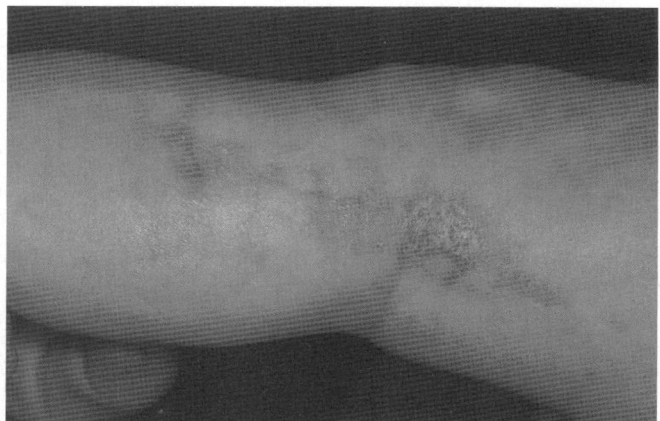

FIGURA 145.9 Lesões cutâneas lineares, verrucosas/disceratóticas em lactente com incontinência pigmentar. (*Esta figura se encontra reproduzida em cores no Encarte.*)

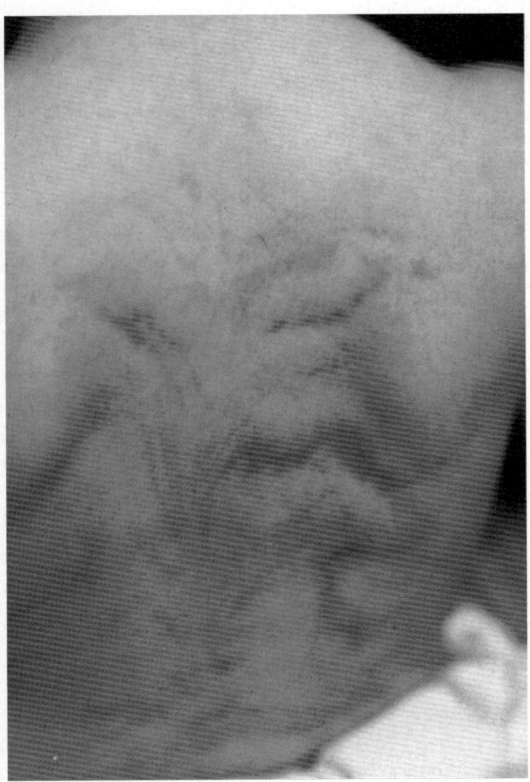

FIGURA 145.10 Lesões pigmentadas do tronco em lactente com incontinência pigmentar. (*Esta figura se encontra reproduzida em cores no Encarte.*)

Dados laboratoriais

Com frequência, ocorre eosinofilia de até 65% em lactentes com menos de 1 ano, juntamente a leucocitose associada. São também encontrados eosinófilos nas lesões vesicobolhosas e na derme afetada.

Tratamento

Não existe nenhum tratamento específico para a IP, e o manejo é voltado para as complicações, com o uso de antiepilépticos para as crises epilépticas. Um estudo sugeriu que a terapia com esteroides atenuou as manifestações neurológicas em um recém-nascido com múltiplos infartos cerebrais que complicavam a IP, mas não há dados controlados para confirmar esse efeito. É fundamental o reconhecimento das manifestações oculares, visto que a coagulação a *laser* da retina avascular previne a cegueira.

INCONTINÊNCIA PIGMENTAR ACRÔMICA (HIPOMELANOSE DE ITO)

Introdução

A incontinência pigmentar acrômica (IPA) é uma síndrome de regiões de hipopigmentação cutânea que seguem as linhas de Blaschko, descritas pela primeira vez pelo dermatologista alemão Alfred Blaschko em 1901, as quais definem a distribuição cutânea de muitas dermatoses hereditárias e distúrbios inflamatórios adquiridos. Acredita-se que o padrão resulte de mosaicismo autossômico funcional, passível de transmissão por meio da ação de retrotranspósons. A IPA está associada ao comprometimento variável de outros sistemas orgânicos, sobretudo o sistema nervoso. É, talvez, melhor considerado como fenótipo, em vez de doença, visto que existem muitas etiologias potenciais.

Epidemiologia e genética

A IPA é uma síndrome de múltiplas etiologias e pode acometer todas as etnias e ambos os sexos.

Os casos de IPA com etiologia identificável estão associados, em sua maioria, a mosaicismo somático para trissomias cromossômicas; até 90% dos indivíduos afetados têm manifestações neurológicas, incluindo atraso no desenvolvimento, deficiência intelectual, crises epilépticas e transtorno do espectro autista.

Patogenia e biopatologia

A patogenia dessa doença assemelha-se àquela de outros distúrbios neurocutâneos. A migração de células neurais para o cérebro e dos melanoblastos para a pele a partir da crista neural ocorre entre 3 e 6 meses de idade gestacional. A ocorrência de um distúrbio nessa migração resulta em doença pigmentar tanto cerebral quanto cutânea.

As lesões cutâneas hipopigmentadas caracterizam-se por diminuição no número de melanócitos dopapositivos e produção reduzida de pigmento na camada basal da epiderme.

Manifestações clínicas

Na lactância, as lesões cutâneas hipopigmentadas aparecem como espirais ou estrias que acompanham as linhas de Blaschko. Essa lesão é a imagem negativa da IP. Posteriormente, na infância, as áreas afetadas tendem a readquirir a cor normal da pele. Com frequência, a lesão cutânea está associada a anormalidades de desenvolvimento e neurológicas, com hipotonia, disfunção do trato piramidal, deficiência intelectual (cerca de 80%) e crises epilépticas. Verifica-se também a presença de distúrbios oftalmológicos, incluindo estrabismo, atrofia óptica, microftalmia, fundo de olho tigroide (fundo de olho normal com corioide pigmentada, que cria o aspecto de áreas poligonais escuras entre os vasos sanguíneos da corioide), ptose palpebral e heterocromia da íris. Os cabelos, os dentes e o sistema musculoesquelético também podem ser afetados.

Diagnóstico e dados laboratoriais

Como não se dispõe de nenhum exame laboratorial patognomônico, o diagnóstico é clínico. Em todos os casos, deve-se considerar uma investigação para averiguar mosaicismo cromossômico, com cariotipagem do sangue, dos fibroblastos e dos bulbos pilosos.

Tratamento

As lesões cutâneas hipopigmentadas espiraladas tipo "bloco de mármore" não necessitam de nenhum tratamento. A terapia é direcionada para as complicações associadas, com medicamentos antiepilépticos, e prevê o encaminhamento a instituições educacionais especializadas para crianças com deficiência intelectual ou de aprendizagem.

LEITURA SUGERIDA

Geral

Barros FS, Marussi VHR, Amaral LLF, et al. The rare neurocutaneous disorders: update on clinical, molecular, and neuroimaging features. *Top Magn Reson Imaging*. 2018;27(6):433-462.

Becker B, Strowd RE III. Phakomatoses. *Dermatol Clin*. 2019;37(4):583-606.

Gürsoy S, Erçal D. Genetic evaluation of common neurocutaneous syndromes. *Pediatr Neurol*. 2018;89:3-10.

Kang M, Lee YS. The impact of RASopathy-associated mutations on CNS development in mice and humans. *Mol Brain*. 2019;12(1):96.

Korf BR, Bebin EM. Neurocutaneous disorders in children. *Pediatr Rev*. 2017;38(3):119-128.

Marjanska A, Jatczak-Gaca A, Wojtkiewicz A, Wysocki M, Styczynski J. Demographical profile and spectrum of multiple malignancies in children and adults with neurocutaneous disorders. *Anticancer Res*. 2018;38(9):5453-5457.

Pevec U, Rozman N, Gorsek B, Kunej T. RASopathies: presentation at the genome, interactome, and phenome levels. *Mol Syndromol*. 2016;7(2):72-79.

Rosser T. Neurocutaneous disorders. *Continuum (Minneap Minn)*. 2018;24 (1, Child Neurology):96-129.

Sato TS, Handa A, Priya S, Watal P, Becker RM, Sato Y. Neurocristopathies: enigmatic appearances of neural crest cell-derived abnormalities. *Radiographics*. 2019;39(7):2085-2102.

Stafstrom CE, Staedtke V, Comi AM. Epilepsy mechanisms in neurocutaneous disorders: tuberous sclerosis complex, neurofibromatosis type 1, and Sturge-Weber syndrome. *Front Neurol*. 2017;8:87.

Tajan M, Paccoud R, Branka S, Edouard T, Yart A. The RASopathy family: consequences of germline activation of the RAS/MAPK pathway. *Endocr Rev*. 2018;39(5):676-700.

Tidyman WE, Rauen KA. Expansion of the RASopathies. *Curr Genet Med Rep*. 2016;4(3):57-64.

Troullioud Lucas AG, Mendez MD. Neurocutaneous syndromes. National Center for Biotechnology Information Web site. http://www.ncbi.nlm.nih.gov/books/NBK537001/. Accessed July 26, 2020.

van Steensel MA. Neurocutaneous manifestations of genetic mosaicism. *J Pediatr Genet*. 2015;4(3):144-153.

Neurofibromatose

Armand ML, Taieb C, Bourgeois A, et al. Burden of adult neurofibromatosis 1: development and validation of a burden assessment tool. *Orphanet J Rare Dis*. 2019;14(1):94.

Cassina M, Frizziero L, Opocher E, et al. Optic pathway glioma in type 1 neurofibromatosis: review of its pathogenesis, diagnostic assessment, and treatment recommendations. *Cancers (Basel)*. 2019;11(11):1790.

Coy S, Rashid R, Stemmer-Rachamimov A, Santagata S. An update on the CNS manifestations of neurofibromatosis type 2. *Acta Neuropathol*. 2020;139(4):643-665.

Eoli M, Saletti V, Finocchiaro G. Neurological malignancies in neurofibromatosis type 1. *Curr Opin Oncol*. 2019;31(6):554-561.

Evans DG, Hartley CL, Smith PT, et al. Incidence of mosaicism in 1055 de novo NF2 cases: much higher than previous estimates with high utility of next-generation sequencing. *Genet Med*. 2020;22(1):53-59.

Farazdaghi MK, Katowitz WR, Avery RA. Current treatment of optic nerve gliomas. *Curr Opin Ophthalmol*. 2019;30(5):356-363.

Friedman JM. Neurofibromatosis 1. National Center for Biotechnology Information Web site. http://www.ncbi.nlm.nih.gov/books/NBK1109/. Accessed July 26, 2020.

Halliday D, Parry A, Evans DG. Neurofibromatosis type 2 and related disorders. *Curr Opin Oncol*. 2019;31(6):562-567.

Kang E, Kim YM, Seo GH, et al. Phenotype categorization of neurofibromatosis type I and correlation to NF1 mutation types. *J Hum Genet*. 2020;65:79-89.

Karaconji T, Whist E, Jamieson RV, Flaherty MP, Grigg JRB. Neurofibromatosis type 1: review and update on emerging therapies. *Asia Pac J Ophthalmol (Phila)*. 2019;8(1):62-72.

Pegat A, Ducray F, Jeannin-Mayer S, Jouanneau E, Pinson S, Petiot P. Charcot-Marie-Tooth (CMT)-like polyneuropathy revealing neurofibromatosis type 2: a case report and review of the literature. *Rev Neurol (Paris)*. 2019;175(7-8):486-489.

Taddei M, Erbetta A, Esposito S, Saletti V, Bulgheroni S, Riva D. Brain tumors in NF1 children: influence on neurocognitive and behavioral outcome. *Cancers (Basel)*. 2019;11(11):1772.

Uusitalo E, Rantanen M, Kallionpää RA, et al. Distinctive cancer associations in patients with neurofibromatosis type 1. *J Clin Oncol*. 2016;34(17):1978-1986.

Ylä-Outinen H, Loponen N, Kallionpää RA, Peltonen S, Peltonen J. Intestinal tumors in neurofibromatosis 1 with special reference to fatal gastrointestinal stromal tumors (GIST). *Mol Genet Genomic Med*. 2019;7(9):e927.

Complexo esclerose tuberosa

Byers HM, Jensen DM, Glass IA, Bennett JT. Minimal mosaicism, maximal phenotype: Discordance between clinical and molecular findings in two patients with tuberous sclerosis. *Am J Med Genet C Semin Med Genet*. 2018;178(3):374-378.

Canevini MP, Kotulska-Jozwiak K, Curatolo P, et al. Current concepts on epilepsy management in tuberous sclerosis complex. *Am J Med Genet C Semin Med Genet*. 2018;178(3):299-308.

Curatolo P, Bombardieri R. Tuberous sclerosis. *Handb Clin Neurol*. 2008;87:129-151.

Davis PE, Filip-Dhima R, Sideridis G, et al. Presentation and diagnosis of tuberous sclerosis complex in infants. *Pediatrics*. 2017;140:e20164040.

Hallett L, Foster T, Liu Z, Blieden M, Valentim J. Burden of disease and unmet needs in tuberous sclerosis complex with neurological manifestations: systematic review. *Curr Med Res Opin*. 2011;27:1571-1583.

Lu DS, Karas PJ, Krueger DA, Weiner HL. Central nervous system manifestations of tuberous sclerosis complex. *Am J Med Genet C Semin Med Genet*. 2018;178(3):291-298.

Randle SC. Tuberous sclerosis complex: a review. *Pediatr Ann*. 2017;46(4):e166-e171.

Angiomatose encefalotrigeminal

De la Torre AJ, Luat AF, Juhász C, et al. A multidisciplinary consensus for clinical care and research needs for Sturge-Weber syndrome. *Pediatr Neurol*. 2018;84:11-20.

Gittins S, Steel D, Brunklaus A, Newsom-Davis I, Hawkins C, Aylett SE. Autism spectrum disorder, social communication difficulties, and developmental comorbidities in Sturge-Weber syndrome. *Epilepsy Behav*. 2018;88:1-4.

Nguyen V, Hochman M, Mihm MC Jr, Nelson JS, Tan W. The pathogenesis of port wine stain and Sturge Weber syndrome: complex interactions between genetic alterations and aberrant MAPK and PI3K activation. *Int J Mol Sci*. 2019;20(9):2243.

Su WW. Acute primary angle-closure in Sturge-Weber syndrome. *Am J Ophthalmol Case Rep*. 2018;10:101-104.

Tian Y, Wang Y, Gao X, Zhang Y, Ju Y. Eye and appearance characteristics of encephalocraniocutaneous lipomatosis. *Eye (Lond)*. 2019;33(2):328-331.

Incontinência pigmentar

Abdollahimajd F, Fallahi M, Kazemian M, Nilipour Y, Radfar M, Tehranchi ST. Incontinentia pigmenti misdiagnosed as neonatal herpes simplex virus infection. *Case Rep Pediatr*. 2018;2018:1376910.

Seo MY, You SJ, Kim SH, Cho WH, Chae JH. A 6-month-old girl with incontinentia pigmenti presenting as status epilepticus. *J Epilepsy Res*. 2017;7(2):118-120.

Sharawat IK, Saini L, De D, Sankhyan N. Nature's canvas: an infant with stripes and whorls. *Pediatr Neurol*. 2019;92:76-77.

Tomotaki S, Shibasaki J, Yunoki Y, et al. Effectiveness of corticosteroid therapy for acute neurological symptoms in incontinentia pigmenti. *Pediatr Neurol*. 2016;56:55-58.

Incontinência pigmentar acrômica (hipomelanose de Ito)

Albuja AC, Shrivastava A, Khan GQ. Manifestations of hypomelanosis of Ito. *Pediatr Neonatol*. 2018;59(5):536-537.

Chamli A, Litaiem N. Hypomelanosis of Ito. National Center for Biotechnology Information Web site. https://www.ncbi.nlm.nih.gov/books/NBK538268/. Accessed July 26, 2020.

Dawson MZ, Ghosh D. Chasing zebras: a child with skin stripes and whorls. *Pediatr Neurol*. 2018;79:74-75.

Kromann AB, Ousager LB, Ali IKM, Aydemir N, Bygum A. Pigmentary mosaicism: a review of original literature and recommendations for future handling. *Orphanet J Rare Dis*. 2018;13(1):39.

Atrofias Musculares Espinais da Infância 146

Basil T. Darras, Richard S. Finkel e Darryl C. De Vivo

PONTOS-CHAVE

1. Os subtipos clínicos de atrofia muscular espinal (AME) classificados pelo estado funcional máximo alcançado são tipo I ("*nonsitters*", pacientes que não se sentam), tipo II ("*sitters*", pacientes que se sentam) e tipo III ("*walkers*", pacientes que andam/deambulam).

2. A AME de tipo IV é um fenótipo brando de desenvolvimento no início da idade adulta ou na meia-idade. Todos os tipos de AME têm um espectro de gravidade dentro de cada subgrupo.

3. A AME não associada ao 5q13 é um grupo heterogêneo de doenças do neurônio motor com características clínicas geralmente distintas da AME clássica.

4. De 95 a 98% dos pacientes com AME apresentam deleções do gene *SMN1*. Os demais indivíduos são heterozigotos compostos ou sofreram conversões gênicas de *SMN1* em *SMN2*.

5. A correlação entre o número de cópias *SMN2* e a gravidade do fenótipo não prevê a gravidade clínica, sobretudo das formas intermediárias da doença.

6. Os motivos pelos quais se acrescentou a triagem neonatal para a identificação genética de indivíduos pré-sintomáticos com AME já foram demonstrados.

7. Dados recentes sugerem que os efeitos patológicos da redução da proteína de sobrevida do neurônio motor também são observados distalmente, nas junções neuromusculares.

8. Entre os esforços terapêuticos estão a substituição do gene *SMN1* e fármacos para regulação da expressão de *SMN2*.

9. Novos tratamentos para pacientes sintomáticos com AME proporcionam algum grau de recuperação, com melhora da sobrevida e da função motora, mas não constituem uma cura.

INTRODUÇÃO

No início da década de 1890, o clínico austríaco Guido Werdnig, da University of Graz, na Áustria, e o clínico alemão Johann Hoffmann, em Heidelberg, na Alemanha, descreveram um distúrbio neuromuscular que se iniciava na infância e causava fraqueza muscular progressiva associada a perda de células do corno anterior na medula espinal, resultando em morte precoce. As atrofias musculares espinais (AME) são, desde então, definidas como um grupo de distúrbios genéticos caracterizados por fraqueza e atrofia muscular progressiva associadas a degeneração dos neurônios motores da coluna vertebral e, nas formas mais graves, dos neurônios motores bulbares inferiores. O mais comum desses distúrbios, constituindo a principal causa de mortalidade infantil, é a AME proximal clássica, observada em todas as populações e diagnosticada com maior frequência em lactentes e crianças, em comparação a adultos.

A AME clássica é provocada por deleções ou mutações homozigóticas no gene de "sobrevida do neurônio motor" (*SMN*). Cada cromossomo 5 tem dois genes *SMN*, chamados de *SMN1* e *SMN2*, devido a uma duplicação invertida no *locus* 5q13. O gene *SMN2* duplicado é diferenciado do *SMN1* por alterações de 5 a 13 nucleotídios, das quais uma é essencial na criação de um silenciador de *splicing* exônico no éxon 7, o que leva à exclusão desse éxon na maior parte dos transcritos e diminuição da produção (5 a 10%) da proteína SMN funcional completa. A maioria dos pacientes com AME proximal 5q apresenta deleções homozigóticas do éxon 7 do gene *SMN1*, e todos os pacientes têm pelo menos uma cópia de *SMN2*.

O papel da proteína SMN ainda passa por investigação; entretanto, há uma correlação aproximada entre o número de cópias do gene *SMN2*, de variação normal na população, o nível da proteína SMN e a gravidade da doença. Anomalias da junção neuromuscular foram observadas em modelos animais, bem como desenvolvimento muscular anormal nos pacientes com doença mais grave.

EPIDEMIOLOGIA

A incidência de AME foi estimada em 1 a cada 6 a 11 mil nascidos vivos ou cerca de 7,8 a 10 por 100 mil nascidos vivos; a incidência de AME de tipo I é de 4,1 por 100 mil nascidos vivos. A frequência estimada panétnica de doença é de aproximadamente 1 a cada 11 mil e a frequência de portadores de mutações no gene *SMN1* foi estimada como sendo maior em caucasianos (1:47) e menor em afro-americanos (1:72). Judeus asquenazes (1:67), asiáticos (1:59) e hispânicos (1:68) apresentam frequência intermediária.

CARACTERÍSTICAS CLÍNICAS

Embora a maioria dos pacientes com AME tenha deleções ou mutações do gene *SMN1*, a gravidade fenotípica é bastante variada, o que permite a divisão em quatro grandes subtipos clínicos. Os subtipos representam um *continuum* fenotípico que se estende desde o muito grave, com início na fase uterina, até o muito brando, com início na idade adulta; além disso, há também um espectro de gravidade dentro de cada um desses subgrupos. Para fins de classificação clínica ou de diretrizes desenvolvidas para padrões de atendimento, tem sido usada a abordagem "estado funcional máximo alcançado", que classifica pacientes do tipo I como "*nonsitters*" (que não se sentam, em inglês), pacientes do tipo II como "*sitters*" (que se sentam) e pacientes do tipo III como "*walkers*" (que andam/deambulam). Pacientes com fenótipo brando e início na meia-idade ou em idade avançada são classificados como tipo IV. A idade de início também é considerada na classificação; no entanto, devido à possível sobreposição entre os subtipos e à dificuldade em determinar com precisão o início dos sintomas, não é considerada o único determinante do subtipo da doença.

Atrofia muscular espinal de tipo I

A AME de tipo I, também conhecida como *doença de Werdnig-Hoffmann*, manifesta-se nos primeiros 6 meses de vida. O tipo I da doença foi subdividido em três grupos: tipo IA, com sintomas de hipotonia ao nascimento ou início no período neonatal; tipo IB, com início dos sintomas antes dos 3 meses; e tipo IC, com início entre 3 e 6 meses. Os lactentes com AME de tipo I apresentam fraqueza proximal progressiva, que afeta mais os membros inferiores, em comparação aos superiores. Apresentam mau controle da cabeça, hipotonia, que leva à postura do braço em "pernas de rã" e "alça de jarra" quando deitados, de modo a "escorregarem" na suspensão vertical, e arreflexia. Nunca conseguem se sentar ("*nonsitters*"). Também apresentam fraqueza dos músculos intercostais com relativa preservação do diafragma, o que faz com que o tórax assuma formato de sino, e padrão respiratório paradoxal ou "abdominal". As crianças portadoras também apresentam fasciculações da língua, dificuldade de deglutição, risco de aspiração e déficit de crescimento. Outros nervos cranianos não são tão acometidos, embora a fraqueza facial ocorra em estágios posteriores da doença. A cognição é normal e, ao diagnóstico, geralmente os pacientes têm expressão alerta que contrasta com sua fraqueza generalizada. A sensibilidade é preservada. Os lactentes com AME de tipo I costumam desenvolver insuficiência respiratória aos 2 anos ou muito antes; no passado, a maioria não sobrevivia após essa idade. Os avanços no suporte pulmonar e nutricional e no manejo ortopédico nas últimas três décadas melhoraram de maneira significativa a sobrevida dos pacientes com tipo I, mas não alteraram o declínio progressivo da função motora. Até o advento de uma nova terapêutica, esses pacientes não apresentarão melhora na função motora ou respiratória desde o momento do diagnóstico, mesmo com cuidados máximos de apoio. Iniciativas multidisciplinares de padrão de atendimento foram convocadas em 2006 e 2017, as quais geraram diretrizes publicadas. Esses esforços refletem mais a opinião de especialistas do que os dados da literatura e precisam ser individualizados com base nas especificidades do paciente, nos recursos disponíveis e nas preferências dos pais. Há uma crescente tendência a prestar tais cuidados de apoio de maneira proativa, e não reativa. O uso de um dispositivo *cough assist* (que auxilia a tosse), por exemplo, é recomendado logo após o diagnóstico, sem aguardar o desenvolvimento de tosse não eficaz.

Atrofia muscular espinal de tipo II

Essa forma intermediária de AME foi relatada pela primeira vez em 1893, na University of Edinburgh, e descrita novamente por Byers e Banker em 1961, e, em detalhes, por Dubowitz em 1964. Pacientes com AME de tipo II, também conhecida como *AME intermediária* ou *doença de Dubowitz*, conseguem se sentar sem apoio em algum momento ("*sitters*"), mas nunca ficam em pé ou andam sozinhos. Os sintomas geralmente começam entre 6 e 18 meses. Os lactentes acometidos apresentam fraqueza proximal progressiva, mais nos membros inferiores do que nos membros superiores, além de hipotonia e arreflexia. As fasciculações da língua são observadas em cerca de metade dos pacientes. Quase todos os pacientes com tipo II desenvolvem escoliose progressiva que, combinada à fraqueza muscular intercostal, provoca, com o passar do tempo, doença pulmonar restritiva significativa. Além disso, desenvolvem contraturas articulares e podem ter anquilose da mandíbula. Apresentam, também, tremor, ou poliminimioclonia, das mãos. Embora o índice de massa corporal possa ser baixo (no percentil 3 ou menos, em comparação a crianças normais), os pacientes não deambuladores de alto funcionamento têm índice relativo de gordura mais alto e correm risco de se tornarem obesos. A cognição é normal e a inteligência verbal pode estar acima da média. Em um estudo feito com 240 pacientes do tipo II, as taxas de sobrevida foram de 98,5% em 5 anos e 68,5% em 25 anos. Os pacientes podem viver até a terceira década, mas a expectativa de vida é menor, devido ao risco de comprometimento respiratório.

Atrofia muscular espinal de tipo III

Em 1956, Kugelberg e Welander descreveram uma forma muito mais branda de AME, caracterizada por deambulação a longo prazo. Os pacientes com AME de tipo III, também conhecida como *doença de Kugelberg-Welander*, são capazes de ficar sozinhos e andar em algum momento ("*walkers*"). Os sintomas começam após 18 meses; essa forma foi, ainda, subdividida em IIIA (início entre 18 meses e 3 anos) e IIIB (início após 3 anos). Os pacientes têm fraqueza proximal progressiva, que afeta mais os membros inferiores do que os superiores, e podem, por fim, precisar de cadeira de rodas. De modo geral, porém, desenvolvem pouca ou nenhuma fraqueza muscular respiratória ou escoliose grave. A perda da deambulação aumenta o risco dessas complicações. Os pacientes podem apresentar tremor ou poliminimioclonia das mãos. Algumas vezes, as panturrilhas desses indivíduos podem ser proeminentes, de modo que a AME de tipo III pode ser confundida com a distrofia muscular de Becker. A expectativa de vida não é significativamente diferente em comparação à população normal.

AME atípica

A forma mais grave de AME, chamada de tipo 0 em alguns relatos, começa na vida uterina e causa fraqueza grave, contratura articular e necessidade de suporte respiratório e alimentar desde o nascimento. No outro extremo do espectro, a AME mais branda de início na idade adulta, ou AME de tipo IV, pode causar sintomas depois dos 21 anos, e a expectativa de vida é essencialmente normal. A maioria dos pacientes com os fenótipos de AME de tipo IA e IV tem deleções homozigóticas do éxon 7 em *SMN1*. Conforme será discutido a seguir, na Seção "Genética", porém, de modo geral, o número de cópias de *SMN2* é apenas um na AME de tipo IA e quatro a cinco em adultos com AME de tipo IV.

Outras "atrofias musculares espinais"

As AMEs não associadas a 5q13 são um grupo heterogêneo de doenças do neurônio motor associadas a mutações em diversos genes (p. ex., AMEs ligadas ao cromossomo X e autossômicas dominantes ou recessivas), AMEs distais ou segmentares ou neuropatias motoras hereditárias distais. Os pacientes com esses distúrbios geralmente apresentam algumas características clínicas que os diferenciam daqueles com AME clássica ou associada a 5q13.

GENÉTICA

Gene *SMN*

Cerca de 95 a 98% dos pacientes com AME apresentam deleções do gene *SMN1*. Os demais indivíduos são heterozigotos compostos com uma deleção *SMN1* em um alelo e uma mutação intragênica em pequena escala no outro alelo *SMN1* ou, então, sofreram conversões gênicas de *SMN1* em *SMN2*. As mutações *de novo* ocorrem em frequência de cerca de 2%, que é relativamente alta e explicada pela instabilidade dessa região do cromossomo 5, que contém não apenas a repetição invertida de *SMN1* e *SMN2*, mas também outras repetições com baixo número de cópias circundantes, o que gera uma alta taxa de cruzamento desigual e mutações *de novo* (sobretudo derivadas do pai), o que poderia explicar a frequência relativamente alta de portadores, apesar da taxa de mortalidade das formas graves da doença.

O número de cópias de *SMN2* por cromossomo 5 varia entre indivíduos normais; 10 a 15% da população não possui cópias de *SMN2*. Entre os pacientes com AME, há uma clara correlação inversa entre o número de cópias de *SMN2* e a gravidade fenotípica. Feldkotter et al., em 2002, relataram que 80% dos pacientes com AME de tipo I tinham uma ou duas cópias de *SMN2*, 82% dos pacientes com tipo II tinham três cópias de *SMN2* e 96% dos pacientes com tipo III tinham três ou quatro cópias de *SMN2*. No entanto, essa correlação não é tão exata, a ponto de prever a gravidade clínica em um determinado paciente com base no número de cópias de *SMN2*, sobretudo nas formas intermediárias da doença, em que há certa sobreposição (existem pacientes de todos os três fenótipos com três ou quatro cópias de *SMN2*). Um motivo para a sobreposição é que nem todas as cópias do gene *SMN2* são iguais; por causa dos modificadores genéticos, algumas cópias provavelmente produzem menos e algumas, mais de 10% de proteína funcional. De modo geral, porém, pode-se afirmar que um paciente com uma ou duas cópias de *SMN2* tem alta probabilidade de apresentar AME de tipo IA, IB ou IC. Os exames laboratoriais atuais para a determinação do número de cópias de *SMN2* usam várias técnicas. A técnica de amplificação multiplex de sondas dependente de ligação (MLPA, do inglês *multiplex ligation-dependent probe amplification*) é considerada a mais precisa, sobretudo ao tentar distinguir entre três, quatro e cinco cópias.

Triagem neonatal

A possibilidade de triagem neonatal de AME tem sido de grande interesse, visto que o momento ideal para a instituição do tratamento seria antes de a degeneração subclínica de neurônios motores se tornar sintomática, com melhor chance de resgatar o maior número de neurônios motores. Swoboda et al. realizaram um estudo prospectivo em lactentes com diagnóstico pré-natal de AME de tipo I e verificaram que, além do início precoce dos sintomas ou do declínio da função nesses lactentes, havia evidências eletrofisiológicas de desnervação precipitada (avaliada com medidas seriadas de amplitude do potencial de ação motor composto e estimativa do número de unidades motoras), sugerindo que a perda de neurônios motores ocorre muito cedo. Essas observações reforçam a importância da triagem neonatal para identificação de crianças geneticamente acometidas antes do período de maior perda de neurônios motores, considerando-se que hoje em dia existem tratamentos eficazes modificadores da doença. Foi demonstrada, também, a justificativa para acrescentar a triagem neonatal para a identificação genética de indivíduos pré-sintomáticos com AME. A AME foi adicionada ao Painel de Triagem Uniforme Recomendado pelo Departamento de Saúde e Serviços Humanos (Department of Health and Human Services Recommended Uniform Screening Panel, em inglês) dos EUA em 2018 e, no final do ano seguinte, 20 estados do país implementaram programas estaduais ou pilotos de triagem neonatal. Na Europa, sobretudo na Alemanha, mais esforços estão sendo envidados.

Em relação à questão da rotina de pré-concepção e triagem pré-natal da AME, o Comitê de Genética do American College of Obstetricians and Gynecologists reafirmou, em 2019, sua recomendação de pré-concepção e triagem pré-natal de AME na população geral.

BIOPATOLOGIA

A AME é caracterizada pela perda de neurônios motores espinais e atrofia do músculo esquelético. No entanto, a compreensão exata da evolução da patologia celular ao longo do tempo ainda é prejudicada pela escassez de material adequado do paciente. Nosso entendimento atual da fisiopatologia da AME decorre, em grande parte, das análises de material de necropsias, refletindo o final da doença. As análises do início da doença baseiam-se, sobretudo, em modelos murinos. Ainda assim, os estudos atuais revelaram achados importantes, os quais, quase invariavelmente, incluem imensa perda das grandes células do corno anterior da medula espinal. Com menor frequência, os neurônios motores estão mal posicionados. De modo geral, os neurônios motores sobreviventes do corno anterior apresentam aumento de volume ou cromatólise, além de neurofilamentos fosforilados, ribossomos e vesículas. Em um número menor de casos, tal patologia também foi observada em neurônios da raiz dorsal, nas células que compreendem a coluna de Clarke e no tálamo do cérebro. Os nervos intramusculares de pacientes com AME às vezes apresentam contas ou degeneração walleriana.

Considerando a degeneração dos neurônios motores espinais, uma característica patológica esperada é a atrofia neurogênica dos músculos esqueléticos. O músculo de pacientes com a doença grave (tipo I) apresenta-se, tipicamente, como um turbilhão de pequenas fibras atróficas arredondadas dentro das quais às vezes são verificadas agrupamentos de uma ou mais células bastante hipertrofiadas. Em alguns casos, as fibras atróficas também parecem imaturas e têm núcleos de localização central em vez de periférica, o que confere a aparência de uma miopatia ou, possivelmente, interrupção precoce do desenvolvimento do miotubo.

Embora a AME tenha sido, desde o princípio, descrita como uma doença caracterizada pela perda do corpo celular do neurônio motor, dados mais recentes sugerem que os primeiros efeitos patológicos da menor concentração de proteína SMN são observados em áreas mais distais, nas junções neuromusculares. Essa patologia inicial que afeta tanto a pré como a pós-sinapse foi observada pela primeira vez em modelos murinos da doença e agora também foi confirmada em amostras humanas. Os pacientes com AME tendem a relatar fadiga significativa, e testes repetitivos de estimulação nervosa revelaram aumento na incidência de uma resposta decrescente, dando suporte eletrofisiológico a um componente de tipo miastênico na AME.

TRATAMENTO

A AME é uma doença "translacional" única causada pela presença do gene *SMN2*, que é um alvo bem aceito para intervenções terapêuticas. Além da substituição do gene *SMN1* com vetores virais, os esforços terapêuticos têm como objetivo buscar fármacos que possam regular a expressão de *SMN2* ou influenciar outros genes modificadores para a produção de proteína SMN mais funcional.

Agentes que regulam positivamente a expressão do gene *SMN2* e promovem a inclusão do éxon 7

Moléculas pequenas

Uma classe de fármacos conhecidos como *inibidores da histona deacetilase* tem sido bastante investigada como possível agente terapêutico na AME. As histonas, proteínas centrais na cromatina, atuam na regulação epigenética da expressão gênica por meio de seu *status* de acetilação. Vários compostos inibidores de histona deacetilase, como fenilbutirato e ácido valproico, aumentam os níveis de transcrição de *SMN2* de comprimento total em linhagens celulares de pacientes, geralmente ativando o promotor *SMN2* humano, aprimorando a transcrição e corrigindo o padrão de *splicing*; no entanto, não apresentaram eficácia em estudos clínicos.

O albuterol, um agonista beta-adrenérgico, foi avaliado em um estudo-piloto aberto com 13 pacientes com AME de tipos II e III devido ao seu efeito positivo sobre a força muscular em indivíduos saudáveis. Aos 6 meses, houve significativa melhora na miometria, capacidade vital forçada e escores de absorciometria de raios X de dupla energia, mas não no escore de força do Medical Research Council. Outro estudo com 23 pacientes portadores de AME de tipo II tratados com salbutamol (uma forma de albuterol) por 12 meses mostrou melhora dos escores funcionais na Escala Motora Funcional de Hammersmith (HFMS) após 6 e 12 meses; no entanto, o estudo não foi controlado por placebo e deve ser interpretado com cautela. Apesar da ausência de evidências conclusivas, o albuterol/salbutamol é às vezes prescrito para aumentar a resistência e diminuir a fadiga em pacientes com AME. É possível que esses medicamentos aumentem o tremor, o que pode ser problemático em pacientes com AME.

Outras abordagens

Oligonucleotídios antisense

Os oligonucleotídios *antisense* (ASOs) foram desenvolvidos para bloquear um elemento supressor de *splicing* intrônico, que, por sua vez, evita o salto do éxon 7. A administração intracerebroventricular periódica de ASOs em modelos murinos de AME melhoram o fenótipo motor. Com base em estudos pré-clínicos promissores e estudos clínicos de fase I/II, Ionis e Biogen conduziram estudos de fase III randomizados, duplo-cegos e controlados por procedimento simulado. As pesquisas avaliaram a segurança, a tolerabilidade e a eficácia clínica de doses múltiplas de um ASO (ISIS-SMNRx) ou nusinersen (Spinraza), administrado por via intratecal no espaço subaracnóideo de pacientes com AME infantil ou de início tardio. Os estudos foram bem-sucedidos (Evidência de nível 1)[1] e o nusinersen foi amplamente aprovado em 2016 como tratamento da AME pela Food and Drug Administration (FDA) dos EUA e, depois, pela Agência Europeia de Medicamentos (EMA) e outras agências reguladoras. Estudos de extensão a longo prazo e relatos pós-comercialização descrevem melhora contínua na maioria dos pacientes tratados com nusinersen; o perfil de segurança continua favorável e as punções lombares são geralmente bem toleradas. A administração de nusinersen por via intratecal é complicada em pacientes submetidos à fusão espinal para correção de escoliose ou com espinhas complexas. Radiologistas intervencionistas obtiveram sucesso com a maioria desses pacientes. Atualmente, o desenvolvimento de cateteres e portas de administração vem sendo examinado.

Terapia gênica

Entre outros alvos terapêuticos, a terapia gênica tem revelado potencial em modelos animais. Foust et al. mostraram que o vírus adenoassociado autocomplementar 9 atravessou a barreira hematencefálica e infectou aproximadamente 60% dos neurônios motores quando injetado por via intravenosa em camundongos neonatos. O benefício terapêutico foi notável, com sobrevida de camundongos por 12 meses ou mais sem evidência de fraqueza muscular. Um estudo clínico de substituição do gene *SMN1* (START) para tratamento da AME de tipo I foi realizado no Nationwide Children's Hospital, Columbus, Ohio, EUA. O primeiro teste (START) com AVXS-101 teve resultados positivos e foi seguido por estudos em andamento nos EUA e na Europa (STR1VE) (Evidência de nível 1).[2] Em 2019, a FDA norte-americana aprovou o AVXS-101 (onasemnogene) sob o nome Zolgensma para o tratamento de pacientes com AME (sintomáticos ou pré-sintomáticos) com idade inferior a 2 anos.

CUIDADOS DO PACIENTE COM ATROFIA MUSCULAR ESPINAL

São muitos os benefícios de uma abordagem multidisciplinar de atendimento para os pacientes com AME e suas famílias. Essa abordagem envolve membros das equipes de neurologia/medicina neuromuscular, ortopedia, fisioterapia e terapia ocupacional, além de medicina de reabilitação, pneumologia, nutrição e gastrenterologia. O aconselhamento genético continua sendo importante. Nos pacientes com AME de tipo I grave, a participação precoce da equipe de cuidados avançados pediátricos ou da equipe de cuidados paliativos pode dar apoio e assistência aos pais na tomada de decisões consonantes com seus valores e ajudar a maximizar a qualidade de vida de seus filhos. Em 2007 e 2018, as Declarações de Consenso para o Padrão de Cuidados na Atrofia Muscular Espinal (*Consensus Statements for Standard of Care in Spinal Muscular Atrophy*, em inglês) foram divulgadas por uma equipe multiprofissional, as quais descrevem as melhores recomendações atuais para o tratamento de pacientes com AME.

RESUMO

A AME clássica 5q não é mais uma doença neurodegenerativa progressiva com prognóstico sombrio. Novos tratamentos para pacientes sintomáticos com AME agora oferecem algum grau de recuperação, com melhora da sobrevida e da função motora, mas não são uma cura. O diagnóstico precoce e o tratamento após o início dos sintomas são a melhor oportunidade para obtenção de uma resposta ideal a esses medicamentos. A identificação e o tratamento pré-sintomáticos normalizaram o desenvolvimento motor em muitas dessas crianças. A durabilidade dos tratamentos, em especial em crianças em crescimento, ainda precisa ser determinada. O tratamento combinado pode oferecer uma resposta melhor e precisará ser abordado em futuras pesquisas clínicas.

EVIDÊNCIAS DE NÍVEL 1

1. Finkel RS, Mercuri E, Darras BT, et al.; for ENDEAR Study Group. Nusinersen versus sham control in infantile-onset spinal muscular atrophy. *N Eng J Med*. 2017;377(18):1723-1732.
2. Mendell JR, Al-Zaidy S, Shell R, et al. Single-dose gene-replacement therapy for spinal muscular atrophy. *N Eng J Med*. 2017;377(18):1713-1722.

LEITURA SUGERIDA

American College of Obstetricians and Gynecologists. Committee Opinion No. 691 summary: carrier screening for genetic conditions. *Obstet Gynecol*. 2017;129(3):597-599.

Bennett CF, Krainer AR, Cleveland DW. Antisense oligonucleotide therapies for neurodegenerative diseases. *Annu Rev Neurosci*. 2019;42:385-406.

Burghes AH, McGovern VL. Antisense oligonucleotides and spinal muscular atrophy: skipping along. *Genes Dev*. 2010;24(15):1574-1579.

Darras BT. Non-5q spinal muscular atrophies: the alphanumeric soup thickens. *Neurology*. 2011;77(4):312-314.

Darras BT, Kang PB. Clinical trials in spinal muscular atrophy. *Curr Opin Pediatr*. 2007;19(6):675-679.

Darras BT, Markowitz JA, Monani UR, De Vivo DC. Spinal muscular atrophies. In: Darras BT, Jones HR Jr, Ryan MM, De Vivo DC, eds. *Neuromuscular Disorders of Infancy, Childhood, and Adolescence: A Clinician's Approach*. San Diego, CA: Academic Press; 2015:117-145.

De Vivo DC, Bertini E, Swoboda KJ, et al. Nusinersen initiated in infants during the presymptomatic stage of spinal muscular atrophy: interim efficacy and safety results from the Phase 2 NURTURE study. *Neuromuscul Disord*. 2019;29(11):842-856.

Dubowitz V. Chaos in the classification of SMA: a possible resolution. *Neuromuscul Disord*. 1995;5(1):3-5.

Dubowitz V. Very severe spinal muscular atrophy (SMA type 0): an expanding clinical phenotype. *Eur J Paediatr Neurol*. 1999;3(2):49-51.

Feldkötter MV, Schwarzer V, Wirth R, Wienker TF, Wirth B. Quantitative analyses of SMN1 and SMN2 based on real-time lightCycler PCR: fast and highly reliable carrier testing and prediction of severity of spinal muscular atrophy. *Am J Hum Genet*. 2002;70(2):358-368.

Finkel RS, Mercuri E, Meyer OH, et al. Diagnosis and management of spinal muscular atrophy: part 2: pulmonary and acute care; medications, supplements and immunizations; other organ systems; and ethics. *Neuromuscul Disord*. 2018;28(3):197-207.

Foust KD, Wang X, McGovern VL, et al. Rescue of the spinal muscular atrophy phenotype in a mouse model by early postnatal delivery of SMN. *Nat Biotechnol*. 2010;28(3):271-274.

Gan JJ, Garcia V, Tian J, et al. Acid ceramidase deficiency associated with spinal muscular atrophy with progressive myoclonic epilepsy. *Neuromuscul Disord*. 2015;25(12):959-963.

Hoffmann J. Ueber chronische spinale Muskelatrophie im Kindesalter, auf familiärer Basis. *Deutsch Z Nervenheilk*. 1893;3:427-470.

Hua Y, Sahashi K, Hung G, et al. Antisense correction of SMN2 splicing in the CNS rescues necrosis in a type III SMA mouse model. *Genes Dev*. 2010;24(15):1634-1644.

Kariya S, Park GH, Maeno-Hikichi Y, et al. Reduced SMN protein impairs maturation of the neuromuscular junctions in mouse models of spinal muscular atrophy. *Hum Mol Genet*. 2008;17(16):2552-2569.

Kinali M, Mercuri E, Main M, et al. Pilot trial of albuterol in spinal muscular atrophy. *Neurology*. 2002;59(4):609-610.

Mercuri E, Finkel RS, Muntoni F, et al. Diagnosis and management of spinal muscular atrophy: part 1: recommendations for diagnosis, rehabilitation, orthopedic and nutritional care. *Neuromuscul Disord*. 2018;28(2):103-115.

Monani UR, De Vivo DC. Neurodegeneration in spinal muscular atrophy: from disease phenotype and animal models to therapeutic strategies and beyond. *Future Neurol*. 2014;9(1):49-65.

Monani UR, Lorson CL, Parsons DW, et al. A single nucleotide difference that alters splicing patterns distinguishes the SMA gene SMN1 from the copy gene SMN2. *Hum Mol Genet*. 1999;8(7):1177-1183.

Oskoui M, Levy G, Garland CJ, et al. The changing natural history of spinal muscular atrophy type 1. *Neurology*. 2007;69(20):1931-1936.

Pane M, Staccioli S, Messina S, et al. Daily salbutamol in young patients with SMA type II. *Neuromuscul Disord*. 2008;18(7):536-540.

Prior TW, Snyder PJ, Rink BD, et al. Newborn and carrier screening for spinal muscular atrophy. *Am J Med Genet A*. 2010;152A(7):1608-1616.

Rudnik-Schöneborn S, Berg C, Zerres K, et al. Genotype-phenotype studies in infantile spinal muscular atrophy (SMA) type I in Germany: implications for clinical trials and genetic counselling. *Clin Genet*. 2009;76(2):168-178.

Singh P, Liew KM, Darras BT. Current advances in drug development in spinal muscular atrophy. *Curr Opin Pediatr*. 2013;25(6):682-688.

Sugarman EA, Nagan N, Zhu H, et al. Pan-ethnic carrier screening and prenatal diagnosis for spinal muscular atrophy: clinical laboratory analysis of >72,400 specimens. *Eur J Hum Genet*. 2012;20(1):27-32.

Swoboda KJ, Prior TW, Scott CB, et al. Natural history of denervation in SMA: relation to age, SMN2 copy number, and function. *Ann Neurol*. 2005;57(5):704-712.

Wang CH, Finkel RS, Bertini ES, et al. Consensus statement for standard of care in spinal muscular atrophy. *J Child Neurol*. 2007;22(8):1027-1049.

Werdnig G. Zwei fruihnfantile hereditare Falle von progressive Muskelatrophie unter dem Bilde der Dystrophie, aber auf neurotischer Grundlage. *Arch Psychiat Neurol*. 1891;22:437-481.

Zerres K, Rudnik-Schöneborn S, Forrest E, Lusakowska A, Borkowska J, Hausmanowa-Petrusewicz I. A collaborative study on the natural history of childhood and juvenile onset proximal spinal muscular atrophy (type II and III SMA): 569 patients. *J Neurol Sci*. 1997;146(1):67-72.

Distrofias Musculares e Miopatias Congênitas

James J. Dowling, Hernan D. Gonorazky, Dimah N. Saade, Michael W. Lawlor e Darryl C. De Vivo

PONTOS-CHAVE

1. Em termos clínicos, as distrofias musculares e as miopatias congênitas são definidas pelo comprometimento funcional do músculo esquelético.
2. As principais características incluem fraqueza estática ou alterações dinâmicas, incluindo mialgias, cãibras, miotonia ou rabdomiólise.
3. A creatinoquinase elevada está presente na maioria dos casos de distrofia muscular.
4. Junto às características clínicas e à biopsia muscular, a genética fornece diagnóstico aperfeiçoado.
5. Características clínicas, histopatológicas e genéticas definem as principais subcategorias de distrofias musculares e miopatias congênitas.
6. A idade de início das distrofias musculares pode variar amplamente e, também, depender de fatores genéticos.
7. As estratégias de tratamento são específicas para cada distúrbio, incluindo cuidados de apoio na doença progressiva.

INTRODUÇÃO

As distrofias musculares e as miopatias congênitas abrangem um espectro de distúrbios musculares primários causados por mutações em genes que codificam aspectos da estrutura e/ou função muscular. O início costuma se dar na infância, embora esse fator possa variar bastante (geralmente ditado pelo subtipo genético), de modo que a doença muscular genética pode, na realidade, manifestar-se em qualquer idade. A definição dessas condições vem evoluindo na era da genômica. Enquanto os achados da biopsia muscular foram, historicamente, o fator determinante para o diagnóstico, atualmente a genética tem primazia na maioria dos casos. Em outras palavras, a maioria das distrofias musculares e miopatias congênitas é definida por sua causa genética subjacente.

DEFINIÇÕES

Uma definição pragmática de distrofia muscular pode incluir os seguintes fatores:

- Comprometimento funcional do músculo esquelético (seja "estático", resultando em fraqueza e sequelas dessa fraqueza, ou "dinâmico", resultando em sintomas episódicos como mialgias, cãibras, miotonia ou rabdomiólise)
- Padrão distrófico na biopsia muscular (degeneração e regeneração recente e antiga das miofibras, inflamação e substituição fibrogordurosa) (Figura 147.1)
- Níveis de creatinoquinase (CK) normais ou ligeiramente aumentados
- Demonstração de mutação(ões) patogênica(s) em um gene associado à distrofia muscular.

Uma definição pragmática de miopatia congênita/estrutural pode incluir os seguintes fatores:

- Comprometimento funcional do músculo esquelético (normalmente não progressivo ou lentamente progressivo; estático e/ou dinâmico, como o da distrofia muscular)
- Achados sugestivos na biopsia muscular, sobretudo se incluir alterações patognomônicas observadas com os subtipos, como a miopatia nemalínica (MN) (bastonetes nemalínicos), miopatia central (central *core* ou *multiminicores*), miopatia centronuclear (MCN) (núcleos centrais cercados por halos de organelas oxidase positivas) e desproporção do tipo de fibras (hipotrofia seletiva de fibra tipo I, geralmente com predominância de fibra tipo I) (Figura 147.2)
- Níveis de CK normal ou ligeiramente aumentados
- Demonstração de mutação(ões) patogênica(s) em uma associação genética à miopatia.

Classificação de distrofia muscular

A classificação das distrofias musculares baseia-se nas características genéticas e clínicas e se divide em cinco grandes categorias: distrofias musculares congênitas (DMC), distrofinopatias, distrofias musculares da cintura e membros (LGMD), miopatias escapulofibulares (incluindo distrofia muscular de Emery-Dreifuss [DMED]) e outras condições específicas (distrofia muscular fascioescapuloumeral [DFSU], distrofia miotônica e distrofia muscular oculofaríngea [DMOF]) (Tabela 147.1).

Classificação de miopatia congênita

Historicamente, a classificação das miopatias congênitas é ditada pelas características da biopsia muscular. No entanto, a evolução no campo refletiu os avanços em genética e genômica e, atualmente, a classificação representa um cruzamento de características clínicas, genéticas e biopsia. Com base nas características patológicas, as miopatias congênitas podem ser subdivididas nas seguintes categorias: MN, miopatia central, MCN e desproporção congênita do tipo de fibras. Em alguns casos, é preferível usar uma terminologia que reflita mais as alterações genéticas para abranger uma causa genética comum que ocorre em uma variedade de padrões morfológicos (como observado nas miopatias relacionadas ao *RYR1*). Miopatias adicionais que se encaixam mais sob um espectro mais amplo de miopatias "estruturais" incluem miopatias distais e miopatias miofibrilares.

Diagnóstico laboratorial

O teste genético realizado a partir do DNA extraído do sangue é hoje o padrão-ouro do diagnóstico laboratorial para distrofias

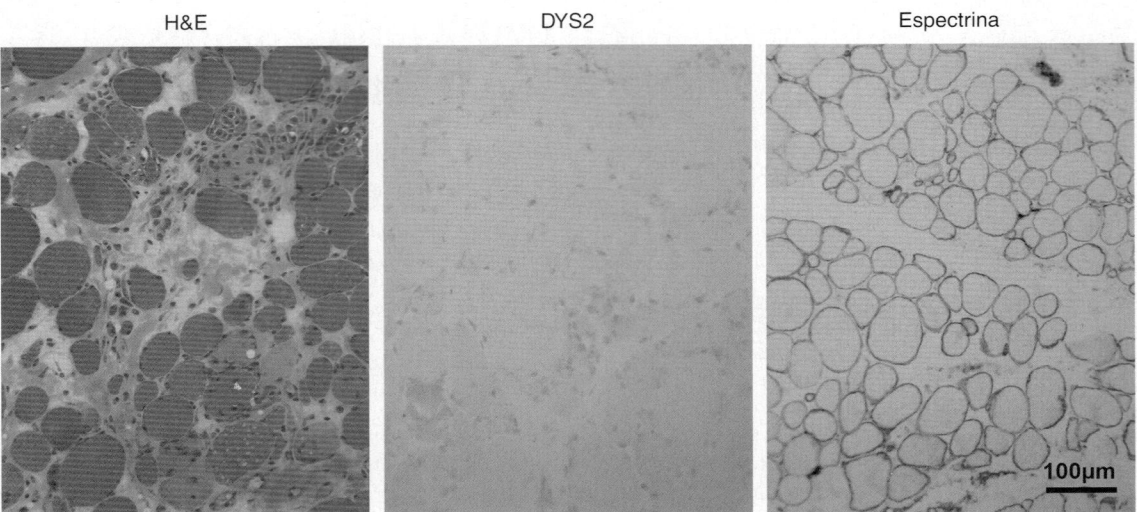

FIGURA 147.1 Achados característicos da biopsia muscular na distrofia muscular. A coloração de hematoxilina e eosina evidencia degeneração e regeneração recentes de miofibras, incluindo mionecrose, miofagocitose, inflamação e fibras basofílicas (indicativas de regeneração recente), além de degeneração e regeneração de miofibras mais antigas, incluindo fibras nucleadas internamente, fibrose endomisial e infiltração gordurosa (não mostrado nesta imagem). A imunocoloração para distrofina (anticorpo DYS2 mostrado aqui) indica perda completa de distrofina na maioria das fibras ou em todas elas, possivelmente com uma quantidade muito pequena de fibras que retenham a expressão da distrofina. A expressão de proteínas não associadas ao complexo distrofina e glicoproteína (como a espectrina) será retida no sarcolema, confirmando que o tecido era de qualidade suficiente para a detecção de distrofina, caso esta estivesse presente. Barra = 200 μm. (Esta figura se encontra reproduzida em cores no Encarte.)

musculares e miopatias congênitas, de modo que o teste genético positivo é considerado estudo diagnóstico definitivo. Existem várias abordagens técnicas para os testes genéticos, as quais incluem ensaios monogênicos (p. ex., análise de deleção/duplicação seguida de sequenciamento de Sanger para o gene *DMD* e *Southern blot* para a expansão repetida de *DMPK* 3'UTR na distrofia miotônica tipo 1 [DM1]), painéis multigênicos (englobando conjuntos de genes como todos os genes da LGMD ou todos os genes de miopatia congênita, realizados em uma plataforma de "sequenciamento de próxima geração") e sequenciamento do exoma completo. Todas essas abordagens estão disponíveis comercialmente, e diversos provedores oferecem várias plataformas. É importante ressaltar que o sequenciamento completo do genoma não está disponível hoje em uma base clínica, mas provavelmente será uma estratégia de teste genético de primeira linha em um futuro próximo.

O teste genético específico a ser utilizado para um paciente é ditado por histórico clínico, exame físico e quaisquer resultados

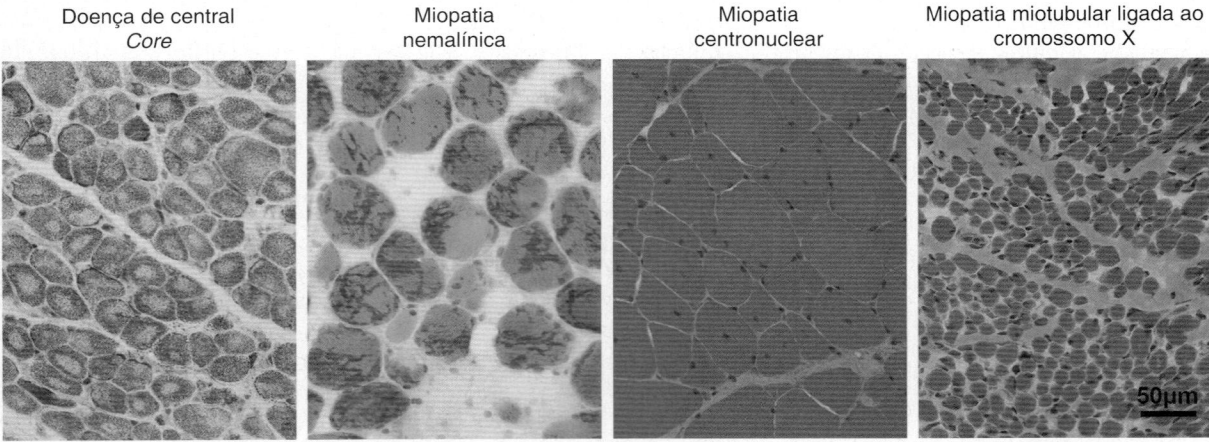

FIGURA 147.2 Patologia da biopsia muscular nas miopatias congênitas. Imagens representativas de biopsias musculares características de doença de central *core* (coloração de dinucleotídio de nicotinamida adenina presente), miopatia nemalínica (coloração de tricrômico de Gomori presente), miopatia centronuclear (coloração de hematoxilina e eosina presente) e miopatia miotubular ligada ao cromossomo X (coloração de hematoxilina e eosina presente). O diagnóstico de doença de central *core*, miopatia nemalínica e miopatia centronuclear é determinado pela presença de estruturas anormais ou distribuições de organelas no sarcoplasma. A diferenciação entre miopatia miotubular ligada ao cromossomo X e miopatias centronucleares devido a outras causas genéticas pode muitas vezes ser feita com base no tamanho de uma fibra muito pequena e nas distribuições de organelas tipicamente anormais na miopatia miotubular ligada ao cromossomo X. No entanto, biopsias dos pacientes acometidos com mais gravidade por miopatias centronucleares relacionadas a outros genes podem apresentar aparência semelhante. Barra = 200 μm. (Esta figura se encontra reproduzida em cores no Encarte.)

Tabela 147.1 Características das distrofias musculares mais comuns.

Doença	Distrofia muscular de Duchenne (DMD)	Fascioescapuloumeral (DFEU)	Distrofia miotônica (DM1)	Emery Dreifuss	LGMD
Número do MIM	310200	158900	16090	DMED1 310300; DMED2 181350; DMED3 616516; DMED4 612998; DMED5 612999; DMED6 300696; DMED7 614302	Ver Tabela 147.2
Incidência estimada	1 em 3.500 nascidos vivos do sexo masculino	1 em 20 mil nascimentos	1 em 8 mil nascimentos	Variável dependendo do genótipo	Variável dependendo do genótipo
Hereditariedade	Recessiva ligada ao cromossomo X	Autossômica dominante	Autossômica dominante	DMED1, DMED6 ligada ao cromossomo X; DMED2, DMED4, DMED5, DMED7 autossômica dominante, DMED3 autossômica recessiva	Ver Tabela 147.2
Anomalia genética	Deleção e duplicação em 70% dos casos no gene da distrofina	DFEU1: quantidade reduzida de repetições paralelas em D4Z4: 1 a 8 repetições (normal: 10 a > 100 repetições)	DM1: expansão CTG no gene da proteinoquinase; 50 a > 2.000 repetições (normal: 5 a 37 repetições)	DMED1 DEM; DMED2 e DMED3 *LMNA*; DMED4 *SYNE1*; DMED5 *SYEN2*; DMED6 *FHL1*; DMED7 *TMEM43*	Ver Tabela 147.2
		DFEU2: mutações do modificador de cromatina *SMCHD1*, que provoca relaxamento da cromatina em D4Z4			
Expressividade	Completa	Variável	Variável	Variável	Variável
Idade de início	Infância	Adolescência, raramente na infância	Ampla variação (da lactância à vida adulta)	Ampla variação (da lactância à terceira década)	Da lactância à idade adulta
Distribuição da fraqueza					
Hipertrofia das panturrilhas	Comum	Nunca	Nunca	Nunca	Ocorre algumas vezes, dependendo do genótipo
Taxa de progressão	Relativamente rápida	Lenta	Variável	Variável, dependendo do genótipo	Variável, dependendo do genótipo
Fraqueza facial	Rara e discreta	Comum	Comum	Nenhuma	Nenhuma
Contraturas	Comuns	Raras	Raras	Comuns	Comuns
Doença cardíaca	Início característico na adolescência	Nenhuma	Comum (bloqueio AV com defeito de condução)	Comum na DMED1, DMED2, DMED3 (defeito de condução, fibrilação ventricular)	Algumas, dependendo do genótipo
Outras manifestações clínicas	Insuficiência respiratória, escoliose, comprometimento cognitivo e neurocomportamental variável	Alta incidência de surdez; vasculopatia retiniana (rara)	Catarata, disfunção endócrina	Lipodistrofia no *LMNA*, escoliose, síndrome da espinha rígida	Variável, dependendo do genótipo

AV, atrioventricular; DM1, distrofia miotônica tipo 1; DMD, distrofia muscular de Duchenne; DMED, distrofia muscular de Emery-Dreifuss; DFEU, distrofia muscular fascioescapuloumeral; LGMD, distrofia muscular da cintura e membros.

de testes auxiliares disponíveis (como níveis de creatina fosfoquinase [CPK], achados de biopsia muscular, resultados de eletromiografia [EMG]/velocidade de condução nervosa e imagem muscular e/ou cerebral). Testes de primeira linha para uma criança de 3 anos do sexo masculino com quedas frequentes, sinal de Gowers positivo e panturrilhas grandes com CPK > 800 > U/ℓ, por exemplo, seriam focados exclusivamente na análise do gene *DMD*. A avaliação genética para um lactente de 2 meses do sexo feminino com hipotonia neonatal, fraqueza difusa, que inclui fraqueza facial proeminente e dificuldades respiratórias, e CPK normal começaria com o teste genético de DM1 e, em seguida (simultaneamente ou após um resultado DM1 negativo), utilizaria um painel multigênico, que inclui genes de doenças musculares congênitas (miopatias congênitas e síndromes miastênicas congênitas) ou sequenciamento completo do exoma. Mais detalhes sobre estratégias de testes genéticos estão incluídos nas subseções de doenças individuais.

O uso e a aplicação de testes diagnósticos não genéticos estão mudando com a ampla disponibilidade de testes genéticos abrangentes; além disso, os parâmetros da prática diagnóstica publicados atualmente, em muitos casos, requerem atualização para refletir esse cenário em evolução. Os níveis de CPK costumam ser obtidos na maioria, senão em todos os pacientes com suspeita de doença muscular visto que os testes são baratos, com meios de coleta minimamente invasivos, e que podem fornecer importante discriminação de subcategorias de doença muscular genética. A EMG não é mais considerada um teste de primeira linha, com a rara exceção de suspeita de uma condição miotônica (vale lembrar que a miotonia não é observada na distrofia miotônica até aproximadamente 6 anos). A velocidade de condução nervosa/EMG pode ser útil quando a síndrome miastênica congênita está no diagnóstico diferencial, embora os genes da síndrome miastênica congênita estejam bem representados em painéis multigênicos relevantes.

A necessidade e o momento de realizar uma biopsia muscular dependem do contexto e, cada vez mais, a biopsia muscular se tornou um teste diagnóstico de segunda linha. Isso ocorre devido à natureza invasiva da biopsia em contraste com o exame de sangue e, também, ao fato de que o teste genético pode fornecer um diagnóstico definitivo na ausência de uma biopsia, a qual continua sendo uma excelente metodologia para a classificação de pacientes com doença muscular, diferenciando entre distrofia e miopatia e permitindo uma subtipagem precisa em muitos casos. Em indivíduos com DMC, por exemplo, a biopsia muscular pode definir se a causa é deficiência de merosina, mutação do colágeno 6 ou distroglicanopatia. Indo além, a biopsia provavelmente será categorizada como um teste utilizado para validar resultados ambíguos de testes genéticos (esclarecendo, por exemplo, se uma nova variante de significado desconhecido em um gene é, de fato, patogênica) e auxiliar no diagnóstico quando os testes genéticos não determinam um diagnóstico. A biopsia muscular também é um material de origem ideal para estratégias "ômicas" avançadas, como o sequenciamento de RNA, que recentemente se mostrou útil para identificar mutações genéticas em casos negativos observados em painéis e/ou exomas.

A ultrassonografia e a ressonância magnética (RM) dos músculos têm sido empregadas com crescente frequência como parte da investigação diagnóstica. O exame de imagem dos músculos pode demonstrar o padrão de acometimento muscular seletivo associado a algumas distrofias musculares. Com a miopatia da selenoproteína N1 (*SEPN1*), por exemplo, há acometimento seletivo dos músculos sartório e adutor longo, com preservação do músculo grácil. A RM fornece clara diferenciação entre uma infiltração gordurosa e o músculo esquelético e pode orientar a escolha do músculo em que será feita biopsia; entretanto, sofre alguma limitação pelo custo e pelo fato de que crianças com menos de 5 anos geralmente precisam de sedação para tolerar o teste. A ultrassonografia muscular é indolor, menos dispendiosa em comparação com a RM e possibilita a obtenção de imagens dinâmicas; no entanto, usuário é necessário que o paciente esteja familiarizado com a análise muscular. No geral, como na biopsia, exames de imagem muscular são amplamente categorizadas como modalidade diagnóstica de apoio, útil para ajudar a esclarecer resultados incertos de testes genéticos e fornecer dados auxiliares quando os testes genéticos não são informativos.

DISTROFIAS MUSCULARES CONGÊNITAS

Definições

As DMCs são geralmente definidas pelos seguintes critérios: início antes dos 18 meses, CPK elevada e características distróficas na biopsia muscular. Na era da genômica, a(s) mutação(ções) genética(s) confirmatória(s) no quadro de início dos sintomas no lactente é suficiente para o diagnóstico. Existem três subtipos principais de DMC: DMC deficiente em merosina (DMC1A, também denominada DMC relacionada ao *LAMA2*); distrofias relacionadas ao COL6 (DRs-COL6); e distroglicanopatia. Cada um deles representa aproximadamente 30% dos casos de DMC, embora haja variação entre diferentes regiões e grupos étnicos. Os 10% restantes no grupo das DMCs incluem diagnósticos como distrofia muscular da espinha rígida (que será discutida no contexto de miopatias congênitas relacionadas ao gene *SEPN1*), síndrome de Marinesco-Sjögren (condição extremamente rara caracterizada por catarata, anormalidades cerebrais e doença muscular branda) e DMC relacionado ao gene *LMNA* (discutida no contexto da DMED) e DMC relacionado ao *CHKB*.

Epidemiologia

A incidência global e a prevalência de DMCs não foram rigorosamente estabelecidas. Um estudo populacional na Itália definiu a prevalência como 0,563 por 100 mil, enquanto um estudo populacional na Nova Zelândia a estabeleceu como 0,64 por 100 mil.

Diagnóstico

Os níveis de CPK costumam estar elevados e podem chegar a dez vezes o normal. Contudo, alguns indivíduos terão CPK normal, níveis que não podem ser usados para descartar a hipótese de DMC. A biopsia muscular geralmente mostra características clássicas de uma distrofia muscular (fibras em degeneração/regeneração, inflamação, substituição de tecido fibroso e adiposo). A imunocoloração das biopsias pode ser bastante informativa, pois existem bons anticorpos para merosina/LAMA2, distroglicano glicosilado e colágeno 6. A confirmação diagnóstica depende da identificação de uma mutação genética causadora. Mutações bialélicas em *LAMA2* são a única causa conhecida de DMC1A. Mutações, recessivas ou dominantes, em um dos três genes COL6 (*COL6A1*, *COL6A2* e *COL6A3*) causam a distrofia muscular congênita de Ullrich (DMCU). As distroglicanopatias são provocadas por mutações bialélicas/recessivas em um dos mais de 20 genes. Os genes da DMC estão todos incluídos em painéis multigênicos disponíveis comercialmente e o teste com o painel ou o sequenciamento completo do exoma agora é realizado normalmente em lactentes com quadro clínico consistente antes da biopsia muscular. Algumas condições importantes devem ser consideradas no diagnóstico diferencial de DMCs, como miopatias congênitas, síndromes miastênicas congênitas e atrofia muscular espinal.

Distrofia muscular congênita com deficiência de merosina

A DMC1A geralmente se apresenta no momento do nascimento ou pouco antes, com hipotonia e fraqueza difusa nas extremidades. Lactentes com DMC1A também costumam ter contraturas articulares, insuficiência respiratória e dificuldades de alimentação. A doença é relativamente não progressiva ao longo da infância, embora haja uma falha para se alcançar a maioria dos marcos motores, de modo que os indivíduos normalmente não conseguem ficar de pé ou andar. Comorbidades importantes incluem escoliose – que costuma ser grave, necessita de correção cirúrgica e, muitas vezes, é recalcitrante durante a terapia –, além de dificuldades respiratórias, que costumam ser progressivas na adolescência e na idade adulta, exigindo ventilação não invasiva.

Historicamente, o diagnóstico de DMC1A era feito com base na biopsia muscular, em que a observação da coloração de merosina ausente por imuno-histoquímica permitia sua definição. Muitos pacientes agora são diagnosticados primeiro por testes genéticos, por meio dos quais as mutações bialélicas do *LAMA2* fornecem um diagnóstico em um contexto clínico apropriado. Deve-se ter cuidado com a interpretação de teste genético "negativo", visto que até 30% dos pacientes não terão mutação na sequência de codificação do gene *LAMA2* de um ou ambos os alelos. Muito provavelmente, trata-se de casos com mutações intrônicas de *LAMA2* ou rearranjos estruturais de *LAMA2*, já que, no momento, esse gene continua sendo a única causa conhecida de DMC1A. É importante observar que os níveis de CPK em pacientes com DMC1A costumam estar elevados, geralmente 5 a 50 vezes acima do normal.

Além da doença muscular, os indivíduos com DMC1A apresentam RM cerebral anormal. O padrão mais característico é a alteração difusa da substância branca observada na recuperação da inversão em T2/atenuada por fluidos, que é semelhante em aparência a outras leucoencefalopatias. É difícil definir com precisão as consequências clínicas dessas alterações, dado que a maioria dos pacientes com DMC1A não apresenta atraso no desenvolvimento cognitivo e possui inteligência normal. Existe um risco aumentado de epilepsia (até 30%) e, também, malformações do desenvolvimento cortical, observadas com pouca frequência. Além disso, pacientes com DMC1A também manifestam neuropatia periférica desmielinizante. Tal como acontece com as alterações cerebrais na RM, os sintomas clínicos associados à neuropatia nesse subgrupo de pacientes não estão bem estabelecidos.

LAMA2 codifica a laminina-alfa2 (também conhecida como merosina e laminina-211), proteína que faz parte da proteína heterotrimérica laminina-2/merosina na matriz extracelular. A perda de *LAMA2* resulta em falha na produção de laminina-211, o que, por sua vez, prejudica a ligação de miofibras (via receptores integrina e distroglicanos) à membrana basal. Essa perda de adesão causa fragilidade da membrana muscular e altera as vias de sinalização dentro da célula muscular. As sequelas da sinalização comprometida envolvem aumento da morte das células das miofibras; com base nesse fato, terapias com o objetivo de bloquear a apoptose foram testadas com sucesso em modelos pré-clínicos de DMC1A. Um composto inibidor de GAPDH chamado Omigapil (NCT01805024) foi avaliado em um ensaio clínico de fase 1 para DMC1A e DMCU, como se verá a seguir. Outras estratégias terapêuticas visam restaurar a adesão à membrana basal (p. ex., laminina sintética ou miniagrina) e terapias baseadas em edição de genes usando CRISPR/Cas9.

Distrofias relacionadas ao COL6

As distrofias relacionadas ao COL6 (DR-COL6) são um subtipo clinicamente distinto de DMC. A DMCU é a forma grave de DR-COL6 e apresenta uma combinação incomum de fraqueza muscular, frouxidão articular excessiva e contraturas articulares. Essa distrofia existe em continuidade com a condição alélica de miopatia de Bethlem, miopatia de início tardio também caracterizada por frouxidão articular e contraturas (Figura 147.3). Alguns pacientes também têm características intermediárias entre a DMCU e a miopatia de Bethlem. Outras condições clínicas incluem queratose pilar, pele extremamente extensível e formação de cicatriz queloide. A doença está associada à progressão, incluindo piora das contraturas articulares, desenvolvimento precoce de escoliose e declínio respiratório progressivo (que muitas vezes precede a perda da deambulação na miopatia de Bethlem). Muitos pacientes com DMCU não conseguem desenvolver a deambulação independente, enquanto outros perdem as habilidades motoras ao longo do tempo.

O diagnóstico costuma ser indicado com base no fenótipo clínico. Os níveis de CPK podem ser normais ou leves/moderadamente elevados. Mutações em um dos três genes do colágeno 6 (*COL6A1*, *COL6A2* e *COL6A3*) são a causa subjacente de DMCU/miopatia de Bethlem, podendo ser dominantes ou recessivas. As mutações dominantes podem estar associadas a sintomas leves ou graves, dependendo da gravidade com que interrompem o processamento da proteína de colágeno 6 resultante. As mutações recessivas, sobretudo aquelas que provocam perda da expressão do colágeno 6, são mais frequentemente observadas em pacientes com fenótipo DMCU.

O colágeno 6 é um heteropolímero formado a partir das três subunidades de COL6 (COL6A1, COL6A2 e COL6A3), sintetizado em progenitores fibro/adipogênicos nos quais ocorrem os primeiros estágios de oligomerização. As etapas subsequentes acontecem na matriz extracelular, na qual reside o

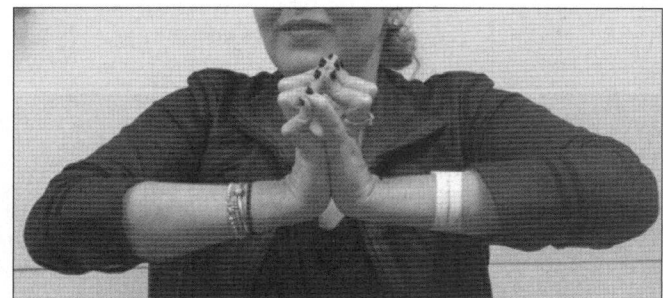

FIGURA 147.3 Sinal de Bethlem em distrofias relacionadas ao COL6. Representação do sinal de Bethlem, ou "sinal de oração", em paciente com miopatia de Bethlem. As contraturas dos flexores longos dos dedos impedem a extensão total dos dedos quando as palmas das mãos são colocadas juntas com os punhos dorsiflexionados.

colágeno 6 maduro, que interage potencialmente com vários receptores na membrana muscular. A perda de colágeno 6 na matriz afeta as vias do segundo mensageiro dentro da célula muscular. Tal como acontece com a DMC1A, o aumento da apoptose é considerado um importante mecanismo patogênico; o uso de fármacos como Omigapil, que bloqueiam a morte celular programada, vem sendo considerado como terapias potenciais. Dada a natureza das mutações que causam a DMCU (sobretudo o sítio de *splicing* e os alelos intrônicos profundos), essa distrofia é ideal à terapia com oligonucleotídios antissenso (para alterar/modificar o *splicing* de genes), conforme corroborado por dados pré-clínicos, incluindo de linhagens celulares de pacientes.

Distroglicanopatias

As distroglicanopatias são um subtipo clínica e geneticamente heterogêneo de DMC. O fenótipo clínico característico é a síndrome de Walker-Warburg, que apresenta uma miríade de características incluindo defeitos oculares, lisencefalia em forma de paralelepípedo, epilepsia intratável, atraso profundo no desenvolvimento geral e distrofia muscular. É um dos distúrbios neurogenéticos mais graves da infância e costuma estar associado à morte nos primeiros 18 meses de vida. No entanto, as distroglicanopatias existem em um *continuum*, desde a síndrome de Walker-Warburg até a LGMD isolada sem envolvimento do SNC. Fenótipos ao longo desse espectro incluem doenças que afetam a tríade músculo-olho-cérebro, DMC com comprometimento cognitivo, DMC sem envolvimento cerebral e LGMD. O quadro clínico é muitas vezes determinado pela extensão do comprometimento do sistema nervoso central e pela gravidade das crises epilépticas.

Existem mais de 20 genes associados à distroglicanopatia (DGopatia). O elemento unificador entre esses genes é o fato de seus produtos gênicos impactarem, de algum modo, o processamento e a glicosilação do distroglicano, receptor transmembrana que liga a membrana basal (via ligação à merosina) ao citoesqueleto de actina (via associação com a distrofina). Mutações raras foram relatadas no próprio distroglicano. Os genes DGopatia característicos codificam as enzimas de glicosilação do aparelho de Golgi responsáveis por adicionar a modificação única do açúcar O-manose ao distroglicano. Outros genes da DGopatia afetam o processamento de distroglicanos de maneira menos direta, embora resultem em fenótipos semelhantes (ou seja, afetando a estrutura cerebral e a integridade muscular). Os genes de DGopatia mais comumente encontrados incluem *POMT1*, *POMT2*, *FKRP*, *FKTN* e *ISPD*. Pode-se verificar mutações em diversos fenótipos, embora existam algumas correlações aproximadas entre genótipo e fenótipo. As mutações nos genes *POMT1* e *POMT2*, por exemplo, frequentemente provocam a síndrome de Walker-Warburg, enquanto as mutações no gene que codifica a proteína relacionada à fukutina (*FKRP*, do inglês *fukutin-related protein*) são mais comumente associadas à LGMD. As mutações em alguns dos genes estão associadas a entidades clínicas singulares; mutações no gene *GPPMB*, por exemplo, causam DMC com sintomas concomitantes de síndrome miastênica congênita.

Embora as biopsias musculares sejam feitas em pacientes com DMC em frequência cada vez menor, geralmente fornecem indicações críticas para uma DGopatia subjacente. Em particular, revelam imunocoloração anormal com um anticorpo específico para a forma glicosilada do distroglicano. Essa coloração aberrante não é exclusiva das DGopatias, mas permite, em muitos casos, uma subcategorização bem-sucedida (sobretudo no quadro de envolvimento do SNC) e utilizada para subclassificar pacientes como portadores de DGopatia. Nos casos clássicos de DGopatia, os níveis de CPK costumam estar muito elevados.

Em alguns dos subtipos genéticos mais recentes descritos, os níveis de CPK são normais ou apenas moderadamente elevados.

Nos dias de hoje, a natureza da terapia para DGopatias tem sido exclusivamente de apoio. As DGopatias são doenças-alvo ideais para a terapia de substituição gênica, dado que são causadas (1) geralmente por perda recessiva de mutações de expressão e (2) por pequenos genes que podem se enquadrar na maioria dos vetores de terapia gênica. Outra estratégia é tentar recuperar o defeito de glicosilação no distroglicano; pequenos moduladores moleculares foram identificados em modelos pré-clínicos. Uma importante questão ainda em aberto e é se (e até que ponto) os indivíduos com apresentações graves (como a síndrome de Walker-Warburg) responderão a qualquer terapia moduladora específica da doença.

Tratamento

Atualmente, a natureza do tratamento de todos os subtipos de DMC é fornecer suporte. Não há terapias ou curas específicas que possam modificar doença. O tratamento é focado em vários domínios, incluindo cuidados respiratórios, fisioterapia e terapia ocupacional, além de terapia ortopédica de contraturas e escoliose. O controle das crises epilépticas é importante sobretudo em alguns subtipos de distroglicanopatia e em alguns casos de DMC1A. Episódios de hipoglicemia, provavelmente devido à redução da massa muscular (e, portanto, menores estoques gliconeogênicos), foram relatados, sobretudo, em pacientes DMC1A, e requerem alto índice de suspeição para sua detecção e tratamento. Em 2010, foi lançado um documento padrão de cuidados, que se baseou, sobretudo, nas melhores práticas de terapia. Mais tarde, foram concluídos estudos do histórico natural específicos de subtipos, o que permitiu um atendimento clínico mais preciso.

DISTROFINOPATIAS

Definições

A distrofia muscular de Duchenne (DMD) e a distrofia muscular de Becker (DMB) (MIM 310200), também conhecidas como *distrofinopatias*, são distúrbios alélicos causados por mutações do gene da distrofina, alocado no cromossomo Xp21. As mutações por deleção ou duplicação que rompem o quadro de leitura (*out-of-frame*) resultam na ausência da proteína distrofina, que, por sua vez, acarreta um fenótipo clínico grave (Duchenne), enquanto as mutações por deleção ou duplicação que não rompem o quadro de leitura (*in-frame*) e nas quais permanece alguma quantidade da proteína distrofina causam fenótipo clínico mais brando (Becker) (Tabela 147.1). Mutações pontuais podem provocar DMD ou DMB; as mutações sem sentido são mais comumente observadas na DMD. Pode haver superposição dos fenótipos clínicos, e os pacientes que figuram nesses casos costumam ser classificados como portadores de um fenótipo "intermediário". A DMD e a DMB são consideradas condições recessivas ligadas ao cromossomo X, de modo que os homens manifestam os sintomas e as mulheres são portadoras assintomáticas; estas podem manifestar sintomas e raramente desenvolvem doença grave com início na infância.

Epidemiologia

A incidência da DMD é de cerca de 1 caso em 5 mil recém-nascidos do sexo masculino, sem qualquer variação étnica ou geográfica evidente. Cerca de um terço dos casos é causado por mutações *de novo*, enquanto os restantes têm padrão familiar mais nítido. Uma pequena porcentagem dos casos é causada por mosaicismo gonadal. Como a sobrevida dos pacientes com DMD é menor, a prevalência também é menor – cerca de 1 em 18 mil pacientes do sexo masculino –, uma incidência estimada de 1 a cada 18 mil a 1 a cada 30 mil nascidos vivos do sexo masculino, embora a prevalência geral ao longo da vida seja de 1 a cada 16 mil a 1 a cada 18 e seja semelhante à DMD (em razão de os pacientes com DMB viverem significativamente por mais tempo).

Distrofias musculares de Duchenne e Becker

Distrofia muscular de Duchenne

A condição pode ser detectada na infância, antes de os sintomas se manifestarem, se as enzimas séricas (como alanina aminotransferase, aspartato transaminase ou CPK) forem coincidentemente mensuradas. O histórico familiar positivo também pode alertar o médico, que pode chegar ao diagnóstico precoce do atraso motor. O início dos sintomas é descrito, caracteristicamente, como frequente entre 2 e 4 anos, embora avaliar a fraqueza em crianças pequenas possa ser um desafio. No entanto, é fato que os sintomas não estão presentes no nascimento. Assim, crianças pequenas têm escores de DMD mais baixos nas escalas que avaliam a função motora grossa. Em geral, as crianças começam a andar mais tarde e a corrida geralmente nunca é normal; a marcha sobre os dedos dos pés e a marcha bamboleante também podem ser evidentes. A doença é progressiva, com piora das dificuldades para andar, subir escadas e levantar-se da cadeira. Para manter o equilíbrio, a criança assume postura em lordose exagerada. Os pacientes tendem a cair facilmente quando são empurrados e, em seguida, têm dificuldade para se levantar do chão. Quando o fazem, realizam uma manobra característica conhecida como *sinal de Gowers* (ver Figura 147.2). Rolam sobre os joelhos, firmam-se no chão com os antebraços estendidos para levantar os quadris e endireitar as pernas e, em seguida, levam as mãos aos joelhos e empurram o corpo para cima até ficar na posição de pé. O sinal de Gowers também ocorre com outras doenças que acarretam fraqueza do tronco e dos segmentos proximais dos membros, como a maioria das LGMD e a atrofia muscular espinal (Figura 147.4). Os reflexos tendinosos (sobretudo nos membros inferiores) podem estar diminuídos ou ausentes e a hipertrofia da panturrilha geralmente está presente.

À medida que a doença avança, os membros superiores são acometidos. Alguns pacientes podem ter fraqueza facial discreta, enquanto a fala, a deglutição e os movimentos oculares são geralmente preservados. As contraturas iliotibiais limitam a extensão do quadril, enquanto as contraturas do tendão do calcâneo são parcialmente responsáveis pela marcha sobre os dedos dos pés. Os pacientes deixam de andar em torno de 9 a 12 anos ou mais (12 a 14 anos), quando são tratados com glicocorticoides; após esse período, os pacientes tornam-se dependentes de cadeira de rodas. Mais tarde, a escoliose pode agravar-se e comprometer os membros e a função respiratória. As contraturas dos cotovelos e joelhos contribuem para as limitações físicas. A fraqueza dos músculos respiratórios causa declínio progressivo da capacidade pulmonar, que começa a partir dos 8 anos, aproximadamente. Alguns pacientes podem ter hipoventilação noturna, que causa cefaleias e fadiga durante o dia, quando não é tratada. Com cerca de 20 anos, a respiração costuma ser comprometida, a ponto de o paciente necessitar de suporte ventilatório. A expectativa de vida dos pacientes com DMD aumentou expressivamente nas últimas três décadas, relacionada a uma melhor coordenação dos cuidados médicos e respiratórios combinados com a terapia com glicocorticoides.

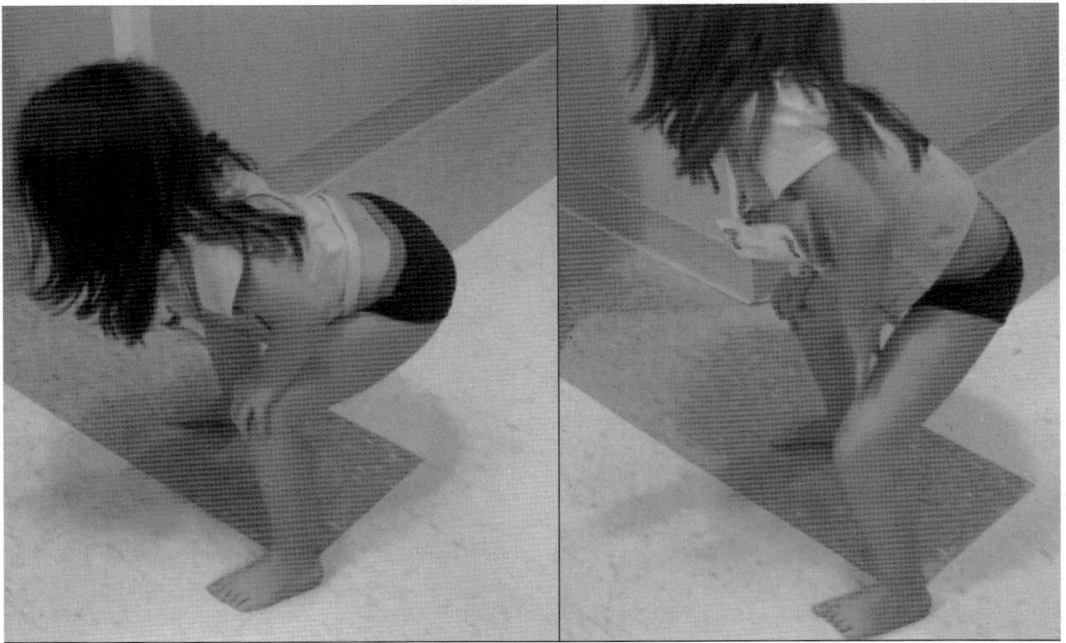

FIGURA 147.4 Sinal de Gowers. As duas fotos mostram sinal de Gowers positivo. A paciente afetada utiliza as mãos para "subir" pelas coxas de uma posição agachada para levantar do chão e ficar em pé. Embora um sinal de Gowers positivo seja mais comumente associado à distrofia muscular de Duchenne, pode estar presente em qualquer paciente que tenha fraqueza muscular proximal nos membros inferiores.

Em geral, o coração não é afetado até os estágios avançados da doença, quando o paciente pode apresentar insuficiência cardíaca congestiva e arritmias. Os resultados do eletrocardiograma (ECG) não são normais na maioria dos casos e as anormalidades são amplitude aumentada do QRS na derivação V_1 e ondas Q estreitas e profundas nas derivações precordiais esquerdas. A ecocardiografia revela progressiva redução da contratilidade. Os sinais de miocardiopatia podem não ser evidentes porque o paciente não consegue se exercitar, mas são detectados em alguns casos. O envolvimento cardíaco subclínico precoce está se tornando cada vez mais reconhecido, visto que modalidades como a RM cardíaca I (que pode detectar alterações mais sutis do que a ecocardiografia) são mais frequentemente empregadas no atendimento ao paciente com DMD.

A constipação intestinal é comum, mas sintomas gastrintestinais mais graves, como hipomotilidade intestinal e dilatação gástrica aguda, são raros. A osteoporose se manifesta enquanto o paciente ainda consegue andar, é mais grave nos membros inferiores e pode predispor a fraturas. Um terço dos meninos com DMD têm deficiência intelectual, com dificuldades predominantemente verbais, e o QI médio encontra-se abaixo do valor normal em cerca de 1 desvio padrão. Observa-se também aumento na prevalência de desafios neurocomportamentais nesses pacientes, incluindo transtorno de déficit de atenção, hiperatividade e autismo.

Complicações anestésicas fatais podem ocorrer nos pacientes com hiperpotassemia, níveis de CPK extremamente altos (até mais de 20 vezes acima do máximo normal), acidose, insuficiência cardíaca, hipertermia e rigidez. O risco pode ser reduzido evitando-se o uso de relaxantes musculares despolarizantes, sobretudo succinilcolina, e tomando cuidado com anestésicos voláteis. Essa vulnerabilidade é diferente da hipertermia maligna (HM).

Distrofia muscular de Becker

Em comparação à DMD, essa doença é caracterizada por fraqueza mais branda da musculatura esquelética. Os pacientes apresentam hipertrofia das panturrilhas, a fraqueza é predominantemente proximal e os níveis séricos de CPK estão elevados. A EMG mostra sinais miopáticos e a biopsia de músculo revela certo grau de coloração da distrofina. As duas manifestações clínicas que a distinguem da DMD são as diferenças de idade quando a doença se manifesta (nos casos característicos, após 10 anos) e a taxa de progressão (os pacientes ainda andam após 16 anos, geralmente até uma idade mais avançada). Uma característica diferencial do exame, em comparação com a DMD, é a ausência de fraqueza dos flexores do pescoço, além disso, na DMB, a disfunção cognitiva também é menos comum. Em geral, a miocardiopatia desenvolve-se mais tarde e pode ocultar a fraqueza dos membros. As complicações cardíacas contribuem com até 50% das mortes dos pacientes com DMB, em comparação com 20% dos casos de DMD, e alguns pacientes têm miocardiopatia grave, manifestando apenas fraqueza muscular discreta. Outro distúrbio alélico – miocardiopatia dilatada ligada ao cromossomo X – causa leve ou nenhuma fraqueza dos músculos esqueléticos. Alguns indivíduos com distrofinopatia podem manifestar apenas sintomas dinâmicos; além disso, as mutações DMD são uma das principais causas de rabdomiólise por esforço. Em alguns casos, o único sintoma é a presença de níveis elevados de CPK (hiperCKemia).

Fenótipo intermediário

Alguns pacientes têm fenótipo intermediário, que pode ser considerado uma forma grave da DMB ou branda da DMD. O início é deslocado em relação ao DMD, e tais indivíduos mantêm a capacidade de andar até depois dos 12 anos, mas necessitam de cadeira de rodas antes de 16 anos. Em comparação aos pacientes típicos com DMD, os portadores de DMB conservam a força antigravitária dos flexores do pescoço por mais tempo.

Portadores sintomáticos

A DMD é uma doença recessiva ligada ao cromossomo X. Pacientes do sexo feminino geralmente são assintomáticas, mas as "portadoras sintomáticas" podem apresentar fraqueza dos membros, hipertrofia das panturrilhas, miocardiopatia ou níveis séricos elevados de CPK. Para todas essas pacientes, o rastreamento cardíaco é recomendado.

Diagnóstico

Em menino, o diagnóstico da distrofia de Duchenne é considerado pela presença de características clínicas próprias (marcha bamboleante, sinal de Gowers positivo, hipertrofia da panturrilha e dos ombros) no quadro de CPK elevada. Apesar das características reconhecíveis da DMD, permanece uma lacuna diagnóstica de cerca de 2 anos desde o início aproximado dos sintomas até a idade média do diagnóstico. Vários esforços internacionais têm se concentrado em aumentar a conscientização dos médicos primários sobre os sintomas de apresentação da DMD. A triagem neonatal (usando CPK sérica) também é viável e poderá ser disponibilizada em breve.

Em alguns casos, os exames bioquímicos do sangue realizados para outros propósitos detectam níveis elevados de CPK; independentemente dos achados clínicos, a distrofinopatia subjacente deve ser considerada. Do mesmo modo, estudos de rastreamento da função hepática (alanina aminotransferase/aspartato transaminase), que estão elevados na DMD, podem ser feitos rotineiramente se uma criança apresenta infecção. Caso sejam detectados altos níveis séricos das enzimas hepáticas, considerados inexplicáveis, a concentração sérica de CPK deve ser dosada; se estiver elevada, deve-se considerar a hipótese de distrofia muscular (da qual a DMD é a mais comum), em vez de doença hepática. Testes genéticos apropriados devem, então, ser realizados (ver seções subsequentes). É importante notar que, nos pacientes com DMD, os níveis séricos de CPK são mais elevados durante os anos que precedem o início dos sintomas, diminuindo com a idade.

Níveis altos de CPK também ocorrem no sexo feminino (meninas e mulheres portadoras do gene da distrofina), em alguns pacientes com atrofia muscular espinal e – por motivos desconhecidos – em alguns indivíduos assintomáticos sob outros aspectos (elevação idiopática ou assintomática da CPK sanguínea). Mesmo antes de surgirem sintomas miopáticos, níveis elevados de CPK são detectados em muitas distrofias musculares, incluindo DMD, disferlinopatias (LGMD2B ou miopatia de Miyoshi) e mutações em caveolina-3 (LGMD1C). O monitoramento clínico, combinado com a compreensão das correlações genótipo-fenótipo, é necessário para determinar o impacto futuro e o prognóstico em casos de CPK elevada sem envolvimento clínico evidente.

Genética molecular

O gene da distrofina (*DMD*) sofre mutação nas distrofias de Duchenne e Becker, que são doenças alélicas. A distrofina codifica uma proteína do citoesqueleto, localizada na membrana plasmática. O cérebro e outros órgãos têm isoformas ligeiramente diferentes. No músculo, a distrofia está associada às glicoproteínas da membrana, que ligam o citoesqueleto às proteínas da membrana e, em seguida, à laminina e à matriz extracelular (ver Figura 147.1). Essa proteína desempenha papel essencial à manutenção da integridade das fibras musculares. Quando a distrofina está ausente (p. ex., distrofia de Duchenne) ou é anormal (p. ex., distrofia de Becker), o sarcolema torna-se instável durante a contração e o relaxamento, e essa anormalidade favorece a entrada de cálcio em excesso, o que acaba provocando necrose das células musculares. Quando glicoproteínas específicas associadas à distrofina são anormais ou estão ausentes, ocorrem os mesmos problemas, como se observa com algumas LGMD (descritas adiante neste capítulo).

O teste genético, na forma de análise da deleção/duplicação e sequenciamento direto do DNA, é o principal método de estabelecimento do diagnóstico de DMD/DMB. Deleções únicas/multiexônicas ou duplicações do cromossomo Xp21 são responsáveis pela manifestação de DMD em cerca de 65% dos pacientes e pela de DMB em 85% dos portadores. Nos casos característicos, os pacientes com DMD têm deleções/duplicações *frameshift* que alteram o quadro de leitura do DNA e, consequentemente, modificam os aminoácidos subsequentes à mutação, enquanto os pacientes com DMB têm recombinações *in-frame* mais brandas, que mantêm a sequência dos aminoácidos situados ao lado da mutação. Mutações pontuais ou pequenas recombinações são responsáveis pelos casos restantes e podem ser detectadas por sequenciamento genético. Os portadores podem ser diagnosticados da mesma maneira e esse exame também pode ser usado para estabelecer o diagnóstico pré-natal. O aconselhamento genético é crítico antes e depois do teste; além disso, o diagnóstico de DMD/DMB tem importantes implicações para o planejamento familiar e, potencialmente, para aqueles relacionados ao indivíduo afetado.

A avaliação inicial de um menino com suspeita de distrofinopatia inclui CPK sérica seguida de triagem genética para mutações no gene *DMD* realizada em leucócitos periféricos. Mutações que interferem na expressão da distrofina causam DMD e aquelas que levam a qualidade ou quantidade anormal de distrofina causam DMB. A biopsia muscular costuma ser feita apenas em casos em que o diagnóstico é altamente suspeito, mas o teste genético não é revelador; em casos de apresentação atípica; e em um cenário de variantes desconhecidas no gene *DMD*. A imunocitoquímica para distrofina e o *Western blot* para análise quantitativa de distrofina podem confirmar e aperfeiçoar o diagnóstico nesses casos questionáveis. Na DMD, não há coloração da distrofina no exame de imunocitoquímica e no *Western blot*. Com a DMB, o exame imunocitoquímico pode revelar padrão de coloração interrompido na membrana de superfície ou coloração negativa com um subgrupo de anticorpos antidistrofina (com preservação do sinal de distrofina usando outros anticorpos), enquanto o *Western blot* mostra níveis reduzidos de distrofina ou proteína de tamanho alterado. É importante mencionar que aproximadamente 5% dos casos devem-se a mutações intrônicas profundas, que podem ser descobertas por meio da análise de RNA de biopsias musculares.

Tratamento

Diretrizes padrão de tratamento para distrofia muscular de Duchenne, baseadas em evidências de ensaios clínicos e opinião de especialistas, são publicadas e amplamente disponíveis (Evidência de nível 1)[1] e incluem recomendações para a composição de equipe multiprofissional, sugestões de cuidados respiratórios, ortopédicos e cardíacos adequados e intervenções farmacológicas específicas. A adesão a essas práticas de cuidado trouxe melhorias na evolução clínica da DMD e aumento de 5 a 10 anos na sobrevida geral.

Corticosteroides orais representam o padrão de tratamento eficaz para DMD. Prednisona (0,75 mg/kg/dia) ou deflazacort (0,9 a 1,2 mg/kg/dia) podem ser usados no tratamento desses pacientes. O uso de prednisona melhorou a função e a força muscular em experiências controladas por placebo; entretanto, os efeitos adversos da administração crônica – sobretudo aumento de peso, atraso do crescimento, osteoporose, catarata e distúrbio comportamental – podem limitar o uso prolongado de corticosteroides. Se não houver contraindicações associadas aos efeitos adversos, a prednisona costuma ser administrada em pacientes ambulatoriais com mais de 5 anos e pode ser mantida até que os efeitos adversos superem os benefícios, o que geralmente ocorre após a perda da deambulação. Ainda não há dados sobre o uso de prednisona antes dos 5 anos; além disso, a extensão do benefício contínuo após a criança se tornar dependente de cadeira de rodas não é totalmente conhecida. É importante observar que várias estratégias alternativas de dosagem estão sendo consideradas (como alternar os dias ou ministrar uma dose mais alta apenas nos fins de semana). Essas estratégias têm menos efeitos adversos e acredita-se que seus benefícios sejam equivalentes à dosagem diária a curto prazo. No entanto, são necessários mais estudos para averiguar se essas alternativas fornecem o mesmo impacto a longo prazo. Além disso, novos análogos desenvolvidos para oferecer os efeitos positivos dos esteroides sem os efeitos adversos estão atualmente em testes clínicos e podem, por fim, substituir o tratamento com glicocorticoides.

Embora a terapia atual tenha melhorado a vida de pacientes do sexo masculino de diversas idades com DMD, ainda são necessárias terapias novas e adicionais, dado que a expectativa de vida ainda chega apenas até o início dos 30 anos. Várias abordagens terapêuticas interessantes estão sendo investigadas no momento, as quais incluem salto do éxon baseado em oligonucleotídio antissenso, estratégia desenvolvida para restaurar o quadro de leitura em pacientes com deleções adequadas removendo éxons adicionais. Um desses medicamentos, o eteplirsen, recebeu aprovação provisória da Food and Drug Administration dos EUA; no entanto, ainda faltam dados confirmatórios de fase III. Outra estratégia é a terapia de substituição genética ou terapia gênica. Como a distrofina é uma proteína muito grande para se encaixar em vetores virais convencionais (como AAV8/9), foram criadas e testadas micro ou minidistrofinas. Atualmente, pelo menos quatro diferentes terapias gênicas baseadas em microdistrofina estão sendo avaliadas em ensaios clínicos. Uma terceira abordagem baseada em genes é a "leitura completa" do códon de parada prematura, estratégia por meio da qual um fármaco impede a interrupção da tradução em códons sem sentido prematuros e limita o decaimento do RNA mediado por mutações sem sentido. O Ataluren é um medicamento de "leitura" com aprovação provisória da Food and Drug Administration para pacientes com DMD e mutações sem sentido; sua verdadeira eficácia ainda está sob investigação. Uma última tecnologia animadora é a edição de genes CRISPR/Cas9, que oferece o potencial de corrigir mutações no nível do DNA genômico. Com base em dados pré-clínicos sugestivos, os primeiros ensaios clínicos de CRISPR para DMD estão em fase de planejamento.

As *medidas de apoio* na DMD visam manter a função e a independência, evitar complicações e melhorar a qualidade de vida. As *intervenções ortopédicas e as técnicas de reabilitação* incluem exercícios de alongamento e uso de órteses para tornozelo-pé durante o sono, de modo a evitar contraturas. Posteriormente, as atividades de ficar de pé e caminhar podem ser mantidas com órteses para tornozelo-pé ou joelho-tornozelo-pé combinadas com andadores ou dispositivos para facilitar a marcha. A liberação cirúrgica das contraturas é feita apenas em alguns casos por motivos funcionais, como manter a postura de pé ou a capacidade de andar. Durante o período na cadeira de rodas, a estabilização cirúrgica da escoliose pode ajudar a manter uma posição sentada confortável e reduzir o risco de atelectasia e pneumonia.

A *função respiratória* deve ser regularmente monitorada nos pacientes com sintomas respiratórios e nos que não conseguem andar, de modo a detectar diminuição da força da musculatura respiratória ou da capacidade de tossir. A redução da força para tossir aumenta o risco de atelectasia e infecções respiratórias. Por essa razão, a fisioterapia respiratória e o uso de inaladores/expiradores mecânicos são úteis. Quando há suspeita de sintomas de respiração anormal durante o sono, a oximetria domiciliar durante a noite ou os estudos do sono feitos no laboratório podem confirmar hipoventilação noturna. Nesses casos, deve-se considerar o uso de ventilação mecânica noturna não invasiva. Nos estágios mais avançados da doença, quando a fraqueza dos músculos respiratórios se agrava, a ventilação não invasiva contínua costuma ser necessária e, em alguns casos, chega-se à difícil decisão de realizar (ou não) uma traqueostomia.

A *função cardíaca* deve ser avaliada antes de qualquer procedimento cirúrgico significativo nos pacientes com insuficiência respiratória ou sintomas cardíacos e, ao menos, uma vez por ano, devendo iniciar por volta dos 8 anos. O rastreamento atual envolve ECG e ecocardiograma; a RM cardíaca está sendo cada vez mais utilizada, pois detecta alterações antes que sejam aparentes no eco. O perindopril (2 a 4 mg/dia) mostrou melhorar a função cardíaca na DMD e provavelmente retarda a progressão da doença cardíaca. Em alguns pacientes com DMB selecionados, foram feitas intervenções como colocação de cardioversor desfibrilador implantável e transplante de coração. *Outras medidas* incluem precauções com anestesia geral, vacinação contra *influenza* e pneumococos, controle de peso, manutenção da saúde óssea, avaliação neuropsicológica para orientar em decisões educacionais e apoio social para melhorar o estado emocional e financeiro. É fundamental prover às famílias aconselhamento genético.

MIOPATIAS ESCAPULOFIBULARES

Distrofia muscular de Emery-Dreifuss

A DMED é um subtipo de distrofia muscular clínica e geneticamente heterogênea unida por uma tríade de sinais/sintomas (Figura 147.5):

1. A distribuição umerofibular típica da fraqueza não é comum, isto é, o bíceps e o tríceps são mais afetados do que os músculos da cintura escapular e os músculos distais das pernas são acometidos mais gravemente em comparação aos proximais. A fraqueza dos membros pode ser leve ou grave.
2. Nota-se a presença de contraturas desproporcionalmente graves que são detectadas antes que seja percebida fraqueza significativa. As contraturas afetam cotovelos, joelhos, tornozelos, dedos da mão e coluna vertebral. O paciente em geral desenvolve rigidez vertebral; além disso, a flexão do pescoço pode ser limitada.
3. Doença cardíaca evidente: em 95% dos pacientes em torno de 30 anos, são detectados bloqueio cardíaco, paralisia atrial e fibrilação atrial, o que requer a colocação de marca-passo. Cerca de 35% de todos os pacientes desenvolvem miocardiopatia dilatada.

A DMED foi associada a mutações em seis genes, com variantes em *LMNA* e *EMD* respondendo pela grande maioria dos casos. As mutações dominantes no gene lamina A/C (*LMNA*) são a causa mais comum e apresentam um espectro de fenótipos desde a distrofia muscular congênita de início até o fenótipo DMED (MIM 181350) e a apresentação da cintura e dos membros. Em seguida, a mutação mais comum é a forma ligada ao cromossomo X (MIM 310300), provocada por alterações na emerina (*EMD*). Digna de nota, devido a mutações do *EMD*, a DMED relacionada ao *LMNA* tende a se manifestar mais cedo e com sintomas mais graves do que a doença. Outras causas incluem mutações no gene *FHL1* ligado ao cromossomo X que codifica a proteína 1 do domínio LIM quatro e meio e, raramente, mutações autossômicas dominantes nos genes *SYNE1* (MIM 612998), *SYNE2* (MIM 612999) e *TMEM43* (MIM 614302). A prevalência geral é de aproximadamente 1 a cada 100 mil. Uma proporção de casos permanece sem solução em termos genéticos.

Os sinais e sintomas da DMED costumam iniciar antes de 5 anos, com dificuldade de andar. Nos casos característicos, o exame revela contraturas simétricas e fraqueza sem pseudo-hipertrofia. Os reflexos tendíneos estão hipoativos ou abolidos e pode haver fraqueza facial branda. A queda da cabeça pode estar presente, sobretudo com formas precoces de mutação no

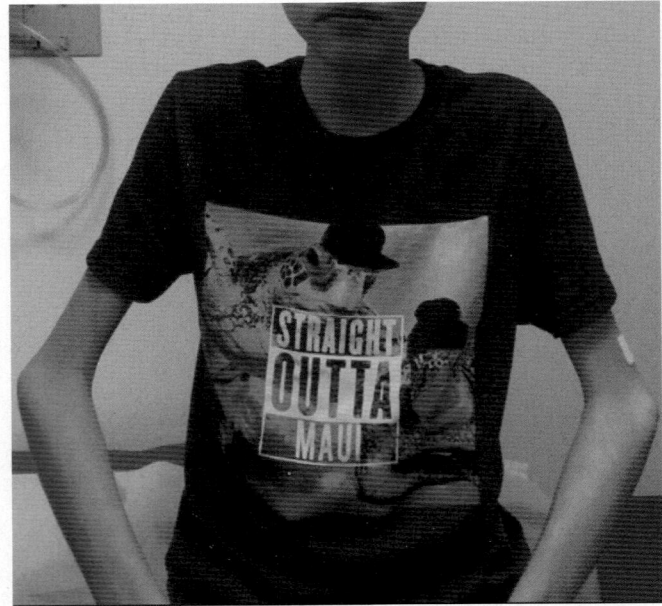

FIGURA 147.5 Características clínicas da distrofia muscular de Emery-Dreifuss (DMED). Paciente com DMED decorrente da mutação dominante no gene *FHL1* com dois dos aspectos característicos da tríade de sinais/sintomas observados no DMED: atrofia da musculatura umeral e contraturas em flexão do cotovelo.

gene *LMNA*. A atividade da CPK sérica pode estar ligeiramente aumentada até níveis inferiores a dez vezes o normal. Em geral, o diagnóstico é confirmado pela análise do DNA. A ausência da emerina pode ser revelada por exame imunocitoquímico de uma biopsia muscular. A coloração para emerina é negativa não apenas nos núcleos das células musculares, como também nos leucócitos circulantes e na pele. Por essa razão, a biopsia de pele, os leucócitos ou raspados da mucosa interna da bochecha para obter células mucosas esfoliadas podem ser examinados com finalidade diagnóstica, em vez da biopsia muscular. Contudo, considerando que outros subtipos de DMED (incluindo *LMNA*) não podem ser discernidos de maneira confiável por imunocoloração, é preferível a análise do DNA ou do produto do gene para estabelecer o diagnóstico definitivo. É crucial o monitoramento da função cardíaca (inclusive ECG de 24 horas e ecocardiografia).

É preciso diferenciar a DMED de outras doenças. A síndrome da coluna vertebral rígida inclui contraturas das vértebras e dos membros, mas não miocardiopatia ou atrofia muscular. Como as anormalidades cardíacas podem não ser evidentes na infância, alguns pacientes com síndrome da coluna vertebral rígida podem ser diagnosticados como portadores de DMED, conforme discutido na seção sobre DMC, os distúrbios associados ao colágeno 6 (miopatia de Bethlem/DMC de Ullrich – MIM 158810/254090).

O tratamento é sintomático e pode incluir fisioterapia e liberação cirúrgica dos tendões para atenuar as contraturas. São fundamentais a implantação de um marca-passo/cardioversor-desfibrilador (cardioversor desfibrilador implantável) e o tratamento da miocardiopatia. Pacientes do sexo feminino estão sujeitas a desenvolver arritmias; é necessário, portanto, que façam avaliações cardiológicas periódicas.

Miopatias relacionadas ao *LMNA*

As mutações no gene *LMNA* representam a causa mais comum de DMED, mas também são observadas em um espectro de doenças musculares, como DMC e LGMD. Há também raros relatos de pacientes com Charcot-Marie-Tooth e mutações no gene *LMNA* e uma condição distinta de envelhecimento prematuro (progéria), associada a mutações específicas na região C-terminal do gene. Pacientes com manifestações miopáticas apresentam uma variedade de manifestações graves, as quais têm em comum a presença de contraturas progressivas e de início precoce. A forma congênita da doença é sobretudo agressiva, com contraturas progressivas dos flexores do pescoço, escoliose e insuficiência respiratória, levando à necessidade de suporte ventilatório precoce e cirurgia para a escoliose. Esses pacientes, muitas vezes, não sobrevivem até a idade adulta. Observa-se que todos os pacientes miopáticos com mutações *LMNA* têm valores elevados de CPK. Os achados da biopsia muscular são inespecíficos e podem revelar áreas focais de inflamação e necrose; atualmente não há anticorpos disponíveis que permitam uma demonstração segura da perda do LMNA. O diagnóstico, portanto, baseia-se na identificação das mutações causadoras no cenário clínico apropriado.

O gene *LMNA* codifica a proteína de filamento intermediário do envelope nuclear lamina A/C. Considerando o fato de que várias das outras causas de DMED estão associadas a proteínas do envelope nuclear, considera-se que a origem patológica do distúrbio, em geral, provenha de uma estrutura e função anormais da membrana nuclear. Enquanto os mecanismos patológicos ainda estão sendo trabalhados, predomina a teoria de que essa perturbação do envelope nuclear leva a uma instabilidade mecânica da miofibra e a alterações na expressão gênica.

Atualmente, a conduta para as miopatias relacionadas ao *LMNA* concentra-se em cuidados respiratórios antecipatórios, fisioterapia e intervenção cirúrgica para contraturas e escoliose, além de tratamento para arritmias cardíacas. As arritmias são uma das principais causas de morte em portadores desse distúrbio e devem ser monitoradas de modo proativo na suspeita clínica da doença. Os desfibriladores implantáveis demonstraram reduzir a gravidade das arritmias e melhorar a sobrevida.

Atualmente, não existem terapias experimentais em ensaios clínicos para a doença muscular relacionada ao gene *LMNA*. Dada a inflamação observada na biopsia muscular, a terapia com esteroides foi considerada e casos anedóticos sustentam seu estudo posterior, e uma investigação sistemática está em andamento. Outras considerações incluem terapia gênica que utilize uma abordagem *trans-splicing* e silenciamento específico de alelo usando oligonucleotídios antissenso direcionados a mutações específicas; entretanto, essa estratégia exige cuidadosa consideração, visto que a haploinsuficiência de *LMNA* pode levar à cardiomiopatia.

DISTROFIA FASCIOESCAPULOUMERAL

Definição

A distrofia muscular fascioescapuloumeral (DFEU – MIM 158900) é definida por aspectos clínicos característicos que incluem fraqueza facial (afetando, a princípio, o fechamento das pálpebras e o movimento facial inferior), fraqueza dos estabilizadores escapulares (levando ao aspecto característico de escápula alada) (Figura 147.6) e notável envolvimento dos músculos umerais no membro superior, músculos abdominais e tronculares, além dos músculos distais nos membros inferiores. Em última análise, a condição é definida pela presença de um teste genético positivo. Existem duas formas de DFEU, a DFEU1 e a DFEU2, que compartilham sintomas clínicos semelhantes, mas diferem com base na alteração genética subjacente.

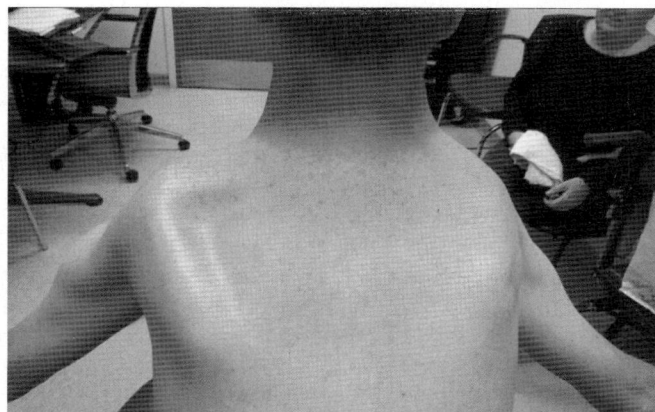

FIGURA 147.6 Escápula alada assimétrica na distrofia muscular fascioescapuloumeral. A escápula alada assimétrica, característica própria da distrofia muscular fascioescapuloumeral, resultante da fraqueza dos músculos estabilizadores da escápula, também pode ser observada em outras formas de distrofia muscular.

Genética molecular

A DFEU é uma doença autossômica dominante com penetrância praticamente completa. Quase todos os portadores têm deleção/contração de um elemento repetido de 3,3 quilobases (conhecida como *D4Z4*) na extremidade subtelomérica do cromossomo 4q35. Indivíduos normais têm 11 a 150 repetições, enquanto os pacientes com DFEU1 têm menos de 11. A deleção resulta na expressão anormal do gene que contém um homeobox duplo *DUX4* nas células musculares. É importante mencionar que, para causar a doença, a deleção deve ocorrer em um alelo 4q permissivo (4qA). Além disso, há correlação entre o número de repetições e a gravidade clínica, de modo que menos repetições equivalem a um início mais precoce e maior gravidade. Cerca de 5% dos pacientes com DFEU têm relaxamento da cromatina em *D4Z4*, sem contração de D4Z4 resultante de mutação dominante do gene modificador de cromatina *SMCHD1*. Essa forma, que é rara, é conhecida como *DFEU2*.

Manifestações clínicas

As manifestações clínicas descritas a seguir são próprias da DFEU:

1. A fraqueza facial é evidente não apenas em razão da limitação dos movimentos dos lábios, como também nos lábios ligeiramente evertidos e nas amplas fissuras palpebrais. Os pacientes podem relatar que nunca conseguiram assobiar ou encher um balão. Alguns pacientes, segundo seus pais, dormem com os olhos abertos.
2. A abertura alada das escápulas é marcante. A protrusão escapular é mais evidente quando o paciente tenta empurrar o corpo contra a parede com os cotovelos estendidos e as mãos apoiadas no nível do ombro. A abertura alada torna-se mais evidente quando o paciente tenta levantar os braços lateralmente; além disso, ele não consegue levantar os braços até o nível do ombro, mesmo que não haja fraqueza dos deltoides ao exame manual. Essa limitação é causada pela fixação inadequada das escápulas à parede torácica.
3. A cintura escapular tem aspecto característico: quando são examinadas de frente, as clavículas parecem frouxas e as pontas das escápulas projetam-se acima da fossa supraclavicular. Essa anormalidade torna-se mais acentuada quando o paciente tenta levantar os braços lateralmente até o nível do ombro. O pequeno tamanho dos músculos peitorais afeta a dobra axilar anterior, que comumente é diagonal, mas assume posição vertical. A fraqueza dos músculos abdominais pode causar protrusão do abdome e lordose lombar exagerada. Os músculos do abdome inferior são mais fracos do que os superiores, o que é responsável pelo sinal de "Beevor" positivo, em que o umbigo se move na direção da cabeça quando o pescoço é flexionado na posição supina. A fraqueza dos músculos dos membros comumente é assimétrica. É importante ressaltar que a fraqueza e a atrofia na maioria dos pacientes são assimétricas se compararmos um hemicorpo ao outro. Essa característica não é comumente encontrada em outras distrofias musculares, tornando-se elemento-chave para se estabelecer um diagnóstico.
4. A fraqueza das pernas pode afetar os músculos proximais ou, com maior frequência, os músculos tibiais anteriores e fibulares, resultando em ptose do pé.

Em uma mesma família, a doença pode variar de maneira significativa. Contudo, a progressão é lenta e a doença pode não abreviar a longevidade. Por fim, cerca de 20% dos pacientes precisam de uma cadeira de rodas. Insuficiência respiratória é rara, e pacientes do sexo masculino podem ser mais gravemente afetados do que as do sexo feminino. Em indivíduos com grandes deleções (DFEU congênita), a doença pode se manifestar nos primeiros 2 anos de vida.

Anormalidades associadas

Manifestações adicionais ocasionalmente incluem déficit de audição neurossensorial brando e retinopatia vascular, bem como sintomas orofaríngeos, doença de Coats (telangiectasia exsudativa da retina) e, raras vezes, deficiência intelectual em casos de início congênito. O envolvimento cardíaco é raro na DFEU; todavia, a dor é comum, aparecendo com frequência, em ordem decrescente, na região lombar, nos membros inferiores, nos ombros e no pescoço.

Diagnóstico diferencial

O diagnóstico diferencial inclui síndromes escapulofibulares miogênicas e neurogênicas e algumas formas de LGMD (como LGMDR1), sobretudo quando a fraqueza facial está ausente. Além disso, algumas vezes a DMED é confundida com DFEU, mas as principais manifestações clínicas são diferentes. A crescente disponibilidade dos testes genéticos para DFEU, LGMD e DMED geralmente fornece esclarecimento diagnóstico nessas condições. A DFEU raramente começa no período de lactância, mas a fraqueza facial pode ser grave o suficiente para simular síndrome de Möbius com diplegia facial congênita.

Exames laboratoriais

O diagnóstico é estabelecido pela análise do DNA leucocitário, de modo a detectar uma contração da fileira de repetição subtelomérica do cromossomo 4q35. É possível estabelecer um diagnóstico pré-sintomático nas famílias com mais de um membro afetado; entretanto, os exames devem ser feitos apenas se também houver aconselhamento genético apropriado. Por definição, a EMG e a biopsia de músculo devem revelar um padrão miopático. As alterações na biopsia muscular geralmente são brandas e inespecíficas. Células inflamatórias estão presentes em alguns pacientes, o que sugere possibilidade de polimiosite; entretanto, o tratamento imunossupressor não é eficaz. Raramente, pacientes com manifestações características não apresentam mutação causadora de DFEU1/DFEU2, o que pode significar heterogeneidade adicional do *locus* ou potencialmente limitar a sensibilidade dos testes para os *loci* com mutação conhecida disponíveis hoje em dia.

Tratamento

Atualmente, não há tratamentos modificadores de doença para a DFEU. A fraqueza escapular torna-se incapacitante de maneira progressiva e algumas intervenções costumam ser realizadas, apesar da falta de evidências convincentes. Entre elas, podem-se citar fitas adesivas e coletes para estabilização escapular e fiação da escápula à parede torácica para facilitar o uso dos braços. Tratamentos de apoio adicionais incluem fisioterapia, analgésicos para dor nas articulações e órtese tornozelo-pé para pé pendente. O albuterol (agente simpaticomimético agonista-beta-2) foi avaliado em ensaio clínico controlado por placebo, de fase 3.

O parâmetro principal – uma diferença na força geral – não foi alcançado, mas o fármaco aliviou os dois parâmetros secundários: força de preensão palmar e massa muscular.

O desenvolvimento terapêutico foca, sobretudo, em estratégias para reduzir a expressão de DUX4 ou a toxicidade relacionada a DUX4. Uma pequena molécula inibidora de p38 atualmente está sendo avaliada em ensaios clínicos, visto que demonstrou reduzir a expressão de DUX4 nas células dos pacientes. Estratégias *knockdown* baseadas em genes, usando oligonucleotídios antissenso para DUX4 ou terapia genética baseada em vírus, são abordagens interessantes que foram testadas em modelos pré-clínicos e, provavelmente, farão parte dos em ensaios clínicos em breve.

DISTROFIA MUSCULAR MIOTÔNICA E MIOPATIA MIOTÔNICA PROXIMAL

Definições

A *distrofia miotônica* (DM1; MIM 160900) é uma doença multissistêmica autossômica dominante com sintomatologia única, que inclui distrofia muscular, miotonia, miocardiopatia, catarata e endocrinopatia. A *miopatia miotônica proximal* (MMPRO ou DM2; MIM 602668) tem algumas características em comum com a DM1, mas difere com relação à idade de início e à causa genética subjacente.

Epidemiologia

A DM1, com algumas exceções, normalmente não é uma condição limitante de vida e a penetrância é de quase 100%. Em razão dessas características, a DM1 é uma doença com prevalência alta (cerca de 5 a cada 100 mil) em todo o mundo e é provavelmente a forma adulta mais comum de distrofia muscular. Sua incidência gira em torno de 13,5 casos a cada 100 mil nascimentos. A doença é encontrada em todo o mundo, embora existam áreas com mutações fundadoras e de prevalência muito elevada, como a região de Charlevoix-Saguenay, no nordeste de Quebec.

Diagnóstico

Manifestações clínicas

Os aspectos clínicos da DM1 são característicos e o diagnóstico muitas vezes é evidente pela inspeção clínica. A queda precoce do pé pode causar confusão com a doença de Charcot-Marie-Tooth, mas os padrões EMG distinguem ambas as doenças. A forma congênita (distrofia miotônica congênita [cDM1]) pode se assemelhar a uma doença muscular congênita, sobretudo a miopatia miotubular ligada ao cromossomo X (MMTLX) (que compartilha muitas características clínicas com a cDM1 e pode manifestar alterações semelhantes na biopsia muscular) ou, em vez disso, uma síndrome com atraso geral do desenvolvimento.

A miopatia na DM1 tem padrão bem definido de distribuição e aparência. Ao contrário dos outros tipos de distrofia muscular, a DM1 afeta, além dos membros, também a musculatura facial. A ptose é comum e também podem ocorrer disartria e disfagia. Os músculos temporal, facial inferior e esternocleidomastóideo tornam-se fracos e atróficos, resultando em características faciais distintas (Figura 147.7). Em pacientes do sexo masculino, a calvície frontal contribui para essa impressão. A fraqueza dos membros é mais acentuada nos segmentos distais e afeta igualmente mãos e pés. Nos segmentos distais dos membros

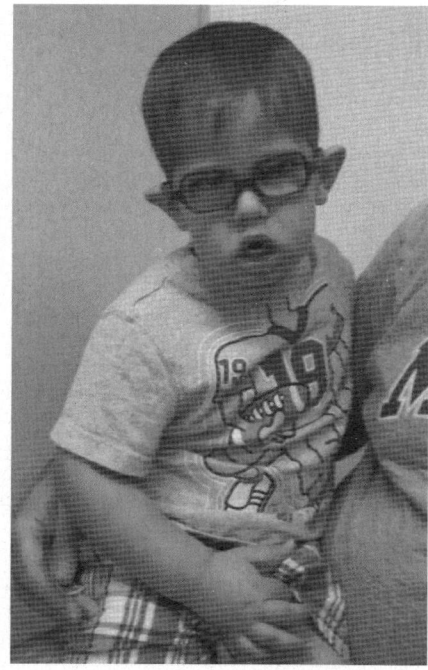

FIGURA 147.7 Aparência facial miopática própria da distrofia miotônica. Criança com distrofia miotônica congênita (> 1.000 repetições CTG em DMPK 3'UTR). Observar as características clássicas de atrofia bitemporal, ptose bilateral e fraqueza facial inferior (resultando na aparência da boca em forma de C).

inferiores, a fraqueza pode causar ptose do pé ou marcha escarvante. A taxa de progressão é lenta e, talvez, a expectativa de vida não seja alterada, ainda que haja evidente variação; alguns indivíduos são praticamente assintomáticos, alguns manifestam incapacidade progressiva e outros nascem com um subtipo mais grave da doença chamado cDM1.

Características eletrodiagnósticas

A *miotonia* é a principal característica da doença. A miotonia clínica é um fenômeno de relaxamento deficiente; é mais evidente nas mãos, percebida na abertura das mãos insuficiente. Pode, também, prejudicar a coordenação motora fina e dificultar gestos como apertar as mãos ou girar uma maçaneta. Ao exame físico, como sinal da doença, o relaxamento lento pode ser detectado percutindo-se a eminência tenar ou os ventres dos músculos extensores dos dedos, no antebraço. A miotonia também pode ser desencadeada ao solicitar ao paciente que cerre o punho com força e depois relaxe, gesto que uma pessoa não afetada pode fazer rapidamente. É importante ressaltar que o fenômeno miotônico resulta de um envolvimento secundário do gene *CLC1* que codifica o canal de cloro.

Curiosamente, a miotonia não costuma ser observada antes dos 7 anos, de modo que a EMG não tem utilidade se realizada antes dessa idade. A miotonia elétrica é um padrão distinto de descargas de alta frequência crescentes e decrescentes observadas na EMG. As descargas miotônicas também são observadas em outros distúrbios, como as "miotonias não distróficas" já descritas em outros capítulos: a paralisia periódica hiperpotassêmica e paramiotonia congênita (Capítulo 97), a miotonia congênita e a síndrome de Schwartz-Jampel (Capítulo 98). A "pseudomiotonia" (ou relaxamento reduzido sem descargas miotônicas reais) se manifesta na síndrome de Isaac ou na neuromiotonia (ver Capítulo 98). Descargas aparentemente miotônicas, embora sem miotonia clínica, são detectadas em pacientes com deficiência de maltase ácida. As miopatias com corpúsculos de inclusão, doença de Paget e demência frontoparietal podem estar associadas à miotonia elétrica; contudo, nenhuma dessas outras síndromes miotônicas provoca a miopatia típica e o acometimento multissistêmico da DM1 e, por essa razão, raramente acarretam dificuldade diagnóstica. A *biopsia muscular* pode apresentar padrão distrófico, com aumento da porcentagem de núcleos internalizados. O nível sérico de CPK pode estar normal ou ligeiramente elevado.

Outras manifestações clínicas

A *catarata*, relacionada à diminuição da expressão no gene *SIX5*, ocorre em quase todos os casos e se desenvolve ao longo de alguns anos. Os primeiros indícios incluem opacidades iridescentes características e opacidades posteriores denominadas "catarata em árvore de Natal".

A *endocrinopatia* é detectada com mais facilidade em pacientes do sexo masculino. A calvície frontal acomete quase todos os pacientes e o hipogonadismo (atrofia testicular, degeneração tubular, redução de testosterona e oligospermia) é comum; a fertilidade, porém, não é claramente reduzida. No sexo feminino, observam-se irregularidades menstruais e insuficiência ovariana, as quais, entretanto, são raras; podem ocorrer dificuldades durante a gravidez em virtude de uma excessiva contração da musculatura uterina. O diabetes melito e a resistência à insulina podem ser mais comuns na população em geral e, desse modo, devem-se considerar dosagens anuais de glicose e hemoglobina glicosilada. Hipotireoidismo é raro, mas deve ser considerado, a fim de evitar que o hipotireoidismo não tratado agrave a fraqueza muscular.

As complicações cardíacas manifestam-se por distúrbios da condução, incluindo fibrilação e taquiarritmias ventriculares em mais de 50% dos pacientes adultos com DM1. O achado mais frequente é o bloqueio da condução atrioventricular (entre 28 e 58%). Arritmias fatais constituem um problema importante; portanto, recomenda-se que os pacientes façam o monitoramento cardíaco no momento do diagnóstico e, depois, anualmente. A avaliação deve incluir ECG de 12 derivações e, em caso de suspeita de arritmia, também monitoramento pelo sistema Holter de 24 horas e ecocardiograma. A estimulação permanente é recomendada se/quando forem detectados ritmos anormais. O comprometimento cardíaco resulta da complicação de vários genes, incluindo o *mis-splicing* no gene *SCN5A*.

Complicações do trato gastrintestinal são frequentes. A maioria dos pacientes tem dificuldade para engolir e pode apresentar disfagia, dispepsia e refluxo. Diarreia com cólicas abdominais também é uma queixa comum; outras complicações são pseudo-obstrução ou megacolo. Embora as anormalidades no músculo esquelético sejam bem definidas, as evidências histológicas de anormalidades no músculo liso não são claras. Portanto, a explicação fisiopatológica para a manifestação gastrintestinal permanece vaga.

A *disfunção cognitiva* é comum na cDM1 e a deficiência intelectual é rara em pacientes com início tardio. Entretanto, déficits cognitivos leves e transtornos neuropsiquiátricos podem estar presentes. A DM1 costuma se manifestar com um comprometimento cognitivo geral, enquanto a DM1 característica acomete apenas a função executiva. As formas juvenis de DM1 apresentam maior comprometimento de todos os domínios da memória em comparação às formas adultas. O declínio progressivo das funções frontais e temporais nas formas adultas de DM1 também é documentado.

A *sonolência diurna* excessiva é mais comumente atribuída à hipoventilação noturna, mas existem também outras explicações. Vários estudos descreveram uma marcante desregulação do sono REM que pode contribuir para a sonolência que costuma ser relatada nesses pacientes. A incidência de sonolência diurna, medida pela Escala de Sonolência Diurna, foi significativamente maior em pacientes com DM1 (50%) em comparação a pacientes com DM2 (27%). Esses sintomas podem melhorar com tratamento à base de modafinila ou metilfenidato. Já os *distúrbios respiratórios* podem ser causados pela fraqueza do diafragma e dos músculos intercostais e, também, pela depressão do *drive* respiratório.

Genética

Por fim, a DM1 é identificada pelo diagnóstico genético. É causada pela expansão de uma repetição CTG no 3'UTR de um alelo do gene *DMPK* localizado em 19q13.2. As pessoas não afetadas têm de 5 a 30 repetições CTG, enquanto os indivíduos afetados têm mais de 50. Lactentes com cDM1 possuem mais de 800 repetições, geralmente chegado a mais de 2 mil. A DM1 é uma doença autossômica dominante, de modo que cada geração sucessiva tem mais repetições e é mais gravemente afetada. Em geral, quanto maior a repetição, menor a idade de início e mais grave a síndrome, fenômeno conhecido como *antecipação*. É importante notar que há uma rápida antecipação de repetições de alelos maternos e a forma cDM1 só ocorre quando a mãe tem repetição patogênica. O aconselhamento genético é fundamental no tratamento desse distúrbio e deve ser fornecido antes do início do teste e após o retorno dos resultados, dado que quase sempre há importantes implicações para os outros membros da família (incluindo os pais e irmãos do paciente).

Variantes da miotonia

Distrofia miotônica congênita

Cerca de 5% das crianças nascidas de mães com DM1 têm sinais e sintomas ao nascer, condição conhecida como *distrofia miotônica congênita*. A doença afeta crianças de ambos os sexos cujas mães tenham a forma adulta clássica, a qual frequentemente é tão branda que elas podem ser assintomáticas quando do diagnóstico na criança. Lactentes com cDM1 têm dificuldade de mamar e respirar no período neonatal, desenvolvem-se lentamente, manifestam atraso cognitivo geral e apresentam anomalias do desenvolvimento da face e das mandíbulas, além de fraqueza grave dos membros e pés tortos. É importante ressaltar que os sintomas melhoram após o primeiro ano de vida: quase todas as crianças com cDM1 aprendem a andar. O processo da doença tende a passar por quatro fases: sintomas neonatais graves; melhoras progressivas nos marcos do desenvolvimento; platô de progresso e sintomatologia; e, por fim, progressão, como normalmente observado em pacientes com a doença clássica.

Miopatia miotônica proximal

Quando a mutação responsável pela DM1 foi descoberta, em 1992, ficou evidente que alguns pacientes não eram portadores da mutação. Os sinais e sintomas que apresentavam são semelhantes em muitos aspectos aos da DM1, como miopatia autossômica dominante, miotonia, catarata e fraqueza dos músculos esternocleidomastóideos. Entretanto, a distribuição da fraqueza dos membros é diferente: basicamente, a DM1 é uma miotonia distal, enquanto a DM2 manifesta fraqueza dos músculos da cintura pélvica. Outras diferenças são menos evidentes. É mais difícil, por exemplo, desencadear miotonia, os sintomas são menos graves e pode haver hipertrofia das panturrilhas. Não são relatadas manifestações congênitas e pediátricas nas famílias com DM2 e não se observa relevante antecipação. É importante ressaltar que a síndrome não está associada ao cromossomo 19, mas foi relacionada o cromossomo 3q e é causada pela expansão de CCTG no gene *CNBP*.

Tratamento

A miotonia pode ser atenuada com mexiletina (150 a 1.000 mg/dia, evidência de classe 1), fenitoína sódica (300 a 400 mg/dia) ou outros antiepilépticos. As medidas de reabilitação são úteis para a função muscular e facilitam as atividades da vida diária do paciente. As órteses ajudam a corrigir a ptose do pé. Os sintomas oculares e cardíacos são tratados como em qualquer outro paciente. O ECG deve ser feito todos os anos nos adultos e o exame com biomicroscópio ocular (lâmpada de fenda) também deve ser feito periodicamente. O metabolismo da glicose, a função tireóidea e, em pacientes sintomáticos do sexo masculino, os níveis de testosterona devem ser dosados periodicamente e, quando houver anormalidades, devem ser tratados. Fadiga é comum e costuma melhorar com fármacos como modafinila (200 a 400 mg/dia); dor também é uma queixa comum e deve ser tratada com fármacos e outras abordagens terapêuticas. Quando possível, deve-se evitar o uso de anestesia geral, em vista de incidência mais alta de complicações pulmonares pós-operatórias. Nos pacientes com DM1, comumente são necessários suporte respiratório e tubos de alimentação na lactância; além disso, pode ser necessário suporte alimentar em todas as fases da doença. A intervenção precoce com fisioterapia, terapia ocupacional e terapia da fala e educação especial está indicada para tratar os problemas associados ao atraso do desenvolvimento global. As famílias devem ser instruídas quanto à natureza da doença, ao seu padrão hereditário e à disponibilidade do diagnóstico por meio de análise do DNA para adultos e avaliação pré-natal.

O principal mecanismo patológico subjacente à doença é a alteração do *splicing* do RNA como resultado de RNA tóxico produzido a partir do *locus DMPK*. A repetição expandida no 3'UTR forma um "grampo" que então sequestra fatores (proteínas *muscleblind*) essenciais para regular o *splicing*. O resultado é um *splicing* incorreto de centenas de genes nos tecidos afetados, resultando no envolvimento estereotipado de múltiplos órgãos. Vários desses eventos de *splicing* incorretos estão relacionados com fenótipos específicos, como o *splicing* incorreto de *CLC1*, que resulta em miotonia. As principais estratégias terapêuticas experimentais visam reduzir as espécies tóxicas de RNA ou repor as proteínas *muscleblind*. Uma abordagem baseada em oligonucleotídio antissenso que promove degradação da repetição contendo DMPK, por exemplo, está atualmente em desenvolvimento.

DISTROFIA MUSCULAR DA CINTURA E MEMBROS

Definição

Distrofia muscular da cintura e membros é uma expressão criada originalmente para diferenciar as distrofias musculares progressivas que não estavam ligadas ao cromossomo X (DMD/DMB) ou outras distrofias bem definidas em termos clínicos (p. ex., DFEU ou DM1). Esse grupo inclui um conjunto heterogêneo de outras distrofias musculares progressivas que afetam predominantemente os músculos dos ombros e da cintura pélvica, têm padrão autossômico dominante ou recessivo e originam um produto normal do gene da distrofina. Existem mais de 30 subtipos genéticos distintos de LGMD (Tabela 147.2). Em razão da acentuada variabilidade da gravidade e da idade de início de manifestação das diferentes causas, os subtipos não costumam ser clinicamente distinguíveis. Contudo, determinadas anomalias provocam algumas manifestações típicas (Tabela 147.2). A identificação das anomalias genéticas novas resultou não apenas no refinamento desse grupo, como também ampliou nossos conhecimentos acerca da biologia celular básica do músculo. Entre as proteínas recém-identificadas, acreditava-se que algumas não desempenhassem papel importante na função muscular normal.

Epidemiologia

As estimativas de prevalência variam de 1 a cada 50 mil a 1 a cada 100 mil. Os subtipos mais comuns são LGMDR1 (calpainopatia), LGMDR2 (disferlinopatia), LGMDR9 (LGMD relacionado a *FKRP*), LGMDR12 (LGMD relacionado a *ANO5*). As LGMDs mais comuns antes da adolescência e da idade adulta são a LGMDR9 e as sarcoglicanopatias (LGMDR3-6).

Diagnóstico

Historicamente, o diagnóstico de LGMD foi considerado com base em níveis elevados de CPK e biopsia muscular sugestiva. Os achados da biopsia incluem degeneração/regeneração, inflamação e fibrose. Existem anticorpos para várias das causas conhecidas e que podem ajudar a sugerir um diagnóstico específico, sobretudo para alguns dos subtipos recessivos. Atualmente, o teste genético é considerado o teste definitivo e com frequência é feito antes da biopsia. Existem mais de 30 subtipos genéticos de LGMD, que podem ser testados por meio de painéis multigênicos ou do sequenciamento completo do exoma. A taxa de diagnóstico está entre 30 e 50%, o que sugere a presença de um grande grupo não resolvido de pacientes com fenótipo LGMD.

Na nomenclatura antiga, era utilizado um sistema alfanumérico (229th European Neuromuscular Center International Workshop) e os subtipos são subclassificados em autossômicos dominantes (tipo 1) e autossômicos recessivos (tipo 2). Uma letra foi atribuída com base na ordem de descoberta. Cada anormalidade das proteínas recebe uma letra descritiva adicional, que corresponde à ordem em que foram descobertas. A 229th European Neuromuscular Center International Workshop propôs uma nova classificação com base na hereditariedade, numerada de acordo com a ordem de descoberta e finalmente ligada ao gene que está relacionado (p. ex., LGMD2A seria LGMDR1 relacionada à calpaína-3).

Algumas dessas doenças, sobretudo as dominantes, têm um ou mais distúrbios alélicos, algumas delas com as mesmas anomalias genéticas e manifestações clínicas diversas (Tabela 147.3). Os distúrbios alélicos incluem várias doenças que têm apenas altos níveis séricos de CK, sem fraqueza muscular (caveolina-3, calpaína-3, disferlina, *ANO5*), algumas com fraqueza neurogênica (lamina A/C) e outras com outras doenças musculares, inclusive doença do músculo ondulante (*CAV3*; MIM 606072), DMED autossômica dominante (lamina A/C) e miopatia distal (disferlina; *ANO5*; MIM 254130; 613319).

Tabela 147.2 Subtipos genéticos das distrofias musculares da cintura e membros.

MIM	Nome	Posição do mapa	Gene	Manifestações clínicas
603511	LGMDD1	7q	DNAJB6	Fraqueza da cintura pélvica maior do que a cintura escapular; início entre a segunda e a sexta década de vida
608423	LGMDD2	7q32.1-q32.2	TNPO3	Comum na Espanha; cintura pélvica afetada antes da cintura escapular; juvenil (15 anos) ou adulto (terceira ou quarta década de vida); vacúolos com bordas
609115	LGMDD3	4q21	HNRNPDL	Início entre 15 e 50 anos; progressão lenta, evolução branda; limitação da flexão dos dedos, permanente progressiva; diminuição da amplitude de movimento nas articulações interfalângicas; limitações da flexão dos dedos dos pés
613530	LGMDD4	3p25.1-p23	CAPN3	Início adulto, mialgia, hiperlordose, lombalgia, escápula alada
158810	LGMDD5	2q431.4; 21q22.3; 21q22.3	COL6A1, COL6A2, COL6A3	Início variável, progressão lenta, aproximadamente metade dos pacientes precisa de suporte ambulatorial após a quinta década, CPK normal a ligeiramente aumentada
253600	LGMDR1	15q15	CAPN3	CPK elevada, fraqueza proximal, escápula alada; início entre 20 e 40 anos
253601	LGMDR2	2p13	DYSF	CPK altamente elevada, fraqueza da cintura distal e/ou pélvica, rara hipertrofia da panturrilha; início entre 17 e 23 anos
608099	LGMDR3	17q12-21	SGCA	Início na infância, gravidade variável, progressiva; hipertrofia muscular da panturrilha, CPK bastante elevada; contraturas
604286	LGMDR4	4q12	SGCB	Início na infância; a maioria dos pacientes perde a deambulação entre segunda e quarta década de vida; CPK altamente elevada
253700	LGMDR5	13q12	SGCG	Fraqueza proximal; hipertrofia da panturrilha; início entre 3 e 15 anos
601287	LGMDR6	5q33-34	SGCD	Início na infância; a maioria dos pacientes perde a deambulação na segunda a quarta década, CPK altamente elevada
601954	LGMDR7	17q11-12	TCAP	Fraqueza proximal e distal da perna, fraqueza proximal do braço; início entre 9 e 15 anos; vacúolos com bordas
254110	LGMDR8	9q31-34	TRIM32	Comum na comunidade huterita, em Manitoba (Canadá); possível fraqueza facial, fraqueza proximal da perna e pescoço; início entre 1 e 9 anos
607155	LGMDR9	19q13.3	FKRP	Fraqueza do braço proximal maior do que nas pernas; início entre 1,5 a 27 anos
608807	LGMDR10	2q24.3	TTN	Comum na Finlândia; fraqueza proximal; distrofia muscular tibial
609308	LGMDR11	9q34.1	POMT1	Comum na Turquia; fraqueza leve proximal maior que a distal; hipertrofia; atraso cognitivo e de linguagem; início entre 1 e 3 anos
611307	LGMDR12	11p13-p12	ANO5	Comum na região franco-canadense; fraqueza proximal, atrofia do quadríceps, dor muscular; início entre 11 e 50 anos
611588	LGMDR13	9q31	FKTN	Hipotonia, fraqueza proximal, desenvolvimento cognitivo normal; início na infância
613158	LGMDR14	14q24	POMT2	Hipotonia, marcos motores atrasados, escápula alada
613157	LGMDR15	1p32	POMGnT1	Início aos 12 anos; escápula alada; fraqueza proximal maior do que distal; contraturas do tornozelo
613818	LGMDR16	3p21	DAG1	Início na infância; atraso cognitivo; contraturas do tornozelo; fraqueza proximal maior do que distal
613723	LGMDR17	8q24	PLEC1	Atraso motor, sobretudo na deambulação
615356	LGMDR18	4q35.1	TRAPPC11	Fraqueza muscular facial proximal; atraso cognitivo
615352	LGMDR19	3p21	GMPPB	Início geralmente na primeira década de vida; fenótipo variável; alguns pacientes apresentam microcefalia, crises epilépticas, atraso cognitivo, insuficiência respiratória e cardiomiopatia
616052	LGMDR20	7p21	ISPD	Início na infância; lentamente progressivo; membros inferiores mais gravemente afetados; perda da deambulação independente na idade adulta; escápula alada
617232	LGMDR21	3q13	POGLUT1	Início entre 20 e 30 anos, lentamente progressivo, leve aumento da CPK; escápula alada; comprometimento respiratório
254090	LGMDR22	21q22	COL6A1-COL6A2-COL6A3	Início na infância; progressivo; inteligência normal; fraqueza muscular generalizada; hiperidrose; hiperqueratose folicular; protrusão do calcâneo; aumento da frouxidão; escoliose
618138	LGMDR23	6q22	LAMA2	O início varia da infância à fase adulta; lentamente progressiva; penetrância variável; pacientes permanecem deambulantes; cãibras musculares, hipertrofia da panturrilha em alguns pacientes com crises epilépticas e déficits executivos; anormalidades da substância branca observadas em imagens cerebrais
618135	LGMDR24	3p22	POMGNT2	Início na infância; penetrância de fenótipo altamente variável; hipertrofia da panturrilha
616812	LGMDR25	6q21	BVES	Início variável; mais frequente associado a arritmias cardíacas
618848	LGMDR26	6q21	POPDC3	Início na idade adulta (da adolescência aos 40 anos); lentamente progressiva; hipertrofia da panturrilha; sem insuficiência respiratória ou comprometimento cardíaco

CPK, creatina fosfoquinase.

Manifestações clínicas

Em geral, as formas recessivas são mais comuns e mais graves e iniciam mais cedo. Algumas têm manifestações típicas, mas nenhuma pode ser diagnosticada de maneira definitiva com base apenas no quadro clínico. Todas essas doenças se caracterizam por fraqueza proximal dos músculos da cintura escapular ou pélvica e sinais distróficos à biopsia muscular; algumas, também, causam miocardiopatia. As doenças que causam fraqueza predominantemente distal agora são agrupadas de modo separado como *miopatias distais* (p. ex., *LGMD1E e LGMD1A agora são classificadas exclusivamente como miopatias miofibrilares, que provocam um fenótipo distal primário*). A gravidade pode variar na mesma família e entre diferentes famílias. Em muitos casos, os primeiros sintomas são fraqueza muscular proximal, evidenciada por dificuldade de subir escadas ou se levantar de uma cadeira baixa. Mais tarde, o paciente desenvolve marcha bamboleante. Também pode haver dificuldade de levantar os braços e abertura alada das escápulas. Os reflexos patelares tendem a desaparecer antes que os do tornozelo. Os músculos cranianos, por sua vez, em geral não são afetados. A progressão da doença é lenta na maioria dos casos, mas algumas das formas infantis progridem de maneira semelhante à DMD.

Distrofias musculares das cinturas e membros autossômicas recessivas

Lgmdr1/Lgmdd4 (Lgmd2a)

As mutações recessivas do gene da calpaína-3 (*CAPN3*; MIM 253600) localizado no cromossomo 16q estão entre as causas mais comuns de LGMD; existem descritas mais de 130 mutações diferentes, diagnosticadas em diversos países. Em alguns grupos populacionais, essas mutações representam 28 a 50% dos casos de LGMD, quando as sarcoglicanopatias e as distrofinopatias são descartadas. Foi descrita uma variante menos comum com herança dominante (LGMDD4; MIM618129) devido a uma deleção *in-frame* de 21 pb (c.643_663 del21) que produz um fenótipo mais brando e de início tardio. A calpaína-3 codifica uma protease sensível ao cálcio, que é ativada por autólise; além disso, regula o citoesqueleto do músculo por sua capacidade de clivar a titina e a filamina C. A gravidade da doença varia de altos níveis séricos de CPK sem sintomas (geralmente considerando-se um estágio pré-sintomático de calpainopatia, observado com mais frequência em crianças ou adultos jovens) à fraqueza grave tanto na LGMD clássica (LGMD de Leyden-Moebius) como em uma variante branda da LGMD escapuloumeral (LGMD de Erb). O início varia entre 2 e 45 anos. A doença é progressiva e a perda da deambulação ocorre em torno dos 10 a 30 anos após o início. Algumas formas causam miopatia predominantemente distal. Nos casos típicos, há fraqueza pélvica – que, a princípio, não afeta os adutores e extensores do quadril –, abertura alar das escápulas, frouxidão abdominal e contraturas precoces principalmente sobre o tendão de Aquiles. Há ausência de cardiomiopatia e deficiência intelectual; além disso, os músculos extensores ou flexores do pescoço não costumam estar envolvidos.

Em última análise, a LGMDR1 é um diagnóstico genético, embora muitos indivíduos suspeitos tenham apenas uma variante identificada de *CAPN3*. Nesses casos, suspeita-se de rearranjos complexos ou mutações não codificantes. Em relação a outros estudos diagnósticos, os níveis de CPK costumam estar elevados (intervalo de 190 a 11.000 UI/ℓ ~5.000). Os achados da biopsia são inespecíficos; a imunocoloração de calpaína-3 não é confiável e, portanto, é necessário o *Western blot* para um diagnóstico baseado em biopsia. A análise de *Western blot* deve ser interpretada com cautela, dado que não é completamente específica ou sensível e os níveis de calpaína-3 podem ser parcialmente reduzidos em outras distrofias musculares, como disferlinopatias ou titinopatias, ou reduzidos em razão da degradação artificial. Além disso, 20 a 30% dos pacientes diagnosticados com LGMDR1 apresentam expressão quantitativa normal da proteína com perda de sua função.

Lgmdr2 (Lgmd2b)

A prevalência de LGMDR2 (MIM 253601) na população em geral não é conhecida. Nos judeus líbios, devido a um efeito fundador, a estimativa de prevalência é de 1 a cada 1.300. Uma variante fundadora também foi descrita na população espanhola (Arg1905Ter). A maioria das variantes patogênicas introduz um truncamento prematuro na proteína do códon de parada. Mutações da disferlina são a causa de LGMDR2 e são alélicas com miopatia distal de Miyoshi. Esses dois fenótipos podem ser observados em uma única família e provavelmente representam uma única entidade clínica. A LGMDR2 também pode se apresentar como hiperCKemia assintomática. A doença afeta com predominância os músculos gastrocnêmio e sóleo; todavia, o fenótipo LGMDR2 progride proximalmente, com envolvimento das cinturas pélvica e escapular, mas não com escápula alada ou comprometimento do pescoço. A maioria dos pacientes se queixa de cãibras musculares ou mialgia antes da fraqueza. Essas características, assomadas à idade de início e a níveis muito elevados de CPK, são importantes sinais para o diagnóstico. O início é mais tardio em comparação ao da maioria das LGMD recessivas, geralmente manifestando-se após 15 anos e, em alguns casos, ainda mais tarde. A progressão é lenta e os pacientes tendem a usar cadeira de rodas duas décadas após o início. Embora relatado, o comprometimento cardíaco, é raro. O envolvimento respiratório com capacidade vital forçada inferior a 50% prevista é verificado apenas tardiamente na progressão da doença em casos mais graves. A CPK costuma estar no limite superior do espectro, comparável aos níveis observados na DMD, provavelmente porque acredita-se que a disferlina desempenhe papel importante no reparo da membrana muscular. A biopsia é costuma ser distrófica e pode incluir inflamação considerável. Como existem indivíduos com deficiência parcial de disferlina detectada por imunocoloração, o *Western blot* costuma ser considerado o método mais específico.

Lgmdr3-6 (sarcoglicanopatias) (Lgmd2 c-F)

Os sarcoglicanos são glicoproteínas associadas à distrofina, que asseguram a estabilidade do sarcolema. As quatro principais subunidades da proteína (α, β, γ e δ) formam um complexo, que desempenha funções de sustentação e sinalização da membrana muscular. A perda recessiva de mutações de expressão/função em uma das quatro subunidades resulta em LGMD com um quadro "semelhante à Duchenne". Atualmente, o teste genético é o padrão-ouro para o diagnóstico. Biopsias musculares mostram perda característica de expressão por imunocoloração de todas as quatro subunidades, independentemente de qual sarcoglicano específico sofreu mutação. Quando acomete o sexo masculino, esse grupo de distúrbios é o principal diagnóstico diferencial com DMD devido às suas semelhanças clínicas, idade de início e CPK elevada. De modo geral, as sarcoglicanopatias representam até 68% dos casos de início pediátrico de LGMD, mas apenas 10% dos casos de início adulto. A LGMDR3 (MIM 608099) (α-sarcoglicanopatia) é a mais comum, seguida pelos subtipos β, γ e, depois, δ. Existem mutações fundadoras que se manifestam em comunidades específicas, como duas mutações em β-sarcoglicano, observadas na população Amish, na América do Norte.

A idade típica de início é entre 2 e 4 anos, com marcha bamboleante, dificuldades com escadas e sinal de Gowers positivo. A doença é implacavelmente progressiva, e a perda da deambulação costuma se dar aos 15 anos, junto a escoliose proeminente e insuficiência respiratória, a qual se manifesta após o paciente se tornar dependente de cadeira de rodas. A cardiomiopatia é observada em uma parte dos pacientes, mais nos subtipos β (LGMDR4; MIM 604286) e γ (LGMDR5; MIM 253700) do que nos outros em α e δ. O início pode ser tardio (até 15 anos); os pacientes com perda de todo o complexo desenvolvem os primeiros sintomas entre 3 e 15 anos e, nos casos característicos, necessitam de cadeira de rodas quando chegam aos 15 anos. As perdas parciais adiam o início da doença até a adolescência ou os primeiros anos da vida adulta. As anomalias da subunidade γ são mais graves e, em geral, provocam doenças congênitas.

Ao contrário da DMD, os glicocorticoides não são conhecidos pela eficácia no tratamento da sarcoglicanopatia, embora existam evidências não comprovadas de que possam ter utilidade no quadro de declínio súbito. O tratamento foca na prevenção e no tratamento de contraturas e escoliose, no manejo clínico de doença cardíaca se/quando esta se desenvolver e no monitoramento e intervenção relacionados à insuficiência respiratória. A terapia de substituição genética tem sido considerada e os estudos de fase 1 com injeção intramuscular foram concluídos para LGMDR4 e LGMDR5.

Lgmdr9

A LGMDR9 (LGMD2I; MIM 607155) é uma das distrofias com cada vez mais casos; é causada por glicosilação anormal de alfadistroglicano e interrupção da ligação entre distroglicano e laminina (ou seja, distroglicanopatias). A LGMDR9 resulta de mutações no gene *FKRP*, que codifica um regulador enzimático da glicosilação do distroglicano. Foram identificadas aproximadamente 100 mutações diferentes de *FKRP*, das quais mais da metade provoca LGMDR9. A LGMDR9 existe em um *continuum* com DMC devido à mutação no gene *FKRP*. De fato, as mutações na maioria dos genes da distroglicanopatia se apresentam mais comumente como DMC, e não LGMD – *FKRP* e *ISPD* são importantes exceções.

Ainda não existem dados quanto à prevalência exata, mas essa forma é relativamente comum em algumas populações. A variante c.826C>A (p.Leu276Ile) costuma ser encontrada em pacientes do norte da Europa, seja em homozigose ou heterozigosidade composta. Quando homozigoto, geralmente causa fenótipo mais brando e, quando em heterozigose composta, apresenta fenótipo intermediário. Existem outras mutações fundadoras, uma das quais é frequente em comunidades mexicanas e causa DMC.

Em termos clínicos, a LGMDR9 é um distúrbio complexo. Em muitos pacientes se manifesta na infância e os sintomas, progressivos, incluem eventual perda da deambulação. Outros podem apresentar início rápido e fulminante de fraqueza semelhante a uma miosite. Os gatilhos que desencadeiam essa fraqueza podem ser infecção ou lesão local (como uma fratura óssea). Nesses pacientes, os sintomas podem melhorar rapidamente após um período de tempo, embora possam permanecer graves. A cardiomiopatia ocorre em um subgrupo de pacientes, enquanto o comprometimento respiratório, se/quando ocorrer, é tipicamente leve.

As estratégias de tratamento atuais envolvem cuidados antecipados e intervenções para complicações secundárias (como escoliose e cardiomiopatia). Os glicocorticoides foram considerados em casos esporádicos, mas não foram formalmente estudados. A terapia de substituição genética é viável devido ao pequeno tamanho do gene *FKRP*. Um desafio dos ensaios clínicos para esse distúrbio é a variabilidade do histórico natural da doença, que conta com uma diversidade de manifestações clínicas e várias formas de evolução do distúrbio.

Lgmdr12

A LGMDR12 (LGMD2ℓ; MIM 611307) decorre de variantes patogênicas no gene *ANO5* e se apresenta com fraqueza nas pernas de início tardio, manifestando-se, em média, por volta dos 35 anos. Deve-se suspeitar da doença em indivíduos com fraqueza proximal tardia dos membros inferiores, assimetria proeminente, mialgias na panturrilha ou sensação de queimação, além de níveis bastante elevados de CPK, geralmente 10 a 50 vezes o limite superior do normal. A imagem muscular mostra, com frequência, gordura no lugar dos músculos gastrocnêmio medial, sóleo e posteriores da coxa. Outros fenótipos incluem uma apresentação distal (semelhante à miopatia de Miyoshi) e hiperCKemia assintomática com mialgias induzidas por exercício. O envolvimento cardíaco ocorre em alguns indivíduos e geralmente se manifesta como cardiomiopatia, embora em alguns casos também tenham sido relatadas arritmias. Estima-se que seja uma das causas mais comuns de LGMD. Na população do Reino Unido, cerca de 25% dos casos de LGMD resultam de mutações em *ANO5*; nos EUA, a LGMDR12 é o quarto subtipo de LGMD mais prevalente.

Outras distrofias musculares recessivas das cinturas e dos membros

As outras formas recessivas conhecidas são significativamente mais raras.

A LGMDR7 (LGMD2 G; MIM 601954) é uma doença bastante incomum relacionada a anomalias da *teletonina*, proteína muscular específica localizada no disco Z e associada à *titina* e que, provavelmente, afeta a estrutura do sarcômero. A LGMDR8 (LGMD2 H; MIM 254110) é uma doença relativamente branda diagnosticada entre os huteritas canadenses e causada por uma anomalia da proteína *TRIM32*, que se acredita que esteja envolvida no direcionamento das proteínas para decomposição no proteassomo.

A LGMDR10 (LGMD2J; MIM 608807) é uma forma rara, também conhecida como *distrofia muscular tibial* e causada por anomalias de um enorme gene, *TTN*. Essa proteína do sarcômero, que tem diversos propósitos e desempenha várias funções, interage diretamente com várias outras proteínas descritas nesta seção. A miopatia miofibrilar com insuficiência respiratória e cardiomiopatia dilatada familiar 1G (MIM603689; 604145) são outras titinopatias. A mutação recessiva também pode produzir formas de miopatias congênitas ou titinopatias congênitas. As características clínicas podem incluir fraqueza no pescoço e nos membros, associada a contraturas articulares e deformidades da coluna vertebral e da parede torácica, bem como insuficiência respiratória de início precoce e fraqueza facial leve. Os níveis de CPK variam de normal a elevado. Curiosamente, a biopsia muscular pode mostrar uma variedade de características, como núcleos centrais, *minicores* e/ou características distróficas. Devido ao grande tamanho dessa proteína, dependendo do *splicing* diferencial, existem isoformas alternativas de diferentes comprimentos que serão expressas de modo diferente dependendo das propriedades funcionais de cada músculo esquelético específico. Também desempenha papel fundamental nos músculos cardíacos, nos quais existem múltiplas isoformas maduras. Várias mutações *TTN* estão associadas à cardiomiopatia, incluindo, em particular, variantes truncadas. Ainda não foi esclarecido o risco de cardiomiopatia na LGMDR10.

As formas LGMDR11, LGMDR13, LGMDR14, LGMDR15 e LGMDR24 (LGMD2K, LGMD2M, LGMD2N, LGMD2O; distrofia muscular relacionada ao *POMGNT2*; MIM 609308; 611568; 613158; 613157) são causadas por anomalias da glicosilação dos alfadistroglicanos em consequência de mutações dos genes *POMT1*, *FKTN*, *POMT2*, *POMGNT1* e *POMGNT2*, respectivamente. A apresentação de LGMD para essas distroglicanopatias inclui fraqueza de cinturas e membros de início precoce, envolvimento cognitivo variável com atraso no desenvolvimento geral e níveis de CPK 20 a 40 vezes acima do normal. É muito comum que as mutações nesses genes se manifestem como DMC.

Na população turca, uma mutação primordial ancestral do gene *PLEC* causa LGMDR16 (LGMD 2Q), que se evidencia nos primeiros anos da infância com fraqueza muscular. Contudo, outras mutações do gene *PLEC* causam epidermólise bolhosa simples com distrofia muscular de início tardio ou síndrome miastênica com miopatia de início tardio. O gene *PLEC* codifica uma proteína de sustentação essencial à formação da estrutura da fibra muscular.

Previamente denominada LGMD2R, a distrofia muscular relacionado ao gene *DES* é considerada, hoje, parte do subgrupo de miopatias distais, mais especificamente do grupo de miopatia miofibrilar. Essa reclassificação também inclui LGMD2V, causada por variantes patogênicas em *GAA* – LGMD2W e LGMD2Y – que provocam a doença de Pompe. Hoje, essas duas variantes foram reclassificadas em entidades específicas (miopatia relacionada ao *PINCH-2* e miopatia relacionada ao *TOR1AIP1*, respectivamente).

A LGMDR21 (LGMD2Z) está associada à mutação recessiva de *POGLUT1*. Mais de vinte pacientes já foram relatados com esse subtipo de LGMD. O início varia de sintomas congênitos e de início precoce até manifestações na quarta década de vida, com, sobretudo, queixas respiratórias. Até o momento, todos os pacientes apresentaram padrão de fraqueza nas cinturas e membros. A CPK está ligeiramente aumentada, a biopsia muscular mostra padrão distrófico moderado a grave e a RM muscular é distinta, com um padrão "de dentro para fora" de degeneração do tecido adiposo que se assemelha ao padrão observado com COL6-RD.

A LGMDR22 e a LGMDD5 são causadas por mutações em três genes: *COL6A1*, *COL6A2* e *COL6A3*. Além disso, são mais comumente conhecidas por produzir uma forma de DMC com padrão de herança dominante ou recessivo. A LGMDR23 resulta de mutações recessivas em *LAMA2*, que costumam causar DMC1A. O espectro de LGMDR23 é bastante amplo, variando desde o início da infância, guardando semelhanças com a DMD ou sarcoglicanopatias, até fenótipos mais leves, começando na adolescência ou na idade adulta. O gene *LAMA2* codifica a proteína laminina alfa-2, e há uma correlação direta com a expressão residual da laminina alfa-2 e a gravidade da doença. A COL6-RD e a DMC1A são apresentadas em detalhes na seção sobre DMCs.

A LGMDR25 (LGMD2X) é causada pela perda de variantes de função em *BVES*, codificando o domínio Popeye contendo a proteína 1 (POPDC1). Trata-se de uma LGMD leve, com início entre a segunda e a terceira década de vida, associada a frequentes episódios de síncope por bloqueio atrioventricular que requer colocação de marca-passo na maioria dos casos. Outras características incluem CPK elevada (dentro de 1.000 a 3.000 UI/ℓ) e mialgias induzidas por exercícios.

Distrofias musculares das cinturas e membros autossômicas dominantes

As formas autossômicas dominantes são menos comuns (10% das LGMD), costumam ser mais leves, em termos de gravidade clínica, e têm substancial heterogeneidade clínica. Conforme descrito a seguir, vários subtipos anteriormente considerados formas de LGMD dominantes foram agora reclassificados em outras categorias de doenças musculares.

Distrofia muscular das cinturas e membros 1A

A LGMD1A é rara e está associada às anomalias da miotilina, que se localiza perto da teletonina do disco Z. Os pacientes apresentam padrão bem definido de fala disártrica. O distúrbio foi agora reclassificado como miopatia miofibrilar dentro das miopatias distais.

Distrofia muscular das cinturas e membros 1B

A LGMD1B é causada por mutações do gene *LMNA*, que codifica as laminas A e C (formas de *splicing* alternativas). Atualmente, foi reclassificado como DMED autossômica dominante. Mutações do gene *LMNA* também são observadas na miocardiopatia hipertrófica, lipodistrofia parcial familiar, CMT2C, madisplasia mandibuloacral e síndrome de Hutchinson-Gilford (progéria). O fenótipo da LGMD é relativamente brando, mas costuma incluir significativa miocardiopatia e distúrbios da condução cardíaca semelhantes aos que ocorrem com a DMED ligada ao cromossomo X; algumas também provocam contraturas, embora menos graves do que na DMED.

Distrofia muscular das cinturas e membros 1C

A LGMD1C é causada por mutações na caveolina-3 (*CAV3*). O distúrbio foi reclassificado como doença muscular com ondulações (fenômeno *rippling*). As mutações no gene *CAV3* podem causar, também, hiperCKemia assintomática e uma forma de miopatia distal. Em muitos casos, a forma distrófica da doença começa em torno de 5 anos com câimbras, fraqueza branda e hipertrofia das panturrilhas, mas também existem casos brandos sem fraqueza clinicamente detectável. A caveolina-3 é um componente das estruturas de invaginação vesicular da membrana plasmática, importantes para o tráfico e sinalização celular, e interage com a disferlina; em alguns pacientes com disferlinopatia, há redução secundária dos níveis dessa proteína.

Distrofia muscular das cinturas e membros 1D

A LGMDD1 (MIM 611332), anteriormente conhecido como LGMD1E, é causada por variantes patogênicas no gene *DNAJ6b*. O fenótipo inicial compreendia uma LGMD de início adulto com progressão lenta. Esse fenótipo é geralmente causado por mutações no terminal C. As variantes N-terminais produzem um fenótipo diferente com início anterior e envolvimento distal, com comprometimento mais grave dos músculos respiratórios e bulbares. A biopsia muscular mostra vacúolos autofágicos no centro da fibra ou sobre a região subsarcolemal, associados a núcleos internalizados e variabilidade no tamanho da fibra. Os níveis de CPK costumam ser normais ou ligeiramente elevados, mas podem chegar até 3.000 UI/ℓ.

Distrofia muscular das cinturas e membros D2

A LGMDD2 (MIM 610032) está associada a mutações no gene *TNPO3*, encontrada em uma numerosa família espanhola com distrofia muscular de início juvenil ou na idade adulta. O gene *TNPO3* codifica a Transportina 3, proteína nuclear que faz parte da família da importina-beta/transportina. As biopsias de músculo dos pacientes espanhóis revelaram núcleos anormalmente grandes, com mitocôndrias aumentadas e estruturas filamentosas observadas na microscopia eletrônica. Vários outros relatos descreveram fenótipo semelhante.

A LGMDD3 (MIM 607137) é provocada por mutações no gene *HNRPDL*. Foi identificada em uma família brasileira com doze indivíduos acometidos por fraqueza muscular proximal lentamente progressiva de início variável (final da adolescência até o início da vida adulta). Todos os pacientes desenvolveram diabetes tipo 2 após a quarta década de vida. Outra característica presente foi fraqueza nos flexores dos dedos dos pés e das mãos; além disso, a CPK costuma estar elevada (até 10 vezes acima do limite normal superior). Um estudo posterior contribuiu com o relato de uma família de origem uruguaia na qual alguns membros desenvolveram catarata precoce.

Distrofia muscular das cinturas e membros 1G à distrofia muscular das cinturas e membros 1H

Essas doenças ainda não tiveram seus genes identificados e mapeados cromossomicamente.

Diagnóstico diferencial

O diagnóstico diferencial para as LGMDs requer importante consideração relacionada a idade e manifestação clínica, além de todo tipo de dados diagnósticos auxiliares. Para as LGMDs "semelhantes à Duchenne" (sarcoglicopatias e distroglicanopatias), que manifestam sintomas na primeira década de vida e têm evolução obstinadamente progressiva, como a DMD/DMB, os principais distúrbios a serem considerados são DMD, AME tipo 3 e doença de Pompe infantil tardia. Outras considerações (sobretudo quando a CPK é normal ou apenas levemente elevada) incluem determinados subtipos de miopatia congênita e síndrome miastênica congênita. Por fim, miopatias inflamatórias (sobretudo miopatia anti-HMGRC em casos pediátricos) fornecem importante diagnóstico diferencial e potencialmente tratável.

Tratamento

Hoje em dia, o tratamento é de apoio para essencialmente todos os subtipos, já que as terapias modificadoras da doença consideradas relevantes ainda não estão incorporadas na clínica. Assim como em outros tipos de distrofia muscular, as principais considerações de manejo clínico se relacionam ao apoio à função motora (assistência de mobilidade, que varia de bengalas a cadeiras de rodas), cuidados respiratórios (pressão positiva das vias respiratórias em dois níveis [*bilevel*], por exemplo, quando a hipoventilação noturna ou a apneia do sono se desenvolvem), cuidado cardíaco (pode ocorrer cardiomiopatia em alguns subtipos) e tratamento ortopédico (para escoliose). A vida útil não é impactada em muitos dos subtipos. Exceções importantes incluem as sarcoglicopatias, que têm sintomatologia progressiva, levando à insuficiência respiratória, e, em alguns casos, doença cardíaca fatal.

DISTROFIA MUSCULAR OCULOFARÍNGEA

A *DMOF* é uma doença autossômica dominante de início tardio com ptose e disfagia progressivas e fraqueza dos segmentos proximais dos membros com início tardio. As formas autossômicas recessivas já são conhecidas. Embora tenha sido reconhecida originalmente em famílias franco-canadenses, existem casos registrados em todas as partes do mundo. O acometimento bulbar inicial costuma ser mais confundido com miastenia *gravis* do que com outras miopatias. Inclusões intranucleares filamentosas musculares constituem a anormalidade patológica característica, mas vacúolos margeados também são marcantes; além disso, o nível de CPK é normal ou ligeiramente elevado. A doença foi associada ao cromossomo 14q11.2-q13 e é causada por uma expansão da repetição GCG da proteína 2 de ligação da poliadenilação (*PABP2*). Em geral, o número de repetições que causa a doença é pequeno. Em indivíduos normais, o número de repetições é 6, mas a doença resulta na repetição de 7 a 13 vezes, mais comumente 9 a 10 repetições. Nos pacientes homozigóticos, há um fenótipo autossômico recessivo mais grave com início mais precoce. A *distrofia muscular oculodistal* é ainda menos comum do que a DMOF e difere quanto à distribuição da fraqueza dos membros. O *locus* genético ainda não foi mapeado.

OUTRAS DISTROFIAS RARAS

Vários tipos de fraqueza escapulofibular com patologia muscular distrófica não estão relacionados com o sítio da DFEU; alguns formam corpos hialinos. Os padrões hereditários descritos são autossômico dominante, autossômico recessivo e dominante ligado ao cromossomo X. Um fenótipo semelhante é neurogênico (atrofia muscular escapulofibular). Mutações do gene *FHL1* provocam miopatia corporal redutora e um fenótipo mais brando denominado miopatia escapulofibular dominante ligada ao cromossomo X. Nos casos autossômicos dominantes, foram detectadas mutações do gene da desmina e da cadeia pesada 7 de miosina. Outras doenças raras e bem definidas são epidermólise bolhosa simples com distrofia muscular de início tardio, relacionada com mutações do gene da plectina, e miopatia associada à desmina, uma com anomalia do gene da cristalina alfabeta do cromossomo 11q e outras formas dominantes e recessivas ligadas ao gene da desmina do cromossomo 2q. Apesar de todas as anomalias genéticas identificadas, outros tipos de LGMD estão relacionados com *loci* cromossômicos ainda desconhecidos e novos genes patogênicos.

Miopatias distal (distrofias musculares distais)

As miopatias distais (distrofias musculares distais) são definidas por manifestações clínicas nos pés e nas mãos que precedem a fraqueza proximal do membro. Como são doenças hereditárias com manifestações miopáticas e progressão lenta, são adequadamente consideradas distrofias musculares. A diferenciação entre essas doenças e as neuropatias hereditárias é reforçada pela preservação da sensibilidade e pelos aspectos histológicos e eletrodiagnósticos indicativos de miopatia. A maioria das miopatias distais é atribuída a diferentes posições cromossômicas – confirmando as diferenças clínicas entre os padrões de hereditariedade –, acometimento inicial das pernas ou das mãos, fraqueza predominante nos compartimentos anteriores ou posteriores das pernas, presença ou ausência de vacúolos na biopsia muscular e níveis séricos de CPK.

A forma mais comum é a *miopatia distal de Welander* (MIM 604454), descrita primeiramente na Suécia, com padrão hereditário autossômico dominante. Os sintomas começam na adolescência ou na vida adulta e progridem lentamente. As pernas são afetadas antes das mãos. As anormalidades histológicas são brandas, mas as inclusões filamentosas podem ser semelhantes às que ocorrem na DMOF ou na miosite com corpos de inclusão. A CPK sérica é apenas ligeiramente aumentada.

Com a variante *Nonaka* autossômica recessiva (MIM 605820), há uma miopatia vacuolar, os músculos gastrocnêmios são preservados e os níveis séricos da CPK estão apenas ligeiramente elevados. A miopatia distal de Nonaka e a miopatia hereditária com corpos de inclusão têm algumas semelhanças morfológicas e clínicas e ambas resultam de anomalias do gene da UDP-N-acetil-glicosamina-2-epimerase/N-acetilmanosaminaquinase (*GNE*). A miopatia distal de *Miyoshi* (MIM 254130) também é autossômica recessiva, mas difere da miopatia de Nonaka, em que as anormalidades histológicas são inespecíficas (sem vacúolos), os músculos gastrocnêmicos são primeiramente afetados e os níveis séricos de CK estão bastante altos; os níveis altos de CPK podem ser detectados antes que os sintomas de fraqueza surjam. A miopatia de Miyoshi e a LGMDR2 (fraqueza proximal dos membros) são alélicas, o gene está localizado no cromossomo 2p17 e ambas estão associadas a mutações da *DYSF* (ver Figura 147.1). A miopatia de Miyoshi tipo 3 é atribuída às mutações do gene *ANO5*. Algumas famílias com miopatia de Miyoshi não têm mutações de um desses genes, o que implica heterogeneidade de *locus* ainda maior. Existem outras variantes de miopatias distais descritas, e é provável que outras ainda sejam identificadas.

MIOPATIAS NÃO DISTRÓFICAS – MIOPATIAS CONGÊNITAS

Definições

As miopatias congênitas são um grupo de condições heterogêneas, em termos clínicos e genéticos, que historicamente foram identificadas e definidas por características na biopsia muscular no contexto de doença muscular clinicamente aparente (ver Figura 147.2). A definição histopatológica geral abrange tanto a falta de achados distróficos na biopsia muscular quanto, em contraste, a observação de uma variedade de alterações não distróficas. Tais mudanças incluem a presença de núcleos centrais excessivos (quando acima de 25% e observados na ausência de outra patologia, denominada *miopatia centronuclear*), a observação de bastonetes ou corpos nemalínicos (melhor visualizados com tricômio de Gomori e a partir da microscopia eletrônica e com diagnóstico sugestivo de MN), a existência de lesões de *cores* ou semelhantes a *cores* (adequadamente visualizadas com colorações oxidativas e, com frequência, categorizadas como doença de central *core* (DCC) ou miopatia de *minicore*, dependendo da aparência específica, e o achado de pequenas miofibras do tipo seletivo na ausência de outras características que definem a miopatia congênita específica, chamada desproporção congênita de tipo de fibras. Anormalidades adicionais foram descritas, como os *caps* e corpos de zebra; ao todo, existem dezenas de diferentes classificações de miopatias congênitas derivadas dessas observações de biopsia. Deve-se notar, ainda, que, com o avanço da idade, a musculatura de alguns pacientes com miopatia congênita é substituída por tecido fibroso e adiposo, apesar da falta de degeneração muscular ativa na biopsia muscular.

Com a ampla aplicação de testes genéticos, a definição de miopatia congênita tem mudado, incluindo agora a consideração de achados da biopsia, além de características clínicas e resultados de testes genéticos. Em muitos casos, os pacientes não necessitam dos dados de biopsia muscular para corroborar seu diagnóstico e a condição é definida com base na mutação genética no contexto de sintomas clínicos. Por exemplo, um lactente do sexo masculino com fraqueza grave e mutação causadora subjacente no gene *MTM1* seria considerado como portador de miopatia miotubular ligada ao cromossomo X (XLMTM), mesmo que nele não tenha sido feita uma biopsia muscular ou se esta não tenha mostrado as características clássicas de XLMTM. Digno de nota, foram identificadas mutações em mais de 20 genes associados à miopatia congênita (Tabela 147.3) (Figura 147.8).

Epidemiologia

Estabelecer a verdadeira incidência e prevalência de miopatias congênitas é desafiador, visto que essa tarefa requer uma avaliação de base populacional e deve considerar a possibilidade de diagnósticos errôneos e o fato de que os pacientes podem apresentar a doença fora do período da primeira infância. Assim, houve tentativas de definir esses números; um estudo abrangente de um único estado dos EUA documentou uma prevalência pontual de 1 a cada 26 mil. É possível que esse número seja subestimado devido à subavaliação, de modo que é provável que a verdadeira prevalência esteja mais próxima de 1 a cada 10 mil (com base na fração de pacientes atendidos em clínica neuromuscular pediátrica apropriada em comparação a distúrbios com prevalência conhecida, como DMD e AME). Em termos de prevalência do subtipo com base na genética, as miopatias relacionadas a *RYR1* (ou seja, miopatias resultantes de mutações *RYR1*) são, certamente, as mais comuns. Em um estudo que examinou uma grande coorte do Reino Unido, mutações no gene *RYR1* foram encontradas em mais da metade dos casos geneticamente resolvidos. Outros subtipos genéticos encontrados com frequência incluem *TTN*, *ACTA1*, *SEPN1*, *NEB* e *MTM1*. Mutações no gene *TTN* em particular estão sendo consideradas quase tão comuns quanto aquelas observadas no gene *RYR1*. Em termos de prevalência com base na histopatologia, miopatias de *cores* são as mais comuns, refletindo a associação entre mutações no gene *RYR1* e lesões semelhantes a *cores*. A MN é a próxima mais comum, logo seguida por MCN.

Diagnóstico

Considerando o cenário de um quadro clínico sugestivo, a determinação de um diagnóstico definitivo de miopatia congênita pode ser feita a partir de um teste genético positivo para um gene de miopatia conhecido ou de uma biopsia muscular com

Tabela 147.3 Subtipos genéticos de miopatias congênitas.

Gene	Subtipo	Padrão de herança	Proteína	Principal envolvimento subcelular	Possível patogenia
ACTA1	• MN • Doença do CAP (variante MN) • Miopatia com corpos padrão zebra (variante MN) • Desproporção congênita de tipo de fibras	AD, AR AD AD AD	Actina, α-1, músculo esquelético	Complicação de filamentos finos	Estrutura filamentosa fina anormal
TPM3	• Variante MN • Doença do CAP (variante MN) • Desproporção congênita de tipo de fibras	AD, AR AD AD	Tropomiosina 3		
TPM2	• MN • Doença d CAP (variante MN)	AD AD	Tropomiosina 2 (β)		
TNNT1	• MN	AR	Troponina T tipo 1 (esqueleto, lenta)		
NEB	• MN • Miopatia núcleo-haste	AR AR	Nebulina		Remodelamento do filamento fino +/− estabilidade
LMOD3	• MN	AR	Leiomodina 3		
KBTBD13	• MN	AD	Proteína 13 contendo o domínio de repetição Kelch e BTB (POZ)		
CFL2	• MN	AR	Cofilina 2 (músculo)		
KLHL40	• MN	AR	Membro da família do tipo Kelch 40		
KLHL41	• MN	AR	Membro da família do tipo Kelch 41		
MYO18B	• MN	AR	Miosina 18B	Desconhecido	Desconhecido
RYR1	• Miopatia tipo central *core* • Miopatia multiminicores • Miopatia haste-núcleo • MN • Desproporção congênita de tipo de fibras • Miopatia centronuclear • Doença neuromuscular congênita com fibra do tipo 1 uniforme	AD, AR AR AD, AR AR AR AR AD	Receptor 1 de rianodina	Envolvimento da tríade	Acoplamento EC anormal
CACNAS1	• Desproporção congênita de tipo de fibras	AR	DHPR		
STAC3	• Miopatia em nativos americanos	AR	Proteína 3 contendo domínio rico em cisteína e SH3		
ORAI1	• Miopatia de agregados tubulares	AD	Proteína transmembrana 142A		SOCE anormal
STIM1	• Miopatia de agregados tubulares	AD	Molécula de interação estromal 1		
SEPN1	• Miopatia *multiminicores* • Desproporção congênita de tipo de fibras	AR AR	Selenoproteína N1		Defeitos oxidativos
CCDC78	• Miopatia centronuclear	AD	Domínio da proteína 78 em formato de espiral		Acoplamento EC anormal
BIN1	• Miopatia centronuclear	AR, AD	Anfifisina		Remodelamento da membrana +/− estabilidade
DNM2	• Miopatia centronuclear	AD	Dinamina 2		
MTM1	• Miopatia miotubular	XR	Miotubularina		
SPEG	• Miopatia centronuclear com cardiomiopatia dilatada	AR	*locus* complexo de SPEG		

(Continua)

Tabela 147.3 Subtipos genéticos de miopatias congênitas. (*Continuação*)

Gene	Subtipo	Padrão de herança	Proteína	Principal envolvimento subcelular	Possível patogenia
PTPLA (HACD1)	• Miopatia congênita relacionada ao PTPLA	AR	Proteína tirosinafosfatase tipo A (3-hidroxiacil-CoA desidratase 1)		
TTN	• Miopatia centronuclear • Miopatia congênita com cardiomiopatia fatal	AR AR	Titina		
MYH7	• Miopatia por depósito de miosina • Miopatia por depósito de miosina com cardiomiopatia • Desproporção congênita de tipo de fibras	AD AR AD	Miosina, cadeia pesada 7, músculo cardíaco		ATPase anormal e propriedades de ligação a actina; anormalidades estruturais
MYHN2	• Miopatia por miosina IIa	AD, AR	Miosina, cadeia pesada 2, músculo esquelético	Cadeia pesada	ATPase anormal e propriedades de ligação à actina
CNTN1	• Miopatia congênita de Compton-North	AR	Contactina 1	JN	Anormalidades estruturais; adesão da JN aberrante
MEGF10	• Miopatia de início precoce, arreflexia, dificuldade respiratória e disfagia • Minicores	AR AR	Múltiplos domínios semelhantes ao EGF 10	Células satélites	.
ZAK	• Desproporção congênita de tipo de fibras	AR	Motivo alfa estéril e zíper de leucina contendo quinase AZK	Desconhecido	Via de sinalização da proteinoquinase ativada por mitógeno

AD, autossômica dominante; AR, autossômica recessiva; ATPase, adenosina trifosfatase; CoA, coenzima A; DHPR, receptor de di-idropiridina; EC, excitação-contração; EGF, fator de crescimento epidérmico; JN, junção neuromuscular; MN, miopatia nemalínica; SOCE, entrada de cálcio operada pelo armazenamento; XR, recessiva ligada ao cromossomo X. (Adaptada com permissão de Gonorazky HD, Bönnemann CG, Dowling JJ. The genetics of congenital myopathies. *Handb Clin Neurol*. 2018;148:549-564.)

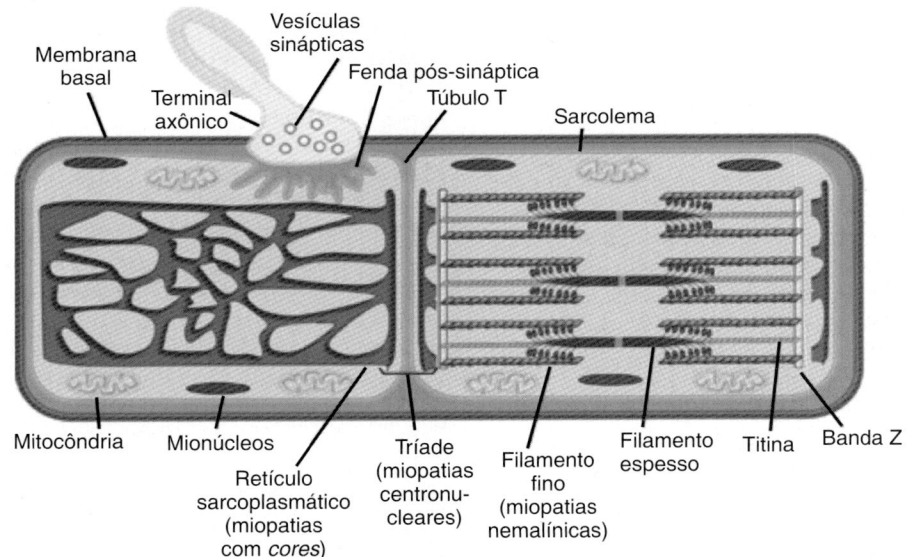

FIGURA 147.8 Proteínas do músculo esquelético e miopatias congênitas. A tríade é uma estrutura formada pela aposição do túbulo T e do retículo sarcoplasmático (RS). Induzida por sinais da junção neuromuscular, sua despolarização permite a liberação de cálcio do RS (através do receptor de rianodina, RyR1) para o citoesqueleto (processo chamado acoplamento de excitação e contração). Os filamentos finos são compostos, sobretudo, de actina do músculo esquelético, bem como das proteínas acessórias nebulina, troponina e tropomiosina. Cada molécula de actina tem um sítio de ligação com a cabeça da miosina (que compõe o filamento espesso). Cada molécula de troponina tem um sítio de ligação para o cálcio. Na presença de liberação de cálcio do RS durante o acoplamento de excitação e contração, a troponina se liga ao cálcio e move a tropomiosina para permitir a ligação cruzada da actina com a cabeça da miosina para produzir a contração muscular. A energia para a contração é fornecida pelo trifosfato de adenosina gerado a partir das mitocôndrias. Os filamentos finos são fixados à banda Z em parte pela titina, que também serve como mola molecular para a miofibra, o que lhe permite fornecer resistência passiva à contração do sarcômero. Entre parênteses estão as miopatias congênitas que resultam de mutações das proteínas que funcionam nas várias subestruturas musculares. (Adaptada com permissão de Dowling JJ, Gonorazky HD, Cohn RD, Campbell C. Treating pediatric neuromuscular disorders: the future is now. *Am J Med Genet A*. 2018;176(4):804-841.)

um dos padrões histopatológicos reconhecidos (p. ex., centronuclear, nemalínico, *core*). Embora não seja sistematicamente examinado, com base na literatura disponível e na experiência informal, o teste genético (com o painel multigênico ou o sequenciamento completo do exoma) identifica uma etiologia em cerca de dois terços dos casos. Outros estudos diagnósticos de reforço incluem investigações laboratoriais, EMG e RM muscular. Os valores de CPK costumam ser normais, embora níveis de CPKs elevados tenham sido encontrados em alguns casos (p. ex., alguns casos de *RYR1* e *SEPN1*) e uma CPK alta não pode ser utilizada para descartar o diagnóstico de miopatia congênita. Outros estudos laboratoriais têm pouco valor em termos de diagnóstico positivo; os laboratórios metabólicos de triagem, por exemplo, praticamente não têm nenhum rendimento diagnóstico. A biopsia muscular, padrão histórico para miopatias congênitas, agora é considerada tratamento de segunda linha após o teste genético na maioria das situações. A biopsia pode ser essencial para esclarecer casos em que o teste genético é ambíguo (como quando uma variante de significado desconhecido é encontrada) ou ajudar a estabelecer um diagnóstico quando o teste genético não é revelador. Em recém-nascidos gravemente doentes, uma biopsia pode ser obtida com rapidez, ajudando, assim, a esclarecer o diagnóstico antes que os resultados dos testes genéticos sejam relatados. A RM muscular é uma modalidade que vem despontando e tem sido observada para vários subtipos; além disso, existem padrões importantes associados a causas genéticas específicas. Assim, a RM pode atuar como complemento útil para esclarecer casos em que variantes de significado desconhecido são identificadas ou quando uma mutação específica não favorece o diagnóstico em painéis de sequenciamento de nova geração ou o sequenciamento completo do exoma. Diagnósticos diferenciais importantes incluem síndrome miastênica congênita, DMC (e LGMDs em crianças mais velhas), doença mitocondrial e atrofia muscular espinal.

Miopatia miotubular ligada ao cromossomo X

A XLMTM é causada por uma mutação patogênica no gene *MTM1*. A apresentação clínica característica é de hipotonia neonatal grave e fraqueza, incluindo insuficiência respiratória e dificuldades com a alimentação oral. Pacientes do sexo masculino com XLMTM, na infância, também têm notável fraqueza facial e oftalmoparesia (que pode ser difícil de detectar em lactentes afetados). Alguns pacientes terão aparência geral distinta, que inclui olhos proeminentes, face alongada, dolicocefalia, dedos longos e afilados e aumento dos parâmetros de crescimento (sobretudo quando comparado a outros pacientes com miopatia congênita) (Figura 147.9). Aproximadamente 25% dos pacientes com XLMTM morrem no primeiro ano de vida. Os sobreviventes têm significativas necessidades de apoio; para a maioria, são imperativas traqueostomia e ventilação mecânica, alimentação por sonda gástrica e assistência em cadeira de rodas. Após 2 anos de vida, a taxa de mortalidade gira em torno de 10% ao ano; poucos pacientes com XLMTM clássico chegam à idade adulta. A principal causa de morte é insuficiência respiratória (aguda ou crônica), embora os pacientes possam manifestar hemorragia hepática fatal e súbita, ainda que raramente, devido a uma condição chamada peliose hepática. É importante observar que a XLMTM não afeta o diretamente coração. Além disso, acredita-se que não cause comprometimento cognitivo, mas essa hipótese ainda não foi estudada de maneira adequada e estudos recentes e abrangentes sobre a história natural sugerem que o comprometimento do aprendizado pode se manifestar em alguns pacientes.

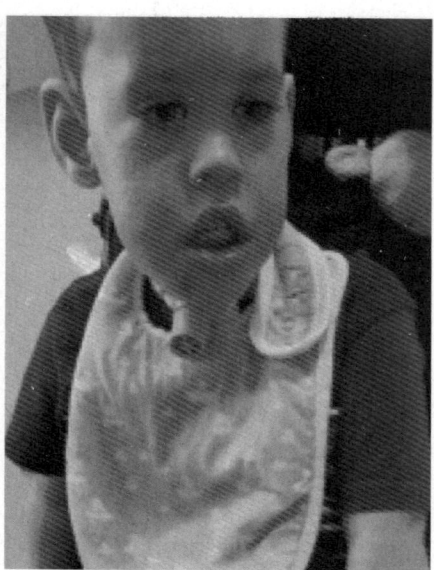

FIGURA 147.9 Miopatia miotubular ligada ao cromossomo X. Criança com miopatia miotubular ligada ao cromossomo X por mutação no gene *MTM1*. Estão presentes características próprias da doença, como ptose, posicionamento fixo dos olhos (indicativo de oftalmoparesia), fraqueza facial, massa muscular reduzida e insuficiência respiratória, que requer traqueostomia e ventilação invasiva.

Historicamente, a XLMTM foi definida com base em sugestivos achados de biopsia muscular, com padrão típico de MCN, os quais incluem hipotrofia das miofibras, aumento dos núcleos centrais e alteração distintiva das colorações oxidativas, com acúmulo no centro da fibra. Na microscopia eletrônica, há depleção das tríades, e sua patologia representa o principal condutor da origem da doença. O diagnóstico definitivo é considerado apenas nos casos em que uma mutação no gene *MTM1* é identificada. A miotubularina é um lipídio fosfatase que atua no endossoma para desfosforilar os fosfoinositídeos. As mutações mais comuns ocorrem por perda de função, incluindo sem sentido, *frameshift* e rearranjos (deleções e duplicações). Também são encontradas mutações *missense*, com algumas alterações *missense* e do sítio de *splicing*, resultando em um fenótipo com apresentação mais branda, responsável por cerca de 10 a 15% dos casos. Os indivíduos afetados geralmente têm capacidade de deambular e não necessitam de suporte ventilatório diurno. O gene *MTM1* está alocado no cromossomo X, de modo que a maioria dos pacientes é do sexo masculino. Raramente há portadores do sexo feminino com manifestação grave observada na lactância ou na primeira infância. Há também manifestações clínicas subconhecidas em portadores pacientes do sexo feminino "saudáveis", incluindo intolerância ao exercício físico, fraqueza progressiva leve, mialgias, fraqueza facial e oftalmoparesia. A fraqueza no sexo feminino com frequência é assimétrica.

O tratamento da XLMTM atualmente se concentra em cuidados de apoio, com atenção crítica à função respiratória e preservação da reserva respiratória. A piridostigmina mostrou melhorar o fenótipo de XLMTM em modelos pré-clínicos e em relatos de casos, embora seu impacto nos pacientes não tenha sido sistematicamente examinado. Várias terapias estão à beira do cuidado clínico, revelando-se eficazes na melhora da estrutura e da função muscular e na sobrevivência animal em modelos experimentais da doença. A terapia de substituição genética atualmente vem sendo testada em ensaios clínicos, e os dados preliminares do ensaio foram bastante promissores. Outras estratégias terapêuticas potenciais incluem a redução da dinamina-2 (com tamoxifeno ou via oligonucleotídio antissenso) e inibição da quinase lipídica associada.

Outras miopatias centronucleares

A MCN é um diagnóstico abrangente que inclui todas as miopatias com achados de biopsia muscular que incluem mais de 25% de núcleos centrais/internos na ausência de alterações distróficas. Além de XLMTM, foram encontradas mutações em cinco outros genes em conjunto com a patologia de MCN (*RYR1*, *DNM2*, *BIN1*, *SPEG* e *TTN*). Mutações em *RYR1* e *TTN* são causas comuns de miopatia congênita em geral e a patologia da MCN é encontrada em apenas uma fração da coorte geral. As mutações *DNM2* heterozigóticas são a causa mais comum de MCN autossômica dominante. Além das características próprias da MCN na biopsia, os pacientes com *DNM2* também apresentam padrão distinto de "raio em uma roda", observado em colorações oxidativas. As causas recessivas incluem mutações em *RYR1*, *TTN*, *BIN1* e *SPEG*. A histopatologia na MCN com mutação no gene *RYR1* pode se assemelhar à XLMTM, enquanto a patologia em *BIN1* pode se assemelhar àquela observada na MCN *DNM2*, mas com a característica adicional de haver aglomerados de vários núcleos internos em fibras individuais. É importante observar que todos os genes relacionados à MCN estão incluídos em painéis de miopatia congênita multigênica e, portanto, muitos pacientes agora são diagnosticados com base apenas na genética.

Existe uma ampla gama de sintomatologia clínica associada à MCN não XLMTM. Embora o espectro de gravidade varie desde a letalidade neonatal até o início na idade adulta, uma característica clínica geral distintiva da MCN em comparação a outras miopatias congênitas é a oftalmoparesia. Essa manifestação clínica é observada em todos os subtipos, exceto nas titinopatias. Pacientes com MCN relacionada ao gene *RYR1* tendem a ter fraqueza grave, que pode copiar fenotipicamente a XLMTM. As mutações nos genes *BIN1* e *SPEG* são raras e também podem ser observadas na doença de início neonatal; pacientes com MCN relacionada ao gene *SPEG* podem ter cardiomiopatia grave, e esse é o único subtipo documentado a manifestar cardiopatia primária. A MCN relacionada ao gene *TTN* é tipicamente mais leve, com início na infância e capacidade de deambular. A MCN relacionada ao gene *DNM2* é bimodal na distribuição, com uma forma de início neonatal (menos grave do que a XLMTM) e uma forma mais branda que se apresenta na adolescência e no início da idade adulta. Existem claras correlações genótipo-fenótipo que explicam as razões para essas duas formas.

Hoje em dia, não existem terapias específicas para as formas de MCN não ligadas ao cromossomo X e o tratamento é estritamente de apoio. Assim como a XLMTM é apoiada por dados pré-clínicos e relatos de casos de pacientes, a piridostigmina é usada *off-label* por muitos pacientes com MCN. Ao contrário da XLMTM, a conduta terapêutica contém menos terapias potenciais. Além disso, a história natural é mal definida, de modo que medidas de desfecho adequadas ainda precisam ser definidas.

Miopatia nemalínica

A MN agrupa doenças musculares geneticamente heterogêneas unificadas pela presença de bastonetes, ou bastões nemalínicos, ou corpos nemalínicos na biopsia muscular. Os bastonetes são mais bem visualizados com o tricrômico de Gomori modificado e têm aparência distinta na microscopia eletrônica. Em termos clínicos, a MN pode ser categorizada com base na gravidade clínica, as quais incluem as formas congênita grave (16%), congênita intermediária (20%), congênita típica (46%), início na infância (13%) e início tardio (4%). A característica clínica mais marcante na MN, independentemente do subtipo, costuma ser a fraqueza facial inferior e bulbar, resultando em uma aparência facial miopática distinta e deficiências na fala e na deglutição. A fraqueza tende a ser mais axial do que apendicular e está associada à escoliose (muitas vezes grave) e insuficiência respiratória (tipicamente, na maioria dos casos, hipoventilação noturna e apneia do sono). Mutações em pelo menos 14 genes foram associadas à MN. Assim como em outros subtipos de miopatia, os testes são, com frequência, realizados antes da biopsia muscular e a definição em evolução da MN inclui casos com mutações genéticas consistentes sem uma biopsia muscular de reforço.

A forma congênita grave resulta, com frequência, em letalidade neonatal e é parte dos elementos diferenciais para síndrome de acinesia fetal. Essa é a única categoria de MN com significativa mortalidade associada. Mutações heterozigóticas em *ACTA1* são as mais prováveis de resultar na forma grave, embora mutações em *ACTA1* apresentem ampla gama de fenótipos clínicos. Mutações bialélicas/recessivas em *KLHL40*, *KLHL41* e *LMOD3* são raras, mas quase sempre estão associadas a formas congênitas graves ou intermediárias. A MN relacionada ao gene *LMOD3* é o único subtipo com oftalmoparesia frequente. A miopatia congênita típica manifesta-se com hipotonia e fraqueza neonatal. A fraqueza dos membros é amplamente não progressiva e os indivíduos normalmente conseguem deambular e podem até mostrar ganhos de força após a infância. A incapacidade persistente relaciona-se, sobretudo, com disfunção bulbar e sintomas axiais (contraturas dos flexores do pescoço, escoliose, distúrbios respiratórios noturnos). Mutações bialélicas/recessivas em *NEB* são a causa mais comum de MN congênita típica e, em geral, a causa mais comum de MN, respondendo por aproximadamente 50% dos casos. Outras causas genéticas para MN congênita típica incluem mutações heterozigóticas em *ACTA1*, *TPM2* e *TPM3*. É importante registrar que a forma de MN de início na idade adulta refere-se, sobretudo, ao início tardio esporádico da MN, doença autoimune que não será mais discutida nesta seção.

As mutações em *ACTA1* são a segunda causa mais comum de MN. As mutações são quase sempre variantes *missense* dominantes, embora tenham sido relatadas actinopatias recessivas. Mutações são encontradas em todo o gene e a proteína ACTA1 é bastante intolerante a mudanças em sua sequência de aminoácidos. Existe uma gama muito ampla de gravidade clínica associada a mutações no gene *ACTA1*, incluindo uma notável variação intra e interfamiliar para mutações semelhantes. A explicação para essa variabilidade não é clara, mas pode estar relacionada tanto à proporção de proteína mutante para a de tipo selvagem como ao nível de expressão da isoforma de actina cardíaca altamente homóloga. As actinopatias recessivas são compatíveis com a vida devido à predominante expressão da isoforma cardíaca durante o início do desenvolvimento fetal e pelo fato de a gravidade da doença estar inversamente correlacionada com o nível pós-natal de expressão de actina cardíaca. As mutações também podem ser observadas em vários subtipos histopatológicos diferentes, incluindo bastonetes, *cores*, *cores* e bastonetes, além de desproporção do tipo de fibras, bem como achados raros como *caps* e padrões em corpo de zebra.

O gene *ACTA1* codifica o filamento de actina do músculo esquelético, componente central do filamento fino sarcomérico. O gene *NEB* codifica a nebulina, imensa proteína que se associa à actina e que demonstrou regular o comprimento do filamento. Os genes *TPM2* e *TPM3* codificam as tropomiosinas que atuam na ponte cruzada de actina-miosina; o gene *LMOD3* também faz parte dessa estrutura. Outros genes da MN, como *KLHL40* e *KLHL41*, envolvidos na ubiquitinação de proteínas, servem para modular a estabilidade de filamentos finos. No total, com base na função conhecida desses genes e no impacto das mutações, o mecanismo patológico unificador subjacente à MN é a disfunção da estrutura/função do filamento fino; uma consequência resultante é uma reduzida geração de força e fraqueza muscular.

Atualmente, não há terapias modificadoras da doença para qualquer subtipo da MN. O tratamento de apoio é como o de outras miopatias congênitas, com ênfase no tratamento direcionado da disfunção bulbar grave observada em muitos indivíduos. A L-tirosina foi relatada em uma série de casos para reduzir a salivação e melhorar a fala e a deglutição em alguns pacientes, mas os resultados na ampla população de MN são, na melhor das hipóteses, mistos. Há um número limitado de candidatos terapêuticos na linha de desenvolvimento para MN, talvez devido à função fundamental do filamento fino e ao desafio de encontrar modificadores para alterações em sua estrutura e atividade. É necessário, também, um exame sistemático do histórico natural da doença, bem como a identificação de medidas prognósticas adequadas para ensaios clínicos intervencionistas.

Miopatias centrais – miopatias relacionadas ao gene RYR1

As miopatias relacionadas ao gene *RYR1* são o subtipo mais comum de miopatia congênita. Em algumas populações, a prevalência de variantes patogênicas de *RYR1* é considerada tão alta quanto a razão 1:10.000. Mutações em *RYR1* manifestam gama extremamente ampla de manifestações clínicas e achados histopatológicos. O distúrbio clássico associado a mutações heterozigóticas *missense* é a DCC, cujo nome se refere à típica ausência de coloração observada com corantes oxidativos na biopsia muscular. Pacientes com DCC tendem a apresentar fraqueza leve/moderada e não progressiva nos membros, embora, ocasionalmente, os pacientes possam apresentar sintomas graves desde o nascimento, podendo resultar em insuficiência respiratória e até mesmo morte prematura (Figura 147.10). Outro distúrbio característico associado a variantes heterozigóticas de *RYR1* é a HM, condição farmacogenética precipitada por anestésicos voláteis e caracterizada por febre, rigidez muscular e colapso muscular fulminante. Alguns pacientes poderão ter DCC e HM. Outras condições clínicas relacionadas a variantes heterozigóticas são rabdomiólise por esforço, mialgias com intolerância ao exercício físico, paralisia periódica e insolação.

Uma proporção aproximadamente igual de casos é causada por mutações recessivas/bialélicas em *RYR1*. Pacientes com miopatia recessiva relacionada ao gene *RYR1* tendem a ter quadro clínico geral mais grave em comparação a pacientes que apresentam mutações heterozigotas/dominantes. O fenótipo de miopatia recessiva relacionada ao gene *RYR1* muitas vezes inclui fraqueza difusa e fraqueza muscular extraocular e facial. Todos os domínios motores costumam ser afetados e os pacientes, com frequência, são dependentes de cadeira de rodas e ventilação, embora haja uma sucessão de gravidades correlacionada, em muitos casos, com o tipo de mutações em *RYR1*. Especificamente, pacientes com mutações sem sentido ou *frameshift* tendem a ter uma doença mais grave em comparação

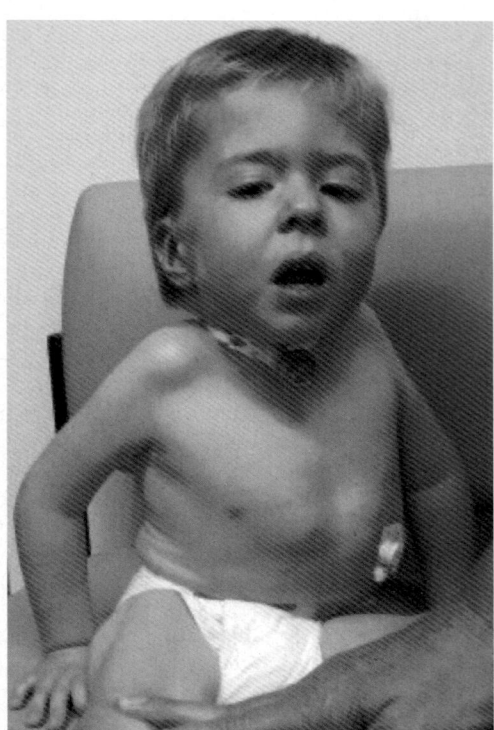

FIGURA 147.10 Doença do central *core*. Paciente com a doença do central *core* (conforme estabelecida por biopsia muscular) e mutação heterozigótica *de novo* no gene *RYR1*. As principais características da doença ilustradas nesta fotografia incluem leve fraqueza facial inferior, fraqueza muscular respiratória (evidenciada pela presença de traqueostomia), hipotrofia muscular e deformidade esquelética da parede torácica.

a indivíduos que apresentam duas variantes *missense*. Em termos de histopatologia, os central *cores* são raramente encontrados em casos recessivos; já as biopsias são caracterizadas por uma variedade de achados, incluindo *multiminicores*, lesões semelhantes a *cores*, núcleos centrais e/ou desproporção do tipo de fibras. Correlações entre histótipo e fenótipo não são totalmente definidas, bem como a relação entre histótipo e genótipo.

O *RYR1* é um imenso gene, com 106 éxons que codificam o receptor de rianodina tipo I (RyR1). O RyR1, canal de cálcio alocado no terminal do retículo sarcoplasmático, é um componente-chave do aparelho de excitação e contração e importante fator para a homeostase do cálcio intracelular no músculo esquelético. As mutações se localizam no gene inteiro. Existem três "*hotspots*" para mutações *missense*, onde é encontrada a maioria das mutações associadas à DCC ou MH ou sua combinação. A consequência da mutação se enquadra em quatro principais categorias: levar a níveis reduzidos da proteína RyR1; resultar em liberação comprometida de cálcio do retículo sarcoplasmático; causar vazamento crônico de cálcio; e levar à hiperexcitabilidade de vários estímulos (como anestésicos voláteis ou calor).

O tratamento clínico é guiado pela gravidade da doença e presença de sintomas dinâmicos. Indivíduos que apresentam mutações com suscetibilidade esperada à HM, por exemplo, devem receber as devidas precauções anestésicas, embora, na prática, a maioria ou todos os pacientes com mutações no gene *RYR1* sejam considerados suscetíveis à HM. As reações na HM são tratadas no intraoperatório com dantroleno. Pacientes com intolerância ao exercício físico, rabdomiólise e doenças causadas pelo calor são advertidos a evitar determinadas condições

(p. ex., evitar esforço em dias quentes); há alguma evidência de estudo de caso para o uso de dantroleno para melhorar a tolerância ao exercício e reduzir mialgias. Para pacientes com sintomas estáticos, os cuidados são previstos e relacionados à manutenção da função respiratória e ao apoio para a fraqueza muscular dos membros. Problemas esqueléticos são comuns, incluindo deformidades da parede torácica e escoliose progressiva, e a cirurgia de escoliose é, com frequência, requisitada nesses casos. É importante ressaltar que outros sistemas de órgãos não são afetados na miopatia relacionada ao gene *RYR1*; não há evidência de acometimento cardíaco e a função cognitiva permanece intacta.

Atualmente, não há tratamentos modificadores da doença além do dantroleno para a HM. O estresse oxidativo aberrante é encontrado em modelos pré-clínicos e também em pacientes. No entanto, um ensaio clínico avaliando o antioxidante N-acetilcisteína não apresentou benefício clínico. Estratégias terapêuticas adicionais, como medicamentos (p. ex., Rycals) que melhoram a liberação de cálcio no RyR1, estão em desenvolvimento; de maneira paralela, esforços para estabelecer um melhor entendimento do histórico natural da doença estão em andamento. É importante ressaltar que o RyR1 interage com o receptor de di-idropiridina para ajudar a regular o atrelamento entre excitação e contração no músculo. Mutações em uma subunidade desse receptor, *CACNA1S*, provocam doenças musculares com substancial sobreposição fenotípica às miopatias relacionadas ao gene *RYR1*. Estas incluem suscetibilidade à HM (com mutações heterozigóticas em *CACNA1S*) e uma miopatia grave com lesões semelhantes a *cores* devido a mutações recessivas.

Miopatias centrais – miopatia relacionada à proteína SELENON

Uma outra causa importante de miopatia central são as mutações recessivas no gene *SELN*, anteriormente conhecido como *SEPN1*. A miopatia relacionada ao gene *SELN* está associada a vários histótipos, incluindo miopatia *minicore* (mais comum), miopatia de corpos de Mallory, desproporção congênita do tipo de fibras e distrofia muscular da espinha rígida. Apesar dessa gama de alterações patológicas, o fenótipo é geralmente uniforme e caracterizado por fraqueza axial, com fraqueza grave na flexão do pescoço, contraturas, espinha rígida e escoliose progressiva com relativa preservação dos músculos dos membros, ajustando-se de maneira geral com a chamada síndrome da espinha rígida. A insuficiência respiratória é grave e progressiva, e os pacientes necessitam, com frequência, de suporte ventilatório não invasivo noturno e, por fim, diurno, enquanto permanecem deambulantes.

O gene *SELN* codifica a proteína SELENON, uma selenocisteína que contém proteína citoplasmática que desempenha importante função na regulação de estresse oxidativo na fibra muscular esquelética. É provável que a patogenia da doença esteja relacionada à capacidade comprometida da miofibra para tamponar pró-oxidantes e radicais livres, que causam danos subsequentes; portanto, a terapia antioxidante é uma potencial estratégia terapêutica lógica para a miopatia relacionada ao gene *SELN*. Estudos pré-clínicos em camundongos e células de pacientes favorecem essa abordagem. Atualmente, um ensaio clínico de N-acetilcisteína está em andamento.

O tratamento atual na miopatia relacionada ao gene *SELN* se concentra na otimização da função respiratória, no monitoramento de escoliose e em uma eventual cirurgia de escoliose. Insuficiência respiratória e escoliose são progressivas e muitas vezes podem piorar rapidamente. Apesar dessas comorbidades graves e a natureza reconhecível da condição, acredita-se que haja considerável subdiagnóstico de miopatia relacionada ao gene *SELN*. Essa hipótese é sustentada por estimativas baseadas na frequência mutacional na população em geral.

TTNopatias

Um grupo recente de miopatias é resultante de mutações em *TTN*, um dos maiores genes no genoma. Mutações heterozigotas (normalmente truncadas) em *TTN* são conhecidas por serem causa comum de cardiomiopatia dilatada. A miopatia esquelética relacionada ao gene *TTN* (ou TTNopatia) só veio à tona recentemente, em grande parte devido a melhorias na tecnologia do sequenciamento e a capacidade de examinar com precisão todo o gene *TTN* de maneira econômica. É provável que a TTNopatia seja a segunda forma mais comum de miopatia congênita após a miopatia relacionada ao gene *RYR1*.

O espectro clínico da TTNopatia está em constante expansão; ainda não surgiram histótipos ou fenótipos unificadores. A TTNopatia recessiva é, talvez, o subtipo mais frequente. Os pacientes costumam apresentar fraqueza difusa nos membros com início na lactância ou no início da infância, com evolução relativamente não progressiva. Os músculos faciais são bem preservados e nenhum caso foi identificado com oftalmoparesia até o momento. Existe risco aumentado de cardiomiopatia, cuja extensão é incerta e difícil de prever. Um obstáculo adicional para um diagnóstico preciso de titinopatia é a grande quantidade de variantes de *TTN* de significado desconhecido (sobretudo variantes *missense*) e o risco de atribuir de maneira indevida a patogenicidade a alterações polimórficas que não contribuem para a doença de base de um paciente. As variantes requerem cuidadosa correlação clínica; a RM dos músculos dos membros inferiores pode revelar seletivo padrão de comprometimento do músculo semitendíneo que pode auxiliar no esclarecimento diagnóstico da miopatia relacionada à *TTN*.

O gene *TTN* codifica Titina, uma imensa proteína que abrange o comprimento do sarcômero e que se acredita que atue como mola molecular para fornecer suporte mecânico e estabilidade para a miofibra durante a contração muscular. É provável que a Titina participe também dos processos de sinalização dentro da miofibra. No momento, não há terapias modificadoras da doença evidentes. Um dos desafios é que o grande tamanho do TTN dificulta, de algum modo, que o gene seja modelado; além disso, suas inúmeras funções dificultam a elucidação de deficiências específicas associadas às mutações do *TTN*.

Tratamento

Atualmente, não há terapias aprovadas para nenhum subtipo de miopatia congênita. Dessa maneira, por natureza, o cuidado é de apoio. As considerações essenciais de tratamento relacionam-se aos cuidados respiratórios, à assistência alimentar e ao apoio neuromotor. A maioria dos pacientes com miopatia congênita apresentará insuficiência respiratória, variando de sintomatologia grave presente desde o nascimento (que requer ventilação mecânica) à hipoventilação noturna com início na adolescência ou na idade adulta (tratados com estratégias de ventilação não invasiva). Dificuldades de alimentação também são comuns, pois a fraqueza facial é uma característica clínica relativamente específica das miopatias congênitas e, muitas vezes, pode resultar em incapacidade de mastigar/engolir alimentos. Uma sonda de alimentação é necessária em mais de um quarto dos casos. Em termos de função motora, aproximadamente 25% dos pacientes com miopatia congênita não conseguirão deambular de maneira independente e cerca de 10% daqueles que caminham perderão, por fim, a capacidade de executar essa ação. Problemas musculoesqueléticos, incluindo contraturas articulares e escoliose, são comuns e podem ser progressivos, enquanto a cirurgia de escoliose é comumente necessária.

Prognóstico

A maioria dos pacientes tem doença relativamente não progressiva e são capazes de viver até a idade adulta. Uma fração dos pacientes apresenta doença neonatal extremamente grave, resultando em morte na lactância ou durante a infância. Os desfechos da doença em adultos com miopatia congênita ainda não foram definidos, embora seja provável que haja uma incapacidade progressiva que atualmente é subestimada.

EVIDÊNCIA DE NÍVEL 1

1. Moxley RT III, Ashwal S, Pandya S, et al.; for Quality Standards Subcommittee of the American Academy of Neurology, Practice Committee of the Child Neurology Society. Practice parameter: corticosteroid treatment of Duchenne dystrophy: report of the Quality Standards Subcommittee of the American Academy of Neurology and the Practice Committee of the Child Neurology Society. *Neurology*. 2005;64(1):13-20.

LEITURA SUGERIDA

Geral

Crudele JM, Chamberlain JS. AAV-based gene therapies for the muscular dystrophies. *Hum Mol Genet*. 2019;28(R1):R102-R107. doi:10.1093/hmg/ddz128.

Dowling JJ, Gonorazky HD, Cohn RD, Campbell C. Treating pediatric neuromuscular disorders: the future is now. *Am J Med Genet A*. 2018;176(4):804-841.

Emery AE. The muscular dystrophies. *Lancet*. 2002;359(9307):687-695. doi:10.1016/S0140-6736(02)07815-7.

Hoffman EP, McNally EM. Exon-skipping therapy: a roadblock, detour, or bump in the road? *Sci Transl Med*. 2014;6:230.

Distrofias musculares congênitas

Bönnemann CG. The collagen VI-related myopathies: muscle meets its matrix. *Nat Rev Neurol*. 2011;7(7):379-390. doi:10.1038/nrneurol.2011.81.

Bönnemann CG, Wang CH, Quijano-Roy S, et al. Diagnostic approach to the congenital muscular dystrophies. *Neuromuscul Disord*. 2014;24(4):289-311.

Godfrey C, Foley AR, Clement E, Muntoni F. Dystroglycanopathies: coming into focus. *Curr Opin Genet Dev*. 2011;21(3):278-285. doi:10.1016/j.gde.2011.02.001.

Jain MS, Meilleur K, Kim E, et al. Longitudinal changes in clinical outcome measures in COL6-related dystrophies and LAMA2-related dystrophies. *Neurology*. 2019;93(21):e1932-e1943. doi:10.1212/WNL.0000000000008517.

Kang PB, Morrison L, Iannaccone ST, et al. Evidence-based guideline summary: evaluation, diagnosis, and management of congenital muscular dystrophy: report of the Guideline Development Subcommittee of the American Academy of Neurology and the Practice Issues Review Panel of the American Association of Neuromuscular & Electrodiagnostic Medicine. *Neurology*. 2015;84(13):1369-1378.

Kemaladewi DU, Maino E, Hyatt E, et al. Correction of a splicing defect in a mouse model of congenital muscular dystrophy type 1A using a homology-directed-repair-independent mechanism. *Nat Med*. 2017;23(8):984-989.

Oliveira J, Gruber A, Cardoso M, et al. LAMA2 gene mutation update: toward a more comprehensive picture of the laminin-α2 variome and its related phenotypes. *Hum Mutat*. 2018;39(10):1314-1337. doi:10.1002/humu.23599.

Sframeli M, Sarkozy A, Bertoli M, et al. Congenital muscular dystrophies in the UK population: clinical and molecular spectrum of a large cohort diagnosed over a 12-year period. *Neuromuscul Disord*. 2017;27(9):793-803.

Wang CH, Bonnemann CG, Rutkowski A, et al. Consensus statement on standard of care for congenital muscular dystrophies. *J Child Neurol*. 2010;25(12):1559-1581.

Yurchenco PD, McKee KK, Reinhard JR, Rüegg MA. Laminin-deficient muscular dystrophy: molecular pathogenesis and structural repair strategies. *Matrix Biol*. 2018;71-72:174-187. doi:10.1016/j.matbio.2017.11.009.

Miopatias congênitas

Amburgey K, McNamara N, Bennett LR, McCormick ME, Acsadi G, Dowling JJ. Prevalence of congenital myopathies in a representative pediatric united states population. *Ann Neurol*. 2011;70(4):662-665. doi:10.1002/ana.22510.

Carlier RY, Quijano-Roy S. Myoimaging in congenital myopathies. *Semin Pediatr Neurol*. 2019;29:30-43. doi:10.1016/j.spen.2019.03.019.

Childers MK, Joubert R, Poulard K, et al. Gene therapy prolongs survival and restores function in murine and canine models of myotubular myopathy. *Sci Transl Med*. 2014;6(220):220ra10.

Colombo I, Scoto M, Manzur AY, et al. Congenital myopathies: natural history of a large pediatric cohort. *Neurology*. 2015;84(1):28-35. doi:10.1212/WNL.0000000000001110.

Gonorazky HD, Bönnemann CG, Dowling JJ. The genetics of congenital myopathies. *Handb Clin Neurol*. 2018;148:549-564.

Jungbluth H, Treves S, Zorzato F, et al. Congenital myopathies: disorders of excitation-contraction coupling and muscle contraction. *Nat Rev Neurol*. 2018;14(3):151-167.

Lawal TA, Todd JJ, Meilleur KG. Ryanodine receptor 1-related myopathies: diagnostic and therapeutic approaches. *Neurotherapeutics*. 2018;15(4):885-899. doi:10.1007/s13311-018-00677-1.

Oates EC, Jones KJ, Donkervoort S, et al. Congenital titinopathy: comprehensive characterization and pathogenic insights. *Ann Neurol*. 2018;83(6):1105-1124. doi:10.1002/ana.25241.

Ravenscroft G, Laing NG, Bönnemann CG. Pathophysiological concepts in the congenital myopathies: blurring the boundaries, sharpening the focus. *Brain*. 2015;138:246-268. doi:10.1093/brain/awu368.

Saade DN, Neuhaus SB, Foley AR, Bönnemann CG. The use of muscle ultrasound in the diagnosis and differential diagnosis of congenital disorders of muscle in the age of next generation genetics. *Semin Pediatr Neurol*. 2019;29:44-54. doi:10.1016/j.spen.2019.01.001.

Sewry CA, Laitila JM, Wallgren-Pettersson C. Nemaline myopathies: a current view. *J Muscle Res Cell Motil*. 2019;40(2):111-126. doi:10.1007/s10974-019-09519-9.

Tasfaout H, Cowling BS, Laporte J. Centronuclear myopathies under attack: a plethora of therapeutic targets. *J Neuromuscul Dis*. 2018;5(4):387-406. doi:10.3233/JND-180309.

Todd JJ, Lawal TA, Witherspoon JW, et al. Randomized controlled trial of N-acetylcysteine therapy for RYR1-related myopathies. *Neurology*. 2020;94(13):e1434-e1444. doi:10.1212/WNL.0000000000008872.

Wang CH, Dowling JJ, North K, et al. Consensus statement on standard of care for congenital myopathies. *J Child Neurol*. 2012;27(3):363-382.

Distrofia muscular de Duchenne

Amoasii L, Hildyard JCW, Li H, et al. Gene editing restores dystrophin expression in a canine model of Duchenne muscular dystrophy. *Science*. 2018;362(6410):86-91. doi:10.1126/science.aau1549.

Birnkrant DJ, Bushby K, Bann CM, et al. Diagnosis and management of Duchenne muscular dystrophy, part 1: diagnosis, and neuromuscular, rehabilitation, endocrine, and gastrointestinal and nutritional management. *Lancet Neurol*. 2018;17(3):251-267.

Birnkrant DJ, Bushby K, Bann CM, et al. Diagnosis and management of Duchenne muscular dystrophy, part 2: respiratory, cardiac, bone health, and orthopaedic management. *Lancet Neurol*. 2018;17(4):347-361. doi:10.1016/S1474-4422(18)30025-5.

Birnkrant DJ, Bushby K, Bann CM, et al. Diagnosis and management of Duchenne muscular dystrophy, part 3: primary care, emergency management, psychosocial care, and transitions of care across the lifespan. *Lancet Neurol*. 2018;17(5):445-455.

Charleston JS, Schnell FJ, Dworzak J, et al. Eteplirsen treatment for Duchenne muscular dystrophy: exon skipping and dystrophin production [published correction appears in *Neurology.* 2018;91(13):637]. *Neurology.* 2018; 90(24):e2146-e2154. doi:10.1212/WNL.0000000000005680. (class II evidence of exon skipping).

Crone M, Mah JK. Current and emerging therapies for Duchenne muscular dystrophy. *Curr Treat Options Neurol.* 2018;20(8):31.

Flanigan KM, Ceco E, Lamar KM, et al. LTBP4 genotype predicts age of ambulatory loss in Duchenne muscular dystrophy. *Ann Neurol.* 2013;73(4): 481-488. doi:10.1002/ana.23819.

Frank DE, Schnell FJ, Akana C, et al. Increased dystrophin production with golodirsen in patients with Duchenne muscular dystrophy. *Neurology.* 2020;94(21):e2270-e2282. doi:10.1212/WNL.0000000000009233.

Griggs RC, Miller JP, Greenberg CR, et al. Efficacy and safety of deflazacort vs prednisone and placebo for Duchenne muscular dystrophy. *Neurology.* 2016;87(20):2123-2131. doi:10.1212/WNL.0000000000003217. (class I evidence for efficacy for either deflazacort or prednisone).

McDonald CM, Campbell C, Torricelli RE, et al. Ataluren in patients with nonsense mutation Duchenne muscular dystrophy (ACT DMD): a multicentre, randomised, double-blind, placebo-controlled, phase 3 trial. *Lancet.* 2017;390(10101):1489-1498. doi:10.1016/S0140-6736(17)31611-2.

Mendell JR, Sahenk Z, Lehman K, et al. Assessment of systemic delivery of rAAVrh74.MHCK7.micro-dystrophin in children with Duchenne muscular dystrophy: a nonrandomized controlled trial [published online ahead of print June 15, 2020]. *JAMA Neurol.* 2020;e201484. doi:10.1001/jamaneurol.2020.1484.

Distrofia muscular fascioescapuloumeral

Goselink RJM, Schreuder THA, van Alfen N, et al. Facioscapulohumeral dystrophy in childhood: a nationwide natural history study. *Ann Neurol.* 2018;84(5):627-637. doi:10.1002/ana.25326.

Hamel J, Tawil R. Facioscapulohumeral muscular dystrophy: update on pathogenesis and future treatments. *Neurotherapeutics.* 2018;15(4):863-871. doi:10.1007/s13311-018-00675-3.

Kissel JT, McDermott MP, Mendell JR, et al.; for FSH-DY Group. Randomized, double-blind, placebo-controlled trial of albuterol in facioscapulohumeral dystrophy. *Neurology.* 2001;57:1434-1440. (albuterol not effective; first clinical trial for FSHD).

Lek A, Zhang Y, Woodman KG, et al. Applying genome-wide CRISPR-Cas9 screens for therapeutic discovery in facioscapulohumeral muscular dystrophy. *Sci Transl Med.* 2020;12(536):eaay0271. doi:10.1126/scitranslmed.aay0271.

Lemmers RJ, Tawil R, Petek LM, et al. Digenic inheritance of an SMCHD1 mutation and an FSHD-permissive D4Z4 allele causes facioscapulohumeral muscular dystrophy type 2. *Nat Genet.* 2012;44(12):1370-1374. doi:10.1038/ng.2454.

Lemmers RJ, van der Vliet PJ, Klooster R, et al. A unifying genetic model for facioscapulohumeral muscular dystrophy. *Science.* 2010;329(5999): 1650-1653. doi:10.1126/science.1189044.

LoRusso S, Johnson NE, McDermott MP, et al. Clinical trial readiness to solve barriers to drug development in FSHD (ReSolve): protocol of a large, international, multi-center prospective study. *BMC Neurol.* 2019;19(1):224. doi:10.1186/s12883-019-1452-x.

Sacconi S, Briand-Suleau A, Gros M, et al. $FSHD_1$ and $FSHD_2$ form a disease continuum. *Neurology.* 2019;92(19):e2273-e2285. doi:10.1212/WNL.0000000000007456.

Tawil R, Kissel JT, Heatwole C, et al. Evidence-based guideline summary: evaluation, diagnosis, and management of facioscapulohumeral muscular dystrophy: report of the Guideline Development, Dissemination, and Implementation Subcommittee of the American Academy of Neurology and the Practice Issues Review Panel of the American Association of Neuromuscular & Electrodiagnostic Medicine. *Neurology.* 2015;85(4):357-364.

Tawil R, Van Der Maarel SM, Tapscott SJ. Facioscapulohumeral muscular dystrophy. The path to consensus on pathophysiology. *Skelet Muscle.* 2014;4:12.

Distrofia muscular de Emery-Dreifuss

Bonne G, Di Barletta MR, Varnous S, et al. Mutations in the gene encoding lamin A/C cause autosomal dominant Emery-Dreifuss muscular dystrophy. *Nat Genet.* 1999;21(3):285-288.

Bonne G, Quijano-Roy S. Emery-Dreifuss muscular dystrophy, laminopathies, and other nuclear envelopathies. *Handb Clin Neurol.* 2013;113: 1367-1376.

Fatkin D, MacRae C, Sasaki T, et al. Missense mutations in the rod domain of the lamin A/C gene as causes of dilated cardiomyopathy and conduction-system disease. *N Engl J Med.* 1999;341:1715-1724.

Heller SA, Shih R, Kalra R, Kang PB. Emery-Dreifuss muscular dystrophy. *Muscle Nerve.* 2020;61(4):436-448. doi:10.1002/mus.26782.

Liang WC, Mitsuhashi H, Keduka E, et al. TMEM43 mutations in Emery-Dreifuss muscular dystrophy-related myopathy. *Ann Neurol.* 2011;69(6): 1005-1013.

Mercuri E, Poppe M, Quinlivan R, et al. Extreme variability of phenotype in patients with an identical missense mutation in the lamin A/C gene: from congenital onset with severe phenotype to milder classic Emery-Dreifuss variant. *Arch Neurol.* 2004;61:690-694.

Muchir A, Worman HJ. Emery-Dreifuss muscular dystrophy: focal point nuclear envelope. *Curr Opin Neurol.* 2019;32(5):728-734. doi:10.1097/WCO.0000000000000741.

Quijano-Roy S, Mbieleu B, Bönnemann CG, et al. De novo LMNA mutations cause a new form of congenital muscular dystrophy. *Ann Neurol.* 2008;64(2):177-186. doi:10.1002/ana.21417.

Quinzii C, Vu TH, Min C, et al. X-linked dominant scapuloperoneal myopathy is due to a mutation in the gene encoding four-and-a-half LIM protein 1. *Am J Hum Genet.* 2008;82:208-213.

Zhang Q, Bethmann C, Worth NF, et al. Nesprin-1 and -2 are involved in the pathogenesis of Emery Dreifuss muscular dystrophy and are critical for nuclear envelope integrity. *Hum Mol Genet.* 2007;16(23):2816-2833. doi:10.1093/hmg/ddm238.

Distrofias das cinturas e membros

Angelini C, Giaretta L, Marozzo R. An update on diagnostic options and considerations in limb-girdle dystrophies. *Expert Rev Neurother.* 2018;18(9): 693-703.

Ghaoui R, Cooper ST, Lek M, et al. Use of whole-exome sequencing for diagnosis of limb-girdle muscular dystrophy: outcomes and lessons learned. *JAMA Neurol.* 2015;72(12):1424-1432. doi:10.1001/jamaneurol.2015.2274.

Liu J, Harper SQ. RNAi-based gene therapy for dominant limb girdle muscular dystrophies. *Curr Gene Ther.* 2012;12(4):307-314. doi:10.2174/156652312802083585.

Mendell JR, Chicoine LG, Al-Zaidy SA, et al. Gene delivery for limb-girdle muscular dystrophy type 2D by isolated limb infusion. *Hum Gene Ther.* 2019;30(7):794-801. doi:10.1089/hum.2019.006.

Narayanaswami P, Weiss M, Selcen D, et al. Evidence-based guideline summary: diagnosis and treatment of limb-girdle and distal dystrophies: report of the Guideline Development Subcommittee of the American Academy of Neurology and the Practice Issues Review Panel of the American Association of Neuromuscular & Electrodiagnostic Medicine. *Neurology.* 2014;83(16):1453-1463.

Straub V, Murphy A, Udd B; for LGMD Workshop Study Group. 229th ENMC International Workshop: limb girdle muscular dystrophies—nomenclature and reformed classification Naarden, the Netherlands, 17-19 March 2017. *Neuromuscul Disord.* 2018;28(8):702-710. doi:10.1016/j.nmd.2018.05.007.

Vissing J. Limb girdle muscular dystrophies: classification, clinical spectrum and emerging therapies. *Curr Opin Neurol.* 2016;29(5):635-641. doi:10.1097/WCO.0000000000000375.

Walter MC, Reilich P, Thiele S, et al. Treatment of dysferlinopathy with deflazacort: a double-blind, placebo-controlled clinical trial. *Orphanet J Rare Dis.* 2013;8:26. doi:10.1186/1750-1172-8-26.

Warman Chardon J, Díaz-Manera J, Tasca G, et al. MYO-MRI diagnostic protocols in genetic myopathies. *Neuromuscul Disord.* 2019;29(11):827-841. doi:10.1016/j.nmd.2019.08.011.

Wicklund MP, Kissel JT. The limb-girdle muscular dystrophies. *Neurol Clin.* 2014;32(3):729-ix. doi:10.1016/j.ncl.2014.04.005.

Distrofia miotônica

Ashizawa T, Gagnon C, Groh WJ, et al. Consensus-based care recommendations for adults with myotonic dystrophy type 1. *Neurol Clin Pract.* 2018;8(6):507-520.

Gao Z, Cooper TA. Antisense oligonucleotides: rising stars in eliminating RNA toxicity in myotonic dystrophy. *Hum Gene Ther.* 2013;24(5):499-507.

Johnson NE, Aldana EZ, Angeard N, et al. Consensus-based care recommendations for congenital and childhood-onset myotonic dystrophy type 1. *Neurol Clin Pract.* 2019;9(5):443-454. doi:10.1212/CPJ.0000000000000646.

Johnson NE, Butterfield R, Berggren K, et al. Disease burden and functional outcomes in congenital myotonic dystrophy: a cross-sectional study. *Neurology.* 2016;87(2):160-167. doi:10.1212/WNL.0000000000002845.

Lanni S, Pearson CE. Molecular genetics of congenital myotonic dystrophy. *Neurobiol Dis.* 2019;132:104533. doi:10.1016/j.nbd.2019.104533.

Liquori CL, Ricker K, Moseley ML, et al. Myotonic dystrophy type 2 caused by a CCTG expansion in intron 1 of ZNF9. *Science.* 2001;293(5531):864-867. doi:10.1126/science.1062125.

Logigian EL, Martens WB, Moxley RT IV, et al. Mexiletine is an effective antimyotonia treatment in myotonic dystrophy type 1. *Neurology.* 2010;74(18):1441-1448. doi:10.1212/WNL.0b013e3181dc1a3a. (class I evidence).

McNally EM, Mann DL, Pinto Y, et al. Clinical care recommendations for cardiologists treating adults with myotonic dystrophy. *J Am Heart Assoc.* 2020;9(4):e014006. doi:10.1161/JAHA.119.014006.

Schoser B, Montagnese F, Bassez G, et al. Consensus-based care recommendations for adults with myotonic dystrophy type 2. *Neurol Clin Pract.* 2019;9(4):343-353.

Thornton CA, Wang E, Carrell EM. Myotonic dystrophy: approach to therapy. *Curr Opin Genet Dev.* 2017;44:135-140. doi:10.1016/j.gde.2017.03.007.

Wheeler TM, Leger AJ, Pandey SK, et al. Targeting nuclear RNA for in vivo correction of myotonic dystrophy. *Nature.* 2012;488(7409):111-115. doi:10.1038/nature11362.

Yum K, Wang ET, Kalsotra A. Myotonic dystrophy: disease repeat range, penetrance, age of onset, and relationship between repeat size and phenotypes. *Curr Opin Genet Dev.* 2017;44:30-37. doi:10.1016/j.gde.2017.01.007.

Outras distrofias

Brais B. Oculopharyngeal muscular dystrophy. *Handb Clin Neurol.* 2011;101:181-192.

Brockington M, Yuva Y, Prandini P, et al. Mutations in fukutin-related protein gene (FKRP) identify limb-girdle muscular dystrophy 2I as a milder allelic variant of congenital muscular dystrophy MDC1C. *Hum Mol Genet.* 2001;10:2851-2859.

Dowling JJ, Moore SA, Kalimo H, Minassian BA. X-linked myopathy with excessive autophagy: a failure of self-eating. *Acta Neuropathol.* 2015;129(3):383-390. doi:10.1007/s00401-015-1393-4.

Hackman P, Sarparanta J, Lehtinen S, et al. Welander distal myopathy is caused by a mutation in the RNA-binding protein TIA1. *Ann Neurol.* 2013;73(4):500-509.

Kayman-Kurekci G, Talim B, Korkusuz P, et al. Mutation in TOR1AIP1 encoding LAP1B in a form of muscular dystrophy: a novel gene related to nuclear envelopathies. *Neuromuscul Disord.* 2014;24(7):624-633.

Milone M, Liewluck T. The unfolding spectrum of inherited distal myopathies. *Muscle Nerve.* 2019;59(3):283-294. doi:10.1002/mus.26332.

Savarese M, Johari M, Johnson K, et al. Improved criteria for the classification of titin variants in inherited skeletal myopathies. *J Neuromuscul Dis.* 2020;7(2):153-166. doi:10.3233/JND-190423.

Schessl J, Zou Y, McGrath MJ, et al. Proteomic identification of FHL1 as the protein mutated in human reducing body myopathy. *J Clin Invest.* 2008;118(3):904-912. doi:10.1172/JCI34450.

Udd B. Molecular biology of distal muscular dystrophies—sarcomeric proteins on top. *Biochim Biophys Acta.* 2007;1772:145-158.

Crises Epilépticas e Epilepsias em Recém-Nascidos e Crianças 148

Tristan T. Sands e M. Roberta Cilio

PONTOS-CHAVE

1. O risco de crises epilépticas e epilepsias está atrelado à idade da criança; a atividade epiléptica pode prejudicar o neurodesenvolvimento.

2. As incidências de crises epilépticas e epilepsia são altas em recém-nascidos; é fundamental diferenciar epilepsia de crises epilépticas sintomáticas agudas a fim de estabelecer o tratamento adequado.

3. As crises febris acometem 2 a 5% das crianças, a maioria entre 6 meses e 3 anos; apenas 2 a 5% das crianças com crises febris sofrem de epilepsia.

4. As síndromes epilépticas, definidas por idade de início, contexto clínico, tipo(s) de crises e achados durante a eletroencefalografia, têm implicações no tratamento e no prognóstico.

5. Epilepsias causadas por um único gene tem sido cada vez mais identificadas em crianças, de modo que abordagens médicas precisas estão sob intensa investigação.

6. Crianças com epilepsia refratária podem estar aptas à cirurgia; a displasia cortical é uma causa comum de epilepsia que leva à intervenção neurocirúrgica.

INTRODUÇÃO

O pico de incidência de crises epilépticas e epilepsia ocorre nos primeiros anos de vida, estabiliza após a adolescência e volta a aumentar em idade avançada. A idade da criança determina, em parte, o risco de crises epilépticas e a forma de manifestação da epilepsia; ambos os distúrbios podem prejudicar o neurodesenvolvimento. A expressão da epilepsia dependente da idade origina transtornos específicos, cada qual caracterizado pela idade de início, contexto clínico, tipo(s) de crise(s), achados durante a eletroencefalografia (EEG), etiologias associadas e prognóstico (Figura 148.1).

A avaliação de crises epilépticas não provocadas baseia-se não apenas na anamnese e no exame físico, mas também no monitoramento por EEG para a caracterização da atividade cerebral, a identificação precisa da crise e o esclarecimento do tipo de crise epiléptica. Essa primeira avaliação determina as investigações subsequentes sobre a etiologia, a escolha do fármaco para combater as crises e o aconselhamento familiar.

A epilepsia em crianças pode ser adquirida, associada a lesões ou malformações cerebrais, síndromes genéticas (p. ex., trissomia do 21), erros inatos do metabolismo e variantes patogênicas de um crescente número de genes identificados como causas monogênicas de alteração do neurodesenvolvimento e/ou epilepsia. Em muitos casos, a causa da epilepsia não é esclarecida, mas a quantidade de pacientes com etiologia desconhecida vem diminuindo de maneira progressiva graças aos avanços no monitoramento do EEG, nas técnicas de neuroimagem e nos exames genéticos.

CRISES EPILÉPTICAS DEPENDENTES DA IDADE NÃO TRADICIONALMENTE DIAGNOSTICADAS COMO EPILEPSIA

A próxima seção discute as crises epilépticas em recém-nascidos causadas por particularidades relacionadas à sua expressão no contexto do início do desenvolvimento do cérebro. Em seguida, discute as crises provocadas por febre na ausência de infecção do sistema nervoso central (SNC) em lactentes e crianças pequenas, uma das queixas neurológicas mais comuns nos prontos-socorros pediátricos.

Crises epilépticas neonatais

A incidência de crises epilépticas no período neonatal é alta, afetando 1 a 3,8 por mil recém-nascidos a termo. A maioria dos casos se deve a lesões cerebrais agudas, têm ocorrência imediata e se resolvem com o término do período agudo. As etiologias mais comuns de crises epilépticas em recém-nascidos são encefalopatia hipoxicoisquêmica (38%), acidente vascular encefálico isquêmico (18%) e hemorragia intracraniana (12%). Embora nem todos esses pacientes apresentem "crises neonatais" sintomáticas agudas, as epilepsias de início neonatal são responsáveis por cerca de 13% dos casos. Essas epilepsias neonatais (discutidas em seção subsequente) devem ser identificadas com rapidez, pois sua propedêutica e tratamento são diferentes daqueles das crises sintomáticas agudas.

O registro poligráfico prolongado de EEG é essencial para uma detecção precisa de crises epilépticas em recém-nascidos, dado que a maioria dessas crises não tem correlação clínica confiável. Todavia, muitos comportamentos anormais que levam a suspeitas de crises epilépticas não têm nenhum correlato eletrográfico e, portanto, não precisam de tratamento com fármacos que combatam as crises. De modo geral, suspeitas de crises epilépticas, eventos paroxísticos anormais recorrentes inexplicados, encefalopatia ou risco de lesão cerebral são indicações para o monitoramento prolongado por EEG.

Os sintomas das crises agudas são graves e o *status* epiléptico é comum, com ou sem manifestações clínicas. As crises epilépticas são, muitas vezes, de difícil controle e os dois tratamentos com maior nível de evidência – o fenobarbital e a fenitoína – são eficazes em menos da metade dos casos (Evidência de nível 1).[1] A American Clinical Neurophysiology Society recomenda pelo menos 24 horas de monitoramento por EEG após a última crise

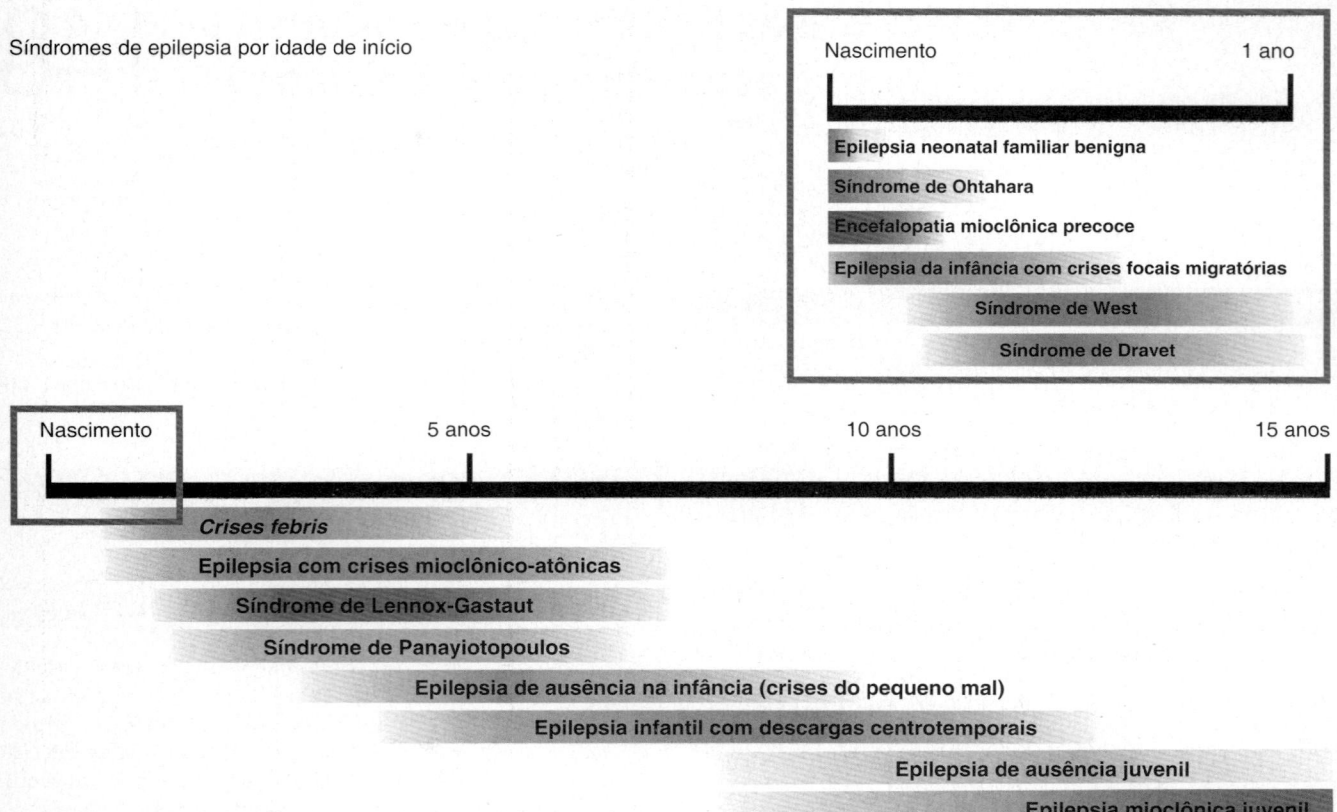

FIGURA 148.1 Síndromes de epilepsia de acordo com a idade de início. O termo "Crises febris" está em destaque por ser um transtorno dependente de idade, não tradicionalmente diagnosticado como epilepsia.

registrada. Embora a duração ideal do tratamento seja desconhecida, é provável que a administração de fármacos que combatam as crises já possa ser interrompida em 72 horas após a ausência de crises em recém-nascidos com quadros sintomáticos agudos; em alguns centros, é prática comum a interrupção do tratamento antes da alta.

Crises epilépticas febris

Crises epilépticas febris (CF) são associadas à febre na ausência de infecção do SNC ou outra etiologia sintomática aguda em crianças sem crises epilépticas prévias não provocadas. É de extrema importância uma avaliação minuciosa para descartar essas causas; foram publicadas diretrizes pela American Academy of Pediatrics, inclusive indicações para punção lombar (Evidência de nível 1).[2] A CF é a causa mais comum de crises epilépticas na população pediátrica, afetando cerca de 2 a 5% das crianças. A primeira CF geralmente (90% dos casos) ocorre antes dos 3 anos. O pico de incidência se dá entre 18 e 24 meses, e apenas 6% dos casos ocorrem em lactentes com menos de 6 meses. A natureza da predisposição dessas crianças à CF é desconhecida; entretanto, a atuação de fatores genéticos é provável, dado que 25 a 40% desses pacientes têm histórico familiar positivo.

Cerca de dois terços dos casos de CF ocorrem nas primeiras 24 horas da doença, sobretudo enquanto a temperatura do paciente aumenta. De fato, em algumas crianças, a crise epiléptica é o primeiro indício de doença. A CF pode ser dividida em dois tipos: simples e complexas. As CF são simples quando isoladas, breves e clônicas generalizadas ou tônico-clônicas. As do tipo complexas têm características focais ou são seguidas por um déficit neurológico focal pós-ictal (paresia de Todd), duram mais de 15 minutos ou ocorrem mais de uma vez em 24 horas. Cerca de um terço das crianças com CF sofre mais de um episódio, mas menos de 5% apresentam mais de três. Os fatores de risco para recidiva são idade no momento da primeira CF (maior se antes de 18 meses e, sobretudo, se antes de 12 meses), parentes de primeiro grau com histórico de CF, baixa temperatura de pico febril e curta duração da febre antes da crise epiléptica (às vezes, antes do reconhecimento). O caráter complexo ou simples não é fator preditivo de recidiva.

Apesar do risco de recidiva, a CF por si só não implica diagnóstico de epilepsia e, de modo geral, não se institui o tratamento com fármacos que combatem as crises. Os antipiréticos, administrados no início da doença, são recomendados para o tratamento da febre, embora ainda não esteja claro se reduzem o risco de CF. Devido ao risco de sequelas a longo prazo, o tratamento agudo da CF prolongada exige a mesma urgência e abordagem que outras crises prolongadas. De fato, o estudo prospectivo FEBSTAT revelou que o *status* epiléptico febril provoca lesão aguda do hipocampo, com progressão, em alguns casos, para esclerose mesial temporal. Como a ocorrência de uma CF prolongada aumenta o risco de episódio similar no futuro, esses pacientes devem receber medicação de resgate para uso em domicílio.

Em comparação à população geral, o risco relativo de epilepsia é duas a três vezes maior em caso de histórico de CF; não obstante, o risco absoluto ainda é baixo (2 a 5%). É provável que o risco seja maior em crianças com doença de início muito precoce ou tardio e mais de três episódios de CF.

EPILEPSIAS ATRELADAS À IDADE E TRADICIONALMENTE DIAGNOSTICADAS COMO SÍNDROMES DE EPILEPSIA EM RECÉM-NASCIDOS E CRIANÇAS

As síndromes epilépticas são caracterizadas por idade de início, contexto clínico, tipo(s) de crise(s) e achados no EEG. Cada uma está associada a um conjunto específico de etiologias e prognósticos. O termo "benigno" tem sentido relativo no prognóstico, já que, em muitos aspectos, nenhuma dessas doenças é, de fato, benigna. Existe um esforço para alterar a terminologia para "autolimitada", se as crises desaparecerem com o tempo, ou "farmacorresponsiva", caso respondam bem aos medicamentos. No entanto, essas características não são nem necessárias nem suficientes para desfechos positivos e, por esse motivo, a terminologia foi mantida aqui. Da mesma maneira, o termo "idiopático" é usado para descrever síndromes epilépticas de causa desconhecida e sem aspectos que sugiram etiologia estrutural oculta. O termo tende a ser desusado, substituindo-se, por exemplo, "epilepsia generalizada idiopática" por "epilepsia genética generalizada", mas isso exagera a compreensão das causas dessas epilepsias e, novamente, levou à manutenção, aqui, do termo "idiopático". Por fim, algumas síndromes epilépticas são as *encefalopatias epilépticas*, termo definido pela International League Against Epilepsy como uma doença em que:

> A atividade epiléptica em si pode contribuir para graves deficiências cognitivas e comportamentais, além do que se poderia esperar da patologia subjacente isolada (como uma malformação cortical) e que podem piorar com o tempo. Certas síndromes podem ser chamadas de encefalopatias epilépticas, mas os efeitos encefalopáticos das crises epilépticas e da epilepsia podem ser associados a qualquer forma de epilepsia (Evidência de nível 1).[3]

Epilepsias benignas em recém-nascidos e lactentes

As epilepsias benignas observadas no primeiro ano de vida ocorrem em recém-nascidos e lactentes saudáveis com desenvolvimento normal, achados normais em técnicas de neuroimagem e EEG interictal. As investigações genéticas de epilepsia benigna na infância devem incluir *KCNQ2*, *KCNQ3*, *SCN2A* e, em caso de início depois do período neonatal, *PRRT2*. Essas epilepsias benignas com início no primeiro ano de vida tendem a responder bem à carbamazepina (CBZ), independentemente do gene, possibilitando o tratamento precoce com base no quadro clínico.

Epilepsia neonatal familiar benigna

A epilepsia neonatal familiar benigna (BFNE, do inglês *Benign Familial Neonatal Epilepsy*) é uma epilepsia de herança dominante causada por variantes patogênicas dos genes *KCNQ2* e *KCNQ3*, que codificam canais de potássio dependentes de voltagem responsáveis por uma corrente sublimiar importante na limitação da excitabilidade neuronal. As crises epilépticas começam nos primeiros dias de vida e tendem a regredir depois de semanas a meses. Entre as crises epilépticas, o exame apresenta resultados normais e o EEG revela apenas alterações leves. As crises epilépticas são focais com lateralização, caracterizadas por postura tônica assimétrica, muitas vezes acompanhada de apneia, evoluindo para manifestações clônicas assíncronas, uni ou bilaterais. As crises epilépticas duram de 1 a 2 minutos, mas podem ser frequentes, de 20 a 30 vezes/dia; além disso, são altamente responsivas à CBZ. Até 25% dos pacientes desenvolvem epilepsia mais tarde, sobretudo aqueles que sofreram maior número de crises no período neonatal. É importante notar que *KCNQ2* e *KCNQ3* quase nunca provocam epilepsia infantil com início fora do período neonatal.

Epilepsia familiar benigna neonatal-infantil

A epilepsia familiar benigna neonatal-infantil é do tipo hereditário dominante. As crises epilépticas são semelhantes às observadas na BFNE, mas com início entre 2 dias e 6 meses de vida (em média, 3 meses). Essa forma de epilepsia está associada a mutações patogênicas no gene *SCN2A*, que codifica um canal de sódio dependente de voltagem localizado nos primeiros segmentos do axônio, onde regula a geração e a propagação dos potenciais de ação.

Epilepsia familiar benigna infantil

A epilepsia familiar benigna infantil (BFIE, do inglês *Benign Familial Infantile Epilepsy*) é do tipo hereditário dominante. Lactentes saudáveis começam a ter crises epilépticas entre 4 e 20 meses (pico em torno de 6 meses), causadas por variantes patogênicas de *PRRT2* que codificam uma proteína pré-sináptica implicada na liberação de neurotransmissores. As crises duram de 1 a 4 minutos e são de início focal, com desvio da cabeça e dos olhos seguido de atividade tônico-clônica uni ou bilateral. A lateralidade da semiologia inicial varia no mesmo paciente e as crises podem ocorrer em salvas. As crises tendem a responder à CBZ. O EEG interictal é normal e as crises desaparecem em 2 anos. Há uma forma esporádica de epilepsia infantil benigna que é indistinguível da BFIE, exceto no que diz respeito ao histórico familiar. Os pacientes com variantes patogênicas de *PRRT2* também podem desenvolver discinesia paroxística com breves ataques de distonia ou coreoatetose, chamados de *crises epilépticas infantis com coreoatetose*.

Síndromes de encefalopatia epiléptica em neonatos e lactentes

As encefalopatias epilépticas atreladas à idade são síndromes epilépticas observadas em determinados estágios do desenvolvimento. Cada uma é definida por frequentes crises epilépticas de um tipo particular, achados anormais distintos ao EEG e comprometimento do neurodesenvolvimento. Cada síndrome de encefalopatia epiléptica atrelada à idade pode ter diversas etiologias, tanto inatas como adquiridas. A mesma etiologia pode provocar diferentes síndromes em diferentes pacientes e um determinado indivíduo pode passar de uma síndrome para outra ao longo do tempo, o que sugere que cada distúrbio representa uma expressão final comum da disfunção cerebral epiléptica determinada pelo período de desenvolvimento.

Síndrome de Ohtahara e encefalopatia mioclônica precoce

Duas síndromes eletroclínicas, a síndrome de Ohtahara (SO) e a encefalopatia mioclônica precoce (EMPre), representam as primeiras encefalopatias epilépticas atreladas à idade, com início no período neonatal. Ambas são caracterizadas por encefalopatia e um padrão de EEG de surto-supressão no período neonatal, mas diferem no tipo principal de crise, que pode ser composto por espasmos epilépticos ou crises mioclônicas multifocais. O principal tipo de crise epiléptica na SO são os espasmos tônicos, mas crises focais podem ser observadas em um terço dos casos. O EEG mostra um padrão de surto-supressão invariante na vigília e no sono. A SO é provocada, sobretudo, por lesões estruturais (p. ex., grandes malformações do desenvolvimento cortical [MDCs]) e/ou variantes *de novo* de importantes genes intolerantes para a função cerebral. As lesões focais podem ser detectadas por assimetria ao EEG ou semiologia consistente de crises lateralizadas. A doença é muitas vezes refratária ao tratamento e associada a alta mortalidade e desenlaces insuficientes do neurodesenvolvimento. A evolução para a síndrome de West (SW) é comum tanto na SO quanto na EMPre.

As crises mioclônicas são as mais observadas na EMPre. São multifocais, de pequena amplitude, ocorrendo em tempo e localizações aleatórios e podem acontecer durante a vigília e o sono. Podem ocorrer também crises focais, geralmente subclínicas. O padrão de surto-supressão pode ser limitado ou mais pronunciado durante o sono e os intervalos entre os surtos costumam ser muito longos em comparação à SO. A EMPre está associada a alta morbidade e mortalidade. As etiologias associadas mais importantes são erros inatos do metabolismo, geralmente doenças autossômicas recessivas decorrentes de variantes de genes que codificam enzimas ou transportadores metabólicos. A etiologia específica mais comum é a encefalopatia por glicina (antes chamada de *hiperglicinemia não cetótica*).

Ao longo da última década, o monitoramento prolongado por vídeo-EEG de longa duração no berçário, os avanços de neuroimagem e exames metabólicos, além da disponibilidade de análises genéticas sofisticadas, permitiram a identificação de um crescente número de etiologias específicas de epilepsia neonatal em recém-nascidos diagnosticados com SO e EMPre, como encefalopatia associada a *KCNQ2*, encefalopatia associada a *SCN2A*, encefalopatia associada a glicina e epilepsia dependente de piridoxina. Rotular a encefalopatia epiléptica neonatal como SO ou EMPre tem mostrado cada vez menos utilidade no prognóstico e no tratamento, sendo muito mais proveitoso averiguar se existe alguma malformação cerebral responsável e/ou identificar a causa genética subjacente.

Síndrome de West

A SW é uma encefalopatia epiléptica infantil atrelada à idade com início normalmente entre 4 e 7 meses. É caracterizada por uma tríade de espasmos epilépticos, EEG com ondas lentas e caóticas de voltagem elevada e descargas epileptiformes multifocais denominadas *hipsarritmia* (Figura 148.2 A) e regressão ou estagnação do neurodesenvolvimento. A primeira manifestação clínica dos espasmos epilépticos pode ser sutil e facilmente diagnosticada de maneira errônea como episódios de cólica ou refluxo, ou, ainda, sobressaltos. O índice de suspeita deve ser alto em lactentes com episódios estereotipados recorrentes, na maioria das vezes em salvas, já que o tratamento precoce é importante para os desfechos. De modo geral, salvas de espasmos ocorrem durante as transições do e para o sono. O EEG ictal mostra uma onda lenta e difusa ou lateralizada geralmente associada a eletrodecremento e/ou atividade rápida. Como na SO e EMPre, a etiologia da SW é variável e pode ser resultado de uma lesão cerebral adquirida (p. ex., lesão cerebral hipóxicoisquêmica), variantes genéticas patogênicas e/ou MDCs. Muitos lactentes evoluem para a síndrome de Lennox-Gastaut (SLG).

Em 2012, os parâmetros clínicos da American Academy of Neurology e da Child Neurology Society para tratamento da SW concluíram que: (1) a administração de baixa dose de hormônio adrenocorticotrófico (ACTH) deve ser considerada; (2) o ACTH ou a vigabatrina (VGB) podem ser oferecidos para tratamento a curto prazo; o ACTH é preferível à VGB, a menos que a causa seja o complexo de esclerose tuberosa (TSC, do inglês *tuberous sclerosis complex*); (3) a terapia hormonal pode ser considerada preferencial à VGB em lactentes previamente normais com SW de causa desconhecida para talvez melhorar o desfecho de desenvolvimento; e (4) o início mais rápido da terapia hormonal ou da administração de VGB pode melhorar os desfechos de desenvolvimento a longo prazo (Evidência de nível 1).[4] Na SW associada ao TSC, evidências de nível C indicam uma maior taxa de resposta com VGB. Recentemente, tem havido interesse em usar terapia hormonal e VGB de maneira simultânea como tratamento de primeira linha, com base em um estudo aberto que sugeriu melhores desfechos.

Encefalopatias epilépticas e do desenvolvimento genéticas em recém-nascidos e lactentes

Muitas epilepsias genéticas graves influenciam o desenvolvimento de maneira direta devido ao efeito da mutação genética, além do efeito da atividade epiléptica frequente sobre o desenvolvimento. De modo a reconhecer que tanto o componente mental do desenvolvimento quanto o componente epiléptico podem atuar no quadro clínico, recentemente foi sugerida a inclusão do termo "desenvolvimento" para definir muitas encefalopatias epilépticas genéticas, por isso "encefalopatia epiléptica e do desenvolvimento" (EED) (Evidência de nível 1).[5] A seguir, serão analisadas algumas EEDs. Como regra, cada gene está associado a um espectro de transtornos. A lista de genes vem crescendo continuamente (Tabela 148.1). Aqui, o foco está nos genes que causam encefalopatia epiléptica em estado heterozigótico ou hemizigótico (ou seja, genes autossômicos dominantes ou ligados ao cromossomo X). É importante notar que uma série de síndromes genéticas resultantes de variantes do número de cópias causa epilepsia (p. ex., síndrome de Wolf-Hirschhorn, trissomia do 21), as quais não serão discutidas.

Encefalopatia associadas a KCNQ2

As variantes *missense de novo* de *KCNQ2* provocam um tipo de epilepsia de início neonatal com crises epilépticas já nos primeiros dias de vida, acompanhadas por encefalopatia e um padrão de EEG interictal epileptiforme multifocal ou surto-supressão. Enquanto as variantes de *KCNQ2* associadas à BFNE provocam perda parcial de função, as variantes associadas a EED têm consequências mais profundas na função do canal (p. ex., efeitos negativos dominantes). A semiologia das crises epilépticas é a mesma da BFNE e a resposta à CBZ também é satisfatória. O desfecho tende a ser ruim, apesar do controle de crises, indicando a maior atuação do gene no desenvolvimento. O gene *KCNQ2*, causa comum de encefalopatia epiléptica neonatal (identificada em mais de um terço dos casos) e responsável pela maioria das epilepsias neonatais benignas, é, sem dúvida, o gene de epilepsia mais importante entre os recém-nascidos.

Encefalopatia associada a STXBP1

As variantes heterozigóticas *de novo* de *STXBP1*, gene que codifica um regulador da exocitose sináptica, levam a um espectro de EED que tende a começar no período neonatal ou na infância e cujo principal tipo de crises são os espasmos epilépticos ou as crises tônicas. Cerca de 20% dos casos apresentam SO; os demais têm epilepsia de início precoce não sindrômica e encefalopatia do desenvolvimento (aproximadamente 50%) ou SW (cerca de 10%).

Encefalopatia associada a GNAO1

Variantes heterozigóticas *missense de novo* no domínio de ligação a GTP de *GNAO1*, que codifica a subunidade α de uma proteína

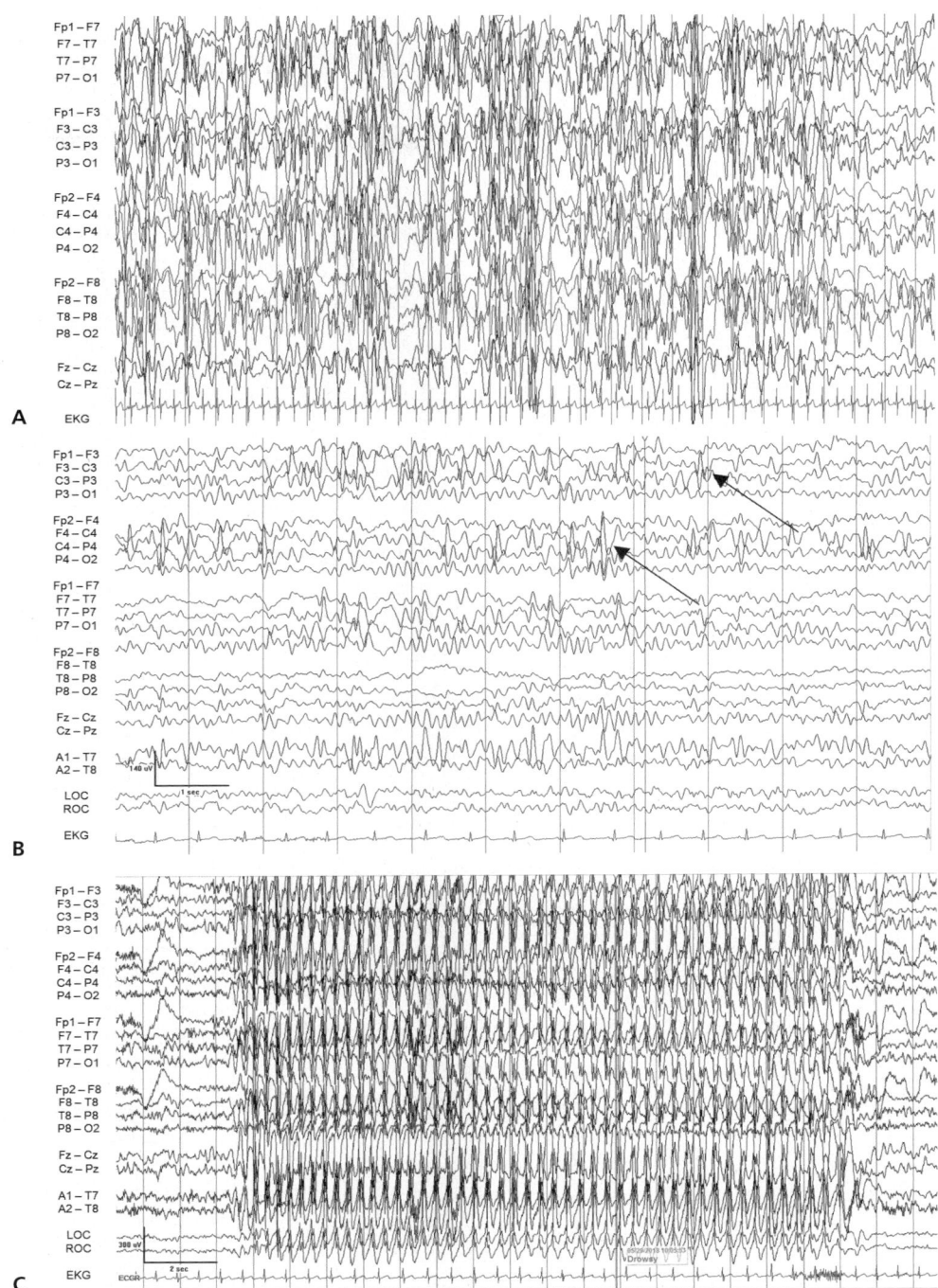

FIGURA 148.2 Achados eletroencefalográficos característicos de algumas síndromes epilépticas. **A.** Hipsarritmia em lactente 6 meses, em estado de adormecimento, portador de síndrome de West e desenvolvimento previamente normal antes do tratamento bem-sucedido com hormônio adrenocorticotrófico. **B.** Descargas epileptiformes centrotemporais (**setas**) em paciente de 4 anos do sexo masculino portador de epilepsia da infância com descargas centrotemporais. **C.** Crise de ausência típica provocada por hiperventilação em paciente de 8 anos do sexo feminino portadora de epilepsia de ausência na infância.

heterotrimérica ligante de guanina (proteína G), molécula sinalizadora que participa da inibição da corrente de cálcio, estão associadas a um fenótipo caracterizado por hipotonia, retardo no desenvolvimento e crises epilépticas e/ou distúrbio de movimento hipercinético nos primeiros 3 meses de vida. A estimulação cerebral profunda pode ser auxiliar ao tratamento do distúrbio do movimento nesses pacientes.

Distúrbios associados a ARX

As variantes de *ARX* estão associadas a um espectro de doenças ligadas ao cromossomo X que vão desde SO e lisencefalia com genitália anormal até deficiência intelectual com distonia focal. Há uma grande quantidade de pleiotropia em famílias que compartilham a mesma mutação. A expansão em qualquer

Tabela 148.1 Causas monogênicas proeminentes de epilepsias e doenças similares.

Gene	locus	Doenças	Produto gênico	Função	Mecanismo
AKT3	1q43-q44	MPPH2, HME, DCF de tipo IIb	Proteinoquinase B gama	Repressor da via de sinalização MTOR	LoF
ALDH7A1	5q23.2	Epilepsia piridoxina-dependente	Antiquitina	Alfa-aminoadípico semialdeído desidrogenase na via do ácido pipecólico do catabolismo da lisina	LoF (recessiva)
ARX	Xp21.3	Espasmos infantis ligados ao cromossomo X, SW, SO, lisencefalia com genitália anormal	Homeobox relacionado ao Aristaless	Regulador transcricional essencial para o destino de interneurônios corticais	LoF
CDKL5	Xp22.13	Distúrbio de deficiência de CDKL5	Ciclina dependente de quinase-like 5	Serina-treonina quinase; atua na regulação da transcrição e no desenvolvimento neuronal	LoF
CHD2	15q26.1	EAM	Proteína cromodomínio-helicase ligante de DNA 2	Remodelamento da cromatina com efeitos na expressão gênica	LoF
CHRNs (A2, A4, B2)	8 p21.2 20q13.33 1q21.3	ADNFLE	Receptor colinérgico; subunidades nicotínicas α_2, α_4 e β_2	Receptor nicotínico de acetilcolina; canal iônico controlado por ligante excitatório	GoF
CSTB (EPM1)	21q22.3	Doença de Unverricht-Lundborg	Cistatina B	Regulador de catepsinas, enzimas lisossomais que atuam no catabolismo proteico	LoF (recessiva)
DCX	Xq23	Lisencefalia, HSB ("duplo córtex")	Duplocortina	MAP	LoF
DEPDC5	22q11.2-q11.3	FFEVF, ADNFLE, epilepsia focal esporádica, DCF de tipo IIb	Disheveled, Egl-10 e domínio de pleckstrina contendo proteína 5	Componente do GATOR (GAP de Rag GTPases que regulam a atividade MTOR)	LoF
DNM1	9q34.11	SW	Dinamina 1	GTPase específica para o cérebro com atuação na endocitose pré-sináptica	LoF
EPM2A	6q24.3	Doença de Lafora	Laforina	Regulação da formação de glicogênio	LoF (recessiva)
FLNA	Xq28	HNPV	Filamina A	Proteína de ligação à actina importante na ligação cruzada e ancoragem à membrana celular	LoF
FOXG1	14q12	SW	Forkhead box g1	Repressor transcricional implicado na neurogênese	GoF/LoF
GLI3	7p14.1	Hamartoma hipotalâmico	Membro da família GLI-Kruppel 3	Fator de transcrição em dedo de zinco que atua na via de sinalização sonic hedgehog	LoF
GNAO1	16q13	SO	Proteína de ligação ao nucleotídio guanina, alfa ativador do polipeptídeo de atividade O	Componente receptor acoplado à proteína G; regula a inibição da corrente de cálcio	LoF
GNAQ	9q21.2	Síndrome de Sturge-Weber	Proteína de ligação ao nucleotídio de guanina, polipeptídeo Q	Subunidade α de uma proteína heterotrimérica de ligação ao GTP que medeia a estimulação da fosfolipase C-beta durante o desenvolvimento dos vasos sanguíneos	LoF (apenas somática)
GRIN2A	16p13.2	Síndromes do espectro de epilepsia-afasia	Receptor de glutamato, NMDA 2A ionotrópico	Receptor NMDA α_2, canal iônico controlado por ligante implicado no aprendizado e na memória	LoF/GoF
KCNQ2	20q13.33	BFNE, epilepsia neonatal benigna esporádica, encefalopatia associada a KCNQ2	Kv7.2	Canal iônico dependente de voltagem; regula as correntes sublimiares de potássio	LoF
KCNQ3	8q24.22	BFNE	Kv7.3	Canal iônico dependente de voltagem; regula as correntes sublimiares de potássio	LoF
KCNT1	9q34.3	EIMFS, ADNFLE	Canal de potássio, subfamília T ativada por sódio, membro 1	Canal iônico de potássio ativado por sódio; medeia a hiperpolarização lenta que acompanha o disparo neuronal repetitivo	GoF
LGI1	10q23.33	ADFEAF	Glioma rico em leucina 1 inativado	Interage com canais iônicos dependentes de ligantes e dependentes de voltagem na membrana pré e pós-sináptica	LoF

Gene	Locus	Síndrome	Proteína	Função	LoF/GoF
MECP2	Xq28	Síndrome de Rett, síndrome de duplicação de MECP2	Proteína ligante de metil-CpG 2	Repressor da transcrição	LoF/GoF
MEF2C	5q14.3	SW	Fator de potencialização de miócitos 2c	Importante fator de transcrição na eliminação de sinapses durante o desenvolvimento do prosencéfalo	LoF
MT-TK	Mitocondrial	MERRF	RNA de transferência, mitocondrial, lisina	tRNA mitocondrial de lisina	LoF
MTOR	1p36.22	HME	Alvo do mecanismo da rapamicina	Quinase essencial da via de sinalização MTOR	GoF
NBEA	13q13.3	EAM	Neurobeachina	Regula a estrutura e a função sináptica por meio do tráfego de proteínas pós-sinápticas	LoF
PAFAH1B1 (LIS1)	17p13.3	Lisencefalia, HBS	Fator ativador de plaquetas acetil-hidrolase, isoforma 1B, subunidade α	Regulador da proteína motora dineína	LoF
PCDH19	Xq22.1	Epilepsia associada a PCDH19	Protocaderina 19	Adesão e sinalização intercelular	LoF
PIK3CA	3q26.32	MCAP, HME, DCF de tipo IIb	Fosfatidilinositol 3-quinase catalítica, subunidade α	Repressor da via de sinalização MTOR	LoF
POLG	15q26.1	Síndrome de Alpers	Polimerase, DNA, gama	Replicação do DNA mitocondrial	LoF (recessiva)
PRRT2	16p11.2	BFIE, epilepsia infantil benigna esporádica, PKD, ICCA	Proteína transmembrânica 2 rica em prolina	Regulação da liberação pré-sináptica do neurotransmissor	LoF
SCN1A	2q24.3	SD, GEFS+	Nav1.1	Canal de sódio dependente de voltagem; regula a excitabilidade de interneurônios corticais	LoF
SCN2A	2q24.3	BFNIE, encefalopatia associada a SCN2A	Nav1.2	Canal de sódio dependente de voltagem, com papel essencial na regulação do potencial de ação dos neurônios durante os primeiros meses de vida	GoF/LoF
SCN8A	12q13.13	EOEE	Nav1.6	Canal de sódio dependente de voltagem, com papel essencial na regulação do potencial de ação de neurônios	GoF/LoF
SLC2A1	1p34.2	Síndrome de deficiência de Glut1	Família de transportadores de soluto 2, membro 1	Transportador de glicose	LoF
SLC6A1	3p25.3	EAM	Família de transportadores de soluto 6, membro 1	Transportador de GABA	LoF
STXBP1	9q34.11	SO, SW	Proteína ligante de sintaxina-BFNIE 1	Membro da família da SM (Sec1 p/Munc18); regula os complexos SNARE durante a exocitose	LoF
SYNGAP1	6p21.32	EAM, EMA	Ras GAP 1 sináptica	GAP, regulador negativo de interações de sinalização no terminal pós-sináptico	LoF
TPP1 (CLN2)	11p15.4	NCL de tipo II	Tripeptidil peptidase I	Serina protease lisossomal que participa do catabolismo de alguns peptídeos	LoF (recessiva)
TSC1, TSC2	9q34.13, 16p13.3	TSC	Hamartina; tuberina	GAP, regulador negativo da sinalização de MTOR	LoF
TUBA1A	12q13.12	Microlisencefalia	Tubulina alfa-1a	Subunidade de tubulina, componente dos microtúbulos	LoF

ADFEAF, epilepsia focal autossômica dominante com sintomas auditivos; ADNFLE, epilepsia noturna autossômica dominante do lobo frontal; BFIE, epilepsia familiar benigna infantil; BFNE, epilepsia neonatal familiar benigna; BFNIE, epilepsia neonatal-infantil familiar benigna; CDKL5, quinase-*like* dependente de ciclina 5; DCF, displasia cortical focal; EIMFS, epilepsia com crises focais migratórias da infância; EAM, epilepsia com ausências mioclônicas; EMA, epilepsia com crises mioclônico-atônicas; EOEE, encefalopatia epiléptica de início precoce; FFEVF, epilepsia focal familiar com focos variáveis; GABA, ácido gama-aminobutírico; GAP, proteínas ativadoras de GTPase; GEFS+, epilepsia genética com crises febris *plus*; GoF, ganho de função; HBS, heterotopia de banda subcortical; HME, hemimegalencefalia; HNPV, heterotopia nodular periventricular; ICCA, crises epilépticas infantis com coreoatetose; LoF, perda de função; MAP, proteína associada a microtúbulos; MCAP, síndrome de malformação capilar e megalencefalia; MERRF, epilepsia mioclônica com fibras vermelhas irregulares; MPPH2, síndrome de megalencefalia-polimicrogiria-polidactilia-hidrocefalia 2; MTOR, alvo do mecanismo da rapamicina; NCL, lipofuscinose ceroide neuronal; NMDA, *N*-metil-D-aspartato 2A; PKD, discinesia cinesiogênica paroxística; SD, síndrome de Dravet; SNARE, receptor solúvel da proteína de ligação a NSF; SO, síndrome de Ohtahara; SW, síndrome de West; TSC, complexo de esclerose tuberosa.

um dos dois tratos de polialanina no produto gênico de *ARX* é causa importante de EED de início precoce e pode não ser detectada por abordagens diagnósticas de sequenciamento de nova geração.

Encefalopatias associadas a SCN2A

As variantes *de novo* de *SCN2A* estão associadas a uma impressionante variedade de fenótipos, de SO a SW refratária com transtorno de movimento hipercinético comórbido à deficiência intelectual com autismo em pacientes com ou sem epilepsia. Tem sido sugerido que a epilepsia infantil precoce responsiva a bloqueador dos canais de sódio é provocada por variantes *missense* de ganho de função (como na epilepsia neonatal-infantil familiar benigna [BFNIE]), enquanto outros fenótipos geram perda de função ou efeitos mistos no canal.

Encefalopatia associada a CDKL5

As variantes patogênicas de *CDKL5* causam transtorno único ligado ao cromossomo X observado, sobretudo, em pacientes do sexo feminino (proporção de 12:1 entre ambos os sexos) nos primeiros 3 meses de vida. A progressão eletroclínica passa por três estágios: retardo de desenvolvimento e crises epilépticas, seguidos por espasmos epilépticos, tipicamente com uma sequência de crises de "espasmos hipermotores-tônicos", e estagnação do desenvolvimento, com ou sem hipsarritmia. Subsequentemente, os pacientes desenvolvem epilepsia refratária com vários tipos de crises e ondas lentas de amplitude elevada e atividade de espículas e polispículas ao EEG. Em termos de desenvolvimento, apenas cerca de um terço dos pacientes do sexo feminino com a doença aprendem a andar; já os do sexo masculino adquirem habilidades motoras mínimas.

Epilepsia da infância com crises focais migratórias

A epilepsia da infância com crises focais migratórias (EIMFS, do inglês *Epilepsy of Infancy with Migrating Focal Seizures*) associada a variantes *missense de novo* em *KCNT1* é uma síndrome eletroclínica grave que surge nos primeiros 6 meses de vida; em muitos pacientes, já é observada no período neonatal. Lactentes previamente saudáveis sofrem deterioração do desenvolvimento e crises epilépticas multifocais não responsivas a medicamentos cada vez mais frequentes até se tornarem quase contínuas. Outros genes foram associados ao fenótipo de EIMFS, mas demonstrou-se que apenas na EIMFS associada a variantes em *KCNT1* as crises migram de um foco para outro. O EEG interictal rapidamente agrava a atividade epileptiforme normal, que evolui para a multifocal. O comprometimento do desenvolvimento varia de grave a profundo e as taxas de mortalidade são altas. O *KCNT1* codifica um canal de potássio ativado por sódio responsável por mediar a hiperpolarização lenta que acompanha o disparo neuronal repetitivo. As mutações patológicas elevam a amplitude da corrente por aumento da cooperatividade entre os canais. O *KCNT1* pode causar um espectro de epilepsias, inclusive a forma de epilepsia noturna autossômica dominante do lobo frontal. Embora a quinidina possa reverter a maior condutância conferida por algumas mutações patológicas de ganho de função *in vitro*, estudos terapêuticos em pacientes não trouxeram resultados animadores.

Encefalopatia associada a SCN8A

Variantes *missense de novo* em *SCN8A*, que codifica um canal de sódio dependente de voltagem, causam um espectro de epilepsias, inclusive uma encefalopatia epiléptica de início precoce que provoca vários tipos de crises epilépticas durante a infância, iniciando por volta de 4 a 5 meses de vida. Ataxia e distúrbio de movimento hipercinético são comuns, e os pacientes apresentam alta taxa de morte súbita e inesperada. Como o *SCN2A*, os efeitos de ganho de função, inclusive redução da inativação de canal ou deslocamento da dependência de voltagem, são responsáveis por algumas doenças, enquanto as variantes de perda de função são responsáveis por outras.

Epilepsia genética com crises febris plus

A epilepsia genética com crises febris *plus* (GEFS+) é uma síndrome de epilepsia autossômica dominante com penetrância incompleta, em que pelo menos dois membros da família apresentam crises febris e/ou afebris. Vários genes foram implicados, inclusive *SCN1A*.

Síndrome de Dravet

Variantes de *SCN1A* foram originalmente identificadas em famílias com GEFS+, mas o SCN1A passou a ser considerado o principal gene da síndrome de Dravet (SD), respondendo por > 85% dos casos. O *SCN1A* codifica um importante canal de sódio dependente de voltagem para a função inibitória dos interneurônios. A SD tem início entre 3 e 8 meses (pico aos 6 meses) e provoca crises epilépticas que assumem a forma de *status* epiléptico com crises hemiclônicas ou clônicas generalizadas ou tônico-clônicas desencadeadas, com frequência, pelo aumento da temperatura. De modo geral, mesmo um pequeno aumento na temperatura corporal por febre, clima ou banho quente podem ser fatores desencadeantes. Esses episódios tornam-se frequentes ao longo do tempo e, entre 1 e 4 anos, outros tipos de crises aparecem, inclusive crises mioclônicas, ausências atípicas e crises focais disperceptivas. A princípio, o EEG costuma ter resultados normais, passando, entretanto, a apresentar descargas epileptiformes generalizadas, focais e multifocais. A fotossensibilidade é um sintoma precoce em cerca de 40% dos pacientes e a ocorrência de morte súbita e inesperada é relativamente alta. A partir do segundo ano de vida, as crianças revelam comprometimento neurológico variável, como ataxia e disfunção do trato corticospinal, além de distúrbios comportamentais e dificuldades de aprendizagem. A frequência das crises tende a estabilizar ou diminuir após 5 anos, mas os desfechos de desenvolvimento ainda não são promissores. Deve-se evitar a CBZ e outros agentes bloqueadores dos canais de sódio, dado que podem piorar as crises epilépticas. O valproato (VPA) e o clobazam, por sua vez, são considerados fármacos de primeira linha para o combate às crises, mas raramente as impedem. O estiripentol mostrou eficácia como adjuvante a esses agentes. A dieta cetogênica, rica em gorduras e pobre em carboidratos, pode ser considerada terapia de segunda linha no tratamento da SD; essa dieta em sua versão tradicional deve ser oferecida para crianças menores de 2 anos, enquanto uma dieta Atkins modificada pode ser oferecida a crianças com mais de 12 anos. Qualquer variação da dieta cetogênica pode ser introduzida para crianças de idades intermediárias, com base nas preferências do paciente e da família.

Entre as terapias novas, destacam-se o canabidiol (CBD) de grau farmacêutico e a fenfluramina (FEN). Em um estudo clínico randomizado (RCT), o CBD mostrou eficácia no tratamento de crises epilépticas na SD (Evidência de nível 1)[6] e foi recentemente aprovado para uso pela Food and Drug Administration (FDA) dos EUA. Em estudos retrospectivos e prospectivos de curto e longo prazo, a FEN, originalmente desenvolvida como supressor do apetite, mostrou eficácia no tratamento da SD. Um RCT multicêntrico de FEN como adjuvante no tratamento da SD mostrou alta taxa de respondedores (70% com mais de 50% de redução de crises no grupo FEN *versus* 7,5% no grupo placebo). Ainda não foi publicado RCT sobre a FEN.

Epilepsia em salvas associada a PCDH19 em pacientes do sexo feminino

O *PCDH19* codifica uma protocaderina que participa da adesão intercelular. As variantes de *PCDH19* provocam epilepsia em um padrão incomum de hereditariedade ligado ao cromossomo X que não acomete o sexo masculino no estado de portador. O início geralmente é posterior à SD, entre 6 e 36 meses, com idade mediana de 10 meses. As crises epilépticas são desencadeadas ou exacerbadas por elevações leves/moderadas da temperatura e, a princípio, são semelhantes a CF. Existe um característico padrão ictal "tempestuoso", com salvas de crises recorrentes por vários dias e variáveis períodos de quiescência intermediários, que podem durar de meses a anos. As crises epilépticas são, sobretudo, focais e acompanhadas por gritos de medo, apneia ou enrijecimento tônico. O EEG interictal pode ser normal ou revelar alentecimento e/ou descargas epileptiformes focais ou multifocais. O acometimento cognitivo varia de deficiência intelectual típica a grave. Transtornos comportamentais ou psiquiátricos, como autismo e esquizofrenia, podem se tornar os sintomas mais problemáticos em termos clínicos, sobretudo ao longo do tempo, dado que as crises epilépticas tendem a se tornar tratáveis ou diminuir na adolescência ou na idade adulta.

Síndromes epilépticas de início na infância

Síndrome de Lennox-Gastaut

O termo *síndrome de Lennox-Gastaut* (SLG) é muitas vezes usado de maneira inadequada como sinônimo de epilepsia sintomática generalizada. No entanto, como outras encefalopatias epilépticas atreladas à idade, como a SW, a SLG é definida pela presença de tipos de crises epilépticas e características ao EEG. A etiologia é variável; a SLG pode ocorrer no contexto de lesão cerebral adquirida, variantes genéticas patogênicas e/ou MDCs.

A idade de início é entre 3 e 5 anos. As crises epilépticas são tipicamente tônicas (a maior característica da SLG), decorrentes, sobretudo, do sono, atônicas (com quedas) e com ausências atípicas. O EEG é desorganizado e mostra complexos de espícula-onda lentos (2 a 2,5 Hz), geralmente de predominância frontal, durante a vigília; além disso, há surtos de atividade rápida paroxística generalizada durante o sono não REM. O EEG ictal das ausências atípicas é caracterizado por sequências prolongadas de complexos de espícula-onda já descritos. As crises atônicas são associadas a espículas/polispícula generalizadas e as crises tônicas se manifestam com atividade difusa rápida (10 a 20 Hz) acompanhada de eletrodecremento. Em pacientes com SW que evoluem para SLG (cerca de 20% daqueles com SLG), o componente tônico e o eletrodecremento correspondente aos espasmos epilépticos podem se tornar cada vez mais prolongados, convertendo-se em crises tônicas ao longo do tempo. m Estudos controlados randomizados mostraram que felbamato, lamotrigina (LTG), topiramato, rufinamida e CBD foram eficazes no tratamento de crises epilépticas na SLG; além disso, VPA, benzodiazepínicos e zonisamida também são considerados eficazes com base na experiência clínica. Assim como na SD, o CBD de grau farmacêutico mostrou eficácia em um RTC (Evidência de nível 1)[7] e foi recentemente aprovado pela FDA para uso nessa síndrome. Estudos abertos também mostraram que a FEN também provou eficácia no tratamento dessa síndrome. Apesar de inéditos, os resultados de RTCs também são muito promissores.

Epilepsia com crises mioclônico-atônicas

A epilepsia com crises mioclônico-atônicas (EMA), ou síndrome de Doose, é uma condição epiléptica rara com pico de idade de início entre 2 e 6 anos. Os principais tipos de crises são as mioclônicas e mioclônico-atônicas; o primeiro precede a perda súbita do tônus muscular. O EEG ictal mostra paroxismos generalizados de complexos de polispícula-onda com uma proeminente onda lenta subsequente. De modo geral, os pacientes têm outros tipos de crises generalizadas, inclusive ausências atípicas e crises tônico-clônicas generalizadas (TCGs). Em termos clínicos, há regressão associada ao início das crises epilépticas. Os desfechos podem ser bons, se os pacientes apresentarem desenvolvimento normal e as crises forem controladas. Variantes de diversos genes podem provocar crises predominantemente generalizadas em lactentes e crianças pequenas, algumas com quadro semelhante à EMA (p. ex., *CHD2*, *SLC2A1*, *SLC6A1*, *NBEA*). Nesses casos, porém, as crianças já apresentam disfunção antes do início da epilepsia, de modo que o controle das crises epilépticas não altera a incapacidade decorrente da etiologia genética. O VPA é bastante usado como tratamento de primeira linha; não obstante, a dieta cetogênica e a dieta de Atkins modificada também se mostraram tratamentos alternativos eficazes.

Síndrome de Landau-Kleffner e descargas de espícula-onda contínuas durante o sono lento

A síndrome de Landau-Kleffner (SLK) e as descargas de espícula-onda contínuas durante o sono lento (CSWS, do inglês Continuous Spikes and Waves during Slow Sleep) são encefalopatias epilépticas associadas ao *status* epiléptico durante o sono lento (ESES, do inglês Electrical Status Epilepticus during Slow Sleep). ESES é o termo usado para descrever uma forma extrema de atividade EEG ativada pelo sono, quantificada pelo índice de complexos de espícula-onda, que é a quantidade de complexos de espícula-onda em segundos de sono sem movimento ocular rápido. O índice exato de complexos de espícula-onda necessário para qualificar um ESES varia de acordo com o autor, mas tende entre mais de 50 e 85%. A principal característica das síndromes clínicas associadas é a estagnação ou regressão do desenvolvimento. A SLK afeta crianças previamente normais na primeira infância e que regridem no domínio da linguagem, começando tipicamente com uma afasia receptiva. A CSWS é um transtorno de regressão mais geral e, em metade dos casos, há retardo pré-mórbido. Variantes patogênicas em *GRIN2A*, que codificam a subunidade α_2 do receptor NMDA, foram consideradas responsáveis pela SLK em até 20% das crianças com SLK, aumentando a possibilidade de novas abordagens terapêuticas.

Epilepsias focais idiopáticas da infância

As epilepsias focais idiopáticas da infância representam um conjunto de epilepsias relativamente comuns, atreladas à idade, autolimitadas e farmacorresponsivas. Essas epilepsias são caracterizadas por crises epilépticas focais em crianças com desenvolvimento típico e evolução relativamente satisfatória em relação às crises e ao desenvolvimento. O diagnóstico baseia-se no reconhecimento da semiologia das crises epilépticas e na presença de achados interictais apropriados (bem como falta de achados inapropriados) no cenário clínico correto (p. ex., desenvolvimento típico, ausência de lesões cerebrais focais).

Epilepsia da infância com descargas epileptiformes centrotemporais

A epilepsia infantil com descargas epileptiformes centrotemporais (CECTS, do inglês *Childhood Epilepsy with Cetrotemporal Spikes*), antes chamada de *epilepsia rolândica benigna*, é uma das síndromes epilépticas mais comuns. De modo geral, é observada em crianças em idade escolar com desenvolvimento típico (pico entre 7 e 10 anos) com crises epilépticas durante o sono relacionadas a regiões sensitivas e motoras primárias. O formigamento ou dormência orofaríngea hemifacial e/ou unilateral é seguida por espasmos hemifaciais, sialorreia e, muitas vezes, interrupção da fala; a consciência pode ou não ser prejudicada. As crises epilépticas costumam ser breves, com 1 a 3 minutos de duração, e tendem a ocorrer logo após o paciente adormecer ou pouco antes de acordar. Também podem ocorrer durante a vigília, mas com menor frequência. A disartria pós-ictal é frequente e a paresia de Todd também pode ser observada após crises prolongadas. A generalização secundária ocorre em cerca de metade dos casos. O EEG interictal mostra descargas bilaterais de espícula-ondas independentes, máximas nas derivações centrais e temporais (Figura 148.2 B), formando um dipolo característico com as regiões frontais. É importante notar que tais descargas centrotemporais podem ser vistas em pacientes que nunca desenvolvem crises epilépticas, sobretudo parentes daqueles com histórico de CECTS. Além disso, anomalias epileptiformes de aparência semelhante podem ser associadas a outras epilepsias (p. ex., polimicrogiria bilateral). Portanto, a ressonância magnética (RM) geralmente é realizada no início da evolução, como em outras epilepsias focais.

As crises epilépticas tendem a desaparecer 4 anos após o início e antes dos 16 anos. Existe um espectro em relação à frequência das crises epilépticas; 10 a 20% dos pacientes têm apenas uma e 10 a 20% têm episódios frequentes, mas a maioria deles apresenta várias crises. Algumas crianças com CECTS podem não precisar de medicação. A decisão para instituir o tratamento antiepiléptico deve considerar, em última análise, os riscos e os benefícios da medicação diária. As crises epilépticas tendem a apresentar resposta satisfatória ao tratamento (p. ex., com CBZ ou levetiracetam).

Síndrome de Panayiotopoulos

A síndrome de Panayiotopoulos começa, em média, antes da CECTS (pico entre 3 e 6 anos). As crises epilépticas são focais, com semiologia autonômica, e podem ser prolongadas. A criança apresenta-se pálida e geralmente se queixa de mal-estar, náuseas e vômitos. O desvio ocular unilateral é comum e pode recorrer de forma intermitente ao longo da crise. A princípio, a consciência não é acometida, mas, com o tempo, sofre prejuízos. As crises podem evoluir para crises tônico-clônicas uni ou bilaterais; são notáveis por sua longa duração, de até 1 hora ou mais, e o *status* epiléptico é comum. O EEG interictal é variável, mas, na maioria das vezes, mostra descargas focais de espícula-onda que se assemelham, quanto à morfologia, às da CECTS, geralmente de localização occipital; no entanto, também são comuns as descargas epileptiformes extraoccipitais. Os pacientes têm de uma a algumas crises antes da resolução (1 a 2 anos após o início); acerca do tratamento, as evidências são limitadas.

Síndrome de Gastaut

A síndrome de Gastaut tem pico de idade de início entre 8 e 9 anos e é marcada por crises occipitais caracterizadas por alucinações visuais simples, comumente seguidas de desvio ocular, alterações motoras, redução da percepção etc. Outros pacientes têm crises que se manifestam com cegueira ictal. Metade dos pacientes apresenta cefaleia pós-ictal e o principal diagnóstico diferencial é enxaqueca com aura. As crises são frequentes, geralmente diárias, mas desaparecem em 2 a 4 anos.

Epilepsias generalizadas idiopáticas da infância

As epilepsias generalizadas idiopáticas da infância representam um conjunto de epilepsias atreladas à idade com crises generalizadas (p. ex., crises TCGs, crises mioclônicas e crises de ausências típicas) com achados característicos ao EEG nas crianças em desenvolvimento. Embora estudos populacionais e com gêmeos tenham mostrado fortes influências genéticas, elas não são determinantes (p. ex., gêmeos monozigóticos podem ser discordantes quanto à epilepsia) e a natureza dessa influência aparenta ser, na maioria dos casos, poligênica.

Epilepsia de ausência na infância

A epilepsia de ausência na infância (EAI) é observada em crianças em idade escolar com desenvolvimento característico (4 a 10 anos; pico entre 5 e 7 anos) com crises de ausência. É relativamente comum, representando 10 a 20% das epilepsias de início pediátrico. As crises de ausência são breves, duram menos de 20 segundos, mas são frequentes, podendo ocorrem muitas vezes ao dia. Caracterizam-se por perda abrupta de consciência e interrupção do comportamento voluntário, às vezes acompanhadas por automatismos ou fenômenos motores simples. As crises são associadas a uma atividade de espícula-onda de 3 Hz sincronizada à parada psicomotora (Figura 148.2 C). O término da crise é igualmente abrupto, sem período pós-ictal. As crises de ausência podem ser induzidas por hiperventilação em mais de 75% dos casos, ajudando o diagnóstico inicial e, depois, o controle das crises. Crises TCGs são raras.

Durante as crises de ausência, as projeções talamocorticais são sincronizadas por estímulos inibidores do tálamo reticular, o que gera rebote por canais de cálcio dependentes de voltagem do tipo T. O *feedback* para o núcleo reticular perpetua a sincronização. A etossuximida, que atua, sobretudo, nesses canais de cálcio do tipo T, assim como o VPA, são considerados fármacos de combate às crises de primeira linha (Evidência de nível 1).[8] O VPA é bastante útil na presença de crises TCGs, bem como nas ausências. A LTG, considerada de segunda linha, também mostrou eficácia. A EAI tende a desaparecer no final da segunda década de vida.

Síndrome de Jeavons

A síndrome de Jeavons, ou epilepsia com mioclonia palpebral, geralmente começa na primeira infância e é caracterizada por crises muito breves caracterizadas por mioclonia palpebral com ou sem ausências desencadeadas pelo fechamento palpebral. O EEG revela atividade anormal rápida e polispícula-onda generalizadas de 3 a 6 Hz com fotossensibilidade. As crises TCGs são infrequentes. O tratamento dessa síndrome epiléptica pode ser difícil e o transtorno tende a persistir por toda a vida.

Epilepsia com ausências mioclônicas

A epilepsia com ausências mioclônicas (EAM) é uma síndrome epiléptica rara com início médio aos 7 anos (embora possa começar já na primeira infância). É caracterizada por crises de até 1 minuto de duração com espícula-onda generalizadas de 3 Hz como nas crises de ausência típicas. Na ausência, há espasmos mioclônicos dos membros superiores sincronizados com as espículas, o que causa elevação progressiva dos braços. Podem ser observadas, também, ausências típicas e crises TCGs. O prognóstico da EAM ainda é variável. Combinações terapêuticas, como VPA e etossuximida ou VPA e LTG, geralmente são eficazes; entretanto, em alguns portadores, as crises são resistentes ao tratamento medicamentoso. Esses pacientes podem apresentar deterioração cognitiva e, em alguns casos, evolução para uma forma mais grave de epilepsia, como SLG. Nos casos mais benignos, as ausências mioclônicas são o único tipo de crise; pacientes com outras crises, sobretudo crises TCGs, associadas a ausências mioclônicas podem ter desfecho menos favorável. Variantes patogênicas de *SYNGAP1* causam espectro de epilepsia que se sobrepõe à EAM com início típico nos primeiros anos de vida.

Epilepsia mioclônica juvenil

A epilepsia mioclônica juvenil (EMJ) é relativamente comum, representando até 10% das epilepsias. Costuma surgir na adolescência (pico entre 14 e 15 anos), com espasmos mioclônicos dos membros superiores mais abundantes na primeira meia hora após o despertar. A amplitude e a simetria clínica variam de acordo com a atividade do paciente. A maioria dos pacientes também tem crises TCGs, que podem começar com um conjunto de crises mioclônicas que evoluem para características motoras clônicas e, mais tarde, tônico-clônicas. As ausências típicas são menos frequentes e, se presentes, são curtas, incomuns e não são aspecto importante do quadro. O EEG mostra atividades em complexos de polispícula-onda generalizados e a fotossensibilidade é comum. A EMJ geralmente é farmacorresponsiva, mas é raro que se resolva com a idade. O VPA é considerado tratamento de primeira linha, mas, dado o substancial risco teratogênico, se possível, deve ser evitado em mulheres em idade reprodutiva. Acredita-se que zonisamida seja uma alternativa adequada.

Epilepsia de ausência juvenil

A epilepsia de ausência juvenil é menos comum que EAI ou EMJ e começa, em média, entre 10 e 12 anos. As crises de ausência características são menos frequentes, mas costumam ser mais longas. A maioria dos pacientes também tem crises TCGs e pode até ter crises mioclônicas, dificultando a distinção entre epilepsia de ausência juvenil e EMJ. Assim como na EMJ, as crises geralmente são farmacorreativas, sendo necessária a manutenção do tratamento é para que outras crises epilépticas não ocorram ao longo da vida.

Epilepsia com crises tônico-clônicas generalizadas isoladas

A epilepsia com crises tônico-clônicas generalizadas isoladas pode surgir na primeira, segunda ou terceira década de vida. Desencadeadas pela privação do sono, as crises TCGs são mais frequentes logo após o despertar.

Encefalite de Rasmussen

A encefalite de Rasmussen (ER) é uma encefalite hemisférica crônica que acomete crianças em idade escolar previamente saudáveis (idade média de 6 anos). Quanto à farmacologia, as crises focais são refratárias e implacáveis. Com o passar do tempo, tornam-se múltiplas, inclusive com desenvolvimento de *epilepsia parcial contínua*, tipo raro de crise descrito pela International League Against Epilepsy como "crises motoras focais recorrentes (geralmente com acometimento de mãos e rosto, embora outras partes do corpo possam ser afetadas) a cada poucos segundos ou minutos por períodos prolongados (dias ou anos)". A ER provoca atrofia lateralizada progressiva da substância cinzenta do cérebro, manifestando-se como aumento progressivo dos sulcos e expansão *ex vacuo* do ventrículo lateral, bem como progressivos déficits funcionais referentes ao hemisfério atingido (cognitivo, motor contralateral, hemicampo visual contralateral). A inflamação na ER é mediada por linfócitos T, mas não se sabe se os antígenos desencadeantes são endógenos ou algum patógeno desconhecido. A hemisferotomia controla as crises epilépticas na maioria dos casos e, se realizada logo de início, pode contornar os efeitos deletérios da atividade epiléptica descontrolada no hemisfério não afetado.

ERROS INATOS DO METABOLISMO COMO CAUSAS DE CRISES EPILÉPTICAS E EPILEPSIA EM NEONATOS E CRIANÇAS

Entre os erros inatos do metabolismo associados a crises epilépticas estão as deficiências de sulfito oxidase e cofatores de molibdênio, encefalopatia por glicina, deficiência de ornitina transcarbamilase, síndrome de Menkes, distúrbios de glicosilação, síndromes de deficiência de creatina, deficiência de biotinidase e muitos outros. Essas doenças são raras, mas é importante considerá-las, já que tendem a ser progressivas e podem exigir tratamento específico. A seguir, serão analisados alguns exemplos.

Epilepsia dependente de piridoxina

A epilepsia dependente de piridoxina é uma doença autossômica recessiva rara que causa crises epilépticas frequentes, sobretudo mioclônicas e clônicas, nos primeiros dias de vida ou mesmo na fase uterina. De modo geral, os recém-nascidos com esse tipo de epilepsia apresentam irritabilidade, inquietação, choro e vômitos antes das crises. O gene *ALDH7A1* codifica a antiquitina, enzima essencial para o catabolismo de lisina. O acúmulo do intermediário metabólico, alfa-aminoadípico semialdeído, causa a deficiência de piridoxina. Em caso de suspeita, é possível proceder à administração empírica de piridoxina por via intravenosa, idealmente sob monitoramento de EEG e na unidade de terapia intensiva neonatal. A resposta clínica imediata (que costuma ser acompanhada por um episódio de apneia) não confirma nem descarta o diagnóstico, feito pela detecção de alfa-aminoadípico semialdeído na urina e confirmado por meio de exames genéticos. A doença também é chamada de epilepsia responsiva ao ácido folínico.

Síndrome de deficiência de Glut1

A síndrome de deficiência de Glut1 é causada pelo transporte insuficiente de glicose do sangue para o cérebro devido a variantes heterozigóticas no transportador de glicose codificado por *SLC2A1*. A maioria dos pacientes adoece nos primeiros meses a anos de vida. Os sintomas mais comuns são eventos paroxísticos, como movimentos oculares anormais e crises epilépticas. Outras características clínicas surgem ao longo do tempo e incluem desaceleração do crescimento da cabeça, espasticidade, ataxia, distúrbio do movimento e deficiência intelectual. O diagnóstico é estabelecido pela hipoglicorraquia. As crises epilépticas geralmente são generalizadas, inclusive as ausências, crises TCGs e crises mioclônicas. Além disso, os pacientes podem apresentar EAM ou EAI precoce (antes de 3 anos). A dieta cetogênica é o tratamento de primeira linha para o controle das crises e, se a doença for diagnosticada e tratada com rapidez, o neurodesenvolvimento pode ser beneficiado.

Epilepsias mioclônicas progressivas

As epilepsias mioclônicas progressivas (EMPs) são um grupo heterogêneo de distúrbios recessivos caracterizados por espasmos mioclônicos e crises epilépticas com deterioração neurológica progressiva. A doença de Unverricht-Lundborg e a doença de Lafora são EMPs observadas em crianças previamente normais durante o final da infância e a adolescência. As sialidoses e as lipofuscinoses ceroides neuronais são grupos de doenças neurodegenerativas de depósito lisossômico que provocam EMPs. Recentemente, foi aprovada terapia de reposição enzimática intraventricular com alfacerliponase para as lipofuscinoses ceroides neuronais associadas a *CLN2*. A síndrome de Alpers causa crises epilépticas, regressão do neurodesenvolvimento e degeneração hepática por depleção do DNA mitocondrial, na maioria das vezes resultante de variantes de *POLG*, que codifica a DNA polimerase mitocondrial. Crises focais frequentes dos lobos occipitais e epilepsia parcial contínua são típicas. A epilepsia mioclônica com fibras vermelhas irregulares é uma EMP causada por mutação no gene do tRNA mitocondrial, *MT-TK*, que é codificado pelo DNA mitocondrial herdado por via materna.

EPILEPSIAS ASSOCIADAS A MALFORMAÇÕES CEREBRAIS

A epilepsia pode ser causada por lesões cerebrais adquiridas durante ou depois do nascimento (p. ex., encefalopatia hipóxica-isquêmica, acidente vascular encefálico), malformações (p. ex., polimicrogiria) por lesão na fase uterina (p. ex., infecções do grupo TORCH [toxoplasmose, outras doenças, rubéola, citomegalovírus e herpes-vírus]), como citomegalovírus ou zika e exposição fetal ao álcool) ou MDCs provocadas por variantes de determinados genes. Os pacientes com MDCs podem apresentar epilepsia em qualquer idade, mas, de modo geral, a condição se manifesta nos primeiros anos de vida. As MDCs são responsáveis por cerca de 15% dos casos de epilepsias pediátricas com início antes dos 3 anos, inclusive quase 40% dos casos de epilepsia de início neonatal. Além disso, as MDCs e, sobretudo, as displasias corticais focais (DCFs) representam a causa mais comum de epilepsia medicamente intratável que leva à cirurgia na população pediátrica.

As MDCs refletem processos anormais de desenvolvimento durante a corticogênese, inclusive proliferação, migração e diferenciação celular. De modo geral, são o resultado de mutações genéticas constitucionais ou somáticas que surgem durante o desenvolvimento e afetam uma parte variável do SNC. Variantes somáticas do mesmo gene podem causar lesões de tamanhos diferentes, dependendo da extensão do tecido acometido. Como apenas o tecido afetado abriga a mutação, as variantes somáticas podem não ser detectáveis no sangue. Os genes mutantes associados às MDCs codificam proteínas do citoesqueleto e membros da via de sinalização de crescimento do alvo do mecanismo da rapamicina (MTOR).

Disgenesia cortical

A displasia cortical, variando em extensão de DCFs a megalencefalia displásica (MEGD) com acometimento de todo o cérebro, é frequentemente causada por variantes patogênicas de componentes da via MTOR. Pacientes com regiões corticais displásicas podem começar a ter crises focais em qualquer idade, mas o início nos primeiros anos de vida é comum e há risco de desenvolvimento de encefalopatias epilépticas atreladas à idade e dos tipos de crises associados (p. ex., SW com espasmos epilépticos em pacientes com TSC). A identificação da via responsável levou ao interesse em redirecionar os inibidores de MTOR para a epilepsia associada a essas "MTORpatias"; um estudo randomizado revelou benefícios em pacientes com TSC (Evidência de nível 1).[9]

Displasia cortical focal

A displasia cortical focal é caracterizada pela presença de um arranjo anormal de neurônios corticais com (tipo II) ou sem (tipo I) características celulares anormais, como neurônios dismórficos com (tipo IIb) ou sem (tipo IIa) células em balão. A DCF de tipo II (p. ex., por mutação hereditária dominante ou de novo em *DEPDC5*) pode se revelar à RM como uma indefinição na junção entre substância cinzenta e branca e/ou como hiperintensidade em T2, que pode se estender pela substância branca subcortical até o ventrículo lateral ("sinal transmanto"), ser limitado ao fundo de um sulco ("sinal do fundo do sulco") ou se assemelhar aos tubérculos corticais (ver seção seguinte). Na primeira infância, essas alterações de sinal na RM são muito diferentes (p. ex., hiperintensidade em T1). Mais tarde, entre 12 e 30 meses, a sensibilidade de detecção à RM sofre degradação devido à mielinização incompleta. Considerando-se que a DCF é uma causa relativamente comum de epilepsia focal com início em crianças pequenas, a taxa de intratabilidade médica é alta, com risco de encefalopatia epiléptica, e os pacientes têm altas taxas de controle de crises após a cirurgia para tratamento da epilepsia, a suspeita de DCF nessa população deve ser alta, mesmo que a primeira RM não possa detectar uma lesão.

Complexo de esclerose tuberosa

O complexo de esclerose tuberosa é um distúrbio multissistêmico (cérebro, pele, pulmões, rins e coração) causado por variantes patogênicas herdadas predominantemente em *TSC1* ou *TSC2*. O TSC tem grande variabilidade fenotípica, uma vez que as lesões associadas são consideradas decorrentes de "segundos golpes" somáticos. As manifestações do SNC incluem epilepsia, autismo, deficiência intelectual e perda da regulação do comportamento e do sono. A hidrocefalia obstrutiva pode ser provocada pelo crescimento de astrocitomas de imensas células subependimais. A epilepsia afeta mais de 90% dos pacientes e está associada a tubérculos corticais, regiões de displasia cortical que se manifestam como giros corticais espessos e hiperintensos em T2. Histologicamente, os tubérculos apresentam neurônios dismórficos e células em balão como a DCF de tipo IIb. A VGB é o medicamento de escolha; no entanto, pacientes com TSC podem ser excelentes candidatos cirúrgicos em caso de identificação de um tubérculo responsável pelo foco epiléptico.

Hemimegalencefalia e megalencefalia displásica

A hemimegalencefalia (HME) e a megalencefalia displásica (MEGD) afetam, respectivamente, um dos hemisférios cerebrais e ambos. As duas formas existem em um espectro de tamanho de lesão com pequena DCF de tipo II e compartilham histopatologia e alterações genéticas na via MTOR (p. ex., *PIK3CA*, *AKT3*, *MTOR*). De modo geral, o córtex acometido mostra padrões girais anormais e a macrocefalia por aumento do volume cerebral é comum. A HME e a MEGD podem afetar o SNC de maneira isolada ou ser parte de síndromes de crescimento exagerado. Na HME, assim como na DCF, a desconexão cirúrgica (ou seja, hemisferotomia) é indicada em caso de epilepsia intratável.

Heterotopias nodulares periventriculares

As heterotopias nodulares periventriculares são grupos nodulares anormais de substância cinzenta adjacentes aos ventrículos laterais. Acredita-se que surjam durante o desenvolvimento devido à ruptura do neuroepitélio; portanto, podem ser associadas a outras malformações cerebrais, que determinam a extensão da deficiência do neurodesenvolvimento. Variantes patogênicas de *FLNA*, que codifica uma proteína que atua na ligação cruzada e na fixação de filamentos de actina à membrana celular, são uma causa de heterotopia nodular periventricular familiar com herança recessiva ligada ao cromossomo X. As crises epilépticas podem ser geradas pela própria heterotopia e/ou córtex sobrejacente e, muitas vezes, podem ser tratadas por via cirúrgica.

Lisencefalia

A lisencefalia ("cérebro liso") refere-se a à ausência (agiria) ou redução (paquigiria) das convoluções cerebrais. A malformação reflete a parada da migração neuronal após o primeiro trimestre de desenvolvimento uterino. Os neurônios corticais estão, na verdade, em uma coleção heterotópica bem mais abaixo de sua localização apropriada. De fato, variantes patogênicas de *DCX* no cromossomo X causam lisencefalia no sexo masculino, mas heterotopia de banda subcortical (ou seja, "córtex duplo") no sexo feminino, em que a lionização gera duas populações de neurônios. Variantes patogênicas de certos elementos do citoesqueleto são responsáveis pela lisencefalia; além disso, a mutação somática desses mesmos genes pode causar heterotopia em banda subcortical. Variantes patogênicas de *LIS1*, que codifica um regulador de dineína, causam lisencefalia predominante posterior, enquanto a mutação de *DCX*, que codifica uma proteína associada a microtúbulos, é responsável por lisencefalia predominante anterior. Variantes de *TUBA1A* podem causar microcefalia com lisencefalia e hipoplasia do cerebelo e dos tratos da substância branca (p. ex., membro anterior da cápsula interna, ou corpo caloso). Pacientes com lisencefalia apresentam deficiência intelectual grave, as crises epilépticas geralmente começam nos primeiros meses de vida e a evolução em encefalopatias epilépticas atreladas à idade (p. ex., SW) é comum.

Hamartomas hipotalâmicos

Os hamartomas hipotalâmicos (HH) são malformações displásicas do hipotálamo que causam epilepsia de início tipicamente no primeiro ano de vida, com crises gelásticas (de riso) e/ou dacrísticas (de choro) características. Com o tempo, os pacientes desenvolvem outros tipos de crises epilépticas, muitas vezes com evolução para encefalopatia epiléptica. Deficiência intelectual e perda grave da regulação do comportamento são características comuns. Os pacientes podem desenvolver puberdade precoce central, que pode ocorrer independentemente da epilepsia. As crises são refratárias ao tratamento médico e a cirurgia é o tratamento de escolha para desconexão do HH dos tratos mamilotalâmicos. Variantes somáticas da via de sinalização *sonic hedgehog* (p. ex., *GLI3*) foram implicadas na patogênese do HH.

Síndrome de Sturge-Weber

A síndrome de Sturge-Weber (SSW) é uma síndrome neurocutânea caracterizada por angiomatose de leptomeninges e/ou coroide ocular, geralmente acompanhada por um *nevo flâmeo* facial (mancha tipo "vinho do Porto"). Os angiomas leptomeníngeos causam deficiência na drenagem venosa e, assim, lesão isquêmica crônica do córtex cerebral adjacente, acompanhada por atrofia e calcificações (sinal do trilho do bonde). A SSW é causada por variantes somáticas de *GNAQ*, molécula sinalizadora importante no desenvolvimento dos vasos sanguíneos. A SSW é, geralmente, caracterizada por epilepsia focal, com crises focais prolongadas, com ou sem generalização secundária, muitas vezes graves e refratárias, levando à encefalopatia epiléptica. Os pacientes podem desenvolver deficiência intelectual, hemianopsia e hemiparesia progressiva, manifestando-se como paresia de Todd de duração crescente ao longo do tempo, correlacionada a crises frequentes e episódios recorrentes de *status* epiléptico. Portanto, em pacientes com crises refratárias, a cirurgia de ressecção ou hemisferotomia deve ser considerada assim que possível.

EVIDÊNCIAS DE NÍVEL 1

1. Painter MJ, Scher MS, Stein AD, et al. Phenobarbital compared with phenytoin for the treatment of neonatal seizures. *N Engl J Med*. 1999;341:485-489.
2. Subcommittee on Febrile Seizures. Febrile seizures: guideline for the neurodiagnostic evaluation of the child with a simple febrile seizure. *Pediatrics*. 2011;127:389-394.
3. Berg AT, Berkovic SF, Brodie MJ, et al. Revised terminology and concepts for organization of seizures and epilepsies: report of the ILAE Commission on Classification and Terminology, 2005-2009. *Epilepsia*. 2010;51:676-685.
4. Go CY, Mackay MT, Weiss SK, et al. Evidence-based guideline update: medical treatment of infantile spasms. Report of the Guideline Development Subcommittee of the American Academy of Neurology and the Practice Committee of the Child Neurology Society. *Neurology*. 2012;78(24):1974-1984.
5. Scheffer IE, Berkovic S, Capovilla G, et al. ILAE classification of the epilepsies: position paper of the ILAE Commission for Classification and Terminology. *Epilepsia*. 2017;58:512-521.
6. Devinsky O, Cross JH, Laux L, et al. Trial of cannabidiol for drug-resistant seizures in the Dravet syndrome. *N Engl J Med*. 2017;376:2011-2020.
7. Thiele EA, Marsh ED, French JA, et al. Cannabidiol in patients with seizures associated with Lennox-Gastaut syndrome (GWPCARE4): a randomised, double-blind, placebo-controlled phase 3 trial. *Lancet*. 2018;391:1085-1096.
8. Glauser TA, Cnaan A, Shinnar S, et al. Ethosuximide, valproic acid, and lamotrigine in childhood absence epilepsy. *N Engl J Med*. 2010;362:790-799.

9. French JA, Lawson JA, Yapici Z, et al. Adjunctive everolimus therapy for treatment-resistant focal-onset seizures associated with tuberous sclerosis (EXIST-3): a phase 3, randomised, double-blind, placebo-controlled study. Lancet. 2016;388:2153-2163.

LEITURA SUGERIDA

Bahi-Buisson N, Kaminska A, Boddaert N, et al. The three stages of epilepsy in patients with CDKL5 mutations. *Epilepsia.* 2008;49:1027-1037.

Barkovich AJ, Raybaud C, eds. *Pediatric Neuroimaging.* 6th ed. Philadelphia, PA: Wolters Kluwer; 2018.

Berg AT, Coryell J, Saneto RP, et al. Early-life epilepsies and the emerging role of genetic testing. *JAMA Pediatr.* 2017;171(9):863-871.

Cay-Martinez KC, Hickman RA, McKhann Ii GM, Provenzano F, Sands TT. Rasmussen encephalitis: an update. *Semin Neurol.* 2020;40(2):201-210.

Cornet MC, Sands TT, Cilio MR. Neonatal epilepsies: clinical management. *Semin Fetal Neonatal Med.* 2018;23:204-212.

Glass HC, Shellhaas RA, Wusthoff CJ, et al. Contemporary profile of seizures in neonates: a prospective cohort study. *J Pediatr.* 2016;174:98-103.e1.

Grinton BE, Heron SE, Pelekanos JT, et al. Familial neonatal seizures in 36 families: clinical and genetic features correlate with outcome. *Epilepsia.* 2015;56:1071-1080.

Kelly M, Park M, Mihalek I, et al. Spectrum of neurodevelopmental disease associated with the GNAO1 guanosine triphosphate-binding region. *Epilepsia.* 2019;60:406-418.

Knupp KG, Wirrell EC. Treatment strategies for Dravet syndrome. *CNS Drugs.* 2018;32:335-350.

Lewis DV, Shinnar S, Hesdorffer DC, et al. Hippocampal sclerosis after febrile status epilepticus: the FEBSTAT study. *Ann Neurol.* 2014;75:178-185.

Meisler MH, Helman G, Hammer MF, et al. SCN8A encephalopathy: research progress and prospects. *Epilepsia.* 2016;57:1027-1035.

Numis AL, Angriman M, Sullivan JE, et al. KCNQ2 encephalopathy: delineation of the electroclinical phenotype and treatment response. *Neurology.* 2014;82:368-370.

Numis AL, Nair U, Datta AN, et al. Lack of response to quinidine in KCNT-1-related neonatal epilepsy. *Epilepsia.* 2018;59:1889-1898.

Pearl PL, ed. *Inherited Metabolic Epilepsies.* 2nd ed. New York, NY: Demos; 2018.

Pisano T, Numis AL, Heavin SB, et al. Early and effective treatment of KCNQ2 encephalopathy. *Epilepsia.* 2015;56:685-691.

Sanders SJ, Campbell AJ, Cottrell JR, et al. Progress in understanding and treating SCN2A-mediated disorders. *Trends Neurosci.* 2018;41:442-456.

Sands TT, Balestri M, Bellini G, et al. Rapid and safe response to low-dose carbamazepine in neonatal epilepsy. *Epilepsia.* 2016;57:2019-2030.

Shellhaas RA, Wusthoff CJ, Tsuchida TN, et al. Profile of neonatal epilepsies: characteristics of a prospective US cohort. *Neurology.* 2017;89:893-899.

Stamberger H, Nikanorova M, Willemsen MH, et al. STXBP1 encephalopathy: a neurodevelopmental disorder including epilepsy. *Neurology.* 2016;86:954-962.

Weckhuysen S, Ivanovic V, Hendrickx R, et al. Extending the KCNQ2 encephalopathy spectrum: clinical and neuroimaging findings in 17 patients. *Neurology.* 2013;81:1697-1703.

Wolff M, Johannesen KM, Hedrich UB, et al. Genetic and phenotypic heterogeneity suggest therapeutic implications in SCN2A-related disorders. *Brain.* 2017;140:1316-1336.

Acidente Vascular Encefálico Pediátrico 149

Sally M. Sultan e Robert H. Fryer

PONTOS-CHAVE

1. A maior incidência de acidente vascular encefálico (AVE) na infância ocorre no período neonatal.

2. As arteriopatias, transitórias e progressivas, são a causa mais comum de AVE na infância.

3. Tanto no AVE neonatal quanto na trombose venosa cerebral, a avaliação de distúrbios de coagulação é uma parte fundamental da investigação.

4. A doença/síndrome *moyamoya* é uma vasculopatia progressiva com formação de vasos sanguíneos colaterais, que ocorre isoladamente como parte de um distúrbio genético subjacente.

5. O papel do fechamento do forame oval patente no AVE infantil permanece incerto.

6. AVEs são comuns na anemia falciforme e podem ser evitados por transfusão (e hidroxiureia).

INTRODUÇÃO

A incidência de acidente vascular encefálico (AVE) atinge o pico nos extremos do *continuum* da idade, tanto no período neonatal quanto nos idosos, formando uma curva em forma de U ao longo da vida. Após um pico inicial na primeira semana de vida, a incidência de AVE cai vertiginosamente na infância e permanece baixa durante a adolescência. Há um aumento constante na incidência de AVE ao longo da vida adulta, atingindo seus níveis mais altos nos idosos. O acidente vascular encefálico isquêmico (AVEI) é a causa mais comum de acidente vascular encefálico na população pediátrica, seguido por trombose de seios venosos cerebrais (TSVC) e hemorragia intracraniana (HIC). Este capítulo começa com uma discussão sobre AVE perinatal (< 29 dias de vida) seguido de AVE em bebês, crianças e adolescentes (29 dias a < 18 anos). A anemia falciforme (AF), que acarreta um risco muito alto de acidente vascular encefálico na infância e adolescência, também é discutida. A última parte deste capítulo aborda o crescente papel da genética nos distúrbios do AVE pediátrico.

ACIDENTE VASCULAR ENCEFÁLICO PERINATAL

O *AVE perinatal* é definido por sinais e sintomas atribuíveis a um processo vascular com confirmação radiológica ou patológica da lesão vascular. O AVE perinatal afeta mais frequentemente bebês nascidos a termo, mas inclui AVEs que ocorrem a partir de 20 semanas de gestação até 28 dias pós-natal e podem afetar bebês prematuros. Um *suposto AVE perinatal* é diagnosticado em crianças mais velhas quando o exame de neuroimagem demonstra um AVE crônico, com ou sem sinais neurológicos focais tardios atribuíveis à lesão vascular. Uma apresentação relativamente comum de um suposto AVE perinatal é o aparecimento de hemiparesia ou preferência precoce da mão em uma criança entre 4 e 8 meses com imagem mostrando um infarto crônico.

Epidemiologia

Acidente vascular encefálico isquêmico perinatal

A avaliação dos dados sobre a incidência de AVE neonatal é confundida por dificuldades, incluindo aqueles pacientes cujo AVE não é identificado nos dias ou semanas após o nascimento. No estudo National Hospital Discharge Survey (1980 a 1998), o índice de AVE isquêmico neonatal foi de 17,8/100 mil, enquanto o índice de AVE hemorrágico foi de 6,7/100 mil. A incidência global dos AVEs neonatais foi de 26,4/100 mil ou 1/4 mil nascidos vivos por ano. Isso não leva em consideração os bebês que se apresentam nos primeiros dias de vida, as crianças que são diagnosticadas com um suposto AVE perinatal e os casos não diagnosticados de paralisia cerebral hemiplégica. Outros estudos que tentaram capturar AVEs identificados no período neonatal juntamente com suposto AVE perinatal e hemorragia intracerebral perinatal sugerem uma incidência que atinge 1 em 2.200 nascidos vivos.

A incidência de AVE durante o período neonatal é pelo menos 10 vezes maior do que a incidência de AVE na infância. Alguns estudos mostraram uma taxa mais elevada de AVE perinatal em homens do que em mulheres.

Trombose dos seios venosos cerebrais perinatal

A incidência de TSVC em neonatos é de aproximadamente 2 a 3 por 100 mil. A TSVC geralmente ocorre em bebês nascidos a termo ou próximos do termo. Em um estudo, a idade gestacional média foi de 37 semanas e 19% dos recém-nascidos eram prematuros. O peso médio ao nascer foi de 2.720 g.

Hemorragia intracraniana perinatal

Um estudo de prevalência populacional de HIC perinatal no norte da Califórnia identificou aproximadamente 6,2 casos por 100 mil nascidos vivos para uma incidência de aproximadamente 1 em 6.300 nascidos vivos.

Biopatologia

Acidente vascular encefálico isquêmico perinatal

A maioria dos AVEs perinatais provavelmente ocorre poucos dias antes ou depois do nascimento. O AVEI é mais comum na circulação anterior e à esquerda, envolvendo especificamente a artéria cerebral média (ACM). Essa preferência pela ACM esquerda deve-se presumivelmente ao trajeto mais direto do fluxo sanguíneo do coração e da aorta para a artéria carótida comum esquerda. Aproximadamente um quarto do AVEI perinatal acomete ambos os hemisférios cerebrais. Apesar da ampliação recente dos estudos nessa área, não existem preditores seguros de AVE perinatal. Fatores placentários, incluindo formação de trombos e inflamação, combinados com a presença de *shunts* circulatórios transitórios da direita para a esquerda no sistema circulatório do recém-nascido, podem contribuir para a alta incidência de AVE no período perinatal.

Fatores periparto

Os fatores de risco para AVE perinatal não são totalmente compreendidos, mas podem ser divididos entre aqueles presentes antes do início do trabalho de parto e aqueles presentes durante ou logo após o trabalho de parto e o parto (Tabela 149.1). O risco de acidente vascular encefálico aumenta drasticamente com cada fator de risco adicional presente.

Fatores pró-trombóticos

O papel dos fatores pró-trombóticos no AVE perinatal permanece obscuro. Uma grande metanálise que incluiu muitos estudos observacionais demonstrou uma possível associação entre estados trombofílicos e AVE perinatal, porém, um estudo prospectivo de caso-controle mais recente indicou, na melhor das hipóteses, uma associação mínima entre estados trombofílicos hereditários e AVE perinatal. Além disso, os níveis de muitos fatores de coagulação e anticoagulação no recém-nascido são muito mais baixos do que no adulto e as medições laboratoriais são menos confiáveis.

Infecção

Há muitas décadas, sepse e meningite foram associadas aos AVEs isquêmicos das artérias calibrosas e à TSVC. Em um estudo internacional com recém-nascidos, 23% tiveram alguma doença sistêmica pouco antes ou depois de um AVE.

Cardiopatia congênita

Os trombos intracardíacos associados às cardiopatias congênitas podem causar AVE embólico nos recém-nascidos. Cerca de 20% dos recém-nascidos têm algum fator de risco cardíaco, mais comumente, uma cardiopatia congênita. Além das cardiopatias hereditárias, há poucos dados relativos às outras causas cardíacas de AVE perinatal. Em dois estudos com recém-nascidos sem qualquer doença cardíaca congênita conhecida, a ecocardiografia não foi esclarecedora.

Trombose dos seios venosos cerebrais perinatal

Os seios cerebrais podem estar sujeitos a lesões durante o processo de nascimento e, como observado no AVEI perinatal, a inflamação da placenta pode levar a um estado pró-trombótico. O sistema venoso profundo é mais propenso à trombose no período neonatal em comparação com a infância. Em um estudo, o envolvimento do seio reto, da veia cerebral magna (veia de Galeno) ou das veias cerebrais internas foi observado em mais de dois terços dos recém-nascidos com TSVC.

Em recém-nascidos com TSVC, infartos hemorrágicos concomitantes são observados em 35 a 50%. A hemorragia intraventricular (HIV) é encontrada em 19 a 38% dos neonatos. AVEI simultâneos foram relatados em 10% e a hemorragia subaracnóidea (HSA) em 5%.

Hemorragia intracraniana perinatal

Na maioria dos casos de HIC perinatal, a causa não pode ser identificada. Casos esporádicos podem ocorrer em decorrência da conversão hemorrágica de um infarto arterial ou venoso. A doença hemorrágica do recém-nascido, por deficiência de vitamina K, juntamente com outras coagulopatias adquiridas ou congênitas são causas importantes de HIC perinatal.

Manifestações clínicas

Acidente vascular encefálico isquêmico perinatal

Crises epilépticas neonatais são o sinal inicial mais comum de um AVE. Em um estudo internacional sobre AVE isquêmico, 72% dos recém-nascidos tiveram crises epilépticas. Outros sinais iniciais comuns são alterações do tônus e do nível de consciência. Aqueles que não apresentam AVE no período perinatal chegam ao atendimento clínico mais tarde na vida devido a déficits neurológicos focais ou crises epilépticas e um infarto crônico é encontrado em exames de imagem.

Trombose dos seios venosos cerebrais perinatal

Os recém-nascidos estão mais sujeitos a apresentar crises epilépticas e encefalopatia generalizada, em comparação com as crianças com TSVC. Os sinais difusos típicos dos recém-nascidos são depressão do nível de consciência, inquietude, irritabilidade, apneia, dificuldade de alimentar-se e hipotonia.

Hemorragia intracraniana perinatal

Mais de 50% dos recém-nascidos com HIC também têm crises epilépticas. Os recém-nascidos estão mais sujeitos a apresentar sinais de encefalopatia (p. ex., letargia, hipotonia, dificuldade de alimentação e apneia) que as crianças maiores.

Tabela 149.1 Fatores de risco para o acidente vascular encefálico perinatal.
Antes do trabalho de parto e parto
Primiparidade
Pré-eclâmpsia
Oligoidrâmnio
História de infertilidade
Durante e após o trabalho de parto e parto
Anormalidade da frequência cardíaca fetal
Cesárea de emergência
Corioamnionite
Ruptura prolongada de membranas
Segunda fase prolongada do trabalho de parto
Extração a vácuo
Anormalidade do cordão umbilical
Sepse e meningite

Diagnóstico e exames de imagem

Acidente vascular encefálico isquêmico perinatal

A ultrassonografia é segura, está amplamente disponível e não requer transporte do recém-nascido ao setor de radiologia. Esse exame é sensível às hemorragias intraventriculares e periventriculares e aos infartos crônicos, mas tem pouca sensibilidade para AVEI. Em um estudo, apenas 30% dos AVEI perinatais foram detectados por ultrassonografia. A TC geralmente é evitada nos recém-nascidos em razão da disponibilidade da ultrassonografia e a fim de evitar exposição à radiação, mas quando há indicações claras, a TC demonstra claramente lesões isquêmicas e hemorrágicas superficiais. A RM é segura, mais sensível à detecção de AVEI e lesões superficiais em fase inicial e, em muitos casos, pode ser realizada sem anestesia dos recém-nascidos.

Trombose dos seios venosos cerebrais perinatal

Os sintomas podem começar pouco depois do nascimento, mas o diagnóstico pode ser firmado mais tarde. Em um estudo, a média de idade por ocasião do diagnóstico era de 9 dias. O equipamento de ecodoppler é portátil e o exame é bem tolerado, mas em um estudo com recém-nascidos, foram detectadas apenas 48% das TSVC.

Hemorragia intracraniana perinatal

A ultrassonografia é útil na identificação de hemorragia no cérebro neonatal; no entanto, não é tão útil na identificação da etiologia da hemorragia. A angiografia por ressonância magnética (ARM) geralmente pode revelar grandes malformações vasculares, mas pode falhar na detecção de pequenas malformações. A angiografia convencional pode ser usada para identificar malformações menores.

Tratamento

Acidente vascular encefálico isquêmico perinatal

Quando não há indicação para o uso de ácido acetilsalicílico ou anticoagulante por motivos cardíacos, existe uma recomendação de não usar esses fármacos depois do primeiro AVEI perinatal. Nos casos de AVEI repetidos, recomenda-se o uso de ácido acetilsalicílico ou anticoagulante. Depois de um AVE, se a criança demorar a alcançar os marcos do desenvolvimento ou tiver hipotonia, espasticidade ou déficits focais, é recomendável iniciar tratamento multidisciplinar. Quando há uma mutação do *MTHFR* com níveis altos de homocisteína, é razoável administrar folato e vitaminas do complexo B para normalizar os níveis de homocisteína e evitar AVEs secundários. A anticoagulação com heparina de baixo peso molecular (HBPM) e heparina não fracionada (HNF) pode ser considerada em neonatos selecionados com distúrbios trombofílicos graves e múltiplas embolias cerebrais ou sistêmicas. Agentes trombolíticos não são recomendados em recém-nascidos até que mais informações sobre segurança e eficácia sejam conhecidas.

Trombose dos seios venosos cerebrais perinatal

De acordo com uma análise retrospectiva de grande porte de apenas um centro de pesquisa, 25% dos recém-nascidos com TSVC começaram a usar anticoagulantes apenas depois que houve propagação do trombo. Dentro de 2 semanas depois do diagnóstico, houve propagação do trombo em 4% dos recém-nascidos tratados e 28% dos bebês que não faziam anticoagulação. A propagação era assintomática, mas foi associada a infartos venosos novos em 10% dos casos. A HIC associada ao anticoagulante ocorreu em 8% e apenas quando os recém-nascidos tinham HIC antes de iniciar a anticoagulação.

A anticoagulação pode ser considerada para os recém-nascidos com evidências clínicas ou radiológicas de propagação da TSVC, apesar do tratamento de manutenção (Classe IIb, Nível de Evidência C). Não há evidências suficientes para recomendar o uso inicial rotineiro dos anticoagulantes nos recém-nascidos com TSVC. Apesar dessa recomendação, em alguns centros especializados em AVE, a anticoagulação é iniciada logo depois do diagnóstico inicial de TSVC, mesmo quando ainda não há hemorragia significativa.

Hemorragia intracraniana perinatal

Os recém-nascidos com HIC resultante da deficiência de fatores de coagulação devem fazer reposição dos fatores em deficiência (Classe I, Nível de Evidência B). Os recém-nascidos de mães tratadas com varfarina, fenitoína ou barbitúricos podem necessitar de doses mais altas de vitamina K. As medidas de suporte, como correção da desidratação e da anemia, devem ser consideradas.

Prognóstico

Acidente vascular encefálico isquêmico perinatal

Déficits neurológicos

Os AVE perinatais, supostamente, são a causa mais comum de paralisia cerebral hemiplégica. A imagem inicial pode ser utilizada para prever os prognósticos do neurodesenvolvimento no AVEI perinatal. Os AVEs que envolveram o ramo principal da ACM, onde todo o território da ACM está infartado, tiveram um prognóstico ruim, com 100% desenvolvendo paralisia cerebral hemiplégica em um estudo. Outros preditores de desfechos ruins incluem envolvimento dos núcleos da base, tálamo e terço médio do pedúnculo cerebral. No entanto, os recém-nascidos cujos AVEs não envolvem os núcleos da base, tálamo e pedúnculo cerebral se saem muito melhor, com aproximadamente 43 a 71% ou mais tendo um prognóstico normal de neurodesenvolvimento (Figura 149.1).

Déficits cognitivos e comportamentais

O envolvimento dos núcleos da base e do tálamo é um preditor de déficits cognitivos e problemas comportamentais. No entanto, na maioria dos outros tipos de infarto unilateral, o QI geralmente é preservado. Apesar da predominância de infartos do lado esquerdo da ACM no AVEI perinatal, muitas crianças terão aquisição de linguagem intacta.

Crises epilépticas e epilepsia

Embora as crises epilépticas sejam comuns no cenário agudo do AVEI perinatal, uma porcentagem menor de pacientes desenvolverá epilepsia. Um estudo demonstrou que 47% dos sobreviventes de AVEI perinatal tinham epilepsia, mas outros estudos mostraram uma taxa menor. O volume acentuado do infarto parece ser um fator de risco para o desenvolvimento de epilepsia após o AVEI perinatal.

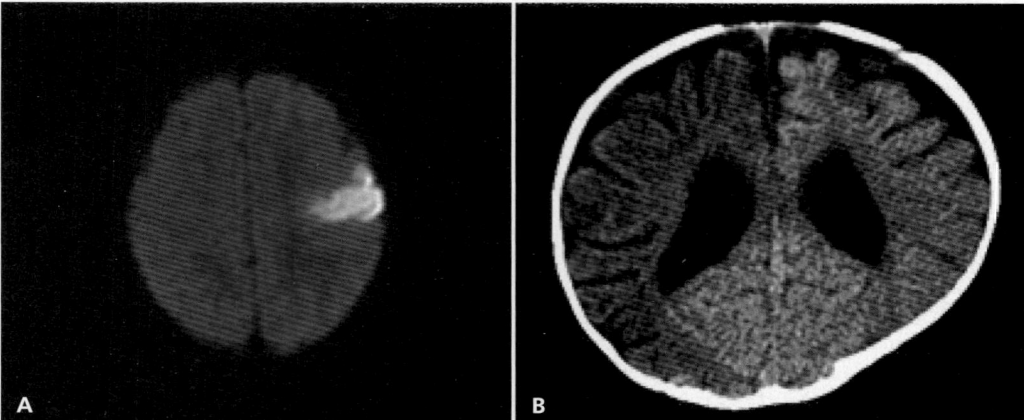

FIGURA 149.1 AVE isquêmico perinatal. **A.** Imagem ponderada em difusão mostrando um infarto cortical esquerdo em um recém-nascido a termo apresentando crises epilépticas no segundo dia de vida. Esse bebê foi visto pela última vez aos 32 meses sem medicamentos antiepilépticos e com desenvolvimento normal. **B.** Tomografia computadorizada de crânio mostrando grande infarto da artéria cerebral média/artéria cerebral anterior direita em lactente com síndrome do coração esquerdo hipoplásico, no pós-operatório de um procedimento de Fontan, com várias tromboses venosas profundas. Esta criança tem um mau prognóstico.

Recidiva

O AVE recorrente é extremamente raro no AVE perinatal, exceto nos recém-nascidos com cardiopatia congênita. No norte da Califórnia, a taxa de recidiva cumulativa em 5 anos foi de apenas 1,2%. No entanto, recém-nascidos com AVE perinatal e doença cardíaca têm uma taxa maior de recidiva.

Trombose dos seios venosos cerebrais perinatal

A anticoagulação para a TSVC pode ser segura, mesmo nos recém-nascidos. Em uma revisão ampla de um único centro de pesquisa, não houve mortes relacionadas com a anticoagulação neonatal, mas 8% dos recém-nascidos tiveram recidivas. A recanalização pode ser mais eficaz nos recém-nascidos do que nas crianças maiores. Em um estudo realizado dentro de 3 meses, 85% dos recém-nascidos tiveram recanalização completa.

O prognóstico tem mais chances de ser normal nos recém-nascidos sem acometimento do parênquima cerebral pela TSVC. Nos recém-nascidos com infarto, o prognóstico era normal em apenas 41 a 43% dos casos e 29% tinham sequelas graves detectadas durante o acompanhamento. O risco de prognóstico desfavorável era semelhante, mesmo entre os recém-nascidos com hemorragias significativas associadas à anticoagulação.

Os desfechos desfavoráveis são epilepsia (38% em um estudo), hemiplegia ou tetraplegia espástica e deficiência intelectual ou atraso do desenvolvimento. Um previsor de prognóstico neonatal desfavorável era a falta de tratamento anticoagulante.

Hemorragia intracraniana perinatal

A epilepsia ocorre em uma pequena proporção de pacientes com HIC perinatal. A pressão intracraniana elevada que requer intervenção é um fator de risco para o desenvolvimento de epilepsia em pacientes com HIC perinatal.

Epidemiologia

Acidente vascular encefálico isquêmico na infância

A incidência anual dos AVEI varia de 1 a 2 por 100 mil crianças e alcança um pico de incidência nas crianças em idade escolar. Com base nos primeiros 676 pacientes do International Pediatric Stroke Study – maior registro de todos os AVEs pediátricos, a média de idade por ocasião do primeiro episódio de AVEI era de 5,7 anos.

Com referência a todos os AVEs infantis, há um predomínio no sexo masculino com uma proporção estimada de meninos para meninas de 3:2. No banco de dados de alta hospitalar da Califórnia, o risco relativo (RR) de AVEs isquêmicos e hemorrágicos era maior entre os meninos que as meninas: AVEI, RR = 1,25; HSA, RR 1,24; e HIC, RR 1,34. A mortalidade depois de um AVEI também era maior entre os meninos (17% versus 12%).

Estudos realizados nos EUA identificaram discrepâncias raciais e étnicas na incidência dos AVEs pediátricos, segundo as quais as crianças negras têm riscos mais altos de AVE isquêmicos e hemorrágicos, que as crianças da raça branca. A mortalidade associada aos AVEs pediátricos é maior nos estados do "cinturão do AVE" (estados do sudeste norte-americano), em comparação com outros estados norte-americanos.

Trombose dos seios venosos cerebrais na infância

Estudos de incidência populacional relataram que menos de 1 em 100 mil crianças/ano é diagnosticada com TSVC (ver Capítulo 41). Alguns médicos que cuidam de pacientes com AVE acreditam que a incidência real seja significativamente maior, porque alguns diagnósticos não são estabelecidos. Entre os pacientes com diagnóstico suposto de hipertensão intracraniana idiopática (HII), os exames de imagem rotineiros demonstram TSVC em cerca de 26% dos casos. A TSVC também mostra um pico de incidência nas crianças em idade escolar. A média de idade das crianças por ocasião do diagnóstico é de 5 a 9 anos.

Hemorragia intracraniana na infância

O AVE hemorrágico pode ser subdividido em hemorragia intracerebral, HIV e HSA. Nas crianças, cerca de 50% de todos os AVE são hemorrágicos. A taxa de incidência anual varia de 0,63 a 5,11 por 100 mil crianças sem AF. As HICs ocorrem nas crianças em idade escolar e a média de idade desses pacientes varia de 7 a 10 anos. As malformações arteriovenosas (MAVs) são a causa mais comum de HIC na infância e aproximadamente 10% das HIC não traumáticas da infância permanecem idiopáticas.

Biopatologia

Acidente vascular encefálico isquêmico na infância

Arteriopatia (50% dos casos de acidente vascular encefálico isquêmico arterial)

A arteriopatia associada aos AVEs pediátricos, supostamente, não é ateromatosa e, em vez disto, é atribuída a inflamação, infecção e doenças hereditárias da estabilidade e reparação dos tecidos. A arteriopatia é demonstrada em cerca de 50% dos casos de AVEI infantis e alguns subtipos clínicos e radiográficos bem definidos começaram a ser descritos. Dois previsores relatados de arteriopatia são infecção respiratória recente e AF. A nomenclatura tradicional dos subtipos de arteriopatia associados aos AVEs isquêmicos inclui: *arteriopatia cerebral focal* (ACF), *moyamoya*, *dissecções arteriais intracranianas e extracranianas*, *vasculites*, *arteriopatia falciforme*, *arteriopatia pós-varicela* e outras formas de arteriopatia não especificadas. As frequências dos subtipos de arteriopatia são as que estão publicadas no registro da International Pediatric Stroke Study.

Arteriopatia cerebral focal (25%)

Nos casos típicos, esta entidade caracteriza-se por doença unilateral dos troncos arteriais com infarto lenticuloestriatal. Um estudo realizado no leste asiático demonstrou que a ACF era reversível em 68%, progressiva em 20% e estável em 12%. Dentre os pacientes com arteriopatia reversível, 53% tiveram agravamento imediato. Nas coortes europeias, a evolução da arteriopatia unilateral era progressiva em apenas 6%, estável em 32%, melhorada em 45% e completamente normalizada em 23%. Entre os pacientes com arteriopatia não progressiva, 44% tiveram infecção pregressa por vírus varicela e 18% tiveram AVE ou ataques isquêmicos transitórios (AIT) repetidos.

Moyamoya (22%)

A arteriopatia *moyamoya* (ver Capítulo 44) consiste no desenvolvimento progressivo de doença obstrutiva bilateral dos segmentos terminais das artérias carótidas internas (ACI) com colaterais basais (Figura 149.2). Também pode haver o acometimento dos ramos principais das ACI terminais. O termo *síndrome moyamoya* é aplicado quando há uma doença coexistente (Tabela 149.2), que reconhecidamente está associada à arteriopatia *moyamoya*; por outro lado, *doença moyamoya* é o termo usado quando o distúrbio é idiopático. A doença *moyamoya* é mais comum em populações asiáticas e cerca de metade dos pacientes asiáticos com *moyamoya* têm uma mutação no gene *RNF213*. A arteriopatia *moyamoya* comumente é progressiva.

Tabela 149.2 Doenças associadas à síndrome *moyamoya*.

Herança autossômica dominante
Neurofibromatose do tipo I
Síndrome de Alagille
Síndrome de Noonan
Síndrome de Costello
Herança autossômica recessiva
Anemia falciforme
Mutação no gene *GUCY1A3*
Mutação no gene *SAMHD1*
Nanismo primordial osteodisplásico microcefálico
Síndrome de Seckel
Herança recessiva ligada ao cromossomo X
Deleção do gene *BRCC3/MTCP1*
Distúrbio de aneuploidia
Síndrome de Down
Síndrome de Turner
Outras
Síndrome PHACE

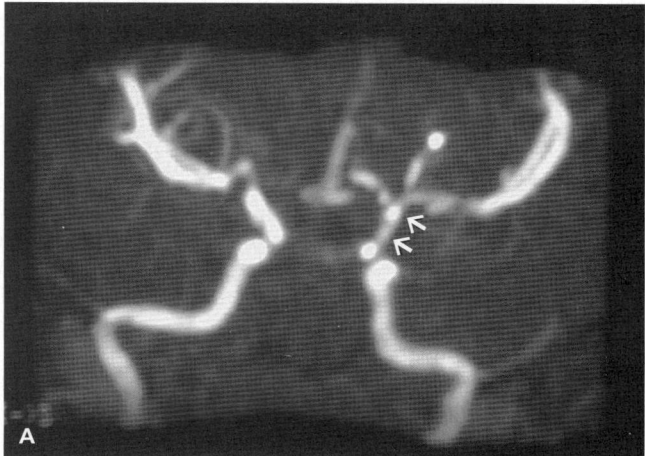
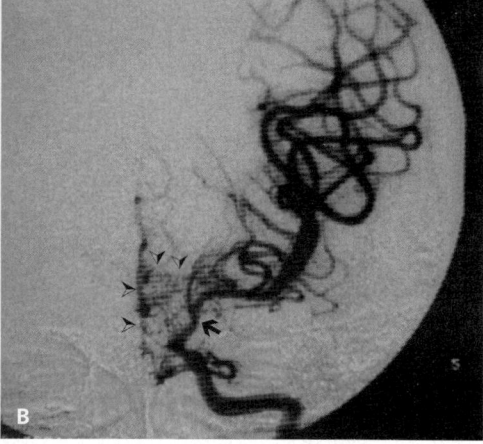

FIGURA 149.2 Síndrome *moyamoya* em um menino de 7 anos com anemia falciforme que teve uma crise epiléptica e um acidente vascular encefálico. **A.** Angiografia por ressonância magnética da circulação anterior mostrando oclusão dos segmentos A1 bilaterais e estreitamento das artérias carótidas internas (ACIs) terminais à esquerda (*setas*) e direita e artérias cerebrais médias. **B.** No mesmo paciente, a angiografia cerebral da injeção da ACI esquerda mostrando o estreitamento da ACI terminal (*seta*) estendendo-se para a artéria cerebral média, juntamente com os finos vasos colaterais *moyamoya* que se formam na base do cérebro (*pontas de seta*). Esta criança foi submetida a um procedimento de encefaloduroarteriossinangiose bilateral e evoluiu bem, sem novos AVEs ou crises epilépticas.

Em um estudo publicado por um único centro de pesquisa, houve progressão em 45% ao longo de um período de 5 anos. A recidiva do AVE também é comum e varia de 20% em 4 anos a 38% em 10 anos.

Dissecção arterial craniocervical (20% dos casos de arteriopatia)

A dissecção arterial da infância inclui dissecções intracranianas e extracranianas. Em metanálise das dissecções arteriais das crianças com menos de 18 anos, os pacientes masculinos foram afetados com frequência expressivamente maior que as meninas: 74% de rapazes com dissecções da circulação anterior e 87% de rapazes com dissecções da circulação posterior. Esse predomínio persistiu, mesmo com as dissecções não traumáticas. Entre as dissecções que envolviam a circulação anterior, 40% eram extracranianas, enquanto entre as dissecções da circulação posterior 79% eram extracranianas. Um terço das dissecções são espontâneas, mas menos de 20% estão associadas a algum traumatismo significativo. A média de idade por ocasião da apresentação é maior que a de todos os AVEI (8 a 10 anos). Os sinais e sintomas iniciais comuns são hemiparesia e cefaleia. Dor cervical era menos comum nas crianças. O acompanhamento médio por 5 anos demonstrou déficits moderados ou graves em 14%, AVE recidivantes em 9% e dissecções repetidas apenas depois das dissecções da circulação anterior em 10% dos casos.

Vasculites (12% dos casos de arteriopatia)

A vasculite cerebral é rara e pode ser difícil diagnosticá-la na infância (ver Capítulo 43). As vasculites causadas por doenças inflamatórias sistêmicas e infecções virais, fúngicas, micobacterianas e até mesmo parasitárias são mais prováveis que a angiite primária do sistema nervoso central. As vasculites devem ser consideradas quando há infartos em vários territórios vasculares com micro-hemorragias.

Arteriopatia falciforme (8% dos casos de arteriopatia)

Veja mais adiante discussão detalhada sobre arteriopatia falciforme.

Angiopatia pós-varicela (7% dos casos de arteriopatia)

Esta entidade tradicionalmente resulta em estenose dos troncos arteriais principais e dos segmentos distais da artéria carótida interna com infarto lenticuloestriatal. (Ver descrição subsequente em "Fatores de risco, Infecção").

Cardiogênicos (30% dos acidentes vasculares encefálicos isquêmicos arteriais)

As causas cardiogênicas de AVE incluem cardiopatia congênita, cardiopatia valvar, arritmias, miocardiopatia, cirurgia e cateterização cardíacas, oxigenação por membrana extracorpórea, dispositivo de assistência ventricular esquerda e doença de Kawasaki.

Cardiopatia congênita é o fator de risco cardíaco mais comum referido em 59% dos casos de AVE cardiogênicos. Pesquisadores descreveram forame oval patente (FOP) isolado em 15% dos casos e cateterização cardíaca em 8% dos pacientes.

Tromboembólicos (15% dos acidentes vasculares encefálicos isquêmicos arteriais)

Os AVEs tromboembólicos podem ser causados por um cateter de longa permanência, infecções ou um estado de hipercoagulabilidade hereditário ou adquirido.

Acidentes vasculares encefálicos criptogênicos (5% dos casos de acidente vascular encefálico isquêmico arterial)

Os AVEs criptogênicos, dos quais a etiologia do acidente vascular encefálico é desconhecida, apesar de uma investigação abrangente, são diagnosticados em cerca de 20% das crianças.

Trombose dos seios venosos cerebrais na infância

As veias e os seios cerebrais têm paredes finas e não contêm válvulas. As veias cerebrais drenam para os seios, que se formam a partir das bolsas durais existentes ao redor do cérebro. Ao contrário dos territórios vasculares arteriais, a trombose de veias específicas não causa síndromes clínicas bem definidas. O sistema venoso mostra variações anatômicas consideráveis, o fluxo pode ser invertido e pode haver vasos de drenagem colateral (p. ex., por meio dos seios occipitais).

As veias e os seios cerebrais são propícios às complicações trombóticas. A drenagem venosa é lenta, segue um trajeto tortuoso e as paredes das veias se distendem facilmente. A combinação de inflamação focal da parede vascular, trombofilia sistêmica, hiperosmolalidade, redução do fluxo sanguíneo e lesão da parede vascular ajuda a romper o equilíbrio na direção da trombose cerebral. Quando um trombo obstrui a drenagem venosa, a pressão do sistema venoso aumenta. Edema e hemorragia podem ocorrer em consequência da pressão elevada dos capilares, com extravasamento de plasma e hemácias ou ruptura bem definida; além disso, a pressão alta pode superar a pressão de perfusão arterial e causar infarto isquêmico. Hidrocefalia com hipertensão intracraniana são consequências que ocorrem quando há impedimento à reabsorção do líquido cefalorraquidiano (LCR) pelas vilosidades aracnóideas e granulações de Pacchioni (fovéolas granulares) dos seios durais. Um trombo volumoso no seio sagital superior, no qual ocorre a maior parte da reabsorção, geralmente causa hidrocefalia comunicante.

Nas crianças, os seios sagital superior e lateral são afetados mais comumente, e dois ou mais seios ou veias são acometidos simultaneamente. A obstrução do seio venoso pode causar hipertensão intracraniana, enquanto a trombose isolada de uma veia cerebral pode evidenciar-se por sinais neurológicos focais.

A TSVC é uma complicação de algumas doenças inflamatórias crônicas, infecções e estados pró-trombóticos (Tabela 149.3).

Tendências pró-trombóticas podem ser demonstradas em 50% das crianças testadas, e não é raro encontrar mais de uma anormalidade. A metanálise dos traços pró-trombóticos associados aos AVEs infantis também demonstrou uma associação positiva de todos os traços trombofílicos estudados com TSVC: deficiência de antitrombina, deficiência de proteína C, deficiência de proteína S, mutação G1691A do fator V e mutação G20210A da protrombina. A deficiência de antitrombina era 18 vezes mais comum nas crianças com TSVC, em comparação com um grupo de controle; além disto, em uma coorte de crianças com TSVC, a proteína C e a proteína S tinham níveis 6 e 5 vezes maiores.

Hemorragia intracraniana na infância

Na faixa etária pediátrica, a maioria das HICs consiste em sangramentos intraparenquimatosos ou hemorragia intraparenquimatosa com disseminação intraventricular. Os casos de HIV isolada são raros. O hematoma pode expandir-se em um terço das crianças e esta expansão pode ser significativa, exigindo drenagem de urgência.

Tabela 149.3 Doenças associadas à trombose dos seios venosos cerebrais.
Doenças inflamatórias crônicas e hipercoaguláveis
Doença inflamatória intestinal
Lúpus eritematoso sistêmico
Doença de Behçet
Doença celíaca
Esclerose múltipla
Lesão na cabeça
Neoplasia cerebral
Malignidade hematológica
Infecciosa
Mastoidite
Otite
Sinusite
Meningite
Estados pró-trombóticos
Síndrome nefrótica
Homocistinúria
Uso de contraceptivo oral
Gravidez
Tratamento com asparaginase
Traços de Trombofilia
Deficiência de antitrombina
Deficiência de proteína C
Deficiência de proteína S
Mutação do fator V
Mutação de protrombina
Outras
Anemia
Hidrocefalia
Desidratação
Hipoxia
Período pós-operatório
Pós-cateterização

De acordo com as experiências de três centros pediátricos de nível terciário dos EUA, as causas de HIC são MAVs (37%), causa desconhecida (17%), angiomas cavernosos (13%), coagulopatia (11%), anticoagulação (9%), aneurismas (9%), anomalia do desenvolvimento venoso (2%) e doença *moyamoya* (2%). De acordo com o estudo Baltimore-Washington Cooperative Young Stroke Study, as HICs tinham as seguintes causas: malformações arteriovenosas (29%), causas hematológicas (23%), vasculopatia (18%), complicações cirúrgicas (12%), coagulopatia (6%) e causas indeterminadas (12%).

Diagnóstico

Acidente vascular encefálico isquêmico

Os pacientes que se apresentam com déficits neurológicos focais devem fazer uma TC do crânio em caráter de urgência, de forma a excluir uma hemorragia aguda. Um AVE isquêmico em estágio inicial pode não ser demonstrado na TC e deve ser confirmado por RM. Nas crianças com doença *moyamoya*, o Doppler transcraniano (DTC) pode ser útil para acompanhar a estabilização ou progressão da doença vascular (classe IIb, nível de evidência C). As arteriopatias são causas comuns de AVE na infância, portanto, a ARM deve ser realizada como parte da avaliação de uma criança com AVE. A angiografia cerebral deve ser considerada nos casos em que a ARM não é esclarecedora.

Trombose dos seios venosos cerebrais na infância

Os sintomas iniciais comumente são difusos e inespecíficos. Em um estudo de crianças com TSVC, os sintomas iniciais mais comuns foram cefaleia, vômitos e distúrbios visuais. Os sintomas iniciais podem sobrepor-se aos sintomas clássicos de hipertensão intracraniana idiopática. Outras queixas iniciais são letargia, mal-estar, irritabilidade, perda do apetite, fraqueza dos membros, marcha instável e crises convulsivas.

Os sinais clínicos comuns à apresentação são edema das papilas ópticas, crises epilépticas, febre, paralisia do sexto nervo craniano e hemiparesia (Figura 149.3). Outros sinais são depressão do nível de consciência, déficits dos campos visuais, paralisias de outros nervos cranianos, ataxia, distúrbio da fala e déficit hemissensitivo.

Em muitos casos, o diagnóstico é estabelecido tardiamente. Uma revisão retrospectiva dos prontuários de 21 crianças tratadas entre 1997 e 2005 demonstrou que, em média, transcorreram 6 dias entre o início dos sintomas e o atendimento hospitalar; entre o atendimento hospitalar e o diagnóstico, o intervalo médio foi de 3 dias.

A TSVC causa sinais patognomônicos nos exames de neuroimagem. O sinal do cordão é causado pelas veias corticais densas ou pelos seios trombosados. O sinal do triângulo denso, atribuído à coagulação aguda do sangue, é um sinal transitório muito precoce. O sinal do delta ou triângulo vazio é uma alteração tardia resultante do fluxo venoso pelas veias colaterais das paredes dos seios venosos, em comparação com a inexistência de fluxo dentro dos próprios seios.

A TC está amplamente disponível e pode ser realizada rapidamente. Em muitos centros, hoje podem ser obtidas imagens de boa qualidade com pouca exposição à radiação. De acordo com um estudo, a TC não contrastada teve sensibilidade de 73% no diagnóstico de TSVC e não houve resultados positivos falsos. A flebotomografia computadorizada (FTC) aumenta a sensibilidade do exame para detectar trombos venosos e pode ser mais esclarecedora que a fleborressonância magnética no estudo das veias cerebrais, ainda que requeira técnicos habilidosos para determinar o momento apropriado da injeção do contraste venoso de forma a evitar contaminação arterial. Esse exame também é afetado pelo débito cardíaco reduzido e pelos distúrbios que aumentam o tempo circulatório.

A RM é mais esclarecedora na avaliação das anormalidades do parênquima cerebral. A RM e a venografia por ressonância magnética não necessitam de contraste, mas ele pode ser útil para diferenciar entre um seio hipoplásico e uma trombose intravascular. Áreas destituídas de fluxo podem ser confundidas com trombose quando o fluxo cerebral é lento.

Nas crianças com TSVC, cerca de 25% não têm acometimento do parênquima cerebral, um terço mostra infartos isquêmicos e um terço tem HIC. Hemorragias intraventriculares e subaracnóideas são detectadas em menos de 10% dos casos.

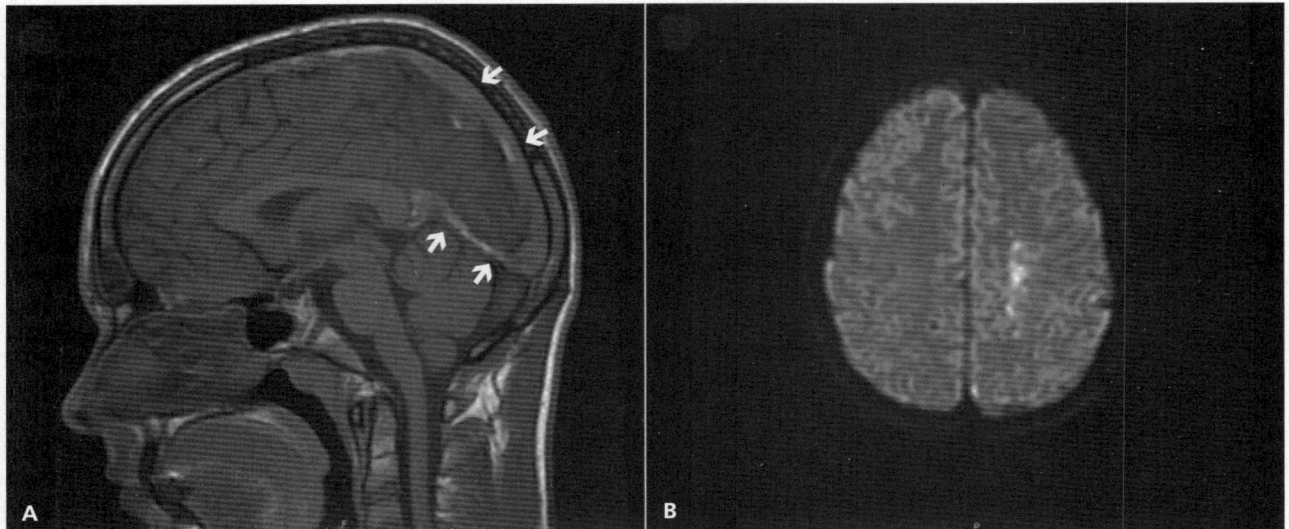

FIGURA 149.3 Trombose dos seios venosos cerebrais em um menino de 14 anos com história de enxaqueca. Suas dores de cabeça pioraram acentuadamente em um período de 3 semanas e ele foi levado ao pronto-socorro com fraqueza na mão direita e papiledema. **A.** A ressonância magnética cerebral sem contraste ponderada em T1 sagital mostra trombo no seio sagital superior e seio reto (*setas*). **B.** Imagem ponderada em difusão mostrando restrição à difusão no centro semioval esquerdo. Seu pai tinha história de trombose venosa profunda, mas nenhum estado claro de hipercoagulabilidade foi identificado. Ele foi tratado com anticoagulação por 1 ano com resolução completa dos sintomas.

Hemorragia intracraniana infantil

As crianças com hemorragia cerebral não traumática devem ser submetidas a uma avaliação completa dos fatores de risco. Quando os exames de imagem não invasivos não demonstram um foco esclerótico (nicho radiológico), deve-se realizar uma angiografia cerebral convencional. Nos pacientes que apresentem sintomas que possam ser explicados por um aneurisma, angiotomografia computadorizada ou a angiografia convencional pode ser considerada, mesmo que a ARM do paciente não mostre evidência de aneurisma.

Tratamento

Acidente vascular encefálico na infância

Os cuidados imediatos depois de um AVEI começam com manutenção da oxigenação normal, normotermia e normoglicemia e controle da hipertensão sistêmica. É razoável tratar a desidratação e a anemia. Contudo, não há evidência de que, nas crianças com oxigenação normal, a administração de oxigênio suplementar tenha algum benefício; nas crianças sem crises epilépticas detectáveis clinicamente ou com base no EEG, a administração profilática de antipiréticos não é necessária. Também não existem dados confirmando a segurança e eficácia da hipotermia como medida terapêutica para AVE agudo.

O tratamento inicial das crianças sem AF deve incluir HNF ou HBPM ou ácido acetilsalicílico (1 a 5 mg/kg/dia), até que seja possível excluir dissecção e causas embólicas. Com a exclusão desses fatores, deve-se manter a profilaxia com doses diárias de ácido acetilsalicílico (1 a 5 mg/kg/dia) por 2 anos no mínimo (Grau 1B). Nas crianças que usam ácido acetilsalicílico e têm AIT ou AVEI recidivantes, deve-se considerar a substituição do ácido acetilsalicílico por clopidogrel ou um anticoagulante.

Terapias para AVE hiperagudo incluem o uso do ativador de plasminogênio tecidual intravenoso (tPA) e a trombectomia endovascular permanece controversa em crianças. As diretrizes de AVE de 2015 da American Heart Association apoiam o uso de trombectomia em pacientes selecionados com menos de 18 anos até 6 horas após o início do AVE. Em 2018, as diretrizes de AVE da American Heart Association estenderam a janela de trombectomia mecânica em adultos em condições adequadas, até 24 horas após o início do AVE com base nos estudos DAWN e DEFUSE-3, mas não estendeu a janela em crianças com AVE. Uma revisão de 29 pacientes pediátricos submetidos à trombectomia mecânica com idade média de 10 anos mostrou uma melhora significativa nos escores da Escala de AVE do National Institutes of Health sem complicações maiores. Apesar da falta de evidências, não é razoável considerar a trombectomia mecânica em uma criança com menos de 18 anos até 24 horas após o início do AVE. O tPA intravenoso é um tratamento estabelecido e eficaz para adultos com AVE, se tratado em 4,5 horas. Uma recente declaração de consenso da American Heart Association/American Stroke Association recomendou a consideração de terapias hiperagudas, como tPA intravenoso e trombectomia endovascular em crianças que atendem aos seguintes critérios: (1) déficits neurológicos incapacitantes persistentes (Pediatric National Institutes of Health Stroke Scale ≥ 6), (2) oclusão de grandes artérias confirmada radiologicamente, (3) crianças maiores (devido ao tamanho dos cateteres em relação ao tamanho das artérias), (4) decisões de tratamento feitas por neurologistas com experiência no tratamento de AVE infantil e (5) intervenções por cirurgiões endovasculares também com experiência no tratamento de AVE pediátrico.

Uma criança que sofreu um AVE deve ser incluída em um programa de reabilitação e terapia apropriados para a idade. O desempenho cognitivo e comportamental é especialmente importante em crianças em idade escolar. A avaliação neuropsicológica é útil para planejar programas terapêuticos e educacionais e monitorar déficits cognitivos, comportamentais e de linguagem após um AVE.

Dissecção arterial craniocervical

O American Heart Association Stroke Council recomendou iniciar o tratamento de uma DACC com HNF ou HBPM e manter o uso subcutâneo deste último fármaco, ou como transição para varfarina por 3 a 6 meses. O American College of Chest Physicians recomendou tratamento com anticoagulante por no mínimo 6 semanas, com a manutenção do tratamento dependendo da avaliação radiológica. O médico também pode considerar o uso de um agente antiplaquetário em vez de HBPM ou varfarina. Depois de 6 meses e se houver recidiva dos sintomas, é razoável continuar o anticoagulante ou antiplaquetário. Quando os sintomas regrediram, mas há alguma anormalidade residual na artéria dissecada evidenciada nos exames de imagem, também é razoável manter o tratamento antiplaquetário além de 6 meses. Os procedimentos cirúrgicos podem ser considerados quando há sintomas atribuíveis à DACC, apesar do tratamento clínico ideal. Nos casos de dissecção intracraniana e HSA resultante de uma DACC, a anticoagulação não é recomendada.

Arteriopatia moyamoya

Com a doença *moyamoya*, a revascularização cirúrgica pode reduzir eficazmente o risco de AVE. As crianças com *moyamoya* devem ser referenciadas a um centro apropriado para avaliar a indicação de revascularização. Existem poucos estudos publicados recomendando um procedimento cirúrgico em preferência aos outros, mas a revascularização indireta pode ser preferível para crianças menores, cujos vasos mais finos podem dificultar a anastomose direta; além disto, as técnicas de *bypass* direto podem ser preferíveis para os pacientes maiores. As indicações da cirurgia de revascularização incluem sintomas isquêmicos progressivos, indícios de perfusão insatisfatória ou reserva colateral inadequada. Depois da cirurgia de revascularização ou nos indivíduos assintomáticos com doença *moyamoya*, pode-se considerar o uso de ácido acetilsalicílico. Em geral, os anticoagulantes não são recomendados para os pacientes com doença *moyamoya*, em vista do risco de hemorragia e da dificuldade de manter os níveis terapêuticos das crianças.

As medidas de sustentação para crianças com doença *moyamoya* incluem técnicas para atenuar a ansiedade e a dor, que podem causar vasoconstrição induzida pela hiperventilação. A hidratação pré-operatória e perioperatória é frequentemente empregada na cirurgia de revascularização. A profilaxia de hipotensão, hipovolemia, hipertermia e hipocapnia perioperatórias e intraoperatórias pode reduzir o risco de AVE perioperatório.

Acidente vascular encefálico cardiogênico

O tratamento da insuficiência cardíaca congestiva e das lesões cardíacas congênitas é recomendado e pode reduzir as chances de ocorrer embolia cardiogênica. Isso inclui ressecção de um mixoma atrial, mas não se aplica à correção do FOP. É razoável iniciar a anticoagulação depois de uma embolia cardíaca da criança considerada em risco alto de ter outros episódios. HNF ou HBPM pode ser introduzida como transição ao tratamento com varfarina. A HBPM pode ser mantida em vez de usar varfarina e é razoável continuar o tratamento com um desses dois fármacos no mínimo por 1 ano, ou até que a lesão responsável pelo risco alto tenha sido corrigida. Nos casos suspeitos de embolia cardíaca com risco indeterminado ou baixo de AVE, sem relação com um FOP, é razoável tratar com ácido acetilsalicílico por 1 ano no mínimo. Também é recomendável fechar as anomalias do septo atrial volumosas (exceto FOP) para evitar AVE.

Nos pacientes com endocardite de uma valva artificial, pode ser razoável manter a anticoagulação crônica. A anticoagulação não deve ser usada nos casos de endocardite das valvas naturais e também não é necessário remover um rabdomioma de um paciente assintomático.

Trombofilias hereditárias

Nas crianças com AVEI ou TSVC, é razoável dosar o nível sérico de homocisteína e iniciar tratamentos como dieta e suplementação de folato, vitamina B_6 ou vitamina B_{12} para reduzir as concentrações altas de homocisteína. Nas adolescentes com AVEI ou TSVC, também é recomendável interromper o uso de anticoncepcionais orais.

Outras causas

As crianças com doença de Fabry devem fazer tratamento de reposição de a-galactosidase.

Trombose dos seios venosos cerebrais na infância

As recomendações quanto ao uso de anticoagulantes estão baseadas em estudos retrospectivos. Enquanto aguardamos um estudo prospectivo sobre tratamento anticoagulante nos recém-nascidos, uma análise retrospectiva de grande porte realizada entre 1992 e 2005 em um centro de pesquisa com 162 recém-nascidos sugeriu efeitos benéficos atribuíveis ao uso de anticoagulantes, mesmo com hemorragia preexistente. Esse estudo foi realizado em uma instituição na qual o protocolo foi introduzido e praticado a partir de 1995. Todos os recém-nascidos e crianças sem HIC significativa receberam anticoagulação. Quando a anticoagulação não foi iniciada em razão de uma HIC significativa, um exame subsequente foi realizado dentro de 5 a 7 dias para avaliar a estabilidade do trombo. Quando o exame de acompanhamento demonstrou propagação do trombo, esses pacientes foram tratados com anticoagulantes, apesar da HIC significativa. Dentro de 2 semanas depois do diagnóstico, o trombo propagou-se em 7% das crianças tratadas e 37% das crianças não tratadas. A propagação causou sinais e sintomas em 60% das crianças e estava associada a déficits mais graves por ocasião da alta hospitalar. HIC associada à anticoagulação ocorre em 5% dos pacientes tratados e 98% destas hemorragias associadas aos anticoagulantes ocorreram nos pacientes com HIC antes de iniciar o tratamento. Na maioria dos casos, a HIC como complicação da anticoagulação era uma hemorragia subdural e quase todos os sangramentos ocorreram com outros fatores, inclusive anticoagulação supraterapêutica, hipertensão, trombocitopenia, cirurgia de *shunt* ventriculoperitoneal e atrofia cerebral.

O tratamento agudo das crianças com TSVC, deve incluir hidratação, controle das crises epilépticas subclínicas ou detectáveis clinicamente e redução da hipertensão intracraniana. Quando há hipertensão intracraniana grave ou de longa duração, existe o risco de perda da visão. Os campos visuais e a acuidade visual devem ser avaliados periodicamente, de forma que sejam adotadas medidas apropriadas para controlar a hipertensão intracraniana. O monitoramento da pressão intracraniana pode ser considerado durante a fase aguda da TSVC.

Infecção bacteriana e anemia são causas reversíveis de TSVC e, por essa razão, as crianças com quadro suspeito de infecção bacteriana devem ser tratadas com antibióticos apropriados e deve ser obtido um hemograma completo. Também pode ser útil realizar exames diagnósticos para detectar infecções coexistentes, inclusive hemoculturas e radiografias dos seios cranianos. A realização de um estudo completo para trombofilia pode ser benéfica, e seus resultados poderiam afetar o risco de recidiva da trombose e influenciar as decisões terapêuticas. Nas crianças com depressão do estado mental e paralisia ou sedação, as crises epilépticas subclínicas são comuns. O monitoramento eletroencefalográfico contínuo pode ser considerado nesses casos.

O American Heart Association Stroke Council sugeriu que seja razoável iniciar o tratamento com HNF ou HBPM, independentemente se há uma hemorragia secundária, seguida do tratamento com varfarina por 3 a 6 meses. A repetição dos exames de neuroimagem nas crianças com TSVC para confirmar a recanalização das veias afetadas ou recidiva do trombo pode ser benéfica. O American College of Chest Physicians recomendou anticoagulação inicial com HNF ou HBPM apenas para crianças sem HIC significativa e, em seguida, HBPM ou um antagonista da vitamina K por 3 meses no mínimo. Depois de 3 meses de tratamento, se houver recanalização radiológica parcial da TSVC ou sintomas persistentes, a anticoagulação deve ser mantida por mais 3 meses. Nas crianças com hemorragia significativa, há uma sugestão de repetir a avaliação radiológica dentro de 5 a 7 dias e, se houver propagação do trombo, iniciar a anticoagulação.

Existem estudos de casos descrevendo o uso de trombólise cerebral focal para tratar TVC. Os casos publicados sugerem que possam ser conseguidos efeitos benéficos quando o procedimento é realizado por radiologistas intervencionistas experientes, mas também pode haver risco considerável de complicações hemorrágicas. O American Heart Association Stroke Council sugeriu que, em determinadas crianças, a administração de um agente trombolítico possa ser considerada. O American College of Chest Physicians recomendou trombólise, trombectomia ou descompressão cirúrgica apenas para crianças com TSVC grave, nas quais não ocorra melhora com o tratamento inicial com HNF. Nas crianças com TSVC e fatores de risco persistentes para trombose (p. ex., síndrome nefrótica ou tratamento com L-asparaginase), recomenda-se anticoagulação profilática.

Hemorragia intracraniana na infância

As crianças com deficiência grave de fatores de coagulação devem receber tratamento de reposição apropriado, enquanto os pacientes com deficiências de fatores menos graves devem ser tratados com reposição apenas depois de traumatismos. Existe uma recomendação de diagnosticar e corrigir – quando for clinicamente possível – anomalias vasculares congênitas. Recentemente, um estudo de malformações arteriovenosas cerebrais não rompidas em adultos demonstrou que apenas o tratamento clínico era superior à intervenção terapêutica para pacientes cm MAVs não rompidas. Esse estudo tem alterado a prática terapêutica das MAVs intactas.

A criança com hemorragia cerebral aguda requer cuidados em caráter de urgência. As atenções devem ser voltadas para avaliação do esforço respiratório, controle da hipertensão sistêmica, supressão das crises epilépticas clínicas e subclínicas e redução da pressão intracraniana. Em geral, a drenagem cirúrgica de um hematoma intracerebral supratentorial não é recomendável. A cirurgia é razoável em casos selecionados sob risco de herniação cerebral, ou que tenham pressão intracraniana extremamente elevada; contudo, ainda não está claro se isso melhora o prognóstico. Hidrocefalia aguda com HIC requer drenagem ventricular. Quando a hidrocefalia persiste além da fase aguda, pode ser necessário colocar um *shunt*. As contagens baixas de plaquetas devem ser corrigidas e a vitamina K deve ser administrada aos pacientes com distúrbios da coagulação dependentes desta vitamina. Na fase aguda de estabilização dos pacientes com HSA, as medidas instituídas para controlar o vasospasmo cerebral podem ser benéficas.

É recomendável acompanhar os pacientes assintomáticos que tenham alguma condição que os predisponham aos aneurismas intracranianos com ARM do crânio a intervalo de 1 a 5 anos, dependendo do nível de risco aparente imposto pelo distúrbio subjacente. Em vista da necessidade possível de repetir os exames ao longo de alguns anos, a angiografia por tomografia computadorizada pode ser preferível à angiografia convencional como exame de triagem dos pacientes em risco de aneurisma.

Prognóstico

Acidente vascular encefálico isquêmico na infância

Déficits neurológicos

As crianças que tiveram AVE devem ser inscritas em um programa de fisioterapia e reabilitação apropriado à idade. O desempenho cognitivo e comportamental é especialmente importante para as crianças em idade escolar. O Pediatric Stroke Outcome Measure está baseado em um exame neurológico detalhado apropriado à idade e é graduado em quatro domínios: déficit sensorimotor, déficit de linguagem – produção (exceto disartria), déficit de linguagem – compreensão e déficit cognitivo ou comportamental. O peso dos déficits de linguagem e cognitivo-comportamentais é consideravelmente maior e os déficits motores têm menos peso, em comparação com os instrumentos de avaliação prognóstica do AVE em adultos. A avaliação neuropsicológica é útil ao planejamento do tratamento e dos programas educacionais e para o monitoramento dos déficits cognitivos, comportamentais e de linguagem depois de um AVE.

Em um estudo realizado em um único centro de pesquisa com 90 crianças acompanhadas por um período médio de 2 anos depois de um AVEI, 49% estavam normais ou tinham déficits discretos com base na medida do prognóstico de AVE pediátrico.

Recidiva

No norte da Califórnia, o índice de recidiva cumulativa em 5 anos foi de 19% depois de um AVEI na infância. Todas as recidivas ocorreram entre crianças com alguma anormalidade vascular. Em um estudo de grande porte, realizado por um único centro de pesquisa, 37% das crianças tiveram recidivas do AVEI ou do AIT, em média 267 dias depois do primeiro (variação: 1 dia a 11,5 anos). Dentre 84% dos pacientes que repetiram os exames de imagem, 11% tinham isquemia recorrente clinicamente assintomática. Entre as crianças do norte da Califórnia com arteriopatia, o índice de recidiva cumulativo em 5 anos foi de 66%. Os fatores associados à recidiva assintomática dos infartos e às recidivas clínicas eram doença *moyamoya*, baixo peso ao nascer, trombofilia hereditária, história pregressa de AIT, infarto bilateral, doença preexistente e leucocitose.

Epilepsia

Nas crianças, crises epilépticas e epilepsia depois de um AVE são complicações significativas. Vários estudos distintos de diferentes continentes mostram que a frequência de epilepsia pós-AVE no AVE infantil está entre 7 e 29,2%. A taxa de crise epiléptica pós-AVE é maior.

Trombose dos seios venosos cerebrais na infância

Nos estudos realizados em centros de pesquisa de grande porte, a anticoagulação não foi associada a aumento da mortalidade ou sequelas neurológicas graves.

Recanalização

Dentro de 3 meses, mais de 50% das crianças têm recanalização da veia trombosada. A falta de recanalização está associada à existência de algum distúrbio pró-trombótico.

Recidiva

As recidivas ocorrem em 5 a 17% das crianças. Isso pode depender da persistência dos fatores de risco subjacentes e da patência residual do sistema venoso cerebral.

Déficits neurológicos

Os desfechos neurológicos desfavoráveis depois de uma TVC incluem hipertensão intracraniana crônica, cefaleias frequentes, déficits cognitivos, hemiparesia, redução da acuidade visual, paralisia isolada do sexto nervo e epilepsia em 5 a 8% dos casos. Os preditores de prognóstico favorável são o tratamento anticoagulante, idade mais avançada, inexistência de anormalidades parenquimatosas no exame de imagem e acometimento dos seios laterais.

Em uma coorte pequena de crianças acompanhadas em média por 2,1 anos depois da TSVC, 79% estavam normais ou tinham déficits discretos. Em um estudo mais amplo com crianças, a evolução foi desfavorável em 37% dos casos.

Mortalidade

A mortalidade relatada variou de 5 a 12%. Em um estudo pediátrico, a maioria das crianças não foram tratadas com anticoagulantes e a taxa de mortalidade imediata foi de 18%.

Hemorragia intracraniana na infância

Déficits neurológicos

As sequelas neurológicas são mais comuns depois de HIC na infância, que de outros tipos de AVE. Em um estudo de coorte prospectivo realizado em um centro de pesquisa com acompanhamento médio de 3,5 meses, 71% dos sobreviventes tinham déficits neurológicos e 55% apresentavam limitações físicas clinicamente significativas. Um estudo de coorte prospectivo envolvendo três centros de pesquisa detectou sequelas neurológicas graves em 12%, déficits moderados em 50% e recuperação satisfatória em apenas um terço dos casos.

Recidiva

Em um estudo populacional do norte da Califórnia, o índice cumulativo de recidivas foi de 10%. Sessenta e quatro por cento das recidivas ocorreram nos primeiros 6 meses. As crianças com hemorragia idiopática não tiveram recidivas, em comparação com os pacientes com lesões estruturais como malformação vascular ou tumor, que tiveram índice cumulativo de recidiva de 13%.

Epilepsia

Em um estudo, menos de 15% dos pacientes desenvolveram epilepsia dentro de 2 anos. Um fator de risco para o desenvolvimento subsequente de crises epilépticas e epilepsia era hipertensão intracraniana com necessidade de intervenção aguda.

Mortalidade

A HIC está associada à mortalidade de cerca de 5%.

ANEMIA FALCIFORME

O processo da lesão neurológica que acarreta déficits cognitivos e focais a longo prazo nos pacientes com AF começa na infância. As complicações neurológicas da doença falciforme incluem déficit cognitivo, AVE isquêmicos e hemorrágicos causados por tromboses arteriais e venosas, arteriopatia falciforme e focos de hiperintensidade na substância branca nas imagens em T2 da RM do cérebro.

Epidemiologia

O Cooperative Study of Sickle Cell Disease – maior estudo sobre AVE em pacientes com AF – demonstrou que, em torno da idade de 20 anos, o risco de AVE era de 11% e que o pico de incidência era entre as idades de 2 e 5 anos. Quanto à incidência de AVE, não havia diferenças entre os sexos. A incidência anual de AVE entre as crianças com AF é ordens de magnitude maior que os outros tipos de AVE infantil. O Baltimore-Washington Cooperative Young Stroke Study detectou incidência anual de 285 por 100 mil crianças.

Biopatologia

Com a pressão baixa de oxigênio, a hemoglobina falciforme polimeriza e adquire uma conformação falciforme alongada e rígida. Isso aumenta a viscosidade sanguínea e pode causar danos ao endotélio. A arteriopatia falcêmica pode ser o determinante mais importante do risco de desenvolver um AVE. Com o transcorrer do tempo, a arteriopatia tende a piorar. As crianças com história de AVE tinham mais chances de desenvolver vasculopatia progressiva que as crianças com DTC anormal, mas sem história de AVE. A isquemia subclínica é duas vezes mais comum que os AVEs detectáveis clinicamente e confere um risco alto de recidiva dos AVE. Na maioria dos casos, a arteriopatia associada à doença falciforme evidencia-se na forma de arteriopatia *moyamoya* com grau avançado de doença arterial obstrutiva das carótidas internas e do polígono de Willis e desenvolvimento de circulação colateral. As crianças maiores e os adultos estão sujeitos a desenvolver aneurismas, dolicoectasia e HSA.

A combinação dos fatores de risco que resultam na doença vascular e no AVE ainda não está completamente definida. Os fatores de risco como infecção, leucocitose, síndrome torácica aguda, inflamação, concentração baixa de hemoglobina e períodos de insaturação noturna podem contribuir para o risco de AVE nos pacientes com AF.

Vários estudos descreveram polimorfismos de nucleotídio único nos genes que codificam um promotor do fator de necrose tumoral, receptor de interleucina-4, receptor beta$_2$-adrenérgico, sintetase do leucotrieno C4, molécula 1 de adesão da célula vascular e receptor de lipoproteína de densidade baixa, que foram associados à ocorrência de AVE nas crianças com AF. Esses genes estão envolvidos nos processos inflamatórios.

Diagnóstico

As diretrizes da American Heart Association/American Stroke Association (AHA/ASA) recomendam DTC para selecionar as crianças aptas à profilaxia primária do AVE (Evidência de nível 1).[1] RM e ARM não têm evidências demonstradas para essa indicação.

Tratamento

As únicas recomendações da Classe I para profilaxia primária dos AVEs pediátricos aplicam-se à anemia falciforme. A maior parte dessas recomendações provém dos estudos randômicos controlados STOP I e II. O estudo STOP I incluiu crianças com AF, velocidade média ao DTC da ACI ou ACM de 200 cm/s ou mais e nenhuma história de AVE. Os pacientes foram distribuídos randomicamente para transfusões sanguíneas periódicas *versus* cuidados médicos convencionais. O estudo foi interrompido antes da conclusão, pois os resultados foram altamente significativos. No grupo que recebeu cuidados médicos convencionais, houve 10 AVE isquêmicos e 1 AVE hemorrágico, em comparação com o grupo que fez transfusões, no qual houve 1 AVE isquêmico. As transfusões periódicas reduziram o risco de AVE em 92%. Existe a recomendação de iniciar a triagem por DTC com a idade de 2 anos (Evidência de nível 1).[1] O DTC deve ser realizado anualmente e os exames anormais devem ser repetidos em 1 mês. Os resultados *borderline* e ligeiramente anormais do DTC podem ser repetidos dentro de 3 a 6 meses. Quando a velocidade ao DTC é maior que 200 cm/s, mesmo nas crianças sem manifestações clínicas de AVE, recomendam-se transfusões periódicas para diminuir o risco de AVE das crianças de 2 a 16 anos (Evidência de nível 1).[1] As crianças com infartos confirmados também devem fazer transfusões de hemácias periódicas combinadas com medidas para evitar sobrecarga de ferro. Antes de realizar uma angiografia cerebral, todas as crianças com AF devem fazer transfusões de hemácias para reduzir o risco de falcização de hemácias desencadeado pelo exame.

Quando as transfusões rotineiras foram incorporadas à prática clínica para os pacientes com DTC anormal ou história de AVE, a questão de quando seria possível interromper as transfusões sem riscos tornou-se muito relevante. Sete anos depois do estudo STOP I, os resultados do STOP II foram publicados. Pacientes com mais de 30 meses em transfusões repetidas, sem história de AVE clínico e com reversão a um padrão de risco baixo no DTC (< 170 cm/s) foram distribuídos randomicamente para continuar ou interromper as transfusões. Mais uma vez, o estudo foi interrompido precocemente. Dentre 41 pacientes do grupo que interrompeu as transfusões, 14 voltaram a um padrão de alto risco no DTC depois de um intervalo médio de 4,5 meses e dois tiveram AVE. No grupo que continuou a receber transfusões, não houve desfechos desfavoráveis. Hoje em dia, recomenda-se um programa de transfusões a longo prazo (Evidência de nível 1).[2]

Hoje em dia, há um estudo em andamento sobre hidroxiureia como alternativa às transfusões rotineiras. A hidroxiureia aumenta a hemoglobina fetal e o volume corpuscular médio e diminui as contagens de reticulócitos, leucócitos e plaquetas. Nos DTCs com transfusões mudando para o teste de hidroxiureia, a hidroxiureia não foi inferior em comparação com o protocolo de transfusão.

Quando é bem-sucedido, o transplante de células-tronco mieloablativo pode reverter as velocidades altas no DTC e praticamente eliminar o risco de AVE das crianças com AF. O transplante depende de um doador compatível e, mesmo que seja identificado um, a rejeição e a morbidade são significativas. Para as crianças em risco alto de AVE, particularmente para aquelas que não sejam candidatas às transfusões rotineiras, seria razoável considerar a realização de um transplante de medula óssea.

Nas crianças sem AF e arteriopatia *moyamoya*, a revascularização é um tratamento eficaz como profilaxia dos AVEs recidivantes. Os dados relativos às crianças com AF e arteriopatia *moyamoya* são mais escassos, mas sugerem efeitos benéficos. A recomendação da American Heart Association/American Stroke Association é considerar a revascularização cirúrgica como último recurso para os casos em que há disfunção vascular cerebral, apesar do tratamento clínico ideal.

O tratamento agudo do AVE isquêmico deve incluir hidratação, correção da hipoxemia e estabilização da hipotensão sistêmica. Uma transfusão de troca para reduzir a hemoglobina falciforme a menos de 30% da hemoglobina total é uma opção razoável (Classe IIa, Nível de Evidência C) (Grau 1B). Quando há uma hemorragia intracraniana, deve-se considerar a existência de alguma lesão vascular. Nenhum estudo indica que as transfusões periódicas reduzam o risco de HIC associada à doença falciforme.

Prognóstico

Déficits neurológicos

Em comparação com as crianças saudáveis, os pacientes com AF têm déficits de memória operacional e velocidade de processamento nos testes neurocognitivos.

Recidiva

Quando não é tratado, o risco de recidiva do AVE pode chegar a 50%.

Mortalidade

A mortalidade global associada ao AVE é de cerca de 10% e, dentro de 2 semanas depois de um AVE hemorrágico, pode chegar a 25%.

GENÉTICA DO ACIDENTE VASCULAR ENCEFÁLICO EM CRIANÇAS

A genética do AVE é um campo em rápida expansão porque várias vias genéticas foram identificadas na última década que fornecem informações sobre a angiogênese e a função dos vasos sanguíneos. Esses distúrbios podem ser classificados da seguinte forma.

Distúrbios com angiogênese anormal

Mutações nesses genes levando a MAVs, aneurismas e malformações cavernosas cerebrais (MCCs). A mutação RASA1 pode causar MAVs cerebrais. As telangiectasias hemorrágicas hereditárias, particularmente as mutações ENG e ACVRL1, também podem levar a MAVs cerebrais. Vários distúrbios causam CCM1, CCM2 e CCM3. A ruptura de MCCs pode levar a HICs espontâneas e AVE.

Distúrbios de estenose da parede vascular

Esses distúrbios geralmente levam à arteriopatia *moyamoya*. Nesses casos, há proliferação de componentes da parede do vaso sanguíneo, que causa estenose gradual do vaso, isquemia na região do cérebro suprida pelo vaso sanguíneo e formação de colaterais de *moyamoya*. Esses distúrbios são descritos anteriormente na seção sobre a síndrome *moyamoya* (Tabela 149.2).

Distúrbios do tecido conjuntivo

Nesses distúrbios, os vasos sanguíneos se formam adequadamente, mas o tecido conjuntivo que os sustenta é excepcionalmente fraco e propenso à dissecção. Ehlers-Danlos tipo IV e osteogênese imperfeita tipo I são os exemplos mais conhecidos, mas existem vários distúrbios semelhantes do tecido conjuntivo que podem se apresentar com dissecção arterial cerebral espontânea. A mutação COL4A1, que afeta o colágeno tipo IV, enquadra-se nessa categoria e pode se apresentar em neonatos com AVE intrauterino e porencefalia.

Distúrbios trombofílicos

Essas condições hematológicas interrompem o equilíbrio normal entre a formação e a quebra do coágulo e predispõem as crianças a AVEI, TSVC e HIC. Exemplos incluem PTG20210, fator V de Leiden, MTHR e deficiência de proteína C.

AVE genético ou metabólico ou episódios semelhantes ao AVE

Alguns exemplos incluem síndrome PHACE, doença de Fabry, encefalomiopatia mitocondrial, acidose láctica e episódios semelhantes ao AVE e mutações no gene *POLG1*. O acidente vascular encefálico também foi descrito em acidúrias orgânicas (acidúria metilmalônica, propiônica, isovalérica e glutárica tipo II) e distúrbio congênito da glicosilação tipo Ia. Às vezes, pode não ser evidente nesses distúrbios se o acidente vascular encefálico ocorre em função da condição metabólica que afeta diretamente a vascularização cerebral, o parênquima cerebral diretamente ou ambos.

Os membros da família com distúrbios de coagulação ou AVE em uma idade jovem podem sugerir ao clínico que considere um desses distúrbios genéticos. No exame físico, telangiectasias cutâneas ou articulações hiperextensíveis também são altamente sugestivas de uma condição genética que leva a um acidente vascular encefálico. Se algum desses fatores estiver presente, o clínico deve buscar uma avaliação genética.

EVIDÊNCIAS DE NÍVEL 1

1. Adams RJ, McKie VC, Hsu L, et al. Prevention of a first stroke by transfusions in children with sickle cell anemia and abnormal results on transcranial Doppler ultrasonography. *N Engl J Med*. 1998;339(1):5-11.
2. Adams RJ, Brambilla D; for the Optimizing Primary Stroke Prevention in Sickle Cell Anemia (STOP 2) Trial Investigators. Discontinuing prophylactic transfusions used to prevent stroke in sickle cell disease. *N Engl J Med*. 2005;353(26):2769-2778.

LEITURA SUGERIDA

Albers GW, Lansberg MG, Kemp S, et al. A multicenter randomized controlled trial of endovascular therapy following imaging evaluation for ischemic stroke (DEFUSE 3). *Int J Stroke*. 2017;12(8):896-905.

Amlie-Lefond C, Bernard TJ, Sébire G, et al. Predictors of cerebral arteriopathy in children with arterial ischemic stroke: results of the International Pediatric Stroke Study. *Circulation*. 2009;119(10):1417-1423.

Amlei-Lefond C, Gilden D. Varicella zoster virus: a not uncommon cause of stroke in children and adults. *J Stroke Cerebrovasc Dis*. 2016;25(7):1561-1569.

Aygun B, Wruck LM, Schultz WH, et al. Chronic transfusion practices for prevention of primary stroke in children with sickle cell anemia and abnormal TCD velocities. *Am J Hematol*. 2012;87(4):428-430.

Barry M, Hallam, D, Bernard TH, Amlie-Lefond C. What is the role of mechanical thrombectomy in childhood stroke? *Pediatr Neurol*. 2019;95:19-25.

Benders M, Groenendaal F, Uiterwaal C, et al. Maternal and infant characteristics associated with perinatal arterial stroke in the preterm infant. *Stroke*. 2007;38:1759-1765.

Bernard TJ, Manco-Johnson MJ, Lo W, et al. Towards a consensus-based classification of childhood arterial ischemic stroke. *Stroke*. 2012;43(2):371-377.

Bernaudin F, Socie G, Kuentz M, et al. Long-term results of related myeloablative stem-cell transplantation to cure sickle cell disease. *Blood*. 2007;110(7):2749-2756.

Beslow LA, Abend NS, Gindville MC, et al. Pediatric intracerebral hemorrhage: acute symptomatic seizures and epilepsy. *JAMA Neurol*. 2013;70(4):448-454.

Beslow LA, Licht DJ, Smith SE, et al. Predictors of outcome in childhood intracerebral hemorrhage: a prospective consecutive cohort study. *Stroke*. 2010;41(2):313-318.

Bishop S, Matheus MG, Abboud MR, et al. Effect of chronic transfusion therapy on progression of neurovascular pathology in pediatric patients with sickle cell anemia. *Blood Cells Mol Dis*. 2011;47(2):125-128.

Braun KP, Bulder MM, Chabrier S, et al. The course and outcome of unilateral intracranial arteriopathy in 79 children with ischaemic stroke. *Brain*. 2009;132(pt 2):544-557.

Cole L, Dewey D, Letourneau N, et al. Clinical characteristics, risk factors, and outcomes associated with neonatal hemorrhagic stroke: a population-based case-control study. *JAMA Pediatr*. 2017;171(3):230-238.

deVeber G, Andrew M, Adams C, et al. Cerebral sinovenous thrombosis in children. *N Engl J Med*. 2001;345(6):417-423.

deVeber GA, MacGregor D, Curtis R, Mayank S. Neurologic outcome in survivors of childhood arterial ischemic stroke and sinovenous thrombosis. *J Child Neurol*. 2000;15(5):316-324.

Earley CJ, Kittner SJ, Feeser BR, et al. Stroke in children and sickle-cell disease: Baltimore-Washington Cooperative Young Stroke Study. *Neurology*. 1998;51(1):169-176.

Ferriero DM, Fullerton HJ, Bernard TJ, et al. Management of stroke in neonates and children: a scientific statement from the American Heart Association/American Stroke Association. *Stroke*. 2019;50(3):e51-e96.

Fox CK, Glass HC, Sidney S, Lowenstein DH, Fullerton HJ. Acute seizures predict epilepsy after childhood stroke. *Ann Neurol*. 2013;74(2):249-256.

Fullerton HJ, Elkins JS, Johnston SC. Pediatric stroke belt: geographic variation in stroke mortality in US children. *Stroke*. 2004;35(7):1570-1573.

Fullerton HJ, Wu YW, Sidney S, Johnston SC. Recurrent hemorrhagic stroke in children: a population-based cohort study. *Stroke*. 2007;38(10):2658-2662.

Fullerton HJ, Wu YW, Sidney S, Johnston SC. Risk of recurrent childhood arterial ischemic stroke in a population-based cohort: the importance of cerebrovascular imaging. *Pediatrics*. 2007;119(3):495-501.

Fullerton HJ, Wu YW, Zhao S, Johnston SC. Risk of stroke in children: ethnic and gender disparities. *Neurology*. 2003;61(2):189-194.

Ganesan V, Prengler M, Wade A, Kirkham FJ. Clinical and radiological recurrence after childhood arterial ischemic stroke. *Circulation*. 2006;114(20):2170-2177.

Golomb MR, MacGregor DL, Domi T, et al. Presumed pre- or perinatal arterial ischemic stroke: risk factors and outcomes. *Ann Neurol*. 2001;50(2):163-168.

Grelli KN, Gindville MC, Walker CH, Jordan LC. Association of blood pressure, blood glucose, and temperature with neurological outcome after childhood stroke. *JAMA Neurol*. 2016;73(7):829-835.

Guey S, Tournier-Lasserve E, Hervé D, Kossorotoff M. Moyamoya disease and syndromes: from genetics to clinical management. *Appl Clin Genet*. 2015;8:49-68.

Hankinson TC, Bohman LE, Heyer G, et al. Surgical treatment of moyamoya syndrome in patients with sickle cell anemia: outcome following encephaloduroarteriosynangiosis. *J Neurosurg Pediatr*. 2008;1(3):211-216.

Hills NK, Johnston SC, Sidney S, Zielinski BA, Fullerton HJ. Recent trauma and acute infection as risk factors for childhood arterial ischemic stroke. *Ann Neurol*. 2012;72(6):850-858.

Kenet G, Lütkhoff LK, Albisetti M, et al. Impact of thrombophilia on risk of arterial ischemic stroke or cerebral venous thrombosis in neonates and children: a systematic review and meta-analysis of observational studies. *Circulation*. 2010;121(16):1838-1847.

Kirton A, Armstrong-Wells J, Chang T, et al. Symptomatic neonatal arterial ischemic stroke: the International Pediatric Stroke Study. *Pediatrics*. 2011;128(6):e1402-e1410.

Kurnik K, Kosch A, Sträter R, Schobess R, Heller C, Nowak-Göttl U; for the Childhood Stroke Study Group. Recurrent thromboembolism in infants and children suffering from symptomatic neonatal arterial stroke: a prospective follow-up study. *Stroke*. 2003;34(12):2887-2892.

Laugesaar R, Kolk A, Tomberg T, et al. Acutely and retrospectively diagnosed perinatal stroke: a population-based study. *Stroke*. 2007;38(8):2234-2240.

Lee J, Croen LA, Backstrand KH, et al. Maternal and infant characteristics associated with perinatal arterial stroke in the infant. *JAMA*. 2005;293(7):723-729.

Lynch JK. Epidemiology and classification of perinatal stroke. *Semin Fetal Neonatal Med*. 2009;14(5):245-249.

Lynch JK, Hirtz DG, DeVeber G, Nelson KB. Report of the National Institute of Neurological Disorders and Stroke workshop on perinatal and childhood stroke. *Pediatrics*. 2002;109(1):116-123.

Mackay MT, Wiznitzer M, Benedict SL, et al. Arterial ischemic stroke risk factors: the International Pediatric Stroke Study. *Ann Neurol*. 2011;69(1):130-140.

Ment LR, Ehrenkranz RA, Duncan CC. Bacterial meningitis as an etiology of perinatal cerebral infarction. *Pediatr Neurol*. 1986;2(5):276-279.

Miller ST, Macklin EA, Pegelow CH, et al. Silent infarction as a risk factor for overt stroke in children with sickle cell anemia: a report from the Cooperative Study of Sickle Cell Disease. *J Pediatr*. 2001;139(3):385-390.

Moharir MD, Shroff M, Stephens D, et al. Anticoagulants in pediatric cerebral sinovenous thrombosis: a safety and outcome study. *Ann Neurol*. 2010; 67(5):590-599.

Monagle P, Chalmers E, Chan A, et al. Antithrombotic therapy in neonates and children: American College of Chest Physicians Evidence-Based Clinical Practice Guidelines (8th Edition). *Chest*. 2008;133(6 suppl): 887S-968S.

Munot P, Crow YJ, Ganesan V. Paediatric stroke: genetic insights into disease mechanisms and treatment targets. *Lancet Neurol*. 2011;10(3):264-274.

Nash M, Rafay MF. Craniocervical arterial dissection in children: pathophysiology and management. *Pediatr Neurol*. 2019;95:9-18.

Nogueira RG, Jadhav AP, Haussen DC, et al. Thrombectomy 6 to 24 hours after stroke with a mismatch between deficit and infarct (DAWN trial). *N Engl J Med*. 2018;378(1):11-21.

Ohene-Frempong K, Weiner SJ, Sleeper LA, et al. Cerebrovascular accidents in sickle cell disease: rates and risk factors. *Blood*. 1998;91:288-294.

Pegelow CH, Macklin EA, Moser FG, et al. Longitudinal changes in brain magnetic resonance imaging findings in children with sickle cell disease. *Blood*. 2002;99(8):3014-3018.

Powars D, Wilson B, Imbus C, Pegelow C, Allen J. The natural history of stroke in sickle cell disease. *Am J Med*. 1978;65(3):461-471.

Ricci D, Mercuri E, Barnett A, et al. Cognitive outcome at early school age in term-born children with perinatally acquired middle cerebral artery territory infarction. *Stroke*. 2008;39(2):403-410.

Rodan L, McCrindle BW, Manlhiot C, et al. Stroke recurrence in children with congenital heart disease. *Ann Neurol*. 2012;72(1):103-111.

Schoenberg BS, Mellinger JF, Schoenberg DG. Cerebrovascular disease in infants and children: a study of incidence, clinical features, and survival. *Neurology*. 1978;28(8):763-768.

Sébire G, Meyer L, Chabrier S. Varicella as a risk factor for cerebral infarction in childhood: a case-control study. *Ann Neurol*. 1999;45(5):679-680.

Sébire G, Tabarki B, Saunders DE, et al. Cerebral venous thrombosis in children: risk factors, presentation, diagnosis and outcome. *Brain*. 2005;128(pt 3):477-489.

Simchen MJ, Goldstein G, Lubetsky A, Strauss T, Schiff E, Kenet G. Factor v Leiden and antiphospholipid antibodies in either mothers or infants increase the risk for perinatal arterial ischemic stroke. *Stroke*. 2009; 40(1):65-70.

Wagenaar N, Martinez-Biarge M, van der Aa NE, et al. Neurodevelopment after perinatal arterial ischemic stroke. *Pediatrics*. 2018;142(3):e20174164.

Wu YW, March WM, Croen LA, Grether JK, Escobar GJ, Newman TB. Perinatal stroke in children with motor impairment: a population-based study. *Pediatrics*. 2004;114(3):612-619.

Wusthoff CJ, Kessler SK, Vossough A, et al. Risk of later seizure after perinatal arterial ischemic stroke: a prospective cohort study. *Pediatrics*. 2011;127(6):e1550-e1557.

Zimmerman SA, Schultz WH, Burgett S, Mortier NA, Ware RE. Hydroxyurea therapy lowers transcranial Doppler flow velocities in children with sickle cell anemia. *Blood*. 2007;110(3):1043-1047.

Tumores Cerebrais na Infância

James H. Garvin Jr.

PONTOS-CHAVE

1. Os tumores cerebrais primários são o segundo câncer infantil mais comum (depois da leucemia) e a principal causa de morte relacionada ao câncer.

2. Astrocitomas de baixo grau constituem o maior grupo de tumores cerebrais primários em crianças, seguidos por meduloblastoma, astrocitoma de alto grau e ependimoma. O risco é aumentado em síndromes como a neurofibromatose.

3. A classificação diagnóstica dos tumores cerebrais infantis foi substancialmente revisada em 2016 para integrar achados moleculares emergentes.

4. A sobrevida de crianças com tumores cerebrais é de aproximadamente 70%, no geral, e melhorou substancialmente para o meduloblastoma, mas permanece baixa para o astrocitoma de alto grau e, especialmente, para o glioma pontino intrínseco difuso.

5. A pesquisa atual concentra-se na identificação de alvos moleculares para novas terapias, melhor administração de medicamentos, estratégias de tratamento poupadores de radiação e qualidade de sobrevida.

INTRODUÇÃO

Os tumores cerebrais infantis podem variar de lesões congênitas benignas a tumores malignos infiltrantes progressivos. Os tumores cerebrais malignos são os tumores sólidos mais comuns da infância, o segundo câncer mais comum em geral (depois da leucemia) e a principal causa de morte. As limitações para a cura incluem a capacidade de ressecção do tumor, a tolerância do cérebro à radioterapia e a penetração limitada da quimioterapia na barreira hematencefálica. As sequelas do tratamento podem comprometer seriamente a qualidade de sobrevida. No entanto, avanços experimentais e aperfeiçoamentos das técnicas terapêuticas ainda geram um sentimento de otimismo cauteloso. A pesquisa atual se concentra em estratégias de tratamentos poupadores de radiação, melhor administração de medicamentos e identificação de alvos moleculares para novas terapias. Um conceito predominante é que os tumores cerebrais malignos são propagados a partir de células-tronco progenitoras, com programas de transcrição que espelham àqueles observados em células neuronais normais e outras linhagens celulares, mas com interrupção no desenvolvimento. Essas células progenitoras tumorais podem ser intrinsecamente resistentes à radioterapia e quimioterapia convencionais, mas podem ser eliminadas pelo tratamento dirigido com fármacos que bloqueiem as vias de sinalização essenciais ou induzam a diferenciação celular.

EPIDEMIOLOGIA

Incidência

Os tumores benignos e malignos do sistema nervoso central (SNC) podem originar-se a qualquer tempo na lactância e na infância. A maioria dos tumores cerebrais pediátricos ocorre na primeira década de vida. A localização é predominantemente cerebral ou ventricular nos lactentes, cerebelar ou do tronco encefálico nas crianças pequenas e mesencefálica ou cerebral nas crianças maiores e nos adolescentes. As taxas de incidência são rastreadas pelo Central Brain Tumor Registry dos EUA. A taxa de incidência de tumores primários malignos e não malignos do SNC nos EUA em crianças de 0 a 14 anos é de 5,65 casos por 100 mil (aproximadamente 3.500 por ano). Para adolescentes e adultos jovens de 15 a 39 anos, a taxa de incidência correspondente é de 11,2 casos por 100 mil (aproximadamente 12 mil por ano). Os tumores malignos do SNC representam cerca de 25% de todos os diagnósticos de câncer em crianças de 0 a 14 anos e 17% dos casos de câncer em adolescentes de 15 a 19 anos (aproximadamente 20% do câncer infantil no geral).

A incidência de tumores cerebrais infantis em todo o mundo é maior nos EUA, onde a incidência é maior em brancos não hispânicos e habitantes das ilhas da Ásia-Pacífico do que em negros, hispânicos e indígenas norte-americanos/nativos do Alasca. A incidência anual de tumores cerebrais na infância nos EUA aumentou em 35% entre 1973 e 1994, principalmente em consequência dos astrocitomas supratentoriais de baixo grau e dos tumores do tronco encefálico diagnosticados por ressonância magnética (RM), que se tornou amplamente disponível em meados da década de 1980, substituindo a tomografia computadorizada (TC). Os dados de 1998 a 2013 mostram taxas de incidência estáveis para crianças de 0 a 19 anos, com tendências modestas de aumento de astrocitomas pilocíticos e diminuição de tumores embrionários do SNC. Outra análise demonstrou maior incidência de tumores malignos do SNC em crianças de 2000 a 2010 e em adolescentes de 2000 a 2008. No entanto, esses achados podem ser atribuídos a mudanças na identificação, notificação e classificação, em vez de mudanças verdadeiras na incidência.

As taxas de sobrevivência de tumores cerebrais na infância variam amplamente, desde astrocitomas pilocíticos cerebelares altamente curáveis até gliomas pontinos intrínsecos difusos letais (GPIDs). (Observe que *glioma* é um termo genérico usado para descrever os diferentes tipos de tumores que surgem da glia ou tecido de sustentação do cérebro, incluindo astrocitoma, oligodendroglioma e glioblastoma). Os tumores cerebrais variam em sua agressividade clínica. Alguns são de crescimento lento e provavelmente curáveis. Outros são de crescimento rápido, invasivos, difíceis de tratar e com probabilidade de recorrer. A classificação de tumores cerebrais primários em tumores benignos ou malignos nem sempre reflete seu comportamento clínico. Alguns tumores histologicamente benignos (p. ex., craniofaringiomas) podem causar dano cerebral extenso e disfunção endócrina, enquanto os astrocitomas de baixo grau raramente são fatais, mas podem progredir para gliomas de alto grau, pelo menos em adultos. Além disso, a tumorigênese dos astrocitomas infantis de alto grau é diferente da que ocorre nos adultos, conforme se pode deduzir dos estudos comparativos de hibridização genômica.

Padrão histológico

Os astrocitomas representam o maior grupo de tumores primários do SNC em crianças de 0 a 14 anos, principalmente de baixo grau histológico (Organização Mundial da Saúde [OMS] graus I e II) (Figura 150.1 A). Em seguida, em frequência, estão os meduloblastomas, o tumor maligno de alto grau mais comum (relatado como um tumor embrionário no Central Brain Tumor Registry dos EUA), com tumores teratoides rabdoides atípicos (TTRAs) e outros tumores embrionários anteriormente denominados *tumores neuroectodérmicos primitivos* (TNEPs). Depois desses, há um grupo diversificado de lesões congênitas e adquiridas, que inclui astrocitomas de alto grau, ependimomas, craniofaringiomas, tumores de células germinativas e tumores do plexo coroide. Os tumores neuronais (gangliocitomas) e glioneuronais mistos (gangliogliomas, tumor neuroepitelial disembrioplástico [TND]) são relativamente raros.

A distribuição dos padrões histológicos muda um pouco em adolescentes mais velhos (15 a 19 anos) (Figura 150.1 B). Os principais tumores cerebrais primários de adultos (glioblastoma multiforme, meningioma, oligodendroglioma, adenoma hipofisário) são incomuns em crianças pequenas, mas começam a surgir no final da adolescência.

As metástases do SNC produzidas por tumores sólidos não são frequentes nas crianças, ao contrário dos adultos. Metástases cerebrais podem ocorrer como eventos tardios na população pediátrica com tumores de células germinativas (incidência de 13,5%), osteossarcoma (6,5%), neuroblastoma (4,4%), melanoma (3,6%), sarcoma de Ewing (3,3%), rabdomiossarcoma (1,9%) e tumor de Wilms (1,3%). O envolvimento do SNC por leucemia aguda ou linfoma não Hodgkin pode estar presente no diagnóstico e/ou recidiva, e os protocolos de tratamento incorporam quimioterapia intratecal profilática. Tumores primários da medula espinal são incomuns em crianças; as histologias predominantes (idade 0 a 19 anos) são astrocitomas, tumores ependimários e tumores neuroepiteliais.

Fatores de risco

As causas dos tumores congênitos e infantis do SNC ainda são desconhecidas. (O termo "congênitos" refere-se às lesões detectadas no período pré-natal ou nos primeiros 60 dias de vida.) Metanálise de 16 estudos internacionais detectou razão de 1:29 entre os sexos masculino e feminino. Circunferência craniana grande ao nascer está associada positivamente aos cânceres cerebrais da infância, com risco relativo de 1,27 para cada aumento de 1 cm, depois dos ajustes com base no peso ao nascer, idade gestacional e sexo, sugerindo que a lesão cerebral possa originar-se durante o desenvolvimento fetal. Os tumores do SNC diagnosticados mais comumente no primeiro ano de vida são astrocitoma de baixo grau, meduloblastomas, ependimomas e tumores do plexo coroide.

A maioria dos tumores do SNC é esporádica, mas os tumores do SNC ocorrem com frequência aumentada em alguns distúrbios hereditários e outros fatores modificadores de risco

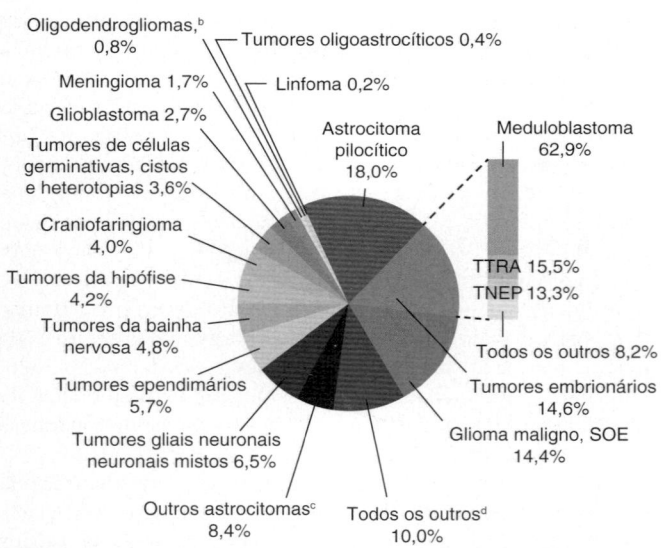
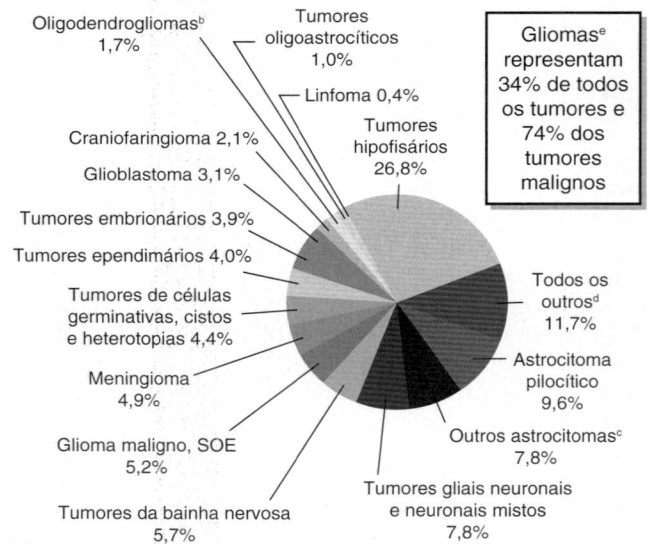

FIGURA 150.1 A. Distribuição em crianças (de 0 a 14 anos) de tumores primários do cérebro e do sistema nervoso central por agrupamentos de histologia e histologia do Central Brain Tumor Registry dos EUA (CBTRUS) (N = 16.366), Relatório Estatístico CBTRUS: NPCR e SEER, 2008-2012. **B.** Distribuição em adolescentes (15 a 19 anos) de tumores cerebrais primários e do sistema nervoso central por histologia (N = 6.747), Relatório Estatístico CBTRUS: NPCR e SEER, 2008-2012. SOE, sem outra especificação; TTRA, tumor teratoide rabdoide atípico; TNEP, tumor neuroectodérmico primitivo. [a]As porcentagens podem não somar 100 devido a arredondamentos. [b]Inclui oligodendrogliomas e oligodendrogliomas anaplásicos. [c]Inclui astrocitoma difuso, astrocitoma anaplásico e variantes únicas de astrocitoma. [d]Inclui tumores do plexo coroide, outros tumores neuroepiteliais, tumores da região pineal, outros tumores dos nervos cranianos e espinais, tumores mesenquimais, lesões melanocíticas primárias, outras neoplasias relacionadas às meninges, outras neoplasias hematopoéticas, hemangioma, neoplasia não especificada e todas as outras. [e]Códigos de histologia ICD-O-3 9380-9384, 9391-9460 e 9480.

foram identificados ou propostos em crianças não sindrômicas (Figura 150.2). Os pacientes com *neurofibromatose tipo 1* (NF-1) têm chance de 10% de desenvolver um tumor intracraniano, inclusive gliomas da via óptica e astrocitomas em qualquer parte do cérebro e da medula espinal. A incidência de NF-1 é de aproximadamente 1 em 3 mil indivíduos; metade dos casos são herdados e os demais são esporádicos. O *gene da NF-1* foi localizado no cromossomo 17q11.2 e a perda de um alelo deste gene é evidenciada em quase todos os astrocitomas pilocíticos associados à NF-1, mas apenas raramente nos astrocitomas pilocíticos esporádicos, sugerindo mecanismos diferentes de formação dos tumores. Na *neurofibromatose tipo 2* (NF-2) menos comum (incidência de aproximadamente 1 em 37 mil), há uma predisposição aos schwannomas vestibulares (neuromas acústicos), com deleções do cromossomo 22q e mutações do gene *NF-2* ao menos em 50% dos casos. A NF-2 também predispõe aos ependimomas, que frequentemente demonstram uma deleção do cromossomo 22q, mas a análise do *gene NF-2* presente nos ependimomas demonstrou apenas uma mutação simples em um tumor, no qual o alelo restante do tipo "selvagem" havia sido perdido.

As crianças com complexo esclerose tuberosa (incidência de 1 em 5 a 10 mil) apresentam hamartomas benignos do cérebro e estão em risco durante a infância para astrocitomas subependimário de células gigantes (ASCGs) ou ependimomas. Os genes da esclerose tuberosa foram localizados nos cromossomos 9q e 16p e a perda alélica destes *loci* foi detectada em alguns ASCGs, sugerindo uma função de supressor tumoral.

A síndrome de Sturge-Weber é a terceira síndrome neurocutânea mais comum, exclusiva e esporadicamente devido a uma mutação ativadora em GNAQ. Anormalidades neurológicas incluem angiomas leptomeníngeos, com relatos de casos de meningioma angiomatoso e astrocitoma hipotalâmico de baixo grau.

Os hemangioblastomas do cerebelo, do bulbo e da medula espinal estão associados à *doença de von Hippel-Lindau*, enquanto os tumores do plexo coroide são diagnosticados ocasionalmente. A perda de algumas sequências do cromossomo 3p foi associada a um tumor do plexo coroide, sugerindo envolvimento do gene *VHL*.

Também há risco mais alto de tumores cerebrais na síndrome de Li-Fraumeni, principalmente carcinomas do plexo coroide (CPC), mas também de astrocitoma. A *síndrome de Li-Fraumeni* envolve mutações germinativas no gene supressor de tumor p53 no cromossomo 17 e predispõe a muitos outros tipos de câncer.

A síndrome de Gorlin (síndrome de carcinoma basocelular nevoide) resultante da mutação do gene *PTCH1* predispõe aos meduloblastomas, especialmente do subtipo *Sonic Hedgehog* (SHH) (ver descrição a seguir). A síndrome de Turcot descreve a associação de tumores primários do SNC com pólipos colorretais, seja polipose adenomatosa familiar ou câncer colorretal hereditário sem polipose, devido a mutações no gene da polipose adenomatosa coli (APC, do inglês *adenomatous polyposis coli*) e de reparo do DNA. A polipose adenomatosa familiar está associada ao meduloblastoma (síndrome de Turcot tipo 2) na infância, enquanto o câncer colorretal hereditário sem polipose está associado ao glioblastoma em adultos jovens (síndrome de Turcot tipo 1).

A síndrome de Cowden (síndrome de hamartoma múltiplo com fosfatase da linhagem germinativa e mutação supressora de tumor homóloga da tensina [PTEN, do inglês *phosphatase*

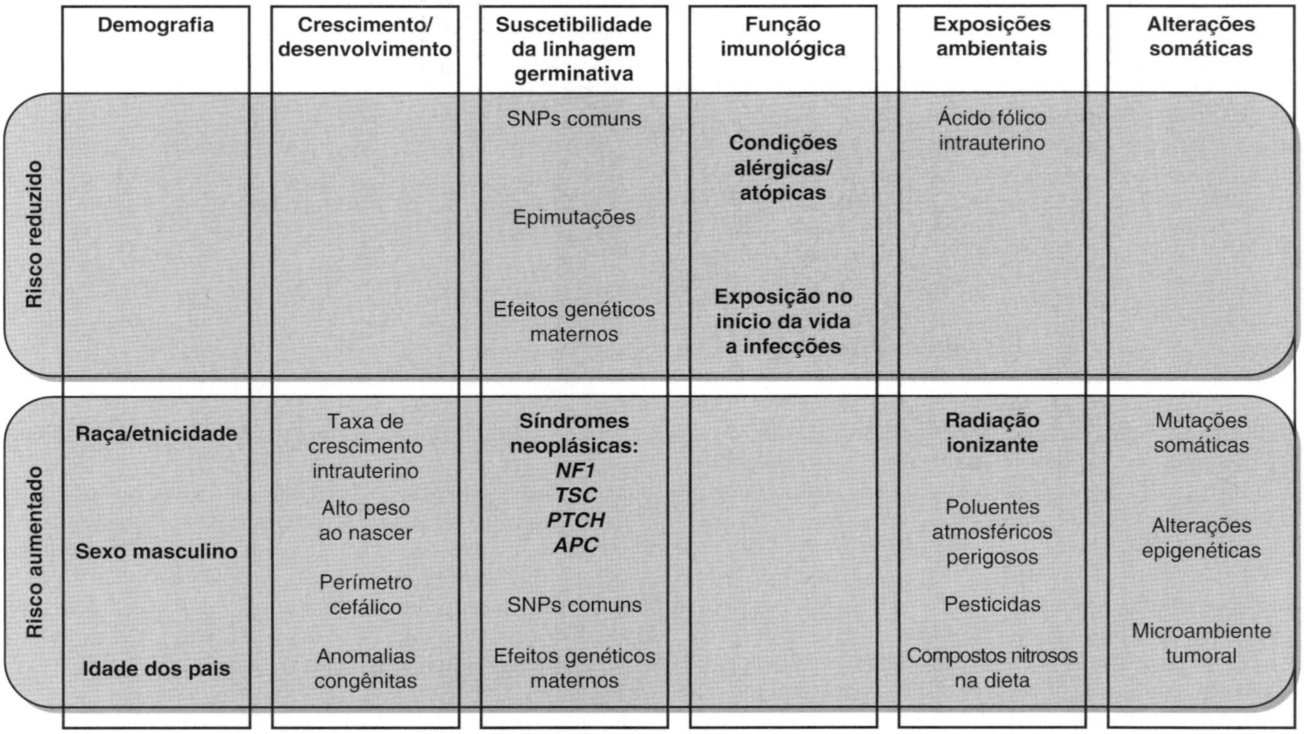

	Demografia	Crescimento/ desenvolvimento	Suscetibilidade da linhagem germinativa	Função imunológica	Exposições ambientais	Alterações somáticas
Risco reduzido			SNPs comuns	Condições alérgicas/ atópicas	Ácido fólico intrauterino	
			Epimutações			
			Efeitos genéticos maternos	Exposição no início da vida a infecções		
Risco aumentado	**Raça/etnicidade**	Taxa de crescimento intrauterino	**Síndromes neoplásicas:** **NF1** **TSC** **PTCH** **APC**		**Radiação ionizante**	Mutações somáticas
		Alto peso ao nascer			Poluentes atmosféricos perigosos	Alterações epigenéticas
	Sexo masculino	Perímetro cefálico	SNPs comuns		Pesticidas	
	Idade dos pais	Anomalias congênitas	Efeitos genéticos maternos		Compostos nitrosos na dieta	Microambiente tumoral

FIGURA 150.2 Resumo dos fatores de risco estabelecidos e suspeitos relacionados a tumores cerebrais na infância. Os fatores de risco mais estabelecidos estão listados em negrito. Os fatores de risco sugeridos que são de alta prioridade para validação são listados com fonte normal. SNPs, polimorfismos de nucleotídio único (do inglês, *single nucleotide polymorphisms*). (Fonte: Johnson KJ, Cullen J, Barnholtz-Sloan JS, et al. Childhood brain tumor epidemiology: a brain tumor epidemiology consortium review. *Cancer Epidemiol Biomarkers Prev.* 2014;23[12]:2716-2736.)

and tensin]) está associada ao gangliocitoma displásico do cerebelo (doença de Lhermitte-Duclos), enquanto a síndrome de Rubinstein-Taybi (mutação germinativa no gene CREBBP envolvida na regulação do *sonic hedgehog*) está associada ao meningioma, meduloblastoma e oligodendroglioma. A ataxia-telangiectasia cursa com atrofia cerebelar progressiva e está associada ao meningioma, além de linfoma e leucemia.

Há uma predisposição ao pineoblastoma no retinoblastoma hereditário (Rb) ("retinoblastoma trilateral") e também na síndrome DICER1, que envolve mutação em uma endoribonuclease responsável pela produção de microRNAs maduros, pequenas moléculas de RNA de fita simples que têm como alvo os RNAs mensageiros (mRNAs) e reprimem a síntese de proteínas. A síndrome DICER também predispõe ao blastoma pleuropulmonar e a múltiplas neoplasias malignas de início na idade adulta. Os adenomas hipofisários são observados na neoplasia endócrina múltipla tipo 1.

A variação genética comum também pode influenciar a suscetibilidade do tumor. Estudos que investigam a ordem de nascimento, peso ao nascer, presença de anomalias congênitas, idade avançada dos pais, dieta materna e consumo pré-natal de vitaminas, condições alérgicas familiares e exposições a infecções na infância produziram resultados mistos ou evidências limítrofes para uma associação positiva, mas o risco de tumor cerebral é aumentado na presença de anomalias congênitas do SNC.

Estudos citogenéticos e moleculares combinados dos tumores cerebrais esporádicos da infância revelaram alterações genômicas não sindrômicas que potencialmente contribuem para a tumorigênese. O isocromossomo 17q é demonstrado em 50% de todos os meduloblastomas, sugerindo a participação de um gene supressor tumoral. Hoje em dia, a evolução clínica pode ser prevista com base nos perfis de expressão dos genes. A mutação somática de TP53 no meduloblastoma e a superexpressão de p53 no astrocitoma de alto grau da infância está associada a um prognóstico desfavorável. Com os meduloblastomas, a expressão baixa do mRNA do oncogene *MYC* e a expressão alta do mRNA do receptor de neurotrofina *TrkC* prenunciam um melhor prognóstico.

O subtipo desmoplásico dos meduloblastomas está associado especialmente à síndrome do carcinoma basocelular nevoide, causada por mutações no gene *PTCH1*, um gene supressor de tumor que normalmente codifica o patched-1, que bloqueia a proliferação celular, a menos que esteja ausente ou ligado à proteína *Sonic Hedgehog*, o ligante do receptor patched-1. De acordo com um estudo, os meduloblastomas desmoplásicos dos lactentes das famílias afetadas têm prognóstico favorável. Por outro lado, a variante anaplásica de células grandes do meduloblastoma e o TTRA têm prognóstico desfavorável. O diagnóstico dessas variantes está baseado em exame microscópico e análises imuno-histoquímicas e o TTRA também pode ser diferenciado com base na deleção do cromossomo 22q11, que causa inativação do gene *hSNF5/IN11*.

Os fatores de risco ambientais associados aos tumores do SNC incluem radiação ionizante que, no passado distante, era administrada para tratar até mesmo doenças benignas (p. ex., tinha do couro cabeludo). Nas crianças tratadas para leucemia linfoblástica aguda, a incidência cumulativa de tumores cerebrais secundários (gliomas e meningiomas) até a idade de 20 anos é de 1,39% e a irradiação craniana é um fator predisponente dose-dependente com latência de 7 a 9 anos. Outro estudo com acompanhamento por 30 anos detectou incidência cumulativa de tumores cerebrais (exceto meningiomas) de 3%, depois do tratamento da leucemia linfoblástica aguda. A radioterapia no meduloblastoma também está associada a um aumento da incidência de tumores cerebrais malignos secundários, de até 4%. Em relação à exposição à radiação por procedimentos diagnósticos, um estudo de coorte retrospectivo concluiu que, embora o risco absoluto seja pequeno, o uso de TC em crianças com doses de cerca de 60 mGy pode triplicar o risco de câncer cerebral (estima-se um excesso de 1 caso por 10 mil exames de TC de crânio). Contudo, não há evidência conclusiva quanto ao risco causado por exposição a campos eletromagnéticos (mantas térmicas elétricas, fornos de micro-ondas ou telefones celulares).

Alguns estudos demonstraram uma relação entre vida rural e exposição aos animais e tumores cerebrais da infância e uma relação pouco expressiva com as exposições tóxicas que ocorrem no ambiente doméstico. Embora não tenha sido implicado nos estudos retrospectivos, o tabagismo materno durante a gestação foi associado a um risco ligeiramente aumentado de tumores cerebrais nos filhos, de acordo com um estudo prospectivo interligando os registros de nascimento e cânceres. A incidência dos meduloblastomas na Inglaterra declinou depois de 1984, quando a suplementação gestacional de polivitamínicos tornou-se difundida depois dos relatos sugestivos de que o folato reduzia o risco de anomalias do tubo neural. De acordo com alguns estudos, a ingestão materna de ácido fólico na gestação confere proteção contra o desenvolvimento de meduloblastoma, mas esta relação não pôde ser confirmada em um estudo subsequente. Nos EUA, entre 1995 e 2001, observou-se uma variação sazonal dos meduloblastomas (mas não de outros tumores cerebrais), que alcançava níveis máximos nos meses de outubro e outro estudo demonstrou o risco mais alto de meduloblastoma/TNEP associado à exposição materna a qualquer fonte de calor (p. ex., cobertor elétrico) nos 3 meses que precederam a gestação do caso-índice, redirecionando a atenção para cobertores elétricos. Os fatores de risco estabelecidos e suspeitos para tumores cerebrais na infância estão resumidos na Figura 150.2.

Sobrevida

A sobrevida de crianças com tumores cerebrais é de aproximadamente 70%, no geral, e substancialmente maior para lesões não malignas e tumores de baixo grau, mas nitidamente pior para glioma de alto grau e especialmente GPID (Tabela 150.1).

A sobrevida para alguns tumores melhorou substancialmente. O melhor exemplo é o meduloblastoma, onde a sobrevida melhorou de praticamente zero por cento para mais de 50% com a introdução da irradiação cranioespinal pós-operatória na década de 1950 e melhorias adicionais foram alcançadas com a introdução da quimioterapia adjuvante. A irradiação pós-operatória proporciona melhor sobrevida no ependimoma e pode haver um benefício da quimioterapia neoadjuvante ou de manutenção (ou seja, antes ou depois da radioterapia). A terapia de modalidade combinada incorporando radioterapia e quimioterapia de alta dose com resgate autólogo de células-tronco do sangue periférico levou a uma melhor sobrevida em TTRA, e a quimioterapia intensiva com resgate de células-tronco do sangue periférico permite adiar ou evitar a irradiação cranioespinal em bebês com meduloblastoma que respondem.

BIOPATOLOGIA

Os estudos atuais sobre tumorigênese do SNC estão baseados na genética molecular das síndromes associadas a tumores, modelos de tumores cerebrais "pediátricos" em roedores e avanços

Tabela 150.1 Taxas de sobrevida relativas de um, dois, cinco e dez anos para neoplasias malignas selecionadas do encéfalo e do sistema nervoso central por faixas etárias.

Diagnóstico	Faixa etária	1 ano	2 anos	5 anos	10 anos
Astrocitoma pilocítico	0 a 14 anos	98,7%	98,5%	97,2%	94,9%
	0 a 19 anos	98,5%	98,3%	96,8%	96,2%
Astrocitoma difuso	0 a 14 anos	91,2%	87%	82,7%	80,7%
	0 a 19 anos	92,4%	87,3%	82,7%	80,4%
Astrocitoma anaplásico	0 a 14 anos	58,7%	39,7%	30,4%	25,9%
	0 a 19 anos	62,9%	41,9%	31,0%	26,5%
Glioblastoma multiforme	0 a 14 anos	50,9%	29,1%	22,2%	15,2%
	0 a 19 anos	57,2%	32,5%	19,2%	12,6%
Oligodendroglioma	0 a 14 anos	95,8%	95,1%	92,7%	90,1%
	0 a 19 anos	96,8%	94,6%	92,2%	90,1%
Oligodendroglioma anaplásico	0 a 19 anos	84,5%	62,3%	31,0%	26,5%
Ependimoma	0 a 14 anos	93,6%	86%	72,2%	62,8%
	0 a 19 anos	94%	86,9%	74,7%	64,9%
Oligoastrocitoma	0 a 14 anos	94,6%	86,5%	78,7%	72,5%
	0 a 19 anos	93,4%	86,8%	81,2%	76,1%
Neuronal/glial-neuronal	0 a 14 anos	97,1%	90,6%	87,2%	87,2%
	0 a 19 anos	96,3%	86,3%	84,1%	72,4%
Embrionário	0 a 14 anos	79,9%	70,3%	62,1%	55,5%
	0 a 19 anos	80,9%	71%	61,9%	55,8%
Todos no SNC	0 a 14 anos	85,2%	78%	72,3%	68,2%
	0 a 19 anos	86,4%	79,1%	73%	69%

SNC, sistema nervoso central. Fonte: Ostrom QT, Gittleman H, Farah P, et al. CBRTUS statistical report: primary brain and central nervous system tumors diagnosed in the United States in 2006-2010. Neuro Oncol. 2013;15(suppl 2):ii1–ii56.

tecnológicos com esforços para identificar os genes que regulam as células normais e neoplásicas do SNC em desenvolvimento. Embora os nomes dos tumores cerebrais individuais indiquem que eles se originam das células cerebrais normais (p. ex., astrocitoma dos astrócitos), os tumores embrionários primitivos da infância – que se formam durante o desenvolvimento do cérebro – resultam mais provavelmente da regulação anormal dos genes associados ao desenvolvimento. Recentemente, alguns autores sugeriram que os tumores cerebrais, inclusive as neoplasias malignas hematológicas, contêm contagens baixas de células-tronco (identificadas como células CD133$^+$), que têm capacidade notável de proliferação e autorrenovação. Essas células-tronco podem não apenas se diferenciar em células tumorais cerebrais fenotipicamente identificáveis, mas também mantêm a proliferação clonal e podem ser altamente resistentes ao tratamento antineoplásico convencional, inclusive radioterapia e quimioterapia citotóxica. Existem células-tronco potenciais propostas para tumores como meduloblastoma, ependimoma e astrocitomas malignos. A caracterização mais detalhada das células-tronco dos tumores cerebrais pode possibilitar a descoberta de novos mecanismos de tumorigênese e resultar em novas abordagens terapêuticas baseadas em alvos preferenciais das células-tronco tumorais.

Gene *sonic hedgehog*, sistema de sinalização Wnt, desenvolvimento cerebelar e meduloblastoma

No século XIX, Obersteiner descreveu as células da camada granulosa externa (CGE) do cerebelo em desenvolvimento. Com base na semelhança morfológica, os precursores das células granulosas (PCG) foram considerados as células de origem do meduloblastoma. Hoje em dia, as análises por *chips* de genes e os modelos experimentais de camundongos relacionaram os meduloblastomas com marcadores moleculares dos PCG. Apenas os meduloblastomas contêm esses marcadores moleculares das células em desenvolvimento, enquanto os TNEP não as têm. O cerebelo desenvolve-se por uma inter-relação complexa entre genes do desenvolvimento geral do SNC e genes especificamente cerebelares. Por exemplo, a SHH é uma glicoproteína envolvida no desenvolvimento do SNC. Durante o desenvolvimento do cerebelo, as células de Purkinje secretam SHH para ativar os genes dos PCG e estimular sua proliferação. Mutações ativadoras da via da SHH são responsáveis pelo meduloblastoma desmoplásico associado à síndrome do carcinoma basocelular nevoide (síndrome de Gorlin), por 10 a 20% dos meduloblastomas esporádicos e por tumores histologicamente semelhantes dos camundongos, que são heterozigóticos para os genes equivalentes. O sequenciamento genômico dos meduloblastomas SHH-induzidos revelou mutações envolvendo o *PTCH1* (em todas as faixas etárias), *SUFU* (lactentes, inclusive casos de mutação das células da linhagem germinativa) e *SMO* (nos adultos). Os ensaios funcionais dos diferentes xenoenxertos de meduloblastoma demonstraram que os tumores que tinham mutação do *PTCH* eram responsáveis pela inibição do SMO, enquanto os tumores com mutação do *SUFU* ou amplificação do *MYCN* eram resistentes.

As proteínas *Wnt* também desempenham um papel importante no desenvolvimento do SNC e foram relacionadas com o meduloblastoma. Pacientes com síndrome de Turcot, que inclui anomalias do gene *APC*, são suscetíveis a tumores colorretais e cerebrais, especialmente meduloblastomas. O gene *APC* é um elemento da via de sinalização *Wnt* e até 30% dos meduloblastomas espontâneos apresentam mutações deste gene e de outros componentes deste sistema de sinalização envolvido no neurodesenvolvimento. A acumulação da proteína β-catenina nos núcleos celulares também está associada à ativação do sistema de sinalização Wnt/Wg e a imunocoloração positiva para β-catenina no meduloblastoma está relacionada com resultados terapêuticos favoráveis, mesmo quando há doença metastática por ocasião do diagnóstico.

As proteínas Wnt ligam-se aos seus receptores e modulam o C-myc, que é um fator de transcrição encarregado de promover a progressão do ciclo celular. A ativação do C-myc e do N-myc resulta em proliferação, crescimento celular e manutenção do fenótipo celular indiferenciado; os genes desses fatores estão amplificados em alguns meduloblastomas e estão associados a um prognóstico clínico desfavorável. Os mesmos genes são amplificados pela via do SHH. A proteína Wnt1 é necessária à padronização do mesencéfalo/metencéfalo no estágio inicial de desenvolvimento. Os primórdios do cerebelo não se desenvolvem nos camundongos que não têm Wnt1 e mutações de outros componentes da via Wnt foram implicadas não apenas no meduloblastoma, como também no câncer de intestino grosso, carcinoma hepatocelular e carcinomas de próstata e ovário.

A deleção do cromossomo 17p – anomalia genética por deleção detectada mais comumente no meduloblastoma – foi reconhecida como causa da sinalização descontrolada do gene *sonic hedgehog*. Essa deleção resulta na perda do REN (KCTD11) – um supressor de sinalização hedgehog – e, desse modo, elimina um *checkpoint* das reações dependentes deste gene durante o desenvolvimento cerebelar e a tumorigênese. A inativação do supressor tumoral *p53*, cujo gene também está localizado no cromossomo 17, pode contribuir para o crescimento de tumores semelhantes ao meduloblastoma nos camundongos, mas não há incidência mais alta de meduloblastoma nos seres humanos que não têm *p53*, nem alteração do *p53* dentro das células do meduloblastoma embora a mutação p53 somática confira um mau prognóstico clinicamente.

O gene *Bmi1*, que induz leucemia por repressão de supressores tumorais, está expresso exageradamente em alguns meduloblastomas e promove a proliferação dos PCG do cerebelo. A combinação de expressão exagerada dos genes *Bmi1* e *patched* (*PTCH*) nos meduloblastomas humanos primários com a indução rápida da expressão do fator BIM em acréscimo ao *SHH*, ou a expressão exagerada do alvo do *SHH* (Gli1) em cultura de células granulosas do cerebelo, sugerem a expressão excessiva do gene *Bmi1* como alternativa ou mecanismo adicional da patogenia dos meduloblastomas.

O CD133 identifica as células-tronco do meduloblastoma e, em um modelo de camundongo, o enriquecimento de CD133 no meduloblastoma do grupo 3 está associado ao aumento de metástases e ao mau prognóstico. Os transdutores de sinal e ativadores da via da transcrição-3 são ativados seletivamente em células-tronco de meduloblastoma CD133+ e promovem a tumorigênese por meio da regulação de c-MYC. O tratamento com transdutores de sinal e ativadores de inibidores da transcrição-3 resultou em regressão tumoral e pode representar uma estratégia terapêutica potencial para o meduloblastoma recorrente do grupo 3.

O meduloblastoma "clássico" tem a aparência histológica de um pequeno tumor redondo de células azuis com padrão difuso de células pouco diferenciadas. Rosetas neuroblásticas ("Homer-Wright") podem estar presentes e a coloração imuno-histoquímica geralmente é positiva para sinaptofisina e, ocasionalmente, para proteína de neurofilamento ou proteína glial fibrilar ácida (GFAP, do inglês *glial fibrillary acidic protein*), embora a última geralmente represente astrócitos intratumorais reativos. O meduloblastoma desmoplásico/nodular surge tipicamente nos hemisférios cerebelares e é caracterizado por ilhas nodulares de neuroblastos em diferenciação; uma variante "extensivamente nodular" é reconhecida em lactentes. O meduloblastoma anaplásico/células grandes compreende grandes células neoplásicas com núcleos vesiculares e nucléolos proeminentes. Cerca de um quarto apresenta pelo menos anaplasia moderada e comportamento clínico agressivo.

Uma anomalia cromossômica específica – isocromossomo 17q (*i. e.*: duplicação do braço longo ou deleção do braço curto do cromossomo 17) – ocorre em 30% dos casos de meduloblastoma. Isso pode resultar na inativação de um gene supressor tumoral localizado nesse cromossomo, mas que é diferente do *p53*. Ainda não está claro se as deleções do cromossomo 17p acarretam prognóstico desfavorável, mas os tumores diploides têm prognósticos piores que os aneuploides ou hiperdiploides.

A revisão de 2016 da classificação da OMS para tumores do SNC agora incorpora os subgrupos moleculares de meduloblastoma como entidades distintas (Figura 150.3): (1) tumores Wnt (denominação derivada de Drosophila *wingless*) com histologia clássica e prognóstico muito bom; (2) tumores SHH (nomeados para Sonic Hedgehog), relativamente mais comuns em crianças e adultos, com histologia desmoplásica/nodular e prognóstico intermediário (bom em crianças); (3) tumores do "grupo 3" com super-representação da histologia de células grandes/anaplásicas (LC/A, do inglês *large cell/anaplastic*), amplificação de MYC, metástases muito frequentes e mau prognóstico; e (4) tumores do "grupo 4" com histologia clássica, mas tendência para desenvolver metástases, amplificação ocasional de MYCN e prognóstico intermediário.

As correlações imuno-histoquímicas incluem a positividade nuclear para β-catenina em tumores Wnt, positividade para GAB1 em tumores SHH e positividade para filamina A e YAP1 em ambos. A correlação com os achados citogenéticos mostra que o isocromossomo 17q é típico dos tumores dos grupos 3 e 4, monossomia 6 associada a tumores Wnt e deleção 9q e 10q em tumores SHH. O perfil de seis biomarcadores fluorescentes de hibridização *in situ* (GLI2; MYC; e os cromossomos 11, 14, 17p e 17q) identifica de forma confiável pacientes de risco muito baixo e muito alto em meduloblastomas SHH, grupo 3 e grupo 4. O exame de sequenciamento revelou mutações somáticas específicas do subtipo em genes conhecidos relacionados ao meduloblastoma (CTNNB1, PTCH1, MLL2, SMARCA4) e genes não considerados anteriormente relacionados ao meduloblastoma (DDX3X, CTDNEP1, KDM6A, TBR1).

Os meduloblastomas ativados por Wnt ocorrem principalmente em crianças mais velhas, representam 10% de todos os meduloblastomas e têm o melhor prognóstico. Os achados esperados são coloração nuclear para β-catenina, perda de 6q e/ou mutação CTNNB1. Para mutação APC, deve-se solicitar os testes de mutação germinativa para a síndrome de Turcot.

Os meduloblastomas ativados por SHH têm distribuição etária bimodal (menores de 3 anos e adolescentes), representam 30% dos meduloblastomas e têm bom prognóstico em lactentes, mas é intermediário em adolescentes. Os achados esperados são histologia desmoplásica/nodular, deleções 9q e mutações nos genes da via SHH (*PTCH1*, *PTCH2*, *SMO*, *SUFU* e *GLI2*). O SHH infantil inclui dois subtipos, o primeiro com amplificações focais e frequentemente metastático e o segundo com histologia distinta (meduloblastoma com extensa nodularidade) e bom prognóstico. Tumores ativados por SHH em crianças de 3 a 16 anos são enriquecidos para amplificação de *MYCN* e *GLI2* e mutação de *TP53*, com pior prognóstico (sobrevida de < 50%).

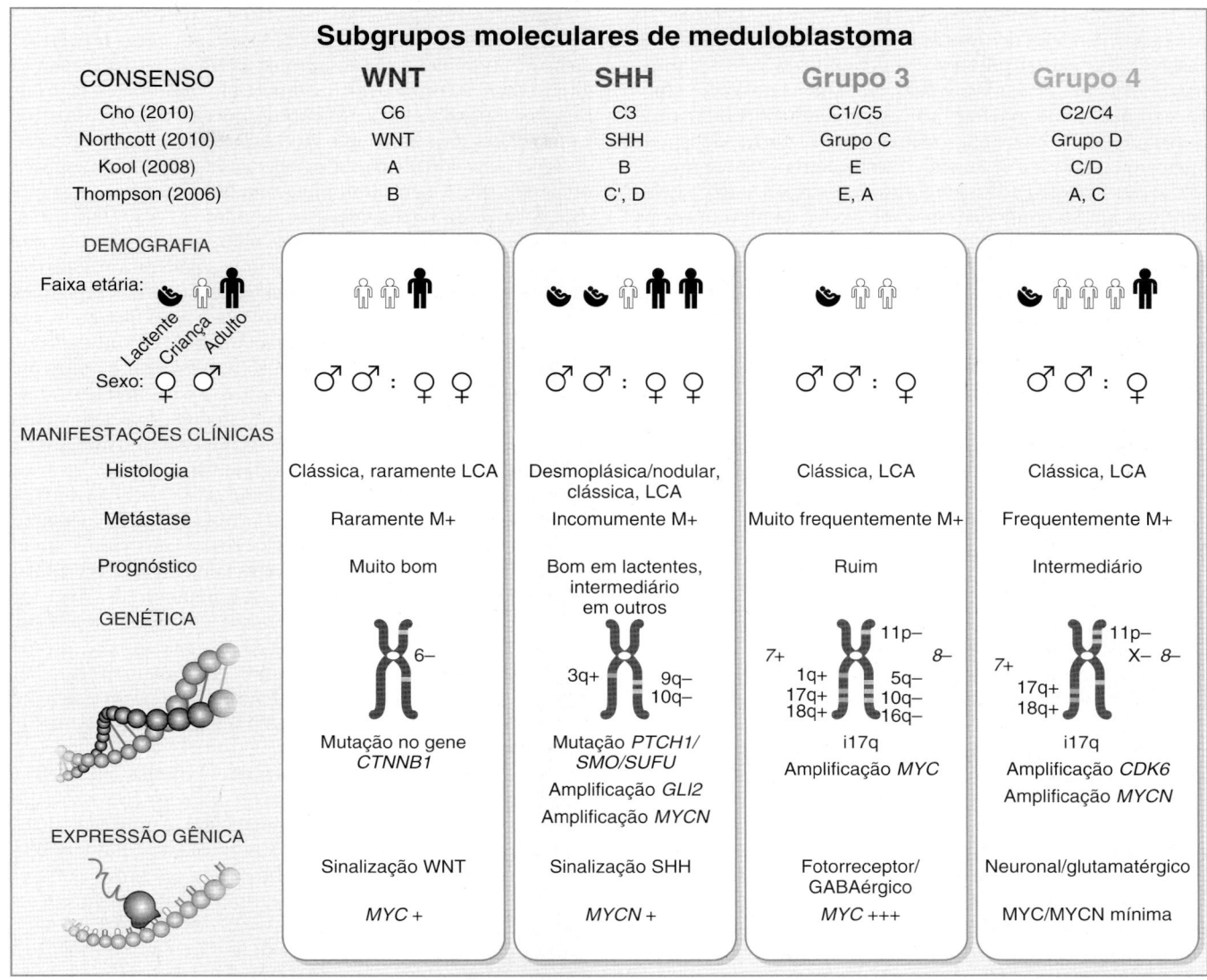

FIGURA 150.3 Subgrupos moleculares de meduloblastoma. (Fonte: Kool M, Korshunov A, Remke M, et al. Molecular subgroups of medulloblastoma: an international meta-analysis of transcriptome, genetic aberrations, and clinical data of WNT, SHH, group 3, and group 4 medulloblastomas. *Acta Neuropathol.* 2012;123:473-484.)

O meduloblastoma não Wnt/não SHH inclui dois subgrupos. O meduloblastoma do grupo 3 (20% de todos os casos) apresenta predominância do sexo masculino, idade infantil, apresentação metastática frequente, histologia de células grandes/anaplásicas, isocromossomo17, amplificação de *MYC* e mau prognóstico (sobrevida inferior a 50%). Pacientes cujos tumores mostram padrão histológico com células grandes/anaplásicas sem amplificação de *MYC* têm melhor prognóstico (sobrevida de 70%). O meduloblastoma do grupo 4 (40% dos casos) mostra preponderância masculina, idade infantil a adolescente, apresentação metastática, histologia clássica ou de grandes células/anaplásica, amplificação de *MYCN* ou *CDK6* e prognóstico intermediário.

O termo *tumor neuroectodérmico primitivo supratentorial* (sTNEP), que implica outro padrão histológico do meduloblastoma, cuja ocorrência se dá fora da fossa posterior e tende a se disseminar por meio das vias do líquido cefalorraquidiano (LCR), foi eliminado na Classificação de tumores do SNC de 2016 da OMS, que enfatiza o diagnóstico fenotípico e genotípico integrado. No total, 31% dos TNEPs foram reclassificados como gliomas de alto grau, com base em mutações genéticas e epigenéticas compartilhadas ou alterações no número de cópias. Enquanto isso, um grupo molecularmente distinto foi criado: tumor embrionário com rosetas em multicamadas (TERM), agrupamento do microRNA no cromossomo 19q13.41 (C19MC) alterado e tumores histologicamente semelhantes sem alteração de C19MC. Este grupo de lesões agressivas que surgem principalmente em crianças pequenas inclui o tumor embrionário com abundante neurópilo e rosetas verdadeiras, ependimoblastoma e meduloepitelioma (coletivamente 11% do total). O pineoblastoma agora é classificado como um tumor do parênquima pineal, que pode estar associado a mutações germinativas em RB1 ("retinoblastoma trilateral") ou DICER1.

Quatro novas entidades distintas foram introduzidas na OMS 2016, respondendo por 24% do total: neuroblastoma do SNC com ativação de FOXR2, tumor da família do sarcoma de Ewing do SNC com alteração do gene *CIC*, tumor neuroepitelial de alto grau do SNC com alteração *MN1* e tumor neuroepitelial de alto grau do SNC com alteração do gene *BCOR*.

Três subgrupos moleculares foram propostos com base na expressão diferencial dos marcadores de linhagem celular LIN28 e OLIG2: (1) neural primitivo (indivíduos do sexo feminino mais jovens com menor sobrevida), (2) oligoneural (indivíduos do sexo masculino mais velhos com melhor sobrevida) e (3) mesenquimal (homens mais velhos com maior incidência de doença metastática e sobrevida intermediária). Um amplicon de alto nível envolvendo o conjunto de microRNA do C19 MC identifica um subgrupo agressivo de TNEP do SNC, que tem perfis de expressão genética bem definidos e índices baixos de sobrevivência. Os TTRAs têm monossomia ou deleção do cromossomo 22 e as mutações inativadoras do gene *hSNF5/INI-1* do cromossomo 22q11.2 são consideradas fundamentais à patogenia. Também existem casos descritos de TTRA com perda do cromossomo 19.

A nova classificação resultante de tumores embrionários do SNC na OMS 2016 é mostrada na tabela *The 2016 World Health Organization Classification of Tumors of the Central Nervous System*, no site https://link.springer.com/article/10.1007/s00401-016-1545-1/tables/1.

Astrócitos, fatores de crescimento, supressores tumorais e astrocitoma

Os astrócitos desenvolvem-se depois dos neurônios, e seu desenvolvimento continua por muito tempo depois que a neurogênese termina. Os astrócitos conservam a capacidade de divisão por toda a vida e são mais suscetíveis à transformação. O controle de proliferação e diferenciação dos astrócitos pode ser dividido em dois tipos principais: vias de sinalização celular e interrupção do ciclo celular. Durante o desenvolvimento glial, as células precursoras reagem aos fatores de crescimento, inclusive fator de crescimento epidérmico (EGF) ou fator de crescimento derivado das plaquetas (PDGF). Seus receptores (receptor EGF [EGFR] e receptor PDGF [PDGFR]) são ativados para estimular a atividade da tirosinoquinase e as vias intracelulares que controlam a proliferação e a diferenciação, a morte celular programada e a forma, a migração e o metabolismo celulares.

A amplificação e a mutação do EGFR estão entre as anomalias genéticas detectadas mais comumente nos glioblastomas dos adultos, principalmente nos tumores que se originam *de novo* (em contraste com as lesões que se desenvolvem a partir de astrocitomas fibrilares). Esses tumores contêm ligandos, que podem ativar o receptor e estimular uma via que leva à progressão do tumor. Além disso, o receptor pode sofrer mutação em uma forma constitutivamente ativada, que não consegue ligar-se ao seu ligando, mas que estimula a atividade desregulada da tirosinoquinase. Os camundongos que não têm o gene *EGFR* apresentam menos células positivas PAFG e a degeneração neuronal massiva é atribuída à falta de sustentação trófica pelas células gliais numericamente reduzidas. A amplificação do EGFR não é comum nos astrocitomas pediátricos de alto grau, mas estudos demonstraram expressão diferencial significativa das vias que promovem o crescimento e a angiogênese por meio dos genes *EGFR/FKBP12/HIF-2α*. A expressão aumentada da proteína PDGFR está associada à histologia maligna do glioma pediátrico, mas não é um fator prognóstico independente. As tentativas de bloquear a progressão do glioma por meio da supressão da via do EGFR resultaram no desenvolvimento de fármacos, que atuam no EGFR ou no PDGFR.

O fator *Ras* é um efetor derivativo de vários receptores de fatores de crescimento, que atua na sinalização das vias mitogênica e antiapoptótica. Esse fator é controlado pelo *gene* da neurofibromina da *NF-1* e a perda de mutações funcionais da neurofibromina causa a síndrome da NF-1, que predispõe ao glioma do nervo óptico, astrocitoma e glioblastoma. A neurofibromina atua como uma proteína de ativação da guanosina-trifosfatase Ras, mas ainda não estava claro como a desregulação do Ras estava envolvida na patogenia da NF-1. Hoje em dia, está claro que a neurofibromina regula estritamente a via da mTOR (alvo da rapamicina dos mamíferos). A mTOR é uma proteinoquinase de serina/treonina altamente conservada, que regula algumas etapas de crescimento e proliferação celulares, inclusive biogênese dos ribossomos e tradução das proteínas. A mTOR está constitutivamente ativada nas células anormais e nos tumores da NF-1; a ativação anômala da mTOR depende do Ras e é mediada pela fosforilação e inativação da proteína tuberina, que é codificada pelo complexo 2 da esclerose tuberosa. As linhagens de células tumorais retiradas de pacientes com NF-1 são extremamente sensíveis à rapamicina (um inibidor da mTOR) e isto tem implicações terapêuticas.

Hoje em dia, as alterações do gene *BRAF* (principalmente duplicação e fusão paralelas do *BRAF-KIAA1549* do cromossomo 7q34) são amplamente reconhecidas como marcadores moleculares do astrocitoma pilocítico, especialmente no diagnóstico diferencial dos gliomas pediátricos supratentoriais. Além de sua utilidade diagnóstica, as evidências de fusões e mutações do gene *BRAF* com ativação da via da proteinoquinase ativada por mitógenos (MAPK) nos tumores cerebrais também chamaram a atenção dos neuro-oncologistas para o uso potencial de inibidores de MEK1/2 e RAF no tratamento dos gliomas de graus alto e baixo.

A caracterização molecular dos glioblastomas pediátricos identifica ao menos dois subgrupos. O primeiro está associado à ativação das vias do *Ras* e *Akt* e demonstra expressão aumentada dos genes relacionados com a proliferação e um fenótipo de células-tronco neurais; este subtipo tem prognóstico extremamente desfavorável. O segundo grupo tem prognóstico mais favorável e não está associado à ativação das vias do *Ras* e *Akt* e pode originar-se das células progenitoras astrogliais. Esses dois subtipos demonstram expressão exagerada da proteína Y-box-binding (YB-1), que pode promover a oncogênese.

A fosfatase supressora tumoral semelhante à tensina (*PTEN*) sofreu mutação ou foi perdida em alguns astrocitomas pediátricos de alto grau, assim como no glioblastoma dos adultos. A *PTEN* é expressa por todo o embrião e é essencial ao desenvolvimento do SNC. Mutações da *PTEN* parecem causar a doença de Lhermitte-Duclos (gangliocitoma displásico do cerebelo), que se caracteriza por crescimento das folhas cerebelares, córtex cerebelar distorcido, feixes de axônios anormalmente mielinizados e neurônios displásicos. A inativação condicional do gene do cerebelo de camundongos em desenvolvimento resultou em um modelo desta doença nos mamíferos. A perda do gene *PTEN* promove o crescimento e a sobrevivência dos astrócitos porque, de outra forma, ele poderia atuar como repressor das vias de sinalização antiapoptótica. O gene *PTEN* também parece regular a migração e a invasão dos astrócitos por seus efeitos em forma e motilidade celulares. Quando esse gene é expresso exageradamente, ele inibe a mobilidade das células tumorais; por outro lado, a redução da atividade do gene *PTEN* promove a mobilidade e a invasividade celulares e, talvez, a formação de metástases. A perda do gene *PTEN* foi associada à sobrevivência reduzida dos pacientes com gliomas infantis. O *PTEN* é um dos genes que compõem a via da mTOR; análises imuno-histoquímicas das lesões retiradas de pacientes com doença de Lhermitte-Duclos

(DLD) demonstraram níveis altos de fosfo-AKT e fosfo-S6 nas células gangliônicas grandes, indicando ativação da via PTEN/AKT/mTor e sugerindo um papel fundamental da mTOR na patogenia da doença de Lhermitte-Duclos (DLD); isto também abre uma possibilidade de intervenção terapêutica baseada na inibição farmacológica da mTOR.

Os supressores tumorais conhecidos como proteína do Rb e *p53* também são reguladores da sobrevivência celular e da morte celular programada, e estão diretamente envolvidos nos astrocitomas. Nas crianças, mutações do gene da *Rb* resultam na formação de tumores da retina, enquanto os camundongos nulos para este gene não sobrevivem em razão dos padrões letais anormais de desenvolvimento neuronal com acentuação da morte celular programada no SNC. O gene *Rb* codifica uma fosfoproteína importante para a regulação do ciclo celular, bloqueando os fatores de transcrição que promovem a proliferação. No SNC em desenvolvimento, a Rb é encontrada na zona ventricular na qual os neuroblastos proliferam.

O gene *Rb* também está envolvido na regulação da apoptose por meio de interações com o supressor tumoral *p53*, um fator de transcrição hiperativado em resposta ao estresse celular para facilitar a parada do ciclo celular para reparação do DNA ou morte celular. Os seres humanos com a síndrome de Li-Fraumeni não têm *p53* e são mais suscetíveis a desenvolver gliomas. Os camundongos mutantes para o gene *p53* desenvolvem tumores nos primeiros dias de vida.

Em condições de inativação do gene *Rb*, algumas células entram anormalmente no ciclo celular e, em seguida, sofrem apoptose. Contudo, a perda do gene *Rb* pode ter um efeito sinérgico com a perda dos reguladores da apoptose (inclusive *p53*) e promover a formação de tumores. Com a perda do gene *Rb*, os fatores de transcrição atuam livremente e, por sua vez, promovem a proliferação celular. Normalmente, a perda do gene *Rb* poderia resultar em apoptose, mas quando o *p53* também está ausente, a apoptose é dificultada e a tumorigênese é facilitada. Na verdade, cerca de 75% dos glioblastomas dos adultos têm mecanismos apoptóticos reduzidos e anomalias da via do gene *p53*. Mutações do gene *p53* foram detectadas em um terço das crianças com astrocitomas de alto grau e quase 50% expressavam quantidades exageradas da proteína p53. Essa alteração estava diretamente associada a um prognóstico desfavorável.

Mutações epigenéticas dos genes responsáveis pela remodelação das histonas e da cromatina parecem ser especialmente importantes no glioblastoma multiforme pediátrico. O sequenciamento do exoma revelou H3.3 ou H3.1 K27M, principalmente no AAG do tronco encefálico e K27M-H3.3 principalmente no AAG talâmico (70 a 80% de todos os glioblastomas nessas localizações). Este H3.3 mutado (codificado por H3F3A) é associado de forma inconsistente com mutações *ATRX*. As mutações G34R/V-H3.3 ocorrem principalmente no glioblastoma hemisférico cerebral, semelhante às mutações da isocitrato desidrogenase (IDH), que têm predileção pelo córtex frontal. Ambas as mutações H3.3 estão significativamente associadas às mutações *ATRX* e mutações *TP53*, principalmente em crianças mais velhas e adultos jovens com glioblastoma cortical cerebral. As mutações *H3F3A* também estão associadas a alongamento alternativo dos telômeros. Os níveis altos de mRNA do TERC (molde de RNA-telomerase) e transcriptase reversa do telômeros humano (hTERT) (que codifica o componente catalítico da telomerase) foram associados à sobrevivência global menor das crianças com glioma de alto grau (exceto tronco encefálico), mesmo depois do controle de fatores como grau do tumor e extensão da ressecção.

A investigação das anomalias moleculares do GPID tem sido retardada, porque a maioria dos casos é diagnosticada clinicamente, sem confirmação patológica. Contudo, a análise do DNA com base nos polimorfismos de nucleotídio único de alta resolução, aplicada a uma série de GPID usando amostras obtidas à necropsia, demonstrou alterações recorrentes e diferentes das que ocorrem nos astrocitomas supratentoriais de alto grau, especificamente expressão (e ganhos funcionais) do receptor α do fator de crescimento derivado das plaquetas (PDGFRA) e ganhos ocasionais de nível baixo da atividade de poli (ADP-ribose) polimerase (PARP) 1. Mutações do H3F3A (que codifica a histona H3.3) ou do HIST1H3B (que codifica a histona H3.1) parecem ser comuns no GPID. O sequenciamento do genoma inteiro identificou três subtipos moleculares de GPID (H3-K27M, silencioso e MYCN) e mutações ativadoras recorrentes envolvendo o gene do receptor de ativina (*ACVR1*) em alguns casos.

A expressão de H3.3K27M sinergiza com a perda de p53 e ativação de PDGFRA em células progenitoras neurais derivadas de células-tronco embrionárias humanas, resultando em uma transformação neoplásica. As análises do genoma inteiro indicam uma redefinição dos precursores transformados para um estado de célula-tronco mais primitivo, com evidências de grandes modificações nas marcas de histonas em vários genes reguladores mestres. Ensaios de triagem de medicamentos identificaram um composto direcionado à proteína menin como um inibidor do crescimento de células tumorais *in vitro* e em camundongos.

Outro estudo realizado com modelos *in vitro* e de xenoenxerto usando tecido tumoral de GPID *post-mortem* demonstrou que a via de sinalização Hedgehog é ativa em células tumorais GPID, com modulação da autorrenovação em cultura de neuroesferas e promoção da hipertrofia da ponte ventral. Assim, a via Hedgehog representa um potencial alvo terapêutico no GPID.

Células ependimárias, fusões RELA e ependimoma

Os ependimomas surgem de células ependimárias produtoras de LCR que revestem o sistema ventricular do cérebro e da medula espinal. Sequências de DNA relacionado com o vírus símio 40 foram demonstradas nos ependimomas e nos CPCs, sugerindo uma etiologia viral. Estudos citogenéticos e moleculares dos ependimomas infantis identificaram o isocromossomo 1q como um fenômeno genético inicial, assim como recombinações ou deleções dos cromossomos 6, 17 e 22. A expressão da hTERT prevê progressão do tumor. As células-tronco derivadas do tumor mostram um fenótipo de glia radial com padrões de expressão gênica correspondentes às células da glia radial de compartimentos anatomicamente diferentes do SNC.

Ambos os ependimomas supratentoriais e infratentoriais são derivados de células gliais radiais, embora os tumores supratentoriais possam mostrar diferenciação neuronal. Na classificação da OMS de 2016, os ependimomas supratentoriais são divididos em C11orf95-RELA positivo (ST-EPN-RELA) ou C11orf95-RELA negativo/YAP1 positivo em fusão (ST-EPN-YAP1). Os tumores ST-EPN-RELA representam aproximadamente 70% dos ependimomas supratentoriais em crianças. Em tumores ST-EPN-RELA, a nova fusão oncogênica envolvendo os genes C11orf95 e RELA resulta da cromotripse envolvendo o cromossomo 11q13.1 e leva à ativação aberrante da via de sinalização do fator nuclear kappa B. Os tumores ST-EPN-RELA também podem ter deleção homozigótica de CDKN2 ou ganho do cromossomo 1q, ambos fatores de mau prognóstico.

Os ependimomas infratentoriais são divididos em dois grupos, A e B. Os tumores do primeiro grupo (ependimoma da fossa posterior A [FP-EPN-A]) exibem um genoma balanceado com fenótipo metilador de ilha CpG; a metilação CpG leva ao silenciamento transcricional de genes de diferenciação. Cerca de 25% dos tumores FP-EPN-A apresentam ganho do cromossomo 1q, independentemente associado a mau prognóstico. Tumores no segundo grupo menos comuns (ependimoma B da fossa posterior [FP-EPN-B]) têm um grau mais alto de instabilidade genômica e aberrações citogenéticas, mas envolvem principalmente ganho ou perda de cromossomos inteiros, sem fenótipo metilador de ilha CpG; pelo menos cinco subtipos são reconhecidos.

Classificação integrada de tumores do sistema nervoso central

O diagnóstico patológico está baseado na classificação da OMS, que diferencia tumores astrocíticos, tumores oligodendrogliais e gliomas mistos, tumores ependimais, tumores do plexo coroide e tumores neuronais e neuroniogliais mistos. Entre os tipos histológicos recém-incluídos na classificação revisada de 2007 estão os seguintes: glioma angiocêntrico, tumor glioneuronal papilar, tumor glioneuronal formador de rosetas do quarto ventrículo, tumor papilar da região pineal, pituicitoma e oncocitomas de células fusiformes da adeno-hipófise. As variantes histológicas recém-descritas dos tumores pediátricos incluem astrocitoma pilomixoide, meduloblastoma anaplásico e meduloblastoma com nodularidade extensiva. Além disso, a síndrome de predisposição aos tumores rabdoides foi acrescentada à lista das síndromes dos cânceres familiares.

Alguns tumores cerebrais da infância, inclusive astrocitomas supratentoriais, são difíceis de caracterizar com base na classificação da OMS. Uma classificação pediátrica sugerida divide os tumores em gliais, neuroniogliais mistos, neurais, embrionários e pineais. Os tumores gliais incluem astrocitomas, ependimomas, oligodendrogliomas e tumores do plexo coroide. Os tumores neuroniogliais mistos são gangliogliomas e tumores de células gigantes subependimais. Os tumores neurais são gangliocitomas. Os tumores embrionários incluem TNEP, TTRA e meduloepiteliomas. Os tumores pineais são representados pelo pineocitoma.

A revisão de 2016 da classificação da OMS apresenta muitas mudanças relevantes para médicos e pesquisadores. A OMS 2016 para tumores do SNC apresenta termos de diagnóstico que "integram" informações histológicas e moleculares e sugere a apresentação de diagnósticos em um formato de relatório de quatro níveis. Além disso, utiliza-se a designação "sem outra especificação" para identificar categorias diagnósticas que não são definidas com precisão. Uma melhor compreensão da biologia de entidades específicas levou a mudanças na nosologia do tumor, como gliomas difusos baseados no estado do gene IDH e gliomas difusos da linha média com H3 H27M mutante (ver tabela de classificação da Organização Mundial da Saúde 2016 e grau histológico de tumores astrocíticos no site https://link.springer.com/article/10.1007/s00401-016-1545-1/tables/3).

Para tumores embrionários e entidades relacionadas, foram identificados subgrupos moleculares, incluindo meduloblastoma ativado por Wnt e ativado por SHH, ETMR C19MC alterado e ependimomas positivos para fusão RELA. Provavelmente haverá avanços práticos adicionais que surgirão nos próximos anos. Uma nova iniciativa intitulada Consortium to Inform Molecular and Practical Approaches to CNS Tumor Taxonomy (Consórcio para Informar Abordagens Moleculares e Práticas à Taxonomia de Tumores do SNC) formulará recomendações entre as atualizações da OMS.

O diagnóstico patológico é auxiliado pela coloração imuno-histoquímica para marcadores específicos, como GFAP em tumores gliais, antígeno de membrana epitelial no ependimoma e sinaptofisina ou neurofilamento no meduloblastoma e gangliogliomas. Marcadores séricos e imuno-histoquímicos adicionais incluem α-fetoproteína (AFP) e gonadotrofina coriônica humana (HCG, do inglês *human chorionic gonadotropin*) para tumores de células germinativas, S100 para tumores neurais, actina da musculatura lisa para TTRA e citoqueratina para CPC. Uma tendência importante da patologia dos tumores é a aplicação das técnicas citogenéticas e sondas de DNA. Exemplos são o isocromossomo 17q do meduloblastoma, deleções dos cromossomos 1p e 19q do oligodendroglioma e monossomia ou deleção do cromossomo 22 (*locus* hSNF/INI-1) do TTRA. A caracterização molecular está agora incorporada ao diagnóstico final integrado e a imunocoloração do tecido tumoral agora está disponível para algumas mutações, como H3K27M e BRAF V600E. Além disso, as mutações da histona H3 demonstraram ser detectáveis no DNA tumoral derivado do LCR de crianças com glioma difuso da linha média. Uma recomendação de consenso é que o sequenciamento de próxima geração deve ser incluído rotineiramente na investigação da maioria dos gliomas pediátricos.

MANIFESTAÇÕES CLÍNICAS

Sintomas

As crianças com tumores cerebrais, frequentemente, têm sinais e sintomas de hipertensão intracraniana (HIC). Muitos tumores pediátricos surgem em localização ventricular ou periventricular (incluindo meduloblastoma, ependimoma e tumores do plexo coroide). O efeito de massa associado ao tumor pode causar obstrução da circulação normal do LCR com ventriculomegalia. Os sinais típicos são cefaleia, vômitos e diplopia, mas o início pode ser gradativo e difuso. Fadiga, alteração da personalidade ou deterioração do desempenho escolar pode ocorrer. Os sintomas dos lactentes são inespecíficos e incluem irritabilidade, anorexia, vômitos persistentes e atraso do desenvolvimento ou regressão com microcefalia e desvio aparentemente forçado dos olhos para baixo ("sinal do sol poente"). Além da infância, os sintomas tendem a ser mais específicos para a localização anatômica (Figura 150.4). A duração média dos sintomas antes do diagnóstico foi de 2 meses em dois estudos; apenas um terço dos pacientes teve diagnóstico no primeiro mês depois do início dos sintomas, mas o atraso do diagnóstico é menos importante que a agressividade do tumor como determinante do prognóstico de sobrevivência. Vômitos persistentes, cefaleia recidivante (que acorda a criança quando está dormindo), déficits neurológicos (ataxia, inclinação da cabeça, fraqueza, perda da visão, edema das papilas), distúrbios endócrinos (desaceleração do crescimento, diabetes insípido, puberdade precoce) e sinais clínicos de neurofibromatose devem indicar uma investigação imediata da existência de um tumor do SNC.

Os sintomas dos tumores do SNC geralmente se correlacionam com a localização do tumor (ver Figura 150.4). Os *tumores supratentoriais*, que predominam nos lactentes e nas crianças de 2 a 5 anos e também ocorrem nas crianças maiores, causam cefaleia; fraqueza dos membros; déficit sensitivo; e, ocasionalmente, crises epilépticas, deterioração do desempenho escolar

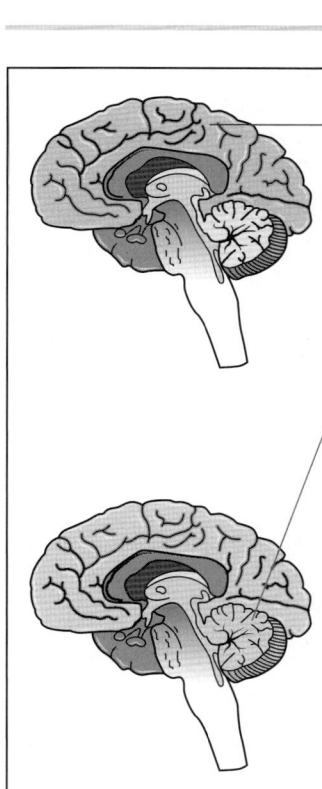
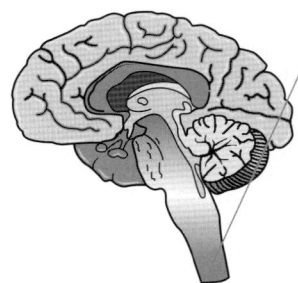
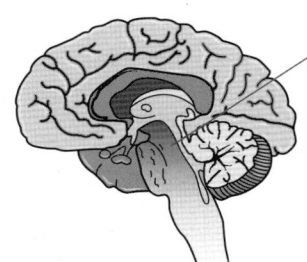

Tumores supratentoriais:
- Sintomas não especificados de aumento da PIC* 47%
- Crises epilépticas 38%
- Papiledema* 21%
- Sinais neurológicos focais 17%
- Cefaleia* 11%
- Hemiplegia 10%
- Náuseas e vômito* 8%
- Macrocefalia* 6%

Tumores da fossa posterior:
- Náuseas e vômito* 75%
- Cefaleia* 67%
- Marcha anormal e dificuldades de coordenação 60%
- Papiledema* 34%
- Movimentos anormais dos olhos 20%
- Letargia 13%
- Náuseas sem vômito* 10%
- Sintomas não especificados e sinais de aumento da PIC* 9%
- Perda de peso 9%
- Fraqueza motora focal* 9%
- Macrocefalia* 7%
- Consciência comprometida 7%
- Vertigem ou sintomas auditivos 7%
- Estrabismo 6%
- Torcicolo 6%
- Inclinação da cabeça
- Traumatismo craniano acidental 5%

Tumores da medula espinal:
- Dor lombar 67%
- Marcha anormal ou dificuldades de coordenação 42%
- Deformidade da coluna vertebral 39%
- Fraqueza motora focal 21%
- Distúrbio esfincteriano 20%
- Diminuição do movimento do membro superior 17%
- Atraso no desenvolvimento 8%
- Inclinação da cabeça 7%
- Cefaleia* 7%

Tumores de tronco encefálico:
- Marcha anormal e dificuldades de coordenação 78%
- Paralisia dos nervos cranianos (não especificada) 52%
- Sinais piramidais (não especificados) 33%
- Dor de cabeça* 23%
- Estrabismo 19%
- Fraqueza motora focal 19%
- Paralisia facial 15%
- Papiledema* 13%
- Sintomas não especificados de aumento da PIC* 10%
- Movimentos oculares anormais 6%
- Mudança de comportamento ou dificuldades escolares 5%

Tumores centrais:
- Dor de cabeça* 49%
- Movimentos oculares anormais e estrabismo 21%
- Náuseas e vômitos* 19%
- Papiledema* 18%
- Acuidade visual reduzida em 16%
- Sintomas e sinais não especificados de PIC elevada* 13%
- Diabetes insípido 12%
- Marcha anormal e dificuldades de coordenação 10%
- Atrofia óptica 9%
- Mudança de comportamento ou dificuldades escolares 9%
- Alteração do nível de consciência 9%
- Campos visuais reduzidos em 8%
- Crises epilépticas 7%
- Hemiplegia 7%
- Déficit motor focal 7%
- Atraso no desenvolvimento 7%
- Baixa estatura 7%
- Perda de peso 5%
- Vertigem ou sintomas auditivos 5%
- Anormalidades visuais ou oculares (não especificado) 5%

FIGURA 150.4 Sintomas de tumores do sistema nervoso central de acordo com a localização. PIC, pressão intracraniana. (Fonte: Wilne S, Collier J, Kennedy C, Koller K, Grundy R, Walker D. Presentation of childhood CNS tumours: a systematic review and meta-analysis. *Lancet Oncol.* 2007;8:685-695.)

ou alteração da personalidade. Crises epilépticas são os sintomas iniciais de 10 a 15% das crianças com tumores cerebrais e podem ser generalizadas, motoras focais ou psicomotoras; a eletroencefalografia (EEG) quase sempre mostra anormalidades. A maioria dos tumores que causam crises epilépticas está localizada no lobo temporal; os tumores do lobo frontal afetam mais comumente a personalidade e os movimentos. A incidência de neoplasias coexistentes nas crianças com epilepsia incontrolável chega a 20%, e o risco aumentado de ter um tumor cerebral persiste e ocorre até mesmo 10 anos ou mais depois do diagnóstico da epilepsia.

Os tumores do lobo parietal afetam a capacidade de ler e a percepção consciente dos membros contralaterais (heminegligência). Os tumores do lobo occipital causam déficits dos campos visuais e, ocasionalmente, alucinações. As lesões supraselares podem causar déficits dos campos visuais e disfunção endócrina. A síndrome de Parinaud (paresia do olhar para cima e dilatação pupilar branda com reação mais evidente à acomodação que à luz; nistagmo de retração ou convergência; e retração palpebral) é diagnosticada nos pacientes com tumores da região pineal.

Os *tumores infratentoriais*, que predominam na faixa etária de 4 a 11 anos, geralmente causam cefaleia, vômitos, diplopia e perda do equilíbrio. Paralisia bilateral do sexto nervo craniano é um sinal comum de HIC. Os tumores do tronco encefálico causam paralisias dos músculos faciais e extraoculares, ataxia e hemiparesia. Até 15% das crianças com tumores do SNC (mais comumente, meduloblastoma ocasionalmente ependimoma) têm disseminação às leptomeninges por ocasião do diagnóstico ou da recidiva do tumor, que pode ser assintomática ou causar dor, irritabilidade, fraqueza ou disfunção intestinal e vesical.

Crianças com diagnóstico confirmado de NF-1 têm aproximadamente 15 a 20% de incidência de gliomas da via óptica e requerem exames oftalmológicos de vigilância pelo menos anualmente. A maioria dos gliomas da via óptica se desenvolve aos 6 anos, quando uma avaliação oftalmológica confiável pode ser difícil, mas a triagem por ressonância magnética permanece controversa. As indicações para neuroimagem incluem alteração da visão, sintomas novos ou agravamento dos mesmos e crescimento acelerado ou puberdade precoce. A triagem por RM de pacientes com NF-1 não selecionados detectou gliomas da via óptica em 18% dos indivíduos, em uma idade média de 3 anos, dos quais 15% tiveram progressão requerendo terapia, particularmente aqueles com tumores quiasmáticos e pós-quiasmáticos. Pacientes com déficits visuais no momento do diagnóstico eram mais propensos a apresentar declínio visual apesar da terapia, quando comparados a pacientes pré-sintomáticos diagnosticados por RM. Crianças com triagem de RM cerebral e orbital negativa aos 15 meses ou mais tarde não desenvolveram gliomas sintomáticos da via óptica.

Tumores cerebrais também podem ser detectados como achados incidentais em crianças submetidas a exames de imagem por outros motivos, sem sinais específicos no SNC. Quando as características radiológicas sugerem a possibilidade de um tumor de baixo grau, a abordagem aceita é o acompanhamento de intervalo. Em aproximadamente 10% dos casos, a intervenção adicional pode ser necessária.

Diagnóstico

RM é a modalidade de imageamento preferida para avaliar crianças com sintomas sugestivos de tumor cerebral (p. ex., cefaleia persistente ou de início recente, vômitos matutinos) e sinais anormais ao exame neurológico (inclinação da cabeça, ataxia) ou outros indícios clínicos de tumor cerebral (diabetes insípido). A TC pode ser o exame inicial (especialmente se houver suspeita de hidrocefalia ou hemorragia intracraniana), mas em comparação com esta modalidade, a RM é mais sensível (principalmente quando há tumores infiltrantes sem intensificação e acometimento das leptomeninges), pode gerar imagens em qualquer plano (p. ex., axial, coronal ou sagital) e não é afetada pelos artefatos ósseos presentes na fossa posterior. Nos casos típicos, os tumores cerebrais são hipointensos ou isointensos nas imagens em T1 e hiperintensos em T2. A intensificação por contraste é uma característica dos tumores malignos e isto reflete a violação da barreira hematencefálica. As sequências de perfusão e difusão também podem ajudar a avaliar a invasividade do tumor. A espectroscopia de ressonância magnética (ERM) pode fornecer informações adicionais; por exemplo, em comparação com os tumores benignos ou o cérebro normal, os tumores malignos têm picos mais altos de colina (refletindo a reconstituição acelerada das membranas) e níveis reduzidos de N-acetilaspartato (ausência de neurônios funcionantes). A RM é repetida no período pós-operatório para confirmar a extensão da ressecção tumoral, embora possa ser difícil de diferenciar entre tumor e edema circundante ou resquícios de tumor em consequência das alterações pós-operatórias; por essas razões, os exames pós-operatórios devem ser realizados nas primeiras 48 horas depois da cirurgia.

A RM da coluna vertebral substituiu a mielografia como exame padronizado para avaliar tumores da medula espinal, metástases dispersas e acometimento das leptomeninges. A RM da coluna vertebral é necessária aos pacientes com meduloblastoma, ependimoma, CPC, TTRA e tumores da região pineal e deve ser realizada no período pós-operatório quando há suspeita de um destes diagnósticos. A punção lombar para análises citológicas e pesquisa de marcadores tumorais no LCR também deve ser realizada nas crianças com esses tumores. A Tabela 150.2 descreve os exames iniciais e de acompanhamento recomendados com base na agressividade do tumor e nos padrões de recidiva.

As diretrizes para avaliação de tumores cerebrais (com base na avaliação de gliomas adultos de alto grau) foram atualizadas em 2010 pela Response Assessment in Neuro-Oncology Working Group (Grupo de Trabalho para Avaliação de Resposta em Neuro-Oncologia Pediátrica), substituindo os critérios de Macdonald aplicados anteriormente e incorporando sequências em T1 e de recuperação de inversão atenuada por fluido (FLAIR) para avaliar o crescimento do tumor sem realce. Foi realizada parcialmente a abordagem da questão da pseudoprogressão tumoral relacionada ao tratamento nas primeiras

Tabela 150.2 Estudos iniciais e de vigilância em crianças com tumores do sistema nervoso central.

Diagnóstico	Avaliação inicial	Acompanhamento (meses depois da conclusão do tratamento)
Meduloblastoma/TNEP Ependimoma da fossa posterior Tumor de células germinativas Tumor teratoide-rabdoide atípico Carcinoma do plexo coroide	RM do cérebro/medula espinal LCR por punção lombar	RM cerebral: 3, 6, 9, 12, 16, 20, 24, 30, 36, 48, 60 e anualmente RM da medula espinal: 12, 24, 36 e 48
Glioma do tronco encefálico Ependimoma supratentorial	RM do cérebro/medula espinal LCR por punção lombar (nos casos de ependimoma)	RM do cérebro: 4, 8, 12, 16, 20, 24, 30, 36, 48, 60 e anualmente RM da medula espinal: 18, 48
Astrocitoma de baixo grau Glioma hipotalâmico/óptico Glioma cerebral de baixo grau Oligodendroglioma Craniofaringioma Papiloma do plexo coroide	RM do cérebro	RM do cérebro: 6, 12, 18, 24, 36, 48, 60 e anualmente
Astrocitoma cerebral ou cerebelar de alto grau	RM do cérebro RM da medula espinal* LCR por punção lombar*	RM do cérebro: 3, 6, 9, 12, 18, 24, 30, 36, 42, 48, 60 e anualmente RM da medula espinal: 12, 24, 36 e 48

LCR, líquido cefalorraquidiano; RM, ressonância magnética; TNEP, tumor neuroectodérmico primitivo. *Se residual ou disseminação. Fonte: Dados de Kramer ED, Vezine LG, Packer RJ, Fitz CR, Zimmerman RA, Cohen MD. Staging and surveillance of children with central nervous system neoplasms: recommendations of the Neurology and Tumor Imaging Committees of the Children's Cancer Group. *Pediatr Neurosurg.* 1994;20:254-263.

12 semanas após a terapia de radiação, normalmente com nova intensidade de T2/FLAIR na região de tratamento de alta dose (linha de isodose de 80%). A aplicação da Response Assessment in Neuro-Oncology Criteria para neurorradiologia pediátrica deve levar em consideração o desenvolvimento do cérebro, a heterogeneidade do tumor e a integridade variável da barreira hematencefálica. O Response Assessment in Pediatric Neuro-Oncology Working Group está abordando essas questões.

As respostas aos tratamentos são determinadas pela alteração das dimensões do tumor evidenciadas à RM com base nas medições mais reprodutíveis na sequência T2/FLAIR ou nas imagens contrastadas em T1, qualquer que forneça a melhor estimativa das dimensões tumorais. As medições da maior dimensão tumoral e sua perpendicular devem ser registradas com referência a todas as lesões-alvo (até 5) e a quaisquer lesões novas. Para avaliar a resposta, as lesões com menos de duas vezes a espessura combinada do corte da imagem e do intervalo entre os cortes são descartadas e os elementos císticos/necróticos e/ou o acometimento das leptomeninges geralmente não são medidos. O crescimento ou a redução das lesões existentes deve correlacionar-se com o aumento ou a diminuição das medidas bidimensionais, mas a intensificação do tumor nas imagens em T1 sem aumento do volume da doença na sequência T2/FLAIR não é considerada uma progressão, enquanto a intensificação reduzida sem redução do volume tumoral nas sequências em T2/FLAIR pode representar alteração da permeabilidade ao contraste, em vez de regressão do tumor. Desse modo, a resposta completa ou parcial ou depende do desaparecimento ou da redução de mais de 50% de todas as lesões-alvo, respectivamente, enquanto um aumento de 25% ou o aparecimento de lesões novas ou citologia recém-positivada do LCR indica doença progressiva (DP). Os exames de imagem devem ser complementados pela tomografia por emissão de pósitrons (PET), que caracteriza as anormalidades metabólicas capazes de diferenciar entre tumores de graus alto e baixo e tumor residual ou recidivante e necrose. A TC por emissão de fóton único de Tálio-201 é sensível às recidivas dos tumores, enquanto a ERM oferece os mesmos recursos e está mais amplamente disponível.

TRATAMENTO

Cirurgia

A intervenção terapêutica principal para tumores cerebrais pediátricos é a cirurgia, que pode levar à cura dos tumores congênitos, benignos e de baixo grau. Por exemplo, o astrocitoma pilocítico que tem origem no cerebelo pode ser completamente ou quase completamente ressecado em quase todos os pacientes e tumores do hemisfério cerebral de baixo grau geralmente são completamente ressecáveis. A ressecção total macroscópica (sem tumor visível na conclusão da cirurgia) ou ressecção subtotal radical (remoção de 95 a 99% do tumor) geralmente é a meta com tumores malignos e contribui com os índices de cura dos ependimomas e meduloblastomas (Figura 150.5). A ressecção de um astrocitoma de alto grau melhora o prognóstico reservado. A ressecção agressiva de astrocitomas de baixo grau em estruturas da linha média (hipotálamo, tálamo, tronco encefálico e medula espinal) pode fornecer o controle da doença a longo prazo, mas com risco de sequelas neurológicas.

A introdução do microscópio cirúrgico e do aspirador ultrassônico ampliou segurança e eficácia cirúrgicas. A incorporação da RM

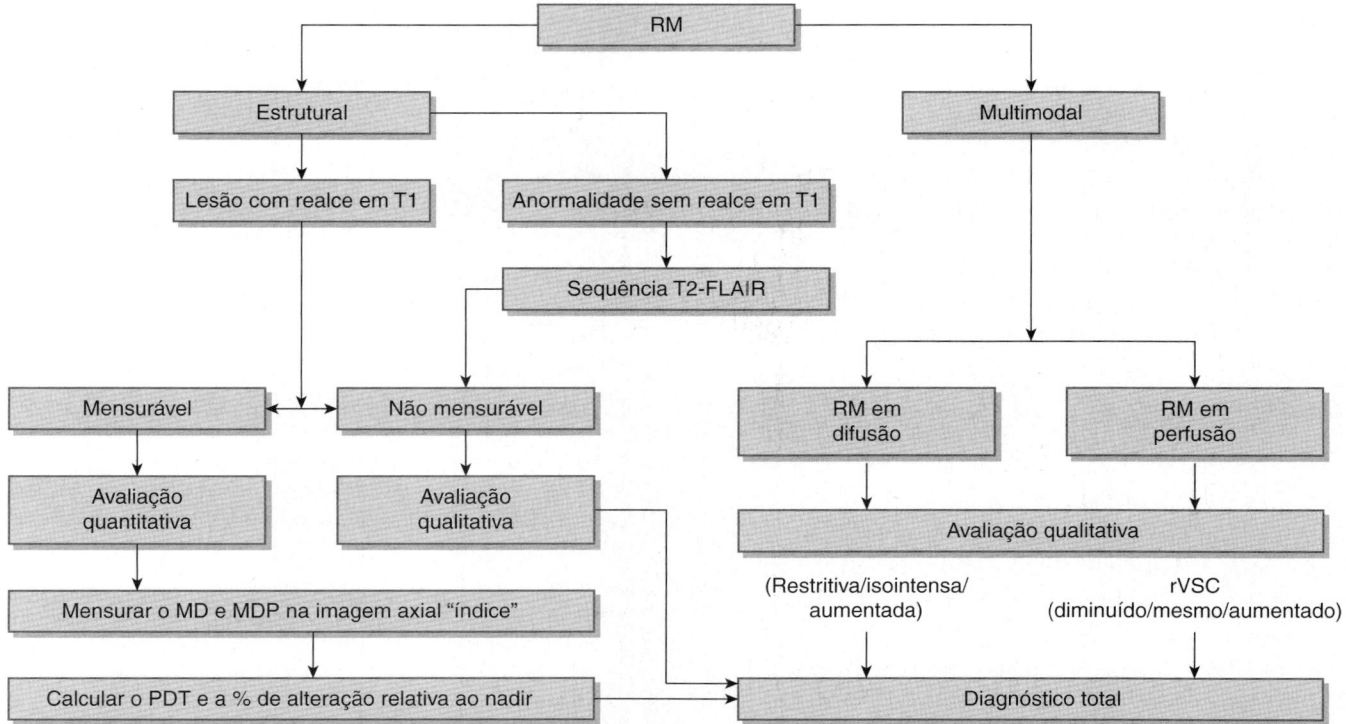

FIGURA 150.5 Avaliação do tumor por ressonância magnética (RM). FLAIR, recuperação de inversão atenuada por fluido (do inglês *fluid-attenuated inversion recovery*); MDP, maior diâmetro perpendicular; MD, maior diâmetro; PDT, produto dos diâmetros de realce transversal; rVSC, volume sanguíneo cerebral relativo.

intraoperatória pode aumentar o índice de ressecção tumoral e alterar a abordagem cirúrgica. A extensão da ressecção deve ser confirmada por RM pós-operatória. Em geral, a ressecção radical não é tentada com as lesões infiltrativas profundas do tálamo, intrínsecas ao tronco encefálico ou em áreas funcionalmente eloquentes; nesses sítios, nos casos típicos, a intervenção cirúrgica é limitada a uma biopsia aberta ou fechada (ressecção < 1%) ou à ressecção parcial ou subtotal (ressecção de 10 a 49% e 50 a 95% do tumor, respectivamente). Técnicas avançadas de neuroimagem, que podem ser úteis para mapear regiões eloquentes, incluem magnetoencefalografia, imagem por tensor de difusão e RM funcional. Podem ser realizadas várias biopsias das lesões com aspecto heterogêneo à RM, quando não se pretende realizar uma ressecção expressiva. Algumas lesões podem ser abordadas por procedimentos minimamente invasivos, como a ventriculostomia do terceiro ventrículo. As técnicas estereotáxicas (p. ex., dirigida por TC ou RM) são usadas para realizar biopsias ou ressecções subtotais em áreas de difícil acesso, inclusive núcleos da base. Contudo, mesmo com ressecção de 99% de uma lesão com volume de 10 cm^3, cerca de 10^8 células não são removidas e é necessário algum tratamento pós-operatório adicional para impedir que a lesão volte a crescer.

Algumas lesões respondem bem à radioterapia e/ou quimioterapia, de modo que a biopsia confirmatória é suficiente. Por exemplo, o germinoma da região da pineal é altamente sensível à radiação e à quimioterapia, de modo que a ressecção radical não deve ser executada, enquanto o coriocarcinoma (reconhecido pela elevação do HCG no soro e no LCR) e o pineoblastoma requerem uma ressecção mais substancial. Além de estabelecer um diagnóstico tecidual, a cirurgia pode ser necessária para alívio de uma hidrocefalia obstrutiva. Com a colocação de um dreno externo temporário ou a realização de uma ventriculostomia endoscópica do 3º ventrículo, seguida de ressecção do tumor, pode-se evitar a necessidade de usar uma derivação ventriculoperitoneal permanente na maioria dos casos.

Em geral, a mortalidade operatória não passa de 1%, mas a morbidade varia com a localização e a extensão da ressecção cirúrgica e a condição clínica da criança. Uma complicação singular reconhecida com frequência crescente depois da ressecção de tumores da linha média da fossa posterior é a *síndrome de mutismo cerebelar*, que consiste em um empobrecimento da fala com progressão para mutismo, labilidade emocional, hipotonia e ataxia. Em dois estudos prospectivos sobre meduloblastomas comuns e de alto risco, os autores relataram mutismo cerebelar em 24% das crianças. Nessas duas coortes, invasão do tronco encefálico pelo tumor era o único fator preditivo. Dentro de 1 ano depois do diagnóstico, os déficits de fala/linguagem não motores, as sequelas neurocognitivas e/ou a ataxia persistiam em uma porcentagem significativa dos pacientes.

A cirurgia é facilitada pela neuronavegação em tempo real, na qual a imagem pré-operatória é atualizada durante a cirurgia para levar em conta as mudanças anatômicas no cérebro (Figura 150.6). O tratamento cirúrgico pode ser facilitado pelo monitoramento intraoperatório dos potenciais sensitivos e outros potenciais evocados.

Outra medida adjuvante é administrar corticosteroides, que reduzem o edema tumoral e são usados frequentemente no período perioperatório, mas as doses devem ser reduzidas progressivamente, se possível dentro de 1 a 2 semanas. Os pacientes operados para retirar tumores supratentoriais devem usar antiepilépticos se já tiverem desenvolvido crises epilépticas ou se a abordagem cirúrgica tende a causar esta complicação. Em geral, o uso profilático dos antiepilépticos é mantido por 1 semana a 12 meses.

Os pacientes podem ser encaminhados para uma segunda cirurgia após ressecção subtotal e quimioterapia interina. Essa abordagem é incorporada aos protocolos para ependimomas recém-diagnosticados. Pacientes com recidiva sintomática também são encaminhados para reoperação, principalmente com possibilidade de evolução clonal (como no meduloblastoma) ou para fornecer o tecido para testes moleculares com a finalidade de identificar potenciais alvos terapêuticos.

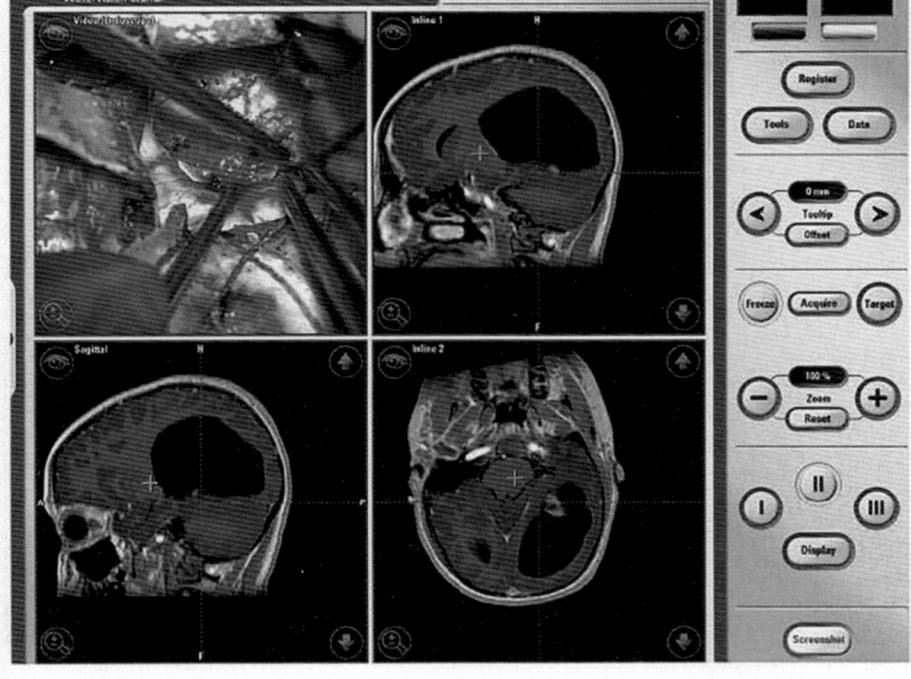

FIGURA 150.6 Painel intraoperatório de imagens em menino de 13 anos com astrocitoma pilocítico occipital esquerdo. Esta criança foi operada usando estereotaxia sem moldura e neuronavegação intraoperatória para garantir a remoção completa de sua lesão. (Fonte: Nejat F, El Khashab M, Rutka JT. Initial management of childhood brain tumors: neurosurgical considerations. *J Child Neurol.* 2008; 23:1.136-1.148.) (*A figura do primeiro quadro na parte superior esquerda se encontra reproduzida em cores no Encarte.*)

Radioterapia

A radioterapia é usada para tratar quase todos os tumores malignos do SNC, assim como algumas lesões de baixo grau, particularmente na recorrência ou progressão. Com base na radioterapia convencional (fótons), as doses típicas administradas para alcançar controle local variam de 45 a 55 Gy (dividida em frações de 150 a 200 cGy) direcionados ao tumor localizado na RM, mais margem de 1 a 2 cm. Doses maiores podem ser administradas, especialmente em frações menores aplicadas 2 vezes/dia (p. ex., técnica de hiperfracionamento), mas com doses totais altas, o risco de causar danos aos tecidos cerebrais normais aumenta. O volume irradiado depende do tipo histológico do tumor e pode incluir um campo afetado, ou todo o cérebro e a medula espinal. A irradiação craniospinal pré-sintomática quase sempre é realizada para tratar meduloblastomas, em razão de sua tendência a disseminar-se por todo o neuroeixo. Convencionalmente, a dose usada é de 36 Gy, mas doses menores (23,4 Gy e, possivelmente, 18 Gy) são suficientes para os pacientes de risco mediano, contanto que sejam suplementadas com quimioterapia adjuvante.

As técnicas mais modernas de radioterapia podem aumentar a dose antitumoral eficaz e reduzir os efeitos tóxicos no cérebro circundante. A *radioterapia conformacional tridimensional* permite ajustes do tratamento ao volume real do tumor, em vez de irradiar arbitrariamente alguns compartimentos (p. ex., fossa posterior por inteiro). As técnicas de *irradiação estereotáxica* em arco de fótons, quando combinada com os sistemas de fixação craniana rígida, permitem a aplicação de uma dose alta única (p. ex., radiocirurgia), que pode ser útil ao tratamento das lesões recidivantes desenvolvidas por pacientes previamente irradiados. A *radioterapia de intensidade modulada* usa combinações de campos com intensidades variáveis com feixes em diversas direções para aumentar ao máximo a dose antitumoral e reduzir ao mínimo a exposição dos tecidos normais adjacentes. A *prototerapia* (irradiação de prótons) tem a vantagem das propriedades físicas superiores dos prótons, em comparação com os fótons, permitindo pouca penetração das partículas além do alvo tumoral, menos dispersão nos tecidos e pouca dispersão lateral. As aplicações iniciais da prototerapia incluíam melanoma ocular e tumores da base do crânio, mas a possibilidade de conseguir controle tumoral comparável com doses significativamente menores aplicadas aos tecidos normais adjacentes torna esta técnica potencialmente vantajosa em muitas indicações pediátricas. Os *implantes radioativos intersticiais* (*braquiterapia*) podem ser eficazes em alguns casos. Hoje em dia, existem estudos em andamento sobre o uso dos *sensibilizadores de radiação*, inclusive agentes quimioterápicos (carboplatina, capecitabina, tipifarnibe) e derivados do gadolínio.

Os efeitos adversos agudos da radioterapia incluem cefaleia, náuseas, alopecia, hiperpigmentação e descamação da pele e uma "síndrome de sonolência" transitória, que ocorre dentro de 4 a 8 semanas depois do tratamento. As alterações de imagem associadas à radiação, como pseudoprogressão e necrose pela radiação, devem ser diferenciadas da verdadeira progressão do tumor com aumento de volume de 25% e/ou manifestação da doença em sítios previamente não acometidos. A radioterapia de volumes grandes é problemática nos lactentes e nas crianças, porque aumenta a prevalência das sequelas neurocognitivas. A quimioterapia com doses intensivas pode ser usada para postergar a radioterapia, ou o tratamento da área afetada seguido de quimioterapia suplementar pode substituir a irradiação craniana total (p. ex., nos casos de meduloblastoma). A radioterapia é adiada em pacientes com NF-1 em favor da quimioterapia porque esses pacientes podem ter maior suscetibilidade à toxicidade da radiação e malignidades secundárias.

Quimioterapia

A quimioterapia é usada como adjuvante à radioterapia e como terapia de manutenção pós-radiação em meduloblastoma e astrocitomas de alto grau, como tratamento neoadjuvante para tumores sensíveis à quimioterapia (p. ex., tumores de células germinativas do SNC), como tratamento pós-cirúrgico primário em lactentes e como tratamento de tumores recidivantes. Entre os fármacos eficazes estão nitrosoureias (p. ex., carmustina, lomustina), vincristina, cisplatina, carboplatina, etoposídeo e ciclofosfamida. A temozolomida parece ser promissora, embora os índices de resposta nos estudos de fase II tenham sido relativamente baixos. Em geral, a quimioterapia é administrada sistemicamente com mais de um fármaco usado simultaneamente, em razão dos mecanismos de ação complementares dos diversos agentes e para impedir resistência potencial do tumor. A eficácia da quimioterapia sistêmica é limitada pela barreira hematencefálica. A aplicação regional dos fármacos (p. ex., intratecal, intra-arterial ou intratumoral) pode evitar esse problema e, de acordo com alguns estudos, houve respostas à quimioterapia intra-arterial à base de carboplatina ou metotrexato com violação da barreira hematencefálica para tratar tumores de células germinativas e linfoma primário do SNC. A intensidade das doses da quimioterapia sistêmica convencional pode ser aumentada com o uso dos fatores de crescimento hematopoéticos, que abreviam o período de mielossupressão e permitem o uso de doses mais altas ou intervalos mais curtos entre as sessões de quimioterapia. Uma abordagem semelhante é usar doses extremamente altas de quimioterapia seguida de recuperação por transplante de células-tronco hematopoéticas autólogas; esta abordagem foi usada para tratar tumores recidivantes sensíveis à quimioterapia, ou como tratamento de consolidação intensiva para lactentes.

A utilidade da quimioterapia adjuvante à base de cisplatina depois da radioterapia está bem demonstrada no tratamento dos meduloblastomas, pineoblastomas e TNEP supratentoriais da infância. Nos casos de meduloblastoma de risco mediano, a quimioterapia permite reduzir a dose da radioterapia. A quimioterapia com doses intensivas de ciclofosfamida é usada depois da radioterapia para tratar meduloblastomas de risco mediano e alto com o objetivo de reduzir a exposição à cisplatina. Para os pacientes com astrocitomas de alto grau, a temozolomida é usada rotineiramente durante e depois da radioterapia, assim como nos adultos. A quimioterapia pré-radioterapia está em fase de investigação como tratamento de tumores de células germinativas do ependimoma do SNC, mas geralmente foi ineficaz nos casos de meduloblastoma e astrocitomas de alto grau, inclusive tumores do tronco encefálico, provavelmente porque posterga a radioterapia definitiva.

Nos pacientes muito pequenos (lactentes e crianças com menos de 3 a 4 anos) com tumores cerebrais malignos, a quimioterapia com doses intensivas é usada comumente no período pós-operatório com a meta de postergar ou evitar radioterapia. Essa abordagem parece ser eficaz no tratamento do meduloblastoma e TTRA. A quimioterapia intratecal (metotrexato intraventricular e intralombar) também foi recomendada para tratar meduloblastoma com um protocolo elaborado para evitar radioterapia.

A quimioterapia é usada comumente para tratar tumores recidivantes do SNC e os pacientes também podem fazer radioterapia adicional. A quimioterapia com doses altas e recuperação por transplante de células-tronco pode ser um tratamento de "resgate" eficaz para meduloblastomas recidivantes, ao menos quando é combinada com radioterapia dos pacientes mais jovens previamente irradiados. Os agentes quimioterápicos clássicos e mais novos podem ser testados com painéis de xenoenxertos de tumores cerebrais da infância. Pode ser necessário ajustar as doses de alguns quimioterápicos (p. ex., irinotecano) quando os pacientes também usam antiepilépticos que induzem as enzimas hepáticas (p. ex., fenitoína, fenobarbital, carbamazepina e primidona).

Os *agentes biológicos* utilizados em estudos clínicos com pacientes com tumores recidivantes do SNC incluem fármacos diferenciadores (ácido retinoico), fármacos que têm como alvo os receptores dos fatores de crescimento tumoral (erlotinibe, gefitinibe, imatinibe, lapatinibe), inibidores de farnesiltransferase (tipifarnibe), fármacos que interferem com a angiogênese (bevacizumabe, cilengitida, lenalidomida), inibidores de histona-desacetilase (ácido hidroxâmico de suberoilanilida, ácido valproico), inibidores da proteína do choque térmico (17-alilaminogeldanamicina) e inibidores das enzimas reparadores de DNA (O^6-benzilguanina).

Com a identificação detalhada de mutações e fusões de genes por sequenciamento de exoma completo com o DNA do tumor e arranjo de metilação do RNA, é possível adaptar a terapia "direcionada" a vias moleculares inteiras, levando em consideração os alvos a jusante. Por exemplo, o vemurafenibe tem como alvo a mutação *BRAF V600E* no ganglioglioma, mas não a fusão *KIA-A1549-BRAF*, que é mais frequente no astrocitoma pilocítico; na última situação, uma estratégia de tratamento alternativa é a inibição a jusante de MEK por trametinibe.

A *imunoterapia* poderia ser uma opção atraente para tratar tumores do SNC pediátrico, mas ainda é meta difícil de alcançar. Atualmente, a administração por convecção de conjugados de quimioterapia e imunotoxina está sendo avaliada. Alguns antígenos associados aos gliomas estão expressos exageradamente nos gliomas do tronco encefálico e outras áreas do SNC infantil e poderiam ser alvos apropriados às estratégias de desenvolvimento de vacinas.

TIPOS ESPECÍFICOS DE TUMORES DO SISTEMA NERVOSO CENTRAL PEDIÁTRICO

Tumores congênitos

Craniofaringiomas

Os craniofaringiomas originam-se dos resquícios dos tecidos embrionários localizados na bolsa de Rathke, que, mais tarde, forma a hipófise anterior. Esses tumores podem ser diagnosticados clinicamente em qualquer idade (mesmo na vida adulta avançada) e constituem 6 a 10% dos tumores intracranianos infantis. Os craniofaringiomas podem formar pequenos nódulos sólidos bem delimitados, ou cistos multiloculados enormes invadindo a sela túrcica. Os cistos são preenchidos por líquido turvo, que pode conter cristais de colesterina. As manifestações clínicas são estatura baixa, hipotireoidismo e diabetes insípido com perda da visão e sinais de HIC. A TC é útil para demonstrar calcificação e expansão óssea da sela túrcica, mas a RM é preferível porque define mais claramente a relação entre o tumor e os vasos sanguíneos, o quiasma e os nervos ópticos e o hipotálamo adjacentes (Figura 150.7).

Os craniofaringiomas são histologicamente benignos e podem ser classificados como cistos epiteliais mucoides, epiteliomas escamosos ou adamantinomas; este último é o mais frequente em crianças. Mutações ativadoras do gene da β-catenina (*CTNNB1*) são encontradas na maioria dos tumores adamantinomatosos. A ressecção cirúrgica total pode ser difícil, porque o tumor pode invadir o hipotálamo ou o terceiro ventrículo e aderir aos nervos ópticos ou vasos sanguíneos. Uma abordagem conservadora é drenar o cisto e remover o tumor não aderido e, em seguida, aplicar radioterapia na área afetada. Para crianças com menos de 3 anos, pode ser preferível adiar a ressecção, com a implantação de um cateter intracístico com reservatório subcutâneo, para a drenagem seriada de líquido cístico. As opções de tratamento definitivo são a ressecção completa ou a ressecção subtotal com radioterapia. Além da abordagem transesfenoidal tradicional para pequenos tumores, há interesse renovado em torno da abordagem endonasal com visualização endoscópica como alternativa à craniotomia. As taxas de recidiva em 5 anos após ressecção completa ou ressecção subtotal com irradiação são semelhantes em séries pediátricas (10 a 20%). A cirurgia

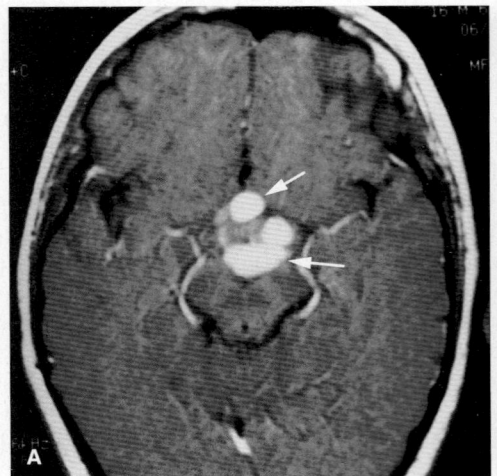
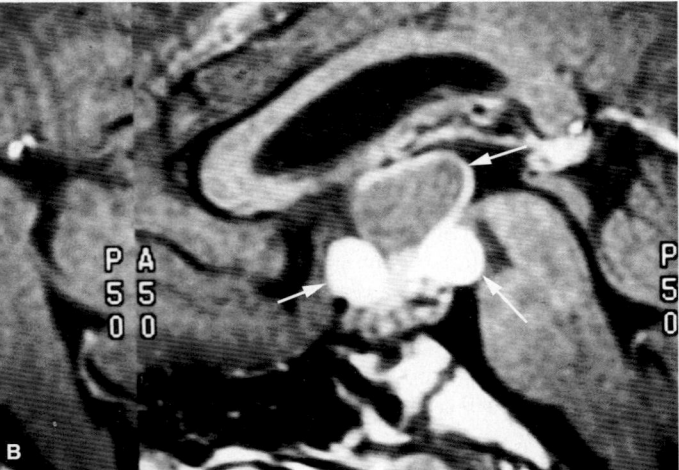

FIGURA 150.7 Imagens de ressonância magnética axial (**A**) e sagital (**B**) de um craniofaringioma.

radical provavelmente é seguida de pan-hipopituitarismo, que requer reposição hormonal por toda a vida, enquanto a irradiação causa menos sequelas hormonais, mas acarreta déficits cognitivos, especialmente nas crianças menores. O tratamento dirigido com radiocirurgia estereotáxica (p. ex., bisturi gama), principalmente em casos de recidiva, pode ser vantajoso nesse aspecto. A interferona alfa-2a e a interferona alfa-2b peguilado são usados para tratar craniofaringiomas recidivantes.

O outro tipo de tumor hipofisário é o adenoma, que é raro na infância, mas cada vez mais frequente em adolescentes e comum em adultos (até 5% de incidência em séries de necropsia). Os adenomas podem estar associados à doença de Cushing, hiperprolactinemia e acromegalia. Os adenomas funcionantes na infância são mais frequentemente produtores de ACTH, enquanto os prolactinomas são mais comuns em adolescentes. Os adenomas hipofisários são geralmente esporádicos, mas podem ser manifestações de condições genéticas, como neoplasia endócrina múltipla tipo 1, complexo de Carney, adenoma hipofisário isolado familiar e síndrome de McCune-Albright. O tratamento inicial é feito com agonistas da dopamina, como bromocriptina, enquanto a cirurgia é reservada para tumores sintomáticos que causam hidrocefalia ou perda de visão. A cirurgia é indicada para cistos aracnoides assintomáticos que causam hidrocefalia obstrutiva ou crises epilépticas; as opções incluem cistectomia, fenestração ou *shunting* peritoneal de cisto.

Cistos epidermoides

Os cistos epidermoides (colesteatomas) representam cerca de 2% de todos os tumores intracranianos e originam-se dos ossos cranianos ou das áreas adjacentes à dura-máter, geralmente, na região suprasselar, base do crânio, tronco encefálico ou ângulo cerebelopontino, ou dentro de um ventrículo. Esses tumores são originados das células epiteliais retidas durante o fechamento do tubo neural, têm aspecto perolado e podem conter líquido cístico com cristais de colesterol. Em geral, as primeiras manifestações clínicas começam no início da vida adulta com perda da audição, espasmo hemifacial ou neuralgia do trigêmeo. A RM demonstra uma lesão com sinais de baixa intensidade em T1 e de alta intensidade em T2 (Figura 150.8); o acometimento de vários nervos cranianos e da artéria carótida interna é comum. O tratamento consiste em ressecção cirúrgica com remoção completa da cápsula tumoral.

Os tumores dermoides também são císticos e as secreções das glândulas sebáceas conferem coloração amarelada ao líquido cístico. Os dermoides intracranianos estão associados à síndrome de Goldenhar (i. e.: displasia oculoauriculovertebral). O tratamento consiste em ressecção cirúrgica. Em alguns casos, os cistos epidermoides e dermoides sofrem transformação maligna em carcinoma espinocelular.

Os cistos aracnóideos também estão no diagnóstico diferencial de lesões císticas extra-axiais. Os cistos aracnóideos resultam de comprometimento focal do fluxo de LCR e dilatação cística dos espaços subaracnóideos, geralmente na fissura sylviana, quando causam cefaleia e crises epilépticas em alguns casos. As imagens de RM ponderadas em difusão podem ajudar a diferenciar entre cistos aracnóideos e cistos epidermoides. O sinal do LCR é visto em ambos; os cistos epidermoides intestinais mostram sinal FLAIR hiperintenso e difusão reduzida em imagens ponderadas em difusão, enquanto cistos aracnóideos têm baixo sinal em imagens FLAIR e ponderadas em difusão (a menos que contenham líquido proteico ou sangue). Uma grande cisterna magna (seja uma variante normal ou associada à síndrome de Dandy-Walker) pode assemelhar-se a um cisto aracnóideo, mas não causa efeito de massa no cerebelo e no verme do cerebelo. A cirurgia é indicada para cistos aracnóideos assintomáticos, que causam hidrocefalia obstrutiva, crises epilépticas e as opções cirúrgicas são cistectomia, fenestração ou *shunt* cistoperitoneal.

Teratoma e cordoma

Os teratomas são compostos de células originárias de pelo menos duas e geralmente de três camadas embrionárias: ectoderma, mesoderma e endoderma. Os teratomas extragonadais ocorrem em lactentes como tumores sacrococcígeos. Teratomas intracranianos também foram relatados em lactentes, geralmente supratentoriais ou intraventriculares, apresentando-se com macrocefalia. Há um caso publicado na literatura de teratoma imaturo da fossa posterior de um bebê com trissomia do 21. Embora raro, o teratoma é o tumor intracraniano encontrado com mais frequência ao nascimento e pode ser detectado na ultrassonografia fetal. A imagem de RM infantil revela uma grande massa cística e sólida que realça o contraste, que pode conter gordura e calcificações. Os teratomas extra-axiais podem surgir na região pineal ou suprasselar em crianças mais velhas. Os teratomas podem ser classificados como maduros, imaturos

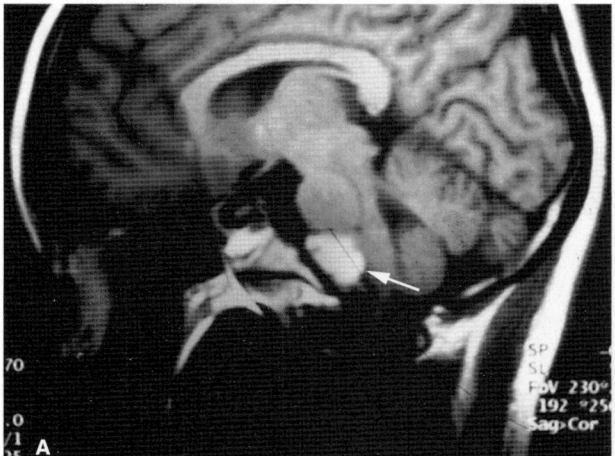
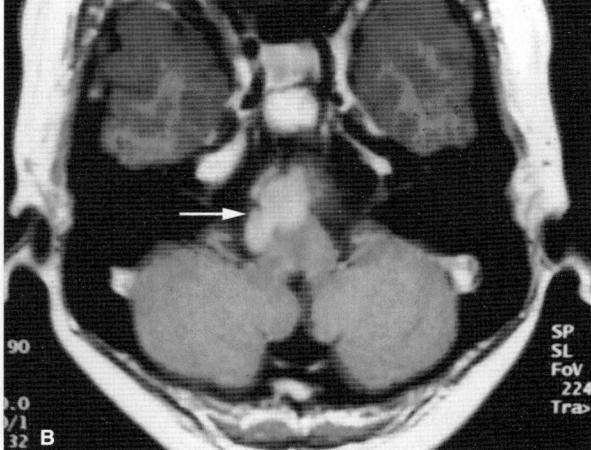

FIGURA 150.8 Imagens de ressonância magnética sagital (**A**) e axial (**B**) de um cisto epidermoide pontobulbar.

ou maduros com transformação maligna. O tratamento é a ressecção cirúrgica, mas o prognóstico para teratomas imaturos e transformados é reservado e a quimioterapia adjuvante pode ser considerada.

Os cordomas originam-se dos remanescentes da notocorda embrionária. A metade desenvolve-se na região sacrococcígea, um terço na junção esfenoidoccipital e os restantes em qualquer segmento da coluna vertebral. Esses tumores são raros e representam menos de 1% dos tumores do SNC e, em geral, são assintomáticos até a vida adulta. Os cordomas são localmente invasivos e causam perda da visão ou disfunção dos nervos cranianos. Eles podem invadir a nasofaringe ou os seios intracranianos e disseminar-se para o pescoço, quando causam torcicolo. O cordoma infantil pode estar associado à esclerose tuberosa.

Os cordomas têm uma superfície nodular lisa, que se assemelha à cartilagem; o aspecto histológico típico é a existência de massas volumosas de células fisalíforas e células redondas ou poligonais dispostas em cordões – que têm vacúolos citoplasmáticos grandes contendo mucina. Os cordomas podem crescer lentamente, mas recidivam depois da ressecção. Uma variante maligna é diferenciada pela presença de células fusiformes em mitose e pode produzir metástases pulmonares. A existência de um cordoma deve ser considerada nos pacientes que apresentam paralisias de vários nervos cranianos ou erosão da base do crânio. O tratamento consiste em ressecção cirúrgica, embora a ressecção macroscópica total raramente seja possível. A radioterapia pode ser realizada depois da cirurgia ou quando há recidiva do tumor. A prototerapia (radioterapia com prótons) é recomendada porque pode conseguir controle local eficaz e, possivelmente, melhor resultado estético que a radioterapia convencional. Não há um papel definido para a quimioterapia no cordoma, mas foi relatada a perda da proteína SMARCB1/INI1 em cordomas pouco diferenciados, associada não a mutações pontuais, mas sim a deleções do gene *SMARCB1/INI1*, potencialmente alvo do inibidor de EZH, o tazemetostat.

Tumores do plexo coroide

Os tumores do plexo coroide são lesões tumorais congênitas raras, que se originam do plexo coroide dos ventrículos laterais ou do quarto ventrículo. Esses tumores podem causar sintomas pouco depois do nascimento e a maioria é diagnosticada antes da idade de 2 anos. O primeiro sinal clínico provavelmente é macrocefalia resultante da hidrocefalia, que causa abaulamento das fontanelas e suturas sagitais presentes nos lactentes. A produção excessiva de LCR pelo tumor pode chegar a 2.000 mℓ/dia.

A maioria é constituída de papilomas do plexo coroide (PPCs; OMS grau I) ou lesões hamartomatosas de crescimento lento que se estendem para o ventrículo e não tendem a ser invasivas. Os PPCs podem se manifestar na síndrome de Aicardi, síndrome de Down, doença de von Hippel-Lindau e NF-2. Os papilomas frequentemente são calcificados nas imagens de TC e são acentuados pelo contraste; na faixa etária até 1 ano, estes tumores devem ser diferenciados dos ependimomas, que não produzem calcificações. Os papilomas atípicos (OMS grau II) têm fração de crescimento mais alta (índice mitótico da MIB-1 > 2%). A ressecção completa das lesões localizadas pode curar a doença e suprimir a produção excessiva de LCR, mas existem relatos de transformação maligna de papilomas parcialmente removidos.

Os CPCs (OMS grau III) geralmente surgem em um ventrículo lateral e invadem o parênquima cerebral com desenvolvimento de hidrocefalia (Figura 150.9). A hidrocefalia pode resultar da obstrução do fluxo normal de LCR, produção excessiva de LCR pelo próprio tumor, expansão local dos ventrículos ou hemorragia espontânea. Os CPCs são mais heterogêneos que os PPCs nos exames de imagem, em razão da necrose focal e do edema vasogênico circundante; em cerca de 50% dos casos, há disseminação às leptomeninges.

De acordo com os critérios de 2016 da OMS, o CPC deve apresentar pelo menos quatro das cinco características a seguir: atividade mitótica elevada (geralmente > 5 mitoses por 10 HPF [do inglês, *high-power field* ou campos de maior aumento), pleomorfismo nuclear hipercelular, crescimento sólido com camadas de células tumorais e necrose. Extensa invasão no parênquima cerebral circundante é um achado frequente.

A imuno-histoquímica de PPC e CPC mostra positividade para pancitoqueratina, com positividade variável para S-100, GFAP e sinaptofisina. A E-caderina é positiva na maioria dos tumores do plexo coroide, distinguindo-os dos ependimomas, que são tipicamente negativos. Os receptores do fator de crescimento derivado de plaquetas (PDGF) podem ser superexpressos ou amplificados em alguns CPCs. Os CPCs podem ser a manifestação da síndrome de Li-Fraumeni ou da síndrome de predisposição do tumor rabdoide e devem ser buscados indícios de mutação do *TP53* ou *hSNF5/INI1/SMARCB1*, respectivamente. As células com morfologia rabdoide são incomuns nos CPCs e esses tumores devem ser diferenciados do TTRA, por exemplo, pela positividade de p53 e reatividade nuclear INI-1 (BAF-47). Diferenças no número de cópias do gene, expressão do gene e assinaturas de metilação do DNA distinguem CPCs de PPCs e PPC atípico; no entanto, as semelhanças moleculares entre os papilomas sugerem que esses dois subgrupos histológicos são de fato uma entidade molecular única. Um maior número de cópias de *TP53* mutado foi significativamente associado ao aumento da agressividade do tumor e a um pior prognóstico em relação à sobrevida em CPCs.

As CPPs podem ser curadas apenas com cirurgia, com sobrevida de 5 anos de 80 a 100% após ressecção total bruta e 60 a 70% após ressecção subtotal. O PPC atípico tem risco aumentado de recidiva local e, no estudo CPT-SIOP-2000, lactentes com PPC típico completamente ressecado receberam quimioterapia adjuvante com 97% de sobrevida em 5 anos.

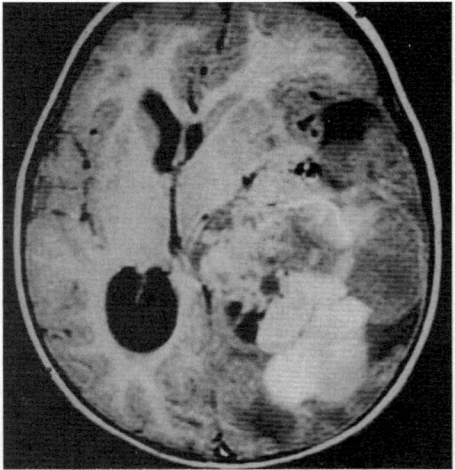

FIGURA 150.9 Imagem de ressonância magnética de um carcinoma do plexo coroide do ventrículo lateral com invasão do parênquima.

Os CPCs se comportam de forma agressiva com tendência à disseminação leptomeníngea e recidiva local. A quimioterapia adjuvante e/ou irradiação geralmente é administrada e mesmo depois da ressecção macroscópica aparentemente completa, em razão de sua invasividade e do prognóstico reservado (sobrevida média por 6 meses em um estudo). Aos pacientes submetidos à ressecção subtotal dos CPCs ou com disseminação leptomeníngea na apresentação clínica, a quimioterapia à base de carboplatina, assim como a radioterapia focal ou cranioespinal são recomendadas conforme estudo CPC-SIOP-2000. O benefício da quimioterapia foi demonstrado em uma metanálise demonstrando sobrevida superior com a adição de quimioterapia, mesmo em pacientes não irradiados e pacientes com ressecção incompleta do tumor (2 anos de SG 54% vs. 24% sem quimioterapia). Uma experiência mais recente em uma única instituição demonstrou 71% de sobrevida em 5 anos, no período de 5 anos, em pacientes com CPC tratados com quimioterapia e irradiação após cirurgia máxima, sendo que o melhor prognóstico com a modalidade de tratamento combinada foi confirmado em outra metanálise. A sinalização do receptor de PDGF foi sugerida como um potencial alvo terapêutico.

Cistos coloides

Os cistos coloides originam-se presumivelmente do pregueamento anormal da paráfise embrionária. Essas lesões crescem na parte anterossuperior do terceiro ventrículo na forma de pequenos cistos brancos repletos de material gelatinoso homogêneo. Em geral, esses cistos não causam sintomas até a vida adulta, quando podem causar hidrocefalia intermitente causando dor de cabeça inexplicável. Embora bastante raros em crianças, os cistos coloides devem ser considerados no diagnóstico diferencial de cefaleia persistente. Os distúrbios do sistema límbico podem acarretar alterações emocionais e comportamentais em alguns pacientes. O cisto coloide do terceiro ventrículo pode ser identificado na necropsia em casos de morte inexplicável, inclusive em adolescentes e adultos jovens. Os cistos coloides são hiperintensos nas imagens de RM em T2 sem contraste. O tratamento de escolha é a remoção radical por microcirurgia aberta ou guiada estereotipicamente. Outras opções são a aspiração do cisto por método estereotáxico, *shunting* ventrículo-peritoneal, ressecção transcortical/transcalosal e remoção endoscópica e marsupialização.

Ganglioglioma e tumores glioneurais relacionados

Os gangliogliomas são tumores neuronioglials raros e representam 2,5% dos tumores cerebrais infantis. O pico de incidência ocorre entre as idades de 10 e 20 anos. Esses tumores originam-se principalmente do lobo temporal, mas também de outros lobos do cérebro ou da medula espinal. O pródromo habitual encontrado consiste em história de epilepsia de longa duração resistente ao tratamento. Os exames de imagem demonstram uma lesão sólida ou cística com calcificação na TC e hipoatividade metabólica na PET. A maioria abriga a mutação *BRAF V600E*, novas variantes ou fusões *BRAF*, ocasionalmente com deleção homozigótica de *CDKN2A*.

A ressecção cirúrgica total é recomendável e o prognóstico quanto ao controle persistente das crises epilépticas é excelente. A ressecção parcial de um glioblastoma pode ser seguida de transformação maligna. A radioterapia e a quimioterapia têm eficácia duvidosa. O vemurafenibe é utilizado no tratamento de ganglioglioma com mutação *BRAF*, com adição de cobimetinibe para superar a resistência.

O ganglioglioma infantil desmoplásico (GID) é um tumor glioneural cerebral raro dos primeiros anos da infância. Os GID são tumores hemisféricos volumosos, geralmente benignos, embora as lesões profundas possam ser agressivas. O tratamento consiste em ressecção cirúrgica. Os tumores glioneurais semelhantes são astrocitoma desmoplásico da lactância e xantoastrocitoma pleomórfico (XAP), que geralmente ocorrem no lobo temporal em adolescentes e adultos jovens. O XAP (grau II) e o XAP anaplásico (grau III, com necessidade de mais de cinco mitoses por 10 HPF) geralmente se apresentam com crises epilépticas e cefaleia. Esses tumores são evidenciados na ressonância magnética, são positivos para GFAP e S100 e expressam marcadores neuronais de forma variável, como a sinaptofisina. Podem conter fusões *BRAF*. O tratamento é a ressecção cirúrgica. A resposta à terapia direcionada foi relatada no GID com alteração no gene *BRAF*.

Gangliocitoma displásico

O gangliocitoma displásico do cerebelo (doença de Lhermitte-Duclos) é uma entidade hamartomatosa benigna e rara, que se caracteriza por desorganização da arquitetura cortical cerebelar normal e pode estar associado à macrocefalia e deficiência intelectual. O tumor pode se apresentar em crianças ou adultos jovens, com sinais cerebelares como dismetria e ataxia. O aspecto evidenciado nas imagens de RM é de uma lesão bem delimitada com padrão laminar típico com sinais de baixa e alta intensidade alternantes em T2. Patologicamente, há aumento difuso da camada granular interna e das camadas moleculares do cerebelo, com substituição da camada granular interna por células ganglionares displásicas e hipermielinização axonal da camada molecular. As células ganglionares displásicas são positivas para sinaptofisina com perda da expressão da proteína PTEN e fosforilação de AKT e S6, indicativo de ativação da via AKT/mTOR. As lesões são geralmente incompletamente ressecáveis, então pacientes com agravamento dos sintomas podem ser considerados para inibidores de mTOR. Esse tumor foi associado à doença de Cowden (síndrome do hamartoma familiar autossômico dominante, que acarreta risco elevado de cânceres de mama, útero e tireoide). A doença de Cowden é caracterizada por anormalidades na linhagem germinativa da via do PTEN/AKT, especificamente no gene supressor de tumor *PTEN*. A doença de Lhermitte-Duclos com início na idade adulta é um dos principais critérios diagnósticos para a doença de Cowden. O tratamento bem-sucedido com rapamicina foi relatado em um bebê com doença de Lhermitte-Duclos.

Tumor neuroepitelial disembrioplásico

O TNED é um tumor neuroglial misto (OMS grau I) raro de grau baixo, que, frequentemente, está associado a crises epilépticas incontroláveis das crianças e dos adultos jovens. Nos estudos de epilepsia tratada cirurgicamente, os TNED representam até 17% dos diagnósticos subjacentes. Em 30% dos casos, também há displasia cortical. A intensificação nas imagens de RM é variegada e multifocal; a RM ponderada em perfusão e a ERM podem ajudar a estabelecer esse diagnóstico. Ao contrário dos outros tumores glioneuronais associados à epilepsia, nos quais as crises epilépticas originam-se dentro da lesão, as crises associadas ao TNED são iniciadas provavelmente dos tecidos cerebrais displásicos circundantes; por esta razão, a ressecção ampliada é preferível à ressecção apenas da lesão tumoral.

Os fatores de risco das crises epilépticas recidivantes são idade maior que 10 anos e epilepsia com duração maior que 2 anos antes do diagnóstico.

Schwannoma (neurilemoma)

Esses tumores surgem nas células de Schwann que envolvem e isolam os nervos, particularmente o oitavo nervo craniano (schwannoma vestibular ou neuroma acústico), afetando assim o equilíbrio e a audição. Os schwannomas também podem se desenvolver na saída dos nervos espinais, resultando em compressão medular. Schwannomas são raros em crianças e, especialmente se bilaterais, devem levar à investigação de NF-2. As opções de tratamento incluem cirurgia e irradiação estereotáxica.

A perda auditiva é uma complicação grave da NF-2 e há necessidade de tratamento médico. Com base na expressão do fator de crescimento endotelial vascular (VEGF) em schwannomas vestibulares, o bloqueio de VEGF com bevacizumabe demonstrou melhorar o vômito em alguns pacientes, associado à redução de volume em schwannomas em crescimento. Um estudo de acompanhamento (incluindo adolescentes) demonstrou respostas duradouras em um terço dos pacientes e ensaios clínicos estão avaliando uma vacina dirigida ao peptídeo do receptor VEGF (VEGFR) capaz de induzir linfócitos T citotóxicos específicos do VEGFR.

Astrocitomas

Astrocitoma de baixo grau

Os astrocitomas de baixo *grau* (OMS graus I e II) incluem as lesões superficiais do córtex cerebral ou cerebelar e as lesões infiltrativas mais profundas do trato óptico e do mesencéfalo. Os *astrocitomas cerebelares* representam cerca de um terço dos tumores da fossa posterior. O pico de incidência ocorre nos primeiros anos da segunda década de vida. Na maioria dos casos, esses tumores originam-se dos hemisférios cerebelares laterais, em vez de se desenvolverem no verme cerebelar. Os sinais e sintomas como perda da destreza e instabilidade podem estar presentes há meses e, por fim, acompanham-se de cefaleia intermitente e vômitos. As lesões situadas na linha média causam um intervalo sintomático mais curto. Ataxia do tronco, dismetria e edema das papilas geralmente estão presentes por ocasião do diagnóstico. Algumas crianças podem ter inclinação anormal da cabeça, mas as paralisias de outros nervos cranianos ou os sinais referidos aos tratos longos não são frequentes e sugerem invasão do tronco encefálico. Os astrocitomas cerebelares podem ser lesões predominantemente císticas ou sólidas, enquanto as lesões císticas podem formar um nódulo (Figura 150.10).

O astrocitoma pilocítico juvenil atípico (OMS grau I) contém áreas de células fibrilares compactas com microcistos e estruturas eosinofílicas conhecidas como *fibras de Rosenthal*. Essas estão associadas a índices de sobrevivência acima de 90% apenas com ressecção cirúrgica. O tumor e o cisto associado devem ser removidos por completo e, se for detectado tumor residual no período pós-operatório, deve-se considerar uma segunda ressecção, porque a irradiação não retarda a progressão do tumor. Os astrocitomas difusos (OMS grau II) podem infiltrar o tronco encefálico e são mais difíceis de remover por inteiro, razão pela qual o prognóstico quanto à sobrevivência é mais reservado.

Os gliomas de baixo grau dos hemisférios cerebrais têm picos de incidência entre as idades de 2 e 4 anos e depois na adolescência. As crianças de 2 a 5 anos podem ter sintomas de HIC, atraso do desenvolvimento e retardo do crescimento, além

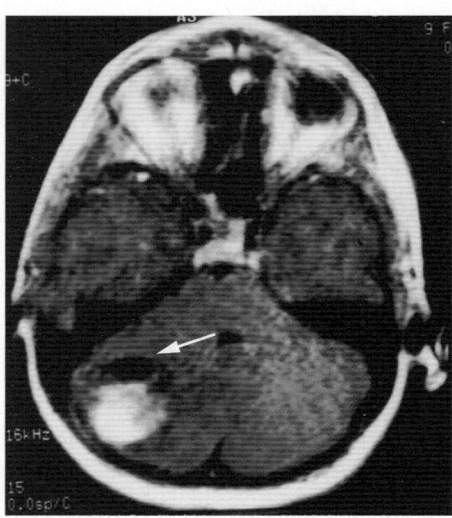

FIGURA 150.10 Imagem de ressonância magnética mostrando a localização lateral de um astrocitoma cerebelar parcialmente cístico e sólido.

de sinais específicos como fraqueza e déficits sensitivos ou visuais. Em comparação com os gliomas dos adultos, esses tumores pediátricos de crescimento lento têm tendência muito menor à degeneração maligna. Entretanto, os tumores são infiltrantes e podem causar crises epilépticas generalizadas ou focais e estas últimas são particularmente sugestivas de um tumor cerebral oculto (p. ex., um ganglioglioma).

Em muitos casos, a TC demonstra uma lesão relativamente homogênea com sinais de intensidade baixa e acentuação variável com contraste. A RM é mais sensível e demonstra sinais reduzidos em T1 e aumentados em T2, além de oferecer melhor resolução do tumor e do edema circundante. Os astrocitomas fibrilares (OMS grau II) constituem a variante histológica mais comum, enquanto as variantes protoplásmica e gemistocítica são menos frequentes. A ressecção macroscópica total comumente assegura o controle da doença a longo prazo, mas pode não levar à cura. Os índices de sobrevivência em 5 anos variam de 75 a 85%. A radioterapia com doses de 50 a 55 Gy pode ser aplicada depois da cirurgia de ressecção parcial, ou quando há progressão, ao menos nas crianças maiores; contudo, uma segunda ressecção cirúrgica também deve ser considerada. Nas crianças menores com tumor residual ou recidivante, a quimioterapia (p. ex., vincristina e carboplatina) é usada na tentativa de postergar a radioterapia e hoje existem estudos prospectivos em andamento para avaliar esta abordagem.

Os gliomas diencefálicos e do trato óptico constituem até 5% dos tumores do SNC pediátrico. Os tumores unilaterais do nervo óptico, geralmente, são diagnosticados na primeira década de vida, enquanto os tumores do quiasma óptico tendem a se evidenciar na lactância ou na segunda década. Cerca de 50 a 70% dos pacientes com tumores isolados do nervo óptico e 10 a 20% dos pacientes com tumores do quiasma óptico têm NF-1 associada. Os adolescentes mostram mais tendência a queixar-se de déficit visual lentamente progressivo. Os lactentes são avaliados mais comumente quando apresentam estrabismo, nistagmo ou atraso do desenvolvimento. Os pacientes com acometimento do nervo óptico adjacente geralmente têm proptose e palidez ou atrofia óptica. Em geral, as lesões intraorbitais causam déficit da visão central, enquanto os tumores quiasmáticos acarretam falhas hemianópsicas bitemporais dos campos visuais. O nistagmo pode ser evidenciado no olho mais afetado e é comum detectar ambliopia. Com a investigação rotineira dos pacientes com NF-1 por ressonância magnética, as lesões podem ser detectadas antes dos primeiros sintomas. Essas crianças podem ter distúrbios endócrinos como desaceleração do crescimento, puberdade precoce e redução volumétrica do diencéfalo.

As lesões talâmicas podem causar hemiparesia ou déficit hemissensitivo agudo, sinais de HIC, crises epilépticas ou movimentos involuntários. Os lactentes tendem a apresentar macrocefalia, atraso psicomotor e déficits visuais. Os tumores hipotalâmicos têm início insidioso e podem estar associados a estado mental alterado, disfunção endócrina e déficits neurológicos focais.

Nas imagens de TC ou RM, os gliomas diencefálicos são lesões hipodensas ou isodensas com acentuação variável pelo contraste. As lesões maiores podem ser císticas (Figura 150.11). Os tumores do trato óptico podem ficar confinados ao quiasma óptico (Figura 150.12), ou podem mostrar intensificação anormal ao longo dos tratos ópticos e suas irradiações. Esse fenômeno de radiação é mais bem demonstrado nas imagens de RM, principalmente com a sequência FLAIR. A maioria dos tumores diencefálicos consiste em astrocitomas pilocíticos de baixo grau.

Uma variante cada vez mais reconhecida em lactentes e crianças pequenas é o astrocitoma pilomixoide, um tumor localmente agressivo (grau II da OMS, na OMS 2007, mas subsequentemente não classificado na OMS 2016). Em muitos casos, os tumores talâmicos são astrocitomas fibrilares, que também podem ser localmente agressivos. A história natural desses tumores é imprevisível. Existem casos descritos de regressão espontânea. Um índice alto de positividade para MIB-1 identifica os astrocitomas pilocíticos mais agressivos. Os tumores do trato óptico mostram tendência especial a disseminar-se para as estruturas adjacentes. A eficácia do tratamento cirúrgico não está definida.

Os astrocitomas de baixo grau do trato óptico, do tálamo e do hipotálamo, geralmente, são inoperáveis. Nos pacientes com lesões infiltrativas difusas, especialmente quando também têm NF-1, o diagnóstico pode ser confirmado praticamente com certeza apenas com exames de neuroimagem e o tratamento cirúrgico pode ser considerado pouco eficaz.

A radioterapia é um tratamento eficaz para astrocitomas progressivos de baixo grau irressecáveis. No estudo ACNS0221 do Children's Oncology Group (COG), 85 pacientes com idades entre 3 e 21 anos com astrocitoma irressecável progressivo, recidivante ou residual, de baixo grau (predominantemente astrocitoma pilocítico) foram tratados com radioterapia tridimensional conformacional ou de intensidade modulada de 54 Gy com uma margem venográfica de 5 mm por TC. Nenhum paciente recebeu terapia de prótons. Crianças menores de 10 anos deveriam ter recebido pelo menos um ciclo de quimioterapia e pacientes com NF-1 eram inelegíveis. A sobrevida livre de progressão (SLP) em 5 anos e a SG foram de 71 e 93%, respectivamente. Um pior prognóstico foi associado ao tamanho do tumor acima de 5 cm e histologia não pilocítica. O estudo não incluiu avaliação neurocognitiva. A terapia de prótons reduz potencialmente a dose de radiação no tecido cerebral em desenvolvimento. Um estudo de 174 crianças (idade média de 10 anos) tratadas em um único centro para astrocitoma não metastático de baixo grau (astrocitoma predominantemente pilocítico) encontrou taxas de controle local, SLP e SG de 85%, 84% e 92% em 5 anos; a localização no tronco encefálico ou na coluna vertebral e dose inferior a 54 GyRBE foram associadas a um controle local inferior. As principais desvantagens da radioterapia são os efeitos adversos endócrinos e neurocognitivos, principalmente em crianças menores. Há uma necessidade de estudos comparando os desfechos clínicos a longo prazo após a terapia de fótons e prótons.

As desvantagens principais da radioterapia são seus efeitos endócrinos e neurocognitivos adversos, especialmente nas crianças menores. A quimioterapia (à base de vincristina e carboplatina) tem sido eficaz como tratamento inicial para crianças menores com gliomas progressivos do trato óptico e hipotálamo/quiasma óptico, postergando a necessidade de fazer radioterapia por um período médio de 4 anos; entretanto, a maioria dos tumores finalmente recidiva, exceto nos pacientes com NF-1, que tendem a ter doença com evolução insidiosa. O mesmo esquema de quimioterapia é recomendado como tratamento inicial dos lactentes com síndrome de retração diencefálica associada a um tumor. O índice de sobrevivência global dos pacientes com glioma do trato óptico é maior que 85% em 10 anos, mas menor que 50% com gliomas talâmicos de baixo grau e significativamente menor com astrocitomas de alto grau (especialmente quando são bitalâmicos).

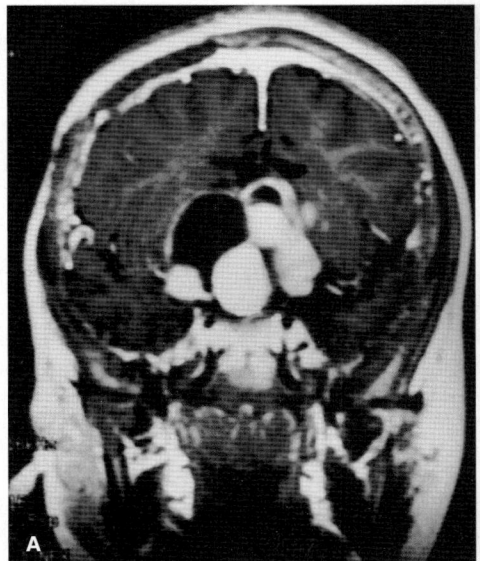
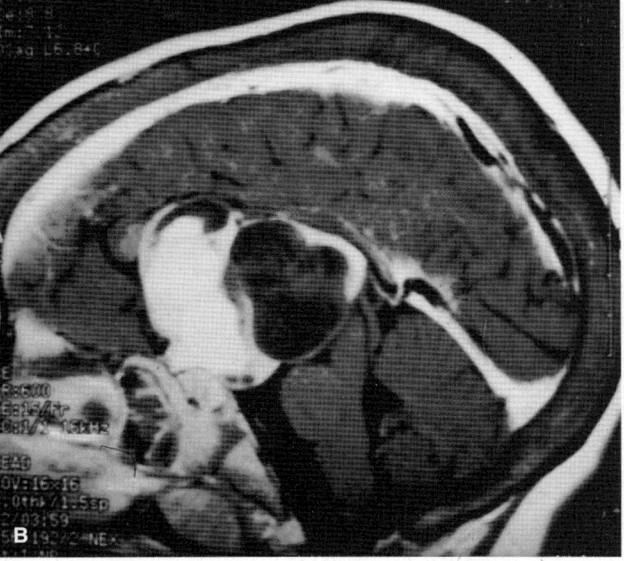

FIGURA 150.11 Imagens de ressonância magnética coronal **(A)** e sagital **(B)** de um glioma hipotalâmico volumoso.

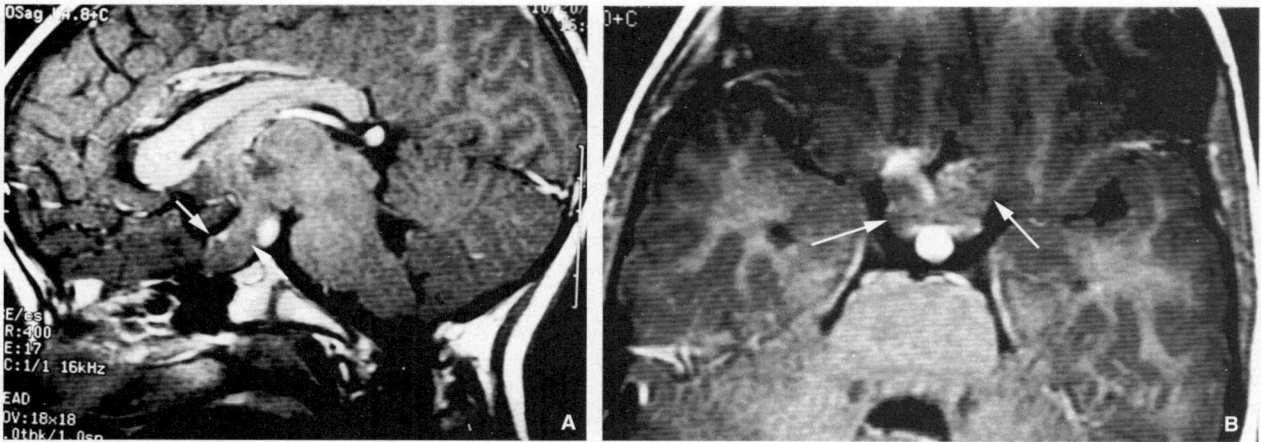

FIGURA 150.12 Imagens de ressonância magnética sagital (A) e coronal (B) de um tumor do trato óptico.

Vários esquemas quimioterápicos são eficazes como tratamento dos astrocitomas pediátricos de baixo grau. Em um estudo do COG, dois esquemas foram comparados para o tratamento de tumores recidivantes/progressivos ou hipotalâmicos/quiasmáticos sintomáticos: carboplatina + vincristina (CV) e tioguanina + procarbazina + lomustina (CCNU) + vincristina (TPCV). Os índices de SG e sem intercorrências em 5 anos com tumores em todas as localizações foram de 45 e 86%, respectivamente, embora com índice de sobrevivência sem intercorrências (SSI) ligeiramente maior com TPCV e índices menores de sobrevivência dos pacientes com tumores talâmicos. Um esquema com vimblastina semanal mostrou atividade comparável, mesmo nos pacientes que já tinham sido tratados com CV ou TPCV e a temozolomida também possui atividade de agente único com a vantagem da administração oral. Outro esquema amplamente usado inclui cisplatina + etoposídeo, embora um estudo multicêntrico, prospectivo e randomizado que comparou CV com CV etoposídeo não tenha demonstrado uma diferença na SLP e SG entre os dois regimes.

O melhor exemplo de terapia-alvo bem-sucedida é o ASCG, um glioma de baixo grau que geralmente surge em indivíduos com esclerose tuberosa. Os ASCG contêm mutações dos genes *TSC1* e *TSC2* e mostram ativação desregulada da sinalização por ação da mTOR. Um inibidor de mTOR, o everolimo, mostra atividade substancial em pacientes com ASCG irressecáveis; em um estudo multicêntrico, de fase III, controlado por placebo, 35% dos pacientes no grupo tratado com everolimo tiveram pelo menos 50% de redução no tamanho do ASCG *versus* nenhuma redução no grupo placebo. O everolimo também foi considerado eficaz em gliomas progressivos de baixo grau associados à NF-1.

Em vista da evidência histológica de proliferação vascular dos astrocitomas de baixo grau recidivantes, o tratamento com fármacos antiangiogênicos (p. ex., bevacizumabe e lenalidomida) é usado. O bevacizumabe como agente único produziu respostas clínicas e radiológicas em gliomas recorrentes de baixo grau, incluindo campos visuais melhorados em casos suprasselares e alguns pacientes responderam ao novo desafio.

Em estudos distintos, o tratamento das crianças portadoras de gliomas do trato óptico com bevacizumabe possibilitou recuperação marcante da visão, além da melhora demonstrada nas imagens de RM e o bevacizumabe foi eficaz na redução do tamanho de componentes císticos proeminentes de astrocitomas de baixo grau.

Com base na ocorrência frequente de mutações *BRAF* e alterações em astrocitomas pilocíticos, os inibidores BRAF estão sendo testados em crianças com progressão tumoral. Uma grande pesquisa sugere que a progressão do tumor pode ser mais provável em tumores com variação de nucleotídio único no gene *BRAF* em comparação com tumores com rearranjo nesse gene. Relatos de casos documentaram a atividade dos inibidores de *BRAF* (vemurafenibe, dabrafenibe) isoladamente ou em combinação com inibidores de MEK (selumetinibe, trametinibe) para crianças, adolescentes e adultos jovens com astrocitomas de baixo grau com mutação *BRAF V600* ou fusão *KIAA1549-BRAF*. O selumetinibe produziu respostas sustentadas em astrocitomas pilocíticos recorrentes ou progressivos e astrocitomas de baixo grau associados à NF-1 e pode se tornar uma alternativa à quimioterapia padrão em pacientes recém-diagnosticados. O selumetinibe também é eficaz em neurofibromas plexiformes irressecáveis em crianças com NF-1, produzindo redução tumoral durável com melhor qualidade de vida. O trametinibe como agente único também é moderadamente eficaz em astrocitomas pediátricos progressivos de baixo grau.

Mutações potencialmente acionáveis nos genes de fusão *FGFR1*, *PTPN11* e *NTRK2* foram identificadas em astrocitomas pilocíticos não cerebelares, enquanto rearranjos na família MYB de fatores de transcrição são frequentes em astrocitomas pediátricos difusos e angiocêntricos de grau II. Entretanto, a experiência com sorafenibe – um inibidor multiquinase (BRAF, VEGFR, PDGFR e c-kit) – suscitou uma nota de cautela, porque o tratamento com este fármaco causou aceleração inesperada do crescimento do tumor, talvez por ativação paradoxal da ERK.

Astrocitomas de alto grau

Os astrocitomas de alto grau representam cerca de 10% dos tumores cerebrais da infância e incluem os seguintes tipos: astrocitoma anaplásico, oligodendroglioma e oligoastrocitoma (OMS grau II) e glioblastoma multiforme e gliossarcoma (OMS grau IV). A classificação da OMS enfatiza o grau de celularidade, o pleomorfismo nuclear e celular, o índice de mitose, a proliferação endotelial e a necrose. A revisão de 2016 da classificação da OMS integra informações moleculares e apresenta entidades distintas, como glioma difuso de linha média com *H3K27M* mutante (grau IV).

Astrocitomas de alto grau em crianças são tumores agressivos com alta morbidade e mortalidade. Os astrocitomas pediátricos de alto grau tendem a surgir de novo, em vez da transformação maligna de um astrocitoma de baixo grau, como pode ocorrer em adultos. A maioria dos astrocitomas pediátricos de alto grau ocorre no córtex cerebral ou no tronco encefálico, menos frequentemente, no mesencéfalo, e, raramente, na medula espinal. Os sintomas comuns de astrocitomas cerebrais corticais de alto grau incluem dor de cabeça, vômitos, crises epilépticas, fraqueza motora e anormalidades comportamentais. As lesões cerebelares podem apresentar ataxia. A duração dos sintomas é geralmente inferior a 3 meses. A TC de crânio é altamente sensível para a detecção de astrocitoma de alto grau, demonstrando densidade heterogênea e realce difuso pelo contraste. A RM é necessária para confirmar a origem anatômica e a extensão do tumor. Os achados da RM incluem bordas indistintas, efeito de massa, hipointensidade em T1, hiperintensidade em T2 e edema nas sequências FLAIR. A disseminação leptomeníngea e metástases distantes são incomuns.

Os critérios histológicos são os mesmos em crianças e no astrocitoma de alto grau em adultos.

Astrocitomas anaplásicos (OMS grau III) são compostos de astrócitos com celularidade aumentada, pleomorfismo e inúmeras figuras de mitose. Também pode haver necrose focal, mas esta pode não ser tão extensiva a ponto de formar pseudopaliçadas. Em contraste com os tumores pilocíticos de baixo grau, os astrocitomas anaplásicos têm vascularização instável com predomínio de vasos imaturos diferenciados pela imunocoloração para α-actina do músculo liso e exibem imunorreativiade de VEGF e antiflt-1/VEGFR-1. O glioblastoma multiforme (OMS grau IV) mostra proliferação vascular marcante e um padrão necrótico de pseudopaliçadas.

Alterações genéticas nos astrocitomas pediátricos de alto grau diferem de tumores em indivíduos adultos. A amplificação do *EGFR* é incomum, as mutações da via p53 são mais comuns, com tendência para menos alterações no número de cópias do DNA. A alteração focal mais comum é a amplificação de *PDGFRA*, algumas vezes associada à mutação *BRAF-V600E*.

O glioblastoma é subclassificado como IDH de tipo selvagem, IDH mutante ou glioma difuso de linha média H3K27M mutante (com histona H3.3[H3F3A], H3.1 [HIST1H3B] ou, raramente, mutação HIST2 H3C em *K27*). Os casos de IDH1-mutados são incomuns em pacientes pediátricos, mas têm prognósticos mais favoráveis do que os casos de tipo selvagem de IDH (SG de 5 anos de 60% *vs.* 20%).

Os casos H3.3 K27 M ocorrem em todo o mesencéfalo e ponte entre 5 e 10 anos e tiveram um prognóstico particularmente ruim (sobrevida média de 11 meses). Os casos de H3.1 ocorrem principalmente na ponte (idade média de 5 anos), com sobrevida média ligeiramente mais longa de 15 meses; uma alta proporção tem mutações em *ACVR1*. Outro subtipo com mutação H3.3 (*H3F3A*) em G34 se apresenta em crianças mais velhas e adultos jovens surgindo exclusivamente no córtex cerebral (comumente com mutações *TP53* e *ATRX*).

Cerca de 40% dos tumores multiformes de glioblastoma pediátrico não apresentam mutações nos genes da histona e de *IDH1*. O prognóstico é intermediário entre casos de mutante *IDH1* e mutante *H3K27M*, com aproximadamente 30% de sobrevida em 3 anos. Este é o grupo caracterizado pela amplificação gênica de PDGFRA, EGFR, CCND/CDK e MYC/MYCN. Pacientes cujos tumores apresentam mutação no gene *TP53* ou superexpressão de p53 e/ou superexpressão de O^6-metilguanina-metiltransferase (MGMT) apresentam piores prognósticos.

Tumores infantis parecem não ter *HOXA9/HOXA10*, um gene promotor de tumor, possivelmente responsável pelo melhor prognóstico de astrocitomas de alto grau com idade inferior a 3 a 4 anos. Os subtipos genômicos são tumores de alto grau dirigidos por receptores de tirosinoquinase, tumores de baixo grau do hemisfério, dirigidos por RAS/MAPK e tumores hipotalâmicos/da via óptica, de baixo grau, dirigidos por RAS/MAPK.

O astroblastoma, previamente definido histologicamente como uma neoplasia glial de grau III da OMS com pseudorrosetas astroblásticas ocorrendo em adolescentes mais velhos e adultos jovens, foi reavaliado como englobando entidades distintas definidas geneticamente, na maioria das vezes fusões ou rearranjos do gene *MN1*.

Os sintomas comuns causados pelos astrocitomas corticais de alto grau são cefaleia, vômitos, crises epilépticas, fraqueza motora e transtornos comportamentais. As lesões cerebelares podem causar ataxia. Em geral, os sintomas estão presentes há menos de 3 meses. A intervenção cirúrgica é importante para estabelecer o diagnóstico e remover ou desmascarar o tumor e aliviar o aumento de PIC; além disso, a ressecção maior melhora a sobrevida. Em crianças do Children's Cancer Group (CCG)-945 (uso de irradiação de campo com quimioterapia adjuvante baseada em CCNU), observou-se 19% de SLP de 5 anos no geral, com sobrevida de 40% em crianças submetidas à GTR (ressecção macroscópica total; do inglês *gross total resection*). Entretanto, esses tumores infiltrantes podem disseminar-se pelo LCR e quase certamente recidivam se não for realizado tratamento subsequente.

A irradiação pós-operatória da área afetada (59 a 60 Gy) e a quimioterapia adjuvante aumentam a sobrevida. O CCG Study-943 demonstrou uma sobrevida livre de progressão de 5 anos superior com a administração adjuvante de vincristina, prednisona e lomustina em comparação com a radiação sozinha (44% *vs.* 19%). O estudo CCG-945 comparou essa quimioterapia a uma combinação de multiagentes com SLP comparável de 5 anos (26 e 33%). A análise subsequente da patologia demonstrou que uma proporção de casos nesses estudos era na verdade astrocitomas de baixo grau, embora o benefício estatístico da quimioterapia para o glioblastoma tenha sido mantido. Enquanto isso, a adição de temozolomida à radiação mostrou melhorar a sobrevida em adultos com glioblastoma e essa estratégia foi adotada no protocolo COG ACNS0126. A SLP e a SG de 3 anos foram apenas de 11 e 22%, no entanto, com prognóstico particularmente ruim em casos com superexpressão da enzima de reparo do DNA, MGMT, implicando resistência à temozolomida. Essa possibilidade foi abordada pela coadministração de O^6-benzilguanina, que inativa e depleta o MGMT, no Pediatric Brain Tumor Consortium; não houve melhora na taxa de resposta. Um estudo COG subsequente, ACNS0423, a lomustina foi adicionada à temozolomida de manutenção, com melhor desfecho clínico em comparação com o protocolo ACNS0126. A SLP e a SG de 3 anos foram 22 e 28%; a diferença foi mais evidente para o glioblastoma parcialmente ressecado e casos com superexpressão de MGMT.

O tratamento adjuvante com bevacizumabe é aprovado para glioblastoma recorrente/progressivo em adultos, e o bevacizumabe com irinotecano (PBTC-022) foi minimamente eficaz para o glioma de alto grau recidivante ou glioma de alto grau (GAG) em crianças. No entanto, o bevacizumabe administrado durante a radioterapia em astrocitoma pediátrico de alto grau recém-diagnosticado não foi melhor do que a temozolomida

(COG ACNS0822); o inibidor da histona desacetilase vorinostat administrado durante a radioterapia também não foi superior à temozolomida nesse estudo. Da mesma forma, no estudo HERBY, a adição de bevacizumabe à terapia com temozolomida durante a radioterapia não melhorou a sobrevida livre de progressão, embora tenha havido um benefício de sobrevida para pacientes com tumores hipermutadores (deficiência de reparo incompatível e mutações somáticas *POLE/POLD1*) e aqueles biologicamente semelhantes ao XAP, dirigidos pela mutação *BRAF V600E* ou *NF-1*.

Em pacientes com astrocitomas recorrentes de alto grau com mutação *BRAF V600E* (que podem representar a transformação maligna de um tumor de baixo grau), foram relatadas respostas completas ao vemurafenibe ordabrafenibe. Outras terapias direcionadas estão em fase de investigação, incluindo inibidores de receptor de tirosinoquinase e inibidores de PARP. Estratégias farmacológicas alternativas, como a administração de medicamentos por convecção, estão atualmente em ensaios clínicos.

Estratégias para evitar a irradiação são aplicadas em crianças pequenas com glioma de alto grau. No Head Start II e III, a SLE e a SG de 5 anos foram de 25 e 36%, respectivamente. Crianças com menos de 36 meses melhoraram a SLE e a SG de 5 anos para 44 e 63%.

A quimioterapia em doses altas com transplante de células-tronco autólogas possibilitou sobrevida prolongada a alguns pacientes com recidivas e tumor residual mínimo depois da ressecção cirúrgica parcial inicial. A inibição do ponto de controle imunológico é eficaz em crianças com deficiência de reparo por erro de emparelhamento balético, que são suscetíveis à leucemia e a cânceres gastrintestinais, bem como tumores cerebrais. Agentes imunomoduladores, viroterapia oncolítica, vacinas de células dendríticas e células T receptoras de antígenos quiméricos estão sendo investigadas como terapias potenciais.

Gliomas do tronco encefálico

Os gliomas do tronco encefálico constituem um grupo heterogêneo. Pequenos gliomas intrínsecos tectais são indolentes e podem ser tratados de forma conservadora. No entanto, as lesões pontinas intrínsecas difusas características têm o pior prognóstico dentre todos os tumores cerebrais da infância. Os tumores do tronco encefálico constituem 10 a 20% dos tumores da fossa posterior e têm pico de incidência entre as idades de 5 e 8 anos.

A maioria origina-se da ponte e pode haver disseminação por contiguidade para o bulbo ou mesencéfalo. Apesar da agressividade clínica desses tumores, o aspecto histológico por ocasião do diagnóstico inicial é muito variado, mas à necropsia a maioria mostra aspectos anaplásicos. Isso pode refletir um erro de amostragem da biopsia inicial ou transformação maligna subsequente. Esses tumores infiltram o tronco encefálico e comprimem as estruturas normais, ao mesmo tempo que se estendem superior e inferiormente e causam crescimento difuso do tronco encefálico. Quase todos os gliomas pontinos intrínsecos difusos (GPID) levam os pacientes ao óbito dentro de 18 a 24 meses. Alguns tumores estendem-se em direção ventral, lateral ou posterior e os tumores predominantemente exofíticos tendem a ser mais acessíveis à ressecção cirúrgica e têm prognóstico mais favorável que os tumores focais do mesencéfalo.

A evolução clínica é insidiosa, com neuropatia craniana lentamente progressiva, sintomas motores e distúrbios da marcha e problemas de deglutição e fala. Vômitos e cefaleia indicam hidrocefalia, que geralmente é manifestação tardia. As crianças com lesões exofíticas dorsais podem ter mais instabilidade e menos indícios de disfunção dos nervos cranianos. A TC mostra uma lesão de baixa densidade no tronco encefálico com compressão e obliteração das cisternas circundantes, embora com pouca ou nenhuma acentuação por contraste. Em casos raros, os tumores do tronco encefálico podem ser isodensos ou hiperdensos com áreas císticas. A RM é preferível porque os detalhes evidenciados nas imagens sagitais frequentemente demonstram doença mais extensa, que se pode estimar com base na TC. As alterações demonstradas nas imagens de RM são sinais de intensidade reduzida em T1 (Figura 150.13 A) e sinais de intensidade aumentada em T2. A acentuação periférica depois da administração do contraste é um sinal de prognóstico desfavorável. A RM também pode mostrar infiltração do bulbo (Figura 150.14 B) ou tálamo.

Em vista da precisão diagnóstica da ressonância magnética, da morbidade operatória e do impacto prognóstico variável da biopsia, parece haver consenso de que a ressecção cirúrgica não se justifica na maioria dos casos de lesões pontinas intrínsecas difusas; nestes pacientes, quando foi tentada, a ressecção ampla não aumentou o índice de sobrevivência. A biopsia pode ser oferecida no contexto de protocolos de pesquisa, de forma

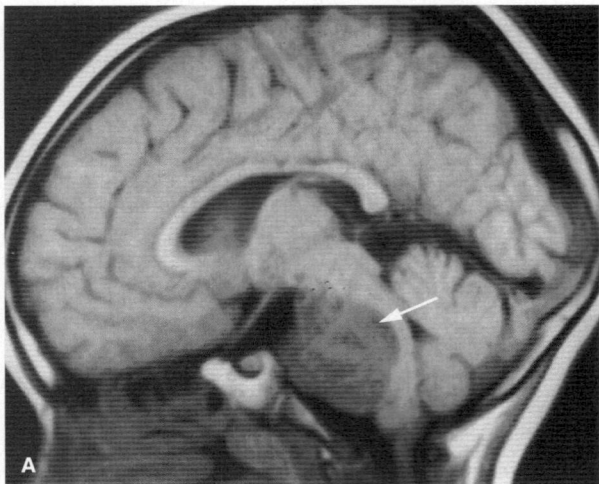
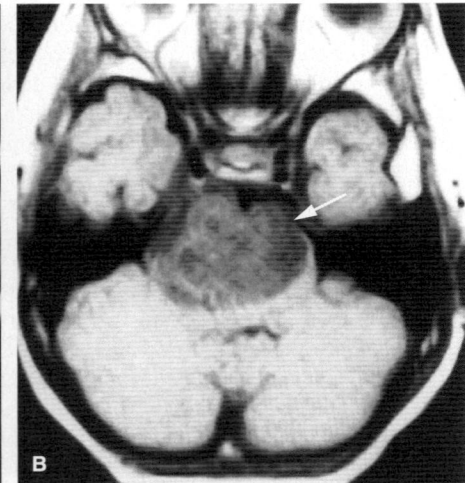

FIGURA 150.13 A. Imagem de ressonância magnética sagital de um glioma difuso do tronco encefálico. **B.** Imagem axial mostrando infiltração.

a acumular amostras de tecidos para estudos moleculares ou para orientar a seleção de terapias direcionadas. Os pacientes com tumores cervicomedulares exofíticos têm mais tendência a melhorar com ressecção cirúrgica que as crianças com evolução clínica inesperada ou alterações atípicas na ressonância magnética (p. ex., duração dos sintomas maior que 6 meses, ausência de sinais referidos aos nervos cranianos e lesões predominantemente exofíticas ou com acentuação periférica). As crianças com menos de 3 anos podem ter evolução muito mais favorável. O tratamento convencional consiste em radioterapia focal, exceto nos casos de ressecção completa das lesões focais. A maioria das crianças com gliomas do tronco encefálico melhora ao menos temporariamente com radioterapia (doses de 54 a 56 Gy). Embora possa haver disseminação às leptomeninges, o risco principal é de recidiva local. A sobrevida média é de apenas 9 a 12 meses, enquanto o índice de sobrevivência em 3 anos é de 13%.

Nem a quimioterapia (inclusive com temozolomida e topotecana) nem a imunoterapia (p. ex., β-interferona) foram eficazes para tratar esses tumores, mas outros fármacos ainda estão em fase de estudo. Como cerca de 80% dos GPID têm mutações na histona H3.1 ou H3.3, o vorinostate (um inibidor de histona-desacetilase) ou o profármaco capecitabina foram administrados durante e depois da radioterapia. Veliparib, um inibidor de PARP, combinado à radiação e o tratamento de manutenção com temozolomida não melhorou a sobrevida. Ensaios clínicos avaliam o inibidor do receptor Akt/era e dopamina D_2 ONC201 para o tratamento de tumores com mutação *H3K27M*. O "tratamento personalizado" adiciona terapias direcionadas individualizadas a uma base de radiação e uma combinação de nimotuzumabe, vinorelbina e valproato. A triagem de fármacos de alto rendimento com validação de candidatos em xenoenxertos derivados de pacientes e testes metabólicos e de transcrição podem identificar combinações de fármacos que são citotóxicas, mas também exploram as principais dependências metabólicas.

Outra abordagem é o tratamento regional do tumor com aplicação de fármacos e imunotoxinas aumentada por convecção. A avaliação das respostas é complicada pela variabilidade das medições dos tumores pelos pesquisadores, mas os resultados mais consistentes são conseguidos com a RM em sequência FLAIR. Alguns autores sugeriram que os estudos clínicos devam incorporar outros parâmetros objetivos (p. ex., sobrevivência), em vez de apenas a resposta radiológica. As crianças com tumores do tronco encefálico devem ser monitoradas quanto aos sinais de hidrocefalia, porque a derivação do LCR com uma derivação ou uma ventriculostomia do terceiro ventrículo pode melhorar a qualidade de vida.

Os tumores do tronco encefálico em crianças com NF-1 são uma entidade distinta, ocorrendo mais frequentemente na medula do que na ponte e associados a um comportamento menos agressivo. A maioria desses pacientes sobreviverá sem tratamento adjuvante.

Astrocitomas da medula espinal

Os astrocitomas da medula espinal representam cerca de 4% das neoplasias do SNC pediátrico. Outros tumores medulares primários infantis são gangliogliomas e ependimomas, mas os astrocitomas de alto grau são raros. Os astrocitomas podem ocorrer em qualquer segmento da medula espinal, mas são encontrados mais comumente na região cervical, quando seu componente sólido se estende em média por cinco segmentos espinais. A maioria tem aspecto histológico benigno e cresce lentamente. Os sinais e sintomas podem incluir dor (*i. e.*: localizada ou radicular), fraqueza ou espasticidade, distúrbio da marcha e disfunção intestinal ou vesical. A RM contrastada com gadolínio é preferível para demonstrar a localização do tumor sólido, os cistos associados e o edema. O tratamento pode consistir em uma tentativa de ressecção macroscópica total ou semitotal, ou ressecção parcial com descompressão dos cistos e radioterapia pós-operatória.

O grau de recuperação neurológica depende da condição pré-operatória dos pacientes. Uma complicação possível é deformidade da coluna vertebral resultante da laminectomia, radioterapia ou ambas. Cerca de um terço dos pacientes precisa passar por um procedimento de estabilização vertebral. Nas crianças com tumores de baixo grau, pesquisadores relataram índices de sobrevivência de 55% em 10 anos, depois da ressecção parcial com radioterapia subsequente. Nas crianças muito pequenas, a radioterapia é substituída pela quimioterapia. O prognóstico das crianças com tumores de alto grau é mais desfavorável, embora um estudo utilizando radioterapia e quimioterapia combinadas tenha relatado índice de SSP de 46% em 5 anos

Oligodendroglioma

Os oligodendrogliomas são um tipo de glioma originário presumivelmente de oligodendrócitos ou de uma célula glial precursora. São mais comuns em adultos, mas representam cerca de 1% dos tumores primários do SNC em crianças. A maioria dos pacientes apresenta crises epilépticas e a detecção de um tumor no lobo frontal. Outros sintomas são dor de cabeça, alteração da visão e fraqueza motora. Os oligodendrogliomas crescem lentamente, mas se infiltram no tecido cerebral próximo e são divididos em variantes de baixo e alto grau de acordo com o grau de hipercelularidade e pleomorfismo (graus II e III da OMS). As células tumorais têm uma aparência distintiva de célula redonda monótona ("ovo frito"). Um achado consistente é a deleção ou codeleção dos braços cromossômicos 1p e/ou 19q. Esse achado se correlaciona com a quimiossensibilidade e melhor prognóstico, pelo menos em oligodendrogliomas anaplásicos e oligoastrocitomas mistos. Regimes ativos incluem procarbazina + lomustina + vincristina e agente único temozolomida (ciclos padrão de 5 dias ou dosagem estendida de baixa dose).

Meduloblastoma e tumor embrionário

Meduloblastoma

Meduloblastoma e tumores supratentoriais embrionários (anteriormente tumores neuroectodérmicos primitivos supratentoriais) são as neoplasias malignas mais comuns do SNC infantil. A célula de origem suposta do meduloblastoma é derivada das células granulares externas do cerebelo fetal, ou de resquícios localizados no véu medular posterior. Essas lesões representam cerca de 30% dos tumores infantis, mas não são frequentes nos adultos.

Nos casos típicos, os *meduloblastomas* afetam o verme cerebelar, crescem até preencher o quarto ventrículo e podem infiltrar o assoalho do ventrículo e as estruturas adjacentes. Esses tumores podem desenvolver-se em áreas mais laterais, especialmente, em crianças mais velhas e adolescentes. *Tumores embrionários não meduloblastoma* geralmente originam-se do córtex cerebral ou da região pineal. Essas lesões parecem originar-se da matriz germinativa do tubo neural primitivo. Uma entidade distinta é o *TERM*, caracterizada pela amplificação de C19 MC. A maioria é diagnosticada antes da idade de 10 anos. O pineoblastoma é uma lesão relacionada não incluída na classificação embrionária, mas tratada de maneira semelhante ao meduloblastoma.

Crianças com meduloblastoma geralmente manifestam ataxia, diplopia e sintomas de PIC aumentada (cefaleia matinal, vômito, letargia). A idade média é de 5 anos e a duração dos sintomas é frequentemente inferior a 3 meses e ocasionalmente emergente se houver hemorragia tumoral espontânea. Crianças mais velhas com meduloblastomas situados lateralmente podem apresentar dismetria ipsilateral e neuropatias cranianas sem hidrocefalia. Crianças com tumores embrionários não meduloblastoma apresentam cefaleia e vômito devido ao aumento da PIC; os bebês podem apresentar letargia, irritabilidade e aumento do perímetro cefálico. Tumores supratentoriais podem apresentar hemiparesia, crises epilépticas e defeitos de campo visual. A paresia do olhar para cima pode ser observada no pineoblastoma ou com compressão do teto do mesencéfalo.

Esses tumores parecem ser isodensos ou hipodensos nas imagens de TC e, em geral, têm acentuação homogênea por contraste. Mais de 80% dos pacientes têm hidrocefalia. Outras anormalidades evidenciadas à TC são cistos pequenos, calcificação e hemorragia. A RM pode fornecer informações mais claras quanto à extensão do tumor (Figura 150.14 A) e à possibilidade de disseminação às leptomeninges (Figura 150.14 B e C). A RM também é preferível em relação à TC para facilitar a avaliação de tumores espinais disseminados, que são detectados em até um terço dos pacientes com meduloblastomas.

A ressecção cirúrgica agressiva é recomendada como tratamento do meduloblastoma e tumores supratentoriais embrionários. Na maioria dos casos, o objetivo é a ressecção completa ou praticamente total. No meduloblastoma, é limitado principalmente por infiltração tumoral do quarto ventrículo, tronco encefálico ou um dos pedúnculos cerebelares. A morbidade pode incluir síndrome de meningite asséptica da fossa posterior ou, menos comumente, mutismo, disfunção faríngea e ataxia, com possíveis sequelas a longo prazo. A colocação de um dreno ventricular externo pode ser necessária, mas a colocação pré-operatória de uma derivação ventriculoperitoneal geralmente não é recomendada devido ao risco de ocorrer herniação ascendente e porque, na maioria dos casos, a ressecção do tumor alivia a hidrocefalia. Até 30% dos pacientes necessitam de derivação permanente.

A RM pós-operatória deve ser obtida dentro de 48 horas para confirmar a extensão da ressecção. A RM da coluna vertebral deve ser obtida se ainda não tiver sido feita no pré-operatório. A punção lombar para citologia do LCR também é necessária em um intervalo seguro após a cirurgia, geralmente após 10 dias, para evitar resultados falso-positivos. Pacientes com meduloblastoma são estratificados clinicamente como de *risco médio* (i. e.: meduloblastoma localizado na fossa posterior com

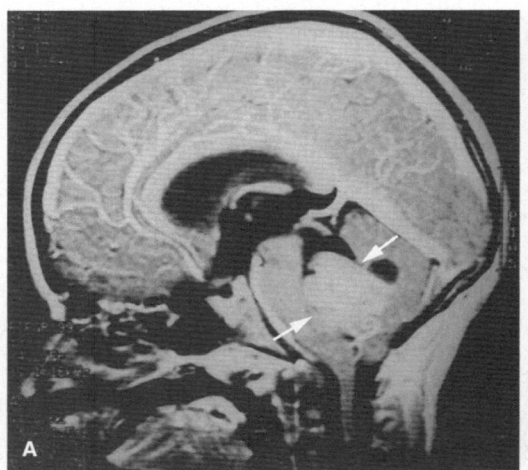
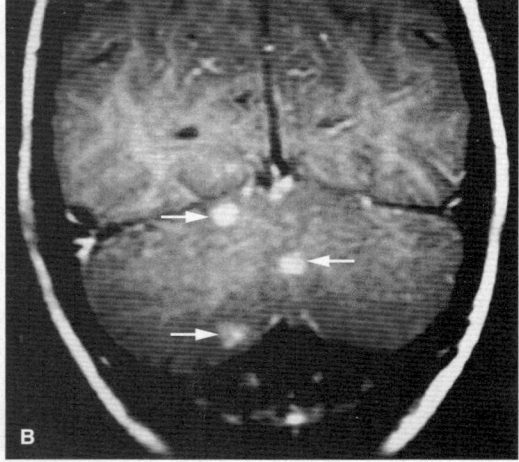
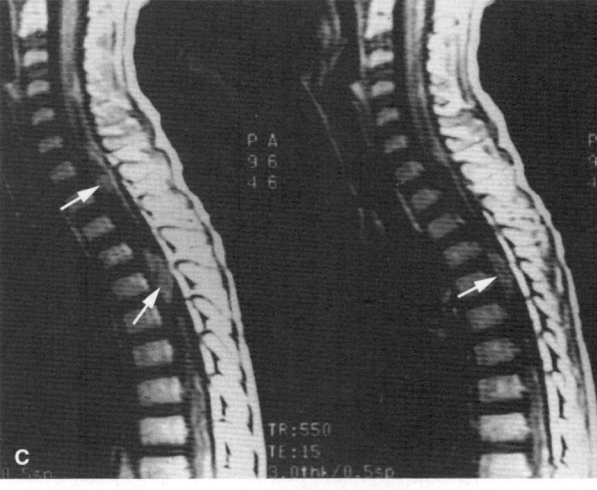

FIGURA 150.14 Imagem de ressonância magnética sagital de um meduloblastoma na fossa posterior (**A**) com imagem coronal mostrando nódulos de parênquima (**B**) e imagens da coluna mostrando semeadura do cordão (**C**).

tumor residual pós-operatório de 1,5 cm² no máximo) e *risco alto* (i. e.: tumor residual com mais de 1,5 cm² ou disseminação para fora da fossa posterior, inclusive com citologia positiva no LCR). Até 40% das crianças apresentarão meduloblastoma disseminado. O sistema de estadiamento para a extensão do tumor é o seguinte:

- M0: ausência de disseminação
- M1: citologia positiva no LCR apenas
- M2: disseminação nodular grosseira no espaço subaracnóideo cerebelar/cerebral e/ou ventrículo lateral ou terceiro ventrículo
- M3: disseminação nodular grosseira no espaço subaracnóideo subdural
- M4: metástase extraneural.

Hoje em dia, não restam dúvidas de que os meduloblastomas incluem no mínimo quatro subtipos diferentes, tendo como base a ativação anormal das vias de sinalização que regulam o desenvolvimento do cerebelo ou a amplificação dos oncogenes: (1) *tumores Wnt* (assim descritos em referência às drosófilas sem asas) com histologia clássica e prognóstico excelente. Também denominado *meduloblastoma clássico*, este subtipo tem aspecto histológico de um tumor de células pequenas, arredondadas e azuladas com padrão difuso de células pouco diferenciadas. As rosetas neuroblásticas ("Homer-Wright") podem ser encontradas, mas não são necessárias ao diagnóstico. Nos casos típicos, a coloração imuno-histoquímica é positiva para sinaptofisina e, em alguns casos, para proteína do neurofilamento ou GFAP, embora este último padrão geralmente represente astrócitos intratumorais reativos. (2) *tumores SHH* (referido ao gene *sonic hedgehog*), relativamente mais comuns nos lactentes e nos adultos com histologia desmoplásica/nodular e prognóstico intermediário (prognóstico bom nos lactentes). Este subtipo se desenvolve nos hemisférios cerebelares e caracteriza-se por ilhas nodulares de neuroblastos em diferenciação. Há uma variante "extensivamente nodular" detectada nos lactentes. (3) *tumores do "grupo 3"* com apresentação mais comum da histologia LC/A, amplificação do MYC, metástases muito frequentes e prognóstico desfavorável. O meduloblastoma de células grandes/anaplásico assemelha-se vagamente ao linfoma de células grandes, com células neoplásicas volumosas contendo núcleos vesiculares e nucléolos proeminentes. A maioria dos meduloblastomas do grupo 3 é classificada entre esses dois extremos histológicos, mas 25% têm anaplasia no mínimo moderada. A presença de mais de 50% de células grandes/histologia anaplásica é considerada um critério de alto risco, mesmo que o tumor seja localizado e completamente ressecado, devido ao comportamento mais agressivo. (4) *tumores do "grupo 4"* com histologia clássica, mas com tendência a produzir metástases, amplificação ocasional do gene *MYCN* e prognóstico intermediário.

As correlações imuno-histoquímicas são as seguintes: positividade nuclear para β-catenina nos tumores Wnt, positividade para GAB1 nos tumores SHH e positividade para filamina A e YAP1 nestes dois grupos. A correlação com as anormalidades citogenéticas demonstra que o isocromossomo 17q é típico dos tumores dos grupos 3 e 4, a monossomia 6 está associada aos tumores Wnt e as deleções 9q e 10q são frequentes nos tumores SHH. A caracterização de seis biomarcadores por hibridização fluorescente *in situ* (GLI2; MYC; e cromossomos 11, 14, 17p e 17q) identifica confiavelmente os pacientes com riscos muito baixos e muito altos com meduloblastomas SHH, do grupo 3 e do grupo 4.

Nos lactentes, o meduloblastoma precisa ser diferenciado do TTRA, que não tem apenas um componente de células pequenas semelhantes às desse tumor, mas também forma cordões de células sobre um fundo mucinoso semelhante ao cordoma, embora com aspecto rabdoide no citoplasma das células maiores.

O sequenciamento do exoma demonstrou mutações somáticas específicas de cada subtipo nos genes reconhecidamente relacionados com os meduloblastomas (*CTNNB1*, *PTCH1*, *MLL2* e *SMARCA4*) e de outros genes, que antes não eram considerados relacionados com estes tumores (*DDX3X*, *CTDNEP1*, *KDM6A* e *TBR1*). Em especial, a mutação do gene *DDX3X* potencializa a transativação de um promotor do TCF e prolonga a viabilidade celular em combinação com a β-catenina mutante. Os proto-oncogenes da família 1 independente dos fatores de crescimento *GFI1* e *GFI1B* foram identificados como ativadores oncogênicos dos tumores dos grupos 3 e 4 – um exemplo de "sequestro potencializador", no qual as sequências codificadoras estão justapostas em posição proximal aos elementos promotores ativos. Anormalidades epigenéticas também contribuem para a tumorigênese dos meduloblastomas, inclusive regiões de hipometilação altamente prevalentes, que se correlacionam com a expressão exagerada dos genes.

Comparativamente, existem menos informações sobre as características citogenéticas e moleculares dos tumores supratentoriais embrionários, mas as análises da expressão genética demonstram dois padrões diferentes de ativação dos genes, que diferem dos observados com o meduloblastoma. Com base na expressão diferenciada dos marcadores de linhagem celular LIN28 e OLIG2, pesquisadores sugeriram três subgrupos moleculares: (1) neural primitivo (mulheres jovens com sobrevida mais curta), (2) oligoneural (homens mais idosos com sobrevida mais longa) e (3) mesenquimal (homens mais idosos com incidência mais alta de doença metastática e sobrevida intermediária). Um amplicon de alto nível envolvendo o C19 MC identifica um subgrupo agressivo de tumores embrionários com perfis distintos de expressão gênica e baixa sobrevida.

Crianças com meduloblastoma de risco médio têm aproximadamente 80% de sobrevida livre de doença em 5 anos, enquanto o valor correspondente das crianças em alto risco é de 65%. Os lactentes com menos de 3 anos têm prognóstico mais desfavorável e são classificados como pacientes de alto risco, mesmo quando os tumores são localizados; uma exceção aparente são os tumores SHH dos lactentes, nos quais se pode considerar o descalonamento do tratamento.

Radioterapia é o tratamento pós-operatório padronizado para meduloblastoma e tumores embrionários não meduloblastoma. A irradiação cranioespinal é utilizada porque existe risco de recidiva do tumor em todo o neuroeixo. As doses convencionais são de 23,4 (paciente de risco médio) a 36 Gy (paciente de alto risco) para o cérebro e a medula espinal com um reforço no foco do tumor a uma dose de 54 a 55,8 Gy. A radioterapia deve ser iniciada dentro de 4 a 6 semanas. A terapia de prótons pode ser vantajosa porque durante o tratamento da coluna haverá menor dispersão da dose para a região anterior do tórax e abdome. O prognóstico intelectual é relatado como melhor após a terapia de prótons em comparação com a radioterapia.

Historicamente, a quimioterapia adjuvante (pós-radioterapia) com vincristina e lomustina foi introduzida para o meduloblastoma de alto risco e mostrou melhorar o índice de sobrevida dos pacientes com meduloblastoma avançado; além disto, em outro estudo, a cisplatina alcançou índice de SSP de 85% em 5 anos. A quimioterapia administrada antes da radioterapia não aumentou a sobrevida. Por essa razão, a quimioterapia adjuvante foi introduzida para tratar pacientes de risco médio e a combinação de irradiação reduzida do neuroeixo com administração semanal de vincristina, seguida de quimioterapia com vincristina + lomustina + cisplatina (COG A9961), alcançou índice de SSP de 79% em 5 anos. Outros regimes bem-sucedidos incluem a alternância de vincristina + lomustina + cisplatina e vincristina + ciclofosfamida ou dose mais alta de ciclofosfamida (com suporte de células-tronco periféricas) permitindo a redução de vincristina e cisplatina. Esquemas de tratamento para meduloblastoma de alto risco geralmente incorporam dose intensificada de vincristina + cisplatina + ciclofosfamida, proporcionando 50 a 70% de sobrevida, incluindo pacientes com doença metastática. Os efeitos adversos incluem perda auditiva de alta frequência e insuficiência renal com cisplatina e mielossupressão com lomustina e ciclofosfamida. Os efeitos adversos da vincristina incluem alopecia, constipação intestinal e síndrome ocasional de secreção antidiurética inapropriada. A vincristina pode causar neuropatia periférica limitante da dose; a substituição de vimblastina parece ser segura.

A radioterapia é adiada em lactentes, em favor da quimioterapia de dose intensiva. A adição de altas doses de metotrexato a um protocolo infantil baseado em cisplatina/ciclofosfamida resultou em 49% de SLE em 3 anos. Os melhores resultados foram em lactentes com tumores totalmente ressecados não disseminados, com histologia de desmoplasia. Uma série de estudos usando regimes quimioterápicos ablativos de medula com dose mais alta, apoiados por resgate autólogo de células-tronco do sangue periférico, mostrou que crianças com menos de 3 anos no diagnóstico de meduloblastoma podem ser tratadas com sucesso com radioterapia adiada ou sem radioterapia (SLE de 67% em 3 anos para M0 e 49% para M+0). Com base nesses resultados favoráveis, a faixa etária limítrofe para essa abordagem foi estendida para 5 a 6 anos. A progressão inicial do tumor durante a quimioterapia ainda é um problema significativo. O acréscimo de doses altas de metotrexato ao esquema de quimioterapia com cisplatina para tratar crianças pequenas com meduloblastoma disseminado recém-diagnosticado (inclusive consolidação do autotransplante) resultou em um índice de resposta alto e índice de SLE de 49% em 3 anos.

Alguns protocolos para lactentes maiores combinam radioterapia focal do tumor (i. e.: utilizando técnicas de radioterapia confocal) e quimioterapia, seja com esquemas convencionais ou em doses altas (com transplante de células-tronco autólogas). Outra estratégia é acrescentar metotrexato intraventricular à quimioterapia sistêmica, como no ensaio HIT 2000, com o objetivo de evitar a irradiação. Nesse estudo, crianças menores de 4 anos com histologia desmoplásica/nodular tiveram 93% de sobrevida livre de progressão e de radiação cranioespinal em 5 anos, sem neurotoxicidade excessiva.

Com o reconhecimento dos quatro subtipos de meduloblastoma, é possível que estudos pré-clínicos identifiquem os quimioterápicos com eficácia seletiva para cada subtipo. Por exemplo, a triagem dos meduloblastomas murinos do grupo 3 por um conjunto de 7 mil fármacos em um ensaio celular de alto desempenho revelou atividade antitumoral sinérgica do pemetrexede e da gencitabina administradas simultaneamente para tratar tumores do grupo 3 com expressão aumentada do MYC.

No meduloblastoma recidivante, a combinação de temozolomida + irinotecano parece ser eficaz, assim como o temozolomida + topotecana ou etoposídeo oral com agente único. A recidiva tende a ser local com os meduloblastomas SHH e metastática com os tumores dos grupos 3 e 4. O prognóstico geral após a recidiva é reservado. Hoje em dia, existem estudos em andamento sobre tratamento dirigido com fármacos como inibidores de SHH. A quimioterapia em doses altas com transplante de células-tronco hematopoéticas é usada em pacientes selecionados com meduloblastoma recidivante, que continuem sensíveis à quimioterapia. A utilização crescente do tratamento dirigido pode ser antecipada depois do tratamento bem-sucedido de um adulto jovem com meduloblastoma SHH com o inibidor da via *hedgehog* GDC-0449 e com a demonstração de atividade antitumoral do vismodegibe em uma criança com este subtipo de meduloblastoma. Abordagens mais recentes incluem radioimunoterapia com conjugados de anticorpos monoclonais (como usada no neuroblastoma) e estudos pré-clínicos de infusão direta de medicamentos no quarto ventrículo ou infusão de células *natural killer* ("matadoras naturais") expandidas *ex vivo* autólogas ou células T receptoras de antígenos quiméricos no LCR.

Tumores embrionários não meduloblastomas

Para tumores embrionários não meduloblastomas, a mesma abordagem de tratamento de ressecção máxima, irradiação cranioespinal e quimioterapia adjuvante é adotada. O prognóstico é pior em comparação com o meduloblastoma, geralmente menos de 40% de sobrevida em 5 anos, mesmo para tumores localizados. Além disso, não existe um sistema histológico ou molecular de subclassificações tumorais para orientar a terapia. A radioterapia hiperfracionada com quimioterapia de manutenção à base de cisplatina (HIT 2000) alcançou índice de sobrevivência de 58% em 5 anos. A quimioterapia pré-irradiação não foi útil para pacientes mais velhos. A radiação pode ser adiada nos pacientes mais jovens, nos quais a quimioterapia de dose intensiva pode oferecer desfechos semelhantes; a radioterapia pode então ser adaptada à resposta quimioterapêutica.

O *TERM* inclui três variantes histológicas com achados moleculares idênticos (LIN28A-positivos, amplificação do mRNA do C19MC e trissomia 2), que se manifestam em lactentes e crianças pequenas em sítios supratentoriais corticais ou paraventriculares. *O ependimoblastoma* foi anteriormente considerado uma variante do ependimoma, enquanto o *tumor embrionário com neurópilo abundante e rosetas verdadeiras* foi originalmente descrito como um tumor neuroectodérmico primitivo. A terceira variante, o *meduloepitelioma*, também é um tumor agressivo do hemisfério cerebral dos lactentes e das crianças pequenas, mas exibe uma gama de diferenciação entre neuroepitelioma embrionário primitivo e variantes que exibem maturação. Um estudo de revisão francês com este grupo de tumores tratados com terapia multimodal mostrou SLE e SG de 1 ano de 36 e 45%, respectivamente. Melhor sobrevida foi associada à ressecção radical, quimioterapia de alta dose *em tandem* e radiação adaptada ao risco. O meduloepitelioma localizado que se desenvolve no olho ou na órbita pode ser curável por ressecção cirúrgica radical.

O *neurocitoma central* é um tumor neuroepitelial intraventricular (OMS grau II) que, nos casos típicos, é diagnosticado nas crianças pequenas ou nos adultos jovens com hidrocefalia e crises epilépticas ocasionais. As variantes são neurocitoma cerebral (extraventricular) e ganglioneurocitoma (com diferenciação das células ganglionares). O aspecto histológico pode ser semelhante ao do oligodendroglioma. A ressecção cirúrgica leva à cura, com radioterapia, radiocirurgia estereotáxica e/ou quimioterapia para tumores incompletamente ressecados ou recidivantes.

Tumores embrionários recorrentes do SNC têm prognóstico reservado, geralmente, menos de 25% de sobrevida. A biopsia ou a ressecção cirúrgica pode ser necessária para distinguir o tumor embrionário recidivante de necrose pela radiação ou um novo tumor primário, como meningioma ou astrocitoma de alto grau. Estudos moleculares podem revelar mutações direcionais emergentes no nível subclonal. As crianças tratadas inicialmente com adiamento da radiação podem se beneficiar da irradiação local ou cranioespinal na progressão do tumor; isso deve ser particularmente considerado em pacientes com meduloblastoma recorrente, que podem ser submetidos à ressecção completa do tumor. Outros pacientes podem ser submetidos à nova radioterapia em sítios primários ou metastáticos, incluindo a opção de irradiação estereotáxica. Tumores embrionários recorrentes do SNC podem responder pelo menos transitoriamente à quimioterapia, com etoposídeo como agente único, topotecana ou temozolomida; combinação de temozolomida/irinotecano; e protocolos metronômicos multiagentes contendo bevacizumabe. A quimioterapia de alta dose com resgate autólogo de células-tronco do sangue periférico é usada com resultados variáveis; a interpretação dos resultados é confusa se os desfechos clínicos do transplante são relatados com base na análise de intenção de tratar. Novos agentes podem ser eficazes em determinados subtipos de doenças, como o vismodegib no meduloblastoma *sonic hedgehog* recorrente.

Pineoblastoma e retinoblastoma trilateral

Os *pineoblastomas* são excluídos da classificação revisada do grupo de tumores embrionários e se enquadram em subgrupos moleculares distintos com perda homozigótica com alteração da função nos genes envolvidos na biogênese do microRNA (DICER1, DROSHA, DGCR8) ou alteração recorrente nos genes da via MYC–miR-17/92-RB1. O pineoblastoma é geralmente tratado de forma semelhante ao meduloblastoma com SLE semelhante de 70% em 5 anos após irradiação cranioespinal e quimioterapia multiagente. O prognóstico é consistentemente pior em lactentes, inclusive na série de protocolos Head Start, com progressão precoce da doença durante a quimioterapia de indução. Os pineoblastomas devem ser diferenciados dos tumores de células germinativas da glândula pineal (ver descrição adiante) e dos pineocitomas (tumores benignos do parênquima pineal tratados apenas com cirurgia ou radioterapia).

O *Rb* é um tumor ocular incomum em crianças muito pequenas, representando 3% das neoplasias malignas infantis. O Rb surge na retina e pode se estender para o vítreo (com leucocoria), mácula (com estrabismo), nervo óptico e coroide, com risco de SNC e disseminação sistêmica. Em 25 a 30% dos casos, o Rb é hereditário (devido à mutação germinativa *RB1*), incluindo 15% das crianças com doença unilateral e todos os casos de doença bilateral. Raramente, crianças com Rb bilateral desenvolvem um tumor neuroblástico intracraniano, resultando em Rb "trilateral". A lesão intracraniana ocorre muitas vezes como pinealoblastoma e pode inicialmente ser interpretada como um cisto pineal benigno. Como a maioria das mortes por Rb foi devido ao Rb trilateral, a triagem por RM de bebês com Rb hereditário para avaliação do envolvimento da pineal é defendida até os 3 anos.

Tumores teratoides/rabdoides atípicos

O *TTRA do SNC* é um tumor embrionário raro extremamente agressivo dos lactentes e das crianças pequenas, representando até 20% dos casos pediátricos em algumas séries. Cerca de metade está presente em sítios supratentoriais e metade na fossa posterior. A duração dos sintomas costuma ser bastante breve, com disseminação da doença em aproximadamente 20% dos casos. Os TTRAs têm monossomia ou deleção do cromossomo 22. Para a patogênese, é fundamental a presença de mutações somáticas e de inativação da linhagem germinativa dos genes supressores de tumor SMARCB1 (anteriormente INI1/hSNF5) e SMARCA4, que também sofrem mutações em tumores rabdoides renais. A classificação da OMS de 2016 define a TTRA pela presença de alterações *SMARCB1* ou *SMARCA4*. Tumores com características histológicas de TTRA que não possuem essas alterações genômicas são denominados *tumor embrionário do SNC com características rabdoides*. Três subgrupos biologicamente distintos de TTRA foram descritos: TTRA TYR (um gene melanossomal que codifica a tirosinase, observado em bebês), TTRA SHH (com expressão aumentada de genes da via *sonic hedgehog*, observada em crianças pequenas) e TTRA MYC (com expressão elevada de MYC, em crianças um pouco mais velhas). As sobrevidas médias relatadas são de 37, 16 e 13 meses, respectivamente.

O prognóstico para TTRA depois da quimioterapia convencional não é bom (sobrevida média < 12 meses), mas o protocolo de cirurgia, radioterapia e quimioterapia parenteral e intratecal baseado no Intergroup Rhabdomyosarcoma Study III alcançou índice de SSP de 53% em 2 anos. Os melhores prognósticos foram associados à idade mais avançada, tumor localizado e ressecção macroscópica total. A radioterapia e a quimioterapia intensiva contribuem para a sobrevivência. Protocolos que combinam cirurgia, quimioterapia intensiva com resgate autólogo de células-tronco do sangue periférico e irradiação baseada em resposta melhoraram o prognóstico para crianças mais velhas com TTRA e estão sendo avaliados em lactentes. No estudo COG ACNS0333, a SLE de 4 anos foi de 37% e a SG de 43%, sem influência do momento da radiação (consolidação pré ou pós quimioterapia de alta dose). Quase todas as recidivas ocorreram dentro de 2 anos e foram predominantemente locais. O desenvolvimento de novos agentes é focado em inibidores de EZH2, visando uma dependência obrigatória de células com perda de *SMARCB1* ou *SMARCA4*.

Ependimoma e outros tumores

Ependimoma

Os ependimomas representam 5 a 10% de todos os tumores cerebrais primários da infância e também ocorrem em adultos. A maioria dos ependimomas parece ser histologicamente madura (OMS grau II). Os subtipos incluem as células papilares claras e o ependimoma tanicítico (todos do grau II da OMS). As variantes incluem o ependimoma anaplásico (OMS grau III, com aumento da celularidade e atividade mitótica, proliferação microvascular e necrose) que tem prognóstico pior com base em alguns estudos, o subependimoma clinicamente indolente e o ependimoma mixopapilar (OMS grau I). O "ependimoblastoma" não existe mais e é reclassificado como um TEMR.

A classificação da OMS de 2016 para ependimomas supratentoriais inclui tumores RELA-positivos e RELA-negativos/YAP1-positivos. O ependimoma ST-EPN-RELA se apresenta em uma idade média de 8 anos e tem prognóstico ruim (SLP de 29% em 5 anos), embora o prognóstico seja melhor no subgrupo de ependimomas de células claras. Os tumores ST-EPN-YAP1 são menos comuns, ocorrendo principalmente em lactentes. Esses tumores exibem fusões gênicas envolvendo YAP1, geralmente com MAMLD1. O prognóstico é melhor que para ST-EPN-RELA (SLP de 66% em 5 anos). Ambos ST-EPN-RELA e ST-EPN-YAP1 podem ter histologia anaplásica ou não anaplásica.

A caracterização transcricional de ependimomas infratentoriais demonstra dois grupos demográfica, genética e clinicamente diferentes: (1) crianças menores (média de idade: 2,5 anos) com tumores localizados lateralmente e genoma compensado, tendência à recidiva metastática e índice de SSP baixo (18% em 5 anos); e (2) pacientes maiores (média de idade: 20 anos) com SLE muito melhor (91% em 5 anos). Tanto o PF-EPN-A quanto o PF-EPN-B podem ter histologia anaplásica ou não anaplásica.

O ependimoma e o subependimoma podem ocorrer como tumores primários da medula espinal, geralmente em adultos. O ependimoma mixopapilar pode ser observado em crianças, comumente surgindo na medula espinal distal, com tendência a se disseminar precocemente para a porção superior da medula ou cérebro.

Os sintomas clínicos variam com a localização do tumor. Cerca de dois terços dos ependimomas ocorrem na fossa posterior. Tumores que ocupam ou comprimem o quarto ventrículo produzem hidrocefalia obstrutiva com náuseas, vômitos e cefaleia matutina. Os tumores que se originam da base do quarto ventrículo e estendem-se para dentro do segmento inferior do bulbo podem causar cervicalgia, enquanto paralisias dos nervos cranianos podem resultar da invasão do tronco encefálico ou compressão dos nervos cranianos. Os pacientes com lesões supratentoriais têm crises epilépticas e déficits focais. As alterações evidenciadas à TC são calcificação e acentuação variável pelo contraste. A RM demonstra mais claramente a invasão do tronco encefálico ou do segmento superior da medula espinal pelas lesões da fossa posterior (Figura 150.15). A avaliação diagnóstica inclui RM da coluna vertebral e a punção lombar para citologia do LCR.

O tratamento do ependimoma intracraniano recém-diagnosticado inclui ressecção cirúrgica máxima, irradiação de campo envolvido (radioterapia de intensidade modulada, conformada ou próton, 54 a 59,4 Gy) e quimioterapia. A doença residual pós-operatória pode ser controlada por quimioterapia e cirurgia de revisão antes da radioterapia. A doença disseminada é tipicamente tratada com irradiação cranioespinal com ou sem quimioterapia. O ependimoma supratentorial localizado completamente ressecado e não anaplásico foi tratado recentemente sem radioterapia, com sobrevida livre de progressão em cerca de dois terços dos casos. Bebês com ependimoma podem receber quimioterapia no pós-operatório com o objetivo de adiar a radioterapia, embora a irradiação do campo envolvido melhore o prognóstico relacionado à sobrevida e geralmente seja oferecida aos 12 a 18 meses.

O preditor prognóstico mais importante é a extensão da ressecção cirúrgica confirmada pelos exames de imagem pós-operatórios. Estudos clínicos sucessivos dos casos de ependimoma revelaram que o índice de ressecção completa aumentou de 50 para 75%. A operabilidade das lesões da fossa posterior pode ser limitada pela infiltração do tronco encefálico, extensão ao ângulo cerebelopontino ou acometimento dos núcleos dos nervos cranianos. As lesões supratentoriais também podem ser infiltrativas e difíceis de remover. A ressecção macroscópica total dos ependimomas, seguida de irradiação do campo afetado para 55 Gy (massa tumoral com margens de 1 cm), assegura índice de sobrevivência de 75%, enquanto a recidiva local é mais provável após a ressecção subtotal e as taxas de sobrevida caem para menos de 30%.

Os pacientes com disseminação tumoral por ocasião do diagnóstico (menos de 10% dos casos) não evoluem favoravelmente. Fatores adicionais de mau prognóstico incluem idade mais jovem no momento do diagnóstico, histologia anaplásica e expressão tumoral da subunidade enzimática da telomerase (hTERT) e expressão do marcador de células-tronco neurais denominado Nestina.

A quimioterapia adjuvante pode melhorar o prognóstico com base nas respostas dos ependimomas recidivantes à cisplatina e outros quimioterápicos e nas respostas dos lactentes. A quimioterapia à base de cisplatina antes da radioterapia para os pacientes com tumor residual pós-operatório (CCG-9942) produziu respostas objetivas em 57% dos pacientes; os índices de SLE em 5 anos dos pacientes tratados com quimioterapia para tumores parcialmente removidos foram comparáveis aos dos pacientes com ressecção completa, mas sem quimioterapia (55% versus 58%). O estudo COG ACNS0121 introduziu observação para ependimoma supratentorial clássico após ressecção total macroscópica e para os demais pacientes foi administrada radiação conformada após ressecção macroscópica total ou quase total e para ressecção subtotal pré-irradiação quimioterapia com cirurgia revisional. As taxas de SLE de 5 anos foram de 61%, 37% e 68% para grupos de observação, ressecção subtotal e GTR/ressecção quase total, respectivamente. Um estudo subsequente (ACNS-0831) distribuiu randomicamente todos os pacientes para receber quimioterapia pós-radioterapia ou apenas radioterapia.

De acordo com um estudo, a quimioterapia pós-operatória primária com irradiação progressiva das crianças com menos de 5 anos alcançou índice de sobrevivência de 59% em 4 anos (23% sem irradiação). Um estudo semelhante com crianças com menos de 3 anos de vida detectou índice de sobrevivência de 61% em 3 anos e resultou em um estudo mais amplo (POG-9233/34); este último estudo demonstrou que, com quimioterapia prolongada com doses intensivas, 40% das crianças com ependimoma puderam sobreviver sem radioterapia. Crianças com menos de 3 anos no protocolo SJYC07 receberam quimioterapia pós-operatória e radiação conformada focal de consolidação, com SLP de 4 anos de 75% e SG de 92%. Com base na experiência do protocolo HeadStart, não há benefício da quimioterapia mieloablativa de resgate com células-tronco

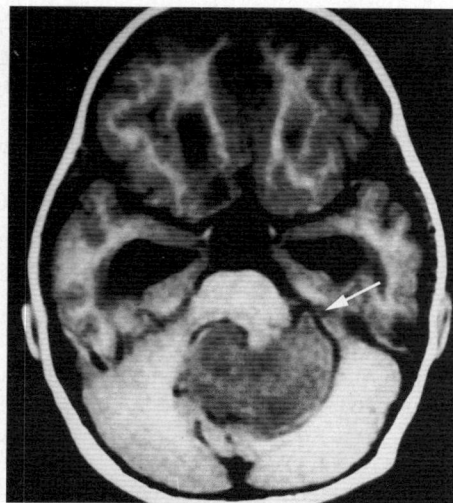

FIGURA 150.15 Aspecto da ressonância magnética de um ependimoma mostrando extensão do tumor através do forame de Luschka (*seta*) e invasão do tronco encefálico.

autólogas, embora seja sugerida a vantagem de sobrevida no grupo com ependimoma anaplásico.

O tratamento do ependimoma mixopapilar é a cirurgia, com uso crescente de irradiação adjuvante.

Os ependimomas recidivantes são tratados por ressecção, possível reirradiação da radiocirurgia estereotáxica e quimioterapia. Os agentes ativos incluem cisplatina e carboplatina, etoposídeo, temozolomida, vincristina e ciclofosfamida.

Há perspectivas de tratamento dirigido à base de inibidores de histona-desacetilase, inibidores de γ-secretase (que bloqueiam a ativação da via de sinalização Notch), inibidores de telomerase (nos casos de ependimoma hTERT-positivo) e lapatinibe (um antagonista duplo do EGFR). Os biomarcadores preditivos potenciais foram analisados prospectivamente por um estudo realizado pelo grupo de estudo cooperativo italiano; o prognóstico mais favorável foi associado à expressão mais baixa do mRNA da hTERT e à expressão da proteína nucleolina; os níveis de expressão do mRNA do EGFR e da prominina 1/CD133 não eram significativos com base nas análises de multivariáveis, embora o marcador de células-tronco cancerosas prominina 1/CD133 estivesse abundantemente expresso em uma porcentagem expressiva dos casos e, aparentemente, estivesse associado à doença mais indolente.

Tumores de células germinativas do sistema nervoso central

Os tumores de células germinativas tendem a desenvolver-se nas regiões pineal e suprasselar (infundíbulo e haste hipofisária). Os tumores de células germinativas representam 3 a 4% dos tumores cerebrais nos países ocidentais, mas até 15% no Japão e outras partes da Ásia. Eles representam cerca de 50% de todos os tumores pineais e 5 a 10% das lesões parasselares. Os tumores de células germinativas pineais respondem por metade de todos os tumores da pineal e predominam no sexo masculino e são diagnosticados na adolescência. Os tumores de células germinativas suprasselares predominam nas mulheres jovens. Raramente, os pacientes podem apresentar tumores suprasselares e pineais síncronos.

Os tumores de células germinativas do SNC são classificados como germinoma, carcinoma embrionário, tumor do saco vitelino, coriocarcinoma, teratoma (maduro ou imaturo), teratoma com transformação maligna e tumor misto de células germinativas. Cerca de 50 a 65% dos tumores são germinomas, lesões histologicamente primitivas semelhantes aos tumores de células germinativas gonadais e provavelmente derivados da migração embrionária das células germinativas totipotenciais. Entre os tumores de células germinativas não germinomatosos, teratomas e os tumores mistos de células germinativas são variavelmente compostos de elementos maduros, imaturos e malignos. Os coriocarcinomas são raros, mas extremamente malignos.

As análises de hibridização genômica comparativa dos cromossomos dos tumores de células germinativas do SNC sugeriram que as alterações genômicas sejam praticamente indistinguíveis das que são encontradas nos tumores de células germinativas extracranianos. Mutações na via de sinalização KIT/RAS são encontradas com frequência ou na via AKT/mTOR, com hipometilação global e instabilidade cromossômica.

Na maioria dos casos, os sinais e sintomas dos tumores de células germinativas da região pineal são cefaleia e síndrome de Parinaud com paresia do olhar para cima, nistagmo de convergência e dissociação da resposta pupilar à luz próxima. Com a disseminação ao tálamo sobrejacente. Pode haver hemiparesia, perda da coordenação motora, déficits visuais ou distúrbios dos movimentos. Os tumores de células germinativas suprasselares causam disfunção hipotalâmica e hipofisária (notavelmente diabetes insípido), mas geralmente não acarretam déficits visuais. O aspecto das lesões à TC é de um tumor irregular com densidade mista, algumas vezes contendo calcificação e acentuação variável por contraste.

A RM é mais sensível com a finalidade de acompanhar a evolução desses pacientes. Esse exame pode demonstrar um cisto pineal em crianças saudáveis sob outros aspectos, que são avaliadas porque referem cefaleia; a inexistência de hidrocefalia e síndrome de Parinaud deve afastar o diagnóstico de um tumor pineal. O diagnóstico pode ser facilitado pelas dosagens de AFP e subunidade beta da HCG, que são secretadas pelos tumores de células germinativas, mas não pelos cistos ou tumores de células parenquimatosas pineais e são detectáveis no soro e no LCR. Germinomas puros e teratomas maduros são negativos para AFP e HCG; germinomas com elementos sinciciotrofoblásticos podem ter baixos níveis de HCG. O nível de AFP está elevado com os tumores do seio endodérmico e alguns teratomas imaturos; a concentração de β-HCG aumenta com o coriocarcinoma e os carcinomas embrionários. As elevações combinadas desses dois marcadores indicam a existências de elementos malignos mistos. Entretanto, mesmo quando há elevação de um marcador tumoral, recomenda-se confirmar a histologia do tumor.

A ressecção cirúrgica dos tumores de células germinativas da região pineal é tecnicamente difícil, mas ressecções expressivas podem ser conseguidas com índices aceitáveis de morbidade quando se utiliza a abordagem suboccipital supratentorial ou supracerebelar infratentorial. A maioria dos pacientes requer um *shunt* para derivação do LCR. Alguns podem ter enxaquecas visuais transitórias causadas pelas contusões do lobo occipital. Os teratomas podem ser encapsulados e, por esta razão, são mais fáceis de remover. Os tumores de células germinativas podem disseminar-se por todo o neuroeixo em até 10% dos casos. A disseminação extracraniana para pulmões e ossos também foi relatada.

A radioterapia é o tratamento padronizado para os germinomas puros, administrada no passado como 35 a 45 Gy no cérebro e na medula espinal com um reforço de 10 a 15 Gy sobre a área do tumor; este tratamento assegura sobrevivência de 95% dos pacientes em 5 anos. Mais recentemente, as doses cranioespinais foram reduzidas para 24 a 36 Gy (com reforço no tumor para 40 a 50 Gy) com desfecho clínico de sobrevida comparável. A adição de quimioterapia neoadjuvante com carboplatina/etoposídeo pode permitir reduções adicionais na dose e magnitude da radioterapia e, possivelmente, atenuar as sequelas endócrinas, neuroftálmicas e neuropsicológicas significativas do tratamento.

Os índices de sobrevivência dos pacientes com tumores mistos de células germinativas malignas são consideravelmente menores, especialmente quando se utiliza apenas radioterapia, mas aumentam com o acréscimo de quimioterapia. Os protocolos atuais estão baseados nos esquemas contendo cisplatina ou carboplatina, que são eficazes no tratamento dos tumores de células germinativas gonadais; após a quimioterapia, os pacientes recebem radiação baseada em resposta aos campos definidos pelo protocolo (cranioespinal ou ventricular inteiro). Para respondedores incompletos, a cirurgia revisional é uma opção. Com a irradiação cranioespinal, a SLE de 5 anos excede 80% e um protocolo atual está investigando se esse resultado pode ser mantido com a radiação limitada a todo o sistema ventricular. A quimioterapia com doses altas e transplante de células-tronco autólogas – uma abordagem eficaz nos casos de tumores de células germinativas e também foi adicionada para tumores refratários à terapia inicial. Pacientes com recorrência de germinoma após quimioterapia isolada devem ser encaminhados para radioterapia e a reirradiação também pode ser oferecida.

Linfoma do sistema nervoso central

Os linfomas primários do SNC são raros tanto em criança e em adultos e representam menos de 1% das lesões intracranianas. Esses tumores podem desenvolver-se em qualquer idade e, em geral, originam-se dos linfócitos B (inclusive linfoma de Burkitt) e podem ser a manifestação de imunodeficiência congênita ou adquirida. A localização mais comum dos linfomas é geralmente no córtex cerebral. Os linfomas do SNC são isodensos ou hipodensos nas imagens de TC contrastada. A RM demonstra uma lesão com sinais iso ou hipointensas nas imagens em T1 e uma lesão com sinais iso, hipo ou ligeiramente hiperintensos nas imagens em T2 com intensificação variável pelo contraste. A ^{18}F-fluorodeoxiglicose PET de corpo inteiro pode evidenciar os focos extracranianos da doença, que não aparecem nos outros exames de imagem, inclusive TCU. Uma apresentação incomum foi o pan-hipopituitarismo progressivo em um adolescente imunocompetente de 15 anos em uso de hormônio de crescimento por 3 anos para desaceleração do crescimento; a RM inicial tinha sido normal, mas a repetição da RM revelou uma lesão na haste hipofisária, que era um linfoma de células B de alto grau. A irradiação de corpo inteiro alcançou índices de sobrevivência de apenas 20 a 30% em adultos. Um estudo prospectivo com pacientes imunocompetentes portadores de linfomas primários do SNC demonstrou que a quimioterapia com metotrexato em doses altas precedidas por radioterapia aumentou os índices de sobrevivência, em comparação com o tratamento à base apenas de irradiação cerebral, mas com toxicidade neurológica aditiva com risco de vida. Por essas razões, hoje em dia, o esquema terapêutico preferido consiste em quimioterapia com metotrexato e citarabina sem radioterapia tanto em adultos como em crianças. A adição de rituximabe foi vantajosa em um estudo adulto em pacientes não HIV. A quimioterapia intratecal pode ser introduzida em caso de citologia positiva do LCR. A quimioterapia consolidada baseada em altas doses de tiotepa com resgate autólogo de células-tronco do sangue periférico é utilizada na resposta de pacientes mais jovens. Agentes mais recentes usados na recorrência em adultos incluem ibrutinibe e lenalidomida. A irradiação de salvamento também é uma opção. Há relato de caso de resposta ao rituximabe (intravenoso e intraventricular) em criança com linfoma primário do SNC refratário.

Meningiomas e tumores mesenquimais

Os meningiomas são raros na infância e representam 2,5% dos tumores cerebrais pediátricos. Os meningiomas podem ser associados à NF-2 e este diagnóstico deve ser investigado em todas as crianças com meningioma. Os meningiomas podem ocorrer também em sítios previamente irradiados. Em geral, os meningiomas originam-se da superfície das meninges, mas (ao contrário dos adultos) podem desenvolver-se na forma de lesões parenquimatosas, provavelmente originadas de restos celulares meníngeos. A TC e a RM demonstram uma lesão isointensa ou hipointensa intensificada por contraste (Figura 150.16).

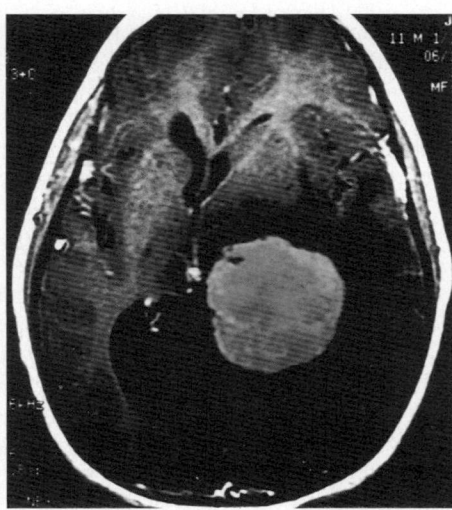

FIGURA 150.16 Imagem de ressonância magnética axial de um meningioma.

Clinicamente, a maioria das lesões é benigna (grau I), mas 10% dos tumores pediátricos ou associados à NF-2 mostram anaplasia (grau III) e 50% têm elementos atípicos (grau II). O prognóstico global é pior que o dos adultos. Índice mitótico alto, índice de positividade para MIB-1 e histologia variante (p. ex., papilar, células claras) estão associados à invasividade e a um prognóstico desfavorável. Deleções dos genes *NF2* ou *DAL-1* e dos cromossomos 1p e 14q são comuns. Ressecção cirúrgica é o tratamento primário. A radioterapia tem eficácia duvidosa, mas é usada para tratar tumores recidivantes, especialmente depois da ressecção malsucedida. Alguns meningiomas podem afetar as leptomeninges primariamente e estes tumores (i. e.: sarcomas meníngeos) tendem a mostrar comportamento agressivo. O tratamento consiste em radioquimioterapia.

Os *sarcomas meníngeos* podem estender-se para dentro do crânio a partir de focos situados no crânio, ou se originam diretamente da dura-máter ou se desenvolvem dentro de meningiomas. O tratamento inclui ressecção cirúrgica, radioterapia e quimioterapia orientada pelo subtipo histológico específico. Os *histiocitomas fibrosos* originam-se da dura-máter ou crescem no parênquima cerebral. As variantes benignas podem ser curadas por ressecção cirúrgica, mas o histiocitoma fibroso maligno tem prognóstico reservado, apesar do tratamento multimodal. Os tumores fibrosos solitários originam-se da dura-máter e crescem lentamente; eles são diferenciados do meningioma fibroso por sua positividade imuno-histoquímica para CD34, vimentina e BCL2. A ressecção cirúrgica leva à cura.

Os *hemangiopericitoma* ocorrem principalmente nos adultos, crescem rapidamente e podem causar crises epilépticas. Recidiva local é um problema, assim como disseminação ao neuroeixo e metástases extracranianas; radioterapia e quimioterapia (inclusive com fatores antiangiogênicos) podem ser úteis.

Melanoma maligno

Os *melanomas malignos primários* desenvolvem-se nas crianças e nos adultos e, em geral, estão associados às meninges (enquanto as lesões metastáticas afetam mais comumente o parênquima cerebral), têm acentuação por gadolínio nas imagens de RM e podem disseminar-se às leptomeninges. A maioria das lesões contém melanossomos e a microscopia eletrônica pode confirmar o diagnóstico. O prognóstico é desfavorável e os tumores são radiorresistentes, embora os tratamentos dirigidos mais novos possam complementar a ressecção cirúrgica. Os *melanocitomas meníngeos* desenvolvem-se principalmente nos adultos e originam-se da fossa posterior ou da medula espinal. Quando não são removidas por completo, essas lesões podem transformar-se em melanomas malignos.

EFEITOS TARDIOS DO TRATAMENTO E QUALIDADE DE VIDA

A saúde das crianças que sobrevivem aos tumores cerebrais geralmente é pior que a dos sobreviventes de outros cânceres infantis. As crianças com astrocitomas supratentoriais ou craniofaringiomas têm índice de estado de saúde menor que as crianças com outros tipos de tumores cerebrais. Um estudo da qualidade de vida no quesito saúde dos sobreviventes de tumores cerebrais da infância detectou disfunção cognitiva em dois terços dos casos e dor em quase 30%. O estado de saúde geral era pior nas crianças que fizeram radioterapia antes da idade de 5 anos e nos pacientes com doença residual. Mesmo entre os sobreviventes pediátricos que tiveram gliomas de baixo grau e continuam vivos por muitos anos até a vida adulta, o fator de risco maior de morte nas análises de multivariáveis estava associado ao uso de radioterapia.

Outro estudo dos déficits físicos residuais dos sobreviventes detectou problemas motores em 56% dos pacientes, disfunção cognitiva (i. e.: QI < 80) em 30%, déficits visuais em 24% e epilepsia em 21%.

Um estudo a longo prazo do estado psicológico dos sobreviventes demonstrou que a prevalência de problemas psicológicos (11%) era maior que entre os irmãos (5%) e não era uma consequência direta do tratamento antineoplásico, mas estava associada às limitações das interações sociais e das habilidades vocacionais. Outro estudo evidenciou que o risco mais alto de internação hospitalar era o cerne dos transtornos psiquiátricos dos pacientes com tumores cerebrais, que sobreviveram por 3 anos no mínimo depois do diagnóstico, em comparação com os sobreviventes de outros cânceres infantis, nos quais o risco não era maior.

Efeitos da radiação

Os efeitos da radiação incluem uma síndrome de sonolência transitória com irritabilidade, anorexia e cefaleia por cerca de 1 semana. Cerca de 0,1 a 5,0% dos pacientes têm necrose causada pela radiação depois de radioterapia convencional com 50 a 60 Gy em frações diárias de 180 a 200 cGy. A necrose pode começar nos primeiros 3 meses e geralmente é evidente com 3 anos, embora algumas vezes se evidencie muito tempo depois; os sinais e sintomas são os mesmos de massa intracraniana recidivante, possivelmente com crises epilépticas e déficit neuropsicológico progressivo. A ressecção cirúrgica pode ser considerada, mas a doença pode ser multifocal após a irradiação cranioespinal. O tratamento médico inclui corticosteroides e, geralmente, a administração de bevacizumabe.

Os hemangiomas cavernosos (cavernomas) desenvolveram-se em 3,4% das crianças durante um intervalo médio de acompanhamento por 37 meses depois da radioterapia de tumores cerebrais. A média de idade por ocasião do tratamento era de 7 anos.

Essa complicação benigna rara da radioterapia ocorre cerca de 2 a 30 anos depois da irradiação craniana. O risco relativo de ter um AVE entre os sobreviventes de tumores cerebrais por até 5 anos era de 29,0 em comparação com os irmãos usados como controle; o aumento do risco era dose-dependente com a irradiação craniana acima de 30 Gy. O tratamento dessa complicação é sintomático.

Disfunção endócrina

A disfunção endócrina pode ocorrer depois da irradiação do hipotálamo e da hipófise. Doses de apenas 18 Gy podem causar deficiência de hormônio do crescimento, enquanto doses acima de 36 Gy podem causar hipotireoidismo e disfunção gonadal em mais de 50% dos casos. No Childhood Cancer Survivor Study, cerca de 40% dos sobreviventes de tumores cerebrais estavam abaixo do 10% percentil de estatura. Os fatores de risco incluíam idade menor que 5 anos por ocasião do diagnóstico e radioterapia do eixo hipotalâmico-hipofisário. Nas crianças com tumores da fossa posterior tratadas com irradiação craniana, a deficiência de hormônio do crescimento quando não há deficiência de outros hormônios da hipófise anterior sugere que este primeiro hormônio seja mais sensível aos danos causados pela radiação.

A próxima anormalidade hormonal hipofisária mais comum é a deficiência de gonadotrofina. Existe um risco aumentado de puberdade tardia e infertilidade, bem como puberdade precoce, que pode ser controlada com antagonistas do hormônio liberador de gonadotrofinas. A insuficiência adrenal franca é incomum. A obesidade hipotalâmica – uma síndrome de acumulação incontrolável de peso – não é comum, mas é uma complicação grave da irradiação do hipotálamo com doses acima de 50 Gy.

O hipotireoidismo é relativamente comum, principalmente em crianças que recebem irradiação cranioespinal, porque a glândula tireoide está no campo de tratamento. O hipotireoidismo central é raro. O hipotireoidismo contribui para o baixo crescimento e desempenho escolar comprometido, portanto, a suplementação da tireoide deve ser fornecida. Há também um risco aumentado de até 15 vezes de carcinoma primário subsequente da tireoide, particularmente em mulheres, e mais comumente carcinoma papilífero.

As crianças devem ser acompanhadas por medições do crescimento linear, provas de função tireóidea periódicas e outros exames endócrinos quando há puberdade precoce ou tardia. A reposição de hormônio do crescimento aumenta a estatura final das crianças com deficiência deste hormônio depois do tratamento de um tumor cerebral. A resposta ao hormônio de crescimento depende da função tireóidea normal e, em alguns casos, pode ser necessário usar suplemento de hormônio tireóideo. No subgrupo de pacientes nos quais o crescimento também foi limitado pela puberdade precoce, a combinação de análogos do hormônio de liberação das gonadotrofinas e hormônio do crescimento aumentou as perspectivas de alcançar a estatura desejada. Um estudo sobre tratamento de reposição com hormônio do crescimento para pacientes com meduloblastoma sugeriu uma tendência a que seja subutilizado, apesar das evidências amplas de que não há risco mais alto de recidiva do tumor cerebral em consequência da reposição desse hormônio. Existe evidência de um aumento do risco preexistente de desenvolver neoplasias malignas secundárias nos pacientes previamente tratados com radioterapia. Hoje em dia, esse risco mais alto de desenvolver neoplasias secundárias pelas crianças sobreviventes de cânceres infantis tratadas com hormônio de crescimento está incluído entre as indicações para usar produtos à base de hormônio de crescimento humano recombinante.

Efeitos cardiovasculares e pulmonares

Nas crianças tratadas para tumores cerebrais, os *efeitos cardiovasculares tardios* incluem aumento do risco de AVE, trombose e sintomas semelhantes à angina. Os efeitos tardios são comuns nos pacientes tratados com cirurgia e radioterapia, mas o risco é ainda maior entre as crianças que fizeram cirurgia, radioterapia e quimioterapia.

Arteriopatia de grandes vasos foi identificada a partir da angiografia por ressonância magnética em 8,7% dos sobreviventes de tumor cerebral após radiação craniana (em uma idade média de 6,3 anos). Essas arteriopatias foram consideradas induzidas pela radiação com base na localização no campo de radiação e na ausência de outras etiologias. O paciente apresentou acidente vascular encefálico isquêmico da artéria cerebral média 2,4 anos após a radiação e outro manifestou sintomas relativos a um ataque isquêmico transitório. Os demais eram assintomáticos e a arteriopatia foi detectada por angiorressonância de triagem; esses indivíduos podem ser candidatos a estratégias primárias de prevenção do AVE.

Nas crianças que fizeram radioterapia cranioespinal ou quimioterapia intensiva, os problemas cardiovasculares podem ser agravados pela doença pulmonar restritiva e pela cardiotoxicidade. Entre os sobreviventes dos cânceres cerebrais infantis, cuja média de idade era de 26 anos e o intervalo médio decorrido desde o tratamento era de 16 anos, a pressão arterial sistólica e os índices cintura-quadril eram maiores que os das pessoas nos grupos de controle e também havia anormalidades dos lipídios sanguíneos. Esses resultados identificam a dislipidemia, a obesidade central e a hipertensão como fatores de risco controláveis para doença cardiovascular.

Comparados aos irmãos, os sobreviventes têm maior risco de tosse crônica, necessidade de oxigênio suplementar e fibrose pulmonar. Sobreviventes tratados com irradiação cranioespinal foram 10 vezes mais propensos a relatar deformidade da parede torácica. Esses pacientes devem ser monitorados quanto à presença de escoliose, que pode interferir na função pulmonar.

Sequelas neurológicas

As sequelas neurológicas e neurossensoriais dos adultos que sobrevivem aos tumores cerebrais infantis incluem surdez, cegueira, cataratas e diplopia. Aproximadamente 50% dos sobreviventes têm distúrbios da coordenação e 25% apresentam problemas de controle motor depois da exposição das regiões frontais do cérebro às doses de radiação de 50 Gy. Crises epilépticas são descritas em 25% dos pacientes, especialmente depois da irradiação com doses de 30 Gy ou mais. As crises epilépticas atônicas são particularmente difíceis de controlar e estão associadas a déficits cognitivos generalizados. Os pacientes tratados somente por ressecção cirúrgica geralmente têm apenas déficits neurológicos discretos, que não interferem com as atividades da vida diária.

Radioterapia é a causa principal dos transtornos neurocognitivos das crianças com tumores do SNC. Outros fatores são HIC aguda ou crônica, efeito compressivo do tumor, crises epilépticas mal controladas, deficiências hormonais e complicações da cirurgia e quimioterapia. Pesquisadores desenvolveram uma escala preditiva neurológica para quantificar a influência dos diversos riscos de desenvolver transtornos neurocognitivos em consequência de vários tumores e seu tratamento. A avaliação radiológica dos pacientes tratados para meduloblastoma com irradiação cranioespinal, com ou sem quimioterapia, demonstrou volumes reduzidos da substância branca normal, que se correlacionavam com o QI de escala completa. Os transtornos neurocognitivos são mais prováveis nas crianças tratadas em idade precoce ou com doses altas de radiação, especialmente quando é aplicada nas regiões corticais do cérebro, que estão associadas às funções superiores. Os efeitos podem progredir ao longo de anos e incluem déficit de atenção ou memória e QI decrescente. Em um estudo, a média observada de QI de escala completa foi de 97,1 nos pacientes que não foram irradiados e 78,8 nas crianças irradiadas. Nas crianças com meduloblastoma de risco médio, a radioterapia hiperfracionada foi associada à função executiva mais preservada que a radioterapia convencional, sem qualquer diferença no comportamento ou na qualidade de vida. Em geral, essas crianças necessitam de apoio psicológico e programas educacionais especiais.

Os efeitos neurotóxicos crônicos da quimioterapia usada para tratar tumores do SNC incluem surdez (especialmente depois do tratamento com cisplatina) e neuropatia periférica (p. ex., vincristina e, ocasionalmente, cisplatina e etoposídeo). O tratamento com cisplatina está associado à disfunção renal e hipertensão. Cinquenta por cento das crianças que sobrevivem aos tumores cerebrais desenvolvem osteopenia e as dores ósseas podem limitar as atividades físicas. A quimioterapia pode potencializar o efeito deletério da irradiação cranioespinal no crescimento.

Malignidades secundárias

Também há um risco mais alto de desenvolver tumores secundários (3 a 5%), inclusive meningiomas e sarcomas, que se desenvolvem entre 10 e 20 anos depois da radioterapia craniana. Leucemia secundária também foi descrita depois da quimioterapia com agentes alquilantes e etoposídeo. Em uma coorte de pacientes que sobreviveram por 5 anos depois do diagnóstico de um tumor do SNC, as estimativas de sobrevivência eram de 91% em 10 anos e 86% em 15 anos; as causas de morte foram progressão da doença (58%), tumor maligno secundário (21%) e complicações clínicas (18%). Entre os pacientes que sobreviveram por 5 anos e foram tratados entre 1973 e 1998, o risco de desenvolver neoplasias malignas secundárias foi maior que o dos pacientes tratados depois de 1985, mesmo depois de controlar fatores como radioterapia; isso é compatível com o uso mais frequente de quimioterapia intensiva nos últimos anos. Um estudo subsequente refutou essa conclusão, mostrando que o risco de segunda neoplasia não foi maior após radioterapia mais quimioterapia do que após radioterapia isolada (12% *versus* 11,3%, respectivamente, em 20 anos nos pacientes com meduloblastoma).

LEITURA SUGERIDA

Epidemiologia

Agha MM, Williams JI, Marrett L, To T, Zipursky A, Dodds L. Congenital abnormalities and childhood cancer. *Cancer*. 2005;103:1939-1948.

Amlashi SF, Riffaud L, Brassier G, Morandi X. Nevoid basal cell carcinoma syndrome: relation with desmoplastic medulloblastoma in infancy. A population-based study and review of the literature. *Cancer*. 2003;98:618-624.

Bergsagel DJ, Finegold MJ, Butel JS, Kupsky WJ, Garcea RL. DNA sequences similar to those of simian virus 40 in ependymomas and choroid plexus tumors of childhood. *N Engl J Med*. 1992;326:988-993.

Bishop AJ, McDonald MW, Chang AL, Esiashvili N. Infant brain tumors: incidence, survival, and the role of radiation based on Surveillance, Epidemiology, and End Results (SEER) data. *Int J Radiat Oncol Biol Phys*. 2012;82:341-347.

Curless RG, Toledano SR, Ragheb J, Cleveland WW, Falcone S. Hematogenous brain metastasis in children. *Pediatr Neurol*. 2002;26:219-221.

Dubuc AM, Northcott PA, Mack S, Witt H, Pfister S, Taylor MD. The genetics of pediatric brain tumors. *Curr Neurol Neurosci Rep*. 2010;10:215-223.

Girardi F, Allemani C, Coleman MP. Worldwide trends in survival from common childhood brain tumors: a systematic review. *J Glob Oncol*. 2019;5:1-25.

Gittleman HR, Ostrom QT, Rouse CD, et al. Trends in central nervous system tumor incidence relative to other common cancers in adults, adolescents, and children in the United States, 2000 to 2010. *Cancer*. 2015;121:102-112.

Gold DR, Cohen BH. Brain tumors in neurofibromatosis. *Curr Treat Options Neurol*. 2003;5:199-206.

Gururangan S, Robinson G, Ellison DW, et al. Gorlin syndrome and desmoplastic medulloblastoma: report of 3 cases with unfavorable clinical course and novel mutations. *Pediatr Blood Cancer*. 2015;62:1855-1858.

Johnson KJ, Cullen J, Barnholtz-Sloan JS, et al. Childhood brain tumor epidemiology: a brain tumor epidemiology consortium review. *Cancer Epidemiol Biomarkers Prev*. 2014;23(12):2716-2736.

Larouche V, Huang A, Bartels U, Bouffet E. Tumors of the central nervous system in the first year of life. *Pediatr Blood Cancer*. 2007;49(7 suppl):1074-1082.

Mody R, Li S, Dover DC, et al. Twenty-five-year follow-up among survivors of childhood acute lymphoblastic leukemia: a report from the Childhood Cancer Survivor Study. *Blood*. 2008;111:5515-1523.

Ostrom QT, de Blank PM, Kruchko C, et al. Alex's Lemonade Stand Foundation infant and childhood primary brain and central nervous system tumors diagnosed in the United States in 2007-2011. *Neuro Oncol*. 2015;16(suppl 10):x1-x36.

Ostrom QT, Gittleman H, Truitt G, Boscia A, Kruchko C, Sloan J. CBTRUS statistical report: primary brain and other central nervous system tumors diagnosed in the United States in 2011-2015. *Neuro Oncol*. 2018;20(suppl 4):iv1-iv86.

Packer RJ, Zhou T, Holmes E, et al. Survival and secondary tumors in children with medulloblastoma receiving radiotherapy and adjuvant chemotherapy: results of Children's Oncology Group trial A9961. *Neuro Oncol*. 2013;1:97-103.

Pearce MS, Salotti JA, Little MP, et al. Radiation exposure from CT scans in childhood and subsequent risk of leukaemia and brain tumours: a retrospective cohort study. *Lancet*. 2012;380:499-505.

Vijapura C, Saad Aldin E, Capizzano AA, Piliceni B, Sato Yutaka, Miritani TT. Genetic syndromes associated with central nervous system tumors. *Radiographics*. 2017;37:258-280.

Withrow D, de Gonzalez AB, Lam CJK, Warren KE, Shiels MS. Trends in pediatric central nervous system tumor incidence in US, 1998-2013. *Cancer Epidemiol Biomarkers Prev*. 2019;28:522-530.

Zumel-Marne A, Kundi M, Castaño-Vinyals G, et al. Clinical presentation of young people (10-24 years old) with brain tumors: results from the international MOBI-Kids study. *J Neurooncol*. 2020;147:427-440.

Biopatologia

Bao S, Wu Q, McLendon R, et al. Glioma stem cells promote radioresistance by preferential activation of the DNA damage response. *Nature*. 2006;444:756-760.

Biegel JA, Tan L, Zhang F, Wainright L, Russo P, Rorke LB. Alterations of the hSNF5/INI1 gene in central nervous system atypical teratoid/rhabdoid tumors and renal and extrarenal rhabdoid tumors. *Clin Cancer Res*. 2002;8:3461-3467.

Buczkowicz P, Hoeman C, Rakopoulos P, et al. Genomic analysis of diffuse intrinsic pontine gliomas identifies three molecular subgroups and recurrent activating ACVR1 mutations. *Nat Genet*. 2014;46:451-456.

Chen YH, Gutmann DH. The molecular and cell biology of pediatric low-grade gliomas. *Oncogene*. 2014;33:2019-2026.

Dorris K, Sobo M, Onar-Thomas A, et al. Prognostic significance of telomere maintenance mechanisms in pediatric high-grade gliomas. *J Neurooncol*. 2014;117:67-76.

Fontebasso AM, Liu XY, Sturm D, Jabado N. Chromatin remodeling defects in pediatric and young adult glioblastoma: a tale of a variant histone 3 tail. *Brain Pathol*. 2013;23:210-216.

Garg N, Bakhshinyan D, Venugopal C, et al. CD133+ brain tumor-initiating cells are dependent on STAT3 signaling to drive medulloblastoma recurrence. *Oncogene*. 2017;36:606-617.

Garzia L, Kijima N, Morrissy AS, et al. A hematogenous route for medulloblastoma leptomeningeal metastases. *Cell*. 2018;173:1549.

Geoerger B, Gaspar N, Opolon P, et al. EGFR tyrosine kinase inhibition radiosensitizes and induces apoptosis in malignant glioma and childhood ependymoma xenografts. *Int J Cancer*. 2008;123:209-216.

Gesundheit B, Klement G, Senger C, et al. Differences in vasculature between pilocytic and anaplastic astrocytomas of childhood. *Med Pediatr Oncol*. 2003;41:516-526.

Gibson P, Tong Y, Robinson G, et al. Subtypes of medulloblastoma have distinct developmental origins. *Nature*. 2010;468:1095-1099.

Gupta T, Maitre M, Sastri GJ, et al. Outcomes of salvage re-irradiation in recurrent medulloblastoma correlate with age at initial diagnosis, primary risk-stratification, and molecular subgrouping. *J Neurooncol*. 2019;144:283-291.

Holland EC, Celestino J, Dai C, Schaefer L, Sawaya RE, Fuller GN. Combined activation of RAS and AKT in neural progenitors induces glioblastoma formation in mice. *Nat Genet*. 2000;25:55-57.

Hovestadt V, Jones DT, Picelli S, et al. Decoding the regulatory landscape of medulloblastoma using DNA methylation sequencing. *Nature*. 2014;510:537-541.

Hovestadt V, Smith KS, Bihannic L, et al. Resolving medulloblastoma cellular architecture by single-cell genomics. *Nature*. 2019;572:74-79.

Jacobs JFM, Grauer OM, Brasseur F, et al. Selective cancer-germline gene expression in pediatric brain tumors. *J Neurooncol*. 2008;88:273-280.

Jessa S, Blanchet-Cohen A, Krug B, et al. Stalled developmental programs at the root of pediatric brain tumors. *Nat Genet*. 2019;51:1702-1723.

Johnson RA, Wright KD, Poppleton H, et al. Cross-species genomics matches driver mutations and cell compartments to model ependymoma. *Nature*. 2010;466:632-636.

Jones DT, Jäger N, Kool M, et al. Dissecting the genomic complexity underlying medulloblastoma. *Nature*. 2012;488:100-105.

Judkins AR, Mauger J, Rorke LB, Ht A, Rorke LB, Biegel JA. Immunohistochemical analysis of hSNF5/INI1 in pediatric CNS neoplasms. *Am J Surg Pathol*. 2004;28:644-650.

Kameda-Smith MM, Wang A, Abdulhadi N. Salvage therapy for childhood medulloblastoma: a single center experience. *Can J Neurol Sci*. 2019;46:403-414.

Kool M, Jones DT, Jäger N, et al. Genome sequencing of SHH medulloblastoma predicts genotype-related response to smoothened inhibition. *Cancer Cell*. 2014;25:393-405.

Korshunov A, Schrimpf D, Ryzhova M, et al. H3-/IDH-wild type pediatric glioblastoma is comprised of molecularly and prognostically distinct subtypes with associated oncogenic drivers. *Acta Neuropathol*. 2017;134:507-516.

Lassaletta A, Zapotocky M, Mistry M, et al. Therapeutic and prognostic implications of BRAF V600E in pediatric low-grade gliomas. *J Clin Oncol*. 2017;35:2934-2941.

Leung C, Lingbeek M, Shakhova O, et al. Bmi1 is essential for cerebellar development and is overexpressed in human medulloblastomas. *Nature*. 2004;428:337-341.

Li M, Lee KE, Lu Y, et al. Frequent amplification of a chr19q13.41 microRNA polycistron in aggressive primitive neuroectodermal brain tumors. *Cancer Cell*. 2009;16:533-546.

Louis DN, Wesseling P, Aldape K, et al. cIMPACT-NOW update 6: new entity and diagnostic principle recommendations of the cIMPACT-Utrecht meeting on future CNS tumor classification and grading. *Brain Pathol*. 2020;30(4):844-856.

Lusher ME, Lindsey JC, Latif F, Pearson A, Ellison P, Clifford SC. Biallelic epigenetic inactivation of the RASSF1A tumor suppressor gene in medulloblastoma development. *Cancer Res*. 2002;62:5906-5911.

Miklja Z, Pasternak A, Stallard S, et al. Molecular profiling and targeted therapy in pediatric gliomas: review and consensus recommendations. *Neuro Oncol*. 2019;21:968-980.

Miller S, Rogers HA, Lyon P, et al. Genome-wide molecular characterization of central nervous system primitive neuroectodermal tumor and pineoblastoma. *Neuro Oncol*. 2011;13:866-879.

Monje M, Mitra SS, Freret ME, et al. Hedgehog-responsive candidate cell of origin for diffuse intrinsic pontine glioma. *Proc Natl Acad Sci U S A*. 2011;108:4453-4458.

Morrissy AS, Garzia L, Shih DJ. Divergent clonal selection dominates medulloblastoma at recurrence. *Nature*. 2016;529:351-357.

Nobre L, Pauck D, Golbourn B, et al. Effective and safe tumor inhibition using vinblastine in medulloblastoma. *Pediatr Blood Cancer*. 2019;66:e27694.

Northcott PA, Lee C, Zichner T, et al. Enhancer hijacking activates GFI1 family oncogenes in medulloblastoma. *Nature*. 2014;511:428-434.

Northcott PA, Shih DJ, Peacock J, et al. Subgroup-specific structural variation across 1,000 medulloblastoma genomes. *Nature*. 2012;488:49-56.

Pajtler KW, Witt H, Sill M, et al. Molecular classification of ependymal tumors across all CNS compartments, histopathological grades, and age groups. *Cancer Cell*. 2015;27:728-743.

Pickles JC, Fairchild AR, Stone TJ, et al. DNA methylation-based profiling for paediatric CNS tumour diagnosis and treatment: a population-based study. *Lancet Child Adolesc Health*. 2020;4:121-130.

Pollack IF, Finkelstein SD, Woods J, et al. Expression of p53 and prognosis in children with malignant gliomas. *N Engl J Med*. 2002;346:420-427.

Pomeroy SL, Tamayo P, Gaasenbeek M, et al. Prediction of central nervous system embryonal tumour outcome based on gene expression. *Nature*. 2002;415:436-442.

Pugh TJ, Weeraratne SD, Archer TC, et al. Medulloblastoma exome sequencing uncovers subtype-specific somatic mutations. *Nature*. 2012;488:106-110.

Rodriguez FJ, Lim KS, Bowers D, Eberhart CG. Pathological and molecular advances in pediatric low grade astrocytoma. *Annu Rev Pathol*. 2013;8:361-379.

Rubin JB, Rowitch DH. Medulloblastoma: a problem of developmental biology. *Cancer Cell*. 2002;2:7-8.

Schneider DT, Zahn S, Sievers S, et al. Molecular genetic analysis of central nervous system germ cell tumors with comparative genomic hybridization. *Mol Pathol*. 2006;19:864-873.

Schwartzentruber J, Korshunov A, Liu XY, et al. Driver mutations in histone H3.3 and chromatin remodelling genes in paediatric glioblastoma. *Nature*. 2012;482:226-231.

Shih DJ, Northcott PA, Remke M, et al. Cytogenetic prognostication within medulloblastoma subgroups. *J Clin Oncol*. 2014;32:886-896.

Stupp R, Hegi ME. Targeting brain-tumor stem cells. *Nat Biotechnol*. 2007;25:193-194.

Sturm D, Orr BA, Toprak UH, et al. New brain tumor entities emerge from molecular classification of CNS-PNETs. *Cell*. 2016;164:1060-1072.

Taylor MD, Northcott PA, Korshunov A, et al. Molecular subgroups of medulloblastoma: the current consensus. *Acta Neuropathol*. 2012;123:465-472.

Taylor MD, Poppleton H, Fuller C, et al. Radial glia cells are candidate stem cells of ependymoma. *Cancer Cell*. 2005;8:323-335.

Thirant C, Bessette B, Varlet P, et al. Clinical relevance of tumor cells with stem-like properties in pediatric brain tumors. *PLoS One*. 2011;6:e16375.

Witt H, Mack SC, Ryzhova M, et al. Delineation of two clinically and molecularly distinct subgroups of posterior fossa ependymoma. *Cancer Cell*. 2011;20:143-157.

Wu G, Broniscer A, McEachron TA, et al. Somatic histone H3 alterations in pediatric diffuse intrinsic pontine gliomas and non-brainstem glioblastomas. *Nat Genet*. 2012;44:251-253.

Yang RR, Aibaidula A, Wang WW, et al. Pediatric low-grade gliomas can be molecularly stratified for risk. *Acta Neuropathol*. 2018;136:641-655.

Zaky W. Revisiting management of pediatric brain tumors with new molecular insights. *Cell*. 2016;164:844-846.

Zarghooni M, Bartels U, Lee E, et al. Whole-genome profiling of pediatric diffuse intrinsic pontine gliomas highlights platelet-derived growth factor receptor alpha and poly (ADP-ribose) polymerase as potential therapeutic targets. *J Clin Oncol*. 2010;28:1337-1344.

Sintomas, diagnóstico e tratamento inicial

Beccaria K, Canney M, Bouchoux G, Puget S, Grill J, Carpentier A. Blood-brain barrier disruption with low-intensity pulsed ultrasound for the treatment of pediatric brain tumors: a review and perspectives. *Neurosurg Focus*. 2020;48:E10.

Bénit CP, Vecht CJ. Seizures and cancer: drug interactions of anticonvulsants with chemotherapeutic agents, tyrosine kinase inhibitors, and glucocorticoids. *Neurooncol Pract*. 2016;3:245-260.

Borgwardt L, Højgaard L, Carstensen H, et al. Increased fluorine-18 2-fluoro-2-deoxy-D-glucose (FDG) uptake in childhood CNS tumors is correlated with malignancy grade: a study with FDG positron emission tomography/magnetic resonance imaging coregistration and image fusion. *J Clin Oncol*. 2005;23:3030-3037.

Capper D, Jones DTW, Sill M, et al. DNA methylation-based classification of central nervous system tumours. *Nature*. 2018;555:469-474.

Caruso DA, Orme LM, Neale AM, et al. Results of a phase 1 study utilizing monocyte-derived dendritic cells pulsed with tumor RNA in children and young adults with brain cancer. *Neuro Oncol*. 2004;6:236-246.

Dobrovoljac M, Hengartner H, Boltshauser E, Grotzer MA. Delay in the diagnosis of paediatric brain tumours. *Eur J Pediatr*. 2002;161:663-667.

Goethe EA, Gadgil N, Stormes K, Wassef A, Lopresti M, Lam S. Predicting dysphagia in children undergoing surgery for posterior fossa tumors. *Childs Nerv Syst*. 2020;36:925-931.

Gorsi HS, Malicki DM, Barsan V, et al. Nivolumab in the treatment of recurrent or refractory pediatric brain tumors: a single institutional experience. *J Pediatr Hematol Oncol*. 2019;41:e235-e241.

Guerra JA, Dhall G, Marachelian A, et al. Marrow-ablative chemotherapy followed by tandem autologous hematopoietic cell transplantation in pediatric patients with malignant brain tumors. *Bone Marrow Transplant*. 2017;52:1543-1548.

Habrand JL, De Crevoisier R. Radiation therapy in the management of childhood brain tumors. *Childs Nerv Syst*. 2001;17:121-133.

Huang TY, Piunti A, Lulla et al. Detection of histone H3 mutations in cerebrospinal fluid-derived tumor DNA from children with diffuse midline glioma. *Acta Neuropathol Commun*. 2017;5:28.

Jaspan T, Morgan PS, Warmuth-Metz M, et al. Response assessment in pediatric neuro-oncology: implementation and expansion of the RANO criteria in a randomized phase II trial of pediatric patients with newly diagnosed high-grade gliomas. *AJNR Am J Neuroradiol*. 2016;37:1581-1587.

Kestle JR. Pediatric hydrocephalus: current management. *Neurol Clin*. 2003;21:883-895.

Kirsch DG, Tarbell NJ. New technologies in radiation therapy for pediatric brain tumors: the rationale for proton radiation therapy. *Pediatr Blood Cancer*. 2004;42:461-464.

Korshunov A, Meyer J, Capper D, et al. Combined molecular analysis of BRAF and IDH1 distinguishes pilocytic astrocytoma from diffuse astrocytoma. *Acta Neuropathol*. 2009;118:401-405.

Kramer ED, Vezina LG, Packer RJ, Fitz CR, Zimmerman RA, Cohen MD. Staging and surveillance of children with central nervous system neoplasms: recommendations of the Neurology and Tumor Imaging Committees of the Children's Cancer Group. *Pediatr Neurosurg*. 1994;20:254-263.

Kremer P, Tronnier V, Steiner HH, et al. Intraoperative MRI for interventional neurosurgical procedures and tumor resection control in children. *Childs Nerv Syst*. 2006;22:674-678.

Kukal K, Dobrovoljac M, Boltshauser E, Ammann RA, Grotzer MA. Does diagnostic delay result in decreased survival in paediatric brain tumours? *Eur J Pediatr*. 2009;168(3):303-310.

Levisohn L, Cronin-Golomb A, Schmahmann JD. Neuropsychological consequences of cerebellar tumour resection in children: cerebellar cognitive affective syndrome in a paediatric population. *Brain*. 2000;123(pt 5):1041-1050.

Lian H, Daniels C, Han YP, et al. Incidence of metastatic disease and survival among patients with newly diagnosed primary CNS tumors in the United States from 2004-2013. *J Cancer*. 2019;10:3037-3045.

Lin CT, Riva-Cambrin JK. Management of posterior fossa tumors and hydrocephalus in children: a review. *Childs Nerv Syst*. 2015;31:1781-1789.

Louis DN, Perry A, Reifenberger G, et al. The 2016 World Health Organization classification of tumors of the central nervous system: a summary. *Acta Neuropathol*. 2016;131:803-820.

Main C, Stevens SP, Bailey S, et al. The impact of routine surveillance screening with magnetic resonance imaging (MRI) to detect tumour recurrence in children with central nervous system (CNS) tumours: protocol for a systematic review and meta-analysis. *Syst Rev*. 2016;5:143.

Medina LS, Kuntz KM, Pomeroy S. Children with headache suspected of having a brain tumor: a cost-effectiveness analysis of diagnostic strategies. *Pediatrics*. 2001;108:255-263.

Merchant TE, Hua C-H, Shukla H, Ying X, Nill S, Oelfke U. Proton versus photon radiotherapy for common pediatric brain tumors: comparison of models of dose characteristics and their relationship to cognitive function. *Pediatr Blood Cancer*. 2008;51:110-117.

Minn AY, Pollock BH, Garzarella L, et al. Surveillance neuroimaging to detect relapse in childhood brain tumors: a Pediatric Oncology Group study. *J Clin Oncol*. 2001;19:4135-4140.

Pfister S, Hartmann C, Korshunov A. Histology and molecular pathology of pediatric brain tumors. *J Child Neurol*. 2009;24:1375-1386.

Pollack IF, Keating R. New delivery approaches for pediatric brain tumors. *J Neurooncol*. 2005;75:315-326.

Qayed M, Cash T, Tighiouart M, et al. A phase I study of sirolimus in combination with metronomic therapy (CHOAnome) in children with recurrent or refractory solid and brain tumors. *Pediatric Blood Cancer*. 2000;67:e28134.

Rodriguez D, Chambers T, Warmuth-Metz M, et al. Evaluation of the implementation of the Response Assessment in Neuro-Oncology Criteria in the HERBY trial of pediatric patients with newly diagnosed high-grade gliomas. *AJNR Am J Neuroradiol*. 2019;40:568-575.

Roth J, Beni-Adani L, Biyani N, Constantini S. Classical and real-time neuronavigation in pediatric neurosurgery. *Childs Nerv Syst*. 2006;22:1065-1071.

Roth J, Bercovich O, Roach A, et al. Seizures following surgery for supratentorial extratemporal low-grade tumors in children: a multicenter retrospective study [published online ahead of print April 3, 2020]. *J Neurosurg Pediatr*. doi:10.3171/2020.2.PEDS19673.

Roth J, Fischer N, Limbrick DD, CreveCoeur T, Ben-Sira L, Constantini S. The role of screening spinal MRI in children with solitary posterior fossa low-grade glial tumors [published online ahead of print November 15, 2019]. *J Neurosurg Pediatr*. doi:10.3171/2019.9.PEDS19358.

Sandberg DI. Endoscopic management of hydrocephalus in pediatric patients: a review of indications, techniques, and outcomes. *J Child Neurol*. 2008;23:550-560.

Soleman J, Kozyrev DA, Ben-Sira L, Constantini S, Roth J. Management of incidental brain tumors in children: a systematic review. *Childs Nerv Syst*. 2020;36:1607-1619.

Steinbok P, Cochrane DD, Perrin R, Price A. Mutism after posterior fossa tumour resection in children: incomplete recovery on long-term follow-up. *Pediatr Neurosurg*. 2003;39:179-183.

Tabori U, Hansford JR, Achatz MI, et al. Clinical management and tumor surveillance recommendations of inherited mismatch repair deficiency in childhood. *Clin Cancer Res*. 2017;23:e32-e37.

Taylor JS, Langston JW, Reddick WE, et al. Clinical value of proton magnetic resonance spectroscopy for differentiating recurrent or residual brain tumor from delayed cerebral necrosis. *Int J Radiat Oncol Biol Phys*. 1996;36:1251-1261.

Utriainen M, Metsähonkala L, Salmi TT, et al. Metabolic characterization of childhood brain tumors: comparison of 18F-fluorodeoxyglucose and 11C-methionine positron emission tomography. *Cancer*. 2002;95:1376-1386.

Walker D, Wilne S, Grundy R, et al. A new clinical guideline from the Royal College of Paediatrics and Child Health with a national awareness campaign accelerates brain tumor diagnosis in UK children—"HeadSmart: Be Brain Tumor Aware." *Neuro Oncol*. 2016;18:445-454.

Warren KE. NMR spectroscopy and pediatric brain tumors. *Oncologist*. 2004;9:312-318.

Warren KE, Patronas N, Aikin AA, Albert PS, Balis FM. Comparison of one-, two-, and three-dimensional measurements of childhood brain tumors. *J Natl Cancer Inst*. 2001;93:1401-1405.

Warren KE, Poussaint TY, Vezina G, et al. Challenges with defining response to antitumor agents in pediatric neuro-oncology: a report from the Response Assessment in Pediatric Neuro-Oncology (RAPNO) Working Group. *Pediatr Blood Cancer*. 2013;60:1397-1401.

Warren KE, Vezina G, Poussaint TY, et al. Response assessment in medulloblastoma and leptomeningeal seeding tumors: recommendations from the Response Assessment in Pediatric Neuro-Oncology Committee. *Neuro Oncol*. 2018;20:13-23.

Wen PY, Macdonald DR, Reardon DA, et al. Updated response assessment criteria for high-grade gliomas: Response Assessment in Neuro-Oncology Working Group. *J Clin Oncol*. 2010;28:1963-1972.

Wilne S, Collier J, Kennedy C, Kohler K, Grunfy R, Walker D. Presentation of childhood CNS tumours: a systematic review and meta-analysis. *Lancet Oncol*. 2007;8:685-695.

Wilne S, Koller K, Collier J, Kennedy C, Frundy G, Walker. The diagnosis of brain tumours in children: a guideline to assist healthcare professionals in the assessment of children who may have a brain tumour. *Arch Dis Child*. 2010;95:534-539.

Yousaf J, Avula S, Abernethy LJ, et al. Importance of intraoperative magnetic resonance imaging for pediatric brain tumor surgery. *Surg Neurol Int*. 2012;3(suppl 2):S65-S72.

Tumores congênitos

Abel TW, Baker SJ, Fraser MM, et al. Lhermitte-Duclos disease: a report of 31 cases with immunohistochemical analysis of the PTEN/AKT/mTOR pathway. *J Neuropathol Exp Neurol*. 2005;64(4):341-349.

Antonelli M, Raso A, Mascelli S, et al. SMARCB1/INI1 involvement in pediatric chordoma: a mutational and immunohistochemical analysis. *Am J Surg Pathol*. 2017;41:56-61.

Bächli H, Avoledo P, Gratzl O, et al. Therapeutic strategies and management of desmoplastic infantile ganglioglioma: two case reports and literature review. *Childs Nerv Syst*. 2003;19:359-366.

Bakhtiar Y, Yonezawa H, Bohara M, et al. Posterior fossa immature teratoma in an infant with trisomy 21: a case report and review of the literature. *Surg Neurol Int*. 2012;3:100.

Bettegowda C, Adogwa O, Mehta V, et al. Treatment of choroid plexus tumors; a 20-year single institutional experience. *J Neurosurg Pediatr*. 2012;10:398-405.

Blakeley JO, Ye X, Duda DG. Efficacy and biomarker study of bevacizumab for hearing loss resulting from neurofibromatosis type 2-associated vestibular schwannomas. *J Clin Oncol*. 2016;34:1669-1675.

Blessing MM, Blackburn PR, Balcom JR, et al. Novel *BRAF* alteration in desmoplastic infantile ganglioglioma with response to targeted therapy. *Acta Neuropathol Commun*. 2018;6:118.

Elliott RE, Hsieh K, Hochm T, Belitskaya-Levy I, Wisoff J, Wisoff JH. Efficacy and safety of radical resection of primary and recurrent craniopharyngiomas in 86 children. *J Neurosurg Pediatr*. 2010;5:30-48.

Fornari M, Solero C, Lasio G, et al. Surgical treatment of intracranial dermoid and epidermoid cysts in children. *Childs Nerv Syst*. 1990;6:66-70.

Fouladi M, Jenkins J, Burger P, et al. Pleomorphic xanthoastrocytoma: favorable outcome after complete surgical resection. *Neuro Oncol*. 2001;3:184-192.

Gardner PA, Prevedello DM, Kassam AB, Snyderman CH, Carrau R, Mintz AH. The evolution of the endonasal approach for craniopharyngioma. *J Neurosurg*. 2008;108:1043-1047.

Hamlat A, Hua ZF, Saikali S, et al. Malignant transformation of intra-cranial epithelial cysts: systematic article review. *J Neurooncol*. 2005;74:187-194.

Hellwig D, Bauer BL, Schulte M, Gatscher S, Riegel T, Bertalanffy H. Neuroendoscopic treatment for colloid cysts of the third ventricle: the experience of a decade. *Neurosurgery*. 2003;52:525-533.

Im SH, Chung CK, Cho BK, et al. Intracranial ganglioglioma: preoperative characteristics and oncologic outcome after surgery. *J Neurooncol*. 2002;59:173-183.

Jeibmann A, Wrede B, Peters O, Wolff JE, Paulus W, Hasselblatt M. Malignant progression in choroid plexus papillomas. *J Neurosurg*. 2007;107(3 suppl):199-202.

Kaylie DM, Warren FM III, Haynes DS, Jackson CG. Neurotologic management of intracranial epidermoid tumors. *Laryngoscope*. 2005;115:1082-1086.

Keil MF, Stratakis CA. Pituitary tumors in childhood: update of diagnosis, treatment and molecular genetics. *Expert Rev Neurother*. 2008;8:563-574.

Kobayashi T. Long-term results of gamma knife radio surgery for 100 consecutive cases of craniopharyngioma and a treatment strategy. *Prog Neurol Surg*. 2009;22:63-76.

Mallick S, Benson R, Melgandi W, Rath GK. Effect of surgery, adjuvant therapy, and other prognostic factors on choroid plexus carcinoma: a systematic review and individual patient data analysis. *Int J Radiat Oncol Biol Phys*. 2017;99:1199-1206.

Mallucci C, Lellouch-Tubiana A, Salazar C, et al. The management of desmoplastic neuroepithelial tumours in childhood. *Childs Nerv Syst*. 2000;16:8-14.

Marks AM, Bindra RS, DiLuna ML, et al. Response to the BRAF/MEK inhibitors dabrafenib/trametinib in an adolescent with a BRAF V600E mutated anaplastic ganglioglioma intolerant to vemurafenib. *Pediatr Blood Cancer*. 2018;65:e26969.

Merchant TE, Kun LE, Hua CH, et al. Disease control after reduced volume conformal and intensity-modulated radiation therapy for childhood craniopharyngioma. *Int J Radial Oncol Biol Phys*. 2013;85:e187-e192.

Merino DM, Shlien A, Villani A, et al. Molecular characterization of choroid plexus tumors reveals novel clinically relevant subgroups. *Clin Cancer Res*. 2015;21:184-192.

Mortini P, Losa M, Pozzobon G, et al. Neurosurgical treatment of craniopharyngioma in adults and children: early and long-term results in a large case series. *J Neurosurg*. 2011;114:1350-1359.

Nolan MA, Sakuta R, Chuang N, et al. Dysembryoplastic neuroepithelial tumors in childhood: long-term outcome and prognostic features. *Neurology*. 2004;62:2270-2276.

O'Brien DF, Farrell M, Delanty N, et al. The Children's Cancer and Leukaemia Group guidelines for the diagnosis and management of dysembryoplastic neuroepithelial tumours. *Br J Neurosurg*. 2007;21:539-549.

Pekmezci M, Villanueva-Meyer JE, Goode B, et al. The genetic landscape of ganglioglioma. *Acta Neuropathol Commun*. 2018;6:47.

Phi JH, Kim SK, Park SH, Hong SH, Wang KC, Cho BK. Immature teratomas of the central nervous system: is adjuvant therapy mandatory? *J Neurosurg*. 2005;103(6 suppl):524-530.

Rades D, Zwick L, Leppert J, et al. The role of postoperative radiotherapy for the treatment of gangliogliomas. *Cancer*. 2010;116:432-442.

Sagers JE, Beauchamp RL, Zhang Y, et al. Combination therapy with mTOR kinase inhibitor and dasatinib as a novel therapeutic strategy for vestibular schwannoma. *Sci Rep*. 2020;10:4211.

Shaktawat S, Salman WD, Twaij Z, Al-Dawoud A. Unexpected death after headache due to a colloid cyst of the third ventricle. *World J Surg Oncol*. 2006;4:47.

Tabori U, Shlien A, Baskin B, et al. TP53 alterations determine clinical subgroups and survival of patients with choroid plexus tumors. *J Clin Oncol*. 2010;28:1995-2001.

Tamburrini G, Colosimo C Jr, Giangaspero F, Riccardi R, Di Rocco C. Desmoplastic infantile ganglioglioma. *Childs Nerv Syst*. 2003;19:292-297.

Tamura R, Fujioka M, Morimoto Y, et al. A VEGF receptor vaccine demonstrates preliminary efficacy in neurofibromatosis type 2. *Nat Commun*. 2019;10:5758.

Thomas C, Sill M, Ruland V, et al. Methylation profiling of choroid plexus tumors reveals 3 clinically distinct subgroups. *Neuro Oncol*. 2016;18:790-796.

Touat M, Gratieux J, Condette Auliac S, et al. Vemurafenib and cobimetinib overcome resistance to vemurafenib in *BRAF*-mutant ganglioglioma. *Neurology*. 2018;91:523-525.

Uliel-Sibony S, Kramer U, Fried I, Fattal-Valevski A, Constantini S. Pediatric temporal low-grade glial tumors: epilepsy outcome following resection in 48 children. *Childs Nerv Syst*. 2011;27:1413-1418.

Vinchon M, Dhellemmes P. Craniopharyngiomas in children: recurrence, reoperation and outcome. *Childs Nerv Syst*. 2008;24:211-217.

Wrede B, Hasselblatt M, Peters O, et al. Atypical choroid plexus papilloma: clinical experience in the CPT-SIOP-2000 study. *J Neurooncol*. 2009;95:383-392.

Wrede B, Liu P, Wolff JE. Chemotherapy improves the survival of patients with choroid plexus carcinoma: a meta-analysis of individual cases with choroid plexus tumors. *J Neurooncol*. 2007;85:345-351.

Yang I, Sughrue ME, Rutkowski MJ, et al. Craniopharyngioma: a comparison of tumor control with various treatment strategies. *Neurosurg Focus*. 2010;28:E5.

Yao L, Alahmari M, Temel Y, Hovinga K. Therapy of sporadic and NF2-related vestibular schwannoma. *Cancers (Basel)*. 2020;12:835.

Yasuda M, Bresson D, Chibbaro S, et al. Chordomas of the skull base and cervical spine: clinical outcomes associated with a multimodal surgical resection combined with proton-beam radiation in 40 patients. *Neurosurg Rev*. 2012;35:171-182.

Yeung JT, Pollack IF, Panigrahy A, Jakacki RI. Pegylated interferon-α-2b for children with recurrent craniopharyngioma. *J Neurosurg Pediat*. 2012;10:498-503.

Zacharia BE, Bruce SS, Goldstein H, Malone HR, Neugut AI, Bruce JN. Incidence, treatment and survival of patients with craniopharyngioma in the surveillance, epidemiology and end results program. *Neuro Oncol*. 2012;14:1070-1078.

Zak M, Ledbetter M, Maertens P. Infantile Lhermitte-Duclos disease treated successfully with rapamycin. *J Child Neurol*. 2017;32:322-326.

Zaky W, Finlay JL. Pediatric choroid plexus carcinoma: Biologically and clinically in need of new perspectives. *Pediatr Blood Cancer*. 2018;65:e27031.

Astrocitoma

Armstrong GT, Phillips PC, Rorke-Adams LB, Judkins AR, Localio AR, Fisher MJ. Gliomatosis cerebri: 20 years of experience at the Children's Hospital of Philadelphia. *Cancer*. 2006;107:1597-1606.

Ater JL, Zhou T, Holmes E, et al. Randomized study of two chemotherapy regimens for treatment of low-grade glioma in young children: a report from the Children's Oncology Group. *J Clin Oncol*. 2012;30:2641-2647.

Avery RA, Hwang EI, Jakacki RI, Packer RJ. Marked recovery of vision in children with optic pathway gliomas treated with bevacizumab. *JAMA Ophthalmol*. 2014;132:111-114.

Bander ED, Tizi K, Wembacher-Schroeder E, et al. Deformational changes after convection-enhanced delivery in the pediatric brainstem. *Neurosurg Focus*. 2020;48:E3.

Banerjee A, Jakacki RI, Onar-Thomas A, et al. A phase I trial of the MEK inhibitor selumetinib (AZD6244) in pediatric patients with recurrent or refractory low-grade glioma: a Pediatric Brain Tumor Consortium (PBTC) study. *Neuro Oncol*. 2017;19:1135-1144.

Benesch M, Eder HG, Sovinz P, et al. Residual or recurrent cerebellar low-grade glioma in children after tumor resection: is re-treatment needed? A single center experience from 1983 to 2003. *Pediatr Neurosurg*. 2006;42:159-164.

Bouffet E, Jakacki R, Goldman S, et al. Phase II study of weekly vinblastine in recurrent or refractory pediatric low-grade glioma. *J Clin Oncol*. 2012;30:1358-1363.

Bouffet E, Larouche V, Campbell BB, et al. Immune checkpoint inhibition for hypermutant glioblastoma multiforme resulting from germline biallelic mismatch repair deficiency. *J Clin Oncol*. 2016;34:2206-2211.

Bowers DC, Gargan L, Kapur P, et al. Study of the MIB-1 labeling index as a predictor of tumor progression in pilocytic astrocytomas in children and adolescents. *J Clin Oncol*. 2003;21:2968-2973.

Bowers DC, Krause TP, Aronson LJ, et al. Second surgery for recurrent pilocytic astrocytoma in children. *Pediatr Neurosurg*. 2001;34:229-234.

Bronisder A, Laningham FH, Sanders RP, Kun LE, Ellison DW, Gajjar A. Young age may predict a better outcome for children with diffuse pontine glioma. *Cancer*. 2008;113(3):566-572.

Cherlow JM, Shaw DWW, Margraf LR, et al. Conformal radiation therapy for pediatric patients with low-grade glioma: results from the Children's Oncology Group phase 2 study ACNS0221. *Int J Radiat Oncol Biol Phys*. 2018;103:861-868.

Chi AS, Tarapore RS, Hall MD, et al. Pediatric and adult H3 K27M-mutant diffuse midline glioma treated with the selective DRD2 antagonist ONC201. *J Neurooncol*. 2019;145:97-106.

Cohen KJ, Pollack IF, Zhou T, et al. Temozolomide in the treatment of high-grade gliomas in children: a report from the Children's Oncology Group. *Neuro Oncol*. 2011;13:317-323.

Daglioglu E, Cataltepe O, Akalan N. Tectal gliomas in children: the implications for natural history and management strategy. *Pediatr Neurosurg*. 2003;38:223-231.

Dunkel IJ, Garvin JH Jr, Goldman S, et al. High dose chemotherapy with autologous bone marrow rescue for children with diffuse pontine brain stem tumors. Children's Cancer Group. *J Neurooncol*. 1998;37:67-73.

Espinoza JC, Haley K, Patel N, et al. Outcome of young children with high-grade glioma treated with irradiation-avoiding intensive chemotherapy regimens: final report of the Head Start II and III trials. *Pediatr Blood Cancer*. 2016;63:1806-1813.

Fangusaro JR, Onar-Thomas A, Young Poussaint T, et al. Selumetinib in paediatric patients with BRAF-aberrant or neurofibromatosis type 1-associated recurrent, refractory, or progressive low-grade glioma: a multicentre, phase 2 trial. *Lancet Oncol*. 2019;20:1011-1022.

Finlay JL, Boyett JM, Yates AJ, et al. Randomized phase III trial in childhood high-grade astrocytoma comparing vincristine, lomustine, and prednisone with the eight-drugs-in-1-day regimen. Childrens Cancer Group. *J Clin Oncol*. 1995;13:112-123.

Finlay JL, Dhall G, Boyett JM, et al. Myeloablative chemotherapy with autologous bone marrow rescue in children and adolescents with recurrent malignant astrocytoma: outcome compared with conventional chemotherapy: a report from the Children's Oncology Group. *Pediatr Blood Cancer*. 2008;51:806-811.

Finlay JL, Zacharoulis S. The treatment of high grade gliomas and diffuse intrinsic pontine tumors of childhood and adolescence: a historical—and futuristic—perspective. *J Neurooncol*. 2005;75:253-266.

Fisher PG, Tihan T, Goldthwaite PT, et al. Outcome analysis of childhood low-grade astrocytomas. *Pediatr Blood Cancer*. 2008;51:245-250.

Franz DN, Belousova E, Sparagana S, et al. Efficacy and safety of everolimus for subependymal giant cell astrocytomas associated with tuberous sclerosis complex (EXIST-1): a multicentre, randomised, placebo-controlled phase 3 trial. *Lancet*. 2013;381:125-132.

Franz DN, Weiss BD. Molecular therapies for tuberous sclerosis and neurofibromatosis. *Curr Neurol Neurosci Rep*. 2012;12:294-301.

Fukuoka K, Mamatjan Y, Tatevossian R, et al. Clinical impact of combined epigenetic and molecular analysis of pediatric low grade gliomas [published online ahead of print April 3, 2020]. *Neuro Oncol*. doi:10.1093/neuonc/noaa077.

Gnekow AK, Kandels D, Tilburg CV, et al. SIOP-E-BTG and GPOH guidelines for diagnosis and treatment of children and adolescents with low grade glioma. *Klin Padiatr*. 2019;231:107-135.

Gnekow AK, Kortmann RD, Pietsch T, Emser A. Low grade chiasmatic-hypothalamic glioma-carboplatin and vincristin chemotherapy effectively defers radiotherapy within a comprehensive treatment strategy—report from the multicenter treatment study for children and adolescents with a low grade glioma—HIT-LGG 1996—of the Society of Pediatric Oncology and Hematology (GPOH). *Klin Padiatr*. 2004;216:331-342.

Gnekow AK, Walker DA, Kandels D, et al. A European randomised controlled trial of the addition of etoposide to standard vincristine and carboplatin induction as part of an 18-month treatment programme for childhood (≤16 years) low grade glioma—a final report. *Eur J Cancer.* 2017;81:206-225.

Gojo J, Pavelka Z, Zapletalova D, et al. Personalized treatment of H3K27M-mutant pediatric diffuse gliomas provides improved therapeutic opportunities. *Front Oncol.* 2020;9:1436.

Gorsi HS, Khanna PC, Tumblin M, et al. Single-agent bevacizumab in the treatment of recurrent or refractory pediatric low-grade glioma: a single institutional experience. *Pediatric Blood Cancer.* 2018;65:e27234.

Greenberger BA, Pulsifer MB, Ebb DH, et al. Clinical outcomes and late endocrine, neurocognitive, and visual profiles of proton radiation for pediatric low-grade gliomas. *Int J Radiat Oncol Biol Phys.* 2014;89:1060-1068.

Grill J, Massimino M, Bouffet E, et al. Phase II, open-label, randomized, multicenter trial (HERBY) of bevacizumab in pediatric patients with newly diagnosed high-grade glioma. *J Clin Oncol.* 2018;36:951-958.

Gropman AL, Packer RJ, Nicholson HS, et al. Treatment of diencephalic syndrome with chemotherapy: growth, tumor response, and long term control. *Cancer.* 1998;83:166-172.

Gross AM, Wolters PL, Dombi E, et al. Selumetinib in children with inoperable plexiform neurofibromas. *N Engl J Med.* 2020;382:1430-1442.

Gururangan S, Fangusaro J, Poussaint TY, et al. Efficacy of bevacizumab plus irinotecan in children with recurrent low-grade gliomas—a Pediatric Brain Tumor Consortium study. *Neuro Oncol.* 2014;16:310-317.

Haas-Kogan DA, Banerjee A, Kocak M, et al. Phase I trial of tipifarnib in children with newly diagnosed intrinsic diffuse brainstem glioma. *Neuro Oncol.* 2008;10(3):341-347.

Hargrave D, Bartels U, Bouffet E. Diffuse brainstem glioma in children: critical review of clinical trials. *Lancet Oncol.* 2006;7:241-248.

Hargrave DR, Bouffet E, Tabori U, et al. Efficacy and safety of dabrafenib in pediatric patients with BRAF V600 mutation-positive relapsed or refractory low-grade glioma: results from a phase I/IIa study. *Clin Cancer Res.* 2019;25:7303-7311.

Hawkins C, Walker E, Mohamed N, et al. BRAF-KIAA1549 fusion predicts better clinical outcome in pediatric low-grade astrocytoma. *Clin Cancer Res.* 2011;17:4790-4798.

Hayward RM, Patronas N, Baker EH, Vézina G, Albert PS, Warren KE. Interobserver variability in the measurement of diffuse intrinsic pontine gliomas. *J Neurooncol.* 2008;90(1):57-61.

Hoffman LM, Geller J, Leach J, et al. A feasibility and randomized phase II study of vorinostat, bevacizumab, or temozolomide during radiation followed by maintenance chemotherapy in newly-diagnosed pediatric high-grade glioma: Children's Oncology Group study ACNS0822. *Neuro Oncol.* 2015;17(suppl 3):iii39-iii40.

Huang EI, Jakacki RI, Fisher MJ, et al. Long-term efficacy and toxicity of bevacizumab-based therapy in children with recurrent low-grade gliomas. *Pediatr Blood Cancer.* 2013;60:776-781.

Indelicato DJ, Rotondo RL, Uezono H, et al. Outcomes following proton therapy for pediatric low-grade glioma. *Int J Radiat Oncol Biol Phys.* 2019;104:149-156.

Jakacki RI, Cohen KJ, Buxton A, et al. Phase 2 study of concurrent radiotherapy and temozolomide followed by temozolomide and lomustine in the treatment of children with high-grade glioma: a report of the Children's Oncology Group ACNS0423 study. *Neuro Oncol.* 2016;18:1442-1450.

Jallo GI, Freed D, Epstein F. Intramedullary spinal cord tumors in children. *Childs Nerv Syst.* 2003;19:641-649.

Jansen MH, Veldhuijzen van Zanten SE, Sanchez Aliaga E, et al. Survival prediction model of children with diffuse intrinsic pontine glioma based on clinical and radiological criteria. *Neuro Oncol.* 2015;17(1):160-166.

Jennings MT, Sposto R, Boyett JM, et al. Preradiation chemotherapy in primary high-risk brainstem tumors: phase II study CCG-9941 of the Children's Cancer Group. *J Clin Oncol.* 2002;20:3431-3437.

Karajannis MA, Legault G, Fisher MJ, et al. Phase II study of sorafenib in children with recurrent or progressive low-grade astrocytomas. *Neuro Oncol.* 2014;16(10):1408-1416.

Kieran MW, Turner CD, Rubin JB, et al. A feasibility trial of antiangiogenic (metronomic) chemotherapy in pediatric patients with recurrent or progressive cancer. *J Pediatr Hematol Oncol.* 2005;27:573-581.

Komotar RJ, Burger PC, Carson BS, et al. Pilocytic and pilomyxoid hypothalamic/chiasmatic astrocytomas. *Neurosurgery.* 2004;54:72-79.

Kondyli M, Larouche V, Saint-Martin C, et al. Trametinib for progressive pediatric low-grade gliomas. *J Neurooncol.* 2018;140:435-444.

Krueger DA, Care MM, Holland K, et al. Everolimus for subependymal giant-cell astrocytomas in tuberous sclerosis. *N Engl J Med.* 2010;363:1801-1811.

Laithier V, Grill J, Le Deley M-C, et al. Progression-free survival in children with optic pathway tumors: dependence on age and the quality of the response to chemotherapy—results of the first French prospective study for the French Society of Pediatric Oncology. *J Clin Oncol.* 2003;21:4572-4578.

Lashford LS, Thiesse P, Jouvet A, et al. Temozolomide in malignant gliomas of childhood: a United Kingdom Children's Cancer Study Group and French Society for Pediatric Oncology Intergroup Study. *J Clin Oncol.* 2002;20:4684-4691.

Lassaletta A, Zapotocky M, Mistry M, et al. Therapeutic and prognostic implications of BRAF V600E in pediatric low-grade gliomas. *J Clin Oncol.* 2017;35(25):2934-2941.

Levenbaum E, Ellika S, Korones DN. Bevacizumab in treating the cystic components of pediatric low-grade gliomas: a report of four patients. *Pediatric Blood Cancer.* 2019;66:e27917.

Lin GL, Wilson KM, Ceribelli M, et al. Therapeutic strategies for diffuse midline glioma from high-throughput combination drug screening. *Sci Transl Med.* 2019;11(519):eaaw0064.

Listernick R, Louis DN, Packer RJ, Gutmann DH. Optic pathway gliomas in children with neurofibromatosis 1: consensus statement from the NF1 Optic Pathway Glioma Task Force. *Ann Neurol.* 1997;41:143-149.

Martínez-Lage JF, Pérez-Espejo MA, Esteban JA, Poza M. Thalamic tumors: clinical presentation. *Childs Nerv Syst.* 2002;18:405-411.

Massimino M, Spreafico F, Cefalo G, et al. High response rate to cisplatin/etoposide regimen in childhood low-grade glioma. *J Clin Oncol.* 2002;20:4209-4216.

Merchant TE, Kun LE, Wu S, Xiong X, Sanford RA, Boop FA. Phase II trial of conformal radiation therapy for pediatric low-grade glioma. *J Clin Oncol.* 2009;27:3598-3604.

Nicholson HS, Kretschmar CS, Krailo M, et al. Phase 2 study of temozolomide in children and adolescents with recurrent central nervous system tumors: a report from the Children's Oncology Group. *Cancer.* 2007;110:1542-1550.

Packer RJ, Ater J, Allen J, et al. Carboplatin and vincristine chemotherapy for children with newly diagnosed progressive low-grade gliomas. *J Neurosurg.* 1997;86:747-754.

Packer RJ, Prados M, Phillips P, et al. Treatment of children with newly diagnosed brain stem gliomas with intravenous recombinant beta-interferon and hyperfractionated radiation therapy: a Children's Cancer Group phase I/II study. *Cancer.* 1996;77:2150-2156.

Paulino AC, Mazloom A, Terashima K, et al. Intensity-modulated radiotherapy (IMRT) in pediatric low-grade glioma. *Cancer.* 2013;119:2654-2659.

Pfaff E, El Damaty A, Balasubramanian GP, et al. Brainstem biopsy in pediatric diffuse intrinsic pontine glioma in the era of precision medicine: the INFORM study experience. *Eur J Cancer.* 2019;114:27-35.

Phillips JJ, Gong H, Chen K, et al. The genetic landscape of anaplastic pleomorphic xanthoastrocytoma. *Brain Pathol.* 2019;29:85-96.

Pollack IF, Finkelstein SD, Woods J, et al. Expression of p53 and prognosis in children with malignant gliomas. *N Engl J Med.* 2002;346:420-427.

Pollack IF, Hamilton RL, Burnham J, et al. Impact of proliferation index on outcome in childhood malignant gliomas: results in a multi-institutional cohort. *Neurosurgery.* 2002;50:1238-1244.

Pollack IF, Hamilton RL, Sobol RW, et al. O6-methylguanine-DNA methyltransferase expression strongly correlates with outcome in childhood malignant gliomas: results from the CCG-945 cohort. *J Clin Oncol.* 2006;24:3431-3437.

Robinson GW, Orr BA, Gajjar A. Complete clinical regression of a BRAF V600E-mutant pediatric glioblastoma multiforme after BRAF inhibitor therapy. *BMC Cancer.* 2014:14:258.

Roth JJ, Fierst TM, Waanders AJ, Yimei L, Biegel JA, Santi M. Whole chromosome 7 gain predicts higher risk of recurrence in pediatric pilocytic astrocytomas independently from KIAA1549-BRAF fusion status. *J Neuropathol Exp Neurol.* 2016;75:306-315.

Ryall S, Zapotocky M, Fukuoka K, et al. Integrated molecular and clinical analysis of 1,000 pediatric low-grade gliomas. *Cancer Cell.* 2020;37:569-583.

Sanghavi SN, Needle MN, Krailo MD, Geyer JR, Ater J, Mehta MP. A phase I study of topotecan as a radiosensitizer for brainstem glioma of childhood: first report of the Children's Cancer Group-0952. *Neuro Oncol.* 2003;5:8-13.

Saran FH, Baumert BG, Khoo VS, et al. Stereotactically guided conformal radiotherapy for progressive low-grade gliomas of childhood. *Int J Radiat Oncol Biol Phys.* 2002;53:43-51.

Schmandt SM, Packer RJ, Vezina LG, Jane J. Spontaneous regression of low-grade astrocytomas in childhood. *Pediatr Neurosurg*. 2000;32:132-136.

Stupp R, Mason WP, van den Bent MJ, et al. Radiotherapy plus concomitant and adjuvant temozolomide for glioblastoma. *N Engl J Med*. 2005;352:987-996.

Thorarinsdottir HK, Santi M, McCarter R, et al. Protein expression of platelet-derived growth factor receptor correlates with malignant histology and PTEN with survival in childhood gliomas. *Clin Cancer Res*. 2008;14:3386-3394.

Ullrich NJ, Prabhu SP, Reddy AT et al. A phase II study of continuous oral mTOR inhibitor everolimus for recurrent, radiographic-progressive neurofibromatosis type 1-associated pediatric low-grade glioma: a Neurofibromatosis Clinical Trials Consortium Study [published online ahead of print April 1, 2020]. *Neuro Oncol*. doi:10.1093/neuonc/noaa071.

Warren KE, Goldman S, Pollack IF, et al. Phase I trial of lenalidomide in pediatric patients with recurrent, refractory, or progressive primary CNS tumors: Pediatric Brain Tumor Consortium study PBTC-018. *J Clin Oncol*. 2011;29:324-329.

Warren KE, Gururangan S, Geyer JR, et al. A phase II study of O6-benzylguanine and temozolomide in pediatric patients with recurrent or progressive high-grade gliomas and brainstem gliomas: a Pediatric Brain Tumor Consortium Study. *J Neurooncol*. 2012;106:643-649.

Wisoff JH, Sanford RA, Heier LA, et al. Primary neurosurgery for pediatric low-grade gliomas: a prospective multi-institutional study from the Children's Oncology Group. *Neurosurgery*. 2011;68:1548-1554.

Wolff JE, Driever PH, Erdlenbruch B, et al. Intensive chemotherapy improves survival in pediatric high-grade glioma after gross total resection: results of the HIT-GBM-C protocol. *Cancer*. 2010;116:705-712.

Yang RR, Aibaidula A, Wang WW, et al. Pediatric low-grade gliomas can be molecularly stratified for risk. *Acta Neuropathol*. 2018;136:641-655.

Ependimoma

Andreiuolo F, Le Teuff G, Bayar MA, et al. Integrating Tenascin-C protein expression and 1q25 copy number status in pediatric intracranial ependymoma prognostication: a new model for risk stratification. *PLoS One*. 2017;12:e0178351.

Atkinson JM, Shelat AA, Carcaboso AM, et al. An integrated in vitro and in vivo high throughput screen identifies treatment leads for ependymoma. *Cancer Cell*. 2011;20:384-399.

Benesch M, Mynarek M, Witt H, et al. Newly diagnosed metastatic intracranial ependymoma in children: frequency, molecular characteristics, treatment, and outcome in the prospective HIT series. *Oncologist*. 2019;24(9):e921-e929.

Bouffet E, Hawkins CE, Ballourah W, et al. Survival benefit for pediatric patients with recurrent ependymoma treated with reirradiation. *Int J Radiat Oncol Biol Phys*. 2012;83:1541-1548.

Byer L, Kline CN, Coleman C, Allen IE, Whitaker E, Mueller S. A systematic review and meta-analysis of outcomes in pediatric, recurrent ependymoma. *J Neurooncol*. 2019;144:445-452.

Garvin JH Jr, Selch MT, Holmes E, et al. Phase II study of pre-irradiation chemotherapy for childhood intracranial ependymoma. Children's Cancer Group protocol 9942: a report from the Children's Oncology Group. *Pediatr Blood Cancer*. 2012;59:1183-1189.

Ghasemi DR, Sill M, Okonechnikov K, et al. MYCN amplification drives an aggressive form of spinal ependymoma. *Acta Neuropathol*. 2019;138:1075-1089.

Ghia AJ, Mahajan A, Allen PK, et al. Supratentorial gross-totally resected non-anaplastic ependymoma: population based patterns of care and outcomes analysis. *J Neurooncol*. 2013;115:513-520.

Good CD, Wade AM, Hayward RD, et al. Surveillance neuroimaging in childhood intracranial ependymoma: how effective, how often, and for how long? *J Neurosurg*. 2001;94:27-32.

Grundy RG, Wilne SA, Weston CL, et al. Primary postoperative chemotherapy without radiotherapy for intracranial ependymoma in children: the UKCCSG/SIOP prospective study. *Lancet Oncol*. 2007;8:696-705.

Khatua S, Ramaswamy V, Bouffet E. Current therapy and the evolving molecular landscape of paediatric ependymoma. *Eur J Cancer*. 2017;70:34-41.

Korshunov A, Golanov A, Sycheva R, Timirgaz V. The histologic grade is a main prognostic factor for patients with intracranial ependymomas treated in the microneurosurgical era: an analysis of 258 patients. *Cancer*. 2004;100:1230-1237.

Lee JW, Lim DH, Sung KW, et al. Multimodal treatment including tandem high-dose chemotherapy and autologous stem cell transplantation in children with anaplastic ependymomas. *Pediatric Transplant*. 2018;22:e13127.

Mack SC, Pajtler KW, Chavez L, et al. Therapeutic targeting of ependymoma as informed by oncogenic enhancer profiling. *Nature*. 2018;553:101-105.

Massimino M, Miceli R, Giangaspero F, et al. Final results of the second prospective AIEOP protocol for pediatric intracranial ependymoma. *Neuro Oncol*. 2016;18:1451-1460.

Merchant TE, Bendel AE, Sabin ND, et al. Conformal radiation therapy for pediatric ependymoma, chemotherapy for incompletely resected ependymoma, and observation for completely resected, supratentorial ependymoma. *J Clin Oncol*. 2019;37:974-983.

Modena P, Buttarelli FR, Miceli R, et al. Predictors of outcome in an AIEOP series of childhood ependymomas: a multifactorial analysis. *Neuro Oncol*. 2012;14:1346-1356.

Needle MN, Goldwein JW, Grass J, et al. Adjuvant chemotherapy for the treatment of intracranial ependymoma of childhood. *Cancer*. 1997;80:341-347.

Pajtler KW, Mack SC, Ramaswamy V, et al. The current consensus on the clinical management of intracranial ependymoma and its distinct molecular variants. *Acta Neuropathol*. 2017;133:5-12.

Pica A, Miller R, Villà S, et al. The results of surgery, with or without radiotherapy, for primary spinal myxopapillary ependymoma: a retrospective study from the rare cancer network. *Int J Radiat Oncol Biol Phys*. 2009;74:1114-1120.

Strother DR, Lafay-Cousin L, Boyett JM, et al. Benefit from prolonged dose-intensive chemotherapy for infants with malignant brain tumors is restricted to patients with ependymoma: a report of the Pediatric Oncology Group randomized controlled trial 9233/34. *Neuro Oncol*. 2014;16(3):457-465.

Tabori U, Ma J, Carter M, et al. Human telomere reverse transcriptase expression predicts progression and survival in pediatric intracranial ependymoma. *J Clin Oncol*. 2006;24:1522-1528.

Timmermann B, Kortmann RD, Kühl J, et al. Combined postoperative irradiation and chemotherapy for anaplastic ependymomas in childhood: results of the German prospective trials HIT 88/89 and HIT 91. *Int J Radiat Oncol Biol Phys*. 2000;46:287-295.

Upadhyaya SA, Robinson GW, Onar-Thomas A, et al. Molecular grouping and outcomes of young children with newly diagnosed ependymoma treated on the multi-institutional SJYC07 trial. *Neuro Oncol*. 2019;21:1319-1330.

Venkatramani R, Ji L, Lasky J, et al. Outcome of infants and young children with newly diagnosed ependymoma treated on the "Head Start" III prospective clinical trial. *J Neurooncol*. 2013;113:285-291.

Zacharoulis S, Ashley S, Moreno L, Gentet JC, Massimino M, Frappaz D. Treatment and outcome of children with relapsed ependymoma: a multi-institutional retrospective analysis. *Childs Nerv Syst*. 2010;26:905-911.

Meduloblastoma e outros tumores embrionários

Abdelbaki MS, Abu-Arja MH, Davidson TB, et al. Pineoblastoma in children less than six years of age: the Head Start I, II, and III experience. *Pediatr Blood Cancer*. 2020;67:e28252.

Abe M, Tokumaru S, Tabuchi K, Kida Y, Takagi M, Imamura J. Stereotactic radiation therapy with chemotherapy in the management of recurrent medulloblastomas. *Pediatr Neurosurg*. 2006;42:81-88.

Aldosari N, Bigner SH, Burger PC, et al. MYCC and MYCN oncogene amplification in medulloblastoma. A fluorescence in situ hybridization study on paraffin sections from the Children's Oncology Group. *Arch Pathol Lab Med*. 2002;126:540-544.

Bartelheim K, Nemes K, Seeringer A, et al. Improved 6-year overall survival in AT/RT—results of the registry study Rhabdoid 2007. *Cancer Med*. 2016;5:1765-1775.

Bergthold G, El Kababri M, Varlet P, et al. High-dose busulfan-thiotepa with autologous stem cell transplantation followed by posterior fossa irradiation in young children with classical or incompletely resected medulloblastoma. *Pediatr Blood Cancer*. 2014;61:907-912.

Blach LE, McCormick B, Abramson DH, Ellsworth RM. Trilateral retinoblastoma—incidence and outcome: a decade of experience. *Int J Radiat Oncol Biol Phys*. 1994;29:729-733.

Butturini AM, Jacob M, Aquajo J, et al. High-dose chemotherapy and autologous hematopoietic progenitor cell rescue in children with recurrent medulloblastoma and supratentorial primitive neuroectodermal tumors: the impact of prior radiotherapy on outcome. *Cancer*. 2009;115(13):2956-2963.

Chi SN, Gardner SL, Levy AS, et al. Feasibility and response to induction chemotherapy intensified with high-dose methotrexate for young children with newly diagnosed high-risk disseminated medulloblastoma. *J Clin Oncol.* 2004;22:4881-4887.

Chi SN, Zimmerman MA, Yao X, et al. Intensive multimodality treatment for children with newly diagnosed CNS atypical teratoid rhabdoid tumor. *J Clin Oncol.* 2009;27:385-389.

Cohen BH, Geyer JR, Miller DC, et al. Pilot study of intensive chemotherapy with peripheral hematopoietic cell support for children less than 3 years of age with malignant brain tumors, the CCG-99703 phase I/II study. A report from the Children's Oncology Group. *Pediatr Neurol.* 2015;53:31-46.

de Kock L, Sabbaghian N, Druker H, et al. Germ-line and somatic DICER1 mutations in pineoblastoma. *Acta Neuropathol.* 2014;128:583-595.

Dhall G, Grodman H, Ji L, et al. Outcome of children less than three years old at diagnosis with non-metastatic medulloblastoma treated with chemotherapy on the "Head Start" I and II protocols. *Pediatr Blood Cancer.* 2008;50:1169-1175.

Dhall G, O'Neil SH, Ji L, et al. Excellent outcome of young children with nodular desmoplastic medulloblastoma treated on "Head Start" III: a multi-institutional, prospective clinical trial [published online ahead of print April 18, 2020]. *Neuro Oncol.* doi:10.1093/neuonc/noaa102.

Donovan LK, Delaidelli A, Joseph SK, et al. Locoregional delivery of CAR T cells to the cerebrospinal fluid for treatment of metastatic medulloblastoma and ependymoma. *Nat Med.* 2020;26(5):720-731.

Dunkel IJ, Gardner SL, Garvin JH Jr, Goldman S, Shi W, Finlay JL. High-dose carboplatin, thiotepa, and etoposide with autologous stem cell rescue for patients with previously irradiated recurrent medulloblastoma. *Neuro Oncol.* 2010;12:297-303.

Dufour C, Kieffer V, Varlet P, et al. Tandem high-dose chemotherapy and autologous stem cell rescue in children with newly diagnosed high-risk medulloblastoma or supratentorial primitive neuro-ectodermic tumors. *Pediatr Blood Cancer.* 2014;61(8):1398-1402.

Ellison DW, Dalton J, Kocak M, et al. Medulloblastoma: clinicopathological correlates of SHH, WNT, and non-SHH/WNT molecular subgroups. *Acta Neuropathol.* 2011;121:381-396.

Fangusaro J, Finlay J, Sposto R, et al. Intensive chemotherapy followed by consolidative myeloablative chemotherapy with autologous hematopoietic cell rescue (AuHCR) in young children with newly diagnosed supratentorial primitive neuroectodermal tumors (sPNETs): report of the Head Start I and II experience. *Pediatr Blood Cancer.* 2008;50:312-318.

Gajjar A, Chintagumpala M, Ashley D, et al. Risk-adapted craniospinal radiotherapy followed by high-dose chemotherapy and stem-cell rescue in children with newly diagnosed medulloblastoma (St Jude Medulloblastoma-96): long-term results from a prospective, multicentre trial. *Lancet Oncol.* 2006;7:813-820.

Gajjar A, Stewart CF, Ellison DW, et al. Phase I study of vismodegib in children with recurrent or refractory medulloblastoma: a pediatric brain tumor consortium study. *Clin Cancer Res.* 2013;19:6305-6312.

Gerber NU, von Hoff K, Resch A, et al. Treatment of children with central nervous system primitive neuroectodermal tumors/pinealoblastomas in the prospective multicentric trial HIT 2000 using hyperfractionated radiation therapy followed by maintenance chemotherapy. *Int J Radiat Oncol Biol Phys.* 2014;89:863-871.

Gerber NU, von Hoff K, von Bueren AO, et al. Outcome of 11 children with ependymoblastoma treated within the prospective HIT-trials between 1991 and 2006. *J Neurooncol.* 2011;102:459-469.

Geyer JR, Sposto R, Jennings M, et al. Multiagent chemotherapy and deferred radiotherapy in infants with malignant brain tumors: a report from the Children's Cancer Group. *J Clin Oncol.* 2005;23:7621-7631.

Gilheeney SW, Saad A, Chi S, et al. Outcome of pediatric pineoblastoma after surgery, radiation and chemotherapy. *J Neurooncol.* 2008;89:89-95.

Gilman AL, Jacobsen C, Bunin N, et al. Phase I study of tandem high-dose chemotherapy with autologous peripheral blood stem cell rescue for children with recurrent brain tumors: a Pediatric Blood and Marrow Transplant Consortium study. *Pediatr Blood Cancer.* 2011;57:506-513.

Grill J, Lellouch-Tubiana A, Elouahdani S, et al. Preoperative chemotherapy in children with high-risk medulloblastomas: a feasibility study. *J Neurosurg.* 2005;103(4 suppl):312-318.

Grill J, Sainte-Rose C, Jouver A, et al. Treatment of medulloblastoma with postoperative chemotherapy alone: an SFOP prospective trial in young children. *Lancet Oncol.* 2005;6:573-580.

Horwitz M, Dufour C, Leblond P, et al. Embryonal tumors with multilayered rosettes in children: the SFCE experience. *Childs Nerv Syst.* 2016;32:299-305.

Hwang EI, Kool M, Burger PC, et al. Extensive molecular and clinical heterogeneity in patients with histologically diagnosed CNS-PNET treated as a single entity: a report from the Children's Oncology Group randomized ACNS0332 trial [published online ahead of print October 17, 2018]. *J Clin Oncol.* doi:10.1200/JCO.2017.76.4720.

Jakacki RI, Burger PC, Zhou T, et al. Outcome of children with metastatic medulloblastoma treated with carboplatin during craniospinal radiotherapy: a Children's Oncology Group Phase I/II study. *J Clin Oncol.* 2012;30:2648-2653.

Jaju A, Hwang EI, Kool M, et al. MRI features of histologically diagnosed supratentorial primitive neuroectodermal tumors and pineoblastomas in correlation with molecular diagnoses and outcomes: a report from the Children's Oncology Group ACNS0332 trial. *AJNR Am J Neuroradiol.* 2019;40:1796-1803.

Johann PD, Hovestadt V, Thomas C, et al. Cribriform neuroepithelial tumor: molecular characterization of a SMARCB1-deficient non-rhabdoid tumor with favorable long-term outcome. *Brain Pathol.* 2017;27:411-418.

Kahalley LS, Peterson R, Ris MD, et al. Superior intellectual outcomes after proton radiotherapy compared with photon radiotherapy for pediatric medulloblastoma. *J Clin Oncol.* 2020;38:454-461.

Karthigeyan M, Gupta K, Salunke P. Pediatric central neurocytoma. *J Child Neurol.* 2017;32:53-59.

Kieran MW, Turner CD, Rubin JB, et al. A feasibility trial of antiangiogenic (metronomic) chemotherapy in pediatric patients with recurrent or progressive cancer. *J Pediatr Hematol Oncol.* 2005;27:573-581.

Komori T, Scheithauer BW, Anthony DC, et al. Papillary glioneuronal tumor: a new variant of mixed neuronal-glial neoplasm. *Am J Surg Pathol.* 1998;22:1171-1183.

Kool M, Korshunov A, Remke M, et al. Molecular subgroups of medulloblastoma: an international meta-analysis of transcriptome, genetic aberrations, and clinical data of WNT, SHH, group 3, and group 4 medulloblastomas. *Acta Neuropathol.* 2012;123:473-484.

Korshunov A, Sturn D, Ryzhova M, et al. Embryonal tumor with abundant neuropil and true rosettes (ETANTR), ependymoblastoma, and medulloepithelioma share molecular similarity and comprise a single clinicopathological entity. *Acta Neuropathol.* 2014;128(2):279-289.

Kortmann RD, Kühl J, Timmermann B, et al. Postoperative neoadjuvant chemotherapy before radiotherapy as compared to immediate radiotherapy followed by maintenance chemotherapy in the treatment of medulloblastoma in childhood: results of the German prospective randomized trial HIT '91. *Int J Radiat Oncol Biol Phys.* 2000;46:269-279.

Kurmasheva RT, Sammons M, Favours E, et al. Initial testing (stage 1) of tazemetostat (EPZ-6438), a novel EZH2 inhibitor, by the Pediatric Preclinical Testing Program. *Pediatr Blood Cancer.* 2017;64:10.1002/pbc.26218.

Lafay-Cousin L, Bouffet E, Strother D, et al. Phase II study of nonmetastatic desmoplastic medulloblastoma in children younger than 4 years of age: a report of the Children's Oncology Group (ACNS1221). *J Clin Oncol.* 2020;38:223-231.

Lambo S, Gröbner SN, Rausch T, et al. The molecular landscape of ETMR at diagnosis and relapse. *Nature.* 2019;576:274-280.

Le Teuff G, Castaneda-Heredia A, Dufour C, et al. Phase II study of temozolomide and topotecan (TOTEM) in children with relapsed or refractory extracranial and central nervous system tumors including medulloblastoma with post hoc Bayesian analysis: a European ITCC study. *Pediatr Blood Cancer.* 2020;67:e28032.

Li BK, Vasiljevic A, Dufour C, et al. Pineoblastoma segregates into molecular sub-groups with distinct clinico-pathologic features: a Rare Brain Tumor Consortium registry study. *Acta Neuropathol.* 2020;139:223-241.

Morfouace M, Shelat A, Jacus M, et al. Pemetrexed and gemcitabine as combination therapy for the treatment of group 3 medulloblastoma. *Cancer Cell.* 2014;25:516-529.

Mynarek M, von Hoff K, Pietsch T, et al. Nonmetastatic medulloblastoma of early childhood: results from the prospective clinical trial HIT-2000 and an extended validation cohort. *J Clin Oncol.* 2020;38(18):2028-2040.

Nageswara Rao AA, Wallace DJ, Billups C, et al. Cumulative cisplatin dose is not associated with event-free or overall survival in children with newly diagnosed average-risk medulloblastoma treated with cisplatin based adjuvant chemotherapy: report from the Children's Oncology Group. *Pediatr Blood Cancer.* 2014;61:102-106.

Nobusawa S, Yokoo H, Hirato J, et al. Analysis of chromosome 19q13.42 amplification in embryonal brain tumors with ependymoblastic multilayered rosettes. *Brain Pathol.* 2012;22:689-697.

Northcott PA, Shih DJ, Remke M, et al. Rapid, reliable, and reproducible molecular sub-grouping of clinical medulloblastoma samples. *Acta Neuropathol.* 2012;123:615-626.

Oyharcabal-Bourden V, Kalifa C, Gentet JC, et al. Standard-risk medulloblastoma treated by adjuvant chemotherapy followed by reduced-dose craniospinal radiation therapy: a French Society of Pediatric Oncology Study. *J Clin Oncol.* 2005;23:4726-4734.

Peyrl A, Chocholous M, Kieran MW, et al. Antiangiogenic metronomic therapy for children with recurrent embryonal brain tumors. *Pediatr Blood Cancer.* 2012;59:511-517.

Pham TT, Siebert E, Asbach P, Willerding G, Erb-Eigner K. Magnetic resonance imaging based morphologic evaluation of the pineal gland for suspected pineoblastoma in retinoblastoma patients and age-matched controls. *J Neurol Sci.* 2015;359:185-192.

Picard D, Miller S, Hawkins CE, et al. Markers of survival and metastatic potential in childhood CNS primitive neuro-ectodermal brain tumours: an integrative genomic analysis. *Lancet Oncol.* 2012;13:836-848.

Ramaswamy V, Remke M, Bouffet E, et al. Recurrence patterns across medulloblastoma subgroups: an integrated clinical and molecular analysis. *Lancet Oncol.* 2013;14:1200-1207.

Reddy AT, Strother DR, Judkins AR, et al. Efficacy of high-dose chemotherapy and three-dimensional conformal radiation for atypical teratoid/rhabdoid tumor: a report from the Children's Oncology Group trial ACNS0333. *J Clin Oncol.* 2020;38:1175-1185.

Ridola V, Grill J, Doz F, et al. High-dose chemotherapy with autologous stem cell rescue followed by posterior fossa irradiation for local medulloblastoma recurrence or progression after conventional chemotherapy. *Cancer.* 2007;110:156-163.

Rudin CM, Hann CL, Laterra J, et al. Treatment of medulloblastoma with hedgehog pathway inhibitor GDC-0449. *N Engl J Med.* 2009;361:1173-1178.

Rutkowski S, Bode U, Deinlein F, et al. Treatment of early childhood medulloblastoma by postoperative chemotherapy alone. *N Engl J Med.* 2005;352:978-986.

Rutkowski S, von Hoff K, Emser A, et al. Survival and prognostic factors of early childhood medulloblastoma: an international meta-analysis. *J Clin Oncol.* 2010;28:4961-4968.

Sandberg DI, Kharas N, Yu B, et al. High-dose MTX110 (soluble panobinostat) safely administered into the fourth ventricle in a nonhuman primate model [published online ahead of print May 1, 2020]. *J Neurosurg Pediatr.* doi:10.3171/2020.2.PEDS19786.

Shih DJ, Northcott PA, Remke M, et al. Cytogenetic prognostication within medulloblastoma subgroups. *J Clin Oncol.* 2014;32:886-896.

Vincent S, Dhellemmes P, Maurage CA, Soto-Ares G, Hassoun J, Ruchoux MM. Intracerebral medulloepithelioma with a long survival. *Clin Neuropathol.* 2002;21:197-205.

von Bueren AO, Kortmann RD, von Hoff K, et al. Treatment of children and adolescents with metastatic medulloblastoma and prognostic relevance of clinical and biologic parameters. *J Clin Oncol.* 2016;34:4151-4160.

von Bueren AO, von Hoff K, Pietsch T, et al. Treatment of young children with localized medulloblastoma by chemotherapy alone: results of the prospective, multicenter trial HIT 2000 confirming the prognostic impact of histology. *Neuro Oncol.* 2011;13:669-679.

Tekautz TM, Fuller CE, Blaney S, et al. Atypical teratoid/rhabdoid tumors (ATRT): improved survival in children 3 years of age and older with radiation therapy and high-dose alkylator-based chemotherapy. *J Clin Oncol.* 2005;23:1491-1499.

Torchia J, Picard D, Lafay-Cousin L, et al. Molecular subgroups of atypical teratoid rhabdoid tumours in children: an integrated genomic and clinicopathological analysis. *Lancet Oncol.* 2015;16:569-582.

Zacharoulis S, Morales La Madrid A, Bandopadhayay P, et al. Central versus extraventricular neurocytoma in children: a clinicopathologic comparison and review of the literature. *J Pediatr Hematol Oncol.* 2016;38:479-485.

Zaky W, Dhall G, Ji L, et al. Intensive induction chemotherapy followed by myeloablative chemotherapy with autologous hematopoietic progenitor cell rescue for young children newly-diagnosed with central nervous system atypical teratoid/rhabdoid tumors: the Head Start III experience. *Pediatr Blood Cancer.* 2014;61:95-101.

Tumores de células germinativas

Calaminus G, Kortmann R, Worch J, et al. SIOP CNS GCT 96: final report of outcome of a prospective, multinational nonrandomized trial for children and adults with intracranial germinoma, comparing craniospinal irradiation alone with chemotherapy followed by focal primary site irradiation for patients with localized disease. *Neuro Oncol.* 2013;15:788-796.

Fangusaro J, Wu S, MacDonald S, et al. Phase II trial of response-based radiation therapy for patients with localized CNS nongerminomatous germ cell tumors: a Children's Oncology Group Study. *J Clin Oncol.* 2019;37:3283-3290.

Goldman S, Bouffet E, Fisher PG, et al. Phase II trial assessing the ability of neoadjuvant chemotherapy with or without second-look surgery to eliminate measurable disease for nongerminomatous germ cell tumors: a Children's Oncology Group study. *J Clin Oncol.* 2015;33:2464-2471.

Kellie SJ, Boyce H, Dunkel IJ, et al. Primary chemotherapy for intracranial nongerminomatous germ cell tumors: results of the second international CNS germ cell study group protocol. *J Clin Oncol.* 2004;22:846-853.

Kretschmar C, Kleinberg L, Greenberg M, Burger P, Holmes E, Wharam M. Pre-radiation chemotherapy with response-based radiation therapy in children with central nervous system germ cell tumors: a report from the Children's Oncology Group. *Pediatr Blood Cancer.* 2007;48:285-291.

Modak S, Gardner S, Dunkel IJ, et al. Thiotepa-based high-dose chemotherapy with autologous stem-cell rescue in patients with recurrent or progressive CNS germ cell tumors. *J Clin Oncol.* 2004;22:1934-1943.

Roberge D, Kun LE, Freeman CR. Intracranial germinoma: on whole-ventricular irradiation. *Pediatr Blood Cancer.* 2005;44:358-362.

Schulte SL, Waha A, Steiger B, et al. CNS germinomas are characterized by global demethylation, chromosomal instability and mutational activation of the Kit-, Ras/Raf/Erk- and AKT-pathways. *Oncotarget.* 2016;7:55026-55042.

Meningioma e tumores mesenquimais

Amirjamshidi A, Mehrazin M, Abbassioun K. Meningiomas of the central nervous system occurring below the age of 17: report of 24 cases not associated with neurofibromatosis and review of literature. *Childs Nerv Syst.* 2000;16:406-416.

Liu Y, Li F, Zhu S, Lui M, Wu C. Clinical features and treatment of meningiomas in children: report of 12 cases and literature review. *Pediatr Neurosurg.* 2008;44:112-117.

Pedersen M, Küsters-Vandevelde HV, Viros A, et al. Primary melanoma of the CNS in children is driven by congenital expression of oncogenic NRAS in melanocytes. *Cancer Discov.* 2013;3:458-459.

Reddy AK, Ryoo JS, Denyer S, McGuire S, Mehta AI. Determining the role of adjuvant radiotherapy in the management of meningioma: a Surveillance, Epidemiology, and End Results analysis. *Neurosurg Focus.* 2019;46:E3.

Schiariti M, Goetz P, El-Maghraby H, Tailor J, Kitchen N. Hemangiopericytoma: long-term outcome revisited. Clinical article. *J Neurosurg.* 2011;114:747-755.

Linfoma do sistema nervoso central

Abla O, Sandlund JT, Sung L, et al. A case series of pediatric primary central nervous system lymphoma: favorable outcome without cranial irradiation. *Pediatr Blood Cancer.* 2006;47:880-885.

Abla O, Weitzman S, Blay JY, et al. Primary CNS lymphoma in children and adolescents: a descriptive analysis from the International Primary CNS Lymphoma Collaborative Group (IPCG). *Clin Cancer Res.* 2011;17:346-352.

Alyuz C, Aydin GB, Cila A, et al. Successful use of intraventricular and intravenous rituximab therapy for refractory primary CNS lymphoma in a child. *Leuk Lymphoma.* 2007;48:1253-1255.

Ferreri AJ, Cwynarski K, Pulczynski E, et al. Chemoimmunotherapy with methotrexate, cytarabine, thiotepa, and rituximab (MATRix regimen) in patients with primary CNS lymphoma: results of the first randomisation of the International Extranodal Lymphoma Study Group-32 (IELSG32) phase 2 trial. *Lancet Haematol.* 2016;3:e217-e227.

Ferreri AJ, Illerhaus G. The role of autologous stem cell transplantation in primary central nervous system lymphoma. *Blood.* 2016;127:1642-1649.

Mohile NA, DeAngelis LM, Abrey LE. The utility of body FDG PET in staging primary central nervous system lymphoma. *Neuro Oncol.* 2008;10:223-228.

Silfen ME, Garvin JH Jr, Hays AP, et al. Primary central nervous system lymphoma in childhood presenting as progressive panhypopituitarism. *J Pediatr Hematol Oncol.* 2001;23:130-133.

Somers KE, Almast J, Biemiller RA, Silberstein HJ, Johnson MD, Mohile NA. Diagnosis of primary CNS melanoma with neuroimaging. *J Clin Oncol.* 2013;31:e9-e11.

Efeitos tardios do tratamento e qualidade de vida
Late Effects of Treatment and Quality of Life

Acharya S, Wu S, Ashford JM, et al. Association between hippocampal dose and memory in survivors of childhood or adolescent low-grade glioma: a 10-year neurocognitive longitudinal study [published online ahead of print April 12, 2019]. *Neuro Oncol.* doi:10.1093/neuonc/noz068.

Bandopadhayay P, Bergthold G, London WB, et al. Long-term outcome of 4,040 children diagnosed with pediatric low-grade gliomas: an analysis of the Surveillance Epidemiology and End Results (SEER) database. *Pediatr Blood Cancer.* 2014;61:1173-1179.

Bell J, Parker KL, Swinford RD, Hoffman AR, Maneatis T, Lippe B. Long-term safety of recombinant human growth hormone in children. *J Clin Endocrinol Metab.* 2010;95:167-177.

Bhat SR, Goodwin TL, Burwinkle TM, et al. Profile of daily life in children with brain tumors: an assessment of health-related quality of life. *J Clin Oncol.* 2005;23:5493-5500.

Brière M-E, Scott JG, McNall-Knapp RY, Adams RL. Cognitive outcome in pediatric brain tumor survivors: delayed attention deficit at long-term follow-up. *Pediatr Blood Cancer.* 2008;50:337-340.

Cardarelli C, Cereda C, Masiero L, et al. Evaluation of health status and health-related quality of life in a cohort of Italian children following treatment for a primary brain tumor. *Pediatr Blood Cancer.* 2006;46:647-644.

Gleeson HK, Stoeter R, Ogilvy-Stuart AL, Gattamaneni HR, Brennan BM, Shalet SM. Improvements in final height over 25 years in growth hormone (GH)-deficient childhood survivors of brain tumors receiving GH replacement. *J Clin Endocrinol Metab.* 2003;88:3682-3689.

Grill J, Kieffer V, Kalifa C. Measuring the neuro-cognitive side-effects of irradiation in children with brain tumors. *Pediatr Blood Cancer.* 2004;42:452-456.

Huang TT, Chen Y, Dietz AC, et al. Pulmonary outcomes in survivors of childhood central nervous system malignancies: a report from the Childhood Cancer Survivor Study. *Pediatr Blood Cancer.* 2014;61:319-325.

Kahalley LS, Peterson R, Ris MD, et al. Superior intellectual outcomes after proton radiotherapy compared with photon radiotherapy for pediatric medulloblastoma. *J Clin Oncol.* 2020;38:454-461.

Kennedy C, Bull K, Chevignard M, et al. Quality of survival and growth in children and young adults in the PNET4 European controlled trial of hyperfractionated versus conventional radiation therapy for standard-risk medulloblastoma. *Int J Radiat Oncol Biol Phys.* 2014;88:292-300.

Laughton SJ, Merchant TE, Sklar CA, et al. Endocrine outcomes for children with embryonal brain tumors after risk-adapted craniospinal and conformal primary-site irradiation and high-dose chemotherapy with stem-cell rescue on the SJMB-96 trial. *J Clin Oncol.* 2008;26:1112-1118.

Maule M, Scélo G, Pastore G, et al. Risk of second malignant neoplasms after childhood central nervous system malignant tumours: an international study. *Eur J Cancer.* 2008;44:830-839.

Micklewright JL, King TZ, Morris RD, Krawiecki N. Quantifying pediatric neuro-oncology risk factors: development of the neurological predictor scale. *J Child Neurol.* 2008;23:455-458.

Morris EB, Gajjar A, Okuma JO, et al. Survival and late mortality in long-term survivors of pediatric CNS tumors. *J Clin Oncol.* 2007;25:1532-1538.

Nathan PC, Patel SK, Dilley K, et al. Guidelines for identification of, advocacy for, and intervention in neurocognitive problems in survivors of childhood cancer: a report from the Children's Oncology Group. *Arch Pediatr Adolesc Med.* 2007;161:798-806.

Nordstrom M, Felton E, Sear K, et al. Large vessel arteriopathy after cranial radiation therapy in pediatric brain tumor survivors. *J Child Neurol.* 2018;33:359-366.

Oberfield SE, Chin D, Uli N, David R, Sklar C. Endocrine late effects of childhood cancers. *J Pediatr.* 1997;131(1, pt 2):S37-S41.

Odame I, Duckworth J, Talsma D, et al. Osteopenia, physical activity and health-related quality of life in survivors of brain tumors treated in childhood. *Pediatr Blood Cancer.* 2005;46:357-362.

Ottensmeier H, Schlegel PG, Eyrich M, et al. Treatment of children under 4 years of age with medulloblastoma and ependymoma in the HIT2000/HIT-REZ 2005 trials: neuropsychological outcome 5 years after treatment. *PLoS One.* 2020;15:e0227693.

Packer RJ, Gurney JG, Punyko JA, et al. Long-term neurologic and neurosensory sequelae in adult survivors of a childhood brain tumor: Childhood Cancer Survivor Study. *J Clin Oncol.* 2003;21:3255-3261.

Patterson BC, Chen Y, Sklar CA, et al. Growth hormone exposure as a risk factor for the development of subsequent neoplasms of the central nervous system: a report from the Childhood Cancer Survivor Study. *J Clin Endocrinol Metab.* 2014;99:2030-2037.

Pietilä S, Ala-Houhala M, Lenko HL, et al. Renal impairment and hypertension in brain tumor patients treated in childhood are mainly associated with cisplatin treatment. *Pediatr Blood Cancer.* 2005;44:363-369.

Ris MD, Leisenring WM, Goodman P, et al. Neuropsychological and socioeconomic outcomes in adult survivors of pediatric low-grade glioma. *Cancer.* 2019;125:3050-3058.

Roddy E, Mueller S. Late effects of treatment of pediatric central nervous system tumors. *J Child Neurol.* 2016;31:237-254.

Ross L, Johansen C, Dalton SO, et al. Psychiatric hospitalizations among survivors of cancer in childhood or adolescence. *N Engl J Med.* 2003;349:650-657.

Sabin ND, Santucci AK, Klimo P Jr, et al. Incidental detection of late subsequent intracranial neoplasms with magnetic resonance imaging among adult survivors of childhood cancer. *J Cancer Surviv.* 2014;8:329-335.

Shabason EK, Brodsky C, Baran J, et al. Clinical diagnosis of attention-deficit/hyperactivity disorder in survivors of pediatric brain tumors. *J Neurooncol.* 2019;143:305-312.

Sklar CA, Mertens AC, Mitby P, et al. Risk of disease recurrence and second neoplasms in survivors of childhood cancer treated with growth hormone: a report from the Childhood Cancer Survivor Study. *J Clin Endocrinol Metab.* 2002;87:3136-3141.

Tsui K, Gajjar A, Li C, et al. Subsequent neoplasms in survivors of childhood central nervous system tumors: risk after modern multimodal therapy. *Neuro Oncol.* 2015;17:448-456.

Willard VW, Berlin KS, Conklin HM, Merchant TE. Trajectories of psychosocial and cognitive functioning in pediatric patients with brain tumors treated with radiation therapy. *Neuro Oncol.* 2019;21:678-685.

Wolfe-Christensen C, Mullins LL, Scott JG, McNall-Knapp RY. Persistent psychosocial problems in children who develop posterior fossa syndrome after medulloblastoma resection. *Pediatr Blood Cancer.* 2007;49:723-726.

Zapotocky M, Beera K, Adamski J, et al. Survival and functional outcomes of molecularly defined childhood posterior fossa ependymoma: cure at a cost. *Cancer.* 2019;125:1867-1876.

Zebrack BJ, Gurney JG, Oeffinger K, et al. Psychological outcomes in long-term survivors of childhood brain cancer: a report from the Childhood Cancer Survivor Study. *J Clin Oncol.* 2004;22:999-1006.

Traumatismo Cranioencefálico e Síndrome do Bebê Sacudido

151

Joshua Cappell e Steven G. Kernie

PONTOS-CHAVE

1. O traumatismo cranioencefálico pediátrico inclui uma ampla gama de apresentações clínicas, que variam ainda mais dentro do espectro da faixa etária infantil.

2. As causas são influenciadas socialmente e incluem abuso infantil, autoviolência ou violência mútua, condução veicular, uso de armas de fogo e comportamentos de alto risco na adolescência.

3. Lesões cerebrais primárias refletem velocidade, mecanismo, fatores biomecânicos e compartimento envolvido.

4. Lesões cerebrais secundárias refletem sequelas macroscópicas/estruturais e microscópicas/metabólicas da lesão inicial.

5. Os critérios de imagem para o traumatismo cranioencefálico (TCE) reduziram significativamente a exposição desnecessária à radiação ionizante, particularmente no TCE leve.

6. O tratamento médico é direcionado para a prevenção secundária; poucas modalidades estão disponíveis para promover a reversão do traumatismo.

7. O prognóstico no TCE pediátrico permanece desafiador em todo o espectro da doença.

8. O manejo clínico a longo prazo geralmente inclui cuidados neurológicos devido ao risco de crises epilépticas, bem como planejamento acadêmico abrangente.

INTRODUÇÃO

O sistema nervoso em desenvolvimento tem um potencial de recuperação mais amplo de um traumatismo cranioencefálico (TCE), embora também esteja sujeito a transtornos do desenvolvimento, displasia e outras sequelas adversas. Ao mesmo tempo, fatores mecânicos podem diferenciar as lesões traumáticas pediátricas e adultas, inclusive suturas cranianas abertas ou crânio menos mineralizado e espaços subaracnóideos e sulcais estreitos. O traumatismo craniano pediátrico difere não apenas do que ocorre nos adultos, mas também nas diversas faixas etárias da infância. Os mecanismos traumáticos, incluindo-se não apenas a velocidade, mas também a *intencionalidade* – se a lesão foi acidental ou não – afetam diretamente a gravidade da lesão. Os impactos mais fortes, que ocorrem nos acidentes automobilísticos (especialmente quando a criança não estava contida) ou no traumatismo intencional, desviam a distribuição de gravidade no sentido das manifestações clínicas mais graves e dos prognósticos mais desfavoráveis.

Dados obtidos do grande ensaio clínico norte-americano ADAPT (do inglês *Approaches and Decisions in Acute Pediatric TBI*), um estudo interinstitucional comparativo de eficácia, confirmaram que crises epilépticas e apneias são mais comuns em pacientes com traumatismo craniano abusivo quando comparados com outros mecanismos.

EPIDEMIOLOGIA

Traumatismo é uma causa importante de morbimortalidade infantil, e o envolvimento do sistema nervoso é o determinante principal da gravidade. Nos EUA, anualmente, as crianças estão envolvidas em cerca de 500 mil acidentes com TCE – um índice desproporcionalmente alto, considerando-se sua representatividade na população em geral. Embora os mecanismos e as circunstâncias variem na faixa etária pediátrica – o abuso infantil predomina na lactância, enquanto a violência pessoal ou mútua, os acidentes automobilísticos, o uso de armas de fogo e outros comportamentos de alto risco prevalecem na adolescência – ainda é verdade (em todas as faixas etárias pediátricas) que as causas são em grande parte influenciadas socialmente, em vez de simplesmente esporádicas, por isto comumente são ao menos parcialmente evitáveis. Desse modo, a redução do ônus enorme imposto pelo TCE depende de duas abordagens bem definidas: prevenção de acidentes e prevenção das lesões secundárias.

A primeira abordagem é de responsabilidade educacional, legal e também médica. As iniciativas como assentos de automóveis para bebê, uso de capacetes para andar de bicicleta e sistemas estaduais de detecção e notificação do abuso infantil são componentes essenciais. Embora o interesse recente da opinião pública em torno dos efeitos cumulativos tardios da concussão cerebral tenha sido gerado basicamente pelos casos de atletas adultos famosos, grande parte da resposta a isto foi alterar – desde o ensino médio até o ensino superior – a duração das carreiras atléticas da maioria do público.

PATOGENIA

Lesão cerebral primária

Os mecanismos fisiopatológicos das lesões cerebrais primárias e secundárias são diferentes. A lesão primária depende das velocidades linear e angular, do mecanismo da lesão (com ou sem penetração), dos fatores biomecânicos (lesão de contrachoque), da trajetória e do compartimento afetado. As consequências podem ser consideradas com base nos tecidos traumatizados. As hemorragias epidurais e subdurais (Figura 151.1) contribuem para as lesões, em grande parte devido à pressão que geram quando ocupam espaço intracraniano indevido. A arquitetura da substância cinzenta pode ser distorcida pela concussão, contusão ou abrasão. As projeções corticais e as conexões corticocorticais podem ser interrompidas por corpos estranhos perfurantes ou fragmentos ósseos. A lesão axonal difusa causada

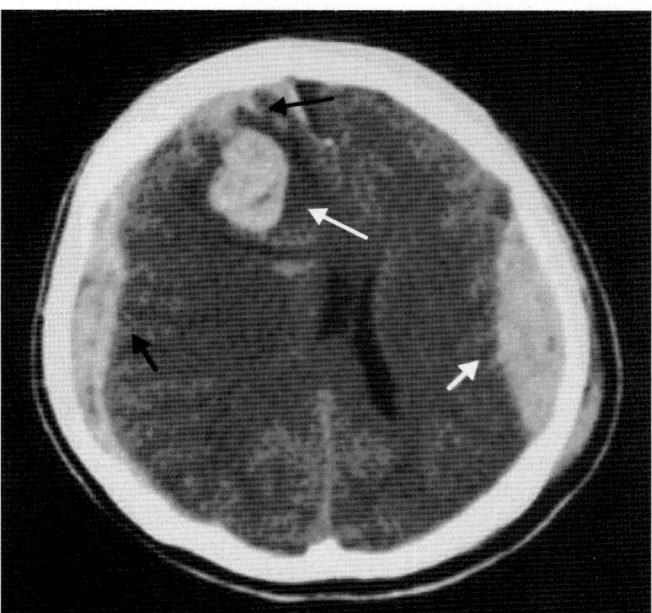

FIGURA 151.1 TC de crânio sem contraste mostrando hematoma subdural à direita (*seta preta curta*) e hemorragia intracerebral (*seta branca longa*) com sangue subaracnoide nos sulcos sobrejacentes (*seta preta longa*) e hematoma epidural à esquerda (*seta branca curta*). (De Mattiello JA, Munz M. Four types of acute post-traumatic intracranial hemorrhage. *N Engl J Med.* 2001; 344[8]:580.)

Tabela 151.1 Exemplos de mecanismos da lesão cerebral secundária pós-traumática.

Sistêmicos
Hipoperfusão causada pelos seguintes fatores:
• Causas respiratórias: hipoventilação, obstrução das vias respiratórias, lesão pulmonar traumática
• Causas cardíacas: contusão cardíaca, miocárdio "entorpecido", arritmia
• Causas vasculares: hipotensão secundária à hipovolemia hemorrágica, choque espinal, lesão ou insuficiência suprarrenal, disautonomia (associada especialmente ao *delirium*)
• Distúrbios eletrolíticos de causa central, mas com efeito sistêmico (perda salina, diabetes insípido [DI], síndrome de secreção inadequada de hormônio antidiurético [SSIADH])
Intracranianos
• Hipoperfusão causada por uma lesão expansiva
• Hematoma subdural, epidural ou parenquimatoso (que pode ser causado pela deficiência de fatores de coagulação em consequência do desequilíbrio sistêmico), hidrocefalia ou edema associado à lesão axonal difusa
• Excitotoxicidade e esgotamento energético em consequência das crises epilépticas
Lesões das estruturas intervenientes e adjacentes
• Obstrução ou dissecção da carótida, drenagem jugular reduzida
• Infecção causada por lesões com perfuração, especialmente quando envolvem traumatismo dos seios paranasais

pelo cisalhamento dos tratos de fibras neurais em consequência das forças de torção é menos evidente nas imagens da tomografia computadorizada (TC) inicial, mas afeta diretamente o prognóstico. A isquemia cerebral causada por dissecção, obstrução e trombose vasculares pode ser uma força direta igualmente deletéria ao parênquima. Com o traumatismo causado intencionalmente, vários mecanismos podem contribuir para a patogenia das lesões. As lesões do "bebê sacudido" podem ser agravadas por impacto, estrangulamento parcial ou compressão das carótidas.

Lesão cerebral secundária

As lesões secundárias incluem todos os processos deletérios subsequentes, que afetam os diversos níveis de organização neural (Tabela 151.1).

Lesão secundária macroscópica

Em escala macroscópica, o cérebro pediátrico é muito suscetível à perda de volume. Como o crescimento do cérebro promove o crescimento do crânio na infância e a atrofia da vida adulta ainda não está presente, a acomodação ao hematoma e ao edema cerebral (que se desenvolve em grande parte nos primeiros 3 dias depois do traumatismo) é precária. Embora a dura-máter e os ossos cranianos ainda não fundidos no recém-nascido e no lactente permitam flexibilidade à remodelação (que, por exemplo, é necessária durante o nascimento), eles mantêm o volume intracraniano praticamente constante, porque são inelásticos ao estiramento externo. Por essa razão, os bebês são extremamente sensíveis à restrição grave da abóboda craniana. A pressão pode causar herniação, reduzir globalmente a pressão de perfusão cerebral ou comprimir vasos sanguíneos cerebrais adjacentes, agravando os danos dos tecidos cerebrais.

Diversos fatores colocam em risco os tecidos corticais que já estão traumatizados. A autorregulação cerebral é menos eficaz depois do traumatismo e isto aumenta o risco de redução da pressão de perfusão cerebral abaixo da faixa compensatória. A violação da barreira hematencefálica, que normalmente é bem vedada e rigorosamente regulada, significa perda do controle do microambiente neuronal.

Lesão secundária microscópica

No nível celular, a excitotoxicidade causada pela secreção excessiva de glutamato, pela entrada excessiva de cálcio e pela hiperativação das condutâncias intrínsecas das membranas aumentam as demandas metabólicas e interferem com a regulação do volume celular. Ao mesmo tempo, a disfunção mitocondrial e a perfusão reduzida tornam as células menos capazes de atender a essas demandas aumentadas, resultando em morte celular.

Apesar da superposição dos mecanismos da lesão secundária nos adultos, a distribuição das lesões pode ser diferente nas crianças, em razão da mielinização parcial e da expressão seletiva dos neurotransmissores e das condutâncias voltagem-dependentes durante alguns estágios específicos do desenvolvimento.

DIAGNÓSTICO E TRATAMENTO

O tratamento clínico é voltado para a profilaxia secundária e consiste em assegurar, por meio dos melhores cuidados prestados, o melhor prognóstico alcançável, considerando a lesão que já ocorreu. Esse é o desafio clínico enfrentado comumente pelos médicos, que fazem parte de uma cadeia que se estende desde o primeiro profissional do setor de emergência até a equipe da unidade de tratamento intensivo. Até hoje, existem poucas modalidades disponíveis para estimular a regressão da lesão, e, em seu sentido mais estrito, a neuroproteção por meio do isolamento fisiológico do cérebro dos distúrbios sistêmicos, ainda é em grande parte experimental. Por essa razão, a ênfase terapêutica na fase aguda é evitar danos adicionais, de forma que o organismo possa recuperar-se em grau máximo na medida de sua capacidade intrínseca, em vez de promover extrinsecamente o processo de recuperação.

Existem vários mecanismos de lesão secundária potencial que precisam ser bloqueados: o traumatismo craniano frequentemente está associado ao traumatismo sistêmico. Por sua vez, isso pode causar hipoperfusão cerebral, exatamente na mesma fase em que o cérebro é mais sensível à hipoperfusão em consequência da limitação dos reflexos protetores habituais, que normalmente priorizam a manutenção do fluxo sanguíneo cerebral. Por essa razão, a prioridade máxima do tratamento agudo do traumatismo cranioencefálico pediátrico é estabilizar a perfusão, assegurando oxigenação, ventilação e pressão arterial adequadas. Hipotensão é especialmente comum em razão de vários mecanismos patogênicos (ver Tabela 151.1) e estudos mostraram que ela é muito deletéria, independentemente dos outros fatores. A hipotensão deve ser tratada agressivamente com reposição de líquidos e, se for necessário, com suporte vasopressor e transfusão.

As diferenças entre os traumatismos cranioencefálicos das crianças e dos adultos são realçadas pelos prognósticos mais favoráveis, quando as primeiras são tratadas em centros pediátricos especializados. A internação imediata em um desses centros é mais eficaz que a transferência secundária.

Embora a percepção de alguns médicos possa ser que os procedimentos eletivos ou os exames altamente especializados exigem cuidados em nível terciário, enquanto o traumatismo é o "pão com manteiga" dos hospitais da comunidade, estudos demonstraram o contrário, ou seja, que a experiência com traumatismo não é apenas importante, mas também deve haver experiência dos pediatras com problemas específicos do traumatismo infantil.

Assim como ocorre em todos os casos de traumatismo pediátrico, os médicos sempre devem avaliar se a criança que se apresenta com um TCE tem lesões compatíveis – em termos de gravidade e tempo de evolução da lesão – com o mecanismo relatado. Os lactentes são mais vulneráveis, tanto porque são afetados com mais frequência, quanto porque não são capazes de relatar o que aconteceu. Questões éticas e legais difíceis surgem frequentemente, na medida em que muitos traumatismos são causados por falta de supervisão, suscitando a preocupação com negligência, mesmo quando não houve intenção de causar danos. Nos casos de traumatismo mal explicado, é fundamental realizar uma triagem social ou uma avaliação do ambiente doméstico, encaminhar a criança a um especialista em proteção infantil e conversar com os representantes legais da comunidade. As triagens são obrigatórias sempre que alguma manifestação clínica levante a mais leve suspeita, não apenas quando há forte suspeita ou certeza. Desse modo, é mais proveitoso para os pais considerar a notificação do caso como uma oportunidade de avaliar e reduzir riscos, em vez de uma acusação, muito menos uma imputação de criminalidade. A investigação é direcionada tanto para descobrir outros sinais de abuso quanto para descartar distúrbios que podem realmente se apresentar de maneira semelhante ou serem reivindicados como tal. Embora trabalhos recentes argumentem contra a doença de von Willebrand ser uma imitação de abuso, por exemplo, excluir uma diátese hemorrágica ainda pode ser de importância médico-legal.

A Tabela 151.2 relaciona os fatores que devem ser levados em consideração.

Traumatismo cranioencefálico leve

De acordo com a maioria dos estudos publicados, os pacientes que se apresentam com escore de 8 ou menos na Escala de Coma de Glasgow (ECG) são classificados como vítimas de traumatismo craniano grave. Em geral, os pacientes com escore de 14 ou 15 na ECG são classificados como portadores de traumatismo craniano leve. Esse grupo geralmente se superpõe à concussão cerebral, definida como qualquer traumatismo craniano que cause perda ou alteração transitória da consciência, ou perda de memória. As evidências crescentes de que uma encefalopatia crônica possa ser causada pelos efeitos cumulativos de traumatismos cranianos ainda que leves nos esportes profissionais tornaram esta questão um motivo de mais preocupação social e paterna/materna. As diretrizes da American Academy of Neurology recomendam que sejam evitadas atividades que acarretem risco de lesão repetitiva (com a prática ou participação), até que haja regressão da concussão e dos sintomas associados (p. ex., cefaleia). As diretrizes da American Academy of Pediatrics também recomenda "repouso cognitivo", inclusive redução das atividades acadêmicas, de forma a evitar agravação dos sintomas. Contudo, não há evidências de que isso seja necessário ou favorável à recuperação.

Indicações para tomografia computadorizada de crânio em traumatismo encefálico leve

Vários estudos estabeleceram os critérios que requerem uma TC de crânio nos lactentes e nas crianças com história de traumatismo, tendo como objetivo evitar exames necessários e, ao mesmo tempo, assegurar que lesões potencialmente tratáveis passem despercebidas porque não foram realizados exames de imagem. A regra "CATCH" (Canadian Assessment of Tomography in Childhood Head Injury) recomenda realizar exame de imagem em qualquer criança com alguma das seguintes indicações: ECG menor que 14, suspeita de fratura de crânio deprimida ou exposta, cefaleias progressivas ou irritabilidade detectada ao exame físico. A aplicação dessa regra detectou 98% dos pacientes com anormalidades sugestivas de TCE ao exame de TC e, dentre 2.043 destes exames realizados, todos os pacientes precisaram passar por intervenção cirúrgica.

Tabela 151.2 Considerações aplicáveis à investigação de traumatismo intencional potencial ou suspeito.

- Determinar o tempo decorrido desde a lesão (ou as lesões) e avaliar a consistência com a história relatada
- Triagem do serviço social; conversar com os serviços de proteção infantil, polícia ou representantes do conselho tutelar municipal
- Solicitar o parecer de um oftalmologista com exame oftálmico com dilatação das pupilas
- Inventário ósseo (radiografias do corpo inteiro) e/ou cintilografia óssea para detectar alterações reativas das lesões ósseas mais antigas em processo de consolidação
- Excluir (com base nas manifestações clínicas ou nos resultados dos exames laboratoriais) outras causas como coagulopatia, osteogênese imperfeita ou acidúria glutárica

A Pediatric Emergency Care Applied Research Network (PECARN) realizou um amplo estudo envolvendo 25 centros médicos para identificar e validar um algoritmo de decisão para determinar a necessidade de realizar TC nas crianças (menos de 18 anos) com ECG de 14 ou 15 (Evidência de nível 1).[1] Entre as crianças com menos de 2 anos, os critérios com valor preditivo eram: alteração do estado mental com base na avaliação do mesmo examinador *ou* fora do habitual com base na avaliação dos pais; existência de um hematoma de couro cabeludo não frontal; perda de consciência por mais de 5 s; mecanismo grave (acidente automobilístico, golpe com um objeto em alta velocidade, ou queda de altura maior que 1 metro); ou fratura palpável. A ausência desses elementos teve valor preditivo próximo de 100% para excluir lesões clinicamente significativas, que justificassem a realização de uma TC (Figura 151.2). Nas crianças com 2 anos ou mais, os critérios validados foram os seguintes: alteração do estado mental, *qualquer* perda de consciência (mesmo por menos de 5 s), vômitos, lesões graves (ou seja, acidentes automobilísticos, golpe com um objeto em alta velocidade, ou queda de altura maior que 1 metro), sinais de fratura da base do crânio (sinal de Battle ou "olhos de guaxinim", hematotímpano ou otorreia ou rinorreia de líquido cefalorraquidiano); e cefaleia grave. A ausência desses fatores teve valor preditivo maior que 99% como indicativo da inexistência de uma lesão clinicamente significativa demonstrável à TC – isto representa um nível I de evidência para orientar a decisão.

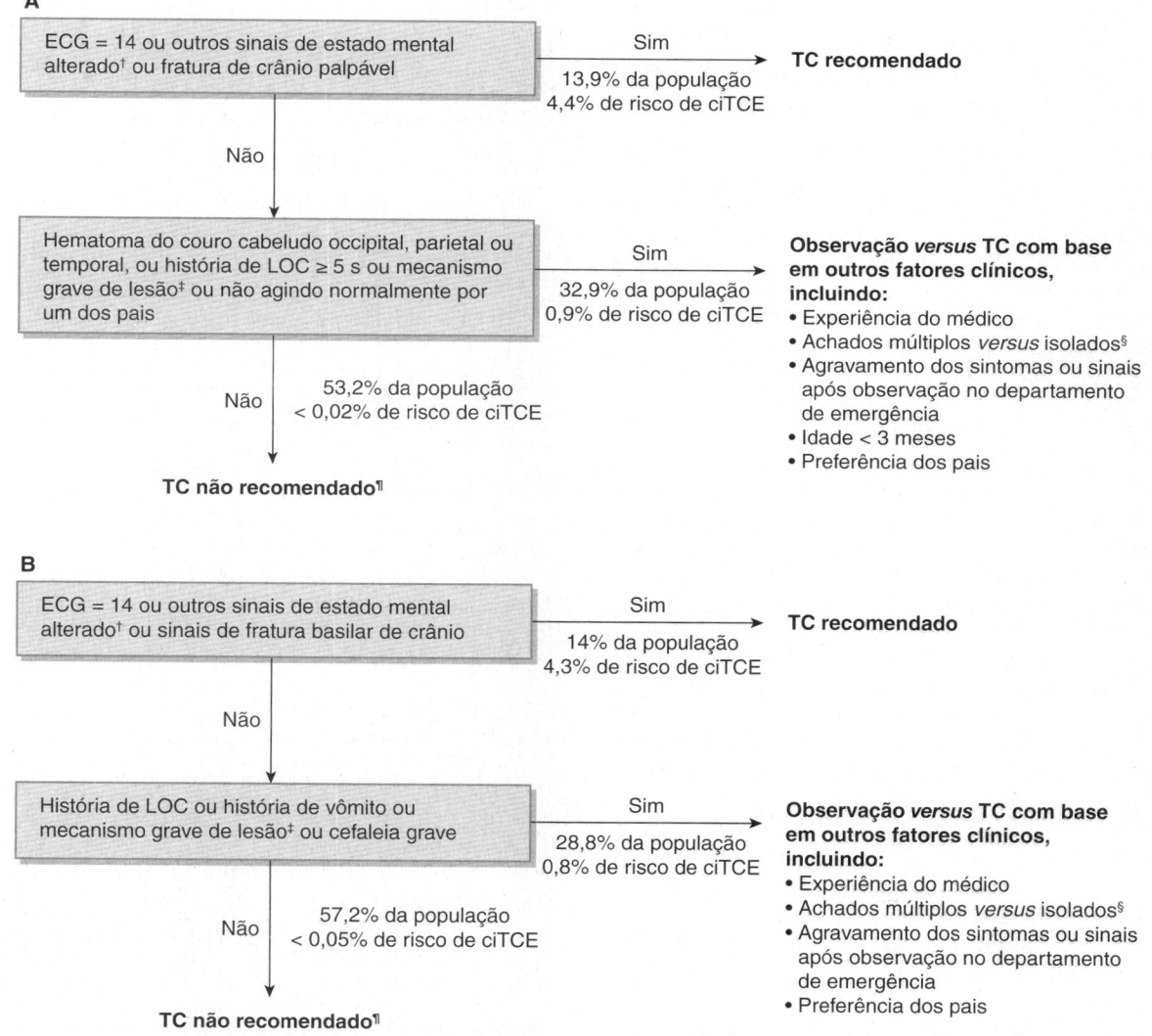

FIGURA 151.2 Algoritmo de tempo computado (TC) sugerido para crianças menores de 2 anos **(A)** e para aquelas com idade igual ou superior a 2 anos **(B)** com pontuação na Escala de Coma de Glasgow (ECG) de 14 a 15 após traumatismo craniano. ciTCE, traumatismo cranioencefálico clinicamente importante; LOC, perda do estado de consciência (do inglês, *loss of consciousness*). *Os dados são das populações combinadas de derivação e validação. †Outros sinais de estado mental alterado são: agitação, sonolência, questionamento repetitivo ou resposta lenta à comunicação verbal. ‡Mecanismo grave de lesão: colisão de veículo automotor com ejeção do paciente, morte de outro passageiro ou capotamento; pedestre ou ciclista sem capacete atingido por veículo motorizado; quedas de mais de 0,9 m (3 pés) (ou mais de 1,5 m [5 pés] para o painel **B**.; ou cabeça atingida por um objeto de alto impacto. §Pacientes com certos achados isolados (ou seja, sem outros achados sugestivos de traumatismo cranioencefálico), como LOC isolada, cefaleia isolada, vômito isolado e determinados tipos de hematomas isolados no couro cabeludo em bebês com mais de 3 meses, têm risco de ciTCE substancialmente inferior a 1%. ¶Risco de ciTCE extremamente baixo, geralmente menor do que o risco de malignidades induzidas por TC. Portanto, a tomografia computadorizada não é indicada para a maioria dos pacientes desse grupo.

Uma pesquisa recente da Pediatric Emergency Care Applied Research Network demonstrou que a adesão à regra de decisão clínica pode, de fato, reduzir modestamente o número de TCs enquanto detecta TCEs de importância clínica.

Dependendo do mecanismo da lesão, a imagem do pescoço também pode ser garantida e a estabilização mantida até que o trauma cervical concomitante seja excluído. Particularmente nos casos em que pode ter havido tensão ou torção entre a cabeça e o tronco, deve-se considerar a possibilidade de fraturas da coluna vertebral, subluxações, lesões ligamentares e danos vasculares, como dissecção carotídea ou vertebral.

Traumatismo cranioencefálico grave

Com o objetivo de melhorar e padronizar o tratamento do TCE pediátrico grave, pesquisadores realizaram uma revisão colaborativa da literatura para elaborar diretrizes baseadas em evidência. Essas diretrizes foram atualizadas recentemente e constituem a base da Tabela 151.3. No que diz respeito a algumas intervenções, existem estudos clínicos bem planejados que demonstraram, por exemplo, que o resfriamento corporal não conferiu efeito neuroprotetor demonstrável nas crianças, assim como os corticosteroides em um estudo de grande porte com adultos. A Tabela 151.4 apresenta a ordem na qual as intervenções são realizadas, com "níveis" mais altos oferecendo medidas mais agressivas para a circunstância que o nível anterior menos invasivo não conseguiu controlar adequadamente a pressão intracraniana (PIC). Na seção seguinte, descrevemos aspectos terapêuticos específicos e sua base de evidência.

Pressão intracraniana em crianças

Nas crianças, a PIC, normalmente, oscila até 28 cm H_2O, que corresponde a 20 mmHg. Nos estudos de observação, as elevações da PIC depois de traumatismos foram associadas à mortalidade mais elevada, especialmente quando a PIC alta não respondia às intervenções realizadas. Embora nenhum estudo tenha demonstrado diretamente que o monitoramento da PIC melhore o prognóstico, esta medida permite a titulação das intervenções terapêuticas destinadas a reduzir a PIC. Níveis mais baixos de PIC, mesmo quando são alcançados por meio de intervenções, correlacionam-se com prognóstico mais favorável. Por essa razão, as diretrizes mais recentes relativas ao TCE pediátrico incluem uma recomendação de considerar o monitoramento da PIC nos casos de TCE grave. Um estudo recente realizado na Bolívia e no Equador comparou diretamente o tratamento com e sem monitoramento da PIC e incluiu alguns adolescentes (mais de 13 anos). Contudo, esse estudo não teve força para analisar os adolescentes separadamente.

A análise dos dados de mais de 3 mil crianças tratadas em 30 hospitais não demonstrou nenhuma diferença no desfecho clínico, dependendo se um monitor de PIC foi colocado. No entanto, o grupo monitorado pode ter apresentado maior risco para iniciar de maneiras inadequadamente capturadas pela análise retrospectiva, de modo que foi o benefício de seu monitor que reduziu seus prognósticos em comparação ao grupo não monitorado.

Hipotermia após traumatismo cranioencefálico grave

A hipotermia como modalidade terapêutica instituída depois de um TCE foi avaliada cuidadosamente pelo Canadian Critical Care Trials Group in the Hypothermia Pediatric Head Injury

Tabela 151.3 Melhores evidências quanto ao tratamento do traumatismo cranioencefálico grave.*

Monitoramento invasivo da pressão
O monitoramento da PIC pode ser considerado nos lactentes com TCE grave (nível III)

Pressão intracraniana
O tratamento da PIC pode ser considerada a partir do nível limítrofe de < 20 mmHg (nível III)

Pressão de perfusão cerebral
Um limiar de PPC de 40 a 50 mmHg é sugerido para garantir que o valor mínimo de 40 mmHg não seja ultrapassado. Podem ser usados limiares idade-específicos para lactentes no limite inferior e adolescentes no limite superior dessa faixa (nível III)

Neuromonitoramento avançado
Quando se utiliza monitoramento da oxigenação cerebral, pode-se considerar a manutenção da pressão parcial de oxigênio tecidual cerebral > 10 mmHg (nível III)

Hipotermia
A profilaxia moderada (32 a 33°C) não é recomendada em relação à normotermia para melhorar os prognósticos gerais (nível II). A hipotermia moderada (32 a 33°C) é sugerida para controle da PIC (nível III)

Ventilação
Não é recomendada a hipoventilação profilática grave para uma $PaCO_2$ < 30 mmHg nas 48 h iniciais após a lesão (nível III). Se a hiperventilação for utilizada no tratamento da hipertensão intracraniana refratária, sugere-se o neuromonitoramento avançado para avaliação de isquemia cerebral

Profilaxia antiepiléptica
O tratamento profilático é recomendado para reduzir a ocorrência de epilepsia pós-traumática (grau III)

Uso de esteroides
O uso de esteroides não é recomendado para melhorar o prognóstico ou reduzir a PIC (nível III)

Sedativos
Com o uso de múltiplas terapias relacionadas à PIC, bem como o uso adequado de analgesia e sedação na rotina de cuidados na UTI, recomenda-se evitar a administração em bólus de midazolam e/ou fentanila durante as crises de PIC, devido aos riscos de hipoperfusão cerebral (grau III)

Repetição do exame de imagem
Exclusão da possibilidade de elevação da PIC com base em um exame de TC inicial normal (0 a 6 h após a lesão), o exame de TC do cérebro não é sugerido em pacientes pediátricos comatosos (nível III)
A obtenção rotineira de novas imagens de TC > 24 h após a admissão e o acompanhamento inicial não é sugerido para decisões sobre intervenção neurocirúrgica, a menos que haja evidência de deterioração neurológica ou aumento da PIC

Tratamento hiperosmolar
A solução salina hipertônica em bólus (3%) é recomendada em pacientes com hipertensão intracraniana. As doses recomendadas para uso agudo variam entre 2 e 5 mℓ/kg em 10 a 20 min (nível II)
A infusão contínua de solução salina hipertônica é sugerida em pacientes com hipertensão intracraniana. As doses efetivas sugeridas como uma infusão contínua de solução salina a 3% variam entre 0,1 e 1,0 mℓ/kg de peso corporal por hora, administradas em uma escala móvel. Sugere-se a dose mínima necessária para manter a PIC < 20 mmHg (nível III)
Bólus de solução salina hipertônica a 23,4% é recomendado para PIC refratária. A dose indicada é de 0,5 mℓ/kg com máximo de 30 mℓ (nível III)

*Os níveis mostrados aqui são suas designações de força de recomendação. PPC, pressão de perfusão cerebral; PIC, pressão intracraniana; TC, tomografia computadorizada; TCE, traumatismo cranioencefálico. (Baseada em Kochanek P, Tasker RC, Carney N, et al. Guidelines for the management of pediatric severe traumatic brain injury, third edition: update of the Brain Trauma Foundation guidelines, executive summary. Pediatr Crit Care Med. 2019; 20:S1-S82).

Tabela 151.4 Abordagem progressiva ao tratamento da hipertensão intracraniana.
Nível 1
• Elevação da cabeceira do leito • Sedação e bloqueio neuromuscular • Ventilação mecânica para normalizar a pressão arterial de dióxido de carbono • Normotermia ativa • Tratamento hiperosmolar • Drenagem ventricular externa
Nível 2
• Hiperventilação moderada • Hipotermia branda (até 35°C) • Infusão de tiopental
Nível 3
• Craniectomia descompressiva

Trial (Evidência de nível 1).[2] Nesse estudo, 225 crianças foram distribuídas randomicamente para normotermia ou hipotermia terapêutica a 32°C, iniciada nas primeiras 8 horas depois do acidente e mantida por 24 horas. Os autores não detectaram qualquer vantagem com a hipotermia, indicando evidência de nível I (esta e outras designações do nível I neste capítulo estão baseadas nos critérios comparáveis à versão original das diretrizes para TCE pediátrico grave, que geralmente correspondem ao nível II da segunda edição do livro). Na verdade, houve mais hipotensão no grupo tratado com hipotermia, com uma tendência possível no sentido de mortalidade mais alta. Ainda não está claro se existem subgrupos específicos (p. ex., PIC alta refratária aguardando descompressão), nos quais essa intervenção possa ser benéfica. Enquanto isso, o uso rotineiro de hipotermia não pode ser recomendado para pacientes pediátricos com TCE.

Profilaxia para crises epilépticas

O estudo original de Temkin e colaboradores, publicado em 1990, demonstrou um efeito benéfico com o uso breve de fenitoína nos pacientes com mais de 16 anos, de forma a reduzir a ocorrência de crises epilépticas na primeira semana depois do TCE. As indicações para o uso de profilaxia eram existência de sangramento intracraniano e/ou fratura craniana deprimida (Evidência de nível 1).[3] Em um estudo retrospectivo dos casos pediátricos, os escores baixos na ECG eram mais preditivos de crises epilépticas imediatas e o tratamento com fenitoína foi associado à incidência mais baixa desta complicação. Em outro estudo prospectivo, não houve alteração da incidência das crises epilépticas nas primeiras 48 horas entre crianças tratadas com fenitoína na primeira hora depois da admissão (Evidência de nível 1).[4] Contudo, os benzodiazepínicos administrados para controlar PIC elevada ou durante a intubação podem ter obscurecido esse efeito. As diretrizes atuais relativas ao TCE pediátrico incluem uma recomendação de nível II para que se considere o uso profilático de fenitoína. Desde a introdução do levetiracetam intravenoso, esta é uma opção cada vez mais preferida, em razão do grau elevado de eficácia percebida e do perfil de efeitos colaterais favorável. A aplicabilidade desse tratamento foi demonstrada por uma experiência de fase II realizada em 2013 com levetiracetam (55 mg/kg/dia, divididos em duas doses ao dia) administrado às crianças de 6 a 17 anos por 30 dias. É necessário realizar um estudo prospectivo para confirmar esse efeito benéfico.

Repetição do exame de imagem

Os critérios para repetição do exame de imagem nos casos de TCE pediátrico não estão bem estabelecidos. Em um estudo, os autores detectaram agravação em 13% dos exames repetidos. Contudo, dentre esses exames, todos os que exigiram intervenção cirúrgica tinham indicações clínicas de agravação do estado neurológico. Por essa razão, as diretrizes do TCE pediátrico incluem uma recomendação de nível II, sugerindo que a repetição do exame de imagem possa não estar justificada, quando não há alteração do estado clínico ou elevação progressiva da PIC. Por outro lado, em outro estudo retrospectivo de casos, 27% dos pacientes tiveram agravamento e, dentre estes, menos de 20% tinham sinais clínicos coexistentes. Além disso, entre os pacientes cujas TCs resultaram em intervenção cirúrgica, dois terços não tinham sinais clínicos. Isso poderia sugerir que a suspeita clínica forte com base nas manifestações clínicas iniciais ou no quadro clínico, além do agravamento progressivo ou da elevação da PIC, seja suficiente para justificar a repetição da TC.

Craniectomia descompressiva

O estudo DECRA (DEcompressive CRAniectomy) publicado recentemente, que não mostrou efeito benéfico na sobrevivência atribuído à craniectomia descompressiva como tratamento salvador, não incluiu crianças. Um estudo prospectivo pediátrico de pequeno porte demonstrou uma tendência de efeito benéfico com a craniectomia bitemporal descompressiva para pacientes com elevação clinicamente refratária da PIC. Entretanto, nesse estudo, a descompressão foi realizada sem duroplastia e isto é diferente das técnicas utilizadas mais comumente. Ainda não existe um estudo mais amplo com crianças incluindo duroplastia e a realização da craniectomia descompressiva com duroplastia é considerada uma recomendação optativa de nível III para pacientes pediátricos com TCE.

PROGNÓSTICO

Com exceção dos casos mais severos, a gravidade da lesão (baseada em critérios clínicos ou exames de imagem) prevê parcialmente o prognóstico final. Por essa razão, a previsão do prognóstico durante o tratamento agudo deve ser cautelosa. Nas crianças, a recuperação pode estender-se por muito tempo depois do acidente. A técnica de RM por tensor de difusão tem surgido como um indicador mais preciso, especialmente para avaliar a extensão da lesão da substância branca nos casos de lesão axonal difusa. Há menos experiência clínica com o uso dos marcadores séricos para graduação do traumatismo.

Nos casos típicos, os pacientes com lesões moderadas e graves requerem reabilitação hospitalar depois da estabilização. Os déficits das funções motoras delicadas e grosseiras são facilmente detectados e justificam prontamente a necessidade de fisioterapia e terapia ocupacional. Contudo, os pais devem ser avisados quanto à possibilidade de que existam déficits mais sutis, que podem até ser inaparentes ao exame neurológico de triagem, mas podem acarretar dificuldades enormes à medida que o paciente tente reiniciar as atividades da vida diária e sua educação. Distúrbios pós-traumáticos de memória, atenção e motivação, bem como enxaquecas ou cefaleias tipo tensão, podem interferir com o retorno à escola. Os testes neuropsicológicos podem ajudar a detectar déficits cognitivos. As escolas podem ser solicitadas a elaborar um plano de educação individualizada ou serviços complementares e adaptações (conhecidas comumente como *plano 504*, em referência à Seção 504 da lei federal de incapacidade [Federal Disability Law]), de forma a facilitar a transição.

O acompanhamento neurológico se justifica para tratar sequelas como cefaleias ou crises epilépticas pós-traumáticas crônicas. Além disso, nos lactentes, a triagem pode ser necessária para detectar falha de cicatrização adequada do crânio. O crânio pediátrico parcialmente fechado ou mineralizado pode ter cicatrização anormal. A pressão exercida sobre uma fratura, ou a diástase de uma sutura existente, pode causar uma "fratura do crescimento". Depois de algumas semanas ou meses, isso pode permitir a formação dos chamados cistos leptomeníngeos (um termo inadequado usado para descrever o que é, na verdade, uma herniação da dura-máter através da falha craniana). Essa complicação é extremamente rara nos adultos e pode ser excluída nas crianças pequenas com TCE grave por uma radiografia realizada entre 6 semanas e 3 meses depois do acidente.

EVIDÊNCIAS DE NÍVEL 1

1. Kuppermann N, Holmes JF, Dayan P, et al. Identification of children at very low risk of clinically-important brain injuries after head trauma: a prospective cohort study. *Lancet*. 2009;374:1160-1170.
2. Hutchison JS, Ward RE, Lacroix J, et al. Hypothermia therapy after traumatic brain injury in children. *N Engl J Med*. 2008;358:2447-2456.
3. Temkin NR, Dikmen SS, Wilensky AJ, Keihm J, Chabal S, Winn HR. A randomized, double-blind study of phenytoin for the prevention of post-traumatic seizures. *N Engl J Med*. 1990;323:497-502.
4. Young KD, Okada PJ, Sokolove PE, et al. A randomized, double-blinded, placebo-controlled trial of phenytoin for the prevention of early posttraumatic seizures in children with moderate to severe blunt head injury. *Ann Emerg Med*. 2004;43(4):435-446.

LEITURA SUGERIDA

Chesnut RM, Temkin N, Carney N, et al.; for Global Neurotrauma Research Group. A trial of intracranial-pressure monitoring in traumatic brain injury. *N Engl J Med*. 2012;367:2471-2481.

Cooper DJ, Rosenfeld JV, Murray L, et al.; for DECRA Trial Investigators and the Australian and New Zealand Intensive Care Society Clinical Trials Group. Decompressive craniectomy in diffuse traumatic brain injury. *N Engl J Med*. 2011;364:1493-1502.

Duhaime AC, Christian CW, Rorke LB, Zimmerman RA. Nonaccidental head injury in infants—the "shaken-baby syndrome." *N Engl J Med*. 1998;338:1822-1829.

Figg RE, Stouffer CW, Vander Kolk WE, Connors RH. Clinical efficacy of serial computed tomographic scanning in pediatric severe traumatic brain injury. *Pediatr Surg Int*. 2006;22(3):215-218.

Giza CC, Kutcher JS, Ashwal S, et al. Summary of evidence-based guideline update: evaluation and management of concussion in sports. *Neurology*. 2013;80(24):2250-2257.

Halstead ME, Walter KD; and Council on Sports Medicine and Fitness. Sport-related concussion in children and adolescents. *Pediatrics*. 2010;126(3):597-615.

Hollingworth W, Vavilala MS, Jarvik JG, et al. The use of repeated head computed tomography in pediatric blunt head trauma: factors predicting new and worsening brain injury. *Pediatr Crit Care Med*. 2007;8(4):348-356.

Kochanek P, Carney N, Adelson PD, et al. Guidelines for the acute medical management of severe traumatic brain injury in infants, children, and adolescents—second edition. *Pediatr Crit Care Med*. 2012;13(suppl):S1-S82.

Lewis RJ, Yee L, Inkelis SH, Gilmore D. Clinical predictors of post-traumatic seizures in children with head trauma. *Ann Emerg Med*. 1993;22:1114-1118.

Pearl PL, McCarter R, McGavin CL, et al. Results of phase II levetiracetam trial following acute head injury in children at risk for posttraumatic epilepsy. *Epilepsia*. 2013;54(9):e135-e137.

Pinto PS, Meoded A, Poretti A, Tekes A, Huisman TAGM. The unique features of traumatic brain injury in children. Review of the characteristics of the pediatric skull and brain, mechanisms of trauma, patterns of injury, complications and their imaging findings—part 2. *J Neuroimaging*. 2012;22(2):e18-e41.

Pinto PS, Poretti A, Meoded A, Tekes A, Huisman TAGM. The unique features of traumatic brain injury in children. Review of the characteristics of the pediatric skull and brain, mechanisms of trauma, patterns of injury, complications and their imaging findings—part 1. *J Neuroimaging*. 2012;22(2):e1-e17.

Taylor A, Butt W, Rosenfeld J, et al. A randomized trial of very early decompressive craniectomy in children with traumatic brain injury and sustained intracranial hypertension. *Childs Nerv Syst*. 2001;17:154-162.

Vírus da Imunodeficiência Humana, Síndrome Alcoólica Fetal e Efeitos Adversos Farmacológicos

Claudia A. Chiriboga

PONTOS-CHAVE

1. Embora raro nos EUA, o vírus da imunodeficiência humana (HIV) pediátrico afeta quase 1,8 milhão de crianças de 0 a 14 anos em todo o mundo.

2. As manifestações pediátricas do HIV/AIDS são amplas; dependem da gravidade do HIV subjacente e da resposta imune; e podem incluir encefalopatia pelo HIV, acidente vascular encefálico e infecções oportunistas.

3. A exposição fetal ao álcool está associada a uma variedade de complicações neurológicas, com um espectro de gravidades e fenótipos.

4. Os quatro fenótipos neurológicos principais após a exposição fetal ao álcool são a síndrome alcoólica fetal, a síndrome alcoólica fetal parcial, o transtorno do neurodesenvolvimento relacionado ao álcool e os defeitos congênitos relacionados ao álcool.

5. A exposição pré-natal à cocaína está associada a prognósticos neurocomportamentais e de desenvolvimento, acidentes vasculares encefálicos e malformações.

6. A exposição pré-natal a opiáceos está associada a menor inteligência e abstinência.

INFECÇÃO PELO VÍRUS DA IMUNODEFICIÊNCIA HUMANA E AIDS PEDIÁTRICAS

Introdução

Com o advento da terapia eficaz, houve declínios acentuados na infecção pediátrica pelo vírus da imunodeficiência humana (HIV) em algumas, mas não em todas as populações. Semelhante às populações adultas, as manifestações da infecção pelo HIV são amplas e estão relacionadas à carga viral e à resposta imune. As sequelas neurológicas pediátricas do HIV também se relacionam com a gravidade da doença e podem refletir doença cerebral difusa ou focal, com ou sem infecções oportunistas (IOs).

Epidemiologia

O HIV pediátrico nos EUA continua a diminuir em crianças menores de 13 anos. Infelizmente, em todo o mundo, existem cerca de 1,8 milhão de crianças infectadas pelo HIV de 0 a 14 anos. A maioria dessas crianças vive na África, principalmente na África Oriental e Meridional, e é infectada no período perinatal. Nos EUA, abuso de drogas intravenosas (IV) e relações sexuais com parceiros infectados pelo HIV são os fatores de risco maternos em quase todos os casos perinatais. Os índices de transmissão maternoinfantil do HIV caíram drasticamente nos EUA com o aumento dos esforços de vigilância para identificar a infecção pelo HIV entre mulheres grávidas e com antirretrovirais altamente ativos (HAART, do inglês *Highly Active Antiretroviral Therapy*) durante a gestação. As taxas de transmissão perinatal nos EUA caíram de cerca de 25% antes da profilaxia para menos de 2% com HAART. Em 2016, 73 casos de crianças com menos de 13 anos infectadas pelo HIV nos EUA, uma redução em relação às 166 crianças diagnosticadas em 2009. As taxas de HIV adquiridas no período perinatal em 2015 diminuíram para menos de 1 em 100 mil nascimentos em alguns grupos étnicos/raciais (brancos e hispânicos), mas permaneceram elevadas entre os afro-americanos (5,4 por 100 mil).

A maior parte da transmissão do HIV de mãe para filho ocorre no último trimestre de gestação e durante o nascimento. Os fatores de risco da transmissão vertical são a identificação do HIV no parto, soroconversão (HIV) materna recente, carga viral alta e AIDS materna (Evidência de nível 1).[1] Os bebês prematuros também são mais suscetíveis à infecção, que pode resultar da exposição ao sangue e outros líquidos corporais durante o parto. Por essa razão, o aleitamento materno não é recomendado nos EUA e a cesariana não é indicada rotineiramente, a menos que a carga viral materna seja alta. Os jovens (maiores de 13 anos e menores de 24 anos) são o grupo de indivíduos infectados pelo HIV que mais cresce e, em 2017, representaram 21% dos novos diagnósticos de HIV, o maior aumento ocorrendo na faixa etária de 21 a 24 anos. A infecção pelo HIV afetou predominantemente adolescentes e homens jovens (87%) e resultou principalmente da transmissão sexual entre homens. O contato heterossexual é o principal fator de risco para meninas adolescentes e mulheres jovens.

A confirmação de transmissão da infecção pelo HIV aos filhos com base na detecção de anticorpos contra o vírus foi substituída pelo teste de reação em cadeia de polimerase (PCR) para HIV no sangue do bebê. Além disso, o estado da infecção materna pelo HIV não é mais necessário para determinar a positividade da infecção do bebê. A definição de vigilância proposta pelo Centers for Disease Control and Prevention norte-americano afirma que uma criança é considerada definitivamente infectada quando tem resultados positivos nos testes virológicos obtidos com duas amostras diferentes, ou tem mais de 18 meses e apresenta um teste virológico positivo, ou um teste de anticorpo para HIV positivo confirmado. As crianças HIV-soropositivas que não preenchem esses critérios são consideradas expostas no período perinatal e, mais tarde, soroconversoras quando os anticorpos se mostram negativos. Desde 1994, o sistema de classificação clínica dos casos confirmados de infecção pelo HIV pediátrica foi substituído por um sistema de cinco estágios, que se aplica aos adultos e às crianças: 0, 1, 2, 3 ou indefinido. O estágio 0 corresponde à infecção inicial evidenciada por um teste negativo para HIV nos primeiros 6 meses do diagnóstico da infecção. Os estágios 1 a 3 são classificados imunologicamente (contagem absoluta ou percentual de células CD4), dependendo da idade da criança (menos de 12 meses,

1 a 5 anos e mais de 6 anos): estágio 1, nenhuma evidência de imunossupressão; estágio 2, imunossupressão moderada; e estágio 3, imunossupressão grave (seja uma contagem de CD4 baixa, ou uma doença oportunista diagnosticada) (Tabela 152.1). As contagens de linfócitos T dos lactentes e das criancinhas são mais altas para determinado estágio imune específico e alcançam os níveis dos adultos depois da idade de 6 anos.

Biopatologia

A infecção pelo HIV é mantida pela persistência do vírus nos linfócitos T auxiliares e nos macrófagos. As cepas de HIV com tropismo por macrófagos derivados dos monócitos mostram predileção por infectar o endotélio vascular cerebral e o sistema nervoso central (SNC). Os macrófagos infectados atravessam a barreira hematencefálica e infectam as células microgliais; os astrócitos são infectados diretamente, enquanto os neurônios são preservados da infecção direta. À medida que a doença avança, há destruição dos neurônios, mas não está claro como o HIV causa danos às células neuronais. Entre os mecanismos sugeridos estão os seguintes: liberação de neurotoxinas solúveis pelos macrófagos e linfócitos infectados pelo HIV (p. ex., citocinas, ácido quinolínico, antígenos virais ou produtos virais ainda desconhecidos); amplificação das neurotoxinas pela interação de astrócitos e macrófagos; e disfunção da barreira hematencefálica em consequência da lesão endotelial causada pelo HIV. De acordo com alguns estudos, a infecção direta de uma parte dos astrócitos amplifica a neurotoxicidade das células adjacentes. Essas neurotoxinas parecem causar uma encefalopatia metabólica reversível, que pode regredir com o tratamento antirretroviral eficaz.

As anormalidades comuns ao exame patológico dos cérebros de pacientes HIV-positivos com encefalopatia subaguda incluem nódulos gliais e hiperplasia endotelial com calcificação, calcificação distrófica e inflamação mononuclear perivascular. Os nódulos gliais consistem em grumos de células inflamatórias crônicas no neurópilo e frequentemente estão associados às células gigantes multinucleadas, que supostamente se originam da micróglia coalescente.

Manifestações clínicas

A infecção branda pelo HIV causa diarreia, febre persistente inexplicável, linfadenopatia e parotidite. Pneumonite intersticial linfoide e infecções bacterianas recidivantes são diagnosticadas nas crianças infectadas pelo HIV, mas não ocorrem nos adultos infectados. Antes da introdução do tratamento antirretroviral, as manifestações graves dos primeiros anos da lactância, inclusive encefalopatia progressiva ou IOs (p. ex., *Pneumocystis jirovecii*, anteriormente conhecido como *Pneumocystis carinii*), implicavam prognóstico desfavorável quanto à sobrevivência, mas, com os fármacos antirretrovirais eficazes, essas complicações são compatíveis com a sobrevivência até a idade adulta.

Encefalopatia associada ao vírus da imunodeficiência humana

Existem dois tipos de encefalopatia nas crianças: progressiva e estática. A evolução da encefalopatia progressiva pode ser fulminante, inexoravelmente progressiva ou gradativa. A encefalopatia progressiva caracteriza-se pela incapacidade de alcançar os marcos do desenvolvimento, disfunção progressiva das vias piramidais e microcefalia ou crescimento cerebral reduzido adquirido. A encefalopatia estática não está definida com tanta clareza e todos os casos podem não estar relacionados com a doença causada diretamente pelo HIV no SNC.

Frequentemente, as anormalidades neurológicas incluem alterações do tônus muscular, hiper-reflexia, clônus e limitação do crescimento craniano. Hipotonia com disfunção do trato corticospinal pode ocorrer nos lactentes na fase inicial da encefalopatia e progredir para diparesia espástica; com os tratamentos antirretrovirais mais modernos, a progressão para tetraparesia espástica (com ou sem paralisia pseudobulbar) é rara nos EUA. Na Jamaica, 23% das crianças infectadas pelo HIV observadas entre 2002 e 2009 tiveram diagnóstico de encefalopatia pelo HIV, um terço das quais com manifestação de tetraparesia espástica. Ataxia e rigidez não são comuns. Antes da HAART, disfunção neurológica progressiva era a primeira evidência de progressão à AIDS em 10% das crianças infectadas. Nas criancinhas, as primeiras manifestações clínicas podem sugerir leucodistrofia. Quando os sintomas neurológicos começam, sempre há evidência de infecção coexistente pelo HIV, inclusive imunossupressão (contagens baixas de CD4 ou carga viral alta). Algumas crianças infectadas apresentam atraso do desenvolvimento global ou comprometimento cognitivo de grau variável, independentemente das anormalidades neurológicas.

Antes da introdução dos antirretrovirais, a prevalência de anormalidades neurológicas relatadas nas coortes de pacientes HIV-positivos variava entre 15 e 30%. Em 2000, a incidência de encefalopatia progressiva causada pelo HIV era inferior a 2% na coorte acompanhada dos EUA. As crianças em risco mais alto são as que se recuperaram da encefalopatia causada pelo HIV. As crianças maiores infectadas podem apresentar dificuldades de processamento visuoespacial e déficits da linguagem expressiva, e podem desenvolver o complexo demencial da AIDS, que é indistinguível da que ocorre nos adultos. As crianças com encefalopatia causada pelo HIV, quando respondem ao tratamento antirretroviral, podem apresentar regressão da microcefalia e

Tabela 152.1 Estágios de infecção com base na contagem de linfócitos T CD4$^+$ por idade ou na porcentagem de linfócitos T CD4$^+$ dos linfócitos totais por idade.

		< 12 meses		1 a 5 anos		> 6 anos	
Estágio	Classe imunológica	Células/$\mu\ell$	(%)	Células/$\mu\ell$	(%)	Células/$\mu\ell$	(%)
1	Nenhuma evidência de imunossupressão	≥ 1.500	(≥ 34)	≥ 1.000	(≥ 30)	≥ 500	(> 26)
2	Imunossupressão moderada	750 a 1.499	(26 a 33)	500 a 999	(22 a 29)	200 a 499	(14 a 25)
3	Imunossupressão grave	< 750	(> 26)	< 500	(< 22)	< 200	(< 14)

Adaptada de Selik RM, Mokotoff ED, Branson B, Owen SM, Whitmore S, Irene Hall H. Revised surveillance case definition for HIV infection – United States, 2014. *MMWR Morb Mortal Wkly Rep.* 2014;63:1-10.

dos déficits cognitivos. As sequelas mais frequentes da encefalopatia "bloqueada" causada pelo HIV são dificuldades de aprendizagem e diparesia espástica discreta estável.

Linfoma primário do sistema nervoso central

O HIV está associado ao linfoma primário do SNC (não *Hodgkin*), que é uma condição definidora de AIDS. A taxa desse linfoma predominantemente de células B é de 2 a 6%, mil vezes maior do que na população em geral e principalmente ligada à infecção pelo vírus Epstein-Barr. A incidência de linfoma do SNC diminuiu desde a introdução da HAART: a taxa de incidência (crianças infectadas/crianças não infectadas pelo HIV) diminuiu de 1.994 para 1.088. Linfoma do SNC ainda é a causa mais comum de sinais cerebrais focais nas crianças sintomáticas infectadas pelo HIV (ver também Capítulo 103). Em muitos casos, o linfoma é multifocal, e cerca de 33% dos pacientes têm crises epilépticas. Pode ser difícil diferenciar esse tumor de um abscesso cerebral associado à toxoplasmose com base nos exames de neuroimagem, mas um teste de PCR positivo para o vírus Epstein-Barr no líquido cefalorraquidiano (LCR) é altamente sugestivo de linfoma do SNC. A tomografia computadorizada por emissão de fóton único com tálio e a espectroscopia de ressonância magnética (ERM) podem ser úteis à diferenciação entre toxoplasmose e linfoma do SNC (Tabela 152.2). Para confirmar o diagnóstico, pode ser necessário fazer uma biopsia cerebral.

Acidente vascular encefálico

Quando não é tratada, a infecção pelo HIV causa inflamação dos vasos sanguíneos do cérebro e aumenta o risco de AVE, que ocorria a uma taxa de 1,3% ao ano entre as crianças HIV-positivas sintomáticas. Mais de 50% dos AVEs eram hemorrágicos e estavam associados à trombocitopenia (especialmente à púrpura trombocitopênica imune) ou a uma neoplasia do SNC. Os AVEs não hemorrágicos e a hemorragia subaracnóidea são atribuíveis a uma arteriopatia, que acomete os vasos mais calibrosos do polígono de Willis (aneurismas fusiformes) ou as meninges (Figura 152.1). Os AVEs relacionados com o HIV podem ser clinicamente assintomáticos e, por essa razão, a incidência real, provavelmente, é maior. Nos pacientes com AVE, deve-se excluir a presença do vírus varicela-zóster (VVZ)

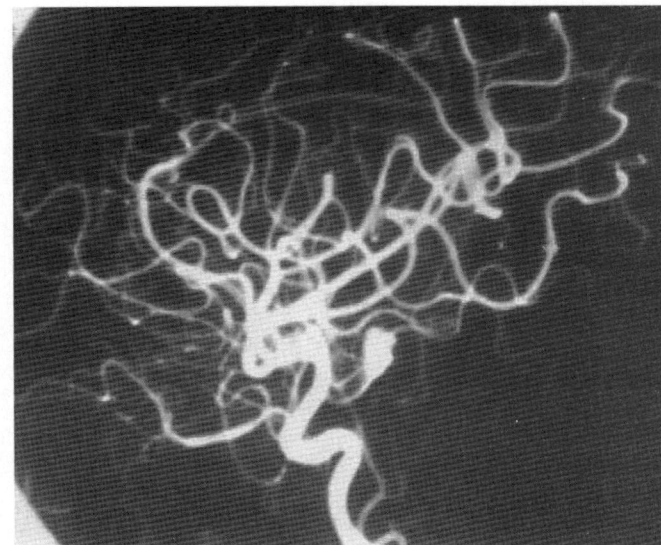

FIGURA 152.1 Aneurismas fusiformes de uma criança com encefalopatia avançada pelo vírus da imunodeficiência humana, que causou hemorragia intraventricular e AVE.

como agente etiológico com base na PCR do LCR, especialmente quando há acometimento dos vasos intracranianos mais finos. A infecção ocular deve ser excluída por exame oftalmológico pós-dilatação pupilar. Nos pacientes HIV-positivos, qualquer vasculopatia supostamente é infecciosa (seja causada pelo HIV ou VVZ) e deve ser tratada com antirretrovirais e antivirais apropriados.

Infecções oportunistas do sistema nervoso central

Em contraste com os adultos, as infecções oportunistas (IO) das crianças são processos infecciosos primários, em vez de reativações. Os índices de exposição aos patógenos que causam IO são cumulativos e, na adolescência, alcançam os níveis observados nos adultos. Por essa razão, os índices de IO do SNC são menores nas crianças infectadas pelo HIV. As manifestações clínicas e o tratamento das IO são semelhantes aos descritos nos adultos HIV-positivos (ver Capítulo 70). Por exemplo, a soroprevalência do vírus John Cunningham, que causa leucoencefalopatia multifocal progressiva (LMP), aumenta de aproximadamente 16% em crianças de 1 a 5 anos para 34% entre 21 e 50 anos. Antes da HAART, a taxa de eventos de LMP era de 0,06 por 100 pessoas-ano, com crianças afetadas identificadas com idade média de 10,8 anos e contagem mediana de CD4 de 6 células/mm^3. A sobrevida de crianças com LMP aumentou com a introdução do tratamento antirretroviral e os esquemas combinados de antirretrovirais eficazes.

Manifestações menos comuns

A mielopatia, a polineuropatia e a miopatia associadas ao HIV são raras nas crianças. O exame anatomopatológico da medula espinal pode mostrar alterações desmielinizantes dos tratos corticospinais, vacuolização ou mielite atribuível ao HIV ou outros vírus. Polineuropatia desmielinizante inflamatória aguda é uma complicação rara da infecção pediátrica pelo HIV.

A infecção cerebral causada pelo HIV é subcortical e difusa. Crises epilépticas não são comuns. Sinais focais ou crises epilépticas sugerem a possibilidade de neoplasia, acidentes vasculares encefálicos (AVE) ou, menos provavelmente, IOs.

Tabela 152.2 Aspectos que diferenciam linfoma e abscesso por toxoplasmose do sistema nervoso central.

	Linfoma	Toxoplasmose
Distribuição da lesão	Geralmente solitária com disseminação subependimal	Tipicamente multifocal, com envolvimento dos núcleos da base ou da junção corticomedular
Acentuação por contraste	Tipicamente homogênea	Comumente circular ou nodular
Sequência de perfusão da RM	Aumento do VSCr	Redução do VSCr
SPECT	Aumento da captação	Redução da captação
ERM	Aumento do pico de colina	Redução do pico de colina

ERM, espectroscopia de ressonância magnética; RM, ressonância magnética; SPECT, tomografia computadorizada por emissão de fóton único (do inglês *single-photon emission computed tomography*) (tálio); VSCr, volume sanguíneo cerebral relativo.

Exames diagnósticos

Teste de detecção do vírus da imunodeficiência humana

Em razão da disponibilidade dos testes imediatos, a maioria das crianças infectadas pelo HIV nos EUA é diagnosticada pouco depois do nascimento, especialmente nos estados que realizam uma triagem universal. PCR para DNA do HIV é o método diagnóstico preferido, enquanto PCR para RNA do HIV é mais sensível para determinar a concentração (cópias/mℓ) do RNA viral – comumente referida como *carga viral plasmática*. Com a idade de 6 meses, 100% das crianças infectadas pelo HIV são diagnosticadas por uma PCR positiva. Nos recém-nascidos, um teste de PCR negativo para HIV não exclui infecção, mas reduz o risco desta infecção a 3%. A carga viral alcança níveis mais altos nas crianças assintomáticas que nos adultos assintomáticos. Carga viral persistentemente alta e contagem de CD4 baixa preveem progressão à AIDS. Cargas virais altas nos primeiros meses da lactância preveem início precoce da doença sintomática causada pelo HIV, mas com o tratamento profilático (durante a gravidez e até 6 semanas após o nascimento do recém-nascido) as taxas podem ser reduzidas para 1%. Nos países industrializados, a maior progressão para AIDS na era pós-HAART, está relacionada com a falta de adesão ao tratamento por qualquer razão (i. e., médica ou social) que, por sua vez, facilita o desenvolvimento de resistência aos fármacos. Os fenótipos de HIV-1 indutores da formação de sincício estão ligados à doença sintomática agressiva precoce.

Neuroimagem

Nas crianças com encefalopatia causada pelo HIV, a atrofia cerebral (cortical e subcortical) é a anormalidade mais comum nos exames de imagem (Figura 152.2). As imagens de ressonância magnética (RM) podem mostrar desmielinização periventricular ou parietoccipital (Figura 152.3). Calcificações e acentuação por contraste nos lobos frontais ou núcleos da base são manifestações tardias da encefalopatia causada pelo HIV, aparecem mais nitidamente na tomografia computadorizada (TC) e desenvolvem-se principalmente nos bebês sintomáticos (ver Figura 152.2). As anormalidades detectadas nos exames de imagem podem ser indistinguíveis das que ocorrem na síndrome de Aicardi-Goutières. A mielopatia associada ao HIV pode causar sinais de intensidade aumentada na RM da medula espinal, mas este exame geralmente é normal. Lesões cerebrais bilaterais podem sugerir mielopatia e sua presença deve ser excluída por RM ou TC. As lesões da LMP geralmente se localizam nas regiões parietoccipitais ou frontais e afetam a substância branca periventricular e subcortical. Pode ser difícil diferenciar essas lesões da desmielinização causada pelo HIV.

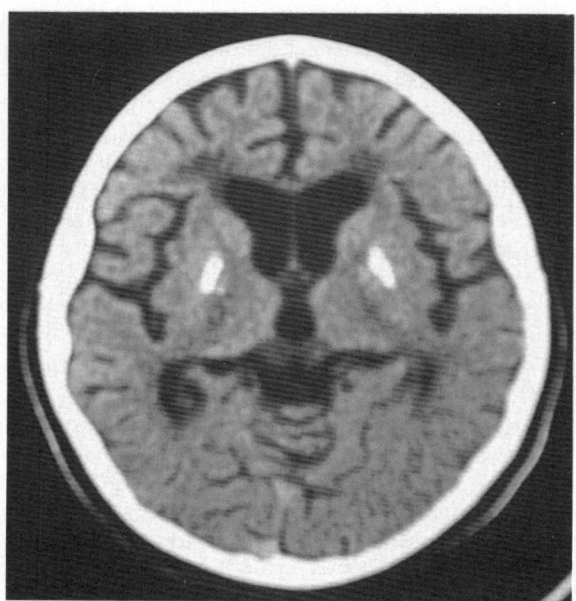

FIGURA 152.2 Tomografia computadorizada de um lactente com encefalopatia associada ao vírus da imunodeficiência humana, demonstrando atrofia cortical e subcortical e calcificações dos núcleos da base e dos lobos frontais. (Cortesia do Dr. Ram Kairam.)

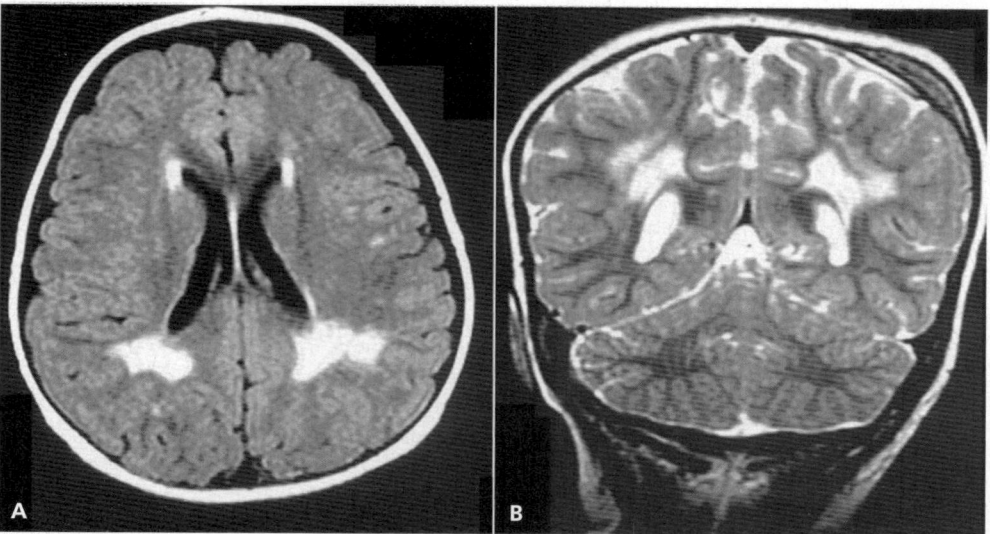

FIGURA 152.3 Desmielinização parietoccipital na imagem de RM axial na sequência FLAIR (do inglês *fluid-attenuated inversion recovery*) **(A)** e na imagem coronal em T2 **(B)** de uma criança com encefalopatia avançada causada pelo vírus da imunodeficiência humana e carga viral alta (RNA vírus da imunodeficiência humana = 1,5 milhão de cópias/mℓ).

Líquido cefalorraquidiano

O exame do LCR frequentemente é normal nas crianças infectadas pelo HIV. Quando não há IO, a análise do LCR das crianças com encefalopatia progressiva pode demonstrar alterações inespecíficas como pleocitose linfocítica e concentração alta de proteínas. A síntese de anticorpo específico para o HIV dentro da barreira hematencefálica ou a detecção de antígenos no LCR não é útil para prever encefalopatia. Embora não esteja disponível rotineiramente, a determinação da carga viral no LCR pode ser útil para diagnosticar encefalopatia do HIV nas crianças, especialmente nos casos de compartimentalização (i. e., um foco "sequestrado" de infecção pelo HIV no SNC), nos quais a determinação da carga viral sistêmica não reflete a replicação viral no SNC.

Tratamento

Tratamento antirretroviral

De acordo com alguns estudos, a HAART – que inclui um inibidor de protease ou um inibidor de transcriptase reversa não nucleosídio administrado em combinação com inibidores de transcriptase reversa nucleosídios – suprime a replicação viral, melhora a função imune e reduz as mortes associadas à AIDS, além de diminuir a incidência de encefalopatia causada pelo HIV. A carga viral sistêmica elevada tende a prever o desenvolvimento da encefalopatia do HIV, enquanto as contagens de células CD4 tendem a prever a progressão da doença secundária à infecção pelo HIV (especialmente causada por IO). As crianças com menos de 1 ano tendem a mostrar risco mais alto de progressão e devem ser tratadas, independentemente dos sintomas (Evidência de nível 1).[2] Depois da idade de 12 meses, o tratamento não está indicado quando a criança está assintomática ou tem sintomas mínimos. A maioria dos agentes antirretrovirais apresenta baixa penetrância no SNC, com exceção da zidovudina, nevirapina, estavudina e abacavir. No entanto, a penetração do antirretroviral no SNC não afetou a resposta ao tratamento no complexo de demência da AIDS. Portanto, uma mudança no esquema HAART não é recomendada com base no acometimento do SNC.

Efeitos adversos do tratamento antirretroviral

O tratamento com inibidores nucleosídios da transcriptase reversa viral pode alterar a função mitocondrial (mt) por inibição da γ-polimerase do mtDNA, que é responsável pela replicação do mtDNA. A inibição do mtDNA diminui a síntese das enzimas da cadeia respiratória e causa a síndrome de depleção mitocondrial. Por sua vez, a disfunção mitocondrial induzida pelos antirretrovirais é responsável pelos diversos efeitos adversos observados frequentemente nos pacientes HIV-positivos. Os efeitos adversos não neurológicos incluem esteatose hepática, acidemia láctica (> 2 mmol/ℓ) e lipodistrofia, que é um distúrbio evidenciado por acumulação de gordura visceral, adiposidade mamária, formação de bolsas de gordura cervical, hiperlipidemia, resistência à insulina e atrofia do tecido adiposo da face e dos membros. Os efeitos adversos neurológicos incluem miopatia, neuropatia periférica e parkinsonismo. A miopatia associada à depleção mitocondrial pode ser diagnosticada nas crianças tratadas com esquemas combinados, especialmente com ITRN, que têm grande afinidade pela γ-polimerase mitocondrial. O tratamento com doses baixas de didanosina (ddI) causa neuropatia sensitiva dolorosa em menos de 10% dos pacientes tratados. A neuropatia é dose-dependente e, em geral, regride com a interrupção do tratamento. Didanosina, estavudina e zalcitabina têm grande afinidade de ligação à γ-polimerase, enquanto zidovudina, abacavir, tenofovir e lamivudina têm afinidade mais baixa por esta enzima. A troca de agentes antirretrovirais geralmente alivia os sintomas.

Prognóstico

Muitas crianças tratadas para o HIV apresentam boa resposta e recuperação, com o HIV se tornando uma doença crônica controlável, porque pode ocorrer em adultos. A síndrome inflamatória de reconstituição imune (SRI) pode ocorrer após a introdução da HAART e, na maioria das vezes, é causada por agravação ou manifestações clínicas ou radiológicas até então inexistentes de IO depois da introdução da HAART. A síndrome coincide com o aumento da contagem de células CD4 e não é causada pela ineficácia do tratamento ou por uma infecção recente. Em uma coorte estudada no Johns Hopkins Hospital, os previsores independentes de SRI nos adultos eram uso reforçado de IP (com ritonavir) e declínio rápido da carga viral (> 2,5 logs). A infecção relatada mais comumente nos adultos com SRI é meningite criptocócica, mas LMP e demência causada pelo HIV também ocorrem. A LMP-SRI pode ser diferenciada da PML na RM devido ao realce transitório com o contraste. Em crianças tailandesas imunossuprimidas (i. e., CD4 < 15%), a incidência da SRI depois da HAART foi de 19%, o intervalo médio até seu desenvolvimento foi de 4 semanas e os patógenos principais envolvidos foram VVZ e bacilo da tuberculose. A maioria dos casos de SRI ocorre nos primeiros 3 meses de tratamento, embora existam relatos de casos tardios.

TRANSTORNOS DO ESPECTRO ALCOÓLICO FETAL

Introdução

O termo *transtorno do espectro alcoólico fetal* foi cunhado para descrever a continuidade dos efeitos do álcool no feto. Variando de grave a leve, o fenótipo expandido associado à exposição pré-natal ao álcool é composto por quatro categorias diagnósticas: síndrome alcoólica fetal (SAF), síndrome alcoólica fetal parcial, transtorno do neurodesenvolvimento relacionado ao álcool e defeitos congênitos relacionados ao álcool. A definição atual de exposição pré-natal documentada ao álcool inclui seis ou mais doses por semana ou três doses ou mais por ocasião maior ou igual a duas ocasiões durante a gravidez, problemas sociais ou legais relacionados ao álcool, intoxicação aguda ou biomarcador de álcool positivo durante a gravidez. A sensibilidade do feto aos efeitos do álcool é maior no primeiro trimestre da gestação, mas não há trimestre seguro para a ingestão de álcool.

Epidemiologia

As taxas de SAF verificadas em uma comunidade norte-americana de classe média variaram de 6 a 9 por mil crianças (ponto médio, 7,5). A taxa de síndrome alcoólica fetal parcial em uma comunidade variou de 11 a 17 por mil crianças (ponto médio, 14). Os fatores de risco associados à SAF são pobreza, desnutrição materna e idade materna avançada.

Biopatologia

Apesar de extensos estudos, os mecanismos subjacentes específicos da SAF permanecem incertos e sugerem um processo complexo. O risco de desenvolver a síndrome é modulado por fatores genéticos: alguns polimorfismos enzimáticos conferem proteção (p. ex., enzima álcool-desidrogenase [ADH] e citocromo P450 2E1), enquanto outros aumentam o risco (ausência de acetaldeído desidrogenase 2 [ADH$_2$]). O diagnóstico diferencial inclui vários distúrbios genéticos (p. ex., síndrome velocardiofacial, síndrome de William) e, portanto, justifica o teste genético.

Diagnóstico

O diagnóstico de SAF requer duas das três características dismórficas cardinais que afetam (fissuras palpebrais curtas [percentil < 10], filtro liso e borda vermelha fina do lábio superior), deficiências cognitivas maiores ou iguais a 1,5 de desvio padrão acima da média e deficiências no crescimento, incluindo tamanho pequeno da cabeça ou morfogênese cerebral anormal (Evidência de nível 1).[3] A maioria das crianças com SAF tem deficiência intelectual leve ou moderada, com escores de QI na faixa de 65 a 70, ainda que a capacidade mental varie amplamente. Nas famílias com vários irmãos afetados, as crianças mais jovens geralmente têm déficits cognitivos mais graves. A exposição pré-natal ao álcool foi relacionada a QIs mais baixos, comportamento hiperativo, déficits de atenção, dificuldade de aprendizagem (principalmente com aritmética) e problemas de fala. Anormalidades nos exames de neuroimagem são comuns nos bebês expostos ao álcool e comumente incluem perda de volume/microcefalia e anomalias do desenvolvimento do cerebelo ou corpo caloso (agenesia, hipoplasia). As anormalidades dos exames de imagem correlacionam-se com os déficits neurocognitivos.

Síndrome alcoólica fetal parcial

A *síndrome alcoólica fetal parcial* é definida com base na dismorfologia facial e nas pontuações neuropsicológicas observadas na SAF, mas pode ser diagnosticada com apenas um dos dois parâmetros de crescimento, seja a pequena circunferência da cabeça ou o crescimento somático comprometido.

Transtorno do neurodesenvolvimento relacionado ao álcool

O *transtorno do neurodesenvolvimento relacionado ao álcool* requer exposição pré-natal documentada ao álcool e déficits neurocomportamentais (comprometimento cognitivo < 1,5, desvio padrão acima da média em crianças com mais de 3 anos), atraso no desenvolvimento (crianças com menos de 3 anos) ou deficiências de autorregulação (comprometimento do humor ou da regulação comportamental, déficit de atenção ou controle de impulso).

Defeitos congênitos relacionados ao álcool e outros prognósticos

O álcool é um teratógeno bem estabelecido e defeitos congênitos são comuns. *Defeitos congênitos relacionados ao álcool* referem-se a anormalidades congênitas isoladas que ocorrem com exposição pré-natal documentada ao álcool. As anomalias devem estar ligadas à exposição ao álcool em ambientes clínicos ou experimentais. Anomalias congênitas ocorrem em cerca de um terço dos bebês nascidos de mães que ingerem muito álcool, em comparação com a incidência de 9% de anomalias brandas nos bebês de mães que não bebem na gravidez. A redução da ingestão de álcool durante a gravidez é benéfica aos filhos, porque reduz a frequência das complicações como retardo do crescimento e anormalidades dismórficas.

O abuso materno de álcool aumenta os riscos de abortamentos espontâneos, mortalidade neonatal, retardo do crescimento intrauterino e prematuridade.

Exposição pós-natal ao álcool

O álcool transferido pelo leite materno interfere no desenvolvimento motor, mas não com o desenvolvimento mental até a idade de 1 ano. A ingestão de álcool por crianças pode causar crises epilépticas hipoglicêmicas.

Síndrome de abstinência alcoólica

Em casos raros, bebês nascidos de mães que bebem grandes quantidades de álcool durante a gravidez podem apresentar sinais de abstinência. Inquietude, agitação, tremores, opistótono e crises epilépticas ocorrem pouco depois do nascimento e regridem dentro de alguns dias.

Tratamento e prognóstico

O tratamento da SAF é amplamente de suporte, focado nos desafios de desenvolvimento neurológico e comportamental que essas crianças e suas famílias podem enfrentar. Uma abordagem abrangente e de apoio à cessação do consumo de álcool na família é importante para abordar outros impactos psicossociais duradouros do alcoolismo nas crianças até a idade adulta.

EFEITOS PRÉ-NATAIS E PERINATAIS DO ABUSO DE SUBSTÂNCIAS

Cocaína

Embora o uso epidêmico de cocaína tenha diminuído, essa substância ainda é a droga ilícita utilizada mais comumente nos centros urbanos, enquanto a metanfetamina (cujos efeitos são semelhantes) é a preferida nas regiões rurais. O uso de cocaína durante a gravidez foi associado a abortamento espontâneo, descolamento prematuro da placenta, morte intrauterina e parto prematuro. Essas complicações podem ocorrer logo depois de uma exposição massiva à droga e são atribuídas à vasoconstrição dos vasos sanguíneos intrauterinos por ação da cocaína. As mulheres que usam cocaína tendem a recorrer à prostituição, aumentando os riscos de adquirir sífilis e infecção pelo HIV. Além disso, elas não tendem a fazer pré-natal e isto aumenta os riscos de morte fetal, baixo peso ao nascer e prematuridade.

Baixo peso ao nascer e retardo do crescimento intrauterino são comuns nos bebês expostos à cocaína. O crescimento do cérebro fetal é limitado, independentemente do peso ao nascer ou da idade gestacional. A síndrome de morte súbita do lactente também foi associada à exposição intrauterina à cocaína. Além de todos os efeitos específicos associados à cocaína, os bebês também têm risco mais alto em consequência à exposição simultânea a várias drogas, porque a cocaína raramente é a única droga utilizada.

Desenvolvimento neurocomportamental

Distúrbios de autorregulação são frequentes entre os recém-nascidos expostos à cocaína. As alterações podem variar de irritabilidade e excitabilidade até reação organizacional e comportamento interativo reduzido, mesmo quando a exposição à droga limitou-se ao primeiro trimestre da gravidez. A modulação da atenção é dificultada nos bebês expostos à cocaína, que, diferentemente dos bebês normais, preferem níveis mais altos de estimulação quando estão em um estado de atenção exagerada. A capacidade de processamento do bebê, evidenciada pelo tempo de atenção aos estímulos recém-apresentados, também é afetada pela exposição pré-natal à cocaína. Os bebês expostos apresentam anormalidades motoras e dos movimentos, inclusive tremor excessivo e hipertonia. Nos recém-nascidos e nos lactentes, pesquisadores descreveram os efeitos dose-dependentes da cocaína na autorregulação e as anormalidades neurológicas, que tendem a ser transitórias. Contudo, alguns estudos não demonstraram efeitos neurocomportamentais.

Acidentes vasculares encefálicos

Experimentalmente, a cocaína e seu metabólito principal (benzoilecgonina) causam vasoconstrição dos vasos sanguíneos cerebrais do feto. AVE neonatal e porencefalia foram associados à exposição pré-natal à cocaína. Alguns casos podem estar relacionados com outros fatores de risco para AVE neonatal associados à exposição fetal à cocaína, inclusive descolamento prematuro da placenta ou asfixia durante o nascimento. Nos bebês com exposições mais intensas à cocaína, podem ocorrer hemorragias intraventriculares.

Crises epilépticas

Crises epilépticas focais podem ocorrer nos recém-nascidos expostos à cocaína com AVE. Os eletroencefalogramas dos bebês expostos à cocaína mostram salvas de pontas e ondas agudas, que comumente são multifocais. Essas anormalidades não se correlacionam com as crises epilépticas detectáveis clinicamente ou com as anormalidades neurológicas e podem desaparecer dentro de 3 a 12 meses. Os bebês prematuros expostos à cocaína têm risco mais alto de crises epilépticas neonatais. Essas crises são raras quando não há um AVE prévio.

Malformações

A exposição pré-natal à cocaína foi associada a malformações urogenitais, deformidades com redução dos membros e atresia e infarto intestinais. Agenesia do corpo caloso e displasia do septo óptico também foram descritas. Esses efeitos teratogênicos podem ser causados pela vasoconstrição e anormalidade dos vasos sanguíneos fetais induzidas pela cocaína no estágio inicial da organogênese.

Impacto no neurodesenvolvimento

Nos modelos experimentais, a exposição pré-natal à cocaína foi associada às anormalidades dos sistemas que utilizam serotonina, norepinefrina, dopamina e ácido gama-aminobutírico como neurotransmissores. Os níveis mais baixos de ácido homovanílico descritos no LCR dos bebês recém-nascidos expostos à cocaína sugerem anormalidades do sistema dopaminérgico. Na lactância, pode haver incidência mais alta de hipertonia generalizada, que regride antes da idade de 24 meses (Tabela 152.3). Alguns estudos com crianças de 2 a 5 anos e crianças em idade escolar não conseguiram demonstrar que a exposição pré-natal à cocaína afeta negativamente a cognição, exceto quando também há efeitos da droga no crescimento fetal. As crianças expostas à cocaína parecem ter dificuldades com a linguagem e anormalidades neurocomportamentais mais frequentes, inclusive irritabilidade, déficit de atenção, controle inibitório, impulsividade e comportamento agressivo. Distúrbios neurocomportamentais precoces como dificuldade de orientação e irritabilidade tendem a melhorar ao longo dos dois primeiros anos de vida. A exposição pré-natal massiva à cocaína foi associada a comportamento delinquente nos dois sexos em idade mais tardia. Em crianças acompanhadas até a adolescência, são relatados efeitos leves a moderados na cognição, linguagem e comportamento (atenção, comportamentos de externalização e função executiva deficiente), bem como risco de uso indevido de substâncias.

Exposição à cocaína na infância

A intoxicação passiva pela cocaína pode ser causada por amamentação ou inalação passiva da cocaína em "base" livre (*crack*). Crises epilépticas são as manifestações principais da intoxicação sintomática, mas os efeitos da exposição à droga também podem passar despercebidos. A triagem toxicológica da urina é realizada para detectar drogas ilícitas como parte da investigação das crises epilépticas dos lactentes e das crianças, independentemente de seu nível socioeconômico.

Tabela 152.3 Efeitos neurológicos fetais da cocaína e anormalidades associadas.

Período neonatal
Microcefalia
Anormalidades vasculares
AVE
Porencefalia
Hemorragia intraventricular
Crises epilépticas
Sintomáticas (secundárias às complicações vasculares)
Primárias (atribuídas aos efeitos da cocaína e seus metabólitos)
Malformações cerebrais
Agenesia do corpo caloso
Displasia do septo óptico
Anomalias cranianas
Encefalocele
Neurocomportamento anormal
Autorregulação anormal
Depressão do nível de consciência
Hipertonia
Tremores grosseiros
Irritabilidade/estado excitável
Lactância e infância
Neurológicos
Hipertonia da lactância
Desenvolvimento
Atrasos da linguagem
Atrasos semânticos
Comportamentais
Desatenção
Transtornos temperamentais
Impulsividade
Comportamento delinquente ou agressivo

Sinais e sintomas de abstinência

Não há evidências de que a cocaína cause uma síndrome de abstinência nas crianças. Mesmo com a exposição pré-natal remota à droga, os bebês expostos à cocaína podem apresentar hipertonia e tremor, que provavelmente são manifestações de uma embriopatia transitória resultante da desregulação dos níveis de transmissores relacionada ao uso de cocaína.

Opiáceos

Suprimentos abundantes de heroína de baixo custo têm alimentado uma epidemia nacional de "crianças atrasadas", especialmente nos centros urbanos. Contudo, existem poucos estudos prospectivos sobre o impacto no desenvolvimento da exposição pré-natal à heroína. Em razão de seu uso controlado, a metadona foi estudada mais detalhadamente. O fator de risco principal associado aos efeitos adversos no desenvolvimento e aos escores mais baixos de QI é a ocorrência da síndrome de abstinência neonatal.

Sinais e sintomas de abstinência

Bebês nascidos de mães dependentes de opioides (Tabela 152.4) estão em risco de síndrome de abstinência neonatal caracterizada por sinais e sintomas de hiperexcitabilidade do sistema nervoso central, disfunção gastrintestinal, angústia respiratória e transtornos da atividade autonômica. Os sinais e sintomas referidos ao SNC incluem hipertonia, tremor, hiper-reflexia, irritabilidade, transtornos do sono, dificuldades de alimentação e (ocasionalmente) crises epilépticas (Evidência de nível 1).[4] O início da síndrome de abstinência neonatal causada pela heroína geralmente ocorre 24 horas depois do nascimento, a abstinência de metadona comumente começa entre 24 e 72 horas e a abstinência da buprenorfina começa em torno de 40 horas e alcança gravidade máxima com 70 horas de vida. A síndrome de abstinência neonatal associada à metadona é mais grave e mais comum (84%) que a causada pela buprenorfina (60%). Com esses dois opioides, os sinais de abstinência podem começar até 5 a 7 dias depois do nascimento ou mais. Fatores genéticos podem influenciar o início ou a gravidade dos sintomas de abstinência. Por exemplo, crianças tratadas para abstinência eram mais predispostas a carregar um alelo homozigoto do gene CYP2B6 que codifica uma enzima citocromo P450 mono-oxigenase, enquanto certos polimorfismos de nucleotídio único do catecol-o-metiltransferase e receptor μ-opioide foram associados a sintomas de abstinência mais graves. Nos recém-nascidos com abstinência aguda dos opioides, crises epilépticas ocorrem em 2 a 11%, enquanto mais de 30% dos bebês têm anormalidades eletroencefalográficas sem evidência de atividade convulsiva. A abstinência leve não requer nenhuma medida adicional além de envolver o bebê com uma manta e mantê-lo em um quarto silencioso, mas os bebês sintomáticos provavelmente necessitam de tratamento farmacológico. Os dois fármacos mais populares para tratar abstinência são elixir paregórico (tintura canforada de ópio) e fenobarbital. Dentre os dois, o primeiro é mais fisiológico porque substitui a substância que causa a abstinência, mas é eficaz apenas para tratar abstinência de opioides. Outros opioides estudados são morfina e buprenorfina. Nos casos suspeitos de exposição simultânea a várias drogas, o fenobarbital pode ser preferível.

A escala mais difundida para avaliar a gravidade da síndrome de abstinência é a que foi desenvolvida por Finnegan (Evidência de nível 1)[5]: esta escala avalia 21 sinais em três domínios: SNC, gastrintestinal e autonômico/sono/função respiratória. As avaliações são recomendadas a cada 2 a 4 horas depois do nascimento e o tratamento é recomendado quando os escores de abstinência são iguais ou maiores que 8. Nesses casos, a dose de elixir paregórico ou fenobarbital é titulada de acordo com a gravidade do escore de abstinência. Contudo, não há concordância quanto a um protocolo padronizado de tratamento da abstinência neonatal. Quando se utiliza fenobarbital, pode-se optar por administrar uma dose de impregnação (15 mg/kg) antes de iniciar o tratamento de manutenção (5 a 8 mg/kg). As doses de elixir paregórico podem começar com 0,2 mℓ a cada 3 horas, com aumentos de 0,05 mℓ de acordo com o escore de abstinência. A redução progressiva da dose pode começar no final da segunda semana, conforme a tolerabilidade do bebê.

Tabela 152.4 Síndrome de abstinência dos opioides.

Sistema nervoso central
• Inquietude/tremores
• Irritabilidade
• Hipertonia
• Choro de tonalidade aguda
• Crises epilépticas generalizadas
Sistema nervoso autônomo
• Febre
• Congestão nasal
• Manchas na pele
• Sudorese
• Taquipneia
Gastrintestinais
• Vômitos
• Diarreia
• Dificuldade de se alimentar

EVIDÊNCIAS DE NÍVEL 1

1. Centers for Disease Control and Prevention. HIV Surveillance Report: diagnoses of HIV infection in the United States and dependent areas, 2017; vol. 29. Centers for Disease Control and Prevention Web site. https://www.cdc.gov/hiv/pdf/library/reports/surveillance/cdc-hiv-surveillance-report-2017-vol-29.pdf. Published 2018. Accessed December 9, 2020.
2. Siberry GK, Abzug MJ, Nachman S, et al.; and Panel on Opportunistic Infections in HIV-Exposed and HIV-Infected Children. Guidelines for the prevention and treatment of opportunistic infections in HIV-exposed and HIV-infected children: recommendations from the National Institutes of Health, Centers for Disease Control and Prevention, the HIV Medicine Association of the Infectious Diseases Society of America, the Pediatric Infectious Diseases Society, and the American Academy of Pediatrics. *Pediatr Infect Dis J.* 2013;32(suppl 2):i-KK4.
3. Hoyme HE, Kalberg WO, Elliott AJ, et al. Updated clinical guidelines for diagnosing fetal alcohol spectrum disorders. *Pediatrics.* 2016;138(2):e20154256.

4. Behnke M, Smith VC; for Committee on Substance Abuse, Committee on Fetus and Newborn. Prenatal substance abuse: short- and long-term effects on the exposed fetus. *Pediatrics*. 2013;131:e1009-e1024.
5. Devlin LA, Breeze JL, Terrin N, et al. Association of a simplified Finnegan neonatal abstinence scoring tool with the need for pharmacologic treatment for neonatal abstinence syndrome. *JAMA Netw Open*. 2020;3(4):e202275.

LEITURA SUGERIDA

Chiriboga CA, Fleishman S, Champion S, Gaye-Robinson L, Abrams EJ. Incidence and prevalence of HIV encephalopathy in children with HIV infection receiving highly active anti-retroviral treatment (HAART). *J Pediatr*. 2005;146(3):402-407.

Donald KA, Eastman E, Howells FM, et al. Neuroimaging effects of prenatal alcohol exposure on the developing human brain: a magnetic resonance imaging review. *Acta Neuropsychiatr*. 2015;27(5):251-269.

Evers S, Rahmann A, Schwaag S, Frese A, Reichelt D, Husstedt IW. Prevention of AIDS dementia by HAART does not depend on cerebrospinal fluid drug penetration. *AIDS Res Hum Retroviruses*. 2004;20(5):483-491.

Kaminen-Ahola, N. Fetal alcohol spectrum disorders: genetic and epigenetic mechanisms [published online ahead of print May 9, 2020]. *Prenat Diagn*. doi:10.1002/pd.5731.

Manabe YC, Campbell JD, Sydnor E, Moore RD. Immune reconstitution inflammatory syndrome: risk factors and treatment implications. *J Acquir Immune Defic Syndr*. 2007;46(4):456-462.

Mazzoni P, Chiriboga CA, Millar WS, Rogers A. Intracerebral aneurysms in human immunodeficiency virus infection: case report and literature review. *Pediatr Neurol*. 2000;23:252-255.

Sanlorenzo LA, Stark AR, Patrick SW. Neonatal abstinence syndrome: an update. *Curr Opin Pediatr*. 2018;30(2):182-186.

Schwenk H, Ramirez-Avila L, Sheu SH, et al. Progressive multifocal leukoencephalopathy in pediatric patients: case report and literature review. *Pediatr Infect Dis J*. 2014;33(4):e99-e105.

Selik RM, Mokotoff ED, Branson B, Owen SM, Whitmore S, Irene Hall H. Revised surveillance case definition for HIV infection—United States, 2014. *MMWR Morb Mortal Wkly Rep*. 2014;63:1-10.

Walker SY, Pierre RB, Christie CD, Chang SM. Neurocognitive function in HIV-positive children in a developing country. *Int J Infect Dis*. 2013;17(10):e862-e867.

SEÇÃO 21 PSIQUIATRIA E NEUROLOGIA

Editor da Seção: *David H. Strauss*

Psicose 153

Jacob S. Ballon e T. Scott Stroup

PONTOS-CHAVE

1. A psicose de início recente requer um minucioso exame médico para determinar as possíveis causas e se ela é reversível.

2. O *delirium* é um traço comum de psicose, especialmente em idosos ou em indivíduos com comprometimento médico.

3. Além da esquizofrenia, os episódios psicóticos estão associados a transtorno bipolar, transtorno depressivo maior, transtorno do estresse pós-traumático e transtorno delirante, entre outros.

4. Os medicamentos antipsicóticos são o tratamento sintomático eficaz para a psicose, traços psicóticos e episódios psicóticos, mas estão associados a efeitos adversos significativos e devem ser usados criteriosamente.

5. A clozapina é o único medicamento baseado em evidência para a esquizofrenia resistente ao tratamento; qualquer decisão para sua interrupção deve ser considerada cuidadosamente.

INTRODUÇÃO

A psicose caracteriza-se por uma desconexão com a realidade, incluindo alucinações e delírios. Esses sintomas psicóticos constituem uma característica central da esquizofrenia, mas também podem ser observados em outros transtornos psiquiátricos graves, incluindo transtorno bipolar, transtorno depressivo maior e transtorno de estresse pós-traumático (TEPT), entre outros. É importante assinalar que os episódios psicóticos também podem constituir um sintoma proeminente em muitos distúrbios neurológicos, outras condições médicas, intoxicação por substâncias e síndromes de abstinência. A psicose de início recente exige uma investigação minuciosa para determinar a etiologia desses sintomas.

Os episódios psicóticos podem se caracterizar por fenômenos nos quais as experiências sensoriais são geradas por estímulos cerebrais aberrantes, e não por estímulos externos. As alucinações podem ser auditivas (p. ex., ouvir vozes), visuais (ver objetos que não existem no local), ou podem ocorrer em outros domínios sensoriais, embora as alucinações olfatórias, táteis e gustativas sejam menos relatadas. As alucinações se diferenciam dos delírios por não terem nenhuma base na realidade, enquanto os delírios são percepções falsas de sensações naturais. Os delírios são crenças fixas e falsas que persistem, apesar das provas em contrário. Com frequência, os delírios são paranoides (p. ex., sensação de estar sendo vigiado ou seguido) ou de grandeza (i. e.: possuir poderes especiais ou relacionamentos com pessoas poderosas). As alucinações e os delírios devem ser avaliados dentro do contexto cultural relevante.

A prevalência de episódios psicóticos ao longo da vida é de 3 a 5% na população geral. A maioria desses casos deve-se a causas variadas. A maior parte dos episódios de psicose não esquizofrênica é induzida por substâncias, ou decorrente de transtornos do humor e de condições médicas gerais.

ESQUIZOFRENIA E OUTROS TRANSTORNOS PSICÓTICOS

Epidemiologia

De modo global, as estimativas sugerem que quase 1% da população irá desenvolver esquizofrenia ao longo da vida. A idade típica de início da esquizofrenia é no fim da adolescência ou início dos 20 anos; os homens são diagnosticados, em média, alguns anos antes das mulheres. A maioria dos indivíduos que desenvolvem esquizofrenia apresenta um período prodrômico de doença antes de alcançar o limiar para o diagnóstico. O pródromo geralmente é caracterizado por sintomas psicóticos subliminares, com declínio do funcionamento social e ocupacional. Nos casos típicos, a esquizofrenia segue um curso com recidivas e remissões, caracterizado por períodos de estabilidade, com exacerbações episódicas dos sintomas. Embora os medicamentos antipsicóticos sejam eficazes para reduzir os sintomas psicóticos, muitos indivíduos, mesmo assim, podem exibir sintomas, apesar do tratamento habitual.

Neurobiologia

Os cientistas discutem se a esquizofrenia é uma doença cerebral degenerativa, uma doença de neurodesenvolvimento ou uma associação de ambas. Vários estudos mostraram que existem diferenças neuroanatômicas no tamanho dos ventrículos, na espessura do córtex, substância cinzenta e branca e volume global do cérebro em indivíduos com esquizofrenia. São observadas diferenças neuroanatômicas antes do início da psicose, sustentando as hipóteses de neurodesenvolvimento. Entretanto, essas diferenças aumentam com a evolução da doença, o que favorece a hipótese degenerativa. Além disso, embora muitos estudos tenham mostrado que o início da psicose é precedido de declínio cognitivo, há algumas evidências de que os déficits cognitivos se agravam com o passar do tempo. É difícil isolar um processo degenerativo específico da esquizofrenia em si de outros fatores ambientais, como exposição crônica a fármacos antipsicóticos.

Muitos trabalhos foram conduzidos para identificar os sistemas de neurotransmissores específicos responsáveis pela psicose e, em particular, pela esquizofrenia. Embora nenhum sistema isolado seja responsável pelo fenótipo psicótico geral, vários demonstraram contribuir para o desenvolvimento dos sintomas. Com frequência, a dopamina está mais estreitamente associada à psicose, e todos os fármacos antipsicóticos disponíveis atualmente no comércio são antagonistas dopaminérgicos D2, porém esses fármacos não atuam em todas as facetas da doença. Outros neurotransmissores envolvidos incluem a serotonina, o glutamato e a acetilcolina.

Diagnóstico

A esquizofrenia é uma doença mental grave, responsável por morbidade significativa, diminuição da qualidade de vida, perda da produtividade e mortalidade prematura. Existe um risco de suicídio de 5 a 10%, e a esquizofrenia constitui uma causa importante de incapacidade no mundo inteiro. Os sintomas da esquizofrenia podem ser classificados em sintomas positivos, negativos e cognitivos. Os sintomas positivos referem-se a delírios, alucinações e discurso ou comportamento desorganizados. Os sintomas negativos incluem apatia e avolição e, em geral, referem-se a déficits no funcionamento. Os sintomas cognitivos afetam vários domínios, incluindo principalmente o funcionamento executivo, a aprendizagem verbal e a memória de trabalho.

Embora a esquizofrenia não possa ser diagnosticada até que ocorram episódios psicóticos durante pelo menos 1 mês, foram observados sintomas inespecíficos desde o início da infância em indivíduos que posteriormente desenvolveram esquizofrenia. Por exemplo, crianças pequenas que irão desenvolver esquizofrenia apresentam uma incidência aumentada de déficits nas habilidades motoras, em comparação com crianças que não desenvolvem esquizofrenia ou outros transtornos psiquiátricos.

O *Manual Diagnóstico e Estatístico de Transtornos Mentais*, 5ª edição (*DSM-5*), que foi lançado em 2013, modificou os critérios para se definirem os transtornos psicóticos (Figura 153.1). O diagnóstico de esquizofrenia exige pelo menos dois de cinco sintomas, incluindo alucinações, delírios, discurso desorganizado, comportamento desorganizado ou sintomas negativos durante um período de pelo menos 1 mês e com duração geral da doença de pelo menos 6 meses. O *DSM-5* exige alucinações, delírios ou discurso desorganizado; somente a presença de comportamento desorganizado e sintomas negativos não preenche os novos critérios. Se houver sintomas de transtorno de humor, é fundamental traçar uma linha do tempo para estabelecer o diagnóstico correto. Se houver sintomas de humor concomitantes com as alucinações ou delírios, os critérios para transtorno esquizoafetivo são preenchidos se os sintomas psicóticos persistirem durante pelo menos 2 semanas, na ausência de sintomas de humor, ou se for constatada a presença de sintomas de humor durante a maior parte da duração da doença. Se os sintomas psicóticos forem observados apenas no contexto de um transtorno de humor (transtorno bipolar ou transtorno depressivo maior), o diagnóstico é de transtorno bipolar ou transtorno depressivo maior com características psicóticas. Se o

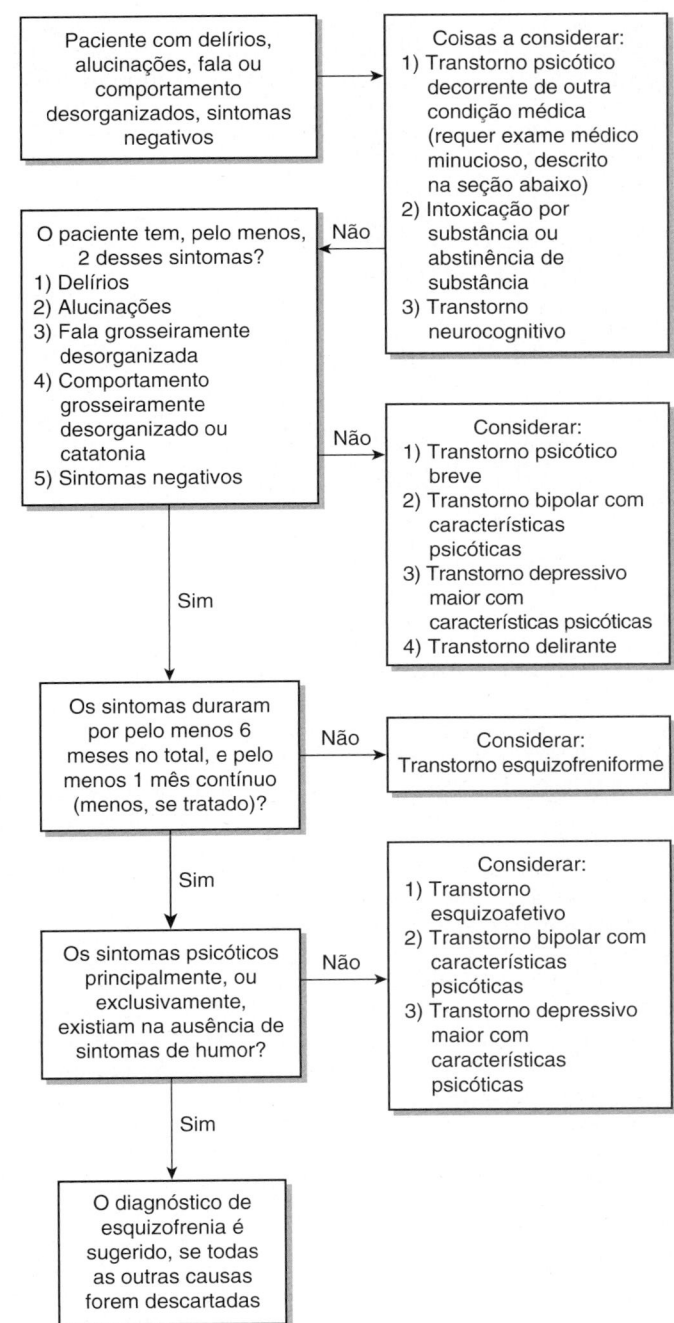

FIGURA 153.1 Algoritmo diagnóstico para um paciente com sintomas psicóticos. (Baseada em American Psychiatric Association. *Diagnostic and Statistical Manual of Mental Disorders.* 5th ed. Washington, DC: American Psychiatric Association, 2013.)

único sintoma psicótico for de delírio, o diagnóstico pode ser de transtorno delirante, particularmente se houver prejuízo funcional limitado. A catatonia é uma constelação de características psicomotoras, que podem incluir estupor, postura, mutismo, estereotipias e outros maneirismos bizarros. A catatonia está frequentemente associada à esquizofrenia, mas pode ocorrer na maioria das outras doenças mentais graves. A catatonia está incluída no *DSM-5* como especificador para vários transtornos mentais e é observada em aproximadamente 10% dos pacientes internados com esquizofrenia.

Transtorno bipolar, mania com características psicóticas | Estudo de caso

Os amigos e a família de uma jovem de 27 anos, recém-graduada em faculdade de negócios, que regressava de uma viagem à Europa, notaram que ela estava anormalmente ativa e necessitava de pouco sono. De maneira claramente oposta à sua personalidade, ela adquiriu um carro novo e chamativo, assim como muitas roupas novas, estas geralmente compradas *online* nas primeiras horas da manhã. Ela falava de maneira rápida e extensa sobre seus "dons" empresariais "únicos" e sobre como era uma "consultora especial" de famosos bilionários do *e-commerce*. As outras pessoas ficavam perplexas com sua convicção de que as recentes manchetes de jornais pretendiam comunicar a sua importância. Ela negava a necessidade de dormir e passava horas em completa agitação tentando "retornar as ligações" de vários diretores executivos. Ao falar, expressava-se rapidamente com palavras rimadas e tinha dificuldade em chegar diretamente ao seu ponto. Apesar de dizer que estava em um "humor fantástico", geralmente ela era irritável, e gritalhona, se confrontada por amigos e colegas sobre o seu comportamento, quando não conseguia o que desejava imediatamente. Ela não tinha histórico de delírios ou alucinações.

Espectro da esquizofrenia | Estudo de caso

Um universitário de 21 anos é levado ao serviço de saúde do estudante pelo seu conselheiro residente. Nesses últimos meses, o conselheiro residente vem observando que o aluno estava se isolando dos colegas e deixou de participar das atividades do dormitório. As notas caíram, e ele foi pego fumando maconha em seu quarto. Recentemente, começou a colocar fita adesiva sobre as câmeras no laboratório de informática e papel laminado nas janelas do quarto. Quando indagado acerca desses comportamentos, o aluno declarou que a Agência Central de Inteligência (CIA) estava seguindo seus movimentos por uma vasta rede de computadores. Passou várias noites dormindo na biblioteca ou em uma cafeteria local aberta 24 horas para evitar que fosse encontrado. Acreditava que a CIA o considerava detentor de conhecimentos especiais acerca de operações dentro do governo. O aluno acreditava que todos o conheciam, porque a CIA havia criado um *website* sobre ele. Disse que podia ouvir agentes e outras pessoas falando sobre ele através das paredes do quarto, comentando seus comportamentos e chamando-o de estúpido. Estava dormindo pouco e usava maconha para ajudar a dormir e a controlar a sua ansiedade.

Os sintomas psicóticos são frequentemente observados em outros transtornos psiquiátricos (Tabela 153.1). Até 60% dos indivíduos com transtorno bipolar apresentam uma história de pelo menos um sintoma psicótico, e ocorrem traços psicóticos em até 50% dos episódios maníacos. Os episódios psicóticos também podem ocorrer na depressão, particularmente quando grave. De modo geral, os indivíduos com depressão têm 3 vezes mais probabilidade de apresentar alucinações e 9 vezes mais probabilidade de ter delírios em comparação com indivíduos sem depressão. Até 15% dos indivíduos com esquizofrenia apresentam sintomas de transtorno obsessivo-compulsivo comórbido. Pessoas com fobia social e ansiedade generalizada também exibem uma incidência aumentada de episódios psicóticos. Dados da National Comorbidity Survey sugerem que os episódios psicóticos deveriam levar a uma categorização de subtipo separado de transtorno do estresse pós-traumático, e foi acrescentado um subtipo "com sintomas dissociativos" ao *DSM-5*. Os transtornos relacionados a substâncias e a esquizofrenia frequentemente ocorrem de modo concomitante, com taxas de transtornos relacionados ao uso de substâncias de até 70% em indivíduos com esquizofrenia. Em um estudo europeu de grande porte de primeiro episódio de esquizofrenia, quase 31,1% dos pacientes relataram um transtorno relacionado a substâncias comórbido, incluindo 22,2% que faziam uso de *Cannabis*. O uso de substância comórbido está associado a uma adesão mais precária aos medicamentos, maior número de internações e prognóstico funcional global mais sombrio, com observação dos efeitos mais graves em usuários pesados de substâncias.

Transtorno depressivo maior com características psicóticas | Estudo de caso

Uma mulher idosa, de 87 anos, foi internada em uma unidade psiquiátrica após várias semanas de humor depressivo, afastamento social dos seus pares e perda de peso de 5,5 kg. Ela dizia repetidamente "há algo errado comigo" e que seu fígado estava apodrecendo. Não era possível dissuadi-la dessa crença e insistia em dizer que "tudo era sem esperança." Uma vez no hospital, ela permanecia no leito o dia todo, olhando para o teto. A terapia eletroconvulsiva foi-lhe oferecida e iniciada por ordem judicial. Após quatro tratamentos, ela começou a entreter-se com os outros pacientes da unidade por breves períodos e a participar de terapia em grupo. Ela continuou a receber seu curso de terapia eletroconvulsiva junto com medicamento antidepressivo e, dentro de 1 mês, estava muito melhor e foi vista sorrindo com o seu marido.

Tratamento e prognóstico

Fármacos antipsicóticos

Os fármacos antipsicóticos constituem a base do tratamento para a esquizofrenia e outros transtornos psicóticos. Os antipsicóticos diminuem os sintomas psicóticos e reduzem as taxas de recidiva (Evidência de nível 1).[1] Todos os medicamentos antipsicóticos atualmente disponíveis antagonizam os receptores dopaminérgicos D2 no cérebro, que se acredita sejam o principal mecanismo de ação. Historicamente, os fármacos antipsicóticos têm sido classificados com base na sua potência nos receptores D2 em categorias de alta potência e de baixa potência. Os agentes antipsicóticos também afetam outros neurotransmissores, incluindo receptores serotoninérgicos, histaminérgicos e adrenérgicos. Os efeitos observados sobre os vários neurotransmissores determinam os efeitos tanto terapêuticos quanto adversos.

Todos os fármacos antipsicóticos são capazes de induzir efeitos adversos neurológicos, incluindo movimentos involuntários anormais, conhecidos como *discinesia tardia* (DT), *acatisia* (inquietação), *distonia* e *pseudoparkinsonismo* (tremor, rigidez e bradicinesia) (Tabela 153.2). Por definição, a DT está associada à exposição prolongada (durante pelo menos 3 meses) a um agente antipsicótico. O avanço da idade, o sexo feminino e a duração de exposição constituem os maiores fatores de risco para a DT. Os agentes antipsicóticos mais recentes (ou de segunda geração) tendem a apresentar menor risco de DT, porém o risco varia de acordo com as características farmacológicas individuais, bem como com a dose e duração de exposição. Os fármacos com menor potência nos receptores D2 tendem a estar associados a efeitos adversos metabólicos mais adversos (ganho de peso, diabetes melito, dislipidemia), enquanto aqueles com maior potência têm mais tendência a causar efeitos adversos neurológicos. As distonias graves, particularmente as que acometem os músculos da laringe ou extraoculares, exigem tratamento de emergência com difenidramina intramuscular (50 mg) ou benztropina (2 mg). A benztropina oral (1 a 4 mg/dia) mostra-se efetiva para o tratamento dos tremores induzidos por antipsicóticos, e, com frequência, utiliza-se o propranolol (30 a 90 mg/dia) para o tratamento da acatisia.

Os efeitos adversos metabólicos estão estreitamente associados ao tratamento com muitos agentes antipsicóticos, em particular clozapina, olanzapina, quetiapina e risperidona. O mecanismo pelo qual os fármacos antipsicóticos produzem

Tabela 153.1 Características diferenciadoras de doenças geralmente associadas aos traços psicóticos.

Condição	Idade típica de início	Características diferenciadoras
Esquizofrenia	Final da adolescência; segunda década de vida; mais tardiamente em mulheres do que em homens	Alucinações, delírios, pensamento desorganizado/comprometimento comportamental e funcional
Transtorno esquizoafetivo	Final da adolescência; segunda década de vida; mais tardiamente em mulheres do que em homens	Sintomas psicóticos estão presentes mesmo na ausência de sintomas de humor; sintomas de humor estão presentes na maior parte da doença
Transtorno bipolar	Segunda década de vida	Traços psicóticos somente no contexto de episódio de humor; normalmente, no contexto de episódio maníaco grave
Transtorno depressivo maior com características psicóticas	Ao longo da vida; o pico ocorre na segunda e terceira décadas de vida	Traços psicóticos relativamente raros; somente no contexto de episódio depressivo
Doença de Alzheimer	Idosos	Presente em até 50% dos pacientes; delírios não estranhos; alucinações visuais comuns
Demência com corpos de Lewy	Idosos	Geralmente alucinações visuais; associadas a sintomas motores e sensibilidade aos efeitos adversos dos antipsicóticos
Delirium	Durante o ciclo de vida, especialmente em idosos	Resolve-se quando o transtorno de base é resolvido
Transtorno do estresse pós-traumático	Em qualquer idade; aumento de risco em veteranos	Histórico de traumatismo grave; predominantemente associado a alucinações, pode estar associado a sintomas dissociativos

esses efeitos não está definitivamente elucidado. Mesmo antes da introdução dos medicamentos antipsicóticos, a esquizofrenia já era associada, há muito tempo, a uma taxa aumentada de diabetes melito e obesidade, em comparação com a população geral. A clozapina, a olanzapina e a quetiapina são potentes agentes anti-histamínicos e, portanto, estão associados a sonolência e atividade dos receptores histamínicos H1 centrais, o que pode contribuir para o risco de ganho de peso. Outras teorias acerca dos efeitos metabólicos têm como enfoque vias de sinalização compartilhadas entre a regulação da insulina e a psicose envolvendo a quinase *AKT1* no cérebro, no pâncreas e no fígado. A resposta periférica aos fármacos antipsicóticos pode apresentar retroalimentação para o cérebro, de modo a alterar a secreção de insulina, o que pode ter efeitos sobre o peso corporal. Embora o diabetes melito frequentemente possa resultar da adiposidade central associada aos antipsicóticos, existem provavelmente diversas vias responsáveis por esses efeitos metabólicos, visto que os indivíduos podem desenvolver resistência à insulina e diabetes melito na ausência de ganho de peso e vice-versa.

Tabela 153.2 Informações selecionadas sobre os antipsicóticos comumente usados.

Medicamento	Variação para esquizofrenia (mg)	Efeitos adversos/peso	Pseudoparkinsonismo	Elevação da prolactina	Sedação	Efeitos colaterais anticolinérgicos	Hipotensão ortostática
Aripiprazol	10 a 30	–	+	–	+	–	–
Asenapina	10 a 20	++	++	++	++	–	+
Brexipiprazol	2 a 4	+	+	–	+	–	–
Cariprazina	1,5 a 6	+	++	–	+	–	–
Clorpromazina	300 a 1.000	+++	+	++	+++	+++	+++
Clozapina	150 a 600	+++	–	–	+++	+++	+++
Haloperidol	5 a 20	+	+++	+++	++	–	–
Iloperidona	12 a 24	++	–	+	+	+	+++
Lurasidona	40 a 160	–	++	–	++	–	+
Olanzapina	10 a 30	+++	+	+	++	++	–
Paliperidona	6 a 12	++	++	+++	+	–	+
Perfenazina	12 a 48	++	++	++	++	–	–
Quetiapina	300 a 750	++	–	–	++	–	++
Risperidona	2 a 8	++	++	+++	+	–	++
Ziprasidona	120 a 160	–	+	+	+	–	+

+, baixo risco/efeitos leves; ++, risco médio/efeitos moderados; +++, alto risco/efeitos graves; –, risco mínimo. (Dados de Lawrence RE, Stroup TS, Lieberman JA. Schizophrenia spectrum disorders. In: Roberts LW, ed. The American Psychiatric Publishing Textbook of Psychiatry. 7th ed. Washington, DC: American Psychiatric Association; 2019:257-278; e Buchanan RW, Kreyenbuhl J, Kelly DL, et al. The 2009 schizophrenia PORT psychopharmacological treatment recommendations and summary statements. *Schizophr Bull*. 2010;36(1):71-93.)

Um efeito adverso perigoso, porém raro dos fármacos antipsicóticos é a síndrome neuroléptica maligna (SNM). A SNM caracteriza-se por tremores, rigidez muscular, mialgias, febre extrema, outra instabilidade autonômica e alteração do estado mental. A rigidez muscular leva, em última análise, à rabdomiólise, com aumento da creatinoquinase (CK) e das contagens de leucócitos. Os produtos resultantes de degradação muscular podem levar à insuficiência renal aguda. Na ausência de intervenção rápida e intensiva, a SNM pode ser fatal, levando à morte em quase 10% dos casos. O tratamento da SNM consiste em interromper imediatamente os antipsicóticos, baixar rapidamente a hipertermia e proteger os rins da mioglobinemia por meio de hidratação agressiva.

Os agentes antipsicóticos diferem principalmente nos seus efeitos adversos, porém foram também detectadas algumas diferenças pequenas a moderadas na sua eficácia. Todos os três fármacos com melhor eficácia (clozapina, olanzapina e risperidona), que estão disponíveis nos EUA, estão associados a efeitos metabólicos adversos. Esse achado leva a um dilema clínico, em que tanto o médico quanto o paciente precisam considerar a oportunidade de melhora máxima dos sintomas *versus* risco metabólico significativo.

A clozapina desempenha um papel especial, visto que é mais eficaz do que outros agentes antipsicóticos em pacientes com esquizofrenia resistente ao tratamento e demonstrou diminuir o risco de suicídio e causar menos movimentos involuntários anormais. Entretanto, além do ganho de peso e dos efeitos adversos metabólicos significativos, a clozapina também está associada a agranulocitose e ao risco subsequente de morte em consequência de infecção. Por conseguinte, os pacientes em uso de clozapina devem se inscrever em um registro de clozapina (www.clozapinerems.com) e precisam ser monitorados cuidadosamente à procura de redução das contagens de granulócitos. Outros riscos associados à clozapina incluem miocardite e crises epilépticas. Todavia, com um rigoroso monitoramento clínico, a clozapina pode ser altamente efetiva em muitos pacientes.

Tratamento não farmacológico

Os tratamentos não farmacológicos para a esquizofrenia que são sustentados por alguma evidência incluem a estimulação magnética transcraniana repetitiva para as alucinações auditivas que não respondem aos medicamentos antipsicóticos (Evidência de nível 1).[1] Vários tratamentos psicossociais mostram-se efetivos para problemas específicos associados a doenças psicóticas persistentes. Por exemplo, equipes multiprofissionais, conhecidas como equipes de *Tratamento Comunitário Assertivo* (ACT), oferecem cuidados de extensão e abrangentes, reduzindo, assim, as taxas de internação (Evidência de nível 1).[2] Programas de apoio na procura de trabalho também são efetivos para ajudar pessoas com esquizofrenia a conseguir empregos (Evidência de nível 1).[2]

OUTRAS CAUSAS DE EPISÓDIOS PSICÓTICOS

Quando um paciente apresenta episódios ou traços psicóticos pela primeira vez, é importante lembrar que tais sintomas estão associados a inúmeras condições cerebrais e que nem sempre a causa pode ser identificada (Tabela 153.3). Deve-se conduzir uma investigação completa para descartar a possibilidade de causas potencialmente reversíveis das trações e/ou episódios psicóticos.

A pesquisa de causas reversíveis de episódios psicóticos deve começar com exames gerais e, em seguida, concentrar-se com base na apresentação específica (Tabela 153.4). São realizados exames laboratoriais para investigar a possibilidade de anormalidades metabólicas ou nutricionais, sinais de infecção/inflamação e processos autoimunes. O exame de neuroimagem pode estar indicado, particularmente se houver déficits neurológicos focais ou alteração aguda da personalidade. A punção lombar e o eletroencefalograma também podem ser incluídos na investigação quando a presença de sintomas associados sugerir a possibilidade de infecção.

O *delirium* constitui um sintoma comum da psicose, e deve-se suspeitar de sua presença em todo paciente com traços psicóticos agudos, particularmente nos indivíduos cuja idade é superior à dos pacientes com primeiro episódio típico de psicose. Embora a intervenção definitiva para o *delirium* seja o tratamento da condição médica subjacente, é necessário tomar medidas importantes enquanto a causa subjacente está sendo investigada e tratada. O primeiro passo é garantir a segurança física do paciente. Os esforços para normalizar o ciclo de sono-vigília devem constituir uma prioridade. Lembretes frequentes de localização, tempo e situação são úteis para orientar os pacientes quanto ao ambiente. Os medicamentos que provocam *delirium* ou o exacerbam, incluindo agentes anticolinérgicos, devem ser evitados o máximo possível. Os benzodiazepínicos também devem ser evitados no *delirium* não alcoólico. Os medicamentos antipsicóticos podem ser úteis no tratamento sintomático do *delirium* e da psicose adjacente. Foi constatado que os agentes antipsicóticos diminuem a duração dos episódios de *delirium* com eficácia semelhante observada com múltiplos agentes.

Os episódios psicóticos ocorrem frequentemente nos quadros de intoxicação por substâncias alucinógenas e sua abstinência. Na abstinência grave de álcool e benzodiazepínicos, os pacientes podem apresentar *delirium tremens*, que é fatal em aproximadamente 1% dos casos. Caracteriza-se por instabilidade autonômica, alucinações e agitação. Os benzodiazepínicos (p. ex., lorazepam, 2 mg a cada 2 horas, quando necessário) constituem a base do tratamento para a abstinência de álcool significativa e o *delirium tremens* (Evidência de nível 1).[3] Muitas formas de intoxicação por muitas substâncias podem produzir

Tabela 153.3 Condições médicas que podem se manifestar como episódios psicóticos.

Delirium
Demência/distúrbios neurodegenerativos
Neoplasias
Crises epilépticas
Intoxicações/medicamentos
HIV/AIDS/outras infecções
Encefalite autoimune/límbica
Lúpus eritematoso sistêmico
Eventos neurovasculares
Leucodistrofias
Distúrbios endócrinos
Distúrbios mitocondriais

HIV, vírus da imunodeficiência humana.

Tabela 153.4 Exames médicos sugeridos para os episódios psicóticos.

Em todos os pacientes
- Hemograma completo
- Glicose, bioquímica, provas de função hepática
- Hormônio tireoestimulante (TSH)
- Vitamina B_{12} e folato
- Exame de urina
- Triagem urinária para substâncias
- Teste de HIV

Exames secundários realizados quando clinicamente indicados
- Exame de imagem do cérebro com TC ou RM
- Eletroencefalograma
- Punção lombar
- Radiografia de tórax
- Hemoculturas e culturas de urina
- Gasometria arterial
- Níveis séricos de cortisol
- Anticorpos antinucleares (para pesquisa de distúrbios autoimunes, como lúpus eritematoso sistêmico)
- Ceruloplasmina (para pesquisa de doença de Wilson)
- Reagina plasmática rápida (para pesquisa de sífilis)
- Pesquisa de toxinas/níveis de substâncias

HIV, vírus da imunodeficiência humana; RM, ressonância magnética; TC, tomografia computadorizada. (Baseada em Freudenreich O, Schulz SC, Goff DC. Initial medical work-up of first-episode psychosis: a conceptual review. *Early Interv Psychiatry*. 2009;3(1):10-18.)

sintomas psicóticos. A *Cannabis*, à medida que se tornou particularmente mais potente nos últimos anos, provoca com frequência um estado psicótico transitório, caracterizado, em sua maior parte, por paranoia. As substâncias simpaticomiméticas, como a anfetamina ou a metanfetamina, podem causar paranoia e alucinações com uso agudo e crônico. Os antagonistas do N-metil-D-aspartato (NMDA), como base de cuidados primários, e quetamina, também estão associados a alucinações auditivas, paranoia e sintomas negativos. Essas substâncias, bem como as anfetaminas, são frequentemente usadas em modelos animais de esquizofrenia, em virtude da semelhança com a esquizofrenia na sua apresentação. Com frequência, são observadas alucinações táteis com as anfetaminas e a cocaína.

Os traços e os episódios psicóticos também são comuns nos transtornos neurocognitivos maiores, como as demências. Pacientes com demência frequentemente relatam delírios paranoides ou sensação de que as pessoas os estão roubando. Na doença com corpos de Lewy (DCL), muitos pacientes relatam a ocorrência de delírios e alucinações visuais (incluindo "alucinações liliputianas" de pessoas/animais pequenos) e desenvolvem pseudoparkinsonismo, mesmo com baixas doses de fármacos antipsicóticos. Os agentes antipsicóticos podem ser úteis no tratamento desses sintomas psicóticos e podem ajudar a reduzir a agitação relacionada com a demência, porém devem ser utilizados com cautela e em baixas doses. Em muitas circunstâncias, os inibidores da colinesterase mostram-se efetivos e devem ser considerados em primeiro lugar na DCL.

Se forem usados antipsicóticos no tratamento de pacientes com DCL, uma boa escolha inicial consiste em quetiapina em baixas doses (p. ex., 25 a 50 mg/dia). A clozapina (p. ex., 25 a 50 mg/dia) é uma segunda escolha se a quetiapina não for efetiva; ela possui efeitos anticolinérgicos substanciais e requer rigoroso monitoramento dos leucogramas em razão do risco de agranulocitose. A demência não é uma indicação aprovada pela U.S. Food and Drug Administration para antipsicóticos, e todos os medicamentos antipsicóticos possuem uma tarja preta de alerta para esse uso, devido a um risco aumentado de mortalidade em pacientes idosos com demência. Os possíveis benefícios dos fármacos antipsicóticos na redução dos sintomas da psicose ou da agitação precisam ser avaliados em relação ao risco pequeno, porém significativo de mortalidade aumentada, devendo-se considerar também os outros efeitos adversos dos antipsicóticos. É importante ressaltar que, se um antipsicótico for usado em um paciente com demência, deve ser interrompido, a não ser que sejam observados benefícios claros.

Como os tumores cerebrais podem exibir muitas manifestações psiquiátricas, incluindo episódios psicóticos, a pesquisa de sintomas psicóticos de início recente deve incluir um exame de neuroimagem. A presença de outros achados neurológicos focais deve levantar um índice de suspeita de psicose secundária a uma lesão cerebral. Os tumores periféricos, incluindo câncer de pulmão de pequenas células (e consequente síndrome paraneoplásica), tumores produtores de esteroides, como os tumores suprarrenais (doença de Cushing) e o feocromocitoma, também podem desencadear os episódios psicóticos. Outra causa rara de episódios psicóticos consiste na presença de autoanticorpos dirigidos contra o receptor NMDA. Esses anticorpos, que são observados com mais frequência em mulheres jovens, originam-se comumente de teratomas ovarianos ou outros tumores; a retirada cirúrgica desses tumores pode levar à resolução dos sintomas. A imunoterapia (p. ex., esteroides, imunoglobulinas intravenosas e plasmaférese) também pode ser utilizada para o tratamento dos episódios psicóticos e de seus sintomas associados, com efeito satisfatório.

As crises epilépticas também podem causar sintomas psicóticos, e a presença de outras sequelas de crises epilépticas, como auras ou período pós-ictal, devem levar a uma pesquisa nesse domínio, incluindo eletroencefalograma. Podem ocorrer episódios psicóticos no período ictal ou pós-ictal. A epilepsia do lobo temporal está classicamente associada a sintomas psicóticos, incluindo *déjà vu* (sensação de reexperimentar algo que é novo), medo sem causa identificável ou alucinações olfatórias.

Demência com corpos de Lewy | Estudo de caso

Uma mulher de 70 anos, que vive sozinha, e tem demonstrado problemas cada vez maiores com os cuidados pessoais, foi levada para avaliação por seus dois filhos adultos, e relatou que ficou assustada com pessoas estranhas que entraram em seu quintal; os filhos acreditam que ela estava "vendo coisas". Ao questionamento, ficou claro que os estranhos, de tamanho pequenino segundo o seu relato, eram na realidade alucinações visuais. Sua pontuação no Miniexame de Estado Mental foi 24 dentre 30. Embora outras avaliações estivessem pendentes, ela iniciou o tratamento sintomático com risperidona em baixa dose. Ela apresentou grave "rigidez". Ao exame, estava rígida e com mínima expressão facial. Em retrospectiva, ficou claro que durante vários meses ela teve bradicinesia significativa. Quando a risperidona foi substituída por quetiapina, sua rigidez e bradicinesia melhoraram, mas persistiram.

O tratamento dos episódios psicóticos relacionados com a epilepsia pode ser complicado, uma vez que os medicamentos antipsicóticos podem baixar o limiar convulsivo. Entretanto, esse efeito em geral não é clinicamente significativo, exceto no caso da clozapina (p. ex., em doses de ≥ 600 mg/dia, ou quando ocorre rápida elevação dos níveis sanguíneos). Alguns fármacos antiepilépticos, incluindo levetiracetam, vigabatrina e topiramato, podem agravar a psicose. Além disso, a carbamazepina induz o metabolismo dos fármacos antipsicóticos e pode levar a uma redução dos níveis sanguíneos, resultando no aparecimento de sintomas psicóticos. Por outro lado, o ácido valproico (p. ex., 500 a 1.500 mg/dia) é comumente usado sem indicação na bula como agente adjuvante para potencializar a eficácia inicial dos fármacos antipsicóticos no tratamento da esquizofrenia, embora a eficácia dessa estratégia permaneça incerta. Por fim, se for indicado o uso de antipsicóticos para um paciente com distúrbio epiléptico, a escolha do fármaco irá depender, em grande parte, da tolerabilidade aos efeitos adversos e das interações medicamentosas.

Várias infecções são conhecidas por causar episódios psicóticos. As infecções que provocam lesões cerebrais, como a neurocisticercose ou outras infecções fúngicas, que são visualizadas como lesões com realce em anel na ressonância magnética, podem causar atividade epiléptica e episódios psicóticos associados. Até 15% dos pacientes com vírus da imunodeficiência humana podem apresentar sintomas psicóticos, geralmente em consequência de infecções oportunistas, neoplasias associadas ao HIV ou *delirium*/demência associados ao HIV. Com mais frequência, o HIV está associado a sintomas psicóticos, por meio de progressão da doença ou em consequência de interações medicamentosas com a terapia antirretroviral ou as próprias medicações da terapia antirretroviral altamente ativa. Outras infecções algumas vezes associadas a episódios psicóticos incluem doença de Lyme, herpes e neurossífilis. A encefalite herpética, a encefalite viral esporádica mais comum nos EUA, exige atenção imediata, devido a um elevado risco de mortalidade se não for tratada imediatamente. Deve-se iniciar a administração de aciclovir (30 mg/kg/dia), enquanto se aguardam os resultados da punção lombar e dos exames de imagem.

Muitos medicamentos estão associados ao desenvolvimento de episódios psicóticos. Os esteroides estão mais frequentemente implicados na produção de sintomas psicóticos e também podem causar outros efeitos adversos emocionais significativos, incluindo depressão e ansiedade. O tratamento da doença de Parkinson frequentemente é complicado por episódios psicóticos quando se utilizam agentes prodopaminérgicos. São recomendadas baixas doses de quetiapina (25 a 50 mg/dia) ou de clozapina (25 a 50 mg/dia), que apresentam um risco relativamente baixo de pseudoparkinsonismo, para o tratamento dos sintomas psicóticos em pacientes portadores da doença de Parkinson. Os medicamentos psicoativos, incluindo agentes simpaticomiméticos, opioides e benzodiazepínicos, podem causar episódios psicóticos, particularmente quando administrados em altas doses. Foi também relatada a ocorrência de episódios psicóticos em associação ao uso de antibióticos, agentes antimaláricos (particularmente mefloquina), fármacos antituberculose e relaxantes musculares.

Delirium psicótico | Estudo de caso

Um homem com 73 anos é internado para cirurgia ortopédica para substituição do quadril esquerdo. No segundo dia do pós-operatório, o enfermeiro relata que o paciente está agitado e queixando-se de que está vendo um "cavaleiro aleijado" perto da saída do ar-condicionado. Os enfermeiros também relatam que estava acordado na maior parte da noite e dormindo durante o dia. Foi administrado lorazepam nessa última noite para ajudar o paciente a dormir, porém o relato da equipe de enfermagem é a de que ele esteve agitado, e precisou ser submetido a uma observação 1:1, visto que não dormia e tentava se levantar do leito de maneira perigosa. Estava perfurando os lençóis e quase arrancou o seu acesso intravenoso. Quando você o examina à beira do leito, ele declara que está no ano de 1968 e que se encontra em uma pista de corrida. Os sinais vitais revelam febre baixa e taquicardia, e o hemograma completo demonstra discreta elevação da contagem de leucócitos.

CONCLUSÃO

Os episódios psicóticos ocorrem em muitos transtornos psíquicos e em outras condições médicas e, em geral, constituem um sinal de grave problema subjacente. Nem todos os casos de episódio psicótico são devidos a um transtorno psicótico primário, como a esquizofrenia, e muitos representam problemas médicos de urgência. Isso é particularmente importante nos pacientes idosos e nos casos que não se encaixam no padrão típico de início de esquizofrenia. Deve-se considerar um diagnóstico diferencial amplo para identificar causas reversíveis e potencialmente progressivas de episódios psicóticos. O tratamento adequado e imediato leva à melhora do prognóstico.

EVIDÊNCIAS DE NÍVEL 1

1. Buchanan RW, Kreyenbuhl J, Kelly DL, et al. The 2009 schizophrenia PORT psychopharmacological treatment recommendations and summary statements. *Schizophr Bull*. 2010;36(1):71-93.
2. Dixon LB, Dickerson F, Bellack AS, et al. The 2009 schizophrenia PORT psychosocial treatment recommendations and summary statements. *Schizophr Bull*. 2010;36(1):48-70.
3. Awissi DK, Lebrun G, Coursin DB, Riker RR, Skrobik Y. Alcohol withdrawal and delirium tremens in the critically ill: a systematic review and commentary. *Intensive Care Med*. 2013;39(1):16-30.

LEITURA SUGERIDA

Achim AM, Maziade M, Raymond E, Olivier D, Mérette C, Roy MA. How prevalent are anxiety disorders in schizophrenia? A meta-analysis and critical review on a significant association. *Schizophr Bull*. 2011;37(4):811-821.

Adachi N, Kanemoto K, Toffol B, et al. Basic treatment principles for psychotic disorders in patients with epilepsy. *Epilepsia*. 2013;54(suppl 1):19-33.

Addington J, Heinssen R. Prediction and prevention of psychosis in youth at clinical high risk. *Annu Rev Clin Psychol*. 2012;8(1):269-289.

Allison DB, Mentore JL, Heo M, et al. Antipsychotic-induced weight gain: a comprehensive research synthesis. *Am J Psychiatry*. 1999;156(11):1686-1696.

American Psychiatric Association. *Diagnostic and Statistical Manual of Mental Disorders*. 5th ed. Washington, DC: American Psychiatric Association; 2013.

American Psychiatric Association. Practice guideline for the treatment of patients with HIV/AIDS. Work Group on HIV/AIDS. American Psychiatric Association. *Am J Psychiatry*. 2000;157(11 suppl):1-62.

Awissi DK, Lebrun G, Coursin DB, Riker RR, Skrobik Y. Alcohol withdrawal and delirium tremens in the critically ill: a systematic review and commentary. *Intensive Care Med*. 2013;39(1):16-30.

Ballard C, Aarsland D, Francis P, Corbett A. Neuropsychiatric symptoms in patients with dementias associated with cortical Lewy bodies: pathophysiology, clinical features, and pharmacological management. *Drugs Aging.* 2013;30(8):603-611.

Ballon J, Stroup TS. Polypharmacy for schizophrenia. *Curr Opin Psychiatry.* 2013;26(2):208-213.

Bartolommei N, Lattanzi L, Callari A, et al. Catatonia: a critical review and therapeutic recommendations. *J Psychopathol.* 2012;18:234-246.

Bleakley S. Identifying and reducing the risk of antipsychotic drug interactions. *Prog Neurol Psychiatry.* 2012;16(2):20-24.

Bousman CA, Glatt SJ, Everall IP, et al. Methamphetamine-associated psychosis: a model for biomarker discovery in schizophrenia. In: Ritsner MS, ed. *Handbook of Schizophrenia Spectrum Disorders.* Vol 1. Dordrecht, The Netherlands: Springer Science and Business Media BV; 2011:327-343.

Buchanan RW, Kreyenbuhl J, Kelly DL, et al. The 2009 schizophrenia PORT psychopharmacological treatment recommendations and summary statements. *Schizophr Bull.* 2010;36(1):71-93.

Clegg A, Young JB. Which medications to avoid in people at risk of delirium: a systematic review. *Age Ageing.* 2011;40(1):23-29.

Dixon LB, Dickerson F, Bellack AS, et al. The 2009 schizophrenia PORT psychosocial treatment recommendations and summary statements. *Schizophr Bull.* 2010;36(1):48-70.

Fallon BA, Levin ES, Schweitzer PJ, Hardesty D. Inflammation and central nervous system Lyme disease. *Neurobiol Dis.* 2010;37(3):534-541.

Foster R, Olajide D, Everall IP. Antiretroviral therapy-induced psychosis: case report and brief review of the literature. *HIV Med.* 2003;4(2):139-144.

Freudenreich O, Schulz SC, Goff DC. Initial medical work-up of first-episode psychosis: a conceptual review. *Early Interv Psychiatry.* 2009;3(1):10-18.

Gutierrez B, Heiber G, Torres-Gonzalez F, Cervilla JA. The role of microbial agents in the etiology of schizophrenia: an infectious hypothesis for psychosis? *Curr Immunol Rev.* 2011;7(1):57-63.

Hor K, Taylor M. Suicide and schizophrenia: a systematic review of rates and risk factors. *J Psychopharmacol.* 2010;24(4 suppl):81-90.

Kahn RS, Keefe RE. Schizophrenia is a cognitive illness: time for a change in focus. *JAMA Psychiatry.* 2013;70(10):1107-1112.

Karam CS, Ballon JS, Bivens NM, et al. Signaling pathways in schizophrenia: emerging targets and therapeutic strategies. *Trends Pharmacol Sci.* 2010;31(8):381-390.

Keck PE Jr, McElroy SL, Havens JR, et al. Psychosis in bipolar disorder: phenomenology and impact on morbidity and course of illness. *Compr Psychiatry.* 2003;44(4):263-269.

Kerfoot KE, Rosenheck RA, Petrakis IL, et al.; for CATIE Investigators. Substance use and schizophrenia: adverse correlates in the CATIE study sample. *Schizophr Res.* 2011;132(2-3):177-182.

Kessler RC, Birnbaum H, Demler O, et al. The prevalence and correlates of nonaffective psychosis in the National Comorbidity Survey Replication (NCS-R). *Biol Psychiatry.* 2005;58(8):668-676.

Kohen D. Diabetes mellitus and schizophrenia: historical perspective. *Br J Psychiatry Suppl.* 2004;184(47):s64-s66.

Kroeze WK, Hufeisen SJ, Popadak BA, et al. H_1-histamine receptor affinity predicts short-term weight gain for typical and atypical antipsychotic drugs. *Neuropsychopharmacology.* 2003;28(3):519-526.

Krystal JH, Karper LP, Seibyl JP, et al. Subanesthetic effects of the noncompetitive NMDA antagonist, ketamine, in humans. Psychotomimetic, perceptual, cognitive, and neuroendocrine responses. *Arch Gen Psychiatry.* 1994;51(3):199-214.

Kuepper R, van Os J, Lieb R, Wittchen HU, Höfler M, Henquet C. Continued cannabis use and risk of incidence and persistence of psychotic symptoms: 10 year follow-up cohort study. *BMJ.* 2011;342:d738.

Lee KC, Ladizinski B. Mucocutaneous manifestations of illicit drug use. *Int J Dermatol.* 2014;53(8):1048-1051.

Leucht S, Cipriani A, Spineli L, et al. Comparative efficacy and tolerability of 15 antipsychotic drugs in schizophrenia: a multiple-treatments meta-analysis. *Lancet.* 2013;382(9896):951-962.

Lonergan E, Britton AM, Luxenberg J, Wyller T. Antipsychotics for delirium. *Cochrane Database Syst Rev.* 2007;(2):CD005594.

Mahajan SK, Machhan PC, Sood BR, et al. Neurocysticercosis presenting with psychosis. *J Assoc Physician India.* 2004;52:663-665.

Meltzer HY, Alphs L, Green AI, et al.; for International Suicide Prevention Trial Study Group. Clozapine treatment for suicidality in schizophrenia: International Suicide Prevention Trial (InterSePT). *Arch Gen Psychiatry.* 2003;60(1):82-91.

Murray CJ, Vos T, Lozano R, et al. Disability-adjusted life years (DALYs) for 291 diseases and injuries in 21 regions, 1990-2010: a systematic analysis for the Global Burden of Disease Study 2010. *Lancet.* 2012;380(9859):2197-2223.

Ohayon MM, Schatzberg AF. Prevalence of depressive episodes with psychotic features in the general population. *Am J Psychiatry.* 2002;159(11):1855-1861.

Olabi B, Ellison-Wright I, McIntosh AM, Wood SJ, Bullmore E, Lawrie SM. Are there progressive brain changes in schizophrenia? A meta-analysis of structural magnetic resonance imaging studies. *Biol Psychiatry.* 2011;70(1):88-96.

Ondo WG, Tintner R, Voung KD, Lai D, Ringholz G. Double-blind, placebo-controlled, unforced titration parallel trial of quetiapine for dopaminergic-induced hallucinations in Parkinson's disease. *Mov Disord.* 2005;20(8):958-963.

Perälä J, Suvisaari J, Saarni SI, et al. Lifetime prevalence of psychotic and bipolar I disorders in a general population. *Arch Gen Psychiatry.* 2007;64(1):19-28.

Rolinski M, Fox C, Maidment I, et al. Cholinesterase inhibitors for dementia with Lewy bodies, Parkinson's disease dementia and cognitive impairment in Parkinson's disease. *Cochrane Database Syst Rev.* 2012;(3):CD006504.

Saha S, Chant D, Welham J, McGrath J. A systematic review of the prevalence of schizophrenia. *PLoS Med.* 2005;2(5):e141.

Schmitz B. Effects of antiepileptic drugs on mood and behavior. *Epilepsia.* 2006;47(suppl 2):28-33.

Schneider LS, Tariot PN, Dagerman KS, et al.; for CATIE-AD Study Group. Effectiveness of atypical antipsychotic drugs in patients with Alzheimer's disease. *N Engl J Med.* 2006;355(15):1525-1538.

Schwarz C, Volz A, Li C, Leucht S. Valproate for schizophrenia. *Cochrane Database Syst Rev.* 2008;(3):CD004028.

Sellner J, Trinka E. Seizures and epilepsy in herpes simplex virus encephalitis: current concepts and future directions of pathogenesis and management. *J Neurol.* 2012;259(10):2019-2030.

Shevlin M, Armour C, Murphy J, Houston E, Adamson G. Evidence for a psychotic posttraumatic stress disorder subtype based on the National Comorbidity Survey. *Soc Psychiatry Psychiatr Epidemiol.* 2011;46(11):1069-1078.

Smith MJ, Thirthalli J, Abdallah AB, Murray RM, Cottler LB. Prevalence of psychotic symptoms in substance users: a comparison across substances. *Compr Psychiatry.* 2009;50(3):245-250.

Stevens JR, Jarrahzadeh T, Brendel RW, Stern TA. Strategies for the prescription of psychotropic drugs with black box warnings. *Psychosomatics.* 2014;55(2):123-133.

Strawn JR, Keck PE Jr, Caroff SN. Neuroleptic malignant syndrome. *Am J Psychiatry.* 2007;164(6):870-876.

Stroup TS, Lawrence R, Abbas AI, Miller BR, Perkins DO, Lieberman JA. Schizophrenia spectrum and other psychotic disorders. In: Hales RE, Yudofsky SC, Roberts LW, eds. *The American Psychiatric Publishing Textbook of Psychiatry.* 6th ed. Arlington, VA: American Psychiatric Association; 2014:273-310.

Titulaer MJ, McCracken L, Gabilondo I, et al. Treatment and prognostic factors for long-term outcome in patients with anti-NMDA receptor encephalitis: an observational cohort study. *Lancet Neurol.* 2013;12(2):157-165.

Wahab S, Md Rani SA, Sharis Othman S. Neurosyphilis and psychosis. *Asia Pac Psychiatry.* 2013;5(suppl 1):90-94.

Walker EF, Savoie T, Davis D. Neuromotor precursors of schizophrenia. *Schizophr Bull.* 1994;20(3):441-451.

Wobrock T, Falkai P, Schneider-Axmann T, et al.; for EUFEST Study Group. Comorbid substance abuse in first-episode schizophrenia: effects on cognition and psychopathology in the EUFEST study. *Schizophr Res.* 2013;147(1):132-139.

Zipursky RB, Reilly TJ, Murray RM. The myth of schizophrenia as a progressive brain disease. *Schizophr Bull.* 2013;39(6):1363-1372.

Transtornos do Humor 154

*Andrés Barrera, Licínia Gananças,
Alejandro S. Cazzulino e Maria A. Oquendo*

PONTOS-CHAVE

1. O episódio de transtorno depressivo maior pode ocorrer tanto na síndrome bipolar como na unipolar com duração mínima de 2 semanas.

2. O transtorno depressivo maior tem prevalência em 12 meses de 13,4% em mulheres e de 7,2% em homens.

3. As terapias somáticas para transtorno depressivo maior incluem antidepressivos, estimulação magnética transcraniana e terapia eletroconvulsiva.

4. Os transtornos bipolares têm prevalência durante a vida de 0,3 a 1,5%, e razão mulher:homem de 1:1.

5. A farmacoterapia para o transtorno bipolar inclui lítio, valproato, lamotrigina, carbamazepina, bloqueadores de dopamina e terapia eletroconvulsiva.

INTRODUÇÃO

Os transtornos do humor são definidos pela presença de um período distinto de humor persistentemente alterado, especificamente, de estado deprimido, maníaco ou hipomaníaco. Esses estados podem sinalizar a presença de transtornos depressivos ou bipolares, dependendo dos sintomas de apresentação e da evolução longitudinal da doença. É fundamental a diferenciação entre transtorno depressivo maior (TDM) e transtorno bipolar por eles terem apresentações clínicas, prognósticos, etiologias, fatores genéticos e, de forma importante, tratamentos diferentes. Além disso, o tratamento do transtorno bipolar somente com antidepressivos pode precipitar episódios hipomaníacos ou maníacos.

A comorbidade entre os transtornos do humor e os distúrbios neurológicos é frequente. Os sintomas dos transtornos do humor, particularmente os depressivos, podem constituir parte ou preceder a apresentação clínica de alguns distúrbios neurológicos (p. ex., doença de Huntington [DH]). Também podem aumentar o risco de doenças cerebrovasculares e, possivelmente, de algumas demências, exercendo, portanto, uma considerável influência no prognóstico e na qualidade de vida dos distúrbios neurológicos primários.

EPIDEMIOLOGIA

Estima-se que 300 milhões de pessoas em todo o mundo sejam afetadas pela depressão. A depressão maior constitui uma das principais causas de incapacidade no mundo inteiro. Foi classificada em 11º lugar em anos de vida perdidos ajustados por incapacidade em um estudo de 291 doenças e lesões conduzido em 21 regiões. Além disso, de acordo com a National Mental Health Association, a depressão afeta 1 em cada 33 crianças e 1 em cada 10 adolescentes (13,3%). Em qualquer ano determinado, cerca de 21 milhões de pessoas nos EUA sofrem de depressão maior (http://www.nimh.nih.gov/health/statistics/major-depression.shtml).

A incidência da depressão é quase duas vezes maior nas mulheres do que nos homens, e as tentativas de suicídio são mais numerosas para as mulheres. Entretanto, a morte por suicídio é muito mais frequente para os homens. Além disso, ocorre depressão pós-parto em até 10% de todos os partos. A prevalência da depressão em 12 meses na população dos EUA é estimada em torno de 8,7% nas mulheres e 5,3% nos homens.

O transtorno bipolar apresenta um risco durante a vida de 0,3 a 1,5%, com prevalência igual entre homens e mulheres. Estima-se que em torno de 22,5% dos pacientes deprimidos sejam bipolares, porém, ainda não diagnosticados.

BIOPATOLOGIA

Os transtornos do humor resultam da interação entre fatores biológicos (genéticos) e ambientais. Acredita-se que os fatores genéticos sejam relevantes, devido à alta hereditariedade dos transtornos do humor, que é estimada em cerca de 30 a 40%. Os dados de estudos conduzidos em gêmeos indicam que os fatores ambientais também desempenham um importante papel na expressão dos transtornos do humor. Entretanto, o risco de manifestar o transtorno aumenta duas a três vezes nos parentes de primeiro grau de pacientes com transtorno do humor. É por essa razão que o interesse nos estudos epigenéticos no transtorno do humor – considerando concomitantemente ambos os fatores explicativos – está aumentando. É interessante ressaltar que, apesar das sugestões iniciais segundo as quais o transtorno bipolar teria maior hereditariedade do que os transtornos depressivos, as evidências de que a vulnerabilidade genética ou hereditariedade dos transtornos do humor diferem nos transtornos bipolares e unipolares são variadas e estão longe de serem definitivas.

Fisiopatologia de transtorno depressivo maior

Com a crescente disponibilidade da ressonância magnética funcional e estrutural do cérebro e dos tratamentos, como a estimulação magnética transcraniana (EMT), cujo alvo são os circuitos cerebrais específicos, há melhor compreensão das significativas alterações na estrutura e função do cérebro na depressão unipolar. Os achados indicam que a disfunção patológica central na depressão unipolar parece estar na rede pré-frontal/límbica. Ao mesmo tempo, essa rede influencia e é altamente influenciada e modulada por, pelo menos, três outros sistemas: o eixo hipotalâmico-hipofisário-suprarrenal (HHSR), a rede de gânglios basais e a rede mesolímbica.

A desregulação pré-frontal/límbica é caracterizada pela diminuição da atividade e/ou do volume de várias estruturas dorsais: o córtex pré-frontal (CPF) dorsolateral, o CPF dorsomedial e córtex cingulado anterior (CCA) dorsal e CCA rostral. Em contrapartida, há maior atividade nas estruturas ventrais, a amígdala, o CCA subgenual, o CPF ventrolateral e o CPF orbital. O hipocampo tem um papel especial, apesar de medial e profundo no lobo temporal, mostra acentuada hipoatividade e significativa perda de volume. Simplificando, a rede pré-frontal, que em circunstâncias normais controla e regula o sistema límbico e, portanto, o humor, é dominada pelo sistema límbico. No estado deprimido, a rede límbica "controla" a rede pré-frontal, produzindo um estado em que o humor não regulado pode assumir o controle.

O eixo HHSR – uma parte do sistema de estresse – é central nos transtornos depressivos e pode propiciar uma "porta" para um novo episódio de humor. O estresse foi implicado na fisiopatologia da depressão, não apenas mediada por alterações glutamatérgicas em resposta ao estresse, mas também exemplificado por alterações proeminentes do sistema neuroendócrino, particularmente no eixo HHSR. Em condições normais, o estresse leva o eixo HHSR a secretar cortisol no soro. Nos transtornos do humor, o eixo HHSR pode deixar de responder à alça de retroalimentação negativa normal, levando a uma incapacidade de restaurar os níveis normais de cortisol uma vez removido o fator estressor. Essas alterações podem ser acompanhadas de perda da variação diurna normal nos níveis de cortisol. Não se sabe se essas alterações estão ligadas a experiências negativas no início da vida, resultando em alterações duradouras no eixo HHSR e, dessa maneira, aumentando a probabilidade de desenvolvimento de transtorno do humor posteriormente durante a vida. Os aumentos crônicos nos níveis de cortisol foram implicados na ativação da amígdala e possivelmente do CCA subgenual, assim como na diminuição da atividade e do volume do hipocampo e do córtex cingulado anterior rostral.

A relação entre os gânglios basais e a rede pré-frontal/límbica é altamente complexa. Existem pelo menos quatro circuitos entre os gânglios basais e a rede pré-frontal/límbica, alguns dos quais estão implicados no controle do comportamento direcionado ao objetivo (recompensas e punições) e na ruminação mental, duas atividades centrais na manifestação dos transtornos do humor. Finalmente, a rede mesolímbica, especialmente a desregulação das projeções dopaminérgicas da área tegmentar ventral para o núcleo acumbente, e o CPF são as chaves para a compreensão da anedonia, um sintoma central da depressão. A diminuição do tônus dopaminérgico é o mediador da falta de motivação, interesse e incapacidade de sentir alegria na depressão (Figura 154.1).

Os sistemas neurotransmissores envolvidos na disfunção desses circuitos no TDM incluem os sistemas serotoninérgico, glutamatérgico, noradrenérgico e dopaminérgico. O sistema serotoninérgico desempenha um papel essencial na depressão, e, nos estudos realizados, foi demonstrada uma diminuição global na função da serotonina (5-HT). Os exames de imagem do cérebro mostram aumento na ligação dos receptores $5-HT_{1A}$, com aumento de $5-HT_{1A}$ em resposta ao baixo tônus serotoninérgico e menor número de sítios de recaptação da 5-HT no cérebro. Foi constatado que a depleção de triptofano (o precursor de 5-HT) produz rápidas recidivas depressivas em pacientes com histórico de depressão, porém não causa nenhuma alteração em indivíduos sem história pessoal ou familiar de transtornos do humor. Isso sugere que a presença de baixos níveis de 5-TH no cérebro não é suficiente para causar depressão, mas pode atuar em conjunto com outros fatores em indivíduos vulneráveis, produzindo sintomas. Com efeito, muitos agentes antidepressivos exercem a sua ação por meio da modulação da transmissão da 5-HT.

A dopamina também tem um papel fundamental no transtorno do humor. Ela está envolvida na motivação, no comportamento incentivado e na recompensa e, portanto, é a chave para a

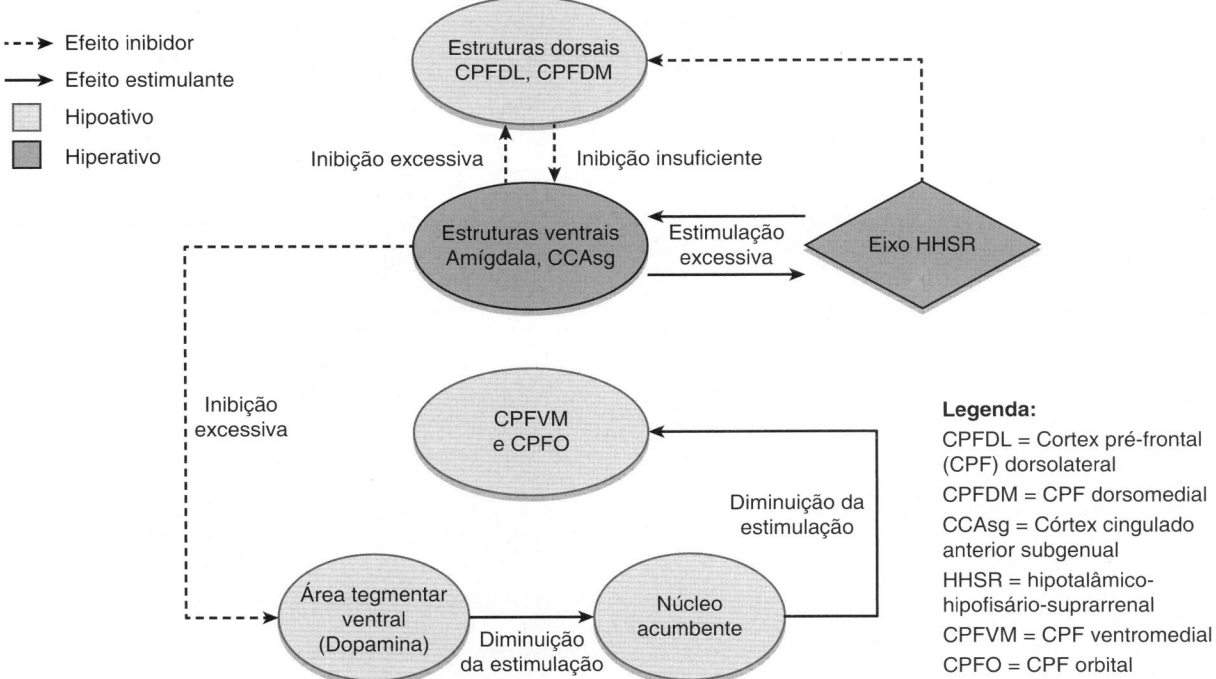

FIGURA 154.1 Neurocircuito do transtorno depressivo maior.

compreensão da anedonia – talvez o sintoma mais característico da depressão. Em pacientes deprimidos, foram documentados baixos níveis do metabólito da dopamina, o ácido homovanílico, no líquido cefalorraquidiano, e sabe-se que a exposição a fármacos que provocam depleção da dopamina, como a reserpina, causa depressão. Por outro lado, alguns antidepressivos, como a bupropiona e a sertralina, e estimulantes, como as anfetaminas e o metilfenidato, aumentam o tônus dopaminérgico no circuito área tegmentar ventral-núcleo acumbente, melhorando a motivação, a atividade, a atenção e a energia em pacientes deprimidos.

Foram também identificadas alterações em outros neurotransmissores, como norepinefrina e glutamato. A norepinefrina está ligada à fisiopatologia da depressão grave; estudos mostraram diminuição da renovação de norepinefrina, aumento de seus metabólitos e indução de episódios depressivos com a sua depleção pela reserpina. O glutamato, o principal neurotransmissor excitatório, parece estar aumentado nos principais sistemas límbicos e corticais, possivelmente em resposta ao estresse, e pode exercer efeitos patogênicos ao limitar a neurogênese ou a remodelagem dendrítica diretamente, aumentando a apoptose, ou pode atuar em associação com outros fatores que possuem efeitos semelhantes sobre a neuroplasticidade.

Outros aspectos neuropatológicos dos transtornos depressivos têm recebido significativa atenção. Por exemplo, a depressão está associada a processos neuroinflamatórios, em conformidade com a observação de que os sintomas depressivos (fadiga, anedonia, anorexia etc.) podem ser considerados como "comportamentos patológicos". De fato, em pacientes com depressão, foi consistentemente verificada a presença de alterações em marcadores inflamatórios, como aumento dos níveis de interleucina 6 e do fator de necrose tumoral alfa. Além disso, foi constatado que a administração de citocinas terapêuticas provoca sintomas depressivos significativos em 50% dos indivíduos expostos, fornecendo evidências adicionais para o papel da neuroinflamação.

Conforme assinalado, a depressão tem sido ligada a alterações neuroplásticas no hipocampo. O estresse crônico está associado a uma diminuição na neurogênese do hipocampo, um fenômeno observado em modelos animais de depressão e em estudos de tecido hipocampal em necropsia. Os tratamentos com antidepressivos parecem reverter esses déficits na neurogênese do hipocampo. Foi constatado que tanto o estresse quanto os antidepressivos afetam os níveis do fator neurotrófico derivado do cérebro (BDNF), que, em condições normais, é altamente expresso no hipocampo e no CPF e que desempenha um importante papel no crescimento, na sobrevida e na maturação dos neurônios. O BDNF também parece exercer ações de tipo antidepressivo e pode induzir a transcrição molecular em várias vias essenciais.

Alguns modelos psicossociais enfocam a perda como causa da depressão em indivíduos vulneráveis ou menos resilientes. Os fatores exógenos podem incluir rejeição social ou perda (interpessoal, financeira ou relacionada com a saúde). Certamente, a perda financeira, a perda do emprego e do estado social ou o fracasso na obtenção de uma meta na vida podem produzir uma tristeza profunda. Independentemente, sintomas clínicos que se desenvolvem em resposta a esses estressores são mediados, em última análise, por meio de circuitos cerebrais e neuroquímica.

Fisiopatologia do transtorno bipolar

A fisiopatologia do transtorno bipolar ainda está sendo esclarecida; é necessário abordar não apenas os estados muito diferentes: episódios maníacos-depressivos ou hipomaníacos, mas também a disfunção dinâmica entre eles: a alteração durante os episódios, desde a energia extrema e humor expansivo da mania até à falta de energia e o humor deprimido dos episódios depressivos. Como no TDM, a disfunção patológica central no transtorno bipolar está na regulação do humor na rede pré-frontal/límbica; especialmente a diminuição do controle do CPF ventral sobre a amígdala e o núcleo acumbente. A neuroimagem funcional mostrou amígdala hiperativa assim como corpo estriado ventral e CPF ventral hipoativos. As evidências estruturais de estudos de imagem do cérebro mostram uma redução do volume, presumivelmente de neurônios e das células gliais em áreas como o córtex pré-frontal, a amígdala e regiões do estriado, bem como hiperintensidade da substância branca. Como no caso da depressão maior, os estudos de tomografia por emissão de pósitrons sugerem a presença de anormalidades serotoninérgicas incluindo menos transportadores de 5-HT e maior quantidade de receptores $5-HT_{1A}$. Outros neurotransmissores relevantes incluem a dopamina e o glutamato. Por exemplo, os fármacos que aumentam a liberação de dopamina, como as anfetaminas, podem induzir sintomas de tipo maníaco. De modo semelhante, a recaptação diminuída de dopamina e a redução na disponibilidade de transportadores de dopamina estão associadas ao transtorno bipolar. Além disso, o aumento dos níveis corticais de glutamato e a expressão do gene do transportador de glutamato vesicular também estão implicados na neurobiologia do transtorno bipolar.

À semelhança da depressão, o transtorno bipolar pode ser considerado como um transtorno relacionado com a plasticidade sináptica, envolvendo uma disfunção das vias neuroprotetoras e redução da resiliência neuronal. Múltiplas vias relacionadas com a plasticidade estão implicadas, incluindo comprometimento da regulação das cascatas de sinalização do cálcio, associado ao estresse oxidativo, e disfunção mitocondrial e do retículo endoplasmático em resposta ao estresse.

Diversas vias moleculares intracelulares afetadas pelo lítio e pertinentes à neuroplasticidade foram investigadas como possíveis fatores contribuintes na fisiopatologia da depressão. A via do fosfoinositol, que está envolvida na ativação da proteinoquinase C, regula a expressão de vários genes, incluindo o BDNF. De fato, acredita-se que a presença de níveis alterados de BDNF contribua para o processo de mudança de polaridade. Outro alvo do lítio, a glicogênio sintase quinase-3 (GSK3), é um componente-chave da sinalização Wnt, que exerce efeitos sobre a neurotransmissão, a neuroplasticidade, o crescimento neuronal e o metabolismo.

Como descrevemos neste capítulo, o transtorno bipolar é uma doença diferente do TDM, com tratamento e prognóstico distintos. Portanto, para esclarecer diferenças em processos patológicos é essencial não apenas definir a etiologia, mas também identificar os biomarcadores que podem ajudar no diagnóstico diferencial. Estudos recentes por imagens funcionais mostram diferenças na conectividade dentro da ínsula e no lobo parietal, diferenciando o paciente com depressão bipolar daquele com depressão unipolar e também dos indivíduos saudáveis.

MANIFESTAÇÕES CLÍNICAS

Transtornos depressivos

Um episódio depressivo é distinto dos sentimentos emocionais normais de tristeza ou perda ou de um estado passageiro dessas emoções. O prejuízo funcional e o sofrimento significativo constituem critérios essenciais, e, com efeito, a depressão caracteriza-se por uma disfunção nos domínios afetivo, cognitivo, comportamental e psicomotor.

Para estabelecer o diagnóstico, pelo menos um de dois sintomas iniciais precisa estar presente durante um período mínimo de 2 semanas: humor deprimido e/ou diminuição substancial de interesse ou prazer. É interessante ressaltar que o humor deprimido pode se manifestar de diversas maneiras, e os pacientes podem relatar que estão se sentindo abatidos, tristes, deprimidos, ansiosos, com raiva ou irritáveis. Os homens podem demonstrar mais tendência a apresentar irritabilidade ou raiva, de modo que, algumas vezes, a sua identificação representa maior desafio para estabelecer o diagnóstico. Com mais frequência, as mulheres apresentam tristeza "clássica", perfil melancólico, distimia ou depressão. A anedonia ou incapacidade de sentir prazer manifesta-se como redução ou perda de interesse nas coisas, pessoas ou atividades. O diagnóstico de depressão não pode ser estabelecido na ausência de pelo menos um desses "sintomas iniciais".

Em nível cognitivo, os pacientes podem ter dificuldade de concentração ou de tomar decisões, diminuição na produtividade, esquecimento e alentecimento dos pensamentos. Além disso, frequentemente relatam pensamentos distorcidos, que são negativos e pessimistas, incluindo sentimentos de desamparo, perda da autoestima e autorrecriminação ou sentimento de culpa irracionais. O futuro é visto como catastrófico ou temido e com sentimento de desesperança. Além disso, o indivíduo pode ter uma recordação preferencial de memórias negativas do passado. Algumas vezes, essas distorções cognitivas podem adquirir a intensidade de delírios. Por exemplo, os pacientes podem ficar convencidos de que estão gravemente doentes ou empobrecidos e tornam-se incapazes de processar ou "acreditar" nos resultados de exames clínicos ou comprovantes do banco. Outros delírios típicos da depressão com características psicóticas enfocam o pessimismo ou castigo merecido. Alucinações auditivas habitualmente são simples e relacionadas com o humor, por exemplo, os pacientes podem ouvir uma única palavra ou frases curtas com conteúdo de culpa, punição, doença, morte ou inutilidade.

Os sintomas comportamentais de depressão incluem alterações no apetite e no peso e perturbações nos padrões do sono. Os transtornos do sono incluem dificuldades para dormir (insônia inicial), despertar durante a noite (insônia intermediária) e despertar mais cedo que o habitual (insônia terminal). A insônia intermediária e a insônia terminal são mais específicas da depressão do que a insônia inicial, que é mais comum na ausência de transtorno do humor. Entretanto, alguns pacientes apresentam hipersonia em lugar de insônia. De modo semelhante, os pacientes frequentemente relatam redução do apetite e perda de peso, embora o aumento do apetite e o ganho de peso também sejam algumas vezes observados. Outros sintomas comportamentais incluem perda da libido.

A atividade psicomotora habitualmente está diminuída na depressão, e, com frequência, observa-se a presença de diminuição da energia e fadiga física. Os pacientes podem ter dificuldade em completar as atividades diárias e o autocuidado ou relatam que essas atividades exigem maior esforço. Nos casos extremos, o paciente pode se tornar praticamente imóvel e mudo, e essa condição, associada com perda do apetite e autodesleixo global, pode resultar em emergência médica, devido a desidratação ou desnutrição. Por outro lado, alguns pacientes exibem agitação psicomotora, frequentemente acompanhada de intensa ansiedade. Com frequência, a agitação pode não apenas ser observada em pacientes deprimidos, mas também pode resultar dos efeitos adversos dos medicamentos antidepressivos.

Talvez o sintoma mais preocupante da depressão seja a ideação ou o comportamento suicida. A ideação suicida pode variar desde pensamentos passageiros de que a vida não vale a pena ser vivida até planos bem-definidos com a intenção de se matar. Cerca de 15% dos pacientes com depressão confessam uma tentativa de suicídio em algum momento de sua vida, e entre 2 e 12% dos pacientes com depressão morrem por suicídio. Esta é outra maneira pela qual a depressão pode levar a morbidade e mortalidade.

Ao exame, o paciente deprimido exibe caracteristicamente uma postura abatida, com ombros curvados, aparência carrancuda e olhar melancólico. Os movimentos gestuais e as expressões faciais são reduzidos, e o autocuidado pode ser negligenciado. Em geral, os pacientes levam mais tempo para começar a responder às perguntas e falam devagar e lentamente.

Transtornos bipolares

A característica que distingue o transtorno bipolar é a presença de um episódio maníaco com duração de pelo menos 1 semana ou mais, ou de um episódio hipomaníaco com duração de pelo menos 4 dias ou mais. Além da duração, a hipomania é caracterizada pelos mesmos sintomas observados na mania, porém de menor gravidade. Geralmente, o comprometimento na hipomania é menos pronunciado do que na mania. Essa distinção entre mania e hipomania permite a classificação entre bipolar I (episódios maníacos) e bipolar II (episódios hipomaníacos). O transtorno bipolar também é caracterizado por disfunções nos domínios afetivo, cognitivo, psicomotor e comportamental. Existem outros subtipos de transtorno bipolar; transtornos ciclotímicos (os sintomas hipomaníacos e depressivos não são suficientes para preencher todos os critérios), transtorno bipolar induzido por substância/medicamentos e transtorno bipolar relacionado a outra condição médica.

Como descrito anteriormente, a mania, cuja duração mínima é de 1 semana, caracteriza-se por humor anormalmente elevado e eufórico. Assim como na depressão, podem ocorrer também irritabilidade significativa e raiva, particularmente quando o paciente se sente frustrado, mas os pacientes muitas vezes parecem estar exageradamente animados e alegres. Por definição, a mania causa um grave comprometimento.

As anormalidades cognitivas incluem pensamentos rápidos ou até mesmo acelerados, que podem se traduzir em fala rápida e pressionada, que pode se tornar cada vez mais desorganizada à medida que a gravidade da mania progride. Quando os pensamentos se tornam desorganizados, a fala pode exibir fuga de ideias ou perda das associações. Além disso, os pacientes ficam facilmente distraídos e têm dificuldade em executar tarefas que exigem concentração. Com frequência, também exibem prejuízo na capacidade de julgamento e envolvem-se em atividades que normalmente evitariam se estivessem bem. Os pacientes podem passar a gastar excessivamente, envolver-se em comportamentos sexuais promíscuos ou tomar decisões perigosas nos negócios. Com frequência, as distorções cognitivas incluem autoestima inflada e ideias de grandiosidade, como sentimento de ser especial, capaz de realizar qualquer coisa ou possuir poderes especiais. À semelhança da depressão, as distorções cognitivas podem passar do limite, transformando-se em pensamento delirante ou psicótico. Os delírios de grandiosidade constituem uma característica psicótica comum da mania.

Quanto ao comportamento, os pacientes maníacos habitualmente são hiperativos, com aumento do nível de energia, e envolvem-se em múltiplas atividades. Nos casos típicos, o número de horas de sono é reduzido, sem a sensação de fadiga ou sonolência. De fato, a insônia frequentemente constitui o primeiro sinal reconhecível de um episódio maníaco. O apetite habitualmente está reduzido e, quando associado a aumento da atividade, pode levar a perda de peso significativa. Classicamente, os pacientes maníacos se vestem com cores vivas, usam maquiagem em excesso ou roupas extravagantes. Os movimentos são exagerados ou teatrais, e podem demonstrar excessiva familiaridade com pessoas estranhas.

Quanto ao nível psicomotor, os pacientes maníacos frequentemente exibem aumento da atividade psicomotora. Envolvem-se em atividades dirigidas a objetivos em ritmo acelerado, ou são hiperativos de modo geral, com inquietação ou andando de um lado a outro.

A entrevista pode ser muito difícil, visto que a mania tende a bloquear a comunicação. Em geral, é contraproducente para o médico gastar tempo argumentando com o pensamento psicótico do paciente. O *insight* está ausente em praticamente todos os casos, e, por conseguinte, os pacientes tipicamente fazem objeção ao tratamento.

A hipomania possui uma apresentação clínica semelhante, porém, pode ser de menor duração, causa menos prejuízo funcional e não apresenta sintomas psicóticos.

Embora a presença de episódios maníacos ou hipomaníacos possa diferenciar o transtorno bipolar do transtorno depressivo, a depressão é proeminente no transtorno bipolar. De fato, durante o curso do transtorno, a maioria dos pacientes bipolares passa significativamente mais tempo deprimida do que maníacos ou hipomaníacos. Em geral, a depressão bipolar tem um início mais precoce, maior risco de comportamento suicida, com tendência a maior duração do episódio depressivo e mais episódios da doença.

Transtorno afetivo sazonal

O transtorno afetivo sazonal é caracterizado por episódios que ocorrem regularmente em uma estação específica. O mais notório é o TDM que ocorre durante o inverno, também conhecido como *depressão de inverno*. Normalmente inicia no outono e se estende até a primavera. Além de outros sintomas de depressão, especialmente anedonia, baixa energia e inatividade, o transtorno afetivo sazonal é caracterizado por aumento do sono e do apetite, além de ganho de peso. Em até 15% dos pacientes com TDM, a apresentação é sazonal. A patogênese, apesar de não conhecida, está associada à perturbação dos ritmos circadianos no contexto de diminuição da luz diurna durante o inverno.

DIAGNÓSTICO

Não existe nenhum sinal ou sintoma patognomônico, e, até agora, nenhum marcador biológico ou de neuroimagem é capaz de estabelecer o diagnóstico de transtorno do humor. Por conseguinte, esse diagnóstico é estabelecido com base nas suas características clínicas. Cada categoria possui critérios específicos, que são definidos por consenso e descritos em manuais como o *Manual Diagnóstico e Estatístico de Transtornos Mentais*, 5ª edição (DSM-5). É provável que esses diagnósticos sejam, em última análise, compreendidos como grupo de múltiplos transtornos distintos, e maior número de entidades específicas dentro dos transtornos atuais será definido utilizando métodos de genética, epigenética, imagem do cérebro e outros métodos.

O **TDM** é diagnosticado pela presença de pelo menos um episódio depressivo maior. Os episódios podem ocorrer uma única vez; todavia, com mais frequência, são recorrentes. Além disso, os episódios podem ocorrer com sintomas mistos de hipomania mas sem atender a todos os critérios para hipomania (ou mania). Se todos os critérios para episódio maníaco ou hipomaníaco, assim como todos os critérios para episódio depressivo maior, estiverem presentes ao mesmo tempo, o diagnóstico é transtorno com características mistas.

Os critérios do DSM-5 para TDM requerem pelo menos cinco dos seguintes sintomas: (1) humor deprimido, (2) anedonia (perda de interesse, motivação ou prazer), (3) perda ou ganho de peso, (4) insônia ou hipersonia, (5) agitação psicomotora ou retardo psicomotor, (6) perda de energia, (7) baixa autoestima ou culpa inadequada, (8) diminuição da capacidade de pensar ou se concentrar, ou indecisão, (9) ideação ou comportamento suicida. É necessário que a duração do episódio seja de, pelo menos, 2 semanas. Lembre-se que o humor deprimido e a anedonia são os sintomas iniciais e pelo menos um deles deve estar presente para estabelecer o diagnóstico de depressão maior.

O **transtorno depressivo persistente** é uma forma de depressão que apresenta menos de cinco sintomas, conforme exigido no TDM, mas que tem duração de pelo menos 2 anos, com pouca ou nenhuma remissão durante esse período. Os sintomas típicos consistem em humor deprimido, falta de energia e de interesse, baixa autoestima e irritabilidade. As formas crônicas dos transtornos depressivos estão associadas a uma resposta menos satisfatória ao tratamento, taxa mais lenta de melhora com o passar do tempo, início em uma idade mais jovem, episódios mais longos, maior sobrecarga da doença, taxas mais elevadas de comorbidade médica e psiquiátrica e maiores taxas de ideação suicida.

Podem ocorrer sintomas de transtorno do humor e sintomas físicos associados em relação ao ciclo menstrual. O **transtorno disfórico pré-menstrual** é diagnosticado na presença de sintomas durante a última semana da fase lútea, com remissão dentro de poucos dias da fase folicular e ausência na semana pós-menstrual. É necessária a presença de um padrão cíclico documentado de modo prospectivo durante pelo menos 2 meses consecutivos para confirmar o diagnóstico.

Os transtornos de humor em crianças e adolescentes estão associados a desafios diagnósticos específicos. Os problemas comportamentais são comuns e incluem retraimento, mau humor, vadiagem, notas baixas na escola e acessos de raiva. As crianças e adolescentes que apresentam irritabilidade persistente, que se manifesta na forma de frequentes explosões de cólera e raiva, humor irritável entre as explosões, podem ser elegíveis para o diagnóstico de **transtorno disruptivo da desregulação do humor**. Para atender aos critérios, é necessário que as explosões de cólera sejam frequentes, três ou mais por semana, e que os sintomas estejam presentes há, pelo menos, 1 ano.

É necessária a presença de pelo menos um episódio maníaco para o diagnóstico de **transtorno bipolar I**. Por outro lado, o diagnóstico de **transtorno bipolar II** exige uma história de episódios depressivos e hipomaníacos. A recorrência dos episódios, intercalados com períodos de humor normal (eutimia), é a norma, embora seja possível a ocorrência de episódios únicos. Em alguns casos, os pacientes nunca se recuperam por completo e apresentam um curso crônico.

Os pacientes com **transtorno ciclotímico** alternam entre episódios de depressão e hipomania leves e de curta duração. Os ciclos podem ser contínuos e podem ter duração de várias semanas a vários meses. Raramente, esses pacientes queixam-se especificamente dos altos que eles experimentam. Com mais frequência, queixam-se apenas de estarem deprimidos algumas vezes, e não percebem que apresentam hipomania em outros períodos. O transtorno ciclotímico é algumas vezes um precursor da forma mais clássica do transtorno bipolar.

O **transtorno bipolar ou o transtorno depressivo induzidos por substância/medicamento** podem ocorrer quando os episódios de humor surgem durante ou logo após a ocorrência de intoxicação ou abstinência de substância ou, de modo alternativo, após exposição a um medicamento. Convém assinalar que, nos casos em que a mania ou a hipomania sobrevém após tratamento com o antidepressivo, justifica-se o diagnóstico de transtorno bipolar se não houver remissão dos sintomas maníacos/hipomaníacos com a suspensão do antidepressivo (levando em consideração o tempo necessário para a eliminação metabólica do composto). De modo semelhante, o **transtorno bipolar ou o transtorno depressivo devido a outra condição médica** ocorrem quando há evidências, com base na anamnese, exame clínico ou resultados laboratoriais, de que o episódio de transtorno do humor representa uma consequência fisiopatológica direta de outra condição médica. A Tabela 154.1 fornece uma lista dos distúrbios neurológicos comuns associados a sintomas de humor.

Quando o paciente apresenta os sintomas característicos de um transtorno depressivo ou bipolar, porém, não preenche todos os critérios para tal, pode-se estabelecer um diagnóstico de **outro transtorno bipolar ou transtorno depressivo especificado** se a condição lhe causar um sofrimento clinicamente significativo ou prejuízo (Figura 154.2).

Tabela 154.1 Distúrbios neurológicos comumente associados a sintomas do humor.

Sintomas depressivos	Sintomas maníacos
• Acidente vascular encefálico (depressão tanto como fator de risco quanto como sequela) • Doença de Parkinson • Doença de Huntington • Tremor essencial • Esclerose múltipla • Epilepsia • Demência	• Acidente vascular encefálico focal na região basotemporal e inferofrontal • Acidente vascular encefálico/tumor na região peri-hipotalâmica • Doença de Huntington • Esclerose múltipla • Traumatismo cranioencefálico • Neurossífilis • Doença de Creutzfeldt-Jakob • Demência frontotemporal

Diagnóstico diferencial

A tristeza é uma reação normal às adversidades da vida e caracteriza-se por uma resposta adequada e proporcional ao estímulo provocador, duração relativamente breve e ausência de impacto significativo sobre o funcionamento psicossocial. No luto normal e transtornos de adaptação, observa-se tipicamente a redução dos sintomas depressivos após a remoção dos estressores responsáveis.

Algumas condições médicas causam sintomas proeminentes do humor. Além da anamnese e do exame físico, os exames laboratoriais devem incluir provas de função hepática e da tireoide, determinação dos eletrólitos, cálcio, ureia sanguínea, creatinina, hemograma completo, exame de urina e triagem toxicológica na urina.

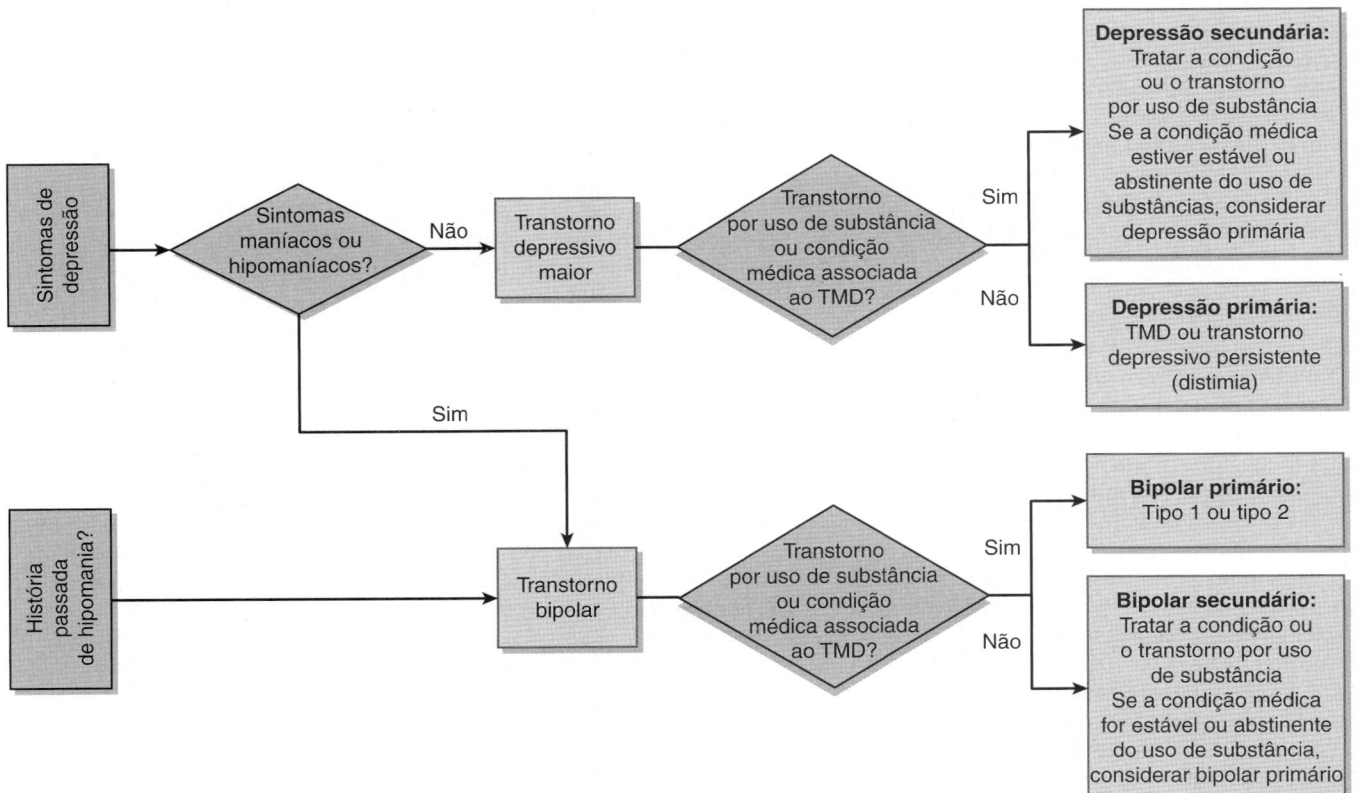

FIGURA 154.2 Algoritmo para o diagnóstico de transtorno depressivo maior (TDM).

Diagnóstico diferencial com os distúrbios neurológicos

Cerca de 25 a 40% dos pacientes com distúrbios neurológicos, incluindo doença de Parkinson (DP) e DH, bem como doença de Alzheimer, desenvolvem uma síndrome depressiva acentuada em algum momento durante o curso da doença. Os sintomas do humor podem até mesmo preceder as manifestações neurológicas nos casos de DP, DH e tremor essencial (TE). Essencialmente, a DP compartilha alguns sintomas com o transtorno depressivo maior, como bradicinesia, expressão diminuída ou até mesmo falta de expressão da face, bradifrenia, postura encurvada, perda do interesse e dificuldade de concentração e redução da libido. A comorbidade entre os dois transtornos é altamente prevalente, alcançando cerca de 40%. O tratamento com bromocriptina também está associado a sintomas depressivos. As características que facilitam o diagnóstico de depressão nesses pacientes incluem a presença de humor deprimido pervasivo (algumas vezes com variação diurna), despertar muito cedo pela manhã, pessimismo (desproporcional ao nível de incapacidade neurológica) e ideação suicida. Convém assinalar que alguns fármacos psiquiátricos afetam diretamente a transmissão dopaminérgica, como os antipsicóticos de primeira e segunda gerações, e podem causar ou agravar os sintomas parkinsonianos ou provocar discinesia tardia.

Podem ocorrer sintomas depressivos em pacientes com TE, com uma prevalência de até 49%. Esses sintomas não apenas resultam do prejuízo funcional associado a um tremor incapacitante, mas também podem constituir parte do processo fisiopatológico e, em alguns casos, podem preceder o início dos sintomas motores. Em um estudo recente, foram observadas pontuações mais baixas em itens como "tristeza relatada", "incapacidade de sentir" e "pensamentos pessimistas" em pacientes deprimidos com TE. A euforia também pode ser observada em estados neuropatológicos. As lesões do lobo frontal podem se manifestar com euforia, frequentemente na forma de infantilidade e falta de capacidade de previsão. Uma desinibição social extrema, na ausência de outras características de mania, sugere fortemente uma patologia do lobo frontal.

Os pacientes que sofrem de demência podem apresentar agitação do tipo maníaco ou depressão. As alterações cognitivas e comportamentais que simulam a depressão, como apatia e perda da concentração, são mais frequentes do que as que simulam a mania, como inquietação e combatividade. A avaliação clínica é de suma importância em pacientes idosos, visto que eles correm maior risco de apresentar outra doença comórbida com a depressão. Além disso, podem apresentar uma condição médica diferente que se manifesta como depressão. Embora a "pseudodemência" possa constituir um sinal de depressão no idoso, esse pressuposto deve ser considerado como diagnóstico de exclusão. O aparecimento de um transtorno afetivo no final da vida, particularmente em pacientes sem história familiar dessa condição, sugere uma etiologia médica.

Os sintomas psiquiátricos, como irritabilidade, impulsividade e humor deprimido, são quase onipresentes na DH, que pode se manifestar inicialmente como doença depressiva. A depressão pode preceder o diagnóstico neurológico em 4 a 10 anos. A apatia é um sintoma que tipicamente se agrava com a progressão da doença e que pode estar relacionado com o próprio distúrbio. O suicídio e as tentativas de suicídio são frequentes. Sintomas maníacos podem ocorrer, porém não são tão comuns. A história familiar indica DH, e o diagnóstico definitivo é estabelecido com base em teste genético.

Os transtornos do humor são muito comuns na epilepsia, e 55% dos pacientes com epilepsia relatam a ocorrência de depressão. Estes tendem a exibir uma apresentação pleomórfica, e algumas vezes não preenchem todos os critérios do *DSM-5*. É comum observar a presença de humor deprimido, irritabilidade e ansiedade. Os transtornos do humor são classificados como: ictal, de acordo com a sua relação temporal com a ocorrência de crises epilépticas (durante a crise epiléptica), peri-ictal (antes ou após a crise epiléptica) ou interictal (independentemente da crise epiléptica).

Em algumas situações, como na denominada depressão mascarada, os pacientes relatam que não se sentem tristes nem deprimidos e podem apresentar dor, fadiga e outras queixas clínicas vagas. A presença de pelo menos cinco dos sintomas necessários estabelece o diagnóstico correto. O diagnóstico diferencial é particularmente importante em neurologia, visto que esses pacientes frequentemente se queixam de cefaleia ou dor lombar, que não respondem ao tratamento convencional.

A apneia do sono pode causar fadiga, diminuição da concentração e outros sintomas semelhantes aos da depressão. Pode-se justificar a realização de polissonografia, particularmente em pacientes obesos que apresentam sintomas depressivos.

Diagnóstico diferencial com outros transtornos psiquiátricos

A distinção entre transtornos do humor e outros transtornos psiquiátricos pode ser difícil e ainda mais complicada pelo fato de a comorbidade ser muito comum. Os sintomas negativos da esquizofrenia, como apatia, anedonia, atividade motora reduzida, isolamento social e declínio cognitivo, podem se assemelhar à depressão. Por outro lado, os pacientes com esquizofrenia podem apresentar delírios de grandiosidade e agitação exagerada, à semelhança da mania. Nos transtornos do humor, os temas delirantes tendem a ser congruentes com o principal humor manifestado. Uma história de doença psicótica periódica com retorno ao funcionamento apropriado entre os episódios é mais sugestiva de transtorno afetivo, ao passo que uma história de deterioração do funcionamento crônica é mais sugestiva de esquizofrenia. O diagnóstico que se baseia em uma avaliação longitudinal é mais confiável. No caso do transtorno esquizoafetivo, em que há coexistência de sintomas psicóticos e de transtorno do humor, a persistência dos sintomas psicóticos após a resolução dos sintomas do humor valida o diagnóstico.

A comorbidade com transtornos relacionados a substâncias é proeminente. Em amostras de comunidade, mais de 50% dos indivíduos com transtornos de humor preenchem os critérios para transtornos por uso de álcool e/ou substâncias. Os pacientes podem encarar o uso de substância como forma de "automedicação"; todavia, com frequência, os sintomas são, de fato, causados ou exacerbados pela própria substância. Essas alterações podem limitar-se ao período de intoxicação ou podem ocorrer depois dela. Se a intoxicação ocorrer com frequência, ela pode levar à incerteza quanto ao diagnóstico, e pode ser necessária uma abstinência prolongada para estabelecer um diagnóstico acurado. Os pacientes com transtornos do humor que apresentam transtorno por uso de álcool e substâncias são mais difíceis de tratar e apresentam uma taxa mais elevada de tentativas de suicídio e suicídio. O álcool com frequência é usado em tentativas de suicídio e pode constituir o fator que desencadeia comportamentos impulsivos e autodestrutivos ou que intensifica os efeitos de uma superdosagem.

Os pacientes deprimidos frequentemente apresentam ansiedade intensa e, algumas vezes, sofrem ataques de pânico como parte da doença. O predomínio dos sintomas de ansiedade ou dos sintomas depressivos habitualmente ajuda a estabelecer o diagnóstico correto. Entretanto, existe uma taxa elevada de comorbidade com a depressão e todas as formas de transtornos de ansiedade.

No caso dos transtornos da personalidade, particularmente o transtorno da personalidade *borderline*, o diagnóstico diferencial é estabelecido se forem observadas as características essenciais do transtorno da personalidade, como sentimentos de vazio, extrema sensibilidade à rejeição e esforços frenéticos para evitar o abandono percebido, além dos episódios de humor. O transtorno de personalidade *borderline* (limítrofe) muitas vezes é uma comorbidade com os transtornos do humor.

TRATAMENTO

Tratamento dos transtornos depressivos

A depressão pode ser tratada com farmacoterapia ou terapias regulamentadas, como a terapia cognitivo-comportamental ou a terapia interpessoal. A depressão mais grave pode exigir tanto medicação quanto psicoterapia (Evidência de nível 1).[1] Pode ser necessária a internação do paciente, particularmente para pacientes ativamente suicidas ou aqueles cujos cuidados pessoais estejam tão comprometidos que seja essencial uma enfermeira em tempo integral.

Os medicamentos antidepressivos são classificados de acordo com a sua estrutura molecular ou seus efeitos sobre os neurotransmissores.

Existem cinco grupos principais: inibidores seletivos da recaptação de serotonina (ISRS) (fluoxetina, escitalopram etc.), inibidores da recaptação de serotonina e norepinefrina (venlafaxina, duloxetina etc.), antidepressivos tricíclicos (ATC) (imipramina, nortriptilina etc.) e inibidores da monoamina oxidase (IMAO) (fenelzina, tranilcipromina) e antidepressivos atípicos (mirtazapina, bupropiona), vortioxetina etc.) (Evidência de nível 1).[2-7] Qualquer desses medicamentos é uma boa escolha para o tratamento da depressão. Os efeitos adversos comuns consistem em distúrbios gastrintestinais, agitação (particularmente no início do tratamento) e disfunção sexual. Observe que os pacientes com depressão psicótica raramente respondem a antidepressivos apenas e necessitam da adição de um agente antipsicótico ou de um curso de terapia eletroconvulsiva (TEC).

Embora os ISRS sejam, em geral, tão efetivos quanto os ATC e os IMAO na depressão leve a moderada, os ATC e os IMAO introduzidos na década de 1960 com frequência são ainda usados para pacientes que não respondem a um ou mais dos fármacos mais recentes. A relutância relativa em utilizar ATC e IMAO deve-se a problemas de tolerabilidade e/ou efeitos adversos graves assim como à sua potencial letalidade, se forem usados em uma tentativa de suicídio. As reações adversas mais comuns com o uso de ATC devem-se principalmente a seus efeitos adversos cardiovasculares e anticolinérgicos.

À semelhança de qualquer medicamento, podem ocorrer interações medicamentosas, e é fundamental verificá-las. Os IMAO possuem interações importantes e potencialmente fatais com vários fármacos, bem como interações com alimentos, de modo que é essencial ter precauções com a dieta.

Pode-se utilizar uma história familiar de resposta efetiva a fármacos ou resposta prévia a uma medicação para obter informações sobre a escolha do tratamento. Para a maioria dos medicamentos, é melhor iniciar com uma dose baixa e aumentar lentamente. Para obter um benefício completo, podem ser necessárias 4 a 6 semanas. Depois de um episódio inicial, o tratamento deve ser continuado por 6 a 9 meses em dose integral após a fase aguda, a fim de prevenir recaídas.

O alívio sintomático com o tratamento pode não resultar em melhora imediata da função psicossocial, que pode ocorrer tardiamente. Observa-se a ocorrência de recidivas em até 20% dos pacientes em 6 meses e em mais de 30% dentro de 1 ano, de acordo com Keller. O risco de recidiva aumenta em 16% a cada episódio recorrente. As altas taxas de recidiva levaram à recomendação de tratamento de manutenção com terapia farmacológica e psicoterapia profilática para pacientes com pelo menos dois episódios de depressão (Evidência de nível 1).[8,9]

Cerca de 50 a 60% dos pacientes respondem (com melhora de 50% ou mais) a um ciclo inicial de antidepressivo. Entretanto, é mais difícil obter uma remissão (retorno ao estado basal ou quase aos níveis basais), e, em apenas cerca de um terço dos pacientes, obtém-se uma remissão depois do primeiro tratamento com antidepressivo, exigindo o uso de um medicamento diferente ou estratégias de aumento (ver adiante).

Com frequência, a depressão é resistente ao tratamento. Foram desenvolvidas várias estratégias para superar esse problema, como associação de antidepressivos ou aumento da eficácia antidepressiva pela adição de outros fármacos, como lítio, estimulantes (p. ex., dextroanfetamina ou metilfenidato), antipsicóticos, buspirona ou hormônio tireoidiano. Ainda faltam dados empíricos para orientar a tomada de decisão acerca da escolha da intervenção para os casos de depressão resistentes ao tratamento. Estudos de comparação dos resultados demonstraram nenhuma vantagem com qualquer uma das estratégias de potencialização ou de adição de fármacos de segunda linha descritas até o momento.

Nas duas últimas décadas, observou-se um crescente ou renovado interesse pelos tratamentos com neuromodulação, EMT e TEC (Evidência de nível 1).[10-12]

A EMT foi aprovada para o tratamento de depressão resistente, com taxas de resposta em torno de 60%.

É um tratamento muito seguro e bem tolerado, com menos de 5% de interrupção. O efeito adverso mais comum é a cefaleia temporária leve e o desconforto no local da aplicação. Seu efeito adverso mais sério são as crises epilépticas que ocorrem durante as sessões. As crises epilépticas são muito raras; menos de 0,1% durante o curso completo de tratamento. Ao contrário da TEC, não ocorre perda cognitiva ou de memória, nem é necessário anestesia geral para sua aplicação. Nesse ponto, não existe um regime de manutenção aprovado pela U.S. Food and Drug Administration, nem diretrizes claras.

O tratamento eletroconvulsivo está indicado para pacientes com as seguintes características:

1. Ausência de resposta a provas terapêuticas com fármacos antidepressivos adequados.
2. Depressão com características psicóticas ou catatônicas.
3. Pacientes ativamente suicidas ou pacientes maníacos com agitação tão intensa que precisam ser rapidamente controlados.
4. Intolerância aos efeitos adversos, conforme observado em pacientes com DP, ou alergias a múltiplos antidepressivos.
5. Incapacidade de participar na farmacoterapia ou psicoterapia, devido à recusa em comer ou beber ou devido a um acentuado alentecimento da fala e da cognição.

A TEC é um tratamento seguro e, em geral, bem tolerado. O efeito adverso mais comum consiste em discreta perda temporária da memória. Como a TEC é administrada sob anestesia geral, há também os riscos associados à anestesia. Com preparo médico e triagem apropriados do paciente, a TEC pode ser administrada até mesmo na presença de condições neurológicas e cardiovasculares. No final do curso do tratamento, é preciso instituir um esquema de manutenção para prevenir a recaída. Esse esquema pode consistir em medicamentos antidepressivos, habitualmente em associação, ou em TEC de "manutenção", geralmente administrada uma vez por mês.

Tratamento dos transtornos bipolares

O tratamento para a estabilização do humor constitui o padrão-ouro para os transtornos bipolares (Evidência de nível 1).[13-16] Serve tanto para o controle das fases agudas da doença quanto para a prevenção de futuros episódios. O lítio é um poderoso antimaníaco. Obtém-se remissão em cerca de 60 a 70% dos casos, particularmente em pacientes com mania eufórica e episódios pouco frequentes, embora sejam necessárias várias semanas para que o lítio exerça totalmente seus benefícios terapêuticos. A terapia com lítio exige monitoramento regular dos níveis sanguíneos para prevenir a toxicidade, que se manifesta com níveis mais elevados e que podem comportar risco à vida. Os pacientes agitados e com doença clínica correm risco aumentado de toxicidade. O lítio pode causar hipotireoidismo em 10 a 20% dos pacientes e está relativamente contraindicado na presença de doença renal. O tremor constitui um efeito adverso comum.

Os antiepilépticos, como o valproato ou a carbamazepina, podem ser usados com resultados satisfatórios na mania disfórica ou na ciclagem rápida. Com frequência, são associados com o lítio. A estabilização do humor com antipsicóticos de segunda geração (olanzapina, quetiapina, risperidona ou lurasidona) (Evidência de nível 1)[17,18] é habitualmente mais rápida e também pode ser mais efetiva quando existem sintomas psicóticos. Os agentes sedativos também podem ser utilizados como terapia adjuvante para o rápido controle de agitação. Foi demonstrado que a lamotrigina, um antiepiléptico, impede a recorrência da depressão; entretanto, os dados relativos à sua capacidade de controlar os episódios maníacos ou hipomaníacos são fracos.

No caso da depressão bipolar, o tratamento de um episódio depressivo apenas com antidepressivos está associado ao risco de induzir a mania ou hipomania. Entretanto, o tratamento agressivo da depressão é essencial no transtorno bipolar, visto que é nessa fase que ocorre o comportamento suicida. Por conseguinte, apesar de não ser tão dramática quanto a mania, a depressão certamente é tão perigosa, senão mais. O uso exclusivo de estabilizadores do humor é apenas efetivo em alguns casos. Com mais frequência, a depressão bipolar é tratada com uma associação de antidepressivos e estabilizadores do humor. Tanto a quetiapina quanto a lurasidona possuem efeitos antidepressivos e foram aprovadas pela U.S. Food and Drug Administration para monoterapia na depressão bipolar.

A recidiva maníaca pode ser espontânea, induzida por agentes terapêuticos ou por substâncias. Com o uso contínuo de um estabilizador do humor, o risco de mania induzida por antidepressivos é de cerca de 10%. Os dados disponíveis sugerem que os antidepressivos mais recentes têm menos tendência a precipitar uma "ciclagem" maníaca, em comparação com os tricíclicos ou IMAO.

Após o segundo episódio bipolar, independentemente da polaridade, os pacientes devem ser tratados indefinidamente, visto que a recidiva é quase certa. A meta do tratamento consiste em manter a eutimia e evitar episódios de depressão ou de mania. O lítio tem sido o agente profilático de escolha há décadas, porém os antipsicóticos estabilizadores do humor também foram aprovados para profilaxia a longo prazo. A consideração do perfil de efeitos adversos e dos benefícios terapêuticos é essencial quando se efetua a escolha do tratamento.

Tratamento dos transtornos do humor comórbidos com distúrbios neurológicos

Os pacientes com demência frequentemente desenvolvem sintomas psiquiátricos, incluindo depressão, euforia, delírios, alucinações e períodos de extrema irritabilidade, agitação ou desinibição. A demência pode ser acompanhada de síndromes psiquiátricas totalmente desenvolvidas. Com frequência, esses episódios são de curta duração. Entretanto, podem-se utilizar doses modestas de antidepressivos. Os efeitos adversos podem ser mínimos com doses baixas. Os medicamentos antipsicóticos devem ser usados com extrema cautela, mas podem ser úteis para tratar a agitação. Podem incluir sintomas extrapiramidais, particularmente os antipsicóticos convencionais.

A depressão clínica significativa ocorre em 40 a 50% dos pacientes com DP. Os sintomas depressivos respondem de modo satisfatório a doses baixas de antidepressivos, incluindo ISRS. Em certas ocasiões, a terapia com ISRS aumenta o parkinsonismo, particularmente a sertralina em doses mais altas, em que se evita a afinidade seletiva do fármaco pelos transportadores de 5-HT. A TEC é segura e efetiva e pode melhorar tanto a depressão quanto os sintomas motores da DP. No caso das DH, os sintomas maníacos devem ser tratados com os medicamentos habituais; todavia, com frequência, são necessárias doses menores (um terço à metade). Algumas vezes, a TEC pode salvar a vida do paciente. O tratamento dos transtornos do humor associados à epilepsia depende de o episódio em questão ser ictal, peri-ictal ou interictal. Quando o transtorno do humor é ictal ou peri-ictal, o foco do tratamento é o transtorno epiléptico com uso de medicamentos antiepilépticos, e quando é interictal, o foco do tratamento é o transtorno depressivo com uso de antidepressivos. Os fármacos utilizados no tratamento dos transtornos do humor, incluindo, por exemplo, lítio ou ácido valproico, podem causar tremor ou exacerbá-lo. A Tabela 154.2 fornece uma lista de efeitos adversos neurológicos dos fármacos comuns utilizados no tratamento dos transtornos do humor.

PROGNÓSTICO

Os transtornos do humor constituem uma causa importante de incapacidade e estão altamente associados a um prejuízo no funcionamento psicossocial, principalmente devido aos episódios depressivos, que são muito mais frequentes e de duração mais longa.

Tipicamente, o início do TDM apresenta um pico de ocorrência entre 14 e 19 anos, embora os primeiros episódios depressivos possam aparecer em qualquer idade. Se não for tratado, um episódio tem duração média de 6 a 9 meses. Cerca de 50 a 70% dos pacientes com depressão maior apresentam episódios recorrentes durante toda vida. A idade jovem, a ocorrência de um episódio precedente grave, a persistência dos sintomas depressivos, mesmo quando leves, e uma história de múltiplos episódios aumentam a probabilidade de recaída. Com frequência, o perfil de sintomas pode se modificar de um episódio para

Tabela 154.2 Efeitos adversos neurológicos associados a fármacos usados no tratamento dos transtornos do humor.	
Efeito adverso	**Fármaco**
Crises epilépticas	(Todos os antidepressivos e antipsicóticos podem induzir potencialmente crises epilépticas)
	Bupropiona
	Maprotilina
	Amoxapina
	Imipramina
	Escilatopram
	Clozapina
	Selegilina
Tremor	Bupropiona
	Lamotrigina
	ISRS
	Antipsicóticos (particularmente de primeira geração)
	Fenelzina
	Trazodona
	Lítio
	Ácido valproico
Acatisia	Aripiprazol e outros antipsicóticos
	ISRS
Discinesia	Selegilina
Discinesia tardia	Antipsicóticos
Eventos cerebrovasculares	Risco aumentado com antipsicóticos atípicos em indivíduos idosos
Cefaleias	Trazodona
	Venlafaxina
Ataxia	Lamotrigina
	Nefazodona
Meningite asséptica	Lamotrigina (raramente)

ISRS, inibidores seletivos da recaptação de serotonina.

outro. Cerca de 12 a 20% dos pacientes apresentam evolução crônica. Os fatores de risco para cronicidade incluem história familiar forte de depressão, idade avançada, duração mais longa da doença antes de procurar um tratamento, alcoolismo, doença médica, incapacidade do cônjuge ou múltiplas mortes recentes de familiares.

O transtorno bipolar tem uma idade de início habitualmente mais precoce do que a depressão maior. Com mais frequência, o primeiro episódio é depressivo, com pico de incidência aos 17 anos. O transtorno bipolar de início tardio é raro e habitualmente está associado a alguma doença orgânica. Nos casos típicos, a mania aparece dentro de 5 anos após o primeiro episódio depressivo.

Quanto à polaridade dos episódios, um número muito pequeno de pacientes só apresenta episódios maníacos recorrentes, com pouca ou nenhuma depressão. De fato, os episódios e sintomas depressivos tendem a dominar o curso longitudinal do transtorno bipolar. O transtorno bipolar também pode variar quanto à frequência dos episódios. Quase todos os pacientes com transtorno bipolar sofrem episódios recorrentes, e os episódios são mais frequentes e mais numerosos do que nos transtornos depressivos. Em alguns casos, os pacientes podem sofrer quatro ou mais episódios de alteração do humor em 1 ano, e essa situação é denominada *ciclagem rápida*. Outrora considerada como uma característica do paciente, a ciclagem rápida pode ocorrer e, mais tarde, sofrer resolução espontânea, com retorno a um padrão de episódios menos frequentes.

Em geral, os pacientes bipolares tornam-se bastante funcionais quando medicados. Entretanto, embora muitos deles sejam capazes de retomar as atividades normais dentro de várias semanas a meses após a recuperação, cerca de 40% dos pacientes exibem uma disfunção social significativa por um período de até 2 anos após a ocorrência de um episódio. São também documentados déficits cognitivos persistentes. A deterioração neurobiológica em consequência de episódios repetidos pode desempenhar um papel nesse fenômeno.

O suicídio é o desfecho mais temido dos transtornos do humor. A taxa de suicídio no transtorno bipolar é mais alta do que em qualquer outra doença psiquiátrica, sendo responsável pela morte de 8 a 15% dos pacientes, e os indivíduos com transtorno bipolar correm um risco 15 vezes maior de suicídio do que a população geral. O risco é ainda maior no caso de comorbidade com transtornos por uso de substâncias. Intervenções específicas para o comportamento suicida, como Safety Planning Intervention and Cognitive Therapy for Suicidal Behavior (Intervenção de Planejamento de Segurança e Terapia Cognitiva para o Comportamento Suicida), são opções potenciais para abordar o risco e a estabilização, e o tratamento agressivo da depressão pode salvar vidas.

EVIDÊNCIAS DE NÍVEL 1

1. Cuijpers P, Dekker J, Hollon SD, Andersson G. Adding psychotherapy to pharmacotherapy in the treatment of depressive disorders in adults: a meta-analysis. *J Clin Psychiatry*. 2009;70(9):1219.
2. Anderson IM. Selective serotonin reuptake inhibitors versus tricyclic antidepressants: a meta-analysis of efficacy and tolerability. *J Affect Disord*. 2000;58:19-36.
3. Papakostas GI, Thase ME, Fava M, Nelson JC, Shelton RC. Are antidepressant drugs that combine serotonergic and noradrenergic mechanisms of action more effective than the selective serotonin reuptake inhibitors in treating major depressive disorder? A meta-analysis of studies of newer agents. *Biol Psychiatry*. 2007;62:1217-1227.
4. Arroll B, Macgillivray S, Ogston S, et al. Efficacy and tolerability of tricyclic antidepressants and SSRIs compared with placebo for treatment of depression in primary care: a meta-analysis. *Ann Fam Med*. 2005;3:449-456.
5. Kasper S. Clinical efficacy of mirtazapine: a review of meta-analyses of pooled data. *Int Clin Psychopharmacol*. 1995; 10(suppl 4):25-35; correction, 1996;11:153.
6. Thase ME, Haight BR, Richard N, et al. Remission rates following antidepressant therapy with bupropion or selective serotonin reuptake inhibitors: a meta-analysis of original data from 7 randomized controlled trials. *J Clin Psychiatry*. 2005;66:974-981.
7. Papakostas GI, Montgomery SA, Thase ME, Katz JR, Krishen A, Tucker VL. Comparing the rapidity of response during treatment of major depressive disorder with

bupropion and the SSRIs: a pooled survival analysis of 7 double-blind, randomized clinical trials. *J Clin Psychiatry.* 2007;68:1907-1912.
8. Hansen R, Gaynes B, Thieda P, et al. Meta-analysis of major depressive disorder relapse and recurrence with second-generation antidepressants. *Psychiatr Serv.* 2008;59:1121-1130.
9. Kupfer DJ, Frank E, Perel JM, et al. Five-year outcome for maintenance therapies in recurrent depression. *Arch Gen Psychiatry.* 1992;49:769-773.
10. Husain MM, Rush AJ, Fink M, et al. Speed of response and remission in major depressive disorder with acute electroconvulsive therapy (ECT): a Consortium for Research in ECT (CORE) report. *J Clin Psychiatry.* 2004;65:485-491.
11. Petrides G, Fink M, Husain MM, et al. ECT remission rates in psychotic versus nonpsychotic depressed patients: a report from CORE. *J ECT.* 2001;17:244-253.
12. Lam RW, Chan P, Wilkins-Ho M, Yatham LN. Repetitive transcranial magnetic stimulation for treatment-resistant depression: a systematic review and metaanalysis. *Can J Psychiatry.* 2008;53:621-631.
13. Severus E, Taylor M, Sauer C, Pfennig A, Bauer M, Geddes J. Efficacy of lithium in the long-term treatment of bipolar disorders: a new meta-analysis. *Bipolar Disord.* 2014;16:96.
14. Miura T, Noma H, Furukawa TA, et al. Comparative efficacy and tolerability of pharmacological treatments in the maintenance treatment of bipolar disorder: a systematic review and network meta-analysis. *Lancet Psychiatry.* 2014;1:351-359.
15. Calabrese JR, Huffman RF, White RL, et al. Lamotrigine in the acute treatment of bipolar depression: results of five double-blind, placebo-controlled clinical trials. *Bipolar Disord.* 2008;10:323-333.
16. Cipriani A, Reid K, Young AH, Macritchie K, Geddes J. Valproic acid, valproate and divalproex in the maintenance treatment of bipolar disorder. *Cochrane Database Syst Rev.* 2013;(10):CD003196.
17. Suppes T, Vieta E, Liu S, Brecher M, Paulsson B; and Trial 127 Investigators. Maintenance treatment for patients with bipolar I disorder: results from a North American study of quetiapine in combination with lithium or divalproex (Trial 127). *Am J Psychiatry.* 2009;166:476-488.
18. Ogawa Y, Tajika A, Takeshima N, Hayasaka Y, Furukawa T. Mood stabilizers and antipsychotics for acute mania: a systematic review and meta-analysis of combination/augmentation therapy versus monotherapy. *CNS Drugs.* 2014;28:989-1003.

LEITURA SUGERIDA

Andreazza AC, Young LT. The neurobiology of bipolar disorder: identifying targets for specific agents and synergies for combination treatment. *Int J Neuropsychopharmacol.* 2014;17(7):1039-1052. doi:10.1017/S1461145713000096.

Aprahamian I, Nunes PV, Forlenza OV. Cognitive impairment and dementia in late-life bipolar disorder. *Curr Opin Psychiatry.* 2013;26(1):120-123.

Bauer M, Adli M, Ricken R, Severus E, Pilhatsch M. Role of lithium augmentation in the management of major depressive disorder. *CNS Drugs.* 2014;28(4):331-342.

Berent D, Zboralski K, Orzechowska A, Galecki P. Thyroid hormones association with depression severity and clinical outcome in patients with major depressive disorder. *Mol Biol Rep.* 2014;41(4):2419-2425.

Borgelt L, Strakowski SM, DelBello MP, et al. Neurophysiological effects of multiple mood episodes in bipolar disorder. *Bipolar Disord.* 2019;21(6):503-513.

Cardamone L, Salzberg MR, O'Brien TJ, Jones NC. Antidepressant therapy in epilepsy: can treating the comorbidities affect the underlying disorder? *Br J Pharmacol.* 2013;168(7):1531-1554.

Cipriani A, Hawton K, Stockton S, Geddes JR. Lithium in the prevention of suicide in mood disorders: updated systematic review and meta-analysis. *BMJ.* 2013;346:f3646.

Coplan J, Gugger JJ, Tasleem H. Tardive dyskinesia from atypical antipsychotic agents in patients with mood disorders in a clinical setting. *J Affect Disord.* 2013;150(3):868-871.

Ellard KK, Zimmerman JP, Kaur N, et al. Functional connectivity between anterior insula and key nodes of frontoparietal executive control and salience networks distinguish bipolar depression from unipolar depression and healthy control subjects. *Biol Psychiatry Cogn Neurosci Neuroimaging.* 2018;3(5):473-484.

Hasin DS, Sarvet AL, Meyers JL, et al. Epidemiology of adult DSM-5 major depressive disorder and its specifiers in the United States. *JAMA Psychiatry.* 2018;75(4):336-346.

Heim C, Binder EB. Current research trends in early life stress and depression: review of human studies on sensitive periods, gene-environment interactions, and epigenetics. *Exp Neurol.* 2012;233(1):102-111.

Hellmann-Regen J, Piber D, Hinkelmann K, et al. Depressive syndromes in neurological disorders. *Eur Arch Psychiatry Clin Neurosci.* 2013;263(suppl 2):S123-S136.

Kessler RC, Petukhova M, Sampson NA, et al. Twelve-month and lifetime prevalence and lifetime morbid risk of anxiety and mood disorders in the United States. *Int J Methods Psychiatr Res.* 2012;21(3):169-184.

Kudlow PA, Cha DS, Lam RW, McIntyre RS. Sleep architecture variation: a mediator of metabolic disturbance in individuals with major depressive disorder. *Sleep Med.* 2013;14(10):943-949.

Kupfer DJ, Frank E, Phillips ML. Major depressive disorder: new clinical, neurobiological, and treatment perspectives. *Lancet.* 2012;379(9820):1045-1055.

Mann JJ. The serotonergic system in mood disorders and suicidal behaviour. *Philos Trans R Soc Lond B Biol Sci.* 2013;368(1615):20120537.

Marsh L. Depression and Parkinson's disease: current knowledge. *Curr Neurol Neurosci Rep.* 2013;13(12):409.

McGrath CL, Kelley ME, Holtzheimer PE, et al. Toward a neuroimaging treatment selection biomarker for major depressive disorder. *JAMA Psychiatry.* 2013;70(8):821-829.

Miller JM, Hesselgrave N, Ogden RT, et al. Brain serotonin 1A receptor binding as a predictor of treatment outcome in major depressive disorder. *Biol Psychiatry.* 2013;74(7):760-767.

Oquendo MA, Ellis SP, Chesin MS, et al. Familial transmission of parental mood disorders: unipolar and bipolar disorders in offspring. *Bipolar Disord.* 2013;15(7):764-773.

Perera TD, Thirumangalakudi L, Glennon E, et al. Role of hippocampal neurogenesis in mnemonic segregation: implications for human mood disorders. *World J Biol Psychiatry.* 2013;14(8):602-610.

Perlis RH, Dennehy EB, Miklowitz DJ, et al. Retrospective age at onset of bipolar disorder and outcome during two-year follow-up: results from the STEP-BD study. *Bipolar Disord.* 2009;11(4):391-400.

Proudfoot J, Whitton A, Parker G, Doran J, Manicavasagar V, Delmas K. Triggers of mania and depression in young adults with bipolar disorder. *J Affect Disord.* 2012;143(1-3):196-202.

Ratheesh A, Davey C, Hetrick S, et al. A systematic review and meta-analysis of prospective transition from major depression to bipolar disorder. *Acta Psychiatr Scand.* 2017;135(4):273-284.

Rist PM, Schürks M, Buring JE, Kurth T. Migraine, headache, and the risk of depression: prospective cohort study. *Cephalalgia.* 2013;33(12):1017-1025.

Robillard R, Naismith SL, Hickie IB. Recent advances in sleep-wake cycle and biological rhythms in bipolar disorder. *Curr Psychiatry Rep.* 2013;15(10):402.

Rosenblat JD, Cha DS, Mansur RB, McIntyre RS. Inflamed moods: a review of the interactions between inflammation and mood disorders. *Prog Neuropsychopharmacol Biol Psychiatry.* 2014;53:23-34.

Sagna A, Gallo JJ, Pontone GM. Systematic review of factors associated with depression and anxiety disorders among older adults with Parkinson's disease. *Parkinsonism Relat Disord.* 2014;20(7):708-715.

Salvadore G, Quiroz JA, Machado-Vieira R, Henter ID, Manji HK, Zarate CA Jr. The neurobiology of the switch process in bipolar disorder: a review. *J Clin Psychiatry.* 2010;71(11):1488-1501.

Sanacora G, Banasr M. From pathophysiology to novel antidepressant drugs: glial contributions to the pathology and treatment of mood disorders. *Biol Psychiatry*. 2013;73(12):1172-1179.

Sanacora G, Treccani G, Popoli M. Towards a glutamate hypothesis of depression: an emerging frontier of neuropsychopharmacology for mood disorders. *Neuropharmacology*. 2012;62(1):63-77.

Strakowski SM, Adler CM, Almeida J, et al. The functional neuroanatomy of bipolar disorder: a consensus model. *Bipolar Disord*. 2012;14(4):313-325.

Vázquez GH, Tondo L, Undurraga J, Baldessarini RJ. Overview of antidepressant treatment of bipolar depression. *Int J Neuropsychopharmacol*. 2013;16(7):1673-1685.

Verdelho A, Madureira S, Moleiro C, et al.; for LADIS Study. Depressive symptoms predict cognitive decline and dementia in older people independently of cerebral white matter changes: the LADIS study. *J Neurol Neurosurg Psychiatry*. 2013;84(11):1250-1254.

Vieta E, Popovic D, Rosa AR, et al. The clinical implications of cognitive impairment and allostatic load in bipolar disorder. *Eur Psychiatry*. 2013;28(1):21-29.

Vilalta-Franch J, López-Pousa S, Llinàs-Reglà J, et al. Depression subtypes and 5-year risk of dementia and Alzheimer disease in patients aged 70 years. *Int J Geriatr Psychiatry*. 2013;28(4):341-350.

Wu KY, Chang CM, Liang HY, et al. Increased risk of developing dementia in patients with bipolar disorder: a nested matched case-control study. *Bipolar Disord*. 2013;15(7):787-794.

Zahodne LB, Marsiske M, Okun MS, Bowers D. Components of depression in Parkinson disease. *J Geriatr Psychiatry Neurol*. 2012;25(3):131-137.

# Transtornos de Ansiedade, Transtorno de Estresse Pós-Traumático e Transtorno Obsessivo-Compulsivo

Franklin R. Schneier

PONTOS-CHAVE

1. As características do transtorno de ansiedade assumem a forma de pensamentos apavorantes, sintomas físicos de desespero e comportamentos de evitação fóbica.

2. No âmbito dos distúrbios neurológicos, os transtornos de ansiedade comórbidos estão associados a maior angústia e comprometimento do funcionamento normal do indivíduo.

3. O transtorno de estresse pós-traumático, geralmente, ocorre em concomitância com lesão cerebral traumática.

4. O transtorno obsessivo-compulsivo, geralmente, ocorre concomitante aos transtornos de tique.

5. Os tratamentos mais bem estabelecidos para os transtornos da ansiedade, transtorno de estresse pós-traumático e transtorno obsessivo-compulsivo são as terapias cognitivo-comportamentais e os medicamentos inibidores da recaptação de serotonina.

INTRODUÇÃO

A *ansiedade* é um estado emocional mal-adaptativo relacionado com a antecipação de uma ameaça; pode incluir pensamentos de medo, sintomas de excitabilidade fisiológica e preparação para luta ou fuga. Os *transtornos de ansiedade* consistem em síndromes características de adaptação inadequada a vários tipos de ameaça antecipada. Os exemplos incluem perigos de predadores, conflitos interpessoais, germes e outros perigos. Os transtornos de ansiedade distinguem-se dos episódios leves de ansiedade pela sua persistência e intensidade e também pelo critério diagnóstico segundo o qual devem causar sofrimento significativo ou prejuízo no funcionamento.

Historicamente, os transtornos de ansiedade incluíram o transtorno de pânico, a agorafobia, a fobia específica, o transtorno de ansiedade social, o transtorno de ansiedade generalizada, o transtorno obsessivo-compulsivo (TOC), o transtorno de estresse agudo e o transtorno de estresse pós-traumático (TEPT). O *Manual Diagnóstico e Estatístico de Transtornos Mentais*, 5ª edição (DSM-5), classifica o TOC em uma categoria separada de transtorno obsessivo-compulsivo e transtornos relacionados, enquanto o TEPT é incluído em uma categoria separada de transtornos relacionados a trauma e a estressores, em reconhecimento às suas características exclusivas. Dois transtornos anteriormente classificados como transtornos da infância, o transtorno de ansiedade de separação e o mutismo seletivo, também são atualmente reconhecidos como transtornos de ansiedade que podem persistir na idade adulta.

A ansiedade e os transtornos de ansiedade podem ocorrer concomitantemente com doença neurológica por meio de uma variedade de mecanismos. As doenças neurológicas podem causar sintomas de ansiedade diretamente ao desregular a função dos circuitos cerebrais que estão na base da ansiedade. Por outro lado, as doenças neurológicas primárias podem levar à ansiedade por meio de mecanismos psicológicos, como, por exemplo, quando sinais visíveis do distúrbio do movimento causam constrangimento e ansiedade social, ou quando um prognóstico incerto ou sombrio leva à ansiedade antecipatória. Um transtorno de ansiedade primário, ou o seu tratamento, pode gerar manifestações neurológicas, como síncope em consequência da hiperventilação no transtorno de pânico, ou uma crise epiléptica devido à suspensão abrupta de um benzodiazepínico. Os transtornos neurológicos e psiquiátricos também podem ocorrer concomitantemente, em consequência de outro agente causal, como, por exemplo, quando um trauma de combate leva à lesão cerebral traumática (LCT) e ao TEPT.

EPIDEMIOLOGIA

A ampla categoria dos transtornos de ansiedade constitui o tipo mais comum de transtorno psiquiátrico, com prevalência de mais de 25% durante a vida. Os transtornos de ansiedade são mais comuns em mulheres, com uma relação de 2:1, têm o seu início antes dos 30 anos na maioria dos casos e tendem a ser crônicos. As taxas de prevalência na comunidade para os transtornos de ansiedade individuais variam de 5 a 12% para o transtorno de ansiedade social e fobias específicas e de 1 a 2% para o transtorno de pânico e o TOC, com taxas intermediárias para o TEPT e o transtorno de ansiedade generalizada.

BIOPATOLOGIA

Os circuitos neurais, a neuroquímica e os comportamentos que mediam a ansiedade humana compartilham características com os sistemas neurais que mediam as respostas de retirada a estímulos aversivos entre as espécies. Nos seres humanos, essas respostas incorporam funções corticais superiores, como antecipação ansiosa e adaptações baseadas nas experiências de vida e na cultura. Os estudos realizados em gêmeos mostram que a hereditariedade dos transtornos de ansiedade específicos se situa na faixa de 10 a 60%, porém os achados de genes individuais explicam apenas proporções muito pequenas do risco global. Os fatores de risco ambientais para os transtornos de ansiedade incluem trauma e estressores agudos no início da infância, como perda interpessoal.

Estudos realizados em roedores e seres humanos implicaram desregulação do circuito do medo no sistema nervoso central, incluindo a amígdala, o hipocampo e o córtex pré-frontal, no desenvolvimento e na manutenção do medo condicionado; esse circuito é ativado quando indivíduos com transtorno de ansiedade social, fobias específicas ou TEPT ficam expostos a estímulos que provocam medo. Dentre os processos relacionados estão a consolidação da memória do medo, a generalização e a extinção. O TEPT foi associado à disfunção na rede de importância ou saliência, na rede de controle executivo e na rede de modo padrão. Foi também constatado que os transtornos de ansiedade estão associados a um meio pró-inflamatório e à disfunção de vários sistemas de neurotransmissores, incluindo serotonina, norepinefrina, ácido gama-aminobutírico e glutamato. Foi também relatada uma disfunção da dopamina, e foi constatada a ocorrência de taxas elevadas de transtorno de pânico, transtorno de ansiedade generalizada e transtorno de ansiedade social na doença de Parkinson. Foram observadas anormalidades do sistema nervoso simpático e do eixo hipotálamo-hipófise nos transtornos de ansiedade. O transtorno de pânico tem sido associado a hiperventilação, hipocapnia e distúrbio na regulação do dióxido de carbono.

A biopatologia do TOC revela a existência de algumas diferenças em relação a outros transtornos de ansiedade. Evidências anatômicas e de imagem do cérebro sugerem uma hiperatividade em um circuito que envolve o córtex orbitofrontal, os núcleos da base e o tálamo. Foi relatado que as lesões adquiridas no circuito corticoestriado-talâmico, no córtex parietal e temporal, no cerebelo e no tronco encefálico induzem compulsividade. O TOC tem sido associado a outras afecções neurológicas, envolvendo os núcleos da base, como a síndrome de Tourette, a doença de Huntington e a coreia de Sydenham.

DIAGNÓSTICO

Manifestações clínicas nos transtornos de ansiedade

Os pacientes com transtorno de ansiedade podem apresentar ansiedade, evitação, sintomas físicos, depressão secundária ou abuso de substâncias. As queixas de ansiedade devem ser avaliadas em relação aos sintomas e cognições, frequência e intensidade, fatores ambientais precipitantes, esquiva e interferência no funcionamento. Algumas características dos transtornos de ansiedade podem ocorrer nesses distúrbios. A *ansiedade antecipatória* refere-se à apreensão na antecipação de uma situação temida e pode incluir preocupação, dificuldade de concentração ou sintomas físicos. Os transtornos de ansiedade caracterizam-se, com frequência, por uma incapacidade de habituação, que normalmente ocorre durante a exposição contínua a uma situação temida. O *ataque de pânico* é definido por um medo intenso que alcança um pico em minutos e consiste em um conjunto de sintomas de ansiedade físicos, frequentemente com sensações de irrealidade, tontura, parestesias, dispneia e medo de morrer. A *esquiva fóbica* envolve a esquiva excessiva de situações temidas circunscritas e, com frequência, constitui a característica mais diretamente incapacitante dos transtornos de ansiedade.

A ansiedade frequentemente leva a sintomas de depressão, de modo que os pacientes ansiosos devem ser avaliados quanto ao humor deprimido, perda do prazer, alteração do peso corporal, transtorno do sono, fadiga, dificuldade de concentração e ideação suicida. O uso de substâncias também é comum em pacientes com transtorno de ansiedade e pode constituir um fator precipitante da ansiedade ou uma resposta a ela. Os indivíduos com transtornos de ansiedade habitualmente têm consciência de que os sintomas estão relacionados a uma reação excessiva ou não realista e, dessa maneira, diferem dos pacientes com transtornos psicóticos e medos delirantes.

Os transtornos de ansiedade podem interagir com outras afecções clínicas, de modo que os pacientes com asma também podem apresentar dispneia relacionada com ataques de pânico, e indivíduos com distúrbios que atraem uma atenção não desejada (p. ex., tremor essencial) podem ser acometidos por um medo excessivo de constrangimento, como no transtorno de ansiedade social. As condições médicas que podem simular diretamente sintomas de ansiedade incluem hipertireoidismo, hiperparatireoidismo, arritmias cardíacas, reações à cafeína, cocaína ou *Cannabis*, feocromocitoma e disfunção vestibular.

Ver na Tabela 155.1 as principais características diagnósticas.

Transtorno de pânico e agorafobia

A característica essencial do transtorno de pânico, conforme descrito no DSM-5, consiste em ataques de pânico recorrentes e inesperados, seguidos de preocupação persistente ou alterações significativas no comportamento relacionadas com o medo de outro ataque. Com frequência, os pacientes com transtorno de pânico são examinados clinicamente pela primeira vez devido ao medo de estarem sofrendo um ataque cardíaco ou acidente vascular encefálico. Os ataques de pânico podem se tornar esperados por situações envolvendo mais comumente eventos em que a pessoa antecipa uma dificuldade de escapar ou de obter ajuda em caso de um ataque, como viajar longe de casa, estar em uma multidão ou sozinha. Quando a pessoa tem medo e evita essas situações, estabelece-se o diagnóstico de agorafobia.

Tabela 155.1 Características diagnósticas essenciais dos transtornos de ansiedade.

Diagnóstico	Características diagnósticas essenciais
Transtorno de pânico	Ataques de pânico recorrentes e inesperados
Agorafobia	O indivíduo evita situações nas quais pode ser difícil escapar em caso de apresentar sintomas do tipo pânico
Transtorno de ansiedade social	Medo persistente e excessivo de avaliação negativa em situações sociais ou de desempenho
TEPT e transtorno de estresse agudo	Após um evento traumático, pensamentos intrusivos persistentes, evitação de recordações, disforia e hiperexcitabilidade
Transtorno obsessivo-compulsivo	Pensamentos obsessivos e comportamentos compulsivos repetitivos
Transtorno de ansiedade generalizada	Ansiedade e preocupação excessivas com diversos eventos
Fobia específica	Medo persistente e excessivo de um objeto ou situação específicos
Transtorno de ansiedade de separação	Medo persistente e excessivo de separação de uma figura de apego
Mutismo seletivo	Fracasso persistente para falar em situações sociais específicas (p. ex., na escola); observado habitualmente em crianças pequenas

TEPT, transtorno de estresse pós-traumático.

Exemplo de caso de transtorno de pânico

Uma mulher de 23 anos chegou ao serviço de emergência com queixa de tontura, fraqueza das pernas, dificuldade de respirar, sensação de formigamento nas mãos e medo de estar tendo um derrame. Os sintomas surgiram de repente, sem nenhum fator desencadeante específico, embora estivesse se sentindo estressada depois de ter tido uma discussão com o namorado na véspera. A avaliação clínica e neurológica foi inespecífica. Foi explicado à paciente que os sintomas eram devidos à ansiedade, e eles desapareceram subsequentemente depois de algumas horas. Entretanto, a paciente passou a ter ataques recorrentes diariamente na semana seguinte, com medo de que os sintomas se tornassem persistentes e incapacitantes, mesmo sem comportar risco à vida. Alegou estar doente no trabalho e pediu a um familiar que permanecesse com ela. Depois de 8 semanas de tratamento com um inibidor seletivo da recaptação de serotonina (ISRS) e terapia cognitivo-comportamental (TCC), houve remissão dos ataques de pânico, embora tenha continuado a sofrer breves surtos ocasionais de ansiedade leve.

Exemplo de caso de transtorno de estresse pós-traumático

Uma veterana do exército de 26 anos foi encaminhada pela família para tratamento após observação de que, desde o seu retorno de uma desmobilização, ela estava distante e desmotivada a procurar trabalho ou atividades sociais. Durante sua avaliação inicial, ela relatou lembranças intrusivas de um ataque sexual que havia ocorrido 1 ano antes durante seu serviço, mas que nunca tinha comentado ou discutido com ninguém. Ela continuou a funcionar bem até deixar o exército, momento em que começou a se sentir desapegada dos amigos e da família, e a temer situações em proximidade a homens desconhecidos. Assustava-se facilmente com ruídos e dormia mal. Sentia-se "danificada" e não via futuro para si mesma, mas não tinha qualquer ideação suicida ativa. Ela começou uma TCC focalizada no trauma, em que recontava detalhes de seu trauma, e discutia seus significados em relação a como ela se via e a segurança das situações sociais. Ela experienciou alta ansiedade durante as primeiras sessões de terapia, mas logo relatou diminuição dos sintomas, e gradualmente foi capaz de retomar as atividades sociais e a procurar emprego.

Transtorno de ansiedade social (fobia social)

O transtorno de ansiedade social, também conhecido como *fobia social*, caracteriza-se por um medo excessivo de situações sociais, devido, majoritariamente, ao medo de avaliação negativa. O indivíduo pode evitar situações sociais ou de desempenho ou suportá-las com grande sofrimento. Pode haver sintomas físicos, como sudorese, tremor e rubor, porém, a sua presença não é necessária para o diagnóstico, de acordo com o *DSM-5*. O âmbito das situações temidas pode abranger a maioria das situações e parece semelhante à timidez extrema, ou pode limitar-se a situações de desempenho, como falar em público. O transtorno de ansiedade social distingue-se da timidez normal pela sua maior persistência e intensidade e pelo sofrimento ou prejuízo associados. Com frequência, os indivíduos com transtorno de ansiedade social têm dificuldade em participar em atividades em salas de aula ou reuniões no trabalho, encontros ou reuniões sociais.

Transtorno de estresse pós-traumático e transtorno de estresse agudo

Os transtornos de estresse ocorrem em indivíduos expostos a um evento traumático, em que o indivíduo vivenciou, testemunhou ou enfrentou a morte ou ameaça de morte, lesão grave ou violência sexual ocorrida com ele ou com outras pessoas. De acordo com o DSM-5, as características do TEPT incluem mais de 1 mês de (1) lembranças intrusivas, sonhos ou *flashbacks* ou intenso sofrimento psicológico e fisiológico com a exposição a estímulos que recordam o trauma; (2) evitação de estímulos associados ao evento traumático; (3) alterações na cognição ou no humor, como culpar a si mesmo ou incapacidade de sentir emoções positivas; e (4) sintomas de excitabilidade aumentada, como hipervigilância, insônia, dificuldade de concentração, irritabilidade ou comportamento imprudente. O transtorno de estresse agudo é diagnosticado na presença de uma síndrome semelhante dentro de 1 mês após a exposição a um evento traumático, podendo progredir para o TEPT. No entanto, apenas uma minoria de eventos traumáticos sérios resulta no desenvolvimento de TEPT. Os transtornos relacionados a traumatismo mais provavelmente ocorrem após fatores de estresse de natureza interpessoal (p. ex., ataque físico ou sexual), referentes a traumatismo não interpessoal (acidente com veículo motorizado ou desastre natural) e após repetidos fatores de estresse.

Transtorno obsessivo-compulsivo

No DSM-5, o TOC é definido por obsessões ou compulsões recorrentes, que tomam tempo (mais de 1 hora/dia) ou que causam sofrimento e prejuízo significativos. As obsessões consistem em pensamentos, impulsos ou imagens recorrentes que são experimentados como intrusivos e indesejados e que causam acentuada ansiedade ou sofrimento. O indivíduo tenta ignorar, suprimir as obsessões ou neutralizá-las com algum outro pensamento ou ação repetida. O *insight* quanto à natureza verdadeira das crenças obsessivas pode variar. As compulsões consistem em comportamentos repetitivos, como lavar as mãos ou verificar, ou em atos mentais, como contar, que o indivíduo se sente compelido a executar em resposta a uma obsessão ou de acordo com regras rígidas. O indivíduo idealiza que os comportamentos evitam o sofrimento ou que eles de algum modo evitam um evento temido (p. ex., morte de uma pessoa querida) por meio do controle que tais comportamentos o fazem sentir que tem. Entretanto, esses comportamentos não têm uma conexão realista com o que visam evitar ou são claramente excessivos. Até 30% dos indivíduos com TOC apresentam um transtorno de tique durante a vida, e, nesses casos, o diagnóstico deve ser especificado como *relacionado a tique*.

Transtorno de ansiedade generalizada

De acordo com o DSM-5, o transtorno de ansiedade generalizada caracteriza-se por ansiedade e preocupação excessivas com diversos eventos ou atividades, ocorrendo na maioria dos dias durante pelo menos 6 meses. O indivíduo considera difícil controlar a preocupação, que está associada a três ou mais dos seguintes sintomas: (1) inquietação ou sensação de estar com os nervos à flor da pele, (2) fadiga, (3) dificuldade na concentração, (4) irritabilidade, (5) tensão muscular, e (6) perturbação do sono. O transtorno de ansiedade generalizada tem alta comorbidade com a depressão.

Fobias específicas

Os indivíduos com fobia específica exibem medo persistente de um objeto ou situação específicos, cuja exposição provoca uma resposta de medo desproporcional ao perigo verdadeiro. Conforme especificado no DSM-5, os tipos comuns são os seguintes: animal (p. ex., aranhas ou cães), ambiente natural (p. ex., tempestades, alturas), situacional (p. ex., aviões, locais fechados) e sangue-injeção-ferimentos (p. ex., agulhas, dentista). Uma resposta vasovagal foi especificamente associada à fobia de sangue-injeção-ferimentos.

Transtorno de ansiedade de separação

No DSM-5, o transtorno de ansiedade de separação caracteriza-se por um medo excessivo de separação de uma figura de apego, evidenciado por pelo menos três dos seguintes aspectos: sofrimento excessivo relacionado com a separação, preocupação excessiva acerca de um perigo relacionado com a figura de apego, preocupação excessiva com um evento indesejado que leve à separação, relutância em sair (p. ex., ir para o trabalho), relutância em ficar sozinho, relutância em dormir longe de uma figura de apego, pesadelos envolvendo separação e sintomas físicos quando ocorre a separação. Os adultos preocupam-se frequentemente com uma outra pessoa importante ou um filho.

Mutismo seletivo

Em geral, o mutismo seletivo é diagnosticado em crianças pequenas, mas pode persistir na idade adulta. Conforme descrito no DSM-5, o diagnóstico baseia-se na observação de que o indivíduo manifesta um fracasso persistente para falar em situações sociais específicas (p. ex., na escola), apesar de falar em outras situações. O comportamento interfere no funcionamento, e não se deve a uma falta de conhecimento do idioma falado ou a um transtorno de comunicação (p. ex., transtorno de fluência com início na infância). A criança com mutismo seletivo pode ser incapaz de fornecer uma explicação para o seu silêncio, embora altos níveis de ansiedade social frequentemente pareçam estar associados a esse comportamento reticente.

Ansiedade e doença neurológica | Comorbidade e diagnóstico diferencial

Os sintomas dos transtornos de ansiedade podem se sobrepor acentuadamente aos sintomas de uma variedade de distúrbios neurológicos, incluindo distúrbios do movimento, epilepsia ou doença cerebrovascular. Por exemplo, o tremor constitui manifestação comum da ansiedade e é particularmente frequente em situações de desempenho nos indivíduos que apresentam transtorno de ansiedade social. A tontura, que, em certas ocasiões, pode até mesmo levar à síncope, é comum durante ataques de pânico. A tontura associada ao pânico é habitualmente de curta duração e acompanhada de dispneia, hiperventilação e medo intenso. Além disso, durante ataques de pânico ou outros períodos de alta ansiedade, podem ocorrer parestesias, zumbido, vertigem, dificuldade de concentração, desrealização e despersonalização. É importante ressaltar que a presença de psicopatologia não descarta a possibilidade de distúrbio neurológico concomitante, e os sintomas de um distúrbio neurológico primário, como tremor ou vertigem, podem ser exacerbados por ansiedade situacional. Quando um transtorno de ansiedade comórbido complica um distúrbio neurológico, pode ser necessária a instituição de tratamentos direcionados para cada afecção.

O TEPT em veteranos foi associado a problemas neurológicos e cognitivos, como na síndrome da Guerra do Golfo. Em civis, a LCT leve foi associada a risco aproximadamente duas vezes maior de TEPT, após 3 a 6 meses, em comparação com um grupo de indivíduos com lesões não cefálicas. Quando ocorre LCT, os sintomas de TEPT podem se sobrepor aos sintomas neurocognitivos relacionados com a LCT.

Os transtornos obsessivo-compulsivos foram especificamente associados a vários distúrbios neurológicos, que compartilham uma disfunção do circuito frontoestriatal, incluindo doença de Huntington, coreia de Sydenham e síndrome de Gilles de la Tourette. O TOC compartilha a hereditariedade genética com a síndrome de Tourette. Em pacientes com doença de Huntington, foram relatados transtornos obsessivo-compulsivos, particularmente verificação obsessiva, impulsos patológicos e rituais compulsivos, em 15 a 50% dos casos. Os sintomas do TOC também estão elevados em indivíduos com a mutação genética para Huntington, mas que ainda podem não preencher os critérios para o diagnóstico.

Os tiques possuem uma qualidade compulsiva, e, à semelhança das compulsões, quando o indivíduo tenta suprimi-los, resultam em tensão interna, que é aliviada pela execução do comportamento. Entretanto, as compulsões do TOC são frequentemente acompanhadas de um processo de pensamento complexo (p. ex., necessidade de aliviar uma sensação de contaminação), que parece motivar o comportamento compulsivo. As compulsões observadas em pacientes com síndrome de Tourette tendem a estar relacionadas com simetria, contagem ou pensamentos de "coisa certa" e têm menos tendência a estar relacionadas com medos de contaminação ou perigo com outras pessoas. Os transtornos neuropsiquiátricos autoimunes pediátricos associados a infecções estreptocócicas e, mais recentemente, à categoria mais ampla de síndrome neuropsiquiátrica aguda pediátrica são variantes controversas de TOC com início na infância e de distúrbios neurológicos, como os transtornos de tiques, em que ambas as condições podem estar associadas ao desenvolvimento de uma resposta imune contra *Streptococcus* beta-hemolítico do grupo A, ou outros fatores desencadeadores.

Na epilepsia, e particularmente na epilepsia focal refratária, observa-se uma taxa aumentada de transtornos de ansiedade, que impactam a qualidade de vida. Os sintomas de ansiedade interictal podem incluir ansiedade antecipatória sobre ter uma crise epiléptica, evitação fóbica de situações em que ocorreram crises epilépticas e receio de ser visto pelos outros durante uma crise epiléptica. Os sintomas do transtorno de pânico constituem os sintomas de ansiedade mais provavelmente produzidos de modo direto por uma crise epiléptica e, distingui-los das crises de pânico primárias, pode ser um desafio. Os pacientes com ataques de pânico primários têm menos tendência do que os pacientes com crises epilépticas a apresentar automatismos, comprometimento da consciência ou experiências de *déjà vu* e têm mais probabilidade de exibir fobias, depressão e ansiedade antecipatória associadas.

A demência é acompanhada de uma taxa de ansiedade que chega a 75%, frequentemente na forma de sintomas do transtorno de ansiedade generalizada. As taxas de sintomas de ansiedade podem ser particularmente mais altas na demência vascular e na demência frontotemporal. A presença de ansiedade na demência está associada a uma variedade de prognósticos mais sombrios, incluindo maior comprometimento na qualidade de vida, nas atividades da vida diária, despertares noturnos e desempenho neuropsicológico. Além disso, o TEPT foi associado a maior risco de demência.

Os indivíduos com a síndrome genética do X frágil frequentemente apresentam sintomas de múltiplos transtornos de ansiedade, particularmente sintomas de ansiedade social com contato ocular deficiente e timidez excessiva. Além disso, exibem taxas elevadas de ansiedade de separação, ataques de pânico e agorafobia. Observa-se a presença de comportamentos compulsivos na maioria dos pacientes, que frequentemente envolvem atividades prazerosas, e não as compulsões indesejadas que caracterizam o TOC.

Em pacientes com esclerose múltipla, a frequência de ocorrência de transtornos de ansiedade é três vezes maior do que na população geral. Em alguns estudos, foi constatada uma incidência elevada de transtorno de ansiedade generalizada, TOC, transtorno de pânico e transtorno de ansiedade social. A ansiedade está associada a exacerbações e pseudoexacerbações confirmadas de esclerose múltipla e maior comprometimento e qualidade de vida inferior, embora não tenha sido especificamente ligada à progressão das lesões cerebrais.

Os sintomas de ansiedade são comuns durante um acidente vascular encefálico, e no primeiro ano após sua ocorrência, a prevalência de transtornos de ansiedade é superior a 25%, sendo a ansiedade geralmente relacionada ao temor de recidiva do acidente vascular encefálico.

Os sintomas neurológicos que atraem uma atenção indesejada, como tremores ou distonia, podem resultar em um grande temor de uma situação embaraçosa. Em alguns pacientes, a ansiedade social leva à evitação e a um comprometimento maior do que aquele do transtorno de base. Quando a ansiedade social é desproporcional à gravidade da condição subjacente, o diagnóstico e o tratamento do transtorno de ansiedade social se justificam.

CONDUTA CLÍNICA

Abordagens gerais aos transtornos de ansiedade

Os tratamentos psicológicos e farmacológicos possuem eficácia bem estabelecida nos transtornos de ansiedade. Os dois tratamentos de primeira linha mais bem estabelecidos para a maioria dos transtornos de ansiedade consistem na TCC e no uso de ISRS, com base em dezenas de ensaios clínicos controlados em transtornos de ansiedade específicos. Outras psicoterapias, como as terapias psicodinâmicas breves, e outros medicamentos, como os benzodiazepínicos, demonstraram ser eficazes em determinados transtornos de ansiedade. Esta seção irá descrever as características gerais da TCC e as classes de fármacos usadas para os transtornos de ansiedade, bem como suas adaptações específicas para transtornos de ansiedade específicos.

As TCC para os transtornos de ansiedade são psicoterapias breves baseadas na observação de que os pacientes manifestam distorções cognitivas (pensamentos negativos irracionais) que mantêm a ansiedade e os comportamentos de evitação, e que impedem as oportunidades capazes de refutar os medos ou desenvolver uma habituação dos sintomas de ansiedade. Os componentes dessa terapia podem incluir reestruturação cognitiva, exposição e técnicas de relaxamento. Nos casos típicos, o terapeuta ativo ajuda o paciente a identificar as distorções cognitivas e os comportamentos de evitação e introduz abordagens alternativas para enfrentar as situações temidas. O terapeuta e o paciente colaboram para realizar as exposições às situações temidas na presença do terapeuta e por meio de tarefas realizadas em casa. À medida que o paciente passa a utilizar novas habilidades de enfrentamento para o manejo da ansiedade por meio de exposição sem recorrer a esquiva ou rituais, ocorre novo aprendizado, e o ciclo habitual de medo e evitação desaparece. Existe um número bem menor de evidências sobre a eficácia de outras abordagens de psicoterapia para a ansiedade, incluindo terapia psicodinâmica. As características da TCC e de outras psicoterapias para transtornos específicos são discutidas adiante, nas seções sobre transtorno específico de ansiedade.

Os ISRS e os inibidores da recaptação de serotonina-norepinefrina (IRSN) emergiram como tratamentos de primeira linha para cada um dos transtornos de ansiedade (com exceção das fobias específicas), com base na sua eficácia e aceitação. Nenhum ISRS isoladamente demonstrou ser superior a outro, embora os indivíduos frequentemente tenham respostas distintas a diferentes agentes. As doses assemelham-se àquelas recomendadas para o tratamento da depressão. Nos casos típicos, as respostas tornam-se evidentes depois de 2 a 4 semanas de tratamento; entretanto, uma prova terapêutica aguda adequada pode necessitar de 8 a 12 semanas de tratamento, e, naqueles que não respondem, deve-se aumentar gradualmente a dose até a dose máxima tolerada. Os efeitos adversos comuns consistem em náuseas, insônia, fadiga, ganho de peso e disfunção sexual. As diretrizes de tratamento tendem a recomendar que os que respondem à prova terapêutica aguda do medicamento devem ser mantidos com a dose efetiva por 6 a 12 meses, e, quando se interrompe o medicamento, ele deve ser reduzido de modo gradual a fim de minimizar o risco de sintomas de abstinência e recidiva.

A medicação é frequentemente combinada com algum tipo de TCC, embora as evidências de eficácia aditiva sejam limitadas. Outros medicamentos, incluindo alguns classificados como benzodiazepínicos, antidepressivos tricíclicos, inibidores da monoamina oxidase, antiepilépticos e antipsicóticos, também demonstraram ser efetivos para alguns dos transtornos de ansiedade. Esses fármacos são discutidos quando relevante no texto a seguir sobre transtornos de ansiedade específicos.

Transtorno do pânico e agorafobia

A TCC para o transtorno de pânico e a agorafobia demonstrou ser eficaz em múltiplos ensaios clínicos controlados randomizados (ECR) (Evidência de nível 1).[15] A TCC ajuda o paciente a descatastrofizar suas crenças sobre os sintomas físicos por meio de reestruturação cognitiva e exposição interoceptiva, que envolve a indução intencional dos sintomas físicos temidos (p. ex., por meio de exercício ou hipoventilação). Os pacientes com agorafobia enfrentam propositadamente suas situações temidas. Entre os tratamentos farmacológicos para o transtorno de pânico, os ISRS (Evidência de nível 1)[2] e os IRSN (Evidência de nível 1)[2] constituem os tratamentos de primeira linha. Os benzodiazepínicos (Evidência de nível 1),[10] o antidepressivo mirtazepina (Evidência de nível 1)[2] e a classe mais antiga dos agentes tricíclicos (p. ex., imipramina) (Evidência de nível 1)[9] e a clomipramina (Evidência de nível 1)[8] também demonstraram ser eficazes. Nos casos típicos, os antidepressivos são iniciados com metade da dose inicial habitual, visto que alguns pacientes com transtorno de pânico relatam estimulação excessiva com a dose inicial. Com frequência, os benzodiazepínicos são prescritos em uma base de quando necessários para a ansiedade intermitente; entretanto, para o transtorno de pânico e o transtorno de ansiedade social (ver seção seguinte), esses fármacos são usados mais efetivamente nas doses padrão. O alprazolam e o clonazepam são os benzodiazepínicos mais bem estudados no transtorno de pânico. Os benzodiazepínicos apresentam rápido início de seus efeitos e taxa relativamente baixa de efeitos adversos, exceto a sedação. Algumas vezes, são usados em associação com ISRS. As desvantagens incluem potencial de abuso, transtorno cognitivo e motor, risco de sintomas de abstinência graves se forem interrompidos de modo abrupto e ausência de eficácia nos sintomas depressivos comórbidos.

Transtorno de ansiedade social

A TCC (Evidência de nível 1)[15] mostra-se efetiva como terapia individual ou de grupo, incorporando técnicas de *role-playing* para praticar a exposição a situações sociais temidas. Os ISRS e a venlafaxina, um IRSN, constituem os tratamentos de primeira linha com base em numerosos ECR (Evidência de nível 1).[3] Um número menor de ECR sustenta o uso do clonazepam, um benzodiazepínico; do antidepressivo mirtazapina, da gabapentina e pregabalina, que atuam nos canais de cálcio; e da classe mais antiga de antidepressivos dos inibidores da monoamina oxidase (p. ex., fenelzina) (Evidência de nível 1).[3] Os agentes bloqueadores beta-adrenérgicos (p. ex., propranolol), tomados quando necessário, são comumente prescritos para a ansiedade que se limita a situações de desempenho previsíveis.

Transtorno de estresse pós-traumático e transtorno de estresse agudo

A eficácia da TCC para o transtorno de estresse agudo e o TEPT foi estabelecida por mais de duas dezenas de ensaios clínicos controlados (Evidência de nível 1).[15] As metas da psicoterapia para o transtorno de estresse agudo consiste em restabelecer uma sensação de segurança, construir uma aliança terapêutica, fornecer informações e permitir a expressão da emoção somente após o término da ameaça percebida. O tratamento do TEPT envolve uma psicoeducação sobre o curso normal da resposta ao estresse, técnicas de relaxamento, terapia cognitiva para lidar com as crenças patogênicas e exposição a estímulos relacionados com o evento traumático por meio de técnicas de imaginação, como rever um roteiro do evento traumático, e exposição in vivo.

O tratamento farmacológico para o TEPT é usado principalmente como adjuvante da psicoterapia. Foram realizados alguns ECR com os ISRS paroxetina, fluoxetina e sertralina, e com o IRSN venlafaxina, sustentando a sua eficácia (Evidência de nível 1).[4] Entretanto, os benzodiazepínicos não demonstraram ser efetivos. Ensaios clínicos controlados únicos sustentaram a eficácia da nefazodona, um antidepressivo serotoninérgico (Evidência de nível 1).[4] O α1-antagonista, prazosina, parecia eficaz em pequenos estudos, com benefício específico para pesadelos (Evidência de nível 1),[13] mas um estudo de grande porte com veteranos não conseguiu replicar esses efeitos. Dois ECR de porte muito pequeno sugeriram a eficácia da risperidona, um antipsicótico atípico (Evidência de nível 1).[4] Vários ECR sugeriram que a estimulação magnética transcraniana também pode ser eficaz para TEPT (Evidência de nível 1).[16]

Transtorno obsessivo-compulsivo

A exposição e a prevenção de resposta constituem o tratamento mais efetivo do TOC, com base em muitos ensaios clínicos controlados, incluindo comparações com tratamento farmacológico (Evidência de nível 1).[15] Essa forma de TCC envolve a exposição sistemática do paciente às situações temidas e prevenção da ritualização (p. ex., tocar em sujeira sem se lavar, sair de casa sem verificar a fechadura). Os ensaios clínicos realizados relataram taxas elevadas de resposta em pacientes que se submeteram a essa terapia.

Os ISRS (Evidência de nível 1)[1] e a clomipramina, um antidepressivo tricíclico serotoninérgico (Evidência de nível 1)[7] constituem as únicas monoterapias farmacológicas estabelecidas para o TOC. Os pacientes podem necessitar de uma dose máxima e de uma prova terapêutica de 12 semanas para avaliar a sua eficácia, e a maioria dos pacientes obtém apenas um benefício parcial com esses medicamentos. A única estratégia de reforço farmacológica que demonstrou ser efetiva para pacientes com resposta parcial aos ISRS, com base em vários ECR de pequeno porte, consiste no uso de agentes antipsicóticos, como haloperidol ou risperidona (Evidência de nível 1).[5] Um pequeno ECR sugeriu eficácia na estimulação magnética transcraniana do córtex pré-frontal medial e do córtex cingulado anterior em pacientes refratários ao tratamento (Evidência de nível 1).[6] Outro ECR pequeno sugeriu eficácia na estimulação cerebral profunda à cápsula ventral/corpo estriado ventral ou ao núcleo subtalâmico anteromedial em pacientes refratários ao tratamento (Evidência de nível 1).[12] Em certas ocasiões, o TOC refratário também tem sido tratado por meio de neurocirurgia, incluindo cingulotomia anterior, tratotomia subcaudado ou capsulotomia anterior.

Transtorno de ansiedade generalizada

A TCC para o transtorno de ansiedade generalizada possui eficácia estabelecida (Evidência de nível 1)[15] e, com frequência, incorpora o alto monitoramento dos sintomas e seus fatores desencadeantes, bem como técnicas de relaxamento. Além dos ISRS e dos IRSN, que possuem eficácia estabelecida demonstrada em múltiplos ECR (Evidência de nível 1),[11] outros fármacos com evidências de eficácia com base em ECR incluem a pregabalina (Evidência de nível 1),[11] o agonista-antagonista do receptor de serotonina 1A, a buspirona (Evidência de nível 1),[14] e anti-histamínicos (p. ex., hidroxizina) (Evidência de nível 1).[11] Embora os benzodiazepínicos tenham sido outrora um tratamento de base para a ansiedade generalizada, estudos recentes questionaram a qualidade dos ensaios clínicos iniciais no transtorno de ansiedade generalizada que estabeleceram a eficácia desses fármacos (Evidência de nível 1).[17] A quetiapina, um agente antipsicótico, demonstrou ser eficaz em vários ensaios clínicos controlados, porém está associada a um risco de efeitos adversos graves, como discinesia tardia (Evidência de nível 1).[18] Vários ECR de pequeno porte também sugeriram, no mínimo, eficácia a curto prazo da estimulação magnética transcraniana do córtex pré-frontal dorsolateral direito ou do córtex parietal direito (Evidência de nível 1).[19]

Fobias específicas

A dessensibilização por meio de exposição, que é altamente efetiva, constitui o tratamento preferido para as fobias específicas. Os medicamentos foram pouco estudados; todavia, os benzodiazepínicos, tomados quando necessário, mostram-se úteis para as situações temidas que são encontradas apenas ocasionalmente.

Transtorno de ansiedade de separação e mutismo seletivo

Não foram conduzidos estudos controlados sobre o tratamento desses dois transtornos em adultos. Os ensaios clínicos controlados em crianças sugeriram que tanto os ISRS quanto a TCC são benéficos para o transtorno de ansiedade de separação. De modo semelhante, os estudos sobre o mutismo seletivo sugerem um papel para os ISRS e a TCC.

Tratamento dos transtornos de ansiedade comórbidos com distúrbios neurológicos

Embora se disponha de poucos dados para orientar as abordagens nesses pacientes, os estudos realizados sugerem que os tratamentos padrão para o transtorno de ansiedade comórbido podem ser efetivos para reduzir os sintomas de ansiedade e os prejuízos. Por exemplo, a TCC demonstrou reduzir os sintomas de ansiedade e melhorar o ajuste social em pacientes com epilepsia que apresentam problemas psiquiátricos mistos, mesmo na ausência de redução na frequência das crises. Os antiepilépticos ácido γ-aminobutírico, como os benzodiazepínicos e a pregabalina, frequentemente beneficiam a ansiedade comórbida, e os ISRS podem ser usados, com efeitos apenas pequenos sobre o limiar convulsivo. Na demência, são preferidas intervenções psicossociais para a ansiedade, visto que os benzodiazepínicos e os agentes antipsicóticos estão associados a riscos aumentados no indivíduo idoso e com transtorno cognitivo. Na síndrome de Tourette, a TCC e os ISRS, às vezes aumentados com antipsicóticos, devem ser considerados para pacientes com TOC comórbido. Na esclerose múltipla, intervenções de autotratamento, que incorporam as técnicas de TCC, se mostraram promissoras na redução da ansiedade (Evidência de nível 1).[20] Ensaios clínicos abertos para a ansiedade após acidente vascular encefálico sugeriram um possível benefício da buspirona e dos ISRS juntamente com psicoterapia, e um pequeno ECR sugeriu benefício para o relaxamento de autoajuda.

PROGNÓSTICO

Os tratamentos psicológicos e farmacológicos eficazes foram bem estabelecidos para a maioria dos transtornos de ansiedade. Em alguns estudos, a TCC tem produzido uma taxa de resposta acima de 80% para os pacientes que completaram um curso de tratamento. Nos casos típicos, as taxas de resposta a uma prova terapêutica inicial com ISRS variam de 50 a 70%, porém, menos da metade desses pacientes que responde obtém remissão. Essas mesmas abordagens parecem ser úteis para os transtornos de ansiedade que são comórbidos com distúrbios neurológicos. Existem pesquisas em andamento para explorar os tratamentos dos transtornos de ansiedade com novos mecanismos, melhora da seleção dos tratamentos por meio da medicina personalizada e desenvolvimento de estratégias alternativas para pacientes que não respondem totalmente aos tratamentos de primeira linha.

EVIDÊNCIAS DE NÍVEL 1

1. Grassi G, Pallanti S. Current and up-and-coming pharmacotherapy for obsessive-compulsive disorder in adults. *Expert Opin Pharmacother*. 2018;19:1541-1550.
2. Andrisano C, Chiesa A, Serretti A. Newer antidepressants and panic disorder: a meta-analysis. *Int Clin Psychopharmacol*. 2013;28:33-45.
3. Schneier FR. Pharmacotherapy of social anxiety disorder. *Expert Opin Pharmacother*. 2011;12:615-625.
4. Ipser JC, Stein DJ. Evidence-based pharmacotherapy of post-traumatic stress disorder (PTSD). *Int J Neuropsychopharmacol*. 2012;15:825-840.
5. Fineberg NA, Reghunandanan S, Brown A, Pampaloni I. Pharmacotherapy of obsessive-compulsive disorder: evidence-based treatment and beyond. *Aust N Z J Psychiatry*. 2013;47:121-141.
6. Hawken ER, Dilkov D, Kaludiev E, Simek S, Zhang F, Milev R. Transcranial magnetic stimulation of the supplementary motor area in the treatment of obsessive-compulsive disorder: a multi-site study. *Int J Mol Sci*. 2016;17:420.
7. Foa EB, Liebowitz MR, Kozak MJ, et al. Randomized, placebo-controlled trial of exposure and ritual prevention, clomipramine, and their combination in the treatment of obsessive-compulsive disorder. *Am J Psychiatry*. 2005;162:151-161.
8. Bakker A, van Dyck R, Spinhoven P, van Balkom AJ. Paroxetine, clomipramine, and cognitive therapy in the treatment of panic disorder. *J Clin Psychiatry*. 1999;60:831-838.
9. Barlow DH, Gorman JM, Shear MK, Woods SW. Cognitive-behavioral therapy, imipramine, or their combination for panic disorder: a randomized controlled trial. *JAMA*. 2000;283:2529-2536.
10. Stein M, Steckler T, Lightfoot JD, Hay E, Goddard AW. Pharmacologic treatment of panic disorder. *Curr Top Behav Neurosci*. 2010;2:469-485.
11. Strawn JR, Geracioti L, Rajdev N, Clemenza K, Levine A. Pharmacotherapy for generalized anxiety disorder in adult and pediatric patients: an evidence-based treatment review. *Expert Opin Pharmacother*. 2018;19:1057-1070.
12. Luyten L, Hendrickx S, Raymaekers S, Gabriëls L, Nuttin B. Electrical stimulation in the bed nucleus of the stria terminalis alleviates severe obsessive-compulsive disorder. *Mol Psychiatry*. 2016;21:1272-1280.
13. Raskind MA, Peterson K, Williams T, et al. A trial of prazosin for combat trauma PTSD with nightmares in active-duty soldiers returned from Iraq and Afghanistan. *Am J Psychiatry*. 2013;170:1003-1010.
14. Chessick CA, Allen MH, Thase M, et al. Azapirones for generalized anxiety disorder. *Cochrane Database Syst Rev*. 2006;(3):CD006115.
15. Carpenter JK, Andrews LA, Witcraft SM, Powers MB, Smits JAJ, Hofmann SG. Cognitive behavioral therapy for anxiety and related disorders: a meta-analysis of randomized placebo-controlled trials. *Depress Anxiety*. 2018;35(6):502-514.
16. Yan T, Xie Q, Zheng Z, Zou K, Wang L. Different frequency repetitive transcranial magnetic stimulation (rTMS) for posttraumatic stress disorder (PTSD): a systematic review and meta-analysis. *J Psychiatr Res*. 2017;89:125-135.
17. Martin JL, Sainz-Pardo M, Furukawa TA, Martín-Sánchez E, Seoane T, Galán C. Benzodiazepines in generalized anxiety disorder: heterogeneity of outcomes based on a systematic review and meta-analysis of clinical trials. *J Psychopharmacol*. 2007;21:774-782.
18. Maher AR, Maglione M, Bagley S, et al. Efficacy and comparative effectiveness of atypical antipsychotic medications for off-label uses in adults: a systematic review and meta-analysis. *JAMA*. 2011;306:1359-1369.
19. Dilkov D, Hawken ER, Kaludiev E, et al. Repetitive transcranial magnetic stimulation of the right dorsal lateral prefrontal cortex in the treatment of generalized anxiety disorder: a randomized, double-blind sham controlled clinical trial. *Prog Neuropsychopharmacol Biol Psychiatry*. 2017;78:61-65.
20. Kidd T, Carey N, Mold F, et al. A systematic review of the effectiveness of self-management interventions in people with multiple sclerosis at improving depression, anxiety and quality of life. *PLoS One*. 2017;12(10):e0185931.

LEITURA SUGERIDA

American Psychiatric Association. *Diagnostic and Statistical Manual of Mental Disorders*. 5th ed. Washington, DC: American Psychiatric Association; 2013.

Dissanayaka NN, Sellbach A, Matheson S, et al. Anxiety disorders in Parkinson's disease: prevalence and risk factors. *Mov Disord*. 2010;25:838-845.

Engdahl BE, James LM, Miller RD, et al. Brain function in Gulf War illness (GWI) and associated mental health comorbidities. *J Neurol Neuromedicine*. 2018;3:24-34.

Etkin A, Wager TD. Functional neuroimaging of anxiety: a meta-analysis of emotional processing in PTSD, social anxiety disorder, and specific phobia. *Am J Psychiatry*. 2007;164:1476-1488.

Fibbe LA, Cath DC, van den Heuvel OA, Veltman DJ, Tijssen MA, van Balkom AJ. Relationship between movement disorders and obsessive-compulsive disorder: beyond the obsessive-compulsive-tic phenotype. A systematic review. *J Neurol Neurosurg Psychiatry*. 2012;83:646-654.

Figee M, Wielaard I, Mazaheri A, Denys D. Neurosurgical targets for compulsivity: what can we learn from acquired brain lesions? *Neurosci Biobehav Rev*. 2013;37:328-339.

Goodarzi Z, Mele B, Guo S, et al. Guidelines for dementia or Parkinson's disease with depression or anxiety: a systematic review. *BMC Neurol*. 2016;16:244.

Goodman WK, Alterman RL. Deep brain stimulation for intractable psychiatric disorders. *Annu Rev Med*. 2012;63:511-524.

Hingray C, McGonigal A, Kotwas I, Micoulaud-Franchi JA. The relationship between epilepsy and anxiety disorders. *Curr Psychiatry Rep*. 2019;21:40. doi:10.1007/s11920-019-1029-9.

Jenike MA. Clinical practice. Obsessive–compulsive disorder. *N Engl J Med*. 2004;350:259-265.

Leahy RL, Holland SJF, McGinn LK. *Treatment Plans and Interventions for Depression and Anxiety Disorders*. 2nd ed. New York, NY: The Guilford Press; 2012.

Leonardo E, Hen R. Anxiety as a developmental disorder. *Neuropsychopharmacology*. 2008;33:134-140.

Liberzon I, Sripada CS. The functional neuroanatomy of PTSD: a critical review. *Prog Brain Res*. 2008;167:151-169.

Martino D, Defazio G, Giovannoni G. The PANDAS subgroup of tic disorders and childhood-onset obsessive-compulsive disorder. *J Psychosom Res*. 2009;67:547-557.

Perugi G, Frare F, Toni C. Diagnosis and treatment of agoraphobia with panic disorder. *CNS Drugs*. 2007;21:741-764.

Schneier FR. Clinical practice. Social anxiety disorder. *N Engl J Med*. 2006;355:1029-1036.

Simpson HB, Neria Y, Lewis-Fernández R, Schneier F, eds. *Anxiety Disorders: Theory, Research and Clinical Perspectives*. Cambridge, United Kingdom: Cambridge University Press; 2010.

Stein DJ, Hollander E, Rothbaum BO, eds. *Textbook of Anxiety Disorders*. 2nd ed. Washington, DC: American Psychiatric Publishing; 2010.

Stein MB, Jain S, Giacino JT, et al. Risk of posttraumatic stress disorder and major depression in civilian patients after mild traumatic brain injury: a TRACK-TBI study. *JAMA Psychiatry*. 2019;76(3):249-258. doi:10.1001/jamapsychiatry.2018.4288.

Tay KW, Subramaniam P, Oei TP. Cognitive behavioural therapy can be effective in treating anxiety and depression in persons with dementia: a systematic review. *Psychogeriatrics*. 2019;19:264-275.

Transtornos de Sintomas Somáticos 156

Anna L. Dickerman, Philip R. Muskin e Vivian Liu

PONTOS-CHAVE

1. O transtorno de sintomas somáticos ocorre quando os sintomas físicos que causam sofrimento ao paciente também estão associados a pensamentos, sentimentos e comportamentos mal-adaptativos.

2. Existem tratamentos baseados em evidências para os sintomas somáticos e os transtornos relacionados. A psicoterapia é a base do tratamento; a identificação precoce e a conduta clínica apropriada podem melhorar significativamente o prognóstico.

3. Os transtornos de sintomas somáticos são complexos; uma abordagem de equipe interdisciplinar, integrando os sintomas neurológicos e os sintomas de sofrimento psicológico, pode melhorar o prognóstico.

INTRODUÇÃO

Os sintomas somáticos e os transtornos relacionados formam um grupo de doenças psiquiátricas em que os pacientes apresentam sintomas corporais, com pensamentos, sentimentos e comportamentos anormais, que causam sofrimento clinicamente significativo e prejuízo funcional. Os pacientes com transtornos de sintomas somáticos tendem a ser inicialmente encontrados em contextos médicos ou neurológicos. Esses transtornos podem agravar a morbidade médica e psiquiátrica entre os pacientes ao aumentar a utilização de cuidados de saúde e os custos devido a maior cronicidade dos sintomas, uso dos cuidados de saúde e taxas mais elevadas de incapacidade. Os pacientes com transtornos de sintomas somáticos podem estar entre os maiores desafios para psiquiatras, bem como para médicos não psiquiatras. Alguns pacientes podem apresentar sintomas verificados, porém, sua resposta emocional é desproporcionalmente angustiante e mal-adaptativa, e isso impacta de maneira adversa a função física e o bem-estar. Outros pacientes podem apresentar notável ansiedade ou aflição decorrentes dos déficits neurológicos, visto que não há achados desencadeados durante exame ou aquisição de imagens. Existem tratamentos baseados em evidências para essas doenças, e o seu reconhecimento no momento oportuno e a conduta clínica adequada do paciente podem melhorar significativamente o prognóstico. Os transtornos de sintomas somáticos são complexos e os pacientes com essas condições em geral se apresentam aos neurologistas antes mesmo de uma consulta com psiquiatras ou de serem encaminhados a esses profissionais. A familiaridade com os transtornos de sintomas somáticos pode ser útil para o reconhecimento do momento adequado para uma consulta ou encaminhamento psiquiátrico. Este capítulo fornece um panorama dos diferentes tipos de transtornos de sintomas somáticos, a sua epidemiologia e fisiopatologia, estratégias de tratamento e prognóstico.

Transtornos de sintomas somáticos do Manual Diagnóstico e Estatístico de Transtornos Mentais (5ª edição)

Os transtornos de sintomas somáticos são um grupo de transtornos que passaram por uma importante revisão dos critérios diagnósticos no *Manual Diagnóstico e Estatístico de Transtornos Mentais* (5ª edição, DSM-5) (Tabela 156.1).

Os critérios diagnósticos dos transtornos de sintomas somáticos (antes designados como *transtornos somatoformes*) no *Manual Diagnóstico e Estatístico de Transtornos Mentais* (4ª edição, DSM-5) dão origem à confusão sobre terminologia e ao subdiagnóstico pelos clínicos. A característica fundamental dos transtornos somatoformes no DSM-4 era a ausência de uma explicação médica para os sintomas somáticos. Isso é problemático porque condições que não têm "explicação" médica não são necessariamente de origem psicogênica, isto é, a fibromialgia e a síndrome de fadiga crônica não são consideradas doenças psiquiátricas. A simples ausência de uma clara explicação médica para os sintomas físicos não é suficiente para estabelecer um diagnóstico psiquiátrico; por outro lado, é possível ter uma condição médica documentada e ainda apresentar uma resposta psicológica normal aos sintomas físicos. Os pacientes com transtorno de sintomas somáticos *podem ou não apresentar uma coocorrência e uma condição médica diagnosticável*.

Tabela 156.1 Transtornos somatoformes do DSM-4 e transtornos de sintomas somáticos do DSM-5.

Transtornos somatoformes do DSM-4	Transtornos de sintomas somáticos do DSM-5
Transtorno de somatização	Transtorno de sintomas somáticos
Hipocondria	Transtorno de ansiedade de doença
Transtorno conversivo	Transtorno conversivo (transtorno de sintomas neurológicos funcionais)
Transtorno doloroso	Transtorno factício
Transtorno dismórfico corporal	Fatores psicológicos que afetam outras condições médicas
Transtorno somatoforme indiferenciado	Outro transtorno de sintomas somáticos e transtorno relacionado especificados
Transtorno de somatização SOE	Transtorno de sintomas somáticos e transtorno relacionado não especificados

DSM-4, *Manual Diagnóstico e Estatístico de Transtornos Mentais* (4ª edição, DSM-4); DSM-5, *Manual Diagnóstico e Estatístico de Transtornos Mentais* (5ª edição, DSM-5); SOE, sem outra especificação. (De American Psychiatric Association. Diagnostic and Statistical Manual of Mental Disorders. 5th ed. Washington, DC: American Psychiatric Association; 2013.)

A característica que distingue esses transtornos deixou de ser os sintomas somáticos ou a sua etiologia subjacente em si e mudou o seu enfoque para o modo disfuncional pelo qual o paciente apresenta e interpreta os sintomas.

A terminologia dos transtornos de sintomas somáticos no DSM-5 diminuiu o número de transtornos e subcategorias para reduzir ao máximo a sobreposição problemática e a confusão diagnóstica. Os transtornos de sintomas somáticos são definidos com base nos sintomas psiquiátricos *positivos*, e não pela *ausência* de explicação médica para os sintomas. Os critérios do DSM-5, portanto, focalizam-se mais no impacto psicológico, particularmente no sofrimento, causado pelos sintomas somáticos e na resposta mal-adaptativa do paciente, e menos na origem fisiológica definitiva dos sintomas somáticos. Um diagnóstico de transtorno de sintomas somáticos no DSM-5 não requer um exame físico minucioso e exaustivo com necessidade de descartar clinicamente qualquer condição médica com base fisiológica. As notáveis exceções a essa nova regra são o transtorno conversivo (transtorno de sintomas neurológicos funcionais) e a pseudociese. O DSM-5 também elimina a exigência do uso de um número arbitrariamente alto de sintomas que havia nos critérios diagnósticos do DSM-4 para os transtornos somatoformes. Inúmeras pesquisas demonstraram que a relação entre sintomas somáticos e psicopatologia existe ao longo de um espectro, que não era adequadamente revelado por esses pré-requisitos de contagem de sintomas.

O diagnóstico de transtorno dismórfico corporal do DSM-4 passou a ser incluído no capítulo de transtorno obsessivo-compulsivo e transtornos relacionados no DSM-5, visto que foram realizadas numerosas pesquisas estabelecendo conexões fisiopatológicas entre o transtorno obsessivo-compulsivo e dismorfia corporal. Por conseguinte, o transtorno dismórfico corporal não é mais considerado um transtorno de sintomas somáticos. Essa pesquisa tem implicações consideráveis no que concerne ao tratamento. O transtorno de somatização, a hipocondria, o transtorno doloroso e o transtorno somatoforme indiferenciado (todos eles diagnósticos no DSM-4) foram retirados e incorporados em dois diagnósticos centrais no DSM-5: o transtorno de sintomas somáticos e o transtorno de ansiedade de doença. O transtorno factício é hoje considerado um transtorno de sintomas somáticos no DSM-5, visto que esses pacientes apresentam sintomas somáticos frequentes. Os fatores psicológicos que afetam outras condições médicas (FPAOCM) constituem agora um diagnóstico psiquiátrico no DSM-5. Esse diagnóstico é bastante prevalente em pacientes médicos e cirúrgicos. Os critérios revisados do DSM-5 devem reduzir a estigmatização dos pacientes e melhorar a confiabilidade do diagnóstico em várias disciplinas médicas.

Consulte o capítulo sobre transtorno de sintomas somáticos no DSM-5 para mais informações.

TRANSTORNO DE SINTOMAS SOMÁTICOS

Introdução

O transtorno de sintomas somáticos é definido como uma doença em que o paciente apresenta um ou mais sintomas somáticos que causam aflição durante pelo menos 6 meses, além de pensamentos, sentimentos e comportamentos mal-adaptativos relacionados a esses sintomas. Podem incluir pensamentos desproporcionais ou persistente acerca dos sintomas, um nível anormalmente elevado de ansiedade acerca dos sintomas e/ou tempo e energia excessivos dedicados aos sintomas.

Exemplo de caso de transtorno de sintomas somáticos

Uma mulher de 60 anos experimentava raras palpitações e lhe disseram que tinha um leve sopro cardíaco sem significância hemodinâmica. Sua avaliação médica incluiu um teste de ecocardiografia sob estresse, inúmeros eletrocardiogramas e uma cateterização cardíaca. Ela recebeu o diagnóstico de prolapso de valva mitral, e lhe foi dito que não era necessário um tratamento. Ela marca consultas, de modo consistente, com o seu cardiologista, movida pelo medo de um "evento cardíaco" e limita rigorosamente suas atividades para "não estressar seu coração". A mulher tem transtorno de sintomas somáticos, tendo em vista que sua resposta a um achado médico insignificante lhe causa angústia e o seu comportamento mal-adaptativo de limitar suas atividades não está de acordo com a realidade de seu sopro cardíaco.

Epidemiologia

A prevalência do transtorno de sintomas somáticos é de aproximadamente 5 a 7% na população adulta em geral, 15% em cuidados primários, e mais de 50% em cuidados secundários. O diagnóstico de transtorno de sintomas somáticos pode ser aplicável a mais pessoas, pois os critérios diagnósticos do DSM-5 enfatizam a carga psicológica adversa de sintomas, e não exigem mais que os sintomas não tenham explicação médica. As mulheres relatam sintomas somáticos que causam aflição mais frequentemente do que os homens. Os sintomas iniciais podem começar em qualquer idade e aparecem habitualmente no início da vida adulta.

Certos fatores demográficos estão associados a uma evolução clínica mais grave, incluindo sexo feminino e idade avançada. Nos indivíduos idosos, o transtorno de sintomas somáticos tem mais tendência a passar despercebido, devido à presença de doença médica comórbida. As queixas físicas de pacientes idosos também podem ser atribuídas incorretamente ao "envelhecimento normal" ou a uma preocupação "compreensível".

O transtorno de sintomas somáticos ocorre mais frequentemente em indivíduos com nível educacional/socioeconômico mais baixo, que está associado a doença mais grave e prognóstico mais sombrio. Os fatores demográficos que impactam de maneira adversa a evolução clínica incluem desemprego, histórico de abuso físico ou sexual na infância ou outra adversidade, comorbidade médica e psiquiátrica e fatores externos que reforçam a doença (p. ex., seguro por invalidez).

Fisiopatologia

Existem fatores biológicos, psicológicos e sociais que contribuem para o desenvolvimento do transtorno de sintomas somáticos, à semelhança da maioria das doenças psiquiátricas. Os fatores de risco biológicos incluem vulnerabilidade genética a maior sensibilidade à dor e outras sensações físicas. Existe também uma literatura emergente que sugere um papel potencial para os mecanismos psiconeuroimunes de amplificação dos sintomas somáticos. Sabe-se que as citocinas pró-inflamatórias estão envolvidas na produção do comportamento de doença; a ativação ou sensibilização crônicas desse sistema podem resultar em sintomas somáticos inespecíficos e dor crônica. Alguns formularam a hipótese de que mecanismos imunológicos no contexto de estímulos infecciosos possam contribuir para o desenvolvimento dos transtornos de sintomas somáticos. Os exames de neuroimagem funcionais demonstraram atividade cortical e límbica aberrante em regiões envolvidas em emoção, em processamento autorreferencial e em planejamento motor; alterações nessas regiões podem interferir no processamento consciente e na experiência dos estímulos dolorosos leves ou crônicos. Além disso, crenças e expectativas também exercem forte influência sobre como os pacientes percebem os sintomas, o que pode contribuir para os relatos de anormalidades funcionais incompatíveis com a neuroanatomia e a fisiologia.

Os fatores de risco psicossociais para o transtorno de sintomas somáticos incluem trauma no início da infância, como abuso e/ou negligência físicos, sexuais ou emocionais. Os mecanismos de aprendizagem social, como a atenção recebida em consequência de doença física ou a falta de reforço de expressões não somáticas (emocionais) de sofrimento, também podem contribuir para a ocorrência do transtorno de sintomas somáticos. Os fatores temperamentais intrínsecos podem estar correlacionados a maior risco de desenvolvimento do transtorno de sintomas somáticos, incluindo alexitimia (dificuldade na identificação de estados emocionais internos) e neuroticismo (altos níveis de afeto negativo). Dificuldades na comunicação – por limitações intelectuais, emocionais ou sociais – podem predispor à expressão corporal de sofrimento.

Diagnóstico

Pacientes com doença psiquiátrica frequentemente apresentam sintomas somáticos, que não são diagnósticos de transtorno de sintomas somáticos. A característica do transtorno de sintomas somáticos é que os sintomas da queixa principal são proeminentes; os sintomas causam sofrimento e estão associados a pensamentos, sentimentos e comportamentos mal-adaptativos a eles relacionados. Os pacientes com transtorno depressivo maior podem sentir notável fadiga, enquanto aqueles com transtornos de ansiedade podem apresentar taquicardia ou dor abdominal. Em geral, a característica central dessas outras doenças é um transtorno de humor pronunciado, acompanhado de numerosos outros sintomas físicos e mentais, enquanto o sofrimento nos transtornos de sintomas somáticos provém predominantemente dos próprios sintomas físicos. Os transtornos de humor e de ansiedade frequentemente ocorrem de modo concomitante com o transtorno de sintomas somáticos. Os transtornos depressivos são comuns em pacientes com transtorno de sintomas somáticos, particularmente nos indivíduos idosos. Pacientes com transtorno de sintomas somáticos correm maior risco de desenvolver transtornos secundários relacionados a substâncias, com estudos mostrando taxas de transtornos de uso de opioides até duas vezes maiores que as observadas na população geral.

A comorbidade médica é comum entre pacientes com transtorno de sintomas somáticos, o que pode complicar ainda mais o diagnóstico. Os problemas objetivamente corroborados devem ser investigados de modo criterioso; entretanto, devem-se evitar exames complementares exaustivos e desnecessários, visto que isso pode reforçar inadvertidamente o desenvolvimento de novos sintomas somáticos ou até mesmo causar prejuízo iatrogênico. A produção iatrogênica de sintomas pode subsequentemente ser rotulada de modo errôneo como psicogênica.

As complicações comuns do transtorno de sintomas somáticos incluem prejuízo iatrogênico em consequência de procedimentos invasivos ou dependência de substâncias que causam hábito, como os opiáceos. Nos casos típicos, a comorbidade médica e psiquiátrica mais acentuada está associada a maior gravidade da doença, grau de sofrimento e prejuízo funcional.

Os fatores culturais são cruciais quando se considera o diagnóstico de transtorno de sintomas somáticos; muitas síndromes ligadas à cultura apresentam sintomas físicos proeminentes (p. ex., letargia, diarreia e febre *in susto* [medo] entre os povos indígenas da América Latina, ou o tremor e frequência cardíaca rápida do *Taijin Kyofusho* [medo das relações interpessoais] observados no Japão). As diferenças nos cuidados médicos entre culturas também podem afetar a apresentação e a evolução dos transtornos de sintomas somáticos. A maneira pela qual os indivíduos identificam e respondem a sensações corporais é influenciada por numerosos fatores interligados, que ocorrem dentro de determinado contexto social e cultural, o que afeta a maneira como o indivíduo percebe a doença e procura assistência médica.

Conduta clínica

O transtorno de sintomas somáticos é difícil de tratar, e a literatura disponível não sugere nenhuma abordagem superior quanto ao tratamento. Uma abordagem de "equipe" interdisciplinar, com colaboração entre os especialistas médicos e de saúde mental, é crucial para promover consistência e para que seja menos provável que o paciente se sinta rejeitado ou abandonado, e pode ajudar a minimizar erros de omissão diagnóstica em ambos os domínios. É recomendado que um médico de cuidados primários se empenhe em estabelecer um relacionamento estável com o paciente e marque acompanhamentos regulares e confiáveis à base de programas predeterminados.

Ao conversar com um paciente com suspeita de transtorno de sintomas somáticos, uma conduta cuidadosa/empática irá colocar o paciente à vontade e facilitar encaminhamento e acompanhamento psiquiátricos bem-sucedidos. Uma discussão sobre a possibilidade que os sintomas somáticos têm, muitas vezes, causas multifatoriais pode ajudar os pacientes a compreender que o estresse pode produzir sintomas físicos sem a percepção do próprio paciente. Os clínicos devem estar cientes de que alguns pacientes podem ser resistentes a considerar a relevância de fatores psicológicos, ou ter a percepção de que o médico sugere que o problema está "todo em suas cabeças". A educação sobre o transtorno de sintomas somáticos e o fornecimento de uma lista de critérios diagnósticos psiquiátricos aos pacientes são úteis para legitimar e validar suas queixas, dando-lhes um diagnóstico "genuíno". O desenvolvimento de uma relação com a família do paciente também pode ser útil para entender e manejar o maior contexto social no qual os sintomas somáticos tendem a ocorrer.

Vários tratamentos são bem-sucedidos nos transtornos de sintomas somáticos. O enfoque terapêutico desvia-se da "cura" para o manejo dos sintomas. A psicoterapia constitui a base do tratamento para pacientes com sintomas somáticos; essas abordagens incluem a terapia cognitivo-comportamental (TCC) (Evidência de nível 1)[1,2] e a psicoterapia psicodinâmica (Evidência de nível 1).[3] Uma metanálise de 15 estudos controlados randomizados de TCC para pacientes com transtornos somatoformes ou sintomas clinicamente não explicados mostrou que a TCC aliviava de forma significativa os sintomas somáticos, os sintomas depressivos e melhorava o funcionamento físico, mantendo a eficácia por até 1 ano de acompanhamento (Evidência

A característica que distingue esses transtornos deixou de ser os sintomas somáticos ou a sua etiologia subjacente em si e mudou o seu enfoque para o modo disfuncional pelo qual o paciente apresenta e interpreta os sintomas.

A terminologia dos transtornos de sintomas somáticos no DSM-5 diminuiu o número de transtornos e subcategorias para reduzir ao máximo a sobreposição problemática e a confusão diagnóstica. Os transtornos de sintomas somáticos são definidos com base nos sintomas psiquiátricos *positivos*, e não pela *ausência* de explicação médica para os sintomas. Os critérios do DSM-5, portanto, focalizam-se mais no impacto psicológico, particularmente no sofrimento, causado pelos sintomas somáticos e na resposta mal-adaptativa do paciente, e menos na origem fisiológica definitiva dos sintomas somáticos. Um diagnóstico de transtorno de sintomas somáticos no DSM-5 não requer um exame físico minucioso e exaustivo com necessidade de descartar clinicamente qualquer condição médica com base fisiológica. As notáveis exceções a essa nova regra são o transtorno conversivo (transtorno de sintomas neurológicos funcionais) e a pseudociese. O DSM-5 também elimina a exigência do uso de um número arbitrariamente alto de sintomas que havia nos critérios diagnósticos do DSM-4 para os transtornos somatoformes. Inúmeras pesquisas demonstraram que a relação entre sintomas somáticos e psicopatologia existe ao longo de um espectro, que não era adequadamente revelado por esses pré-requisitos de contagem de sintomas.

O diagnóstico de transtorno dismórfico corporal do DSM-4 passou a ser incluído no capítulo de transtorno obsessivo-compulsivo e transtornos relacionados no DSM-5, visto que foram realizadas numerosas pesquisas estabelecendo conexões fisiopatológicas entre o transtorno obsessivo-compulsivo e dismorfia corporal. Por conseguinte, o transtorno dismórfico corporal não é mais considerado um transtorno de sintomas somáticos. Essa pesquisa tem implicações consideráveis no que concerne ao tratamento. O transtorno de somatização, a hipocondria, o transtorno doloroso e o transtorno somatoforme indiferenciado (todos eles diagnósticos no DSM-4) foram retirados e incorporados em dois diagnósticos centrais no DSM-5: o transtorno de sintomas somáticos e o transtorno de ansiedade de doença. O transtorno factício é hoje considerado um transtorno de sintomas somáticos no DSM-5, visto que esses pacientes apresentam sintomas somáticos frequentes. Os fatores psicológicos que afetam outras condições médicas (FPAOCM) constituem agora um diagnóstico psiquiátrico no DSM-5. Esse diagnóstico é bastante prevalente em pacientes médicos e cirúrgicos. Os critérios revisados do DSM-5 devem reduzir a estigmatização dos pacientes e melhorar a confiabilidade do diagnóstico em várias disciplinas médicas.

Consulte o capítulo sobre transtorno de sintomas somáticos no DSM-5 para mais informações.

TRANSTORNO DE SINTOMAS SOMÁTICOS

Introdução

O transtorno de sintomas somáticos é definido como uma doença em que o paciente apresenta um ou mais sintomas somáticos que causam aflição durante pelo menos 6 meses, além de

> **Exemplo de caso de transtorno de sintomas somáticos**
>
> Uma mulher de 60 anos experimentava raras palpitações e lhe disseram que tinha um leve sopro cardíaco sem significância hemodinâmica. Sua avaliação médica incluiu um teste de ecocardiografia sob estresse, inúmeros eletrocardiogramas e uma cateterização cardíaca. Ela recebeu o diagnóstico de prolapso de valva mitral, e lhe foi dito que não era necessário um tratamento. Ela marca consultas, de modo consistente, com o seu cardiologista, movida pelo medo de um "evento cardíaco" e limita rigorosamente suas atividades para "não estressar seu coração". A mulher tem transtorno de sintomas somáticos, tendo em vista que sua resposta a um achado médico insignificante lhe causa angústia e o seu comportamento mal-adaptativo de limitar suas atividades não está de acordo com a realidade de seu sopro cardíaco.

pensamentos, sentimentos e comportamentos mal-adaptativos relacionados a esses sintomas. Podem incluir pensamentos desproporcionais ou persistente acerca dos sintomas, um nível anormalmente elevado de ansiedade acerca dos sintomas e/ou tempo e energia excessivos dedicados aos sintomas.

Epidemiologia

A prevalência do transtorno de sintomas somáticos é de aproximadamente 5 a 7% na população adulta em geral, 15% em cuidados primários, e mais de 50% em cuidados secundários. O diagnóstico de transtorno de sintomas somáticos pode ser aplicável a mais pessoas, pois os critérios diagnósticos do DSM-5 enfatizam a carga psicológica adversa de sintomas, e não exigem mais que os sintomas não tenham explicação médica. As mulheres relatam sintomas somáticos que causam aflição mais frequentemente do que os homens. Os sintomas iniciais podem começar em qualquer idade e aparecem habitualmente no início da vida adulta.

Certos fatores demográficos estão associados a uma evolução clínica mais grave, incluindo sexo feminino e idade avançada. Nos indivíduos idosos, o transtorno de sintomas somáticos tem mais tendência a passar despercebido, devido à presença de doença médica comórbida. As queixas físicas de pacientes idosos também podem ser atribuídas incorretamente ao "envelhecimento normal" ou a uma preocupação "compreensível".

O transtorno de sintomas somáticos ocorre mais frequentemente em indivíduos com nível educacional/socioeconômico mais baixo, que está associado a doença mais grave e prognóstico mais sombrio. Os fatores demográficos que impactam de maneira adversa a evolução clínica incluem desemprego, histórico de abuso físico ou sexual na infância ou outra adversidade, comorbidade médica e psiquiátrica e fatores externos que reforçam a doença (p. ex., seguro por invalidez).

Fisiopatologia

Existem fatores biológicos, psicológicos e sociais que contribuem para o desenvolvimento do transtorno de sintomas somáticos, à semelhança da maioria das doenças psiquiátricas. Os fatores de risco biológicos incluem vulnerabilidade genética a maior sensibilidade à dor e outras sensações físicas. Existe também uma literatura emergente que sugere um papel potencial para os mecanismos psiconeuroimunes de amplificação dos sintomas somáticos. Sabe-se que as citocinas pró-inflamatórias estão envolvidas na produção do comportamento de doença; a ativação ou sensibilização crônicas desse sistema podem resultar em sintomas somáticos inespecíficos e dor crônica. Alguns formularam a hipótese de que mecanismos imunológicos no contexto de estímulos infecciosos possam contribuir para o desenvolvimento dos transtornos de sintomas somáticos. Os exames de neuroimagem funcionais demonstraram atividade cortical e límbica aberrante em regiões envolvidas em emoção, em processamento autorreferencial e em planejamento motor; alterações nessas regiões podem interferir no processamento consciente e na experiência dos estímulos dolorosos leves ou crônicos. Além disso, crenças e expectativas também exercem forte influência sobre como os pacientes percebem os sintomas, o que pode contribuir para os relatos de anormalidades funcionais incompatíveis com a neuroanatomia e a fisiologia.

Os fatores de risco psicossociais para o transtorno de sintomas somáticos incluem trauma no início da infância, como abuso e/ou negligência físicos, sexuais ou emocionais. Os mecanismos de aprendizagem social, como a atenção recebida em consequência de doença física ou a falta de reforço de expressões não somáticas (emocionais) de sofrimento, também podem contribuir para a ocorrência do transtorno de sintomas somáticos. Os fatores temperamentais intrínsecos podem estar correlacionados a maior risco de desenvolvimento do transtorno de sintomas somáticos, incluindo alexitimia (dificuldade na identificação de estados emocionais internos) e neuroticismo (altos níveis de afeto negativo). Dificuldades na comunicação – por limitações intelectuais, emocionais ou sociais – podem predispor à expressão corporal de sofrimento.

Diagnóstico

Pacientes com doença psiquiátrica frequentemente apresentam sintomas somáticos, que não são diagnósticos de transtorno de sintomas somáticos. A característica do transtorno de sintomas somáticos é que os sintomas da queixa principal são proeminentes; os sintomas causam sofrimento e estão associados a pensamentos, sentimentos e comportamentos mal-adaptativos a eles relacionados. Os pacientes com transtorno depressivo maior podem sentir notável fadiga, enquanto aqueles com transtornos de ansiedade podem apresentar taquicardia ou dor abdominal. Em geral, a característica central dessas outras doenças é um transtorno de humor pronunciado, acompanhado de numerosos outros sintomas físicos e mentais, enquanto o sofrimento nos transtornos de sintomas somáticos provém predominantemente dos próprios sintomas físicos. Os transtornos de humor e de ansiedade frequentemente ocorrem de modo concomitante com o transtorno de sintomas somáticos. Os transtornos depressivos são comuns em pacientes com transtorno de sintomas somáticos, particularmente nos indivíduos idosos. Pacientes com transtorno de sintomas somáticos correm maior risco de desenvolver transtornos secundários relacionados a substâncias, com estudos mostrando taxas de transtornos de uso de opioides até duas vezes maiores que as observadas na população geral.

A comorbidade médica é comum entre pacientes com transtorno de sintomas somáticos, o que pode complicar ainda mais o diagnóstico. Os problemas objetivamente corroborados devem ser investigados de modo criterioso; entretanto, devem-se evitar exames complementares exaustivos e desnecessários, visto que isso pode reforçar inadvertidamente o desenvolvimento de novos sintomas somáticos ou até mesmo causar prejuízo iatrogênico. A produção iatrogênica de sintomas pode subsequentemente ser rotulada de modo errôneo como psicogênica.

As complicações comuns do transtorno de sintomas somáticos incluem prejuízo iatrogênico em consequência de procedimentos invasivos ou dependência de substâncias que causam hábito, como os opiáceos. Nos casos típicos, a comorbidade médica e psiquiátrica mais acentuada está associada a maior gravidade da doença, grau de sofrimento e prejuízo funcional.

Os fatores culturais são cruciais quando se considera o diagnóstico de transtorno de sintomas somáticos; muitas síndromes ligadas à cultura apresentam sintomas físicos proeminentes (p. ex., letargia, diarreia e febre *in susto* [medo] entre os povos indígenas da América Latina, ou o tremor e frequência cardíaca rápida do *Taijin Kyofusho* [medo das relações interpessoais] observados no Japão). As diferenças nos cuidados médicos entre culturas também podem afetar a apresentação e a evolução dos transtornos de sintomas somáticos. A maneira pela qual os indivíduos identificam e respondem a sensações corporais é influenciada por numerosos fatores interligados, que ocorrem dentro de determinado contexto social e cultural, o que afeta a maneira como o indivíduo percebe a doença e procura assistência médica.

Conduta clínica

O transtorno de sintomas somáticos é difícil de tratar, e a literatura disponível não sugere nenhuma abordagem superior quanto ao tratamento. Uma abordagem de "equipe" interdisciplinar, com colaboração entre os especialistas médicos e de saúde mental, é crucial para promover consistência e para que seja menos provável que o paciente se sinta rejeitado ou abandonado, e pode ajudar a minimizar erros de omissão diagnóstica em ambos os domínios. É recomendado que um médico de cuidados primários se empenhe em estabelecer um relacionamento estável com o paciente e marque acompanhamentos regulares e confiáveis à base de programas predeterminados.

Ao conversar com um paciente com suspeita de transtorno de sintomas somáticos, uma conduta cuidadosa/empática irá colocar o paciente à vontade e facilitar encaminhamento e acompanhamento psiquiátricos bem-sucedidos. Uma discussão sobre a possibilidade que os sintomas somáticos têm, muitas vezes, causas multifatoriais pode ajudar os pacientes a compreender que o estresse pode produzir sintomas físicos sem a percepção do próprio paciente. Os clínicos devem estar cientes de que alguns pacientes podem ser resistentes a considerar a relevância de fatores psicológicos, ou ter a percepção de que o médico sugere que o problema está "todo em suas cabeças". A educação sobre o transtorno de sintomas somáticos e o fornecimento de uma lista de critérios diagnósticos psiquiátricos aos pacientes são úteis para legitimar e validar suas queixas, dando-lhes um diagnóstico "genuíno". O desenvolvimento de uma relação com a família do paciente também pode ser útil para entender e manejar o maior contexto social no qual os sintomas somáticos tendem a ocorrer.

Vários tratamentos são bem-sucedidos nos transtornos de sintomas somáticos. O enfoque terapêutico desvia-se da "cura" para o manejo dos sintomas. A psicoterapia constitui a base do tratamento para pacientes com sintomas somáticos; essas abordagens incluem a terapia cognitivo-comportamental (TCC) (Evidência de nível 1)[1,2] e a psicoterapia psicodinâmica (Evidência de nível 1).[3] Uma metanálise de 15 estudos controlados randomizados de TCC para pacientes com transtornos somatoformes ou sintomas clinicamente não explicados mostrou que a TCC aliviava de forma significativa os sintomas somáticos, os sintomas depressivos e melhorava o funcionamento físico, mantendo a eficácia por até 1 ano de acompanhamento (Evidência de nível 1).⁴ Outra metanálise descobriu que a psicoterapia, incluindo outras formas além da TCC, pode ser eficaz na melhora dos sintomas físicos e do comprometimento functional, em pacientes com grave transtorno somatoforme, e que as melhoras eram mantidas por 1 ano após o tratamento (Evidência de nível 1).⁵ Uma limitação às evidências existentes é que a maioria dos estudos avaliou os pacientes usando os critérios diagnósticos do DSM-4 para transtorno somatoforme e, portanto, são justificadas outras investigações usando os critérios diagnósticos do DSM-5 para o transtorno de sintomas somáticos.

Os dados disponíveis sugerem que a farmacoterapia pode ser útil no controle do transtorno de sintomas somáticos. Os antidepressivos serotoninérgicos são moderadamente efetivos para reduzir a intensidade dos sintomas somáticos funcionais. Os medicamentos são úteis no tratamento dos transtornos depressivos e de ansiedade comórbidos. Os agentes comumente utilizados para a dor neuropática podem ser úteis, como antidepressivos noradrenérgicos/serotoninérgicos mistos, antidepressivos tricíclicos e determinados anticonvulsivantes. O mecanismo de ação desses fármacos ainda não está totalmente elucidado; entretanto, achados de pesquisas recentes sugerem modulação potencial da fisiopatologia psiconeuroimunológica descrita anteriormente. No caso do transtorno de sintomas somáticos com dor predominante, deve-se evitar o uso de substâncias adictivas.

Prognóstico

A intervenção psiquiátrica precoce tende a melhorar os resultados de pacientes com transtorno de sintomas somáticos; maior cronicidade de somatização não diagnosticada está correlacionada com um prognóstico mais sombrio e torna mais difícil o tratamento subsequente de saúde mental. Uma revisão sistemática descobriu que a maioria dos pacientes com sintomas clinicamente não explicados, em todos os quadros clínicos, melhoraram durante o acompanhamento, mas de 10 a 30% deteriorassem. Uma possível explicação para a melhora dos sintomas pode se dever em parte à regressão até o ponto médio, pois os sintomas estão em seu pior momento quando da seleção do paciente, durante as visitas clínicas. Sem intervenção, é provável que ocorra a recidiva dos sintomas acentuando a sua gravidade. Quando se tratam pacientes com transtorno de sintomas somáticos, deve-se considerar o papel de reforço do ganho secundário na manutenção dos sintomas. Embora os pacientes com sintomas somáticos sofram claramente, eles também podem obter uma compensação de determinadas responsabilidades sociais, pessoais e profissionais como resultado de sua doença. Qualquer tratamento bem-sucedido do transtorno de sintomas somáticos irá procurar erradicar o máximo possível esses agentes reforçadores e ajudar a reduzir a possibilidade de qualquer prejuízo iatrogênico adicional.

TRANSTORNO DE ANSIEDADE DE DOENÇA

Introdução

O transtorno de ansiedade de doença era anteriormente denominado *hipocondria* no DSM-4. No DSM-5, transtorno de ansiedade de doença, caracteriza-se por uma preocupação com ter ou contrair uma doença médica grave, levando a sofrimento clinicamente significativo e disfunção no funcionamento social e/ou ocupacional, mas as queixas e sintomas somáticos frequentemente estão ausentes ou são apenas leves. A característica essencial do transtorno de ansiedade de doença consiste em sofrimento e preocupação relacionados com a *ansiedade do indivíduo a respeito do significado* ou da importância da queixa somática e não dos sintomas em si. Os pacientes com transtorno de ansiedade de doença apresentam um elevado nível de ansiedade com relação à saúde, que é desproporcional à sua doença física real ou risco de doença. Podem apresentar comportamentos excessivos relacionados com a saúde, incluindo verificações repetidas do corpo ou pesquisa de doenças na internet. As tentativas do médico de tranquilizar esses pacientes ou os resultados negativos dos exames complementares não tendem a diminuir suas preocupações excessivas.

> **Exemplo de caso de transtorno de ansiedade de doença**
>
> Uma mulher de 35 anos sente um nódulo na mama. Ela possui um contundente histórico familiar de câncer de mama e de fazer consultas médicas com frequência para uma variedade de queixas que não levam a um diagnóstico clínico. Solicita uma "consulta de emergência" com um cirurgião, que declara que ela não tem nenhuma massa. O exame de imagem da mama não demonstra nenhuma patologia. A mulher continua tendo medo de estar com câncer de mama, realiza autoexames repetidamente na mama e telefona semanalmente para o ginecologista, falando a respeito de sua preocupação de que possa estar com câncer de mama. A paciente não tem sintomas físicos, ou seja, não há um nódulo em sua mama. Sua ansiedade não está relacionada a qualquer patologia e é de tal intensidade que interfere em sua vida.

Epidemiologia

As estimativas de prevalência do transtorno de ansiedade de doença baseiam-se em estudos epidemiológicos no diagnóstico de hipocondria do DSM-4. Esses levantamentos em comunidades e amostras populacionais demonstram uma prevalência em 1 a 2 anos de ansiedade relacionada com a saúde e/ou convicção de doença que varia de 1,3 a 10%. Em populações médicas ambulatoriais, as taxas de prevalência em 6 meses/1 ano situam-se entre 3 e 8%. A ansiedade de doença é igualmente prevalente em ambos os sexos. Um estudo populacional recente verificou que 8,3% dos examinados tinham apenas uma elevada ansiedade de saúde, sem relatos de uma carga de sintomas somáticos, o que diferencia o transtorno de ansiedade de doença do transtorno de sintomas somáticos.

O transtorno de ansiedade de doença é uma condição crônica/recidivante, que normalmente começa no início até o meio da vida adulta. Em contextos médicos, não foi encontrada nenhuma diferença etária significativa entre indivíduos com baixos níveis e aqueles com altos níveis de ansiedade de doença. Na população geral, a ansiedade relacionada com a saúde aumenta com a idade, frequentemente com enfoque em déficits cognitivos. A aflição patológica causada pela ansiedade relacionada à saúde é distinta de haver ou não uma condição médica comórbida ou um comprometimento cognitivo. Os pacientes com ansiedade de saúde, os quais desenvolvem uma angústia desproporcional e disfuncional sobre a função da memória ou cognitiva, podem ter um histórico familiar ou pessoal de exposição à demência, ou em razão de sua ansiedade de saúde interpretam como patológica a memória falha, apropriada, da idade. Particularmente nos pacientes idosos, é importante diferenciar entre a progressão irreversível da demência e considerar se a ansiedade ou o comprometimento da memória funcional pode ser um fator contribuinte para a apresentação clínica. É maior a probabilidade de que pacientes com problemas de memória functional frequentem a clínica sozinhos, segundo relatos, e façam descrições extensas e detalhadas dos lapsos de memória referidos; muitas vezes, os pacientes com demência procuram os companheiros para ajudá-los a dar informações e geralmente têm dificuldade em dar respostas estruturadas com confiança.

Fisiopatologia

Existem componentes biológicos e psicossociais no desenvolvimento do transtorno de ansiedade de doença. Um histórico de abuso/negligência infantis ou de doença grave na infância pode ser um fator de risco potencial para o desenvolvimento do transtorno de ansiedade de doença na idade adulta (DSM-5). Os principais estressores da vida ou doenças são fatores que podem desencadear o desenvolvimento do transtorno de ansiedade de doença.

Diagnóstico

Para estabelecer um diagnóstico de transtorno de ansiedade de doença, o grau de apreensão ou preocupação precisa ser *desproporcional* à gravidade ou significância do sintoma físico. O paciente precisa ter ansiedade intensa e contínua presente durante 6 meses no mínimo, causando sofrimento significativo. Mesmo com um diagnóstico de transtorno de ansiedade de doença, assim como em outros transtornos de sintomas somáticos, é importante avaliar o paciente para presença de uma doença médica ou neurológica de base concomitante. É evidente que a ansiedade relacionada com a saúde e o bem-estar é uma resposta normal a um diagnóstico de doença médica significativa.

Os transtornos depressivo maior e de ansiedade são outras considerações no diagnóstico diferencial. Pacientes deprimidos podem tornar-se preocupados com problemas acerca de seu corpo e saúde. O que distingue o transtorno de ansiedade de doença dos transtornos depressivo e de ansiedade é o foco concentrado e persistente do paciente na ansiedade relacionada com a doença. Pacientes com transtorno de ansiedade de doença podem desenvolver depressão, o que pode dificultar estabelecer qual dos dois é o diagnóstico psiquiátrico primário. Pacientes com transtornos do humor e transtornos psicóticos podem desenvolver delírios somáticos. Os delírios são crenças falsas e rígidas que são mantidas com um grau de convicção e intensidade tipicamente não observado no indivíduo com transtorno de ansiedade de doença. Os pacientes com delírios acreditam que suas ideias são reais, apesar da evidência do contrário (i. e.: distinção entre as experiências subjetivas internas e o mundo objetivo externo), enquanto pacientes com transtorno de ansiedade de doença habitualmente são capazes de aceitar a possibilidade de que podem não estar doentes absolutamente. Os delírios somáticos são frequentemente mais bizarros ou impressionantes do que os medos associados ao transtorno de ansiedade de doença (p. ex., delírios de que todo o corpo esteja sofrendo decomposição). Os pacientes psicóticos que apresentam delírios somáticos tipicamente têm outros sintomas de psicose.

O transtorno de ansiedade de doença é um diagnóstico relativamente novo, de modo que as taxas exatas de comorbidades ainda não são conhecidas. As pesquisas anteriores sobre hipocondria sugerem que a comorbidade é alta nesses pacientes. Até dois terços dos pacientes com transtorno de ansiedade de doença tendem a apresentar pelo menos outra doença mental importante. Pacientes com ansiedade de doença significativa são particularmente propensos a apresentar transtornos depressivos e de ansiedade comórbidos. Outras síndromes comórbidas comuns incluem transtorno de sintomas somáticos e transtornos de personalidade.

Conduta clínica

O tratamento do transtorno de ansiedade de doença ainda não foi rigorosamente pesquisado. As evidências sugerem que os antidepressivos serotoninérgicos podem ser efetivos para os transtornos de sintomas somáticos caracterizados por ansiedade de doença predominante (Evidência de nível 1).[6,7] Para os inibidores seletivos da recaptação de serotonina (ISRS), as dosagens terapêuticas podem ser maiores do que aquelas para os transtornos depressivos e de ansiedade. A TCC pode ser uma forma particularmente eficaz de psicoterapia (Evidência de nível 1),[7,8] em que a resposta da maioria dos pacientes é a melhora da qualidade de vida do funcionamento físico, diminuição da dor, melhor função apesar da dor, e menos dificuldade para dormir e manter essas melhoras durante meses. Outros resultados encontrados são de maior efeito da TCC e dos ISRS durante o período de acompanhamento de 18 meses e de eficácia de ambos em melhorar as queixas hipocondríacas e os sintomas comórbidos de depressão e ansiedade (Evidência de nível 1).[9]

Um estudo controlado randomizado recente mostrou que a exposição sistemática e a educação sobre o papel da evitação como um fator mantenedor da ansiedade de saúde produziu melhora clinicamente significativa na ansiedade de saúde, em pacientes diagnosticados com transtorno de sintomas somáticos ou transtorno de ansiedade de doença, e esse efeito foi observado quando o tratamento era realizado por meio de uma plataforma baseada na internet, com ou sem terapeuta e suporte, e também quando ocorria na forma de um livreto impresso. São necessárias outras pesquisas nessa área, embora esses resultados sugiram que a maior acessibilidade ao tratamento pode ajudar os pacientes a ter acesso a recursos terapêuticos eficazes.

Um estudo controlado randomizado em pacientes com hipocondria, de acordo com o DSM-4, mostrou taxa de resposta maior a um antidepressivo serotoninérgico (fluoxetina) do que à TCC e uma pequena vantagem incremental com o tratamento conjunto (Evidência de nível 1).[10] A fluoxetina também reduziu significativamente a ansiedade e melhorou a qualidade de vida. Os resultados desse estudo provavelmente são aplicáveis aos indivíduos com diagnóstico de transtorno de ansiedade de doença e transtorno de sintomas somáticos pelo DSM-5, porque a ansiedade e os medos/crenças relacionados com a doença continuam a ser características proeminentes da condição. Outros estudos sugerem maior remissão e de manutenção da remissão a longo prazo (em média de 8,6 anos, variação de 4 a 16 anos), em pacientes que continuam o tratamento com ISRS, em comparação com aqueles que interromperam esse medicamento.

Prognóstico

Os pacientes encaminhados precocemente para a avaliação psiquiátrica tendem a ter um prognóstico mais satisfatório, em comparação com aqueles que só recebem avaliação médica e tratamento. O encaminhamento psiquiátrico deve ser apresentado como suplementação, e não como alternativa ou substituição dos cuidados e avaliação médicos. O tratamento contínuo com ISRS pode manter a remissão e a melhora clínica a longo prazo. Consultas regularmente agendadas para tratamento de suporte com um médico de atenção primária são úteis.

TRANSTORNO CONVERSIVO (TRANSTORNO DE SINTOMAS NEUROLÓGICOS FUNCIONAIS)

> **Exemplo de caso de transtorno conversivo**
>
> Uma mulher de 39 anos é internada após súbita perda de função do braço direito. Ela é obesa, fumante e toma um contraceptivo oral. Ela relata que perdeu subitamente a capacidade de movimentar ou sentir o braço durante uma discussão com seu filho adolescente, no qual ela "sentiu vontade de dar uma bofetada". Quando hipnotizada pelo psiquiatra, conseguiu levantar o braço direito durante o estado de transe; entretanto, o braço voltou a ficar flácido quando saiu da sessão de hipnose. Para que a paciente não se sentisse envergonhada ou constrangida, o psiquiatra lhe disse que ela se recuperaria com fisioterapia. Ela lhe recomenda psicoterapia para falar sobre a sua ira e explorar seu relacionamento com o filho.

Introdução

Os pacientes com transtorno conversivo, ou transtorno de sintomas neurológicos funcionais, exibem um ou mais sintomas de função motora voluntária ou sensitiva alterada, causando sofrimento significativo ou prejuízo funcional. O DSM-5 especifica que *os sintomas do transtorno conversivo devem ser incompatíveis com as condições médicas ou neurológicas encontradas.* Pode ser difícil determinar clinicamente se a etiologia de um sintoma neurológico é funcional, sem lesão neurológica correspondente (incompatível com a neuroanatomia conhecida) ou orgânica (com achados neurológicos correlacionados), portanto, o diagnóstico não deve ser estabelecido simplesmente porque os exames complementares estão normais, ou porque o sintoma é "bizarro". Os sintomas neurológicos funcionais podem ser agudos ou crônicos e podem afetar várias ou múltiplas modalidades sensitivas ou motoras. O diagnóstico de transtorno conversivo no DSM-5 *não* exige que o desenvolvimento dos sintomas seja precedido de um estressor psicológico. Esse critério foi descartado porque nem sempre é possível identificar imediatamente um estressor antecedente com o início dos sintomas neurológicos funcionais. Entretanto, é importante estabelecer o diagnóstico o mais rápido possível, de modo a minimizar a morbidade e as complicações iatrogênicas. A mudança nos critérios diagnósticos não implica que os fatores psicológicos estejam ausentes ou não sejam importantes para o paciente e os sintomas.

Na versão mais recente da Classificação Internacional de Diseases, CID-10, atualizada em 2016, os transtornos conversivos e dissociativos estão agrupados. Uma proposta para a CID-11 sugere a mudança do transtorno conversivo para a seção de neurologia da CID, como um distúrbio neurológico funcional, o que reflete um fundamento lógico semelhante ao das alterações nos critérios diagnósticos do DSM-5. Os distúrbios neurológicos funcionais e os sintomas do transtorno conversivo devem ser descritos empiricamente, com base em observações, e diagnosticados com base em características positivas, e com menos ênfase nos fatores psicológicos potenciais subjacentes à apresentação.

O modelo psicodinâmico convencional de conversão é o de que os pacientes com transtorno conversivo transmutam inconscientemente o seu sofrimento psíquico em sintomas físicos. Pode ser difícil eliminar definitivamente a possibilidade de fingimento consciente quando se encontra inicialmente um paciente com transtorno conversivo. Por conseguinte, a avaliação da produção consciente *versus* inconsciente dos sintomas não é confiável. Dessa maneira, os novos critérios diagnósticos do transtorno conversivo não exigem mais um julgamento definitivo de que os sintomas sejam inconscientemente produzidos.

Epidemiologia

As diferenças metodológicas nos estudos epidemiológicos do transtorno conversivo levaram a uma grande variabilidade nas taxas relatadas de prevalência. As taxas de prevalência ao longo da vida na população geral variam de 11 em 100 mil a 500 em 100 mil. No contexto hospitalar geral e no contexto neurológico ambulatorial, as taxas de prevalência ao longo da vida são de 4 a 15%. A disfunção neurológica de origem psicogênica ocorre em 1 a 9% dos diagnósticos neurológicos e os movimentos anormais estão entre os sintomas mais comuns; estima-se que os pacientes com distúrbio do movimento psicogênico representem de 2 a 3% dos pacientes das clínicas de transtorno de movimento. Por outro lado, de 10 a 15% dos pacientes com distúrbios do movimento psicogênico também têm distúrbios neurológicos orgânicos associados.

O transtorno conversivo manifesta-se habitualmente no início da vida adulta e é cerca de duas a três vezes mais comum em indivíduos do sexo feminino. O transtorno conversivo também é observado com mais frequência em indivíduos que pertencem a grupos de nível socioeconômico mais baixo e naqueles com relativamente menos educação. À semelhança dos outros transtornos de sintomas somáticos, a comorbidade psiquiátrica apresenta-se elevada, como, por exemplo, transtornos depressivos e de ansiedade e transtorno de estresse pós-traumático, bem como transtornos de personalidade e comprometimento do funcionamento psicossocial. Até o momento, não existem dados convincentes mostrando qualquer associação entre as doenças psicóticas, como o transtorno bipolar ou a esquizofrenia, e o transtorno conversivo ou os sintomas neurológicos funcionais.

Os distúrbios neurológicos funcionais em crianças são semelhantes aos dos adultos. Os pacientes, em geral, são meninas de 10 a 14 anos, que mais comumente apresentam perda motora além de dor e letargia. Dois relatos de vigilância de transtorno conversivo em crianças referiram que aproximadamente 70% dos pacientes são do sexo feminino, e incidência semelhante em 12 meses de 3 a 4 por 100 mil indivíduos; a incidência em crianças com menos de 10 anos era de 0,26 a 0,8 por 100 mil indivíduos. Os estressores antecedentes foram referidos como de aproximadamente 60 a 80% das crianças com DNF, e com mais frequência eram o *bullying* na escola. Os dados a longo prazo são limitados até o momento.

Fisiopatologia

É provável que os sintomas neurológicos funcionais sejam causados por uma combinação de fatores biológicos, psicológicos e sociais; o modo de interação entre os fatores pode variar em cada paciente. Uma base crescente de evidências, que inclui estudos por neuroimagem, está melhorando a compreensão sobre a função e a conectividade cerebrais anormais em pacientes com sintomas de transtorno conversivo ou neurológicos funcionais. O transtorno conversivo pode apresentar-se quase com qualquer sintoma neurológico, geralmente, movimentos anormais ou crises epilépticas, que parecem ter uma qualidade voluntária, mas são percebidos pelo paciente como involuntários. As influências genéticas e epigenéticas, sociais e ambientais, alteração de conectividade neural, processamento cognitivo, aprendizagem e expectativas anormais, podem todos ter um papel no desenvolvimento do distúrbio de sintomas neurológicos funcionais.

Biologicamente, um histórico pessoal ou familiar subjacente de doença neurológica orgânica constitui um fator de risco para o desenvolvimento de sintomas neurológicos funcionais. Por exemplo, pacientes com epilepsia têm mais tendência a desenvolver crises não epilépticas psicogênicas (CNEP) do que a população geral; a comorbidade estimada das CNEP em pacientes com epilepsia é de aproximadamente 10%. Um estilo de enfrentamento e traços de personalidade mal-adaptativos, bem como uma dificuldade em identificar e expressar emoções (alexitimia), podem predispor um indivíduo ao desenvolvimento de sintomas conversivos.

Alterações epigenéticas que afetam o desenvolvimento cerebral e a função cognitiva podem sugerir um mecanismo fisiopatológico para a associação entre os fatores ambientais, como história de abuso ou trauma, e o desenvolvimento de transtorno conversivo. Estudos que compararam os pacientes com CNEP a voluntários saudáveis verificaram que os pacientes com CNEP apresentam níveis basais mais elevados de cortisol em comparação com voluntários saudáveis, um marcador de maior nível de estresse global que não está relacionado com a frequência de crises epilépticas, a atividade física ou o estresse psicológico agudo. Outros estudos comparando os pacientes com CNEP a pacientes com crises epilépticas parciais complexas descobriram que os pacientes com CNEP apresentam aumentos estatisticamente significativos da frequência cardíaca pré-ictal e reduções da frequência cardíaca pós-ictais normalizadas para valores basais e diminuição do tônus vagal em repouso. Neuroimagens de pacientes com CNEP mostraram alterações nos sistemas cerebrais sensorimotor, de regulação/processamento emocional, controle cognitivo e integração multimodal e entre esses sistemas (Tabela 156.2 que resume os achados de neuroimagem em pacientes com transtornos de movimento funcional).

Estudos por neuroimagens mostram diferentes padrões de ativação cerebral e de desativação em pacientes com transtorno conversivo, em comparação com os pacientes que simulam conscientemente os sintomas. Embora não exista nenhuma teoria comumente aceita sobre a neuroanatomia funcional do transtorno conversivo, as evidências disponíveis sugerem que os sintomas podem representar uma "síndrome de não percepção funcional", envolvendo conectividade límbico-motora anormal e redes relacionadas com o processamento da emoção e do afeto. Estudos de imagens funcionais mostraram hipoatividade na área motora suplementar (AMS, uma área associada ao planejamento e seleção da ação) e conectividade anormalmente forte entre a AMS e a amígdala, que é aumentada por estímulos emocionais. Isso pode sugerir um mecanismo para explicar por que os pacientes com movimentos hipercinéticos funcionais podem experienciar os sintomas como involuntários, se a hipoatividade da AMS limitar a capacidade de suprimir uma ação. Outros estudos de neuroimagem funcionais em pacientes com tremor funcional observaram padrões de ativação anormais no córtex cingulado, córtex pré-frontal ventromedial, córtex pré-cúneo – regiões cerebrais envolvidas na autoconsciência e no componente afetivo e sensitivo das memórias. O aumento do fluxo sanguíneo cerebral regional foi observado em estruturas subcorticais de pacientes com distúrbios de movimento funcional, mais do que em pacientes com tremor essencial e distonia orgânica.

Os processos cognitivos de ordem superior que integram e interpretam os estímulos sensitivos e motores também estão implicados em distúrbios funcionais porque a percepção e o controle do movimento e da sensação são dinamicamente influenciados pelos dados e interações com o ambiente. Um estudo examinando atenuação sensitiva (i. e.: o efeito que um toque gerado pelo próprio movimento do indivíduo é percebido com reduzida intensidade, quando comparado a um toque idêntico por uma força externamente gerada) verificou que os pacientes com distonia funcional não apresentaram a atenuação sensitiva observada em controles saudáveis e que os pacientes funcionais também eram mais precisos na percepção das forças causadas por suas próprias ações. A perda de atenuação sensitiva em pacientes com distúrbios funcionais pode estar relacionada com um foco aumentado nas sensações somáticas, que combinado com diminuição da inibição dos movimentos motores sugeridos pela hipoatividade de AMS, pode aumentar a probabilidade de percepção das ações como involuntárias e reforçar essas expectativas em alguns pacientes.

Os fatores ambientais, como abuso/negligência na infância e outros eventos estressantes e traumáticos da vida, também estão associados ao desenvolvimento do transtorno conversivo. Embora nem todos os indivíduos que experimentam eventos adversos no início da vida desenvolvam transtorno conversivo, um estudo controlado verificou que os pacientes com um distúrbio de movimento funcional "clinicamente definitivo" relatavam taxas significativamente mais altas de trauma na infância e eventos traumáticos, em comparação com os voluntários saudáveis. A dissociação, uma resposta psicológica comumente observada ao trauma, também foi descrita em pacientes com transtorno conversivo, particularmente naqueles com CNEP. Os pesquisadores formularam a hipótese de processos psicológicos semelhantes subjacentes nos transtornos conversivo e dissociativo, apesar das diferenças descritivas entre os dois transtornos, sendo provável que os distúrbios nas funções cognitivas integrativas em nível superior afetem a percepção, a consciência, a identidade e a memória. Uma história de trauma pode aumentar a vulnerabilidade aos estressores em fase tardia da vida, como trauma, doença, lesão tardios. Foram descritos distúrbios de movimento funcional, como tremor e distonia, que geralmente se desenvolvem em períodos de tempo variáveis após uma lesão periférica. Há uma hipótese sugerindo que traumatismo ou lesão física podem desmascarar ou exacerbar uma vulnerabilidade preexistente ao desenvolvimento de movimentos anormais, relatados em pacientes internados com condições genéticas, como distúrbios mitocondriais.

Diagnóstico

O diagnóstico de transtorno conversivo só deve ser estabelecido após uma avaliação neurológica completa, incluindo histórico e exames detalhados e exames de imagem ou outros exames relevantes. Um exame físico minucioso é essencial para avaliar qualquer sintoma neurológico, independente de qual seja a etiologia. Isso comunica aos pacientes que sua apresentação está recebendo a devida atenção. A história também pode dar informações que sugerem um componente funcional; os pacientes podem relatar uma lesão física ou doença como um desencadeador associado ao início súbito de fraqueza, movimentos anormais ou sensações alteradas (Tabela 156.3).

Tabela 156.2 Áreas de ativação anormal observadas em pacientes com distúrbio de movimento funcional.

Regiões de alteração da ativação	Anormalidades observadas em pacientes com somatização
Ínsula anterior	• Aumento da atividade • O córtex insular anterior está associado à percepção de sensações e movimento • Associação inversa entre o volume insular anterior esquerdo, observada em pacientes com distúrbio neurológico funcional, e a carga de abuso infantil
Córtex frontal inferior	• Aumento da ativação • Córtex frontal inferior direito implicado na inibição ativa de ações motoras para a fala
Córtex pré-frontal ventromedial	• Aumento da atividade • Implicado em autorrepresentações internas e integrando memória e imagética com componentes emocionais
Córtex cingulado anterior	• Aumento da atividade • Observado com o tremor funcional e a distonia funcional
Córtex cingulado posterior	• Aumento da atividade • Observado em pacientes com distúrbios funcionais em repouso ou em resposta a estímulos emocionais
Amígdala	• Aumento da atividade • Ativação aumentada e prolongada em resposta a estímulos positivos e negativos
Pré-cúneo	• Aumento da atividade • Hiperatividade observada em transtornos conversivos • Implicado em autorrepresentações internas e integrando memória e imagética com componentes sensitivos
Cerebelo	• Aumento da atividade • Fluxo sanguíneo cerebral regional mais alto • Aumento da ativação no tremor funcional comparado ao tremor essencial
Junção temporoparietal direita (JTPd)	• Diminuição da atividade • A JTPd detecta as discrepâncias entre as intenções motoras internas e os efeitos motores reais
Córtex sensitivo e motor	• Diminuição da atividade
Córtex pré-frontal dorsolateral (CPFdl)	• Diminuição da atividade • O CPFdl tem funções no planejamento e regulação motores
Área motora pré-suplementar (pré-AMS), área motora suplementar (AMS)	• Diminuição da atividade, apesar da atividade aumentada observada aos estímulos de tristeza ou medo • A AMS está envolvida na preparação e supressão de planos motores
Conectividade anormal	**Possível papel na patogênese de somatização**
Hiperconectividade entre o córtex pré-frontal ventromedial e córtex cingulado posterior e pré-cúneo	• Ativação anormal pode afetar autorrepresentações internas e integração de memória com os componentes emocionais ou sensitivos
Hiperconectividade entre a amígdala e AMS e SCPa	• Aumento anormal da conectividade entre as regiões límbicas e motoras nos distúrbios funcionais • Substância cinzenta periaqueductal, que está envolvida na resposta ao medo, tem aumento de atividade
Diminuição da conectividade entre a JTPd e várias áreas motoras	• Implicações nas percepções de discrepâncias entre as intenções motoras e as consequências
Diminuição da conectividade entre o CPFdl e AMS	• Controle anormal do processo de cima para baixo

SCPa, substância cinzenta periaqueductal. (Adaptada de Baizabal-Carvallo J, Hallett M, Jankovic J. Pathogenesis and pathophysiology of functional (psychogenic) movement disorders. Neurobiol Dis. 2019;127:32-44 and Voon V, Cavanna AE, Coburn K, Sampson S, Reeve A, LaFrance WC Jr. Functional neuroanatomy and neurophysiology of functional neurological disorders (conversion disorder). *J Neuropsychiatry Clin Neurosci.* 2016;28(3):168-190.)

O transtorno conversivo e os sintomas neurológicos funcionais podem ser diferenciados da doença orgânica pela sua incompatibilidade com manifestações conhecidas da doença neurológica ou inconsistência observada durante exame físico. Movimentos funcionais anormais podem revelar características que implicam um elemento de controle voluntário (p. ex., aumentado pela atenção, aliviado pela distração, realização de movimentos rítmicos pelo membro não afetado para eliminar o tremor [*entrainment*]); ainda, a característica dos sintomas funcionais é que os pacientes os percebem como involuntários. Essas inconsistências ou incongruências são sinais positivos que apontam para um diagnóstico de transtorno conversivo; entretanto, à semelhança dos outros transtornos de sintomas somáticos, a presença de transtorno conversivo (ou outra sobreposição funcional aparente) não elimina uma doença física orgânica, em particular, neurológica. De fato, os déficits decorrentes de doença neurológica são um fator de risco de desenvolver sintomas funcionais, como sugerido pelos pacientes com diagnósticos neurológicos e funcionais (p. ex., epilepsia e CNEP, esclerose múltipla e fraqueza funcional, hipertensão intracraniana idiopática e déficits visuais funcionais). Conforme notado por Pierre Janet, o assistente de Charcot, "o fato de um sistema ser psicológico não nos deve levar a concluir que não seja ao mesmo tempo anatômico. Pelo contrário, um envolve o outro".

Tabela 156.3	Fatores contribuintes para distúrbios neurológicos funcionais.	
Fatores	**Contribuição para os distúrbios neurológicos funcionais**	**Exemplos**
Predisponentes	Condições psiquiátricas preexistentes (transtornos de humor ou de ansiedade, TEPT, vigilância excessiva) ou certos estilos cognitivos (p. ex., padrões obsessivos ou rígidos de pensamento) podem tornar os indivíduos mais vulneráveis à somatização Experiências de trauma, abuso ou sofrimento do presente, passado recente, anos de formação ou infância podem ser um risco para transtornos de sintomas somáticos Pode haver um leve risco genético e outros fatores risco que ainda não são conhecidos ou bem conhecidos	Estresse excessivo Dificuldades emocionais Maior vigilância de ameaças Estilo cognitivo
Precipitantes	Crenças e expectativas sobre a saúde contribuem para o processamento sensorimotor disfuncional para distorcer ou amplificar uma experiência somatossensorial desagradável Atenção mal direcionada ou excessiva, ansiedade e dissociação podem facilitar o processamento ou percepção aberrante Os sintomas somáticos oferecem uma "explicação" plausível para experiências confusas ou conflitantes Os pacientes podem ter consciência disso, ou sua participação pode ser pré-consciente e fora de sua percepção	Crenças de saúde Expectativas Processos de atenção Ansiedade Dissociação
Perpetuantes	Respostas mal-adaptivas podem ser reforçadas por fatores de aprendizagem, sociais e externos. A plasticidade e remodelação do SNC podem contribuir	Respostas comportamentais Remodelação cognitiva Contexto social Fatores externos

SNC, sistema nervoso central; TEPT, transtorno do estresse pós-traumático.

A CNEP, também chamada de *crises não epilépticas psicogênicas*, está entre os distúrbios neurológicos funcionais mais comuns. A captura de episódios por videoeletroencefalograma (EEG) é o padrão ouro para o diagnóstico de CNEP, com ausência de descargas EEG ictais antes, durante e após episódios típicos de atividade semelhante a crises epilépticas. A avaliação por vídeo-EEG é importante porque a maioria dos pacientes com CNEP é diagnosticada erroneamente como epilepsia e tratados desnecessariamente com medicamentos antiepilépticos, que não proporcionam nenhum benefício a esses pacientes e, em vez disso, os expõe a efeitos adversos potenciais. Os relatos de um paciente subjetivo também podem ser úteis para a diferenciação entre CNEP e epilepsia; alguns questionários de autorrelato mostraram que distinguem com acurácia entre CNEP e epilepsia com sensibilidade e especificidade de 85%. É mais provável que os pacientes com CNEP descrevam suas crises epilépticas como um "estado ou lugar" em que entram passivamente, enquanto os pacientes com epilepsia descrevem suas crises epilépticas como uma força ativa externa que atua independentemente em seu corpo. Os pacientes com CNEP são mais propensos a ressaltar sua perda de consciência como completa e absoluta, embora alguns estudos mostrem que uma porção maior de pacientes com CNEP apresenta alguma responsividade ou capacidade de seguir comandos simples, durante os eventos de crises epilépticas, em comparação com os pacientes com epilepsia. A maneira como os pacientes experienciam e relatam os sintomas de CNEP pode ajudar o diagnóstico e sugerir aspectos que podem levar à melhor compreensão dos sintomas funcionais.

O transtorno conversivo não deve ser diagnosticado simplesmente com base na presença de sintomas psiquiátricos; depressão e ansiedade são comorbidades comuns nas doenças orgânicas e neurológicas funcionais, mas em pacientes com doença psicótica as queixas funcionais são improváveis. A depressão e a ansiedade geralmente são comórbidas com os sintomas neurológicos funcionais. A avaliação dos sintomas psiquiátricos requer um hábil tato, pois os pacientes podem sentir o questionamento extenso como rejeição ou como depreciação daquilo que eles percebem como o aspecto mais incômodo de suas queixas. Os pacientes muitas vezes percebem o humor rebaixado, a ansiedade e o estresse como respostas previsíveis aos seus sintomas somatossensoriais e podem minimizar intencionalmente o humor rebaixado, a ansiedade ou, algumas vezes, o estresse, se acreditarem que seus problemas são neurológicos e considerarem qualquer discussão sobre os sintomas psiquiátricos como depreciativa. De fato, alguns estudos demonstraram menor probabilidade de que os pacientes com distúrbios funcionais atribuam seus sintomas ao estresse do que os pacientes com doença neurológica orgânica.

Evidências claras de fingimento deliberado ou de exagero dos sintomas devem afastar um diagnóstico de transtorno conversivo e sugerir mais um transtorno factício ou simulação.

Conduta clínica

O tratamento efetivo do transtorno conversivo começa com uma comunicação empática e positiva do diagnóstico. Em geral, é melhor evitar qualquer comentário que possa sugerir ao paciente de que não há nada "biologicamente" errado, de modo a evitar qualquer constrangimento. É útil informar ao paciente de que está claramente sofrendo de sintomas reais que são pertinentes e perturbadores, mas que a expectativa é de que ele irá finalmente se recuperar. O paciente deve ser avisado de que não há necessidade de se expor medicamentos ou exames desnecessários, que podem ser invasivos e lhe causar dano, mas que o tratamento com enfoque nos problemas emocionais e sofrimento associado aos sintomas é muito importante para melhora final. Essa forma de se expressar pode ajudar o paciente a iniciar um diálogo acerca de qualquer estresse associado aos sintomas.

Todo médico que estiver tratando pacientes com transtorno conversivo deve estar ciente do papel potencial de traumatismo passado nessa doença e deve ser sensível à influência terapêutica no tratamento de um paciente traumatizado (particularmente no que diz respeito à formação de uma aliança terapêutica estável). Embora o conflito psicológico que esteja produzindo os sintomas possa ser óbvio para o médico, é necessário ter delicadeza na apresentação de uma interpretação da suposta etiologia ao paciente. Os fatores "precipitantes" mais comuns consistem em pensamentos agressivos e sexuais que são inaceitáveis ao paciente; entretanto, se o paciente pudesse lidar adaptativamente com esses pensamentos, os sintomas não iriam se manifestar.

Apesar da carga da doença associada ao transtorno conversivo e do desafio terapêutico inerente ao seu tratamento, existe falta de dados empíricos sobre estratégias efetivas de tratamento. As evidências relacionadas com o tratamento do transtorno conversivo estão, em sua maior parte, na forma de série e relatos de casos não controlados. Em geral, a base do tratamento para o transtorno conversivo tem sido a psicoterapia. Há poucas evidências clínicas que sustentem o uso da farmacoterapia na ausência de outras condições psiquiátricas comórbidas, como transtornos depressivos ou de ansiedade. Os medicamentos antiepilépticos e os procedimentos cirúrgicos não têm eficácia para crises não epilépticas psicogênicas (CNEP) e podem causar significativos efeitos adversos. Foi relatado algum sucesso com antidepressivos (Evidência de nível 1),[11] estabilizadores do humor e antipsicóticos. O tratamento com antipsicóticos é problemático, tendo em vista o potencial de distúrbio do movimento induzido por neurolépticos em pacientes que já podem apresentar distúrbios do movimento psicogênicos.

A psicoterapia para transtorno conversivo deve ser orientada para ajudar o indivíduo a desenvolver estratégias de enfrentamento mais adaptativas, de modo a lidar com conflitos emocionais e maneiras mais efetivas de comunicar o sofrimento. Uma dessas modalidades terapêuticas é a terapia TCC (Evidência de nível 1).[12] As abordagens psicoanalítica e psicodinâmica para o transtorno conversivo também podem ser bastante efetivas (Evidência de nível 1).[13]

Além da psicoterapia, existem estudos de amostras de pequeno tamanho com achados preliminares, sugerindo possível eficácia de hipnose (Evidência de nível 1),[14,15] terapia comportamental e reabilitação, fisioterapia e intenção paradoxal. A incorporação da hipnose como uma técnica adjuvante tem o apoio das teorias atuais sobre o papel da sugestão e da expectativa do desenvolvimento de sintomas funcionais. Esses tratamentos podem ser potencialmente para "salvar as aparências" e mais prontamente aceitável pelo paciente, visto que se baseiam em um modelo físico de recuperação e podem ser particularmente úteis para pacientes que têm dificuldade em fazer psicoterapia.

Prognóstico

Há uma grande variação no grau de gravidade dos sintomas em pacientes com transtorno conversivo. Embora os sintomas conversivos possam ser de curta duração, não é raro haver recidiva dos sintomas no mesmo indivíduo; as taxas de recidiva em 1 ano podem alcançar 20 a 25%. Os fatores de prognóstico satisfatório incluem início agudo e curta duração dos sintomas, presença de um estressor identificável no início da doença, intervalo curto entre o início e o encaminhamento do indivíduo para tratamento, maior nível de inteligência e disposição em aceitar um componente psicológico para a doença. A presença de transtorno de personalidade subjacente constitui um indicador prognóstico sombrio, assim como o transtorno de sintomas somáticos comórbido. Quanto maior a duração dos sintomas conversivos, maior a dificuldade de tratar o transtorno. Isso pode ser devido ao acúmulo de benefícios associados com o passar do tempo (p. ex., ganho secundário). A doença psiquiátrica e a doença médica comórbidas também estão associadas a um prognóstico mais sombrio.

TRANSTORNO FACTÍCIO

Introdução

Diferentemente dos outros transtornos de sintomas somáticos, o transtorno factício envolve a *falsificação intencional* de sintomas físicos e/ou psicológicos ou indução de lesão ou doença. O indivíduo tem consciência do engano e apresenta-se a outros como doente, lesionado ou incapacitado. Um subtipo de transtorno factício envolve a apresentação de outra pessoa próxima do paciente como doente, lesionada ou incapacitada. Esse subtipo era anteriormente denominado *transtorno factício indireto* no DSM-4 e é atualmente designado no DSM-5 como *transtorno factício imposto a outro*. Os pacientes com transtorno factício podem apresentar um episódio único ou episódios recorrentes. A síndrome de Munchausen é uma forma particularmente crônica e intratável de transtorno factício.

Diferentemente do paciente com simulação, os indivíduos com transtorno factício exibem um comportamento fraudulento *na ausência de qualquer recompensa externa óbvia*. O modelo tradicional dessa doença baseia-se na ideia de que os pacientes buscam um ganho secundário ao assumir o papel de doentes; entretanto, o DSM-5 não inclui especificamente isso como critério diagnóstico, visto que, com frequência, não é possível inferir essa característica de modo confiável no início do curso da doença. O comportamento simulador nem sempre se refere a sintomas médicos. Há relatos de luto factício em que os indivíduos referem uma história de perda traumática de um amor.

As características clínicas comuns incluem, com frequência, um histórico de inúmeras avaliações médicas e tratamentos anteriores, particularmente internações, cirurgias e outros procedimentos invasivos. Outras características que sugerem o diagnóstico incluem uma história dramática ou inconsistente, indefinida ou variável nos seus detalhes, resultados laboratoriais inexplicáveis, achados inconsistentes no exame físico, uso de jargão altamente medicalizado, minimização da presença de cicatrizes de procedimentos invasivos anteriores ou confabulação de detalhes quando são feitas tentativas para corroborar o histórico. Os pacientes também podem demonstrar remissão dos déficits neurológicos quando acreditam que não estão sendo observados. O exemplo clássico de um paciente com transtorno factício é a pessoa que migra para diferentes contextos de tratamento, de modo a evitar a descoberta da psicopatologia.

Exemplo de caso de transtorno factício

Uma mulher de 48 anos é internada para avaliação de um tumor cerebral inoperável. Os resultados de neuroimagens dos registros de uma extensa hospitalização anterior não revelam evidência de patologia no sistema nervoso central. Quando confrontada pela equipe médica, a paciente revela que ela falsificou seus registros médicos. Ela também revelou que planejava cometer suicídio e queria que a família pensasse que estava com um câncer incurável e entenderia quando ela se matasse.

Epidemiologia

Devido ao nível de fraude nos pacientes com transtorno factício, as estimativas exatas de prevalência do transtorno não são conhecidas. No ambiente hospitalar, aproximadamente 1% dos indivíduos preenche os critérios para o transtorno, porém as taxas podem ser mais altas em ambientes de tratamento especializado.

É provável que o transtorno factício seja significativamente subdiagnosticado pelos médicos que relutam em se confrontar a pacientes simuladores e também porque os pacientes raramente participam da avaliação e do tratamento psiquiátrico, e com muita frequência se esquivam ou escapam abruptamente dos cuidados, quando confrontados à sua dissimulação. O curso típico do transtorno factício envolve episódios intermitentes recorrentes, que se estendem pela vida. Os pacientes manifestam habitualmente o transtorno na idade adulta, geralmente antes dos 30 anos, embora possa haver evidência mais precoce de doenças inesperadamente numerosas e de procedimentos durante a infância. O transtorno factício é mais comum em mulheres, porém o seu curso é frequentemente mais grave e refratário nos homens. A estimativa de prevalência de abuso médico infantil, uma forma de transtorno factício imposto a outrem, varia de 1 a 13% em estudos em contextos de especialista.

Fisiopatologia

Os fatores de risco para o transtorno factício incluem histórico de abuso na infância, relações parentais problemáticas/privação emocional, doença no início da vida ou internações prolongadas e exposição ao ambiente médico ou emprego nesse ambiente. Existem várias teorias psicodinâmicas e cognitivas, de aprendizagem social e comportamentais que foram formuladas para o desenvolvimento do transtorno factício. Os comportamentos que levam ao transtorno factício podem começar em idade jovem, quando um indivíduo sente inveja ao observar a atenção recebida por outra pessoa que está doente ou a atenção positiva que recebe durante sua própria doença ou perda, e então associa a experiência agradável da atenção ao papel de estar doente. Um estudo interessante de uma comunidade *online* de portadores autorrelatados de transtorno factício revelou que os membros afirmavam estar cientes de suas motivações, ficavam aborrecidos com seus comportamentos e desejavam se recuperar, e o medo que sentiam os dissuadiu de procurar tratamento. Os achados neurobiológicos dos exames de imagem funcionais têm sido inconsistentes.

Apesar de definitivamente ser escasso o conhecimento sobre as motivações dos pacientes com transtorno factício, seu comportamento pode ser uma tentativa mal-adaptativa de procurar assistência para seu sofrimento percebido ou genuíno. Os pacientes com transtorno factício têm percepção variável de sua simulação, apesar de haver relatos de observadores e pacientes de que geralmente há um elemento compulsivo para o comportamento simulador, de modo que os pacientes se encontram em conflito entre não se envolver em um comportamento simulador e a urgência simultânea em se ocupar do papel de doente. Foram sugeridas semelhanças entre a dependência e o transtorno factício, particularmente o reforço da recompensa emocional de atenção e simpatia obtidas assumindo o papel de doente.

Diagnóstico

Uma apresentação incompatível com a história natural conhecida de uma condição médica e os estudos investigativos, que são normais ou inconclusivos, muitas vezes levam ao diagnóstico de transtorno factício. Outros fatores que podem sugerir esse diagnóstico incluem uso anterior extenso de cuidados de saúde (geralmente em múltiplas localizações) ou sintomas que se manifestam predominantemente, quando o paciente não é observado. Informações confirmatórias e registros de tratamento anteriores são difíceis de obter, e o paciente pode ser inconsistente, evasivo ou agressivo, quando solicitado a dar detalhes adicionais. Há relatos de que os pacientes com transtorno factício revelam um grau incomum de conhecimento médico ou uso de terminologia médica, parecem ansiosos por procedimentos médicos e intervenções cirúrgicas ao mesmo tempo que resistem ao envolvimento psiquiátrico.

O principal diagnóstico diferencial no transtorno factício é a simulação (que não é um diagnóstico psiquiátrico). Os pacientes simuladores fabricam problemas médicos para ganhar recompensas externas claras (p. ex., benefícios por incapacidade, evasão legal ou de obrigações militares), ao passo que os pacientes com transtorno factício também fabricam necessidades médicas intencionalmente, embora não sejam para obter ganhos tangíveis óbvios. Com mais frequência, os pacientes com transtorno factício estão motivados a procurar a atenção que recebem enquanto assumem o papel de doentes. Os pacientes simuladores e com transtorno factício podem se envolver em uma gama similar de comportamentos, quando intencionalmente falsificam informações, as quais variam de exagero dos sintomas, ocultamento deliberado de informações que poderiam ser responsáveis por sua apresentação, fingimento, invenção de sintomas, atribuição errada de causa, ou até doença ou lesão autoinfligidas. Os pacientes podem exibir características ou elementos de ambos os transtornos, isto é, um paciente que pode ser subconscientemente motivado a se queixar de dor, embora esteja apreciando o acesso a opiáceos. Muitos médicos têm dificuldade em diferenciar os sintomas somáticos do transtorno factício daqueles do transtorno conversivo. A característica fundamental do transtorno factício é a falsificação ou fabricação deliberada de sintomas. No transtorno conversivo, os pacientes não produzem intencionalmente os sintomas.

Os pacientes com transtorno factício que se lesionam o fazem especificamente para assumir o papel de doentes. O transtorno factício manifesta-se frequentemente após uma internação para uma condição médica ou transtorno mental. No transtorno factício imposto a outro, ocorre após internação da criança ou terceiro. Uma revisão sistemática de 796 casos publicados de abuso médico infantil verificou que os abusadores eram quase todos do sexo feminino (97,6%) e as mães das vítimas (95,6%), a maioria era casada (75,8%) e muitas relataram ter profissões relacionadas aos cuidados de saúde (45,6%). Dos casos revistos, os diagnósticos psiquiátricos mais comuns eram transtorno factício imposto a si mesmo (30,9%), transtorno da personalidade (18,6%) e depressão (14,2%). As crises epilépticas são supostamente a apresentação mais comum de uma doença fabricada ou induzida em crianças (casos publicados incluem relatos factícios pelo cuidador e fármacos que causam crises epilépticas administrados a crianças); o exame dos registros médicos referentes ao cuidador da criança (geralmente a mãe) com frequência incluem relatos de crises não epilépticas.

Os pacientes com transtorno factício não estão tentando suicidar-se nem obter alívio afetivo ou emocional com a autolesão. Isso diferencia o seu comportamento automutilante daquele dos pacientes com transtornos do humor ou de personalidade. Os pacientes com transtorno factício podem apresentar transtornos do humor e de personalidade comórbidos e exibem, com frequência, transtornos de uso de substâncias comórbidos.

Conduta clínica

O transtorno factício é uma das doenças psiquiátricas de tratamento mais difícil. A identificação precoce do transtorno factício é importante para limitar as intervenções de cuidados de saúde desnecessárias, prevenir o dano iatrogênico potencial ao paciente e controlar o impacto psicológico sobre os cuidadores. Uma revisão de 455 casos publicados de transtorno factício verificou que 59% das lesões ou doenças eram autoinduzidas pelos pacientes, ao passo que 19% eram simuladas e 22% relatavam falsamente um problema médico. Nessa revisão de série de casos, 14% dos pacientes relataram ideação suicida atual ou tentativa de suicídio passada. Embora os pacientes com transtorno factício possam parecer medicamente informados, muitas vezes, eles fazem uso disso para induzir as circunstâncias para sua apresentação, sua capacidade de apreciar as consequências prejudiciais de seu comportamento está comprometida e suas ações podem levar a dano sério, permanente, ou potencialmente à morte. Seja qual for a motivação, deve-se considerar os pacientes com transtorno factício em alto risco de automutilação e tratados em conformidade.

Se houver suspeita de diagnóstico de transtorno factício, é frequentemente útil conferir os serviços administrativos e legais dos hospitais. Uma estratégia de confronto compreensivo é recomendada por alguns especialistas, a qual sempre envolve mais de um membro da equipe, e ressalta que o paciente está doente e necessita de ajuda. Outras sugestões incluem opções para salvar as aparências que poderiam permitir que os pacientes digam aos outros que se "recuperavam" sem revelar que eles fabricaram seus sintomas.

De modo não surpreendente, os médicos frequentemente demonstram uma forte reação emocional negativa a pacientes que falsificam sintomas. Os profissionais de saúde podem se sentir explorados, humilhados ou enraivecidos. Os clínicos relatam sentimentos de culpa ou vergonha pelo não reconhecimento de falsas informações mais cedo e a preocupação de que sua reação emocional possa afetar os cuidados a esses ou a outros pacientes. É importante lembrar que, ao tratar um paciente com transtorno factício, ele de fato está muito doente, mas não da maneira como ele se apresenta.

Outro desafio terapêutico é o fato de que, com frequência, os pacientes fogem subitamente dos cuidados quando são confrontados com a falsa natureza de seus sintomas; outras respostas incluem negação ou ameaças de litígio. Os pacientes com transtorno factício relutam em procurar tratamento, e embora as razões precisas para isso não sejam totalmente conhecidas, muitas das barreiras percebidas podem ser os medos semelhantes àqueles enfrentados por pessoas relutantes em procurar ajuda para a dependência, incluindo medo da divulgação, abandono e rejeição, perdendo um mecanismo de enfrentamento, e as dificuldades em superar os mecanismos de defesa.

Prognóstico

Existe uma escassez de literatura comparativa analisando a eficácia de várias abordagens de tratamento. Em geral, recomenda-se que o tratamento seja colaborativo, envolvendo uma equipe interdisciplinar e comunicação entre os profissionais para coordenar os esforços e tratar as emoções negativas. Abordagens psicodinâmicas e comportamentais já foram usadas no tratamento do transtorno. A farmacoterapia desempenha um papel fundamental no tratamento de sintomas comórbidos específicos, como transtornos de humor ou psicóticos, quando presentes. O objetivo final é redirecionar o paciente a procurar cuidados psiquiátricos e, em um contexto apropriado, apoiar o paciente no desenvolvimento de comportamentos mais adaptativos.

FATORES PSICOLÓGICOS QUE AFETAM OUTRAS CONDIÇÕES MÉDICAS

Introdução

Os FPAOCM são muito comuns. Esse diagnóstico é incluído no grupo dos transtornos de sintomas somáticos, em virtude de seu aparecimento habitual no contexto de atendimento primário e outros contextos médicos. A característica essencial de FPAOCM são os fatores psicológicos ou comportamentais clinicamente significativos que afetam de maneira adversa uma condição médica, aumentando o risco de sofrimento, incapacidade ou morte. Os sintomas psicológicos ou comportamentais podem incluir sofrimento psicológico, padrões de interação interpessoal, estilos de enfrentamento e estratégias de enfrentamento mal-adaptativas, como negação ou falta de adesão ao tratamento. Esses pensamentos, sentimentos e comportamentos podem afetar de maneira adversa condições médicas conhecidas de várias maneiras. Um exemplo comum é a negação da importância dos sintomas físicos, o que, por sua vez, pode levar a um retardo na intervenção médica. Os fatores psicológicos clinicamente significativos podem afetar qualquer condição médica, incluindo aqueles com fisiopatologia clara (p. ex., epilepsia), síndromes funcionais (p. ex., fibromialgia, síndrome da fadiga crônica), ou sintomas médicos idiopáticos (p. ex., dor, fadiga, tontura).

Pode haver uma relação temporal entre fatores psicológicos e o desenvolvimento ou exacerbação de uma condição médica, como no exemplo de um paciente deprimido com diabetes melito que negligencia o controle da glicose. Os fatores psicológicos também podem interferir no tratamento de uma condição médica. Os pacientes com histórico de traumatismo podem ser particularmente sensíveis a determinados procedimentos invasivos e podem tornar-se resistentes a exames médicos. Os fatores psicológicos podem constituir um risco adicional à saúde ou influenciar de maneira adversa a fisiopatologia subjacente. Um paciente com hipoxia que apresenta doença pulmonar e desenvolve subsequentemente ansiedade irá apresentar vasoconstrição secundária à liberação de catecolaminas, com consequente redução adicional do fornecimento de oxigênio aos tecidos e retroalimentação positiva, contribuindo para a exacerbação tanto da hipoxia quanto da ansiedade.

Exemplo de caso de fatores psicológicos que afetam outras condições médicas

Um paciente com uma história bem documentada de epilepsia é levado para o departamento de emergência com *estado de mal epiléptico*. Quando se recupera, declara que tomou todos os medicamentos prescritos; entretanto, os níveis séricos dos antiepilépticos não são detectáveis. Quando confrontado com essa informação, ele admite que não é "forte" para tomar a medicação e interrompeu seus medicamentos. Durante a consulta com o psiquiatra, ele argumenta ainda que parou de tomar os medicamentos por serem lembretes constantes de sua doença e que ter de depender de medicamento tornou-o "fraco". O psiquiatra assinala que mesmo "o melhor dos melhores" obtém ajuda, como os usuários do ProGolf o fazem com um treinador de balanço, algo com que o paciente pode se identificar. Na semana seguinte no hospital, o paciente e o psiquiatra exploraram estratégias para os medicamentos serem vistos como algo que permite que o paciente seja realmente ele mesmo, e não alguém com crises epilépticas.

Epidemiologia

A prevalência exata dos FPAOCM não é conhecida; todavia, os dados de faturamento de seguro privado dos EUA indicam que esse diagnóstico é estabelecido mais comumente do que o transtorno de sintomas somáticos. A negação de doença médica não é atualmente um transtorno diagnosticável no DSM-5, porém é frequentemente observada em contextos clínicos.

Fisiopatologia

Os fatores psicológicos podem afetar uma condição médica em qualquer momento durante toda vida. Os indivíduos podem estar em maior risco de que sua saúde seja impactada de maneira adversa pelo estresse associado à prestação de cuidados a um parceiro doente. Os clínicos devem estar atentos de que a idade avançada, maior prevalência e gravidade de comorbidades bem como fatores sociais podem se combinar aumentando o risco de que os pacientes idosos desenvolvam fatores psicológicos que então afetam de maneira adversa as outras condições médicas.

Diagnóstico

Por definição, o diagnóstico de FPAOCM exige a presença de uma doença médica comórbida, com um sintoma psicológico ou comportamento. A característica fundamental dos FPAOCM é a direcionalidade dos fatores psicológicos que afetam de maneira adversa a condição médica ou neurológica subjacente. Por outro lado, quando surgem sintomas psiquiátricos predominantemente em resposta ao estressor da doença médica, é mais apropriado um diagnóstico de transtorno de adaptação. Na prática clínica, é frequente a ocorrência concomitante de transtornos psíquicos com doença médica de maneira mutuamente exacerbante, tornando difícil determinar a exata direção da causalidade. Se os sintomas que levam ao agravamento da doença médica forem mais bem explicados por outra doença mental importante, como transtorno depressivo maior, é esta condição que deve ser observada, em lugar dos FPAOCM.

Conduta clínica

Esses pacientes devem ser tratados tanto por um neurologista como por um psiquiatra com total reconhecimento de que o paciente tem uma doença neurológica assim como um sofrimento psicológico clinicamente significativo que impacta a doença. Alguns pacientes irão beneficiar-se com a educação sobre a interação entre o estresse e o corpo. O uso de técnicas de relaxamento, hipnose, treinamento de respiração e meditação são todos úteis para conduzir o paciente a assumir o controle sobre o que ele percebe como falta de controle.

Prognóstico

O prognóstico, nesses casos, depende de uma abordagem compassiva quando ocorre exacerbação dos sintomas neurológicos.

CONCLUSÃO

Os transtornos de sintomas somáticos constituem um grupo complexo de doenças psiquiátricas associadas a um alto custo, que causam muito sofrimento para o paciente e frustração frequente no médico também. Neste capítulo, foi feita uma revisão dos principais achados recentes de epidemiologia e o que se sabe sobre a fisiopatologia de cada um dos transtornos de sintomas somáticos. Felizmente, dispõe-se de uma variedade de modalidades terapêuticas baseadas em evidências para alguns desses transtornos incapacitantes. O tratamento deve ser direcionado para a compreensão e o tratamento dos pensamentos e sentimentos disfuncionais e comportamentos inadequados relacionados com os sintomas somáticos, em lugar de procurar eliminar por completo os sintomas em si. Exames invasivos devem ser realizados com cautela. O reconhecimento precoce e o encaminhamento adequado a clínicos gerais e neurologistas continuam sendo a etapa inicial de maior importância para facilitar o tratamento, podendo melhorar significativamente o prognóstico. O acompanhamento neurológico é importante para evitar sentimentos de abandono e assegurar que a doença médica ou neurológica relevante não seja omitida.

EVIDÊNCIAS DE NÍVEL 1

1. Allen L, Woolfolk R. Cognitive behavioral therapy for somatoform disorders. *Psychiatr Clin North Am*. 2010;33:579-593.
2. Kroenke K. Efficacy of treatment for somatoform disorders: a review of randomized controlled trials. *Psychosom Med*. 2007;69:881-888.
3. Abbass A, Kisely S, Kroenke K. Short-term psychodynamic psychotherapy for somatic disorders. Systematic review and meta-analysis of clinical trials. *Psychother Psychosom*. 2009;78(5):265-274.
4. Liu J, Gill N, Teodorczuk A, Li Z, Sun J. The efficacy of cognitive behavioural therapy in somatoform disorders and medically unexplained physical symptoms: a meta-analysis of randomized controlled trials. *J Affect Disord*. 2019;245:98-112.
5. Koelen JA, Houtveen JH, Abbass A, et al. Effectiveness of psychotherapy for severe somatoform disorder: meta-analysis. *Br J Psychiatry*. 2014;204(1):12-19.
6. Fallon BA, Petkova E, Skritskaya N, et al. A double-masked, placebo-controlled study of fluoxetine for hypochondriasis. *J Clin Psychopharmacol*. 2008;28:638-645.
7. Greeven A, van Balkom AJLM, Visser S, et al. Cognitive behavior therapy and paroxetine in the treatment of hypochondriasis: a randomized controlled trial. *Am J Psychiatry*. 2007;164:91-99.
8. Barsky AJ, Ahern DK. Cognitive behavior therapy for hypochondriasis: a randomized controlled trial. *JAMA*. 2004;291:1464-1470.
9. Greeven A, van Balkom AJ, van der Leeden R, Merkelbach JW, van den Heuvel OA, Spinhoven P. Cognitive behavioral therapy versus paroxetine in the treatment of hypochondriasis: an 18-month naturalistic follow-up. *J Behav Ther Exp Psychiatry*. 2009;40(3):487-496.
10. Fallon BA, Ahern DK, Pavlicova M, Slavov I, Skritskya N, Barsky AJ. A randomized controlled trial of medication and cognitive-behavioral therapy for hypochondriasis. *Am J Psychiatry*. 2017;174(8):756-764.
11. LaFrance WC Jr, Keitner GI, Papandonatos GD, et al. Pilot pharmacologic randomized controlled trial for psychogenic nonepileptic seizures. *Neurology*. 2010;75(13):1166-1173.
12. Speckens AE, van Hemert AM, Spinhoven P, et al. Cognitive behavioural therapy for medically unexplained physical symptoms: a randomized controlled trial. *BMJ*. 1995;311:1328-1332.

13. Hinson VK, Weinstein S, Bernard B, Leurgans SE, Goetz CG. Single-blind clinical trial of psychotherapy for treatment of psychogenic movement disorders. *Parkinsonism Relat Disord*. 2006;12:177-180.
14. Moene FC, Spindhoven P, Hoogduin KA, van Dyck R. A randomized controlled clinical trial on the additional effect of hypnosis in a comprehensive treatment program for in-patients with conversion disorder of the motor type. *Psychother Psychosom*. 2002;71:66-76.
15. Moene FC, Spindhoven P, Hoogduin KA, et al. A randomized controlled clinical trial of a hypnosis-based treatment for patients with conversion disorder, motor type. *Int J Clin Exp Hypn*. 2003;51:29-50.

LEITURA SUGERIDA

Allin M, Streeruwitz A, Curtis V. Progress in understanding conversion disorder. *Neuropsychiatr Dis Treat*. 2005;1(3):205-209.

American Psychiatric Association. *Diagnostic and Statistical Manual of Mental Disorders*. 5th ed. Washington, DC: American Psychiatric Association; 2013.

Andrade C, Bhakta SG, Singh NM. Systematic enhancement of functioning as a therapeutic technique in conversion disorder. *Indian J Psychiatry*. 2009;51(2):134-136.

Ani C, Reading R, Lynn R, Forlee S, Garralda E. Incidence and 12-month outcome of non-transient childhood conversion disorder in the U.K. and Ireland. *Br J Psychiatry*. 2013;202:413-418.

Ataoglu A, Ozcetin A, Icmeli C, Ozbulut O. Paradoxical therapy in conversion reaction. *J Korean Med Sci*. 2003;18:581-584.

Baizabal-Carvallo J, Hallett M, Jankovic J. Pathogenesis and pathophysiology of functional (psychogenic) movement disorders. *Neurobiol Dis*. 2019;127:32-44.

Bakvis P, Spinhoven P, Giltav EJ, et al. Basal hypercortisolism and trauma in patients with psychogenic nonepileptic seizures. *Epilepsia*. 2010;51(5):752-759.

Bakvis P, Spinhoven P, Roelofs K. Basal cortisol is positively correlated to threat vigilance in patients with psychogenic nonepileptic seizures. *Epilepsy Behav*. 2009;16:558-560.

Ballmaier M, Schmidt R. Conversion disorder revisited. *Funct Neurol*. 2005;20(3):105-113.

Barsky AJ. Assessing the new DSM-5 diagnosis of somatic symptom disorder. *Psychosom Med*. 2016;78:2-4.

Barsky AJ, Orav EJ, Bates DW. Somatization increases medical utilization and costs independent of psychiatric and medical comorbidity. *Arch Gen Psychiatry*. 2005;62:903-910.

Bass C, Halligan P. Factitious disorders and malingering in relation to functional neurologic disorders. *Handb Clin Neurol*. 2016;139:509-520.

Binzer M, Andersen PM, Kullgren G. Clinical characteristics of patients with motor disability due to conversion disorder: a prospective control group study. *J Neurol Neurosurg Psychiatry*. 1997;63(1):83-88.

Bodde NM, Brooks JL, Baker GA, et al. Psychogenic non-epileptic seizures—diagnostic issues: a critical review. *Clin Neurol Neurosurg*. 2009;111:1-9.

Boeckle M, Liegl G, Jank R, Pieh C. Neural correlates of conversion disorder: overview and meta-analysis of neuroimaging studies on motor conversion disorder. *BMC Psychiatry*. 2016;16:195.

Bourgeois JA, Chang CH, Hilty DM, Servis ME. Clinical manifestations and management of conversion disorders. *Curr Treat Options Neurol*. 2002;4:487-497.

Bowman ES. Why conversion seizures should be classified as a dissociative disorder. *Psychiatr Clin North Am*. 2006;29:185-211.

Brown RJ, Cardeña E, Nijenhuis E, van der Hart O. Should conversion disorder be reclassified as a dissociative disorder in DSM V? *Psychosomatics*. 2007;48:369-378.

Burke MJ, Ghaffar O, Staines WR, Downar J, Feinstein A. Functional neuroimaging of conversion disorder: the role of ancillary activation. *Neuroimage Clin*. 2014;6:333-339.

Carlier I, Wiltens D, van Rood Y, van Veen T, Dekker J, van Hemert AM. Treatment course and its predictors in patients with somatoform disorders: a routine outcome monitoring study in secondary psychiatric care. *Clin Psychol Psychother*. 2018;25:550-564.

Carson A, Hallett M, Stone J. Assessment of patients with functional neurologic disorders. *Handb Clin Neurol*. 2016;139:169-188.

Carson AJ, Ringbauer B, Stone J, McKenzie L, Warlow C, Sharpe M. Do medically unexplained symptoms matter? A prospective cohort study of 300 new referrals to neurology outpatient clinics. *J Neurol Neurosurg Psychiatry*. 2000;68:207-210.

Cloninger CR. Somatoform and dissociative disorders. In: Winokur G, Clayton P, eds. *The Medical Basis of Psychiatry*. 2nd ed. Philadelphia, PA: WB Saunders; 1994:169-192.

Creed FH, Barsky AJ. A systematic review of the epidemiology of somatisation disorder and hypochondriasis. *J Psychosom Res*. 2004;56:391-408.

Creed FH, Davies I, Jackson I, et al. The epidemiology of multiple somatic symptoms. *J Psychosom Res*. 2012;72:311-317.

Deeley Q. Hypnosis as therapy for functional neurologic disorders. *Handb Clin Neurol*. 2016;139:585-595.

Dehoust MC, Schulz H, Härter M, et al. Prevalence and correlates of somatoform disorders in the elderly: results of a European study. *Int J Methods Psychiatr Res*. 2017;26(1):e1550.

Deka K, Chaudhury PK, Bora K, Kalita P. A study of clinical correlates and socio-demographic profile in conversion disorder. *Indian J Psychiatry*. 2007;49(3):205-207.

Delvecchio G, Rossetti MG, Caletti E, et al. The neuroanatomy of somatoform disorders: a magnetic resonance imaging study. *Psychosomatics*. 2019;60:278-288.

Dickinson P, Looper KJ. Psychogenic nonepileptic seizures: a current overview. *Epilepsia*. 2012;53:1679-1689.

Dikel TN, Fennel EB, Gilmore RL. Posttraumatic stress disorder, dissociation, and sexual abuse history in epileptic and nonepileptic seizure patients. *Epilepsy Behav*. 2003;4:644-650.

Eisendrath SJ, Feder A. Management of factitious disorders. In: Feldman MD, Eisendrath SJ, eds. *The Spectrum of Factitious Disorders*. Washington, DC: American Psychiatric Press; 1996:195-213.

Eisendrath S, McNiel D. Factitious physical disorders, litigation, and mortality. *Psychosomatics*. 2004;45:350-353.

Ejareh Dar M, Kanaan RA. Uncovering the etiology of conversion disorder: insights from functional neuroimaging. *Neuropsychiatr Dis Treat*. 2016;12:143-153.

Espay AJ, Aybek S, Carson A. Current concepts in diagnosis and treatment of functional neurological disorders. *JAMA Neurol*. 2018;75(9):1132-1141.

Evren C, Can S. Clinical correlates of dissociative tendencies in male soldiers with conversion disorder. *Isr J Psychiatry Relat Sci*. 2007;44(1):33-39.

Feinstein A. Conversion disorder: advances in our understanding. *CMAJ*. 2011;183(8):915-920.

Feldman M, Feldman J. Tangled in the web: countertransference in the therapy of factitious disorders. *Int J Psychiatry Med*. 1995;25:389-399.

Feldman MD, Hamilton JC, Deemer HN. Factitious disorders. In: Phillips K, ed. *Somatoform and Factitious Disorders*. Washington, DC: American Psychiatric Publishing; 2001:129-166.

Ford CV. *Lies! Lies!! Lies!!! The Psychology of Deceit*. Washington, DC: American Psychiatric Press; 1996.

Ford CV, Folks DG. Conversion disorders: an overview. *Psychosomatics*. 1985;26:371-374, 380-383.

Ganos C, Edwards MJ, Bhatia KP. Posttraumatic functional movement disorders. *Handb Clin Neurol*. 2016;139:499-507.

García-Campayo J, Fayed N, Serrano-Blanco A, Roca M. Brain dysfunction behind functional symptoms: neuroimaging and somatoform, conversive, and dissociative disorders. *Curr Opin Psychiatry*. 2009;22:224-231.

Goldstein LH, Deale AC, Michell-O'Malley SJ, Toone BK, Mellers JDC. An evaluation of cognitive behavioral therapy as a treatment for dissociative seizures: a pilot study. *Cogn Behav Neurol*. 2004;17:41-49.

Goldstein LH, Drew C, Mellers J, Mitchell-O'Malley S, Oakley DA. Dissociation, hypnotizability, coping styles and health locus of control: characteristics of pseudoseizure patients. *Seizure*. 2000;9:314-322.

Goldstein LH, Mellers JDC. Ictal symptoms of anxiety, avoidance behaviour, and dissociation in patients with dissociative seizures. *J Neurol Neurosurg Psychiatry*. 2006;77:616-621.

Griem J, Stone J, Carson A, Kopelman M. Psychologic/functional forms of memory disorder. *Handb Clin Neurol*. 2016;139:407-417.

Harden CL. Pseudoseizures and dissociative disorders: a common mechanism involving traumatic experiences. *Seizure*. 1997;6:151-155.

Hedman E, Axelsson E, Andersson E, Lekander M, Ljótsson B. Exposure-based cognitive-behavioural therapy via the Internet and as bibliotherapy for somatic symptom disorder and illness anxiety disorder: randomised controlled trial. *Br J Psychiatry*. 2016;209:407-413.

Hinson VK, Haren WB. Psychogenic movement disorders. *Lancet Neurol*. 2006; 5:695-700.

Hirsch M. The body as a transitional object. *Psychother Psychosom*. 1994; 62:78-81.

Hurtwitz TA. Somatization and conversion disorder. *Can J Psychiatry*. 2004;49: 172-178.

Kanaan RAA, Craig TKJ, Wessely SC, David AS. Imaging repressed memories in motor conversion disorder. *Psychosom Med*. 2007;69:202-205.

Kleinstäuber M, Witthöft M, Steffanowski A, et al. Pharmacological interventions for somatoform disorders in adults. *Cochrane Database Syst Rev*. 2014;(11):CD010628.

Kozlowska K, Nunn KP, Rose D, Morris A, Ouvrier RA, Varghese J. Conversion disorder in Australian pediatric practice. *J Am Acad Child Adolesc Psychiatry*. 2007;46(1):68-75.

Krahn L, Li H, O'Connor MK. Patients who strive to be ill: factitious disorder with physical symptoms. *Am J Psychiatry*. 2003;160:1163-1168.

Kranick S, Gorrindo T. Hallett M. Psychogenic movement disorders and motor conversion: a roadmap for collaboration between neurology and psychiatry. *Psychosomatics*. 2011;52(2):109-116.

Kroenke K. Efficacy of treatment for somatoform disorders: a review of randomized controlled trials. *Psychosom Med*. 2007;69(9):881-888.

Lacourt TE, Houtveen JH, Smeets HM, Lipovsky MM, van Doornen LJ. Infection load as a predisposing factor for somatoform disorders: evidence from a Dutch General Practice Registry. *Psychosom Med*. 2013;75(8):759-764.

Lawlor A, Kirakowski J. When the lie is the truth: grounded theory analysis of an online support group for factitious disorder. *Psychiatry Res*. 2014;218(1-2): 209-218.

Leary PM. Conversion disorder in childhood—diagnosed too late, investigated too much? *J R Soc Med*. 2003;96:436-438.

Lee S, Creed F, Ma Y, Leung C. Somatic symptom burden and health anxiety in the population and their correlates. *J Psychosom Res*. 2015;78:71-76.

Levenson JL, Sharpe M. The classification of conversion disorder (functional neurologic symptom disorder) in ICD and DSM. *Handb Clin Neurol*. 2016; 139:189-192.

Li Q, Xiao Y, Li Y, et al. Altered regional brain function in the treatment-naive patients with somatic symptom disorder: a resting-state fMRI study. *Brain Behav*. 2016;6(10):e00521. doi:10.1002/brb3.521.

Mace CJ, Trimble MR. Ten-year prognosis of conversion disorder. *Br J Psychiatry*. 1996;169:282-288.

Manchikanti L, Giordano J, Boswell MV, Fellows B, Machukonda R, Pampati V. Psychological factors as predictors of opioid abuse and illicit drug use in chronic pain patients. *J Opioid Manag*. 2007;3(2):89-100.

Masuda D, Hayashi Y. A case of dissociative (conversion) disorder treated effectively with haloperidol: an adolescent boy who stopped talking. *Seishin Igaku (Clinical Psychiatry)*. 2003;45:663-665.

Messina A, Fogliana AM. Valproate in conversion disorder: a case report. *Case Rep Med*. 2010;2010:205702.

Milrod B. A 9-year-old with conversion disorder, successfully treated with psychoanalysis. *Int J Psychoanal*. 2002;83:623-631.

Muskin PR, Feldhammer T, Gelfand JL, Strauss DH. Maladaptive denial of physical illness: a useful new diagnosis. *Int J Psychiatry Med*. 1998;28: 503-517.

Nash SS, Kent LK, Muskin PR. Psychodynamics in medically ill patients. *Harv Rev Psychiatry*. 2009;17(6):389-397.

Ness D. Physical therapy management for conversion disorder: case series. *J Neurol Phys Ther*. 2007;31:30-39.

North CS. The classification of hysteria and related disorders: historical and phenomenological considerations. *Behav Sci (Basel)*. 2015;5(4):496-517.

Noyes R, Carney CP, Hillis SL, Jones LE, Langbehn DR. Prevalence and correlates of illness worry in the general population. *Psychosomatics*. 2005;46: 529-539.

olde Hartman T, Borguis M, Lucassen P, van de Laar F, Speckens A, van Weel C. Medically unexplained symptoms, somatisation disorder and hypochondriasis: course and prognosis. A systematic review. *J Psychosom Res*. 2009; 66:363-377.

Oulis P, Kokras N, Papadimitriou GN, Masdrakis VG. Adjunctive low-dose amisulpride in motor conversion disorder. *Clin Neuropharmacol*. 2009;32(6): 342-343.

Pareés I, Brown H, Nuruki A, et al. Loss of sensory attenuation in patients with functional (psychogenic) movement disorders. *Brain*. 2014;137:2916-2921.

Perez DL, LaFrance WC Jr. Nonepileptic seizures: an updated review. *CNS Spectr*. 2016;21(3):239-246.

Perez DP, Barsky A, Daffner K, Silbersweig D. Motor and somatosensory conversion disorder: a functional unawareness syndrome? *J Neuropsychiatry Clin Neurosci*. 2012;24:141-151.

Phillips M, Ward N, Ries R. Factitious mourning: painless patienthood. *Am J Psychiatry*. 1983;140(4):420-425.

Plassman R. Inpatient and outpatient long-term psychotherapy of patients suffering from factitious diseases. *Psychother Psychosom*. 1994;62:96-107.

Plassman R. Münchhausen syndromes and factitious diseases. *Psychother Psychosom*. 1994;62:7-26.

Plassman R. Structural disturbances in the body self. *Psychother Psychosom*. 1994;62:91-95.

Plug L, Sharrack B, Reuber M. Seizure metaphors differ in patients' accounts of epileptic and psychogenic nonepileptic seizures. *Epilepsia*. 2009;50(5):994-1000.

Reinsberger C, Perez DL, Murphy MM, Dworetzky BA. Pre- and postictal, not ictal, heart rate distinguishes complex partial and psychogenic nonepileptic seizures. *Epilepsy Behav*. 2012;23(1):68-70.

Reuber M, Rawlings GH. Nonepileptic seizures—subjective phenomena. *Handb Clin Neurol*. 2016;139:283-296.

Roelofs K, Keijsers GP, Hoogduin KA, Näring GW, Moene FC. Childhood abuse in patients with conversion disorder. *Am J Psychiatry*. 2002;159: 1908-1913.

Rosebush PI, Mazurek MF. Treatment of conversion disorder in the 21st century: have we moved beyond the couch? *Curr Treat Options Neurol*. 2011;13(3):255-266.

Scher LM, Knudsen P, Leamon M. Somatic symptom and related disorders. In: Hales RE, Yudofsky SC, Roberts LW, eds. *The American Psychiatric Publishing Textbook of Psychiatry*. 6th ed. Arlington, VA: American Psychiatric Publishing; 2014:531-556.

Schrader H, Bøhmer T, Aasly J. The incidence of diagnosis of Munchausen syndrome, other factitious disorders, and malingering. *Behav Neurol*. 2019;2019:3891809.

Schweitzer J, Zafar U, Pavlicova M, Fallon BA. Long-term follow-up of hypochondriasis after selective serotonin reuptake inhibitor treatment. *J Clin Psychopharmacol*. 2011;31:365-368.

Shapiro AP, Teasell RW. Behavioral interventions in the rehabilitation of acute v. chronic non-organic (conversion/factitious) motor disorders. *Br J Psychiatry*. 2004;185:140-146.

Spence SA, Crimlisk HL, Cope H, et al. Discrete neurophysiological correlates in prefrontal cortex during hysterical and feigned disorder of movement. *Lancet*. 2000;355:1243-1244.

Spitzer C, Barnow S, Gau K, Freyberger HJ, Grabe HJ. Childhood maltreatment in patients with somatization disorder. *Aust N Z J Psychiatry*. 2008;42:335-341.

Steinhausen HC, von Aster M, Pfeiffer E, Göbel D. Comparative studies of conversion disorders in childhood and adolescence. *J Child Psychol Psychiatry*. 1989;30:615-621.

Stenner MP, Haggard P. Voluntary or involuntary? A neurophysiologic approach to functional movement disorders. *Handb Clin Neurol*. 2016;139: 121-129.

Stone J. Functional neurological disorder (FND): a patient's guide. Neurosymptoms.org Web site. https://www.neurosymptoms.org. Accessed December 02, 2020.

Stone J, Aybek S. Functional limb weakness and paralysis. *Handb Clin Neurol*. 2016;139:213-228.

Stone J, Warlow C, Sharpe M. The symptom of functional weakness: a controlled study of 107 patients. *Brain*. 2010;133:1537-1551.

Stone J, Zeman A, Simonotto E, et al. FMRI in patients with motor conversion symptoms and controls with simulated weakness. *Psychosom Med*. 2007;69(9):961-969.

Strauss DH, Spitzer RL, Muskin PR. Maladaptive denial of physical illness: a proposal for DSM-IV. *Am J Psychiatry*. 1990;147:1168-1172.

Sutherland A, Rodin G. Factitious disorders in a general hospital setting: clinical features and a review of the literature. *Psychosomatics*. 1990;31:392-399.

Syed TU, Arozullah AM, Loparo KL, et al. A self-administered screening instrument for psychogenic nonepileptic seizures. *Neurology*. 2009;72(19): 1646-1652.

Teasell RW, Shapiro AP. Strategic-behavioral intervention in the treatment of chronic nonorganic motor disorders. *Am J Phys Med Rehabil.* 1994;73:44-50.

Tolchin B, Martino S, Hirsch LJ. Treatment of patients with psychogenic nonepileptic attacks. *JAMA.* 2019;321(20):1967-1968.

van Beilen M, de Jong BM, Gieteling EW, Renken R, Leenders KL. Abnormal parietal function in conversion paresis. *PLoS One.* 2011;6(10):e25918. doi:10.1371/journal.pone.0025918.

Viederman M. Metaphor and meaning in conversion disorder: a brief active therapy. *Psychosom Med.* 1995;57:403-409.

Voon V, Cavanna AE, Coburn K, Sampson S, Reeve A, LaFrance WC Jr. Functional neuroanatomy and neurop0hysiology of functional neurological disorders (conversion disorder). *J Neuropsychiatry Clin Neurosci.* 2016;28(3):168-190.

Voon V, Lang AE. Antidepressant treatment outcomes of psychogenic movement disorders. *J Clin Psychiatry.* 2005;66:1529-1534.

Vuilleumier P. Chicherio C, Assal F, Schwartz S, Slosman D, Landis T. Functional neuroanatomical correlates of hysterical sensorimotor loss. *Brain.* 2001;124:1077-1090.

Ward NS, Oakley DA, Frackowiak RS, Halligan PW. Differential brain activations during intentionally simulated and subjectively experienced paralysis. *Cogn Neuropsychiatry.* 2003;8:295-312.

Williams DT, Harding KJ, Fallon BA. Somatoform disorders. In: Rowland LP, Pedley TA, eds. *Merrit's Neurology.* 12th ed. Philadelphia, PA: Lippincott Williams & Wilkins; 2010:1069-1075.

Wise MG, Rundell JR. *Clinical Manual of Psychosomatic Medicine: A Guide to Consultation-Liaison Psychiatry.* Washington, DC: American Psychiatric Publishing; 2005.

Yates G, Bass C. The perpetrators of medical child abuse (Munchausen syndrome by proxy)—a systematic review of 796 cases. *Child Abuse Negl.* 2017;72:45-53.

Yates G, Feldman M. Factitious disorder: a systematic review of 455 cases in the professional literature. *Gen Hosp Psychiatry.* 2016;41:20-28.

Zonneveld LN, van Rood YR, Timman R, Kooiman CG, Van't Spijker A, Busschbach JVJ. Effective group training for patients with unexplained physical symptoms: a randomized controlled trial with a non-randomized one-year follow-up. *PLoS One.* 2012;7(8):e42629.

SEÇÃO 22 RECUPERAÇÃO E CUIDADOS NO FIM DE VIDA

Editor da Seção: *Joel Stein*

Reabilitação Neurológica 157

Joel Stein e Laura Lennihan

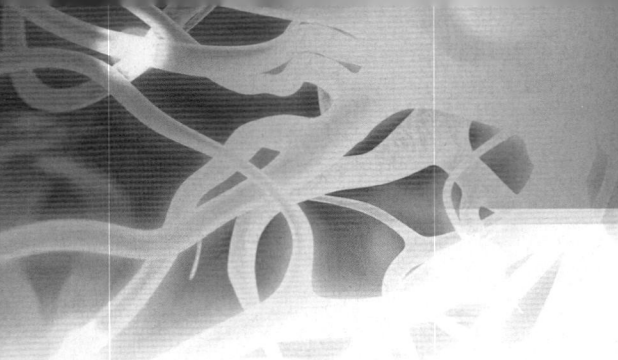

PONTOS-CHAVE

1. A reabilitação é um importante componente do tratamento para muitos distúrbios neurológicos, como acidente vascular encefálico, lesão cerebral, lesão de medula espinal, esclerose múltipla e tumores cerebrais.

2. A plasticidade do sistema nervoso central é subjacente à recuperação de comprometimentos neurológicos e pode ser facilitada por meio de atividade direcionada ao objetivo.

3. Abordagens compensatórias, geralmente, são necessárias para restaurar a independência funcional máxima, quando a recuperação neurológica provar-se insuficiente sozinho.

4. A reabilitação, geralmente, requer uma abordagem de equipe. Liderança e defesa médicas são importantes para coordenar os cuidados e para que certos pacientes recebam serviços de reabilitação apropriados.

INTRODUÇÃO

As doenças neurológicas comumente causam limitações, que impedem a realização de atividades físicas e intelectuais. Os neurologistas, fisiatras e outros médicos têm um papel duplo importante: (1) prescrição e monitoramento das intervenções de reabilitação para ampliar ao máximo a recuperação funcional e (2) melhorar as condições de saúde do paciente para maximizar a participação nessas terapias. A escolha e a programação oportuna desses tratamentos contribuem expressivamente para a qualidade de vida ideal do paciente e seus familiares. Entretanto, o acesso aos serviços de reabilitação pode variar consideravelmente e muitas pessoas com doenças neurológicas agudas e crônicas não podem fazer reabilitação adequada. Com treinamento e equipamentos adequados, esses indivíduos podem aumentar sua independência, ter acesso à comunidade e ajudar os cuidadores que lhes prestam auxílio. O tratamento clínico e neurológico dos pacientes com doenças neurológicas começa na fase aguda e estende-se por toda a evolução de sua recuperação, embora isto varie nos contextos institucional e domiciliar. Portanto, a compreensão do escopo de neurorreabilitação é essencial ao *continuum* terapêutico das doenças neurológicas agudas e crônicas.

A *Classificação Internacional de Funcionalidade, Incapacidade e Saúde* da Organização Mundial da Saúde define as limitações causadas por doença em três categorias gerais: funções do corpo, participação em atividade e participação social. Essas definições fornecem uma estrutura que facilita o entendimento do impacto da doença na independência e integração do indivíduo à sociedade e, além disso, pode ajudar a identificar os pacientes que poderiam ser beneficiados pela reabilitação. O planejamento e a prescrição de um programa de reabilitação a um paciente neurologicamente limitado baseiam-se na caracterização da doença neurológica quanto à história natural, à localização e à extensão do acometimento do sistema nervoso; na determinação das limitações funcionais causadas pelos déficits físicos e cognitivos; e as resultantes limitações de sua atividade; e a compreensão dessas limitações no contexto do ambiente físico e social do indivíduo. Com a combinação dessas informações com o conhecimento dos recursos disponíveis à prestação de serviços depois da fase aguda, pode-se determinar antecipadamente o tipo e a intensidade das intervenções reabilitativas.

As limitações causadas por doença ou traumatismo neurológico comumente afetam a capacidade de o indivíduo desempenhar funções como atividades da vida diária (AVD) e atividades instrumentais da vida diária (AIVD). As AVD incluem atividades básicas que uma pessoa realiza diariamente, inclusive alimentar-se, arrumar-se, vestir-se, usar o banheiro, tomar banho e movimentar-se. As atividades instrumentais da vida diária são atividades que vão além do autocuidado básico e permitem que uma pessoa participe da vida doméstica e comunitária, inclusive preparar refeições, arrumar a casa, lavar roupas, fazer compras, usar um telefone/outras tecnologias, dirigir automóvel/usar transporte público e gerenciar seus recursos financeiros.

Uma ampla gama de distúrbios neurológicos pode ser beneficiada com intervenções de reabilitação. Esses incluem os distúrbios neurológicos agudos, como acidente vascular encefálico, lesão cerebral traumática e lesão de medula espinal; distúrbios de flutuação cognitiva, como esclerose múltipla e neuro-oncologia; e distúrbios progressivos, como a doença de Parkinson, neuropatias, esclerose lateral amiotrófica e outros. Para os indivíduos com eventos neurológicos agudos, um período pós-agudo de reabilitação, em um serviço de reabilitação em hospital (SRH) ou um centro de reabilitação na enfermagem (CRE) especializada, geralmente é necessário e pode ser um importante componente da recuperação geral do paciente. Para condições crônicas ou progressivas, a reabilitação com internação do paciente não é comum, e a maior parte dos cuidados é prestada em ambiente ambulatorial. São comuns as limitações em duração e quantidade de serviços de reabilitação cobertos por seguro e podem resultar em cuidados abaixo do ideal para os indivíduos cujas necessidades excedem os serviços.

Novas tecnologias, como telemedicina, robótica com acessórios para uso pelo paciente etc., podem propiciar uma oportunidade para levar mais reabilitação para dentro de casa e servir como extensores de terapias de reabilitação a custo mais baixo.

COMPENSAÇÃO E RECUPERAÇÃO

Duas abordagens principais são usadas nos programas de neurorreabilitação: compensar limitações e reduzir o comprometimento melhorando a recuperação neurológica. A *compensação* ensina técnicas que potencializam a função neurológica preservada para adaptar e controlar o comprometimento neurológico. Geralmente, equipamentos de vários tipos (p. ex., uma braçadeira, andador, um *tablet*) são componentes de uma estratégia compensatória. Por exemplo, um paciente com um braço paralisado pode ser treinado em técnicas que lhe permitam usar apenas o braço não paralisado; um indivíduo que não consegue andar pode aprender a usar uma bengala e uma braçadeira de perna, ou um paciente com disartria grave pode se comunicar com um *tablet* usando síntese de fala. Embora a compensação ofereça resultados rápidos e melhore a independência funcional porque reduz a incapacidade no nível da atividade específica, ela pouco faz para atenuar a limitação neurológica original. Um fato preocupante é que modelos experimentais com roedores sugeriram que o treinamento compensatório depois de um AVE (p. ex., utilizando o membro não parético para segurar uma porção de alimento) impeça os efeitos benéficos do treinamento para atenuar o déficit do membro parético.

A melhora da recuperação neurológica implica o aumento dos processos de neuroplasticidade endógenos e a facilitação do retorno funcional. Um fundamento dessa abordagem é a prática de atividades funcionais específicas da tarefa. Por exemplo, um paciente que treina alcançar e pegar objetos com seu braço parético para ampliar seu controle motor; um indivíduo com distúrbios da marcha que pratica locomoção; ou um paciente com negligência visuoespacial pode praticar a mudança da atenção visual para o espaço negligenciado. Essa abordagem requer treinamento intensivo por semanas a meses e contribui para a restauração das funções biológicas. Outras estratégias para aumentar a recuperação neurológica incluem estimulação cerebral não invasiva com estimulação magnética transcraniana repetitiva ou estimulação elétrica transcraniana, neurofarmacologia, estimulação nervosa periférica e vagal, e potencialmente células-tronco e/ou fatores de crescimento. Em razão dessas estratégias geralmente são insuficientes para restaurar função neurológica, muitos pacientes necessitam de abordagens compensatórias para obter uma função adequada na vida diária.

Alguma combinação de treinamento compensatório e recuperação é geralmente usada em programas de neurorreabilitação. Contudo, considerando a redução progressiva da duração da internação hospitalar e as considerações de custo-benefício do treinamento compensatório e das limitações, é recomendável realizar a seleção individualizada das abordagens reabilitativas. A individualização da abordagem reabilitativa com base no potencial de recuperação é uma área de pesquisa clínica atual. Conhecer o potencial de um paciente permitiria aos médicos estabelecer metas de reabilitação realistas e poderia orientar a equipe de reabilitação no sentido de adotar a abordagem terapêutica mais apropriada. Por exemplo, um algoritmo desenvolvido recentemente usa a função motora precoce e a integridade dos tratos corticospinais do indivíduo (determinada por estimulação magnética transcraniana) para predizer a recuperação motora e guiar abordagens de reabilitação, incluindo a incorporação de estratégias compensatórias.

Além dessas estratégias para promover a recuperação de disfunção motora, uma variedade de novos métodos foi desenvolvida para facilitar o treinamento motor. Esses incluem reabilitação auxiliada por robô, que se constatou ter eficácia modesta, em comparação com a reabilitação clínica convencional. Entretanto, a superioridade não foi demonstrada de modo convincente em relação ao exercício de membro superior correspondente à dose ou ao treinamento da marcha para os pacientes de acidente vascular encefálico. A realidade virtual, terapia do espelho e a prática de imagens mental também estão em estudo como métodos para aumentar treinamento movimento convencional ou aumentar o envolvimento no tratamento.

Também são realizados comumente exercícios para aumentar a força dos grupos musculares para os sobreviventes e os indivíduos com lesões cerebrais. É digno de nota que a reorganização do mapa cortical dos modelos experimentais em animais não resulta do treinamento de resistência e não há evidência suficiente com base em experiências clínicas para apoiar o uso desta modalidade de treinamento para facilitar a recuperação (Evidência de nível 1).[1]

A maioria dos pacientes portadores de lesões neurológicas graves, principalmente os que tiveram AVE, apresenta-se fisicamente descondicionada e tem reserva aeróbia e capacidade limitada de realizar exercícios. O tratamento de reabilitação com mobilização e exercícios ajuda a melhorar o condicionamento geral e a tolerância aos esforços. Nos modelos animais, o exercício aeróbico aumenta a produção do fator neurotrófico derivado do cérebro (FNDC), que promove a sinaptogênese e a estabilização das sinapses. Uma metanálise recente dos estudos sobre reabilitação de AVE humanos demonstrou melhora das limitações com treinamento cardiorrespiratório aeróbico, em grande parte atribuída às melhoras dos índices de marcha e equilíbrio (Evidência de nível 1).[1]

Para algumas condições, como a lesão completa de medula espinal ou esclerose lateral amiotrófica, a recuperação pode não ser um objetivo realista. Novos dispositivos compensatórios podem proporcionar uma via para a função restaurada. Para os indivíduos com paraplegia, sistemas robóticos exoesqueléticos para os membros inferiores permitem a retomada da marcha de maneira limitada para alguns indivíduos. As neuropróteses continuam a ser experimentais no momento, mas têm potencial de se desviar das partes danificadas do sistema nervoso para restaurar uma porção de capacidade perdida. Alguns desses usam a eletroencefalografia ou outros sistemas não invasivos, enquanto outros usam eletrodos corticais e sistemas computacionais para detectar e decodificar a intenção motora e transmitir comandos para um braço do paciente, um braço robótico, ou um computador ou outro dispositivo.

NEUROPLASTICIDADE E RECUPERAÇÃO

Depois de uma lesão focal, o sistema nervoso central (SNC) passa por alterações estruturais e funcionais de longa duração. A neuroplasticidade é regulada positivamente após a lesão, e esse estado aumentado pode ser empregado para maximizar a plasticidade dependente de atividade que resulta do treinamento reabilitativo. A plasticidade induzida pela lesão do SNC e a plasticidade atividade-dependente compartilham alguns mecanismos e substratos comuns. É importante ressaltar que a interação dessas duas modalidades de plasticidade assegura recuperação máxima.

Plasticidade induzida pela lesão

A lesão do SNC ativa processos de recuperação neurobiológicos. A elucidação dos mecanismos de neurorrecuperação é uma área em evolução rápida. Modelos animais de lesão do SNC, particularmente acidente vascular encefálico isquêmico, ajudam a construir nossa base de conhecimento acerca dos componentes celulares e moleculares complexos da recuperação do cérebro e da medula espinal. Alterações rápidas e significativas da expressão de genes e da produção de proteínas ocorrem depois da lesão isquêmica e pode ajudar ou impedir a plasticidade das áreas interconectadas perilesionais e remotas.

No nível celular, os processos que estimulam a plasticidade incluem neuroniogênese e angiogênese, ramificação axonal, arborização dendrítica, sinaptogênese e ativação de sinapses silentes, alterações da força das sinapses e alterações dos tonos glutamatérgicos e GABAérgico. Entre os processos que dificultam a plasticidade estão excitotoxicidade, morte neuronal tardia, edema, inflamação, expressão de inibidores do crescimento e formação de cicatrizes gliais. A formação de radicais livres, a ativação de astrócitos e as despolarizações lentas sincronizadas têm tanto efeitos úteis como danosos. É importante salientar que esses processos alcançam um nível máximo e depois diminuem nas primeiras semanas ou meses depois da lesão, enfatizando a "janela temporal" exígua para o pareamento com o treinamento reabilitativo.

Hoje em dia, existem muitos estudos em andamento, que têm como alvo esses modificadores da plasticidade, seja por hiper-regulação ou hiporregulação de seus efeitos. Por exemplo, nos modelos experimentais em animais, os inibidores seletivos da recaptação de serotonina aumentam a expressão do fator neurotrófico derivado do cérebro e sinaptogênese e prolongam a janela de recuperação. Apesar de haver alguma evidência preliminar em humanos sugerindo que a fluoxetina pode aumentar a recuperação motora, grandes estudos clínicos recentes não conseguiram confirmar os efeitos sobre a incapacidade.

Na lesão cerebral traumática, a amantadina mostrou acelerar a recuperação, mas não alterar o resultado final (Evidência de nível 1).[2] Outros medicamentos continuam a ser avaliados como agentes potenciais de recuperação em estudos pré-clínicos e clínicos, mas atualmente nenhum é considerado o padrão de cuidados.

Plasticidade atividade-dependente

A principal meta da neurorreabilitação é usar treinamento para aproveitar os efeitos favoráveis da neuroplasticidade depois de uma lesão cerebral. O tipo, a época e a intensidade ideais do treinamento necessário para maximizar a plasticidade atividade-dependente depois de uma lesão do SNC ainda são temas de estudos clínicos e experimentais das áreas básicas. Algumas orientações quanto às melhores práticas podem ser obtidas dos estudos do sistema motor dos animais com AVE. Um princípio inequívoco evidenciado nos modelos experimentais em animais é que a plasticidade induzida pela lesão necessita interagir com membro parético de forma a promover a recuperação. Por exemplo, em um modelo primata não humano de acidente vascular encefálico, animais não treinados obtiveram apenas 50% da função comportamental de suas contrapartes treinadas, mesmo quando concedido o dobro do tempo para se recuperar – em outras palavras, somente a plasticidade induzida por lesão é insuficiente para restaurar a função. Em um modelo de acidente vascular encefálico em roedores, ratos treinados mostram maior formação de sinapse perilesional e melhora da função comportamental, em comparação com suas contrapartes não treinadas. Esses resultados sugerem que o treinamento físico, que por si só desencadeia plasticidade atividade-dependente, participa com a plasticidade induzida por lesão para produzir melhores ganhos funcionais.

Ainda existem controvérsias quanto a quão precocemente o tratamento deve começar, tendo em vista as preocupações quanto à excitotoxicidade do glutamato depois de uma lesão do SNC. Nos modelos de AVE em roedores, o treinamento do membro parético a partir do 5º dia depois de um AVE resulta em ganhos funcionais mais significativos que a mesma intensidade de treinamento iniciado 30 dias depois do AVE. Entretanto, há algum nível de preocupação de que a terapia logo após a lesão pode ter consequências adversas. Um grande estudo controlado randomizado (ECR) pragmático, multicêntrico, de mobilização precoce pós-AVE – o estudo de reabilitação muito precoce pós-AVE (AVERT), verificou que a mobilização mais agressiva dentro das primeiras 24 horas pós-AVE resultava em prognósticos mais precários a longo prazo (Evidência de nível 1).[3] Mesmo fora da janela de 24 horas pós-AVE, a dosagem e o momento ideais da terapia permanecem não esclarecidos, como demonstrado em um estudo randomizado unicego de fase II, descobriu que uma dose mais alta de terapia de movimento induzido por restrição, iniciada dentro de 2 semanas pós-AVE, resultava em uma melhora motora menos significativa.

A "dose" do tratamento também é uma questão em estudo. Com base nos estudos sobre aprendizagem motora de animais e seres humanos, está claro que as "doses" altas de treinamento repetitivo direcionado por metas são necessárias para recuperar habilidades a longo prazo. Entretanto, um ECR de níveis variáveis de treinamento orientado à tarefa do membro superior pós-AVE não conseguiu demonstrar qualquer vantagem para doses mais altas (Evidência de nível 1),[4] e um ECR de treinamento de alta dose realizado 6 meses ou mais pós-AVE mostrou pouco efeito sobre a função (Evidência de nível 1).[5] Em geral, esses estudos mostram que ainda não sabemos qual é a dose, o momento ou a duração de reabilitação pós-AVE ou de outras lesões neurológicas.

NÍVEIS DE CUIDADO

Os serviços de reabilitação são prestados em diversos contextos e níveis de intensidade e duração. Os cuidados pós-agudos podem ser administrados nos SRHs, em CREs, em serviços que prestam cuidados de saúde domiciliar, ou nos serviços ambulatoriais. Nos SRH, os pacientes fazem 3 horas de tratamento, 5 a 7 dias por semana, geralmente, durante menos de 1 mês. Diariamente, há um médico (normalmente fisiatra ou neurologista) de supervisão. Nos CRE, os pacientes fazem 30 minutos a 2 horas de tratamento, 5 a 6 dias por semana, geralmente por menos de 2 meses. Há um médico supervisor presente semanal ou mensalmente, em geral um clínico geral, um internista ou um geriatra. Com o tratamento ambulatorial, seja domiciliar ou em algum serviço, os pacientes fazem 30 minutos a 1 hora de tratamento, 2 a 3 vezes/semana, com duração média de 1 mês e a supervisão do médico normalmente é muito limitada.

Em um SRH, os diagnósticos neurológicos mais comuns são AVE, lesões cerebrais traumáticas e não traumáticas e traumatismo raquimedular; outros diagnósticos são neoplasias cerebrais, esclerose múltipla, doença de Parkinson e neuropatias periféricas (especialmente neuromiopatia associada às doenças graves e polineuropatia inflamatória aguda). Para os pacientes hospitalizados com lesão neurológica aguda, o prognóstico funcional é melhorado por uma equipe interdisciplinar coordenada e experiente, que execute um programa de reabilitação abrangente. Os pacientes que têm AVE e fazem reabilitação em um serviço especializado em AVE têm prognósticos funcionais mais favoráveis e internações hospitalares mais breves que os indivíduos que são tratados em uma enfermaria de neurologia geral; além disso, esses efeitos benéficos são mantidos com o transcorrer do tempo. Do mesmo modo, os pacientes que têm AVE e são admitidos em programas de reabilitação intensiva hospitalar têm recuperação funcional mais favorável e têm mais chances de voltar para casa que os indivíduos tratados por um programa de reabilitação de baixa intensidade em um SRH. Por essas razões, as Diretrizes de Reabilitação do Acidente Vascular Encefálico da American Heart Association recomendam que "os sobreviventes de acidente vascular encefálico elegíveis e com acesso aos cuidados do SRH recebam tratamento em um SRH em preferência a um CRE".

Várias considerações determinam o melhor local para alocação de um paciente neurológico clinicamente estável. Para que um paciente seja admitido em um SRH, ele deve ter limitações que exijam ao menos dois tipos de intervenção terapêutica (ver parágrafos subsequentes), deve tolerar ao menos 3 horas de tratamento diário e deve ter necessidades de cuidados médicos e de enfermagem ao longo de 24 horas. Nos casos típicos, a admissão a um CRE ocorre quando o paciente não consegue tolerar um programa de reabilitação intensiva ou tem pouco potencial de melhora funcional e requer menos cuidados médicos e de enfermagem. O tratamento ambulatorial é conveniente para pacientes com déficits brandos e limitados, ou depois de um período de reabilitação hospitalar, de forma a ampliar o treinamento funcional domiciliar ou comunitário. Curiosamente, a disponibilidade de cuidados pós-agudos mostrou ser um importante preditor de seu uso. Os fatores não médicos que influenciam diretamente onde o paciente é colocado incluem disponibilidade, conveniência, distância do prestador do serviço, fatores demográficos (idade, raça e estado conjugal), cobertura de seguro de saúde, padrões de prática locais e características do hospital que emite a alta (tamanho, serviço privado, funcionamento como hospital de ensino etc.).

EQUIPE MULTIPROFISSIONAL

Um programa de neurorreabilitação hospitalar abrangente requer uma equipe interdisciplinar composta de médico, fisioterapeuta, enfermeiro de reabilitação, terapeuta ocupacional, fonoaudiólogo, neuropsicólogo, assistente social e terapeuta recreacional. Todos os membros da equipe participam da elaboração do tratamento e do plano de alta e juntos trabalham para alcançar metas conjuntas de reduzir a incapacidade do paciente e educar e treinar o paciente e seus familiares em preparação para o retorno ao lar. Vale salientar que os pacientes também precisam deixar de ser receptores passivos de tratamentos médicos no contexto agudo para que se tornem participantes ativos de seu próprio tratamento, de forma a maximizar sua recuperação neurológica.

Médico

Como líder da equipe, o médico define o tipo de doença neurológica e seu prognóstico, estabelece metas terapêuticas realistas e coordena os serviços de reabilitação. O papel principal do médico é otimizar o envolvimento do paciente no tratamento por meio da estabilização dos problemas clínicos (p. ex., hipotensão ortostática, depressão, dor, constipação intestinal ou incontinência, infecção, nutrição e hidratação etc.). Junto com a equipe, o médico reavalia os progressos do paciente no sentido de alcançar as metas funcionais, que lhe permitam voltar para casa. Impedimentos, estratégias alternativas e providências para a alta são discutidos semanalmente nas reuniões de equipe à beira do leito. O planejamento dos cuidados pós-alta e do tratamento ambulatorial são coordenados com a participação do paciente e sua família.

Enfermeiro de reabilitação

Os enfermeiros de reabilitação prestam cuidados de enfermagem geral e cuidados mais direcionados aos pacientes com disfunção neurológica. Dois focos principais da enfermagem do paciente neurologicamente incapacitado são evitar úlceras de pressão causadas pela imobilidade e controlar as incontinências urinária e fecal (ver seção subsequente). No contexto hospitalar, o enfermeiro ajuda a incorporar as habilidades aprendidas com o tratamento às rotinas diárias do paciente. Além disso, o enfermeiro instrui o paciente e seus familiares quanto à administração dos fármacos prescritos, à autocateterização e aos cuidados com a pele.

Fisioterapeuta

O fisioterapeuta (FT) enfatiza a mobilidade no leito, a transferência a uma cadeira ou ao vaso sanitário, a deambulação e/ou mobilidade em cadeira de rodas, e a atividade de subir escadas. Esse profissional escolhe técnicas e órteses para maximizar a mobilidade segura e independente; otimizar o gasto de energia; evitar úlceras de pressão, contraturas dos tendões e quedas; e promover a recuperação motora. As limitações da mobilidade e da função sensorimotora são tratadas por exercícios de fortalecimento, treinamento da marcha e do equilíbrio e alongamento. Além disso, o FT concentra-se nas lesões musculoesqueléticas e ortopédicas. Os problemas tipicamente associados à lesão neurológica são dor musculoesquelética, espasmo muscular, dor articular, ossificação heterotópica e contraturas.

Fraqueza das pernas e do tronco, reflexos posturais deprimidos, ataxia, déficits proprioceptivos e negligência visuoespacial podem interferir com a deambulação e devem ser tratados efetivamente. Talas e coletes, dispositivos auxiliares (p. ex., bengala, andador) e uma cadeira de rodas é usada como abordagem compensatória necessária à realização das AVD sem risco. A viabilidade da restauração da deambulação depende do diagnóstico, da gravidade do comprometimento neurológico e das condições comórbidas (p. ex., sarcopenia em pacientes idosos). Por exemplo, para a maioria dos sobreviventes de acidente vascular encefálico, a deambulação normalmente é alcançável ao final por meio de reabilitação, mesmo se não deambulatório na fase aguda, muitas vezes com o uso de um auxílio deambulatório, como uma bengala e/ou uma braçadeira para o tornozelo. Quando a deambulação não é possível, como para muitos indivíduos com lesão de medula espinal, a mobilidade é assegurada por treinamento do paciente para usar uma cadeira de rodas do tamanho e da altura apropriada, algumas vezes usando um assento especial para evitar lesão da pele ou almofadas para apoiar o tronco. Para indivíduos incapazes de propelir uma cadeira de rodas manual, uma cadeira de rodas motorizada geralmente pode ser usada para mobilidade independente. Braçadeiras de perna exoesquelética motorizada foram desenvolvidas, capazes de proporcionar uma capacidade limitada de marcha para indivíduos com paraplegia (Figura 157.1), embora no momento o custo e as limitações do dispositivo continuem a ser barreiras para uma adoção ampla.

Terapeuta ocupacional

O terapeuta ocupacional (TO) focaliza-se na restauração da capacidade de realizar as AVD e na abordagem às restrições das atividades ocupacionais e sociais do paciente, causadas por uma lesão neurológica. O objetivo da terapia ocupacional é possibilitar que os pacientes retornem aos seus lares, à comunidade e ao trabalho. Nos casos típicos, os TO concentram-se nas limitações que afetam o uso dos braços e das mãos, inclusive fraqueza, déficit sensitivo, ataxia e anormalidades do tônus muscular. A melhoria das habilidades motoras é um dos componentes importantes da ampliação do desempenho das AVD. Os TO também tratam déficits de atenção, raciocínio, cognição e memória; negligência visuoespacial; e apraxia. O treinamento enfatiza a recuperação das habilidades funcionais dos membros superiores, que são importantes para o autocuidado domiciliar e para a autonomia na comunidade. Se for necessário, os pacientes devem usar dispositivos adaptativos para ampliar o uso do braço e da mão afetados, inclusive órteses para mão e punho, alcançadores, fechos de Velcro e utensílios acoplados. Quando a limitação é unilateral e grave, o terapeuta ocupacional pode selecionar equipamentos adaptativos e treinar o paciente e seus familiares a compensar o déficit. Os programas avançados incluem técnicas de aprendizagem unilateral especiais, inclusive dirigir com a mão e o pé esquerdos.

Os TOs também otimizam a segurança e a funcionalidade no ambiente doméstico treinando o paciente e seus familiares a usarem equipamento adaptativo (p. ex., encostos para banheira, assentos sanitários elevados, rampas, barras de estabilização, grades de segurança).

Fonoaudiólogo e terapeuta cognitivo

O fonoaudiólogo (FA) enfatiza disfagia (ver seção subsequente), disartria, afasia e disfunção cognitiva do paciente neurologicamente incapacitado.

O tratamento da disartria tem como objetivo melhorar a inteligibilidade e inclui métodos como alentecer e exagerar a articulação, ampliar o suporte ventilatório e compassar o ritmo da fala. Nos casos de afasia, o FA identifica os pontos fortes e fracos das linguagens receptiva e expressiva. Em seguida, os pontos fortes podem ser usados como mecanismos compensatórios (p. ex., usar a expressão escrita mais bem preservada em vez da expressão oral). As abordagens terapêuticas variam amplamente, mas podem usar estimulação verbal e visual, entonação melódica (usando a capacidade preservada de cantar para facilitar a fala) e terapia da linguagem por contenção induzida (limitando o uso de ações compensatórias pelo paciente, como apontar para objetos, "forçando" os pacientes a se expressar verbalmente). Por exemplo, o uso de imaginação visual como estímulo interno pode ajudar a superar o bloqueio de palavras na afasia expressiva.

Com a reabilitação cognitiva, os terapeutas ocupacionais e fonoaudiólogos colaboram na elaboração e execução de um programa terapêutico e todos os membros da equipe de reabilitação participam. As limitações neurocomportamentais e a forma como elas interferem com a função são primeiramente identificadas. Lesões cerebrais difusas podem afetar vários domínios cognitivos e a abordagem terapêutica é individualizada com base no tipo e na complexidade dos sintomas. Por exemplo, desatenção e distração podem impedir a participação nas atividades em grupo (p. ex., reuniões de negócios), ou o déficit de memória pode dificultar o desempenho escolar. Com as lesões cerebrais difusas ou multifocais que afetam a atenção, o comportamento, a cognição e a linguagem, é necessário adotar um programa estruturado que atenue as distrações controlando os ruídos e as atividades do ambiente. Também são adotadas estratégias para compensar as limitações de vários domínios cognitivos. Por exemplo, os estímulos de memória ajudam a melhorar a retenção das técnicas aprendidas com o fisioterapeuta ou TO; subdividir uma tarefa em vários passos e, em seguida, ensinar cada passo de cada vez ajuda a contornar dificuldades construtivistas e de atenção. Por fim, o fonoaudiólogo instrui o paciente e seus familiares quanto a afasia e outros déficits cognitivos. É essencial reduzir a frustração gerada pelas dificuldades de comunicação, memória e comportamento.

Psicólogo e neuropsicólogo

Os psicólogos e os neuropsicólogos concentram-se nos transtornos do humor, comportamento e cognição, que ocorrem depois de uma lesão do cérebro. Os neuropsicólogos podem aplicar testes neuropsicológicos detalhados para identificar transtornos cognitivos e afetivos e propõem recomendações terapêuticas à

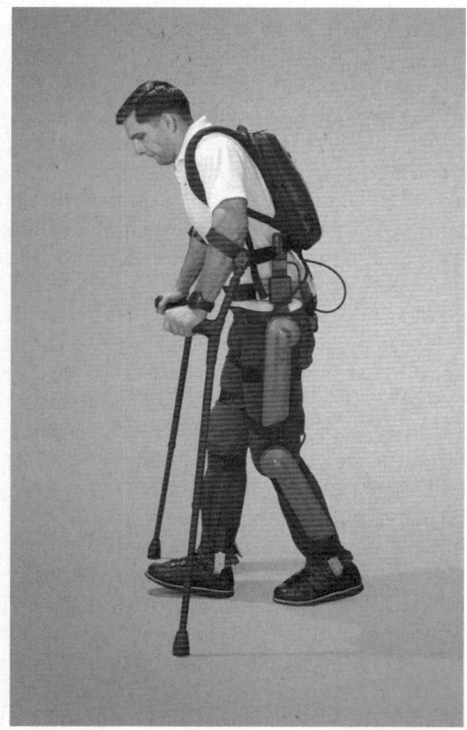

FIGURA 157.1 Braçadeiras robóticas exoesqueléticas para perna para indivíduos com paraplegia. (Cortesia de ReWalk.)

equipe. Além disso, os psicólogos e neuropsicólogos podem aconselhar o paciente e seus familiares quanto ao tratamento dos seus distúrbios.

Assistente social

Os assistentes sociais identificam recursos concretos, que permitam aos pacientes alcançar êxito em sua vida doméstica, inclusive finanças, disponibilidade de cuidadores e serviços comunitários. Esses profissionais prestam aconselhamento, oferecem ajuda e instruem os familiares, que frequentemente desempenham o papel de cuidadores do paciente. Os assistentes sociais ou gerenciadores de casos podem interagir diretamente com o representante do seguro do paciente, fornecendo-lhe atualizações médicas e conseguindo as autorizações necessárias. Além disso, esses profissionais coordenam os serviços domiciliares e o fornecimento de equipamentos adaptativos e facilitam o planejamento da alta.

Terapeuta recreacional

A terapia recreacional enfatiza a saúde emocional e social do paciente por meio do uso de recreação prazerosa com o objetivo de reintegrá-lo à comunidade. As atividades em grupo como jogos, karaokê, jardinagem e artes e ofícios estimulam a socialização e envolvem o paciente física e cognitivamente.

TRATAMENTOS CLÍNICOS E NEUROLÓGICOS ESPECIALIZADOS

Disfagia

A deglutição é uma atividade complexa, que envolve músculos voluntários e involuntários, inclusive grupos musculares da face, língua, mastigação, faringe, esôfago e aparelho respiratório. Os distúrbios neurológicos que afetam a contração coordenada e a interação desses músculos podem causar disfagia e, secundariamente, desidratação, desnutrição, pneumonia de aspiração e obstrução das vias respiratórias. A avaliação para disfagia está indicada aos pacientes que desenvolvem alguma dessas complicações que referem tosse, engasgos ou regurgitação nasal enquanto se alimentam, que apresentam disartria ou que têm uma doença associada comumente à disfagia, inclusive doença do neurônio motor, miastenia *gravis* ou AVE do tronco encefálico. A disfagia é diagnosticada por testes realizados à beira do leito e por exames da deglutição por videorradioscopia ou endoscopia de fibra óptica. As intervenções terapêuticas incluem alterar a consistência dos alimentos e engrossar os líquidos, usar técnicas de reposicionamento da cabeça (p. ex., técnica de levantamento do queixo) e reduzir a velocidade e o volume de alimento ingerido.

Disfunções vesical e intestinal

A perda do controle do esvaziamento da bexiga ou do intestino geralmente está associada a vários distúrbios neurológicos e deve ser controlada por um dos diversos programas de reabilitação abrangentes disponíveis. A causa do descontrole do esvaziamento da bexiga ou do intestino e, portanto, seu tratamento, dependem da localização da lesão neurológica. A avaliação inclui observações clínicas da incontinência e retenção; abordando os fatores contribuintes de comunicação e mobilidade (p. ex., dificuldade em comunicar as necessidades de toalete ou de chegar ao banheiro); se investigação de fatores não neurológicos, como infecção ou anormalidades mecânicas, principalmente obstrução uretral por hipertrofia prostática; e avaliações das funções da bexiga e dos esfíncteres por cistometrografia. O enfermeiro de neurorreabilitação desempenha um papel crucial no tratamento dos distúrbios da bexiga e intestino, inclusive implementação de programas miccionais e treinamento do paciente e seus familiares quanto ao uso de cateteres uretrais.

O objetivo da reabilitação vesical é permitir que a bexiga encha sob pressão baixa até um volume de 200 a 300 mℓ e, em seguida, esvazie voluntária ou mecanicamente, sem incontinência entre os esvaziamentos. A incontinência evidenciada por hiper-reflexia vesical, na qual a bexiga contrai com volumes reduzidos de urina e o indivíduo não consegue inibir voluntariamente a contração da bexiga e o relaxamento dos esfíncteres, frequentemente complica as lesões cerebrais, especialmente quando afetam o lobo frontal. O déficit sensitivo ou a indiferença pode impedir a continência, mas a recuperação neurológica, geralmente, atenua a incontinência. A micção estimulada a intervalos de 2 horas contribui para a recuperação da continência. A dissinergia detrusor-esfíncter, na qual a dissociação entre a contração da bexiga e o relaxamento dos esfíncteres resulta na contração vesical contra um esfíncter fechado, geralmente é uma consequência das lesões do tronco encefálico inferior ou da medula espinal. O esvaziamento da bexiga, quando ocorre afinal, é parcial e depois da acumulação de pressão intravesical alta. O tratamento inclui antiespasmódicos vesicais e cateterização intermitente (a intervalos de 4 a 6 horas). Hidronefrose, insuficiência renal e hipertrofia da parede vesical com consequente perda de volume são complicações potenciais da bexiga submetida cronicamente a uma pressão elevada. Por outro lado, as doenças dos nervos periféricos que afetam os nervos vesicais podem causar flacidez da bexiga. O esvaziamento vesical com pressões baixas é parcial e a incontinência ocorre entre as micções voluntárias. Os fármacos colinérgicos (p. ex., Urecholine) podem melhorar o esvaziamento, mas a cateterização intermitente geralmente é necessária.

As doenças neurológicas que causam imobilidade, dificuldade de acesso a líquidos e alimentos e perda do controle cortical dos esfíncteres retais podem causar constipação intestinal ou impacção grave. As medidas profiláticas incluem dieta rica em fibras, hidratação adequada, emolientes fecais e evacuações regularmente programadas usando supositórios, enemas e/ou estimulação retal digital. A incontinência intestinal também pode ser atenuada por evacuação programada, assegurando o esvaziamento periódico da ampola retal.

Cuidados médicos

Os elementos importantes da neurorreabilitação são prevenção das complicações secundárias, tratamento otimizado das comorbidades existentes e diagnóstico e tratamento imediatos das complicações conhecidas ou dos efeitos da lesão (Tabela 157.1). As comorbidades são extremamente comuns e, em geral, são descompensadas ou agravadas pelas alterações do nível de atividade, da dieta e dos fármacos, que ocorrem depois de uma lesão neurológica repentina. Por exemplo, a reabilitação pós-AVE tem como metas o controle da pressão arterial elevada; o controle adequado do diabetes e da dislipidemia; a administração de anticoagulantes e antiplaquetários adequados; e o aconselhamento

Tabela 157.1 Morbidades em reabilitação.

Morbidades evitáveis	Comorbidades preexistentes comuns, que requerem controle	Efeitos secundários
• Trombose venosa profunda • Recidiva ou progressão do AVE • Pneumonia de aspiração • Infecções urinárias • Impacção fecal • Úlceras de pressão • Quedas • Desidratação • Desnutrição • Infecção por vírus influenza ou pneumococo • Osteoporose acelerada	• Hipertensão • Diabetes • Osteoartrite • Doença arterial coronariana • DPOC • Doença vascular periférica • Uso de drogas ilícitas • Déficits de visão e audição • Dentição precária • Apneia do sono	• Crises epilépticas focais ou generalizadas • Depressão • Déficits cognitivos • Hemorragia intracerebral • Hidrocefalia • Vazamento de LCR • Disreflexia autonômica • Ossificação heterotópica • Complicações da ferida cirúrgica • Infecção • Febre • Dor • Lesões musculoesqueléticas

AVE, acidente vascular encefálico; DPOC, doença pulmonar obstrutiva crônica; LCR, líquido cefalorraquidiano.

para modificação do estilo de vida (p. ex., cessação ou redução da ingestão de álcool e do fumo, intensificação da prática de exercícios) (Evidência de nível 1).[6] As heparinas de baixo peso molecular são usadas para evitar trombose venosa profunda; a consistência adequada dos líquidos e alimentos deve ser ajustada para reduzir o risco de aspiração e melhorar a nutrição e a hidratação; e devem ser adotadas medidas preventivas para reduzir o risco de quedas. A depressão pós-AVE é comum e pode ser tratada com eficácia com medicamentos antidepressivos como citalopram ou outros inibidores seletivos da recaptação de serotonina.

As metas principais do neurologista são otimizar o tratamento clínico e as alterações do estilo de vida, que atenuem as comorbidades e os efeitos secundários da lesão cerebral; e coordenar a continuidade dos cuidados ambulatoriais ideais com o médico de atenção primária do paciente.

EVIDÊNCIAS DE NÍVEL 1

1. Saunders DH, Sanderson M, Brazzelli M, Greig CA, Mead GE. Physical fitness training for stroke patients. *Cochrane Database Syst Rev*. 2013;(10):CD003316.
2. Giacino JT, Whyte J, Bagiella E, et al. Placebo-controlled trial of amantadine for severe traumatic brain injury. *N Eng J Med*. 2012;366(9):819-826.
3. Bernhardt J, Langhorne P, Lindley RI, et al. Efficacy and safety of very early mobilisation within 24 h of stroke onset (AVERT): a randomised controlled trial. *Lancet*. 2015;386(9988):46-55.
4. Winstein CJ, Wolf SL, Dromerick AW, et al. Effect of a task-oriented rehabilitation program on upper extremity recovery following motor stroke: the ICARE randomized clinical trial. *JAMA*. 2016;315(6):571-581.
5. Lang CE, Strube MJ, Bland MD, et al. Dose response of task-specific upper limb training in people at least 6 months poststroke: a phase II, single-blind, randomized, controlled trial. *Ann Neurol*. 2016;80(3):342-354.
6. Kernan WN, Ovbiagele B, Black HR, et al. Guidelines for the prevention of stroke in patients with stroke and transient ischemic attack: a guideline for healthcare professionals from the American Heart Association/American Stroke Association. *Stroke*. 2014;45(7):2160-2236.

LEITURA SUGERIDA

Ajiboye AB, Willett FR, Young DR, et al. Restoration of reaching and grasping movements through brain-controlled muscle stimulation in a person with tetraplegia: a proof-of-concept demonstration. *Lancet*. 2017;389(10081):1821-1830.

Allred RP, Maldonado MA, Hsu And JE, Jones TA. Training the "less-affected" forelimb after unilateral cortical infarcts interferes with functional recovery of the impaired forelimb in rats. *Restor Neurol Neurosci*. 2005;23(5-6):297-302.

Buntin MB, Garten AD, Paddock S, Saliba D, Totten M, Escarce JJ. How much is postacute care use affected by its availability? *Health Serv Res*. 2005;40(2):413-434.

Cooke EV, Mares K, Clark A, Tallis RC, Pomeroy VM. The effects of increased dose of exercise-based therapies to enhance motor recovery after stroke: a systematic review and meta-analysis. *BMC Med*. 2010;8:60.

Cramer SC. Repairing the human brain after stroke: I. Mechanisms of spontaneous recovery. *Ann Neurol*. 2008;63(3):272-287.

Cramer SC. Repairing the human brain after stroke. II. Restorative therapies. *Ann Neurol*. 2008;63(5):549-560.

Cumming TB, Thrift AG, Collier JM, et al. Very early mobilization after stroke fast-tracks return to walking: further results from the phase II AVERT randomized controlled trial. *Stroke*. 2011;42(1):153-158.

Deutsch A, Granger CV, Heinemann AW, et al. Poststroke rehabilitation: outcomes and reimbursement of inpatient rehabilitation facilities and subacute rehabilitation programs. *Stroke*. 2006;37(6):1477-1482.

Dromerick AW, Lang CE, Birkenmeier RL, et al. Very Early Constraint-Induced Movement during Stroke Rehabilitation (VECTORS): a single-center RCT. *Neurology*. 2009;73(3):195-201.

Duncan PW, Sullivan KJ, Behrman AL, et al. Body-weight–supported treadmill rehabilitation after stroke. *N Eng J Med*. 2011;364(21):2026-2036.

FOCUS Trial Collaboration. Effects of fluoxetine on functional outcomes after acute stroke (FOCUS): a pragmatic, double-blind, randomised, controlled trial. *Lancet*. 2019;393(10168):265-274.

Foley N, Teasell R, Salter K, Kruger E, Martino R. Dysphagia treatment post stroke: a systematic review of randomised controlled trials. *Age Ageing*. 2008;37(3):258-264.

Kim SY, Hsu JE, Husbands LC, Kleim JA, Jones TA. Coordinated plasticity of synapses and astrocytes underlies practice-driven functional vicariation in peri-infarct motor cortex. *J Neurosci*. 2018;38(1):93-107.

Kraglund KL, Mortensen JK, Damsbo AG, et al. Neuroregeneration and vascular protection by citalopram in acute ischemic stroke (TALOS). A randomized controlled study. *Stroke*. 2018;49:2568-2576.

Kwakkel G, van Peppen R, Wagenaar RC, et al. Effects of augmented exercise therapy time after stroke: a meta-analysis. *Stroke*. 2004;35(11):2529-2539.

Lang CE, Macdonald JR, Reisman DS, et al. Observation of amounts of movement practice provided during stroke rehabilitation. *Arch Phys Med Rehabil*. 2009;90(10):1692-1698.

Mead GE, Hsieh CF, Lee R, et al. Selective serotonin reuptake inhibitors (SSRIs) for stroke recovery. *Cochrane Database Syst Rev*. 2012;(11):CD009286.

Miller EL, Murray L, Richards L, et al. Comprehensive overview of nursing and interdisciplinary rehabilitation care of the stroke patient: a scientific statement from the American Heart Association. *Stroke*. 2010;41(10):2402-2448.

Nudo RJ. Recovery after brain injury: mechanisms and principles. *Front Hum Neurosci*. 2013;7:887.

Overman JJ, Carmichael ST. Plasticity in the injured brain: more than molecules matter. *Neuroscientist*. 2014;20(1):15-28.

Stinear CM, Barber PA, Petoe M, Anwar S, Byblow WD. The PREP algorithm predicts potential for upper limb recovery after stroke. *Brain*. 2012;135(pt 8):2527-2535.

Stroke Unit Trialists' Collaboration. Organised inpatient (stroke unit) care for stroke. *Cochrane Database Syst Rev*. 2013;(9):CD000197.

Winstein CJ, Stein J, Arena R, et al. Guidelines for adult stroke rehabilitation and recovery: a guideline for healthcare professionals from the American Heart Association/American Stroke Association. *Stroke*. 2016;47(6):e98-e169.

World Health Organization. *International Classification of Functioning, Disability and Health*. Geneva, Switzerland: World Health Organization; 2001. http://www.who.int/classifications/icf/en/. Accessed April 25, 2015.

Cuidados Paliativos e no Fim de Vida em Neurologia

Tobias Walbert, Fred Rincon e James M. Noble

PONTOS-CHAVE

1. As trajetórias da doença neurológica, que variam de rápida a lentamente progressivas, e as próprias doenças, geralmente, ditam as decisões urgentes de tratamento e envolvem os cuidados no fim de vida.

2. Os cuidados paliativos focalizam o alívio do sofrimento de qualquer tipo e são relevantes em todos os estágios de doença neurológica.

3. Diretivas antecipadas de vontade e os pedidos relacionados formalizam um grupo de discussões importantes, mantidas pelos pacientes neurológicos, pelas famílias e seus médicos, e que ajudam a moldar o curso dos cuidados neurológicos, quando os pacientes não podem mais tomar decisões por si mesmos.

4. As conversas sobre os cuidados no fim de vida devem ocorrer no início da evolução da doença neurológica e complementar outras discussões envolvendo as diretivas antecipadas de vontade.

5. Algumas doenças neurológicas impedem a participação dos pacientes em discussões sobre as diretivas antecipadas de vontade e introduzem desafios potenciais relacionados à tomada de decisão substituta.

6. As decisões de retirada ou manutenção do suporte avançado de vida podem ser provocadas pela necessidade de realizar traqueostomia e gastrostomia, caso se procure o suporte continuado agressivo.

7. Os serviços de *hospice* permitem a transição dos cuidados focalizados no controle da doença neurológica para alívio do sofrimento do paciente e para cuidados para a qualidade de vida final.

INTRODUÇÃO

As trajetórias da doença e da sobrevida, nos distúrbios neurológicos, são altamente variáveis de pessoa a pessoa e tornam as previsões gerais um desafio. O recente desenvolvimento de terapias modificadoras da doença tem mudado a vida de muitas pessoas com algumas doenças neurológicas crônicas. Por exemplo, para a maioria das formas de esclerose múltipla existem terapias eficazes, que retardam ou até interrompem a progressão, e algumas crianças pequenas com atrofia muscular espinal são capazes de alcançar importantes marcos motores que anteriormente eram considerados impossíveis. Mas, infelizmente, as principais terapias inovadoras ainda não trouxeram benefício para muitas doenças neurológicas.

Embora as causas neurogênicas da morte sejam centrais a esse texto, as novas opções/tecnologias de tratamento possibilitam aos pacientes viver por mais tempo com as doenças neurológicas crônicas e, portanto, morrerem de causas não neurológicas como a doença arterial coronariana ou malignidades não neurológicas etc. Por outro lado, terapias cada vez mais eficazes para as doenças não neurológicas, particularmente as inovações cardíacas e oncológicas, têm prolongado a vida, permitindo o envelhecimento dos pacientes alcançando fases da vida em que é maior a probabilidade de serem impactados por doença neurológica. Com os novos tratamentos, surgiu um novo dilema clínico sobre como tratar definitivamente um problema médico crítico que sucessivamente leva a uma expectativa de vida mais longa, mas principalmente sobre a possibilidade desse tratamento em períodos de qualidade de vida inferior, como nos estágios tardios e terminais da doença neurodegenerativa. Conforme é discutido ao longo deste texto, os cuidados de suporte para as necessidades atuais e o planejamento antecipado dos cuidados são partes essenciais da prestação de cuidados neurológicos eficazes.

As doenças neurológicas ocorrem em períodos de tempo amplamente variáveis, que vão desde a doença súbita que muda a vida até a doença crônica ou vitalícia. Algumas doenças têm progressão crônica, algumas são estacionárias enquanto outras se agravam abruptamente. Como as doenças neurológicas exibem uma ampla gama de apresentações clinicamente localizadas, a maneira como o paciente evolui e morre também é altamente variável. Por exemplo, indivíduos com doenças cerebrais centrais tendem a enfrentar complicações após problemas cerebrais focais ou difusos, incluindo hemiparesia, crises epilépticas, parkinsonismo ou complicações da demência. As pessoas com parkinsonismo, doenças da medula espinal e neuromusculares enfrentam desafios com a mobilidade. As doenças centrais e periféricas geralmente são afetadas por uma via final comum de complicações que são causadas porque o paciente permanece imóvel e acamado, incluindo trombose venosa profunda, úlceras de decúbito, disfagia recorrente e aspiração, dificuldade em se desenvolver com desidratação crítica e infecções recorrentes. Muitas pessoas com doença cerebral grave serão incapazes de orientar os seus cuidadores a tomar decisões certas por elas. O envolvimento precoce no planejamento de cuidados avançados e o suporte antecipado são imprescindíveis para todas as pessoas que sofrem de doença neurológica e é necessário adaptá-los a necessidades específicas.

Trajetórias da doença

Quatro trajetórias da doença são observadas nas doenças neurológicas e, muitas vezes, elas são concomitantes nas doenças. Estas podem ser amplamente classificadas como segue:

- Ocorre o *declínio imediato* no curso de minutos a horas, como no acidente vascular encefálico isquêmico agudo e na hemorragia intracraniana, levando a cuidados de nível, em unidade de terapia intensiva, e algumas vezes a herniação e morte cerebral (cobertura no Capítulo 20)

- O *declínio subagudo* ocorre no decorrer de dias a semanas. Os exemplos de declínio subagudo incluem a rápida expansão tumoral ou pessoas com esclerose lateral amiotrófica (ELA), aproximando-se de um nível crítico de comprometimento da capacidade respiratória funcional
- O *declínio progressivo crônico* é observado em doenças que ocorrem durante anos. Os exemplos incluem demências neurodegenerativas e transtornos do movimento, doença neuromuscular da infância e leucoencefalopatias progressivas. Mesmo nas doenças crônicas, o ritmo das alterações pode ser diferente em relação ao tempo e acelerar-se nos estágios finais
- O *declínio episódico* é marcado por exacerbações da doença no decorrer do tempo e podem estar sobrepostas em pacientes que enfrentam o declínio progressivo subagudo ou crônico em andamento. O declínio episódico pode ser observado em pacientes que apresentam um curso abrupto, mas pode não ser tão evidente clinicamente. Os declínios episódicos podem ser observados na esclerose múltipla em que uma nova exacerbação inflamatória deixa um déficit neurológico novo e, às vezes, crítico. Outros exemplos incluem crises epilépticas refratárias ao tratamento, que complicam o curso de um tumor cerebral, ou uma queda com fratura que complica uma doença mais crônica como a demência.

Todas as trajetórias de apresentação anteriores ou dominantes podem incidir em algum período de estase ou até de recuperação, dependendo das terapias disponíveis para tratar o problema de base ou mais agudo. Com base na variabilidade de progressão da doença, diferentes abordagens aos cuidados paliativos e de planejamento de fim de vida podem ser necessárias. As considerações subjacentes ao modo de abordagem a essas questões são discutidas neste capítulo.

CUIDADOS PALIATIVOS

Os cuidados paliativos são definidos pela Organização Mundial da Saúde como "uma abordagem que melhora a qualidade de vida dos pacientes e de suas famílias, que enfrentam o problema associado a uma doença potencialmente fatal, por meio de prevenção e alívio do sofrimento mediante identificação e avaliação impecável e do tratamento da dor e de outros problemas, físicos, psicossociais e espirituais". Os cuidados paliativos podem ser iniciados em qualquer fase da doença, mas podem ser mais prestados em estágios tardios do curso de uma doença. Os cuidados paliativos geralmente são prestados concomitantes às terapias modificadoras de doença. Por exemplo, na esclerose múltipla, os tratamentos imunomoduladores alteram o curso da doença, prevenindo ou minimizando os riscos de crises adicionais. Simultaneamente, as terapias paliativas podem ser usadas para melhorar sintomas de espasticidade, dor ou disfunção urinária e aliviar o sofrimento.

A prestação de cuidados paliativos é baseada em uma equipe multiprofissional constituída por médicos, enfermeiras e outros especialistas que trabalham em conjunto com o neurologista para ajudar no tratamento dos sintomas e no planejamento dos cuidados antecipados para os pacientes que apresentam doença neurológica. Assim, os cuidados neuropaliativos multidisciplinares são dinâmicos. Embora tradicionalmente se considere a prestação desses cuidados em ambiente de internação, os cuidados neuropaliativos são centrais ao tratamento em ambientes ambulatoriais. Nos últimos anos, a subespecialidade de cuidados neuropaliativos evoluiu. Enquanto nos serviços de *hospice* o foco está nos cuidados no fim de vida, os cuidados paliativos podem ser iniciados em qualquer estágio da trajetória da doença e concomitantes ao tratamento neurológico. Essa abordagem paliativa, em neurologia, pode acomodar as crescentes necessidades do paciente e dos cuidadores. Embora as necessidades possam diferir de um paciente a outro e entre as especialidades, independentemente da doença de base, o planejamento antecipado de cuidados e a prestação de cuidados paliativos devem ser iniciados o mais cedo possível, inclusive antes dos episódios de crise, bem antes do fim da vida. Os modelos tradicionais de prestação de cuidados paliativos tendiam a ser prestados quando surgiam necessidades agudas, enquanto as abordagens e as diretrizes atuais incentivam a integração precoce dos cuidados paliativos em conjunto com o envolvimento episódico, à medida que surgem as necessidades (Figura 158.1).

DIRETIVAS ANTECIPADAS DE VONTADE E PLANEJAMENTO DE CUIDADOS

As diretivas antecipadas de vontade (também conhecidas como *testamentos em vida*) são documentos legais que os pacientes preenchem para expressar seus desejos e guiar os representantes de tomada de decisão de saúde designados para direcionar os cuidados de saúde, caso os pacientes sejam incompetentes para tomar essas decisões. Esses documentos apontam um representante de tomada de decisão substituto (procurador de

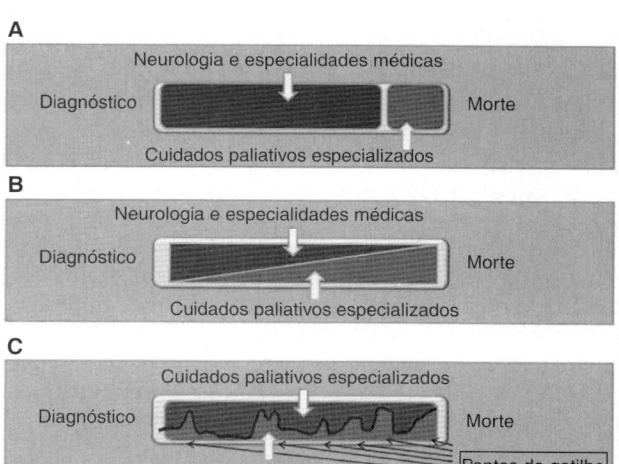

FIGURA 158.1 A. Modelo histórico e menos favorável de envolvimento nos serviços de cuidados paliativos. **B.** Modelo mostrando envolvimento crescente e progressivo nos serviços de cuidados paliativos. **C.** Modelo de envolvimento dinâmico nos serviços de cuidados paliativos seguindo pontos de gatilho específicos. Uma combinação de modelos **B** e **C** estão associadas com mais frequência a resultados favoráveis. Esse gráfico foi reproduzido de Bede P, Hardiman O, O'Brannagain D. An integrated framework of early intervention palliative care in motor neurone disease as a model to progressive neurodegenerative diseases. (De Hogden A, Foley G, Henderson RD, James N, Aoun SM. *J Multidiscip Healthc.* 2017;10:205-215.)

cuidados de saúde ou procuração médica) para tomar as decisões em algum momento, no futuro, e também especificam as preferências de cuidados de saúde do paciente. O processo de criação desse plano de cuidados é chamado de *planejamento antecipado de cuidados* e uma conversação contínua é considerada entre o paciente, os cuidadores e os profissionais de saúde com o objetivo de estender a autonomia do paciente. O conteúdo das diretivas antecipadas de vontade pode ser estritamente focalizado nas decisões, em torno do *status* de código ou nas decisões focalizadas nas ordens de não reanimar (DNR, do inglês *do not resuscitate*), não intubar (DNI, do inglês *do not intubate*), DNR/DNI combinadas, ou determinação para permitir a morte natural. As decisões referentes ao suporte artificial de nutrição e hidratação, incluindo a colocação cirúrgica de tubos enterais para alimentação, na forma de uma gastrostomia endoscópica percutânea ou um tubo de alimentação por meio de jejunostomia endoscópica percutânea, também estão incluídas no planejamento antecipado de cuidados. Mais recentemente, as diretivas antecipadas de vontade adotaram uma abordagem holística, dando suporte a como o paciente gostaria de morrer, incluindo as preferências estéticas e adoção de medidas que visam ao conforto personalizado. A praticidade dessas medidas pode ser dependente da localização e do contexto em que uma pessoa adoece, recursos disponíveis e disponibilidade de outras pessoas para concretizar certos componentes do plano.

As limitações das diretivas antecipadas podem ser (1) o profissional de saúde pode não encontrar instruções que orientem claramente determinadas decisões terapêuticas e (2) o argumento ético de que um indivíduo não é capaz de prever sua própria reação em face de alguma incapacidade. Entretanto, o planejamento antecipado de cuidados e o preenchimento de uma diretiva antecipada estão associados a cuidados mais próximos da preferência do paciente, uso mais intensivo de serviços de *hospice*, uso menos intensivo dos cuidados no fim de vida e relatos de familiares enlutados indicando menos preocupações com as comunicações.

A doença neurológica introduz desafios únicos ao planejamento antecipado de cuidados, particularmente quando alterações cognitivas ou comportamentais significativas são uma parte central da doença ou nas doenças neurológicas pediátricas. Para pessoas com doença neurológica, com doença cerebral progressiva identificada, como os distúrbios neurodegenerativos e os tumores cerebrais, o paciente deve ser envolvido no planejamento antecipado de cuidados o mais cedo possível em razão do comprometimento futuro esperado na tomada de decisão. Isso pode permitir que o paciente forneça informações significativas, oferecendo orientação aos familiares. Mesmo quando a documentação não é preenchida no momento em que as decisões precisam ser tomadas, as discussões realizadas entre os pacientes e a família podem proporcionar importante orientação durante a progressão da doença e em momentos críticos.

Algumas pessoas podem nunca participar das discussões de planejamento antecipado de cuidados, que só pode ser introduzido quando o paciente com doença neurológica pode ajudar a orientar as decisões de tratamento; como no caso de demora em procurar os cuidados ou quando uma doença neurológica é declarada subitamente, como no caso de acidente vascular encefálico ou de um paciente com câncer metastático não identificado que se apresenta em estado epiléptico. Se for evidente que um paciente é incompetente para participar de importantes decisões médicas, como na doença grave, ou diante de um grau moderado de declínio cognitivo, podem surgir preocupações sobre sua capacidade de participar dessas discussões.

Pedidos de manutenção do tratamento de suporte de vida

Vários esforços recentes atuaram no sentido de padronizar a aplicação dos planos antecipados de cuidados, particularmente nos estágios finais da doença e da vida, e nos múltiplos ambientes de cuidados, reconhecendo que as decisões de tratamento crítico são tomadas fora do hospital, onde tradicionalmente os planos de DNR/DNI são concretizados. Desde 1991, as Ordens Médicas para Tratamento de Prolongamento da Vida (POLST, do inglês *Physician Orders for Life-Sustaining Treatment*) começaram como uma iniciativa de traduzir os objetivos de cuidados no fim de vida em ordens médicas, as quais acompanham o paciente nos ambientes de cuidados, sendo um dos objetivos criar segurança jurídica. Os programas POLST foram incentivados na maioria dos estados e se torna uma parte duradoura do registro médico de um paciente. Os programas e as iniciativas, ou simplesmente a renomeação de POLST em certas áreas, incluem as Ordens Médicas para Tratamento de Prolongamento da Vida (MOLST, do inglês *Medical Orders for Life-Sustaining Treatment*; regionalmente no nordeste dos EUA e com foco em DNR/DNI for do hospital), (MOST, do inglês *Medical Orders for Scope of Treatment*; vários estados), Ordens Médicas para o Escopo do Tratamento (POST, do inglês *Physician Order for Scope of Treatment*; vários estados), Ordem de Não Reanimar/Ordens Clínicas para Tratamento de Prolongamento da Vida (DNR/COLST; Vermont), e Ordens Médicas Transportáveis para as Preferências do Paciente (TPOPP, do inglês *Transportable Physician Orders for Patient Preferences*; Kansas e Missouri).

Consentimento informado e tomada de decisão

O conceito de consentimento informado origina-se da noção de que os indivíduos são autônomos. Seres humanos racionais com capacidade de tomar decisões, ou legalmente competentes, estão singularmente qualificados a decidir o que é melhor para eles. Isso também significa que as pessoas devam ter a oportunidade de fazer o que querem, mesmo que isto envolva risco considerável ou que possa ser considerado tolice por outras pessoas. Evidentemente, isso deve ser respeitado apenas quando a decisão do indivíduo não infrinja a autonomia ou o bem-estar de outra pessoa (Tabela 158.1). Quando um paciente não tem capacidade de tomada de decisão, o médico precisa identificar um meio alternativo para orientar as decisões de tratamento. No caso de pacientes que se defrontam às decisões de tratamento, isso também significa que o clínico deve identificar meios alternativos de obter seu consentimento, como ao considerar procedimentos invasivos. As opções nesses casos são as seguintes: (1) buscar um documento de diretriz antecipada, como testamento em vida ou procuração de poderes permanente (para cuidados de saúde) ou (2) na ausência de uma diretriz antecipada, o médico deve procurar a opinião de um representante ou substituto de tomada de decisões autorizado pela lei.

Vários princípios proporcionam orientação para os cuidados, na ausência de representantes de tomada de decisão ou de seus substitutos, ou se o paciente não fornecer essa orientação. O primeiro, o *julgamento substituto*, é o princípio de tomar, pelo paciente, uma decisão que ele teria tomado se fosse capaz. Os representantes de tomada de decisão substitutos autorizados ajudam a tomar a decisão que o paciente não tem capacidade de tomar por si mesmo. Essas pessoas podem ser nomeadas por diretivas antecipadas ou por procuração legal durável

Tabela 158.1 Processo de consentimento informado.

Componentes	Exemplo
Verificar se o paciente tem capacidade de tomar decisões	Esse componente avalia se o paciente entende o procedimento ou exame proposto. A avaliação realizada à beira do leito determina se o paciente pode (1) compreender a informação que lhe foi transmitida; (2) entender sua condição atual e suas consequências; (3) considerar racionalmente as informações à luz dos seus valores pessoais; e (4) reter as informações transmitidas, analisá-las e tomar uma decisão informada
Divulgação completa	Esse componente tem como objetivo explicar os riscos e benefícios, razão de risco/benefício, complicações e alternativas ao procedimento ou exame. Sem essa divulgação, a escolha voluntária e a competência não podem ser exercidas adequadamente
Compreensão	Nesse componente, o avaliador determina se o paciente compreende plenamente os riscos e benefícios, especialmente se a relação risco/benefício é favorável ou não
Escolha voluntária	Nesse componente, o avaliador verifica se há um consentimento informado voluntário. O processo de consentimento informado deve ser orientado pela liberdade de agir voluntariamente, sem forças coercitivas ou influência indevida
Autorização formal	Em algumas jurisdições, é necessário um documento escrito para executar plenamente o procedimento ou exame para o qual foi solicitado consentimento do indivíduo. Isso deve incluir uma descrição da relação risco/benefício e das complicações e alternativas, bem como assinaturas do profissional de saúde, do paciente ou seu representante legal e, em alguns casos, de uma testemunha

(para as decisões de cuidados de saúde), ou como procurador de cuidados, ou um substituto apropriado permitido pela lei jurisdicional. Espera-se que eles tomem as mesmas decisões que o paciente tomaria se sua capacidade estivesse intacta, e normalmente baseiam-se no conhecimento dos valores gerais e preferências do paciente. Há falhas inerentes a essa abordagem relacionadas à capacidade do procurador, que pode não prever com precisão os desejos do paciente, a dificuldade inerente de tomar decisões sérias por outras pessoas também pode tornar os procuradores relutantes em participar do processo de consentimento em qualquer nível. Isso pode aumentar a dependência da experiência do médico, sem levar em consideração todos os riscos e benefícios associados a uma intervenção.

Em segundo lugar, o *princípio do melhor interesse* pode ser aplicado quando faltam outras fontes de planejamento de cuidados e de consentimento. Pode-se invocar uma exceção legal em situações de emergência, na qual está implícito o consentimento de um indivíduo sensato ao tratamento apropriado. A doutrina emergencial do "consentimento implícito" permite que os médicos realizem determinadas intervenções que, se não forem efetuadas em tempo hábil e normalmente em situação de urgência ou emergência, podem aumentar a morbidade e mortalidade. Os requisitos para a aplicação do princípio do melhor interesse em situações de emergência são os seguintes: (1) o tratamento em questão representa o padrão de cuidado usual e costumeiro para a condição a ser tratada; (2) seria claramente deletério ao paciente postergar o tratamento, enquanto se aguarda pelo consentimento explícito; e (3) os pacientes comumente envolvidos tenderiam a consentir com o tratamento em questão, se tivessem a capacidade de fazê-lo. Esse princípio também se aplica aos casos em que o ônus de um tratamento supera os benefícios e a dor das intervenções, que as tornariam desumanas. Apesar das crenças amplamente defendidas em contrário, não é necessário obter consentimento legal antes da interrupção de tratamentos para manter a vida, embora o envolvimento de um recurso de ética local (como o serviço de consultoria hospitalar) possa ser muito útil em algumas situações, particularmente se houver no caso alguma ambiguidade ou preocupações expressas pela família. Uma das desvantagens de usar o *princípio do melhor interesse* é a possibilidade de que o profissional de saúde venha a ser considerado paternalista com base em seu papel inerente de evitar mal ou danos e promover o bem-estar das outras pessoas.

CUIDADOS NO FIM DA VIDA

As doenças neurológicas estão no centro das discussões sobre questões relativas ao fim da vida. Para isso, as conversas sobre o fim de vida devem ser rotineiras entre os profissionais de saúde e os pacientes portadores de doenças neurológicas progressivas. A American Academy of Neurology estabeleceu padrões para determinar o que é morte com base em critérios neurológicos, prever o prognóstico de sobreviventes de parada cardíaca em coma e definir o que é estado vegetativo persistente (EVP). Outras doenças como esclerose lateral amiotrófica (ELA) e doença de Alzheimer têm sido focos de debates quanto ao suicídio assistido por médicos (PAS, do inglês *physician assisted suicide*). Os profissionais de saúde que trabalham em unidades de tratamento intensivo (UTI) neurológico também se deparam com discussões acerca do fim de vida, quando interrompem ou retiram tratamentos de sustentação da vida. Por fim, o diagnóstico pré-sintomático está disponível para enfermidades incuráveis como doença de Huntington, impondo um desafio ético adicional.

Terapias de prolongamento da vida

Além das farmacoterapias para modificar ou estender a vida, dois tratamentos devem ser universalmente considerados no contexto das terapias do fim da vida para os pacientes neurológicos. Estes incluem (1) ventilação mecânica e (2) nutrição artificial e hidratação por meio de alimentação enteral. Essas terapias podem ser empregadas com graus variáveis de incentivo dos médicos e de aceitação dos pacientes, dependendo da doença neurológica. Por exemplo, é muito provável que essas terapias sejam oferecidas a crianças pequenas com doenças neuromusculares graves em razão da idade, capacidades cognitivas intactas e óbvia tensão emocional de se renunciar às terapias de prolongamento da vida em uma pessoa jovem. Em razão do surgimento de terapias de mudança de vida em algumas doenças neuromusculares e doenças anteriormente não tratáveis ou incuráveis, a expectativa de novas terapias modificadoras da doença pode encorajar mais o seu uso.

Na outra extremidade do espectro etário, as terapias de prolongamento da vida são consideradas com mais frequência no contexto de doença neurodegenerativa. No contexto da demência, o tubo de alimentação colocado cirurgicamente como uma medida de manutenção da vida caiu em desuso em grande parte por parte de médicos, pacientes e também cuidadores. Como ocorre na maioria dos casos, as alimentações enterais são introduzidas nos estágios mais avançados da doença, a maioria, mas não todas as famílias reconhecem que a alimentação enteral, na melhor das hipóteses, estende o tempo em que o paciente permanece em estado avançado sem necessariamente melhorar sua qualidade de vida. A alimentação enteral era historicamente oferecida quando surgiam riscos de aspiração, e atualmente se reconhece que os riscos de microaspirações orofaríngeas e pneumonia por aspiração não são significativamente atenuados com a colocação de tubos de alimentação enteral. Além disso, depois de sua colocação cirúrgica, os tubos de alimentação enteral não são isentos de risco, incluindo complicações cirúrgicas, dor e risco da remoção acidental por um paciente agitado ou no processo de movimentar um paciente. O conceito de "alimentação de conforto" surgiu na demência em estado terminal, quando quantidades muito pequenas de alimento são oferecidas à mão, desde que obviamente não causem desconforto. Essa abordagem serve como alternativa à alimentação por tubo e proporciona o conforto de aliviar a fome percebida, quando o se tentou alimentar o paciente, além de abordar a percepção potencial da família de que não fornecer hidratação ou nutrição artificial é equivalente a "não prestar nenhum cuidado". Medidas de suporte à decisão baseadas em vídeos provaram-se úteis nas discussões com os pacientes com demência e com os cuidadores. Mesmo na demência, a ventilação mecânica raramente é necessária, a não ser que tenha ocorrido uma complicação de outra doença.

Em outras doenças neurodegenerativas, como ELA, ou outros distúrbios neuromusculares progressivos, em que as capacidades cognitivas estão preservadas, pode haver maior tendência à oferta de ventilação mecânica e de alimentação enteral como medidas de manutenção da vida. Com o advento de dispositivos de auxílio à comunicação e a importância de tratar os transtornos do humor associados aos cuidados no fim de vida, nessas doenças há o reconhecimento de potencial para um tempo adicional com uma qualidade de vida mensuravelmente boa e não apenas uma extensão da vida.

Tratamentos ineficazes, inadequados e inúteis

Frequentemente, os profissionais de saúde podem deparar-se com situações clínicas nas quais os tratamentos podem ser ineficazes para alcançar determinadas metas. Esses profissionais não sabem se um tratamento aplicado em determinada doença neurológica será eficaz, a menos que seja experimentado. Nesse caso, sempre é melhor realizar uma "tentativa de intervenção" estabelecendo metas razoáveis de cuidado. Esse plano de ação hipotético, concebido como uma árvore de decisão com múltiplos resultados iterativos, pode ajudar a determinar se estas metas podem ser alcançadas com base em reavaliações repetidas e permitindo que o profissional de saúde descubra se o tratamento é ineficaz, ao mesmo tempo que se comunica com os familiares, amigos e representantes legais do paciente. Essa abordagem permitiria à equipe de saúde suspender um tratamento ineficaz, em vez de interromper um tratamento potencialmente benéfico, reduzindo as chances de tratar inadequadamente e evitando dilemas éticos. Ela também permite a consideração de alguns cenários em que os tratamentos podem ser limitados. Por exemplo, em um paciente em que múltiplos agentes quimioterápicos já falharam e está enfrentando complicações frequentes, sérias e irrecuperáveis da doença, pode ser implementado um plano para não serem oferecidas novas terapias, mas permitindo tratamentos contínuos desde que não afetem negativamente a qualidade de vida do paciente.

Alguns outros tratamentos podem ser considerados inadequados ou desaconselháveis. Esses tratamentos caracterizam-se pela probabilidade extremamente reduzida de alcançar a meta pretendida; por serem mínima ou potencialmente benéficos, mas extremamente dispendiosos; e por seus benefícios duvidosos ou controvertidos. Por fim, alguns outros tratamentos podem ser rotulados como inúteis. Ainda existem controvérsias quanto à definição médica de inutilidade, mas, em geral, as intervenções médicas inúteis não atendem a qualquer propósito significativo, independentemente de quantas vezes sejam repetidas. Por essa razão, uma intervenção médica inútil é aquela para a qual existe conhecimento *de facto* de que não alcançará o resultado pretendido. As características de um tratamento inútil são que a intervenção não tem bases fisiopatológicas, que a intervenção já se mostrou ineficaz no paciente em questão e que ocorrem efeitos indesejáveis, apesar do tratamento em intensidade máxima. Felizmente, os tratamentos inúteis, inadequados ou desaconselháveis são raros, mas constituem casos muito complicados sob a perspectiva ética, porque conflitam com os valores do paciente, dos seus substitutos legais, dos profissionais de saúde e da sociedade em geral. Por essa razão, a resolução desses conflitos exige uma análise ética conscienciosa e um processo imparcial, que geralmente envolve uma equipe multiprofissional e uma resolução de conflito bilateral ou compartilhada.

Interrupção e remoção de medidas terapêuticas para sustentação da vida

Quando se trata de interromper ou remover intervenções médicas, as questões éticas não podem ser resolvidas adequadamente, a menos que se leve em consideração a probabilidade de vários prognósticos. Para obter uma visão equilibrada do impacto das decisões terapêuticas e da incapacidade esperada no paciente, isto requer a compreensão da doença em questão e uma abordagem por equipe multiprofissional. Moralmente, pode não existir qualquer diferença entre interromper e remover tratamentos de manutenção da vida. Contudo, os pacientes, as famílias e os profissionais de saúde têm opiniões firmes e divergentes. Alguns podem sentir-se confortáveis com as duas situações, outros podem ficar à vontade apenas quando se trata de decidir não iniciar um tratamento, mas alguns podem sentir-se desconfortáveis em decidir quando interromper este tratamento. De acordo com Miller e Truog, "O que distingue interromper de remover é que, no primeiro caso, o profissional desencadeia a consequência fatal, que é diferente de simplesmente permitir que ela continue sem que a intervenção seja interrompida". A diferença entre interromper e remover pode gerar sentimentos de relutância, mas é moralmente irrelevante e pode ser perigosa. Sob o ponto de vista legal, as cortes norte-americanas têm aderido ao conceito de que não existe diferença entre interromper e remover. Ambas são decisões médicas, que pressupõe o dever de informar ao paciente ou seu representante legal.

Morte, morrer e cuidados paliativos

De acordo com a Organização Mundial da Saúde (OMS), saúde em seu sentido mais amplo é definida como "um estado de completo bem-estar físico, mental e social, não simplesmente a inexistência de doença ou debilidade". Como algumas vezes é difícil alcançar esse "estado" no fim da vida, os pacientes que sofrem de doenças neurológicas terminais também devem ter acesso aos tratamentos que tenham em mente objetivos diferentes: aliviar a dor e o sofrimento.

Nos últimos meses a semanas de vida são considerados pelos serviços de *hospice*, e os pacientes podem não ser elegíveis para esses serviços, a não ser que haja uma estimativa razoável de que a morte ocorra nos 6 meses subsequentes. Foram desenvolvidos preditores clínicos para as doenças neurológicas com duração potencialmente longa e, algumas vezes, imprevisível nas fases graves da doença, incluindo demência e ELA. Os objetivos primários são: aliviar o sofrimento dos pacientes e focalizar a qualidade de vida. Os serviços de *hospice* podem ser prestados em vários lugares, como em um hospital, unidade independente de *hospice*, casa de repouso ou, cada vez mais, em domicílio. Embora a maioria das pessoas expresse seu desejo de morrer em casa, na verdade, relativamente poucos morrem nessas condições, e muitos morrem em hospitais ou instituições de longa permanência.

Embora os pacientes com doença neurológica e suas famílias empreguem cada vez mais os serviços de *hospice*, seu uso permanece incompleto. Os fatores associados ao encaminhamento para serviços de *hospice* incluem o conforto do médico em discutir os eventos terminais com um intervalo antecipado suficientemente longo, a dificuldade para determinar o prognóstico e a disponibilidade de recursos, inclusive financeiro e de pessoal (p. ex., a capacidade dos familiares de assumirem o papel de cuidadores, se não houver disponibilidade de cuidados contínuos). Várias iniciativas incentivaram o planejamento antecipado de cuidados, incluindo ampla aceitação dos documentos legais gratuitos ou de baixo custo disponíveis para o planejamento antecipado de cuidados.

O controle da dor é um aspecto importante dos cuidados paliativos. Durante os cuidados paliativos, algumas intervenções destinadas a controlar a dor são moral e eticamente aceitáveis e podem ter resultados previsíveis, embora não pretendidos e indesejáveis; a moralidade da ação depende da moralidade do resultado pretendido, não do que não era almejado. Várias condições precisam ser preenchidas (1) a intervenção a ser realizada precisa ser moral ou eticamente aceitável ou, ao menos, neutra; (2) o efeito favorável não deve depender do efeito indesejável ou deletério; e (3) o efeito favorável deve ser suficiente para justificar o risco de obter um resultado indesejável. Embora não seja intenção dos serviços de *hospice* apressar a morte, esse princípio permite administrar analgésicos e sedativos suficientes para manter o paciente confortável, mesmo que o tratamento não prolongue sua vida. O princípio do *efeito duplo* é a base do programa de cuidados paliativos (Tabela 158.2).

Em determinadas condições, o ônus de uma doença neurológica no fim de vida pode ser maior que se esperava. Alguns pacientes podem não obter alívio adequado dos sintomas, mesmo com os cuidados paliativos, que geralmente incluem doses crescentes de opioides. Com base na definição proposta por Broeckaert e Nunez-Olarte, "sedação paliativa é a administração intencional de sedativos em doses e combinações necessárias para deprimir a consciência de um paciente terminal, quanto seja necessário para aliviar adequadamente um ou mais dos seus sintomas refratários". Em geral, isso é conseguido com o uso de benzodiazepínicos, propofol e barbitúricos. O objetivo é obter alívio dos sintomas incontroláveis, quando os outros cuidados paliativos convencionais falharam. O Conselho de Assuntos Éticos e Judiciais da American Medical Association

Tabela 158.2 Protocolo de cuidados paliativos durante a renúncia às medidas de sustentação da vida.

Etapas	Procedimentos
Pré-interrupção do TSV	• Tenha encontros com os representantes legais e familiares para conversar sobre a interrupção dos TSV • Quando o paciente estiver consciente, envolva-o nessa discussão • Prepare-se para conversar sobre outros assuntos, como doação de órgãos • Estabeleça um intervalo de tempo e necessidades adicionais: cuidados pastorais etc. • Documente um plano e a discussão no prontuário médico • Converse com a equipe médica • Revise os TSV que devem ser interrompidos (respirador, fármacos,* líquidos IV ou enterais, nutrição parenteral ou enteral, marca-passos, BBIA, TSR, coletas de sangue etc.)
Sedação/analgesia	
• Lorazepam	• Se estiver em uso, mantenha a infusão presente se o paciente estiver confortável, depois administre doses intermitentes com o mesmo intervalo. A dose pode ser aumentada em 25 a 50% OU • Inicie o tratamento com doses intermitentes de 2,5 a 10 mg IV. As doses podem ser repetidas a cada 15 min, se for necessário OU • Inicie a infusão contínua com dose de 2,5 a 5,0 mg/hora
• Morfina	• Se estiver em uso, mantenha a infusão presente se o paciente estiver confortável; em seguida, administre doses intermitentes com o mesmo intervalo para atenuar sinais de sofrimento. A dose pode ser aumentada em 25% OU • Inicie doses IV intermitentes de 10 mg e inicie infusão de 5 a 7 mg/hora. Se houver desconforto, repita as doses intermitentes a intervalos iguais aos da dose de infusão e aumente a taxa de infusão em 25 a 50%
• Fentanila	• Se estiver em uso, mantenha a infusão presente se o paciente estiver confortável; em seguida, administre doses intermitentes a 25 a 50% da dose horária e aumente em 25% OU • Inicie doses intermitentes de 25 a 100 μg IV e inicie a infusão com 25 a 100 μg/hora. Se houver desconforto, repita as doses intermitentes a 50% da dose de infusão por hora e aumente a taxa de infusão em 25 a 50%
Interrupção do TSV	• Ajuste a analgesia-sedação de forma a que não haja sofrimento, antes de interromper o TSV (ver itens anteriores) • Reduza ou elimine os alarmes e monitores • Desconecte os monitores cardíacos • Desconecte outros dispositivos de monitoramento (cateteres arteriais ou de PIC etc.) • Desligue o oxigênio suplementar • Remova os cateteres e os tubos de alimentação enteral (se houver) • Aspire e controle as secreções, se for necessário
Depois da morte	• Informe aos familiares e seus representantes legais quanto à hora exata da morte • Permita que os familiares e a equipe médica fiquem ao redor do paciente • Permita que os familiares vejam o paciente depois de morto, se eles quiserem • Ajude a tomar decisões depois da morte do paciente e a preencher os documentos pertinentes • Documente a morte no prontuário

*Os medicamentos que podem ser continuados para proporcionar conforto são, por exemplo, antiepilépticos (crises epilépticas), antieméticos (raro) e cuidado oral local ou cutâneo (cremes de glicerina etc.). BBIA, bomba de balão intra-aórtico; IV, via intravenosa; PIC, pressão intracraniana; TSR, tratamento de substituição renal; TSV, terapia de manutenção da vida.

demonstrou seu apoio ao uso da sedação paliativa no fim da vida quando: (1) os pacientes estão nos estágios terminais de sua doença e espera-se que morram em pouquíssimo tempo; (2) os tratamentos convencionais não conseguiram controlar os sintomas; (3) o paciente ou seus representantes legais forneceram consentimento; (4) uma equipe multiprofissional de especialistas já avaliou os sintomas do paciente; (5) a sedação paliativa não será usada unicamente para atenuar as experiências existenciais (ansiedade, depressão, sentimentos de isolamento etc.); e (6) ela não será usada intencionalmente para provocar a morte do paciente.

Em geral, a sedação paliativa é limitada ao contexto da unidade de cuidados intensivos ou das unidades destinadas a atender a este propósito. Alguns especialistas em questões éticas argumentaram quanto à diferença entre sedação paliativa e eutanásia. A diferença está no conceito de intenção e na ocasião em que o procedimento é realizado. A sedação paliativa é administrada para obter alívio dos sintomas durante o processo de morrer (último recurso), quando as outras medidas são infrutíferas e exclusivamente nos pacientes moribundos.

Recusa de tratamento, suicídio medicamente assistido e eutanásia

A recusa de um paciente competente em receber tratamento deve ser interpretada em um contexto de cuidados mais amplo, e cada vez mais se reconhece que esta não é necessariamente um suicídio. Em 1983, a Comissão Presidencial para Estudo dos Problemas Éticos em Medicina e Pesquisa Biomédica e Comportamental publicou seu relatório intitulado *Deciding to Forego Life-Sustaining Treatment* (Decisão de Renunciar ao Tratamento de Sustentação da Vida, em tradução livre). A conclusão dessa comissão foi que as decisões acerca dos cuidados de saúde, inclusive a recusa ou a renúncia ao tratamento de sustentação da vida, cabe finalmente ao paciente competente e é exercida com base na longa tradição do país com procedimentos de consentimento informado. Por outro lado, a recusa ou a renúncia aos tratamentos por parte dos substitutos legais em lugar de pacientes incompetentes, que ainda estão conscientes, é ética e legalmente permissível, contanto que existam declarações escritas ou de acordo com os "desejos conhecidos quanto ao prolongamento da vida". Quando não existem esses requisitos, o processo de decisão é baseado no melhor interesse do paciente.

Vários países, assim como alguns estados dos EUA, legalizaram o PAS. Apesar de não ser universal, muitas localizações que permitiram o PAS, requerem que os pacientes tenham ao menos 18 anos, ser capaz de comunicar-se sobre questões relativas aos cuidados de saúde e ter o diagnóstico de uma doença terminal com expectativa de vida de 6 meses ou menos (confirmada por dois médicos independentes). No contexto de PAS, um médico pode prescrever o fármaco a ser usado pelo paciente com a finalidade de se suicidar. Entretanto, pelo menos nos EUA, o médico pode não administrar realmente esse fármaco. As doenças neurológicas trazem problemas ao SMA. Alguns pacientes podem ser incompetentes e incapazes de dar consentimento no momento da administração do fármaco pretendido, mesmo tendo sido competentes ao expressar anteriormente os seus desejos. Outros pacientes podem perder a capacidade de usar as mãos quando têm doenças dos neurônios motores (inclusive ELA). Nesses casos, os próprios pacientes não conseguem preencher a prescrição e tomar o fármaco; outra pessoa precisa ajudá-los fisicamente e isto poderia ser considerado como eutanásia e é ilegal nos EUA. O PAS continua a ser um tópico altamente discutido com crescente aceitação pública.

Quando, em atendimento à solicitação de um paciente, um médico administra um fármaco letal por injeção ou outros meios, o ato é entendido como eutanásia, que é ilegal nos EUA. Com a eutanásia, o profissional de saúde tem a intenção de causar a morte do paciente. Ao fazer isso, ele escolhe o tipo de fármacos e as doses letais com base em todas as medidas objetivas. Nesse processo, o profissional de saúde administra os fármacos e provoca inconsciência e parada cardíaca. Apenas quando o resultado é alcançado, o profissional de saúde pode concluir que a intervenção foi bem-sucedida. Isso contrasta com o objetivo da sedação paliativa e dos cuidados paliativos, nos quais a intenção é aliviar sintomas intratáveis por outras medidas ("princípio do efeito duplo", conforme detalhado anteriormente neste capítulo).

O público em geral, os médicos e as cortes de justiça têm encontrado dificuldade em diferenciar entre recusa ou descontinuação do tratamento (que são medidas legais) e suicídio assistido e eutanásia, que são ilegais, pelo menos nos EUA. A diferença entre SMA e eutanásia é a mais controvertida de todas. No momento, nos EUA, cuidados paliativos e sedação paliativa são permissíveis, mas o PAS fica a critério dos estados. Em algumas áreas onde a eutanásia é legal, outros estudos sugeriram que seu uso, ao menos em parte, está relacionado a cuidados paliativos inadequados.

Outros problemas neurológicos com óbito

As doenças neurológicas geralmente são pouco reconhecidas como contribuintes imediatos para o óbito, ou mesmo quando reconhecidas podem não ser consideradas como tal. A acurácia das causas neurológicas de morte é altamente variável, conforme se depreende pelas certidões de óbito, sendo a demência a menos considerada. Nos múltiplos estudos norte-americanos, essas discrepâncias podem ser mais aparentes entre os grupos de minorias raciais-étnicas, e provavelmente refletem muitas questões de cuidados de saúde, que vão desde a disponibilidade de informações acuradas até o acesso apropriado à assistência para o estigma de certas doenças.

Os processos que envolvem a doação de órgão e tecido, geralmente, são padronizados em ambientes de cuidados de saúde e permanecem relevantes para muitas pessoas com doença neurológica não transmissível. Para complementar os programas de doação há programas de pesquisa de tecidos, mas raramente estes são discutidos antes ou no momento da morte. Embora as necropsias tenham se tornado cada vez mais raras no século passado, importantes iniciativas de pesquisa cresceram e estão em andamento para melhor compreensão da doença neurológica assim como do envelhecimento neurológico normal. Os repositórios de necropsias de cérebro e medula espinal, inestimável para descobertas na doença neurodegenerativa, e outras iniciativas de pesquisa estão em andamento nos EUA para cobrir um espectro mais amplo de idade e doença. Foram implementadas redes de referência de pesquisa nos EUA, apoiando múltiplos grupos neurológicos e têm ajudado a reduzir barreiras geográficas para a participação na pesquisa, inclusive após a morte. As discussões sobre doação de tecido neurológico devem ser incentivadas como parte das discussões do planejamento antecipado de cuidados, particularmente se os pacientes tiverem experiência ou expressarem interesse em pesquisa ou em outros programas de doação de órgão.

CONCLUSÃO

As questões debatidas neste capítulo estão entre as mais controversas atualmente. Não é fácil chegar a um consenso, mas os conceitos têm mudado e as práticas atuais provavelmente também serão alteradas. Hoje em dia, o controle da dor e os cuidados paliativos vieram a conhecimento da opinião pública e são alternativas eficazes ao suicídio assistido. A documentação do valor preventivo dos cuidados paliativos é um desafio a todos os profissionais envolvidos. Mudanças das leis podem ser esperadas, mas não a curto prazo.

LEITURA SUGERIDA

Bar B, Creutzfeldt CJ, Rubin MA. Palliative care in the neuro-ICU: perceptions, practice patterns, and preferences of neurointensivists. *Neurocrit Care*. 2020;32(1):302-305.

Beauchamp TL, Childress JF. *Principles of Biomedical Ethics*. New York, NY: Oxford University Press; 2009.

Bernat JL. *Ethical Practice. Ethical Issues in Neurology*. 3rd ed. Philadelphia, PA: Lippincott Williams & Wilkins; 2008:24-48.

Billings JA, Block SD. Slow euthanasia. *J Palliat Care*. 1996;12:21-30.

Bomba PA, Kemp M, Black JS. POLST: an improvement over traditional advance directives. *Cleve Clin J Med*. 2012;79(7):457-464.

Broeckaert B. Palliative sedation, physician-assisted suicide, and euthanasia: "same, same but different"? *Am J Bioeth*. 2011;11:62-64.

Broeckaert B, Nuñez Olarte JM. Sedation in palliative care: facts and concepts. In: Ten Have H, Clark D, eds. *The Ethics of Palliative Care: European Perspectives*. Buckingham, United Kingdom: Open University Press; 2002:166-180.

Commission on Aging With Dignity. *"Five Wishes:" An Easy Advance Directive Promotes Dialogue on End-of-Life Care*. Tampa, FL: Commission on Aging With Dignity; 1997.

Creutzfeldt CJ, Kluger B, Kelly AG, et al. Neuropalliative care: priorities to move the field forward. *Neurology*. 2018;91(5):217-226.

Creutzfeldt CJ, Longstreth WT, Holloway RG. Predicting decline and survival in severe acute brain injury: the fourth trajectory. *BMJ*. 2015;351:h3904.

Detering KM, Hancock AD, Reade MC, Silvester W. The impact of advance care planning on end of life care in elderly patients: randomised controlled trial. *BMJ*. 2010;340:c1345.

Enck RE. Drug-induced terminal sedation for symptom control. *Am J Hosp Palliat Care*. 1991;8:3-5.

Enck RE. Terminal sedation. *Am J Hosp Palliat Care*. 2000;17:148-149.

Fins JJ, Bernat JL. Ethical, palliative, and policy considerations in disorders of consciousness. *Neurology*. 2018;91(10):471-475.

Fleck LM, Hayes OW. Ethics and consent to treat issues in acute stroke therapy. *Emerg Med Clin North Am*. 2002;20:703-715, vii-viii.

Ganzini L, Block S. Physician-assisted death—a last resort? *N Engl J Med*. 2002;346:1663-1665.

Gostin LO. Deciding life and death in the courtroom. From Quinlan to Cruzan, Glucksberg, and Vacco—a brief history and analysis of constitutional protection of the 'right to die.' *JAMA*. 1997;278:1523-1528.

Hogden A, Foley G, Henderson RD, James N, Aoun SM. Amyotrophic lateral sclerosis: improving care with a multidisciplinary approach. *J Multidiscip Healthc*. 2017;10:205-215.

Howland J. Questions about palliative sedation: an act of mercy or mercy killing? *Ethics Medics*. 2005;30:1-2.

Integrating palliative care into neurological practice. *Lancet Neurol*. 2017;16(7):489.

Kluger BM, Vaughan CL, Robinson MT, Creutzfeldt C, Subramanian I, Holloway RG. Neuropalliative care essentials for the COVID-19 crisis. *Neurology*. 2020;95(9):394-398.

Kottow M. The battering of informed consent. *J Med Ethics*. 2004;30:565-569.

Kummer HB, Thompson DR. *Critical Care Ethics*. Mount Prospect, IL: Society of Critical Care Medicine; 2009.

Louw SJ, Keeble JA. Stroke medicine-ethical and legal considerations. *Age Ageing*. 2002;31(suppl 3):31-35.

Luchins DJ, Hanrahan P, Murphy K. Criteria for enrolling dementia patients in hospice. *J Am Geriatr Soc*. 1997;45(9):1054-1059.

Lyons-Warren AM. Update on palliative care for pediatric neurology. *Am J Hosp Palliat Care*. 2019;36(2):154-157.

Martello J, Buchhalter J, Das RR, Dubinsky R, Lee E, Anderson W. Quality improvement in neurology: universal neurology quality measurement set: executive summary. *Neurology*. 2019;92(9):418-426.

Miller FG, Truog RD. Withdrawing life-sustaining therapy: allowing to die or causing death? In: Miller FG, Truog RD, eds. *Death, Dying, and Organ Transplantation*. New York, NY: Oxford Press; 2012:1-25.

Miller RG, Jackson CE, Kasarskis EJ, et al. Practice parameter update: the care of the patient with amyotrophic lateral sclerosis: drug, nutritional, and respiratory therapies (an evidence-based review): report of the Quality Standards Subcommittee of the American Academy of Neurology. *Neurology*. 2009;73(15):1218-1226.

Mitchell SL, Kiely DK, Hamel MB, Park PS, Morris JN, Fries BE. Estimating prognosis for nursing home residents with advanced dementia. *JAMA*. 2004;291(22):2734-2740.

Mitchell SL, Mor V, Gozalo PL, Servadio JL, Teno JM. Tube-feeding in US nursing home residents with advanced dementia, 2000–2014. *JAMA*. 2016;316(7):769-770.

National Commission for the Protection of Human Subjects of Biomedical and Behavioral Research. The Belmont Report: ethical principles and guidelines for the protection of human subjects of research. U.S. Department of Health and Human Services Web site. http://www.hhs.gov/ohrp/humansubjects/guidance/belmont.html. Accessed July 20, 2011.

Oliver DJ, Borasio GD, Caraceni A, et al. A consensus review on the development of palliative care for patients with chronic and progressive neurological disease. *Eur J Neurol*. 2016;23(1):30-38.

Pace A, Dirven L, Koekkoek JAF, et al.; for European Association of Neuro-Oncology palliative care task force. European Association for Neuro-Oncology (EANO) guidelines for palliative care in adults with glioma. *Lancet Oncol*. 2017;18(6):e330-e340.

Palecek EJ, Teno JM, Casarett DJ, Hanson LC, Rhodes RL, Mitchell SL. Comfort feeding only: a proposal to bring clarity to decision-making regarding difficulty with eating for persons with advanced dementia. *J Am Geriatr Soc*. 2010;58(3):580-584.

Phillips J, Wendler D. Clarifying substituted judgement: the endorsed life approach. *J Med Ethics*. 2015;41(9):723-730.

President's Commission for the Study of Ethical Problems in Medicine and Biomedical and Behavioral Research. *Deciding to Forego Life-Sustaining Treatment: A Report on the Ethical, Medical, and Legal Issues in Treatment Decisions*. Washington, DC: U.S. Government Printing Office; 1983.

Pritchard RS, Fisher ES, Teno JM, et al. Influence of patient preferences and local health system characteristics on the place of death. SUPPORT Investigators. Study to understand prognoses and preferences for risks and outcomes of treatment. *J Am Geriatr Soc*. 1998;46:1242-1250.

Rabkin JG, Albert SM, Tider T, et al. Predictors and course of elective long-term mechanical ventilation: a prospective study of ALS patients. *Amyotroph Lateral Scler*. 2006;7(2):86-95.

Robinson MT, Holloway RG. Palliative care in neurology. *Mayo Clin Proc*. 2017;92(10):1592-1601.

Sokol LL, Young MJ, Paparian J, et al. Advance care planning in Parkinson's disease: ethical challenges and future directions. *NPJ Parkinsons Dis*. 2019;5:24.

Stavroulakis T, McDermott CJ. Enteral feeding in neurological disorders. *Pract Neurol*. 2016;16(5):352-361.

Stein J. The ethics of advance directives: a rehabilitation perspective. *Am J Phys Med Rehabil*. 2003;82:152-157.

Sudore RL, Lum HD, You JJ, et al. Defining advance care planning for adults: a consensus definition from a multidisciplinary Delphi panel. *J Pain Symptom Manage*. 2017;53(5):821-832.e1.

ten Have H, Welie JV. Palliative sedation versus euthanasia: an ethical assessment. *J Pain Symptom Manage*. 2014;47:123-136.

van der Steen JT, Lennaerts H, Hommel D, et al. Dementia and Parkinson's disease: similar and divergent challenges in providing palliative care. *Front Neurol*. 2019;10:54.

Veldink JH, Wokke JH, van der Wal G, Vianney de Jong JMB, van den Berg LH. Euthanasia and physician-assisted suicide among patients with amyotrophic lateral sclerosis in the Netherlands. *N Engl J Med*. 2002;346:1638-1644.

Volandes AE, Paasche-Orlow MK, Barry MJ, et al. Video decision support tool for advance care planning in dementia: randomised controlled trial. *BMJ*. 2009;338:b2159.

World Health Organization. *Constitution of the World Health Organization. Basic Documents*. 45th ed. Geneva, Switzerland: World Health Organization; 2006.

Worldwide Hospice Palliative Care Alliance. *Global Atlas of Palliative Care at the End of Life*. London, United Kingdom: Worldwide Hospice Palliative Care Alliance; 2014.

Wright AA, Zhang B, Ray A, et al. Associations between end-of-life discussions, patient mental health, medical care near death, and caregiver bereavement adjustment. *JAMA*. 2008;300(14):1665-1673.

Índice Alfabético

A

Abalos hípnicos, 1250, 1251
Abetalipoproteinemia, 859, 1468
Abolição dos reflexos posturais, 924
Abordagem(ns)
- à criança com atraso
- - do desenvolvimento da linguagem, da cognição ou das habilidades acadêmicas, 1505
- - motor, 1502
- assíncronas, 12
- de treinamento para desenvolver capacidades, 12
- descendente, 25
- e estratégias para melhorar a prestação de cuidados neurológicos em nível mundial, 10
- sincrônicas, 12
Abscesso
- bacteriano, 165
- cerebral, 642, 1187
- epidural espinal, 650
Abstinência alcoólica, 1372, 1373
Abulia, 318
Acatisia, 109
- aguda, 894, 895, 897
- tardia, 894, 896
Acesso
- a cuidados médicos, 6
- global aos cuidados neurológicos, 8
- global limitado aos recursos diagnósticos e terapêuticos para doenças neurológicas, 10
- venoso, 137
Acetato de glatirâmero, 763, 764, 1359
Acetilcolina, 858
Acidente com relâmpagos, 1418, 1419
Acidente vascular encefálico, 4, 21, 190, 734, 1172, 1356, 1384, 1663, 1667
- agudo, 135
- álcool e, 1377
- cardioembólico, 316
- cardiogênico, 1605
- cerebelar, 882
- criptogênico, 1602
- de causa indeterminada, 316
- em recém-nascidos, 1426
- genético ou metabólico, 1609
- hemorrágico, 424
- isquêmico, 139, 1357, 1603
- - agudo, 143, 230, 313, 1257
- - - diagnóstico, 320
- - - epidemiologia, 313
- - - fisiopatologia, 313
- - - manifestações clínicas, 317
- - etiologia do, 315

- - na infância, 1606
- - perinatal, 1597, 1598, 1599
- - na infância, 1604
- outras causas de, 317
- pediátrico, 1597
- perinatal, 1433, 1597
- profilaxia
- - e tratamento do, 525
- - primária de, 415, 416
- - primordial para, 415
- - secundária de, 415, 418
- prognóstico do, 330
Ácido
- acetilsalicílico, 145
- fólico, 1347
- gama-aminobutírico, 858
Acidúria(s)
- glutária (tipo 1), 859
- l-2-hidroxiglutárica, 1464
- metilmalônica, 860
- orgânicas, 1463
- propiônica, 860
Acinesia, 106
Acondroplasia, 1337
Aconselhamento genético, 308
Acromegalia, 1046, 1279
Actigrafia, 277
Acuidade visual, 32, 80, 268
Adalimumabe, 816
Adenoma
- hipofisário, 161, 162, 1280
- produtor de corticotropina, 1281
- sebáceo, 1540
- secretor de GH, 1281
- secretor de tirotrofina, 1281
Adenovírus, 712
Administração de contraste iodado, 191
Adrenalite autoimune, 1284
Adrenoleucodistrofia, 1285, 1481, 1482
Adrenomieloneuropatia, 1285
Afasia
- de Broca, 317
- de condução, 29
- de Wernicke, 317
- epiléptica adquirida, 1507
- expressiva, 29
- global, 29
- progressiva primária, 508
- receptiva, 29
- tipos de, 29
Afeto pseudobulbar, 753, 765
Afundamento cerebral pós-craniotomia, 1200
Agentes
- antiadrenérgicos, 1373
- etiológicos do abscesso cerebral, 643

Agonistas
- do receptor 5-hidroxitriptamina1B/1D (triptanas) e derivados do esporão de centeio, 549
- do receptor 5-HT1F, 550
- do receptor A2A de adenosina, 935
- dopaminérgicos, 934
Agorafobia, 1691, 1694
Agravação de sintomas neurológicos antigos em temperaturas mais altas, 753
Álcool
- e acidente vascular encefálico, 1377
- e câncer, 1377
- metílico, 1401
Alcoolismo, 1370
- crônico, tratamento do, 1379
Alentuzumabe, 762, 763, 1359
Alergia ao contraste, 227
Alicorreia espontânea ou essencial, 1196
Alodinia, 65, 582
Alphavirus (encefalite equina), 704
Alprazolam, 49
Alteração(ões)
- da dinâmica mitocondrial, 1533
- eletrodiagnósticas na lesão de nervos periféricos, 479
- espongiforme/microvacuolização, 513
- histopatológicas associadas à Covid-19, 708
Altura do passo, 125
Alucinações
- hípnicas, 1247
- visuais detalhadas, 514
Alucinógenos, 1383, 1397
Alumínio, 1403
Amamentação, 1355
Amantadina, 933
Amaurose fugaz, 316, 333
Ambliopia, 1374
- alcoólica, 1376
Amiloidose, 1231
Amiotrofia
- bibraquial, 956
- diabética, 998
- neurálgica, 976
Amnésia
- alcoólica, 1371
- global transitória, 632
- pós-traumática, 451
- pré-traumática, 451
Amplitude de envelope, 256
Analgesia, 65, 448
Análise(s)
- cromossômica por microarranjo (*microarray*), 311
- da marcha, 272

- do líquido cefalorraquidiano, 286, 287, 516, 638, 786, 880
- - e exames de neuroimagem na covid-19, 707
- - laboratorial, 102

Anamnese
- baseada em problemas, 19
- como fazer uma, 15
- neurológica, 14
- uma etapa crucial ao diagnóstico apropriado da cefaleia, 71

Anaplasmose, 658
- granulocítica humana, 655

Anatomia
- da medula espinal, 148
- da pupila e pálpebra, 79
- e fisiologia da cefaleia, 543
- vascular, 150

Andromedotoxina do rododendro, 1404
Anemia, 361, 1290
- e transfusão em pacientes neurológicos hospitalizados e em estado crítico, 1290
- falciforme, 1607

Anestesia, 65
Anestésicos, 61
Aneurisma(s)
- cerebrais, 228
- fusiformes ou dolicoectásicos, 364
- íntegros, 228
- intracranianos, 72
- macroscópicos, 364
- micótico, 364

Anfetaminas
- de prescrição, 1397
- planejadas, 1397

Angiite
- primária do sistema nervoso central, 383
- relacionada com beta-amiloide, 386

Angioedema, 324
Angiografia, 223
- cerebral, 358
- de subtração digital, 184

Angiomatose encefalotrigeminal, 1543
Angiopatia
- amiloide cerebral, 424
- pós-varicela, 1602

Angioplastia, 421
Angiorressonância magnética, 199
Angiotomografia computadorizada, 184, 321
Ângulo do pé, 125
Anomalias
- cromossômicas, 1487
- específicas do tubo neural, 1439

Anormalidade(s)
- cardíacas, 421
- citológicas do líquido cefalorraquidiano, 290
- da composição lipídica da membrana mitocondrial interna, 1527
- da dinâmica mitocondrial, 1529
- da eletroencefalografia nas principais síndromes epilépticas, 240
- da membrana pós-sináptica, 1023
- da tradução mitocondrial, 1528
- do DNA, 1487
- do líquido cefalorraquidiano
- - em diversas meningites, 288

- - nas doenças inflamatórias e desmielinizantes, 289
- do metabolismo ósseo, 465
- do receptor de acetilcolina, 1023
- eletroencefalográficas associadas ao *delirium*, 93
- pupilares, 175

Ansiedade, 828
- e doença neurológica, 1693

Antagonistas
- do receptor
- - de peptídeo relacionado com o gene da calcitonina (CGRP), 551
- - NMDA, 1397
- dos canais de sódio, 587
- dos receptores dopaminérgicos, 550

Anti-hipertensivos, 350
Anti-histamínicos, 49
Anti-inflamatórios não hormonais, 549
Antibióticos, 449
Anticoagulação, 421
Anticolinérgicos, 49, 933, 1384, 1396
Anticonvulsivantes, 1373
Anticorpos
- autoimunes, 1012
- monoclonais, 551, 1166

Antidopaminérgicos para tratar coreia, 913
Antieméticos, 49
Antiepilépticos, 448, 588, 1091
- doses e dados farmacocinéticos, 612

Antiglutamatérgicos, 913
Antimuscarínicos, 933
Antiplaquetários, 141, 350
Antipsicóticos, 1373, 1673
Antraz, 662, 665
Apixabana, 141
Aplicações neurológicas da PET e SPECT, 209
Apneia
- central, 1249
- do sono, 1248
- mista, 1249
- obstrutiva, 1249

Apoplexia hipofisária, 1281
Apraxia
- da abertura palpebral, 844, 850
- da marcha, 318
- de abertura ocular, 925

Aquisição e análise de dados do monitoramento multimodal, 306
Arbovírus, 699
Área postrema, 1264
Arenavírus, 711
Arranjos de polimorfismos de nucleotídio único, 1489
Arsênico, 995, 1403
Artefatos de ressonância magnética, 199
Artéria(s)
- carótida interna, 318
- cerebral
- - anterior, 318
- - média, 318
- - posterior, 318, 319
- de Percheron, 319

Arteriopatia
- cerebral
- - autossômica dominante com infartos subcorticais e leucoencefalopatia, 412

- - focal, 1601
- falciforme, 1602
- moyamoya, 1605

Arterite
- de células gigantes, 74, 386, 545
- de Takayasu, 387
- temporal, 386, 545

Articulações de Charcot, 984
Artropatia de Charcot, 984
Asfixia perinatal, 1428
Aspergilose, 673, 674, 675, 678, 741
Assinergia, 109
Assistente social, 1719
Associação de caminhada e atividade motora ou cognitiva, 129
Astrocitoma(s), 1078, 1618, 1630
- anaplásico, 1080
- cerebelares, 1630
- da medula espinal, 1635
- de alto grau, 1632
- de baixo grau, 1630
- difuso, 1079
- pilocítico, 1078
- recorrente, 1083

Astrocitopatia autoimune associada à proteína fibrilar glial ácida, 798
Astrócitos, 1265, 1618
Ataque isquêmico transitório, 85, 333, 334
- vertebrobasilar, 55

Ataxia, 109, 875
- adquiridas, 875, 881
- associada(s)
- - à disfunção de canais iônicos, 887
- - à intolerância ao glúten, 882
- - a mutações de moléculas de transdução de sinais, 887
- - a repetições não codificadoras, 883
- autossômicas
- - dominantes, 884
- - recessivas, 888, 903
- causada por antígenos acessíveis da superfície celular, 882
- cerebelar, 132, 877, 890, 1158
- - autossômica recessiva, 889
- - com neuropatia axonal sensorimotora, 889
- - com predomínio de neuropatia sensorial, 888
- - idiopática de início tardio, 891
- - paraneoplásica clássica, 882
- - sem neuropatia, 889
- cerebelares causadas por anticorpos contra canais iônicos, 882
- com deficiência de vitamina e, 859
- da marcha, 109
- de Friedreich, 888
- degenerativa, 891
- dos membros, 109
- espástica autossômica recessiva com leucoencefalopatia, 1528
- espinocerebelares, 883, 903
- - tipo 14, 871
- hereditárias, 875, 883, 890
- ligada ao cromossomo x, 890
- mitocondrial, 890
- paraneoplásicas e autoimunes, 882
- poliglutamina causadas por repetições CAG, 883

- progressiva com tremor palatal, 872
- psicogênica, 891
- transitória, 890
Ataxia-telangiectas, 1491, 1504
Atenção, 30, 283
Aterosclerose de grandes artérias, 315
Atetose, 108
Ativação
- de linfócitos T, 785
- e orientação visual da marcha, 125
Ativador de plasminogênio
- intravenoso, 143
- tecidual, 143
- - e condições que simulam acidente vascular encefálico, 144
Atividade(s)
- de flexibilização de metas, 283
- delta rítmica generalizada, 241
- espontânea, 253
- insercional e espontânea, 253
Atraso do desenvolvimento global, 1501, 1507
Atrofia(s)
- de múltiplos sistemas, 132, 891, 941, 945
- dentato-rubro-pálido-luisiana, 871, 903
- muscular
- - espinal, 133, 949, 1491
- - - atípica, 1549
- - - cuidados do paciente com, 1551
- - - da infância, 1548
- - - de tipo I, 1549
- - - de tipo II, 1549
- - - de tipo III, 1549
- - espinobulbar, 958
- - monomélica, 955
- muscular progressiva, 954
- olivopontocerebelar, 941
Audição, 268
Audiograma, 271
Aumento da pressão intracraniana, 1183
Autoimunidade mediada por linfócitos T, 1013
Avaliação(ões)
- clínica
- - da postura, marcha e quedas, 128
- - das cefaleias, 543
- da artéria carótida depois da endarterectomia e colocação de *stents* carotídeos, 215
- da marcha, 129
- da memória, 30
- da reatividade vasomotora cerebral, 221
- do alinhamento ocular, 83
- do *delirium*, 92
- do equilíbrio e da marcha, 129
- do nível de consciência, 29
- do transtorno comportamental associado ao sono REM, 274
- dos distúrbios do ritmo circadiano, 276
- dos sentidos especiais, 268
- e tratamento da cefaleia no setor de emergência, 75
- neurológica
- - e classificação, 461
- - inicial e estabilização, 442
- - secundária, 444
- - sequencial, 447
- neuropsicológica, 280
- sensorial quantitativa, 70

Axonopatia, 295
Axonotmese, 468, 480
Azatioprina, 791, 807, 816, 1018, 1019

B

Bacillus anthracis, 662
Baclofeno, 568
Balismo, 108
Barotrauma
- do ouvido interno, 1423
- do ouvido médio, 1423
Bartonella henselae, 662
Bêbado socado, 431
Benzodiazepínicos, 49, 1373
Beribéri seco, 995
Beribéri úmido, 995
Betainterferonas, 764
Bevacizumabe, 1077
Bexiga neurogênica, 465
Bilharzíase, 692
Biologia da gestação, 1352
Biomarcadores
- da esclerose múltipla, 758
- de doença do espectro da neuromielite óptica, 770
- de mielite transversa, 780
- de síndromes do anticorpo contra glicoproteína do oligodendrócito de mielina, 771
- do ritmo circadiano, 277
- líquidos doença de Huntington, 912
- úteis à avaliação do prognóstico da disfunção cognitiva leve, 491
Biopatologia das mutações do mtDNA, 1521
Biopsia, 170
- de músculo, 123, 956, 1041
- de nervo, 123, 295
- de pele, 70, 296
- de tecido cerebral, 292, 293
- - interpretação neuropatológica da, 293
- de tecido muscular, 294
Blastomicose, 673, 674, 675, 677
Blastomyces dermatitidis, 677
Blefarospasmo, 107, 851
Bloqueadores
- β-adrenérgicos, 1373
- de receptores de dopamina, 945
- de receptores de dopamina e 1-metil-4-fenil-1,2,3,6-tetraidropiridina, 946
- do fator de necrose tumoral, 816
Bloqueio(s)
- de condução, 252
- simpáticos e simpatectomia, 579
Borramento visual, 79, 80, 753
Borreliose, 673, 674, 675
Bortezomibe, 807
Botulismo, 668, 669, 1026
- infantil, 1499
Bradicinesia, 106, 923
Brivaracetam, 615
Brucella
- *abortus*, 662
- *melitensis*, 662
- *suis*, 662
Brucelose, 662, 663
Bunyavírus, 703

C

Cadeira giratória, 272
Cadência, 125
Cãibras, 112
- de escritor, 107
- musculares, 1061
Cálculo, 30
Calosotomia, 619
Caminhada
- de 10 m, 130
- padrão, 129
Caminhar enquanto fala, 130
Campo(s)
- receptivo alterado, 585
- visuais, 32, 269
Camptocormia, 844
Canabidiol, 615
Canabinoide sintético, 1397
Canal(is)
- de cálcio, 584
- de potássio, 584
- de sódio, 584
- espinal congenitamente estreitado, 1213
- iônicos, 584
Canalopatias, 1050
Candidíase, 740
Cannabis, 1675
Capacidade intelectual, 281
Capsaicina, 589
Caracterização de movimentos oculares anormais, 83
Carbamatos, 1398
Carbamazepina, 568, 613
Carmustina, 1077
Cataplexia, 1247
Catatonia, 178
Catatrenia, 1250
Catinona, 1397
Causalgia, 469
Causas oftalmológicas, 86
Cefalalgias autonômicas trigeminais, 553
Cefaleia(s), 19, 71, 190, 543
- desencadeada por
- - frio, 557
- - pressão externa, 557
- diagnóstico, 71
- em salvas, 553
- hípnica, 557
- lancinante primária, 557
- numular,
- persistente e diária nova, 558
- pós-traumática, 558
- primária desencadeada
- - por atividade sexual, 557
- - por esforço físico, 556
- - por tosse, 556
- primárias, 72, 543, 556
- - que causam dor facial, 572
- - *versus* secundárias, 72
- secundária, 543, 544
- - causas de, 72
- sinais de alerta, 72
- tipo tensional, 553
Cegueira monocular transitória, 316
Células
- de Cajal-Retzius, 1444

- de Purkinje, 876
- ependimárias, 1619
Cenobamato, 616
Cérebro, 1277
Cetoacidose alcoólica, 1376
Choques elétricos, 1418
Chumbo, 996, 1402
Ciclo da marcha, 124
Ciclofosfamida, 807, 816, 1018
Ciclosporina A, 1018, 1299
Cicutoxina, da cicuta, 1404
Ciliopatias, 1451
Cinesia paradoxal, 925
Cintilografia cerebral, 184
Circuitos
- cerebelares, 876
- motores, 825
Cirrose, 1310, 1311
Cirurgia(s)
- de *bypass* gástrico, 995
- estereotáxica, 1094
- minimamente invasiva, 352
Cisticercose, 742
Cistos
- coloides, 1629
- epidermoides, 1627
- pineais, 1130
Citologia do líquido cefalorraquidiano, 290
Citomegalovírus, 717, 739
Cladribina, 762, 764
Clevidipina, 351
Clobazam, 615
Clonazepam, 49
Clopidogrel, 420
Clostridium
- *botulinum*, 668, 669, 1026
- *tetani*, 668, 670
Coagulação normal, 1305
Cobalamina, 1344
Cocaína, 1397, 1666
Coccidioidomicose, 673, 674, 675, 677, 740
Coexistência de depleção de DNA mitocondrial e deleções múltiplas de DNA mitocondrial, 1530
Cognição, 1515
- de ordem superior, 31
Coleta de amostras de sangue, 137
Colocação
- de espirais, 228
- - auxiliada por balão, 229
- - auxiliada por *stents*, 229
- de *stents* carotídeos, 421
Coluna cervical, 1207
Coma, 172
- causado por
- - doença cerebral difusa ou metabólica, 178
- - lesões estruturais infratentoriais, 178
- - síndromes de herniação supratentorial, 176
- induzido por pentobarbital, 1190
Comparação
- dos diâmetros pupilares de cada olho, 83
- dos nervos ópticos de cada lado com base no diâmetro pupilar, 83
Compensação e recuperação, 1715
Complacência, 298
Complexo
- de esclerose tuberosa, 1594

- de Parkinson-demência-esclerose lateral amiotrófica de Guam, 947
- esclerose tuberosa, 1540
Complicações
- agudas do traumatismo cranioencefálico, 449
- cardiovasculares da lesão neurológica, 1258
- cerebrais dos procedimentos cardiológicos, 1255
- da angiografia, 227
- da hemorragia subaracnóidea aneurismática, 359
- da terapia do câncer, 1162
- das síndromes tóxicas causadas por drogas, 1384
- de trombólise, 324
- do acidente vascular encefálico, 328
- do local de acesso, 227
- geniturinárias, 465
- gerais após a colocação de *shunt*, 1180
- neurológicas
- - da cirurgia bariátrica, 1349
- - da imunoterapia, 1166
- - da quimioterapia, 1164
- - da radioterapia, 1162
- - do transplante
- - - de células-tronco hematopoéticas, 1167
- - - de órgão, 1365
- - - renal, 1320
- - dos agentes biológicos, 1166
- - dos distúrbios relacionados ao glúten, 1350
- pacientes com meningite bacteriana, 640
- psiquiátricas, 466
- relacionadas com órgãos específicos, 1367
Componentes necessários à prestação de cuidados neurológicos, 8
Comportamento(s)
- de imitação, 318
- de utilização, 318
- noturnos, 1251
- observáveis apenas por outras pessoas, 17
- obsessivo-compulsivos, 827
- patológico, 1264
Compostos
- de piperazina
- - de prescrição, 1397
- - N-substituídos, 1397
- orgânicos voláteis, 1402
- radiofarmacêuticos, 209, 212
Compreensão verbal, 281
Compressão, 150, 154
Comprimento
- da passada, 125
- do passo, 125
Comprometimento
- da coagulação, 1306
- da função plaquetária, 1304
Concentração, 30
- sanguínea de etanol, 1371
Concussão, 428
- cerebral, 437
- relacionada com esporte, 428
Condrodistrofia, 1337
Condroma, 1141
Condrossarcoma, 1139
Configuração da unidade motora, 253, 254

Confirmação de morte encefálica por exames de imagem, 183
Congelamento da marcha, 924
Consentimento informado e tomada de decisão, 1724
Consequências neurológicas da doença gastrintestinal primária, 1332
Construção, 282
Contrações musculares exageradas, 844
Contratura hemifacial parética espástica, 865
Controle
- cerebelar dos movimentos, 876
- da epilepsia durante a gestação, 1354
- da hipertensão arterial grave, 142
- da paralisia cerebral, 1504
- da pressão
- - arterial, 350, 448
- - intracraniana, 445, 1188
- - - elevada ou efeito expansivo sintomático, 142
- da temperatura, 448
- do ciclo celular, 1490
- dos fatores de risco modificáveis, 422
- neural da marcha, 125
Contusões cerebrais, 438
Conversão hemorrágica, 324
Convulsões, 351
Coordenação, 38, 121
Coordenação axial, 38
Cor, 81
Cordão
- medial, 975
- posterior, 975
Cordoma, 1139, 1627
Coreia(s), 108, 900
- autoimunes, 900
- autossômicas dominantes, 903
- causada por outros autoanticorpos, 901
- de causa genética autossômicas recessivas, 902
- de Sydenham forma paralítica da, 111
- e balismo associados às lesões vasculares e estruturais, 901
- gravídica, 1361
- hereditária benigna, 1504
- ligadas ao cromossomo x, 903
Coreia-acantocitose, 902, 1468
Coronavírus, 706
Corpo(s)
- caloso, 1453
- corticobasais, 942
- de Bielschowsky, 1481
- de Lewy, 512, 920
- de Psamoma, 1106
Correção de hiponatremia, 1325
Córtex, 65
Corticoides, 448
- intratimpânicos e orais, 629
Corticosteroides, 463, 1091
Corynebacterium diphtheriae, 668
Covid-19, manifestações clínicas e neurológicas associadas à, 707
Coxiella burnetti, 661, 662
Craniectomia descompressiva, 1190, 1659
Craniofaringioma, 1281, 1626
Craniotomia, 352

Cremes tópicos, 578
Criptococose, 673, 674, 675, 740
Crise(s)
- adrenal, 1285
- convulsivas, 54
- de ausência, 598
- epilépticas, 21, 53, 54, 57, 341, 360, 451, 734, 1316, 1372, 1384, 1667
- - abordagem terapêutica, 58
- - adesão ao tratamento, 623
- - anamnese, 58
- - astática, 597
- - atônicas, 597
- - causas de, 59
- - catameniais, 616
- - classificação das, 593, 596
- - com início indeterminado, 598
- - dependentes da idade não tradicionalmente diagnosticadas como epilepsia, 1583
- - diagnóstico
- - - diferencial, 59
- - - inicial, 58
- - distônica, 844
- - e epilepsias em recém-nascidos e crianças, 1583
- - espontâneas, 59
- - exame físico, 58
- - febris, 1584
- - focais, 596
- - - com perceptividade preservada, 596
- - generalizadas, 597
- - manifestações clínicas de, 54
- - mioclônico-atônicas, 597
- - na gravidez, 1353
- - neonatais, 1431, 1583
- - pós-impacto, 603
- - pós-traumáticas, 602
- - provocada, 59
- - sintomáticas agudas, 59, 605
- - tônico-clônicas, 597
- - tratamento de emergência, 59
- - única, 605
- miastênica, 1021
- não epilépticas psicogênicas, 623
- oculogírica, 111, 844, 895
Cronologia, 16
- da fraqueza muscular, 115
Cryptococcus gattii, 675
Cryptococcus neoformans, 675
Cuidados
- intensivos para acidente vascular encefálico, 326
- médicos, 1719
- neurológicos, 8
- no fim da vida, 1725
- paliativos, 1723
- - e no fim de vida em neurologia, 1722
Custos sociais da encefalopatia associada à sepse, 1267
Cútis marmórea, 1423

D
Dabigatrana, 141, 349
Decaimento, 923
Dedo
- do pé estriatal, 927
- estriatal, 844

Defeitos
- congênitos relacionados ao álcool, 1666
- na manutenção do DNA mitocondrial, 1529
Deficiência(s)
- cognitiva, 521
- da enzima
- - desramificadora, 1480
- - ramificadora, 1480
- de adenosina desaminase, 1466
- de ADH, 1279
- de alfaglicosidase ácida, 1479
- de biotinidase, 859
- de cobalamina, 859
- de cobre, 995
- de coenzima Q10, 859
- de cofator de molibdênio, 860
- de creatina, 1504
- - cerebral (tipo 3), 859
- de descarboxilase de aminoácidos aromáticos, 859
- de dopamina-β-hidroxilase, 1231
- de folato cerebral, 859
- de fosfoglicerato quinase, 1480
- de FSH e LH, 1278
- de GH, 1279
- de GLUT1, 859
- de niacina (ácido nicotínico), 995
- de piruvatodesidrogenase, 860
- de prolactina, 1279
- de semialdeído succínico desidrogenase, 1464
- de tiamina, 995
- de TSH, 1279
- de vitamina, 1343
- - B_1 (tiamina), 1346
- - B_3 (niacina), 1348
- - B_6, 995, 1347
- - B_9, 1347
- - B_{12}, 995, 1344
- - D, 1348
- - E, 995, 1348
- e toxicidade do cobre, 1348
- intelectual, 1505, 1507
- - associada à deleção cromossômica subtelomérica, 1488
- múltipla da desidrogenação de acil-CoA, 1069
- nutricionais, 1343
- ou toxicidade da vitamina A, 1348
Déficit de aprendizagem, 284, 1508
- não verbal, 1505, 1508
- visuoespacial, 1509
Degeneração
- cerebelar, 1374
- - alcoólica, 1375
- combinada da medula espinal, 1344
- corticobasal, 942, 944, 945
- ganglionar corticobasal, 942
- hepatolenticular adquirida, 1312
- nigroestriatal, 941
Deglutição, 924
Delirium, 90, 1673
- causas de, 90
- depois de lesões neurológicas agudas, 93
- diagnóstico, 91
- epidemiologia, 91
- fisiopatologia, 91
- psicótico, 1676

- tratamento, 93
- *tremens*, 1372
- *versus* demência, 93
Demência, 20, 97, 284, 487
- alcoólica, 1377
- autoimune, 798
- causada por disfunção endócrina, 100
- causas
- - estruturais de, 99
- - infecciosas de, 100
- - inflamatórias de, 100
- - metabólicas de, 100
- com corpos de Lewy, 99, 131, 490, 512, 1673, 1675
- - - prodrômica, 515
- da diálise, 1319
- da doença de Parkinson, 947
- do pugilista, 431
- frontotemporais, 99, 131, 506
- neurodegenerativas, 99
- - menos comuns, 99
- por diálise, 1403
- vascular, 99, 131, 521, 523
- *versus*
- - déficit cognitivo leve, 98
- - *delirium*, 98
- - depressão, 98
Dengue, 699
Densidade intraepidérmica das fibras nervosas, 296
Dependência
- física, 1381
- psíquica, 1381
Depressão, 765, 828
Depuração de amônia, 1316
Derivação
- circulatória, 229
- endolinfática, 628
Derivados da catinona, 1397
Dermatomiosite, 1030, 1036
Desafios
- ao comportamento de buscar cuidados de saúde, 10
- do tratamento de doenças neurológicas, 9
Descargas
- de espícula-onda contínuas durante o sono lento, 1591
- ectópicas, 583
- epileptiformes, 607
- mioquímicas, 254
- miotônicas, 254
- neuromiotônicas, 254
- periódicas generalizadas, 241
- repetitivas complexas, 254
Descorticação, 174
Descrições, 27
Desenvolvimento
- cerebelar, 1615
- e malformação
- - da fossa anterior, 1451
- - do sistema nervoso, 1438
- neurocomportamental, 1666
Desequilíbrio, 45
Desfiladeiro torácico, 975
Deslocamento de heteroplasmia, 1532
Desmame da ventilação mecânica, 1273

Desnutrição, 1343
Despertares confusionais, 1252
Desramificação, 1264
Desvio pronador, 118
Detecção,
- aquisição e exibição do sinal, 209
- de atividade epiléptica, 305
Deterioração neurológica, 328
Diabetes
- insípido, 1279
- melito, 416, 423, 1283
Diagnóstico diferencial, 14
Diâmetro e função das pupilas, 83
Diásquise, 176
Diazepam, 49
Dieta, 416
Difenidramina, 49
Diferenças socioculturais na interpretação da doença, 6
Diferenciação
- entre demência com corpos de Lewy e demência associada à doença de Parkinson, 513
- neuronal, 1443
Dificuldades na rotina escolar, 828
Difteria, 668
Dimenidrato, 49
Dimensão(ões)
- de fase, 194
- de frequência, 194
Dimetilaminopropionitrila, 996
Dimetilfumarato, 762, 764
Diplegia
- amiotrófica braquial, 956
- espástica, 1502
Diplopia, 753
- causas supranucleares de, 87
- transitória, 85
Diretivas antecipadas de vontade, 1723
Disautonomia, 519
- familiar, 1233
Discalculia, 1505, 1509
Discectomia
- cervical, 1208
- lombar, 1208
Discinesia(s), 109, 844
- causadas por levodopa, 931
- difásicas, 931
- no pico de efeito, 931
- tardia, 894
- - clássica, 896
Discromatopsia ou dessaturação vermelha, 753
Disdiadocinesia, 109
Disestesia, 582
- descreve, 65
Disfagia, 1270, 1327, 1719
Disfasia, 1505
Disfonia espasmódica, 107
Disfunção(ões)
- aferente/eferente, 89
- autonômica, 437
- - e estabilização da pressão arterial, 463
- cerebral
- - difusa, 240
- - focal, 240
- cognitiva, 451, 514, 765, 766, 914

- - leve, 131, 487
- - - classificação dos tipos de, 488
- - - diagnóstico, 489
- - - epidemiologia, 488
- - - fisiopatologia, 489
- - - manifestações clínicas, 490
- - - prognósticos, 492
- - - tratamento, 492
- da barreira hematencefálica, 1265
- da junção neuromuscular
- - pós-sináptica, 258
- - pré-sináptica, 258
- de armazenamento, 1329, 1330
- do(s) sistema(s)
- - nervoso autônomo, 515
- - neurotransmissores, 1265
- - endócrina, 1643
- - gastrintestinal, 465
- - intestinal, 765
- - miccional, 1329
- - neuroendócrina, 1412
- - sexual, 765
- - feminina, 1331
- - masculina, 1331
- - urinária, 765
- vesical/intestinal, 766, 1719
- visual de ordem superior, 87
Disgenesia cortical, 1450, 1594
Dislexia, 1505, 1508
Dismotilidade
- esofágica, 1328
- intestinal, 1329
Disparidades, 4
Displasia
- cortical, 1450
- cortical focal, 1594
- fibromuscular, 394, 402
- fibrosa, 1142, 1336
- septo-óptica, 1441
Dispositivo(s)
- de aspiração e "saca-rolhas", 325
- de Meniett, 629
- de suporte intraluminar (Pulserider®), 229
- intrassacular Woven Endobridge®, 229
Disreflexia autonômica, 464
Dissecção arterial
- cervical, 74, 328
- craniocervical, 1602, 1605
- traumática, 449
Distonia(s), 107, 842, 914, 924
- adquirida, 846, 852
- bases
- - anatômicas da, 847
- - fisiológicas da, 847
- cervical, 107, 850
- com acumulação de manganês no cérebro, 859
- com oscilações diurnas, 917
- craniofacial, 850
- de ação, 107
- do período "sem efeito", 931
- dos membros, 851
- DYT11, 871
- espástica, 844
- facial, 865
- funcional ou psicogênica, 844

- hereditárias, 853, 859
- idiopáticas, 849
- isolada, 847
- laríngea, 852
- mioclônica, 844
- periférica, 852
- segmentares e multifocais, 852
- sensível à L-dopa, 859, 917
- tardia, 844, 847, 894, 896
- tarefaespecífica, 844
- tronculares, 852
Distonia-parkinsonismo de início rápido, 860
Distorção da visão, 81
Distribuição da fraqueza muscular, 115
Distrofia(s)
- fascioescapuloumeral, 1563
- miotônica congênita, 1566
- muscular(es), 1553
- - congênitas, 1556
- - - com deficiência de merosina, 1557
- - das cinturas e membros, 1567
- - - 1A, 1571
- - - 1B, 1571
- - - 1C, 1571
- - - 1D, 1571
- - - 1G à distrofia muscular das cinturas e membros 1H, 1572
- - - autossômicas dominantes, 1571
- - - autossômicas recessivas, 1569
- - - das cinturas e membros D2, 1572
- - de Becker, 1558, 1560
- - de Duchenne, 133, 1558, 1559
- - de Emery-Dreifuss, 1562
- - distais, 1572
- - miotônica, 1565
- - oculofaríngea, 1572
- - recessivas das cinturas e dos membros, 1570
- relacionadas ao COL6, 1557
- simpática reflexa, 65
Distrofinopatias, 1558
Distroglicanopatias, 1558
Distúrbio(s)
- agudos e subagudos da função autonômica, 1227
- associados
- - à acantocitose, 1468
- - a ARX, 1587
- autonômicos, 1227
- autônomos, 117
- cardíacos e pulmonares neurogênicos, 361
- com angiogênese anormal, 1608
- cromossômicos, 1487, 1488
- da coagulação, 1305
- da coordenação associado ao desenvolvimento, 1505
- da fala e deglutição, 924
- da glicosilação, 1024
- da importação das proteínas mitocondriais, 1525
- da indução ventral, 1441
- da junção neuromuscular, 1158, 1499
- da marcha, 124, 127, 766
- - classificação dos, 130
- - de nível alto, 131
- - psicogênico, 131
- da medula espinal, 1202

- da migração dos neurônios corticais, 1445
- da percepção, 1372
- da proliferação neuronal e glial, 1442
- da visão e fala, 117
- das células do corno anterior, 1497
- das funções
  - - autonômicas diagnóstico e tratamento dos, 1232
  - - cerebrais superiores, 1505
- das purinas, 1466
- de estenose da parede vascular, 1608
- de grandes moléculas, 1468
- de manutenção, transcrição e tradução do DNA, 1489
- de pequenas moléculas, 1460
- do desenvolvimento
  - - da linguagem, 1507
  - - intelectual, 1507
  - - mental e motor, 1501
  - - motor, 1501
- do espectro
  - - alcoólico fetal, 1378
  - - da mononeurite óptica mortalidade associada ao, 792
  - - da neuromielite óptica, 783
  - - - associada ao anticorpo AQP4- IgG versus anticorpo GOM-IgG, 788
  - - - versus esclerose múltipla, 787
- do metabolismo
  - - das purinas e das pirimidinas, 1465
  - - de metais, 1466
  - - do cobre, 1466
  - - do ferro, 1467
  - - do glicogênio, 1066
  - - dos aminoácidos, 1461
  - - dos carboidratos, 1478
  - - dos lipídios, 1068
- do movimento, 20, 735, 818, 913, 1159, 1361
  - - pós-traumáticos, 452
- do processo de germinação, 1454
- do sistema nervoso central com rigidez muscular, 1059
- do sono, 514, 519, 828, 1227, 1241
- do tecido conjuntivo, 1609
- dolorosos faciais, 562
- dos eritrócitos, 1290
- dos leucócitos, 1295
- dos movimentos, 111
- dos neurotransmissores, 1504
- eletrolíticos, 1318
- endócrinos e metabólicos, 1191
- específicos do sono, 1243
- hidreletrolíticos, 361
- linfoproliferativos pós-transplante, 1295
- lisossômicos e distúrbios associados de grandes moléculas, 1468
- motores voluntários, 914
- musculares, 1500
- neurocognitivo associado ao HIV, 732
- neurológicos e os sistemas gastrintestinal e geniturinário, 1331
- paraneoplásicos que afetam os olhos, 1159
- paroxísticos, 593
- plaquetários, 1301
- temporomandibulares, 566
- trombofílicos, 1609
- visuais, 79

Ditanas, 550
Divisão normal do prosencéfalo, 1441
Doença(s)
- adquiridas causadas por príons, 538
- adrenal, 1284
- aguda causada pela radiação, 1408
- arterial coronariana, 465
- associada ao gene *C9orf72*, 903
- causadas por príons, 527
- cerebrovasculares, 313
- cortical e subcortical, 1332
- da arranhadura do gato, 664
- da artéria carótida extracraniana, 231
- da dura máter, 1110
- da junção neuromuscular, 1011
- da medula espinal, 20, 1192
- da substância branca, 201
- - evanescente, 1477
- da urina de xarope de bordo, 860
- das glândulas paratireoides, 1287
- de Addison, 1284
- de Alexander, 1476
- de Alzheimer, 99, 131, 495, 871, 1673
  - - bases genéticas da, 496
  - - diagnóstico, 499
  - - epidemiologia, 495
  - - fisiopatologia, 496
  - - manifestações clínicas, 499
  - - prognóstico, 504
  - - tratamento, 503
- de arranhadura de gato, 662
- de Bassen-Kornzweig, 859
- de Behçet, 169
- de Binswanger, 406
- de Canavan, 1464
- de Charcot-Marie-Tooth, 1003, 1006
- de corpos de poliglicosana do adulto, 1480
- de Creutzfeldt-Jakob, 871
  - - familiar, 536
  - - forma esporádica da, 529
  - - iatrogênica, 540
  - - variante, 538
- de Cushing, 1046, 1279
- de depósito
  - - de colestanol, 1472
  - - de poliglicosana, 1480
  - - do glicogênio, 1478
- de descompressão, 1421
  - - tipo 2, 1423
- de enxerto-*versus*-hospedeiro, 1299, 1301
- de Eulenburg, 1054
- de Fabry, 1470
- de Farber, 1472
- de Gaucher, 1471
  - - neuronopática do adulto, 1471
  - - tipo I (do adulto), 1471
  - - tipo II (neuronopática infantil), 1471
  - - tipo III (neuronopática juvenil), 1471
- de Gerstmann-Sträussler-Scheinker, 536
- de Huntington, 132, 907
  - - - símile tipo 1, 903
  - - - símile tipo 2, 903
- de Jean-Martin charcot, 949
- de Kawasaki, 388
- de Kennedy, 958
- de Kinsbourne, 872

- de Kugelberg-Welander, 1549
- de Lafora, 1480
- de Lhermitte-Duclos, 1629
- de Lyme, 682, 994
- de Lytico-Bodig, 947
- de Marchiafava-Bignami, 1377
- de Ménière, 626
- de Menkes, 1467
- de Moyamoya, 403
- de Niemann-Pick, 860, 1471
  - - infantil, tipo A, 1471
  - - tipo C, 1472, 1504
- de Paget, 1142, 1335
- de Parkinson, 132, 917, 929
- de Parkinson idiopática, 1361
- de Pelizaeus-Merzbacher, 1477, 1504
- de Refsum, 1481, 1483
- de Sturge-Weber, 380
- de Sydenham, 900
- de Von Economo, 921
- de Werdnig-Hoffmann, 1549
- de Whipple, 169, 666
- de Willis-Ekbom, 834
- de Wilson, 860, 1349, 1466
- desmielinizante, 19
  - - e inflamatórias, 749
- do disco intervertebral, 1202
- do espectro
  - - da neuromielite óptica, 768, 769
  - - de Zellweger, 1482
- do neurônio motor, 735
- dos discos
  - - cervicais, 1205
  - - lombares, 1204
- dos nervos periféricos, 974, 983
- dos neurônios motores, 949
- dos núcleos da base sensível à biotina-tiamina, 859
- dos vasos de pequeno calibre, 523
- encefálicas, 284
- endócrinas, 1277
- epidural por câncer metastático, 1153
- falciforme, 219, 1291
- genéticas causadas por príons, 535
- hematológicas, 1290
  - - e do tecido conjuntivo, 1192
- hepática, 1310
- hipofisárias (pituitárias), 1277
- mitocondriais, 1069
- moyamoya, 1411
- neuroimunes do sistema nervoso central, 749
- neurológica
  - - causadas por parasitos, 686
  - - crônicas, 5
  - - manifestações gastrintestinais de, 1327
  - - manifestações sexuais da, 1331
  - - manifestações urinárias de, 1329
  - - na gravidez, 1352
- neuromusculares, 949
- ósseas, 1335
- peroxissomais, 1481
- pulmonar, 465
- relacionadas ao DNA mitocondrial, 1525
- renal, 1318
- sem pulsos, 387
- tireoidiana, 1281

- transmitidas entre seres humanos, 666
- vascular
- - cerebral, 200
- - encefálica, 1319
Dominância lateral, 16
Dopamina, 858
Doppler
- colorido, 214
- transcraniano, 218, 219
- - na detecção de estenose intracraniana, 220
Dor, 65, 68, 117, 464, 765, 766
- causada por distúrbios temporomandibulares e problemas dentários ou orais, 565
- craniofacial, 76
- facial, 71
- - atípica, 77
- - causada por anormalidades dos pontos de contato da mucosa intranasal, 564
- - causada por doenças dos seios paranasais, nariz e orelhas, 562
- - idiopática, 571
- - - persistente, 571
- lombar, 19
- na estenose cervical ou lombar, 1213
- neurálgica, 76
- neuropática, 65, 582
- nociceptiva, 582
- radicular, 1204
- tardia, 894
Dormência, 65, 67
Dorsalgia, 68
Drenagem
- cirúrgica de emergência do hematoma, 142
- ventricular, 352
- - externa, 300
Dreno ventricular externo, 142
Drogadição, 1381
Drogas
- inalatórias, 1383
- que causam dependência, 1381
Duração, 16

E

Eclâmpsia, 1355
Ecodoppler, 214
- das artérias vertebrais, 217
Eculizumabe, 791, 1020
Edema
- cerebral, 350, 438, 1183, 1191, 1313, 1314, 1408
- - da altitude elevada, 1188
- - generalizado, 1186
- - global e lesão encefálica precoce, 360
- - granulocítico, 1187
- - isquêmico, 1185
- - citotóxico, 1184
- de papila, 86
- intersticial (hidrocefálico), 1185
- iônico, 1184
- osmótico, 1185
- pulmonar neurogênico agudo, 1258
- vasogênico, 1183
Edoxabana, 141
Efedrina, 1397
Efeito(s)
- adversos
- - dos fármacos antiepilépticos, 611

- - farmacológicos, 1661
- crônicos da imunossupressão, 1368
- da disfunção respiratória na lesão neurológica, 1270
- de realce de brilho em T2, 1185
- diversos, 1385
- fetais, 1385
- limiar, 1522
- neurocognitivos as sequelas neuropsicológicas da radiação, 1413
- neurológicos adversos do tratamento farmacológico da infecção pelo HIV, 745
- pré-natais e perinatais do abuso de substâncias, 1666
- tóxicos dos fármacos, 1366
Efgartigimode, 1021
Eixo microbioma-intestinocérebro e doença neurológica, 1333
Elaboração de conceitos e raciocínio, 283
Elementos fundamentais
- da anamnese, 15, 16
- do exame psiquiátrico, 31
Eletriptana, 550
Eletrodos
- concêntricos, 253
- monopolares, 253
Eletroencefalografia, 237, 341, 607, 801
- anormal, 238
- contínua, 305
- de *back-averaging*, 869
- normal, 237
Eletroencefalograma, 184
Eletrofisiologia, 987
- visual, 84
Eletromiografia, 250, 1207
- de agulha, 253
- de fibra única, 258
Eletronistagmografia, 271
Eletrorretinografia, 269
Elevação da perna esticada, 42
Eliminação dos compostos deletérios, 1533
Emaranhados neurofibrilares, 498
Embolia gasosa arterial, 1423
Empiema subdural, 648
Enalaprilato, 351
Encefalite(s), 1157
- associada aos distúrbios do espectro da neuromielite óptica ou mielite, 800
- autoimune, 796
- causada por anticorpo antirreceptor de NMDA, 798
- de Rasmussen, 870, 1593
- do sarampo, 709
- do tronco encefálico, 797
- do vírus do herpes simples, 714
- e abscesso, 157
- e meningite autoimunes, 794
- letárgica, 921
- límbica, 797
- não límbicas, 798
- neonatal do vírus do herpes simples 2, 715
- por anticorpo contra receptor $GABA_A$, 800
- viral, 165, 1187
Encefaloceles, 1440
Encefalomielite progressiva com rigidez e mioclonia, 798

Encefalomiopatia(s)
- mitocondriais, 1520
- neurogastrintestinal mitocondrial, 1530
Encefalopatia(s), 1314
- aguda, 1163, 1164
- - por chumbo, 1402
- associadas
- - a CDKL5, 1590
- - a GNAO1, 1586
- - a KCNQ2, 1586
- - a SCN2A, 1590
- - a SCN8A, 1590
- - à sepse, 1262
- - a STXBP1, 1586
- - ao vírus da imunodeficiência humana, 1662
- autoimune soronegativa para imunoglobulina g neural, 800
- e *delirium*, 1366
- epilépticas e do desenvolvimento genéticas em recém-nascidos e lactentes, 1586
- hepática, 1310
- - clinicamente aparente, 1312, 1313
- - fulminante, 1187
- - mínima, 1312
- - persistente, 1312
- hipoxicoisquêmica, 337, 339, 341, 1426, 1428
- infantil com mancha vermelho-cereja, 1469
- mioclônica precoce, 240, 1585
- pós-traumática crônica, 428, 431
- progressiva com rigidez e mioclonia, 872
- pulmonar, 1192
- subaguda, 1164
- urêmica, 1318
Encerramento exagerado, 584
Endarterectomia, 421
Endocardite
- de Libman-Sacks, 410
- marântica, 410
- trombótica não bacteriana, 410
Endocrinopatia, 1566
Enfermeiro de reabilitação, 1717
Enoxaparina, dalteparina, 141
Enterovírus, 696
- 70 e 71, 698
- D68, 697
Entorpecimento, 65
Envenenamento
- por ciguatera, 1403
- por estricnina, 1401
- por mariscos, 1404
- por monóxido de carbono, 1401
Enxaqueca, 545, 1359
- basilar, 55
- tratamento, 547
- - no setor de emergência, 75
Ependimoma, 163, 1619, 1639
Epidemiologia global das doenças neurológicas, 1
Epilepsia(s), 238, 284, 593, 1157
- aspectos psicossociais e psiquiátricos, 622
- associadas a malformações cerebrais, 1594
- atreladas à idade e tradicionalmente diagnosticadas como síndromes de epilepsia em recém-nascidos e crianças, 1585

- autoimune, 798
- benignas em recém-nascidos e lactentes, 1585
- classificação das, 593, 596, 598
- com ausências mioclônicas, 1593
- com crises
- - mioclônico-atônicas, 1591
- - tônico-clônicas generalizadas isoladas, 1593
- da infância
- - com crises focais migratórias, 1590
- - com descargas epileptiformes centrotemporais, 1592
- de ausência
- - juvenil, 601, 1593
- - na infância, 240, 601, 1592
- dependente de piridoxina, 1593
- do lobo
- - frontal, 600, 601
- - temporal, 599
- em comparação à população geral, indivíduos com TEA, 1516
- em recém-nascidos e crianças, 1583
- em salvas associada a PCDH19 em pacientes do sexo feminino, 1591
- familiar benigna
- - infantil, 1585
- - neonatal-infantil, 1585
- focal, 599
- - idiopática benigna da infância, 240, 1591
- generalizadas, 598
- - idiopáticas da infância, 1592
- genética com crises febris *plus*, 1590
- mioclônica(s)
- - familiar aguda benigna, 870
- - juvenil, 240, 601, 1593
- - progressivas, 1594
- na gravidez, 1353
- neonatal familiar benigna, 1585
- occipital idiopática da infância tipo *Gastaut*, 602
- parcial contínua, 603, 865, 870
- pós-traumática, 451, 602
- relacionada com a localização, 240
- tratamento da, 605
Episódios
- psicóticos outras causas de, 1674
- semelhantes ao ave, 1609
Equipe multiprofissional, 1717
Erliquiose, 658
- granulocítica humana, 655
- monocítica humana, 655
Erros inatos do metabolismo, 1459
- como causas de crises epilépticas e epilepsia em neonatos e crianças, 1593
Escala(s)
- Bedside Shivering Assessment, 342
- de avaliação dos reflexos tendíneos profundos, 40
- de equilíbrio de Berg, 130
- de graduação de Spetzler-Martin, 377
- de inteligência Wechsler para adultos, 281
- de mobilidade orientada por desempenho de Tinetti, 130
Escassez de movimentos, 923
Esclerose
- difusa, 1478
- lateral amiotrófica, 949, 950, 953

- - critérios diagnósticos da, 954
- - e demência frontotemporal, 952
- - primária, 955
- múltipla, 749, 1332, 1358
- - pediátrica, 767
- - tratamento dos sintomas da, 765
- - tumefativa, 169
Escopolamina, 49
Esfíncter esofágico inferior, 1328
Espasmo(s)
- epilépticos, 598
- hemifacial, 864, 865
- infantis, 602
- tônicos, 753
Espasticidade, 37, 466, 764, 765
Especificidade
- de atividade, 108
- de sexo, 18
Espectro da esquizofrenia, 1672
Espectroscopia
- no infravermelho próximo, 303
- por ressonância magnética, 204
Espondilite anquilosante, 1338
Espondiloartropatias, 1211
Espondilose, 1211, 1212
Esquistossomose, 692
Esquizofrenia, 1670, 1673
Estabelecimento de metas de exame neurológico, 25
Estabilidade dos passos, 125
Estabilização
- cardiovascular, 154
- da coluna vertebral, 153
- da função mitocondrial, 914
- na unidade de tratamento intensivo do doador de órgãos em potencial, 185
- pós-traumática, 463
- respiratória, 153
Estado(s)
- confusional e *delirium*, 172
- de hipercoagulabilidade, 1307
- de mal epiléptico, 58, 61
- - resistente, 61
- - titulação do tratamento do, 306
- emocional, 283
- mental, 68, 118
- - alterado, 1385
- - minimamente consciente, 180, 451
- - vegetativo, 172, 180
- - persistente, 451
Estágios da doença de Alzheimer, 488
Estenose
- cervical, 1213, 1214
- congênita, 1213
- da carótida, 417
- - critérios ultrassonográficos, 215
- do canal
- - de Guyon no punho, 980
- - espinal cervical e lombar, 1211
- - medular, 957
- e obstrução intracranianas, 219
- lombar, 1213, 1215
Estereognosia, 68
Estereotipias, 108
Estigmas sociais relacionados com doenças neurológicas, 9

Estilo de vida, 519
Estimativa de impacto da doença, 2
Estimulação
- cerebral profunda, 284, 621, 861, 918, 937
- do nervo vago, 620
- magnética, 250
- - transcraniana, 259
- - - de pulso único, 260
- - - repetitiva, 260
- neural repetitiva, 257
Estímulo palmar, 39
Estratégia(s)
- de intervenção endovascular para aneurismas, 228
- de testagem, 312
Estreptomicina, 629
Estresse
- mental, 265
- oxidativo, 914
Estridor de pacientes com atrofia sistêmica múltipla, 111
Estudo(s)
- da condução neural, 250, 1207
- - e eletromiografia, 256
- - sensorial e motora, 250
- do sono, 273
- imunofluorescente, 296
- radiográficos, 1214
Estupor e coma, 21, 172
Etanol, 1371, 1373
Evolução, 16
Exacerbações, 17
Exame(s)
- cardiológicos, 419
- clínico geral, 28
- com base na National Institutes of Health Stroke Scale, 137
- da função motora, 37
- da sensibilidade, 40, 69, 120
- da visão, 268
- das estruturas externas, 82
- de imagem, 123
- - com biomarcadores, 103
- - da densidade sináptica, 212
- - de perfusão, 211
- - do cérebro, 607
- - do metabolismo
- - - de dopamina, 210
- - - de glicose, 210
- - para amiloide, 211
- - para proteína tau, 211
- - para transportador de dopamina, 516
- de neuroimagem, 70, 103, 419, 516, 732
- - estruturais, 516
- - funcionais, 516
- - para amiloide, 516
- diagnósticos o teste diagnóstico mais útil para pacientes com vertigem, 49
- do estado mental, 28, 82, 101
- do fundo de olho (por oftalmoscopia direta), 33
- do LCR, 732
- do sistema visual, 80
- dos nervos cranianos, 32
- físico do paciente, 28
- hematológicos, 419

- laboratoriais
- - de sangue, 102
- - para trombose venosa cerebral, 370
- motor, 69
- neurológico, 25, 68, 84, 1515
- - como ajudar seu paciente durante o, 26
- - dirigido, 173
- - geral, 101
- oftalmológicos, 82
- - complementares, 84

Exaustão pós-ativação, 258
Excesso
- de GH, 1279
- de TSH, 1280

Execução da marcha, 127
Exercícios físicos, 416
Expansão de repetição de polinucleotídios e antecipação, 310
Expectativa(s)
- de vida, 3
- - ajustada por saúde, 3
- quanto à avaliação neuropsicológica, 285

Exposição
- à cocaína na infância, 1667
- a compostos tóxicos, 284
- pós-natal ao álcool, 1666

Extensão de tumores malignos para a base do crânio, 1139

F

Facilitação pós-exercício, 258
Fadiga, 765
Falência de múltiplos órgãos, 1313
Falhas
- da composição lipídica da membrana mitocondrial interna, 1524
- da dinâmica mitocondrial, 1524
- da manutenção mitocondrial, 1524
- da tradução do ácido ribonucleico mitocondrial, 1523
- nas políticas e nas diretrizes nacionais de saúde neurológica, 10
- no acesso global aos cuidados neurológicos, 8

Farmacologia dos antiepilépticos, 612
Fármacos, 284
- antiepilépticos, 609
- - interrupção do tratamento com, 616
- antipsicóticos, 1672
- canabinoides, 832
- de reversão para hemorragia intracerebral associada à anticoagulação, 348
- não opioides, 577
- parenterais, 75
- que atuam nas vias
- - colinérgicas, 858
- - dopaminérgicas, 858
- - gabaérgicas, 858
- que permitem reduzir o uso de corticoides, 1019

Fasciculações, 254
- benignas, 957
Fase de sono
- atrasado, 1251
- avançado, 1251
- irregular e não cadenciado, 1251

Fatores
- atenuantes, 17
- atenuantes e agravantes, 17
- de crescimento, 1618
- de transcrição, 1440
- psicológicos que afetam outras condições médicas, 1709

Febre, 361
- de Tsutsugamushi, 660
- maculosa causada por riquétsias, 655
- Q, 661, 662

Fechamento do tubo neural, 1439
Felbamato, 615
Fenciclidina, 1384
Fenilcetonúria, 1462
Fenitoína, 568, 613, 1433
Fenobarbital, 1433
Fenocópias, 311
Fenômeno(s)
- da ponta da língua, 925
- de Lhermitte, 753
- de Uhthoff, 753, 754

Fenomenologia(s)
- hipercinéticas, 107
- genética, 310

Feocromocitoma, 1286
Ferro, 1349
Festinação da marcha, 924
Fibra(s)
- aferente primária, 253
- musgosas, 876
- trepadeiras, 876

Fibrilação atrial, 417
Fibrose
- pós-irradiação, 1412
- sistêmica nefrogênica, 195

Fingolimode, 762, 764, 1359
Física da ressonância magnética, 193
Fisiologia do sono normal, 1241
Fisioterapeuta, 1717
Fisioterapia, 576, 589, 862
Fístula(s)
- arteriovenosas durais, 232, 377
- carotídeo-cavernosa, 449
- da medula espinal, 1224
- de líquido cefalorraquidiano, 449

Flavivírus, 699
Fleborressonância magnética, 199
Flexibilização de metas, 283
Fluxo sanguíneo cerebral, 1272
Fluxometria de difusão térmica, 304
Fobia(s)
- específicas, 1692, 1695
- social, 1692

Focos infecciosos de abscessos cerebrais, 642
Folato, 1347
Fondaparinux, 141
Fonoaudiólogo, 1718
Fontes de informação, 15
Força
- de trabalho em atenção básica, 11
- e reflexos, 152
- muscular, 118

Fosfato de tricresil, 996
Fosfenitoína, 1433
Fotografia do fundo de olho, 84

Fraqueza, 112, 765
- da língua, 972
- muscular
- - central, 113
- - periférica, 114

Fratura(s)
- com afundamento, 436
- da base do crânio, 437
- do crânio, 436
- e osteoporose secundária, 1339
- exposta ou aberta, 436

Frequência
- cardíaca, 137
- de recrutamento, 256

Fumarato de dimetila, 1359
Função(ões)
- da proteína príon, 529
- executiva, 31, 282
- gástrica e geniturinária, 1327
- motora, 283
- visuoespacial, 31

Fusões, 1619

G

Gabapentina, 568, 614
Gabapentinoides, 586
Galactosemia, 859
Gangliocitoma displásico, 1629
Ganglioglioma, 1629
Ganglioneurite, 989
Ganglionopatia sensorial, 67
Gânglios das raízes dorsais, 67
Gangliosidose(s)
- GM1, 1470
- - infantil, 1470
- - - tardia, 1470
- - juvenil e adulto, 1470
- GM2, 1469
- - do final da infância, juvenil e do adulto, 1469

Gasometria, 1271
Gastroparesia, 1329
Gegenhalten, 37
Gene(s)
- *APOE*, 514
- *GBA1*, 514
- *homeobox*, 1440
- *patched*, 1442
- *SMN*, 1550
- *SMN2*, 1551
- *SNCA*, 514
- *sonic hedgehog*, 1442, 1615

Genética
- do acidente vascular encefálico em crianças, 1608
- mitocondrial, 1521

Gentamicina intratimpânica, 629
Gepantos, 551
Geração das imagens, 194
Geste antagoniste, 107, 844
Glândula(s)
- paratireoides, 1287
- pineal, 1129

Glaucoma, 545
Glicocorticoides, 1019, 1191
Glicogenoses, 1066

Glioblastoma, 1080
Gliomas, 161, 1073, 1074, 1130
- do tronco encefálico, 1634
Gradiente-echo e *spin-echo*, 194
Grafestesia, 68
Granulomatose
- com poliangiíte, 389, 800
- eosinofílica com poliangiíte, 390
Gravidez, 1352
- e amamentação e esclerose múltipla, 766
- e miastenia *gravis*, 1022

H

Hamartomas hipotalâmicos, 1595
Helmintíases, 166
Hemangioblastomas, 380
Hemangioma, 1141
Hemangiopericitoma, 381, 1110, 1642
Hematoma(s)
- epidural, 441
- intracerebral, 439
- subdural, 73, 440
- - agudo, 440
- - crônico, 233, 440
Hemianestesia
- corporal, 44
- vibratória na cabeça, 43
Hemibalismo, 111
Hemicrania
- contínua, 556
- paroxística, 555
Hemicraniectomia, 290
Hemimegalencefalia, 1443, 1595
Hemiparesia, 115, 131
- cruzada, 115
- espástica, 1503
Hemiplegia espástica, 1503
Hemisferectomia, 619
Hemoglobina
- falciforme, 1291
- fetal, 1294
Hemorragia(s)
- associada aos anticoagulantes, 424
- cerebelar, 347
- cerebral, 1358
- intracerebral, 140, 345, 424, 1185
- - causas de, 346
- - diagnóstico, 347
- - epidemiologia, 345
- - fatores de risco, 345
- - fisiopatologia, 347
- - manifestações clínicas, 347
- - profilaxia secundária, 353
- - prognóstico, 353
- - tratamento
- - - cirúrgico, 351
- - - clínico, 348
- - - da fibrilação atrial de pacientes com risco alto de, 424
- intracraniana, 1257, 1294
- - induzida por varfarina, 1306
- - na infância, 1600, 1602, 1604, 1606, 1607
- - perinatal, 1597, 1598, 1599, 1600
- intraventricular, 1172
- parenquimatosa, 438
- periventricular-intraventricular, 1426
- subaracnóidea, 72, 139, 190, 229, 356, 545, 1186
- - aguda, 363
- - aneurismática, 425
- - diagnóstico, 358
- - manifestações clínicas, 357
- - patologia e epidemiologia dos, 356
- - prognóstico, 364
- - tratamento, 361
- - traumática, 442
Hemostasia e reversão da anticoagulação em caráter de emergência, 348
Henipavírus, 708
Heparina
- de baixo peso molecular, 349, 1357
- fracionada, 1357
- não fracionada, 141, 349
Hepatopatia alcoólica, 1376
Herança
- materna, 1522
- mendeliana, 1522
Hereditariedade mendeliana, 1521, 1527
Herniação
- subfalcina, 176
- transtentorial, 176
- - central, 177
- uncal, 176
Herpes-vírus, 712
- humano, 6, 718
Herpes-zóster, 715
- ótico, 969
Hesitação inicial, 924
Heterogeneidade genética, 311
Heteroplasmia, 1521
Heterotopia(s), 1449
- da substância branca, 1449
- em banda, 1447, 1449
- nodulares periventriculares, 1595
- subaracnóideas, 1449
- subependimárias, 1450
Hibridização genômica comparativa por *array*, 1489
Hidralazina, 351
Hidrocefalia, 360, 1132, 1170
- com pressão normal, 947
- comunicante, 1170, 1175
- de pressão baixa, 1179
- de pressão normal, 131
- externa, 1180
- normotensiva, 1177
- obstrutiva, 1170
- - aguda, 1171
- - congênita, 1174
Hidromielia, 1217
Hidroxiureia, 1294
Hiperadrenalismo, 1285
Hiperaldosteronismo, 1286
Hiperalgesia, 65, 582
Hiperamonemia, 1460
- associada ao valproato, 1461
- em crianças de mais idade e adultos, 1461
- neonatal, 1460
Hiperatividade simpática paroxística depois de lesão cerebral aguda, 1236
Hipercapnia, 1269
Hipercolesterolemia, 417
Hipercortisolismo, 1279
Hiperecplexia, 110, 869, 871
Hiperestesia, 65
Hiperexcitabilidade
- dos nervos e músculos periféricos, 1057, 1060
- periférica, 1158
Hiperlipidemia, 423
Hiperostose, 1142
Hiperparatireoidismo, 1046, 1288
Hiperpituitarismo, 1279
Hiperprolactinemia, 1279
Hipersecreção hipofisária, 1124
Hipersensibilidade mediada pela micróglia, 585
Hipersonias, 1245
Hipertensão, 329, 416
- arterial, 422, 424
- intracraniana, 89, 676
- - idiopática, 74, 233, 1191
Hipertermia
- maligna, 1401
- parkinsoniana, 111
Hipertireoidismo, 1045, 1282
Hipervitaminose A, 1348
Hipobetalipoproteinemia, 1468
Hipocinesia, 106
Hipoestesia, 65
Hipoglicemia, 55, 1376
- extrema, 338
Hipoglicorraquia, 289
Hipomelanose de ito, 1546
Hiponatremia, 1321, 1325
- crônica, 1323
- hipovolêmica, 1323
- sintomática aguda, 1323
Hipoparatireoidismo, 1287
Hipoperfusão, 523
Hipopituitarismo, 1277
Hipoplasia pontocerebelar, 1528
Hiporreflexia, 40
Hipotensão, 442
- intracraniana espontânea, 74, 1196
- ortostática neurogênica crônica, 1230
- prolongada, 338
Hipotermia
- após traumatismo cranioencefálico grave, 1658
- *checklist* para, 342
- terapêutica, 341, 1190
Hipotireoidismo, 1045, 1281
- congênito, 1281
Hipotonia
- central, 1495
- em recém-nascidos e lactentes, 1494
- periférica, 1497
Hipoventilação central de início tardio com disfunção hipotalâmica, 1250
Hipoxemia, 1268
Hipoxia, 338, 442
Hipsarritmia, 602, 1586
Histeria, 178
Histiocitomas fibrosos, 1642
Histoplasma capsulatum, 677
Histoplasmose, 673, 674, 675, 677, 741
História
- da doença neurológica atual, 15
- dietética e nutricional, 22
- do paciente, 14

- dos sintomas visuais, 80
- familiar, 23
- neurológica baseada em problemas neurológicos comuns, 19
- ocupacional e viagens, 22
- patológica pregressa, 21, 68
- social, 22

Histórico psiquiátrico, 21
Holoprosencefalia, 1441
Homocistinúria, 859

I

Idade do paciente, 18
IFNB-1α, 763
IFNB-1β, 763
IGIV, 806, 1018
Imageamento de fonte magnética, 247
Imagem(ns)
- de ressonância magnética de perfusão, 205
- em tensor de difusão, 204
- ponderada
- - em difusão, 196
- - em suscetibilidade, 198
- - em T1 e T2, 195

Impacto da encefalopatia associada à sepse
- na sobrevivência, 1266
- no prognóstico de longo prazo, 1266

Impressões, 27
Imprinting genômico, 1487
Imunização
- e esclerose múltipla, 767
- e miastenia *gravis*, 1022

Imunoglobulinas intravenosas, 1020
Imunomodulação, 914
Imunomoduladores, 1020
Imunopatologia mediada, 784
Incapacidade associada ao distúrbio do espectro da neuromielite óptica, 792
Incisura de Kernohan, 177, 440
Incontinência, 1329
- pigmentar, 1545
- - acrômica, 1546

Índice(s)
- de Apgar, 1429
- de marcha dinâmica, 130
- de reatividade pressórica, 300

Indícios de hemorragia, 139
Indução
- de congelamento da marcha, 129
- ventral, 1441

Inebilizumabe, 791
Infarto(s)
- central e penumbra, 314
- cerebelar, 328
- cerebral, 1185
- completo, 315
- da artéria
- - cerebral
- - - anterior, 318
- - - média, 317
- - corióidea anterior, 319
- da medula espinal, 1223
- da zona
- - de fronteira vascular, 319
- - limítrofe interna, 319
- de áreas críticas, 523

- de pequenas artérias, 316
- do território vertebrobasilar, 319
- hemorrágico(s), 523
- - periventricular, 1426
- isquêmicos múltiplos envolvendo vasos calibrosos, 523
- maligno da artéria cerebral média, 327
- superficial da zona de fronteira, 319
- venoso, 1186

Infecção(ões), 150, 154, 1384
- bacterianas, 1299
- - e micobacterianas, 742
- do sistema nervoso, 21
- - central, 634, 1366
- - - e toxinas bacterianas, 655
- fúngicas, 740, 1299
- na cavidade intracraniana, 450
- nos alcoólicos, 1377
- oportunistas, 736, 1320
- - do sistema nervoso central, 1663
- parasitárias, 686, 741
- pelo HIV, 1661
- - em adultos epidemiologia da, 727
- - entre crianças epidemiologia da, 728
- - primária pelo, 728
- por protozoários, 1301
- urinária, 329
- virais, 694, 738, 1300
- zoonóticas, 661

Inflamação, 150, 154
- encefálica, 438
Infliximabe, 816
Infundibulomas, 1120
Infusão intravenosa contínua, 579
Inibição, 283
- de receptor Fc neonatal, 1021
Inibidores
- da calcineurina, 1299
- da quinase do linfoma anaplásico no câncer de pulmão de células não pequenas, 1097
- de acetilcolinesterase, 1017
- de calcineurina, 808
- de *checkpoint* imune, 1024
- de complemento, 1020
- de COMT, 932
- de fator Xa, 349
- de MAO-B, 933
- de recaptação de serotonina-norepinefrina e antidepressivos tricíclicos, 587
- direcionados
- - a NTRK, 1098
- - para o alvo BRAF no melanoma, 1098
- do fator Xa, 141
- do receptor do fator de crescimento epidérmico
- - humano 2 para o câncer de mama, 1098
- - no câncer de pulmão de células não pequenas, 1097

Início, 16
Injeções de toxina botulínica, 866
- para tratar tiques, 830
Inserções de repetições de octapeptídeos, 538
Insônia, 519, 1243
- familiar fatal, 537
- paradoxal, 1244
Inspeção inicial e sinais vitais antes da tomografia computadorizada, 136

Instabilidade postural, 924
Insuficiência
- adrenal, 1284
- - primária, 1285
- autonômica pura, 1230, 1231
- hepática aguda, 1313
- hipofisária, 1123
- respiratória, 1269
- - crônica, 1269
- - hipercapneica, 1269
- - hipoxêmica aguda, 1269
- - tratamento da, 1271
- suprarrenal, 1046

Insulinoterapia intensiva, 448
Interações
- cardiocerebrais, 1255
- do etanol com outras drogas ou fármacos, 1371

Interferona β, 1359
Interrupção e remoção de medidas terapêuticas para sustentação da vida, 1726
Intervalo de tempo até reperfusão, 315
Intervenção(ões)
- comportamental abrangente para pacientes com tiques, 829
- endovascular, 362
- terapêuticas endovasculares, 324

Intolerância ortostática, 1227, 1230
Intoxicação
- alcoólica aguda, 1371
- amnésica por moluscos, 1404
- anticolinérgica, 1388
- e abstinência de drogas, 1381
- por cianeto, 338
- por etanol, 1370
- por manganês, 1403
- por monóxido de carbono, 338

Intubação
- em sequência rápida, 1272
- endotraqueal, 1272

Investigação intencional da história do paciente, 14
Irregularidades vasculares circunferenciais em esferas ou excêntricas ("em rosário de contas"), 385
Isquemia, 150, 154

J

Janelas, 188
Junção neuromuscular, 89, 114

L

Labetalol, 351
Labirintectomia, 628
Lacerações, 438
Lacosamida, 615
Lamotrigina, 568, 614
Largura do passo, 125
Latência
- de pico, 252
- mínima da onda F, 253
- motora distal, 252

Leptospira, 662
Leptospirose, 662, 663
Lesão(ões)
- axonal difusa, 437

- causadas
- - pela radiação, 1406
- - por choques elétricos e relâmpagos, 1418
- cerebral
- - difusa, 240
- - focal, 156, 240
- - por explosões relacionadas com projéteis de arma de fogo, 452
- - primária, 1654
- - secundária, 1655
- corticais, 113
- da medula espinal, 114, 1331
- de nervos
- - cranianos, 449, 470
- - dos membros
- - - inferiores, 477
- - - superiores, 473
- - facial, 969
- - proximais, 475
- de tronco e raiz, 975
- difusa de plexos, 976
- do plexo braquial, 474
- em cordões neurais, 976
- encefálica
- - subconcussiva, 428
- - traumática, 436
- expansivas
- - causas infecciosas comuns de, 165
- - focais, 156
- pela radiação, 1409
- por cisalhamento axonal, 437
- secundária
- - macroscópica, 1655
- - microscópica, 1655
- semelhantes a neoplasias do crânio, 1142
- subcorticais, 113
- traumáticas de nervos cranianos e nervos periféricos, 467
- vasculares, 449
Lesionectomia, 619
Letargia, obnubilação, estupor e coma, 172
Leucemia
- linfoblástica aguda, 1297
- mieloide aguda, 1298
Leucodistrofia(s), 1475
- de Krabbe (de células globoides), 1476
- metacromática, 1475
- - de início tardio, 1475
- - infantil tardia, 1475
- ortocromáticas ou sudanofílicas, 1475
Leucoencefalopatia, 735
- crônica, 1165
- de CREE, ovarioleucodistrofia, 1491
- e comprometimento cognitivo, 1163
- imediato-tardia, 1408
- multifocal progressiva, 738
Leucomalácia periventricular, 1435
Levetiracetam, 568, 615, 1433
Levodopa, 930, 932
Lidocaína, 1433
Limiar convulsivo deprimido, 59
Limitações
- da eletroencefalografia contínua, 306
- do doppler transcraniano, 221
Linfoma(s)
- do sistema nervoso central, 1642

- e leucemia linfoblástica, 1295
- intravascular de células grandes, 393
- primário do sistema nervoso central, 162, 1112, 1320, 1663
- - em pacientes idosos, 1116
- - recém-diagnosticado, 1113
- - refratário, 1116
Linguagem, 29, 282, 1515
Linhas de Mees, 996, 1403
Lipidoses, 1468
Lipofuscinoses ceroides neuronais, 1474
Líquido cefalorraquidiano, 779, 814, 1152, 1665
Lissencefalia, 1445, 1595
- de Miller-Dieker, 1446
- do tipo I (clássica), 1445
- do tipo II, 1447
- em pedras arredondadas, 1447
- ligada ao X, 1447
Listeria monocytogenes, 635
Lobo(s)
- cerebrais, 347
- occipital, 87
Localização, 16
- da doença, 14, 15
- da fraqueza, 112
Lomustina, 1077
Lorazepam, 49, 1433
LSD, 1397
Lúpus eritematoso sistêmico, 901
Luxação atlantoaxial, 1339

M
Má-absorção, 1343
Maconha, 1383
Macroglobulinemia de Waldenström, 1297
Magnetoencefalografia, 247
Mal de Ondine, 1250
Malária, 741
- cerebral, 686
Malformação(ões)
- arteriovenosas, 231, 425, 1224
- - diagnóstico de, 220
- - íntegras, 375
- - rompidas, 377
- - cavernosas, 378
- da fossa posterior, 1451
- de Dandy-Walker, 1452
- vasculares, 374
- - arteriovenosas, 364, 374
- - venosas, 380
Manganês, 1349, 1403
Manitol, 1191
Manobra(s)
- de Dix-Hallpike, 42, 48
- de elevação da perna estendida, 68
- dos olhos de boneca, 175
Manutenção e transcrição do DNA, 1489
Mapeamento quantitativo de suscetibilidade, 198
Marcha, 38, 69, 121, 125
- antálgica, 133
- atáxica sensorial, 133
- em *tandem*, 129, 130
Marcos da linguagem e do desenvolvimento social/emocional, 1506

Margem de segurança, 258
Massagem do seio carotídeo, 55
Mecânica, 1272
Mecanismos
- da dor neuropática, 583
- de neurotoxicidade, 1389
Meclizina, 49
Médico, 1717
Medidas profiláticas para enxaqueca, 551
Medula espinal, 66, 814, 1497
Meduloblastoma, 163, 1615, 1635
Megacólon, 1329
Megalencefalia, 1443
- displásica, 1595
Melanocitomas meníngeos, 1643
Melanoma maligno, 1642
Melhora no acesso aos cuidados neurológicos, 11
Membros
- inferiores, 129
- superiores, 129
Memória, 282
- imediata ou a curto prazo, 282
- implícita e explícita, 282
- operacional, 281, 282, 283
- pública e autobiográfica, 282
- semântica e transitória, 282
- verbal e não verbal, 282
Meninges, 813
Meningioma(s), 161, 1105, 1130, 1642
- angioblástico, 381
- de grau I, 1109
- de grau II, 1110
- de grau III, 1110
- incidental, 1110
Meningite, 72, 544, 1187
- autoimune, 796
- bacteriana aguda, 634
- criptocócica, 673
- crônica, 672
- de Mollaret, 715
- eosinofílica, 691
- fúngica, 673
- linfocítica recidivante benigna, 715
Meningoencefalite amebiana, 689
Meralgia parestésica, 478, 1361
Mercúrio, 996, 1402
MERRF (mioclonia-epilepsia com fibras vermelhas irregulares), 1526
Mescalina, 1397
Metais pesados, 1402
Metanfetaminas, 1397
Metanol, 1401
Metas de pressão arterial, 350
Metástases, 1130
- cerebrais, 1092
- durais, 1110
- epidurais
- - da coluna vertebral, 1099
- - da medula espinal, 1147
- intramedulares, 1149
- leptomeníngeas, 1101
- para a base do crânio, 1138
1-metil-4-fenil-1,2,3,6-tetra-hidropiridin, 946
Metilbrometo, 996
Metilprednisolona, 806, 816

Metilxantinas, 1397
Metoclopramida, 49
Método(s)
- avançados de ressonância magnética, 203
- da angio-RM contrastada, 199
- de contraste de fase, 199
- experimentais de ressonância magnética, 205
- *time-of-flight*, 199
Metotrexato, 791, 808, 816
Miastenia, 1499
- *gravis*, 957, 1011, 1018, 1361
- - causada por fármacos, 1024
- - gravidez e, 1022
- - imunizações e, 1022
- - neonatal, 1022
Micobactérias, 743
Micofenolato de mofetila, 791, 808, 816, 1018
Microaneurismas de Charcot-Bouchard, 346
Microangiopatia mineralizante, 1408
Microarray cromossômico, 1489, 1512
Microcefalia, 1442
Microdiálise cerebral, 304
Microdisgenesia, 1450
Microêmbolos cerebrais, 221
Micróglia, 1264
Microneurografia, 265
Microssangramentos traumáticos, 438
Microtúbulos, 1445
Midazolam, 1433
Mielinólise
- extrapontina, 1323
- pontina central, 1323, 1377
Mielite, 1157
- transversa, 203, 754, 775
- - longitudinalmente extensiva, 785
- viral, 1221
Mielografia, 1207
- por tomografia computadorizada, 1214
Mieloma múltiplo, 1297
Mielopatia(s), 735, 1206, 1213
- adquiridas e hereditárias, 1217
- associada ao vírus linfotrópico de células T humanas, 1222
- causas genéticas da, 1225
- causas tóxicas/metabólicas de, 1224
- hepática, 1225, 1312
- induzida pela radiação, 1163, 1411
- infecciosa, 1221
- inflamatória, 150, 1222
- neoplásica, 1220
- por óxido nitroso, 1402
- por radioterapia ou quimioterapia, 1224
- pós-irradiação, 1411
- vascular, 1223
Migração neuronal, 1444
Miniacidente vascular encefálico, 333
Miocárdio atordoado neurogênico, 1255, 1258
Mioclonia(s), 107, 868
- corticais, 869, 870
- do tronco encefálico, 869, 871
- epiléptica, 870
- espinal, 870
- idiopática, 871
- medular, 869, 872
- oculopalatina, 47
- palatal, 872

- palatina, 871
- periférica, 870, 873
- pós-hipóxica, 871
- propriospinal, 869, 872, 1251
- reflexa reticular, 871
- reticular reflexa, 869
- segmentar espinal, 869, 872
- subcortical, 869, 870, 871
- tardia, 894
Mioclonia-distonia, 844
Miopatia(s), 89, 115, 736, 957, 1159, 1320
- alcoólica, 1377
- associadas
- - a distúrbios da tireoide, 1045
- - a outras endocrinopatias, 1046
- autoimunes, 1029
- centrais
- - miopatia relacionada à proteína Selenon, 1579
- - miopatias relacionadas ao gene *RYR1*, 1578
- centronucleares, 1577
- congênitas, 1553, 1573
- da doença crítica, 1041
- distal, 1572
- e neuropatia da doença crítica, 1040
- endócrinas, 1044
- escapulofibulares, 1562
- inflamatórias, 1029
- metabólicas e mitocondriais no adulto, 1064
- miotônica proximal, 1565, 1566
- miotubular ligada ao cromossomo x, 1576
- não distróficas, 1573
- necrosante imune, 1035
- - autoimune, 1038
- nemalínica, 1577
- relacionadas ao LMNA, 1563
- tóxicas, 1044, 1046, 1047
Mioquimia, 865
Miorritmia oculomastigatória, 47
Miosite
- de sobreposição, 1032
- esporádica com corpos de inclusão, 1033
Miotonias não distróficas, 1054
Miotoxicidade associada às estatinas, 1049
Mitoxantrona, 764
Mixedema, 1282
Mobilidade ocular, 82
Modalidades de imagens de ultrassonografia, 215
Modificação(ões)
- anormais do RNA transportador, 1524
- do estilo de vida, 423
Modo
- B, 215
- C, 215
- D, 215
- M, 215
- P, 215
Modulação, 583
Monitor de pressão intracraniana, 142
- intraparenquimatosa, 301
Monitoramento
- ambulatorial de pacientes em estado de mal epiléptico, 63
- contínuo do fluxo sanguíneo cerebral, 304
- da oxigenação cerebral, 302

- da pressão
- - de oxigênio no tecido cerebral, 302
- - intracraniana
- - - e pressão de perfusão cerebral, 298
- - - indicações para, 301
- da saturação de oxigênio na veia jugular, 302
- de isquemia cerebral tardia após hemorragia subaracnóidea, 306
- do fluxo sanguíneo cerebral, 303
- eletroencefalográfico
- - contínuo, 1265
- - em cuidados intensivos, 244
- em cuidados neurológicos intensivos, 298
- por microdiálise, 304
- prolongado, 243
Monômero de acrilamida, 996
Mononeurite múltipla, 67
Mononeuropatia(s), 974
- e neuropatias por compressão, 974
- múltipla, 974, 983, 984
Monoparesia, 115
Montreal Cognitive Assessment, 284
Morbidade, 2
Mortalidade, 2
- associada ao distúrbio do espectro da mononeurite óptica, 792
Morte
- cerebral, 181
- encefálica, 182
- - como determinar a causa da, 182
- - de crianças, 184
- - diagnóstico clínico de, 182
- morrer e cuidados paliativos, 1726
- súbita inesperada com epilepsia, 623
Mosaicismo somático, 311
Movimento(s)
- adventícios, 118
- corporais, 38
- espelhados, 844
- extraoculares, 34
- hipercinéticos, 106
- - com fenomenologia variável, 109
- hipocinéticos, 106
- involuntários, 105, 106
- - funcionais, 110
- oculares, 175
- periódicos dos membros durante o sono, 1250
- que começam durante o sono, 1250
- relacionados com o sono, 1251
Mucocele, 1143
Mucolipidose(s), 1474
- I, 1474
- IV, 1474
- II e III, 1474
Mucopolissacaridose(s), 1472
- I, 1473
- II, 1473
- III, 1473
Mudanças das características dos transtornos neurológicos com o passar do tempo, 3
Músculo esquelético, 1531
Mutações
- do gene *ANT1*, 1529
- do gene *OPA1*, 1530
- do gene *PEO1*, 1529
- do gene *POLG*, 1530

- genéticas associadas à epilepsia, 595
- por "golpes diretos", 1522
- por "golpes indiretos", 1522
Mutismo
- acinético, 318
- seletivo, 1693, 1695
Mycobacterium
- *avium-intracellulare*, 743
- *tuberculosis*, 679, 743

N
Narcolepsia, 278, 1246
Narcose por nitrogênio, 1423
Natalizumabe, 762, 763, 1359
NBIA (neurodegeneração com acúmulo de ferro no cérebro), 1467
Necrose
- causada pela radiação, 1409
- pós-irradiação, 1406
Nefropatia induzida por contraste, 227
Negligência motora, 318
Neisseria meningitidis, 634
Neoplasias
- cerebrais, 1360
- de plasmócitos, 1297
- malignas, 743
- - de células linfoides, 1295
Nervo(s)
- abducente, 34, 470, 471
- acessório, 36, 473
- axilar, 476, 975, 978
- ciático, 478, 978, 981
- craniano, 35, 36, 68, 118, 183, 470, 812
- - I, 32, 471
- - II, 32, 471
- - III, 34, 471
- - IIV, 471
- - IV, 34, 36, 473
- - V, 35, 472
- - VI, 34, 471
- - VII, 35, 472
- - VIII, 35
- - X, 36, 473
- - XI, 36, 473
- - XII, 36, 473
- cutâneo
- - do braço e do antebraço, 979
- - femoral lateral, 478
- - - da coxa, 981
- - da perna, 981
- escapular dorsal, 974
- espinal acessório, 471, 971
- facial, 35, 470, 472, 965
- - ramo nervo intermédio, 563
- femoral, 477, 478, 978, 981
- fibular
- - comum, 479, 978, 982
- - profundo, 978
- - superficial, 978
- genitofemoral, 478, 981
- glossofaríngeo, 36, 471, 473, 563, 970
- glúteo
- - inferior, 478, 978
- - superior, 478, 978
- hipoglosso, 36, 471, 473, 971
- ílio-hipogástrico, 478, 981
- ilioinguinal, 478, 981
- interósseo
- - anterior, 979
- - posterior, 979
- mediano, 475, 975, 979
- musculocutâneo, 975, 980
- obturatório, 477, 478, 978, 981
- oculomotor, 34, 470, 471
- olfatório, 32, 470, 471, 961
- óptico, 32, 470, 471
- periféricos, 67, 114, 979
- plantar
- - lateral, 978
- - medial, 978
- proximais do braço, 978
- radial, 476, 975, 979
- - superficial, 979
- subescapular, 975
- supraescapular, 475, 979
- sural, 295, 978
- tênar recorrente, 979
- tibial, 479, 978, 982
- torácico longo, 475, 975, 978
- toracodorsal, 975
- trigêmeo, 35, 470, 472, 963
- - divisão mandibular, 563
- - divisão maxilar, 563
- - divisão oftálmica, 563
- troclear, 34, 470, 471
- ulnar, 476, 975, 980
- vago, 36, 471, 473, 563, 970
- vestibulocloclear, 35
Neuralgia(s), 582
- cranianas, 77, 567
- - dolorosas, 562
- do glossofaríngeo, 569, 970
- do nervo intermédio, 570
- do trigêmeo, 567, 963
- occipital, 570
- pós-herpética, 716
Neurectomia vestibular, 628
Neurilemoma, 1630
Neurite
- óptica aguda, 753
- vestibular, 630
Neuritos de Lewy, 512, 920
Neuro-hemoinflamação, 1185
Neuro-oncologia, 1073
Neuroanatomia, 46, 79, 112, 172, 1327
- do cerebelo, 875
- e localização, 65
- e neuroquímica do sono, 1242
Neurocirurgia endovascular, 223
Neurocisticercose, 689
Neuroectoderma formação do, 1438
Neuroestimulação
- para epilepsia resistente aos fármacos, 620
- reativa, 621
- terapêutica, 555
Neurofibromatose, 1536
Neurofisiologia do cerebelo, 876
Neuroinflamação e ativação das células gliais, 1264
Neurolatirismo, 1404
Neurólise, 483
- externa, 483
- interna, 484
Neurologia
- intervencionista, 223
- neonatal, 1426
- pediátrica, 1426
Neuroma acústico, 1136
Neuromiotonia
- adquirida, 1060
- ocular, 1412
Neuromodulação, 579, 832
- invasiva, 832
- não invasiva, 832
- para tratamento da enxaqueca aguda, 551
Neuromonitoramento intraoperatório, 243
Neurônio motor
- inferior, 114
- superior, 113
Neuroniopatia, 989
Neuropatia(s), 582, 1158, 1360
- alcoólica, 997
- amiloide, 991
- associada(s)
- - à doença hepática, 992
- - ao vírus do herpes-zóster, 994
- - aos carcinomas, 991
- - ao HIV, 993
- - ao mieloma e às gamopatias monoclonais benignas com imunoglobulina G ou A, 990
- - aos anticorpos monoclonais da classe IGM, que reagem com antígenos de glicoconjugados de nervos periféricos, 990
- autonômica(s), 1158, 1227, 1230
- - crônicas, 1231
- - diabética, 1231
- - idiopática, 989
- - paraneoplásica, 1230
- axonais, 1499
- - e desmielinizantes mistas, 1499
- causadas
- - por agentes terapêuticos, 997
- - por metais pesados, 995
- cranianas, 961, 1163
- - combinadas, 88
- da acromegalia, 992
- da difteria, 993
- da doença
- - celíaca, 992
- - crítica, miopatia e, 1040
- da hanseníase, 993
- da sarcoidose, 994
- de Lyme, 994
- desmielinizantes, 1498
- diabéticas, 982, 998
- do hipertireoidismo, 992
- do hipotireoidismo, 991
- e plexopatia pós-irradiação, 1412
- e polineuropatia periféricas, 983
- idiopática, 999
- infecciosas, 993
- inflamatória progressiva, 990
- motora(s), 1158
- - multifocal, 956, 989
- ópticas, 86, 1412
- - agudas, 86
- - progressivas, 86
- paraneoplásica, 991

- periférica, 736, 1165, 1319, 1331, 1498
- - adquiridas, 983, 1003
- - e doenças neuromusculares, 20
- semelhante à síndrome de Guillain-Barré e plexopatia braquial ou lombossacral, 1385
- sensitiva, 989, 1158
- - e autonômica hereditária, 1233
- sensorimotoras, 1158
- trigeminal idiopática, 963
- urêmica, 992
- vasculíticas e crioglobulinêmicas, 989
Neuroplasticidade e recuperação, 1715
Neuropraxia, 468, 480
Neuropsicólogo, 1718
Neurorradiologia cirúrgica endovascular, 223
Neurorrafia terminoterminal, 484
Neurossarcoidose, 812, 883
Neurossífilis, 680, 742
- gomosa, 165
Neurotização, 484
Neurotmese, 468, 480
Neurotoxicidade, 1116
Neurotoxicologia, 1388
Neurotoxinas
- botulínicas, 860
- vegetais, animais e marinhas, 1403
Neurotransmissores, 825
Neurotrauma, 428
Neurulação primária, 1439
Niacina, 1348
Nicardipino, 351
Nistagmo
- alternante periódico, 47
- central, 47
- com oscilação
- - para baixo, 47
- - para cima, 47
- com retração-convergência, 47
- congênito, 47
- de Bruns, 47
- de rebote, 47
- dissociado, 47
- espasmódico, 47
- horizontal, 47
- infantil, 47
- oscilante, 47
- pendular, 47
- periférico, 47
- - *versus* central, 46
- posicional, 47
- subtipos de, 47
Nitroprussiato, 351
Nível(is)
- de consciência, 91, 136
- de exposição, 188
- de huntingtina mutante, 914
- líquido/líquido, 139
- plasmáticos da norepinefrina, 265
Núcleo geniculado lateral, 87
Nutrição, 448

O

Observação atenta e interpretação do exame, 27
Obstrução da artéria
- basilar, 328
- carótida interna, 318

Ocrelizumabe, 761, 763, 1359
Odontalgia, 77
Oftalmopatia
- da tireoide, 1045
- de Graves, 1283
Olfato, 268
Olhar alternante periódico ou em pingue-pongue, 175
Oligodendrogliomas, 1084, 1635
- anaplásicos de grau III, 1085
- difusos de grau II, 1085
Oligonucleotídios antisense, 1551
Ondansetrona, 49
Ondas
- polifásicas, 254
- trifásicas, 241
Operações de ressecção, 618
Opiáceos, 1668
Opioides, 75, 578, 589, 1381
Opistótono, 844
Óptica adaptativa, 271
Organofosforados, 1398
Orthomixovírus, 708
Oscilação(ões)
- do nível de atenção e concentração, 515
- ocular, 176
Osmólitos idiogênicos, 1185
Osteíte deformante, 1142, 1335
Osteoma, 1140
Osteomalacia, 1046
Osteomielite da base do crânio, 652
Otalgia causada por doenças dos ouvidos e dor referida, 565
Otite externa maligna, 650
Oxcarbazepina, 568, 614
Óxido nitroso, 995, 1225, 1402

P

Paclitaxel, 997
Padrão(ões)
- comuns
- - de disfunção das vias visuais eferentes, 87
- - de doença das vias aferentes, 86
- de cerca de piquete, 256
- de déficit sensorial, 66
- de interferência, 253, 256
- de recrutamento, 256, 870
- de surto-supressão, 241
- hereditário, 1007
- neurofisiológico, 1007
Palilalia, 924
Pálpebras, 175
Panencefalite
- esclerosante subaguda, 710, 871
- progressiva da rubéola, 705
Paquimeningite hipertrófica, 1110
Parada cardíaca, 337, 1186
Paralisia
- bulbar progressiva, 955
- cerebral, 847, 1502
- - atáxica, 1503
- - discinética, 904, 1503
- de Bell, 961, 968, 1360
- de Erb, 475, 975
- - *plus*, 475
- de Erb-Duchenne, 975

- de Klumpke, 976
- do carregador de cocho de pedreiro, 978
- do III nervo craniano, 88
- do IV nervo craniano, 88
- do VI nervo craniano, 88
- do plexo braquial, 1497
- do Potroom (sala de cubas), 1403
- do sono, 1247
- periódica, 1050
- - hiperpotassêmica, 1052
- - hipopotassêmica, 1050
- - tireotóxica, 1045
- supranuclear progressiva, 132, 940, 945
Paramixovírus, 708
Paraparesia, 115, 132
- espástica tropical, 1222
Paraplegia espástica hereditária, 1225
Parassonias, 1251
- do sono nREM, 1252
- do sono REM, 1252
Paratonia, 37
Paratormônio, 1287
Parcerias colaborativas e ação coordenada, 10
Parênquima encefálico, 813
Parestesias, 65, 67, 582
Parkinsonismo, 514, 928, 1332, 1361
- farmacogênico, 894, 895, 897
- hereditário, 919
- induzido por fármacos/toxinas, 945
- pós-encefalite, 947
- primário, 917
- vascular, 947
Participação da comunidade, 12
Patogenia
- a montante, 785
- do HIV no sistema nervoso central, 729
Patogenicidade da proteína príon, 529
Patologia
- e epidemiologia dos aneurismas intracranianos, 356
- muscular, 1036
- selar, 89
Pedidos de manutenção do tratamento de suporte de vida, 1724
Pelagra, 1376
Penetrância incompleta dependente da idade, 310
Penicilamina, 1024
Pequenas moléculas inibidoras, 1166
Perampanel, 615
Percepção, 282, 583
- equivocada do estado de sono, 1244
Percussão muscular direta, 40
Perda
- auditiva, 45, 50
- - de condução, 50
- - neurossensorial, 50
- - súbita, 51
- de inibição, 585
- de memória, 97
- de peso, 914
- de sensibilidade, 65
Perimetria, 84
Período(s)
- de despertar confusional, 1252
- silente, 260
Personalidade, 283

Pesquisa
- de anticorpos, 801
- de biomarcadores, 491
- de condições que influenciam as repetições de polinucleotídios, 311

Picornavírus, 696
Pineoblastoma, 1639
Piridostigmina, 1018
Piridoxina, 1347
Piriminil, 996
Placas astrocíticas, 942
Planejamento de cuidados, 1723
Plasmaférese, 806, 1018, 1020
- em alto volume, 1315
Plasmodium falciparum, 686
Plasticidade
- adaptativa, 849
- atividade-dependente, 1716
- induzida pela lesão, 1716
Plegia, 115
Pleocitose do líquido cefalorraquidiano, 287
Pleotropia, 311
Plexite braquial idiopática, 976
Plexo(s)
- braquial, 114, 474, 974
- lombar, 978
- lombossacral, 114, 477
- neurais, 67
- sacral, 978
Plexopatia
- braquial, 67, 1163
- lombossacral, 978, 1163
- pós-irradiação, 978, 1412
Pneumoencéfalo, 449
Pneumonia
- associada ao respirador, 1273
- por aspiração, 329
- por micoplasma, 667
Polarização de células T auxiliares TH17, 785
Poliangiite microscópica, 390
Poliarterite nodosa, 387
Policitemia, 1294
- vera, 1294
Polimicrogiria, 1448
Polimiografia, 870
Polimiosite, 1036
- e miosite com corpos de inclusão, 1037
Polineuropatia, 67, 1374
- adquiridas específicas, 986
- alcoólica, 1376
- associadas às
- - deficiências nutricionais, 995
- - doenças críticas, 995
- da doença crítica, 1041
- desmielinizante inflamatória crônica, 988
- generalizadas, 998
Poliomielite, 696
Poliplasmia, 1521
Polissonografia, 273
- indicações da, 274
Porfiria, 1466
- intermitente aguda, 1466
- variegada aguda, 1466
Posição ereta e razão 30:15, 264
Posicionamento do paciente (e do examinador), 27

Postura, 38, 69
- de descerebração, 444
- de descorticação, 444
- flexionada para a frente, 924
Posturografia dinâmica computadorizada, 272
Potencial(is)
- de ação motora composto, 251
- evocados, 237, 245
- - auditivos do tronco encefálico, 271
- - motores, 246
- - somatossensoriais, 245, 339
- - - muito grandes, 869
- - visuais, 246, 269
- miogênicos evocados vestibulares, 272
- satélite, 255
Potencialização pós-tetânica, 258
Práxis, 283
Pré-eclâmpsia, 1352, 1355
Pré-síncope, 45
Prednisona, 808, 816, 1018
Pregabalina, 614
Pressão
- arterial, 136
- de perfusão cerebral, 298
- - e reatividade pressórica, 299
- intracraniana, 298, 350, 1272
- - e monitoramento com doppler transcraniano, 1315
- - em crianças, 1658
- - refratária a medicamentos, 1190
- - super-refratária, 1190
- positiva contínua nas vias respiratórias (CPAP), 1249
Prevenção
- de dor, 579
- de reação à exposição, 829
Princípios fisiológicos, 298
Príons, 527
Procarbazina, 1077
Procedimentos
- cirúrgicos pregressos, 21
- de ablação
- - de nervos ou músculos periféricos, 862
- - focal, 862
Processamento normal da dor nociceptiva, 583
Processo(s)
- de aconselhamento genético, 308
- de germinação e formação das sinapses, 1453
- isquêmicos, 1265
Proclorperazina, 49
Pródromos epilépticos, 597
Profilaxia depois de ataque isquêmico transitório e acidente vascular encefálico, 419
Progéria, 1490
Prognóstico de pacientes em coma, 306
Programas de conscientização pública, 12
Progressão à AIDS, 729
Prolactinoma, 1125, 1280
Proliferação
- celular normal, 1442
- neuronal e glial, 1442
Promoção da função da cadeia respiratória, 1532
Propriedades da proteína príon, 528
Proteínas mal conformadas, 1009
Protozoonoses, 166

Provas de função pulmonar, 1270
Provocação de parassonias, 274
Pseudoaneurisma, 364
Pseudodistonia, 844
Pseudoexacerbação, 761
Pseudotumor cerebral, 74
Psicoestimulantes, 1382
Psicólogo, 1718
Psicose, 518, 1670
- aguda de pacientes com doença de Parkinson, 111
Punção lombar, 70, 123, 170, 286, 358
- orientação por ultrassonografia, 286
- técnicas, 286
Pupila, 175
Purina nucleosídio fosforilase, 1466
Púrpura
- de Henoch-Schönlein, 391
- trombocitopênica trombótica, 1302
Putame, 347

Q

Quadro de Snellen, 268
Qualidade das experiências subjetivas, 17
Quantificação dos tempos de T1 e T2, 196
Quedas do paciente idoso, 127
Questões éticas morte encefálica, 185
Quiasma óptico, 87, 89

R

Raciocínio
- clínico diagnóstico, 14
- perceptivo, 281
Radiação(ões)
- ionizante, 1407
- ópticas, 87
Radiculopatia, 67, 974, 1202
Radiculoplexopatia lombossacral diabética, 998
Radiocirurgia estereotáxica, 1138, 1406
Radiogenômica, 206
Radiografia(s), 442
- da coluna cervical, 460
- simples, 1214
Radionecrose focal, 1163
Radionuclídeos, 209
Radioterapia cerebral total, 1096, 1406
Raiva humana, 710
Raízes
- espinais, 974, 978
- neurais, 67
Ramificação *versus* ativação de sinapses preexistentes, 585
Reabilitação
- neurológica, 1714
- pós-acidente vascular encefálico, 425
Reação(ões)
- cutânea simpática, 266
- distônica aguda, 111, 894, 895, 897
- idiossincrásicas, 611
- pupilar à luz, 33
Realce por contraste de gadolínio, 198
Reanimação
- cardiopulmonar, 442
- inicial, 173
Recidiva do sangramento, 359
Reconhecimento

- de emergências, 122
- de linfócitos B, 785

Recrutamento
- da unidade motora, 253
- descontínuo, 256
- normal, 256
- precoce, 256

Recuperação e cuidados no fim de vida, 1714
Recusa de tratamento, suicídio medicamente assistido e eutanásia, 1728

Redução
- do fluxo sanguíneo cerebral, 314
- dos agregados neurotóxicos, 1009

Reflexo(s), 69, 121
- abdominais
- - inferiores, 39
- - superiores, 39
- aquileu, 39
- bíceps braquial, 39
- braquiorradial, 39
- bulbocavernoso, 43
- C, 869
- cremastérico, 42
- da micção, 1329
- de armazenamento, 1329
- de estimulação cutânea, 39
- de latência longa, 252
- de pestanejar, 253
- glabelar, 927
- medulares, 42
- patelar, 39
- tendíneos profundos, 39
- tricipital, 39

Regeneração, 469
Registros da pressão intracraniana, 299
Regressão autista, 1507

Regulação
- artificial da ventilação, 1272
- da marcha, 126

Reinervação colateral, 255
Relâmpagos, 1418
Relato subjetivo do sono, 278
Remissões, 17

Reparação, 469
- do decréscimo, 258
- em partes, 484
- por enxerto, 484

Reposição de líquidos, 448
Reprogramação celular, 1009

Respiração, 137, 174
- apnêustica, 174
- atáxica, 174
- de Cheyne-Stokes, 174

Respostas
- evocadas auditivas do tronco encefálico, 246, 271
- motoras, 174
- - à dor, 184
- tardias, 252

Ressecção(ões)
- cerebral focal, 618
- corticais não lesionais, 619
- do lobo temporal anterior, 618

Ressonância magnética, 193, 200, 1207, 1214
- acidente vascular encefálico isquêmico agudo, 321
- cerebral, 800
- funcional, 203

Retinoblastoma trilateral, 1639
Retropulsão, 924
Reversão dos novos anticoagulantes orais, 1306
Revisão de sistemas com foco neurológico, 22
Rhabdovírus, 710
Rigidez, 37, 924
- de descerebração, 174
- de roda denteada, 924
- muscular, 112
- - e cãibras, 117, 1057
Rinossinusite, 562

Riquétsias
- do grupo do tifo, 660
- que causam febre maculosa, 655

Riquetsioses, 655
- transmitidas por carrapatos, 655

Rituximabe, 761, 763, 791, 806, 816, 1020, 1359
Rivaroxabana, 141
Rizatriptana, 550
Rombencefalossinapse, 1452
Roncos, 1248
Rotação, 129
Rubéola, 705
Rubivirus, 705
Rufinamida, 615
Ruído da placa terminal, 254
Ruptura de disco torácico, 1205

S

Sangramento
- associado a anticoagulação, 424
- associado à heparina não fracionada ou de baixo peso molecular, 1306
- associado à terapia trombolítica, 1306

Sarampo alemão, 705
Sarcoidose, 169, 812

Sarcoma(s)
- de tecidos moles, 1140
- meníngeos, 1642
- osteogênico, 1139

Satralizumabe, 791
Saúde óssea pacientes com epilepsia, 617
Schwannoma, 1630
- vestibular, 1136
Secção parcial do corpo caloso, 619
Sedativos, 1382
Segmentação embrionária do sistema nervoso, 1440
Segregação mitótica, 1522
Segurança da ressonância magnética, 194
Seio pericraniano, 380
Sela vazia, 1281
Selênio, 1349
Semiologia, 58
Sensação de vibração ou choque elétrico com flexão do pescoço, 753
Sensibilidade, 153
- anormal, 65
- e especificidade do ecodoppler no diagnóstico de estenose da carótida, 216
- vibratória, 69
Sensibilização, 582
- central, 584
- periférica, 583

Sequência
- básicas, 195
- de pulso, 194
- em difusão, 198
- *gradient-echo*, 194
- *gradient-recalled echo*, 198

Sequenciamento
- completo do exoma, 312
- de Sanger, 311
- de última geração, 311

Shuntings, 1268
Sialidose, 1474
Sífilis, 673, 674, 675, 742
Simetria dos passos, 125
Simpaticomiméticos, 1396

Sinal(is)
- de Dalrymple, 1283
- de Froment, 924
- de Hoover, 43
- de Lhermitte, 68
- de Macewen, 1174
- de Myerson, 927
- de Phalen, 42, 43, 68
- de Tinel, 42, 43, 68
- do bolo de cruz quente, 925
- sutis e sinais óbvios do exame neurológico, 27

Sinalização encefálica, 1264
Sinapses formação normal das, 1454
Sincinesias, 865

Síncope(s), 52, 53, 54
- cardíaca, 53
- causas de, 52, 53
- diagnóstico, 53
- epidemiologia, 52
- fisiopatologia, 52
- manifestações clínicas de, 53
- - de outras condições que podem ser confundidas com, 55
- neurocardiogênica, 52
- prognóstico, 56
- reflexa mediada por mecanismos neurais, 52
- secundária à hipotensão ortostática, 53
- tratamento, 56
- vasovagal, 52

Síndrome(s)
- agudas causadas pelo etanol, 1370
- alcoólica(s)
- - crônicas, 1374
- - fetal, 1378, 1661
- - - parcial, 1666
- álgica talâmica, 319
- antissintetase, 1032, 1036
- associadas à lâmina basal sináptica, 1023
- causadas por múltiplas deleções do DNA mitocondrial, 1529
- cerebelar aguda, 1165
- cérebro-pulmão-tireoide (gene *NKX2-1*), 903
- cerebrovasculares, 397
- cognitivo-afetiva cerebelar, 880
- corticobasal, 871, 942
- da área postrema, 785
- da artéria espinal anterior consiste, 150
- da bexiga hiperativa, 1330
- da cauda equina, 152
- da encefalopatia posterior reversível, 1165
- da mão alienígena, 318

- da pessoa rígida, 1057
- da secreção inadequada de hormônio antidiurético, 1280
- da taquicardia ortostática postural, 264
- das pernas inquietas, 279, 834, 1319, 1361
- de abstinência
- - alcoólica, 1372, 1666
- - dos opioides, 1668
- de Aicardi, 1453
- de Andersen-Tawil, 1053
- de Angelman, 1488, 1491
- de Anton, 319
- de ardência bucal, 571
- de arreflexia vestibular, 890
- de ataxia cerebelar, 1231
- de Baliant, 319
- de Barth, 1528
- de Bassen-Kornzweig, 1468
- de Behçet, 391
- de Brown-Séquard, 152, 461
- de cefaleias primárias, 545
- de Charles Bonnet, 319
- de Cockayne, tipo 1, 1490
- de Cogan, 392
- de Cushing, 1285
- de De Morsier, 1441
- de deficiência
- - de GLUT1, 1504, 1593
- - do transportador de glicose tipo 1, 1460
- - e de excesso de minerais, 1348
- - e excesso de vitaminas, 1343
- de Dejerine-Roussy, 319
- de deleção 22q11, 1488
- de depleção do DNA mitocondrial
- - forma encefalomiopática, 1529
- - forma hepatocerebral, 1529
- - forma miopática, 1529
- de desequilíbrio
- - dialítico, 1319
- - osmótico, 1185
- de desmielinização osmótica, 1323
- de discinesia tardia, 894, 895, 897
- de distonia isolada, 847
- de dor
- - facial, 77
- - regional complexa, 65, 469
- de Down, 1454, 1488
- de Dravet, 1590
- de encarceramento (locked-in syndrome), 180
- de encefalopatia
- - epiléptica em neonatos e lactentes, 1585
- - posterior reversível, 397, 399, 1187, 1320
- de Foix-Chavany-Marie, 1449
- de Gastaut, 1592
- de Gerstmann, 317
- de Guillain-Barré, 986
- de Haw River, 871
- de hemiparkinsonismo-hemiatrofia, 947
- de Herniação, 177
- de hiperperfusão pós-endarterectomia, 1188
- de hipoventilação
- - alveolar central, 1250
- - da obesidade, 1250
- de Hunter, 1473
- de Hurler, 1473
- de imunodeficiência adquirida, 726

- de Isaac, 1060
- de Jeavons, 1592
- de Joubert, 1451
- de Kallmann, 1448
- de Kearns-Sayre, 1526
- de Kleine-Levin, 1248
- de Korsakoff, 1374, 1375
- de Landau-Kleffner, 1507, 1591
- de Layzer, 1402
- de Lennox-Gastaut, 240, 602, 1591
- de Lesch-Nyhan, 1465, 1504
- de lissencefalia ligada ao X e heterotopias em banda, 1447
- de McCune-Albright, 1336
- de Mcleod, 903, 1468
- de Meckel, 1440
- de Meckel-Gruber, 1451
- de Meige, 107
- de Melkersson-Rosenthal, 969
- de Ménière, 626
- de Miller-Dieker, 1445, 1446
- de mioclonia-distonia, 871
- de Morvan, 798
- de moyamoya, 1294
- de Ohtahara, 240, 1585
- de opsoclonia-mioclonia, 798
- de opsoclonia-mioclonia-ataxia, 872
- de panayiotopoulos, 601, 1592
- de Parinaud, 175
- de Parkinson com demência, 947
- de Parsonage-Turner, 976
- de Pearson, 1527
- de Pisa, 844
- de Prader-Willi, 1488
- de Ramsay Hunt, 716, 969
- de Rett, 1454, 1491
- de Reye, 1187
- de Richardson, 940
- de Riley-Day, 1233
- de Ross, 1231
- de Sanctis-Cacchione, 1490
- de Sanfillippo, 1473
- de Seckel, 1491
- de Sengers, 1528
- de Shy-Drager, 941
- de Sneddon, 409
- de Steele-Richardson-Olszewski, 940
- de Strachan, 995
- de Sturge-Weber, 1595
- de Sturge-Weber-Dimitri, 1543
- de Susac, 407
- de Tourette, 824, 827
- de vasoconstrição cerebral reversível, 74, 393, 400
- de vigília não reativa, 172, 180
- de Wernicke, 1374
- de Wernicke-Korsakoff, 1374
- de West, 240, 602, 1586
- de Zellweger, 1448, 1481
- diencefálica, 177
- do acidente vascular encefálico, 318
- do afundamento cerebral, 1200
- do anticorpo
- - antifosfolipídico, 901, 1307
- - contra glicoproteína do oligodendrócito de mielina, 771

- do ápice orbitário, 89
- do bebê sacudido, 1654
- do canal central, 152
- do chapeleiro maluco, 1402
- do cone medular, 152
- - e da cauda equina, 462
- do desfiladeiro torácico, 976
- do forame jugular, 970
- do hemisfério direito, 1509
- do homem no barril, 319, 956
- do miocárdio atordoado neurogênico, 1255
- do piriforme, 981
- do queixo dormente, 963
- do roubo da subclávia, 55, 334
- do segundo impacto, 1186
- do seio carotídeo, 53
- do túnel do carpo, 980, 1360
- do X frágil, 1455
- dolorosa(s), 543
- - regional complexa, 574
- - - tratamentos recomendados para, 578
- dos membros inquietos, 1250
- dos seios cavernosos, 88
- emergente de abstinência, 894, 896
- encefalíticas clássicas, 797
- epiléptica(s), 600
- - de início na infância, 1591
- - focal(is)
- - - autolimitadas da infância, 601
- - - e generalizada mista, 602
- - - especiais, 601
- - generalizadas idiopáticas, 600
- espinal(is)
- - agudas, 148
- - anterior, 462
- - central, 462
- - posterior, 462
- hemolítico-urêmica, 1302
- induzidas por neurolépticos, 894
- medular
- - anterior, 152
- - posterior, 152
- miastênica(s)
- - de Lambert-Eaton, 1025
- - congênitas, 1022, 1023, 1024
- - - pré-sinápticas, 1023
- moyamoya, 1601
- neurocutâneas, 1536
- neuroléptica
- - aguda, 897
- - maligna, 111, 894, 895, 1396, 1399
- - - e hipertermia maligna, 1061
- - neurológicas associadas ao HIV, 731
- neurotóxica(s)
- - comuns, 1394
- - marinha, 1403
- - paraneoplásicas, 1156
- parkinson-plus, 940
- parkinsoniana, 917, 1230
- perissilviana bilateral congênita, 1449
- pós-concussão, 451
- pós-poliomielite, 957
- radicular
- - inferior, 976
- - média, 976
- - superior, 975

- referidas ao tronco encefálico, 754
- regionais, 1150
- respiratória aguda grave viral, 706
- sensitivas centrais, 65
- sensoriais periféricas, 67
- serotoninérgica, 1388, 1396, 1400
- smart, 1411

Síntese diagnóstica, 23

Sintomas
- cognitivos, 517
- motores, 518
- neurológicos de doenças não neurológicas, 18
- paroxísticos, 765
- psiquiátricos, 514
- relacionados, 17
- respiratórios, 117
- sensoriais tipos de, 65
- visuais transitórios, 85
- - causas cerebrais de, 85
- - causas oftalmológicas de, 85
- - referidas ao nervo óptico causas de, 85

Sinucleinopatias, 920
Siponimode, 762, 764
Siringobulbia, 1217
Siringomielia, 152, 1217

Sistema(s)
- cardiovascular, 152
- de aquisição de imagens de ressonância magnética aplicáveis à prática clínica, 194
- de neurotransmissores, 513
- de *shunting* do líquido cefalorraquidiano, 1171
- de sinalização WNT, 1615
- de suporte hepático artificiais, 1316
- extrapiramidal, 113
- gastrintestinal e geniturinário, 152
- imunológico, 826
- motor, 148
- nervoso, 1318
- - autônomo, 148
- - central, 1335
- respiratório, 152
- sensorial, 148
- vestibular, 268, 271

Sobrecarga dupla da doença, 4
Sobressaltos do sono, 1251
Solução salina hipertônica, 1191
Sonambulismo, 1252
Sonolência, 1245
Sonotrombólise, 221
Stenting intracraniano, 233
Streptococcus pneumoniae, 634
Substâncias semelhantes ao LSD, 1397
Subtipos clássicos de memória avaliados pelo neuropsicólogo, 282
Sulco espiral, 979

Suporte
- neurotrófico, 1009
- respiratório às doenças neurológicas, 1268

Supressores tumorais, 1618
Sutura heterotópica de nervos, 484

T

Tabagismo, 416
Tacrolimo, 808, 1018, 1299
Tálio, 996, 1403
Taxa de disparo, 256

Técnica(s)
- de imageamento
- - da perfusão, 322
- - vascular, 321
- de impressão de suor, 266
- *jerk-locked back-averaging*, 869

Tecnologia(s)
- como recurso auxiliar, 18
- de informação e comunicação, 12
- de recuperador de *stents*, 325

Telangiectasias, 380
Telemedicina, 12
Temozolomida, 1077
Temperatura, 137, 152

Tempestade
- autonômica, 1255
- distônica, 111
- simpática paroxística, 1259
- tireoidiana, 1283

Tempo de repetição, 195

Terapeuta
- cognitivo, 1718
- ocupacional, 1718
- recreacional, 1719

Terapia(s)
- baseadas em pequenas moléculas, 1533
- cognitivo-comportamental, 589
- comportamentais para pacientes com tiques, 828
- de prolongamento da vida, 1725
- ocupacional, 862

Teratogenicidade, 1353
Teratoma, 1627
Teriflunomida, 763, 764, 1359

Teste(s)
- cognitivos padronizados aplicáveis clinicamente, 101
- da função
- - autônoma, 263, 517
- - sudomotora, 266
- da preensão palmar sustentada, 265
- da transmissão neuromuscular, 257
- da transpiração termorreguladora, 266
- de apneia, 184
- de audição, 271
- de Bowlus e Currier, 44
- de caminhada de 6 min, 130
- de comparação dos campos visuais, 82
- de confrontação dos campos visuais, 82
- de desvio, 37
- - dos pronadores, 37
- de detecção do vírus da imunodeficiência humana, 1664
- de elevação da perna esticada, 43
- de fisiologia do esforço, 1531
- de impulsão da cabeça, 42, 47
- de impulso cefálico com gravação de vídeo, 272
- de latência múltipla do sono, 275
- de levantar e andar, 130
- de manutenção da vigília, 276
- de propriocepção articular, 41
- de puxar, 924
- de sensibilidade vibratória, 41
- do estado mental, 283
- do olfato e gustação, 271
- domiciliar para apneia do sono, 274
- eletrodiagnósticos, 70, 123, 956
- em mesa inclinável, 265
- especializados dos reflexos, 253
- genéticos, 311, 1005
- genéticos e diagnóstico por DNA, 308
- neurofisiológicos, 103
- neurológicos, 25
- - para condições especiais, 42
- neuropsicológicos, 102, 516
- ortostático ativo, 55
- para detectar simulação, 43
- pressórico do frio, 265
- quantitativo do reflexo axonal sudomotor, 266
- simpáticos, 263
- sorológicos, 786
- usados em avaliação neuropsicológica, 281

Tetania, 1061
Tétano, 668, 670
Tetraplegia espástica, 1503
Tiamina, 1346

Tifo
- dos ácaros, 656
- epidêmico, 656
- murino, 656
- transmitido por ácaros, 660

Timectomia, 1021
Tinido, 49
- causas de, 50

Tiques, 108, 824
- distônicos, 844
- motores, 865
- tardios, 894

Tizanidina, 568
Tocilizumabe, 791, 807
Togavírus, 704

Tomografia
- computadorizada, 187, 1214
- - da coluna cervical, 460
- - de crânio sem contraste, 320
- - de perfusão e angiografia, 190
- - por emissão de fóton único, 208
- - sem contraste, 138
- de coerência óptica, 84, 269
- por emissão de pósitrons, 208, 800
- - usando [^{18}F]-fluorodesoxiglicose
- - - na epilepsia, 210
- - - na demência, 210

Tontura, 19, 45
- inespecífica, 45
- subtipos de, 45

Tônus
- do esfíncter anal, 43
- muscular, 118

Topiramato, 615, 1433
Torpor, 172

Toxicidade(s)
- da vitamina B6, 1347
- do arsênico, 1403
- do óxido nitroso, 1225
- dos anticolinérgicos, 1395
- dos organofosforados e carbamatos, 1396
- por colinérgicos, 1398
- serotoninérgica de Hunter, 1400

- simpaticomimética e estado agudo de excitação, 1395
Toxidromes neurológicas, 1370
Toxina(s), 667
- botulínicas, 860
- onabotulínica a, 568
Toxocaríase, 691
Toxoplasma gondii, 1301
Toxoplasmose, 741
Tradução e modificação do DNA, 1490
Trajeto da caminhada, 125
Transdução, 583
Transferência
- de mitocôndrias, 1532
- de nervos, 484
- de tendão, 485
Transição
- epidemiológica, 4
- epitélio-mesenquimal, 1089
Transmissão, 583
Transplante
- cardíaco, 1368
- de células hematopoéticas, 1298
- de fígado, 1368
- de intestino, 1368
- de pulmão, 1367
- ortotópico de fígado, 1316
Transtorno(s)
- afetivo sazonal, 1682
- bipolar, 1672, 1673, 1680, 1681, 1682, 1683
- ciclotímico, 1683
- comportamental do sono rem, 514
- conversivo, 1703
- da marcha de nível médio, 131, 132
- de ansiedade, 1690, 1691, 1694
- - de doença, 1701
- - de separação, 1693, 1695
- - generalizada, 1692, 1695
- - social, 1692, 1695
- de atenção, 1509
- de déficit de atenção com hiperatividade, 827
- de estresse
- - agudo, 1692, 1695
- - pós-traumático, 1690, 1692, 1692, 1695
- de hipoventilação e hipoxemia, 1250
- de humor, 518, 766
- de pânico, 1691, 1692
- de sintomas
- - neurológicos funcionais, 1703
- - somáticos, 1698, 1699
- de tique, 826
- - motor ou vocal crônico, 827
- - não especificado, 827
- - transitório, 827
- de Tourette, 827
- depressivo, 1680
- - devido a outra condição médica, 1683
- - induzidos por substância/medicamento, 1683
- - maior, 1678
- - - com características psicóticas, 1672, 1673
- - persistente, 1682
- desmielinizantes primários, 296
- disfórico pré-menstrual, 1682
- disruptivo da desregulação do humor, 1682
- do déficit de atenção e hiperatividade, 150, 1509
- do espectro
- - alcoólico fetal, 1665
- - autista, 1505, 1507, 1511
- - - e *imprinting* genômico, 1488
- do estresse pós-traumático, 1673
- do humor, 1678
- do movimento relacionados com o sono, 1250
- do neurodesenvolvimento relacionado ao álcool, 1666
- do pânico, 1694
- do ritmo circadiano, 1251
- dos movimentos periódicos dos membros, 1250
- esquizoafetivo, 1673
- factício, 1707
- neurológico, 1
- obsessivo-compulsivo, 827, 1690, 1692, 1695
- psicóticos, 1670
- psiquiátricos, 284, 1684
- respiratórios relacionados com o sono, 1248
- somatoformes, 1698
Traqueostomia, 1274
Tratamento
- anticonvulsivante, 142
- antiplaquetário, 420
- antirretroviral, 1665
- - combinado, 729, 744
- das manifestações não motoras da doença de parkinson, 935
- de emergência dos sintomas de efeito expansivo intracraniano, 156
- de manutenção para distúrbio do espectro da neuromielite óptica, 790
- de traumatismo cranioencefálico grave na unidade de terapia intensiva, 447
- de trombose venosa cerebral em crianças, 372
- dos transtornos
- - bipolares, 1686
- - de ansiedade comórbidos com distúrbios neurológicos, 1696
- - depressivos, 1685
- - do humor comórbidos com distúrbios neurológicos, 1686
- endovascular, 145
- hemostático para hemorragia intracerebral sem coagulopatia, 348
- ineficazes, inadequados e inúteis, 1726
- intravenosos e bloqueio regional intravenoso, 579
Trato óptico, 87
Traumatismo, 1384
- craniano, 132
- cranioencefálico, 189, 1186, 1654
- - grave, 1658
- - leve, 1656
- - pediátrico, 452
- nos alcoólicos, 1377
- raquimedular, 456
- - avaliação neurológica, 459
- - classificação, 459
- - diagnóstico, 459
- - etiologia e epidemiologia, 456
- - fisiopatologia, 458
- - mecanismo da lesão, 457
Treinamento de reversão de hábitos, 829
Tremor(es), 109, 765, 766, 819, 923, 1372
- cinético, 819
- cortical, 870
- de repouso, 923
- distônico, 107, 844
- do sono, 1252
- dos dois braços, 820
- essencial, 132
- idiopático, 818, 820, 891
- - morbidade e mortalidade, 821
- intencional, 109, 819
- mioclônico cortical familiar com epilepsia, 870
- palatino, 871
- postural, 819, 820
- tardio, 894
Treponema pallidum, 681
Triagem
- neonatal, 1550
- terapêutica de alta produtividade, 1009
Tricotiodistrofia, 1491
Tripanossomíase, 688, 742
- africana, 688
- americana, 688
Trissomia do 21, 1488
Troca de gases pulmonares, 1268
Trombectomia
- mecânica, 325, 1357
- essencial, 1304
Trombocitopenia, 1301
- induzida por heparina, 1303
Trombocitose, 1304
Tromboembolia venosa, 329
Trombofilia(s)
- familiar, 1307
- hereditárias, 1605
Trombólise
- intra-arterial, 324
- intravenosa, 323, 1357
- - contraindicações à, 323
Trombose(s)
- dos seios venosos cerebrais, 74, 366, 1357
- - na infância, 1600, 1602, 1603, 1605, 1607
- - perinatal, 1597, 1598, 1599, 1600
- dos seios venosos perinatal, 1433
Tronco
- encefálico, 66
- superior do plexo braquial, 975
TTNopatias, 1579
Tuberculoma, 165
Tuberculose, 673, 674, 675, 679
Tumor(es), 233
- benignos do crânio, 1140
- cerebrais, 73, 156, 161, 545, 1186
- - e medulares, 202
- - na infância, 1611
- - pediátricos, 162
- cervicais, 1150
- congênitos, 1626
- da base do crânio, 1136
- da medula espinal, 1145
- da região pineal, 1129
- de células
- - germinativas, 1130
- - - do sistema nervoso central, 1641